HANDBUCH
DER INNEREN MEDIZIN

BEGRÜNDET VON

L. MOHR UND R. STAEHELIN

VIERTE AUFLAGE

HERAUSGEGEBEN VON

G. v. BERGMANN
MÜNCHEN

W. FREY
BERN

H. SCHWIEGK
MARBURG/LAHN

ERSTER BAND / ERSTER TEIL

INFEKTIONSKRANKHEITEN

SPRINGER-VERLAG
BERLIN HEIDELBERG GMBH
1952

INFEKTIONSKRANKHEITEN

ERSTER TEIL

BEARBEITET VON

R. ASCHENBRENNER · H. BAUR · K. BINGOLD · H. EYER · G. FANCONI
E. GLANZMANN · O. GSELL · F. O. HÖRING · A. HOTTINGER · H. KLEINSCHMIDT
W. LÖFFLER · F. LÜTHY · R. MASSINI · W. MOHR
E. G. NAUCK · H. SCHLOSSBERGER

MIT 417 ZUM TEIL FARBIGEN ABBILDUNGEN

SPRINGER-VERLAG
BERLIN HEIDELBERG GMBH
1952

ISBN 978-3-642-94594-6 ISBN 978-3-642-94593-9 (eBook)
DOI 10.1007/978-3-642-94593-9

USPRÜNGLICH ERSCHIENEN BEI SPRINGER-VERLAG OHG. IN BERLIN, GOTTINGEN AND HEIDELBERG 1952
SOFTCOVER REPRINT OF THE HARDCOVER 4TH EDITION 1952

Inhaltsverzeichnis.

Inhalt des zweiten Teiles.

Seltene Infektionskrankheiten, vorwiegend Zoonosen.

Von

W. Mohr.

Veterinärmedizinischer Teil von **K. Enigk.**

Rotlauf.

(Schweinerotlauf, Erysipeloid, Erysipeloid Rosenbachi, Red Fever.)

Mit 1 Abbildung.

Der Rotlauf ist eine meist akut verlaufende, durch ein Exanthem charakterisierte Infektionskrankheit der Schweine. Beim Menschen führt sie meist nur zu lokalisierten Hauterkrankungen (Erysipeloid).

Geschichte. Die erste genauere Schilderung des Krankheitsbildes beim Menschen stammt von TILBURY FOX und MORRANT BAKER aus dem Jahre 1873. Sie bezeichneten das Krankheitsbild als Erythema serpens und fanden es vor allem bei Schlachtern. 1884 wurde es dann von ROSENBACH genauer beschrieben und Erysipeloid benannt. 1882 hatten PASTEUR und THUILLIER im Verlauf einer Epizootie bei Schweinen einen Bacillus entdeckt, der mit dem später von LÖFFLER gefundenen Erreger identisch war. Die Folgezeit brachte eine Fülle von Mitteilungen aus den europäischen und außereuropäischen Ländern.

Ätiologie. Der Erreger des Schweinerotlaufs ist der von LÖFFLER 1885 entdeckte Bac. erysipelatis suis oder Bacterium rhusiopathiae suis. Er ist ein sehr dünnes, $1-1^1/_2\,\mu$ langes, $0{,}2-0{,}4\,\mu$ dickes, unbewegliches, grampositives Stäbchen. Seine Züchtung gelingt auf allen Nährböden, allerdings entwickelt er sich nur langsam. In Gelatinestichkulturen wächst er typisch mit seitlichen Ausläufern (Gläserbürstenform). Bei chronischem Verlauf bildet er auch im Tierkörper, nicht nur in den Kulturen, lange Fäden. Die vergleichenden Untersuchungen haben ergeben, daß das Bact. rhusiopathiae, das Bact. murisepticum Koch und der von ROSENBACH noch als besondere Art aufgefaßte Erreger des menschlichen Erysipeloids identisch sind. Gegenüber schädigenden Einflüssen ist das Rotlaufbacterium relativ widerstandsfähig. In faulem Fleisch leben die Erreger noch nach 4 Monaten. Salzen und Pökeln des Fleisches vermag sie nicht abzutöten. Auch im Erdboden kann sich das Rotlaufbacterium viele Monate lebend erhalten. Dagegen wird es von den gebräuchlichen Desinfektionsmitteln verhältnismäßig rasch vernichtet. Die Pathogenität dieses Bacteriums für verschiedene Tierarten ist sehr unterschiedlich, so gehen Mäuse und Tauben an einer schweren Septicämie zugrunde, Kaninchen bekommen ausgedehnte Hauterkrankungen, während Meerschweinchen, Hunde, Katzen und größere Tiere weniger empfänglich sind.

Rotlauferkrankung der Tiere. Am häufigsten erkranken Schweine an Rotlauf, und zwar meist im Alter von 3 Monaten bis zu einem Jahr. Die Infektion verläuft großenteils septicämisch und führt dann in 50—85% der Fälle zum Tode. Häufig geht die anfängliche Septicämie in eine lokale Erkrankung der Haut über, wobei erhabene, dunkelrote Stellen sich auf der Haut bilden. Diese als Backsteinblattern bekannte Form verläuft regelmäßig gutartig. Schließlich kann der Rotlauf im Anschluß an eine dieser beiden Formen einen chronischen Verlauf nehmen. Hierbei entwickeln sich eine verruköse Endokarditis und gelegentlich auch Gelenkentzündungen. Die Rotlaufendokarditis verläuft immer tödlich.

Selten treten Rotlaufinfektionen beim Rind, Schaf, Pferd und Hund auf. Auch hier verläuft die Infektion entweder als Septicämie unter harmlosem Hautausschlag mit einer Endokarditis oder Gelenkentzündungen. Nicht so selten wird Rotlauf bei Hühnervögeln, Enten, Tauben und anderen Vögeln festgestellt.

Verbreitung. Der Rotlauf der Schweine ist sehr verbreitet. Nicht nur in Europa, sondern in fast allen Ländern der Erde kommt er vor. Als sog. „Bodenseuche" ist er in gewissen Gegenden unter bestimmten geologischen (Niederungsgebiet, feuchte Lehmböden) und klimatischen (hohe Außentemperaturen) Bedingungen endemisch und kann dort plötzlich auch epidemieartig auftreten.

Es hat Jahre mit außerordentlich hohen Erkrankungszahlen in den Viehbeständen gegeben, wie z. B. 1924. Nicht in jedem Falle aber haben sich diese auf die menschlichen Erkrankungsziffern merklich ausgewirkt. Eine *Meldepflicht* für die *menschliche* Rotlauferkrankung besteht in Deutschland nicht, wohl aber für den Schweinerotlauf.

Infektionsquelle der menschlichen Erkrankung. Die Übertragung auf den Menschen erfolgt nur in einem Teil der Fälle durch rotlaufkranke Schweine. Ein nicht geringer Prozentsatz der menschlichen Infektionen wird durch die im Freien auf faulenden Substanzen lebenden Rotlaufbakterien hervorgerufen. Als Infektionsquelle kommen Wild, Geflügel, Fische, Krebse und selbst Gemüse in Frage. Eine besondere Rolle spielen die Fische. Nach Moncorps (1948) sind es nicht bestimmte Fischsorten, die in erhöhtem Maße Erysipeloid hervorrufen, sondern die Infektion hängt mit der Verletzungsmöglichkeit der menschlichen Haut beim Hantieren mit den Fischen zusammen. So werden Fische mit scharfen Kiemendeckeln, spitzen Stacheln, harten Schuppen und Rückenflossen häufiger zu Infektionen führen als solche mit stumpfen Hautbildungen. Auf lebenden Süßwasserfischen werden gelegentlich Rotlaufbakterien in der den Schuppen aufliegenden Schleimschicht gefunden (Klonder, Schoop und Wellmann 1950). Nach Hettche stammen diese Rotlaufbakterien aus den Abwässern. Er glaubt die Häufung der Erkrankung unter den Fischfrauen in Königsberg mit der starken Infektion der Abwässer von Königsberg erklären zu müssen. Die gehandelten Fische stammten aus dem Frischen Haff, in das die Abwässer geleitet wurden. Für die Rotlaufinfektion des Menschen spielen aber Meeresfische eine weit größere Rolle als Süßwasserfische. Auf lebenden Meeresfischen sind Rotlaufbakterien zwar nicht vorhanden. Auf toten Meeresfischen kommt es aber während des mehrtägigen Transportes von der Fangstelle zum Heimathafen zu einer Vermehrung von Rotlaufbakterien, die sich in den Fischbehältern des Fischdampfers befinden (Wellmann 1950). Lundberg beobachtete in einem fischverarbeitenden Betrieb in Schweden innerhalb von 3 Jahren 174 Erkrankungen mit einem Gipfel im Januar. Bei den auf dem Fischmarkt tätigen Männern fand er einen Höhepunkt im Juni bis August zur Zeit der Thunfischfänge. Auch King und Goodwin betonten die überragende Bedeutung des Hantierens mit Fischen bei der Entstehung der Infektion. Auf einen Unterschied im Verlauf der Erkrankung bei Fischern und Fischhändlern, besonders wenn letztere nur mit gereinigten und in Eis verpackten Fischen zu tun haben, wies Teufl hin und erwägt die Möglichkeit einer Virulenzherabsetzung der Bakterien infolge dieser Maßnahmen.

Aber auch Wild ist als Infektionsquelle zu erwähnen. So sah Bush bei einem Tierarzt nach der Sektion von Truthühnern und Jennings bei einer Person nach der Sektion einer Ente ein Erysipeloid auftreten. Auch bei der Zurichtung von Schweineborsten kommt es zu Infektionen, wenn diese von erkrankten Tieren stammen und vorher nicht einer ausreichenden Desinfektion unterzogen worden sind. Meist handelt es sich bei den menschlichen Rotlauferkrankungen um

Einzelfälle, doch werden auch kleinere Gruppenerkrankungen, selbst kleine Epidemien, beobachtet.

So wurde 1920 aus Odessa der Ausbruch einer kleinen Epidemie mit über 200 Erkrankungen berichtet, die bei Reinigungsarbeiten an Süßwasserfischen durch Hautverletzungen entstanden waren. Auch aus den USA. sind solche Masseninfektionen durch Krabben, Krebse und Schalentiere, unter anderem von GILCHRIST, der 323 Fälle sah, beschrieben worden. Es scheint hier besonders die Fischfang und Fischhandel sowie Fischverarbeitung betreibende Bevölkerungsgruppe der Atlantikküste, insbesondere der Küstenstreifen von New Jersey, zu sein, die solchen größeren oder kleineren Gruppenerkrankungen ausgesetzt ist.

Auch nach dem Genuß von Fleisch an Rotlauf verendeter Tiere sind gelegentlich Erkrankungen generalisierter Art aufgetreten, doch ist der Weg über die Darminfektion sehr selten. HABERSANG hat letzthin den Fall eines Schlachters beschrieben, der nach Genuß von Fleisch eines notgeschlachteten Schweines an einem generalisierten Erysipeloid erkrankte.

Nach dem Fleischbeschaugesetz ist das Fleisch von Schweinen beim Vorliegen einer Rotlaufinfektion untauglich zum menschlichen Genuß, wenn erhebliche sinnfällige Veränderungen bestehen. In allen anderen Fällen ist bei der septicämischen Form das Fleisch bedingt tauglich, d. h. es darf nur in gekochtem Zustande durch die Freibank in den Verkehr gebracht werden. Bei lokalem Rotlauf (Backsteinblattern) sind nur die veränderten Teile untauglich.

Das *Eindringen der Rotlauferreger* ist wohl immer an das Vorhandensein kleiner Hautverletzungen gebunden. Durch die unverletzte Haut scheinen die Erreger nicht eindringen zu können. Aus dem vorhergehenden geht klar hervor, daß bestimmte Berufsgruppen für diese Erkrankung prädisponiert sind, so insbesondere Landwirte, Schlachter und Tierärzte, die mit erkrankten Schweinen zu tun haben oder Rotlaufimpfungen durchführen müssen, sodann Personen aus dem Fischereigewerbe und der fischverarbeitenden Industrie („Fischrose"), die sich an den Gräten, Schalen, Schuppen usw. Risse und Hautschrunden zuziehen können. Schnittverletzungen mit Messern spielen wohl die kleinere Rolle. Ferner kommen Infektionen unter den Arbeitern der borstenverarbeitenden Industrie vor, aber auch Jäger und Hausfrauen können gefährdet sein (SCHELLNER).

MONCORPS bezeichnete deshalb auch durchaus zu Recht das *Erysipeloid als gewerbliche Dermatose.*

Eine Übertragung von Mensch zu Mensch wurde bisher niemals beobachtet.

Klinik und Verlauf. *Inkubationszeit:* Von einigen Autoren wird sie mit 18—48 Std angegeben, im Durchschnitt 1—2, seltener 3—5 Tage.

Klinik. Nach französischen Autoren werden 4 verschiedene Verlaufsformen der menschlichen Infektion unterschieden: 1. Eine Hautform mit 3 verschiedenen Phasen, 2. eine Gelenkform, 3. eine septicämische Form, 4. seltene Verlaufsformen. Die häufigste ist die cutane Form. Als erstes Symptom treten in der Umgebung der Infektionsstelle Juckreiz und brennender, stechender Schmerz auf. Meist handelt es sich um die Finger, und zwar vorwiegend Daumen und Zeigefinger, Hände, vorwiegend Handrücken und Vorderarme. Die weinroten Quaddeln (Backsteinblattern) sind in der Mitte oft bläulich verfärbt. Von der infizierten Stelle ziehen lymphangitische Streifen zum Stamm hin. Sonstige Allgemeinerscheinungen fehlen meist. Die Quaddeln gehen im weiteren Verlauf ineinander über, ihre Grenzen verschwinden, seltener kommt es zu Blasenbildung. Der Prozeß schreitet nur langsam fort, meist bleibt er lokalisiert und heilt nach 2—3 Wochen unter Schuppung von selbst ab. KING berechnet die durchschnittliche Dauer der Erkrankung mit 17,4 Tagen. Gelegentlich verlängern Rückfälle die Erkrankungsdauer.

Sehr selten ist beim Menschen die *enterale Form des Rotlaufs*, obwohl man bei dem an sich nicht seltenen Genuß von Fleisch kranker Tiere annehmen müßte, daß häufig lebende Erreger in den Darm gelangen. Erbrechen, Durchfälle, Fieber treten bei dieser Verlaufsform auf, doch klingen diese Erscheinungen meistens innerhalb weniger Tage wieder ab. In letzter Zeit beobachtete HABERSANG nach dem Genuß von rohem Fleisch eines notgeschlachteten erysipeloid-kranken Tieres eine sehr schwere generalisierte Erkrankung, die wohl auf dem intestinalen Infektionsweg zustande gekommen war.

Die *arthritische Form* geht einher mit Schwellungen und Schmerzhaftigkeit der Gelenke, die bei chronischem Bestehen auch deformiert werden können.

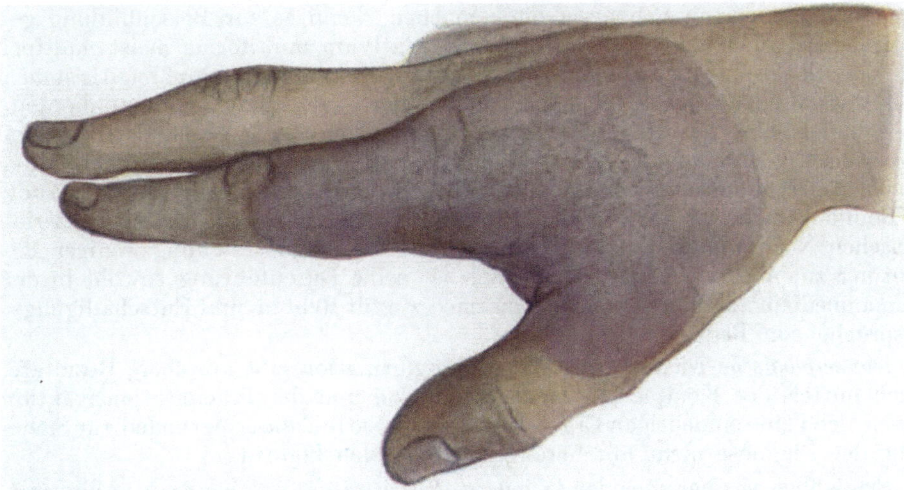

Abb. 1. Rotlaufinfektion am Zeigefinger, übergreifend auf den Daumen und den Handrücken. (Nach HEGLER.)

Allgemeininfektionen kommen ausnahmsweise vor. Im Anschluß an den Lokalherd treten nach 2 oder 3 Tagen, selten später, Schüttelfrost, Fieber, Gelenkschwellungen und ein scharlachartiger Ausschlag auf, der den ganzen Körper bedecken kann. Er zeigt Neigung zu Petechien. Dies Stadium ist durch eine ausgesprochene Monocytose charakterisiert. Im weiteren Verlauf entwickelt sich so eine Endokarditis, und unter zunehmender Benommenheit kann der Tod eintreten. Bei den Prozessen am Herzen handelt es sich dann — ähnlich wie im Geschehen beim Tier — um verrukös-ulceröse, endokarditische Prozesse, wie sie unter anderem GÜNTHER beobachtete. Es kann in solchen Fällen zu einer Septicämie kommen, und die Rotlaufbakterien lassen sich dann aus dem Blut kultivieren. Auch RUSSEL und LAMB (1940) und früher FIESSINGER (1934) beschrieben solche tödlich verlaufenden septicämischen Formen mit polyarthritischen Beschwerden und Endokarditis. THJÖTTA berichtet auch über eine seltene Lokalisation eines Erysipeloids, bei dem es zu einem Hirnhautabsceß gekommen war, in dem sich die Erreger nachweisen ließen. Auch diffuse Meningitis und Opticusneuritis sind beschrieben (BOCK). Selten sind Lokalisationen des Prozesses in der *Lunge*. Immerhin berichteten LAWSON und STEWARD (1935) über 3 Fälle im Verlauf einer Epidemie. Vereinzelt werden auch conjunctivale Veränderungen von gutartigem Charakter beobachtet.

Äußerst selten ist beim Menschen das *chronische Erysipeloid*. Es geht fast stets mit Gelenkschwellungen und einer chronischen Endokarditis einher.

Einen schweren, oft atypischen Verlauf pflegen Infektionen von Tierärzten zu nehmen, die sich bei Herstellung oder Einspritzung von Rotlaufimpfstoff infizierten. Gelenkerscheinungen, Lymphadenitiden und lange dauerndes, hohes Fieber begleiten hier das Krankheitsgeschehen.

Die Diagnose. Die Diagnose bereitet kaum Schwierigkeiten. Der Nachweis der Tätigkeit sowie das Auftreten im Anschluß an eine leichte Verletzung, das Fehlen des Fiebers bzw. die sehr niedrigen Temperaturen sind schon wichtige Hinweise, ebenso wie die Lokalisation an Fingern und Händen. Gegenüber dem echten Erysipel ist die Farbe des weinroten bis bläulichen Infiltrats, das langsame Weiterschleichen, die Schmerzhaftigkeit der nahe gelegenen Gelenke hervorzuheben. Die Abgrenzung gegen ein Erythema exsudativum multiforme kann besonders dann Schwierigkeiten machen, wenn es zur Blasenbildung gekommen ist, doch tritt das Erythema exsudativum multiforme meist multipel und vor allem sehr oft symmetrisch auf. Bei einer einfachen Lymphangitis stellen sich wesentlich früher Allgemeinerscheinungen und regionäre Lymphknotenschwellungen ein. Eine sichere Diagnose kann jedoch nur mit Hilfe der bakteriologischen Untersuchung gestellt werden. In der Umgebung von Primärherden lassen sich Rotlaufbakterien in excidierten Hautstückchen nach Anreicherung in Bouillon unschwer nachweisen (85% positiv nach Poppe). Diesem bakteriologischen Nachweis kommt zwar zur praktischen Diagnosestellung weniger Bedeutung zu, aber versicherungsrechtlich ist seine Durchführung sowohl in der Humanmedizin als auch in der Veterinärmedizin für Renten- und Entschädigungsansprüche von Bedeutung.

Die *serologische Diagnostik* durch die Agglutination gibt unsichere Resultate. Auch mittels der Komplementbindungsreaktion und der Präcipitationsreaktion lassen sich keine eindeutigen Ergebnisse erzielen, so daß diese Methoden zur Sicherung der Diagnose nicht mit herangezogen werden können.

Schließlich sei aber noch der *Intradermaltest* erwähnt, auf den Saurat hinweist. Zu seiner Durchführung wird nach dem Vorschlag von Balbi eine Suspension von abgetöteten Bakterien intradermal injiziert, 24 Std später entwickelt sich im positiven Falle eine Papel, die etwa 48 Std bestehenbleibt. Doch wird man auf dieses Hilfsmittel wohl auch nur in seltenen Fällen zurückgreifen müssen.

Prognose. Im allgemeinen günstig. Schwere Erkrankungen sind relativ sehr selten, wenn sie auch gelegentlich vorkommen. Die Krankheit führt dann meist unter dem Bild einer akuten oder chronischen Sepsis mit Endokardbeteiligung zum Tode.

Immunität. Das Überstehen der Erkrankung hinterläßt eine gewiße Immunität. Diese scheint, wenn sie überhaupt existiert, woran verschiedene Untersucher zweifeln, aber nur von einer relativ kurzen Dauer zu sein.

Therapie. Die Serumtherapie des Erysipeloids, die in der Veterinärmedizin in den letzten Jahren gute Erfolge gezeigt hatte, hat sich auch in der Behandlung der menschlichen Erkrankungen in vielen Fällen bewährt. Bei akuten Bildern ist sie meist wirksamer als bei chronischen Krankheitszuständen, aber auch hier vermag sie den Verlauf wesentlich abzukürzen. Besonders günstig beeinflußt sie die sog. Rotlaufarthritis der Fingergelenke. Schmerzen und Bewegungsbehinderung gehen innerhalb kurzer Zeit zurück. Bierbaum und Gottron empfehlen deshalb die Serumbehandlung nur für Kranke mit sehr hartnäckigen Gelenkerscheinungen. Leider vermag die Serumbehandlung Rezidive nicht zu verhindern, auch kann sie bei schwerer Allgemeininfektion versagen.

Die Dosierung beträgt 1—2 cm³ je 10 kg Körpergewicht, also im Mittel etwa 10—20 cm³, die Injektionen werden subcutan oder intramuskulär gegeben. Diese Dosis reicht meist zur Heilung innerhalb 1—2 Tagen aus. Es empfiehlt sich, zur Impfung möglichst abgelagertes Rotlaufserum ad usum humanum von doppelter Wertigkeit (200 IE) ohne Konservierungszusatz zu nehmen. So können Impfreaktionen weitgehend vermieden werden, wenn auch anaphylaktische Erscheinungen nicht ganz ausgeschlossen sind. Sie lassen sich oft vermeiden dadurch, daß man eine Vorprobe mit 0,5 cm³ macht und etwa 20 min später die Hauptmenge gibt, alles aber nur subcutan. Als Folge der Serumtherapie stellt sich gelegentlich auch die Serumkrankheit ein. Zu ihrer Vermeidung ist bei vorausgegangener Anwendung von Pferdeserum dann besser Schaf- oder Rinderserum zu nehmen.

Chemotherapeutische Versuche mit Neosalvarsan und anderen Arsenobenzolpräparaten zeigten zwar im Mäuseversuch eine gewisse Wirkung und vernichteten die Rotlaufbakterien, bewährten sich aber nicht beim Menschen. Besseres wird von den Arsenobenzol-Hexamino-Verbindungen berichtet, jedoch auch hier sind die Erfolge nicht sehr erheblich, zumal dann nicht, wenn der Erreger schon im Blut kreist (KOLLE, LEUPOLD, SCHLOSSBERGER und HUNDSHAGEN).

PEYER empfiehlt 2—3 Tage lang 4—5 Tabletten Cibazol täglich, da er eine günstige Wirkung von dieser Medikation sah.

Tierexperimentelle Untersuchungen von HEILMANN und HERELL weisen aber eindeutig darauf hin, daß die Antibiotica, vornehmlich Penicillin, *die* Behandlungsmittel gegen Erysipeloid sind. Sie infizierten 80 Mäuse mit dem Bacillus murisepticus sive Erysipelothrix rhusiopathiae und behandelten anschließend 40 Mäuse mit Penicillin. Von dieser Gruppe starben nur 2, während von der unbehandelten Gruppe alle zugrunde gingen. Auch GREY konnte diese Resultate bestätigen, selbst wenn er 16 Std nach der Infektion erstmalig Penicillin gab und diese Gabe dann (7000 iE) 24stündlich 7 Tage lang fortsetzte. Bei in vitro-Versuchen war die Beeinflußbarkeit wechselnd.

Von den Antibiotica wurde bisher vor allem Penicillin bei der Behandlung des menschlichen Erysipeloids angewendet. Schon 1945 führte es HODGSON ein, es folgten positive Berichte von BARBER, NELLEN und ZOOB. BUSH sah nach einer 2tägigen Gabe von 2mal 100000 iE täglich eine prompte Besserung. Jedoch kam es zu einem Rezidiv, das aber wieder auf neuerliche Penicillingabe gut ansprach und nach einer Behandlung mit 2mal 250000 iE über 4 Tage endgültig verschwand. LUNDBERG gibt über mehrere Tage täglich 100000 iE. JENNINGS konnte einen sehr prompten Heilerfolg mit einer Kombination von Penicillin (alle 3 Std, insgesamt 200000 iE) mit 4 g Sulphamerazine erzielen. Im gleichen Jahr 1946 berichtet KING über eine nur geringe Penicillinwirkung bei seinen Fällen. Demgegenüber steht ein jüngerer Bericht von ZINGLI über einen sehr guten Penicillineffekt bei der sehr schweren, von der linken Hand ausgehenden Allgemeininfektion eines Metzgers, der ein septisches Bild mit Herz- und Kreislaufschädigung bot, das unter einer 10tägigen Penicillinkur ausheilte. Auch MISGELD beschreibt einen Fall mit schweren Allgemeinerscheinungen und Herz-Kreislaufstörungen, der bei Gabe von 40000 iE 3stündlich und insgesamt 1820000 iE nach 24 Std bereits subfebril war und rasch in Heilung überging.

An Einzelbeobachtungen ist vielleicht noch der Therapieerfolg von STILES bei einem 9 Jahre lang bestehenden, serologisch und bakteriologisch gesicherten Erysipeloid mit nur 600000 iE zu erwähnen. Auch REQUE, SVATA, EHRLICH, FERGUSON, HAND und STRAUCH sowie DESAI berichten über günstige Penicillinergebnisse in Einzelfällen. SZODORAY und BOROTA fanden bei Vergleichsbehandlungen mit Eigenblut, Sulfonamiden und lokal Antiseptica, ferner lokal Antiserum und Sulfonamiden mit Bestrahlungen und schließlich Penicillin, daß bei der letzteren Therapie die Behandlungszeiten am kürzesten waren.

Von der Serumtherapie des Rotlaufs ist van Doormaal ganz zugunsten der Penicillinbehandlung abgekommen. Er gibt insgesamt 500000 iE, und zwar 3stündlich je 25000. Eine Gesamtdosis von 800000 iE empfehlen Costello und Nicholas. Letztere sahen schon 6 Std nach Behandlungsbeginn ein Abklingen der subjektiven Beschwerden. Mit einer sehr niedrigen Dosis kam Canizares aus, er gab in 4 Tagen nur 100000 iE, während Macaulay bis zu 1080000 iE dosierte, von Sulfonamiden aber keinerlei Wirkung sah.

Die Untersucher in jüngster Zeit wie Goodwin, sowie Lowden und Erskine arbeiten mit Depotpenicillin. Goodwin gab bei seinen 8 Fällen mindestens 5 Tage hindurch täglich 300000 iE Procain-Penicillin, in einem Fall allerdings mußte er die Kur über 12 Tage mit der gleichen Dosierung fortführen, da bei zu kurzer Kurdauer Rezidivmöglichkeiten bestehen.

Es dürfte heute wohl für alle schweren Fälle Penicillin in Verbindung mit Serum oder einem Sulfonamid zu empfehlen sein. Neben dieser Allgemeinbehandlung darf aber auch die symptomatische Therapie nicht ganz außer acht gelassen werden. Nach wie vor ist die Ruhigstellung des erkrankten Gliedes unbedingt zu fordern. Feuchte Verbände (unter Umständen mit Alkohol), Ichthyolsalbenverband, Pinselung mit Jodtinktur oder Trypaflavinlösung wirken unterstützend. Auch Umschläge mit Rotlaufserum oder mit Reinbenzin oder längeres Einreiben der erkrankten Hautstelle mit Benzin werden empfohlen (Lohel, Saxer, Mense). Gobbo gibt diesem von ihm bei 7 Kranken erprobten Verfahren den Vorzug und will die Penicillinbehandlung nur den schweren Erkrankungen vorbehalten wissen. Günstige Beeinflussung des Krankheitsprozesses sah man auch von Biersċher Stauung, Bestrahlung mit Höhensonne, Solluxlampe und Röntgenstrahlen. Simons empfiehlt Eigenblutinjektionen.

Prophylaxe. Drei Gesichtspunkte sind hier zu beachten: *1. Verhütungsmaßnahmen, 2. Maßnahmen zur Bekämpfung des Schweinerotlaufs, 3. Schutzimpfung.* Alle Personen, die mit rotlaufverdächtigen Tieren zu tun haben, müssen sich besonders vorsehen. In der fischverarbeitenden Industrie soll nur mit einem entsprechenden Handschutz gearbeitet werden. Die Bekämpfung des Rotlaufs beim Schwein wird dadurch erschwert, daß die Rotlaufbakterien in der Außenwelt monatelang lebensfähig bleiben und gesunde Schweine gelegentlich Bakterienausscheider sind. Zur Verhinderung der Verschleppung virulent gewordener Rotlaufbakterien wird über Schweinebestände, in denen der Rotlauf auftritt, eine Sperre verhängt. Um der Verbreitung von Rotlaufbakterien bei der Schlachtung rotlaufkranker Schweine vorzubeugen, bestimmt das Reichsfleischbeschaugesetz, daß bei septicämischer Erkrankung die Tierkörper ganz oder teilweise als untauglich oder als bedingt tauglich zu begutachten sind. Zum Schutze der Schweinebestände gegen Rotlauf wird die von Lorenz 1896 ausgearbeitete Simultanimpfung durchgeführt. Sie hat den großen Nachteil, daß lebende Rotlaufbakterien durch die Impfung verbreitet werden. Neuerdings werden Adsorbatvaccinen verwendet. In diesen sind schonend abgetötete Rotlaufbakterien vorhanden, bei denen die Antigenstruktur erhalten geblieben ist. Allerdings produzieren nur wenige Rotlaufbakterienstämme im abgetöteten Zustande genügend Antikörper. Die lösliche immunisierende Substanz wird an ein Adsorbens gebunden. Durch die Adsorbatvaccine entsteht jedoch nur langsam ein Impfschutz. Deshalb wird auch heute noch in rotlaufgefährdeten Beständen die Simultanimpfung durchgeführt. Der Impfschutz hält 6 Monate an.

Rotz (Malleus).

(Engl.: Glanders.)

Mit 1 Abbildung.

Der Rotz ist eine Infektionskrankheit der Einhufer, die auf den Menschen übertragen werden kann. Außerdem erkranken unter natürlichen Verhältnissen katzenartige Raubtiere und der Hund. Die Erkrankung verläuft unter Bildung von Knötchen und Geschwüren in der Haut, in den Schleimhäuten und den inneren Organen.

Ätiologie. Der ansteckende Charakter der Rotzerkrankung war schon im Altertum bekannt. SCHÜTZ und LÖFFLER fanden im Jahre 1882 den Erreger. Das Bacterium mallei (Malleomyces oder Pfeifferella mallei) ist ein kleines, 2—5 μ langes und 0,5—0,8 μ breites, gramnegatives, an den Enden abgerundetes Stäbchen und gehört zu den Leptothrixarten. Es besteht eine starke Variabilität der Form. Bei Färbung mit alkalischer Methylenblaulösung oder bei Doppelfärbung mit Fuchsin und Patentblau nach FROSCH findet man häufig Körnchenstruktur oder Polfärbung. Die Züchtung aus dem Tierkörper auf künstlichen Nährböden gelingt nicht leicht, da die Rotzbakterien sich nur langsam an die Nährmedien anpassen (Genaueres über die Kulturverfahren bei LÜHRS). Über die Innenstruktur der Bakterien brachten neuere elektronenoptische Untersuchungen von MILLER und Mitarbeitern wichtige Aufklärungen. Von seinem Arbeitskreis wurden auch verschiedene Kulturverfahren in ihrer Wirksamkeit geprüft und Studien über die wechselnde Virulenz des Malleomyces mallei und des Malleomyces pseudomallei bei den verschiedenen Laboratoriumstieren vorgenommen. Am empfänglichsten für beide Keime war der Hamster. Gegen Austrocknung, Sonnenlicht und Fäulnis ist der Erreger sehr empfindlich, ebenso wird er von allen Desinfektionsmitteln vernichtet. Die künstliche Infektion gelingt bei Einhufern, Katzen, Hunden und Feldmäusen. Zur diagnostischen Übertragung ist das Meerschweinchen am geeignetsten. Bei Verimpfung virulenter Bakterien in die Bauchhöhle eines männlichen Meerschweinchens entwickelt sich eine Erkrankung der Hoden und Nebenhoden mit erheblicher Schwellung (STRAUSSsche Reaktion). Die Virulenz spielt hierbei eine sehr wesentliche Rolle, so führen Bakterien aus älteren Rotzknoten des Pferdes nicht mehr zu Erkrankungen.

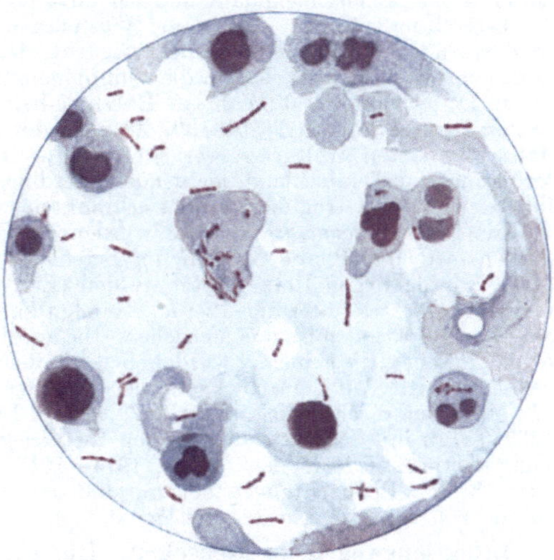

Abb. 1. Rotzbakterien im Eiter in Doppelfärbung nach FROSCH. (Nach HEGLER.)

Die Malleusinfektion bei Tieren. Bei Einhufern wie bei Fleischfressern geht die Infektion entweder durch Kontakt, in der Regel aber durch Aufnahme von Futter und Trinkwasser vor sich, das mit Nasensekret oder Speichel rotzkranker Tiere oder Eiter von Rotzgeschwüren verunreinigt ist. Die Infektion breitet sich deshalb hauptsächlich durch Benutzung gemeinsamer Tränken und Krippen aus. Der Rotz der Einhufer ist somit im wesentlichen eine Stallseuche. Die Eintrittspforte des Erregers ist in der Regel die Pharynxschleimhaut. Die Ansteckung kommt auch von der unverletzten Schleimhaut aus zustande. Die Infektion von der Haut aus ist seltener und nur an verletzten Hautbezirken möglich. In der Regel geht sie an Geschirrdruckstellen vor sich. Bei Esel, Maultier und den Carnivoren verläuft die Infektion meist *akut*. Sie führt bei diesen Tieren nach 3—4wöchiger Krankheitsdauer stets zum Tode. Beim Pferd kommt es überwiegend zu einem *chronischen Krankheitsverlauf*. In einem Teil der Fälle heilt die Infektion sogar aus.

Die Eintrittspforte der Rotzbakterien ist in vielen Fällen der Darmkanal. Von dem primären Rotzherd in den Gekröselymphknoten aus erfolgt dann eine Generalisation, bei der es regelmäßig zu einer Erkrankung der Lunge kommt. Die Rotzbakterien können aber auch von lymphatischen Nasen-Rachenring aus in den Körper eindringen und gelangen dann auf dem Lymphwege zur Lunge. Ein aerogen entstandener primärer Lungenrotz ist ein seltenes Ereignis. Während die an den Eintrittsstellen entstehenden Veränderungen abheilen, kommt es in der Lunge durch Ausbreitung auf dem Lymph- und Bronchialwege zur Entstehung zahlreicher Rotzherde. Die Erkrankung kann auf die Lunge begrenzt bleiben. Der *Lungenrotz des Pferdes ist besonders gefährlich*, da er lange *symptomlos* verlaufen kann und *häufig nicht erkannt wird*. Solche Tiere bilden eine *gefährliche Ansteckungsquelle*. In einem Teil der Fälle kommt es aber zu einer Generalisation. Auf diese Weise entstehen die Malleusherde in der Nasenschleimhaut und der äußeren Haut.

Verbreitung. Nord-, Mittel- und Westeuropa sind zur Zeit frei von Rotz. Ost- und besonders Südosteuropa sind ständig verseucht. Hauptherde aber sind Nordafrika, Nord- und Ostasien, hier besonders Japan, die Philippinen und die Sundainseln.

In Deutschland ist die Zahl der Rotzfälle beim Menschen relativ sehr klein. Von 1876 bis 1886 waren es 20, von 1886—1897 23 nach der Statistik des Reichsgesundheitsamtes. Die Jahre des ersten Weltkrieges brachten dann einen erheblichen Anstieg der tierischen Erkrankungen in Deutschland, mehr noch allerdings unter den Pferden der deutschen Truppen im Osten. 1914 betrug die Zahl der erkrankten Pferde nur 256, sie stieg dann 1915 auf 2487. Während der Kriegsjahre 1914/18 wurden im Heimatheer nach Angaben der zuständigen Stellen fast 6000 Pferde befallen, im Befehlsbereich Ost mußten in der gleichen Zeit über 20000 Pferde wegen Rotz getötet werden (Lührs). Im Gegensatz zu dem gehäuften Auftreten des Rotzes unter den Pferdebeständen kam es auch während des Krieges nur zu vereinzelten Infektionen bei den Menschen. Die amtlichen Unterlagen berichten nur über 18 Fälle beim Menschen, die gemeldet wurden, insgesamt schätzt man, daß es zu etwa 50 Erkrankungen gekommen ist. Mit dem Rückgang der Pferdeverseuchung ging auch die Verbreitung unter den Menschen rasch zurück, so 1928:2, 1929:0, 1930:2, 1931:0, 1932:0, 1933:3 und 1934 bis 1937:0 (Poppe). Während des zweiten Weltkrieges traten in Deutschland durch Einschleppung abermals, wie in den Jahren 1914—1918, gehäufte Rotzinfektionen bei Pferden auf. Diese beiden Beobachtungen zeigen, daß der *Rotz* für Deutschland und das übrige Mitteleuropa *eine typische Kriegstierseuche ist*.

Infektionsweg beim Menschen. Die Empfänglichkeit des Menschen ist nicht groß. Die meisten Infektionen erfolgen durch direkten Kontakt mit den erkrankten Pferden, Maultieren oder Eseln. So sind auch Berufskreise, die mit Pferden zu tun haben, in der Hauptsache unter den Erkrankten vertreten, denn das rotzkranke Pferd stellt in erster Linie die Infektionsquelle dar. Nach v. Brunn, der bis 1914 aus dem Schrifttum 403 Fälle von menschlichem Rotz zusammenstellte, erfolgte bei 180 von 242 beschriebenen Einzelbeobachtungen die Übertragung vom Pferd und nur 62mal durch Infektion von Mensch zu Mensch oder im Laboratorium. Die Erreger dringen meist durch kleine Hautwunden, Schürfstellen und Rhagaden der äußeren Haut, aber auch der Nasen- und Mundschleimhaut in den Organismus ein. Ob auch eine Infektion durch die unverletzte Haut möglich ist, konnte noch nicht endgültig geklärt werden; nach Tierversuchen von Lührs scheint diese Möglichkeit auch zu bestehen. Eine Infektion über den Darm ist beim Menschen zweifelhaft.

Pathologische Anatomie. Das Eindringen der Rotzbakterien führt im Gewebe zur Bildung eines Knötchens aus Epitheloidzellen, um die sich zahlreiche Leukocyten anlagern. Im Zentrum des Knötchens lassen sich die Bakterien am besten nachweisen. Bei zunehmender leukocytärer Infiltration in der Peripherie kommt es unter dem Einfluß der Bakterien zum Zerfall der zentralen Teile des Knötchens. Bei der Einschmelzung bleiben Kernreste erhalten (Karyorrhexis). In tieferen Gewebsschichten entsteht so ein Absceß, bei oberflächlicher Lage ein Geschwür. *Beim Menschen* finden sich beim generalisierten Rotz diese Herde vorwiegend in der Körpermuskulatur, aber auch in Leber, Milz und Nieren. Die Veränderungen beim Hautrotz sitzen vor allem in der Cutis. Die kleinen Pusteln zu Anfang entwickeln sich rasch zu größeren Eiterblasen und Geschwüren mit unregelmäßigen Rändern und reichlich zähem, übelriechenden Eiter. Von dieser Lokalisation kann die Infektion auf das subcutane Bindegewebe übergreifen, Phlegmonen hervorrufen und Venenthrombosen nach sich ziehen. Die letzteren können eitrig zerfallen, aber auch l icht metastatische Muskelherde setzen. Beim Sitz der Veränderungen in der Nasenschleimhaut kann der Krankheitsprozeß auch die Nasenknochen und -knorpel angreifen und zerstören; so werden Geschwüre am Gaumen beobachtet und damit ein Übergehen des Prozesses in die Mundhöhle. Bei Befall der Kehlkopf- und Trachealschleimhaut kann es zu Zerstörungen der Stimmbänder, Kehlkopf- und Trachealknorpel kommen. In der Lunge finden sich einmal miliare Rotzknötchen, daneben aber auch Prozesse in Form lobulärer Pneumonien. Bei Lokalisation der Knötchen in anderen Organen kann es auch hier zu Absceßbildungen unter gleichzeitiger Vergrößerung der Organe, so z. B. Milz und Leber, kommen. Auch in den Gelenken sind metastatische Prozesse beobachtet worden, die meist als seröse oder eitrige Ergüsse ablaufen.

Klinik und Verlauf. *Inkubationszeit.* 3—5 Tage, selten eine Woche oder länger. *Prodromalsymptome.* Unbehagen, Kopfschmerzen, Fieber. Am Infektionsherd bildet sich eine *Primärpustel* in Form eines graugelblichen, etwa linsengroßen Knötchens, das innerhalb einiger Tage zu einem größeren Rotzgeschwür zerfällt. Die Erreger wandern auf dem Lymphwege weiter. Es bilden sich Lymphangitis und Lymphadenitis. Schon nach wenigen Tagen kommt es zur Generalisation.

Akute Verlaufsform. 3—7 Tage nach dem Auftreten des Lokalherdes zeigen sich Zeichen der Allgemeininfektion, wie hohes Fieber bis 40°, schweres Krankheitsgefühl, Gelenk- und Muskelschmerzen. Wenn auch die Erkrankung eine gewisse dermatotrope Neigung aufweist, so kommt es doch an verschiedenen, auch entfernten Körperstellen zur Entstehung ausgedehnter Metastasen in Form von indolenten teigigen, nach 1—2 Tagen eitrig werdenden Anschwellungen im Bereich der Subcutis und Muskulatur, teils zu schmerzhaften Beulen mit blutigem Inhalt, die schnell zu großen kraterförmigen Geschwüren zerfallen und den Ausgangspunkt ausgedehnter gangränöser Gewebszerstörungen bilden können. Gleichzeitig bestehen unregelmäßige Temperaturen.

Zwischen dem 6. und 12. Krankheitstag entwickelt sich dann meist ein ziemlich charakteristischer Hautausschlag, dessen Erscheinen von einem stärkeren Fieberanstieg begleitet ist. Es kommt zum Auftreten teils verstreuter, teils dichter stehender mattroter Flecken, die sich bald leicht erhaben zeigen und in Eiterpusteln umwandeln. Diese Pusteln können dann konfluieren. Das Bild hat manchmal Ähnlichkeit mit Variola, doch pflegen die Pusteln *nicht* eingedellt zu sein. Im weiteren Verlauf platzt die Hülle der Pusteln, und es kommt zu einem größeren geschwürigen Defekt. Gleichzeitig bilden sich Abscesse in den Muskeln, aber auch in den inneren Organen. Die schon frühzeitig sich einstellende Lymphangitis und Lymphadenitis nehmen an Ausdehnung und Intensität zu. In diesem Stadium können auch Erscheinungen des akuten Nasenrotzes auftreten. Unter Schweißen, starken toxischen Durchfällen erfolgt ein allgemeiner Kräfteverfall; Kreislaufschwäche und Atemstörungen führen dann rasch zum Tode. Bei Lokalisation der Hautaffektion im Gesicht kann das Krankheitsbild zunächst auch erysipelähnlich verlaufen.

Neben dieser akuten Form des Hautrotzes tritt beim Menschen auch der *primäre akute Nasenrotz* auf. Als erstes Symptom ist hier eine gewisse Behinderung der Nasenatmung durch Schleimhautschwellung und ein anfangs zähes, dann aber reichlicheres und dünnflüssigeres, schließlich rein eitrig-blutiges Sekret zu nennen. Die Haut der Nasenflügel schwillt erysipelähnlich an, und diese entzündliche Rötung kann sich über das ganze Gesicht ausbreiten. Oft treten Blasen- und Pustelbildung, sogar gangräneszierende Prozesse dazu. Von den Schleimhäuten der Nase, die speckig belegte Erosionen aufweisen, geht der Prozeß in die Tiefe. Knorpel und Knochen können zerstört werden, Perforationen des Septums und Gaumens sich einstellen. Auch eine descendierende Ausbreitung auf Mund, Rachen, Kehlkopf und Luftröhre kann eintreten. Sie führt zu Schlingstörungen, Heiserkeit, Atemnot und einem übel stinkenden Atem. Bei Befall der Mundhöhle sitzen die Prozesse an der Wange, auf den Tonsillen oder auch am Zungengrund. Auch das Zahnfleisch kann befallen sein. Bei Übergreifen auf die tieferen Luftwege kommt es zu schwerer Bronchitis mit eitrig-schleimigem, oft hämorrhagischem oder auch jauchigem Auswurf. Zu diesen Lokalerscheinungen stellen sich dann die vorher beschriebenen Symptome der allgemeinen Infektion ein. Unter Bewußtseinstrübung, Durchfällen und Herzkreislaufschwäche kommt es im Laufe von 2—3 Wochen zum Tode.

Die *foudroyanteste Verlaufsform* beobachtet man dann, wenn sich aus einem chronischen Rotz ein akuter entwickelt. In solchen Fällen kommt es innerhalb von 2—3 Tagen zum Exitus. Ganz vereinzelt sind allerdings auch Fälle von geheiltem Rotz mitgeteilt worden.

Chronischer Rotz entwickelt sich ohne stürmische Erscheinungen langsam und schleichend. Ein Primärherd läßt sich häufig nicht nachweisen. In den ersten Wochen nach der Infektion wird über Glieder- und Gelenkschmerzen geklagt. Es können beschwerdefreie Pausen folgen und nun erst in der Haut oder Muskulatur und im Unterhautgewebe Knoten entstehen, die sich in Abscesse umwandeln. Auffallend oft sitzen diese Eiterungen im periartikulären Gewebe und führen dann zu Ergüssen in die Gelenke, die meist spurlos zurückgehen. Die Abceßhöhlen können wieder vernarben. Nach monatelanger Pause stellen sich oft neue Krankheitserscheinungen und neue Absceßbildungen wieder ein. Bei *dieser Verlaufsform fehlt die typische Hauteruption.* Auch sind die Lymphdrüsen und Lymphbahnen meist *nicht* beteiligt. Der chronische Rotz erstreckt sich über 2—3 oder auch mehr Jahre. Mischinfektionen mit Eitererregern und dadurch bedingtes septisches Bild oder Hinzutreten einer Lungentuberkulose führen schließlich zum Tode. Aber es kann auch aus dem latenten chronischen Rotz ein akuter Rotz, wie oben erwähnt, entstehen, und dieser verläuft dann meist in wenigen Tagen tödlich.

In manchen Fällen von chronischem Rotz stehen Symptome von seiten der Nase und des Respirationstraktes im Vordergrund, wie trockener Schnupfen, Brennen im Rachen, später Absonderung spärlichen, schleimig-blutigen Nasensekrets; auch finden sich Ulcerationen in der Schleimhaut der Nase und des Mundes. Es können sich alle Erscheinungen des akuten Nasenrotzes in protrahierter Form hier anschließen, auch eine eitrige Dakryocystitis. Gelegentlich wird der chronisch verlaufende Rotz auch ein typhus- oder pyämie-ähnliches Bild hervorrufen.

Ähnlich wie die chronische Infektion verhält sich auch die sog. latente Infektion des Menschen, die, wie beim Pferd, ohne offensichtliche Symptome verläuft und meist zur Heilung kommt. Sie ist während ihres Bestehens dann nur serologisch zu diagnostizieren.

Diagnose. Der akute Rotz kann differentialdiagnostisch mit Sepsis, Erysipel, Typhus (HOKE, Bericht über eine Laborinfektion, die mit typhusähnlichem Bild verlief), Polyarthritis (v. KORANYI beschreibt einen solchen Fall) verwechselt werden, vor allem dann, wenn Lokalerscheinungen an der Eintrittspforte fehlen und auch kein Fall von Rotz in der Umgebung des Erkrankten bekannt geworden ist. Erschwert kann die Diagnose auch sein, wenn Lymphangitis und Lymphadenitis beim Hantieren mit Tierkadavern erworben wurden. Für die Diagnose besonders wichtig sind die beschriebenen Hauterscheinungen. Bei Lokalisation der Primärpustel im Gesicht kann die Abgrenzung gegenüber Erysipel im Anfangsstadium Schwierigkeiten machen. Auch können die zerfallenen Geschwüre Ähnlichkeit mit syphilitischen Gummen haben. Doch wird hier die serologische Untersuchung Klarheit bringen. Zwar ist auch das Auftreten von Abscessen im Zusammenhang mit den anderen Erscheinungen durchaus charakteristisch für das Bild des Rotzes, aber bei schwacher Ausprägung der anderen Symptome kann hier die Frage eines tuberkulösen Geschehens mit hineinspielen und zu Verwechslungen Anlaß geben. Nur die *bakteriologische und serologische Untersuchung* bringt sichere Klärung. Der Nachweis des Erregers im offenen Geschwür ist allerdings infolge der Mischinfektion häufig unsicher. Es empfiehlt sich deshalb, den *uneröffneten Absceß zur bakteriologischen Diagnostik durch Punktion heranzuziehen* und das Material *nicht nur kulturell, sondern auch im Tierversuch am Meerschweinchen* zu verarbeiten.

Beim *Tierversuch* wird ein männliches Meerschweinchen intraperitoneal mit dem zu prüfenden Material (Punktionsflüssigkeit, Rotzsekret) geimpft. Es kommt nach 2 Tagen zur Schwellung der Hoden durch Entzündung der Tunica vaginalis, zu Orchitis und Epididymitis (STRAUSsscher Reaktion). Doch sind diese Zeichen nicht absolut beweisend.

Weil die Züchtung aus dem Tierkörper nicht leicht gelingt und der Tierversuch häufig nicht zu einem sicheren Ergebnis führt, *reicht die bakteriologische Untersuchung zur Feststellung des Rotzes* nicht aus. Dagegen kommt den *serodiagnostischen Methoden* die größte Bedeutung zu (BIERBAUM und GOTTRON, GILDEMEISTER und JAHN, MEYN).

Beim Menschen sind beim akuten Verlauf vom 17.—20. Krankheitstage ab *komplementbindende Antikörper* im Blutserum vorhanden, *Agglutinine* erst nach 24 Tagen. Ein Agglutinationstiter von 1:400 ist als verdächtig, von 1:800 als positiv zu werten. Die positive Komplementbindung sichert die Diagnose absolut, da spezifische Hemmungen bei menschlichen Seren nicht auftreten. Man hat auch mit einer abgeänderten Komplementbindungsmethode und der Konglutination zur Feststellung des menschlichen Rotzes gute Erfahrungen gemacht. Bei der chronischen Rotzerkrankung bleiben zwar die serologisch zu erfassenden Antikörper lange Zeit erhalten, zeigen aber gewisse Schwankungen. Es empfiehlt sich deshalb, mehrere Reaktionen anzuwenden und die Blutuntersuchung nach einiger Zeit zu wiederholen. In solchen chronischen Krankheitsfällen ist die *Malleinprobe* ein weiteres wichtiges Hilfsmittel, das allerdings beim Menschen seltener Anwendung gefunden hat. Das Mallein ist ein dem Tuberkulin entsprechendes aus Rotzbakterien hergestelltes Präparat. Besonders geeignet sind die *Conjunctival-* und die *Intracutanprobe.* O. FISCHER beobachtete nach Hautproben Temperatursteigerungen, örtliche und allgemeine Reaktionen. Daneben stellte er einen positiven Ausfall der conjunctivalen Augenprobe fest in Fällen, bei denen er zu therapeutischen Zwecken abgetötete Rotzbakterien injiziert hatte.

In der *Veterinärmedizin* haben sich die serodiagnostischen und allergischen Methoden ausgezeichnet bewährt. Durch sie ist in wesentlich kürzerer Zeit eine sichere Diagnose möglich als durch die histologische und bakteriologische Untersuchung sowie den Tierversuch. Nach ihrer Einführung in die Rotzdiagnostik nahm das Auftreten des Rotzes in West- und Mitteleuropa schnell ab und führte mehrere Jahre vor dem zweiten Weltkriege zur Tilgung des Malleus. Zur Feststellung der Rotzinfektion werden die Agglutination und Komplementbindung gleichzeitig ausgeführt. Agglutinine sind mit Sicherheit vom 7. Tage ab nach der Infektion im Blutserum in einer Verdünnung 1:2000 nachweisbar. Sie sind 4 Wochen lang in gleicher Menge vorhanden, sinken dann aber allmählich ab. Komplementbindende Amboceptoren treten erst von der 3. Woche nach der Infektion in solcher Menge auf, daß die Komplementbindungsreaktion positiv verläuft. Bei Eseln und Maultieren wird die Konglutinationsprobe oder die Komplementbindungs-Hämagglutinationsprobe durchgeführt, da die antikomplementäre Wirkung der Seren durch halbstündiges Erhitzen auf 60° C nicht beseitigt werden kann. Die Komplementbindung liefert bei der chronischen Infektion des Pferdes zwar die sichersten Ergebnisse, bei frischen Infektionen ist aber die Agglutination geeigneter. Bei Ausführung nur einer dieser serologischen Methoden kann gelegentlich eine unspezifische Reaktion zu falschen Ergebnissen führen. Von den allergischen Methoden erwies sich die Malleinaugenprobe (Conjunctivalprobe) als die geeignetste für Massenuntersuchungen. Sie wurde während der beiden Weltkriege in großem Umfange stets neben den serologischen Untersuchungen durchgeführt.

Prognose. Sie ist beim akuten Rotz fast immer schlecht. Viele Autoren geben eine Letalität von 100% an. Bessere Aussichten bestehen bei der chronischen Form. Doch ist auch hier der Ausgang dubiös, wenn sich die Lokalisation in der Nase findet. Der chronische Hautrotz geht aber auch gar nicht selten in Heilung über. BOLLINGER nennt Zahlen von 50% Heilungen. Selbst der Lungenrotz kann nach Angaben mancher Autoren gelegentlich abheilen.

Immunität. Das Überstehen der Krankheit hinterläßt keine sichere Immunität, denn im Serum der gesundeten Tiere finden sich keine spezifischen Schutzstoffe mehr. Ganz geklärt sind die Immunitätsverhältnisse nicht, möglicherweise liegen sie ähnlich wie bei der Tuberkulose. Denn man hat feststellen können, daß sowohl Pferde wie Meerschweinchen nach Überstehen der Infektion gegen eine Neuinfektion *nicht* geschützt waren (LÜHRS).

Therapie. Versuche, eine spezifische Behandlung mit Malleinimpfung durchzuführen, waren bisher nicht so sehr erfolgreich. Trotzdem sollte sie versucht werden, da nach Mitteilungen von GAIGER und ZIELER Fälle mit dieser Therapie zur Heilung kamen.

Lebende Rotzbakterien kann man allerdings nicht verwenden, sondern man muß mit einem nicht vermehrungsfähigen Antigen arbeiten. Eine wirkliche Immunität gegen lebende Rotzbakterien ist allerdings mit keiner Methode bisher erzielt worden. Lediglich das Verfahren, das mit durch Glycerin-, Zucker- und Harnstoffeinwirkung abgeschwächten Rotzbakterien arbeitet, hat eine gewisse Bedeutung erlangt. Nach Behandlung mit dieser Vaccine, Farase genannt, sah man bei geimpften Pferden einen gewissen Schutz, wenn sie später einer natürlichen Infektion ausgesetzt wurden.

So gelang es MARXER auch, Pferde durch kombinierte subcutane und intravenöse Injektion von abgeschwächten Rotzkulturen für 15 Monate zu immunisieren.

Mit einer nach dem Prinzip der Farase bereiteten Vaccine (durch Glycerineinwirkung hergestellte Autovaccine) erzielte O. FISCHER bei 12maliger Injektion, die von Fieber sowie örtlichen und allgemeinen Reaktionen begleitet waren. Heilung und ein Negativwerden der Augenprobe nach Beendigung der Kur.

WATSON behandelte 3 rotzkranke Menschen erfolgreich mit Serum von einem Pferd, das mit abgetöteten, dann mit abgeschwächten Rotzbakterien vorbehandelt worden war. Doch ist die Beurteilung dieser Fälle erschwert dadurch, daß bei einem ein Rezidiv auftrat und ein zweiter diagnostisch nicht absolut gesichert war; denn Selbstheilungen liegen bei chronischen Rotzfällen durchaus im Bereich der Möglichkeit.

In neuerer Zeit sind von MUNTIE Erfolge mit *Eleudron* bei experimenteller Meerschweincheninfektion gesehen worden. Er konnte in 60% der Fälle durch Gabe von Eleudron die Tiere vor dem Tod schützen. Auch als Präventivgabe bei einer vermutlich akzidentellen Rotzinfektion des Menschen zeigte es sich wirksam. WOMACK und WELLS beschreiben einen Fall von chronischem Rotz vergesellschaftet mit Knochentuberkulose, dessen Hauterscheinungen durch *Penicillin* und *Streptomycin* in Kombination sehr günstig beeinflußt wurden. Nach 6 Behandlungstagen fanden sich keine Rotzbakterien mehr. Es kam aber noch zu einem Rezidiv, das ebenfalls gut auf *Streptomycin* ansprach. Als Dosierung werden angegeben 5mal 0,2 g täglich, insgesamt 13 g.

Die frühere Therapie sah nach Möglichkeit eine Eröffnung der Rotzabscesse, die Auskratzung mit dem scharfen Löffel, sodann die Tamponade mit Sublimat oder Carbolgaze vor. Heute wäre letztere wohl besser durch Penicillin- oder Sulfonamidanwendung zu ersetzen. Die Excision von Rotzknoten und die Elektrokauterisierung der Hautgeschwüre wurden in der früheren Therapie ebenfalls empfohlen. Lokalbehandlung der Nasengeschwüre mit Chlorzink, antiseptischen Nasenspülungen (übermangansaures Kali, Chlorwasser) bringen in manchen Fällen Besserung. Die phlegmonösen und erysipelartigen Hauterscheinungen können mit antiseptischen Umschlägen und Eiskompressen behandelt werden. Die früher angegebene Quecksilberschmierkur, die gelegentlich günstig wirken sollte (GOLD), könnte evtl. auch noch zur Anwendung kommen, doch dürften heute die Sulfonamide und die Behandlung mit den Antibioticis an erster Stelle stehen, zumal fast alle früheren Behandlungen (Neosalvarsan, Bayer 205, Collargol, Trypaflavin, Quecksilber u. a.) keinen Erfolg hatten (BIERBAUM).

Prophylaxe. Wegen der Gefährlichkeit der Rotzinfektion für den Menschen sind für die Tilgung des Rotzes unter den Tieren und für die Verhütung der Einschleppung rotzkranker Tiere in den meisten Ländern besonders scharfe gesetzliche Bestimmungen herausgebracht worden. *Auf Grund des in Deutschland erlassenen Reichsviehseuchengesetzes besteht bei Rotzverdacht Anzeigepflicht. Rotzkranke Tiere sind unverzüglich zu töten. Die unschädliche Beseitigung der Kadaver hat unter verschärften Vorsichtsmaßnahmen zu geschehen.* Unter bestimmten Bedingungen werden auch die der Seuche verdächtigen Tiere auf Grund dieses Gesetzes getötet. Die der *Ansteckung verdächtigen Pferde* werden *mindestens 6 Monate lang abgesondert* und alle 2 Wochen amtstierärztlich untersucht. Diese Frist kann abgekürzt werden, wenn die wiederholte Agglutination und Komplementbindungsreaktion sowie die Malleinaugenprobe negativ verlaufen. Vor Aufhebung der Schutzmaßnahmen ist eine gründliche Stalldesinfektion erforderlich.

Menschen, die mit kranken Tieren zu tun haben, sind gefährdet und müssen die große Ansteckungsfähigkeit der Krankheit stets berücksichtigen, vor allem, wenn Hautwunden und -risse vorhanden sind. Diese müssen durch Deckverbände geschützt und im Falle einer Verunreinigung gründlich gereinigt und kauterisiert werden. Erkrankte Menschen sind streng zu isolieren. Sämtliche Ausscheidungen, die Wäsche und Gebrauchsgegenstände des Kranken sind laufend zu desinfizieren. Auch der Raum, in dem der Kranke lag, muß einer gründlichen Schlußdesinfektion unterzogen werden. Das Pflegepersonal muß größte Vorsicht walten lassen und sich genau an die Vorschriften zur Bekämpfung des Rotzes beim Menschen halten. Besondere Schutzmaßnahmen sind beim Umgang mit der Leiche der an Rotz Verstorbenen und bei der Sektion erforderlich.

Melioidosis.

Mit 2 Abbildungen.

Die Melioidosis ist eine in der Regel septicämisch verlaufende Infektionskrankheit, die mit rotzähnlichen Veränderungen, besonders Abscessen in der Haut, Lunge, Leber und im Darm, sowie Milz- und Lymphknotenschwellungen einhergeht. Sie ist gewöhnlich eine Erkrankung der Ratten, wird aber auch bei anderen Tieren und beim Menschen beobachtet. Die Übertragung erfolgt bei Ratten und Menschen allem Anschein nach durch die Nahrung.

Geschichte. Den vom Rotzbacterium differenten Erreger beschrieb erstmalig WHITMORE 1911 in Rangun, wo er Infektionen mit diesem Bacterium bei Autopsien fand. Den gleichen Erreger entdeckten STANTON und FLETCHER 1913 bei einer Meerschweinchenseuche in Kuala-Lumpur, später bei Kaninchen, Ratten, Katzen und Hunden. 1917 sah dann STANTON den ersten Fall einer menschlichen Erkrankung, bei der er den Erreger isolieren und auf Tiere durch Fütterungsversuch und durch Injektion übertragen konnte.

Ätiologie. Der Erreger, Malleomyces pseudomallei (Bacillus pseudomallei sive Whitmori, Pfeifferella Whitmori oder Actinobacillus pseudomallei), ist dem Rotzbacterium sehr ähnlich, jedoch beweglich. Er ist gramnegativ und nicht säurefest, wächst üppig und rasch auf den üblichen Nährböden, sowohl aerob wie anaerob, besser allerdings aerob. Mit Giemsafärbung lassen sich Polkörnchen erkennen. Gelatine und Dickmilch werden rasch verflüssigt. Es scheint zwei Stämme zu geben, die sich auf Glycerinagar verschieden verhalten: der eine zeigt ein schleimiges Wachstum und gleicht auf der Kartoffelkultur dem Rotzbacterium, der andere bietet das Bild eines runzeligen Wachstums schon innerhalb von 2 Tagen und gleicht nach einer Woche einer alten Tuberkelbakterienkultur. Ein besonderes Differenzierungsverfahren durch eine Peptonlösung mit Zusatz von 1% rauchender Salpetersäure glauben BROWEN, DUNCAN und HENRY gefunden zu haben, um die beiden Formen voneinander unterscheiden zu können. Auf differenten Nährböden zeigen beide Polymorphismus und Involutionsformen.

STANTON verglich den Bac. pseudomallei mit mehreren Rotzstämmen verschiedener Herkunft, dabei fand er zwar immunologisch gewisse Übereinstimmungen, aber keine Agglutinations- oder Komplementbindungsreaktionen. Auf Grund ihrer Untersuchungen gaben STANTON und FLETCHER eine sehr genaue Abgrenzung der Malleomyces mallei und des Bac. pseudomallei.

Malleomyces pseudomallei ist leicht auf die verschiedenen Laboratoriumstiere zu übertragen, am besten auf Meerschweinchen, aber auch auf Kaninchen, Ratten und Affen. Sowohl Fütterungsversuche wie Hautscarifikationsinfektionen, subcutane Impfungen wie Inhalationsinfektionen durch Spray gehen an. Für Meerschweinchen ist Malleomyces pseudomallei pathogener als Malleomyces mallei. Aber auch für Mäuse ist ersterer hochvirulent.

Die STRAUSSsche Reaktion (Hervorrufen einer Orchitis beim Meerschweinchen bei intraperitonealer Impfung) ist ähnlich wie bei Rotz auch bei der Melioidosis positiv, vorausgesetzt, daß die Stämme nicht so virulent sind, daß sie das Tier innerhalb 24 Std töten.

Bei Infektionen durch Fütterungsversuche oder über die Nasenschleimhaut (Spray) bleiben die Meerschweinchen über 2 Wochen am Leben. Es entwickeln sich ulcerative Veränderungen in der Nase, Verkäsungsherde in der Lunge und vergrößerte Trachealdrüsen. Bei parenteraler Methode tritt innerhalb von 24 Std eine Septicämie auf, die zum Tode des Tieres führt. Die infizierten Laboratoriumstiere scheiden die Bakterien mit Urin und Stuhl aus.

Neuere Studien von ALAIN, M. SAINT-ETIENNE und REYNES befassen sich kritisch mit den Ratten als Infektionsquelle und übermitteln das Untersuchungsergebnis bei vielen Tausenden von Ratten, unter denen nur einmal ein Stamm von Malleomyces pseudomallei isoliert werden konnte. Es wird auf die Möglichkeit hingewiesen, daß es sich bei Malleomyces pseudomallei um eine virulente Variante des Bac. pyocyaneus handeln könnte, oder daß ein bis dahin saprophytisch lebender Keim bei einem geschwächten Menschen (um solche handelte es sich bei den Fällen ALAINs meist) plötzlich virulent werden könne. Gerade diese Untersuchungen weisen auf verschiedene noch offene Probleme in der Ätiologie und auch in der Klinik dieses Krankheitsbildes hin, die nur durch sorgfältige weitere Beobachtungen und Untersuchungen jedes einzelnen Falles geklärt werden können.

Vorkommen bei Tieren. Spontaninfektionen wurden erstmalig von WHITMORE und KRISHNASWANI bei Nagetieren, insbesondere bei Ratten gesehen. Diese scheinen auch das Reservoir für die Erreger zu sein. Eigentümlicherweise aber hat man bisher bei den vielen Rattenuntersuchungen auf Pest keinen Bericht über Melioidosisfälle bei Ratten erhalten. Mit Erkrankungen der Pferde hängt dies Krankheitsbild durchweg nicht zusammen. Den ersten Fall beim Pferd schilderten STANTON, FLETCHER, PONS 1927 in Malaya. Es handelte sich dabei um ein von Australien importiertes Pferd, bei dem der Bacillus aus dem Naseneiter isoliert werden konnte. Auch Rinder (NICHOLS), Schweine, Hunde und Katzen (FLETCHER) können in Einzelfällen befallen sein. Die Infektion verläuft bei den Tieren akut, subakut oder chronisch und endet in der Regel tödlich.

Verbreitung. Die ersten Erkrankungen wurden aus Burma, den malayischen Staaten, Indien, Ceylon und Cochinchina beschrieben. Seither liegen aber auch Berichte von Fällen aus Siam vor. GIRARD isolierte einen Stamm bei einem erkrankten Schwein in Madagaskar. Ein Bericht von GRANT und BRAMWELL über einen Fall aus England und von McDOWELL und VARNEY über einen solchen aus den USA. zeigen, daß die Erkrankung nicht auf Ostasien beschränkt ist. Aus Deutschland wurde bisher noch kein Fall mitgeteilt, wohl aber aus den Niederlanden (Infektionsort Indonesien?). Ähnlich der Pest soll der menschlichen Erkrankung oft ein Nagetiersterben vorausgehen.

Die Übertragung der Krankheit vom Nagetier auf den Menschen erfolgt nach der Ansicht verschiedener Autoren durch mit Rattenurin und -sputum infizierte menschliche Nahrungsmittel. Andere wie McDOWELL und VARNEY schuldigen Rattenflöhe und Aedesmücken als Infektionsüberträger an. Auch Kontaktinfektionen bei Hautverletzungen sollen möglich sein. In dem Schrifttum wird auch über die Infektion eines Europäers berichtet, dessen Haus mit Ratten verseucht war. Aus dem Darminhalt einer dieser Ratten ließ sich auch der Erreger züchten.

Da sich unter den Erkrankten gar nicht selten Morphinisten fanden, wurde von STANTON auch an die Möglichkeit gedacht, daß die Infektion durch das Hantieren mit unsterilen Kanülen subcutan inoculiert werde, nach einem ähnlichen Infektionsmodus also, wie er bei subcutaner Impfung von Laboratoriumstieren vorliegt.

Eine Übertragung von Mensch zu Mensch ist bisher nicht beobachtet worden. Eine strenge Isolierung der Kranken erscheint deshalb nicht notwendig.

Eine geschlechtsgebundene Häufung der Erkrankung ließ sich nicht finden.

Während frühere Autoren wie STANTON und FLETCHER unter 83 Infektionen beim Menschen nur 6 bei Europäern erlebten, sahen ALAIN und Mitarbeiter die Erkrankung unter 28 Fällen 15mal bei Europäern in Indochina auftreten, 2mal bei Negern und 1mal bei einem Hindu — die letzteren 3 lebten nach europäischen Gewohnheiten — und nur 9mal bei Annamiten und einem Chinesen.

Eine bestimmte rassische Gebundenheit der Erkrankung scheint nicht zu bestehen, doch spielt wohl der Allgemeinzustand zur Zeit der Begegnung mit der Infektion eine sehr erhebliche Rolle, und Personen, die durch irgendeinen Umstand eine Minderung ihrer Resistenz erfahren haben, sind, worauf auch ALAIN hinweist, in erhöhtem Maße anfällig.

Pathologisch-anatomisches Bild. Die Absceßknoten werden durch Eiterzellen und eine Zone reaktiver Entzündung gebildet. Bei längerem Bestehen kann es auch im Absceß zur Bildung käsiger Massen kommen. So finden sich in den Lungen Herde, ähnlich denen bei Miliartuberkulose, nur nicht ganz so zahlreich und zerstreuter. Außer in den Lungen sind die Abscesse am häufigsten in der Milz, der Leber, aber auch in jedem anderen Organ außer dem Gehirn zu finden.

Hautbläschen und Pusteln, aber auch Abscesse zeigen nichts besonderes. Sie werden bei Morphinisten gefunden und ähneln in ihrem Aufbau den Rotzefflorescenzen.

Bei natürlich infizierten Ratten sah man ebenfalls Verkäsung der Lungen, daneben aber auch, ähnlich wie bei Pest, subcutane Infiltrate und Hämorrhagien der Nacken- und Achseldrüsen; doch sind die Lungenveränderungen bei Pest ganz anderer Art.

Die menschliche Infektion. Klinik und Verlauf. *Inkubationszeit:* steht noch nicht sicher fest.

Von einigen Autoren werden 2 Verlaufsarten, von ALAIN und Mitarbeitern 3 unterschieden. Die erste Einteilung unterscheidet einen akuten Verlauf mit

Lungenprozessen und septicämischen Erscheinungen und einen chronischen. ALAIN nimmt noch eine subakut verlaufende Form an.

1. Akute Verlaufsform. Sie ist die häufigste, so sah ALAIN unter 28 Fällen allein 16 dieser Art.

In den schwersten Fällen setzt das Geschehen mit Erbrechen, choleraartigen Durchfällen und Kollaps ein. Oft entwickeln diese Fälle gar keine Temperaturen mehr. Wenn sie fiebern, dann zeigt das Fieber septischen Charakter.

Der initiale Kollaps fehlt bei den weniger schweren Fällen. Die Temperatur steigt hier hoch an und bleibt hoch, das Bild ähnelt dann mehr einem Typhus abdominalis. Gastroenteritische Erscheinungen können dabei fehlen, sie sind bei den kindlichen Erkrankungen häufiger (ALAIN: 2 von 3 Kindern wiesen sie auf!). Auch das Bild einer akuten Peritonitis kann imitiert sein.

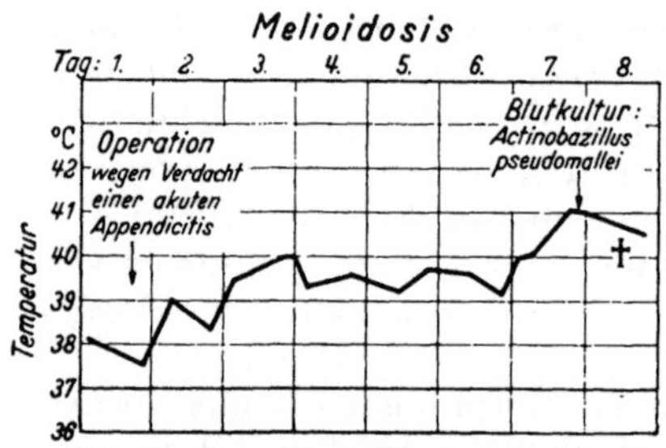

Abb. 1. Akute Verlaufsform (pseudoappendicitische bei Melioidosis). (Nach ALAIN.)

ALAIN beobachtete auch häufig ein pleuropulmonales Syndrom, das nach anderen Autoren in 90% der Fälle bestehen kann, so daß häufig fälschlicherweise eine lobäre Pneumonie diagnostiziert wird. LIEUT und Mitarbeiter fanden in ihrem Fall am 5. Tag eine basal sitzende Pneumonie, die penicillinresistent war. Aber auch Herde in der Leber oder Niere können das Bild richtunggebend bestimmen, so daß ein Amöbenleberabsceß vorgetäuscht wird oder eine Pyelonephritis aus anderer Ursache. Verwirrtheitszustände und Meningismus finden sich gar nicht selten. Doch ist der Liquor fast immer frei und eine Beteiligung des Zentralnervensystems ist bisher in keinem Fall sicher beschrieben. Terminal kommt es allerdings zu Prostration, Unruhe und Delirium.

Erleben die Kranken die 2. Krankheitswoche, so treten pustulöse Hauterscheinungen auf oder tiefsitzende subcutane Abscesse, selbst Knochenabscesse.

Nach einem akuten Beginn mit exsudativer Pleuritis und Durchfällen sahen PATON, PECK und VAN DE SCHAAF eine Perikarditis, petechiale Blutungen, septische Arthritis und embolische Herdnephritis auftreten. Das Auftreten der Abscesse im Verlauf der Erkrankung ist als Charakteristikum zu bezeichnen. Diese können in der Lunge oder Leber, aber auch an anderen Stellen lokalisiert sein. So wiesen alle 5 von HARRIES, LEWIS, WARING und DOWLING beschriebenen Fälle Abscesse in diesen Organen auf. Und, auch GRANT und BARWELL berichten von Abscessen, die nach anfänglichen bronchopneumonischen und arthritischen Erscheinungen sich im Bereich des Kopfes und des Dammes entwickelten.

Das *Röntgenbild* solcher Krankheitsfälle mit bronchopneumonischen Befunden kann dann unregelmäßige, kleine knotige Infiltrate beiderseits in den Lungenfeldern zeigen. Ein Konfluieren der Herde tritt selten ein, auch kommt es meist nicht zu einer Pleurareaktion. MIRICK, ZIMMERMANN, MANNER und HUMPHREY fanden besonders die unteren Lungenfelder verändert.

In allen diesen verschiedenen Lokalisationsformen spielt sich das Krankheitsgeschehen in 24 Std bis 5 Tagen ab, selten länger. Sehr oft bringt erst die Sektion die diagnostische Klärung.

2. Die subakute Form, von manchen Autoren auch als septische bezeichnet, verläuft meist nicht so stürmisch, aber unter dem Bild sehr schwerer Allgemeinerscheinungen. Allenthalben im Organismus kommt es zur Entwicklung von Eiterungen und kleineren und größeren Abscessen, so in der Leber, der Prostata, den serösen Höhlen der Pleura und des Peritoneums, den Nieren und den abführenden Harnwegen, dem subcutanen Gewebe, den Knochen, gelegentlich auch den Muskeln und Sehnenscheiden. Die Vielzahl der Lokalisationen führt naturgemäß auch zu einem sehr bunten klinischen Bild Von manchen Autoren wird der rasche Wechsel klinischer Erscheinungen sehr herausgestellt, doch findet sich dieser nicht immer bestätigt. Diagnostische Irrtümer sind auch bei diesem, meist über 3—4 Wochen verlaufenden Bild sehr leicht möglich, wenn nicht frühzeitig schon die Blutkultur eingeschaltet werden kann. Diese Form kann in eine chronische übergehen. SOUCHARD und RAGIOT (1933) berichten über 2 sehr lange Verläufe von einmal $2^1/_2$ und einmal 6 Monaten. Es sind auch unter dieser Gruppe zwei Heilungen beschrieben (ALAIN).

Das *Blutbild* zeigte in den akuten Fällen stets eine Leukocytose (MCDOWELL und VARNEY, MIRICK und Mitarbeiter, ALAIN u. a.), in den subacuten meistens.

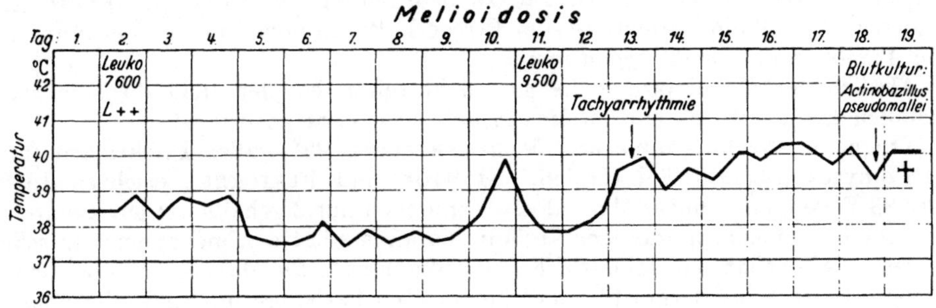

Abb. 2. Protrahierte Verlaufsform mit uncharakteristischen Allgemeinerscheinungen im Beginn und später ausgesprochen kardialen Symptomen bei Melioidosis. (Nach ALAIN.)

In den Angaben über das Differentialblutbild differieren aber die Autoren erheblich, so fanden die einen eine Lymphocytose (MCDOWELL und VARNEY), die anderen ein Überwiegen der Segmentkernigen (MIRICK und Mitarbeiter).

3. *Die chronischen Formen* sind nach ALAIN meist nicht als prolongierte subakute aufzufassen. Sie entwickeln sich mit Remissionen. Zum Teil verlaufen sie auch afebril. Ihr Hauptmerkmal sind Eiterungen verschiedenster Lokalisation (PECK und ZWANENBURG, HASLE und MGUYEN-DUC-KHOI sowie SUDIBYO). Diese Abscesse können im Nacken sitzen (PECK und Mitarbeiter), oder in den Halslymphdrüsen (GREEN und MAKIKAR) oder am Oberschenkel, Gesäß, gelegentlich unter Miteinbeziehung der anliegenden Knochen (MCDOWELL und VARNEY). Auch sahen DE MOOR, SOEKAMEN und VAN DER WALLE 1932 fieberfrei verlaufende Fälle mit chronischen Hautveränderungen, aus deren Eiter Malleomyces pseudomallei gezüchtet werden konnte. Manchmal werden solche afebrilen Perioden mit leidlichem Allgemeinbefinden von heftigen Fieberschüben unterbrochen. Diese Verläufe können sich über Jahre hinziehen (bis zu 8 Jahren). Neben den Gefahren, die solche prolongierten Eiterprozesse in sich bergen, besteht aber auch hier immer die Möglichkeit eines akuten Schubes, der dann sehr schnell zum Tode führen kann. ALAIN beschreibt 2 solcher Fälle. Oft wird aber gerade bei diesen „Formes frustes" die Diagnose mehr zufällig gestellt, sei es bei der Untersuchung des Eiters einer der Hautpusteln oder eines Abscesses, der incidiert wurde.

Der *Bluteiweißspiegel* war in einigen Fällen erniedrigt.

Diagnose. Die Diagnose ist nicht einfach zu stellen, da das Bild so sehr bunt sein kann. Bei den foudroyant verlaufenden Formen muß Cholera oder Pest ausgeschlossen werden. Auf die Möglichkeit der Verwechslung mit Typhus bei den die 2. Woche erlebenden Kranken wurde schon hingewiesen. Schwer kann auch die Unterscheidung gegenüber Miliartuberkulose sein. Auf die differentialdiagnostischen Überlegungen bei Lokalisation der Abscesse in Leber, Niere oder Lunge wurde schon hingewiesen. In letzterem Falle ist die Diagnose aus dem Sputumpräparat oder der Sputumkultur zu stellen. Bei den pustulösen Erscheinungen ist an Rotz oder tertiäre Lues zu denken. Doch wird in diesen Fällen auch die Untersuchung des Pustelinhaltes durch bakteriologische Kultur das Bild klären.

Die *bakteriologische Diagnose* ist bei diesem Krankheitsbild die einzig sichere Methode. Die Keime lassen sich aus dem Blut, dem Urin, dem Pusteleiter, dem Absceßeiter, dem Sputum oder Nasenschleim züchten.

Schließlich ist zu erwähnen, daß es im Organismus zur Bildung von *Antikörpern* kommt, wenn die Patienten die 2. oder 3. Woche noch erleben. Bei den akut verlaufenden Fällen kommt es allerdings nicht mehr dazu. Dieser Anstieg des *Serumtiters* ist von Tag zu Tag zu beobachten. STANTON und FLETCHER fanden z. B., daß ein Patientenserum Erregerkulturen noch in einer Verdünnung von 1:2400 und 1:3000 *agglutinierte.*

Ähnlich der Malleinprobe, die gar nicht selten bei der Melioidosis positiv ausfallen kann, gibt es eine *Melioidinprobe*, die stets positiv ist.

Prognose. Nach GREEN und MAKIKAR enden 95% aller Infektionsn mit Malleomyces pseudomallei tödlich. STANTON und FLETCHER berichten 1932 über 83 Fälle menschlicher Melioidosis, von denen nur 2 geheilt werden konnten. Der eine bot einen typhusartigen Verlauf, der andere hatte bronchopneumonische Prozesse. Sie schätzten damals die Erkrankungszahl für Malaya auf über 200. MANSON-BAHR weist darauf hin, daß die meisten Patienten innerhalb der ersten 10 Tage sterben. ALAIN verlor 19 von 28 Fällen, darunter alle der 1. Verlaufsform. Die Prognose der subakuten Form ist schon etwas besser, wenn auch hier meist ein ungünstiger Verlauf das Leiden abschließt. Nur die chronischen Formen, die fieberfrei bleiben, sind naturgemäß günstiger zu beurteilen, obwohl auch hier ALAIN plötzliches Umschlagen in akute Schübe und tödlichen Ausgang sah.

Therapie. Noch 1943 wurde jede Therapie als nutzlos angesehen und nur ein rein symptomatisches Behandlungsvorgehen empfohlen. Auch die ersten Therapieversuche im Labor von PECK und ZWANENBURG ließen den Erreger penicillinresistent erscheinen. Auch zeigten weitere Versuche von MILLER und Mitarbeitern, daß eine mit 1000 iE Penicillin zu erzielende Konzentration beim in vitro-Versuch nicht ausreicht, um das Wachstum von Malleomyces pseudomallei zu verhindern. Dem gegenüber stehen die Ergebnisse von GREEN und MAKIKAR, die festgestellt haben, daß Penicillin in einer Konzentration von 650 iE je cm^3 hemmend wirkte. Gegen Streptomycin sind die Erreger unempfindlich.

Einen sehr guten Hemmungseffekt zeigte Chloromycetin bei Konzentrationen, wie sie in vivo zu erhalten sind (GREEN und MAKIKAR). Bei den in vitro-Versuchen ließ sich auch eine Hemmung durch Sulfonamide erzielen, am stärksten durch Sulfadiazin und Sulfathiazol.

Zwar liegt ein günstiger Bericht über Vaccinetherapie von PECK und ZWANENBURG vor, aber die Sulfonamide und Antibiotica stehen doch auch hier an erster Stelle.

MCDOWELL und VARNEY sahen allerdings von Sulfonamiden sowie Penicillin und Streptomycin keinen Erfolg und erzielten Besserung nur durch chirurgisches Vorgehen, aber GRANT, BARWELL, MAYER und FINLAYSON berichten über Günstiges von der *Sulfadiazin-* und *Sulfathiazolgabe*, zum Teil in Verbindung mit *Penicillin* oder *Chloromycetin*. Die Behandlung muß aber intensiv und lange genug durchgeführt werden, da sonst Rückfälle auftreten können. LIEUT und Mitarbeiter sahen in ihrem sehr schweren Fall von 4stündlichen Gaben von 40000 iE keine Wirkung. Die Dosierung wird von HARRIES, LEWIS, WARRING und DWOLLING bei Sulfamecathin (6-[Sulfanilamido]-2.4-dimethyl-pyrimidin) mit 2 g alle 4 Std während 10 Tagen angegeben. Bei niedrigerer Dosierung kam es trotz Sulfonamidtherapie zu Todesfällen. Daneben wird eine örtliche Behandlung der Abscesse mit Drainage, Penicillinspülungen, Penicillinpuder oder -salben empfohlen. Nur bei fehlendem Titeranstieg im Blut raten HARRIES und Mitarbeiter noch die Vaccinebehandlung an. Als Gesamtdosis wurden Mengen von 435 g Sulfathiazol und Sulfamecathin gegeben, sowie gleichzeitig 30 mega Penicillin in 4 Std-Dosen von 250000 iE. Behandlung der Lungenabscesse mit lokaler Penicillindosis (300000 iE in 6 cm³) hatte in einem Falle besonders günstige Wirkung. Kleine Penicillindosen sind nach den Versuchen von MILLER und Mitarbeitern unwirksam.

Prophylaxe. Dem *Krankheitsausbruch beim Menschen geht in der Regel ein Nagetiersterben voraus.* Da die *Ratte die Hauptrolle* als *Virusreservoir* zu spielen scheint, ist eine planmäßige Rattenbekämpfung durchzuführen. Die menschlichen Nahrungsmittel sind so aufzubewahren, daß sie von Ratten nicht verunreinigt werden können. Durch Anwendung von Kontaktinsecticiden in den menschlichen Wohnungen kann die Übertragung durch Flöhe und Mücken weitgehend eingeschränkt werden. Infizierte Haustiere sind streng zu isolieren, soweit es nicht vorgezogen wird, die Tiere zu töten.

Maul- und Klauenseuche.

(Stomatitis epidemica, Aphthenseuche, engl.: Foot and Mouth Disease.)

Mit 2 Abbildungen.

Die Maul- und Klauenseuche (MKS) ist eine Tierseuche, die vorwiegend bei Wiederkäuern und Schweinen auftritt und mit einem akuten Blasenexanthem einhergeht. Sie kann gelegentlich auf den Menschen übertragen werden.

Ätiologie. Der Erreger der Maul- und Klauenseuche ist ein Virus, das von LÖFFLER und FROSCH 1897 ermittelt wurde, wobei sie zum ersten Male die Filtrierbarkeit der Virusarten nachwiesen. Das Virus ist 10—20 $\mu\mu$ groß und damit eines der kleinsten Viren überhaupt. Zur Darstellung des Virus ist die Färbemethode mit Eosin-Methylenblau besonders geeignet; auch im Fluorescenzmikroskop erhält man gute Bilder, wenn man nach der Methode von HAGEMANN und HAITINGER vorgeht. Das Virus ist keineswegs einheitlich in seiner Form und Größe. Es kann sich freiliegend finden oder auch parasitierend in Zellen. Die Gestalt kann kugelig, aber auch birnenförmig oder keulenförmig sein. Bei dieser Vielgestalt ist es wichtig, mit möglichst verschiedenen Verfahren die Morphologie des Virus zu studieren. Teilweise findet man es auch in Ketten- und Ringformen gelagert. In Blasenlymphe und Milch geht das Virus rasch zugrunde, in Epithelfetzen hingegen ist es äußerst widerstandsfähig, insbesondere Austrocknung und Fäulnis gegenüber. Starker Ammoniakgehalt der Stalljauche schädigt jedoch das Virus. In der bei 18° C langsam getrockneten Blasenflüssigkeit ist bei Aufbewahrung bei der gleichen Temperatur noch nach 2 Jahren ansteckungsfähiges Virus nachweisbar.

Außer im Speichel, der ja stets mit Bläscheninhalt vermischt ist, findet sich das Virus auch in der Milch, im Harn (BRANDT, WALDMANN) und im Kot. Durch die angeordneten Milcherhitzungsverfahren (Hocherhitzung auf 85° C, Kurzzeiterhitzung auf 71—74° C, Dauererhitzung für 1/2 Std auf 63—65° C) werden die Erreger vernichtet. Dagegen wirken Temperaturen unter 10° C konservierend. Bei der Säuerung der Milch wird das Virus nur sehr langsam abgetötet und hält sich bei Zimmertemperatur bis zu 25 Std und bei + 5° C bis zu 12 Tagen. In gekühlter, ungesalzener Süßrahmbutter hält sich das Virus 25 Tage, in gesalzener 45 Tage.

Man unterscheidet verschiedene Virusstämme, A, B und C genannt, sowie verschiedene Varianten, die eine stammgebundene Immunität hervorrufen. Ihre Differenzierung geschieht durch die Komplementbindung. Eine Züchtung des Virus außerhalb des Tierkörpers ist auf dem Allantochorion von Hühnerembryonen möglich. Die ersten Züchtungsversuche gelangen 1930/32 Hecke auf embryonaler Meerschweinchenhaut, die in Tropfenkulturen in Meerschweinchenplasma mit embryonalem Extrakt gehalten wurde. Über 22 Passagen züchtete er das Virus weiter. Gleichzeitig gelang die Züchtung auch Maitland. Striegler setzte die Versuche fort und kam zu dem Ergebnis, daß sich die Kulturen beliebig lange fortführen lassen und es zu einer Virusvermehrung von 10^{133} bei 62 Passagen in 366 Tagen kommt. Trautwein stellte eine Infektiosität noch bei einer Verdünnung von 1:10000000 fest. Durch intracerebrale Infektion von Mäusen gelang es, nach 973 Passagen den Erreger in ein neurotropes Virus umzuwandeln, das seine pathogene, aber nicht seine immunisierende Eigenschaft verloren hatte. Entgegen dem Verhalten des Gelbfieber- und Pferdesterbevirus wird mit dem so veränderten MKS-Virus ein sicherer Impfschutz *nicht* erzielt. Bei Bestrahlung mit ultraviolettem Licht läßt sich das Virus in eine nicht virulente Form (Anavirus) überführen, die aber deutliche immunisierende Eigenschaften besitzt (S. Schmidt, A. Hansen und P. Holm).

Nagel und Hofmann führten mit Typ B Passagen bei Mäusen durch und erzielten Bilder, die klinisch und histologisch der Poliomyelitis anterior acuta ähnelten. Am besten läßt sich das Virus aus frisch entnommenen Aphthendecken gewinnen.

Übertragung. Bereits vor dem Auftreten der Blasen ist das Virus im Blute und in allen Sekreten und Exkreten bei Wiederkäuern und Schweinen vorhanden. Bei Erstinfektionen kann es deshalb bereits zur Weiterverbreitung der Seuche kommen, bevor sie erkannt worden ist. Nach spätestens 5—11 Krankheitstagen enthält das Blut kein Virus mehr. Kurz darauf ist es auch in der Regel in den Ausscheidungen nicht mehr nachweisbar. Doch können vereinzelt Rinder den Erreger bis zu 264 Tagen nach dem Überstehen der Krankheit im Harn ausscheiden (Brandt, Waldmann). Die Übertragung kommt entweder durch direkten Kontakt oder durch belebte und unbelebte Zwischenträger zustande. Die Zwischenträger spielen im gemäßigten Klima eine besonders große Rolle wie sonst bei keiner anderen Seuche, denn das MKS-Virus ist auf diese Weise besonders leicht übertragbar. In den warmen Ländern geht die Ausbreitung der Seuche viel langsamer vor sich, da hier infolge der Sonnenwirkung auf das Virus Zwischenträgern eine weit geringere Bedeutung zukommt. Die Verbreitung der Seuche erfolgt am häufigsten durch den Viehverkehr, Viehhändler, Fleischer, Kastrierer, insbesondere auch im Anschluß an Viehmärkte und -ausstellungen. Auch die Milch stellt einen nicht zu unterschätzenden Vermittler dar, ferner Futter, Streu, Haut, Wolle. Nicht selten sind latente Virusausscheider die Ansteckungsquelle. Hierbei kann auch das Hochwild eine Rolle spielen. Die Annahme von Stockmann, daß Vögel für diese Tierseuche als Überträger von größerer Bedeutung sind, ist durch die Untersuchungen von Waldmann, Wagener und Hirschfelder sehr eingeschränkt, wenn nicht weitgehend in Frage gestellt worden.

Maul- und Klauenseuche bei Tieren. Die Krankheit befällt vor allem Rinder und Schweine, aber auch Ziegen, Schafe, Hirsche, Rehe und andere Wiederkäuer wie das Rentier, Kamel, Büffel, außerdem Wildschweine. Ausnahmsweise erkranken Hunde und Katzen. Einhufer sind nicht empfänglich. Die Inkubationszeit beträgt 2—3 Tage. Das Virus dringt nach der Aufnahme mit dem Futter und dem Trinkwasser an irgendeiner Stelle des Vorderdarmes in die Epithelschicht ein. Es vermehrt sich zunächst an der Eintrittspforte und verursacht das Entstehen einer primären Blase. — Von dieser primären Blase aus gelangt das Virus in das Blut. Nunmehr kommt es zur Entwicklung der Sekundärblasen. Diese entstehen nach 1—2tägigem hohen Fieber. Bevorzugte Stellen für sie sind der zahnlose Rand des Oberkiefers, die Innenfläche der Lippen und Zunge. Doch können sie auch an anderen Schleimhäuten auftreten. Ferner entstehen Aphthen an der Haut der Klauenkrone, des Ballens und des Klauenspaltes sowie am Euter. Die Blasen platzen und können bakteriell infiziert werden. Auf diese Weise entwickeln sich oft Komplikationen im Krankheitsverlauf, so eitrige Geschwürsbildung, Phlegmone, selbst eine bakterielle Septicämie. Hierdurch wird die gewöhnlich nur eine Woche betragende Krankheitsdauer erheblich verlängert. Die Mortalität beträgt unter günstigen hygienischen Bedingungen nur 0,2—0,5%. Durch das Virus kann aber auch eine akute Herzmuskeldegeneration hervorgerufen werden. Insbesondere erst wenige Wochen alte Tiere können hieran zugrunde gehen. In manchen Seuchenzügen tritt diese bösartige Form der MKS auch bei erwachsenen Tieren gehäuft auf und führt in 50—70% der Fälle zum Tode.

Vorkommen. Die MKS ist kosmopolitisch. In Ländern mit extensiver Tierzucht herrscht sie vielfach enzootisch. Häufig wurde die MKS aus solchen Gebieten in Länder mit intensiver Tierzucht eingeschleppt. In diesen pflegte sie früher in rasch vorwärtsschreitenden Seuchenzügen große Gebiete zu ergreifen. Die veterinärpolizeilichen Maßnahmen führten erst seit der Einführung der aktiven Immunisierung mit Adsorbatimpfstoffen zu einem vollen Erfolg. Der letzte große Seuchenzug der MKS in Westeuropa nahm seinen Ausgang von den französischen Häfen Bordeaux und Marseille, wohin die Seuche durch Tiertransporte aus Marokko und Algerien verschleppt worden war. In diesem Seuchengang 1937/39 waren in Deutschland 784000 Gehöfte verseucht, das sind 20% aller Bestände. Die Sterblichkeitsziffer war zwar gering, immerhin zeigte sie in einzelnen Gegenden einen erheblichen Anstieg. Der Gesamtschaden, den diese Seuche für die Tierhalter und damit für das deutsche Volk brachte, betrug über 1 Milliarde Mark durch Milchverlust, Fleischverlust sowie durch Todesfälle, ferner durch die Nachkrankheiten. Dieser Seuchenzug war einer der größten, die in Europa beobachtet wurden. In der Regel geht der Seuchenweg von Osten nach Westen. Strenge Grenzsperrmaßnahmen können die Seuche aufhalten, wie sich an der Westgrenze damals zeigte. Doch schleppten Seegrashändler im August 1937 aus dem Elsaß die Seuche in Baden ein. Von den deutschen Gebieten weisen besonders Niedersachsen und Schleswig-Holstein in den letzten 25 Jahren eine hohe Durchschnittsverseuchung auf (Geiger).

Übertragung auf den Menschen geschieht durch Kontakt, wahrscheinlich aber auch durch infizierte Gegenstände und infizierte Milch. Berichte über menschliche Erkrankungen liegen vor von: Belin, Delecount, Dupont, Fahr, Glann, Kröncke, Mollow, Roch, Schling, Späte, Stein, Urla und Veil. In jüngster Zeit haben Magnusson, Flaum und Stenström über 11 gesicherte Fälle aus Schweden berichtet (1939). Auch Pavlitzek beobachtete 2 Erkrankungen. Bei der Epizootie 1951 gelangten einige allerdings nicht ganz gesicherte (es fehlte der Tierversuch und der serologische Nachweis), klinisch aber typische Fälle zu unserer Kenntnis (verschiedene Landkreise Schleswig-Holsteins). Doch muß bei der Häufigkeit und Ausdehnung der Seuchenzüge die Empfänglichkeit des Menschen für diese Virusinfektion als gering bezeichnet werden, denn die menschlichen Krankheitsfälle sind vereinzelt geblieben, auch bei sehr schweren Epidemien unter den Haustieren. Sogar sorgfältig ausgeführte Selbstinfektionen haben nach dem Bericht von Pape mit einer Ausnahme keinen Erfolg gehabt. Auch Versuche einer Übertragung von Mensch zu Mensch, die Magnusson durchführte mittels Scarifikation, fielen negativ aus. Neben der Exposition spielt auch hier sicher eine gewisse Disposition eine Rolle. Wenn das Virus beim Menschen vorkommt, hat sich gezeigt, daß seine Virulenz für Schweine und Meerschweinchen sehr groß ist (Magnusson und Mitarbeiter).

Dem Genuß roher, von erkrankten Tieren stammender Milch kommt wahrscheinlich keine oder nur sehr unwesentliche Bedeutung zu, obwohl auch an diesen Infektionsweg gedacht werden muß.

Pathologische Anatomie. Die histopathologische Untersuchung bei künstlich gesetzten Herden zeigt Hyperkeratose, Schwellung und Hyperplasie der MALPIGHIschen Schicht, die sich dann zu umschriebenen Blasen verwandelt. Die Zellen nahe dieser Blase haben Kerneinschlußkörperchen. Außerdem besteht ein Infiltrat des umgebenden Gewebes mit polynucleären Leukocyten (RIVERS). Da die Todesfälle sehr selten sind, liegen auch nur zwei eingehendere pathologisch-anatomische Untersuchungen vor, einmal von MOLLOW und einmal von FAHR. Während MOLLOW eine schwere ulceröse Dickdarmschleimhautentzündung beschrieb, die bis auf die Muscularius durchgebrochen war, und eine starke Hyperämie der restlichen Dickdarmschleimhaut, sofern sie nicht von Geschwüren durchsetzt war, feststellen mußte, wies der Fall von FAHR keine Veränderungen im Magen-Darmtrakt auf. Histologisch zeigten die Geschwüre, die in dem MOLLOW-Fall im Transversum und Descendens, aber auch im Coecum und Ascendens saßen, Exsudat mit Rundzellen auch in der Submucosa. Die Geschwüre traten unter Bildung von die Schleimhaut unterminierenden Gängen und Kanälen auf. Bei dem von FAHR beschriebenen Zustandsbild war die Ablösung der Epidermis ein sehr hervorstechendes Merkmal, daneben bestand am Herzen ein Ödem. An Lunge und Leber, Niere und Nebenniere fanden sich sonst keine gröberen Veränderungen.

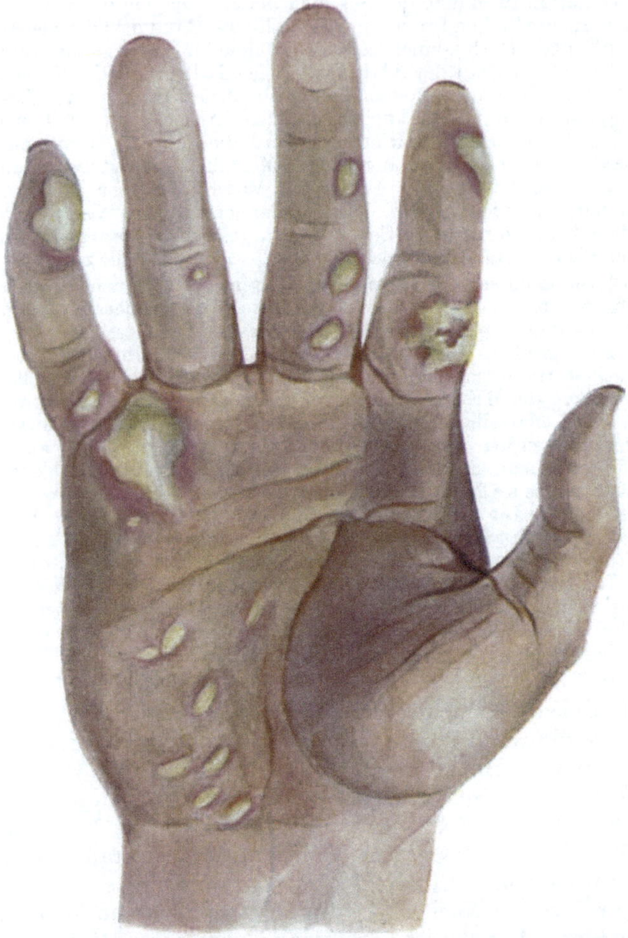

Abb. 1. Kleinere und größere, teils konfluierende Blasen an der Hand bei menschlicher Maul- und Klauenseuche. (Nach WAGENER, Tierärztliche Hochschule Hannover.)

Klinik der menschlichen Maul- und Klauenseuche. *Inkubationszeit* meist 3—8 Tage, von manchen Autoren werden 2—18 Tage angegeben.

Nach dieser Zeit treten *Prodromalerscheinungen* wie Fieber, Kopf- und Kreuzschmerzen sowie starke Mattigkeit auf. Schon frühzeitig wird ein Wärmegefühl, Trockenheit und schließlich Brennen im Mund angegeben, verbunden mit entzündlicher Röte der gesamten Schleimhaut. Unbestimmte Halsschmerzen gaben mehrere der Patienten von MAGNUSSON an, die dem Auftreten der eigentlichen Krankheitserscheinungen zum Teil um 2 oder 3 Tage vorausgingen.

Verlauf. Einzelne Autoren weisen auf 2 Phasen des Krankheitsablaufes hin, die aber lange nicht in allen Fällen sicher zu erkennen sind:

1. Phase führt zur lokalen Primärblase,
2. Phase bringt die Generalisation der Infektion mit Fieber.

Die Primärblase sitzt an dem Eintrittsort der Infektion, z. B. Melkhand. Ihr folgt meist nach 1—2 Tagen das Fieber und der Sekundärausschlag. Es schießen auf Lippen, Wangen, Zunge und Rachen hanfkorngroße Bläschen auf. Sie sind meist größer als Herpesblasen und enthalten klares, später etwas milchig getrübtes Sekret. Charakteristisch ist die starke Schmerzhaftigkeit. Die Geschwüre können sich auch auf die äußeren Lippenränder und die Nasenöffnungen erstrecken. Fast regelmäßig besteht starker Speichelfluß. Selten sind beim Menschen Blasen an den Zehen, an den weiblichen Brüsten und gelegentlich an den Fingern, besonders bei Melkern. MAGNUSSON, unter dessen Kranken 4 Melker und 3 Viehwärter waren, beobachtete Primärherde oft an der Melkhand und sah auch im weiteren Verlauf bei dieser Gruppe sehr häufig zahlreiche Herde an den Händen mit 10—15 Blasen, meist an der Handinnenfläche oder zwischen den Fingern sitzend. Einzelne Personen klagten über sehr große Schmerzhaftigkeit der erkrankten Stellen, so daß dadurch sogar der Schlaf der Kranken gestört wurde. Auch die Genitalschleimhaut kann einmal von Bläschenausschlag betroffen werden. In manchen Fällen treten an der Augenbindehaut solche Blasen auf. Auch Entzündungen des Nagelbettes sind beschrieben sowie ödematöse Schwellung und Entzündung der Zunge. Gerade die letztere Erscheinung birgt die Erstickungsgefahr in sich. Nach Abheilen zieht sie oft eine Schrumpfung des betroffenen Gewebes nach sich.

Ausführliche Schilderungen von schwer verlaufenden Fällen geben MOLLOW und FAHR. MOLLOW berichtet über einen Todesfall bei einem 19jährigen jungen Mann. FAHR beschreibt einen Todesfall bei einem 8jährigen Kind. In beiden Fällen standen zu Beginn Schüttelfrost, Mattigkeit, Stomatitis, Conjunctivitis zunächst im Vordergrund. Bei dem Patienten von MOLLOW traten dann Ulcerationen an den Lippen und auf beiden Handrücken auf sowie schleimig-blutige Durchfälle. Am 14. Krankheitstage kam es zur Krankenhauseinweisung. Zu diesem Zeitpunkt fanden sich starke Unterkieferdrüsenschwellungen, die Lippen waren weißlich-schorfig belegt, die Zunge gerötet und trocken, am Handrücken beider Hände und zwischen den Fingern fanden sich ulcerierte eitrige Stellen. Die Handinnenflächen waren normal. Es bestanden *keine* Leukocytose, *keine* besonderen Blutbildveränderungen. Am 4. Krankenhausbehandlungstag, also am 18. Krankheitstag, verstarb der Patient. Der zweite von MOLLOW beschriebene Fall zeigte zu Anfang ein ähnliches Krankheitsbild, bei dem eine Milzschwellung zu beobachten war, aber auch keine Leukocytose. Auch hier bestanden blutige Borken an den Lippen, Zahnfleischschwellungen, Aphthen an der Zunge und am harten Gaumen sowie auf den Tonsillen.

Das von FAHR beschriebene Kind wies außerdem noch eine Ablösung der Nägel auf, die sonst nicht beschrieben wird. Auch bei diesem Kind lag eine akute, schwere Gastroenteritis vor.

Überhaupt scheint bei Kindern die Stomatitis häufig von Verdauungsbeschwerden, Appetitlosigkeit, Brechreiz und Durchfall begleitet zu sein. Gelegentlich wurde über Harnblutungen berichtet, aber auch über Nasen-, Nieren- und Darmblutungen sowie bei Männern und Knaben über das Auftreten von Orchitiden.

Die Temperaturen klingen, wenn die Bläschen ihre größte Ausdehnung erreicht haben, nach 2—3 Tagen ab. Die Schleimhautläsionen im Mund überhäuten sich meist innerhalb der folgenden 14 Tage.

Laborinfektionen gaben die Möglichkeit, den Ablauf der Erkrankung genau zu studieren. Pape sah eine solche mit kurzer Inkubationszeit, Fieber im Beginn, Exanthem an Händen und Füßen mit rascher Heilung. Trautwein beobachtete nach 2 Tagen schon eine Primärblase und nach 4 Tagen viele linsen- bis zehnpfennigstückgroße Blasen mit rotem Hof an Händen und Füßen, ohne Fieber und ohne Mundschleimhautbeteiligung. Verimpfung des Blaseninhaltes sicherte in beiden Fällen die Diagnose.

Als Komplikationen werden beschrieben Nephritis, ferner Blutdruckerniedrigung und Pulsverlangsamung. Gelegentlich finden sich schwache, flüchtige, masernähnliche Ausschläge an Unterarmen, Unterschenkeln, seltener an Rumpf und Schultern. Milzschwellungen sind selten. Leberschwellungen werden nicht beschrieben. Häufig allerdings sind Lymphdrüsenschwellungen am Hals und Nacken, also im regionalen Gebiet. Birkmayer berichtet von einer doppelseitigen Facialisparese bei einem Mädchen, das mit größter Wahrscheinlichkeit an MKS erkrankt war. Birkmayer nimmt an, daß es sich bei dieser Lähmung entweder um eine toxische Nachwirkung der Viruserkrankung gehandelt hat oder aber um ein Weiterwandern des Virus auf dem Nervenweg und die Entstehung einer umschriebenen Encephalitis. Er begründet die letztere Annahme damit, daß manche Epidemien beim Übergreifen auf den Menschen zu Kopfschmerzen, allgemeiner Abgeschlagenheit und Schlafsucht führen. Diese Symptome glaubt er auf eine Encephalitis beziehen zu müssen. Von der Stomatitis kommt es zur Weiterleitung des Virus auf der Nervenschiene und damit zur Entstehung des umschriebenen encephalitischen Bildes, wie es in dem von ihm beobachteten Fall festzustellen war. Er lehnt sich mit dieser Auffassung an die von Doerr und Pötzl und Hoff gegebenen Vorstellungen weitgehend an.

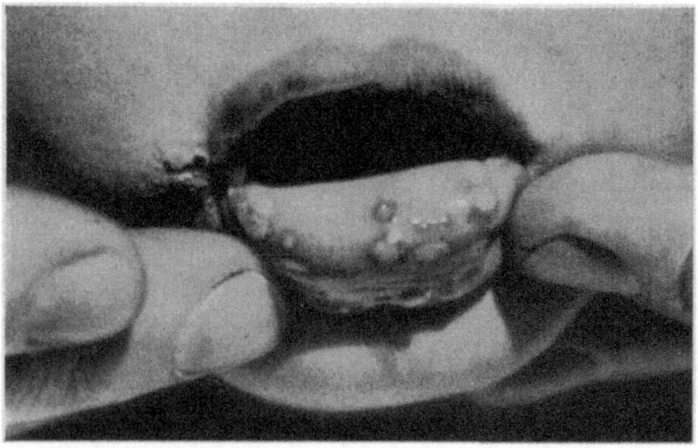

Abb. 2. Bläschenförmige Eruptionen an der Zungenspitze und im rechten Mundwinkel bei Maul- und Klauenseuche. (Nach Wagener, Tierärztliche Hochschule Hannover.)

Besondere Beachtung in epidemiologischer Hinsicht verdient auch noch eine Beobachtung von Kling, Huss und Olin, die unter 64 Leuten eines verseuchten Hofes einen 79jährigen Mann feststellen konnten, der, ohne selber erkrankt zu sein, im Stuhl Virus ausschied.

Diagnose. Die Erkennung der Krankheit ist nicht immer leicht. Beim Auftreten einer Tierepidemie unter Umständen in Verbindung mit dem Genuß roher Milch ist die Diagnose einfacher. Sicher sind viele Krankheitsfälle als MKS bezeichnet worden, die *nicht* hierher gehören. Besonderes Augenmerk ist auf den Bläschenausschlag an der Haut und die Störungen von seiten des Magen-Darmtrakts zu richten. Bei der Stomatitis aphthosa aus anderer Ursache fehlen sie. Charakteristisch sind die Blasen im Mund, die erst nach Platzen des Häutchens sich geschwürig verändern.

Zur Sicherung der Diagnose ist die Durchführung des *Tierversuchs* zu fordern. Hierbei wird der Inhalt der verdächtigen Blase auf die scarifizierte Planta des Meerschweinchens eingerieben. Nach 4—5 Tagen kommt es zur Bläschenbildung.

Diese Versuche gehen auf WALDMANN und PAPE zurück; früher galt das Meerschweinchen als unempfänglich, da es spontan nicht erkrankt. Ferner ist der Nachweis der Antikörper im Blut des Erkrankten durch die Komplementbindung zu erbringen.

Von den 11 in den Jahren 1938/39 durch MAGNUSSON beschriebenen Fällen konnte bei 3 Kranken das Virus durch Überimpfung von Blaseninhalt auf Meerschweinchen nachgewiesen werden, bei einem vierten durch Überimpfung auf Schweine. Zwei weitere hatten einen hohen serologischen Titer. Bei 4 Personen bestanden typische klinische Symptome und zeigte sich Antikörperbildung, d. h. 2 cm^3 Patientenserum zum richtigen Zeitpunkt entnommen reichten aus, um beim Meerschweinchen eine Generalisation einer gesetzten Infektion zu verhindern (Serumschutzversuch). Nur ein letzter, klinisch zwar ganz typischer Fall war serologisch *und* im Tierversuch negativ. MAGNUSSON empfiehlt die Blasendecke möglichst am 2. Eruptionstag zu entnehmen.

Die *serologischen Reaktionen* werden erst 10—20 Tage nach Ausbruch der Erkrankung positiv. Der Titer kann auch beim Menschen sehr hoch ansteigen.

Prognose meist günstig. Tödlich verlaufende Fälle sind nur von Säuglingen und kleinen Kindern beschrieben, außerordentlich vereinzelt von Erwachsenen (FAHR, MOLLOW). Der Tod tritt meist durch die stark behinderte Nahrungsaufnahme mit Durchfällen unter septischen Allgemeinerscheinungen ein.

Therapie. Die Behandlung beim Menschen mit spezifischem Serum ist bisher noch *nicht* erprobt. KOPF und KRÖNCKE sahen günstige Wirkung von Salvarsan und Silbersalvarsan. JEBENS wandte intravenös Kollargollösung an. Eine Reihe von Desinfektionsmitteln sind zur Behandlung der Schleimhautulcerationen empfohlen, 10%ige Boraxlösung, 0,5—2%ige Argentum nitricum-Lösung, 3%ige Calcium chloricum-Lösung, 1%ige Kaliumpermanganatlösung. Der Mund muß häufig, möglichst halbstündlich mit 2%iger Wasserstoffsuperoxydlösung gespült werden in Verbindung mit 1%iger essigsaurer Tonerde oder 3% Kalium chloricum. Auch Versprayen von Wasserstoffsuperoxydlösung auf die Mundschleimhaut des Kranken wird als angenehm empfunden. Die Ernährung ist flüssig und nur mit gekühlter Nahrung durchzuführen. Bei gleichzeitig bestehender Gastroenteritis ist eine entsprechende Behandlung notwendig. Hepatitiden, wie sie bei Tieren beobachtet wurden (W. HOFMANN), sind beim Menschen bisher nicht beschrieben.

Die Erscheinungen an den Händen und den übrigen Stellen der Körperoberfläche sind wie ein akutes Ekzem zu behandeln, bei eng begrenzter Lokalisation mit einem Schutzverband gegen Verschmutzung und Sekundärinfektion zu schützen.

Bei bestehenden Magen-Darmerscheinungen empfiehlt sich zu Beginn ein mildes Abführmittel (niemals Kalomel). In solchen Fällen ist eine sorgfältige Diät evtl. unter Anwendung von Opium und Tanninpräparaten sowie Wismut, Sulfaguanidin (Resulfon), Formocibazol oder Taleudron anzuraten. Allerdings liegen bisher über die Anwendung der letzteren noch keine Erfahrungen vor. Doch sah bei der tierischen Erkrankung SCHOLL-LATUR unter Gabe von Marfanil-Prontalbin-Eleudron-Puder eine außerordentlich günstige Wirkung und schlagartige Heilung. Die Dosierung betrug 3 Tage lang bei Kühen 20 g, bei Schafen 5 g, 2mal täglich in warmem Wasser. WOLL behandelte eine menschliche schwere Stomatitis, die er für eine wahrscheinliche MKS hielt, erfolgreich mit Penicillin. Bei dem Viruscharakter der Erkrankung wäre sicher auch vom Aureomycin eine günstige Beeinflussung zu erwarten. Versuche in dieser Richtung liegen bisher noch nicht vor.

Prophylaxe. Bei den Haustieren wird die MKS wegen ihrer wirtschaftlichen Bedeutung gesetzlich bekämpft. *Die MKS ist anzeigepflichtig.* Mit Rücksicht auf die äußerst leichte Übertragbarkeit des Virus bestehen *strenge Absonderungsmaßnahmen.* Bei Erstausbrüchen kann die Tötung des infizierten Tierbestandes angeordnet werden. Bei bereits erfolgter Ausbreitung wird eine *Sperre* über das Gehöft, einen Ortsteil oder eine ganze Ortschaft verhängt. Innerhalb des Sperrgebietes sind sämtliche Hunde festzulegen. Schlächtern, Händlern u. a. ist das Betreten des Gehöftes verboten. Der gemeinschaftliche Weidegang wie das gemeinsame Tränken sind untersagt. Tiermärkte und Tierschauen dürfen nicht stattfinden, evtl. auch solche, auf denen kein Klauenvieh aufgetrieben wird, ebenso keine Jahr- und Wochenmärkte sowie Körungen. Milch darf aus verseuchten Beständen nur in gekochtem oder pasteurisiertem Zustande in den Verkehr gebracht werden. Die Aufhebung der Sperrmaßnahmen erfolgt frühestens 2 Wochen nach der Heilung sämtlicher kranker Tiere. Zur Abkürzung des Seuchenverlaufes werden in verseuchten Beständen die noch nicht infizierten Tiere einer *Simultanimpfung* unterworfen, die eine gutartige Erkrankung hervorruft. Zur Vermeidung der Ausbreitung wird um die verseuchten Gehöfte und Dörfer eine *Ringimpfung* durchgeführt. Am geeignetsten ist hierzu der *Adsorbatimpfstoff* von Waldmann und Köbe. Dieser enthält Virus aus Aphthen, das an Aluminiumhydroxyd adsorbiert und durch Zusatz von Glykokollpuffer und Formol sowie 48stündiges Bebrüten bei 25° C abgeschwächt ist, ohne daß die antigenen Eigenschaften des Virus zerstört werden. Durch die Adsorbatvaccine wird eine mindestens 6—8 Monate andauernde aktive Immunität geschafft, die allerdings erst 14 Tage nach der Impfung voll ausgebildet ist.

Personen, die infizierte Haustiere betreuen, müssen vorhandene Hautwunden vor einer Infektion schützen. Am besten werden auch kleine Hautläsionen unter Verband gehalten.

Psittacosis.

(Ornithosis, Papageienkrankheit, Faröerkrankheit.)

Mit 6 Abbildungen.

Die *Psittakose* ist eine unter Papageien auftretende ansteckende Krankheit, die durch direkte Berührung oder aerogen auf den Menschen übertragen wird. Auch Sittiche können an ihr erkranken. Bei Tauben, Hühnern, Sturmvögeln und anderen Vögeln tritt die Infektion meist in chronischer oder latenter Form auf. Die Psittakose kann daher nicht mehr als exotische Zoonose bezeichnet werden, sondern stellt, worauf Michand und Gaquier hinwiesen, heute eine *einheimische* Seuche dar. Für die Erkrankungen der anderen Vögel hat man die Bezeichnung *Ornithosis* gewählt. Nach manchen Beobachtungen hat es den Anschein, daß die Ornithose für die genannten Vögel und auch für den Menschen weniger ansteckend ist als die Psittakose.

Geschichtliches. Die erste Mitteilung über eine von „exotischen Vögeln ausgehende typhöse Pneumonie“ stammt von Ritter aus Uster im Kanton Schwyz aus dem Jahre 1879. In den folgenden Jahren beobachteten Wagner, Winkler u. a. kleinere Gruppenerkrankungen, bis bei der Epidemie 1892 in Paris die Beziehung zu kranken Papageien deutlich wurde. Von 49 Erkrankten starben damals 16. Nocard glaubte schon in einem Paratyphusbacterium den Erreger gefunden zu haben. Bei diesem Bacterium handelte es sich sehr wahrscheinlich um Salmonella typhi murium, das häufig als Begleitinfektion vorkommt. Der primäre Erreger kann es nicht sein, da es bei den menschlichen Psittakosefällen *nicht* regelmäßig gefunden wird. 1909 wurde eine Epidemie in Zülpich sehr eingehend von Bachem, Selter und Finckler beschrieben. Die Jahre 1914, 1917, 1924, 1926 und 1928 brachten einzelne Gruppenerkrankungen in England. 1929 berichtet Barros aus Argentinien über eine Epidemie sehr bösartiger

Pneumonien, die mit aus Brasilien stammenden Papageien in Zusammenhang stehen sollte. Im gleichen Jahre stellte HEGLER in Hamburg eine Gruppenerkrankung bei 3 Personen fest. Es handelte sich um eine Tierhändlerfamilie. 10 Tage vor der Erkrankung der Menschen waren 3 kurz vorher aus Südamerika eingetroffene Papageien erkrankt und 2 gestorben. Zwei der erkrankten Familienmitglieder starben ebenfalls. Im November 1929 begann dann eine zweite kleine Epidemie in Hamburg von 6 Fällen mit 3 tödlichen Ausgängen. Hier kam es auch zur *Ansteckung des Pflegepersonals*, von welchem 2 Personen starben. Ende des Jahres 1929 bis Anfang 1930 trat dann eine größere Anzahl von Psittakosefällen in Deutschland, Österreich, England, den Vereinigten Staaten, Frankreich und Italien auf. Allein in Hamburg wurden damals 50 Fälle gemeldet, in Gesamtdeutschland waren es 215, wobei diese Zahlen sicher nur Mindestzahlen sind. Diese Pandemie, die wahrscheinlich ihren Ausgang von Argentinien nahm, führte nach den vorliegenden Berichten in diesen Jahren zu schätzungsweise 800 Erkrankungen auf der ganzen Welt. In der Folgezeit ging die Erkrankungszahl wieder zurück, da mehrere Staaten behördliche Maßnahmen zur Vermeidung des Auftretens der Psittakose ergriffen. So wurde in Deutschland das Gesetz zur Bekämpfung der Psittakose vom 3. 7. 1934 erlassen, das den Vogelhandel unter eine gewisse Kontrolle stellte.

Immerhin ist auch in den folgenden Jahren noch eine größere Anzahl von Erkrankungen aufgetreten. Eine Übersicht in groben Zügen gibt die umstehende Tabelle 1. Aus ihr geht klar die kosmopolitische Bedeutung der Erkrankung hervor. So entschloß sich auch England zu einer Vorbeugungsmaßnahme, nachdem es unter dem Personal des Londoner Zoologischen Gartens 1939 nach Eintreffen einer neuen Sendung südamerikanischer und westindischer Papageien zu 5 Erkrankungsfällen mit 1 Todesfall gekommen war. Diese neue Verfügung schreibt vor, daß alle Papageien, die nach England eingeführt werden, ehe sie zum Handel oder für zoologische Gärten zugelassen werden, eine 3monatige Quarantäne durchmachen müssen.

Infolge der Nachkriegswirren gerieten dann die Bestimmungen des Gesetzes vom 3. 7. 1934 in Deutschland in Vergessenheit und wurden nicht mehr beachtet. So kam es von Dezember 1949 bis Februar/März 1950 im Lande Nordrhein-Westfalen wieder zu einer größeren Gruppenerkrankung, der ersten in Deutschland seit 1930. Sie umfaßt 18 gesicherte Fälle (TRÜB, JÜNEMANN, HAMKE und RISSE), darunter 2 Todesfälle und 7 Verdachtsfälle mit 2 Todesfällen. Für die in Dortmund und Westfalen aufgetretenen Erkrankungen konnten als wahrscheinlicher Ausgangsort 3 Vogelhandlungen in Dortmund festgestellt werden, und für die Fälle im rheinischen Landesteil eine Vogelimport- und -exporthandlung in Bremen.

Die Zusammenhänge waren hier in einzelnen Fällen sehr typisch: Erkrankung der Vögel an Enteritis und Tod, innerhalb der Inkubationszeit Erkrankung der Menschen. Auch unter dem Pflegepersonal, das nicht mit den Vögeln in Berührung gekommen war, kam es zu einer Erkrankung etwa 10 Tage nach Übernahme der Pflege im Haus eines Erkrankten. In einer Reihe von Fällen konnte der Virusnachweis durch den Tierversuch auf der Spezialabteilung des Tropeninstituts in Hamburg (Prof. WEYER) erbracht werden.

Hier sei darauf hingewiesen, daß Untersuchungsmaterial, wie Auswurf, Blut usw. von Kranken oder Krankheitsverdächtigen in den ersten 2 Wochen nach Ausbruch der Psittakosepneumonie möglichst 2- oder 3mal in 2tägigen Abständen an das Bernhard-Nocht-Institut für Schiffs- und Tropenkrankheiten in Hamburg in sauberen Glasröhrchen oder Versandgefäßen stets auf dem schnellsten Wege einzusenden ist (bei verzögerter Absendung Aufbewahrung im Eisschrank!).

Tabelle 1. *Epidemiologie der Psittakose seit 1934.*

Jahr	Land	Berichterstatter	Zahl der Fälle	Davon Todesfälle	Sonstiges
Nov. 1929 bis Mai 1935	USA.	Meyer	191	40%	
März 1934 bis März 1935	Deutschland		106	20%	62 Familienfälle.
1935	Frankreich (Limoges)		4	3	
1935/36	Deutschland	Hagen und Krickeberg	45	12	Sittiche als Infektionsquelle.
Jan. 1935 bis April 1936	Österreich (Wien)	Gerlach	18	1	
1935	Frankreich (Paris)	Aujaleu	3	1	Sittiche als Infektionsquelle.
1937	USA. (New York)	Olsen	3	—	
1937/38	Deutschland	Hagen und Mauer	25 25	9	In Hamburg allein 16 Fälle mit 4 Todesfällen.
1937	Schweiz (Lausanne)	Michand und Jaquier	3	—	
1938/39	England (London)	Bedson	5	1	
1933—1938	Deutschland und Österreich	Reiter	478	80 = 20,7%	
1939	Australien	Dachson und Walker	2		Geringere Menschenpathogenität des australischen Virus.
1939	Argentinien (Buenos Aires)	Sardelli und Savind	?	?	
1940	Deutschland (Wiesbaden)	Koch	3	—	
1941	Deutschland	J. Müller	3	—	
1942—1949	Deutschland		*keine*	*Berichte!*	
1943/44	USA. (Philadelphia)	Levinson und Gibson	6		4 durch Tauben übertragen; 4 Fälle im Winter aufgetreten.
1943	USA.	Favour	3	—	1mal Tauben, 1mal Kanarienvogel, 1mal unklar.
1943	USA.	Smadel	10	—	Davon 6 Taubeninfektionen. Die 10 Fälle wurden unter 45 atypischen Pneumonien herausgefunden.
1944	Argentinien	Rugiere und Mitarbeiter	—	—	Vogelepidemie.
1946	Argentinien (Buenos Aires)	Aravach	8	—	
1947	USA. (Ohio)	Toomey	5	—	
1949	USA.	Tasker	1	—	
1949	Paraguay	Böttner	15	—	
1949/50	Deutschland	Türk	25 469	4	Einbezogen wurden hier auch Verdachtsfälle.

Die Übersicht erhebt keinen Anspruch auf Vollständigkeit, sie soll nur einen ungefähren Eindruck vermitteln von der Verbreitung und Häufigkeit der Erkrankung.

Ätiologie. Bei den gehäuften Erkrankungen der Jahre 1929/30 wurde 1930 unabhängig voneinander fast gleichzeitig der Erreger, Miygawanella psittacii, von LEWINTHAL in Deutschland, LILLIE in USA und COLES in England entdeckt. Durch die Untersuchungen von BEDSON und BLAND (1932) und BLAND und CANTI (1935) wurde dann die ätiologische Beziehung zwischen den Elementarkörperchen und der Infektion endgültig geklärt. Mit einer Größe von etwa 0,2—0,35 μ gehört der Erreger mit zu den größten Virusarten und wurde deshalb von LILLIE und anderen Autoren den Rickettsien zugeordnet. Die Behauptung von CAUTI und BLAND, die einen 5-phasigen Entwicklungscyclus des Erregers gefunden zu haben glaubten, hat sich bei späteren Nachprüfungen *nicht* bestätigen lassen. Nach LEWINTHAL ist der Pleomorphismus in der Gestalt der Erreger vorwiegend durch exogene Faktoren bedingt. Das Virus ist durch Chamberland L3-, Berkefeld- und Seitz-Filter filtrierbar. MEYER und EDDIE bezeichneten es als Mikrobacterium multiforme. Es ist am besten durch die Castañeda- und Giemsafärbung nachweisbar, und zwar besonders gut in den Exsudatzellen der serösen Höhlen, in der Leber, Milz und in den Nieren als Einschlußkörperchen. Diese werden nach ihren Entdeckern LEWINTHAL-LILLIE-COLESsche Körperchen genannt.

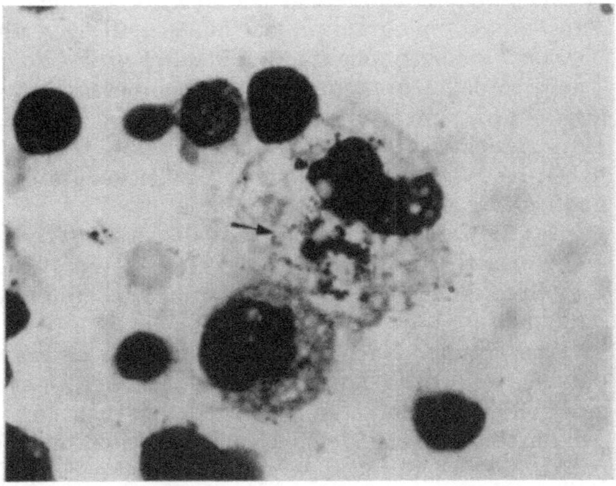

Abb. 1. Intracellulär gelagertes Psittakosevirus (durch Pfeil markiert).

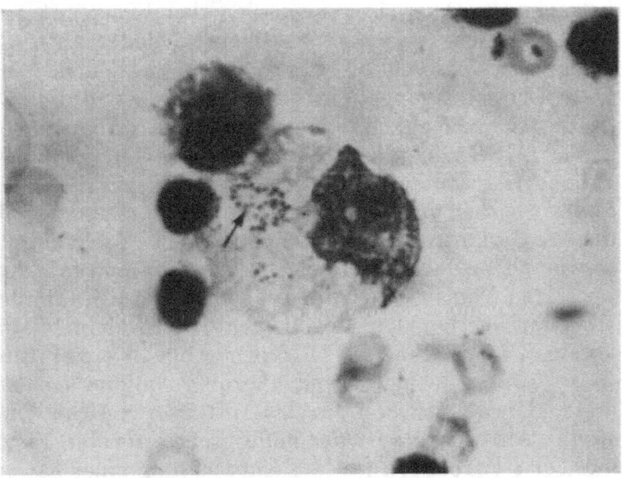

Abb. 2. Psittakosevirus in einem Monocyten (durch Pfeil markiert).

Seine Lebens- und Entwicklungsbedingungen findet das Virus nur in den lebenden Zellen. Es wird als obligater Zellschmarotzer bezeichnet. Eine Kultur auf totem Substrat ist deshalb auch nicht möglich.

Der Erreger läßt sich auf der Chorion-Allantois des bebrüteten Hühnereies züchten. In 50%igem Glycerin bleibt das Virus bei Eisschrankaufenthalt 40 Tage virulent. Bei Zimmertemperatur und Tageslicht stirbt es innerhalb von 6 Tagen ab. Im eingetrockneten Zustand ist es bei niederen Temperaturen lange Zeit haltbar.

Mit besonderer Methode konnten dann 1935 RIVERS und BERRY aus dem Sputum durch Mäuseversuch den Erregernachweis erbringen, während eine Übertragung der Infektion mit Blut nur auf Papageien gelingt. Bei dieser intraperitonealen Überimpfung auf Mäuse findet sich nach 24 Std eine Milz- und Leberschwellung sowie eine Blähung des Dünndarms. Bei der Sektion sind alle Bauchorgane mit grau-weißen, fibrösen Belägen überzogen.

Das Virus hat eine *enge Verwandtschaft mit dem Lymphogranuloma inguinale-Virus*, so daß MEYER und RIVERS bei diesen Vira von *Psittakose-Lymphogranuloma-Gruppe* sprechen. Elektronenoptische Untersuchungen der Erreger dieser Gruppe zeigten, daß das morphologische Bild auffallend übereinstimmt. Sie haben Kugelgestalt, eine schmale Außenzone mit geringer Elektronenadsorption und zentral eine opake dichte Masse.

Das Virus der Psittakose enthält wie alle Vertreter der Psittakose-Lymphogranuloma-Gruppe ein hochwirksames Toxin, ähnlich den bakteriologischen Endotoxinen. Dieses verursacht wohl auch die toxischen Begleitsymptome der Krankheit.

Übertragung. Nach der Entdeckung des Erregers beim Papagei wurde in den Jahren nach 1930 dasselbe Virus auch bei anderen, nicht zu den Papageien gehörenden Vögeln gefunden. Diese Beobachtung hat auch für die Beurteilung der Ansteckungsquelle eine erhebliche Bedeutung. Man begann von diesem Zeitpunkt an von Ornithosis zu sprechen, und neue epidemiologische Gesichtspunkte kamen damit in den Kreis der Betrachtungen. Als *die* Ansteckungsquelle für den Menschen sind kranke, wie latent infizierte, anscheinend gesunde Vögel zu betrachten. Diese Tiere scheiden das Virus mit Sekreten und Exkreten aus. Dieses Sekret kann aber auch am Gefieder antrocknen. Gerade in diesem getrockneten Zustand als Staub ist es im Gefieder der Vögel am gefährlichsten. Die Übertragung des Virus erfolgt aerogen durch virushaltige Tröpfchen oder Staub. Sehr leicht kommt es auch bei Laboratoriumsarbeiten zu Infektionen durch Inhalation infektiösen Materials. Oft genügt der kurze Aufenthalt eines Besuchers in einem Raum, in dem sich erkrankte Vögel befanden, um eine Infektion herbeizuführen (HAGEN und KRÜCKEBERG, WOENCKHAUS). Auch durch direkte Berührung des Menschen mit den Vögeln kann die Übertragung geschehen, so vor allem durch die Unsitte, zahme Vögel mit dem Munde zu füttern. Auch unter den Vögeln spielt die Tröpfchen- und Staubinfektion die größte Rolle. Die Übertragung bei den Vögeln geht wahrscheinlich direkt vor sich. Als Quelle kommen latent infizierte Altvögel wohl in erster Linie in Betracht. Möglicherweise spielen schlechte Ernährung, ungünstige Temperaturverhältnisse und andere Umweltfaktoren für das Auftreten von Epidemien in Vogelzüchtereien eine Rolle. Andererseits ist der häufig sehr intensive Viruskontakt in der Jugend bei manchen Vogelarten für die Entwicklung einer gewissen Resistenz sehr wichtig. Auch Übertragung durch infiziertes Futter ist nach MEYER, EDDIE und COLES möglich. Schließlich hat auch MEYER experimentell feststellen können, daß eine kongenitale Infektion durch die Mutter aufs Ei sich ereignen kann. Von besonderer Bedeutung war die Feststellung GERLACHs 1936 über sog. „stumme Infektionen" besonders unter Vogelhändlern. So stellen Vogelhandlungen und Taubenzüchtereien immer wieder die Herde für Familienepidemien oder kleine Gruppenerkrankungen dar.

Epidemiologie. Papageien, Wellensittiche und andere Sitticharten sind die empfänglichsten unter den Vögeln. Sie erkranken in der Regel akut. Die Mortalität ist bei ihnen sehr hoch. Papageien sind im akuten Krankheitsstadium, aber auch im chronischen Krankheitsverlauf wichtige Ansteckungsquellen für Mensch und Tier. Heute allerdings muß der Sittich als Hauptinfektionsquelle bezeichnet werden und nicht mehr so sehr der Papagei. Praktisch kann jeder Sittich und Papagei, auch ohne ernstlich krank gewesen zu sein, Virusträger werden. Es konnte nachgewiesen werden, daß die Sittiche im Kot und Nasensekret Virus ausscheiden. FORTNER bezeichnet Sittichbißverletzungen als besonders gefährlich. Nach MEYER und EDDIE sind 10—90% der Vögel infiziert. Auch BURNET stellte unter den wildlebenden papageienartigen Vögeln Australiens einen sehr großen Prozentsatz latenter Infektionen fest.

Eine geringere Empfänglichkeit besitzen Sperlingsvögel, Kanarienvögel, Reisvögel und der Zeisig, ferner auch Finken, Hänflinge und Drosseln. In den letzten Jahren sind auch Infektionen bei Tauben, Haushühnern, Sturmvögeln, Amseln, Stieglitz, Gimpel und Kreuzschnabel bekannt geworden. Die bei den Sturmvögeln von RASMUSSEN beschriebene Infektion wurde anfangs für eine selbständige Krankheit („Faröerkrankheit") gehalten. Spätere Untersuchungen aber von HAGEN und MAURER erwiesen, daß das bei diesen Tieren isolierte Virus mit dem Psittacosisvirus identisch ist. Auch das Bild der menschlichen Erkrankung ist bei der „Faröerkrankheit" völlig mit dem der Psittakose übereinstimmend.

Sehr wahrscheinlich ist mit den oben aufgeführten Vogelarten die Zahl der für das Virus empfänglichen Vögel noch nicht abgeschlossen. 1941 konnte MEYER aus der Lunge eines an Pneumonie verstorbenen Taubenzüchters das Psittakosevirus isolieren. Im Jahre zuvor hatten PINKERTON und SRANK das Virus erstmalig bei den Tauben gefunden. Bis dahin galten die Tauben als unempfindlich für die Infektion, da frühere Übertragungsversuche von BEDSON und WESTERN nicht gelungen waren. Das Krankheitsbild bei Tauben geht mit einer fibrinösen Perikarditis und Peritonitis einher, führt zu Milzschwellung und Milzkapselblutungen, vor allem aber auch zu Lungenherden. Die Ausscheidung des Virus geht auch bei den Tauben meist über Urin und Kot. Im allgemeinen erkranken die Tauben nur im jugendlichen Alter, bleiben aber lange Zeit Träger und Ausscheider des Virus (HUGHES 1947).

Reihenuntersuchungen in den USA. (MEYER) ergaben, daß die Taubenbestände zum Teil bis zu 40—50% (in England nur bis zu 10%) im serologischen Test positiv waren. Dabei war das Virus in einem Teil der Fälle durch den Tierversuch nicht mehr nachweisbar, in anderen erst nach mehrmaliger Mäusepassage. Auch Tauben, die niemals Krankheitserscheinungen gezeigt haben, können eine positive Komplementbindung aufweisen, andererseits wird aber auch das Virus bei Tauben gefunden, bei denen die Komplementbindung negativ ausfällt.

Als Ansteckungsquelle für den Menschen spielen die Tauben eine wesentlich geringere Rolle als Papageien und Sittiche, doch sind gerade in letzter Zeit verschiedentlich von Taubenbeständen ausgehende Infektionen beschrieben worden (HUGHES, DAVIS und EWING, LIPPELT und WEYER). Bei der Untersuchung von 25 Taubenzüchtern in Hamburg mit der Komplementbindungsreaktion zeigten 7 einen als sicher positiv zu wertenden Titer. Zwei von diesen hatten Pneumonien durchgemacht, der eine vor 1 Jahr (auch als Psittakose erkannt), der andere vor 4 Jahren. Auch dieser zeigte noch einen Titer von 1:16++ (MOHR, LIPPELT und MAY). Ob noch andere Momente bei dem Zustandekommen der Infektion eine Rolle spielen, wäre in manchen Fällen sehr zu bedenken, denn es ist bekannt, daß der Besitzer eines infizierten Taubenbestandes lange Zeit seinen Stand betreuen kann, ohne zu erkranken.

Die erste Infektion mit Psittakosevirus bei Hühnern wurde von MEYER 1940 in San Francisco bei 3 jungen Tieren festgestellt. Bei der Durchuntersuchung der Hühner auf Virusträgerschaft und überstandene Infektionen mittels Komplementbindungsreaktion ergab sich, daß die Hühner ein den Tauben sehr ähnliches

Verhalten zeigen. Ihre Empfänglichkeit für das Virus scheint im ganzen gering zu sein. Die Infektion verläuft bei ihnen meist latent, wie bei den Tauben, sie kommt wahrscheinlich sehr viel häufiger vor, als bisher vermutet. Es scheint aber auch so zu sein, daß die Hühnerinfektion für den Menschen als Ansteckungsquelle eine ebenso nebensächliche Rolle spielt wie die Taubeninfektion. Bei von Hühnern und Tauben ausgehenden Infektionen handelte es sich bisher fast stets um Einzelerkrankungen.

Amsel, Stieglitz, Gimpel und Kreuzschnabel, mit denen der Mensch seltener in Berührung kommt, spielen dementsprechend auch als Infektionsquelle eine geringe Rolle. Auch die Bedeutung der Sturmvögel als Infektionsherd war an besondere Umstände gebunden, nämlich den Fang und das Rupfen junger Sturmvögel. Nur die damit beschäftigten Personen erkrankten. Hier sei auf die nicht unwesentliche Beobachtung von MEYER hingewiesen, der auf Grund von 22000 Vogelsektionen zu dem wichtigen Schluß kommt, daß akute und tödlich endende Viruserkrankungen fast ausschließlich junge Vögel treffen.

Wegen des unterschiedlichen Verhaltens des Virus bei Taube, Huhn, Sturmvogel und anderen Vögeln gegenüber dem Verhalten bei Papageien und der damit verbundenen anderen Epidemiologie wurde die Erkrankung bei den zuerst erwähnten Tieren, auch aus sprachlichen Gründen, *Ornithosis* genannt. Das Virus der Ornithosis ist aber mit dem der Psittacosis völlig identisch.

Psittakose bei Tieren. Die Inkubationszeit schwankt bei den Tieren zwischen 7 und 14 Tagen. Der Krankheitsbeginn ist meist akut. Bei den Vögeln ist ein Zittern zu bemerken und ein erst serös-schleimiger, später eitriger Nasenausfluß. Dann stellen sich Augenliderschwellungen und -entzündungen und Ausfluß ein. Im weiteren Verlauf kommt es zu Schlafsucht, verminderter Freßlust, Durchfall, Abmagerung, Atemnot, schließlich Lähmung und Krämpfen. Diese akute Krankheitsform endet in 8—9 Tagen tödlich. Bei der subakuten Form stehen Nasenausfluß und Bindehautkatarrh im Vordergrund. Die Infektion kann aber auch chronisch verlaufen. In diesen Fällen kommt es recht häufig sekundär zu einer Infektion mit Salmonella typhi murium, die dann die unmittelbare Todesursache bildet. Durch diese Salmonella-Infektion wird die primäre Infektion, die Ornithosis, oft übersehen. Mit größter Wahrscheinlichkeit handelte es sich bei dem von NOCARD 1893 gefundenen Bacterium um diesen Paratyphuskeim. Recht häufig sind *latente oder stumme Infektionen* mit Ornithosis. Nach Überstehen der Infektion bleiben die Tiere vielfach monatelang *Virusausscheider*. Sie sind besonders gefährliche Ansteckungsquellen. Bei der Zerlegung infizierter Tiere werden in der Leber und Milz kleine nekrotische Herde und in manchen Fällen eine serofibrinöse Perikarditis und eine Pneumonie nachgewiesen. Der Virusnachweis gelingt am leichtesten aus Leber und Milz.

Bei intranasaler oder intratrachealer Infektion können auch Affen angesteckt werden, bei denen sich ein der menschlichen Psittakose sehr ähnliches Krankheitsbild entwickelt. Bei fortgesetzter Affenpassage verliert das Virus an Virulenz. Diese Virulenzabnahme wird auch bei Ansteckungen von Mensch zu Mensch beobachtet.

Ferner lassen sich experimentell Mäuse infizieren. Sie werden zur Diagnosestellung benutzt.

Menschliche Erkrankung. Die Hauptzeiten der menschlichen Erkrankung an Psittakose sind die Wintermonate, ähnlich den anderen infektiösen Erkrankungen der Luftwege. Eine Geschlechtsgebundenheit der Infektion besteht nicht. Daß mehr Frauen als Männer erkranken — K. F. MEYER gibt einen Prozentsatz von 2:1, GERLACH einen solchen von 13:6 an — hängt wohl mit einer erhöhten

Expositionsgefahr, nicht aber mit einer besonderen Disposition zusammen. Wohl aber sind jugendliche Personen und Kinder weniger anfällig als Erwachsene.

Am meisten gefährdet sind solche Menschen, die mit der Pflege, Züchtung, dem Transport oder Verkauf von Papageien und anderen empfänglichen Tieren zu tun haben, und beim Auftreten atypischer Pneumonien in diesem Personenkreis sollte man stets an die Möglichkeit des Vorliegens einer Ornithose denken. Auch Kontaktinfektionen von Mensch zu Mensch können gelegentlich vorkommen (Hegler u. a., in jüngster Zeit Trüb und Hamke). Doch reißt die Infektionskette beim Menschen, wohl auf Grund des raschen Virulenzverlustes, meist bald ab. Eine dritte Menschenpassage wurde bisher, soweit uns das Schrifttum zugänglich war, nicht beschrieben. Die Krankheit läuft beim Menschen im allgemeinen stark pneumotrop ab, im Gegensatz zur tierischen Infektion, doch können auch viscero- und neurotrope Züge gelegentlich in Erscheinung treten.

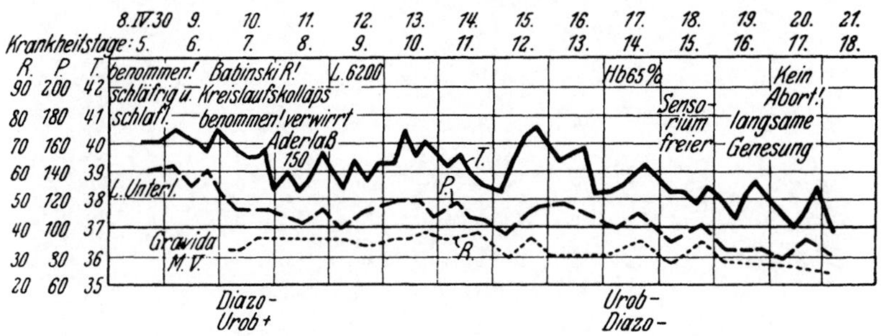

Abb. 3. Fieberkurve einer Psittakoseerkrankung. (Nach Hegler.)

Klinik und Verlauf. *Inkubationszeit.* Die Inkubationszeit liegt zwischen 7 und 14 Tagen. Sie hängt wahrscheinlich von der Art und der Schwere der Infektion in den einzelnen Fällen ab. Selten beträgt sie 3—4 Wochen.

Prodromalerscheinungen. Die Temperatur steigt langsam an, ähnlich der Temperatursteigerung beim Typhus. Kopfschmerz, Kreuz- und Gliederschmerzen. Appetitlosigkeit, Brechreiz, allgemeines Unwohlsein, öfter initiale Durchfälle. auch ausgesprochen psychische Störungen können auftreten. Besonders quälend wird häufig der Stirnkopfschmerz angegeben, wobei die Kopfhaut sehr überempfindlich ist (Adami). Bei vielen Fällen tritt im Beginn ein starkes Durstgefühl auf mit trockener Zunge und Pharyngitis, auch zur Heiserkeit kann es kommen. Öfter werden Nasenbluten und Angina berichtet. Ein Herpes labialis wird in 5% der Fälle beobachtet.

Fieber. Nach allmählichem Anstieg während einiger Tage kommt es zu einer Kontinua, die etwa 2 Wochen dauert (Abb. 3). Die Entfieberung erfolgt meist lytisch. Mit Einsetzen der Kontinua wird das Krankheitsbild sehr schwer. Es kommt zu Benommenheit und Delirien von oft sehr heftigem Ausmaß und großer Schwäche. Diese Delirien zusammen mit der großen Schwäche können auch noch die Fieberperiode überdauern. In der ersten Woche kann außer dem Fieber ein objektiver Befund fehlen oder nur geringfügig sein.

Lungen. Erst Ende der 1. Woche treten die ersten Lungenerscheinungen auf; sie bestehen zunächst in Husten, beschleunigter Atmung, doch läßt sich bei der Perkussion und Auskultation zunächst noch kein sicherer Befund erheben, wohl aber zeigt schon das Röntgenbild eine keilförmige Infiltration (Adami, Hegler) (Abb. 4). Anfang der 2. Woche breitet sich die Pneumonie über weitere Teile aus und befällt oft auch die andere Seite. Charakteristisch ist der meist geringfügige physikalische Befund im Gegensatz zu den röntgenologisch faßbaren

Veränderungen (Ähnliches ist auch beim Q-Fieber festzustellen [MOHR]). Auch später ergibt die Perkussion meist keine absolut massive Dämpfung, manchmal nur einen tympanitisch gedämpften Schall. Neben bronchialem kann man verschärftes und verlängertes Atemgeräusch hören mit klein- bis mittelblasigen, klingenden Rasselgeräuschen. Der Auswurf ist meist spärlich, schleimig-eitrig, häufiger glasig-bräunlich, selten rostbraun oder blutig. Der Rückgang der röntgenologischen und physikalischen Erscheinungen geht langsam vor sich,

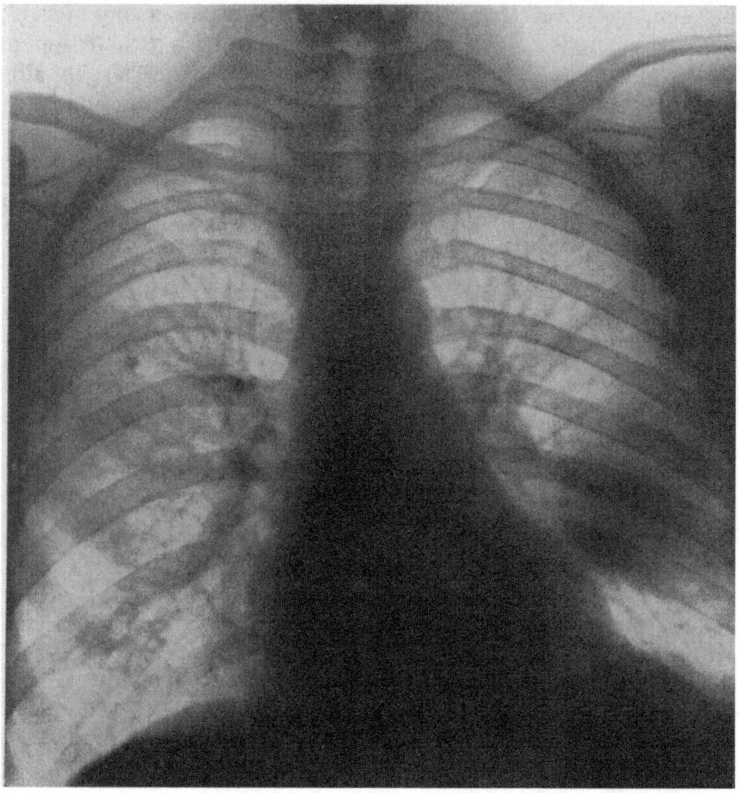

Abb. 4. Röntgenbild eines Lungeninfiltrates in typischer Form bei Psittakose im linken Unterfeld. (Nach HEGLER.)

meist erst 1 Woche nach Fieberabfall. Selten ist Bluthusten. Eine gewisse Vermehrung des Auswurfs tritt zur Zeit der Lösung des Infiltrats ein. Pleuramitbeteiligung ist selten. Eine stärkere subjektive Dyspnoe liegt meist nicht vor, ebenso keine Cyanose (Gegensatz zur Grippebronchopneumonie).

Herz und Kreislauf. Fast immer kommt es zu einer toxischen Schädigung des Herzmuskels, als deren Ausdruck schon in der ersten Woche eine Beschleunigung der Herzaktion aufzufassen ist. Der Blutdruck sinkt frühzeitig schon ab. Gleichzeitig wird der Puls weich und dikrot. Zwischen dem 10. und 14. Tag liegt die gefürchtete Kreislaufkrise, die mit plötzlichem Temperaturabfall und jäher Steigerung der Pulsfrequenz zur Cyanose führen kann und schließlich zum Tod unter Lungenödem (Abb. 5). Zu diesem Zeitpunkt können systolische Geräusche über dem Herzen zu hören sein. Bei Überstehen der Erkrankung zeigen sich noch lange in der Rekonvaleszenz Pulsunregelmäßigkeiten, Neigung zu Ohnmachten und leichte Kurzluftigkeit.

Nervensystem. Oft besteht schon im Beginn eine völlige Verwirrung mit nachfolgender totaler Amnesie für die ganzen ersten Wochen der Erkrankung. HEGLER berichtet von einem Fall, der 72 Std völlig benommen im Bett lag, ohne zu essen, und nur aufstand, um Wasser aus der Wasserleitung zu trinken. Die starke seelische Depression bei subjektiv schwerem Krankheitsgefühl im Wechsel mit heftigen Erregungszuständen erinnern in mancher Weise an das Bild des Fleckfiebers. Delirien und schwere cerebrale Bilder können auftreten mit Störungen, die differentialdiagnostisch an eine progressive Paralyse denken lassen können. Gelegentlich werden auch Pupillenstörungen (HEGLER) und kurz vor dem Tod Facialislähmungen (HEGLER) mitgeteilt. Nicht selten wird über Sehstörungen und Schwerhörigkeit geklagt. Die Sehnenreflexe sind manchmal gesteigert, auf dem Höhepunkt der Krankheit aber deutlich herabgesetzt. HEGLER und ADAMI beschreiben Pyramidenzeichen, positiven Babinski oder Oppenheim. Ein Tremor der Lippen und Zunge ist häufig. Diese Erscheinungen deuten alle auf encephalitische Prozesse hin. Subjektiv klagt der Kranke über Schlaflosigkeit, Muskelschwäche und Schwerbesinnlichkeit. Das Empfinden einer sehr starken allgemeinen Erschöpfung dauert auch in der Rekonvaleszenz noch an.

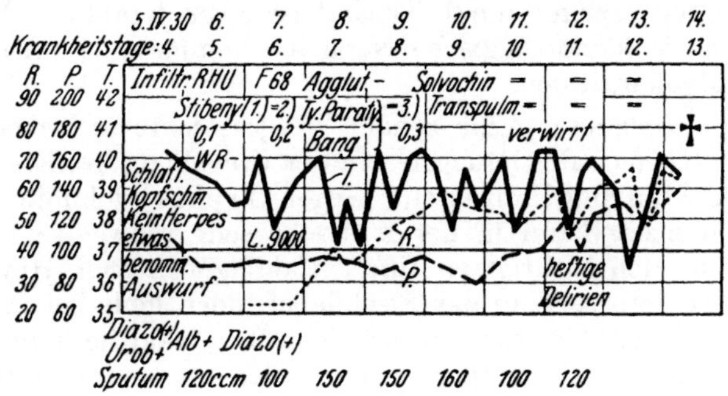

Abb. 5. Kurve einer tödlich verlaufenden Infektion. (Nach HEGLER).

Bei der *Lumbalpunktion* ist ein leicht erhöhter Druck festzustellen. Die Zellzahl ist nur gering vermehrt.

Verdauungsapparat. Gegen Ende der ersten Krankheitswoche ist die Zunge weißlich belegt, an den Rändern rot, im ganzen aber trocken und rissig. Brechreiz, Erbrechen und Obstipation können während der ganzen Erkrankung anhalten. Ein gewisser Meteorismus ist häufig (HEGLER). Andere Beobachter sahen starke Durchfälle, Erbssuppenstühle (typhusähnlich), teilweise auch mit blutigem Schleim (Lady SIMPSON 12% der Fälle). Die Leber kann vergrößert sein, ist aber nicht druckempfindlich. Ikterus wurde von HEGLER u. a. hin und wieder beobachtet. Die Milz ist im allgemeinen nicht vergrößert. Gegen Mitte oder Ende der 2. Krankheitswoche allerdings ist sie kurzdauernd tastbar, also geschwollen.

Urin. Fieberalbuminurie besteht in der Mehrzahl der Fälle, auch ist die Urobilinogenprobe positiv. Das Verhalten der Diazoreaktion ist unsicher, so daß sie weder diagnostisch noch prognostisch zu verwerten ist.

Haut. In einzelnen Fällen wurde ein variables Hautexanthem beobachtet, das zum Teil an Typhusroseolen erinnerte, zum Teil mehr flächig auftrat. Es verschwand meist unter leichter, kleienförmiger, manchmal auch groß-lamellöser Schuppung. Diese tritt gewöhnlich in der 3. oder 4. Krankheitswoche auf (HEGLER). Gelegentlich stellen sich petechiale Hautblutungen als Zeichen einer hämorrhagischen Diathese ein. Das RUMPEL-LEEDEsche Phänomen fand ADAMI stets positiv.

Blut. Die Senkungsgeschwindigkeit ist im allgemeinen nicht übermäßig erhöht. Gegen Ende der Krankheit allerdings kann sie auf 85/100 mm ansteigen. Sie bleibt auch noch längere Zeit hoch. Zu Beginn finden wir die *Leukocyten* meist *vermindert* und im Differentialblutbild eine stärkere *Linksverschiebung* bei

Fehlen der Eosinophilen. Auffallend ist der *Sturz der Lymphocyten* am Ende der 2. Woche. Erst in der Rekonvaleszenz kommt es dann wieder zu einem Anstieg. Beim Einsetzen stärkerer Lungenerscheinungen steigen die Gesamtleukocytenzahlen oft wieder an. In dieser Phase können dann auch Plasmazellen und Myelocyten im peripheren Blut erscheinen, bei desolaten Fällen sah Adami ein Schwinden der Granulocyten und das Auftreten zahlreicher vakuolisierter Endothelien. Die Blutkultur ist stets steril. Das Blutserum zeigt keinerlei Agglutination mit der Typhusgruppe oder mit Proteus X 19.

Die durchschnittliche Dauer beträgt 3—4 Wochen, bei schweren Fällen zieht sich die Krankheit über 12 Wochen hin. Gar nicht selten treten Rezidive auf, nachdem der Kranke schon 8 oder 14 Tage fieberfrei war. Als Komplikation beobachtete Hegler mehrmals Thrombose sowie Lungenembolie mit Infarktbildung, selten sind Pleuraexsudate und Empyeme. Auch Hagen und Kricke-berg verloren durch Thrombose einen Kranken. Eitrige Parotitis, Otitis media sowie hämorrhagische Nephritis kommen vor. Adami beschreibt postinfektiöse Myokarditiden.

Diagnose. Eine genaue Vorgeschichte und das Vorhandensein von Wellensittichen oder Papageien in der Umgebung des Erkrankten können schon auf die Erkrankung hinweisen. Gegen Typhus abdominalis das Krankheitsbild abzugrenzen, kann in der 1. Woche sehr schwer sein, doch ergibt die Blutkultur hier den wichtigsten differentialdiagnostischen Hinweis. Manche Erscheinungen erinnern sehr an das Fleckfieber, doch fehlt bei Psittakosis das Hautexanthem, auch spricht die gelegentliche Bradykardie und die anfängliche Leukopenie dagegen. Gegenüber der croupösen Pneumonie unterscheidet sich die Psittakose durch das Fehlen des Hustens, des Auswurfs und den geringen physikalischen Befund. Von der Grippepneumonie grenzt sie sich durch die geringe Entwicklung katarrhalischer Symptome in Larynx und Trachea ab. Außerordentlich schwierig und wahrscheinlich nur serologisch oder durch den Tierversuch ist die Trennung vom Q-Fieber möglich. An Psittakose sollte man also immer denken, wenn ungewöhnlich schwere mit starken psychischen Störungen auftretende atypische Pneumonien vorliegen und sich Beziehungen zu erkrankten oder verendeten Vögeln, insbesondere Papageien oder Wellensittichen, in der Umgebung nachweisen lassen. Die wichtigsten Punkte für die Diagnosestellung sind:

1. Der Tierversuch. Hierzu wird Sputum, Nasen-Rachenspülwasser oder Blut des Erkrankten Mäusen intraperitoneal injiziert. Diese erkranken nach einer Woche und sterben 1—2 Tage später an einer Septicämie. In den Exsudatzellen der Bauchhöhle siud die Einschlußkörperchen mit der Giemsa- oder Castañedafärbung festzustellen. Der Nachweis aus dem Blut gelingt gelegentlich durch Verimpfung desselben auf Papageien. Diese Methode hat aber den Nachteil, daß das Arbeiten mit infizierten Papageien gefährlich ist und zu Laboratoriumsinfektionen führen kann. Für den Tierversuch braucht man also im Durchschnitt etwa 14 Tage.

2. Die Komplementbindungsreaktion. Leider wird sie aber erst 12 Tage nach Ausbruch der Erkrankung positiv, bleibt es dann allerdings über eine lange Zeit auch *nach* Abklingen der Krankheit.

3. Die pathologisch-anatomische und tierexperimentelle Untersuchung der erkrankten oder gestorbenen Vögel in der Umgebung des Patienten.

Die Komplementbindungsreaktion, mit der wir zwar die Möglichkeit einer serologischen Diagnose haben, ist aber nicht streng spezifisch. Es handelt sich dabei um eine Gruppenreaktion, in der alle Erreger der Psittakose-Lymphogranuloma-inguinale-Gruppe miterfaßt werden. Sie ist also nur jeweils im

Zusammenhang mit dem klinischen Bild zu werten. Eine Titerhöhe von 1:20 ist schon sehr verdächtig, wichtiger aber noch ist die Beobachtung der Titerbewegung im Krankheitsverlauf. Ein Ansteigen ist als beweisend anzusehen. Die Methode konnte in den letzten Jahren gerade mehrmals helfen, kleinere Epidemien aufzudecken, wie z. B. jene in Amsterdam, über die RUYS, NÖRDAM und LE VERVOORT berichten oder die von RUBENSTEIN, DREW und LOW 1947 in Massachusetts beschriebene. Gerade in dieser Mitteilung ist der Hinweis darauf von großer Bedeutung, daß bei 4 Kontaktpersonen dieses Kreises *ohne* klinische Erscheinungen ein positiver Titer auftrat. Die Komplementbindungsreaktion hat also für Klärung der Frage ,,akute oder latente Infektion" keine Bedeutung, da sie auch bei überstandener Psittakose noch lange positiv bleiben kann und auch die Titerhöhe keinen sicheren Anhalt für das Alter der Infektion gibt. Diese Beobachtung weist eindeutig auf die Möglichkeit der stummen Infektion auch beim Menschen hin (,,stumme Feiung"). Auch in 4 Fällen der westdeutschen Epidemie 1950 konnte die Diagnose durch die positive Komplementbindung erhärtet werden (HAMKE, JÜNEMANN). Zwei Fälle wiesen dabei einen sehr hohen Titer auf, einmal 1:256 (HAMKE) und 1:512 (JÜNEMANN). Über Titerbewegungen wird leider in diesem Zusammenhang nichts berichtet.

Das Antigen zur Komplementbindung wird in letzter Zeit aus Mäusemilzen hergestellt. Durch Beschallung von 20 min Dauer gelang LIPPELT eine wesentlich bessere Ausnutzung dieses Antigens.

Prognose. Die Prognose ist mit Vorsicht zu stellen. Kinder und Jugendliche scheinen weitgehend immun zu sein und erkranken, wenn sie von der Krankheit befallen werden, nur leicht. Virulenzschwankungen des Virus spielen für die Schwankungen der Mortalität eine gewisse Rolle. HEGLER gibt einen Durchschnitt zwischen 20 und 40% an, während PFAFFENBERG und FORTNER 20% nennen, ebenso HAGEN bei Gruppenerkrankung 1935/36. MEYER und EDDIE fanden 40% und HAGEN 1936/37 bei einer Gruppenerkrankung 50%. Wieweit die Aureomycintherapie in der Lage sein wird, diese Sterblichkeit herunterzudrücken, bleibt noch abzuwarten.

Immunität. Die Krankheit hinterläßt eine wahrscheinlich lebenslängliche *Immunität.* In Fällen stummer Infektion beim Menschen kann es auch bei diesem zur Ausbildung eines Virusträgers kommen. Abgesehen davon kann auch jeder Genesende für lange Zeit zum Virusträger werden. So konnten MEYER und EDDIE bei einem von Psittakose Genesenen das Virus im Sputum noch 8 Jahre lang nachweisen. Auch eine Penicillinbehandlung änderte daran nichts. Diese Beobachtung stimmt überein mit den Berichten von HURST, PETERS und MELWIN, sowie QUAN, MEYER und EDDIE, die auch bei Tieren, die nach einer Infektion zu Virusträgern geworden waren, durch die Behandlung mit Antibioticis keine Virusfreiheit erzielen konnten.

Pathologische Anatomie. Charakteristische Gewebsveränderungen finden sich bei den Psittakosetodesfällen nicht. An den Lungen wurde von SIEGMUND und OBERNDORFER das Bild einer lobulären desquamativen Pneumonie gesehen. Die Entzündungsherde sind scharf vom normalen Lungengewebe abgesetzt. Sie sind grau, graurot oder auch pflaumenbrühfarben. Die Tracheal- und Bronchialschleimhaut ist meist nicht geschwollen. Die Schleimhautschwellung ist, wenn sie auftritt, ein Zeichen einer bakteriellen Sekundärinfektion. Die Alveolarräume im befallenen Bezirk enthalten Fibrin, reichlich Lymphocyten, Makrophagen und desquamierte Alveolarepithelien. Die Infiltrate sind auffallend zellarm, stärkere primär-entzündliche Zeichen fehlen meist wie bei allen Viruskrankheiten. Diese

Veränderungen sind zweifellos nicht absolut spezifisch, und doch ist das Fehlen von polymorphkernigen Leukocyten im Exsudat, die geringe Veränderung in den Bronchiolen und Bronchien insoweit charakteristisch, daß BINFORD und HAUSER (1944) sich wirklich in der Lage sahen, zwischen mikroskopischen Lungenläsionen bei Psittakose und Q-Fieber zu unterscheiden.

Am Gehirn zeigen sich nicht besonders charakteristische Veränderungen. HEGLER und WOHLWILL sahen in einem Fall Erweichungsherde, besonders im Claustrum. Hier fand sich histologisch eine starke Neurocytophagie und Gliarosetten in den verschiedenen Abschnitten des Groß- und Kleinhirns. Von anderer Seite wurden ödematöse Durchtränkungen des Gehirns und seiner weichen Häute sowie Blutungen beschrieben. Die Milz wird von LEWIE und SIMPSON als groß und weich bezeichnet und zeigt mikroskopisch einen sog. Sinuskatarrh. Makroskopisch ist die Leber nicht verändert; histologisch aber lassen sich Wucherungen und Ablösungen der reticuloendothelialen Zellen, oft mit Quellung und Vacuolisierung feststellen, die zur Verstopfung der Lebercapillaren führen können. Die Musculi recti abdominis können Blutungen und wachsartige Degenerationen zeigen. In einem Fall berichten POLAYES und LEDERER über Veränderungen im Rückenmark, wie Chromatolyse der Vorderhornzellen, Zunahme der Gliazellen und Veränderungen der Ganglienzellen, vermischt mit perivasculärem Rundzellenfiltrat.

Therapie. HEGLER gab noch Transpulmin und Solvochin mit der resignierenden Bemerkung, „ohne daß man hoffen könnte, damit das Entstehen der Pneumonie zu verhüten". Die Behandlung früher war im ganzen rein symptomatisch.

Den ersten Ansatz zu einer spezifischen Therapie stellte die Anwendung von Psittakose-Rekonvaleszentenserum dar. Sie wurde unter anderem von HEGLER, ADAMI und v. TEUBERN noch als das wirksamste aller Behandlungsverfahren sehr gelobt. Es wurde dabei die intragluteale Gabe von 50—100 cm³ baldmöglichst gewählt. Besonders die schweren cerebralen Symptome in der 1. und 2. Woche konnten dadurch sehr günstig beeinflußt werden. Neuere Untersuchungen (K. F. MEYER) haben allerdings ergeben, daß dieses Serum bei experimentell infizierten Tieren *keine* sichere therapeutische Wirkung haben soll. Hier aber sind sicher noch verschiedene Probleme ungelöst. Von manchen Autoren wurden Bluttransfusionen, Gabe von Pneumokokkenserum oder anderen Seren angeraten, doch ist der Nutzen aller dieser Maßnahmen, worauf HEGLER schon hinweist, gering oder überhaupt nicht vorhanden.

Auch die *Sulfonamide* brachten hier eine gewisse Änderung, wenn sie auch nur eine geringe Wirkung auf die Erreger hatten. So sahen MEIKLEJOHN und Mitarbeiter 1946 und im gleichen Jahr auch WISEMAN und Mitarbeiter vom Sulfadiazin eine deutliche Wirkung bei 2 klassischen Psittakosestämmen. TOOMEY und LOHREY erprobten die Sulfapyridin- und Sulfathiazoltherapie bei 5 Fällen mit negativem oder ganz geringem Resultat. Sie erzielten nur leichte Temperaturrückgänge bei 3 Patienten. Auch ein Versuch mit Prontosil wurde gemacht, dem eine, wenn auch geringe, Wirkung zuerkannt wurde. Andere Autoren sahen keinen rechten Erfolg von der Sulfonamidtherapie.

KOCH konnte 1940 7 Kranke, die er mit intravenösen Injektionen von 2%iger Trypaflavinlösung behandelte, heilen, während 4 Patienten, die er mit Transpulmin und Solvochin therapierte, starben. Auch MAUER rettete 7 seiner Patienten durch eine derartige Behandlung.

1944 unternahmen dann HEILMAN und HERELL die ersten Behandlungsversuche mit *Penicillin*. Das erfolgreiche Ergebnis dieser Therapieversuche bei experimenteller Psittakose konnten BEDSON und MAY 1945 bestätigen. PARKER und TASKER haben dann die Penicillinbehandlung auch bei der menschlichen Infektion eingeführt. Aber schon 1944 hatte TURGASEN vom 5. Krankheitstag ab einen Fall 7 Tage lang mit täglicher Gabe von 100000 iE Penicillin mit guter Wirkung behandelt. Fast gleichzeitig haben PARKER und TASKER weitere Penicillinbehandlungsversuche bei menschlichen Infektionen durchgeführt. Letzterer wählte für seine Therapie sehr hohe Dosen (1,2—2 Mill. iE pro die). GOGGIO konnte einen Frühfall durch sofortige Gabe von 300000 iE alle 3 Std sehr rasch heilen. ROSEBURI, ELLINGSON und MEIKELJOHN wandten die Kombination Penicillin und Sulfadiazin in einem Fall mit günstiger Wirkung an. Auch MEYER und EDDIE (1947) und JÜNEMANN (1950) bestätigten diese günstige Wirkung der Penicillintherapie, allerdings scheint im ganzen eine relativ hohe Dosis notwendig, um eine Heilung zu erreichen; so erzielte JÜNEMANN seinen Erfolg nach einer 8tägigen wirkungslosen Sulfonamidtherapie mit 5000000 iE Depotpenicillin. Im Hinblick auf die notwendige hohe Dosierung und die Forderung nach der möglichst frühzeitigen Gabe erscheint die Penicillintherapie aber noch nicht das optimale Heilverfahren. Ob hier die Tatsache von Bedeutung ist, daß Penicillin nur auf die extracellulären Viren wirkt, während die intracellulär sich vermehrenden seinem Zugriff weitgehend entzogen sind, steht zur Erwägung.

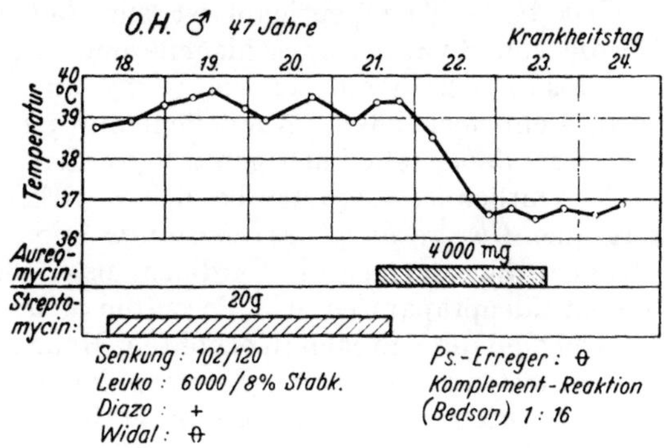

Abb. 6. Erfolg der Aureomycinbehandlung bei einer Psittakoseerkrankung. (Nach HAMKE und RISSE.)

Von den in der Folgezeit entdeckten Antibioticis zeigte sich Streptomycin praktisch wirkungslos. Doch machten WONG und KOX dann bei tierexperimentellen Studien die Beobachtung, daß *Aureomycin* eine außerordentlich intensive Wirkung gegen Miygawanella psittacii entfaltet.

Die erste Behandlung einer menschlichen Erkrankung führten dann HENDERSON und FULLER sowie FINLAND, COLLINS und PAINE (2—4 g täglich) durch. Innerhalb 24 Std erreichten sie einen Temperaturabfall. Den gleichen positiven Erfolg konnte auch BAINARD in 2 mit Aureomycin behandelten Fällen erzielen.

Bei der letzten Epidemie in Dortmund im Frühjahr 1950 konnte auch in Deutschland dieses Resultat bestätigt werden. HAMKE sowie HAMKE und RISSE behandelten insgesamt 3 Fälle mit Aureomycin und bewirkten mit Dosen von 500 mg alle 4 Std per os eine Entfieberung nach 24 Std und einen Übergang in Heilung (Abb. 6). Sie fanden, daß die Wirkung des Aureomycins von dem Zeitpunkt des Behandlungseinsatzes unabhängig sei. Bei 5 weiteren Fällen bzw. auch bei den mit Aureomycin behandelten war Chinincalcium, Eleudron, Supronal, Penicillin (400000 iE täglich) und Streptomycin (2 g täglich) *ohne* jeden Erfolg vorher angewendet worden.

Um so prompter trat demgegenüber die Wirkung des Aureomycins in Erscheinung. Die Behandlung begann einmal am 5., am 11. und 21. Tag. Trotz des sehr schlechten Zustandes der Patienten kam es zu einer schlagartigen Besserung des Befindens, Aufhellung des Bewußtseins und Normalisierung der Kreislaufverhältnisse. Nur der Lungenröntgenbefund, ähnlich wie beim Q-Fieber (MOHR), besserte sich nur langsam. Nebenerscheinungen wie Übelkeit und

Erbrechen nach der Aureomycingabe wurden beobachtet. Vergleichende Untersuchungen von WESTON HURST, PETERS und MELVIN über die Wirksamkeit von Penicillin, Chloramphenicol (Chloromycetin), Aureomycin und Terramycin auf die experimentelle Psittakose und das Lymphogranuloma inguinale zeigten, daß Aureomycin bei jedem nur möglichen Infektionsweg wirksam zu werden vermag, während Procainpenicillin, auch sehr wirksam, die besten Behandlungsresultate dann ergibt, wenn die Infektion intraperitoneal erfolgt war. Trotz Erholung und klinischer Heilung wurden die Tiere in verschiedenem Maße zu Trägern des aktiven Virus in der Milz, am wenigsten bei Procainpenicillin, mehr schon bei Aureomycin, noch stärker bei Terramycin und Chloramphenicol. Diese Beobachtung bestätigen auch QUAN, MEYER und EDDIE, die auch durch Aureomycin oder Penicillin die Quote der Träger von Psittakosevirus unter den Papageien nicht wesentlich herabzudrücken vermochten.

Das beste Therapeuticum ist zur Zeit bei Psittakose sicher Aureomycin. Ob die von HAMKE vorgeschlagene und erprobte Dosierung von 4 g insgesamt, d. h. also nur 2 Tagesdosen von je 2 g, auch in sehr schweren Fällen ausreichen wird, steht noch offen. Auch Penicillin ist von günstiger Wirkung, doch muß die Dosis dabei sehr hoch gewählt werden.

Wesentlich ist aber auch bei der so wirksamen antibiotischen Behandlung die sorgsame *Überwachung des Kreislaufs* und die Gabe von Kreislaufmitteln wie Strophanthin, Sympatol, Cardiazol usw. und unter Umständen auch Nebennierenrindenpräparaten wie Percorten u. ä. Besonders zwischen dem 10. und 14. Tag sind die Kranken in erhöhtem Maße kreislaufgefährdet. Bei den gelegentlich auftretenden schweren *Leberschädigungen* ist natürlich die Anwendung von Traubenzucker oder Lävulose in Verbindung mit Cholin oder auch Methionin angebracht.

Ganz allgemein aber erfordert der Psittakosekranke eine sehr sorgfältige und umsichtige Pflege. Bei Somnolenz ist eine künstliche Ernährung oder Fütterung erforderlich, sei es auf dem Wege über ein Nährklysma oder durch intravenöse Tropfinfusionen.

Da, wie die Erfahrung gelehrt hat, die Psittakose auch von Mensch zu Mensch ansteckend ist, und gerade auch unter dem Pflegepersonal wiederholt Erkrankungen aufgetreten sind, so ist Schutzkleidung für Ärzte und Pflegepersonal am Krankenbett und im Laboratorium dringend zu empfehlen, auch Schutzmasken für Mund und Nase werden angeraten.

Prophylaxe. Eine aktive Immunisierung gegenüber der Psittakose gibt es nicht. Die Vorbeuge beruht allein auf der Bekämpfung der Psittakose bei Tieren. Diese erfolgt in Deutschland auf Grund des Gesetzes zur Bekämpfung der Psittakose vom 3. 7. 1934. Der Handel mit Papageien und Sittichen ist hiernach genehmigungspflichtig. Durch das Führen von Kontrollbüchern und das Beringen auch der nicht gewerblich gehaltenen Sittiche ist eine genaue Überwachung möglich. Treten in einem Bestand Erkrankungen oder Todesfälle auf, so ist Anzeige zu erstatten. Sobald die Diagnose oder der Verdacht feststeht, darf kein Tier mehr abgegeben werden. Bei festgestellter Psittakose kann die Vernichtung aller ansteckungsverdächtigen Tiere angeordnet werden, d. h. es wird der ganze Bestand getötet. Um Infektionsquellen sofort beseitigen zu können, sind auch *menschliche Erkrankungen an Psittakose anzeigepflichtig.* Nach Inkrafttreten dieses Gesetzes sind in Deutschland nur noch vereinzelte Psittakosefälle bekannt geworden, die im wesentlichen auf latente Infektionen in Wellensittichzuchten zurückzuführen sind. Die nicht ordnungsmäßig erfolgte Einfuhr von Papageien und Wellensittichen in den letzten Jahren hatte sofort das Auftreten einer Reihe von Psittakosefällen zur Folge.

Milzbrand.

(Anthrax, Charbon bactéridien, Splenic-Fever.)

Mit 8 Abbildungen.

Der Milzbrand ist eine meist septicämisch verlaufende Infektionskrankheit. Er tritt hauptsächlich bei pflanzenfressenden Säugetieren und bei Schweinen auf. Beim Menschen kommen in der Regel durch Kontakt mit kranken Tieren oder tierischen Produkten Infektionen zustande.

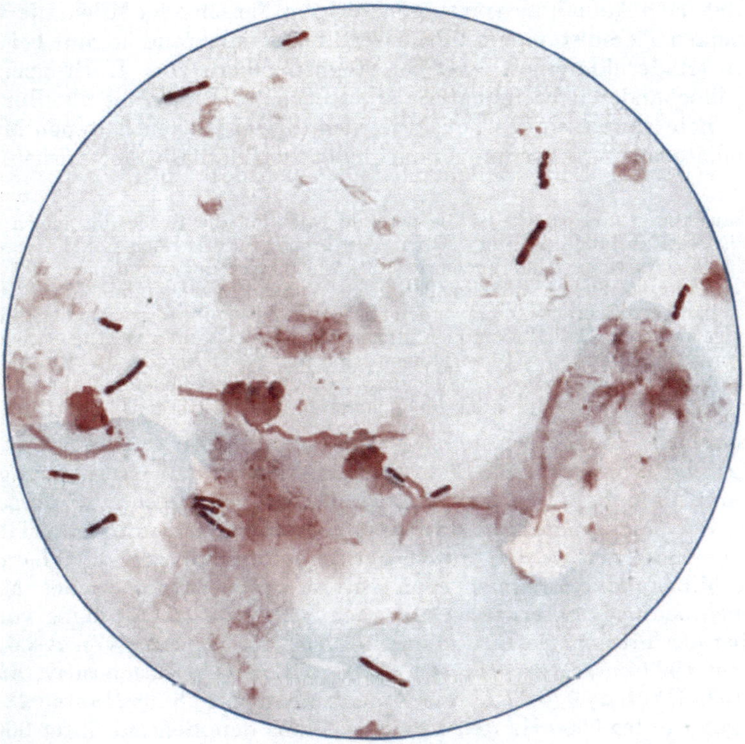

Abb. 1. Milzbrandbacillen im Wundabstrich.

Geschichtliches. Der Milzbrand war schon im Altertum als eine zeitweilig verheerend auftretende und auf den Menschen übertragbare Tierseuche bekannt. Der Milzbrandbacillus wurde zum ersten Male von POLLENDER 1849 im Blute milzbrandkranker Tiere gesehen und von ROBERT KOCH 1876 künstlich gezüchtet. Letzterer hat auch zum ersten Male die Sporenbildung beobachtet und die durch die hohe Resistenz der Sporen bedingte Epidemiologie des Milzbrandes geklärt.

Ätiologie. Der Milzbrandbacillus (Bac. anthracis) ist ein unbewegliches, 4—10 μ großes grampositives Stäbchen mit scharf abgeschnittenen Enden. Im Tierkörper findet sich der Milzbrandbacillus als Einzelstäbchen und ist von einer Gallerthülle, der Kapsel, umgeben. Die Frage der Toxinbildung durch den Milzbrandbacillus als Ursache für viele Krankheitserscheinungen ist noch nicht geklärt. Der Lehre von der Toxinbildung steht die Ansicht gegenüber, daß Capillarembolien durch die sich massenhaft vermehrenden Milzbrandbacillen die Todesursache seien. Im Innern von uneröffneten Kadavern gehen die Milzbrandbacillen bei anaerober

Fäulnis innerhalb von 2—4 Tagen zugrunde. Außerhalb des Tierkörpers versport der Milzbrandbacillus bei Sauerstoffgegenwart. Die Milzbrandsporen sind äußerst resistent. Mit Salzsäure sind sie allerdings abzutöten, und zwar 9—10mal schneller als mit Schwefelsäure. Im eingetrockneten Zustande bleiben sie 30 bis 40 Jahre infektionsfähig. Der Bacillus wächst auf den gebräuchlichen Nährböden mit Fadenbildung. Auch im Freien kommt es bei Gegenwart genügender Nährstoffe und Feuchtigkeit zur Vermehrung, so insbesondere bei den mit dem Kot ausgeschiedenen Milzbrandkeimen.

Übertragung. Beim Menschen ist die Ansteckung von der äußeren Haut aus die Regel. Darmmilzbrand wird nur selten, und zwar in unkultivierten Ländern beobachtet nach Aufnahme von sporenhaltigem Fleisch oder Milch, die von milzbrandkranken Tieren stammen. Primärer Lungenmilzbrand kommt bei Lumpensortierern (Hadernkrankheit) und bei Steppenvölkern vor. In Steppen wird in Ermangelung anderen Brennmaterials getrockneter Rinderkot als Heizmaterial benutzt. Beim Anblasen des Feuers werden die im Kot enthaltenen Milzbrandsporen eingeatmet. Lungenmilzbrand findet sich deshalb hier vornehmlich bei Frauen.

Bei Säugetieren und Vögeln ist die perorale Infektion die Regel, die jedoch nur durch Milzbrandsporen zustande kommt. Da in Milzbrandkadavern sich keine Sporen bilden, infizieren sich Carnivoren beim Verzehren solcher Kadaver nur, wenn diese erst 1—2 Tage alt sind und die das Fleisch verzehrenden Tiere Wunden in der Mundhöhle, Pharynx oder Ösophagus haben. Milzbrandsporen werden aber von Pflanzenfressern auf der Weide mit dem Futter aufgenommen. Deshalb kommen Milzbrandinfektionen im wesentlichen bei Pflanzenfressern vor. Am häufigsten werden sie beim Rind und Schaf festgestellt. Bei den Pflanzenfressern ist der Milzbrand also keine Kontakt-, sondern eine Bodeninfektion. Gelegentlich können auch blutsaugende Insekten zur Ausbreitung des Milzbrandes beitragen.

Vorkommen. Der Milzbrand ist über die ganze Erde verbreitet. In Europa, mit Ausnahme von Ost- und Südosteuropa, tritt er auf Grund der gesetzlich geregelten Bekämpfung weit seltener auf. Die hohe Resistenz und lange Lebensfähigkeit der Milzbrandsporen erschwert aber auch in Europa eine Tilgung des Milzbrandes. Ferner werden durch tierische Produkte, die aus Ländern mit starkem Milzbrandvorkommen eingeführt werden, immer wieder Milzbrandinfektionen bedingt. So erwiesen sich nach einer Zusammenstellung von Müssemeier bei der Prüfung der Trockenhäute nach der Methode von Ascoli in den Jahren bis 1929 unter 1952 Häuten aus China 79 (4%) als positiv, aus Indien unter 12533 Häuten 59 (0,47%), aus Argentinien unter 18705 Häuten 231 (1,2%), aus Uruguay unter 5900 Häuten 126 (2,1%), aus dem Senegal unter 300 Häuten 6 (2%), aus Mombassa unter 5152 Häuten 69 (1,3%) und von 4100 Häuten aus Abessinien 55 (1,3%) als positiv, um nur die wichtigsten Einfuhrländer herauszunehmen. Welche Rolle der Milzbrand in manchen Ländern spielt, geht auch aus der Mitteilung von Delpy und Kaweh hervor, die berichten, daß im Iran in den Jahren 1944/45 über 1 Mill. Schafe an Milzbrand zugrunde gingen. In Deutschland führte die Unterbindung der Einfuhr aus dem Auslande während des ersten Weltkrieges zu einem erheblichen Rückgang der Milzbrandfälle. Von 1918 bis 1930 kam es wieder zu einem Anstieg, besonders in Schleswig-Holstein, das an erster Stelle im Milzbrandvorkommen in ganz Deutschland steht. Bedingt ist dies durch die hier vorhandenen großen Gerbereien, die ausländische Häute verarbeiten. Seit 1932 sank die Zahl der Milzbrandinfektionen in den Viehbeständen wieder und war während des letzten Weltkrieges bis auf 0 heruntergegangen. um 1949 erneut auf 10 anzusteigen. Diese Zahl ist aber immer noch klein gegenüber 1914 mit 408 Erkrankungen bei Rindern und 1014 bei Schweinen. Die Stör, an der Neumünster, der Hauptlederort Norddeutschlands, liegt, nahm bis 1930 die Gerbereiabwässer ungeklärt auf. Erst seit der Einrichtung einer umfangreichen

Kläranlage für die Gerbereiabwässer 1930 sank die Zahl der Tierverluste ganz erheblich.

Im ganzen gesehen sind die Bedingungen für das Haften einer Verseuchung an Wiesen und Weiden im Klima Deutschlands nicht günstig, doch kann der Milzbrand immerhin auch hier auf einem feuchten Gelände endemisch werden, da die Sporen sich am längsten auf feuchtem oder zeitweise Überschwemmungen ausgesetztem Grund halten.

Meist aber handelt es sich beim Milzbrand um eine eingeschleppte Infektion und die Infektkette wird nach folgendem Schema ablaufen.

Infektkette des Milzbrandbacillus nach GRAF.

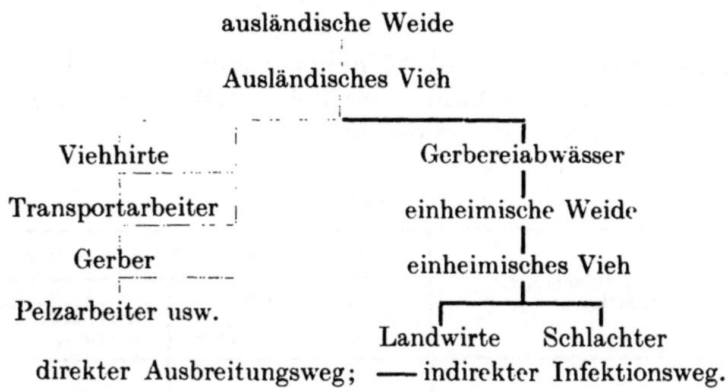
ausländische Weide
Ausländisches Vieh
Viehhirte
Transportarbeiter
Gerber
Pelzarbeiter usw.
Gerbereiabwässer
einheimische Weide
einheimisches Vieh
Landwirte
Schlachter
direkter Ausbreitungsweg; — indirekter Infektionsweg.

Milzbrand bei Tieren. Bei Wiederkäuern und Pferden tritt der Milzbrand in der Regel septicämisch auf. Die Infektion verläuft manchmal perakut, meist aber akut oder subakut. Unter hohem Fieber stellt sich zunächst hochgradige Erregung ein. Die Futteraufnahme sistiert. Blutungen aus Darm, Nase und Mund sowie blutiger Harn werden oft beobachtet. Die Krankheitsdauer beträgt durchschnittlich 1—3 Tage. Chronischer Verlauf führt nach 2—3 Monaten unter hochgradiger Abmagerung zum Tode. Bei der abortiven Form kommt es häufig zur Genesung. Die auffallendsten anatomischen Veränderungen sind bei akutem Verlauf unvollkommene Totenstarre, seröse Ergüsse und Blutungen in allen Organen. Die Lymphknoten und insbesondere die Milz sind stark geschwollen. Die Milzpulpa ist dunkelrot und von breiiger Konsistenz. Leber, Nieren und Herzmuskel sind degeneriert.

Beim Schwein kommt es in der Regel zu einer lokalen Infektion des Pharynx und der zugehörigen Lymphknoten (Milzbrandbräune), die gutartig verläuft. Sie wird vielfach auf Schlachthöfen bei scheinbar gesunden Schweinen festgestellt.

Die menschliche Milzbranderkrankung. Befallen werden von dieser Krankheit in Deutschland ganz bestimmte Berufsgruppen, und zwar nach einer Aufstellung von GRAF in folgender Reihenfolge in absteigender Häufigkeit:

1. Hafentransportarbeiter,
2. Gerber,
3. Männer und Frauen in der Pelz, Haar und Wolle verarbeitenden Industrie wie Pinselfabriken, Bürstenfabriken, Roßhaar- und Garnspinnereien, Wollkämmereien sowie auch Betriebe, die Lumpen und Hadern verarbeiten.

Infektionen durch Fertigprodukte tierischer Herkunft wie Rasierpinsel, Bürsten, Wollsachen sind selten.

4. Tierhalter.
5. Schlachter.
6. Tierärzte.

So betrug auch die Letalität bei der 1. Gruppe in den Jahren 1910—1923 bei 150 Erkrankungen 38,7% gegenüber den Gerbern mit einer Letalität von 13,4% bei 476 Erkrankungen. Bei Gruppe 1—3 liegen fast immer *Sporen*infektionen vor, während es sich bei Gruppe 4—6 meist um *Bacillen*infektionen handelt.

So wies auch Hamburg mit einem Durchschnitt von 6,5 Krankheitsfällen auf 1 Mill. Einwohner, nächst dem Bezirk Lüneburg mit 5,8 und Schleswig mit 4,8 die höchsten Werte auf gegenüber einem Durchschnitt sonst von 1,6 im übrigen Deutschland. Sehr deutlich wird die Situation auch aus der von GRAF mitgeteilten Statistik der Lederindustrie-Berufsgenossenschaft von 1910—1925. Danach entstanden menschliche Milzbrandfälle durch

Handel und Transport	147mal	mit	57 Toten	= 39%
Gerbereien	550mal	mit	73 Toten	= 13%
Verkehr mit Haaren und deren Verarbeitung	350mal	mit	103 Toten	= 29%
Landwirtschaft und Schlachterei	1060mal	mit	106 Toten	= 10%
Im Durchschnitt	2107mal	mit	339 Toten	= 16%

Während des Krieges 1940—1945 näherte sich der Verkehrs- und Gerberei-Milzbrand dem Nullpunkt (GRAF). Von 1943—1947 gab es keine Erkrankungen, erst 1948 wurden wieder zwei gemeldet.

Tabelle 1.

Die Erkrankung ist aufgetreten infolge Beschäftigung	Zahl der Erkrankungen an Milzbrand in den Jahren				
	1910—1929		1930—1937		1938
	im ganzen	je Jahr	im ganzen	je Jahr	je Jahr
mit lebenden Tieren	31	2	13	2	9
bei Notschlachtungen	1120	56	363	45	39
an gefallenen Tieren	262	13	55	7	2
mit tierischen Haaren oder Borsten	214	11	67	8	7
mit Häuten oder Fellen	896	45	141	18	24
sonst körperlicher Art	51	3	32	4	3
nicht beruflicher Art oder ohne Angabe von Gründen.	286	14	53	7	4
Zusammen	2860	144	724	91	88

Diesen Zusammenhang mit bestimmten Beschäftigungen gibt auch sehr anschaulich die vorstehende Tabelle 1 des Reichsgesundheitsamtes über die Jahre 1910—1938 wieder.

Sehr aufschlußreich ist auch eine Erhebung über den Infektionsort bei 946 Infektionen in den Jahren 1906—1948. Es entfielen auf die Beschäftigung im Lager von Gerbereien 159 Fälle mit 24 tödlichen Ausgängen, auf die Tätigkeit in der Wasserwerkstatt 312 mit 27 Todesfällen und auf die Kalkwerkstatt 218 mit 26 Todesfällen.

Bei allen diesen handelt es sich überwiegend um Hautmilzbranderkrankungen. Die infizierenden Sporen gelangen dabei durch die meist verletzte Haut in den Organismus.

Infolge dieser Berufsgebundenheit der Infektion findet sie sich in über 90% bei Männern. So betraf der Milzbrand unter den 11 in den Jahren 1931—1939 im Tropenkrankenhaus beobachteten Fällen (Hautmilzbrand) nur eine Frau. Unter diesen 10 Männern waren 8 im Hafen als Transport- oder Lagerarbeiter beschäftigt. Die am Hamburger Tropeninstitut seit 1949 beobachteten Milzbranderkrankungen betrafen Schauerleute (3 Fälle), die Felle aus Ostasien und der Türkei auszuladen hatten und fast ebenso häufig Arbeiter (4 Fälle) und Arbeiterinnen (6 Fälle) einer Wollkämmerei, die Wollmaterial, vorwiegend Ziegenhaar, meist aus Australien und Südafrika zu verarbeiten hatten.

Pathologische Anatomie. An der Eintrittsstelle der Milzbrandbacillen in die Haut oder Schleimhaut entwickelt sich der *Karbunkel.* Dieser zeigt einen zentralnekrotischen Schorf mit einer umgebenden derben Gewebsinfiltration. Reichlich Zellen, häufig auch Blutextravasate und Fibrinablagerungen durchsetzen das Bindegewebe in diesem Gebiet. Der Schorf besteht aus nekrotischem Cutisgewebe und untergegangenen Epithelzellen. Milzbrandbacillen sind in ihm meist schon abgestorben oder nur noch in geringer Zahl nachweisbar, wohl aber finden sich reichlich pyogene Bakterien, vorzugsweise Streptokokken. Lebensfähige Bakterien finden sich vor allem in der ödematös durchtränkten Umgebung des Karbunkels.

Auch das *Milzbrandödem* entwickelt sich in dem Bezirk, in dem die Bacillen in die Haut eingedrungen sind. Es kommt hierbei zu einer zellig-serösen Durchtränkung der Haut und des Unterhautbindegewebes. In manchen Fällen können diese Infiltrate auch blutig werden, und an umschriebenen Stellen kann sich eine Gangrän entwickeln.

Beim *Lungenmilzbrand,* dessen pathologisch-anatomische Veränderungen von EPPINGER genau studiert wurden, finden sich häufig schon in der Schleimhaut der Nase hämorrhagische Infiltrate und Pusteln. Auch die im ganzen diffus gerötete Kehlkopfschleimhaut zeigt derartige Veränderungen. Die Lungen sind stark hyperämisch. Die anfangs lobulären pneumonischen Infiltrate zeigen eine Tendenz, zu konfluieren und lobäre Infiltrate zu bilden. Daneben aber gibt es auch blutige Infarkte und zuweilen ausgesprochen gangränöse Herde. Sehr oft ist die Lungenerkrankung von einer exsudativen Pleuritis begleitet. In den Stammbronchien kommt es gelegentlich zur Entwickelung von milzbrandhaltigen fibrinösen Pseudomembranen (E. FRAENKEL und REYE). Die Bronchialdrüsen sind stets stark angeschwollen, hyperämisch und von Hämorrhagien durchsetzt. Infolgedessen können sie manches Mal tief dunkelrot, ja fast schwarz aussehen.

Die Milz ist weich, sehr blutreich und meist vergrößert. Hier besteht ein gewisser Gegensatz zu den Befunden beim Tier, bei dem das Organ auch vergrößert, aber sehr brüchig ist und schwarz-rot aussieht (daher der Name Milzbrand).

Die Nieren sind blutreich und zeigen teilweise Epitheldegenerationen. Wichtig scheint die Beobachtung, daß die Gefäße der Glomeruli sehr häufig mit Bacillen vollgestopft sind.

Das Gehirn und die Hirnhäute sind ödematös und hyperämisch. Gar nicht selten findet man Blutungen von verschiedener Größe. Diese können sich in Erweichungsherde umwandeln.

Fast alle Fälle von innerem Milzbrand und Milzbrandsepsis zeigen solche Veränderungen. Gelegentlich kann eine solche Blutung wie eine Kappe dem Gehirn aufsitzen.

Gleich den Veränderungen auf der Haut finden sich beim *Darmmilzbrand* selten im Magen, aber schon häufiger im Duodenum, am meisten im Dünndarm und Dickdarm, selten im Mastdarm (im Gegensatz zur Amöbenruhr) circumscripte, karbunkelartige Infiltrationen oder beetartige Erhebungen. Diese bestehen aus einer serös-eitrigen Infiltration in der Submucosa. Die Schleimhaut über solchen Infiltraten spannt sich zusehends und ulceriert schließlich. Die Umgebung dieser Geschwüre ist sulzig. Die Zahl der Herde in der Darmschleimhaut kann sehr groß sein, 40 und mehr. Die Schleimhaut zwischen diesen Stellen ist meist lebhaft gerötet und leicht sulzig. Im weiteren Verlauf treten auch stärkere Hämorrhagien auf. Fast immer kommt es zu einem Weiterwandern der Infektion bis in die mesenterialen, oft auch in die retroperitonealen Lymphdrüsen, die dann ebenfalls anschwellen, starke Zellinfiltrationen zeigen und oft auch infolge von Hämorrhagien dunkelrot erscheinen.

Klinik und Verlauf. Man unterscheidet beim Menschen 4 Formen:
1. den Hautmilzbrand, 95% der Fälle,
2. das Milzbrandödem, das sich meist an den Hautmilzbrand anschließt,
3. den Lungenmilzbrand (Hadernkrankheit),
4. den Milzbrand des Magen-Darm-Trakts.

Die untenstehende Tabelle 2 nach GRAF gibt einen Überblick über die Verteilung der einzelnen Krankheitsformen bei 682 Erkrankungen der Jahre 1931 bis 1938 in Deutschland.

1. Hautmilzbrand. *Inkubationszeit.* Etwa 2—3 Tage nach der Infektion, sehr selten schon nach wenigen Stunden, erscheint eine meist etwa pfennigstückgroße gerötete Stelle, in deren Zentrum sich ein leicht erhabener, flohstichartiger Fleck findet. Dieser wandelt sich dann zu einer kleinen Papel um und läßt sehr bald schon ein blauschwärzliches, hartes Zentrum erkennen. Nur in seltenen Fällen gelangen die allerersten Anfänge der Infektion in ärztliche Beobachtung, meist erst nach Ausbildung des Karbunkels. Der Primärherd findet sich vorwiegend an leicht zugänglichen ungeschützten Hautstellen wie Händen, Armen, Gesicht. Meist ist er nur in der Einzahl vorhanden, doch können auch mehrere auftreten. Es handelt sich dann allerdings immer um Selbstinfektionen. Nach 12 bis 15 Std bildet sich um die Papeln eine stärkere Rötung und Schwellung. Die Papel verwandelt sich in ein Bläschen mit gelblichem oder blutig gefärbtem citrigem Inhalt. Das Eintrocknen des Bläschens oder das Aufkratzen durch den Kranken führt dann zur Bildung eines dunkelblauroten oder schwärzlichen Schorfes, der sich in die Tiefe und Breite ausdehnt. Zusammen mit der prallinfiltrierten Umgebung bildet er einen derben Knoten, den Karbunkel. Am Rande des Schorfes können dann von neuem Bläschen aufschießen. Rasch wird der Schorf ganz schwarz, trocken und sehr derb („hart wie Sohlenleder"), er dehnt sich immer weiter aus sowohl in die Tiefe als auch in die Breite, und es kann dann in der Umgebung zu einem ausgedehnten Ödem kommen, das den befallenen Körperteil entstellt. Von dem Karbunkel gehen schon frühzeitig entzündliche Veränderungen entlang den Lymphgefäßen zu den regionären Lymphknoten. Diese können im Gegensatz zu dem Karbunkel, der meist schmerzlos und unempfindlich ist, sehr schmerzhaft sein. JOURDAN wies in einem Bericht über 10 Fälle aus der Gegend von Arles (Südfrankreich) 1947 darauf hin, daß nur zwei von diesen eine typische

Tabelle 2.

Sitz der Erkrankung	Im ganzen	Sterbefälle	Letalität %
Innerer Milzbrand . . .	17	17	100
Äußerer Milzbrand			
Kopf	124	13	10,5
Hals und Nacken . .	98	26	26,5
Arm	419	22	5,3
Sonst am Körper . .	24	3	12,5
Zusammen	682	81	11,9

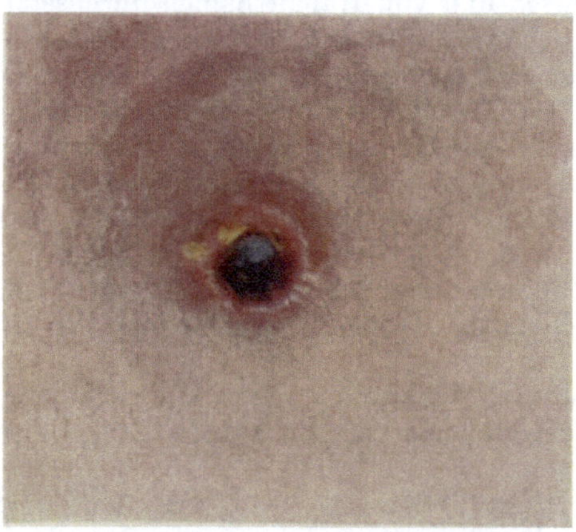

Abb. 2. Milzbrandkarbunkel an der Wange mit zentralem Warzenschorf und umgebender Rötung.

Pustula maligna zeigten, während bei 8 Personen hämorrhagische Bläschen auftraten, die sich nach einigen Tagen mit einem Schorf bedeckten. Es schloß sich dann im allgemeinen die Bildung weiterer Bläschen an, fast immer mit einer sehr ausgeprägten Lymphangitis. In einem seiner Fälle sah er eine Mischinfektion mit Tetanusbacillen, bei der die Milzbranderkrankung zwar unter Serumgabe abheilte, der Tetanus aber unbeeinflußbar zum Tode führte.

Am Ende der ersten oder im Laufe der zweiten Krankheitswoche kommt es dann um das nekrotische Gewebe herum zu einer demarkierenden Eiterung. Gleichzeitig geht das Ödem zurück, der Schorf erweicht und lockert sich, die Entzündung

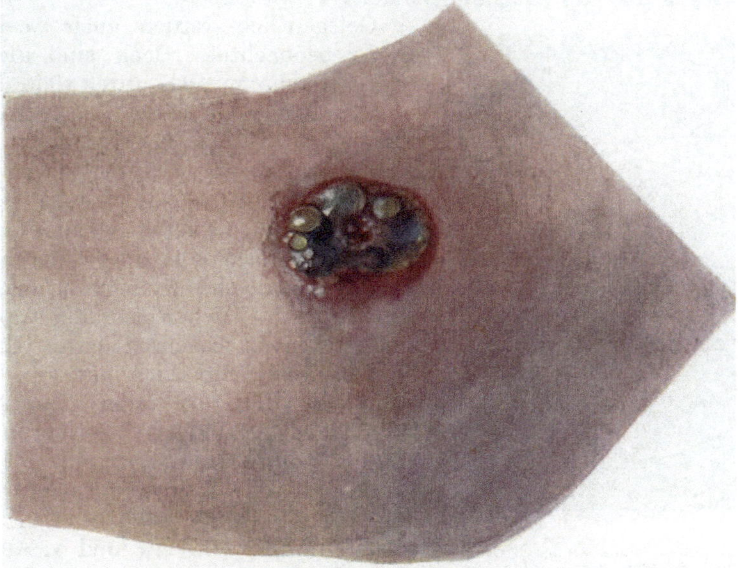

Abb. 3. Milzbrandkarbunkel am Ellenbogen mit zentralem Schorf von schwärzlich-dunkler Verfärbung sowie Bläschenbildung in den Randzonen.

der Lymphwege klingt ab. Es bleibt dann eine granulierende, später vernarbende Fläche.

Dieser ganze Prozeß wird schon frühzeitig von Allgemeinerscheinungen begleitet, wie Fieber, Mattigkeit, Appetitlosigkeit. Bei schweren Fällen kann es schon in den ersten Tagen zu einer Steigerung der Erscheinungen kommen mit Glieder- und Kopfschmerzen, septischen Temperaturen und Kreislaufschwäche. Auch blutiges Erbrechen und blutige Durchfälle, profuse Schweiße, Cyanose, Kollapstemperatur und Versiegen der Darmsekretion können das Bild erschweren (ähnlich der asphyktischen Cholera). Der Tod tritt am häufigsten Ende der ersten oder Anfang der zweiten Woche ein.

Selbstverständlich ist, wie aus dem Vorhergesagten hervorgeht, der Sitz der Pustula maligna für den Gesamtablauf des Geschehens von großer Bedeutung. Graf fand unter 30 Kranken mit Pusteln am Rumpf und an den Gliedern keinen Todesfall. Von 20 Erkrankungen mit Sitz der Karbunkel an Stirn, Nacken und Augen endete 1 tödlich, und von 55 seiner Patienten mit Sitz der Läsionen im Gesicht oder am rasierten Hals starben 15. Die Entfernung der unter natürlichen Umständen die Haut schützenden Fettschicht durch das Rasieren und das häufige Entstehen kleiner Hautdefekte durch diese Maßnahme spielen sicher für das Angehen der Infektion eine große Rolle. So fand Graf gerade in der letztgenannten Gruppe 29 Kranke mit Pusteln am Hals, von denen 12 starben.

2. Das Milzbrandödem sitzt vorwiegend im Gesicht und an den Schleimhäuten. Es kommt dabei zu einer teigig-weichen durchscheinenden Schwellung, die hell bis dunkelrot, aber auch anämisch aussehen kann. Auf der teilweise glatten, teilweise gefeldert aussehenden Haut bilden sich oft Blasen, die platzen und zu Borken eintrocknen können. Ein Unterschied gegenüber dem Karbunkel besteht dann nicht mehr. Eine strenge Scheidung dieser beiden ersten Formen ist in sehr vielen Fällen nicht möglich. Nach Ansicht älterer Autoren verläuft das Ödem meist schwerer und prognostisch ungünstiger. Besonders gefährlich ist der Sitz im Mund oder im Bereich der oberen Luftwege, weil hier die Gefahr der Atem- und Schlingstörung und des Aszendierens der Infektion besteht.

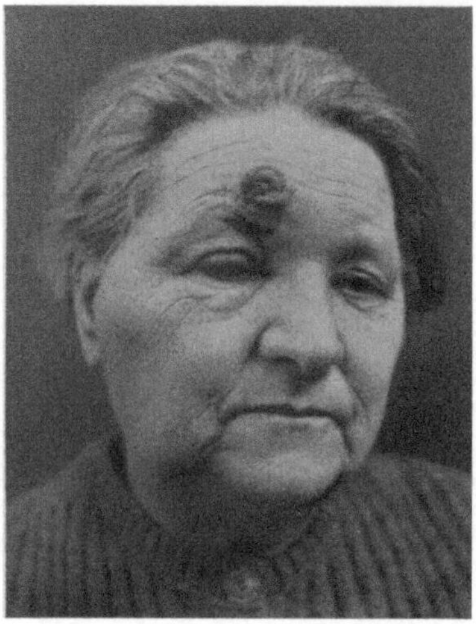

Abb. 4. Milzbrandkarbunkel an der Stirn mit begleitendem Ödem des Oberlids.

Gelegentlich werden auch *meningitische Bilder* beobachtet. Doch sind diese Fälle relativ selten; bis 1947 waren 10 in der Weltliteratur mitgeteilt, seither haben Claisse und Pestel, Shanahan, Griffin und v. Auersperg sowie Eck drei weitere Fälle beschrieben. Der Fall von Claisse und Pestel betraf einen 45jährigen Hafenarbeiter, der aus Jugoslawien stammende Ziegenfelle ausgeladen hatte und kurze Zeit danach mit einem furunkelartigen Geschwür im Nacken erkrankt war, das er zunächst nicht beachtet hatte. Innerhalb 28 Std entwickelte sich hier ein schweres komatöses Bild, das unter dem Auftreten zahlreicher petechialer Hautblutungen am ganzen Rumpf zum Tode führte. In dem Liquorpräparat und der Kultur waren reichlich Milzbrandkeime nachzuweisen.

Shanahan, Griffin und v. Auersperg beobachteten bei einem 57jährigen Wollpflücker einen Bläschenausschlag an der Oberlippe. Die Kultur des Bläscheninhaltes ergab Milzbrandbacillen. Schon am 2. Krankheitstage kam es hier zur Entwicklung eines meningitischen Bildes. Auch in der Liquorkultur ließen sich Milzbrandkeime nachweisen. Doch gelang es durch die im Verlauf des 2. Krankheitstages einsetzende Behandlung mit hohen Penicillindosen (am 2. Tag noch 110000 und am 3. Tag 4400000 zum Teil intrathekal) sowie Milzbrandserum und Sulfadiazin, den Patienten zu retten.

Der letzte, 1949 von Eck beschriebene Fall betraf ein 1jähriges Mädchen, das aus voller Gesundheit heraus plötzlich unter einem klinisch ungeklärten Bild erkrankte. Erst die Sektion deckte hier eine durch Milzbrandbacillen verursachte hämorrhagische Leptomeningitis auf. Die Milzbrandbacillen stammten aus der Füllmasse eines Stoffhundes, mit dem das Kind gespielt hatte. Eine Hautpustel hatte in diesem Fall nachweisbar nicht bestanden.

3. Der Lungenmilzbrand (Hadernkrankheit) beginnt meist schlagartig mit Schüttelfrost und Fieber. Die oben genannten Allgemeinerscheinungen treten hier frühzeitig auf und werden durch Symptome von seiten der Atemwege wie Dyspnoe, Rötung und Schwellung der Nasen-, Rachen- und Kehlkopfschleimhaut begleitet. Diese Krankheitsform entsteht fast immer durch Aspiration sporenhaltigen Staubes, wie er beim Sortieren von Abfällen und Lumpen oder auch in Wollkämmereien (jüngst wurde in Hamburg wieder ein solcher Fall beobachtet) auftritt. Aus einer anfänglichen Bronchitis entwickelt sich unter zunehmender Atemnot ein pneumonisches Infiltrat mit schaumig-blutigem Auswurf. Oft kann auch ein pleuritisches Exsudat hinzutreten. Im Auswurf lassen sich die Bacillen nachweisen. Der Tod tritt schon am 2. oder 3. Krankheitstag ein, Spontanheilungen wurden nur ganz selten beobachtet. Nach einer Übersicht von LOMMEL starben von 113 Lungen- und Darmmilzbrandfällen 108.

4. Die Milzbranderkrankung des Magen-Darmkanals zeigt neben den oben erwähnten früh einsetzenden Allgemeinerscheinungen heftiges Erbrechen, oft mit blutigen Beimengungen, Durchfälle mit rein wäßrig-serösen, gelegentlich auch blutigen Entleerungen. Zu dieser Infektion kommt es durch Genuß von infiziertem Fleisch oder Milch. Während die Bacillen im sauren Magensaft zugrunde gehen, bleiben die Sporen am Leben und keimen im Dünndarm aus. Sie führen dann zu multiplen Schleimhautkarbunkeln und einer septischen Milz. Schon frühzeitig ist der Leib sehr druckempfindlich und meteoristisch aufgetrieben. Unter dem Bild der Peritonitis oder des toxischen Kollapses tritt nach stürmischem Verlauf meist am 2. oder 3. Tag der Tod ein. Leichter verlaufende Fälle werden auch da beobachtet, wo ein größerer Personenkreis milzbrandhaltige Nahrungsmittel aufnimmt. Im allgemeinen ist die Prognose des Darmmilzbrandes kaum ungünstiger als die des Hautkarbunkels.

Nicht immer sind die einzelnen Bilder nach der primären Lokalisation so klar auseinanderzuhalten. Der primäre Milzbrand der inneren Organe kann auch Hautmetastasen machen. Der Lungenmilzbrand kann zu Darmerscheinungen führen. Auch können sich durch Verschleppung von Bacillen von einem Karbunkel aus sekundäre Darminfektionen entwickeln. Gemeinsam sind den verschiedenen Lokalisationen die Allgemeinerscheinungen der starken Infektion, der Milzbrandsepsis. Ganz selten sind diese septischen Erscheinungen ohne deutliche primäre Lokalisation zu beobachten. Wahrscheinlich handelt es sich dann um Aufnahme des Erregers durch die Lungen oder die oberen Luftwege.

Diagnose. Die Diagnose des Hautmilzbrandes ist meist sehr leicht zu stellen. Gegenüber dem einfachen Karbunkel, der sehr schmerzhaft ist und sich langsamer entwickelt, und bei dem sich später aus mehreren Hautöffnungen reichlich Eiter entleert, läßt er sich gut abgrenzen. Rotzknoten können durch die meist sehr zahlreichen Hautknötchen und -geschwüre von Milzbrand unterschieden werden. Gegenüber dem Erysipel zeigt das Milzbrandödem keine so scharfe Abgrenzung gegen die gesunde Haut. Die Verwechslung mit Erysipel ist besonders im Bereich der Augenlider leicht einmal gegeben, zumal beim Milzbrandödem. Bei jedem Milzbrandfall ist die bakteriologische Untersuchung als unentbehrliches Hilfsmittel zur Sicherung heranzuziehen. Vielfach genügt schon die Untersuchung des aus dem Krankheitsherd gewonnenen Sekrets im mikroskopischen Präparat, oft aber sind die Milzbrandbacillen nur sehr spärlich oder gar vermischt mit anderen Bakterien, so daß man den Tierversuch oder die Kultur ausführen muß. Verimpft man das verdächtige Material subcutan auf Mäuse oder Meerschweinchen, so vermehren sich die Milzbrandbacillen unter Entwicklung einer tödlichen Sepsis außerordentlich stark. Sie können dann im Blut leicht nachgewiesen werden. Zum kulturellen Nachweis benutzt man Agaroberflächenkulturen (medusenhauptähnliche Kolonien) und Gelatineplatten.

Schwieriger ist die Erkennung des *Milzbrandes des Magen-Darmkanals.* Hier kann die Anamnese wichtige Anhaltspunkte geben, wenn nämlich der Genuß von Fleisch milzbrandkranker Tiere angegeben wird.

Der *Lungenmilzbrand* kann mit einer croupösen Pneumonie im Beginn verwechselt werden. In solchen Fällen bringt die Untersuchung des Sputums, vor allem aber der Blutkultur, wichtige Aufschlüsse. Zur Blutkultur bedient man sich am besten der Traubenzuckerbouillon oder des Traubenzuckeragars. Bei starker Überschwemmung des Blutes mit Bacillen, wie es in den letzten Stadien der

Krankheit der Fall ist, kann man die Erreger schon im Blutausstrich sehen. STÄUBLI konnte an Tieren eine direkte Nachweismethode erproben, indem er einen frischen Blutstropfen aus einer Stichstelle mit der 10—15fachen Menge 3%iger Essigsäure aufsaugt und verdünnt, dann zentrifugiert und das aus Leukocytenkernen und Erregern bestehende Sediment nach MAY-GRÜNWALD färbt. Auch im Liquor können Milzbrandbacillen in großer Menge vorkommen. Ferner ist der Nachweis der Milzbrandbacillen aus dem Knochenmark möglich.

In der Veterinärmedizin findet neben der bakterioskopischen und kulturellen Untersuchung sowie dem Tierversuch die Thermopräcipitation nach ASCOLI Anwendung. Dabei wird das milzbrandverdächtige Material (Blut oder Milzsaft) mit physiologischer Kochsalzlösung verdünnt. Die Mischung wird dann einige Minuten gekocht und filtriert. Zum erkalteten klaren Filtrat wird das handelsübliche spezifische Milzbrandserum zugesetzt.

Prognose. Prognostisch am günstigsten ist der Hautmilzbrand. 90% der Fälle gelangen zur Heilung, gelegentlich auch ohne jede Behandlung. Ein frühzeitig erkannter und behandelter äußerer Milzbrand ist so gut wie immer heilbar. Bei Hinzutreten stärkerer Allgemeininfektionszeichen trübt sich die Prognose. Das Milzbrandödem gilt im allgemeinen als prognostisch ungünstiger als der Karbunkel. Auch beim Darmmilzbrand kommen Heilungen vor, doch ist die Gefahr der Allgemeininfektion hier wieder größer. Am schlechtesten ist die Prognose beim Lungenmilzbrand. Die Quote der tödlichen Ausgänge liegt für ihn zwischen 50 und 87%, nach einzelnen Autoren sogar bei 100%. Bei der Beurteilung der Prognose dieser beiden letzten Formen ist die Blutkultur wichtig: Finden sich in ihr zahlreiche Kolonien, so ist die Prognose sehr zweifelhaft, sind es nur wenige, so kann man noch einen günstigen Ausgang erhoffen. Meist kommt es nach dem Überstehen der Krankheit zu einer längere Zeit dauernden *Immunität.*

Therapie. Von der chirurgischen Behandlung der Milzbrandpusteln ist man im allgemeinen abgekommen; sie muß heute fast als Kunstfehler bezeichnet werden bei Berücksichtigung der Erfahrungen der letzten Jahre. Im Vordergrund steht die *konservative Therapie* des Milzbrandkarbunkels, die von dem Gedanken ausgeht, daß die Bildung des Karbunkels gleichzeitig eine Abwehrmaßnahme des Organismus darstellt, die nur bei resistenteren Individuen auftritt und deshalb eine günstigere Prognose erlaubt, als dies bei einem diffus beginnenden Krankheitsbild der Fall ist. SCHOLL, der einen Vergleich zwischen chirurgis her und konservativer Behandlung durchführte, sah bei der ersteren 44% und bei der letzteren 7% Todesfälle. Man wird sich also darauf beschränken, die Umgebung der Pusteln zu reinigen, bei Sitz der Pusteln an einem Arm oder Bein das kranke Glied ruhigzustellen und hochzulagern, sowie die Pusteln durch einen Salbenverband, etwa mit Penicillin- oder Sulfonamidsalbe, zu schützen.

Von mancher Seite werden lokale Wärmeanwendungen empfohlen, wie Kurzwellen, Bestrahlungen mit wärmespendenden Lampen, warme Kataplasmen. Von einer solchen Hyperämisierung erwartet man eine günstige Einwirkung auf die Abheilung des Prozesses. GRUBER und FUTTAKI beobachteten bei dem Kaninchen in der Stauungslymphe milzbrandfeindliche Stoffe. Dies ließe daran denken, ob man beim Menschen gelegentlich die BIERsche Stauung in geeignet gelagerten Fällen vornehmen soll. Die Methode der Stauung wurde schon von ZÜLZER empfohlen, vielleicht wird durch sie auch die Verbreitung der Bacillen über die Lymphbahnen erschwert.

Bei allen Behandlungsmethoden des Hautmilzbrandes aber ist zu bedenken, daß es eine *große Zahl von Spontanheilungen* gibt, so daß der therapeutische Wert dieser Verfahren nicht überschätzt werden darf.

Die verschiedensten Mittel haben Anwendung bei der Behandlung des Milzbrandes gefunden, so empfahl BECKER die einmalige Gabe von 0,6 Neosalvarsan. Auch GILBERT (Nordrhodesien) behandelte 9 Kranke mit Neosalvarsan, von denen sich 7 schon nach einer Injektion sehr gut besserten, 2 benötigten allerdings höhere Dosen. SCOLARI fand diesen Erfolg bei 5 Fällen bestätigt. Bei Erkrankungen eines Personenkreises nach dem Genuß von Fleisch eines milzbrandkranken Tieres wandte SPENCER mit gutem Erfolg Arsenpräparate an. Während GRAF auf Grund seiner größeren Erfahrung eine Behandlung mit Silber- (BAUMANN empfahl Argochrom) und Arsenpräparaten als wirkungslos ablehnt.

Einen sehr erheblichen therapeutischen Fortschritt bedeutete die Einführung der Serumtherapie, die in der Humanmedizin allein in der Form der passiven Immunisierung durchgeführt wurde nach der Methode von SCALVO, der 1903 über die ersten erfolgreich mit Serum behandelten 164 Fälle berichten konnte. Durch die Einführung dieser Methode ließ sich die Mortalität doch merklich drücken, und zwar von 24% auf insgesamt 6%. Nach einem Bericht aus England über 800 Fälle sank die Mortalität von 48,3% auf 4%. PENNA sah in Argentinien mit Serumtherapie eine Sterblichkeit von 10%, ANDREW in Bulgarien eine solche von 4,2% gegenüber einer Mortalität vor der Serumtherapie von 25%.

Ein möglichst frühzeitiges Einsetzen der Behandlung ist zu fordern. Dabei ist ratsam, hohe Anfangsdosen von 50—500 cm^3 zu geben. Die Applikation kann im allgemeinen intramuskulär erfolgen. In schweren Fällen, in denen eine möglichst rasche Wirkung erzielt werden soll, kann es auch intravenös angewendet werden (CZICKELI u. a.).

Das Serum wird von Pferden, Rindern, Schafen, Eseln und Maultieren gewonnen. Das Rinderserum bietet den Vorteil, daß hiernach weniger häufig eine Serumkrankheit auftritt als nach dem Pferdeserum. Die Serumherstellung erfolgt nach verschiedenen Verfahren, doch scheint kein wesentlicher Unterschied in der Wirksamkeit der einzelnen Methoden zu bestehen. In Deutschland wird das nach den Angaben von SOBERNHEIM bei Merck und Höchster Farbwerke hergestellte Serum im allgemeinen verwendet. Die Wirkungsweise des Serums ist noch nicht geklärt. Zwar sind verschiedene Antikörper in den hochwertigen Seren nachweisbar, aber nach Ansicht verschiedener Autoren dürfte ihnen für die Wirkungsweise des Serums kaum eine entscheidende Bedeutung zukommen. Meist wird es den antiinfektiösen Seren zugerechnet. Es hat aber keine bactericiden oder phagocytosefördernden Stoffe. PETTERSON nimmt an, daß bei der Infektion negativ chemotaktisch wirkende Substanzen gebildet werden, deren hemmende Wirkung die im Immunserum enthaltenden Antikörper aufheben und so der Phagocytose den Weg bereiten.

Auch Kombinationsbehandlungen wurden versucht. HODGSON wendete Serum zusammen mit einem Neosalvarsanpräparat an und BIERBAUM hat früher Salvarsan der Serumtherapie zugefügt. Von einer derartigen Mischbehandlung glaubten die Untersucher bei frühzeitigem Einsetzen sehr günstige Erfolge gesehen zu haben.

Allerdings hat es auch nicht an ablehnender Haltung gegenüber der Serumtherapie gefehlt. So glaubt ROGGERI auf Grund seiner Erfahrung bei 362 Milzbrandfällen nicht, daß sie den Ablauf entscheidend beeinflußt habe. In diese Richtung scheinen auch die Ergebnisse der tierexperimentellen Arbeit von MCCULLOUGH und v. AUERSPERG aus dem Jahre 1947 zu weisen. Die Autoren infizierten Mäuse, Meerschweinchen und Kaninchen mit einer Milzbrandbouillonkultur und behandelten dann mit Penicillin und Milzbrandserum. Während Penicillin die Tiere zu schützen vermochte, war das Antiserum ohne sichtbaren Nutzen und zeigte sich schon im Leerversuch als für die Tiere toxisch. Auch

Schmidt (Marburg) lehnt die Serumtherapie ab, da seiner Auffassung nach die proteinhaltige Kapsel, die der Erreger im menschlichen Organismus bildet, einverleibte Antikörper nicht zur Wirkung kommen läßt.

Auch eine Behandlung mit Eigenblutinjektionen wird als erfolgreich beschrieben. Erb führte die Blutabriegelung nach Läwen mit Umspritzung des Karbunkels durch.

Auch die Sulfonamide wurden bei Milzbranderkrankungen angewendet und erwiesen sich als nicht unwirksam. J. Dörffel zog als erster die Sulfonamide in Form des Prontosil rubrum zur Behandlung des Milzbrandes mit Erfolg heran. Ihm folgte Bergmann 1941 mit einem Bericht über 2 Fälle. Ausführlich schildert Ferenci aus Ungarn erfolgreich durchgeführte Behandlungen mit Para-amidobenzolsulfamid (Deseptyl). Die Anwendung des Präparates erfolgte per os und als Injektion. v. Brede und Nagy erreichten in 11 Fällen von Hautmilzbrand mit 2-p-Aminobenzolsulfamido-4-methylthiazol einen guten Erfolg. Unter ihren Kranken waren 4, die vorher erfolglos mit Serum therapiert worden waren und in sehr bedenklichem Zustand zur Behandlung kamen. Schönfeld und Kimmig warnen allerdings vor zu hoher Dosierung dieses Präparates wegen der Gefahr der Nierenschädigung (Auskrystallisation in den Nierenkanälchen) und der Neuritiden. In letzter Zeit hat sich das Sulfadiazin (Pyrimal und Debenal der deutschen Nomenklatur) vor allem in Amerika in die Therapie des Milzbrandes gut eingeführt. So lauten auch die Berichte von Lebrun, Shanahan, Griffin und v. Auersperg sowie Reilly und Beeson über Kombinationsbehandlungen mit Sulfonamiden und anderen Maßnahmen, in neuerer Zeit vorwiegend Penicillin, sehr günstig.

Ein Vorläufer der heutigen Antibioticatherapie war die Behandlung mit Pyocyanase, die auf Untersuchungen von Freudenreich, Emmerich und Loew, Gundel u. a. basierte. Favreuil und Fortiau konnten in 68 von 69 Milzbrandfällen eine Heilung erzielen.

Schon ein Jahr nach der Entdeckung des Penicillins gelang es Fleming, eine Wirkung des Heilmittels auf Milzbranderreger festzustellen. Spätere Untersuchungen von Abraham, Chain und Mitarbeitern bestätigten diese Beobachtungen und stellten darüber hinaus fest, daß es außerordentlich penicillinempfindliche Milzbrandstämme gibt. 1944 berichteten dann als erste Murphy, La Bocetta und Lockwood über günstige Behandlungsresultate beim Menschen. Es folgten dann die Mitteilungen von Ellingson, Bookwalter und Howe, die bei 25 Kranken mit 1—400000 iE Heilungen erzielten, aber schon sie konnten auf eine Beobachtung hinweisen, die sich später anderen Untersuchern, so auch uns, immer wieder bestätigte, daß sich die *Karbunkel noch einige Zeit weiter entwickeln* trotz der Vernichtung der Erreger. Griffin und Mitarbeiter kombinierten bei 10 Kranken noch mit Sulfonamiden und gaben sehr hohe Dosen (3stündlich 100000—300000 iE bis zu einer Gesamtdosis von durchschnittlich 13000000 iE) in 17 späteren Fällen behandelten sie allein mit dem Antibioticum. Sie empfehlen die hohen Dosen, da sie fanden, daß einzelne Milzbrandstämme relativ unempfindlich für Penicillin sind.

Das therapeutische Vorgehen bei der Penicillinbehandlung ist verschieden. Einige Autoren, so Stott (1 Fall), La Bocetta (36 Fälle), Weinstein und Oliver (3 Fälle) geben das Penicillin nur intramuskulär. Abraham injizierte in den Milzbrandherd insgesamt 600000 iE. Videla und Scodeller gaben 40000 iE um die Pustel herum und 60000 iE unter die Pustel. Auch Weinstein zusammen mit Barria empfahl noch 1945 die Infiltrationstherapie allein. Weitere günstige Resultate mit der intramuskulären, zum Teil auch mit einer kombinierten Behandlung liegen von Brunner, Mitchell-Heggs, Reque,

Noguer-Moré vor. Grüninger wendet Lokalkompressen mit Penicillin an und gibt gleichzeitig eine intravenöse Tropfbehandlung mit Tagesdosen von 100000—200000 iE, insgesamt für eine Kur 500000—800000 iE. Kolmer, der alle 3 Std 20000—40000 iE gibt, empfiehlt in jedem schweren Fall eine Blutkultur anzulegen und bei deren positivem Ausfall sowie bei allen Fällen von Lungen- und Darmmilzbrand die Dosierung in Höhe von 200000—300000 iE bis zum Negativwerden der Blutkulturen fortzusetzen.

Reilly und Beeson führten in 4 Fällen eine Kombinationskur mit täglich 300000 iE und 6 g Sulfadiazin 5 Tage lang durch. Einen Kranken behandelten sie erfolgreich mit täglich 2 g Streptomycin. Lebrun gelang es auch mit einer Verbindung von Penicillin und Sulfonamid einen Fall zu retten, bei dem es von der Pustula maligna an der Oberlippe zu einer Thrombophlebitis gekommen war. Auf den Erfolg der Kombinationsbehandlung von Shanahan bei Anthraxmeningitis wurde schon hingewiesen.

Bei aller positiven Beurteilung der Penicillintherapie müssen aber verschiedene Punkte doch klar herausgestellt werden: 1. die Entwicklung des Pustelstadiums, worauf schon oben hingewiesen wurde, wird *nicht verändert*, eine Ausbreitung allerdings verhindert (Ellingson und Mitarbeiter, Gold, Mohr u. a.). 2. Der positive Bacillennachweis kann den Beginn der klinischen Heilung in einzelnen Fällen überdauern (Gold). Mohr konnte das besonders bei solchen Milzbrandstämmen feststellen, die auf der Blutagarplatte mit einem *starken hämolytischen Hof* wuchsen. Mann weist darauf hin, daß eine laufende bakteriologische Kontrolle deshalb auch notwendig ist, weil Milzbrandbacillen in einzelnen Fällen auch Penicillinase bilden können, wodurch das Heilergebnis natürlich in Frage gestellt wird. Im allgemeinen allerdings sind die Bacillen, wie Ellingson und Mitarbeiter bei seinen 25 Fällen feststellen konnten, innerhalb 24 Std kulturell nicht mehr nachweisbar (sie gaben 1—4 Mill. iE meist intramuskulär, aber auch lokal).

Eine gewisse Ablehnung erfährt die Penicillintherapie durch Robert, der ihr nur sekundäre Bedeutung beimißt und biologische Behandlungsmethoden in den Vordergrund stellt.

Auf Grund unserer eigenen Erfahrungen bei insgesamt 13 Fällen sind wir, ähnlich wie Marchionini, zu einer kombinierten Behandlungsmethode gekommen. Wir umspritzen und unterspritzen den Herd am 1. Behandlungstag mit 200000 iE, bei maligne aussehenden Herden wird dies am 2., unter Umständen auch am 3. Tag wiederholt. Daneben geben wir 300000—400000 iE Depotpenicillin intramuskulär über 6 bis höchstens 7 Tage. Bei diesem Vorgehen ist meist nach 2 Behandlungstagen der Erreger im Wundsekret nicht mehr nachweisbar. Ausnahmen sahen wir zweimal bei hämolysierenden Stämmen, die noch am 3. bzw. 4. Behandlungstag kulturell, nicht allerdings im Nativpräparat, nachweisbar waren. Wir haben dabei in allen Fällen auf Serumgaben verzichtet, bis auf einen besonders schwer gelagerten Fall.

Als Beispiel für die Wirkung der Penicillintherapie bei solch einem schweren Verlauf sei hier die folgende Krankengeschichte im Auszug wiedergegeben.

A. Z., 53jähriger Mann in gutem Allgemeinzustand. Als Schauermann im Hafen tätig, mit dem Ausladen von Fellen vor Tagen beschäftigt. Bemerkte seit 2—3 Tagen eine kleine Stelle am linken Oberarm. Es trat dann eine Pustel auf, die durch eine Borke abgelöst wurde. Am Tag der Krankenhausaufnahme war an anderer Stelle zum Zweck der Gewinnung von Sekret zur Untersuchung etwas gewaltsam an der Pustel gedrückt und der Schorf abgehoben worden. Bei der Aufnahme zeigte sich das in Abb. 3 wiedergegebene Bild. Die Behandlung wurde sofort eingeleitet durch Unterspritzung mit 200000 iE und Gabe

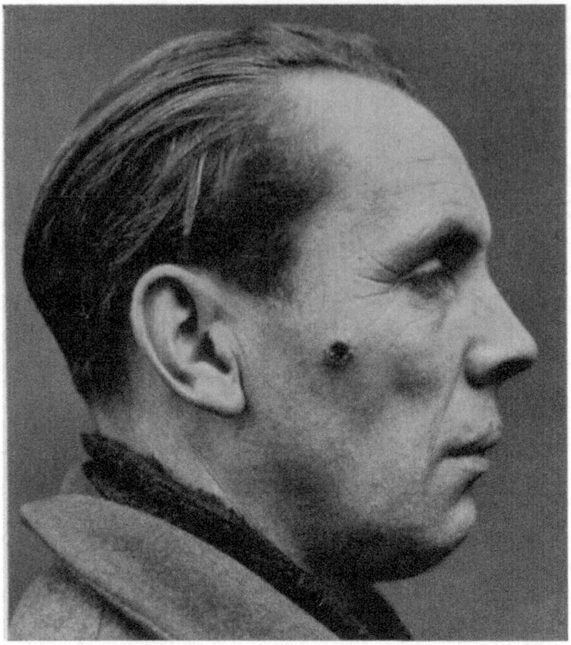

Abb. 5. Milzbrandkarbunkel an der Wange, 3. Krankheitstag vor Beginn der Penicillintherapie.

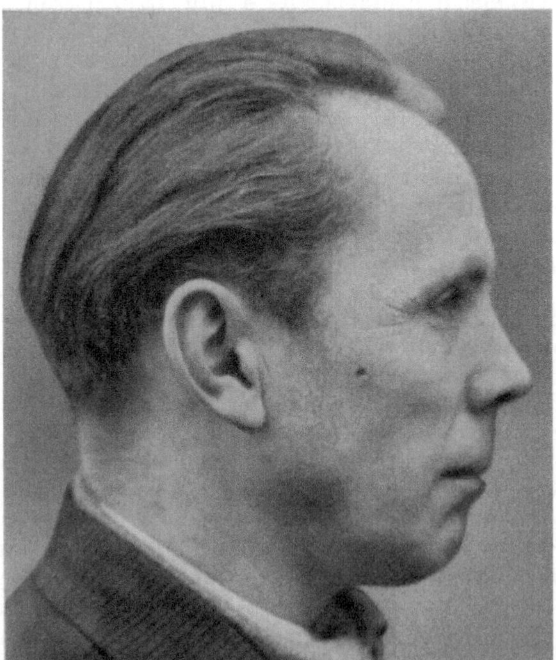

Abb. 6. Der gleiche Karbunkel nach Penicillinbehandlung 6 Tage später.

von 300000 iE Depotpenicillin. Aber noch am Abend kam es zu einem Schüttelfrost, in der Nacht nahm die Schwellung des Armes zu, die Temperatur stieg und das Bild zeigte einen schwer septischen Charakter.

Unter diesen Umständen wurde sofort zu einer Erhöhung der Penicillindosen übergegangen und das Penicillin 2stündlich 50000 iE gespritzt. Außerdem erhielt der Kranke auch noch 20 cm³ Serum. Unter 2—3stündlichen Penicillingaben, Tagesdosen von 600000 bis 800000 iE, besserte sich der Zustand sehr rasch, wenn auch der Lokalbefund sich in der schon beschriebenen Weise verhielt und nur langsam zur Zurückbildung kam.

Der Stamm zeigte ausgesprochene Hämolysebildung und war trotz der sehr intensiven Behandlung bis zum 3. Krankheitstag in der Kultur nachweisbar.

Bei kritischer Würdigung gerade dieses Falles muß darauf hingewiesen werden, daß es trotz der Penicillinanwendung lokal und intramuskulär zu einer weiteren Temperatursteigerung und einer Zunahme des schweren Krankheitsbildes kam. Dies veranlaßt doch einerseits, trotz der negativen Resultate der Tierversuche von McCullough und v. Auersperg, die Serumtherapie nicht ganz zu verlassen und für schwere Bilder sie nach wie vor mit heranzuziehen. In solchen Fällen kann man unbedenklich 2 oder 3 Tage hindurch 40 und 50 cm³ Serum geben. Dabei empfiehlt es sich, einen Teil des Serums intravenös zu verabfolgen, etwa am 1. Tag 20 cm³ intravenös und 30 cm³ intramuskulär, am 2. Tag die gleiche Dosis oder eine absteigende, etwa 10 cm³ intravenös und 20 cm³ intramuskulär, je nach Lage wäre der 3. Tag in gleicher oder weiter fallender Dosierung zu gestalten. Auf einen zweiten Punkt sei auch an dieser Stelle noch hingewiesen: Von verschiedenen Seiten sind gegen die Lokalanwendung des Penicillins in Form der Infiltration Bedenken geltend gemacht worden. Gerade der oben geschilderte Fall war uns auch Veranlassung, unsere Ansicht der Um- und Unterspritzungsbehandlung nochmals einer gewissen Revision zu unterziehen, so daß wir heute bei einer Lokalisation des Prozesses im Gesicht, insbesondere Augenlider, Wange, Kinn zurückhaltender vorgehen, während wir bei allen

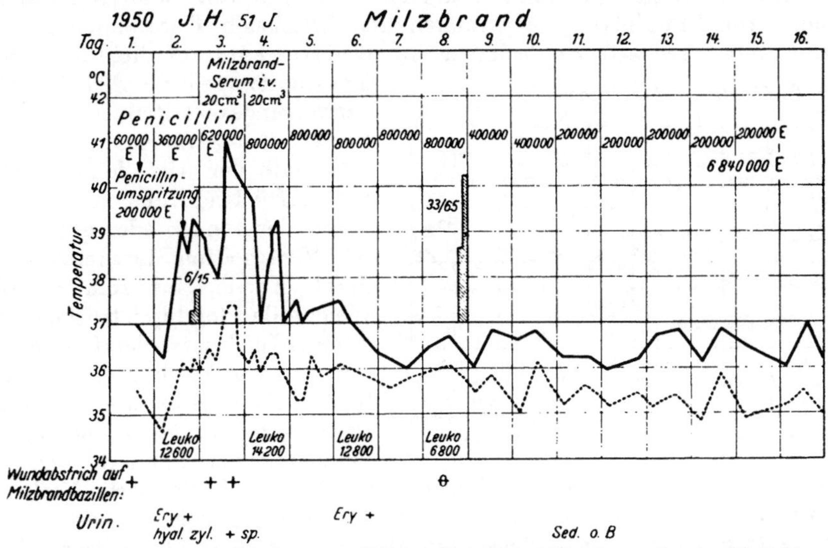

Abb. 7. **Milzbrandkarbunkel am Ellenbogen, s. Abb. 3, mit septischer Streuung und guter Rückbildung unter intensiver Penicillinbehandlung.**

anderen Lokalisationen doch an der Lokalapplikationsmethode festhalten Es sollte allerdings vermieden werden, durch zu starke Flüssigkeitsinfiltration die Durchblutungsbedingungen der erkrankten Partien allzusehr zu verändern, da sonst das zusätzlich intramuskulär gegebene Penicillin, das auf dem Blutwege herangebracht wird, nicht zur Wirkung kommen kann.

Die neuesten von amerikanischer Seite herausgegebenen Behandlungsrichtlinien bei Milzbrand verzichten ganz auf die Serumgabe und bedienen sich ausschließlich des Penicillins (KEEFER). Als ausreichende Dosis sehen sie 100000—200000 iE intramuskulär täglich, gegeben je nach Reaktion des Kranken für 3—7 Tage, an.

Bei dieser Art der Therapie erübrigen sich umfangreichere Lokalbehandlungsmaßnahmen. Ein Schutzverband mit Penicillinsalbe oder besser noch eine mit Penicillinlösung getränkte Kompresse zusammen mit einer weitgehenden Ruhigstellung des betroffenen Gliedes reichen völlig aus. Daß der Milzbrandkranke in den ersten Tagen strenge Bettruhe einhalten muß, ist selbstverständlich.

Bei Lungenmilzbrand und Darmmilzbrand, ebenso wie bei Milzbrandsepsis wird man selbstverständlich Penicillin und Serum und gegebenenfalls noch Sulfonamide in Kombination anwenden, um das sonst sicher desolate Geschehen zu verhindern.

Prophylaxe. Die menschlichen Infektionen gehen regelmäßig auf infizierte tierische Produkte zurück. Die Vorbeuge für den Menschen besteht deshalb im wesentlichen in der Bekämpfung des Milzbrandes der Tiere. Diese wird in allen zivilisierten Ländern auf gesetzlicher Grundlage durchgeführt. Milzbranderkrankungen sind *meldepflichtig.* Die Hauptaufgabe besteht darin, alle an Milzbrand erkrankten und gestorbenen Tiere zu erfassen und sie samt ihren Exkreten unschädlich zu beseitigen. Aus diesem Grunde entschädigt der Staat die an Milzbrand gestorbenen Tiere, und zwar auch die, bei denen die Anzeige nicht rechtzeitig erstattet wurde. In den perakut verlaufenden Fällen hat der Besitzer gar nicht die Möglichkeit, die Milzbrandinfektion rechtzeitig anzuzeigen. Heilversuche dürfen an milzbrandkranken Tieren nur von Tierärzten ausgeführt werden. Die Standplätze der kranken und befallenen Tiere sind sofort abzusperren und verschärft zu desinfizieren. Kadaver sind auf dicht schließenden Transportwagen zu den Tierkörperverwertungsanstalten zu transportieren. Ein Zerlegen und Abhäuten außerhalb der Abdeckereien ist verboten. Die Kadaver sind zu beseitigen durch Verbrennen oder durch technische Verarbeitung. Letzteres geschieht durch Kochen bis zum Zerfall der Weichteile oder durch trockene Destillation. In Deutschland ist ein Verscharren von Milzbrandkadavern verboten. Da eine restlose unschädliche Beseitigung der Milzbrandkadaver in unkultivierten Ländern und insbesondere in Steppen schwer durchführbar ist, erklärt sich die starke Verbreitung des Milzbrandes in solchen Ländern. Zur Vermeidung von Tierverlusten wird hier die Impfung mit abgeschwächten Milzbrandbacillen oder Milzbrandsporen durchgeführt, die einen sicheren Schutz für die Dauer von einem Jahr gewährt. In vielen Gegenden Südamerikas, Afrikas und Asiens ist wegen des starken Auftretens des Milzbrandes eine gewinnbringende Tierhaltung ohne die jährliche Milzbrandimpfung gar nicht möglich.

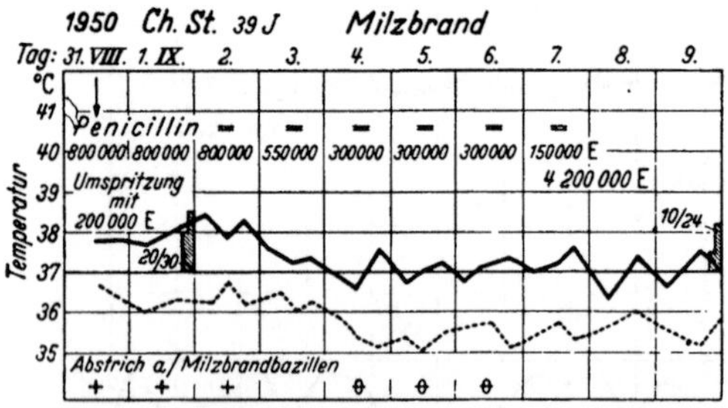

Abb. 8. Milzbrandkarbunkel am Hals, gute Rückbildung unter Penicillinbehandlung. Auffallend langes Persistieren der Milzbrandbacillen, die in der Kultur mit hämolytischem Hof wuchsen, sonst aber alle Zeichen des typischen Milzbrandbacillus aufwiesen (LIPPELT).

Zur Vermeidung der Einschleppung von Milzbrandbacillen durch tierische Produkte aus dem Auslande ist eine Anzahl von Bestimmungen erlassen worden. Fleisch und Knochenmehl muß vor der Einfuhr einer Sterilisation unterlegen haben. Eingeführte Tierhaare und Tierborsten sind durch Wasserdampf unter Zusatz von 10% Formaldehyd zu desinfizieren, Wolle durch Waschen in 39—43° C warmem Seifenwasser und anschließend Einlegen in 2%iges Formaldehyd oder durch strömenden Dampf bei 0,15 Atm. Druck. Eine Sterilisation der Tierhäute ist schwierig, da nicht die Gerbfähigkeit leiden darf. Man ist deshalb bestrebt, die infizierten Häute bereits vor dem Gerben zu erfassen. Dies geschieht, indem von ausgestanzten Hautproben ein Kaltauszug hergestellt wird, mit dem die Präcipitation durchgeführt wird. Die Unschädlichmachung der Abwässer aus Gerbereien ist sehr schwierig, da eine chemische Desinfektion der Abwässer nicht durchführbar ist. Nur bei den festen Abgängen der Gerbereien ist eine Abtötung der Milzbrandkeime gewährleistet durch 3monatige Kompostierung unter Zusatz von Ätzkalk. In Gewerben, in denen milzbrandhaltiges Material zur Verarbeitung gelangen kann, so in der Leder- und Pinselindustrie, sind Unfallverhütungsvorschriften erlassen worden. Hafentransportarbeiter sind während des Transportierens von Häuten mit einem Kopf- und Nackenschutz zu versehen.

Von einer vorbeugenden *Schutzimpfung* beim Menschen, die große Gefahren in sich birgt, ist dringend abzuraten.

Nach den Erfahrungen in Hamburger Betrieben führt eine entsprechende Aufklärung dazu, daß die Milzcranderkrankten sehr frühzeitig zur Behandlung kommen. Die Prognose wird hierdurch wesentlich günstiger gestaltet und vor allem auch der Krankheitsverlauf abgekürzt. Nach wie vor ist aber die Forderung zu stellen, daß jeder menschliche Milzbrandfall gemeldet und isoliert wird, denn ihn, auch bei der heute verbesserten Behandlungsmethode, in häuslichem Milieu zu belassen, ist nicht ratsam. Verbandstoffe von Hautmilzbrandkranken, Auswurf von Lungenmilzbrandkranken sowie Stuhl und Urin, besonders auch von Darmmilzbrandfällen, sind zu desinfizieren.

Pseudomilzbrand.

Bei diesem Krankheitsbild bestehen verschiedene Unklarheiten. Ob es den Zoonosen zuzuordnen ist und ob das klinische Verhalten des Pseudomilzbrandes zum Milzbrand etwa dem des Paratyphus zum Typhus entspricht, bleibt noch, wie WILAMOWSKI und POPPE betonen, der Klärung durch weitere sorgfältige Untersuchungen vorbehalten.

Schon 1883 wurde im Institut Pasteur das Variabilitätsvermögen des Bac. anthracis beobachtet. Neben kleineren Abweichungen vom klassischen Typ sind aber verschiedene Pseudostämme gezüchtet worden, die sich in grundlegenderem Maße vom Bac. anthracis unterscheiden. Diese sind beweglich, haben starkes hämopeptisches Vermögen schon in jungen Kulturen, wachsen in der Bouillon unter anfänglicher Trübung bei späterer Aufklärung mit Bodensatz und Häutchenbildung. Teilweise werden diese Stämme als apathogen beschrieben (POPPE, WAGNER). KÖHLER glaubte den Mäuseversuch zur Differenzierung heranziehen zu können (Pseudostämme seien nur für Mäuse pathogen, nicht aber für größere Tiere oder den Menschen). Demgegenüber steht ein Bericht von SCHÜRMANN über einen Todesfall beim Menschen infolge einer Pseudomilzbranderkrankung.

Verschiedene Autoren glauben, daß die deutliche Hämolyse in jungen, 16 Std alten Kulturen auf Blutagar eines der wesentlichsten Kriterien der Pseudostämme sei. LIPPELT konnte demgegenüber gerade in zwei klinisch besonders schweren Fällen von Milzbrand Hämolysebildung feststellen bei dem Vorhandensein aller sonstigen Merkmale von Bac. anthracis.

Auch die Thermopräcipitation nach ASCOLI läßt sich nicht als sicheres differentialdiagnostisches Mittel heranziehen, da Pasteurvaccine und Pseudostämme oft einen stärkeren Ausfall geben können als Bac. anthracis.

Die Thermoresistenz ist bei Pseudomilzbrandbacillen meist höher als beim echten Milzbranderreger.

Die Differenzierung in Bac. anthracis oder pseudoanthracis bedarf einer sorgfältigen Prüfung der Keime nach verschiedenen Methoden auf ihre unterschiedlichen Eigenschaften (GILLISSEN und LUST).

Das klinische Bild der Pseudomilzbrandinfektion scheint im wesentlichen ähnlich dem einer Milzbrandsepsis zu sein (POPPE) mit heftigen Allgemeinerscheinungen, stärkerem lokalen Ödem, Durchfällen, Leber- und Milzschwellungen. Die Diagnose wurde in den meisten Fällen erst nach dem Tode gesichert. Bei der Obduktion fanden sich Lungenödem, hämorrhagische Pleuritis, Milztumor, Leberschwellung und Meningitis.

Dieses klinische Erscheinungsbild entspricht in etwa dem einer schweren Milzbrandsepsis.

Über die Wirkung von Milzbrandserum bei Pseudomilzbranderkrankungen und über die Penicillinbehandlung solcher Infektionen ist in dem bisherigen Schrifttum nichts bekannt.

Literatur.

Rotlauf.

1. Zusammenfassende Arbeiten.

CALLOMON, FRITZ: Pseudoerysipel, Erysipeloid. In Handbuch der Haut- und Geschlechtskrankheiten, Bd. 9/1, S. 93—124. Berlin: Springer 1929.

HEGLER, C.: Schweinerotlauf beim Menschen. In Handbuch der inneren Medizin, Bd. 1, S. 213—215. Berlin: Springer 1934.

POPPE, KURT: Der Schweinerotlauf. In M. GUNDEL, Die ansteckenden Krankheiten, 4. Aufl. Stuttgart: Georg Thieme 1950.

2. Veterinärmedizinisches Schrifttum.

Einzelarbeiten.

BONTSCHEFF, N.: Arch. Tierheilk. **78**, 369 (1943). — BOURGEOIS, E.: Schweiz. Arch. Tierheilk. **86**, 32 (1944). — BOUVIER, G.: Schweiz. Arch. Tierheilk. **86**, 22. — BRIND, A. I., A. S. MOTRICH u. A. J. KOVALEVA: Vrachdelo **21**, 159 (1939).

DINTER, Z., u. K. BACKOS: Dtsch. tierärztl. Wschr. **1948**, 257. — DRAKE, H. CHARL. and E. R. HALL: Amer. J. publ. Health **37**, 8.9 (1948).

FORTNER, J.: Berl. u. Münch. tierärztl. Wschr. **1947**, 61; **1949**, 37.

GREY, C. G.: Vet. Med. **42**, 177 (1947).

HAUSMANN: Dtsch. tierärztl. Wschr. **1949**, 260.

KUBIN, GEORG: Wien. tierärztl. Mschr. **8**, 434 (1949).

MAAS: Berl. u. Münch. tierärztl. Wschr. **1929**, 65. — Mh. Vet.med. **1948**, 61.

ROEMMELE: Z. Inf.krkh. Haustiere **60**, 357 (1944). — RÖSLER, M.: Dtsch. tierärztl. Wschr. u. tierärztl. Rdsch. **1943**, 169.

SAXER, E.: Schweiz. Arch. Tierheilk. **89**, H. 1, 13. — Schweiz. Z. Path. u. Bakter. **10**, 209 (1947). — SANDSTEDT, H., u. O. SWAHN: Scand. vet. Tidskr. **37**, 85 (1947). — SCHÖNING, H. W.: Ref. Zbl. Bakter. **1946**, 57. — SCHRÖTER, A.: Diss. Leipzig 1947. Ref. Zbl. Bakter. **147**, 8 (1950).

TRAUB, E.: Mh. Vet.med. **1947**, 165.

WELLMANN, G.: Berl. u. Münch. tierärztl. Wschr. **1949**, 39. — Abh. Fischerei u. Hilfswissensch. **1950**, 489. — WOODBINE, M.: Vet. J. **102**, 89 (1946); **103**, 149 (1947).

3. Humanmedizinisches Schrifttum.

Einzelarbeiten.

BARBER, M., M. NELLEN and M. ZOOB: Lancet **1946 I**, 125. — BIERBAUM, K., u. M. GOTTRON: Z. Dermat. **43**, 52 (1925); **57**, 5 (1929). — BRUNNER: Schweiz. med. Wschr. **1947**, 491. — BUSH, R. A.: Brit. med. J. **1949**, 964.

CANIZARES: Arch. of Dermat. **54**, 19 (1946). — COSTELLO: Arch. of Dermat. **52**, 400 (1945).

DEGOS, R., et A. FRESNEL: Bull. Soc. franç. Dermat. **45**, 1820 (1938). — DESAI: Indian J. med. Sci. **2**, 182 (1948). — DOORMAAL, VAN: Nederl. Tijdschr. Genesk. **92**, 165 (1948).

EHRLICH: Arch. int. Med. **78**, 565 (1946). — ERSKINE, J. F.: Brit. med. J. **1949 II**, 1297.

FERGUSON, HAND and STRAUCH: U. S. nav. med. Bull. **47**, 150 (1947).

GILCHRIST, T. C.: J. cutan etc. Dis. **22**, 507 (1914). — GOBBO, A.: Minerva Medica, Torino **1950**, Nr 19. — GOODWIN, MARTIN, H.: Brit. med. J. **1950**, 765. — GREY: Vet. Med. **42**, 74 (1947). — GÜNTHER: Berl. tierärztl. Wschr. **1912**, 561. — GUT: Schweiz. med. Wschr. **1945**, 476.

HEILMANN and HERELL: Proc. Staff Meet. Mayo Clin. **19**, 340 (1944). — HETTCHE: Arch. f. Hyg. **119**, 178 (1937). — HETTCHE u. DANNEEL: Z. Hyg. **116**, 41 (1935). — HODGSON, G. A.: Brit. med. J. **1945 I**, 483.

JENNINGS, A. R.: Vet. Rec. **1946**, 598.

KING, PETER F.: Lancet **1946 II**, 196. — KOLLE, W., u. H. SCHLOSSBERGER: Münch. med. Wschr. **1921**, 1439. — KOLLE, W., F. LEUPOLD, H. SCHLOSSBERGER u. K. HUNDESHAGEN: Arb. Staatsinst. exper. Ther. usw. **14**, 43 (1921).

LOHEL: Dtsch. Gesdh.wes. **1949**, 124. — LOWDEN, T. G.: Brit. med. J. **1949**, 1297. — LUNDBERG, S.: Nord. med. Ark. **40**, 1924 (1948).

MACAULAY: Med. World **65**, 169 (1947). — MARCHIONINI, A., u. HANS GÖTZ: Penicillinbehandlung der Hautkrankheiten. Berlin: Springer 1950. — MISGELD: Z. Hautkrkh. usw. **5**, 99 (1948). — MONCORPS, C.: Med. Klin. **1948**, 270, 471.

NICHOLAS: Arch. of Dermat. **54**, 57 (1946).

REQUE: J. med. Assoc. Alabama **17**, 268 (1948).

SAURAT, P.: Concours Médical **72**, 3907 (1950). — SCHELLNER, H.: Tierärztl. Umsch. **1948**, 16. — SCHOOP: Dtsch. tierärztl. Wschr. **1936**, 371. — SIMONS, R. D. G. P.: Genesk. Tijdschr. Nederl.-Indië **79**, 436 (1939). — SONNENSCHEIN, CURT: Neue Deutsche Klinik, Bd. 11, S. 527. 1933. — STILES: J. amer. med. Assoc. **134**, 953 (1947). — SVATA: Arch. of Dermat. **52**, 22 (1946). Ref. Excerpta med. **13**, 2501 (1947). — SZODORAY u. BOROTA: Ref. Excerpta med. **13**, 471 (1948).

TEUFL, HANS: Med. Klin. **1949**, 255. — THJÖTTA, TH.: Acta path. scand. (Stockh.) **20**, 597 (1943).

ZINSLI, PH.: Schweiz. med. Wschr. **1947**, 1201.

Rotz (Malleus).

Zusammenfassende Arbeiten.

HEGLER, C.: Lehrbuch der Infektionskrankheiten, 2. Aufl. Berlin: Springer 1924.

LOMMEL: Rotz. In Handbuch der inneren Medizin, Bd. 1: Infektionskrankheiten. Berlin: Springer 1934.

POPPE, K.: Rotz. In MAX GUNDEL, Die ansteckenden Krankheiten, 4. Aufl., Leipzig: Georg Thieme 1950.

Einzelarbeiten.

BLANC, G. et BALTAZARD: Ann. Inst. Pasteur **68**, 281 (1942). — BLANC, G., et M. BALTAZARD: C. r. Acad. Sci. Paris **213**, 541, 670 (1941). — BLANC, DELAGE et MARTIN: Ann. Inst. Pasteur **69**, 65 (1943). — BIERBAUM, K., u. H. GOTTRON: In JADASSOHNS Handbuch der Haut- und Geschlechtskrankheiten, Bd. 9, Teil 1. S. 355. 1929. — BRUNN, W. v.: Vjschr. gerichtl. Med. **58**, 134 (1919).

COX, C. D., and J. L. ARBOGAST: Amer. J. clin. Path. **15**, 567 (1945).

DESCAZEAUX, J., G. GUILLOT et R. COURTADE: C. r. Soc. Biol. Paris **130**, 24 (1939).

FISCHER, O.: Dtsch. med. Wschr. **1920**, 73. — FINLAYSON: S. afric. med. J. 18, 113 (1944).

GAIGER: J. comp. Path. a. Ther. **26**, 223 (1913). — GIESE: Arb. Reichsgesdh.amt **52**, 468 (1920). — GILDEMEISTER, E., u. JAHN: Berl. klin. Wschr. **1915**, 627.

HEANLEY: Lancet **1904** I, 364. — HEROLD, A. A., and C. G. ERICKSON: South. med. J. **31**, 1022 (1938). — HETSCH: Neue Deutsche Klinik, S. 424. 1932. — HOKE: Prag. med. Wschr. **1907**, 351. — HOWE, C., and W. R. MILLER: Ann. int. Med. **26**, 93 (1947).

LEMOINE, CF., HASLÉ et NGUYEN-DUC-KHOI: Bull. Soc. méd.-chir. Indochine **15**, 662 (1937). — LÜHRS: Handbuch der pathogenen Mikroorganismen, Bd. 6, S. 1. 1927.

McDOWELL, F., and P. L. VARNEY: J. Amer. med. Assoc. **134**, 361 (1947). — McGILVRAY, C. D.: J. Amer. vet. med. Assoc. **1944**, 104. — *Merkblatt* über den Rotz beim Menschen. 1940. — MEYN, A.: Tierärztl. Umsch. 2, 253. — Z. Vet.kde **1914**, 54. — MILLER, W. R., L. PANNELL, L. CRAVITZ, W. A. TANNER and M. S. INGALLS: J. Bacter. **55**, 115 (1948a). — MILLER, W. R., L. PANNELL, L. CRAVITZ, W. A. TANNER and T. ROSEBURY: J. Bacter. **55**, **115**, 127 (1948). — MIRICK, G. S., H. M. ZIMMERMANN, G. D. MANER and A. A. HUMPHREY: J. Amer. med. Assoc. **130**, 1063 (1946). — MUNTIU, N.: Tierärztl. Rdsch. **1943**, 361.

NEUMANN-KLEINPAUL, K., u. JO. HAERTWIG: Mh. Vet.med. **1**, 46 (1946). — NOTTBOHM, H.: Dtsch. tierärztl. Wschr. **1947**, 173.

OSTERTAG, R. v.: Virchows Arch. **275**, 595 (1930).

POPPE, K.: Berl. tierärztl. Wschr. **1919**, 173. — Merkblatt Reichsgesundheitsamt Nr 20. 1940.

REINHARDT, R.: Berl. tierärztl. Wschr. **1919**, 453.

SAXER, E.: Schweiz. Arch. Tierheilk. **88**, 345 (1946). — SCHÜTZ-SCHUBERT: Arch. Tierheilk. **35** (1909). — SUDIBYO: Geneesk Tijdschr. Nederl.-Indië **78**, 1424 (1938).

TOULLEC, F., and P. HUARD: Bull. Soc. méd.-chir. de l'Indochine **15**, 667 (1937).

WOMACK, C. RAY and E. BUIST WELLS: Amer. J. Med. **6**, 267 (1949).

ZIELER: Dtsch. med. Wschr. **1920**, 209.

Melioidosis.

Zusammenfassende Arbeiten.

ALAIN, M., J. SAINT-ETIENNE et V. REYNES: Méd. Trop. **2**, 191 (1949).

HUTYRA-MAREK-MANNINGER: Spezielle Pathologie und Therapie der Haustiere, 8. Aufl., Bd. **1**: Infektionskrankheiten, S. 622. Jena: Gustav Fischer 1941.

Poppe, K.: Melioidosis. In Gundel, Die ansteckenden Krankheiten, 4. Aufl. Stuttgart: Georg Thieme 1950.

Stitt: Melioidosis. In: Diagnosis, Prevention and Treatment of tropical Diseases, 6. Aufl. 1943.

Einzelarbeiten.

Alain, M., et P. Delbove: Bull. Soc. Path. exot. Paris **32**, 20 (1939). — Alcock: Zit. nach Alain.

Bezemer: Geneesk. Tijdschr. Nederl. Indië **75**, 1577 (1935). — Bigot et Bruneau: Rev. méd. franc. d'E. O. **1939**, 52. — Blanc et Baltazard: C. r. Acad. Sci. Paris **213**, 670 (1941). — Ann. Inst. Pasteur **68**, 281 (1942). — Blanc, Delage et Martin: Ann. Inst. Pasteur **1943**, 65. — Bonne, C., J. P. Henneman u. W. Schijveschuurder: Geneesk. Tijdschr. Nederl. Indië **79**, 877 (1939). — Bozzelli, R.: Nuava Vet., Nov. **1930**. — Broquet et Pons: Bull. Soc. Path. exot. Paris **1937**, 14. — Brown, Duncan and Henry: J. of Hyg. **23**, 1 (1924).

Capponi et Cros: Méd. Trop. **5**, 738 (1948). — Castellani and Chalmers: Manual trop. Med. **1919**, 1466. — Cox and Arbogast: Amer. J. clin. Path. **15**, 567 (1945). — Couture, E.: Rev. Hyg. et Méd. prévent. **57**, 190 (1935). — Cruickshank, J. C.: Brit. med. J. **1949 II**, 410.

Delbove, P., et V. Reynes: Editions Portail, Saigon, S. 92—102. 1942. — Denny and Nicholls: Ceylon J. Soc. **2**, 37 (1927). — Desfujols, B., Bergeret, Calmet et Rouvier: Méd. Trop. **2**, 689 (1942).

Eliche et Delbove: In: Thèse Nguyen.

Finlayson: S. afr. med. J. **18**, 113 (1944). — Fletcher, W.: Inst. Med. Res., Fed. Malay States **1919**. — Bull. roy. Arm. med. Corps **85** (1920).

Gambier, A.: Bull. Soc. Path. exot. Paris **1930**, 436. — Gilmour, C. C. B.: Malayan med. J. **1931**, 12. — Girard, G.: Bull. Soc. Path. exot. Paris **1936**, 712. — Grant, A., and Cl. Barwell: Lancet **1943 I**, 199. — Green, R., u. D. S. Mankikar: Dtsch. med. Wschr. **1949**, 781. — Brit. med. J. **1949**, No 4598, 308. — Gutner, L. B., and M. W. Fisher: Ann. int. Med. **28**, 1157 (1948).

Harries, E. J., J. W. Warning, A. G. Lewis and E. J. Dowling: Lancet, **1948 I**, 363. — Huard, P., u. M. Long: Rev. de Chir. **57**. 773. — Hulshoff: Nederl. Tijdschr. Geneesk. **77**, 5638 (1933). — Houssiau: Melioidose et tularémie. Brux. méd. **12**, 205 (1931).

Knapp, H. H.: Ind. med. Gaz. **50**, 287 (1915). — Krishnaswamy, C. S.: Ind. med. Gaz. **52** (1917).

Laquintinie: La mélioidose, étude clin., bact. et expérim. Paris **1934**. — Legroux, R.: Presse méd. **1933**, 118. — Legroux et Blanc: Ann. Inst. Pasteur **69**, 49 (1943). — Legroux et Genevray: Ann. Inst. Pasteur **51**, 249 (1933). — Lemoine, Haslé et Nguyen Duc-Hoi: Bull. Soc. méd.-chir. Indochine **1937**, 662. — Letonturier, Martin et Souchard: Bull. Soc. Path. exot. Paris **23**, 273 (1930). — Lieut, Charles, D. Cox and J. L. Arbogast: Amer. J. clin. Path. **15**, 576 (1945). — Long, M.: Bull. Soc. méd.-chir. Indochine **1937**, 656.

Marque et Raynal: Bull. Soc. méd.-chir. Indochine **1935**, 1259. — Massias: Gaz. Hôp. **107**, 1449 (1934). — Bull. Soc. Path. exot. Paris **1934**, 473. — Mayer: J. Bone Surg. **1945**, 479. — Mayer and Finlayson: S. afr. med. J. **18**, 109 (1944). — McDowell, F., and P. L. Varney: J. Amer. med. Assoc. **134**, 361 (1947). — Mense: Handbuch der Tropenkrankheiten, S. 822. 1929. — Mesnard, J., Joyeux et Gaulene: Bull. Soc. méd.-chir. Indochine **7**, 32 (1929). — Miller, W. R., L. Pannell, L. Cravitz, W. Tanner and M. S. Ingalls: J. Bacter. **55**, 115 (1948). — Miller, W. R., L. Pannell, L. Cravitz, W. A. Tanner and Th. Rosebury: J. Bacter. **55**, 127 (1948). — Minett: Proc. roy. Soc. Med. **1929**, 990. — Mirick, Zimmermann, Maner and Humphrey: J. Amer. med. Assoc. **1946**, 1063. — de Moor, Sockarnen u. N. V. D. Walle: Meded. Dienst Volksgezdh. Nederl. Indië **1932**, 206.

Nguyen Xuan Nguyen: Thèse de Hanoi **1935**. — Nicholls, L.: Brit. J. exper. Path. **11**, 393 (1930).

Pairemaure: Th. de doctorat vétérinaire. 1929. — Paton, Peck and van de Schaaf: Brit. med. J. **1947 I**, 336. — Peck, C. R., and T. Zwanenburg: Brit. med. J. **1947**, No 4497, 337. — Pons, R.: Ann. Inst. Pasteur **41**, 1338 (1927). — Bull. Soc. Path. exot. Paris **23**, 210 (1930). — Mélioidose. In Encyclopédie médico-chirurgicole. 1936. — Pons, R., et M. Advier: Ann. Inst. Pasteur **40**, 152 (1926).

Riou u. Bigot: Bull. Soc. méd.-chir. Indochine **14**, 1269 (1936). — Rivoalen, A., Do-Vong et Mai-Si-Doan: Rev. méd. franc. d'E. O. **1944**, 725. — Roques et Dauphin: Rev. méd. franc. d'E. O. **1943**, 267. — Roton: Bull. Soc. méd.-chir. Indochine **11**, 7 (1933).

Sen, S.: Indian. med. Gaz. **83**, 186 (1948). — Sollier et Boutareau: Bull. Soc. méd.-chir. Indochine **15**, 8 (1937). — Souchard: Arch. Inst. Pasteur Indochine **16** 193 (1923). — Souchard et Laliceтti: In: Thèse Ngyen. — Souchard et Ragiot: Bull. Soc. Path. exot. Paris, **26**, 537 (1933). — Stanton: Annual Rep. Inst. med. Res. **1925**. — Stanton and Fletcher: Fourth Congress of Trop. Med., Batavia 1921. — Bull. Inst. Med. Res. Fed.

Malay States 5 (1924). — Studies from the Inst. Med. Res., Fed. Malay States 21 (1932). — STANTON, FLETCHER and KANAGARAYER: J. of Hyg. 23, 268 (1924). — STANTON, FLETCHER and SYMONDS: J. of Hyg. 26, 33 (1927). — STANTON, A. T.: Annual Rep. Inst. med. Res. 1918. — SUDIBYO, R. M. S.: Geneesk. Tijdschr. Nederl. Indië 78, 1424 (1938).

TOULLEC et HUARD: Presse méd. 1934, 1369. — Bull. Soc. méd.-chir. de l'Indochine 1937, 667. — TOULLEC et RIOU: Bull. Soc. méd.-chir. Indochine 1936, 340.

VAUCEL, M.: Bull. Soc. Path. exot. Paris 30, 10 (1937). — VAUCEL et HASLÉ: Bull. Soc. méd.-chir. Indochine 1935, 1256. — VERGE, J., et PAIREMAURE: C. r. Soc. Biol. Paris 99, 182 (1928). — Rev. gén. Méd. vét. 39, 17 (1930). — VIELLE, MORIN et MASSIAS: C. r. Soc. Biol. Paris 1926, 459. — VIELLE, PONS et ADVIER: Bull. Soc. méd.-chir. Indochine 1926, 262.

WHITMORE, A.: Brit. med. J. 1912 II, 1306. — WHITMORE, A., and C. S. KRISHNASWAMI: Ind. med. Gaz. 47, 262 (1912). — J. of Hyg. 13, 1 (1913).

Maul- und Klauenseuche.

1. Veterinärmedizinische und experimentelle Arbeiten.

BELIN: Bull. Acad. Méd. Paris 120, 404, 406 (1938). — BUSKOFF: Berl. u. Münch. tierärztl. Wschr. 1940, 88.

CORDIER, G.: C. r. Acad. Sci. Paris 208, 1364 (1939).

FLÜCKIGER, G.: Acta Tropica 2, 22 (1945). — Schweiz. Arch. Tierheilk. 88, 12, 621 (1946). Mh. vet. med. 1948, 161. — FRESDORF, E.: Berl. u. Münch. tierärztl. Wschr. 1949, 29.

GEIGER, W.: Dtsch. tierärztl. Wschr. 1949, 74.

HECKE, F.: Zbl. Bacter. I Orig. 119, 385, 397 (1931). — HOBOHM, K. O.: Z. Immun.forschg 103, 261 (1943). — HOFMANN, W.: Z. Inf.krkh. Haustiere 60, 277 (1944). — Zbl. Bacter. I. Orig. 151, 161 (1944). — HOLZ: Virchows Arch. 185 (1942).

JANSSEN, L. W.: Arch. Virusforschg 3, 85 (1947).

KOCK, G. DE: J. S. A. vet. med. Assoc. 20, 1 (1949).

LEVADITI, C., R. PÉRAULT et C. SERGENT: C. r. Soc. Biol. Paris 138, 139 (1944).

MCLAUCHLAN, J. D., and W. M. HENDERSON: J. of Hyg. 1947, 474. — MÖHLMANN, H.: Arch. Tierheilk. 78, 523 (1944). — Z. Inf.krkh. Haustiere 60, 324 (1944). — MÖHLMANN, H., u. P. STÖHR: Arch. Tierheilk. 78, 352 (1943). — MOOSBRUGGER: Tierärztl. Umsch. 1948, 127. — Schweiz. Arch. Tierheilk. 1948, 176.

PYL, G., u. K. O. HOBOHM: Zbl. Bacter. I Orig. 151, 373 (1944). — PYL, G., u. F. KESTING: Zbl. Bacter. I Orig. 152, 378 (1947).

RAMON, G., E. LEMÉTAYER, E. LASFARGUES et B. VIRAT: C. r. Soc. Biol. Paris 138, 190 (1944). — RAMON, G., E. LEMÉTAYER, P. MINGUET et F. YEU: C. r. Soc. Biol. Paris 138, 134 (1944). — RAMON, G., E. LEMÉTAYER, L. NICOL et B. VIRAT: C. r. Soc. Biol. Paris 138, 208 (1944). — RICHTER, H. A.: Zbl. Bacter. I Orig. 143, 273 (1939). — RÖHRER, H.: Z. Inf.krkh. Haustiere 60, 338 (1944). — *Runderlaß* Reichsgesundheitsblatt, S. 43—44. 1944.

SCHÄFER, W.: Mh. vet. med. 1, 6 (1946). — SCHMIDT, S., P. HOLM u. E. STEENBERG: Dansk. Maanedsskr. Dyrlaeger 61, 45 (1949). — SCHOLL-LATOUR, O.: Dtsch. tierärztl. Wschr. 1946, 89. — SHAHAN, M. S.: Amer. J. vet. Res. 7, 27 (1946).

TRAUB, E., u. H. MÖHLMANN: Berl. u. Münch. tierärztl. Wschr. 1946, 1. — TRAUB, E., u. G. PYL: Z. Immun.forschg 104, 158 (1943). — TRAUB, E., u. F. M. RODRIGUEZ: Zbl. Bacter. I Orig. 151, 380 (1944). — TRAUB, E., u. B. SCHNEIDER: Dtsch. tierärztl. Wschr. 1948, 274. — Z. Naturforschg 3b, 178 (1948).

VERGE, J.: Rev. Path. comp. et Hyg. gén. 38, 1354 (1938).

WALDMANN-KÖBE: Berl. u. Münch. tierärztl. Wschr. 1938, 317.

ZINK, A.: Schweiz. Z. Path. u. Bakter. 10, 168 (1947).

2. Menschliche Erkrankungsfälle.

BELIN, M.: Rev. Path. comp. et Hyg. gén. 39, 578 (1939). — BIRKMAYER: Wien. klin. Wschr. 1940, 233.

DELCOURT: Écho méd. 9, 560 (1939). — DUPONT, J.: Bull. méd. 52, 846 (1938).

FAHR: Dermat. Wschr. 1923, 34. — FINZI, G.: Profilassi 11, 213 (1938).

GERLACH, F.: Wien. tierärztl. Mschr. 1924, 11, 97. — Z. Inf.krkh. Haustiere 54, 8 (1939). — GLANN, A.: Acta path. scand. (Københ.) 161, 97 (1939).

HEGLER, C.: Lehrbuch der Infektionskrankheiten. Berlin: Springer 1924.

KLING, C., R. HUSS et G. OLIN: C. r. Soc. Biol. Paris 131, 478 (1939). — KRÖNCKE, G.: Münch. med. Wschr. 1920, 870.

LOMMEL: In Handbuch der inneren Medizin, Bd. 1: Infektionskrankheiten. Berlin: Springer 1934.

MAGNUSSON: Skand. Vet. Tidskr. 1939, 29, 152. — MAGNUSSON, H.: Berl. u. Münch. tierärztl. Wschr. 1939, 421, 437. — MOLLOW, W., u. A. PENTSCHEW: Arch. Schiffs- u. Tropenhyg. 1930, 243.

Panisset, L., et L. Dauvois: C. r. Soc. Biol. Paris **131**, 565 (1939). — Pavlitzek, R.: Münch. med. Wschr. **1951**, 1269.

Richter: Arch. f. Dermat. **176**, 575 (1938). — Rivers, Th. M.: In Viral and Rickettsial Infections of Man. Philadelphia: J. B. Lippincott Co 1948. — Roch, M.: Rev. méd. Suisse rom. **59**, 401 (1939).

Schmidt, S., A. Hansen u. P. Holm: Acta path. scand. (Københ.) **26 I**, 354 (1949). — Schönfeld: Dermat. Z. **1929**, 248. — Sée: Rev. Méd. Paris **51**, **146** (1934). — Späte, S.: Ther. Gegenw. **65**, 57 (1924). — Standfuss, R.: In Gundel, Ansteckende Krankheiten. Stuttgart: Georg Thieme 1950.

Trautwein: Dermat. Z. **57**, 241 (1929).

Veiel, E.: Münch. med. Wschr. **1920**, 869. — Vrla, J.: Bratislav. lék. Listy **19**, 231 (1939).

Waldmann: IX. Congr. internat. Dermatol. Budapest, S. 439 (1935). — Waghner: Klin. Wschr. **1929**, 1032. — Woll, J.: Ärztl. Wschr. **1946**, 571.

Psittacosis.

Zusammenfassende Arbeiten.

Elkeles u. Barros: Erg. Hyg. **12**, 529 (1931).

Hegler, C.: Handbuch der inneren Medizin. 1934.

Kikuth, W.: Die Psittacosis. In Gundel, Die ansteckenden Krankheiten. Stuttgart: Georg Thieme 1950.

Meyer, K. F.: Psittacosis-Lymphogranuloma-Group. In Thomas M. Rivers, Viral and Rickettsial Infections of man. Philadelphia 1948.

Einzelarbeiten.

Andrewes, C. H., and K. C. Mills: Lancet **1943 I**, 292. — Aujaleu, E., et A. Jude: Presse méd. **44**, 1094 (1936). — Averbach, A., et J. Ink: Semana méd. **54**, 915 (1947).

Beyreis, O.: Münch. med. Wschr. **1936**, 1082. — Binford, C. H., and G. H. Hauser: Publ. Health Rep. **59**, 1363 (1944). — Bland, I. O., and R. G. Canti: J. of Path. **40**, 231 (1935). — Boettner, C. M.: J. Amer. med. Assoc. **1949**, 877. — Bruni, A.: Giorn. Batter. **22**, 832 (1939). — Burnet, F. M.: J. of Hyg. **35**, 412 (1935). — M. S. Austral. **1**, 545 (1939).

Coles, J. D. W. A.: Onderstepoort J. Vet. Sci. **15**, 141 (1940).

Davis, D. J., and C. L. Ewing: Publ. Health Rep. **62**, 1484 (1948).

Favour: Amer. J. med. Sci. **205**, 162 (1943). — Finland, Collins and Paine: J. Amer. med. Assoc. **13**, 946 (1948). — Flippin, H. F., M. J. Gaydosh and W. V. Fittipoldi: J. Amer. med. Assoc. **128**, 280 (1945). — Fortner, J., u. R. Pfaffenberg: Z. Hyg. **116**, 397 (1935). — Frisk, R. E.: Nord. med. Hyg. **2**, 1196 (1939).

Gerfeldt, E.: Med. Welt **13**, 629 (1939). — Gerlach, F.: Z. Hyg. **118**, 574 (1936). — Güthert, H.: Virchows Arch. **302**, 707 (1938).

Haagen, E., u. B. Krückeberg: Veröff. Volksgesdh.dienst **48**, H. 4, (1937). — Haagen, E., u. G. Mauer: Zbl. Bakter. I Orig. **143**, 81 (1938/39). — Dtsch. med. Wschr. **1939**, 808. — Hamke, H.: Dtsch. med. Wschr. **1951**, 246. — Hamke, H., u. Chr. Risse: Klin. Wschr. **1950**, 422. — Hornus, G.: C. r. Acad. Sci. Paris **208**, 675 (1939). — Hughes, D. L.: J. comp. Path. a. Ther. **57**, 67 (1947).

Jünemann, P.: Med. Klin. **1950**, 1054.

Koch, D.: Dtsch. med. Wschr. **1940**, 877. — Kurotchkin, T. J., R. L. Libby, E. Gagnon and H. R. Cose: J. of Immun. **55**, 283 (1947).

Lazarus, A. S., and K. F. Meyer: J. Bacter. **38**, 121, 153, 171 (1939). — *Lederle-Werke*: „Aureomycin". — Levinson, D. C., J. Gibbs and J. T. Bearwood: J. Amer. med. Assoc. **124** (1944).

Meyer, K. F.: Schweiz. med. Wschr. **1937**, 1225. — Meyer, K. F., and B. Eddie: Proc. Soc. exper. Biol. a. Med. **49**, 522 (1942). — Meyer, K. F., B. Eddie and H. Y. Yanamura: Proc. Soc. exper. Biol. a. Med. **41**, 173 (1939); **49**, 609 (1942). — Michaud, L., u. E. Jequier: Schweiz. med. Wschr. **1938**, 228. — Minkenhof, J. E., A. C. Ruys u. H. Vervoort: Nederl. Tijdschr. Geneesk. **82**, 5555 (1938).

Olsen: B. S.: Bull. Off. internat. Hyg. publ. **31**, 485 (1939).

Parker, R. F.: Ohio med. J. **41**, 1097 (1945). — Pfaffenberg, R.: Erg. Hyg. **18**, 251 (1936). — Publ. Health Rep. **53**, 2204 (1939).

Rasmussen-Ejde, R. K.: Zbl. Bakter. I Orig. **143**, 89 (1938). — Reiter: Bull. Off. internat. Hyg. publ. **30**, 1248 (1938). — Rivers, T. M., and F. F. Schwentker: J. of exper. Med. **55**, 911 (1932). — Rubenstein, A. D., D. W. Drew and A. G. Law: Amer. J. med. Sci. **214**, 389 (1947). — Rugiero, Humberts R., S. Averbach, M. Carlone y J. Landaburu: Prensa méd. argent. **37**, 2593, 2642 (1950). — Ruys, A. C., A. L. Nördam u. H. Vervoort: Nederl. Tijdschr. Geneesk. **83**, 3776 (1939).

SORDELLI, A., and E. SAVINO: Rev. Inst. bacter. Dep. nac. Hig. **9**, 448 (1940). — STEHR, L.: Münch. med. Wschr. **1938**, 708. — SWAN, W. G. A., and E. F. DAVSON-WALKER: Lancet **1939 II**, 1315.

TASKER, J. R.: Brit. med. J. **1949 II**, No 4623, 362. — TOOMEY, J. A., and R. C. LOHREY: Amer. J. med. Sci. **211** (1946). — TORNACK, J. H.: (1) Zbl. Bakter. I Orig. **146**, 313 (1940). — (2) Dtsch. med. Wschr. **1941**, 34. — TROUP, A. G., R. ADAM and S. P. BEDSON: Brit. med. J. **1939 I**, 51. — TRÜB, C. L. P.: Münch. med. Wschr. **1950**, Nr 17/18, 701.

VALLE, L. A. R. DO: 5. Internat. Kongr. für Mikrobiol., Rio, Aug. 1950, S. 104.

WENCKEBACH, G. K.: Med. Klin. **1936**, 1594. — WESTON HURST, E., J. M. PETERS and P. MELVIN: Brit. J. Pharm. a. Chemother. **5**, 4, 611 (1950). — WOENCKHAUS, E.: Med. Klin. **1938**, 1032.

YANAMURA, H. Y., and K. F. MEYER: J. inf. Dis. **68**, 1 (1941).

Milzbrand.

Zusammenfassende Arbeiten.

GRAF, PAUL: Der Milzbrand vom Standpunkt des Arztes aus betrachtet. In Merkbuch der Lederindustrie. Berufsgenossenschaft über Maßnahmen zur Verhütung und Bekämpfung von Milzbrand, 1950.

HEGLER, C.: Die Infektionskrankheiten. Berlin: Springer 1924.

LOMMEL: Milzbrand. In Handbuch der inneren Medizin. Berlin: Springer 1934.

POPPE: Milzbrand. In M. GUNDEL, Die ansteckenden Krankheiten. Stuttgart: Georg Thieme 1950.

Einzelarbeiten.

ABRAHAM, A. M.: Brit. med. J. **1**, 771 (1945). — Lancet **1941 II**, 177. — ABRAHAM, E. P., and E. CHAIN: Nature (Lond.) **146**, 837 (1940). — AJA, DE: Med. Madrid **13**, 345 (1945). — Ref. J. Amer. med. Assoc. **130**, 978.

BARTELS-SCHULZE-GAHMEN: Aus M. GUNDEL, Ansteckende Krankheiten. 1944. — BERDE, K. v., u. I. NAGY: Dermat. Wschr. **114**, 272 (1942). — BERGEMANN: Inaug.-Diss. Halle 1941. — BESREDKA: Aus GUNDEL, Ansteckende Krankheiten. 1944. — BIERBAUM: Aus GUNDEL, Ansteckende Krankheiten. 1944. — BOGUET, A., et N. STAMATIN: Ann. Inst. Pasteur **63**, 9 (1939). — BRUNNER: Schweiz. med. Wschr. **1947**, 491.

CHAIN, E., H. W. FLOREY, A. D. GARDNER, N. G. HEATLEY, M. A. JENNINGS, J. ORR-EWING and A. G. SANDERS: Lancet **1940 II**, 226. — CLAISSE, R., et M. PESTEL: Bull. Soc. méd. Hôp. Paris **63**, 313 (1947). — CZICKELI, H.: Münch. med. Wschr. **1942**, 602.

ELLINGSON, KADULL, BOOKWALTER and HOWE: J. Amer. med. Assoc. **131**, 1105 (1946). — Mil. Surgeon **95**, H. 4.

FERENCZI: Dtsch. med. Wschr. **1940**, 435. — FLIGHT, C. H.: S. afric. J. vet. med. Assoc. **20**, 42 (1949).

GLADSTONE, G. P.: J. exper. Path. **20**, 189 (1939); **27**, 394. Ref. Vet. Bull. **18**, 359 (1948). — GODARD: Acad. Chir. Ref. Presse méd. **1941**, 32. — GOLD: Arch. int. Med. **70**, 785 (1942). — Amer. J. Med. 8, 31 (1950). — GREENE, A. C.: Guy's Hosp. Gaz. **52**, 491 (1938). — GRIFFIN: J. Amer. med. Assoc. **138**, 1280 (1948). — GRIFFIN, J. R., R. H. SHANAHAN and D. E. DE ANGELIS: N. Y. State J. Med. **48**, 1718 (1948). — GROSS u. PLATE: Klin. Wschr. **1940**, 1036. — GRÜNINGER: Monographie. Bern: H. Huber 1945.

HAILER, E., u. U. v. BOCKELBERG-BURCKHARDT: Arch. f. Hyg. **122**, 20 (1939). — HAILER u. HEICKEN: Zbl. Hyg. **123**, 177 (1941). — Z. Hyg. **128**, 1 (1948). — HECKLY, R. J., E. GOLDWASSER and D. KEFAUVER: J. inf. Dis. **84**, 92 (1949). Ref. Kongr.-Bd. 123, H. 1/2, S. 31. 1949. HEILMAN and HERRELL: Proc. Staff Meet. Mayo Clin. **19**, 492 (1944). — HERRELL, W. E., Monography. Philadelphia u. London: W. B. Saunders Company 1945. — HERRELL, W. E: D. R. NICHOLS and D. H. HEILMAN: J. Amer. med. Assoc. **125**, 1003 (1944). — HODGSON: Lancet **1941 I**, 811; **1941 II**, 205 — HOLGATE and HOLMAN: Brit. med. J. **1949 II**, No 4626. — HOLGATE, J. A., and R. A. HOLMAN: Brit. med. J. **1949 I**, 575. Ref. Kongr.zbl. inn. Med. **125**, 21 (1950). — HOUSEWRIGHT, R. D., S. BERKMAN and R. J. HENRY: Relative Effectivness of Pure Penicillins Against Bacillus Anthracis in Vitro and in Vivo. J. of Immun. **57**, 343 (1947).

IVANOVISC, G.: Bull. Health Organisat. League Nat., **7**, 836 (1938). — IVANOVISC, G. u. G. BRUCKNER: Magy. orv. Arch. **39**, 469 (1938).

JENSEN, J.: Klin. Wschr. **1949**, Nr 43/44, 743. — JOURDAN, P.: Méd. Acad. Chir. **73**, 305 (1949).

KEEFER, CH., S.: Univ. of Kansas Press 1949. — KILLIAN, H.: Die Penicilline. In Arzneimittelforschungen, Bd. 4. Aulendorf (Wttbg.) 1948. — KOLMER: Monography. Appelton Co. 1945. — KRAUS, BELTRAMI, PENNA u. CUENZA: Aus GUNDEL, Ansteckende Krankheiten. 1944.

LA BOCETTA, A. C.: Amer. J. med. Sci. **216**, 407 (1948). — LÄWEN: Aus GUNDEL, Ansteckende Krankheiten. 1944. — LEBRUN, BONHOMME et ESCHBACH: Bull. Soc. méd. Hôp. Paris, **63**, 390 (1949). Ref. Kongr.zbl. inn. Med. **119**, 194 (1949). — LOMMEL: Med. Welt **1939**, 1596. — LUCCHESI and GILDERSLEEVE: J. Amer. med. Assoc. **116**, 1506 (1941).

MALY: Bratislav. lék. Listy **27**, Nr 10. — MANN, G. N.: J. Army med. Corps **89**, 79 (1947). MARCHIONINI, A., u. H. GÖTZ: Penicillinbehandlung der Hautkrankheiten. Berlin: Springer 1950. — MARGINESU, P.: Giorn. Clin. med. **19**, 1195 (1938). — *Maßnahmen* zur Verhütung und Bekämpfung von Milzbrand: Lederindustrie-Berufsgenossenschaft, Mainz 1950. — McCULLOUGH, K., and A. P. v. AUERSPERG: Amer. J. clin. Path. **17**, 151 (1947). Ref. Kongr.zbl. inn. Med. **118**, 401 (1948). — MEADS, FLIPSE and FINLAND: J. Amer. med. Assoc. **129**, 785 (1946). — MITCHELL-HEGGS, G. B.: Minerva med. **1949**, 847. Ref. Excerpta med. **13**, 2936 (1950). — MUNK: Ther. Gegenw. **7**, 121 (1946/47). — MURPHY, F. D., A. C. LA BOCETTA and J. S. LOCKWOOD: J. Amer. med. Assoc. **126**, 948 (1944).

NEDELKOFF, S. I.: Paris méd. **1**, 141 (1939). — NOGUER-MORÉ, S.: Med. Clin. Barcelona **1946**, 263.

PETTERSON: Aus GUNDEL, Ansteckende Krankheiten. 1944. — PEYRON, A., A. STAUB u. G. POUMEAU-DELILLE: C. r. Acad. Sci. Paris **208**, 1762 (1939). — PINKERTON, H.: J. Amer. med. Assoc. **112**, 1148 (1939).

Reichsgesundheitsblatt Nr 12. 1940. — REILLEY, W. A., and C. R. BEESON: Arch. int. Med. **82**, 529 (1948). — REQUE, P. G.: J. med. Assoc. State Alabama **17**, 268 (1948). — RIEBELING: Ref. J. Amer. med. Assoc. **139**, 336 (1948). — RIGGS, C., and A. C. TEW: J. Amer. vet. med. Assoc. **1947**, 844. — ROBERT, P.: Die klinische Anwendung der Chemotherapeutica und Antibiotica in der Behandlung der Hautkrankheiten. Sitzgsber. 2. Dtsch. Dermat.-Kongr., Heidelberg 1949. Arch. f. Dermat. **191**, 245 (1950).

SAUNDERS, J. E.: Vet. Rec. **51**, 1489 (1939). — SCHÖNFELS u. KIMMIG: Sulfonamide und Penicilline. Stuttgart: Ferdinand Enke 1948. — SCHRADER u. RÖSGEN: Dtsch. med. Wschr. **1939**, 920. — SHANAHAN: J.: Amer. med. Assoc. **139**, 336 (1948). — SHANAHAN, R. H., J. R. GRIFFIN and A. P. v. AUERSPERG: Amer. J. clin. Path. **17**, 719 (1947). Ref. Kongr.zbl. inn. Med. **119**, 193 (1949). — SOLTYS: Arch. of Path. **45**, No 6 (1948). — STEIN and ROGERS: Vet. med. **40**, 406. Ref. Vet. Bull. **17**, 257 (1947). — STOTT: Brit. med. J. **1945**, No 4412, 120.

VACCAREZZA, R. F., et D. VIVOLI: Semana méd. **1**, 509 (1939). — VACCAREZZA, R. F., et D. PERONCINI: Semana méd. **2**, 1173 (1938). — VIDELA, C. A., u. J. A. SCODELLER: Rev. Assoc. méd. argent. **61**, 209 (1947). Ref. Excerpta med. **13**, 2581 (1948).

WARRINGHOLZ: Münch. med. Wschr. **1932**, 1523. — WEINSTEIN, L.: Yale J. Biol. a. Med. **11**, 369 (1939). — WEINSTEIN, M., u. C. BARRIA: Rev. méd. Chile **73**, 435 (1945). — WEINSTEIN and OLIVER: J. Amer. med. Assoc. **138**, 235 (1948).

Pseudomilzbrand.

GILLISSEN, G., u. D. LUST: Zbl. Bakter. I Orig. **156**, 99 (1950). — GUNDEL, M., u. H. KLIEWE: Zbl. Bakter. I Orig. **124**, 519 (1932).

KÖHLER: Dtsch. tierärztl. Wschr. **1921**, 25.

LIPPELT, H.: Mündl. Mitteilung 1951.

POPPE, A.: Erg. Hyg. **5**, 597 (1922). — Milzbrand. In GUNDEL, Die ansteckenden Krankheiten. Stuttgart: Georg Thieme 1950.

SCHÜRMANN: Z. Med.beamte **1916**, 385.

WAGNER, G.: Zbl. Bakter. I Orig. **90**, 433 (1923). — WILAMOWSKI, B. I.: Zbl. Bakter. I Orig. **66**, 39 (1912).

Die Mykosen.

Von

W. Mohr.

Mit 12 Abbildungen.

Die Pilze, die die Mykosen hervorrufen, sind niedere Pflanzen, denen das Chlorophyll fehlt. Sie wachsen auf verwesendem organischen Substrat, seltener auf lebendem Gewebe. Da sie kein Chlorophyll haben, benötigen sie zum Wachstum auch kein Licht und können sich somit auch inmitten pflanzlichen oder tierischen Gewebes entwickeln.

Der Nachweis der Pilze kann entweder durch Anlegen von Kulturen oder im Gewebe durchgeführt werden. Bei der *direkten Untersuchung auf Pilzelemente* in den *Hautschuppen, Haaren* oder *im Gewebsschnitt* wird man meist das Präparat mit 30—40%iger Kalilauge aufhellen (kalte Kalilauge muß mehrere Stunden einwirken, erwärmte nur einige Sekunden). Unter dem Einfluß der Kalilauge quellen die Epithelzellen, und die Pilze kommen besser zur Darstellung. Bei Anwendung von Färbemethoden empfiehlt es sich, das zu untersuchende Präparat erst mit CARNOYscher Flüssigkeit (Eisessig 10, Chloroform 30, Alkohol absolut 60) vorzubereiten. Nach 5—10 min dauernder Einwirkung wird das zu untersuchende Material verrieben, ausgestrichen und vor der Färbung über der Flamme kurz fixiert. Man kann das Untersuchungsobjekt auch ohne vorherige Behandlung in Chlorallactophenol einbetten, dabei quellen die Pilzfäden auf, färben sich und sind leichter zu erkennen. Zur *Färbung* sind verschiedene Methoden empfohlen worden, hier seien nur die Methylen-Azurfärbung von KRAUS und die Methode nach HAMMERSCHMIDT erwähnt (im übrigen wird auf Spezialwerke verwiesen!).

Für Schnittfärbungen haben WAELSCH und UNNA bestimmte Verfahren angegeben.

Befinden sich die Pilze in einer eitrigen Flüssigkeit, so kann man Ausstriche anfertigen und diese nach GRAM oder ZIEHL-NEELSEN färben.

Die Morphologie der Pilze ist relativ einfach. Der Thallus wird aus dünnen fadenförmigen Mycelfäden oder Hyphen gebildet. Diese bestehen aus einer ein- oder vielkernigen Protoplasmamasse, die von einer widerstandsfähigen Membran umschlossen wird. Die Protoplasmamasse kann ungeteilt oder aber auch durch Querwände gekammert sein. Das Wachstum der Mycelfäden findet entweder an der Spitze statt oder durch Bildung seitlicher Verzweigungen. Kommt es zu einer Verbindung mehrerer Fäden und einem gemeinsamen Wachstum eines solchen strangförmigen Gebildes, so spricht man von *Coremien.* Sind diese zu einer festeren Masse zusammengefügt, heißen sie *Sklerotien.* Die Außenwand dieser letzteren weist meist derbwandige Zellen auf, während das Innere aus einem Pseudoparenchym besteht. Das Mycelium kann mit wurzelähnlichen, als *Rhizoiden* bezeichneten Teilen oder auch mit Saugfortsätzen *(Haustorien)* versehen sein. Im ganzen sind die Pilze außerordentlich anpassungsfähig und können dementsprechend sehr verschiedene Formen annehmen (BRUMPT und NEVEU-LEMAIRE, ERHARDT).

Biologisch gehören die Pilze zum größten Teil zu den saprophytischen Pflanzen. Sie gehen aber gelegentlich zur parasitären Lebensweise über und sind dann zu den *fakultativen Parasiten* zu rechnen.

Nach ihrer **Vermehrungsart** kann man 2 Hauptgruppen unterscheiden:

1. Die Hauptfruchtformen. Diese lassen sich wieder gliedern in a) Eizellen oder Oosporen; b) Ascien und c) Basidien. Die *Oosporen* bilden sich durch Vereinigung eines weiblichen (Oogonium) und eines männlichen (Antheridium) Schlauches. Beide Zellen verschmelzen miteinander. So entsteht die reife Oospore, die sich mit einer verhältnismäßig dicken Wand umgibt. Der Vorgang wird als Anisogamie bezeichnet. Es besteht aber auch die Möglichkeit, daß morphologisch-gleiche Zellen miteinander verschmelzen (Isogamie) und eine sog. Zygospore bilden. Die *Ascie* ist ein keulenförmiger Sporenschlauch, in dem sich meist 4, aber auch mehr Ascosporen durch freie Zellbildung entwickeln. Die *Basidie* besteht aus einer Anschwellung der Mycelfäden, sie weist meist 4 Basidiosporen an 4 dünnen Stielchen auf. Die Basidien sind für die Parasitologie ohne Bedeutung.

2. Die Nebenfruchtformen. Sie werden bei Pilzen beobachtet, die keine der 3 Hauptfruchtformen aufweisen. Nebenfruchtformen findet man allerdings gelegentlich auch bei Pilzen, deren Vermehrung durch Eizellen, Ascien oder Basidien vor sich geht. Bei den in dieser Gruppe zu besprechenden Pilzen kennt man aber von ihrer Vermehrung *nur* Nebenfruchtformen und bezeichnet deshalb die hierher gehörenden oft auch als unvollkommene Pilze *(Fungi imperfecti)*. Von den in dieser Gruppe vorkommenden Vermehrungsmöglichkeiten seien hier nur die Formen erwähnt, die bei den zu besprechenden *pathogenen Pilzen* auftreten:

a) Endosporen oder *Sporangiensporen.* Sie entstehen in einem als Sporangium bezeichneten Behälter. Das Sporangium findet sich rund um eine angeschwollene Partie des Pilzfadens, die sog. Columella. Die Endosporen treten vor allem bei den Schimmelpilzen auf.

b) Exosporen oder *Conidien.* Hier kommt es durch Sprossung und Abschnürung zur Sporenbildung. Die Conidien können endständig entstehen wie bei Aspergillus oder in Reihen als kleine flaschenförmige Gebilde (Phialiden oder Pykniden). Seitenständige oder laterale Conidien finden sich vor allem bei der Gattung Sporotrichum.

c) Aleurien. Sie sind unlösbar mit den Mycelfäden verbunden und können nur durch Zerstörung der Mycelfäden von diesen gelöst werden.

d) Chlamydosporen oder Gemmen. Diese Sporen mit einer dicken Membran entstehen auf Kosten des Thallus, sie sind sehr widerstandsfähig. Neben den eingeschalteten oder interkalaren Gemmen gibt es auch endständige. Ferner kommen besonders bei den Hautpilzen septierte Spindelsporen vor.

e) Thallosporen. Sie sind anfangs ein Teil des Thallus. Man unterscheidet dabei Knospensporen oder Blastosporen und Oidien oder Arthrosporen. Die Knospensporen entstehen durch Aufteilung des Thallus in runde Körperchen. Bei den Oidien entwickeln sich bei der Segmentierung des Thallus zunächst viereckige Gebilde.

Die für den Menschen parasitär werdenden Pilze gehören alle zu den folgenden 3 Ordnungen:

1. Algenpilze (Phykomycetes),
2. Schlauchpilze (Ascomycetes),
3. Fadenpilze (Hyphomycetes oder Fungi imperfecti).

Die Tabelle 1 gibt einen Überblick über die für die menschliche Nosologie bedeutungsvollen Pilze.

Die dort gegebene Einteilung nach botanischen Gesichtspunkten und nach botanischer Nomenklatur ist für die Klinik nicht besonders brauchbar, da Pilze

Tabelle. *Systematische Übersicht über die wichtigsten Pilze, die als Parasiten des Menschen in Frage kommen.*
(In Anlehnung an BRUMPT-NEVEU-LEMAIRE-ERHARDT.)

								Bezeichnung der durch die Pilze hervorgerufenen Krankheiten
Thallus anfänglich ohne Scheidewand. Vermehrung durch *Gameten und Sporangien*	Algenpilze (*Phycomycetes*)	Zygosporen aus zwei gleichwertigen Zellen bestehend. *Jochpilze* (Zygomycetes)			. . . .	Schimmelpilze (Mucorinees)	Mucor Lichtheimia Rhizomucor	Mucormykosen (Lungenmykosen, Otomykosen)
		Oosporen aus zwei ungleichwertigen Zellen gebildet *Eipilze* (Oomycetes)			. . . .	Ohnfadenpilze (Chydridinees)	Coccidioides, Paracoccidioides, Sphaerita, Rhinosporidium	Coccidioidomykose, Südamerikanische Blastomykose, Rhinosporidiose
Thallus mit Scheidewand. Vermehrung durch *Ascien* und verschiedene Sporen	Schlauchpilze (*Ascomycetes*)	Nackte Ascien; kein Perithecium			. . . .	Hefepilze (Saccharomycetes)	Saccharomyces Endomyces	. . . .
		Perithecium mit einer Hülle aus locker verwickelten Mycelfäden.			. . . .	Nacktpilze (Gymnoascees)	Trichophyton, Ctenomyces, Microsporum, Achorion, Epidermophyton	Trichophytie, Mikrosporie, Ringwurm, Favus und Epidermophytie
		Geschlossenes Perithecium; dicke Membran			. . . .	Schimmelpilze (Perisporiacees)	Aspergillus Sterigmatocystis Penicillium	Lungenaspergillose
Thallus mit oder ohne Scheidewand. Vermehrung nur durch Nebenfruchtformen	Fadenpilze[1] (*Hyphomycetes* oder *Fungi imperfecti*)	dicker Thallus	Conidien	Conidiosporeen (Conidiosporees)	Endständige Conidien	Phialideen (Phialidees)	Phialophora verrucosa	Chromoblastomykose
					Seitenständige Conidien	Aleuriosporen	Blastomyces dermatitidis Histoplasma capsulatum	Nordamerikanische Blastomykose Histoplasmose
						Sporotricheen (Sporotrichees)	Sporotrichum Rhinocladium	Sporotrichose
						Hyphomyceten	. . . .	Pityriasis versicolor
			Thallosporeen	Thallosporeen (Thallosporees)	Blastosporen	Blastosporeen (Blastosporees)	Candida Blastocystis	Soorerkrankung Moniliasis
						Torulopsidoiden	. . . .	Torulopsis neoformans
					Arthrosporen	Arthrosporeen (Arthrosporees)	Geotrichum Trichosporum	Geotrichose
		dünner Thallus	Mikrosiphoneen (Mikrosiphnoees)		. . . .	. . . .	Actinomyces Cohnistreptothrix	Maduromykosen Aktinomykosen Nocardiose

[1] Zu den Fadenpilzen gehörende Gattungen, deren nähere systematische Stellung noch nicht feststeht: **Malassezia, Madurella, Indiella.**

aus ganz verschiedenen Gattungen *in der menschlichen Klinik das gleiche* oder doch ein *sehr ähnliches Bild hervorrufen.* Für die Betrachtungen der Pilzerkrankungen beim Menschen wäre eine Einteilung nach histologischen Gesichtspunkten (da Rocha-Lima, E. G. Nauck u. a.) in vieler Hinsicht sinnvoller. Vielleicht aber müßte auch diese noch durch eine klinische Betrachtungsweise ergänzt werden. Wenn man den klinischen Gesichtspunkt bei den Pilzerkrankungen in den Vordergrund rücken würde, so könnte man unterscheiden:

I. lokalisierte Mykosen;

II. generalisierte Mykosen.

Bei den lokalisierten müßte wieder eine Unterteilung erfolgen in

1. reine Hautmykosen (Dermatomykosen),

2. Mykosen, die auch auf Unterhautbindegewebe, Muskulatur und Knochen und innere Organe übergreifen können,

3. Mykosen der inneren Organe:

a) der Lunge,

b) des Darmes,

c) des Gehirns,

d) anderer Organe.

Aus den isolierten Haut- und Organmykosen kann es dann zur Entwicklung der generalisierten Mykosen kommen. Eine solche Einteilung würde dem klinischen Geschehen in vieler Hinsicht vielleicht gerechter werden.

Schließlich könnte man, wie es Hoffmeister auch vorschlägt und Lentze bei der Aktinomykose schon durchgeführt hat, die Einteilung der Pilzinfektionen auch von ihrem Infektionsmechanismus her vornehmen, also von *endogenen* und *exogenen Mykosen* sprechen. Unter *endogenen* hätte man solche zu verstehen, bei denen Pilze, die unter normalen Verhältnissen ubiquitär als Saprophyten auf der Haut oder den Schleimhäuten vorkommen, durch irgendeinen Umstand plötzlich pathogen werden, z. B. Candida albicans-Infektionen, Torulopsis neoformans-Erkrankungen, Geotrichose und Infektionen mit Actinomyces Wolff-Isreal. Dieser Übergang kann bedingt werden durch eine Änderung des p_H-Wertes der menschlichen Gewebe, d. h. ein Absinken vom normalen p_H von 7,4, wie es im menschlichen Gewebe und Blut sich findet. Solche Änderungen treten beim Diabetiker ein, bei Urämien, Patienten mit malignen Erkrankungen, wie Carcinomen, Leukosen und Lymphogranulomatose, aber auch bei allergischen Entzündungen. Schließlich liegen solche veränderten Verhältnisse auch beim acidotischen Säugling vor (Hoffmeister). Diesen endogenen stehen die *exogenen* Mykosen gegenüber, wie Sporotrichose, Histoplasmose, Coccidioidomykose, Nord- und Südamerikanische Blastomykose und die durch Nocardia asteroides hervorgerufene Form der Aktinomykose. Schließlich wären hier auch Aspergillose und Penicillinose einzuordnen.

Alle diese verschiedenen Formen der Gliederung bergen Schwierigkeiten in sich, haben Vorteile und Mängel. Da aber noch manches auf diesem Gebiet im Fluß ist und nur durch die Zusammenarbeit von Botanikern und Medizinern zu klären sein wird, sei im folgenden noch an der von Brumpt-Neveu-Lemaire und Erhardt gegebenen Einteilung nach botanischen Gesichtspunkten festgehalten. Dabei werden im Rahmen dieser Ausführungen die reinen Hautpilzerkrankungen, wie 1. Epidermophytie, 2. Favus, 3. Maduramykosen, 4. Mikrosporie, 5. Pityriasis, 6. Ringwurm und 7. Trichophytie nicht näher besprochen und für sie auf das Handbuch der Hautkrankheiten verwiesen. Auch bei den anderen hier abgehandelten Mykosen sind die ins Gebiet der Dermatologie fallenden Erscheinungen nur insoweit behandelt, als es zum Verständnis des Gesamtkrankheitsbildes notwendig erschien.

Mucormykosen.

a) Rhizomucormykose der Lunge und der inneren Organe.

Ein durch *Rhizomucor parasiticus* hervorgerufenes Krankheitsbild wurde erstmals durch LUZET, CONSTANTIN und LAMBRIE beschrieben.

Ätiologie. Der Erreger *Rhizomucor parasiticus* kann eine Länge von 300 μ erreichen, er wächst verzweigt, bildet Sporangien von 35—80 μ Durchmesser, die von einer Membran umschlossen sind. Der Pilz gedeiht auf allen Nährböden, besonders bei Glycerin- und Traubenzuckerzusatz. Sein Temperaturoptimum liegt bei 38—40°. Er ist pathogen für Kaninchen, Meerschweinchen und Hühner. Bei intravenöser oder intraperitonealer Impfung gehen die Tiere in 3—7 Tagen ein. Bei subcutaner Applikation geht die Infektion nicht an.

Klinik und Verlauf. Die von LUZET, CONSTANTIN und LAMBRIE beschriebene Form begann mit Appetitlosigkeit, belegter Zunge, Übelkeit, trockenem Husten und Auswurf. Der Auswurf war geballt und enthielt grau-bläuliche Flocken. Beim Atmen traten Beschwerden unter dem Schlüsselbein und Stiche in den oberen Lungenpartien beiderseits auf. Der Auskultationsbefund war gering. Eine Dämpfung bestand nicht.

Die **Diagnose** wurde aus der Sputumuntersuchung durch mikroskopischen Nachweis und Tierversuch gestellt. Die gefundenen Pilze erwiesen sich als pathogen für Meerschweinchen und Kaninchen. Einen weiteren Fall, der unter dem Bild einer carnifizierenden Pneumonie mit Hepatisation der Lunge und Kavernenbildung verlief, beobachtete SARRAILHÉ. Auch hier ließ sich die Diagnose durch die Sputumuntersuchung stellen.

Die **Behandlung** dieser Erkrankungen wurde von LAMBRIE mit Jod und Arsenpräparaten durchgeführt (FOWLERsche Lösung, phosphorsaures Arsen). Er konnte damit einen günstigen Heileffekt erzielen. In anderen Fällen scheint der Therapieerfolg fraglich. Das Krankheitsbild ist bisher im ganzen sehr selten beobachtet worden. Tödlichen Ausgang sahen LLOYD und Mitarbeiter bei Lungenbefall.

b) Lichtheimia corymbifera-Mykosen.

Ätiologie. Der Erreger *Lichtheimia corymbifera* (Mucor corymbifer) wächst mit langen verzweigten Hyphen und bildet birnförmige Sporangien von einem Durchmesser bis zu 70 μ. Das obere Ende des Fruchtträgers ragt mit einer charakteristischen Vorwölbung (Columella) in das Sporangium hinein. Durch Platzen der Umhüllung werden die Sporen frei. Der Pilz wächst am besten auf SABOURAUDschem Nährboden. Besonders für Kaninchen ist der Pilz hochpathogen. Bei intravenöser Injektion führt er sehr rasch, bei intraperitonealer langsamer zum Tode.

Beim *Menschen* wird Lichtheimia corymbifera als Erreger verschiedener Krankheitszustände gefunden. Den ersten Fall einer *generalisierten Mykose* dieser Art beschrieb PALTAUF. Es handelte sich um einen Kranken, der seit Jahren an uncharakteristischen Magenbeschwerden litt. Das akute Krankheitsbild zeigte katarrhalische Erscheinungen über den Lungen, Herzgeräusche, Oberbauchschmerzen, Temperatur um 37°. In den folgenden Tagen kam es zu Temperatursteigerung auf 38,5°, Ikterus, diffusem Druckschmerz im Abdomen sowie vermehrten Lungenerscheinungen. Am 9. Tag der Krankenhausbehandlung verstarb der Patient. Die Sektion zeigte Herde, die Pilze in übergroßer Zahl im Gehirn, den Lungen, der Leber und dem Eingeweidetrakt enthielten.

Eine ausgesprochen *pulmonale* Verlaufsform schilderte PODACK (1889). 1943 beschrieben GREGORY, GOLDEN und HAMAKER aus den USA. 3 Fälle von *Meningoencephalitis,* die durch diesen Erreger hervorgerufen worden waren.

Über ein Krankheitsbild mit *tumorartigen Erscheinungen* berichten SCHMIDT und STAMPFL. Der von ihnen beschriebene Fall zeigte nie Temperaturen über 38°. Die Blutsenkung war erhöht. Es bestand eine Anämie sowie eine Lymphopenie und starke Eosinophilie. An den verschiedensten Stellen hatten sich stark fibrös indurierte Tumoren entwickelt. Der Erregernachweis konnte intra vitam nicht mit Sicherheit geführt werden. Der zunächst als Torulopsis neoformans angesprochene Erreger wurde nachher als ein Pilz der Mucorgruppe identifiziert, wahrscheinlich Mucor corymbifer. Eine solche Verlaufsform einer Mucormykose wurde bisher nicht beschrieben, meist kommt es zur Entwicklung von Herden in den Lungen und anderen inneren Organen mit Absceßbildung und praktisch kaum zu tumorartigem Wachstum (LANG und PALTAUF).

c) Mucormykosen des Gehörganges.

Auch als Erkrankung des äußeren Gehörganges spielt sowohl die *Rhizomucor parasiticus*-Infektion, nach SIEBENMANN in 4% der Fälle, als auch die *Lichtheimia corymbifera*-Infektion eine gewisse Rolle. Die meisten Otomykosen werden allerdings durch *Aspergillus fumigatus* hervorgerufen. Die Diagnose durch den Pilznachweis im Gehörgang bereitet keine Schwierigkeiten. Die Therapie besteht in Entfernung der Pilzmassen aus dem Gehörgang und Nachbehandlung mit antiseptischen Lösungen.

Coccidioidomykose.

Synonyma. Talfieber, Wüstenfieber, Wüstenrheumatismus, San-Joaquin-Fieber.

Die Coccidioidomykose ist eine durch den Pilz Coccidioides immitis hervorgerufene Erkrankung des Menschen. Bei der Bevölkerung endemischer Gebiete wird diese Erkrankung als verhältnismäßig harmlose Kinderkrankheit durchgemacht und verläuft in der Mehrzahl der Fälle ohne stürmischere Erscheinungen. Es gibt jedoch auch schwerere Krankheitsbilder mit progressiven, granulomatösen Veränderungen, die zu tödlichem Ausgang führen.

Geschichte. WERNICKE und POSADAS berichteten 1892 erstmalig aus Argentinien über eine Pilzerkrankung, die in Form eines chronischen, oft tödlich verlaufenden Granuloms auftrat. 1896 fanden dann RIXFORD und GILCHRIST 2 weitere Fälle, bei denen sie einen Erreger nachweisen konnten, der eine gewisse Ähnlichkeit mit den Coccidien dem Aussehen nach zu haben schien, so daß sie ihn deshalb Coccidioides immitis nannten.

1900 konnten dann OPHÜLS und MOFFIT die Zugehörigkeit des Erregers zu den Pilzen klären.

Auf Grund seiner Untersuchungen schlug dann OPHÜLS 1905 für die Erkrankung die Bezeichnung *coccidioidales Granulom* vor, die sich aber nicht durchsetzte und 1937 durch den von DICKSON eingeführten Namen *Coccidioidomykose* ersetzt wurde. Dieser schien umfassender, da er auch die schweren disseminierten Formen mit einbegriff. Als im vergangenen Krieg die US-Army einen Teil ihrer Ausbildungslager in Gebiete legte, in denen diese Krankheit endemisch war, kam es zu zahlreichen Erkrankungen, die die Kenntnisse über dieses Krankheitsbild wesentlich erweiterten (LEE, MCLANGHLIN und WILLETT).

Ätiologie. Der Erreger der Erkrankung ist der Pilz Coccidioides immitis. *Synonyma:* Coccidioides pyogenes (RIXFORD und GILCHRIST), Oidium coccidioides (OPHÜLS), Oidium protozoides, Posadasia esferiforme, Oidium immitis. Oidium pyogenes, Mycoderma immite, Blastosporidium shoi, Zymonema histosporocellularis und Pseudococcidioides mazzai (O. DA FONSECA). Der Pilz kommt in 2 verschiedenen Formen oder Zyklen vor:

1. In der parasitierenden, wie er sich im infizierten Gewebe findet;
2. in der vegetativen, wie er sich in der Kultur, aber auch in der Natur findet.

Als parasitierender Pilz hat er Cystenform (Spherula) mit einem Durchmesser von im Mittel etwa 20 μ, nach BRUMPT 3—80 μ. Die Dicke der Hülle beträgt etwa 2 mμ. In dieser Cyste bilden sich etwa 50—100 Endosporen (NABARRO). CECIL gibt sogar eine Zahl von 200 Endosporen an. Eine Sprossung nach außen wurde niemals beobachtet. Nach Ruptur der Cyste entwickeln sich die entlassenen Endosporen abermals zu jungen Spherulae. Der Pilz ist nicht anspruchsvoll, er wächst schnell auf allen Nährböden bei Zimmertemperatur, aber auch bei großer Hitze. Gegen p_H-Unterschiede ist er relativ unempfindlich. Der optimale Nährboden ist der SABOURAUDsche bei Zimmertemperatur. Vergleichende Untersuchungen dreier Stämme aus Bolivien, USA. und Paris und verwandter Arten von Coccidioides immitis führte ARTAGAVEYTIA-ALLENDE durch.

Bringt man die Spherulae auf SABOURAUDschen Nährboden, so entstehen unter Septierung massenhaft Chlamydosporen (TOP). Bei Weiterverimpfung entwickeln sich diese in der Kultur zu Mycelformen, im tierischen Gewebe wieder zu Spherulae (MCMASTER, CECIL).

Auf Gelatinedextrosenährböden wachsen sie mit einem verzweigten Mycel und zahlreichen Lufthyphen. Die Kulturen sind zuerst rund, grau und durchsichtig, heben sich anfangs nur wenig vom Nährboden ab, wachsen jedoch stark in die Tiefe. In älteren Kulturen kann man manchmal Cystenhüllen beobachten, sie zeigen auch an der Oberfläche zahlreiche weißliche Chlamydosporen.

Bei Übertragen der Chlamydosporen auf koaguliertes Hühnereiweiß (A. R. LACK) kommt es nicht zur Bildung eines verzweigten Mycels, sondern es entwickeln sich cystenartige Gebilde, die Endosporen enthalten. Auf bebrüteter Chorionallantois des Huhns findet ein Wachstum mit Cystenhüllen und Endosporenbildung wie im menschlichen Organismus statt (MORRE). Auch bei anaeroben Kulturen in Ascitesflüssigkeit kommt es zu einem Wachstum gleich dem im Organismus (MCNEAL und TAYLOR).

Im Gewebe bildet sich meist kein Mycel. Allerdings berichten NABARRO und BARNES von je einem Fall, bei dem sich in einer durch Lobektomie entfernten Kaverne ein Mycel und Chlamydosporen fanden.

Die Bildung eines Sporangiums in vitro führte zu der Annahme (TOP), daß die im Gewebe zu findende Spherula mit ihrer stark lichtbrechenden charakteristischen Hülle, bei der nie eine Sprossung beobachtet wird, ebenfalls ein Sporangium sei. Die Sporen sind außerordentlich lange lebensfähig und ertragen Trockenheit gut. EMMONS konnte das Vorkommen von Coccidioides immitis im Boden nachweisen. Er nimmt an, daß der Pilz mit bestimmten Wüstenpflanzen vergesellschaftet sein könnte, da er in seiner Verbreitung eine verhältnismäßig scharfe geographische Begrenzung aufweist.

Tierpathogenität. Bei seinen epidemiologischen Untersuchungen konnte EMMONS den Pilz auch bei Nagetieren, wie der Taschenmaus (Perognatus) und der Känguruhratte (Lipodomys) nachweisen. Bei weiteren Studien mit ASHBURN zusammen stellte er unter 303 untersuchten Tieren bei 42% Mykoseinfektionen fest. Unter diesen fand sich 25mal ein Befall mit Coccidioides immitis. Auch Kaninchen, Meerschweinchen und Hamster sind für die Infektion empfänglich. REKTOR stellte in den Speicheldrüsen des Townsendmaulwurfs und beim Bodeneichhörnchen (Citellus Beechivi) den Pilz fest. Die beiden Nagetiere schienen ihm auch alle Erfordernisse eines tierischen Wirts als Quelle der Infektion zu erfüllen. Allerdings stimmt ihr Ausbreitungsgebiet nicht ganz mit den für Coccidioides immitis bekannten endemischen Herden überein.

Besonders empfänglich für experimentelle Infektionen ist nach EMMONS die Weißfußmaus (Peromyscus). Auch bei Meerschweinchen geht die Infektion gut an, und sie sind deshalb für den Tierversuch geeignet. So stellten ROSENTHAL und ELMORE fest, daß bei einem 46 bis 175 Tage dauernden Kontakt mit kranken Tieren von 13 Meerschweinchen 3 an Lungenerscheinungen erkrankten. Die Nagetiere scheinen den Pilz zum Teil auf dem Wege über Stuhl und Urin auszuscheiden. Bei anderen Tierarten wie Hunden haben FARNESS und PLIMMER 2 tödlich verlaufende Infektionen feststellen können. Sie glauben auf Grund ihrer Beobachtungen bei den Tieren 2 Verlaufsformen der Infektion annehmen zu müssen, eine maligne und eine benigne. Auch Ziegen und Rinder können erkranken, doch konnte bisher von veterinärmedizinischer Seite über den Infektionsweg beim Rind keine völlige Klarheit geschaffen werden. Man nimmt aber an, daß die Infektion auch hier über den Luftweg vor sich geht. Ob der Erreger im weiteren Verlauf der Erkrankung dauernd in der Lunge bleibt, erscheint fraglich. Wahrscheinlich wandert er in die Lymphdrüsen, wo er bessere Wachstumsbedingungen findet. In welcher Form und ob überhaupt das Rind, das ebenso wie die anderen Wiederkäuer nicht schwer erkrankt, die Infektion weitergibt, ist ungeklärt; möglicherweise ist es ebensowenig wie der Mensch in der Lage, selbst direkte Infektionsquelle zu sein.

Geographische Verbreitung. Nach den bisher im Schrifttum mitgeteilten Beobachtungen beschränkt sich das Hauptverbreitungsgebiet dieser Pilzerkrankung auf die trockenen Südwestgebiete der USA., den Norden von Mexiko und das Chacogebiet in Argentinien. Im Gegensatz zu Argentinien scheint Paraguay frei von Erkrankungen dieser Art. 1949 berichteten Campins, Schary und Gluck über einen Fall in Venezuela, der durch histologisches Präparat, Kultur, Tierversuch, Hauttest und Komplementbindungsreaktion gesichert werden konnte. 1951 fanden sie zusammen mit Cortes einen zweiten. In den USA. sind es vor allem das westliche und südliche Texas, der Süden Neu-Mexikos, Zentral- und Süd-Arizona, der Südwesten von Utah, Süd-Kalifornien, hier besonders das südliche Zweidrittel des San-Joaquin-Tales sowie das Gebiet jenseits der Coast Range Mountains von Kalifornien (Emmons, Top, Willet), in denen die Krankheit vorkommt. Mackie berichtet über einige auf den Hawaiischen Inseln beobachtete Infektionen, und Montessorri beschreibt 4 Fälle in Europa. Auch W. Fischer und E. Haupt beobachteten eine Erkrankung bei einem aus der Gefangenschaft in den Süd-USA. zurückgekehrten deutschen Soldaten. Über Heimkehrerfälle berichten auch Kurz und Loud aus Neu-England. Sporadische Fälle werden auch aus anderen Teilen der USA. beschrieben, und in letzter Zeit hat Goldstein ein neues endemisches Gebiet in Kalifornien nahe der Grenze nach Arizona feststellen können. Der dort gefundene Stamm soll insofern eine Besonderheit zeigen, als er eine geringere Pathogenität aufweist.

Negroni, Daglio und Briz de Negroni in Argentinien versuchten sich durch serologische Untersuchungen über die Durchseuchung der Bevölkerung in bestimmten Gegenden ein Bild zu machen. Es wurden im Rahmen dieser Untersuchungen 2065 Schulkinder im Alter von 6—15 Jahren dem Intradermaltest mit Coccidioidin unterzogen. Positive Resultate fanden sich in 1—10,26% und zweifelhafte in 1,66—5,63% der Fälle. Die höchste Prozentzahl an positiven Reaktionen wurde im Gebiet des Rio Colorado gefunden, und zwar unter den Kindern im Alter von 10—11 Jahren in gleicher Weise sowohl bei Jungen wie Mädchen. Mackinnon, Artagareytia-Allende, Vinelli, Nino, Ferrada-Urzua, Alonso und Donoso führten in Uruguay bei 977 Personen den Test durch, er war bei 9 = 0,9% positiv. Er dürfte aber in diesen Fällen nicht spezifisch gewesen sein, da die gleichen Personen auch auf Histoplasmin sehr stark reagierten. In Argentinien untersuchten dieselben Autoren 833 Personen. Für die hier gefundenen 6 positiven Reaktionen gilt das gleiche wie für die Befunde aus Uruguay, sie sind unspezifisch. Ähnliche Paralleluntersuchungen mit Coccidioidin und Histoplasmin führten Villegas und Reyes in Kalifornien an der mexikanischen Grenze durch.

Neben geographischen Einflüssen zeigt die Erkrankung ausgesprochen *scharfe jahreszeitliche Gipfel*. In der Regenperiode kommt sie praktisch kaum vor. Ihr *Maximum* liegt in der *heißen Jahreszeit*, in der es wahrscheinlich zum Aufwirbeln der Sporen mit dem Staub kommt. So beobachtete Smith 1938 in der ersten Hälfte des Jahres nur 73, in der zweiten 271 Fälle.

Pathologische Anatomie. Eine der ersten ausführlichen Berichte über die pathologische Anatomie der Coccidioidomykose stammt von Forbus. Er unterscheidet bei der primären Lungenerkrankung 4 Formen:

1. Eine lappenbegrenzte, die weitgehend dem Bild einer gewöhnlichen bakteriellen Pneumonie gleicht.
2. Eine ausgedehnte gelatinöse, bei der es zu herdförmigen Infiltraten kommt, die gelegentlich auch konfluieren können. Auch diese bleiben auf einen Lappen begrenzt.
3. Nekrotisierende, ulcerierende Bronchitis und Bronchiolitis, bei der es zur Bildung von Bronchiektasen und bronchiektatischen Kavernen kommt.
4. Fokal-lobuläre oder massiv-lobuläre indurierende, graue, feuchte, granulomatöse Hepatisation.

Bei den leichten Formen der Erkrankung kommt es meist zur Lösung der primären Infiltrate, ohne daß dauernde Schäden im Lungengewebe zurückbleiben. Granulomatöse nekrotisierende Herde heilen jedoch nur unter Bildung von Narbengewebe aus. Eine Verkalkung dieser Herde tritt nach Forbus relativ selten ein, seltener als man anfangs annahm. Die Reste dieser oben beschriebenen Herde gleichen sehr oft denen von tuberkulösen

Prozessen, mit dem Unterschied allerdings, daß kein Mycobacterium tuberculosis, sondern Spherulae nachgewiesen werden. Neben diesen letzteren finden sich Epitheloid- und Riesenzellen, die, wie FOLEY und Mitarbeiter, TOP und W. FISCHER beschreiben, Coccidioides immitis einschließen können.

Bei der disseminierten Form kommt es zu einer stark leukocytären Reaktion mit massenhaft eosinophilen Zellen. Ganz geringe Verkäsungen werden gelegentlich, wie TOP annimmt, bei erhöhter Resistenz des Wirtes beobachtet.

Das ganze Geschehen zeigt außerordentlich große Ähnlichkeit mit den bei Tuberkulose und Blastomykose zu erhebenden Befunden, so daß die Differentialdiagnose, worauf FARNESS und W. FISCHER hinweisen, sehr oft auch im Histologischen Schwierigkeiten bereiten kann, wenn es nicht gelingt, sie durch das Auffinden der charakteristischen Spherulae im Gewebe zu sichern. So wird es manches Mal dringend erforderlich sein, auch das Kulturverfahren einzuschalten. Da die Kultur über die Pathogenität nichts aussagt, so muß oft auch noch der Meerschweinchenversuch mit herangezogen werden. Oft wird es nur unter Anwendung beider Methoden möglich sein, verkalkte oder verkäste Herde, die von einer scharf begrenzten, dichten hyalinen Bindegewebskapsel umschlossen sind, zu identifizieren.

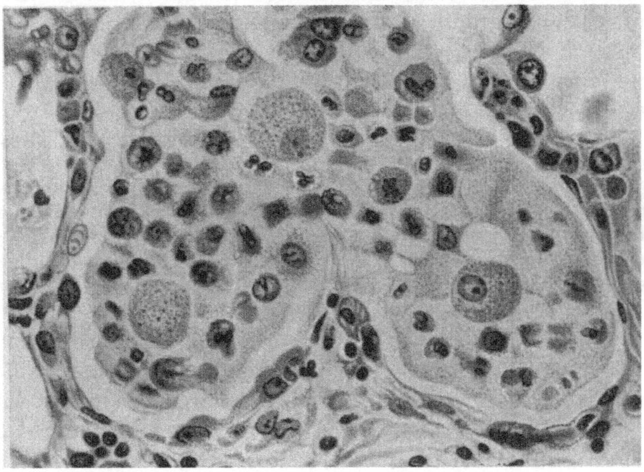

Abb. 1. Schnitt durch einen coccidioidomykotischen Herd in der Lunge. Spherulae und Zellinfiltrate bei starker Vergrößerung.

Bei der *disseminierten Form* finden sich neben den Knötchen in der Lunge auch Herde in der Leber, Milz Niere, Nebenniere, in den Muskeln und der Haut. Auch in diesen anderen Organen gleichen sie makroskopisch und mikroskopisch weitgehend den Tuberkuloseknötchen.

In der Haut kommt es zur Bildung verrucöser oder ulceröser Läsionen. Gelegentlich können sie auch papillomatös sein.

Auch im Gehirn ruft die Coccidioidose bei Dissemination Veränderungen hervor — hierauf weist W. FISCHER hin —, die einem Epitheloidzellentuberkel sehr ähnlich sehen. Die Epitheloidzellen sind recht häufig auch von Lymphocyten und Plasmazellen umgeben. Von amerikanischer Seite wird darauf aufmerksam gemacht, daß es bei der Coccidioidomykose der Lungen häufiger zu Absceßbildung komme als bei der Tuberkulose.

Übertragung. Da die Erkrankung hauptsächlich bei Menschen und Tieren in wüstenartigen, trockenen Landstrichen auftritt, wurde der *Inhalationsinfektion* schon frühzeitig die Hauptbedeutung beigemessen. Laboratoriumsinfektionen konnten das bestätigen. Deshalb treten auch meist als erstes pulmonale Symptome auf. Daß die Chlamydosporen hochinfektiös sind, geht schon daraus hervor, daß Infektionen auf einer Reise, wenn also das endemische Gebiet mit Auto oder Zug nur durchfahren wird, möglich sind. Daß staubige Ware, Material oder selbst Kleider zu Infektionen führen können, wies EMMONS nach. Auch der Wind kann die Sporen über weite Strecken verwehen. Fast in jedem Laboratorium, in welchem mit Coccidioides gearbeitet wird, treten Laboratoriumsinfektionen auf (SMITH, TOP u. a.), denn die Arthrosporen der kulturellen Form des Coccidioides immitis sind außerordentlich infektiös. Die Infektionsgefahr kann vermindert werden, wenn die Kulturen in Testgläsern und nicht in Petrischalen gehalten werden und wenn darauf geachtet wird, daß die Feuchtigkeit der Kulturen erhalten bleibt, damit die Hyphen nicht staubartig werden. Die beobachteten Laboratoriumsinfektionen verliefen meist subakut, aber auch einen tödlich endenden Fall beschreiben SMITH und HARELL. Einen Fall primärer

Lungenaffektion beschreibt auch NABARRO als Folge einer Laboratoriumsinfektion, einen weiteren LOONEY und STEIN (den 36. bis zu diesem Zeitpunkt, 1949). Nach Ansicht von TOP werden in endemischen Gebieten jedes Jahr etwa 15—20% des empfänglichen Bevölkerungsteiles infiziert.

Als nächsthäufige *Übertragungsart* wird eine solche durch *kleine Hautwunden* angenommen. JAKOBSON glaubt, daß die Erkrankung auch *durch Insektenbiß übertragen* werden könne. Jedoch sind die Angaben darüber in der Literatur sehr spärlich. Schließlich hält MUSSER auch eine *intestinale Übertragungsart* für möglich, obgleich die Mehrzahl der Autoren diesen Weg ablehnt.

Die im Gewebe gefundenen Spherulaformen scheinen zunächst nicht infektiös. Führt man allerdings, wie es ROSENTHAL machte, Spherulae in die Bronchien von Meerschweinchen ein, so erkranken diese isoliert an Lungencoccidioidomykose ohne jede weitere Ausbreitung. Dieser Versuch muß doch als Beweis dafür angesehen werden, daß eine Infektion von Mensch zu Mensch bzw. von Tier auf Mensch theoretisch möglich ist. Eine *direkte* Ansteckung ist bisher trotzdem noch *nicht* festgestellt worden, obwohl Auswurf und Eiter parasitenhaltig sein können.

Auch die Untersuchung von Kontaktpersonen, die BASS, SCHOMER und BERKE 1949 durchführten, ergab bei $^1/_2$—5jährigem intimen Kontakt (Ehefrauen, Söhne, Töchter, Brüder usw.) keine Ansteckung, obgleich 6 Erkrankte Kavernenträger waren und ein 7. eine disseminierte Lungen- und Hautcoccidioidomykose aufwies. Diese Beobachtungen stehen im Gegensatz zu der älteren Auffassung von ROSENTHAL und ROUTIEN, die an eine direkte Übertragung von Mensch zu Mensch auf Grund ihrer Beobachtungen in Arizona und Neu-Mexiko glaubten. Auch MOORE, MURPHY und WARD lehnen eine direkte Übertragung ab, da das Sputum nur dickwandige Spherulae mit Endosporen enthält.

Ein Anhaltspunkt dafür, daß besondere *Ernährungseinflüsse* für die Übertragung oder das Angehen einer Infektion eine größere Rolle spielen könnten, ist bisher nicht gegeben. Auch über eine besondere Altersdisposition wird nichts berichtet. Die einheimische Bevölkerung in den befallenen Gebieten macht die Erkrankung meist als Kinderkrankheit durch. Allerdings glauben BELL, SMITH und TOP, daß die Altersgruppen zwischen 20 und 45 besonders empfänglich für die Infektion seien. TOP kommt auf Grund seiner Beobachtungen zu dem Schluß, daß beim männlichen Geschlecht eine gewisse Neigung zum Auftreten der disseminierten Form vorhanden sei, da er diese hier 4—7mal häufiger sah als beim weiblichen. Letzteres bietet dafür mehr Erythema nodosum-ähnliche Bilder.

Soziologische Verhältnisse und die *Eigenart irgendeines Berufes* sind nach allen Beobachtungen nicht prädisponierend.

Doch scheinen in der Anfälligkeit gewisse *rassenbedingte Unterschiede* zu bestehen. Amerikanische Forscher beobachteten, daß die Neger, überhaupt dunkelhäutige Rassen, hundertmal empfindlicher für die schweren Formen der Erkrankung an Coccidioidomykose seien und unter diesen sicher die Männer in stärkerem Maße als die Frauen (B. u. L. HYDE). SMITH fand, daß Mexikaner $3^1/_2$mal, Neger 14mal und Philippinos 180mal anfälliger für diese Keime sind als die reinrassigen Europäer.

Klinik und Verlauf. *Inkubationszeit.* An Laboratoriumsinfektionen und an den Erkrankungen der neu in die endemischen Gegenden gekommenen Personen konnte diese sehr gut festgestellt werden. Sie schwankt zwischen 1—3 Wochen (SMITH, TOP). Nur ein Drittel, höchstens die Hälfte der Fälle ist von klinisch faßbaren Erscheinungen begleitet. CHESTER glaubt, daß $^3/_5$ aller Infektionen asymptomatisch verlaufen.

Drei klinische Typen unterscheidet R. V. LEE:

1. Eine unbemerkt ablaufende Erkrankung, die nur das Bild eines harmlosen *Schnupfens*, einer *leichten Grippe* mit *wechselnd starken rheumatischen Beschwerden* bietet. Sie ist *nur*

durch den *Coccidioidintest nachweisbar*. Auch MOORE, MURPHY und WARD weisen darauf hin, daß dies erste Stadium meist asymptomatisch verläuft und daher nicht erkannt wird.

2. Ein klinisches Bild, das durch *akute pulmonale Entzündungserscheinungen* charakterisiert ist, das aber bei subakuterem oder chronischem Verlauf sehr einer Tuberkulose ähneln kann, zumal auch hier Kavernen entstehen können, die auch röntgenologisch feststellbar sind, doch schließen sich diese Kavernen meist spontan.

3. Eine *generalisierte, granulomatöse Form*, die vorwiegend beim Neger auftritt. Spontanheilungen sind hier außerordentlich selten, meist kommt es zum tödlichen Ausgang. Diese Form war bis 1936/37 die einzig bekannte.

Die Form 1 nach LEE führt sicher auch zu kleinsten parenchymatösen Herden in der Lunge, doch werden diese so minimal sein, daß ihre physikalische und röntgenologische Erfassung praktisch nicht möglich ist. Da es bei dieser Verlaufsform meist zu keinerlei stürmischen Erscheinungen kommt, wird im Durchschnitt auch keine Röntgenuntersuchung durchgeführt, so daß auch hierin einer der Gründe zu suchen ist, warum solche Frühformen oder unvollständige Formen (forme fruste) keine röntgenologisch registrierten Befunde aufweisen.

Nach der Einteilung von DICKSON werden nur 2 Formen angenommen, nämlich die unter 2 und 3 geführten.

Ein hervorstechendes *Frühsymptom* ist der starke Brustschmerz, der unter Umständen eine Coronarthrombose, Rippenfraktur oder auch Appendicitis vortäuschen kann. Der Schmerz sitzt meist substernal (KRITZER), gelegentlich hat er mehr pleuritischen Charakter oder ist auch generalisiert. Fieber ist nach WILLETT in 80% der Fälle zu beobachten. Durchschnittlich liegt es bei 38°, als höchstes sah TOP 40,5°. In 64% der Fälle tritt ein meist trockener Reizhusten auf, der aber nur selten von Auswurf begleitet ist. Nur 3% der Kranken haben ein durchscheinendes, manchmal ein wenig blutig gestreiftes Sputum.

In der *Prodromalzeit* bestehen Abgeschlagenheit (43%), Appetitlosigkeit (30%), Kopfschmerzen (27%). Schüttelfrost trat nur in 12% auf. Gewichtsverluste und Nachtschweiße tragen dazu bei, daß das Anfangsbild dem der Tuberkulose noch mehr ähnelt.

Nach den ersten 2—3 Tagen tritt bei einigen Patienten ein *generalisierter, kleinfleckiger Ausschlag* auf, masern- oder oft auch scharlachähnlich. Auffallend ist auch, daß bei 3—5% der Männer und bei 10—20% der Frauen der weißen Rasse ein *Erythema nodosum*, gelegentlich auch ein *Erythema exsudativum multiforme* auftreten kann. DICKSON beobachtete dies meist zwischen dem 8. und 15. Tag nach dem Erscheinen der ersten Symptome. SMITH gibt als Zeitspanne hierfür den 2.—18. Tag an. Das Erythema nodosum sitzt meist an der Vorderfläche der Unterschenkel, kann aber auch an Hüften, Gesäß, oberen Gliedmaßen und Kopfhaut sich finden. Das Erythema multiforme ist seltener, seine Erscheinungen treten an den Rändern der Handflächen, Außenflächen der Gliedmaßen, als Kragen im Bereich des Halses, selten in anderer Lokalisation auf. Das Erythem blaßt meist nach 48—72 Std ab (DICKSON). Oft ist es das Symptom, das den Kranken erstmalig zum Arzt führt (SMITH). Unter Hinterlassung einer geringen Pigmentation klingt es nach 1—3 Wochen gänzlich ab, manchmal können schwere *Gelenkschmerzen* und eine *Synovitis* an Hand- und Fußgelenken das Geschehen begleiten. Auch eine *Conjunctivitis* wird gelegentlich beobachtet. In den leicht verlaufenden Fällen kommt es nach 3—10 Tagen zum Temperaturabfall und subjektiven Besserungsgefühl.

Das *Röntgenbild der Coccidioidomykose* bei dieser zweiten Krankheitsform nach LEE ist durchaus nicht eindeutig und einheitlich. Nach manchen Autoren können sogar röntgenologisch sicher faßbare Veränderungen auch bei der 2. Phase in den Anfangsstadien fehlen. Manifest werden die Röntgenbefunde im Durchschnitt erst einige Zeit nach dem Auftreten der klinischen Erscheinungen. Die auftretenden Veränderungen können Ähnlichkeit haben mit den Bildern bei atypischer Pneumonie, teilweise auch mit tuberkulösen Herden oder Metastasen bösartiger Tumoren. Bei Lokalisation im Bereich der Hilusdrüsen, die auch bei der Coccidioidomykose vorkommt, kann das Bild für eine Lymphogranulomatose Hodgkin gehalten werden (Dickson).

Eine sehr genaue röntgenologische Erfassung und Schilderung der Befunde geben Petterson und Raskowski. Sie fanden einzelne oder multiple knötchenförmige Herde ein- oder beidseitig, oft sogar über die ganze Lunge verteilt, ein Bild also, das an gewisse tuberkulöse Formen erinnert. Petterson weist besonders darauf hin, daß doppelseitige Oberlappenprozesse auftreten können. Auch peribronchiale Infiltrationen mit knötchenförmigen Herden wurden gefunden. Diese Fälle gehen eigentlich immer mit Vergrößerung der Hilusknoten (nach Raskowski 22,5% der Fälle) einher. Daneben gibt es aber auch kleinere, konfluierende Herde, so daß es, wie schon im pathologisch-anatomischen Befund ausgeführt, von einer lobulären zu einer lobären Infiltration kommen kann (20%). Die nur auf den Hilus beschränkten Veränderungen sind seltener. Die Rückbildung der röntgenologischen Infiltrate geht nur langsam vor sich, sie bestehen oft noch lange Zeit fort.

Eine ernst zu nehmende Komplikation dieser 2. Krankheitsform ist das Auftreten von Kavernen. Schon 10 Tage nach Beginn der Erkrankung kann es zur Einschmelzung der Lungenherde kommen, aber auch zu einem späteren Zeitpunkt ist die Umwandlung der Entzündungsherde in meist dünnwandige Kavernen noch möglich. Smith und Mitarbeiter sahen in 2—8%, Raskowski in 5% der Fälle die Entstehung solcher Kavernen, die in 90% als Einzelkavernen auftraten. Sie entwickeln sich in allen Teilen der Lunge, doch scheinen die beiden Unterfelder bevorzugter Sitz zu sein, während Mittel- und vor allem Oberfelder weniger häufig betroffen werden. Eine eindeutige Abgrenzung dieser Ringschatten gegenüber tuberkulösen ist schwierig, wenn auch von einzelnen Untersuchern (Petterson u. a.) die schmälere Randzone bei Coccidioidomykose als wichtigster Unterschied gegenüber dem tuberkulösen Ringschatten betont wird.

Die Ätiologie der Kavernen erbrachten Smith und Mitarbeiter in 40% der Fälle durch den Pilznachweis im Sputum, in 49% durch die serologischen Reaktionen und in 11% durch eine positive Coccidioidin-Hautprobe bei negativer Tuberkulinprobe.

Subjektiv machen die Kavernen meist sehr wenig Erscheinungen, gelegentlich werden allerdings von den Patienten Schmerzen im Bereich dieser Einschmelzungsherde angegeben, die sich dann auf die Brustwand projizieren.

Die weitere Entwicklung dieser sehr häufig symptomlosen Herde (Farness bezeichnet die Symptomlosigkeit als Charakteristikum, und Smith fand sie in 50% der Fälle) kann verschieden sein. Im allgemeinen neigen sie dazu, sich spontan zu schließen. Sie sind also keineswegs als ungünstige Zeichen zu werten und stehen nie am Beginn einer Dissemination (Top), sondern stellen mehr eine mechanische Komplikation der primär-pulmonalen Erkrankungsform dar. Smith und Mitarbeiter werten sie sogar als Zeichen einer gewissen Immunität, da sie niemals bei Kavernenträgern Disseminationen gesehen haben.

Die Kavernen können lange Zeit bestehen. Moore, Murphy und Ward beobachteten einen Kranken, der 1 Jahr lang eine dünnwandige Kaverne ohne Umgebungsinfiltration im Unterlappen hatte. Diese war durch Phrenicusquetschung nicht zu beeinflussen, so daß, da der Auswurf Coccidioides immitis enthielt und keine sonstige Therapie zum Ziel führte, eine Lobektomie vorgenommen werden mußte.

Völlig harmlos sind allerdings diese Kavernen auch nicht. Blutungen können hier auftreten und eine Phrenicusquetschung oder andere chirurgische Maßnahmen notwendig machen.

Über einen Fall, der dauernd zu Hämoptoen führte, berichtete GRAPIN. Erst eine Lobektomie brachte hier Besserung, aber auch nur für eine kurze Zeit, dann hatten sich neue Kavernen entwickelt. Auch MOORE, MURPHY und WARD beobachteten einen ähnlich gelagerten Fall, bei dem zur Kollapstherapie gegriffen werden mußte.

Die Dauer der Spontanrückbildung der Kavernen beträgt unter Umständen viele Monate, kann sich auch über Jahre hinziehen.

Für die Beurteilung des Ablaufs vieler Lungeninfektionen mit Coccidioides immitis sind die Beobachtungen von BASS, SCHOMER und BERKE in New York anläßlich der Nachuntersuchung von 20 Patienten mit ausgedehnteren Lungenherden, die während des Krieges erworben wurden, sehr wesentlich. Es fanden sich Kalkschatten, Fibrose, verschwommene Infiltrationen, knotige Verdichtungen, Kavernen und Pleuraergüsse. Die Ähnlichkeit aller dieser Veränderungen mit tuberkulösen Prozessen war sehr groß, doch zeigten die Herde innerhalb von 2—3 Jahren keinerlei Veränderungen, und bei den Kavernen kam es zu keiner bronchogenen Aussaat. Von den 13 genauer und länger kontrollierten zeigten nur 3 bedrohliche Symptome, wie Hämoptoe und progressive Dissemination.

In Parallele zum tuberkulösen Geschehen kommt es gelegentlich auch hier zu Verkalkungen, im ganzen sind diese aber seltener, als man eine Zeitlang annahm. Von tuberkulösen Verkalkungen sind sie im Röntgenbild praktisch *nicht* zu unterscheiden. Bei Überimpfung und Züchtungsversuchen mit solchen verkalkten Herden fanden BUTT, ARONSON und CHRISTIE, daß diese bakteriologisch und mykologisch steril waren.

Verhältnismäßig häufig werden *Pleuraergüsse* beobachtet (MCLANGHLIN und WILETT). RASKOWSKI stellte sie bei 5% fest. Sie können ganz gering sein und nur zur Verklebung des Sinus führen, in anderen Fällen aber kann sich ein ausgedehntes Exsudat bilden und schwere Atembehinderung machen. Auffallend ist, daß auch große Exsudate meist innerhalb von 2—3 Wochen glatt resorbiert werden.

Bei einer kleineren Gruppe von 43 Fällen (39 Männern und 4 Frauen) geben TAYLOR und BRINEY in 90% der Fälle Brustschmerzen an, sternumnahe sitzend, die aber meist nach 2 Tagen schon verschwanden, in 44% Husten, meist *ohne* Auswurf, sehr selten mit etwas Blutbeimengung, in 32% Übelkeit, in 30% nur Fieber und Frösteln, in 28% generalisierte Kopfschmerzen, in 25% Appetitlosigkeit, in 2 Fällen traten Leibschmerzen auf, 4mal ein Erythema nodosum und 2mal ein Erythema multiforme. Röntgenologisch wiesen 83% pneumonieartige Infiltrate auf, mehr peripher sitzend, meist gut umschrieben und homogen. Zweimal fanden sich Kavernen, von denen die eine schon 11 Tage nach Krankheitsbeginn auftrat, die andere erst im 8. Krankheitsmonat. Pleuraergüsse wurden 3mal festgestellt.

Die Mortalität in diesem Stadium der Coccidioidomykose wird von CLENDENING mit 1:350 angegeben.

Haben die Primärerscheinungen ihre *Lokalisation in der Haut*, so treten hier Papeln, Knötchen und Pusteln auf. Es kann aber auch zu papillomartig wachsenden oder warzenartigen Veränderungen kommen. Die Knötchen sitzen zunächst subcutan und wachsen sich langsam zu kleinen Tumoren aus, die dann meist abscedieren und sich in Ulcerationen verwandeln.

Ob es häufiger zu Hautinfektionen durch Schnittwunden kommt, wie GOREM in einem Falle schildert, muß offenbleiben. In diesem Fall kroch die Infektion bis zum Knochen weiter. Sulfonamidbehandlung war erfolglos, und erst die Amputation erbrachte schließlich die richtige Diagnose und den Ausschluß der Tuberkulose. Auch BURKS schildert einen Krankheitsfall, bei dem sich 4 Wochen nach einer Schnittläsion mit primärem Herd eigenartige Efflorescenzen von 1—2 cm Durchmesser an Lippe, Nase, Rücken und Hüften fanden. Die Kultur des Inhalts dieser Hautstellen ergab Coccidioides immitis. Der Hauttest mit

Coccidioidin war negativ. Dieses Resultat spricht nach BURKs Ansicht für die Schwere der Infektion bzw. das Darniederliegen aller Abwehrkräfte. Die von BELL beobachteten Hautherde lagen hauptsächlich an exponierten Hautstellen.

Fast stets kommt es zu Ulcerationen nach mehr oder minder langer Zeit. Dabei greifen dann die Veränderungen tief in das subcutane Bindegewebe über. Der Eiter, der sich aus den ulcerös zerfallenen Knoten entleert, hat ein schleimig-graugelbes Aussehen. Auffallenderweise sind häufig die regionalen Lymphdrüsen nicht mitbeteiligt. Auf die Ähnlichkeit der Prozesse mit der Tuberculosis cutis colliquativa weist BECKER hin. Auch gummaähnlich können die Herde aussehen.

Der *Übergang in die schwere granulomatöse Phase* der Erkrankung wird meist erst dann möglich, wenn die Abwehrkraft des Organismus erlahmt ist und einer Dissemination über den Blutweg keinerlei Abwehrkräfte mehr entgegengesetzt werden können (THORNER). Der *Zeitpunkt der Dissemination* liegt nicht genau fest. SMITH sah sie in 12 Fällen schon innerhalb der ersten $3^1/_2$ Monate, darunter 6mal sogar schon innerhalb der ersten 3 Wochen auftreten. Er glaubte daraus schließen zu können — doch dürfte die Zahl dieser Beobachtungen etwas zu gering sein —, daß eine Disseminierung nach Jahren als ungewöhnlich anzusehen ist. Im ganzen scheint die Annahme gerechtfertigt, daß der Übergang in diese schwerste Verlaufsform *meist ohne Latenz zu Beginn der Erkrankung* stattfindet. Doch weist FORBUS andererseits darauf hin, daß unter den von ihm zusammengestellten 95 Fällen mit solcher disseminierter Coccidioidomykose sich nicht nur „Früh"-Disseminationen finden, sondern auch Fälle, bei denen dieses Ereignis erst nach 10 Jahren auftrat. YEGIAN beobachtete eine solche bei einer Frau 6 Jahre nach der Erstinfektion. Ähnlich liegt die Situation bei dem von E. HAUPT und W. FISCHER beschriebenen Krankheitsfall eines aus Kriegsgefangenschaft in den USA. heimgekehrten Kranken.

Der Übergang von der Lokalinfektion zur Generalisation, ja auch von der fast symptomlosen Infektion zur Generalisation kann sehr plötzlich erfolgen. Die klinischen Zeichen der Generalisation sind von ihrer Lokalisation abhängig. Dabei sind fast stets die Lungen bei der disseminierten Form befallen. Das Bild einer solchen *Mykoseaussaat* ähnelt in verblüffender Weise dem einer aktiven Tuberkulose (FARNESS, FOLEY, ARNOLD u. a.). FORBUS faßt diese Lungenaussaaten als endogene Reinfektionen auf, die möglicherweise durch das Einbrechen ulceröser Lymphknoten in die Bronchien und nachfolgende Aspiration als bronchogene Streuung zu deuten wären.

Auch Bilder, die eine Carcinomaussaat vortäuschen können, wurden beobachtet. RASKOWSKI konnte besonders bei Negern eine bilaterale, *noduläre Disseminierung*, die prognostisch besonders ungünstig zu sein scheint, wiederholt feststellen.

Diese Formen jedoch treten gegenüber den tuberkuloseähnlichen Bildern, worauf von allen Untersuchern immer wieder hingewiesen wird, zurück. Auch in der histologischen Struktur dieser Lungenherde finden sich, wie BELL zeigen konnte, zahlreiche Parallelen zur Tuberkulose. Die Herde setzen sich aus Epitheloid- und Riesenzellen zusammen, haben häufig zentrale Erweichungen und sind umgeben von einer Anhäufung von Plasmazellen. Auch in dieser Generalisationsphase der Erkrankung kann es zur Bildung von Kavernen, dann allerdings meist multipel, kommen.

Meningen. WHIMS kommt auf Grund seiner Untersuchungen zu der Auffassung, daß in etwa 25% der disseminierten Coccidioidomykose die Meningen beteiligt sind. Auch die 2 tödlich endenden Fälle unter 9 Erkrankungen, die NORMANN und LAWLER sahen, wiesen meningeale Herde auf. ABBOT nimmt 3 Typen der meningealen Erscheinungsform dieses Krankheitsbildes an:

die erste, die praktisch der tuberkulösen Meningitis gleicht;
die zweite, bei der es zu größeren granulomatösen Herden kommt. SNYDER und ROGERS beschreiben Granulomherde bei einem Fall mit Dissemination in die Haut und fast alle inneren Organe, auffallenderweise ohne Befall der Leber (!);
die dritte, bei der sich eine Ansammlung von plastischem Exsudat an verschiedenen Stellen findet.

Diese letzteren Herde sind zwar meist nicht groß, aber an der Basis lokalisiert, so daß durch sie der Liquorabfluß behindert wird und die Patienten unter dem Bild eines starken sekundären Hydrocephalus ad exitum kommen.

WHIMS schildert einen Fall, bei dem es neben der Blockade in Höhe des 5. Halswirbels durch Adhäsion der 3 Häute zu einer Aussaat perlfarbiger Knötchen über die Oberfläche der Dura kam. Dieser Fall zeigte im Liquor vermehrten Eiweißgehalt, erhöhten Druck, erniedrigten Zuckerspiegel sowie eine Erhöhung der Zellzahl, unter diesen zahlreiche Eosinophile. Die Goldsolkurve zeigt eine stark paretischen Verlauf (TOP). WHIMS beobachtete das Auftreten von spherula-ähnlichen Körpern, die aber nicht züchtbar waren und sich nicht ganz eindeutig identifizieren ließen.

STURZ und DUCKETT beobachteten beim 4- bzw. 5jährigen Kind Gehirncysten, die durch tuberkelähnliche Knoten, vollgestopft mit Coccidioides immitis, verursacht waren. Auch der Liquorbefund dieser Fälle zeigt starke Parallelen zur tuberkulösen Meningitis.

Die Dauer der coccidioidalen Meningitiden ist teilweise recht verschieden. Es gibt kurze Verläufe mit rasch eintretendem Tod, daneben aber finden sich auch schubweise auftretende Formen, wie in dem Fall von ROSEN und BELBER, der sich über 4 Jahre und 8 Monate hinzog, allerdings mit diesem protrahierten Verlauf der längste bisher beobachtete Fall sein dürfte. Die Diagnose wurde aber auch in diesem Fall trotz seines langsamen Verlaufes erst in dem 5. Krankheitsjahr gestellt.

Von einer coccidioidalen *Peritonitis* gibt erstmalig ein Bericht von RUDOCK Kenntnis, der wohl auch zum erstenmal am Lebenden durch Laparoskopie eine solche Bauchfellaffektion erkennen konnte. Das ganze Bauchfell war mit miliaren Knötchen übersät, die im histologischen Bild typische Veränderungen für eine Coccidioidomykose und in der Aussaat Reinkulturen von Coccidioides immitis ergaben. Der Patient kam später ad exitum und zeigte eine generalisierte Lymphadenitis, Peritonitis, Pleuritis, Infektion der Milz, Leber und einer Niere. Auch HARVEY fand eine Peritonitis auf dieser Basis, wahrscheinlich verursacht durch Perforation von Herden an der Leber- und Milzoberfläche. Ob diese Infektionen auf dem intestinalen Weg entstanden waren, ließ sich natürlich retrograd nicht mehr klären. MUSSER vertritt die Ansicht, daß solche gastrointestinalen Infektionsmöglichkeiten bestünden.

Das *Myokard* ist bei der disseminierten Form der Coccidioidomykose gar nicht selten mitbeteiligt. REINHOLD fand bei seinen Untersuchungen Granulome im Myokard, die aus einer Ansammlung von Monocyten, Lymphocyten, Polynucleären und gelegentlich Riesenzellen bestehen. Erreger werden nur gelegentlich gefunden. Von 4 genau überprüften Fällen zeigte nur einer makroskopische Veränderungen mit kleinsten Tuberkeln im ventrikulären Myokard. Dieser bot auch peri- und endokarditische Veränderungen. Im histologischen Bild waren durch die granulomatösen Herde die Muskelbündel auseinandergedrängt, zeigten gedunsene Fibrillen mit verwaschener Querstreifung und pyknotische Kerne. Ähnliche Bilder zeigten auch die 3 anderen Fälle, nur waren hier die Herde lediglich mikroskopisch nachweisbar.

Auch die *Nieren* können gelegentlich befallen sein, ebenso wie die *Prostata*.

Der *Knochen* ist gar nicht selten der Sitz coccidioidaler Veränderungen. Die Infektion der Knochen erfolgt hämatogen (MILLER und BIRSNER), und nicht, wie andere Autoren meinen, durch Übergreifen von Hautgeschwüren auf das Knochengewebe. Die Hauptlokalisation dieser durch Coccidioides immitis hervorgerufenen Osteomyelitis ist meist im spongiösen Teil zu finden, und zwar entweder im subperiostalen oder auch im zentralen Bereich der Spongiosa (McMASTER). Im akuten Stadium sind die Knochenherde meist destruktiv und zeigen auch keine periostitische Reaktion. Bei den chronischen Verlaufsformen finden sich sehr oft Periostitis und osteoplastische Veränderungen. Daneben können aber auch scharf begrenzte cystische Höhlen sich im Knochen bilden und Trabekel entstehen. Im spongiösen Knochen schreitet der Prozeß kontinuierlich fort und führt zu Erosion oder Destruktion der darüberliegenden Cortex. In letzterer ist eine Ausbreitung selten. Den epiphysären Knorpel durchbricht der Prozeß meist. Eine Ausbreitung in das Knorpelmark oder den Knorpelschaft ist selten. Unter einem größeren Beobachtungsgut konnte McMASTER auch die Ausheilung coccidioidischer Knochenherde verfolgen, die schließlich knöchern sklerosierten. Diese Knochenherde können einzeln oder auch multipel auftreten. Bei Sitz der Veränderungen an den kurzen Knochen handelt es sich wohl um primäre Schaftherde. Sternum und Scapula können auch Zerstörungsherde aufweisen, meist mit leichter Schwellung des benachbarten Gewebes. Auch in der Dia- und Epiphyse finden sich Primärherde. Sehr häufig sind die Wirbelkörper befallen, gelegentlich, aber seltener, die corticalen Anteile der Querfortsätze, nach MILLER und BIRSNER am häufigsten die Lendenwirbel, meist in Form osteolytischer, aber auch sklerosierender Prozesse. Im Gegensatz zur Tuberkulose ist allerdings hier festzustellen, daß der Intervertebralknorpel nicht so früh zerstört wird. Die Wirbelherde neigen dazu, länger lokalisiert zu bleiben oder aber die Cortex zu durchbrechen und paravertebrale Abscesse zu bilden. Erst in späteren Stadien wird der Intervertebralknorpel zerstört, so daß es zur knöchernen Ankylose kommt. Am nächst häufigsten treten Veränderungen an der Tibia, dem Sternum, den Fußknochen, dem Humerus, der Fibula und dem Radius auf. Knochen- und Lungenaffektionen können parallel gehen.

CHARTER glaubt, daß die Krankheit eine gewisse Prädilektion für knöcherne Vorsprünge habe, wie das Tuberculum tibiae, die Malleolen, die Condylen des Humerus, das Olecranon, die Processus styloidei des Radius und der Ulna. Herde dieser Lokalisation im Röntgenbild sind seiner Ansicht nach auf Coccidioidomykose sehr verdächtig. Auch an den Schädelknochen beschrieb er kleine ausgestanzte Destruktionsherde. Hier kann sowohl die Tabula externa wie interna befallen sein. Völlig isolierte Knochenprozesse sind seltener. LAMPHIER beobachtete allerdings einen von einer lokalen Coccidioides immitis-Infektion ausgehenden umschriebenen Knochenprozeß, der zur Amputation führte.

McMASTER berichtet über 24 Kranke mit Knochen- und Gelenkerkrankungen. 13 davon kamen ad exitum, 10 dieser tödlich endenden Fälle hatten multiple Herde. Die 11 überlebenden wurden bis zu 7 Jahren nach erfolgter Therapie nachbeobachtet. Auch von ihnen hatten 5 multiple Herde an Knochen und Gelenken, während 6 nur einen Herd aufwiesen.

An der Synovialmembran zeigten von diesen 24 Kranken 4 eine deutliche Lokalisation, während alle anderen Prozesse vom Knochen selber ausgingen. Einige von diesen griffen auch später auf die Gelenke über. Das Hüftgelenk wurde relativ selten befallen. Bei einem Kranken kam es zu einer Spontanluxation. Unter diesem Beobachtungsgut befanden sich 4 Kinder mit noch offenen Epiphysenlinien, aber nur in einem dieser Fälle war primär die Diaphyse des Radius, im anderen die Epiphyse beteiligt.

Die *Gelenkprozesse* manifestieren sich im Röntgenbild zunächst nur in einer Kapselverdickung, später ähneln die Veränderungen sehr denen bei Tuberkulose. Im weiteren Verlauf verengert sich der Gelenkspalt, und es bildet sich eine knöcherne Ankylose. Diese Neigung zu ossifizierender Periostitis über dem Knochenherd ist differentialdiagnostisch gegenüber der Tuberkulose von Wichtigkeit. Eine Abgrenzung der coccidioidalen Herde gegenüber anderen eitrigen Osteomyelitiden ist bis zu einem gewissen Grad dadurch möglich, daß bei den letzteren periostale Ossifikation meist in Verbindung mit stärkerer Sklerose von Corticalis und Spongiosa vorkommt, während derartiges bei der Coccidioidose sehr selten ist.

Das *Blutbild* bietet keine für die Coccidioidose besonders typischen Veränderungen (DENNENHOLZ). Die Leukocytenzahl ist meist auf Werte zwischen 10000 und 12000 (JAMISON und CARTER) erhöht, allerdings nicht in allen Fällen (McLANGHLIN). Oft findet sich eine gewisse Linksverschiebung und eine Eosinophilie. FARNESS beobachtete sogar Eosinophilenwerte bis zu 27%. Unter 7 Erkrankungen sahen KRITZER, BIDDLE und KESSEL 5mal eine Eosinophilie, allerdings nicht über 11%. Sie weisen auch auf das Auftreten von atypischen Lymphocyten, dem sog. „Downy Type I" gleichend, hin.

Die *Blutsenkung* ist in ihrem Verhalten für die Beurteilung des gesamten Ablaufs des Krankheitsprozesses besonders wichtig (DENNENHOLZ, TOP, McLANGHLIN). Während der aktiven Phase des Krankheitsgeschehens steigt die Senkung an, um dann mit zunehmender Ausheilung auf normale Werte zurückzugehen. Auch KRITZER und Mitarbeiter beobachteten bei 4 von 7 Kranken eine beschleunigte Senkung, fanden jedoch gerade bei einem tödlich endenden Fall nie Werte über 7,5 mm je Stunde.

Unter der *Schwangerschaft* scheint die Coccidioidomykose einen sehr ungünstigen Verlauf zu nehmen. Einen Überblick über 5 Fälle, bei denen in der Schwangerschaft eine Coccidioidomykose auftrat, geben SMALE und BIRSNER (1949). In 2 Fällen wurde ein gesundes Kind geboren, während es in den anderen einmal zur Totgeburt, einmal zu einer nicht lebensfähigen Frühgeburt und in einem Fall überhaupt nicht mehr zum Partus kam. Vier Mütter starben vor, unter oder kurz nach der Geburt, eine wurde mit dem Bild einer chronischen Meningitis aus der Beobachtung entlassen. Auffallend war, daß weder Placenta noch Endometrium Spuren der Parasiten zeigten, obwohl sonst fast alle Organsysteme von der disseminierten Coccidioidomykose befallen waren. SMALE und BIRSNER glauben daraus den Schluß ziehen zu können, daß es *kongenitale Infektionen bei der Coccidioidomykose nicht gibt.* Auch CONAN (1950) berichtet von der Geburt eines gesunden Kindes *trotz* des Bestehens einer durch Coccidioides immitis bedingten granulomatösen *Endometritis.* (Die Patientin erlag später einer generalisierten Coccidioidomykose.) Während noch KIRSCHBAUM bei 52 tödlich endenden Fällen von disseminierter Coccidioidomykose in *keinem* Fall über Infektionen des Uterus oder der Placenta berichtet, sah CHESTER (1951) erstmals einen Fall von Erkrankung der Mutter *mit* Infektion der Placenta. Noch bedeutungsvoller für die Frage der kongenitalen Infektion aber sind die Untersuchungen von COHEN bei 2 farbigen, an der disseminierten Form verstorbenen Frauen. Bei beiden war es zur Ausstoßung der Frucht, einmal vorzeitige Geburt, einmal spontaner Abort, gekommen. COHEN fand *ebenfalls die Placenta in beiden Fällen infiziert.* Die nekrotischen Herde in Decidua und den Chorionzotten waren teils verkäst, teils eitrig mit zahlreichen Spherulae von Coccidioides immitis. Das Wichtigste dieser Beobachtung war aber, daß die *beiden untersuchten Feten keinerlei Anhalt für die Infektion* boten. Dieser Befund bestätigt die Ansicht von SMALE und BIRSNER, daß es *keine diaplacentare Übertragung der Infektion von der Mutter auf den Feten gibt.*

Komplikationen. Mischinfektionen mit Tuberkulose werden gelegentlich beschrieben (KAHN, STUDY und MORGENSTERN). In solchen Fällen ist vor allem bei pulmonalen Erkrankungsformen die Differenzierung der einzelnen Prozesse voneinander außerordentlich schwierig. Nur der Erregernachweis führt hier zum Ziel. Denn klinisch ist das Bild sehr ähnlich, worauf auch COHEN und BURNIP an Hand der Erkrankung eines Negerkindes hinweisen, das zu Beginn Symptome einer POTTschen Erkrankung mit einer miliaren Lungenstreuung zeigte. Durch

Punktion der Lumbalgegend wurde aber Material gewonnen, aus dem eine Reinkultur von Coccidioides immitis zu züchten war. Bei einer kombinierten Erkrankung an Tuberkulose und Coccidioidomykose fanden FIRESTONE und BENSON keine Tuberkelbakterien in den coccidioidalen Läsionen und nur ganz vereinzelt Coccidioides in den Tuberkeln.

Das Auftreten einer Coccidioidomykose bei Ankylostomiasis wurde von AUSTONI und BOVO beobachtet. Ob die letztgenannte Infektion das Angehen der ersteren begünstigte, bleibt offen.

Die *Erscheinungen bei Kindern* sind von denen bei der Erwachseneninfektion nicht wesentlich verschieden, hier sind in erster Linie *Husten*, *Temperatur*, *allgemeines Unwohlsein* und *Nachtschweiß* zu nennen. Bis zum 13. Lebensjahr sind auch als pleuritische Schmerzen zu deutende Erscheinungen oft zu registrieren. Die Anamnese ergibt sehr häufig, daß die Kinder etwa 10—18 Tage vorher durch Feldarbeit oder Aufenthalt in sehr verstaubter Luft einer Coccidioides-Infektion ausgesetzt waren. Der Hauttest ist in den endemischen Gebieten nur dann in diagnostischer Hinsicht zu verwerten, wenn er von negativ in positiv umschlägt.

Denn bei Kinderreihenuntersuchungen in Kalifornien konnten CHESTER und Mitarbeiter in über der Hälfte von 2718 untersuchten Kindern einen positiven Dermaltest ermitteln. Der Prozentsatz bei positiven Kindern, die noch nicht 1 Jahr in der Provinz gelebt hatten, betrug nur 17% im Gegensatz zu denen, die schon mehrere Jahre dort wohnten, mit 70%.

In Zweifelsfällen ist auf die Präcipitationsreaktion (bei Erstinfektionen in 50% innerhalb der 1. Woche positiv, in 90% im Laufe der 2. Woche) zurückzugreifen. Die Komplementbindung ist nur in 8% in der ersten Woche schon positiv, nach 3—4 Monaten ist sie das einzige Mittel, die Diagnose noch nachträglich zu sichern, da die Präzipitationsreaktion dann schon wieder negativ geworden zu sein pflegt. Disseminationen sind bei Kindern selten. CHESTER mißt dem Hauttest bei kindlichen disseminierten Infektionen eine große Bedeutung bei, da nach seinen Erfahrungen $^3/_4$ der Kinder mit positiv bleibendem Test die Erkrankung überstehen, während diejenigen, bei denen der Test negativ wird oder negativ bleibt, nur zu $^1/_6$ durchkommen.

Diagnose. Sie ist, wenn an die Möglichkeit des Krankheitsbildes gedacht wird, nicht sonderlich schwer zu stellen, allerdings muß man eine Tuberkulose mit einiger Sicherheit ausschließen können. Eine Differenzierung ist aber auf Grund des Erregernachweises verhältnismäßig leicht möglich. Dieser ist wichtiger, soweit sich das heute übersehen läßt, als der Hauttest oder sonstige Maßnahmen, die nur zu einer indirekten Diagnose führen.

Der *Hauttest* oder *Coccidioidintest* in der heute üblichen Form wurde von SMITH und Mitarbeitern ausgearbeitet.

Technik. Ausgesuchte Stämme von Coccidioides immitis erfahren 2 Monate lang eine Züchtung bei 22°, und zwar auf einem flüssigen Asparagin-Nährboden, wie er für die Herstellung von Tuberkulin verwandt wird. Die Kulturflüssigkeit wird dann durch ein Seitzfilter filtriert und das sterile Filtrat in 1:1000 Merthiolat konserviert. Diese Lösung stellt die Stammlösung dar. Der genaue Aufbau der aktiven Körper des Coccidioidins ist nicht bekannt, wahrscheinlich besteht es ganz oder doch hauptsächlich aus Polysacchariden, die außerordentlich stabil und temperaturbeständig sind, selbst 120° und 1 Std strömenden Dampf überstehen. Die Haltbarkeit des Coccidioidins ist praktisch unbegrenzt, wenn es steril, unverdünnt und kühl aufbewahrt wird. Eine Probe, die bei Zimmertemperatur in warmem Klima 9 Jahre gestanden hatte, erwies sich noch als voll wirksam, doch führen bakterielle Verunreinigungen dazu, das Coccidioidin unwirksam zu machen, so daß dann nur noch eine minimal positive Reaktion bei seiner Anwendung auftritt.

Bei der allgemein üblichen Testdosis spritzt man 0,1 cm³ einer 1:1000-Lösung oder bei Patienten, bei denen eine hohe Sensibilität zu erwarten ist, 0,1 cm³ einer Lösung von 1:10000 streng intracutan. Bei negativem Ausfall in hoher Verdünnung sollte bei Verdacht der Test stets noch einmal mit stärkeren Konzentrationen versucht werden (MELNICK).

Das Verhalten des Organismus dieser Probe gegenüber ist abhängig von seiner Sensibilitätslage. Bei disseminierten Fällen (insgesamt etwa 10%) kann eine Verdünnung von 1:10 notwendig werden, da hier die Abwehrkräfte sehr darniederliegen (anergische Phase). Es gibt aber auch einige Fälle, die trotz vorliegender Infektion noch bei 1:10 negativ reagieren.

Für die Reihenuntersuchungen hat sich eine Lösung von 1:100 sehr bewährt. Die Reaktion im ganzen entwickelt sich nach 24 Std und erreicht ihren Höhepunkt nach etwa 36, um dann langsam wieder abzuziehen. Gelegentlich gibt es eine gewisse Verschiebung dieser Reaktionszeiten. DENNENHOLZ gibt das Coccidioidin intracutan in 2 Konzentrationen von 1:100 und 1:1000 und liest nach 48 Std ab. Als positiv bezeichnet er die Reaktion, wenn der indurierte und gerötete Herd einen Durchmesser von 0,5 cm erreicht oder überschreitet. Eine Reaktion mit einem Durchmesser von 0,5—1,0 cm wird als 1+ bezeichnet, 1,0—2,0 cm als 2+, mehr als 2 cm als 3+, ausgedehnte Verhärtung mit Bläschenbildung oder gar Nekrose mit 4+. Die Lokalreaktionen bei dem Test verschwinden nach einigen Tagen und hinterlassen eine geringe Pigmentation (NABARRO).

Die Spezifität des Testes wird von einigen Untersuchern (DENNENHOLZ, SMITH und Mitarbeiter) sehr intensiv herausgestellt, während CHERRY davor warnt, ihn als einzige diagnostische Grundlage zu benutzen. KESSEL hält ihn für ein wichtiges diagnostisches Hilfsmittel, glaubt ihn aber nicht dem Tuberkulintest gleichsetzen zu können, und SMITH und Mitarbeiter berichten von Kreuzreaktionen. Bei Histoplasmose und Haplosporangium parvum-Infektion sahen sie ebenfalls positive Resultate. Die Erprobung der Hautteste bei 3376 gesunden Personen durch SMITH, SAITO, BEARD, ROSENBERGER und WHITING ergab, daß der Coccidioidintest meist negativ, in einzelnen Fällen fraglich ausfiel, während der Histoplasmintest in 26% einen Ausschlag ergab. In dieser Gruppe der im Histoplasmintest positiven Personen fanden sich auch die im Coccidioidintest fraglichen. Diese Befunde sprechen für eine Kreuzreaktion. Auch in diesem Sinne wurden die positiven Coccidioidinteste in Lateinamerika von MACKINNON und Mitarbeitern sowie von LOOSLI, BEADENKOPF, RICE und SAVAGE bei ihren Untersuchungen an nordamerikanischen Studenten, die niemals in den verseuchten Gegenden gewesen waren, gedeutet. Diese Auffassung gewinnt noch mehr an Bedeutung, wenn man berücksichtigt, daß alle coccidioidinpositiven Personen dieser Untersuchungsreihen auch histoplasminpositiv waren.

In diesem Zusammenhang sind auch die Mitteilungen von ELO und PÄTIÄLÄ von Bedeutung, die feststellen konnten, daß *nach der Behandlung mit Antibioticis* eine *Sensibilisierung gegen Histoplasmin* und *Coccidioidin* stattfinden kann, so daß es zu *positiven* Ausfällen der Hautteste kommt.

Der Test wird zu einem relativ frühen Zeitpunkt der Erkrankung positiv, nach EMMONS schon zwischen dem 2. und 21. Tage nach Auftreten der ersten Symptome, nach McLANGHLIN um den 5. Tag. Andere Autoren geben 10 Tage bis 6 Wochen nach Manifestwerden der Infektion an. NABARRO sah bei seinen Fällen 10—45 Tage nach Auftreten der ersten Symptome ein Positivwerden des Tests, der schon nach 15 min zu einem flüchtigen lokalen Erythem führte.

Besondere Beachtung verdient der Hinweis von BURCKS, BUTT, DICKSON, TOP und WHIMS, daß bei den schweren disseminierten Formen der Hauttest fast immer *negativ* ausfällt. Auch hier bestehen gewisse Parallelen zum Verhalten des Tuberkulintests bei Tuberkulose und des Lepromintests bei Lepra. So werden ganz frische Fälle und generalisierte schwere Fälle im anergischen Stadium keine klaren Ergebnisse mit diesem Test zeigen. Andererseits fanden KESSEL und SMITH noch 9 Jahre nach der klinischen Heilung positive Hautreaktionen. Im Laufe der Zeit allerdings scheint die Empfindlichkeit für den Coccidioidin-Hauttest abzunehmen (BASS, SCHOMER und BERKE). MILLER und BIRSNER fanden bei Knochencoccidioidomykose den Hauttest von geringerem Wert, jedoch erhielten sie mit den serologischen Reaktionen in 11 von 14 Fällen eindeutige Resultate.

Eine Aktivierung eines Prozesses durch diese Hautreaktionen braucht man nach TOP nicht zu befürchten, da es zwar unangenehme Reaktionen geben kann, aber nie gefährliche Aktivierungen. Es ist nach allen Mitteilungen in der Literatur aber nicht ratsam, den Hauttest allein zur Diagnosestellung heranzuziehen. Auch die Ergänzung durch die Röntgenuntersuchung, die GINÉS, GOULD und MELGAREJO DE TALAVERA empfehlen, dürfte bei der Ähnlichkeit mancher Bilder mit der Tuberkulose noch nicht ausreichen.

Serologische Möglichkeiten des Nachweises der Erkrankung wurden von verschiedenen Autoren ausgearbeitet, einmal als *Präcipitation*, zum andern als *Komplementbindungsreaktion*. Als Antigen wird für beide Verfahren das Autolysat einer Pilzkultur verwendet. Die Herstellung muß unter besonderen Vorsichtsmaßregeln erfolgen. Leider wurde bisher noch kein Weg gefunden, um das Antigen einwandfrei zu konzentrieren, ohne daß gleichzeitig die antikomplementären Faktoren zugenommen hätten. Steril und bei bestimmter Temperatur oder Kälte läßt es sich über Jahre aufbewahren, ohne seine Wirkung zu verlieren. Durch hohe Temperaturen wird es rasch zerstört.

Die *Präcipitinreaktion* (GOLDSTEIN, TOP und WILLETT) beruht darauf, daß sich — im allgemeinen einige Tage später als die Hautsensibilität auf Coccidioidin — Präcipitine im Serum entwickeln. Sie halten allerdings nicht lange und verschwinden meist nach 1—2 Monaten, allerspätestens 6 Monate nach Überstehen der Infektion.

Technik. Der Test wird mit einer konstanten Serumdosis und steigenden Antigenverdünnungen angesetzt. Die Präcipitation zeigt sich in Form einer Flockung am Grund des Reagensglases. Fünf Tage Beobachtung bei Verbleiben im Brutschrank bei 37° ist erforderlich. Um das Wachstum von Begleitbakterien zu verhindern, wird Merthiolat 1:10000 zugesetzt. Durch Kontrollen bei über 31000 Personen wurde die Spezifität der Reaktion in den Jahren 1940—1950 von SMITH und Mitarbeitern erprobt.

Im Gegensatz dazu finden sich bei der *Komplementbindung* noch nach Monaten, sogar Jahren (CHENNEY) komplementbindende Antikörper. DENNENHOLZ glaubt aus Verschiebungen in der Präcipitationsreaktion und der Komplementbindungsreaktion Schlüsse auf den Ablauf der Erkrankung ziehen zu können. Er vermutet, daß eine schwächer werdende Präcipitinreaktion bei steigendem Titer der Komplementbindungsreaktion ein ungünstiges Zeichen (CHESTER) sei und eine Disseminierung ankündige, während ein fallender Titer oder ein Stationärbleiben auf eine herdförmige Begrenzung der Erkrankung hinweise. MCLANGHLIN behauptet auf Grund seiner Erfahrungen, daß die beiden serologischen Reaktionen oft sehr lange bis zum Positivwerden benötigen.

Technik. Es werden zusammengebracht: 0,25 ml inaktiviertes Menschenserum und 0,25 Antigenlösung sowie 0,5 Komplement. Die Röhrchen werden 2 Std lang im Wasserbad bei 37° gehalten. Danach wird das hämolytische System zugefügt und die Röhrchen nochmals für 4 Std bei 37° in den Brutschrank gebracht. Die Ablesung erfolgt erst am nächsten Morgen, nachdem die Reihe über Nacht kaltgestellt wurde. Als höchster Titer wird das völlige Fehlen der Hämolyse bewertet. Spezifische Antikörper wurden im Pleuraexsudat, Ascites, Liquor und 4mal auch im Blute von Neugeborenen nachgewiesen.

Für die *Diagnosestellung ist doch der Erregernachweis von der größten Bedeutung* und nach MCLANGHLIN die *beste* und *sicherste diagnostische Methode überhaupt*. Bei frischen pulmonalen Fällen wird man zunächst versuchen, den *mikroskopischen Nachweis* im Sputum zu führen. Allerdings sind die Spherulae nicht leicht zu finden. Günstigere Resultate liefert schon das *Kulturverfahren*, da der Pilz meist ein sehr gutes Wachstum zeigt.

Man kann unter Umständen durch ein Verfahren, wie es WILHELM angibt, beigemischte andere Pilze und Bakterien in ihrem Wachstum unterdrücken. Einmal handelt es sich um einen Bakto-Tryptose-Agar mit einem p_H-Wert von 3,5, zum andern um den gleichen Nährboden mit einem Zusatz von Methylenblau und einem neutralen Acriflavin in einer Konzentration von 1:32000. Auf diesen Nährböden werden Bakterien am Wachstum gehindert, Coccidioides immitis entwickelt sich aber innerhalb weniger Tage. Auch der SABOURAUDsche Nährboden wird zur Kultur vielfach verwendet (CECIL, BURKS, FARNESS). Wird nur ungenügend Sputum ausgehustet, so kann man, ähnlich wie bei der Tuberkulose, auch den Magensaft zum kulturellen Erregernachweis heranziehen.

Für den *Tierversuch* eignet sich am besten das Meerschweinchen (Farness, Wadsworth). Die im Eiter zu findenden Erreger zeigen meist eine sehr viel höhere Virulenz und Pathogenität als die Kulturstämme.

Aus den *Pleuraergüssen*, die ja häufiger auftreten, läßt sich der Erreger nur sehr selten durch Kultur oder Tierversuch nachweisen. Antikörper ließen sich aber auch im Pleuraexsudat einwandfrei finden (Top).

Auch im *Liquor* ist der Nachweis des Erregers durch Kultur oder Tierversuch nur sehr schwer zu führen.

Die *röntgenologische Abgrenzung* gegenüber tuberkulösen Infiltraten ist nicht ganz einfach.

Differentialdiagnostische Schwierigkeiten bei den primär pulmonalen Formen entstehen besonders bei der Abgrenzung gegenüber der Tuberkulose, auch eine Lungencarcinose, ein Hodgkin, ein Lungensarkom müssen durch die einzelnen Maßnahmen diagnostisch ausgeschlossen werden. Schließlich ist auch die Torulopsis neoformans-Infektion noch in den Kreis der differentialdiagnostischen Betrachtungen mit einzubeziehen. Bei Hautformen ist die Abgrenzung gegen die Paracoccidioidose besonders in Südamerika wichtig.

Prognose. Die Prognose der primären Coccidioidomykose ist als gut zu bezeichnen (Dickson, Top, Wiener). In den endemischen Gebieten macht ein gewisser Prozentsatz der Bevölkerung die Infektion als verhältnismäßig harmlose Kinderkrankheit durch (Emmons). 80—90% der Erkrankungen heilen in 2 bis 6 Wochen ab (Jamison und Carter). Doch können sich auch chronische Formen entwickeln, die sich über Monate und Jahre hinziehen, wie auch der Meningitisfall von Rosen und Belber zeigt.

Im Falle der Dissemination allerdings wird die Prognose sehr ernst, und die Mortalität steigt auf 50% an (Top und Dickson). Doch tritt dieses Geschehen nur in 0,2% aller Coccidioides-Infektionen auf (Snyder und Rogers). Die Rassenzugehörigkeit spielt bei der Prognose der disseminierten Form eine nicht unwesentliche Rolle. So gibt Top in einer Statistik an, daß auf 400 Erkrankungen bei Angehörigen der weißen Rasse 1 Dissemination komme, während bei den Negern schon auf 40 Erkrankungen 1 Dissemination falle.

Immunität. Mit der Erstinfektion, besonders wenn diese mit einem Erythema nodosum einhergeht, kommt es zur Entwicklung einer sicheren Immunität. Auch die Erfahrungen mit dem Hauttest deuten in diese Richtung.

Therapie. Bei den primären Infektionen steht die symptomatische Therapie im Vordergrund (Farness, Nabarro). Es gilt vor allem, durch entsprechende vorbeugende Maßnahmen eine Dissemination zu vermeiden. Deshalb wird es von allen Autoren für zweckmäßig gehalten, den Patienten Bettruhe zu verordnen, bis die Blutsenkung zu normalen Werten zurückgekehrt ist.

Die verschiedensten Medikamente wurden bisher eingesetzt. So schlägt Abbott die Gabe von 5 cm³ kolloidalem Kupfer jeden 4.—7. Tag intragluteal vor. Montessori glaubte, Erfolge mit Jodpräparaten gesehen zu haben, die nach Musser dagegen unwirksam waren. Letzterer hält die Gabe einer 33%igen Thymollösung in Olivenöl lokal oder peroral für wirkungsvoll. Tomlinson wandte, angeblich mit gutem Erfolg, Antimon und Natriumtartrat an. Auch Vitamin D_2 (Firestone und Benson) wurde in die Behandlung erfolgreich eingesetzt, ebenso Kaliumjodid. Auch Gaben von Gentianaviolett, Jod in verschiedener Form und Calcium sind versucht worden, ohne daß es zu überzeugenden Resultaten kam.

Top hat auch noch disseminierte Hautherde excidiert oder röntgenbestrahlt. Diese Excisionstherapie scheint aber Storz im Hinblick auf die Gefahr der

Dissemination zu gewagt, während Melick (1949) lokale Excision, ja Resektion kleinerer Lungenabschnitte für einen sehr nützlichen Eingriff bei Coccidioidomykose hält. Auch Krapin und Lovelock entschlossen sich bei einer blutenden Coccidioidomykosenkaverne zu einer Lobektomie, allerdings trat hier nach einem Jahr auch in der anderen Lunge eine coccidioidale Kaverne auf. Das Für und Wider der chirurgischen Therapie (Phrenicusexhairese, Lobektomie und Thorakoplastik) wird auch von Moore, Murphy und Ward an Hand zweier Fälle diskutiert. Sie geben der Lobektomie von allen Maßnahmen den Vorrang.

Auch die Behandlung mit *Sulfonamiden*, *Sulfonen*, *Penicillin*, *Streptomycin* und *Aureomycin* (Arnold, Dennenholz, Goren, McLanghlin, Firestone und Rössler, Looney und Stein) zeigte keine Erfolge. Rössler konnte sogar feststellen, daß Streptomycin auf Coccidioides immitis-Kulturen in vitro *stimulierend* wirkt (!).

Jonez stellte eine hohe Histaminempfindlichkeit bei Coccidioidomykose fest. Diese Beobachtung veranlaßte ihn, einen Behandlungsversuch mit intravenöser und intracutaner Histamininjektion zu machen, um dadurch die Histamintoleranz zu steigern. In einem Fall erzielte er mit dieser „Desensibilisierungstherapie“ einen raschen Rückgang der klinischen Symptome und eine einwandfreie Heilung.

Die Ansichten über die *Vaccinetherapie* sind nicht einheitlich. Top und Musser lehnen sie ab. Jacobson gibt eine sehr positive Beurteilung und auch Dennenholz glaubt, daß die bisherigen Erfolge mit dieser Behandlung ihren weiteren Einsatz rechtfertigten. Jacobson bereitet die Vaccine nach Möglichkeit aus dem autogenen Coccidioides immitis-Stamm oder aus einer Vielzahl von Stämmen. Von 26 behandelten Fällen starben ihm 2, einer bereits in der 2. Woche. Bei den übrigen Kranken, meist subakuten Fällen, kam es unter häufigem Wechsel des Befindens zur langsamen Heilung. Alle diese Fälle zeigten außer den Lungenprozessen häufig auch eine Beteiligung der Haut und des Unterhautgewebes, teils in Form von Knötchen, Ulcerationen, Granulomen oder tiefsitzenden Abscessen. 30% hatten sogar eine Knochenbeteiligung. Meist reichte allerdings eine Kur nicht aus, sondern es waren zwei und mehr Kuren notwendig. Bei jeder Kur wurden 12—15 Vaccineinjektionen in Abständen von 8—14 Tagen gegeben. Zwischen 2 Kuren schaltete Jacobson eine Ruhepause von 6—8 Wochen ein. Die intravenöse Injektion der Vaccine zog er der subcutanen Anwendung vor. Er begann stets mit kleinen Anfangsdosen, die er allmählich steigerte, da es nach jeder Injektion zu Allgemein- und Herderscheinungen kam.

Bei Eintritt einer Dissemination steht zur Zeit keine andere Therapiemöglichkeit zur Verfügung als die einer entsprechenden Pflege und Diät, verbunden mit strenger Bettruhe.

McMaster stellte die akuten *Knochenprozesse* bei schweren generalisierten Infektionen durch *Gipsverbände* ruhig. Für chronische Infektionen mit Knochenabscessen empfiehlt er *Drainage* oder auch *Wegnahme des infizierten Knochens*. Für die Gelenkprozesse rät er zu einem ähnlichen Vorgehen wie bei der Tuberkulose, d. h. er empfiehlt eine *Ruhigstellung bis zum Eintritt der Ankylose* sowohl für die Wirbelsäule wie für die peripheren Gelenke.

Die Mortalität bei Knochenprozessen ist allerdings nach seinen Angaben relativ hoch, und mit weiteren Aussaaten muß stets gerechnet werden. Deshalb ist eine frühe Amputation zu erwägen. Auch glaubt er, durch die Beseitigung größerer peripherer Infektionsherde, ausgenommen ganz floride Fälle, werde dem Kranken das Überwinden einer gleichzeitig bestehenden Lungenaffektion erleichtert, da vermehrte toxische Einflüsse durch die Amputation ausgeschaltet werden könnten. Allerdings scheint es doch ratsam, sehr sorgfältig von Fall zu Fall das Vorgehen zu prüfen und nicht allzu operationsfreudig bei gleichzeitiger Lungenbeteiligung vorzugehen.

Von der *Röntgentherapie* bei Knochenprozessen glauben Looney und Stein in einem Fall Günstiges gesehen zu haben. Auch Nino, Risolia und Ferrada Urzua wandten sie an.

Allgemein unterstützende Maßnahmen, calorien- und vitaminreiche Kost, Behebung der Appetitlosigkeit, in der ersten Zeit strenge Bettruhe sind selbstverständlich durchzuführen. Auf eine sorgfältige Desinfektion von Sputum, Exkrementen und Verbänden ist zu achten. Sonst aber stellt die Pflege keine besonderen Probleme, zumal die Erkrankung von Mensch zu Mensch nicht ansteckend zu sein scheint.

Prophylaxe. Da jeder Bewohner des endemischen Gebietes sowie jeder Durchreisende durch solches Gebiet oder auch Personen, die mit staubigem Material aus dieser Gegend in Berührung kommen, der Infektionsmöglichkeit ausgesetzt sind, gestaltet sich die Prophylaxe nicht ganz einfach. Nachdem die US-Army beim Anlegen von Flugplätzen und Sportanlagen in endemischen Gebieten sehr hohe Infektionszahlen erlebte, wurden ausführliche Versuche zur Verhütung der Infektionen durchgeführt. Eine beträchtliche Verminderung trat ein, wenn der kahle Boden in Grasland verwandelt wurde. Auch das Besprayen von Sport- und Spielplätzen mit Öl, besser raffiniertem Öl als dickem Rohöl (SMITH), bewährte sich. Auch Einflüsse der Witterung auf den Ablauf der Infektionsmöglichkeiten glaubt SMITH festgestellt zu haben. Anhaltender Regen im Winter scheint das Wachstum von Coccidioides immitis zu begünstigen. Bei einem darauffolgenden trockenen Sommer muß dann mit einer besonders hohen Infektionsrate gerechnet werden.

Da Laboratoriumsinfektionen sehr häufig auftreten, schlägt WADSWORTH das Tragen von Gasmasken beim Arbeiten mit Coccidioides immitis vor. KENNEY hat einen Schutzraum für die Arbeit mit Coccidioides immitis entwickelt. Auch das Hantieren mit SABOURAUDschen Nährböden hält GOLDSTEIN für zu gefährlich und lehnt sie als Kulturmedium ab. So sah DICKSON eine Laboratoriumsinfektion dadurch entstehen, daß der Deckel einer Petrischale, die eine alte Kultur enthielt, abgehoben wurde und Sporen aufstäubten.

NABARRO sah bei 21 Personen seines Laboratoriums, in dem mit Coccidioides immitis und anderen Pilzen gearbeitet wurde, einen positiven Hauttest, obwohl keiner in einem endemischen Gebiet gelebt hatte. Auch WILLEY konnte bei einem seiner Laboranten einen positiven Hauttest feststellen, allerdings ohne ernstlichere klinische Erscheinungen. LOONEY und STEIN sahen in solchen Fällen Lungen- und Knochenerscheinungen. Einen positiven Hauttest fanden sie erst 4 Wochen nach Krankheitsbeginn. Die Gefahr der Laboratoriumsinfektion wird allgemein betont, und hier sind sicher auch strenge Vorsichtsmaßnahmen durchaus am Platze.

Da die Rolle der Tiere, wie weiter oben ausgeführt wurde, für diese Infektion von geringer Bedeutung zu sein scheint, erübrigt es sich, in dieser Richtung irgendwelche Maßnahmen durchzuführen.

Rhinosporidiose.

Das Krankheitsbild ist charakterisiert durch polypenartige Tumoren in der Nase, außerdem können aber noch im Bereich der Schleimhäute des Auges, des Pharynx, der Ohren, des Rectums, der Vagina, des Penis, sehr selten der äußeren Haut die durch den Pilz hervorgerufenen polypenartigen Bildungen auftreten.

Geschichte. Erstmalig beobachtete MALBRAN 1892 in einen Nasenpolypen eingekapselte Parasiten, die er noch für Protozoen hielt. 1900 fand SEEBER in 2 Fällen die gleichen Erreger, aber erst 1923 stellte ASHWORTH die Hefenatur der 1905 Rhinosporidium seeberi genannten Erreger fest.

Ätiologie. Bei dem Erreger Rhinosporidium seeberi sind Sporangium und Sporen deutlich zu unterscheiden. Das erstere hat Cystenform und enthält Tausende von Sporen, die einen Durchmesser von 5—9 μ haben. Das Sporangium mißt 300 μ im Durchmesser.

Verbreitung. Die ersten Berichte über diese Krankheit stammen aus Indien und Ceylon. In der letzten Zeit aber sind auch Erkrankungen in Argentinien, Columbien, Brasilien, England, Italien, den malaiischen Staaten, Persien, den Philippinen, Uganda und den USA. beobachtet worden.

Übertragung. Die Erkrankung wird besonders häufig bei Personen, die im Wasser arbeiten oder schwimmen, gefunden. Bei Männern wurde sie bisher häufiger festgestellt als bei Frauen. Möglicherweise handelt es sich bei dem Pilz um einen Parasiten, der sonst nur bei Fischen Infektionen hervorruft.

Pathologisch-anatomisches Bild. Der Polyp besteht aus Bindegewebswucherungen mit chronischen Entzündungsprozessen, bei denen sich eine Anhäufung von Plasmazellen, Epitheloidzellen, Lymphocyten sowie Fremdkörperriesenzellen findet. In diesem so veränderten Gewebe liegen die Sporangien in verschiedenen Entwicklungsstadien. Platzen sie, so bildet sich eine Nekrosezone mit stark entzündlicher Reaktion.

Klinik und Verlauf. Am häufigsten treten die Veränderungen an der *Nasenschleimhaut*, besonders am Septum und dem Übergang zwischen knorpeligem und knöchernem Nasenteil auf. CALWELL und ROBERTS sahen die rechte Seite häufiger befallen als die linke. Juckreiz und Absonderung von Schleim, oft auch Blut und Eiter, begleiten den Prozeß. Manchmal entwickeln sich gestielte Polypen, die den ganzen Nasenhöhlenraum einnehmen oder auch aus der Nase heraushängen oder in den *Pharynx* hinein sich verlagern können, so daß es zu Atem- und Schluckstörungen kommen kann. Der Polyp ist immer von einer reichlichen Schleimschicht bedeckt.

In etwa 14% der Fälle sitzt die Infektion an der palpebralen oder bulbären *Conjunctiva des Auges*. Sie verursacht zunächst Fremdkörpergefühl, Tränen, Lichtscheu und Rötung der *Conjunctiven* und bildet kleine flache, rosarote, später sich dunkel färbende Papeln. Bei Mitbefall des Tränensackes kommt es leicht zu Verstopfung und starkem Tränenfluß.

Am *Rectum* können die Veränderungen im Bereich des Sphincter in Art venerischer Kondylome oder auch in den unteren Darmschleimhautpartien als Rectumpolypen auftreten. Die differentialdiagnostische Abgrenzung gegenüber den letzteren kann gelegentlich erhebliche Schwierigkeiten machen.

Diagnose. Sie ist durch die mikroskopische Untersuchung des Schleims oder durch histologische Schnittuntersuchung des abgetragenen Polypen zu stellen. Um Schleim zur Untersuchung zu gewinnen, muß man den Polypen mit einer Pinzette quetschen und das so herausgedrückte Sekret dann verarbeiten.

Behandlung. Am besten ist die Totalexstirpation des Polypen mit anschließender Kauterisierung der Basis, um Rückfälle zu vermeiden. Ähnliches Vorgehen empfiehlt sich auch für den Dickdarm. Bei den Augenprozessen hat sich Antimon, z. B. als Neostibosan, bewährt (tägliche Dosis 0,30 g intravenös bis zu einer Gesamtmenge von 2—4 g).

Blastomykosen.

Unter diesem Sammelbegriff wurden früher verschiedene Pilzerkrankungen zusammengefaßt, deren genaue Trennung erst im Laufe der letzten Jahre mit der Ausarbeitung der mykologischen Technik und der mykologischen Differenzierungsmethoden möglich wurde.

Im deutschen Schrifttum wird bis in die letzte Zeit bei Pilzerkrankungen, die auf die inneren Organe übergegriffen haben, noch immer der Ausdruck Blastomykose generell verwendet. Es wird sich für die Zukunft aber empfehlen, nachdem uns Differenzierungsmöglichkeiten zur Verfügung stehen, die wirklich hinreichend exakt arbeiten, an der Einteilung, wie sie aus der Übersichtstabelle hervorgeht und wie sie auch von BRUMPT und amerikanischen Autoren gewählt wurde, festzuhalten. Mag diese Klassifizierung nach rein botanischen Gesichtspunkten den Kliniker auch nicht ganz befriedigen, so scheint sie mir doch sinnvoller als eine Einteilung, die die Pilzerkrankungen der inneren Organe, gleichgültig von welchem Pilz sie im einzelnen hervorgerufen worden sind, mit demselben Namen bezeichnet.

Auf Grund unserer heutigen mykologischen Kenntnisse können wir hier drei Krankheitsbilder unterscheiden:

1. Die Nordamerikanische Blastomykose (Erreger: Blastomyces dermatitidis),
2. die Südamerikanische Blastomykose, auch als Paracoccidioidomykose bezeichnet (Erreger: Paracoccidioides brasiliensis),
3. die Torulopsis neoformans-Infektion, auch als Torulainfektion oder früher vielfach als Europäische Blastomykose bezeichnet. Da sie aber auf der ganzen Welt vorkommt (Europa, Afrika, Amerika), ist diese letztere Bezeichnung irreführend und wird besser vermieden (Erreger: Torulopsis neoformans).

In diesem Zusammenhang sei hier noch ein Krankheitsbild erwähnt, das auch als Blastomykose bezeichnet wird, die *Chromoblastomykose.* Mit Recht hat E. G. NAUCK vorgeschlagen, sie *Chromomykose* zu nennen, da sonst infolge der Namensähnlichkeit sehr leicht auch begriffliche Verwechslungen mit den Blastomykosen möglich seien. Dieses Krankheitsbild, dessen Erreger Phialophora verrucosa in Nordamerika sowie Hormodendrum pedrosoi und Hormodendrum compactum in Brasilien sind, ist eine chronische *Hautaffektion,* die zu Veränderungen von verschiedenartigem Aussehen, häufig warzenartig und meist an den unteren Gliedmaßen lokalisiert, führt. Zu Erkrankungen der inneren Organe kommt es in den allerseltensten Fällen. Fascien, Muskeln oder Knochen, die bei den Blastomykosen häufiger angegriffen werden, bleiben bei der Chromomykose (Chromoblastomykose) immer frei.

Im Gegensatz zu den eigentlichen Blastomykosen tritt bei der Chromomykose praktisch *nie* eine Generalisation ein. Die pathologisch-histologischen Befunde bei dieser Erkrankung zeigen, daß sich die pathologischen Vorgänge fast ausschließlich in der Epidermis abspielen, schon eine Beteiligung der regionären Lymphdrüsen ist außerordentlich selten. Eine weitere Differenzierungsmöglichkeit hat man mit dem Intradermaltest (BALINA) und der Komplementbindungsreaktion (CONANT und MARTIN).

Die Chromomykose (Chromoblastomykose) ist also sehr gut klinisch und mykologisch, aber auch serologisch von den Blastomykosen abzugrenzen.

1. Nordamerikanische Blastomykose.

Die Erkrankung wird hervorgerufen durch Blastomyces dermatitidis und ist charakterisiert durch granulomatöse Hautgeschwüre, Veränderungen am Skelet und Zentralnervensystem sowie durch das Auftreten von Lungen- und Eingeweideherden, ähnlich denen der Tuberkulose.

Das Krankheitsbild läßt sich gegen die südamerikanische Form (LUTZ) deutlich abgrenzen, wie die vergleichenden Studien von GOLDMAN und O'HARA anschaulich darlegten. (Bericht über 16 in den Jahren 1937—1947 in Cincinnati [Ohio] beobachtete Fälle.)

Geschichte. Den ersten Fall beschrieben 1896 GILCHRIST und RIXFORD, die aber damals noch glaubten, daß sie eine Protozoeninfektion vor sich hätten.

In der Folgezeit wurden dann vorwiegend aus Nordamerika eingehende Schilderungen über dieses Krankheitsbild mitgeteilt. Die Bezeichnung Blastomyces dermatitidis für den Erreger wurde 1898 von GILCHRIST und STOKES gewählt.

Ätiologie. Der Erreger Blastomyces dermatitidis — Synonyma: Cryptococcus Gilchristi (VUILLEMIN 1901), Mycoderma Gilchristi (JANNIN 1913), Oidium dermatitidis (HENRICI 1930) — wird als Saprophyt in der Natur, insbesondere auf Mistgruben gefunden. Im Gewebe und im Eiter ist er als einzelne, runde oder ovale, hefeartige Zelle von 8—15 μ im Durchmesser nachzuweisen. Ein Mycel fehlt ihm, er ist aber umgeben von einer dichten, doppeltlichtbrechenden Membran. Nach einzelnen Autoren lassen sich 3 Typen des Erregers unterscheiden. So fand MANWARING in einem Fall einer menschlichen Blastomykose ungewöhnlich kleine Formen, die fast mit Histoplasma capsulatum hätten verwechselt werden können. Auf SABOURAUDschem Nährboden wächst er bei 37° und bei Zimmertemperatur, bei letzterer unter Bildung einer unregelmäßigen Oberfläche und eines Luftmycels. Dieses wird aber erst innerhalb von 14 Tagen entwickelt. Die Zellen sind im ganzen erheblich größer als bei vielen anderen Pilzarten.

Peck, Martin und Hauser konnten 2 gut differenzierte Polysaccharide aus Blastomyces dermatitidis isolieren.

Die Ergebnisse mit der *Überimpfung des Erregers auf Tiere* sind nicht ganz einheitlich. Spring (1929) hält die Maus für das empfindlichste Tier, Kaninchen und Meerschweinchen scheinen völlig unempfindlich zu sein. Bei Überimpfungen kommt es zu Abscessen mit Riesenzellen. Sowohl Mycel wie Hefeformen sind für Mäuse pathogen (Baker). Er fand auch, daß wiederholte Mäusepassagen die Virulenz der Erreger nicht erhöhten. Bei Zwischenschaltung einer Blutplattenkultur trat keine Minderung der Pathogenität für die Maus ein. Leicht lassen sich auch Küken infizieren. Sie entwickeln Veränderungen, die noch am ehesten mit denen beim Menschen zu vergleichen sind (Moore 1941).

Verbreitung. Die Erkrankung findet sich hauptsächlich in den USA., in den letzten Jahren sind aber auch vereinzelt Fälle aus anderen Ländern geschildert worden, so aus Madagaskar (Guillier 2 Fälle), Nordafrika (Franchi und Peruccio) und dem Chacogebiet in Argentinien (Mazza und Reggiardo).

Pathologische Anatomie. Die erste Hautveränderung findet sich meistens an besonders exponierten Hautstellen. Hier entwickelt sich ein verrucöser Prozeß, der nach außen wächst und in der Mitte ein kraterartiges Geschwür mit unregelmäßigen, unterminierten Rändern und Granulationsgewebe am Grunde bildet. Im histologischen Bild erkennt man eine scharf gegen das Corium abgeschlossene Epithelhyperplasie, kleinste interepitheliale Abscesse mit Plasmazellhaufen, gefäßreichen, kaum verkäsenden tuberkuliden Knötchen, in denen sich Riesenzellen und Hefezellen finden. Letztere liegen hauptsächlich in den Absceßräumen. Nicht selten findet sich im Bereich der Veränderungen eine Hyperkeratose und Acanthose. Die Hefezellen liegen häufig in den Lymphspalten des Gewebes, oft finden sie sich auch in Makrophagen.

Bei dem visceralen Typ läßt sich in den befallenen Organen eine Vielzahl kleiner Abscesse mit polymorphkernigen Leukocyteninfiltraten finden. Vereinzelt treten in diesen Bezirken Riesenzellen auf. Das Bild hat gewisse Ähnlichkeit mit der Tuberkulose. Jonchère und Martin fanden im Leberparenchym feine Granulationen, die histologisch Makrophagen und Riesenzellen enthielten, letztere angefüllt mit ovalen, dickwandigen 8—12 μ großen Pilzzellen.

Übertragung. Der Übertragungsweg dieser Erkrankung ist nicht ganz gesichert, wahrscheinlich haften die Erreger an irgendwelchen verunreinigten Nahrungsmitteln, Pflanzenbestandteilen oder ähnlichem und gelangen mit diesen in die Mundhöhle, an Hautwunden usw. Die Erkrankung kommt weit mehr bei Männern vor als bei Frauen. Ein eindeutiger Grund ist bisher hierfür noch nicht zu geben.

Klinik und Verlauf. Es lassen sich 2 Formen unterscheiden, die aber häufig ineinander übergehen können.

1. die Blastomykose, die nur Veränderungen an der Haut setzt,
2. die generalisierte Form, bei der es zur Erkrankung der inneren Organe kommt.

Inkubationszeit. Über die Inkubationszeit liegen bisher keine genauen Angaben vor. Es scheint möglich, daß sie Wochen, eventuell auch Monate beträgt. Die Frage des Primäraffektes konnte bisher auch noch nicht ganz eindeutig gelöst werden. Er scheint einmal an der äußeren Haut sitzen zu können, zum anderen aber auch an der Schleimhaut des Mundes, an den Tonsillen, dem Zahnfleisch, insbesondere den Zahnfleischtaschen (Weisheitszahn) oder auch im Bereich cariöser Zähne. Schließlich wird auch ein Primäraffekt am Darmausgang in 2 Fällen Nordamerikanischer Blastomykose mitgeteilt.

Die *Hautveränderungen* beginnen sehr häufig im Gesicht, dem Nacken oder an den Händen. Doch auch an den Handgelenken, Armen, Füßen und Beinen können sich die ersten Erscheinungen entwickeln. Sie bestehen in kleinen Knötchen von mittelroter oder bräunlicher Färbung, ohne stärkere Schmerzen. Die anfangs kleinen Herde bilden sich langsam zu großen, warzigen Papeln um, manchmal bis zu Hühnereigröße. Die Papeln zerfallen allmählich unter Entleerung eines reichlichen, schleimig-eitrigen Inhalts. So entwickelt sich eine

Pustel mit feuchtroter Granulationsfläche am Grund, die lange Zeit in dieser Form bestehenbleiben kann. Die umgebende Gewebsreaktion ist gering. Die abführenden Lymphgefäße sind nicht immer, aber doch sehr häufig mitbefallen, ebenso die zugehörigen Lymphdrüsen. Es kommt aber nicht zu einer entzündlichen Rötung wie bei einer regulären Lymphangitis, sondern zu einer derben Infiltration mit Bildung kleiner, harter Knötchen. Dieser Zustand kann eine ganze Weile bestehenbleiben und ist unter der Therapie durchaus rückbildungsfähig. Auch die Schmerzhaftigkeit ist in den späteren Stadien genau so gering wie zu Anfang.

In anderen Fällen entstehen unregelmäßige, lochartige Geschwüre mit leicht erhabenen Rändern und eiterbelegtem Grund. Diese breiten sich langsam aus, entwickeln Fistelgänge und setzen tiefe, bis in das Unterhautzellgewebe gehende Zerstörungen. Diese Form fand KARTULIS besonders in der Gesäßgegend. Die Hautherde können aber auch an Brust, Schulter, Nacken oder Rücken sitzen und nach Aufbrechen und geschwüriger Phase sich mit einer grau-braunen Kruste überdecken. Schließlich heilen sie sogar unter Hinterlassung atrophischer oder fibrös verdickter Narben ab. In einzelnen Fällen kann sich die Erkrankung auch auf eine Intertrigo in der Genitocruralfalte oder auch auf ein Eczema mammae aufpfropfen. Schwitzen, Reibung und Feuchtigkeit begünstigen dann sicher den Fortgang des Krankheitsprozesses. Gelegentlich wird auch über neoplasmaartiges Wachstum bei Blastomykose berichtet (GAMBINI).

Von den *Schleimhäuten* wird besonders die Mund- und Zungenschleimhaut befallen (CASTELLANI, PEREIRO, FILHO). Es kommt zu Schwellungen und Ulcerationen. Die Zunge sieht höckerig aus und läßt von tiefen Rissen durchzogene Wucherungen erkennen. Laryngeale Lokalisation des Primärherdes wird vereinzelt beschrieben (RANIER).

Bei der *zweiten Form, der Generalisierung*, bei der die inneren Organe ergriffen werden, finden sich die meisten Veränderungen in der *Lunge*. Hier kommt es zu einem Bild, das in seinem klinischen und röntgenologischen Aussehen viel Ähnlichkeit mit den Bildern bei Tuberkulose hat. Unregelmäßige Temperaturen, Hustenreiz mit wechselnd starkem Auswurf, Schweißausbrüche und langsamer Kräfteverfall charakterisieren den Verlauf, bei dem man nicht primär an die Blastomykose denken würde, wenn nicht die Hauterscheinungen häufig der Diagnose den Weg wiesen. Selbst das Bild einer Miliartuberkulose kann im Röntgenbild vorgetäuscht werden mit blutig tingiertem Auswurf (LITTMANN, WICKER und WARREN). Erst wenn diese Herde dann zur Einschmelzung kommen und keine Tuberkelbakterien, sondern nur Hefen im Auswurf zu finden sind, ist durch den Erregernachweis die Diagnose zu stellen.

Unter 23 an einer Blastomykose erkrankten Soldaten in Okinawa fand BONOFF (1950) 6 mit einer primären pulmonalen Form. Von diesen letzteren endeten 2 tödlich. Bei der Autopsie fand man im einen Fall die Erreger in Lunge, Leber, Milz und Gehirn, nachdem vorher die Pilze schon in Sputum, Urin und Faeces nachgewiesen worden waren. Im 2. Fall ließen sie sich nur in den Lungen und im Pleuraexsudat nachweisen. Auch bei den übrigen 17 Erkrankten war zwar der Pilz in Sputum, Urin oder Stuhl nachweisbar, jedoch zeigten sich keine röntgenologisch faßbaren Lungenbefunde. Auch bei den 6 pulmonalen Formen waren die röntgenologischen Veränderungen sehr unterschiedlich.

Neben diesen Herden in der Lunge können sich aber auch solche im *Herzmuskel* entwickeln, die dann das Bild einer Myokarditis hervorrufen können. Am Herzmuskel finden sich die Erreger in den Lymphspalten zwischen den Muskelfasern, sie führen dort zu Durchblutungsstörungen und damit zu verschlechterten Ernährungsbedingungen und schließlich zu Gewebsausfällen.

Die *Leber* und die *Milz* sind bei der generalisierten Form eigentlich stets befallen. In diesen beiden Organen entwickeln sich multiple kleine Knötchen, die sich nachher in Eiter- und Nekroseherde umwandeln. Bei der histologischen Untersuchung finden sich eindeutig Sproßpilze im Bereich dieser Prozesse.

In den *Nieren* lassen sich gelegentlich Herde nachweisen, im Urin finden sich dann Eiweiß und ein nephritischer Sedimentbefund.

Meningitische Prozesse und *Hirnmetastasen* sind im ganzen gesehen auch bei der Generalisation kein häufiges Ereignis. In einer Zusammenstellung bis 1939 geben Martin und Smith nur 16 gesicherte Fälle mit zentralnervösen Störungen an. Ausgesprochen meningeale Reizerscheinungen wurden nach der Übersicht von Friedman und Signorelli (1945) nur 10mal beobachtet. Seither kamen außer dem von Whitaker beobachteten Krankheitsfall noch 4 andere hinzu. Aus allen Berichten geht übereinstimmend hervor, daß diese meningitischen und encephalitischen Komplikationen nur bei außerordentlich hinfälligen und oft schon durch andere Krankheiten geschwächten Personen auftreten. Der Liquor zeigt meningitische Veränderungen. In der Lumbalpunktionsflüssigkeit ist in diesen Fällen der Erreger mikroskopisch und kulturell nachzuweisen.

Bei einem Fall von Littmann, Wicker und Warren traten *psychische Veränderungen* auf, die an eine tuberkulöse Meningitis denken ließen. Bei der Sektion fand sich dann ein granulomatöser Herd in der Region des Sinus sagittalis superior, polymorphkernige Plasmazellen, Makrophagen und Spherulae des Pilzes, die Cortex zeigte Nekrosen bis zu einer Tiefe von mehreren Millimetern. Die Leptomeningen der Basis, des Cerebellum, der Pons und der Medulla oblongata waren von einer dicken, grünlich-gelben Exsudatschicht überzogen.

Im ganzen zeigt das Stadium der Generalisation viel Ähnlichkeit mit dem Bild einer septischen Streuung. In diesem Stadium sind die Pilze gelegentlich durch Kultur auch im Blut nachzuweisen. Das *Blutbild* spricht auch dafür, daß bei der Generalisation septische Vorgänge eine Rolle spielen, denn es kommt zu einer Leukocytose und einer Linksverschiebung. In späteren Stadien ist manchmal auch eine *Eosinophilie* zu beobachten.

Diagnose. Aus der Form der Veränderungen allein ist die Diagnose nicht zu stellen. Die charakteristischen Erreger sind aber bei *Probeexcisionen* in den Riesenzellen des Granulationsgewebes meist zu finden, auch lassen sie sich im nekrotischen Material der Geschwüre nachweisen. Die *kulturelle Untersuchung* des Materials bereitet bei entsprechendem Vorgehen auch keine wesentlichen Schwierigkeiten.

Bei den generalisierten Fällen kann der Erreger auch durch Blut- oder Liquorkultur nachgewiesen werden.

Bei einem Lungenbefall lassen sich die Pilze im Sputum, besser im abgesaugten Bronchialsekret mikroskopisch oder kulturell finden.

Neben diesen Möglichkeiten gibt es noch einen *Intracutantest*, der allerdings in seiner Zuverlässigkeit mit Zurückhaltung zu bewerten ist, da er auch positiv ausfallen kann, wenn der Untersuchte die Erreger als apathogene Saprophyten im Mund oder Darm beherbergt. Auf der anderen Seite gibt es auch schwere Fälle, die sich in einem anergischen Stadium befinden und trotz vorliegender Erkrankung mit einem negativen Hauttest antworten.

Die *Komplementbindungsreaktion*, die D. T. Smith ausgearbeitet hat, scheint erstens spezifischer zu sein und zweitens auch gewisse prognostische Rückschlüsse zu erlauben. Smith kombinierte sie bei 40 untersuchten Fällen mit dem Hauttest; hierdurch glaubt er gute prognostische Schlüsse ziehen zu können. Es ergab sich aus seinen Untersuchungen folgendes:

1. Bei positivem Hauttest und negativer Komplementbindungsreaktion ist die Prognose für die Wiederherstellung als gut zu bezeichnen (90% Heilungen),

2. bei positivem Ausfall beider Proben ist die Prognose weniger gut (etwa 70% Heilungen),

3. bei negativem Hauttest und positiver Komplementbindungsreaktion ist die Prognose meist schlecht,

4. negativer Ausfall beider Proben kann verschiedene Bedeutung haben, einmal findet man ihn bei Personen, die noch keine Antigene entwickelt haben oder bei solchen, die infolge ihrer Hinfälligkeit keine mehr entwickeln können.

Auch NEUBER beschäftigte sich mit der Ausarbeitung einer Komplementbindungsreaktion und eines Intracutantestes.

Prognose. Die Prognose der Erkrankung ist abhängig von der Lokalisation, ihrer Tendenz zur Generalisation und von der Resistenz des Organismus.

Die Hautformen sind quoad vitam nicht ungünstig, während die generalisierten Formen fast stets ernste, lebensbedrohende Erkrankungen darstellen, deren Mortalität relativ hoch ist.

Therapie. Für eine erfolgreiche Therapie ist die Frühdiagnose sehr wichtig (SOLWAY).

Von einzelnen Untersuchern wurde die Excision der Hautveränderungen empfohlen, doch muß von diesem Vorgehen abgeraten werden, da einem solchen Eingriff bei sensibilisierten Personen leicht eine hämatogene Streuung folgen kann.

Auch die Anwendung der Röntgentherapie und die Gabe von Jod ist nicht ungefährlich und führt unter Umständen zu sehr jähen und schweren Schockbildern, besonders wenn diese Therapie bei Personen in einem anergischen Stadium oder auch bei sensibilisierten Personen durchgeführt wird.

Recht befriedigende Behandlungserfolge, wenn auch keine völlige Heilung, erzielten COLBERT, STRAUSS und GREEN mit Propamidin, allerdings handelte es sich ausschließlich um cutane Formen.

Am meisten hat sich bisher nach den verschiedensten Mitteilungen in der Literatur die *Vaccinetherapie* bewährt, doch muß ihr eine vorherige Intracutantestung zur Prüfung der Empfindlichkeitslage vorausgehen. Allerdings ist bei Fällen mit negativem Hauttest eine Vaccinetherapie auch nur mit Vorsicht anzuwenden. In solchen Fällen wird von manchen Autoren von dieser Behandlung abgeraten.

Vaccinetherapie in Verbindung mit hohen Joddosen und lokaler antimykotischer Behandlung empfiehlt DOSA im Falle einer Unterarmhautblastomykose.

Mit einer kombinierten Vaccine- und Goldtherapie erzielte NEUBER in einem schon über 10 Jahre bestehenden Fall von Blastomykose der Gesäßhaut eine völlige Heilung.

Die Hautblastomykosen sprechen meist gut auf eine vorsichtige *Kaliumjodidtherapie*, oft in Kombination mit Röntgen, an. So berichten z. B. FRANCHI und PERUCCIO über einen Fall aus Nordafrika, der von ihnen durch tägliche Gabe von Jodkali (6 g, insgesamt 328 g) geheilt wurde.

LEWIS empfiehlt zur Allgemeinbehandlung Sulfapyridin, Jod und Thymol, zur lokalen Therapie Gentianaviolettlösung.

BUSCH gab in einem Fall hohe Joddosen per os und später intravenös unter gleichzeitiger Röntgenbestrahlung.

Injektionen von Methylenblau oder Kupferlösung wurden auch, aber ohne sicheren Erfolg, verwandt, während Gold in Form von Dolgand (MAZZA und REGGIARDO) wirksam sein soll.

In der letzten Zeit sind von verschiedenen Amerikanern, unter anderen WHITAKER, Behandlungsversuche mit einer Kombination von Streptomycin und Promin durchgeführt worden. Penicillin, Sulfadiazin und Sulfameracin erwiesen sich als wirkungslos.

Aber nicht alle Stämme scheinen auf Streptomycin anzusprechen, denn bei in vitro-Prüfungen zweier Stämme durch LITTMANN, WICKER und WARREN erwiesen sich diese gegen Streptomycin und Penicillin als resistent.

2. Südamerikanische Blastomykose.

Die Südamerikanische Blastomykose (Paracoccidioidose) oder Brasilianische Blastomykose ist eine chronische Pilzerkrankung, die sich vorwiegend im Munde, in der Nase und den dazugehörigen Lymphdrüsen festsetzt, aber auch auf andere Lymphdrüsen übergreifen kann. In selteneren Fällen befällt sie auch die inneren Organe.

Geschichte. Schon 1909 gab LUTZ aus Brasilien eine Beschreibung des Krankheitsbildes, doch stammt die erste genaue Schilderung des Erregers erst von SPLENDORE (1912), der diesen als Zymonema brasiliense bezeichnete. Vorübergehend glaubte man, daß der Parasit mit dem Erreger der Coccidioidomykose identisch sei. Untersuchungen von DE ALMEIDA ergaben aber, daß zwischen dem Erreger der Südamerikanischen Blastomykose und dem Coccidioides immitis gewisse deutliche Unterschiede festzustellen sind. Daneben besteht allerdings eine Anzahl von Parallelen. So wurde 1930 für den Erreger dieser Mykose der Name Paracoccidioides brasiliensis gewählt und seither beibehalten.

Ätiologie. Der Erreger *Paracoccidioides brasiliensis* — Synonyma: Zymonema brasiliensis, Zymonema histosporocellularis (HABERFELDT 1919), Mycoderma brasiliense (BRUMPT 1927), Blastomyces brasiliensis (CONANT und HOWELL 1941) — lebt meist als Saprophyt auf Pflanzen, vornehmlich auf Gemüsen. Aus dem Boden oder von Tieren konnte er bisher nicht isoliert werden. Es scheint sich hier um einen Pilz zu handeln, der nur beim Menschen als Parasit gefunden wird. Der Erreger ist etwa 10—40 μ groß, nach BÜNGELER 5—20 μ. Sicher ist, daß er außerordentlich verschiedene Größen aufweisen kann. Die Erreger haben eine dicke, doppeltlichtbrechende Membran. Manchmal liegen sie in Haufen zusammen, die größeren meist in der Mitte, umgeben von kleineren ovalen oder birnenförmigen Pilzen. Auf Nährböden, insbesondere dem SABOURAUDschen Nährboden, wächst er ungewöhnlich langsam und wird meist erst nach 20 oder mehr Tagen sichtbar, im Gegensatz zum wesentlich rascher wachsenden Coccidioides immitis. Seine Kulturen auf den Nährböden zeigen an der Oberfläche ein gehirnartiges Aussehen und haben eine grau-gelbe Farbe mit reichlich darüber befindlichem Luftmycel. DE ALMEIDA und FERNANDEZ vermochten das Wachstum des Pilzes durch Anwendung besonderer Nährböden (Schokolade-Agar) so zu beschleunigen, daß sich schon am 5. Tag sichtbare Kolonien bildeten. Sie wählten dafür Brutschranktemperaturen von 37°. Auch auf diesen Nährböden zeigen die Kolonien ein Wachstum, das an die Gehirnoberfläche erinnert. Die Sprossung in der Kultur ist besonders intensiv, findet sich aber auch schon im befsllenen Gewebe.

Der Erreger ist im allgemeinen nicht tierpathogen. JORDAN und WEIDMAN konnten bei Ratten nur örtlich streng begrenzte Entzündungen setzen. DE ALMEIDA gelang es, Meerschweinchen intratestikulär zu infizieren. PALMEIRO stellte bei Meerschweinchen, Schweinen und Hunden Infektionen mit Saccharomycesarten fest, die mit den Blastomykosen manche Ähnlichkeit aufwiesen.

Verbreitung. Die ersten Fälle dieser Mykose stellte LUTZ in São Paulo (Brasilien) fest. In der Folgezeit kamen die meisten Mitteilungen über dieses Krankheitsbild auch aus Brasilien. Bis März 1947 waren dort insgesamt etwa 875 Fälle beobachtet worden. Daneben sind aber im Laufe der Zeit auch Beobachtungen aus Argentinien, Uruguay, Paraguay, Peru, Venezuela und Columbien bekannt geworden. Aus diesem Grunde ist die Bezeichnung „Südamerikanische Blastomykose“ heute angebrachter und auch im anglo-amerikanischen Schrifttum allgemeiner verwendet als die frühere „Brasilianische Blastomykose“.

Pathologische Anatomie. Die Veränderungen sind von granulomartigem Typ und weisen stets Riesenzellen mit phagocytierten Parasiten auf. Die Lymphdrüsen können bis zu Hühnereigröße schwellen. Im Bauchraum sind sogar bis mannskopfgroße Drüsen beobachtet worden. CUNHA MOTTA beschreibt 3 verschiedene Formen der Lymphdrüsenveränderungen: 1. eine knotenförmige, 2. eine diffuse, 3. eine gummaartige. Die Verschiedenartigkeit dieser Veränderung in den Lymphdrüsen hängt wohl weitgehend von dem Alter des Prozesses ab.

Die primären Schleimhautveränderungen bestehen aus unregelmäßig begrenzten Geschwüren mit hartinfiltriertem Grund und leicht blutenden Ulcerationen. In späteren Stadien finden sich mehr produktive Gewebsreaktionen als Ausdruck einer sich langsam entwickelnden spezifischen Allergie (BÜNGELER). In der Haut allerdings überwiegen die exsudativ-eitrigen Prozesse.

Beim Befall der inneren Organe sind besonders Milz und Leber von pathologischen Veränderungen betroffen. Hier finden sich massenhaft kleinste Eiterherde, die einschmelzen können oder zu Nekrosen führen. Auch im Dickdarm kommt es zur Geschwürsbildung. Daneben können sich aber auch fibröse Knötchen entwickeln.

Histologisch bieten die Veränderungen besonders in den Lymphknoten, der Leber sowie der Milz mit dem plasma- und riesenzellenreichen Gewebe, der Gefäßarmut und der Neigung zur Verkäsung viele Ähnlichkeiten mit der Tuberkulose, doch vermag hier der stets reichliche Parasitenbefall (DA ROCHA-LIMA) die Differentialdiagnose zu klären.

Übertragung. Wahrscheinlich wird die Erkrankung durch das In-den-Mund-Nehmen von Gräsern, Ähren u. ä., an denen Pilze oder Pilzsporen haften, übertragen. Aus den statistischen Erhebungen in Brasilien geht hervor, daß von 875 Erkrankten rund 600 Farmer und Feldarbeiter waren. Auch konnte festgestellt werden, daß unter den Erkrankten die Männer mit 762 gegenüber 73 Frauen außerordentlich stark überwogen. Eine gewisse Häufung in den Lebensaltern zwischen 20 und 50 Jahren war aus dieser Zusammenstellung ebenfalls zu entnehmen, doch konnte ein besonderes Prädilektionsalter nicht festgestellt werden.

Gewisse landschaftliche Gebundenheiten scheinen für den Pilz auch zu bestehen, denn die Hauptzahl der Kranken stammt aus dem Staat São Paulo. Hinter den von dort mitgeteilten Zahlen treten die Beobachtungen aus Rio de Janeiro, Mina Geraes und Rio Grande do Sul sowie den übrigen südamerikanischen Staaten erheblich zurück.

Klinik und Verlauf. *Inkubationszeit.* Die Inkubationszeit liegt nicht sicher fest. Ob sie manchmal wie QUIROGA, NEGRONI und CONDERO in 2 Fällen beobachtet zu haben glauben, 22—26 Jahre betragen kann, erscheint fraglich und bedarf der weiteren Prüfung.

Im Gegensatz zur Nordamerikanischen Blastomykose sitzt der Primäraffekt sehr häufig in der Mund- oder Rachenschleimhaut, selten findet sich ein Herd an der äußeren Haut oder ein isolierter Befall der Schleimhaut des tieferen Verdauungskanals.

MOTTA ist der Ansicht, daß die Primärherde bei der Südamerikanischen Blastomykose in der buccopharyngealen Mucosa in Form von granulomatösen Ulcerationen zu suchen seien. Von hier aus greift die Infektion auf die cervicalen und axillaren Lymphknoten über. Kaum merklich vollzieht sich so die Umwandlung in die 2. Form.

Der Primäraffekt ist meist ein wenig über das Schleimhaut- oder Hautniveau erhabenes Geschwür mit scharfem Rand und etwas gelbrotem, körnigen Grund.

DE ALMEIDA hat auf Grund der Symptome und des allgemeinen Verlaufs das Krankheitsbild in 4 Formen eingeteilt: *1. Äußere Form.* Bei dieser Form ist Haut oder Schleimhaut befallen, sie ist die häufigste Form und findet sich besonders im Mund. *2. Lymphatische Form.* Ihr Hauptcharakteristikum ist die Lymphdrüsenschwellung, die meist im Nacken beginnt und auf die benachbarten Lymphdrüsen übergreift. *3. Die viscerale oder innere Form.* Bei dieser sitzen die ersten Veränderungen im Bereich der Milz, der Leber, des Darmes oder der Lunge. Die Lokalisation in der Lunge konnte gerade in letzter Zeit besonders häufig beobachtet werden. Sie wird von DE ALMEIDA bei dieser Form als konstantes Symptom aufgefaßt. *4. Die Mischform.* Sie entwickelt sich aus einer der vorgenannten.

1. Die äußere Form. Meist sitzen die Primärläsionen in der Mund- oder Rachenschleimhaut. Von diesen Herden ausgehend entwickelt sich der Prozeß durch Übergreifen auf die umliegenden Schleimhautpartien, unter Umständen auch auf die äußere Haut. Die Geschwüre breiten sich nur langsam aus. Nach und nach aber erfassen sie den Gaumen, die Lippen, die Zunge und den Rachen. Diese Veränderungen in der Mundhöhle, die Ulcerationen, Blutungen, Begleitödeme, schließlich der Zahnverlust durch die entzündlichen Vorgänge bringen oft erhebliche Ernährungsschwierigkeiten mit sich (Mazza).

Auch auf das Kinn, die Nase, die Wangen kann der Prozeß übergreifen und hier ebenfalls ulceröse oder papulo-pustulöse Veränderungen setzen. Diese verschiedenen Möglichkeiten der Ausbreitung erfaßt de Almeida, wenn er vom klinisch-anatomischen Standpunkt aus 9 verschiedene Typen der Hautveränderungen bei dieser Form unterscheidet.

Als Primärherd und Eintrittspforte der Infektion überhaupt spielen Zahnfleischläsionen, periodontiale Herde und cariöse Zähne eine nicht unbedeutende Rolle. Bogliolo konnte 2 Fälle mit kleinen mykotischen Granulomen am Zahnhals bzw. an der Zahnwurzel feststellen, die in diesen Herden Paracoccidioides brasiliensis enthielten. Nach Ansicht von Bogliolo handelt es sich bei diesen Herden um die Primärherde, von denen aus die in dem einen Fall recht schweren Veränderungen an Wange, Lippe und submaxillaren Lymphdrüsen sowie die miliaren Lungenherde entstanden waren. Beim anderen Fall bestanden schon Drüsenschwellungen und -veränderungen in den Cervical- und Inguinaldrüsen, in beiden Fällen also schon ein Übergang zur zweiten Form, besser gesagt eine Mischform. Überhaupt lassen sich diese einzelnen Formen zwar theoretisch gut abgrenzen, doch wird es in der Praxis meist sehr schwierig sein.

Neben dem oralen Primärherd beobachteten La Caz und Oliveira bei insgesamt 4 Fällen *ano-rectale Infektionen.* Sie nehmen an, daß die Benutzung von Blättern oder anderen Pflanzenbestandteilen als Toilettepapier bei diesen Infektionsstellen von Bedeutung sein könnte. Das Kulturverfahren konnte hier eindeutig die Ätiologie klären. Die Herde wurden durch kombinierte Vaccine- und Sulfadiazintherapie beseitigt.

2. Die lymphatische Form. Die Übergänge von der ersten zu dieser sind durchaus fließend. Meist erkranken die Lymphdrüsen, die regional dem Sitz des Primärherdes entsprechen, zuerst. Ist es schon zum Befall einer Drüse gekommen, dann läßt die generalisierte Drüsenschwellung meist nicht lange auf sich warten. Von dieser ersten Drüse kommt es auf dem Lymphweg zur Verschleppung der Erreger und zur Schwellung auch entfernter liegender Lymphdrüsen. Selbstverständlich können auch die Lymphfollikel der Schleimhäute des Verdauungs- und Respirationstractus mitbefallen sein (Büngeler). Da der Primärherd meist im Rachen oder der Mundhöhle sitzt, so findet sich auch die erste Drüsenschwellung vorwiegend am Hals oder Nacken. Ein isoliertes Auftreten von Drüsenschwellungen mit Begleitödem des umgebenden Gewebes, Entwicklung von Einschmelzungsherden und Fistelgängen ohne sicher nachweisbaren Primärherd gibt es praktisch kaum. Allerdings wurde in einzelnen Fällen ein isoliertes Befallensein der mediastinalen oder intra-abdominellen Drüsen beobachtet. Ein solches Vorkommnis ist aber im ganzen gesehen sehr selten und kaum intra vitam zu diagnostizieren, es sei denn mit Hilfe der Laparoskopie, besser noch der Probelaparotomie und einer dabei durchgeführten Drüsenexstirpation. Die Diagnose in solchen Fällen nur mit Hilfe des Hauttestes und der serologischen Proben zu stellen, erscheint gewagt. Denn diese Bilder sind ohne histologische Untersuchung kaum von der

Lymphogranulomatose Hodgkin abzugrenzen. Für diese Verlaufsformen muß der Primärherd wohl im Darm bzw. in den Bronchien gesucht werden.

3. Viscerale Form. Eine primär viscerale Form ist sehr selten. Man kann eigentlich nur von einer Form sprechen, bei der die Veränderungen an den inneren Organen im Vordergrund stehen, denn bei dieser Form sind fast stets auch die Lymphdrüsen der verschiedensten Körperregionen in irgendeiner Art mitbefallen. Sehr eindeutig ist dies Bild bei der von Dias da Silva und Souza Campos beschriebenen *hepatosplenoglandulären* Form, bei der die Milz- und Lebervergrößerung stets von Lymphdrüsenschwellungen begleitet ist.

Von den inneren Organen wird am häufigsten die *Lunge* ergriffen. Fialho glaubt sogar, daß Paracoccidioides brasiliensis bei 84% der Erkrankten Lungenherde hervorruft. Auch de Almeida stimmt mit dieser Ansicht überein. Die Entstehung dieser Lungenherde ist noch nicht eindeutig geklärt. Sie können einmal auf dem Blut- oder Lymphwege entstehen, zum anderen sich aus einer intracanaliculären Streuung bei einem in der Trachea sitzenden Herd entwickeln. Beide Wege sind durchaus möglich. Der Prozeß beginnt meist mit einem gewissen Reizhusten, Stichen beim Atmen und erst mäßigem, später reichlicherem Auswurf.

Das *Röntgenbild der Lunge* zu Beginn und auch im weiteren Verlauf ist wenig charakteristisch und kann leicht mit denen bei tuberkulösen Veränderungen verwechselt werden. Selbst Einschmelzungsherde werden gelegentlich beobachtet.

Auch das *Herz* kann bei der visceralen Form der Erkrankung Herde aufweisen. Sie finden sich in Form kleinster Pilznester in der Herzmuskulatur, zeigen ein destruktives Wachstum und führen dadurch zu Gewebsschäden ernstlicher Art (Motta). Ob diese schon intra vitam mittels elektrokardiographischer Untersuchungen zu erfassen sind, ist bisher noch nicht berichtet worden, erscheint aber durchaus möglich.

*Nieren*veränderungen finden sich verschiedentlich terminal. Bei einem generalisierten Fall konnte Mazza auch an den *Genitalorganen* die Erreger nachweisen.

Auch bei der Südamerikanischen Blastomykose werden *intrakranielle* und *cerebrale Prozesse* beobachtet. De Azevedo berechnet den Anteil dieser Fälle an den tödlich endenden mit etwa 30%. Seine eigenen Beobachtungen umfassen 11 Sektionen bei generalisierter Blastomykose in den Jahren 1928—1931, von denen 2 intracerebrale und 1 intrakranielle Veränderungen zeigten. Die in den beiden erstgenannten Fällen beobachteten Herde saßen im Bereich des Cerebellum, am Occipitallappen bzw. am linken Temporosphenoidallappen. Im histologischen Bild fanden sich Knötchen von granulomatösem Gewebe mit Histiocyten, Riesenzellen, Plasmazellen, Lymphocyten und vielen Polymorphkernigen. Im Zentrum saß ein nekrotischer Herd. In diesem und in den Riesenzellen ließ sich Paracoccidioides brasiliensis nachweisen. Das umgebende Gewebe war hyperämisch und ödematös durchtränkt. Eine gewisse Gliareaktion war festzustellen. Auch Ritter (1948) beschreibt 2 ähnliche Fälle. Der Prozeß war hier als Hirntumor, Gliom, gedeutet worden. Die Lokalisation war auch einmal das Cerebellum, im anderen Fall die eine Hemisphäre. Bei der Untersuchung der Tumoren fand sich beide Male Paracoccidioides brasiliensis. Ritter weist darauf hin, daß Prozesse mit dieser Lokalisation und einer solch strengen Abkapselung wahrscheinlich auch durch Hauttest und serologische Proben schwer oder gar nicht zu erfassen sein dürften. In dem 3. Fall von de Azevedo war es von einem Herd im Schädelknochen zur Perforation und Entwicklung eines subduralen Abscesses gekommen.

Die *Knochenmitbeteiligung* ist bei der Südamerikanischen Blastomykose im ganzen nicht sehr häufig. Außer dem eben erwähnten Fall von de Azevedo hat BARROS eine Beobachtung mitgeteilt. Auch hier waren Herde im Schädelknochen, ferner den Schlüsselbeinen, einigen Rippen, den beiden Tibiae, dem rechten Humerus und beiden Oberschenkelknochen festzustellen. Im Röntgenbild boten diese Stellen zum Teil cystische Bilder, zum Teil zeigten sie ein mehr osteomyelitisches oder osteoplastisches Aussehen.

BÜNGELER konnte bei seinen systematischen Untersuchungen auch im *Knochenmark* häufiger Herde finden. Auf Grund dieser Befunde könnte man also auch bei der lymphatischen und generalisierten Form die Sternalpunktion unter Umständen zum Erregernachweis mit heranziehen.

Das *Blutbild* weist häufig eine Leukocytose auf, teilweise sicher infolge der Sekundärinfektion, besonders bei ausgedehnten ulcerösen Haut- und Drüsenprozessen. Vielfach ist auch eine Lymphopenie und eine Eosinophilie zu beobachten (BÜNGELER). Bei etwas längerem Bestehen des Krankheitsbildes tritt fast stets eine Anämie auf, die sich mehr oder minder rasch steigert.

4. Die Mischform. Diese Form findet man am häufigsten. Manche der bereits vorher geschilderten Erscheinungen gehören zum Teil schon, strenggenommen, in diese Gruppe. Denn wenn es von dem Primärherd aus bei Nachlassen der Abwehrkräfte des Organismus zur Ausbreitung auf die Lymphdrüsen und weiter auf die inneren Organe kommt, so haben wir schon ein Mischbild vor uns, das beinahe sepsisartigen Charakter aufweist. So konnte denn auch in einigen Fällen bei dieser Form der Erreger aus dem Blut isoliert werden. Diese Beobachtung beweist den Vorgang der hämatogenen Streuung. Nach Ansicht MOTTAs kommt es meist erst in der Zeit zwischen dem 3. und 18. Monat nach der Infektion zur allgemeinen Aussaat auf dem Blutwege. Es werden dann praktisch alle Körpergewebe befallen. In den meist erst terminal auftretenden, ganz massiven Pilzsepsisfällen werden die Erreger in alle Organe verschleppt, ohne daß sich dann noch irgendwelche Granulationen oder andere Gewebsreaktionen entwickeln.

Eine besondere Form der Südamerikanischen Blastomykose beschrieb 1931 LOBO. Auch DE ALMEIDA und LA CAZ sprechen von gewissen Unterschieden im klinischen Geschehen und im histologischen Bild („tipi gorge lobo"). Die LOBOsche Krankheit, auch Keloidblastomykose genannt, scheint hautpsächlich im Amazonasgebiet vorzukommen. Einige Untersucher trennen den Erreger, Glenosporella loboi, von dem Paracoccidioides brasiliensis ab. In dem sich in der Haut oder im Unterhautbindegewebe bildenden Granulom finden sich reichlich Plasmazellen, Histiocyten und multinucleäre Riesenzellen, in diesen liegt der Fungus in Uhrglasform. GUIMARAES und MACEDO fanden den Erreger rund bis oval, von einer dicken Membran umgeben. Nach ihrer Beschreibung scheint er sich durch einfache Sprossung zu vermehren, manchmal stellten sie auch 2 Sprossen fest. Aus dieser Beobachtung glaubten sie einen Unterschied gegenüber P. brasiliensis herleiten zu können, der multiple Sprossung zeigt. Kulturveruche des Erregers glückten den beiden Autoren nicht. In jüngster Zeit weisen allerdings ARTAGAVEYTIA-ALLENDE und MONTEMAYOR darauf hin, daß es sich bei der LOBOschen Krankheit *nur um eine Abart* der Südamerikanischen Blastomykose handele und *nicht* um eine durch einen anderen Erreger hervorgerufene Erkrankung.

Als *Komplikation* wird gelegentlich auch bei dieser Pilzerkrankung das Auftreten einer Lymphogranulomatose Hodgkin erwähnt (LA CAZ, DE FARIA und MOURA). Es erhebt sich dabei die Frage, ob diese Krankheit für die Pilzinfektion Wegbereiterin ist oder umgekehrt. Ersteres erscheint nach allem wahrscheinlicher.

Bei der inneren Form der Infektion mit Paracoccidioides brasiliensis wird gelegentlich auch eine Komplikation durch Lungentuberkulose gefunden. Das Röntgenbild beider Prozesse ist schwer voneinander zu differenzieren. Auch hier ist die Tuberkulose möglicherweise Wegbereiterin für die Pilzinfektion, aber auch das Umgekehrte ist denkbar.

Diagnose. Bei der äußeren Form können differentialdiagnostisch die Lues, besonders tertiäre Hauterscheinungsformen, Hauttuberkulose, brasilianische Haut- und Schleimhaut-Leishmaniose oder auch ein Hautneoplasma in Betracht kommen. MENDEZ-LEMAITRE teilen mit, daß von 8 Fällen nur einer sofort richtig diagnostiziert wurde, 4 waren erst als Carcinom oder Epitheliom aufgefaßt worden. Nur der Pilznachweis vermag hier die Klärung zu bringen. Die lymphatische Form der Südamerikanischen Blastomykose bietet in ihrer Abgrenzung gegenüber Lymphdrüsentuberkulose und HODGKINscher Krankheit oder auch Lymphosarkom gewisse Schwierigkeiten.

Zur Sicherung der Diagnose ist neben dem klinischen Bild heranzuziehen: 1. Der direkte Pilznachweis, 2. die bioptisch-mikroskopische Untersuchung, 3. die Kultur, 4. der Hauttest, 5. die Komplementbindungsreaktion, und 6. der Tierversuch.

1. Die direkte Untersuchung auf Pilze im Wundabstrich und Wundsekret ist in üblicher Weise wie bei jeder anderen Pilzuntersuchung durchzuführen. Hier stehen verschiedene Färbemethoden zur Verfügung. Zur Unterscheidung des Paracoccidioides brasiliensis von Blastomyces dermatitidis empfehlen MACKINNON und VINELLI die BESTsche Carminfärbung. CONAND und HOWELL jr. stellten ausgedehnte Vergleichsuntersuchungen mit 7 Stämmen, die aus Nordamerikanischer Blastomykose isoliert wurden, und 6 Stämmen, die aus Südamerikanischen Blastomykoseerkrankungen stammten, an. Die aus den 7 nordamerikanischen Fällen isolierten Erreger — Blastomyces dermatitidis — zeigten keinerlei Unterschiede. Bei den südamerikanischen Paracoccidioides brasiliensis-Stämmen waren gewisse, aber nur unwesentliche Unterschiede untereinander festzustellen. Diese Unterschiede scheinen den beiden Autoren aber so gering, daß man für die klinische Betrachtungsweise hier praktisch nur von der Paracoccidioides brasiliensis-Gruppe allenfalls sprechen, aber keine ins einzelne gehende Differenzierung zwischen einzelnen Stämmen vornehmen sollte. Oft sind aber die Pilze in den oberflächlichen Schichten nicht mehr nachweisbar, und deshalb hat

2. die bioptisch-mikroskopische Untersuchung in zunehmendem Maße an Bedeutung gewonnen. Aus dem veränderten Gewebe wird eine Probeexcision gemacht. Das histologische Bild, das sich bei dieser Untersuchung bietet, ist recht typisch. Um eine große Zelle findet sich meist eine Reihe kleinerer gelagert. Oft liegen in den Zellen phagocytierte Parasiten in großer Zahl, doch können auch freiliegende Parasiten gefunden werden. BÜNGELER empfiehlt für den Nachweis der Erreger in den Gewebsschnitten die einfache Hämatoxylin-Eosinfärbung. Zur Darstellung frei im Gewebe liegender oder in den Gewebsspalten sich findender Elemente ist aber die Silbermethode von BIELSCHOWSKY-MARESCH wesentlich besser.

3. Auf die Kulturmöglichkeiten wurde bei der Besprechung der Ätiologie eingegangen. Hier sei auf den SABOURAUDschen Nährboden als eines der wichtigsten Nährmedien verwiesen. Zur kulturellen Untersuchung kann herangezogen werden 1. das durch Wundabstrich gewonnene Material, 2. Material der Probeexcision, 3. Auswurf, besonders bei Verdacht auf pulmonale Formen, 4. Stuhl, 5. Blut und 6. Liquor. Aus allen diesen Untersuchungsmaterialien ist bei vorliegender Infektion eine positive Kultur unter entsprechenden Bedingungen zu erhalten.

4. Der *Haut-* oder *Intradermaltest.* Er wurde von DE ALMEIDA und Mitarbeitern herausgebracht und läßt sich sowohl zur diagnostischen sowie zur prognostischen Beurteilung der Krankheitsfälle heranziehen. Wie bei anderen

Allergietesten finden wir auch hier ganz ähnlich gelagerte Verhältnisse. So ist der Test in einer sehr großen Zahl von leichten Fällen positiv, aber auch bei völlig gesunden Personen ohne irgendein nennenswertes Krankheitssymptom. In schweren Fällen, besonders in den schwersten, kann er aber negativ ausfallen. Dieses Resultat der Intracutanprobe spricht für einen anergischen Zustand, der prognostisch sehr ungünstig ist.

Technik. Aus einer 3 Monate alten Kultur in flüssigem SABOURAUDschem Nährboden wird das Antigen hergestellt. Eine gewisse Anzahl von Stämmen wird zweckmäßigerweise zu dem Antigen verarbeitet. Das so gewonnene Antigen wird intracutan in einer Menge von 0,1 cm^3 injiziert. Das Ergebnis ist nach 24 Std abzulesen. Bei positivem Ausfall der Probe findet sich dann eine Rötungszone, manchmal mit einem maculo-papulösen Zentralbezirk. Das reagierende Feld ist sehr gut abgesetzt, juckt leicht und kann gelegentlich auch etwas schmerzen. Zu einer stärkeren Nekrose kommt es sehr selten.

5. *Die Komplementbindungsreaktion.* Sie kann ebenfalls einen gewissen Anhalt für das Vorliegen der Erkrankung bieten, doch muß berücksichtigt werden, daß sie auch bei anderen Pilzerkrankungen positiv ausfallen kann. In gewissen anergischen Stadien werden sich auch im Serum keine Antikörper finden, so daß diese Probe dann auch im Stich lassen kann, obwohl eine Erkrankung an Blastomykose vorliegt. Aber auch umgekehrt kann es zu einem positiven Ausfall der Komplementbindung ebenso wie des Hauttestes kommen, wenn die untersuchte Person den Erreger im Mund oder im Darm beherbergt, *ohne* krank zu sein.

6. Der Tierversuch kann auch mit herangezogen werden, allerdings muß darauf hingewiesen werden, daß die Übertragungsversuche auf Tiere zum Teil unsichere Resultate ergeben haben. Das Meerschweinchen ist im ganzen zwar für die Infektion empfänglich, doch sind gelegentlich gerade beim Tierversuch ausgesprochene Versager beobachtet worden.

Prognose. Die Prognose der Krankheit ist, solange diese auf einzelne Hautherde beschränkt bleibt, nicht ungünstig. Aber schon bei ausgedehnteren Hautveränderungen gestaltet sie sich zweifelhaft, wenngleich auch dann noch keine absolute Neigung zur akuten Verschlimmerung aufzutreten braucht. Immerhin aber ist ein Umsichgreifen des Prozesses stets sehr verdächtig auf einen bösartigen Verlauf bzw. eine Generalisation, und im Augenblick einer solchen ist die Prognose des Gesamtablaufs außerordentlich zweifelhaft. Bei stärkerem Befall der inneren Organe kommt es fast stets zum tödlichen Ausgang.

Therapie. Bis vor einigen Jahren stand man der Erkrankung ziemlich machtlos gegenüber. Seit der Einführung der Sulfonamide sind aber einige ermutigende Behandlungserfolge erzielt worden. Mit diesen Medikamenten scheint es möglich zu sein, das Wachstum der Pilze zu hemmen. Wenn gleichzeitig eine die Abwehrkraft des Organismus stärkende Therapie betrieben wird, kann dieser in die Lage versetzt werden, mit den Parasiten fertig zu werden.

Schon mit *Prontosil* konnte SCHRÖDER 1940 in einem Fall mit ausgedehnter Blastomykose des Rachens, der Tonsillen, Stimmbänder und Epiglottis innerhalb verhältnismäßig kurzer Zeit eine völlige Vernarbung aller geschwürigen Veränderungen erzielen. SYLVA erreichte ebenfalls mit Sulfonamiden eine günstige Wirkung bei 2 pulmonalen Verlaufsformen. Sulfadiazin wandte BARROS in 4 Fällen, darunter 2 pulmonalen Prozessen und einem mit ausgedehnten Knochenherden, mit Erfolg an. Er gab 3—6 g täglich, setzte die Behandlung über längere Zeit fort und machte auch nach einer Pause eine zweite Kur. DE ALMEIDA und Mitarbeiter haben vor allem mit Sulfadiazin, Sulfamerazin und Sulfaglycin bei in vitro-Versuchen eine sehr deutliche Wirkung auf die Pilze feststellen können.

Tierexperimentelle Studien von BOSA bestätigten die günstige Wirkung der Sulfonamide auch auf die experimentell erzeugte Blastomykose der Ratte.

Mit *Sulfathiazol und Vaccine* in Kombination hatten QUIROGA, NEGRONI und CORDERO bei 3 Männern mittleren Alters sehr gute Erfolge. Die Lungenbeteiligung heilte in dem einen Fall in 3 Monaten völlig ab (71 intravenöse Injektionen des Sulfonamidpräparates und 231 g per os sowie 20 Injektionen von Paracoccidioidesvaccine).

In der letzten Zeit hat dann DE ALMEIDA ein Behandlungsschema ausgearbeitet, das als erste therapeutische Maßnahme die Gabe eines der drei genannten *Sulfonamidpräparate in einer Dosierung von täglich 3—4 g* für die Dauer von einigen Monaten vorsieht. *Er kombiniert die Behandlung aber mit einer polyvalenten antiblastomykotischen Vaccine.* Von dieser gibt er jeden 4. Tag 1 cm^3, bei einer Kur von insgesamt 10 Injektionen. Nach einem kurzen Behandlungsintervall wird die Vaccinereihe nochmals wiederholt, unter Umständen auch für 1 oder 2 Monate Dauer die Sulfonamidmedikation.

Versuche, mit *Penicillin* das Krankheitsbild zu beeinflussen, führten zu keinem Erfolg. Auch eine Erhöhung der Penicillindosis brachte nach DE ALMEIDA keine besseren Resultate. Lediglich auf gewisse Sekundärinfektionen vermag das Penicillin günstig zu wirken, nicht aber auf die eigentlichen Krankheitserreger. Im Gegenteil schien es so, als wirke Penicillin im einen oder anderen Fall ausgesprochen ungünstig und ziehe Exacerbationen nach sich.

Therapieversuche mit *Streptomycin* von LA CAZ, ASCHAR, COSTA und VIOTTI erbrachten in einem Fall ein Stationärbleiben der Prozesse, aber keinen Rückgang. Nach wie vor geben diese Autoren den Sulfonamiden als der besten therapeutischen Maßnahme den Vorzug. In vitro-Versuche von FURTADO und PELEGRINO zeigten, daß das Streptomycin nur eine gewisse mykostatische, aber keine mykocide Wirkung hat. Im ganzen sind die Versuche mit Streptomycin als unbefriedigend und unwirksam zu bezeichnen.

Ein Bericht von LA CAZ und CURRY, zitiert nach FURTADO und PELLEGRINO, spricht von einer günstigen Wirkung des *Tyrothricins*, allerdings nur in lokaler Anwendung, da es bei innerlicher Gabe toxisch und hämolytisch wirkt.

Wieweit die anderen neueren Antibiotica von Erfolg sind, ist noch unbekannt, da über Behandlungsversuche bisher keine umfangreicheren Berichte vorliegen.

Neben diesen auf das Ätiologische ausgerichteten Behandlungsmaßnahmen ist es selbstverständlich notwendig, durch gute Ernährung, Ausschaltung von Begleiterkrankungen und Vitaminmangelzuständen die Widerstandskraft des Organismus zu steigern und pflegerisch günstige Bedingungen zu schaffen.

Von den älteren Maßnahmen sei hier noch erwähnt die Kaliumjodidbehandlung, die in einzelnen Fällen gelegentlich etwas zu leisten vermochte. Bei örtlich begrenzten Prozessen kann eine frühzeitige Entfernung bis weit ins gesunde Gewebe hinein oder eine elektrische Verkochung, eine Verätzung oder Vereisung von Erfolg sein. Auch Röntgen- und Radiumbestrahlungen werden von einigen Autoren herangezogen.

Quecksilber, Salvarsan, Trypaflavin oder andere Arsen- und Antimonverbindungen noch beim heutigen Stand der Therapie einzuschalten, erübrigt sich, da man von dieser Medikation nichts zu erwarten hat.

Prophylaxe. Eine spezielle Vorbeugung gegen diese Erkrankung gibt es nicht. Die rechtzeitige Beseitigung cariöser Zahnherde sowie die sorgfältige Gebißpflege scheint aber doch bedeutungsvoll. Selbstverständlich sind auch allgemeinhygienische Maßnahmen von Wichtigkeit. Der niedrige Lebensstandard der Bevölkerung in den hauptsächlich befallenen Gebieten, ihre Gleichgültigkeit und Unwissenheit leisten der Infektion weitgehend Vorschub. Hier gilt es, die Bewohner dieser Gegenden aufzuklären, sie auf die Gefährlichkeit des Kauens auf Blättern und Holz hinzuweisen und ihnen nahezulegen, beim Auftreten der ersten verdächtigen Veränderungen sich sofort in ärztliche Behandlung zu begeben.

3. Torulopsis neoformans-Infektion.

Synonyma. Torulainfektion, Torulopsis, Cryptococcosis, Europäische Blastomykose.

Der Pilz Torulopsis neoformans, der kosmopolitisch vorkommt, führt zu schweren Veränderungen an der Lunge und am Zentralnervensystem. Die durch ihn hervorgerufenen Krankheitsbilder enden meist tödlich.

Geschichtliches. Der Erreger wurde erstmalig 1894 in Deutschland durch BUSSE und BUSCHKE eingehend mit seinen kulturellen und pathogenen Eigenschaften beschrieben. BUSSE überimpfte Eiter eines Kranken unter das Periost der Tibia eines Hundes und konnte dann aus diesem den Erreger züchten. 1895 beschrieb SAN FELICE Hefen, die er aus Fruchtsäften isolieren konnte und die ihm mit dem von BUSSE beschriebenen Erreger verwandt schienen. Er nannte sie Saccharomyces neoformans. Im gleichen Jahr konnte CURTIS den Erreger bei einem Kranken mit verschiedenen pseudomycematösen Tumoren der Haut beobachten. VUILLEMIN benannte 1901 den Erreger Cryptococcus hominis und WEISS 1902 Torula neoformans. STODDARD und CUTLER, die 1916 erstmalig über sporadische Fälle in den USA. berichteten, wählten die später weit verbreitete Bezeichnung Torula histolytica. In der Folgezeit tauchten noch verschiedene andere Namen auf wie Torula (HANSEN), Cryptococcus histolyticus (CASTELLANI), Cryptococcus meningitidis (DODGE), Debaryomyces hominis (TOD und HERRMANN), doch hat sich in den letzten Jahren, nachdem das Zentralbüro für Schimmelkulturen in Delft sich auch dafür entschieden hat, der Name *Torulopsis neoformans* weitgehend durchgesetzt. So ist dem Vorschlag von HOFFMEISTER nur beizupflichten, für den deutschen Sprachbereich von Torulopsis neoformans-Infektion für dieses Krankheitsbild zu sprechen. Den Begriff „Europäische Blastomykose" sollte man als unrichtig und irreführend heute ganz aufgeben, da das Krankheitsbild überall auf der Welt vorkommt.

Ätiologie. *Torulopsis neoformans* kommt ubiquitär vor, so wird er in Insektenleibern, der Behaarung der Bienenbeine, in Bienen- und Wespennestern, auf Gräsern, in Bier- und Weinkellereien, aber auch in Nahrungsmitteln sowie Fruchtsäften gefunden. Normalerweise *lebt dieser Pilz als harmloser Saprophyt* (HENRICI) sowohl auf der menschlichen Haut, als auch im Nasenschleim und Darmtrakt. Die Pathogenität des saprophytisch lebenden Keimes wird von einzelnen Autoren bestritten (FISCHER und ARNOLD). Andererseits aber konnte SAN FELICE bei seinen aus Fruchtsäften kultivierten Stämmen die Pathogenität nachweisen. Jedenfalls ist eine gewisse Schwankung der Pathogenität festzustellen. Wahrscheinlich ist es auch hier wie mit anderen Parasitenstämmen, daß sie an Virulenz verlieren, wenn sie lange auf künstlichen Nährböden gehalten werden, ihre Pathogenität aber durch Tierpassagen wieder verstärkt werden kann. Der Pilz läßt sich im ganzen leicht auf den verschiedensten Nährböden züchten. Er wächst in der Kultur ähnlich wie im Gewebe, doch bildet er dann keine Membran, auch entwickelt er kein Mycel und keine Acrosporen. Das Wachstum geht außerordentlich langsam vor sich, besonders günstiger Nährboden sind die Kartoffel und Glykosegelatine. Auf den Kulturen wächst er auffallend schleimig. Eine Identifikation des Pilzes ist durch verschiedenes Verhalten den einzelnen Zuckern gegenüber nicht möglich. Die Hefen sind sphärische, kleine, runde oder leicht ovale Elemente mit einer mehr oder weniger dickwandigen, oft doppeltlichtbrechenden Zellwand, die das Protoplasma umschließt. Das Protoplasma kann eine oder mehrere Vacuolen und Granula enthalten. Durch Abschnürung von eiförmigen Tochterzellen entstehen kronenförmige Sproßverbände. Die einzelne Zelle ist 3—10 μ groß, in alten Kulturen gelegentlich sogar noch größer. Die Differentialdiagnose gegenüber anderen Hefen, insbesondere der Candida-Albicansgruppe, ist oft schwierig, mit dem Tuschepräparat aber relativ einfach durchzuführen. Der deutliche Schleimhof der Torulopsis neoformans findet sich bei anderen Hefen nicht. Dieser Schleim färbt sich nicht. Er stellt wohl ein Stoffwechselprodukt des Pilzes dar, das bei Jodzusatz bläulich erscheint. ASCHNER, MAGER und LEIBOWICZ fanden, daß wenigstens 2 Polysaccharide in der Kapsel vorhanden sind, die dieser ihre besondere Resistenz verleihen. HOFFMEISTER hat allerdings die Blaufärbung nicht bestätigt gefunden. Er empfiehlt die MALLORY-Färbung als besonders brauchbar, bei der sich der Schleim nach Fixation des Gewebes im Sublimat leuchtend blau darstellt. Die Zellen selbst, besonders die Zellmembranen, färben sich gut mit Hämatoxylin-Eosin oder auch essigsaurem Wasserblau. Andere Färbe- und Darstellungsverfahren wurden von DROUHET, SEGRETAIN und AUBERT sowie FISHER beschrieben.

Im Gewebe scheint eine Färbung mit Sudan III günstige Resultate zu ergeben.

Die erste *tierexperimentelle Untersuchung* stellte Busse an, als er mit Eiter eines Kranken einen Hund subperiostal infizierte. Die histologische Untersuchung der Tibialäsionen zeigte zahlreiche Riesenzellen. Die entstandene Eiterung heilte in 3 Monaten. Subcutane Einimpfungen bei demselben Tier riefen Schwellungen hervor, die langsam resorbiert wurden. Bei intravenöser Injektion wurden Hase und Hund nicht infiziert. Die weiße Maus erlag der intraperitonealen Infektion innerhalb weniger Tage. Der von Curtis untersuchte Stamm war für Ratte, Maus, Meerschweinchen, Hase und Hund pathogen. Im tierischen Körper entstehen vielfach an der Stelle der Einimpfung lokale Tumoren, die ohne Reaktion des Gewebes einzig durch die Vermehrung des Parasiten gebildet werden.

Verbreitung. Die meisten Fälle von Torulopsis neoformans-Infektion sind aus Amerika, Australien und Südafrika beschrieben. Aus Frankreich liegen bisher nur 2, aus England auch nur vereinzelte Berichte vor. In Deutschland wurden bisher 13 gesicherte Fälle beobachtet, die allerdings zum Teil unter dem Namen Blastomykose liefen, bei denen es sich aber doch wohl — darin stimmen wir mit Hoffmeister überein — zum überwiegenden Teil um *wirkliche Torulopsis neoformans-Infektionen* handelte. Zwei dieser Fälle waren mit Hodgkinscher Krankheit kombiniert, 4 mit einer Lungentuberkulose. Die Häufigkeit der Infektion in Deutschland dürfte nicht so groß sein wie in Amerika, doch liegt die Wahrscheinlichkeit nahe, daß, da sich nur einzelne Arbeitskreise an der Suche nach diesen Infektionen beteiligt haben, im ganzen der Krankheitsbefall doch häufiger ist, als es die Veröffentlichungen anzeigen. Die Zusammenstellung aus der Weltliteratur von Moosberg und Arnold 1950 berichtet bereits über 172 Fälle, davon bis 1949 aus England 6, aus Australien bis 1946 13 Fälle. Beachtenswert bei der Mitteilung von Gendel, Ende und Normann über 165 Erkrankungen ist der Hinweis, daß bei 8,5% gleichzeitig eine Lymphogranulomatose Hodgkin bestand.

Übertragung. Soweit aus den bisher vorliegenden Berichten zu ersehen ist, konnte der Übertragungsweg noch nicht gesichert werden. Die Eintrittspforten der Torulopsis neoformans sind nicht bekannt. Eine Übertragung von Mensch zu Mensch oder vom Tier auf den Menschen konnte bisher niemals sicher nachgewiesen werden. Auch Nahrungsmittel als Infektionsquelle sind mit Sicherheit bisher nicht festgestellt worden. Hinweise auf geographische oder klimatische, die Krankheit begünstigende Momente sind gering. Es scheint allerdings, als ob eine gewisse Häufung der Erkrankung in warmen Ländern zu verzeichnen wäre. Ob eine Inhalationsinfektion, wie bei anderen Mykosen, eine Rolle spielt, erscheint bei dieser Pilzart weniger wahrscheinlich. Ob das Kauen von pilztragenden Gräsern und Pflanzenstielen und damit der Weg über die Mundhöhle, die Rachenschleimhaut (Türk) oder das Zahnfleisch (Urbach und Zack) zur Infektion führt, ist auch nicht bewiesen. Ein Unterschied im Befall der städtischen oder der ländlichen Bevölkerung konnte bisher nicht beobachtet werden.

Pathologische Anatomie. Bei der intraperitonealen Infektion der Mäuse, die als die geeignetsten Versuchstiere zu bezeichnen sind, kommt es zur Auflagerung gelatinöser Massen auf das Peritoneum und die Bauchorgane. Aus diesen ist die kulturelle Wiedergewinnung der Erreger meist gut möglich. Auch die Lungen, die Leber, die Milz, die Nieren und das Gehirn werden bei der intraperitonealen Infektion befallen. Die Veränderungen sind charakterisiert durch eine enorme Vermehrung einer gelatineartigen Substanz, ohne daß es zu einer entzündlichen Reaktion kommt. Außerdem aber entwickeln sich einige Riesenzellen und Epitheloidzellen, die den Herden Ähnlichkeit mit denen bei Miliartuberkulose geben.

Nicht viel anders sind die Bilder in der menschlichen Pathologie dieser Erkrankung. Hefetumoren und schleimgefüllte Cysten, die 1905 erstmalig von Hansemann beschrieben wurden, lassen sich bei den befallenen Personen nachweisen. Diese Veränderungen wurden irrtümlich als histolytische Vorgänge gedeutet und der Erreger deshalb als Torula histolytica bezeichnet. Bei Sitz der Veränderungen in den Meningen finden sich die Zeichen einer echten Meningitis mit und ohne Granulome. Riesenzellen und Epitheloidzellen sind auch hier oft zahlreich vorhanden.

Die Erreger lassen sich aber nicht nur im Liquor oder Exsudat, sondern auch im Gehirn, in der grauen Substanz und den Basalganglien finden. SMITH und Mitarbeiter beschrieben auch einen Hefetumor des Rückenmarks. Von fast allen Untersuchern wird die Einlagerung gelatinöser Massen immer wieder betont. DEMME und MUMME weisen darauf hin, daß *diese Erkrankung des Zentralnervensystems wohl die einzige sei, bei der es fast zu keiner Reaktion des nervösen Gewebes auf eingedrungene Erreger* komme. Auch in der *Lunge* finden sich, ähnlich wie im Gehirn, Herde mit *wenig Zellreaktion in der Umgebung*, meist aber doch mit einer gewissen Anreicherung von Epitheloid- und Riesenzellen. Die Lungentumoren sind bisweilen glatt begrenzt und kindskopfgroß. Die Herde in den meist wesentlich seltener betroffenen anderen Organen, wie Haut, Unterhautgewebe, Pankreas und Nieren, weisen keine stärkere Umgebungsreaktion auf (HOFFMEISTER). Am Knochen allerdings kommt es gar nicht so selten zu periostalen Reaktionen, gelegentlich auch zu cystischen Veränderungen.

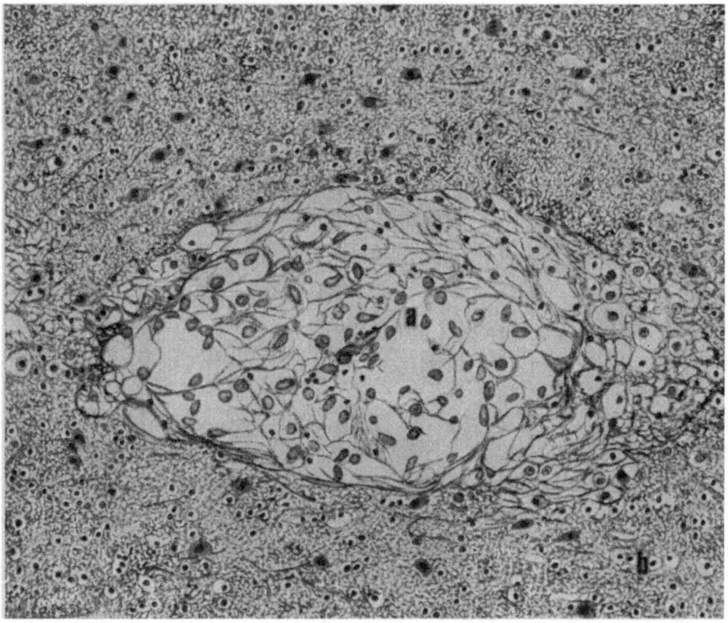

Abb. 2. Intracerebraler Herd *(a)* mit Torulopsis neoformans, umgeben von reaktiv kaum verändertem normalen Hirngewebe *(b)* bei einer experimentellen Infektion nach DEBRÉ.

Klinik und Verlauf. Am häufigsten tritt die Krankheit in der Form der *Meningitis* auf, nach GORDON in über 50% der Fälle.

Inkubationszeit. Über die Inkubationszeit ist nichts Sicheres bekannt.

Prodromalsymptome. Der Kopfschmerz ist das erste Symptom, das allen anderen Erscheinungen lange Zeit vorausgehen kann. Erst allmählich entwickeln sich dann Nackensteifigkeit, positiver Kernig, Erbrechen, Schlafsucht, Abnahme des Interesses und schließlich Bewußtlosigkeit, die längere Zeit anhalten kann.

Eine Herdlokalisation ist meist nicht möglich. Augensymptome wie Nystagmus, Neuroretinitis, Abducensparese, ja völlige Erblindung werden beobachtet, teils als Folge zentralsitzender Veränderungen, teils durch direkten metastatischen Befall. Psychische Veränderungen wie Depression, Apathie, hartnäckige Schlafstörung und Erregungszustände kennzeichnen den weiteren Verlauf. Schließlich kommt es zu Krämpfen, Lähmungen und Koma, das mit dem Tod endet. Im Verlauf der meningitischen Form ist gelegentlich einmal auffallend, daß die Beschwerden in Perioden auftreten, zwischen denen Phasen völliger Symptomfreiheit vorhanden sein können. Manche Kranke bleiben auch lange Zeit fieberfrei (MAGAREY und DENTON).

Eine als chronisch rezidivierende, diffuse Meningoencephalitis verlaufende Torulopsis neoformans-Infektion beschreiben DANIEL, SCHILLER und VOLLUM. Hier wurden auch die Siebbeinzellen als stark infiziert festgestellt (Eintrittspforte?). Seltener ist das Auftreten des Prozesses als abgekapseltes *Meningeom*, wie es KRAMER, SMALL, HEWLITT und DENESS bei einem Fall beschreiben. Der Tumor saß im Stirnhirn und hatte die Größe eines Tennisballs, verursachte Benommenheit, Halbseitenlähmung und Krampfanfälle; Orbitaldach, Stirnhöhle und Siebbein waren von dem Tumor arrodiert. Gleichzeitig bestand eine abgekapselte Geschwulst am Oberschenkel, aus der ebenfalls Erreger nachgewiesen werden konnten. Das Gewebe des radikal operativ entfernten Tumors zeigte große Massen von Pilzzellen, die von wenigen Bändern eines sehr derben Bindegewebes durchzogen waren. Außerdem fanden sich Granulationsgewebe und einige Cysten mit Riesenzellen. Durch Operation konnte der Patient zunächst von seinen Beschwerden befreit werden. Über den weiteren Verlauf ist nichts bekannt.

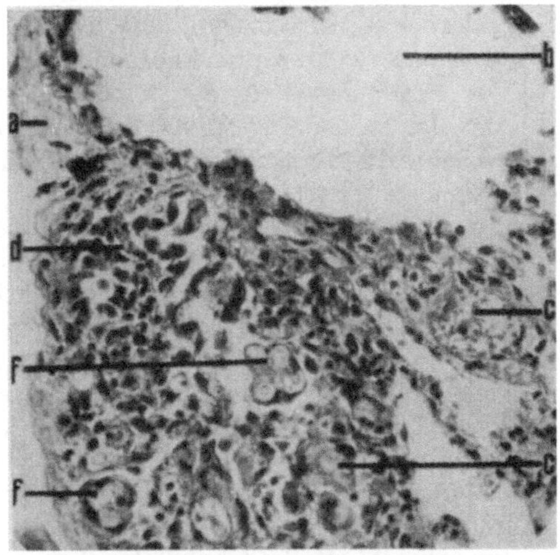

Abb. 3. Subpleuraler Entzündungsherd in der Lunge bei einer Torulopsis neoformans-Infektion nach DEBRÉ. Bei *a* Pleura visceralis; *b* Kavernenraum; *c* oben Gefäß quer getroffen; *c* unten Pilzzelle von einem Makrophagen phagocytiert; *d* Leukocyteninfiltrat; f Gruppen von Pilzelementen.

Einen zweiten ähnlich gelagerten Fall schildern DANIEL, SCHILLER und VOLLUM. Das Granulom saß im linken Kleinhirnlappen. Auch hier wurde operativ zunächst eine Besserung nach Entfernung des Tumors geschaffen. Es kam aber nach einigen Monaten schon zum Rückfall und tödlichen Verlauf.

Ein in periodischen Schüben verlaufendes Krankheitsbild bei einem 60 Jahre alten Mann beobachteten MAGAREY und DENTON (1948). Die Erkrankung begann im Juli 1947 mit Kopfweh, Mattigkeit, Appetitlosigkeit, Ohrensausen und später Erbrechen. Die Zellzahl im Liquor war auf 66 erhöht, die sonstigen Liquoruntersuchungen ergaben nichts Wesentliches. Zwei Monate später neuerlicher Schub, jetzt mit ausgesprochen meningitischen Zeichen, auch mit erhöhtem Liquordruck, Verwirrungszuständen, Lähmungen und Papillenödem. Wieder gewisse Besserung, dann plötzlich linksseitige Hemiparese und Koma. Die Sektion ergab Granulome rings um die großen Blutgefäße, besonders auch im Bereich der Pons.

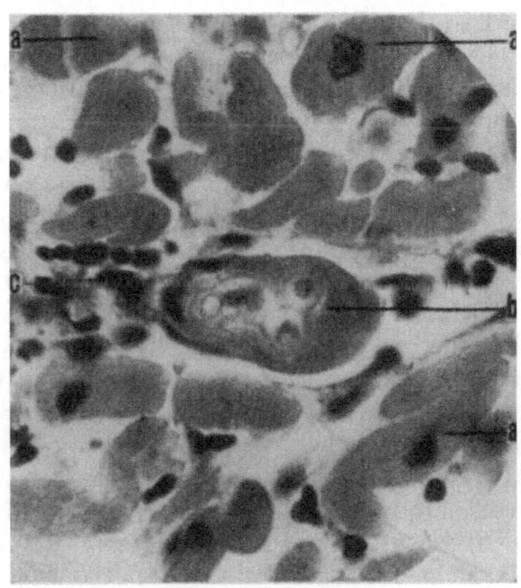

Abb. 4. Schnitt durch den Herzmuskel bei einer Torulopsis neoformans-Infektion nach DEBRÉ. *a* normale Muskelfibrille; *b* Muskelfibrille mit 3 Pilzzellen; *c* entzündliche Reaktion im interfibrillären Bindegewebe.

Der *Liquor* zeigt fast immer einen erhöhten Druck, ist aber klar, opalescierend, manchmal etwas gelblich. Die Globuline und Albumine sind erhöht. Die Goldsolkurve ist verändert und dem Meningitistyp oft ähnlich. Die Zellzahl ist erhöht, wobei allerdings zu berücksichtigen ist, daß eine ausgesprochen lymphocytäre oder neutrophile Reaktion nicht zu beobachten ist. Chloride und Liquorzucker sind vermindert. Die Beobachtung der erhöhten Zellzahl und des verminderten Liquorzuckers sollte immer an die Möglichkeit einer Torulopsis neoformans-Infektion denken lassen. Eine einmalig negative Liquorkultur spricht auch noch nicht gegen eine derartige Infektion, sondern nur fortlaufende Untersuchungen, da der Nachweis der Organismen, worauf Warwi und Rawson hinweisen, bei länger bestehender Erkrankung in zunehmendem Maße schwieriger wird. Auch ist eine Fehldeutung eines positiven Kulturbefundes als Verunreinigung möglich oder eine Verwechslung der Hefezellen in der Zählkammer mit Lymphocyten, zumal wenn keine knospenden Formen zu erkennen sind.

Der *Befall der Lunge* ist bei dieser Mykose zwar nicht ganz so häufig wie der des Zentralnervensystems, immerhin aber beobachtete Chiari, daß $^3/_4$ aller Krankheitsfälle Lungenbeteiligung aufwiesen. Im Gegensatz dazu steht allerdings eine statistische Übersicht von Lewin, der bei 60 Erkrankungen des Zentralnervensystems nur 9 Lungenbeteiligungen und 8 anderweitige metastatische Prozesse fand. Auch Schoenmackers sah bei Generalisation miliare Lungenherde.

Die Symptome bei der Lungenaffektion sind im Anfang unspezifisch und gering. Ein über Monate sich hinziehender Katarrh mit leichtem Reizhusten und nur geringen Temperatursteigerungen kann der Ausdruck dieser ersten Lungenlokalisation sein. Auswurf kann fehlen. Subjektiv sind die Beschwerden auch verhältnismäßig minimal, geringe kurzdauernde Schmerzen auf der Seite des Infiltrats, gelegentlich Abgeschlagenheit, aber verhältnismäßig geringes allgemeines Krankheitsgefühl kennzeichnen diese erste Phase. Der physikalische Befund ist gering.

Im weiteren Verlauf kann der Auswurf sich etwas vermehren und plötzlich blutig tingiert sein, wenn es zur Entwicklung bronchopneumonischer Infiltrate gekommen ist. Diese gehen meist mit einem heftigen diffusen Brustschmerz, einem Behindertsein der Durchatmung und Temperatursteigerungen einher.

Auch das *Röntgenbild* ist in den Frühfällen, worauf Ratcliffe hinwies, verhältnismäßig uncharakteristisch. Im späteren Stadium finden sich ziemlich homogene, dichte, rundliche, scharf begrenzte Herdschatten. Diese Infiltrate wachsen langsam und zeigen keine besondere Lokalisation in bestimmten Lungenlappen, doch scheinen Mittel- und Unterfeld häufiger in Mitleidenschaft gezogen als die Spitzen. Greening und Menville fanden vorwiegend die Unterlappen befallen und beobachteten, daß die Ausheilung unter Zurücklassen fibröser Veränderungen gelegentlich erfolgen kann. Unter ihren Fällen (insgesamt vier) fand sich einer, der nur Lungenveränderungen aufwies.

Einschmelzungsherde können in späteren Stadien auftreten.

Schon verhältnismäßig früh finden sich die Erreger im Sputum und lassen sich mikroskopisch oder kulturell nachweisen. Eine seltenere Form stellt der Befall der *Hilusdrüsen* dar, wobei dann differentialdiagnostisch die Abgrenzung gegenüber Lymphogranulomatose und Boeckschem Sarkoid schwer sein kann. Die Bilder machen überhaupt häufig Schwierigkeiten in ihrer röntgenologischen Abgrenzung gegenüber der Tuberkulose. Hier kann aber die histologische und mikroskopische Untersuchung sowie die Kultur Klarheit schaffen. Besonders wichtig ist das natürlich bei isolierten Lungenfällen, wie sie gelegentlich auch bei Menschen von Sheppe, Hardaway und Ratcliffe berichtet wurden. Es empfiehlt sich, bei atypischen, ätiologisch ungeklärten Lungenerkrankungen immer auch an diese Möglichkeit zu denken, zumal unter Umständen die Frühdiagnose und eine auf Grund dieser durchgeführte Lobektomie eine Generalisierung verhindern und damit lebensrettend sein kann.

Andere Organe sind isoliert sehr selten betroffen. Bei der Generalisierung finden sich natürlich auch dort Herde und je nach Lokalisation verschiedene Erscheinungsbilder.

Unter den seltener befallenen Organen ist zunächst die *Haut* zu erwähnen. Von isolierter und hier lokalisierter Erkrankung berichten Cawley, Gerkin und CURTIS, GANDY sowie KRESSMANN. BRUMPT weist allerdings darauf hin, daß diese Pilzerkrankung nur selten Hauterscheinungen hervorruft. Wenn es einmal dazu kommt, dann meist nur in Form von Abscessen. Auch bei diesen ist die entzündliche Reaktion durchweg gering, ein gewisses Charakteristikum für die Krankheit. Sehr selten gibt es Metastasen dieser Hautform.

Daß natürlich bei dem schweren Bild gelegentlich die *Nieren* mitbeteiligt sind, ist selbstverständlich, aber auch ein isolierter Nierenbefall ist möglich (CHIARI).

Verhältnismäßig sehr selten wurden Herde im *Pankreas* beobachtet (STODDARD und CUTLER).

Eine *Nebenniereninsuffizienz* infolge von Herden in diesen Organen führte in einem Fall, den RAWSON, COLLINS und GRAND beschrieben haben, zu dem Bild der ADDISONschen Krankheit. Die Erkrankung betraf eine ältere Frau, bei der die ätiologische Diagnose aber erst post mortem gestellt wurde.

Häufiger sind *Knochenerkrankungen* zu beobachten (BUSSE, HEINE, LAUER und MUMME, BEITZKE, CABBOT, JESSE und FISHER). Subjektiv machen diese Knochenherde unbestimmte Beschwerden, Schmerzen, die als myalgisch oder rheumatisch gedeutet werden. Im Röntgenbild erscheinen die Prozesse als cystische Aufhellungen oder Periostveränderungen. Sie sind also durchaus nicht scharf charakterisiert und von Veränderungen anderer Genese auf Grund des Röntgenbildes allein nicht abzugrenzen. Der Prozentsatz der Knochenveränderungen wird von COLLINS auf Grund seines Studiums der Weltliteratur (etwa 200 Fälle) mit 10% angegeben. Die Herde können Bohnen- bis Walnußgröße haben, anfänglich mit scharfem Rand, der sich später bei weiterem Wachstum verwischt. Sitzen die Herde periostnahe, so tritt eine periostale Reaktion auf. Im histologischen Bild können diese Veränderungen mit sarkomatösen oder lymphogranulomatösen verwechselt werden. Auch ist histologisch kein Unterschied zwischen den Knochenherden bei Blastomyces dermatitidis-Infektion, Coccidioidomykose und Torulopsis neoformans-Infektion festzustellen. Es scheint eine gewisse Bevorzugung prominenter Knochenteile bei der Torulopsis-Infektion feststellbar zu sein.

Die *Gelenke* werden relativ selten befallen, doch kommt es, worauf GORDON hinweist, auch zu Herden in der *Muskulatur*, besonders in den Bein- und Rückenmuskeln, daneben aber auch in der Schultermuskulatur. In einigen Fällen war auch die Zungenmuskulatur befallen.

Die *Lymphdrüsen* sind bei der Infektion sehr häufig mitbeteiligt. Vornehmlich im Bereich des Halses und Nackens werden geschwollene und sehr druckschmerzhafte Drüsen gefunden, während Inguinal- und Axillardrüsen meist frei bleiben.

Das *Blutbild* zeigt im späteren Verlauf der Krankheit fast stets eine Anämie. Die Zahl der Leukocyten ist meist erhöht, häufig aber auch auf unternormale Werte reduziert. Es besteht vor allem bei den desolaten Fällen ein Überwiegen der Segmentkernigen bis zu 80% (DEBRAY, LAMY, LEBLOIS, NICK, GRUMBACH und NORMAND).

Die *Blutsenkung* zeigt kein einheitliches Bild.

Augenveränderungen wurden von HEINSIUS, LAAS und GEIGER bei ihrem Fall beobachtet. Neben Glaskörpertrübungen auf der einen fand sich eine Ablatio retinae und ein beginnendes Papillenödem auf der anderen Seite. Bei der späteren Sektion zeigten sich die beiden Sehnervenscheiden mit Hefemassen angefüllt, rechts auf der Seite der Ablatio retinae bestand vor der Papille eine tumorartige Ansammlung von Hefezellen mit lymphocytärer Infiltration. Weitere Hefekolonien fanden sich zwischen dem Pigmentepithel der Retina und der Aderhaut. Nach der Art der Befunde mußte man eine hämatogene Streuung unbedingt annehmen.

Daß die Torulopsis neoformans-Infektion sich gelegentlich auf einen schon vorher erkrankten Organismus aufpfropft, wurde schon erwähnt. Zuletzt berichteten MATRASS und TAPPEINER über den Fall einer 37jährigen nierenkranken Frau, bei der es zu einer solchen generalisierten Mykose der Haut und der inneren Organe kam.

Gar nicht so selten ist die Torulopsis neoformans-Infektion mit einer Lymphogranulomatose Hodgkin vergesellschaftet. In der Literatur sind mehrere derartige Fälle beschrieben. GORDON gibt die Zahl von 20 Fällen unter den von ihm erfaßten 100 an.

Bei dem Fall von LAAS und GEIGER war eine über 10 Jahre gehende Hauterkrankung vorausgegangen, ehe es unter gleichzeitigem Auftreten einer Lymphogranulomatose zum tödlichen Verlauf und zum generalisierten Befall kam. Ob diese Vorkrankheit wegbereitend war, ist natürlich nicht sicher zu entscheiden. Über eine Mischinfektion von Torulopsis neoformans und Histoplasma capsulatum berichten MIDER, SMITH und BRAY.

Über den *Verlauf der Torulopsis neoformans-Infektion beim Kind* ist bisher sehr wenig bekannt. NEUHAUSER und TUCKER berichten über 3 Fälle mit generalisierter Infektion. Hier war es zu punktförmigen, teils konfluierenden Verkalkungsherden, die diffus über das degenerativ schwer veränderte Gehirn verstreut waren, gekommen, außerdem hatte sich ein Hydrocephalus entwickelt. Die Ventrikel waren ebenfalls erweitert. Der Zustand glich den Bildern, wie man sie gelegentlich nach einer toxischen Encephalitis mit Verkalkungen sieht. Die Knochenstruktur des Schädeldaches hatte auffallenderweise nicht gelitten.

An den langen Röhrenknochen allerdings fanden sich unspezifische Verdünnungen der Diaphysengegend. Alle 3 Kinder, bei denen die Infektion sichergestellt werden konnte, kamen zum Exitus. Verfasser nehmen an, daß die Infektion unter Umständen schon *intrauterin, während der Geburt oder in der frühen Neugeborenenperiode erfolgt sein müßte.*

Den Fall der Infektion eines 12jährigen beschreiben DEBRAY, LAMI, DELBOIS, NICK, GRUMBACH und NORMAND. Der Prozeß ging mit heftigsten anfallsweisen Kopfschmerzen einher, während welcher der Patient in Jagdhundstellung im Bett lag, später stellten sich Blaseninkontinenz, tonische Krämpfe, Opisthotonus ohne Bewußtlosigkeit und leichtes Papillenödem ein. Bei der Sektion dieses Kindes fanden sich die Erreger vornehmlich im Gehirn, dem Herzmuskel und der Lunge.

Diagnose. Die Diagnose der Erkrankung ist aus dem Liquor mikroskopisch und kulturell oder auch aus dem Sputum, schließlich auch noch aus der Blutkultur zu stellen, nur ist es wesentlich, jeweils an dieses Krankheitsbild zu denken und die Untersuchungen auch in dieser Richtung durchzuführen. Die Suche nach den Pilzen im Liquor kann erleichtert werden durch Zugabe eines Tropfens Tusche zu dem zu zentrifugierenden Liquor. In dem nach dem Zentrifugieren anzufertigenden Ausstrichpräparat erscheinen die Erreger dann mit einem schmalen Rand.

Die serologischen Untersuchungen hatten zunächst nicht weitergeführt, da es nicht zu einer rechten Antikörperbildung zu kommen schien, oder wenn, dann nur in einem ganz geringen Maße mit einem sehr niedrigen, kaum verwertbaren Titer (SHEPPE, BENHAM, HEINE, LAUER und MUMME, KLIGMAN u. a.). Unter diesen Umständen ist es auch erklärlich, daß in den Anfangsstadien eine Allgemeinreaktion nur sehr geringgradig ist oder überhaupt fehlt und daß man auch im Gewebe nur geringe Veränderungen in den Frühstadien trifft und es nie zu einer allergischen Reaktionslage im Sinne RÖSSLEs kommt. KLIGMAN untersuchte zwei vom Menschen isolierte Stämme, die mäusepathogen waren, auf ihre antigenbildenden Eigenschaften, einmal als Gesamtzelle, sodann als isolierte Kapselsubstanz. Bei letzterer scheint es sich um ein Polysaccharid zu handeln. Er konnte in beiden Fällen keine antikörpererzeugende Wirkung in seinen Versuchsreihen feststellen. Eine Bluteosinophilie als Ausdruck allergischer Vorgänge wird ebenfalls nirgends beschrieben.

In letzter Zeit hat dann KAUFMANN eine *Präcipitations-* und eine *Agglutinationsmethode* ausgearbeitet, die klare und verwertbare Ergebnisse zeigt. Die Agglutinationsprobe ist von diesen beiden die verwertvollere, da sie einfacher, schneller und empfindlicher arbeitet.

Der *Tierversuch* ist dringend als diagnostisches Hilfsmittel zu empfehlen, um die gefundenen Hefen gegenüber morphologisch ähnlichen, apathogenen Keimen abzugrenzen. Es empfiehlt sich dabei entweder die intraperitoneale Impfung oder die intravenöse Injektion in die Schwanzvene der weißen Maus. Die Mäuse sind die geeignetsten Versuchstiere. Sie sterben nach intraperitonealer Impfung meist nach 3 Wochen. Torulopsis neoformans ist für Hasen und Meerschweinchen schon weniger pathogen, Hunde und Katzen scheinen weitgehend resistent zu sein.

Differentialdiagnostisch sind Histoplasmose und Torulopsis neoformans-Infektion oft nur schwer voneinander zu unterscheiden. Tierversuch und Kultur müssen hier zusammen mit den serologischen Testen und den Hauttesten die Klärung bringen.

Prognose. FREEMAN spricht von einer 100%igen Mortalität. Auf Grund der gesamten Literaturberichte ist auch diese infauste Prognosestellung bei allen beschriebenen schweren Fällen nur zu bestätigen. Die Krankheitsdauer schwankt zwischen einigen Monaten und einigen Jahren. MUMME sah einen Kranken bereits 11 Wochen nach Beginn der ersten Beschwerden sterben. Berichte über 7- und 9jährige Krankheitsdauer gehören aber ausgesprochen zu den Ausnahmen. Ob es leichter verlaufende oder gar latente Fälle gibt, ist noch nicht geklärt, die Möglichkeit ist im Hinblick auf die anderen Pilzerkrankungen nicht zu verneinen.

Therapie. Ein sicher wirkendes, spezifisches Heilmittel ist nicht bekannt. Eine sehr kritische Beurteilung aller Therapieerfolge ist am Platze, da spontane vorübergehende Besserungen möglich sind. Bei gesicherten und umschriebenen Erkrankungen der Lunge und der Knochen und noch nicht erfolgter Generalisation kann die chirurgische Entfernung des Herdes, wie verschiedene Autoren (FISHER, MCGHEE und MICHELSON, BURGER und MORTEN) berichten, die Erkrankung heilen. Es kommen in solchen Fällen weitgehende Resektionen, Curettage eines Wirbelabscesses, Mastoidektomie oder Lobektomie mit Lungendrainage in Frage.

Die umfangreichen experimentellen Untersuchungen von FISHER, COX und TOLHURST haben bei in vitro-Versuchen und nach Prüfungen im Tierexperiment weder für Penicillin noch Aureomycin, Sulfadiazin, Hexamethylen, Natriumthiosulfat oder kolloidales Kupfer eine Wirkung ergeben. KRAMER, SMALL, HEWLITT und DENESS prüften die von ihnen isolierten Erreger auf Penicillinresistenz und fanden, daß sie nicht penicillinempfindlich waren. Auch Therapieversuche mit Penicillin, Streptomycin und Sulfonamiden von DANIEL, SCHILLER und VOLLUM schlugen fehl. Hier scheint ein Hinweis auf eine Beobachtung von LEHMANN (mündliche Mitteilung) angebracht, der beobachtete, daß es bei einer zunächst als ausgedehnte Hautform erscheinenden Erkrankung nach Abklingen der Hauterscheinungen zum Auftreten eines als Bronchopneumonie gedeuteten Lungenprozesses kam. Aus dieser Diagnose heraus wurde Penicillin gegeben. Unter dieser Behandlung kam es nicht nur zu einer weiteren Verschlechterung des pulmonalen Befundes, sondern auch zu einem Aufflammen der schon abgeklungenen Hauterscheinungen. Eine gewisse Hemmwirkung beim in vitro-Versuch zeigte Gentianaviolett. Auffallend war die Beobachtung, daß *Torulopsis neoformans im Körper dickere Schleimkapseln produziert als in der Kultur.* Damit erklärt sich auch die Wirkung mancher Medikamente in der Kultur, die nachher im Tierversuch nicht von Erfolg waren.

Streptomycin wurde von BECK und MUNTZ für wirkungsvoll befunden, doch muß, da Torulopsis neoformans ein Säurebildner ist, die angewendete Konzentration der Streptomycinbase sehr hoch sein und wird deshalb auf die Dauer zu toxischen Erscheinungen führen.

Im Tierversuch konnten SEGRÉTAIN und DROUHET keine hemmende Wirkung des Penicillins oder Streptomycins auf Torulopsis neoformans feststellen.

Die Tatsache der Säurebildung durch den Erreger führte dazu, eine starke Alkalisierung des Wirtsorganismus als Therapie zu versuchen. Solche Behandlungsversuche wurden mit hohen Dosen von Natriumbicarbonat oral und intravenös und Citrocarbonat gemacht (MOOSBERGER und ARNOLD).

BROCKMAN glaubte eine Wirkung des Atebrins auf die menschliche Erkrankung gesehen zu haben, doch spielte in das von ihm beschriebene Krankheitsbild auch noch eine Malaria mit hinein, so daß die Diagnose nicht ganz eindeutig zu sein schien. Bei einem in vitro-Versuch erwies sich Atebrin erst bei Anwendung toxi cher Dosen als wirksam, so daß es wohl für die Therapie der menschlichen Erkrankung nicht in Betracht kommt.

Das in letzter Zeit neu in die Behandlung der Mykosen eingeführte *2,2'-Dioxy-5,5'-dichloridphenylsulfid (NOVEX)* scheint bei äußerlicher Anwendung als 5%ige Lösung und in Salbenform für die Hautprozesse von günstiger Wirkung zu sein, doch muß gleichzeitig damit die innerliche Verabreichung des Medikaments in Tablettenform einhergehen. Bei einem solchen Vorgehen scheint eine Beeinflussung der Torulopsis neoformans-Infektion, vielleicht auch der anderen Blastomykosen mit diesem Medikament in günstigem Sinne möglich.

MEZEY und FOWLER gelang es, durch fortlaufende Gabe von 5%igem Alkohol intravenös, Kaliumjodid, Mapharsen, Methylenblau und Antimon einen Kranken 4 Jahre am Leben zu erhalten. Welcher der Substanzen die Hauptbedeutung zukommt, erscheint nicht ganz gesichert. Nach experimentellen Versuchen glauben die Untersucher dem Mapharsen die wesentlichste Bedeutung in der günstigen Beeinflussung des Krankheitsbildes zuschreiben zu müssen.

GREENING und MENVILLE behandelten eine gesicherte Lungenerkrankung mit Einschmelzungsherden mit Penicillin, Sulfadiazin, Jodkali,. Gentianaviolett und Röntgenbestrahlung. Nach 16 Monaten war der Prozeß zur Ruhe gekommen. Es fand sich röntgenologisch eine Fibrose. Einen anderen Kranken mit generalisierter Infektion konnte man durch Tyrothricin und Penicillin intralumbal und intramuskulär sowie Sulfonamid oral 3 Jahre lang am Leben zu erhalten. Zwei Kranke starben aber trotz aller Therapie. Auch MOOSBERG und ARNOLD berichten von günstiger Wirkung des Penicillins auf einen Meningitisfall bei intralumbaler Gabe, der über $^1/_4$ Jahr symptomfrei wurde, dann aber plötzlich unter dem Bilde eines Rückfalls starb.

Da Torulopsis neoformans in vitro sehr empfindlich gegen höhere Temperaturen ist und nach KUHNs Auffassung die höhere Körpertemperatur der Hasen Grund für ihre geringere Empfänglichkeit sein könnte, wurden auch Versuche mit Fiebertherapie (Typhusvaccine) gemacht, allerdings ohne Erfolg. *Vaccinebehandlungen* haben keinerlei Erfolge gezeigt im Gegensatz zu anderen Pilzerkrankungen wie Candida albicans, die durch eine Vaccination relativ gut zu beeinflussen sind.

Auf einen Bericht BINFORDs sei auch noch hingewiesen, der seinen Patienten mit einer Torulopsis neoformans-Meningitis nur mit Lumbalpunktionen und Aspirin behandelte und nach 23 Monaten arbeitsfähig entlassen konnte.

Aspergillose.

Als Erkrankung bei Tieren, insbesondere Vögeln, ist die Infektion mit Aspergillus fumigatus schon lange bekannt. Sie führt zu verschiedenen Erkrankungsarten, insbesondere zu pneumonischen Bildern.

Geschichte. Hatte BENNET 1840 als erster eine Pilzerkrankung der Lungen beschrieben, so ist es doch das Verdienst VIRCHOWs (1855), in 3 Fällen von chronischer Lungenerkrankung allerdings erst post mortem Aspergillus fumigatus als Erreger der Veränderungen nachgewiesen und den Namen *Pneumo-Mykosen* für diese Erkrankungsfälle geprägt zu haben. Die Berichte in den folgenden Jahrzehnten sind nicht sehr zahlreich. Erst LAPHAM (1926) beschrieb dann wieder eine Gruppenerkrankung von 10 Fällen in einem Dorf in USA. und wies darauf hin, daß die *primäre* Lungenaspergillose nur unter bestimmten geographischen und sonstigen Bedingungen auftritt, während die *sekundäre* bei tuberkulösen Prozessen eine Rolle spielt. 1936 konnte dann WAHL unter 6 Fällen von Lungenmykosen 4mal Aspergillus fumigatus aus den Kulturen isolieren. In den letzten 10 Jahren häufen sich nun, besonders aus den USA., die Mitteilungen über Lungenmykosen der verschiedensten Art, darunter auch häufiger Aspergillosen. So erwähnt REEVES in seinem Bericht über 79 Bronchomykosen unter anderem auch 5 Aspergillosen.

Ätiologie. Der Erreger ist meist *Aspergillus fumigatus*. In seltenen Fällen kann auch einmal *Aspergillus niger* als Erreger eine Rolle spielen (HAMIL 1950). Ob auch noch andere Pilze dieser Art für das Zustandekommen der Infektion von Bedeutung sind, muß offenbleiben. Aspergillus fumigatus kommt in der Natur als Saprophyt vor. Die Pilzfäden sind 2—3 μ im Durchmesser groß, die Conidiophoren sind relativ kurz und laufen in ein etwas verbreitertes Ende aus. Die Länge schwankt zwischen 6 und 12 μ. Der Pilz läßt sich in Kulturen gut züchten, bedarf aber einer gewissen konstanten Temperatur. Sein Optimum liegt bei 37°. Er wächst auf den verschiedensten Nährböden. Von ihm werden die gegen grampositive Bakterien sehr wirksamen, aber auch hochtoxischen Antibiotica „Fumigatin“ und „Fumigacin“ gebildet.

Das empfindlichste Laboratoriumstier ist die Taube. Ebenfalls geeignet sind Ratte und Meerschweinchen. Hunde und Katzen sind resistent.

Die intravenöse Überimpfung ist zwar der sicherste Weg, der in 2—7 Tagen zum Tode des Tieres führt, doch gehen bei Tauben auch intratracheale und intraperitoneale Infektionen an und enden nach 10—20 Tagen tödlich. Bei den Tauben finden sich vor allem Pilze in der Leber, bei Ratten und Meerschweinchen vorwiegend in den Nieren. Es handelt sich um tuberkelartige Herde, die mikroskopisch aus Granulationsgewebe und Mycel bestehen. Sie werden auch in Lunge, Milz, Muskulatur, Darm und Knochenmark gefunden.

Klinik und Verlauf. Beim Menschen kann Aspergillus fumigatus verschiedene Affektionen hervorrufen: 1. Lungenaspergillose. 2. Otomykosen. Hier wird Aspergillus fumigatus häufiger gefunden als die Pilze der Mucorgruppe (SIEBENMANN). 3. Mykotische Prozesse in den Nasennebenhöhlen und auf der Cornea sowie in verschiedenen anderen, selteneren Lokalisationen. 4. Aspergillus-Endokarditis.

1. Lungenaspergillose. Ob diese Pilzerkrankung den *exogenen* oder *endogenen* Mykosen (HOFFMEISTER) zuzuordnen ist, ließ sich noch nicht eindeutig klären, da sich der Pilz gelegentlich auch auf der Nasen- und Rachenschleimhaut von Normalen findet. Gewisse Momente allerdings lassen es wahrscheinlicher erscheinen, daß hier eine *exogene Mykose* vorliegt, denn bei bestimmten Berufen, die mit pilzhaltigem Staub zu tun haben, wird unter bestimmten geographischen

Bedingungen eine Häufung der Erkrankung gefunden (ROSS). Auch bei Vogelzüchtern, die ihre Tiere mit verunreinigtem Korn füttern (RÉNON), wurden solche Infektionen beobachtet. Doch kann die *Inhalation von sporenhaltigem Material allein nicht* die Ursache sein, denn sonst müßte die Erkrankung sehr viel häufiger auftreten.

Die pulmonale Aspergillose kann 1. als *primäre Erkrankung* auftreten und 2. als *sekundäre* bei schon bestehenden pulmonalen Prozessen, wie chronischer Bronchitis, Bronchiektasen, Pneumokoniosen, tuberkulösen Kavernen, Lungeninfarkten, Bronchopneumonien und Lungencarcinomen. Die seinerzeit von VIRCHOW beschriebenen ersten Fälle gehörten zu dieser 2. Gruppe der sekundären Aspergillosen. Wegbereitende Faktoren müssen aber auch bei der primären Aspergillose eine Rolle spielen. Ob es sich dabei um eine allgemeine Resistenzminderung des Organismus handelt, wie etwa in dem Fall des Magencarcinomkranken von ROSS, der *ohne* das Bestehen von Lungenmetastasen sich eine Lungenaspergillose zuzog, oder ob auch rein mechanische Reize von Bedeutung sein können, steht noch offen. Bei Landarbeitern wäre daran zu denken, daß entweder der Staub einen Reiz auf die Schleimhäute ausübt, so daß sie infolgedessen in erhöhtem Maße für die Pilzinfektion empfänglich sind oder daß sich Sensibilisierungsvorgänge abspielen, die zu Wegbereitern der Infektion werden.

Pathologisch-anatomisches Bild. Der Infektionsweg geht vom Bronchus über den Bronchiolus zur Alveole. Da der Pilz in seinem Wachstum ein sauerstoffhaltiges Milieu braucht, sind die Bronchialhohlräume besonders günstiger Nährboden für das Netzwerk des Mycels. Besonders in den Alveolen, aber auch in den Bronchiolen und in den Kavernen sind sehr ausgeprägte Aspergillusbefunde zu erheben (MACAIGNE und NICAUD nach BRUMPT). Die Pilze durchsetzen das Gewebe; so kommt es zur Entstehung von Nekroseherden, die sich zu Abscessen und Kavernen entwickeln können oder auch zur Ausheilung führen. Oft ist der Prozeß auf den einen oder anderen Lungenlappen, häufig Oberlappen beschränkt. Bei längerem Bestehen beherrschen fortschreitende Fibrose bzw. Sklerose das Bild. Bei sehr ausgesprochener Fibrose kann sich ein *Cor pulmonale* entwickeln, das zu tödlichem Kreislaufversagen führt. Sehr häufig kommt es zu einem Einbruch des Prozesses in die Blutgefäßwände. Es entstehen dann Thromben, die Mycelgeflecht enthalten und thrombosierende Arteriitiden und Phlebitiden im Bereich der Lunge auftreten lassen. Auch zu einer Atheromatose der Pulmonalarterien kann es bei jungen Patienten schon durch diese Erkrankung kommen (CAWLEY 1947). Mikroskopisch finden sich eitrige Pneumonien mit Nekroseherden, Pilzkolonien in den zerstörten Alveolarräumen, meist in Form eines Mycels; sog. Fruchtköpfe und Sporenbildung sind selten.

Genaue Angaben über die *Inkubationszeit* liegen im Schrifttum nicht vor. In einzelnen Fällen kommt es zu einem *akuten Krankheitsbeginn*, meist in Form einer Pneumonie (DELIKAT 1945, GAJARDO 1948, HONORATO 1948 und NORDÉN 1948). Häufiger allerdings ist der chronische Verlauf. Vereinzelt wurde sogar ein solcher über 50 Jahre beschrieben. Das Krankheitsbild wird häufig erst erkannt, wenn es schon weit fortgeschritten ist. Ausgesprochen charakteristische Symptome für diese Erkrankung gibt es nicht. Die Kranken bieten häufig ein der Lungentuberkulose sehr ähnelndes Bild. Auf Grund des Auskultations- und Perkussionsbefundes ist eine Differenzierung kaum möglich. Gar nicht selten bieten diese Kranken das Symptom der Lungenblutungen, die mit langen freien Interfallen auftreten (DANIELSON 1933). Auf die Möglichkeit der Fehldiagnose in solchen Fällen und der Verwechslung mit Tuberkulose wiesen BERGMANN und HENSCHEN 1930, HOBBY 1949 und CHORTIS 1949 hin.

Auch das *Röntgenbild* ist von dem der Tuberkulose kaum zu unterscheiden. Selbst ein Bild, das der Miliartuberkulose gleicht, kann bei der Röntgenuntersuchung beobachtet werden, wie HERTZOG es 1949 beschrieb. Erst die Sektion erbrachte die Diagnose der Aspergillose. Gegenüber der Tuberkulose ist allerdings anzuführen, daß von allen Untersuchern bei gleichem Röntgenbefund der Lunge der sehr viel bessere Gesamtzustand und die geringere Hinfälligkeit der Aspergillosepatienten erwähnt wird. Der Gewichtsverlust ist zunächst nicht so groß. Die Sputummenge ist zwar auch sehr reichlich, enthält aber *nie* Tuberkelbacillen. Nur bei der sekundären Form kann es zu einem Zusammentreffen mit Tuberkulose kommen, die Prognose solcher Fälle ist natürlich schlecht.

Der Gesamtkrankheitsverlauf kann sich lange hinziehen. Vielfach weist er Remissionen und neuerliche Verschlechterung auf. Hustenreiz und Hämoptoen können mit Fieber am Beginn solcher Verschlechterungsperioden stehen. Gelegentlich kann die Erkrankung auch unter dem Bild einer membranösen Bronchitis verlaufen (RENAUN und DEVILLERS).

Das *Blutbild* weist keine Besonderheiten auf, ausgesprochene Leukocytosen findet man selten, gelegentlich sind die Leukocyten etwas erhöht, doch können auch leukopenische Werte beobachtet werden. Das Differentialblutbild bietet nichts Charakteristisches, soweit bisher zu übersehen ist.

Auch das Verhalten der *Blutsenkung* ist nicht einheitlich. Hier spielen sicher die Begleitinfektionen und vor allem bei der sekundären Aspergillose die Grundkrankheiten eine ausschlaggebende Rolle.

Diagnose. Wie schon erwähnt, ist die Diagnose mit den klinischen Hilfsmitteln allein sehr schwierig, sie ist leicht bei der Untersuchung des frisch ausgehusteten Sputums. In den grauen oder geblichen Flocken des Auswurfes läßt sich der Pilz mikroskopisch nachweisen. Auch kann man besser noch das Sputum kulturell verarbeiten. Dies letztere Verfahren ist noch sicherer, da bei chronischer Aspergillose sich einzelne Mycelfragmente auch nach ZIEHL-NEELSEN färben können und dadurch zu Irrtümern führen (WAHL und Mitarbeiter 1928). Bei Verbringen des Sputums in RAULINsche Flüssigkeit ist es auch möglich, Reinkulturen zu erhalten.

Die serologischen Reaktionen sind nur eine schwache Hilfe. NICAUD versuchte, mit einer Präcipitationsmethode und einer Komplementbindungsreaktion bessere Resultate zu erzielen. Außerdem wurde noch eine Intradermalreaktion ausgearbeitet, der ROSS eine gewisse differentialdiagnostische Bedeutung beimißt. Auffallend war, daß bei einer Mischinfektion mit Tuberkulose die Hautreaktion negativ ausfiel. Auch bei reiner Tuberkulose war diese Hautreaktion negativ. LAPHAM beobachtete in diesem Zusammenhang positive Tuberkulinreaktionen bei primären Lungenaspergillosen.

Prognose. Die chronische Lungenaspergillose zeigt einen gutartigen, langsamen Verlauf und scheint in einigen Fällen spontan innerhalb einiger Jahre ausheilen zu können. Akute Fälle werden oft nicht oder zu spät erkannt und enden meist tödlich. Auch wenn es zu einer Komplikation mit der Tuberkulose kommt, sind die Heilungsaussichten relativ ungünstig. Es kommt meist zu einem raschen und stets tödlichen Verlauf der Erkrankung. Von den verantwortlichen Stellen der USA. wurde die Lungenaspergillose zur Berufskrankheit im Staate Illinois erklärt. Sie wird dort nämlich unter den landwirtschaftlichen Arbeitern, den Pelzreinigern und Haarkämmern, die Roggenmehl zum Entfetten der Haare gebrauchen, häufiger beobachtet (ROSS).

Therapie. Bei der Behandlung der Lungenaspergillose steht nach wie vor noch die Medikation von *Jodkali* an erster Stelle. Allerdings behauptet van Brée, daß bei Aspergillose die Wirkung der Jodpräparate nicht so prompt sei und hier mehr Sulfonamide, ferner Penicillin und Streptomycin zu empfehlen wären. Von anderen Autoren wird aber Penicillin und den anderen Antibioticis jede Wirkung abgesprochen. Von den Sulfonamiden glaubt Schneider, daß sie auch keinen wirklichen Erfolg auf die Pilzinfektion, sondern lediglich auf die Begleitflora hätten, die durch sie zurückgedrängt würde. Neben Jodkali raten Rénon und Brumpt noch zu arsenhaltigen Medikamenten. Die Jodtherapie läßt sich nur vertreten, wenn keine gleichzeitige tuberkulöse Erkrankung vorliegt. In solchem Falle ist sie kontraindiziert. Darauf weist auch Ross nachhaltig hin, der sie sonst als *die* Therapie der Wahl bezeichnet.

2. Die **Otomykose,** sei hier nur kurz erwähnt, sie gehört in das otologische Fachgebiet.

3. Auch die **Lokalisation des Aspergillus fumigatus in den Nasennebenhöhlen** ist ein Krankheitsbild, das nur sehr selten in Erscheinung tritt.

Über Aspergillose der Orbita und des Gehirns, bzw. der Meningen hat Monastyrskaja (1950) berichtet. Doch dürften solche Befunde außerordentlich selten sein.

4. **Aspergillus-Endokarditis.** Die 3 bisher in der Literatur beschriebenen Fälle wurden alle erst post mortem diagnostiziert. Es erscheint aber bei den in diesen Fällen vorliegenden Zusammenhängen wesentlich, ganz kurz auf die mitgeteilten Beobachtungen einzugehen.

Der erste von Zimmermann berichtete Fall betraf einen Patienten, der wegen einer Beinamputation sehr intensiv mit Penicillin behandelt worden war. Im Verlauf der Behandlung traten verschiedene Embolien auf, 14 Tage vor dem Tod wurde erstmalig ein sehr ausgeprägtes Herzgeräusch festgestellt.

Bei der *Sektion* dieses Falles fand sich eine ausgedehnte kugelförmige Pilzwucherung auf dem Endokard. Der Durchmesser dieser Wucherung betrug 0,5 cm und hatte vor allem den rechten Teil der Aortenklappe verändert. Sie griff aber auch auf das interventrikuläre Septum über und hatte hier unter stärkeren Entzündungserscheinungen zur Ulceration des Septums geführt. Auch an den Tricuspidalklappen fanden sich Pilzwucherungen. Im Myokard zeigten sich interstitielle myokarditische Herde mit Pilzmycel. Embolien waren in den Nieren sowie verschiedenen kleinen Arterien festzustellen. Ein frischer hämorrhagischer Infarkt bestand in der rechten Niere.

Der zweite von Zimmermann beschriebene Fall betraf eine 32jährige Frau, die mit einem linksseitigen Oberbauchschmerz und Fieber erkrankt war. Alle durchgeführten Untersuchungsmaßnahmen hatten das Bild nicht zu klären vermocht, die Blutkulturen waren steril gewesen. Trotzdem wurde Sulfadiazin und Penicillin gegeben. Doch war weder mit dem ersteren, noch mit 84 Mill. iE Penicillin, noch mit Streptomycin eine Besserung des Krankheitsbildes zu erzielen. Unter zunehmender Verschlechterung stellte sich ein Aortengeräusch ein, schließlich kam es zu verschiedenen Embolien und unter Dyspnoe und starkem Hustenreiz zum plötzlichen Tod. Die Sektion erbrachte eine *Perforation der Aortenklappe*, auf der sich grau-weißliche Beläge fanden. Thromben wurden in der Aorta und in beiden Arteriae iliacae gefunden. In der rechten Niere, der Milz und beiden Nebennieren bestanden ausgedehnte Infarkte. Im histologischen Schnitt schien es sich bei den Belägen zunächst um Histoplasma capsulatum zu handeln. Erst mit der Spezialfärbung nach Bauer zeigte sich, daß die Sporen größer waren und daß sich außerdem Hyphen fanden, die eindeutig für eine Aspergillusinfektion sprachen.

Einen 3. Fall schildern Grekin, Cawley und Zheutin. Ein 22jähriger Patient erkrankte unter grippeähnlichen Erscheinungen und erhielt deshalb hohe

Dosen Penicillin. Trotz dieser Therapie verschlechterte sich der Zustand, und es wurde ein zäh-eitriges Sputum expektoriert. Im weiteren Verlauf kam es zu einer starken Entzündung der Munschleimhaut, die diffus gerötet war und viele Geschwüre aufwies. Die Veränderungen hatten eine gewisse Ähnlichkeit mit Veränderungen, wie man sie bei Erythema multiforme findet. Weder die Behandlung mit Sulfadiazin noch mit Aureomycin und Streptomycin vermochten die Verschlechterung des Zustandes aufzuhalten.

Bei der Sektion wurden in den verschiedensten Geweben Sporen und Hyphen von Aspergillus fumigatus gefunden, so besonders in Gehirn, Herz, Lunge, Schilddrüse, Niere und Darm. Aus der Lunge ließ sich der Pilz am besten in Reinkultur herauszüchten.

Das Gemeinsame dieser 3 Fälle ist, daß sie alle über längere Zeit einer Behandlung mit antibiotischen Mitteln unterzogen wurden. Da aber aus experimentellen Versuchen bekannt ist, daß z. B. Streptomycingabe das Wachstum von Coccidioides immitis im infizierten Tier begünstigt, so erhebt sich die Frage, wie weit die Behandlung mit Antibioticis die Entwicklung der Pilzinfektionen in diesen Fällen begünstigt oder überhaupt erst ermöglicht hat. Es muß also an die Möglichkeit gedacht werden, daß unter den heutigen therapeutischen Bedingungen Keime, die bisher als Verunreinigung angesehen wurden, pathogene Bedeutung bekommen können und in den Stand gesetzt werden, schwere Gewebsveränderungen hervorzurufen. Diese Beobachtungen mahnen dazu, die *Indikation zur Behandlung mit antibiotischen Mitteln stets sorgfältig zu prüfen und so streng wie möglich zu stellen.*

Auch andere Pilze wie Candida albicans (Moniliasis) und Rizomucor können ähnliche Bilder wie Aspergillus hervorrufen. Die Differentialdiagnose ist dabei nicht immer ganz einfach und praktisch nur durch Kulturverfahren zu stellen.

Toxomykose der Lunge.

Schon 1938 hatte Kovats eine durch Pilze bedingte Lungenerkrankung unter den Paprikaspaltern in Ungarn beschrieben. Das Jahr 1947 brachte dann Beobachtungen über ein ähnliches Krankheitsbild, das 1949 von Közepezy beschrieben wurde und das er kurz als *Toxomykose der Lunge* bezeichnete.

Infolge der großen Trockenheit und der schlechten Bodendüngung im Jahre 1947 war es in Ungarn zu einem besonders starken Befall des Getreides, vornehmlich der Hirse, mit *Sphaceloteca sorghi-Line-Clinton* gekommen. Bisher galt allerdings dieser Pilz als nicht tier- oder menschenpathogen. Fütterungsversuche an Tieren, denen man befallenes Getreide vorwarf, zeigten keine Schädigungen. Die Krankheit wurde bei den Landarbeitern und Tagelöhnern, die besonders starker Staubeinwirkung als Maschinisten oder Aufschütter an der Dreschmaschine ausgesetzt waren, im Bereich zweier Gemeinden beobachtet. Nach etwa 3—4wöchiger Arbeit an den Geräten kam die Erkrankung bei 49 Personen zum Ausbruch. 30 Hirsearbeiter hatten sie lediglich in leichter Form und benötigten keine ärztliche Hilfe.

Pathologische Anatomie. In den Lungen finden sich kleine Infarktbildungen, Schleimhautschwellungen, Hypersekretion, toxische Schleimhautreizungen und ein Eindringen der Pilzmycelien bis in die Bronchiolen.

Klinik und Verlauf. Unter zunehmender Müdigkeit und Appetitlosigkeit setzt meist plötzlich ein mehr oder minder hohes Fieber ein. Auffallend ist im weiteren Verlauf die starke Atemnot, der sehr heftige Hustenreiz mit reichlicher Expektoration, der ziemlich lange anhält. Auch nach Abklingen der akuten Krankheitserscheinungen blieb bei manchen eine Bereitschaft zu Erkältungen bestehen, die dann jedesmal mit auffallend starkem Hustenreiz, reichlicher Expektoration und gewisser Atemnot einhergingen (Közepezy).

Die Sputumuntersuchung auf Tuberkelbakterien ist immer negativ. Es lassen sich aber verschiedene Pilzformen eindeutig im Sputum als makroskopisch unkenntliche, gelbliche Körperchen nachweisen.

Lungen. Der Auskultations- und Perkussionsbefund bieten nichts besonders Charakteristisches. Das Röntgenbild zeigt Verschattungen, teils in Form konfluierender kleiner Herde, teils bronchopneumonischen Infiltraten ähnlich. Der Prozeß ist meist doppelseitig, scheint aber eine besondere Vorliebe für den rechten Oberlappen zu haben. Die Spitzenpartien sind fast immer frei, im Gegensatz zu den Befunden bei den Paprikaspaltern. In vielen Fällen kommt es nur zu einer sehr allmählichen Rückbildung. Hier besteht dann die Gefahr der Sklerosierung des Lungengewebes und der Entwicklung von Bronchiektasen.

Die *Blutsenkung* ist bei allen schwereren Krankheitsfällen sehr stark erhöht. Werte von 75/100 und 114/120 werden beschrieben.

Das *Blutbild* zeigt eine sehr starke Mononucleose und Linksverschiebung. Die Leukocyten sind erhöht, teilweise sogar sehr stark. In einigen Fällen kommt es zur Entwicklung einer Anämie.

Diagnose. Sie ist auf Grund der Beschäftigungsart, aus dem Sputumbefund, insbesondere dem Pilznachweis zu stellen. Das Lungenbild ist relativ uncharakteristisch und vieldeutig. Auch der Auskultationsbefund gibt keinen klaren und eindeutigen Hinweis.

Zur Klärung der ätiologischen Bedeutung der Pilze kann auch ein entsprechender *Hauttest* herangezogen werden, von dem auch Közepezy Gebrauch machte. Allerdings kann es oft schwierig sein, den Erreger ganz eindeutig zu identifizieren, da sicher Antigenüberschneidungen vorkommen. So konnte Közepezy den Erreger auf diesem Wege auch nicht klar von Aspergillus und Mycotoruloides trennen.

Prognose. Die Prognose ist im ganzen günstig, die meisten Erkrankungen heilen ab ohne intensive therapeutische Maßnahmen. Individuelle Disposition scheint aber doch bei dem verschiedenartigen Verlauf, den die Erkrankung bei Personen mit gleicher Exposition nimmt, eine wichtige Rolle zu spielen.

Die Erkrankungsdauer schwankt in leichten und mittelschweren Fällen zwischen 10 und 15 Tagen, kann sich aber auch bei schweren über 6—9 Wochen hinziehen und dann zu Bronchiektasen führen mit entsprechender Neigung zu Rezidiven.

Therapie. Közepezy sah günstige Wirkung von Penicillin und Sulfonamiden. Bei einigen chronischen Fällen mit schweren Bronchiektasen und Neigung zu Hämoptoe kommt aber als letzte therapeutische Maßnahme nur die Lobektomie oder Pneumektomie in Frage.

Prophylaxe. Bekämpfung des Getreidebrandes durch bessere Düngung und Auslesung des Samens sowie vor allem bessere Dreschmaschinen mit Absaugvorrichtungen zur Vermeidung des starken Staubens sind zu empfehlen. Periodische Untersuchungen der Arbeiter werden ebenfalls einen überraschenden Ausbruch einer Gruppenerkrankung, wie sie Közepezy beobachtete, verhüten. Die Erkrankung ist als typische Berufskrankheit bei Landarbeitern anzusprechen.

Sporotrichose.

Die Sporotrichose ist eine subakut oder chronisch verlaufende Pilzerkrankung, charakterisiert durch gummaähnliche subcutane, langsam und fast schmerzlos sich bildende Knoten, die aber auch auf die Oberfläche der Haut, ferner die Gelenke und Knochen, seltener die inneren Organe übergreift.

Geschichtliches. Als eigenes Krankheitsbild wurde die Sporotrichose 1898 von Schenk in den USA. erstmalig beschrieben. 1900 berichteten dann Hektoen und Perkins über 2 Fälle von „gummöser Lymphangitis" des Armes. Die Folgezeit brachte dann sehr eingehende Studien über dieses Krankheitsbild von de Beurmann und Ramond, Gougerot, Dor, Monier-Vinard u. a. Schon 1909 war die Zahl der genau beschriebenen Fälle in Frankreich auf 102 angestiegen. Seither sind in größerer Zahl Berichte über dieses Krankheitsbild aus den verschiedensten Gegenden der Erde, sowohl aus den Tropen, als auch aus gemäßigten Zonen mitgeteilt worden.

Ätiologie. Als Haupterreger ist *Sporotrichon de Beurmanni* oder *Rhinocladium Schenki* (dieser Name scheint sich in neuerer Zeit mehr durchzusetzen) zu nennen, weitere 11 verschiedene Erreger sind ebenfalls als Krankheitsursache angeschuldigt, sie gehören aber alle zu der Unterabteilung der Mucidineen. Sporotrichonde Beurmanni findet sich im Gewebe als ovales Gebilde von 2—6 μ Länge und 1—3 μ Dicke.

Der Nachweis aus den Veränderungen selber, in denen der Erreger nur sehr spärlich zu finden ist, gelingt vielfach nicht unmittelbar, sondern erst über den Tierversuch oder die Kultur. Der Pilz wächst leicht unter den üblichen Bedingungen aerob. Er bildet zunächst kleine, weißliche Flecken, die mit einem dünnen Flaum bedeckt sind. Später dehnen die Kolonien sich rasch aus, ihre Farbe wird erst gelblich-bräunlich, dann schwärzlich. Die Kulturen bestehen aus feinen Mycelfäden, an denen sich reichlich rundliche bis ovale Sporen, traubenartig angeordnet, nachweisen lassen.

Bei Mäuseinfektionen konnte Baker feststellen, daß bei intraperitonealer Impfung der Tod der Tiere entweder innerhalb von 3 Wochen unter peritonealen und hepatitischen Erscheinungen erfolgte oder nach 12 Wochen unter generalisierten Veränderungen an allen

Organen. Bei sofortiger Untersuchung enthielt das frische Organmaterial zahlreiche Parasiten (Vorbehandlung mit 10%iger NaOH, dann Färbung mit Lactophenolblau oder nach Gram). Bei Injektion in den Hinterlauf kam es zur Bildung eines lokalen Abscesses mit Vereiterung der zugehörigen Lymphknoten und Osteomyelitis. In dem Eiter ließen sich mikroskopisch und kulturell die Erreger nachweisen. Bei den so gesetzten Infektionen ist eine Heilung möglich, aber auch eine hämatogene Streuung mit tödlichem Ausgang nach 2—3 Wochen. BAKER führte diese Untersuchungen mit Kulturstämmen und mit Sporotrichonstämmen, die aus menschlichem Eiter stammten, durch. Mäuse und Ratten sind besser reagierende Versuchstiere als Kaninchen und Meerschweinchen.

Verbreitung. Es handelt sich um eine weitgehend kosmopolitische Erkrankung. Aus Deutschland wurden bisher mehr als 10 Fälle von gesicherter Sporotrichose mitgeteilt. Frankreich weist von den europäischen Ländern die größte Zahl von exakt beschriebenen Fällen auf. Die meisten Erkrankungen überhaupt sind wohl in Nordamerika beobachtet worden. Hier scheint besonders die Gegend des Mississippi- und Missouritales günstige Infektionsbedingungen zu bieten. Des weiteren sind aus Südamerika eine Reihe von Fällen berichtet (CAMPAS und ALMEIDA). Auch in Java und Südafrika (DANGERFIELD und GEAR) sowie anderen tropischen Gebieten wurde diese Erkrankung in den letzten Jahren häufiger beschrieben. Es scheint, daß die tropischen Gebiete in mancher Hinsicht sehr günstige Bedingungen für diese Infektion bieten.

MACKINNON glaubt auf Grund von sehr umfangreichen Untersuchungen (über 2400 Sporotrichosefälle), daß Temperatur- und Feuchtigkeitsverhältnisse für diese Infektionen von großer Bedeutung seien. Bei einer Epidemie in den Whitwatersrand-Minen (Südafrika) machte er die Beobachtung, daß hohe atmosphärische Feuchtigkeitsgrade die Infektion zu begünstigen scheinen. Auch aus Uruguay ließen sich Bestätigungen hierfür insofern finden, als dort in den Monaten April—Juli, den Monaten der höchsten atmosphärischen Feuchtigkeit, die meisten Sporotrichosefälle zu registrieren waren, während in den trockeneren Monaten wesentlich weniger Fälle beobachtet wurden.

Pathologische Anatomie. Die Veränderungen finden sich vor allem in der Haut und in dem Unterhautgewebe. Makroskopisch erinnern die Knoten in Cutis und Subcutis an Gummen. Das mikroskopische Bild der Fisteln und Geschwüre mit unterminierten Rändern zeigt gewisse Parallelen zu tuberkulösen Bildern. Aus Fibroblasten, Plasmazellen, polymorphkernigen Leukocyten und Rundzellen entwickeln sich Granulationsgeschwülste, deren Hauptcharakteristikum aber Epitheloidzellen und Riesenzellen vom LANGHANSschen Typ sind. In den Riesenzellen können sich auch gelegentlich Pilzelemente finden.

Die Knochenerkrankung kann vom Periost oder der Markhöhle ausgehen. Durch unspezifisches Granulationsgewebe wird der Knochen dabei zerstört. Sequesterbildung ist selten, Knochenneubildung kommt vor. Die Granulation verfällt meist der Nekrose und eitrigen Einschmelzung. Es kann aber auch zur Vernarbung kommen.

Übertragung Die Sporotrichose kommt bei Tieren, insbesondere Pferden, Mauleseln, Hunden, Eichhörnchen, Affen, Ratten, Mäusen und Meerschweinchen vor. Von diesen — nach Ansicht verschiedener Autoren besonders von den Ratten — kann sie auf den Menschen übergehen. Die Infektion erfolgt wahrscheinlich durch die verletzte Haut oder Schleimhaut. Verschiedene Autoren erwägen, ob der mit der Nahrung aufgenommene Erreger auch pathogen werden und nach Durchwanderung der Magenschleimhaut zu einer Infektion des ganzen Organismus führen könne.

Saprophytisch finden sich die Erreger aber auch auf Pflanzen, Gräsern, somit auch auf dem Heu, Salaten und Berberitzen. Auch an Fliegen hat man sie feststellen können.

Eine besondere Exposition besteht für Land- und Forstarbeiter, Farmer und Tierpfleger. Diese Bevölkerungsgruppe kommt mit den an Gras, Blumen, Gemüsen, Stroh, Heu und Viehfutter lebenden Erregern viel häufiger in Berührung als irgendeine andere Berufsgruppe. FÖRSTER bezeichnet deshalb diese

Erkrankung für gewisse Gegenden der USA. als „Gewerbekrankheit der Land- und Forstarbeiter".

Die *Haupteintrittspforten der Infektion* beim Menschen sind nach der übereinstimmenden Ansicht der Autoren Hautschrunden oder kleine Verletzungen, wie man sie an Händen und Fingern, oft verursacht durch Berberitzendornen, Phönixpalmen u. ä., findet.

Klinik und Verlauf. Die Inkubationszeit schwankt zwischen Tagen und Monaten. Ganz exakte Daten sind kaum zu bekommen.

Man kann 3 Verlaufsarten der menschlichen Erkrankung unterscheiden: 1. Lokalisierte Sporotrichose der Haut, 2. subcutane, disseminierte Sporotrichose, 3. extracutane Sporotrichose der Muskeln, Gelenke, Knochen und inneren Organe.

Zwischen diesen einzelnen Formen gibt es selbstverständlich fließende Übergänge. Für die erste nimmt man eine Verbreitung auf dem Lymphweg an, für die zweite und dritte eine wahrscheinlich vorwiegend auf hämatogenen Bahnen.

Das Krankheitsbild ist im ganzen sehr vielgestaltig und weist in seinem Pleomorphismus manche Ähnlichkeit mit der Tuberkulose oder Lues auf.

1. Lokalisierte Sporotrichose der Haut. Bei dieser Form bilden sich zunächst kleine, langsam wachsende Knötchen in der Tiefe der Haut, die erst im Verlauf von einigen Wochen die Oberhaut flach vorbuckeln. Der leicht bläulich-rötliche Buckel erweicht nach einiger Zeit auf seinem höchsten Punkt. Ist es zu dieser Erweichung gekommen, so erfolgt oft exzentrisch der Durchbruch nach außen. Es entleert sich eine trübe, eiterähnliche Flüssigkeit. Die Größe der Herde schwankt zwischen Erbsen- und Apfelgröße.

Die Herde können als warzenähnliche Veränderungen, wie RUSSO und GOMES beschreiben, an den Fingern sitzen oder auch an der Wange. Sehr häufig finden sie sich auch am Bein, um sich dann allerdings bei nicht einsetzender Behandlung über den ganzen Körper auszubreiten. Die Aussaat bei dieser ersten Verlaufsform findet wohl meist lymphogen statt. Neben abheilenden Prozessen an einer Stelle treten an anderen neue Entzündungsherde auf. Bei der Abheilung kann sich aber auch sehr oft eine Fistel mitten in einem derben Narbengewebe entwickeln.

Bei dieser Art von Herden spricht man von Sporotrichomen. Einzelne dieser Sporotrichome können sich zu einem *großen Mykom* vereinen. Nach dem Zerfall eines solchen Mykoms bilden sich oft tiefe Fistelgänge, die unter reizlos fahl aussehenden Hautpartien durchführen. Aus diesen Fistelgängen kann sich noch lange Zeit ein dünnflüssiger, wenig riechender Eiter oder eine trübseröse Flüssigkeit entleeren.

Die Sporotrichome sind meist wenig schmerzhaft. Sie persistieren sehr oft über eine lange Zeit als unregelmäßige, flächige Geschwüre mit wallartigen Rändern und einem granulierenden Grund.

Die regionären Lymphdrüsen sind, wenn es zur Sporotrichombildung gekommen ist, meist in Mitleidenschaft gezogen. Von den entzündlichen Hautherden zu den Lymphdrüsen hin finden sich strangförmige Infiltrate, den entzündeten Lymphgängen entsprechend.

Der Allgemeinzustand bei dieser ersten Form ist meist wenig beeinflußt. Fieber gehört *nicht* eigentlich zum Bild der unkomplizierten Sporotrichose, sondern weist meist auf Sekundärinfektionen hin.

2. Subcutane disseminierte Sporotrichose. Auch diese beginnt meist mit einer isolierten erythematösen Papel oder einem Einzelherd, der erweicht und häufig rasch ulceriert. Diesem Herd folgen mehr oder minder schnell Papeln am ganzen Körper einschließlich des Gesichts. Die Läsionen sind meist indolent und sehr vielgestaltig. Ihr Umfang variiert zwischen Streichholzkopf- und Kirschengröße.

Im weiteren Verlauf kommt es zu einer zentralen Erweichung und Entleerung eines eitrigen Inhalts. Es bleiben dann Ulcerationen mit einem zentralen Krater und hartem Randwall zurück. Die Veränderungen haben in manchem gewisse Ähnlichkeit mit gummösen Prozessen. Subjektiv machen diese Ulcerationen oft außer einem gewissen Pruritus auffallend wenig Beschwerden.

CAWLEY sah im Verlauf einer subcutanen disseminierten Form Schwellungen der proximalen Phalanx des rechten Großzehs und des linken Mittelfingers sowie der mittleren Phalanx des 4. rechten Fingers auftreten, die sich röntgenologisch als osteomyelitische Herde identifizieren ließen.

Diese Beobachtung leitet schon zu der letzten Form der Sporotrichose über: *3. Extracutane Sporotrichose der Muskeln, Gelenke, Knochen und inneren Organe.* Diese Form entwickelt sich meist aus der ersten oder zweiten. Einmal kann es, wie im Falle von CAWLEY, zu einem Übergreifen von tiefen Hautherden auf Knochen oder Gelenke kommen, zum anderen aber kann von der Haut des Gesichts ein Übergreifen des Prozesses auf die Schleimhäute der Mundhöhle und des Rachens vor sich gehen. Von hier aus ist dann einmal eine hämatogene, zum anderen aber auch eine intracanaliculäre Streuung in die Lunge hinein möglich. Auch die Möglichkeit zum Einbruch eines Prozesses ins Mediastinum ist bei Lokalisation von Sporotrichomen im Rachen gegeben. Es entwickelt sich dann ein Krankheitsbild von akut bedrohlichem Charakter.

Die *Lungensporotrichose* ist eine seltene Erkrankung. Unter 79 Bronchial-Mykosen fand REEVES sie nur 3mal. Als ihr Erreger kommt nach NICAUD nur Sporotrichon Beurmanni in Betracht. Die Diagnose dieser Erkrankung ist nur durch den Erregernachweis aus dem Sputum zu stellen. Hierbei ist aber eine gewisse Vorsicht in der Beurteilung angebracht, da der Pilz auch als Schleimhautparasit der Mundhöhle vorkommt.

Bei tierexperimentellen Sporotrichosen sind Lungenveränderungen häufig. Sie finden sich als tuberkelartige Knötchen über die ganze Lunge verteilt mit Infiltraten polynucleärer Zellen und Riesenzellen sowie Epitheloidzellen in der Peripherie der Herde.

Das klinische Bild ist uncharakteristisch: Husten, oft auch nur leichter Hustenreiz (VOSS), über den Lungen auskultatorisch bronchitische Geräusche, rauhes Atemgeräusch, unter Umständen trockene Rasselgeräusche sowie Auswurf von oft üblem Geruch mit harten weißen Klümpchen. Diese Symptome finden sich auch bei tuberkulösen Prozessen, und ebenso ähnelt auch das Röntgenbild einem tuberkulösen Prozeß. Nur der Nachweis der Mycelfäden, die oft schleifenförmig angeordnet sind, teilweise verzweigt im Sputum, in Verbindung mit der Kultur vermag die Diagnose zu klären. Mischinfektionen der meist sekundär entstehenden Lungensporotrichose mit Tuberkulose kommen gelegentlich vor (BONNER).

Über isolierten Befall des Magen-Darmtraktes, der Leber, Milz oder Niere ist nichts bekannt. Bei generalisierten Prozessen sind allerdings gelegentlich auch in diesen Organen Pilzbefunde zu erheben. Im allgemeinen aber sind hier Veränderungen sehr selten.

Die *Knochensporotrichose* sowie der Befall der Muskeln und Gelenke kommt im ganzen aber häufiger vor (RUSSO und GOMES, BÜRGEL und MEESSEN, SANCHEZ MARROQUIN und DE LOS ANGELES GONZALES). Verschiedentlich wird darauf hingewiesen, daß Knochen- und Gelenkerkrankungen in manchen Fällen die ersten und einzigen Manifestationen der Sporotrichose sein können. Nach verschiedenen Autoren ist das Skeletsystem in etwa 10% aller Sporotrichoseerkrankungen befallen. Die Erscheinungsformen bei der Knochenaffektion sind zunächst uncharakteristisch und vielgestaltig. Auch die Röntgenaufnahme bietet kein eindeutiges Bild. Die Veränderungen haben Ähnlichkeit mit Knochentuberkulose oder chronischer Osteomyelitis.

BÜRGEL und MEESSEN schildern einen Fall, bei dem sich der Prozeß am Humeruskopf entwickelte. Im Anschluß an ein Trauma stellte sich hier akut mit anfangs sehr hohen Temperaturen eine Schwellung der Schulterweichteile ein. Ein am Humeruskopf im Röntgenbild sichtbarer Knochenherd wurde zunächst für tuberkulös gehalten. Die Blutsenkung war stark beschleunigt. Ein sich entwickelnder flukturierender Weichteilerguß am Oberarm wurde punktiert und aus der trüb-serösen Flüssigkeit, die dabei aspiriert werden konnte, ließ sich eine Reinkultur von Sporotrichon Beurmanni züchten. In diesem Fall muß eine hämatogene Streuung und Ansiedlung des Keimes an einem locus minoris resistentiae angenommen werden. In anderen Fällen hat man es mit übergreifenden Infektionen von Hautherden zu tun.

Wiederholt konnte ein Zusammenhang zwischen vorausgegangenen Traumen und später erfolgter Ansiedlung einer Pilzinfektion an der vom Trauma getroffenen Stelle beobachtet werden. In allen diesen Fällen ist wohl eine hämatogene Entstehung der Knochenherde anzunehmen.

Die *Gelenksporotrichose* imponiert klinisch als Hydrops des Gelenks oder sog. Tumor albus. Die Weichteile der Gelenkumgebung sind geschwollen, fast stets ohne Veränderungen der darüberliegenden Haut. Bei Punktion dieses Hydrops gewinnt man fadenziehenden Eiter, in dem der Pilz kulturell nachzuweisen ist.

Das *Blutbild* weist keine charakteristischen Veränderungen auf. Bei ausgedehnteren Prozessen finden wir eine Leukocytose.

Die *Blutsenkung* ist bei den Sporotrichoseerkrankungen der inneren Organe stets sehr stark beschleunigt, während sie bei den Hautveränderungen je nach Ausdehnung des Prozesses nur geringe oder bei ausgebreiteteren Prozessen stärkere Erhöhung aufweist.

Die Sporotrichose der Haut und auch die 2. Form verlaufen meist ohne Fieber. Bei der 3. Form treten aber fast stets Temperaturen auf, doch steigen diese nur in der Zeit des mehr oder minder akuten Beginns über 39°, sonst liegen sie meist um 38°.

Diagnose. Beim Auftreten eines Einzelknotens kann die Diagnose erhebliche Schwierigkeiten machen. Bei Vorhandensein einer Vielzahl unter Umständen schon erweichter Knoten mit Fistel- und Gangbildung ist der Verdacht sehr naheliegend. In diesem Stadium kann durch *mikroskopischen* oder *kulturellen Pilznachweis* und durch *Probeexcision* die Abgrenzung gegenüber Tuberkulose, Lues, Leishmaniose oder Blastomykose relativ leicht geführt werden, die in Frühstadien sicher manchmal Schwierigkeiten bereiten kann.

Zur Sicherung der Diagnose ist also in jedem Fall der *Pilznachweis* zu fordern. Da die mikroskopische Untersuchung häufig auf Schwierigkeiten stößt und der Pilz im *Frischpräparat* spärlich vorhanden sein kann, wird sich das Anlegen einer *Kultur* empfehlen. Hier ist der SABOURAUDsche Dextrosenährboden zu verwenden. Auf ihm wachsen die Kulturen von Sp. Schenki unter Bildung eines schwärzlichen Pigments, bei Übertragung auf gewöhnlichen Agar mit einem p_H von 6,6 kommt es nicht zur Pigmentbildung, die Kulturen bleiben weiß (RUSSO und GOMES).

Der Pilz hat die Eigenart, die trockene Wand des Reagenzglases zu bewachsen. Dies Wachstum zusammen mit der nach 2—3 Tagen auftretenden charakteristischen Sporulation vermag sichere Anhaltspunkte zu geben. Die optimalen Züchtungstemperaturen liegen zwischen 27 und 30°. Der zu untersuchende Eiter soll nach Möglichkeit aus einem geschlossenen Herd unter sterilen Bedingungen entnommen werden, um Verunreinigungen auszuschalten.

Auch ein *Tierversuch* ist möglich und in manchen Fällen zur Prüfung der Pathogenität eines Stammes erwünscht. Hier sind vor allem männliche Ratten geeignet, die subcutan, intraperitoneal oder intravenös geimpft werden. Bei diesen infizierten Tieren treten schon nach 5—10 Tagen makroskopisch sichtbare, typische Hoden- und Nebenhodenschwellungen auf. In den folgenden Tagen gehen die Tiere mehr oder minder rasch an der Generalisierung des Krankheitsprozesses zugrunde. Die Pilze sind beim erkrankten Tier im gefärbten Gewebspräparat deutlich zu erkennen.

Eine *Intracutanprobe* mit „Sporotrichin“, die von einzelnen Autoren (BRUNO BLOCH, GOUGEROT) versucht wurde, hat sich wegen der großen Unspezifität wenig bewährt.

Wichtiger zur differentialdiagnostischen Klärung sind die *Sporoagglutination* und die *Komplementbindungsreaktion*. Von den beiden ist die Agglutinationsprobe nach WIDAL und ABRAMI die zuverlässigere. Sie arbeitet mit einer Sporenaufschwemmung. Das Serum des gesunden Menschen agglutiniert diese Aufschwemmung nicht. Mit den Seren von Sporotrichosekranken kommt es aber schon bei 1:200 und 1:500 zur Agglutination. Die Reaktion ist nicht ganz spezifisch, denn bei Aktinomykose und Soor treten auch Agglutinationstiter auf, doch liegen diese wesentlich niedriger, meist nur bis 1:150 als Höchstwert.

In letzter Zeit haben allerdings GONZALEZ OCHOA und SOTO FIGUEIROA durch Aufarbeitung der Kulturen von Sporotrichon Schenki polysaccharidartige Substanzen gewonnen, die Präcipitationsreaktionen mit dem Serum menschlicher Sporotrichosefälle ergaben. Sie erwiesen sich als nicht toxisch und scheinen für den Hauttest auf Sporotrichose besonders geeignet. Weitere Erfahrungen darüber müssen aber noch gesammelt werden.

Es empfiehlt sich also, bei Verdachtsfällen neben der Untersuchung von Eiter und Gewebsexcisionen auch serologische Kontrolluntersuchungen durchzuführen.

Daß die Röntgenuntersuchung bei Knochensporotrichose allein kein klares Bild vermittelt, wurde schon betont. Auch hier sind die Hautveränderungen zu untersuchen oder ist bei Fehlen von eindeutigen Hautläsionen eine Punktion der Weichteilschwellungen, die meist die Knochenprozesse begleiten, vorzunehmen, und das Punktat dann entsprechend zu untersuchen.

Prognose. Der Verlauf ist außerordentlich chronisch, quoad vitam ist die Prognose meist nicht ernst, quoad sanationem allerdings sehr mit Vorsicht zu stellen. Selbstheilungen sogar nach jahrzehntelangem Bestehen der Prozesse wurden beobachtet. Kommt es zu einer Allgemeininfektion, was seltener der Fall ist, und werden in stärkerem Maße Muskulatur, Knochen, Gelenke oder gar Lungen und Mediastinum infiziert, dann kann die Erkrankung unter Umständen verhältnismäßig schnell zum Tode führen.

Therapie. Nach übereinstimmenden Angaben der meisten Untersucher haben *Kaliumjodid* und *Natriumjodid* eine fast spezifische Wirkung. Bei dieser Therapie ist allerdings notwendig, das Medikament täglich in großen Dosen und über eine längere Zeit zu verabfolgen. So wird als Behandlungsschema empfohlen, in den ersten Tagen 2—4 g, später sogar 6—8 g täglich zu geben. Kommt es zu Unverträglichkeitserscheinungen bei oraler Anwendung, kann auch eine rectale Applikation oder sogar eine intravenöse mit LUGOLscher Lösung versucht werden (Jod 1,0, Kaliumjodid 2,0, Aqua dest. 300,0 alle 4—5 Tage eine Injektion, beginnend mit 0,5 cm^3 und steigernd bis auf 5 cm^3 dieser Lösung). Auch nach Abheilen der Herde ist es aber notwendig, die Behandlung noch mindestens 1 Monat lang fortzuführen, da sonst bei zu frühzeitigem Abbruch Rezidive sich einstellen können (NICAUD, VOSS u. a.).

Als *örtliche Behandlung* der Geschwüre werden Pinselungen mit Jodtinktur an erster Stelle empfohlen, vereinzelt hat man auch Sublimatbäder mit Erfolg angewendet, doch wird sich bei Vorhandensein vieler ulcerierter Stellen gerade bei der Anwendung dieser Maßnahme größte Vorsicht empfehlen.

Bei Knochen- und Gelenksporotrichose kommen neben ruhigstellenden Maßnahmen für das erkrankte Glied durch fixierende Verbände Röntgentiefenbestrahlungen mit kleinen Dosen (Entzündungsbestrahlung) in Frage. BÜRGEL und MEESSEN sahen hiervon recht Günstiges, ihnen schien sogar die Jodmedikation bei Anwendung dieser Therapie entbehrlich.

Moniliasis.

Unter dem Begriff der Moniliasis werden Infektionen der Haut, Schleimhaut und auch der inneren Organe mit dem Pilz Candida albicans verstanden, der ubiquitär auf der Haut vorkommt, gelegentlich aber unter bestimmten Bedingungen pathogen werden kann. Diese Erkrankung ist also den *endogenen* Mykosen zuzurechnen.

Geschichtliches. Der Pilz wurde unter dem Namen Oidium albicans erstmalig 1853 von Robin beschrieben. Infektionen wurden schon kurze Zeit nach der Entdeckung mitgeteilt und um die Jahrhundertwende besonders viel diskutiert. Die erste Bronchial-Moniliasis beschrieb Castellani 1905 bei Teeprüfern auf Ceylon. 1918 gab Fischl eine zusammenfassende Darstellung über das Candida albicans-Problem. In den folgenden Jahren waren die Mitteilungen spärlicher. Erst Keiper lenkte durch seine Arbeit wieder die Aufmerksamkeit auf diesen Erreger (1938), denn er fand bei 178 Lungenerkrankungen eine Monilieninfektion in 2,93%. In einer anderen amerikanischen Arbeit von D. T. Smith wird darauf hingewiesen, daß unter 207 Lungenmykosen 42 durch Monilien verursacht waren. Überhaupt scheint die Zahl der in den USA. beobachteten Lungenmykosen wesentlich höher zu liegen als in Europa, insbesondere in Deutschland, denn die Zahl der im deutschen Schrifttum mitgeteilten Fälle ist verhältnismäßig gering. Einen guten Überblick über den Stand der Kenntnisse der Candida-Infektionen gab 1951 Hoffmeister anläßlich eines von ihm beobachteten Falles von Lungengangrän.

Ätiologie. Der Pilz Candida albicans — Synonyma: Oidium albicans, Syringospora robini, Saccharomyces albicans, Monilia albicans, Endomyces albicans, Parasaccharomyces arteri, Mycotorula albicans, um nur die bekanntesten von den 172 Bezeichnungen für diesen Pilz zu erwähnen — kommt allenthalben in der Natur vor. Er gehört zur Gruppe der Monilien. Seine Fasern zeigen zylindrische Form, sind teils verzweigt, teils unverzweigt. Seine Länge beträgt 50—600 μ, seine Breite 3—5 μ. Im Mycelium finden sich eiartige, stark lichtbrechende Zellen von 5—7 μ Durchmesser, die Chlamydosporen. Der Pilz bildet auch Endosporen. Die Kultur bietet keine Schwierigkeiten, er wächst auf Glycerin- und Maltoseagar, aber auch sehr gut auf Kartoffeln. Die Kulturen entwickeln sich innerhalb von 2 Tagen bei Zimmertemperatur aerob. Auf dem Sabouraudschen Nährboden entstehen weiße, hefeartige Kolonien. Die Kulturen haben einen starken Hefegeruch. Im flüssigen Substrat setzen sich die Pilzzellen am Boden ab, sind 3—7 μ groß, rundlich, doppelt konturiert und dünnwandig. Nur auf festen Nährboden kommt es zur Knospung. Eine Schnellkulturmethode wurde von Kurung mit seiner Objektträgerkultur ausgearbeitet.

Die Tierpathogenität der Candida albicans ist nicht sehr groß, besonders empfindlich sind Kaninchen. Bei ihnen kann man mit intravenöser Injektion einer Keimaufschwemmung eine generalisierte Mykose hervorrufen, die innerhalb von 4—5 Tagen zum Tode führt. Die subcutane Applikationsart ruft nur Abscesse hervor, aber keine Generalisation. Meerschweinchen und Ratten erweisen sich gegenüber intraperitonealer Keimeinsaat widerstandsfähig, dagegen kommt es bei Mäusen zu multiplen Abscessen in fast allen Organen, auch in der Lunge. Sie gehen meist in 3 Wochen ein, bei intracerebraler Impfung schon in wenigen Tagen. Die Virulenz der Kulturen ist aber auch sehr verschieden, ältere sind meist weniger pathogen.

Verbreitung. Die Moniliasis kommt in allen Teilen der Erde vor. Doch scheinen manche Klimata die Infektion zu begünstigen (gewisse Gegenden der USA., auch manche Tropengebiete).

Übertragung. Der Erreger ist in der Natur so außerordentlich verbreitet, daß man von einer Übertragung im eigentlichen Sinne kaum sprechen kann. Schon unter völlig natürlichen Verhältnissen findet er sich in der Mundflora, im Rachen, im Magendarmtrakt und in der Vagina. So untersuchten Bromberg und Mitarbeiter 533 Frauen und fanden, daß bei 9,1% sich Candida albicans im weiblichen Genitaltrakt feststellen ließ, sowohl bei völlig gesunden Frauen als auch bei solchen mit einer Vulvovaginitis. Sichere Zusammenhänge zwischen Pilzbefall und entzündlichen Prozessen ergaben sich nicht. Ähnliche Feststellungen hatten 1934 schon Negroni u. a. treffen können, die in 31% die Vagina der Schwangeren mit Candida albicans infiziert fanden. Relativ häufig ist der Pilz im Sputum von Lungentuberkulosekranken und von Kranken mit Lungenkrebs nachzuweisen. Auch ließ er sich aus dem Stuhl bei perniziöser Anämie, Sprue und anderen gastrointestinalen Störungen züchten.

Bei einer so weiten Verbreitung dieses Pilzes ist es schwierig, seine ätiologische Bedeutung für verschiedene Krankheitsbilder abzugrenzen. Doch muß auf Grund der im Schrifttum mitgeteilten, zum Teil sehr sorgfältig beobachteten Fälle angenommen werden, daß dieser Pilz unter besonderen Umständen, wie sie etwa bei einem geschwächten Organismus vorliegen, pathogen werden kann und leichtere oder schwerere Krankheitsbilder hervorzurufen in der Lage ist. Zur Deutung dieser Zusammenhänge kann vielleicht die Beobachtung von RICHTER herangezogen werden, der bei hungerkranken Erwachsenen eine besondere Anfälligkeit für Hautpilzerkrankungen des behaarten Kopfes beobachtete. Diese Anfälligkeit glaubt er damit erklären zu können, daß es unter dem Mangel an Sexualhormonen zu einer ungenügenden Bildung freier gesättigter aliphatischer Fettsäuren im Haarbalg kommt, die unter normalen Verhältnissen schon in niedrigster Konzentration ein Pilzwachstum hemmen. Ähnliches kann sich auch im Gesamtorganismus abspielen und das Angehen einer generalisierten Pilzinfektion begünstigen.

Pathologische Anatomie. Erste eingehende Untersuchungen, allerdings zunächst nur über die Hautinfektionen, wurden von GIBERSTEIN durchgeführt. Er fand im Erosionsbezirk Ödem und Acanthose, teils einen allmählichen, teils einen sehr plötzlichen Übergang von gesunden zu kranken Partien. Die lang ausgezogenen Papillen sind oft nur von wenigen Epithelschichten überdeckt, Neben mehr lymphocytären treten auch plasmacelluläre Infiltrate auf. Die Pilze liegen nur in den histologisch veränderten Bezirken, besonders reichlich in den Randzonen. Sproßformen können als unregelmäßig septierende Fäden senkrecht zur Richtung der Hornschicht diese durchziehen. Später hat man an Hand der verschiedenen künstlich gesetzten Infektionen die Histologie der Veränderungen sehr eingehend studiert. Neben der oben erwähnten teils lymphocytären, teils plasmacellulären Reaktion fand man Anhäufungen von Riesenzellen, Epitheloidzellen und neutrophilen Polymorphkernigen. Die Eosinophilen fehlten meist. Der Nachweis des Pilzes im histologischen Schnitt kann oft Schwierigkeiten bereiten. Er findet sich häufig in knospenden Formen, vereinzelt auch als Pseudohyphenbildung. In manchen Fällen vermag eine Behandlung des Schnittes mit NaOH (BUSSE) eine bessere Übersicht zu geben.

Die an den Schleimhäuten der Mundhöhle, der Speiseröhre und des Verdauungstraktes hervorgerufenen Veränderungen gleichen den an der Haut beschriebenen Befunden weitgehend. Ob der Erreger die Wand der tuberkulösen Kaverne, in der man ihn findet, verändert, ob ihm im Eiter bei Parotitis, Brustabscessen oder anderen subcutanen Abscessen eine ätiologische oder nur saprophytische Bedeutung zukommt, ist vielfach gar nicht sicher zu entscheiden. Die pulmonale Moniliasis zeigt im Beginn pseudotuberkelartige Herde mit zentraler Anhäufung von Leukocyten, mononucleären Fibroblasten, Epitheloidzellen und Plasmazellen. Zerstreut zwischen diesen liegen Monilien und einzelne wenige, meist atypische Riesenzellen. Im weiteren Verlauf kommt es dann zu Fibrose, Bildung von Granulationsgewebe und chronisch-entzündlichen Veränderungen in der Umgebung der Bronchiolen.

Klinik und Verlauf. Von einer Inkubationszeit kann man bei dieser Pilzerkrankung nicht sprechen, da die endogene Infektion bei Candida albicans die Regel sein dürfte (HOFFMEISTER).

Es lassen sich aber verschiedene Verlaufsformen der Infektion sehr deutlich unterscheiden:

1. Infektionen der äußeren Haut, die sich als Nagelbettentzündung, Dermatitiden in leicht schwitzenden, feuchten Hautbezirken, wie Hautfalten, Leistenbeuge, Glutäalbezirk, Mammafalten, gelegentlich auch in den Achseln abspielen. (Sie sollen in diesem Zusammenhang nur erwähnt werden.)

2. Infektionen der Schleimhaut, insbesondere der Mundhöhle, ein Krankheitsbild, das als Soor bezeichnet wird.

3. Generalisierte Infektionen der inneren Organe, wie der Lungen, gelegentlich des Endokards und der Meningen.

Soor.

Das Krankheitsbild wird in der Mehrzahl der Fälle durch Candida albicans hervorgerufen. Die Übertragung des Pilzes, die aber nicht gleichbedeutend mit einer Erkrankung ist, kann durch die Atemluft, durch Gebrauchsgegenstände oder auch direkten Kontakt erfolgen. Für die Infektion des Neugeborenen spielt die Brust der Mutter, der infizierte Sauger, aber auch die Möglichkeit einer Infektion intra partum bei infizierter mütterlicher Vagina eine Rolle. Daß die Pilzinfektion hier besonders gut angeht und zur Pilzerkrankung führt, liegt sicher auch daran, daß die Speicheldrüsen noch nicht arbeiten. Eine saure Reaktion des Milieus muß vorhanden sein, um ein entsprechendes Pilzwachstum zu erzielen und eine mehr oder minder starke Schwächung der Abwehrkräfte des Organismus, wie sie bei schwächlichen und ernährungsgestörten Kindern, Diabetikern, kachektischen Tuberkulösen und Krebskranken, aber auch bei anderen schweren Erkrankungen eintritt. In solchen Fällen ist die Pilzerkrankung dann meist Zeichen einer ungünstigen Entwicklung des Krankheitsbildes. In letzter Zeit wird abgesehen davon auch bei nicht bedrohlicher Entwicklung des Krankheitsverlaufes über eine Zunahme und besondere Hartnäckigkeit von Soorinfektionen nach vorausgegangener, sehr intensiver Penicillinbehandlung berichtet (LEZIUS u. a.).

Das Krankheitsbild beginnt mit einzelnen stecknadelkopfgroßen, körnchenartigen Herden, die sich in der Mundschleimhaut als Auflagerung finden. Im ganzen ist die Schleimhaut gerötet und entzündet. Oft tritt eine fast ins Violette gehende Färbung auf. An der Zunge können besonders die Papillen befallen werden, sie erhält dann ein sehr charakteristisches Aussehen. Nach 2—3 Tagen beobachtet man eine flächenhafte oder streifige, weiße, samtartig glänzende Schicht, die auf der Unterlage ziemlich fest haftet und sich nicht abstreifen läßt oder doch nur teilweise durch scharfes Abkratzen zu entfernen ist. Sie kann auch auf dem Zahnfleisch, der Lippenschleimhaut, der Innenfläche der Wange und an den Zungenrändern sitzen und eine Stärke von 1—2 mm haben. Beim Abheben der Beläge kommt eine stark gerötete, von Epithel entblößte Schleimhaut zutage. Auch der harte Gaumen, die Tonsillen und der gesamte weiche Gaumen können befallen sein. Infolge der stärkeren Ausdehnung des Soor stellt sich eine Behinderung der Saug-, Kau- und Schluckbewegungen ein. Bei Soorbefall des Ösophagus kann sogar die Nahrungsaufnahme, selbst der Genuß von Milch mechanisch behindert werden.

Die Infektion kann manchmal einen sehr chronischen Verlauf mit Rückfällen nehmen, ja sich auch auf verschiedene andere Schleimhäute, ebenso wie auf die Haut ausdehnen. Die Prozesse auf der Haut nehmen dann oft ekzematösen Charakter an, führen zu Verlust der Haare, kurzum gleichen gewissen Formen der Trichophytie.

Diagnose. Die Diagnose des Soor bietet keinerlei Schwierigkeiten: der samtartige Glanz der weißen Beläge, das feste Haften an der Unterlage, das ihn von ähnlichen Auflagerungen unterscheidet, die größere Dicke der Beläge, die meist massiver als diphtherische Membranen sind, und schließlich der im mikroskopischen Bild leicht zu erbringende Nachweis des Erregers gewährleisten eine rasche Erkennung.

Prognose. Die Prognose der Mundhöhlenaffektion ist an sich nicht ungünstig. Da aber das Krankheitsbild meist nur als Begleitinfektion bei schweren sonstigen Erkrankungen auftritt, muß es häufig doch als ein signum mali ominis bezeichnet werden.

Therapie. Die Therapie besteht in Spülung der Mundhöhle mit abgekochtem Wasser und Pinselung mit 25%iger Boraxlösung. Auch Pinselung mit Kaliumpermanganat wird empfohlen.

Von Therapieversuchen mit irgendwelchen Antibiotica muß auf Grund des Vorhergesagten abgeraten werden.

Generalisierte Infektionen der inneren Organe.

Den *pulmonalen Infektionen* geht meist ein wegbereitender Krankheitsprozeß voraus. Chronische Bronchitiden, Lungentuberkulose, Bronchiektasen und auch Lungenneoplasmen sind der Boden, auf dem sich die Moniliasis entwickeln kann. An diese möglichen Zusammenhänge muß also bei chronischen Erkrankungen der Atemwege auch in unseren Breiten durchaus gedacht werden, wie der von HOFFMEISTER mitgeteilte Fall einer Lungengangrän beweist. Niedrige Leukocytenzahlen bei einem ausgedehnteren Lungenprozeß und der Befund der Pilze im Sputum sind Hinweise auf das Krankheitsbild einer Lungenmoniliasis. Allerdings läßt das einfache Sputumpräparat in manchen Fällen nur spärlich Erreger erkennen, und erst eine sorgfältige kulturelle Verarbeitung bringt die weitere diagnostische Klärung.

Bei Weiterentwicklung kann sich das Bild einer mykotischen Phthise einstellen (ARTAULT). Auch Restzustände nach solchen Erkrankungen an Lungenmoniliasis sind in Form ausgedehnter Bronchiektasen im amerikanischen Schrifttum erwähnt. Diese Veränderungen sind natürlich irreparabel. Nach REEVES gehört die Moniliasis zu den verbreitetsten Bronchial- bzw. Lungenmykosen, denn er fand sie unter den von ihm zusammengestellten Fällen 40mal (1941). Im gleichen Jahr gibt DIAZ RIVERA eine Analyse von 23 in der Literatur mitgeteilten Fällen von Bronchialmoniliasis und kommt zu dem Schluß, daß diese Erkrankung nur bei Erwachsenen auftrete. Diese Feststellung steht aber im Widerspruch zu den Ausführungen von REEVES, der die Erkrankung bei Personen vom 4. Lebensmonat bis zum 65. Lebensjahr beobachtete.

Über bronchopulmonale Mykosen durch *Monilia pinoyi* berichtet HAMIL (1950) in 4 Fällen.

Das Krankheitsbild begann grippeartig mit Frösteln, Fieber über 39°, Abgeschlagenheit, Gliederschmerzen, unbestimmtem Schmerz in der Brust und trachealem Husten. Nach 1—2 Wochen klang das Fieber ab, der haferschleimartige, süßlich nach Hefe riechende Auswurf, gelegentlich mit feinen Blutstreifen, verschwand. Es blieben aber noch Pulsbeschleunigung, Schwäche, Schweißausbrüche, Husten und allgemeines Mißbefinden für etwa 3 bis 4 Wochen. Das Röntgenbild zeigte manche Ähnlichkeit mit Bildern, wie man sie bei tuberkulösen Prozessen sieht. HAMIL konnte seine Fälle über 10 Jahre beobachten und stellte fest, daß die Lungenherde langsam fibrös ausheilten zu völlig homogen-dichten, miliaren Kalkschatten. Die ersten Verkalkungen traten schon nach 3 Jahren auf. Auch den Hilus fand er verdichtet und gelegentlich die interlobäre Pleura verdickt.

Seltener, wenn auch nicht ganz ungewöhnlich, ist das Auftreten einer *Candida albicans-Endokarditis*, wie es ZIMMERMANN bei einer 38jährigen Frau beschrieben hat. Allerdings war auch hier die Vorbedingung, daß der Gesamtorganismus durch andere Noxen geschädigt wurde (Heroinsucht), gegeben. Endokardbeteiligung bei tödlich endenden generalisierten Erkrankungen sahen CALLIZE und MAKINNON, sowie PATIALA. Auch JOACHIM und POLAYIS beobachteten bei einer tödlich ausgehenden Candida albicans-Infektion ausgedehntere endokarditische Prozesse.

Auch *Meningitisfälle* durch Candida albicans sind von L. W. SMITH und SANO, MIALE, MORRIS, KALZ und LOTSPEICH, sowie ZIMMERMANN, FRUTCHEY und GIBBES beschrieben worden. Insgesamt liegen bisher Berichte über 4 Fälle vor, von denen 3 tödlich endeten. Die Symptome dieses Krankheitsbildes sind im Beginn geringer Kopfschmerz, der sich langsam steigert. Es entwickelt sich Nackensteifigkeit, dann tritt Erbrechen auf. Die Temperatur liegt um 39°. Der Liquordruck ist anfangs nur mäßig erhöht, Zuckerspiegel im Liquor und Kochsalzgehalt sind normal, der Liquoreiweißgehalt zunächst nur geringgradig vermehrt, ebenso die Zellzahl. Bei der mikroskopischen Untersuchung des Liquors finden sich aber, besonders deutlich im Methylenblaupräparat, große ovale Pilzzellen. Im weiteren Verlauf der Erkrankung erhöht sich der Liquordruck und die Zellzahl, die Eiweißproben werden positiv, Sehstörungen und Papillenödem können hinzutreten, und unter schweren meningitischen Allgemeinerscheinungen verläuft das Krankheitsbild tödlich. Halperts und Wilkins beobachteten auch einen Fall, bei dem sich die Erreger ausschließlich im Nervensystem fanden und sonst keinerlei andere Lokalisation bestand. Vereinzelt wurden auch Hirnabscesse und Abscesse im Spinalmark beschrieben.

Ob es auch zu *Knochenherden* bei dieser Pilzerkrankung kommen kann, ist noch ungewiß. Richter beschrieb einen Fall mit multiplen Knochenherden, aus denen sich Pilze isolieren ließen. Doch konnte deren Stammeszugehörigkeit noch nicht eindeutig geklärt werden. Der Fall ließ sich durch „Novex" (D 25) sehr gut beeinflussen.

Bei einer Candida-*Septicämie* wiesen Wessler und Browne die Erreger im Bronchialsekret, Urin und Stuhl nach. Wahrscheinlich war der Ausgangsherd in diesem Fall eine schwere Bronchitis.

Diagnose. Die Diagnose der Moniliasis ist nicht immer leicht zu stellen, da bei der weiten Verbreitung des Pilzes zunächst auch an ein ubiquitäres Vorkommen des Erregers bei vielen Krankheiten gedacht werden muß, ohne daß ihm ätiologische Bedeutung zuzukommen braucht.

Zur Bestätigung, daß wirklich eine Moniliasis, also eine durch Monilien hervorgerufene Krankheit vorliegt, ist folgendes zu fordern:

1. Erregernachweis aus dem Sputum, sowohl mikroskopisch wie kulturell.
2. Einschaltung serologischer Untersuchungsmethoden, unter Umständen auch des Hauttestes.
3. Einsatz des Tierversuches, der allerdings auch nicht immer erfolgversprechend ist. Immerhin aber ist die Pathogenitätsprüfung am Kaninchen, da sie zu charakteristischen Veränderungen führt, recht wichtig.

Bei der mikroskopischen Frischuntersuchung des Sputums, besser noch des mit Metraskatheder abgesaugten Bronchialsekrets, wird in üblicher Weise vorgegangen und das Material mit 10%iger Kalilauge verarbeitet. Es lassen sich dann runde Einzelformen oder hefeartige Knospungsformen, gelegentlich auch ein Mycel nachweisen.

Die bei manchen anderen Pilzerkrankungen wichtigen *serologischen* und *intracutanen Testmethoden* geben bei Candida albicans-Erkrankungen keine sicher verwertbaren Befunde. Die Prüfung der Seren Kranker auf Agglutininbildung und in der Komplementbindungsreaktion zeigen nur ganz niedrige Ausschläge, so daß Norris, Rawson und Hoffmeister zu der Auffassung kommen, daß ein großer Teil der Menschen im Hauttest und in der Serumprobe zwar einen geringen Ausschlag zeigen, im ganzen aber zu keiner stärkeren Reaktion fähig sind. Dies dürfte wohl durch den häufigen Kontakt mit Candida albicans bedingt sein. Bei jüngeren Menschen, die noch nicht so lange exponiert waren, ist allerdings der Hauttest meist völlig negativ, während Altersgruppen jenseits des 50. Lebensjahres fast stets eine wenn auch nicht starke, so doch deutlich positive Reaktion zeigen, also Antikörper gebildet haben. Hier liegt vielleicht auch ein Grund für den häufigeren Befall der Kinder mit Soor und dem relativ seltenen bei Erwachsenen.

Eine nennenswerte Antikörperbildung tritt also nicht ein, auch eine echte Immunität liegt wohl nicht vor. In diesem Sinne könnte auch die erhöhte Anfälligkeit für Candida albicans-Infektionen bei schweren Stoffwechselstörungen oder auszehrenden Krankheiten gedeutet werden.

Prognose. Die Prognose des generalisierten Befalls der inneren Organe ist recht dubiös, meist sogar als infaust zu bezeichnen, scheint allerdings in einzelnen Fällen nicht ganz so ungünstig, wie generalisierte Pilzaffektionen es sonst sein können. REEVES gibt an, daß 24 der von ihm erfaßten 40 Fälle von Bronchial-Moniliasis schwere Parenchymveränderungen hatten und starben, daß aber immerhin 16 am Leben blieben.

Therapie. Zur Therapie der Lungenerkrankung wurde die Gabe von *Jodpräparaten* bisher am meisten empfohlen. Nach HOFFMEISTER hat sich folgende Dosierung besonders bewährt: 5 Tropfen einer gesättigten Lösung Jodkali in 30 cm^3 Wasser 3mal täglich nach dem Essen. Diese Dosis wird täglich um einen Tropfen gesteigert, bis eine Höchstdosierung von 3mal 20 Tropfen erreicht ist. Von dieser Maximaldosis wird dann langsam wieder zurückgegangen. Bei peroraler Unverträglichkeit von Jod kann ein Versuch mit intravenöser Applikation gemacht werden, sowie bei Lungenprozessen ein Versuch mit Inhalation von Äthyljodid (HOFFMEISTER). Auch MENDELSON, SCHWARZ (zitiert nach HAMIL) und HAMIL geben der Jodtherapie den Vorzug.

Mit *Sulfadiazin* hatten WESSLER und BROWNE bei einer Candidasepsis guten Erfolg. HOFFMEISTER erzielte mit hohen Supronaldosen und einer anschließenden Jodkalikur einen Heilerfolg. Es scheint aber wichtig, die Sulfonamiddosis hoch zu wählen und auch lange genug zu geben.

Von einer Penicillinbehandlung ist im ganzen wohl abzuraten. Von den anderen Antibioticis empfehlen ZIMMERMANN, FURCHEY und GIBBES *Streptomycin.* Sie konnten damit einen 28jährigen Patienten retten, dessen Behandlung sie am 6. Krankheitstag aufnahmen und über 7 Tage fortführten. Die Besserung trat allerdings sehr langsam ein. Erst am 12. Tag nach Behandlungsende war der Liquor in seinem Eiweißgehalt annähernd normal. Es hatte sich um einen Fall von Meningitis ohne Hauterscheinungen und ohne Infektion der Atemwege gehandelt.

Von anderen Behandlungsversuchen ist noch die Gabe von Gentianaviolett (RILEY) in der Dosierung von 5 mg je Kilogramm Körpergewicht täglich oder jeden 2. Tag zu erwähnen.

Ein Behandlungsversuch mit einer autogenen Vaccine scheint nach einzelnen Literaturangaben auch nicht ohne Wirkung, es handelt sich dabei bisher allerdings nur um Tierversuche.

Bei jeder Therapie einer Candida albicans-Infektion, deren Erreger, wie Untersuchungen ergaben, keine Toxinbildner sind, wird es auch Ziel sein müssen, andere Noxen auszuschalten, die einen Krankheitsprozeß unterhalten können oder den Gesamtorganismus zu schwächen in der Lage sind.

Ob auch hier Behandlungserfolge von 2,2'-Dioxy-5,5'-dichloridphenylsulfid (NOVEX) in lokaler oder parenteraler Anwendungsweise zu erwarten sind, bedarf noch der Prüfung.

Histoplasmose.

Die Histoplasmose ist eine durch Histoplasma capsulatum, einem Pilz aus der Reihe der Fungi imperfecti, hervorgerufene, schleichend beginnende Allgemeininfektion, die mit Erscheinungen an Lunge, Milz und Leber einhergeht und zum Tode führen kann.

Geschichtliches. In den Jahren 1906—1909 veröffentlichte DARLING in Panama Beobachtungen bei 3 Sektionen, die Kala-Azar-ähnliche Bilder zeigten. Die Erkrankungen verliefen mit unregelmäßigem Fieber, Milzvergrößerung und Leberschwellung. Bei der Sektion fanden sich in Ausstrichen Mikroorganismen, ähnlich der Leishmania donovani. 1912 stellte DA ROCHA-LIMA fest, daß der Erreger zu den Pilzen gehöre. Die nächsten Fälle wurden 1926 von RILEY und WADSON in Minnesota sowie von CRUMBINNE und KESSEL 1931 in Kalifornien gefunden. 1934 war es DODD und TOMPKINS erstmalig möglich, schon während des Lebens die Diagnose zu stellen und den hefeartigen Parasiten in großen mononucleären Zellen in Blutausstrichen zu finden. DE MONBREUN (1934) studierte die kulturellen Eigenschaften des aus der Milz isolierten Erregers. Er konnte auch 1939 berichten, daß der Parasit beim Hunde vorkommt.

Ätiologie. 1. Der Erreger *Histoplasma capsulatum* — Synonyma: Cryptococcus capsulatus (NEVEU-LEMAIRE), Sepedonium sp. (HANSMANN und SCHENKEN), Posadasia piriformis und Posadasia capsulata (MOORE) — gehört in die Familie der *Histoplasmaceae*, die wieder der größeren Gruppe der *Adelosaccharomycetaceae* zugeordnet werden. In diese Gruppe reihen sich noch ein: 2. *Histoplasma farcinimosum* (der Erreger der Lymphangitis epizootica), 3. *Histoplasma muris* (der von SHORTT gefundene Erreger einer Rattenkrankheit) und 4. *Histoplasma pyriforme* (MOORE).

Die Größe des Erregers beträgt etwa 10—15 μ. Auf Agar wächst er bei 30—34° in Hefeform, auf SABOURAUDschem Nährboden bei Zimmertemperatur dagegen in Mycelienform. Den Einfluß der p_H-Werte auf das Kulturwachstum studierte CROSS.

Nach den ersten Untersuchungen wurde der Mensch für das Haupterregerreservoir bei dieser Erkrankung gehalten. Dann aber zeigten die Tierstudien von MELENEY 1940, daß der Erreger auch bei Hunden, Ratten und weißen Mäusen vorkommen kann. Die sehr umfangreichen Untersuchungen von EMMONS sowie seinen Mitarbeitern (BELL, OLSON, MORLAN und HILL) ergaben dann weiterhin, daß verschiedene Mäusearten Infektionsträger sein können, daß der Erreger sich auch bei Skunks, Opossum und anderen kleinen Nagern finden läßt. Welche Beziehung zwischen diesen Tierinfektionen und den menschlichen Erkrankungen besteht, ist noch nicht klar, denn aus Georgia (USA.), wo EMMONS seine Befunde an Nagern erhob, gibt es bisher keinen Bericht über eine menschliche Erkrankung. Auffallend bei den Tierbefunden war, daß diese keinerlei sichere Krankheitszeichen boten. Der Erreger wurde hauptsächlich aus Leber und Milz gewonnen (EMMONS, BELL und OLSON). Sehr empfänglich und für Tierversuche geeignet erwiesen sich auch Meerschweinchen und Kaninchen. Sie gehen meist an der Infektion zugrunde.

Außer in tierischen Organismen konnte EMMONS durch systematische Untersuchungen im Gebiet einer Farm, in deren Bereich man mit Histoplasma capsulatum infizierte Mäuse gefangen hatte, auch in einigen *Erdproben* — er hat 387 untersucht — den Erreger nachweisen. Diese Beobachtung ist sehr wichtig, da sie zeigt, daß der Erreger saprophytisch im Erdboden vegetiert und durch irgendwelche besonderen Umstände zum fakultativen Parasiten werden kann.

USA.	34 Fälle
Brasilien	6 Fälle
Panama	3 Fälle
Argentinien	4 Fälle
Columbien.	1 Fall
Mexico	1 Fall
Uruguay	1 Fall
Honduras	2 Fälle
Hawai.	1 Fall
Philippinen	3 Fälle
Java	3 Fälle
Südafrika	1 Fall
Nord-Sudan	1 Fall
französischer Sudan	3 Fälle
Türkei.	1 Fall
England	1 Fall
Deutschland	2 Fälle
Australien	1 Fall
Insgesamt	69 Fälle

Verbreitung. Aus den verschiedensten Ländern wurden im Laufe der letzten Jahre Fälle mitgeteilt. Eine Übersicht über die uns bisher bekannten und zugänglichen Literaturmitteilungen gibt die nebenstehende Aufstellung.

In dieser Übersicht sind leider nicht alle bisher veröffentlichten Fälle erfaßt, sie soll nur einen Eindruck von der Verbreitung der Erkrankung geben. Die Zahl der bisher mitgeteilten Fälle wird heute schon 100 erreicht oder überschritten haben, und die Summe der bisher vorgekommenen Erkrankungen wird noch um ein vielfaches höher liegen, da unseren diagnostischen Bestrebungen bisher nur die ganz schweren Fälle zugänglich waren und alle leichten nicht diagnostiziert wurden.

In einer Zusammenstellung der amerikanischen Fälle weist GRADWOHL darauf hin, daß die meisten in Tennessee und Michigan beobachtet wurden, jeweils zwei in Kalifornien, Missouri, Virginia, Ohio, Indiana, Maryland und Alabama. Die restlichen verteilen sich als Einzelfälle auf die verschiedensten Staaten der USA.

Die erste Mitteilung über einen Fall in Deutschland stammte von SCHULTZ, ein zweiter wurde in jüngster Zeit von KIRSCH beobachtet (s. Abb. 5—9). Auch dieser Kranke hatte, wie der Patient von SCHULTZ in Ostindien, lange im Ausland (Insulinde) gelebt. Möglicherweise hat er die Infektion von dort mitgebracht, und nur der erste schwere Ausbruch erfolgte hier in Deutschland und führte zum tödlichen Ende.

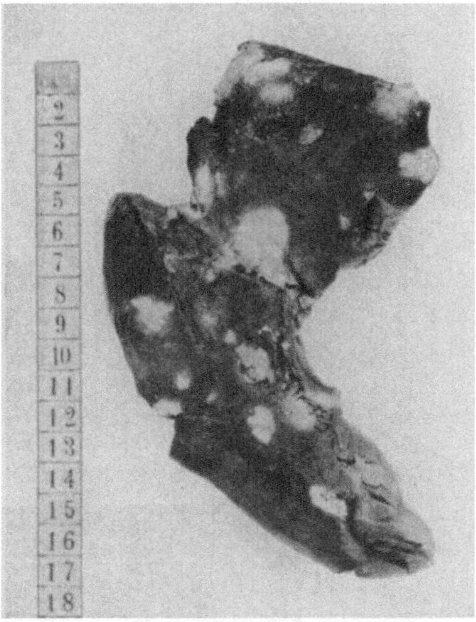

Abb. 5. Makroskopisches Bild der Milz bei Histoplasmose. Die weißen Flecke sind ausgedehnte Nekroseherde. (Nach KIRSCH.)

Pathologische Anatomie. Die Histoplasmose stellt im ganzen in ihrer generalisierten Form eine Systemerkrankung mit besonderer Beteiligung des reticuloendothelialen Systems dar. Der Parasit ist praktisch in allen Organen in den Histiocyten nachweisbar (WATSON). Besondere Veränderungen ruft er aber in der Haut hervor, hier entwickeln sich zunächst Herde im Corium und führen zur Bildung einer sekundären Papel, die später ulceriert. In der Nasen- und Mundschleimhaut kommt es zu einzelnen oder multiplen granulomartigen Läsionen der Mucosa, oft auch der Submucosa, mit Bildung von Flecken und Geschwüren. In den Lymphknoten ähneln die Veränderungen denen der Tuberkulose. In der Lunge entstehen knotenförmige Infiltrate mit nekrotischen Herden, die schließlich zu Absceßhöhlen führen können. Am Darm kommt es ebenfalls zur Bildung von Knoten und Geschwüren. Besonders intensiv sind die Veränderungen an Leber und Milz. Hier bilden sich miliare Knoten mit und ohne Verkäsung. In fortgeschrittenen Fällen kann es zu ausgedehnten Nekroseherden im Parenchym kommen. Die meist zu findende Splenomegalie und Leberschwellung werden hervorgerufen durch eine reaktive Bindegewebswucherung und eine Wucherung des reticuloendothelialen Gewebes. Infolge der ersteren kann es dann zu einer Cirrhose der Leber kommen. Auch in der Nebenniere finden sich Herde sowohl im Mark wie in der Rinde, die unter Umständen zur Verkäsung führen und die Ursache der Adynamie und Addisonartiger Symptome sein können.

Übertragung. Die Übertragungsart ist unbekannt. Ob Zwischenwirte eine Rolle spielen oder ob die Erreger vom Tier direkt auf den Menschen übergehen können, und unter welchen Bedingungen dieser Wirtswechsel geschieht, konnte bisher nicht geklärt werden. Der in der Natur gefundene Parasitismus des Erregers bei Hunden und Nagern (EMMONS, BELL und OLSEN) vermochte hier auch noch keine Klarheit zu bringen.

Bei Infektionsversuchen gelang es ALLEN (1948) durch Gabe von Wasser, das mit Histoplasma capsulatum infiziert war, bei Mäusen und Meerschweinchen Infektionen zu setzen. Ein Teil der Tiere starb daran, die übrigen wurden getötet. Makroskopische Herde waren bei den Mäusen nicht zu finden, wohl aber ließ sich in 70% der Fälle aus den Organkulturen der Erreger züchten. Bei den Meerschweinchen war das sogar in 75% der Fälle möglich. Auch bei nasaler Infektion von Meerschweinchen, an der sie allerdings nicht eingingen, fanden sich nach 2 Wochen und später die Organkulturen in 75% der Fälle positiv. Diese Versuche zeigen, daß eine Infektion über den Nasen-Rachenraum oder per os möglich ist.

Nach Ansicht von KURTIS und GREKIN kommen 3 Infektionswege für die Histoplasmose in Frage: 1. durch die Haut (wohl nicht durch die unverletzte), 2. über die Atemwege und 3. auf gastrointestinalem Weg.

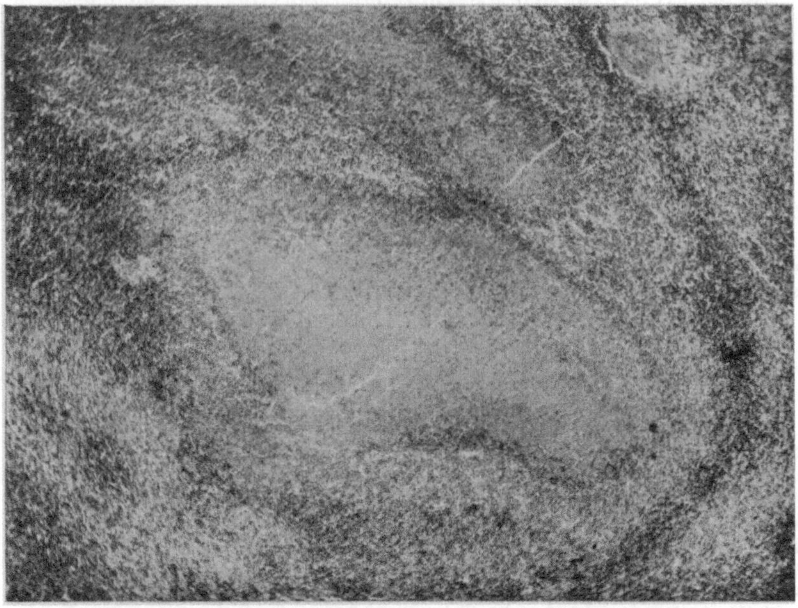

Abb. 6. Mikroskopischer Schnitt durch einen Nekroseherd der Milz bei Histoplasmose. (Nach KIRSCH.)

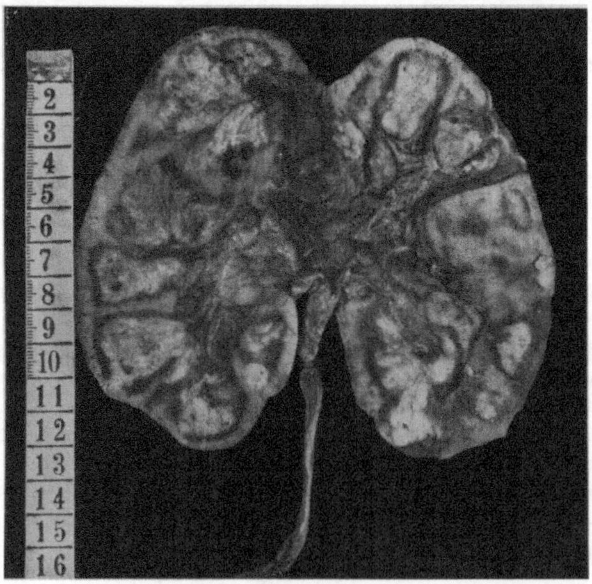

Abb 7. Makroskopisches Bild der durch die Histoplasmose stark zerstörten und cystisch veränderten Niere. (Nach KIRSCH.)

Das Krankheitsbild tritt in jedem Lebensalter auf. Eine sichere Geschlechtsgebundenheit der Histoplasmose war bisher nicht festzustellen. Ebenso scheint es keine besondere berufliche Prädisposition für diese Erkrankung zu geben.

Klinik und Verlauf. *Inkubation.* Gelegentlich kann die Inkubation, wie ein Fall von SCHLUMBERGER beweist, nur wenige Wochen betragen, in anderen

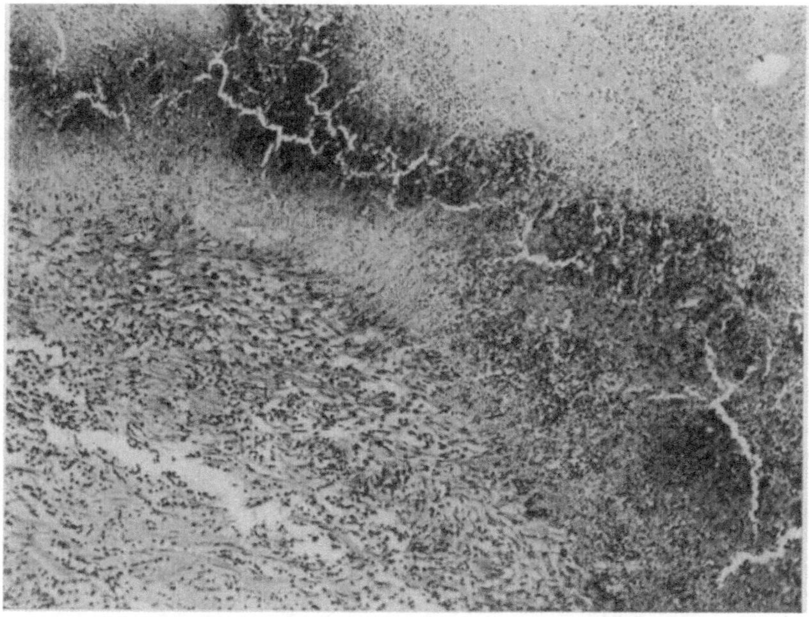

Abb. 8. Schnitt durch die stark veränderte Nebenniere. (Nach KIRSCH.)

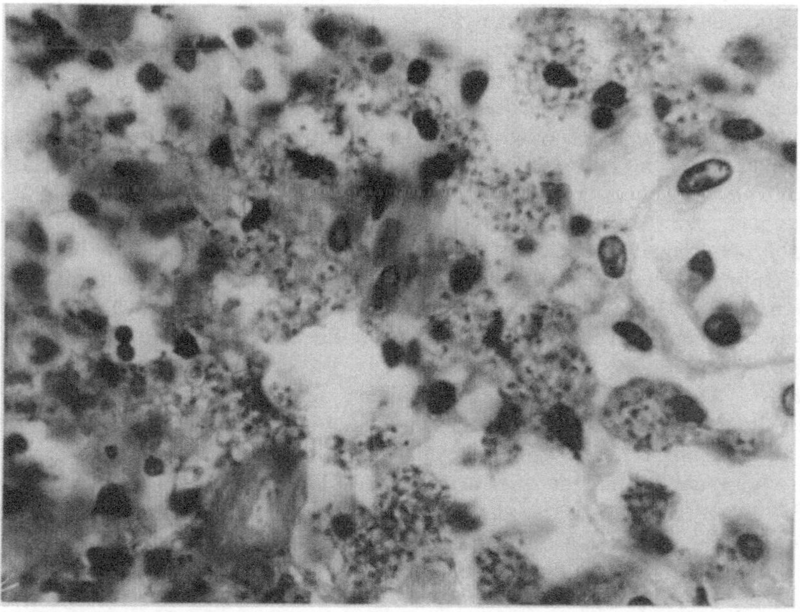

Abb. 9. Nebennierenschnitt bei starker Vergrößerung mit zahlreichen Histoplasmen. (Nach KIRSCH.)

Fällen aber auch einige Monate. Ob sie auch Jahre dauern kann, erscheint nach KIRSCH sehr fraglich. Wenn man eine solch lange Dauer der Inkubation ablehnt, so wäre damit bewiesen (Fall von SCHULTZ), daß die Histoplasmose auch in Europa vorkommen kann. Genauere Daten über die Inkubationszeit sind aber nicht bekannt. Die Krankheit beginnt schleichend mit langsam sich steigernden, unregelmäßigen Fiebern.

Unter den *Prodromalerscheinungen* der ersten Zeit sind Leibschmerzen, Erbrechen, Auftreten von vergrößerten Drüsenpaketen in Leisten, Achseln und Nacken, aber auch im Leib zu erwähnen. Diese Drüsenpakete können als harte Tumoren gelegentlich zu tasten sein. Bei einem Sitz dieser Veränderungen im Leib können sie dort auch heftige Schmerzen, unter Umständen kolikartig, Übelkeit und Erbrechen verursachen.

Haut. In einzelnen Fällen können die Hautläsionen zunächst das Krankheitsbild durchaus beherrschen. Die Efflorescenzen sind papelartig, von 0,1 bis 0,5 cm Durchmesser, finden sich hauptsächlich am Bauch und im Bereich der Adductoren, breiten sich aber später über den ganzen Körper aus. Im weiteren Verlauf entwickeln sich an den Papeln Nekrosen und Ulcerationen. Über eine isolierte Hautläsion berichten JOHNSON und DERRICK. Es handelte sich um eine 2 mm hohe Papel am Kinn, einem Basaliom sehr ähnlich. Sie wurde excidiert und der Patient 4 Jahre nachbeobachtet, ohne daß ein Rezidiv auftrat.

Eine solche auf die Haut beschränkte Infektion wird allerdings nur gelegentlich beobachtet, diese Fälle sind meist gutartig. In der Mehrzahl der bisher aber in der Literatur berichteten Krankheitsbilder kommt es zu generalisierten Prozessen, und die Hautaffektion stellt entweder nur ein Anfangsstadium dar oder sie ist Ausdruck der generalisierten Streuung.

Schleimhaut. Den Hauterscheinungen können Schleimhauteruptionen vorausgehen oder sie begleiten, wie BRAS und Mitarbeiter in einem Fall feststellten. Die Herdchen sitzen in Form kleinster Ulcera von 1 cm Durchmesser an der Epiglottis, dem Rachenring, der Wangenschleimhaut. Auch an der Zungenspitze oder auf dem Zungenrücken können sich kleinste ausgestanzte Ulcerationen entwickeln, die sehr schmerzhaft sind. Daneben finden sich auch kleine epitheliomartige, rote Knötchen, mit einer Schleimmembran bedeckt. Ein Konfluieren der Herde ist möglich, und es kann zur Entwicklung eines großen, den ganzen Mundboden bedeckenden Ulcus kommen (WEED und PARKHILL).

Der *Nasenrachenraum* ist bei Histoplasmose gar nicht so selten Sitz der Veränderungen. So beschrieben PERNIS, BENSON und HOLINGER das Auftreten einer polypenartigen Neubildung am Kehlkopf. Bei dieser ließ sich durch Biopsie klären, daß hier eine Histoplasmose vorlag. Über einen weiteren Fall berichten PERIN und MARTINEZ aus Mexico, bei dem lediglich der linke Nasenflügel und das Nasenseptum befallen waren. Auch hier konnte durch Biopsie die Diagnose geklärt werden.

Lungen. Die Lungeninfiltrationen spielen bei der Krankheit eine sehr große Rolle. Die Anfangsstadien werden meist nicht beobachtet. Wenn der Prozeß bemerkt wird, besteht er vielfach schon eine längere Zeit. Er bietet das Bild von bronchopneumonischen oder auch tuberkelähnlichen hyalinen, festen Herden von 2—6 mm Größe. Daneben kann es aber auch Lungengranulome geben, die aus einem Knäuel und Strängen lockeren Bindegewebes bestehen und parasitenbeladene Zellen enthalten. Die Alveolen in diesem Bezirk weisen oft sehr große, 1—2-kernige Zellen auf, in denen sich 200—300 Parasiten finden können. Auch liegen meist noch Erythrocyten und desquamierte Epithelien, die Histoplasmen enthalten, im Lumen.

In manchen Fällen kann die Histoplasmose auch im Röntgenbild eine Miliartuberkulose imitieren und viele kleinste Herdchen aufweisen (DAELEN).

Die Symptomatologie der Lungenerkrankungen ist sehr uncharakteristisch. Mehr oder minder starker Hustenreiz begleitet die Affektion eigentlich stets. Anfangs ist die Auswurfmenge gering, nimmt aber später zu. *Im Auswurf* lassen sich bei sorgfältiger Untersuchung oft schon *mikroskopisch*, fast stets aber *kulturell die Erreger nachweisen.* Die Lungenaffektion wird meist von unregelmäßigen, remittierenden Temperaturen begleitet. Da es auch zu Abmagerung und Nachtschweißen kommt, sind die Parallelen zur Tuberkulose in diesen Fällen sehr groß. Auch im Röntgenbild ist ein sicherer Unterschied gegenüber der Tuberkulose kaum zu machen. Hier müssen vor allem Komplementbindung, Kultur und Hauttest weiterhelfen.

Prozentuale Angaben über die Häufigkeit des Lungenbefalls bei Histoplasmose liegen bisher noch nicht eindeutig vor. Aus der Zusammenstellung von KIRSCH ist zu entnehmen, daß von 57 Fällen 36 eine generalisierte Form der Erkrankung zeigten, bei denen die Lunge natürlich mitbefallen war, und 7 eine isoliert mit Parasiten befallene Lunge aufzuweisen hatten.

Dafür, daß es aber *nicht nur tödlich endende Lungenerkrankungen bei Histoplasmose* geben kann, sprechen die Untersuchungen, die von amerikanischen Autoren mit dem Histoplasmintest an einer größeren Personenzahl durchgeführt wurden, die Kalkherde in der Lunge aufwiesen. Auf Grund dieser Beobachtungen erscheint die Annahme gerechtfertigt, daß es *neben der schweren, tödlich verlaufenden Lungenaffektion* auch die *leichtere Form gibt, die schließlich unter Bindegewebsbildung und Verkalkung abheilt* (LOOSLI, BEADENKOPF, RICE und SAVAGE, BAMATTER und BABAIANTZ u. a.).

Leber. Die Leber ist fast immer vergrößert und zeigt mehr oder minder ausgedehnte Veränderungen. DARLING fand in den ersten 3 Fällen, die von ihm beobachtet wurden, gerade im Ausstrich aus der Leber, ferner aus Milz, Knochenmark und Lunge die meist intracellulär in großer Menge liegenden Parasiten. In einem seiner Fälle beobachtete er im Leberschnitt Einlagerungen von graugelbem Gewebe mit einer baumartig verzweigten Zeichnung. Mikroskopisch handelte es sich um Nekroseherde mit Neubildung eines zahlreiche Parasiten — zum Teil freiliegend, zum Teil intracellulär — enthaltenden Bindegewebes. Im Endstadium kommt es zu ausgedehnterer Verfettung und cirrhotischen Veränderungen.

Milz. Die Milz ist fast stets vergrößert, derb und deutlich tastbar. Auch DARLING fand sie, als eines der charakteristischen Merkmale seiner 3 ersten Fälle, auf das 3—5 fache vergrößert. Besonders die reticuloendothelialen Zellen der Milz waren von den Parasiten befallen.

Die *Lymphdrüsen* sind sehr häufig in Mitleidenschaft gezogen, nicht nur die der befallenen Hautpartien, sondern auch, wie schon erwähnt, die des Bauchraumes, der Hilusgegend, der Leisten, der Achseln und des Nackens. Es können hierdurch oft Bilder sich entwickeln, die an eine Lymphogranulomatose Hodgkin erinnern. Im histologischen Bild können diese Veränderungen durchaus noch als Hodgkin angesehen werden, da sich unter Umständen die Parasiten schlecht oder ungenügend färben und dadurch übersehen werden können. Auf diese Tatsachen wiesen unter anderem MILLER, KEDDIE, FRANZES, JONSTONE und BOSTIK hin. Allerdings darf nicht außer acht gelassen werden, daß, wie in einem von den oben genannten Autoren beschriebenen Fall, beide Erkrankungen gemeinsam vorkommen können. Es wird in vielen Fällen schwierig sein, endgültig zu entscheiden, ob eine auf einen Hodgkin aufgepfropfte Histoplasmose vorliegt oder ob die Histoplasmose ein hodgkinähnliches Bild hervorgerufen hat.

Das *Knochenmark* weist meist Veränderungen auf und ist auch besonders geeignet zum Nachweis des Erregers. Hier ist er häufig schon längere Zeit, bevor er im peripheren Blut auftritt, zu finden.

Das *Blutbild* weist deutliche Veränderungen im Sinne einer Anämie auf, die Erythrocytenwerte sind vermindert. Es besteht eine Leukopenie mit einer relativen Lymphocytose.

Die Werte der *Blutsenkung* sind meist erhöht. Das Verhalten der Senkung unter dem Ablauf der Erkrankung vermag gewisse prognostische Hinweise zu geben, da ein Anstieg immer eine Exacerbation ankündigt, während ein Rückgang der Senkung ein günstiges Zeichen zu sein pflegt.

Gar nicht selten sind die *Nebennieren* befallen. In der Zusammenstellung von Kirsch fanden sich 5 Fälle mit ausgesprochenen Veränderungen im Bereich des Nebennierenmarks oder der Nebennierenrinde. Schultz (1937) hatte auch in seinem Fall Nebennierenveränderungen feststellen können. Die Organe waren von zerfallenden großen Geschwüren durchsetzt. Diese enthielten im mikroskopischen Bild große, mit Erregern vollgestopfte Histiocyten. Nicht immer machen allerdings diese Nebennierenveränderungen auch gleichzeitig schwere klinische Erscheinungen. Neben einem Hinweis auf 11 solcher Fälle machen Rawson, Collins und Grant auf 8 weitere Kranke mit eindeutigen Zeichen einer Nebenniereninsuffizienz aufmerksam und fügen den Bericht über einen 9. Fall bei. In diesem war es, wie die Sektion ergab, zu einer sehr ausgedehnten Nekrose der Organe gekommen. Klinischer Ausdruck dieses Geschehens war eine zunehmende sehr große Schwäche, Hypotonie und Adynamie der befallenen Person. Auf Grund ihrer Beobachtungen glauben Rawson, Collins und Grant, daß das Alter für Nebennierenerkrankungen bei Histoplasmose zwischen 39 und 63 liege und daß Frauen doppelt so häufig zu dieser Komplikation zu neigen scheinen als Männer.

Der *Verdauungstrakt* ist verhältnismäßig wenig in Mitleidenschaft gezogen, außer der Mundhöhle, deren Schleimhaut, wie schon oben geschildert, sehr ausgesprochen von der Krankheit betroffen sein kann.

Unter den klinischen Erscheinungen von seiten des Darmes werden Erbrechen, Durchfälle und Stuhlunregelmäßigkeiten beschrieben, auch fand Darling in einem seiner Fälle im unteren Jejunum, Ileum und Colon zahlreiche teils hyperplastische, teils infiltrierte, teils aber auch nekrotisch ulcerierte hämorrhagische Herde. Im Abstrich von solchen Darmgeschwüren konnte er Histoplasma capsulatum nachweisen. Von späteren Berichterstattern wurden wiederholt ebenfalls Darmgeschwüre bei generalisierten Krankheitsformen beschrieben.

Über isolierten *Knochenbefall* bei Histoplasmose ist bisher wenig bekannt geworden. F. Riess und Delvoye beobachteten eine tödlich endende Erkrankung bei einem Senegalesen, bei dem die obere Halswirbelsäule weitgehend befallen war. Außerdem fanden sich gummöse Herde im Os frontale, in der Maxilla, im Femur, der Tibia sowie den Knochen des Vorderarmes. Außer diesen Knochenherden zeigte der Fall auch eine Verdickung der Haut im ganzen, die trocken und mit kleinsten Ulcerationen übersät war. Es bestand eine Hyperacanthosis im histologischen Bild mit Riesenzellgranulomen in der Cutis, die sehr reichlich Histoplasmen enthielten. Auffallend war in diesem Fall auch, daß Lymphwege und Lymphknoten gar nicht befallen schienen und auch die Leber und Milz nur wenig Veränderungen aufwiesen. In den Knochenherden konnte vor und nach dem Tod mikroskopisch und kulturell Histoplasma nachgewiesen werden.

Von den selteneren Lokalisationen ist noch eine chronisch-eitrige Entzündung des *Kniegelenks* durch Histoplasma capsulatum (Key und Large) zu erwähnen.

Meleney berichtet über zwei allerdings nicht von ihm selber beobachtete Fälle, bei denen die *Prostata* infiziert war und die nach Prostatektomie starben. Auch Blanch und Moore fanden den Erreger in der Prostata.

Die *Nieren* sind in selteneren Fällen Sitz ausgedehnter Veränderungen. Doch findet sich in den späteren Stadien der Erkrankung meist eine positive Eiweißprobe im Harn, sowie auch ein Sedimentbefund, der auf eine gewisse Schädigung der Nieren mehr im Sinne einer Nephrose als einer Herdnephritis hinweist.

Die *Histoplasmose im Kindesalter* geht mit Husten, Fieber, Drüsenschwellungen und Gewichtsverlust einher. PRYOR berichtet über 5 Fälle kindlicher Infektionen in Kalifornien im Alter zwischen $5^1/_2$ und 11 Jahren. Die Diagnose wurde erst nach Ablauf des Krankheitsprozesses gestellt, als es verhältnismäßig rasch zu multiplen, verkalkten Lungenherden gekommen war. Der Tuberkulin- und Coccidioidintest waren bei diesen Kindern negativ, der Histoplasminhauttest aber stark positiv. Auf Grund dieser Beobachtung wäre zu überlegen, ob die Histoplasmose in manchen Gegenden als Kinderkrankheit überstanden wird. DAVIES und NEW weisen darauf hin, daß 25% der Histoplasmoseerkrankungen Kinder unter 6 Monaten betreffen sollen. WHEELER, FRIEDMANN und SASLAW, die 1950 über 2 kindliche Erkrankungen ($5^1/_2$ und 8 Jahre) berichten, die mit Fieber, Lymphknotenschwellung, Milz- und Lebervergrößerung und massiven Lungeninfiltraten einhergingen, fanden, daß in bestimmten Gegenden des Staates Ohio (USA.) bei einer Durchtestung 62% der Jugendlichen einen positiven Histoplasminhauttest aufwiesen. Beim Kind verläuft die Erkrankung kurzdauernder und oft heftiger. Doch konnten KUNSTADTER, WHITCOMB und MILZER bei einem 12jährigen Jungen auch einen etwas protrahierteren Verlauf feststellen.

Der Junge wurde wegen Husten und Fieber zum Arzt gebracht, zeigte einen positiven Tuberkulin- und Histoplasmintest, aber noch keinen Lungenbefund. Erst nach 2 Monaten ließen sich ausgedehnte Infiltrate in der linken Lunge nachweisen und der Pilz aus der Blutkultur züchten. Auch aus dem Rachenabstrich ließ sich im Mäuseversuch der Pilz nachweisen. Die Komplementbindung war positiv. Tuberkelbakterien wurden niemals gefunden.

Nach Ansicht von DAVIES und NEW hat die Erkrankung seit 1936 an Häufigkeit zugenommen.

Als *Komplikation* kann, wie bei vielen anderen Erkrankungen, auch eine Tuberkulose zur Histoplasmose hinzutreten und naturgemäß den Ablauf des an sich schon schweren Krankheitsgeschehens sehr ungünstig beeinflussen und beschleunigen (HAUSMAN und HIEMSTRA).

Diagnose. Symptome, die auf eine Histoplasmose hinweisen können, sind *Ulcerationen der Haut, Nasen- und Mundschleimhaut, vergrößerte Lymphknoten, unklare Lungenaffektion, Darmgeschwüre, Vergrößerung von Milz* oder *Leber* oder auch von beiden, *unregelmäßiges Fieber, Anämie* und *Leukopenie*. Alle diese Symptome sind aber vieldeutig, und zur Erhärtung der Diagnose ist der *Nachweis des Erregers* aus dem Blut, dem Knochenmark oder dem Sputum zu fordern. Auch Rachenabstrich und Magenspülflüssigkeit können zum Erregernachweis mikroskopisch oder kulturell herangezogen werden.

Differentialdiagnostisch muß die Histoplasmose in ihrer Hautform gegenüber dem Lupus, der Sporotrichose, der Coccidioidomykose abgegrenzt werden. Bei den Schleimhautformen sind Moniliasis und Rhinosporidiosis in Betracht zu ziehen, bei der generalisierten Form die Tuberkulose, Lues und Leishmaniose.

Bei lokalisierter Infektion kann man einen Geschwürsabstrich oder eine Biopsie machen oder Untersuchungsmaterial durch Aspiration gewinnen und dann verarbeiten. Bei generalisierten Erkrankungen kommt neben der Sternalpunktion auch die Milzpunktion in Frage. Erst in späteren Stadien ist der Erreger im peripheren Blut nachweisbar.

Das durch Abstrich, Sternal- oder Milzpunktion gewonnene Material wird am besten nach GIEMSA gefärbt und dann auf die Anwesenheit von eingekapselten, hefeartigen Organismen in den reticuloendothelialen Zellen untersucht. Mit dieser Färbemethode erhält man die besten Resultate. Außer dem direkten

Nachweis im mikroskopischen Präparat kommt die Kultur in Frage. Hier hat sich der SABOURAUDsche Nährboden am besten bewährt, aber auch Bouillon und Blutagar bei 22 und 37° eignen sich für das Kulturverfahren. Es ist aber zu bedenken, daß diese Pilze außerordentlich langsam wachsen und oft die Kulturen 2—3 Wochen unter Beobachtung gehalten werden müssen.

Zu *Tierversuchen* eignen sich am besten Mäuse oder Meerschweinchen, die, wie schon vorher erwähnt, für die Infektion relativ empfänglich sind und meist an ihr eingehen.

Zur Klärung der Diagnose wurde in den letzten Jahren neben dem direkten Erregernachweis in zunehmendem Maße der *Histoplasminhauttest* herangezogen. Dem Test liegt ein ähnliches Prinzip zugrunde wie dem Coccidioidin- oder dem Tuberkulintest.

Technik. Zur Herstellung der Testlösung wird ein Kulturfiltrat von Histoplasma capsulatum in verschieden intensiver Verdünnung verwendet, meist in einer Lösung von 1:1000. Von diesem Filtrat werden 0,1 cm^3 als Intracutanquaddel gespritzt. Im Falle einer positiven Reaktion kommt es zur Rötung, Quaddelbildung und Schwellung im Bereich der Intracutanquaddel, unter Umständen zu einem kleinen, derben Infiltrat mit zentraler Einschmelzung (FEREBEE und FURCOLOW). Bei näherer Untersuchung der Pilzantigene konnten CROSS und HOWELL feststellen, daß neben Proteinen vor allem Polysaccharide für die positiven Histoplasminreaktionen verantwortlich zu machen sind, daß also an sie die spezifische Histoplasminwirkung gekoppelt zu sein scheint.

Nach Ausarbeitung des Histoplasmintests wurden in großem Umfang von amerikanischen Autoren kleinere und größere Bevölkerungsgruppen durchgetestet (FEREBEE und FURCOLOW, GUY, PANISETT und FRAPPIER, STEWART, PRIOR, COLE und TORBERT, LURIE, KELLY, RUBY und WOODRUFF sowie MARSIAJ, GUIMARAES, CUNHA und LIMA). Auch die Histoplasminsensibilität der Tiere, insbesondere des Rindviehs wurde von FURCOLOW und RUBY untersucht. Sie konnten dabei feststellen, daß in bestimmten Bezirken von Kansas im gleichen Umfange, wie menschliche positive Histoplasminreaktionen zu erhalten waren, auch bei dem durchgetesteten Rindvieh der geographisch gleichen Gegend in 1,5—4,2% positive Reaktionen zu erhalten waren. Sie kamen auf Grund dieser Untersuchungen zu der Ansicht, daß für menschliche und tierische Infektionen die gleichen Quellen anzunehmen sein müßten, und daß man das Rindvieh nicht als Infektionsreservoir für die menschliche Erkrankung ansehen könne.

PRIOR, COLE und TORBERT führten den Test bei 837 Hunden aus, von denen 5 positiv reagierten. Beachtenswert ist dabei die Beobachtung, daß ein an Histoplasmose erkrankter Hund nicht reagierte. Die Diagnose der Histoplasmose war in diesem Fall durch Kultur intra vitam und bei der Sektion sichergestellt worden.

Nachdem CHRISTIE, PETERSON und PALMER in bestimmten Gegenden der USA. bei allen Personen mit Kalkeinlagerungen in den Lungen *ohne* positive Tuberkulinreaktionen stets eine positive Histoplasminreaktion gefunden hatten, stellten auch FEREBEE und FURCOLOW ausgedehnte Gruppenuntersuchungen an. Bei 1744 Kindern, die mit Histoplasmin durchgetestet wurden, fanden sie, daß in gewissen Familien unter Blutsverwandten eine prozentual höher positive Histoplasminreaktion auftrat. In einer anderen Untersuchung hatten FURCOLOW, MANTZ und LEWIES 1600 Schulkinder mit Histoplasmin- und Tuberkulintest sowie röntgenologisch untersucht und gefunden, daß 72 histoplasminpositive Kinder, die tuberkulin-negativ waren, Röntgenveränderungen aufwiesen, teils knötchenförmige, teils diffus-flächige Infiltrate. Die Kinder wurden über 2 Jahre kontrolliert. Dabei wurde festgestellt, daß alle Veränderungen langsam verkalkten.

Bei Durchtestungen im Gebiet der Rocky Mountains fanden ABSHER und CLINE unter 1000 Personen 404 tuberkulinpositive, 73 histoplasminpositive. Von den letzteren zeigten nur 8 gegenüber 14 unter den tuberkulinpositiven multiple Verkalkungsherde in den Lungen. An einer großen Untersuchungsreihe von 13127 Studenten fanden LOOLSI, BEADENKOPF, RICE und SAVAGE l. die

Tatsache der Kreuzsensibilität Histoplasmin-Coccidioidin bestätigt, 2. fanden sie die Histoplasminsensibilität nur in ganz bestimmten Gegenden (unteres Mississippital, einzelne Gegenden Latein-Amerikas), 3. fanden sie bei Personen aus Europa den Histoplasmin-Test nur in 5,4% positiv.

Hoekenga und Tucker untersuchten die Histoplasmin- und Coccidioidinempfindlichkeit in Honduras: unter 300 Eingeborenen reagierten 125 auf Histoplasmin positiv, 14 auch auf Coccidioidin, aber nur einer von diesen alleine auf den letztgenannten Impfstoff. Diese Untersuchung bestätigt, die schon auf S. 845 betonte Kreuzsensibilität zwischen Histoplasmin und Coccidioidin.

Durchtestungen von 495 Personen im Alter von 2—80 Jahren in Brasilien ergaben in einem Bezirk 12,5% positive Resultate, allerdings wurde eine Verdünnung von 1:100 verwandt, die unter Umständen auch bei Blastomykose (Paracoccidioidomykose) einen positiven Ausschlag gibt. Kelly, Ruby und Woodruff testeten in einem Krankenhaus in Michigan 471 Personen mit der Lösung 1:1000. 54 Patienten reagierten positiv.

Stewart führte den Test bei 310 Studenten an einer kanadischen Universität durch und fand 4 positive Reaktionen bei Männern, die nur zeitweilig in den Küstenprovinzen und Neufundland gelebt hatten. 157 Personen, die ihr ganzes Leben in diesen Gebieten verbracht hatten, zeigten keine positive Reaktion.

Paralleluntersuchungen in Süd- und Nord-Quebec führten Guy, Panisett und Frappier durch und beobachteten, daß im Norden des Landes häufiger positive Tuberkulinproben zu finden waren, während im Süden ein höherer Prozentsatz an histoplasmin-positiven gefunden wurde. In einem Fall waren sogar von 75 Schulkindern in der Nähe von Montreal 20 histoplasmin-positiv.

Von Sexton, Ewan und Payne auf den Aleuten durchgeführte Untersuchungen ergaben einzelne positive Hautteste, für die die Verfasser aber keine Erklärung zu geben vermögen, da bisher in diesem Gebiet keinerlei Erkrankungen an Histoplasmose beobachtet wurden.

Auch aus Südafrika liegen von Lurie Reihenuntersuchungen vor, bei denen sich 12—17% positive oder fragliche Reaktionen feststellen ließen.

Systematische Untersuchungen in Europa führten Koller und Kuhn durch, die unter 180 Patienten in der Schweiz nur 2 positive fanden, die beide lange im Ausland (USA. und Java) gelebt hatten. Einer war tuberkulin-negativ, der andere positiv. Letzterer hatte auch noch Kalkschatten in der Lebergegend. Weitere Histoplasmintestungen bei 550 Rekruten in der Schweiz ergaben nur negative Resultate, während 50,3% tuberkulin-positiv waren und 5% im Röntgenbild Hilus- und Lungenkalkherde aufwiesen. Bei Vergleichsuntersuchungen mit Tuberkulin und Histoplasmin in einem Schweizer Waisenhaus beobachtete Birkhäuser keinen einzigen positiven Histoplasmintest.

Hier sei auch noch auf die Beobachtung von Elo und Pätiälä hingewiesen, die nach intensiver Behandlung mit Antibioticis eine Sensibilisierung gegen Histoplasmin und Coccidoidin bis zu einem positiven Hauttest feststellen konnten. Auch in Norwegen wurden von Lindén und Treit Untersuchungen über die Histoplasmin- und Coccidioidinsensibilität durchgeführt.

Wieweit der Histoplasmintest eine überstandene oder bestehende Histoplasmose eindeutig anzuzeigen vermag, ist noch nicht ganz sicher zu sagen, wenn auch die Schweizer Untersuchungen und die an großen Reihen in Amerika durchgeführten Hautproben zu beweisen scheinen, daß dieser Test weitgehend spezifisch ist und wirklich nur bei vorliegender oder überstandener Infektion eine Reaktion zeigt. Für sicherer als den Hauttest halten Salvin und Hottle die serologische Reaktion.

Eine *Komplementbindungsreaktion* arbeiteten Tennenberg und Kowell aus. Sie fanden bei experimentell infizierten Meerschweinchen Antikörper, die bei gesunden Tieren nicht nachweisbar waren. Furculow, Bunnell und Tennenberg prüften an 300 menschlichen Seren diese Komplementbindungsreaktion.

Sie war in 9 Fällen von sicherer Histoplasmose 8mal positiv, 1mal negativ. Bei 13 Fällen mit einer kürzlich erworbenen Histoplasminempfindlichkeit fiel sie 3mal positiv und 10mal negativ aus. Bei 36 Fällen, die histoplasmin-positiv waren und tuberkulin-negativ sowie röntgenologisch keinerlei Lungenveränderungen zeigten, war sie ebenfalls 10mal positiv und 26mal negativ. 242 Kontrollfälle waren bis auf 13 zweifelhafte alle eindeutig negativ.

Mit der Serologie der Histoplasmose beschäftigten sich auch SASSLAW und CAMPBELL sowie SALVIN und HOTTLE. In eingehenden Studien konnte festgestellt werden, daß die Spezifität des von den verschiedenen Untersuchern, besonders von SALVIN benutzten Antigens recht ausgesprochen war. Das Antigen gab keine Reaktion mit Seren von Coccidioidomykosekranken, auch nicht mit Seren von Kaninchen, die mit Coccidioides immitis oder Blastomyces dermatitidis vorbehandelt worden waren. Die Verfasser kommen zu dem Schluß, daß die Komplementbindungsreaktion eine sehr wertvolle Ergänzung im diagnostischen Verfahren bedeute.

Prognose. Nachdem früher angenommen worden war, daß es nur eine maligne verlaufende Krankheitsform gäbe, konnten die ausgedehnten Reihenuntersuchungen mit dem Histoplasmintest, die die amerikanischen Untersucher durchgeführt haben, zeigen, daß auch benigne Formen auftreten, die ohne oder mit nur geringen klinischen Erscheinungen ablaufen, aber trotzdem zu einer gewissen Antikörperbildung führen. Als Hauptkriterien dieser benignen Verlaufsform stellt ZAHN folgende Punkte heraus: 1. Histoplasminüberempfindlichkeit, 2. eine wenigstens 2 Monate dauernde Lungenverschattung, 3. negativer Ausfall sämtlicher Laboratoriums- und klinischen Untersuchungen auf Tuberkulose, Hodgkin, Sarkom und andere Krankheiten, sowie negativer Tuberkulinhauttest.

Die Prognose der ausgeprägten Fälle ist nicht günstig. Von den 57 in der Zusammenstellung von KIRSCH erwähnten Fällen der Weltliteratur endeten 48 letal, bei 3 war der Ausgang ebenfalls fraglich, wahrscheinlich auch letal, nur 5 wurden geheilt und 1 als fraglich geheilt bezeichnet. Die geheilten Fälle sind fast nur solche mit ausschließlichem Hautbefall oder Affektionen der Mundhöhle. Nur 1 Kranker mit einer Lymphknotenerkrankung wurde geheilt.

Therapie. Es sind zahlreiche Tierversuche gemacht worden, um therapeutisch wirksame Mittel zu erproben. Zur Prüfung kamen die verschiedensten Medikamente. Im allgemeinen aber kann man sagen, daß weder Neoarsphenamin noch Wismut, Emetin, Sulfonamide, Chinin, Atebrin oder Pentanucleotid die rechte Heilwirkung auszuüben vermochten.

Auch die Tierversuche von LEVY 1945 mit Natriumjodid, Neostam, Fuadin, Sulfanilamid, Proflavin, Thymol und Natriumpropionat an 145 Mäusen zeigten keinerlei Wirkung dieser Medikamente auf den Krankheitsablauf bei den Tieren.

CATANEY und KERWAN konnten mit oraler Jodbehandlung und lokaler Anwendung von Lipojodol einen Histoplasmoseabsceß ausheilen.

In einzelnen Fällen kommen chirurgischer Eingriff und Excision bei Einzelherden in Frage (JOHNSON und DEWICH). Bei Hautfällen kann eine lokal-antiseptische Behandlung vorübergehend von Nutzen sein, ist aber hinfällig, sobald die Krankheit generalisiert wird.

Die günstigsten Ergebnisse werden von der Behandlung mit Antimonpräparaten mitgeteilt. Es sind Fuadin, Brechweinsteinlösung, Stilbamidin und das Antimonpräparat Neostam, die ausgesprochen günstige Resultate bei der sonst wenig erfreulichen Behandlung der schweren Fälle zu ergeben scheinen.

Die Sulfonamide und das Penicillin werden von einzelnen Autoren als völlig wirkungslos geschildert, CURTIS und GREKIN allerdings sahen vom Sulfadiazin bei zwei im ganzen allerdings gutartig verlaufenden Fällen eine günstige Wirkung.

Geotrichose.

Unter dieser Bezeichnung werden einige Mykosen zusammengefaßt, die durch Pilze der Art *Geotrichum* — Synonyma: Oidium, Mycoderma, Oospora Auct. — hervorgerufen werden. BRUMPT unterscheidet 19 verschiedene Geotrichumpilze. Die Differenzierung dieser einzelnen untereinander bereitet in einigen Fällen Schwierigkeiten. Selbst gegenüber anderen Pilzarten ist die Abgrenzung nicht immer ganz einfach.

Die Pilze dieser Art verursachen meist Hauterkrankungen, deren nähere Schilderung sich in diesem Zusammenhang erübrigt. Doch sind im Laufe der letzten Jahrzehnte auch innere Erkrankungen beschrieben worden, für deren Entstehung man diese Pilze verantwortlich gemacht oder doch zum mindesten sie als die Krankheit unterstützendes Moment aufgefaßt hat.

Die Erreger der Geotrichumgruppe sind an sich banale Saprophyten, die sich in der Luft finden, selten im tierischen Organismus, dort aber am ersten im Respirationstrakt. Sie können gelegentlich zu Parasiten werden. Die Pilze lassen sich auf SABOURAUDschen Nährboden kultivieren. Die Stämme der Geotrichumart scheinen vielfach keine Tierpathogenität zu besitzen, auch die von THJÖTTA und URDAL isolierten waren nicht tierpathogen.

In den USA., in denen auf Pilzerkrankungen mehr geachtet wird, kamen im Lauf der letzten 10 Jahre verschiedentlich *Geotrichosen der Lungen* zur Beobachtung. Schon 1935 berichtet DODGE über 12 Geotrichose-Infektionen, von denen 8 einen Befall der Atemwege aufwiesen. 1940 isolierten DE ALMEIDA und DA SILVA 4 Stämme von Geotrichum aus dem Sputum von Kranken mit verschiedenen Lungenerscheinungen. In seiner Übersicht 1941 erwähnt REEVES unter 79 Fällen von bronchopulmonalen Mykosen auch eine Geotrichose. SMITH, der 1934 schon über 5 nicht tödlich endende Geotrichum-Infektionen berichtet hatte, fand unter 207 Lungenpilzerkrankungen 4mal Geotrichosen. Anläßlich dieser Übersicht wies er darauf hin, daß die Diagnose vielfach nicht gestellt würde, da bei chronischer Bronchitis oder atypischer Pneumonie keine Sputumkultur auf Pilze angelegt würde.

Pathologisch-anatomisch finden sich neben der Bronchitis und Peribronchitis des Frühstadiums später bei den schweren Verlaufsformen Nekrosen, Abscesse und meist sehr dünnwandige Kavernen.

Im ganzen ist das Bild auch dieser Lungenmykose einer Tuberkulose sehr ähnlich, so daß sie sicher gar nicht selten verkannt und für eine Tuberkulose gehalten wird.

Klinik und Verlauf. Die Erkrankung ist als exogene Mykose aufzufassen, die an gewisse äußere Bedingungen gebunden zu sein scheint. Wahrscheinlich spielt Inhalation sporenhaltigen Staubes eine Rolle, darauf wiesen besonders TH. THJÖTTA und URDAL (Oslo) hin, die als erste mit SUNDGAARD zusammen in Europa eine kleine Gruppenerkrankung in Norwegen feststellen konnten. Alle 11 erkrankten Personen dieser Gruppe waren Mitglieder einer auf einem Bauernhof lebenden Familie. Aber nur 3 zeigten klinisch und röntgenologisch krankhafte Veränderungen. Nach dieser ersten Beobachtung konnten die Verfasser in der Folgezeit 4 weitere Stämme von Geotrichum aus dem Sputum von Kranken mit nichttuberkulösen Lungenaffektionen isolieren.

Das Krankheitsbild beginnt nach einem *uncharakteristischen Vorstadium* mit rauher Kehle, Rhinitis, Pharyngitis und Fieber. Die akuten Krankheitserscheinungen klingen meist schon am 2. oder 3. Tag ab. Bestehen bleiben aber längere Zeit subfebrile Temperaturen, die Hilusverdichtung und ein Reizhusten mit schleimig-weißlichem Auswurf, fast stets ohne Blut. Der Kranke zeigt noch lange eine Ermüdbarkeit und hat intermittierende Beinschmerzen. Auch der Röntgenbefund mit mittelweichen Fleckschatten im Hilusgebiet oder Mittelfeld kann noch längere Zeit persistieren.

Der auskultatorische Lungenbefund kann, wie in dem einen Fall von Kunstadter und Mitarbeitern, außerordentlich gering sein, zeigt aber in anderen Fällen auch wieder einen massiveren Befund, der in seiner Form nicht von den bei tuberkulösen Prozessen zu unterscheiden ist.

Nicht alle Fälle weisen ausgesprochene Lungenherde auf, in einigen finden sich nur chronische Bronchitiden mit peribronchitischen Verdichtungen ohne deutliche Parenchyminfiltrate. Doch auch bei diesen sind die Hilusdrüsen vergrößert und bleiben es noch über einen längeren Zeitraum (Kunstadter, Milzer und Whitcomb). Auch Thjötta und Mitarbeiter beobachteten bei 8 der 11 Erkrankungen keine stärkeren klinischen Erscheinungen, wohl aber konnten sie im Sputum den Pilz nachweisen. Auch die leichteren Formen zeigen fast stets Auswurf (Kunstadter und Mitarbeiter, Smith u. a.). Dieser meist weißlich-schleimige Auswurf enthält bei Geotrichose-Infektionen häufig eigenartig graue Flocken, die für diese Erkrankung bezeichnend sind.

Der Verlauf der Erkrankung ist oft sehr langwierig, wenngleich das akute Stadium, wie schon erwähnt, rasch abklingen kann. Vereinzelt sind sogar Verlaufszeiten von 5 Jahren beschrieben worden. Kunstadter, Milzer und Whitcomb weisen darauf hin, daß häufig ein gewisses Mißverhältnis bestehe zwischen der Ausdehnung der Lungenbefunde und den relativ leichten klinischen Erscheinungen wie Husten, niedriges Fieber und Appetitlosigkeit.

Die *Leukocyten* sind meist nicht wesentlich erhöht, das Blutbild zeigt im ganzen keine besonders charakteristischen Verschiebungen.

Die *Blutsenkung* ist eigentlich stets beschleunigt. An den anderen *inneren Organen* bestehen bei dieser Infektion meist *keine* krankhaften Veränderungen, es sei denn, daß es zu schweren Allgemeinerscheinungen und dem Bild einer Pilzsepsis gekommen ist. In solchen Fällen finden sich neben peritonealen Granulationen auch Veränderungen in Milz und Leber.

Diagnose. Die Sicherung der Diagnose bei dieser Erkrankung ist nur auf Grund 1. der Sputumuntersuchung mit mikroskopischem und kulturellem Pilznachweis möglich, 2. durch den Hauttest mit Geotrichon, 3. durch serologische Untersuchung mit Komplementbindungsreaktion und Präcipitationstest.

Das *Röntgenbild* vermag nur bedingt differentialdiagnostisch weiter zu helfen, wenn auch Kunstadter und Mitarbeiter darauf hinweisen, daß ein langes Persistieren von Röntgenbefunden mit eigenartig geflecktem Aussehen der Infiltrate in beiden Lungenfeldern, begleitet von Hilusdrüsenschwellung, charakteristisch für Geotrichose sei. Gegenüber der Tuberkulose ist die Abgrenzung durch den negativen Tuberkulinhauttest, den fehlenden Tuberkelbakteriennachweis und das andere Aussehen des Sputums zu erbringen (s. oben). Auch die Coccidioidomykose kann differentialdiagnostische Schwierigkeiten machen, wenn auch der Hauttest hier weitgehend klärend helfen kann.

Der Hauttest mit Geotrichon wird in einer Verdünnung von 1:10 und 1:100 durchgeführt (0,1 intracutan) und scheint relativ spezifisch zu sein (Kunstadter).

Prognose. Die Erkrankung scheint im ganzen günstiger zu verlaufen als viele andere Lungenmykosen. Wie besonders die Untersuchungen von Sundgaard, Thjötta und Urdal gezeigt haben, können die Infektionen erscheinungsarm auftreten und nach einiger Zeit völlig abklingen. Kunstadter ist der Ansicht, daß es auch zu Verkalkungsherden in den Lungen kommen kann. Doch auch tödlich endende Fälle wurden beschrieben.

Therapie. Über eine systematische Therapie ist bisher noch wenig bekannt. Neben früheren Versuchen mit Jodkali berichtet KUNSTADTER über eine kombinierte Behandlung mit Jod und Röntgenbestrahlung. Doch glaubt er der Jodkaligabe die größere Wirksamkeit zuordnen zu müssen.

Die Identifikation der einzelnen Stämme macht bei Geotrichum noch Schwierigkeiten und von manchen der im vorhergehenden beschriebenen Krankheitsbilder ist zunächst nur zu sagen, daß sie durch einen Pilz der Art Geotrichum hervorgerufen wurden. Von einigen Stämmen ist aber bekannt, daß sie bei ganz bestimmten Bildern sich nachweisen ließen. Auf diese sei im Folgenden noch in aller Kürze eingegangen.

Geotrichum asteroides. Diesen Pilz konnte CASTELLANI 1914 als Erreger von *Durchfallerkrankungen* in warmen Ländern feststellen. Auch bei *Spruekranken* ließ er sich isolieren. Doch kommt ihm hier wohl auch nur sekundäre Bedeutung im Sinne einer Mitbegünstigung des Prozesses zu. Schließlich hat man ihn auch im Auswurf von Kranken mit *chronischer Bronchitis* gefunden. Wie weit bei diesem letzteren Krankheitsbild ihm eine ätiologische Wirkung zuzugestehen ist, muß noch offenbleiben, da hierfür gewichtiges Beweismaterial noch fehlt.

Geotrichum Issavi. Dieser Erreger wurde bei einigen *Dysenterie*-Gruppenerkrankungen in Belgisch-Kongo gefunden und für das ätiologische Moment bei diesen Krankheitserscheinungen gehalten.

Geotrichum louisianioideum. In 3 Fällen von *Lungen*pilzerkrankung in Louisiana und Italien konnte CASTELLANI 1931 diesen Pilz züchten. Auf Grund seiner eingehenden Untersuchungen über Wachstum und Pathogenität sowie der Beobachtung des Ablaufs der Erkrankung als Lungenmykose kam er zu der Überzeugung, daß der kultivierte Pilz hier von ätiologischer Bedeutung war.

Geotrichum rabesalama. Auf Madagaskar beobachteten FONTOYNONT und BUSCHEE eine mit Lungenbluten einhergehende *Lungenerkrankung*, bei der sie aus dem Auswurf Geotrichum rabesalama isolieren konnten. Die Prüfung dieses Pilzstammes im Tierversuch ergab, daß der Keim für Kaninchen, Ratten und Tauben außerordentlich pathogen war. Weitere Fälle dieser Lungenaffektion wurden bisher nicht beschrieben.

Von den übrigen 15 Geotrichumpilzen hat bisher keiner bei der Entstehung innerer Erkrankungen eine Rolle gespielt. Einzelne dieser Gruppe sind noch als Erreger von Hautveränderungen und subcutanen Abscessen gefunden worden.

Die Aktinomykose und verwandte Fadenpilzerkrankungen.

Die Aktinomykose ist eine relativ seltene, praktisch nicht ansteckende entzündliche Erkrankung, die durch eine sehr starke Bindegewebsreaktion und durch einen chronischen Verlauf gekennzeichnet ist. Ihre Erreger stehen botanisch zwischen Pilzen und Bakterien.

Geschichte. BERNHARD VON LANGENBECK gab 1845 die erste Schilderung der Erkrankung beim Menschen, der 1848 eine weitere von LEBERT folgte. Der Tierpathologe BOLLINGER beschrieb dann 1876 eine Tiererkrankung, die er als Aktinomykose bezeichnete. Erst 1878 teilte ISRAEL weitere Beobachtungen beim Menschen mit. Der Erreger der tierischen Erkrankung wurde von HARZ 1879 als Actinomyces bovis bezeichnet und seine Pilznatur durch seine und BOLLINGERS Untersuchungen wahrscheinlich gemacht.

PONFICK, ISRAEL und WEIGERT glaubten dann auf Grund ihrer Befunde (1879) die Identität der Erkrankung bei Mensch und Tier klargestellt zu haben und übernahmen auch für die menschliche Erkrankung den Namen Aktinomykose.

Durch die Forschung der letzten Jahre, insbesondere die Arbeiten von LENTZE und amerikanischen Forschern wie WAKSMAN, HENRICI u. a. hat sich ergeben, daß die beim Menschen und den Haustieren vorkommenden Actinomycespilze als verschiedene Arten angesehen werden müssen. Durch die Einbeziehung der *Leptotrichose* und, seit Petruschky, die Hereinnahme des Begriffes *Streptotrichose* in diesen ganzen Fragenkomplex war es zu sehr viel Unklarheiten gekommen, die sich unter den systematischen Untersuchungen der letzten Jahre erst langsam zu klären beginnen.

Den Begriff der *Streptotrichose* hatte Petruschky 1913 eingeführt. Dieser Begriff war zunächst als Arbeitshypothese gedacht zur Bezeichnung der aktinomykoseartigen Bilder, bei denen sich *keine* Drusen nachweisen ließen. Durch die Untersuchungen von Naeslund sowie vorher schon von Lieske, später von Lentze, konnte aber nachgewiesen werden, daß eine Trennung zwischen drusenbildenden und nichtdrusenbildenden Actinomycesarten nicht durchführbar ist. Damit war diese Arbeitshypothese widerlegt und der Begriff Streptotrichose hätte aus dem Schrifttum verschwinden können. Leider hat es sich aber im klinischen Schrifttum vielfach eingebürgert, bei Lungenaffektionen durch Actinomyces oftmals von Streptotrichose zu sprechen. Bei den so bezeichneten Fällen handelt es sich weitgehend — hier möchte ich mich den Ausführungen Lentzes anschließen — um Mischinfektion mit anaeroben Bakterien. Im Interesse einer klaren Begriffsbestimmung, auch auf dem Gebiet der Fadenpilzinfektionen, erscheint es wünschenswert, den *Begriff der Streptotrichose überhaupt fallen zu lassen.*

Ätiologie. Lange Zeit bestanden über die Erreger große Unklarheiten, denn es wurden bei pathologisch-anatomisch gleichartigen Entzündungsprozessen von den verschiedensten Untersuchern Erreger so völlig differenter Natur isoliert, daß man keine einheitliche Linie in die Ätiologie dieses Krankheitsgeschehens bringen zu können glaubte.

Hinzu kam, daß die Zahl der Actinomycesstämme sehr groß ist. Schon 1921 beschrieb Lieske 76 und etwas später Staehelin über 150. Außerdem bereitete die Einordnung der Actinomyceten in das botanische System große Schwierigkeiten, da sie einige Eigenschaften der Pilze, aber auch solche der Bakterien haben. So gestaltete sich die Klärung vieler Fragen sehr schwierig, zumal Botaniker und Mediziner eine geraume Zeit hindurch bedauerlicherweise ganz getrennte Wege in diesem Problem gingen (Lieske).

Amerikanische Autoren wie Waksman, Henrici, Lamb, Lain und Jones unterscheiden heute 4 Hauptarten der die Actinomykose hervorrufenden Keime: Actinomyces bovis, Nocardia asteroides, Streptomyces, Mikromonospora. Nach Auffassung von Lentze kommen im engeren Sinne als Erreger des heute unter dem Namen Aktinomykose bekannten Krankheitsbildes aber nur 2 Strahlenpilze in Frage, die in ihren Eigenschaften und in ihrer Lebensweise sehr voneinander verschieden sind:

1. *Actinomyces Wolff-Israel.* Synonyma: Streptothrix Israeli, Streptothrix Spitzi, Discomyces bovis, Cohnistreptothrix Israeli, Actinomyces bovis Auct., Actinobacterium Israeli, Brevistreptothrix Israeli, Actinomyces discofoliatus. Für das durch ihn hervorgerufene Krankheitsbild möchte Lentze den Namen *Aktinomykose* vorbehalten wissen.

2. *Nocardia asteroides.* Das durch diesen Strahlenpilz verursachte Krankheitsgeschehen soll als *Nocardiosis* oder *Nocardiose* bezeichnet werden.

Der *Actinomyces Wolff-Israel* gehört zu den höheren Schimmelpilzen und bildet wie diese Verzweigungen und ein sporentragendes Mycel. Er ist Anaerobier. Eine Säurefestigkeit besteht bei ihm nicht (v. Arnim). Bei der überwiegenden Mehrzahl aller menschlichen Aktinomykoseerkrankungen wird er als Erreger gefunden. Er ist ein mehr oder minder häufiger Bewohner der Mundhöhle, der nur fakultativ pathogene Eigenschaften zeigt, wenn er unter anaeroben Bedingungen ins Unterhautzellgewebe kommt. Seine Differenzierung bereitet deshalb erhebliche Schwierigkeiten, weil in der Natur Actinomycesarten, wie schon oben erwähnt, sehr verbreitet sind und häufig bei der Beimpfung von Nährböden als Luftkeime in Kulturen gelangen können (Lentze). Dieses Vorkommnis hat ältere Untersucher irregeführt, und sie haben solche Keime als Erreger angesehen, die nur die Bedeutung von Zufallsbefunden hatten. Da auch an Gräsern und Getreidegrannen Actinomyceten gefunden wurden, glaubte man längere Zeit, daß nur die Verletzungen durch diese die aktinomykotische

Infektion verursachen könnten. Von dieser Auffassung ist man auf Grund der Untersuchungen der letzten Zeit aber weitgehend abgerückt.

Es handelt sich bei dem Actinomyces Wolff-Israël nicht um einen Mikroorganismus mit pleomorphen Eigenschaften, wie noch LIESKE, GINS und PAASCH glaubten, sondern um einen klar abzugrenzenden Keim mit markanten kulturellen und biochemischen Eigenschaften (LENTZE).

Er bildet über 50 μ lange Fäden. Ein Wickelwachstum zeigt er in der Kultur erst nach 4—7tägiger Bebrütung. Seine besondere Eigenheit ist ein hohes Temperaturbedürfnis, das die Möglichkeit einer Vermehrung in der freien Natur hemmt, worauf NAESLUND schon hinwies. In der Mundhöhle findet er aber alle zur Vermehrung notwendigen Voraussetzungen. Als besonders günstigen Spezialnährboden empfehlen SCHAIN, STEFANO und KAZLOWSKY eine Thioglucolatbouillon bei 37^0 unter CO_2-Atmosphäre.

Die Übereinstimmung der aus der Mundhöhle gesunder Personen gezüchteten Stämme von Actinomyces Wolff-Israel mit den aus menschlicher Aktinomykose kultivierten konnte zunächst durch NAESLUND nicht restlos bewiesen werden. Sie erfuhr aber durch die serologischen Untersuchungen von LENTZE eine Klärung, der eine Übereinstimmung des Antigenaufbaues dieser Keime mit dem von bei manifester Aktinomykose gefundenen Stämmen feststellte.

In letzter Zeit gelang es dann SLACK, ROSEBURRY und Mitarbeitern, auch im Tierversuch progrediente, tödliche Aktinomykosen durch Überimpfung des Actinomyces Wolff-Israel zu erzeugen. Es ist also möglich, mit den subtilen modernen bakteriologischen Methoden den Erreger von anderen anaeroben oder mikroaerophilen Organismen, wie den Corynebakterien, eindeutig abzugrenzen. Sie sind allerdings vielfach als wahrscheinlich bedeutungslose Mitinfektion bei den verschiedensten Entzündungsprozessen und so auch bei der Aktinomykose neben dem Actinomyces Wolff-Israel nachweisbar (LENTZE). Diese Mikroorganismen mit fraglicher pathogener Eigenschaft wurden auch als Actinomyceten bezeichnet, so daß eine Zeitlang der Befund von Actinomyces Wolff-Israel als dem wirklich die Erkrankung auslösenden Agens angezweifelt wurde, doch dürften hier wohl die Ergebnisse der Intracutanreaktion neben anderen Untersuchungen klärend gewesen sein.

Die zweite aerobe Strahlenpilzart, *Nocardia asteroides*, lebt als Saprophyt in der freien Natur, entwickelt sich auf den meisten Nährböden unter Bildung charakteristischer Kolonien, bildet Luftsporen, wächst in älteren Kulturen gelblich, verflüssigt Gelatine, koaguliert peptonisierte Milch und ist säurefest. Er zeigt keine so ausgeprägte Temperaturabhängigkeit wie der Actinomyces Wolff-Israel und wächst schon bei Zimmertemperatur. In den menschlichen Organismus dringt er nur von außen ein. Nach LENTZE gehört dieser Infektionsweg bei der Aktinomykose zu den Seltenheiten.

Gegenüber Versuchstieren zeigt dieser Keim eine hohe Pathogenität. Bei intravenöser Injektion kommt es im Gegensatz zu Actinomyces Wolff-Israel zu generalisierter Erkrankung mit tödlichem Ende. Dieser Strahlenpilz findet sich, auch im Gegensatz zu Actinomyces Wolff-Israel, in den von ihm verursachten Prozessen in Reinkultur. Drusenbildung ist selten. Gegen Penicillin ist er resistent, wohl aber sulfonamidempfindlich. Er kann auch mit Actinomyces Wolff-Israel als Mischinfektion vorkommen (LENTZE, DRESEL).

Die *Tierversuche* sind bei Actinomyceteninfektionen nicht immer erfolgreich. HABIBI, der 9 Actinomycesstämme (davon 3 vom Menschen, 4 vom Rind, 2 vom Erdboden) isolierte und auf ihre Pathogenität bei Mäusen, Meerschweinchen und Kaninchen prüfte, fand, daß bei subcutaner Injektion die weiße Maus am empfindlichsten ist. Er stellte fest, daß dann auch die saprophytischen Stämme pathogen werden konnten. Gelegentlich wurde beobachtet, daß die Actinomyceten bei Maus und Meerschweinchen in der Milz 8—10 Wochen persistieren können. Um die tierexperimentelle Untersuchung verschiedener aus menschlichen Krankheitsfällen gewonnener Actinomycesstämme bemühten sich auch KESSLE und GOLDEN.

Aktinomykose beim Tier. Der bei den Haustieren vorkommende Actinomyces ist nach den heutigen kulturellen und serologischen Untersuchungen klar von dem Erreger beim Menschen zu unterscheiden. Nur dieser beim Tier zu beobachtende Actinomyces bildet die im mikroskopischen Bild zu findende strahlenförmige Lagerung der Drusen, die zu der Namensgebung Strahlenpilz durch HARZ geführt hat.

Die aus der Kieferaktinomykose des Rindes isolierten Actinomyceten wachsen langfädig und verhalten sich kulturell und serologisch anders als der Actinomyces Wolff-Israel (LENTZE, amerikanische Untersucher). Etwas im Widerspruch dazu stehen Untersuchungen von KÄMPE, der bei 15 Fällen von Rinderaktinomykose 6mal Actinomyces Wolff-Israel (die Prozesse waren in Kiefer und Lunge lokalisiert), 4mal Actinobacillus Liegnieresi (die Herde saßen am Pharynx und der Lunge) und in 4 Fällen von Euteraktinomykose nur Staphylokokken isolieren konnte.

Auch das pathologisch-anatomische Bild der Aktinomykose des Rindes sieht etwas anders aus als beim Menschen. Der Prozeß ist vornehmlich am Kiefer mit tumorartigen Gewebsveränderungen lokalisiert. Dabei wird der Knochen im gewissen Gegensatz zu der Aktinomykose des Menschen immer, fast könnte man ausschließlich sagen, befallen.

Die Erkrankung findet sich bei Rindern und Schweinen häufiger, seltener bei Pferden, Schafen, Ziegen und Hunden. Der Prozeß führt zu einer ossifizierenden Periostitis mit Knochenauftreibung, unter Umständen auch zu osteomyelitischen Herden. Die inneren Organe erkranken im allgemeinen selten. Allerdings konnten auch bei Hund und Katze neben Aktinomykomen der Mundhöhle solche der Lungen beobachtet werden. Bei Pferden tritt gelegentlich im Anschluß an die Kastration eine Infektion des Samenstranges auf. Bei Schweinen kommt es leicht zu Krankheitsprozessen am Euter. Diese sind scharf umschrieben, derb, etwa haselnußgroß. Auch bei den Tieren verläuft die Aktinomykose stets als chronischer, sich über Monate und Jahre hinziehender Krankheitsprozeß. Neben den Haustieren kann auch das freilebende Wild erkranken. So beschreibt BURKI eine Unterkieferaktinomykose beim Rehwild.

Pathologische Anatomie. Als Reaktion auf die eingedrungenen Pilze kommt es zu Gewebsveränderungen ohne spezifische Merkmale vom Charakter chronischer Granulationsherde. Neben Leukocytenanhäufungen finden sich Bindegewebszellvermehrungen mit Riesenzelleneinlagerungen, vor allem im peripheren Teil der Veränderung. Im weiteren Verlauf schmilzt der zentrale, kleinzellig infiltrierte Teil des Herdes eitrig ein oder verfällt einer fettigen Degeneration. So kann es zu einer Absceßhöhle mit mehr oder minder flüssigem Detritus kommen. Mehrere solcher kleiner Absceßhöhlen können konfluieren. In den befallenen Bezirken ist der Actinomyces in Form isolierter Fäden oder Fragmente, aber auch in charakteristischen Konglomeraten, den Drusen, zu finden. Diese zeigen beim Menschen im Gegensatz zur Rinderaktinomykose, wo wir einen strahligen Aufbau finden, ein verschlungenes Fadengeflecht, zwischen dem sich regelmäßig reichliche Mengen von Keimen der Begleitflora in Symbiose mit dem Fadenpilz finden. Manchmal lassen sich im Kern solcher aktinomykotischer Geschwüre Fremdkörper, nicht nur Gerstengrannen oder andere Getreidespelzen, sondern auch Knochen- und Holzsplitter, Borsten der Zahnbürste oder ähnliches nachweisen.

Die sich bildenden Knoten werden *Aktinomykome* genannt. Im Bereich der Wand der Aktinomykome oder aktinomykotischen Abscesse beginnt schon sehr bald in zunehmendem Maße eine bindegewebige Proliferation. Manchmal heilen die Herde durch diese vermehrte Bindegewebsbildung oft unter gleichzeitiger Kalkeinlagerung ab. Für die Entwicklung in der einen oder anderen Richtung ist neben der Schwere der Infektion sicher auch die individuelle Widerstandsfähigkeit ausschlaggebend. Die Herde können erstens nach außen durchbrechen und dabei Fisteln bilden. Die Fistelgänge sind mit zundrigem, fettig-degeneriertem Granulationsgewebe angefüllt. Der sich aus den Fisteln entleerende Eiter ist meist dünnflüssig, von fadem oder üblem Geruch, enthält neben Leukocyten Pilzdrusen, aber auch oft eine sehr bunte Bakterienmischflora. Zweitens kann es zum Fortkriechen des Prozesses im Binde-

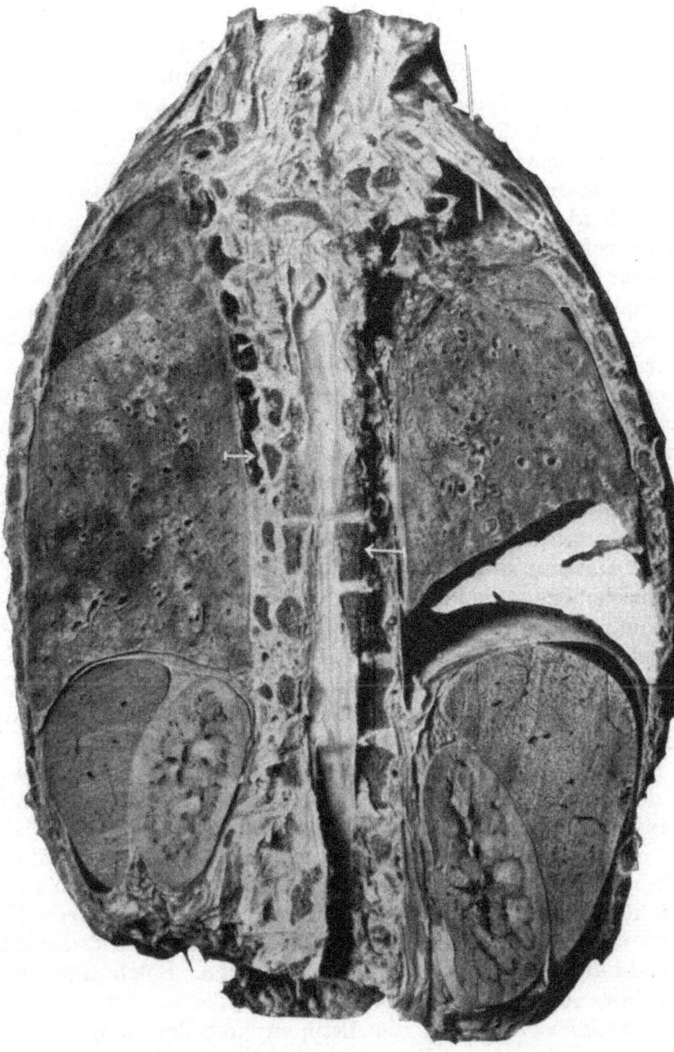

Abb. 10. Schnitt durch den Thorax. Bei der Sonde aktinomykotische Zerstörung des rechten Oberlappens. Die Sonde entspricht einer Halssenkungsfistel. Beiderseits paravertebrale Senkungsabscesse, deren tiefst gelegene durch Pfeile bezeichnet sind. (Nach W. KOCH.)

gewebe kommen. Hier entwickelt sich die Aktinomykose schneller als in parenchymatösen Organen (GYR). Selbstverständlich kann sie auch per continuitatem parenchymatöse Organe wie Lungen, Herz und Leber befallen. Drittens kann ein Einbruch in die Blutwege erfolgen und damit eine hämatogene Aussaat. Auf diesem Wege kommt es natürlich auch zur Metastasenbildung in entfernteren Organen. Die Lymphbahnen werden im Gegensatz zur Tuberkulose meist nicht befallen.

Die verschiedenen Körpergewebe verhalten sich dem aktinomykotischen Prozeß gegenüber recht verschieden. Wie das Bindegewebe, so stellt auch das lockere subpleurale, prävertebrale und retroperitoneale Gewebe für das Weiterkriechen der Infektion einen günstigen Boden dar. Hier kommt es rasch zu nekrotischer Einschmelzung und kleineren oder größeren Abscessen von teilweise flächenhafter Ausbreitung. Wenn sich die Zerstörungen über größere Bezirke erstrecken, erfassen sie auch den Muskel- und Bandapparat, brechen in Hohlorgane ein und können Knochen zur Nekrose bringen. Im ganzen aber ist das Knochengewebe seltener befallen und wenn, dann vornehmlich das Periost, das aber neben Zunge und Lungengewebe die stärkste Neigung zu bindegewebiger Abkapselung und Ausheilung der Aktinomykose zeigt.

Im *pathologisch-anatomischen Bild der Lungenaktinomykose* können wir drei Formen unterscheiden. W. KOCH hat diese (1928) sehr gut gegeneinander abgegrenzt. Der Prozeß kann einmal als primäre Lungenaktinomykose beginnen, hervorgerufen durch Einatmen actinomyceshaltigen Staubes, oder auch durch Aspiration von Fremdkörpern, an denen Actinomycespilze haften (Stücke cariöser Zähne, ISRAEL). Die Erkrankung fängt in solchen Fällen meist als Bronchitis an mit katarrhalischer Schleimhautschwellung und peribronchitischen Herden, die als graue Knötchen auftreten und zentral erweichen. Im weiteren Verlauf können solche Herde zu größeren Zerfallshöhlen zusammenfließen. Sehr oft aber kommt es auch zu starker bindegewebiger Abkapselung. Gerade dieser letztere Vorgang unterscheidet die Aktinomykose der Lunge von der Tuberkulose, bei der die Bindegewebsneubildung nicht so stark ist. Infolge der letzteren kann es bei der Aktinomykose sogar zu einer gewissen *Induration der Lunge* kommen. Zum anderen kann sich die Lungenaktinomykose in Form eines pneumonischen Geschehens abspielen (TURNER, OLDENBURG, PLIENINGER). Dabei wird häufig eine Lokalisation im linken Unterlappen (FRÄNKEL, RÖPKE) gefunden. Im ganzen aber sind die Parallelen zum tuberkulösen Geschehen, worauf WERTHEMANN sehr nachdrücklich hinwies, außerordentlich groß, und die Differenzierung von Herden kann selbst im pathologisch-histologischen Bild noch große Schwierigkeiten machen.

Die *zweite Möglichkeit der Entstehung* ist in einem Fortkriechen des Prozesses von der Nachbarschaft her gegeben. Hier sind es besonders, worauf W. KOCH hinwies, vom Ösophagus ausgehende Infektionen. Meist ist es der Bereich der natürlichen Engen in Höhe des Kehlkopfes, der Bifurkation und oberhalb der Kardia, wo es zum Eindringen von Fremdkörpern und mit ihnen des Pilzes kommt. Es entwickeln sich dann Prozesse im oberen Mediastinum. auch im Perikard, der Pleura und dem epiphrenischen Bezirk, die auf die Lunge, oft dann gerade auf die Lungenspitzen, übergreifen. Solch einen Fall hat erstmalig LINDT 1889 sehr eindrucksvoll beschrieben.

Der *dritte Infektionsmodus* für die Aktinomykose der Lungen ist die hämatogene Streuung bei einer Generalisation. Sie bietet pathologisch-anatomisch ein der miliaren Tuberkulose außerordentlich ähnliches Bild.

Das *pathologisch-anatomische Bild der abdominalen Aktinomykose* zeigt mehr oder minder ausgedehnte Knötchenbildungen im submukösen Gewebe der Darmschleimhaut, die nach mehr oder minder langer Zeit erweichen und sich in Geschwüre mit unterminierten Rändern von beachtlicher Ausdehnung verwandeln können. Eine Heilung solcher Geschwüre ist sicher möglich, häufig aber greifen sie weiter um sich, ziehen die Muscularis mucosae und schließlich auch das Peritoneum in Mitleidenschaft. Es kommt dann zu Verklebungen, wenn sich nicht eine akute Peritonitis entwickelt, und zur Bildung großer Konglomerattumoren mit verschiedenen kleineren oder größeren eingestreuten Abscessen.

Verbreitung und Übertragung. Die Aktinomykose ist eine kosmopolitische Erkrankung, die in allen Ländern und in allen Erdteilen vorkommt. Von einer besonderen Häufung in den tropischen Regionen kann man nicht sprechen. In vielen Ländern stellt sie eine häufige Form der Mykosen, abgesehen von den reinen Dermatomykosen, dar. So berichtet SIGALOS, daß sie die häufigste Mykose in Griechenland sei.

Über die Verbreitung der Aktinomykose in Deutschland gibt es zur Zeit keine genauen statistischen Unterlagen.

Auf Grund der neueren Forschung (LENTZE, WAKSMAN u. a.) erscheint es richtig, eine Trennung zwischen *endogener* und *exogener* Aktinomykoseinfektion durchzuführen. In der Mehrzahl der Fälle handelt es sich bei der Aktinomykose wohl um eine *endogene Infektion.* Diese Ansicht LENTZEs, die auch unserer Auffassung am meisten entspricht, ist allerdings nicht ohne Widerspruch geblieben (BÖTTNER und DIDION u. a.). Nach der Auffassung von der endogenen Infektion wird der Actinomyces, der die Krankheit verursacht, nicht von außen in den menschlichen Organismus hineingetragen, sondern durch besondere Umstände kommt es zur Einschleppung des auch unter normalen Bedingungen in der Mundhöhle zu findenden Erregers in die Tiefe der Gewebe. Diese Einschleppung kann durch eindringende Fremdkörper wie Getreidegrannen, Knochen- oder Holzsplitter, Borsten der Zahnbürste u. ä. geschehen, aber auch Verletzungen, Quetschungen oder Zertrümmerungen des Gewebes, wie sie sich bei Kieferbruch, Durchbruch des Weisheitszahnes (MALEVIC), Prozessen an cariösen Zähnen (COPE und ZACHARY) ereignen, können den Actinomyceten den Weg öffnen. Schließlich spielen auch unter Luftabschluß verlaufende chronische Entzündungen der Zahnwurzelspitze an pulpentoten Zähnen als Eintrittspforte eine Rolle.

Für die endogene Infektion von der Mundhöhle aus spricht auch nach der Ansicht von LENTZE die Lokalisation der Entzündung in der überwiegenden Mehrzahl der Fälle im cervico-facialen Gebiet. Auch die Darminfektion kann durch Verschlucken erregerhaltigen Speichels sowie Hinzukommen einer sekundären Noxe erklärt werden. Daß die primäre Hautaktinomykose zu den großen Seltenheiten gehört, spricht nach LENTZE auch für seine Auffassung. Die Hautaktinomykose kommt lediglich durch Verunreinigung einer Hautwunde mit Speichel, wie auch COPE, PELZ und WILLIAMS annehmen, zustande.

Die anaerobe Eigenschaft des Actinomyces Wolff-Israel bedingt, daß für seine Vermehrung im Zwischengewebe nur dann eine Möglichkeit gegeben ist, wenn am Ort der Ansiedlung entsprechende Verhältnisse herrschen. Er unterliegt damit also denselben Voraussetzungen, die beim Angehen aller Infektionen mit Anaerobiern erfüllt sein müssen. Im Gegensatz zu den klassischen Anaerobiern benötigt er aber zum Zustandekommen einer Infektion die Mitarbeit anderer meist aerober Mikroorganismen, sei es zur Überwindung der aktiven Gegenwirkungen des Körpers oder zur Hilfe bei der Verschiebung des „Reduktionspotentials“ des Gewebes (LENTZE). Derartige Zusammenhänge wurden schon lange vermutet (NAESLUND u. a.), aber erst LENTZE konnte bei 243 von 245 Fällen eindeutig den Nachweis des Erregers erbringen. Bei den Begleitkeimen handelt es sich teilweise um aerobe Eitererreger wie Staphylokokken und Streptokokken, die bei längerer Dauer der Aktinomykose erfahrungsgemäß verschwinden (AXHAUSEN), sowie um anaerob lebende Keime wie das Bacterium comitans Actinomycosis (KLINGER) u. a. Den sicheren Beweis für die ursächliche Wirkung des Actinomyces Wolff-Israel glaubt LENTZE mit der spezifischen Wirkung der Vaccine aus Reinkulturen von Actinomyces Wolff-Israel erbracht und damit die Ansicht von GINS und PAASCH entkräftet zu haben. Ob die Begleitbakterien, wie JORDAN und vor ihm LIESKE schon angenommen haben, möglicherweise den Actinomyces aktivieren oder ob es, wie JONG JAC und ZELDENDURST in Erwägung ziehen, zu einer Virulenzsteigerung des Actinomyces durch Pneumokokken oder gar, was BÖTTNER und DIDION zur Diskussion stellen, durch das Mycobacterium tuberculosis kommt, liegt zwar nicht ganz außerhalb des Bereiches der Möglichkeit, ist aber, solange kein sicherer Beweis erbracht wird, nur eine Hypothese.

Neben diesem endogenen Infektionsweg spielt der *exogene* nach LENTZE eine völlig untergeordnete Rolle. Die Inhalation pilzhaltigen Staubes oder anderer als Vehikel für Pilze dienender Fremdkörper ist hier wohl die Ursache der Infektion. Eine Reihe von Beobachtungen, so ein von MOOSBRUGGER beobachteter Müller, der pilzhaltigen Mehlstaub einatmete und erkrankte, oder der von ODDERMANN beobachtete Personenkreis, der sich durch Schlafen auf Stroh eine Aktinomykose zuzog, können in dieser Richtung gedeutet werden. Sicher ist auch, daß eine gewisse Häufung der Erkrankung bei der Landbevölkerung festzustellen ist. Früher führte man diese auf das Kauen von Getreidegrannen und Gräsern zurück, was aber heute von LENTZE, LAMB und Mitarbeitern entschieden abgelehnt wird. LENTZE ist der Ansicht, daß dieses gehäufte Vorkommen bei der ländlichen Bevölkerung auf die „bekannten Mängel der Zahnpflege“ in diesen Bevölkerungskreisen zurückzuführen sei.

Ein gewisses Überwiegen der Bevölkerung aus ländlichen Kreisen bzw. bäuerlichen Berufen ist aus den Übersichten vieler Länder festzustellen (VAN DER HOEDEN, Holland; VAN SANFORD und MAGATH, Nordamerika; BERNER, Schweiz u. a.).

Unter 34 untersuchten Strahlenpilzerkrankungen der Lunge konnte LENTZE nur einmal einen typischen exogenen Erreger (Nocardia asteroides) nachweisen. Der Krankheitsablauf bei der exogenen Form scheint im ganzen, da sie vorwiegend als Lungenprozeß verläuft und hohe Neigung zu Metastisierung zeigt, sehr viel schwerer.

Auch LYLE WEED und BAGGENSTOSS trennen streng zwischen aeroben Actinomycespilzen, die zur Nocardiose führen, und anaeroben, die praktisch kaum ausgedehnte hämatogene Metastasen machen, aber stets starke Neigung zur Fibrose zeigen. Die letzteren sind gegen Penicillin besonders empfindlich, die Nocardiosis gegen Sulfonamide. Auch SHAPMAN, BINDFORD und LANE fanden die von LYLE WEED und BAGGENSTOSS gemachte Feststellung bestätigt, daß Nocardia asteroides penicillinunempfindlich ist.

Eine eigentliche Epidemie bei Aktinomykose gibt es nicht.

Auf Grund der obigen Ausführungen ist es klar, daß eine Übertragung von Mensch zu Mensch, die gelegentlich einmal angenommen wurde (COPE und ZACHARY), im allgemeinen abzulehnen ist.

Klinik und Verlauf. Die Inkubationszeit kann Wochen dauern, wahrscheinlich liegt sie etwa um 4 Wochen. Der Prozeß beginnt schleichend als kleines Infiltrat. Gelegentlich aber kann es auch binnen weniger Tage zum Bild eines akuten Abscesses kommen.

Ein Teil gerade dieser so akut beginnenden Fälle heilt nach einfacher Spaltung des Prozesses ohne Therapie ab. WASSMUND glaubt, daß hier Actinomycesstämme mit unzureichender, geringer Virulenz vorliegen, während LENTZE mehr der Ansicht zuneigt, daß es sich in diesen Fällen um abortive Aktinomykosen handele, ein Krankheitsverlauf, wie er auch bei anderen Infektionskrankheiten bekannt ist.

Für die Besprechung der Klinik ist wichtig, der Übersichtlichkeit halber nach verschiedenen Verlaufsformen zu unterscheiden:

1. Die cervico-faciale Form. Sie umfaßt nach BRUMPT, SIGALLOS u. a. 60—70% aller Erkrankungen an Aktinomykose.

2. Die pleuro-pulmonale Form, auch Lungenaktinomykose oder thorakale Aktinomykose genannt. Sie umfaßt etwa 13% aller Fälle nach BRUMPT, 10—15% nach FRÄNKEL, 14—16% nach anderen Autoren (u. a. NÖSSKE) bzw. $^1/_5$ aller Aktinomykoseerkrankungen nach ARNDT.

3. Die Aktinomykose der Bauchorgane oder tiefe abdominale Aktinomykose. Ihre Häufigkeit schwankt. BRUMPT spricht von 15,7%, HEGLER, BURROWS, JORDAN u. a. nennen Zahlen von 8—18%.

4. Parietale Aktinomykose, ein Begriff, den man nur bei BRUMPT findet. Er gibt 4,5% an.

5. Aktinomykose der Haut und der Extremitäten (in Europa verhältnismäßig selten, etwa 2,2%). Sie tritt besonders bei barfußgehenden Personen auf (hier bestehen nahe Beziehungen zur *Maduramykose*).

6. Cerebrale Aktinomykose. Ihr Prozentsatz wird mit 3,9 von BRUMPT angegeben. Meist stellt sie das Endstadium der generalisierten Aktinomykose dar.

Die cervico-faciale Form. Ihre Hauptlokalisation sind die Weichteile des *Unterkiefers*, seltener des *Oberkiefers*. Oft geht der Prozeß von der submaxillaren oder sublingualen Speicheldrüse aus. In manchen Fällen beginnt die entzündliche Schwellung auch am Alveolarrand des Zahnfleisches. Um die primäre Infektionsstelle bildet sich allmählich eine derbe, ausgedehnte Geschwulst, die sich fest an die Außen- oder Innenseite des Unterkiefers anlehnt. Die darüberliegende Haut ist zunächst leicht gerötet, später mehr bläulich-rot verfärbt. Sie wird in die bretthaɾte Infiltration mehr oder minder stark mit einbezogen. Die cervico-faciale Form kann akut oder chronisch verlaufen, manchmal auch ohne besonders typische Zeichen. In solchen Fällen ist die Diagnose schwierig, und hier muß zu der von LENTZE und NEUBER empfohlenen Provokationsmethode durch Intracutantest gegriffen werden (LORENZ).

Als Eintrittspforte der Infektion kommt, das ist die Ansicht vieler Autoren, den *Zähnen* eine große Rolle zu. Während einige Untersucher annehmen, daß nur cariöse Zähne als Herde in Frage kommen, sind andere der Auffassung, daß sich auch bei gesunden Zähnen eine Aktinomykose entwickeln kann. So konnte JÄHN im Pulpakanal Drusen feststellen, ohne daß stärkere Zahndefekte sich nachweisen ließen.

Diese Beobachtung stützt die alte Ansicht von ISRAEL, PONFICK und PARTSCH, die nicht nur den cariösen Zähnen, sondern auch den durch die Zähne bedingten Schädigungen der Mundschleimhaut eine große Bedeutung für das Angehen der Infektion beimessen. Schleimhauttaschen, Schleimhautschädigungen im Bereich von noch nicht durchgebrochenen Weisheitszähnen, Zahnfleischtaschen an cariösen Zähnen, chronische, lange bestehende Zahnwurzeleiterungen und Paradentosen können der Infektion sicher in erheblichem Maße den Weg bereiten und zur Eintrittsstelle einer aktinomykotischen Infektion werden (SIELAFF, LENTZE, MALEVIC u. a.). Allerdings ist auffallend, daß selbst beim Eindringen des Erregers durch den Pulpakanal in die Tiefe sich kaum jemals eine zentrale Knochenaktinomykose entwickelt, sondern fast stets nur eine Periodontitis.

Selten sitzt der Primärherd an der *Zunge*, deren glatte Oberfläche für das Eindringen des Erregers keine günstigen Voraussetzungen bietet. Immerhin sind aber Fälle einer primären Erkrankung dieses Organs beschrieben (SZENDI, ZINNER). Der Herd, meist in Haselnuß- bis Taubeneigröße, sitzt als derber, scharf abgesetzter Knoten vorwiegend an der Zungenspitze. Er kann von einer ausgeprägten Infiltrationszone umgeben sein. Die Progredienz dieses Prozesses ist gering, ebenso die Neigung zur Fistelbildung. Differentialdiagnostisch kann die Abgrenzung gegen ein Neoplasma der Zunge Schwierigkeiten bereiten.

Die *Tonsillen* sind verhältnismäßig häufig der Sitz von Fremdkörpern, die mit Actinomycespilzen behaftet sind. So werden sie auch gelegentlich zum Sitz des Primärherdes der Erkrankung. Allerdings muß darauf hingewiesen werden, daß sich bei der systematischen Untersuchung herausgenommener Tonsillen in den Krypten gelegentlich Actinomycesdrusen finden lassen, ohne daß diese Organe die für Aktinomykose typischen Entzündungserscheinungen aufweisen. Bei Lokalisation des Prozesses in den Tonsillen ist die Möglichkeit des Descendierens der Erkrankung in das Mediastinum, die Pleurahöhle oder die Lunge besonders gegeben. In solchen Fällen kann auch einmal der *Schildknorpel* (Delarue und Houdard) mitergriffen werden. Besonders groß ist diese Gefahr bei dem gelegentlich beobachteten Auftreten einer akuten *Mundbodenphlegmone.* Dieses Ereignis, das, wenn auch selten, bei der cervico-facialen Form vorkommt, kann zur Kieferklemme, ernstlichen Schluck- und Atemstörungen führen.

Eine ausgesprochene *Augenbeteiligung* ist selten, gelegentlich allerdings greift der Prozeß von der Wange her auf die Unterlider über und zieht dann auch die Augenbindehaut in Mitleidenschaft. Eine Conjunctivitis wird lediglich von Kirkpatrick bei einer Infektion durch den Actinobacillus beschrieben.

Eine Lokalisation am *Ohr* wurde von Risch und Nowack beobachtet. Der Prozeß kann von dort aber weitergreifen, das Mastoid erfassen und eine *Mastoiditis* verursachen (Haymann und Adelmann).

Nase und *Larynx* werden nur in seltenen Fällen mit einbezogen (Nowack).

Bei längerem Bestehen breitet sich der Prozeß vom Kiefer unter Umständen über den *Hals* bis zur Clavicula herunter aus und verursacht in seinem Bereich eine brettharte Infiltration mit Fisteln und Ulcerationen. Ist es einmal zu einer solchen Senkung des Prozesses gekommen (Voss, Lorenz u. a.), dann tritt eine Spontanheilung nur noch selten ein. Die Senkung des aktinomykotischen Prozesses erfolgt meistens entlang den Gefäßscheiden oder Muskelinterstitien, besonders bei Lokalisation am Unterkiefer, weniger bei den am Oberkiefer sitzenden Prozessen. Hier droht mehr eine Einbeziehung der Wange, Oberlippe und ein Übergreifen auf die *Fossa infratemporalis*, von der es dann leicht zum Fortkriechen der Infektion und Mitbeteiligung des *Gehirns* kommen kann (Malevic). Auch die *Orbita* im ganzen kann durch die Erkrankung sehr gefährdet werden (Kalt, Wanters und Delcourt). Bei Übergang des Prozesses in die Orbita und von dort möglicherweise zur Schädelbasis droht die Gefahr einer eitrigen, umschriebenen oder diffusen Meningitis, doch ist letztere im ganzen selten.

Etwas häufiger kommt es zum *Übergreifen auf das prävertebrale Bindegewebe* und einem langsamen Heruntersteigen des Prozesses ins Mediastinum. Bei dieser Entwicklung können die Fistelgänge zur Haut ausbleiben und der ganze Prozeß sich in die Tiefe zum Mediastinum oder der Pleurahöhle hin entwickeln.

Die *Speiseröhre* selbst wird nur selten befallen, trotzdem aber kann sie, worauf W. Koch u. a. hinweisen, Eintrittspforte für die Erkrankung gerade in den Fällen sein, bei denen mediastinitische Prozesse sich entwickeln. So weist Koch und vor ihm Lindt darauf hin, daß es bei ihren Patienten zu Schluckbeschwerden kam und die Kranken das Gefühl hatten, als ob etwas im Halse stecke. Erst sehr viel später traten in diesen Fällen die greifbaren Symptome und schwerwiegenden Veränderungen der Aktinomykose im Röntgenbild in Erscheinung. Koch glaubt, das Zustandekommen dieser Infektionen so deuten zu müssen, daß wahrscheinlich Fremdkörper sich in die Wand des Ösophagus einbohren und anaerobe Actinomyceskeime zusammen mit aeroben Begleitbakterien in die Tiefe verschleppen und so die Voraussetzung für das Angehen einer Infektion schaffen. Von diesen Herden im Mediastinum bzw. prävertebral kann es dann zum Übergreifen auf das Bindegewebe der Wirbelsäule, die Querfortsätze und Wirbelkörper, die Nackenmuskulatur und schließlich die Muskulatur des Schultergürtels kommen.

Wenn auch nicht in allen Fällen von cervico-facialer Form der ganz exakte Nachweis der stomagenen Infektion, wie bei den von LORENZ beobachteten 22, zu erbringen ist, so besteht doch auf Grund des bisher Mitgeteilten an diesem Infektionswege kein Zweifel.

Die Lungenaktinomykose. Vorwiegend nur für diese Form läßt LENTZE den exogenen Weg gelten, wenngleich er bei seinen systematischen Untersuchungen der Lungenaktinomykose nur einmal Nocardia asteroides, sonst immer nur Actinomyces Wolff-Israel hat nachweisen können. BÖTTNER und DIDION lehnen jedoch die Auffassung von LENTZE als für die Klinik nicht ganz befriedigend ab. Sie empfehlen aus klinischen Gesichtspunkten heraus noch an der alten Einteilung in primäre und sekundäre Lungenaktinomykose festzuhalten. Unter *primärer Lungenaktinomykose* sind die Fälle zu verstehen, bei denen durch Aspiration pilzhaltigen Materials ohne Primärherde in der Mundhöhle eine Infektion zustande gekommen ist, wie bei jenem ersten Kranken von ISRAEL.

Unter *sekundärer Lungenaktinomykose* sind alle diejenigen Fälle einzuordnen, bei denen im Mund, im Nasen-Rachenraum oder am Hals sich der Erreger schon angesiedelt hatte und von dort aus entweder per continuitatem, ferner hämatogen oder bronchogen zu einem Lungenprozeß geführt hat (JONG JAC und ZELDENDURST, SCHINZ-BLANGEY, NATHAN und NIEBERLE).

ÜHLINGER gibt eine etwas ausführlichere Einteilung und unterscheidet 4 Hauptgruppen, von denen er die erste wieder in 3 Unterabteilungen, nämlich *bronchogene, hämatogen-miliare* und *broncho-pneumonische* Form gliedert. In der zweiten Hauptgruppe faßt er die *pleuro-pulmonalen* Verläufe zusammen, in der dritten die vorwiegend *pleuralen* und mit der vierten bezeichnet er die Formen, bei der *Lunge und Thoraxwand* in größerem Umfange beteiligt sind.

Für die Klinik ist die alte Einteilung von ISRAEL in die 3 Verlaufsformen der Lungenaktinomykose die brauchbarste: 1. *broncho-pulmonales Stadium*, 2. *pleuro-thorakales Stadium*, 3. *fistuläres Stadium*.

Selbstverständlich sind die Übergänge der einzelnen Stadien ineinander fließend, und eine scharfe Abgrenzung ist kaum möglich. Im ersten, *broncho-pulmonalen Stadium* sind die subjektiven Beschwerden zu Beginn gering. Ein leichter, manchmal aber nur langsam sich steigernder Reizhusten, Mattigkeit, Schwäche, etwas schleimig-eitriger, fade riechender Auswurf, der nur selten leicht blutig tingiert ist, sowie ein fauliger Geschmack im Mund sind charakteristische Frühzeichen. Objektiv lassen sich zu diesem Zeitpunkt nur die Symptome einer Bronchitis, die sehr hartnäckig ist, feststellen, eine wechselnde Sputummenge und ein Gewichtsverlust. Temperatur kann noch völlig fehlen oder nur geringgradig vorhanden sein.

Der Prozeß kann sich in 2 Formen entwickeln, einer vorwiegend bronchitischen und einer mehr pneumonischen (TURNER). Der bronchitischen Form liegen pathologisch-anatomisch bronchitische, bronchiolitische oder peribronchitische Prozesse zum Teil mit Neigung zu Nekrosebildung und Ausgang in Bronchiektasen zugrunde. Die rein „oberflächliche Lungenaktinomykose" ist selten, meist geht diese Form später in die tiefergehende, nicht mehr nur rein bronchitische, über (SKWORZOFF und HUSIK). *Auskultatorisch* findet sich bei dieser bronchitischen Form besonders über den Unterfeldern ein ausgedehnter bronchitischer Befund. Das *Röntgenbild* ist in solchen Fällen zunächst noch völlig negativ. Manchmal kann der Prozeß im Hilusbereich beginnen (HECKER) und von dort aus langsam weiter in die Peripherie kriechen (TURNER). Das Röntgenbild weist dann nur die Hilusverbreiterung auf, die den Verdacht zunächst auf eine Tuberkulose lenkt. Erst die weitere diagnostische Überprüfung und Beobachtung wird die Klärung bringen können. Eine chronische Bronchitis von einer superfiziellen Aktinomykose zu unterscheiden, ist praktisch nur auf Grund des Sputumbefundes möglich.

Diese bronchitischen Erscheinungen mit mäßigen Fieberbewegungen, Kurzluftigkeit, Beklemmung und geringem Auswurf können sich über längere Zeit hinziehen. Regelrechtes Lungenbluten ist in dieser Phase, wie auch überhaupt im ganzen Verlauf selten. Gelegentlich finden sich im Auswurf fibrinöse Bronchialausgüsse.

Bei den pneumonieartigen Bildern (TURNER), wie sie auch von LINDEMANN beschrieben wurden, läßt das Röntgenbild schon eher Veränderungen in Form mehr oder weniger deutlicher Verschattungen erkennen. Auch klinisch ist dann meist eine Dämpfung oder Veränderung des Atemgeräusches über dem betreffenden Bezirk festzustellen. PLIENINGER weist darauf hin, daß er gleich HAMMAN in 2 Fällen von Lungenaktinomykose auffallend scharf abgegrenzte intensive Schattenherde im Röntgenbild sah. Auf Grund dieser Beobachtung glaubt er, daß bei Vorliegen solcher Herde an Aktinomykose gedacht werden müsse und Sputum-Nativpräparate auf Drusen zu untersuchen seien. DELARUE und HOUDARD betonen allerdings auf Grund ihrer Untersuchungen, daß das *Röntgenbild völlig uncharakteristisch* sei. Sie stimmen darin wohl mit der Mehrzahl der Untersucher überein. Auch BÖTTNER und DIDION sprechen vom Fehlen spezifischer Röntgenmerkmale.

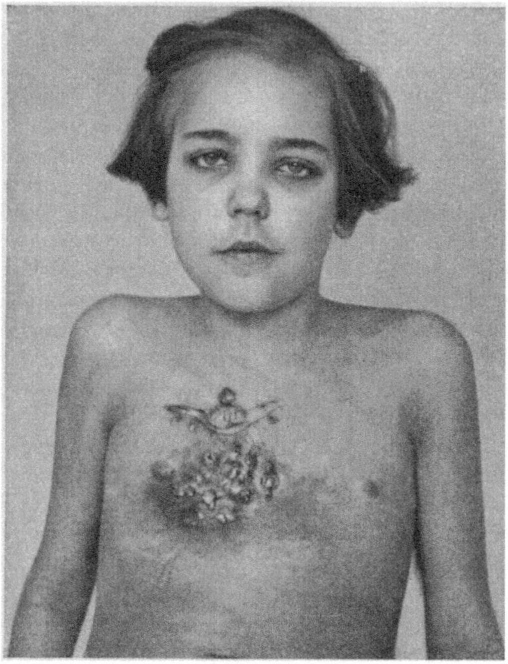

Abb. 11. Durch die Brustwand nach außen durchgebrochener aktinomykotischer Prozeß mit Fisteleiterung und Granulationsgewebe. (Nach PLIENINGER.)

Bei den pneumonischen Herden sind die Erscheinungen meist etwas stürmischer, können aber auch da in diesem ersten Stadium auffallend blande sein. Amerikanische Autoren haben für dieses erste Stadium den Begriff *Pneumonitis actinomycotica* vorgeschlagen.

Im zweiten, *thorakalen Stadium* greift der Prozeß auf das Rippenfell über. Erst jetzt stellen sich stärkere subjektive Beschwerden wie heftige einseitige Bruststiche und Schmerzen ein. Der Hustenreiz nimmt zu, auch die Auswurfmenge kann sich steigern. Häufig entwickelt sich ein stärkeres Exsudat. Dieses ist serös, manchmal blutig, selten eitrig, mit positivem Rivalta, relativ hohem spezifischen Gewicht und einem Sediment mit zahlreichen Fettkörnchen und Degenerationsformen der Leukocyten. Es kann aber auch zur Entwicklung eines Empyems mit fötidem Auswurf, das häufig linksseitig sitzt (MERCKLE), kommen. Bei Resorption des Ergusses bilden sich Verwachsungen und Schwarten, die zu Einziehungen und Schrumpfungen der Brustwand führen können. Auch in dieser Krankheitsphase fehlen oft noch höhere Temperaturen. Die Mehrzahl der Fälle allerdings weist hohes Fieber, gelegentlich auch Schüttelfröste auf.

Im Anschluß an diese Prozesse in der Pleura können sich im subpleuralen Gewebe sulzige Granulationen entwickeln, die zu Abscessen einschmelzen, gelegentlich sich auch in tiefere Gewebspartien senken können. Oft sind mehrere solcher subpleuraler Absceßhöhlen vorhanden. Diese stehen dann mit dem Lungenherd oder auch untereinander durch ein Labyrinth von Fistelgängen in Verbindung. Zunderartige Granulationen, teils verfettet, kleiden die Fistelgänge aus.

Diese Veränderungen führen dann schon zum dritten, *fistulösen Stadium* über, bei dem es zum Durchbruch der subcutanen Herde nach außen und zur Bildung von charakteristischen Fisteln kommt. Aus diesen Fisteln entleert sich ein Eiter mit eigenartig fadem Geruch, in dem sich Drusen nachweisen lassen. Die Kranken verfallen in diesem Stadium sehr rasch, die Abwehrkräfte liegen darnieder. Es kann zu einer ausgedehnten Metastasenbildung in den verschiedensten Organen, zur Generalisierung also und damit zum tödlichen Ausgang kommen. Solche Abläufe der Lungenaktinomykose mit anschließender Pyämie sind unter anderen von MORELLI und MACKINNON beschrieben worden. Aber nicht nur zum Durchbruch durch die äußere Brustwand kann es kommen, sondern Übergriffe auf das Perikard, ja selbst in das Herzinnere sind möglich.

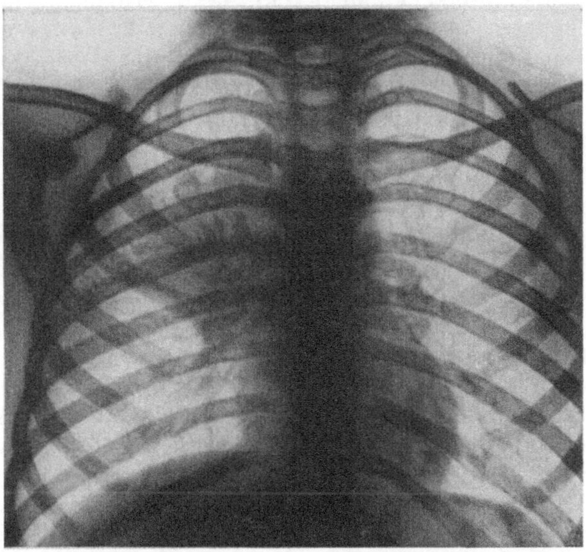

Abb. 12. Lungenbild des Kindes von Abb. 11 mit starker hilusnaher Infiltration im rechten Mittel- und Oberfeld. (Nach PLIENINGER.)

Über einen Fall von Aktinomykose des linken Lungenoberlappens, der unter Bildung eines Pleuraempyems auf das Perikard übergriff und zu einer jeder Behandlung trotzenden Peri- und Myokarditis führte, berichten LYNCH und HOLT (1949).

Daß das Mediastinum von der Pleura her infiziert werden kann, ist selbstverständlich. In dem lockeren Bindegewebe dort kommt es dann zur Entwicklung aktinomykotischer Eiterungen, die die Aorta und Vena cava umhüllen können und sich später bei bindegewebiger Vernarbung zu stenosierenden Schwarten entwickeln. Doch sind auch Einbrüche in die Vena cava möglich, worauf FISCHER schon 1904 hinwies, der solche Cavathrombosen durch Aktinomykose in etwa 0,5% der Cavathrombosen überhaupt annimmt. MOUNSEY hat in letzter Zeit wieder über solch einen Fall einer Mediastinitis bei generalisierter Aktinomykose berichtet, die zur Verlegung der oberen Hohlvene geführt hatte.

Auch entlang der Rippen kann der aktinomykotische Prozeß weiterkriechen, ebenso wie er sich von einem Lungen- oder Pleuraherd an der Wirbelsäule entlang nach abwärts schieben und dem Psoas als Senkungsabsceß zum Oberschenkel hin folgen kann. Bei diesen Prozessen werden Wirbel- und Rippenknochen sehr häufig arrodiert und teilweise zerstört. W. KOCH weist auf 2 derartige Fälle hin, die er pathologisch-anatomisch genau untersuchen konnte. Auch COPE und ZACHARY sahen solche Veränderungen an Wirbelkörpern und

Querfortsätzen. Der Ablauf all dieser Veränderungen ist meist ein sehr langsamer, zum Teil unter geringen Schmerzen und mäßigen Temperaturen. Die Symptomenarmut der Prozesse ist ein besonders schwerwiegendes Moment, da hierdurch die wichtige Frühdiagnose verhindert wird.

Die Lungenaktinomykose ist zwar eine seltenere Erkrankung, immerhin tritt sie doch häufiger auf, als oft vermutet wird. So weist Sigallos darauf hin, daß man in Griechenland gelegentlich diese Komplikation findet und fordert die Röntgenuntersuchung der Lunge bei jeder Aktinomykose. Das Schrifttum der letzten beiden Jahrzehnte (Bisgard, Böttner und Didion, Cope und Zachary, Delarue und Houdard, Etteo und Schumacher, Germanovsky und Libermann, Hecker, van Joost, W. Koch, Lindemann, Lindt, Merckle, Mohr, Morelli und Mackinnong, Müller, Plieninger, Ravelli, Sielaff, Sigalos, Veran und Delanney u. a. m.) weist immerhin eine größere Anzahl von Lungenaktinomykosefällen auf, die allerdings zum Teil erst auf dem Sektionstisch geklärt werden konnten (Ravelli).

Ein besonderes *Blutbild* ist der Lungenaktinomykose nicht zuzuordnen, meist besteht eine Leukocytose mit starker Linksverschiebung, oft auch mit ständig hoher Lymphocytose. Im späteren Stadium der Erkrankung findet sich stets eine *Anämie*, oft recht hochgradig.

Die *Blutsenkung* ist, wie bei allen Formen der Aktinomykose, sehr stark erhöht. Über das Verhalten der Serumlabilitätsproben liegen bisher keine systematischen Untersuchungen vor, doch ist anzunehmen, daß sich auch hier gewisse Veränderungen, wie etwa stark positiver Ausfall des Cadmiumsulfatattestes, finden werden.

Zur *hämatogenen Metastasierung der Lungenaktinomykose* kann es gelegentlich einmal kommen. So sind Leber- und Nierenmetastasen, einmal auch eine basale Meningitis beschrieben worden. Ausheilungen der Lungenaktinomykose ohne Therapie gibt es nicht.

Die *miliare Form* der Lungenaktinomykose tritt nur bei hämatogener Streuung auf, ist also eine Erscheinung, die erst im letzten Stadium der Erkrankung zu beobachten ist.

Isolierte Veränderungen am Herzen sind kaum beobachtet worden, lediglich Uhr hat eine *Endokarditis* beschrieben, bei der er Actinomyces bovis als Erreger isolieren konnte.

Abdominalaktinomykose. Das Bild der *abdominalen Aktinomykose* ist schon lange bekannt. Auch aus der letzten Zeit liegt eine ganze Anzahl Berichte vor (Strade, Farris und Russel). Wie bei der Lungenaktinomykose können wir auch hier eine *primäre* und eine *sekundäre* metastatische Form unterscheiden.

Die Ursachen, die für die primäre Form als Wegbereiter eine Rolle spielen, sind im einzelnen noch nicht restlos geklärt. Einige Autoren halten eine Infektion durch infizierte Milch von an Euteraktinomykose erkrankten Kühen für möglich, doch scheint bei dem heutigen Stand des Wissens die Auffassung von Lentze mehr Wahrscheinlichkeit für sich zu haben, daß auch hier eine *endogene* Infektion über Schleimhautläsionen zustande kommt, zumal der Prozeß sich meist an den Stellen lokalisiert, an denen der Darminhalt am längsten verweilt, wie Coecum mit Wurmfortsatz, dem Coecum benachbarte Dünn- und Dickdarmteile, die Flexura sigmoidea und das Rectum, und die somit einer erhöhten mechanischen Inanspruchnahme ausgesetzt sind.

Die *sekundäre Abdominalaktinomykose* entsteht durch Weiterkriechen des Prozesses entlang der Rippen im prävertebralen Bindegewebe, also meist von dem Brustkorb oder einem aktinomykotischen Prozeß im Mediastinum her.

Das Bild der *abdominalen Aktinomykose* beginnt klinisch meist sehr uncharakteristisch. Durchfälle, Schmerzen im rechten Unterbauch, leichte Temperaturen, Erbrechen, geringe peritonitische Reizerscheinungen sind die Frühsymptome. Die sich zu dieser Zeit in der Darmwand bildenden Knötchen können sich dann in Geschwüre verwandeln. Diese heilen aus unter Bildung strikturierender Narben oder greifen weiter um sich, führen zu entzündlichen Verklebungen der Därme untereinander und mit der Bauchwand. Bei Übergang des Prozesses auf das Peritoneum können sich multiple abgekapselte Abscesse entwickeln, und es kann durch Verwachsungen zu einer festen Vermauerung von Darm und Beckenorganen kommen. Die Abscesse durchbrechen zum Teil die Bauchhaut nach außen oder senken sich unter dem Leistenband zur Vorderseite des Oberschenkels. Die austretenden Eitermassen haben fäkulenten Charakter und weisen neben den Actinomycesdrusen reichlich Darmbakterien auf. Auch als subphrenischer oder perityphlitischer Absceß kann die Abdominalaktinomykose verlaufen. Die übrigen Bauchorgane sind relativ selten befallen.

Eine primäre *Magenaktinomykose* beschreibt COGNIAUX.

Eine *Gallenblasenaktinomykose* wurde von SULLIVAN u. Mitarb. geschildert.

Sehr selten sind *Testes* (HEPBURN) und *Blase* (PESQUEIRA und Mitarbeiter) befallen.

Die *Leber* ist häufiger mitbeteiligt, meist handelt es sich aber nicht um primäre Leberaktinomykose, sondern um Lebermetastasen, sei es bei Bauchaktinomykose oder bei Lungenaktinomykose (TOBIAS und Mitarbeiter, PARENI, CAMPBELL und BRADFORD, COPE und ZACHARY). Solche Lebermetastasen können natürlich auch Zwerchfellreize ausüben, Singultus auslösen sowie Atem- und Schluckstörungen.

Aktinomykotische Veränderungen des *Mastdarms* führen zu Tenesmen und blutig-schleimigen Stühlen. Es kann zu einer Proktitis und Periproktitis kommen mit unter Umständen stark eitriger Absonderung.

Der Beginn der Darmaktinomykose ist schleichend, längere Zeit kann der Prozeß schon bestehen, ehe sich die ersten Erscheinungen bemerkbar machen. Es können sich dann schon schwerwiegende Veränderungen entwickelt haben. Vielfach geht der Verlauf über Monate und Jahre. Eine kurze Krankheitsdauer ist nur dort zu finden, wo eine frühzeitige *Perforation* zu einer diffusen Peritonitis geführt hat. Die Prognose der Abdominalaktinomykose ist dadurch, daß das *Bacterium coli* ein *häufiger Begleitkeim* ist, außerordentlich *ungünstig*. WANGENSTEEN sah von 5 Abdominalaktinomykosen 4 tödlich enden, und nur einer wurde gebessert. GOOD gibt einen Überblick über 62 Fälle (1931) von abdominaler Aktinomykose, unter denen 50 über längere Zeit beobachtet werden konnten. Von diesen starben 29 in dieser Beobachtungszeit, 6 besserten sich, 8 blieben stationär und der Rest verschlechterte sich. Wie bei der Lungenaktinomykose die Abgrenzung gegen die Tuberkulose differentialdiagnostisch Schwierigkeiten bereitet, so sind es hier die Peritonealtuberkulose und daneben die Appendicitis, der retroperitoneale Absceß anderer Genese oder auch ein Bauchtumor (CAMPBELL und BRADFORD).

Die *Aktinomykose der weiblichen Genitalorgane* (CORDUA, VONESSEN, TIETZE, HASELHORST, BARTH, KOHLER, ROSIVAL u. a.) kommt nicht sehr häufig vor, insgesamt bis 1951 etwa 110 Fälle (STANGE). Die Infektion kommt nach Ansicht von LENTZE meist von außen per vias naturales zustande. So fand LEWINSKA einen aktinomykotischen Prozeß an den großen Labien, CAMPBELL und GEARES beobachteten eine Aktinomykose der Cervix uteri und PAALMAN und Mitarbeiter beschreiben 8 Fälle von aktinomykotischen Prozessen an Ovar und Tuben. Ob für die Lokalisation an Ovar und Tuben eine Fortleitung aus der Nachbarschaft, etwa vom Rectum her, eine Rolle spielt, muß auch in Erwägung gezogen werden. Nach Ansicht von STANGE u. a. ist für 10% der Aktinomykoseerkrankungen des weiblichen Genitale mit einer *exogenen* Infektion zu rechnen. In den übrigen Fällen handelt es sich um endogene Infektionen im Sinne von LENTZE und WASSMUND. Der Verlauf ist meist sehr schwer und die Prognose ernst.

Knochenveränderungen isolierter Art kommen bei der Aktinomykose praktisch nicht vor. Auch sonst ist der Knochenprozeß bei der menschlichen Aktinomykose ein relativ seltenes Ereignis, wenn auch gelegentlich, worauf schon hingewiesen wurde, ein Übergreifen vom Nachbargewebe her stattfindet. Andererseits wirkt sich der gelegentlich zu beobachtende Befall der Querfortsätze der Wirbel, Nacken- oder Rückenmuskulatur so aus, daß eine bretthart Infiltration sowie eine Unfähigkeit, die Wirbelsäule zu bewegen, eintritt.

Hautaktinomykose. Die reine Hautaktinomykose (Dermaktinomykose) ist sehr selten. Sie kommt nach LENTZE überhaupt nur zustande, wenn eine Hautwunde mit Speichel sekundär in Berührung kommt und dadurch infiziert wird.

In der Haut entstehen zuerst erbsengroße Knötchen, die sich sehr langsam im Verlaufe von Wochen verändern, an Ausdehnung zunehmen, aufbrechen und zu Geschwüren mit höckrigem Grund werden. Die Umgebung dieser Geschwürchen ist meist leicht infiltriert, auch zeigt die Haut eine leichte Verfärbung. Kleine Fistelgänge können sich entwickeln. Drusen sind nicht in allen Fällen zu finden (LAMB, LAIN und JONES). Die Hautaktinomykose stellt eine der günstigsten Verlaufsformen dar.

Die cerebrale Form der Aktinomykose findet sich eigentlich primär kaum, meist handelt es sich um ein sekundäres Geschehen bei metastasierender generalisierter Form der Erkrankung. Eine solche tritt dann besonders leicht auf, wenn es zum Einbruch in die Vena cava gekommen ist oder auch in den Vorhof und nun infektiöses Material in Schüben, die sich auch klinisch mit Schüttelfrost, hohen Temperaturen, Leukocytose und schwerem Krankheitsgefühl abzeichnen, in alle Teile des Körpers verschleppt wird. In solchen Fällen treten dann auch sekundär multiple metastatische Hautknötchen auf, aus denen sich drusenhaltiger Eiter entleert.

Solche aktinomykotischen Prozesse der Meningen sind selten. Klinisch ähnelt das Bil dem der tuberkulösen Meningitis, wenn auch der Verlauf im ganzen chronischer zu sein scheint. Der Liquor zeigt vermehrten Eiweißgehalt, ist trübe, bildet Spinnwebgerinnsel, die Zellzahl ist beträchtlich erhöht. Starker Kopfschmerz findet sich immer, auch Hirnnervenerscheinungen und Rückenschmerzen können auftreten. ELSÄSSER (1950) berichtet über einen aktinomykotischen Hirnabsceß und eine spinale Meningitis bei cervico-facialer Aktinomykose. Isolierte cerebrale Aktinomykome gehören zu den größten Seltenheiten (bisher 8 Fälle), sie waren stets im Lumen des 3. Ventrikels lokalisiert. Diese Aktinomykome haben in ihrer Form Ähnlichkeit mit Solitärtuberkeln.

Komplikationen. Fast stets handelt es sich bei den aktinomykotischen Prozessen um mischinfizierte Herde. Besondere Erwähnung verdient aber die von verschiedenen Autoren, zuletzt von H. v. ARNIM, BÖTTNER und DIDION sowie RAVELLI beschriebene und auch früher schon von W. KOCH pathologisch-anatomisch studierte Komplikation der Aktinomykose durch eine Lungentuberkulose. Im Schrifttum sind bisher mehr als 20 derartige Fälle mitgeteilt worden. Daß der Infektionsweg in diesen Fällen nicht einheitlich ist, geht aus den einzelnen Beobachtungen klar hervor. Manchmal wird es sich auch um ein rein zufälliges Zusammentreffen handeln (OLDENBURG). Bei manchen Erkrankungen wird die Auffassung von BÖTTNER und DIDION zu Recht bestehen, die der Tuberkulose in gewisser Weise eine wegbereitende Bedeutung für die Aktinomykose zuschreiben. Eine direkte gegenseitige Beeinflussung im fördernden oder hemmenden Sinne besteht wohl nicht, doch schafft sicher, darin ist ARNDT recht zu geben, das Mycobacterium tuberculosis mit seinen örtlichen Gewebsveränderungen eine günstige Möglichkeit zum Haften des Strahlenpilzes.

Hier scheinen es besonders die durch die tuberkulösen Pleuraschwarten und sonstigen Verwachsungen sich entwickelnden Bronchiektasen zu sein (SCHRÖDER, HOFFMANN), die günstige Voraussetzungen liefern. Diese cirrhotischen oder Schwartenektasien bieten ein ideales Ansiedlungsfeld für den Actinomyces. Andererseits ist aber auch der Annahme v. ARNIMs zuzustimmen, der bei seinem Fall glaubt, daß eine „ungewöhnliche Pneumonie" zur Abscedierung kam. Auf dem Boden dieses Abscesses siedelte sich die Aktinomykose an. Durch diesen Prozeß kam es zur Aktivierung eines ruhenden, vernarbten tuberkulösen Herdes.

Als weitere Komplikation vor allem bei langem Bestehen der Erkrankung ist die Entwicklung der *Amyloidose* zu nennen. Sie stellt ein Geschehen dar, das das Krankheitsbild absolut ungünstig und prognostisch infaust beeinflußt.

Diagnose. Die Erkennung der Aktinomykose in ihrer cervico-facialen Form bereitet im allgemeinen keine besonderen Schwierigkeiten: Die Lokalisation, die Verfärbung und derbe Infiltration der Haut von „brettharter" Konsistenz, die Fistelbildungen und schließlich der Nachweis von Drusen im Eiter sind eindeutige Zeichen. Allerdings empfiehlt es sich, den Nachweis des Erregers möglichst durch Kultur noch sicherzustellen. Für die heute technisch sehr vollendete mikrobiologische Diagnostik aus Eiter und Granulationsgewebe ist eine Spezialisierung des Untersuchers wichtige Voraussetzung (LENTZE). Der Nachweis des Actinomyces aus dem strömenden Blut ist außerordentlich selten möglich (SCHAIN, STEFANO und KAZLOWSKI).

Schwieriger ist schon die Erkennung der Zungenaktinomykose und ihre Abgrenzung gegenüber einem Neoplasma oder auch einem luischen Primäraffekt, doch vermögen Probeexcisionen und Serologie hier meist das Bild rasch zu klären.

Wesentlich komplizierter liegen die Verhältnisse bei der Differentialdiagnose der oft so symptomarm beginnenden Lungenaktinomykose und der Aktinomykose der Bauchorgane. An Hand der einzelnen Verlaufsformen wurde schon auf diese Schwierigkeiten hingewiesen. Die Lungenaktinomykose ist in vielen Fällen gar nicht, weder im klinischen noch im Röntgenbild, von der Tuberkulose zu trennen. Allerdings sind auch hier einige Symptome zu erwähnen, die auf das Vorliegen einer Aktinomykose hinweisen können, wenn sie natürlich auch nicht nur bei diesem Krankheitsbild vorkommen. Von diesen Erscheinungen ist der Sitz der röntgenologisch-klinisch zu fassenden Veränderungen im Unterlappen, besonders im linken, die Schrumpfung der Thoraxwand ohne schwerere Pleuritis, ein fötide riechender Auswurf, die Fistelbildung und der Nachweis von Drusen im Sputum oder im Fisteleiter zu erwähnen. Allerdings lassen sich die Drusen auch bei einwandfreier Lungenaktinomykose nicht in allen Fällen durch die Sputumuntersuchung nachweisen. LOMMEL gibt den Prozentsatz der nicht durch Drusennachweis zu klärenden Fälle mit einem Viertel, HEGLER noch etwas höher an.

Hier muß auch auf die Mitteilung von LENTZE hingewiesen werden, der unter 180 manifesten Aktinomykosen nur in 63% Drusen nachweisen konnte. Er gibt auch an, daß der Drusennachweis im Sputum manchmal erhebliche Schwierigkeiten machen kann. Auch im Granulationsgewebe sind sie besser im unfixierten Präparat bei Zerteilung und Untersuchung mit der Lupe zu finden als im fixierten und gefärbten Material. In letzterem lassen sie sich meist nur an Hand von Serienschnitten nachweisen. Auch können gerade in den Schnittpräparaten Leptotricheen, die ebenfalls gelegentlich drusenähnliche Lagerung einnehmen, schwer gegenüber Actinomycesdrusen abgrenzbar sein.

Bei der Untersuchung des aktinomykotischen Eiters und Auswurfs treten auch färberisch gewisse Schwierigkeiten auf durch das scheinbar amphotere

Verhalten der Pilzfäden bei Gramfärbung. Die Zentralfasern können sich nämlich grampositiv, die keulenartigen Enden gramnegativ färben (v. ARNIM).

Ein *wichtiges Unterscheidungsmoment bei der Sputumuntersuchung* ist auch noch das *Fehlen elastischer Fasern* im Auswurf des Aktinomykosekranken, die bei Tuberkulose eigentlich stets gefunden werden, wenn es zu ausgedehnteren Einschmelzungen gekommen ist.

Bei der Darmaktinomykose kann man mit dem Nachweis der Drusen im Stuhl eine Verdachtsdiagnose unter Umständen erhärten, allerdings darf nicht vergessen werden, daß der Erreger Actinomyces Wolff-Israel bei seinem ubiquitären Vorkommen in der Mundhöhle fast regelmäßig auch in den Darm gelangen kann und auch gelangen wird. Das Übergreifen des Prozesses auf die Bauchdecken und das Auftreten von Fisteln sollte immer den Verdacht auf eine Aktinomykose lenken. Ebenso muß bei dem Auftreten periproktitischer Abscesse an die Möglichkeit dieser Infektion gedacht werden und eine entsprechende Untersuchung stattfinden. Wie weit es von Wichtigkeit wäre, bei jeder schwereren Appendicitis auch nach Aktinomykose zu fahnden, muß offenbleiben. Bei appendicitischen Prozessen aber, die zu starken Verklebungen und erheblicher bindegewebiger Proliferation in der Umgebung geführt haben, müßte auf jeden Fall an das Vorliegen auch einer Aktinomykose gedacht und darauf untersucht werden.

Zur differentialdiagnostischen Abgrenzung steht uns also in erster Linie der *mikroskopische Nachweis* des Erregers in Form der Drusen zur Verfügung. Daneben haben wir die Möglichkeit, auch das *Kulturverfahren*, wie es heute von LENTZE u. a. sehr sorgfältig ausgebaut wurde, in verstärktem Maße bei Verdachtsfällen einzusetzen, allerdings muß bei der Heranziehung dieser Methode berücksichtigt werden, daß der anaerobe Actinomyces Wolff-Israel nach Reihenuntersuchungen von LENTZE und HEINRICH bei chronischen Bronchitiden und Bronchiektasen als apathogener Begleitkeim vorkommen und sogar Fadenknäule entwickeln kann. Unter 414 Sputumuntersuchungen bei Nicht-Aktinomykosekranken konnte LOPEZ 2mal Actinomyces bovis nachweisen. SCHAIN, STEFANO und KASLOWSKI züchteten Actinomyces bovis aus dem Knochenmark von 7 Nicht-Aktinomykosekranken, von denen 2 an Hodgkin, 2 an Brucellosen sowie Xanthoma tuberculosum und 1 an einem abdominellen Granulom litten. Den Pilzbefunden kommt hier auch nur sekundäre Bedeutung zu; denn gerade die HODGKINsche Erkrankung bietet ja auch für andere Pilzinfektionen einen sehr günstigen Boden. Typische Drusen finden sich im Sputum oder Pleurapunktat allerdings *nur* bei Vorliegen größerer Einschmelzungsherde. Der kulturelle Nachweis von Actinomyces im Pleuraeiter ist als unbedingt beweisend für das Vorliegen einer Aktinomykose anzusehen.

Die *serologische Diagnostik* der Aktinomykose geht auf erste Versuche von WALKER mit einer *Komplementbindungsreaktion* zurück, die er mit Extrakten von Actinomycesstämmen anstellte und bei der er in 90—95% positive Resultate erhielt. Auch WIDAL und Mitarbeiter bemühten sich um eine Komplementbindungsreaktion, doch stellten NAESLUND und spätere Nachuntersucher fest — hier sind vor allem die Beobachtungen von LENTZE zu erwähnen —, daß auch bei gesunden Personen positive Ergebnisse gefunden werden, und zwar in einem nicht geringen Prozentsatz. LENTZE glaubt, diese so deuten zu müssen, daß es infolge eines unbemerkten Infekts, möglicherweise von einem Zahngranulom ausgehend, zu einer Antikörperbildung gekommen ist, die den positiven Ausfall der Komplementbindungsreaktion bedingt. Auf der anderen Seite ist aber auch zu erwähnen, daß gerade in den schwersten Fällen, wahrscheinlich infolge des anergischen Stadiums, in dem sich der Organismus befindet, die serologischen Reaktionen im Stich lassen.

Auch ein *Agglutinationsverfahren* wurde von WIDAL und ABRAMI ausgearbeitet, doch scheint es nicht so spezifisch zu sein wie die Komplementbindungsreaktion. Zwar haben DELARUE und HOUDARD gefunden, daß sich diese Koagglutination mit einer Aufschwemmung des Sporotrichon de Beuermanni, die von dem Serum Actinomykosekranker agglutiniert wird, bewährt hat, andererseits kommt es aber auch zu einem positiven Ausfall der Reaktion bei Soorkranken. Diese Beobachtungen machen die serologischen Reaktionen als Stütze der Diagnose unsicher.

Von besonderer Bedeutung scheint der *Intracutantest*. Auch diesen hat WALKER erstmalig erprobt. Nach ihm hat AREA LEAO mit dieser Methode gearbeitet, die dann besonders eingehend von NEUBER studiert und in ihrer heutigen Form entwickelt wurde. Die umfassenden Untersuchungen von LENTZE haben dann gerade in letzter Zeit diese Probe in ihrer Bedeutung bestätigt. Er empfiehlt sogar ihre Anwendung als Provokationsmethode besonders bei cervicofacialer Form. Hier tritt dann neben der Lokalreaktion auch eine Reaktion am Aktinomykoseherd von mehr oder minder starkem Ausmaß auf, die von der Dosierung der Vaccine abhängig ist.

Technik. Mit einem Extrakt aus verschiedenen anaeroben Actinomycesstämmen wird subcutan, besser intracutan, eine Quaddel von 0,1—0,2 cm^3 gesetzt. Diese löst bei Vorliegen einer Aktinomykose nach 1—2 Tagen am Ort der Injektion eine akut entzündliche Schwellung und Rötung von etwa Markstückgröße mit zentralem hanfkorn- bis linsengroßen Infiltrat aus. Letzteres kommt meist zur Einschmelzung. Aus dem Eiter dieser Einschmelzung läßt sich der Actinomyces züchten (LENTZE). Die Hautreaktion kann allerdings auch bei scheinbar gesunden Personen positiv sein. Hierfür ist Ähnliches anzunehmen, wie es LENTZE für die positiven Komplementbindungsreaktionen tut, daß nämlich unerkannte unterschwellige Infekte überstanden wurden, die zur Ausbildung einer allergischen Reaktionslage führten.

Dies ist um so wahrscheinlicher, als die Untersuchungen von LENTZE und HEINRICH gezeigt haben, daß bei Kranken mit chronischer Bronchitis und Bronchiektasen Actinomyces Wolff-Israel als Saprophyt vorkommen kann. So ist wohl auch der positive Ausfall der Intracutanprobe bei Tuberkulosekranken zu deuten, den NEUBER und MOHR feststellen konnten, ebenso wie der von letzterem bei einigen Kranken mit Asthma bronchiale und Lungencarcinom gefundene positive Ausfall der Hautreaktion. Für die Auffassung von LENTZE spricht auch die Beobachtung von MOHR, der bei einem Patienten, der sich wegen einer chronischen Tonsillitis einer Tonsillektomie unterzog, in den Tonsillen Actinomycesdrusen nachweisen konnte und gleichzeitig bei diesem Kranken auch einen positiven Hauttest fand, ohne daß die Tonsillen Zeichen einer aktinomykotischen Entzündung aufwiesen.

Auch EMMONS fand in 74 Fällen von 200 operativ entfernten Tonsillen bei sicher nicht an Aktinomykose leidenden Personen Aktinomyces, ohne daß die Tonsillen spezifische Prozesse aufwiesen. So zeigt sich, daß der Intracutantest allein in diagnostischer Hinsicht nur einen Hinweis zu geben vermag. Er sollte in Verdachtsfällen aber auf jeden Fall angewendet werden, um im Zusammenhang mit den übrigen Untersuchungsbefunden zu einer Frühdiagnose beizutragen (SIELAFF und HEINRICH).

Der Intracutantest ist allerdings, worauf NEUBER und LENTZE auch hinwiesen, bei schwersten Fällen, im Stadium der *Anergie* also, *negativ*. Für die von NEUBER ausgearbeitete und von LENTZE auch befürwortete Vaccinetherapie ist der Ausfall dieser Intracutanprobe außerordentlich wichtig, denn abhängig von dem Resultat wird die Dosis, mit der die Vaccinetherapie zu beginnen ist, auszuwählen sein.

Prognose. Im ganzen gesehen ist die Strahlenpilzerkrankung für den Menschen vorwiegend eine chronische Erkrankung, und für einen Teil der Fälle besteht eine gewisse Neigung zur Spontanheilung vor allem bei cervico-facialer Form. Allerdings sind auch hier gerade Rückfälle häufig. PONCET und THÉVENOT rechnen auf 16 Krankheitsfälle der cervico-facialen Form 1 Todesfall.

Bei der Lungenaktinomykose fanden sie 1 Todesfall auf 4 Heilungen. Andere Berichterstatter schildern die Prognose der Lungenaktinomykose noch ungünstiger und sprechen von 70—80% Mortalität, SIGALOS sogar von fast stets tödlichem Verlauf.

Ebenso ungünstig, wenn nicht noch schlechter, scheint die Prognose bei der Bauchaktinomykose und der Aktinomykose der Beckenorgane. Hier sind Spontanheilungen außerordentlich selten, vorübergehende Besserungen werden zwar beobachtet, fast immer aber treten Rezidive auf, und im allgemeinen ist der Ausgang der unbehandelten Bauchaktinomykose tödlich. Aber auch bei den behandelten Fällen ist die Frühdiagnose außerordentlich wichtig, um frühzeitig mit der Behandlung einsetzen und jede therapeutische Möglichkeit ausnutzen zu können.

Therapie. In der *Veterinärmedizin* wird auch heute noch aus vorwiegend wirtschaftlichen Gründen die Aktinomykose meist chirurgisch behandelt, wenn auf diese Weise ein Erfolg erwartet werden kann. Daneben hat allerdings GUILHORN bei Rinderaktinomykose recht erfolgversprechende Versuche mit subcutanen Injektionen von Quecksilberchlorid (0,01 g je Injektion 3 Tage nacheinander, dann jeden 5.—6. Tag bis zu einer Gesamtmenge von 0,08—0,09 g) durchgeführt.

Von den sonstigen Behandlungsmaßnahmen ist noch mit an erster Stelle die Jodtherapie zu erwähnen, die heute allmählich mehr und mehr durch die Gabe von Sulfonamiden, besonders Supronal, aber auch Penicillin und Streptomycin verdrängt wird.

In der *Humanmedizin* war man bereits frühzeitig auf die Anwendung von *Jodpräparaten* gekommen, die sich auch ganz gut bewährt hatten. Man gab täglich 2—6 g Jodkalium über mehrere Wochen, oder auch Injektionen von Endojodin (KNABE) sowie anderen kolloidalen Jodpräparaten. Auch mit der modernen *Jodiontophoresetherapie* (WASSMUND 1935) konnten bei oberflächlicher cervico-facialer Form ausgezeichnete Erfolge erzielt werden.

Neben dieser internistischen Therapie stand in früherer Zeit als Hauptmaßnahme der *chirurgische Eingriff*. Seit Ende der 20er Jahre ist dann in zunehmendem Maße auch die *Röntgen-* und *Radiumtherapie* der Aktinomykose hinzugekommen. Sie spielt bis heute noch eine nicht unwesentliche Rolle (JÜNGLING, SIGALOS). So konnte LÜDIN (1931) nicht nur bei der cervico-facialen Form günstige Resultate erzielen, sondern auch — nach 2 Mißerfolgen bei zu weit fortgeschrittener Lungenaktinomykose, bei denen es zu rascher Verschlimmerung gekommen war — in einem Fall einen raschen Fistelschluß und gute Erholung erzielen. Er verabfolgte kleine Dosen von 4 Feldern zu 10:10 cm, jeweils 200 r mit einer Focusdistanz von 25 cm, Filter 8 mm Al, mit 160 kV, 0,55 mm CuHWS. Auch PLIENINGER vermochte durch frühzeitige, allerdings intensive Röntgenbestrahlung einen Fall von Lungenaktinomykose mit Blutung zu heilen. Eine größere Anzahl von röntgenologisch behandelten Fällen übersieht RENANDER (1937). 31 der 52 Kranken gehörten der cervico-facialen Form an, von ihnen konnten 26 geheilt werden, 5 verstarben (2mal durch Übergreifen des Prozesses auf die Hirnbasis, einmal durch Einbruch der Eiterung in das Mediastinum und die Lunge, einmal durch Auftreten einer Pyämie und einmal durch eine abundante Blutung aus einem Infiltrationsherd im Munde, die nicht zu beherrschen war). Die anderen 21 Fälle verteilten sich auf 13 Abdominalaktinomykosen, von denen 5 geheilt wurden, 3 Lungenaktinomykosen, von denen 1 tödlich endete, 2 Hautaktinomykosen, die geheilt werden konnten, 1 Fall von Aktinomykose des inneren weiblichen Genitale, der tödlich endete, und 2 Fälle von ausgedehnten Veränderungen, die ebenfalls einer Strahlentherapie nicht zugänglich waren.

Mit *Radiumtherapie* erreichte MEYERDAHL bei Lokalisation im Gesicht sichere Heilung.

Diese Übersicht zeigt, daß mit diesen therapeutischen Maßnahmen Positives zu erreichen war. So ist auch die Röntgenbehandlung heute noch ein wichtiges Hilfsmittel (LAMB, LAIN und JONES, LUCAS, ARNOTT und RITCHIE, SHORVONX, GOTTLIEB u. a.). Allerdings wird die Röntgentherapie jetzt meist mit Penicillin, Sulfadiazin (LAMB, LAIN und JONES) oder anderen Sulfonamiden kombiniert.

Eine *Thymoltherapie* empfiehlt FANG, auch ETTEO und SCHUMACHER konnten mit dieser Art der Behandlung einen Fall von Lungenaktinomykose heilen. Die von MALEVIC angegebene *Methylenblautherapie* per os oder jeden 2.—3. Tag 1 cm³ der 1%igen Lösung hat wohl nicht mehr die Bedeutung, da andere, wirksamere Heilverfahren zur Verfügung stehen. Von der Behandlung mit *Tuberkulin*, die BILLROTH, KAHLER und SOCIN sowie später v. EISELSBERG angaben, ist man heute praktisch abgekommen.

1929 begann dann E. NEUBER Versuche mit einer kombinierten *Gold- und Vaccinetherapie*. Im Laufe der folgenden Jahre konnte er mit dieser Behandlungsform große Erfahrungen sammeln und in vielen Fällen ausgezeichnete Resultate erzielen. Allerdings war es notwendig, daß er die Intracutanreaktion mit einem entsprechenden Antigen ausarbeitete; denn nur bei Kranken, die eine positive Intracutanreaktion geben, also sich in einer allergischen Reaktionslage gegenüber der Infektion befinden, hat die Vaccinetherapie Aussicht auf Erfolg. Um diese Reaktionslage zu erreichen und die Kranken aus der anergischen Phase herauszubringen, führt NEUBER die Goldbehandlung (Solganal) vor der Vaccinetherapie durch. Von einer Autovaccine ist nach seiner und der Ansicht von WRIGHT der größte Erfolg zu erwarten. Da aber die Züchtung erstens lange dauert (4—6 Wochen) und oft auf Schwierigkeiten stoßen kann, da es nicht einfach ist, aus der Primärkultur eine Reinkultur zu isolieren und Eiter aus einem geschlossenen Absceß sehr oft nicht zur Verfügung steht, sondern nur aus mischinfizierten Fisteln, so verwendet er meist eine polyvalente Vaccine aus mehreren Stämmen von Actinomyces Wolff-Israel. Es ist natürlich Voraussetzung für eine Wirkung dieser Heterovaccine, daß die auf die Injektion hin gebildeten Antikörper auch den Eigenstamm des Kranken erfassen. Der Stamm, der zur Vaccineherstellung Verwendung fand, muß also mit dem Patientenstamm serologisch identisch sein. Eine derartige serologische Prüfung ist möglich. Für die Dosierung der Vaccinetherapie spielt das Ergebnis der Intracutanreaktion eine große Rolle. Als Anfangsdosis der Vaccinetherapie ist die Menge zu wählen, die eine positive Hautreaktion ergab. Im Gegenteil zu anderen Vaccinebehandlungen ist bei dieser Form die Lokalreaktion und die Reaktion am Krankheitsherd sowie die Allgemeinreaktion erwünscht und sogar notwendig. Die Vaccineinjektionen werden in 5—7tägigen Intervallen in steigenden Dosen, insgesamt 10—15 Injektionen, verabfolgt. Wenn die erste Kur zu keinem rechten Erfolg führt, empfiehlt NEUBER eine zweite nach 8—10wöchiger Pause.

Die von MOHR (1935/36) in 3 Fällen (1 Lungenaktinomykose, 1 fortgeschrittene Bauchaktinomykose und 1 cervico-faciale) mit der kombinierten Solganal- und Vaccinebehandlung gemachten Erfahrungen brachten zwar bei der cervicofacialen Form ein gutes Resultat, konnte aber bei den anderen beiden Formen den desolaten Verlauf nicht aufhalten. Für diese beiden Fälle wäre allerdings einzuwenden, daß die Behandlung erst in einem relativ fortgeschrittenen Stadium aufgenommen werden konnte, so daß nicht die von NEUBER geforderten Voraussetzungen bzw. Reaktionslage des Organismus für einen Erfolg gegeben waren.

Die in neuerer Zeit von LENTZE und LORENZ gewonnenen Erfahrungen zeigen allerdings doch, daß bei *frühzeitigem* Einsatz der Vaccinetherapie diese Gutes zu leisten vermag und auch die Gefahr des Rezidivierens herabmindern, wenn nicht sogar ausschalten kann.

Gute Resultate hat NEUBER auch (1938) mit *Rekonvaleszentenserum* in 6 Fällen erreichen können. Es handelte sich bei dieser Gruppe vorwiegend um cervicofaciale Fälle. Allerdings ist eine derartige Therapie in vielen Fällen schon deshalb nicht durchzuführen, weil es an den notwendigen Spendern für Rekonvaleszentenserum fehlt. Ob ein weiterer Ausbau dieser Therapieform etwa durch Herstellung spezifischer Immunseren, wie es LENTZE vorschlägt, unter den heute gegebenen Umständen noch notwendig ist, erscheint fraglich.

Eine entscheidende Wendung trat auch in der Behandlung mit der Einführung der *Sulfonamide* und der *Antibiotica* ein. Schon mit *Prontosil* konnten JORGE, BROWNE und MEALLA die cervico-faciale Form sehr günstig beeinflussen. 1943 berichtete FANCONI dann über die Heilung einer schwer fistelnden Lungenaktinomykose nach Gabe von 183 g *Cibazol* und 125 g Sulfanilamid. Auf Grund dieses ersten Erfolges und weiterer Heilungen vertrat er noch 1945 die Ansicht, daß eine monatelange Sulfanilamidkur auch bei Gefahr der Schädigung der Nieren in jedem Fall von Aktinomykose die Therapie der Wahl sei. Weitere positive Mitteilungen über erfolgreiche Sulfonamidtherapie liegen von OACK, LEIXNER und DRAGSTEDT, MILLER und FELL, SNELLER und JOHNSON, DELARUE und HOUDARD — letztere empfehlen eine Kombination mit Penicillin und Jod — vor. Eine aktinomykotische Pneumonie konnte LINDEMANN mit sehr hohen Sulfonamiddosen gut beeinflussen.

In letzter Zeit haben CAMPBELL und BRADFORD einen Fall von abdominaler Aktinomykose bei Mitbeteiligung der Wirbelsäule und eine Thoraxaktinomykose mit Sulfadiazin und Penicillin heilen können. TELLO gab in einem Krankheitsfall in Anlehnung an die Lepratherapie 44 g *Sulfadiazon* und sah danach eine klinische und subjektive Besserung. Nach 96 g war der Kranke geheilt. Nachkontrolle nach 3 Monaten zeigte keinerlei Beschwerden. Auch ARNOLD und AUSTIN kommen zu einer positiven Beurteilung der Diazontherapie, die innerhalb 4 Wochen zur Heilung führte, warnen allerdings vor dem Erythrocytensturz.

Über das Ergebnis der Röntgen- und Sulfadiazintherapie bei 16 Fällen berichten LAMB, LAIN und JONES. Von der Penicillingabe sind diese Autoren abgegangen, da sie nicht in jedem Fall Wirksames zu leisten vermochte.

Mit *Irgamid* konnte MERCKLE in 17 Wochen eine Lungenaktinomykose heilen. Er gab täglich 6 g, insgesamt 568 g, ohne irgendwelche Schäden zu sehen. Es handelte sich bei der Lungenaktinomykose um eine mischinfizierte Form.

Zwei schon mit Röntgen vorbehandelte Fälle besserten sich unter einer Kombinationskur mit *Pyrimal* und *Tibatin*, allerdings weist STOEBER darauf hin, daß langdauernde Kuren notwendig sind, um bei den langsam wachsenden Keimen ausreichende bakteriostatische bzw. bactericide Erfolge zu erzielen.

1948 berichteten dann LINKE und MECHELKE erstmalig über Erfolge mit *Supronal*. Ihren ersten 3 erfolgreichen Behandlungen konnten sie im folgenden Jahr weitere hinzufügen, so daß sie auf Grund einer 2jährigen Nachbeobachtung von wirklicher Heilung sprechen können. Die Dosierung betrug 10 g täglich, die Gesamtdosis schwankt zwischen 150 im Minimum bis 776 g Supronal. Das Medikament wurde meist per os in 4stündlichen Abständen Tag und Nacht gegeben, häufig zur besseren Verträglichkeit zusammen mit 5—10 g Natriumbicarbonat. Nur in einem Fall mußte die Therapie wegen Überempfindlichkeitserscheinungen abgebrochen werden.

Eine generalisierte Lungenaktinomykose konnte HEINRICH durch kombinierte Behandlung mit 9 g Supronal täglich (insgesamt 325 g) und 400000 iE Penicillin, insgesamt 6 Mill. in $2^1/_2$ Monaten, völlig ausheilen.

Wohl als einer der ersten hat GRÜNINGER *Penicillin* bei Aktinomykose gegeben. Er führte fraktionierte Kuren durch und gab 10—14 Tage lang 3stündlich 15000—25000 iE intramuskulär (Tagesdosis also 100—200 iE) oder auch als intravenösen Tropfeinlauf. Diese Kuren wiederholte er bei schweren Fällen in 3 bis 4wöchigem Abstand 3—4mal. Auch RYBAKOV konnte 5 Fälle von cervicofacialer Form mit einer über 28 Tage sich erstreckenden Penicillinbehandlung (Gesamtdosis 1,5—5 Mill. iE) heilen. Massive Dosierung bewährte sich ihm am besten. Auch MONCORPS empfiehlt mit HERELL bei schweren und alten Fällen die Penicillinkur unter Umständen mehrmals in 2—4wöchigen Abständen. Als Dosierung wählt er den intravenösen Dauertropf mit täglich 100000 iE, insgesamt 1—1,5 Mill. iE je Kur. Auch W. E. SCHMIDT vermochte durch kombinierte, lange Zeit durchgeführte Penicillintherapie 2 Fälle von Lungenaktinomykose und 1 Fall von Bauchaktinomykose günstig zu beeinflussen. Einen Fall von Lymphdrüsenaktinomykose behandelten HAMILTON und KIRKPATRICK mit insgesamt 5 Mill. iE Penicillin. GOTTLIEB kombiniert seine Penicillingabe stets bei der cervico-facialen Form mit Röntgenbestrahlungen oder chirurgischen Maßnahmen. Auch MURIC sah unter Penicillin eine pleuro-pulmonale Form ausheilen.

Neben der alleinigen Penicillintherapie, die nicht in allen Fällen wirksam zu sein scheint, da, wie HOLM nachwies, die Penicillinempfindlichkeit der Aktinomyceten, worauf auch LENTZE aufmerksam macht, verschieden ist, sind viele Autoren zur *kombinierten Behandlung* übergegangen. Dadurch wird eine durch die Penicillinasebildung der Begleitbakterien mögliche Ausschaltung der Penicillinwirkung überbrückt. So behandelte LINCK eine Lungenaktinomykose mit 250 g Elkosin und 1,425 Mill. iE Penicillin und erzielte dadurch Heilung. Auch DELARUE und HOUDARD, PAALMAN und Mitarbeiter u. a. empfehlen eine Kombinationsbehandlung. FARRIS und RUSSEL heilten 5 Fälle mit 4—6 g Sulfonamid täglich sowie 10000—50000 iE Penicillin alle 3 Std. Sie halten die Sulfonamide für wirksamer als das Penicillin. Eine Lungenaktinomykose sahen ADAMSON und HAGERMANN unter Gabe von 8—10 g Sulfathiazol und 250000 E Penicillin, täglich über 4 Monate lang gegeben, heilen. Einen Fall von Leberaktinomykose konnten CAMPBELL und BRADFORD durch die Kombination von Sulfonamid und Penicillin der Heilung zuführen, ebenso wie SHORVONX, dessen durch Sulfathiazol und Penicillin geheilter Fall von Leberaktinomykose mit Bauchwandabsceß histologisch durch Laparoskopie gesichert wurde. Bei der Aktinomykose der weiblichen Genitalien (Ovarien und Tuben) konnten PAALMAN und Mitarbeiter durch kombinierte Stöße von Sulfonamid mit Penicillin 2mal Heilungen und 2mal Besserungen erzielen. Eine Patientin starb an Glomerulonephritis (Sulfonamidschädigung ?). Drei Fälle von Lungenaktinomykose bei Männern und 4 bei Frauen vermochte POPPE durch kombinierte Behandlung mit Penicillin, Sulfonamiden, chirurgischen Maßnahmen und Röntgenbestrahlungen zu retten. Auch bei der cervico-facialen Form empfehlen ARNOTT und RITCHIE hohe Sulfonamiddosen in Kombination mit Penicillin, Röntgenbestrahlungen und chirurgischen Maßnahmen.

Auch SCHEFFLER konnte eine Lungenaktinomykose, die auf vorausgegangene Röntgen- und Jodtherapie sich nicht gebessert hatte, durch Penicillin günstig beeinflussen. Er instillierte das Penicillin mit dem Bronchoskop und umspritzte die Fisteln. Doch vermochte er einen aktinomykotischen Prozeß in der Rückenmuskulatur nicht zu beeinflussen. Wahrscheinlich war die von ihm angewandte Penicillindosis noch nicht hoch genug, denn daß sehr große und massive Dosen auch über lange Zeit notwendig sein können und dann schließlich zum Erfolg führen, zeigen die Behandlungserfolge von SANFOREL und BARNES bei 2 Fällen von abdominaler Aktinomykose und SHORVON bei einer Leberaktinomykose. Die ersteren beiden kombinierten ihre Therapie noch mit Sulfadiazin (974 g und im einen Fall 128 Mill. iE, im anderen 644 Mill. iE Penicillin). FÖLDVARI konnte von 15 mit Penicillin behandelten Fällen 10 heilen und 5 bessern.

Allerdings gibt es auch bei dieser Art Therapie Versager, worauf LYNCH und HOLT hinwiesen. So konnte KÖHLER einen sulfonamidresistenten Fall nicht retten, einen anderen nur durch kombinierte Penicillin-Sulfonamidbehandlung in hohen Dosen heilen. PAVLOVA beobachtete in einem Fall eine Besserung durch kombinierte Behandlung, sah aber nach 8 Monaten ein Rezidiv auftreten. Auch einen 2. Fall konnte er nur bessern (zu niedrige Dosen? zu kurze Kurzeiten?).

Gerade auf Grund der letzten mitgeteilten, negativen Therapieerfolge mit Penicillin ist die von LENTZE erhobene Forderung einer wirklich sorgfältigen und erschöpfenden bakteriologischen Bearbeitung eines jeden Falles nur zu unterstreichen. Denn aus den experimentellen Untersuchungen ist bekannt, daß der Actinomyces Wolff-Israel auf Penicillin gut anspricht, Nocardia asteroides aber auf Sulfonamide. Bei frühzeitiger, exakter bakteriologischer Diagnose wäre somit auch für die Therapie sehr viel gewonnen.

Mit *Streptomycin*, das beim In-vitro-Versuch eine gute Hemmwirkung auf Actinomyces zeigt, konnten PEMPERTON und HUNTER, TORRENS und WOOD sowie COPE und ZACHARY günstige Behandlungsresultate erzielen. Eine operativ behandelte, aber nicht zur Ausheilung kommende Ileocöcalaktinomykose besserte sich sehr rsach auf orale Streptomycingabe, 2mal täglich 0,5 g (Gesamtdosis 30 g). Die orale Dosis wurde mit einer parenteralen Gabe teilweise kombiniert. Die 3 von TORRENS und WOOD beobachteten Fälle erhielten 4 Wochen lang 2 g täglich in 4 Injektionen, dann 1 g täglich in 4 Injektionen 8 Wochen lang. Der Erfolg bei den sehr schweren aktinomykotischen Prozessen, die schon vorher mit Sulfonamiden, Jod und Penicillin behandelt worden waren, war eine völlige Ausheilung. Besonders eindrucksvoll ist der Behandlungserfolg von JACOBSON und CLOWARD, die eine Aktinomykose des Zentralnervensystems, ein bisher immer tödliches Leiden, mit ausgedehnter Meningitis durch eine Kombination von Penicillin, Streptomycin intramuskulär, intravenös und intralumbal sowie Sulfadiazin per os heilen konnten.

Das Antibioticum *Bacitracin*, 6stündlich 20000—22000 iE, vermochte bei einer Aktinomykose mit Knochenbeteiligung gute Wirkung zu erzielen (MELENEY, LONGACRE, ALTEMEIER). Auch COPE und ZACHARY halten dies Präparat neben Penicillin für sehr wirksam. Sie lehnen chirurgisches Vorgehen ab. Neben Bacitracin empfiehlt LUCAS Thyrotricin.

Aureomycin wurde ebenfalls in mehreren Fällen, einmal auch bei einer durch Aktinomykose hervorgerufenen Osteomyelitis mit Erfolg angewandt. Einen bis dahin therapieresistenten Fall konnten McVAY, DUNAVANT, GUTHRIE und SPRUNT mit 4stündlicher Gabe von 750 mg Aureomycin, lokaler Anwendung einer Aureomycinpaste schon nach 48 Std wesentlich bessern und bei Fortführung der Therapie über 10 Tage und Herabminderung dann auf 4stündlich 500 mg für weitere 18 Tage einer Heilung zuführen.

Vergleichsuntersuchungen über die Wirkung der *Vaccinebehandlung* und der *Penicillintherapie* stellte JENTSCH an. Die 11 von ihm behandelten Kranken hatten alle eine cervico-faciale Form der Erkrankung. Er wählte als Penicillindosis 100000—200000 iE täglich, insgesamt 2—5 Mill. Bei der Vaccine benötigte er 2—3 Ösen Kulturmaterial, aufgeschwemmt in 50 cm³ physiologischer Kochsalzlösung mit 0,5% Phenolzusatz. Diese Lösung wurde $^1/_2$ Std bei 56° erhitzt. Die

Vaccinetherapie begann mit 0,1 cm³ intracutan, wurde bei der nächsten Injektion auf 0,2 cm³ gesteigert und bei allen folgenden 15—20 Injektionen jeweils um 0,2. Von 1,0—1,6 cm³ an wurden die Injektionen subcutan, von 2,0 cm³ intramuskulär gegeben. Auch LORENTZ hatte mit Heterovaccine, kombiniert mit Penicillin, chirurgischen Maßnahmen und Röntgenbestrahlung sowie Jodkali gute Erfolge. Nach diesen wenigen Versuchen scheint eine *Kombination* von *Vaccine* und *Penicillin* sehr günstig zu sein, doch bleiben auch hier noch weitere Behandlungsergebnisse abzuwarten.

Auf Grund der verschiedenen im Schrifttum gemachten Mitteilungen kann man noch kein einheitliches Behandlungsschema angeben, doch ist zu empfehlen, daß man schon mit Rücksicht auf die sehr häufige Mischinfektion Kombinationsbehandlungen mit Sulfonamid, Penicillin, Streptomycin oder einem anderen Antibioticum durchführt.

Selbstverständlich schalten diese neuen therapeutischen Maßnahmen nicht alle früher bei der Aktinomykose geübten Behandlungsverfahren aus. In manchen Fällen wird man ohne chirurgische Maßnahmen nicht auskommen. Fistelgänge in schlecht durchblutetem Gewebe müssen gespaltet werden. Granulationen sind mit dem scharfen Löffel zu entfernen und Wundflächen auch lokal mit Penicillin- oder Sulfonamidpulver zu behandeln. Daß eine Mundpflege selbstverständlich sorgfältig durchgeführt werden muß, cariöse Zähne zu entfernen sind und chronische Zahnwurzeleiterungen beseitigt werden müssen, sei nochmals erwähnt.

Auf die Bedeutung der allgemeinen Roborierung wurde schon bei Besprechung der Vaccinetherapie hingewiesen.

Prophylaxe. Eine Prophylaxe im eigentlichen Sinne gibt es bei dieser Erkrankung nicht, da es sich ja um eine endogene Infektion handelt. Sehr wesentlich ist eine sorgfältige Mundpflege, Beseitigung cariöser Stellen an den Zähnen, Entfernung von Wurzelgranulomen, genaue Kontrolle jedes noch nicht völlig durchgebrochenen Weisheitszahnes sowie die Beobachtung von Schleimhautverletzungen im Bereich des Kiefers und der Mundhöhle, bei denen Fremdkörper in die Tiefe der Schleimhaut gelangt sind. Daß die allermeisten Infektionen besonders bei der cervico-facialen Form der Aktinomykose *stomatogen* zustande kommen, haben in letzter Zeit erst wieder sehr anschaulich die Untersuchungen von O. LORENZ (1950) bei 22 Fällen gezeigt. LENTZE empfiehlt daher für die Praxis, auch des Zahnarztes, bei allen „fötid" — riechenden Prozessen der Mundhöhle an eine Aktinomykose zu denken und durch den „frühzeitigen Einsatz spezieller bakteriologischer Untersuchungsmethoden" dieses Krankheitsbild zu erfassen oder auszuschließen.

Auch der Genuß von Milch, die aus aktinomykoseinfizierten Tierbeständen stammt, ist in ungekochtem Zustande selbstverständlich zu unterlassen.

Aktinobacillose.

Im klinischen Aspekt der echten tierischen Aktinomykose ähnlich ist die Aktinobacillose, hervorgerufen durch den *Actinobacillus Lignieresi*, einen der *Coligruppe nahestehenden Bacillus*. Es handelt sich hierbei also *nicht* um eine Fadenpilzerkrankung, da das Bild aber häufig zu Verwechslungen Anlaß gibt und von älteren Autoren noch zur Aktinomykose gerechnet wird, sei es kurz abgehandelt.

Auch hier finden sich entzündliche Granulationen am Kiefer, aber mehr in den Weichteilen. Besonders die Zunge kann beim Rind in starkem Maße in Mitleidenschaft gezogen sein, unförmig anschwellen und unbeweglich werden (Holzzunge). Auch die übrigen Weichteile des Schlundes können befallen sein. In den entzündlichen Herden sind oft auch Gebilde zu finden, die äußerlich an Actinomycesdrusen erinnern.

Nach Feststellungen von Hülphers in Stockholm sind 53% der als Aktinomykose erscheinenden Erkrankungen des Schlachtviehes durch Aktinobacillus Lignieresi bedingt. Magnusson fand in Malmö bei 48% und Gunst in Amsterdam bei 66% der Fälle den Actinobacillus als Erreger der Krankheit. Van der Hoeden weist darauf hin, daß im Gegensatz zur Aktinomykose die Actinobacillose besonders die Lymphbahnen befalle und in diesen weiterschreite.

Beim Menschen wurde der Actinobacillus bisher in vereinzelten Fällen gefunden. Mit der Möglichkeit einer Übertragung dieser Krankheit vom Tier auf den Menschen muß grundsätzlich gerechnet werden (Ravaut und Piony sowie Beaver und Thompson). Diese Erkrankung scheint im Gegensatz zur Aktinomykose kontagiös zu sein. Bei den in der älteren Literatur beschriebenen Aktinomykoseseuchen unter dem Vieh ist nach dem heutigen Stand der Wissenschaft anzunehmen, daß solche Aktinobacillosen vorgelegen haben.

Leptotrichose.

Unter der Bezeichnung *Leptotrichose* werden chronische entzündliche Prozesse beim Menschen verstanden, bei denen anaerobe Vertreter der Familie der Leptotricheen sich nachweisen lassen.

Ätiologie. Die Mikroorganismen sind zwischen die Bakterien und Pilze einzuordnen und unterscheiden sich von den Actinomyceten dadurch, daß sie *keine* Verzweigungen, sondern *nur* Fäden bilden. Es scheint so, daß für die schweren Krankheitsfälle (Lungen- und Pleuraprozesse) vorwiegend bestimmte Arten von Bedeutung sind, doch sind die Untersuchungen hier durchaus noch nicht abgeschlossen, scheinen aber dafür zu sprechen, daß in vielem der Aktinomykose analoge Verhältnisse vorliegen.

Um die Differenzierung dieser Leptotricheen hat sich Gins besondere Verdienste erworben, allerdings ist noch nicht geklärt, ob die Mehrzahl oder nur einzelne regelmäßig in der Mundhöhle anzutreffen sind und ähnlich dem Actinomyces Wolff-Israel „*fakultativ*" *pathogene* Eigenschaften entfalten können.

Klinik und Verlauf. Die *Leptotrichose* kann unter verschiedenen Bildern verlaufen. Der Prozeß kann sich als *Angina* lokalisieren, ähnlich einer Angina Plaut-Vincenti.

Auch als *Entzündungsprozeß der Kiefergegend* tritt er auf, klinisch sehr ähnlich der Aktinomykose. Allerdings erscheint hier eine gewisse Zurückhaltung am Platze, da sehr häufig Leptotricheen als Begleitkeime des Actinomyces Wolff-Israel auftreten. So konnte Lentze allein in 97 Fällen bei manifester Aktinomykose Leptotricheen nachweisen. Es liegt bei dieser Situation der Verdacht nahe, daß möglicherweise ein gleichzeitig anwesender Actinomyces Wolff-Israel bei bakterieller Untersuchung *nicht* erfaßt wurde. Auf der anderen Seite erhebt sich die Frage, ob nicht Leptothrix der *eigentliche Erreger des Krankheitsbildes* der Aktinomykose ist. Hier glaubt Lentze, in den Therapieerfolgen mit Actinomycesvaccine einen zwingenden Gegenbeweis sehen zu müssen.

Bei der Entstehung der *Zahncaries* und der *Alveolarpyorrhoe* spielen Angehörige der Familie der Leptotricheen ätiologisch sicher eine sehr wesentliche Rolle. Die von Gins durchgeführten Untersuchungen haben in dieser Richtung recht beweisendes Material erbracht.

Auch bei *chronischen Lungenprozessen* wurden vereinzelt Leptotricheen als Erreger beschrieben. Wieweit ihnen in diesen Fällen wirklich pathogene Bedeutung zukommt, ist bei den sehr spärlichen Mitteilungen nur schwer zu entscheiden. In letzter Zeit hat allerdings LENTZE (persönliche Mitteilung) eine Lungenaffektion mit ausgedehnten Infiltraten untersucht, bei der im Empyemeiter und bei der Sektion im Lungengewebe selbst eine bestimmte langfädige Leptothrixart als Erreger zu finden war, aber keine Infektion mit Actinomyces Wolff-Israel. Auf Grund dieser Beobachtung glaubt LENTZE doch, daß auch für diesen Pilz die Möglichkeit, selbständig Krankheitsprozesse zu erzeugen, unter bestimmten Voraussetzungen gegeben sei.

Die **Diagnose** der Leptothrixinfektion kann insofern Schwierigkeiten bereiten und zu Verwechslungen führen, als auch diese Mikroorganismen gelegentlich Geflechte bilden, die mit Drusen verwechselt werden können.

Therapie. Eine spezifische Therapie ist bisher noch nicht mitgeteilt. Es scheint aber doch erfolgversprechend, die bei der Aktinomykose bewährte Kombinationsbehandlung von Penicillin und Sulfonamiden auch bei schwereren Krankheitsbildern durch Leptothrixarten anzuwenden.

Nocardiose.

Unter dem Begriff Nocardiose werden Erkrankungen verstanden, die durch Pilze der Art Nocardia hervorgerufen werden. Sie können zu einem der Aktinomykose ähnlichen Bild führen, neigen aber häufiger als diese zur Generalisation und schwerem, oft tödlichen Krankheitsverlauf.

Von den hierhergehörigen Pilzen ist *Nocardia asteroides* schon bei der Aktinomykose erwähnt worden. Nocardia asteroides ist wohl der wichtigste Pilz in dieser Gruppe. Allerdings kommt er auch, wie LENTZE wenigstens für Deutschland nachgewiesen hat, außerordentlich selten als Krankheitserreger vor und spielt damit auch für das Bild der Aktinomykose nicht die Rolle, wie man früher angenommen hatte. Eine klinische Unterscheidung der von diesem Pilz hervorgerufenen Bilder der cervico-facialen, pulmonalen, oder abdominalen Krankheitsformen war bisher praktisch von denen durch Actinomyces Wolff-Israel hervorgerufenen Krankheitszuständen nicht möglich. Allerdings hat es den Anschein, als sei der Verlauf bei Nocardia asteroides-Infektionen schwerer und die Beeinflussung durch Penicillin *nicht*, durch Sulfonamide aber besonders gut möglich. Hierin wurde auch schon eine Differenzierungsmöglichkeit zwischen Actinomyces Wolff-Israel und Nocardia asteroides gesehen.

Von den anderen hierhergehörenden Pilzen ist vor allem *Nocardia intracellularis* zu erwähnen, der zu schwerer generalisierter, tödlicher Infektion führen kann.

Geschichte. Ein erster sehr ausführlicher Bericht über dieses Krankheitsbild, das durch Nocardia intracellularis hervorgerufen wird, liegt von CUTTINO und MCCABE (1949) vor. Frühere Berichte sind im Schrifttum, soweit es zu übersehen war, nicht zu finden, doch besteht die Möglichkeit, daß unter dem Bild einer atypisch verlaufenden Aktinomykose vereinzelt solche Fälle schon beschrieben wurden.

Ätiologie. Der Erreger ist der aerobe, säurefeste, unbewegliche, nicht Sporen bildende Pilz *Nocardia intracellularis* aus der Gattung Nocardia und der Familie der Actinomyceaceae. Er ist etwa 0,2—0,45 μ lang, wächst in flüssigen Medien mit verzweigten Kolonien, verflüssigt Gelatine nicht, bildet auf Agar nach 3—6 Tagen leicht erhabene, schleimige Kolonien, auf SABOURAUDschem Nährboden zeigen sich Kolonien nach 3—7 Tagen. Die optimale Wachstumstemperatur liegt bei 37°, es kann auch schon bei Zimmertemperatur gedeihen, nie aber unter anaeroben Bedingungen.

Im Tierkörper kommt er im Gegensatz zur Aktinomykose stets in Reinkultur vor, Drusen finden sich nur ausnahmsweise. Für Meerschweinchen, Ratten und Mäuse ist er sehr, für Hühner, Kaninchen und Frösche nicht pathogen. Doch ruft er auch bei den erstgenannten Tieren meist keine tödlichen Verläufe hervor. Nach intravenöser Infektion kommt es allerdings zu generalisierten Erkrankungen.

Verbreitung. Der Pilz lebt als Saprophyt in der freien Natur und scheint nicht auf bestimmte Gegenden beschränkt. Er wurde bisher in USA. und Deutschland gefunden.

Übertragung. Wahrscheinlich gelangt der Erreger durch Inhalation in den Körper. Ob andere Wege möglich sind, ist nicht bekannt, ob nicht auch Zwischenwirte eine Rolle spielen, erscheint sehr fraglich.

Pathologische Anatomie. Der zur Sektion gekommene Fall von Cuttino und McCabe wies als imponierendsten Befund riesige Lymphknotenschwellungen im Abdomen auf, durch die die anderen Bauchorgane verlagert waren. In diese Massen waren unregelmäßig einige Nekroseherde eingestreut. Pankreas, Nieren und Nebennieren waren zwar von den Massen umgeben, aber selbst nicht makroskopisch infiltriert oder verändert. Die Milz war leicht vergrößert und zeigte gelbliche Herde. Magen und Dünndarm waren frei. Im Dickdarm bestanden in ganzer Länge Geschwüre mit überhängenden Rändern und einem blutig-grünlichen, mit nekrotischen Massen bedeckten Grund. Auch die Mediastinaldrüsen erschienen vergrößert.

Im histologischen Bild der Milz fiel besonders das reichliche Vorkommen von schaumartigen Makrophagen auf. Die Malpighischen Körper waren durch Epitheloidzellen ersetzt, die konzentrisch um die Zentralarterien angeordnet waren. In diesen Epitheloidzellen fanden sich intracelluläre säurefeste Organismen, vereinzelt lagen sie auch im Interstitium. Auch in Riesenzellen lagerten diese Organismen. Die Struktur der Lymphdrüsen war ebenso zerstört wie die der Milz, wie dort waren auch hier Epitheloidzellen und Riesenzellen zu finden. Nekroseherde wurden nur vereinzelt beobachtet. Die Darmgeschwüre zeichneten sich dadurch aus, daß im Gegensatz zu anderen Ulcerationen sich auffallend wenig Leukocyten und Plasmazellen fanden, aber auch hier Makrophagen mit phagocytierten Organismen. In der Leber wurde auch eine Reihe Herde gesehen. Lunge und Myokard waren frei. Auch die Nieren, Nebennieren und das Pankreas enthielten Epitheloidzellennester mit intracellulären säurefesten Organismen. Im anatomischen Bild handelte es sich also um eine eigenartige Granulomform, bei der es zu einer Stimulierung der Aktivität der Makrophagen des reticuloendothelialen Systems gekommen war. Dementsprechend waren die Schäden auch vornehmlich auf Milz, Lymphdrüsen und Knochenmark lokalisiert.

Klinik und Verlauf. *Inkubationszeit* ist nicht bekannt. Zu Beginn der Erkrankung steht eine starke Appetitlosigkeit im Vordergrund, sehr bald kommen Erbrechen und fortschreitender Kräfteverfall hinzu. Die Temperaturerhöhungen sind gering. Auch der weitere Verlauf bleibt meist afebril.

Die *Lungen* können frei sein und bis zum Schluß bleiben, in anderen Fällen treten Erscheinungen von seiten der Atmungsorgane mehr hervor.

Das *Herz* wird meist nicht direkt in Mitleidenschaft gezogen.

Von seiten des *Verdauungstraktes* sind blutig-schleimige Durchfälle zu erwähnen, die von Koliken und Tenesmen begleitet sein können.

Die *Milz* ist meist vergrößert, aber nicht schmerzhaft. Die *Leber* kann vergrößert sein.

Die *Lymphdrüsen* des Bauchraumes, des Mediastinums, der Achsel- und Leistengegend sind alle oder zum Teil verändert und geschwollen.

Die *Haut* ist blaß und trocken, weist aber kein Exanthem auf. Der Muskeltonus ist herabgesetzt. Das *Blutbild* zeigt zunächst eine Leukocytose, die im weiteren Verlauf langsam zurückgehen kann bei anfänglicher Lymphocytose. Stets stellt sich eine *Anämie* ein. Das *Serum-Gesamteiweiß* in dem Fall von Cuttino und McCabe war auf 3,6 g-% reduziert (Albumin 1,3%, Globuline 2,3%).

Gegen Ende des Krankheitsverlaufes sahen Cuttino und McCabe vermehrte Fettausscheidung auftreten und wiesen säurefeste Organismen im Stuhl nach. Alle Untersuchungen auf Tuberkulose waren negativ.

Diagnose. Sie ist sehr schwer zu stellen. Der Nachweis der veränderten Lymphknoten und der säurefesten Organismen im Stuhl vermag einen Hinweis zu geben, doch wird am besten wohl eine geschwollene Drüse probeexcidiert und histologisch untersucht. Die Abgrenzung des Prozesses gegenüber der Tuberkulose ist wichtig. Auch der Tierversuch kann hier mit herangezogen werden. Cutantest und serologische Proben gibt es bisher nicht.

Prognose. Auf Grund der bisher vorliegenden vereinzelten Berichte ist sie sehr dubiös, wenn nicht infaust.

Therapie. CUTTINO und McCABE versuchten mit Penicillin, Sulfonamiden und Röntgenbestrahlungen die Progredienz des Krankheitsgeschehens aufzuhalten. Sie konnten aber die Zunahme der Drüsenschwellung nicht verhindern, auch die Darmgeschwüre blieben völlig unbeeinflußt. Eine neuere Mitteilung von JENTZE (1950) kommt zu der Feststellung, daß der Erreger sulfonamidempfindlich, aber penicillinresistent sei und rät zu einer intensiven Sulfonamidtherapie bei menschlichen Erkrankungen.

Abschließend zu dem Kapitel der Mykosen sei noch erwähnt, daß es eine ganze Anzahl von Pilzen gibt, die in vereinzelten Fällen bei pulmonalen, intestinalen oder sonstigen Krankheitsprozessen gefunden worden sind. Sie hier alle einzeln zu erwähnen, würde den Rahmen dieser Arbeit überschreiten. Vielfach handelt es sich sicher dabei um ein zufälliges Zusammentreffen mit anderen Erkrankungen, deren Verlauf aber durch die Pilzbesiedlung unter Umständen ungünstiger gestaltet wird. So können verschiedene, sonst völlig harmlose saprophytische Pilze, auch Bier- und Weinhefen (HOFFMEISTER) unter besonderen Umweltbedingungen pathogen werden und Krankheitsprozesse verursachen.

Hier sei nur nochmals wie schon wiederholt in diesem Abschnitt darauf hingewiesen, daß *manche ätiologisch nicht geklärten Lungenaffektionen durch Pilze bedingt sein können.* Vielleicht kommen in den USA. wirklich mehr Pilzkrankheiten vor, es wäre aber auch daran zu denken, daß die Mykosen dort auf Grund der besseren und weiter ausgebauten Untersuchungsmöglichkeiten in diesem Spezialgebiet auch leichter erkannt werden (SMITH, THJÖTTA, HOFFMEISTER u. a.). So ist die Forderung zu erheben, daß die speziellen, mykologischen Untersuchungsmethoden, sei es kultureller Art, sei es in Form des Intracutantestes oder der Komplementbindungsreaktion, mehr als bisher in Deutschland eingesetzt werden, um hier eine heute noch bestehende Lücke zu schließen.

Literatur.

Mykosen.

Zusammenfassende Darstellungen.

BRUHNS, C., u. A. ALEXANDER: Grundriß der mykologischen Diagnostik. Berlin: Springer 1932. — BRUMPT, E.: Précis de Parasitologie. Paris: Masson & Co. 1949. — BRUMPT, E., u. M. NEVEU-LEMAIRE: Praktischer Leitfaden der Parasitologie des Menschen. 1951.

GRADWOHL, R. B. H., LUIS BENITEZ SOTO and OSCAR FELSENFELD: Clinical Tropical Medicine. St. Louis: C. V. Mosby Company 1951.

Mucormykosen.

BARTHELAT: Thèse de Paris. 1903. — BRUMPT, E.: Precis de Parasitologie. Paris: Masson & Co. 1949.

FÜRBRINGER: Virchows Arch. **66** (1876).

LLOYD, J. B., L. I. SEXTON and A. T. HERTIG: Amer. J. Obstetr. **58**, 548 (1949). — LUZET et COSTANTIN: Contribution à l'étude des mucorinées pathogènes. Arch. de Parasitol. **40**, 362 (1901).

PALTAUF: Virchows Arch. 1885. — PODACK: Dtsch. Arch. klin. Med. **63**, H. 1 (1899).

SCHMIDT, SIEGFRIED u. BENNO STAMPFL: Dtsch. med. Wschr. **1950**, Nr 43, 1433.

Coccidioidomykose.

ABBOTT, K. H., and O. I. CUTLER: Arch. of Path. **21**, 320 (1936). — AHLFELDT, F. E.: Arch. Path. a. Labor. Med. **2**, 206 (1926). — J. inf. Dis. **44**, 277 (1929). — ARNOLD, W. T., and M. D. Levy: South. med. J. **39**, 609 (1946). — Aronson, J. D., R. M. Saylor and E. T. Marr: Arch. of Path. **34**, 31 (1942). — Artagaveytia-Allende, R. C.: Mycopathologia **4**, 375 (1949). — Artagaveytia-Allende, R. C., u. L. Montemayor: Mycopathologia **4**, 356 (1949). — Ashburn, L. L., and C. W. Emmons: Arch. of Path. **39**, 3 (1945). — Austoni, M., u. G. Bovo: Riv. Parassitol. **10**, 143 (1949).

Baker, E., E. M. Mrak and C. E. Smith: Fowlowia **1**, 199 (1942). — Baker, R. D.: South. med. J. **38**, 272 (1945). — Arch. of Path. **44**, 459 (1947). — Barnes, H. R.: Dis. Chest **12**, 383 (1946). — Bass, H. F., A. Schomer and R. Berke: Arch. int. Med. **82**, 519 (1948). — Amer. Rev. Tbc. **59**, 632 (1949). — Beck, M. D.: J. Amer. vet. med. Assoc. **78**, 490 (1931). — Becker, W. S., and M. E. Obermayer: Coccidioidomycosis in modern dermatology and syphilogy, S. 526. Philadelphia: J. B. Lippincott Company 1947. — Bell, E. T., and J. S. McCartney: Text book of pathology: The mycosis or fungus diseases, S. 234. Philadelphia: Lea a. Febiger 1948. — Benham, R. W.: Arch. of Dermat. **30**, 385 (1934). — Blanco, M. C.: Bol. Inst. Clín. quir. Univ. Buenos Aires **16**, 787 (1940). — Boyd, W.: Coccidial osteomyelitis in surgical pathology, S. 680. Philadelphia u. London: W. B. Saunders Company 1947. — Coccidioidomycosis in: Text-book of pathology, S. 187. Philadelphia: Lea a. Febiger 1947. — Bruhns, C., u. A. Alexander: Grundriß der mykologischen Diagnostik, S. 9, 161, 170. 1932. — Burke, R. C.: Proc. Soc. exper. Biol. a. Med. **76**, 332 (1951). — Burks jr., Z. W., and P. E. Thompson: South. med. J. **39**, 613 (1946). — Buschke, A., u. A. Joseph: Handbuch der pathogenetischen Mikroorganismen, Bd. 5, S. 321. 1928. — Bush, J. D.: J. med. Assoc. Alabama **13**, 159 (1943). — Butt, E. M., and A. M. Hoffmann: Amer. J. Path. **26**, 485 (1945).

Calif. Dept. of Public Health: Special Bull. 57, Calif. Dept. of Publ. Health 1931. — California Med. **46**, 282 (1937). — Campins, H., M. Scharyj y R. J. Cortés: Coccidioidomicosis en Venezuela. Sesiones dermatólogicas en Homenaje al Profesor Luis E. Pierini. Buenos Aires, 11 al 13 de Noviembre de 1949. Buenos Aires: Lopez y Etchegoyen S.R.L. 1950. — Campins, H., M. Scharyj e V. Gluck: Arch. venezol. Pat. trop. parasit. Méd. **1**, 215 (1949). — Carter, R. A.: Amer. J. Roentgenol. **25**, 715 (1931). — Caldwell, G. T.: Texas J. Med. **38**, 376 (1942). — Cecil, R. L.: Coccidioidomycosis in: Text-book of medicine, S. 348. Philadelphia u. London: W. B. Saunders Company 1947. — Chandler, A. C.: Osaka, Japan **2**, 343 (1939). — Charter, R. A.: Radiology **23**, 1 (1934). — Cheney, G., u. E. J. Dennenholz: Mil. Surgeon **16**, 148 (1945). — Cherry, C. B., and A. G. Bartlett: Bull. U.S. Army Med. Dept. **5**, 190 (1946). — Christie, A., and J. C. Peterson: Amer. J. publ. Health **35**, 1131 (1945). — Christopher, F.: Coccidioidal granuloma in: Text-book of surgery, S. 7173. Philadelphia u. London: W. B. Saunders Company 1947. — Clendening and Hashinger: Coccidioidomycosis in methods of diagnosis, S. 429. St. Louis: C. V. Mosby Comp. 1947. — Cohen, R.: Arch. of Pediatr. **68**, 59 (1951). — Cohen, R., u. R. Burnip: Ann. West. Med. a. Surg. **3**, 413 (1949). — Cohn, E.: Hyg. Rdsch. **1904**, Nr 2. — Collburn, J. R.: Amer. J. Roentgenol. **51**, 1 (1944). — Conan jr., N. J., and G. A. Hyman: Amer. J. Med. **9**, 408 (1950). — Conant, N. F.: Manual of clinical mycology, S. 348. Philadelphia u. London: W. B. Saunders Company 1946. — Conant, N. F., and A. Howell: Proc. Soc. exper. Biol. a. Med. **46**, 426 (1941). — Conzalez, O. A., E. Esquivel Medina y M. Ceres: Rev. Inst. Salub. y Enf. Trop. **9**, 55 (1948). — Cox, A. J., R. T. Smith and C. E. Smith: Arch. of Path. **27**, 717 (1939). — Cronkite, A. E., and A. R. Lack: J. exper. Med. **72**, 167 (1940). — Cummins, W. T., J. K. Smith and C. H. Halliday: J. Amer. med. Assoc. **93**, 1046 (1929).

Davis, B. L.: J. Amer. med. Assoc. **118**, 1182 (1942). — Davis, D. J.: Arch. of Dermat. **9**, 577 (1924). — Davison, W. C.: Durham N. C., University Press 1946, S. 63. — Dennenholz, E. J., and G. Cheney: Arch. int. Med. **74**, 311 (1944). — Dickson, E. C.: J. Amer. med. Assoc. **111**, 1362 (1938). — Arch. int. Med. **59**, 1029 (1937); **62**, 853 (1938). — Dickson, E. C.: California Med. **47**, 151 (1937). — Dickson, E. C.: Amer. Rev. Tbc. **38**, 722 (1938). — Dickson, E. G., and M. A. Gifford: Arch. int. Med. **62**, 853 (1938). — Donaldson, J. K.: Fungus infection of the lung in surgical disorders of the chest, S. 152. Philadelphia: Lea a. Febiger 1947. — Dorner, B. A., and J. Friedländer: Brit. J. Tbc. **35**, 114 (1941). — Dowding, E.: J. Canc. Res. **25**, 195 (1947). — Ducket, Th. G., and R. C. Fredeen: J. Kansas med. Soc. **38**, 111 (1936).

Emmons, C. W.: Publ. Health Rep. **57**, 109 (1942). — Mycologia (N. Y.) **34**, 452 (1942). — 4. Internat. Congr. Tropenm. a. Mal., Wash. **2**, 1278 (1948). — Emmons, C. W., and L. L. Ashburn: Publ. Health Rep. **57**, 1715 (1942). — Emmons, C. W., J. A. Bell and B. J. Olson: Publ. Health Rep. **62**, 1642 (1947). — Emmons, C. W., B. J. Olson and W. W. Eldridge: Publ. Health Rep. **60**, 1383 (1945). — Epstein, E.: Arch. of Dermat. **38**, 752 (1938).

Farness, O. J.: J. Amer. med. Assoc. **116**, 1749 (1941). — Farness, O. J., and Ch. W. Mills: Amer. Rev. Tbc. **1939**, 266. — Fireston, G. M., and E. S. Benson: Amer. Rev. Tbc. **59**, 415 (1949). — Foley, M. P., J. G. Love, A. G. Broders and F. R. Heilmann: West. J. Surg. 48, 738 (1940). — Forbus, W. D., and A. M. Besterbreutje: Mil. Surgeon **99**, 653 (1946).

GIFFORD, M. A.: Annual Rep., Kern County Health Dept. **1936**, 22; **1937**, 39. — Calif. Proc. Sixth Pacific Sci. Congr. **5**, 791 (1942). — GINÉS, A. R., E. GOULD y S. MELGAREJO DE TALAVERA: Joja Tisiologica Montevideo **9**, 255 (1949). — GOLDSTEIN, D. M., and LOU: War Med. **4**, 299 (1943). — GOLDSTEIN, D. M., and J. B. MCDONALD: Amer. J. med. Assoc. **124**, 556 (1944). — GOODMAN, M. A., and A. GILMAN: The pharmacologic basis of therapeutics, S. 833. New York: Macmillan & Co. 1946. — GOVEN, M. L.: J. Bone Surg. **28**, 167 (1946).

HARTMANN, M.: Handbuch der pathogenen Protozoen, Bd. 3, S. 1381. 1931. — HARVEY, N. A.: Ann. int. Med. **28**, 651 (1948). — HAUPT, E.: Klin. Wschr. **1949**, 570. — HAYNES, D., and W. I. HESS: J. Labor. a. clin. Med. **31**, 1317 (1946). — HEMPHILL, J. E., and R. O. NOOJIN: Amer. J. Roentgenol. **48**, 643 (1942). — HENTEL, W., J. K. NEWTON and R. K. HORSMAN: Amer. Rev. Tbc. **63**, 476 (1951). — HEYNES, K. E.: Nw. Med. **38**, 19 (1939). — HIRSCH, E:. J. inf. Dis. **40**, 629 (1927). — HOLMES, G. W., and L. L. ROBBINS: Roentgen interpretation, S. 75. Philadelphia: Lea a. Febiger 1947. — HULL, T. G.: Diseases transmitted from animals to man, S. 317. Springfield, Ill.: Ch. C. Thomas 1947. — HURWITZ, S.: California Med. **48**, 87 (1938). — HYDE, B., and L. HYDE: Arch. int. Med. **83**, 505 (1949).

JACOBSON, H. P.: Arch. of Dermat. **21**, 790 (1930); **40**, 521 (1939). — Fungus diseases. Springfield, Ill.: Ch. C. Thomas 1932. — JAMISON, H. W., and R. A. CARTER: Radiology **48**, 323 (1947). — JONEZ, H. D.: Ann. Allergy **7**, 395 (1949). — JORDON, J. W., and F. D. WEIDMANN: Arch. of Dermat. **33**, 31 (1936).

KAHN, M.: Amer. Rev. Tbc. **61**, 887 (1950). — KEENEY, E. F.: Bull. Hopkins Hosp. **78**, 113 (1946). — KESSEL, J. F.: Amer. trop. Med. **19**, 199 (1939); **21**, 447 (1941). — KOLLE-KRAUS-UHLENHUTH: Handbuch der pathogenen Mikroorganismen, Bd. 5, S. 357 u. 371. Jena: Gustav Fischer 1928. — KRAPIN, D., and J. LOVELOCK: Amer. Rev. Tbc. **58**, 282 (1948). — KRITZER, M. D., M. BIDDLE and J. F. KESSEL: Ann. int. Med. **33**, 960 (1950). — KURUNG, J. M.: Amer. Rev. Tbc. **55**, 385 (1947). — KURZ, E. R. H., and N. W. LOUD: New England J. Med. **237**, 610 (1947).

LAMPHIER, T. A.: New England J. Med. **238**, 150 (1948). — LANGERON, M.: Précis de Mycologie; Mycologie general — Mycologie médicale, S. 674. Paris: Masson & Co. 1945. — LEE, R. V.: California Med. **61**, 133 (1944). — LOONEY, J. M., and T. STEIN: New England J. Med. **242**, 77 (1950). — LOOSLI, C. G., W. G. BEADENKOPF, F. A. RICE and L. J. SAVAGE: Amer. J. Hyg. **53**, 33 (1951).

MACKINNON, J. E., R. C. ARTAGAVEYTIA-ALLENDE, H. VINELLI, F. L. NIÑO, L. V. FERRADA-URZÚA, G. ALONSO y R. DONOSO: An. Fac. Med. Montevideo **35**, 1117 (1950). — MAEKIE, M. T., and G. W. HUNTER: Manual of tropical medicine, S. 175. Philadelphia u. London: W. B. Saunders Company 1946. — MARPLE, C. D.: Ann. int. Med. **23**, 240 (1945). — MCDOUGALL, T. G., and A. H. KLEIMAN: J. Urol. **49**, 472 (1943). — MCLAUGHLIN, F. W.: Bull. U.S. Army Med. Dept. 8, 124 (1948). — MCMASTER, P. E., and C. GILFILAN: J. Amer. med. Assoc. **112**, 1233 (1939). — MELICK, E. W.: Ariz. Med. **6**, 24 (1949). — MILLER, D., and J. W. BIRSNER: Amer. J. Roentgenol. **62**, 229 (1949). — MONTESSORI, P. P.: Mycopathologia **10**, 131 (1941). — MOORE, J. A., J. D. MURPHY and D. E. WARD: J. thorac. Surg. **18**, 484 (1949). — MOORE, R. B.: Text-book of pathology, S. 528. Philadelphia u. London: W. B. Saunders Company 1947. — MUSSER, J. H.: Coccidioidomycosis in intern. Medicine, S. 437. Philadelphia: Lea a. Febiger 1945.

NABARRO, J. D. N.: Lancet **1948 I**, 982. — NEGRONI, P.: Rev. argent. Dermat.sifilol. **32**, 50 (1948). — NEGRONI, P., C. A. N. DAGLIO y C. BRIZ DE NEGRONI: Prensa méd. argent. **35**, 1652 (1948). — NEGRONI, P., y Z. G. RADICE: Rev. argent. Dermat.sifilol. **31**, 573 (1947). NICKERSON, W. J.: Biology of pathogenic fungi. London: Wm. Dawson & Sons 1947. — NIÑO, F. L.: Bol. Inst. Clín. quir. Univ. Buenos Aires **26**, 3 (1950). — NORMANN, I. L., and A. L. LAWLER: U.S. nav. med. Bull. **49**, 1005 (1949).

OPHÜLS, W.: J. of exper. Med. **6**, 443 (1905). — J. Amer. med. Assoc. **45**, 1291 (1905). — OPHÜLS, W., and A. C. MOFFIT: Philadelphia med. J. **5**, 1471 (1900). — PEERS, R. A., E. F. HOLMAN and C. E. SMITH: Amer. Rev. Tbc. **45**, 723 (1942). — PETERSON, V. L.: Radiology **43**, 14 (1944). — PFANNER, E. F.: U.S. nav. med. Bull. **46**, 229 (1936). — PHILLIPS, E. W.: Southwestern Med. **23**, 48 (1939). — POSADAS, A.: Ann. Circ. med. argent. **15**, 585 (1892). — *Publ. Health Reports* **52**, 334 (1937).

RADICE, C. J., y P. NEGRONI: Rev. Assoc. méd. argent. **62**, 643, 731 (1948). — RAKOFSKY, M., and T. W. KNICKERBOCKER: Amer. J. Roentgenol. **56**, 141 (1946). — RAND, C. W.: Arch. of Neur. **23**, 502 (1930). — RECTOR, E. L., and E. J. RECTOR: Amer. J. trop. Med. **28**, 707 (1948). — REINGOLD, J. M.: Amer. J. clin. Path. **20**, 1044 (1950). — RITA, G., u. B. LEVI DELLA VIDA: Riv. Parassitol. **10**, 117 (1949). — RIXFORD, E.: Occid. Med. Times 8, 704 (1894). — RIXFORD, E., and T. C. GILCHRIST: Bull. Hopkins Hosp. 1, 209 (1896). — ROESSLER, W. G., E. J. HERBST, W. MCGULLOCH, R. C. MILLS and C. R. BREWER: J. inf. Dis. **79**, 12 (1946). — ROSEN, E., and J. P. BELBER: Ann. int. Med. **34**, 796 (1951). — ROSENTHAL, S. R., and F. H. ELMORE: Amer. Rev. Tbc. **61**, 106 (1950). — ROSENTHAL, S. R., and J. B. ROUTIEN: Science (Lancaster, Pa.) **104**, 479 (1946). — Arch. int. Med. **80**, 343 (1947). —

RUDDOCK, J. C., and R. B. HOPE: J. Amer. med. Assoc. **113**, 2054 (1939). — RUGE, R., P. MÜHLENS u. M. ZUR VERTH: Krankheiten und Hygiene der warmen Länder, S. 451. Stuttgart: Georg Thieme **1942**.

SASHIN, D., G. W. BROWN, N. C. LAFFER and H. G. DOWELL: Amer. J. med. Sci. **212**, 565 (1946). — SCHLUMBERGER, M. G.: Amer. J. med. Sci. **209**, 483 (1945). — SCHWARZ, J., and J. MUTH: Amer. J. med. Sci. **221**, 89 (1951). — SLIM VILLEGAS, V. J., y B. ARANDA REYES: Bol. Ofic. Sanit. Panamericana **30**, 18 (1951). — SMALE, L. E., and J. W. BIRSNER: J. Amer. med. Assoc. **140**, 1152 (1949). — SMITH, C. E.: Amer. J. publ. Health **30**, 600 (1940). — Med. Clin. N. Amer. **27**, 790 (1943). — Surgery **19**, 873 (1946). — SMITH, C. E., R. R. BEARD, H. G. ROSENBERGER and E. G. WHITING: J. Amer. med. Assoc. **132**, 838 (1946). — SMITH, C. E., R. R. BEARD and M. T. SAITO: Ann. int. Med. **29**, 623 (1948). — SMITH, C. E., R. R. BEARD, E. G. WHITING and H. G. ROSENBERGER: Amer. J. publ. Health **36**, **1394** (1946). — SMITH, C. E., H. G. ROSENBERGER and E. G. WHITING: Amer. J. publ. Health **39**, 722 (1949). — SMITH, C. E., R. J. WHEATLAKE, N. CHERN, A. R. LACK and E. E. BAKER: Arch. int. Med. **68**, 1179 (1941). — SMITH, C. E., E. G. WHITING, E. E. BAKER, H. G. ROSENBERGER, R. R. BEARD and M. T. SAITO: Amer. Rev. Tbc. **87**, 330 (1948). — SMITH, D. T., and E. R. HARREL jr.: Amer. Rev. Tbc. **57**, 368 (1948). — SMITH, L. M.: J. Amer. med. Assoc. **116**, 200 (1941). — SNYDER, B. L., and G. K. ROGERS: Ariz. Med. **5**, 33 (1948). — STEWART, R. A., and F. KIMURA: J. inf. Dis. **66**, 212 (1940). — STEWART, R. A., and K. F. MEYER: Proc. Soc. exper. Biol. a. Med. **29**, 937 (1932). — J. inf. Dis. **63**, 196 (1938). — STILES, G. W., and C. L. DAVIS: J. Amer. med. Assoc. **119**, 765 (1942). — STORTS, B. P.: Amer. J. med. Assoc. **112**, 1334 (1939). — STUDY, R. S., and P. MORGENSTERN: New England J. Med. **238**, 837 (1948). — SULZBERGER, M. B., and R. L. BAER: Yb. publ. Inc. Chicago **4**, 274 (1947). — SWEIGERT, C. E., J. W. TURNER and J. B. GILLESPIE: Amer. J. med. Sci. **212**, 652 (1946).

TAYLOR, A. B., and A. K. BRINEY: Ann. int. Med. **30**, 1124 (1949). — THORNER, J. E.: California Med. **54**, 12 (1941). — THORNER, J. E.: Arch. int. Med. **60**, 1102 (1942). — TOMLINSON, C. C., and P. BANCROFT: Amer. J. med. Assoc. **102**, 36 (1934). — TOP, F., and C. E. SMITH: Communicable diseases: Coccidioidomycosis, S. 168. St. Louis: C. V. Mosby Comp. 1947.

UNNSTADTER, R. H., and H. PREUDERGRASS: Amer. J. med. Assoc. **127**, 624 (1945). —

VERSIANI, O., and L. BOGLIOLO: 4. Intern. Congr. Tropenmed. a. Mal., Wash. **2**, **1287** (**1948**).

WADSWORTH, A. B.: Standardmethods of the division of laboratories and research of the New-York State Dept. of health: Incidents of mycotic disease, S. 466. Baltimore: Williams & Wilkins Comp. 1947. — WALSH, F. B.: Clinical Neuro-Ophthalmology: Coccidioides and Oidiomycetes, S. 614. Baltimore: Williams & Wilkins Comp. 1947. — WALLE, N. VAN DER: Nederl. Tijdschr. Geneesk. **83**, 5548 (1939). — WEIDMANN, F. D., and L. H. ROSENTHAL: Arch. of Dermat. **43**, 62 (1945). — WERNICKE, R.: Zbl. Bakter. **12**, 859 (1892). — WHIMS, C. B.: Bull. U.S. Army Med. Dept. **7**, 466 (1947). — WIENER, K.: Skin manifestations of internal disorders: Mycoses-Coccidioidomycosis, S. 155. St. Louis: C. V. Mosby Comp. **1947**. — WILHELM, S.: Bull. of Hyg. **21**, 468 (1946). — WILLETT, F. M., and E. OPPENHEIM: Amer. J. med. Sci. **212**, 608 (1946). — WILLETT, F. M., and A. WEISS: Ann. int. Med. **23**, 349 (1945). — WINN, W. A.: Arch. int. Med. **68**, 1179 (1941). — California Med. **57**, 45 (1942). — WINN, W. A., and G. H. JOHNSON: Ann. int. Med. **17**, 407 (1942).

YANAMURA, T.: Dermat.-urol. Klin. Med. Fak. Kumamoto **7**, 112 (1939). — YEGIAN, D., and R. KEGEL: Amer. Rev. Tbc. **41**, 393 (1940).

Rhinosporidiose.

BRUMPT, E.: Précis de Parasitologie. Paris: Masson & Co. 1949.

GRADWOHL, R. B. H., LUIS BENITEZ SOTO and OSCAR FELSENFELD: Clinical tropical Medicine. St. Louis: C. V. Mosby Comp. 1951.

MENDEZ-LEMAITRE, A.: Rev. Hosp. de „la Samaritana", Bogotá **1**, 3 (1950).

Blastomykosen.

1. Nordamerikanische Blastomykose.

ALMEIDA, F. DE: In R. B. H. GRADWOHL, Clinical tropical Medicine. St. Louis: C. V. Mosby Comp. 1951.

BAKER, R. D.: Amer. J. trop. Med. **19**, 547 (1939). — BAKER, R. D., and N. G. DURHAM: J. inf. Dis. **63**, 324 (1938). — BONOFF, CH. P.: Radiology **54**, 157 (1950). — BUSH, J. O.: Arch. of Dermat. **43**, 485 (1941).

COLBERT, J. W., M. J. STRAUSS and R. H. GREEN: J. invest. Dermat. 14, 71 (1950). — CONANT, N. F., and A. HOWELL jr.: Proc. Soc. exper. Biol. a. Med. 46, 426 (1941).
DOSA, A.: Acta dermato-vener. (Stockh.) 22, 315 (1941). — Dermat. Wschr. 1, 127 (1941).
FRANCHI, F., e L. PERUCCIO: Atti Soc. ital. Dermat. 4, 309 (1941).
GAMBINI, G.: Arch. ital. Sci. méd. colon. e Parasitol. 29, 41 (1948). — GOLDMAN, L., y H. O'HARA: Rev. argent. Dermat.sifilol. 34, 131 (1950). — GUILLIER, G., et P. RADAODY-RALAROSY: Bull. Soc. Path. exot. Paris 33, 33 (1940).
JONCHÈRE, H., et M. MARTIN: Bull. Méd. de l'Afrique Occid. Franc. 6, 103 (1949).
KELLEY, W. H.: J. inf. Dis. 64, 293 (1939). — KRESSMANN, M.: Arch. f. Dermat. 188, 550 (1949).
LEWIS, G. M.: Arch. of Dermat. 42, 702 (1940). — LITTMANN, M. L., E. H. WICKER and A. S. WARREN: Amer. J. Path. 24, 339 (1948).
MANWARING, J. H.: Arch. Path. 5, 421 (1949). — MARTIN, D. S., and D. T. SMITH: Amer. Rev. Tbc. 39, 275, 488 (1939). — MAZZA, S., y A. REGGIARDO: Novena Reunion Soc. Arg. Pat. Reg. 9, Teil III, 1982 (1939).
NEUBER, E.: Taggsber. der Ungar. Dermat. Ges. von 5. Okt. 1940. Ref. Zbl. Hautkrkh. 66, 146 (1941).
OKUNO, Y.: Hifu-to-Hitsunyo 9, 78 (1941).
PECK, R. L., S. M. DONALD and C. R. HAUSER: J. of Immun. 38, 449 (1940).
RADAODY-RALAROSY, P.: Bull. Soc. Path. exot. Paris 33, 139 (1940). — RANIER, A.: Amer. J. clin. Path. 21, 444 (1951).
SMITH, D. T.: Ann. int. Med. 31, 463 (1949). — SMITH, L. M.: J. Amer. med. Assoc. 116, 200 (1941). — SOLWAY, L. J., M. KOHAN and H. G. PRITZKE: Canad. med. Assoc. J. 41, 331 (1939).
VACCARI, E., E. BALDOCCI and R. CIFFERVI: Mycopathologia 2, 43 (1939).
WHITAKER, H. W. jr.: Arch. of Path. 48, 212 (1949).
YANAMURA, T.: Hifu-to-Hitsunyo 7, 112 (1939).

2. Südamerikanische Blastomykose.

ALMEIDA, F. DE: In R. B. H. GRADWOHL, Clinical tropical Medicine. St. Louis: C. V. Mosby Comp. 1951. — ALMEIDA, F. DE, e C. DA S. LACAZ: Folha Méd. 31, 36 (1950). — ALMEIDA, F. DE, D. O. RIBEIRO, H. ASHOAR, C. DA S. LACAZ e S. DE A. P. SAMPAIO: Hosp. Rio de Janeiro 29, 181 (1946). — AZEVEDO, A. P. DE: Hosp. Rio de Janeiro 36, 465 (1949).
BARROS, O. M. DE: Bull. Soc. Path. exot. Paris 43, 114 (1950). — BOGLIOLO, L.: Arch. of Dermat. 61, 470 (1950). — BÜNGELER, W.: Virchows Arch. 309, 76 (1942).
CONANT, N. F., and A. HOWELL jr.: Proc. Soc. exper. Biol. a. Med. 46, 426 (1941). — FONSECA, DA O.: Presse méd. 48, 133 (1940). — FURTADO, T. A., e J. PELLEGRINO: Brasil-Med. 52, 54 (1948).
GUIMARAES, F. N., e D. G. MACEDO: Hosp. Rio de Janeiro 38, 223 (1950). — GUNCHE, F. F., J. C. RADICE et L. S. J. FEOLI: Semana Méd. 55, 866 (1948).
JONCHÈRE, H., et M. MARTIN: Bull Méd. de l'Afrique Occid. Franc. 6, 103 (1949).
LACAZ, C. DA S., H. ASHOAR, O. COSTA e M. R. VIOTTI: Hosp. Rio de Janeiro 33, 193 (1948). — LACAZ, C. DA S., J. L. DE FARIA e R. A. DE A. MOURA: Hosp. Rio de Janeiro 34, 313 (1948). — LACAZ, C. DA S., S. T. IARIA, M. FERREIRA, A. A. MATINS e V. S. VEGA: Hosp. Rio de Janeiro 36, 541 (1949). — LACAZ, C. DA S., e E. OLIVEIRA: Hosp. Rio de Janeiro 33, 845 (1948).
MACKINNON, J. E., y J. GURRI: An. Fac. Med. Montevideo 35, 1033 (1950). — MACKINNON, J. E., MONTEMAYOR y H. VINELLI: An. Fac. Med. Montevideo 34, 453 (1949). — MACKINNON, J. E., y H. VINELLI: An. Fac. Med. Montevideo 34, 461 (1949); 35, 299 (1950). — MAZZA, S., G. BASSO y J. CUTROPIA: Novena Reunion Soc. Arg. Pat. Reg. 9, Teil III, 1946 (1939). — MENDEZ-LEMAITRE, A.: Rev. Hosp. de „la Samaritana" Bogotá 1, 3 (1950). — MOTTA, L. DA C.: Amer. J. Path. 24, 232 (1948).
PALMEIRO, J. M.: Arb. Zentralbl. Vet.-Path. 3, 259 (1938).
RITTER, F. H.: Arqu. Neuro-Psiquiatria 6, 352 (1938).
SCHRÖDER, C. B.: Arch. Schiffs- u. Tropenhyg. 44, 477 (1940). — SILVA, F.: Arqu. Univ. Bahia Facul. Méd. 1, 321 (1946).
VACCARI, E., E. BALDOCCI and R. CIFFERVI: Mycopathologia 2, 43 (1939).
YANAMURA, T.: Hifu-to-Hitsunyo 7, 112 (1939).

3. Torulopsis neoformans-Infektion.

Gesamtdarstellung.

Aus BRUMPT, E.: Précis de Parasitologie: Torulopsis neoformans (San Felice 1894). Paris: Masson & Co. 1949.

Einzeldarstellungen.

Aschner, M., J. Mager and J. Leibowitz: Nature (Lond.) **156**, 295 (1945).

Beck, E. M., and H. H. Muntz: J. Labor a. clin. Med. **33**, 1159 (1948). — Beitzke, H.: Henke-Lubarsch' Handbuch, Bd. IX, Teil 2, S. 633. — Benda, C.: Dtsch. med. Wschr. **1907**, 945. — Benham, R. W.: J. inf. Dis. **57**, 255 (1935). — Bernstein: Z. klin. Med. **49**, 456 (1903). — Binford, C. H.: Amer. J. clin. Path. **11**, 242 (1941). — Bingold, K.: Münch. med. Wschr. **1930**, 1995. — Brewer, G. E., and F. C. Wood: Ann. Surg. **48**, 889 (1908). — Brockmann, D. D.: Amer. J. trop. Med. **28**, 295 (1948). — Bruckner, V., u. G. Ivanovics: Z. physiol. Chem. **247**, 281 (1937). — Naturwiss. **25**, 250 (1937). — Z. Immun.forschg **90**, 304; **91**, 175 (1937). — Burger, R. E., and C. B. Morton: Surgery **15**, 312 (1944). — Burton, R. M.: W. Virgin. med. J. **37**, 212 (1941). — Buschke, A., u. Joseph: Handbuch der pathogenen Mikroorganismen, Bd. V/1, S. 321. 1928. — Busse, O.: Zbl. Bakter. **16**, 175, 1894. — Virchows Arch. **140**, 23 (1895).

Cabot, C.: New England J. Med. **210**, 1291 (1934). — Carter, H. S., and J. L. Young: J. of Path. **62**, 2271 (1950). — Cavallero, C.: Mycopathologia **3**, 1 (1941). — Cawley, E. P., R. H. Grekin and A. C. Curtis: J. invest. Dermat. **14**, 327 (1950). — Chiari, H.: Arch. f. Dermat. **162**, 435 (1930). — Collin, V. P.: Amer. J. Roentgenol. **63**, 102 (1950). — Conant, N. F.: Amer. Rev. Tbc. **61**, 690 (1950). — Conant, N. F., D. St. Martin, D. T. Smith, R. D. Baker and J. L. Callaway: Manual of Clinical Mycology. Philadelphia u. London: W. B. Saunders Company 1947. — Conway, E. J., and T. Brady: Nature (Lond.) **159**, 137 (1947). — Cox, L. B., and J. C. Tolhurst: Human Torulosis. Monogr. Melbourne Univ. Press 1946.

Daniel, P. M., F. Schiller and R. L. Vollum: Lancet **1949 I**, 53. — D'Annoy, R., and C. R. Laferty: Amer. J. clin. Path. **9**, 236 (1939). — Debré, R., M. Lamy, Ch. Leblois, J. Nick, Grumbach u. E. Normand: Ann. Paediatr. **168**, 1 (1947). — Demme, H., u. C. Mumme: Z. Nervenheilk. **127**, 1 (1932). — Dormer, B. A., J. Friedländer, F. J. Wiles and F. W. Simson: J. thorac. Surg. **14**, 322 (1945). — Drouhet, E., G. Segretain et J. P. Aubert: Ann. Inst. Pasteur **79**, 891 (1950).

Evans, E.: J. of Immun. **64**, 423 (1950).

Fisher, C. V., and L. Arnold: Univ. Illinois Bull. **33**, 111 (1936). — Fisher, C. V., and A. Murray: Bull. Hopkins Hosp. **86**, 383 (1950). — Fitchett, M. S., and F. D. Weidman: Arch. of Path. **18**, 225 (1934). — Freeman, W.: J. Psychol. u. Neur. **43**, 236 (1931). — Freeman, W., and F. D. Weidman: Arch. of Neur. **9**, 589 (1923). — Froio, G. F., and C. P. Bailey: Dis. Chest **16**, 354 (1949). — Frothingham, L.: J. med. Res. **9**, 31 (1902).

Gandy, W. M.: Arch. of Dermat. **62**, 17 (1950). — Geevers, E. F., H. R. Carter, D. T. Neuberger and E. A. Schmidt: Radiology **44**, 319 (1945). — Gendel, B. R., M. Ende and St. L. Norman: Amer. J. Med. **9**, 347 (1950). — Giordano, A.: Mycopathologia **1**, 274 (1938). — Gordon, J. J.: Klin. Med. (Wien) **26**, 74 (1948). — Greening, R. R., and L. J. Menville: Radiology **48**, 381 (1947).

Hansemann, v.: Zbl. Path. **16**, 802 (1905). — Hardaway, R. M., and P. M. Crawford: Ann. int. Med. **9**, 334 (1935). — Heine, I., A. Lauer u. C. Mumme: Beitr. path. Anat. **104**, 57 (1940). — Heinrichs, H.: Zbl. Path. **53**, 422 (1931/32). — Heinsius, E.: Ber. dtsch. ophthalm. Ges. (55. Tagg) **1949**, 338. — Henrici, A. T.: J. Bacter. **39**, 113 (1940). — *Histoplasmosis und Torulosis.* Leitartikel. Lancet **1949 I**, 67. — Hoffmeister, W.: Z. klin. Med. **147**, 493 (1950). — Klin. Wschr. **1951**, 301. — Hoffmeister, W., F. Dickgiesser u. H. Götting: Dtsch. Arch. klin. Med. **198**, 499 (1951).

Jacobsen, H. P., Schamberg and H. Morrow: Fungous Diseases. Springfield: Charles T. Thomas 1932. — Jesse, C. H.: J. Bone Surg. **29**, 810 (1947).

Kanócz, Dénes u. J. Kuscharik: Wien. Arch. inn. Med. **37**, 287 (1943). — Kaufmann, W.: Zbl. Bakter. II **106**, 434 (1944). — Klarfeld, B.: Zbl. Path. **32**, 73 (1920). — Klein, E.: Hyg. **1**, 78 (1901). — Kligman, A. M.: J. Immun. **57**, 395 (1947). — Klose, A. A., and H. L. Fevold: Arch. of Biochem. **13**, 349 (1947). — Köhlmeier, W., u. K. Niel: Wien. klin. Wschr. **1950**, 97. — Kramer, I., J. M. Small, A. B. Hewlitt and T. Deness: J. Neur. Neuro-Surg. etc. **9**, 158 (1946). — Kreibig, W.: Klin. Mbl. Augenheilk. **104**, 64 (1940). — Kuhn, L. R.: Proc. Soc. exper. Biol. a. Med. **41**, 573 (1939); **71**, 341 (1949). — Kurung, M. J.: Amer. Rev. Tbc. **55**, 385 (1947).

Laas, E., u. W. Geiger: Dtsch. Zbl. Nervenheilk. **159**, 314 (1948). — Levin, E. A.: Arch. int. Med. **59**, 667 (1937). — Lippelt, H.: Zbl. Bakter. I Orig. **140**, 116 (1937). — Lodder, J.: Mycopathologia **1**, 62 (1937). — Lodder, J., and A. de Minjer: Ann. Cryptogam. a. Phytopath. **6**, 7 (1947). — Longmire, W. P., and Goodwin, T. C.: Bull. Hopkins Hosp. **64**, 22 (1939).

Magarey, F. R., and P. H. Denton: Brit. med. J. **1948**, 28. — Magruder, R. G.: J. Labor. a. clin. Med. **24**, 495 (1939). — Marshall, M., and R. W. Teed: J. Amer. med.

Assoc. **120**, 527 (1942). — MATRAS, A., u. S. TAPPEINER: Arch. f. Dermat. **181**, 444 (1940). — McGEHEE, J. L., and I. D. MICHELSON: Surg. etc. **42**, 803 (1926). — MEZEY, C. M., and R. FOWLER: J. Amer. med. Assoc. **132**, 632 (1946). — MIDER, G. B., F. D. SMITH and W. E. BRAY: Arch. of Path. **43**, 102 (1947). — MINJER, A. DE: Onderzoenkingen over Torulosis en over de pathogeniteit van gist. Diss. Utrecht 1941. — MOLITOR, H.: Ann. N. Y. Acad. Sci. **48**, 101 (1946). — MOSBERG, H. W., and J. G. ARNOLD: Ann. int. Med. **32**, 1153 (1950). — MUMME, C.: Zbl. inn. Med. **60**, 362 (1939). — MUMME, C., u. H. LIPPELT: Zbl. klin. Med. **135**, 187 (1938). — MURRAY, R., and M. FINLAND: Amer. J. clin. Path. **18**, 247 (1948).

NEUBER, E.: Dtsch. med. Wschr. **67**, 873 (1941). — NEUHAUSER, E. B. T., and A. TUCKER: Amer. J. Roentgenol. **59**, 805 (1948).

OWEN, M.: Texas J. Med. **35**, 767 (1940).

PAPPAPORT, Z., and B. KAPLAN: Arch. Path. a. Labor. Med. **1**, 720 (1903).

QUODBACH, K.: Zbl. Path. **69**, 227 (1938).

RAMEL, E.: Arch. f. Dermat. **148**, 218 (1925). — RATCLIFFE, H. E., and W. R. COOK: USA. Arm. Forces Med. J. **1**, 957 (1950). — RAWSON, A. J., L. H. COLLINS and J. L. GRANT: Amer. J. med. Sci. **215**, 363 (1948). — REDAELLI, P.: Riv. Biol. **13**, 3 (1931). — REEVES, D. L., E. M. BUTT and R. W. HAMMACK: Arch. int. Med. **68**, 57 (1941). — REICHEL, W. S.: Klin. Wschr. **1939**, 1468. — REILLY, E. B., and E. L. ARTMAN: Arch. int. Med. **81**, 1 (1948). — RIEBELING: Allg. Z. Psychiatr. **102**, 163 (1934). — ROBERTSON, W. E., H. G. ROBERTSON, H. RIGGS and L. SCHWARTZ: J. Amer. med. Assoc. **113**, 482 (1939). — ROCHA-LIMA, H. DA: Zit. nach H. BEITZKE. — ROGERS, L. A.: Science (Lancaster, Pa.) **17**, 370 (1903).

SANFELICE, F.: Zbl. Bakter. **17**, 113; **18**, 521 (1895). — SCHMIDT, S., u. B. STAMPL: Dtsch. med. Wschr. **1950**, 1433. — SCHOENMAKERS, J.: Klin. Wschr. **1951**, 794. — SEGRÉTAIN, G., et E. DROUHET: C. r. Soc. Biol. Paris **142**, 319 (1948). — Ann. Inst. Pasteur **73**, 1161 (1947). — SEILER, S.: Zbl. Bakter. Orig. **126**, 404 (1933). — SHAPIRO, L. L., and J. B. NEAL: Arch. of Neur. **13**, 174 (1925). — SHEPPE, W. M.: Amer. J. med. Sci. **167**, 91 (1924). — SMITH, D. T.: J. Amer. med. Assoc. **141**, 1223 (1949). — SMITH, F. B., and J. S. CRAWFORD: J. of Path. **33**, 291 (1930). — SPRENG, A.: Schweiz. med. Wschr. **1934**, 879. — STAMPL, B.: Verh. dtsch. path. Ges. **1949**. — STENVERSON, L. D., F. ST. VOGEL and V. WILLIAMS: Arch. of Path. **49**, 32 (1950). — STOCHDORPH, O.: Z. klin. Med. **136**, 577 (1939). — STODDARD, I. L., and E. C. CUTLER: Stud. Rockefeller Inst. Med. Res. **25**, 1 (1916).

TIMMERMANN, H. J.: Amer. J. Obstetr. **31**, 686 (1936). — TÜRK, W.: Dtsch. Arch. klin. Med. **90**, 335 (1907).

URBACH, E., u. F. ZACK: Arch. f. Dermat. **162**, 401 (1930).

VERSÉ, M.: Verh. dtsch. path. Ges. **17**, 275 (1914). — VOYLES, G. Q., and E. M. BECK: Arch. int. Med. **77**, 504 (1946). — VUILLEMIN, P.: Rev. gén. Sci. **12**, 732 (1901).

WARWI, W. M., and R. W. RAWSON: Arch. int. Med. **69**, 90 (1942). — WATTS, J. W.: Amer. J. Path. **8**, 2 (1932). — WEBER: Zbl. inn. Med. **24**, 96 (1903). — WEIDMAN, F. D., and W. FREEMAN: J. Amer. med. Assoc. **84**, 1163 (1924). — WEIDMAN, F. D., and H. E. RATCLIFFE: Arch. of Path. **18**, 362 (1934).

ZENKER: Jber. Ges. Natur- u. Heilk. Dresden **62**, 51 (1861).

Aspergillose.

BRUMPT, E.: Précis Parasitologie, Bd. II. Paris: Masson & Co. 1949.

CAWLEY, E. P.: Arch. int. Med. **80**, 423 (1947).

GREKIN, R. H., E. P. CAWLEY and B. THEUTIN: Arch. of Path. **49**, 387 (1950).

HAMIL, B.: Amer. J. Dis. Childr. **79**, 233 (1950). — HOFFMEISTER, W.: Im Druck.

MONASTYRSKAJA, B. J.: Arch. Pat. (russ.) **12**, 55 (1950).

NICAUD, P.: Presse méd. **34**, 1521 (1926).

ROSS, C. F.: J. of Path. **63**, 409 (1951).

ZIMMERMANN, LORENZ, E.: Medical Corps, United States Army. Arch. of Path. **50**, 591 (1950).

Toxomykose der Lunge.

KÖZEPEZY, L.: Arch. Mal. prof. méd. Travail **10**, 130 (1949). — KOVATS, F. DE: VII. Congr. internat. des accidents et des maladies du travail 1936, S. 396.

NICAUD, P.: Presse méd. **34**, 1521 (1926).

Sporotrichose.

BAKER, R. D.: Amer. J. trop. Med. **27**, 749 (1947). — BEURMANN, DE, et GOUGEROT: Ann. Dermat. **7**, 837 (1906). — BEURMANN, DE, et RAMOND: Ann. Dermat. **1903**. — BONNER, G.: Zbl. Hautkrkh. **3**, 64 (1947). — BÜRGEL, E., u. H. MEESSEN: Röntgenprax. **71**, 832 (1949).

CAWLEY, E. P.: Ann. int. Med. **30**, 1287 (1949).

DANGERFIELD, L. F., and JAMES GEAR: S. afr. med. J. **15**, 128 (1941).

GONZÁLEZ OCHOA, A., y E. SOTO FIGUEIROA: Rev. Inst. Salub. y Enf. Trop. **8**, 143 (1947).

MACKINNON, J. F.: Mycopathologia **4**, 367 (1949).

NICAUD, P.: Presse méd. **34**, 1521 (1926).

RUGE, MÜHLENS u. ZUR VERTH: Krankheiten und Hygiene der warmen Länder. Stuttgart: Georg Thieme 1943. — RUSSO, E., e R. P. GOMES: Hosp. Rio de Janeiro **33**, 215 (1948).

SANCHEZ MARROQUIN, A., y M. DE LOS ANGELES GONZALEZ: An. Esc. Nac. Ciencias Biol. **4**, 19 (1945). — SPRECHER, M. H., and J. R. COPELAND: J. Amer. med. Assoc. **134**, 1014 (1947). — STITT-STRONG: Diagnosis, Prevention and Treatment of Tropical Diseases. 6. Aufl. Philadelphia: Blakiston Company 1934.

VOSS, J. A.: Norsk Mag. Laegevidensk. **96**, 14 (1935).

Moniliasis.

BRUMPT, E.: Précis de Parasitologie. Paris: Masson & Co. 1949.

FISCHL, R.: Erg. inn. Med. **16**, 107 (1918).

HAMIL, B.: Amer. J. Dis. Childr. **79**, 233 (1950). — HEGLER, C.: Soor. In Infektionskrankheiten. Berlin: Springer 1924. — HOFFMEISTER, W.: Z. klin. Med. **147**, 493 (1951).

KEIPER, F. W.: J. Labor. a. clin. Med. **23**, 343 (1938). — KESSEL, J. F., A. YEAMAN and F. HOLTZWART: N. Zeald med. J. **48**, 346 (1949).

MIALE, J. B.: Arch. of Path. **35**, 427 (1943). — MORRIS, A. A., G. G. KALZ and E. S. LOTSPEICH: Arch. of Neur. **54**, 361 (1945).

RICHTER, R.: Persönliche Mitteilung. — Ärztl. Forschg **3**, 557 (1949). — RILEY, K.: Arch. of Dermat. **59**, 589 (1949).

SMITH, L. W., and M. E. SANO: J. inf. Dis. **53**, 427 (1943).

THJÖTTA, TH., and R. AMLIE: Acta path. scand. (København.) **24**, 161 (1947).

ZIMMERMANN, S. L., L. FRUTCHEY and J. H. GIBBES: J. Amer. med. Assoc. **135**, 145 (1947).

Histoplasmose.

ABSHER, W. K., and F. CLINE: Amer. Rev. Tbc. **59**, 643 (1949). — AGRESS, H., and S. H. GRAY: Amer. J. Dis. Childr. **57**, 573 (1939). — ALLEN, R. M.: Amer. J. trop. Med. **28**, 857 (1948). — AMOLSCH, A. L., and J. H. WAX: Amer. J. Path. **15**, 477 (1939).

BALINA, P. L., J. A. HERRERA, P. BOSQUO y P. NEGRONI: Rev. argent. Dermat.sifilol. **27**, 453 (1943). — BAMATTER, F., u. L. BABAIANTZ: Radiol. clin. **18**, 273 (1949). — BIRKHÄUSER, H.: Schweiz. Z. Tbk. **7**, 313 (1950). — BÖE, J., V. LINDÉN u. J. TREIT: Acta med. scand. (Stockh.) **139**, 196 (1951). — BRAS, G., L. RIJKEBÜSCH, G. F. LOTTER et D. L. HAM: Doc. neerl. et indones. morb. trop. **1**, 151 (1949). — Med. Maandblad (Batavia) **2**, 146 (1949). — BRODERS, A. C., G. R. DOCHAT, W. E. HERRELL and L. D. VAUGHN: J. Amer. med. Assoc. **122**, 489 (1943). — BUONOCORE, P.: Pediatria **58**, 1 (1950).

CACELA FREIJO, J.: Hoja Tisiológica **7**, 207 (1947). — CAMPBELL, C. C., and S. SASLAW: J. Labor. a. clin. Med. **33**, 1207 (1948). — Publ. Health Rep. **64**, 551 (1949). — CATANEI, A., et P. KERVRAN: Arch. Inst. Pasteur Algérie **23**, 169 (1945). — CIFERRI, R., and P. REDAELLI: J. trop. Med. **37**, 278 (1934). — CLEMENS, H. H., and M. L. BARNES: South. med. J. **33**, 11 (1940). — CONANT, N. F.: J. Bacter. **41**, 563 (1941). — CROSS, F. W.: Publ. Health Rep. **63**, 739 (1948). — CROSS, F. W., and A. HOWELL: Publ. Health Rep. **63**, 179 (1948). — CRUMRINE, R. M., and J. F. KESSEL: Amer. J. trop. Med. **11**, 435 (1931). — CURTIS, A. C., and J. N. GREKIN: Amer. J. med. Assoc. **134**, 1217 (1947).

DAELEN, M.: Tbk.arzt **3**, 521 (1949). — Med. Welt **20**, 51 (1951). — DARLING, S. T.: J. Amer. med. Assoc. **46**, 1283 (1906). — Maryland med. J. **1**, 125 (1907). — Arch. int. Med. **2**, 107 (1908). — J. of exper. Med. **11**, 515 (1909). — DAVIS, H. V., and F. C. NEFF: Amer. J. Dis. Childr. **71**, 171 (1946). — DERRY, D. C. L., W. CARD and R. WILSON: Lancet **1942 I**, 224. — DODD, K., and E. H. TOMPKINS: Amer. J. trop. Med. **14**, 127 (1934). — DOWDING, E. S.: Canad. J. Res., Sect. E. Med. Sci. **26**, 265 (1948). — DUBLIN, W. B., C. G. CULBERTSON and H. P. FRIEDMAN: Amer. Rev. Tbc. **58**, 562 (1948).

EMMONS, C. W.: Publ. Health Rep. **64**, 892 (1949). — Amer. J. publ. Health **40**, 436 (1950). — EMMONS, C. W., J. A. BELL and B. J. OLSON: Publ. Health Rep. **62**, 1642 (1947). — EMMONS, C. W., H. B. MORLAN and E. L. HILL: Publ. Health Rep. **64**, 1423 (1949).

FEREBEE, S. H., and M. L. FURCOLOW: Publ. Health Rep. **62**, 834 (1947). — FORRY, F., C. H. CULBERTSON, W. P. MARTIN, B. SILBER u. CURRIE: Zit. nach MELENEY. — FRIESS et DELVOYE: Cahiers Méd. Union franç. **2**, 419 (1947). — FURCOLOW, M. L., J. L. BUNELL and D. J. TENNENBERG: Publ. Health Rep. **63**, 169 (1948). — FURCOLOW, M. L., H. L.

MANTZ and J. LEWIS: Publ. Health Rep. **62**, 1711 (1947). — FURCOLOW, M. L., and J. S. RUHE: Amer. J. publ. Health **39**, 719 (1949).

GAST GALVIS, A.: An. Soc. Biol. Bogotá **2**, 203 (1947). — GUNTER, W. A., and C. LAFFERTY: J. med. Assoc. Ala. **9**, 337 (1940). — GUY, R., M. PANISSET and A. FRAPPIER: Canad. publ. Health J. **40**, 306 (1949).

HANSMANN, G. H., and J. R. SCHENKEN: Amer. J. Path. **9**, 925 (1933). — HAUSMAN, R., u. HIEMSTRA: Med. Maandblad (Batavia) **2**, 369 (1949). — HENDERSON, R. G., H. PINKERTON and L. T. MOORE: Amer. J. med. Assoc. **118**, 885 (1942). — HOEKENGA, M. T., and H. A. TUCKER: Bol. Ofic. Sanit. Panamericana **29**, 1135 (1950). — HOFFMEISTER, W.: Persönliche Mitteilung. — HOWELL, A.: Publ. Health Rep. **63**, 173, 595, 602 (1948). — HOWELL, A., G. F. KIPKIE and N. C. DURHAM: J. Labor. clin. Med. **36**, 547 (1950). — HUMPHREY, A. A.: Arch. int. Med. **65**, 902 (1940).

JELLIFE, D. B.: J. trop. Med. **52**, 177 (1949). — JOHNSON, D. W., and E. H. DERRICK: Med. J. Austral. **2**, 518 (1948).

KELLY, R. G., and C. E. WOODRUFF: Amer. Rev. Tbc. **61**, 269 (1950). — KERVRAN, P., et R. ARETAS: Bull. Méd. de l'Afrique Occid. Franc. **3**, 127 (1946). — Bull. Soc. Path. exot. Paris **40**, 270 (1947). — KEY, J. A., and A. M. LARGE: J. Bone Surg. **24**, 281 (1942). — KIRSCH, E.: Z. Tropenmed. u. Parasitol. **1**, 287 (1949). — KUNSTADTER, R. H., F. C. WHITCOMB and A. MILZER: J. Labor. clin. Med. **34**, 1290 (1949). — KUZMA, J. F.: Dis. Chest **13**, 338 (1947).

LANE, F. K., and S. PRICE: Hawaii med. J. **6**, 313 (1947). — LEVY, B. M.: Amer. J. trop. Med. **25**, 241 (1945). — LIMA, A. O., e N. GUIMARAES: Hosp. Rio de Janeiro **36**, 939 (1949). — LURIE, H. I.: South afric. med. J. **23**, 180 (1949).

MARSIAJ, N., N. GUIMARAES, J. P. CUNHA e A. O. LIMA: Hosp. Rio de Janeiro **36**, 273 (1949). — MELENEY, H. E.: Amer. J. trop. Med. **20**, 603 (1940). — MENDOZA, J. T.: Monthly Bull. Bur. Health **23**, 22 (1947). — MIDER, G. B., G. D. SMITH and W. E. BRAY: Arch. of Path. **43**, 102 (1947). — MILLER, H. E., F. M. KEDDIE, H. G. JOHNSTONE and W. L. BOSTIK: Arch. of Dermat. **56**, 715 (1947). — MONBREUN, W. A. DE: Amer. J. trop. Med. **14**, 93 (1934); **19**, 565 (1939). — MOORE, M.: Ann. Missouri Bot. Gard. **21**, 347 (1934). — MÜLLER, H.: Geneesk. Tijdschr. Nederl.-Indië **72**, 889 (1932).

NEGRONI, P.: Rev. Inst. bacter. B. Air. **9**, 232 (1940). — NORDEN, A.: Proc. Soc. exper. Biol. a. Med. **70**, 218 (1949).

OLSON, B. J., J. A. BELL and C. W. EMMONS: Amer. J. publ. Health **37**, 441 (1947).

PARÁ, M.: Amer. J. trop. Med. **75**, 1 (1945). — PARSONS, R. S., and C. S. D. ZARAFONETIS: Arch. int. Med. **75**, 1 (1945). — PERNIS, P. A. v., M. E. BENSON and P. H. HOLINGER: J. Amer. med. Assoc. **117**, 436 (1941). — PERRÍN, T. G., y M. M. BÁEZ: Rev. Inst. Salub. y Enf. Trop. **4**, 79 (1943). — PHELPS, B. M., and F. B. MALLORY: Annual Rep. Med. Dept. Unit. Fruit Comp. **15**, 115 (1926). — PIETRO, A. DI, F. L. NIÑO y L. P. COSTA: Rev. Assoc. méd. argent. **63**, 229 (1949). — PRIOR, J. A., C. R. COLE and V. TORBERT: Publ. Health Rep. **64**, 1562 (1949). — PRYOR, H. B.: J. Paediatr. **34**, 12 (1949).

RAWSON, A. J., L. H. COLLINS jr. and J. L. GRANT: Amer. J. med. Sci. **215**, 363 (1948). REDAELLI, P.: Boll. Sez. ital. Soc. internaz. Microbiol. **7**, 312 (1935). — REDAELLI, P., e R. CIFERRI: Boll. Sez. ital. Soc. internaz. Microbiol. **6**, 193, 376 (1934); **7**, 245 (1935). — RILEY, W. A., and C. J. WATSON: Amer. J. trop. Med. **6**, 271 (1926). — ROCHA-LIMA, H.: Beih. Arch. Schiffs- u. Tropenhyg. **16**, 79 (1912). — Zbl. Bakter. I Orig. **67**, 233 (1913). — Handbuch der Haut- und Geschlechtskrankheiten, Bd. 12, Teil 1. Berlin: Springer 1932.

SAGLAN, T.: Schweiz. med. Wschr. **1946**, 1153. — SALVIN, S. B.: Proc. Soc. exper. Biol. a. Med. **66**, 342 (1947). — SALVIN, S. B., and G. A. HOTTLE: J. of Immun. **60**, 57 (1948). — J. Bacter. **56**, 541 (1948). — SASLAW, S., and C. C. CAMPBELL: J. Labor. a. clin. Med. **33**, 811 (1948). — Publ. Health Rep. **64**, 290, 424 (1949). — SCHLUMBERGER, H. G., and A. C. SERVICE: Amer. J. med. Sci. **207**, 230 (1944). — SCHULTZ, A.: Verh. dtsch. path. Ges. (30. Tagg) **1937**. — SEABURY, J. H.: Ann. int. Med. **31**, 520 (1949). — SEXTON, R. L., J. R. EWAN and R. C. PAYNE: J. Allergy **20**, 133 (1949). — SHAFFER, F. J., J. F. SHAUL and R. H. MITCHELL: J. Amer. med. Assoc. **113**, 484 (1939). — SIMSON, F. W., and J. BARNETSON: J. of Path. **54**, 299 (1942). — STEWARD, C. B.: Canad. publ. Health J. **40**, 178 (1949). — STRONG, R. P.: Philippine J. Sci. **1**, 91 (1906).

TENNENBERG, D. J., and A. HOWELL: Publ. Health Rep. **63**, 163 (1948).

VILLELA, E., e PARÁ, M.: Rev. brasil. Biol. **1**, 449 (1941).

WADE, H. W.: Rep. Culion Med. Soc. **1926**. Zit. nach MELENEY. — WATSON, C. J.: Fol. haemat. (Lpz.) **37**, 70 (1928). — WEED, L. A., and E. M. PARKHILL: Amer. J. clin. Path. **18**,

130 (1948). — Wheeler, W. E., V. Friedmann and S. Saslaw: Amer. J. Dis. Childr. **79**, 806 (1950). — Williams, R. H., and W. J. Cromartie: Ann. int. Med. **13**, 2166 (1940).
Zahn, D. W.: Amer. Rev. Tbc. **59**, 636 (1949).

Geotrichose.

Brumpt, E.: Précis de Parasitologie. Paris: Masson & Co. 1949.
Castellani, A.: Zit. nach Brumpt.
Fontoynont u. Buschee: Zit. nach Brumpt.
Kunstadter, R. H., A. Milzer and F. Whitcomb: Amer. J. Dis. Childr. **79**, 82 (1950). — Kunstadter, R. H., R. C. Pendergrass and J. H. Schubert: Amer. J. med. Sci. **211**, 583 (1946).
Smith, D.: J. thorac. Surg. **3**, 241 (1934). — Smith, D. T.: Fungus diseases of the lungs. American lectures in chest diseases LIII. Charl. C. Thomas Publisher 1947. — Sundgaard, A. G., Th. Thjötta u. K. Urdal: Nord. med. **43**, 434 (1950).
Thjötta, Th., u. K. Urdal: Acta path. scand. (København.) **26**, 673 (1949).

Aktinomykose.

Zusammenfassende Darstellungen.

Bruhns, C., u. A. Alexander: Grundriß der mykologischen Diagnostik. Berlin: Springer 1932. — Brumpt, E.: Précis de Parasitologie. Paris: Masson & Co. 1949.
Hegler, C.: Lehrbuch der Infektionskrankheiten. Berlin: Springer 1924.
Lentze, F. A.: Die Aktinomykose und die Fadenpilzinfektionen. In Gundel, Die Infektionskrankheiten. Stuttgart: Georg Thieme 1950. — Lommel, F.: Die Aktinomykose. In Handbuch der inneren Medizin von Mohr-Staehelin. Berlin: Springer 1934.

Einzeldarstellungen.

Adamson, C. A., u. G. Hagerman: Acta med. scand. (Stockh.) **131**, 23 (1948). — Arndt, H. J.: Klin. Wschr. **1931 II**, 2111. — Arnim, H. H. v.: Beitr. Klin. Tbk. **101**, 595 (1949). — Arnold, H., and E. Austin: J. Amer. med. Assoc. **138**, 955 (1948). — Arnott, A. J., and C. H. Ritchie: Oral Surg. med. Path. **2**, 252 (1949). — Axhausen: Arch. klin. Chir. **183**, 21 (1935).
Baldacci, E., and V. Manca Pastorino: Mycopathologia **1**, 271 (1939). — Baumgartner, W.: Dtsch. med. Wschr. **1938**, 1840. — Binford, C. H., and J. D. Lane: Amer. J. clin. Path. **15**, 17 (1945). — Bisgard, J. D.: J. thorac. Surg. **8**, 570 (1939). — Blümel: Fol. therapeut. **1944**, 128. — Böttner, H., u. H. Didion: Mischinfektion der Lunge mit Tuberkulose und Aktinomykose. Monographien der „Medizinischen Klinik", H. 2, 1948. — Borgen, L. O., u. V. Gaustad: Acta med. scand. (Stockh.) **1948**, 189. — Breu, W., u. H. Seyfried: Wien. klin. Wschr. **1939**, 142. — Burki, J.: Schweiz. Arch. Tierheilk. **85**, 307 (1943). — Buso Cassasgiullo, R.: Bol. Asoc. méd. Puerto Rico **30**, 452 (1938).
Campbell, D. A., and B. Bradford jr.: Arch. Surg. **57**, 202 (1948). — Campbell, H. E., and A. V. Greares: China med. J. **55**, 180 (1939). — Chinn, B. D.: Food Res. **4**, 239 (1939). Clairmont: Wien. klin. Wschr. **1937**, 822. — Cogniaux, P.: J. Chir. et Ann. Soc. belge Chir. **36/38**, 146 (1939). — Collin, V. P.: Amer. J. Roentgenol. **63**, 102 (1950). — Cope, V. Z.: Practitioner **142**, 319 (1939). — Brit. med. J. **1949 II**, 1311. — Cordua, R.: Zbl. Gynäk. **62**, 2530 (1938).
Dack, G. M., J. B. Scirsner, L. R. Dragstedt and R. Johnson: Amer. J. digest. Dis. a. Nutrit. **6**, 305 (1939). — Delarue, J., et P. Houdard: J. franç. Méd. et Chir. thorac. **3**, 211 (1949). — Derra, E.: Chirurg **10**, 798 (1938).
Elsaesser, K. H.: Dtsch. Z. Nervenheilk. **164**, 123 (1950). — Ensing, H.: Nederl. Tijdschr. Geneeskd. **82**, 5381 (1938). — Erikson, D.: Annual Rev. Microbiol. **3**, 23 (1949). — Etter, L. E., and F. L. Schumacher: J. Amer. med. Assoc. **113**, 1023 (1939).
Fang, H. C.: China med. J. **54**, 448 (1938). — Farris, E. M., and R. V. Douglas: Arch. Surg. **54**, 434 (1947). — Floyd, T. M., and G. M. Dack: J. inf. Dis. **64**, 269 (1939). — Földvari, F.: Orv. Hetil (ung.) **91**, 929 (1950). Ref. Kongreßzbl. inn. Med. **130**, 312 (1951).
Gaillard, R., et Fourrat-Besson: Lyon méd. **162**, 666 (1938). — Garson, R.: Hosp. Rio de Janeiro **15**, 1071 (1939). — Germanovskiy, J. J., u. S. J. Libermann: Probl. Tbk. **1938**, Nr 2, 106. — Gins: Zbl. Bakter. I Orig. **132**, 129 (1934). — Gins u. Paasch: Zbl. Bakter. I Orig. **145**, 402 (1940). — Götze, R.: Dtsch. tierärztl. Wschr. u. Tierärztl. Rdsch. **49/51**, 340 (1943). — Gottlieb, O.: Nord. med. **42**, 1807 (1949). — Guilhorn, J.: Rec. Méd. vét. **122**, 529 (1947).
Habibi, A.: Arch. Inst. Pasteur Algérie **25**, 17 (1947). — Haimann, J. A., and H. M. Adelmann: Ann. of Otol. **48**, 195 (1939). — Hamilton, A. J. C., and H. J. R. Kirkpatrick:

Brit. med. J. **1945**, 728. — HANNS, A., et P. OUDET: Strasbourg méd. **99**, 107 (1938). — HASSEGAWA, S., and M. KOCHI: Jap. J. of exper. Med. **17**, 185, 197 (1939). — HASSEGAWA, S. u. Mitarb.: Jap. J. med. Sci., Trans. Path. **3**, 27 (1938). — HAUSMAN, R.: Geneesk. Tijdschr. Nederl.-Indië **82**, 307 (1942). — HECKER, A.: Tuberkulose **1935**, Nr 1. — HEINRICH, K.: Dtsch. med. Wschr. **1950**, Nr 23, 813. — HEPBURN, R. H.: J. of Urol. **63**, 183 (1950). — HOEDEN, VAN DER: De Zoönosen. Leiden: Stenfert Kroese 1946. — HOFFMANN-AXTHELM, W.: Z. ärztl. Fortbildg **114**, 307 (1950). — HOLM, P.: Acta path. scand. (København.) **25**, 376 (1948).

JACOBSOHN, F.: Proc. roy. Soc. Med. **32**, 727 (1939). — JACOBSON, J. R., and R. CLOWARD: J. Amer. med. Assoc. **137**, 769 (1948). — JANNARONE, G.: Giorn. ital. Dermat. **80**, 535 (1939). — JENTSCH, M.: Berl. Ther. Gegenw. **4**, 114 (1949). — JONG JAC u. ZELDENDURST: Nederl. Tijdschr. Geneesk. **1941, 4461**. — JOOST, C. R. N. F. VAN: Geneesk. Tijdschr. Nederl.-Indië **79**, 1123 (1939). — JORGE, J. M., A. M. BROWNE y E. MEALLA: Bol. Soc. Cir. B. Air. **22**, 1002 (1938).

KÄMPE, A.: Skand. vet. Tidskr. **34**, 65 (1944). — KALT, E.: Bull. Soc. Ophthalm. Paris **51**, 167 (1939). — KESSEL, J. F., and E. B. GOOLDEN: Amer. J. trop. Med. **18**, 689 (1938). — KIRKPATRICK, H. L.: J. Kansas med. Soc. **40**, 23 (1939). — KOCH, W.: Z. exper. Med. **61**, 335 (1928). — KÖHLER, B.: Nord. med. **42**, 1603 (1949).

LAMB, J. H., E. S. LAIN and P. E. JONES: J. Amer. med. Assoc. **135**, 351 (1947). — LENTZE, F.: Dtsch. zahnärztl. Z. **22**, 913 (1948). — LENTZE, F. A.: Münch. med. Wschr. **1938**, 1826. — Zbl. Bakter. I Orig. **141**, 21 (1938). — Arch. klin. Chir. **196**, 663 (1939). — Dtsch. med. Wschr. **1950**, 992. — Med. Klin. **1950**, 992. — LEWINSKA, H.: Bull. Soc. franç. Dermat. **46**, 519 (1939). — LIESKE: Morphologie und Biologie der Strahlenpilze. Leipzig: Gebrüder Bornträger 1921. — LIESKE, R.: Handbuch der Pflanzenanatomie, II. Abt. 1. Teil: Thallophyten. Bd. VI: Bakterien und Strahlenpilze. Berlin: Gebrüder Bornträger 1922. — Handbuch der pathogenen Mikroorganismen von KOLLE-KRAUS-UHLENHUTH, 3. Aufl., Bd. 5. Jena: Gustav Fischer 1928. — Dtsch. med. Wschr. **1949**, Nr 18, 585. — LINDEMANN, B.: Fortschr. Röntgenstr. **71**, 727 (1949). — LINKE, A. u. K. MECHELKE: Ärztl. Wschr. **1948**, 299. — LINKE, A., u. K. MECHELKE: Dtsch. med. Wschr. **1949**, 312. — LOPEZ, A. A.: Occupat. Med. **4**, 98 (1947). — LORENZ, O.: Med. Klin. **1950**, 996. — Zahnärztl. Welt **4**, 179 (1949). — LUCAS, A. F., and N. Y. HORNELL: J. Amer. med. Assoc. **135**, 1041 (1947). — LÜDIN, M.: Strahlenther. **42**, 466 (1931). — LÜDIN, M., u. A. WERTHEMANN: Strahlenther. **38**, 684 (1930). — LYNCH, J. P., and R. A. HOLT: Ann. int. Med. **23**, 1 (1945).

MCVAY, L. V., D. DUNAVANT, FR. GUTHRIE and D. H. SPRUNT: J. Amer. med. Assoc. **143**, 1067 (1950). — MALEVIC, E. S.: Stomatologie **1948**, H. 2, 36. — MANCA PASTORINO, V.: Giorn. ital. Dermat. **79**, 967 (1938). — MÁTYÁS, M.: Arch. klin. Chir. **195**, 687 (1939). — MERCKLE, CH.: Schweiz. med. Wschr. **1943**, 1230. — MILLER, E. M., and E. H. FELL: J. Amer. med. Assoc. **112**, 731 (1939). — MOHR, W.: Kongr.ber. der 21. Tagg Nordwestdtsch. Ges. für inn. Med., Zbl. inn. Med. **1935**, Nr 36, 45. — MONCORPS, C.: Med. Klin. **1948**, Nr 4, 130. — MORELLI, J. B., et J. E. MACKINNON: Arch. méd.-chir. Appar. respirat. **13**, 249 (1938). — MOULONGUET, P.: Mém. Acad. Chir. **64**, 1136 (1938). — MOUNSEY, J. P. D.: Thorax (Lond.) **2**, 203 (1947). — MÜLLER, G.: Med. Klin. **1939**, 426. — MURIC, MILOVS: Srpski Arh. Lekarst. **48**, 330 (1950).

NAESLUND: Acta path. scand. (København.) Suppl. **6** (1931). — NATHAN: Klin. Wschr. **1930 II**, 1543. — NEUBER, E.: Dtsch. Z. Chir. **244**, 122 (1935). — Wien. klin. Wschr. **1938**, 12. — NOWACK, A.: Z. Hals- Nasen- u. Ohrenheilk. **43**, 416 (1938). — NUÑEZ, R. A.: Medicina (Mex.) **19**, 253 (1939).

PAALMAN, J., M. B. DOCKERTY and R. D. MUSSEY: Amer. J. Obstetr. **58**, 419 (1949). — PARINI, A.: Arch. ital. Chir. **49**, 277 (1938). — PAVLOVA, B. I.: Venerol. u. Dermat. **1948**, H. 6, 52. — PAYR: Münch. med. Wschr. **1933**, 1601. — PEMBERTON, H. S., and W. R. HUNTER: Lancet **1949 I**, No 6565, 1094. — PESQUEIRA, M., and R. L. ENGELKING: J. of Urol. **69**, 163 (1949). — PLIENINGER, TH.: Z. Tbk. **59**, 152 (1930). — POPPE, J. K.: J. thorac. Surg. **1**, 118 (1946). — PORTA, G.: Ateneo parm. **10**, 427 (1938). — POSA, A.: Dermatologica **79**, 281 (1939). — PRÉVOT, A. R., et R. KIRCHHEIMER: C. r. Acad. Sci. Paris **209**, 182 (1939). — PUJADAZ DIAZ, M.: Bol. Asoc. méd. Puerto Rico **31**, 199 (1939)

RANDALL, O. S.: Lancet **1939 I**, 64. — RAVELLI, A.: Z. Tbk. **92**, 174 (1949). — RENANDER, A.: Acta radiol. Suppl. **35** (1937). — RISCH, O. C.: Arch. of Otolaryng. **29**, 235 (1939). — ROSIVAL, S.: Wien. klin. Wschr. **1950**, 699. — ROSSOW, G.: Zbl. Gynäk. **63**, 757 (1939). — RYBAKOV, A. I.: Chirurg **11**, 44 (1948).

Sammelreferat: Neue med. Welt **1950**, Nr 9, 329. — SANFORD, G. E., and R. O. BARNES: Surgery **25**, 711 (1949). — SARTORY, A., J. BAREIS et T. MEYER: Bull. Acad. Méd. Paris **120**, 765 (1938). — SATTLER: Wien. med. Wschr. **1935**, 1310, 1359. — SCHAIN, PH., A. STEFANO and J. P. KAZLOWSKI: J. Labor. a. clin. Med. **34**, 677 (1949). — SCHALTENBRAND, G.: Die Nervenkrankheiten. Stuttgart: Georg Thieme 1951. — SCHEFFLER, K.: Arch. Ohr- usw. Heilk. u. Z. Hals- usw. Heilk. **155**, 639 (1949). — SCHINZ u. BLANGEY: Röntgenprax. **1934**, **169**. — SCHLAGENHAUFER: Virchows Arch. **184**, 491 (1906). — SCHMIDT, W. E.: Ther. Gegenw.

1949, 41. — Schuchardt: Arch. klin. Chir. 196, 656 (1939). — Schürmann: Dtsch. med. Wschr. 1938, 1477. — Schuermann, H.: Arch. f. Dermat. 178, 757 (1939). — Schumann, H. D.: Chirurg 21, 50 (1950). — Selman, A., et Waksman: Ann. Cryptogamici et Phytopath. 9, 230 (1950). Ref. Kongreßzbl. inn. Med. 127, 300 (1951). — Shorvon, L. M.: Lancet 1948 I, No 6499, 439. — Sielaff, H. J.: Ärztl. Wschr. 1948, 339. — Sielaff, H., u. S. Heinrich: Dtsch. med. Wschr. 31, 977 (1951). — Sigalos, P.: Dtsch. Z. Chir. 257, 303 (1943). — Skworzoff, M. A.: Virchows Arch. 261, 503 (1926). — Stange, H.-H.: Zbl. Gynäk. 73, 1689 (1951). — Stöger, H.: Wien. klin. Wschr. 1946, 36, 573, 610. — Strade, R.: Minerva med. 1950, Nr 12, 103. — Suarez, A. M.: Med. Bull. Veterans' Admin. 15, 302 (1939). — Sudler, M. T., and C. B. Johnson: J. Kansas med. Soc. 40, 330 (1939). — Sullivan, R. C., N. T. Francone and A. B. Ragins: J. Amer. med. Assoc. 113, 408 (1939). — Szende, B.: Mschr. Ohrenheilk. 72, 1084 (1938).

Tello, E. E., and C. Cancio: Prensa méd. argent. 37, 821 (1950). — Thévenot: Arch. gén. Méd. 1903. — Tobias, J. W., R. J. Latienda y N. C. Jeanmaire: Rev. Med. Cien. afines 1, 32 (1939). — Torrens, J. A., and M. W. W. Wood: Lancet 1949 I, No 6565, 1091.

Uhr, N.: Arch. int. Med. 64, 84 (1939). — Umbreit, W. W.: J. Bacter. 38, 73 (1939).

Véran, P., et A. Delanney: Gaz. Hôp. 111, 1449 (1938). — Vonessen, A.: Zbl. Gynäk. 63, 754 (1939). — Voss, H. G. W.: J. Amer. dent. Assoc. 26, 260 (1939).

Wanters, M., et R. Delcourt: Bull. Soc. belge Ophthalm. 1938, Nr 77, 165. — Wassmund: Zbl. Chir. 62, 2719 (1935). — Dtsch. med. Wschr. 1938, 1316. — Z. ärztl. Fortbildg 1942, 197. — Weed, L. A., and A. H. Baggenstoss: Amer. J. clin. Path. 19, 201 (1949). — Wiederkehr, W.: Schweiz. Z. Path. u. Bakter. 2, 145 (1939). — Woyers, H.: Arch. Kinderheilk. 139, 161 (1950).

Zinner, H.: Österr. Z. Stomat. 47, 241 (1950). — Zsajna, M.: Polska Gaz. lek. 17, 984 (1938).

Leptotrichose.

Gins: Bakteriologie für Zahnärzte. München 1933. — Zbl. Bakt. I Orig. 141, 21 (1938).

Lentze, F. A.: Leptotrichose in Gundel, Die ansteckenden Krankheiten. Stuttgart: Georg Thieme 1950.

Nocardiose.

Cuttino, John T., and Anne M. McCabe: Amer. J. Path. 25, 1 (1949).

Die septischen Erkrankungen.

Von

K. Bingold.

Mit 54 Abbildungen.

Einleitung. Die innere Medizin hat zum Problem der Sepsis erst verhältnismäßig spät Stellung genommen. Daß vor dem Internisten der Chirurg und der Geburtshelfer das Interesse an gewissen Krankheitserscheinungen haben mußte, bei denen die Eintrittspforte einer Infektion unverkennbar war, ist erklärlich.

Nun sollte man denken, daß eine Zusammenarbeit der verschiedenen Disziplinen der Medizin einen einheitlichen Standpunkt bei der „Sepsis" schon längst erbracht haben müßte; aber selbst der Fortschritt in der Bakteriologie konnte manche ungesicherte, ungenügende, einseitige, oft geradezu unbegreifliche Begriffsbestimmung der „Sepsis" nicht ausschalten. Unsere Therapie wurde dadurch sicherlich bis vor kurzem mehr gehemmt als gefördert. Es wird daher unsere Aufgabe sein, uns sachlich zuerst eingehender mit der Begriffsbestimmung der Sepsis auseinanderzusetzen.

Dies würde sich erübrigen, wenn wir Sepsis gleich Allgemeininfektion setzen könnten, in dem Sinne, daß eine irgendwo sich befindliche Infektion eben sich über den ganzen Körper ausbreite. In der Tat sehen wir etwas Ähnliches bei einer septischen Endokarditis mit Staphylokokken oder Streptokokken. Solche Krankheitserscheinungen, bei denen alle Organe beteiligt scheinen, mögen wohl mit ihrer besonders ernsten, meist sogar letalen Prognose, mit ihrem auffälligen, oft von Schüttelfrösten begleiteten Fieberbild, schon frühzeitig bekannt gewesen sein.

Beschreibungen konnte man bereits bei HIPPOKRATES, CELSUS, AVICENNA u. a. finden. Über A BROISE PARÉ, BORCHART, HALLER, GASPARD, MAGENDIE, CUVELLIER, COHNHEIM, v. ROKITANSKI, um nur einige Namen zu nennen, führt der Forschungsweg zu SEMMELWEIS und schließlich — noch in der vorbakteriologischen Zeit — zu GUSSENBAUER, E. v. BERGMANN, SCHMIEDEBERG u. a.

BILLROTH und WEBER traten wohl zuerst für eine einheitliche Auffassung der „septischen Wundkrankheiten" ein. 1857 sind von WUNDERLICH Fälle beobachtet worden, bei denen es ohne ausreichenden äußeren Anlaß, also spontan, zu ganz ähnlichen Symptomen gekommen war, wie sie bei puerperalen oder Wundfiebern schon bekannt waren. Solche Beobachtungen waren auch wohl die Ursache, daß nun auch das Interesse der Internisten einsetzte. In den 80er Jahren sprach man damals schon mehr „schlechthin von septischen Erkrankungen" als von „Sepsis". 1881 trat LITTEN in der Zeitschrift für klinische Medizin, Bd. 2 mit einer großen Abhandlung über 35 septische Krankheitsbilder hervor und im gleichen Jahr WAGNER mit 19 Fällen, nachdem LEUBE 3 Jahre vorher seine Arbeit „Zur Diagnose der spontanen Septicopyämie" veröffentlicht hatte.

Gerade die LITTENschen Fälle zeugen nach ihrer Schilderung von einer erstaunlichen Kenntnis der klinischen Symptome und der anatomischen Veränderungen. Unbekannt war lediglich die Ätiologie, die seinerzeit noch mit für heutige Begriffe untragbaren Hypothesen belastet war. Es wird zwar schon von Bakterienembolien und bakteriitischen Einlagerungen gesprochen, von dem „Hinzukommen eines äußeren Faktors einer septischen Infektion", und mit

ORTH zusammen fand LITTEN schon im Zentrum mancher Hautmetastasen „mikroskopisch mit Mikrokokken gefüllte Gefäße". Züchtungsversuche wurden damals aber noch nicht vorgenommen.

Kurz darauf (1885) konnte v. LEYDEN aus einem Kniegelenkabsceß nach Pneumonie mikroskopisch und kulturell den Pneumococcus lanceolatus nachweisen. Seitdem häuften sich die Veröffentlichungen von bakteriologischen Befunden bei Fällen, die mit Eiterungen oder fieberhaften Zuständen in Verbindung gebracht werden mußten.

Als LENHARTZ dann gegen Ende des 19. Jahrhunderts seine große Monographie über die septischen Erkrankungen vorbereitete, war er bereits in der glücklichen Lage, sich die Ergebnisse der jungen bakteriologischen Wissenschaft in ausreichendem Maße zunutze machen zu können. Die Infektionskrankheiten wurden nunmehr von einem neuen Standpunkt aus bearbeitet; war es doch gerade das Ende des 19. Jahrhunderts, das immer wieder neue Erkenntnisse auf dem Gebiete der Bakteriologie brachte. Bakterien konnten jetzt leicht aus den Ausscheidungen der Patienten bzw. aus den Infektionsherden nachgewiesen werden; man hatte gelernt, Keime aus dem Blut zu züchten (SITTMANN) und indem man den Wegen nachging, die die Erreger nahmen, bekam man einen neuen Einblick in die Pathogenese.

Jetzt ließ sich die Übereinstimmung Sepsis = Allgemeininfektion nur mehr bedingt aufrecht halten. Die Möglichkeit einer allgemeinen Ausbreitung der Infektion war zwar gegeben durch den Transport von Keimen auf der Blutbahn, durch die Streuung kam es aber trotzdem nicht immer zur allgemeinen Infektionsausbreitung, meist waren es nur bestimmte Organe, in denen bevorzugt die Bakterien weiterkeimten. Es entwickelten sich somit oft solitäre Herde oder die abgelagerten Keime gingen überhaupt nicht an. Bald erkannte man, daß die Ausbreitung von Infektionen abhängig von bestimmten Bahnen war, auf denen die Bakterien abgeschwemmt wurden, aber auch von der Art der Bakterien, ihren Toxinen, ihrer Virulenz, ihrer Haftfähigkeit, ihren elektiven Eigenschaften usw.

Nach all dem konnte man den Begriff Sepsis, der ebenfalls, wie wir noch zu erörtern haben werden, schon lange nicht mehr stimmte, nicht mehr auf eine Allgemeininfektion beschränken, sondern mußte ihn erweitern.

Einen Umschwung bedeutete es in der Sepsisforschung vor allem, als SCHOTTMÜLLER 1895 mit Hilfe der von ihm eingeführten Blutagarplatten bestimmte Bakterienarten voneinander trennen konnte. Differenzierende Nährböden erlaubten später auch die Entwicklung der Anaerobierzüchtung auf eine höhere Stufe. Nun fand man, daß bei bestimmten Infektionen Bakterien im Blute viel häufiger kreisen, als man früher annehmen konnte. Diese mußten wohl Folge von streuenden Herden sein. Von einer bestimmten Stätte her mußten die Keime den Weg zum Blut gefunden haben. Im Gegensatz zu gewöhnlichen lokalen Infektionsherden, die ihre Bakterien sicher festhielten, vielleicht nur ihre Toxine abgaben, bei denen es also nicht zu nachweisbaren Bakteriämien kommt, mußten bei diesen Erkrankungen beträchtlichere Zuflußmöglichkeiten zum Blut bestehen.

Bakteriämien sind ebensowenig mit Allgemeininfektionen zu identifizieren wie mit septischen Infektionen an sich; aber eines ist sicher: daß die Bakterien innigst mit den Geweben in Berührung kommen, von Zellen erfaßt, von ihnen zum Untergang vorbereitet werden müssen. Eine Zeitlang kann sich ein solcher Kampf abspielen, anfangs zumeist sogar ohne merkbare Symptome für Patient und Untersucher. Lebend freilich werden nach Bakteriämien die Keime nicht gesetzmäßig ausgeschieden.

Den besten Einblick in die moderne Entwicklung der Sepsisforschung gewährt gerade die Monographie von LENHARTZ mit ihren ausgezeichneten, nach klinischen, bakteriologischen und seinerzeit schon hämatologischen Gesichtspunkten dargestellten Krankengeschichten. Das Studium dieser Fälle kann gar nicht genug empfohlen werden.

LENHARTZ' Interesse für die septischen Erkrankungen wurde zweifellos durch frühzeitige Anregungen seines Lehrers WAGNER geweckt, er ist dieser Vorliebe zeit seines Lebens treu geblieben und hat sie seinerzeit wiederum seinem bakteriologisch in außergewöhnlicher Weise durch LÖFFLER vorgebildeten Assistenten und späteren Nachfolger SCHOTTMÜLLER weitervererbt. Beide hatten in dem Pathologen EUGEN FRAENKEL, dem Schüler ROBERT KOCHS, einen getreuen Förderer ihrer Forschungsmethoden. E. FRAENKELS und LENHARTZ' Einfluß zeigte sich auch in der Monographie von JOCHMANN in der 1. Auflage dieses Handbuches und der von LESCHKE in der Speziellen Pathologie und Therapie innerer Erkrankungen (Urban & Schwarzenberg, 1919.)

Allgemeiner Teil.

Begriffsbestimmung.

Schon WAGNER postulierte 1884 bei unklaren Sepsisfällen die Suche nach dem „*Primärherd*“. Diese Forderung nach einem Sepsisherd erhob noch nachdrücklicher SCHOTTMÜLLER. Er schuf damit eine Zielrichtung für seine Forschung, vor allem in klinischer und bakteriologischer Hinsicht.

Als SCHOTTMÜLLER 1914 zu einem Referat in Wiesbaden über die septischen Erkrankungen aufgefordert wurde, konnte er bereits auf eine Erfahrung von 20 Jahren zurückblicken. Als Material dienten ihm (von 1895 ab) nicht nur die Studien an den vielen Sepsisfällen, die er an der LENHARTZschen und später seiner eigenen Eppendorfer Klinik zu Gesicht bekam, sondern vor allem an rund 15000 Fällen von sog. septischem Abort, einer Erkrankung, bei der Entstehung, bakterielle Ätiologie, Zeitpunkt der Bakteriämie sowie deren Symptome und Reaktionen sich ausdrucksvoller abhoben als bei anderen septischen Erkrankungen. SCHOTTMÜLLER hatte diese auf einer eigenen dafür eingerichteten Abteilung — an der von 1914 ab auch der Verfasser seine Studien machen konnte — neben vielen hundert Sepsisfällen anderer Genese im Laufe eines Vierteljahrhunderts gesammelt. Sie vor allem machten die Aufstellung seiner Sepsisdefinition möglich.

Eine verständnisvolle, dauernde Zusammenarbeit mit den beiden großen chirurgischen Kliniken, der Frauenklinik, der Ohrenklinik und dem Pathologischen Institut in Eppendorf schützte, — was andernorts kaum je erreicht werden konnte — vor einem einseitigen Standpunkt und ließ ihn das Sepsisproblem in seiner Totalität erfassen. Ein großer Teil der Resultate dieser Studien wurde bereits in dem Kapitel „Septische Erkrankungen“ in der 2. Auflage dieses Handbuches (SCHOTTMÜLLER-BINGOLD) veröffentlicht.

Seit 1914 hat sich die sog. „SCHOTTMÜLLERsche Sepsisdefinition“ ebenso in pathologisch-anatomischer wie vor allem in praktischer Hinsicht als unwiderlegbar erwiesen. Sie heißt im Wortlaut:

„*Eine Sepsis liegt dann vor, wenn sich innerhalb des Körpers ein Herd gebildet hat, von dem aus konstant oder periodisch pathogene Bakterien in den Blutkreislauf gelangen, und zwar derart, daß durch diese Invasion subjektive und objektive Krankheitserscheinungen ausgelöst werden.*“

Zu ihrer Erweiterung muß hinzugesetzt werden: Eine Bakterienvermehrung im strömenden Blute gibt es nicht. Der Sepsisherd ist relativ selten identisch mit der Eintrittspforte der Bakterien in den Körper, er ist häufig sogar nur als eine Metastase infolge einer Bakteriämie von einer infizierten Stelle der Haut, der Schleimhäute oder eines anderen Gewebes anzusehen.

Dieser Definition haben sich die meisten in- und ausländischen Kliniker angeschlossen.

Dazu ist folgendes zu sagen: In der französischen medizinischen Terminologie, wie auch in der französischen Sprache überhaupt, ist das Wort „Sepsis“ fast nicht vorhanden. Auch das Adjektiv „septique“ wird relativ selten gebraucht. Freilich findet man es häufiger in feststehenden Wortkombinationen, z. B. „fosse septique = Sickergrube für Abwässer“, „vibrion septique = Erreger des malignen Ödems“ usw. Das sprachliche Äquivalent für unseren Begriff „Sepsis“ ist im Französischen das Wort „septicémie“. Seit Prägung dieses Wortes durch PIORRY (1847), der damit eine Veränderung der Blutzusammensetzung durch putride Stoffe bezeichnen wollte, wurde ebenso wie in Deutschland, auch in Frankreich lange keine definitorische Einigung über die genaue Bedeutung dieses Ausdrucks „septicémie" erzielt.

Erst 1927 befaßte sich der „XIXe Congrès Français de Médecine" in Paris damit, eine allgemein anerkannte Formulierung des Sepsisbegriffes zu finden. Auf diesem Kongreß wurden von GASTINEL und REILLY folgende vier Bedingungen für die Diagnose seiner Sepsis aufgestellt:

a) Vorhandensein eines septischen Herdes, der in Verbindung mit Blut- oder Lymphbahnen steht,

b) Nachweis lebender Bakterien im Blute, dauernd oder schubweise, wobei deren Menge variabel sein kann,

c) Eintreten allgemeiner schwerer Erscheinungen, die eine infektiöse Aussaat oder die Bildung metastatischer Läsionen erkennen lassen,

d) Auftreten von Intoxikationserscheinungen.

Gemäß diesen Kriterien schlugen die beiden Autoren dem Kongreß die folgende endgültige Definition zur Annahme vor: „Sepsis nennt man jene Allgemeininfektion, die hervorgerufen ist durch wiederholte Ausschüttungen von pathogenen Keimen und ihrer Gifte ins Blut. Ausgehend von einem nachweisbaren oder latenten septischen Herd, verursacht diese mehr oder weniger kontinuierliche Keimwanderung schwere Allgemeinsymptome mit Tendenz zu multiplen bakteriellen Embolien, zur Einwirkung bakterieller Toxine, schließlich zu schädlicher Wirkung von Zerfallsprodukten, wobei alle diese Symptome den Initialherd an zweite Stelle treten lassen."

Im allgemeinen konnte man sich nur über eine Abgrenzung des Begriffes der „septicémie" zur „bactériémie" (die von einzelnen französischen Autoren auch „microbémie" genannt wird) nicht einigen, aber die mir zugänglichen führenden Lehrbuchautoren der inneren Medizin (SAVY, F. BEZANÇON, DE LAVERGNE) schließen sich doch im Prinzip der Definition von 1927 an, insbesondere in der Frage der Abgrenzung zwischen „septicémie" und der bloßen „bactériémie de passage" (bzw. „b. éphémère").

Die beiden letztgenannten Autoren weisen besonders darauf hin, daß für die Diagnose einer Sepsis das klinische Gesamtbild ausschlaggebend sein müsse und nicht allein der Befund des Bakteriologen. BEZANÇON und GASTINEL fordern, wie das SCHOTTMÜLLER von 1910 ab stets tat, die gleichzeitige Anlage von aeroben und anaeroben Blutkulturen in jedem Falle von unklarem Fieber mit Sepsisverdacht.

Andere Autoren wollen von „microbémie" gesprochen wissen, wenn die Zahl der Keime im Blut beträchtlich ist. DE LAVERGNE weist jedoch in diesem Zusammenhang darauf hin, daß ein derartiges Phänomen beim Menschen — von Malaria und Trypanosomenerkrankungen abgesehen — nur in äußerst seltenen, agonischen Fällen zu beobachten sei. Bei der Sepsis sei vielmehr die Keimzahl im Blut sehr niedrig und der Keimnachweis sei im allgemeinen nur im Kulturverfahren zu erbringen.

Das „Dictionnaire des Termes Techniques de Médecine" (1941) von GARNIER und DELAMARE, das übrigens für „septicémie" eine „alte", sehr wenig präzise Definition gibt, führt unter „bactériémie" die Formulierung von KOCHER und TAVEL auf: „Krankhafter Prozeß, bedingt durch Invasion des Organismus mit einem Infektionskeim, der keine lokale Reaktion hervorruft (= septicémie) oder Streuungsreaktionen verursacht (= pyohémie)."

SAVY verzichtet in seiner Sepsisdarstellung auf den Ausdruck „pyohémie" (anderswo auch als: „pyémie" oder „septico-pyhémie" bezeichnet). Für DE LAVERGNE und BEZANÇON ist „pyohémie" lediglich eine Besonderheit der Sepsis, wobei pyogene Keime die Hauptrolle spielen und Abscesse in den verschiedenen Körpergegenden hervorrufen können.

Der Begriff „toxinhémie" oder „toxémie" wird im Französischen im gleichen Sinne wie bei uns gebraucht (Tetanus, Diphtherie).

Das Wort „saprémie" findet sich weder in den mir zugänglichen französischen Lehrbüchern, noch bei GARNIER-DELAMARE.

Die Betrachtung der septischen Erkrankungen in den einzelnen Lehrbüchern, wie auch in praxi, vollzieht sich bei den Franzosen je nachdem, entweder mehr nach klinischen Gesichtspunkten (Einteilung in medizinische, chirurgische und puerperale Sepsis) oder mehr nach rein bakteriologischen Gesichtspunkten, kaum jedoch von einen einheitlichen Auffassung aus. So beschrieben LEMIERRE und LIÈVRE: Die Streptokokkämie, LEMIERRE und WORMS: Die Staphylokokkämie, Pneumokokkämie, Meningokokkämie, Gonokokkämie, Enterokokkämie, die Bakteriämien durch Influenzabacillus, Proteus vulgaris, Gasbacillen, anaerobe Streptokokken, Pneumobacillus Friedländer, Colibacillen, Typhusbacillen usw.

Der neunbändige „Précis de Pathologie Medicale" (1947) ein, von 16 Autoren besorgtes Handbuch der inneren Medizin, enthält 20 Seiten über allgemeine theoretische Sepsisfragen; die spezielle Besprechung der einzelnen Sepsisformen ist bakteriologisch gegliedert und hat den Nachteil, daß sie dementsprechend verstreut ist.

Noch größeren Raum nimmt die Darstellung der Sepsis in dem 17bändigen und von namhaften Wissenschaftlern bearbeiteten Handbuch „Traité de Médecine" (1948/49) ein, die Einteilung der septischen Erkrankungen erfolgte nach bakteriologischen Gesichtspunkten. In den beiden Werken ist die Besprechung der Sepsis an den Beginn des 1. Bandes gestellt.

Nicht die gleiche Hervorhebung findet die Sepsis in der *angloamerikanischen* Literatur. Hier vermißt man größere Abhandlungen über die septischen Erkrankungen, auch in den ausführlichen Lehrbüchern der inneren Medizin und Pathologie. Die Gliederung erfolgt rein bakteriologisch. „Septicemia" ist z. B. für ROBERT A. MOORE die „Anwesenheit vieler Bakterien und ihrer Toxine im Blut" — im Gegensatz zu „Bacteriemia = wenig Bakterien im Blut"; für WM. BOYD ist das Kriterium, daß eine „Septicemia" besteht, die positive Blutkultur; — „Bakteriemia" dagegen bedeutet negative Blutkultur. Dabei kann das klinische Bild sich gleichen oder wenig verschieden sein. Sapraemia ist für BOYD z. B. die putride Endometritis. Der Begriff Pyaemia wird allgemein für absceßbildende Metastasierung gebraucht.

Die gegebenen Definitionen sind nicht mit der SCHOTTMÜLLERS oder GASTINEL-REILLYS zu vergleichen, insbesondere was die „subjektiven und objektiven" klinischen Erscheinungen anbelangt. Lediglich EHRICH entspricht in seinen allgemeinen Ausführungen über den Sepsisbegriff den SCHOTTMÜLLERschen Definitionen, die er im Wortlaut ausführt. Auf die Begriffe „Pyaemia" und „kryptogenetische Sepsis" wird aber nicht verzichtet.

Aus den differenten Anschauungen der französischen, wie auch der angloamerikanischen Autoren erkennen wir, daß das Verlangen nach einer einheitlichen Formulierung im Ausland ebenso dringend erscheint wie bei uns. Der Versuch hierzu wurde bei uns in größerem Maße eigentlich nur in Referaten auf den *Wiesbadener Kongressen 1914* und *1925*, in *Königsberg 1926*, dem Chirurgenkongreß *1921* und in Frankreich 1927 auf dem *XIX. Kongreß in Paris* unternommen. Hat sich auch seitdem die SCHOTTMÜLLERsche Definition allgemeine Anerkennung verschafft, so wird eine logisch begründete „Sepsistherapie" leider immer noch nicht nach ihren Gesichtspunkten durchgeführt. Mit Recht klagt SCHULTEN noch 1940: „Wenn man die großen Unterschiede in den Letalitätszahlen einzelner Untersucher beachtet, so muß man feststellen, daß diese weitgehend von den Begriffsbestimmungen abhängen, die der betreffende Berichterstatter seinen Fällen zugrunde legt." Es ist in dieser Beziehung leider auch bis jetzt nicht besser geworden (S. 1136).

Kritik an früheren Definitionen.

Jede septische Erkrankung ist eine Infektionskrankheit. Vor jeder einzuleitenden Therapie steht zuerst die strikte und selbstverständliche Forderung, einmal den oder die Erreger festzustellen, weiterhin an die eigentliche Infektionsstätte oder besser gesagt, an das Quellgebiet heranzutreten.

Man sollte denken, daß diese Selbstverständlichkeit nicht besonders erwähnt zu werden brauchte; leider wird der Begriff „Sepsis" einmal viel zu eng auf Sepsisfälle (sog. Sepsis sui generis mit angeblicher Keimvermehrung im Blut), ein anderes Mal auf Zustände anscheinend vollkommen darniederliegender Abwehrkraft eingeengt, oder schließlich sogar zu weit auf diagnostisch schwer erklärbare fieberhafte Erkrankungen (Hodgkin, Agranulocytose, akute Leukämie usw.) ausgedehnt.

Gibt es eine vordringlichere Aufgabe, als bei jedem unklaren Fieberbild den Herd aufzudecken und auf *dieses* Ziel zu schießen? Es hieße nichts anderes, als blindlings auf ein Jagdglück vertrauen, wenn man, wie das leider noch zu oft geschieht, ein gerade angepriesenes modernes „Sepsismittel" anwendet, ohne sich darüber orientiert zu haben, was für ein Sepsisherd vorliegt. Mag ein solches auch im Experiment wirksam einen Keim abtöten, solange aber dieser nicht in seiner Brutstätte aufgestöbert und ausgerottet werden kann, muß sich eine Therapie als ziellos und vielleicht unwirksam erweisen.

Die von verschiedenen Autoren aufgestellten Sepsisdefinitionen werden dieser Forderung leider nur selten gerecht.

In der Erkenntnis, daß *Einzelbetrachtungen* nur vom Standpunkt der Chirurgie, Gynäkologie, Otologie, Urologie usw. eher zu einem Fortgleiten von einem einheitlichen Standpunkt als zu einer Annäherung führen, unternahm es die Königsberger Fakultät 1926 in großem Ausmaße, gemeinsame Verhandlungen und Diskussionen über das Wesen der Sepsis zu führen. Es ist dies glaube ich, in ähnlicher Form und im selben Ausmaß weder früher noch später der Fall gewesen, denn die großen Kongresse beschränkten sich doch fast ganz auf ihr spezielles Fach. Der Leiter dieses speziellen Sepsiskongresses, der Pathologe KAYSERLING, hat damals in einleitenden Worten auf den Zweck der Diskussion hingewiesen: „Erst wenn Klinik, Anatomie und Versuch zusammenstimmen, ist unserem Bedürfnis nach Erkenntnis Genüge getan und alles auf einen gemeinsamen Nenner gebracht. Wenn jedermann sich selber eine Definition zurechtmacht, dann ist keine Allgemeinunterhaltung möglich und im lebhaften Aneinandervorbeireden entsteht die unwissenschaftliche Diskussion ins Uferlose. Wissenschaftliche Unterredung ist nur auf Grund einer bestimmten Definition möglich."

Kaum je wurde eine Diskussion von den einzelnen Fachvertretern eifriger und überzeugter unter Anführung eigener Erfahrungen geführt, aber auch auf diesem Sepsiskongreß im Jahre 1926 zeigte es sich leider zu deutlich, wie wenig man sich auf eine bestimmte Sepsisdefinition einigen konnte. Auch das Vorbeireden trat noch mehr als sonst bei gemeinsamen Aussprachen über bestimmte medizinische Themata hervor.

Das Wort „Sepsis" blieb, wie es schon LEXER beklagte, im medizinischen Sprachgebrauch auch weiterhin eine ungeschützte Bezeichnung und das Beiwort „septisch" wird bewußt, aus Verlegenheit oder Bequemlichkeit, dann angewendet, wenn eine fieberhafte Erkrankung sich der Diagnose entzieht oder einen abnormen Verlauf nimmt. Wie nötig aber ist es, daß man sich nicht nur mit einer Aufzählung von Krankheitsbildern begnügt, sondern selbst ein Bekenntnis darüber ablegt, was man unter „Sepsis" verstanden wissen will.

Die Bezeichnung *Pyämie*, 1845 von VIRCHOW geprägt und für Zustände eingesetzt, die mit einer ungeheuren Leukocytenvermehrung im Blute (später von ihm Leukämie genannt) einhergingen, ist mißverständlich auf Krankheiten übertragen worden, bei denen angeblich das Blut unter gewissen Infektionen vereiterte. Jedermann weiß, daß es ein eitriges oder vereitertes Blut gar nicht gibt. Trotzdem hat man seither die „Pyämie" — an Stelle von Leukämie — unangefochten hingenommen. Gerade aber in den Fällen puerperaler Gasbacillensepsis, bei der wir manchmal eine Leukocytose von 60—80000 Leukocyten gezählt haben, besteht gar kein Zufluß aus Eiterherden, denn die Gasödembacillen machen überhaupt keine irgendwie in Betracht kommende Eiterung. Die Sepsisfälle aber, bei denen es zu multiplen Eiterherden kommt (wie sie charakteristisch bei der Endocarditis septica durch Staphylokokken oder Streptokokken sind) und wo sich tatsächlich in fast allen Organen metastatische Eiterherde vorfinden können, sind oft gar nicht mit erheblicher Leukocytose verbunden. Die Ursache für die unangebrachte Bezeichnung „Pyämie" mag vor allem darin gelegen haben, daß die Eitererreger in ihrer Fähigkeit Abscesse zu bilden, im Gegensatz zu anderen Infektionen stehen, wie z. B. zum Typhus oder zum Streptococcus viridans, der vorwiegend blande Infarkte bildet, dessen Infektionsmodus aber gar nicht prinzipiell von dem anderer Eitererreger verschieden ist. Man sieht eben: bei der septischen Erkrankung diktiert die Lokalisation und die Eigenart des Erregers die jeweiligen Krankheitsformen. Der Pyämie fehlt ebenso wie dem Wort „Septicämie" die Berechtigung, die sie aus dem allgemeinen Rahmen der septischen Erkrankungen herausheben ließe.

Die noch früher gewählte unglückliche Bezeichnung „Sepsis" *in der Auffassung von einem „Fäulnischarakter* der Sepsis" dürfte allgemein aufgegeben sein. Sie stünde ja in Widerspruch zu der Tatsache, daß eben die septischen Erkrankungen doch unverkennbar an einen Lebensprozeß gebunden sind.

GUSSENBAUERS 1882 getroffene Unterscheidung einer *Septicämie* und *Pyämie* wäre höchstens gerechtfertigt, wenn man darunter nicht zwei pathogenetisch verschiedene Krankheitsbilder verstehen will, sondern zwei Verlaufsformen ein und derselben Krankheit, die sich aber durch die fehlende oder vorhandene Metastasenbildung auszeichnen.

Die Bezeichnung Septicämie, Pyämie, Septikopyämie (Sepsis mit Metastasen, Verschleppungsbakteriämie), pyogene und putride septische Allgemeininfektion, Blutinfektion, echte oder genuine Sepsis bzw. Sepsis sui generis und neuerdings präseptische und septoide Zustände, chronische Sepsis, Chronio-septicaemie zeigen die ganze Uneinigkeit und Unsicherheit, die sich bei der Betrachtung von fieberhaften schweren, nicht *spezifischen* Infektionen zugehörigen Krankheitsbildern eingeschlichen hat und die nicht einmal in den Zeiten fortschrittlicher Therapie zu beheben ist. Kaum aber trägt es zur Aufklärung bei, wenn LIEBERMEISTER folgende Unterscheidung zwischen Pyämie und Septicämie trifft:

Wenn eine „regionäre" Phlebitis der Hauptsepsisherd ist, so kann davon direkt eine Septicämie ausgehen. Eine Pyämie kann sich daraus mit oder ohne Vermittlung durch einen Sepsisherd 2. Ordnung entwickeln. Findet man bei der Autopsie keine Sepsisherde 3. Ordnung, so spricht man von einer Septicämie.

Der Nachweis von Reizherdchen — worunter LIEBERMEISTER „Sepsisbausteine" versteht, ähnlich den ASCHOFFschen Knötchen (= „Grenzherdchen ohne Nekrose und Eiterung, neben Organabscessen") wäre als Septikopyämie aufzufassen. Fehlen diese, dann könne von „anergisch-dysergischer Pyämie" gesprochen werden. Wir können hieraus nur ersehen, wie eine solche Verstrickung nur immer wieder sich mit neuen verknüpft.

Wenn MARTIUS noch eine Allgemeininfektion mit Metastasenbildung (von Thrombophlebitis aus) abgrenzt — die man eben Pyämie nenne — von einer Form, bei der im Gegensatz dazu — weil immer nur Bakterientoxine in den Kreislauf gelangten — keine Metastasen entstünden, so schränkt er doch diesen Gegensatz mit der Bemerkung insofern ein, daß eine Unterscheidung kaum möglich sei. Er zieht daher die alteingebürgerte Bezeichnung Puerperalsepsis vor. Immerhin schließt sich MARTIUS der Auffassung von LEXER an, nach der „*Sepsis eine eitrige Allgemeininfektion mit oder ohne Metastasen*" sei.

Die weitere Abgrenzung einer *Intoxikation* ist sicher berechtigt, ein Vergiftungszustand hat aber a priori mit einer Allgemeininfektion nichts zu tun. Es handelt sich im ersten Falle um einen Infektionsherd, welcher durchaus rein lokal bleibt, zum mindesten bleiben kann. Ein Beispiel geben uns am besten die Diphtherie und die Peritonitis diffusa, bei denen tatsächlich fast nur Toxine in den Blutkreislauf übertreten, die damit jedoch eines der schwersten Krankheitsbilder überhaupt abgeben können. Andererseits kann aber fast jede Infektion mit einer Intoxikation einhergehen. Am ausdrucksvollsten sehen wir dies in dem Moment, wo die Keime bei einer Bakteriämie bakteriolysiert werden.

In Form von Schüttelfrost, Fieber und anderen Giftwirkungen allgemeiner Art geben sich diese Erscheinungen graduell verschieden kund. Damit ist relativ selten gleichzeitig eine Keimhaftung und Auskeimung verbunden, wie wir beweisen werden.

Das Schicksal, ob eine Sepsis zu Metastasen führt oder nicht, hängt eben zum großen Teil von dem Ort der septischen Infektion und der wiederholten Keimausschwemmung ins Blut ab. Ist der Herd in die Blutbahn selbst eingelagert (Thrombo- und Endophlebitis, Endokarditis), so wird es häufiger zu verschleppten Infektionsherden kommen können. Die Infektionserreger, die dafür angeschuldigt werden, neigen an und für sich leichter zur Metastasierung, wie z.B. die schwer haftenden Colibacillen. Im Gegensatz dazu gibt die Lymphangitis viel weniger zur Metastasierung Anlaß, denn bestimmend ist — wenn wir vom hämolytischen Streptococcus absehen — auch hier vornehmlich die Art des Krankheitserregers: Gasbacillen können sich in Massen in den Lymphgebieten, den Gefäßen und Lymphbahnen einnisten und trotzdem finden sich verhältnismäßig selten Gasbrandmetastasen an anderen Körperteilen. Anaerobe Streptokokken führen, wie wir sehen werden, mit Vorliebe zu Veneninfektionen, und zwar sowohl zu Eiterung wie zu putrifizierenden Prozessen, und doch kommt es trotz zahlreicher Bakteriämien in den meisten Fällen nur zu metastatischen infektiösen Herden in der Lunge.

Dieser Umstand war es wohl, daß man zu einer Zeit, als man um die Bedeutung dieser Anaerobier noch wenig wußte, auch eine *„putride septische Allgemeininfektion“* als Sonderform aufgestellt hat. Diese Krankheitszustände, die man im Puerperium auftreten sah, die durch Fieber, Schüttelfröste, fötiden Ausfluß gekennzeichnet sind und bei denen die gangräneszierenden Herde schon eine Beziehung zu Fäulniskeimen vermuten ließen, wollte man lange Zeit — obwohl sie nur zu oft tödlich endigten — nicht mit einer eigentlichen „Sepsis“ identifizieren. Die Ursache der Krankheitserscheinungen sollte allein in einer Abwanderung putrider toxischer Stoffe ins Blut bestehen. An dieser als „Saprämie“ bezeichneten Erkrankung halten verschiedene Autoren, vor allem Gynäkologen, noch fest. Die Otologen haben sich bei der Thrombophlebitis post anginam dagegen schon längst davon überzeugen müssen, wie oft Anaerobier diese überaus schwere Sepsis verursachen.

Wo aber wäre auch hier die die Grenze zu ziehen zwischen putrider Intoxikation und echter Infektion? Zwar bilden manche von solchen echten anaeroben Keimen übelriechende N-haltige Toxine. Von den sog. Eitererregern unterscheiden sie sich ferner höchstens dadurch, daß sie zugegebenermaßen außer in der Lunge selten Metastasen verursachen. Ein prinzipieller Unterschied besteht aber nicht. Prognostisch entscheidet eben sowohl bei Aerobiern wie bei Anaerobiern die Lokalisation. Eine z. B. auf das Endometrium beschränkte Aerobierinfektion kann selbst mit hämolytischen Streptokokken, ebenso wie mit Anaerobiern ausheilen. Voraussetzung ist natürlich, daß der Uterus seinen infizierten Inhalt ausstoßen, oder daß er künstlich entleert werden kann. Ein schlagender Beweis für die Bedeutung von Art und Lage des „Sepsisherdes“!

Bei besonders foudroyant verlaufenden Sepsisfällen hat man den Ausdruck *„echte Sepsis“*, *„Sepsis sui generis“*, *„septische Blutinfektion“* gewählt. Sie hätte eine Berechtigung, wenn es dabei wirklich zu einer Vermehrung von Keimen in der Blutbahn kommen würde, der Krankheitsherd also ins Blut selbst verlegt worden wäre. Um dies zu beweisen, müßte man in verschiedenen, stundenweise angelegten Blutkulturen eine in Progressionen zunehmende Zahl von Keimen feststellen. In Schüben mag es manchmal vorkommen, daß scheinbar eine Aussaat erfolgt; in Wirklichkeit konnten wir bei solchen Versuchen meist eher Abnahmen der Keimzahl feststellen.

Unsere Ablehnung einer solchen sog. „Sepsis sui generis“ stützt sich auf die klinische Beobachtung an Hunderten von Sepsisfällen (besonders an der Schottmüllerschen Abteilung und den Kliniken des Verfassers). Eine Keimvermehrung im Blute gibt es auch nicht, wenn die virulentesten Krankheitskeime in den Blutstrom gelangen. Daran ändert nichts die Feststellung, daß das extravasale, defibrinierte Blut ein vorzüglicher Nährboden für Bakterien im allgemeinen ist. Wir arbeiten ja, um gutes Kulturwachstum zu erzielen, mit Blutagarplatten. Es darf nicht in Abrede gestellt werden, daß es bestimmte Sepsisfälle gibt, bei denen die Keimzahl besonders groß ist. Das dient, wie wir später sehen werden, sogar zu differentialdiagnostischen Erwägungen. Aber selbst wenn man in 1 cm³ Blut etwa 1000 und noch mehr Bakterien auskeimen sieht, so steht das noch nicht im Verhältnis zu der Keimzahl, wie man sie im Blutausstrichpräparat einiger tropischer Infektionen findet, bei denen der Erreger tatsächlich im Blute seine Keimstätte hat. Ich denke hier an Malaria, bei der man zuweilen in einem Tropfen Blut schon eine kaum zählbare Menge Protozoen auffindet. Bei unseren gewöhnlichen bakteriellen septischen Infektionen gelang es kaum je, im Blutausstrich- oder im Dicken-Tropfenpräparat, — dem also jedesmal mindestens ein Bluttropfen zugrunde liegt — die Keime bereits färberisch nachzuweisen. Zwei solcher Fälle mit 1 oder 2 gefärbten Keimen im Ausstrich starben aber nicht an ihrer Sepsis; bei einem Fall von Gasbacillensepsis brachte die Kürettage die Heilung und bei einem weiteren Falle zeigten sich anderen Tages keine Keime mehr, obwohl die enorm hohe Keimzahl in 0,5 cm³ Blut hier für jeden Anhänger der „Vermehrungstheorie" einen glatten Beweis bedeutet hätte. Die Theorie von der Möglichkeit der Keimvermehrung im strömenden Blut wird fast überall abgelehnt, vielleicht von einzelnen agonalen Fällen abgesehen. Französischerseits wird ausdrücklich anerkannt, daß SCHOTTMÜLLER als erster dieser Hypothese entgegentrat (F. BEZANÇON, GASTINEL).

Bei fast allen echten, insbesondere tropischen Blutinfektionen gelingt bekanntlich eine chemotherapeutische Sterilisation. Wir kennen auch viele wirksame Mittel, die im Reagensglas eine unverhältnismäßig große Zahl von Staphylokokken, Streptokokken, Pneumokokken, Cholerabacillen schon in niedriger Konzentration abtöten. Würden wir damit eine Heilung der Sepsis erzielen, wenn wir durch Einverleibung entsprechender Mittel in die Blutbahn die dort anwesenden Keime abtöten könnten? In Analogie zu den Reagensglasversuchen müßte dies möglich sein, wenn die Keime wirklich im Blute zur Vermehrung kommen würden.

Wie oft wurde leider von einer erfolgreich durchgeführten Desinfektion des Blutes gesprochen und dabei ein besonderes Werturteil über ein Sepsismittel gefällt. Hier muß vor allem auch an die seinerzeit an der SCHOTTMÜLLERschen Abteilung von uns durchgeführten Versuche erinnert werden. Es wurden hier im Laufe der Jahre viele Tausende von Blutkulturen, bei allen möglichen, bei septischen Erkrankungen vermuteten oder erfolgten Bakteriämien durchgeführt. In keinem Falle konnte ein fortgesetztes, ungehemmtes Wachstum der Bakterien zu Lebzeiten unter Beweis gestellt werden. Dabei gibt es Keime (hämolytische Streptokokken, Pneumokokken), die im defibrinierten Blut sich ungehemmt vermehren, intravasal dagegen finden sie im Blut nie eine Keimstätte.

Die Begriffsbestimmung mit der Annahme einer Keimvermehrung im Blute könnte sich vermutungsweise auf ein klinisch zum Ausdruck kommendes *Darniederliegen der Abwehrkräfte* im Blute und in den Geweben beziehen. Auch bei einer auffallenden Änderung der Immunitätslage, d. h. bei schwersten Sepsisfällen konnten wir kurz vor dem Ableben eine Zunahme der Keimzahl nicht gesetzmäßig feststellen. Nach unserer Erfahrung entscheidet letzten Endes auch hier nicht eine sich verschlechternde Immunität über die Zahl der im Blut kreisenden Keime, sondern — das Fortbestehen oder die mögliche Ausschaltung eines Sepsisherdes (Nieren, Uterus). Ist letzteres der Fall, dann kommt es nicht mehr zu einer Bakteriämie.

In Verkennung dieser Tatsache schränkte die Definition von LINCK den Begriff „Sepsis" aufs äußerste ein. Nach ihm ist *Sepsis der „Ausdruck eines vollkommenen Versagens oder Zusammenbrechens der Abwehrkräfte gegenüber der Invasion und der Verbreitung pathogener Keime und ihrer Stoffwechselprodukte im Säftekreislauf des Organismus*". Diejenigen Zustände, die vor diesem terminalen Stadium — der letzten Etappe auf dem Wege des Infektionsfortschrittes bis zur eigentlichen sekundären oder „Erschöpfungssepsis" — lauern, nennt er „präseptische"

Schließlich wäre dann sinngemäß die Diagnose einer Sepsis also erst *nach* dem Ausgang der Erkrankung zu stellen. Auf Grund einer „logischen Schlußfolgerung" nimmt er eine intravasale Vermehrung von Bakterien an, die er aber erfahrungsgemäß nicht unter Beweis stellen kann.

Leider reserviert auch GRUMBACH „Sepsis“ für akuteste, mit Bakteriämie einhergehende Prozesse, in deren Ablauf es höchstens noch zu degenerativen, keinesfalls aber reaktiven Prozessen mehr im Sinne von Metastasen kommt. Er sagt weiter: „Therapeutisch stellt die Sepsis einen Sonderfall dar, charakterisiert durch das Darniederliegen oder den Zusammenbruch der Abwehrkräfte, was schließlich auch im Versagen der Sulfonamidtherapie zum Ausdruck kommt“.

Dieser Behauptung fehlt die Beweiskraft; man kann aus solchen Fällen vollkommenen Versagens nur entnehmen, daß die Zeit zur Metastasenausbildung zu kurz war.

Ganz unverständlich erscheint es, wenn SCHOLTEN-Düsseldorf 1949 behauptet: „im allgemeinen hat auch heute noch die Regel Gültigkeit, daß *eine geheilte Sepsis keine wirkliche Sepsis war*; Einzelfälle von Heilung unter besonders günstigen Verhältnissen sind als Ausnahme zu werten.“ Ein Satz, der nicht nur jedem Kliniker unverständlich sein muß!

Im LINCK'schen Sinne hält auch BUZELLO die eigentliche Sepsis für den *Endzustand* einer infektiösen Erkrankung,

Er erläutert den Sepsisbegriff ebenfalls als eine zunehmende Verschlechterung der Immuinitätslage gegenüber den eitrigen Infektionen, Bakteriämie und Pyämie seien Vorstufen. Bei ihnen sei das RES wohl schon geschädigt, aber nicht gelähmt.

Nach solchen Auffassungen würde die Sepsis höchstens für eine kleine Gruppe von ganz schwer verlaufenden Fällen, bei der therapeutische Möglichkeiten nicht mehr vorhanden sind, reserviert.

WOHLWILL wendet sich dagegen mit dem Bemerken, daß ein solches Auseinanderreißen zeitlich auf einanderfolgender und nosologisch zusammengehöriger Stadien ein und desselben Krankheitsvorganges kaum die Zustimmung des behandelnden Arztes finden könne. Man fragt sich, wie es zu einer solchen Einseitigkeit der Einstellung kommt. Hier macht sich eben immer wieder bemerkbar, daß diese Autoren lediglich Sepsisfälle beobachteten, die nur im Bereich ihrer speziellen Disziplinen liegen.

Wir erwähnten bereits, daß es bei den französischen Autoren hauptsächlich um die Streitfrage ging, ob man die „septicémie“ und die „bactériémie de passage“ scharf trennen solle. In diesem Sinne wollte SCHULTEN die *Lokalinfektion mit gelegentlichen Bakteriämien* von der eigentlichen Sepsis abgetrennt haben. Wer aber, dem ein Fall von „fieberhaftem inkomplettem Abortus“ zur Behandlung kommt, kann nach dem Krankheitsbild von vornherein erkennen, ob nicht eben doch bereits ein Sepsisherd im Venengebiet im Gange ist? Auch hier würde man erst bei dem Ausgang der Erkrankung, d. h. bei der schnellen Heilung, die Diagnose dahin revidieren können, daß man es „nur mit Bakteriämien“ und nicht mit einer septischen Erkrankung zu tun hatte. Die Abtrennung einer Lokalinfektion mit gelegentlichen Bakteriämien vom Begriff der Sepsis ist daher meines Erachtens weder aus theoretischen noch aus praktischen Erwägungen wichtig oder empfehlenswert. Dazu kommt, daß auch bei einer einmaligen Bakteriämie doch auch einmal eine massive Aussaat von sofortigen oder späteren „postbakteriämischen“ Metastasen möglich ist, die sich sogar jahrelang später noch auswirken können.

Bevor wir zu einer weiteren Entdifferenzierung der Allgemeinbezeichnung „Sepsis“ schreiten, müssen wir eindringlicher von vornherein vor einer *Verflachung des Sepsisbegriffes* warnen.

Diese Gefahr besteht dann, wenn man das Wort „Sepsis“ überall dort anwendet, wo eine rein lokale Infektion irgendwelcher Art einen besonders bösartigen oder auch nur außergewöhnlichen Verlauf nimmt. Es wird so häufig von einer „septischen Blinddarmentzündung", von einer „septischen Pneumonie" oder von einer „septischen Angina", ja sogar von einem septischen Typhus usw. gesprochen, womit man schließlich — gleichsam als Entschuldigung — zum Ausdruck bringen will, daß man über die Krankheit keine therapeutische Macht mehr besitzt. Hier herrscht eben oft allein die Toxinämie vor. Der Prozeß kann dabei völlig lokal bleiben. Die Möglichkeit ihn als solchen zu beeinflussen mag gegeben sein oder nicht. Das ist nicht das Entscheidende. Nie darf man sich mit dem Gedanken einer erfolglosen Abwehr begnügen. Wir beobachteten eine außerordentlich schwere pylephlebitische Sepsis, die klinisch den Eindruck des Darniederliegens jeglicher Abwehrkräfte machen mußte. Nach Unterbindung des erkrankten Teiles der Pfortader (also nach Ausschaltung des Sepsisherdes) änderte sich das Befinden schlagartig. Hätte man hier eine Allgemeininfektion (im Sinne der Keimvermehrung infolge „Versagens der immunisatorischen Kräfte") oder eine Allgemeinintoxikation angenommen, so hätte es durch die Unterbindung kein Aufhören des Krankheitszustandes geben dürfen. Andererseits hätte selbstverständlich der Organismus am Schluß erlahmen müssen, wenn wir aus ihm den Infektionsherd therapeutisch nicht entfernt hätten.

Die in vielen unserer Fälle erfolgreiche chirurgische Therapie ließ uns erkennen, daß der geschwächteste Organismus sich erholen kann, selbst dann, wenn wir das Empfinden haben mußten, daß alle immunisatorischen Kräfte ausgeschaltet waren.

Im Gegensatz zu den Bestrebungen, den Sepsisbegriff möglichst einzuengen, teilt LIEBERMEISTER die Sepsis in *pathogenetische Entwicklungsstadien* ein.

Der Sepsis an der Eintrittspforte folge eine regionäre präseptische Phlebitis als *Vorstadium* der Sepsis. Aus ihr entwickle sich — wenn wir LIEBERMEISTERs Gedankengängen folgen — unter Überspringen anderer thrombophlebitischer Herde, entfernt von der ersten Infektion, auch eventuell eine Endokarditis als *zweites* Stadium der Sepsis.

Pyämische Metastasen (als Sepsisherde dritter Ordnung gekennzeichnet) würden das *dritte* Stadium einleiten. Diese Stadien könnten neben- und nacheinander verlaufen, je nachdem sich die Sepsis mehr oder weniger akut entwickelt. Die Sepsisherde verschiedener Ordnung könnten bei langsamerem Verlauf auch nacheinander die Führung im Krankheitsbild übernehmen.

Das dritte Stadium sei durch eine funktionelle Erschöpfung des Abwehrmechanismus erklärt, d. h. durch Verschiedenheit im immunbiologischen Vorgang begründet.

Hier taucht also im Hintergrund die LINCKsche Auffassung auf.

Wie verhält es sich aber mit der Sepsis tatsächlich?

Die klinische Erfahrung läßt erkennen, daß sich eine solche verallgemeinernde Einteilung in Stadien mit ganz geringen Ausnahmen (vielleicht bei der Endocarditis lenta) gar nicht durchführen läßt. Weder die Sepsis chronica, noch die Sepsis acutissima läßt sich in ein solches Schema einfügen. Freilich gibt es regionäre septische Erkrankungen — aber nicht im LIEBERMEISTERschen Sinne, daß sie sich aus dem Rahmen der Sepsis im allgemeinen herausheben würden — denn schließlich entsteht ja eine Veneninfektion zumeist aus einer benachbarten lokalen Infektion.

Es gibt aber auch keinen Sepsistypus, bei dem „*Sepsisherde* verschiedener Ordnung *nacheinander* die Führung im Krankheitsbild" übernehmen müßten. Für dieses Bunte im Krankheitsbild und -verlauf ist einzig und allein — wie uns eine Vielzahl von Obduktionen bei Sepsisfällen belehrte — maßgebend, ob ein Infektionsherd so gestaltet ist, daß er einen Zufluß von Bakterien in den Säftekreislauf, vor allem in die Blutbahn, ermöglichen kann. An eine Reihenfolge im Ablauf ist die Sepsis nicht gebunden, sie kann aber wohl typisiert durch die Lage des Sepsisherdes und seines jeweiligen Erregers, nicht aber durch einen gesetzmäßigen Ablauf der Abwehrvorgänge sein. Immunitätsverhältnisse und -veränderungen mögen sicherlich mitspielen, sie sind aber dabei nicht das

Entscheidende und wir bezweifeln, daß das Wesen der Sepsis im Zusammenhang mit ihnen allein begründet werden könnte. Hier handelt es sich um theoretische Erwägungen und nicht um klinische Erfahrungen, die geeignet wären, die Therapie der Sepsis zielbewußt in die Wege zu leiten.

Die Liebermeistersche Definition, wonach „Infektionen, die zur Sepsis führen können (aber nicht müssen)“, als „septische Erkrankungen“ zu bezeichnen wären, gibt noch mehr die Unsicherheit einer solchen Betrachtungsweise kund.

Auch weitere Begründungsversuche, wonach es bei der „Sepsis“ neben oder „nach septischen Herden“ auch (wirkliche) „Sepsisherde“ gäbe, die sich durch engere Beziehungen zum Gefäßsystem von jenen unterscheiden, dienen mehr zur Verwirrung als zur Aufklärung. Diese Vorstellungen sind nicht einmal theoretisch, noch weniger von praktischen Gesichtspunkten her begründet.

Das Schwierige und bis jetzt nicht Beweisbare besteht eben für uns auch jetzt noch darin, daß wir nicht die letzten Zusammenhänge kennen, d. h. daß wir noch nicht wissen, welche lokale Faktoren einem Übergreifen der Infektion auf die Gefäße eine Wehr entgegensetzen. Denn die Frage lautet viel weniger: warum beteiligen sich die Gefäße an der Infektion? als vielmehr: warum beteiligen sie sich nicht? Es liegt eigentlich noch näher, daß sie in Infektionen mit eingeschlossen werden.

Die verschiedenen Versuche Liebermeisters, zu einer zusammenfassenden Begriffsbildung zu gelangen, führen nicht zu einigenden, eher dagegen zu erneuten divergierenden Erklärungen und Umschreibungen:

„Septische Erkrankungen sind durch verschiedenartige Bakterien verursachte, verschieden verlaufende Infektionen, bei denen ein oder mehrere infizierte Nekroseherde, „septische Herde“, im Körper vorhanden sind. Diese führen zu Sepsis, wenn Sensibilisierung des Organismus vorhanden ist und Nekroseherde im Zirkulationsapparat („Sepsisherde“) zur Entwicklung kommen. Bei den septischen Erkrankungen, die nicht zur Sepsis führen, kommen auch Bakterienausstreuungen in die Blutbahn zustande. Wenn aber diese Ausstreuungen gering und feinkörnig sind und andere Vorbedingungen fehlen, kommen sie nicht zur Haftung entfernt von der Eintrittspforte, so daß man als Allgemeinwirkung in der Hauptsache nur eine „Giftwirkung“ beobachtet.“

Liebermeisters Definition muß sich schließlich — teilweise sich widersprechend — den Anschauungen Schottmüllers doch mehr und mehr nähern; seine Kommentare dazu führen aber zu bedenklichen apodiktischen Behauptungen, die nicht unwidersprochen bleiben können.

So spricht er theoretisierend von „Bausteinen“ septischer Krankheiten, die in Form von charakteristischen Herden, und zwar von reinen Nekroseübergängen über Aschoffsche Knötchen zu Exsudation und Eiterungen führten.

Seine Auffassung, daß solche Bausteine gewissermaßen durch spezifische Reaktionen ausgezeichnet seien, daß in solchen Nekroseherden das Bakterienwachstum zu intrafollikulären Metastasen, zu lymph-hämatogenen Streuungen, und unter Umständen zu fortschreitender Infektion in den Lymphscheiden der Blutgefäße führen, sind keinesfalls durch bakteriologisch-anatomische Ergebnisse begründet. Hier werden Tatsachen hingenommen, die mehr auf theoretischen als auf sachlich fundierten Vorstellungen beruhen, nur bei seltenen Formen septischer Erkrankung in Erscheinung treten und keinesfalls in ein Schema gezwängt werden können.

Diese Auffassung Liebermeisters von spezifischen Reaktionen steht übrigens im Gegensatz auch zu der von Leschke, der den Unterschied zwischen Sepsis und anderen Allgemeinerkrankungen gerade darin sieht, daß eben die Sepsis „eine Infektion *ohne* spezifische Organveränderungen“ darstellt.

Auch eine solche Definition kann natürlich keine allgemeine Geltung haben, denn aus dem Krankheitsbild der verschiedenen Sepsisformen sind zweifellos Symptome und Organveränderungen heraus zu erkennen, für die man spezifisch den oder jenen Sepsiserreger verantwortlich machen muß. Der Streptococcus viridans z. B. ruft nur blande Infarkte hervor. Der Streptococcus putrificus dagegen hat die ausgesprochene Neigung, fötide Prozesse zu erzeugen. Der Gasbacillus kann im Puerperium zu schweren hämolytischen Erscheinungen führen. Der Staphylococcus führt zu Vereiterungen und der Meningococcus ruft ein fleckfieberartiges Exanthem hervor, usw.

Die neueste Definition von Fellinger (1951): Handelt es sich um Eiterkokken (Staphylo-, Streptokokken), so spricht man von „unspezifisch" — andernfalls von „spezifisch" (wenn Gonokokken, Meningokokken, Pneumokokken usw. die Erreger sind); diese Definition zeichnet sich lediglich durch ihre Kürze aus, ist aber sonst indiskutabel.

Der Beginn einer septischen Erkrankung fällt jedenfalls schon in die Zeit, in der sich ein gefäßgebundener Herd bildet. Von da ab verläuft der Prozeß nach gewissen Ablauf*möglichkeiten*, aber keinesfalls nach Entwicklungs*stadien*. Bestimmend ist die Erregerart, ebenso selbstverständlich natürlich die Abwehr und auch die Einbruchsbahnen, durch die Streuungen möglich sind.

Die Fokalinfektion im Zusammenhang mit septischen Erkrankungen.

An dieser Stelle scheint es uns erforderlich auf die Fokalinfektion im Zusammenhang mit septischen Erkrankungen kurz einzugehen. In der Nomenklatur ist seit dem Referat von Pässler 1909 am Wiesbadener Kongreß „Klinische Grundlagen und Probleme der Herdinfektion" über die Fokalinfektion bekanntlich auch die Bezeichnung „Oralsepsis" aufgetaucht.

Seitdem ist immer die Meinung verbreitet worden, daß es sich bei der Herdinfektion um einen chronischen Infektionsherd handle, der zwar abgegrenzt sei, daß aber von diesem Herd aus durch Keimverschleppung Metastasen gebildet würden. Ganz besonders verlangte Kissling auf dem Kongreß der Inneren Medizin 1939 in seinem Referat aufs entschiedenste eine klare Trennung zwischen dem Begriff „Herdinfektion" mit seinen Fernwirkungen — mögen sie toxischer oder allergischer Genese sein — und den echten, von Gewebsbezirken der Mundhöhle ausgehenden Sepsisfällen, bei denen der Sepsisherd tatsächlich zu Bakteriämien führt. Wir haben, wie es Schottmüller selbst, und wie es Lehmann in seiner ausführlichen Arbeit über die Streptokokkenerkrankungen getan hat, unsere Stellungnahme zur Oralsepsis in unseren früheren Abhandlungen über die septischen Erkrankungen dargelegt. Wir haben darin zum Ausdruck gebracht, daß ein Unterschied zwischen Herdinfektion und „oraler Sepsis, ausgehend von Zahn-, Mandel-, Stirnhöhleninfektionen" zu machen sei. Damit wird der Standpunkt, daß es eine Fokalinfektion gibt, nicht etwa herabgesetzt, sondern eher gehoben, im Gegensatz zum Standpunkt anderer Autoren, dem in vieler Beziehung rein Hypothetisches anhängt.

Rössle betrachtet die Fokalinfektion als eine „forme fruste", d. h. „eine abgeschwächte Form der Sepsis, einer Sepsis, der die Kardinalsymptome des Fiebers und der Bakteriämie meist fehlen". Er betrachtet den Unterschied zwischen Sepsis und Fokalinfektion als einen quantitativen, abhängig von den drei Faktoren: Lokalisation, Virulenz und Reaktionslage.

Rössle hat sich schließlich dahin ausgesprochen, daß der entscheidende Befund, die infektiöse Beschaffenheit eines Focus und seine (ex juvantibus) nachweisbare zeitweise Verbindung mit offenem Gewebe und mit Blut- und Lymphbahn dem Schottmüllerschen Begriff des Sepsisherdes entspräche.

Vielleicht kann dieses Problem von pathologisch-anatomischer Seite her nur schwer gelöst werden. Rössle sagt selbst in Bezug auf Entstehung und zweite Krankheit:

„Für uns Pathologen sind beide Anteile der Gesamtkrankheit stumm. Dann ist natürlich auch jede anatomische Statistik wertlos, denn die Zahl der möglichen Foci wie die Zahl der möglichen Zweitherde und Drittherde ist Legion; bei welchen Erwachsenen könnten wir anatomisch keine Veränderungen finden, die möglicherweise die Rolle des Erst- oder Zweitherdes gespielt haben." Auf der anderen Seite gibt es Fokalinfektionen, die klinisch stumm sind und die bei der Obduktion gefunden werden.

Wenn wir schon einmal mit dem Vorwurf belastet wurden, daß wir mit der Definition der Sepsis zu weit gehen, weil wir auch die Fälle von septischem Abort mit vereinzelten Bakteriämien in die Gruppe unserer septischen Erkrankungen aufgenommen haben, so möchten wir uns doch immer wieder dagegen sträuben, in der Fokalinfektion bereits eine „Sepsis" zu sehen. Ob es nämlich überhaupt zu einem Einbruch von Bakterien selbst in die Blutbahn kommt und dadurch zu einer Fernschädigung, ist im Grunde unbeweisbar. Nach GRUMBACH sind die in Frage kommenden Herde (Tonsillen usw.) meist polymorph besiedelt; die hämatogene Streuung ist (sofern überhaupt Bakterien gestreut werden) zu transitorisch, als daß man damit rechnen könnte, sie zu erfassen. — „Uns ist dies trotz vielen Hunderten von Blutkulturen, die unter diesem speziellen Gesichtspunkt angelegt und dutzende Male während Räumungen und Tonsillektomien ausgeführt wurden, im Gegensatz zu OKELL u. a. nur ein einziges Mal gelungen. Wir verweisen deshalb auch Befunde, wie sie VEIL aus der Jenaschen Klinik mitgeteilt hat, ohne zu zögern ins Reich der Phantasie".

Der Erregernachweis gelang uns aber auch nie in den Metastasen, in denen Bakterien mit einigem Recht vermutet werden könnten (resezierte Gefäßabschnitte bei frischen, mit Exsudat einhergehenden Polyarthritiden) trotz zahlreicher Versuche mit optimaler Technik" (GRUMBACH). Übergangsformen mag es geben. Liegen wirklich Metastasen vor, in denen sich Bakterien befinden, so kann man solche Fälle ruhig als septische Erkrankung ansehen. Aber dafür ist histologisch kaum je ein Befund erhoben worden.

Wie ungeklärt trotz allem die Verhältnisse noch sind und wie sehr sie auf theoretischen Vorstellungen beruhen, und wie es auch heute noch keinen bakteriologischen und experimentellen vollen Beweis für jene wohl nur empirisch-therapeutisch erfaßten Zusammenhänge gibt, erkennen wir — wenn wir dem ausgezeichneten klinischen Referat von KISSLING folgen — aus den erheblichen Widersprüchen der Autoren.

Auf der einen Seite wird von einem toten abgeschlossenen Raum gesprochen.

GINS betont die Zurückhaltung lokal vorhandener Bakterien im lebenden Gewebe durch dünne membranöse Häute (Pleura, Peritoneum) im Tierversuch.

Auf der anderen Seite wird behauptet, daß angeblich stets virulente Bakterien sich im Kern entwickeln können, wiederum, daß die Keime doch nicht virulent sind, bzw. „virulent gedrosselt" sind, daß sie auf einmal wieder virulent werden können und, falls der Herd aufflammt, dann eben doch in Blut- und Lymphbahn eindringen könnten.

ASCOLI glaubt, daß es zu einer Aktivierung ruhender Keime beim Ausbleiben der Keimvernichtung kommen kann, zu einer „Anakorese". Solche Herde sollen im Blut kreisende Bakterien anziehen und festhalten.

PÄSSLER bezeichnet den Focus als toten Raum, der von keinem Sekret, von keinem Blut und Lymphstrom getroffen ist.

Nach PAUMGARTEN sind die Herde bindegewebig abgekapselt, bestehen aus Granulationsgewebe mit Makrophagen, Plasmazellen, Schaumzellen, Endothelien und Fibroblasten.

RYGGE ist dagegen der Ansicht, daß nicht so sehr die äußeren Wände des Granuloms einen Schutzwall gegenüber dem tieferliegenden Gewebe bilden, sondern daß die Antikörper, die von den dem Infektionsherd benachbarten Bindegewebs- und Blutzellen abgesondert werden, die Schranke darstellen.

Weiter wird davon gesprochen, daß sich in der bindegewebigen Kapsel Lücken bilden, aus denen Keimausschwemmungen oder Toxinämien zustande kommen können, daß das umgebende Gewebe erst aufgelockert, entzündlich verändert, vascularisiert werden müsse, um keimdurchlässig zu werden; daß es eben das Wechselspiel zwischen Erreger und Organismus, der Kampf, der sich im Focus, im Blut und RES abspiele, sei, der die chronische Infektion erzeuge.

Man hört sogar von bakterienfreien (!) Bakterienmetastasen, die nichts Ungewöhnliches seien. Etwas vorsichtig spricht man auch statt von Bakteriämie nur von einer bakteriellen Streuung. Wer kann diese beweisen?

KISSLING sagt mit Recht, wenn schon eine massige Bakteriämie, die so gut wie immer zu einer nachweislichen Keimablagerung im Wirbelmark oder in anderen Organen führt (aber nur in extrem seltenen Fällen eine Metastasenausbildung nach sich zieht!), so ist es unverständlich, daß geringste *nicht nachweisbare,* vom Fokalherd ausgehende Bakteriämien zu solchen Fernwirkungen führen sollten. Die klinische Erfahrung lehrt, daß es sich um etwas anderes handelt. Gerade bei den aus anderen Gründen auffallenden Obduktionen sog. „septischer Rheumatoide", der „fokalen Infektionen", der als „chronische Sepsis" angesprochenen Fälle haben wir eben niemals in der Humanmedizin Keime im Knochenmark oder in den anderen Organen, auch nicht durch Kultur im Leichenblut angetroffen, während man andererseits bei solchen Fällen, bei denen man in Analogie zu den FRAENKELschen Befunden Keimablagerung im Knochenmark zur Zeit einer akuten Infektion als gegeben halten mußte, weder in der Rekonvaleszenz noch in späteren Monaten Zeichen fand, die man klinisch als „fokale Infektion" hätte auffassen können.

Gelegentlich haben wir nach Streptokokkeninfektionen (insbesondere nach Anginen) Spätvereiterungen von Gelenken gesehen, ähnlich wie es nach Typhus zur sog. QUINCKEschen Spondylitis kommen kann. Hier handelt es sich aber um echte metastatische Keimablagerungen, während man, wie gesagt, bei den Krankheitszuständen, die unter der Diagnose „orale Sepsis" gingen, in den Organen, die als metastatisch erkrankt angenommen waren, kulturell Keime nicht vorfand.

Tierversuche kann man nur schwer beweiskräftig heranziehen. v. ALBERTINI und GRUMBACH und ihre Mitarbeiter haben, nach unserer Auffassung, zu ihrer intravenösen Injektion beim Kaninchen eine viel zu große Menge pathogener Streptokokken verwendet. Daß sich dadurch Organentzündungen entwickelt haben — die aber nicht auf allergischer Basis zu beruhen brauchen —, ist wohl erklärlich. RÖSSLE sagt: „Vom anatomischen Standpunkt aus ist kein Beweis für die allergische Natur der Entzündung, weder am Focus noch in seiner Umgebung, noch in den fernerkrankten Organen zu erbringen. Die allergischen Entzündungsformen haben um so weniger Charakteristisches, je chronischer sie verlaufen."

Die Untersuchungsbefunde von GRUMBACH zeigten vorwiegend histiocytäre Reaktionen in einzelnen Organen, aber auch in ganzen Körpersystemen (quergestreifte Muskulatur, Gelenke, Herz und Blutgefäßen, Magen-Darmtrakt und Haut). Solche Herde können nicht als anatomisches Substrat von Metastasen anerkannt werden.

Der Beweis, daß ein Focus tatsächlich Ursache für ein mehr oder weniger bestimmtes Krankheitsgeschehen ist, kann auch jetzt weder bakteriologisch noch experimentell erbracht werden. Schließlich läßt es sich immer nur im Einzelfall dadurch beweisen, daß eben die Krankheitserscheinungen prompt zu Ende sind nach der Ausschaltung der Fokalinfektion. Das gelingt aber auch nur in einem verhältnismäßig nicht zu hohen Prozentsatz. MORAWITZ und SCHÖN sahen bei 50% nach Tonsillektomie die Nierenentzündung, in 33% die rheumatischen Entzündungen ihren Fortgang nehmen. Manche Autoren sprechen nur von 10—20% Erfolgen.

Die fokale Infektion taucht im Schrifttum auch unter anderen Nomenklaturen auf, z. B. als Mikrohémia, als „Lenta-Sepsis" oder gar „Sepsis lentissima".

LOEWENHARDT hat die Bezeichnung „Chronicosepticämie" geprägt. Es wird auch von mitigierter abgeschwächter Sepsis gesprochen, von virulenzgedrosselten Keimen usw. Das wichtigste sei hier der chronische Verlauf bei akutem Beginn. *Wenn wir wissen, daß der Sepsisherd tatsächlich in einer Endokarditis oder in einer Cholecystitis oder in einer Pyelitis gelegen ist, dann benötigen wir eine solche allgemeine Bezeichnung nicht.* Entsprechend dem Standpunkt, den wir in unseren bisherigen Ausführungen vertreten haben, müssen wir es als unzweckmäßig ansehen, eine Diagnose derart allgemein zu halten. *Wir sollten uns vielmehr daran gewöhnen, von einer septischen Thrombophlebitis im Uterusgebiet, von einer Staphylokokkenendokaridtis, von einer parametralen Lymphangitis, von einer Pylephlebitis usw. zu sprechen.*

Für die *Therapie* ist es gewiß viel förderlicher, bei chronisch infektiösen Prozessen von einer chronisch septischen Cholangitis oder von einer chronischen Endokarditis u. dgl. zu reden.

Hinter der Oralsepsis, der fokalen Infektion, der Sepsis lenta und Sepsis lentissima verbergen sich nur zu häufig Fehldiagnosen, wie Genitalaffektionen, chronische Appendicitis, Tuberkulose usw. Es ist nicht ratsam, solchen Verlegenheitsdiagnosen noch durch eine bequeme Allgemeinbezeichnung Vorschub zu leisten.

Wenn man z. B. tatsächlich eine orale Sepsis anerkennen will, so nur dann, wenn auf einen fokalen (z. B. dentalen, geschlossenen) Eiterherd sich ein Druck auswirkt. Ein solcher Krankheitsvorgang gehört, wie der inkomplette Abort, in die Gruppe der septischen Erkrankungen, ausgehend von Hohlorganen.

Bei der fokalen Infektion sehen wir im Sinne der GRÄFFschen Umstimmungsreaktion, „nebenher laufende Reaktionsformen des Organismus hämatologisch-humoraler, physiologisch-chemischer oder sonstiger Art", eben der Allomorphose.

Man wandte sich von der wenig beweisfähigen und noch weniger befriedigenden Vorstellung einer fokalseptischen Erkrankung ab und schaltete zum Verständnis des Krankheitsgeschehens bei der Fokalinfektion die Hypothese einer *Antigen-Antikörperreaktion* ein. Man kam also zur Anschauung, „die ursächliche Auslösung einer Fokalerkrankung bilden zweifellos die Bakterien und ihre Toxine in den Herden, die krankmachenden fernwirkenden Stoffe sind sie aber nur zum Teil" (BOMBKE), durch umstimmende, körpereigene, allergisierende Herdgewebszerfallprodukte würden über eine seröse Entzündung, fibrinoide Verschmelzungen, eosinophile Zellinfiltrationen, granulomatöse Bindungen, also Entzündungserscheinungen „ohne Bakterien" hervorgebracht (TERBRÜGGE). Diese Theorie hat leider wiederum eine andere Theorie zur Voraussetzung, nämlich die einer nicht beweisbaren Virulenzverminderung „abgeschwächter Herdkeime". GRÄFF warnt davor, die Abwandlung der morphologischen Reaktion (im Verlauf wohl jeder Infektionskrankheit) einfach mit dem Begriff einer veränderten Reaktion schlechthin in Verbindung zu bringen.

Es gab eine Zeit, in der die bakteriologische Betrachtungsweise zu einseitig im Vordergrund stand; die Reaktion, die auf diese Ära folgte, stellte dann wiederum zu einseitig die kausal-konditionelle, pathologisch-physiologische Bewertung gegenüber. Als Objekt solcher Untersuchungen diente vielfach die Endocarditis septica. Heutzutage kehren wir im Grunde genommen mit diesen Ansichten zu Hypothesen zurück, die schon vor nahezu 70 Jahren am Beginn bakteriologischer Forschungszeit erhoben wurden.

LITTEN schrieb 1881: „Man hat in solchen Fällen (von Sepsis) bekanntlich die individuelle Disposition zur Erklärung herangezogen, ein Begriff, welcher die fraglichen Verhältnisse nur umschreibt, ohne sie zu erklären. Auch die „verminderte Resistenz" des Körpers gegen Schädlichkeiten (durch vorangegangene Krankheit, schlechte Ernährung und schwere Arbeit usw.) erklärt keineswegs die Immunität vieler Individuen gegen die Infektion, namentlich in Fällen, wo viele Puerperae beim Herrschen septischer Puerperalerkrankungen dicht beieinander liegen. Auch die Tierexperimente sind nicht geeignet, hier größere Klarheit zu verschaffen."

Sind wir seitdem auf Grund unzähliger Experimente wesentlich über die Begriffe „Virulenzverhältnis, Angriff, Abwehr, Immunitätsverhältnisse, Resistenz, Reaktionsfähigkeit" hinausgekommen? Hat sich dadurch etwas Wesentliches für die Therapie der septischen Erkrankungen ergeben? Die Frage beantwortet KISSLING in seinem Referat auf dem Kongreß für Innere Medizin 1939:

„Wenn ich heute kurz die Frage streifen darf, warum es nach erfolgter Infektion meist zu einem abgegrenzten Herd und nur äußerst selten zu einer fortschreitenden eitrigen Infektion kommt, so wissen Sie, daß dies durchwegs mit der Reaktionslage des Organismus erklärt wird. Ein Schlagwort, das wie die meisten Schlagwörter klarer Begriffe ermangelt. Wir denken dabei an individuelle, konstitutionelle Disposition, an die Bereitschaft der Abwehrkräfte des Körpers, schwanken zwischen völliger Immunität bis zu völliger Schutzlosigkeit und haben ferner die Art, Menge und Virulenz der Keime, den Infektionsweg nebst den anatomischen Verhältnissen im Auge."

Hinsichtlich der Immunitätsverhältnisse, der Abwehrerscheinungen des Organismus, der allgemeinen Reaktionen, der Sensibilisierung können die septischen Infektionen denselben Gesetzen folgen wie jede andere Infektion, wenn eben nicht wieder durch Keimeinbrüche in die Blutbahn der Ablauf der Körperreaktion gestört und unterbrochen würde. Sobald der Sepsisherd erlischt, stellt sich der Organismus auf lokalisierte Reaktionen ein. Es kann, wenn man die Vielzahl von möglichen Sepsisherden erwägt, gar keinen einheitlichen Ablauf von Abwehrerscheinungen bei septischen Erkrankungen geben.

Es wurde also schon frühzeitig und immer wieder ein neuer Fragenkomplex nach der Bedeutung der Reaktion des Wirtes gegenüber dem Erreger aufgestellt. Die Betonung des Virulenzverhältnisses ist Selbstverständlichkeit und Voraussetzung für jede Art von Infektion. Die fokale Infektion macht davon keine Ausnahme.

Wir halten diese Vorausbemerkungen für nötig, ehe wir zum speziellen Teil, zur Herausstellung bestimmter septischer Krankheitsformen übergehen.

Zum Schluß möchten wir 2 Definitionen der Fokalinfektion nebeneinanderstellen:

1. Die von M. WASSMUND. Sie sagt aus: „Die Lehre von der fokalen Infektion behauptet die Fernwirkung eines unwichtig erscheinenden lokalen Herdes auf ferngelegene Organe und Organsysteme. Es sollen von einem bakterienhaltigen Herd (Focus) an Zähnen, Tonsillen, Appendix, Tube, Prostata usw., welcher subjektiv empfundene Erscheinungen selbst in der Regel nicht hervorruft, Erkrankungen an ferngelegenen Organen entstehen und von ihnen unterhalten werden. Wichtig ist also, daß der örtliche Herd im Kieferknochen oder in den Tonsillen ein *eigenes schweres Krankheitsbild nicht darstellt*, sondern fast unbemerkt besteht oder überhaupt nicht empfunden wird."

2. Die von GRUMBACH: „In der überwiegenden Mehrzahl der Fälle wird es so sein, daß ein gegebenes Krankheitsbild wohl eine Herdinfektion sein kann, aber keineswegs sein muß. Daß es also im konkreten Falle der ganzen klinischen Erfahrung des behandelnden Arztes unter Zuzug des gesamten Rüstzeugs der modernen Medizin und ihrer Hilfsdisziplinen bedarf, um zunächst auch nur seine Zugehörigkeit zu diesem pathogenetischen Prinzip wahrscheinlich zu machen."

Wir sehen, wie wir das durch Ausführungen von GRUMBACH bestätigt finden, daß jede Definition der sog. „Fokalinfektion" *elastisch* ist und wahrscheinlich auch in der Zukunft gestaltet sein wird; sie wird immer Angriffspunkte behalten, mag sie mehr von bakteriologischen oder mehr von allergischen oder toxischen Betrachtungsweisen her aufgestellt sein. *Mit einer septischen Infektion hat sie nichts zu tun.*

Klinisch-bakteriologische Kulturmethoden.

Die ersten systematischen bakteriologischen Untersuchungen bei septischen Erkrankungen wurden vom Jahre 1890 ab zuerst an Leichen vorgenommen (Canon), vorher hielt man den Befund in Leichenteilen für problematisch (Koch, Rosenbach). Die Untersuchungen von Würtz und Herrmann (1891), Charrain und Veillon (1893), von Monod und Macaigne (1894), von Achard und Phulpius (1894), von Béco (1895), von Löw (1900) und von da ab von Lenhartz, Jehle, besonders aber von Simonds und E. Fraenkel, von Schottmüller, von Jochmann und Man, bestätigten die Verwertbarkeit *postmortaler* bakteriologischer Blutbefunde.

Die Anwendung bakteriologischer Blutuntersuchung am *Lebenden* dürfte wohl zuerst von Rosenbach (1884) und ein Jahr später von Garré (bei einer Osteomyelitis), dann von Canon (1893), von Sänger und in methodischer, systematischer Weise (1894) von Sittmann angewandt worden sein. Nachdem man vorher vornehmlich flüssige Nährböden benützte, ging man später zu den mehr und mehr gebräuchlichen Blutkulturen über, die wohl zuerst von Buschke (1894), von Lexer (1895) und im gleichen Jahr von Kocher und Tavel angelegt wurden, vor allem seitdem Schottmüller auf den schon makroskopisch guten differentialdiagnostischen Wert der Blutagarplatte (1902) hingewiesen hatte.

In dem letzten Jahrzehnt des 19. und im ersten des 20. Jahrhunderts häuften sich dann die kasuistischen Mitteilungen über positive Blutkulturen beim Lebenden immer mehr. Heutzutage ist die Blutkultur aus der Diagnostik fieberhafter Erkrankungen nicht mehr fortzudenken.

Sinkt allerdings die Menge der in der Blutbahn verteilten Keime auf 100000 und darunter herab, so ist nach Schottmüller mit dem gebräuchlichen Blutquantum der kulturelle Nachweis in Frage gestellt bzw. dem Zufall unterworfen. Keinesfalls bedeutet aber eine einmalige Bakteriämie schon eine Sepsis, mag sie auch immer den Wert eines Alarmsymptoms haben.

Hier muß folgende Zwischenbemerkung gemacht werden: Wir sind uns klar, daß ein Unterschied besteht zwischen indirekt und direkt nachweisbarer Bakteriämie. Letztere ergibt die Blutkultur, die insofern nur bedingten Wert hat, als eine Anzahl von Keimen, bevor sie sich dem veränderten Milieu angepaßt haben, zugrunde gehen. Wieder andere Keime sind zu anspruchsvoll, sie können auf den uns bis jetzt zur Verfügung stehenden Nährböden nur schlecht gedeihen (Gonokokken, Tuberkelbacillen, Mikrococcus Bang, Spirochätenarten usw.). Trotz alledem lehrt die Erfahrung, daß wir mit Hilfe unserer Blutkulturverfahren genügend in der Lage sind, die gewöhnlichen Sepsiserreger, wie aerobe Strepto- und Staphylokokken, vor allem aber die anaeroben Streptokokken, Gasödembacillen usw. nachzuweisen und daraus wichtige Schlüsse zu ziehen. Wenn die Bewertung auch immer nur eine relative sein kann, so reicht sie doch praktisch aus. Wir können eben nur aus der Empirie Nutzanwendung ziehen, denn theoretisch müßten wir annehmen, daß die Bakterien, die um ein Vielfaches kleiner sind als die roten Blutkörperchen und die oft sogar mit Bewegungsorganen ausgestattet sind, genau so leicht durch die feinsten Blutcapillaren hindurch wandern könnten, wie die Blutplättchen. Die wirklichen Verhältnisse zeigen weniger die Tierversuche, als die klinische Erfahrung und diese besagt, daß beim lokalen Infektionsherd ein vorgebildetes oder ein erst entstehendes Filter eingeschaltet sein muß, welches das Eindringen der Bakterien in den Säftestrom verhindert. Welcher Art dieser Abwehrvorgang ist, wissen wir vorläufig nicht. Daß er sich zunächst erst bilden muß, und dann aber mit Sicherheit so leistungsfähig wird, schließen wir daraus, daß es uns eben nicht gelingt, mit unseren bis jetzt gebräuchlichen Kulturmethoden die Keime in der Blutbahn nachzuweisen. Wir müssen also zugeben, daß unsere Untersuchungsmethoden, so sehr sie zumeist dem praktischen Bedürfnis genügen mögen, auch jetzt noch nicht so zuverlässig sind, daß sie jede Bakteriämie erfassen könnten und so bleibt in manchen Fällen *allein* der *indirekte* Nachweis, daß zu irgendeiner Zeit Bakterien auch bei den scheinbar lokalen Infektionen im Blute gekreist haben müssen. (Metastasenbildung, allgemeine Reaktionen, Schüttelfröste u. a.)

Es kann an dieser Stelle unter besonderem Hinweis auf die Bearbeitung von SCHOTTMÜLLER selbst und von LEHMANN nur eine kurze Übersicht gegeben werden über die Methodik, die sich in vielen Jahrzehnten immer wieder bewährt hat und die sich uns beim Studium septischer Erkrankungen seit 4 Jahrzehnten nützlich erwies.

Die klinische Bakteriologie unterscheidet sich nicht unwesentlich von der fachwissenschaftlichen Bakteriologie. Das gilt vor allem hinsichtlich der Bewertung der Befunde.

Wenn GRUMBACH sagt: „Die Mikrobiologie hat zweifellos große Fortschritte zu verzeichnen; ihren eigenen Interessen folgend ist sie heute mehr denn je in der Lage, klinische Gedankengänge zu fordern und Wegweiser zu sein für die zweckmäßigste Behandlung der heute verfügbaren therapeutischen Mittel. An der Klinik ist es, sich in diese Gedankengänge zu vertiefen und die ihr gebotenen Möglichkeiten zu nützen", so müssen wir leider sagen, daß sich die, heutzutage nur zu strenge Abtrennung der bakteriologischen Untersuchungsanstalt von der Klinik nicht zum Vorteil der Diagnose und Therapie ausgewirkt hat.

„Die Laboratorien stellen keine Krankheitsdiagnose, sie teilen bloß mit, welche Ergebnisse sie in positiver oder negativer Hinsicht bei der Untersuchung der Proben erzielt haben und die Verwertung der Mitteilungen zu endgültigem Urteil über die Natur des vorliegenden Krankheitsfalles ist die Sache des behandelnden Arztes" (DÖRR).

Der in Bakteriologie geschulte Kliniker hat vor allem voraus, daß er sich bestimmte Verhältnisse im Laufe der Infektion zunutze machen kann, indem er zeitlich und räumlich bestimmten Krankheitsäußerungen nähersteht und diesen Vorteil für Entnahme infektiösen Materials vom Kranken ausnützen kann. Solche optimale und zeitliche Voraussetzungen spielen manchmal für die Diagnosestellung eine entscheidende Rolle. Die Arbeiten aus den verschiedenen gynäkologischen Kliniken, vor allem aus der SCHOTTMÜLLERschen Sepsisabteilung (RÖMER, WEIS, LEBLANC, THEODOR, BINGOLD, LEHMANN, SCHULTEN, SCHULZ u. a.) zeigen an, daß man zu einem positiven Resultat nur gelangt, wenn man die Bedingungen genau beachtet, unter denen überhaupt Keime im Blut kulturell erfaßbar werden. Manche negativen Blutresultate beruhen lediglich darauf, daß die Menge des Blutes, das zur Untersuchung verwendet wird, viel zu gering ist; dies ist besonders dann der Fall, wenn nach der Art des Sepsisherdes an und für sich nur wenig Keime in das Blut übertreten.

SCHOTTMÜLLER hat von vornherein darauf hingewiesen, daß im allgemeinen 20—30 ccm Blut erforderlich scheinen und daß man sich niemals mit der einfachen Form der Gewinnung: Einstich in die Fingerbeere oder in das Ohrläppchen begnügen darf. Selbst in Fällen von Streptokokken- und Staphylokokkenendokarditis mit ihrer meist sehr großen Keimzahl im Blut wird es kaum je gelingen, die Erreger im einfachen Objektträgerblutausstrich aufzufinden.

Die Technik der Blutentnahme aus der gestauten Armvene braucht nicht mehr beschrieben zu werden. Bei Kindern ist es leichter, das Blut aus der V. jugularis zu entnehmen. Selbstverständlich müssen Nadel und Spritze einwandfrei sterilisiert sein. *Das Trockenhitzeverfahren gewährt allein diese Voraussetzung.* Nur zu häufig wird von einer positiven Staphylokokkenkultur gesprochen oder vom Nachweis vergrünender Streptokokken, die sich bei nicht sorgfältiger Desinfektion oder Arbeit eingeschlichen haben.

SCHOTTMÜLLER hat in Zusammenarbeit mit EUGEN FRAENKEL immer wieder festgestellt, daß das *Herzblut* von *Leichen*, im gekühlten Raum aufbewahrt, vor Ablauf von 12 Std post mortem nur die in Frage kommenden Krankheitskeime aufweist.

Züchtungsmethoden.

Es gibt Bakterien, die schon im *Blutkuchen* eine Anreicherung erfahren. Zu ihnen gehören z. B. die Gasödembacillen, die Pneumokokken, die hämolytischen Streptokokken (Scharlach-, Erysipelstreptokokken u. a.). Es ist also vorteilhaft, einen Teil des Blutes nach Entnahme im sterilen Röhrchen mitzubebrüten. Unter Umständen möge man auch das Blut vorher durch Schütteln in einem sterilen Gefäß mit Glasperlen defibrinieren. Das *Vermischen mit Natriumcitrat*, Hirudin oder anderen gerinnungshindernden Mitteln hat uns keine besonderen Vorteile gezeigt. Dagegen konnten wir im defibrinierten, bei 37° 3 Tage lang bebrütetem Blut, noch hämolytische Streptokokken und Pneumokokken finden, die bei sofortiger Aussaat in Platten nicht angegangen waren. Das gilt nicht für den Streptococcus viridans.

1. Um die Abtötung spärlich wachsender oder der Bactericidie ausgesetzter Keime zu verhindern, verdünnt man das Blut mit steriler Flüssigkeit oder geeigneten flüssigen Nährmedien, z. B. mit *Nährbouillon*. Es findet dann leichter eine Anreicherung statt, aber das Verdünnungsverfahren hat auch den Nachteil, daß sich verunreinigende Keime uneingeschränkt vermehren. Muß man das Blut verschicken, so empfiehlt es sich, es mit Liquoid zu mischen, das in versandfähigen Venülen zu beziehen ist (Liquoid „Roche" = Polyanetholsulfosaures Natrium).

Zur *Färbung der Kolonien* bringt man die Gallerte durch Zusatz schwacher Essigsäure zur Auflösung. Selbstverständlich ist auch das Erythrocytensediment auf Bakterien färberisch zu untersuchen. Es ist erstaunlich, wie lange sich gerade Anaerobier in diesem Sediment aufhalten und sich sogar nach Monaten noch weiterzüchten lassen. Man hat den Eindruck, daß die Gallerte viel weniger wachstumshemmende und -verzögernde Einflüsse hat. Dies ist ein Vorteil gegenüber der bactericiden Wirkung, die sonst dem Vollblut zukommt. Dies ist auch der Fall beim Streptococcus viridans, der ja besonders im Anfang oft schwer sichtbar wächst. So zwangen aufgegangene Kolonien in der Peptonbouillon zu wiederholter genauester, auch mikroskopischer Durchsicht der Platten, die vorher für steril erachtet worden waren (SCHOTTMÜLLER).

Unter den halbflüssigen Nährböden hat sich als brauchbar die Blutbebrütung in Nähr*gelatine* erwiesen. Es fiel uns beim Zusatz von 10% Gelatine und bald von 10% Peptonbouillon auf (BINGOLD, LEBLANC), daß dadurch die nachteilige Wirkung der Blutgerinnung verzögert werden kann. Maßgebend hierfür ist freilich der Grad der Blutsenkungsgeschwindigkeit, die ja bei hochfieberhaften infektiösen Erkrankungen mehr oder weniger stark beschleunigt ist. SCHULTEN, dessen Veröffentlichung uns im nachfolgenden zugrunde liegt, hat das Verfahren weiter ausgebaut und eine regelmäßige Erstarrung durch Calciumchlorid und Gummi arabicum erzielt. Das Plasma gerinnt in Form eines Zapfens, in diesem gedeihen sichtbar die aeroben und anaeroben Bakterien, zum Teil unter Darbietung typischer Merkmale (Gasbildung, Hämolyse).

Die Verarbeitung des Blutzapfens über dem Erythrocytensediment gestaltet sich leider nicht immer einfach, weil die Gallertbildung den Zugriff zu den einzelnen Kolonien etwas erschwert. Besonders für die obligat anaeroben Keime hat sich aber diese gallertartige Kultur als recht vorteilhaft erwiesen, denn wie oben betont, bilden die Erythrocyten einen guten Nährboden auch dann, wenn Gewebsstückchen (Leber, Milz) nicht zugesetzt waren. Bei spärlicher Ansetzung können manche Kolonien besonders von Staphylokokken auffallend groß, grau und ausgefranst aussehen. Bact. coli ist rund und tropfenförmig, klein, weißgrau, zieht sich schnell nach unten aus. Typhuskolonien sind rundlich, unregelmäßig begrenzt, grauschwärzlich. Streptococcus putrificus ist grau, kugelrund mit glatter Oberfläche, durchsetzt die Gallerte nicht, bildet aber Gas und Gestank. Der FRAENKELsche Gasbacillus zeigt Glockenform. Besonders kleine weißliche Kolonien mit Gasbildung zeigt der Bac. symbiophiles (wohl identisch mit Bac. Buday, bzw. funduliformis).

2. *Plattenverfahren.* Dieses am häufigsten angewandte Kulturverfahren ist vor allem für aerobe Keime verwendbar. Es hat den Vorteil, daß man zugleich die Eigenschaften der Bakterien erkennen kann. Es ist schon darauf hingewiesen, daß man unbedingt eine größere Anzahl von Platten bereithalten muß. Der Nährboden muß auch nach seiner durch Kochen bewerkstelligten Verflüssigung tatsächlich auf 45° abgekühlt werden. Bei höherem

Temperaturgrad können manche Bakterien abgetötet werden. Die Blutagarmischung muß unter Vermeidung von Schaum und Bläschenbildung vorsichtig ausgegossen werden. Das hinzugefügte Blut bietet den Bakterien hinreichend Nährstoff zum Wachstum. Eine innige Vermischung von Blut und Agar wird erleichtert, wenn man vorher je 2—3 cm³ Blut unter absolut steriler Kautel auf den Boden der Petrischale bringt und nach kurzem Erhitzen der Öffnung des Agarröhrchens den flüssigen Agar zugibt. Die geschlossene Petrischale wird dann mehrmals leicht hin- und herbewegt, so daß eine homogene Blutagarschicht entsteht. Bebrütet man diese Platten, die man nutzbringend luftdicht mit Leukoplast abschließt, um eine Austrocknung zu verhindern, so sieht man nach mehreren Tagen nicht selten doch noch Verunreinigungen; meist handelt es sich um Staphylokokken, so daß in der Bewertung einzelner solcher Kolonien größte Vorsicht geboten ist. Auch dem Diplococcus crassus mit seiner grüngrauen Färbung begegnet man oft in der unteren, der Glasfläche anliegenden Agarschicht. Er wird oft mit Pneumococcus oder Streptococcus viridans verwechselt. Auch Rostsplitter erscheinen oft als kleine grünwachsende Kolonien, manchmal täuschen sie sogar Hämolyse vor. Es kann da nicht oft genug empfohlen werden, die Keime auch bei schwächster Vergrößerung im Mikroskop zu betrachten.

Züchtungsmethoden unter anaeroben Verhältnissen. Schon lange vor dem ersten Weltkrieg konnte in der SCHOTTMÜLLERschen Klinik beobachtet werden, daß gewisse Anaerobier eine große pathogene Bedeutung bei puerperaler Sepsis, eitriger Adnexerkrankung, Pylephlebitis, Thrombophlebitis nach Otitis media, post anginam und Lungengangrän haben mußten.

SCHOTTMÜLLER hat deswegen die *Züchtung in hoher Schicht* in Zuckeragarröhrchen angegeben. Um an die Kolonien besser herangehen zu können, wie das in engen Kulturröhrchen erschwert ist, verwandte er Glasröhrchen von 30 cm Länge und 5 cm Durchmesser, die mit 75—100 cm³ Zuckeragar versetzt wurden. Dazu wurde Blut bis zu 20 cm³ nach der Verflüssigung des Agar und Abkühlung auf 45⁰ gegeben. Nach mehrtätiger Bebrütung wurde die Kultur dann aufgeschlossen, indem ein etwa bleistiftdicker, durch Hitze sterilisierter Metallstab zwischen Glaswand und Agarsäule bis zum Boden des Glaszylinders vorsichtig durchgestoßen und rings um die Glaswand herumgeführt wurde. Die Agarsäule gleitet dann leicht aus der Glasröhre heraus und kann auf einer sterilen großen Schale wie eine Wurst mit dem ausgeglühten Messer in dünne Scheiben zerlegt werden. Man hat also geradezu eine Vielzahl von Agarplatten zur Verfügung und kann ebenso Tiefen- wie Oberflächenwachstum sehr gut erkennen. Die isolierten Kolonien können leicht identifiziert und — auf andere Nährböden überimpft — zur Anreicherung gebracht werden.

Ein weiterer Vorzug ist, daß von den aeroben Keimen auch die fakultativ anaeroben Streptokokken, Staphylokokken, Typhus- und Colibacillen in der anaeroben Zone Kolonien bilden.

Neben dieser Zylinderagarkultur und der hochprozentigen Peptonbouillon bzw. der Gelatinekultur erzielt man ein Oberflächenwachstum der Anaerobier am besten auf sog. *Anaerobierplatten*, wie sie von BUCHNER, KÜSTER, SCHOTTMÜLLER usw. angegeben worden sind:

Im Prinzip handelt es sich um den Sauerstoffentzug mittels 4 g Ac. pyrogallicum, das mit Aqua dest. vermischt ist und in eine Hohlrinne gebracht wird. Anschließend fügt man 50%ige Kalilauge hinzu. Der Sauerstoff wird dadurch absorbiert. In den letzten Jahren haben wir mit großem Nutzen das von FORTNER angegebene Verfahren angewendet: „Der Blutagarnährboden einer gewöhnlichen Petrischale, zweckmäßigerweise einer möglichst flachen, wird durch Ausschneiden eines Agarstreifens in zwei Hälften geteilt; die eine Hälfte wird mit einem fakultativen Anaerobier, z. B. dem Bact. coli oder Bac. prodigiosus, beimpft, wobei zur Erzielung eines zusammenhängenden Rasens dicht ausgespatelt wird, die andere Hälfte gleichzeitig mit dem zu züchtenden strengen Anaerobier. Darauf wird die Petrischale mit einem Plastilinring luftdicht verschlossen. Die schnell wachsenden fakultativen Anaerobier nehmen den Sauerstoff des kleinen Luftraumes über dem Nährboden schnell und weitgehend weg und ermöglichen dadurch den strengen Anaerobiern das Wachstum. Man kann auch zwei nährbodentragende, gleichgroße Schalen, von denen die eine mit dem Sauerstoffzehrer, die andere mit dem zu züchtenden strengen Anaerobier beimpft ist, die Nährschichten aneinander zugewendet, mit Plastilin verschließen.“

Der Erfahrene wird sich immer noch die eine oder andere Methode modifizieren. Die Bebrütung im MAASSENschen Apparat nach der ZEISSLERschen Methodik hat ja gerade einen außergewöhnlichen Fortschritt in der Identifizierung und Systematik der Gasödembacillen gebracht, die wir ZEISSLER besonders verdanken.

Isolierung und Weiterzüchtung der gefundenen Keime. Da die gewöhnlichen Agarkulturen im allgemeinen keine sichere Identifizierung (besonders der Streptokokkenarten) gewähren, hat SCHOTTMÜLLER den Blutagar eingeführt. Schon 1903 hat er auf die Bedeutung der Hämolysinbildung und der Trennungsmöglichkeit bestimmter Keime hingewiesen. Diese Blutplatten sind in günstigster Weise für die Fortzüchtung der verschiedensten aeroben Keime geeignet.

STERNBERG hat 1899 zum 1. Male beobachtet, daß eine völlige Entfärbung des Blutnährbodens eintreten kann, wenn man das Blut vorher kocht. Modifikationen eines solchen stark erhitzten Blutagars wurden später von VOGES, LEVINTHAL, BIELING u. a. vorgenommen. Die Herstellung läßt sich vereinfachen, wenn man drei Teile einer 1‰ Na-Silicatlösung aufkocht und ein Teil Blut in diese heiße Lösung im Reagensglas vorsichtig einfließen läßt. Man bekommt dann eine sterile, vollkommen homogene Hämatinblutlösung, die zu Agar zugesetzt, ein vorzügliches Nährmedium darstellt (BINGOLD). Eine grobe Koagulation, die sonst beim Erhitzen des Blutes unvermeidlich ist, findet sich hier ausgeschaltet. Der Farbenumschlag unter der Einwirkung von Pneumokokken-Streptokokken-viridans beruht auf der Ausschaltung des Apofermentes der Katalase durch das Erhitzen. Die lebenden Bakterienzellen entfärben unter Wasserstoffsuperoxydbildung, weil dem Blut die Katalase als Abwehr nicht mehr zur Verfügung steht. Es entsteht unter diesem biologischen Vorgang ein Blutfarbstoffabkömmling, der auf Grund seines Farbspektrums bei 525 mμ „Pentdyopent" benannt wurde (BINGOLD). Diese Eigenschaft kommt, wie erwähnt, nur ganz bestimmten wenigen Bakterien zu.

Eine weitere Differenzierung der Keime kann in *Nährbouillon*, in *Ascitesbouillon*, in *Milch* (eventuell unter Zusatz von Lackmuslösung zur Prüfung von Reduktionsvorgängen), in Nährlösungen unter *Kohlehydratzusatz* zum Nachweis von Spaltungssäure, Gasbildungsvorgängen, vorgenommen werden. Gerade die Vergärung von Mannit und Raffinose, von *Lactose, Saccharose, Aesculin, Glycerin, Inulin* usw. ermöglicht manchmal eine Gruppeneinteilung (über diese Spezialnährböden ist in den großen Handbüchern nachzulesen!). Es liegen ungeheuer viel Literaturangaben vor, die sich mit der *Trennung der verschiedenen Bakterienstämme* befassen (s. auch das Kapitel „Typhus").

Auch hinsichtlich der *serologischen* Merkmale, der *Agglutinationsverfahren*, der *Komplementbindungsreaktion*, der *Opsoninreaktion*, der *Antigenanalysen*, der Bestimmung des jeweiligen Antigencharakters durch Schutzversuche kann im Rahmen dieser Bearbeitung nicht näher eingegangen werden (über diese Spezialnährböden ist in den großen Handbüchern nachzulesen!).

Ausführlicher muß dagegen auf *Resistenzprüfungen* vornehmlich in bezug auf die Streptokokkenfrage eingegangen werden. Es erscheint erklärlicherweise als erstrebenswertes Ziel mit Hilfe von Resistenz- bzw. Virulenzprüfungen der Erreger Hinweise auf den Infektionsablauf zu bekommen.

Unter den verschiedenen Faktoren, welche die Schwere einer Infektion bestimmen, sind es vor allem Widerstände, die ein erkranktes Organ oder der Gesamtorganismus selbst den eingedrungenen Keimen entgegensetzt. Maßgebend ist nicht zuletzt selbstverständlich die *Virulenz* des jeweiligen Erregers. Aus der Erkenntnis, daß das Blut selbst hochgradige Bactericidie besitzt, entstand der SCHOTTMÜLLERsche Virulenz- oder Bactericidieversuch zur Artunterscheidung von gewissen Streptokokken- und Pneumokokkenarten, freilich mit der Einschränkung, daß mit der Abgrenzung von Streptokokkenarten nicht ohne weiteres eine Prognosestellung verbunden sei. Auch hier ist in erster Linie der Sitz der Infektion maßgebend. Die Virulenzprüfung, wie wir sie an der SCHOTTMÜLLERschen Klinik ausführten, ist folgendermaßen:

Je 6 oder 10 cm^3 defibrinierten frischen normalen Menschenblutes, d. h. Blut eines Gesunden, werden in ein steriles Reagensglas gegeben und mit einer Öse (0,05 cm^3) einer Bouillonaufschwemmung der zu prüfenden Stämme geimpft, und zwar ist die Einsaat einer nicht zu großen Menge von Keimen, etwa 50—100, notwendig. Das kann nach einiger Übung erreicht werden. Um einen ungefähren Maßstab über die Zahl der Keime in der zu benutzenden Kokkenaufschwemmung zu erhalten, ist es zweckmäßig, eine Normalöse vor der Aussaat im gefärbten Ausstrichpräparat zu prüfen und darnach eventuell die Verdünnung zu regulieren. Zur Feststellung der Zahl der eingesäten Keime werden sogleich nach der Beimpfung 20 Tropfen der Kokkenblutmischung in ein Agarröhrchen gebracht und dieses sofort zur Platte ausgegossen. Das Originalröhrchen mit der Kokkenblutmischung wird sodann in den Brutschrank (37°) gestellt. Nach einem Aufenthalt von 4—8 Std im Brutschrank wird eine weitere Stichprobe (10 oder 20 Tropfen) entnommen und so fort nach je 6—8 Std in den nächsten 24—48 Std. Die Kokkenblutmischung muß häufiger durchgeschüttelt werden.

Ein Vergleich der in den verschiedenen Zeitintervallen angelegten Platten läßt dann eine Zunahme oder Abnahme der eingesäten Kokken erkennen. Die Zunahme führt unter Umständen zu einer Entwicklung bis ins Unendliche, die Abnahme bis zur Vernichtung. Streptococcus viridans und Streptococcus anhaemolyticus werden abgetötet, während Streptococcus pyogenes und ebenso der Streptococcus mucosus, der Streptococcus lacticus Kruse (Streptococcus acidi lactici), der Pneumococcus und der Streptococcus herbidus (SCHOTTMÜLLER) nicht zugrunde gehen, sondern sich unbeschränkt weiter vermehren.

Die *Ablesung* erfolgt also nach 24stündiger Bebrütung bei 37°. Viridansstreptokokken weisen, gegenüber anderen Streptokokken, in den Platten, die nach 1- bzw. 3stündiger Einwirkung des normalen Menschenblutes gegossen wurden, immer weniger Kolonien auf. Die nach 24 Std gegossene Platte ist bei Streptococcus viridans steril, bei hämolysierenden Streptokokken dagegen dicht bewachsen.

In dem Bestreben, Merkmale zu finden, die eine Differenzierung zwischen pathogenen und apathogenen Keimen gestatten, wurden später verschiedene andere Virulenzprüfungen angegeben.

1. Methode FROMME: Sie besteht darin, einmal die Streptokokken unter dem Einfluß einer Erythrocyten-Leukocyten-Kochsalzaufschwemmung zu prüfen, weiterhin Streptokokken in eine Bouillon mit einer 24%igen Lecithinemulsion in verschiedenen Quantitäten einzubringen. Pathogene Streptokokken sollen durch die Überimpfung in das ihnen weniger zuträgliche Nährsubstrat Wachstumsschädigungen ausgesetzt sein.

Nachprüfungen von BONDY, THALER, BÜRGERS, SIGWART, HAMM, SACHS, TRAUGOTT, REIBMAYR, zeigten keine Gesetzmäßigkeiten im Verhalten avirulenter und virulenter Streptokokken.

2. Methode SCHÄFER: Prüfung der bactericiden Wirkung des Vaginalsekretes auf die Virulenz bzw. Avirulenz.

3. Methode SIGWART: Es wurde eine virulente Streptokokkenbouillonkultur durch ein Berkefeldfilter filtriert und nach Keimfreiheit wiederum mit virulenten Stämmen beimpft. Avirulente sollen auf diesen „Erschöpfungsnährböden“ wieder angehen, Virulente nicht.

4. Methode RUGE: a) Direkte mikroskopische Virulenzprobe (Beobachtung im Heizmikroskop. b) Vereinfachte mikroskopische Virulenzprobe: es wird von der Blutsekretmischung sofort und in Abständen von 1, 2, 3 und 4 Std je ein Abstrich — am besten auf demselben Objektträger — angefertigt; das Reagensglas kommt in der Zwischenzeit in den Brutschrank. Die Ausstriche werden auf ihren Keimgehalt miteinander verglichen. c) Sekretprobe in Form eines Plattenverfahrens (nach PHILIPP).

Die Keimzahl, die sich nach 1-, 2-, 3- und 4stündiger Verarbeitung bemerkbar macht, soll eine Beurteilung der Keimvirulenz gestatten. Die Beeinflussung der Wundkeime durch Eigenblut soll zur Beurteilung der Schwere und Prognose einer ausgebrochenen Infektion dienen. Die Methode wurde auch von PHILIPP zur Prüfung von im Blute strömenden Keimen als Virulenzprobe angewandt. Abnahme oder Zunahme der Kolonien in den ersten 3 Std soll prognostisch verwertbar sein. Nach LEHMANN, FRAMM, HANON, WIRTH, SIGWART, PRIBRAM und BASKE soll zwischen der Wirkung eigenen und fremden Blutes kein wesentlicher Unterschied sein.

Nach Anwendung der verschiedenen Resistenzprüfungsmethoden gegenüber der keimtötenden Kraft des Menschenblutes mußte man auf Grund von kritischer Nachprüfung durch LEHMANN-Hamburg und eigener Erfahrung zu dem Resultat gelangen, daß der SCHOTTMÜLLERsche Bactericidieversuch immer noch das sicherste Kriterium der Artunterscheidung verschiedener Streptokokkenarten darstellt.

Als Kulturmedium stellt die *Galle* eines der wichtigsten Differenzierungsmittel zwischen Streptokokken und Pneumokokken dar; freilich mit der Einschränkung, daß Pneumokokken sich nicht immer zuverlässig verhalten. Taurocholsaures Natrium löst ebenfalls Pneumokokken und Streptococcus mucosus auf, nicht dagegen Streptococcus haemolyticus und viridans. Auch Enterokokken sollen eine differentialdiagnostisch wichtige Galleresistenz darbieten, ebenso sollen sie thermoresistenter sein als Viridansstreptokokken, die schon bei einer viertelstündigen Erhitzung auf 60° sich nicht mehr als weiterzüchtbar erweisen.

1922 schienen die Untersuchungen von SCHWEITZER, MORGENROTH und MUNTHER hinsichtlich der Pneumokokken erfolgreich zu sein. Es wurden die Reaktionen gegenüber Chinaalkaloiden (Optochin, Eucupin, Vucin und Rivanol) geprüft. Leider haben sich nach anfänglichen Resultaten, die zu großem Optimismus führten, keine Möglichkeiten einer differenten, *klinischen* Wertigkeit der einzelnen Pneumokokkentypen entsprechend ihrem Verhalten gegenüber diesen Chemotherapeuticis ergeben, mochte sich auch die Wirkung des Optochins gegenüber Pneumokokken als hochgradig bactericid im *Reagensglas* erweisen. Das gleiche war vom Eucupin, Vucin und Rivanol zu sagen. Der Streptococcus viridans wurde zwar durch Rivanol schon in einer Verdünnung von 1:1280000 gehemmt, leider konnten mit diesen Mitteln Endocarditis lenta-Fälle niemals geheilt werden.

Die Eigenschaft der *Toxinbildung* bestimmter Streptokokkenstämme wurde ebenfalls zu ihrer Diagnostik herangezogen.

Nach Ansicht des Ehepaars DICK ist die Feststellung der Toxinbildung und der Bindung dieses Toxins durch ein spezifisches Antitoxin die einzige Methode, im konkreten Falle hämolysierende Streptokokken als Scharlachstreptokokken zu diagnostizieren.

Der Wert der Identifizierung bestimmter hämolysierender Streptokokken je nach ihrer Toxinbildung ist bis jetzt noch in Frage gestellt. Der Nachweis der Toxinbildung erfordert:

1. die Wahl eines geeigneten Nährbodens,
2. die Herstellung keimfreier Toxine,
3. die Prüfung des Giftes sowie Auswertung der Toxinstärke.

Die Standardisierung der Toxine ist auf die menschliche Haut begrenzt. Durch vergleichsweise Untersuchung ist zu ersehen, ob das nach Filtration durch ein Berkefeldfilter gewonnene Toxin sich als schwächer oder stärker als das Standardtoxin erweist.

Der *Tierversuch* ist für die Differenzierung mancher Streptokokken und Pneumokokken unter bestimmten Voraussetzungen nur ein wichtiges Hilfsmittel. Im Tierversuch gewonnene Krankheitsbilder sind nicht ohne weiteres mit der menschlichen Pathologie in Einklang zu bringen, ebenso ist die Auswirkung der Keime je nach Wahl des Versuchstieres verschieden. Dies trifft vor allem für Gasödeminfektionen zu.

Die Theorie von der *elektiven Lokalisation* einer Infektion durch Keime, die sich in Wurzelgranulomen vorfanden, wurde von ROSENOW im Tierexperiment zu stützen versucht. Die Nachprüfung, ob eine Berechtigung vorliege, aus der experimentellen Erzeugung metastatischer Herde an korrespondierenden Organen im Tierversuch weitgehende Beziehungen zwischen der Zahninfektion eines Menschen und einer gleichzeitig bestehenden Organerkrankung abzuleiten, hat zu ernster Kritik herausgefordert.

Ätiologische oder therapeutische Schlüsse ließen sich aus diesen Nachuntersuchungen überhaupt nicht erbringen (LEHMANN).

Zwar kann man oft schon aus dem Krankheitsbild, aus der Art der Metastasen einen Hinweis haben, was für eine Erkrankung vorliegt, wie die Prognose zu stellen ist, wie demnach die Sepsistherapie einzuleiten ist, aber trotzdem ist der *Nachweis des Erregers*, vor allem *aus dem Blut* ebenso unerläßlich, wie die Untersuchung des Organbefundes im allgemeinen.

Erst um die Jahrhundertwende erkannte man immer mehr, daß nicht nur die banalen Eitererreger für septische Erkrankungen in Frage kommen. Heute können wir sagen: *Fast jeder pathogene Aerobier und Anaerobier kann sich seinen Infektionsherd so gestalten, daß er auf dem Blut- oder Lymphwege in andere Organe gelangen kann.*

Die pathogenen Streptokokken in ihrer Bedeutung als Sepsiserreger. Man hat früher die *hämolysierenden Streptokokken* als Arteinheit gegenüber den nicht hämolysierenden betrachtet. Inzwischen wissen wir, daß es auch hier verschiedene Arten gibt, die aber weder nach Form noch Größe der einzelnen Kokken, noch aus der Zahl der zu kurzen oder langen Ketten vereinigten Einzelglieder sicher getrennt werden können. Es ist aber schon jetzt zu sagen, daß die Bedeutung der Hämolyse für die Beurteilung der Streptokokken vielfach überschätzt wird, vielfach auch zu Mißverständnissen Anlaß gegeben hat.

1895 wurde von SCHOTTMÜLLER zum 1. Male auf einen hämolytischen Prozeß auf der Blutagarplatte durch Streptokokken hingewiesen. Es muß schon voraus betont werden, daß die hämolysierende Wirkung eines Keimes nicht von vornherein anzeigt, daß der Keim auch im strömenden Blut zu blutauflösenden Prozessen Anlaß gibt. Während der Gasbacillus bei der puerperalen Sepsis mit schwersten hämolytischen Vorgängen einhergeht, vermißt man das bei Sepsisfällen, die durch hämolytische Streptokokken, Staphylokokken oder Colibacillen hervorgerufen werden.

In klinischer Beziehung stand lange obenan der Streptococcus pyogenes haemolyticus, Streptococcus viridans, Streptococcus mucosus und Streptococcus putrificus, in zweiter Linie der Streptococcus anhaemolyticus, Enterococcus und Streptococcus lactis.

In den letzten Jahren wurden weitere Differenzierungen der Streptokokken vorgenommen ebenso nach gewissen Eigenschaften, den Kokkengliederungen, wie nach ihrem Standort. Für apathogen bzw. nur von geringem Wert für die Ätiologie von Infektionen hielt man den sog. Streptococcus haemolyticus „lentus longissimus“ conglomeratus, pleomorphus und polymorphus. GUNDEL hielt weiter die Mundstreptokokken für apathogen, LEHMANN wies aber darauf hin, daß diese Streptokokken bei der Entstehung von Infektionen des Zahnfleisches und der Zähne (auf Grund seiner Erfahrung in nahezu 300 Fällen) doch eine nicht unwichtige Rolle spielen. Schon dies zeigt, daß noch große Meinungsverschiedenheiten über die Bedeutung der verschiedenen Streptokokkenarten bestehen. Schon bald nach der Entdeckung des Streptococcus pyogenes ging man in mühevollen zeitraubenden Untersuchungen darauf aus, bekannte Streptokokkenarten mit verschiedenen Krankheitsbildern in Verbindung zu bringen.

GUNDEL stellte folgende Gruppen auf:

Hauptgruppe A: Stabile Stämme.

I. Streptococcus pyogenes haemolyticus.
II. Streptococcus viridans.
III. Streptococcus lanceolatus (Pneumococcus).
IV. Obligat anaerobe Streptokokken.

Hauptgruppe B: Labile Stämme.

I. (V.) Gruppe der pleomorphen Streptokokken.
1. Mundstreptokokken,
2. Darmstreptokokken (Enterokokken),
3. Milchstreptokokken.
II. (VI.) Gruppe der übrigen anhämolytischen Streptokokken.

Durch die *Agglutinationsmethode* wurden von GRIFFITH, GUNDEL und WÜSTENBERG unter den hämolysierenden Streptokokken verschiedene Typen festgestellt. LANCEFIELD beschrieb 1933 eine *Präcipitationsreaktion*, welche gestattet hämolysierende Streptokokken in mehrere Gruppen aufzuteilen, die ihrerseits wieder einzelne Typen enthalten, während mit Hilfe der früher angewandten kulturellen und biochemischen Verfahren eine solche Einteilung vorher nicht möglich gewesen war. Die Präcipitationsmethode ist zwar kompliziert, jedoch der viel einfacher durchzuführenden Objektträgeragglutination, wie sie GRIFFITH angibt, aus mehreren Gründen überlegen. Vor allem haftet ihr nicht der Nachteil der häufigen Spontanagglutination sowie der unspezifischen Kreuzagglutination an. In den hämolysierenden Streptokokken sind gruppen- und typenspezifische Substanzen enthalten, und zwar von Polysaccharid-, Nucleoproteid- bzw. Proteincharakter. Mit Hilfe dieser in den hämolysierenden Streptokokken vorkommenden Antigene bzw. Haptene ist es möglich, geeignete gruppen- und typenspezifische Tierseren herzustellen. Um Gruppen- oder Typenzugehörigkeit eines unbekannten Stammes zu ermitteln, ist es notwendig, Extrakte aus den Keimen zu bereiten, die, mit dem entsprechenden Immunserum versetzt, die spezifische Präcipitation ergeben.

Zur Vereinfachung der im ganzen ziemlich umständlichen Methode hat LANCEFIELD eine *Mikropräcipitation* angegeben. In Deutschland weisen besonders SEELEMANN und FLINT, weiterhin NOTTEBOHM, HAAS und LODENKEMPER auf die Wichtigkeit der amerikanischen Arbeiten hin.

Es ist selbstverständlich außerordentlich wichtig, daß man Methoden hat, die eine Bestimmung der Empfindlichkeit der einzelnen Erregerstämme gegenüber unseren anderen bakteriostatischen Heilmitteln gewährleisten. Nach einer Veröffentlichung von CHRISTIE ist es für die therapeutische Beeinflußbarkeit wesentlich, daß man z. B. die Penicillinresistenz der betreffenden Erreger erkennt, damit man sie gegenüber dem festgestellten Test mit der entsprechenden Einheitsmenge übersteigern kann.

1. Durch serologische bzw. Präcipitationsmethoden (LANCEFIELD, HARE, EVANS, SEELEMANN, NOTTEBOHM, LIEBERMEISTER jr. u. a.), die sich auf Streptokokken mit gruppenspezifischem Antigen stützten, gelangte man zu folgender Einteilung:

Zu einer Gruppe A gehören die meisten menschenpathogenen hämolytischen Streptokokken; B die bei Euterentzündungen der Milchkühe gefundenen; C nur tierpathogene Streptokokken; D Vertreter der Enterokokkengruppe. Daneben wurden noch 5 weitere Gruppen differenziert.

SHERMAN hat es unternommen, auf Grund der serologischen, kulturellen und biochemischen Differenzierungsmethoden eine weitere umfassende Einteilung der Streptokokken zu geben. In diesem Schema gehören zum Streptococcus pyogenes im weiteren Sinne diejenigen hämolysierenden Streptokokken, die durch LANCEFIELD u. a. gemäß ihren serologischen Qualitäten in Gruppen eingeteilt sind. Ferner sieht die Einteilung vor: Streptococcus viridans mit verschiedenen Gruppen, dann Streptococcus lacticus und Enterococcus (ebenfalls mit weiteren Unterteilungen); zum Enterococcus gehört interessanterweise auch die LANCEFIELD-Gruppe D. Bei diesen Streptokokken ist aber eine serologische Differenzierung noch nicht durchgeführt, so daß auch die den Kliniker so brennend interessierende Frage der Abgrenzung des Erregers der Endocarditis lenta noch nicht gelöst werden konnte.

Zur Frage der vergrünenden Streptokokken, speziell des Streptococcus viridans. Um den Streptococcus viridans hat sich seit seiner Entdeckung im Jahre 1895 durch SCHOTTMÜLLER eine leidenschaftliche Debatte eröffnet, die immer wieder aufflammt. Jeder, der sich neu mit der Endocarditis lenta und mit seinem Erreger beschäftigt, muß sich von neuem durch das Dickicht der Veröffentlichungen durchkämpfen. Aber man kann nicht sagen, daß man im Laufe der Jahre freiere Sicht bekommen hat. Eine Hypothese über den Erreger löst die andere ab und schließlich müssen doch die kritisch arbeitenden Bakteriologen erkennen, daß an den Haupteigenschaften des Streptococcus viridans nicht zu rütteln ist (mag man ihm eine andere Bezeichnung beilegen oder nicht) und daß er — was das Wichtigste ist — der Haupterreger der Endocarditis lenta geblieben ist.

Es läßt sich nicht umgehen kurz den Entwicklungsgang zu skizzieren, den seit der Entdeckung des Streptococcus viridans die Wissenschaft um diesen Keim genommen hat.

Es seien hier kurz die Eigenschaften geschildert, die SCHOTTMÜLLER bereits 1903 beschrieben hat.

Streptococcus mitior seu viridans bildet auf der Blutagarplatte nach 24stündigem Wachstum bei 37° sehr feine graue oder schwarzgrüne punktförmige Kolonien. Zuweilen wird erst nach 24 Std eine Entwicklung deutlich sichtbar. Am 2. Tage erreichen die Kolonien bis Kleinstecknadelkopfgröße. Im Innern des Agars entwickeln sie sich in der Regel erst nach 36—48 Std, öfters erst nach 3—4 Tagen; nicht selten sieht man sie dort, wo die Agarschicht dünner ist, deutlicher. Auf Bluttraubenzuckeragar ist die grüne Farbstoffbildung üppiger als auf gewöhnlichem Blutagar. Die Hämolyse des Streptococcus viridans ist so gering, daß eine makroskopisch sichtbare Resorption des Blutfarbstoffes bei Verwendung einer Blutagarmischung von 2:5 im allgemeinen nicht stattfindet. Bei längerer Bebrütung findet man gelegentlich einen kleinen Resorptionshof. Auf blutarmen Agarplatten zeigt die Mehrzahl der Stämme eine Hämolyse um die Kolonie herum in Form eines schmalen Saumes. Indessen haben wir in einzelnen Fällen von Endocarditis lenta im späteren Verlauf um die Kolonien schon nach 24stündiger Bebrütung einen deutlichen, wenn auch kleinen Resorptionshof gesehen (vgl. SCHOTTMÜLLER: Münch. med. Wschr. 1903), während die Kolonien in den Blutkulturen der ersten Monate das typische grüne Aussehen zeigten. Der Streptococcus viridans entbehrt also der Hämolyse nicht. Keinesfalls kann aber aus dieser Beobachtung geschlossen werden, daß etwa eine Umwandlung des Streptococcus viridans in den Streptococcus pyogenes vor sich gegangen wäre. Denn das übrige Verhalten des gezüchteten Streptococcus entsprach sowohl kulturell wie biologisch durchaus dem Typus des Streptococcus viridans. Blutbouillon wird durch den Streptococcus viridans diffus getrübt, das Hellrot macht einer braunen Färbung Platz. Der Keim ist auffallend wenig tiervirulent. In der Humanpathologie spielt er eine Rolle vor allem als Erreger der Endocarditis lenta, wie SCHOTTMÜLLER zuerst feststellte. Doch findet er sich auch als Erreger von Meningitis, Perikarditis, Pylephlebitis, Cholangitis chron. lenta, Peritonitis, Abortus febrilis usw.

Immer hat sich die alte Erfahrung bestätigt, daß die Infektion des Streptococcus viridans bei Menschen eine verhältnismäßig gutartige ist, vorausgesetzt, daß nicht das Endokard oder das Peritoneum Sitz des Infektes ist.

Inzwischen ist natürlich eine Hochflut von Veröffentlichungen über die Endocarditis lenta und über Erreger chronisch sich hinziehender Endokarditiden erschienen.

Die Begriffsbildung Endocarditis lenta und Streptococcus viridans hat man in Amerika dadurch vermieden, daß man von einer *subakuten bakteriellen Endokarditis* sprach und somit die Möglichkeit auch anderer Erreger offenließ.

Nach den amerikanischen experimentellen Untersuchungen gehören zur Viridansgruppe der Streptococcus *salivarius*, Streptococcus *bovis*, Streptococcus *equinus*, Streptococcus *thermophilus*. Der Streptococcus viridans entspreche am meisten dem Streptococcus salivarius.

Mögen auch die verschiedenen durch die biologischen serologischen und kulturellen Methoden herausgearbeiteten Gruppen, von denen nur an dieser Stelle die Gruppe D als Enterokokken, die Gruppe L als Milchsäurestreptokokken angeführt seien, sich vom Standpunkt des Fachbakteriologen aufrechterhalten lassen, so kann doch kein Zweifel sein, daß der Streptococcus viridans im Sinne SCHOTTMÜLLERS weitaus den häufigsten Erreger der Endocarditis lenta darstellt. Der apodiktischen Erklärung von KURT LIEBERMEISTER: „Einen spezifischen Erreger der Endocarditis lenta gibt es nicht!" fehlt die Berechtigung. Der Viridansstreptococcus war und ist eben immer noch zahlenmäßig weitaus der häufigste Erreger dieser in ganz bestimmten Stadien ablaufenden Krankheit.

Zur Frage der Hämolyse. Bei hämolytischen Streptokokken findet man im allgemeinen bei einer positiven Blutkultur auf den Blutagarplatten feinste, nicht farbstofferzeugende Kolonien von höchstens Stecknadelkopfgröße, die sehr schnell den Blutfarbstoff auflösen. Über die Art der Hämolyse ist eine große Literatur entstanden und man hat die verschiedensten Methoden angewandt, auch innerhalb der Gruppe der hämolysierenden Streptokokken verschiedene Typen abzugrenzen. Besondere Schwierigkeit machte es hier, den Viridansstreptococcus wegen seines bei Fortzüchtung auf Blutagar in Erscheinung tretenden Hämolysierungsvermögens in seiner Artspezifität nicht erschüttern zu lassen. Andererseits ließ sich experimentell ein Verlust der Hämolyse bei echten hämolysierenden Streptokokken durch Einfluß von Milch und durch Einwirkung des Tierkörpers gelegentlich nachweisen. Durch geeignete Umzüchtungsversuche kann man zweifellos nicht nur einen Hämolyseverlust, sondern auch Einbüßung der Virulenz hervorrufen. Ob ein solcher Vorgang auch innerhalb des menschlichen Organismus möglich ist, konnte bis jetzt nicht bewiesen werden.

Die Ansichten über das Wesen des Vorgangs der *Hämolyse* auf der Agarplatte gehen zum Teil weit auseinander. BERTHLEIN nahm 1914 folgende Einteilung vor, die bis jetzt kaum anfechtbar ist:

1. *Reine Hämolyse.* Austritt von Hämoglobin aus dem Blutkörperchen.

2. *Verdauung* des Blutfarbstoffes, ohne daß die Blutkörperchenstromata zugrunde gehen = Hämoglobinopepsie.

3. *Vollständiger Abbau* des ganzen Blutes. Hierbei sehen wir dann den durchsichtigen Hof rings um die Kolonien = Hämopepsie.

Nach KÄMMERER wird bei der sog. Hämolyse das Hämoglobin nur vom Erythrocyten hinweggeschoben.

Man hat immer wieder gerade wegen dieser Viridanshämolyse eine Artverschiedenheit haemolyticus-anhaemolyticus angenommen. Aber auch wenn sich scheinbar ein Viridans in einen Streptococcus haemolyticus umzüchten ließe, so wird er zu einem solchen Keim ebensowenig, wie eine Frau in Männerkleidern zum Mann wird.

Hier sei auf *eigene Versuche* hingewiesen, wonach ein Übergang des hämolysierenden Streptococcus in eine grünwachsende Form nicht zu bestreiten ist. Aber es muß festgehalten werden, daß für die Beurteilung eines Streptokokkenstammes und seines Verhaltens im menschlichen Körper die spezifische Krankheitsreaktion maßgebender ist, als seine kulturelle und tierpathogene Eigentümlichkeit. Unsere Versuche seien hier kurz skizziert:

Hämolysierende Streptokokken — auch solche, die einwandfrei „Scharlachtoxine" bildeten — konnten mit Hilfe der Züchtung auf dem von mir angegebenen Kochblutagar zu einem großen Prozentsatz zum Vergrünen (Hämolyse und Virulenzverlust) gebracht werden. Nur wenige Stämme behielten ihre hämolysierenden Fähigkeiten und ihre Virulenz konstant bei. Hatten die Stämme ihre Hämolyse erst einmal verloren, so blieben sie konstant avirulent und zeigten auch auf dem gewöhnlichen Nährboden nicht mehr ihre Hämolyse und ihre Virulenz. Die Stämme gewannen zu gleicher Zeit die merkwürdige Eigenschaft, H_2O_2 zu bilden und konnten so oxydativ, d. h. hämoglobinentfärbend, aber nicht hämolysierend auf das Blut (dem man durch das Erhitzen die Katalase entzogen hatte) einwirken.

Auch durch Verimpfung in das *Peritoneum der Maus* in bestimmten Verdünnungen hat man früher einen Hämolyseverlust eines Teiles der aus dem Peritoneum wiedergewonnenen Kolonien hervorgerufen. Die anhämolytischen Kolonien zeigten ein grünes Aussehen (MORGENROTH).

Meningokokken. Der Meningococcus wurde 1887 von WEICHSELBAUM entdeckt. Seine Kultur gelingt am besten auf Traubenzuckerblutagar, den man durch Verschluß der Platten vor dem Verdunsten zu schützen versucht. Gegen Sonnenlicht, Austrocknung und niedrige Temperatur ist er sehr empfindlich. Die genaue Identifizierung erfolgt durch Prüfung des Kohlenhydratzersetzungsvermögens, vor allem aber mittels hochwertigem agglutinierendem Serum.

Auch bei den Meningokokken kann man eine bestimmte Typeneinteilung vornehmen. Die Häufigkeit der einzelnen Typen wechselt nach Zeit und Ort nicht unerheblich (GUNDEL). Das Vorhandensein von Endotoxinen führt zu relativ geringen, mit mäßigem Fieber einhergehenden Krankheitserscheinungen, wenn sich die Erkrankung nicht an den Meningen, sondern an anderen Geweben etabliert (Nebenhöhle). Es gibt aber auch Formen von Meningitis fulminans, mit einem mit hämorrhagischen Erscheinungen einhergehenden Symptomenkomplex. Der Meningococcus kann auch Erreger einer Sepsis (ohne und mit Meningitis) sein.

Hat man die Meningokokken, die auf dem Blutagar grauviolett tropfenförmig wachsen, erst einmal zur Züchtung gebracht, so wachsen sie in späteren Generationen sehr leicht weiter.

Bact. coli und coli haemolyticum. Das Bact.coli spielt bei solchen septischen Erkrankungen vorwiegend eine Rolle, die ihren Ausgang von den Harnwegen, vom Genitaltractus oder den Gallenwegen nehmen. Es beteiligt sich auch an pylephlebitischen Prozessen, wenn es auch erfahrungsgemäß von sich aus zu eitrigen Veneninfektionen nicht führt. Als Mischinfektionserreger ist es aber dabei häufig beteiligt. *So gut wie nie sieht man es als Erreger einer Endocarditis septica.* Ähnlich wie die Typhusbacillen bildet es auf der Blutagarplatte üppige graue, oberflächliche, in der Tiefe des Nährbodens grünschwarze Kolonien. Sie sind aber größer als die der Typhusbacillen und etwas heller. (Weitere Eigenschaften s. Kapitel „Typhus").

Der PFEIFFERsche Influenzabacillus. Die Blutagarplatte hat sich uns seit langen Jahren vorzüglich zur Züchtung dieses Keimes bewährt.

Die Kolonien erreichen auf der Oberfläche der Blutkultur kaum die Größe von Streptokokkenkolonien, sie sind tautropfenähnlich und farblos. Sie entwickeln sich besonders üppig in der Nachbarschaft andersartiger Kolonien. Nach HAMMERSCHMIDT begünstigen Pneumokokken ihr Wachstum am meisten.

Auf Feuchtigkeit der Blutplatten ist besonderer Wert zu legen. Es empfiehlt sich daher die Züchtung in feuchter Kammer (Plastilinplatte usw.). Die Identifizierung des Pfeifferbacillus erfolgt unter anderem durch Übertragung auf gewöhnlichen Agar, auf dem die Fortzüchtung nicht gelingt.

In Blutbouillon entwickeln sich die Bacillen ebenfalls und bilden oft längere Fäden. Vor der Levinthalplatte hat die Blutplatte entschieden den Vorzug, daß eine Differenzierung der

Influenzabacillen von den Begleitkeimen (Streptokokken, Pneumokokken usw.) auf den ersten Blick möglich ist.

Den PFEIFFERschen Bacillus haben wir als Erreger von Meningitis und septischer Endokarditis in einzelnen Fällen festgestellt. Auch bei otogener Sepsis wurde er intravital von CLARKE aus dem Blute gezüchtet. Bei Grippe (1917/18) haben wir ihn fast in jedem schweren Fall aus den Nebenhöhlen gezüchtet (Symbiose mit Grippe).

Bac. pyocyaneus. Der Bac.pyocyaneus zeigt auch auf der Blutplatte den typischen Geruch und die bläuliche Färbung seiner Kolonien, die auf dem Ausstrich in Form eines Rasens aufgehen. Daß der Bacillus pyocyaneus auch als Sepsiserreger auftreten kann, ist schon des längeren bekannt (E. FRAENKEL, EHLERS, OETTINGER, NEUMANN usw.). Auch Fälle septischer Endokarditis (ROLLY, BLUM) und otogener Sepsis (LENHARTZ, SCHOTTMÜLLER, UFFENORDE u. a.) sind beobachtet worden.

Als hervorstechendes Symptom hat ein eigenartiges, pustulöses Exanthem zu gelten, das nach E. FRAENKEL durch bakterielle *Entzündung der Arterienwand* entsteht.

Der FRAENKEL-WEICHSELBAUMsche Pneumococcus bildet auf Blutagar einen intensiv dunkelgrünen Rasen. Die isolierten Kolonien sind wesentlich größer als die des Streptococcus viridans. Sie erreichen an der Oberfläche fast die Größe des Staphylococcus aureus. Kolonien im Innern des Blutagars werden schon innerhalb der ersten 24 Std als schwarzgrüne Punkte sichtbar, was bei dem Streptococcus viridans ausnahmsweise der Fall ist. Nach einigen Tagen erzeugt der Pneumococcus, besonders wenn er bei etwa 22° gezüchtet wird, Hämolyse.

Auf die Möglichkeit der Abgrenzung des Streptococcus viridans vom Pneumococcus und Streptococcus haemolyticus wurde bereits hingewiesen.

Die Pneumokokkensepsis kann von einer Pneumonie, Angina, Otitis media oder Cholecystitis usw. ihren Ausgang nehmen. Bei den Pneumonien ist die Pneumokokkenbakteriämie eine häufige Begleiterscheinung im Initialstadium. Ein eigenartiger Zusammenhang besteht zwischen Pneumonie, Meningitis und Endokarditis, worauf NEUWERCK schon aufmerksam gemacht hat.

NEUFELD und HÄNDEL und vor allem MAX GUNDEL verdanken wir die Erkenntnis, daß die serologische Typendifferenzierung des Pneumococcus gestattet, eine Reihe von durchaus stabilen Typen aufzuspalten. Typ I und II sind morphologisch und kulturell nicht voneinander zu unterscheiden. Der Typus III als Pneumococcus mucosus (SCHOTTMÜLLERscher Streptococcus mucosus) zeichnet sich durch üppige schleimige Kolonien aus. Eine Gruppe X umfaßt alle Stämme, die nicht durch eines der drei wichtigsten Immunsera I, II und III agglutiniert werden. Menschen in einer Gemeinschaft können durch einen bestimmten Typus erkranken und die Infektion mit demselben Typus weiter verbreiten (M. GUNDEL und Mitarbeiter). Diese Erkenntnisse sind sehr wichtig für Fragen der Epidemiologie und spezifischen Therapie geworden, weil man erkennen mußte, daß dem Zustandekommen dieser Krankheit eben verschiedene epidemiologische und pathogenetische Bedingungen zugrunde liegen. Auf der (katalaseinaktiven) Hämatinplatte entfärben alle 3 Typen unter H_2O_2-Bildung (BINGOLD).

Staphylokokken. Die Staphylokokken gehören mit zu den weitestverbreiteten Keimen, die auch häufig unsere Nährböden verunreinigen. Es erfordert daher eine außerordentliche Kritik von seiten des Bakteriologen und ärztlichen Beobachters festzustellen, ob diese Keime tatsächlich eine Beziehung zur vorliegenden Infektion haben. Bouillon trüben sie, häufig bildet sich ein dünnes Häutchen, das die ganze Oberfläche überzieht, Gelatine wird verflüssigt, aus Zucker wird Säure gebildet, sie verraten sich daher oft durch einen eigentümlichen säuerlichen Geruch.

Je nach Farbstoffbildung unterscheidet man Staphylococcus aureus, citreus und albus.

Bestimmte Keime haben einen deutlichen hämolytischen Resorptionshof, die tiefliegenden Kolonien sind grau und kleiner als die oberflächlichen Kolonien. Bei reichlichem Wachstum bekommt die Blutplatte ein lehmfarbenes Aussehen.

DARANYI hat drei Gruppen unterschieden, von denen eine mit einer starken Hämolyse ausgezeichnet, auf der Kaninchenhaut große Nekrosen hervorrufen soll und Kaninchenplasma koaguliert. Diese Gruppe soll in erster Linie menschenpathogene Eigenschaften haben. H. SCHMIDT wies ein Leukozidin, plasmakoagulierende und fibrinlösende Stoffe, eine Thrombokinase und einen Lokalfaktor nach, bestehend in Entzündungserscheinungen der Schleimhaut, Hämorrhagien und Nekrosen der Nierenrinde.

Das Staphylokokkentoxin ist als echtes Gefäß- und Zellgift anzusprechen. Man hat darüber in sehr zahlreichen Untersuchungen eine Klassifizierung der Staphylokokken vornehmen wollen. Eine Unterscheidung der Staphylokokken in pathogene und saprophytische Stämme ist aber auch jetzt noch nicht mit Sicherheit durchzuführen. Zweifellos können sowohl hämolysierende, wie nicht hämolysierende Stämme schwere septische Erkrankungen hervorrufen.

Die anaeroben Sepsiserreger. Nachdem in Frankreich schon vor mehreren Jahrzehnten von RIST, von HALLÉ, dann von MAUN AF HEURLIN in Helsingfors, später von WALTHARD eine Übersicht über die anaeroben Bakterien, welche putride Eiterung erzeugen, gegeben worden war, hat MASSINI eine Zusammenstellung über die bis 1913 beschriebenen anaeroben Bakterien, denen Menschen- oder Tierpathogenität zukommt, veröffentlicht. Nach ihm galten in der Rolle, die sie im pathologischen Prozeß spielen, als sicher pathogen nur der Bac. tetanus, der Bac. Botulinus, der Bacillus des malignen Ödems, der FRAENKELsche Gasbacillus und der Rauschbrandbacillus. Dagegen muß die Frage gegenüber der Ansicht, ob die Anaerobier allein in ein lebendes Gewebe nicht eindringen und dort Zersetzung verursachen könnten, noch als unentschieden angesehen werden.

SCHOTTMÜLLER hat zuerst feststellen können, daß verschiedene Anaerobier zu schwersten septischen Zuständen Veranlassung geben, daß sie genau wie andere aerobe Sepsiserreger in die Blutbahn eindringen und an anderen Orten metastatische Prozesse verursachen können. Der Nachweis der Keime im Blut gelang allerdings erst durch besondere, für die Anaerobier ausgebaute Untersuchungsmethoden, die die Wachstumseigentümlichkeiten dieser Keime im speziellen berücksichtigen. Die Anaerobier, die wir bei septischen Prozessen in der Eppendorfer Klinik gefunden haben, waren der Häufigkeit nach (BINGOLD):

1. der anaerobe Streptococcus putrificus,
2. der FRAENKELsche Gasbacillus,
3. der anaerobe Staphylococcus aerogenes.

In selteneren Fällen fand man auch noch andere Anaerobier als Sepsiserreger (Bac. necroseos, Bac. oedematis, Bac. Buday usw.).

Es ist nicht immer leicht, die aus dem Blut gezüchteten anaeroben Stäbchen zu klassifizieren und sie genau zu benennen. Es gehen deswegen vielfach die Bezeichnungen in den verschiedenen Ländern auseinander oder sie werden, je nach ihrem Fundort (ob beim Menschen oder Tier) immer von neuem mit anderen Namen belegt. Auch Tierversuche und biologische Methoden lassen solche seltener in Erscheinung tretende Anaerobier nicht immer genau identifizieren, oder sie mit früher schon entdeckten in Einklang bringen.

Anaerobe Streptokokken. Wenn auch sehr viele Streptokokkenarten sowohl aerobes wie anaerobes Wachstum zeigen, so gibt es doch einen Streptococcus, der sich vor allen andern durch streng anaerobes Wachstum und durch Bildung fötiden Geruchs auszeichnet. Wir haben diesen Keim, der von KRÖNIG zum ersten Male bei Puerperalkrankheit gezüchtet wurde und von SCHOTTMÜLLER 1896 näher beschrieben und Streptococcus putridus bzw. putrificus genannt wurde, in sehr zahlreichen Fällen von puerperaler thrombophlebitischer Sepsis aus dem Blute gezüchtet. Absolut zuverlässig ist die Zylinderagarkultur, auf Blutplatten wächst er nur, wenn er im Exsiccator, der mit Pyrogallollösung beschickt war, im MAASSENschen Apparat gehalten wird. Um die Gasbildung zu kennzeichnen, ist Zusatz von Eiweiß, am besten von Menschenblut, erforderlich. Es entwickeln sich dann porzellanweiße Kolonien von Stecknadelkopfgröße, ohne Hämolyse. Die Kulturen gehen sehr rasch zugrunde, aber sie verraten sich noch lange durch den Schwefelwasserstoffgeruch. Seine besondere Bedeutung hat dieser anaerobe Streptococcus vor allem durch seine Pathogenität, durch Erzeugung thrombophlebitischer Herde, die hauptsächlich in der Lunge zu embolisch-putriden Prozessen führen können. SCHOTTMÜLLER hat 1896 diesen Keim bei einer Sinusthrombose und Meningitis nach Otitis media aus der Lumbalflüssigkeit, aus Ohreiter und Meningealeiter gezüchtet, auch VEILLON, GILBERT, HALLÉ und JEANIN haben ihn ebenfalls bei putriden Infektionen beobachtet.

1915 berichtet SALUS eingehend über Eigenschaften und Vorkommen obligat anaerober Streptokokken und PRÉVOT teilt sie in zwei Untergruppen ein. Die eine enthält den festen Mikrococcus foetidus (den Streptococcus anaerobus KRÖNIG, und Streptococcus putrificus SCHOTTMÜLLER). Die zweite Gruppe umfaßt eine anaerobe Streptokokkenart, die nicht gangräneszierende, sondern nur pyogene Eigenschaft habe.

Gruppe der Gasödembacillen. Nach vielen Irrwegen ist die bakteriologische Ätiologie der Gasödeme des Menschen vor allem durch JOHANNES ZEISSLER geklärt worden. Es konnte festgestellt werden, daß die Mehrzahl der Gasödeme des Menschen komplizierte Mischinfektionen darstellen. Unter 180 gasödemverdächtigen Fällen vom Jahre 1939—1945 wurden in 18% einfache, in 82% Mischinfektionen festgestellt. Die ZEISSLER-RASSFELDsche Übersicht läßt am besten diese Verhältnisse erkennen (s. Tabelle S. 972).

Mit der Aufstellung der von uns im vorstehenden näher beschriebenen pathogenen Keime wollten wir selbstverständlich nicht sämtliche Erreger anführen, welche wir bei septischen Erkrankungen gefunden haben. Es handelt sich hier nur um die häufigsten Keime und es soll damit lediglich eine Anregung gegeben werden, wie man bei der Anlegung von Blutkulturen in der Klinik am besten zum Ziele kommt. Es ist aber immer wieder darauf hinzuweisen, daß man Aussichten auf Erfolg nur haben kann, wenn man eine genügende Menge Blut zur Verarbeitung bringt. Andererseits kann manchmal eine *einzelne* mit Sicherheit nachgewiesene Kolonie schlagartig ein Krankheitsbild aufklären und eine nutzbringende Therapie durchführen lassen.

Tabelle 1.

	Mono-infektion	Misch-infektion	Wund-schmutz	Zusammen
FRAENKELscher Gasbacillus (B. Welchii Typ A, B. perfringens)	11	84	17	112
Bac. septicus (vibrion septique, Pararauschbrandbacillus)	1	33	1	35
Novyscher Bacillus des malignen Ödems (B. oedematiens)	14	71	—	85
Bacillus gigas	—	7	—	7
Bacillus oedematis maligni grac.	1	27	—	28
Bacillus oedematis sporogenes Sordellii	1	31	2	34
Bacillus histolyticus	—	1	—	1
Bacillus sporogenes Metschnikoff 1908 (von WEINBERG schon als pathogen beschrieben)	1	2	—	2
Bacillus putrificus verrucosus (B. sporogenes A)	—	59	1	60
Bacillus putrificus tenuis (B. bifermentans)	—	16	1	17
Tetanusbacillus	—	14	—	14

Es besteht heutzutage keine Schwierigkeit, die verschiedenen Gasödem- und Rauschbrandbacillen voneinander zu trennen, wenn man sich genau an die Methodik von ZEISSLER hält. Sie soll in Kürze zusammengefaßt hier bei den wichtigsten Bakterien aus der Gasödemgruppe wiedergegeben werden:

Tabelle 2.

	Gram	Geißelbildung Beweglichkeit	Hirnbrei	Milch	Blutplatte	Hitzeresistenz der Sporen (nach ZEISSLER)
Bacillus phlegm. emph. (E. FRAENKEL)	+	0	schwärzt nicht	gerinnt	Kolonien von 1 mm Durchmesser (erdbeerfarben bis stumpfes Grün) undurchsichtiger breiter, dunkelbrauner Hof	stark schwankend zwischen 8 und 90 min (Prüfung muß in stark alkal. Hirnbrei vorgenommen werden)
Bacillus I des malignen Ödems	+ (bis gramlabil)	+	säuert	keine Gerinnung oder Verflüssigung	wie hämolytische Streptokokken	unter 20 min
Bacillus II des malignen Ödems	+ (bis gramlabil)	+	schwärzt knapp unter Oberfläche	keine Gerinnung, peptonisiert	wurzelförmige Kolonien ohne Hof	über 1 Std
Rauschbrandbacillus mit ihm wohl identisch	+	+	säuert	gerinnt ohne Verflüssigung	schleierartiger Hof Hof, schlechtes Wachstum ohne farbigen Hof, letzterer nur auf trockener Platte	unter 20 min
Ghon-Sachs-Bacillus	+	+	säuert			

Wenn LESCHKE 1914 behaupten konnte, Erreger der Sepsis könnten alle pathologischen Mikroorganismen sein, so steht diese Auffassung im Gegensatz zu der von JÜRGEN, der 1888 nur die Eitererreger als Sepsiserreger anerkennen wollte.

Im Vordergrund stehen nach wie vor unter den Aerobiern die Strepto- und Staphylokokken. In absteigender Reihenfolge kommen Colibacillen und die Bacillen aus der Typhus-Paratyphusbacillenreihe, Pneumokokken, Gonokokken, Meningokokken, Bacillen aus der Hämophilusgruppe, Bacillus Friedländer, Pyocyaneus, Tetragenes, Proteus, selten Diphtheriebacillen, Milzbrand-

Pestbacillen. Dazu gesellen sich als Erreger von Allgemeininfektionen auch Pilzformen. Unter diesen führt PLAUT z. B. an: Schimmel-, Sproß- und Fadenpilze, Mukor- und Blastomykosenpilzarten, Soor, Trichomyceten-Streptotrichosen, Mykosen durch Sporotrichen und verwandte Varietäten. Selbstverständlich handelt es sich um seltene Vorkommnisse.

Das Eindringen der Keime in die Blutbahn und seine Folgeerscheinungen. Die gewöhnliche lokale Infektion mag wohl ebenfalls am Beginn noch einen Zutritt von einer geringen Zahl von Keimen ermöglichen und wir könnten an Hand histologischer Bilder unter Beweis stellen, daß wir häufiger in der Nähe von Eiterinfektionen phlebitische Prozesse in feinsten Venen beobachten konnten. Solche Venenherde müssen anfangs einer spontanen Heilung zugänglich sein, und es dürfte kein Zweifel bestehen, daß es zu einem schnellen Abschluß des Lokalherdes, d. h. damit zur Abriegelung der Infektion kommt. Diese nachträgliche Beschränkung auf den Herd — nach vorübergehender Zuflußmöglichkeit von Bakterien ins Blut, so auch auf dem Lymphwege — sehen wir bei manchen Infektionen initial gesetzmäßig auftreten, so z. B. bei der Pneumonie, wo im Anfangsstadium Keime in der Blutbahn kreisen, beim Typhus, wo die positive Blutkultur in den ersten Tagen die Diagnose sicherstellt, in ähnlicher Weise bei der BANG-Infektion, und schließlich zeigen auch die Leptospirosen (WEILsche Krankheit) beim Ablauf bestimmter Immunitätsreaktionen im günstigen Sinne einen ähnlichen Infektionsmodus. Wir sehen, daß später eine örtliche Toxinwirkung von einem solchen lokalisierten Herd aus Folgeerscheinungen wie Fieber, Unpäßlichkeit, Krankheitsgefühl auslöst, und daß dann auch mit den subtilsten Methoden Keime in der Blutbahn nicht nachweisbar sind. Von diesem Zeitpunkt ab ist eine Metastasierungsmöglichkeit nicht mehr gegeben. Daß aber eine initiale Bakteriämie möglich war, erkennen wir aus solitären Metastasen, manchmal auch aus erst nach längerer Zeit sich auswirkenden Spätmetastasen.

Eine gewöhnliche Streptokokkenangina kann so einmal zu einer Gelenkvereiterung sogar noch nach Wochen führen, ohne daß ein gefäßgebundener Herd von der Angina ausgegangen wäre. Nicht so ganz selten finden wir nach einer Pneumonie einmal einen Pneumokokken-, Hoden- oder Parotisabsceß, auch zu einer Zeit, wo die Pneumonie vollkommen zur Heilung gekommen ist. Wir sehen die Entwicklung eines paranephritischen Abscesses ausgehend vom Furunkel, ohne daß sich vorher ein septisches Krankheitsbild bemerkbar gemacht hätte. Es könnten noch mehr solche Beispiele angeführt werden.

Wenn eine bakterielle Infektion mit einem Schüttelfrost beginnt, müssen wir in erster Linie an eine Bakteriämie denken. Fast mit Sicherheit ist eine solche anzunehmen, wenn er im Verlaufe einer fieberhaften Erkrankung auftritt.

Wie könnte es zu einer Herdfixation kommen, wenn der Organismus nicht die Fähigkeit hätte, Stoffe zu entwickeln, die imstande sind, die Gefäße mit einem Schutz zu umgeben?

Man hat dem *Leukocytenwall* eine besondere Bedeutung zugewiesen. So einfach, glaube ich, liegen aber die Verhältnisse nicht. Es mögen mannigfache humorale oder gewebsphysiologische Verhältnisse für eine solche Schutzwirkung im Spiele sein. Den Capillaren, vor allem dem reticulo-endothelialen Gewebe muß dabei eine große Rolle zugemessen werden.

Maßgebend für den Übertritt der Keime in die Blutbahn dürfte auch die Art der Erreger sein, auch hinsichtlich der folgenden Auswirkungen:

Die Pneumokokkenbakteriämie am Anfang der Pneumonie setzt schlagartig ein, der initiale Schüttelfrost wiederholt sich aber nicht mehr. Ähnliches sehen wir beim Typhus: drückt man unter medikamentöser Beeinflussung (Pyramidon) die Temperatur, so erfolgt ein Temperatursturz, den bald danach ein Schüttelfrost ablöst, während sonst beim Typhus die Dauerbakteriämie eine Continua darbietet.

Brutale Folgezustände zeichnen sich ab bei *Colibakteriämie* und bei einmaligen Einbrüchen von hämolysierenden Streptokokken in die Blutbahn. Wieder andere Bakteriämien sind von weniger stürmischen Erscheinungen begleitet. *Meningokokkenbakteriämien* führen besonders bei der sich chronisch hinziehenden Meningokokkensepsis zu *milderen* Schüttelfrösten mit Temperaturen zwischen 38—39°, Viridansbakteriämien verlaufen schleichend Es ist also weitgehend die Giftwirkung an den Erscheinungsformen schuld.

Aus dem Tierexperiment lassen sich wenig einwandfreie Schlüsse für den menschlichen Organismus ableiten.

Das Wesen einer Bakteriämie und ihre klinischen Erscheinungen werden uns am besten klar, wenn wir die Ergebnisse betrachten, die sich uns bei kulturellen Blutuntersuchungen im direkten Anschluß an die Entfernung infizierten Uterusinhaltes nach Aborten darbieten. Es zeigt sich, daß in mindestens 70% der Fälle während oder kurz nach Ausräumung Keime in die Blutbahn übertreten und in relativ großer Zahl durch die Blutkultur nachzuweisen sind. Nur bei einem Teil der Fälle folgt ein Schüttelfrost, bei einem anderen Teil stehen mehr Reaktionen von seiten des Kreislaufs im Vordergrund.

Theoretisch kann man sagen: Sobald aus den Bakterienzellen Gifte frei geworden sind, kommt es zum Schüttelfrost oder Fieber. Sobald aber die Bakteriengifte in ihrer Wirksamkeit erschöpft sind, ist auch diesen Erscheinungen schnell ein Ende gesetzt. Gar nicht selten geht aber das ganze Ereignis der Bakteriämie klinisch so gut wie *symptomlos* vorüber und nur eine oder mehrere Metastasen zeigen an, daß ein Kreisen von Keimen in der Blutbahn vorausgegangen sein mußte. Wir werden weiter sehen, daß die Untersuchung des Wirbelmarkes bzw. der positive Bakterienbefund hier Rückschlüsse auf eine Bakteriämie zuläßt.

Zeigt also ein Schüttelfrost bei einer bakteriellen Infektion so gut wie immer eine Bakteriämie an, so läßt sich nicht umgekehrt sagen, daß eine Bakteriämie stets einen Schüttelfrost hervorrufen muß. Es ist nicht nur die persönliche Resistenz, das Virulenzverhältnis zwischen Krankheitserreger und Organismus des Infizierten, die den Ablauf bestimmt, sondern auch die Art des Erregers. Aber auch hier mit mancher Einschränkung; denn gewisse fermentative Vorgänge, die wir im Reagensglasversuch feststellen, vermissen wir, solange das Blut in seiner Bahn strömt, so z. B. die *hämolysierende* Eigenschaft des Streptococcus, die *Gasbildung* des Bac. phlegmones emphysematosae, die *Eiterbildung* der Staphylokokken (eine Leukocytose spielt dabei gar keine Rolle!).

Wiederum sehen wir schwerwiegende Blutveränderungen, Hämoglobinämie, Hämatinämie, bei puerperaler Gasbacilleninfektion in einem Maße, wie sie im Reagensglasversuch nicht auftreten.

Nicht die Keime als solche sind es, die Fieber und Gefäßreaktionen hervorrufen, sondern vielmehr ihre Endotoxine (Römer, Schottmüller, Theodor, Bingold u. a.). Aber die Zahl der Keime ist trotz alledem von schwerwiegender Bedeutung, nicht in dem Sinne, daß zur Metastasenbildung immer eine massive Bakteriämie gehöre, die Zahl der Keime läßt vielmehr weitgehende Schlüsse nach der diagnostischen Seite hin zu. Besonders groß ist die Bakterienmenge, wenn sich der Sepsisherd im Herzen selbst (Endokard, Myokard, Arterien) entwickelt hat. Weniger groß ist sie, wenn sich die Infektion in den Venen oder in den Lymphwegen (z. B. in den Parametrien) eingenistet hat.

Das interessante klinische Bild, das wir beim Schüttelfrost wahrnehmen, hat also zwar seine Aufklärung nach der symptomatischen Seite hin erfahren; jedoch die Kenntnisse, wo die Keime derart angreifen, daß es zur Auslösung dieser schweren Reaktionen kommt, sind uns noch nicht in allen Teilen vermittelt. Wir kennen nur Teilfaktoren. Am besten sind wir noch über die starken, akut einsetzenden Kollapszustände als Zeichen der Vasomotorenschwäche aufgeklärt. In den meisten Fällen erholen sich aber mit Hilfe unserer aufs Zentrum einwirkenden Mittel die Patienten von ihrer Capillarlähmung, die am Tierexperiment vor vielen Jahrzehnten durch ROMBERG, PAESSLER, BRUNS u. a. studiert worden ist.

Auch hier erfolgen die Reaktionen nicht im gleichen Moment der Keimeinschwemmung, sondern erst zu einem Zeitpunkt, wo schon die Keimmenge durch Bakteriolyse und Abschwemmung nach den Organen hin abgenommen hat, d. h. wo die Bakterien lebend in der Blutbahn oft gar nicht mehr auffindbar sind.

Schicksal der in das Blut eingedrungenen Bakterien. *1. Ausscheidungsvorgänge durch die Niere.* Die Ausscheidung von Keimen durch den *Harn* findet sich im allgemeinen nur bei Mitbeteiligung der Niere und der harnableitenden Wege am infektiösen Prozeß und kann nicht als physiologisch angesehen werden. Dies steht in einem gewissen Gegensatz zu den Resultaten, die das Tierexperiment zeigt, aber auch hier ist es fraglich, ob man es ohne weiteres auf die Menschenpathologie übertragen kann. E. F. MÜLLER hat in Eppendorf darüber Versuche ausgeführt und konnte zeigen, wie eigenartig die Niere auf in die Blutbahn injizierte Keime reagiert.

Die Nieren als extraabdominelle Organe werden vegetativ stets wie die Haut beeinflußt. Im Schüttelfrost sind demgemäß Haut- und Nierengefäße eng. Interessant ist, daß bei Durchschneidung der vegetativen Nerven einer Niere diese an den Reaktionen nicht mehr teilnimmt. Der Beweis dieser Vorgänge gelang auf experimentellem Wege (MÜLLER-RIEDER). Die bisher beim Schüttelfrost angenommene Adrenalinämie kann nicht als ätiologisches Moment für die Gefäßkontraktion der Haut angesehen werden, weil ja eine solche auch nach Durchschneidung der zu den Nieren ziehenden vegetativen Nerven wirksam bleiben müßte, was nachweislich nicht der Fall ist. Auf welchem Nervenweg die Nierengefäßkontraktion beim Schüttelfrost zustande kommt, ist noch ungeklärt. Dagegen kann man annehmen, daß verengerte Nierengefäße mit ihrer O_2-Armut durch kreisende Bakterien leichter geschädigt werden als bei normalen Strömungsverhältnissen, denn die *entnervte Niere, bei der vasokonstriktorische Einflüsse wegfallen, bleibt vor den Schäden bewahrt, die während der akuten Infektion an der normalen Niere beobachtet werden können.*

Versuche von MÜLLER und RIEDER haben weiterhin ergeben, daß 40—60 min nach intravenös einverleibter Bakterienemulsion die Keime zusammen mit Blut und Eiweiß im Harn erscheinen. Im Gegensatz dazu bleibt die entnervte Niere keim-, blut- und eiweißfrei, sie behält ihre volle Funktionsfähigkeit. Die im Fieber eintretende vorübergehende Vasokonstriktion bleibt ausgeschaltet, wodurch eine bessere Durchblutung herbeigeführt wird. Sogar 22 bei demselben Versuchstier innerhalb von 80 Tagen vorgenommene Bakterieninjektionen, mit denen Schüttelfrost erzeugt wurde, führten zu keiner Dysfunktion der *entnervten* Nieren!

Die Frage, ob bei *Bakteriämien* überhaupt die Keime eine Ausscheidung durch die Niere finden, wurde an einfachen Menschenexperimenten zu klären versucht. Gelegenheit dazu boten uns auch hier wieder die Bakteriämien, wie sie fast bei jedem fieberhaften Abort im Anschluß an die mechanische Einwirkung einer Ausräumung des Uterus erwartet wurde. Der Harn wurde *vor* der Ausräumung auf seine Sterilität geprüft und sofort *nach* der Ausräumung sowie weiterhin in $^1/_2$stündigen Abständen bis zu 6 Std nach der Ausräumung bebrütet. Gleichzeitig wurde noch während der Ausräumung, also zur Zeit des Keimübertritts ins Blut, eine bakteriologische Untersuchung des Blutes eingeleitet. Von jeder Urinportion wurde eine Sedimentuntersuchung in morphologischer und bakteriologischer Beziehung vorgenommen. LE BLANC fand auch hier als Ergebnis, daß bei den einmaligen Bakteriämien nach Abortausräumungen ein Übertritt der aus dem Blut kultivierten Bakterien nur ganz selten stattfindet. Selbst Staphylokokkenbefunde waren nicht häufig, auch wenn die Keimzahl in 2 cm³ Blut oft eine sehr erhebliche war. Die Zahl der im Harn erscheinenden Bakterien war jeweilig gering und der Zeitpunkt ihres Erscheinens wechselnd. Die Sedimentuntersuchung einzelner Harnentnahmen ergab außer spärlichen Leukocyten und Erythrocyten, wie man sie bei den meisten abortierenden

Frauen finden kann, keine pathologischen Bestandteile. Nachweisbare Nierenschädigungen fehlten bei diesen *einmaligen* Bakteriämien stets.

Man darf daher wohl im Hinblick auf diese bei Menschen durchgeführten Untersuchungen den Schluß ziehen, daß eine physiologische Sekretion von Bakterien durch die Nieren nicht stattfindet.

Daß die Dinge bei *wiederholten oder dauernden Bakteriämien* anders liegen können, erhellt aus den Harnuntersuchungen schon beim Typhus oder bei der Staphylokokkenendokarditis. Allerdings treten selbst bei der dauernden Bakteriämie im Verlaufe des Typhus die Bakterien auch nur höchstens in 50% der Fälle in den Harn über. *Bei der akuten Staphylokokkenendokarditis ist der Staphylokokkenbefund im Urin dagegen regelmäßig.*

Überblicken wir unsere Erfahrungen, so können wir sagen: Es liegt zweifellos eine Nierenschädigung vor, wenn längere Zeit die Infektionserreger im Harn erscheinen. Das zeigt auch der quantitative Unterschied im Harnbefund der Staphylokokken- und hämolytischen Streptokokkensepsis. Entsprechend der regelmäßigen Bakteriurie bei der Staphylokokkensepsis werden Abscesse in den Nieren bei der Sektion fast nie vermißt. An und für sich weniger häufig sind dagegen diese Abscesse bei der Sepsis durch *hämolytische Streptokokken* und entsprechend noch geringer sind hier die Streptokokkenbefunde im Urin.

Bei der *thrombophlebitischen* Sepsis durch den Streptococcus putrificus werden die Nieren bei Sektionen so gut wie immer frei von Veränderungen gefunden. Dem entspricht das Ausbleiben von Streptococcus putrificus im Urin bei dieser Sepsisform.

Bei der Endocarditis lenta gelingt der Nachweis des *Streptococcus viridans* im Urin oft leichter als im Blut. Die Ursache hierfür liegt in der diese Krankheit fast regelmäßig begleitenden Herdnephritis oder Infarktbildung in der Niere.

Hervorgerhoben muß die diagnostische Bedeutung des Nachweises von *Pyocyaneus* im Urin werden, die nach Fraenkel eine hämatogen entstandene Pyocyaneusherderkrankung der Nieren als Grundlage hat. Ein Auffinden im Urin, namentlich bei Säuglingen, läßt den Schluß einer Pyocyaneusherderkrankung der Niere und damit eine absolut infauste Prognose zu.

Die Zahl der im Urin gefundenen Bakterien entspricht im allgemeinen der Schwere der Nierenveränderungen. Der kulturelle, selbst bakterioskc pische Nachweis von Gonokokken im Urin fehlt bei fast allen publizierten Fällen von *Gonokokkensepsis.* Wo gleichzeitig eine Entzündung der Harnwege durch die Gonokokken vorlag, sind natürlich die Befunde nicht ohne weiteres verwertbar. Ebenso selten ist der Befund von *Cholerabacillen* im Urin, da auch bei dieser Erkrankung Bakteriämien nur in 5—6% der Fälle eintreten. Bei der *Pest* sind in 20—30% der Fälle Pestbacillen im Urin gefunden worden, dabei mißlang jedoch der Nachweis der Bacillen im Blute.

Mit einer gewissen Regelmäßigkeit wird der Fraenkelsche *Gasbacillus* bei schweren, durch ihn hervorgerufenen septischen Erkrankungen im Urin ausgeschieden. Wir werden noch auf diese schweren Veränderungen, die der Gasbacillus im Nierengewebe setzt, zurückzukommen haben.

Interessant ist, daß uns bei *Colibakteriämien* eigentlich kein Fall von hämatogener Infektion des Nierenbeckens in Erinnerung ist, entgegen der Meinung mancher Autoren, daß die hämatogene Entstehung der Coliinfektion aber nichts Außergewöhnliches sei.

Besondere diagnostische Bedeutung hat der Nachweis von *Streptococcus mucosus* erlangt. Seine Anwesenheit im Urin ist selten. Nur gelegentlich wird er nach otogenen Infektionen hämatogen der Niere zugeführt.

Selbstverständlich können die Keime bei mehrfachen Bakteriämien dann im Nierenparenchym entweder durch ihre entzündungserregende Wirkung oder aber durch toxische Schädigung zu pathologischen Prozessen Veranlassung geben. Wir werden im Kapitel Therapie noch des Näheren auseinandersetzen müssen, wie wichtig die Anlegung von Urinkulturen bei septischen Erkrankungen ist. Sie leistet nicht nur bei lokalisierten Infektionen, sondern auch bei Fällen septischer Erkrankungen diagnostisch große Dienste. Es ist nicht selten, daß man z. B. bei Endokarditiden schon im ungefärbten Präparat die Bakterien feststellen kann, besonders im zentrifugierten Sediment. Werden nur einzelne Keime ausgeschieden, so sind mindestens 1—2 cm^3 Harn zur Kultur zu benützen. Gelegentlich gelingt eine Anreicherung weniger Keime in einer größeren Menge Harns, der eine Zeitlang vor der Verimpfung in den Brutschrank gebracht wird. Wir haben so bei subtilstem sterilem Vorgehen gelegentlich die Diagnose auf Endocarditis lenta oder Typhus stellen können.

2. *Andere Ausscheidungsorgane, z. B. Alveolen, Bronchien, Knäueldrüsen der Haut, Magen, Darm.* Eine Aufklärung ist in diagnostischer Beziehung relativ selten zu erwarten. Unter Umständen kann es allerdings wertvoll sein, aufschießende entzündliche Herde in der Haut einer bakteriologischen Untersuchung zu unterziehen. So wie sich aus den Typhusroseolen Bacillen züchten ließen, so kann man auch bei der Sepsis durch Staphylokokken ohne weiteres die Keime feststellen, ebenso aber auch ist das der Fall, wenn es zu Metastasen durch Streptokokken, Gonokokken, Meningokokken usw. kommt. In charakteristischen Bläschen wurde von uns auch gelegentlich der Bac. pyocyaneus gefunden und dadurch die Diagnose auf Pyocyaneussepsis sichergestellt.

3. *Keimablagerung in den Geweben.* Es wurde schon darauf hingewiesen, daß immerhin eine große Anzahl von Keimen dazu gehört, damit es überhaupt zu einer Keimablagerung und Metastasenbildung kommt. Die meisten Keime finden ihr Ende durch Abtötung im Blute oder im reticuloendothelialen Gewebe. Diese Vernichtung der Keime muß im Gewebe recht reaktionslos erfolgen und klinisch selten zum Ausdruck kommen, wenn wir bedenken, daß nur in 2 von 1000 Fällen wahrnehmbare Metastasen beobachtet werden können. Unter mehr als 8000 septischen Aborten kam es in der SCHOTTMÜLLERschen Abteilung nur 50mal zu einer Endocarditis septica. „Dieses Verhältnis erfährt sogar noch eine erhebliche Verschiebung, wenn man bedenkt, daß nur ein kleiner Teil der Aborte, aber fast alle Fälle von Endocarditis septica post abortum in klinische Behandlung kommen" (SCHOTTMÜLLER).

Die Abtötung der Keime kündet sich sicherlich manchmal nur in einer allgemeinen Unpäßlichkeit an, oder in allgemeinen Erscheinungen, wie wir sie auch bei leichtesten Infektionen beobachten können. Selten kann man aus diesem Vorgang einen Hinweis auf die Lokalisation solcher kleiner Infektionsherde bekommen. Dies gilt vor allem für die Ablagerung von Keimen im Knochenmark, die verhältnismäßig häufig sein muß.

Schon 1903 hat EUGEN FRAENKEL nachgewiesen, daß das rote Knochenmark der Wirbel eine besondere Disposition für Bakterienansiedlung besitzt. Diese Untersuchungen hat vor allem HARTWIG in erweiterter Form aufgenommen. Weiterhin konnten Untersuchungen von FRAENKEL und E. F. MÜLLER zeigen, daß ein deutlicher Unterschied zwischen der Anlagerung von Keimen im Wirbelmark (90%) und Femurmark (34%) besteht.

Die Untersuchungen von HARTWIG beschränkten sich nicht nur auf das Knochenmark, sondern wurden auch auf das Hodengewebe ausgedehnt. Anschaulich zeigt eine Tabelle eine bevorzugte Miterkrankung dieses Organs bei Pneumokokkeninfektionen im Gegensatz zu der Erkrankung anderer Organe, z. B. der Milz, bei derselben Infektion.

Der Nachweis der Krankheitserreger gelingt im Hoden wohl nicht so häufig wie im Wirbelmark, aber ebenso wie in diesem Organ muß angenommen werden, daß es sich beim Eindringen der Krankheitserreger um einen vitalen Prozeß handelt, und nicht etwa um einen postmortalen. Es wird sogar angenommen, daß post exitum eine nennenswerte Vermehrung der Keime in diesem Organ nicht erfolgt.

Tabelle 3.

	Untersuchte Fälle		Steril	Keimhaltig
Befund bei Israel	9	Milz	7	2
Befund bei Fraenkel	18	Wirbelmark	4	14
Befund bei Hartwig	12	Oberschenkelmark	5	7
Befund bei Hartwig	41	Hoden	21	20

Es wurden die Krankheitskeime aus dem Hoden gezüchtet: bei 41 Pneumokokkeninfektionen 20mal, bei 8 Streptokokkeninfektionen 8mal, bei 2 Scharlachfällen 0mal, bei 6 Staphylokokkeninfektionen 6mal, bei 7 Fällen von Meningokokkenmeningitis 0mal, bei einem Fall von Darmmilzbrand 1mal, bei 2 Fällen von Abdominaltyphus 2mal.

Wenn wir diese Befunde überblicken, so müssen wir zwar feststellen, daß es nur selten zur Auskeimung und Ausbreitung dieser kleinen mikroembolischen Herde kommt, andererseits aber, daß solche Bakterien doch recht lange *lebensfähig* bleiben können. Wir haben ja schon im ersten Weltkrieg häufig kennengelernt, daß sogar nach vielen Monaten, ja nach Jahren gewisse Keime (Streptokokken, Staphylokokken, Gasbacillen, Tetanusbacillen) durch operativen Eingriff wieder aus ihrem latenten Dasein zu neuem Leben sich verhängnisvoll auswuchsen, obwohl vorher weder subjektiv noch objektiv Krankheitserscheinungen bemerkbar waren. Wir werden Spätmetastasen kennenlernen in Gestalt von Streptokokkenabscessen, die Wochen später in Gelenken auftreten, die im Zusammenhang mit einer initialen Bakteriämie z. B. nach Angina stehen, die längst aus dem Gedächtnis entschwunden ist, oder in Form von Staphylokokkeneiterungen im Knochenmark, im Gehirn, in den Weichteilen, bei denen die Streuung einmalig oder in wenigen Schüben von ihrem inzwischen längst verheilten primären Sepsisherd ihren Ausgang genommen haben (s. S. 1154).

Zustandekommen der Metastasen. Das Problem der Metastasenbildung hängt weitgehend mit dem Problem der Infektion überhaupt zusammen und es muß hier auf das spezielle Kapitel verwiesen werden.

Dörr sagt: „Die Infektionskrankheit ist die Reaktion des Wirtsorganismus auf den Infektionsprozeß, sie ist das Leben des Wirts unter den durch den Infekt geänderten Bedingungen und muß daher notwendigerweise eine weit größere Variabilität zeigen als die Empfänglichkeit für die Infektion als solche.“

Es ist erklärlich, daß ein Organismus, der durch eine bestehende Infektion schon in seiner Abwehr geschädigt ist, anders reagiert als ein gesunder Organismus. Aber Gesetzmäßigkeiten lassen sich nicht formulieren, wenn man von der Existenz bestimmter Organotropien der Erreger absieht. Aber außer diesen müssen noch andere Eigenschaften der Erreger mitwirken, für die man einstweilen „keine passende Bezeichnung und noch weniger ein mechanistisches Verständnis hat; um Infektiosität oder Virulenz kann es sich nicht handeln, denn soweit diese Wirkungsqualität meßbar ist, steht ihre Intensität nicht im Verhältnis zur Frequenz der Metastasen“ (Dörr).

Daß bestimmte Bakterien selektiv Sepsisherde erzeugen, mag wohl in besonderen Angriffsbahnen bestehen. Andere Bakterien bahnen sich den Weg zur Infektion durch gewisse Fermente (z. B. durch Koagulase).

Als Schrittmacher wird in letzter Zeit besonders der *Hyaluronidase* eine Bedeutung zugesprochen. Durch Zerstörung der im Bindegewebe auftretenden *Hyaluronsäure* soll sie Wegbereiter für diesen in geschädigten Geweben sich ausbildenden und fortschreitenden Infektionsprozeß sein. Diese fermentativen Vorgänge, mit denen sich die Infektionserreger vorwärtsarbeiten, sind noch in Dunkel gehüllt. Auch hier wird es sich wohl um Ferment*systeme* handeln.

Sobald sich eine Infektion in Gefäßsystemen oder Kanälen lokalisiert hat, verläuft sie in einer gewissen Abhängigkeit von der Art des Prozesses in den verschiedenen Kreislaufsystemen, mag es sich um den kleinen Kreislauf, den großen Kreislauf, den Leberkreislauf oder Lymphkreislauf handeln. Zahlenmäßig liegt meist jedoch eine Thrombophlebitis vor; für den großen Kreislauf kommt vor allem eine Endokarditis in Betracht, für den Lymphkreislauf eine lymphangitische Infektion. Die Metastasen gehen vom Wurzelgebiet aus.

Das Auffinden der Thrombophlebitiden in der *Lunge* verlangt ein sehr gründliches Untersuchen des Venenapparates, es gelingt aber dann in fast allen Fällen.

Eine gewisse Ausnahme besteht vielleicht für bestimmte Staphylokokkeninfektionen. Hierbei wird es sich unter Umständen um Abscesse in Organen handeln, die von langer Zeit vorher im Gewebe ruhenden Keimen ausgehen, und die, wie es von den Staphylokokken bekannt ist, ihre Keime leichter ins Blut eindringen lassen (WOHLWILL, NATHAN, HÜBSCHMANN, LEXER, SCHOTTMÜLLER, BINGOLD). Bei solchen, immerhin selteneren Staphylokokkeninfektionen (besonders bei jugendlichen Individuen) braucht eine Gefäßinfektion größeren Ausmaßes nicht so unbedingt wie bei anderen Infektionen Voraussetzung zu sein.

Pathologisch-anatomische Grundlagen.

Allgemeine pathologisch-histologische Vorbemerkungen.

Wenn wir uns überlegen, welche allgemeine „histologischen Kennzeichen die verschiedenen septischen Krankheitsprozesse“ in ihren einzelnen Stadien und Verlaufsformen als morphologisches Substrat hinterlassen, so werden wir gerade bei den septischen Erkrankungen feststellen können, daß nicht selten eine auffällige *Diskrepanz zwischen morphologischem Substrat und klinischen Erscheinungen* besteht, die in der Unzulänglichkeit der postmortalen Morphologie überhaupt beruht, wenn sie Bindendes über eine lebende Funktion aussagen soll. Eine große Erfahrung und eine entsprechend kritische Einstellung zur Beurteilung morphologischer Befunde wird allerdings von einer Überbewertung der Morphologie und vor Täuschungen durch postmortale Veränderungen bewahren (RÖSSLE).

Da nach unserer Definition das Wesen einer septischen Erkrankung darin besteht, daß von einem Sepsisherd aus Erregereinbrüche in die Blutbahn unter entsprechenden klinischen Erscheinungen erfolgen, so werden wir uns zunächst fragen müssen, an welchen Teilen des Körpers wir bei diesem Vorgang eigentlich histologische Befunde zu erwarten haben. Das Krankheitsgeschehen besteht in diesem Fall in der Auseinandersetzung des Organismus mit den eingedrungenen Erregern und ihren Toxinen und kann, wenn überhaupt, lediglich an morphologischen Befunden an diesem Abwehrsystem postmortal sichtbar erfaßt werden, natürlich abgesehen von Krankheitserscheinungen, die in Begleitung oder als Folge der Grundkrankheit in Erscheinung treten.

Wir werden deshalb in erster Linie den *Abwehrapparat des Körpers* untersuchen müssen. Und da unserer histologischen Untersuchung nur der celluläre zugänglich ist, müssen wir den humoralen und leider auch den neuralen weitgehend vernachlässigen und können lediglich gewisse, noch dann ziemlich unsichere Schlüsse auf die beiden letzteren ziehen (RÖSSLE).

Die Tätigkeit des cellulären Abwehrsystems des Körpers besteht in erster Linie in der Aufnahme und Unschädlichmachung schädigender Noxen, in unserem Fall speziell in der Resorption von Bakterien, Bakteriengiften und Gewebszerfallsprodukten. Ein im ganzen Organismus verbreitetes, zentral und peripher gesteuertes und je nach Bedarf äußerst stark vermehrungs- und kompensationsfähiges System steht dazu zur Verfügung.

Seine *resorptive Tätigkeit* spielt sich in gewissen, allerdings ziemlich elastischen Grenzen zunächst *klinisch* noch völlig *latent* ab und nur eine Störung des Kampfgleichgewichtes zwischen Wirt und Erreger zugunsten des letzteren zwingt den Organismus dann örtlich oder allgemein zu schärferen Maßnahmen zu greifen. was bei den septischen Erkrankungen auf Grund ihres Wesens so gut wie immer der Fall ist. Diese Maßnahmen bestehen in den verschiedensten klinischen und pathologisch-anatomischen, lokalisierten oder allgemeinen Formen der Entzündung, wie sie auch histologisch zur Genüge allgemein bekannt sein dürften.

Wir wollen uns jetzt lediglich den mehr resorptiven, klinisch nicht so sehr eindrucksvollen cellulären, *morphologisch erfaßbaren Abwehrmechanismen* zuwenden.

Seit METSCHNIKOFF weiß man schon, daß ein wesentlicher Faktor für den Schutz des Organismus gegenüber Krankheitserregern in der Phagocytose, in der cellulären Aufnahme von Bakterien, Bakterientrümmern und Bakteriengiften besteht. Seit damals unterscheidet man zwischen Mikrophagen, den polymorphkernigen Leukocyten und Makrophagen, den großen einkernigen Zellen der Milz, der Lymphknoten und des Blutes. RIBBERT, ARNOLD und vor allem ASCHOFF ergänzten vorwiegend durch experimentelle Arbeiten diese Ansicht später in dem Sinne, daß sie die zur Phagocytose befähigten Zellen des Organismus zusammenfaßten zum sog. *reticuloendothelialen System* (RES), das seitdem ununterbrochen im Mittelpunkt der Forschung über die celluläre Abwehr des Organismus steht und dessen Beziehungen zum humoralen Abwehrmechanismus und zum vegetativen System in der Zwischenzeit bis zu einem erstaunlichen Grad aufgeklärt werden konnten. Diesem System gehören vor allem die Uferzellen der Strombahn bestimmter Organe an, insbesondere die KUPFFERschen Sternzellen der Lebercapillaren vorwiegend der Läppchenperipherie, dann die reticulären Zellen des roten Knochenmarks, der Lymphknoten, und der Milz und die Sinusendothlien der Milz und möglicherweise auch noch gewisse Zellelemente der Nebennierenrinde.

Im weiteren Sinne müssen wir dazu die kleinen, sternförmigen Zellen an der Außenwand der kleinen Blutgefäße rechnen, die sog. Pericyten oder Adventitialzellen, die sich ablösen und zu Wanderzellen werden können. Weiterhin gehören die polymorphkernigen Leukocyten als Mikrophagen, dann die Monocyten und vor allem die ubiquitären histiocytären Zellen des Bindegewebes als Makrophagen hinzu. Diese normalerweise ruhenden Bindegewebswanderzellen und die oben erwähnten Adventitialzellen sind wohl die häufigsten cellulären Elemente, denen wir überall im Körper bei resorptiven und entzündlichen Vorgängen als Histiocyten begegnen. Auch die kleinen und großen Lymphocyten mit ihrer Abart, den Plasmazellen werden meistens noch hinzugerechnet. Diese „aktiven Mesenchymzellen" (SIEGMUND) haben sich gewissermaßen eine phylogenetisch alte Eigenschaft, nämlich die der *parenteralen Verdauung* bewahrt und sind deshalb in der Lage Stoffwechselprodukte, Zerfallstoffe und Bakterien mitsamt ihren Toximen zu resorbieren, wobei diese ihre Tätigkeit teils von humoralen, teils von nervösen Faktoren gesteuert und insbesondere in ihrer Intensität bestimmt wird. Die Erscheinungen der Anaphylaxie und — allgemeiner ausgedrückt — der Allergie versucht man bekanntlich darauf zurückzuführen.

Die Resorptionsvorgänge spielen sich nach DIETRICH besonders gut morphologisch verfolgbar im *RES der Leber* ab, wo wir im Tierexperiment und bei den verschiedensten Infektionskrankheiten auch des Menschen in den abgelösten und aufgeblähten Sternzellen Resorptionsvacuolen nachweisen können, in denen unter Umständen sogar noch Bakterien zu erkennen sind. Bei einer weniger stürmischen Reaktionsbereitschaft des RES finden wir in der Leber leukocytäre Reaktionen bei akuten Sepsisformen, bei chronischem Verlauf Ansammlungen von Lymphocyten und Plasmazellen und histiocytäre Wucherungen, die ein besonders deutlicher Ausdruck für die Resorption und Verarbeitung von Bakterientoxinen und Gewebszerfallsprodukten sind.

In der *Milz* finden wir ebenfalls meist eine sehr ausgesprochene Beteiligung des RES, die in Fällen lebhafter Reaktionen in einer erheblichen Schwellung und Vergrößerung, teilweise auch Abschilferung der Sinusendothelien, dem sog. Sinuskatarrh besteht und in einer Vermehrung der Reticulumzellen, der sog. Pulpa der Milz, unter Umständen sogar mit Bildung von basophilen Elementen (DIETRICH). In den Anfangsstadien spielt sich dieser Prozeß vorwiegend in den Randsinus der Follikel ab, während bei chronischen hyperergischen Verlaufsformen die Lymphfollikel ganz zurücktreten, die Sinus klein werden und fast nur noch große aufgeblähte, manchmal strangförmig angeordnete, von der Pulpa abgeleitete

Zellen angetroffen werden. Auch reticuläre, den Knochenmarkszellen entsprechende Elemente mit myeloblastischer Tendenz können in chronischen Sepsisfällen in der Milz auftreten.

Im *Knochenmark* äußert sich bei den septischen Erkrankungen die Reaktion des Mesenchyms ebenfalls in Form einer Hyperplasie mit Vergrößerung und Schwellung der Reticulumzellen, Vermehrung der Myeloblasten oder in deletären Fällen in Zellzerfall, Phagocytose von Leukocyten durch Megakaryocyten.

Ob man die Vacuolenbildung und wabige Degeneration der Rindenzellen der Nebenniere bei Sepsisfällen auch als eine Reaktion des RES bezeichnen soll, ist noch nicht allgemein entschieden. Auch die *Adventitialzellen* der Capillaren der *Lunge*, des *Gehirns*, der *Haut* und sogar des *Glomerulusendothels* der Nieren beteiligen sich je nach der allgemeinen Reaktionslage des vegetativen Nervensystems in verschieden heftiger Weise an diesen resorptiven Vorgängen. Die Adventitialzellen können durch die Capillarwand hindurch Stoffe oder kleinste körperliche Elemente aus dem Blutstrom heraus resorbieren. Sie blähen sich dabei auf und zeigen teilweise auch größere oder kleinere Protoplasmafortsätze. Sie können sich aber auch von der Capillarwand ablösen und in amöboider Bewegungsform mit deutlichen Pseudopodien frei im Gewebe herumwandern. Das Schicksal dieser resorbierenden und phagocytierenden Zellen ist zum kleineren Teil die Fixation im Bindegewebe, zum größeren Teil gelangen sie auf dem Lymph- und Blutweg schließlich zu den Abfangstellen, wo sie endgültig der Zerstörung anheimfallen.

Wenn es das Krankheitsgeschehen erfordert und der Körper dazu in der Lage ist, werden auch noch größere Gefäßgebiete in den Bereich des reticuloendothelialen Abwehrmechanismus mit einbezogen, wobei sich manchmal auch noch die *Intima größerer Arterien und Venen* beteiligt, ja sogar das *Endokard*. Es treten dann in den Venen subintimale Abscheidungen geronnener Massen und histiocytäre Wucherungen auf, die sog. SIEGMUNDschen *Fibrinknötchen*.

Diese resorptiven Leistungen des RES können nun direkt eine Heilung ohne besonders erkennbare Krankheitsphasen bewirken, meist aber doch die Zeichen einer örtlichen oder einer Allgemeinerkrankung mit Entzündungserscheinungen verschiedenster Art und Intensität oder auch mit Nekrosen und Gewebszerfall verursachen. Auch hier zeigt sich die Abhängigkeit von einer gewissen Konstitution, d. h. einer besonderen augenblicklichen körperlichen und nervösen Allgemeindisposition, einer bestimmten Art, Virulenz und Massivität der Erreger, von bestimmten Lokalisationen und Organdispositionen. Oft ist allerdings der pathologisch-histologische Befund am RES erst *retrograd* aufschlußgebend in pathogenetischer Beziehung. Wenn wir es unternehmen histologische Vorausbemerkungen allgemeiner Art zu machen, so dürfen wir uns nicht den Tatsachen verschließen, daß es nicht eine „Sepsis", sondern eben „septische Erkrankungen" gibt mit ihren speziellen Eigenarten, mit ihren vielen Erregern, ihren verschiedenen Ausgangssepsisherden, nach ihrem Virulenzverhältnis zwischen Patient und Keim. Es bleibt also dem pathologischen Anatomen und Physiologen ein reiches Betätigungsfeld, die verschiedenen Reaktionsweisen vom Standpunkt der speziellen Erreger und Erregergruppen aus zu studieren; denn daß ein Staphylococcus zu anderen Reaktionen führen muß als ein anaerober Keim oder ein Pyocyaneus, ist verständlich.

Leider werden Tierexperimente nur zu oft unter zu einseitigen Voraussetzungen durchgeführt, so daß sie mit dem menschlichen Krankheitsbild Vergleiche immer nur bedingt zulassen.

Pathologische Anatomie des Sepsisherdes.

In den Abhandlungen der Fachpathologen finden sich die verschiedenen septischen Erkrankungen kaum je im Zusammenhang dargestellt, wenn man von den Arbeiten aus der Schule EUGEN FRAENKELs in Eppendorf absieht. Der Vorwurf des Pathologen WOHLWILL aus dem Jahre 1935, „die pathologische Anatomie ist am Ausbau der Lehre von der Sepsis verhältnismäßig wenig beteiligt gewesen“, ist auch in der Zwischenzeit noch nicht wesentlich entkräftet worden. Der Pathologe hat, wie wir ja häufig feststellen müssen, es merkwürdigerweise vorgezogen, mehr pathologisch-physiologische bzw. biologische Studien zur Lösung des Sepsisproblems heranzuziehen. Die Verkennung der Bedeutung des Sepsisherdes hat sich bei manchem Patienten gerächt, denn die allgemeinen Krankheitserscheinungen (Metastasen) therapeutisch anzugehen oder gar eine Sterilisation des Blutes erwirken zu wollen, ohne den Sepsisherd auszuschalten, würde natürlich genau so nutzlos sein, als wollte man einzelne Wespen vernichten und das Wespennest unversehrt lassen.

In Konsequenz unserer Ausführungen haben wir hier den Sepsisherd als Mittelpunkt des Krankheitsgeschehens zu betrachten.

Der Ausdruck „kryptogenetische Septicämie“ von LEUBE für septische Krankheitszustände ohne eruierbare Eintrittspforten geprägt, bedeutet immer eine Verlegenheitsdiagnose. Wir haben im Nachweis des Erregers, in der Eintrittspforte und im Blut, in der Anamnese, in den klinischen Erscheinungen — wie wir noch ausführen werden — genug Anhaltspunkte, den Sepsisherd schon klinisch aufzuspüren.

LENHARTZ hat die durch die Sepsis gesetzten Organveränderungen je nachdem, ob die Krankheit mehr unter dem Bild der Bakteriämie und Toxinämie oder der metastasierenden Sepsis abgelaufen ist, anatomisch dargestellt bzw. zu erklären versucht. Ebenso begnügte sich auch LESCHKE mehr mit einer allgemeinen Einordnung und Beschreibung der Veränderungen am Parenchym der inneren Organe unter Hinweis, daß der anatomische Befund bei der metastasierenden Sepsis weit charakteristischer sei als bei der nicht metastasierenden Sepsis. Wir glauben, daß eine Gruppierung der septischen Erkrankungen, wie wir sie auf Grund des Sepsisherdes in der 2. Auflage des Handbuches (SCHOTTMÜLLER-BINGOLD) und noch ausführlicher in der Monographie von BINGOLD: „Die septischen Erkrankungen“ (Berlin: Urban & Schwarzenberg 1937) vorgenommen haben, schon aus didaktischen Gründen besser ist.

Unsere zahlreichen klinischen und pathologisch-anatomischen Beobachtungen ließen erkennen, daß mehrere oder gar zahllose Quellen für eine septische Infektion nicht das Gewöhnliche sind. Immerhin kann es zu einem zweiten, dritten oder vielleicht auch vierten Sepsisherd als Zwischenlandungsplatz kommen, der manchmal sogar größere Bedeutung hat als der Startplatz. Die Erfahrung lehrt, daß Infektionen zu gefäßgebundenen Herden sich nur in bestimmten Gegenden zeigen, die entsprechend ihrer Lage den Bakterien leichter Zutritt schaffen und somit besonderen Infektionsgefahren ausgesetzt sind. Mit dieser Aufzählung hauptsächlichster Herde wollen wir nicht sagen, daß das Problem gelöst sei, aber die Herausstellung entspricht zweifellos diagnostisch, prognostisch und therapeutisch am meisten praktischen Bedürfnissen. Ohne Kenntnis um diese Herde wäre eine zielgerichtete Therapie nicht möglich. Selbstverständlich sind die in unserem Schema aufgestellten Formen als *Idealtypen* aufzufassen.

I. Der Sepsisherd, ausgehend von Hohlorganen oder vorgebildeten Kanälen unter Abflußbehinderung (ohne gleichzeitige Gefäßinfektion).

Ausgangsstelle. *1. Uterushöhle,* infiziertes Endometrium und Eireste. Erreger: Staphylokokken, Streptokokken und Anaerobier (aber auch viele andere, zum Teil seltene Erreger.

2. Gallenwege. a) (incl. Gallenblase) Akute Cholangitis septica, Gallenblasenempyem. Erreger: Bacterium coli, Typhus- und Paratyphusbacillen, Pneumokokken; FRIEDLÄNDER-Bacillen, seltener andere Keime (z. B. Gasbacillen).

b) Chronisch rezidivierende Cholangitis septica. Erreger: Dieselben wie bei a). Seltener Strepto- und Staphylokokken, Enterokokken. Übergreifen auf Venen des Pfortadergebietes nicht ausgeschlossen.

c) Chronische Cholangitis lenta (SCHOTTMÜLLER-UMBERsche Sonderform mit schleichendem Beginn und Verlauf, später oft Ursache für die sog. cholangitische Lebercirrhose). Erreger: Streptococcus viridans, Enterokokken.

3. *Pyelonephritis septica, Pyonephrose.* Erreger: Aerobe Bakterien, vor allem Coli, Proteus.

4. *Osteomyelitis* (unter bestimmten Voraussetzungen). Erreger: Hauptsächlich Staphylokokken, seltener hämolytische Streptokokken, Pneumokokken.

5. *Gelenkhöhlen* (selten). Erreger: meist Aerobier.

6. *Nebenhöhlen* (Herde für die Meningokokkensepsis?).

Wenn wir mit diesen Sepsisformen beginnen, so müssen wir den Vorwurf in Kauf nehmen, daß wir uns mit unserer Auffassung vom gefäßgebundenen Sepsisherd mit uns selbst in Widerspruch befinden. Es handelt sich im Grunde genommen um *Höhlen-* bzw. *intracanaliculäre Infektionen.* Unter mechanischer Einwirkung, vor allem unter Abflußbehinderung bilden sich Krankheitserscheinungen aus, die vorwiegend auf Bakteriämien, keinesfalls aber allein auf reiner Toxinämie beruhen. Die positiven Blutkulturen bestätigen das.

Als Modell könnte hier in gewisser Beziehung auch jeder unter an- und abschwellendem Druck stehende Absceß auch kleinsten Ausmaßes dienen (S. 993 — Zähnextraktionen). Auch hier scheint die zeitweise, nicht ständige Einwirkung von Bedeutung zu sein.

Bei der Einführung von Instrumenten in die infizierte *Harnröhre* kann z. B. ein sog. „Katheterfieber" erzeugt werden. Daß es sich um Bakteriämien handelt, weist die Blutkultur nach. Freilich kommt man nicht selten zu spät mit der Blutentnahme.

Auch vom *Uterus*, der beim inkompletten Abort infizierte Massen eingeschlossen hält, können Bakteriämien (bei mechanischer Einwirkung, Wehen, manueller Ausräumung, Curettage) ausgelöst werden (s. S. 1105ff).

Die infizierte *Gallenblase* oder die Gallenwege, bei denen eine Abflußbehinderung (durch einen raumbeschränkenden Tumor, durch Steine, durch Kontraktionen oder Überdehnung) gegeben ist, läßt häufig in nur Abständen Bakterien ins Blut eindringen.

Im *Nierenbecken* oder in den ableitenden Harnwegen bedingen die Entzündungserscheinungen Bakteriämie, solange die infizierten Massen nicht zur Ausscheidung kommen können.

Schließlich müssen wir auch *Knochenmarksherde*, besonders die Staphylokokkenosteomyelitis der Jugendlichen, *Gelenkhöhlen*, ja sogar *Nebenhöhlen* (s. o.) in dieser Rubrik aufnehmen. Man könnte sich so auch die Meningokokkensepsis pathogenetisch erklären.

Auffallenderweise senden gerade die großen serösen Höhlen (Peritoneum und Pleura), auch bei Empyem oder eitriger Peritonitis nicht Keime ins Blut trotz ihrer ungeheuer großen infizierten Flächen und ihres außergewöhnlich ausgebreiteten Lymphgefäßreichtums.

In Hohlorganen führen zweifellos solche infektiösen Zustände, die im Grunde genommen einen lokalen Charakter tragen, nur unter *bestimmten* Voraussetzungen zu Bakteriämie. Es ist also durchaus nicht immer der Umfang der Infektion, der hierfür maßgebend ist. Die Gallenwege z. B. können bei Operationen, wie wir oft fanden, erweitert sein, können strotzend mit Galle und infizierten Massen erfüllt sein und trotzdem kann bekanntlich das Krankheitsbild klinisch so wenig ausgeprägt sein, daß differentialdiagnostisch lange Schwierigkeiten auftreten. Das trifft besonders bei der chronischen Cholangitis zu und noch mehr bei der schleichend verlaufenden Cholangitis lenta.

Andererseits kann beim infizierten Abort der Verlauf einige Tage ungemein schwer sein und mit täglichen Schüttelfrösten dem Bild den Charakter schwerster septischer Erkrankung verleihen. Stoßen sich aber nach einigen Tagen die infizierten Massen ab oder ein Ausräumung wird erfolgreich durchgeführt, so gehen die Patientinnen der Gesundung oft schlagartig entgegen. Solange die Bakteriämien vorhanden bzw. möglich sind, hat man das Recht alle diese Formen als septische Erkrankung anzusehen und die Überlegung anzustellen, wo und wie ist der Herd zu treffen.

Man hat in solchen Fällen freilich nur ungern von septischen Erkrankungen gesprochen, weil man sich mit Recht sagte, hier liegen nur Bakteriämien vor, die mechanisch bedingt sind, denen eben bei Zugrundelegung der SCHOTTMÜLLERschen Definition der Hauptfaktor, die Gefäßgebundenheit, fehlt. Selbst SCHULTEN, ein Schüler von SCHOTTMÜLLER, ist hier von der Definition seines Lehrers abgewichen und hat aus Gründen der therapeutischen Forschung es für zweckmäßig gehalten, diese Lokalinfektionen mit gelegentlichen Bakteriämien von den eigentlichen septischen Erkrankungen abzutrennen. Wir scheuten uns nicht (SCHOTTMÜLLER-BINGOLD) bewußt auch diese in unserer Gruppe aufgeführten Krankheitszustände in unserem Schema der septischen Infektionen beizubehalten. Wie schwer ist hier die Prognose zu stellen! Wissen wir anfangs, ob dem ersten Schüttelfrost nicht mehrere folgen? Schon der zweite Schüttelfrost bei einer Angina läßt fast sicher die Vermutung zu, daß die Infektion bereits im Venengebiet verankert ist und fordert zu chirurgischem Handeln auf.

Wir stehen nur zu oft — und besonders im Anfang — am Krankenbett solcher Fälle und müssen hier nach Art der Symptome — sowohl gefühlsmäßig, ebenso wie nach dem Ausfall der Blutkulturen — von einer septischen Krankheit sprechen und logischerweise auch nach dieser Richtung hin unsere Therapie einstellen. Wer kann bei einem solchen Zustandsbild, auch bei der puerperalen Infektion, mit Sicherheit sagen, ob die Infektion nicht eben doch auf Gefäßgebiete übergegriffen hat? Meist nur *hinterher*, wenn der Krankheitsprozeß einen günstigen Verlauf mit Spontanheilung genommen hat, ist man klüger und dürfte von einer „einfachen Bakteriämie" sprechen.

Gerade der septische Abort (Infektion innerhalb der Uterushöhle) mit seinen vielseitigen klinischen Erscheinungsformen war der SCHOTTMÜLLERschen Sepsisabteilung Ausgangspunkt bakteriologischer und klinischer Studien. Hier konnte man durch genaue, leicht zugängliche bakteriologische Untersuchungen Ätiologie, Zeitpunkt der Bakteriämie, ihre Symptome und Reaktionen genau studieren (s. S. 1105ff).

Wenn man heutzutage in den Frauenkliniken und auch bei den praktizierenden Ärzten über Häufigkeit und Art puerperaler Sepsisfälle Rückfrage hält, so muß man mit Erstaunen Kenntnis nehmen von einem ganz wesentlichen Rückgang des Wochenbettfiebers. Ob es heute noch möglich wäre (wie dies z. B. früher in der Sepsis-Abteilung bei SCHOTTMÜLLER der Fall war), auf Grund eines nunmehr zahlenmäßig sehr gering gewordenen Materials Bakteriologie, Krankheitsbild, Klinik und Pathologie allein in eigenen Studien und Erfahrungen darzustellen, dürfte sehr fraglich sein.

Ein analoger Rückgang ist im übrigen ZEISSLER hinsichtlich des Vorkommens von anaeroben Streptokokken aufgefallen. Auch französische Autoren (z. B. J. REILLY, welcher mit LEMIERRE zusammen über Anaerobier-Sepsis, u. a. besonders über den Bacillus funduliormis gearbeitet hatte) teilten uns Ähnliches mit.

Bei dieser „*Sepsis ex utero*" sind die Umstände der Bakterienentwicklung deswegen so günstig, weil in den Eihautresten und im koagulierten Blut die Keime einen besonders guten Nährboden haben. Ihren Weg in die Blutbahn finden sie, weil die Venenlumina überall zum Teil sogar weit geöffnet hineinragen. Die Keime werden in sie durch den Druck der Wehen oder während der Ausräumung direkt einmassiert, zum Teil freilich auch spontan eingedrängt. Ob hier und da schon an verschiedenen klaffenden Venen phlebitische Prozesse stattfinden, ist schwer zu sagen, jedenfalls müßte hier zu Anfang des Puerperiums noch ein besonderer Schutz vorliegen, der solche Venenentzündung schon im Beginn wieder zur Ausheilung bringt. Ob zusammen mit den zersetzten Eihaut- und Placentaresten auch erweichte thrombotische Massen mit abgestoßen werden, wird sich schwer beweisen lassen. Grundsätzlich liegen die Verhältnisse besser als bei den Sepsisformen mit gefäßgebundenen Herden; denn gelingt es, therapeutisch einen Abfluß zu schaffen — das gilt für alle Formen unserer vorliegenden Sepsisgruppe — so kann eine Heilung erzielt werden.

Wenn man diese Infektionen als „Lokalinfektionen mit gelegentlicher Bakteriämie“ abtrennen will, so würde — wie gesagt — eine solche Diagnose doch sehr häufig erst beim Eintritt der Heilung exakt zu stellen sein.

Wie wir aber gerade bei der Cholangitis septica noch zu erwähnen haben werden, kann selbstverständlich jederzeit die Infektion auch auf Venen oder Lymphgebiete übergreifen (s. S. 1090 u. ff.).

Richten wir unser Augenmerk auf die ascendierende *Cholecystitis und Cholangitis*, so zeigt sich freilich, daß die Colibacillen — als Haupterreger — wenn sie schon zu Infektionen des Gallengangsystems geführt haben, nicht auch auf das Lymphgefäß oder auf das Blutcapillarsystem (im Sinne einer Thrombophlebitis) übergreifen.

Das erscheint vielleicht im ersten Moment mit den Krankheitserscheinungen nicht in Einklang zu stehen, denn man wird sich dabei fragen müssen, warum es denn gerade bei der Coli-Cholangitis so häufig zu Schüttelfrösten und hohen Fieberzacken kommt, wenn die Gefäßbahnen selbst von der Infektion frei geblieben sind. Unsere Untersuchungen und Beobachtungen haben uns gelehrt, daß die Bakteriämie dabei auch hier mehr durch die Anstauung eitriger Massen in den Gallenwegen und durch eine Druckerhöhung zustande kommt. Die Reaktionen im Beginn einer reinen Cholecystitis treten besonders stürmisch hervor, weil die Colibacillen erfahrungsgemäß bakteriotoxisch besonders hohe Fieberzacken hervorrufen. Die Reaktionen klingen schnell wieder ab, weil bei der unkomplizierten Cholecystitis sich die Gallenblase in den nächsten Tagen von selbst entleert. Beim Empyem wirken sie weiter.

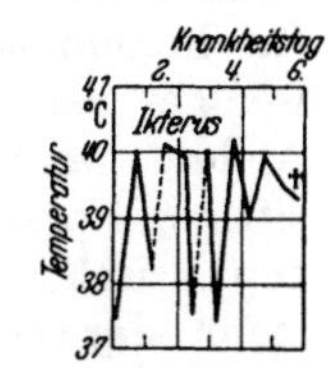

Abb. 1. Akutes Aufflackern einer Cholangitis septica chronica.

Es wird zweifellos bei Cholangitiden viel zu wenig auch auf anaerobe Keime gefahndet; und zwar selbst dann, wenn bei Sektionen der absolut jauchig-fötide Charakter eines Leberabscesses zutage tritt. Aber gerade diese Tatsache, daß auch *Anaerobier* im Spiele sein können, ist für die Klärung des Krankheitsbildes entscheidend. Ein Absceß, der von einer *Pylephlebitis* ausgeht, ist anders zu bewerten als ein Coliabsceß, der eben nur aus der Nachbarschaft eines infizierten Hepatons hervorgeht.

Zu den anaeroben Gallenweginfektionen, die nicht immer eine infauste Prognose bieten, gehören auch die durch *Gasbacillen* (s. S. 1090 ff.).

Bei der Beschreibung unserer Cholangitisfälle haben wir bisher fast immer einen Zusammenhang mit der Gallenblase beobachtet und damit einen weiteren Hinweis auf ihre meist ascendierende Genese. Die direkt auf dem Blutweg entstandenen sind selten, zum mindesten die durch Colibacillen; daß sie vorkommen, darüber kann kein Zweifel sein. Auch hier gibt es Keime, die bakteriämisch verschleppt im Leberparenchym einmal Fuß fassen können, weil sie eine besondere Affinität zum Gewebe haben. Den Beweis hierfür erbrachte E. Fraenkel mit einem *Paratyphus-B-Stamm*, der auf Versuchstiere überimpft immer wieder zu Cholangitiden führte. Es gibt aber chronisch verlaufende Cholangitiden, bei denen eine Beteiligung der Gallenblase und der großen extrahepatischen Gallengänge vermißt wird, bzw. der Prozeß in diesen Gebieten völlig abgeklungen ist. So beobachteten wir kürzlich eine schwere rezidivierende septische Cholangitis, bei der schon 5 Jahre vorher die Gallenblase exstirpiert worden war, ohne daß in der Zwischenzeit Entzündungserscheinungen wieder aufgetreten waren.

Sigmund hat 8 Fälle selbständiger extrahepatischer Cholangitis beschrieben, bei denen unterschiedliche Keime eine Infektion im Wurzelgebiet der Gallengänge entfacht hatten.

Nieren und Nierenwege. In die Rubrik der Eitersäcke unter Druck gehört vornehmlich auch die Infektion, die sich aufsteigend von Harnwegen und Blase, selten hämatogen im Nierenbecken entwickelt. Hinzu kommt das leichtere Eindringen der Infektion durch das Katheterisieren und Bougieren, wie das Cystoskopieren, das in solchen Fällen manchmal unvermeidlich ist.

Die Pathogenese ist verhältnismäßig klar, ebenso ist es verhältnismäßig leicht, die bakteriologische Ätiologie festzustellen. So gut wie immer erscheinen die Bakterien im Harn. Wir haben auf S. 976 auf den Ausscheidungsmodus der Bakterien durch Niere und Nierenwege hingewiesen.

Bei weiterem Ascendieren nach dem Nierenparenchym hin können dauernd oder schubweise Keime in die Blutbahn eindringen. Aber schon das gestaute Nierenbecken läßt leichter als andere infizierte Höhlen — es sei nur an die eitrige Pleuritis erinnert, bei der so selten eine Bakteriämie auftritt — Bakterien ins Blut übertreten, was bei den anatomischen Verhältnissen dieses Organs (nahe Beziehung der Gefäße zu den Tubuli und zum canaliculären System) im Gegensatz zur Pleura gut verständlich ist. Die Bakteriämie ist bei der typischen Colipyelitis im Anfang der Erkrankung fast ein regelmäßiges, aber meist nur einmaliges Symptom. Das Nierenbecken entleert sich und damit kommt es zur Druckentlastung, zu Fieberabfall und Herstellung normaler Verhältnisse. Freilich dauert die Bakteriurie oft länger an und ein Rezidiv mit denselben klinischen Erscheinungen kann einsetzen. Hier handelt es sich also um eine mehr oder weniger selbständige Nierenbeckenentzündung, um eine gewöhnliche Pyelitis. Anders, wenn die aufsteigende Niereninfektion vom Becken aus auch zu einer eitrigen Entzündung des Nierenparenchyms selbst führen kann mit interstitiellen. nephritischen Prozessen, Markkegelnekrosen und circumscripten oder multiplen, mehr oder weniger großangelegten Nierenabscessen, d. h. wenn die Pyelonephritis in ihrem Endzustand zu einer Pyonephrose oder sogar zur pyelonephritischen Schrumpfniere führt. Für die Colibacillen dürfte dieser ascendierende Infektionsweg der gewöhnliche sein. Infolge des schrägen Durchtritts des Ureters durch die Blasenwandung und der sphincterartigen Funktion der Muskulatur, ist die Voraussetzung für einen Rückstrom von Urin aus der Blase in den Harnleiter bzw. ins Nierenbecken nicht von so ausschlaggebender Bedeutung, wie man eigentlich meinen sollte. Vielleicht ist die ascendierende Infektion vornehmlich durch die Eigenbeweglichkeit der Colibacillen mit zu erklären, ebenso dürften auch Funktionsstörungen der Uretermuskulatur im Sinne von Atonien und Dystonien (besonders wie bei Graviditätspyelitis) eine gewisse Rolle spielen. Bei der Frau erleichtern eben die anatomischen Verhältnisse an und für sich (kurze Urethra, Deflorations- und Graviditätspyelitis) die exogene Infektion.

Bei 40 Fällen von Colibakteriämie, die wir an der SCHOTTMÜLLERschen Abteilung registriert haben, fand sich nicht in einem Falle eine hämatogene Pyelitis.

Die Harnstauung, infolge Prostatahypertrophie, neben verschließenden Tumoren, angeborenen Ureteren-, Gefäß- oder Nierenanomalien und bei Tabes ist beim Mann die häufigere Ursache der am Schluß mit urämischen Erscheinungen einhergehenden Pyelonephritis. Gerade hier sehen wir den chronisch verlaufenden Typ der Erkrankung.

Die Pyelonephritis bietet schon dadurch, daß sie zur völligen Niereninsuffizienz führen kann, eine sehr ernste Prognose. Die Tatsache aber, daß eine Nierenexstirpation schlagartig die Krankheitssymptome zu Ende bringen kann, unterstreicht nur um so mehr ihre Bedeutung als Sepsisherd.

Der Meningokokkensepsis muß an dieser Stelle ein gesonderter Platz eingeräumt werden. Der Meningococcus spielt nicht nur in der Genese der Cerebrospinalmeningitis, sondern auch als Erreger septischer, nicht mit meningealer Infektion einhergehender Erkrankungen eine nicht zu unterschätzende Rolle. Solche werden häufig nicht in ihrem Wesen erkannt, weil die Erreger aus dem Blute schwer züchtbar sind. Zweifellos sind sie aber häufiger, als sie diagnostiziert werden. Wir haben im Laufe der letzten 2 Jahrzehnte eine ganze Anzahl derartiger Fälle feststellen können, die uns als „kryptogenetische Sepsis" zugewiesen wurden.

Unsere Auffassung, daß diese Fälle nicht selten sind, geht aus einer Veröffentlichung von C. MASSIAS und TRAN VAN BANG hervor, wonach 30 Fälle von „Purpura fulminans" 1940 in Tonking gelegentlich einer Meningitisepidemie beobachtet worden sind. 28 Fälle hatten letalen Ausgang, 2 wurden durch höchste Eubasingaben (Solu-Dagénan) gerettet. Wenn auch nur 2 positive Blutkulturen feststellbar waren, so ist doch der indirekte Nachweis von Bakteriämie in 20 Fällen geglückt insofern, als die Meningokokken in anderen Organen züchtbar waren. Pathologisch-anatomisch fand sich außer generalisierter visceraler Hyperämie bei allen Fällen eine hämorrhagische Diathese und akute Nephritis, in 50% der Fälle eine akute Entzündung der Nebenniere (WATERHOUSE-FRIEDRICHSEN-Syndrom).

a) Man hat zwar in neuerer Zeit sogar angenommen, daß *jede Meningokokkenmeningitis eine „Allgemeinerkrankung"* darstelle, in deren klinischem Bilde die Meningitis eben als hervorstechendste Metastase hervorrage, doch erfordert diese Ansicht eine wesentliche Einschränkung. Wohl kann man die Auffassung teilen, daß die Meningitis häufig hämatogenen Ursprungs ist und daß die Keimverschleppung anläßlich einer — oft mit einem Schüttelfrost einsetzenden — Bakteriämie vor sich geht, die Meningitis bleibt dann aber doch im allgemeinen einzige Metastase, also lokale Infektion und führt, wie wir in zahlreichen negativen Blutkulturen und entsprechend der Abwesenheit von Metastasen in anderen Organen autoptisch bestätigt fanden, zu keinen weiteren Bakteriämien. Immerhin ist die Möglichkeit der Keimeinschwemmung ins Blut bei der Meningitis leichter gegeben als bei der Infektion anderer seröser Höhlen.

Denn wenn die auf ungewöhnlich großen Untersuchungsreihen basierenden Beobachtungen bei lokalen Pleuraempyemen oder eitrigen Peritonitiden lehren, daß kaum je von solchen Infektionsflächen aus Keime ins Blut eindringen, so sehen wir bei der Meningitis ja schon aus dem gelegentlich die Infektion begleitenden Exanthem, daß hier in Schüben eine Bakteriämie vorhanden gewesen sein muß. Sie scheint durch eine eigentümliche Verbundenheit der Hirnhäute mit den Sinus des Gehirns mit Hilfe von Arachnoidalzotten, den sog. PACHIONIschen Granulationen zustande zu kommen. Um so erklärlicher wird das bei starker Druckerhöhung. Es wäre also ein solcher Infektionsmodus, bei dem nicht die Meningitis als Teilerscheinung einer Sepsis in Frage kommt, den Sepsisformen zur Seite zu stellen, die wir als „Sepsis, ausgehend von Hohlorganen und Ausführungsgängen (Infektionen unter Druck oder Stauung)" in unsere Übersicht über die septischen Erkrankungen eingeordnet haben.

b) Im Rahmen dieser Abhandlung soll weniger auf diese Infektionsform eingegangen werden, als vielmehr auf die Meningokokkensepsis, bei welcher der *Sepsisherd an einer dem Gehirn entfernten Stelle* zu suchen ist.

Die beigegebenen Kurven werden zeigen, wie gerade das Krankheitsbild der Meningokokkensepsis klinisch sowohl wie — scheinbar wenigstens — pathologisch-anatomisch den Gedanken an eine sog. „kryptogenetische Sepsis" wachrufen könnte.

Bei der Meningokokkensepsis ist die Bakteriämie — abgesehen von der Meningokokkenendokarditis —, wie wir noch sehen werden, recht wenig ausgeprägt, gibt es doch sogar Fälle, bei denen man nur mit großer Mühe Meningokokken aus dem Blute züchten kann, während sich das klinische Bild einwandfrei als Sepsis darbietet.

Zum Teil ist hierbei die schwere Züchtbarkeit des Meningococcus schuld. Zweifellos ist aber auch die Menge der ins Blut eindringenden Keime im allgemeinen nicht sehr groß. Selten kann man den günstigen Moment für die Blutentnahme am Beginn des Fröstelns oder beim Fieberanstieg erwischen. Auf der Höhe des Fiebers oder am Ende des Schüttelfrostes sind die Bakterien schon zugrunde gegangen und nur ihre Toxine wirken sich noch aus.

Wir geben hier den Verlauf einer Meningokokkeninfektion wieder (Abb. 2):

Schon der erste Blick auf die Temperaturkurve läßt das Krankheitsbild nach Schüttelfrösten und unterbrochenem Fiebertyp als septisch ansprechen. Es fällt aber auf, daß sich das Fieber, trotz seiner tiefen Einschnitte, bei unserem Falle selten über 39,5° erhebt. Weiterhin muß betont werden, daß in den ersten Wochen das Allgemeinbefinden nur wenig getrübt war und keinerlei Symptome vorhanden waren, die ohne weiteres auf den Sepsisherd hingewiesen hätten. Die Patientin hatte eine erhebliche neuromuskuläre Schwäche, die Gelenke waren bei aktiven Bewegungen schmerzhaft, eigentliche Schwellungen waren vorhanden, aber nur sehr flüchtig.

Am 1. Krankheitstag trat ein ausgebreitetes flecktyphusartiges Exanthem auf, das Pigmentierungen noch 10 Tage lang deutlich hinterließ. Die an verschiedenen Tagen angelegten Blutkulturen waren negativ. Erst am 23. Krankheitstag erschienen vereinzelte Meningokokkenkolonien auf 2 Blutplatten, womit unsere Vermutungsdiagnose auf Meningokokkensepsis gesichert wurde.

Nachdem 4 Wochen lang weder Kopfschmerzen noch irgendwelche meningeale Reizerscheinungen vorhanden waren, stellten sich am 30. Krankheitstag starke Kopfschmerzen ein und das Krankheitsbild wurde ganz von einer Meningitis cerebrospinalis beherrscht. Es wurde nun fast täglich lumbalpunktiert und ein meningokokkenhaltiger eitriger Liquor

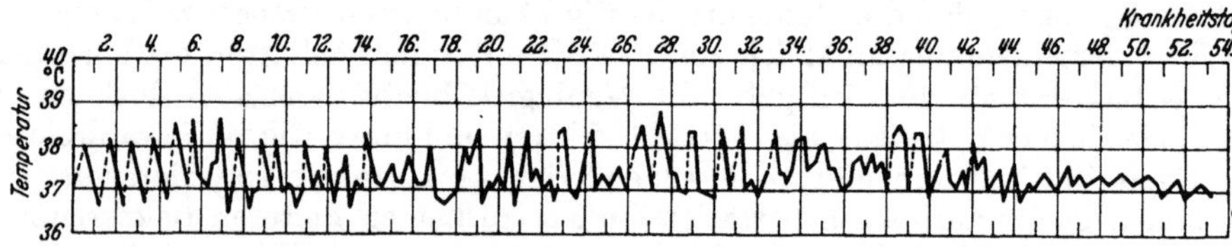

Abb. 2. Meningokokkensepsis.

unter Druck abgelassen. Vom 41. Krankheitstag an wurde der Liquor wieder klar und die Krankheitserscheinungen gingen zurück. Das Fieber fiel ganz ab und die Patientin konnte beschwerdefrei entlassen werden.

Fälle von Meningokokkensepsis, bei denen sich erst wochenlang nach Beginn der Erkrankung eine Meningitis metastatisch hinzugesellte, sind keineswegs selten.

Gulland beobachtete z. B. noch nach 4 Monaten eine Meningitis. Es kommt aber auch vor, daß im ganzen klinischen Bilde niemals eine Meningitis auftritt. Nach Weindel verliefen bei 63 Fällen, die er aus der Weltliteratur zusammengestellt hat, 26 Fälle (41%) ohne und 37 Fälle (59%) mit Meningitis. Bei 8 Fällen kam es zu Endokarditis und bei 6 Fällen zu Nierenmetastasen.

Wir sehen also auch hier wieder die *Metastasenarmut* bei dieser Sepsisform bestätigt, wie dies neuerdings von Strahl (bei Hegler), Fridemann und Deicher 1926, aber schon früher auch aus den zahlreichen Veröffentlichungen, aus der Zeit des 1. Weltkrieges (Bittorf, Gruber, Pick, Schwenk, Schlesinger, Umber, Zeissler und Riedel) und vorher von Gwyn, Radmann, Achard, Grenet, Lenhartz, Liebermeister, Schottmüller, Jochmann u. a. hervorgeht. Dieser Umstand und der *schleichende*, trotz seines Fiebers relativ *milde*, farblose Verlauf der Erkrankung, die oft nach sehr langer Zeit doch noch in seltenen Fällen zur spontanen Ausheilung kommt, macht die Diagnose nicht leicht und gibt zu Verwechslungen Anlaß.

Friedemann und Deicher haben von einem Lentatyp gesprochen, und in der Tat ähnelt das Bild anfangs dem anderer schleichend verlaufender Sepsisformen wie dem der Endocarditis lenta, der Cholangitis recidivans chronica u. a. Aber bei diesen Erkrankungen kommt es doch bald zu einem mehr oder weniger scharf umrissenen Symptomenkomplex, aus dem Embolien, ein Herzbefund, ein Ikterus usw. hervorragen, die die Diagnose klären. Um so mehr müssen wir versuchen, aus den Hauptsymptomen der Meningokokkensepsis Schlüsse zu ziehen (Abb. 2 und 3).

Die *Gelenkerscheinungen* sind hier — ähnlich wie bei der Sepsis durch hämolytische Streptokokken — meist flüchtig, jedoch werden auch Vereiterungen gelegentlich gesehen. CHIARI glaubte, daß, wie bei der Gonokokkensepsis, der monoartikulare Charakter überwiege. Wir können uns dieser Ansicht nicht ganz anschließen. Bei unseren Fällen war doch der *polyarticuläre* Typ vorherrschend, wenn auch die Kniegelenke bevorzugt waren. Nach unseren Erfahrungen ist die Prognose der Wiederherstellung der befallenen Gelenke günstiger als bei der gonorrhoischen Arthritis.

Bei einer Patientin, bei der eine Gonorrhoe nicht in Frage kam, entwickelte sich unter Schüttelfrost das Krankheitsbild einer ausgesprochenen Polyarthritis. Starke Kreuzschmerzen und das völlige Versagen der Salicyltherapie, 3 weitere Schüttelfröste bei tiefen Temperatureinschnitten, ein flecktyphusartiges Exanthem und schließlich das Persistieren einer Kniegelenkentzündung, während die anderen Gelenkschmerzen zurückgingen, ließen an eine bakterielle Infektion denken. Die Kniegelenkpunktion ergab ein leukocytenreiches Exsudat mit sehr spärlichen, meist intracellulären gramnegativen Diplokokken. Bei Weiterzüchtung erwiesen sich diese als Meningokokken. Der Stamm wuchs schließlich in vielen Generationen mühelos auf Blutagarplatten. Die Erkrankung ging bei symptomatischer Therapie nach $3^1/_2$wöchiger Dauer in völlige Heilung aus.

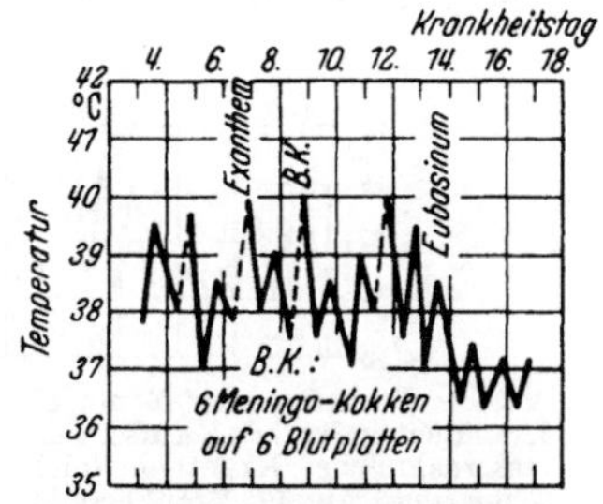

Abb. 3. Fall 4. 25jähriger Patient ohne Meningitis. Organbefund o. B. Allgemeinbefinden nur während den milden Schüttelfrösten getrübt. Kein Lokalbefund. Exanthem flecktyphusartig, auch an den Handflächen.

Wesentlich wichtiger, auch hinsichtlich der klärenden Diagnose, ist das *Exanthem* bei der Meningokokkensepsis. Fast übereinstimmend ist schon von den früheren Autoren, besonders von ZEISSLER-RIEDEL, die Ähnlichkeit mit dem *Flecktyphusexanthem* festgestellt worden. In der Tat dürfte es schwer fallen, zur Zeit von Flecktyphusepidemien eine Unterscheidung nach dem makroskopischen Bilde zu machen. Manchmal kann nur die histologische Untersuchung nähere Aufklärung bringen. Wenn zwar auch hier wie bei der Fleckfieberroseola Arterien bzw. Arterioli betroffen sind, so ist im Gegensatz zu ihr — bei der es sich immerhin mehr um nekrotische, auf umschriebene Teile der Wandschicht und des Gefäßumfanges beschränkte Prozesse handelt — bei dem Meningokokkenexanthem der exsudative Charakter vorherrschend. Er äußert sich im leichteren Erythrocyten- und Leukocytenaustritt (PICK).

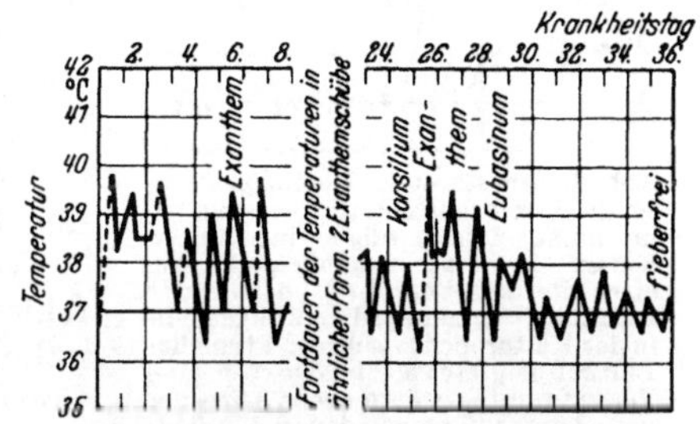

Abb. 4. 17jähriges Mädchen. Anfangsdiagnose: Verdacht auf Röteln. Pharyngitis. Koryza. Am 6. Krankheitstag sehr starke Kopfschmerzen, „scharlachartiges" Exanthem, das nach 2 Tagen angeblich wieder verschwand. In den nächsten Tagen, trotz hohen Fiebers, wieder gutes Allgemeinbefinden. Am 26. Krankheitstag (im Konsilium) flecktyphusartiges Exanthem. Blutkultur negativ. Auf Weil-Felix keine Agglutination. Ausschließungsdiagnose nach dem klinischen Verlauf entsprechend dem prompten Erfolg durch Eubasinum: Meningokokkensepsis.

Im übrigen kann das Hautbild, vor allem bei den endokarditischen Formen, recht *bunt* sein. Auf S. 1010 ff wurde darauf hingewiesen.

Die relative Metastasenarmut bei der in Rede stehenden Sepsis erklärt sich daraus, daß die Ablagerung bzw. die Weiterkeimung der Meningokokken bei Bakteriämien nur auf bestimmt *bevorzugte* Organe beschränkt bleibt.

Während es z. B. bei akuten Allgemeininfektionen — auch nicht septischer Natur — gelingt, die das Grundleiden verursachenden Bakterien auch aus dem Hoden mittels Kultur zu gewinnen, vermißte HARTWIG bei 7 Fällen von Meningokokkenmeningitis die Keime in jedem Falle, während er sie bei 8 Infektionen durch Streptokokken 8mal, bei 6 durch Staphylokokken 6mal, bei 41 Pneumokokkeninfektionen 21mal nachweisen konnte.

Um so größer ist die Neigung des Meningococcus zur Lokalisation an Gehirnhäuten und am Rückenmark. Aber wie unsere Fälle lehren, braucht es sich nicht immer um ausgedehnte Prozesse zu handeln. Es können jedoch auch die cerebralen

Zeichen allgemeiner Natur, wie Kopfschmerzen, leichte Benommenheit oder Verwirrtheit, träger Ablauf der Geistesfunktionen, Unruhe, Hypersensibilität, schon Symptome einer Keimablagerung sein, auch wenn typischere Meningitiszeichen fehlen. Nur zu oft sind hierbei bereits bakterielle capilläre Embolien im Gehirn und seinen Häuten schuld. Solange die Keime in einzelnen Herden lokalisiert

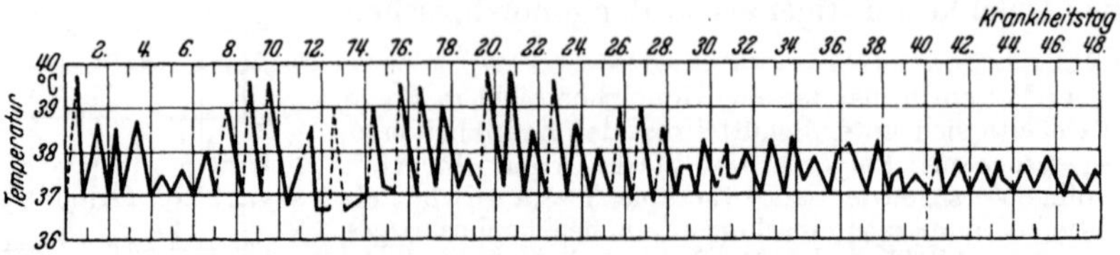

Abb. 5. Lentaform der Meningokokkensepsis (ohne Meningitis). Beginn mit Schüttelfrost. Dann allgemeines Krankheitsgefühl, das Aufsein nicht behindert. Zu Bett erst vom 8. Krankheitstag ab. Am 13. Krankheitstag masernähnliches Exanthem (nicht im Gesicht), Hautblutungen. Täglich milde Schüttelfröste. Keine Kopfschmerzen. Am 17. Krankheitstag Blutkultur negativ. 21. Krankheitstag im Rachenabstrich Meningokokken fast in Reinkultur. In der Umgebung des Patienten keine Meningitis. Außer mäßigen Kreuzschmerzen und leichteren polyartikulären Beschwerden kein verwertbarer Organbefund. Ab 23. Krankheitstag schleichender Verlauf, Ausheilung.

sind und nicht in den allgemeinen Saftstrom des Liquors übertreten, muß der Ausfall der bakteriologischen Untersuchung des Liquors negativ sein. Aus dieser zwar disseminierten, aber immerhin circumscripten Meningitis, bei denen nur mikroskopisch kleine Entzündungsherde vorhanden sind (s. bei SCHOTTMÜLLER-BINGOLD), kann sich gerade bei der Meningokokkeninfektion sehr rasch eine Meningitis diffusa entwickeln. Jedenfalls haben wir uns bei der Meningokokkensepsis viele sog. funktionelle und somatische Symptome von seiten des Nervensystems im klinischen Bilde durch Häufung der mikroskopisch kleinen Meningokokkenembolien zu erklären. Das gleiche ist bei den Sepsisfällen durch die anderen Eitererreger der Fall.

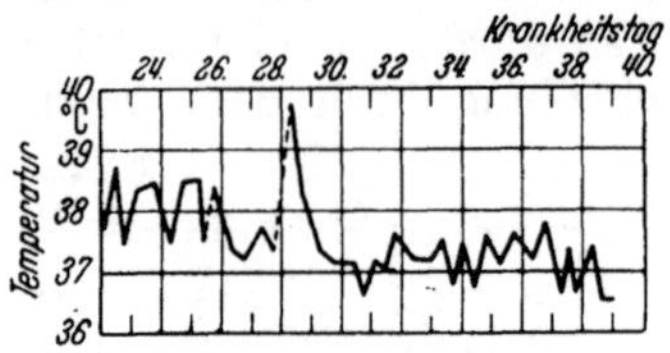

Abb. 6. Lentaform der Meningokokkensepsis (Kurvenausschnitt). Ausgang unbestimmt. Zähne? Allgemeines Krankheitsgefühl ohne Organbefund. Aus einer eiternden Zahnfistel im Ausstrich massenhaft gramnegative Kokken, die in der Kultur nicht wachsen. Einmalige Blutkultur ergibt Meningokokken. Der Verlauf war folgendermaßen: 3 Wochen vor Klinikaufnahme dauernd leichte Temperaturen um 38°. Morgens nur 37°. Temperaturanstieg fast täglich unter Frösteln. Appetit sehr schlecht. Gewichtsabnahme. Am 24. Krankheitstag Exanthem Hautblutungen. Zeitweise starke Schweißausbrüche. Keine Schmerzen. Einige Tage lang leichtes Nasenbluten. Dauerheilung.

Während hier also der Hinweis auf eine Infektion der Meningen schon durch Symptome nahegelegt wird, ist die Auffindung eines Infektionsherdes wesentlich schwerer, wenn die Keimablagerung im Knochenmark vor sich ging (S. 977).

Die Infektion im Knochenmark ist besonders dadurch als Sepsisherd stigmatisiert, weil der phlegmonöse Markabsceß sich ähnlich wie die tuberkulöse Lungenkaverne nicht zusammenziehen kann. Die Wand bleibt starr und wenn sie sich nicht in Form größerer Sequester abstößt, so wird die eitrige Entzündung lange unterhalten, weil eine Resorption kaum möglich ist. Eine besondere Eigentümlichkeit liegt bei der osteomyelitischen Sepsis noch insofern vor, als sie zwar vorübergehend für kürzere oder längere Zeit — sogar für Jahre — zur Ruhe kommen, aber auch nach scheinbarer Heilung wieder aufflackern kann. Zudem ist das sich bildende und die osteomyelitischen Höhlen auskleidende Granulationsgewebe sehr gefäßreich, so daß ein Einbruch der Keime in diese Gefäße leichter stattfindet und in akuten Schüben zu Bakteriämien und eitrigen Metastasen Veranlassung geben kann.

Der histologische Befund im Knochenmark bei der Obduktion zeigt bei Keimablagerung wohl die Anfangsbilder der Infektion, wie sie sich dann weiter entwickeln konnten, entzieht sich unserer Kenntnis und der Tierversuch gibt nur bedingt Aufschluß, da hier viel größere Bakterienmengen auf einmal injiziert werden müssen, um eine Infektion zur Auswirkung zu bringen. Zur Markinfektion kommt es besonders bei Kriegsverwundung.

Seit E. FRAENKEL 1894 auf die Anwesenheit von Typhusbacillen im Knochenmark (im Zusammenhang mit der QUINCKEschen Spondylitis typhosa) hingewiesen hat, ließen weitere bakteriologische Untersuchungen in seinem Institut erkennen, daß bei akuten Infektionskrankheiten das Knochenmark stets zu den Abfang- und Vermittlungsstätten der im Blut kreisenden Bakterien gehört.

HARTWIG hat als Schüler EUGEN FRAENKELs unter 43 Streptokokkensepsisfällen 39mal die Keime bei der Obduktion auch im Knochenmark des Oberschenkels nachweisen können.

Die histologischen Schnitte erwiesen nun, daß weitgehende Unterschiede in den Veränderungen bestehen, welche die verschiedenen Bakterienarten im Knochenmark auslösen. Unter dem Einfluß von Pneumokokken kommt es nur selten zu Blutextravasaten, während die hämolytischen Streptokokken zu Nekrosen und Blutungen Veranlassung geben. Interessant erscheint auch die Feststellung, daß die Gasbacillen ebenfalls unzweifelhaft intravitale Gewebsveränderungen verursachten, diese bestanden in 2 Fällen in blutig-seröser Exsudation.

Theoretisch müßte man demgegenüber die durch Eitererreger bedingte Osteomyelitis viel häufiger erwarten, als sie in Wirklichkeit vorkommt. Es müßten also wohl zu der bakteriellen Genese öfters noch weitere Ursachen hinzutreten, welche die Veranlassung zur Knochenvereiterung geben. Das nächstliegende, ein Trauma, wird beim Zustandekommen einer Osteomyelitis allerdings im allgemeinen überschätzt. 20000 Verletzungen jugendlicher Menschen werden jährlich als Unfallfolgen angemeldet (HAEHNER) und doch finden sich unter diesen kaum 15—20 Osteomyelitisfälle!

Vielleicht hängt dies mit besonderen Abwehrkräften zusammen. BORDASCH zeigte in Tierversuchen, die er zur Klärung der Pathogenese der Osteomyelitis anstellte, daß ein stumpfes *Trauma* gegen den Schaft eines langen Röhrenknochens am Orte der Einwirkung eher eine erhebliche und lang andauernde Steigerung der Bactericidie des Knochenmarks bewirkt. Ein Markhämaton kommt bei leichten und mittelschweren Traumen nicht vor. Wo es auftritt, bleibt die Bactericidie des Knochenmarks unbeeinflußt. Nach starken Blutverlusten im sog. Wiederaufbaustadium entfaltet das Knochenmark eine außerordentlich starke bakterientötende Kraft, die bereits nach wenigen Stunden einsetzt und am 4. Tage maximal ist. Sie ist wesentlich stärker als nach einem Trauma und zwanzigmal so stark wie die des normalen Marks. Bei hochgradiger Unterernährung und im Hunger tritt eine noch stärkere Steigerung der Knochenmarksbactericidie ein.

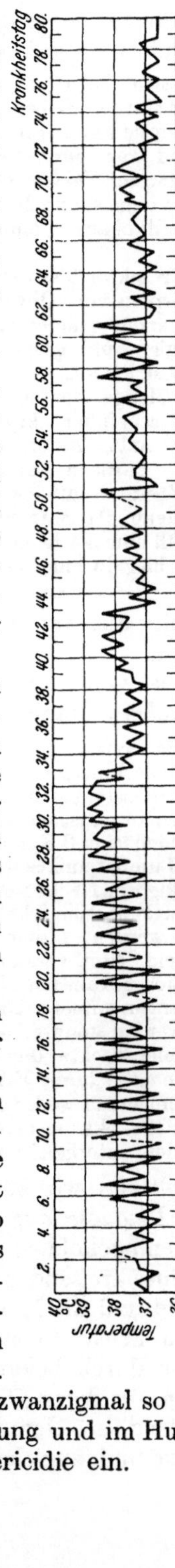

Abb. 7. Einige Tage vor der Erkrankung leichte Angina (Temperatur bis 37,3°). Beginn jetzt mit Schüttelfrost und Gelenkschmerzen, gynäkologisch einwandfreier negativer Befund. Am 10. Krankheitstag bei negativem Organbefund Blutkultur (im Schüttelfrost?). Zwei Meningokokkenkolonien auf einer von 10 Blutagarplatten. Weitere 2 Blutkulturen am anderen Tage negativ. Am 24. Krankheitstag Aufschießen eines flecktyphusartigen Exanthems, das nach 4 Tagen abblaßt. Nach weiteren 20 Tagen neuer Exanthemschub, nun mit Hautblutungen einhergehend. Keine Kopfschmerzen, jedoch dauernd Kreuzschmerzen ohne bestimmte Lokalisation. Heilung.

Wir haben auf S. 977 auf die Verhältnisse im Wirbelmark hingewiesen. Einige unserer Fälle ließen uns daran denken, daß der Ausbruch der Meningokokkensepsis ausschließlich auf einen osteomyelitischen Herd zurückzuführen war. Wir hegen sogar die Vermutung, daß von ihm aus häufiger eine sekundäre aufsteigende Cerebralspinalmeningitis zustande kommen kann.

Ein Patient hatte vor der Klinikbehandlung schon 3 Wochen lang eine mit 3 Schüttelfrösten und starken Fieberschwankungen einhergehende Erkrankung, die unter der Allgemeindiagnose Sepsis ging. Ein Ausgangsherd war zu Lebzeiten nicht festzustellen. Der Krankheitszustand war sehr schwer. Drei Tage nach der Überführung in die Klinik starb der Patient unter den Zeichen der Herzinsuffizienz. Eine Blutkultur war negativ. Die Obduktion ergab einen ungewöhnlich dürftigen Befund. Außer einer fortgeschrittenen, fettigen Degeneration des Myokards konnten weder ein Sepsisherd noch metastatische Herde festgestellt werden.

Herr Prosektor THOREL nahm auf meinen Wunsch eine Untersuchung des Markes von 2 Wirbelkörpern vor. Obwohl es zu Lebzeiten des Patienten zu keinerlei bemerkenswerteren Kreuzschmerzen gekommen war, fanden sich im Mark an zahlreichen Stellen Nekrosen, Hämorrhagien und größere und kleinere Leukocytenanhäufungen. Überraschenderweise war im Abstrich des Markes auf feuchten Traubenzucker-Menschenblut-Agarplatten eine ungeheure Menge Meningokokken gewachsen. Die Milz erwies sich als keimfrei. Nunmehr konnte die scheinbar „kryptogenetische Sepsis" ätiologisch und genetisch erklärt werden. Der Patient hatte in der Vorgeschichte nach einem Nasenkatarrh 3 Tage lang heftige Kopfschmerzen. Darnach war er 8 Tage vollkommen gesund, bis unter Schüttelfrost sich der septische Zustand entwickelte.

Eine Meningitis war nach dem Obduktionsbefund nicht mehr feststellbar. Die Möglichkeit, daß eine solche bestanden hat, ist nicht abzulehnen, doch ist der Sepsisherd meines Erachtens hier in einer *sekundären Keimablagerung und -entwicklung in den Wirbelkörpern* zu suchen.

Von hier aus war es zu Bakteriämien bzw. zu den gehäuften Schüttelfrösten gekommen.

Daß es von der Wirbelkörperinfektion her zu *Epiduralabscessen durch Meningokokken* kommen kann, zeigte folgender Fall.

Eine Bauersfrau bekam nach längerer Feldarbeit nachts starke Kreuzschmerzen und Fieber. Kopfschmerzen waren nicht vorhanden, obgleich in den nächsten Tagen die Temperatur unter Frösteln sich zwischen 37° und 40° erhob. Die genaue körperliche Untersuchung ließ jeglichen organischen krankhaften Befund vermissen. Die Blutkultur war einmal negativ, einmal fanden sich 3 Kolonien gramnegativer Kokken, die bei Weiterzüchtung nicht mehr wuchsen. Lumbalpunktion: negativer Befund nach jeder Richtung. Das Nervensystem erwies sich als völlig frei, Nackensteifigkeit und Kernig bestanden nicht. Am 14. Krankheitstag konnte zum ersten Male eine lokalisierte Druckempfindlichkeit in der Gegend des 3. Lendenwirbels festgestellt werden. Liquor bei der Punktion nicht zu bekommen, jedoch war die Nadel mit dickflüssigem Eiter verstopft. Der Kulturausstrich ergab Meningokokken. Bei der Occipitalpunktion bekam man klaren, sterilen Liquor. Es wurde daher von uns eine extradurale Eiterung angenommen. Die Patientin kam ad exitum, bevor ein operativer Eingriff unternommen werden konnte.

Auch hier deckte die Obduktion einen kleinen spondylitischen Meningokokkenabsceß auf, der die extradurale Eiterung verursachte. Ein Einbruch in die Meningen war nicht vorhanden, demgemäß weder eine spinale noch cerebrale Meningitis. Der Sepsisherd bestand in einer Meningokokkenosteomyelitis im Wirbelkörper, die zur Perimeningitis geführt und Bakteriämien unterhalten hat.

Überblicken wir zusammenfassend unsere Fälle, so ergibt sich folgendes:

Eine *Diagnose auf Meningokokkensepsis* ist gesichert, wenn in der Blutkultur Meningokokken aufkeimen. Zu bedenken ist dabei jedoch, daß die Zahl der im Blute kreisenden Keime im allgemeinen geringer ist als bei anderen Sepsisfällen, und daß die Meningokokken leicht zugrunde gehen. Läßt also die Blutkultur im Stich, so läßt Anamnese und klinisches Syndrom doch meist die Sepsisfälle durch bekanntere Erreger unschwer von der Meningokokkensepsis abgrenzen, für deren Diagnose oft weniger ein positiver als ein negativer Befund entscheidend ist. Gerade die Metastasenarmut, das Fehlen einer bestimmteren Anamnese und zugleich einer sinnfälligen Eintritts- oder Entwicklungsstätte bei einer länger dauernden septischen Erkrankung, die in vielen Fällen trotz höherer Temperaturen den Patienten weniger in seinem Befinden beeinträchtigt als andere fieberhafte Erkrankungen, muß in uns den Gedanken an eine Meningokokkensepsis wachrufen. Erfolgt noch dazu ein flecktyphusartiges Exanthen, evtl. in Schüben, so müssen wir bestrebt sein, unter entsprechenden Vorsichtsmaßnahmen die Diagnose bakteriologisch zu erhärten. Andere Symptome (Milztumor, Blutbild) sind hier nicht mehr verwertbar als bei anderen septischen Erkrankungen.

Diese speziellere Diagnose ist wegen der einzuschlagenden Therapie außerordentlich wichtig; während auch eine mit Bakteriämie einhergehende Meningitis durch Lumbalpunktion zu beeinflussen ist, kann unter Umständen bei einem osteomyelitischen Herd ein chirurgischer Eingriff nötig werden. Dieser wäre bei dem von uns beschriebenen Fall von Pachymeningitis spinalis zu erörtern gewesen.

Vereiternde Gelenkhöhlen als Sepsisherde. Im ersten Weltkrieg konnten wir häufig in Feldlazaretten vereiternde Kniegelenke beobachten, bei denen bei Schüttelfrösten Staphylokokken und Pyocyaneusbacillen gezüchtet werden konnten. Im Frieden wird man seltener Gelegenheit haben, Arthritiden zu beobachten, bei denen Keime in die Blutbahn eindringen. Immerhin zeigt gerade der therapeutische Erfolg, den mitunter die chirurgische Eröffnung des Gelenkes bringt, daß auch hier die Bakteriämie nur so lange unterhalten wird, solange die infizierte Gelenkhöhle unter Druck stand. Gelegentlich wird die Arthritis, die Gelenkphlegmone zum sekundären Sepsisherd. Die auf dem Blutweg entstandene *Fernmetastase* entwickelt sich manchmal aus einer lokalisierten Streptokokkeninfektion. Eine einmalige, oft nur initiale Bakteriämie (aus einer Angina) läßt Keime im Gelenk haften. Im Anfang dürfte es sich vorwiegend um eine Toxinwirkung der im Gelenk befindlichen Mikroorganismen handeln. Wenn es zur „Zerfaserung kommt, dringen Eiterzellen von der Oberfläche her in den Knorpel ein" (ZIEGLER), wodurch es bald zu Nekrosen des Gelenkknorpels und damit zur Verschmälerung der Knorpelzone kommt. Aus dem Hydrops entwickelt sich dann eine serös-fibrinöse Entzündung, das Empyem, schließlich unter Umständen die phlegmonöse Arthritis.

Besonders bei der *lymphangitischen* Streptokokkensepsis finden sich die Gelenkmetastasen zu 30% (doppelt so häufig als bei den Staphylokokkenfällen!). Sie bevorzugen so gut wie immer die größeren Gelenke, während die kleinen — im Gegensatz zur rheumatischen Polyarthritis — verschont bleiben. Die Bakterien haften zwar ursprünglich meist im Gefäß-Bindegewebsapparat des Gelenkes, also in Synovialmembran und Gelenkkapsel, doch braucht die Metastasierung nicht primär das Gelenk zu betreffen. Oft dringen die Bakterien von der Nachbarschaft aus in die Gelenkhöhle ein, z. B. von gelenknahe gelegenen osteomyelitischen Herden oder Muskelabscessen. Hier sind auch Eiterungen im Gebiete der Schleimbeutel und Sehnenscheiden, sowie Abscesse im paraartikulären Zellgewebe zu nennen.

Selten bleiben eben die entzündlichen Infiltrationen auf die Synovialis beschränkt, sondern greifen auf die Umgebung des Gelenkes über, bis es zur Totalvereiterung (Kapselphlegmone) kommt.

Zähne in ihrer Bedeutung als Sepsisherd. Daß Keime von Zahnextraktionen schwere Krankheitserscheinungen auslösen können, kann man ebenso beim Kind wie beim Erwachsenen beobachten. Die Bakterienmenge bei Keimverschleppungen ist im allgemeinen nur so spärlich, daß dieser Vorgang in der Regel ohne merkbare subjektive oder objektive Erscheinungen bleibt. Man wird die Zahninfektion keinesfalls immer als harmlos auffassen dürfen und wird zu ihrer Bekämpfung herausgefordert, wenn man auch bei Auftreten schwacher oder stärkerer Symptome noch nicht von einem septischen Zustand zu sprechen braucht. Gerade die Ansichten von der fokalen Infektion beweisen so recht, welche Verwirrung auf dem Gebiete der Sepsis herrscht. Die Autoren auf der einen Seite sprechen von septischer Infektion (Oralsepsis), wenn nur Störungen des Allgemeinbefindens durch einen kleinen Infektionsherd vorhanden sind, die anderen sprechen nur das terminale Stadium einer „septischen Erkrankung" als Sepsis an.

Glücklicherweise werden Blut und Gewebe so gut wie immer mit abgelagerten Keimen fertig. Aber wenn es das Schicksal will, kann es natürlich auch einmal zu einer Endocarditis septica kommen; über Fälle dieser Art haben wir in früheren Veröffentlichungen berichtet. Zu diesen Krankengeschichten könnten wir neue hinzufügen. Recht anschaulich zeigt folgende Beobachtung,

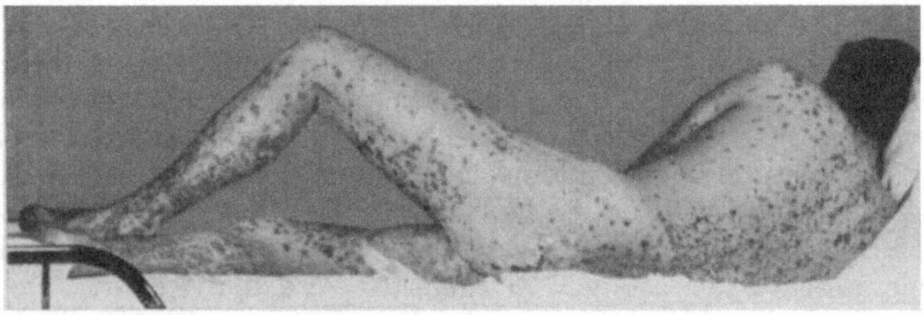

Abb. 8. Einmalige Staphylokokkenbakteriämie anläßlich einer vereiternden Zahnwurzelbehandlung. Körper übersät mit Staphylokokkenmetastasen, Hämorrhagien und Eiterpusteln. Tags darauf Fieberfreiheit, Wohlbefinden. Zahnextraktion, nach 14 Tagen wieder Schüttelfrost. Derselbe Bakterienschub, dieselben Hautmetastasen. Nach 2 Tagen rektionslose Heilung.

wie auch nach einer Zahnextraktion eine massige Keimausschwemmung ins Blut erfolgen kann.

Bei einem Patienten wird vom Dentisten eine Lokalanästhesie vorgenommen. Kurz nachher erkrankt der Patient an einem lang dauernden Schüttelfrost und nach wenigen Stunden schießen überall auf der Haut Staphylokokkenmetastasen auf, nach einigen Tagen sinkt die Temperatur langsam ab und die aknepustelartigen Metastasen auf der Haut gehen fast völlig zurück. Es wird erst 14 Tage später nach einem reaktionslosen Verlauf dann bei uns im Krankenhaus vom Zahnarzt wieder eine Extraktion vorgenommen und im Anschluß daran wiederholt sich dasselbe Spiel. Auch die zweite Aufnahme ergibt die ungeheure Ausstreuung von Keimen in die Haut wieder.

Diese von uns seit vielen Jahren gemachte Beobachtung der Möglichkeit einer Keimstreuung nach Zahnextraktion findet neuerdings ihre Bestätigung in einer Arbeit von MC ENTEGART, M. G. und PORTERFIELD.

Blutkulturen, die von 200 Kranken unmittelbar nach Zahnextraktionen in Allgemeinnarkose entnommen waren, zeigten, daß in 54% der Fälle eine Streptokokkenbakteriämie bestand. Das Auftreten der Bakteriämie hing nicht von dem Grad der Verkeimung des Mundes ab, sondern ausschließlich von der Größe des Eingriffs (Zahl der extrahierten Zähne und der Dauer der Operation). Außer Streptokokken konnten in einigen Fällen (6%) diphtheroide Keime und obligat anaerobe gramnegative Kokken (Veillonella aerogenes) gezüchtet werden. Quantitativ erwies sich die Bakteriämie in jedem Falle als gering. 29 Kranken wurde vor der Zahnextraktion eine Suspension eines nicht pathogenen Keimes (Chromobact. prodigiosum) auf die Mundschleimhaut aufgetragen. Auch hier konnten in 12 Fällen diese Keime nach der Extraktion wieder aus dem Blute gezüchtet werden. Diese Befunde könnten demnach im Einklang mit unseren Erfahrungen bei fieberhaften Aborten direkt nach Wehen bzw. nach aktiver oder passiver Entfernung infektiösen Uterusinhaltes stehen.

Bei einer anderen Patientin heilte der hochfieberhafte septische Zustand in dem Moment ab, als eine zu scharf angezogene Korrektionsspange nicht mehr einen Druck auf das mit hämolytischen Streptokokken besetzte ulcerierte Zahnfleisch ausübte.

Schließlich sei hier noch eine Meningokokkensepsis angefügt, bei der die Meningokokken lediglich in der Wundhöhle des Zahnes festzustellen waren, während Tonsillen und Nebenhöhlen Meningokokken nicht berherbergten. Hier mußte notgedrungen der Zahn als Eintrittsstelle und als auswirkender Herd für den septischen Zustand angeschuldigt werden. Bei einem anderen Fall scheint eine Anaerobier-Bakteriämie wiederholt von einer Zahncyste ausgegangen zu sein:

Die Patientin begann beim Kartoffellesen plötzlich zu frieren. Als nach 3 Tagen sie sich immer noch sehr müde, appetitlos und kraftlos fühlte, und ein Ausschlag mit großen roten Flecken über den ganzen Körper auftrat, ging sie zum Arzt, der sie, da hohes Fieber bestand, zu uns in die Klinik am 19. 10. 48 einwies.

Wie die Anamnese ergab, bestand bei der Patientin ein merkwürdiges Erythem am Stamm und an den Armen, das nach einigen Tagen wieder verschwand und dann am 16. 10. 48 generell (masernähnlich) wieder auftrat. Während der Zeit vom 6.—19. 10. 48 bestanden wohl septische Temperaturen mit Schüttelfrösten, deren Ursache zuerst nicht geklärt werden konnte. Trotz Gaben von Sulfonamiden und Penicillin (2 Mill. E) keine Besserung (Leukopenie von 3200). Agglutinationen nach verschiedener Richtung und serologische Reaktionen auf Lues waren negativ.

In den ersten 3 Tagen hatte die Patientin auch in der Klinik Fieber bis zu 40°. Gleich zu Anfang trat als Komplikation nach Schüttelfrost eine Harnverhaltung auf, die durch Katheterisierung und heiße Leibwickel wieder behoben werden konnte. Auf der Suche nach dem Ausgangsherd fand sich weder an den Nebenhöhlen, der Lunge, noch im Bereich des Genitale ein krankhafter Befund, wohl aber eine zunehmend große Cyste an der Wurzel des 2. rechten oberen Schneidezahnes. Der Zustand beruhigte sich spontan, die Patientin hatte nach 14 Tagen aber wieder eine Fieberzacke von 40°, die am nächsten Tag auf 38° und am übernächsten wieder auf 40° anstieg, um am 3. Tag zur Norm abzufallen. Eine Blutaussaat ergab keinen positiven pathologischen Befund. Leider wurde nicht unter Anaerobierverhältnissen gezüchtet. Die inzwischen eingetroffenen Agglutinationen auf Paratyphus und Bang waren negativ. Nach der Zahnextraktion fand sich in der Cyste massenhaft (lediglich Anaerobier enthaltender) stinkender Eiter. Seitdem kein Fieber mehr. Patientin wurde als geheilt entlassen.

WASSMUND glaubt, daß es gelegentlich auch von Pulpaeiterungen aus zu einer Thrombophlebitis der Pulpacapillaren kommen kann, die freilich kaum je weiterschreitet. Nicht ganz ausgeschlossen ist, daß auch von einer Zahninfektion eine metastatische Endocarditis septica hervorgerufen wird, die dann als eigentlicher Sepsisherd im Vordergrund zu stehen scheint.

II. Der Sepsisherd in den Venen.

Ausgangsstelle der thrombophlebitischen Sepsis: 1. Puerperaler *Uterus* mit seinem ausgedehnten Venengeflecht, Gebiet der Vena uterina, ovarica, hypogastrica usw.

2. *Angina*, Infektion der Halsvenen, von der Vena tonsillaris aus über Vena pharyngea ascendens zur Vena facialis und jugularis.

3. Infektion im Quellgebiet der *Pfortader* (Pylephlebitis) z. B. nach Appendicitis, Rectum- und Magencarcinom usw.).

4. *Otogene* Infektion (Sinusinfektion nach Otitis media).

5. *Furunkel* an Weichteilen, besonders im Gesicht. V. facialis und ihre Verzweigungen.

6. *Periphere Venenentzündungen* (Varixknoten, Ulcus cruris usw.). Erreger: bei 1=6: außer Staphylokokken und Streptokokken häufig auch Anaerobier. Bei 3. vor allem pathogene Darmbakterien. Bei 5. vorwiegend aerobe Staphylokokken und Streptokokken. Bei 4. nicht selten Streptococcus mucosus, pyocyaneus u. a.

7. Arbeiten (NATHAN) aus dem WOHLWILL'schen Institut haben überzeugend festgestellt, daß als sekundär thrombophlebitischer Herd auch eine *Phlebitis einer Lungenvene* (z. B. von einem Infarkt oder Absceß aus) auftreten kann, von der aus dann Keime in den großen Kreislauf ausgestreut werden können.

8. *Plexus prostaticus*, nach eitriger Prostatitis (Staphylokokken).

9. Sepsis von einer *Nabelvenenthrombophlebitis* bei Neugeborenen.

Man möchte meinen, daß die Wand von Blutgefäßen benachbarten Infektionen ein besseres Wehr entgegensetzt, als ein anderes Gewebe. Dies ist bei Arterien nun tatsächlich der Fall im Gegensatz zu den Venen, die durch ihre prinzipiell anders geartete Struktur und funktionelle Eigentümlichkeit in besonderem Maße zur Beteiligung an Infektionen disponiert sind. Die Bereitschaft zur Thrombophlebitis ist aber noch ebenso in ein gewisses Dunkel gehüllt, wie die Ätiologie einer *blanden* Thrombose.

Was deren Entstehung betrifft, so stoßen immer noch verschiedene Auffassungen aufeinander: Einmal der rein funktionelle und *physikalisch*-mechanische Erklärungsversuch (gestörte Strömungsverhältnisse, Gefäßwandschädigungen gröberer Art), andererseits eine mehr *chemisch* veränderte Zusammensetzung des Blutes (Absonderung gerinnungsfähiger Stoffe oder von Endothelien) und schließlich der einer *infektiösen indirekten* Einwirkung.

Da unsere bekannten Keime nicht — wie bei der septischen Thrombophlebitis — direkt die Venenwand durchbrechen, könnte man annehmen, daß es sich um

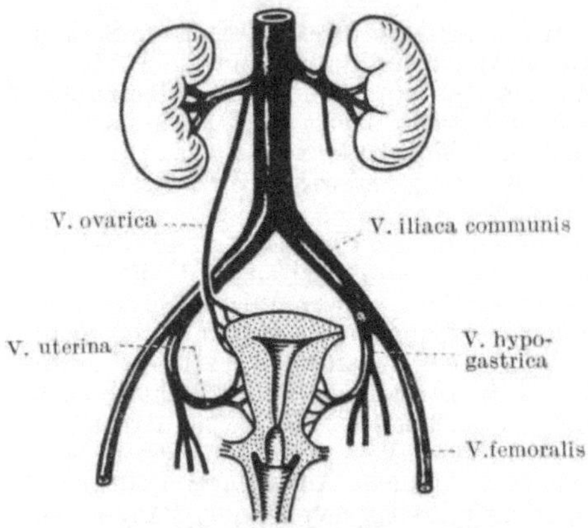

Abb. 9. Uterines Venengebiet.

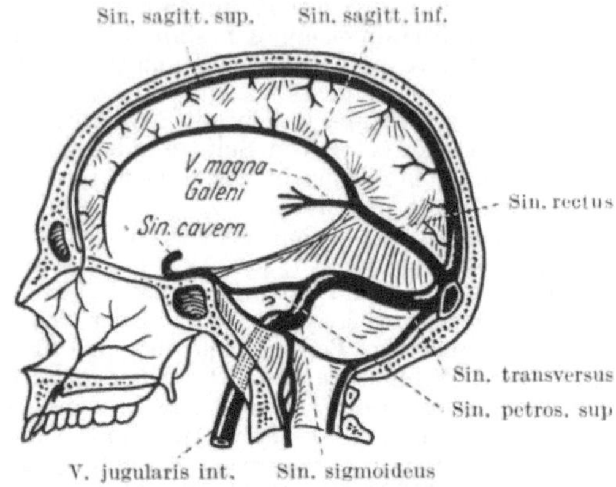

Abb. 10. Infektionsweg in den Venen nach Otitis.

eine reine Fremdkörperchenwirkung (Gerinnungsthromben) handelt, die ja tatsächlich auch durch andere corpusculäre Elemente erzielt wird.

Im allgemeinen gilt freilich auch hier, daß die experimentellen Versuche stets unter zu massiven Eingriffen durchgeführt werden mußten und daher auch nur bedingt vergleichbar mit dem biologischen Geschehen beim Menschen sind.

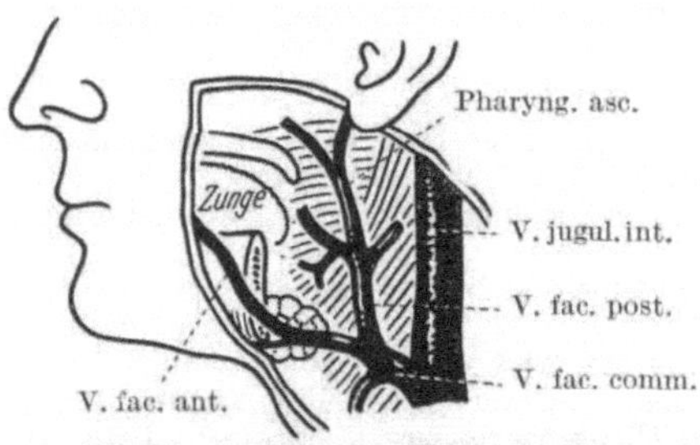

Abb. 11. Ausbreitungsgebiet in den Venen bei postanginöser Sepsis.

Wenn man aber am Krankenbett das Symptomenbild der sog. blanden (abakteriellen) Thrombosen betrachtet, so kann man sich nicht des Eindrucks erwehren, daß es sich doch auch hier um ein infektiöses Agens spezifischer Art handeln könnte. Man möchte an ein ubiquitäres Virus denken, das — ähnlich wie das Herpesvirus — auf einen kleinen Anstoß indifferenter Art hin eine Gefäßreaktion mit nachträglicher Thrombose verursacht.

Blande Thrombosen sehen wir bei Scharlach, Typhus, bei anderen Infektionen, nach operativen Eingriffen, nach Gravidität, fernab von den ursprünglichen Stätten, meist ohne Zusammenhang mit der ursprünglichen Erkrankungsform auftreten. Es soll nicht abgestritten werden, daß eine bakterielle Infektion direkt auf die in der Nachbarschaft liegenden Venen übergreifen kann; wenn wir aber unsere histologischen Bilder betrachten, so erscheint uns doch auch der Gedanke nicht abwegig, daß die Erkrankung *vor* dem Einsetzen einer septischen, d. h. bakteriell bedingten Thrombophlebitis eine Vorgängerin in einer abakteriellen (Virus-?) Entzündung, eben in Gestalt einer blanden Thrombose haben kann, welcher Genese diese auch sein mag. Diese braucht vorerst nicht einmal direkt in der Nachbarschaft des eigentlichen bakteriellen Infektionsherdes einzusetzen. Auch nach einer Nierenoperation sehen wir ja gelegentlich fernab vom Operationsgebiet eine Beckenvenen- oder Femoralisthrombose auftreten.

Nicht jeder Keim kann das Venengebiet direkt infizieren. So spielt z. B. der Colibacillus eine recht geringe Rolle dabei. Er kann sich zwar an einer Venenentzündung beteiligen, aber es muß ihm ein Schrittmacher zuvor den

Weg bereitet haben. Es dürfte hier ebensosehr die Invasion wie die Haftfähigkeit des Erregers entscheidend sein, wie das Bestehen eines dem Erreger besonders zuträglichen Nährbodens.

Wir haben ein Beispiel in der selektiven lymphogenen Infektion durch den Typhusbacillus zur Seite zu stellen. Dem Colibacillus bleibt das lymphatische System so sehr

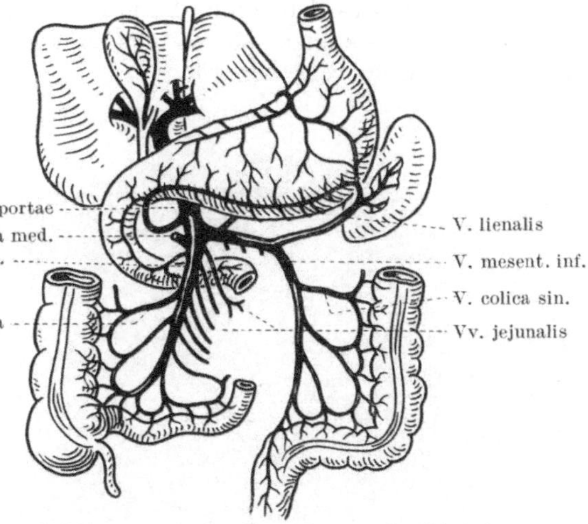

Abb. 12. Infektionsweg in den Verzweigungen der Pfortader.

verschlossen, daß er nicht einmal dem Typhusbacillus auf dem sich eröffnenden Lymphfluß zu den mesenterialen Lymphdrüsen hin folgen kann.

Die selektive Fähigkeit zu einer Veneninfektion besitzen in weit größerem Maße der Staphylococcus und Streptococcus haemolyticus, wesentlich weniger dagegen der Pneumococcus und, wenn überhaupt, der Streptococcus viridans.

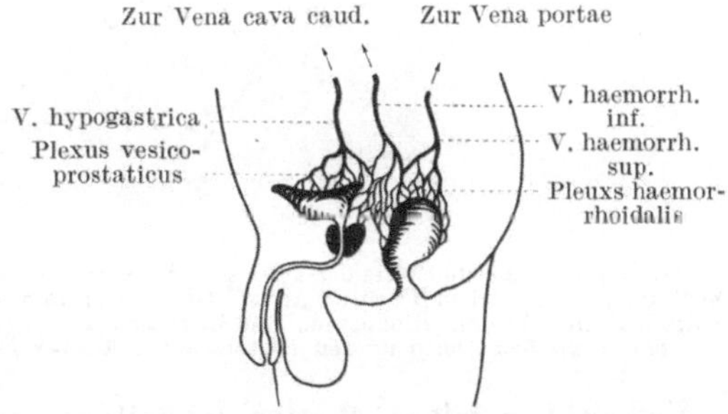

Abb. 13. Venenplexus um die Prostata.

Daß bestimmte Bakterien selektiv Sepsisherde erzeugen, mag wohl in besonderen Angriffsbahnen bestehen, die sie beschreiten können. Besonders deutlich zeigt sich dies zumeist bei der Ansiedlung der *Diphtheriebacillen* mit ihren spezifischen Exotoxinen, wenn wir auch wissen, daß es auch Diphtheriepneumonien gibt (Krause). Andere Bakterien bahnen sich den Weg zur Infektion durch gewisse Fermente (Koagulase, Fibrinolyse). Als Schrittmacher wird in letzter Zeit besonders der Hyaluronidase eine Bedeutung zugesprochen. Durch Zerstörung der im Bindegewebe auftretenden Hyaluronsäure, aktiviert durch Hyaluronidase, soll sie Wegbereiter für diesen in geschädigten Geweben sich ausbildenden und fortschreitenden Infektionsprozeß sein. Die Erforschung dieser fermentativen Vorgänge, mit denen sich die Infektionserreger vorwärtsarbeiten, ist noch nicht abgeschlossen. Auch hier wird es sich wohl um ganze Fermentsysteme handeln.

Viel zu wenig bekannt ist, daß auch gewisse Anaerobier, speziell der anaerobe Streptococcus und sein häufiger Begleiter, der Bacillus symbiophiles, ebenso der Bacillus funduliformis dagegen nicht die Gasödembacillen) eine Rolle bei der Infektion der Venen spielen.

Bei der Thrombophlebitis, hervorgerufen durch die Staphylokokken oder Streptokokken, macht sich eine bestimmte Reihenfolge im Ablauf der entzündlichen Erscheinungen bemerkbar. Entsprechend den histologischen Verhältnissen bietet den bakteriellen Eindringlingen die Venen-Muskelschicht mit ihrem relativ spärlichen Elasticageflecht keinen besonderen Halt. Daß dieses in der entzündlich einschmelzenden Venenwand immerhin erhalten bleibt, liegt daran, daß die elastischen Fasern erfahrungsgemäß bei auflösenden Prozessen am längsten den Abbaufermenten trotzen und deshalb auch nach längerer Zeit histologisch nachgewiesen werden können.

Die muskulären und Elastica-Schichten, die in der Arterienwand noch reichlicher vorhanden sind, erklären sinngemäß den noch größeren Schutz der Arterien, der ihnen gegenüber Infekten verliehen ist.

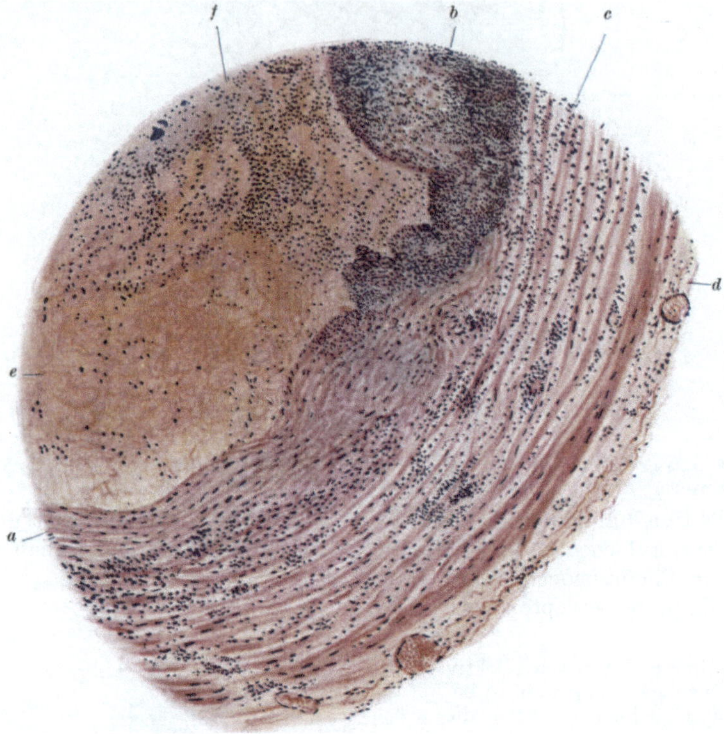

Abb. 14. Septische Periphlebitis der Vena saphena parva. *a* normale Intima; *b* leukocytär infiltrierte Intima; *c* Media mit entzündlichem Ödem; *d* Adventitia mit hyperämischen Gefäßen; *e* frischer Koagulationsthrombus; *f* septischer Thrombus mit Leukocyten- und Bakterienhaufen. (Aus: Benda: Venen. In Handbuch der speziellen pathologischen Anatomie und Histologie von Henke-Lubarsch, Bd. II. Berlin: Springer 1924.)

Vielleicht spielt auch der lebhaftere und bessere Säfteaustausch in den stark pulsierenden und mit Vasa vasorum besser versorgten Arterien eine gewisse Rolle. Wenn wir auch die Bedeutung der Fernthrombosierung anerkennen, so dürfte es sich doch bei der septischen Venenentzündung hauptsächlich um Reize handeln, die von dem eigentlichen bakteriellen Infektionsherd ausgehen und zuerst zu einer serösen abakteriellen Durchtränkung des benachbarten Bindegewebes der Adventitia führen. Es ist möglich, daß sich hier der Reiz zuerst auf neurale, terminale Elemente auswirkt. In den größeren Venen sieht man die exsudativen Vorgänge zunächst besonders entlang den Bindegewebsscheiden der Vasa vasorum fortschreiten. Durch das Exsudat werden dann die Gewebsschichten auseinandergedrängt und so wird der Weg für das Eindringen von Bakterien und Leukocyten erleichtert. Eine Zeitlang mag der Kampf zwischen Granulocyten und Bakterien noch für erstere erfolgreich sein, dann aber gelangen die Bakterien doch auch an die Intima heran, sobald die letzte Barriere in

Gestalt der Elastica überwunden ist. Unter der Intima breitet sich jetzt die nekrotisierende Entzündung aus; Fibroangioblasten, histogene Wanderzellen dringen von der Adventitia aus ein, die Gewebslücken der Venenwand erweitern sich, durch die nun wiederum immer mehr Bakterien einwandern können.

Vielleicht erlangen die nun von außen wie vom strömenden Blut aus einsetzenden thrombotischen Ablagerungsvorgänge zuerst noch eine gewisse Bedeutung als „Schutzdecke". Aber gerade diese Decke erweist sich mehr und mehr als willkommener Nährboden für die Bakterien. Bemerkenswert ist, daß die Thrombose in der Vene schon einsetzt, längst bevor die Bakterien das Lumen erreicht haben, was nur durch die Wirkung infektiös toxischer Stoffe auf die Blutgerinnung erklärt sein dürfte.

Daß die Thrombose nicht immer einen unmittelbar bakteriellen Ursprung haben muß, zeigen, wie wir schon andeuteten, die Fernthrombosen, die unter Überspringen großer Strecken normaler Intima mehr oder weniger weit vom primären Entzündungsherd entfernt auftreten können. Setzen dann Bakteriämien ein, so kann gerade diese ehedem blande Thrombose wiederum als Haft- und Wucherungsfläche für die Keime dienen; je nach dem Erreger kommt es zu eitriger oder putrifizierender Einschmelzung. Embolien in ihren besonderen Abfangstätten weisen später auf die Eigenart des Keimes — ob Aerobier oder Anaerobier — hin.

1. Thrombophlebitis im uterinen Gebiet. Das besonders in der Gravidität so stark entwickelte parauterine Venengeflecht bietet dem Fortschreiten einer Infektion günstigen Boden. Nur zu oft werden gerade ins puerperale Gewebe bei Abtreibungsversuchen pathogene Keime eingeimpft.

Auf vorbereiteten Venenwegen kann sich dann der erstmalig entwickelte thrombophlebitische Herd aus dem Gebiet des Fundus uteri über den Plexus pampiniformis und die Vena ovarica rechts bis zur Vena cava caudalis, links zur Vena renalis fortsetzen. Der cervicale Uterusabschnitt und die Vagina bilden das Wurzelgebiet des Plexus uterovaginalis, der sich dann über die Vena uterina in die Vena iliaca interna bzw. hypogastria fortsetzt.

Wir werden auf diese puerperale Sepsisform auf S. 1105 ff. noch näher einzugehen haben.

2. Thrombophlebitische Form der postanginösen Sepsis. Nach dem ersten Weltkrieg tauchten zuerst aus dem Eppendorfer Pathologischen Institut und aus den Kliniken Berichte über das gehäufte Vorkommen der thrombophlebitischen Sepsis post anginam auf. LENHARTZ sen. hat solche pyämische Krankheitsbilder post anginam beschrieben, ohne auf den pathologisch-anatomischen Befund näher einzugehen. Immerhin ist es bemerkenswert, daß WALDAPFEL von 1905—1929 nur 43 phlegmonöse und thrombophlebitisch verlaufende Fälle post anginam aus der Literatur zusammenstellen konnte. Man kann sagen, daß von 1920 ab erst FRAENKEL und REYE, SCHOTTMÜLLER, LENHARTZ jr., BINGOLD und KISSLING die thrombophlebitische Sepsis post anginam als spezielleres Krankheitsbild schärfer herausstellten. Erst danach reihten sich viele Veröffentlichungen anderer Autoren, vor allem von Otologen und Chirurgen (UFFENORDE, CLAUS, ANDERS, RIEDER, JOLLES u. a.) an.

Der Weg, den die Infektion nimmt, ist zweifellos folgender: Schon im Ramus tonsillaris der Vena palatina können sich die Erreger ansiedeln, ein Weitergreifen über die Vena pharyngea, facialis ant. und communis zur Vena jugularis interna und eventuell von da in die Vena anonyma bis zur Vena cava kann die Folge sein. Beim Eindringen der Erreger ins Quellgebiet der Vena cava superior sind hauptsächlich Lungenmetastasen zu erwarten.

Es gehört eine besondere Hals-Eingeweide-Obduktionstechnik (nach FRAENKEL und nach GRAEFF) dazu, den Infektionsweg zu verfolgen und aufzuklären. Bei manchen Obduktionen sahen wir Nekrosen, in einzelnen Fällen sogar kleine Abscesse und Decubitalgeschwüre an den Kehlkopfknorpeln.

Bei sehr reduzierten Patienten im terminalen Stadium können sich die verschiedensten Keime, vor allem Soor, an der Rachenschleimhaut sekundär ansiedeln und so zu Phlebitis führen.

Der Befund an den Tonsillen braucht keinesfalls in auffälliger Weise hervorzutreten. Wenn sich die Erscheinungen der Thrombophlebitis in Form von

Schüttelfrösten bemerkbar machen, kann die eigentliche Angina bereits abgeheilt sein. Es brauchen also gar nicht peritonsilläre Abscesse vorhanden sein, wenn auch manchmal die Infektion der kleinen Venen sich auf dem Obduktionstisch bis in die Tonsillen verfolgen läßt. Das Spatium parapharyngeum wird gelegentlich als Durchtrittsgebiet beschritten. Sind hämolytische Streptokokken im Spiel, so kann unter Umständen vor der Veneninfektion das Lymphgefäßgebiet primär der nachfolgenden Veneninfektion zwischengeschaltet sein.

Anaerobe Bakterien greifen im allgemeinen sofort auf das Venengebiet über; aber bemerkenswert ist doch, daß auch hier manche Strecken in den den Tonsillen benachbarten Venen frei sein können und daß die Infektion diese überspringt.

DIETRICH hat die veränderte Reaktionslage hierfür verantwortlich machen wollen, es gäbe verschiedene Grade reaktionsbereiter Stellen, als solche seien z. B. die Venenklappen anzusehen, dadurch erkläre es sich, warum in manchen Venen stark entzündlich veränderte Gebiete mit freien Gefäßstrecken wechseln. CLAUS stellt eine andere Theorie auf und nimmt eine Vermittlung der Lymphbahnen zur Erkrankung der Gefäße an. Durch diese lymphogene Einschaltung komme es, daß einmal direkt hinter den Tonsillen, das andere Mal erst im Gebiet der Vena facialis posterior oder anterior communis oder gar erst der Vena jugularis die Gefäßwandinfektion auftrete. Nicht selten kommt es auch vor, daß ein vereiterter Halslymphknoten nach einer Angina in eine Vene einbricht und so zur Thrombophlebitis führt. Wir nehmen an, daß es nicht prinzipiell bedeutsam ist, ob nun eine Jugularisphlebitis durch primäre Venenentzündung oder erst sekundär durch Vermittlung vorheriger lymphangitischer Infektion zustande kommt. Bei Anaerobierinfektion, und diese spielt eine außerordentlich wichtige Rolle, ist ein lymphatisches Durchtrittsgebiet nicht erforderlich, die Erfahrung lehrt, wie gesagt, daß hier die Veneninfektion direkt einsetzen kann.

Die Bedeutung der Anaerobier bei der postanginösen Thrombophlebitis, die wir schon bei unseren ersten Fällen 1920 erkannt haben, geht wohl vor allem aus einer, auf sehr sorgfältigen eigenen bakteriologischen Untersuchungen beruhenden Statistik von KISSLING hervor, aus der wir entnehmen, daß *bei 32 Fällen 28mal Anaerobier als Erreger* gefunden werden. Ihnen standen nur 4 Fälle mit aeroben Keimen allein gegenüber.

Französische Autoren (TEISSIER, LEMIERRE, REILLY, LAPORTE, MOLLARET u. a.) unterstrichen die Wichtigkeit des Bacillus funduliformis bei postanginöser thrombophlebitischer Sepsis.

Solche Fälle beobachtete auch BECKMANN 1940 in Frankreich mit dem Bacillus funduliformis. Im Anschluß an zunächst harmlos aussehende Anginen entwickelte sich unter starkem Fieberanstieg mit Schüttelfrost eine foudroyant verlaufende Sepsis mit Klagen über Seitenstechen und rasch, oft multipel aufschießenden Lungenabscessen, gelegentlich mit Empyem, oft auch eitrigen Gelenkprozessen in Knie- und Fußgelenken, Ikterus und Leberabscessen. Septisches Blutbild mit Leukocytose und toxischer Granulierung. Prognose fast immer infaust. Der anaerobe Erreger ist im Tonsillen- und Eiterabstrich sowie in der Blutkultur nachweisbar.

Diese Bakterien sind auch unter verschiedenen anderen Namen in der Literatur beschrieben: Bac. pyogenes anaerobius Buday, Fusobacterium nucleatum, Bac. fragilis, oder in der Veterinärmedizin als Bac. necrophorus (FLÜGGE); höchstwahrscheinlich sind diese Keime identisch auch mit dem von uns als Bac. symbiophiles SCHOTTMÜLLER beschriebenen Erreger (LEMIERRE, GRUMBACH und REILLY, ZEISSLER, BIELING und OELLRICHS).

KISSLING hat bei 30 durchgeführten Operationen 19mal eine Thrombophlebitis sicher, bei 11 Fällen mit größter Wahrscheinlichkeit nachgewiesen.

Wir verdanken besonders WILHELM RIEDER experimentelle und klinische Studien über die postanginöse Sepsis vom Standpunkt des Chirurgen aus. Sie erscheinen uns wertvoll, weil der Autor das ganze Jugularisgebiet bis zu den Tonsillen aufwärts verfolgte und alle abgehenden Venenäste einschließlich der

Tonsillarvenen freilegte und exstirpierte. Auch RIEDER fand anaerobe Keime, hauptsächlich den Streptococcus putrificus.

RIEDER hat eine solche Übersicht über das gesamte Halsvenengebiet folgendermaßen gegeben: „Aus der Tonsille treten zahlreiche kleine Venenästchen hervor. Bei gut gelungener Gefäßinjektion an der frischen Leiche kann man auf der Oberfläche der Mandel gelegentlich bis zu einem halben Dutzend solcher feinsten Venchen oder mehr — in der Regel sind allerdings nur einzelne Ästchen sichtbar — zählen, die teils Endäste darstellen, teils durch winzige Anastomosen in Verbindung stehen. Sie dienen dem Abtransport des Blutes, das durch die Arteriae tonsillares, die entweder direkt aus der A. maxillaris externa oder aus der A. palatina ascendens entspringen, der Tonsille zufließt. Das aus den Tonsillarvenchen abfließende Blut sammelt sich in einer oder mehreren Sammelvenen. Gewöhnlich findet man zwei solcher Sammelvenen, eine obere und eine untere, die am vorderen oder auch am lateralen Rand des M. stylopharyngeus sich zu einem gemeinsamen Stamm vereinen. Dieser steht mit der Vena palatina

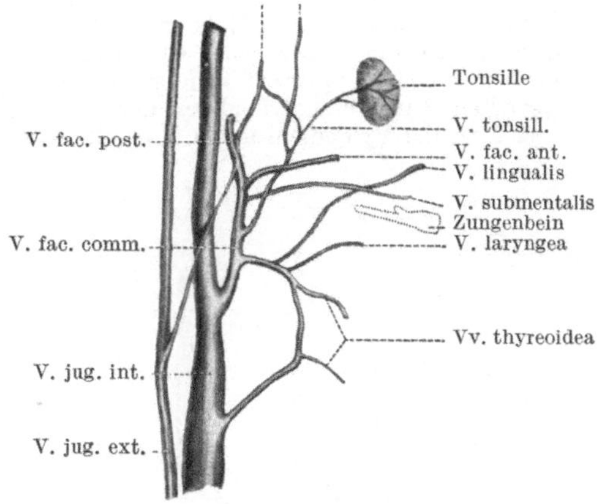

Abb. 15 a.

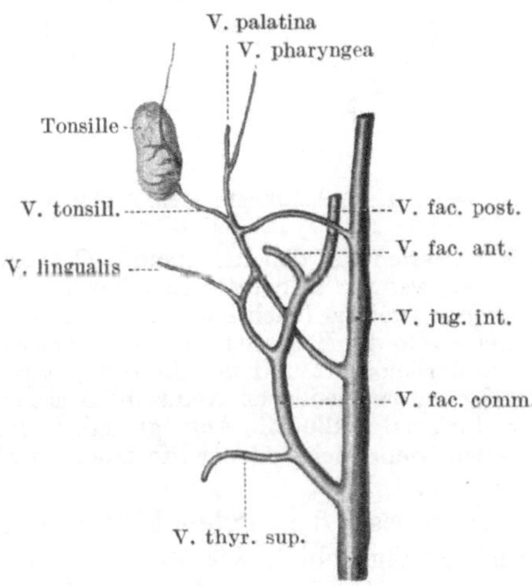

Abb. 15 b.

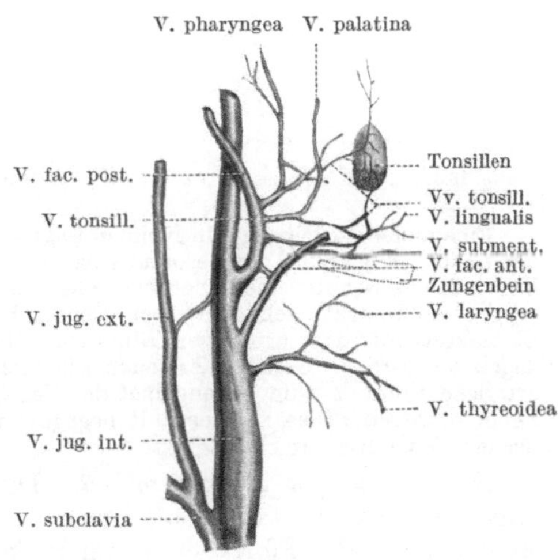

Abb. 15 c.

Abb. 15 a—c. Variationen des Verlaufs der Venen im Tonsillargebiet. (Nach RIEDER: Arch. f. Chir. **168**.)

ascendens in Verbindung, die ihrerseits gewöhnlich in die Vena facialis post. einmündet. Gelegentlich aber kann der Sammelstamm der Tonsillarvenen sich, bevor er die Vena palatina trifft, schon mit einer aus dem Plexus pharyngeus herunterkommenden Vena pharyngea vereinigen und mit dieser zusammen in die Vena facialis posterior oder auch in die Jugularis interna einmünden, nachdem sie vorher noch die Vena palatina aufgenommen haben."

3. Thrombophlebitis im Gebiet der Pfortader (pylephlebitische Sepsis) und der Vena hepatica. Der Zufluß von Bakterien zur Leber kann von verschiedenen Stellen aus erfolgen:

Um seine inner- und exkretorischen Aufgaben zu erfüllen, ist der Leberacinus — wie sich RÖSSLE ausdrückt — in ein „Wundernetz" von Gefäßen eingelagert; dem Zellfilter fließt ein besonderes venöses Blut aus Milz, Pankreas, Darm, Magen zu, das sich mit resorbierten niedermolekularen Nahrungsstoffen beladen hat. Wo immer also ein in das Pfortaderwurzelsystem einbezogenes Organ einer Infektion ausgesetzt ist, können die Keime in den Endästen der portalen Vene steckenbleiben. In Anbetracht der unendlich zahlreichen appendicitischen, hämorrhoidalen und sonstigen Infektionen im Darm-, Magen- und Milzbereich ist die Pylephlebitis ein Ereignis, das verhältnismäßig nicht sehr häufig ist.

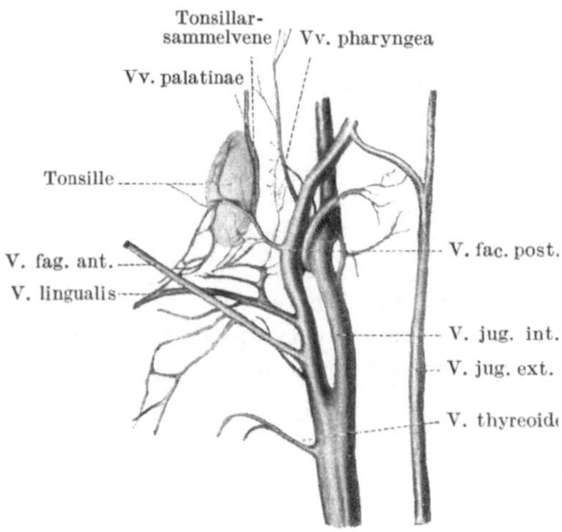

Abb. 15 d.

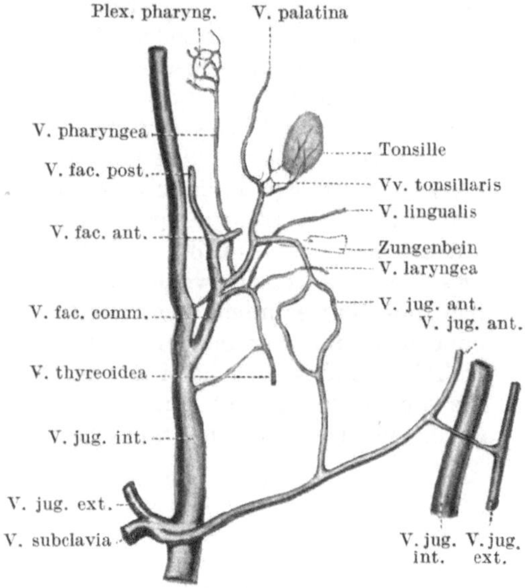

Abb. 15 e.

Abb. 15 d u. e. Variationen des Verlaufs der Venen im Tonsillargebiet. (Nach RIEDER: Arch. f. Chir. **168**.)

Eine andere Zuleitung von Keimen folgt von den Arterien aus, den ernährenden Gefäßen der Leber. Wir haben das besonders dann zu erwarten, wenn z. B. bei der Endokarditis im linken Herzabschnitt oder aber von einer Lungenvenenphlebitis (nach Lungenabsceß oder septischem Infarkt), schließlich bei offenem Foramen ovale die Bakterien aus dem venösen Stromkreis mit dem arteriellen Blutstrom direkt weiterbefördert und den Lebercapillaren zugeleitet werden. Gerade hier sehen wir auch an der unterschiedlichen Keimzahl zwischen arteriellem und dem im Venengebiet der Vena cava kreisenden Blut die Abfangtätigkeit der Leber bewiesen. Diese Eigenschaft begegnet uns auch, wenn sich von der Pfortaderwurzel her eine Phlebitis ausgebildet hat.

Ausbreitung im Pfortadergebiet. Die Pathogenese der Pylephlebitis wird ohne weiteres klar, wenn man sich das Ausbreitungsgebiet der Pfortader vor Augen hält. Die Pfortader sammelt das Blut von der Kardia bis zum Musc. levator ani, sie nimmt also das Blut von der Vena gastroepiploica des Magens, aus der Vena lienalis und aus der Vena mesenteria inferior auf, welch letztere das Blut über die Colicavenen aus dem Dickdarm wegschafft.

a) Besonders gefährdet ist das Zuflußgebiet der *Vena ileocolica.* Das venöse Blut der Appendix wird in der Vena appendicularis gesammelt und fließt über die Vena ileocolica in die Pfortader. Nach Ansicht von SPRENGEL ist die Weiterverbreitung der Appendicitis auf dem Lymphwege auffallend selten, was sich auch im Fehlen einer Schwellung der regionären Lymphknoten erweist. Nach ihm erfolgt die Infektionsausbreitung in der Regel auf dem Venenwege. Auch

v. REDWITZ konnte an Hand von 132 Fällen alle Stadien von Venenwandveränderungen, insbesondere an den kleinen Venen der Serosa, Submucosa und des Mesenteriolums, nachweisen, nur in den seltensten Fällen an der Vena appendicularis. Er glaubt, daß die Gefäßveränderung auch zur Schmerzempfindung führen kann. ZABEL hat an 180 Fällen von eingesandten operierten Appendices Studien gemacht. Er kommt zu dem Schluß, daß bei jeder Appendicitis eine Mitbeteiligung des Mesenteriolums zu erwarten ist.

b) Pfortaderentzündungen entstehen ferner durch weiterschreitende Infektionen, ausgehend von Verletzungen im *Hämorrhoidalvenengebiet.*

c) Selbstverständlich kann jeder entzündliche, geschwürige Prozeß *von jedem Darmabschnitt aus,* wenn nur seine Vene mit dem Pfortadersystem in Verbindung steht, zu einer Pylephlebitis Anlaß geben. Man dachte auch an die Pylephlebitis, die nach Darmwandinfarzierung infolge inkarzerierender Hernien und ähnlichen Ernährungsstörungen der Darmwand auftreten. Hier verläuft die Krankheit meist zu schnell, als daß es zu einem klinisch-septischen Erscheinungsbild kommen könnte.

Ich habe bis jetzt nur wenige, aber einwandfreie Fälle von Pylephlebitis gesehen, die *nach Ulcus ventriculi* aufgetreten sind. Im allgemeinen ist ja wohl ein solcher Entstehungsmodus auch relativ selten, wenngleich ihn REICHE 3mal unter 12 Fällen anführt. Viel häufiger geben tiefulcerierende *Carcinome* die Ursachen für Pylephlebitis ab.

d) Auch bei septischen *Cholangitiden* ist ein Übergreifen des Prozesses auf die Pfortader wohl verständlich. Hierbei kommen folgende Infektionen direkt auf das Pfortadersystem in Betracht:

α) Cholangitis mit Ausdehnung der Infektion direkt *auf die Pfortaderäste.* Erreger, außer den banalen Eitererregern, vor allem Anaerobier (Streptococcus putrificus).

Das Krankheitsbild verläuft im allgemeinen wie bei anderen Pylephlebitiden (s. S. 1096ff). Zahlreiche Schüttelfröste, seltener aber Bakteriämien und daher auch geringere Metastasierungsmöglichkeit kennzeichnen diese Erkrankungsform vor anderen septischen Thrombophlebitisfällen.

β) *Cholangitis, kombiniert mit Phlebitis hepatica.* Erreger: Friedländer-Bacillen, Bacillus Buday, vermutlich auch hämolytische Streptokokken.

Wir sehen eine septische Fieberkurve, meist mit vielen Schüttelfrösten. Bakterien sind im Blut leichter nachweisbar wie bei der Pylephlebitis, auch die Metastasen sind zahlreicher.

e) REICHE hat auch Fälle von Pylephlebitis nach *Divertikulitis* beschrieben, ebenso FRANK BODMAN.

KRAMER und ROBINSON haben ferner einen Fall von Divertikulitis mit sekundärem Leber- und Hirnabsceß publiziert.

f) Eine nicht unwesentliche Quelle von Pylephlebitis stellen die *Carcinome des Rectums* dar.

Gelegentlich sahen wir hier den Krankheitsverlauf nur zeitweise von Schüttelfrösten unterbrochen, dann kommt es wieder zu wochenlang normalen Temperaturen. Hier hatte es den Anschein, als habe das Carcinom die infizierten Venen durchwuchert und abgeriegelt.

Einer unserer zuletzt beobachteten Fälle hatte während eines Schüttelfrostes anaerobe Streptokokken und Gasbacillen im Blut. Nach einiger Zeit kam es zu einer ausgedehnten, fötiden, gashaltigen, Eiter enthaltenden Phlegmone in der Glutäalgegend. Bei der Obduktion zeigte sich eine Gasphlegmone in der Umgebung des carcinomatösen Gewebes, im oberen Teil des Rectums. Die Venen waren mit fötid-eitrigem Thrombenmaterial angefüllt.

g) Auch nach sekundären *Milzinfektionen* nach Durchbruch von Lungengangrän und Bronchiektasien können gelegentlich Pfortaderentzündungen auftreten. Schon LENHARTZ sen. hat einen derartigen Fall beschrieben. Analoge

Fälle haben wir (SCHOTTMÜLLER und BINGOLD) in Hamburg, Nürnberg und München beobachten können.

Auch *Fremdkörper* können Ursache für eine Pylephlebitis abgeben. REICHE sah bei der Sektion eine Getreidegranne, die sich in die Pfortader eingebohrt hatte. LAMBYON eine Fischgräte, v. JAN ein Stück Draht, STRÜMPEL eine Stecknadel, PEL ein Borstenhaar.

Ausbreitung in der Vena hepatica. Unter den Erregern, die die Neigung haben, das Gebiet der Vena hepatica zu infizieren, spielt der Bacillus Friedländer eine gewisse Rolle.

HEGLER und NATHAN machten in Deutschland auf Fälle von *Hepatophlebitis Buday* aufmerksam. Die Bacillen gelangen — wie die Fälle von BOGDAN und BUDAY zeigten — auf arteriellem Wege nach Knocheninfektionen in die arteriellen Hepaticacapillaren, die vollgestopft mit Bacillen erscheinen. Hier werden sie zurückgehalten und infizieren die Lebervenen.

In einzelnen Fällen kann die Infektion auch einmal von den Pfortaderästen durch die Capillaren hindurch oder sogar Strecken überspringend eine Thrombophlebitis der Vena hepatica hervorrufen. Dieser Infektionsmodus ist jedoch äußerst selten.

Selbstverständlich können auch Staphylokokken von einer Cholangitis aus eine Hepatophlebitis erzeugen, dann bildet sich erklärlicherweise das ganze Symptomenbild der Thrombophlebitis septica mit eitrigen Metastasen aus.

4. Otogene thrombophlebitische Sepsis. Bei Streptokokkeninfektionen des Mittelohrs findet man nicht ganz selten hohe Fieberzacken. Man ist dann vor die Frage gestellt, ob es sich bereits um einen septischen Zustand handelt, d. h. ob die Infektion bereits auf die benachbarten Venenstämme übergegriffen hat. Die Sinus sind hier besonders gefährdet, denn die Entzündung kann leicht von der Ohrschleimhaut durch die Knochenunterlage auf die Wandungen des Sinus übergreifen und hier eine infektiöse Thrombose hervorrufen. Es kann aber auch eine eitrige Entzündung zuerst zu einer abführenden Vene führen und der Sinus auf diesem Wege sekundär infiziert werden. Wir wissen, daß es dann auch in der Nachbarschaft zu fibröser Exsudation kommen kann, die zuerst vielleicht noch Verklebungen mit der Dura verursacht. Häufig aber wird dieser vorübergehende Schutz bald unterbrochen und es kommt zur Leptomeningitis oder auch zu einem Absceß. Die Fiebererscheinungen können also mannigfach sein.

Es mag vielleicht gerade diese Sinusphlebitis weniger von Metastasen gefolgt sein, als andere thrombophlebitische Erkrankungen. Auch hier findet man dann öfter Lungenherde als andere Metastasen. Die zerfallenden Thrombusteilchen werden eben meist schon in der Lunge abfiltriert und gelangen schwerer in das Capillarnetz. Selbstverständlich kann, den anatomischen Verhältnissen entsprechend, auch eine septische Jugularvenenthrombose auftreten. Wir fühlen dann häufig auch, ähnlich wie bei der postanginösen Jugularphlebitis, einen Strang seitlich am Hals, der zu Schluck- und Halsbeschwerden Veranlassung geben kann.

Während man früher die Phlebitis im Sinus transversus für die häufigste hielt, entwickelt sich nach MARX die Thrombophlebitis in der großen Mehrzahl der Fälle im Sinus sigmoideus.

Die Wege, die die Infektion in das Sinusgebiet beschreitet, sind folgende:

1. Relativ häufig findet nach einer Otitis eine Knocheneinschmelzung im Bereich der hinteren Schädelgrube statt, die (wie so häufig) zu einem Extraduralabsceß führt.

2. Die Fortsetzung geht auf dem Wege der feineren Gefäßkanäle vor sich, die von einer pneumatischen Zelle bis zum Sinus verlaufen.

3. Durch kleine Gefäßkanäle wandert die Infektion vom Paukenhöhlenboden aus weiter und führt zur Bulbusthrombose (Vena jugularis).

4. Von den kleinen Carotico tympanici-Kanälen wandert die Infektion an der Spitze der Pyramide zum Sinus cavernosus.

5. In seltenen Fällen kann auch eine Sinusthrombose von einer Labyrinthitis aus durch Vermittlung eines Sacculusempyems zustande kommen.

6. In seltenen Fällen kann sich nach seiner Freilegung der Sinus durch zu feste Tamponade sekundär infizieren.

7. Auch durch eine Verletzung des Sinus nach Trauma, besonders durch Knochensplitter, kann es nach HAYMANN zu entzündlichen Infiltraten mit Bakterienanhäufung innerhalb der Duralamellen kommen.

Im Gegensatz zur primären Thrombophlebitis im Sinus sigmoideus ist die primäre Phlebitis im Sinus cavernosus viel seltener und ganz selten ist nach MARX die im Sinus petrosus. Die Thrombose und Infektion kann auf erstaunlich weite Strecken fortkriechen und sich in dem weitverzweigten verbindungsreichen Venennetz nach verschiedenen Richtungen hin ausbreiten. Besonders ist dies bei chronischer Mittelohreiterung der Fall, während sich die Thrombose bei akuten Fällen mehr örtlich findet.

Mit dem Blutstrom setzt sich die Thrombose gelegentlich bis zur Vena jugularis fort; *entgegen* dem Blutstrom rückwärts über den „Confluens sinuum", eventuell bis zum Sinus transversus der anderen Äste hin.

Nach oben ergibt sich eine Verbindung mit dem Sinus longitudinalis, nach vorne in den Sinus rectus. Nach hinten hin steht vom Sinus transversus aus die Bahn durch das Emissarium occipitale nach der Vena occipitalis offen, nach abwärts ergießt sich das Blut in den Bulbus venae jugularis, so daß auch in deren weiteren Verzweigungen die Keime sich einnisten.

5. Thrombophlebitis bei Furunkeln, insbesondere bei Gesichtsfurunkeln. Zusammen mit dieser otogenen Form der thrombophlebitischen Sepsis ist auch noch kurz die Form zu erwähnen, die sich im Anschluß an Gesichtsfurunkel entwickelt. Wenn diese Furunkel im Augen-Nasenwinkel oder im Bereich von Nase, Ober- und Unterlippe ihren Sitz haben und etwas ausgedehnter und bösartig infiltriert erscheinen, so besteht immer die Gefahr einer Thrombophlebitis durch Übergreifen des bakteriell entzündlichen Prozesses auf die Gesichtsvenen. Nach v. OEYNHAUSEN brechen die Gesichtsfurunkel deshalb besonders gerne in die Blutbahn ein, da die Talgdrüsen des Gesichtes sehr tief liegen und die mimische Muskulatur bis in die Haut vordringt.

Es kommt entweder zur Thrombophlebitis der Gesichtsvenen oder mehr zu einer Periphlebitis durch Entzündung der die Venen begleitenden Lymphbahnen.

Der eine der beiden Hauptwege der fortschreitenden Venenentzündung ist der über die Vena angularis und Vena ophthalmica superior oder Vena facialis anterior und Vena ophthalmica inferior oder Vena facialis post. und Plexus pterygoideus zum Sinus cavernosus mit der sog. Cavernosus-Thrombose und der Gefahr der Orbitalphlegmone und der eitrigen Thrombophlebitis der Hirnblutleiter.

Der andere Weg geht entlang der Vena facialis über den Unterkieferrand hinweg, direkt zur Vena jugularis interna. Ein nach dem inneren Lidwinkel verlaufender bräunlich roter druckschmerzhafter Streifen verrät die eitrige Entzündung der Vena angularis, die außerdem noch von einer mehr oder weniger starken Ödembildung des inneren Lidwinkels und des Unterlides schon ziemlich früh begleitet ist.

Besondere Berücksichtigung erfordert schließlich noch die

6. Sepsis der Neugeborenen, die von einer Nabelinfektion ausgeht. Früher scheint es sich um ein häufigeres Krankheitsbild gehandelt zu haben, das man heutzutage nur noch selten sieht. Eine solche Nabelvenenthrombophlebitis sendet ihr Blut teils durch die Leber, teils direkt, ohne Unterbrechung, durch den Ductus venosus Arantii in die Vena cava inferior.

„Das aus den Hohlvenen in das rechte Herz eintretende Blut geht nur zum Teil vom rechten Vorhof in die rechte Kammer und von hier aus in die Lunge, der weitaus größere Teil wird einerseits durch das Foramen ovale, anderseits durch den Ductus botalli dem arteriellen Kreislauf zugeführt." (HELMUTH NATHAN.)

Es können also hier in der Leber Abscesse auftreten, ebenso aber auch in den Lungen, ohne daß eine Hepatophlebitis vorliegt.

III. Lymphangitische Sepsis.

Ausgangsstelle: 1. a) *Parametrale* Infektionen, eventuell mit Ausgang in Beckenbindegewebsphlegmone. *Erreger*: hämolytische Streptokokken, selten — aber schon beobachtet — auch durch Pneumokokken).

b) „*Gasbrand*“ *des Uterus* zugleich mit Infektion der parametralen Lymphwege durch Gasbacillen (E. FRAENKEL).

2. *Angina* (z. B. nach Scharlach, eventuell mit Ausbreitung auf dem Lymphweg bis ins Mediastinum). *Erreger*: Streptokokken, seltener Pneumokokken. Pestbacillen.

3. *Weichteile.* a) Akute septische Sehnenscheiden- bzw. Bindegewebsphlegmone. *Erreger:* Hämolytische Streptokokken, Milzbrandbacillen u. a.

b) *Gasödem.* Einbruch der Keime ins Blut aus dem infizierten Muskelgewebe durch die Lymphspalten. *Erreger*: FRAENKELsche Gasbacillen, selten Pararauschbrandbacillen, NOVYscher Bacillus, Bacillus histolyticus und haemolyticus (nach ZEISSLER).

4. *Lymphdrüsen des Mesenteriums* (hierher gehören die typhösen bzw. paratyphösen Erkrankungen; einmal wurde die gleiche Pathogenese von uns durch Tetragenuskokken beobachtet).

Daß der Typhus abdominalis zu den cyclischen Allgemeininfektionen gehört, ändert nichts an der Tatsache, daß er eine Infektionsstätte im lymphatischen Gebiete hat, und zwar so lange, bis die Immunitätsverhältnisse Herr über die Bacilleninfektion werden.

Die *Miliartuberkulose* ist oft Sonderform der lymphangitischen Sepsis, wahrscheinlich auch die Typhobacillose (LANDOUZY).

Bei der croupösen *Pneumonie* sind die Lymphdrüsen initialer Sepsisherd, sie vermitteln den Zustrom der Pneumokokken zum Blut.

Ähnlich wie es im Venensystem bevorzugt nur an bestimmten Stellen zu Infektionsherden kommt, sehen wir auch, daß nur *bestimmte* Lymphbahnen und lymphatische Elemente Ansiedlungsstätten für Keime werden.

Unter den *Erregern* der lymphangitischen Sepsis stehen die hämolytischen Streptokokken an erster Stelle und es ist bemerkenswert, daß die Verlaufsform hinsichtlich Temperatur und Dauer nicht selten der eines *Erysipels* ähnelt.

Wenn man bedenkt, wie die Lymphcapillaren in Form von Netzen ausgebreitet und untereinander verflochten sind, so erscheint es verwunderlich, daß die Infektion — um welchen Erreger es sich auch handeln mag — zumeist doch örtlich beschränkt bleibt. Im allgemeinen herrscht blutig-seröse Exsudation vor. Bei der Lymphangitis purulenta dagegen sind die erweiterten Gefäße mit trüber, weißlicher mehr oder weniger eitriger thrombotischer Flüssigkeit gefüllt. Von den Klappen ausgehend wird allmählich das ganze Gefäßlumen mit solch geronnenen Massen ausgefüllt. Solange die Klappen noch erhalten und schlußfähig sind, kann eine solche Thrombolymphangitis lokalisiert bleiben. Meist treten an der betroffenen Stelle zwischen 2 Klappen Auftreibungen hervor, die von tiefen Einschnürungen unterbrochen werden. Es entsteht so ein Bild, das an eine „Perlenschnur“ erinnert (WINKLER).

Der Prozeß greift erst sekundär auf die Gefäßwand über, ohne daß die Intima in so auffälliger Weise wie die einer Phlebitis verändert wäre. Immerhin kann die Infektion unter Bildung einer exsudativen Entzündung auch bis zur Außenhülle vordringen.

Nach der Beschreibung von WINKLER liegen solche abscedierende Perilymphangitiden in Reihen zu mehreren im Verlaufe eines Lymphstammes angeordnet. Sie treten entweder gleichzeitig oder in längeren oder kürzeren Pausen nacheinander auf.

Entsprechend den roten Streifen an der Haut, die den Verlauf der entzündeten Lymphbahnen andeuten, entwickeln sich alsdann oft mehrfache in gleicher Linie aufeinanderfolgende Hautabscesse. Nach perilymphangitischen Abscessen kann auch eine Periarteriitis purulenta beobachtet werden.

ad 1. *Lymphbahnen, die besonders der Infektionsgefahr ausgesetzt* sind, finden sich *im weiblichen Genitialgebiet.*

Zum Gebiet der Cervix uteri gehören die Lgl. hypogastricae und die Lgl. sacralis lat. Zum Corpus uteri Lgl. hypogastricae, Lgl. lumbales, Lgl. inguinales superficiales.

Regionale Lymphdrüsen sind nach einer Übersicht von STÖCKEL in folgenden Genitalabschnitten eingelagert (siehe nebenstehende Tabelle).

Tabelle 4.

Ort der Infektion	Regionale Lymphdrüsen bis zur Cisterna chyli
Vulva, Damm, Klitoris, Urethra, unteres Scheidendrittel	Lgl. inguinales superficiales Lgl. iliacae ext. Lgl. iliacae comm. Lgl. lumb. inf.
Vordere und seitliche Abschnitte des mittleren und oberen Drittels der Scheide	Lgl. uterinae Lgl. hypogastricae Lgl. iliacae comm. Lgl. lumb. inf.
Hintere Abschnitte des mittleren und oberen Drittels der Scheide	Lgl. pararectales Lgl. sacrales later. Lgl. lumb. inf.
Collum uteri Isthmus uteri	Lgl. uterinae Lgl. hypogastricae Lgl. iliacae comm. Lgl. lumb. inf.
Fundus uteri	Lgl. ovaricae Lgl. lumb. sup. (Aortendrüsen)
Lgl. lumbales inf.	Lgl. lumb. sup.

Auf das Krankheitsbild der puerperalen lymphangitischen Sepsis wird an gesonderter Stelle (S. 1105) eingegangen werden. Die Entwicklung in den Lymphbahnen des Parametriums kann beiderseitig bis zur parametranen Phlegmone führen, die Überleitung zum Peritoneum stellt eine der ernstesten Erkrankungen dar.

Sowohl bei der puerperalen lymphangitischen Sepsis wie auch bei der von den Weichteilen ausgehenden Sepsis kommt als Erreger auch der FRAENKELsche Gasbacillus, seltener wohl der Ödembacillus und Rauschbrandbacillus in Betracht. Auf die verschiedenen differentialdiagnostisch abzugrenzenden Erreger durch die ZEISSLERsche Methodik haben wir auf S. 972 hingewiesen.

2. *Lymphangitische Sepsis, ausgehend von Weichteilen (Bindegewebe und Sehnenscheide).*

a) *Gasödem.* Von einer lymphangitischen Sepsis ist hierbei deswegen zu sprechen, weil sowohl bei der puerperalen wie auch bei der Weichteilform eine mehr oder weniger starke Bakteriämie vorhanden ist.

Bei dem *Extremitätengasbrand (Gasödem, Gasgangrän)* sieht ASCHOFF den Beginn der Gasbacillenwirkung zunächst im lebenden Muskel, wo sie sich in den feinsten Septen zwischen den unveränderten Muskelfasern vermehren und in den Sarkolemmschlauch eindringen. Ihre weitere Ausbreitung findet sich gewöhnlich in den Interstitien und in fischzugähnlicher Anordnung entlang den Gefäß- und Nervenscheiden. Hier zeigt sich oft schon die Infektion, während die zugehörigen Weichteile noch unbeteiligt sind. Sehr bald kommt es zu einem mit Fibrinniederschlägen durchsetzten Ödem, das entweder geruchlos ist oder nach ranziger Butter riecht und von dem ASCHOFF annimmt, daß es das vorherrschende und primäre Symptom *vor* der Gasbildung sei. Leukocyten treten im allgemeinen nicht in einer solchen Stärke auf, daß man von einer Phlegmone reden könnte. Am reichlichsten finden sie sich in den tiefsten Schichten des Subcutis.

b) *Die septische Aerobier-Wundinfektion*, die eigentliche „Blutvergiftung" der Laien, macht sich zweifellos mehr in Form einer *allgemeinen Toxinämie* bemerkbar; eine Bakteriämie ist meist nur in mäßigem Grade vorhanden, doch gibt es gerade auch hier Formen, bei denen das Blut von Streptokokken überschwemmt erscheint. Hier vielleicht macht sich mehr denn bei anderen septischen Infektionen in anderen Körpergebieten die Widerstandslosigkeit des Wirtskörpers bemerkbar. Nicht immer ist es die Virulenz der betreffenden Streptokokkenart, vielmehr die geringe Abwehr, die dann in außerordentlich seltenen Fällen zu einer solch starken, fast ungehemmten Ausschwemmung im Blut führt. In nicht seltenen Fällen sehen wir auch als Komplikation und als sekundären — aber nicht weniger wichtigen Sepsisherd — auch eine *Endokarditis* durch Streptokokken, von der, wie wir schon des öfteren betont haben, dann besonders viele Keime in die Blutbahn abgegeben werden.

Auf das Krankheitsbild soll hier nicht näher eingegangen werden. Wir sehen es häufig auch bei relativ harmlosen Infektionen schon in Gestalt der Lymphangitis, des bläulichroten Stranges, der oft kurze Zeit nach der Infektion am Arm oder am Bein entlang zieht. Eigene Fälle haben uns öfters daran gemahnt, wie wichtig es ist, bei einem hohen Fieber das Drüsensystem, auch entfernt von der primären Infektionsstelle aus, genauer zu beobachten.

Wir könnten über mehrere Fälle berichten, bei denen eine Infektion an der Eintrittsstelle gar nicht mehr bestand und bei denen lediglich die dauernde Anwesenheit von hämolytischen Streptokokken im Blut bei hohem Fieber zur Diagnose „Allgemeininfektion" Veranlassung geben mußte.

In einem dieser Fälle gelang es noch, durch Ausräumung der Lymphdrüsen in der Achselhöhle, von denen nur *eine* in der Tiefe vereitert war, die Krankheit zu Ende zu bringen. In einem anderen Falle war erst bei der Obduktion eine, im Leben recht wenig schmerzhafte, vereiterte Drüse tief in der Achselhöhle als Sepsisherd zu erkennen.

Bei einem weiteren Falle war ein Teil der Achseldrüsen eingeschmolzen. An einer Stelle, wo es zur Ausbildung eines walnußgroßen Abscesses gekommen war, saß noch ein kirschkerngroßer Drüsensequester fest. Hier war ebenfalls die Lymphadenitis als einziger Sepsisherd anzusprechen.

3. *Die postanginöse lymphangitische Sepsis* spielt eine wichtige Rolle beim Scharlach. Früher schien sie häufiger zu sein, wie in den letzten Jahrzehnten, wo wir eher öfter die Thrombophlebitis septica post anginam beobachten.

Die phlegmonöse Lymphangitis und Lymphadenitis stellt die gefährliche Quelle für die septische Infektion dar, die sich mit hämolysierenden Streptokokken als Erregern im Gebiet der Lymphwege ausbreitet. Von besonderer Bedeutung ist, daß im Spatium parapharyngeum zahlreiche Lymphbahnen liegen, die von den Tonsillen zu den tiefen Halsdrüsen ziehen. Eiterungen können von hier aus auf das Mediastinum oder aufwärts nach dem Endocranium fortschreiten (HAYMANN).

Die Frage, ob es eine sog. hämatogene Form der tonsillogenen Sepsis mit unmittelbarer Einschwemmung der Erreger ins Blut (also mit den Mandeln als Sepsisherd) ohne Venen- und Lymphdrüseninfektion gibt, ist von den Laryngologen oft diskutiert worden. Wenn diese Form vorkommen sollte, dann ist sie sicher ungeheuer selten. Daß eine Bakteriämie zu Beginn der Angina oft auftritt, sehen wir an den oft zu beobachtenden initialen Schüttelfrösten. Es scheint aber, daß schon kurz nachher die Tonsilleninfektion keine oder nur eine unbedeutende Anzahl von Keimen ins Blut abgibt.

4. Wenn auch bei der *otogenen Sepsis* das Übergreifen auf die Venensinus viel häufiger ist, so kommt es doch auch hier gelegentlich zu einer rein lymphatischen Ausbreitung.

HAYMANN glaubt, daß eine Einwanderung von Keimen aus dem otitischen Herd einer Mittelohreiterung direkt durch eine entzündlich veränderte durchlässige Sinuswand möglich ist, wobei es aber nicht zu einer Sinusthrombose kommt. Diese Erkrankung soll Kinder häufiger befallen als Ältere und nur nach akuten Eiterungen auftreten. Daß es sich hier wirklich um Bakteriämien handelt, erklärt sich aus den Metastasen, die in solchen Fällen festgestellt werden. Allerdings sollen diese nie in der Lunge beobachtet worden sein. Nach MARX kann man aber hier ein besonderes Krankheitsbild „Sepsis ohne Sinusthrombose", das sich schärfer gegen das Bild der „Sepsis mit Sinusthrombose" abgrenzen würde, nicht aufstellen.

5. In gewisser Beziehung ist, wie oben schon erwähnt, der *Typhus abdominalis* nach der Ausbreitung der Bacillen in den Lymphdrüsen des Mesenteriums ebenfalls einer lymphangitischen Sepsis zuzurechnen (s. auch S. 1077).

Colibacillen, Staphylokokken und andere Anaerobier (mit Ausnahme der Gasödembacillen) greifen, wenn überhaupt, das Lymphgebiet kaum in ausgebreiteterem Umfang an.

6. In einem Falle von Gallenblasen-Gallengangsentzündung wurden wir auf das Vorhandensein von *Gasbacillen* als Infektionserreger dadurch aufmerksam gemacht, daß sich in der Glutäalgegend ein Gasabsceß entwickelt hatte.

Der Patient kam nach wenigen Tagen ad exitum. Bei Eröffnung der stark aufgetriebenen Gallenblase entwich Gas. In den Gallenwegen machten sich Gasbläschen bemerkbar.

Die histologische Untersuchung zeigte rings um die auseinandergedrängten, vielfach nekrotischen Leberzellenbezirke Schwärme von Gasbacillen, die fischzugartig um die Zellen einzufließen schienen. Man hatte den Eindruck, daß mehr die Lymphbahnen vollgestopft seien. Merkwürdigerweise waren keine allgemeinen Schaumorgane vorhanden. Die Blutgefäße waren frei. Die Infektion schritt, ausgehend von der ursprünglich lokalen, unter Gasbildung zu Wandnekrose führenden Cholecystitis entlang, den Gallengängen bis ins Parenchym hinein fort. Sie nahm dann den Weg über die Lymphgefäße.

Die Pathogenese war ähnlich, wie wir sie bei den von uns beschriebenen Gasbacilleninfektionen des Uterus in den parametralen Lymphwegen fortschreiten sahen.

7. *Die Verhältnisse bei der croupösen Pneumonie.* Nach LAUCHE dringen *Pneumokokken peribronchial durch die Lymphbahnen in das Interstitium der Alveolarsepten ein.* Nach ihm ist eine Sensibilisierung des Organismus infolge vorhergehender Pneumokokkeninfektion für die Reininfektion Voraussetzung. Sie setzt im Hilus ein. Die Pneumokokken gelangen von der Bronchialschleimhaut auf dem Lymphweg in die Hilusdrüsen, wo sie sich vermehren. Die kokkenhaltige Flüssigkeit wird durch die Atembewegungen peripherwärts verschoben und infiziert rückläufig die Alveolen, wohin sie mit der Exsudation aus dem Interstitium gelangt.

Die Keimeinschwemmung bei der Pneumonie hat also in gewisser Beziehung einen ähnlichen Entstehungsmodus zur Voraussetzung wie beim Typhus abdominalis. Von den infizierten Hilusdrüsen gelangen dann die Keime auch auf dem Lymphweg in Blut.

Während aber beim Typhus durch die Weiterentwicklung in zahlreichen mesenterialen Lymphgebieten die Bakteriämie weiter anhält, flaut sie bei der Pneumonie — vielleicht im Moment der alveolären Exsudation — frühzeitig ab.

Bei anhaltenden Bakteriämien anläßlich einer Pneumonie — und das gilt nicht nur für Pneumokokken, sondern auch für Streptokokkeninfektionen — wäre also das Augenmerk darauf zu richten, ob die Streuungsquelle nicht im infizierten Hilusdrüsengebiet zu suchen wäre.

Veranlassung zu dieser Annahme geben uns zwei von uns beobachtete Fälle, die wir *als echte „lymphangitische Lungensepsis"* ansprechen mußten.

Als Erreger kamen hämolysierende Streptokokken im Anschluß an eine scheinbar harmlose Streptokokkenangina in Betracht. Nach subfebrilen Temperaturen entwickelte sich ein pneumonisches Krankheitsbild mit einer Continua von über 40°. Im Sputum waren sehr viele, in der Blutkultur spärliche hämolysierende Streptokokken.

Die Obduktion bei den zeitlich weit auseinanderliegenden Fällen (Prosektor Dr. THOREL) ließ neben einer lobären Pneumonie (Streptokokken im Abstrich) vereiterte Hilusdrüsen erkennen. Diese scheinen die Bakteriämie unterhalten zu haben.

Den Entwicklungsgang, den die Pneumonie nimmt, können wir uns auch für die *Milzbrand- und Pestpneumonie* vorstellen. Hier sowohl als auch beim Milzbrand sind zuerst die Hilusdrüsen stark geschwollen und hämorrhagisch-nekrotisierend entzündet. Die Bakteriämie erfolgt bei beiden von den infizierten Lymphdrüsen aus, die Lungeninfektion retrograd auf dem Lymphwege. Bei der Bubonenpest kann gleichwohl eine Pneumonie sekundär entstehen, vermutlich aber auf hämatogenem Wege.

IV. Endokard, Myokard und arterielles System als Siedlungsstätte für Bakterien.

Endocarditis septica. *1. Akute und subakute Formen.* Erreger: Hämolytische Streptokokken, Staphylokokken, Pneumokokken, Gonokokken, Meningokokken. Seltener andere Aerobier und Anaerobier (anaerobe Streptokokken).

2. Chronische Formen. a) Erreger: Staphylokokken, Mikrococcus catarrhalis, Influenzabacillus u. a.

b) *Endocarditis lenta.* Viridanstypen, Enterokokken, andere Erreger sehr selten.

Wir haben bereits an anderer Stelle das Verdienst von Litten gewürdigt, in einer großangelegten Abhandlung über septische Krankheitszustände auch Endokarditisfälle mit besonderem Verlauf aufgenommen zu haben. Aber erst Lenhartz hob aus dem Rahmen septischer Erkrankungen Herzklappenentzündungen ausdrücklich heraus, bei denen auf Grund von exaktem Erregernachweis im Blut gerade die Infektion des Endokards in den Mittelpunkt des Krankheitsgeschehens gestellt werden mußte. Schottmüller sonderte aus dieser Gruppe bakterieller Endokarditis die Endocarditis lenta ab und schuf ein Krankheitsbild, das mit seiner bis vor kurzem noch infausten Prognose im Laufe der letzten 50 Jahre immer größere Bedeutung gewann.

Wenn sich eine bakteriell bedingte Endokarditis entwickelt hat, dann ist es auch unstatthaft, von einer „Sepsis mit Endokarditis" oder — statt von Endocarditis lenta — von einer „Chroniosepticaemie" oder „Sepsis lenta" zu sprechen. *Die Endocarditis septica, mag sie akut oder chronisch sein, rückt in furchtbarer Weise in den Mittelpunkt, auch wenn sie metastatisch entstanden ist. Als Sepsisherd ist sie auf jeden Fall aufzufassen.*

Über den pathologisch-anatomischen Befund der *Kreislauforgane* S. 1027ff. (Ausführlichere Darstellung der Endocarditis septica s. S. 1117ff.)

Pathologisch-anatomischer Befund an den Organen.

Haut. Die Haut bietet gerade bei septischen Erkrankungen für den Erfahrenen ein getreuliches Spiegelbild für Vorgänge, die sich im Innern abspielen. Sie kann in sichtbarer Form aufklären über die bakteriologische Ätiologie und über die vermutliche Verlaufsform, und kann Rückschlüsse gestatten auf den Sitz des Sepsisherdes und auf die Genese der Erkrankung überhaupt, selbst wenn die Anamnese keinen sicheren Aufschluß zu geben vermochte. Es sei nur hier erinnert an den ungewöhnlich ausgedehnten Herpes im Gefolge einer Coliinfektion, an flecktyphusähnliche Roseolen bei der Meningokokkensepsis u. a.

In Gestalt umschriebener, entzündlicher *ödematöser Schwellungen* verraten sich lokalisierte metastatische Gelenkprozesse bei lymphangitischer Phlegmone und thrombotischen Verschlüssen in Venen von Extremitäten. Metastatisch treten bei Schwerkranken solche an Phlegmone erinnernde Stellen vor allem dort auf, wo bestimmte Gewebsgebiete *besonderem Druck* ausgesetzt sind.

Dies ist der Fall an den Fersen, am äußeren Fußrand, der nach außen gedreht, fester an der Unterlage aufliegt, an den Waden, die an einer Stelle aneinandergepreßt sind, an der medialen Seite der Oberschenkel, etwa handbreit über dem Knie, wo leicht bei angezogenem Bein der Condylus femoralis dem anderen Oberschenkel drückend anliegt.

Wir haben kennengelernt, daß anaerobe Infektionserreger verhältnismäßig selten zu Metastasierungen und damit zu embolisch putriden Herden in der Lunge (z. B. durch anaerobe Streptokokken) führen, aber es ist doch nichts Außergewöhnliches, daß es in der *Gefäßmuskulatur* und an *Dekubitalstellen* zu putriden Infektionen kommt, oder daß sich, wie das bei puerperalen Gasbrandinfektionen von uns beobachtet worden ist, *Gasödeme* in der Gesäßgegend entwickelten. Selbstverständlich hat dieser Entstehungsmodus nur Geltung, wenn ein Gasbrand sich nicht an intramuskuläre Injektionen angeschlossen hat und die Bacillen mit der Spritze eingeimpft wurden.

Die pathologischen Prozesse, welche so häufig auf der Haut bei septischen Erkrankungen verstreut liegen, sind hinsichtlich ihrer Genese wie auch ihrer Erscheinungsformen verschieden. Wir verdanken eine besonders genaue Beschreibung und Deutung EUGEN FRAENKEL an Hand der vielen Sepsisfälle, die seinerzeit an der SCHOTTMÜLLERschen Klinik beobachtet wurden. Häufig standen diese aufkeimenden Hautprozesse einer kritischen Würdigung durch unseren beratenden Dermatologen UNNA gegenüber. Eingehende Beschreibungen finden sich vor allem auch bei GANS (Histologie der Hautkrankheiten, 1925).

Hier wäre an erster Stelle das *Erythema exsudativum multiforme* zu erwähnen, das in Form des Erythema annulare, gyratum, iris, papillosum, urticatum, vesiculosum, bullosum auftreten kann. Es ist nicht immer leicht, solche Erytheme septischer Genese von medikamentösen abzugrenzen; ebenso wie man *nodöse, beulenartige Knollen*, die metastatisch ebenfalls an Unterschenkeln sich entwickeln können, vom Erythema nodosum abzugrenzen hat.

Entwickeln sich größere Metastasen in den tieferen Partien der Haut und beteiligt sich die Oberfläche mit Rötungen, so erscheinen *erythema-nodosum-ähnliche* Gebilde. Nicht immer brauchen diese nachträglich zu vereitern, sie können auch spontan wieder zurückgehen. Es wäre aber verfehlt, solche flüchtigen Erytheme mit oder ohne Quaddelbildung als rein toxisch anzusehen und nicht mit hämatogen eingedrungenen Kokken in Verbindung zu bringen. FRAENKEL hat gerade bei unseren Fällen immer wieder darauf hingewiesen, daß die Staphylokokken in deletärer, untereinander aber durchaus abweichender Weise auf bestimmte Hautgefäße einwirken; in erster Linie auf die Arterien der Haut und Subcutis, aber auch auf ihre Vasa vasorum. Daß dann gewisse Fernwirkungen von dieser intravasculären oder besser intraarteriellen Ansiedlung der Erreger aus stattfinden, ist eben schon angedeutet worden. Die Folge zeigt sich in entzündlichen Prozessen, entsprechend der quantitativen Beschaffenheit dieser panarteriitischen Vorgänge.

Rein *toxische* Ausschlagsformen sind nicht immer von ähnlichen Herden zu unterscheiden, bei denen sich Bakterienablagerungen finden. Wir verzichten an dieser Stelle auf die Anführung einzelner Krankengeschichten, wie wir das in der 2. Auflage des Handbuches getan haben, möchten aber auf diese Beispiele, ebenso wie die von LENHARTZ in der Speziellen Pathologie und Therapie (NOTHNAGEL, S. 139ff.) verweisen.

Wegen der Seltenheit möchten wir aber an dieser Stelle doch eine Beobachtung über ein *ausgebreitetes exsudatives Erythem bei einer Endokarditis durch Gonokokken* vorausstellen.

Ein junger Kaufmann erkrankt an einer Gonorrhoe. Nach ungefähr 4 Wochen stellen sich Schmerzen in beiden Schultergelenken, im Handgelenk und in den beiden Fußgelenken ein. Zwei Tage konnte er noch mit ziemlichen Schmerzen herumgehen, dann wurde er bettlägerig; am anderen Tage gingen die polyarthritischen Beschwerden zurück, dagegen blieb eine sehr schmerzhafte Fußgelenkentzündung rechts bestehen. Salicyltherapie versagte vollkommen. Acht Tage später stellte sich ein leises systolisches Geräusch an der Mitralis ein, das im weiteren Verlauf an Intensität zunahm. Die Temperatur bewegte sich in tieferen Einschnitten um 39 und 40° herum. Eine Blutkultur ergab im Plasmagelatineröhrchen eine Reinkultur zahlreicher Gonokokken, in einer Schicht, 1 cm unter der Oberfläche.

Das Bemerkenswerte bei diesem Falle, der nach vielen Wochen in Heilung ausging, war das Aufschießen eines außerordentlich *polymorphen Exanthems*, das sich über die ganze Körperhaut erstreckte; es war von einem „typischen" Erythema exsudativum multiforme kaum zu unterscheiden.

Nach BUSCHKE soll man den Gonococcus in solchen Hauteruptionen nicht nachweisen können. An der SCHOTTMÜLLERschen Klinik konnten jedoch aus einer bei einer Patientin herausgeschnittenen Papel gramnegative Kokken festgestellt werden. Auch PAULSEN will bei einem entsprechenden Fall Gonokokken angetroffen haben. Damit wäre die Entstehung solcher Exantheme ebenfalls durch Gonokokkenembolien erwiesen. Sicherlich aber gibt es bei der Gonokokkeninfektion des Endokards auch zahlreiche andere Erytheme und Exantheme rein *toxischen* Ursprungs. Auch Urticaria und Erythema nodosum werden ja, wie aus dem Schrifttum ersichtlich ist, häufig mit gonorrhoischen Infektionen in Beziehung gebracht.

MASSINI beschreibt einen Fall, bei dem eine Thrombophlebitis des Plexus prostaticus, der Vena hypogastrica und der Vena femoralis den Sepsisherd darstellte, als dessen Erreger Gonokokken einwandfrei in Frage kamen.

Auch hier war es dabei in Schüben zu einem über Gesicht, Rumpf und Gliedmaßen sich ausbreitenden erythematösen Ausschlag gekommen, in dem rundliche, oberflächliche Erosionen und Bläschen auftraten. Auch hier waren die Streckseiten der Extremitäten bevorzugt. Die Schleimhaut des Mundes wies ebenfalls papulöse und vesiculöse Efflorescenzen auf.

Bei einem Fall von chronisch sich hinziehender Gonokokkensepsis konnten wir die für Gonokokkeninfektionen als typisch geltenden *Hyperkeratosen* beobachten. Nach ZIELER soll es sich in Wirklichkeit um ein *herdförmiges pustulöses Erythem* handeln, das später bröcklig eintrocknet und verkrustet. Nach Entfernung der Hautauflagerung zeigte sich auch in unserem Fall eine flache Erythemstelle.

Die erythematösen und exanthematischen Prozesse, die wir bei den durch die verschiedenen Erreger hervorgerufenen Sepsisfällen beobachten konnten, zeigten nach den Untersuchungen, welche E. FRAENKEL an unseren Sepsisfällen der SCHOTTMÜLLERschen Klinik durchführte, folgende Eigenschaften:

Beteiligung bei der Staphylokokkensepsis. Hier schießen die Eruptionen manchmal in überraschend kurzer Zeit am ganzen Körper auf. Besonders an den Extremitäten, häufig auch an den Finger- und Zehenspitzen, findet man infolge eitriger Einschmelzung der Haut eine Eiterblase oder eine mehr in die Tiefe gehende Entzündung. In letzterem Falle gleicht das Bild dem von Panaritien und Paronychien. Derartige Prozesse, denen nicht selten Blutungen unter den Nägeln vorausgehen, können mehrere Finger oder Zehen zugleich oder nacheinander befallen.

Hier wäre noch zu erwähnen, daß wir ausgedehnte Hautmetastasierungen nicht immer nur bei den schweren Sepsisformen gesehen haben. Eine einmalige Bakteriämie kann unzählige Keimablagerungen mit ihren Folgeerscheinungen auf der Haut verursachen und trotzdem in Heilung ausgehen.

Bei einem unserer Fälle waren die Keime durch den operativen Eingriff mechanisch aus einem wohl mit einem kleinen Gefäß in Verbindung stehenden Eiterherd in die Blutbahn eingepreßt worden. Es ist immer Vorsicht geboten, in infiziertes Gewebe zu injizieren. Aus diesem Grund vermeidet es der Chirurg nach Möglichkeit, Infiltrationsanästhesien in einem vereiterten Gewebe vorzunehmen.

In den frühesten Stadien von *Staphylokokkenerythema*, die GANS zur Untersuchung bekam, handelt es sich um Ödem des Papillarkörpers und der Cutis. An der Oberhaut werden die Veränderungen erst sichtbår, wenn die Arteriencapillaren embolisch durch Kokken verstopft sind. Das perivasculäre Exsudat wird dann hämorrhagisch. Es treten miliare Abscesse im Stratum reticulare auf, welche als Papeln erscheinen.

Je nach dem verschiedenen Ursprung ist das Bild, das die multiplen Hauterscheinungen bieten, außerordentlich bunt. Sie können *strophulus-*, *urticariaartiges*, *impetiginöses*, *bullöses*, *varicellenartiges*, *ja manchmal sogar pemphigusartiges Aussehen* haben. Auch *Epidermolysis* in größerem Umfange haben wir bei Staphylokokkensepsisfällen schon beobachtet. Die Blasen können einen so großen Umfang annehmen, daß sich die Haut gelegentlich in größeren Lamellen handschuhförmig von den Händen ablöst.

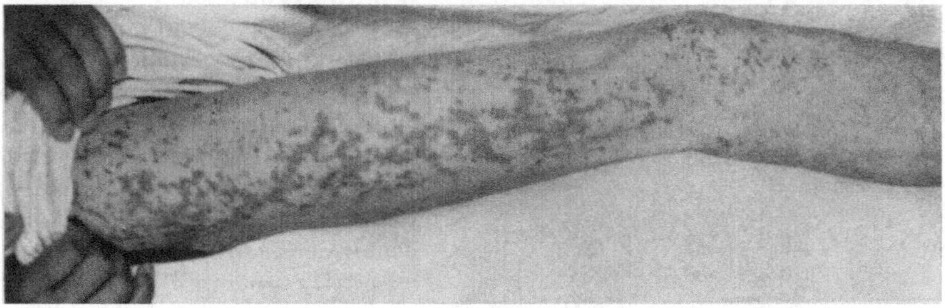

Abb. 16. Purpura rheumatica-ähnliches Exanthem bei Sepsis durch hämolytische Streptokokken.

Wir haben an anderer Stelle bereits einen solchen Fall beschrieben, bei dem sich die Haut jedesmal beim Darüberstreichen in großen Stücken abheben ließ. Das ganze Gesäß und große Teile des Rückens waren von der Epidermis bereits entblößt. Auch im Gesicht und an den unteren Extremitäten bildeten sich *pemphigusartige* Blasen.

Bei einer anderen Patientin erhob sich die Epidermis am Kreuzbein in Blasen mit leicht getrübtem Inhalt. Umgebung und Grund waren stark gerötet.

An diesem von der SCHOTTMÜLLERschen Klinik stammenden Fall hatte seinerzeit FRAENKEL eingehende Studien erhoben. Im Gefäßapparat der befallenen Haut konnte er keine Bakterien feststellen. Er nahm deswegen an, daß die Keime neben einer rein örtlichen Wirkung auch einen toxischen Effekt entfaltet haben, der sich in einer mehr diffus über große Strecken fortschreitender Schädigung geäußert und ein Krankheitsbild ausgelöst hat, das man eben als Epidermolyse bezeichnet.

Die Haut bei der Sepsis durch Streptococcus pyogenes haemolyticus. GANS weist darauf hin, daß die streptogenen Hautmetastasen gegenüber den durch Staphylokokken an Zahl zurücktreten Bis 1919 konnte er aus dem Schrifttum angeblich nur über 15 Fälle berichten. Wenn wir aber unser großes Material von Streptokokken-Endokarditisfällen überblicken, so müssen wir zwar zugeben, daß die Zahl der Hautmetastasen hinter der bei Staphylokokken sepsis zurückweicht, soweit es sich um einen rein eitrig-pustulösen Prozeß handelt; dagegen treten viel mehr Blutungen und Erytheme (vor allem aber die roseolenartigen Gebilde) in Erscheinung als bei der Staphylokokkensepsis. Die Haut findet sich manchmal geradezu übersät von diesen erythematischen Stellen, die bis Pfennigstückgröße und darüber erreichen, aber auch zu ganz großen Ausdehnungen konfluieren können. Seltener heben sich diese Gebilde in Blasen ab, aber man beobachtet doch auch bei ihnen eitrige Einschmelzung im Zentrum, so daß varicellenartige Bilder entstehen können. *Man findet also Hautblutungen, Roseolen, Eiterbläschen und ausgedehntere Erytheme nicht selten nebeneinander.* Auch dadurch kann natürlich der Verdacht auf ein Exanthem (Masern, Scharlach, Röteln oder Erythema infectiosum) erweckt werden. Soweit besteht also unzweifelhaft auch eine gewisse Ähnlichkeit mit den Hauteffl orescenzen bei der Staphylokokkenendokarditis.

Der erythematöse, oft mit urticarieller Schwellung einhergehende Anfangsherd zeigt eine im ganzen zwar abgeflachte, im übrigen aber normale Epidermis (GANS). An den Enden der Capillaren finden sich ebenfalls kleinste Eiterherde. Darüber und im Papillarkörper besteht Ödem. In den erweiterten Arterien und in den Vasa vasorum finden sich Kokkenmassen.

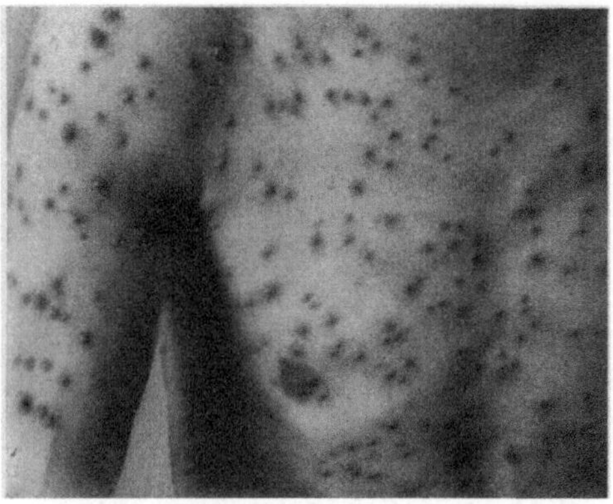

Abb. 17. Streptokokkensepsis nach Grippe. Variolaartige pustulöse Hautmetastasen, bakt.-hämolytische Streptokokken.

GANS weist darauf hin, daß die Anfangsveränderungen beim Erythema exsudativum multiforme weitgehende Übereinstimmung mit der metastatisch durch Streptokokken erfolgten Gewebsschädigung haben, indem zu Beginn ebenfalls die cellulärentzündlichen Veränderungen hinter den rein exsudativ entzündlichen zurückweichen. Eine gewisse Disposition für die Metastasierung muß wohl vorliegen, da tatsächlich manche Fälle mit ausgedehnten Metastasen in anderen Organen eine Metastasenarmut in der Haut zeigen, während wiederum bei anderen Streptokokkenfällen gerade die Hautembolien das Krankheitsbild charakterisieren.

Hier soll ein besonders interessanter Streptokokkensepsisfall angeführt werden, der infolge seiner ausgebreiteten Hautmetastasen vom behandelnden Arzt wegen Verdachts auf Variola vera ins Krankenhaus eingewiesen wurde.

Der Patient machte einen außergewöhnlich schwerkranken Eindruck. Der Anblick des mit hämorrhagischen Pusteln übersäten Körpers machte die Diagnose wohl erklärlich. Etwa 14 Tage vorher bemerkte der Patient am Kopf streng einseitig lokalisierte Bläschen im Bereich der linken Kopfseite, die auf das Auge und die Wangengegend übergriffen. Sie sind später eingeschmolzen. Kurze Zeit darauf ist am Körper in mehreren Schüben ein Hautausschlag aufgetreten. Acht Tage lang soll auch starker Husten bestanden haben. Der Aufnahmebefund ergab bei dem 72jährigen Mann einen sehr dürftigen Allgemeinzustand. Temperatur 39°. Bronchopneumonien beiderseits. Die Bläscheneruptionen zeigten sich am ganzen Körper in ganz verschiedenen Stadien. Zum Teil waren es ganz frische Efflorescenzen, zum Teil kleinere, zum Teil größere Bläschenbildungen; zum Teil waren die Bläschen bereits eingeschmolzen und an ihre Stelle war ein schwärzlicher, nekrotischer Belag getreten. Eine Variola vera war daher bei näherer Betrachtung auszuschließen, denn unzweifelhaft fanden sich verschiedene Stadien nebeneinander vor. Zweifellos ähnelte aber das Bild, das wir hiermit näher schildern, sehr den echten Pocken (Abb. 17).

Von der rechten Schläfe zieht sich ein zusammengeflossener Herd bis herunter zum Jochbogen und über das Augenoberlid hinweg. Er ist von deutlich roter Farbe, ausgedehnt hämorrhagisch, nekrotisch, besonders an der rechten Scheitelseite in der Schläfenpartie sowie am Jochbogen und am Oberlid. Die Nekrosen, die zum Teil dunkelblaurot verfärbt sind, machen einen filzigen, borkigen Eindruck. Daneben findet sich ein ausgedehntes hämorrhagisches Exanthem fast am ganzen Körper, dessen einzelne Efflorescenzen zwischen Stecknadelkopf- über Erbsen- und Bohnengröße bis über 10-Pfennigstückgröße schwanken. An den größeren Herden, die teilweise zusammengeflossen sind, ist es zu einer blasigen Abhebung der Epidermis gekommen. Diese Blasen zeigen zum Teil serösen, zum Teil hämorrhagischen Inhalt. Nur an einzelnen Stellen, besonders im Gesicht, sind die Blasen im Zentrum eingesunken und zeigen ebenso wie der große, anscheinend primäre Herd Neigung zur Nekrosebildung. Dadurch entstehen die der Variola sehr ähnlichen Erscheinungen. Zwei Blutkulturen negativ.

In den folgenden Tagen hat sich der Allgemeinzustand schnell weiter verschlimmert. Sehr schwere stridoröse Atmung. Diffuses Rasseln über beiden Lungen. Patient liegt benommen da und reagiert kaum auf Anruf. — Die nekrotischen Beläge an der rechten Kopfseite haben sich zum Teil abgestoßen. Die übrigen Hautveränderungen sind gleichgeblieben. In der Gegend der rechten Schulter und infraclaviculär rechts sind zahlreiche neue, etwa stecknadelkopfgroße Bläschen aufgeschossen. Der Exitus erfolgte unter den Erscheinungen einer zunehmenden Kreislaufinsuffizienz.

Klinische Diagnose: *Herpes zoster gangraenosus im Bereich* der rechten Kopfseite. — Hämorrhagisch-bullöses Exanthem am ganzen Körper (im Bläscheninhalt überall kulturell hämolysierende Streptokokken nachgewiesen). — Bronchitis, Tracheitis, Bronchopneumonie. Kreislaufinsuffizienz. Streptokokkensepsis.

Sektionsbefund. *Gangräneszierender Herpes zoster im Bereich des rechten Trigeminus. Sekundärinfektion des Herpes.* Pneumonie mit sehr zahlreichen, hämorrhagisch-eitrigen, septischen Hautmetastasen durch *Streptokokken.* Hochgradige pseudomembranöse, ulcerierende, hämorrhagische Entzündung der Trachea und der Bronchien. Beginnende abscedierende „grippeartige" Pneumonie, Lungenödem, Blutungen in der Pleura, in der Conjunctiva, in der Darmschleimhaut. Beginnende Nierenatrophie.

Aus dem Fall läßt sich folgendes rekonstruieren: 14 Tage vor dem Exitus hatte der Patient einen *Grippeanfall*, dabei trat ein starker Herpes an der rechten Schläfe auf. Danach erholte sich der Patient, aber schon einige Tage später bekam er einen Gripperückfall, der sofort mit starkem Husten infolge einer schweren Streptokokkentracheitis und Bronchopneumonie einsetzte. Es bestand damals hohes, intermittierendes Fieber. *Vermutlich kam es, wie wir das früher bei sehr schweren Grippepneumonien häufiger beobachten konnten, zu schubweise auftretenden Bakteriämien*, die jedesmal zu Hautmetastasen führten.

Dieser Fall weist hinsichtlich der Hautveränderungen manche Vergleichspunkte mit dem Patienten auf, bei dem die von einem Zahnabsceß ausgehenden Bakteriämien ebenfalls zu ungewöhnlich zahlreichen *Staphylokokkenmetastasen* in der Haut geführt hatten (S. 994).

Die beiden Fälle aber bestätigen unsere früheren Erfahrungen, daß auch sehr ausgedehnte Hautblutungen und Metastasen bei der Sepsis nicht *unbedingt mit einer Dauerbakteriämie verbunden* zu sein brauchen.

Die Haut bei der Endokarditis durch Pneumokokken. Hier sind Eiterprozesse recht selten auf der Haut wahrzunehmen. Nur in einem geringeren Prozentsatz treten zahlreiche *erythematöse Stellen oder gar kaum zählbare Roseolen* in Erscheinung. Ähnlich wie bei den Streptokokkenfällen kann sich das Zentrum stippchenförmig erhaben zeigen. FRAENKEL weist darauf hin, daß durch die Pneumokokken nur selten echte Hautmetastasen bedingt sind. Das Hautorgan soll für diesen Coccus keinen günstigen Boden darbieten.

Auch bei den *Meningokokkeninfektionen* der Haut sind nicht die Hautvenen, sondern vielmehr die *Arterien und Capillaren* betroffen, und auch hier erscheinen die Folgen nicht in leukocytären Infiltrationen, sondern mehr in Hämorrhagien, Roseolen, nekrotisierenden arteriellen Prozessen bzw. herdförmigen perivasculären Infiltrationen.

Auffallend ausgebreitete multiforme Hautmetastasen beobachteten wir bei folgendem Fall:

Nach einer Zahnextraktion kam es zu einer Meningokokkensepsis. Meningokokken waren hier merkwürdigerweise in Reinkultur in der Wundhöhle des Zahnes festzustellen, während Tonsillen und Nebenhöhlen Meningokokken nicht beherbergten. Hier war selbstverständlich der Zahn nur Eintrittsstelle für den septischen Zustand, die weitere Keimausbreitung erfolgte vermutlich auf dem Lymphwege (Abb. 18). (vgl. auch S. 995.)

Hierbei kam es zu einem *morbilliformen* Exanthem, das an den Streckseiten der Extremitäten knotige Verdickung aufwies. An anderen Stellen waren hellviolette Hautblutungen zu beobachten, die sich mit dem Glasspatel nicht wegdrücken ließen.

Bei den *Meningokokkeninfektionen* kann man demnach beobachten:
1. Örtlich umschriebene, unter dem Bilde des Erythema exsudativum und nodosum verlaufende Erscheinungen;
2. exanthematische, von roscola-, petechien-, flecktyphus- oder masernähnlichem Aussehen;
3. hämorrhagische Exantheme: flohstichgroße Blutungen bis handtellergroße Blutblasen

Nicht immer handelt es sich um Blutextravasate, häufig nur um *Stase*. Die Gefäßwandungen können durch Wandnekrosen schwer geschädigt sein; in ihnen sind Meningokokken oft nachzuweisen.

Bei der *Endocarditis lenta* zeigt sich die Eigenschaft des *Streptococcus viridans* mitunter auch dadurch, daß Bakterienembolien in den *Endarterien* der Haut die

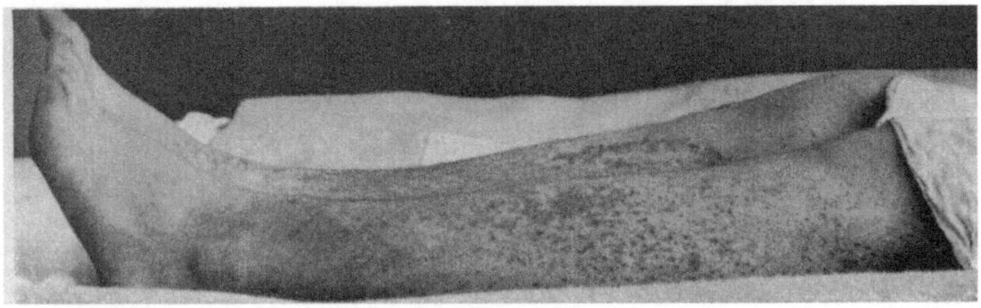

Abb. 18. Meningokokkensepsis nach Zahnextraktion.

recht schmerzhaften „blanden“ sog. Oslerschen Fingerbeerenknötchen erzeugen, die aber oft schon nach einigen Tagen wieder zurückgehen.

Im Gegensatz dazu führen die Staphylokokken dort, wo sie in der Haut abgelagert werden, viel schneller zu Vereiterungen.

Neben frischen roten Flecken sieht man im weiteren Verlauf der Endocarditis lenta endlich auch abgeblaßte, blaubräunliche, pigmentierte Efflorescenzen, die den Eindruck von *tâches bleuâtres* erwecken können, ganz ähnliche Erscheinungen, wie man sie auch bei Gonokokkensepsis finden kann (Abb. 19).

Die Pyocyaneusbacillen hinwiederum erzeugen bei (meist marantischen) Jugendlichen eine *Arteriitis*, bei der vorwiegend die Gefäßwand betroffen ist, während das Lumen frei bleibt. So entsteht zuerst eine Rötung, dann eine Quaddel, die sich in blutgefüllte Blasen umbildet. Nach einiger Zeit zerfällt diese geschwürig und es bleibt ein kraterförmiges, blauschwarz-nekrotisches Ulcus zurück. Von diesem Erythema gangraenosum hat E. Fraenkel ein anschauliches Bildermaterial veröffentlicht.

Überblicken wir unser großes Material von Sepsisfällen, die mit Hautmetastasen einhergingen, so können wir wohl behaupten, daß es genug Fälle gibt, bei denen hier und da die Hauterscheinungen auch vom Erfahrenen kaum von dem sog. typischen Erythema exsudativum multiforme oder nodosum zu unterscheiden sind.

Bei hochfieberhaften, mit Erythemen einhergehenden Fällen ist daher auf jeden Fall durch Blutkulturen festzustellen, ob nicht eine Sepsis vorliegt. Allerdings ist, wie unsere Fälle bewiesen, nicht immer eine Dauerbakteriämie vorhanden. Das schubweise Eindringen von Keimen in die Blutbahn, gelegentlich auch eine einmalige Bakteriämie, kann unter Umständen schon zu einer außergewöhnlich starken Keimablagerung in der Haut und hier zu multiformen Metastasen führen.

Außergewöhnlich häufige Herde in der Haut finden sich vor allem dann, wenn eine Staphylokokken- oder Streptokokkenendokarditis vorliegt, aber auch aus der Art der Hautefflorescenzen kann sich schon recht oft ein Hinweis auf den Erreger und auf den Sepsisherd ergeben.

Bewegungsorgane. *Muskulatur.* Phlegmonöse Prozesse in der Muskulatur spielen sich sowohl unter der Einwirkung der hämolytischen Streptokokken als auch unter der von Gasbacillen und Gasödembacillen ab. Der eigentliche Sepsisherd ist hier aber in den Lymphbahnen gelegen. Wir werden später sehen, daß auch bei der scheinbar lokalen Gasphlegmone Keime ins Blut übertreten können.

Metastasen in der Muskulatur und im Unterhautzellgewebe können bei allen Sepsisformen auftreten, am häufigsten bei der Staphylokokken- und Streptokokkensepsis. Wir müssen es uns zur Pflicht machen, jeder Druck- oder Schmerz-

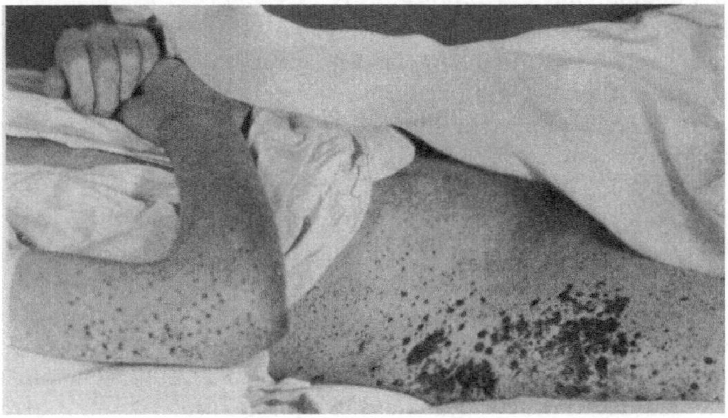

Abb. 19. Hämorrhagisches Exanthem bei Endocarditis lenta.

empfindlichkeit an irgendwelcher Stelle des Körpers auch immer nachzugehen. Solche Metastasen können wochen-, ja sogar *monate*lang Fieber machen, auch wenn der eigentliche Sepsisherd erloschen ist.

Hier sei nur eine unter mehreren Krankengeschichten kurz angeführt, die zeigen soll, wie vielfältig solche Weichteilmetastasen auftreten können, und weiterhin, wie Keimverschleppungen auch lange Zeit nach dem Ereignis einer Bakteriämie zu größeren Infektionen Anlaß geben können.

Eine Patientin hat nach einem Erysipel einige Schüttelfröste bekommen, als sich in der Kreuzbeingegend ein tiefer Decubitus entwickelt hatte. Wir möchten annehmen, daß es von dieser infizierten Nekrose aus zu Bakteriämien gekommen war. Schon kurze Zeit später konnten Keime im Blute nicht mehr nachgewiesen werden; die Sepsis selbst war also zum Stillstand gekommen.

In der Folgezeit entwickelten sich aber meist in Abständen von 3—8 Tagen im ganzen 28 Abscesse bzw. Phlegmonen. Die letzte Incision mußte nach vielen Monaten gemacht werden.

Solche Fälle hatte man nach dem früheren Sprachgebrauch als *Pyämie* bezeichnet. Aber auch hier wäre dieser Ausdruck falsch am Platze, denn *Bakterien waren schon wochenlang nicht mehr in der Blutbahn.* Die Ursache zu den Abscessen lag weit zurück und in einer Zeit, wo gar keine Sepsis mehr bestand, entwickelten sich erst die Eiterherde.

Ausnahmsweise können sich Keimablagerungen nach Staphylokokkenbakteriämien sogar über Jahre hinziehen. Eine Patientin hatte im Laufe von 12 Jahren eitrige, große Metastasen an den verschiedensten Organen. Wir nehmen an, daß sich latente Bakteriennester erst später zu floriden Metastasen entwickelt haben.

Vorsicht ist geboten bei Injektion reizender Medikamente. Größere Abscesse nach Coffein- und Campherinjektionen sind häufig dadurch entstanden, daß an den geschädigten Stellen im Blute kreisende Keime haften konnten.

Auch der *anaerobe Streptococcus*, der für gewöhnlich ja nicht zu allgemeiner Metastasierung neigt, kann besonders an Körperstellen, die einem gewissen Druck ausgesetzt sind (Dekubitalgefahr) haften bleiben und zu größeren putriden Abscessen führen.

Interessant war hier die Beobachtung bei einem Patienten, bei dem Schüttelfröste immer nach Stuhlgang aufgetreten waren. Es hatte sich nach einer Hämorrhoidaloperation eine Infektion in diesem Venengebiet entwickelt gehabt. Der Patient bekam eine jauchige Metastase am linken Gesäß, die eröffnet werden mußte.

Daß es auch Gasbrandmetastasen gibt an Stellen, bei denen die Körperbedeckung unverletzt war, wissen wir aus mannigfachen Beobachtungen bei Verwundeten.

Für die allgemeinen *neuro-muskulären Ermüdungszustände* und Schmerzen wird sich kaum eine pathologisch-anatomische Grundlage bei den Obduktionen mit Sicherheit ausfindig machen lassen. Wir müssen sie doch zumeist als *Toxinwirkungen* auffassen. Immerhin wäre auch daran zu denken, daß es hier ähnlich wie im Knochenmark häufiger zu Bakterienablagerungen kommen wird, die sich aber nicht weiter auswirken. Freilich könnten so auch einmal eitrige Herde die Folge sein, wie wir sie bei der Streptokokken- und Staphylokokkensepsis kennen, oder jauchige Herde, wie wir sie gelegentlich in Weichteilen, die länger unter Druck standen (Aufliegestellen z. B. in der Glutäalmuskulatur), sahen, oder schließlich gangräneszierende Herde, wie sie — wenn auch nicht häufig — bei Gasbacilleninfektionen in Wunden an entfernter Stelle metastatisch zustande kommen.

Wir finden in der Muskulatur und im Unterhautzellgewebe im Allgemeinen viel häufiger metastatisch ausgebildete Staphylokokken- oder Streptokokken- oder Coliabscesse.

Der 1. und 2. Weltkrieg bot zum Studium der Weichteilinfektionen reichlich Gelegenheit.

Die Krankheitsbilder, die sich hier darboten, führten auch dem Internisten manche Symptome vor Augen, die früher ungeklärt waren, so vor allem hinsichtlich der Veränderungen, denen das Blut ausgesetzt war. Selten handelte es sich bei den Verwundungen ,edoch um Monoinfektionen. Wenn auch der Fraenkelsche Gasbacillus, der zu den meist verbreiteten Bakterien in der Natur gehört und der sowohl in den Schichten des Erdbodens bis zu 100%ig wie auch fast regelmäßig im Darm von Menschen und Tieren (Zeissler und Rassfeld, Kleinschmidt-Löhr, Bingold u. a.) und in einem hohen Prozentsatz in der normalen Vagina vorkommen kann, als Erreger von Gasödeminfektionen weit überwiegt, so gelangen doch noch viele andere pathogene Anaerobier als Begleit-Anaerobier mit in die Wunden.

Nach Zeissler findet sich neben dem Fraenkelschen Gasbacillus der Novysche Bacillus zu 64%, Tetanusbacillus zu 27%, Pararausch-brand-bacillus zu 8%, Bac. Botulinus zu 6% und Bac. histolyticus zu 2% in Erdproben.

Veillon gibt die folgende *Einteilung der „anaeroben Sepsis"*: 1. *Tellurische Anaerobier* (im wesentlichen die Erregergruppe des Gasbrandes), 2. *nicht-tellurische*: Bac. funduliformis, Bac. fragilis, Bac. ramosus, anaerobe Streptokokken (putridus, micrococcus foetidus), anaerobe Staphylokokken. (s. auch S. 1020).

Pathogenese der Gasödeminfektionen. Kein Wunder, daß der zu Boden fallende Verletzte oder der Verwundete, in dessen Wunde verschmutzte Kleidungsstücke mit dem Geschoß eingebracht werden, der Gefahr ausgesetzt ist, eine schwere Anaerobierinfektion zu bekommen. In den meisten Fällen geht diese aber glücklicherweise nicht an, wenn auch die Wundkanäle oder Wundhöhlen oberflächlich mit

Keimen besiedelt und sogar infiziert waren. In meiner früheren Sepsismonographie habe ich die Infektion der offenen Wundhöhle eingehender mit Beispielen belegt. Einem jeden, der in den Kriegs- oder Feldlazaretten mit der Wundversorgung zu tun und Gelegenheit zu bakteriologischen Untersuchungen hatte, traten solche Bilder entgegen.

Schon kurz nach Beginn des 1. Weltkrieges konnten wir feststellen, daß praktisch in jeder Wunde sich auch Anaerobier vorfinden. Nur in seltenen Fällen artete das Krankheitsbild in echten Gasbrand oder in Gasödem aus. Freilich fand ich auch schon damals, und das wurde später durch KLOSE und andere Autoren bestätigt, *häufig eine positive Blutkultur mit* FRAENKEL*schen Gasbacillen.*

In den Fällen, wo sich äußere Zeichen einer Gasbacilleninfektion nicht vorfanden, mußte man annehmen, daß der Säftestrom von der mit infizierten Gewebsfetzen ausgefüllten Wundhöhle, die so gut wie immer unter Gewebsdruck stand, für die Gasbacillen eröffnet war. Es liegen also hier ganz ähnliche Verhältnisse vor, wie wir sie bei unserer Einteilung unter „*Sepsis, ausgehend von Hohlorganen*", beschrieben haben.

Im allgemeinen setzte bald nach der Infektion von Wunden eine reichliche Eiterung ein. Je weniger der Abfluß gestört war, um so schneller kam es zu einer Selbstreinigung der Wunde. Als aerobe Erreger kamen meistens Staphylokokken hinzu, obwohl meist auch viele andere Erreger, sogar Colibacillen, Streptokokken, an der Säuberung beteiligt sind. Schon frühzeitig beobachteten wir hierbei die *antibiotische* Wirkung gerade des *Pyocyaneusbacillus*, der uns ein Zurückweichen der anderen Erreger im günstigen Sinne zu bringen schien.

Auch das Gasödem ist als septische Erkrankung aufzufassen.

In Übereinstimmung mit EUGEN FRAENKEL, FRANZ, BIER, SELTER u. a. sehen wir den Beginn der Gasbacillenwirkung zunächst im lebenden Muskel, wo sich die Keime in den feinsten Septen zwischen den unveränderten Muskelfasern vermehren und in den Sarkolemmschlauch eindringen. Ihre weitere Ausbreitung findet sich gewöhnlich in den Interstitien und in fischzugähnlicher Anordnung entlang den Gefäß- und Nervenscheiden. Hier zeigt sich oft schon die Infektion, während die zugehörigen Weichteile noch unbeteiligt sind. Sehr bald kommt es zu einem mit Fibrinniederschlag durchsetzten Ödem, das entweder geruchlos ist oder nach ranziger Butter riecht und von dem ASCHOFF annimmt, daß es das vorherrschende und primäre Symptom *vor* der Gasbildung sei. Leukocyten treten im allgemeinen nicht in einer solchen Stärke auf, daß man von einer Phlegmone reden könnte. Am reichlichsten finden sie sich in den tiefsten Schichten der Subcutis.

Sehr rasch schließt sich dann — fast stets unter Gasbildung und unter Auftreibung des Muskels — der eigentliche Gasbrand an, wobei gelegentlich der Muskel ein fast an Verkohlung erinnerndes Aussehen zeigt, nicht selten sogar musartig zerfällt. In den meisten Fällen herrscht aber beim Menschen das Gasödem vor, das nicht durch einen spezifischen Erreger hervorgerufen wird, sondern, wie wir nach den Untersuchungen ZEISSLERs annehmen dürfen, je nach Häufigkeit 1. durch den FRAENKELschen Gasbacillus, 2. den NOVYschen (Bacillus oedematiens), 3. den Pararauschbrandbacillus (Vibrion septique), und an letzter Stelle durch 4. den Bacillus Gigas.

Der von WEINBERG und LÉGUIN 1916 entdeckte Bacillus *histolyticus* ist von diesen Forschern in Monoinfektion beim Menschen noch nicht beobachtet worden, doch gilt er nach ZEISSLER wegen seiner ungemein stark proteolytischen Eigenschaften als Wegbereiter bei der Infektion mit für den Menschen sicher pathogenen Gasödembacillen. Der Bacillus Gigas wurde nur in einigen Fällen von Gasödem erst von ZEISSLER gefunden. *Als häufigster Erreger dieser Erkrankung muß beim*

Menschen nach wie vor der FRAENKEL*sche Gasbacillus gelten.* Das stimmt auch mit den Untersuchungsbefunden französischer Autoren überein.

Beim Gasbrand fanden WEINBERG und SAQUEPÉE außer FRAENKEL-Bacillen noch Bac. oedematiens (30%), Vibrion septique (10%), Bac. histolyticus, Bac. sporogene, Bac. aerofoetidus, Bac. fallax, von denen jedoch die beiden Letzten nicht als zur Monoinfektion ausreichend angesehen werden.

Klinisch werden in der französischen Literatur *die 3 folgenden Gasbrandformen* unterschieden: a) „*plâques bronzées*", ausgedehnte Gasinfiltration der Extremitäten; b) „*érysipèle blanc*", besser „gangrène blanchâtre", Ausbildung eines oft beträchtlichen Ödems neben der Gasinfiltration, in seltenen Fällen sogar Überwiegen des Ödems; c) „*phlégmon gangréneux*", vorwiegend phlegmonöse Form.

Die Einteilung *gutartige* episfasciale und *bösartige* suprafasciale Form hat man nach dem pathologisch-anatomischen Befund ebenso fallen lassen müssen, wie die klinische Trennung in braune und blaue Formen. Mag man immer die Gasödembacilleninfektion der Extremitäten benennen wie man will, auch im 2. Weltkrieg hat sich die Bezeichnung Gasödem einwandfrei durchgesetzt.

Über die Toxinwirkung ist an anderer Stelle Näheres ausgeführt worden (s. S. 1048ff.).

Gasbildung und Ödem stehen in den reinen Fällen im Vordergrund. *Auf die Ausbreitung in den Lymphgängen* muß besonders hingewiesen werden. In vielen Fällen aber kommt es natürlich auch zu Eiterungen (zum *Gasabsceß*), aber die Gasödembacillen sind dafür nicht verantwortlich zu machen. Es handelt sich immer um eine Mitbeteiligung von Aerobiern, insbesondere von Staphylokokken.

Besonders betont muß werden, daß bei sorgfältig angelegter Blutkultur unter anaeroben Bedingungen so gut wie bei jedem ausgebildeten Gasödem die Erreger auch in die Blutbahn übertreten. Diese Bakteriämie wird vermittelt in erster Linie durch die Infektion der Lymphwege am Infektionsherd.

Im Frieden spielt natürlich eine viel größere Rolle *die Infektion an den Weichteilen durch Staphylokokken und Streptokokken.*

Die Staphylokokken führen mehr zu lokalisierten Erkrankungen, hier ist vor allem der Furunkel und der Karbunkel zu nennen. Daß es dabei zu vereinzelten Bakteriämien kommen kann, zeigen die Spuren, die sie hinterlassen, z. B. als paranephritischer Absceß, als Osteomyelitis, als Peripachymeningitis staphylococcica, gelegentlich auch als eine Endocarditis septica (s. S. 1017ff.).

Die Streptokokkeninfektionen sind insofern noch gefährlicher, als sie die *Haupterreger der Lymphwegsinfektionen* darstellen. Wenn auch diese Art der Infektion in erster Linie in den Bereich der Chirurgie fällt, so muß sie doch in Anbetracht der Zugehörigkeit zu den septischen Erkrankungn kurz skizziert werden:

Mit einem gewöhnlichen Panaritium oder einer leichten Wundeiterung kann die Infektion zu Ende kommen; aber die Neigung, besonders von Streptokokken, sich entlang von Bindegewebszügen weiter auszubreiten, kann sie schließlich auch zum bekannten, voll ausgeprägten Bild der Sehnenscheidenphlegmone entwickeln. Wir sehen dann, daß die Infektion an der immer glanzloser werdenden Sehne entlang kriecht; immer mehr tritt die entzündliche Schwellung in den Vordergrund, sich polsterartig auch auf Handrücken oder Handteller bemerkbar machend und nach der Tiefe hin fortschreitend. Schließlich werden auch Knochen und Gelenke in die Infektion mit einbezogen. Beim Einschnitt quillt, je nach dem Stadium, anfangs noch ein getrübtes, später gelbliches Exsudat heraus. Meist sind aber jetzt schon die Gefäße reichlich gefüllt und ihre Wände serös durchtränkt. Bald kommt es mehr und mehr zu Leukocytenanhäufung, zu Eiter- oder Fibrinflöckchenbeimengung des zunehmend trüber und eitriger werdenden Exsudats. Die Synovia bietet sich schließlich nur noch als eitrig durchsetzte

Membran dar, während die Sehne selbst zerfetzt oder aufgefasert vorgefunden wird. Im weiteren Umfange breitet sich die Infektion auf das benachbarte Gebiet aus.

Im Vordergrund des klinischen Bildes steht zumeist die *Vergiftungserscheinung* von immerhin noch lokal fixierten Infektionsherden aus, die aber schon kurz nach einer Amputation des befallenen Gliedes aufhören kann.

Nicht mit Unrecht spricht daher der Laie von einer „Blutvergiftung", der Arzt von einer Allgemeinerkrankung im Sinne einer *allgemeinen Toxinämie.* Eine Bakteriämie braucht tatsächlich auch bei den schweren Formen durchaus nicht nachweisbar vorhanden zu sein. Man wundert sich eher bei der massenhaften Durchsetzung des Gewebes mit Streptokokken, wie fest die Keime im lokalen, von Bakterien überwucherten Infektionsherd zurückgehalten werden.

Im Organismus enträtseln sich aber schließlich auch manch andere normalphysiologische und pathologische Geheimnisse noch nicht.

So müßte man theoretisch auch annehmen können, daß die unverletzte Darmschleimhaut, ebenso wie sie Farbkörnchen und Fettropfen weit über Bakteriengröße hinaus in ihre Lymphgefäße oder ins Pfortaderwurzelgebiet aufsaugen kann, auch Keime — und nicht nur apathogene, sondern die massenhaft im Darm anwesenden Gas- und Tetanusbacillen, Enterokokken usw. — in Lymph- und Blutkreislauf aufzunehmen vermöge. Welche segensreiche Abwehr das verhütet, wissen wir noch nicht, jedoch scheint sie elektiv zu wirken, denn Typhusbacillen zum Beispiel werden bekanntlich nicht zurückgehalten, sondern von den Lymphgefäßen aufgenommen und zu den mesenterialen Lymphdrüsen transportiert (s. S. 1077).

Treten also im allgemeinen von einer Sehnenscheidenphlemone, erfahrungsgemäß nicht sehr zahlreich Streptokokken ins Blut über, so mahnt eine plötzlich auftretende konstante Bakteriämie, an die Entwicklung eines zweiten (sekundären) Sepsisherdes am Endokard zu denken. Hier würde allein die Ausschaltung des ersten Sepsisherdes das Ende nicht mehr aufhalten können.

Wir sehen häufig auch bei relativ harmlosen Streptokokkeninfektionen schon in Gestalt des bläulichroten Stranges, der oft kurze Zeit nach der Infektion am Arm oder am Bein entlang zieht, die Lymphangitis. Eigene Fälle haben uns öfters daran gemahnt, wie wichtig es ist, bei einem hohen Fieber das Drüsensystem, auch entfernt von der primären Infektionsstelle aus, genauer zu beobachten.

Wir könnten über mehrere Fälle berichten, bei denen eine Infektion an der Eintrittsstelle gar nicht mehr bestand und bei denen lediglich die dauernde Anwesenheit von hämolytischen Streptokokken im Blut bei hohem Fieber zur Diagnose „Allgemeininfektion" Veranlassung geben mußte.

Knochengewebe. Wir haben auf S. 990—992 die Bedeutung der Knochenmarksinfektion als Sepsisherd gewürdigt und schon Wesentliches über das histologische Bild angeführt. Es wurde weiter betont, daß gerade das Knochenmark einen besonderen Infektionsschutz haben muß, der in der Lage ist, die Keime zu fixieren, sie bakteriostatisch festzuhalten. Würde das nicht der Fall sein, so würde die Osteomyelitis zu einer der häufigsten und prognostisch schwerwiegendsten septischen Erkrankungen zu rechnen sein. Aber das Leben der Bakterien braucht dabei nicht zu erlöschen. Wir sehen das in Spätinfektionen, in rezidivierenden Infektionen und chronischen Infektionen des Knochenmarks, wobei besonders die sehr stark wachsenden Knochen von der Osteomyelitis befallen werden. Daß die Metaphysen der langen Röhrenknochen eine Prädilektionsstelle für eitrige Affektionen darstellen, erklärt sich nach LEXER einmal aus dem größeren Gefäßreichtum, aus Strömungsbedingungen des Blutes an der Wachstumszone, andererseits aber auch hauptsächlich aus der besonderen Gefäßverteilung in der Knorpelfugengegend. So wird der Häufigkeit nach insbesondere die untere Metaphyse des Femur, die obere des Humerus, sowie die untere der Tibia befallen. Oft beteiligt sich an der Osteomyelitis auch das Periost, dann erscheint schon äußerlich die befallene Extremität ödematös gerötet, besonders prall und schmerzhaft. Pathogenetisch besteht ein Unterschied zwischen Osteomyelitis im engeren Sinne, Ostitis und Periostitis, wobei die subperiostale Absceßbildung wohl die häufigste ist. Die Vereiterung löst Knochenstücke los, diese können sich abstoßen oder von Eiter ringsum umgeben in der Knochenmarkshöhle als Sequester liegen bleiben. Fistelbildung und Sequester lassen den Prozeß nicht zur Heilung kommen, Bildung zahlreicher metastatischer Abscesse in den Organen, embolische eitrige Lungenherde, Pleuritiden, Empyeme, Perikarditiden und unter Umständen sekundäre septische Endokarditis können die Folge sein. In solchen Fällen macht natürlich die Diagnose kaum Schwierigkeiten. Nicht immer jedoch sind die Erscheinungen derart typisch und gar nicht selten bedarf es erst einer Ausschließungsdiagnose, um an einen Knochenmarksherd denken zu lassen. Je nach dem Fortschritt der Infektion, d. h. je nachdem, ob im Markinnern noch eine Hyperämie der Gefäße der Haversschen Kanäle vorherrscht, oder bereits kleine Eiterherde sich ausbilden oder es zu umschriebenen, oder konfluierenden, mehr phlegmonösen röhrenförmigen Abscessen kommt, sehen wir ein typhös-kontinuierliches oder intermittierendes Fieber. Solange der Herd umschlossen ist, treten auch Bakteriämien und demgemäß auch Schüttelfröste auf. Das die osteomyelitischen Höhlen auskleidende Granulationsgewebe ist sehr gefäßreich, sodaß ein Einbruch der Keime in die Gefäße stattfinden kann.

Auf die Begünstigung des Angehens der Infektion durch Traumen nach länger zurückliegender Infektion wurde schon hingewiesen (s. S. 977). Eine Entstehung auf dem Lymphwege oder durch Saftspalten, von entzündlichen Prozessen der Umgebung her ist ebenfalls möglich.

Gelenke. Die Einteilung nach der Beschaffenheit des Exsudates in seröse, serös-fibrinös-eitrige und jauchige Arthritis (bzw. eine Trennung in eitrige und nichteitrige Formen) ist zwar nach klinischem, nicht aber nach ätiologischem Standpunkt gerechtfertigt. Gerade die Arthritis durch hämolytische Streptokokken läßt Übergänge vom serösen Erguß, Empyem (Synovitis purulenta, Pyarthros, Blenorrhoe des Gelenkes usw.) zur Kapselphlegmone, schließlich bis zur Totalvereiterung des Gelenkes („Panarthritis") erkennen. Auf jeder Stufe kann die Erkrankung haltmachen, nie aber kommt es bei der Monoinfektion durch hämolytische Streptokokken zur Verjauchung. Das Interessante ist dabei, *daß in den hämatogen entstandenen Arthritiden das Exsudat rein serös sein* und bleiben kann, es also zu einer Vereiterung nicht kommt, obwohl kulturell im Gelenkinhalt Streptokokken feststellbar sind! Da noch dazu die Entzündungserscheinungen multipel und in Schüben auftreten können, hat man nicht selten das Bild einer scheinbar reinen Polyarthritis rheumatica vor sich. Ebenso wie hier können die Erscheinungen flüchtig sein und können sogar von selbst wieder zurückgehen. Oft handelt es sich nur um Ansiedlung der Keime im Kapselgewebe bzw. an den Sehnenansätzen.

Freilich kann ein flüchtiger Erguß immer schon der Vorläufer für eine Vereiterung sein. Mono- und polyartikulär sehen wir dann hämatogen entstehend die *Polyarthritis septica purulenta* auftreten.

Bei den verschiedenen Formen der *Staphylokokkensepsis* und hier besonders bei der Endocarditis septica stehen die eitrigen Gelenksprozesse mehr als bei anderen bakteriellen Erkrankungen im Vordergrund.

Nach Chiari ist vor allem die Nachbarschaft der freien Schutzoberfläche intensiv zellig durchsetzt.

Während *Streptokokken* und *Staphylokokken* das Gewebe meist schrankenlos durchwuchern, breitet sich der *Gonococcus* meist auf dem Wege präformierter Spalten aus und es kommt dadurch viel häufiger zu peri- und juxtaartikulären

Abscessen. Die Knorpel- und Knochenzerstörungen finden sich bei den phlegmonösen Arthritisformen, bei denen nach Klose vor allem die Infektion auf das subsynoviale gefäßreiche Bindegewebe übergegriffen hat.

Nach Klose zeigt dabei das Gewebe eine eigentümlich gallert-sulzige Beschaffenheit und graue Farbe, während die Absceßbildung ganz wesentlich zurücktritt. Zur Ankylosierung braucht es aber solch schwerwiegende Veränderungen gar nicht. Sie kann auch durch fibrinöse Verklebungen zustande kommen.

Die durch *Meningokokken* verursachten — immerhin seltenen — Gelenkserkrankungen sind vorwiegend eitrig. Auch hier ist das Kniegelenk bevorzugt, wie überhaupt der monoartikuläre Charakter überwiegt und die polyartikuläre Form nicht so häufig vorkommt. Nach unseren Beobachtungen ist die Prognose der Wiederherstellung günstiger als bei der gonorrhoischen Arthritis.

Was die Häufigkeit anlangt, so sah Lenhartz unter 45 Fällen von Meningitis 3mal eitrige Arthritiden; Netter und Durand nennen einen Hundertsatz von 5,5, Levy einen solchen von 4,4 und Schottmüller vermerkt unter 49 Fällen von epidemischer Cerebrospinalmeningitis 5mal das Kniegelenk, 1mal das Hüftgelenk und 2mal das Handgelenk als ergriffen.

Histologisch finden sich die Zeichen einer eitrigen Synovitis, in den stark leukocytär infiltrierten inneren Schichten der Synovalis liegen meist zahlreiche Meningokokken, eingeschlossen in Leukocyten.

Zur Vereiterung von Gelenken kann es auch nach *Pneumonien* kommen, doch sind Metastasen nach Bakteriämien relativ selten.

Vogelius bezeichnet 6 Fälle unter 5188, Rolly 36 unter 4477. Darunter waren 26 croupöse und 16 lobuläre Pneumonien (zit. nach Chiari). Bei Kindern sind diese Pneumokokkenarthritiden häufiger als bei Erwachsenen.

Es wäre noch darauf hinzuweisen, daß, nicht ganz selten bei puerperaler Staphylokokkensepsis, auch die verschiedenen *kleineren Gelenke*, z. B. des Larynx, des Sternoclaviculargelenkes, das Kiefergelenk, aber auch die Synchrondrosen (Symphysis sacroiliaca, ossis pubis usw.) Sitz der Metastase werden können.

Die Mund-Rachenhöhle mit ihren Tonsillen ist häufiger Eintrittspforte für Erreger von Arthritiden.

Sinnesorgane. Lenhartz schreibt in seinem „Krankheitsbild der septischen Erkrankungen“: „Kaum ein Organ ist bei den septischen Prozessen schon klinisch gleich häufig in Mitleidenschaft gezogen wie das Auge.“ Er hat seinerzeit besonders den sog. Rothschen Flecken, die Litten zuerst näher beschrieben und beobachtet hat, eine erhöhte Bedeutung zugemessen. Wir haben es nicht unterlassen, auch darauf in vielen Fällen zu untersuchen, haben uns aber nicht davon überzeugen können, daß — vielleicht mit Ausnahme bei der Endocarditis septica — die Befunde häufig verwertbar gewesen wären. Wilbrand beschrieb sie als kleine weißliche Herde, die Ähnlichkeit mit einem Chorioidaltuberkel haben. Sie sollen von der Größe der Papille sein — die übrigens selbst nicht beteiligt ist — und rasch entstehen. Man kann nicht sagen, daß solche Augensymptome bei allen Arten von septischen Erkrankungen auftreten.

Die Bilder sollen mit denen der Retinitis albuminurica Ähnlichkeit haben, sich aber von dieser dadurch unterscheiden, daß sie weitgehend rückbildungsfähig sind und keine Sehstörung zur Folge haben. Es muß auch hier natürlich die Frage aufgeworfen werden, ob die Rothschen Flecke rein toxischen Einflüssen oder der Embolie von Bakterien selbst ihre Entstehung verdanken. Auch ein *embolischer Netzhautherd bei der Sepsis* besteht aus einer grauweißlichen zentralen hellen Stelle, also entsprechend einem Nekroseherd. In der Umgebung sind hier häufig Blutungen. Das vom Bakterienembolus verstopfte Gefäß ist meist noch sichtbar.

Leber hält die letztgenannte Möglichkeit für die gegebene, wenngleich der Keimnachweis im histologischen Präparat nicht immer gelingt, und nimmt an, daß sie auf die unmittelbare Wirkung avirulent (?) gewordener, nicht mehr entwicklungsfähiger, verschleppter Keime zurückzuführen seien.

Diese Auffassung — abgesehen von der supponierten Avirulenz der Keime — ließe sich mit der von SCHOTTMÜLLER vertretenen Ansicht in Einklang bringen, daß die psychischen Störungen bei der Sepsis zum Teil durch mikroskopisch kleine metastatische Bakterienansiedlungen im Gehirn und seinen Häuten bedingt seien (Encephalitis, Meningitis circumscripta disseminata).

An der *Papille* können sich unabhängig von den oben genannten Veränderungen entzündliche Erscheinungen im Verlauf einer Sepsis ausbilden. So sahen wir in einigen Fällen von Staphylokokkenendokarditis eine Papillitis. Dabei erscheint die Papille hyperämisch verwaschen, unscharf begrenzt, die Gefäße sind verbreitert (venöse Stauung mit Ödem).

Die *Neuritis optica* konnten wir in einzelnen Beobachtungen auch isoliert, ohne gleichzeitige krankhafte Vorgänge am übrigen Auge, feststellen. Auch von JOCHMANN und LESCHKE sind solche Fälle beschrieben worden. MICHEL und AXENFELD wiesen sogar Abscesse im N. Opticus nach.

Verschiedentlich beobachteten wir als einzige Komplikation im Auge ein pustelartiges Eiterherdchen unter der Conjunctiva oder ein graues Knötchen am Rande der Cornea von frappanter Ähnlichkeit mit einer Phlyktäne.

Viel wichtiger sind die ebenfalls nicht sehr häufigen *Netzhautblutungen*, die ebenfalls schon von LITTEN in 28 von 35 Fällen gefunden wurden. Diese Blutungen gehen nicht parallel mit den Hautblutungen, treten aber fast immer in beiden Augen auf, zum Teil ebenfalls in Lagen bis zu 4 Papillen Durchmesser erreichend. Manchmal ist die Netzhaut wie mit Blut bespritzt. Wir haben sie nurbei der septischen Endokarditis gesehen und in 2 Fällen entwickelte sich bald eine Panophthalmie.

LENHARTZ berichtet, daß *Panophthalmien* häufig mit einer *Iridochorioiditis* oder *Chorioiditis* ihren Anfang nahmen, ohne daß stärkere Schmerzen vorhanden waren. Die Entwicklung nahm manchmal nur Stunden in Anspruch.

Über *Iridochorioiditis* bei Sepsis berichten VALUDE, COLONEL und MÜLLER, über Hypopion, Keratitis und Chorioiditis purulenta HIRSCHBERG. Sehr häufig findet man auch varicöse *Entartungsherde der Nervenfasern* (die sog. ROTHsche Retinitis septica) besonders am hinteren Augenpol in der Retina. Sie verschwinden wieder, wenn eine Sepsis zur Ausheilung kommt. Hier handelt es sich der Hauptsache nach wohl um eine Aufquellung der Achsencylinder in den inneren Netzhautschichten, um eine „varicöse Hypertrophie der Nervenfasern", die mit eigentlichen Entzündungserscheinungen auf bakterieller Basis nichts zu tun hat. Sie können leicht übersehen werden, da sie im allgemeinen nicht störend empfunden werden. Die Pupille selbst bleibt unbeteiligt (KYRIELEIS). Von Entzündungsprozessen können somit der Nervus opticus, die Retina, die Chorioidea, der Glaskörper in Form von Trübung, die Vorderkammer, die Iris, die Cornea und die Conjunctiva betroffen sein.

Entzündlichen *Exophthalmus* bis zur Protrusio bulbi sehen wir vor allem dann, wenn die Venenstämme im Gesicht betroffen sind. Selbst die Augenlider können in Mitleidenschaft gezogen werden.

Nach BIRCH-HIRSCHFELD wird das Übergreifen septischer Prozesse, z. B. von Liderkrankungen auf die Orbita und auf den Gehirnsinus, dadurch erklärt, daß die Orbitalvenen keine Klappen haben. Sie entleeren ihr Blut je nach der Kopfhaltung entweder nach den Gesichtsvenen, den Ästen der Vena facialis oder nach dem Sinus cavernosus.

Die *Pathogenese* der metastatischen Augenprozesse ist leicht zu übersehen: Die von den anderen Herden her verschleppten Bakterien siedeln sich in den Aderhaut- oder Netzhautcapillaren, nicht in den größeren Gefäßen an und führen zur Leukocytenanhäufung um die Capillaren, die eben funktionelle Endarterien sind. Prozentual am häufigsten sehen wir sie bei der Endokarditis, und zwar, wie schon erwähnt, vor allem bei den durch Staphylokokken und hämolytische Streptokokken hervorgerufenen Sepsisfällen.

Nach LÖHLEIN sollen larvierter verlaufende Formen der Panophthalmie im Anschluß an Sepsis durch Pneumokokken, Meningokokken, Gonokokken, Influenzabacillen, Streptococcus viridans usw. zu beobachten sein, während die durch hämolytische Strepto- und Staphylokokken stürmischer verursachten verlaufen. Die Entzündungserscheinungen seien im ersten Falle beschränkter lokalisiert, und eine totale Vereiterung des Augapfels käme nicht zustande.

Chemosis, Eiterbildung, bisweilen Perforation folgen kurz hintereinander.

Die Panophthalmien traten häufiger bei thrombophlebitischen als bei anderen Sepsisfällen auf.

Die Zahlen von FROMME, wonach bei ulceröser Endokarditis in über 50% der Fälle doppelseitige und in 22% einseitige Panophthalmie bestünde, finden wir allerdings zu hoch. ZWEIFEL beobachtete bei 60 Fällen von puerperaler Sepsis 2mal, HALBAN und KÖHLER bei 163 Fällen nur 4mal Panophthalmie. Nach ACHSENFELD soll unter 121 Sepsisfällen 28mal das Auge als einzig nachweisbares, von Metastasen ergriffenes Organ festgestellt worden sein, und in 34,5% soll der Prozeß sogar doppelseitig gewesen sein. Siebenmal hat er unter 172 Fällen eine Ophthalmie beobachtet; LENHARTZ unter 200 Sepsisfällen 8mal.

Ohren. Otitis media, so oft Ausgangsinfektion für die Sepsis, dürfte nur selten metastatisch sich entwickeln. Dagegen haben wir 2mal eine Labyrinthitis mit ihren Folgeerscheinungen beobachtet. Als Ursache fand sich bei JOCHMANN für eine Taubheit eine Embolie der Arteria basilaris.

Innere Organe. *Gehirn und Nervensystem.* Es ist nicht immer leicht, die cerebralen Krankheitszeichen, die bei schweren septischen Zuständen auftreten, in ihrer Genese richtig zu deuten, d. h. sie von den Symptomen abzugrenzen, die auch bei hochfieberhaften lokalen Infektionen zu beobachten sind.

An dieser Stelle sollen nur die histologisch oder morphologisch erkennbaren Veränderungen Erwähnung finden. Hier sind vor allem die *flohstichartigen Blutungen* zu erwähnen, die man im Gefolge jeder septischen Erkrankung, vor allem aber bei der Streptokokken-Endokarditis finden kann. Sie sind nicht nur toxisch bedingt. E. FRAENKEL hat an unseren Fällen häufig feinste, nur mikroskopisch sichtbare Veränderungen, sei es in den Meningen, sei es im Gehirn selbst feststellen und in $^3/_4$ aller Fälle auch pathogene Mikroorganismen nachweisen können. Bakterien mögen es demnach sein, die in Form capillarer Embolien das Gehirn und seine Häute direkt reizen. SCHOTTMÜLLER hat sogar in den Fällen, wo makroskopisch höchstens eine Hyperämie erkennbar war, *disseminierte, mikroskopisch kleine Bakterienherde in den Meningen bei Sepsis* nachweisen können. Diese Keime finden allerdings nur in seltenen Fällen einen Zutritt zum Liquor, so daß man sie aus der Lumbalflüssigkeit nicht gesetzmäßig züchten kann. Sobald diese in circumscripten Mikroherden disseminierte Form (Meningitis disseminata circumscripta nach SCHOTTMÜLLER) zu einer diffusen Meningitis übergeht, findet man die Bakterien selbstverständlich auch im Liquor. Von der parainfektiösen Entmarkungsencephalitis (PETTE), die sich auch im Anschluß an septische Prozesse entwickeln kann, und von den postinfektiösen Polyneuritiden soll hier nicht die Rede sein. Schon in der vorbakteriologischen Zeit war bekannt, daß von Lungenherden, besonders von Bronchiektasen aus, es zu einer embolischen Verschleppung infektiösen Materials, zur Bildung von Meningitis bzw. zu Hirnabscessen kommen kann. Bekannt ist ja auch die Beziehung der Pneumonie zur Meningitis.

Auch Erkrankungen der Nebenhöhlen und der Nase können den Infektionsprozeß zu den Meningen fortleiten. Wir müssen zu einem großen Teil auch die „kryptogenetischen“ Hirnabscesse als auf diese Art und Weise zustande gekommen annehmen. Immer ist ätiologisch an das Ohr oder an die Nase als Ausgangspunkt der Infektion zu denken.

Gerade GRAEFF tritt für eine solche rhinogene Entstehung ein.

Nach ihm kann die Infektion in der Schleimhaut der Nasenhöhle oder an irgendeiner ihrer Nebenhöhlen (Oberkiefer, Stirnhöhle, Keilbein, Siebbeinzellen) zu finden sein. Die Fortleitung von rhinogenen Infektionen soll sich über die Lymphscheide der Olfactoriusfasern auf die Meningen vollziehen. Aber gerade die akuten Infektionen der Nebenhöhlen und auch da finden wir uns in Übereinstimmung mit GRAEFF, lassen die klinischen Erscheinungen kaum sofort hervortreten.

Eine Encephalitis purulenta findet sich oft nach einer otogenen Infektion. Gewöhnlich liegt vorher eine eitrige Knochenerkrankung vor, z. B. eine Caries des Felsenbeins oder eine Eiterung des Warzenfortsatzes. Der Absceß liegt entweder der Otitis benachbart im Schläfenlappen oder, was nicht so häufig der Fall ist, im Kleinhirn. Die Abscesse können allerdings auch an entfernteren Stellen zur Entwicklung kommen, indem die Infektionserreger auf dem Wege der Lymphräume, der thrombosierten Venen oder vielleicht auch den Nervenbahnen entlang kriechen. So kann der Hirnabsceß in seltenen Fällen auch auf der der Ohrenerkrankung entgegengesetzten Seite sitzen (GOLDSTEIN).

Eine Meningitis kann auch durch den Durchbruch von Hirnabscessen, die vor der Bildung eines solitären Abscesses manchmal in kleinster Form embolisch aufgetreten waren, hervorgerufen werden.

Ein solcher Hirnabsceß kann sich einkapseln und, wie wir das bei 3 unserer Fälle gesehen haben, nach Abheilung des eigentlichen Sepsisherdes zu Spätreaktionen, eventuell zur Spätmeningitis Veranlassung geben. In einem Falle entwickelte sich ein solcher Spätabsceß im Stirnhirn und verursachte eine merkwürdige Abwandlung der Persönlichkeit, ohne daß sonst Symptome vorhanden gewesen wären.

Auf die immer noch umstrittene Pathogenese der eigentlichen *Meningokokkensepsis* mit und ohne Meningitis ist auf S. 986ff. eingegangen worden. Meningokokken finden sich zweifellos viel häufiger, als man früher dachte, in den Nebenhöhlen. Ob eine derartige larvierte Infektion zur Erklärung dieser Sepsisformen reicht, ist noch fraglich. Meningokokken werden auch, wie dies besonders von HARTWIG festgestellt wurde, im Knochenmark abgelagert, sobald sie von anderen Stellen in die Blutbahn eingedrungen sind. Dabei spielt die Quantität keine ausschlaggebende Rolle, vielleicht sind es demnach eher feinste osteomyelitische Herde, die dann zu dem klinischen, häufig sehr larvierten Bild der Meningokokkensepsis Veranlassung geben.

Eine Blutung, ein *hämorrhagischer Liquor*, kann entweder auf einer Pachymeningitis beruhen, auf einer stärkeren Gehirnblutung oder auf entzündlichen Prozessen an den Gehirnarterien. Letzteres ist besonders bei der Streptococcus-viridans-Infektion der Fall. Bekanntlich führt die Endocarditis lenta zu Gehirnblutungen einesteils durch hämorrhagische, embolische Erweichungen, nicht selten auch durch bakteriell arteriitisch entstandene berstende Aneurysmen. Solche können sich, ähnlich wie diejenigen arteriosklerotischen oder luischen Ursprungs, auch an der Basis entwickeln. Wir müssen bedenken, daß die Arteria cerebri media ebenso wie die Arteria basilaris, die aus den durchschnittlich noch größeren Arteriae vertebrales kommen, an und für sich schon einen besonderen Druck aushalten müssen. Ihre Wandung ist zudem noch im allgemeinen dünner wie die anderer Gehirngefäße. Daß gerade bei der Endocarditis lenta arteriitische Erscheinungen nicht so ganz selten an Basilargefäßen angetroffen werden, erklärt sich vielleicht auch daraus, daß an den Basilargefäßen schon häufig angeboren in der Arterienwand kleine „Webfehler" vorhanden sind, an denen sich leichter panarteriitische Vorgänge abspielen. Unter diesen Umständen kann es auch hier leichter und häufiger sogar zu rezidivierenden Blutungen kommen.

Über eine besondere Form von *Peripachymeningitis staphylococcia spinalis*, d. h. Epiduralabscessen (MORAWITZ, SCHOTTMÜLLER, BINGOLD) wurde auf S. 992 berichtet.

In solchen Fällen zeigte die Obduktion Rippenabscesse dicht neben der Wirbelsäule. Die Staphylokokken dringen durch das Foramen intervertebrale in den Wirbelkanal ein und führen hier zu Verdrängungserscheinungen in Form einer extraduralen Eiteransammlung. Eintrittspforte für diese Art von Infektion kann eine unscheinbare Wunde sein.

Wenn wir es als Hypothese vorläufig noch auffassen müssen, daß manchmal Meningokokken — ähnlich wie die neurotropen Virusarten — den *Weg entlang von Nerven* wandern, so könnte man doch aus klinischen Beobachtungen entnehmen, daß auch Meningokokken die Nerven als „Leitungskanal" benützen könnten. Im Experiment kann der Vorgang von Infektionen durch andere Bakterien in den großen Nervenstämmen (Ischiadicus, Medianus) mit größter Regelmäßigkeit erzeugt werden.

Die Meningitis meningococcia muß auch einerseits von der Lehre von RICKER, andererseits von der SPERANSKYs aus betrachtet werden.

Die Zelle, ihr Inhalt, Protoplasma und Kern, stellt nicht mehr den Grund allein für die Lebenserscheinungen dar, sondern ist aus dem Verband mit dem Nervensystem und dem Gefäßapparat nicht mehr wegzudenken. Jeder zugeleitete oder in sich entstehende Reiz, ebenso seine Beantwortung, gehen über einen Nervenweg. Gerade das vegetative Nervensystem als zusammengeschlossenes Syncytium umspannt und durchdringt mit seinen feinsten neurofibrillären Auflösungen nach der Peripherie hin als terminales neuroretikuläres Wundernetz die letzten Zellen der Blutstrombahn. Nervenreizung, Strombahnänderung und protoplasmatische Gewebsveränderungen stehen in engsten gesetzmäßigen Verbindungen zueinander (STÖHR) zum vegetativen Zentralorgan des Gehirns; zu den Schaltstellen des Zwischenhirns werden Reize und Reaktionen zu- und abgeleitet, ausgelöst und in vielseitige Wechselbeziehung gebracht. Eine scharfe Trennung zwischen Bindegewebe und Nervensystem läßt sich nicht mehr erkennen. Hier fließen beide Gewebsarten in die Grundsubstanz des Bindegewebes ineinander über.

Das vegetative Nervensystem als große funktionelle Einheit kann an jeder Stelle Reaktionen sensorischer, neuromuskulärer, sekretorischer und trophischer Art auslösen.

Schließlich muß noch die eigentümliche *Verbundenheit der Hirnhäute mit den Sinus des Gehirns* (die durch die Arachnoidalzotten oder PACCHIONIschen Granulationen gegeben ist) für einen Übertritt von Meningokokken in den Blutstrom in Betracht gezogen werden, insofern die Arachnoidealzotten in die Lacunae laterales des Sinus sagittalis hinein ragen und, wie man annimmt, gewissermaßen einen Teil der Abflußwege des Liquors darstellen.

Kreislauforgane. *Endokard.* Wir möchten annehmen, daß der Beginn der Endocarditis verrucosa kaum anders sein dürfte, als bei der rheumatischen Verrucosaform. Das bedeutet aber nicht, daß wir der Auffassung zuneigen, die Endocarditis rheumatica sei ebenfalls bakterieller Genese. Die Resultate REYEs, der angab, mikroskopisch in den Auflagerungen der Klappen bei 23 obduzierten Fällen von Endocarditis rheumatica Viridanskokken (8mal sogar kulturell) gefunden zu haben, konnte man nicht bestätigen, sie stehen ja geradezu im Gegensatz zu den Theorien v. ALBERTINIs und GRUMBACHs, wonach zwar zu Beginn der Endokarditis ein Einfluß von Streptokokken stattfand, der bei zunehmender Resistenz der Patienten immer geringer werde!

Wir haben bei der septischen Endokarditis trotz des manchmal sehr schnellen Ablaufes des Geschehens zwei Abschnitte ihres Entstehungsmechanismus zu unterscheiden:

Der erste Teil ist wahrscheinlich für die rheumatische und die septische Endokarditis der gleiche. Es bestehen lediglich Unterschiede der Intensität: bei dem stürmischen Verlauf der septischen Endokarditis mit dem massiveren Blutbahn-Einbruch von Bakteriengiften und (im Gegensatz zum Rheumatismus) von Bakterien selbst ist die Intensität natürlich immer erheblich stärker.

Der zweite Teil des Entstehungsmodus besteht wohl in der bleibenden Ansiedlung der Erreger auf den Klappen selbst.

Mit dieser Betrachtungsweise könnte man zwanglos zwei sich Geltung verschaffende Ansichten vereinen, von denen die erste eine direkte Ansiedlung von Bakterien auf den irgendwie besonders dazu vorbereiteten Klappen annimmt, die zweite an eine embolische Verschleppung von Bakterien auf dem Wege der Klappengefäße glaubt.

KLINGE und seine Schule faßt die Endocarditis verrucosa als allergisch-hyperergische Reaktion des Mesenchyms, hier speziell des Endothels des Herzens auf wiederholte Impfungen des Organismus mit Bakterientoxinen, insbesondere Streptokokkentoxinen, auf.

Daß die Endokard-Endothelien besonders empfindlich sind und sich der infektiöse Prozeß so häufig gerade an den Herzklappen abspielt, läßt sich mit der einzigartigen mechanisch-funktionellen Beanspruchung dieser dünnen gefäßlosen Häutchen wohl erklären. Histologisch findet man zunächst eine Verquellung des Endothels, eine Verdickung und Zellvermehrung und schließlich eine oberflächliche Riffelbildung, die dann zur Ablagerung von Fibrin und feinsten Blutgerinnseln und damit zur Entstehung kleiner Wärzchen führt.

Wir haben auf S. 952 ff. zur Beziehung Sensibilität-Allergie bereits Stellung genommen. Die interessanten Untersuchungen DIETRICHs und SIEGMUNDs hatten ja schon lange vorher die Genese der Endokarditis auf dem Wege über eine Sensibilisierung zu ergründen versucht.

Die Verquellung und Verdickung des Endothels mit Ablagerung von Fibrin kommt, wie man annimmt, zustande durch Störungen des kolloid-osmotischen Gleichgewichts und des Säfteaustausches zwischen der Blutflüssigkeit und dem Endothel infolge der wiederholten Resorption von körperfremdem Eiweiß oder Bakterientoxinen, wie man im Tierversuch durch Vorbehandlung mit diesen Stoffen zeigen konnte. Diese Vorgänge an den Herzklappen, die man zu den resorptiven Leistungen des Endothels zu rechnen hat, sind in Parallele zu setzen zu den SIEGMUNDschen Fibrinknötchen, die bei chronischen septischen Prozessen in analoger Weise an den kleinen Venen verschiedener Organe auftreten können. An der Ansatzstelle der kleinen Wärzchen beginnt dann die Einwanderung histiocytärer Elemente, die allmählich zur Vernarbung führt. Zugleich bildet sich über den Wärzchen neues Endothel und es setzt langsam in der Klappe eine Bindegewebsvermehrung und ein Einsprossen von kleinen Gefäßen ein, die von der Klappenansatzstelle aus eindringen. Nunmehr können sich Bakterien auf in dieser Weise geschädigten Klappen direkt ansiedeln oder dorthin embolisch auf dem neugebildeten Gefäßweg verschleppt werden, was weiter unten noch näher ausgeführt ist.

Man fragt sich, wieso ein Organ, das wie kein anderes unausgesetzt das ganze Leben hindurch beansprucht ist wie der Klappenapparat, von der sonst so sinnreichen Natur so beschaffen sein soll, daß das alleinige Aneinanderprallen der Klappen schon zu einer Endothellockerung führen und so den Boden für eine Entzündung schaffen könne. *Müßte eine Endokarditis dann nicht noch häufiger sein?* Müßten dann toxische oder Ernährungseinflüsse für eine Ansiedlung von Bakterien nicht noch mehr von Bedeutung sein?

Zweifellos können auch Gifte, Traumen oder blande Fremdkörper eine Endocarditis zur Entstehung bringen. Eine solche Endocarditis simplex bei Rheuma, Scarlatina, im Puerperium, bei Kachektischen, Tuberkulösen erscheint uns, bis wir nicht einen anderen Beweis bringen können, abakteriell. Es ist so schwer, das initiale Stadium bei der menschlichen Endokarditis untersuchen zu können.

Nur in 2 Fällen von Thrombophlebitis septica puerperalis, bei denen eine massive Lungenembolie den Verlauf vorzeitig abkürzte, konnten wir eine Endokarditis eben zu Beginn näher studieren.

Es fanden sich grau-gelbliche Rauhigkeiten mit gekörnten rötlichen Wärzchen, die massenhaft Streptokokken und Erythrocyten enthielten. Man hätte diese Veränderungen leicht übersehen können, wenn nicht die Blutkultur am gleichen Tage eine hochgradige Bakteriämie mit hämolytischen Streptokokken ergeben hätte.

Der anatomische Befund allein ließ am Endokard keineswegs auf eine Bösartigkeit des Prozesses schließen oder einen Gegensatz zwischen einer Ulcerosaform und einer Endocarditis verrucosa annehmen.

Die Anfangserscheinungen dürften mit den Befunden im Tierexperiment im großen und ganzen übereinstimmen. Das Endokard verliert seinen Glanz, dann nimmt ein schmieriger Bakterienbelag zu und dieser zeigt die sich vorbereitende septische Endokarditis an, die sich dann später durch immer mehr zunehmende Thrombenbildung, durch Klappenzerstörung, Defekte und eventuell durch Perforation kennzeichnet.

Gerade unter der Thrombendecke dringen die Erreger immer weiter nekrotisierend in die Tiefe ein. Kommen sie wieder an die Oberfläche, dann verbreiten sie die Infektion mitunter durch Abklatschung während der Kontraktion auf die andere Seite.

Unter 158 Fällen, die REINHARDT zusammengestellt hat, war nur 15mal das rechte Herz allein befallen (9mal die Pulmonalis, 5mal die Tricuspidalis, 1mal beide zugleich), außerdem 12mal zugleich die linken Klappen. 50mal war die Aorta allein beteiligt, 42mal die Mitralis allein, 36mal beide zusammen (nach meinen statistisch nicht gesammelten Erfahrungen ist die Aorta relativ weit häufiger ergriffen).

Die zweite Theorie sagt (wie oben angeführt) aus, daß eine bakterielle Endokarditis embolisch zustande kommt. Voraussetzung ist hier, daß die Klappen *vascularisiert* sind. Unter normalen Verhältnissen ist dies bekanntlich nicht der Fall. Diese Vascularisationen müssen erst sekundär erfolgen und tatsächlich kommen sie zustande, sobald eine Endocarditis verrucosa vorangegangen ist. Dringen dann die Erreger in diese feinsten Klappengefäße ein, dann kommt es zur Exsudation und zur Nekrose, zur Leukocytenauswanderung aus den Klappengefäßen und zur Eiterung, manchmal zu einer Art diphtheroiden Entzündung. Unter Herabsetzung der Widerstandskraft gegenüber dem Blutdruck gibt die Wand nach, es kommt zur Taschenbildung, zu Rissen, zur Ablagerung von Gerinnseln und eventuell zur Perforation.

VON LANGER verdanken wir vor allem eine Beschreibung solcher Vorgänge. Kleine Gefäßstränge entwickeln sich aus der Klappenansatzstelle des Myokards heraus und treten in die Klappe über, sich unregelmäßig verteilend. Die Capillaren können auch die organisierten Thromben durchsetzen und über die subendothelialen und elastischen Schichten Äste bis zur Oberfläche abgeben. Die neugebildeten Gefäße, eingebettet in ein dichtes Bindegewebe, lassen eine Unterscheidung zwischen Venen und Arterien nicht sicher zu. Nach VON LANGER ist die Entwicklung von Gefäßen keineswegs von der Intensität der Klappenveränderung abhängig. Die Sprossung der Endothelzellen könnte durch denselben Reiz angeregt werden, der die abakterielle Endokarditis verursacht.

DIETRICH und SIEGMUND haben diese Endokarditis experimentell zu klären versucht. DIETRICH stellt die unter dem Einfluß von Bakterien und ihrer Toxine auftretenden Reaktionen am Klappenendothel, denen des reticulo-endothelialen Systems gleich. Voraussetzung allerdings seien Bakteriämien, also ein „septischer Zustand", der erst bei einer gewissen Immunitätslage das Haften der Keime am Klappenendothel hervorruft.

SIEGMUND beobachtete solche Endothelaufquellungen an den Gefäßen und an den Klappen auch schon nach Injektionen von Caseosan, und gleichartige knötchenförmige Endothelwucherungen nach intravenösen Keiminjektionen sowohl in größeren Lebervenen, wie auch in Lunge, Milz und anderen Gefäßgebieten.

Nach der Keimhaftung bedecken sich die geschädigten Endothelzellen mit einem Fibrinpfropf. Die Keime sind anfangs noch nachweisbar, später aber auf den Knötchen, die bei ihrer Rückbildung nur Intimaverdickungen zurücklassen, nicht mehr. Aus den abakteriell gewordenen, sich weiß darbietenden Fleckchen, besonders an der Mitralis, kommt es bei nachträglich *wiederholter* Staphylokokkeninfektion zu endokarditischer Auflagerung und das Endokard wird bei mangelhafter Resorptionsfähigkeit zum Siedlungsherd.

Die Versuche wurden erst mit abgetöteten, dann mit lebenden Staphylokokken durchgeführt. Es müßte also durch Salven von Staphylokokken das Gewebe aus dem Stadium natürlicher Widerstandsfähigkeit in eine emfindliche Reaktionslage gebracht werden. Das auffallend lockere Gefüge des subendothelialen Gewebes am Aortensegel erschien hierzu besonders prädestiniert.

Die „Resorptionsleistung“ spielt für das Haften der Keime und für den zeitlichen Ablauf der Endokardreaktion bis zur Ausheilung mit Organisationsbildung einer Endocarditis verrucosa, andererseits bei örtlicher oder allgemeiner Resistenzverminderung für die Bildung einer Endocarditis ulcerosa et polyposa, d. h. für größere Zerstörungen und thrombotische Auflagerungen eine wesentliche Rolle.

Wie läßt sich dies auf die Humanpathologie übertragen?

Die Entwicklung einer septischen Endokarditis beim Menschen im Tierexperiment steht mit der Ansicht, daß ein „septischer Zustand“ Voraussetzung sein müsse, *nicht im Einklang.* Gerade in der Klinik sieht man eben immer wieder die Fälle, bei denen eine unscheinbare Infektion, die manchmal sogar nur eine einmalige Bakteriämie zur Folge hatte, bereits sekundär eine foudroyante, septische Endokarditis verursachte.

Wir könnten mehrere beweiskräftige Beobachtungen anführen, die zeigen, daß die Krankheitsdauer vom Beginn der Infektion bis zum Auftreten endokarditischer Erscheinungen nur wenige Tage beanspruchte.

Die Zahl der Gesamtkrankheitstage schwankte bei den Schottmüllerschen Krankheitsfällen zwischen 1—2—3 Wochen. In keinem seiner angeführten Fälle war eine fortgesetzte oder gar über lange Zeit ausgedehnte Infektion vorangegangen. 6 Todesfälle ereigneten sich sogar schon innerhalb der ersten 6 Krankheitstage. Eine ganz ähnliche Zahlenreihe weist eine Arbeit aus der Kisslingschen Klinik auf. Der Durchschnitt der Krankheitsdauer betrug 16 Tage. Auch ein Überblick über die von Lenhartz, Jochmann, Hegler veröffentlichten Fälle läßt ähnliche Zahlen erkennen. *Andererseits müßte man ja dann gerade bei den chronisch verlaufenden Fällen von septischer puerperaler Thrombophlebitis, bei denen über Wochen hin Bakteriämien auftreten, mit einer gewissen Regelmäßigkeit auch eine Endokarditis erwarten, wenn eine vorhergehende Sensibilisierung der Endothelzellen von maßgebender Bedeutung wäre.* In Wirkichkeit gehört dies geradezu zu den Seltenheiten.

Wir waren bei der großen Anzahl von septischen Endokarditiden immer wieder darüber enttäuscht, daß die klinischen Beobachtungen nicht mit den anatomischen Veränderungen erwartungsgemäß übereinstimmten. War das nekrotische Geschwür flach, dann schien der Krankheitsverlauf besonders foudroyant und gerade dabei ließ sich so manchmal jedes Geräusch noch vermissen, obwohl jetzt schon das Blut von Keimen wie übersät schien. In einer Arbeit von Schottmüller wurde — bei zeitlich aufeinanderfolgenden Fällen — der anatomische Befund wiedergegeben, welcher sich bei septischen Endokarditiden darbot, deren Krankheitsbeginn genauer fixiert werden konnte, weil die Herbeiführung eines artifiziellen Abortes die Infektion einleitete:

Wir greifen hier aus den Krankengeschichten der Schottmüllerschen Klinik folgende Befunde heraus (Tabelle auf Seite 1031).

Tabelle 5.

Nr.	Krankheitsdauer vom Beginn des Abortes bis zum Exitus Tage	Fieberdauer Tage	Bakteriologischer Befund im Blute intra vitam	Anatomischer Befund
1	16	16	hämolytische Streptokokken	ganz frische, abwischbare Fibrinauflagerungen auf der Mitralis.
2	17	15	hämolytische Streptokokken	polypöse Auflagerungen auf der Mitralis ohne Narben.
3	12	8	hämolytische Streptokokken	grauweiße Flecken, kleine Ulcerationen an der Tricuspidalis und Mitralis.
4	17	11	hämolytische Streptokokken	schmutzige Flecken an der Tricuspidalis und am Papillarmuskel (sept. Herde).
5	18	17	Staphylokokken	frische warzenförmige Auflagerungen auf der Tricuspidalis.
6	12	9	Staphylokokken	Sektion verweigert. Klinisch: Endocarditis mitralis.
7	4	4	hämolytische Staphylokokken	nekrotische Einlagerungen am Schließungsrand der Mitralis (Endocarditis septica).
8	4	4	hämolytische Staphylokokken	mißfarbene graue Einlagerungen auf der Mitralis (Endocarditis septica).
9	6	6	hämolytische Staphylokokken	nekrotische, schmutzige, bröcklige kleine Auflagerungen auf der Mitralis.
10	8	8	hämolytische Staphylokokken	gelbbraune, kleine bröcklige Auflagerungen auf der Tricuspidalis (Endocarditis septica).
11	15	12	hämolytische Streptokokken	kleine, trübe Auflagerungen auf der Tricuspidalis, stecknadelkopfgroße warzige auf der Mitralis.
12	6	4	hämolytische Staphylokokken	frische, schmutzigfarbene, kleine Einlagerungen im rechten parietalen Endokard.
13	9	9	hämolytische Staphylokokken	linsenförmige nekrotische Einlagerungen im medialen Segel der Tricuspidalis (Endocarditis septica).
14	14	14	hämolytische Staphylokokken	voluminöse hämorrhagische Auflagerungen am Schließungsrand der Mitralis.
15	6	6	hämolytische Staphylokokken	nekrotische, schmutzigfarbene Auflagerungen an der Aorten- und Mitralklappe (Endocarditis septica).

Diese Liste anatomischer Befunde könnte noch weiter verlängert werden.

Es soll nicht bestritten werden, daß die Zellreaktionen am Endokard (falls sie regelmäßig vorhanden sein sollten) wohl ein besonders prädisponierendes Moment für den Ausbruch einer Endokarditis abgeben *können*. Wie selten aber kommt es doch bei den ungeheuer zahlreichen Bakteriämien zu einer Anlagerung der Keime am Endokard! SCHOTTMÜLLER führt aus, daß *bei einer Zahl von mehr als 8000 septischen Aborten seiner Klinik* (bei denen in den meisten Fällen durch die Blutkultur eine Bakteriämie festgestellt wurde) *es nur bei 50 Kranken zu einer Endocarditis puerperalis gekommen ist.* „Dieses Verhältnis erfährt noch eine erhebliche Verschiebung, wenn man bedenkt, daß nur ein kleiner Teil der

Aborte, aber wohl fast alle Fälle von Endokarditis post abortum dem Krankenhaus zugeführt werden.“ Ganz besonders instruktiv in dieser Beziehung sind diejenigen Fälle, bei denen post partum oder post abortum eine thrombophlebitische Sepsis im Uterusvenengebiet stattfindet. Dieses Krankheitsbild kann monatelang täglich Schüttelfröste aufweisen. Es können also über lange Zeit hinweg Bakterien im Blute kreisen, es können auch dauernd Zersetzungsprodukte von den infektiösen Thrombenmassen aus direkt in die Blutbahn eindringen und doch kommt es auf Grund einer überzeugenden Statistik *in nicht mehr als 1% der Fälle zu einer Endokarditis.*

Myocard. ASCHOFF schreibt über die herdförmigen interstitiellen Entzündungsherde im Myocard, welche bei Streptokokken-Sepsis auftreten, folgendes:

„Sie bestehen in einer primären Wucherung der fixen Bindegewebszellen und der adventitiellen Zellen, mit Anhäufung von lymphocytären Elementen großen und kleinen Kalibers, zahlreichen Plasmazellen, eosinophil-gekörnten Leukocyten“. Diese Form der Myokarditis kann natürlich auch bei zahlreichen anderen Infektionen auftreten. Es wäre ja auch wirklich nicht einzusehen, wenn das Myokard nicht an den vielseitigen infektionsbedingten Störungen beteiligt wäre; immer und immer wieder müssen wir aber auf Grund unserer Erfahrungen betonen, daß sich bei den verschiedenen Formen der Sepsis ein besonderes Krankheitsbild der „septischen Myokarditis“ *nicht* herausgeschält hat.

Dahingegen haben wir gerade bei den Endokarditisfällen manchmal Myokardabscesse beobachten müssen, welche durch Strepto- und Staphylokokken hervorgerufen waren.

Eine reine purulente Myokarditis sahen wir einmal nach einer schweren Pneumonie. Von derselben aus war eine langdauernde und sehr massive Pneumokokken-Bakteriämie ausgegangen (vgl. auch S. 1047).

Die durch die Anwesenheit von Rundzell-Infiltraten charakterisierte Myokarditis muß verhältnismäßig häufig sein. Prognostisch ist sie zweifellos günstiger zu betrachten als z. B. die postdiphtherische Myokarditis.

Arterien. Die Arterien können sich auch direkt am Infektionsprozeß beteiligen, doch scheint die Pathogenese im allgemeinen eine andere zu sein wie bei der Veneninfektion. Hier ist es vor allem — ähnlich wie bei der Endocarditis lenta — die Intima, die in Form einer Arteriitis befallen werden kann, also die Infektion von innen her. Als Folgeerscheinung kann *Aneurysmabildung* auftreten. Wesentliches wird hier noch im speziellen Teil darüber zu sagen sein. Diese Aneurysmen können an den verschiedensten Stellen auftreten. Wir haben sie mehrmals an den *Basilarisarterien* des Gehirns, *an Nieren- und Leberarterien* gesehen.

Im allgemeinen müßte man erwarten, daß von der Endocarditis valvularis aus (ähnlich wie bei den luischen Erkrankungen) viel häufiger eine *Aortitis septica* zustande käme. Dies ist aber relativ selten. Nur bei der Staphylokokken-Endokarditis haben wir sie gelegentlich im ausgedehnteren Maße beobachtet.

Nur selten kann auch einmal, ähnlich wie das bei den Veneninfektionen der Fall ist, ein Infektionsherd direkt auf Arterien übergreifen.

WOHLWILL sah eine Phlebitis des Sinus cavernosus sich auf die Wand der Caroti interna fortsetzen. Weiter berichtet er über einen interessanten Fall, bei dem eine Gangrän des Ösophagus zu einer eitrigen Mediastinitis geführt hatte. Die Eiterung hatte auf die Aortenwand übergegriffen und hier zu einer umschriebenen wandständigen Thromboarteriitis geführt, von der aus es zu Metastasen in Nieren, Leber und Darm gekommen war. Der Tod war schließlich durch eine Ruptur der infizierten Aortenwand und Verblutung erfolgt.

Die größere Widerstandsfähigkeit der Arterien gegenüber der Venenwand dürfte in der histologischen Beschaffenheit der Arterienwand gelegen sein, worauf wir schon hingewiesen haben.

„Die septische Milz.“ Wir stellen die *Milzschwellung* in den Vordergrund, weil sie — viel häufiger als sie es verdiente — vom Arzt als wichtiges diagnostisches Zeichen angesehen wird. Es ist aber gleich zu betonen, daß sie keinesfalls ein zuverlässiges Symptom darstellt. Wir haben gerade bei schweren *Gasbacillensepsis-Fällen keine große Milz* gefunden. Dagegen gehört eine Milzvergrößerung zu den klassischen Symptomen der *Endocarditis lenta*, während sie bei den Fällen von Endocarditis acutissima vermißt werden kann. Es sind mehr die subakuten und chronischen septischen Infektionen (so bei der puerperalen anaeroben Streptokokkenthrombophlebitis und vor allem auch bei der Pylephlebitis), bei denen sich die Milz fast durchwegs vergrößert.

Die Milz — als Blutfilter — ist ebenso wie die Leber und die Lymphknoten durch weite Capillaren mit geringer Strömungsgeschwindigkeit ausgezeichnet. Sie kann demgemäß schon anschwellen als Zeichen einer Reaktion, die vielleicht allein mit den Vorgängen der Sensibilisierung in Beziehung steht. Die Rolle, die sie allgemein bei den infektiösen Prozessen spielt, ist aber noch lange nicht geklärt. Meist stützt man sich auf das Tierexperiment und erkennt dort, daß die durch Gifte oder bakterielle Einflüsse geschädigten, d. h. zum Untergang vorbereiteten Erythrocyten in die Maschen der roten Milzpulpa abtransportiert und durch ein in der Milz frisch bereitetes Komplement aufgelöst werden (Bieling). Beim Menschen freilich kann die schützende Kraft der Milz nicht sehr ins Gewicht fallen. Wir sehen ja auch, daß bei *Milzexstirpierten* im allgemeinen die bakteriellen Infektionen keine Abweichung von der Norm erfahren, andererseits aber auch nicht etwa günstiger verlaufen. Nicht einmal der nachweisliche Blutzerfall in der Milz, wie wir ihn besonders beim hämolytischen Ikterus beobachten, kann von ausschlaggebender oder übergeordneter Bedeutung für den Verlauf von Infektionen sein. Über diese Verhältnisse läßt auch das Experiment keine völlige Klärung zu. Bieling glaubt, daß die Funktion der Milz eine rein fakultative sei. Diese könne, wie die Ergebnisse bei Splenektomie bzw. bei der Eisenblockade des reticulo-endothelialen Gewebes zeigten, eben auch von anderen Organen übernommen werden, falls natürlich nicht eine generalisierte Erkrankung sämtlicher lymphatischen Elemente auftritt. Vielleicht trifft dies zu bei den akuten Leukämien, wo wir häufig terminal sekundäre Streptokokkeninfektionen sehen. Wir haben bei den chronischen Leukämien nicht den absoluten Eindruck, als ob von vornherein die Infektionsabwehr außerordentlich stark oder regelmäßig herabgesetzt sei. Wenn sich später eine Streptokokkensepsis entwickelt, so ist mehr eine allgemeine Reduktion des Gesamtorganismus als die Milz allein verantwortlich zu machen.

Bei den Sepsisfällen durch Streptokokken oder Staphylokokken finden sich mikroskopisch gewöhnlich *Hyperämie*, *Hyperplasie* und *degenerative* Vorgänge in der Pulpa und den Lymphknötchen. Klinisch ist die Milz dabei verhältnismäßig hart und beim Betasten schmerzhaft, besonders wenn Entzündungen der Kapsel vorhanden sind, wie es meist im Gefolge von Infarkten der Fall ist.

Kurz zusammengefaßt muß man nach Lubarsch folgende Arten von Veränderungen unterscheiden:

1. die embolisch entstandenen und ihre Folgen,
2. die sog. degenerativen Veränderungen, von denen der größte Teil nur in das Gebiet der Speicherungs- und Ablagerungsvorgänge gehört,
3. Veränderungen, die bei akuten Nachschüben einem Teil der als akute septische Milzreaktion bezeichneten Befunde entsprechen.

Dennoch können weder diese Veränderungen noch kardiale Stauungserscheinungen, noch hämolytische Vorgänge ohne weiteres die oft so überaus starken Vergrößerungen der Milz erklären. Vor allem müßten wir doch gerade bei der Gasbacillensepsis mit ihren hochgradigen, blutzerstörenden Prozessen den größten Grad von Milzschwellung haben, was aber nicht der Fall ist.

Bei der Endocarditis lenta führt der *Milzinfarkt* zur Milzvergrößerung und zu Schmerzen, die manchmal auch ihre Ursache in einer *Perisplenitis* ohne Infarktbildung haben können. In frühen Stadien dieser Erkrankung findet sich nur ein Stauungsmilztumor und erst später tritt nach H. Fax eine bleibende Vergrößerung ein, wenn auch das lymphatische Element in der Milz dabei unbeteiligt bleibt; erst in späteren Entwicklungsstufen sind die Sinusendothelien hyperplastisch; beträchtliche Änderungen der Blutgefäßwandung kommen nicht in Frage. Plasmatocyten im Pulpabereich sind selten, polymorphkernige neutrophile Leukocyten jedoch recht häufig, ebenso die eosinophilen Elemente.

In vielen Fällen, aber keineswegs regelmäßig, sind auch die Erreger der Sepsis in der Milz bei der Obduktion nachzuweisen.

Eine eigenartige Vorstellung vom Wesen der Endocarditis lenta haben Fellinger und Weissel zur Diskussion gestellt. Sie messen der Milz die Rolle als Trägerin einer Herdinfektion zu, weil sie einmal durch Milzexstirpation eine $^1/_2$jährige Remission beobachteten. Sie glaubten, daß die antibiotische Therapie die im strömenden Blut kreisenden Keime mit Penicillin zwar unschädlich machen könnten, daß aber die Streptokokken in der Milz sich dem therapeutischen Angriff entziehen würden.

Genau so wenig wie man eine Malaria durch Milzexstirpation heilen kann, so wenig dürfte bei der Endocarditis lenta die Indikation zu einem so schweren Eingriff gegeben sein. Die Patienten gehen an ihrem infektiösen Herzleiden, das nicht dadurch geheilt werden kann, daß die Keime aus dem Blute verjagt werden, zugrunde. Sie gehen auch nicht an ihrer „Milzinfektion" zugrunde. Der Streptococcus viridans ist für andre Organe ein milder Keim!

Lungen und Pleura. Betrachten wir die Ausbreitungswege der septischen Erkrankungen, so wird es klar, warum bei der einen Sepsisform kaum Lungenherde auftreten, bei der anderen dagegen viele.

Die meisten embolisch bedingten Lungenherde sind bei der *thrombophlebitischen Sepsis* zu erwarten. Bei der *Pylephlebitis septica* bzw. den Infektionen des Quellgebietes der Vena portae zeigt sich ein filtrierendes Capillarnetz zwischen Pfortader und Vena hepatica vor den Embolien eingeschaltet. Wenn wir in einem solchen Falle Lungenherde — die erklärlicherweise hier selten sind — beobachten, so müssen wir an die Möglichkeit eines Übergreifens der Infektion auf Äste der Vena hepatica denken. Lungenembolien von einem solchen neuen Sepsisherd sind dann begreiflich.

An eine *Thrombophlebitis in Lungenvenen* ist also zu denken, wenn auch im großen Kreislauf größere Abscesse zu finden sind.

Eine Arbeit von Nathan aus dem Wohlwillschen Institut berichtet über 24 obduzierte Fälle mit Lungenabscessen, zugleich mit Metastasen im großen Kreislauf. In 21 Fällen konnten thrombophlebitisch veränderte Lungenvenen in der Nähe des Lungenabscesses aufgefunden werden, die zum Sepsisherd und demgemäß von hier aus zur Ursache der Metastasen in Organen des großen Kreislaufes wurden. Lungenembolien gewinnen demgemäß durch die Erzeugung eines sekundären neuen Sepsisherdes eine besondere Bedeutung. Nach unserer Ansicht sind Infektionen der Vena pulmonalis spontaner Ausheilung durch Einschmelzung trotzdem häufiger zugänglich als andere septische Thrombophlebitisfälle. Wir müßten sonst klinisch häufiger Folgeerscheinungen sehen!

Treten Keime in den Lungenkreislauf über, die nicht an größeren Embolien anhaften, so gibt es zwei Möglichkeiten: entweder sie werden bereits im Filter der Lungen abgetötet oder sie treten durch die allerfeinsten Gefäße in den großen Kreislauf über. Wir sehen dies in manchen lymphangitischen Sepsisfällen. Im

Grunde genommen handelt es sich um einen natürlichen Vorgang, denn die im Verhältnis zu den Erythrocyten wesentlich kleineren Mikrokokken müßten — sollte man annehmen — überall da noch durch Capillaren durchschlüpfen können, wo überhaupt eine Blutbewegung noch stattfindet. Wenn Mikroembolien in Spätfolgen sich doch nicht bemerkbar machen, dann muß eben auch dem Lungengewebe eine Bactericidie großen Ausmaßes zugesprochen werden. Im übrigen spielt Menge und Art der Keime für das Schicksal, dem die Lunge bei Bakteriämien ausgesetzt ist, eine maßgebliche Rolle.

Bei der *thrombophlebitischen Sepsis im Cavagebiet* sind es größere infizierte Thrombenteilchen, die ihren Weg in die Lunge finden. Entsprechend ihrer Größe können sie leichter in Endarterien der entsprechenden Lungenpartien stecken bleiben und dienen dann selbst zugleich als Nährböden für die Keime. Für manche, wie für die Streptokokken und Staphylokokken, ist die Ansiedlung im Lungengewebe an und für sich durch ihre bessere Haftfähigkeit erleichtert, auch wenn es sich lediglich um eine Mikroembolie handelt; für andere dagegen, z. B. für Meningokokken, Gonokokken, Colibacillen, Gasödembacillen, ist das Haften wesentlich erschwert. Dabei war für uns auffallend, daß auch Pneumokokken keineswegs eine besondere organotrope Neigung für das Lungengewebe zeigten, wenn der Sepsisherd, wie wir das in einzelnen Fällen beobachteten, in den Lymphbahnen des Parametriums (Sepsis puerperalis lymphatica pneumococcica) gelagert war. Hier trat bei der Keimverschleppung nicht etwa eine lobäre Pneumonie auf, sondern eine Lungenabscedierung.

Die verschiedenen Lungenkomplikationen bei der Sepsis sind demgemäß bereits bestimmt durch die Art der Erreger. Das tritt besonders deutlich hervor, wenn wir die zahlreich verstreuten embolischen Herde bei der *Endocarditis lenta* betrachten. Hier herrschen die *blanden* Infarkte vor. Wir haben solche Fälle sich über Monate hinziehen sehen, bei denen bei der Obduktion jede Eiterung im Lungengewebe vermißt wurde.

Am meisten führen noch die *hämolysierenden Streptokokken* und *Staphylokokken* zu kleinen und großen Lungenabscessen. Unter den anaeroben Keimen geben die *Gasödembacillen* zu typischen Lungenveränderungen keinen Anlaß. Daß die Anwesenheit von Gasbacillen im Lungengewebe bakteriologisch gelegentlich festgestellt werden kann, ist nichts Auffälliges. Nach Infektionen, die ihren Ausgang von der Mundhöhle oder vom Darm nehmen, können Gasödembacillen — allerdings fast ausschließlich mit anderen Keimen zusammen — in embolischen Herden in der Lunge nachgewiesen werden. Hie und da wurde auch von einem „malignen Ödem" bei der Lungeninfektion durch Gasbacillen berichtet. Einen durch Gasbacillen bedingten Lungengewebstod unter gleichzeitiger Gasproduktion — wie bei dem Muskelgasbrand — halten wir jedoch nicht für wahrscheinlich.

Als einer der Haupterreger embolischer Lungengangrän war früher der *Streptococcus putrificus* (SCHOTTMÜLLER) aufzufassen. Dieser Anaerobier spielte aber auch eine hervorragende Rolle bei der gewöhnlichen Lungengangrän, die also nicht nur eine Teilerscheinung einer Sepsis ist, sondern bei der Infektion der Lunge descendierend vor sich geht. — Nicht selten war er vom *Bacillus symbiophiles* begleitet. Unter ihrer beider Einwirkung bilden sich Stinkstoffe; Fibrin, elastische Fasern, sowie zellige Elemente werden aufgelöst.

Je nach dem Stadium sieht man dann, wie unsere zahlreichen Krankengeschichten ergaben, nebeneinander in einer Lunge mißfarbene nekrotische, noch trockene Herde, neben umschriebenen eitrigen, absceßähnlichen Erweichungen von Kirsch- bis Pflaumengröße. Oft findet sich eine breitere Demarkationslinie, die den Gangränherd vom pneumonisch infiltrierten Lungengewebe der Nachbarschaft trennt.

Mikroskopisch zeigt sich in ihm abgebautes Blut, Fettsäuren und eine Mischbakterienflora. Als embo'isch dokumentiert er sich häufig dadurch, daß das Zentrum des meist dreieckigen Herdes oft noch den bakterienhaltigen Embolus beherbergt. Schließlich sehen wir das *vollausgeprägte Bild der Lungengangrän* mit ihren ausgesprochen verjauchten, erweichten, oft Teile matschiger, stinkender, abgestorbener Lungenpartien enthaltenden Höhlenbildungen. Die Pleura über den Herden ist dann graugrün bis dunkelgraubraun. Greift die Infektion auf sie über, so bildet sich ein *fötides Empyem.* Die Lagerung der Herde in den Unterlappen bzw. an den subpleuralen Partien erklärt sich nach TENDELOO durch die Strömungsverlangsamung an der Lungenoberfläche.

Putride Einschmelzungen können zusammenfließend ganze *Lappen* einnehmen, die Wandungen der Höhlen werden immer schlaffer und zerfetzter; in das Lumen, das mit jauchigen, dickflüssigen Massen angefüllt ist, ragen Gefäßstümpfe mit verdickten Wandungen und thrombotisch verlegtem Lumen.

Selbstverständlich können sich in solchen Höhlen auch andere Keime ansiedeln. Die Mischinfektion kommt oft von obenher zustande. Wie bei den solitären Gangränhöhlen fanden wir oft die Parasiten der Mund-Rachenhöhle.

Insbesondere den Bacillus symbiophiles, ein anaerobes, sehr kleines Stäbchen, von der Größe der Influenzabacillen, das äußerst selten eine Monoinfektion verursacht, um so häufiger aber, wie der Name sagt, in Symbiose mit dem Streptococcus putrificus (besonders bei Thrombophlebitis) in Erscheinung tritt. Neuerdings wird er mit dem Bac. funduliformis identifiziert (s. S. 1000).

Diese Befunde wichen hinsichtlich der Ausdehnung ganz wesentlich von den embolischen Herderkrankungen in der Lunge ab, bei denen *aerobe Sepsiserreger* die Infektion verursachen.

Es bestehen also zusammengefaßt im Anschluß an eine Bakteriämie in der Lunge folgende Möglichkeiten:

1. Die Bakterien werden durch Endothelien und Histiocyten vernichtet.
2. Es kommt zur reaktiven Entzündung, zur Metastasenbildung, die Keime gehen nicht in den großen Kreislauf über.
3. Die Absceßbildung greift auf eine Lungenvene über und die Keime werden auch in das arterielle Gebiet des großen Kreislaufs ausgestreut; Bakteriämien können so erneut gehäuft in Schüben erfolgen.

Einen etwas anderen Entstehungsmodus hat die Grippepneumonie, bei der das Virus von den oberen Luftwegen bis in die feinsten Bronchien hinabsteigt und der Mischinfektion mit anderen Erregern (Kokken und Influenzabacillen) gewissermaßen „die Tür aufmacht".

Bei gewissen Formen von Pneumonien, besonders in der *Grippezeit*, beobachten wir schwere, von vornherein septisch anmutende Zustände, bei denen, wenn auch meist in nicht zu großer Zahl, Keime im Blut nachzuweisen sind. Der *histologische* Befund läßt eine Unterscheidung gegenüber dem zu normalen Zeiten nicht zu. Nur Streptokokkenpneumonien zeigen manchmal ausgedehnte kleine Abscesse über allen Lungenteilen. Hier beobachteten wir *Dauerbakteriämien, die nicht auf einen anderen Sepsisherd zurückzuführen waren.* Auf das makroskopisch typische Aussehen des Lungengewebes bei den sog. Grippepneumonien sei hier nicht näher eingegangen.

Nieren und Nierenwege. Unter Hinweis auf die Gesamtdarstellung der *nephrogenen Sepsis* in pathologischer und pathogenetischer Beziehung muß nocheinmal zusammenfassend erwähnt werden, daß so gut wie alle Formen von Nephropathien als Begleiterscheinung septischer Erkrankungen auftreten können.

Die Streptokokkeninfektionen können zur *diffusen Glomerulonephritis* führen mit all ihren Symptomen, die sich aus der allgemeinen Gefäßkontraktion ableiten, mit Hypertonie, Ödembereitschaft, Krampfurämie usw. Häufig ist diese Sepsisform im allgemeinen nicht, sie kommt mehr bei den lymphangitischen Sepsisformen vor.

Die LÖHLEINsche *Herdnephritis* mit ihrer monosymptomatischen Hämaturie bei der *Endocarditis lenta* haben wir in Einzelfällen auch bei Sepsis durch hämolysierende Streptokokken (Thrombophlebitis im Sinusgebiet nach otogener Infektion) gesehen.

Schwere Hämaturien verdanken ihren Ursprung entweder endarteriitischen Prozessen *(Nierenaneurysmen)* unterschiedlichen Ausmaßes oder ausgedehnteren Infarzierungen bei der Endocarditis lenta. Daß es bei intravasaler Hämolyse zu Anurie und Urämie kommen kann, wird bereits ausführlicher auf S. 1048 ff. erwähnt. Es wäre aber wiederum zu betonen, daß in der Niere auch eine regelrechte Metastasierung durch Gasbacillen vorhanden sein kann.

Als Allgemeinerkrankung faßt VOLHARD auch die *interstitielle Herdnephritis* auf. Auch sie ist eine Teilerscheinung des Infektes mit seinen toxischen Schädigungen. Es kommt zu kleinzelligen Infiltrationen, zu seröser und zelliger Infiltration im intertubulären Bindegewebe. Diese akut interstitielle Herdnephritis tritt sehr wenig aus dem allgemeinen schweren Symptomenbild hervor. Oligurie, Rest-N-Erhöhung geben Aufschluß über diese besonders schwere Nierenerkrankung.

Bei der *chronischen Pyelitis* mit ihren immer wieder rezidivierenden Fieberattacken ist die Schleimhaut häufig schon verdickt, narbig und papillös verändert. Einsprengungen der Mucosa, Leukoplakien, werden dann beobachtet. Bis zur Muskelschicht ist die Wand mit Bakterien durchsetzt. Das Bild einer septischen Erkrankung nimmt mehr oder weniger typische Prägung an. Bakteriämien sind vor allem bei *Pyonephrose mit Empyem des Nierenbeckens* je nach dem Grad der Abflußbehinderung Ursache von wiederkehrenden Schüttelfrösten und hohem Fieber.

Der *hämatogene* Infektionsweg wird vor allem bei Typhus, Paratyphus, Streptokokken und Staphylokokken beschrieben. Hier verläuft häufig der Prozeß an den Nieren unter dem Bilde der allgemeinen Infektion. Hauptsächlich bei der septischen Endokarditis sieht man Monoinfektionen auch bei lokalisierten Staphylokokkenerkrankungen. Ein Musterbeispiel ist der *paranephritische Absceß*, der je nach Größe und Sitz ebenfalls zu Bakteriämien Anlaß geben kann. Diese sind aber nicht so häufig, wie wenn sich die Infektion in Nierenbecken und Harnwegen abspielt. Die klinische Diagnose des Nierenabscesses ist nicht immer leicht, wenn er nicht in Verbindung mit einem größeren Nierenkanal steht oder perforiert. Bei entsprechender Größe kommt es zu benachbartem Ödem, das sich sogar bis zu den Weichteilen hin bemerkbar machen kann. Selten vermißt man im Urin die infizierenden Bakterien.

Wir haben schon an anderer Stelle darauf hingewiesen, daß die Colibacillen so gut wie nie zu lymphogenen Infektionen Veranlassung geben. Es ist insofern wichtig, weil man dem Lymphweg auch eine Bedeutung für die Genese Pyelitis zugewiesen hat. Wenn man auch Lymphgefäßverbindungen vom Colon ascendens, Coecum und von der Appendix zur rechten Niere hin nachgewiesen hat (FRANKE), so ist damit noch lange nicht gesagt, daß der Lymphweg (und das gilt auch für die Staphylokokken) von den Erregern bis zur Niere hin beschritten wird. Der *ascendierende* Weg bleibt nach wie vor der gegebene.

Leber und Gallenwege vgl. S. 1061.

Pathologische Physiologie.

1. Es lag nahe, die *Beziehung von Sensibilisierung und Allergie* zur Erklärung des Krankheitsgeschehens im Rahmen einer Infektion im allgemeinen, d. h. im Kampf zwischen Keim und Wirt heranzuziehen. Das pathologisch-physiologische Experiment bekommt von jetzt ab den Vorrang. Es wird dabei mehr den Reaktionen des Tierorganismus (auf dauernde oder wiederholte Einführung vorwiegend eitererregender Mikroorganismen in den Kreislauf) Beachtung geschenkt, oder aber der Aktivität von Zellkomplexen, Gefäßendothelien im RES zu. Aus den Reaktionen humoraler und zelliger Abwehrkräfte wird rückschauend das Bild zu klären versucht, das in seinem Gesamtzustand dann mosaikartig manchmal etwas zu gewaltsam zusammengesetzt vorliegt, ohne daß der eigentliche Kern, der Sepsisherd (als die Ausgangsstätte für Streuungen) aus dem Gesamtbild entsprechend seiner Bedeutung in besonderem Maße herausgelöst wird.

Nehmen wir als Beispiel die *Endokarditis* als leichtesten der Beobachtung zugänglichen Sepsisherd heraus.

Dietrich und Siegmund erblicken in der Endocarditis lenta nicht eine spezifische Erkrankungsform, sondern eine „*Sepsis eines abgestimmten Organismus*“. Auf die Einwirkung von Keimen (z. B. von Colibacillen) komme es zu einer allgemeinen Steigerung der Zelltätigkeit des RES. Auch am Endokard beobachtet man einen Zustand von Phagocytose, Wucherung, Zellen lösen sich aus dem Verband des Endothels los. Herdförmig häufen sich am wandständigen Endocard sowie an den Klappen neugebildete Zellen an, an denen es auch zum Haften von Keimen kommen könne. Voraussetzung sei also zuerst eine besondere Reaktion des Endothels auf eine *vorher über längere Zeit bestehende Infektion im Organismus*. Für das weitere Schicksal sei nun die celluläre Abwehrkraft gegenüber den haftenden Keimen maßgebend. Bei verminderter Reaktionsleistung komme es zur einfachen verrucösen Endokarditis; versagt jedoch die Resorption der Keime, komme es zu einer Kraftentfaltung der Streptokokken und zur Auslösung einer starken Reaktion des Körpers mit thrombotischen Vorgängen. Es entstehe eine polypöse oder ulceröse Endokarditis bis zum reaktionslosen Gewebszerfall.

Die experimentellen Untersuchungen von Siegmund, auf die wir auf S. 1040ff. zurückkommen, können nicht angezweifelt werden, aber sie sind nicht mit den lebenden Infektionsvorgängen, die sich im menschlichen Organismus abspielen, direkt vergleichbar. Beobachten wir z. B. den Kampf zwischen Mensch und Streptococcus viridans:

Freilich muß es unter der ständigen zermürbenden Einwirkung z. B. der Viridansinfektion zu Emdothelreaktionen auch am Gefäßsystem anderer Organe, z. B. am Gehirn und an der Niere kommen. Aber diesen Reaktionen geht *die primäre Infektion vom Endocard* voraus. Diese muß zuerst Boden gefaßt haben und dann ist sie *Ursache* und nicht erst *Folge* von allgemeinen Gewebsvorgängen. *Die Endokarditis steht vom Zeitpunkt der Entstehung an im Mittelpunkt und bleibt es.*

Wie wenig eine vorherige Sensibilisierung durch Keime für eine Herzklappenentzündung erforderlich ist, sehen wir noch besser am Beispiel der Endokarditis durch hämolysierende Streptokokken. Von einer Stunde zur anderen kann sie sich ohne Vorboten entwickeln. Für die Viridans-Endokarditis wird das nicht anders sein. Hier läßt der schleichende Charakter nur den ersten Beginn im Krankheitsbild nicht so deutlich erkennen.

Wie selten kommt es übrigens zu einem Haften der Keime am Endokard: Bei einer vorher schon lange bestehenden septischen Thrombophlebitis z. B. in höchstens 1% (obwohl doch hier der Keimeinbruch ins Blut oft in Salven erfolgt). Hier wäre bei dem wochenlangen Verlauf für die Sensibilisierung des Endokards gewiß mehr Gelegenheit gegeben als bei einer dentalen Fokalinfektion.

Für uns Kliniker ist entscheidend das Bild, das uns tagtäglich der Krankheitszustand bietet. Mag immerhin die Immunitätslage die bedeutsamste Rolle spielen, a priori ist es doch die geringe Virulenz des Streptococcus viridans, seine sich nicht ändernde Unfähigkeit zur Vereiterung, die der Endocarditis lenta den Stempel aufdrückt. Es wäre doch zu widersinnig, wenn der Organismus einerseits eine solch diktatorische Fähigkeit haben sollte, Keime fast bis zur Avirulenz zu zwingen, wenn er dann am Ende im Kampf doch erliegen könnte; andererseits, daß die Keime am Schluß eine solch merkwürdige stigmatisierte Krankheit heraufzubeschwören vermöchten, wenn sie nicht eine spezifische Eigenschaft besäßen.

Eines der hauptsächlichsten Gegenargumente, die man gegen die DIETRICHschen Experimente anzuführen hätte, ist, daß sie gar nicht mit dem Streptococcus viridans durchgeführt wurden, sondern mit Colibacillen. Gerade diese führen so gut wie nie zu einer Endokarditis beim Menschen. Daß der Staphylococcus klinisch eine ganz andere Endocarditis septica verursacht wie die histologisch durch Colibacillen im Tierexperiment sich darbietende, unterliegt wohl keinem Zweifel, wenn man viele septische Endokarditisfälle in ihrem Ablauf beobachten konnte.

VON ALBERTINI hat diese Anschauungsweise von Sensibilisierung und Krankheitsgeschehen mit bestimmten *Reaktionslagen* verknüpft. Er spricht von bestimmten Reaktionstypen, bei denen die Reaktionsformen von den beiden sich entgegenwirkenden Faktoren Virulenz und Resistenz abhängig ist. Auch v. ALBERTINI legt seiner Betrachtungsweise besonders die Endokarditis zugrunde. Die rheumatische Endokarditis z. B. sei „*nur ein Glied in einer langen Kette von Möglichkeiten des Reaktionsablaufes im Infektionsgeschehen*". Streptokokken sind beim Rheumatismus nicht zu finden, weil einer hohen Immunitätslage eine geringe Virulenz der Keime gegenübersteht.

a) Beim chronischen „Lentatyp" hält sich Virulenz und Resistenz das Gleichgewicht,
b) beim „Rheumatyp" kommt es rasch zur Sterilisierung, weil eine gute Resistenz und geringe Virulenz da ist,
c) beim Ulcerosatyp" kommt die Resistenz nicht gegen die Virulenz auf.

Vom *klinischen* Standpunkt aus — und dieser ist ja doch für den Menschen der wichtigste — wäre manches auszusetzen an den Ausführungen der Autoren, die sich einseitig mit hyperergischen Reaktionslagen, mit der Verschlechterung unserer Ernährungsverhältnisse und anderen eventuell durch den Krieg bedingten umwälzenden Einflüssen befassen und davon Zunahme und Verlauf abzuleiten versuchen. Vieles hält der Kritik nicht stand, anderes ist überbewertet.

Man kann auch durch *Tierversuche* das Krankheitsbild und den Verlauf der menschlichen bakteriell bedingten Endokarditis nicht klären. Eine jede septische Endokarditis z. B. ist durch ihren speziellen Erreger (mag es ein Streptococcus hämolyticus, ein Pneumococcus, Staphylococcus oder Meningococcus sein) klinisch in besonderer Form typisiert, auch nach Anzahl der Bakterien, die unterschiedlich vom Endokard aus oder von einer Thrombophlebitis aus ins Blut eingeschwemmt werden. Die exaktesten Tierexperimente berechtigen zu keiner kritiklose Übertragung auf die menschliche Pathologie. Das Kleintier reagiert schon insofern wesentlich anders als der Mensch, als es bei ihm im strömenden Blut auch zu einer Vermehrung der Streptokokken kommen kann, im menschlichen Blut so gut wie niemals. Es wären noch viele Beispiele für das Versagen des Tierexperiments anzuführen! SCHULTEN sagt nicht mit Unrecht: *wenn es doch endlich verboten würde, die Streptokokkenmäuseinfektion, die außer dem*

Erreger nichts mit menschlichen Verhältnissen gemein hat, als Testobjekt zur Erprobung septischer Heilmittel zu verwenden. Aber immer wieder taucht unter Umschreibung früherer Erklärungsformen die Theorie bestimmter Reaktionslagen des Organismus auf, die dem Tierversuch entnommen wird.

Wir haben schon zu Liebermeisters Definition Stellung genommen, wonach septische Erkrankungen zu Sepsis führten, wenn Sensibilisierung des Organismus eingetreten sei und Nekroseherde im Zirkulationsapparat (sog. septische Herde) zur Entwicklung kommen. Ebenso anfechtbar ist, wenn Liebermeister dazu noch folgendermaßen kommentiert:

„Durch unspezifische oder spezifische exogene Einwirkungen kann die Allergielage ungünstig beeinflußt werden, so daß aus einer örtlichen ‚septischen Erkrankung' durch Fortschreiten eine regionäre septische Erkrankung oder eine regionär bedingte Sepsis oder endlich eine allgemeine Sepsis wird", oder „daß die morphologischen Bausteine die Beziehungen zur Allergie zeigen, wonach die Reaktion der fixen Mesenchymzellen örtlich beschränkt bleibe, und wenn sie in ihrer ersten bakteriologischen Phase versage, daß dann phagocytäre Reaktion (Abwehr durch bewegliche Zellen, Makrophagen, Leukocyten) bis zu einem gewissen Grad aushelfen müsse."

Wir mußten die Ausführungen Liebermeisters wörtlich wiedergeben, um gegen die rein theoretischen, nicht auf klinischer Praxis sich gründenden Anschauungen Einspruch erheben zu können. Liebermeister argumentiert: „Sind beide Funktionen ungenügend, so kommt es zu den anergischen Formen der Sepsis. Versagt die zweite, antitoxische Phase der humoralen Bakteriologie, der Abbau der intermediären Giftstoffe zu ungiftigen Endprodukten, so entsteht das Bild der Vergiftung." — Weiterhin: „Da im Ablauf der Entgiftung bei der Septicämie auch die Zeit einen wichtigen Faktor darstellt, so kann nach einiger Zeit Erholung von der Vergiftung eintreten: Der Schüttelfrost mit Fieberanstieg und den Zeichen schwerer Vergiftung wird durch Fieberabfall und Wohlbefinden abgelöst. Auf die humerale Dysergie folgt Anergie. Daß keine Immunität eingetreten ist, erkennt man daran, daß die Anfälle sich wiederholen. Ist die 2. Phase der humoralen Abwehr ungenügend, so tritt die Giftwirkung in reiner Form auf bis zum schwersten Schock."

Daß dieser Anschauungsweise eine einheitliche Berechtigung versagt ist, geht ja schon daraus hervor, daß es *viele* verschiedene Sepsisarten (je nach dem Sepsisherd) gibt und daß es auch entgegen der Liebermeisterschen Auffassung *keine Einheitlichkeit von Giften* bei verschiedenen Erregern gibt. Unbeweisbar bleibt auch, daß Nebenprodukte bei der Entgiftung des Bakterienleibes als sensibilisierende Gifte wirken und Reaktionen von Histamin und histaminähnlichen Substanzen des Organismus zur Auslösung bringen.

Die pathogenen Faktoren sind eben vielseitig. Man kann das Krankheitsgeschehen im infizierten Organismus nicht mit Hilfe eines Einheitsgiftes auf einen gemeinsamen Nenner bringen, ebensowenig kann man einer Erschöpfungshypothese (wonach dem Organismus durch die pathogenen Bakterien Stoffe entzogen würden) noch schließlich Reaktionsformen von Leistungsänderungen spezifisch sensibilisierter Gewebssysteme spezifische Bedeutung zusprechen (Dörr).

Zur Klärung der *Pathogenese allergischer Reaktionen* sind verschiedene Theorien aufgestellt worden. Dabei ist der Spekulation leider zu weiter Spielraum gelassen. Einerseits wird ihr Zustandekommen durch das freiwerdende Histamin bei der Antigen-Antikörper-Reaktion erklärt, andererseits durch Störungen im Nervensystem, speziell in dessen vegetativem Anteil. Durch sie soll Art und Ort der Symptome erklärbar werden. Beide Auffassungen mögen ihre Gültigkeit haben, es sind aber nur zwei von den vielen noch unbekannten Faktoren, die in ihrem Zusammenwirken örtlich und zeitlich das Krankheitsgeschehen bedingen.

Die Allergie in den Vorstellungsbereich einer Infektion einzubeziehen, ist schon bei der Tuberkulose eine mißliche Sache. Vor allem wurde schon früher von Schürmann, Staehelin und vielen anderen namhaften Forschern vor der Hemmungslosigkeit gewarnt, mit der (gerade auch im neueren Tuberkuloseschrifttum) die Allergiebegriffe zur Klärung unklarer Vorgänge benutzt und in Sonderbegriffe aufgeteilt werden. Insbesondere hat DÖRR darauf hingewiesen, daß die theoretischen Grundlagen der Methodik, durch Desensibilisierung eine Allergie zu bekämpfen, höchst problematisch seien. Von MORO wurde weiterhin die Lehre von der allgemeinen Allergie geradezu mit dem Hinweis abgelehnt, daß es eine Allergie des Menschen gegenüber den banalen Eitererregern eigentlich nicht gebe.

Für die Sepsis reicht der Allergiebegriff allein ebensowenig aus wie für die Erklärung sog. generalisierter Vorgänge. Die Krankheitsgestaltung bei der „allgemeinen Infektion" ist dadurch erklärt, daß Gelegenheit zu den Infektionsvorgängen durch die örtlichen Verhältnisse der Infektionsquelle gegeben ist. Hier ist, abgesehen von dem Einfluß der Virulenz des Krankheitserregers der Weg frei für die Fernwirkung der Infektion auf den Gesamtorganismus.

Es ist ein besonderes Verdienst von A. DIETRICH, bei seinen Studien über die Reaktionslage für den Ablauf von Allgemeininfektionen sich dabei von allen Überspitzungen des Allergiebegriffes und insbesondere einer einseitigen Bewertung der Antigen-Antikörper-Reaktionen freigehalten zu haben. Es ist weiterhin GRAEFF recht zu geben, daß man bei einer weiteren Erforschung der Probleme, die in Begriffen wie Reaktionslage, Umstimmung oder Allergie gelegen sind, weit über die Frage von örtlichen und allgemeinen Antigen-Antikörper-Reaktionen hinausgehen muß, um den tatsächlichen Gegebenheiten gerecht zu werden.

Dabei darf natürlich das vegetative Nervensystem nicht aus der kausalen Geschehensfolge ausgeschaltet werden. Wenn wir auch vorläufig noch keine exakten Beweise haben, an welchen zentralen Schaltstellen und auf welche Weise bakterielle, toxische oder andere — zuerst einmal durch eine lokalisierte Infektion bedingte — Dauerreize von der Peripherie aus angreifen, ebenso wie umgekehrt Erregungseinflüsse vom Zentrum aus sich auf die Peripherie auswirken, so müssen wir uns doch vorstellen, daß auch ein Sepsisherd solchen Voraussetzungen unterliegen muß. Nur kommen hier neben diesen von SIEGMUND als „Dystonie" zu wertenden Störungen noch die Einflüsse von anderen Herden, Metastasen, Auswirkungen von den Keimen auf das Blut hinzu. Es tauchen hier immer wieder neue Probleme auf, so z. B. unter welchen Voraussetzungen der Durchtritt von Keimen durch die Capillarwände erfolgt, was für Durchblutungsstörungen, ob zentral oder örtlich-peripher bedingt, sich geltend machen.

Dies gilt auch für das Problem der *Metastasenbildung*. Es wird in allen Eigentümlichkeiten durch die Allergie ebensowenig völlig geklärt, wie ehedem für die Tuberkulose. Es könnte höchstens eine Allergie für die Prädilektionsorgane angenommen werden. Bei der septischen Thrombophlebitis und Lymphangitis hört Metastasierung und Metastasierungsmöglichkeit auf, wenn die Bakterienquelle entfernt oder blockiert ist. So könnte ein rein mechanisches Geschehen die Änderung eines Allergiezustandes vermuten lassen, während sie in Wirklichkeit nur vorgetäuscht ist. Die Organreaktion ist abhängig vom Organbau und vom Infektionsweg. Entscheidender werden immer die örtlichen Verhältnisse der Infektionsquelle sein. *Die Häufigkeit der Metastasen* ist in erster Linie abhängig von der Zahl, der Massigkeit der Bakteriämie, der Besonderheit des Keimes, dem Sitz und dem anatomischen Zustand des Sepsisherdes, der elektiven Haftfähigkeit bestimmter Keime.

Vielleicht gewinnen wir einst einen tieferen Einblick in den Ablauf einer Infektion durch das Studium, wie die Antibiotica die Bakterienzellen in ihren Lebensäußerungen beeinflussen.

Von DOLD wird eine solche *antibiotische Auseinandersetzung zwischen Zellen und Bakterien* — mag es sich nun um Infektion, Resistenz und Wiedergewinnung der Virulenz handeln —

im Sinne einer Keimvermehrungshemmung aufgefaßt, wenn man die Immunisierung als natürliche Fähigkeit einer solchen Hemmung des Wachstums bzw. der Vermehrungsfähigkeit ansieht. Die Zeit des Kampfes zwischen den Erregern und dem Organismus, bis dieser unter Einbuße seiner natürlichen Inhibitionskraft unterliegt und es dem Erreger gelingt, sich zu vermehren, bedeute die Inkubation. Die Überwindung der Vermehrungstendenz der Erreger durch den Organismus bedeute Überwindung der Infektion. Läßt die Inhibitionskraft des Organismus aber wieder nach, so entstehe ein Rezidiv; bleibe der Ausheilungsvorgang auf halbem Wege liegen und komme es nicht zur völligen Vernichtung, so resultiere das Bacillenträgertum.

Unter Zugrundelegung dieser Anschauungsweise könnten wir uns gut vorstellen, warum durch unsere bis jetzt zur Verfügung stehenden Antibiotica die gefäßgebundenen Sepsisherde doch im Grunde genommen wenig gut beeinflußbar sind. Diese dringen eben in die verborgen liegenden Infektionsherde, häufig umgeben von nekrotischen oder fibrinösen Massen, nicht genug bis zum Zentrum ein. Wir werden bei unserer kurzen Abhandlung über die Endocarditis lenta darauf noch einmal zurückkommen müssen.

Man hat verständlicherweise zur Erklärung morphologischen Geschehens der Infektionskrankheiten und seiner *Beziehung zur Sepsis* nach Gesichtspunkten gesucht, die der *Ablauf der Tuberkulose* darbietet. Besonders GRAEFF und vor ihm LE BLANC suchten nach solchen Vergleichen. Nach GRAEFF komme es vom „Primäreffekt" (aus der Invasionsstelle) lymphogen zu einer morphologisch-histologisch gleichgearteten Reaktion in den regionären Lymphknoten, zu einem „Primärkomplex", der zu kontinuierlicher bzw. intracanaliculärer ebenso wie zu lymphogen-hämatogener bzw. hämatogener Ausbreitung führen könne.

In anderen Fällen, aber gleichartigen Infektionskrankheiten, stehe demgegenüber der Übertritt und die Ausbreitung der Keime bzw. ihrer Gifte ins Blut vom Primärkomplex aus im Vordergrund des Geschehens.

In Übertragung zu unseren Fällen mit Gefäßgebundenheit wäre Sepsis hier der klinische Ausdruck der Reaktion aller Teile des Organismus auf die kreisenden Erreger der Infektion, mit der in jedem Stadium einer bakteriellen Infektion gerechnet werden könnte. Daraus resultierten in ortsspezifischer Weise — gleichsam als Indicatoren zu verwerten — Veränderungen der Organe, entweder in ihrer Gesamtheit oder teilweise in ihren Geweben. Je ausschließlicher die Infektion den Weg der hämatogenen Ausbreitung beschreitet, desto mehr werden hierbei die örtlich bedingten funktionellen Störungen zurücktreten. Ein solcher „Organbefall" könne bei Heilung oder schnell eintretendem Exitus isoliert, d. h. stationär bleiben. Solche Einwirkungen (gleichzeitig oder hintereinander auftretende) auf ein oder mehrere Organe zeigen sich in gleichbleibenden morphologisch-histologischen Reaktionen, die in unmittelbarem Zusammenhang mit dem primären infektiösen Geschehen stehen.

Nach GRAEFF würden außerdem „postinfektiöse" Krankheiten auftreten, die in unbestimmter Reaktion der „Allomorphose" bestünden, die nach einer Infektionskrankheit mit zeitlichem Abstand folgen, ohne selbst noch eindeutige klinische Kennzeichen einer Infektionskrankheit aufzuweisen; also nicht im Sinne einer Metastase, die eine gleiche morphologische Reaktion zeigen, wie die Infektion an der Eintrittsstelle, sondern infolge einer umgestimmten abgewandelten Reaktion. Der Umbau des betreffenden Organs ist durch Umstimmung des Organs besonders geartet. Als Beispiele führt GRAEFF die postinfektiöse Tabes, die Glomerulonephritis, BECHTEREWsche Krankheit und manche Formen der Polyarthritis an.

Selbstverständlich kann eine solche Theorie höchstens für *Fokalinfektion* Geltung haben, nicht dagegen für septische Krankheiten, wie wir sie im Nachstehenden darzustellen versuchen.

Aus dem Rahmen der Hypothesen, die man sich vom Wesen der Immunitäts- bzw. der Abwehrvorgänge gemacht hat, fällt gerade die Gruppe der septischen Erkrankungen heraus. Wir sehen hier die Antikörperbildung nur so weit, als sie auf Grund des Sepsisherdes möglich ist. Das gilt auch für ihren Einfluß auf die Immunisierungsvorgänge. Das Merkwürdige ist, daß wir bei einer Thrombophlebitis septica durch den hämolytischen Streptococcus keinesfalls ähnliche Immunitätsvorgänge sehen, wie bei dem Erysipel, das durch denselben Erreger hervorgerufen ist (der zum mindesten eine thrombophlebitische Sepsis verursachen kann!). Es wird also hier die Infektion nicht vom Zustand der Empfänglichkeit zu dem der Unempfänglichkeit überführt.

Höring sagt dazu: „Wir lernten aus der Schottmüllerschen Sepsislehre, daß es Allgemeininfektionen gibt, deren Pathogenese mit irgendwelchen Immunitätsvorgängen nichts zu tun hat und die dann auch entstehen können, glücklicherweise aber nur als Ausnahmen, wenn der Mensch an sich für die Allgemeininfektion mit dem betreffenden Keim unempfindlich ist. Im Gegensatz zur septischen Erkrankung mit dem banalen Eitererreger immunisiert sich beim Typhus der Organismus mit Erfolg und hinterläßt eine gute Immunität.“

Höring sagt zu dieser Frage weiter: „Zum lokalen Infektionsprozeß kann es nur kommen, wenn der betreffende Organismus bereits immun ist ..., also mit einer Lokalisation, einer Abdrängung des Erregers auf einen Herd reagiert, von dem aus nach grobmechanischen Prinzipien es zu einem Sepsisherd ausgehen mag.“

2. Einwirkung der Keime auf die automatische Wärmeregulation. Ebenso wie so viele normalisierenden Regulationen (Blutzucker-, Calcium-, Bilirubinspiegel, Blutstatus u. a.), die sich durch eine bewunderungswürdige Konstanz aus zeichnen, so erfährt auch die Wärmeregulation eine Einbuße ihrer Leistungsfähigkeit, sobald bestimmte Keime (mögen es Bakterien, Protozoen oder Virusarten sein) eine Infektion entfachen.

Es scheint, daß das sympathische und parasympathische System, vielleicht auch das hormonale System in eine Entgleisung gerät. Jedenfalls müssen die Anteile im Gehirn, die man als „Wärmzentrum“ zusammenfaßt, beim infektiösen Fieber in besonderem Maße ansprechen, und zwar in bestimmter Reaktionsweise. Aber gerade die nach bestimmtem Typ ablaufenden Fieberwellen zeigen auch, daß die Wärmeregulierung zu ihrer Automatie zurückkehren kann, sobald die auf sie treffenden Reize zeitweilig wieder ausbleiben. Von einem Versagen der physikalischen Regulierung (der automatischen Entwärmung) kann nicht unbedingt die Rede sein.

„Der Fiebernde kann schwitzen trotz anhaltenden Fiebers, bei manchen Infektionen sogar sehr stark (Maltafieber, Polyarthritis“) und „er kann frieren, ja er friert sogar leichter, d. h. bei höherer Umgebungstemperatur, als ein Gesunder; in gleichem Sinne spricht die schweißtreibende Wirkung der Nahrungsaufnahme und die Reaktion auf willkürliche Abkühlung. Desgleichen muß die chemische Wärmeregulation fortbestehen, sonst wäre es nicht möglich, daß die erhöhte Temperatur trotz gesteigerter Wärmeabgabe Tage und Wochen lang auf gleichem Niveau verharrt (Typhus, Fleckfieber).“ (Dürr.)

Warum es krisenartig bei den septischen Erkrankungen zu einer Rückkehr des Wärmehaushaltes zur Norm kommen kann, obwohl noch ausgedehnte Infektionsherde vorhanden sind, können wir uns nicht ganz erklären.

Man denke nur an die Krise z. B. bei der Pneumonie, wo genau dieselben Befunde (Dämpfung, Bronchialatmen) nicht nur denselben ausgedehnten Prozeß, sondern auch die bakteriologische Untersuchung dieselben virulenten Keime aufweiset und es doch zu einer bleibenden Entfieberung kommt.

Hier drängen sich uns verschiedene Fragen entgegen:

1. Sind es Fiebergifte in den Bakterien selbst oder nur bakteriolysierte Stoffe (nach Abtötung der Erreger), die das Fieber bilden?

2. Geben Toxine erst zu Körpergiften Veranlassung und lösen so durch Eiweißabbauprodukte erst pyrogene Wirkung aus?

Tatsache ist nach unseren Erfahrungen, daß Fiebererscheinungen nicht sofort nach Eintritt der Keime ins Blut auftreten. Erst nachher kommt es zu einer mit Energieumsatz einhergehenden Leistungssteigerung der Funktionen bestimmter Organe. Wir sehen dabei eine Erweiterung der Gefäße im Splanchnicusgebiet, während zugleich entgegengesetzt eine intensive Gefäßkontraktion in der Peripherie mit entsprechender Leistungseinschränkung der betreffenden Organe und Gewebe auftritt. Denn nach E. F. Müller findet im zitternden Muskel keine Wärmebildung statt, um so stärker kommt es jedoch zur Wärmeproduktion im Splanchnicusgebiet, die allein für die enorme Temperatursteigerung verantwortlich ist.

Nach früheren Untersuchungen von E. F. Müller besteht eine enge Koppelung zwischen dem Splanchnicus-Leber-Gebiet und dem peripheren Stromgebiet, zu dem nicht nur die Haut, sondern auch die extraperitonealen Organe gehören. Auf dieses sog. splanchnoperiphere Gleichgewicht wurde E. F. Müller durch das Phänomen der Leukocytenverschiebung hingewiesen. Gleichlaufend mit einer Erweiterung der Gefäße in der Peripherie kommt es nämlich zu einer Erhöhung der Leukocytenzahl in diesem Stromgebiet, ohne daß die absolute Zahl etwa verändert wäre, während im Splanchnicus-Leber-Gebiet eine Verminderung der Leukocyten und entsprechende Gefäßverengerung eintritt. Umgekehrt gilt das gleiche. Hat man unter Bakterieneinwirkung eine Gefäßerweiterung im intraperitonalen Bezirk, so verengen sich die Hautgefäße. Der Kranke empfindet dies als Kälte, seine Haut ist blaß. Die Sekretion im extraperitonealen Gebiet ist eingeschränkt, was sich als Trockenheit im Munde geltend macht. Auch das feinschlägige, vom Willen nicht unterdrückbare Muskelzittern ist nach Müller eine Reaktion im Sinne der Stoffwechselhemmung in der Muskulatur.

Die Erregerreize, die auf cerebrale Zentren einwirken, sind bei den septischen Erkrankungen besonders gewaltsam in Gestalt des *Schüttelfrostes*. Durch die plötzliche massive Bakteriolyse der im strömenden Blut in großer Zahl vorhandenen Erreger ausgelöst, ist der „Schüttelfrost ein Musterbeispiel eines Affektes, der von Stammhirnzentren ausgeht und sowohl von der Peripherie her körperlich, thermisch, als auch vom Blut her chemisch und von Oberzentren her psychisch in Gang gesetzt werden kann“ (Ebbecke).

Nach Curschmann sollen die Bakterientoxine direkt hämatogen das Wärmezentrum (im Tuber cinereum) reizen. Die Infektion mit Bakterien oder deren Giften soll nach Ausschaltung des Zwischenhirns oder nach Halsmarkdurchschneidung im Tierexperiment keine Temperaturerhöhung und auch keinen Frost mehr hervorrufen können.

Nach Abderhalden deute das Auftreten von Zähneklappern, Frostschauer und grobem Schüttelfrost auf eine *Steigerung rhythmischer Eigenreflexe* hin. Es komme zu klonischen Muskelkontraktionen und jede von ihnen verursache wiederum neue Reflexvorgänge. Änderungen in der Tätigkeit von Sympathicus und Parasympathicus vermögen ja manche Tremorarten allein auszulösen.

Das reinste Beispiel für das Symptom des Tremors sei der Sympathicusreizzustand bei der Basedowschen Krankheit und der experimentelle Tremor nach Einwirkung von Adrenalin auf den Sympathicus. Daneben kämen auch Änderungen der vegetativ nervösen Regulation der quergestreiften Muskulatur in Betracht. „Dies ist beim Kältezittern um so plausibler, als gleichzeitig mit ihm ja stets andere reaktive Vorgänge auftreten, die sicher vegetativnervösen Ursprungs sind, wie z. B. die Vasoconstriction im Bereich der Haut und die Kältereaktion der glatten Musc. arrectores pilorum cutis.“

Diese motorisch-vegetativen Erscheinungen führen, wenn wir dem Gedankengang von Ebbecke folgen, auf getrennt einsetzenden Impulsen zur Unterscheidung in eine peripher, eine subcortical und eine cortical bedingte Form.

„In allen Fällen geht die efferente Innervation von Stammhirnzentren aus, die eine koordinierte Zusammenfassung motorischer und vasomotorischer, sympathischer vegetativer und hormonaler Impulse besorgen und trotz ihrer auf verschiedene Abschnitte des Mittel- und Zwischenhirnes, den Höhlengraus und der Stammganglien verteilten Lokalisation wie ein einheitliches Wärmezentrum wirken. Ihre Tätigkeit wird in Gang gesetzt

a) reflektorisch von den Thermoreceptoren der Haut, und

b) durch direkte Reizung chemischer (bakterieller oder Eiweißfieber), mechanischer (Hirnstichhyperthermie) und thermischer Art (Bluttemperatur), oder schließlich

c) von Oberzentren des Großhirns aus“ (Ebbecke).

Auch die Antikörperbildung an sich wird bekanntlich mit der Nerventrophik in Zusammenhang gebracht. Hier können wir uns auf Studien von Bogendörfer beziehen.

Er konnte feststellen, daß die Antikörperbildung ausblieb, wenn er vor der Antigeninjektion das Halsmark durchtrennt hatte. Die Antikörperbildung wurde aber nicht unterbunden, sondern verlief normal weiter, wenn die Antigeninjektion geraume Zeit später nach der Durchschneidung vorgenommen wurde. Es war dann eben der ganze Vorgang unabhängig autonom geworden.

Diese zentrale Bahnung läßt sich wohl auch daran erkennen, daß auf eine Infektion bzw. auf einen Infektionsgrad auch psychische Einflüsse Geltung haben. Prinzipiell kann jede Reaktion im vegetativen Nervensystem auch von der Psyche aus beeinflußt werden (NONNENBRUCH). Bei der Sensibilisierung spielt eine besondere Empfindlichkeit des vegetativen Nervensystems zweifellos eine Rolle. Das sehen wir auch bei der Einwirkung psychischer oder anderer unspezifischer Reize auf die Auswirkung der Reaktionen, mögen sie neuromuskulär, neurovasculär oder sekretorisch sein.

Zum Schluß muß die Tatsache, daß bei der *Pylephlebitis* besonders zahlreiche Schüttelfröste auftreten (obwohl verhältnismäßig wenige Bakterien das Venencapillarnetz durchbrechen, Bakterien demgemäß viel weniger leicht aus dem Stromgebiet der Vena cava zu züchten sind), daran denken lassen, daß das *Problem des Schüttelfrostes in ungewöhnlich aktiven Vorgängen der Abwehr gegenüber den in den Zelleibern der Bakterien präformierten Giften sich aus Stoffwechselvorgängen in der Leber* erklären lassen muß.

Die Störungen, die am vegetativen Nervensystem einsetzen und eine unnatürliche Veränderung des Stromvolumens in den verschiedenen Blutgefäßbezirken zur Folge haben, lassen die krankhafte *Reaktion der Vasomotoren* geradezu sichtbar erkennen (s. unten).

So wenig bedeutungsvoll der einmalige Einbruch von Keimen in den Blutstrom zu sein braucht, so erschöpft sich doch der Organismus, je länger eine Keimeinwanderung stattfindet. Das ist besonders bei den thrombophlebitischen Herden der Fall.

Natürlich kann auch ein lokaler Herd, der nur wenig Keime ins Blut sendet, z. B. die lymphangitische Sepsis, durch die Ausschwemmung allein seiner Toxine das Infektionsbild zu einem außerordentlich schweren gestalten. In extremem Maße ist dies ja auch vor allem bei der *Peritonitis streptococcia* der Fall. Beim *Erysipel* sind deswegen kaum Keime in der Blutbahn festzustellen, weil die Lymphdrüsen die Streptokokken abfangen, ehe sie durch den Ductus thoracicus in die Vena cava gelangen. Diese Sperre wird bekanntlich vorübergehend durchbrochen beim Typhus abdominalis. Manchmal verbergen sich die Keime unter einer Schutzdecke und gelangen nicht in der zu erwartenden Zahl in den Kreislauf (enorme Keimzahl bei der Endokarditis durch hämolysierende Streptokokken und Staphlokokken, geringe Keimzahl für gewöhnlich bei der Endocarditis lenta durch Viridans-Streptokokken) (s. auch S. 1024ff.).

Reaktionen des Kreislaufes. Dieser ist unter den toxischen Erscheinungen außerordentlich gefährdet. Im Schüttelfrost herrscht noch dazu der Vasomotorenkollaps vor, es ist aber erstaunlich, wie schnell sich solche Patienten erholen können.

Diese *Vasomotorenschwäche* spiegelt sich schon bei oberflächlicher Betrachtung der Haut wider. Der Patient erscheint blaß, die Haut verliert ihren Turgor und liegt bei fester Unterlage gespannt an. Dadurch erscheint z. B. die Nase spitz; der Puls ist klein, fliegend, weich, man hat den Eindruck, als sei das Blut von der Peripherie zentripetalwärts entwichen. Der Tonus der Gefäße hat sich wahrnehmbar verändert, die Erregbarkeitsverhältnisse des Wärmezentrums haben sich verschoben, und zwar infolge der Einwirkung der aus den Bakterien in die Blutbahn beim Zugrundegehen freigewordenen Toxine. Sie konnten, wenn wir die auf Tierexperimenten begründeten Versuche von ROMBERG und seinen

Mitarbeitern zu Rate ziehen, die im Gehirn und Rückenmark liegenden Zentren für Wärme- und Gefäßtonusregulation in bestimmter Weise angreifen.

Außerdem haben wir aber natürlich zu berücksichtigen, daß sowohl bei der Sepsis wie bei anderen Infektionskrankheiten der Zirkulationsapparat nicht allein Bakterieneinflüssen schädigend ausgesetzt ist. Unterschätzen wir z. B. nicht bei thrombophlebitischer Sepsis die *Blutverteilung in bestimmten Körperpartien* infolge Blutstauung größerer Extremitätenbezirke, Abflußbehinderung aus dem Puerperalvenengebiet, nicht zu sprechen von der veränderten Blutzusammensetzung, Blutdissimilation bei der Gasbacillensepsis, schwere Anämie. Selbstverständlich gibt bis zu einem gewissen Grade die Blutdruckmessung Auskunft, nicht immer aber über den Grad der Herzschwäche. Die gleichzeitige Vasomotorenschwäche könnte sogar eine Zeitlang zur Kompensation auch eines geschädigten Herzens beitragen; die Blutmenge, die dem Herzen zufließt, ist eine relativ kleine, da sie größtenteils im gelähmten Splanchnicusgebiet liegen bleibt. Wenn auch die Arbeit, die das Herz zu leisten hat, dadurch eine vorübergehend geringere ist, so wird sich selbstverständlich die Zunahme der Herzinsuffizienz nicht aufhalten lassen. Dazu kommt, daß natürlich der Herzmuskel aufs schwerste durch die Bakterientoxine geschädigt ist.

Es ist übrigens erstaunlich, wie wenig selbst eine Infektion mit Myokardbeteiligung sich anfangs physikalisch oder in der Kreislauffunktion verrät. Gerade solche Herzen, die ihr Geschädigtsein lange verbergen, können ihren Träger plötzlich in große Lebensgefahr bringen. Oft kann nur schärfste klinische Beobachtung auf ein solch drohendes Ereignis hinweisen. Ein beschleunigter, kleiner werdender Puls, ein Leiserwerden des 1. Tones an der Spitze, eine Akzentuation der 2. Töne, eine direkte Irregularität, daneben auffallende Hautblässe ohne entsprechende Veränderung des Blutbildes, ohne Hinweis auf eine innere Blutung zeigen eine nahende Kreislaufschwäche an. Tatsache ist aber, daß auch langdauernde Infektionen verschiedener Art (Abscesse, Lungentuberkulose, Salpingitis) mit wochenlangem Fieber den Kreislauf nicht in entsprechender Weise zu beeinträchtigen brauchen, zum mindesten nicht so hochgradig, wie wir das bei der Streptokokkenperitonitis in solch foudroyanter Weise sehen.

Vielfach hängt die *Prognose* selbstverständlich allein vom Zirkulationsapparat ab. Schädigungen, die für ein gesundes Herz belanglos sind, können zu plötzlichem Herzstillstand oder schweren Kollapszuständen führen. Dabei decken sich die anatomischen Befunde keineswegs mit der Schwere der klinischen Erscheinungen. Herzen mit erheblicher fettiger Degeneration sehen wir so gut wie bei jeder chronisch verlaufenden Sepsis, ohne daß intravital Zirkulationsstörungen vorhanden zu sein brauchen. Und umgekehrt weist oft bei plötzlichem Herzversagen die Obduktion einen recht wenig befriedigenden Befund auf. Das gleiche gilt auch für die Fälle, wo Reizleitungsstörungen sich klinisch darboten.

Myokard. Der Herzmuskel ist ebenso wie bei lang sich hinziehenden infektiösen Prozessen allein schon durch die ungeheure Belastung, die der Schüttelfrost mit seinem fast immer begleitenden Vasomotorenkollaps verursacht, mannigfachen Schädigungen ausgesetzt. Man kann sich nur wundern, daß das Herz, wie z. B. bei *thrombophlebitischen Sepsisfällen* mit täglichen Schüttelfrösten oder wie bei der *Meningokokkensepsis* mit den langen, sich über Monate hinziehenden Fieberperioden leistungsfähig bleibt.

Bei der Autopsie freilich findet man nicht selten schwerste Grade von fettiger Degeneration und mitunter ein mit frischen oder älteren Narben durchsetztes Myokard.

Wir sehen hier natürlich das Endstadium, mußten uns aber gerade bei ausheilenden Sepsisfällen überzeugen, daß die degenerativen Erkrankungen des Myokards weitgehender Reparation zugänglich sind, auch wenn, wie das uns ein Fall bewies, der 2 Jahre nach seiner Sepsis durch einen Verkehrsunfall zugrunde ging, zahlreiche Residuen interstitieller Myokarditis vorhanden waren. Dabei hatte der Patient in der Zwischenzeit seinem schweren mit körperlicher Arbeit verbundenen Beruf ungehindert nachgehen können.

Aschoff beschreibt die interstitiellen bei Streptokokkensepsis-Fällen auftreten den Entzündungsherde folgendermaßen:

„Sie bestehen in einer primären Wucherung der fixen Bindegewebszellen und der adventitiellen Zellen mit Anhäufung von lymphocytären Elementen großen und kleinen Kalibers, zahlreichen Plasmazellen, eosinophil-gekörnten Leukocyten."

Von leichter bis schwerster abscedierender Myokarditis finden sich Übergänge bei der Meningitis cerebrospinalis.

Hier sieht man nach Westenhöfer inter- und intramuskuläre Leukocytenanhäufungen, teils circumscripter, teils mehr diffuser Anordnung. In anderen Fällen findet man nur eine Rundzellenanhäufung, ebenfalls entweder circumscript oder diffus. Diese scheinen bei den akut verlaufenden Formen vorzuherrschen. Die Eiterherdchen sind wohl durch mikroembolische Prozesse, die Lymphocytenanhäufungen mehr im toxischen Sinne zu erklären.

Noch mehr tritt der eitrige Charakter natürlich bei denjenigen Sepsisfällen in Erscheinung, bei denen *Staphylokokken* oder *Streptokokken* in Betracht kommen. Die Bakteriengifte erzeugen zuerst Nekrosen, die dann der Abscedierung anheimfallen. Auch hier ist die Entstehung zumeist embolisch erklärbar. Die proteolytischen Fermente führen die Einschmelzung in mehr oder weniger großem Umfange herbei. Manchmal findet eine Bakterien- und Leukocytenanhäufung nur im Bereich der zentralen Nekrose statt.

Köster fand in solchen nekrobiotischen Herden nicht selten einen gelben Punkt oder Streifen, der sich mikroskopisch als Kokkenembolie bewies. Im allgemeinen werden diese subepikardialen Lagen (namentlich die in der unteren Hälfte des linken Ventrikels) bevorzugt. Ein Übergreifen auf das Perikard kann dadurch zustande kommen.

Mönckeberg hat mehrfach als solitäre Erscheinung Herde zwischen Aorta und Pulmonalis gefunden, die bis an das Endokard unterhalb des Aortenostiums vorgedrungen waren.

Er glaubt, daß man im allgemeinen nicht auf größere Herde trifft, weil die Massenhaftigkeit vorher zu einem Erlahmen der Herztätigkeit führen muß. Bricht ein subendokardialer Herd in die Herzhöhle durch, so entsteht das akute Herzgeschwür: „Liegt ein größerer Herd intramural, so kann die Ruptur eines akut-ulcerösen Herzaneurysmas eventuell mit Perforation die Folge sein."

In 2 Fällen während der langen Jahre haben wir beobachtet, daß bei einer Endokarditis — einmal durch hämolysierende Streptokokken, das andere Mal durch Streptococcus viridans — *schwerste Reizleitungsstörungen* im Sinne Adams-Stokesscher Anfälle auftraten; besonders bei dem einen Patienten kam es zu kürzeren und längeren Kammerstillständen und zu bedrohlichen Gehirnerscheinungen mit Bewußtseinsverlust.

Wieder in einem anderen Falle erfolgte infolge eitriger Einschmelzung unterhalb eines Papillarmuskels plötzlicher Exitus und bei der Sektion konnte eine Art *Herzaneurysma* festgestellt werden, das zu einer Ruptur geführt hatte.

Solche Fälle sind aber doch recht selten und im späteren Verlauf sind es mehr die Zeichen der *Myodegeneration*, die das Feld beherrschen; aber dann ist das Krankheitsbild so wechselnd wie der anatomische Befund. Weder aus der regelmäßigen oder unregelmäßigen Herztätigkeit noch aus den subjektiven Beschwerden läßt sich ein einwandfreies Bild über den Ernst der Erkrankung gewinnen. Es liegen hier also ähnliche unberechenbare Verhältnisse vor wie bei der Myokarditis durch andere Infekte.

Selbstverständlich sehen wir als Zeichen der vielen Myokarditisstörungen die verschiedensten Veränderungen im *Elektrokardiogramm*. Fellinger und Weisse haben eine Durchsicht der Elektrokardiogramme von nahezu 70 Fällen von Endocarditis lenta unternommen. Sie weisen auf eine auffallende Geringfügigkeit der myokardialen Veränderungen im Anfangs- und Mittelstadium der Erkrankung hin und glauben, daß das EKG keinerlei wesentliche Bedeutung zur Frühdiagnose haben könne.

Pankarditiden unter Einbeziehung des Perikards können bei Staphylokokken-, Streptokokken- und Pneumokokkensepsis beobachtet werden. Isolierte metastatische Perikarditis ohne Endokarditis ist selten.

Das Blut und die blutbildenden Organe bei den septischen Erkrankungen.

Der *desinfizierenden* Wirkung des strömenden Blutes wurde schon Erwähnung getan. Im Blut spielen sowohl die Leukocyten wie die Erythrocyten ebenso wie die Endothelien, die das Gefäßinnere auskleiden, eine ihnen jeweils in spezifischer Form zukommende Rolle. Was die beweglichen Blutzellen und das Plasma nicht bereits von den Bakterien unschädlich machen, das wird von den Reticuloendothelien fixiert und nach bestimmten Richtungen umgeformt.

Wir haben also zuerst einmal die gewöhnliche *Phagocytose* in den weißen Blutkörperchen, dann die *Bakteriolyse*, die im Kampfe mit der Hämolyse steht, bei der aber das Blutkörperchen in den meisten Fällen den Kampf siegreich besteht, denn sonst müßten gerade die Keime, die auf der gewöhnlichen Blutagarplatte ihre Hämolysefähgikeit aufweisen, viel häufiger als das der Kliniker beobachtet, zu einer intravitalen Hämolyse Veranlassung gaben.

Solche Zustände beobachteten wir bei der Gasbacillensepsis. Das Gasbacillentoxin hat stark hämolysierende Fähigkeiten, die sich ebenfalls auf der Traubenzuckerblutagarplatte bemerkbar machen. Aber das 1. Stadium des Blutfarbstoffabbaus, die Hämolyse, findet auch nur unter bestimmten Voraussetzungen statt. Wir haben schon davon gesprochen, daß bei dem gewöhnlichen Muskelgasbrand eine ausgesprochene Blutzersetzung intravasal, wenn überhaupt, dann sehr selten zu beobachten ist. Wir sehen sie zwar in der Umgebung der Gasgangrän im Gewebe, aber nicht in Vorgängen am strömenden Blut.

Bei der *puerperalen Gasbacillensepsis* dagegen findet eine *intravitale* Hämolyse statt und zwar mit Umbau des Hämoglobins bis zur Loslösung des Globins vom Hämin und bis zu weiteren Umsetzungsprodukten, Bilirubin und wahrscheinlich polymerisiertem Propentdyopent (Bilileukan — Bilifuscin).

Warum gerade während der Gravidität oder im Puerperium die Gasbacillentoxine so hämolytisch wirken können, ist noch nicht geklärt. Der Gedanke, daß die Erythrocyten der Puerpera einer besonderen Sensibilisierung und Widerstandslosigkeit gegenüber dem Gasbacillus ausgesetzt sind, oder daß das Schwangerenserum die Gasbacillentoxinwirkung im besonderen Maße steigern könne, liegt zwar nahe, eigene darauf gerichtete Untersuchungen im Tierexperiment führten bis jetzt nicht zum Ziel.

Das Tierexperiment klärt auch nicht die Verhältnisse auf, unter welchen Voraussetzungen es bei solchen Fällen zur Hämatinämie oder vorher zur *Methämoglobinämie* bzw. zur *Verdohämoglobinämie* kommt.

Bei der Gasbacillensepsis, nicht bei den Streptokokkensepsisfällen, finden wir nämlich eine starke Umsetzung zu Methämoglobin und Hämatin. Die schweren Blutschädigungen, die *spektroskopisch* im Blutserum leicht nachzuweisen sind, können zu schweren Anämien Veranlassung geben und sogar aplastische Anämien, Aleucia haemorrhagica usw. vortäuschen.

In welchem Organ dieses besondere Gift gebildet wird, das neben dem einwandfreien hämolysierenden Toxin des Gasbacillus zur Abtrennung des Globins vom Hämin führt, ist noch unbekannt (Knochenmark, Milz, RES?). Es scheint erst durch Kontakt mit Organgewebe wirksam zu werden.

Wohl sind wir in der Lage, eine Gasbacilleninfektion auch beim Tier zu erzeugen. Aber gerade das Meerschweinchen — sonst das klassische Versuchstier für die Gasbacilleninfektion — bekommt zwar nach der Impfung alle Zeichen einer Gasgangrän, sein Blut wird aber durch die nachweislich in ihm kreisenden Gasbacillen nicht angegriffen. Auch beim Kaninchen sehen wir keine Blutzerstörung im Sinne der Hämatinämie: nur der Hund, der sonst größte Dosen von Gasbacillen verträgt, ohne daß es zum klinischen Bilde des Gasbrandes kommt, hat zwar Hämatin im Blutserum, aber die Verhältnisse liegen hier so unübersichtlich, daß sie, wie ich in früheren Arbeiten ausführte, ebenfalls keine Schlußfolgerungen zulassen.

Die Verhältnisse, wie sie bei der *puerperalen Gasbacillensepsis* hinsichtlich des Blut- und Harnbefundes vorliegen, wurden von uns ausführlich dargestellt. Sie sollen hier im Zusammenhang kurz wiedergegeben werden.

Es bestehen, besonders in den Fällen, bei denen der Gasbacillus in die Lymphgefäße des Parametriums eingedrungen ist, aber auch bei der Infektion der Eihöhle und ihres Inhalts, folgende Symptome:

Hämolyse, Ikterus (mit einem merkwürdig braunen, schmutzigen, schokoladeartigen Farbton) und *Blutfarbstoffausscheidung im Urin.*

Wir sehen demgemäß:

A. Im *Blutserum*: Gelösten Blutfarbstoff (Oxyhämoglobin), Bilirubin, Methämoglobin und Hämatin.

Schon darin unterscheidet sich die Gasbacillensepsis von anderen Formen von Hämolyse. Bei der paroxysmalen Hämoglobinurie und bei gewissen anderen hämolytischen Anämien finden wir einen Abbau über Hämoglobin hinaus für gewöhnlich nicht, wenigstens nicht in entfernt so hohem Maße. Eine Eisenabspaltung aus dem Hämoglobin im Sinne einer Porphyrinbildung findet nicht statt.

Als Folge der *Blutzerstörung* tritt auf:

a) Eine entsprechend starke *Anämie.* Es gehört nicht zu den Seltenheiten, daß der Hämoglobin- und Erythrocytengehalt bei schweren Fällen, in wenig Tagen, auf minimale Werte zurückgeht. Die Hämoglobinmessung stößt auf Schwierigkeiten, da ja der gelöste Farbstoff die Werte beeinflußt und einen erhöhten Färbeindex vortäuscht.

b) Eine hochgradige *Leukocytose* mit Myelocytose und Lymphopenie, die so stark sein kann, daß man an eine Leukämie denken könnte. Wir notierten bei manchen Fällen als Höchstzahlen: 37800—26000—55600 — 1mal sogar über 70000 Zellen. Vor einer Fehldiagnose schützt uns jedoch der gleichzeitige Ikterus und die Hämoglobinurie.

c) Eine schwere *Cyanose* und *Dyspnoe* als Zeichen von Sauerstoffmangel.

B. Im *Urin,* der schokoladebraun gefärbt ist: Oxyhämoglobin, Bilirubin, unter Umständen auch Methämoglobin und Hämatin.

Im Harn als Besonderheit: *Blut,* das (in den bisher untersuchten Fällen) *keine Katalase* mehr enthält (d. h. mit H_2O_2 entfärbbar wird!). Dieser Befund ist recht bemerkenswert. Während nämlich Urin — dem Blut aus dem Nierenbecken oder aus der Blase beigemischt ist — vollwertige Blutkatalase enthält und gegenüber H_2O_2 volle zersetzende Kraft hat, sehen wir, daß der hämoglobinurische Gasbacillenharn durch künstlich zugesetztes H_2O_2 entfärbt wird. Wir konnten feststellen, daß dieser „Katalseschutz“ erst auf dem Wege durch die Niere verlorengeht. Wir sehen Ähnliches auch bei der Hämoglobinurie aus anderen Ursachen. Bei dem Gasbacillenurin ist mir diese Beobachtung zuerst entgegengetreten.

Als weitere Folge der *Blutschädigung* und der *Bakteriämie*:

a) Toxische Nierenstörungen durch Gasbacillenwachstum im Nierenfilter.

b) Mechanische Abflußhinderung. Verstopfung des Nierenfilters durch die Blutschlacken.

Aus a) und b) erklärt sich, wie wir noch festzustellen haben,

c) eine Anurie und hieraus

d) eine stille Urämie, die eventuell durch Herzschwäche und Vasomotorenlähmung beeinflußt sein kann.

Es wäre noch zu erwähnen, daß im Urin bei sämtlichen Ikterusformen auch *Pentdyopent* nachzuweisen ist.

Eigene Untersuchungen konnten feststellen, daß es sich hier um einen Farbstoff handelt, der sein Auftreten einer eigenartigen Mechanik des Blutfarbstoffwechsels verdankt. Es handelt sich um Spiel und Gegenspiel von Katalase und H_2O_2. Die Bedeutung der Blutkatalase

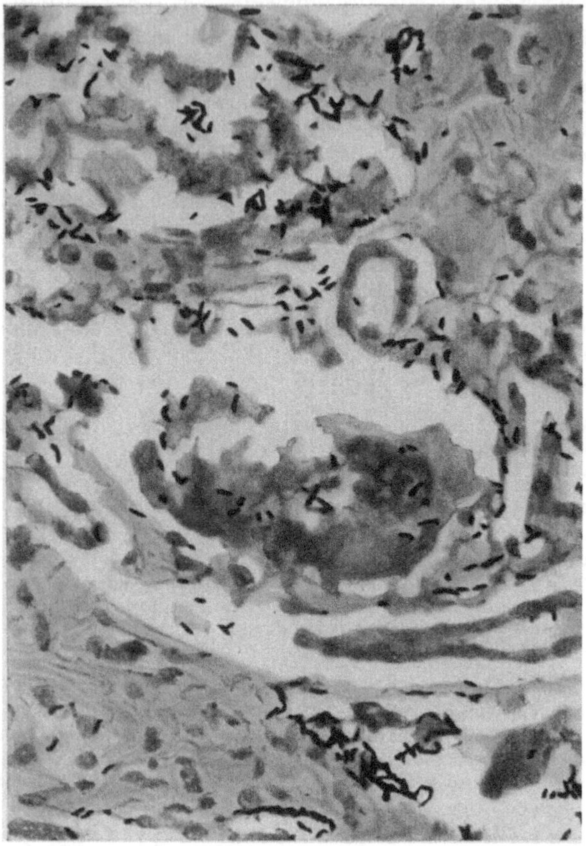

Abb. 20. Gasbacillen in Harnkanälchen bei puerperaler Gasbacilleninfektion. (Nach LEHMANN-EUGEN FRAENKEL-Eppendorf: Arch. Gynäk. **122.**) An Weigertschnitten begegnet man aber durchaus nur herdweise großen Mengen von Gasbacillen, zum Teil umschlossen von zusammengesinterten Epithelmassen in gewundenen Harnkanälchen, andere mehr isoliert liegend, auch in Glomeruli und hier bald intracapillär, bald frei im Kapselraum, sehr reichlich auch in intertubulären Capillaren, in diesen, wo sie auf Längsschnitten getroffen sind, über größere Strecken zu verfolgen.

konnte hierbei aufgeklärt werden. Sie wirkt sich als bester Blutfarbstoffschutz aus, der vorhanden sein muß, damit der Blutfarbstoff nicht der oxydierenden Wirkung des bei der Zellatmung entstehenden H_2O_2 ausgesetzt ist.

Die Wirkung des Hydroperoxyds auf den von seinem Katalaseschutz entblößten Blutfarbstoff ist außergewöhnlich groß; er entfärbt sich, wird eisenfrei und es entsteht Pentdyopent, das im Spektrum eine Verschattung bei 525 mμ erscheinen läßt. Der Blutfarbstoff konnte direkt zu Pentdyopent abgebaut werden, aber wir haben feststellen können, daß Pentdyopent auch auf Umwegen erst aus Bilirubin gebildet werden kann, und zwar aus der Tatsache, daß im Blutserum keine entsprechenden Mengen von Pentdyopent neben dem Bilirubin vorhanden sind, sondern daß erst nach dem Durchtritt des Bilirubins durch die Niere große Mengen von Pentdyopent erscheinen; demnach ist die Niere in der Lage, das Bilirubin zu Pentdyopent zu oxydieren. Die Umsetzungsvorgänge schreiten aber noch über die Pentdyopentbildung hinaus; wir finden in solchen Urinen das Urochrom vermehrt und diese Urinfarbstoffe konnten von meinen Mitarbeitern SIEDEL, STICH und EISENREICH als polymerisierte Propentdyopente identifiziert werden.

Diese an den roten Blutzellen selbst einsetzenden Schädlichkeiten können bereits einen Hinweis auf die spezielle (=puerperale Gasbacillen-) Sepsisform geben.

Sonst lassen sich aus dem *Blutstatus* im allgemeinen viel weniger diagnostische und prognostische Erwägungen aufstellen, wie man früher angenommen hat. So muß man auch eine gewisse Zurückhaltung hinsichtlich der Aufstellung und Wertung eines *sog. septischen Blutbildes wahren.* Auch hier wieder muß man ja erwägen, daß sich das Krankheitsbild der Sepsis aus den verschiedensten Faktoren aufbaut und daß es vor allem keine einheitliche Sepsisform und dementsprechend auch kein einheitliches septisches Blutbild gibt.

Hier wirkt die *Art des Erregers*, dort der *Metastasenreichtum*, dort wirken gewisse schädigende *Einwirkungen auf die hämatopoetischen Organe selbst* in zu verschiedener Weise an der Beeinflussung des Blutbildes, als daß man einen einheitlichen Blutstatus erwarten könnte. Es ist also viel schwerer als bei anderen Infektionen, gewisse Phasen in der Blutkurve zu erfassen, wie sie für manche andere Infektionen wohl Gültigkeit haben. Auch bei eingehender Blutuntersuchung der verschiedensten Sepsisformen konnten wir die von SCHILLING aufgestellte neutrophile Kampfphase oder die monocytäre Abwehr- bzw. Überwindungsphase und lymphocytäre Heilphase, wie sie bei bestimmten Infektionen hervortreten, kaum je in irgendeiner schärferen Weise sich abheben sehen.

Freilich finden wir in den meisten Fällen regenerative Linksverschiebungen mit zahlreichen stabkernigen, neutrophilen Leukocyten, Jugendformen und sogar einige Myelocyten, des weiteren Degenerationserscheinungen, toxische Granulation, Kernpyknose als Ausdruck eben, ganz allgemein gesprochen, einer Infektion. Aber man kann nicht (wie das oft geschieht) ohne weiteres sagen, daß sich die Knochenmarksschädigung in einer *Leukopenie* ausdrücke.

Ähnlich verhält es sich mit den sog. toxischen Anämien.

Ausschwemmung von Erythroblasten und gelegentlich Anklänge an ein perniziös-anämisches Blutbild haben wir schon 1919 beschrieben. SCHULTEN betont aber, daß bisher nie ein sicheres Megaloblastenmark nachgewiesen wurde.

LENHARTZ jr. hat sich vor mehreren Jahren der Mühe unterzogen, an Hand der zahlreichen Sepsisfälle der SCHOTTMÜLLERschen Klinik eingehende hämatologische Studien zu machen. Auch die Nachprüfung an unseren vielen Sepsisfällen hat fast völlig übereinstimmend zu denselben Erkenntnissen geführt. Wir geben hier die Zusammenfassung der Resultate der LENHARTZschen Untersuchungen wieder:

„Viele septische Erkrankungen verlaufen dauernd ohne Leukocytose, andere bieten solche in ihrem Verlauf nur unter gewissen Umständen. Die Leukocytose ist also kein obligates Symptom der Sepsis. Falsch ist es, normale Leukocytenzahlen auch bei schweren septischen Erscheinungen im Sinne einer dubiösen oder sogar ganz ungünstigen Prognose zu verwerten."

Wir möchten nur mit Nachdruck betonen, daß wir bei septischen Endokarditiden nahezu regelmäßig *normale Leukocytenzahlen, eher sogar eine geringgradige Leukopenie mit Verschiebung nach links und intakter Funktion des lymphatischen Apparates gesehen haben.* Irrig wäre es aber, anzunehmen, daß hier schon eine ausgesprochene Knochenmarksinsuffizienz vorläge. Gerade hierbei haben wir in dem Augenblick, als größere eitrige Metastasen im Körper, z. B. in Gestalt einer Kniegelenk- oder Schultergelenkvereiterung, auftraten, ein Hinaufschnellen der Leukocytenzahlen beobachten können. In diesem Sinne war gerade bei thrombophlebitischen, ausgedehnten eitrigen oder sogar jauchigen Infektionen die Leukocytose auffallend gering zum Ausdruck gekommen, aber auch hier konnte gelegentlich durch therapeutische Injektionen, zum Beispiel von Terpentin oder sonstigen Leukocyten anlockenden Mitteln (künstliche Absceßbildung), eine Leukocytose weit über den Anfangswert hinaus erzeugt werden.

Lenhartz jr., dessen Blutbildergebnisse sich auf 160 Fälle von Sepsis mit verschiedenen Sepsisherden stützen (Thrombophlebitis septica war vertreten mit 50 Fällen, die Lymphangitis mit 46 Fällen, der Rest erstreckte sich auf septische Endokarditisfälle und auf Mischformen), wies darauf hin, daß die *Eosinophilen*, die sonst in prognostischer Hinsicht günstiger zu bewerten sind, bei der Endocarditis septica, auch bei letal endenden Endokarditisfällen, nicht aus dem Blut verschwinden!

Mit Recht muß man natürlich verlangen, daß man nicht aus einmaligen Zählungen Schlußfolgerungen zieht. Interessant sind jedoch vor allem die Einwirkungen der Bakterientoxine im Stadium einer Bakteriämie.

Ist schon aus älteren Arbeiten, so von Denys, Hankin, Kairin, Havet u. a., zu erkennen, daß nach Injektion von Bakterien oder Bakterientoxinen ins Blut eine merkwürdige Leukocytenkurve erzeugt wird, so hat sich ein solcher Leukocytensturz mit nachträglicher Leukocytose noch mehr durch die Studien von E. F. Müller an der Schottmüllerschen Klinik nachweisen lassen.

Als Resultat dieser Forschung ergab sich, daß unmittelbar *vor* dem Schüttelfrost eine Leukocytensenkung und erst mit oder *nach* Beginn manchmal sogar erst *am Ende* des Schüttelfrostes eine Leukocytose entsteht. Durch die Giftwirkung kommt es zu einer Erweiterung der im Splanchnicusgebiet liegenden Gefäße und hier reichern sich die voll ausgebildeten neutrophilen Leukocyten an, während die Lymphocyten und Eosinophilen und auch die Vorstufen der Leukocyten im peripheren Blut in unveränderter Weise nachweisbar bleiben. Es handelt sich also nicht um eine vorübergehende Abwanderung oder Zunahme der Leukocyten, sondern nur um eine vorübergehende Abwanderung in andere Gefäßgebiete (s. auch bei Schottmüller-Bingold).

Wenn wir also auch manchmal durch solche Zwischenfälle, wie sie die bakteriämischen Erscheinungen mit sich bringen, durch bakterielle Beeinflussung des Knochenmarks direkt oder indirekt durch Toxinwirkung eher eine Verwirrung des Blutbildes erwarten müßten, so ist dies nur in den seltensten Fällen festzustellen. Immerhin lassen sich im großen und ganzen folgende spezielle Reaktionsformen abgrenzen:

Die myeloische Reaktion. Wir treffen sie in erster Linie bei unseren *Gasbacillensepsisfällen* an. Bei diesen kann es zu einer solch intensiven Ausschwemmung von unreifen leukocytären Elementen kommen, daß man geneigt sein könnte, auch einmal eine leukämische Erkrankung anzunehmen. Zellzahlen bis 50000—60000 mit einer ungewöhnlichen Linksverschiebung finden sich nicht selten bei solchen Fällen. Die Einwirkung der Gasbacillen auf das myeloische System kann man aber auch bei Wundinfektionen, z. B. bei Kriegsverwundungen, sehen. Im Kriege konnte ich schon darauf hinweisen, daß hier *bei einer relativen Lymphopenie* eine außergewöhnliche *Myelocytenvermehrung* zu beobachten war.

Zellzahlen von über 50000 Leukocyten sind mir bei der *Pylephlebitis* und bei cholangitischer Sepsis dann begegnet, wenn ein größerer *Leberabsceß* vorlag.

So hochgradig die Blutzerstörung vereinzelt sein kann, insbesondere wenn es zu hämorrhagischer Diathese kommt, so unterscheidet sie sich doch ganz grundsätzlich von der *Panmyelophthise* oder der *Agranulocytose*, die wir im Gegensatz zu anderen Autoren in *keine engere Beziehung* zur *Sepsis* bringen wollen.

Bei der ungewöhnlich großen Anzahl von Sepsisfällen, die wir überblicken können, glauben wir berechtigt zu sein, die Ansicht, daß diese schwere Bluterkrankung mit einer septischen Erkrankung zu verquicken ist, ablehnen zu können. Nach unserer Meinung handelt es sich bei der Agranulocytose keinesfalls um eine der vielen Erscheinungsformen der schweren Sepsis, wie sie sich aus dem Verhältnis zwischen Infektion und Abwehr ergeben

(Donath-Saxl), denn bei unseren Fällen von Agranulocytose vermißten wir sowohl im Endstadium wie auch bei der Leichenblutuntersuchung stets das Vorhandensein von bekannten Bakterien. Unserer Sepsisdefinition entsprechend gehört die Agranulocytose also nicht zu den septischen Erkrankungen. Sie tritt auch nicht nach unseren Erfahrungen etwa häufiger im Gefolge einer Sepsis auf.

Nur in 2 Fällen haben wir bei *vorher bereits vorhandener Sepsis* gegen Ende der Erkrankung eine Blutzerstörung vorgefunden, die man als Panmyelophthise hätte deuten können. In einem dieser Fälle handelte es sich um eine Endocarditis septica. Wir können also wohl annehmen, daß *eine der vielen Ursachen* des völligen Versagens der Knochenmarkstätigkeit, wenn auch selten, eine septische Erkrankung darstellen kann.

Die Blutsenkungsreaktion. Es ist wohl erklärlich, daß die Blutkörperchensenkungsgeschwindigkeit beschleunigt ist, solange Infektionsherde im Körper wirksam sind. So finden wir sie bei der Sepsis (in unterschiedlichem Maße) erhöht.

Auch das Weltmannsche Koagulationsband und die anderen Serumlabilitätsteste (Takata-Ara, Thymol usw.) sehen wir verändert, entsprechend dem Grad und der Art der Organbeteiligung.

Spezifische Reizung des reticulo-endothelialen Systems. Hier handelt es sich um Zellen, die abnorm groß, rundlich oder langgestreckt sind, einen feinmaschigen Bau haben und sich schwach basisch färben. Im Protoplasma findet man häufig zahlreiche Einschlüsse. Wir haben solche Zellausschwemmungen, die in einem unserer Fälle zu einer Leukocytose von 86000 geführt haben und bei denen wir bis zu 26% Makrocyten vorfanden, bei einer chronisch verlaufenden Endokarditis gesehen. Diese Fälle mit solch hochgradigen Endotheliosen sind zweifellos nicht häufig, wenn auch vereinzelte solcher Makrophagen wohl hie und da bei der Endocarditis lenta anzutreffen sind. Man könnte hier — wie ich das früher schon zum Ausdruck gebracht habe — geneigt sein, bei gewissen chronischen Endocarditiden eine spezifische Beeinflussung des RES anznnehmen.

Der Ikterus bei Sepsis. Daß eine allgemeine Infektion freilich auch eine Einwirkung auf die vielseitigen Funktionen der Leber als aktivstes Organ im Stoffwechselgeschehen haben muß, ist erklärlich. Einzelne Erscheinungen treten aber doch im allgemeinen nicht hervor, am auffälligsten noch die Form eines sog. „*septischen Ikterus*". Aus den genetisch verschiedenen Arten des Ikterus lassen sich diagnostische Schlüsse ziehen. Seitdem wir in der Lage sind, auf einfache Weise den Bilirubingehalt des Blutes und daneben mit dem Spektroskop die verschiedenen Blutfarbstoffderivate in kurzer Zeit zu bestimmen, hat sich eine *Differenzierung* des sog. septischen Ikterus ermöglichen lassen.

In den meisten Fällen findet man Bilirubin, aber keineswegs immer mit Hilfe der indirekten Probe. Ebenso oft findet man Bilirubin, von dem die Trägersubstanz abgehängt ist. Dies weist schon darauf hin, daß es sich um Mischformen handelt, die einesteils als parenchymatöse Schädigung, andererseits auch mechanisch durch Verstopfung und Sprengung der Gallencapillaren zustande gekommen sein müssen. An Schnittpräparaten von Sepsisfällen konnte Fraenkel einwandfrei Veränderungen im Sinne einer diffusen *Pericholangitis* beobachten. Wie weit der Ikterus bei Infektionskrankheiten im allgemeinen auf eine *Dyskinese* und auf eine parenchymatöse Hepatitis zurückzuführen ist, läßt sich schwer feststellen. Immerhin kann sich auch einmal das Bild der akuten gelben Leberatrophie entwickeln. Solche Fälle haben wir vereinzelt bei der Streptokokkensepsis gesehen.

Interessant erscheint es, daß wir bei einem Fall von Ikterus mit positiver direkter Bilirubinprobe die Reaktion im späteren Verlauf in eine indirekte *umschlagen* sahen. Wie wir wissen, sind solche Beobachtungen auch bei der Hepatitis epidemica gemacht worden. In den meisten Fällen ist der Ikterus abgeklungen, wenn der Sepsisherd erloschen war. Nur bei der *Cholangitis septica*, vor allem bei der schleichenden Form, kommt es im fortgeschrittenen Verlauf zu einer *Lebercirrhose*.

Wir haben schon erwähnt, daß die *hämolysierende* Eigenschaft der verschiedenen Keime im Reagensglas sich nur bei der puerperalen Gasbacillensepsis auch im strömenden Blut auswirkt. Man kann also von einem *hämolytischen Ikterus* unter Einwirkung von hämolytischen Streptokokken nicht sprechen, falls man nicht schon den erhöhten Bilirubinspiegel im Blut mit geringgradigen hämolytischen Vorgängen in Verbindung bringen will, was aber unwahrscheinlich ist. Einen wirklichen hämoglobinämischen Ikterus vermissen wir bis auf ganz seltene Fälle. Auch der Streptococcus putrificus, der in der Blutagarsäule durch seine Schwefelwasserstoffbildung den Blutfarbstoff zu Sulfhämoglobin (*Verdoglobin*) umsetzt, führt im allgemeinen nicht zur Sulfohämoglobinämie, wenn auch Hijmans van den Bergh bei einigen Fällen diese Beobachtung gemacht hat.

Diagnostik und Symptomatologie.

Die septischen Krankheiten gehören zu den fieberhaften Erkrankungen, aber einen gesetzmäßigen Fieberablauf, wie wir ihn bei Morbus Weil, Bang, Recurrens, Typhus und anderen Infektionskrankheiten vorfinden, können wir bei der Sepsis nur insofern beobachten, als bestimmte Sepsisherde zu einem gewissen Fiebertyp Anlaß geben können. Es gibt aber auch dabei manchmal scheinbar regellos fieberlose Perioden und der Sepsisherd besteht trotzdem weiter! Die thrombophlebitische Sepsis z. B. sendet von ihrem infizierten Thrombenteil in mehr oder weniger großen Abständen Infektionsmaterial ins Blut. Dieses Ereignis ist jedesmal entweder durch einen Schüttelfrost oder durch eine hohe Fieberzacke gekennzeichnet. Zu einer Kontinua kommt es im allgemeinen nur, wenn eine Endophlebitis in größerer Ausdehnung auftritt. Dann strömen dem Blute ununterbrochen Keime von der infizierten Wand aus zu. Oft wieder sind es mehr die Metastasen, welche die Temperatur von sich aus bestimmen.

Der reine Intermittenstyp ist am ausgesprochensten bei der Pylephlebitis vorhanden, wo wir manchmal bis zu 3 Schüttelfröste am Tag, und zwar auf Wochen hindurch beobachten konnten (S. 1096ff).

Milde Schüttelfröste sehen wir oft nur durch Frösteln angedeutet. Intermittierende mäßige Fieberzacken, oft sogar auf *Monate* hin, sehen wir bei der Meningokokkensepsis (mit und ohne Meningitis) und bei der Endocarditis lenta. Ähnliches ist auch unter Umständen bei der Gonokokkensepsis zu beobachten und bei der Cholangitis septica chronica.

Bei den septischen Endokarditisformen durch Staphylokokken und Streptokokken, insbesondere bei den akut verlaufenden Formen, zieht sich die Fieberwelle fast immer kontinuierlich hin. Mit größeren Einschnitten verläuft dagegen die Pneumokokkenendocarditis; hier kann es auch zu Schüttelfrösten kommen.

Nur wenig gezackte Kurven mit hohen Temperaturen finden sich bei der lymphangitischen Sepsis. Die Infektion der Lymphwege im Parametrium verläuft gewöhnlich ungefähr wie eine Erysipel- oder Pneumoniekurve mittleren und schwereren Grades. Rezidive können, ähnlich wie mitunter bei der Pyelitis, einen Recurrenstyp andeuten. Nicht zu hoch verläuft auch die Kurve bei Gasbacillensepsis, mag es sich auch um schwerste Krankheitserscheinungen handeln.

Selbstverständlich spielen bei der Körpertemperatur Zahl und Ausmaß der Metastasen ebenso wie die schwankende Menge der in den Blutstrom gelangenden Keime sehr beträchtlich mit, so daß wir häufiger mit einem unregelmäßigen Fiebercharakter zu rechnen haben. Aber gerade intermittierende Schüttelfröste weisen doch zumeist auf Diagnose und Prognose hin.

Der Schüttelfrost ist im allgemeinen um so ausgeprägter, je rascher der Fieberanstieg erfolgt. Man kann die als Schüttelfrost sich markierenden Hauterscheinungen, das Muskelzittern, sicher aber auch bei nicht sehr hoch ansteigender Temperatur beobachten. Es kommt dabei nämlich auch auf die Art des Erregers an: Brutale Reaktionen bei Colibacillen- und Streptokokkenbakteriämien; bei Meningokokkensepsis dagegen gelinde Fröste (s. o.) bei weniger hohen Temperaturen.

Wenn wir auf der einen Seite ausdrücklich davor gewarnt haben, die Diagnose rein gefühlsmäßig zu stellen, so muß doch anerkannt werden, daß es häufig gelingt, allein aus dem schweren Allgemeineindruck den Verdacht auf eine septische Erkrankung auch dann zu erheben, wenn Schüttelfröste oder andere Symptome nicht schärfer hervortreten.

Unser Augenmerk müssen wir hier auf besondere Organe richten, in welchen vor allem Metastasen zu erwarten sind, und das sind vor allem Haut, Bewegungsorgane, Knochen, Gelenke, Lungen und Zentralnervensystem.

Einige Beispiele mögen dies kurz skizzieren:

Die *Staphylokokkensepsis* und auch hier wieder vor allem die Staphylokokken-Endokarditis läßt manchmal schon innerhalb weniger Stunden den ganzen Körper mit *Hautmetastasen* übersät erscheinen. Die Eruptionen schießen acneartig hervor. Ergibt dann — abgesehen von der Blutkultur — die Urinuntersuchung Staphylokokken, so ist in kürzester Zeit mit einem relativ geringen Untersuchungsaufwand die Diagnose zu stellen.

Bei der *Streptokokkensepsis* tritt sehr oft der „*septische Gelenkrheumatismus*" in Erscheinung. Die Glieder werden unter Schmerzäußerung bewegt. Es findet sich da und dort eine Gelenkschwellung, ein Erguß, der aber ebenso schnell wieder weichen kann wie bei einer echten Polyarthritis rheumatica. Auch hier können dann differentialdiagnostisch eventuell vorhandene Hautmetastasen oder Hautblutungen an bevorzugten Stellen das Krankheitsbild prognostisch und diagnostisch klären.

In einem anderen Falle mahnen *Fernsymptome* an die richtige Diagnose: Tritt z. B. nach einer Angina plötzlich blutiges Sputum auf, das sich nur durch einen lungenembolischen Herd erklären läßt, so werden wir schon dadurch versucht sein müssen, einen thrombophlebitischen Herd in der Umgebung der Tonsillen anzunehmen. Es ist aber noch viel zu wenig bekannt, daß die Symptomatologie des Lungeninfarktes sich nicht auf die Krankheitszeichen: Atemnot, Schmerzen, blutigen Auswurf beschränkt. Jedenfalls muß die Lunge bei einer Infektion, die einen „septischen Eindruck" macht, besonders sorgfältig auf embolische Herde hin untersucht werden.

Tritt im Puerperium unter hohem Fieber eine *Hämoglobinurie* auf, so müssen wir sofort den Urin auf Gasbacillen untersuchen, denn in erster Linie bei der Gasbacillensepsis post abortum ist eine solche auffällige Blutzerstörung zu erwarten.

Es ist also eine genaue Erkenntnis des Krankheitsbildes im allgemeinen unbedingt erforderlich. Man wird dann auch durch eine vernunftgemäße *Anamnese* zu einer richtigen Deutung des Krankheitsbildes kommen können.

Eintrittspforten sind bekanntlich nicht ohne weiteres mit dem Sepsisherd zu identifizieren, es braucht dies nicht mehr erörtert zu werden.

Die Ursprungsinfektion kann larviert gewesen sein, sie kann sogar aus der Erinnerung des Patienten verschwinden. Nicht selten sehen wir Fälle, wo sich eine Pylephlebitis nach ganz harmloser Appendicitis oder eine Phlebitis im Jugularisgebiet nach harmlos scheinender Angina entwickelt.

Die Anamnese kann aber manchmal absichtlich *irregeleitet* werden. Artifizielle Eingriffe, die zum Abort führen, werden in den meisten Fällen sogar dem Arzt verheimlicht.

Wir sehen daraus, daß die Anamnese allein nicht sicher ausreichend ist, daß dann eben umsomehr der bakterielle Befund an der Eintrittspforte und im Blut unbedingt erforderlich ist. Wie weit er für die Diagnose zu verwerten ist und überhaupt die Möglichkeit besteht, schon intravital die Lage des Sepsisherdes festzustellen, wurde bereits ausgeführt (s. auch S. 1068ff.).

Hier sei noch kurz darauf hingewiesen, daß im Gegensatz zu früheren Auffassungen auf Grund unserer Untersuchungen sicherlich der Einwirkung der auf embolischem Wege in den Organen längere Zeit abgelagerten *Bakterien* selbst eine weit größere Bedeutung für die Krankheitserscheinungen beizumessen ist als den lediglich im Blutstrom kreisenden *Toxinen.* Es sei erwähnt, daß nicht nur der klinischen Beobachtung solche Veränderungen entgehen können, sondern daß auch die Autopsie makroskopisch sichtbare pathologische Prozesse an den Organen nur zu häufig nicht erkennen läßt.

Als septisch kann — ungeachtet der quantitativen bzw. prognostischen Einschätzung — ein Krankheitsbild auf jeden Fall in objektiver Weise dann angesprochen werden, wenn eine Bakteriämie mehrmals nachweisbar geworden ist.

Wir haben schon erwähnt, daß ein Schüttelfrost das Kennzeichen einer Bakteriämie sein kann. Wo aber nur eine Kontinua oder ein höheres Fieber besteht, wie das bei den lymphangitischen Sepsisformen zumeist der Fall ist, da kann die Diagnose „septische Erkrankung" oft *nur* durch die Blutkultur gesichert werden. Die Symptome der „Allgemeinerkrankung" können manchmal sogar anschaulicher bei der Pneumonie, bei der Peritonitis usw. vorhanden sein, bei infektiösen Erkrankungen also, die man gewohnheitsmäßig nicht eigentlich zu den septischen rechnen darf, denn am „septischen Symptomenbild" fehlt hier vor allem eine wichtige Komponente: die Bakteriämie. Das aber ist ein grundsätzlicher Unterschied: nicht in prognostischer Beziehung, denn auch an diesen schweren rein toxischen Erkrankungen stirbt ja der Patient. Die Todesursache ist aber hier keine Sepsis, sondern eine besonders schwere Infektion, die den Organismus mit Toxinen, aber nicht mit lebenden Bakterien überschwemmt. Es besteht also hier kein Grund, von einer Sepsis zu sprechen.

Dabei ist, wie nicht nachdrücklich genug hervorgehoben werden kann, ein Wandel im Krankheitsablauf insofern *möglich,* als zu jeder Zeit, früher oder später, der Sepsisherd spontan erlöschen oder unter gewissen Umständen sich selbst entleeren oder operativ beseitigt werden kann. Damit klingen dann, und zwar im ersteren Fall meist allmählich, im letzteren schlagartig, die Zeichen der Allgemeininfektion ab, insbesondere die Zeichen der Bakteriämie.

Keineswegs aber befindet sich der Kranke damit schon immer in Rekonvaleszenz. Vielfach beherrschen dann noch die *Metastasen* als lokalisierte Infektionsprozesse die Szene — aber eben doch nur als solche — und können je nach Sitz und Ausdehnung noch für lange Zeit Fieber verursachen und an der Lebenskraft des Kranken zehren. Nicht selten flackern auch noch früher oder später latente Herde auf.

Die Allgemeinsymptome septischer Erkrankungen sind nicht wesentlich unterschieden von denen anderer Krankheiten, bei denen sich Infektionserscheinungen auswirken.

Unter den *Symptomen,* die auch sonst bei Infektionen auftreten können, findet sich, wenn wir noch einmal zusammenfassen, neben hohem Temperaturanstieg und einer ihm folgenden hohen Kontinua ein ungewöhnlich frequenter *Puls,* der noch immer am Krankenbette der maßgebendste Gradmesser für die Leistungsfähigkeit des Herzens und der Vasomotoren ist. Hohe Frequenz also und bedeutsame Veränderungen seiner Qualität, gerötete, oft cyanotische Gesichtsfarbe, Übelkeit, namentlich aber gewisse *cerebrale* Symptome, wie

Unruhe, Benommenheit, nächtliche Delirien, die später mitunter von Sopor oder Koma abgelöst werden können, weisen weniger auf das Bestehen einer Allgemeininfektion als auf die *Allgemeinintoxikation* hin.

Foudroyante Fälle von Sepsis, und hier vor allem die Endokarditis, bieten hinwiederum oft auch ohne cerebrale Stigmata das Bild schwerster Infektion die sich in einem plötzlichen Versagen der Herzkraft und in *Vasomotorenschwäche* ausprägt.

Der fliegende und fadenförmige, kaum zählbare Puls, dazu cyanotische Blässe, Kühle der Extremitäten und Schweißausbruch, kennzeichnen für den Arzt die unmittelbare Gefahr, während Dyspnoe und stridoröse Atmung infolge von Lungenödem das Krankheitsgefühl des Patienten bis zur Todesangst steigern, von der er erst in der Agonie bei mehr und mehr schwindendem Bewußtsein erlöst wird. Wir werden aber sehen, daß gerade die thrombophlebitischen Sepsisfälle nach jedem Schüttelfrost eine erstaunliche Euphorie aufweisen können.

Es soll im Rahmen dieser kleinen Übersicht auf das allgemeine Krankheitsbild, das wir an anderer Stelle (SCHOTTMÜLLER-BINGOLD) ausführlicher behandelt haben, nicht in Einzelheiten eingegangen werden. Das soll bei der Besprechung der speziellen Sepsistypen nachgeholt werden. Wir wollen im folgenden vielmehr den Ablauf der Krankheitserscheinungen an einzelnen Organen näher beleuchten, wobei es sich im Interesse zusammenfassender übersichtlicher Darstellung nicht immer vermeiden lassen wird, kurze Wiederholungen hier und da zu bringen.

Nervensystem. Zu den Erscheinungen, die bei der Sepsis häufiger im Vordergrund stehen, gehören gewisse *cerebrale Krankheitszeichen.* Sie sind wesentlich anders zu verwerten wie die deliranten Zustände, die wir bei hochfieberhaften lokalen Infektionen zu beobachten gewöhnt sind.

Die cerebralen Störungen können wie bei diesen auch bei der Sepsis funktionell sein, zumeist tragen sie aber deutlich somatischen Charakter (vgl. „Typhus").

Heftige *Kopfschmerzen* bestehen meist schon als Auftakt der septischen Erkrankungen. Sehr bald aber macht sich weiter eine leichte Benommenheit oder Trübung des Bewußtseins geltend. Diese Störungen können so gering sein, daß sie mehr der Umgebung als dem untersuchenden Arzt auffallen. Häufig sind es mehr gehemmte Geistesfunktionen, wie sie eigentlich dem typischen *Status typhosus* entsprechen. Apathie, Teilnahmslosigkeit an den Vorgängen in der Umgebung, ein Hindämmern zeigt die Einwirkung der Bakterien auf das Gehirn an, die aber, wie wir bereits beschrieben haben, sehr wohl schon auf einer *Keimablagerung in der Gehirnsubstanz* beruhen kann. Im weiteren Verlauf stellen sich dann Unruhe und stärkere Verwirrtheit ein, ein Zustand, der nachts meist Verschlimmerung erfährt, sich bis zum Delirium steigern und mit einem komatösen Zustand enden kann. *Euphorie* besteht so häufig, daß sie als ein auffälliges Zeichen angesehen werden darf. Alle diese Störungen im psychischen Verhalten können sehr schwankend sein, und Zustände starker Benommenheit können sich im Verlaufe weniger Stunden wieder völlig klären, trotzdem sich nach dem sonstigen Befinden die Prognose nicht zu bessern braucht.

Auch das *psychische Verhalten* der an *Gasbacillenallgemeininfektion* Erkrankten verdient hier besondere Berücksichtigung. Verfasser konnte im Felde häufig die Beobachtung machen, daß foudroyant verlaufende Fälle von Gasbrand, in deren Blut die Krankheitserreger nachgewiesen waren, bis kurz vor dem Exitus klares Bewußtsein behielten, und wir haben auch bei den sehr zahlreichen puerperalen Infektionen mit Gasbacillen trotz schwerster Blutdissolution, Cyanose und Atemnot immer wieder bemerken müssen, wie klar das Bewußtsein der Schwerkranken bis zum letzten Atemzug blieb, auch wenn wiederholt ein Übertritt der Keime in das Blut erwiesen war.

Starke Reaktionen von *Verwirrtheit* mit motorischer Unruhe, teilweise Formen von Tobsucht annehmend, sehen wir — wenn auch selten — im Anschluß an Schüttelfröste, auch wenn früher kein Alkoholabusus vorhanden war.

Während leichtere Reizerscheinungen seitens der Meningen gar nichts Seltenes sind, kann sich aus ihnen allmählich oder ganz plötzlich auch die schwerste Form einer *Meningitis* entwickeln mit mehr oder weniger bakterienreichem eitrigen Liquor. Aber auch eine Blutung an der Peripherie des Gehirns oder eine Pachymeningitis haemorrhagica kann dieselben Erscheinungen auslösen. Der Liquor ist in diesem Falle entweder stark blutig oder er ist gelblich (xanthochrom) und enthält nur Blutabbaustoffe (Hämatoidin, Bilirubin, Hämatin).

Bei der Endocarditis lenta können *Gehirnblutungen* durch Bersten von *Aneurysmen* oder noch häufiger embolische Erweichungen auftreten und dadurch Paresen flüchtigen oder ständigen Charakters bedingen.

Solche Aneurysmen, die sich ähnlich wie diejenigen arteriosklerotischen oder luischen Ursprungs auch an der Basis entwickeln können, führen, wenn sie bersten, durch ihre unmittelbare Nachbarschaft mit den Meningen leicht zu meningealen Reizzuständen. Besonders bei dem einsetzenden apoplektiformen Insult tritt dann eine mehr oder weniger deutliche Nackensteifigkeit hervor. Bei erhöhtem Druck platzt das geschädigte Gefäß, es kann zur Blutung kommen, die aber in manchen Fällen spontan wieder aufhört. Wir haben bereits darauf hingewiesen, daß die *Arteria cerebri media* ebenso wie die *Arteria basilaris* einem besonderen Druck ausgesetzt ist. Ihre dünne Wandung erklärt ihre Anfälligkeit für arteriitische Erscheinungen, denen besonders Basilargefäße ausgesetzt sind. Dieses Ereignis geht jedesmal mit *apoplektiformen Anfällen* einher. Danach entwickelt sich vorübergehend — meist ohne daß Zeichen ausgesprochener Herderkrankungen vorhanden sind — ein meningitisches Symptomenbild. Die Blutungen treten also mehr schubweise auf und jedesmal ist dabei Blut im Liquor festzustellen; vorübergehend kommt es dann zu einer Thrombose des aneurysmatischen Sackes und in der Zwischenzeit kann der Patient sogar vollkommen frei von cerebralen Erscheinungen sein.

Sitzen also solche *Aneurysmen in der Großhirnrinde*, so kann es zu bleibenden hemiplegischen Erscheinungen kommen, sitzen sie an der Basis, so wird gelegentlich das Bild einer Meningitis vorgetäuscht.

Wir haben bei einigen unserer Endokarditisfälle Aneurysmen der Arteria basilaris gesehen, bei welchen das klinische Bild dem der Kapselblutung auffallend ähnlich war.

Während der Defäkation kam es plötzlich zu einem apoplektischen Insult mit dem Anfall von motorischer Sprachlähmung und einer rechtsseitigen Hemiplegie, die schon nach 2 Tagen fast völlig wieder zurückging. Die Augenuntersuchung ließ Doppelsehen, vermutlich infolge von Drucksymptomen, nachweisen. Ein Patient kam erst während der *dritten* Blutung ad exitum.

Häufiger noch als arteriitische Prozesse finden wir bei septischen Endokarditiden *embolische Erweichungen* im Bereich des Gehirns. Es handelt sich dabei um Hirngefäßverschlüsse durch Verschleppung von Emboli aus dem Herzen, wodurch es zur Sperrungsanämie und damit zu anämischen Erweichungsherden kommt. Bei der Empfindlichkeit der Hirnsubstanz gegen Sperrung der Sauerstoffzufuhr haben diese Erweichungsherde meist eine verhältnismäßig große anatomische Ausdehnung und bewirken dadurch auch relativ schwere, klinisch erkennbare Ausfallserscheinungen. Bestand zudem noch vorher eine stärkere venöse Stauung, so führt die Embolie auch zu hämorrhagischen Erweichungen oder zu Mischformen. Klinisch entspricht dem ein cerebraler Insult, der alle Grade bis zu Formen massiver Apoplexien annehmen kann.

Oft handelt es sich aber auch um mehrere, bei der Staphylokokkensepsis manchmal sogar um sehr zahlreiche abscedierende Herde, so daß sich der cerebrale Symptomenkomplex sehr unübersichtlich gestalten kann.

Lähmungserscheinungen können auch durch *spinale Prozesse* hervorgerufen werden. Abgesehen von Markabscessen ist folgendes Krankheitsbild bemerkenswert, das einige Male von uns beobachtet wurde und an das man im gegebenen Falle denken muß.

Ein Patient kam mit hohem Fieber, Rachenrötung, Rückenschmerzen zur Aufnahme. Am anderen Tag stellte sich ein scharlachartiges Exanthem ein, weswegen er zur Infektionsabteilung verlegt werden mußte. Bald setzten fortschreitende Lähmungserscheinungen beider Beine ein, schließlich auch Blasenlähmung. Da inzwischen einige *Acnepusteln* aufgetreten waren, wurde eine Blutkultur angelegt, die reichlich Staphylokokken aufwies. Die Kontrolluntersuchungen ergaben den gleichen Befund.

Die *Lumbalpunktion* wies massenhaft Staphylokokken auf. Die *Occipitalpunktion* ergab aber nur spärlich Keime. Es wurde deswegen eine Querschnittsmyelitis angenommen. Als Sepsisherd kam für uns nur eine Osteomyelitis mit Metastasen im Lumbalmark in Betracht. Der *Obduktionsbefund* gab uns insofern recht, als es sich um einen *Rippenabsceß dicht neben der Wirbelsäule* handelte. Die Staphylokokken waren durch das Foramen intervertebrale in den Wirbelkanal eingedrungen und hatten hier Verdrängungserscheinungen in Form einer extraduralen Eiteransammlung hervorgerufen. Eintrittspforte der Infektion stellte wohl eine kleine Schienbeinwunde dar, die sich der Kranke beim Fußballspiel zugezogen hatte. Von hier aus mußte eine Keimstreuung erfolgt sein.

Es handelte sich hier also um eine *Peripachymeningitis staphylococcica*, wie sie MORAWITZ ebenfalls beschrieben hat und wie sie auch von uns bei seltenen Sepsisfällen beobachtet wurde (SCHOTTMÜLLER-BINGOLD).

Im klinischen Bild wirkt sich ein Epiduralabsceß, wenn er sich in den Wirbelkanal vorbuchtet, wie ein raumbeschränkender Prozeß anderer Ätiologie aus. Doch bestehen meist auch eine lokale Druckschmerzhaftigkeit oder Spontanschmerzen und eine Einschränkung der Beweglichkeit der Wirbelsäule. Je nach dem Sitz des Abscesses und der dadurch bedingten Schädigung der vorderen und hinteren Wurzeln kann es zu den verschiedensten Symptomen kommen, wie z. B. Brachialgien, Intercostalneuralgien, Ischiassymptomen, schlaffen Paresen, ja sogar zu Symptomen wie bei Querschnittslähmung, sobald das Rückenmark entsprechend stark komprimiert wird. Die neurologische Diagnostik vermag häufig den Sitz des Abscesses ziemlich genau anzugeben, insbesondere dann, wenn auch noch eine Irritation der Rami communicantes albi der vorderen oder auch der hinteren Wurzeln vorliegt, was dann an Ausfallserscheinungen an ganz bestimmten Teilen des vegetativen Nervensystems sichtbar wird.

So trat beispielsweise bei einem Falle ein paralytischer Ileus auf, der bis knapp zur Flexura coli sinistra reichte und damit seine segmentale Entstehung infolge Irritation des Nervus splanchnicus major bewies.

Wieweit der Augenbefund zur Diagnose herangezogen werden kann, wurde bereits erwähnt (S. 1023—1025.)

Die verschiedenen Arten der *Hautveränderungen* wurden im pathologisch-anatomischen Teil näher aufgeführt (S. 1010ff.)

An den *Weichteilen* finden sich bei dieser Art von Sepsis verschiedene, manchmal von rheumatoiden Störungen kaum zu trennende Erscheinungen. In auffälliger Weise macht sich der sog. *septische Gelenkrheumatismus* bemerkbar. Mit der Polyarthritis rheumatica hat diese metastatische Arthritis manchmal die Flüchtigkeit gemeinsam, bis es zu einer Manifestation an einem bestimmten Gelenk kommt. Fast immer ist dann das befallene Gelenk besonders schmerzhaft und enthält entweder trübseröse hämorrhagische oder dickeitrige Flüssigkeit.

Es ist in jedem Fall erforderlich, alle Körpergegenden auf Druckschmerzhaftigkeit immer und immer wieder abzusuchen! Man wird dann auch manchmal eine septische Osteomyelitis in den Bereich diagnostischer Möglichkeit ziehen.

Verdauungsapparat. Bei länger dauernden Sepsisfällen, besonders bei kachektischen Patienten, tritt gelegentlich eine *Parotitis* auf, die durch Erreger, die sich in der Mundhöhle vorfinden, hervorgerufen wird. Bei starker Hinfälligkeit kann es zu sekundären Mischinfektionen der Mund- und Rachenhöhle kommen. *Soor* ist nicht selten. Die Zunge ist oft stark belegt. Wenn zugleich Herpesbläschen oder aphthöse Prozesse vorhanden sind, kann die Nahrungsaufnahme sehr erschwert werden. *Nasenbluten* findet sich gelegentlich als Teilerscheinung hämorrhagischer Diathese und kann beträchtliche Grade aufweisen, wie wir bei mehreren Fällen von Endokarditis beobachteten.

Wir haben schon auf ein viel zu wenig beachtetes Symptom hingewiesen, das auch bei nicht bakteriellen Embolien auftritt, auf eine manchmal wochenlang anhaltende *Appetitlosigkeit.* Sie ist teils durch die eigentliche septische Infektion bedingt, teils wird sie — z. B. durch die sich oft täglich wiederholenden embolischen Vorgänge bei der Thrombophlebitis — noch durch andere Faktoren verstärkt.

In Fällen von puerperaler Sepsis können die *peritonealen Reizerscheinungen* Vorboten oder schon Symptome einer Bauchfellentzündung sein. Diese kann entweder durch direkten Durchbruch oder auf lymphatischem Wege (z. B. bei der parametralen lymphatischen Streptokokkensepsis) entstehen. In selteneren Fällen ist es ein Milz-, Leber-, Gallenblasen- oder Darmabsceß, der metastatisch entstanden, zur Perforationsperitonitis führt, oder ein Darminfarkt von größerer oder kleinerer Ausdehnung.

Das *Exsudat* zeigt bei den einzelnen Erregern eine verschiedene Beschaffenheit. Reichlich Eiter produziert der Staphylococcus, während der Erysipelstreptococcus zunächst einen serösen, dann mehr oder weniger getrübten, der Gasbacillus dagegen rein blutigserösen Erguß verursacht. Als Erreger der jauchigen Peritonitis begegneten wir am häufigsten dem anaeroben Streptococcus putrificus oder dem B. funduliformis. Ähnlich wie das Bacterium coli bildet dieser Anaerobier in der Bauchhöhle stinkenden Eiter. Sonst weichen die Symptome der verschiedenen Formen der Peritonitis nicht wesentlich voneinander ab, sie sollen hier nicht näher beschrieben werden. Es sei hier nur erwähnt, daß die Krankheitszeichen, besonders wenn sich die peritoneale Infektion erst im späteren Verlauf der Sepsis einstellt, in dem Bilde der allgemeinen Sepsis oft kaum hervortreten (SCHOTTMÜLLER-BINGOLD).

Wir haben immer wieder den SCHOTTMÜLLERschen Standpunkt bestätigt gefunden, daß bei der primären Peritonitis ebenso wie bei der Pleuritis, die also nicht während einer Sepsis auftritt, eine Bakteriämie nicht nachweisbar ist, wenngleich dies selbstverständlich prognostisch bedeutungslos ist, denn auch die Peritonitis nach Ulcus duodeni, nach Salpingitis oder nach einem typhösen Geschwür ist ja in den meisten Fällen als hoffnungslos zu erachten. *Erstaunlich ist eben nur, daß trotz der ungeheuer großen Resorptionsfläche des entzündeten Peritoneums Keime von den lymphatischen Organen und Gefäßen nicht aufgesogen und der Blutbahn zugeführt werden.* Wir haben also die schweren, so ausdrucksvoll erscheinenden Vergiftungserscheinungen bei der Peritonitis tatsächlich einer reinen *Toxinämie* zuzuschreiben.

Im speziellen Teil werden wir Gelegenheit haben, über die Bauchorgane als Ausgang septischer Thrombophlebitis (Pylephlebitis) zu berichten. Daß von ihnen aus auch auf dem Lymphwege eine Sepsis zustande kommen kann, entnehmen wir der Pathogenese des *Typhus und Paratyphus abdominalis.* Hier dringen die in dem Darm aufgenommenen Keime auf dem Wege über die feinsten Lymphgefäße des Darmes in die mesenterialen Lymphknoten ein und vermehren sich hier. Einen ähnlichen Infektionsmodus sahen wir durch Tetragenuskokken bedingt.

In einem Falle, den wir als sehr selten bezeichenen müssen, war es nach einer Appendektomie zu einer kontinuierlichen Bakteriämie mit hämolytischen Streptokokken gekommen Wir nahmen schon intravital an, daß es sich hier um eine phlegmonöse, sich auf *lymphatische* Ausbreitung beschränkende Entzündung handle. Unsere Vermutung wurde durch die histologische Untersuchung einwandfrei bestätigt.

Sobald bei oder nach einer Appendicitis ein oder mehrere Schüttelfröste erfolgen, muß an ein Übergreifen der Infektion auf das Venengebiet gedacht werden.

Selbstverständlich können auch *infarzierende* Prozesse im Darmgebiet auftreten. Solche sahen wir bei Endokarditisfällen. An sie muß in erster Linie gedacht werden, wenn Darmblutungen auftreten; sonst sind, wenn wir unsere Erfahrungen heranziehen, *größere Darmblutungen* (infolge Hämorrhagien) seltener, als man im allgemeinen wohl bei der Häufigkeit von Haut- und Schleimhautblutungen annehmen sollte. Dies gilt auch für die „septischen *Durchfälle*", die gelegentlich einer Amyloidose zuzuschreiben sind.

Die *Leber* ist insbesondere bei der Staphylokokkensepsis Sitz meist kleiner Eiterherde. Dieulafoy beschrieb Leberabscesse nach Appendicitis („foie appendiculaire"). Große *Abscesse* sahen wir im Gefolge einer *Pylephlebitis* oder Cholangitis, Stauungen bei der Herzinsuffizienz im dritten Stadium der Endocarditis lenta.

Amyloidosis kommt nur bei sich chronisch hinziehenden, mit großen Eiterherden einhergehenden thrombophlebitischen Sepsisformen vor. Sie ist verhältnismäßig selten. Vorwiegend beteiligt sich die *Leber* aber *bei intrahepatischen cholangitischen Prozessen.* Hierbei ist vor allem auf unsere Auffassung vom septischen Ikterus zu verweisen.

Wir haben bei der Beschreibung des pathologisch-anatomischen Bildes bereits auf die Möglichkeiten der Lebervenen- und Pfortaderinfektionen hingewiesen. Hinter der ascendierenden Form tritt die hämatogene in den Hintergrund, obwohl bei jeder Bakteriämie Keime auch der Leber zufließen. Man sollte nun denken, daß allein die Anwesenheit von hochvirulenten Bakterien im Netz der verschiedenen Capillarsysteme für das Leberparenchym eine erhöhte Gefahr bedeuten müsse. Die Beobachtung jedoch am Kranken, bei dem eine Keiminvasion ins Blut aus irgendwelchen Gründen stattfindet, lehrt uns, daß gerade die Leber des Menschen diesen Gefahren in bewunderungswürdiger Weise trotzt, wenigstens in dem Sinne, daß nur in den seltensten Fällen die biochemischen Leistungen der Leberzellen — mit ihren außerordentlich vielseitigen fermentativen Funktionen im Kohlenhydrat-, Fett-, Lipoid-, Eiweiß-, Nucleinsäurestoffwechsel und ihren sonstigen spezifischen und unspezifischen, oxydativen und reduktiven Reaktionen — so beeinflußt werden, daß sie mit unseren gewöhnlichen Methoden in irgendwie bemerkenswerter Weise nachgewiesen werden könnten. Man muß sich nur das „Hepaton" (Rössle) in seinem Zusammenhang vorstellen, dieses Ineinandergreifen und diese Ineinanderschaltung der verschiedenen sekretorischen und exkretorischen Vorgänge mit ihren vielseitigen Teilfunktionen des Auf- und Abbaues, um sich überzeugen zu lassen, daß intakte Leberzellen, die Ausscheidungskanäle, ebenso wie die verschiedenartigen Blutcapillaren mit einem besonderen Schutz ausgestattet sein müssen. Dieser Schutz besteht in erster Linie in Form der phagocytierenden Zellen der Leber. Zwar stehen die Blutcapillaren durch die Leberzellreihen nicht unvermittelt mit den Gallenkanälchen in Kontakt, aber diese umfließen und durchfließen sogar vermutlich die Epithelzellen selbst, so daß man zum mindesten sich vorstellen kann, daß überall dort, wo durch Lücken Blutkörperchen sich durchwinden, auch Bakterien von Kokkengröße durchschlüpfen können! So einfach liegen aber die Verhältnisse nicht, denn es konnte festgestellt werden, daß selbst diejenigen Organe, deren Permeabilität für Flüssigkeit unter der Bakteriämie wesentlich gesteigert ist, nicht zugleich für Keime durchlässig zu werden brauchen.

Gerade das Leberparenchym wird im Gegensatz zum Icterus epidemicus, Morbus Weil oder zum Gelbfieber verhältnismäßig wenig durch unsere einheimischen Erreger geschädigt. Akute herdförmige Entzündungen der Leber durch Colibacillen, Streptokokken, Staphylokokken, Pneumokokken usw. sind relativ selten, obwohl nach RÖSSLE manche Cirrhosen auf diese Weise ihren Anfang nehmen dürften. Um so mehr bevorzugen solche Infektionen den canaliculären Ausbreitungsweg.

Besonders aber wäre zu betonen, daß wir ein vollkommenes Versagen der Leber im Sinne einer akuten gelben Leberatrophie kaum beobachten konnten Auch wenn die Leber von Abscessen durchsetzt ist, so gilt ähnlich wie bei der Beobachtung zahlreicher Leberkrebsmetastasen, daß die Funktion bis in das terminale Stadium hinein erhalten sein kann. Manchmal kann man das Vorhandensein eines größeren Leberabscesses aus einer besonders hohen Leukocytenzahl mit Linksverschiebung erkennen. Wir werden darauf noch zurückkommen. Über den *septischen Ikterus* s. S. 1053.

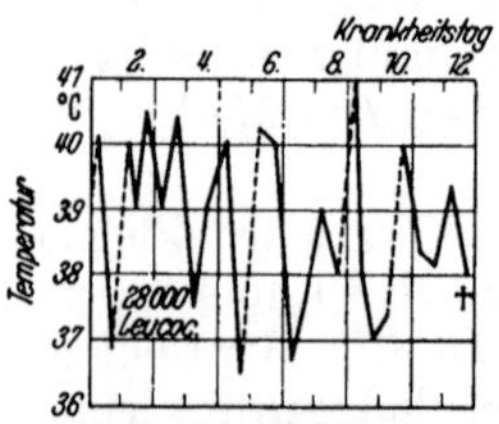

Abb. 21. Cholangitis acuta mit Leberabsceß.

Lungen. Die Lungen als Abfangorgane sind besonders embolischen Prozessen ausgesetzt. Ihr Symptomenbild müssen wir daher etwas eingehender gliedern. Es muß aber bei dieser Gelegenheit darauf hingewiesen werden, daß es sicherlich genug Fälle von scheinbar lokaler Lungengangrän gibt, für die in Wirklichkeit ein thrombophlebitischer Herd an anderer Stelle als Ausgangspunkt in Frage kam. Dieser Prozeß, hervorgerufen meist durch anaerobe Streptokokken oder durch den Bac. funduliformis, kann — wie das gar nicht so selten ist — nach kurzer Zeit wieder von selbst zur Ausheilung kommen. Die Vorgeschichte läßt dann gelegentlich mehrere Tage vorher einen Schüttelfrost aufdecken, den man z. B. auf eine kurzdauernde Angina zurückführen mußte. In einem anderen Fall läßt ein fieberhafter Abort nach kürzerer oder längerer Zeit einen embolisch entstandenen Lungenherd zurück. Dieselbe Pathogenese sehen wir selbstverständlich auch unter hämolysierenden Streptokokken oder Staphylokokken, wenn hier auch die fötide Putrescenz den Herden fehlt.

Bei dem sich über Wochen hinziehenden Verlauf, den gerade die puerperale, thrombophlebitische Sepsis einschlägt, bietet sich für den Kliniker ein außerordentlich buntes Bild. In manchen Fällen kommt es gelegentlich täglich zu embolischen Lungenherden. In ihren Symptomen sind sie freilich oft weniger hervortretend, als man annehmen sollte.

Verhältnismäßig selten sehen wir das voll ausgebildete Syndrom der großen Embolie; wie auch bei der Sepsis nur selten die Patienten einer Lungenembolie an sich erliegen, wenn sich nicht allzu große Thromben aus den Infektionsherden ablösen. Immerhin sind die *Kollapserscheinungen*, die bei der thrombophlebitischen Sepsis mit fast täglichen Schüttelfrösten einhergehen, zum großen Teil auf die Insuffizienz des rechten Herzens zurückzuführen, die durch den embolischen Vorgang bedingt ist.

Es gibt Thrombophlebitisfälle durch Anaerobier, bei denen so gut wie jeder Schüttelfrost zugleich als Zeichen eines lungenembolischen Vorganges aufzufassen ist. Bei spontan ausheilenden Fällen, bei denen also der Sepsisherd allmählich erlischt oder so von der Blutbahn abgeriegelt wird, daß er als lokaler Herd aufgefaßt werden kann, hören langsam die Schüttelfröste ganz auf oder erfolgen in immer längeren Zeiträumen.

Differentialdiagnostisch und prognostisch ist bemerkenswert, *daß auch die nichtseptische Embolie infolge der sog. „blanden Thromben" mit Fieber einhergehen kann.*

Der klinische Beobachter wird auch bei derartigen nichtinfektiösen Thrombophlebitiden, also bei der gewöhnlichen Femoral- bzw. Beckenvenenthrombose, ein fast typisches Fieberbild erkennen. Es handelt sich hier um eine *Febris undulans*, die gelegentlich gegenüber BANGscher Krankheit oder Morbus Hodgkin differentialdiagnostisch Schwierigkeiten machen kann. Als Beispiel könnten wir viele Fälle anführen, folgender sei vorausgestellt:

Nach einer normalen Geburt trat am 4. Tag eine leichte Fieberwelle auf. Die Diagnose lautet auf leichtes Resorptionsfieber, auch eine leichte Bronchitis wird angenommen. Nach 3 Tagen Fieberfreiheit und Wohlbefinden steigt unter Schüttelfrost die Temperatur auf 39° an und hält sich auf dieser Höhe 5 Tage, dann kommt es zur stufenweisen Entfieberung. Da im rechten Unterlappen eine handbreite Dämpfung und Bronchialatmen vorhanden ist, wird jetzt eine Pneumonie diagnostiziert. Es fehlt allerdings hier schon am 2. Fiebertag der toxische Eindruck und auch die Atmung ist lange nicht so stoßweise, sondern deutet eher auf eine Vorsicht bei den Atembewegungen hin, wie sie eine Pleuritis diaphragmatica bedingt. Während der ganzen Zeit wurde nicht einmal blutiges Sputum entleert. Nun folgen wiederum 5 fieberfreie Tage und relatives Wohlbefinden. Unter Fieberanstieg und quälenden Schulterschmerzen, die bis in die Kinngegend hinaufstrahlen, tritt nun eine 3. Fieberwelle über 5 Tage auf und nun wird auch Infarktsputum entleert.

Bei dem Fall, der in Heilung ausging, konnten noch 8 Wochen lang bei aufmerksamer Beobachtung und genauester Fiebermessung immer mehr sich abflachende Temperaturwellen bemerkt werden.

Wir haben in früheren Abhandlungen die einzelnen Symptome des lungenembolischen Vorganges zu analysieren versucht.

Neben dem voll ausgebildeten allbekannten Syndrom der großen Embolie und den Erscheinungen am Zirkulationsapparat glaubten wir gerade auf den undulierenden Fiebertyp bei der Beckenvenenthrombose hinweisen zu müssen. Er hat uns oft erst auf das Bestehen einer solchen Affektion aufmerksam gemacht.

Entsprechend dem häufigsten Sitz der Embolien im Unterlappen und in Zwerchfellnähe unterscheiden wir:

1. *Supradiaphragmale* Symptome (pleuritische Reizerscheinungen, Phrenicussymptome: Schulter-, Kreuz- und Halsschmerzen).

2. *Infradiaphragmale* Symptome, entsprechend den Verästelungen des Nervus phrenicus unter dem Diaphragma (peritoneale Reizerscheinungen, oft sich bis zu Pseudoileus steigernd, Erbrechen, Singultus, dyspeptische Beschwerden).

Daß hier differentialdiagnostische Schwierigkeiten möglich sind, liegt nahe.

Diese Symptome, die bei der aseptischen Thrombose aus dem Krankheitsbild mehr oder weniger deutlich erkennbar werden, sind bei den septischen Erkrankungen lange nicht so herausragend. Sie werden eben häufig durch andere Krankheitszeichen überdeckt. So kommt es, daß sich der septische Infarkt trotz seiner Größe manchmal auffallend wenig äußert.

Überblicken wir die verschiedenen Untergruppen der septischen Erkrankungen, so ergibt sich, daß die Ausbildung lungenembolischer Herde, abgesehen von der thrombophlebitischen Form, verhältnismäßig selten ist, am meisten ist sie noch bei der puerperalen Form aus der Gruppe „*Eiterhöhlen unter Druck*" zu erwarten. Die meist schwer veränderte Wand, von der die Placenta abgelöst ist, eröffnet hier doch öfters den Keimen den Zugang zum Gefäßsystem, aber nach Reinigung der Uterushöhle sind auch die nach ihr zu geöffneten und sicherlich auch oft infizierten Gefäße leichter einer Spontanheilung zugänglich, als wenn sie im Gewebe eingeschlossen liegen. Selbstverständlich können dennoch Lungenabscesse im Krankheitsbild fortdauern.

Findet sich als Ausgangsstelle eine „*lymphangitische Sepsis*", so sind auch hier bei puerperalen Infektionen Metastasen in Lungen möglich, kommen jedoch nicht so häufig vor wie bei der thrombophlebitischen Sepsis.

Beim Gasbrand des Uterus ist die schwere Atemnot weniger durch Lungenkomplikationen, als durch den Blutuntergang (O_2-Mangel) bedingt.

Die reine lymphangitische Sepsis *post anginam* ist gelegentlich mit *Abscessen in der Hilusgegend oder mit Mediastinitis* verbunden, aber schließlich können auch lymphatische Infektionen von *Weichteilen*, z. B. von einer akuten septischen Sehnenscheiden- bzw. Bindegewebsphlegmone aus, zu Lungenkomplikationen führen. Die Keime gelangen hierbei immerhin in die Blutbahn erst auf Umwegen. Die Metastasen bilden sich dann an den Haftstellen im allgemeinen langsamer aus. Es mag hier vor allem auch die geringere Zahl der Keime daran schuld sein. Oft kommt es zu *Spätmetastasen*, oft sind sie nur angedeutet und heilen — öfter als bei den Staphylokokkeninfektionen — spontan aus. Das ist sowohl bei den Lungenkomplikationen wie bei der metastatischen Streptokokkenpolyarthritis manchmal auffallend.

In gewisser Beziehung läßt sich diese Pathogenese, wie wir sie bei der lymphangitischen Sepsis und beim Typhus abdominalis kennenlernten, auch auf die bei der Pneumonie übertragen. Nach HÖRING handelt es sich bei ihr um eine solche cyclische Allgemeininfektion.

Bei der croupösen, lobären *Pneumonie* ist die Bakteriämie wie bei den anderen cyclischen Infektionskrankheiten nur ein Durchgangsstadium, das vom Zustand der Empfänglichkeit zur Unempfindlichkeit, also der Heilung, führen kann. Bei der *Pneumokokkensepsis* (z. B. Pneumococcus-Endokarditis) dagegen bleibt es beim Stadium der Allgemeininfektion, weil die Möglichkeit der Bakteriämie bestehen bleibt, die aus einem Infektions(Sepsis)herd unterhalten wird.

Diese Theorie im Sinne HÖRINGs läßt sich gut auch für die Pneumonie annehmen. Den Beginn leitet gewöhnlich ein Schüttelfrost ein. In den meisten Fällen, vielleicht sogar gesetzmäßig, besteht eine Bakteriämie. Das initiale Stadium mit seinem schweren Krankheitsgefühl bietet den Eindruck einer Allgemeininfektion. In der Tat kommt es hier zur Keimablagerung in den verschiedensten Organen. Nach den Untersuchungen von FRAENKEL, HARTWIG und E. F. MÜLLER finden sich in 90% aller, nach unkomplizierten Pneumonien vorgenommenen Obduktionen im Wirbelmark Pneumokokken. Spätmetastasen im Hoden, vor allem aber im Gehirn (Pneumokokkenmeningitis), an den Herzklappen (sekundäre metastatische septische Pneumokokken-Endokarditis) zeigen ja auch klinisch das Bestehen einer früheren Keimstreuung an.

Hierzu ist zu bemerken, daß diese septische Endokarditis im Moment ihrer Entwicklung als *Sepsisherd sui generis* aufzufassen ist, der mit der früheren Pneumonie, welche sich sogar im Abheilungsstadium befinden kann, nur hinsichtlich der Genese noch in einem Zusammenhang steht. Man sollte also hier nicht mehr von einer „septischen Pneumonie", sondern von einer *septischen* Endokarditis *infolge einer Pneumonie* sprechen. Es handelt sich hier um einen Unglücksfall, um ein schicksalsmäßiges Ereignis, das zwar nicht ganz selten ist, das aber neben der Pneumonie vor allem das Krankheitsbild bestimmt.

Die Pneumokokkeninfektion der Lunge nimmt bei der Pneumonie ohne Komplikation mit einer Endokarditis einen ganz anderen Verlauf.

Nach der initialen Bakteriämie werden die Keime bald aus dem Blut abgedrängt und *in der Lunge fixiert.* Die Abwehrkräfte reichen hier für die Heilung aus, über sie selbst wissen wir allerdings nicht sehr viel Positives. Sie scheinen nur dem Individuum eigen zu sein, das die Pneumonie durchgemacht hat, sind aber nur von geringem Wert für die Heilung eines anderen noch erkrankten Individuums. Voluminöse Blutübertragungen von Pneumonikern in der fieberfreien Rekonvaleszenz auf Pneumoniker im Fieberzustand, also eine Serumtherapie ohne Umwege über einen Tierkörper, hatten nach unseren Erfahrungen keinen überzeugenden Erfolg.

Wie man sich bei der Pneumonie die Bakteriämie erklärt, wurde auf S. 1009 erörtert.

Bei gewissen Formen von Pneumonien, besonders in der Grippezeit, beobachten wir schwere, von vornherein septisch anmutende Zustände, bei denen, wenn auch meist in wechselnder Zahl, Keime im Blute nachzuweisen waren.

Handelt es sich um *Streptokokkeninfektionen*, so könnte sehr wohl der lymphangitische Infektionsmodus in Frage kommen in Anbetracht der lymphogenen Infektionsneigung der hämolysierenden Streptokokken. Für die *Staphylokokkeninfektion* trifft dies nicht zu. Es ist vielleicht dadurch die merkwürdige Tatsache erklärt, daß man bei den Staphylokokken-Mischinfektionen im Verlauf der Tuberkulose der Lungen so ungewöhnlich selten Staphylokokkenbakteriämien beobachtet, auch wenn ausgedehnte Lungenvereiterungen vorhanden sind. Das zackige Fieber bei der Tuberkulose weist ja auch relativ selten Schüttelfröste auf, wenn man die Temperatur nicht durch Fiebermittel drückt.

Tuberkelbacillenbakteriämien bei Lungentuberkulose sind selten und wohl nur bei der Miliartuberkulose und der Typhobacillose (LANDOUZI) regelmäßig. Wir stehen hier im Gegensatz zu den Auffassungen LÖWENSTEINs. Unsere Ansicht gründet sich aber auf ausgedehnte Erfahrungen auf diesem Gebiet.

Bei den *Staphylokokkeninfektionen* der Lunge ist noch nicht geklärt, auf welche Weise es zu Bakteriämien kommt.

Einer unserer letzten Fälle bot das Bild der Staphylokokkensepsis mit zahlreichen acnepustelartigen Metastasen auf der Haut. Der Beginn der Erkrankung war der einer Pneumonie. Schon nach 2 Tagen fiel es auf, daß der Patient keine Blutbeimengung im Sputum, sondern einen rein eitrigen Auswurf hatte. Allmählich breitete sich das Infiltrat auf beide Unterlappen aus. In der Blutkultur waren mehrmals allein Staphylokokken festzustellen. Der Patient bekam dann auch Metastasen im Schulter-, Hüft- und Kniegelenk, die scheinbar nicht zur Vereiterung führten.

Bei der Obduktion zeigte sich eine abscedierende Pneumonie in beiden Unterlappen. In diesem Fall konnte auch die genaueste Besichtigung keine thrombophlebitischen Herde aufdecken. Auch ein ferner osteomyelitischer Herd kam hier nicht als Ausgangspunkt in Frage. Das Endokard erwies sich als frei. In der Tiefe des rechten Schultergelenkes fand sich ein größerer Eiterherd, der aber erst nach der Lungenentzündung aufgetreten war.

Es konnte also allein von der pneumonischen Infiltration aus eine Keimeinschwemmung erfolgen, d. h. es war die *Lungeninfektion an sich als Sepsisherd* anzusprechen. Bei Kindern scheint ein solcher Infektionsmodus häufiger zu sein.

Hierbei wäre nochmals zu betonen, daß ein Empyem keine Keime in den Kreislauf gelangen läßt.

Die größte Anzahl von Lungenherden bieten manche Fälle von *septischer Endokarditis*, und zwar sowohl bei den akuten wie subakuten Formen. An erster Stelle stehen die Staphylokokken und Streptokokken. Bei der Pneumokokken-Endokarditis ist meist noch die lobäre Pneumonie festzustellen, aber eine retrograde Streuung von Keimen zurück in die Lunge vom Endokard aus ist noch lange nicht so intensiv wie bei der Streptokokken-Endokarditis.

Sehr zahlreiche Herde — bei denen die Nekrose vorherrschte — sahen wir bei den seltenen Fällen von *Gonokokken-Endokarditis*, die sich *an der Pulmonalklappe* ausgebildet hatte. Auf das Vorkommen hämorrhagischer Infarkte hierbei wiesen bei ihren Veröffentlichungen bereits Lenhartz hin, später Schottmüller-Bingold, Ziegler u. a.

Sind die Klappen der *Arteria pulmonalis* oder der *Valvula tricuspidalis* betroffen, so sind die Lungenherde besonders zahlreich. Oft bleiben sie klein, weil sie sich entsprechend dem stürmischen Verlauf zu größeren Abscessen gar nicht entwickeln konnten. Oft sieht man bis zu haselnuß- bis bohnengroße rundliche oder kegelförmige, vielfach tangential schon an die Oberfläche heranreichende Abscesse, in deren Umgebung dann das Gewebe mehr oder weniger bronchopneumonisch infiltriert ist. Die Art der Keime bestimmt auch hier die Art und Zahl der Lungenherde.

Bei der *Endocarditis lenta* kommt es im Stadium embolicum oft zu gehäuften blanden Lungeninfarkten, die dann das Bild mehr beherrschen als die Herzaffektion selbst. Durch die Begleitpleuritis können manchmal dadurch differentialdiagnostisch Schwierigkeiten entstehen.

Schließlich treten im Stadium der Herzinsuffizienz die für Zirkulationsstörungen und den Kräfteverfall mehr oder weniger charakteristischen Lungenkomplikationen auf.

Es muß zugegeben werden, daß die Entscheidung nicht immer leicht ist, ob es sich um eine direkte Einwirkung der Infektion handelt oder ob die Sepsis die Widerstandsfähigkeit des Lungengewebes so herabgedrückt hat, daß eine descendierende Infektion ermöglicht wurde, denn bei den Obduktionen septischer Krankheiten werden häufig auch nicht-metastatisch bedingte Komplikationen von seiten der Lungen gefunden.

Besonders wenn der Verlauf verzögert ist, sieht man neben den embolischen Herden oft *Bronchopneumonien*, die sich sowohl infolge der immer geringer werdenden Widerstandsfähigkeit, wie auch infolge immer mehr nachlassender Herzkraft einstellen. Die schlechten Zirkulationsverhältnisse bilden oft den Boden für hypostatische Pneumonien.

Demgegenüber werden nicht selten *bei den konfluierenden metastatischen Lungenherden* lobäre Pneumonien vorgetäuscht. Die Beschaffenheit des Sputums, der Nachweis derselben Erreger, die auch aus dem Blut gezüchtet werden, oder die im Primärherd (z. B. bei Otitis) vorhanden sind, läßt die Besonderheit der Lungenerkrankung erkennen.

Andererseits weist oft erst ein plötzlich auftretender Lungenherd darauf hin, daß eine scheinbar harmlose lokale infektiöse Erkrankung, z. B. eine Otitis, eine Angina, eine Blinddarmentzündung, Verbindung mit dem Gefäßsystem hat und demgemäß als Sepsisherd zu erachten ist.

Prognose und Diagnose leiten sich auf diese Weise nicht selten aus einer Lungenerkrankung erst ab, ebenso wie eine festgestellte Erregerart oder ein besonders gelagerter Sepsisherd bestimmte Lungenkomplikationen erwarten läßt.

Die Nieren beteiligen sich, wie wir schon näher ausgeführt haben, in verschiedener Weise an den allgemeinen Infektionserscheinungen.

1. In *Form der diffusen Glomerulonephritis:* Besonders unter der Einwirkung von hämolysierenden Streptokokken, auch bei der Endocarditis lenta, kann es zu den mannigfachen Symptomen der diffusen Nephritis kommen.

Die *interstitielle Herdnephritis* mit ihren kleinzelligen Infiltrationen geht symptomatisch nicht selten im allgemeinen Krankheitsbild unter, wie nachfolgende Krankengeschichte zeigt.

Hohes, kontinuierliches Fieber, im Blut je Kubikzentimeter 7 Streptokokkenkolonien. Schon 2 Tage nach der Erkrankung merkwürdig urinöser Geruch, völliger Appetitmangel, bei Nahrungszufuhr Erbrechen. In den nächsten Tagen lethargischer typhusähnlicher Zustand, der hie und da von blitzartigen Zuckungen in allen möglichen Muskelgruppen unterbrochen war. Eklamptische Zustände fehlten aber. Urinverhaltung vom 3. Tage der Erkrankung ab. Harn wurde nur mit dem Katheter entleert, und zwar je Tag je 75, 40, 75, 35, 20 cm^3. Am letzten Tag fand sich nur zellreiche gelbgraue Flüssigkeit von wenigen Kubikzentimetern in der Blase vor. Aus ihr konnten Streptokokken nicht gezüchtet werden. Der Blutdruck war die ganze Zeit über nicht erhöht, an den einzelnen Tagen betrug er 120, 105, 75, 85, 95, 75 mm Hg im Maximum.

Der Rest-N-Gehalt war gesteigert auf 185, 285, 390, 320, 296 mg-%. — Indican und Xanthoprotein waren stark positiv (Calcium wurde nicht untersucht). Das Sediment enthielt durchweg reichlich Leukocyten, spärliche Erythrocyten, fast keine Cylinder.

Die Obduktion bestätigte unseren Befund der puerperalen lymphangitischen Sepsis (ohne Metastasen) und stellte eine stark ödematös geschwollene Niere fest. Im Interstitium waren sehr dichte lymphocytäre Zellanhäufungen rings von hyperämischen Zonen umgeben.

In solchen Fällen müßte man, wenn dies nicht der schwere septische Zustand von vornherein ausschließt, eine Nierendekapsulation in Erwägung ziehen.

Jede *Blutbeimengung* im Urin muß zur Klärung des Prozesses führen. Bei Fehlen von Hypertonie und Ödem muß an eine LÖHLEINsche *Herdnephritis* gedacht werden.

Stärkere Blutung kommt bei ausgedehnter *Infarzierung* im Stadium embolicum der Endocarditis lenta vor.

Wir haben schon an anderer Stelle erwähnt, daß eine *regelrechte Metastasierung der Gasbacillen* in der Niere stattfinden kann. Zusammen mit der Ansiedlung von Blutfarbstoffschlacken kann es in solchen Fällen zur Anämie und Urämie kommen. Gasbacillen neben den oben geschilderten Blutfarbstoffderivaten finden sich dann im Urin vor. Erstaunlich ist dabei die Euphorie, die solche Patienten bis zum Ende kaum verläßt. Während die Harnflut immer mehr abnimmt, steigt die Kurve des Reststickstoffs zu immer höheren Werten an, und wir sehen, wie die Patienten im gleichen Maße immer mehr verfallen. Es tritt allmählich ein präkomatöser, mehr somnolenter Zustand ein, wobei die Patienten in einen Schlaf versinken, aus dem sie nur nach Aufrütteln zu erwecken sind, dann allerdings geben sie, ähnlich wie Typhuspatienten, meist vollkommen klare Antworten.

Auffällig war bei unseren Fällen, daß der Blutdruck mit dem Ansteigen der urämischen Erscheinungen nicht höher ging, sondern sogar abfiel. Wir möchten diese Eigentümlichkeit dadurch erklären, daß hier eben nicht nur eine rein mechanische, sondern auch eine schwere toxische Schädigung vorliegt, d. h. daß mehrere Faktoren hier zusammentreffen: Die durch die Blutzerstörung bedingte Anämie und die daraus sich ableitende schlechte Sauerstoffversorgung des gesamten Organismus, die natürlich auch den Herzmuskel treffen muß, so daß Insuffizienzerscheinungen auftreten müssen; weiterhin die Toxine, die ein Versagen des gesamten vasomotorischen Systems und dadurch einen Kollaps des Gefäßsystems zur Folge haben. Erstaunlicherweise sahen wir eine solche hämatogene Nephritis in einzelnen Fällen der Ausheilung noch zugänglich, als die Zufuhr von Keimen zur Niere aufhörte.

Daß auch schon das einmalige Ereignis einer Bakterienembolie in der Niere (z. B. nach Furunkel) zur Ausbildung eines *paranephritischen Abscesses* führen kann, ist entsprechend zu würdigen.

Im Gefolge einer chronischen, mit zahlreichen Eitermetastasen verlaufenden Sepsis können *Nephrosen* (meist mit Amyloid) auftreten; auch Lipoidnephrosen kommen mitunter vor. Letztere sind insbesondere bei länger dauernden Pneumokokkeninfektionen beobachtet worden.

Wir sehen also, daß bei der Sepsis vom leichtesten Grad der Nierenstörungen (*febrile Albuminurie*) bis zur schwersten Niereninsuffizienz jede Möglichkeit besteht.

Während wir bei der thrombophlebitischen Sepsis durch den Streptococcus putrificus die Nieren bei der Sektion fast jedesmal frei von Veränderungen finden und wir den Erreger intravital aus dem Urin kaum züchten können, gelingt der Nachweis des Streptococcus viridans bei der Endocarditis lenta im Harn oft leichter als im Blut. Hervorgehoben muß auch die diagnostische Bedeutung des Nachweises von *Pyocyaneus* im Urin werden. E. Fraenkel hat besonders betont, daß durch diesen Erreger gelegentlich eine hämatogen entstandene Pyocyaneus-Erkrankung der Niere erfogen kann. Sie gibt bei Säuglingen eine absolut infauste Prognose.

Differentialdiagnose.

In den Fällen, wo gehäufte Schüttelfröste auftreten, ist natürlich in erster Linie an Malaria zu denken und eine eingehende Untersuchung des Blutausstriches vorzunehmen

Daß es nicht unwichtig ist, dies in unseren malariafreien Gegenden zu betonen, bestätigen mir 2 Fälle, bei denen grundlos eine doppelseitige Jugularis-Venenunterbindung wegen vermeintlicher postanginöser Sepsis vorgenommen wurde. Eine Chininkur heilte die Fälle, als nach der Operation die Schüttelfröste weiter aufgetreten waren und nun nachträglich durch die Blutuntersuchung im Krankenhaus die Malaria festgestellt wurde.

Neben Typhus und Paratyphus abdominalis, grippösen Erkrankungen, Miliartuberkulose, Agranulocytose, akuter Leukämie, Panmyelophthise, Lymphogranulom und vielen anderen generalisierten lokalen Erkrankungen, neben Cholecystitis acuta, Cystopyelitis acuta u a., müssen natürlich auch tropische Krankheiten differentiald agnostisch in Erwägung gezogen werden. Oft klären Hauterscheinungen und die von S. 1054 ab geschilderten Symptome die Art der Erkrankung. Die schnellste Klärung schafft natürlich eine positive Blutkultur. Man wird aus dem Blutbefund (s. S. 1048 ff.) auf eine gewisse Zielrichtung verwiesen und wird, vor allem nach Vervollständigung der Anamnese, oft schnell den Sitz des Sepsisherdes auffinden. Natürlich wird auch der Befund bestimmter Bakterien in den Ausscheidungen (Urin, Sputum, Stuhl) für die Differentialdiagnose verwertbar sein. Im Anfang septischer Erkrankungen ist dies besonders wichtig. Typhusbacillen im Blut oder Stuhl z. B. lassen die fieberhafte Erkrankung sofort im rechten Licht erscheinen.

Schwierigkeiten machen besonders gewisse Geschwulsterkrankungen, bei denen bakteriologische Untersuchungen im Stiche ließen. Man denkt hier z. B. an die rezidivierenden Fiebererhöhungen beim Grawitzschen Tumor. Aber auch bei den blanden Beckenvenen- oder Femoralisthrombosen kommt es so gut wie bei jeder Lungenembolie, oft sogar unter dem Auftakt eines Schüttelfrostes, zu wellenförmigen Fieberbewegungen. Resorptionsvorgänge in der Lunge lösen vermutlich solche Temperatursteigerungen aus.

Es ist natürlich nicht immer der Gewebszerfall für die Ätiologie der Fieberbewegungen anzuschuldigen, wenngleich man eher erwarten sollte, daß durch die Einschwemmung von artfremden Gewebsteilen viel häufiger Reaktionen von seiten des Temperaturmechanismus sich zeigen würden. Findet sich ein sepsisartiger Zustand bei Carcinomen, so kann das seine Ursache haben in einem tatsächlichen, vom ulcerierenden Carcinom ausgehenden Infektionsherd, der ganz im Sinne eines Sepsisherdes auf das Gefäßsystem übergreift. Solche Fälle konnten beobachtet werden als Pylephlebitis septica mit anaeroben Keimen bei Neoplasmen im Rectum bzw. Sigmoidgebiet.

Ein eigenartiger Fieberzustand konnte von uns beobachtet werden bei einer Phlebitis carcinomatosa, und zwar einmal im Nieren-Venengebiet und das andere Mal im Gebiet der Magenvenen. Wegen des Fehlens von Keimen im Blut muß angenommen werden, daß hier die carcinomatösen Wucherungen an und für sich schon den Fieberzustand hervorgerufen haben. Auch nach dem pathologisch-anatomischen Befund scheint diese Vermutung richtig.

An der Hand einiger Fälle konnte auch bei *Pankreascarcinomen* ein Fieberzustand beschrieben werden, der sich aus multipler Thrombosierung in allen möglichen Gefäßgebieten erklären ließ. Wenngleich anzunehmen ist, daß bei Carcinomen im allgemeinen die Thrombosierungsmöglichkeit erleichtert wird, so

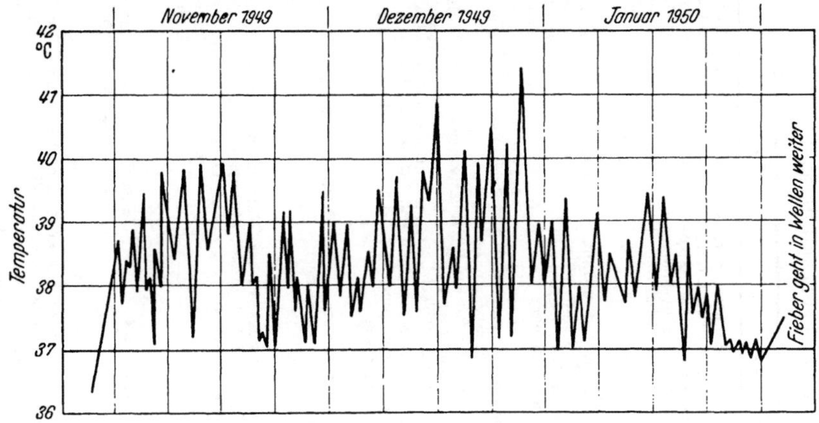

Abb. 22. Ausschnitt aus einer Fieberkurve von Lupus erythematodes, die sich nahezu 2 Jahre hinzog. (Kurve von F. VALENTIN-München zur Verfügung gestellt.)

ist doch bemerkenswert, daß gerade beim schleichend verlaufenden Pankreascarcinom in unseren Fällen mehrmals die multiple Thrombosierung mit Fiebererhebungen beobachtet wurde.

Differentialdiagnostische Schwierigkeiten gab uns ein Fall von *Lupus erythematodes*. Diese Erkrankung mit ihren schubweisen Remissionen und Kollapsen, remittierenden und septischen Temperaturen, Gelenkschmerzen und Beschwerden fast aller innerer Organe, den Entzündungserscheinungen an der Pleura, am Perikard und Peritoneum, der Leber- und Milzschwellung, den Augensymptomen, der Albuminurie und Mikrohämaturie und schließlich mit dem keineswegs immer typischen Exanthem könnte leicht auch an eine septische Erkrankung denken lassen.

Wir haben auf Grund des pathologisch-anatomischen wie auch des klinischen Bildes versucht,

1. den Sepsisherd in seinen verschiedenen Formen und Lagen darzustellen,
2. die pathologisch-anatomischen Auswirkungen an den verschiedenen Organen, wie sie sich teils unter mikroembolischer oder makroembolischer Einwirkung vollziehen, klarzulegen.

Qualität und Quantität der Prozesse geben ein verschiedenartiges, buntes Bild. Trotzdem läßt sich daraus vieles entwirren, so daß es wohl möglich ist, eine klare Übersicht zu bekommen, wenn man *die Pathogenese vom Sepsisherd aus* verfolgt. Eine solche Systematik der septischen Erkrankungen wird in den nachfolgenden Tabellen aufgestellt.

Differentialdiagnostische Übersicht über die hauptsächlichsten Sepsisformen.

I. Sepsisfälle, ausgehend von Hohlorganen („Eitersäcke"), die unter mechanischer (Druck-) Einwirkung stehen („intracanaliculäre Sepsisform", SCHOTTMÜLLER-BINGOLD).

Ausgangspunkt	Erreger	Verlauf und Dauer	Fieber, Bakteriämie	Metastasen	Komplikationen und Anmerkungen
1. Uterushöhle: Endometrium. In der Literatur finden sich diese Fälle oft unter dem Namen Saprämie, als fieberhafter oder septischer inkompletter Abort	Im allgemeinen wie bei Thrombophlebitis puerperalis septica, also vor allem auch Anaerobier (Gasbacillen, anaerobe Streptokokken), neben den banalen Eitererregern	Meist nur einige Tage Dauer, d. h. nur solange die Uterushöhle noch unentleert und infiziert ist. Danach oft schlagartige Heilung, spontan oder nach Ausräumung	Fieber und Schüttelfröste unter Weheneinwirkung oder durch die Ausräumung (dabei dann Bakteriämie besonders leicht nachweisbar!)	Selten und vereinzelt	Milz meist vergrößert. Bei Gasbacilleninfektion gelegentlich schwere Blutzerstörung, die weicht, sobald der Uterus entleert ist, aber mitunter nach Ausheilung noch Tod infolge sekundären Versagens der Nieren. — Einfachste Sepsisform, die demonstrativ das Symptombild der „Sepsis" darbietet
2. Gallenwege: A. Cholangitis septica acuta, mit und ohne Cholecystitis	Bact. coli, Typhus, Paratyphus, Pneumokokken, seltener Anaerobier (Gasbacillen!)	Akut	Oft Schüttelfrost, Kontinua. Keime im Blut nur unter günstiger Voraussetzung nachweisbar	Relativ selten	Symptome der Leber und Gallenblase nicht immer ausgesprochen. Meist Leber- und Milzvergrößerung, Schmerzen und Ikterus. Auch der akute cholecystitische Anfall geht initial mit Schüttelfrost und Bakteriämie einher!
B. Cholangitis septica chronica a) rezidivierende Form	Bact. coli, selten Pneumokokken, Streptokokken oder Staphylokokken	Chronisch nicht selten mit mehrtägigen fieberfreien Intervallen	Remissionen mit subfebrilen und höheren Temperaturen, zuweilen Schüttelfröste. Im Blut Keime nur unter günstigen Umständen nachweisbar.	Relativ selten	Bac. coli wichtig für die Diagnose: manchmal ausgedehnter Gesichtsherpes!
b) Cholangitis lenta (Schottmüller). Sonderform der rezidiv. septischen Cholangitis	Streptococcus viridans Enterokokken	Schleichender Beginn und Verlauf	Wie bei a). Unter günstigen Umständen Keime im Blut nachweisbar	Relativ selten, aber mitunter Abscesse! Am unteren Leberpol, Krebsmetastasen vortäuschend	Verlauf oft ohne sichere Zeichen der Gallengangsinfektion. Ikterus wechselnd! Milz-Leberschwellung, Ascites. In einzelnen Fällen Aneurysma d. a. hepatica. Heilung der septischen Cholangitiden wohl nur durch Gallengangsdrainage. Lebercirrhose
3. Sepsis nephrogena (Pyonephrose)	Bacterium coli, Typhus, Paratyphus, Proteus, Streptokokken usw.	Akut und subchronisch	Schüttelfröste, intermittierendes Fieber	Nicht sehr häufig	Diagnose nach dem Urinbefund zu stellen! Auch eine Pyelitis geht mit initialem Schüttelfrost und meist nur einmaliger Bakteriämie einher
4. Osteomyelitis: Bevorzugter Ausgangspunkt: lange Röhrenknochen (Metaphys.)	Meist Staphylokokken, seltener Pneumokokken und Streptokokken, Anaerobier fast nie	a) Akut oder b) chronisch schleichend	a) intermittierendes Fieber, zu Beginn Schüttelfrost, b) uncharakteristisch	Metastasen durch Staphylokokken in den verschiedensten Organen	Bei akuter Osteomyelitis oft Knochenschmerzen. Weichteildecken darüber oft mitbeteiligt. Bei der chronischen Form schleichendes, verwaschenes Krankheitsbild. Verwechslung mit malignen Tumoren möglich. Metastasen oft nach Monaten noch auftretend
5. Gelenkhöhlen unter Druck (selten)	Meist Aerobier	Meist chronisch	Wie bei 4.	Je nach der Natur des Erregers	Das Knochenmark ist stets Ablagerungsstätte bei Bakteriämien, trotzdem relativ selten Osteomyelitis! (s. Teil I)
6. Nebenhöhlen: „Meningokokkensepsis" nach Zahn- und Nebenhöhleninfektionen beobachtet Oberkiefer, Stirn-Keilbeinhöhle, Siebbeinzellen)	Meningokokken, schwer fernab vom Krankenbett züchtbar, daher oft als „kryptogenetische" Sepsis gehend	Im chronischen, meist symptomarmen Krankheitsbild Kopfschmerzen und zeitweise aufschießendes Exanthem, Gelenkschmerzen	Monatelang nicht zu hohes Fieber mit oft täglichen milden Frösten, bei merkwürdig wenig gestörtem Allgemeinbefinden	Roseolen bei Meningokokkensepsis von denen vom Fleckt yphus oft kaum unterscheidbar; schubartig auftretend	Die Meningokokkensepsis braucht *nicht* mit Meningitis verlaufen, oft gesellt sie sich aber im Verlauf hinzu. Heilung spontan möglich. Mit Sulfonamiden meist prompte Wirkung. Ebenso mit Penicillin. Auch die epidemische „lokalisierte" Meningitis kann mit (spärlicher) Bakteriämie anfangs einhergehen!

7. *Nasenhöhle:* Nasenseptum oder Muscheln	Staphylokokken, Meningokokken, Streptokokken	Ausbreitung intracanaliculär, lymphogen-hämatogen oder hämatogen (GRAEFF). Bedeutung der Fortleitung über die Lymphscheiden der Olfactoriumfasern auf die Meninx (JAKOBSGAARD)	Besonders bei Kindern mit und ohne Meningitis, manchmal nur mit mäßigem oder hohem intermittierendem Fieber verlaufend	Nicht sehr häufig	
8. *Otogen*	Staphylokokken, Streptokokken, Pyocyaneus, Meningokokken u. a.; Anaerobier	Anamnese oft nicht sicher verwertbar!	Intermittierendes Fieber, nur zuweilen Bakteriämie nachweisbar	Desgl.	Otitis bleibt selten lokalisiert, häufiger ist die Thrombophlebitis im Sinusgebiet
9. ***Zähne*** mit osteomyelitischen Knochenherden, hier handelt es sich um Eiterretention. Nicht mit fokaler Infektion zu verwechseln, s. GRAEFF, „Alomorphose" S. 958	Meist Staphylokokken, Streptokokken, seltener Meningokokken	Meist mit intermittierendem Fieber verlaufend. Bakteriämien wechselnd	Oft nur in einzelnen Schüben nach Eingriffen.	Bei Staphylokokken-Infektion oft zahlreiche Metastasen (Früh- und Spätmetastasen)	Blut *während* Zahnextraktionen entnommen läßt mitunter Bakteriämie (mit und ohne Fieber) erkennen

II. Thrombophlebitis septica.

Ausgangspunkt	Erreger	Dauer und Verlauf	Temperatur	Bakteriämie	Metastasen in der Haut	Metastasen in den Gelenken und Weichteilen	Metastasen in der Lunge	Metastasen in der Niere	Metastasen in Gehirn und Hirnhäuten	Komplikationen und Besonderheiten
1. *Puerperaler Uterus.* Thrombophlebitis der Vena uterina, ovarica, hypogastrica, spermatica, sogar bis in die Vena cava inferior. Über die Vena iliaca communis; retrograd oft blande sekundäre Thrombosis der Vena femoralis	a) Streptococcus pyogenes, sive erysipelatosus haemolyticus	Akut, öfter subchronisch, seltener chronisch	Intermittierend, häufige Schüttelfröste, Kontinua bei Endophlebitis auf weitere Strecken	Zu Beginn der Schüttelfröste nachweisbar; bei Kontinua meist dauernde Bakteriämie mit wechselnder, meist nicht zu großer Anzahl von Keimen	Selten in so großer Menge wie bei Endocarditis septica. Sie treten aber wie bei dieser in mannigfaltigen Formen auf	Flüchtige, seröse Ergüsse, Vereiterung nicht konstant. Abgelagert im Gewebe kommen Metastasen oft nach Wochen und Monaten noch zur Vereiterung	Zahlreiche Infarkte, manchmal Abscesse. Spontanrückbildung nicht ausgeschlossen	Embolisch abscedierende Herdnephritis; mitunter interstitielle Herdnephritis. Diffuse Glomerulonephritis ebenfalls zu beobachten	Psychische Störungen oft bei negativem bakteriologischem Liquorbefund. Mikroembolien in den Meningen wohl immer vorhanden, aber selten hervortretend	Blutungen der Haut, der Schleimhaut, der Augen (ROTHsche Flecken). — *Oft Bilirubin-Ikterus* (direkte Probe positiv). — Anämie je nach Krankheitsdauer und Blutverlusten. — Meist Leukocytose und Linksverschiebung. Milzschwellung nicht gesetzmäßig. — Trotz der hämolysierenden Eigenschaft der Streptokokken so gut wie nie intravasale Hämolyse. — Hämorrhagische Diathese selten. Dies gilt auch für die Streptokokken-Endokarditis und Lymphangitis!

II. Thrombophlebitis septica (Fortsetzung).

Ausgangspunkt	Erreger	Dauer und Verlauf	Temperatur	Bakteriämie	Metastasen in der Haut	Metastasen in den Gelenken und Weichteilen	Metastasen in der Lunge	Metastasen in der Niere	Metastasen in Gehirn und Hirnhäuten	Komplikationen und Besonderheiten
Desgl.	b) Hämolytische und anhämolytische *Staphylokokken*	Akut, aber gelegentlich sich auch über Monate hinziehend	Wie bei a)	Wie bei a)	Metastasen noch häufiger als bei a). Größere Vereiterungsgefahr (oft noch nach Jahren!) Blutungen und Eiterherde in allen Größen	Überall wo Druckschmerz Verdacht auf Eiterherde! Spontane Rückbildungen selten. Chirurgischer Eingriff stets indiziert	Lungenabscesse jeglichen Umfanges	Staphylokokken im Urin! Diffuse Abscesse in der Niere; oft größere paranephritisch	Meningitis häufig relativ große Abscesse im Gehirn. Panophthalmie	Allgemein wie oben Ikterus selten. Wie bei a) Gefahr der sekundären Endocarditis septica in etwa 3—5%!
Desgl.	c) Anaerobier, Streptococcus putrificus (Schottmüller). Gelegentlich mit Bacillus symbiophiles (kleines influenzaartiges anaerobes Stäbchen) vergesellschaftet. Typischer Erreger der Thrombophleb. septica	Fast immer chronisch, selten subchronisch	Die Schüttelfröste zeigen meist bakterielle Embolien an	Anaerobenkulturmethoden nötig zum Nachweis! Gasbildung und fauliger Geruch in der Kultur. Züchtung leicht in hoher Traubenzucker-Agarschicht	Selten	Nur in durch Druck, langes Liegen dekubitalgeschädigten Stellen	Konstant nur in der Lunge, führen hier zu Absceß- und Gangränherden größeren und kleineren Umfanges	Keime treten fast nur einzeln in den Urin über	Oft erstaunliche Euphorie. Meningitis kommt fast nie bei puerperaler Sepsis vor, dagegen nach Otitis	Oft starker Ikterus. Blutungen in der Haut. Manchmal bedeutende Anämie (ohne Blutauflösung). Fötides Sputum läßt oft auf Thrombophlebitis durch anaerobe Streptokokken schließen. Früher wesentlich häufiger auftretend
Desgl.	d) Anaerober Staphylococcus (selten)	Desgl.	Desgl.	Desgl.	Ebenso wie bei c)		Aber in der Lunge trotzdem Embolieherde, Abscesse und Gangränherde seltener			
Desgl.	e) Bact. coli *sehr selten* als Erreger von Monoinfektionen. Meist bei gemischter Infektion beteiligt				Ausgedehnter Herpes oft Coliinfektion vermuten lassend!					
Desgl.	f) Andere aerobe und anaerobe Erreger in seltenen Ausnahmefällen	Bei der puerperalen Sepsis treten erfahrungsgemäß nur die pathogenen Erreger in die Blutbahn über! Die apathogenen Keime der infizierten Uterushöhle scheinen jenseits der Blutbarriere zu bleiben. Blutkultur daher um so wichtiger!								

2. Otogene Sepsis. Sinusinfektion oft in weiterer Ausdehnung (meist nach Knocheneinschmelzung, besonders nach dem Sinus sigmoideus, abwärts nach Vena jugularis, aufwärts zum Sinus confluens usw.	Streptococcus pyogenes; Streptococcus mucos.; Staphylokokken Pneumobacillus (Friedländer); Bac. pyocyaneus; Anaerobier (meist anaerobe Streptokokken, Bac. funduliformis Gasödembacillen); Pilzarten beobachtet	Subchronisch, seltener ganz akut	Wie bei 1. häufige Schüttelfröste *Anmerkung:* Auch eine gewöhnliche (nicht septische) Otitis media durch hämatogene Streptokokken kann hohes, zackiges Fieber ohne Bakteriämie aufweisen. Spontanheilung ohne Sinusunterbindung!	Wie bei a	Metastasen gewöhnlich in kleinerer Zahl, je nach der Natur des Erregers wie bei puerperaler Sepsis. **Hauptsächlich Lungenmetastasen**	Meningitis infolge metastatischer oder perisinusitischer Prozesse, Hirnabscesse	Bulbusthrombose, Stauungspapille, Exophthalmus, Strabismus. Symptome in den Ohren nicht immer deutlich ausgeprägt. Öfter meningitische oder Lungensymptome im Vordergrund
3. Thrombophlebitis im Facialisgebiet nach Gesichtsfurunkulose, nach Lippen- und Nackenfurunkeln (Sinus transversus)	Staphylokokken, Streptococcus haemolyticus, Pneumokokken (anaerobe Streptokokken seltener!)	Desgl.	Wie bei 1.	Wie bei 1c.	Im allgemeinen wie bei 2.		Retrobulbäre Abscesse
4. Sepsis post anginam. Tonsillitis. Von der Vena tonsillaris, pharyngea ascendens, Vena palatina zu den Jugularvenen übergreifend, manchmal Venengebiete überspringend	Staphylokokken, Streptokokken, hauptsächlich auch anaerobe Streptokokken, Bacillus funduliformis	Desgl.	Desgl.	Desgl.	Im allgemeinen wie bei 2. Oft tritt längere Zeit nach Angina eine Gelenk- oder Weichteileiterung auf als Zeichen einer mit vereinzelten Bakteriämien vorausgegangenen Angina! (s. III. 2)		Thrombophlebitis post anginam viel häufiger als früher angenommen. Angina oft larviert. Cave Schüttelfröste nach Angina! Veneninfektion gelegentlich durch lymphogene Infektion vermittelt
5a. Pylephlebitis nach Appendicitis, Darminfektion (gelegentlich aus dem Hämorrhoidalgebiet), seltener nach Milzinfektion (= Infarkt), Ulcus ventriculi, Diverticulitis, Rectumcarcinom, Sigmoiditis, Cholangitis (also aus dem Venenzufluß der Vena portae)	Erreger der Grundkrankheit: pathogene Darmbakterien wie anaerobe Streptokokken. Bact. coli, Enterokokken, Gasödembacillen, Aktinomyces, Buday-Bacillen und andere. Fast immer Mischinfektionen	Auch über viele Wochen hinziehend	Besonders häufige Schüttelfröste	Übertritt der Keime gehemmt, in der Leber abfiltriert und abgetötet	Metastasen (vom Pfortadersystem aus, sonst seltener als bei anderen Phlebitiden). Wenn vorhanden, dann der Eigenart der Erreger entsprechend, manchmal putride Leberabscesse Übergreifen auf Vena hepatica möglich Bei Pylephlebitis wurde die größte Zahl von Schüttelfrösten beobachtet. — Anamnese gelegentlich verwirrend. Appendicitis vorher oft larviert verlaufend (zurückgeschlagene Appendix ohne peritoneale Reizsymptome).		Milztumor oft beträchtlich. Ascites selten und erst gegen Ende auftretend. Leberabscesse auch infolge Periphlebitis. Bilirubinikterus oft, aber nicht konstant. Anfangsinfektion nicht selten maskiert. *Hohe Leukocytose* bei Leberabsceß. Mitunter sekundäre Hepatophlebitis (als sekundärer Sepsisherd)
5b. Phlebitis der Vena hepatica	Bacillus Buday (funduliformis sive symbiophiles), Bac. Friedlander.	Desgl.	Desgl.		Metastasen im Lungenkreislauf, gelegentlich sekundäre Lungenveneninfektion		

II. Thrombophlebitis septica (Fortsetzung).

Ausgangspunkt	Erreger	Dauer und Verlauf	Temperatur	Bakteriämie	Metastasen in der Haut	Metastasen in den Gelenken und Weichteilen	Metastasen in der Lunge	Metastasen in der Niere	Metastasen in Gehirn und Hirnhäuten	Komplikationen und Besonderheiten
6. *Thrombophlebitis in einer Lungenvene.* Fast stets sekundäre Infektion nach Lungenabscessen, tuberkulösen Zerfallsherden, infizierten Infarkten. Primär nach Pneumonie wohl sehr selten	Erreger der Grundkrankheit: wie bei II, 1 a	Wie bei 1	Wie bei 1	Wie bei 1		Zufluß zum großen Kreislauf!				Symptome oft in der Grundkrankheit untergehend. Therapeutische Beeinflussung kaum möglich
7. *Nach Prostatainfektion.* Infektion des Plexus prostaticus auch nach Katheterisierung, Cystoskopieren usw.	Vorwiegend Staphylokokken	Wie oben	Schüttelfröste	Wie oben		Im kleinen Kreislauf				Das sog. Katheterfieber ist nicht ganz selten durch eine sekundäre Veneninfektion nach der unter Druck stehenden Urethritis hervorgerufen, wie Embolien in der Lunge zeigen können, meist aber als kanalikulärer Infekt aufzufassen.
8. *Periphere infizierte Venenentzündungen* in den Extremitäten (auch gelegentlich nach intravenösen Injektionen in der Vena cubitalis beobachtet!)	Staphylokokken, Streptokokken		Wie bei 7	Je nach Ausdehnung			Lungeninfarkte mit Vereiterungen			
9. *Nabelveneninfektion der Neugeborenen.*										
a) Zufluß zur Leber durch die Nabelvene	Staphylokokken, gelegentlich Mischinfektionen mit Pyocyaneus					Leberabscesse				
b) Zufluß durch den Ductus venosus Arantii in die Vena cava inferior, ins rechte Herz und zur rechten Kammer bzw. zur Lunge						Lungenabscesse				
						Metastasen in großen Kreislauf				

c) Zufluß durch das Foramen ovale zum arteriellen Kreislauf d) Zufluß durch den Ductus Botalli zum arteriellen Kreislauf	Bei Pyocyaneus-Infektion gangräneszierende Metastasen in der Haut!

III. Lymphangitische Sepsis.

Ausgangspunkt	Erreger	Verlauf und Dauer	Temperatur	Bakteriämie	Metastasen in der Haut	Metastasen in den Gelenken	Metastasen in den Harnwegen	Komplikationen und Anmerkungen
1. a) Parametrale Lymphganginfektion. „Erysipel des Parametriums". (Regionale Zugehörigkeit der uterinen Lymphgefäße: s. S. 1110)	a) Streptococcus pyogenes haemolyticus (fast ausschließlich), Pneumokokken beobachtet	8—10 Tage dauernd, zu Rezidiven neigend. Gelegentlich foudroyanter Verlauf. Über 50% Spontanheilung	Der Erysipel- oder Pneumoniekurve ähnlich. Beginn häufig mit Schüttelfrost	Die Menge der Keime wechselt, aber es finden sich immer, zumindestens vereinzelt, Streptokokken im Blut	Manchmal Blutungen. Seltener Roseolen oder Pusteln	Flüchtige, polyartikuläre Schwellungen, mitunter zu Spätvereiterungen führend	Im Urin ist der Erreger selten nachweisbar	Übergänge vom einfachen parametralen Ödem bis zur Phlegmone. Rezidiv oft auf der anderen Seite; parametrale Abscesse! Diagnose auf Grund des Palpationsbefundes und des *Nachweises von Streptokokken im Cervicalsekret!* Milzschwellung; Gefahr der diffusen Peritonitis. Blutbild nicht typisch
					Die Metastasen sind gewöhnlich nicht sehr zahlreich			
b) Puerperale Gasbacillensepsis	Gasbacillus (E. Fraenkel)	Einige Tage (foudroyanter Verlauf). Prognose infaust	Kontinua gewöhnlich nicht hoch	Dauerbakteriämie, meist sehr leicht nachweisbar	Nicht häufig. In Ausnahmefällen Gasbrandmetastasen an geschädigten Körperstellen. Infektion oft in der Uterusmuskulatur Pyometra. „Uterusgasbrand"		Im Urin Gasbacillen immer nachweisbar. Hämaturie, Methämoglobinurie. Ablagerung der Gasbacillen in den Nierenkanälchen	Die Gasbacilleninfektion hat als hervorstechendes Symptom einen hämatogenen, *hämolytischen Ikterus* zur Folge: Serum enthält Hämatin, Methämoglobin und Bilirubin, neben gelöstem Hämoglobin Leukocytose-Anämie. Färbeindex erhöht. Milz selten vergrößert (vgl. II, 1). Tod oft durch Anurie, Urämie (Verstopfung der Harnkanälchen durch Bakterien und Blutschollen). Krankheitsbild oft verkannt Verwechslung mit Vergiftungen
2. Post anginam (z. B. post scarlatinam) oft zu Mundbodenphlegmone (Angina Ludowici) führend. Wege: Im Spatium pharyngeum zu tiefen Halsdrüsen; abwärts zum Mediastinum, aufwärts zum Endokranium	Hämolytische Streptokokken (seltener Pneumokokken)	Manchmal sehr kurze Zeit	Kontinua	Dauerbakteriämie mit nicht zu zahlreichen Keimen	Nicht sehr zahlreich (oft sekundär zu Endocarditis ulcerosa führend, sekundärer Sepsisherd)		Streptokokken nicht immer im Urin nachweisbar	Ätiologie meist durch Anamnese feststellbar. Auch die gewöhnliche Angina führt selten zur Bakteriämie. Einzelne oder mehrere metastastische Späteiterherde (Gelenke!) nicht ungewöhnlich. Endocarditis septica das weitere Krankheitsbild bestimmend: Sekundärer Sepsisherd

III. Lymphangitische Sepsis (Fortsetzung).

Ausgangspunkt	Erreger	Verlauf und Dauer	Temperatur	Bakteriämie	Metastasen	Komplikationen und Anmerkungen
3. Von Weichteilen ausgehende Sepsis: a) akute septische Sehnenscheiden- bzw. Bindegewebsphlegmone	Hämolytische Streptokokken (seltener Pneumokokken, Milzbrand o. ä.)	Meist foudroyant	Kontinua	Dauerbakteriämie	Metastasen in den allerverschiedensten Organen möglich	Von lokalen Prozessen hauptsächlich durch die Bakteriämie sich unterscheidend. Oft geht die Bakteriämie nur noch von vereiternden Achsellymphdrüsen aus.
b) Gasbrand der Muskulatur und der Lymphwege	Gasbacillus (E. FRAENKEL) (Bacillus phlegmonis emphysematosae), unbeweglich	Meist foudroyant	Nicht typisch	Gasbacillen meist nachweisbar	Nur an geschädigten Körperstellen, von inneren Organen: Lungengasbrand umstritten. Gallenblasengasbacilleninfektion anerkannt	Selten stärkere Milzschwellung. Trotz Gasbacillenbakteriämie: hämolytische Prozesse, wie etwa bei puerperaler Infektion, wenn überhaupt vorkommend, dann *sehr selten* (im Gegensatz zu 1 b)
c) Malignes Ödem, b und c oft als „Gasödem“ kombiniert	Ödem- und Rauschbrandbacillen, beweglich, begeißelt (s. Tabelle ZEISSLER)	Meist foudroyant	Nicht typisch	Erreger meist in der Kultur nachweisbar	Nur an geschädigten Körperstellen, wohl kaum an inneren Organen	Schwere hämolytische Vorgänge und Ikterus bisher nicht mit Bestimmtheit beobachtet Vereinzelte Fälle von Gasbacillensepsis mit massiger Bakteriämie ohne Gasödem beschrieben. Stets tödlicher Ausgang!

Auch die Miliartuberkulose ist eine Sonderform der lymphangitischen Sepsis (Einbruch in den Ductus thoracicus!), wahrscheinlich auch die Typhobacillose (LANDOUZY).

Anhang: Cyclische Infektionen mit Bakteriämie (nur im Empfängnisstadium) (HÖRING).
Zu ihnen gehörten in gewissem Sinne auch das Erysipel und die parametrale lymphogene Streptokokkensepsis (s. II, 1 a)

Ausgangspunkt	Erreger	Verlauf und Dauer	Temperatur	Bakteriämie	Metastasen	Komplikationen und Anmerkungen
4. Pneumonie. Eintritt: Bronchialschleimhaut, Hilusdrüsen (Sepsisherd, von hier aus Zustrom zum Blut, Streuung ins Lungengewebe). Infiltrative lobäre Infektion	Pneumokokken, Friedländer-Bacillus, hämolytische Streptokokken, Milzbrand-, Pestbacillus, Papageienkrankheitserreger?	Typisch bis zum Unempfänglichkeitsstadium. Dieses nicht selten unterbrochen (Rezidivgefahr)	Kontinua zeitlich begrenzt. Kritischer oder lytischer Abfall	Meist nur initial	In *Meningen* — Haut — Hoden — große Drüsen — Gelenke (Vereiterung nicht selten). Endokarditis „sekundärer bedeutungsvoller Sepsisherd“	Pneumokokkenmeningitis zum erstenmal durch Penicillin und Supronal in einzelnen Fällen beeinflußbar. Pneumokokkenendokarditis noch immer infaust. Prognose nicht unbedingt abhängig von Pneumokokkentypen. Transfusion von Blut von Pneumonierekonvaleszenten (im Unempfänglichkeitsstadium) ohne Einfluß auf Krankheitsverlauf und -dauer von Pneumonien. (Pneumokokkenmetastasen, z. B. durch Embolien, führen in der Lunge nicht zur „genuinen Pneumonie“, sondern zu Pneumokokkenabscessen)

Hier sei noch, als Prototyp einer lymphangitischen Sepsis, *die Pathogenese des Typhus bzw. Paratyphus abdominalis* angefügt, die über die Streuungs- und Ausbreitungsmöglichkeiten des Typhusbacillus Aufschluß gibt.

Typhus- und Paratyphus abdominalis s. auch „Typhus", S. 1435.

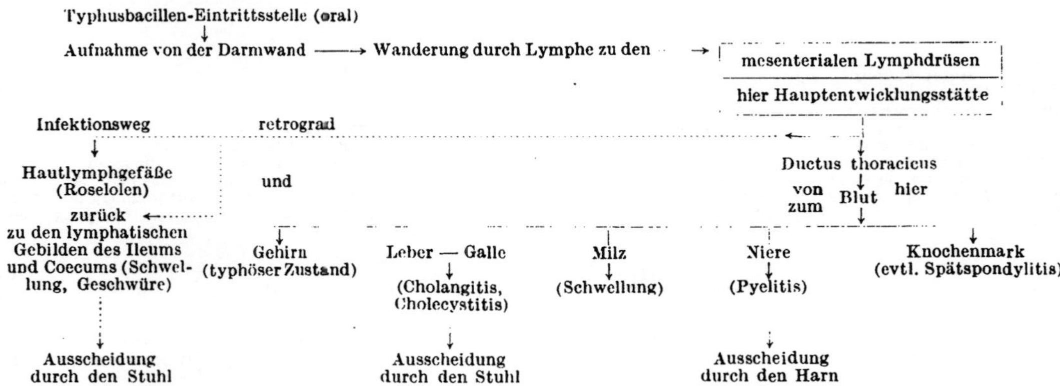

Verlauf entweder typisch oder mit Rezidiven oder mit Relaps. Metastasen mehr oder weniger im Vordergrund

Bei Paratyphus oft nur Infektionserscheinungen auf die Darmschleimhaut beschränkt, ohne Ausbildung eines Sepsisherdes in den abdominellen Lymphdrüsen

Neben diesen im Schema untergebrachten Typen septischer Erkrankungen haben wir in der Kriegschirurgie Fälle nach Verwundungen kennengelernt, die nicht ohne weiteres unterzubringen sind. Es sind das diejenigen Fälle, die vor allem LEXER als septische Allgemeinintoxikation formuliert haben will, im Gegensatz zur bakteriellen allgemeinen Infektion mit und ohne Metastasen. Es ist erklärlich, daß zerfetzte Wunden mit ihren eiterdurchsetzten Nischen ein sehr schweres Krankheitsbild darbieten können. Häufig führen solche Zustände unter zunehmendem Marasmus und unter einem völligen Versagen des Kreislaufs schleichend oder im Kollaps, manchmal nur bei ganz geringen Eingriffen oder kleinsten Blutungen ad exitum. Es muß zugegeben werden, daß solche Fälle sehr häufig ohne irgendwelche Metastasen an anderen Organen verlaufen können. Manchmal zeigen retrograd multiple Lungenherde oder ein einzelner vereiterter Infarkt an, daß von solchen Wunden aus Einbrüche in die Blutbahn vor sich gegangen sind.

IV. Endocarditis septica.

Ausgangspunkt	Dauer	Fieber	Bakteriämie	Metastasen		Gehirn	Komplikationen und Besonderheiten
				der Haut	der Gelenke, Extremitäten		
1. Akute und subakute Form Erreger: a) hämolytische Streptokokken	a) 2—14 Tage, selten länger	a) Zu Beginn 1 oder 2 Schüttelfröste, dann Kontinua	a) Kardinalsymptom: Dauerbakteriämie mit sehr zahlreichen Keimen	a) Zahlreiche Roseolen, Pusteln. Ausschlag. Impetiginöse und Schälungsprozesse. Zahlreiche kleinere und größere Blutungen. Ein oft außerordentlich buntes Bild	a) Flüchtige Ergüsse fast nur in den größeren Gelenken. Oft nachträglich Vereiterung. „Polyarthritis septica"	Meist als mikroembolische Meningitis disseminata circumscripta. — Weniger große Metastasen als bei b)	Metastasierung in allen Organen möglich. Meist Streptokokken im Harn wegen bestehender absc. Herdnephritis. Häufig Ikterus. Physikalischer Befund verhältnismäßig selten für Endokarditis verwertbar. Dekompensation sehr selten. Meist mäßige Leukopenie mit Linksverschiebung. Verwirrtheit, Somnolenz, symptomatische Psychosen

IV. Endocarditis septica (Fortsetzung).

Ausgangspunkt	Dauer	Fieber	Bakteriämie	Metastasen in der Haut	Metastasen in den Gelenk Extremitäten	Metastasen in Gehirn, Niere	Komplikationen und Besonderheiten
b) Staphylokokken (hämolytisch und anhämolytisch	Wie bei 1	Wie bei 1	Kultur oft dicht besät, aber immer noch auszählbar	In allen Organen möglich Roseolen, Pusteln, Varicellen, Acne neben größeren Eiterblasen. Ausgedehnte Hautblutungen. Abschälungen	Wegen des mehr akuten Verlaufes selten Vereiterungen der Gelenke	Meningen und cerebrale Metastasen oft im Vordergrund	Im allgemeinen wie bei a). Symptome: massenhaft Staphylokokken im Harn wegen der absc. Nephritis. Ikterus selten, trotz multipler Leberabscesse. Mäßige Leukopenie oder bei größeren Eiterherden Leukocytose
c) Pneumokokken (mit und ohne vorausgehender Pneumonie)	Akut	Intermittierend oder Kontinua	Leicht nachweisbar	Nicht so viel wie bei a) und b). — Häufig Roseolen vorherrschend	Häufiger monoarthritische Metastasen als multiple	Meningitis fehlt selten	Beziehungen zwischen Pneumonie, septischer ulceröser Endokarditis und Meningitis von Alters her bekannt. Herzgeräusch bei subchronischen Fällen ausgeprägter. Infauste Prognose
d) Gonokokken	Akuter und subchronischer Verlauf	Verschieden, meist Kontinua	Züchtung gelingt zuweilen schwer	Roseolen und Pusteln	Gelenkmetastasen der Endokarditis oft vorausgehend oder gleichzeitig. Im Erguß gelingt die Kultur leicht		Nicht selten Lokalisation an der Pulmonalklappe. Ausheilung in seltenen Fällen beobachtet
e) Seltene Erreger: Meningokokken	Schleichend	Milde Schüttelfröste	Züchtung meist leicht	Flecktyphusartig		Mit und ohne Meningitis	Bei Meningokokken-Endokarditis Spontanheilung beobachtet
Typhus. Friedländer. B. diphth. Pyocyan. Sehr selten Anaerobier, anaerobe Streptokokken	uncharakteristisch	Desgl.	Desgl.	Seltener Embolien als bei anderen Endokarditiden			Anaerobe Streptokokkenendokarditis stets letal
2. *Chronische Form* (Endocarditis lenta) a) Streptococcus viridans b) Selten Enterococcus c) Bisher noch nicht kultivierbare Formen mit ähnlichem Verlauf wie bei a) und b).	Beginn und Verlauf schleichend Verlauf ähnlich	Subfebril, selten von Schüttelfrösten unterbrochen	Wenn therapeutisch noch nicht beeinflußt, fast immer nachweisbar. Günstigen Moment für Kultur abpassen!	Hautblutungen, Roseolen	Flüchtige, polyarthritische Erscheinungen oft vorhergehend. Empfindlichkeit und Verhärtungen der Muskeln, Embolien in den Fingerbeeren (OSLER)	Nierenembolien. Hämaturie aus geplatzten Aneurysmen oder infolge Infarkts. LÖHLEINsche mikroembolische, hämorrhagische Herdnephritis. Blande Niereninfarkte	Milztumor und -infarkt (Schmerzen!). Sekundäre Anämie oft beträchtlich. Pulmonal-Infarkte, die sehr selten vereitern. Herzfehler fast stets nachweisbar, meist vorher vorhanden gewesen, Dekompensation im späteren Stadium. Blutbild meist wie bei 1. Manchmal Ausschwemmung großer endothelialer Zellen (Reticuloendotheliose). 3 Stadien: I. Stadium ambulatorium. II. Stadium embolicum, III. Stadium der Herzinsuffizienz. Prognose bis vor Penicillintherapie infaust

Spezieller Teil.

Nach dem Versuch einer systematischen Einreihung der verschiedenen septischen Erkrankungen vom Standpunkt ihres Sepsisentwicklungsherdes aus würde es sich fast erübrigen, noch einmal eine Darstellung der Sepsis nach ihrer Entwicklung in bestimmten Organen zu geben. Es erscheint uns jedoch wichtig, diese früher fast ausschließlich gewählte Form noch einmal zu bringen, nicht etwa, weil es sich um wohl charakteristische Sonderformen handelt, sondern weil dadurch der Zusammenhang mit manchen anderen Erscheinungen und Tatsachen beleuchtet werden kann, was bei der getrennten Darstellung in einzelnen Kapiteln nicht möglich ist.

Die septische Wundinfektion.

(Der Sepsisherd in der Haut, im Unterhautzellgewebe, in der Muskulatur.)

1. Infektionen durch aerobe Keime. Wundinfektionen im Krieg und im Frieden unterscheiden sich sowohl hinsichtlich der Art der Gewebszerstörung, des Infektionsmodus, wie auch der Erreger. Nur bei den Verletzungen, die nicht infolge von Kampfhandlungen entstehen, sind — und hier auch selten — Monoinfektionen zu erwarten. Wir kennen die bekannten klinischen Erscheinungen, die sich nach scheinbar unbedeutenden Riß-, Stich- oder Bißverletzungen und unter der Einwirkung von *hämolysierenden Streptokokken* vollziehen.

Auf diese meist rein lymphatische Sepsisform sind wir auf S. 1008 näher eingegangen. Nicht selten gesellt sich eine Endocarditis septica hinzu, die dann leider oft zum unangreifbaren Sepsisherd wird.

Mit einem gewöhnlichen Panaritium oder einer leichten Wundeiterung kann die Infektion zu Ende kommen, aber die Neigung, besonders von Streptokokken, sich entlang von Bindegewebszügen weiter auszubreiten, kann schließlich auch zum bekannten voll ausgeprägten Bilde der *Sehnenscheidenphlegmone* Veranlassung geben.

Wir sehen das häufig auch bei relativ harmlosen Infektionen schon in Gestalt der Lymphangitis, des bläulichroten Stranges, der oft kurze Zeit nach der Infektion am Arm oder am Bein entlang zieht. Eigene Fälle haben uns öfters daran gemahnt, wie wichtig es ist, bei einem hohen Fieber das Drüsensystem, auch entfernt von der primären Infektionsquelle, genauer zu beobachten.

Wir könnten über mehrere Fälle berichten, bei denen eine Infektion an der Eintrittsstelle gar nicht mehr bestand und bei denen lediglich die *dauernde Anwesenheit von hämolytischen Streptokokken im Blut* bei hohem Fieber zur Diagnose „septische Infektion“ Veranlassung geben mußte.

Die Erkenntnis, daß die Staphylokokkenabscesse (Furunkel, Karbunkel, Pyodermien) Bakteriämien und Metastasen an bevorzugter Stelle hervorrufen können (paranephritischer Absceß, Gelenkvereiterung, Endokarditis), beruht auf vielfältiger Erfahrung.

Ein eigenartiges Bild entwickelt sich bei marantischen Säuglingen und Kleinstkindern unter Pyocyaneusinfektion. Auf dem Boden einer Arteriitis entwickeln sich nach E. FRAENKEL zahlreiche blutgefüllte Blasen, über denen sich die Haut abstößt. Die Fälle verlaufen sämtlich letal.

2. Infektionen durch Anaerobier (Mischinfektionen). Über die Pathogenese und über die Bakteriologie wurde ausführlich auf S. 191ff. berichtet.

Wir haben schon im ersten Weltkrieg, auf Grund eigener ausgedehnter klinisch-bakteriologischer Untersuchungen folgende Einteilung vornehmen können:

a) Infektion der „offenen" Wundhöhle. Die ungeheure Bedeutung, die der Tatsache zukommt, daß pathogene Anaerobier so leicht zum Eindringen in Wunden von Erd- und Schmutzpartikelchen zur Verfügung stehen, wurde von uns selbst bereits 1915 bei ganz frischen Minen- und Granatverletzungen festgestellt, bei denen die *bakteriologischen Untersuchungen* am gleichen Tage — oft schon $^1/_2$ Std nach der Verwundung — vorgenommen werden konnten.

Es ist nicht immer möglich, einen klaren Einblick zu bekommen, *welche* Erreger bei der bakteriellen Verunreinigung verschmutzter Schußwunden zur gegebenen Zeit nun die größere Rolle spielen. Häufig entscheidet es sich erst im weiteren Verlauf, welche Erreger die anderen überwuchern und zur vorherrschenden Infektion führen.

Es gibt, wie wir wissen, *Fälle mit positiver Gasbacillenblutkultur, die in keiner Weise irgendwelche äußere Zeichen einer Gasbacilleninfektion darbieten.* Das mindert aber keinesfalls den Wert der Blutkultur. Sie sagt nur aus, daß der Säftestrom von der mit zerfetzten, infizierten Gewebsfetzen angefüllten Wundhöhle aus für die Gasbacillen eröffnet war. Sie sagt aber auch aus, daß auch hier die Bakteriologie ein wertvolles Hilfsmittel abgeben kann, daß sie aber nicht einseitig zur *therapeutischen* Indikationsstellung verwertbar ist.

Es kann gerade von uns trotz aller Würdigung der bakteriellen Diagnostik nicht genug davor gewarnt werden, allein schon auf Grund des Gasbacillennachweises die chirurgische Therapie (im Sinne einer Gliedabsetzung) einzuleiten. Entscheidend ist die genaueste Überwachung des weiteren Verlaufes.

Auch bei den durch Gasbacillen infizierten Wunden braucht der allgemeine Krankheitsverlauf keinesfalls unbedingt schwerere Zeichen erkennen zu lassen. Kommt die Wunde schnell zur Heilung, dann kann die Infektion spurlos vorübergehen. Dauert der Krankheitszustand länger an, dann müssen vor allem die so oft beschriebenen bestimmten Symptome gewürdigt werden, die Rückschlüsse auf eine vorhandene Gasbacilleninfektion erlauben.

Hier muß darauf hingewiesen werden, daß auch bei Anwesenheit reichlicher *Gasbacillen in der Wunde* keine wahrnehmbare Gasbildung vorhanden zu sein braucht, vielmehr sind es allgemeine Störungen, die oft mehr das Interesse des Internisten erwecken, als des Chirurgen (so besonders die *Anämie*), die manchmal schärfer hervortreten. Auch sonst können sich im Blutbild die Zeichen der Infektion in einer gewissen Blutschädigung ausdrücken.

Ich habe in merkwürdig vielen Fällen eine *Lymphopenie* hohen Grades feststellen können. Meist besteht auch eine Leukocytose mit einer beträchtlichen Linksverschiebung; selbst das Auftreten von Myelocyten ist nichts Außergewöhnliches. Besonders ausgesprochen sind natürlich solche Zeichen bei dem Gasbrand selbst. LEHNDORFF und STIEFLER habe genauere cytologische Blutuntersuchungen bei Gasbrand vorgenommen und stets eine höhergradige sekundäre Anämie festgestellt. Konstant zeigte sich auch bei ihnen eine *Leukocytose.* Auch sie haben meinen Befund einer Lymphopenie bestätigen können.

Gelegentlich wird bei solchen Fällen ein *Ikterus* beobachtet. Soweit darauf untersucht werden konnte, handelt es sich um eine *Bilirubinämie.* Wir haben auf S. 1048 berichtet, daß dieser Befund sich wesentlich von dem bei puerperalen Gasbacilleninfektionen unterscheidet.

Man hat nicht nur durch Anaerobier, sondern vor allem die durch Eitererreger verursachten schweren Wundinfektionen nach dem Vorschlag von LEXER in *toxische* und *bakterielle Allgemeininfektionen* eingeteilt.

Daß eine Trennung in beide Gruppen ihre Berechtigung habe, sah LEXER darin, daß bei der bakteriellen Form die Bakterienaussaat im Vordergrunde stehe; „bei der toxischen Form fehlt sie, und zwar nicht nur bei Tetanus und Diphtherie, sondern auch bei manchen Allgemeinerkrankungen im Gefolge örtlicher pyogener Infektionen".

Wir haben in früheren Veröffentlichungen Stellung zu dieser Einteilung genommen.

Je mehr wir uns bemühten, uns von der LEXERschen Auffassung überzeugen zu lassen, desto mehr sprachen unsere eigenen Untersuchungen dagegen, eine solche *straffe* Einteilung in bakterielle und toxische Allgemeininfektion zu wählen. Auch wir sehen einmal die Toxinwirkung, das andere Mal die ausgesprochen septisch-bakteriämischen Erscheinungen im Vordergrund. Im ersteren Falle erscheint oft der Organismus mit hochdosierten Giften geradezu überschüttet und reaktionslos der Vernichtung preisgegeben zu sein.

Daß trotzdem hier nicht allein die Funktion des allgemeinen Zellabwehrsystems maßgebend sein kann, entnehmen wir den vielen Fällen, bei denen schon die Abtragung des infizierten Gliedes eine prompte Änderung des Allgemeinzustandes zu erbringen vermag.

Auch in solchen Fällen hat unsere Ansicht fast durchweg recht behalten, bei denen entscheidend der Sitz der Infektion, vor allem der Erreger, seine Invasionsfähigkeit in die Gefäße und auch das Virulenzverhältnis zwischen Erreger und Organismus in Frage kommt. Was hier letzten Endes vorherrschend ist (Allergie, Sensibilisierung des RES, konstitutionelle Faktoren), läßt sich leider nur selten abwägen. Die Erreger aber diktieren als Angreifer am wesentlichsten das Krankheitsbild. Die eiterbildenden Keime geben sich in serös bis eitrig entzündlicher Exsudation kund, nie bilden sie putrid-fötide Absonderung, wenn sie in Monoinfektion auftreten. Die anaeroben Keime, vor allem der Streptococcus putrificus und manche andere Gasbildner, verraten sich durch ihre eiweißzersetzenden, fötide Stoffe bildenden Eigenschaften.

FRANZ unterscheidet die Wundinfektion nach dem Charakter des entzündlichen Exsudates als dem augenfälligsten Symptom:

1. Die purulente oder eitrige Infektion.
2. Die putride jauchige oder fäulniserregende Infektion.
3. Die gas- und ödembildende Infektion.
4. Die exsudatlose Infektion mit Tetanuskeimen, die weder an der Wunde noch beim Fortschreiten in andere Gewebe sichtbare Erscheinungen macht.

Mit dieser Unterscheidung ist natürlich nicht gesagt, daß die verschiedenen Infektionen immer nur getrennt vorkommen würden.

Unabhängig von dieser Einteilung müssen wir aber doch versuchen, eine Gliederung der verschiedenen Infektionen je nach ihrer Ausbreitung in den Organen bzw. in ihren Gefäßgebieten vorzunehmen. Demgemäß erstreckte sich meine frühere Einteilung, die ich für die Gasödeminfektion zuerst 1916 wählte, auch auf die Fälle im Puerperium. Sie sei kurz aufgeführt, weil die puerperale Gasödeminfektion weitgehend Vergleichspunkte mit den Weichteilwandinfektionen aufweist.

1. Infektionen der *offenen Wundhöhle* durch Gasödemerreger (meist in Mischinfektion mit anderen aeroben und anaeroben Keimen). Übergänge zu Gasabsceß möglich. Nicht selten wird jede Gasbildung vermißt. Gasbacillenbakteriämie unter besonderen Voraussetzungen.

2. Infektion, beschränkt auf das Uterusinnere (vorübergehend geschlossene infizierte Wundhöhle), endometrale Gasbacilleninfektion. Bakteriämien in Schüben unter Wehen oder Gasdruck. Hämolytische Vorgänge. Häufig Spontanheilung nach Entleerung des Uterus Mitunter Anurie! Gasbrand, Gasödem, Gasgangrän der Extremitätenmuskulatur. Bakteriämie häufig, vermittelt durch die gleichzeitig infizierten Lymphwege. Leichte und schwere Formen. Entweder Gas oder Ödem vorherrschend.

3. Lymphangitische Form der Gasbacillensepsis im Puerperium (schwerste Blutzerstörung, Bluturin), Dauerbakteriämie. Unter Umständen blutig-seröse Peritonitis.

4. Uterusgasbrand. Meist in Form der Physometra, aber auch isolierend auftretend. Heilung höchstens durch Exstirpation (BRÜTT).

5. Thrombophlebitis durch Gasbacillen (selten).

Wenn es sich im allgemeinen bei den Thrombophlebitisfällen mehr um aerobe Erreger und um anaerobe Streptokokken handelt und die Gasödembacillen für gewöhnlich mehr die Lymphwege für ihre Weiterwanderung bevorzugen, so haben wir immerhin im Kriege auch Fälle von *Thrombophlebitis bei Gasgangrän* gesehen. Diese gingen sogar mit Schüttelfrösten einher und führten schubweise zur Bakteriämie. Die Venenentzündungen hatten sich nach Abklingen der Gasgangrän im noch infizierten Gefäßstumpf vorgefunden, ohne daß sie zu Gasbildungen in der Nachbarschaft geführt hatten.

Wir können also ähnlich wie bei der puerperalen Infektion eine solche Einteilung für die Weichteilinfektionen beibehalten.

Die größte Bedeutung als Sepsisherd gewinnt:

b) Der Extremitätengasbrand (Gasödem, Gasgangrän). Ganz allgemein hat man angenommen, daß der Tod ausschließlich durch eine Vergiftung beim Gasbrand zustande komme. Dieser Ansicht kann in dieser Form nicht beigepflichtet werden.

Ich möchte ihr die Tatsache entgegenhalten, daß gerade beim Gasbrand viel mehr als bei jeder anderen phlegmonösen Erkrankung ein Übertritt von Keimen in die Blutbahn stattfindet. Gewiß steht im Vordergrund die Vergiftungserscheinung vom infizierten, zundrig zerfallenen Gewebe aus, aber man darf die Bakteriämie doch keinesfalls in ihrer Wirkung unterschätzen.

Wir könnten also den *Gasbrand* ohne ernstere Bedenken wohl zur *lymphangitischen Sepsis* rechnen. Daß bei solchen Bakteriämien auch eine Metastasenmöglichkeit besteht, davon sprechen zahlreiche Fälle, die im Schrifttum beschrieben worden sind; vielleicht sind sie sogar noch häufiger, als sie erkannt werden.

Man darf nicht an der Tatsache vorübergehen, daß es auch nach unscheinbaren Verletzungen zum Ausbruch von Gasödem kommen kann.

Es besteht eine große Literatur darüber, daß im Anschluß an *medikamentöse Einspritzungen* Gasbrandfälle aufgetreten waren.

Von 60 Fällen kamen nur 4 zur Ausheilung. Meist wurden die Injektionen mit Coffein, Adrenalin, Kochsalz, Campher, Morphium oder im Junghansschen Falle mit Digipurat bei hochfiebernden Patienten vorgenommen. Schulten hat in einer besonderen Arbeit auf diese Verhältnisse hingewiesen.

Nicht immer aber ist meines Erachtens die Lösung oder die Injektionsspritze an der Infektion schuld; man könnte sich gut vorstellen, daß die Keime auch einmal von einer nicht genügend desinfizierten und eventuell durch gasbacillenhaltigen Kot noch beschmutzten Haut aus mit der Nadel ins Innere eingeimpft werden konnten. Gerade die Symptome, die wir an anderer Stelle bei der Gasbacillensepsis noch näher beschrieben haben, sind uns zum Ausgang unserer Studien über die Giftwirkung der Gasbacillen, die sich dem Kliniker darbieten, geworden.

Hier wäre vor allem auf die *anämisch-ikterische Farbe* hinzuweisen, dagegen haben wir bis auf einen Fall bei der Gasbacilleninfektion des Mannes *keine allgemeinen hämolytischen Erscheinungen* gesehen. Wo ein Ikterus bei einem Extremitätengasbrand vorhanden war, erwies sich dieser — soweit untersucht werden konnte — als Bilirubinikterus.

Es ist also auffallend festzustellen, daß die Gasbacillensepsis bei der Puerpera wesentlich anders verläuft als beim Mann.

Die schwere blutzersetzende Fähigkeit des Gasbacillus soll damit beim Gasbrand keinesfalls negiert werden, sie ist aber lokal beschränkt. Gerade das Ödem, das im Beginn auftritt, ist ja in den allermeisten Fällen stark hämorrhagisch, und auch die Verfärbung des Muskels zeigt ebenfalls ohne Zweifel eine blutzerstörende Wirkung des Gasbacillengiftes an; aber der grundsätzliche Unterschied besteht eben, wie schon öfters erwähnt, darin, daß es sich um rein *örtliche* Veränderungen handelt, während beim puerperalen Gasbrand die Zerstörungen das *gesamte* Blut betreffen, und zwar in einer Stärke, wie sie auch keinesfalls mit denen im Meerschweinchen- oder Kaninchenexperiment vergleichbar sind.

Als auffälligstes Symptom wurde allgemein die Gasbildung in der phlegmonösen Schwellung angenommen, und aus ihr wurde auf den Erreger geschlossen. Wir möchten hier nicht wieder in den Streit eingreifen, der darüber entstanden ist, wann man von einem malignen Ödem und wann von einem klassischen Gasbrand sprechen darf. Die von Aschoff vorgeschlagene Bezeichnung „Gasödem" trifft auch unseres Erachtens das Richtige.

Die falsche Vorstellung, daß eine Gasödemerregerwirkung in jedem Falle mit Gasbildung einhergehen muß, ist weit verbreitet. Deshalb herrschte bisher auch kein großes Bedürfnis, nachzuforschen, ob bei pathologisch-anatomischen, ohne Gasbildung einhergehenden Krankheitsprozessen überhaupt die Anaerobier eine Rolle spielen, z. B. durch ihre toxische Komponente. Dem ist aber gewiß so!

Auch wir sind dieser Auffassung. Sie drängte sich uns besonders bei folgender Gasbacilleninfektion entgegen. Diese war äußerlich so wenig zum Ausdruck gekommen, daß wir auf sie erst durch eine positive Blutkultur und durch klinische Zeichen an anderen Körperteilen aufmerksam gemacht worden sind.

Die Patientin hatte zweifellos an 2 verschiedenen Stellen Metastasen nach einem klinisch durch Hautemphysem gekennzeichneten Ulcus cruris, das mit Gasbacillen übersät war. Zwei Blutkulturen waren positiv.

Bei der Obduktion fand sich nirgends ein ausgesprochener Befund für eine Muskelgangrän. Nur das Unterhautzellgewebe war ödematös durchtränkt, aber auch diese Erscheinung hätte nicht an eine Gasbacilleninfektion denken lassen, obwohl die bakteriologische Untersuchung Gasbacillen in Reinkultur ergab.

Daß bei unserem Falle mit Sicherheit eine Gasbacilleninfektion vorgelegen hat, ergibt sich auch daraus, daß postmortal auch im Knochenmark des Röhrenknochens Gasbacillen neben Colibakterien und Proteus zu züchten waren. Es deckt sich dieser Befund mit unseren früheren Erfahrungen, daß bei Bakteriämien die Keime so gut wie regelmäßig im Knochenmark abgelagert werden, wobei es allerdings erstaunlich selten zu Infektionen kommt.

Unser Fall bringt einen neuen Beweis dafür, daß sich die Infektion mit dem FRAENKELschen Gasbacillus auch in einer rein *blutig-serösen Durchtränkung* darbieten kann.

Wenn wir also von Gasbacilleninfektionen sprechen können, die kaum unter merkbaren Symptomen zu verlaufen brauchen, so muß betont werden, daßes kaum eine Wundkrankheit gibt, welche sich wahrnehmbar so schnell ausbreiten kann. „Selbst die akuteste pyogene Allgemeininfektion steht dahinter zurück In der Mehrzahl der Fälle kann man den Fortschritt von Stunde zu Stunde beobachten“ (FRANZ).

In anderen Fällen stehen mehr die Eitererreger in ihrer Krankheitsentfaltung im Vordergrund, und die Gasödemerreger verraten ihr Dasein *nur* in der Bildung von Gas. So ist entweder das Bild des Gasabscesses oder die eitrige Phlegmone mit Gas zu verstehen. Die Amerikaner trennen diese Formen scharf von der echten Gasgangrän ab. Praktisch wird sich dies kaum durchführen lassen.

Die postanginöse Sepsis.

1. Man sollte denken, daß die Tonsillen, die, mit ihrem buchtenreichen Bau, eine Art Bakterienfilter darstellen, in deren Follikel man so häufig eitrige Streptokokken erkennen kann, viel häufiger zu lymphangitischen Infektionen mit Einbruch in die Blutbahn führen sollten. In Wirklichkeit ist die Zahl der sich von einer Angina her entwickelnden lymphogenen Sepsisfälle verhältnismäßig gering, obwohl schon bei normalem Verlauf einer Scarlatina nicht nur die regionären Lymphdrüsen der Tonsillen, sondern auch die Drüsen anderer Körperregionen infiziert sind.

Man kann allerdings nicht einmal einer anscheinend leichten Angina zu Beginn ansehen, mit welchen Komplikationen sie belastet sein wird. Ein initialer Schüttelfrost mit Fieber leitet bekanntlich in vielen Fällen auch eine gewöhnliche Tonsillitis ein. Ohne schwerere Erscheinungen verläuft die Infektion in wenigen Tagen unter Abstieg der Fieberkurve wieder zur Norm ab.

Man muß annehmen, daß dieser Schüttelfrost zu Beginn auf einer Bakteriämie beruht und tatsächlich stellt man, wenn auch in seltenen Fällen, einmal eine Spätmetastase als Folge einer derartigen Bakterieneinschwemmung fest. Andererseits haben uns Untersuchungen, weder bei Scharlachanginen, noch bei gewöhnlichen Tonsilleninfektionen, vor allem aber auch nicht bei Krankheitsfällen, die unter der bequemen Diagnose „Fokal-(tonsilläre)Infektion gingen, überzeugen können, daß bei Mandelinfektionen mit fieberlosem oder subfebrilem

Verlauf Bakterien in der Blutbahn kreisten. Das gilt auch für Krankheiten, die als Sekundärinfektion der sog. oralen Sepsis aufgefaßt waren, wie chronische Nephritis, Muskelrheuma, Neuralgie, appendicitische Reizung, Colitis usw.

Wir wissen, daß wir hier in Widerspruch zu früheren Autoren stehen. Wir verweisen auf das S. 955ff. und S. 974 Gesagte!

Freund z. B. sprach in einer Abhandlung über die „fluktuierende" Streptokokkeninfektion der *„chronisch fluktuierenden Streptokokkenmykose"* die Bedeutung einer *Volkspandämie* zu, die an volkshygienischer Bedeutung der Tuberkulose und der Syphilis kaum nachstehen soll.

Er geht wohl am weitesten mit der Annahme, daß gelegentlich auch bei klinisch Gesunden Diplostreptokokken in der Blutbahn nachgewiesen werden konnten. Derartige als Zufallsbefunde gezüchtete Keime seien ubiquitär, sie bewohnten als Schmarotzer stets die Schleimhäute, vor allem der Mund- und Nasenhöhle. Der Einbruch in die Blutbahn sei bei der Riesenoberfläche der Schleimhäute wohl erklärlich.

Unter fluktuierender Streptokokkenmykose verstand Freund Fälle, die mit Angina oder mit akutem Gelenkrheumatismus beginnen, im Verlaufe von Dezennien mehr oder weniger häufig Rezidive, dann aber abwechselnd infektiös entzündliche oder infektiös toxische degenerative Affektionen der Gallenwege, der Appendix, des Pankreas, der Gelenke, der Nebenhöhlen, des Endokards, des hämatopoetischen Apparates, der Nieren, ja jedes möglichen Organs durchmachen. Mit nahezu 100%iger Sicherheit könne man bei solchen Patienten mit geeigneter Methodik zu irgendeiner Zeit die Erreger, die fast ausnahmslos der „Diplostreptokokkengruppe" angehören sollten, aus dem Blut züchten.

Welcher Art ist diese Methodik, die ein solch unerhörtes Resultat gewährt? Als klinischer Bakteriologe ist man recht überrascht, daß man mit einer derartigen Primitivität regelmäßig solche Befunde erheben könne.

Freund und Berger lassen das Blut gerinnen, saugen das Serum ab und bereiten mit dem Blutkuchen eine Vorkultur in Pferdeserumbouillon. Wir wollen nicht erörtern, wie die Resultate von Freund und Berger zustande gekommen sind, wir können nur versichern, daß unsere mit den subtilsten Methoden durchgeführten Blutkulturen völlig denen von Freund widersprechen.

Unsere Ansicht wird auch nicht eingeschränkt durch eine Veröffentlichung von Suranyi und Forro, die angeblich bei Polyarthritisfällen mit und ohne Fieber bis zu 90% anhämolytische Streptokokken gefunden haben.

Es konnten uns auch Nachprüfungen nicht von der Beweiskraft der Untersuchungen von Sundermann an der Veilschen Klinik überzeugen, wonach der Nachweis von „Pleomorphus-Streptokokken" bei odontogenen Infektionen weitgehend Schlüsse hinsichtlich solch zahlreicher Krankheitsauswirkungen zulasse (s. die große Abhandlung Veils über Rheumatismus und streptomykotische Symbiose, Stuttgart 1939 bei *Enke*).

Daß vergrünende Streptokokken so gut wie in jeder Mundhöhle vorhanden sein können, haben wir schon nach dem 1. Weltkrieg feststellen können. Lehmann hat darüber ausführlich in den „Ergebnissen der Inneren Medizin und Kinderheilkunde" berichtet. Der labile Typ des sog. Streptococcus pleomorphus ist in botanischer Hinsicht so wenig charakterisiert, daß schon an der Identifizierung einer solchen Keimart als Sonderform bakteriologisch Anstoß zu nehmen ist. Mit Recht sagt Blohmke: „Tonsillogene Sepsis und tonsillogene Fokalinfektion haben trotz einer gewissen augenfälligen Ähnlichkeit eine grundsätzlich verschiedene Pathogenese und Klinik. Deshalb ist auch meines Erachtens die Bezeichnung Fokalsepsis begriffsverwirrend und nicht mehr am Platze."

2. Ein anderes Bild tut sich uns auf bei der Sepsis post anginam, durch *hämolysierende Streptokokken,* die sich auf dem Lymphwege ausbreitet. Die Lymphdrüsen dienen nicht mehr als Filter, die Infektion faßt in ihnen Fuß. Sie liegen selbst im Kampf gegen die Keime, die sie zur Vereiterung bringen. Wir wissen nur, daß die Malignität bestimmter Scharlachepidemien nicht allein von dem noch hypothetischen Scharlachvirus, sondern wohl in erster Linie von der örtlich und auch zu gewissen Zeiten zu beobachtenden gesteigerten Virulenz der Streptokokken abhängt.

Die auf den Lymphwegen sich von den Tonsillen ausbildende Sepsisform war schon frühzeitig in der Pathogenese der Scarlatina bekannt. Von der schweren, noch lokalisierten Angina unterscheidet sie sich grundsätzlich durch den Übertritt der Keime ins Blut. Sind die Blutplatten übersät mit Keimen, so liegt meist schon eine Endokarditis als metastatischer 2. Sepsisherd vor. Bei der Weiterentwicklung einer Sepsis lymphangitica kommt es nicht selten zum phlegmonösen Prozeß mit Vereiterungen in der Tiefe, die sich sogar bis ins Mediastinum oder aufwärts nach dem Endokranium hin fortsetzen können. In diesem Falle kommt es ähnlich wie bei der Diphtherie mitunter zum Infekt auch der Nasenhöhle, aus der dünnflüssig eitrig-blutiges Sekret entleert wird oder es breitet sich über die Tube die Entzündung zum Mittelohr hin weiter aus.

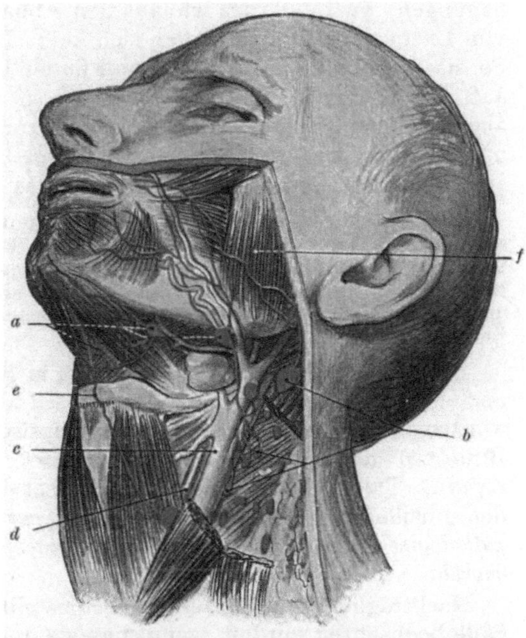

Abb. 23. Lymphdrüsengeflecht am Hals (nach CORNING). *a* Lymphonodi submandibulares et submentales; *b* Lymphonodi cervicales profundi; *c* Vena jugul. int.; *d* A. carotis comm.; *e* Os hyoideo; *f* M. Masseter.

Es muß diese Form in früherer Zeit öfters vorgekommen sein. Aus der HEUBNERschen Klinik wurden 57 Fälle veröffentlicht, die als maligne „pestartige Form" bezeichnet wurden. Die Kinder sind alle gestorben.

Es entwickelt sich ein eigenartiges Krankheitsbild, das unter hohem Fieber mit mehr oder weniger tiefen Einschnitten, seltener unterbrochen von Schüttelfrösten, eine immer mehr sich auswirkende Vergiftung bei verminderter Abwehr des Körpers erkennen läßt. Man hat früher in diesen Fällen auch von einer „Holzphlegmone" gesprochen, weil die Punktionsnadel auf bretttharten Widerstand stößt und nur blutigseröses, massenhaft mit Streptokokken, aber weniger mit Leukocyten durchsetztes Exsudat beobachten läßt. Das ganze Gewebe, mitunter auch ein Teil der Wange, kann nach Art eines Noma gangräneszieren. Die Patienten liegen mit nach hinten gebogenem Kopf, ängstlich, stoßweise atmend, hochfiebernd mit fliegendem Puls im Bett.

3. *Beziehung der Tonsillen zur Entstehung einer Endokarditis.* Es ist wohl verständlich, daß durch Manipulationen an den Mandeln künstlich Bakteriämien erzeugt werden. Man hat den Eindruck, daß gerade die Anhänger der oralen Sepsis durch chronisch-aktive Behandlung der Tonsillen mehr Unheil anrichten als nützen, wenn es auch glücklicherweise nicht öfters zu einem solch tragischen Verlauf wie in folgendem Falle kommt:

Bei einer Patientin mit Hyperthyreose und herzneurotischen Erscheinungen wurden monatelang vom Otologen die Mandelpfröpfe ausgequetscht. Frühere Untersuchungen konnten am Herzen mit Sicherheit eine Endokarditis ausschließen. Eine solche trat unter Erscheinungen von Schüttelfrost nach einer besonders intensiven Tonsillenmassage auf und führte nunmehr vermutlich zur Entwicklung einer *Endocarditis septica*.

Das Prinzip, einen Infektionsherd (und sei er nur eine Acnepustel) möglichst schonend zu behandeln oder — wenn nötig — radikal anzugehen, wird leider bei Behandlung der fokalen Infektion zu häufig mißachtet.

Interessant ist in dieser Beziehung auch ein anderer Fall, der schon lange Zeit eine ausgesprochene, gut kompensierte Aorten- und Mitralinsuffizienz hatte. Wegen Mandelpfröpfen, die im übrigen keine Beschwerden gemacht hatten, wurde eine Ausquetschung der Tonsillen vorgenommen. Nach einigen Tagen stellte sich ein Schüttelfrost ein, der sich in den folgenden Tagen mehrmals wiederholte. Die Blutkultur ergab lediglich den Streptococcus *viridans* in großer Anzahl. Schon 10 Tage später verstarb der Patient an einer *akuten* Viridansendokarditis.

4. *Die thrombophlebitische Sepsis post anginam.* Die Verhältnisse, die vor dem 1. Weltkrieg hinsichtlich der postangiösen Sepsis vorlagen, scheinen sich nach 1918 wesentlich geändert zu haben. Das geht sowohl aus den Veröffentlichungen von Lenhartz wie aus den Abhandlungen von Jochmann und später von Leschke hervor, in denen sich keine Hinweise auf die thrombophlebitische Sepsis post anginam als Sonderfall finden lassen. Hat auch Wagner schon 1884 auf eine Angina maligna hingewiesen, so haben wir eine ausgesprochen postanginöse thrombophlebitische Sepsisform zum erstenmal selbst in ihrer Pathogenese und ihrem typischen Krankheitsbild 1921 beobachtet, als wir nach der Ursache eines gangräneszierenden Lungenabscesses fahndeten.

In der Blutkultur fanden sich anaerobe Streptokokken und ein gramnegatives anaerobes Stäbchen (das von Schottmüller später als Bac. symbiophiles bezeichnet wurde). Die Obduktion wurde von E. Fraenkel vorgenommen und es wurde gebeten, besonders die Halsgefäße auf eine Phlebitis abzusuchen. Bei dieser Gelegenheit wurde auch eine Veneninfektion bis in die V. jugularis hinein festgestellt, die ihren Ausgang von einem retrotonsillären Absceß genommen hatte.

Danach konnte auch Edgar Reye in Eppendorf ähnliche Fälle beobachten und die besondere Aufmerksamkeit auf dieses Leiden lenken. Unsere Fälle wurden mit in der Monographie der septischen Erkrankungen (Schottmüleer-Bingold) aufgenommen. Insbesondere verdanken wir Martens, Weber, Zange, Uffenorde, Lenhartz, Kissling, Rieder u. a. eine Beschreibung der tonsillogenen Phlebitis. *Vor allem war es aber* E. Fraenkel, *der zuerst die pathologische Anatomie dieser Erkrankungsform an den Eppendorfer Fällen entwickelte.*

Nachträglich mußte freilich festgestellt werden, daß schon früher solche Fälle beobachtet wurden, wenn man sie auch nicht in ihren letzten Zusammenhängen erkannt hat.

So gibt Waldapfel eine Zusammenstellung von 43 mit phlegmonösen und thrombophlebitischen Prozessen verlaufenden Fällen post anginam aus der Zeit von 1905—1929. Immerhin wurde erst nach dem 1. Weltkrieg die Erkrankung immer mehr in ihrer Bedeutung erkannt. Dann aber erlangte sie besonderes Interesse und Claus konnte schon 1931 über 100 Fälle von „Septikämie nach Angina" berichten, und das klinische Krankheitsbild ist von da ab in allen Einzelheiten geklärt worden.

Nach einer, häufiger nicht schwerer hervortretenden Angina treten nach vorübergehender Besserung, ja nach scheinbarer Heilung, Schüttelfröste in Erscheinung. Auch jetzt möchte man noch nicht ohne weiteres an eine lebensbedrohliche Erkrankung, wie sie eine Thrombophlebitis darstellt, denken, vor allem dann nicht, wenn das Fieber wieder abklingt und die Temperatur scheinbar zur Ruhe kommt. Aber schon am nächsten Tag oder nach einem zweiten, ja selbst auch nach einer 3tägigen Pause steigt die Temperatur wiederum mit einem Schüttelfrost an. Schon jetzt kann sich eine Lungenmetastase aus dem Krankheitsbild in auffälliger Weise abheben, besonders wenn sich eine pleuritische Reizung hinzugesellt hat. Unter dieser Einwirkung können die Schüttelfröste aus dem Fieberbild wieder zurücktreten, es kann sich mehr eine intermittierende Fieberkurve oder eine Kontinua entwickeln. In anderen Fällen allerdings kann auch täglich ein brutaler Schüttelfrost auftreten. Wird dann eine entsprechende Therapie nicht sofort eingeleitet, so zieht sich das schwere Krankheitsbild über kürzere oder längere Zeit hin, wenn nicht die Lungenembolien von den oft ausgebreiteten zum Teil verjauchten Jugularthrombophlebitiden den Patienten ad exitum bringen.

Die thrombophlebitische postanginöse Sepsis gehört somit zu einer der ernstesten Krankheitsformen, die nur selten spontan wieder zur Heilung kommt (s. auch S. 999ff.). Es ist Erfordernis, bei jeder Angina, bei der sich nach dem initialen Schüttelfrost nach einigen Tagen ein zweiter hinzugesellt, sofort eine Blutkultur unter den bestmöglichen Verhältnissen durchzuführen. Ergibt die Blutkultur ein negatives Resultat, dann mahnt gelegentlich eine fühlbare, strangförmige Infiltration am Hals neben Drüsenschwellungen an eine Ausbreitung im Jugulargebiet.

Eine deutlich sicht- und fühlbare Infiltration hat allerdings CLAUS unter 64 Fällen nur 11mal festgestellt; in 26 Fällen nur Druckempfindlichkeit am Kieferwinkel. CHRISTELLER und ANDERS betonen sogar, daß viele Fälle nicht diagnostiziert werden können, wenn man sich bei der Diagnose zu sehr auf den Strang verläßt.

Als Erreger kommen neben den hämolysierenden Streptokokken und Staphylokokken vor allem *anaerobe* Keime in Betracht und diese sind es in erster Linie, die zu dieser thrombophlebitischen Sepsis führen.

Französischerseits wurde hierbei dem *Bac. funduliformis* (insbesondere von LEMIERRE und REILLY) ein spezielles Interesse zuteil; in letzter Zeit wurden allerdings kaum mehr postanginöse Sepsisfälle mit diesem Erreger in Frankreich beobachtet. — Auch bei uns wurde diesem Anaerobier neuerdings eine besondere Bedeutung zugesprochen (BLOHMKE), aber es geht entschieden zu weit, ihn als Erreger einer thrombophlebitischen akuten Sonderform herauszustellen und diese von einer langfristig sich entwickelnden „sog. Erschöpfungssepsis" post anginam zu unterscheiden.

Wir erwähnten bereits, daß KISSLING bei 32 Fällen 28mal Anaerobier gefunden hat, denen nur in 4 Fällen aerobe Keime als Monoinfektionserreger gegenüberstanden. Züchtet man anaerobe Keime aus dem Blut bei einer Erkrankung, bei der eine Eintrittspforte oder eine vorhergehende Infektion nicht deutlich hervorgetreten ist, so kommt eigentlich außer der postanginösen Infektion nur eine puerperale, otogene (post otitidem) oder enterogene (Pfortadergebiet) in Betracht.

Gar nicht genug betont kann werden, daß wir Fälle von tonsillogener Sepsis gesehen haben, bei denen die Patienten schon vergessen hatten, daß sie vor einigen Tagen Schluckbeschwerden hatten.

Es kann weiterhin nicht an der Tatsache gezweifelt werden, daß die Thrombophlebitis unbedingt dem Range nach abgegliedert werden muß von den anderen Krankheitserscheinungen, die sich im lymphatischen Gewebe, entweder in der Tonsille selbst oder in den Lymphdrüsen oder im Lymphgefäßgebiet entwickeln.

Ferner ist zu betonen, daß die anaeroben Keime nicht zu lymphogenen Infektionen a priori Veranlassung geben brauchen oder können. Ähnliches war von Staphylokokken zu sagen. Auch hier ist der Ausbreitungsweg nicht der lymphogene. Selbstverständlich können bei einer Streptokokken-*Lymphangitis* post anginam sekundär die Anaerobier und Staphylokokken als Infektionserreger auf dem durch Streptokokken schon geschädigten Gewebe Fuß fassen und ihre Eigenart in Form von purulenten oder putrifizierenden Prozessen erkennen lassen.

Nachdem das Krankheitsbild von der Eppendorfer Schule, SCHOTTMÜLLER, FRAENKEL, REYE klar umrissen war, hat man hinsichtlich der Pathogenese in vielen Arbeiten die Streitfrage aufgeworfen, ob dem lymphogenen Ausbreitungsweg die primäre Bedeutung und der Phlebitis sekundäre Bedeutung zugesprochen werden soll. FRAENKEL konnte fast in allen Fällen eine infektiöse Endophlebitis nachweisen und er hat auch den Beweis erbracht, daß es sich bei der postanginösen Thrombophlebitis fast ausschließlich um eine direkte Infektion der zum Quellgebiet der Tonsillen gehörigen kleinen Venen handelt. Demgegenüber vertritt UFFENORDE, wie wir das schon zum Ausdruck brachten, die Ansicht, daß die

Jugularisphlebitis auf lymphogenem Wege zustande kommt. Die erste Etappe führe auf dem Lymphweg zu den regionären Drüsen, die zweite auf dem Blutwege von den Venen der vereiterten Drüse in die V. jugularis interna. CLAUS, ANDERS, JOLLES u. a. haben sich der Ansicht UFFENORDES angeschlossen, ZANGE konnte ihr nicht beipflichten. BLOHMKE beschreibt folgenden pathologisch-anatomisch verfolgten Entwicklungsweg:

Es entsteht unter nekrotisierender Zerstörung des Kryptenepithels eine fortschreitende Infektion in Gestalt eitriger Durchsetzung und auch Einschmelzung des Parenchyms der Tonsille. Sie geht einher mit dem massenhaften Eindringen der Bakterienaerobier und anaerober putrider Streptokokken in seine Lymph- und Blutbahnen.

Insbesondere erstreckt sie sich auf die kleinsten Blutgefäße, die Venolen innerhalb der Tonsillen, wie auch auf die Venen außerhalb der Kapsel. Diese thrombosieren in kürzester Zeit und sind mit Bakterien durchsetzt. Daneben läuft meist eine einfache oder phlegmonöse Entzündung im paratonsillären Bindegewebs- und Muskelraum, sowie Drüsenentzündung oder Vereiterung in der Gefäßscheide.

Schließlich hat es mehr theoretisches Interesse, ob die Infektion direkt von den Venen der Tonsillen aus weiterschreitet oder ob die Infektion des Spatium parapharyngeum als „Durchtrittsgebiet" beschritten wird.

Nach WOHLWILL stellen diese beiden Mechanismen durchaus keine entgegengesetzten Möglichkeiten dar, sondern sie sind durch mannigfache Übergänge miteinander verbunden. Der pathologische Anatom bekomme öfter die von E. FRAENKEL beschriebene Infektion kleiner Venen zu sehen, die sich bis in die Tonsillen hinein verfolgen ließe. Innerhalb der Tonsillen selbst hat WOHLWILL allerdings fast nie infizierte Venen feststellen können. Nun ist zweifellos — das geht auch aus den KISSLINGschen Arbeiten hervor — nicht nur eine lokalisierte Tonsillitis bei der thrombophlebitischen Sepsis vorhanden, sondern man sieht sehr häufig in der Umgebung der Tonsillen ebenfalls Infektionsherde. KISSLING hat unter 32 Fällen 24mal retrotonsilläre Abscesse gefunden. Man muß sich eben darüber klar sein, daß in den Mandeln fast immer auch hämolysierende Streptokokken vorhanden sind. Es ist wohl verständlich, daß diese, bei ihrer ausgesprochenen Tendenz, sich im Lymphgewebe auszubreiten, als Schrittmacher für die thrombophlebitische Infektion dienen können. Es handelt sich ja nur sehr selten um eine Monoinfektion, und gerade unsere besonders sorgfältig angelegten Blutkulturen deckten fast stets mehrere Keime nebeneinander in der Blutbahn auf.

Bemerkenswert ist aber noch die Beobachtung, daß bei der Sepsis post anginam manche Strecken in den Venen frei sein können, d. h., daß die Infektion überspringt.

Hier liegen nun ausgezeichnete Untersuchungen von DIETRICH vor, die auch dieses Symptom wohl erklären können. Er betont, daß wohl an den Beschreibungen von UFFENORDE und ZANGE, nach denen ein Einbruch in das Venenzuflußgebiet der Jugularis sekundär von Lymphknotenabscessen vorkomme, nicht zu zweifeln sei, aber daß er vor einer Verallgemeinerung warnen müsse. Auch er habe dagegen Venenthrombosen von dem Mandelherd als Wurzelgebiet bis in die Vena jugularis verfolgen können. „Die veränderte Reaktionslage bestimmt weitgehend das Haften der Infektion, ihre Ausbreitung und ihren Verlauf, damit auch das Schicksal des Körpers." Nach DIETRICH gibt es in verschiedenem Grade reaktionsbereite Stellen, z. B. an den Venenklappen. Dadurch erkläre es sich, warum in manchen Venen stark entzündlich veränderte Gebiete mit freien Gefäßstrecken wechseln.

Eine andere Auffassung hat CLAUS: „Das rätselhafte Überspringen von Gefäßabschnitten soll sich dadurch erklären, daß es durch Vermittlung der Lymphbahnen zur Erkrankung der Gefäßwand, und zwar das eine Mal direkt hinter der Tonsille, das andere Mal erst im Gebiet der Facialis posterior oder anterior, communis oder gar erst der V. jugularis komme."

Die otogene Sepsis.

Bei Streptokokkeninfektionen des Mittelohrs findet man nicht ganz selten hohe Fieberzacken. Man ist dann vor die Frage gestellt, ob es sich bereits um einen septischen Zustand handelt, d. h. ob sich die Infektion bereits auf die benachbarten Venenräume ausgedehnt hat.

Die Sinus sind hier besonders gefährdet, denn die Entzündung kann leicht von der Ohrschleimhaut durch die Knochenunterlage auf die Wandungen des Sinus übergreifen und hier eine infektiöse Thrombose hervorrufen. Es kann aber auch eine eitrige Entzündung zuerst zu einer abführenden Vene führen und der Sinus auf diesem Wege sekundär infiziert werden. Wir wissen, daß es dann auch in der Nachbarschaft zu fibrinöser Exsudation kommen kann, die zuerst vielleicht noch Verklebungen mit der Dura verursacht. Häufig aber wird dieser vorübergehende Schutz bald unterbrochen und es kommt zur Leptomeningitis oder auch zu einem Absceß. Die Fiebererscheinungen können also mannigfach verursacht sein.

Im erstgenannten Fall finden wir bei der lokalen Mittelohrentzündung trotz intermittierendem Fieber nur selten die Streptokokken im Blut. Ein ungünstiges Zeichen wird es also immer sein, wenn Keime in die Blutbahn eindringen als Ausdruck dafür, daß bereits eine Kommunikation zwischen Infektionsherd und Sinus besteht.

Es mag vielleicht gerade diese Sinusphlebitis weniger von Metastasen gefolgt sein, als dies bei anderen thrombophlebitischen Erkrankungen der Fall ist. Meist finden sie sich nur in Form von Lungenherden. Die zerfallenden Thrombusteilchen werden schon in der Lunge abfiltriert und gelangen schwerer in das Capillarnetz anderer Organe. Selbstverständlich kann, den anatomischen Verhältnissen entsprechend, auch eine septische Jugularthrombose auftreten. Wir fühlen dann gelegentlich, ähnlich wie bei der postanginösen Jugularphlebitis, einen Strang seitlich am Hals, der zu Schluck- und Halsbeschwerden Veranlassung geben kann.

Nicht immer treten die Ohrenschmerzen so deutlich hervor — und das ist vor allem bei der chronischen Otitis der Fall —, daß der Zusammenhang zwischen den Schüttelfrösten und dem hohen Fieber ohne weiteres sich anamnestisch erklären ließe. In solchen Fällen ist man manchmal vorwiegend auf den bakteriologischen Befund angewiesen.

Bei der Otitis media chronica findet man häufiger als bei tonsillärer Infektion eine eigenartige Bakterienflora, so neben den hämolytischen und nichthämolytischen Streptokokkenarten und Staphylokokken, nicht selten auch den Streptococcus mucosus; daneben aber gelegentlich auch FRIEDLÄNDERsche Bacillen, PFEIFFERsche Influenzabacillen, Diphtherie- und Typhusbacillen, Meningokokken, Bac. pyocyaneus, proteus, den Colibacillus, Streptococcus viridans, kurz ein Sammelsurium von Bakterien und selteneren Pilzarten. Solche Bakterien können sich natürlich an einer Infektion des Sinus oder Jugularvenengebietes beteiligen und die positive Blutkultur erlaubt dann wichtige diagnostische Schlüsse.

Wie weit übrigens eine Einwanderung von Keimen aus dem otitischen Herd einer Mittelohreiterung direkt durch die noch nicht thrombophlebitische Sinuswand erfolgen kann, ist noch fraglich, HAYMANN glaubt, daß das besonders bei Kindern mit akuter Otitis der Fall sein könne und daß es so zu Bakteriämien und Metastasen, auch zu einer „Sepsis ohne Sinusthrombose" (MARX) kommen könne. Während man früher als häufigste Phlebitis die im Sinus transversus angenommen hat, entwickelt sich nach MARX die Thrombophlebitis in der großen Mehrzahl der Fälle im Sinus sigmoideus (über den Ausbreitungsweg s. S. 1001).

Die Otologen, die ja vor allem das Krankheitsbild zu Gesicht bekommen, weisen darauf hin, daß die cerebralen Symptome, wenn nicht eine Meningitis folgt, bei einer Sinusthrombose verhältnismäßig selten seien. Der Blutablauf aus dem Gehirn muß sich wohl sehr rasch auf seine Kollaterale umstellen, weil sonst doch durch Verlegung des Sinus mehr Stauungserscheinungen vorhanden sein müßten. Man sieht und fühlt auch meist keine Überfüllung der oberflächlichen Venen und keine Schwellung, wenn man von dem Ödem des Warzenfortsatzes absieht. Auch der Kopfschmerz weist nicht immer auf eine intrakranielle Entzündung hin; er ist meist diffus und wird mehr nach einer Seite, nach der Stirn oder nach dem Hinterkopf hin geklagt.

Bei der Thrombose des Sinus transversus kann auch eine Stauungspapille, mitunter auch ein Exophthalmus oder eine Neuritis optica auftreten. Man findet dann gewöhnlich noch eine Pulsverlangsamung, Schwindel Übelkeit und

Erbrechen, Erscheinungen, die auch durch ein Labyrinthempyem hervorgerufen sein können.

Man ist manchmal genötigt, den Sinus freizulegen und eine Probepunktion vorzunehmen. Aber schon LENHARTZ führt an, daß auf sie kein unbedingter Verlaß sei und daß es besser sei, den Sinus in größerer Ausdehnung zu spalten, als bei negativen Punktionsbefunden sich zu abwartendem Verhalten zu entschließen. Zu bedenken ist aber, daß auch dann noch ein Weiterschreiten der Infektion auf das Jugularvenengebiet nicht zu verhindern ist.

Die Phlebitis im Sinusgebiet kann von typischen Symptomen einer Otitis media begleitet sein, aber es kann nicht oft genug darauf hingewiesen werden, daß diese doch manchmal recht verwaschen sind und daß mit Hilfe der bakteriologischen Untersuchung unbedingt die Diagnose geklärt werden muß, soll für den operativen Eingriff der günstige Zeitpunkt nicht versäumt werden.

Septische Erkrankungen der Gallenwege.

1. Die septische Cholecystitis (Empyem der Gallenblase). Die gewöhnliche Cholecystitis, meist hervorgerufen durch Colibacillen, kann von einer lokalen Erkrankung zu einem Krankheitsbild werden, das alle Voraussetzungen einer septischen Erkrankung erfüllt. Schon der Beginn kann mit einer Bakteriämie einhergehen. Meist erfolgt aber nur ein einmaliger initialer Schüttelfrost, dann kommt es in wenigen Tagen zum Abklingen der Erscheinungen, weil eben die vorübergehende Stauung auf natürliche Weise zu Ende kommt. Das Auftreten eines Empyems, entstehend aus einer mechanisch bedingten Abflußstauung kann zugleich mit der Schwellung zu stürmischen Erscheinungen mit gehäuften Schüttelfrösten Veranlassung geben. In solchen Fällen ist man zum chirurgischen Eingriff gezwungen. Manchmal löst sich aber auch hier das ganze Krankheitsbild schlagartig, wenn die eitrigen Massen nach dem Darm hin entleert werden können.

In einem Falle hörten Schüttelfrost und Fieber auf, als nach einem schockartigen Zustand mit stärksten Schmerzen die mit der Darmwand verklebte Gallenblase nach dem Duodenum hin perforierte.

2. Die Cholangitis septica acuta, prognostisch wesentlich ungünstiger, ist pathogenetisch der Gallenblaseninfektion selbst gleichartig. Die Infektion breitet sich in dem ganzen Gallengangssystem (mit oder ohne Einbeziehung der Gallenblase) bis in die feinsten intraacinösen Gallengängchen, ja bis zu den Gallencapillaren hin aus. Gewöhnlich bleibt die Stauung von Gallenbestandteilen, Gallengrieß, eitrigen Massen, abgestoßenen Zellelementen konstant bestehen und nur rechtzeitige Gallendrainage mag auch hier noch bessere Abflußbedingungen schaffen. Bestimmend ist natürlich, wie weit sich der infektiöse Prozeß zentralwärts entwickelt hat. Die Leber kann prall angeschoppt sein und macht gelegentlich dann den Eindruck einer Geschwulst. Als Erreger wirken hier oft Staphylokokken neben Colibacillen, aber auch Typhus- und Paratyphusbacillen spielen mitunter eine Rolle. Gerade die Colibakteriämien sind oft durch brutale Schüttelfröste ausgezeichnet und die Temperaturen können besonders hoch sein. Wir haben Fälle beobachtet, die kurz nach den ersten Schüttelfrösten schon im Coma hepaticum endeten, im allgemeinen ähnelt das Fieberbild mehr dem, wie wir es bei der thrombophlebitischen Sepsis kennen, aber die gewöhnliche Cholangitis septica gehört zu den *canaliculären* Sepsisfällen, das Gefäßsystem braucht nicht direkt eingeschaltet zu sein. Die Keime dringen durch die Saftlücken ins Blut vielleicht auf dem gleichen Weg wie die gallenfähigen Substanzen.

Folgende Krankengeschichte zeigt einen solchen Fall von akut verlaufender Cholangitis (nach Cholelithiasis) durch Colibazillen mit Ausgang in Leberkoma:

58 Jahre alte Patientin; schon 8 Tage vor Klinikaufnahme hohes Fieber und Schmerzen im rechten Oberbauch. Patientin wird mit starkem Ikterus der Klinik überwiesen.

Patientin ist verwirrt, zeigt auch Erregungszustände, so daß ein beginnendes Leberkoma angenommen werden muß. Am Tage nach der Aufnahme Schüttelfrost und Fieberanstieg bis 39°. In der Blutkultur reichlich Colibakterien. Im Blutbild 20300 Leuko. Der ganze Oberbauch ist gespannt und druckschmerzhaft, ohne besondere Bevorzugung der Gallenblasengegend. Der Nachweis von Leucin und Tyrosin im Harn gelingt nicht. Behandlung mit Dextrose und Decholin intravenös zeigt keinen Erfolg. Terminal treten Darm- und Blasenblutungen auf. Exitus im tiefen Coma hepaticum.

Bei der Obduktion findet sich eine chronische Cholecystitis mit Steinen im Ductus choledochus. Cholangitis bis in die feinsten Verzweigungen. Metastatische, eitrige Ausscheidungsnephritis. Subpleurale, subepikardiale und Blasenschleimhautblutungen. Keine Thrombophlebitis.

Bei der Cholangitis septica kann der *Ikterus* (s. S. 1053) ein reiner Stauungsikterus, er kann aber auch durch eine Infektion selbst (als sog. „septischer Begleitikterus“) bedingt sein. Seine *Genese* ist demnach verschieden:

Quellungsödem — Pericholangitis diffusa — Rundzelleninfiltrationen im GLISSONschen Gewebe — Gallencylinder — rückläufige Gallensekretion in den Leberläppchen — (parapedetischer Ikterus“ ohne makroskopischen Befund) — Hepatose-Hepatitis durch emigrativ-proliferative Vorgänge in den terminalen Gallenkanälchen von den Präcapillaren aus, können, wie wir aus unseren zahlreichen Fällen in Hamburg, Nürnberg und München gesehen haben, Ursache einer Bilirubinämie sein.

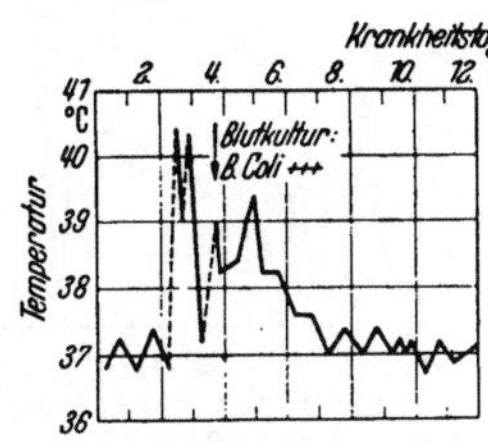

Abb.24. Akute Cholecystitis (Coli-Bakteriämie), geheilt.

Solche Zustände finden sich in stärkerem Grade vor allem beim Parenchymzerfall (der gelegentlich unvermittelt zur *akuten gelben* Atrophie überleiten kann); auch wenn die Erkrankung den Ausgang zur Lebercirrhose nimmt.

Wir vermissen in allen diesen Fällen von Subikterus oder Ikterus kaum je eine *Pro-Pentdyopenturie*, die sogar *vor* der Bilirubinurie auftreten kann als Zeichen oxydativer Vorgänge in der Niere am Bilirubin oder Urobilin. Es kann also auch schon eine Bilirubinämie bestehen, ohne daß es zur Bilirubinurie kommt, weil eben bei dem Angebot von Bilirubin aus dem Blute die Niere in der Lage ist, einen bestimmten Teil des aus dem Blut zuströmenden Bilirubins zu Pro-Pentdyopent abzubauen.

Die *hämatogene Infektion* der Gallengänge (inklusive der Gallenblase) haben wir nur außerordentlich selten beobachtet. In den allermeisten Fällen war die Infektion ascendierend. Anders ist dies bei der *Typhus- und Paratyphusbacilleninfektion*. Hier kann eine Keimablagerung durch eine Bakteriämie im Gallengangssystem Fuß fassen. Mitunter ist dies ja auch bei der *Pneumokokkeninfektion* der Fall, wenngleich bei der biliösen Pneumonie der Ikterus auch rein toxisch bedingt sein kann. Aber gerade die Bakteriocholie der Dauerausscheider nach Typhus zeigt doch auch wieder, wie relativ selten es selbst bei jahrelanger Anwesenheit der Bacillen in der Galle, die doch ein solch günstiges Kulturmedium darstellt, zur Cholangitis kommt.

Was die Coli-Cholangitis von den Gallengangsinfektionen durch andere Erreger *unterscheidet*, ist nach unserer Auffassung vor allem, daß eine Miteinbeziehung der Gefäße bzw. der Gefäßwand, demnach die Ausbildung einer Thrombophlebitis, wenn überhaupt, dann nur in den seltensten Fällen zustande kommt. Hat jedoch ein anderer Erreger die Gefäßwand durchbrochen und zu einer Thrombose geführt, so beurteilt sich das Krankheitsbild wesentlich anders, denn der Colibacillus kann sich dann an der Mischinfektion beteiligen. Insofern möchte man die reine Coli-Cholangitis prognostisch für besser halten als Staphylokokken-, Pneumokokken- oder Friedländer-Infektionen.

Wir haben schon bei der Besprechung der *Pathogenese* auf die 2 Venengebiete hingewiesen, die der Infektionsgefahr unterliegen, der *Vena hepatica* und der *Pfortader*. Es scheint, daß gerade die Cholangitiden, die durch den

Friedländerschen *Bacillus* hervorgerufen werden, auch in die Äste der Vena hepatica einbrechen können. In unserem Archiv haben wir 5 Fälle von Friedländer-Cholangitis, bei denen 3 ein *Übergreifen auf die Vena hepatica* zeigten.

Ein Patient starb unter den Zeichen des Coma hepaticum, nachdem vorher mehrere Schüttelfröste einhergegangen waren.

Die Krankheitsdauer war bei einem anderen Patienten ebenfalls nur auf etwa 3 Wochen beschränkt. Dieser Patient hatte plötzlich „nach dem Genuß von kaltem Bier" starke Leibschmerzen. Es traten Schüttelfröste auf und es wurde zuerst auf Malaria gefahndet, die der Patient früher durchgemacht hat, bis in der Blutkultur ebenfalls Friedländer-Bacillen gezüchtet wurden. Auch hier ließ eine stärkere Bauchdeckenspannung eine sichere Diagnose nicht zu. An einigen Tagen hatte der Patient sogar mehrere Schüttelfröste. Schließlich stand im Vordergrund eine scheinbare konfluierende Pneumonie und gegen Ende ein mäßiger Ikterus. Auch hier war bei der Obduktion eine ausgedehnte eitrige Cholangitis mit Infektion der Lebervene feststellbar. Metastatische Abscesse in Lunge, Milz, außerordentlich schnell einsetzende Kachexie, starke Anämie und starke hämorrhagische Urocystitis führten ad exitum.

Hegler hatte schon einmal auf eine gewisse „Hepatophilie" des Bacillus *Friedländer* hingewiesen. Weiterhin wurde auch von Hegler und Nathan auf die „Hepatophlebitis *Buday*" aufmerksam gemacht. Die Bacillen gelangen auf arteriellem Wege nach Knochenmarksinfektionen in die arteriellen Hepaticacapillaren, die vollgestopft mit Bacillen erscheinen. Hier werden sie zurückgehalten und infizieren von hier aus die Lebervenen. (Über das Übergreifen der Gallengangsinfektion auf das Pfortadersystem haben wir auf S. 1099 zu berichten.)

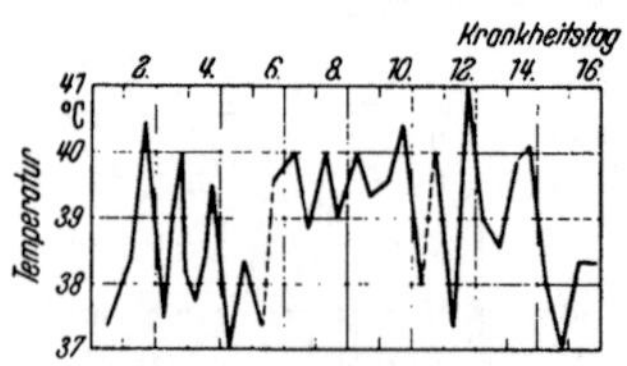

Abb. 25. Friedländer-Cholangitis, Phlebitis der Vena hepatica, Infarktpneumonie.

Es wäre an dieser Stelle noch zu betonen, daß auch *Gasbacillen*, allerdings mit anderen Keimen als Mischinfektionserreger, in die Gallenwege vom Darm aus gelangen können. Das Krankheitsbild selbst weist dann nicht eindeutig auf das Vorhandensein der Gasbacillen hin. Immerhin sind schon reine Formen beschrieben worden (Brütt, Schottmüller, Walberg, Spitznagel, Mechter, Kautschner, Hoffmann, Bingold u. a.).

In einem Falle von Gallenblasen-Gallengangsentzündung wurden wir auf das Vorhandensein von Gasbacillen als Infektionserreger dadurch aufmerksam gemacht, daß sich in der Glutäalgegend metastatisch ein Gasabsceß entwickelt hatte. Der Patient kam nach wenigen Tagen ad exitum.

Bei Eröffnung der stark aufgetriebenen Gallenblase entwich Gas. In den Gallenwegen machten sich Gasbläschen bemerkbar.

Die *histologische* Untersuchung zeigte rings um die auseinandergedrängten, vielfach nekrotischen Leberzellenbezirke Schwärme von Gasbacillen, die fischzugartig um die Zellen einzufließen schienen. Man hatte den Eindruck, daß mehr die *Lymphbahnen* vollgestopft seien. Merkwürdigerweise waren keine allgemeinen Schaumorgane vorhanden. Die Blutgefäße waren frei.

Die Infektion muß, ausgehend von der ursprünglich lokalen, unter Gasbildung zu Wandernekrose führenden Cholecystitis entlang den Gallengängen bis ins Parenchym hinein fortgeschritten sein. Sie nahm dann den Weg über die Lymphgefäße. Die Pathogenese war ähnlich, wie wir sie bei den von uns beschriebenen Gasbacilleninfektionen des Uterus in den parametralen Lymphwegen fortschreiten sahen.

3. Die chronische rezidivierende Cholangitis septica. Gerade diese Krankheitsform bietet hinsichtlich der Diagnose oft große Schwierigkeiten. Naunyn hat sie sehr anschaulich beschrieben: Oft nach mehreren tage-, sogar wochenlangen fieberlosen Pausen kommt es dazwischen einmal zu einem Schüttelfrost mit hohem Fieber. Temperaturen gehen darauf auf 38^0 oder sogar $37{,}5^0$ zurück. Jede Verdauungsstörung kann immer wieder einen Anfall auslösen. Die Milz kann geschwollen sein, die Leber kann, braucht aber nicht immer im Vordergrund der Erscheinungen selbst stehen, ebenso wie die Druckempfindlichkeit nicht unbedingt unter dem rechten Rippenbogen lokalisiert zu sein braucht, wenn es auch recht häufig zu Krankheitsbildern kommt, bei denen von vornherein ein Zweifel an einer Beteiligung der Leber nicht vorhanden ist. Die Patienten fühlen sich mehr durch allgemeine Mattigkeit, Appetitlosigkeit belästigt. Im Blutbild tritt eine beträchtliche Leukocytose nur hervor, wenn es zu Eiterungen im Lebergewebe kommt. Die Erreger sind meist die gleichen wie bei der akuten Form. Schließlich magern die Patienten ab, das Fieber bleibt auf einer gewissen Höhe bestehen, es kommt zu Intermissionen und nicht selten gehen die Patienten an einer Kachexie mit einem mehr oder weniger hochgradigen Ikterus zugrunde.

Unter den Erregern haben wir die verschiedensten Keime, neben Colibacillen, Staphylokokken, Streptokokken, seltener Anaerobier, fast immer eine Mischflora gefunden.

4. Die Cholangitis lenta. 1919 führte SCHOTTMÜLLER die Bezeichnung „Cholangitis lenta" ein für eine Erkrankung der Gallenwege, bei der wir in seiner Klinik den Streptococcus viridans als einzigen Erreger aus dem Blute gezüchtet hatten. Fast zu gleicher Zeit und unabhängig davon brachte UMBER eine Veröffentlichung über das gleiche Krankheitsbild.

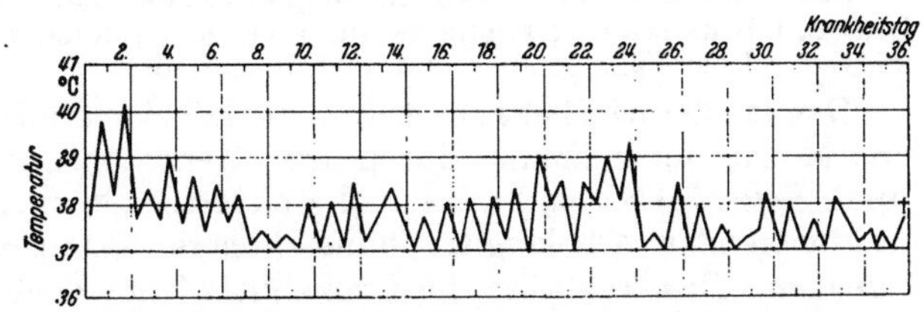

Abb. 26. Cholangitis lenta (Blutkultur Streptococcus viridans), Ausgang in Lebercirrhose. In den Gallenwegen nur Viridans.

Man könnte darüber diskutieren, ob man berechtigt sei, die Cholangitis lenta von der chronisch rezidivierenden Cholangitis abzuzweigen, ja hierbei von einer „septischen Cholangitis" zu sprechen. Wir wollen sie — allen Bedenken zum Trotz — ebenso wie die oben beschriebene Coli-Cholangitis unter der Rubrik „Sepsis, ausgehend von infizierten, am Abfluß behinderten Kanälen" einreihen.

Ähnlich wie bei dieser kommt es zweifellos auch zu Bakteriämien, wenn auch der Erreger dabei noch schwerer züchtbar ist. Die *Pathogenese*, ebenso wie die Verlaufsart, ist, durch die Eigenart des Streptococcus viridans bedingt, von anderen Cholangitiden verschieden.

So ist nicht nur der Beginn viel *verwaschener*, sondern es kann auch später das ganze Symptomenbild fehlen, das auf die Leber hinweist. Gelbliche Hautfarbe, Fröstelgefühl, subfebrile oder sogar febrile Temperaturen brauchen aber vorerst einmal nicht deutlicher hervortreten, erst allmählich weist die Temperaturkurve höhere Zacken auf, gelegentlich auch einige Schüttelfröste, um sogar wochenlang wieder zur Norm abzufallen. Ganz zur Ruhe kommen die Symptome eigentlich nie, wenn auch ein scheinbarer Therapieerfolg mitunter Heilung vortäuscht. *Keinesfalls braucht ein deutlicher Ikterus vorhanden* sein, weil es ja auch eine steinlose Cholangitis gibt und der Gallenfluß lange nicht wesentlich behindert zu sein braucht. Wir wollen nicht verschweigen, daß wir wochenlang die exakte Diagnose nicht auf Cholangitis stellen konnten, obwohl wir sie immer wieder erwogen hatten. So entwickelt sich allmählich ein Krankheitsbild, das auch einen *Milztumor*, einen *Ascites*, eine *Lebervergrößerung*, eine beträchtliche *Anämie* und schließlich einen *Ikterus* aufweist und damit einen Morbus Banti, eine Pfortader-Mesenterial- oder Milzvenenthrombose vortäuschen kann.

Bei einem Fall von UMBER wurde sogar eine Splenektomie vorgenommen. In einem Fall von BUCHALY war die Lebercirrhose vorherrschend.

Bei einer unserer Beobachtungen war das Leberparenchym in großer Ausdehnung von ganz kleinen zackigen Höhlen durchsetzt; aus den erweiterten Gallengängen ließ sich eitriggalliges Sekret ausdrücken. Der Prozeß bleibt also nicht immer auf die feinen und feinsten Gallenwege beschränkt.

Wir können selten aus den rein klinischen Symptomen erfassen, wann eine Cholangitis lenta tatsächlich *beginnt*. Im Anfang dürften die Symptome recht wenig verwertbar sein. Man denkt eher unwillkürlich an eine „Cholangie" im Sinne NAUNYNS, die von ihm als sog. *reine, keimfreie Cholangitis* bezeichnet wurde, deren Annahme nicht widerspruchslos hingenommen werden konnte. Es erscheint uns wohl möglich, daß durch vorhergehende Fehlsteuerungen, Dyskinesien, vermindertes Austreibungsvermögen der Gallenwege, der Boden für die *Viridansinfektion* (wie allgemein auch für die anderen Erreger) geschaffen wird. Die Bezeichnung „Cholangie" ist eine rechte Verlegenheitsdiagnose, es ist nicht leicht sich darunter etwas Exaktes vorzustellen; denn entweder eine Entzündung ist Cholangitis, und dann muß auch etwas histologisch Erfaßbares vorhanden sein, oder es ist dies nicht der Fall, dann widerspricht eine solche Bezeichnung unserem exakten diagnostischen Empfinden. Nur zu oft verbirgt sich hinter der Cholangie doch eine bakterielle Entzündung, die zu einer Lebercirrhose hinleitet.

Dem Hinweis von SCHOTTMÜLLER folgten dann weitere Veröffentlichungen von EICKHOFF, UMBER, LÖWENHARDT, HEDLINGER und HARUSCH, BUCHALY u. a. Seitdem haben wir selbst mehrere solcher Fälle gesehen und auch beschrieben.

Damit soll nicht behauptet werden, daß eine Cholangitis, die sich über Wochen und Monate hinzieht, nur durch den Streptococcus viridans hervorgerufen wird. Auch *Enterokokken* und wohl auch *Colibacillen* können ja das Bild einer chronisch rezidivierenden Cholangitis ohne höhere Temperaturen und Schüttelfröste erzeugen. Das was aber die Cholangitis lenta doch in gewisser Beziehung aus dem Rahmen der anderen Cholangitisfälle heraushebt, ist der fast immer von vorneherein *schleichende Beginn* mit wechselnden subfebrilen Temperaturen ohne deutlichen Hinweis auf Leber und Gallenblase. Meist wird auch hier zuerst die mehr oder weniger nichtssagende Diagnose „fokaler Infekt" oder gar „chronische Sepsis" ohne Beziehung zu den Gallenwegen gestellt, bis sich aus der anfänglich anscheinend „anatomisch unsichtbaren functio laesa" Übergänge von einer mehr oder weniger gestörten physiologischen Funktion zu schweren klinischen dem Auge sichtbaren und zugleich gröberen pathologisch-anatomisch nachweisbaren Änderungen entwickeln. Aber auch dann ergeben sich bei Gelegenheit makroskopischer Besichtigung manchmal noch Schwierigkeiten der Beurteilung.

Es ist gewiß bemerkenswert, daß bei 3 unserer Fälle die Chirurgen bei der Probelaparatomie die schon vorher ernsthaft in Erwägung gestellte Diagnose Carcinom durch das Vorhandensein von kleinen Metastasen am unteren Leberrand b stätigen wollten. Erst unser Hinweis, daß wir mehrmals solche scheinbaren Metastasen als kleine Infiltrationen anderer Art und als Absceß identifizieren konnten, veranlaßten den Chirurgen — mit Erfolg, wie sich später erwies — eine Gallengangsdrainage durchzuführen.

Bei der Cholangitis lenta durch Streptococcus viridans tritt zwar der eitrige Charakter wesentlich weniger hervor wie bei anderen rezidivierenden chronischen Cholangitiden durch Staphylokokken, Enterokokken und Colibacillen, aber zweifellos kommt es gerade in der Leber unter der Viridansinfektion zu *kleinsten Abscessen* und es ist bemerkenswert, daß bei unseren Fällen diese hanfkerngroßen Eiterherdchen schon am unteren Leberrand bei der Operation sichtbar waren.

Immerhin sind die Bilder bei der *Obduktion* nicht so eindrucksvoll wie bei den durch andere Erreger hervorgerufenen, bei denen die Leber manchmal von Leberabscessen verschiedener Ausdehnung zerfetzt oder durchlöchert aussieht, oft auch von strahligen Narben der hypertrophischen Cirrhose durchzogen ist. Wir mußten uns oft wundern, daß das restierende Parenchym seinen Funktionen noch genügen konnte.

Es ist aber in 3 Fällen noch eine Eigenart uns entgegengetreten, die wir unter der Infektion des Streptococcus viridans auch bei der Endocarditis lenta beobachteten, nämlich die Neigung zu einer Endarteriitis mit sekundärer *Aneurysmabildung:*

Bei der Obduktion eines Falles ergab eine Teilsektion den Befund einer geschrumpften Gallenblase, am unteren Leberrand verstreute Knötchen und einige kirschkerngroße Erhabenheiten. Im Abstrich fanden sich Leukocyten mit vereinzelten Kettenkokken. Die Gallengänge waren bis in die feinsten Verzweigungen mit flüssigen, trüben Massen angefüllt. An einem Ast der Arteria hepatica bestand ein *Aneurysma*, das in einen größeren Gallengang perforierte und eine deutliche Einbruchsstelle noch aufwies. Auch aus den Gallengängen war Streptococcus *viridans* durch Kultur nachweisbar.

In einem weiteren Fall kam es durch Druck eines „tumorartigen Gebildes" auf einen größeren Gallengang zu einem Ikterus; entleerte sich das Blut nach Usurierung, so mußte die Stauung aufgehört haben, denn kurz nach der Blutung in den Darm verschwand der Ikterus. Später füllte sich das Aneurysma wieder und der Ikterus trat wieder auf. Unser Patient wäre zweifellos von seiner Cholangitis geheilt worden, hätte das Leberaneurysma nicht das Ende herbeigeführt.

Bei einem 4. Fall kam das Fieber nach einer Gallengangsdrainage zum Stillstand, als eine starke unstillbare Blutung aus dem Drain erfolgte, die den Exitus herbeiführte. Leider konnte dabei eine *Obduktion* nicht durchgeführt werden.

Ein eigenartiger Infektionsmodus fand sich bei einem anderen Fall von *Cholangitis lenta:*

Ein 35jähriger Mann erkrankte an einem *Paratyphus A*. Die Temperaturen hatten zuerst intermittierenden Charakter und wurden von einigen Schüttelfrösten unterbrochen, was uns bei einem gewöhnlichen Paratyphus auffällig schien.

Am 6. 4. 46 wird ein seröses Pleuraexsudat punktiert, in dem sich Paratyphusbacillen nachweisen ließen. Die Temperaturen bewegten sich dabei dauernd intermittiernd zwischen 37,5—39°, dann traten Schmerzen unter dem rechten Rippenbogen auf, die bis zur Schulter hin ausstrahlten. Eine chronische Cholecystitis wird angenommen, vor allem, da sich bei einer vorgenommenen Cholecystographie die Gallenblase nicht füllen ließ. Die Temperaturen flauten merklich ab und stiegen selten über 38,5°. Das zog sich bis August 1946 hin, als zu unserer Verwunderung zum erstenmal Streptococcus viridans im Blut nachgewiesen wurde.

Man entschloß sich nunmehr zu einer Operation, die sich nicht einfach gestaltete, weil starke Verwachsungen mit der Nachbarschaft erst gelöst werden mußten. Die Abtastung der Leberoberfläche ergab vor allem in der Tiefe kirschengroße, multiple Knötchen. Leider ist der sehr geschwächte Patient an einer unstillbaren Nachblutung gestorben.

Die *Obduktion* ergab über die ganze Schnittfläche der Leber verstreut kleine, verschieden große, blaß-gelbliche, unscharf begrenzte Herdchen. Nahe der Oberfläche, im Bereich des rechten Lappens, fand sich auch ein kastaniengroßer Bezirk, in dem das Gewebe teilweise eitrige Einschmelzung zeigte. Er setzte sich aus mehreren kleinen Herden zusammen.

Der Ductus choledochus war stark erweitert, seine Wand verdickt, rauh, unregelmäßig, höckerig und hatte eine schmutzig-graugrünliche Färbung. Paratyphusbacillen waren nicht nachweisbar, dagegen *vergrünende Streptokokken*. Histologisch zeigten sich in der Leber weit verstreut reichlich entzündliche Infiltrationen mit Lympho-Histiocyten. Einzelne Leberzellnester waren erhalten, zeigten aber eine reichliche, großtropfige Verfettung. An einigen Stellen war es auch zu einer eitrigen Einschmelzung gekommen, so daß man von multiplen kleinen Absceßbildungen bei der chronisch rezidivierenden Cholangitis und Pericholangitis sprechen konnte.

Das Bemerkenswerte an diesem Fall ist die *Sekundärinfektion* der Gallenblase und der Gallengänge *mit vergrünenden Streptokokken im Anschluß an einen sicheren Paratyphus A.*

Dem Krankheitsbild nach, das sich nach dem akuten Stadium einstellte, hätte man auch hier an ein *Carcinom* denken müssen, denn die Knötchen in der Leber konnten nur durch histologische Untersuchung von Krebsmetastasen einwandfrei unterschieden werden.

Wir könnten noch über einige Beobachtungen bei Cholangitis lenta im einzelnen berichten. Es möge der Hinweis genügen, daß das *Krankheitsbild* bei diesen Fällen nach monatelangem, bei einigen unserer Fälle sogar *jahrelangem* Verlauf langsam in das Stadium einer *Lebercirrhose* einmündete. Es ist ja diese Möglichkeit auch bei anderen Cholangitisfällen gegeben, aber bei unseren Lentafällen kam die herdförmige Anordnung und die ungleiche Stärke der cirrhotischen Vorgänge doch vielleicht noch deutlicher zum Ausdruck, wie bei anderen rezidivierenden Formen, die zur sog. bilösen Cirrhose führen. Aber auch in einem relativ schon fortgeschrittenen Stadium kann es dabei noch zur Ausheilung kommen, wie zwei unserer Fälle bewiesen. Chirurgisch unbehandelte Fälle dagegen enden zumeist im Stadium der Lebercirrhose, wie histologische Bilder ebenso wie der klinische Verlauf zeigten und RÖSSLE spricht die Vermutung aus. *daß die meisten unter der Diagnose „biliöse Cirrhose" beschriebenen Fälle cholangitischen Ursprungs sind.* Klinische Beobachtungen bestätigen dies. Allerdings ist auch dann noch das Krankheitsbild oft mit differentialdiagnostischen Schwierigkeiten verbunden. Carcinomatose, Morbus Banti, verschiedene Anämieformen. Milzvenenthrombose, Mesenterialvenenthrombose können vorgetäuscht werden. Ikterus, Anämie, Leber- und Milzschwellung machen dies erklärlich. Ascites, Pfortaderstauung und daraus resultierende Magen- oder Ösophagusvaricenblutungen erschweren am Schluß die Diagnose noch mehr.

Die folgende Krankengeschichte gibt einen solchen Verlauf wieder:

5. Cholangitis chronica mit Ausgang in Lebercirrhose, Ascites-Anasarka. 25jährige, schlecht ernährte, ikterische Patientin mit Ödemen. Abdomen: aufgetrieben, starker Meteorismus, man hat den Eindruck, als ob auch geringer Ascites vorhanden wäre. Leber perkutorisch um 2 Querfinger vergrößert, eine Resistenz ist infolge des stark geblähten Leibes nicht fühlbar.

Vorgeschichte: Im April 1944 schwerer Darmkatarrh, 5 Monate Krankenhausbehandlung. Damaliges Gewicht: 38 kg. Danach langsame Besserung der Durchfälle durch Nikobion. Juni 1946 Gelbsucht, die langsam abklingt. Ende März 1947 wieder Gelbsucht, Ödem an den Füßen. Seit Mai nach großen Strapazen Atemnot, Rückenschmerzen, Durchfall und Fieber. Seit dieser Zeit ist die Patientin bettlägerig.

21. 6. 47. Beginn mit der De-Ma-Kur, 10 g täglich, 3 Tage lang. Die Temperaturen schwanken dauernd seit Wochen zwischen 37 und 38° und gehen selten unter Frösteln bis 39°.

3. 7. 47. Da die De-Ma-Kur keinen Erfolg zeigte, Verlegung ad chirurgum. Beim operativen Eingriff wurde eine schwere Lebercirrhose auf dem Boden einer Cholangitis chronica gefunden. Konkremente in der Gallenblase fanden sich nicht.

Die Patientin kommt bald nach der Operation infolge sehr starken Blutverlustes ad exitum. Abstrich aus den Gallengängen ergibt Reinkultur grün wachsender Streptokokken.

Die septische Pfortaderentzündung.

Das Krankheitsbild der Pylephlebitis septica ist schon in der 1. Auflage des ZIEMSSENschen Handbuches klinisch gut beschrieben, die Erfahrung lehrt aber, daß diese Erkrankung, die fast immer mit gehäuften Schüttelfrösten verläuft, in ihrem eigentlichen Wesen häufig noch verkannt wird. Selbst in der chirurgischen Literatur findet man sie nicht ausführlicher herausgestellt, obwohl die Fälle gerade den chirurgischen Abteilungen speziell zufließen sollten. Wir haben die Ausgangspunkte und die Wege, die die Infektion nimmt, auf S. 1002 näher gekennzeichnet. Die Diagnose ist deswegen nicht ganz leicht, weil jeder Magen-Darmabschnitt und jede Milzinfektion Anlaß zur Pylephlebitis geben kann.

Am häufigsten nimmt die Pylephlebitis septica ihren Ausgangspunkt von der Appendicitis. Auch hier spielen die Darmbakterien, also Anaerobier, eine ausschlaggebende Rolle und hier zeigt sich beweiskräftig die intensive Eigenschaft der anaeroben Streptokokken, indem sie nicht nur in vorgebildete Thromben bzw. nach Operationen von Darmerkrankungen eindringen und sich vermehren, sondern indem sie die Phlebitis auch auf weite Strecken des Pfortadergebietes zur Entstehung und Weiterleitung bringen können, sogar unter Überspringung mancher Strecken. Wir finden nur sehr selten eine Monoinfektion. meist nehmen am Infekt auch Gasödembacillen, Colibacillen, Aerobier teil. Hier herrscht das Bact. coli vor, doch werden auch milchsäurebildende Stäbchen, Heubacillen, Oidien, aus der Dickdarmflora stammend, auch Paracolibacillen, Proteus, Enterokokken und Mischflora angetroffen; der letztgenannte Keim ist wie der Colibacillus ein normaler Darmbewohner, der erst bei Darmerkrankungen seine pathogene Wirkung entfaltet.

In Arbeiten von BRÜTT, SINAJEK, WEINBERG und seinen Mitarbeitern, LÖHR und RASSFELD und unseren eigenen Untersuchungen, welche sich mit der Bakteriologie der Appendicitis und der appendiculären Peritonitis befaßten, wird besonders die Bedeutung der *Anaerobier* bei den jauchigen Prozessen des Wurmfortsatzes hervorgehoben. LÖHR und RASSFELD fanden in der kranken Appendix neben anderen Anaerobiern in 79% der Fälle FRAENKEL*sche Gasbacillen*. Daneben wurden auch noch der anaerobe Streptococcus *putrificus* und die verschiedenartigsten Aerobier gefunden. Der putride Geruch entsteht sowohl durch die Tätigkeit des Bacillus putrificus tenuis (Bac. bifermentans), wie durch den Streptococcus putrificus und nicht zuletzt durch fusiforme Bakterien. Nach Befunden von LÖHR und RASSFELD handelt es sich bei der Appendicitis um eine endogene Infektion mit ortsansässiger Flora.

Der Bacillus putrificus *Bienstock* wird von PASSINI und KORENTSCHEWSKY u. a. als ein konstanter Bewohner des menschlichen Darmes bezeichnet. Er ist ein beweglicher Buttersäurebacillus, gilt als Erreger der Eiweißfäulnis und zählt zu den anaeroben Sporenbildnern, ebenso wie die gleichfalls im Darm nachzuweisenden unbeweglichen Buttersäurebacillen (SCHATTENFROH-GRASSBERGER) und der bewegliche Buttersäurebacillus (amylobakter, GRUBER).

Bei genauen Untersuchungen der Kulturen des Bacillus putrificus Bienstock durch KLEINSCHMIDT erwies sich dieser Erreger als eine Mischung aus dem Bacillus putrificus verrucosus und dem Bacillus amylobakter.

Die Frage seiner Pathogenität ist noch nicht restlos geklärt. BIENSTOCK, GRASSBERGER, SCHATTENFROH, OSSINI, TISSIER halten ihn für apathogen, doch KORENTSCHEWSKY, WEINBERG, RODELLA, V. HIBBER sprechen ihm eine zwar schwache, aber doch deutlich nachweisbare Pathogenität zu. Weitere Untersuchungen müssen Aufschluß geben, ob pathogene von apathogenen Stämmen scharf zu trennen bzw. ob letztere unter besonderen Umständen pathogen werden können.

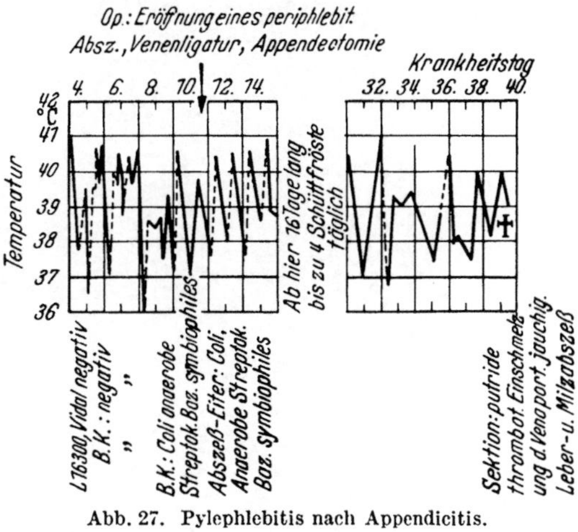

Abb. 27. Pylephlebitis nach Appendicitis.

Meist wird nur ein Teil dieser Keime im Eiter einer Appendicitis bzw. im thrombophlebitischen Herd gefunden; aber die gleichen Bakterien können dann bei Anwendung entsprechender Kulturmethodik *auch im Blut* angetroffen werden. Nur ist es selbstverständlich und zur Diagnosestellung unbedingt notwendig, daß man Blutkulturen stets unter anaeroben Verhältnissen anlegt. Am besten bewährt sich die Züchtung der Bakterien (Aerobier wie Anaerobier) in der 10%igen Peptonbouillon, ein außerordentlich einfaches Verfahren, das sich auch in der Praxis bewährt hat (s. S. 962).

1. Auf die Pathogenese der Pylephlebitis wurde auf S. 1002 ff. näher eingegangen. Besonders eindrucksvoll ist eine Statistik von BRÜTT an der Eppendorfer I. Chirurgischen Klinik, die unter 2500 Fällen akuter Appendicitis nur 15mal, d. h. in 0,6%, eine eitrige Pylephlebitis ergab. In all diesen Fällen handelte es sich um schwere gangränöse Wurmfortsatzeiterungen, meist mit Absceßbildung. Nach der Frühoperation innerhalb der ersten 24 Std wurde nie eine Pylephlebitis beobachtet, nur bei 9 von den 15 Fällen bestanden Schüttelfröste.

Eine große Statistik stammt auch aus dem Mt. Sinai-Hospital, New York. Von 1916—1925 waren unter den 2841 akuten Appendicitiden nur 9 Fälle von Pylephlebitis aufgetreten. Auch hier betont der Autor, daß die Pfortaderthrombose sich Tage oder Wochen später durch Fieber und Schüttelfröste bemerkbar machen kann, ohne daß peritoneale Erscheinungen vorhanden sind. Wenn die Pfortaderinfektion nach Appendicitis auch nicht gerade häufig ist, so gehört sie doch, einmal entstanden, zu einem der schwersten Sepsisfälle.

LANGDON BROWN hat 46 Fälle von Pylephlebitis aus dem Weltschrifttum zusammengestellt und gezeigt, daß in 42% eine Entzündung des Wurmfortsatzes die Ursache der Erkrankung war.

Wir zogen aus unseren eigenen Beobachtungen folgende Lehre: „*Treten nach einer Appendicitis, und zwar auch nach einer erfolgreich operierten, ein oder mehrere Schüttelfröste auf, so muß erfahrungsgemäß an eine Fortleitung der Infektion auf das Pfortadergebiet gedacht werden*“ (SCHOTTMÜLLER).

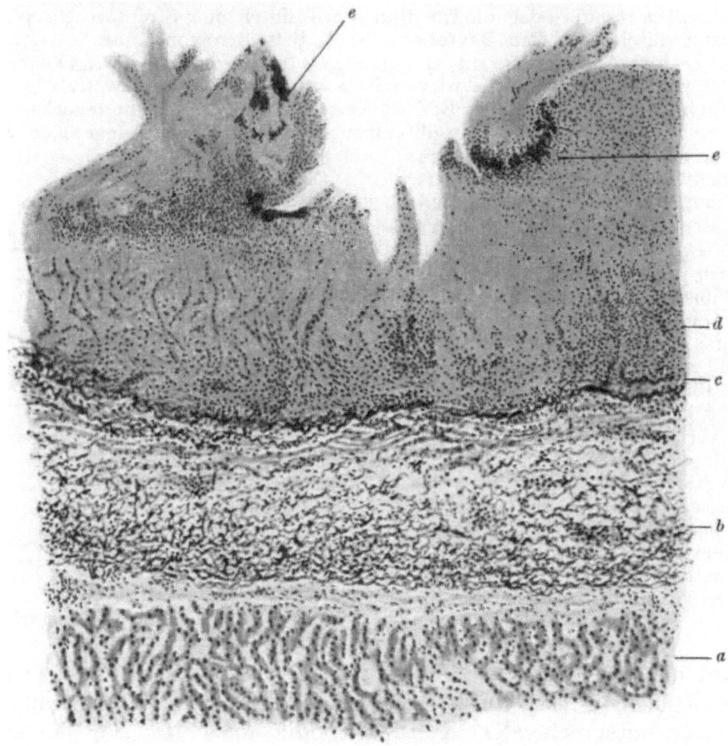

Abb. 28. Septische Thrombophlebitis eines Hauptastes der Vena portae. *a* Lebergewebe; *b* Media der Vene mit leukocytärer Infiltration der inneren Schichten; *c* innere elastische Grenzschicht; *d* Infiltrationen und endophlebitische Wucherungen; *e* thrombotische Auflagerungen mit reichlichen Streptokokkenhaufen. (Aus BENDA: Venen. Im Handbuch der speziellen pathologischen Anatomie und Histologie von HENKE-LUBARSCH, Bd. II. Berlin: Springer 1924.)

Wie wenig die Pylephlebitis übrigens allgemein bekannt ist, lehrt eine noch 1930 von einem französischen Autor veröffentlichte Arbeit, der mittels dreier Fälle von Appendicitis mit Schüttelfrösten ein neues Krankheitsbild aufzustellen glaubte.

Weiterhin geben unsere beobachteten Fälle aus anderen Gründen noch zu denken Anlaß. Die Erscheinungen der Appendicitis können nämlich, wie gerade unsere Patienten zeigten, gelegentlich recht flüchtig oder *larviert* sein. Warum in solchen Fällen der appendicitische Anfall unter so geringfügigen Erscheinungen verläuft, so daß er gelegentlich überhaupt nicht erkannt werden kann, erklärt sich vielleicht aus der dabei häufig beobachteten Verlagerung der Appendix. Entwickelt sich die Entzündung hinter dem Typhlon, so wird das Peritoneum wenig oder gar nicht in Mitleidenschaft gezogen. Die peritonitischen Reizerscheinungen sind aber immer dasjenige Moment, welches eine Appendicitis am meisten charakterisiert und am ehesten zu ihrer Erkennung führt (SCHOTTMÜLLER-BINGOLD).

2. Als Ursache der Pylephlebitis kommen weiterhin in Frage: weiterschreitende Infektionen, ausgehend von Verletzungen im Hämorrhoidalvenengebiet.

3. Selbstverständlich kann jeder entzündliche, geschwürige Prozeß von jedem Darmabschnitt aus, wenn nur seine Vene mit dem Pfortadersystem in Verbindung steht, zu einer Pylephlebitis Anlaß geben.

Ich habe bis jetzt nur wenig einwandfreie Fälle von Pylephlebitis gesehen, die nach *Ulcus ventriculi* aufgetreten sind. Im allgemeinen ist ja wohl ein solcher Entstehungsmodus relativ selten, in Anbetracht der meist vorhandenen Hyperacidität, wenngleich ihn REICHE 3mal unter 12 Fällen anführt. Dagegen scheinen Thrombophlebitiden, ausgehend von der Vena gastrica bei exulcerierenden *Carcinomen* häufiger zu sein. Daß auch bei septischen *Cholangitiden* ein Übergreifen des Prozesses auf die Pfortader zustande kommt, ist wohl verständlich (S. 1003).

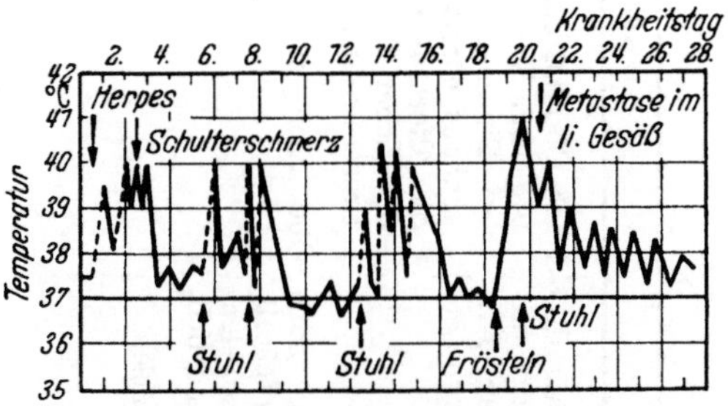

Abb. 29. Schüttelfröste immer nach Stuhlgang. Pylephlebitis nach Hämorrhoidenoperation. Leberabsceß? (Schulterschmerz!) Metastase im Gesäß. Ausgang spontan in Heilung.

LENHARTZ sen. hat schon 1903 mehrere solcher Fälle beschrieben. Darunter waren auch solche mit Pneumokokken als Erreger selbst; daß auch unter anaeroben Bedingungen gezüchtet wurde, ist nicht wahrscheinlich. Wir selbst haben erst kürzlich einen Fall beobachtet, bei dem neben Colibacillen auch intrahepatisch anaerobe Streptokokken aus den verschiedensten Abschnitten gezüchtet werden konnten. Diese Keime führten, von hier aus in den Kreislauf eingedrungen, zu einer sonst seltenen *Endocarditis septica* durch den Streptococcus putrificus, an der Patient ad exitum kam. Sonst sind die Anaerobierinfektionen des Endokards, wie wir erwähnt haben, selten.

Bei einem Kollegen, bei dem einige Zeit vorher eine Röntgenuntersuchung zahlreiche *Divertikel im Sigma* ergeben hatte, entwickelte sich ein Vierteljahr später eine Sepsis, in deren Verlauf ungewöhnlich zahlreiche Schüttelfröste aufgetreten waren. Da ein Sepsisherd nirgends festgestellt war, mußte per exclusionem angenommen werden, daß eine Divertikulitis zu einer Thrombophlebitis geführt hat, insbesondere, da häufig im Gefolge der Defäkation stürmische Schüttelfröste aufgetreten waren.

Merkwürdigerweise hörten die Schüttelfröste gerade dann auf, als man ernsthaft einen operativen Eingriff erwogen hatte und es erfolgte Spontanheilung.

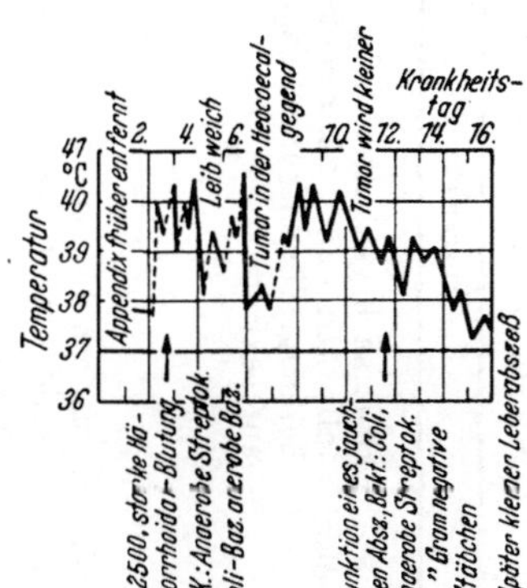

Abb. 30. Pylephlebitis nach Hämorrhoidalvenen-Infektion. Spontanheilung nach Bildung eines periphlebitischen jauchigen Abscesses.

Eine nicht unwesentliche Quelle von Pylephlebitis stellen die *Carcinome des Rectums* dar. Gelegentlich sehen wir den Krankheitsverlauf nur zeitweise von Schüttelfrösten unterbrochen, dann kann es wieder zu wochenlang normalen Temperaturen kommen. Hier hat es den Anschein, als würde das Carcinom die infizierten Venen durchwuchern und abriegeln.

Eine unserer letzten Beobachtungen hatte während eines Schüttelfrostes anaerobe Streptokokken und Gasbacillen im Blut. Nach einiger Zeit kam es zu einer ausgedehnten fötiden, gashaltigen Eiter enthaltenden Phlegmone in der Glutäalgegend. Bei der Obduktion zeigte sich eine Gasphlegmone in der Umgebung des carcinomatösen Gewebes im oberen Teil des Rectums. Die Venen waren von fötid-eitrigem Thrombenmaterial angefüllt.

Beobachtungen von Pylephlebitis nach *Milzinfektionen* wurden von LENHARTZ sen. mitgeteilt. Einen analogen Fall haben wir seinerzeit in Hamburg beschrieben (SCHOTTMÜLLER-BINGOLD).

Tabelle 6. *Übersicht über 24 Pylephlebitisfälle.*

Diagnose	Bakteriologischer Blutbefund	Ausgang	Bemerkungen	Sektionsbefund
1. Pylephlebitis nach Appendicitis.	Colibacillen. Enterokokken, anaerobe Streptokokken und Bac. symbiophiles. Im Schüttelfrost gezüchtet.	Exitus nach gehäuften Schüttelfrösten am 23. Krankheitstag. Einlieferung 3 Tage ante exitum.	Ausgang von Appendicitis; diese erst bei der Obduktion mit Sicherheit feststellbar. Klinisch Vermutungsdiagnose.	Nach Obduktionsbefund: chirurgischer Eingriff wegen des bei Einlieferung ins Krankenhaus bereits zu weit in die Pfortaderverzweigungen der Leber fortgeschrittenen Prozesses aussichtslos.
2. Desgl.	Anaerobe Streptokokken, Coli, Gasödembacillen im Blut 2mal nachgewiesen.	Exitus am 15. Krankheitstag, täglich mehrmals Schüttelfröste.	Am 12. Krankheitstag hohe Leukocytose, Leberabsceß. Operation wegen des zu elenden Zustandes nicht möglich.	Obduktion verweigert.
3. Pylephlebitis nach Sigmoiditis?	Bact. coli, anaerobe Streptokokken einmal im Blut nachgewiesen. Zwei weitere Blutkulturen steril.	Nach dem 29. Schüttelfrost, der besonders heftig war, *fieberfrei geblieben.*	Sigmoiditis röntgenologisch wahrscheinlich.	—
4. Nach Magencarcinom.	Anaerobe Streptokokken, aerobe Staphylokokken. In der 2. Blutkultur neben diesen Keimen grampositive Stäbchen?	Niedrige Temperaturen, unterbrochen von 4—5 Schüttelfrösten, Dauer 2 Monate. Diagnose anfangs unklar. Drei Tage nach Magenoperation Exitus.	Keine Lebercarcinommetastasen, aber verjauchter apfelgroßer Leberabsceß. Eiterabgang im Stuhl.	Totale Obduktion verweigert.
5. Pylephlebitis nach Lungenabsceß.	Im Blut Staphylokokken und fötide Gasbildung. Färberisch keine Mikroorganismen nachzuweisen. Die Staphylokokken wachsen aerob.	Exitus.	Am 17. Krankheitstag Beginn mit Schüttelfrösten, die sich alle 2—3 Tage wiederholen. Diagnose erst bei der Obduktion.	Durchbruch des Abscesses durch das linke Zwerchfell. Sekundärer Milzabsceß. Von hier aus Thrombophlebitis der Vena lienalis, fortgeleitet bis fast zum Pfortaderstamm.
6. Nach Appendicitis.	Anaerobe Streptokokken, FRAENKELsche Gasbacillen sind nur durch Verarbeitung des Blutkörperchensediments nach 4 Tagen festzustellen.	Stürmischer Verlauf. Exitus 6 Tage nach den ersten Krankheitszeichen.	Klinisch keine Zeichen für Appendicitis. Diagnose Pylephlebitis nur wegen des Anaerobierbefundes. 14 Jahre altes Kind.	Multiple Leberabscesse. Ausgedehnte eitrige Thromben im Pfortadergebiet. Nach Obduktionsbefund wäre chirurgischer Eingriff aussichtslos gewesen.

7. Appendicitis. Pylephlebitis.	Colibacillen, Enterokokken in der 2. Blutkultur, daneben auch grampositive anaerobe Stäbchen.	Operation: Unterbindung der Vena ileocolica. Schüttelfröste gehen weiter. Exitus am 32. Krankheitstag.	—	Leberabscesse. Endo- und periphlebitischer Absceß in der Gegend der Pfortadermündung.
8. Hämorrhoidalabsceß.	Anaerobe Streptokokken, Gasbacillen, erst nach 4 Tagen durch Verarbeitung des Blutkörperchensediments feststellbar.	Exitus nach 2tägiger Beobachtung.	Vorher uncharakteristische Erscheinungen, vermutlich 3 bis 4 Schüttelfröste im 14tägigen Verlauf.	Periproktitischer Gasabsceß. Obduktion: Veneninfektion nur in dichter Nachbarschaft des Gasabscesses.
9. Appendicitis.	Colibacillen, Enterokokken? Aerobe Streptokokken. Bac. symbiophiles. Drei Blutkulturen vorher negativ.	Nach scheinbar erfolgreicher Operation 10 Tage Fieberfreiheit, dann stürmischer Verlauf mit 35 Schüttelfrösten.	Vermutlich erst einige Tage nach der Operation Entwicklung von Leberabscessen.	Metastatisch multiple Leberabscesse. Pylephlebitis auch oberhalb der Unterbindung weitergewandert.
10. Appendicitis im Verlauf von Scharlach.	Hämolytische Streptokokken. Colibacillen.	14tägiges Krankheitsbild mit Schüttelfrösten. Exitus.	Wegen des Bestehens einer gleichzeitigen Angina Diagnose schwer zu stellen, nur vermutet wegen der Colibacillen.	Wenig ausgedehnte Thrombophlebitis im Bereich der Vena ileocolica. Operation hätte erfolgreich sein können.
11. Pylephlebitis nach Cholecystitis.	Colibacillen, anaerobe Streptokokken, grampositive Stäbchen (FRAENKEL-Typ). Drei Blutkulturen negativ!	Exitus am 28. Krankheitstag.	Vorher Koliken, die auf Cholecystitis hinwiesen. Wenig Ikterus. Klinisch für Pylephlebitis kaum verwertbare Beschwerden. Operation wurde erwogen, wäre aber aussichtslos gewesen.	Pylephlebitis bis zu den Pfortaderverzweigungen. Cholecystitis.
12. Carcinoma recti. Pylephlebitis.	Staphylokokken, anhämolytische Streptokokken, Enterokokken, Gasbacillen, anaerobe Keime nach 48 Std angegangen. Anaerobier erst nach Verarbeitung des Blutkörperchensediments nach 8 Tagen sicher identifizierbar.	Subfebrile Temperaturen. Vier Schüttelfröste in etwa 8tägigen Pausen. Carcinomsymptome kaum vorhanden. Keine Verdauungsbeschwerden. Krankheitsgefühl erst mit Einsetzen des Fiebers.	Carcinom nicht mit Sicherheit diagnostizierbar. Angenommen war eine Sigmoiditis. Krankheitsbild uncharakteristisch. Einige Schüttelfröste geben zur Blutkultur Veranlassung.	Hochsitzendes, tiefgreifendes Rectumcarcinom. Venen in der Umgebung teils in das carcinomatöse Gewebe mit einbezogen, teils mit schmierig thrombotischen Massen angefüllt.
13. Pylephlebitis nach Appendicitis.	Unter anaeroben Bedingungen wuchsen anaerobe Streptokokken, Gasbacillen und Bac. symbiophiles. Zwei Blutkulturen vorher steril.	Am 17. Tage nach Krankheitsbeginn Eröffnung eines periphlebitischen Abscesses, Drainage. Venenunterbindung aus technischen Gründen unmöglich. Exitus am 47. Krankheitstag.	Über 50 Schüttelfröste! Klinisch keine Zeichen für Appendicitis. Diagnose wurde intravital per exclusionem auf Pylephlebitis gestellt wegen des Anaerobierbefundes.	Putride thrombophlebitische Einschmelzung großer Bezirke der Pfortaderäste. Jauchiger Leber- und Milzabsceß.

Diagnose	Bakteriologischer Blutbefund	Ausgang	Bemerkungen	Sektionsbefund
14. Pylephlebitis wahrscheinlich nach Appendicitis.	Enterokokken und Paracolibakterien.	*Heilung* nach Unterbindung der Vena colica dextra.	11 Tage lang Fieber, 2 Schüttelfröste, öfters Frostgefühl. Bei der Laparotomie zeigt sich im Douglas fibrinöses Exsudat und entzündliche Veränderung des perityphlitischen Gewebes.	—
15. Pylephlebitis nach Appendicitis.	Anaerobe Streptokokken. Bac. symbiophiles.	Exitus in der 5. Krankheitswoche.	Zahlreiche Schüttelfröste. Leukocytose, multiple Leberabscesse.	Perforierte Appendicitis mit umschriebenem Absceßbild. Thrombose der Pfortaderäste bis an den Leberhilus. Multiple Leberabscesse. Umschriebene Peritonitis
16. Pylephlebitis. ausgehend von der Appendicitis.	Anaerobe Streptokokken.	Am 23. Krankheitstag Laparotomie: Eröffnung einer faustgroßen Absceßhöhle an der rechten hinteren Bauchwand. Tamponade. Exitus 4 Tage post op.	Zeitweise täglich mehrfache Schüttelfröste. Leukocytose von 35000.	Obduktion verweigert.
17. Pylephlebitis nach Hämorrhoidalveneninfektion?	Bact. coli, anaerobe Streptokokken, anaerobe gramnegative Stäbchen.	*Spontanheilung* nach Bildung eines perityphlitischen jauchigen Abscesses und eines kleinen Leberabscesses.	Mehrere Schüttelfröste, zum Teil 2mal täglich. Im Punktat des perityphlitischen und des Leberabscesses der gleiche bakteriologische Befund wie in der Blutkultur. 25000 Leukocyten.	—
18. Periproktitisch. Absceß. Anaerobiersepsis.	Anaerobe Streptokokken. Eine 2. Blutkultur blieb steril. Gasbacillen wurden intravital nicht gezüchtet.	Incision eines periproktitischen Abscesses am 15. Krankheitstag, kurz darauf Exitus letalis.	Am 15. Krankheitstag nach zahlreichen Schüttelfrösten geringe Rötung und Infiltration in der Dammgegend. Leukocytose.	Incidierter periproktitischer Absceß in der Dammgegend. Gasphlegmone des rechten Oberschenkels, des Dammes der Glutealmuskulatur. Gasbrand des Beckenbindegewebes und des retroperitonealen Gewebes. Infektiöse Milzschwellung. Fäulnisorgane, daher Veneninfektion nicht sicher nachweisbar.

19. Pylephlebitisverdacht. Ausgang in vivo unerkannt.	Anaerobe Streptokokken. Bact. coli.	Exitus.	Einige Tage vor Beginn der stürmischen Erscheinungen Angina. Trotzdem wurde wegen des Blutbefundes Verdacht auf Pylephlebitis ausgesprochen. Im Vordergrund der klinischen Erscheinungen stand ein embolisch entstandener Lungenherd.	Ulceröse handflächengroße Schleimhautaffekte etwa $1^1/_2$ Handbreit über dem Sphincter ani. (In vivo nicht diagnostizierbar.) Ausgedehnte Pylephlebitis.
20. Carcinoma recti. Pylephlebitis.	Anaerobe Streptokokken. Gasbacillen.	Exitus.	Mehrere Schüttelfröste. Fötide gashaltige Phlegmone in der Glutäalgegend.	Gasphlegmone in der Umgebung des carcinomatösen Gewebes im oberen Teil des Rectums. Venen mit fötideitrigem Thrombenmaterial angefüllt.
21. Lungenabsceß.	Aktinomykose.	Exitus, intermitterendes Fieber mit häufigen Schüttelfrösten.	Durchbruch durch das Zwerchfell in die Milz, Phlebitis der Vena lienalis.	Eiterherd weitverzweigt im Pfortadergebiet, putride Abscesse in der Leber.
22. Carcinomatös entartetes Ulcus in Pylorusnähe.	Staphylokokken und Coli.	Exitus.	Fieber uncharakteristisch durch wenig Schüttelfröste unterbrochen.	Fortgeleitete Pylephlebitis von der Vena gastrica aus, Lungenabscess im Beginn, Pathogenese in vivo nicht erkannt.
23. Ulcus ventriculi.	Im Blut hämolysierende Streptokokken.	Exitus.	Patient hat eine mehrwöchige Ulcus-Ruhekur ohne Komplikationen hinter sich, plötzlich scheinbar aus dem Gesunden heraus an 3 Tagen Schüttelfröste.	Ulceröse Phlebitis an der Einmündungsstelle der Vena gastrica zur Vena portae. Das Ulcus selbst bis auf Nadelkopfgröße vernarbt und unverdächtig.
24. Milzabsceß.	Aktinomykose.	Exitus.	Bronchiektasen im linken Unterlappen, jauchiger Einschmelzungsherd mit Durchbruch durch das Diaphragma auf der Milzoberfläche, hier beginnende Abscedierung.	Multiple Abscesse in der Leber, Ausstrich grampos. Kokken und Bacillen, Actinomycesdrüsen.

Es handelte sich um einen Milzinfarkt, der sich im Anschluß an eine Lungengangrän einstellte und auch verjauchte. Es kam in der Nachbarschaft zu einer gangräneszierenden putriden Thrombophlebitis der Milzvene und von hier aus zu einer Pylephlebitis.

Auffälligerweise spielt bei einer Pylephlebitis ausgehend von einer Milzveneninfektion als Erreger auch der *Aktinomycespilz* eine Rolle.

In einem von uns behandelten Fall kam es bei einem Handwerker im November 1945 akut zu zahlreichen Schüttelfrösten und nachfolgenden hohen Temperaturen. Der Patient konnte zuerst keine lokalisierten Beschwerden angeben, auch die Untersuchungen ließen

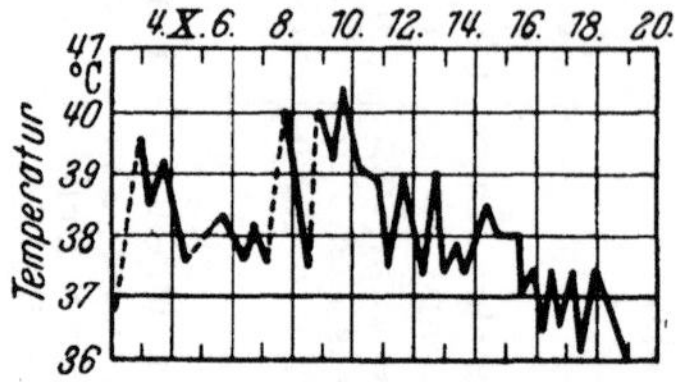

Abb. 31.

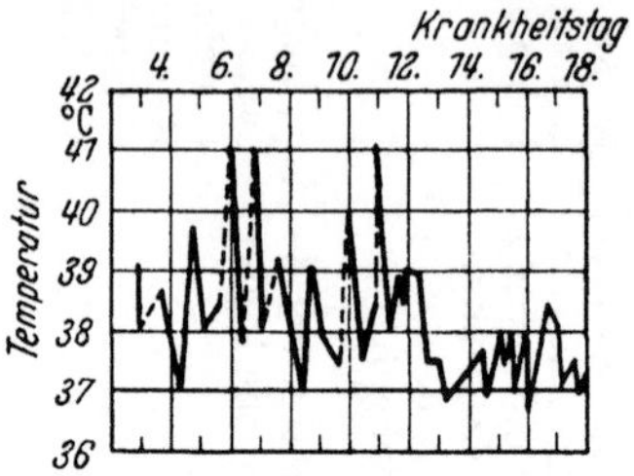

Abb. 32.

Abb. 31 u. 32. Heilung von 2 Pylephlebitisfällen durch Unterbindung der Vena colica sinistra. In den Blutkulturen Enterokokken und Paracolibacillen.

keinen organisch krankhaften Befund erheben. Der sich verschlechternde Allgemeinzustand, die Abmagerung, die Leukocytose, die erhöhte Senkung, Temperatur und Schüttelfröste ließen bereits den Verdacht auf eine vom Intestinum ausgehende Pfortaderentzündung aufkommen. Die wiederholten Blutkulturen blieben steril, so daß weder die Lokalisation des Sepsisherdes, noch der Erreger intra vitam bewiesen werden konnte. Eine vorübergehend durchgeführte Sulfonamidtherapie führte zu keinem endgültigen Erfolg. Im Januar 1946 kam es zur Ausbildung eines Ascites und endlich war auch eine Resistenz im rechten Oberbauch abzugrenzen. Der am 1. Februar 1946 vorgenommene chirurgische Eingriff zeigte die Inoperabilität des Falles. Der Patient starb 2 Tage danach an allgemeiner Herz- und Kreislaufschwäche. Der bei der Operation entnommene Absceßeiter zeigte mikroskopisch keine Bakterien und ließ kulturell alle Nährböden steril.

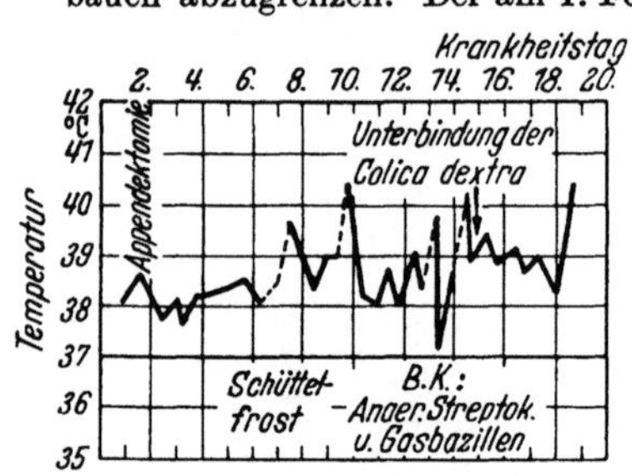

Abb. 33. Trotz Unterbindung letaler Ausgang.

Erst die *Obduktion* im Nürnberger Krankenhaus (Prof. RIX) deckte ausgedehnte *aktinomykotische Eiterungen im Abdomen* auf. Größere Abscesse, die in vivo zuletzt als palpable Resistenz imponierten, saßen im peripankreatischen Gewebe und im Pankreas. *Der untere Milzpol war mit dem Pankreasschwanz fest verwachsen. Von hier aus hatte also eine kontinuierliche Ausbreitung der Erkrankung stattgefunden.* Es kam zur Infektion der Vena *lienalis*, deren Wand und Lumen in ihrem ganzen Verlauf befallen war. Dasselbe galt für das Pfortadergebiet, von dem aus die Schüttelfröste ausgingen. Leberabscesse waren die weitere Folge; die Lebergrenze wurde hier nicht überschritten.

Auch NATHAN aus dem WOHLWILLschen Institut veröffentlichte 5 ähnliche Fälle, von denen 3 hier wiedergegeben seien.

Fall 1. Sektionsdiagnose: Ulcus callosum ventriculi mit durch die Leber, das Duodenum, das Pankreas gedeckter Perforation. Perihepatitis, Pylephlebitis (Sepsisherd für den Leberkreislauf). Leberabscesse. Thrombophlebitis der Vena hepatica (Sepsisherd für den kleinen Kreislauf). Infizierte Embolie in den Lungenarterien. Lungenabscesse im rechten Lungenunterlappen. Hochgradiger Verfall. Histologisch konnte am Grund des Magengeschwürs eine Infektion mit Aktinomyces festgestellt werden, eine aus diesem Bereich kommende Magenvene zeigte eine Thrombophlebitis actinomycotica, weiterhin kamen die Leberabscesse, die Venenentzündungen der Lebervenen und die infizierten Embolien mit den Absceßbildungen in der Lunge zustande. Ein weiterer Einbruch über die Lungenvenen in den großen Kreislauf konnte in diesem Falle nicht nachgewiesen werden.

Fall 2. Dieser unterschied sich nicht wesentlich von dem eben genannten Fall, allerdings kam hier der Einbruch in den großen Kreislauf zustande. Der Ausgangspunkt der Infektion war der Wurmfortsatz.

Fall 3. Sektionsdiagnose: Zustand nach Anlage eines Billroth II wegen eines Ulcus am Übergang vom Pylorus zum Duodenum. Frische Fistel des Magens mit der anastomosierenden Jejunumschlinge in der Nähe der Anastomosestelle. Verwachsungen zwischen dem Magen, dem Colon transversum, der Gallenblase und dem periportalen Gewebe. Chronische und akute Peripylephlebitis, Thrombophlebitis (Sepsisherd für den Leberkreislauf). Mehrere peripylephlebitische Leberabscesse, besonders im linken Leberlappen. Durchbruch eines derselben in den subphrenischen Raum links. Subphrenischer Absceß links. Phlebitis und Thrombophlebitis der Wurzeln der Lebervene (Sepsisherd für den Lungenkreislauf). Lungenabscesse in beiden Unterlappen usw.

In allen 3 Fällen konnte die *Aktinomykose im Gewebsschnitt* und bakteriologisch sichergestellt werden.

In der Tabelle S. 1100—1103 wurde eine Übersicht darüber gegeben, welche Bakterien in den letzten Jahren als Erreger einer Pylephlebitis im Blute nachgewiesen werden konnten und von welchen Herden aus die Infektion ihren Ausgang nahm.

Die puerperale Sepsis.

Man könnte darüber streiten, ob es dem Internisten zusteht, das Kapitel Sepsis puerperalis ausführlicher zu beschreiben und ob dies nicht mehr dem Gynäkologen überlassen bleiben müßte. Es kann jedoch kein Zweifel sein, daß gerade verschiedene Formen der puerperalen Sepsis weiter in das Gebiet der inneren Medizin hineinragen als andere septische Infektionen, daß sie vor allem wegen ihrer Komplikationen in den verschiedensten inneren Organen, im Blut, im Stoffwechsel gerade dem speziellen Studium des Internisten zur Aufklärung des Krankheitsbildes dienen muß.

Die Bezeichnung „Kindbettfieber" ist im Grunde genommen ein sehr vager Begriff. Schließlich umfaßt sie sämtliche infektiöse Krankheitserscheinungen, die im Puerperium auftreten, in die unter anderem auch die septischen Erkrankungen eingeschlossen sind. Als man eine Differenzierung der septischen Krankheiten aus anderen Gebieten der Gesamtmedizin in zunehmendem Maße unternahm, wurde auch eine Gliederung der Sepsis puerperalis und ihre Abgrenzung von nicht septischen, wenn auch fieberhaften Zuständen im Puerperium durchgeführt.

Würde man eine Einsicht in Sektionsprotokolle der Zeit von SEMMELWEIS nehmen, so würde man nachträglich verschiedene Sepsisherde feststellen können. Man würde vor allem auf Anaerobierinfektionen, mit einem venösen (thrombophlebitischen) Ausbreitungsgebiet stoßen, denn nach den Berichten von SEMMELWEIS hatte häufig das Vaginalsekret der Wöchnerinnen einen höchst üblen Geruch. Man wird aber sicher nach Art der dargestellten Fälle neben anderen Mischinfektionen auch auf eine Infektion durch hämolytische Streptokokken *retrograd* schließen können.

Einige Jahrzehnte später sah man das Kindbettfieber ganz allgemein durch eine Streptokokkeninfektion bedingt an. Aus den mitgeteilten Beobachtungen, wonach manchmal die Haut mit Eiterpusteln übersät war, möchte man annehmen, daß Staphylokokken die gleiche ätiologische Rolle gespielt haben mußten wie in der Gegenwart. Das tritt besonders an Hand der Obduktionsprotokolle, die LITTEN in seiner Arbeit veröffentlicht hat, hervor. LENHARTZ konnte dann bereits anführen, daß entsprechend seinen bakteriologischen Befunden zwar in erster Linie die Streptokokken (nächst dem das Bact. coli, viel seltener Proteusarten und Staphylokokken), aber auch eine Reihe von anaeroben Bakterien als Erreger puerperaler Infektionen in Frage kämen. „Bei manchen Fällen mag auch der Gonococcus eine Rolle spielen, andererseits kann es aber keinem

Zweifel unterliegen, daß die bei weitem größte Zahl der Fälle lediglich auf eine Streptokokkeninfektion zurückzuführen ist.“

Wenn man die Statistiken verfolgt, die von manchen Klinikern auf Grund ihrer bakteriologischen Untersuchungen veröffentlicht worden sind, dann wird man bemerken können, daß Angaben von Zahl und Art der gefundenen Erreger wesentlich auseinandergehen. Es beweist uns aber, daß die Statistik eben nicht von einem einheitlichen Standpunkt aus aufgestellt wurde. Würde man eine Aufzeichnung der Erregerarten bringen, *wie sie im strömenden Blut nachzuweisen waren*, so würde man zweifellos zu einem anderen Ergebnis kommen, wie wenn man die bakteriologische Untersuchung nur aus dem *Cervical* oder *Vaginalsekret* vorgenommen hätte. *Wir würden dann aber aus der Art der Erreger auch Rückschlüsse auf den Sepsisherd ziehen können.* Wenn also angegeben wird, daß bei einer puerperalen Sepsis der oder jener Erreger gefunden worden ist, so ist die Diagnose keinesfalls abgeschlossen. Wir haben an anderer Stelle (S. 997) darauf hingewiesen, daß auch die Bakterien eine elektive Fähigkeit für die Erzeugung bestimmter Sepsisherde haben.

Die *Zahl der Keimarten* (Streptokokken, Staphylokokken, Coli usw.) ist mit den banalen Eiterbildnern nicht erschöpft. Viele seltenere Erreger können noch in Monoinfektionen oder in Mischinfektionen auftreten.

Von ihnen seien hier noch genannt: Pneumokokken, Pneumobacillen (SCHOTTMÜLLER, BONDY, BURCKHARDT, HEYNEMANN, FROMME u. a.), Mikrococcus tetragenus (SCHOTTMÜLLER, BONDY, MELTZER) Gonococcus (FROMME), Proteus (LENHARTZ), Typhus (CHARLÉ, zit. nach LESCHKE), Paratyphus (SCHOTTMÜLLER), Influenza (LENHARTZ), Pseudodiphteriebacillen (JEANNIN, SCHOTTMÜLLER), Bacillus nebulosus und haemophilus (HAMM). Unter den Anaerobiern: E. F. Gasbacillen, Ödembacillen (PASTEUR, HAMM), Pseudotetanusbacillen (BURCKHARDT), anaerobe Staphylokokken (SCHOTTMÜLLER), fusiforme Bakterien (SCHMIDTLECHNER), Bac. funduliformis (GHON-SACHS, KISSLING, LEMIERRE, REILLY, LAPORTE u. a.) und Andere.

Besonders die französischen Autoren haben auf die Bedeutung der Anaerobier hingewiesen, auch hier liegt über die Möglichkeit der Infektion eine ungeheure Zahl von Veröffentlichungen vor, die mit den Beobachtungen in der SCHOTTMÜLLERschen Klinik ziemlich übereinstimmen. In diesem Sinne äußert sich auch R. WORMS (Paris) in einer neueren umfassenden Darstellung der uterinen Sepsis.

Seitdem SEMMELWEIS den Beweis erbracht hat, daß das „Kindbettfieber“ durch Menschenhand übertragen werden kann und daß man die Zahl der Erkrankungen durch eine Desinfektion der Hände wesentlich herabmindern kann, hat die Frage der Übertragungsmöglichkeit, der Ansteckungsgefahr und des Ausgangspunktes der Infektion die Autoren immer und immer wieder aufs neue beschäftigt. Strengste Isolierung der Wöchnerinnen wurde bei Einsetzen eines Fiebers vorgenommen, Anzeigepflicht des Kindbettfiebers wurde gefordert. Das Beispiel des artifiziellen Aborts beweist natürlich aufs deutlichste die Gefährlichkeit einer Verletzung der Sexualorgane. Die Inoculierung mit eingeführten Keimen durch Instrumente zeigt geradezu wie ein Experiment die Folgeerscheinungen.

Es braucht an dieser Stelle nicht auf die verschiedenen Läsionen von Vulva, Vagina, Cervix, Uterus eingegangen zu werden; noch mehr muß auf die Frage der *Spontan-* oder *endogenen* Infektion während der Geburt oder während des Abortes Bezug genommen werden. Es kann keinem Zweifel unterliegen, daß selbst hochvirulente und hochpathogene Keime sich in einer beträchtlichen Zahl in der Vagina gesunder Frauen aufhalten. In der normalen Vagina befinden sich bis zu 50% das Bact. coli, weiterhin in 30—50% der FRAENKELsche Gasbacillus (eigene Untersuchungen), in der überwiegenden Mehrzall der Fälle auch anaerobe Streptokokken, Staphylokokken, dagegen relativ selten, nur in etwa 2%, der hämolysierende Streptococcus. Gelegenheit zu einer Spontaninfektion und je nach der Invasionskraft dieser gefährlichen Keime zu einer puerperalen Sepsis ist damit genug vorhanden. Es ist darüber eine Streitfrage entstanden, ob man nicht durch *Virulenzbestimmungen* reine Parasiten und echte virulente pathogene Stämme voneinander trennen könne, und zwar je nach ihrer Agglutinabilität, Virulenz, Toxizität usw. Wir haben auf S. 964 die verschiedenen Virulenzprüfungen einer Kritik unterzogen.

LEHMANN stellte dabei fest: Je exakter aber die Untersuchungsmethoden wurden und je größer die Fortschritte im einzelnen waren, um so mehr Fragestellungen tauchten auf und um so schwieriger war ihre Lösung. Es darf beim Überblick über die im Schrifttum niedergelegten Forschungsergebnisse wohl angenommen werden, daß der positive Ausfall von Virulenzversuchen bis jetzt *keine* maßgebenden Schlüsse auf den klinischen Verlauf zuläßt. Auf S. 960 ff. haben wir die Technik der bakteriologischen Untersuchung zur Feststellung der Erregerart der jeweiligen Sepsis durch kulturellen Nachweis aus Blut und Cervixsekret, so wie wir ihn durchgeführt haben, angegeben.

Man kann sagen: Bei der ständigen Anwesenheit pathogener Keime ist die Möglichkeit einer Spontan- oder endogenen Infektion oder des Aborts wohl gegeben, wenngleich dieser Infektionsmodus gegenüber der exogenen Infektion wenigstens beim partus maturus doch verhältnismäßig selten ist. Über die Kontagiosität des hämolytischen Streptococcus kann nur beim Erysipel kein Zweifel sein und Hygiene und Antisepsis sind weiterhin selbstverständliche Vorbedingungen zur Vermeidung einer Infektion. Durch diese Maßnahmen kann aber eine Übertragung so gut wie ganz ausgeschaltet werden.

Exakter kann man den Beweis hierfür wohl nicht erbringen, als dadurch, daß nicht ein einziges Mal innerhalb von 25 Jahren Frauen auf der SCHOTTMÜLLERschen Sepsisstation, bei denen als Infektionserreger der hämolysierende Streptococcus nachgewiesen wurde, obwohl sie bei den anderen Frauen im Saal geblieben sind — also nicht isoliert waren —, eine Übertragung der Streptokokkeninfektion auf daneben liegende Patientinnen verursacht haben. Selbstverständlich wurde die Gefährlichkeit und die Bedeutung der hämolysierenden Streptokokken auch von SCHOTTMÜLLER und seinen Mitarbeitern niemals unterschätzt.

Hier muß noch einmal unser Standpunkt präzisiert werden.

Die puerperale Sepsis schlechtweg ist unseres Erachtens nicht dadurch bedingt, daß Keime mit höchster Virulenz und Invasionskraft in die Blutbahn eindringen und sich hier etwa *vermehren* könnten, sondern dadurch, daß eben als Zwischenstation zum Blut ein Hauptsepsisherd in der Uterushöhle oder ihrer Umgebung oder auch entfernt davon am infizierten Endokard sich vorfindet. *Nach diesem Sepsisherd ist auch bei der puerperalen Infektion zu fahnden.*

Im Rahmen dieser Abhandlung soll, unter Hinweis auf die speziellen Lehrbücher der Gynäkologie, auf die pathologischen Prozesse an den weiblichen Geschlechtsorganen nicht näher eingegangen werden, doch wollen wir an der Einteilungsform von SIGWART aus dem Handbuch der Gynäkologie nicht vorübergehen. Sie stellt in den Vordergrund:

a) Die auf die Geburtswunden *beschränkte* Infektion: das septische Puerperalgeschwür an Vulva, Damm, Scheiden und Cervix, die septische Endometritis.

b) Die über die Geburtswunde *hinausgehende* Infektion: 1. Auf dem Wege der *Blutbahn*: die Thrombophlebitis, die Pyämie, die Septicämie. 2. Auf dem Wege der *Lymphbahnen*: Die Metritis dissecans, die puerperale Parametritis, die puerperale Peritonitis. 3. Auf dem Wege der *Schleimhaut*: Die Salpingitis, der Ovarialabsceß, der Douglasabsceß, die Peritonitis.

Wir wollen den Wert einer solchen Einteilung für Infektionsmöglichkeiten im Puerperium nicht abstreiten, freilich wurde dabei *keine Trennung von septischen und nichtseptischen Infektionen durchgeführt.* Die Einteilung in septische Thrombophlebitis, in purulente Thrombophlebitis und in puerperale Sepsis wollen wir jedoch ernstlich in Frage ziehen, unter Hinweis auf S. 945 ff.

Bei SIGWART ist für die septische Infektion noch ein Weg von der Schleimhaut aus beschreitbar: die Salpingitis, der Ovarial- und Douglasabsceß, die Peritonitis wird ebenfalls in den Rahmen der Sepsis aufgenommen. Es kann natürlich keinem Zweifel unterliegen, daß tödliche Infektionen auch auf diesem Wege vorkommen können. Da wir aber — entsprechend der von uns beibehaltenen Sepsisdefinition — als Hauptfaktor einer septischen Erkrankung das Auftreten, zum mindesten die *Möglichkeit einer Bakteriämie* fordern müssen, ziehen wir diese Form der Infektion nicht in den Bereich der septischen Erkrankungen.

Wir können nur immer auf Grund unserer eigenen Erfahrungen sagen: Auch die schwerste Peritonitis läßt, falls sie nicht Teilerscheinung einer lymphangitischen oder thrombophlebitischen Sepsis ist, keine Keime in die Blutbahn übertreten. Würden wir auch die nicht gefäßgebundenen Infektionen oder diejenigen, für die der allgemeine Säftestrom nicht offen steht, in die Rubrik septische Erkrankungen aufnehmen, so würden wir uns mit dem Vorwurf einer Verflachung des Sepsisbegriffes belasten. Irgendwo muß eben eine Grenze zwischen Infektion und Sepsis gezogen werden.

1. Die auf die Uterushöhle beschränkte Sepsisform. Unter den Möglichkeiten der Entstehung der puerperalen Infektion führt Martius auf:

1. Infektion mit Fremdkeimen,
2. Spontaninfektion mit Eigenkeimen der Frau,
3. Artifizielle Infektion mit Eigenkeimen der Frau,
4. Metastatische Infektion auf dem Blut- und Lymphweg.

Die dritte Infektionsmöglichkeit ist in der heutigen Zeit wohl die häufigste, wenn wir von den Entzündungen der *Damm- und Scheidenwundeninfektion* bei Geburten und von den *Tuben* und *Ovarien*-Entzündungen absehen.

Die Uterusinfektion ist in sehr vielen Fällen zweifellos durch *artifizielle* Eingriffe hervorgerufen. Wir haben schon auf S. 983—984 unseren Standpunkt klargelegt, daß wir auch diese *rein auf den Uterus mit seinem Inhalt beschränkte Infektion* in die Gruppe der septischen Infektion einreihen.

Die Abtrennung von Lokalinfektion mit gelegentlicher Bakteriämie von „der eigentlichen Sepsis" halte ich — wie noch einmal wiederholt sei — nicht für zweckmäßig. Wenn eine oder mehr Bakteriämien erfolgen, kann man ja nie von vornherein wissen, ob nicht schon eine Infektion auch des Kreislaufsystems im Gange ist; man könnte also erst nach Ablauf der septischen Symptome sagen: Es lag doch keine Sepsis vor!

Schottmüller hat in solchen Fallen von einer *Sepsis ex utero* gesprochen, die gleichsam einem geschlossenen Absceß an die Seite zu stellen sei, der seine Fieberauswirkungen nur so lange aufrechterhalten kann, bis eben die Uterushöhle sich ihrer infektiösen Massen entledigt hat oder bis man die retinierten infizierten Ei- und Placentarreste entfernen konnte. Durch Druck der Wehen oder — bei der Ausräumung — durch Einmassieren der Keime in die klaffenden Venen kommt es zur Bakteriämie, was in fast 56%, bei der Curettage, in 80% bei der manuellen Ausräumung der Fall ist. Alle Arten von Keimen, die ihren Weg in den Uterus gefunden haben, vor allem auch Anaerobier, sind dann aus dem Blute zu züchten. Welche Art von therapeutischen Maßnahmen danach angebrachter ist, soll an Hand einer Veröffentlichung von Riffart aus der I. Münchner Frauenklinik im therapeutischen Teil (s. S. 1137) erörtert werden. Interessant ist aber, daß nur pathogene Keime nach unseren Erfahrungen in die Blutbahn übertreten.

Eine nicht geringe Rolle spielt neben dem anaeroben Streptococcus putrificus auch der Gasbacillus. Je nach dem Bakterieninhalt kommt es mehr oder weniger zu eitrigen oder putriden Prozessen.

Wenn auch gerade der anaerobe Streptococcus die Venenwände infizieren und zu Thrombophlebitis Anlaß geben kann, so ist eben doch bemerkenswert, daß die meisten Fälle in Heilung ausgehen und die Infektion auf die Uterushöhle beschränkt bleibt.

Nun gilt auch hier der Satz: Nicht jede Bakteriämie gibt sich äußerlich als Reaktion von seiten der Temperatur, des Vasomotorenzentrums oder einer bestimmten Störung der Blutzusammensetzung kund. Etwa $1/_3$ aller Fälle zeigte bei uns damals gar keine Reaktion. Bei den anderen Fällen stellt sich ein mehr oder weniger derber Schüttelfrost mit all seinen Folgeerscheinungen von Vasomotorenkollaps, von Verwirrungszuständen, hohem Fieber und dergleichen ein.

Man hat in solchen Fällen häufig von „putrider Intoxikation von *Saprämie*, von *Eintagsfieber*" gesprochen und eine Zersetzung des toten Substrates in der Uterushöhle verantwortlich gemacht. Man hat immer wieder von Zeit zu Zeit der Genitalflora besondere Untersuchungen zugewendet und eine größere Reihe von obligat und fakultativ anaeroben Keimen gezüchtet. Solche „Saprophyten" mögen auf dem toten Gewebe sich einnisten und zum subjektiven Krankheitsgefühl beitragen. Es kann aber gar kein Zweifel sein, daß Stauungs- bzw. „Resorptionsfieber" immerhin bakteriellen Ursprungs sind. Eine scharfe Trennung von Infektion — sei es Putrescentia uteri oder nicht — oder putride Endometritis und puerperale Wundintoxikation ist eben nicht möglich.

Mögen auch solche Keime an der Grenze des lebenden Gewebes haltmachen, aber ebenso wie wir uns noch nicht erklären können, warum hochvirulente Bakterien bei Bacillenträgern nicht zu einer wahrnehmbaren Infektion führen, so wenig wissen wir etwas über die wirklichen Abwehrverhältnisse, die eine weitere Invasion zweifellos virulenter Keime ins Gewebe verhüten. Bis jetzt hat man wohl immer wieder Hypothesen aufgestellt, aber noch keine Klärung herbeigeführt. SIGWART ist ausführlich auf diese Frage im Handbuch der „Biologie und Pathologie des Weibes" eingegangen.

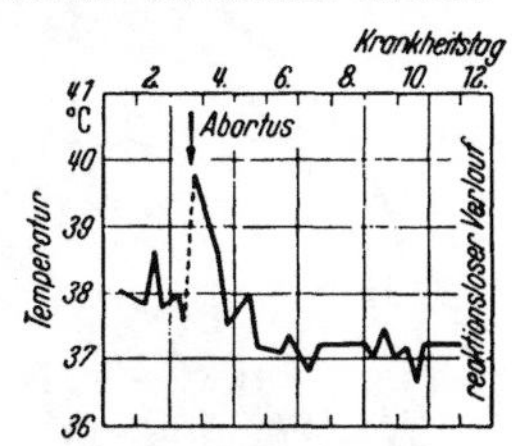

Abb. 34. Bakteriämie unter Wehen, spontaner Anfang. Im Blut Gasbacillen, in der Cervix Gasbacillen und Colibacillen.

Zum Studium der verschiedenen Auswirkungen von Infektion, Bakteriämie, Schüttelfrost, Blutstatus kann man diese Form des *fieberhaften Abortes* geradezu zur Grundlage nehmen:

Das *Krankheitsbild* gliedert sich in eine Infektion an der Eintrittsstelle, in ein Übergreifen der Infektion auf das Endometrium und eine Bakteriämie. Hierauf kommt es zum Abort von Fruchtteilen, zum Auftreten von Schüttelfrost. Kann dieser Sepsisherd (lediglich ex utero) z. B. durch Curettage ausgeschaltet werden, so reinigt sich das Endometrium, unter Wehen kommt es teils zu einem nochmaligen Übertritt der Keime ins Blut, teils zu einer weiteren Abstoßung der infizierten Massen und dann gelangt der ganze Krankheitsprozeß zur Ruhe. Das sind die am günstigsten verlaufenden Fälle; manchmal kann sich natürlich auch eine länger dauernde Endometritis anschließen oder es kann zu Komplikationen kommen, z. B. zu einer Salpingitis oder sogar zur Peritonitis.

Artifiziell kann natürlich auch die *Uterusmuskulatur* geschädigt werden. Verhängnisvoll ist es, wenn es bei dieser Gelegenheit zu einer Infektion durch *Gasbacillen* kommt. Die Symptome sind dann wesentlich alarmierender, aber auch sie können zurückgehen, wenn der Sepsisherd, hier allein die infizierte, unter Wehen und Gasdruck stehende Uterushöhle, ausgeschaltet werden kann. Wir haben schon 1914 von mehreren solchen Fällen berichten können, aber auch hier hängt der weitere Verlauf davon ab, daß keine Beteiligung der Lymphgefäße an der Infektion vorhanden ist. Ist dies nicht der Fall, so können sämtliche Krankheitserscheinungen, die, wie wir das anderenorts beschrieben haben (S. 1048ff.), in schwerster Blutfarbstoffzerstörung, Leukocytose, Hämaturie und Ausscheidung von Blutfarbstoffderivaten im Urin, Xanthochromie, urämischen Symptomen bestehen, zu Ende kommen. Selbst bei einem echten Uterusmuskulaturgasbrand konnte in einem unserer Fälle die Patientin durch Uterusexstirpation gerettet werden (BRÜTT-LEHMANN).

Unter solchen Voraussetzungen ist also auch hier die Prognose nicht ungünstig zu stellen.

Allerdings erfordert ein solcher verallgemeinerter Optimismus eine gewisse Einschränkung: Wir haben doch den einen oder anderen Fall gesehen, bei dem nach Abklingen sämtlicher klinischer Symptome am Schlusse die Blutfarbstoffschollen noch zu einer Verstopfung der Harnkanälchen geführt haben.

Wir entnehmen daraus, daß der Gasbacillus sowohl gelegentlich bei Bakteriämie, wie regelmäßig bei den schweren Sepsisfällen *im Urin* anzutreffen ist. Bemerkenswerterweise können sich diese Gasbacillen aber auch im Nierenfilter ansiedeln und sich vermehren, wie auf S. 1C67 berichtet wurde.

2. Infektion der Lymphbahnen des Parametriums. Besonders bei Verletzungen in der Cervicalgegend, wie das bei Abtreibungsversuchen nicht selten ist, werden hämolysierende *Streptokokken* in die Lymphwege des parametranen Bindegewebes eingeimpft.

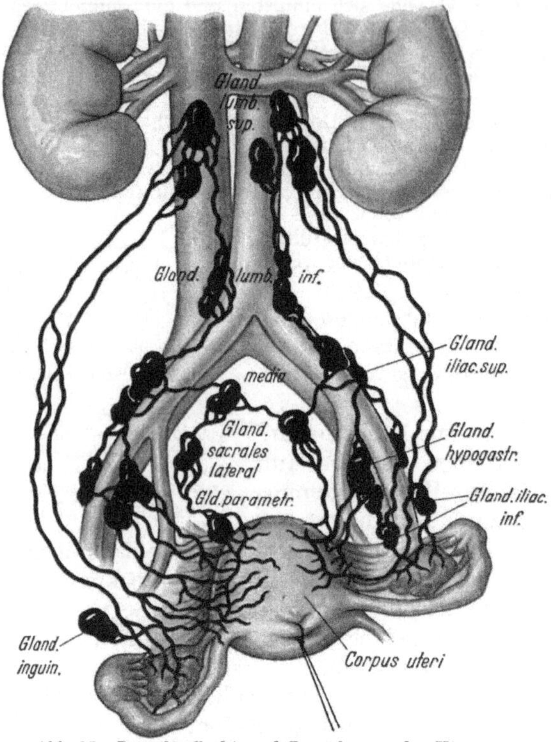

Abb. 35. Lymphgeflecht und Lymphwege des Uterus. (Nach DÖDERLEIN-KRÖNIG.)

Nach der Beschreibung von MARTIUS dient das parametrane Bindegewebe oder Retinaculum uteri der Befestigung des Uterus im Rahmen des knöchernen Beckens und der Verbindung des Gebärmutterhalses mit seinen Nachbarorganen. Es besteht aus strahlenförmig von der Cervix aus nach allen Seiten hinziehenden Bindegewebszügen, die überall mit glatten Muskelfasern durchsetzt sind, so daß der Uterus elastisch aufgehängt ist.

Die stärksten Züge des Retinaculum uteri verlaufen von der Seitenkante des Uterushalses nach der hinteren und seitlichen Beckenwand und gehen mit breiter Basis auf die Beckenwand über. Diese Pars media des Retinaculum uteri wird auch als Ligamentum cardinale bezeichnet. Nach der Kreuzbeinhöhle zu heben sich als Pars posterior des Retinaculum uteri zwei kantenartige Verstärkungen hervor, welche das Rectum umgreifen und die Bezeichnung Ligamenta sacrouterina tragen. Nach vorne zur Blase hin zieht die Pars anterior mit strahligen Bündeln und geht in das schalenartig angeordnete Hüllgewebe der Blase über. Von dieser perivesicularen Bindegewebshülle aus ziehen symphysenwärts einige Verstärkungszüge, die als Ligg. pubo-vesicalia bezeichnet werden.

Es sei an dieser Stelle auf die auf S. 1007 aufgezeichneten Ausbreitungsgebiete in dem Lymphgefäßsystemgebiet des Parametriums verwiesen.

Unter den Streptokokkeninfektionen kommt es zum parametranen Exsudat, das vor allem das seitliche Parametrium, das Bindegewebslager neben dem Collum uteri ergreift und dicht bis an die Beckenwand sich hinziehen kann.

Findet die Ausbreitung der Entzündung vor der Cervix statt, so entwickelt sich nach der Schilderung von BUCURA, die wir hier wiedergeben, das Exsudat zwischen Uterus und Blase, so daß die Blase nach vorne, der Uterus nach hinten gedrängt und zwischen Uterus und Blase eine quergestellte Resistenz getastet wird. Etabliert sich die Entzündung mehr hinter dem Collum, so zieht sich die Schwellung längs der Ligamenta sacrouterina h n und kann auf den Mastdarm drücken. Ein solcher Reizzustand auf das Rectum kann nicht selten zu Schleimabgängen im Stuhl führen. Direkt anliegend kann das Exsudat sich bis in die Blätter des Ligamentum latum intraligamentär ausbreiten. Hier hat die Entzündung das Bestreben, sich gegen die Darmbeinschaufeln hin zu entwickeln. Es besteht bei dieser Form ein direkter Zusammenhang mit dem Corpus uteri. Diese Form bildet nach oben eine runde, tumorartige Abgrenzung und kann leicht zu Verwechslungen mit anderen Tumorbildungen führen. Bildet sich das Exsudat im retrocervicalen Bindegewebe, so zeigt es das Bestreben, sich strangförmig auszubreiten, und zwar in die Ligamenta sacrouterina einerseits, andererseits nach abwärts in das Septum rectovaginale. Etabliert sich die Entzündung hauptsächlich vor der Cervix, so besteht ein Bestreben der Ausbreitung seitlich in die paravesicalen Bindegewebslager. Von hier aus, nach Ergreifen des Cavum praeperitoneale Retzii, kann die Entzündung subserös an der vorderen Bauchwand aufsteigen (Plastron abdominale) (BUCURA).

In erster Linie ergibt der Tastbefund eine meist deutliche Schwellung des betroffenen Parametriums: Beginnend am supravaginalen Teil der Portio, entwickelt sich in der Regel die Intumescenz in typischer Form. Sie strahlt mehr oder weniger breit, pyramiden- oder fächerförmig nach der seitlichen Beckenwand hin aus, erreicht diese schließlich und ist mit ihr fest verbunden. Druckempfindlichkeit ist vorhanden, wenn auch nicht sehr erheblich; jedenfalls pflegen Adnextumoren wesentlich empfindlicher zu sein. Sie lassen sich auch durch eine andere Lagerung gegenüber dem Uterus, d. h. mehr nach hinten zu, am DOUGLASschen Raum fühlbar, oder höher, im Niveau des oberen Uterusrandes oder auf der Beckenschaufel gelegen, differentialdiagnostisch unterscheiden. Der Tumor fühlt sich in der Regel ziemlich derb an. Fluktuation zeigt er nur sehr selten, und zwar dann, wenn die eitrige Exsudation in den Lymphwegen deren Wände durchbricht und einen parametralen Absceß verursacht. Man kann sagen: Wenn die Parametritis lymphatica nicht im Laufe von 1 oder 2 Wochen abklingt, ist mit einer eitrigen Einschmelzung im Beckenbindegewebe zu rechnen (SCHOTTMÜLLER-BINGOLD).

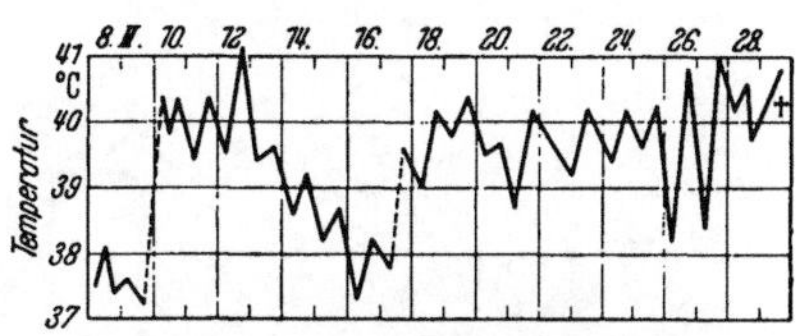

Abb. 36. Lymphangitische Sepsis im rechten Parametrium. Rezidiv im linken Parametrium ab 17. 2.

Als Sepsis ist diese Form der Infektion des Parametriums deswegen anzusprechen, weil die Streptokokken von den Lymphbahnen aus, in denen sie sich eingenistet haben, dauernd ins Blut gelangen können.

Die Zahl der Keime ist auch dann, wenn die Kranken einen schwer toxischen Eindruck machen, verhältnismäßig gering und die Prognose im allgemeinen nicht ungünstig. Etwa die Hälfte der Fälle geht in glatte Heilung über. Der Ausgang hängt natürlich auch von Metastasen ab, die aber verhältnismäßig selten sind und sich oft nur auf der Haut oder in Form flüchtiger periartikulärer Schwellungen in den Gelenken festsetzen, weiterhin aber auch von der Möglichkeit einer Peritonitis, die gar nicht so selten im Gefolge dieser septischen Infektion auftritt.

Diagnostisch dient in erster Linie der Nachweis von hämolysierenden Streptokokken im Cervixsekret. Ein Ausstrich auf der Blutplatte führt manchmal schon nach 12 Std zum Ziel. Wenn auch der initiale Schüttelfrost auf eine Bakteriämie hinweist, so sind die Streptokokken doch wesentlich schwerer aus dem Blute zu züchten als bei anderen Sepsisformen. Man kann sogar sagen, sind außerordentlich zahlreiche Streptokokken in der Blutkultur, so liegt der Verdacht nahe, daß eine Endokarditis eingesetzt hat, und umgekehrt, sind nur wenig Streptokokken im Blut, so weist dies vielmehr auf eine lymphangitische Parametritis hin, wenn auch das Krankheitsbild mit schwersten Erscheinungen einhergeht. Man möchte fast sagen, es ist der Krankheitsverlauf dem eines mittelschweren Erysipels an die Seite zu stellen. In der Tat kann es bei Abklingen der Fieberwelle auch bei der Parametritis zu einem Rezidiv kommen, manchmal auf der anderen Seite. Die größte Gefahr besteht bei dieser parametralen Infektion in der Propagation auf das Peritoneum, in der Auslösung einer foudroyanten *Streptokokkenperitonitis.*

Anderenorts ist von uns bereits auf Infektionen mit FRAENKELschen *Gasbacillen in den Lymphwegen* hingewiesen worden.

Diese lymphangitische puerperale Gasbacillensepsis gehört mit zu den schwersten septischen Krankheitsbildern überhaupt. Dabei finden sich als sehr wichtiges Symptom sehr zahlreiche Gasbacillen in der Blutbahn. Wir haben Fälle beobachtet, bei denen Blut in einem Reagensröhrchen zwecks nachträglicher Kultur versehentlich auf die Zentralheizung gestellt wurde. Ohne Zusatz von Agar ist es am anderen Tage bereits zur Gasbildung gekommen. Das Blut schien überschwemmt mit Gasbacillen. Gerade bei einem solchen Fall waren auch im gewöhnlichen Blutausstrich ganz vereinzelt grampositive Stäbchen färberisch darzustellen.

Das Aussehen solcher Patientinnen ist außerordentlich eindrucksvoll. Die schmutzig-braungelbe, mehr mattgetönte Farbe weist auf eine besondere Art von Ikterus hin, zu gleicher Zeit setzt die Hämoglobinämie ein. Es entwickelt sich rapid eine Anämie und eine starke Leukocytose. Eine Therapie kommt in solchen Fällen nicht mehr in Betracht. Die Lymphspalträume um die Muskulatur herum sind mit Gasbacillen vollgepfropft, während in der Wand von Blutgefäßen vereinzelt Gasbacillen zu sehen sind.

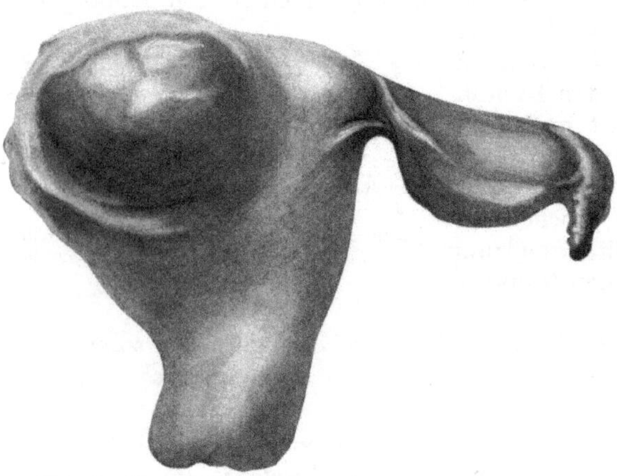
Abb. 37. Uterus enthält mehrere Säcke, die Gas enthalten.

Die lymphatische Gasbacillensepsis kann ohne Beteiligung der Uterusmuskulatur ihren Ausgang von einer Endometritis nehmen. In vielen Fällen ist aber die Uterusmuskulatur selbst mitbeteiligt.

Solche Fälle sind schon seit der Jahrhundertwende bekannt. Wir finden Veröffentlichungen von HALBAN, LENHARTZ, HEYNEMANN, HEGLER, FRAENKEL, SCHOTTMÜLLER, BINGOLD, NÜRNBERGER, SIGWART, BRÜTT, LEHMANN, HEIM u. a.

Vom lokalen Uterusgasbrand bis zur brandigen Durchsetzung der ganzen Uterusmuskulatur gibt es die verschiedensten Übergänge.

Manchmal sieht man am herausgeschnittenen Uterus mißfarbene fluktuierende Säcke; die kernlosen Muskelbündel sind auseinandergedrängt. Die mikroskopische Untersuchung ergibt, entsprechend dem makroskopischen feinporigen Aussehen der Schnittfläche, die vollständig kernlosen Muskelbündel auseinandergedrängt durch ein System verschieden großer, durch schmalere und breitere Brücken voneinander getrennter Hohlräume, die teils kugelig, teils langgestreckt, auf dem Schnitt, noch deutlicher als an dem makroskopischen Präparat sichtbar, ein äußerst zierliches, fein siebartiges Aussehen verleihen. In einem nicht kleinen Teil dieser Hohlräume bilden grampositive Bacillen einen feinen Wandbelag, während andere mit kleinen Stäbchen vollgepfropft sind. Stellenweise liegen die Bacillen so dicht, daß die Gewebsstruktur vollständig verdeckt ist. Blutungen im Gewebe fehlen. An den im Schnitt getroffenen Gefäßen nichts Bemerkenswertes.

Sehr häufig gesellt sich zu diesen schwersten Infektionserscheinungen noch eine *Peritonitis* hinzu, die nach unseren Erfahrungen nur zu einem blutig-serösen Exsudat Veranlassung gibt, in welchem zahlreiche Gasbacillen schwimmen.

Der Arzt, der solche Krankheitszustände nicht kennt, kann leicht den Fehldiagnosen von Vergiftungen (Saponin, Amanita phalloides, Kalichloricum u. a.) unterliegen.

So wurde auf unserer medizinischen Klinik 1 Fall unter der Diagnose Pneumonie aufgenommen. Die starke Hämoglobinurie, ein ungewöhnlich starker Ikterus (Oxyhämoglobin,

Hämatin, Methämoglobin, Bilirubin im Serum) und eine Leukocytose (an einem Tage bis 60000), eine Anämie von 40% bei 1,9 Mill. Erythrocyten ließ den Verdacht auf einen Gasbacillensepsis aufkommen, der durch eine auffallend stark positive Blutkultur schon nach wenigen Stunden bestätigt wurde. Die weitere Untersuchung der schon bald darauf ad exitum kommenden Patientin ergab einen Status post abortum. Eine Therapie kam, abgesehen von einer Gasbacillenseruminjektion, nicht mehr in Frage.

An der Hand von Schnitten eigener Präparate konnten wir vor allem die Lymphspalträume um die Muskulatur vollgepfropft mit Gasbacillen finden, während in der Wand von Blutgefäßen höchstens vereinzelte Gasbacillen zu sehen waren. Auch daraus war die Vorliebe der Gasbacillen, sich in den Lymphräumen auszubreiten, zu ersehen.

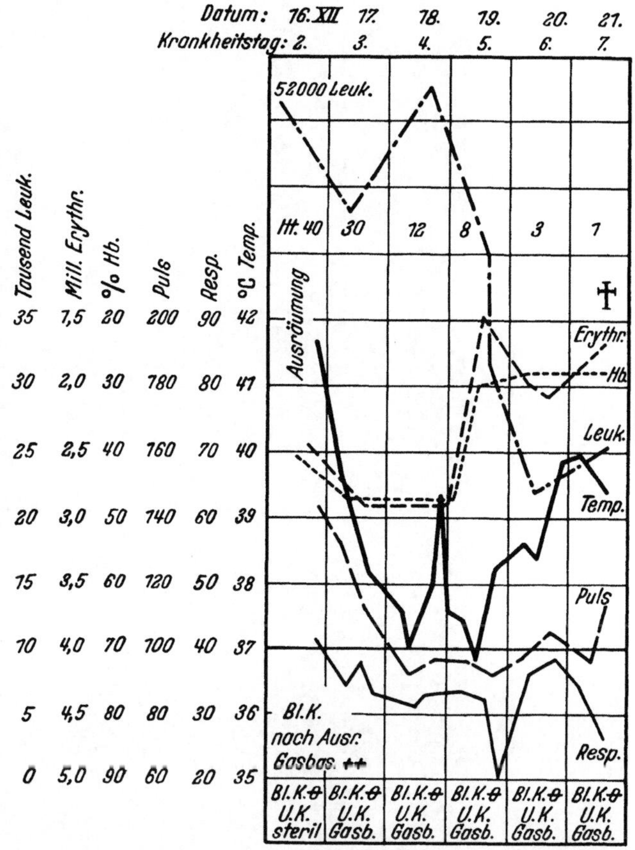

Abb. 38. Leukocyten- und Erythrocytenbewegung bei einer tödlich verlaufenden puerperalen Gasbacillensepsis. (Nach LEHMANN-FRAENKEL.)

3. Die Ausbreitung der puerperalen Infektion auf dem Venenwege. Bei keiner mit Schüttelfrösten einhergehenden puerperalen Infektion kann man in den ersten Tagen mit Sicherheit feststellen, was für einen Ausgang das Krankheitsbild nimmt, ob es sich um die S. 983 ff. erwähnte Sepsis ex utero handelt oder bereits um eine septische Thrombophlebitis. SIGWART unterscheidet, wie schon auf S. 1107 bemerkt, auch hier 3 Krankheitsbilder:

a) Die septische *Thrombophlebitis*,

b) die puerperale *Pyämie* oder purulente Thrombophlebitis, bei welcher nicht das Fortschreiten der Venenthrombose im Vordergrund steht, sondern die Erscheinung der eitrigen Einschmelzung und Verschleppung der Thromben mit einer periodisch wiederkehrenden Bakteriämie,

c) die *puerperale Sepsis schlechtweg*, die Septicämie, welche durch die dauernde Keimüberschwemmung des Blutes charakterisiert sei.

Eine solche Einteilung ist nach unseren vielen Erfahrungen keinesfalls scharf durchzuführen. Selbstverständlich kann der für gewöhnlich mit Schüttelfrösten und intermittierendem Fieber einhergehende Krankheitsverlauf in eine Kontinua übergehen, wenn die Venenwand endophlebitisch auf große Entfernungen hin infiziert ist; dann lösen sich eben mehr Keime vom thrombophlebitischen Herd ab, wie bei anderen thrombophlebitischen Prozessen, bei denen der Abstrom der Keime im Blut mit kleinen losgelösten Thrombenteilchen vor sich geht. Wir haben auf S. 995 ff. auf die Pathogenese der Thrombophlebitis allgemein hingewiesen und ebenfalls darauf, daß sich unter Umständen auch die Venen gegen die Infektion in großem Maße abschließen können. Es kann wohl kein Zweifel bestehen, daß sich auch solche thrombophlebitische Herde einmal lediglich unter perivasculärer

Absceßbildung ganz zu einem lokalen Herd ohne weitere Beziehung zum Venenstrom abriegeln können. Meist ist es aber so, daß die Venenthromben sich weiter entwickeln und sich unter der Erregereinwirkung zersetzen und zerfallen.

Das Venennetz um den Uterus ist einem solchen Prozeß in besonderem Maße ausgesetzt, und wir sehen eine eitrige Propagation nicht ganz selten bis in die Vena cava hinein. Das war wohl hauptsächlich der Grund, weswegen man gerade

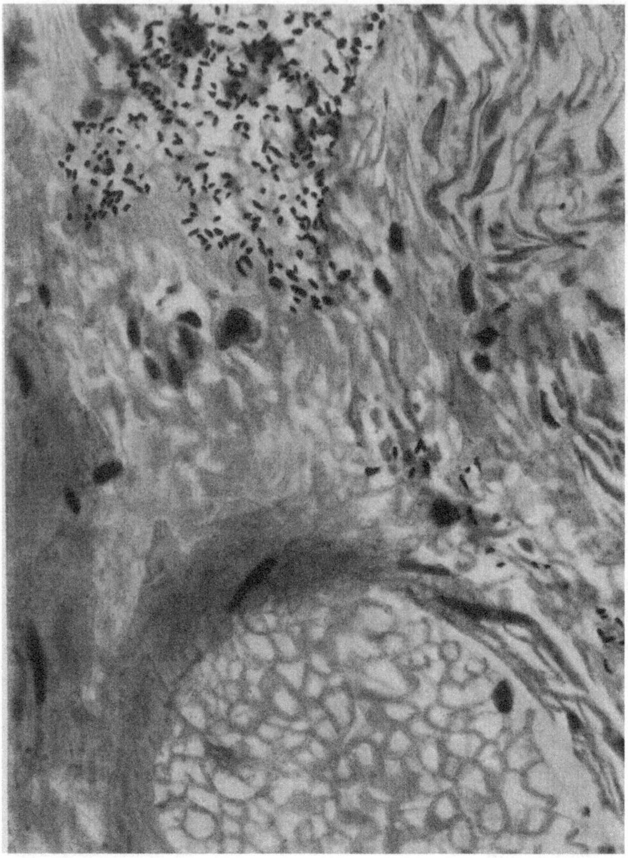

Abb. 39. Spalträume um die Muskulatur, vollgepfropft von Gasbacillen.

die puerperale Thrombophlebitis als „Pyämie" benannt hat. Die Berechtigung zu einer solchen Bezeichnung haben wir (S. 948) nicht anerkannt.

Die jedesmalige Ablösung von Thrombenteilchen führt zur Bakteriämie und dementsprechend zu mehr oder weniger brutalen Schüttelfrösten. Schon frühzeitig haben sich LENHARTZ sen., SCHOTTMÜLLER, FROMME, SIGWART u. v. a. mit der Bakteriologie dieser Krankheitsform beschäftigt.

Man hat (SCHOTTMÜLLER und BINGOLD) die thrombophlebitische Sepsis nach ihrer Verlaufsform, aber vor allem nach Art ihrer Erreger in eine *akute* und eine *chronische* eingeteilt (der SCHOTTMÜLLER die subakute beigesellt hat).

BUMM sprach von einer *akuten und chronischen Pyämie* in dem Sinne, daß bei der akuten Form entzündliche Auflagerungen an den Herzklappen selten fehlten. Wir haben des öfteren auseinandergesetzt, daß eine solche Endokarditis nicht zum Symptomenkomplex der Thrombophlebitis gehört, sondern daß diese Endokarditis ein weiterer, nunmehr unabhängig von der Thrombophlebitis bestehender Sepsisherd ist, der von da ab zu einer Dauerbakteriämie Anlaß geben kann.

a) Die *akute Thrombophlebitis* septica wird meist durch *Streptokokken* und *Staphylokokken* hervorgerufen. Die Embolien bleiben in bevorzugten Venengebieten stecken.

Handelt es sich um *Staphylokokken*, dann sehen wir die Metastasierung, ähnlich wie bei der Endocarditis septica auch in der Haut und den Gelenken, sowie in der Muskulatur, Gehirn, Niere und Leber. Es sind das die septischen Formen, die zur Aufstellung des Krankheitsbildes Pyämie geführt haben. Gegenüber den weniger ausdrucksvollen metastatischen Eiterherden handelt es sich nur um quantitative, nicht um qualitative Unterschiede hinsichtlich der Pathogenese.

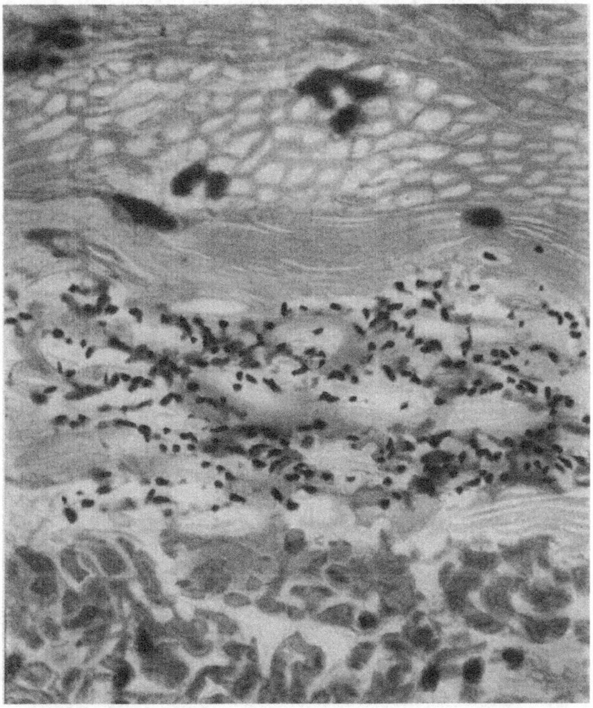

Abb. 40. Oben längsgetroffenes Gefäß. In der Wand einzelne Gasbacillenlumina frei. Nach unten hin Spaltraum aufs dichteste mit Bacillus phlegmones emphysematosae besetzt.

Bei der *Streptokokkenthrombophlebitis* herrschen manchmal Gelenkmetastasen und Hautblutungen vor. Die Krankheitsdauer ist hier im allgemeinen auf 1—2 Wochen beschränkt, besonders in den Fällen, wo die Endophlebitis auf weite Abschnitte ohne Thrombose oder ohne festere Fügung des Thrombenmaterials vorhanden ist. Man findet dann auch relativ zahlreiche Keime im Blut. Von den mehr chronisch sich hinziehenden Thrombophlebitisfällen unterscheidet sie sich hinsichtlich der Pathogenese nicht.

Es wäre nur zu bemerken, daß *Colibacillen* als Monoinfektionen so gut wie nie eine Thrombophlebitis hervorrufen.

b) Eine Sonderstellung nimmt zweifellos die *subakute Form durch den Streptococcus putrificus* ein. Diese Form puerperaler Sepsis wurde durch die Entdeckung des obligat anaeroben Streptococcus putrificus (SCHOTTMÜLLER) von den früheren Thrombophlebitisformen abgegrenzt.

Die subakute Form nimmt einen fast noch typischeren Verlauf, der sich über viel längere Zeit — manchmal sogar über 2—3 Monate — hinziehen kann. Zahlreiche Schüttelfröste (70—80) während der Verlaufsdauer sind nicht selten. Während dieser sind die anaeroben Keime aus dem Blute leicht zu züchten. In dem Blutagarnährboden verraten sie sich in höherer Schicht durch Bildung von Gas und fötidem Geruch. Metastasierung tritt in erster Linie in der Lunge auf. Das Krankheitsbild kann sogar im wesentlichen — mit Ausnahme von der immer mehr zunehmenden *Anämie*, dem Subikterus und dem *Kräfteverfall*, bedingt durch Fieber und Schüttelfröste — *besonders durch pulmonale Herde* ausgeprägt sein. Bei solchen sich mehr chronisch hinziehenden Thrombophlebitisfällen im Uterusgebiet kann entsprechend den anatomischen Verhältnissen, sowohl das Wurzelgebiet der Vena hypogastrica als auch der Vena ovarica (einseitig oder doppelseitig) von dem Prozeß auf weite Strecken befallen sein. Bis in die Vena cava hinein, unter Umständen retrograd bis zur Vena femoralis und weiter, sehen wir bei Obduktionen die Veneninfektion.

Bei einer relativ kleinen Zahl haben wir nach wochenlangem Verlauf ein *Erlöschen* der Thrombophlebitis beobachtet. Die Schüttelfröste werden seltener, wiederholen sich erst nach mehrtägigem Zwischenraum. Anämie, Ikterus und andere Symptome schwinden spontan. Hier heißt es dann besonderes Augenmerk auf die *Behandlung restierender Lungenherde* zu richten.

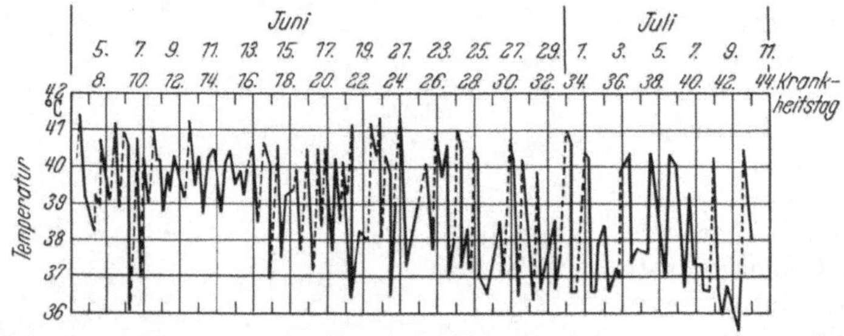

Abb. 41. Frau W., 27 Jahre. Tag der Aufnahme: 4. 6. Sepsis thrombophleb. subacuta putrida und der Vena hypogastrica dextra. Sieben Tage vor der Aufnahme nach spontaner Geburt manuelle Ausräumung der Placenta! Seit dem 3. Krankheitstag täglich Schüttelfröste. Im Blut wiederholt Streptococcus putrificus nachgewiesen. Exitus in der 7. Krankheitswoche.

Sinnfällig äußert sich die Ansiedlung der anaeroben Streptokokken in erster Linie durch die Putrescenz und dunkel mißfarbene Beschaffenheit des Uterussekretes. Mischinfektionen sind nicht selten.

Der *pathologisch-anatomische Befund* im Uterus ist auf S. 983 ff. schon beschrieben worden.

c) Ausnahmsweise kann auch die *Staphylokokkensepsis* einmal einen ausgesprochenen *chronischen, sich sogar über Jahre hinziehenden Verlauf* nehmen. Wir haben einen solchen Fall, bei dem noch 10 Jahre später Staphylokokkenmetastasen vereinzelt in Erscheinung traten, ausführlicher beschrieben (Schottmüller-Bingold). Im allgemeinen kann es sich aber bei solchen chronischen Fällen auch darum handeln, daß der eigentliche Sepsisherd schon erloschen ist, daß aber die Keimablagerungen noch nach Monaten zu ausgedehnten Eiterherden Veranlassung geben. Solche Fälle haben wir mehrmals beobachtet. Bei einem Fall, der sich über 8 Monate hinzog, konnten im Laufe der Zeit 28 verschiedene Eiterherde durch Incision eröffnet werden. Der Fall ging in Heilung aus.

Unsere Einteilung, die wir im Vorstehenden getroffen haben auf Grund des Studiums chemischer, biologischer und hämatologischer krankhafter Erscheinungen, wird uns besser zu einer erfolgreichen Therapie führen können.

Zum Schluß muß noch eine thrombophlebitische Sepsisform angegliedert werden, die sich von der Placenta aus entwickelt.

Wohlwill und Bock veröffentlichten mehrere Fälle *echter Placentitis*, d.h. Entzündungen von Amnion, Chorionplatte, Chorionzotten und Decidua bzw. Entzündungen des Placentagewebes. Es handelte sich um seltenere Placentaerkrankungen, die ihre Genese einem bisher unbekannten Infektionsmodus verdankten. Die sehr sorgfältig untersuchten histologischen Präparate ergaben übereinstimmend eine hochgradige Bakterienausstopfung zahlreicher fetaler Gefäße; eine lymphangitische Infektion des Uterus war nur in einem Fall festzustellen.

Als Erreger kamen Bact. coli, in einem Falle Streptokokken und in einem weiteren Fall anaerobe Stäbchen in Betracht. In den beiden Colifällen erkrankten auch die Mütter an einer Colisepsis. Die Entstehung erklärt WOHLWILL vom Blutweg der Feten aus; sie ist eine „Metastase der fetalen Sepsis". Die Folgen solcher fetalen Sepsis sind außer schwersten Schädigungen der Frucht septische Erkrankungen der Mutter, die durch direkten Übergang von Keimen aus den betreffenden Zotten in die intervillösen Räume unterhalten werden.

In einem Falle konnte nur die Totalexstirpation des Uterus eine Heilung bringen. In einem anderen Falle genügte die spontane Uterusentleerung. Eine artifizielle Entstehung war anzunehmen. Hier war also die Entzündung der Placenta Ursache einer mütterlichen Sepsis. WOHLWILL nimmt umgekehrt auch an, daß Infektionskrankheiten der Mutter, die mit einer Bakteriämie einhergehen, auch auf den im Uterus sich entwickelnden kindlichen Organismus übergehen könnten. Immerhin wäre dies der Ausnahmefall einer Coliphlebitis!

Endocarditis septica.

Allgemeine Vorbemerkung. Wenn wir auch die Bezeichnung „septische Allgemeininfektion" im Sinne früherer Autoren möglichst vermeiden, so müssen wir an dieser Stelle zugeben, daß keine Gruppe der septischen Erkrankungen die Bezeichnung Allgemeinerkrankung mehr verdienen würde, als die bakterielle Endokarditis. Gerade sie muß in besonderem Maße der Betrachtungsweise des Internisten unterliegen, denn kein Organ bleibt bei ihr von Streuherden verschont. Das Zentrum ist das mit Bakterien besiedelte Endokard, dessen Pathogenese wir auf S. 1027 ff. näher entwickelt haben.

Die Keime werden mit dem Blutstrom weggespült, sie gelangen, wenn sie nicht völlig unter der endokardialen Decke liegen, auf hämatogenem Wege in mehr oder weniger großer Zahl in die Gewebe und unter Kampf und Abwehr kommt es schließlich in kürzerer oder längerer Zeit in ihnen zu neuen Entwicklungsstätten der Infektion. Aber auch hier ist entscheidend die Art des Erregers und die Zahl der Keime, wie schnell und wie dick sich eine fibrinöse — unerwünschte — Schicht über die Bakterien ablagert und in welcher Ausdehnung sich kleinere und größere Thromben entwickeln.

Wir haben sehr selten auch gelegentlich Endokarditiden mit hämolysierenden Streptokokken symptomenarm gesehen, gewöhnlich aber gehen Streptokokken- und Staphylokokkeninfektionen in akuter Form oft sogar foudroyant als Endocarditis acutissima in wenigen Tagen zu Ende.

Bis vor kurzem mußte man resigniert feststellen, daß die Endokarditis einen nahezu völlig unangreifbaren Sepsisherd darstellt. Das war um so tragischer, als man ja gerade im strömenden Blut das beste antiinfektiöse Abwehrmittel zur Verfügung hatte, das dauernd die Bakterien umspült und zu anderen Vernichtungsstätten in den Geweben abtransportiert. Die Erfahrung lehrt das immer und immer wieder. Wie sollte denn sonst eine Bakteriolyse zustande kommen, wie sollten sonst Toxine aus den Bakterienleibern frei werden, wie sollte schließlich sonst ein hemmungsloses Wachstum der Bakterien auch im Blute selbst verhindert werden, wenn das Blut nicht ein ausgezeichnetes Desinfiziens wäre?

Die anatomischen Verhältnisse verhindern es leider auch jetzt noch, daß das Blut mit seinen natürlichen Abwehrkräften genügend unter die bedeckende Schicht der Keimsiedlung selbst herankommt. Zuerst allerdings brauchen diese Auflagerungen, diese Destruktionen nicht sehr intensiv zu sein. Wenn wir Überlegungen am Beispiel der Endocarditis lenta anstellen, so muß man sich immer wieder fragen, wieso es Fälle gibt, bei denen eine beträchtliche Bakteriämie vorhanden ist, die aber seit Einführung der Antibiotica auffallend gut der Therapie zugänglich sind, während gerade Fälle, bei denen der Nachweis der Bakteriämie nur in Form weniger Kolonien auf der Platte oder aber gar nicht mehr gelingt, für die Therapie viel ungünstiger zu liegen scheinen. Heute sehen wir schon etwas klarer. Im ersten Falle scheint uns eine reichliche Besiedlung der Klappen noch mehr an der Oberfläche mit Keimen vorhanden zu sein und die pathologischen Veränderungen sich noch nicht sehr weit in die Tiefe zu erstrecken. Die ständige Berieselung der oberflächlichen Schicht mit dem chemischen Therapeuticum kann hier noch zur Heilung für immer führen unter der Voraussetzung, daß eben nicht die Möglichkeit für ein Rezidiv gegeben ist, indem noch vorhandene Keime unter der Auflagerung und von unten her wieder nach oben durchwuchern können. Das sind die bösartigen Fälle, die auch unter Penicillin nicht zur Heilung kommen. Je mehr fibrinös-thrombotische Massen, um so gefährlicher die Schutzdecke für das Weiterkeimen der Streptokokken in der Tiefe. Die Keime an der Oberfläche werden bei unserem Beispiel zwar durch die Penicillintherapie verjagt, je nach der Erregerart und ihrer Virulenz nimmt der akute Verlauf seinen Fortgang, oder er nimmt unter Einwirkung des wenig virulenten Streptococcus viridans eine schleichende Form an mit subfebrilen Temperaturen und der bleibenden erhöhten Blutsenkung. Die Infektion kommt hier auch unter der Therapie nicht zur Ruhe, in Rezidiven flammt sie immer wieder auf. Unsere neuzeitliche Therapie hat die Erkrankung nicht in ihrem grundsätzlichen Wesen verändert, sondern hat sie vielmehr in ihrem *Verlauf* beeinflußt. Wir werden auf S. 1125 (Abb. 46) und S. 1155 noch darauf eingehen.

Wir haben schon nach dem 1. Weltkrieg eine ähnliche Beobachtung gemacht. Auch damals hat man vorübergehend mit großen Dosen von Chemotherapeutica das Blut überschwemmt (z. B. mit Vucin, Eucupin, manchmal bis zu schwersten Sehstörungen!) und hat dadurch manchmal das sog. „typische Verlaufsbild" beeinflußt. Aber die Krankheit ist erhalten geblieben. Nur in diesem Sinne wäre es vielleicht berechtigt, auch heutzutage wieder von einer sog. „Nachkriegs-Endokarditis" zu sprechen.

Wir haben ja auch mit hohen und höchsten Pyramidondosen monatelange Fieberfreiheit, aber nie eine definitive Heilung erzielen können.

Wir werden sehen, daß die von uns gewählte Stadieneinteilung in der 2. Auflage dieses Handbuches unverändert geblieben ist; verändert hat sich nur der Zeitablauf, nach dem das Stadium embolicum in das Stadium der Herzinsuffizienz übergleitet. Die Embolien — seien sie bakteriell oder schon abakteriell — können wir auch mit Penicillin nicht aufhalten. Thromben bilden sich sogar schneller aus. Wir haben bei anscheinend geheilten Fällen vielleicht häufiger noch Gehirnembolien wie früher gesehen. Wie oft kommt es noch nach Wochen zu schwerwiegenden embolischen Zwischenfällen, ohne gleichzeitige Bakteriämie! Die Embolien waren dann eben nicht mehr besiedelt, bakterielle Metastasen blieben aus, Infarkte entwickelten sich.

Noch schlimmer ist es mit der *Herzinsuffizienz*. Auch hier scheint sich das Bild verändert zu haben, aber nicht dadurch, daß a priori die Resistenz des Patienten mehr gelitten hat als früher, sondern weil wahrscheinlich die Heilungsvorgänge zum Teil überhastet vor sich gehen, die Narben sich zu rasch retrahieren und dann Klappenverhältnisse geschaffen werden, die der Hämodynamik nicht mehr gerecht werden. Von unseren geheilten Fällen ist ein großer Prozentsatz schnell der schwersten, kaum beeinflußbaren Herzinsuffizienz erlegen. Bezeichnend ist, daß man viel weniger häufig wie früher, wo dies so gut wie niemals gelang, bei der Obduktion Streptokokken von den Herzklappen oder aus dem Wirbelmark züchten konnte.

Wir haben die Endocarditis lenta hier kurz vorweggenommen. Es erscheint uns das nötig, weil die Pathogenese und die klinische Verlaufsform — bedingt durch die Eigenart ihres Erregers — sich wesentlich unterscheidet von der *akuten* Endokarditisform durch andere Erreger, deren Heilungsziffer bei den relativ wenigen Fällen, die wir in den letzten 5 Jahren beobachten konnten, nur wenig über der von früher liegt!

In der 2. Auflage dieses Handbuches haben wir folgende Einteilung aufgestellt:

1. *Die septischen Endokarditiden*: a) die akute Form, b) die chronische Form einschließlich der Endocarditis lenta.
2. *Die rheumatische Endokarditis*: a) die gewöhnliche Form, b) eine maligne Form.
3. *Die Endokarditis der Kachektischen*, die meist zufällig im Gefolge chronischer Krankheiten, z. B. von Tuberkulose, Nephritis, Carcinome usw. als Nebenbefund angetroffen wird.

Hier sieht man meist kleinste verrucöse Auflagerungen bei der Obduktion, bei Fällen, die, wie gesagt, unter Marasmus gestorben sind. Sooft wir in diesen Fällen Bakterien in Schnitten oder im Blut gesucht haben, zeigte sich ein negativer Befund. Der Beweis, daß in diesen Fällen nicht nur Toxinschädigungen, sondern ein lebendes Virus — ähnlich dem Herpesvirus — als Ursache angenommen werden muß, konnte freilich noch nicht erbracht werden.

Wir möchten aber bezweifeln, daß man aus den histologischen Bildern unbedingt entnehmen könnte, um was für eine Form es sich handelt. Anfechtbar ist zweifellos, daß die Reaktionslage sich auch aus den histologischen Bildern ablesen lasse.

Wenn Libman von einer Endocarditis *polyposa mit Bakteriämie* — von abgelösten Klappenthromben her — und von einer Endocarditis *verrucosa atypica* mit einer Tendenz zu *flächenhafter Ausbreitung ohne Bakteriämie* spricht, so müssen wir sagen, daß natürlich auch wir ursprünglich eine Einteilung nach den pathologisch-anatomischen Veränderungen vorzunehmen versuchten, aber ganz abgesehen von der Unsicherheit der Befunde ist es intra vitam weder mit einiger Sicherheit aus den klinischen Symptomen, noch aus den bestehenden Verhältnissen möglich, bindende Schlüsse zu ziehen.

Auf Grund unserer Beobachtungen ließ sich schon 1922 eine Sonderung dei Fälle nach dem makroskopischen Befund an der Klappe als unzweckmäßg erweisen. Man könnte höchstens sagen: Die akuten und schweren in kurzer Zeit zum Tode führenden Formen der Endokarditis zeigen meist nur einen destruierenden geschwürigen Prozeß (ulcerosa, necroticans), während die subakut oder chronisch ablaufenden Fälle hyperplastische Wucherungen mit und ohne Schrumpfungen am Klappengewebe bei der Autopsie darbieten (productiva, verrucosa, fibrosa, retrahens, fibroplastica, polyposa).

Wir haben an anderer Stelle bereits unseren Zweifel ausgedrückt, ob es häufig zu einem Haften der Keime am Endokard komme. Bei der septischen Thrombophlebitis z. B. sehen wir sie in höchstens 1%, obwohl doch hier der Keimeinbruch ins Blut oft in Salven erfolgt und demgemäß bei einem solch chronischen Verlauf für die Sensibilisierung des Endokards gewiß mehr Gelegenheit gegeben ist, wie z. B. bei einer dentalen Fokalinfektion. In den meisten Fällen kommen wir eben vorläufig nicht um das Schicksalhafte herum, wenn wir uns überlegen, wie *selten* Bakteriämien auch größten Ausmaßes zur Endokarditis führen.

Viel einleuchtender erscheint für das Zustandekommen der Endocarditis lenta immer noch die rein mikroembolische Haftung in kleinsten Klappengefäßen bei der regulären Endokarditis (S. 1029). Sie würde auch den *schleichenden* Beginn, der sich mehr in der Tiefe abspielt, erklären.

1. Diagnose und klinisches Bild der septischen akuten Endocarditis maligna ulcerosa. Im Gegensatz zur bösartigen Form der Endocarditis rheumatica, wie wir sie gelegentlich bei der Polyarthritis sehen, muß als wichtigstes Symptom nach wie vor bei den durch Staphylokokken und hämolytische Streptokokken verursachten Fällen die hochgradige Bakteriämie angesehen werden. Es besteht hier tatsächlich manchmal der Eindruck, als ob das Blut selbst Keimstätte geworden sei. Man kann sicher umgekehrt sagen, fällt die Blutuntersuchung wiederholt negativ aus, so wird die Diagnose auf eine akute Staphylokokken- und Streptokokken-Endokarditis in Frage gestellt. Das gilt also für diese beiden Bakterien gemeinsam, aber dann trennen sich die klinischen Erscheinungen doch so sehr, daß man schon allein aus dem klinischen Bild erkennen kann, durch welchen Erreger die Erkrankung hervorgerufen wird.

Aus der Art der Geräusche kann man freilich eine Trennung beider Krankheitsformen nicht aufstellen. Meist werden die Töne zwar verwaschen, aber ohne daß es von vornherein zu wirklichen Geräuschen kommt. Es ist schwer zu schildern, wie man gefühlsmäßig zu einer berechtigten Vermutung darüber kommen kann, eine Keimmanifestation in den Klappen anzunehmen. Auch andere fieberhafte Erkrankungen können ja am Herzen akzidentelle Geräusche hervorrufen, ohne daß es sich um entzündliche Erscheinungen an den Klappen handelt. Verdächtigt ist das wogende Ineinander-Übergehen der Töne usw.

Diagnostisch viel ausdrucksvoller sind bereits im Initialstadium bei der Staphylokokken-, manchmal auch bei der Streptokokkensepsis die *Hautmetastasen* und die auftretenden Geräusche.

Im allgemeinen ist der weitere Verlauf kurz folgendermaßen: Mit dem Einsetzen des Fiebers, das bei der Staphylokokken- und Streptokokken-Endokarditis merkwürdig konstant auf der Höhe bleibt und wegen der bald sich hinzugesellenden cerebralen Störungen eher an Typhus erinnern könnte, kommt es von vornherein schon zu schwerem Krankheitsgefühl mit neuromuskulärer Schwäche. Auch solche Patienten müssen manchmal aus einem Hindämmern aufgeweckt werden. Beim Erheben der Anamnese beobachtet man auch bei vorher hypochondrischen oder nervösen Patienten eine Art Euphorie, ein eigenartiges „ängstliches" Lächeln (ähnlich dem bei der Diphtherie-Myokarditis), das auch bei den fulminant verlaufenden Fällen kaum fehlt. Die Atmung wird fliegend, statt lobärpneumonischer Erscheinungen läßt sich ein Befund erheben, der eher dem einer Miliartuberkulose entsprechen könnte. Wir haben schon angedeutet, daß man gelegentlich die *Lunge* von metastatischen Herden geradezu übersät finden kann, ohne daß sich dies in entsprechender Form im klinischen Bilde ausdrücken würde. Auch die *Leber*metastasen gehen im allgemeinen Krankheitsbilde meist verloren. Mehr im Vordergrund können dagegen die *cerebralen* Metastasen sein und hier kommen die verschiedenartigsten Verlaufsarten vor. Wir sahen auch große *Hirnabscesse* sich oft in kürzester Zeit schon entwickeln, wieder in anderen Fällen stellte die eitrige *Meningitis* den Auftakt zu der schweren Erkrankung dar. Gelegentlich beobachteten wir Atemstörungen, die auf Metastasen in der Gegend des Atemzentrums hinwiesen, und in einem Falle, der fast fieberlos verlief, fand sich eine Metastase in der Nähe des Zwischenhirns.

Dieser Fall könnte der Beobachtung von Leschke an die Seite gestellt werden, der bei einer mit nahezu normalen Temperaturen verlaufenden Pneumonie einen Rundzellenherd des Zwischenhirns autoptisch feststellte und die Temperaturanomalie mit Beeinflussung eines Wärmeregulationszentrums im Zwischenhirn in Verbindung brachte.

Bei einer unserer Patientinnen entwickelte sich im Puerperium eine schwere Atemlähmung. Die Herzschwäche war ziemlich gut durch Cardiaca zu beeinflussen. Da die Erkrankung unvermittelt mit der Atemnot einsetzte, war die Diagnose in diesem Falle außerordentlich schwer. Interessanterweise traten unter den Wiederbelebungsversuchen innerhalb weniger Stunden deutliche Hautmetastasen auf.

Zweifellos gibt es auch Staphylokokken-Endokarditisfälle, die sich über längere Zeit hinziehen. Besonders Schulten verdanken wir eine eingehende Schilderung solcher Krankheitszustände.

Bei der *Streptokokken-Endokarditis* ist der eitrige Charakter der Metastasen zwar ebenfalls häufig vorhanden, es herrscht aber hier doch mehr die *seröshämorrhagische Exsudation* vor.

Dies ze'gt sich in erster Linie bei den *Gelenkmetastasen.* Die Gelenkschwellungen können — ähnlich wie bei Polyarthritis rheumatica — von wechselnder Dauer sein, und flüchtige Schwellungen springen von einem Gelenk zum anderen über. Die Hautmetastasen bieten sich als acneartige Efflorescenzen dar, viel häufiger aber treten Blutungen auf, häufiger sogar noch als bei der Staphylokokkensepsis.

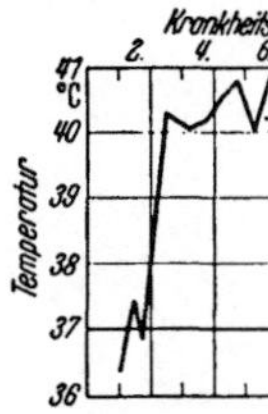

Abb. 42. Endocarditis septica acuta ulcerosa durch Staphylococcus haemolyticus.

Die *Pneumonokokken-Endokarditis* zeigt einen Fiebertyp, der tiefere Einschnitte, sogar auch Schüttelfröste aufweist. Am häufigsten schließt s:e sich an eine Pneumonie an, aber auch eine Angina und eine Otitis media kann Ausgangspunkt der wohl in nahezu 100% tödlich verlaufenden Endokarditis sein. Wir haben Fälle gesehen, bei denen es erst 8 oder 14 Tage nach Ablauf der Pneumonie erneut zu Fieberanstieg kam und das Auftreten von Metastasen das Umschlagen der Pneumonie in eine Sepsis anzeigte. Die *Gelenkaffektionen* — meist monoartikulär — führen auch bei der Pneumokokken-Endokarditis häufiger zu serösen Ergüssen als zu Vereiterungen. Unter den Hautmetastasen überwiegen roseolaartige Efflorescenzen. Zur Endokarditis gesellt sich bekanntlich oft eine Meningitis. Der Zusammenhang zwischen Pneumonie, Endokarditis, Meningitis war ja bereits in der vorbakteriologischen Zeit wohlbekannt, aber erst Netter und Weichselbaum war es vorbehalten, den Nachweis zu führen, daß es sich um eine einheitliche bakteriologische Ätiologie bei solchen Fällen handelt.

Kurz zusammengefaßt kann man sagen: Zwischen den Endokarditisfällen, durch hämolytische Streptokokken, Staphylokokken, Pneumokokken, Streptococcus viridans und Meningokokken bestehen also im klinischen Bild in mancher Beziehung erkennbare Unterscheidungszeichen.

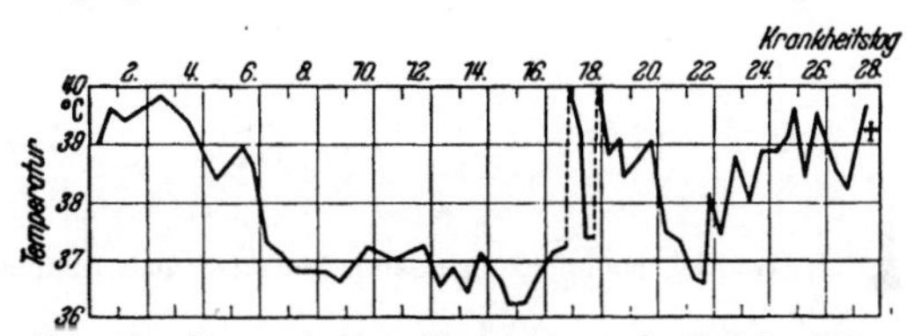

Abb. 43. Pneumokokken-Meningitis und -Endokarditis nach Pneumonie.

Bei einer *Staphylokokken-* oder *Streptokokken-Endokarditis* ist der Verlauf so gut wie immer akut, das Fieber kontinuierlich hoch. Die Hautmetastasen schießen überall auf, die Bakterien sind in Massen zu jeder Zeit im Blut nachzuweisen. Schon dieser Umstand läßt meist auf die Endokardinfektion schließen, auch wenn ein Geräusch am Herzen nicht zu hören ist. Die Prognose so gut wie infaust.

Bei der *Pneumokokkeninfektion* der Klappen ist zwar auch konstant der Keimnachweis im Blute möglich, die Zahl der hier kreisenden Kokken und der Hautmetastasen ist jedoch zumeist lange nicht so hoch wie bei den erstgenannten Sepsisformen, wenn auch hier die Erkrankung fast 100%ig letal endet.

Gegenüber der *Endocarditis lenta* hat die *Meningokokken-Endokarditis* nicht die Embolieneigung, die im 2. Stadium der erstgenannten Erkrankung so ausgeprägt ist.

Man kann bei der Klappeninfektion durch Meningokokken eine *akute und* eine *chronische* Form unterscheiden. Wir selbst haben mehrere Fälle mit foudroyantem Verlauf beobachtet.

Ein junges Mädchen litt 3 Tage lang, ohne bei der Arbeit behindert zu sein, an Kopf- und Nackenschmerzen. Zwei Tage lang war sie dann wieder beschwerdefrei. Nach einer ungewöhnlich starken körperlichen Anstrengung — die Patientin hatte die ganze Nacht durchgetanzt und sich dann sehr abgekühlt — erkrankte sie erneut plötzlich an hohem Fieber. Es setzte Bewußtlosigkeit ein und der Körper war übersät mit großen und kleinen Blutungen. Das flecktyphusartige Exanthem, das nun auftrat, war besonders ausgebreitet. Der Exitus erfolgte schon 3 Tage nachher im tiefen Koma. Neben einer meningealen Infektion bestand eine frische nekrotisierende Endocarditis mitralis. Die Keimzahl im Blute war nicht sehr hochgradig.

Bei einem anderen Fall konnte die Diagnose nicht intravital gestellt werden. Trotz starker meningealer Reizerscheinungen war bei der Obduktion die Meningitis wenig ausgeprägt, dagegen fanden sich starke Klappenauflagerungen, ohne daß Geräusche hörbar waren. Im Blute fanden sich hier auffallend viel Keime, die zuerst für Gonokokken gehalten und erst bei Weiterzüchtung als Meningokokken identifiziert wurden. Im Liquor konnten sie ebenfalls nachgewiesen werden (Abb. 45).

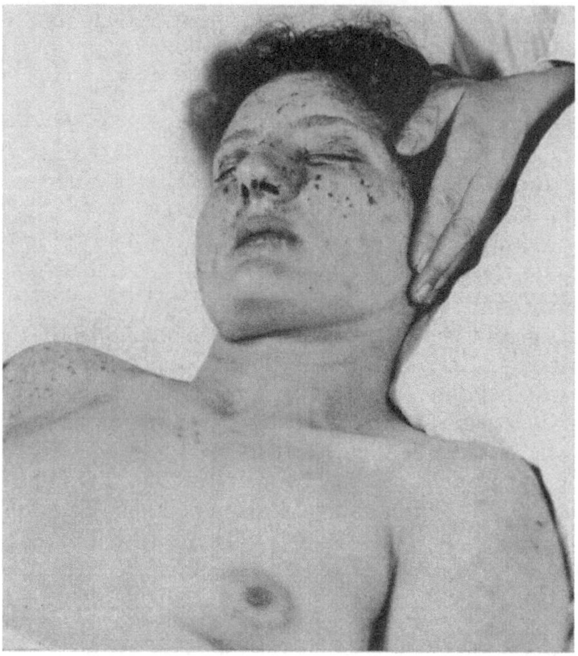

Abb. 44. Meningokokkensepsis bei Meningitis fulminans.

Bei einem 3. Fall von Meningokokken-Endokarditis stand eine Nephritis haemorrhagica im Vordergrund. Die Endokarditis war erst bei der Autopsie nachweisbar. Im Wirbelmark fanden sich Meningokokken.

Die Fälle in der Literatur zeigen meist einen mehrwöchigen Verlauf. Interessant ist ein von ZEISSLER und RIEGEL beobachteter Fall, der unter Ausbildung einer Aorteninsuffizienz zur Ausheilung kam. ZEISSLER konnte dabei Meningokokken intravital aus dem Blute züchten. Eine Meningitis war in dem sich von Juli bis Mitte Oktober hinziehenden Fall nicht aufgetreten.

Ein von WEINDEL beschriebener Fall von Meningitis, schien vom 4. Krankheitstage an geheilt zu sein. Drei Wochen lang war die Patientin beschwerdefrei, dann erst stellte sich eine tödlich verlaufende Meningokokken-Endokarditis ein.

Die Gonokokken-Endokarditis kann im Anfang ebenfalls differentialdiagnostische Schwierigkeiten hervorrufen, weil es, wie wir wissen, auch hier zu polyartikulären Metastasen kommt. V‹ N LEYDEN und später LENHARTZ haben den Zusammenhang von Gonokokken und Endokarditis beweisen können, inzwischen ist eine umfangreiche Literatur erschienen (MASSINI, SCHULTEN u. a.). Man darf wohl annehmen, daß die Gonokokken-Endokarditis prognostisch doch etwas günstiger verläuft als die Pneumokokken-Endokarditis. LENHARTZ, SCHOTTMÜLLER und JOCHMANN und wir haben solche Fälle ausheilen sehen. Wenn wir nach unseren Erfahrungen durch Medikamente oder durch Vaccinebehandlung die Fälle kaum überzeugend beeinflussen konnten, so ist die Prognose in letzter Zeit durch Supronal und Penicillin aussichtsvoller.

Merkwürdigerweise scheint der Gonococcus die Neigung zu haben, sich auch an der Pulmonalklappe anzusiedeln (Fälle von LENHARTZ, SCHOTTMÜLLER und eigene Beobachtung).

Während wir an anderer Stelle schon unseren Bedenken Ausdruck verliehen haben, daß manche Autoren den *Colibacillus* bei dem Versuch, eine Endokarditis zu erzeugen, verwandt haben und wir darauf hinwiesen, daß gerade der Colibacillus von uns niemals als Erreger einer Endokarditis beobachtet werden konnte, haben wir einige Endokarditisfälle beobachten und beschreiben können, die durch *anaerobe Streptokokken* hervorgerufen worden sind.

Merkwürdigerweise fehlte bei diesen Erkrankungsformen die Neigung zu putriden Prozessen, wie wir sie bei der Endocarditis septica sahen. Solche Fälle sind selten. Sie sind zuerst von SCHOTTMÜLLER und BINGOLD und später von LEHMANN beschrieben worden. Meist ist der Ausgangspunkt auch hier eine Thrombophlebitis septica, entweder im Uterusvenen- oder im Pfortadergebiet. Bezeichnend ist auch hier gewesen, daß der dauernde Nachweis der anaeroben

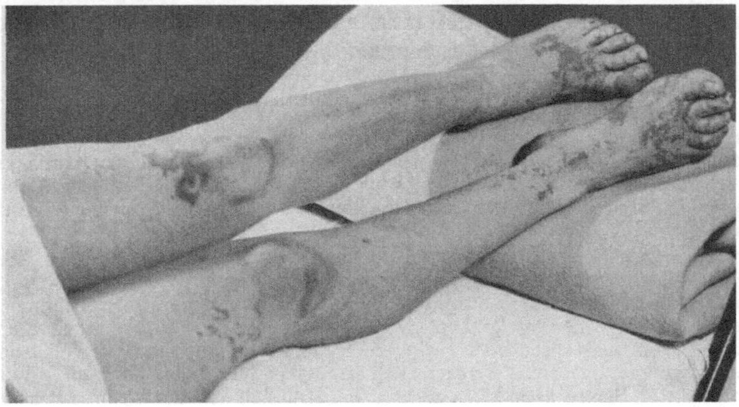

Abb. 45. Meningokokkensepsis bei Meningitis fulminans.

Streptokokken, auch in frostfreien Intervallen, mühelos gelang. Die Veränderungen an den Klappen brauchen gar nicht sehr groß zu sein.

In den Fällen LEHMANNS waren nekrotische Herde von nicht größerer Ausdehnung vorhanden, mehr in Form einer Endocarditis parietalis, in unseren eigenen waren am hinteren Segel des Mitralostiums nur feine glasige, graurötliche Wärzchen vorhanden, die es erklärlich machten, daß Geräusche sich nicht bemerkbar machten.

In einem anderen Falle fand sich ausgehend von einer Cholangitis septica ein Herd an der Pulmonalklappe. Der Keim konnte nur mit Hilfe einer 10%igen Peptonbouillon-Blutkultur gezüchtet werden.

Die Eigenart der von uns früher beschriebenen Endokarditis beruht auf folgenden Merkmalen:

1. Die Erkrankung verläuft wohl in allen Fällen tödlich.

2. Im Widerspruch zur infausten Prognose stehen die geringen pathologischen Veränderungen der Herzklappen bzw. der anderen Herzabschnitte. Es fehlt der eigentlich ulceröse Charakter.

3. Gegenüber der Endocarditis lenta ist der Verlauf mehr akut oder subakut.

4. Gegenüber der Endokarditis durch aerobe Keime (Staphylokokken, Streptokokken), bei denen wir vorwiegend kontinuierliches Fieber beobachteten, zeichnet sich die durch anaerobe Streptokokken hervorgerufene durch häufige Schüttelfröste aus.

5. Trotz häufig beobachteter Dauerbakteriämie besteht im Gegensatz zur septischen Endokarditis durch Streptokokken und Staphylokokken ausgesprochene Metastasenarmut. Embolien finden sich fast nur in der Lunge.

6. Eintrittspforten für die Erreger sind hauptsächlich das weibliche Genitale, die Tonsillen, das Mittelohr und der Intestinaltractus.

7. Das Vorkommen von zahlreichen anaeroben Streptokokken in der Blutkultur — unabhängig von Schüttelfrösten — gestattet meines Erachtens schon in vivo die Diagnose auf Anaerobier-Endokarditis zu stellen, auch wenn Geräusche am Herzen fehlen.

2. Endocarditis lenta. Wir müssen hier die Frage stellen, ob sich seit der ersten klinischen Darstellung und der Beschreibung ihres Erregers eine durchgreifende Wandlung ergeben hat. Wenn schon einmal, vor 25 Jahren, von STAHL in einem Referat (in den Ergebnissen der inneren Medizin) der Satz aufgestellt wurde: „Das Dogma der ätiologischen Einheitlichkeit der Endocarditis lenta ist nicht mehr von allgemeiner Gültigkeit und muß fallen gelassen werden", so kümmerte sich leider die Endocarditis lenta und ihr Erreger nicht um eine solche apodiktische Ablehnung. Ihre Sonderstellung — den früheren und nur zu häufig auch jetzt noch den therapeutischen Versuchen trotzend — hat die Krankheit und ihre Keime gerade in den letzten Jahrzehnten in furchtbarer Weise erwiesen.

Es wäre ja nicht das erste Mal, daß eine neu entdeckte Krankheit — oder vielmehr eine Erkrankungsform, die man aus dem Rahmen ähnlicher und verwandter Krankheitsbilder herausgehoben hat — angefochten und nach jeder Richtung hin zerpflückt worden wäre.

Bald nach SCHOTTMÜLLERs Entdeckung wurde zunächst die spezifische Ätiologie in Frage gestellt. Daß der Streptococccus viridans nicht der einzige Erreger einer chronisch verlaufenden Endokarditis sei, wußten wir an der SCHOTTMÜLLERschen Klinik auch. Wir kannten z. B. den Gonococcus und Menigococcus als Erreger septischer, lange sich hinziehender Endokarditisfälle, aber diese Fälle sind pathognomisch vom Lentatyp nach Verlauf und Art verschieden.

Es ist ferner von SCHOTTMÜLLER auch nicht behauptet worden, daß die Endocarditis lenta die *einzige*, chronisch verlaufende Herzklappenentzündung sei. SCHULTEN beschrieb chronische Endokarditiden durch Staphylokokken, andere Autoren durch Influenzabacillen, durch Pneumokokken, Meningokokken, Gonokokken. Warum sollten auch nicht einmal andere Erreger von ausgesprochener geringer Virulenz eine Endokarditis von langer Dauer hervorrufen? Nur müssen solche Erreger auch strengster Kritik der klinischen Bakteriologie standhalten. Unter Beweis aber kann gestellt werden, daß aus der Gruppe der chronischen Endokarditiden die Endocarditis lenta nach Art ihres Erregers, eben des Streptococcus viridans, und der Verlaufsform sich abtrennen ließ. Zweifellos ist doch für uns Kliniker entscheidend das Bild, das uns tagtäglich der Krankheitszustand bietet. Mag immerhin die Immunitätslage die bedeutsamste Rolle spielen, a priori ist es doch die geringe Virulenz des Streptococcus viridans, seine sich nicht ändernde Unfähigkeit zur Vereiterung, die der Endocarditis lenta den Stempel aufdrückt.

Es wäre doch ferner zu widersinnig, wenn der Organismus einerseits eine solch diktatorische Fähigkeit haben sollte, Keime fast bis zur Avirulenz zu zwingen, wenn er dann am Ende im Kampf doch erliegen sollte. Andererseits, daß die Keime am Schluß eine solch merkwürdig stigmatisierte Krankheit heraufzubeschwören vermöchten, wenn sie nicht eine spezifische Eigenschaft besäßen.

Wir haben im allgemeinen Teil manches auszusetzen gehabt an den Ausführungen der Autoren, die sich mit hyperergischen Reaktionslagen, mit der Verschlechterung unserer Ernährungsverhältnisse und anderen z.B. durch den Krieg bedingten umwälzenden Einflüssen befaßten und dadurch Zunahme der Erkrankungen und ihres Verlaufes zu beweisen versuchten. Vieles hält der Kritik nicht stand, anderes ist zu einseitig bewertet. Man kann auch durch Tierversuche das Krankheitsbild und den Verlauf der menschlichen Endokarditis nicht lösen.

Wir wollen ferner keineswegs die Bedeutung der mit viel Mühe und Zeit durchgeführten Differenzierungsversuche der verschiedenen anhämolytischen Streptokokkenarten nicht für unwichtig halten, vor allem weil ja auch unsere moderne Behandlung mit den Antibiotica auf die spezielle Empfindlichkeit der verschiedenen Streptokokkenarten eingestellt sein soll. Aber eine grundlegende Änderung in der Auffassung vom Wesen der Endocarditis lenta, von ihrem klinischen Verlauf, konnte auch dadurch nicht bewirkt werden, wenn man nicht davon absieht, daß gerade die schnell unter Penicillintherapie heilenden Fälle vielleicht sogar noch leichter zu Embolien neigen und ungeachtet des Fehlens von frischen Entzündungserscheinungen schnell in das Stadium der Herzinsuffizienz einmünden. Dazu mögen wohl die retrahierenden, überhastet sich bildenden Narben wesentlich beitragen.

Mag man von mitigierten, von hochvirulenten Formen, von Verlustmutation des Streptococcus haemolyticus sprechen, es kann kein Zweifel sein, daß eben in erster Linie ein bestimmter Keim ein solch merkwürdig einheitlich verlaufendes Krankheitsbild hervorruft wie die Endocarditis lenta.

Bei der Bearbeitung der „septischen Erkrankungen“, in der 2. Auflage dieses Handbuches haben wir auf Grund der zahlreichen, uns in der Hamburger Klinik zur Verfügung gestellten Endokarditisfälle das Krankheitsbild noch einmal schärfer präzisiert und die 3 Stadien während des lange sich hinziehenden Verlaufes besonders herausgestellt.

Aus dem Symptomenbild hebt sich ab:

1. das Stadium ambulans,
2. das gefährliche Stadium embolicum,
3. das Stadium der Herzinsuffizienz, in das die Erkrankung einmündet, wenn nicht vorher schon das 2. Stadium sie beendete.

Als Besonderheiten wurden Hautfarbe, Milztumor, die Neigung zu Gefäßverschlüssen, Aneurysmen auf endarteriitischer Basis, die sog. Löhleinsche Herdnephritis, eventuell eine diffuse Glomerulonephritis und schließlich eine oft hochgradige hypochrome Anämie herausgestellt.

Am Rande wäre es noch zu erwähnen, daß es nicht nötig ist, in der deutschen Literatur von einer subakuten bakteriellen Endokarditis zu sprechen. Die Priorität ist gerade von Libman uneingeschränkt Schottmüller zugesprochen worden und die Bezeichnung Endocarditis lenta genügt für eine Umfassung des Krankheitsbildes. Libman und Zeller brachten ihre erste Veröffentlichung über die „Etiology of subacute infektious Endocarditis“ 1910, ein halbes Jahr *nach* dem aufsehenerregenden Vortrag Schottmüllers im Biologischen Verein in Hamburg, also über 10 Jahre später als Schottmüllers Entdeckung des Streptococcus viridans und seiner Beziehung zur Endokarditis.

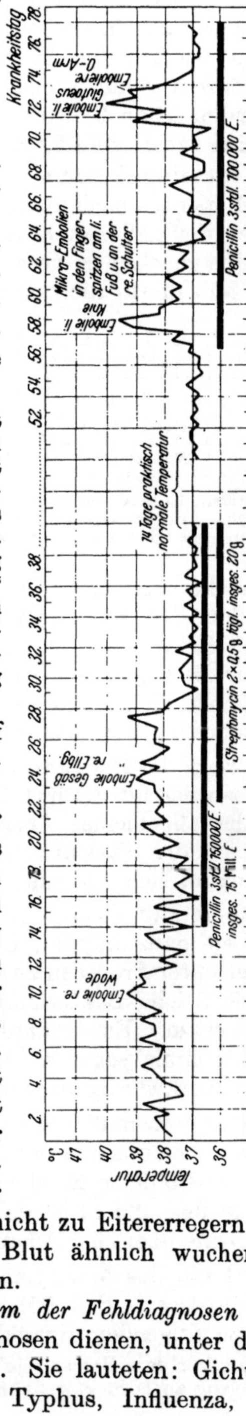

Abb. 46. 24jähriger Schlosser. Typische Anamnese: In Gefangenschaft Angina, akute Polyarthritis, anschließend Herzfehler festgestellt. Fast 3 Jahre später nach mehrwöchigen subfebrilen Temperaturen Klinikeinweisung; hier Endokarditis diagnostiziert. Blutkultur: Streptococcus viridans. Behandlung mit Penicillin zunächst ohne überzeugenden Effekt, Entfieberung erst nach kombinierter Behandlung mit Streptomycin. Nach weiteren 3 Wochen erneute Fieberanstiege und „Bombardement“ embolischer Ereignisse. (Beispiel für die auch nach offenbarer Sterilisierung des endokardialen Prozesses weiterbestehende, bis jetzt noch nicht bekämpfbare Gefahr durch embolische Vorgänge.)

Schleichender Beginn, schleichender Verlauf führte Schottmüller zur Bezeichnung Endocarditis lenta.

Akuter Beginn und akuter Verlauf spricht aber nicht unbedingt gegen das Vorhandensein des Streptococcus viridans als Erreger. Daß es auch akut verlaufende Fälle gibt, hat schon bald nach der ersten Beschreibung Schottmüllers Lorey mitgeteilt. Auch aus unserer Klinik konnte schon früher über ähnliche Fälle berichtet werden. Der Patient überspringt dann nicht nur die 3 Stadien, sondern erliegt vor allem der Stärke der Infektion. Seine Widerstandsfähigkeit gegenüber dem sonst nur milde Infektionen auslösenden Erreger ist vielleicht konstitutionell herabgesetzt, oder aber aus unübersichtlichen Gründen erlangen Viridans-Streptokokken besonders große Virulenz. Wir konnten aber dabei feststellen, daß sie dadurch nicht zu Eitererregern wurden, oder daß sie im Reagensglas im defibrinierten Blut ähnlich wucherten wie hämolytische Streptokokken oder Pneumokokken.

Das 1. Stadium könnte man auch das *Stadium der Fehldiagnosen* nennen: Dafür mögen als Beispiel die verschiedenen Diagnosen dienen, unter denen die Patienten auf unserer Klinik eingeliefert wurden. Sie lauteten: Gicht, Endometritis, Pes planus, Blutstockung, atypischer Typhus, Influenza, Malaria,

Morbus Addison, Meningitis, Tuberkulose, Gastritis, Ulcus ventriculi, spinale Kinderlähmung, BANTIsche Krankheit, Morbus Bang, Morbus Hodgkin usw.

In einer größeren Anzahl der Fälle wurde von anderen Autoren die Bezeichnung „Fokalinfektion" oder „Oralsepsis" gewählt. Die Patienten hatten dann schon eine intensive Tonsillar- oder Zahnbehandlung hinter sich. Insbesondere wurden die rheumatischen Beschwerden, die sekundäre Anämie, die schon frühzeitig auftretende Milzschwellung und auch das Herzgeräusch auf eine Herdinfektion bezogen: Es muß zugegeben werden, daß auch wir oft nur durch eine mehr zufällig angelegte Blutkultur die Diagnose klären konnten.

Im 2. Stadium kommt es dann zu den *embolischen Herden*. Auch hier werden manche Patienten noch unter der Diagnose Tuberkulose oder spezifische Pleuritis, Ulcus ventriculi, Verwachsungsbeschwerden, apoplektischer Insult (bei Jugendlichen ohne gleichzeitig verwertbaren Herzbefund) u. dgl. geführt. Insbesondere gibt der Milzinfarkt nicht selten für den, der in das Krankheitsbild nicht intensiver eingeweiht ist, zu Fehldiagnosen Anlaß. In den Nieren kommt es zur LÖHLEINschen Herdnephritis. Eine Blutbeimengung im Urin kann dadurch bedingt sein; als Ursache hierfür kann aber auch ein größerer Niereninfarkt oder ein Aneurysma in Betracht kommen.

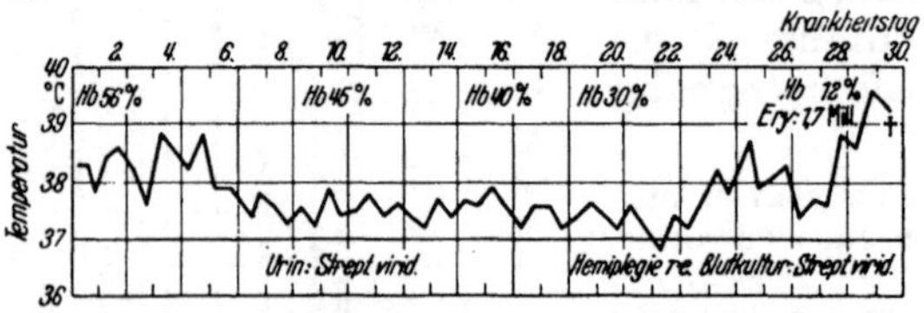

Abb. 47. Ausschnitt aus einer Endocarditis lenta-Kurve. Akuter Beginn. Akuter Verlauf. Hirnembolie. Rasch auftretende schwere hypochrome Anämie.

Ein recht bezeichnendes Symptom ist auch der embolische Vorgang in den Endgefäßen der Fingerspitzen. Solche Patienten werden schon durch die Schmerzhaftigkeit auf die sog. OSLERschen Knötchen aufmerksam gemacht. Nicht nur die Capillaren der Cutis, sondern auch größere Gefäße, tiefer im Gewebe, können sich verstopfen, so daß das Bild von Panaritien, Erysipel, Erythema nodosum u. a. entstehen kann.

Erst wenn die Endokarditis im Laufe von Monaten auf den Klappenapparat weiter destruierend gewirkt hat, wenn Stauungen in kleinen Kreislauf, in der Leber oder allgemeines Anasarka objektive Veränderungen hervorrufen, geht es meist mit den Patienten rapid abwärts und sie erliegen entweder der Herzinsuffizienz an sich oder den multiplen embolischen Vorgängen.

Ein führendes Symptom ist die Körpertemperatur. Nur selten wird sie längere Zeit ganz normal, obwohl wir auch dies bei einem Fall beobachtet haben, der unter Prontosil zwar fieberfrei geworden war, aber trotzdem weiterhin eine beträchtliche Bakteriämie aufwies, und der auch eine Embolie nach der anderen bekam. Einen ähnlichen Fall beschrieb WIELE. Sein Patient war trotz Bakteriämie sogar monatelang arbeitsfähig. Die Viridans-Infektion muß hier wohl merkwürdig oberflächlich auf dem Endokard gesessen haben.

Ein Symptom muß noch besonders gewürdigt werden, und das ist die Ausbildung von Aneurysmen in verschiedenen Gefäßgebieten. Eine schwere Blutung kann hier bedrohliche Erscheinungen hervorrufen. Meist ist die Gehirnsubstanz davon betroffen und es ist dann nicht so ohne weiteres zu entscheiden, ob eine Gehirnembolie oder eine Aneurysmablutung Lähmungserscheinungen hervorruft.

Einmal saß das Aneurysma bei einer Gallengangs-Viridans-Infektion an der Arteria hepatica (s. S. 1095). Interessanterweise kam es bei der schubweisen Blutung zu folgenden Krankheitserscheinungen:

Das kurz vor dem Bersten stehende aneurysmatische Gefäß hatte vorübergehend sogar den Gallengang abgedrückt gehabt und es kam zu einem starken Ikterus. Dann perforierte das Gefäß in die Gallengänge und eine starke Blutentleerung durch den Darm war die Folge. Als diese sistierte, weil das blutende Gefäß thrombosiert war, trat wieder Ikterus auf. Einer nochmaligen Blutung erlag dann der Patient.

Es ist manchmal unmöglich, den *Beginn* einer Endocarditis lenta zeitlich genau festzulegen. Nur in wenigen Fällen war es mit einer an Sicherheit grenzenden Wahrscheinlichkeit möglich.

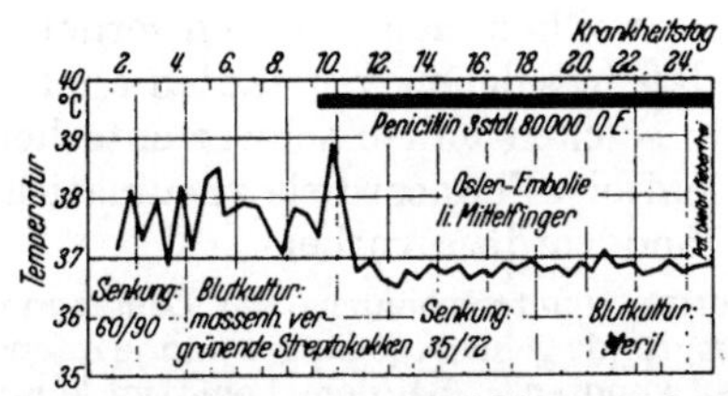

Abb. 48. 22jährige Studentin. Typische Anamnese: Als Kind Masern, Scharlach, Windpocken, häufig Anginen. Mit 10 Jahren Polyarthritis rheumatica, deswegen Tonsillektomie. Mit 19 Jahren erneut Polyarthritis rheumatica, dabei Myo- und Endokarditis. Nach Genesung fühlte sich Patientin wieder wohl und war beschwerdefrei. Seitdem Mitralvitium festgestellt. Sechs Wochen vor Klinikeinweisung erneute Erkrankung mit intermittierendem Fieber, Müdigkeit und Schwäche sowie Gewichtsabnahme. Deswegen Klinikeinweisung. Blutkultur ergibt massenhaft vergrünende Streptokokken. Heilung durch insgesamt 19 Mill. E Penicillin und 116 g Dema. Nachkur nach 1/2 Jahr mit 10 Mill. E Penicillin lediglich zur Sicherheit. Nachkontrollen nach 1 und 2 bzw. 2 1/2 Jahren ergeben normale Befunde. Letzte Blutsenkung: 5/12.

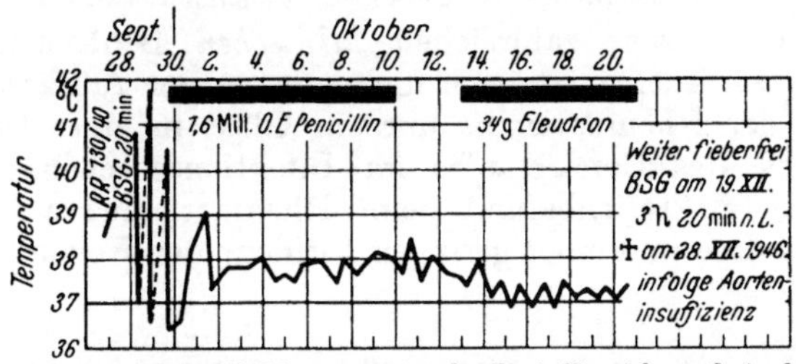

Abb. 49. Bei dem von uns beobachteten Fall kam es unter der Penicillinwirkung fast schlagartig zum Abklingen der schweren septischen Krankheitserscheinungen. Im weiteren Verlauf bleibt die Patientin immer fieberfrei Die Blutsenkungsreaktion erreicht normale Werte. Es treten jetzt aber die Zeichen der dekompensierten Aorteninsuffizienz immer stärker in Erscheinung. Anfallsweise sehr starke Atemnot, Herzdilatation, Leberstauung Stauungsgastritis. Trotz intensiver Kreislaufbehandlung kommt Patientin am 28. 12. 46 ad exitum. Die Autopsie (S.Nr. 1224, Obduzent Dr. HEINRICH) ergibt: In Vernarbung begriffene, ulceröse Endokarditis der Aortenklappe mit hochgradiger Zerstörung und Insuffizienz derselben. Hochgradige Dilatation und geringe Hypertrophie des linken Ventrikels, weniger des linken Vorhofes, ebenso des rechten Ventrikels und des rechten Vorhofes.

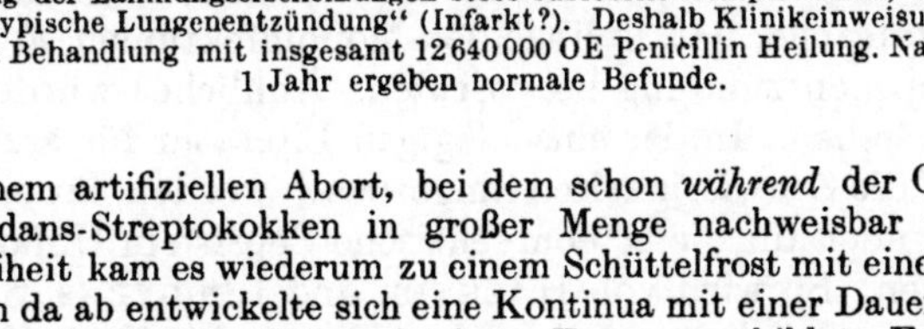

Abb. 50. Endocarditis lenta. Patient H. Josef, 59 Jahre. Kaufmann. Typische Anamnese: Als Kind häufig Anginen, mit 20 Jahren Herzfehler (Mitralvitium) festgestellt. Mit 58 Jahren plötzlich Hirnembolie, seitdem trotz Rückbildung der Lähmungserscheinungen stets subfebrile Temperaturen, Müdigkeit, beschleunigter Puls, einmal auch „atypische Lungenentzündung" (Infarkt?). Deshalb Klinikeinweisung. Blutkultur: Streptococcus viridans. Nach Behandlung mit insgesamt 12640000 OE Penicillin Heilung. Nachkontrollen nach 1/2 und 1 Jahr ergeben normale Befunde.

Einmal bei einem artifiziellen Abort, bei dem schon *während* der Currettage bei einem Schüttelfrost Viridans-Streptokokken in großer Menge nachweisbar waren. Nach einer 8tägigen Fieberfreiheit kam es wiederum zu einem Schüttelfrost mit einer positiven Viridansblutkultur und von da ab entwickelte sich eine Kontinua mit einer Dauerbakteriämie. Schon nach 4 Wochen war die Endokarditis in höchster Form ausgebildet. Exitus 6 Wochen nach Beginn.

Bei einem anderen Fall mußten die Keime ins Blut einmassiert worden sein, als ein Arzt bei einem Patienten, der schon eine Aorteninsuffizienz hatte, fortgesetzt Eiter aus den Tonsillenkrypten herausquetschte. Auch hier begann die Endokarditis mit einem Schüttelfrost, der eine Kontinua und eine Dauerbakteriämie einleitete (S. 1085—1086).

Wenn man eine genaue Anamnese erhebt, so kann man bei Patienten mit einer vollausgebildeten Endocarditis lenta doch manchmal feststellen, daß der Beginn weit zurückliegt. Wir haben Patienten beobachtet, bei denen sich über 2 Jahre schon vor den klinischen Erscheinungen bei den Patienten ein ausgesprochenes Krankheitsgefühl einstellte. Bei manchen mußte man retrograd sogar schon mehr oder weniger große Embolien annehmen. Solche Perioden wurden dann wieder von vollkommener Beschwerdefreiheit abgelöst. Es ist nicht unwahrscheinlich, daß in solchen Vorstadien auch noch Spontanheilungen vorkommen. Man wird in solchen Fällen schwer entscheiden können, ob es sich um eine a priori bakterienfreie Endocarditis rheumatica handelt, oder ob eine bakterienfrei gewordene Endocarditis vorliegt.

VON ALBERTINI und GRUMBACH unterscheiden einen Lentatyp von einer Endokarditisform bei der ehedem die Erreger zugrunde gehen, „je länger und je intensiver die Kräfte des Makroorganismus auf sie einwirken konnten". Bei dem Lentatyp komme es „auch nach längerer Zeit, bis zu 3 Wochen, nicht zu einer Sterilisation der Auflagerungen. Zwar hätten sich bei diesem Typus ebenfalls, zum Teil sogar sehr ausgedehnte Klappenthromben gebildet, aber es käme nicht zur Sterilisation und nicht zur Organisation dieser Thromben. Die Autoren verstehen darunter eine polypöse Endokarditis, welche wohl quantitativ eine starke, qualitativ aber eine weniger gute bis ungenügende Abwehr gegen den Infekt erkennen lasse. Sie geben zu, daß das, was sie im Experiment an einzelnen Läsionen mit Herd-Streptokokken erzeugt haben, noch nicht einer menschlichen Herdinfektion gleichzusetzen sei.

Wenn wir unsere sehr zahlreichen *klinischen* Beobachtungen zugrunde legen, so können wir auch jetzt noch nicht uns zu der Auffassung der Autoren bekennen, „daß der Rheumatismus nur ein Glied in einer langen Kette von Möglichkeiten des Reaktionsablaufes im Infektionsgeschehen darstelle, oder daß der negative Bakterienbefund beim Rheumatismus als Ausdruck einer hohen Immunitätslage und einer geringen Virulenz der Keime aufgefaßt werden müßte."

Sepsis und Unfallbegutachtung.

Gerade auf dem schwierigen Gebiet der ärztlichen Gutachtertätigkeit wirkt sich der Mißstand unzweckmäßiger und verwirrender Formulierung des Sepsisbegriffes verhängnisvoll aus.

Der Angelpunkt jeder ärztlichen Begutachtung ist die Frage des Kausalzusammenhangs zwischen der angeführten Ursache und dem geltend gemachten Körperschaden. Krankengeschichte, Laboratoriumsbefund und gegebenenfalls Sektionsprotokolle mögen wichtige Hilfsmittel sein. Zur Klärung der Zusammenhangsfrage zwischen Sepsis, Unfall und Unfallfolge ist aber unbedingt ein besonderes Verständnis für das Wesen septischer Erkrankungen nötig. Erforderlich ist eine klare bakteriologische Diagnose. Eine Endokarditis, bei der nach Angabe des Krankenblattes Colibacillen im Urin gezüchtet wurden, würde einen Kausalzusammenhang zwischen einem eventuellen Unfall kaum annehmen lassen, denn es ist Erfahrungstatsache, daß Colibacillen-Monoinfektionen so gut wie nie eine ulceröse Herzklappenentzündung hervorrufen. Ähnliches würde für eine Osteomyelitis zu gelten haben. In der einschlägigen Literatur für ärztliche Begutachtung ist häufig auf die Schwierigkeiten hingewiesen worden, für eine Osteomyelits- und analog hierzu auch für die osteomyelitische Sepsis ein Unfallereignis verantwortlich zu machen. So wird von HAEHNER und LINIGER (s. S. 991) angeführt, „daß ein Stoß, der im täglichen Leben den Körper häufig trifft, nicht geeignet ist, eine derartige Schädigung des Gewebes zu verursachen und damit den geeigneten Boden für die Ansiedlung der Infektionserreger zu schaffen". Wir glauben, daß die Quantität des Traumas nicht das Entscheidende ist. Wenn die Verhältnisse günstig für die Infektion liegen und wenn der Erreger eine besondere

Neigung hat, sich im Knochenmark anzusiedeln, so kann auch schon das geringste Trauma die Erreger zum Auskeimen bringen lassen. Wir verweisen auf die Fälle, die auf S. 992 beschrieben wurden.

Ein Arbeiter erleidet einen Unfall in Form einer Kontusion des Rückens. Wenige Tage später wird er hochfiebernd und delirierend in die Klinik eingeliefert. Es wird außer dem Symptomenkomplex der Allgemeininfektion eine Druckempfindlichkeit eines Brustwirbels festgestellt. Als in der sofort angelegten Blutkultur nach 24 Std zahlreiche Staphylokokkenkolonien aufgegangen waren, konnte an der Diagnose Sepsis infolge einer osteomyelitischen Spondylitis nicht mehr gezweifelt werden.

Wie wichtig bakteriologische Untersuchungen für die Beurteilung der Frage, ob ein septisches Krankheitsbild mit einem Unfall zusammenhängt, sind, mag folgender Fall eindrucksvoll zeigen:

Ein Patient erlitt bei einem Eisenbahnunfall starke Prellungen am rechten Arm und in der Brustgegend. Am rechten Arm trat eine vereiterte Wunde auf, in der sich in Reinkultur Staphylokokken nachweisen ließen. Die Wunde heilte schlecht, der Patient fühlte sich elend. Nach 4 Tagen trat ein Schüttelfrost auf, der Patient atmete kurz. Nach weiteren 3 Tagen war ein deutlicher pneumonischer Befund über dem rechten Unterlappen zu erheben. Patient wurde bewußtlos und kam nach weiteren 4 Tagen im Koma ad exitum. Diagnose des praktischen Arztes: Sepsis nach Trauma.

Zur Entscheidung der Rentenansprüche wurde eine Obduktion durchgeführt; die Untersuchung ergab Pneumonie im rechten Unterlappen, Endocarditis acuta in den Mitralsegeln.

Abstrich von den Mitralsegeln, von der Lunge und vom Wirbelmark: Reinkultur von Pneumokokken, Typ III.

Beurteilung: Die Pneumonie war in unserem Krankheitsbild gar nicht besonders hervorgetreten; Ursache der schweren zum Exitus führenden Erscheinungen war die Pneumokokken-Endokarditis. Eine Blutkultur in vivo hätte die Diagnose sofort ergeben, auch wenn ein endokardiales Geräusch nicht nachweibar gewesen wäre.

Bei der Obduktion fanden sich an der immer noch eiternden Armwunde lediglich Staphylokokken. Die Pneumonie war demnach eine interkurrente Erkrankung. Direkte Unfallfolge war lediglich die Armverletzung, an der der Patient jedoch nicht verstorben ist. *Todesursache war die Pneumonie* (mit metastatischer Pneumokokkenansiedlung am Endokard, wodurch infolge schwerster toxischer Erscheinungen die Prognose entscheidend verschlechtert worden war). Durch die Pneumokokken-Endokarditis strömten dauernd und in großer Menge Keime in die Blutbahn.

Dagegen würde man im folgenden Fall einen Kausalzusammenhang mit einem Unfall annehmen müssen:

Ein Pneumonierekonvaleszent erhielt einen Schneeball gegen Oberschenkel und Hoden geworfen. Zwei Tage danach Hodenschwellung, hohes Fieber und Vereiterung. Zuerst Verdacht einer gonorrhoischen Epididymitis. Am Ausstrich ließen sich jedoch Pneumokokken nachweisen. (Wie weit man eventuell eine Pneumonie mit dem Unfall als auslösende Wirkung einer vielleicht latent vorhandenen Pneumokokkeninfektion anerkennen sollte, steht hier nicht zur Diskussion!)

Schließlich sprechen die weiter angeführten Krankengeschichten dafür, was für Möglichkeiten und Schwierigkeiten bei der Klärung kausaler Zusammenhänge zwischen Unfällen und septischen Erkrankungen gegeben sein können:

Patient fiel bei Glatteis auf das Gesäß. Er hatte vorübergehend Steißbeinschmerzen, konnte aber gehen. Nach 3 Tagen kam es zu einem heftigen Schüttelfrost, ohne daß lokale Schmerzen vorhanden gewesen waren. Außer einem geringen Hämatom auf der rechten Gesäßseite zeigte sich nichts Besonderes. Der Patient litt zwar an Hämorrhoiden, aber gerade in dieser Zeit waren die Beschwerden nicht stärker als früher. In den nächsten 3 Wochen kam es fast täglich zu Schüttelfrösten. Eine Druckempfindlichkeit in der Lebergegend ließ einen Absceß vermuten. Die Punktion brachte fötiden Eiter zutage, in dem Coli- und Gasbacillen nachgewiesen wurden. Da eine Leukocytose von 32000 vorhanden war, wurde laparotomiert und ein Absceß entleert. Der Patient starb tags darauf. Bei der Operation konnte eine eitrige Entzündung einer Hämorrhoidalvene beobachtet werden. Von ihr aus kam es zu einer Veneninfektion bis zum Pfortaderstamm.

Beurteilung: Durch Sturz auf das Steißbein bei Glatteis kam es zu einer Hämorrhoidalvenenverletzung und Bakteriämie, welche eine Pylephlebitis zur Folge hatte.

Ein Maurer stürzte auf der Baustelle aus geringer Höhe von einer Leiter. Nachher verspürte er „Kreuzschmerzen", blieb auch einen Tag der Arbeit fern, um am nächsten Tag wieder weiterzuarbeiten. Er fühlte sich aber nicht recht wohl, hatte dabei Halsschmerzen und das Gefühl „wie bei einer Erkältung". Nach 4 Tagen Auftreten von Schüttelfrost, dabei heftige Schmerzen in der rechten Flanke. Unter den klinischen Zeichen einer Lungengangrän entwickelte sich in der Folgezeit ein langdauerndes Krankheitsbild. Der Patient kam ad exitum; das Gutachten von 2 Ärzten hatte vorher bereits den Versicherungsfall für Lungengangrän nach Unfall (bei dem äußere Verletzungen nicht erkennbar waren) anerkannt.

Beurteilung: Diese gutachtliche Auffassung war unzutreffend. Die anfänglich bestehenden Halserscheinungen waren in Anbetracht des dominierenden Lungenprozesses unterbewertet worden. Die Obduktion ergab eine Thrombophlebitis der Vena jugularis als Sepsisherd. Wenn auch die schweren Lungensymptome vorherrschend waren, so standen sie doch weder direkt noch indirekt mit dem Unfall in Verbindung. Sie waren eine metastatische Folge der thrombophlebitischen Sepsis post anginam.

Mein Mitarbeiter Trummert ist an Hand von 12 ausgearbeiteten Sepsiskrankengeschichten näher auf die Frage Sepsis und Unfallbegutachtung eingegangen. Um Fehlurteile zu vermeiden, kann gar nicht genug angeraten werden, zu beurteilen, ob der nachgewiesene Erreger auf Grund seiner pathogenetischen Eigenschaften überhaupt in der Lage ist, den vorliegenden Sepsisherd zu verursachen.

Schwerwiegende Erwägungen waren es z. B. die den Zusammenhang zwischen septischer Endokarditis mit einem zweifellos konstruierten Unfallereignis ablehnen lassen mußten:

Der Arzt Dr. N. hatte beim Ausdrücken eines Atheroms bei einer Patientin bemerkt, daß ihm ein Teil des „eiterartigen" Inhaltes auf die Haut seiner Wange gespritzt war. Vier Tage später „fühlte er sich krank", tags darauf steigerte sich das Gefühl, so, daß er Bettruhe einnahm. Weitere 4 Tage später fand der zugezogene Kollege einen schwerkranken, fiebernden Patienten vor und veranlaßte Klinikaufnahme. Aufnahmebefund: starke Rötung der Rachenorgane, zerklüftete Tonsillen, Druckempfindlichkeit der beiderseits vergrößerten Submandibulardrüsen. Aber keine abscedierende Angina, kein perintonsilläres Ödem. Über der Pulmo rechtsseitige Dämpfung; bei Probepunktion fand sich eine blutig-seröse Flüssigkeit mit hämolysierenden gelben Staphylokokken.

Bei der Obduktion fanden sich einige Abscesse in der Lunge. Die Herzklappen waren zart, mit Ausnahme der Tricuspidalklappen. Diese zeigten an ihren freien Schließungsrändern knollige, warzenähnliche Erhebungen, die zum Teil die Größe eines Kirschkernes und darüber hatten. An dem Sektionsbefund interessierten noch besonders die Halsorgane. Hier enthielt die rechte Rachenmandel einige Eiterherde, die Oberfläche war stark zerklüftet; auch die linke Rachenmandel war zerklüftet, es entleerte sich auf Druck hier zäher, rahmiger Eiter. Auf dem Schnitt ist die Rachenmandel ebenfalls von eitrigen Herden durchsetzt. Auch in beiden Nieren fanden sich kleine Eiterherde. Das Protokoll schloß: „Herr Dr. N. ist an einer rechtsseitigen Lungenentzündung sowie einer ausgedehnten rechtsseitigen Rippenfellentzündung gestorben. Es fanden sich ferner Entzündungsprozesse in der linken Lunge und dem linken Brustfellraum. Ferner lag eine Entzündung der dreizipfeligen Klappe vor und entzündliche Veränderungen in beiden Rachenmandeln. Bakteriologisch wurden in allen Eiterherden und im Blut Staphylokokken festgestellt". Von den Vorgutachtern war auf Grund von Krankengeschichten und Obduktionsbefund eine Sepsis post anginam angenommen worden, wobei das infektiöse Agens von der o. a. Patientin (durch Überspritzen des ausgepreßten Atherominhalts) stammen sollte. Dementsprechend hatten die Gutachter die Zusammenhangsfrage (im Sinne der Infektionsklausel) bejaht.

Der Obergutachter schloß sich jedoch nicht dieser Annahme an. Seine entscheidenden Ausführungen zu der Frage des Kausalzusammenhanges seien hier wiedergegeben: „Dr. N. hat unzweifelhaft an einer Staphylokokkensepsis gelitten. Der Sepsisherd, von dem aus eine Keimstreuung erfolgte, ist die Endokarditis. Wie lange diese vor Ausbruch der als Metastase aufzufassenden schweren Lungenabscedierung bestanden hat, ist retrograd nicht mehr feststellbar. Es ist keinesfalls abzuleugnen, daß eine septische Endokarditis schon nach wenigen Tagen nach der eigentlichen Infektion zu einem schweren Krankheitsbilde führen kann. Ob die Tonsillitis, bei der die bakteriologische Untersuchung verschiedenartige Keime ergeben hat, als Anfangserkrankung oder Eintrittsstelle für den Sepsiserreger oder als metastatische Infektion aufzufassen ist, ist weder nach dem klinischen Verlauf, noch nach dem pathologisch-anatomischen Befund feststellbar. Durch keinerlei Untersuchung und durch keinerlei logische Schlußfolgerung ist bewiesen, daß der Erreger der septischen Endokarditis bei Dr. N. sich im Atherominhalt aufgehalten hat. Es ist noch nicht einmal erwiesen und nachträglich auch unbeweisbar, ob der Atherominhalt überhaupt Eiter aufgewiesen hat.

Nimmt man an, daß die Angina Eintrittspforte für den Erreger gewesen ist, so ist trotzdem nicht auszuschließen, daß die Tonsillitis schon längere Zeit vorher vorhanden war. Auch hier muß wieder auf unsere Beobachtungen, die im Handbuch der inneren Medizin (SCHOTTMÜLLER-BINGOLD) niedergelegt sind, verwiesen werden. Gerade die Fälle von septischer Angina, bei denen eine Infektion der Venen des Tonsillargebietes vorlag, zeichneten sich sehr häufig — worauf wir besonders hingewiesen hatten — dadurch aus, daß die eigentliche Angina laviert verlief, so daß die Patienten bei Ausbruch der eigentlichen septischen Erscheinungen gar keine Erinnerung an Halsschmerzen hatten. Im übrigen kann man von einer ‚septischen Angina' hier gar nicht sprechen. Die Angina stellte nicht den Sepsisherd dar, wie wir eben auseinandergesetzt haben. Wir fassen noch einmal zusammen: Auf Grund genauen Studiums des Aktenmaterials handelt es sich nach unserer Ansicht, die sich vor allem auf eigene klinische Erfahrung bei Sepsis stützt, bei Dr. N. um eine septische Endokarditis und ihre Folgen. Abgesehen davon, daß im vorliegenden Falle mit Sicherheit der Beweis, daß die Infektion bei der Behandlung der Patientin erfolgt ist, überhaupt nicht zu führen ist, kann auch bei kritischer Würdigung von Krankheitsbild, Verlauf und Obduktionsergebnis die Infektionsklausel nicht in den Bereich der Möglichkeit bezogen werden, keinesfalls mit einer an Sicherheit grenzenden Wahrscheinlichkeit in Betracht kommen."

Der Versicherungsfall war also gemäß Obergutachten nicht gegeben, zumal die als Zeugin vernommene Sprechstundenhilfe im Verhör zugeben mußte, daß der Atherominhalt gar nicht nachweisbar das Gesicht des Arztes getroffen habe.

Prognose.

Wir haben die Auswirkung der Bakteriämie gesehen, die akuten toxischen Erscheinungen bei der Bakteriolyse, den Vasomotorenkollaps, den Schüttelfrost, das Fieberbild. Man kann sich vorstellen, daß eine Dauerbakteriämie den Organismus schneller zum Erlahmen bringen muß, wie eine vorübergehend in längeren Zeiträumen sich wiederholende Keimeinschwemmung. Unser Blick wird erklärlicherweise zuerst auf dieses eindrucksvolle Syndrom gerichtet sein. Manchmal klärt es sich rasch und wie ein Strohfeuer glimmt es aus und wird nicht aufs Neue entfacht. Eine Colibakteriämie z. B. kann zu außerordentlich stürmischen Erscheinungen führen, die stundenweise zu größten Befürchtungen Anlaß geben kann. Die Streuung kann aber von einer lokalisierten Cholecystitis herstammen und mit dem einmaligen Ereignis zu Ende kommen.

Im Anfang ist es zumeist schwer, sich schon ein klareres Bild vom weiteren Ablauf zu machen. Oft kennt man ja gar nicht die Ausgangsstelle und selbst wenn man weiß, daß es sich um eine puerperale, otogene, tonsillogene Infektion handelt, so ist damit noch nicht zuleich das Ausmaß des weiteren Ausbreitungsweges nun vorgezeichnet.

Es ist natürlich leichter eine Prognose zu stellen, wenn man schon eine längere Fieberkurve vorliegen hat. Ganz im Anfang kann jede septische Erkrankung mit ziemlich gleichen Symptomen einhergehen. Liegt eine Angina vor oder eine Pyelitis, eine Cholecystitis oder eine Pneumonie, so muß es sich zeigen, ob dem ersten Schüttelfrost ein zweiter folgt. Tritt ein solcher in den nächsten Tagen wiederum auf, so ist das oft von ausschlaggebender Bedeutung.

Vier Faktoren sind es, die von vornherein besondere Beachtung finden müssen und nach denen Umschau gehalten werden muß:

1. Nach der Lage des Sepsisherdes,
2. nach Ausbreitungsfähigkeit und Ausdehnungsmöglichkeit in den Gefäßsystemen,
3. nach der Möglichkeit seiner qualitativen und quantitativen Metastasierung,
4. nach der Art der Erreger.

Wenn sich somit auch hier wieder die ausdrückliche Forderung nach klarer Diagnose des Sepsisherdes von selbst ergibt, so leiten sich daraus die weiteren Fragen ab: 1. Wie weit unsere chirurgische Therapie in der Lage ist, radikal den Krankheitsherd auszuschalten, 2. wie weit unsere in vitro wirksamen Chemotherapeutica an den Krankheitsherd herankommen können, 3. als eine weitere wichtige Frage tritt uns entgegen, wie wird nach ihrem Sitz die Zahl und der Umfang der Metastasen beeinflußt.

Eine Prognosestellung ist also ausschließlich möglich, wenn eine gesicherte Diagnose vorliegt.

Die Masse, die Giftigkeit der Keime, ihre besonderen Eigenschaften (Eiterbildner, Fäulniserreger, Gasbildner, Ödembildner usw.) geben oft einen wertvollen Hinweis, was für ein Ablauf der Erkrankung zu erwarten ist, was für Sepsisherde durch sie verursacht werden können, wo die Sepsisherde zu vermuten sind. Es muß also nach vielen Richtungen hin Ausschau gehalten werden, um prognostische Berechnungen anstellen zu können.

Hat man den Erreger aus dem Blut gezüchtet, so tritt sofort die neue Frage entgegen, ob sich der Krankheitserreger an einer lebenswichtigen Stelle angesiedelt hat.

Absolut schlecht ist die Prognose bei der *septischen Endocarditis acuta* durch Staphylokokken, Streptokokken und Pneumokokken. Auch mit der modernen Antibioticatherapie haben wir leider bis jetzt keine bessere Erfahrung gemacht. Wir selbst haben noch keine Heilung einer Pneumokokken-Endokarditis gesehen, dagegen eine wirksame Beeinflussung durch Supronal bei einer Gonokokken-Endokarditis. Meningokokken-Endokarditiden können auch spontan ausheilen. Um so mehr dürften sie der Therapie durch Sulfonamide zugänglich sein. In fast sämtlichen Abhandlungen, die die Therapie der Endocarditis lenta zum Thema hatten, fand man vor der Entdeckung des Dema und des Penicillins angegeben, daß sie in allen Fällen unheilbar sei. Die Prognose der Endocarditis lenta hat sich zweifellos wesentlich geändert, wenn man von der Tatsache ausgeht, daß tatsächlich die Herzklappe von ihren Erregern befreit wird. Leider ist die Prognose aber hierbei noch sehr getrübt, weil einmal von den Klappenvegetationen, auch wenn sie abakteriell geworden sind, trotzdem Emboli in das Blut abgehen und dadurch lebensbedrohliche Erscheinungen verursachen können, andererseits weil — und hier finden wir uns in Übereinstimmung mit anderen deutschen Autoren — das Stadium der totalen Herzinsuffizienz schneller näher rückt.

Auch Fellinger und Weissel betonen, daß bislang keine Prophylaxe von embolischen Komplikationen zur Verfügung stehe und daß man gegenüber der durch die schwere Klappendestruktion hervorgerufenen Herzinsuffizienz machtlos sei.

Bei der *akuten Thrombophlebitis durch Staphylokokken und Streptokokken* als Haupterreger soll sich die Prognose ebenfalls günstiger gestaltet haben. Wir haben selbst nicht mehr die Erfahrung, die wir früher an der Schottmüllerschen Klinik sammeln konnten, aber von gynäkologischer Seite her ist man in letzter Zeit doch wieder wesentlich skeptischer geworden.

Hinsichtlich der Heilungsaussichten bei der thrombophlebitischen puerperalen Sepsis mit Sulfonamiden beziehe ich mich vor allem auf das Urteil von Heynemann, der in seinem Referat 1946 zur Ansicht kommt, „daß die Sulfonamide den erhofften ausschlaggebenden Fortschritt bei der Bekämpfung der puerperalen Infektion bisher nicht gebracht haben". „Nach wie vor sterben die Wöchnerinnen mit Endokarditis und so gut wie alle mit allgemeiner Peritonitis und mit einem ausgedehnten Sepsisherd in den Beckenvenen in der Nähe der Vena cava oder iliaca." Zweifellos kann man in manchen Fällen Fieberfreiheit und eine wesentliche Besserung des Allgemeinbefindens durch das *Penicillin* oder *Streptomycin* erzielen. Man ist aber doch auch manchmal überrascht, daß manche Eiterherde doch noch fortbestehen, ja daß auch die Erreger bei Überimpfungs- und Virulenzversuchen ungeminderte Toxität besitzen.

Die Grenzen der antibiotischen Therapie bei thrombophlebitischer Sepsis post anginam werden besonders drastisch durch folgenden von uns (zusammen mit W. Michels) beobachteten Fall deutlich gemacht:

25. 2. 49: Angina, danach Schüttelfrost. 2. 3. 49: Blutiger Auswurf, Schmerzen beim Atmen, Zeichen einer postanginösen Sepsis. 6. 3. 49: Wieder Schüttelfrost. 8. 3. 49: Deutliche Besserung unter Penicillin. Temperaturen liegen bis 6. 4. 49 nicht über 38° und werden vom 25. 3. bis 4. 4. 49 ganz normal. Freilich bleibt die Blutsenkung noch hoch. 8. 4. 49: Temperatur 39,8°. 9. 4. 49: Schüttelfrost, wieder Penicillin und Tonsillektomie. 14. 4. 49: Temperatur sinkt ab und bleibt bis 21. 4. 49 normal. 23. 4. 49: Es scheint die rechte Gesichtshälfte

etwas geschwollen zu sein und da am 21.4.49 ein Temperaturanstieg auf 39,9° vorhanden war, wird wieder Penicillin gegeben, worauf die Temperatur bis 4.5.49 (also 10 Tage) völlig normal war. Nur die Blutsenkung betrug noch 85/114, sonst war der Patient im ganzen beschwerdefrei. Am 12.5.49 entschließt man sich doch zu einer Freilegung der Vena jugularis interna, weil eine Schwellung am Nacken nicht zurückgehen wollte.

Interessant war nun der Befund: Die Jugularis war in einer Ausdehnung von 10 cm vollkommen obturiert. Eine Thrombophlebitis reichte vom Bulbus jugularis bis in den Sinus transversus und darüber hinaus bis halbwegs zum Confluens sinuum.

Der Patient starb nach der Unterbindung 10 Tage später, ohne daß das Allgemeinbefinden sich auffallend verschlechtert hätte. Im Sinus transversus fand sich ein fortgeleiteter Absceß, der bis zum Kleinhirn führte. In der Lunge war ein metastatischer Absceß vorhanden.

Etwa 10—20% spontaner Heilung sind im Gegensatz zur akuten Thrombophlebitisform bei der *subakuten und chronischen* (z. B. durch *anaerobe* Streptokokken) zu erwarten. Einmal mag das darin bestehen, daß die Metastasen nicht so häufig wie bei der Staphylokokken- oder Streptokokkensepsis sind, und entsprechend ihrem Sitz meist nur in den Lungen, doch etwas mehr der chirurgischen Therapie zugänglich sind. Das gilt nach unseren Erfahrungen nicht für die *Pylephlebitis*, doch müßten hier noch mehr Fälle gesammelt werden, auf die sich unser Urteil hinsichtlich der Antibioticatherapie stützen könnte.

Bei der *lymphangitischen Sepsis* sollte man eigentlich die besten Heilungsaussichten erwarten; denn gerade die hämolytischen Streptokokken, die eine große Rolle bei der Infektion der Lymphwege spielen — sei es im parametralen Gebiet als „Erysipel oder Phlegmone des Parametriums", sei es post anginam im spatium pharyngeum oder sei es bei der akuten septischen Sehnenscheiden- bzw. Bindegewebsphlegmone — sind ja besonders penicillinempfindlich. Hier müssen natürlich vor allem die Erfahrungen der Chirurgen und Gynäkologen sprechen.

Besonders HEYNEMANN verdanken wir auch hierüber in seinem Referat den Hinweis, daß auch die Streptokokken-Parametritis nicht als Testobjekt für die therapeutische Wirksamkeit eines Mittels anerkannt werden darf. In einem nicht zu geringen Prozentsatz heilten solche Fälle auch ohne jede besondere Therapie allein bei Bettruhe und sachverständiger Pflege aus. „Sogar der prophylaktischen Wirksamkeit der Sulfonamide kommt noch keine absolute Beweiskraft zu."

Wesentlich besser also ist im allgemeinen die Prognose bei der parametranen lymphangitischen Sepsis und es steht wohl zu erwarten, daß die früher angenommene Mortalität von 50% unter der Penicillintherapie in Zukunft noch wesentlich vermindert wird.

Diese relativ günstige Prognose trifft aber bei der lymphangitischen Sepsis nur zu, wenn als Erreger der hämolysierende Streptococcus in Frage kommt. Hat sich jedoch der *Gasbacillus in den Lymphbahnen um den Uterus herum* eingenistet, so ist mit einer 100%igen Mortalität zu rechnen.

Auch bei den Gasbacilleninfektionen handelt es sich also darum, wo der Infektionsherd liegt. Wir haben schon darauf hingewiesen, daß bei der *Infektion, die sich auf die Uterushöhle beschränkt*, gleichfalls schwerste hämolytische Erscheinungen auftreten können, daß man trotzdem wegen des hämolytischen Ikterus allein noch nicht ohne weiteres die Prognose infaust stellen darf.

Besteht die Möglichkeit, daß die infektiösen Massen spontan oder durch einen gynäkologischen Eingriff entleert werden können, dann gehen auch hier die foudroyantesten, am Blute sich auswirkenden Erscheinungen wieder zurück.

Selbst beim *Uterusbrand* kann eine Exstirpation des Uterus, wie wir an den von BRÜTT und LEHMANN geschilderten Fällen gesehen haben, noch hie und da eine Heilung erzielen. Immerhin gehört diese Form puerperaler Infektion mit zu den schwersten und sie ist prognostisch noch wesentlich ungünstiger als der Extremitätengasbrand, denn zumeist besteht beim Uterusgasbrand bereits eine Kombination mit lymphangitischer Infektion.

Sehr schlecht ist die Prognose natürlich auch bei all den Fällen, wo sich zur septischen Infektion noch eine *Peritonitis* gesellt.

Zum Schluß muß noch einmal darauf hingewiesen werden: nirgends weichen die statistischen Zahlen bei Erkrankungen hinsichtlich der Mortalitätsziffer mehr auseinander als bei der „Sepsis“. Es ist gar nicht anders möglich, hier eine Prognose zu stellen, als auf Grund einer genauen Benennung, was für ein Sepsisherd vorgelegen hat. Wenn man sämtliche septischen bzw. fieberhaften Aborte, oder all die Fälle, bei denen ein Infektionsherd nur deswegen fortwirken kann, weil die Abflußmöglichkeiten für die infektiösen Massen kürzere oder längere Zeit unterbunden waren, mit in eine Statistik aufnimmt, so wird man ganz andere prognostische Verhältnisse bekommen, als dann, wenn man solche Fälle außer Berechnung stellt (SCHULTEN, HEYNEMANN, SCHULZ u. a.).

Die Blutkultur — ob positiv oder negativ — gibt uns reichlich Handhaben, einen Fall prognostisch richtig zu beurteilen. Sie stellt auch die günstige Wandlung mitunter fest:

Wenn die Bakteriämie aufgehört hat zu bestehen, oder wenn sie seltener in Erscheinung tritt, ist darin ein Aufstieg zum Besseren zu erblicken, in dem Sinne, daß der Sepsisherd allmählich ausheilt. Wohl kann dieser Umschwung sich äußerlich schon durch Änderung des Befindens und in einer Besserung des Allgemeineindruckes kundgeben, häufig bestehen aber noch Metastasen fort und lassen das Krankheitsbild als fortgesetzt ernst erscheinen, auch noch zu einer Zeit, wo bereits ein Erlöschen oder eine Beseitigung des Sepsisherdes die Prognose grundsätzlich im günstigen Sinne beeinflußt. Werden nun noch die metastatischen Herde unschädlich gemacht — sofern sie therapeutisch beeinflußbar sind — so ist auch die von diesen drohende Gefahr überwunden.

Immerhin ist es erstaunlich, wie der Organismus mit lokalen metastatischen Herden fertig wird, *wenn der Sepsisherd erloschen ist.* Selbstverständlich wird man häufig geneigt sein, aktiv an eitrige Prozesse heranzugehen. Es kann nicht genug davor gewarnt werden, einen Sepsisherd, wenn immer es überhaupt möglich ist, deshalb nicht mehr chirurgisch behandeln zu wollen, weil — wie wir das von Carcinomen her gewöhnt sind — bereits Metastasen in anderen Organen vorhanden sind.

Das gilt für Lungenabscesse und ähnliches ist wohl auch von der Niere und von der Leber zu sagen, denn bei jeder länger dauernden Staphylokokkensepsis sind in diesen Organen, wie wir betont haben, Keimablagerungen zu erwarten. Dies zeigt sich ja meist auch in einer Ausscheidung von Leukocyten und entsprechenden Erregern im Urin oder in Symptomen, die auf einen größeren oder kleineren Leberabsceß hinweisen. Trotzdem haben wir Fälle gesehen, die sich sogar über Monate hingezogen haben und bei denen schließlich eine Nierenschädigung nicht mehr festzustellen war. Häufiger hatten wir früher Gelegenheit, Leberabscesse durch Punktion zu entleeren.

Auch Hautmetastasen klingen manchmal überraschend schnell wieder ab. Über die Gelenkmetastasen ist schon auf S. 1022 das Nötige gesagt worden. Im einzelnen gilt folgendes:

Nur der Arzt, der einen tieferen Einblick in das Wesen der Sepsis genommen hat und auch weiß, *wo Metastasen zu erwarten sind,* wird eine erfolgreiche Therapie bei der Sepsis treiben können.

An den Weichteilen gibt es besondere Stellen, an denen Keimablagerungen und -vermehrungen, also Herdbildungen zu erwarten sind. Das ist dort der Fall, wo die Körperbedeckungen, also z. B. Rücken-, Becken-, Gesäßgegend — oft auch die Innenseite der Knie — durch Druck besonderen Schädlichkeiten ausgesetzt sind. Alle diese Stellen müssen bei weiter bestehendem Fieber immer wieder abgetastet werden. Es ist auch zu berücksichtigen, daß Eiterherde sich nach völligem Sistieren der eigentlichen Sepsis monatelang später noch entwickeln können.

Schwellungen — hervorgerufen durch Thrombosen, z. B. der Vena femoralis — können leicht einen phlegmonösen metastatischen Prozeß an den Extremitäten übersehen lassen, oder es können Gelenkprozesse verdeckt werden. Wir müssen uns immer wieder daran erinnern, daß jedes Gelenk metastatisch erkranken kann. Die Schmerzhaftigkeit muß in solchen Fällen den Verdacht auf das Bestehen einer infektiösen Erkrankung wachrufen.

Das gleiche ist der Fall bei Herden im Knochenmark. Wenn auch im Augenhintergrund die ROTHschen Flecke keine trübe Prognose geben, so ist das um so mehr der Fall bei der metastatischen Neuritis bzw. bei der Panophthalmie.

Selbstverständlich bestimmen die *nichtembolischen* Begleitsymptome weitgehend die Prognose.

Wir haben schon darauf hingewiesen, daß jeder Schüttelfrost eine schwere Belastung des Vasomotorenzentrums und damit auch der Herzkraft bedeutet. Wir wissen aber, daß in den allermeisten Fällen die so stürmisch verlaufenden Kreislaufstörungen schon bald nach dem Schüttelfrost wieder weichen.

So ernst also die Prognose während der einer Bakteriämie folgenden Reaktion scheinbar ist, so lehrt doch die Beobachtung, daß wir diese Art von Herzschwäche mit unseren Herz- und Gefäßmitteln verhältnismäßig leicht beherrschen können.

Anders verhält es sich bei Fällen mit den Zeichen der *Herzinsuffizienz*, die sich bei längerer Dauer einer Sepsis einstellt. Immerhin ergibt die Erfahrung auch hier, daß die sicherlich vorhandene Myokardschädigung später sich verhältnismäßig häufig wieder ausgleicht. Wir waren selbst in der Lage, nach mehreren Jahren Patienten, die zweifellos schwere Herzschädigungen hatten und die monatelang einen septischen Zustand aufwiesen, nachzuuntersuchen, und es war manchmal erstaunlich, wie leistungsfähig solche Herzen wieder geworden sind.

Das gleiche gilt von der *Anämie*. Sie kann nur im Zusammenhang mit dem übrigen klinischen Bild prognostisch verwertet werden. Die Reduktion des Hämoglobins zeigt natürlich in erster Linie an, wie schwer die Toxine auf die blutbildenden Organe eingewirkt haben.

Ernst auf jeden Fall sind die Symptome einer hämorrhagischen Diathese einer *Hämolyse* bzw. einer Hämoglobinurie aufzufassen. Auf S. 1109 wurde bei der Gasbacillensepsis darauf verwiesen, daß sich hämolytische Vorgänge wohl wieder ausgleichen können, wenn der Infektion durch den chirurgischen Eingriff ein Ende gesetzt werden konnte. Aber es ist doch zu bedenken, daß es Fälle gibt, bei denen die Hämoglobinschollen auch nach mehreren Tagen noch eine Anurie und eine schwere Niereninsuffizienz, ähnlich wie beim Schwarzwasserfieber, hervorrufen.

Rückbildungsfähig ist auch in den Fällen, wo der Sepsisherd wirksam beeinflußt werden konnte oder selbst zum Stillstand kam, der *Ikterus*. Er weicht von selbst, wenn die Toxine nicht mehr auf den Organismus einwirken können.

Die Prognose der Sepsis ist also weniger aus der Zahl der metastatischen Herde oder der einzelnen Symptome, die im Verlaufe der Erkrankung auftreten, zu stellen, sondern sie ist vor allem aus der Tatsache zu entnehmen, ob eine Bakteriämie noch weiterhin bestehen kann oder ob die Bakterienquelle für das Blut verstopft worden ist. Ist es bei einem septischen Krankheitsbild erreicht worden, daß Keime nicht mehr ins Blut eindringen können, so gewinnt der Sepsisherd den Charakter einer lokalen Herdes. Um so mehr müssen wir dann darauf bedacht sein, den Organismus in seiner Abwehr gegenüber den metastatischen, noch verbliebenen Herden durch unsere symptomatische, aber zweckmäßige Therapie zu unterstützen und aufrechtzuerhalten.

Therapie.

In unserem Kapitel über die Therapie wird die Frage erhoben werden müssen, ob sich nach unseren letzten größeren Darstellungen der septischen Erkrankungen (1925, 1934, 1937) ein wesentlicher Fortschritt ergeben hat.

Wenn ein Autor von seiner erfolgreichen Behandlungsweise der „Sepsis" spricht, so darf er nicht über soundsoviel glücklich verlaufende Fälle mit einem therapeutischen Mittel berichten, sondern er muß, wie wir das eingangs forderten, den Standpunkt erörtern, den er gegenüber der Sepsis einnimmt. Er darf nicht mit einer solch allgemeinen Diagnose aufwarten, wie mit „septischer Blinddarmentzündung", „septischer Pneumonie", „puerperaler oder otogener Sepsis". Die Bezeichnung der Sepsisform muß sich demgemäß auf die bakteriologische Ätiologie *und* auf die Art des Sepsisherdes beziehen.

Er müßte sich unter Angabe einer ganz *präzisen* Diagnose darüber äußern, ob er mit seinem Therapeuticum z. B. „eine Thrombophlebitis im Gebiet der Vena cava inferior (hervorgerufen durch Staphylokokken, Streptokokken oder Anaerobier), post abortum behandelt oder gar geheilt hat", oder in einem anderen Falle eine „Sinusphlebitis (ausgehend von einer Otitis media oder von einem Gesichtsfurunkel), mit Angabe des entsprechenden Erregerbefundes (ob durch Staphylokokken, Streptokokken usw.).

Es ist uns der Vorwurf gemacht worden, daß unsere Forderung, ein Therapeuticum nur dann als wirklich erfolgreich anzuerkennen, wenn es bei einer Erkrankung verwandt würde, bei der ehedem mit einer Letalität von fast 100% zu rechnen war, viel zu hoch gespannt sei und daß die wissenschaftliche Forschung dadurch eher gehemmt als gefördert würde. Ich glaube aber, daß man hinsichtlich der Therapie mit seiner Forderung nicht weit genug gehen kann. Nichts ist für den Fortschritt der Medizin verhängnisvoller als therapeutische Scheuklappenpolitik zu betreiben.

Seit den letzten Darstellungen der septischen Erkrankungen ist nun auf dem Gebiet der Therapie eine grundlegende Wandlung eingetreten und während man sich früher, rückschauend, über die Chemotherapie verhältnismäßig kurz fassen konnte, steht man nun neuerdings vor der mühevollen Aufgabe, die moderne Medikamentation zu sichten und auf Grund eigener Erfahrung und der aus Literaturangaben zu beurteilen.

Seit der Entdeckung einer wirksamen Prophylaxe durch Semmelweis ist die unheimliche Zahl septischer Erkrankungen im Puerperium und nach chirurgischen Eingriffen wesentlich vermindert worden. Manche Sepsisformen sind von da ab durch die zunehmende Vervollkommnung desinfizierender Maßnahmen im Frieden immer mehr zurückgegangen — man denke nur an den Hospitalbrand, an die Gasödemerkrankungen, an Milzbrand u. a. — Dagegen scheinen wieder andere Sepsisarten viel mehr als früher in den Vordergrund gerückt (z. B. Thrombophlebitis post anginam, Endocarditis lenta, Pylephlebitis u. a.).

Es ist dabei am Platz hier noch einmal zur Frage der *Verhütung* Stellung zu nehmen.

Domagk schreibt: „Wenn die Sterblichkeit am Kindbettfieber in Deutschland 1932 je 1 Million Schwangerschaften noch 1200 Todesfälle betrug, 1938 aber nur noch 400, also 800 Todesfälle weniger als im Jahre 1932 und anderen Jahren, in denen noch keine Sulfonamidbehandlung durchgeführt wurde, so können wir diese Tatsache nicht mit dem Hinweis übergehen, daß die Sepsis bei den einzelnen Menschen sehr verschiedenartig verlaufen kann". Daß hier die Sulfonamide bei vielen Patientinnen durch rechtzeitige Anwendung das Zustandekommen einer unheilbaren Sepsis überhaupt verhindert haben, möchten wir nicht bestreiten.

Reichert kommt bei Bewertung aller Faktoren zu dem Schluß:

„Der großartige Erfolg einer Verminderung der Aborttodesfälle um 1000, d. h. weit mehr als die Hälfte, wird insbesondere in den letzten Behandlungsjahren auf die Fortschritte auf dem Gebiet der modernen Chemotherapie zurückgeführt."

Wir möchten also den prophylaktischen Wert einer vernünftigen Sulfonamidtherapie keinesfalls anzweifeln. Bei der Bewertung dürfen wir aber nicht allein aus dem Rückgang von Erkrankungs- und Mortalitätsziffern Schlüsse ziehen.

Bei einer Umfrage über die Behandlungsmethoden der croupösen Pneumonie ist schon einmal angegeben worden, daß die Sterblichkeit von Pneumoniekranken (unter 50 Jahren) ohne Chinin 15,6 und mit Chinin nur 9,87% betrug. Aber trotzdem wurden später die Todesziffern von anderen Autoren wieder auf 29% angegeben. Auf Optochin hin glaubte man die Todesziffer von fast 30 auf 5,08% gemindert zu haben. Warum hat man ein solches Mittel nicht beibehalten, wenn es so erfolgreich war?

Ein anderer Autor warnte damals geradezu vor Anwendung des Optochins, bei Kindern z. B. habe es niemals etwas genützt, sondern immer nur geschadet.

Das Problem, wie man am sichersten prophylaktisch das Übergreifen von pathogenen Keimen, die in den mit der Außenwelt in Verbindung stehenden Körperöffnungen (Mund, Nase, Urethra, Mastdarm, Vagina) vorhanden sind, auf das Gewebe unterbinden kann, ist immer wieder von neuem zu lösen versucht worden.

Es sei hier aus einer Arbeit von BUMM aus dem Jahre 1921 über die Behandlung des Puerperalfiebers folgende Literaturstelle wiedergegeben:

„Um sich vor Illusionen und die Kranken vor nutzlosen Eingriffen zu bewahren, muß man sich bei der Behandlung des Puerperalfiebers der folgenden zwei Tatsachen bewußt bleiben:

Erstens gibt es keine Möglichkeit, eine infizierte Wunde durch antiseptische Maßnahmen von den krankmachenden Keimen zu befreien. Ihre Ausstoßung und die Reinigung der infizierten und der Nekrose verfallenen Gewebsstelle kann nur durch die natürliche Reaktion des Organismus erfolgen.

Zweitens besitzen wir bis heute noch kein Arzneimittel, mit dem wir eine Infektion wirksam bekämpfen könnten, die aus einer örtlichen zu einer allgemeinen geworden ist.

Gegenüber den Bakterien der Wundinfektion ist die Sterilisatio magna frommer Wunsch geblieben. Wenn sich entfernt vom Orte der ersten Invasion septische Herde entwickelt haben, die das Blut mit Toxinen und Bakterien speisen, versagen alle Sera und sonstige Mittel, die man per os, subcutan oder intravenös anwenden kann."

Diese Worte deckten sich mit den Ausführungen SCHOTTMÜLLERs aus dem Jahre 1914. Man hat schon vor 30 Jahren über diese apodiktische Erklärung zweifelnd den Kopf geschüttelt und immer wieder ist diesem Pessimismus bei Entdeckung eines neuen Chemotherapeuticum ein größerer Optimismus gefolgt. Eine Keimvernichtung, allerdings beschränkt auf die Oberfläche der Schleimhaut, hat man vorübergehend durch Spülungen mit den verschiedensten Desinfizientien wohl schon immer erreicht, sobald aber die Keime im Gewebe Fuß gefaßt haben und die keimvernichtenden Mittel nicht oder nur ungenügend in die keimbesiedelten Nischen, Buchten, Wundnekrosen eindringen können, bleibt ihre Wirkung problematisch.

Dies leitet weiterhin über zu der therapeutischen Frage: *Wurde in der Abortbehandlung ein Fortschritt erzielt?* Sie wurde neuerdings von RIFFART 1950 aus der EYMERschen Klinik in München gestellt und beantwortet.

Es wurden an einem Gesamtmaterial von über 4000 Fällen die Zeitabschnitte von 1918 bis 1921 mit 2013 und 1945—1948 mit 2182 Fällen miteinander verglichen. Die Aufteilung des Krankengutes erfolgte zunächst in Fieberhafte und Nichtfieberhafte. Beide Gruppen wurden in Aborte und Partus immaturi unterteilt. „Es zeigte sich 1945—1948 eine Abnahme der fieberhaften Aborte um 20,31%, während die Partus immaturi der Nichtfiebernden im gleichen Zeitabschnitt um 36,92% zunahmen. Als wesentlich muß der Vergleich der Mortalität angesehen werden. Diese betrug 1918—1921 bei 2013 Patientinnen 3,20% (65 Todesfälle), während sie 1945—1948 bei 2182 Patientinnen 0,45% (10 Todesfälle) betrug. Besonders groß war der Unterschied bei den fieberhaften Gruppen: 1918—1921 8,59% (55 Todesfälle), 1945—1948 1,17% (6 Todesfälle). Die hauptsächlichste Todesursache ist in beiden Zeitabschnitten die Peritonitis.

Wie aus der Mortalität hervorgeht, haben sich die Verhältnisse wesentlich gebessert. Die Verbesserung wird auf die *exspektative* Therapie und auf eine *andere Art der Abtreibung*, die sich aus der Verschiebung des Krankengutes zugunsten der Partus immaturi ergibt, zurückgeführt.

Ohne natürlich der Sulfonamidprophylaxe den Wert abzusprechen oder gar die Sulfonamidtherapie als unnötig zu bezeichnen, scheint uns doch gerade die Frage der Prophylaxe eine kritische Einstellung zu verlangen. Wir stimmen mit RIFFART überein, wenn er sagt, sofern man diese wesentlich verminderte Erkrankungs- und

Todesziffer *allein* einer Schutzprophylaxe mit Sulfonamiden zuschreiben würde, ginge man dabei an manchen Tatsachen vorüber.

Riffart zieht folgenden Schluß:

„Wir sind der Ansicht, daß die exspektativ-konservative Behandlung des fieberhaften Abortes noch immer zu Recht geübt wird. Die Ergebnisse mit 0,45% Mortalität 1945—1948 stehen mit an der Spitze, obwohl unsere Sulfonamidtherapie zurückhaltend war und von den neueren Chemotherapeutica kaum Gebrauch gemacht wurde."

Die instrumentelle Ausräumung ohne Dilatation stellt auch jetzt noch die günstigste operative Methode dar, wie schon von Schottmüller und Heynemann früher betont wurde. Wir entnehmen dieser Statistik von Riffart zugleich, wie vorsichtig man bei dieser Beurteilung von Heilziffern sein muß. Hätte man die Frage gestellt: „Wurde in der Abortbehandlung ein Fortschritt seit Einführung einer neuen Heilmethode erzielt", so würde man beim Vergleich der 2000 Fälle von 1918—1921 mit 2000 Fällen von 1945—1948 zu dem anfechtbaren Resultat gekommen sein, daß die besseren Erfolge der letzten Jahre — eine Ansicht, die verschiedene Autoren (Bernhart, Pasche u. a.) im Gegensatz zu Heynemann, Schmidt-Elmendorff, Martin aufrecht halten — *allein* den Chemotherapeuticis zuzuschreiben sei.

Eine große Rolle spielt weiterhin der Keimgehalt der Körperöffnungen. Grundsätzlich muß angenommen werden, daß *jede Wunde*, die nicht unter chirurgisch aseptischen Kautelen gesetzt ist, *als infiziert angesehen werden muß*. Dies gilt vor allem für die Unfallwunden und Kriegsverletzungen, die mit Schmutz, Staub, insbesondere aber für solche, die mit Erde in Berührung gekommen sind.

Im Kapitel „Infektion der offenen Wundhöhle" sind wir speziell auf diese Frage eingegangen und haben darauf hingewiesen, daß wir in *eigenen* klinisch-bakteriologischen Arbeiten schon 1916 aus jeder Schußwunde, in die Erdschmutz oder Tuchpartikel hineingekommen waren, gasödembildende Bakterien (außer pathogenen und apathogenen Aerobiern und Anaerobiern z. B. auch den Fraenkelschen Gasbacillus) züchten konnten.

Es sei weiterhin auf unsere Arbeiten von 1914 verwiesen, wonach Gasbacillen auch beim fieberhaften Abort unter bestimmten Voraussetzungen strömend im Blut angetroffen werden können. *Schon bis zu 30% finden sich Gasbacillen übrigens in der normalen Vagina.*

In den meisten Fällen werden diese gewiß nicht indifferenten Keime zusammen mit Wundsekreten aus Höhlen und Wunden herausgespült.

Würde sich so die Natur nicht helfen und würden diese Keime nicht nur in außergewöhnlichen Fällen weiter ins Gewebe eindringen, dann wären wohl Hekatomben von Verwundeten an ihrer Gasbacilleninfektion gestorben. Es wäre aber auch die Todesziffer bei inkompletten infizierten Aborten ins Unermeßliche gestiegen.

Danach wäre fast die Frage berechtigt: Ist es überhaupt nötig, Wunden — abgesehen durch eine reinigende, mehr kosmetischen Wert besitzende Spülung — noch weitgehender von Keimen zu befreien? Es würde ketzerisch erscheinen, diese Frage aufzuwerfen, wenn eben nicht die Natur in den meisten Fällen uns den Beweis selbst vor Augen führte, daß sie mit ihren eigenen Heilkräften in der Lage ist, sich der Keime zu erwehren. *Aber wir werden selbstverständlich nie darauf verzichten, für Wundspülungen Mittel anzuwenden, die nachweislich, wie das etwa mit Marfanil der Fall ist, Gasbacillen (um ein Beispiel anzuführen) zu vernichten vermögen.* Man wird aber allein dadurch, daß man eine desinfizierende Spülung einer Wunde, der Vagina, der Mundhöhle usw. durchführt, ein Weiterschreiten der Infektion kaum verhindern können. Mit anderen Worten: In Anbetracht der ständigen Anwesenheit solcher Keime in den oben erwähnten Brutstätten einerseits und der geringen Zahl sich ausbildender septischer Erkrankungen (vor allem von Gasödemen) andererseits wird man den sicheren prophylaktischen Wert zur Verhütung einer septischen Infektion, d. h. eines Streuherdes und seiner Auswirkungen, nicht beweisen können.

Nach diesen Vorbemerkungen, die sich ganz allgemein auf die Verhütung einer septischen Infektion beziehen, möchten wir auf einige Gesichtspunkte eingehen, die unser therapeutisches Vorgehen gegen septische Erkrankungen leiten müssen.

1. Wesentlich ist, daß wir versuchen, ganz elektiv auf die Erreger der jeweils vorliegenden Infektion einzuwirken. Wir werden dabei zu erörtern haben, was für einen Nutzen die früheren Medikamente erbracht haben und welche noch besseren Therapeutica uns zur Zeit zur Verfügung stehen.

Es dürfte nicht möglich sein, die Zahl von Medikamenten anzuführen, die sich als unbrauchbar erwiesen haben. Wichtiger erscheint die Frage, ob der vom Verfasser vor vielen Jahren geprägte Satz: „Hätte auch nur eines der vielen von den verschiedensten chemischen Fabriken als Heilmittel bei den septischen Erkrankungen angebotenen Präparate die Versprechungen erfüllt, die die Prospekte angekündigt haben, dann würden nicht immer wieder neue Sepsis-Medikamente auftauchen“, seit Einführung der Sulfonamide, noch Geltung hat.

2. Auszuschalten ist auch eine Therapie, die nur auf Keime gerichtet ist, die im Blute kreisen. Die Abtötung der Keime, die sonst das Blut selbst bewerkstelligt, schien uns in den Fällen, wo ein solches Desinficiens die Keimvernichtung zu brüsk hervorruft, nicht einmal immer erwünscht. Ein weiteres Eindringen der Keime in die Blutbahn von einem noch vorhandenen Sepsisherd könnte dadurch nicht verhütet werden. *Eine Chemotherapie, die eine Sterilität des Blutes allein erwirken will, muß sich als nutzlos erweisen.*

3. Woraus erklärt sich, daß der eine Autor eine geradezu unwahrscheinlich hohe Heilungsziffer durch ein Medikament veröffentlichen kann, der andere dagegen nur von völligen Versagern spricht?

Unseres Erachtens kann das nur mit der Ungleichartigkeit des zur Beurteilung benützten Materials zusammenhängen, vermutlich insoferne, als der eine Autor das Mittel vorzugsweise beim septischen Abort anwendet — der an und für sich schon eine gute Prognose aufweist —, während der andere dieselben Sepsistherapeutica bei der septischen Endokarditis oder septischen Thrombophlebitis, im Uterus-, Pfortader- oder Jugularisgebiet völlig erfolglos versucht. Ein therapeutischer Erfolg kann nur einer Kritik standhalten, wenn das Mittel bei gleichartig gelagerten Fällen beim Menschen verwendet wird. Als Testobjekt kann nicht der Tierversuch gelten. Voraussetzung ist also, daß für die Beurteilung die Art der Erkrankung genau bekannt wird.

Der fieberhafte Abort mit seiner anerkannt hohen Spontanheilungsziffer hat auszuschalten, mögen aus seinem Krankheitsbild noch so viele Schüttelfröste drohend herausragen.

4. Wir bringen hier noch einmal den Satz von SCHULTEN: „Wenn es doch endlich verboten würde, die Streptokokkenmäuseinfektion, die außer dem Erreger nichts mit menschlichen Verhältnissen gemein hat, als Testobjekt zur Erprobung septischer Heilmittel zu verwenden.“

Unsere Forderung, ein neues Mittel vor seiner Anwendung bei Sepsisfällen auf seine Wirksamkeit auf Streptokokken beim Erysipel, auf Colibacillen bei einer Pyelitis zu prüfen, findet ihre Begründung darin, daß wir bei diesen Krankheiten mit unseren Augen verfolgen können, wie die Beeinflussung des Infektionsprozesses vor sich geht.

Man muß sich auch darüber klar sein, daß bei beiden Erkrankungen spontan Heilungen vorkommen; auch hier lernen wir demgemäß noch mehr aus dem *negativen* Ergebnis. Wenn trotz eingespritzter hochdosierter Metallösungen, die im Reagensglasversuch ihre Wirksamkeit erweisen, die Bakteriurie in keiner Weise abnimmt, oder wenn das Erysipel unvermindert weiter wandert, dann dürfen wir kaum annehmen, daß das Mittel Infektionsherde angreifen könnte, die tief im Gewebe sitzen und häufig durch thrombosierte Massen vom Säftekreislauf abgeschlossen sind.

5. Bei konsequenter Beibehaltung unserer Auffassung von der Bedeutung des Sepsisherdes müssen wir immer wieder betonen: *Eine einheitliche Therapie der septischen Erkrankungen kann es gar nicht geben.* Es gibt eigentlich für jede der

in unserem Schema aufgeführten Sepsisform ganz individuelle Therapiearten, die sich aus verschiedenen Komponenten zusammensetzen:

1. aus der Keimvernichtung,
2. aus der Ausschaltung des Sepsisherdes,
3. aus der Behandlung der Metastasen,
4. aus der Behandlung der nicht direkt bakteriellen Nebenerscheinungen oder aber aus der allgemeinen Toxinwirkung,
5. aus der Verhütung des Kreislaufversagens,
6. aus einer Stärkung der Widerstandsfähigkeit,
7. aus der Erhaltung des Kräfte- und Ernährungszustandes.

Ältere antibakterielle Chemotherapie.

Man muß die Zeit erlebt haben, als es Paul Ehrlich gelungen war, im Salvarsan einen chemischen Stoff zu entdecken, der imstande war, den Syphiliserreger zu vernichten, ohne zugleich die Funktionen des Keimträgerorganismus zu schädigen. Keimtötende Mittel gab es auch vorher in Massen; aber sie erwiesen ihre hohe desinfizierende Wirkung nur im Reagensglasversuch, therapeutisch angewandt versagten sie oder sie hatten beachtliche Nebenwirkungen.

In der 2. Auflage dieses Handbuches führten wir (Schottmüller-Bingold) unter den auf kausale Therapie ausgerichteten Mitteln noch die Morgenrothschen (organischen) Chininpräparate auf, die wie das Vuzin noch in einer Verdünnung von 1:80000 im Reagensglas gegen Strepto- und Staphylokokken wirksam waren. Wir wandten seinerzeit neben diesen Mitteln noch das Hydrochinin, Optochin, das Eukupin und selbstverständlich auch häufig das Chinin selbst an.

Eine Zeitlang hat bei der Pneumoniebehandlung das Optochin eine große Rolle gespielt. Bei unseren damals häufiger beobachteten Pneumokokken-Endokarditis- und Meningitisfällen hat es vollkommen versagt.

Sehr lange haben sich die Silberpräparate gehalten, vor allem das schon seit 1895 von Credé eingeführte Collargol. Es wurde später von Elektragol und dem Dispargen abgelöst, einem Silberpräparat mit einem besonders hohen Dispersionsgrad. Schließlich ging man zu anderen organischen Silberverbindungen über. Neben dem Argotoxyl führte man Metallpräparate ein, die an bakteriotrop wirkende Farbstoffe gekuppelt waren, wie z. B. das Methylenblausilber. Andere Farbstoffe stellten Acridinverbindungen dar, wie das Trypaflavin (Panflavin), das Argoflavin, das Rivanol (und schließlich auch das Atebrin). Von den Goldpräparaten seien das Solganal erwähnt, das aber wegen seiner toxischen Nebenwirkung (Exanthemen) nur mit Vorsicht anzuwenden war.

Alle diese Präparate reichten nicht aus. Man verließ bald das eine und wandte sich dem anderen zu, in der Hoffnung, daß das Bessere des Guten Feind sei.

Eine Zeitlang nahm man an, daß man eine *indirekte Einwirkung des Mittels auf den Erreger* erreichen könne, indem man den Organismus zu einer höheren Abwehrleistung ansporne (wie man das früher schon von Antimon annahm). Vielleicht lag auch der Wert der angeführten Chemotherapeutik hauptsächlich darin, daß die Speicherungsfähigkeit des RES stärker angeregt wurde. Wir waren immer der Annahme, daß diese Wirkung auch in das Gegenteil umschlagen könne, d. h., daß das RES mit dem Metall beladen und blockiert und so seine Abfangtätigkeit ganz ausgeschaltet werden könne.

Eine Zeitlang wagten wir mit dem Optochin Dosierungen, die an die Grenze des Toxischen hingingen, ohne daß wir einen Erfolg gesehen hätten. Es wäre dies deswegen zu erwähnen, weil manche Autoren beim Versagen der Antibiotica eine Kombinationstherapie mit alten Silber- oder Chininmedikamenten wieder versuchen.

Es steht also dahin, wieweit die früheren Chemotherapeutica günstigenfalls eine *unspezifische* Wirkung hatten.

Die Reizkörpertherapie

wurde routinemäßig schon bei geringsten Temperatursteigerungen angewandt, so daß sie demnach in die Prophylaxe hineinragt; sie spielte kurz nach dem ersten Weltkrieg eine sehr große Rolle. Injektionen mit Milch, Aolan, Abijon, Terpichin, Yatren, Novoprotin, Pyrifer, absceßbildendem Terpentinöl, mit Omnadin, Eigenblut und anderen mehr oder weniger gewebsschädigenden Mitteln lösten einander ab.

Es bestand von vornherein ein Zweifel, auf welcher Grundlage eigentlich diese unspezifische Wirkung bestehen sollte. Ursprünglich glaubte man, daß die Zunahme der Leukocyten einen therapeutischen Wert (vermutlich durch Zuführung von Opsoninen) bedinge, oder daß eine Neubildung bzw. Mobilisierung von Schutzstoffen erfolge. Es gibt kaum eine Theorie, die nicht durch das Tierexperiment zu beweisen versucht wurde, es gibt aber auch keinen „anscheinenden" Erfolg, der bei menschlichen Infektionen durch die unspezifische Therapie nicht einer Kritik unterzogen werden könnte.

Nil nocere steht natürlich im Vordergrund jeder Aktion, die peroral, durch Injektion intra-, subcutan, intravenös oder sonstwie operativ, vorbeugend oder therapeutisch unternommen wird. Wie viele Bakterien werden wohl durch intravenöse Injektionen nicht sorgfältig gereinigter Spritzen schon ins Blut befördert worden sein? Hier zeigt sich am besten, wie gut Blut und Abfangstätten keimtötend mit den Bakterien fertig werden.

Wir haben nur einmal ein Gutachten darüber abzugeben brauchen, als ein Arzt durch eine intravenöse Injektion eine septische Thrombophlebitis mit *tödlichem* Ausgang heraufbeschworen hatte. An Injektionsstellen, z. B. intramuskulär, können sich allerdings metastatisch Keime ansiedeln und so zu Gasödem Veranlassung geben. Das gilt vor allem für Medikamente, die wie Coffein, Gelatine u. a. unter Umständen zu Gewebsschädigung führen. Derartige Fälle von Gasödembildung sind häufiger beschrieben.

Man spricht immer wieder von einer Unterstützung des Organismus zur besseren Ausbildung von Antikörpern, zur Hebung seiner Widerstandskraft. Wenn man die Polypragmasie betrachtet, die heutzutage mit den verschiedensten, keineswegs indifferenten Mitteln durchgeführt wird, so muß man sich nur zu oft wundern, wie widerstandsfähig sich die Natur des Menschen auch gegenüber Schädigungen verhält. Man möchte glauben, daß der Grundsatz des *Nil nocere* von den alten Ärzten besser eingehalten worden ist, als von den modernen, denen so häufig durch Schrift und Wort immer wieder neue, keineswegs indifferente Medikamente geradezu aufgenötigt werden!

Aufgegeben wurde auch die früher viel durchgeführte *Vaccinetherapie* sowohl mit eigenen Keimen wie mit fremden. Schließlich ist ja im Wesen der Sepsis schon eine Autoinocculation durch die Giftstoffe von selbst gegeben. Man könnte also genau so Argumente gegen diese Vaccinetherapie anführen. Das gilt ebenso für die Heterovaccine wie für die Autovaccination ebenso auch für die Antivirusbehandlung. Überholt ist auch durch unsere Sulfonamid- und Antibioticatherapie die früher so häufig angewandte

Spezifische Serumtherapie.

Am besten hat sie noch eine Wirkung bei *Pneumokokkeninfektionen* (mit Ausnahme der Pneumokokkenmeningitis und der Pneumokokken-Endokarditis) entfaltet. Zum ersten Male wurde sie in Deutschland von KLEMPERER inauguriert und von 1910 ab von NEUFELD und HÄNDEL und 1913 von COLE und DOCHEZ beim Menschen angewandt. Seitdem von GUNDEL die verschiedenen Pneumokokkentypen festgestellt werden konnten, wurde ein Mischserum der Typen I, II und III in hohen Dosen injiziert.

Die seit 1915 so erfolgreich durchgeführte Tetanusserumprophylaxe führte dazu, auch gegen Gasödem ein Serum herzustellen. Auch dieses konnte bei Berücksichtigung der Tatsache, daß zwar der FRAENKELsche Gasbacillus weitaus der häufigste Erreger des Gasödems ist, aber daneben auch der Pararauschbrandbacillus, der NOVYsche Ödembacillus und (wenn auch selten) der Bacillus histolyticus in Frage kommt, ebenfalls nur als *Mischserum* gegen diese Erreger eine Aussicht auf Erfolg haben. Von diesem Gesichtspunkt aus ist ein polyvalentes Gasödemserum von den *Behring*-Werken hergestellt worden. Es enthält: 20000 iE Anti-perfringens, 12000 iE Anti-vibrion-septique, 15000 iE Anti-oedematiens, 1000 iE Anti-histolyticus in 50 cm^3. Intravenös muß es unter entsprechenden Vorsichtsmaßnahmen (Narkose-Desensibilisierung, probatorischer Vorversuch, Verdünnung in 1 Liter physiologischer Kochsalzlösung) innerhalb $1^1/_2$ Std injiziert werden. Für eine Frühprophylaxe in den ersten 4 Std ist ein besonderes Serum hergestellt worden, das in 8 cm^3 ungefähr $^1/_6$ der internationalen AE enthält.

Die Herstellung von Sera gegen *Staphylokokkeninfektionen* ist zwar ebenfalls versucht worden, hat aber kaum je eine therapeutische Anwendung gefunden.

Das gleiche gilt für die *Streptokokkeninfektionen.* Auch hier hat man sich um die Herstellung von Sera zur *passiven* Immunisierung bemüht, nachdem eine *aktive* Immunisierung von vornherein aussichtslos erschien.

Eine besondere Bedeutung hat das Streptokokkenserum gegen *Scharlach* gefunden, bei dem der Vorzug darin besteht, daß hier wirklich bestimmte Streptokokkentoxine eine Rolle spielen. Ein solches antitoxisches Serum stammt vom Pferd und wird vor der eigentlichen intravenösen Injektion einige Stunden vorher durch eine probatorische intravenöse Vorinjektion mit kleinster Dosis zur Verhütung von Überempfindlichkeitserscheinungen gegenüber Pferdeserumeiweiß bzw. gegen die Gefahr eines tödlich wirkenden allergischen Schockes injiziert. Leider sind große Mengen (30—50 cm^3) beim Erwachsenen nötig.

Bei unseren Streptokokkensepsisfällen, vor allem bei der *Streptokokken-Endokarditis,* haben wir mit dem Streptokokkenserum nur Versager gesehen. Es hätte wohl bis zu einem gewissen Grade entgiftende Wirkung zeigen können, nie aber hatte es einen Einfluß auf das Streptokokkenwachstum. Während der Scharlachstreptococcus also immerhin noch ein spezifisches Toxin aufweist, hat man ein reines Toxin von den anderen Streptokokkenarten kaum gewinnen können.

Man hat versucht, *antitoxische und bactericide* Sera herzustellen. Ein Mischserum haben die Behring-Werke in Form des *Streptoserins* gewonnen. Für ein „Puerperal-Mischsepsis-Antitoxin"-Warnekros wurden ausschließlich Puerperalstreptokokken und Staphylokokken verwendet. Schließlich wurden auch von den Behring-Werken noch Immunisierungsversuche gegen *Streptococcus viridans* vorgenommen.

Heutzutage wird man auf eine solche Serumtherapie, die nicht einmal streng genug auf die verschiedenen Typenarten eingestellt sein kann, nur bei einem völligen Versagen *aller* anderen therapeutischen Maßnahmen zurückgreifen.

Zum Schluß soll nur noch das *Meningokokkenserum* Erwähnung finden, von dem man sich eine Zeitlang eine so große Wirkung versprochen hat, seitdem JOCHMANN die intralumbale Injektion mit einem antiinfektiösen, durch Immunisierung von Pferden mit Meningokokken gewonnenen Serum empfahl. Andere Sera zur Bekämpfung septisch infektiöser Prozesse haben nur noch eine historische Bedeutung.

Eine Chemotherapie, die nicht auf eine spezifische Desinfektion gerichtet ist, deren chemotherapeutische Wirkung vielmehr vom biologischen Gesichtspunkt her zu beantworten ist, trat seit 1932 auf in Gestalt der

Sulfonamidtherapie.

Seit der Entdeckung des Prontosils hat eine Entwicklung dieser auf bestimmte Wachstumsphasen und Stoffwechselvorgänge der Bakterienzellen, insbesondere Streptokokken, Pneumokokken, Meningo- und Gonokokken, gerichtete Therapeutica eingesetzt, wie sie kaum auf einem anderen Gebiet zu beobachten war. Da sich die Sulfonamidkörper mit den verschiedensten aliphatischen und cyclischen Resten verbinden lassen, wurden in kurzer Zeit Kombinationspräparate hergestellt.

Man war dabei bestrebt, toxische und allergische Nebenwirkungen immer mehr einzuschränken, die Agranulocytosegefahr zu verhindern, die Giftwirkung auf die Niere (im Sinne einer Sulfonamidnephrose oder einer serösen interstitiellen Nephritis) zu verhüten. Das Mittel sollte weiterhin eine besonders gute Löslichkeit und Resorbierbarkeit haben, es sollte nicht zu krystallinischen Ausfällungen in den harnableitenden Wegen führen können. Man hat zur Verhütung der *Auskrystallisation* in der Praxis reichlich Flüssigkeitszufuhr und Alkalisierung des Urins empfohlen, aber bei manchen Präparaten diese Komplikation nicht verhindern können, ebenso auch nicht das Auftreten der durch unphysiologische Oxydation des Hämoglobins (Met- und Verdohämoglobin-Bildung) hervorgerufenen *Sulfonamidcyanose*.

Wir geben hier eine Tabelle wieder aus der Arbeit von VIKTOR GRASER über die gebräuchlichsten Präparate.

Tabelle 7.

Albucid:	N-Acetylsulfanilamid	Schering
Badional:	Sulfathioharnstoff	Bayer
Euvernil:	Sulfaharnstoff	v. Heyden
Globucid:	Sulfaäthylbiodiazol	Schering
Irgafen:	Sulfadimethylbenzoylverbindung	Geigy
Irgamid:	Dimethylacrocylsulfanilamid	Geigy
Ladogal:	Paraaminobenzosulfonoxymethylamino N-d-Glykosidsulfonsaures Natron	Boehringer
Marfanil:	salzsaures Salz des 4-Aminomethylbenzolsulfonamid	Bayer
Marbadal-Marfanil + Badional:	als Salzverbindung (Teil des Supronals)	Bayer
Sulfaguanidin:	(Resulfon, Ruocid)	Nordmark, Homburg
Sulfathiazol:	(Cibazol, Eleudron)	Ciba, Bayer
Sulfapyrimidin:	Pyrimal, Debenal, Sulfadiazine	
Sulfamethylpyrimidin:	Methyldebenal, Methylpyrimal, Sulfamerazine	
Supronalum:	Methyldebenal + Marbadal	aa. Bayer
Protocid:	Globucid + Methylpyrimal	Schering
Elkosin:	Sulfa-2,4-dimethylpyrimidin	Ciba
Aristamid:	Sulfa-2,4-dimethylpyrimidin	Nordmark
Diazil:	Sulfa-4-6-Dimethylpyrimidin	Cilag

Damit ist natürlich die Grenze der hinsichtlich ihrer Wirksamkeit ebenbürtigen Präparate in keiner Weise erschöpfend aufgeführt.

Man kann überzeugt sein, daß sich schon nach Drucklegung unserer Abhandlung über die septischen Erkrankungen die Zahl weiterer Präparate wesentlich vermehrt haben wird. Es kann hier im einzelnen Dosierung und Anwendungsweise nicht angeführt werden. (Wir haben in den letzten 2 Jahren uns mehr und mehr auf ganz bestimmte Präparate beschränkt, vor allem auf das Supronalum bei der Endocarditis lenta und auf das Aristamid bei allen Sulfonamidindikationen, aber natürlich häufig genug auch andere Medikamente ausprobiert.)

Die Einführung der Sulfonamide in die Therapie bakterieller Infektionen durch G. DOMAGK, MIETSCH und KLARER, die auf Grund der 1932 entdeckten Beeinflussung der experimentellen Streptokokkeninfektionen bei Mäusen und Kaninchen durch sulfonamidhaltige Azoverbindungen erfolgte, erweckte auch bezüglich der Sepsistherapie neue Hoffnungen. Bei der Beurteilung der

Sulfonamidwirkung, die nicht mehr angezweifelt werden kann, ist es unsere Aufgabe, kurz die Entwicklung der Sulfonamidtherapie bei septischen Erkrankungen zu streifen. Die Sulfonamidwirkung ist bekanntlich keine bactericide im eigentlichen Sinne, sondern beruht auf einer Hemmungswirkung gegenüber den entsprechenden Bakterien. Der Angriffspunkt der Sulfonamide scheinen gewisse Bakterienfermente zu sein. Die Theorie der Verdrängung der für das Bakterienwachstum notwendigen p-Aminobenzoesäure durch die Sulfonamide ist bekannt, wenn sie auch sicher nicht allgemein gültig ist.

Manche sehen auch die Sulfonamidwirkung als Wirkung indifferenter Hemmungsstoffe an, ähnlich den Narkotica (SEVAG u. a. — zit. nach DOMAGK). So erklärt sich auch die Differenz zwischen der Wirksamkeit in vitro, wo die Bakterien ungeschützt der Einwirkung unterliegen können, und der in vivo, wo ja viel kompliziertere Bedingungen vorliegen. Da die Sulfonamide nur eine Hemmungswirkung entfalten, nicht direkt die Bakterien abtöten, muß gerade bei der Bekämpfung septischer Prozesse immer mit Rezidiven gerechnet werden, einmal weil die anatomischen Verhältnisse des Sepsisherdes eine genügend große Wirkung auf die Bakterien nicht ermöglichen, zum anderen, weil es mitunter nicht möglich ist, eine ausreichende Sulfonamidkonzentration überhaupt zu erzielen.

Trotz dieser Einschränkungen bedeutet die Sulfonamidtherapie der septischen Erkrankungen schon deshalb einen Fortschritt weil sie wegbereitend war und ist und wichtige Probleme aufgeworfen hat, die allerdings auch jetzt noch zum großen Teil ihrer Lösung harren.

Wir wollen hier einzelne besonders gebräuchliche Sulfonamide in Beziehung zu den septischen Erkrankungen unserer näheren Betrachtung unterziehen:

Das erste Sulfonamidpräparat, das uns seinerzeit zur klinischen Erprobung übergeben wurde, war das *Prontosil rubrum*, ein 4-Sulfonamid-2,4-diaminoazobenzol. Dieses Mittel zeigte in vitro und bei der experimentellen Tierinfektion eine beachtliche Wirkung gegenüber Streptokokken. Die klinischen Erfahrungen waren aber keine einheitlichen. Bezüglich seiner Wirkung bei septischen Prozessen, insbesondere auch bei der Endocarditis lenta, haben wir schon früher kritisch Stellung genommen. Heute wird das Prontosil nur mehr selten, eigentlich nur mehr beim Erysipel verabreicht, worüber an anderer Stelle berichtet wird (s. S. 1198). Es gab aber eine Zeit, in der „ein Arzt, der Prontosil bei Eitererregern nicht verabreichte, nahezu Gefahr lief (auch in Gerichtsprozessen) eines Kunstfehlers bezichtigt zu werden. Dieser Umstand veranlaßte viele Ärzte, Prontosil bei hochfieberhaften Genitalerkrankungen ausnahmslos zu verabreichen, um bei üblem Ausgang des Leidens dem späteren Vorwurf zu entgehen, über die moderne Therapie bakterieller Infektionen unorientiert zu sein oder sie aus Nachlässigkeit versäumt zu haben (KÄUFLER)."

Bei septischen Streptokokkeninfektionen erlangte das *Tibatin*, ein Galaktosid des 4,4-Diaminodiphenylsulfon, größere Bedeutung. Bei diesem Mittel stand eine sehr gute Wirkung bei der experimentellen Tierinfektion einer nur mäßigen Wirksamkeit im Plattenversuch gegenüber. Man dachte dabei an eine Umwandlung im Körper in eine besonders wirksame Komponente. Die Berichte über die Wirkung des Tibatins bei der Streptokokkensepsis, besonders auch bei der Endocarditis lenta, waren anfangs ermutigend. KAEMMERER hatte bei 3 Sepsisfällen, die aber mangels bakteriologischer Befunde nicht differenziert waren, beste Erfolge gesehen. Bei der Endocarditis lenta wurde Tibatin ebenfalls angewandt und besonders von KERSCHENSTEINER aus der Königsberger Klinik empfohlen. Das Präparat wurde einmal sogar als „Mittel der Wahl" bei Endocarditis lenta bezeichnet. Heute wird das Tibatin kaum mehr verwendet. Es mußte Präparaten Platz machen, von denen man sich eine bessere Wirkung versprach.

Das *Sulfathiazol (Eleudron, Cibazol)* ein 2-p-Aminobenzolsulfonamido-thiazol, erwies sich im Laboratorium als besonders wirksam gegenüber Staphylokokken und Pneumokokken, wie auch gegen Meningokokken. So wurde versucht, Fälle von Staphylokokkensepsis mit Sulfathiazol zu beeinflussen, und auch hier lauteten die ersten Berichte sehr günstig.

So berichten SPINK und HANSEN über 19 Fälle von Staphylokokkensepsis, von denen nur 2 starben. Auch HAMBURGER und RUEGSEGGER sahen bei 12 Fällen 8 Heilungen. RUMMELKAMP und KEEFER erzielten ebenfalls bei Blutkonzentrationen von 3—5 mg-% Sulfathiazol Erfolge bei Staphylokokkensepsis. EBERLEIN berichtet über Heilung einer Staphylokokkensepsis durch tägliche Gaben von nur 4 g Sulfathiazol.

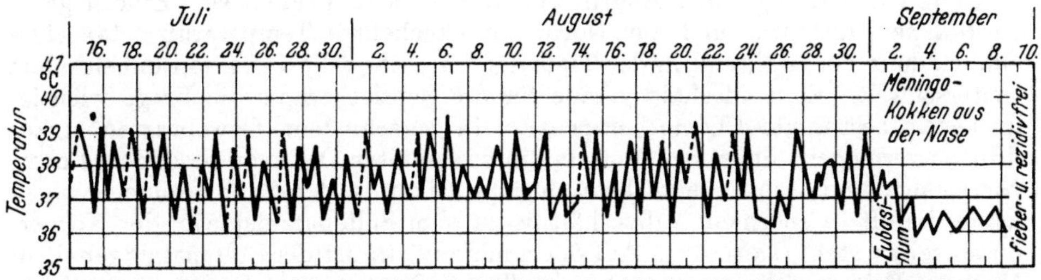

Abb. 51. Fall 1. Beginn aus dem Gesunden mit Schüttelfrost und Fieber. Kopfschmerzen. Allgemeine neuromuskuläre Schmerzen ohne Gelenkerguß. Mindestens 9mal Auftreten eines Exanthems. Aus Nasenabstrich einmal bei einem Konsil spärliche Meningokokken. In der Umgebung keine Meningitis. Das allgemeine Befinden schon am Tage des Konsiliums Ende August merkwürdig wenig durch die lange Fieberzeit beeinflußt; ist doch zu bedenken, daß die Patientin mit dem Fieber Anfang August noch verreiste. Sie mußte sich allerdings nach einigen Tagen in ein Distriktskrankenhaus begeben, wo sie 11 Tage verweilte. Von dort reiste sie dann mit dem Zug wieder zurück und blieb in häuslicher Pflege. Neben vielen Salicylaten, Prontosil, Pyramidon bekam sie auch Taurolininjektionen, die aber ohne Einfluß waren. Am 2. September setzte die Eubasinumbehandlung ein, und von da ab kam es zu keinem Fieberanstieg und zu keinem Exanthem mehr. Gelenkschmerzen traten nicht mehr auf.

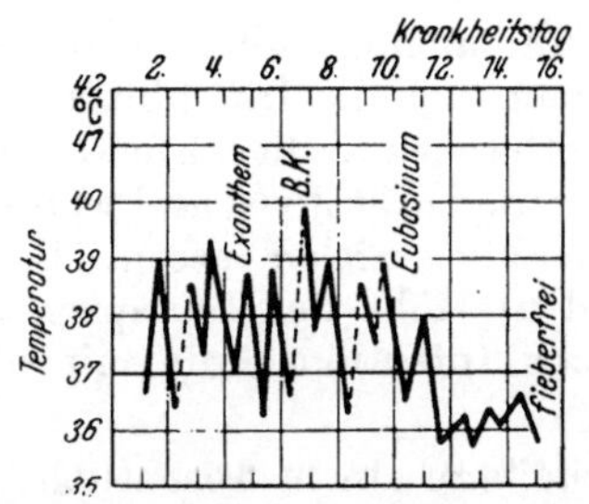

Abb. 52. Fall 2. 45jähriges Fräulein. Beginn mit Schüttelfrost, Gliederschmerzen. Anfangsdiagnose: Gelenkrheumatismus. Am 5. Tag zahlreiche Roseolen. Am 7. Tag Blutkultur im Schüttelfrost. Fünf gramnegative Kokkenkolonien aus 10 cm³ Blut. Ab 11. Tag durch Eubasinum Heilung.

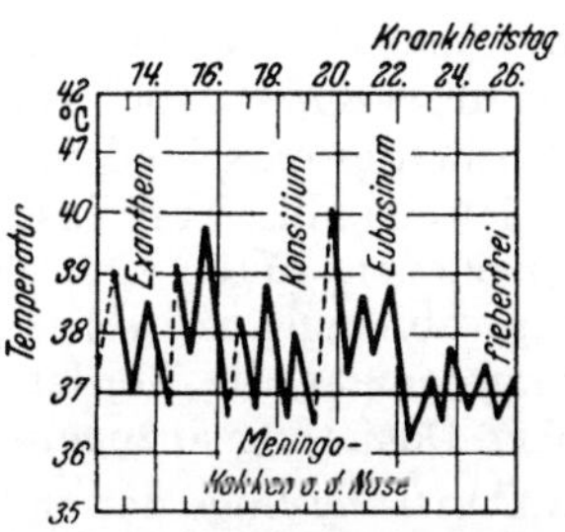

Abb. 53. Fall 3. 39jährige Frau. Die Temperaturen sollen etwa 14 Tage lang abends oft über 39° gewesen sein. Genaue Messung unmöglich. Beginn mit Erkältung. Gliederschmerzen. Erst nach 8 Tagen bettlägerig. Am 14. Tag „masernähnliches" Exanthem. Am 20. Tag Nasensekret-Kultur: Meningokokken.

Ein weiteres Indikationsgebiet bildet die Meningokokkensepsis. Bei dieser Erkrankung hatte sich bereits das ältere *Sulfapyridin (Eubasinum)*, ein 2-p-Aminobenzolsulfonamidopyridin uns bewährt. STOTT und COPEMAN heilten 15 Fälle mit Sulfapyridin in kürzester Zeit. Wir konnten schon 1944 über mehrere geheilte Meningokokkensepsis-Fälle durch Eubasinum berichten. Der imponierende Erfolg dieser Chemotherapie veranlaßt uns, einige Kurven wiederzugeben (Abb. 51—53).

In letzter Zeit erregte eine neue Sulfonamidverbindung gerade bezüglich der Behandlung septischer Erkrankungen besonderes Interesse. Es handelt sich um das *Supronalum*, ein Präparat, das nach dem Sulfaadditionsprinzip aus Sulfamethylpyrimidin (Debenal M), einem 2-p-Aminobenzolsulfonamido-4-methylpyrimidin und Marbadal, einem Marfanilsalz des Badional (p-Aminobenzolsulfothioharnstoff) zusammengesetzt ist.

1947 berichtete Domagk erstmalig über dieses neue Sulfonamid besonders in bezug auf seine Wirkung bei puerperalen Infektionen und gleichzeitig empfahlen es Heilmeyer und Keiderling zur Behandlung der Endocarditis lenta. Eine bereits umfangreiche Literatur über diese neue Therapie läßt zur Zeit ein klares Bild noch nicht erkennen.

Wie bereits oben erwähnt, *hängt die Wirksamkeit eines Chemotherapeuticums nicht allein ab von der erreichbaren Blutkonzentration, sondern noch wesentlicher von seinem Eindringungsvermögen in das Gewebe, vor allem in Fibrinschichten, wie sie besonders bei den gefäßgebundenen Sepsisherden vorzuliegen pflegen.* Die thrombotischen Klappenauflagerungen bei der Endokarditis z. B. bilden oft eine unüberwindliche Barriere, so daß auch bei hoher Empfindlichkeit des vorliegenden Erregers ein wirkungsvoller Angriff auf diesen nicht möglich ist. Eine negativ gewordene Blutkultur und zur Norm zurückgekehrte Temperaturen täuschen eine Heilung vor, während in der Tiefe der Thromben die Infektion unbehindert weiterschwelt. Es ist deshalb gerade für die Sepsistherapie die Frage wichtig, inwieweit bestimmte Chemotherapeutica in verschiedene Gewebearten einzudringen vermögen. So ist bekannt, daß in bestimmten Organen, besonders Leber, Niere, Milz und Gehirn, eine beträchtliche Fixation der Sulfonamide erfolgen kann, die oft in enormem Mißverhältnis zu dem Sulfonamidspiegel der Körperflüssigkeiten steht (Domagk). Auf der anderen Seite ist der Sulfonamidgehalt in Muskeln, Fett- und Knorpelgewebe zum Teil äußerst gering. So betrug in einem Fall (nach Domagk-Hegler) mit 8 g Sulfapyridin täglich (18 g im ganzen) bei einem 40jährigem Mann der Sulfonamidgehalt der Gewebe (an gebundenem Sulfonamid): Leber 75 mg-%, Milz 60 mg-%, Gehirn 58 mg-%, Nieren 50 mg-%, Herz 42 mg-%, Magenwand 12 mg-%, Fettgewebe 5 mg-%, Sterno-Costalgelenk 2 mg-%, Pectoralis-Muskel Spuren. Der Blutspiegel betrug bei diesem Fall 17 mg-% bzw. 5 mg-% freies Sulfonamid.

Diese bemerkenswerten Unterschiede des Sulfonamidgehaltes verschiedener Organe läßt erkennen, daß die Lage und besonders auch die Durchblutung eines Infektionsherdes entscheidend ist für den chemotherapeutischen Effekt. Nekrotisches Gewebe, dicke Fibrinschichten mit ihrem trägen Stoffwechsel werden nur in bescheidenem Maße eine Sulfonamidanreicherung erzielen lassen. Da diese wiederum abhängig ist von der (gleichbleibenden) Höhe des Blutspiegels, hat sich immer mehr die Forderung ergeben, solche Infektionsherde mit höchstmöglicher Dosierung anzugehen.

Die *Dosierungsfrage* der Sulfonamide ist deshalb zu einem wesentlichen Problem geworden. Obwohl die Toxicität dieser Mittel relativ gering ist, sind doch aus Gründen der allgemeinen Verträglichkeit Grenzen gesetzt. Perorale Dosen über 10—15 g pro die sind kaum einzuhalten, die intravenöse oder intramuskuläre Anwendung empfiehlt sich nur zur schnellen Erreichung eines genügend hohen Anfangsblutspiegels. Besonders bei der Sulfonamidtherapie der Endocarditis lenta (z. B. mit Supronalum), wo aus oben angeführten Gründen eine höchstmögliche Dosierung gefordert wird, ist mit Schwierigkeiten bezüglich der Verträglichkeit zu rechnen. Es hat sich gezeigt (Braun), daß bei peroraler Verabreichung der Sulfonamide die freie Salzsäure im Magen abnimmt. Patienten, die an und für sich schon über Magenbeschwerden klagen oder eine entsprechende Empfindlichkeit zeigen, sind nur schwer zur Einhaltung einer genügenden Dosis zu bringen. Zusätzliche Gaben von Natr. bicarb. vermögen eventuell die Verträglichkeit zu bessern. Die Anwendung als Klysma ist für die Dauer nur schwer durchzusetzen, außerdem sind gleichmäßige Resorptionsverhältnisse doch nicht in dem Maße gewährleistet wie bei der parenteralen Zuführung.

Bezüglich der Dosierung selbst sei auf den speziellen Teil verwiesen. Im allgemeinen beträgt die Anfangsdosis für Eubasinum, Cibazol bzw. Eleudron und

Badional 6—8—10 g pro die. Supronalum muß bei septischen Prozessen meist höher dosiert werden, und zwar in anfänglichen Dosen von 10—15 g, später von 5—8 g pro die.

Wie schon erwähnt, erweist es sich als nützlich, den gefundenen Erreger in vitro auf seine Empfindlichkeit gegenüber Sulfonamiden zu prüfen. Denn bei eventuell vorliegender Resistenz des Keimes wäre eine Sulfonamidtherapie ohne Erfolg und wertvolle Zeit geopfert. Die *Testung auf Sulfonamidempfindlichkeit* erfolgt für klinisch-bakteriologische Zwecke am besten mittels Verdünnungsreihen des entsprechenden Präparates in flüssigen oder festen Nährmedien, bei anspruchsvollen Keimen, wie z. B. Streptococcus viridans, eventuell auf Blutagar, dem bestimmte Mengen des Sulfonamids zugegeben wurden. Die Konzentrationen in den Nährmedien sollen etwa zwischen 1:100 und 1:100000 betragen. Eine Hemmung des gefundenen Keimes bei 1:10000 ist als untere Grenze anzusehen, die einen etwaigen Erfolg der Behandlung gerade bei septischen Erkrankungen erwarten lassen kann (s. DOMAGK-HEGLER u. a.).

Wir wissen, daß die meisten unserer Sulfonamide in ihrer bakteriostatischen Wirkung durch Paraaminobenzoesäure gestört werden. Das ist besonders dann der Fall, wenn größere Eiterherde vorhanden sind, deren Peptone eine Paraaminobenzoesäure-artige Wirkung entfalten.

Schon früher haben wir mitgeteilt, daß wir zum ersten Male überhaupt eine Pneumokokkensepsis mit Eubasin geheilt haben. Das gleiche beobachtete CABLE, APPELBAUM, NEAL, BARNETT, HODES, REID und DYHE, MARCOTT, DAWNAY u. a.

Über Erfolge bei Pneumokokken-Endokarditis kann ich aus eigener Erfahrung nicht berichten.

Für *Gonokokkensepsisfälle* wird man heutzutage sich mehr für eine Penicillintherapie entscheiden, wenngleich wir zweimal bei Gonokokkenendokarditis auch einen ausgezeichneten Heilwert durch Supronalum festgestellt haben.

Die Wirkung der Sulfonamide gegenüber *Staphylokokken* hatte von vornherein auch im Tierversuch geringere Resultate gezeigt als bei Streptokokkeninfektionen. Die Erfolge konnten tierexperimentell gesteigert werden durch Mischungen von Marfanil oder Marbadal mit Eleudron bzw. Debenal oder Methyldebenal (DOMAGK).

Über günstige Resultate berichtete MITCHELL bei Osteomyelitisfällen, ebenso GEHRT, KILLMER und NEHRKORN (nach DOMAGK). GEHRT betont Erfolge bei Staphylokokken-Meningitis. Heilung von Sepsis nach Ohren-Nasen-Furunkel ist nach DOMAGK und HEILMEYER auf die Wirkung von Supronalumstößen mit bis 37 g zurückgeführt.

Man wird sich zu einer solchen Therapie immer wieder bewogen fühlen, wenn andere Mittel sich nicht wirksam erwiesen. Unter Hinweis auf unsere Skepsis bei Anwendung von *Marfanil bei ausgebrochenen Gasödeminfektionen der Gewebe* — nicht allein der nach außen geöffneten Wundhöhle — möchten wir der chirurgischen Therapie gegenüber der Sulfonamid- oder Penicillintherapie immer noch den Vorzug geben. Bei den wirklichen Gasödem- und sonstigen Anaerobierinfektionen hat die Chemotherapie mit Sulfonamidpräparaten wenig Aussicht auf Erfolg (SCHOLTEN). KILLIAN weist mit Recht darauf hin, „daß das Marfanil ebenso wie das Penicillin in der Kriegschirurgie trotz Hoffnung erweckender Anfangserfolge endlich doch enttäuscht hat". SCHOLTEN sagt weiter, „obwohl es sich bei den Sulfapyrimidinpräparaten um die bisher wirksamsten Sulfonamide handelt, dürfen ihnen außergewöhnliche Erfolge, welche über die Grenzen der Leistungsfähigkeit dieser Substanzen hinausgehen, besonders bei septischen Erkrankungen, Endocarditis lenta und ähnlichen Zuständen nicht zugeschrieben werden". Wir möchten hinzufügen, die verhältnismäßig geringen Erfolge mit diesem Präparat verpflichten uns, bei der Endocarditis lenta in erster Linie das besser wirkende Penicillin zu verwenden.

Bei drei von uns mit Supronalum behandelten Fällen von *Endocarditis lenta* zeigten zwei der vorliegenden Viridansstämme in vitro einen erheblichen Unterschied bezüglich der Chemoresistenz. Der Fall mit dem in vitro gut beeinflußbaren Keim zeigte klinisch Fieberremission und vorübergehend negative Blutkulturen, während der andere mit dem chemoresistenteren Keim völlig unbeeinflußt weiterlief. Eine länger dauernde Remission war in keinem Fall zu erreichen, wobei die anatomischen Klappenveränderungen der fortgeschrittenen Fälle die Unangreifbarkeit des Erregers bedingen dürften. Es sind im wesentlichen die anatomischen Verhältnisse des Sepsisherdes, weniger die Resistenz des Erregers, die den Erfolg der Chemotherapie vereiteln. Auf die Wichtigkeit der Erfassung der Endocarditis lenta im frühesten Stadium muß hier besonders hingewiesen werden. Nur so sind die mit Sulfonamiden geheilten vereinzelten Fälle aus der Literatur zu verstehen (Heilmeyer, Christie, Long und Beiss, Loeschke, Risak — bei Domagk). Solchen Erfolgen stehen zumeist nur Mißerfolge gegenüber.

Bei unseren Fällen von *Cholangitis lenta* hatten wir mit Sulfonamiden nur Versager.

Eine breite Anwendung der Sulfonamide hat seit 1932, wie oben erwähnt, die *Streptokokkeninfektion* erfahren. Aber gerade hier muß immer und immer wieder die Frage aufgeworfen werden: *Wo ist die Infektion gelagert?* Lokalisierte Streptokokkeninfektionen, an die durch den Blutstrom das Präparat direkt herangebracht werden kann, sind zweifellos durch die meisten Sulfonamidpräparate wirksam beeinflußbar. Anders ist dies, wenn der Infektionsherd durch Thrombosemassen abgeschlossen ist, wie bei der Thrombophlebitis oder Endokarditis, oder wenn es sich um eine Streptokokkenperitonitis handelt. Hier ist es nach unseren Erfahrungen auch nicht durch höchste Dosen von Sulfonamiden möglich, die Infektion zu unterbinden.

Bei der schweren, infolge aufsteigender Infektion der Harnwege oder hämatogen verursachten purulenten Nephritis konnten wir uns auf die medikamentöse Therapie nur selten beschränken. Hilft die Einführung der Ureteren-Katheter mit nachfolgender Spülung nicht, so müssen eben die Fälle dem chirurgisch handelnden Urologen überwiesen werden. Mit Albucid hatten wir noch die meisten Erfolge, vorausgesetzt, daß die Harnwege nicht blockiert waren. Die Pyelonephritis purulenta erschien uns kaum beeinflußbar. Unser besonderes Augenmerk galt von jeher seit der Einführung der modernen bakteriostatischen und antibiotischen Therapie der thrombophlebitischen Sepsis, vor allem deshalb, weil wir so viele Mißerfolge mit der früheren Therapie hatten.

Die Therapie der Sepsis mit antibiotischen Mitteln.

Unter dem Begriffe antibiotische Substanzen verstehen wir eine Stoffgruppe, die von lebenden Substanzen gebildet wird und auf Entwicklung und Wachstum ganz bestimmter bakterieller oder protozoischer Elemente hemmend oder sogar tötend einwirkt.

Die Beobachtung, daß gelegentlich zwei verschiedene Mikroorganismen sich gegenseitig in ihrer Entwicklung auf demselben Nährmedium beeinflussen können, indem eines durch das andere in seinem Wachstum gehemmt wird, geht schon auf Pasteur zurück. Villemin hat dieses Verhalten 1889 als *Antibiose* bezeichnet. Daß sich auf Grund dieses Phänomens therapeutische Möglichkeiten ergeben können, hatte schon Pasteur angenommen. Man kannte auch früher schon als Antibioticum das aus Pyocyaneusbacillen gebildete Pyocyanin. Aber erst der neueren Zeit war es vorbehalten, antibiotische Stoffe zu finden, die für die Therapie bakterieller Infektionen ungeahnte Bedeutung erlangen sollten.

In der Zeitschrift „Pharmacie" (November 1947) führt v. Wagner-Jauregg bereits 34 wichtige Antibiotica aus Bakterien, Schimmelpilzen nach dem Jahre der Entdeckung an. Sie fanden aber nur zum geringen Teil klinische Anwendung.

Penicillintherapie.

Ebenso wie die Sulfonamide geben auch die Antibiotica die Möglichkeit, in die Wachstumsphase bestimmter Keime einzugreifen, wenn auch die Art ihres Einflusses auf die Bakterien (Katalysatorenwirkung?) nicht näher bekannt ist. Pathogene Erreger scheinen eine größere Empfindlichkeit zu haben als weniger virulente. Im Penicillin haben wir noch den Vorteil, daß es schon in minimalen Konzentrationen therapeutische Wirksamkeit besitzt und Überempfindlichkeitserscheinungen noch geringer als bei den Sulfonamiden sind. Eine Einschränkung der therapeutischen Wirkung erfährt es nur durch das Ferment *Penicillase*, das von bestimmten Bakterien, insbesonders z. B. durch Colibacillen erzeugt wird.

Man nimmt an, daß Penicillin gewisse Enzymsysteme im Stoffwechsel der Bakterien blockiert oder die Utilisation bestimmter, für das Wachstum und die Vermehrung der Bakterien wesentlicher Nährstoffe hemmt. Paraaminobenzoesäure hebt die Wirkung von Penicillin nicht wie bei den Sulfonamiden auf; nach neueren Untersuchungen sollen die Nucleinsäuren die bakteriostatische Wirkung von Penicillin ausschalten. Sie scheinen aber das Wachstum der Keime dabei nicht zu fördern, können aber die durch Penicillin bereits eingetretene Bakteriostase rückgängig machen. Ein Einfluß des Penicillins auf die verschiedenen von Bakterien abgesonderten Toxine ist nach den bisherigen Erfahrungen nicht anzunehmen. Nach den Höchst-Farbwerken ergibt sich auf Grund der Ergebnisse von in vitro-Untersuchungen eine Penicillinempfindlichkeit bei folgenden Erregern: Actinomyces-, Pneumococcus-, Gonococcus-, Staphylococcus- und Streptococcusarten. Das Problem der Penicillinresistenz konnte in vivo nur bei Staphylokokken beobachtet werden. Diese lassen eine Unterscheidung nach primärresistenten, Penicillase bildenden und Penicillin-empfindlichen Staphylokokken zu.

Die Entdeckung des Penicillins war bekanntlich der Tatsache zu verdanken, daß der englische Bakteriologe und Schüler WRIGHTs, ALEXANDER FLEMING, 1929 beobachtete, wie Staphylokokken auf der Agarplatte durch die Anwesenheit eines Pilzes, Penicillium notatum Westling, in ihrer Entwicklung gehemmt wurden. FLEMING nannte den antibiotischen Stoff, der vom Pilz ausgeschieden werden mußte, Penicillin. Nach verschiedenen Ansätzen, diese Beobachtung praktisch nutzbar zu machen, geriet sie fast in Vergessenheit, bis 1938 FLOREY, ABRAHAM, CHAIN u. a. in Oxford das Problem erneut angriffen und 1940 die Reindarstellung des Penicillins gelang.

Die Bestimmung der Aktivität des neuen Antibioticums wurde durch die Einführung der Oxford-Einheit gelöst. Darunter wurde die Menge Penicillin verstanden, die imstande ist, einen bestimmten Teststamm von Staphylococcus in 50 cm^3 Bouillon in seinem Wachstum zu hemmen. Dieser Teststamm war demnach empfindlich gegenüber Penicillin bei einer Konzentration von 0,02 OE je Kubikzentimeter Nährlösung. Die neueingeführte *internationale Einheit*, die etwa der Oxford-Einheit gleichkommt, beruht auf der Wirkung von 0,6 γ des internationalen Standardpräparates, einem reinen krystallisierten Natriumsalz von Penicillin G.

Chemisch ist Penicillin eine organische monobasische Säure mit der empirischen Summenformel $C_9H_{11}O_4N_2R$ (wobei R bei Penicillin I, II, III verschieden ist).

Die gegenüber Penicillin vornehmlich empfindlichen Bakterien sind unter anderem vor allem die grampositiven Kokken: Staphylokokken, Streptokokken (hämolysierende und nichthämolysierende), Enterokokken, Pneumokokken, weiter die gramnegativen Kokken: Gonococcus und Meningococcus.

Die ersten klinischen Berichte erschienen 1941 von ABRAHAM, CHAIN, FLETSCHER, FLORY, GARDNER, HEATY und JENNINGS, bereits über Fälle von Staphylokokken- und Streptokokkensepsis, die günstig angesprochen haben sollen. Ab 1944 wurde Penicillin in großem

Umfang produziert und die Literatur über diese neue Form der Therapie bakterieller Infektionen wuchs fast ins Unübersehbare.

Bei der Therapie septischer Erkrankungen haben sich die grundsätzlichen Probleme, wie wir sie oben angeführt haben, weiterhin als bestimmend erwiesen. Der therapeutische Erfolg ist allein abhängig von der Möglichkeit der Beseitigung des Sepsisherdes. Da Penicillin in wesentlich geringeren mengenmäßigen Konzentrationen wirksam ist, als das bei den Sulfonamiden der Fall ist, und auch eine praktisch unbedeutende Toxicität aufweist, zeigte sich bald bei verschiedenen septischen Erkrankungen eine deutliche Überlegenheit des Penicillins gegenüber den Sulfonamiden. Durch die Möglichkeit sehr hoher Dosierung war das Eindringen des Penicillins in die Infektionsherde besser gewährleistet. Daß aber auch hier Grenzen gesteckt sind, wurde bald offenbar. GERBER, SCHWARTZMAN und BAEHR untersuchten das Eindringungsvermögen von Penicillin in die Infektionsherde und empfahlen höchstmögliche Dosierung bis zu mehreren Millionen Einheiten täglich, da nur so die Durchdringung in primäre, für die Bakteriämie verantwortlichen Herde möglich sei.

Die Behandlung der thrombophlebitischen Sepsis hat zugleich die Therapie der Lungenmetastasen und der Empyeme mit einzuschließen. Hier erhofften wir uns besondere Erfolge.

Wir haben folgende Technik bevorzugt: Täglich wird das Exsudat abpunktiert und gleichzeitig durch die Punktionskanüle 4mal 50000 Einheiten krystallinisches Penicillin G (Göttingen, gelöst in 10 cm³ Aqua bidest. steril.) bzw. 2mal 100000 Einheiten von Penicillin Höchst intrapleural instilliert.

Daneben wurde eine Inhalationskur mit einer Penicillinlösung bzw. mikrofeinem Penicillinstaub durchgeführt. Über Anwendungsweise und Auswahl der verschiedenen bis jetzt auch in den Deutschen Werken hergestellten Präparate geben die verschiedenen Prospekte der Fabriken Auskunft.

Als allgemeine Forderung ist natürlich zu erheben, nur solche Infektionen mit Penicillin zu behandeln, deren Erreger sich als Penicillin-empfindlich erwiesen haben. Das Beispiel der Sulfonamide hat gezeigt, daß kritiklose Anwendung die Gefahr des Ausbreitens resistenter Bakterienstämme heraufbeschwört.

Wenn Gewöhnung von Bakterien an die Sulfonamideinwirkung festgestellt ist und somit die Möglichkeit einer erworbenen Resistenz, so sind bezüglich des Penicillins die Verhältnisse vielleicht günstiger. Das Vorhandensein von penicillinresistenten Erregern auch bei Gruppen, die sich im allgemeinen durch hohe Penicillinempfindlichkeit auszeichnen, ist offenbar. Nach VOUREKA und HUGHES wird aber z. B. die Häufigkeit penicillinresistenter Staphylokokkenstämme überschätzt. Immerhin sprachen von 315 untersuchten Stämmen 24 (7,6%) nicht auf 1 E Penicillin je Kubikzentimeter an. Nachdem die Empfindlichkeit der Teststämme bei 0,02—0,06 E je Kubikzentimer liegt, ist diese Tatsache doch bemerkenswert. ROUNTREE und THOMSON haben die Häufigkeit von penicillin- und streptomycinresistenten Staphylokokken in einem Krankenhause geprüft und kamen zu erstaunlichen Ergebnissen. Von 228 Stämmen von Staph. pyogenes (von 196 Kranken) erwiesen sich 121 (53%) von 92 Kranken als penicillinresistent. Die Analyse dieser Fälle ergab, daß nur acht die Infektion mit resistenten Erregern außerhalb des Krankenhauses erworben haben. Die übrigen Fälle ließen eine Infektion innerhalb der (besonders chirurgischen) Abteilung oder eine Resistenzentwicklung der Keime während des Krankenhausaufenthaltes nachweisen.

Solche Berichte sind zwar bisher nur vereinzelt veröffentlicht, aber sie erscheinen nicht minder bedeutungsvoll. Da man also immer mit dem Vorliegen penicillinresistenter Stämme rechnen muß, ist vor Behandlungsbeginn eine *Testung auf Penicillinempfindlichkeit* unbedingt anzustreben. Das Prinzip der Methodik kann hier nur kurz angedeutet werden (s. HENNEBERG).

Bei der Testung soll tunlichst ein Teststamm, etwa der Staphylokokkenstamm S. G. 511, als Vergleich mitgetestet werden. Dieser Stamm hat eine ziemlich konstante Empfindlichkeit von 0,05—0,06 E/cm³.

Einfach ist die Prüfung der Penicillinempfindlichkeit im *Lochtest.* In ein Agarloch oder in einen kleinen Zylinder, der in der Mitte der Agarplatte aufgesetzt wird, bringt man eine Penicillinlösung von etwa 2—5 E/cm³. Der zu prüfende Bakterienstamm, wie der Teststamm werden strahlenförmig an dieses Loch bzw. Zylinder heran ausgeimpft. Die Zone des gehemmten Wachstums läßt dann erkennen, ob der untersuchte Keim im Vergleich zum Teststamm penicillinempfindlich ist oder nicht.

Genauer ist der *Plattentest*, bei dem verschiedene Agarplatten mit verschiedenem Penicillingehalt hergestellt und beimpft werden. Dabei genügt zur Orientierung ein Gehalt von 0,5; 0,125 und 0,06 E Penicillin/cm^3 Agar. Endlich ist die Prüfung möglich im *Röhrchentest*, wobei eine bekannte Menge Penicillin in fallenden Verdünnungen in die Röhrchenreihe gebracht wird. Als Kontrolle wird eine Vergleichsreihe mit dem Teststamm beimpft.

Es soll nochmals betont werden, daß vor einer Penicillinbehandlung der eventuell gefundene Erreger nach Möglichkeit zu testen ist, um eine entsprechende Dosierung durchführen zu können. Bei ungenügender Dosierung besteht immer die Gefahr, daß die Keime an Resistenz gewinnen, oder eine Auslese von weniger empfindlichen Keimen aus der Bakterienpopulation eintritt. Gelegentlich erscheint es deshalb wertvoll, während der Behandlung den erreichten Blutspiegel zu kontrollieren. Dies geschieht analog den vorher geschilderten Versuchen, indem mit dem Serum des betreffenden Patienten eine Verdünnungsreihe hergestellt wird, die mit einem bekannt empfindlichen Keim (z. B. S. G. 511) beimpft wird. Im ersten sterilen Röhrchen ist dann eine Konzentration von etwa 0,06 E/cm^3 Nährlösung anzunehmen. Die Penicillinmenge je Kubikzentimeter Serum ist daraus leicht zu berechnen.

Bekanntlich wird das reine krystallisierte Penicillin sehr rasch im *Urin* wieder ausgeschieden, so daß zur Erreichung eines gleichmäßig hohen Penicillinspiegels häufige Injektionen, meist alle 3 Std sich als notwendig erweisen, falls man nicht eines der Depotpenicilline anwendet, die infolge langsamer Resorption ein zeitliches Auseinanderziehen der einzelnen Applikationen ermöglichen. Es wurde nun beobachtet, daß Penicillin bei Niereninsuffizienzen in weit höherem Maße retiniert wird, als dies beim Gesunden der Fall ist. Diese Tatsache führte zu dem Gedanken, die Ausscheidung des Penicillins durch die Nieren künstlich zu hemmen. Durch Blockierung der Niere mittels verschiedener Substanzen, wobei Jodopyrin und Paraaminohippursäure angewendet wurden, erzielte zuerst K. H. BAYER günstige Erfolge (nach GERMER). In *Caronamid* (4-Carboxyphenylmethansulfoanilid) wurde ein wenig toxisches Präparat gefunden, das durch Nierenblockade die Penicillinausscheidung so verzögern kann, daß der Penicillinspiegel im Blut auf das 2—7fache gesteigert werden kann. Besonders zur Behandlung der Endocarditis lenta wurden zusätzlich Gaben von Caronamid empfohlen (BOGER, STUART-HARRIES u. a.). Es wurde darüber berichtet, daß mit dieser Methode auch bei peroraler Zuführung von Penicillin therapeutisch ausreichende Konzentrationen im Blut erreicht werden könnten (COLLINS, SEELER und FINLAND). Die übliche Dosierung von Caronamid bei Erwachsenen beträgt 2—4 g alle 4 Std.

Die Frage der Dosierung des Penicillins ist nach dem oben Gesagten allein abhängig von der speziellen Lagerung des Falles, von der Beschaffenheit und dem Ort des Infektionsherdes und von der Art und Empfindlichkeit des gefundenen Erregers.

Für die septischen Erkrankungen gilt allgemein, wie bereits anläßlich der Besprechung der Sulfonamide gesagt, daß meist nur hohe Dosen zum Erfolg führen können. Im speziellen Teil wird über Einzelheiten berichtet. Die Applikationsart des Penicillins ist heute fast allgemein die *intramuskuläre*. Anfänglich versuchte man das Mittel intravenös als Dauertropfinfusion zuzuführen, aber es stellte sich bald heraus, daß man von dieser Form der Anwendung keinen wesentlichen Vorteil erwarten konnte. Einmal besteht die Gefahr der Thrombenbildung am Ort der Einspritzung, zum andern ist eine mehrwöchige Zuführung auf diese Weise technisch kaum durchführbar. Die intramuskuläre Anwendung ist somit wohl zur Zeit die vorteilhafteste. Die Gewebsreizung durch Penicillin ist praktisch unbedeutend und die Resorption erfolgt gleichmäßig. Bei Anwendung von reinem krystallisierten Penicillin ist bereits nach 1 Std ein ausreichender Blutspiegel zu erzielen. Allerdings erweist es sich, wie schon gesagt, dabei als notwendig, wegen der raschen Ausscheidung des Mittels die Injektionen alle 3 Std zu wiederholen. Einen Fortschritt bedeutet in dieser Hinsicht die Einführung von *Depotpenicillinen*, deren Wirkungsweise darauf beruht, daß das Penicillin z. B. in Verbindung mit schwer löslichen Salzen (neuerdings z. B. als Chinin-Penicillin) gebracht wird, und so eine langsame Resorption möglich ist. Auf diese Weise lassen sich die Injektionen auf 2mal täglich, in leichteren Fällen sogar 1mal täglich reduzieren. Bezüglich der Behandlung septischer Erkrankungen scheinen sich Depotpenicilline ebenfalls zu bewähren. In den meisten Fällen wird aber eine Dosis von mindestens 800000 E je Tag nicht zu umgehen sein, die auf 2 Injektionen verteilt werden kann. Bei Endocarditis lenta haben wir selbst mit Depotpenicillin gute Erfahrungen gemacht. Günstig ist sicher, bei akuten Fällen zu beginnen mit 3stündlich wiederholten Injektionen von 100000—200000 E wasserlöslichem Penicillin, und nach einigen Tagen mit Depotpräparaten weiterzubehandeln.

Um Injektionen zu umgehen, hat man seit mehreren Jahren versucht, Penicillinpräparate zu schaffen, die bei peroraler Zuführung einen ausreichenden Blutspiegel erzielen lassen. Das gelang z. B. mit einem mit Calciumsalz gepuffertem Natriumsalz des Penicillins. Dabei muß aber die 5fache Menge der intramuskulären Dosis verabreicht werden. ROBINSON hat auf diese Weise Pneumonien mit angeblich gutem Erfolg behandelt. Er gibt aber zu, daß diese Form der Anwendung für eine *Endocarditis lenta nicht ausreicht.*

PFUETZE und NELSON berichteten schon 1946 über Erfolge bei 2 Fällen von Staphylokokkensepsis durch Gaben von Calcium-Penicillin-Tabletten. Sie gaben aber stündlich anfangs 10 Tabletten (200000 E), später etwas weniger. BÜRKE, Ross u. a. berichteten über einen Fall von „subakuter bakterieller Endokarditis“, bei dem ihnen mit 11,2 Mill. E oralem Penicillin in doppelten Gelatinekapseln die Heilung gelang. Immerhin sind das Einzelfälle, die noch dazu oft einer kritischen Beurteilung nicht standhalten können.

Zur Zeit gibt es jedenfalls *kein* perorales Penicillinpräparat, dessen Anwendung gerade bei septischen Erkrankungen gerechtfertigt wäre.

Abschließend sei noch erwähnt, daß in letzter Zeit häufiger die Anwendung des Penicillins in kleinen Dosen (etwa 1000—2000 E) *intracutan* empfohlen wird. Inwieweit diese Methode Vorteile bietet, läßt sich nicht übersehen. BOSSI und CARINI z. B. wollen durch häufige kleine Dosen gute Resultate in 9 „Sepsisfällen“ erzielt haben.

Streptomycintherapie.

In dem Bestreben, durch Auffindung weiterer antibiotischer Stoffe der Therapie neue Möglichkeiten zu eröffnen, wurden zahlreiche Pilzarten untersucht und es gelang in der Folge tatsächlich, eine große Zahl von antibiotisch wirksamen Substanzen zu finden, von denen allerdings bisher nur einige wenige klinische Bedeutung gewonnen haben. So entdeckten WAKSMAN, SCHATZ und BUGIE 1944 die antibiotische Wirksamkeit von Kulturen des Streptomyces griseus und nannten den wirksamen Stoff Streptomycin. Er ist im Gegensatz zum Penicillin eine Base. Die Dosierung wird in Milligramm des reinen Streptomycins ausgedrückt (s. LOESCHKE).

Gegenüber dem Penicillin zeichnet sich das Streptomycin vor allem durch seine Wirksamkeit in vitro gegenüber Tuberkelbacillen aus. Aber auch Streptokokken und Staphylokokken sind streptomycinempfindlich, doch meist nicht in dem Maße wie gegenüber Penicillin.

Eine besondere Indikation stellen durch gramnegative Bakterien verursachte Infektionen dar, demgemäß auch Coli, Proteus, Friedländer, Bac. pyocyaneus, Paratyphus, sowie penicillinresistente Mikroorganismen an den Herzklappen. Die Wirkung bei Typhus ist aber als fraglich angegeben worden, die auf grampositive

Bakterien viel stärker als durch Penicillin, das für die Behandlung von Gonokokken- und Meningokokkeninfektionen immer noch als wirksamer vorzuziehen ist.

Sind Infektionen resistent gegen Penicillin und gleichzeitig sulfonamidrefraktär, so ist natürlich die Anwendung von Streptomycin besonders indiziert. Schon jetzt werden vielfach bei Endocarditis lenta abwechselnd Kuren mit Penicillin und Streptomycin durchgeführt (WOLLHEIM und KLEINFELDER).

Da das Streptomycin teilweise in die Galle ausgeschieden wird, erwartete man sich bei Leberabscessen und Cholangitis eine besondere Wirkung.

Streptomycin wird bei parenteraler Verabreichung leicht resorbiert und — langsamer wie das Penicillin — durch die Nieren ausgeschieden. Es diffundiert auch in den Liquor, Pleuraspalt und ins Cavum peritonei. Durch die Verdauungssäfte und durch die Darmflora wird es nicht zerstört. Zu beachten sind *Nebenwirkungen*: Fieber, Hautausschläge (Exfoliation), Einwirkungen auf den N. acusticus. Gleichgewichtsstörungen, Ohrensausen, Taubheit, Parästhesien, Nierenreizungen (Cylindrurie, Albuminurie) können eine Unterbrechung der Medikation erforderlich machen.

Andere Antibiotica.

Inzwischen hat man aus anderen Streptomycesarten hergestellt: Aus Streptomyces venezuelae das Chloramphenicol *(Chloromycetin)*; aus Streptomyces aureofaciens das *Aureomycin*; aus Streptomyces rhimosus das *Terramycin* (so genannt nach der zerspaltenen Oberfläche der Agarkulturen).

Das Terramycin hat wie das Chloromycetin und Aureomycin ein breites Verwendungsspektrum, das zahlreiche grampositive und gramnegative Bakterien, vor allem Erreger der Harnweginfektion mit Ausnahme von Proteus und Pyocyaneus (die auf Chloromycetin besser ansprechen) umfaßt.

Bemerkenswert ist der Erfolg von BLAKE u. a., die über Heilung eines Falles von Cholangitis lenta (durch Streptococcus viridans hervorgerufen) durch Terramycin berichten. Die Dosierungsangaben schwanken zwischen 1—6 g täglich, über mehrere Wochen. Auch H. FRANKE empfiehlt Terramycin bei der Cholangitis lenta, und zwar wegen seiner geringen Toxizität, seiner großen antibakteriellen Wirkungsbreite und seiner relativ hohen Leber- (bzw. Gallenwegs-) Ausscheidung.

Über *Neomycin* und *BA Citrocin*, sowie *Thyrotricin* sind noch zu wenig Erfahrungen vorhanden, als daß man bereits ein Urteil über ihre Tiefenwirkung bei septischen Erkrankungen abgeben könnte.

Von den aus Kulturen von Bodenpilzen usw. isolierten antibiotischen Stoffen hat nur eine relativ kleine Zahl bisher klinische Bedeutung gewonnen, viele scheiden wegen zu großer Toxicität oder allgemein schlechter Verträglichkeit aus. Bezüglich der Behandlung septischer Erkrankungen muß immer wieder auf die von uns vertretenen Grundsätze hingewiesen werden, auf die Stellung einer differenzierten Diagnose, auf die Bedeutung des Sepsisherdes als Mittelpunkt des Geschehens. Es war einmal möglich, daß es schon fast als Kunstfehler galt, wenn man bei septischen Erkrankungen nicht das *neueste* Chemotherapeuticum (z. B. aus der Reihe der Sulfonamide) anwendete. Bei einer solchen Betrachtungsweise sind Rückschläge nicht zu vermeiden und umfangreiche Statistiken haben gerade bezüglich der unkritischen Anwendung der Sulfonamide manche Enttäuschung gebracht!

Beurteilung der bakteriostatischen und antibiotischen Therapieerfolge.

Hier sind in erster Linie Fälle zu betrachten die früher unserer Therapie im allgemeinen zu trotzen schienen. Aus ihnen sollen wir entnehmen, was wir durch die moderne Therapie noch nicht erreicht haben *und was für die Zukunft zu erreichen ist* bzw. erreicht werden soll.

Die thrombophlebitische Sepsis. In der Literatur finden wir hierbei wenig präzise Angaben, besonders bezüglich der thrombophlebitischen Sepsis. HEYNEMANN verhielt sich hinsichtlich der Sulfonamidtherapie bei ausgedehnten thrombophlebitischen purulenten Herden und Puerperium sehr skeptisch. Ich glaube, daß die Erfahrungen auf diesem Gebiete noch viel zu gering sind, um optimistisch sein zu können. „Nach wie vor sterben alle Wöchnerinnen mit Endokarditis und so gut wie alle mit allgemeiner Peritonitis und mit einem ausgedehnten Sepsisherd in den Beckenvenen bis in die Nähe der Vena cava oder iliaca (im Original nicht gesperrt gedruckt). Die übrigen puerperalen Infektionen heilen auch ohne besondere medikamentöse Therapie."

Metastatische Pleuraempyeme scheinen SUFF und PENIZ zugänglicher zu sein.

Wir haben auch Patienten mit metastatischem Empyem mittels Penicillin und Streptomycin lange behandelt und erreichten auch hier zwar Fieberfreiheit und eine wesentliche Besserung des Allgemeinbefindens, aber keine völlige Heilung. — In einem Falle zeigte sich trotz 27 maligem Ablassen des Eiters und jedesmaliger Installation von Penicillin in die Pleurahöhle immer noch Eiter, in dem die vorher vorhandenen Staphylokokken zwar abgetötet, aber Anaerobier (und zwar anaerobe Streptokokken, FRAENKELsche Gasbacillen und gramnegative Stäbchen) unentwegt vorhanden waren.

Von einer Heilung kann also hier keine Rede sein, wenn auch das Allgemeinbefinden es nunmehr vielleicht eher erlaubt, einen chirurgischen Eingriff zu machen.

In anderen Fällen kam es bei scheinbarer Heilung zu Rezidiven noch nach längerer Zeit.

So hatten wir bei einem metastatisch en Lungenabsceß (Staphylokokken) einen sehr guten Erfolg. Es war das Allgemeinbefinden unter der Penicillin-Supronaltherapie erstaunlich gut geworden und der Patient konnte entlassen werden. Nach 6 Wochen wurde er aber wieder aufgenommen und wied erum fand sich an derselben Stelle eine große Eiterhöhle. Aber nun war trotz relativen Wohlbefindens in der Zwischenzeit eine schwere Amyloidnephrose aufgetreten, der der Patient erlag.

Immerhin muß betont werden, daß wir mit Penicillinspülungen früher indizierte Operationen verhüten konnten. Das ist schon ein großer Erfolg bei Kreislaufgefährdeten. Allerdings mahnen auch jetzt noch die speziellen Erfahrungen von WACHSMUTH auf dem Gebiete der Osteomyelitis zu Eröffnung subperiostaler Absceßhöhlen trotz gutem Ansprechen der Penicillintherapie.

„Bei Penicillinempfindlichkeit der Erreger und bei rechtzeitiger Applikation verliert die akute hämatogene Osteomyelitis durch frühzeitige Penicillinbehandlung ihren akut lebensbedrohlichen Charakter."

Die alleinige Penicillinbehandlung führt zur Verschleierung des Krankheitsbildes und, selbst bei einer Sterilisierung des Eiters zu einer kalten Form der Osteomyelitis ohne klinische Erscheinungen, kann sich die Eiterung unbemerkt auf den ganzen Knochen ausdehnen.

Die akute hämatogene Osteomyelitis ist also keinesfalls zu einer Erkrankung geworden, die man etwa ambulant mit Penicillin behandeln kann, sondern sie bedarf in jedem Falle sofortiger operativer klinischer Behandlung durch einen Chirurgen und dessen fortlaufender Überwachung.

Wir können nur eindringlich davor warnen, daß uns die erreichte Fieberfreiheit nicht über die noch vorhandene Infektion hinwegtäuscht!

Sepsisherde in vorgebildeten Kanälen oder Höhlen (unter Abflußbehinderung). Hier trifft die eben ausgesprochene Warnung besonders zu. Ein Beispiel aus jüngster Zeit sei noch kurz angefügt:

Der Patient, ein 35jähriger Schriftsetzer, hatte 1941 eine Granatsplitterverwundung mit Verlust des rechten Auges und Stirnhirnverletzung rechts erlitten. Jahrelang war er später praktisch beschwerdefrei und übte seinen Beruf aus. Im Juni 1951 erkrankte er plötzlich fieberhaft und wurde 10 Tage später mit dem Symptomenbild einer Meningitis in unsere

Klinik eingeliefert. Unter Lumbalpunktionen, Sulfonamid- und Streptomycintherapie gingen die meningitischen Erscheinungen rasch zurück, insbesondere besserte sich der Liquorbefund beträchtlich. Blut- und Liquorkulturen steril.

Am 10. Klinikbehandlungstag Rezidiv, in den Tagen vorher auffallender Anstieg der Pulsfrequenz. Während auch zum zweiten Male die meningitischen Symptome zurückgedrängt werden konnten, fahndeten wir nach einem Infektionsherd im Bereich der alten Wunde. Otologisch sowohl wie röntgenologisch kein nachweisbarer intrakranieller Herd, jedoch im Arteriogramm der Carotis Zeichen für frontale Raumbeschränkung rechts. Wir entschlossen uns schließlich, die 1941 ausgeräumte rechte Stirnhöhle eröffnen zu lassen, wo ein Hirnprolaps mit etwa walnußgroßem Absceß gefunden wurde. Der Patient kam trotz zweimaliger Punktion des Abscesses 3 Tage später ad exitum. Die Sektion ergab eine chronische Ependymitis mit Stirnhirnabsceß.

Es war zwar durch die medikamentöse Behandlung gelungen, den septisch-metastatischen Prozeß der Meningen zu beherrschen; diese Therapie reichte aber — auch zusammen mit der operativen Freilegung — nicht aus, um den primären Infektionsherd auszuschalten.

Ähnliche Probleme bietet die *Endocarditis lenta*. Wie verheißungsvoll erschienen schon die ersten Mitteilungen, die uns im 2. Weltkrieg aus Amerika erreichten:

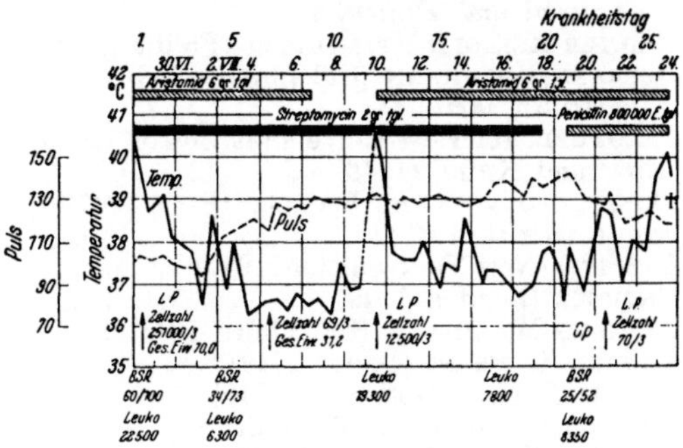

Abb. 54. Stirnhirnabsceß (Spätabsceß nach Granatsplitterverletzung vor 10 Jahren) mit purulenter Meningitis.

Der Referent eines Artikels im J. Amer. med. Assoc. schrieb 1944 über die *bacterial endocarditis*: „It has killed 97 out of every persons it attacked. It is estimated that endocarditis murders at least 10000 Americams annually. In the course of the year 1944 certain men of medicine at Brocklyn's Hospital have thrown this death march into reverse; they bring hope of recorvery to 80 out of every 100 victims."

Die Zeit, seitdem wir die großen Mengen von Penicillin geben können, ist noch viel zu kurz, um sagen zu vermögen, es handelt sich um Dauerheilungen. Persönlich würde ich hierfür mindestens die Zeit von 3 Jahren fordern. Der Aussichtspunkt, von dem aus man das ganze Gebiet übersehen könnte, ist für manches noch nicht hoch genug. Wir haben die meisten abakteriell gewordenen, anscheinend von ihrer Viridansinfektion geheilten Fälle an ihrer Herzinsuffizienz verloren oder an ihrer sekundären Schrumpfniere. Das Resultat ist demnach auch unter der Penicillintherapie noch deprimierend genug.

In edler Konkurrenz haben sich sowohl die bakteriostatischen wie antibiotischen Mittel immer erfolgreicher hinaufentwickelt. Das Ziel optimaler Wertung ist noch nicht erreicht, aber die Wege sind durch die Auffindung antogonistischer Systeme, biologischer Vorgänge im cellulären Stoffwechsel vorgezeichnet. Weitere Aufklärungen sind freilich noch nötig.

Halhuber gab 1950 einen Überblick über die bisherige Endocarditis lenta-Therapie. Aus ihm entnehmen wir, wie in kaum begreiflicher Weise die Heilungsziffern verschiedener Autoren auseinandergehen.

Das leitet nun über zur Frage: *Ist es möglich, das Weiterwachsen der septisch-thrombotischen Massen durch ein Antithromboticum zu verhüten* und durch Antikoagulantien fibrinolytische Vorgänge zu aktivieren und so die infektiösen Prozesse, sei es an den Venen, seien sie in Gestalt ulcerös-thrombotisch-fibrinöser Auflagerungen auf dem Endokard zu verhindern.

Unserer modernen antithrombotischen und Antikoagulationstherapie sind von vornherein gewisse Grenzen gesetzt bei gesteigerter Capillarfragilität, bei Blutungsgefahren, Hochdruck, in gewisser Beziehung auch bei der Endocarditis lenta und der Schwangerschaft, bei der die Gefahren die Vorteile übertreffen

Tabelle 8.

Endocarditis lenta:	Anzahl der beobachteten Fälle	Zahl der Heilungen	Prozent
Unspezifische Behandlung oder Spontanheilung .	634		1
Chemotherapie allein bis 1942	198		6
Chemotherapie und Heparin intravenös . . .	43		11,5
Chemotherapie und Diathermie (Fieber) . . .	25		16
Chemotherapie und Ty.-Vaccine intravenös (nach der Weltliteratur 1942 von SMITH, SAULS und STONE zusammengestellt)	21		20
Supronal allein			
WALTER-REIMOLD-HEILMEYER (Freiburg 1947)	17	4	23,5
MATTHES-WOLF (Erlangen 1947)	14	0	0
Supronal und Penicillin			
WALTER-REIMOLD-HEILMEYER (Freiburg 1947)	50	10	20
ASSMANN-MOORMANN (Oldenburg 1948)	6	0	0
Penicillin allein			
W. BAUER, Harvard-Universität Boston (1945) .	200		60
LEVY und KRILL (1946)	277	154	56
DONZELOT-KAUFMANN-ESCALLE (Paris 1947) . .	55	42	76
STAHL (Zürich 1947)	20	10	50
KOLMER (New York-London 1947)	428	269	68
CHRISTIE (London 1948)	269	175	65
ASSMANN-MOORMANN (Oldenburg 1948)	19	3	15,5
LAUTER-KANTHER (Berlin 1949)	15	2	13
SCHOEN-FRITZE (Göttingen 1949)	68	14	20
davon mit positiver Blutkultur	31	12	40
MATTHES-WOLF (Erlangen 1949)	13	9	69
DONZELOT-KAUFMANN-ESCALLE (Paris 1949) . .	200		
davon bei positiver Blutkultur			90
bei negativer Blutkultur			50

könnten. Wir haben uns bei unseren Versuchen in der Klinik im allgemeinen auf das von meinem Mitarbeiter MARX inaugurierte *Thrombocid* beschränkt und die anderen Heparinpräparate weniger zu unseren Studien herangezogen.

Das Thrombocid, ein Polysaccharidschwefelsäureester aus dem Laboratorium Dr. BENEND in München-Solln, erwies sich als gut gerinnungshemmend und wenig toxisch. Thrombocid vermag nach MARX und VATH in der Menge von rund 7 mg 100 cm³ Nativmenschenblut in vitro über 40 Std flüssig zu halten, liegt also in dieser Beziehung in der Größenordnung der Standardheparinpräparate nach JORPES. Je Milligramm Substanz hat Thrombocid etwa 35% der Aktivität des Schweizer Heparinpräparates Liquemin und lag in der Größenordnung des deutschen Heparinpräparates Thrombovetren.

Was sollte man nun von einem klinisch brauchbaren Antithromboticum erwarten?

1. Es müßte ohne schädigende Nebenwirkung sein,
2. von vorhersehbarer Wirkung auf die Blutfermente, besonders auf das Blutgerinnungssystem und die Fibrinolyse,
3. es sollte leicht meßbar sein,
4. bequem anwendbar und finanziell tragbar sein, und
5. sollte es sofort wieder ausschaltbar sein.

Der Sinn der unter Blutkontrolle weiterzuführenden Therapie ist: vor allem eine Embolie durch Zusatz von Thrombusmassen zu verhindern, die *Fibrinolyse* zu aktivieren, spastisch verengte Gefäße in der Gegend des Emboliegebietes zu erweitern und zu vermeiden, daß die durch längeren Spasmus bedingten Gefäßalterationen zu sekundären Thrombosen führen.

Wir haben dabei natürlich in Testverfahren die *Nativblut-* und *Plasmagerinnungszeit*, die *Prothrombin-* und *Antithrombinzeit* zu prüfen.

Wie steht es mit der fibrinolytischen bzw. thrombolytischen Wirksamkeit des Thrombocids? Die gute Wirksamkeit des Heparins gegenüber den Cumarinderivaten wurde in fibrinolytischer Beziehung von RABINOWITSCH, PINES, JORPES und von HALSE nachgewiesen. Auch für die thrombolytische Fähigkeit des Heparins sprachen experimentelle und klinische Erfahrungen. Es konnte weiterhin die prinzipielle Möglichkeit der *Einschmelzung frischer lokaler Thromben* unter ausreichender Heparinisierung angenommen werden.

Es würde über den Rahmen unserer therapeutischen Vorschläge hinausgehen, die Kontroversen näher anzuführen, die von verschiedensten Autoren pro und contra angeführt wurden. Wir haben als derzeitige Hauptindikationen des heparinähnlichen Thrombocids weitgehende Übereinstimmungen mit denen des Heparins feststellen können, sie beschränken sich in erster Linie auf die Embolie, auf thrombotische Okklusionen der Arterien, auf beginnende Phlebothrombosen und Thrombophlebitiden, Erfrierungen und Operationen an Gefäßen.

Das nächstliegende Ziel war selbstverständlich auch bei uns, das Innere thrombotisch infizierter Massen der Wirksamkeit von Sulfonamidpräparaten zugängig zu machen. Die Heparintherapie, die früher schon bei der Endokarditis von amerikanischer Seite versucht worden ist, ist als wirkungslos aufgegeben worden. Wir dürfen uns durch dieses negative Resultat nicht entmutigen lassen. *Es wird weiterhin bei unseren therapeutischen Versuchen als erstrebenswertestes Ziel stehen, die thrombophlebitischen Einlagen zu erfassen.*

Zusammenfassend möchten wir vorläufig einmal feststellen, daß das Thrombocid, das Heparinoid der Münchener Fabrikation im Prinzip die Möglichkeit der intravasalen Thrombolyse besitzt. Die vorläufig gewonnenen Fortschritte auf dem Gebiet der fibrinolyseaktiven und antibiotischen Substanzen zusammen mit den Antikoagulantien könnten 3 Wege einer solchen Therapie eröffnen:

Einmal die intravasale Thrombolyse an sich. Die Studien auf diesem Gebiet werden von meinem Mitarbeiter R. MARX weitergeführt. *Sterile* Gefäßwandschädigungen (blander Art) können zweifellos beeinflußt werden, wenn durch gerinnungshemmende Inhibitoren die natürlich vorhandene Plasmaproteinase sich auswirken kann. Bei *bakteriellen* Thrombosen ist leider die Wirkung nech sehr in Frage gestellt. Wie weit Heparin in Verbindung mit Penicillin sich wirksamer gestaltet, ist vorläufig noch nicht zu beweisen.

Thrombocid allein ist jedenfalls nicht bactericid im Gegensatz zu Dicumarol, das (nach MARX) die Fibrinolyse aber nicht beeinflußt. Dicumarol führt bekanntlich zur Gerinnungshemmung. Den Heparinen kommt eine Thrombolyse zu, die aber sehr mild verläuft, meist erst im Verlauf von mehreren Tagen, selten vor 24 Std. Über die anderen Substanzen, über die Streptokinase und die Cytofibrinokinase, welche die normalerweise im Serum vorhandene Plasmaproteinase aktivieren, liegen noch viel zu wenig klinische Erfahrungen vor, als daß man sich schon ein Urteil bilden könnte.

Es erscheint mir aber nicht unmöglich, daß es noch gelingen wird, die intravitale, intravasale Fibrinolyse mit verträglichen Mitteln noch zu aktivieren und daß auch das Ziel einer Thrombolyse besonders im Zusammenhang mit der Sepsis näherrückt. Dafür sprechen vor allem 3 Beobachtungen:

Es wurde von McFARLANE in England festgestellt, daß sich das geronnene Nativvenenblut mancher Patienten nach manchen Operationen bereits in 3 Std wieder völlig (bei 37° C) verflüssigen kann. Weiterhin wurde von russischen Autoren beobachtet, daß sich Leichenblut von gewaltsam zu Tode Gekommenen innerhalb 1 Std aus dem geronnenen Zustand wieder in den völlig flüssigen zurückverwandeln kann (durch Fibrinolyse). Ferner lassen sich aus manchen Stämmen hämolytischer Streptokokken Substanzen gereinigt herstellen (Streptokinasen), die durch Aktivierung des bluteigenen Fermentes „Fibrinolysin“ innerhalb 1 Std ein Gerinnsel auflösen können (ohne selbst proteolytisch zu sein).

Diese Streptokinase wurde 1949 von Cathie in England bei Meningitis-Tbc zusätzlich zu Streptomycin angewendet und durch eine bessere Angreifbarkeit der Tuberkelbacillen unter den Fibrinhäuten eine bessere Heilungsziffer erzielt.

Es geht aus diesen und anderen Untersuchungen hervor, daß unsere bisherigen Erfolge in der Steigerung der plasmatischen intravitalen Fibrinolyse mit Heparinen und Heparinoid nur erst einen Bruchteil der auf Grund solcher Beobachtungen prinzipiell möglichen darstellen. Wir wollen selbst besonders dieses Problem weiterstudieren.

Es läßt sich also wohl sagen, daß in den Antikoagulantien von Heparincharakter, zusammen mit ausreichend dosierten antibiotischen Stoffen eine nützliche Thrombostase auch bei septischen Thrombosen in der Zukunft erzielt werden dürfte, womit sich wohl auch die Gefahren der Embolie vermindern. Eine ausreichende Thrombolyse der septischen Thromben ist aber noch eine Aufgabe der weiteren Forschung. Entsprechende Dosierung bei sorgfältigster Überwachung und Beobachtung der Kontraindikation der einzelnen verwendeten Antikoagulantien ist selbstverständlich in diesem Zusammenhang besonders wichtig.

Wie weit läßt sich eine chirurgische Therapie bei septischen Erkrankungen durchführen?

Betrachten wir zuerst die theoretischen Möglichkeiten, die bei den verschiedenen Sepsisherden zum aktiven Vorgehen vorhanden sind. Hier steht als aussichtsreichstes Verfahren die *Schaffung eines Abflusses nach außen.* Dafür müssen natürlich die anatomischen Verhältnisse so gelagert sein, daß durch relativ geringe Eingriffe die Voraussetzungen hierfür gegeben sind.

Bei Wunden, insbesondere bei Kriegsverletzungen, Verkehrsunfällen u. a., ist seit dem 1. Weltkrieg der Grundsatz aufgestellt worden, daß eine weitgehendste Revision der mehr oder weniger zerfetzten Wunden, eine Erweiterung aller Buchten und Nischen, in denen sich Keime einnisten konnten, durchgeführt werden muß. Unter Umständen mußte natürlich auch zur Absetzung einer ganzen Extremität als ultimo ratio geschritten werden. Hier waren es vor allem ausgedehnte Streptokokken- oder Gasphlegmonen, die zu radikalen Maßnahmen drängten.

Auf die Behandlung *des septischen Aborts* sind wir an anderer Stelle eingegangen. Die Pathogenese macht es erklärlich, wieso es zu den klinisch stürmischen, mit Schüttelfrösten und hohem Fieber ausgezeichneten Krankheitsbildern kommt und wie die Ruhe wieder hergestellt werden kann, sobald sich die Uterushöhle ihres bakterienreichen, infektiösen Inhalts von Blut- und Schleimhautresten entweder spontan entledigt oder unter Nachhilfe mittels manueller oder instrumenteller Ausräumung. Man möchte glauben, daß die Statistik früherer Gynäkologen bei einer derartig durchgeführten Therapie sehr zufriedenstellend war und der Therapie mittels Sulfonamiden bei ausgebrochenen infektiösen Prozessen nicht nachstand.

Es bleiben für die Schaffung günstiger Abflußverhältnisse noch die Infektionen in den *Harnwegen*, insbesondere des *Nierenbeckens*, und diejenigen des *Gallengangssystems* übrig.

Wir haben auf S. 986 aufgezeichnet, welche Komplikationen von einer gewöhnlichen Colipyelitis aus auftreten können und haben weiterhin die verschiedenen Infektionen der Gallenwege beschrieben. Am günstigsten liegen die Verhältnisse bei Coliinfektionen, weil wir so gut wie nie ein Weiterschreiten der Colibacillen auf Venen- oder Lymphgefäße zu erwarten haben. Durch eine

Gallengangsdrainage nach Laparotomie hat man also prognostisch günstige Aussichten, eine Heilung zu erzielen. Sobald es zu einer Infektion der Pfortaderäste oder zu einer Thrombophlebitis der V. hepatica kommt, oder aber auch zu einer diffusen purulenten Hepatitis, ist auch eine Drainage nach außen nicht mehr aussichtsvoll.

Man wird auch bei einer *Meningitis* jetzt noch durch eine Lumbalpunktion den eitrigen Liquor abfließen lassen und sich nicht allein auf eine Sulfonamid- oder eine andere antibiotische Therapie verlassen.

Auf die Behandlung der *tonsillogenen Infektion* werden wir speziell einzugehen haben.

Bei der *Osteomyelitis* ist die chirurgische Therapie auch jetzt noch in vielen Fällen streng indiziert, wenngleich WACHSMUTH Fälle von Staphylokokkenosteomyelitis erfolgreich durch Penicillin behandelt hat.

Bei der *lymphangitischen Sepsis*, besonders im parametralen Gebiet, stellen sich komplizierende, nicht selten phlegmonöse Prozesse ein. Auch hier läßt es sich häufig nicht umgehen, dann durch Incisionen einzugreifen, wenn die phlegmonöse Einschmelzung retroperitoneal auf der Beckenschaufel oberhalb des POUPARTschen Bandes sich ausbreitet. Auch auf diese Weise kann manchmal der Infektionsherd abgeleitet werden. Daß eine Gasphlegmone oder eine Weichteilphlegmone durch hämolysierende Streptokokken in die Behandlung des Chirurgen gehört, braucht nicht erwähnt zu werden. Es muß aber noch einmal darauf hingewiesen werden, daß sich auch entfernt von einem phlegmonösen Herd in den Lymphdrüsen, besonders in der Achselhöhle, ein zweiter Herd bilden kann, von dem aus die Keimeinschwemmung erfolgt.

Nicht ganz so aussichtslos ist die Prognose bei dem *Uterusgasbrand* selbst. Hier sind vor allem die Erfahrungen maßgebend, die BRÜTT und LEHMANN an der Hand von Fällen von Uterusgasbrand sammeln konnten. BRÜTT hält die sofortige Exstirpation des Uterus für gegeben, wenn — auch bei fehlendem Gasknistern — der dringende Verdacht eines Uterusgasbrandes vorliegt. Auf diese Weise konnte er von 9 operierten Uterusgasbrandfällen 4 durch Exstirpation heilen, Fälle, die ohne operativen Eingriff sicher verloren gewesen wären.

Die chirurgische Therapie möchte theoretisch am nächstliegenden erscheinen, *wenn der Sepsisherd in den Venen gelagert ist*, und es drängt immer wieder dazu, solche Herde durch Unterbindung durch den Chirurgen angehen zu lassen.

Es können hier nur Richtlinien gegeben werden, wie sie nach modernen Grundsätzen von den Fachkollegen eingeschlagen werden und wie sie entsprechend unseren Erfahrungen von internistischer Seite aus Würdigung finden müssen.

a) Leider lehrt die Erfahrung, daß dem chirurgischen Eingreifen bei Auftreten thrombophlebitischer Herde im *Uterusgebiet* Grenzen gesetzt sind. Offenbar sind die Venenäste so verzweigt, daß die Unterbindung aller in Betracht kommenden Gefäße nur bei besonders glücklich gelagerten Fällen möglich und erfolgreich ist. Immer wieder wird der Gynäkologe versucht sein, durch Unterbindung der Venen weitab vom Infektionsherd einen weiteren Zufluß infektiöser Massen in die Blutbahn hinein auszuschalten. Wir haben unseren Pessimismus, den wir in früheren Jahren zum Ausdruck brachten, nicht aufgeben können. Auch hier muß wieder darauf hingewiesen werden, daß HALBAN-KÖHLER — Autoren, die auf diesem Gebiete die größten Erfahrungen gesammelt haben — an einem Material von 82 septischen Thrombophlebitisfällen nur ein einziges Mal zur Ansicht gekommen sind, daß die Unterbindung von Erfolg hätte gekrönt sein können.

Im übrigen ist der Eingriff an und für sich nicht unbedenklich und Aussicht auf Erfolg könnte von vornherein nur gegeben sein, wenn die Unterbindung an den Iliacalvenen, an den Venae ovaricae oder sogar an der Vena cava vorgenommen würde. Aber auch dadurch kann noch nicht verhindert werden, daß der Abstrom infizierter Massen nicht doch noch durch Seitenäste erfolgte. Man müßte also die Zirkulation eventuell auch noch durch Arterienunterbindung ausschalten und so ein bestimmtes Gebiet der Nekrose aussetzen, wofür die Indikation kaum je gegeben sein dürfte.

b) Günstiger sind die Aussichten bei der *postanginösen Sepsis*, der seit Aufstellung des Krankheitsbildes und seiner pathologischen Anatomie durch EUGEN FRÄNKEL, SCHOTTMÜLLER das besondere Interesse von Otologen und Internisten zugewandt wurde. Wir haben die Pathogenese auf S. 1083 ff. genauer entwickelt. Das Fortschreiten der Infektion geht nach Übergreifen der Infektionserreger auf die V. tonsillaris über die V. facialis ant., post. communis bis zur Jugularis int., Anonyma und schließlich bis zur V. cava. Entgegen dem Blutstrom kann auch eine Thrombosierung zum Sinus sigmoideus, transversus, zum Plexus pterygoideus, zum Sinus cavernosus und schließlich auch nach den Meningen hin erfolgen. Man muß sich diese Entwicklungsmöglichkeiten genau vorstellen, um zu wissen, daß man mit einer einseitigen Unterbindung einer Vene nicht immer auskommt.

BLOMKE hat in einer aufschlußreichen Arbeit die Operationsmethodik, wie sie gegenwärtig Zustimmung der Otologen finden dürfte, aufgezeichnet. Aus einem nicht rechtzeitig eröffneten Absceß, besonders am unteren Pol der Tonsillenrückfläche, entsteht unter Durchbrechung des M. constrictor pharyngis die progrediente paratonsilläre und parapharyngeale Phlegmone, die natürlich schon an und für sich eine schwere Infektion darstellt und den Organismus durch die Toxinämie zur Erschöpfung bringen kann. Die einfache Tonsillektomie führt hier kaum zum Ziel. BLOMKE fordert ausgiebige und breite Eröffnung der Gefäßscheide, Freilegung und Unterbindung der V. jugularis int. von der Schädelbasis bis zur Clavicula und anschließend daran die peinlich genaue Unterbindung des gesamten tonsillären Venenquellgebietes und seiner Verbindung mit der V. jugularis ext. und ant. Diese Mitausschaltung der beiden oberflächlichen Jugularvenen dürfte nie unterlassen werden, vor allem, wenn eine Seitenlokalisation nicht einwandfrei möglich war. In jedem Falle soll man also auch eine Absceßtonsillektomie vornehmen, vor der man früher etwas zurückhaltend war. Die kleinen Skizzen, die W. RIEDER von den Variationen des Verlaufs in den Veneneinmündungen (s. S. 1001—1002) gegeben hat, zeigen zugleich, daß ein gleichartiges typisches Operationsverfahren bei dem weitverzweigten Venennetz kaum aufgestellt werden kann und daß eben nur eine sehr sorgfältige Freilegung und Ausräumung der thrombosierten Venen bis ins Gesunde (nach vorheriger Ausschälung der Mandel) Voraussetzung für eine Abriegelung des septischen Infektionsprozesses darstellen kann.

c) Bei der *otogenen Sepsis* haben wir bereits auf die chirurgische Therapie kurz eingehen können. Auch hier müssen wir wieder den Patienten in die Hand des Spezialarztes geben. Je nach dem Operationsbefund kann man nach MARX 3 Gruppen aufstellen, die das weitere Vorgehen bestimmen:

„In einer 1. Gruppe finden wir nur eine mehr oder weniger starke Veränderung im Warzenfortsatz, ohne daß der Sinus frei liegt. In einer 2. Gruppe — und diese umfaßt die meisten Fälle — treffen wir auf einen perisinuösen Absceß.

Endlich gibt es noch eine 3. Gruppe, bei der der Befund am eindeutigsten ist. Das sind die Fälle, bei denen die Wand des freiliegenden Sinus fistulös durchbrochen ist.

Sind dagegen hohe septische Temperaturen vorhanden, so erscheint uns eine Freilegung des Sinus meist notwendig. Stets nehmen wir eine solche vor, wenn ein sicherer Schüttelfrost beobachtet worden, und erst recht auch, wenn eine Metastase nachweisbar ist.

Bei der 2. Gruppe, wenn also durch den Krankheitsprozeß die knöcherne Sinuswand mehr oder weniger weit zerstört ist, legen wir den Sinus zunächst weiter frei, wenn möglich, bis eine Wand gesund erscheint.

Ist dagegen der Allgemeinzustand hochgradig auf Sinusthrombose verdächtig, so gehen wir weiter vor und ebenso auch selbst bei verhältnismäßig gutartigem Allgemeinzustand, wenn der Befund am Sinus oder der Sinuswand in der oben geschilderten Weise für Thrombophlebitis spricht. Hier nehmen wir dann zunächst die Punktion des Sinus vor.

Über die Zweckmäßigkeit der Sinuspunktion waren früher die Ansichten der Autoren geteilt, und auch heute sind sie wohl noch nicht ganz einheitlich. Besonders Leutert hat sich gegen die Probepunktion gewandt und deshalb für alle Fälle die Probeincision vorgeschlagen. Wir machen, wie wohl jetzt die meisten Autoren, stets zunächst die Punktion und nur, wenn diese kein eindeutiges Resultat ergibt, die Incision.

Ist ein Thrombus vorhanden, so ist die weitere Aufgabe, diesen „Sepsisherd“ unschädlich zu machen.

Ehe wir an den Thrombus selbst herangehen, müssen wir möglichst Klarheit über seine Ausdehnung bekommen. Wir schlitzen zu diesem Zwecke mit einem feinen geknöpften Messerchen die laterale Sinuswand nach oben und unten.

Ist die Thrombophlebitis auf eine umschriebene Partie des Sinus beschränkt und dringt beim Ausräumen des Thrombus oben und unten Blut hervor, so gelingt es, mit dem beschriebenen Vorgehen in der Regel den Sepsisherd vollkommen auszuschalten, und wir selbst können uns nicht veranlaßt sehen, in solchen Fällen noch weiteres zu tun.“

Eine Unterbindung der V. jugularis wird nur unter strengster Indikationsstellung bei besonderen Fällen von Marx für angezeigt erachtet.

Der Standpunkt von Marx ist dabei im allgemeinen folgender:

Die Unterbindung soll grundsätzlich nie vor der Warzenfortsatzoperation vorgenommen werden und die Unterbindung der Sinusoperation sofort angeschlossen werden, „wenn ein ausgesprochen septischer Zustand, womöglich mit Schüttelfrost, vorhanden und das Ende des Thrombus bei der Sinusoperation nicht zu erreichen ist, vielmehr Eiter oder gar Jauche von unten hervordringt“.

Die chirurgische Therapie hat gerade bei der otogenen Sepsis gute Erfolge. Übereinstimmend wird allerdings angegeben, daß die Prognose von Sinusthrombose bei akuten Mittelohreiterungen besser sei als bei chronischen. Bei ersteren soll nach Haymann sogar ein Heilungsprozentsatz von 83%, bei den chronischen von 61% zu verzeichnen sein. Nach Marx sollen durch die operative Behandlung der Sinusthrombose im allgemeinen $^2/_3$ der Fälle gerettet werden können.

d) Im Gegensatz dazu ist die Prognose bei der *Pylephlebitis* unter der operativen Therapie leider immer noch sehr getrübt. Es mag dies in erster Linie damit zusammenhängen, daß bei manchen Fällen die Diagnose nicht rasch genug gestellt werden kann und bis zum operativen Eingriff kostbare Zeit unnütz verstreicht. Hier muß auch betont werden, daß auch eine fachgemäß ausgeführte Ausschaltung des infizierten Pfortaderastes in vielen Fällen nicht die Entstehung eines Leberabscesses verhindern kann. Auch darauf muß besonders geachtet werden. Brütt hat 3mal unter seinen Fällen von Pylephlebitis nach Appendicitis eine Ligatur der V. ileocolica vorgenommen, davon wurde nur 1 Fall geheilt. Trotzdem empfiehlt auch er bei der nahezu stets letalen Prognose bei ausgeprägter Pylephlebitis nach Appendicitis für klinisch sichere Fälle die Ligatur der V. ileocolica bzw. mesenterica sup., und zwar soll mit dem Eingriff nicht zu lange gewartet werden.

Auch der Amerikaner RALPH COLP ist für eine Unterbindung und eine Excision der thrombophlebitischen Venen. Er hat sogar eine Unterbindung der Pfortader vorgenommen. Daß dieser Eingriff mit dem Leben verträglich ist, beweisen einzelne Schrifttumsangaben; es wird dies durch Kollateralbildung über die hepatopetalen Venen von PICK im Ligamentum hepatogastricum erklärlich. Diese müssen bei der Freilegung der Pfortader sorgfältig geschont werden. Die Bildung eines Kollateralkreislaufes nach Pfortaderunterbindung ist also anzunehmen. Bei den 4 Fällen, bei denen COLP die Pfortader unterbunden hat, erfolgte kein Ascites und keine Venenstauung in der Bauchhöhle. Allerdings sind auch diese Fälle ad exitum gekommen.

WILLIAM THALHIMER, der ebenfalls eine größere Arbeit über die Pfortaderentzündung in einer amerikanischen Zeitschrift gebracht hat, tritt dafür ein, daß der Schüttelfrost eine unbedingte Indikation zur Operation ist, auch wenn sie aus anderen Gründen nicht dringend erscheint. Bei 4 Fällen von akuter Appendicitis mit Schüttelfrösten zeigten sämtliche Venen im Mesenteriolum nachträglich bei mikroskopischer Untersuchung kokkenhaltige, zum Teil eitrige Thromben. Die V. ileocolica und die anderen Venen waren noch frei von Thrombosen. Drei Patienten wurden durch Frühoperationen geheilt. Der vierte, bei dem der gleiche histologische Befund erhoben wurde und bei dem man nachträglich noch eine Unterbindung vornehmen wollte, verweigerte die Operation und starb an fortschreitender Pylephlebitis.

Allgemeine und symptomatische Therapie.

Die allgemeine Therapie unterliegt denselben Grundsätzen, wie wir sie auch bei anderen sich in die Länge ziehenden Infektionskrankheiten anwenden. Eine besondere Beachtung verdienen natürlich die Schüttelfröste, die eine starke Belastung für den Kreislauf bedeuten. Wir haben an anderer Stelle schon darauf hingewiesen, wie lange das Heer der Patienten mit gehäuften Schüttelfrösten Widerstand leistet; bei thrombophlebitischen Sepsisfällen haben wir in einem Pylephlebitisfall über 100 beobachtet. Dadurch erfährt auch der Stoffwechsel im allgemeinen eine Steigerung.

In manchen Fällen wird man um kleine Dosen fiebersenkender Mittel, vor allem Pyramidon, nicht herumkommen, aber allzu drastische Fiebersenkungen möchten wir unbedingt vermieden wissen. Die folgenden Schweißausbrüche sind für den Patienten meist unangenehmer als milde Schüttelfröste. Selbstverständlich haben alle zentral wirkenden Fiebermittel nur eine Bedeutung zur Bekämpfung der Symptome. Weder Chinin noch Pyramidon u. dgl. haben eine Einwirkung auf die Bakterien und Infektionsherde selbst. Zu Beginn eines Schüttelfrostes haben wir unbedenklich auch Narkotica gegeben. Wir haben den Eindruck, daß man manchmal den Schüttelfrost zu Anfang noch koupieren konnte und daß die Bakteriämie symptomatisch nicht zur vollen Auswirkung kam.

Die Erscheinungen des *Vasomotorenkollapses* beim Schüttelfrost sind auf S. 1045 ff. skizziert worden. Es ist selbstverständlich, daß hier nicht erst überlegt werden darf, ob Herz- oder Gefäßschwäche vorliegt. Welche von beiden zum Kollaps führt, läßt sich im klinischen Bild fast nie mit Sicherheit unterscheiden. Blutdrucksenkung und Änderung der Pulsqualität kann auf beide Faktoren zurückzuführen sein. Es gilt hier schnell zu handeln! Wir haben uns früher nicht gescheut, eine intravenöse Injektion von Strophanthin (nie unter 0,5—0,75 mg) zu geben und sind auch jetzt noch der Ansicht, daß in gefahrvollen Momenten eine

Dosis von unter einem $^1/_2$ mg nicht angebracht ist. Mit Fug und Recht konnten wir auf Grund eigener Erfahrungen sagen: der Erfolg ist oft schon nach wenigen Minuten ein vollendeter. Der Blutdruck steigt wieder, die Amplitude vergrößert sich, das subjektive Befinden, das Ängstlichkeitsgefühl, die motorische Unruhe verschwindet und macht dann oft einem ruhigen Schlaf Platz. Wir wissen wohl, daß das Myokard der bakteriotoxischen Schädigung auch beim Schüttelfrost ausgesetzt ist, aber andererseits mußten wir auf S. 1032 betonen, daß solche Myokardinfektionen später wesentlich besser einer Heilung zugängig sind, wie die diphtherietoxischen Auswirkungen.

Den reinen Vasomotorenkollaps muß man natürlich nach wie vor durch zentral anregende Mittel: Adrenalin, Suprarenin, Sympatol, Coramin, Cormed, Cardiazol, Campher, Hexeton und nicht zuletzt Coffein bekämpfen. Der Nachteil dieser schnell wirkenden Mittel besteht darin, daß ihre Wirkung schnell abklingt, und daß man sie fortgesetzt in kurzen Zeiträumen über viele Stunden hinweg geben muß.

Den Übergang zwischen spezifischer und unspezifischer Therapie stellen die Bluttransfusionen dar. Sie sind bei entsprechender Vorsicht zur routinemäßigen Anwendung gekommen. Man soll aber nicht denken, daß man dadurch auch eine immunisierende Wirkung erzielen kann. Wir haben weder durch Scharlachrekonvaleszentenblut bei Streptokokkensepsisfällen noch durch Übertragung größerer Mengen Blutes von Pneumonierekonvaleszenten, die eben ihre Krise hinter sich hatten, auf frische Pneumonieerkrankten irgendeine überzeugende Beeinflussung des Krankheitsbildes gesehen. Über den Wert der Bluttransfusion zur Auffüllung des Blutkreislaufes, zum Ausgleich von Anämien braucht hier nicht diskutiert zu werden.

Auch hier muß besonders betont werden, daß die schädigende Einwirkung auf die blutbildenden Organe sehr verschieden nach Art der jeweils vorliegenden Sepsisform sich zeigt. Je länger sich eine septische Infektion hinzieht, und hier steht wiederum in Vordergrund die thrombophlebitische Sepsis, desto reduzierter finden wir Blutfarbstoff und Erythrocytenzahl. Ganz akute Anämien finden wir bei den schweren hämolytischen Prozessen bei der puerperalen Gasbacillensepsis. Manchmal erscheinen solche Patientinnen geradezu entblutet. Hier sind natürlich dann Bluttransfusionen in erster Linie am Platz. Wir dürfen aber nicht vergessen, daß Hämoglobinschollen auch nach mehreren Tagen noch eine Anurie und eine schwere Niereninsuffizienz, ähnlich wie beim Schwarzwasserfieber, hervorrufen können. Hier wäre nach unserer Erfahrung, falls ein Wasserstoß nicht zur Ausschwemmung führen konnte, eine Nierendekapsulation zu erwägen. Freilich haben wir auch hierbei nur in einem Fall einen eklatanten Erfolg gesehen.

Andere toxische Anämien haben wir schon vor mehreren Jahrzehnten erfolgreich durch hohe Eisengaben, wie sie schon LENHARTZ vorgeschlagen hat, bekämpfen sehen. Heutzutage stehen uns viele wirksame Eisenpräparate zur Verfügung. Wir brauchen sie nicht einzeln anzuführen.

Eine *Leberschädigung* wird bei vielen Sepsisformen schon durch einen Subikterus angezeigt. Hierbei kommt es darauf an, sich auf eine Leberschonkost einzustellen, nach denselben Prinzipien, wie wir sie auch bei anderen Hepatitiden durchführen.

Selbstverständlich muß auch den verschiedenen *Nierenschädigungen*, angefangen von der fibrilen Albuminurie bis zur akuten Glomerulonephritis, über die Herdnephritis, über Niereninfarkte und Abscesse, Beachtung geschenkt werden. Wir haben Fälle an einer Amyloidnephrose verloren, bei denen der Sepsisherd schon spontan erloschen war.

Die monatelang dauernde Infektion mit vielen metastatischen Eiterherden hatte sich schließlich in amyloide. Degeneration ausgewirkt. Schon an dieser

Stelle muß darauf hingewiesen werden, wie wichtig es ist, Eiterherde so weit und so früh als möglich chirurgisch anzugehen. Das alles setzt eine außergewöhnlich gute Pflege und Überwachung voraus. Der Arzt kann gar nicht sorgfältig genug immer wieder alle Körpergegenden nach Druckstellen absuchen, die bei allen langen Krankenlagern erfahrungsgemäß an bestimmten Stellen — der horizontalen Lage des Patienten entsprechend — auftreten können.

Der *Appetitmangel* kann nur durch eine Auswahl besonderer Kost und einer zeitlich vernünftig gewählten Reihenfolge ausgeglichen werden. Wir haben gerade bei den subchronisch wochenlang sich mit Schüttelfrösten hinziehenden Thrombophlebitisfällen durch Anaerobier, Patienten bis zum Skelett abmagern sehen. War der Sepsisherd erloschen, so haben wir durch eine calorienreiche Kost, Verabreichung kleiner, ausgewählt schmackhafter häufigerer Mahlzeiten, durch Bei lagen von Milchreis, Fruchtsäften, Tropfklistieren mit Traubenzuckerlösung doch noch erfolgreich den Kräfte- und Ernährungszustand aufrechterhalten können. — Selbstverständlich führen wir unseren Sepsiskranken auch *Vitamine* (besonders B-Komplex, C und K) zu; einen wirklich entscheidenden Einfluß auf den Krankheitsprozeß konnten wir jedoch davon nicht ableiten.

Es empfiehlt sich bei manchen an *Alkohol* gewöhnten Patienten Wein oder Kognak als Deckmittel für Eier und andere Nährmittel zu geben. Größere Flüssigkeitsmengen setzen natürlich ein völlig ungeschwächtes Herz voraus. Eine übermäßige Belastung des Kreislaufs wiederum könnte sehr nachteilig wirken.

Flüssigkeitsverarmung der Gewebe, Esiccatio durch Erbrechen oder durch gehäufte Durchfälle können nur durch intravenöse oder subcutane Kochsalzinfusionen ausgeglichen werden.

Alle somnolenten Patienten müssen gefüttert werden. Bei Benommenheit sind meist schon die Zentren für Kreislauf und Atmung in Mitleidenschaft gezogen.

Zum Schluß glauben wir, daß es nicht überflüssig ist, noch einmal darauf hinzuweisen, wie nötig es ist, auch in der Rekonvaleszenz immer und immer wieder die Patienten aufzufordern, die geringsten Schmerzen, die sich einstellen, anzugeben. Es ist dann unsere Pflicht nach aufkeimenden Infektionsherden zu suchen, bei denen die Keimablagerung womöglich lange Zeit vorher schon stattgefunden hat.

Ob wir einer septischen Erkrankung Herr werden, hängt oft davon ab, ob wir nicht zurückgebliebene Eiterherde übersehen. Bei einem erschöpften Organismus kommen sie nicht immer durch Temperatursteigerung oder durch eine Leukocytose zum Ausdruck.

Literatur.

ABRAHAM, CHAINE u. Mitarb.: Lancet **1941**. — ACHARD: Arch. de Med. experim., I. ser. **7** 25 (1895). — ADLER, Über septischen Ikterus usw. Kongreßzbl. inn. Med. **1925**. — ADRIAN: Die Appendicitis als Folge einer Allgemeinerkrankung. Mitt. Grenzgeb. Med. u. Chir. **7** (1901). — AIGNER: Wien. med. Wschr. **1942**, 6. — ALBERTINI, v.: Schweiz. med. Wschr. **1947**, 670. — ALBERTINI, v., u. GRUMBACH: Erg. Path. **33**, 314 (1937). — ALSLEV: Über die Zunahme der subakuten bakteriologischen Endokarditis. Dtsch. med. Wschr. **1948**, Nr 17—20, 208. — ANDERS: Über die Pathogenese der postanginösen Sepsis. Z. Hals- usw. Heilk. **1929**, 408. — ANDREWS: Brit. med. J. **1940**, 5. — ANSELMINO: Dtsch. med. Wschr. **1947**, 63. — ASCHOFF: Handbuch der ärztlichen Erfahrungen im Weltkrieg 1919, Bd. 8. — Thrombose und Embolie. Naturforscherversammlung Karlsruhe 1911. — Kongreß Wiesbaden 1932 (Referat). — ASSMANN u. MOORMANN: Dtsch. med. Wschr. **1948**, 461. — AXENFELD: Über die eitrige metastatische Ophthalmie. Arch. Augenheilk. **40** IV (1894).

BAADER: Tödliche Gigasinfektion usw. LANGGER-Festschrift, S. 290. Zürich 1934. — BALDERMANN: Die subakute bakterielle Endokarditis. Ärztl. Wschr. **1950**, 48. — BANG: Ann. Méd. **49**, Nr 6 (1948). — BAUMGARTEN, v.: Die Allgemeininfektion bei chirurgischen Infektionskrankheiten. Dtsch. Z. Chir. **72** (1904). — BAUMGARTEN, v., u. MAU: Das Eindringen von Bakterien in die Blutbahn als eine Ursache des Urethralfiebers. Münch. med. Wschr. **1902**, Nr 13. — BECK: Ärztl. Wschr. **1948**, 695. — BECKER: Med. Klin. **1941**, 1282. —

Benthin: Ther. Gegenw. **1942**, 19. — Bergmann: Das putride Gift und die putride Intoxikation. Dorpat 1868. — Bernhard: Dtsch. med. Wschr. **1947**, 66. — Bezançon-Gastinel: In Précis de Pathologie Méd., Bd. I. 1947. — Bettmann: Ann. internat. Méd. physique et Physiobiol. **1944**, 21. — Bickel: Schweiz. med. Wschr. **1943**, 580. — Praxis **1950**, 235. — Bieling: Die Bedeutung allergischer Vorgänge für die Abwandlung des Verlaufs von Infektionskrankheiten und für die Entstehung chronischer Erkrankungen. Zbl. inn. Med. **1935**, Nr 22. — Herdinfektion und Immunität. Verh. dtsch. Ges. inn. Med. **1938**, 438. — Die Bakteriologie und Serologie der Gasödemerkrankungen. Dtsch. Mil.arzt **1940**, 50. — Bieling u. Oellrichs: Z. Hyg. **128**, Nr 1/2 (1948). — Biermann u. Baehr: J. Amer. med. Assoc. **1941**, 292. — Bigger: Brit. med. J. **1947**, 599. — Bingold: Die Bedeutung anaerober Bakterien als Infektionserreger septisch-interner Erkrankungen. Virchows Arch. **234**, (1921). — Das klinische Bild der Puerperalinfektion durch Bac. phlegm. emphysematosae. Beitr. Klin. Inf.krkh. **3**, H. 1/2 (1914). — Gasbacillensepsis. Dtsch. med. Wschr. **1915**, Nr 7. — Die verschiedenen Formen der Gasbacilleninfektionen. Beitr. Klin. Inf.-krkh. **4**, H. 4 (1916). — Kritisches über Gasbacilleninfektionen. Beitr. Klin. Inf.krkh. **6**, H. 3/4 (1917). — Putride embolische Lungeninfektionen. Virchows Arch. **232** (1920). — Über septischen Ikterus. Z. klin. Med. **92** (1920). — Der intravitale Nachweis von Krankheitserregern im Blut und seine Bedeutung für die klinische Medizin. Med. Klin. **1921**, Nr 28. — Die Kreislaufschwäche bei akuten Infektionskrankheiten und ihre Therapie. Ther. Mh. **1921**, H. 20. — Die Bedeutung anaerober Bakterien als Infektionserreger septischer interner Erkrankungen. Virchows Arch. **234** (1921). — Über Blutfarbstoffabbau und Ikterus sowie über die diagnostische Bedeutung des „Hämatins" im strömenden Blute. Kongr.ber. der Dtsch. Ges. für inn. Med. 1922. — Z. klin. Med. **97** (1922). — Der Nachweis des Bac. phlegm. emphysem. (E. Fraenkel) im strömenden Blute bei den verschiedenen Formen der Gasbacilleninfektionen. Virchows Arch. **246** (1923). — Oxydative Entfärbbarkeit des Hämoglobins nach bakterieller Zerstörung des Blutfarbstoffschutzkörpers. Klin. Wschr. **1928**. — Über oxydative Blutzerstörung und Blutfarbstoffschutz. Münch. med. Wschr. **1928**, Nr 32, 1373. — Über oxydierende Fähigkeiten lebender Bakterienzellen. Zbl. Bakter. **1928**. — Thrombophlebitis im Pfortadergebiet. Münch. med. Wschr. **1929**, Nr 50. — Zur Frage der Züchtung von Bakterien aus dem Blut. Zbl. Bakter. **1929**. — Blutfarbstoff vernichtende Bakterien. Zbl. Bakter. I Orig. **119** (1930). — Hämolyseverlust und Virulenzänderung hämolysierender Streptokokken durch Überimpfung auf Hämatinagar. Zbl. Bakter. I Orig. **119** (1930). — Die Klinik und Ätiologie der infektiösen Pfortadererkrankungen. Med. Welt **1931**, Nr 47/49. — Über eine Endokarditisform durch anaerobe Streptokokken. Dtsch. med. Wschr. **1932**, Nr 12. — Septische Erkrankungen. In Neue Deutsche Klinik, Bd. 9, S. 680. 1932. — Zur Frage der Viridansendokarditis. Münch. med. Wschr. **1932**, Nr 49. — Über chronische septische Infektionen. Münch. med. Wschr. **1932**, Nr 51. — Das klinische Bild von Lungenembolie und Infarkt. Münch. med. Wschr. **1933**, Nr 5. — Med. Welt **1933**. — Sepsis post anginam. Münch. med. Wschr. **1933**, Nr 16. — Besteht die Möglichkeit, schon intravital die Lage des Sepsisherdes festzustellen? Med. Klin. **1933**, Nr 16. — Die klinischen Formen der Gasbacilleninfektion. Dtsch. med. Wschr. **1935**, Nr 43, 44, 45 u. 47. — Das Wesen der Sepsis. In Theorie und Praxis. Hamburg 1936. — Septische Erkrankungen. Berlin-Wien 1937. — Voraussetzungen für eine Therapie bei den septischen Erkrankungen. Med. Klin. **1941**, 785. — Über Krankheitszustände mit wellenförmigem Fieber. Med. Klin. **1942**, Nr 25. — Über das Wesen der Sepsis und ihre Erscheinungsformen. Dtsch. med. Wschr. **1947**, 56. — Zur Differenzierung der septischen Gallengangsinfektionen. Dtsch. Arch. klin. Med. **194**, H. 1/3 (1948). — Kritisches zur Sepsistherapie. Dtsch. med. Wschr. **1949**, 1056. — Über die Pylephlebitis septica. Ärztl. Wschr. **1950**, 473. — Die Rolle der Lungen bei den septischen Erkrankungen. Dtsch. Arch. klin. Med. **188**, H. 4. — Aphorismen zur Endocarditis lenta. Münch. med. Wschr. **1950**, Nr 11/12, 13/14. — Bittorf: Dtsch. med. Wschr. **1926 I**, 33. — le Blanc: Brauers Beitr. **70**, H. 3. — Die Verwendung 10%iger Peptonbouillon als Nährboden für aerobe und anaerobe Bakterien. Med. Klin. **1921**. — Bliss and Chandler: Aureomycin-Untersuchungen in vitro. Proc. Soc. exper. Biol. a. Med. **1948**, 467. — Blohmke: Tonsillogene Sepsis und Fokalinfektion. Ärztl. Wschr. **1950**, Nr 1/2. — Bloomfield and Halpern: Penicillin Treatment of Subacuta Bact. Endocarditis. J. Amer. med. Assoc. **1945**, 129, 1135. Ref. Ärztl. Wschr. **1946**, Nr 1/2, 37. — Bloomfield, Kirby and Armstrong: Penicillinversager. Surg. etc. **80**, Nr 3 (1944). — Boden u. Loogen: Zur Therapie der Endocarditis lenta. Dtsch. med. Wschr. **1950**, 422. — Bogendörfer: Über den Einfluß des Zentralnervensystems auf Immunitätsvorgänge. Arch. exper. Path. u. Pharmakol. **124** (1927). — Boger, Kay, Cisman, Yeoman: Amer. J. med. Sci. **1947**, 493. Ref. Excerpta med., Sekt. 6 **1948**. — Bondy: Über saprisches und septisches Wochenbettfieber nebst kritischen Bemerkungen zu dem Frommschen Verfahren zur Differenzierung der saprophytären und pathogenen Streptokokken. Zbl. Gynäk. **1911**, H. 8. — Über septische Allgemeininfektion und ihre Behandlung. Erg. Chir. **7** (1913). — Bonhoeffer: Die symptomatischen Psychosen im Gefolge akuter Infektionen. Leipzig 1910. — Bordmann and Tayler: Brist. med.-chir. J.

1929, 46. — BOSSI u. CARINI: Klinische Beobachtungen über Penicillin und Streptomycin in kleinen Dosen intrakutan bei septischen Prozessen und Lungentuberkulose. Athena 1950, 93. — BOYD: Text-Book of Pathology. Philadelphia 1947. — BRAINARD and LENNETTE: Klinische Prüfung von Aureomycin. J. clin. Invest. 1949, 922. — BRAMWELL: Subakute bakterielle Endokarditis. Lancet 1948, 481. — BRAUN: Wirkung der Sulfonamide per os auf den Magen. Arch. f. Dermat. 1942, 414. — BRISKIER: Endocartitis lenta Penicillinbehandlung. Presse méd. 1945, 177, 560. — BRISKIER et DE GENNES: Endocarditis lenta. Penicillindosierung. Presse méd. 1945, 190. — BRÜTT: Arch. Gynäk. 1922, 116. — Die Erkennung und Behandlung der verschiedenen Formen puerperaler Gasbacilleninfektionen. Klin. Wschr. 1927, 1510. — Virchows Arch. 246, 33. — BRUGSCH, KANTHER u. RÖSSLE: Endocarditis lenta. Penicillinbehandlung. Ges. für klin. Med., Berlin 1948. — BUCARA: Infektion der Genitalorgane. In Handbuch der Gynäkologie, Bd. I, 1907; Bd. IV, 1910. — BUCHALY: Cholangitis lenta. Vortrag in Erlangen. Ref. Münch. med. Wschr. 1933. — BUCKLAND: Penicillin. Dtsch. med. Wschr. 1946, 121. — BUDAY: Endemisch auftretende Leberabszesse bei Verwundeten, verursacht durch einen anaeroben Bacillus. Zbl. Bakter. 77 (1916). — BÜHLER: Zur Penicillinbehandlung septischer Erkrankungen. Ärztl. Wschr. 1948, 344. — BÜSCHER: Osteomyelitis des Kindesalters und Penicillin. Med. Welt 1951, Nr 4. — BUMM: Über puerperale Wundinfektion. Zbl. Bakter. 2, 343 (1887). — Über die Aufgaben weiterer Forschungen auf dem Gebiete puerperaler Wundinfektion. Arch. Gynäk. 34, 353 (1890). — Zur Kenntnis der Eintagsfieber. Zbl. Gynäk. 1897, Nr 45. — BURCKHARDT: Die endogene Puerperalinfektion und Infektion mit Pneumokokken. Beitr. Geburtsh. 5 (1912). — BURKE, ROSS, WALSH, MC LENDON: Erfolgreiche Behandlung subakuter bakterieller Endocarditis mit oral verabfolgtem Penicillin. Med. Ann. Distr. Columbia 1946, 22. — BUSCHKE: Dtsch. Z. Chir. 38 (1894). — BUZELLO: Über die Erkennung und Behandlung der Sepsis. Dtsch. med. Wschr. 1932, 933.

CANON: Die Bakteriologie des Blutes bei Infektionskrankheiten. Jena: Gustav Fischer 1905. (Literatur über Sepsisabhandlungen bis 1905.) — CATALDO: Bericht über einen geheilten Fall von akuter bakterieller Endocarditis. Ann. int. Med. 24, 479 (1946). Ref. Klin. Wschr. 1947, Nr 33/34, 539. — CHIARI: Wien. klin. Wschr. 1948, 569. — CHRISTENSEN: Sulfonamide bei Streptokokkeninfektionen. Kongreßzbl. inn. Med. 1940, 624. — CHRISTIE: Endocarditis lenta. Behandlung mit Sulfonamiden und Hyperthermie. J. Amer. med. Assoc. 1941, 1357. — Penicillin bei subakuter bakterieller Endokarditis. Lancet 1946 I, No 6394, 369. Ref. Dtsch. med. Wschr. 1946, Nr 13/14. — Brit. med. J. 1946, 381. Ref. Klin. Wschr. 1947, 539. — Brit. med. J. 1948, No 4539. Ref. Dtsch. med. Wschr. 1948, Nr 9—12. — Penicillinempfindlichkeit von Streptokokken. Med. J. Austral. 1946, 1. — Penicillin bei Endocarditis lenta. Brit. med. J. 1948, 1; 1949, 950. — J. Amer. med. Assoc. 1948, 910. — CIBELLI, MIGLIONINI, GAGGINO e CANELLO: Fol cardiologica 1947, H. 5/6. Ref. Excerpta med., Sekt. 6, 1948. — CLARK, BRYNER and RAUTZ: Subakute bakterielle Endokarditis mit penicillinresistenten nichthämolytischen Streptokokken. Amer. J. med. Sci. 1948, 671. — CLARKE: A case of general infection by the Influenca Bac. Lancet 1912. — CLAUS: Zbl. Hals- usw. Heilk. 13, 790 (1929). — Über 100 Fälle von Septikopyämie nach Angina. Med. Klin. 1931, Nr 35. — Mschr. Ohrenheilk. 1930, 64. — Indikation und Erfolge der Venenunterbindung bei Sepsis nach Angina. Ther. Gegenw. 1931. — Sepsis nach Angina. Z. Laryng. usw. 23, H. 1/2. — COLEBROOK and HARE: The Anaerobic Streptococci associated with Puerperal Fever. J. Obstetr. 40, No 4. — COLLINS u. a.: Aureomycin. Ann. int. Med. 1948, 1077. — COLLINS, SEELER and FINLAND: Plasmapenicillinspiegel nach oraler Penicillingabe mit und ohne orales Caronamid. Amer. J. med. Sci. 1948, 248. — COLP: Zbl. ges. Chir. 1927, 37. — COSTE, GAUCHER u. GOURY-LAFFORT: Sulfonamide bei Staphylokokkensepsis. Zbl. Hautkrkh. 1943, 443.

D'ABREU: Heilung einer Pylephlebitis. Proc. roy. Soc. Med. 34, 309. — DAVIS and HERRING: Report of 18 Consecutive cases of S. b. e. J. med. Assoc. 138, 10 (1948). — DEBRÉ, LAMY, BONNET u. BROCA: La médullo-culture. Bull. Soc. méd. Hôp. Paris 13, Nr 33, XII, 35. DEICHER: Ätiologische Studien über den Scharlach. Jb. Kinderheilk. 112 (1926). — DENNIG: Endocarditis lenta. Erfolge der Sulfonamide. Med. Welt 1942, 1211. — Der heutige Stand der praktischen Sulfonamidanwendung. Dtsch. med. Wschr. 1948, Nr 9—12, 131. — DICK: Résumé of the literature on scarlet fever. Amer. J. Dis. Childr. 28, 484 (1924). — DIECKMANN: Über einen Fall von Friedländersepsis mit septischen Metastasen und seine erfolgreiche Behandlung mit Streptomycin. Dtsch. med. Wschr. 1949, 1024. — DIETRICH: Die Reaktionsfähigkeit des Körpers bei septischen Erkrankungen usw. Kongreßzbl. inn. Med. 1925. — Versuche über Herzklappenentzündung. Z. exper. Med. 1926, 50. — Endokarditis und Allgemeininfektion. Münch. med. Wschr. 1928, 1328. — DIEULAFOY: Le foie appendiculaire. Abcès du foie consécutifs à l'appendicite. Clin. méd. l'Hôtel Dieu 1897, 167. — DOLD: Zbl. Bakter. I Orig. 127, 374 (1933). — DOMAGK: Chemotherapie der Streptokokkeninfektionen. Klin. Wschr. 1936, Nr 44. — Chemotherapie der puerperalen Infektion. Zbl. Chir. 1942, 201. — Der derzeitige Stand der Chemotherapie bakterieller Infektionen mit den Sulfonamiden. Dtsch. med. Wschr. 1947, 6. — Pathologische Anatomie und Chemotherapie der Infektionskrankheiten. Stuttgart: Georg Thieme 1947. — DOMAGK u. HEGLER: Chemotherapie bakterieller Infektionen. Leipzig: S. Hirzel 1944. — DONATH u. SACHSEL: Die septischen Erkrankungen in der Medizin. Wien 1929. — DONZELOT, DURUPT u. a.: Heilungen von Staphylokokkensepsis durch Penicillin. Presse méd. **1945**, 85. — DONZELOT, KAUFMANN u. ESCALLE: Die Behandlung der subakuten sekundären Endokarditis mit Penicillin. Arch. Mal. Coeur **1947**, 1, 40. — Penicillin bei Endocarditis lenta. Presse méd. **1948**, 307. — DORET et SAEGESSER: Rev. méd. suisse rom. **67**, 7 (1947). Ref. Excerpta med., Sekt. 6, **1948**. — DURAND et SÉDAILLAN: Sur la classification des streptocoques hémolytiques. C. r. Soc. Biol. Paris **92**, 157 (1925).

EBBECKE: Schüttelfrost in Kälte, Fieber und Affektionen. Klin. Wschr. **1948**, 609. — EHLERS: C. r. Soc. biol. Paris **1890**. — EHRICH: Pathology. Philadelphia 1947. — EICKHOFF: Mitt. Grenzgeb. Med. u. Chir. **35** (1950). — ENTEGARD u. PORTERFIELD: Bakteriämie im Anschluß an Zahnextraktion. Lancet **1949 II**, No 6579. — EPPINGER: Ikterus. Erg. inn. Med. **1** (1908). — Die hepato-lienalen Erkrankungen. Berlin 1920. — EPPINGER, KUNZ u. POPPER: Klin. Wschr. **1934**. — ERBSLÖH u. GRÜN: Galtstreptokokken der serologischen Gruppe B nach Lancefield als Erreger der Endocarditis lenta. Dtsch. med. Rdsch. **1949**, 506. — EVANS, FULLER u. WALKER: Neue wirksame Mittel in der Chemotherapie des experimentellen Gasbrandes. Chem. Zbl. **1945 I**, 318.

FALTA: Sepsis bei okkulter Zahnwurzelhautentzündung. Wien. klin. Wschr. **1919**, Nr 6. — FELLINGER u. WEISSEL: Erfahrungen und Erwägungen zur Klinik und Therapie der subakuten bakteriellen Endokarditis. Wien. Z. inn. Med. **1950**, 161. — FELSENTHAL: Über Staphylokokkensepsis. Mitt. Grenzgeb. Med. u. Chir. **42** (1930). — FRAENKEL: Über Gasphlegmonen. Leipzig 1893. — Über Knochenmark und Infektionskrankheiten. Münch. med. Wschr. **1902**, Nr 14. — Über Erkrankungen des roten Knochenmarks, besonders der Wirbel bei Abdominaltyphus. Mitt. Grenzgeb. Med. u. Chir. **11** (1902). — Über Erkrankungen des roten Knochenmarks, besonders der Wirbel usw. Mitt. Grenzgeb. Med. u. Chir. **9**, H. 1 (1903). — Über Erkrankungen des roten Knochenmarks, besonders der Wirbel und Rippen bei akuten Infektionskrankheiten. Mitt. Grenzgeb. Med. u. Chir. **12** (1903). — Dtsch. med. Wschr. **1919**, Nr 19. — Über die Wirkung des sog. Gasbacillus auf den weiblichen Genitalapparat. Klin.-ther. Wschr. **1913**, Nr 16. — Über das Verhalten des Gehirns bei akuten Infektionskrankheiten. — Über metastatische Dermatosen bei akuten bakteriellen Allgemeinerkrankungen. Z. Hyg. **76** (1914). — Wundinfektionen durch pathogene Anaerobier. Jb. Hamburger Staatskrankenanst., Beih. 1918. — Die blutschädigende Wirkung des E.-F.-Gasbacillus. Mitt. Grenzgeb. Med. u. Chir. **1919**, Nr 12. — Über Allgemeininfektion durch Bac. pyocyaneus. Virchows Arch. **183** (1906). — FRAENKEL u. HARTWIG: Über das Verhalten der Hoden in bakterieller und histologischer Beziehung bei akuten Infektionskrankheiten. Virchows Arch. **242** (1923). — FRAENTZEL: Einige Bemerkungen über das Auftreten der Endokarditis. Dtsch. mil.-ärztl. Z. **1888**, Nr 7. — Vorlesungen über die Krankheiten des Herzens. Berlin 1891. — FRANK: Influenzabacillen-Endokarditis usw. Münch. med. Wschr. **1931**, Nr 36. — FRANKE: Verh. Ges. f. Inn. Med., 57. Kongr. Wiesbaden 1951. — FRANQUÉ: Bakteriologische Untersuchungen bei normalem und fieberhaftem Wochenbett. Z. Geburtsh. **25**, 277 (1893). — FRANZ: Lehrbuch der Kriegschirurgie. 1936. — FREUND u. BERGER: Über Befunde von Streptokokken im Blut. Dtsch. med. Wschr. **1924**, 625. — FRIEDEMANN u. DEICHER: Dtsch. med. Wschr. **1926**, Nr 18. — FROMME: Klinische und bakteriologische Studien zum Puerperalfieber. Arch. Gynäk. **1908**, 85.

GANS: Histologie der Hautkrankheiten. 1925. — GARNIER et DELAMARE: Dictionnaire des Termes Techniques de Médicine 1941. — GASTINEL et REILLY: Séméiologie générale de l'état septicémique. Rapport XIX. Congr. de Méd., Paris 1927. — Traité de Médicine, Bd. I. 1948. — GERMER: Endocarditis lenta. Pathogenese und Beziehung zwischen Verlaufsform, Erregerart und Ausheilungsmöglichkeit. Erg. inn. Med. **1951**. — GHON-SACHS: Beiträge zur Kenntnis der anaeroben Bakterien der Menschen. Zbl. Bakter. **38** (1905). — GINS: Fokale Infektion. Dtsch. med. Wschr. **1935**. — GRAEFF: Die Lehre der Herdinfektion vom Standpunkt des pathologischen Anatomen aus. Zahnärztl. Rdsch. **1930**. — Fokale Infektion. Wien. klin. Wschr. **1942**, 761. — GRIFFITH: Types of hemolytic streptococci in relation to scarlet fever. J. of Hyg. **25**, 385 (1926); **26**, 363 (1927); **34**, 542 (1935). — GROS, H.: Die Staphylokokkeninfektionen. In GUNDEL, Ansteckende Krankheiten. Leipzig: Georg Thieme 1950. — GRUMBACH: Zbl. Bakter. I Orig. **127**, 351 (1933); **135**, 246 (1935). — Erg. Hyg. **15**, 442 (1934). — Herdinfektion. Klin. Wschr. **1933**, No 11, S. 410. Weitere Literatur s. dort. — Schweiz. med. Wschr. **1935**, 303; **1944**, 402; **1945**, 423. — GUNDEL: Zbl. Bakter. I Orig. **99**, 469 (1926); **109**, 384 (1928); **115**, 44 (1930). — Arch. klin. Med. **168**, 129 (1930). — Die ansteckenden Erkrankungen. Stuttgart 1950. — Die Typenlehre in der Mikrobiologie. 1934.

HABERLAND: Anaerobe Wundinfektionen. 1921. — HALLMANN: Bakteriologie und Serologie. Stuttgart 1950. — HAMM: Die puerperale Wundinfektion. Berlin 1912. — HARE: J. of Path. **41**, 499 (1935). — HARTWICH: Bakteriologische und histologische Untersuchungen am Fettmark der Röhrenknochen (Oberschenkel) bei einigen akuten Infektionskrankheiten. Virchows Arch. **233** (1921). — HAYMANN: Die Verwicklungen bei der akuten Tonsillitis.

Münch. med. Wschr. **1933**, 108. — HEILMEYER: Siehe WALTER, REIMOLD u. HEILMEYER, Dtsch. med. Wschr. **1942/43**. — HEINLEIN: Sepsis und Fokalinfektion. Ärztl. Wschr. **1946/47**, Nr 6, 801. — HEGLER: Meningokokkeninfektionen. In GUNDEL, Die ansteckenden Krankheiten. 1935. — HERFF, v.: Puerperalfieber. In WINKELS Handbuch der Geburtshilfe. 1903. — HERRLEIN: Diss. Erlangen 1933. — HEUBNER: Langdauernde Fieberzustände unklaren Ursprungs. Arch. klin. Med. **46** (1899). — HEYNEMANN: Hämolytische Streptokokken beim Puerperalfieber. Arch. Gynäk. **1909**, 8, 86. — Der E. Fraenkelsche Gasbacillus in seiner Bedeutung für die puerperale Infektion. Z. Geburtsh. **1911**, 68. — Zbl. Gynäk. **1947**, H. 12 a. HILGERMANN: Chemotherapie und Prophylaxe der Streptokokkeninfektion mittels gallensaurer Alkalien. Zbl. Gynäk. **1936**, H. 39. — HÖRING: Klin. Wschr. **1932**, 793. — Z. klin. Med. **123**, 258 (1933). — Erg. inn. Med. **48**, 364 (1935). — Münch. med. Wschr. **1935**, 213. — Lokalinfektion und Sepsis. Klin. u. Prax. **1946**, 86. — Klinische Infektionslehre. Berlin 1948. — Die Grundlagen der Immunität in neuzeitlicher Betrachtung. Ärztl. Forschg **1948**, H. 1/2. — HOEVELMANN: Das Wochenbettfieber, die besondere Behandlung im akuten Stadium. Münch. med. Wschr. **1937**, Nr 3. — HOFF: Unspezifische Therapie. Berlin 1930.

JACOB: Über Allgemeininfektionen durch Bact. coli commune. Dtsch. Arch. klin. Med. **1909**, 97, 301. — JEANNIN: Etiologie et pathogénie des infections puerpérales putrides. Thèse de Paris 1902. — JOCHMANN-HEGLER: Lehrbuch der Infektionskrankheiten. 1924. — JEGOROW: Beitrag zur Theorie der Endokarditis. Z. klin. Med. **103** (1926). — ISRAEL: Über die diagnostische Bedeutung der bakteriologischen Knochenmarksuntersuchung der Leiche. Inaug.-Diss. Hamburg. — JÜRGENSEN, v.: Die Sepsis. In Neue Deutsche Klinik 1903. — JUNGHANNS: Dtsch. med. Wschr. **1933**, Nr 224.

KÄMMERER: Über schleichende und larvierte septische Infektionen. Münch. med. Wschr. **1929**, Nr 36, 1500. — KAISERLING: Verh. des Vereins für wissenschaftliche Heilkunde. Königsberg 1925. — KISSLING: Anaerobier als Erreger innerer Krankheiten. Z. ärztl. Fortbildg **1936**, H. 12. — Über postanginöse Sepsis. Münch. med. Wschr. **1929**, Nr 28. — Verh. Ges. für Innere Med., **41**. Kongr. Wiesbaden 1929. — KLEINSCHMIDT: Studien über die Anaerobier des Säuglingsdarmes. Jb. Kinderheilk. **110** (1925). — KLOSE: Bakterielle und serologische Untersuchungen mit dem E.-F.-Bacillus. Z. Hyg. **82** (1916). — Münch. med. Wschr. **1917**, Nr 9. — KLINGE: Erg. allg. Path. **27** (1933). — KNORR: Ein Brutschrank für Anaerobier (Anaerostat). Zbl. Bakter. **117** (1930). — KOCH: Neuere Ergebnisse auf dem Gebiete der Streptokokken- und Staphylokokkenerkrankungen. In LUBARSCH-OSTERTAGS Ergebnissen. 1909. — KOCHER-TAVEL: Vorlesungen über chirurgische Infektionskrankheiten. Basel u. Leipzig 1895. — KÖSTER: Die embolische Endokarditis. Virchows Arch. **72** (1878). — KRAMER and ROBINSON: Surg. etc. **42** (1926). — KÜSTER: Normale Bakterienflora in Mund, Nasenhöhle und Vagina bei Mensch und Tier. In KOLLE-KRAUS-UHLENHUTHS Handbuch der pathogenen Mikroorganismen, Bd. 6/1. 1929.

LANCEFIELD: J. of exper. Med. **57**, 571 (1933). — LAPORTE et BROCARD: La réaction de floculation du sérum en présence d'un extrait alcoolique microbien dans les infections à B. funduliformis. C. r. Soc. Biol. Paris **121**, 4 (1939). — LAUCHE: Klin. Wschr. **1932**, 92. — LAUROS: Zur Behandlung der puerperalen Streptokokkeninfektion. Z. ärztl. Fortbildg **1927**, 20. — Die Bedeutung des RES für das Streptokokkensepsisproblem. Klin. Wschr. **1928**, Nr 21. — DE LAVERGNE: Encyclopédie méd. chir. **1939**. — LEBER: Die Krankheiten der Netzhaut. In GRAEFE-SÄMISCH, Handbuch der gesamten Augenheilkunde 1910. — LEHMANN: Virchows Arch. **1923**, 246. — Klinische Erfahrungen bei puerperalen Gasbacilleninfektionen. Münch. med. Wschr. **1926**, 1606, 1659. — Klinische und bakteriologische Erfahrungen bei Endocarditis lenta. Klin. Wschr. **1926**, Nr 31. — Die Bedeutung anaerober Streptokokken für die Ätiologie der akuten septischen Endokarditis. Münch. med. Wschr. **1926**, 233. — Die Grenzen klinischer Auswertung von Virulenzprüfungen bei puerperalen Erkrankungen. Münch. med. Wschr. **1925**, 417. — Bakteriologie der Klinik der Streptokokkenerkrankungen. Erg. Hyg. **11** (1930). — Streptokokkenerkrankungen. Erg. Hyg. **1930**. — Erg. inn. Med. **40** (1931). — LEHMANN u. BRÜTT: Klin. Wschr. **1927**, Nr 32. — LEHMANN u. FRAENKEL: Weitere Erfahrungen bei der puerperalen Gasbacilleninfektion. Arch. Gynäk. **122**, 692. — LEMIERRE: Les septico-pyohémies à Bac. funduliformis-Acquisitions nouvelles. Ann. Méd. **48**, Nr 2 (1947). — In Traité de Médicine, Bd. I. 1948. — Sur un cas de septicémie à staphylocoques anaérobies. Bull. méd. **1948**, Nr 30, 441. — LEMIERRE, GRUMBACH et REILLY: Sur l'indentité du »Bac. funduliformis et du Fusobacterium nucleatum« agents de septicopyohémies postangineuses. Bull. Acad. Méd. Paris **115**, 945 (1936). — LEMIERRE et REILLY: Les Bactériémies à Bac. Ramosus. Presse méd. **1938**, Nr 21. — Rôle des microbes anaérobies dans l'étiologie des septico-pyohémies consécutives aux appendicites. Presse méd. **105**, Nr 9 (1945). — LEMIERRE, REILLY et DAUM: Sépticémie à Bac. fragilis. Bull. Soc. méd. Hôp. Paris **1938**, Nr 10. — LEMIERRE, REILLY et LAPORTE: Les septico-pyohémies à Bac. funduliformis. Ann. Méd. **44**, Nr 3 (1938). — LEMIERRE, REILLY u. DE FONT REAUX: Zbl. Bakter. II Ref. **118**, 12 (1935). — LEMIERRE et TERNOIS: Septicémie à Bac. serpens. Bull. Acad. Méd. Paris **123**, 552 (1940). — LENHARTZ: Die septischen Erkrankungen. Nothnagels

Arch. Wien **1903**. — LENHARTZ jr.: Nieren und Allgemeininfektion (Sepsis) durch Bac. proteus. Virchows Arch. **1923**. — LESCHKE: Sepsis. In KRAUS-BRUGSCH, Spezielle Pathologie und Therapie, Bd. 2. — Endokarditis. In KRAUS-BRUGSCH. 1923. — Pathologie und Therapie der Sepsis. Verh. des Vereins für wissenschaftliche Heilkunde, Königsberg 1. Febr. 1926. KAISERLING, SELTER, KIRSCHNER, BIRCH-HIRSCHFELD, STENGER, COHN, SCHOLTZ, STOELTZNER. — LEUBE: Zur Diagnose der spontanen Septikopyämie. Dtsch. Arch. klin. Med. **1878**. — LEVY: Zbl. Bakter. I Orig. **135**, 391 (1935). — LEVADITI: Mode d'action des médicaments sulfurés dans les infections provoquées par le streptocoque, le pneumocoque, le méningocoque et le gonocoque. Paris méd. **1938**, 189. — LEXER: Die pyogene Allgemeininfektion und ihre Behandlung. 1935. — Lehrbuch der allgemeinen Chirurgie. 1921. — LEYDEN, v.: Über intermittierendes Fieber bei Endokarditis. Z. klin. Med. **4**, 321. — LIBMANN: A further Report on recovery and recurrence in subacute Bacterial Endocarditis. Trans. Assoc. Amer. Physicians **58**, 44 (1933). — LIEBERMEISTER: Sepsis. In Handbuch der inneren Medizin, 3. Aufl. 1934. — Bakterielle Befunde bei der Endocarditis lenta. Med. Klin. **1949**, 135. — LINCK: Über Sepsis und Sepsisbegriff. Arch. Ohr- usw. Heilk. **126** (1930); **136**, 210 (1933). — LITTEN: Über septische Erkrankungen. Z. klin. Med. **1881**. — Über die maligne, nichtseptische Form der rheumatischen Endokarditis. Berl. klin. Wschr. **1899**, Nr 28/29. — LÖHLEIN: Über hämorrhagische Nierenaffektionen bei chronischer ulzeröser Endokarditis (embolische nichteitrige Herdnephritis). Med. Klin. **1910**, Nr 10. — Die Beziehungen der Augen zu den inneren Erkrankungen. In KRAUS-BRUGSCH, Bd. 9, Teil 1. — LÖHR: Die Gasödeminfektionen des Menschen. In Die ansteckenden Krankheiten von GUNDEL. 1950. — Über die Bedeutung der anaeroben Bacillen als Infektionserreger in den Bauchorganen, insbesondere der Bauchhöhle beim erwachsenen Menschen. Erg. Hyg. **1929**, 488. — Bruns' Beitr. **1933**, 158. — LÖHR u. RASSFELD: Die Bakteriologie der Wurmfortsatzerkrankung usw. 1931. — LÖWENHARDT: Die Chronioseptikämie. Z. klin. Med. **97** (1923). — Dtsch. med. Wschr. **1923**, Nr 14. — Klin. Wschr. **1923**, 192. — LOREY: Endocarditis lenta. Münch. med. Wschr. **1912**. — LUBARSCH: Handbuch der speziellen Pathologie, Bd. 1, Teil 2. 1927.

MARTENS: Über Pyämie und Sepsis. Dtsch. med. Wschr. **1929**, Nr 44. — MARTIUS: Lehrbuch der Geburtshilfe. Leipzig: Georg Thieme 1948. — MARX: Die otogene Sepsis. Z. Hals- usw. Heilk. **1935**. — MARX, R.: Ref. am bayr. Chirurgenkongreß 1949. — MASSINI: Über Gonokokkensepsis, gonorrhoisches Exanthem, gonorrhoische Phlebitis. Z. klin. Med. **83**, H. 1/2 (1916). Über anaerobe Bakterien. Z. exper. Med. **2**, H. 2. — MCCALLUM: Text-Book of Pathology. Philadelphia u. London 1942. — MITTERMAIER: Über einige Probleme der Fokalinfektion. Med. Welt. **1951**, Nr 4. — MORAWITZ: Über akute eitrige Perimeningitis (Peripachymeningitis), ein charakteristisches Krankheitsbild bei Staphylokokkenerkrankungen. Dtsch. Arch. klin. Med. **1919**, H. 5/6. — MORGENROTH: Über Zustandsänderungen der Streptokokken im Tierkörper. Z. Hyg. **93** (1921). — MATTHES u. WOLF: Ergebnisse der Penicillinbehandlung innerer Erkrankungen, Endocarditis lenta. Med. Klin. **1949**, Nr 16/17. — MÜLLER u. PETERSEN: Über das Verhalten der Skelettmuskulatur im Schüttelfrost. Münch. med. Wschr. **1927**, Nr 29. — Über den Infektionsschutz des Lebergewebes bei experimenteller Sepsis. Z. exper. Med. **66**, H. 3/4. — MÜLLER, E. F.: Leukozytensturz infolge unspezifischer Intrakutanimpfung. (Weiterer Beitrag zum Thema: Die Haut als immunisierendes Organ). Münch. med. Wschr. **1922**, 1506. — Leukozytensturz nach unspezifischer Intrakutanimpfung. Beitrag zur biologischen Bedeutung der Haut. Z. exper. Med. **32**, H. 1/4. — Der Leukocytensturz nach Intrakutaninjektion und bei der WIDALschen Hämoklasenkrise, eine Reflexwirkung des autonomen Systems. Münch. med. Wschr. **1922**, 1753. — Die Bedeutung des autonomen Nervensystems für die Klinik der septischen Erkrankungen. Münch. med. Wschr. **1923**, 37. — Über eine gemeinsame vegetative Steuerung von Haut und Lebergebiet. Münch. med. Wschr. **1926**, Nr 1. — MÜLLER-RIEDER: Über die Einwirkung der Entnervung auf experimentelle Nierenschädigung. Arch. klin. Chir. **173** (Kongr.ber). — MULLER: Les résultats éloignés des traitements antibiotiques des endocardites infectieuses. La Loire méd. **1950**, 1.

NATHAN: Über die Ausbreitung septischer metastatischer Infektionen. Virchows Arch. **1931**, 281. — NAUNYN: Über Cholangitis. Dtsch. med. Wschr. **1911**. — Über Ikterus und seine Beziehungen zu der Cholangitis. Erkrankungen der Gallenwege. 1919. — Über reine Cholangitis. Mitt. Grenzgeb. Med. u. Chir. 1922. — NAUWERK: Gasbrand (malignes Ödem) nach subkutaner Injektion. Münch. med. Wschr. **1918**, Nr 34. — NEUFELD: Über die Veränderlichkeit der Krankheitserreger in ihrer Bedeutung für die Infektion und Immunität. Dtsch. med. Wschr. **1924**. — NISSLE: Die normalen Darmbakterien und ihre Bedeutung für den Organismus. In KOLLE-KRAUS-UHLENHUTHS Handbuch der pathogenen Mikroorganismen, Bd. 6/1. 1929. — NONNENBRUCH u. SPITZ: Über einen Fall von postanginöser Sepsis. Zahnärztl. Rdsch. **1932**, Nr 47. — Neuralpathologie. Ärztl. Wschr. **1947**, Nr 37/38. — NÜRNBERGER: Die Diagnose und Therapie der puerperalen Infektion durch Gasbazillen. Münch. med. Wschr. **1925**, Nr 40.

OELLER: Über die nosologische Stellung der Krankheitsformen des Typhus im Rahmen der septischen Erkrankungen. Allergie und Entzündung. Ein Beitrag zur Pathogenese des

Typhus. Z. klin. Med. **1922**. — ÖLLER: Über die Stellung der Sepsis zur Toxikämie. Klin. Wschr. **1925**, 793. — ORTH: Über die Ätiologie der experimentellen mykotischen Endocarditis. Virchows Arch. **103** (1886).

PÄSSLER: Klinische Grundlagen und Probleme der Herdinfektion. Verh. Kongr. inn. Med. **1930**. — PANKOW: Zbl. Gynäk. **1909**, Nr 5. — PAPPENHEIMER: Cases illustrating the relation of suppurative phlebitis to septicemia. Proc. N.Y. path. Soc. **23**, 98 (1923). — PASTEUR: Sur la fièvre puerpérale. Bull. Acad. Méd. Paris **1879**, 260; **1880**, 9, 435. — PHILIPP: Zur Virulenzfrage der Streptokokken. Klin. Wschr. **1923**, 1925. — PICK: Über Viridansinfekt. Verh. dtsch. Ges. inn. Med. **1924**, 142. — PRECHT: Mundhöhle und septische Erkrankung. Zahnärztl. Rdsch. **1928**, Nr 21. — Fokale Infektion. In Handwörterbuch der gesamten Zahnheilkunde, Bd. 1. — PRÉVOT: Manuel de Classification et de Détermination des Bactères anaérobes. Monographie de l'Institut Pasteur. Paris 1940.

REICHE: Jahrbücher der Hamburger Krankenanstalten, Bd. 15. 1909. — REILLY: ,,Les septicémies anaérobies. In Traitè de Médecine, Bd. I. Paris 1948. — In Acquisitions médicales récentes. 1950. — REILLY-GASTINEL: Traité de Médicine, Bd. I. 1948. — REIMANN: Infectious diseases. Amer. Med. Assoc. **1948**, 468; **1950**, 156. — REYE: Zur Ätiologie der Endocarditis verrucosa. Münch. med. Wschr. **1914**, Nr 51. — Zur Frage der Endocarditis verrucosa. Münch. med. Wschr. **1923**, Nr 14. — RIBBERT: Die Erkrankungen am Endokard. In Handbuch der pathologischen Anatomie, Bd. 2. 1924. — RIEDER: Postanginöse Sepsis usw. Arch. klin. Chir. **168** (1931). — RIFFART: Abortusbehandlung. Med. Klinik **1950**, Nr 4. — RIST: Neue Methoden und neue Ergebnisse im Gebiete der bakteriologischen Untersuchung gangränöser und fötider Eiterungen. Zbl. Bakter. I Orig. **30** (1901). — RÖMER: Über Bakteriämie bei Aborten usw. Beitr. Klin. Inf.krkh. **1**, H. 2. — ROLLY: Zbl. Bakter. I Orig. **61**, 86 (1911). — Entzündung und Sepsis. Münch. med. Wschr. **1923**, Nr 5. — ROMBERG, PÄSSLER, BRUHNS u. MÜLLER: Experimentelle Untersuchungen über Kreislaufstörungen bei akuten Infektionskrankheiten. Dtsch. Arch. klin. Med. **64** (1899). — ROSENBACH: Mikroorganismen der Wundinfektionen. 1884. — ROSENOW: Ausführliche Schrifttumsübersicht bei LEHMANN. Erg. inn. Med. **40**, 626 (1931).

SACHS: Über Streptokokkenhämolyse. Z. Hyg. **63** (1909). — SAVY: Précis de practique médicale. 1936. — Traité de thérapeutique clinique, Bd. I—III. 1948. — SAXL: Sepsis chronica, lenta und lentissima. Wien. med. Wschr. **1928**, 2, 1370. — SCHMIDT, H.: Die Grundlagen der spezifischen Serumtherapie. Dtsch. med. Wschr. **1937**, 9. — Grundlagen spezifischer Therapie und Prophylaxe bakterieller Infektionskrankheiten. Berlin 1940. — SCHMIDT, H., u. W. LANG: Klinisch-bakteriologische Beobachtungen bei der DEMA-Therapie der Endocarditis lenta. Z. inn. Med. **1948**, 139. — SCHMITZ: Beitrag zur Sepsisfrage. Dtsch. Z. Chir. **249**, 493 (1933). — SCHÖN: Herdinfektion und Sepsis. Zbl. inn. Med. **1931**, 1122. — SCHOEN u. FRITZE: Erfahrungen über die Endocarditis lenta und ihre Behandlung mit Penicillin. Dtsch. med. Wschr. **1949**, 1060. — SCHÖNFELD: Die Entwicklung des Penicillins. Dtsch. med. Wschr. **1946**, 283. — SCHOLTEN: Probleme und Ergebnisse der antibakteriellen Chemotherapie. Med. Klin. **1949**, 1461, 1493. — SCHOTTMÜLLER: Über den differentialdiagnostischen Wert der Blutagarmischkultur. Demonstration im ärztl. Verein zu Hamburg am 8. April 1902. Ref. Münch. med. Wschr. **1902**, Nr 25. — SCHOTTMÜLLER: Pachymeningitis interna infectiosa acuta und Meningismus (Meningitis disseminata acuta septica s. infectiosa). Münch. med. Wschr. **1910**, Nr 38. — Zur Pathogenese des septischen Abortes. Münch. med. Wschr. **1910**, Nr 35. — Endocarditis lenta. (Zugleich ein Beitrag zur Artunterscheidung der pathogenen Streptokokken.) Münch. med. Wschr. **1910**, Nr 12/13. — Zur Bedeutung einiger Anaeroben in der Pathologie, insbesondere bei puerperalen Erkrankungen (Streptococcus putridus, Bac. emphysemat., Bac. tetani). Mitt. Grenzgeb. Med. u. Chir. **21**, H. 3 (1910). — Zur Ätiologie des Febris puerperalis und Febris in puerperio (1. Mitt.). Münch. med. Wschr. **1911**, Nr 14. — Das Problem der Sepsis. Festschrift, dem Eppendorfer Krankenhaus zur Feier seines 25jährigen Bestehens gewidmet. Leipzig u. Hamburg 1914. — Wesen und Behandlung der Sepsis. Verh. dtsch. Kongr. inn. Med. **1914**. — Zur Bedeutung der bakteriologischen Blutuntersuchung bei otogener Sepsis. Beitr. Klin. Inf.krkh. **1914**. — Infektion und Fäulnis. Zbl. Gynäk. **1914**, 17. — Beitrag zur Pathologie und Diagnose der Pylephlebitis. Beitr. Klin. Inf.krkh. **1914**. — Über den angeblichen Zusammenhang zwischen Infektion der Zähne und Allgemeinerkrankungen. Dtsch. med. Wschr. **1922**, Nr 6. — Leitfaden für die klinisch-bakteriologischen Kulturmethoden. Berlin 1923. — Die septischen Erkrankungen (mit BINGOLD zusammen). In MOHR-STAEHELINS Handbuch der inneren Medizin, Bd. 1. 1925. Die Staphylokokken- und Streptokokkenerkrankungen in der inneren Medizin. Ref. auf dem Kongr. für inn. Med., Wiesbaden 1925. — Die puerperale Sepsis. Münch. med. Wschr. **1928**, Nr 37/38. — Über das Wesen der Endokarditis. Med. Klin. **1928**, Nr 37. — Die puerperale Sepsis und ihre Behandlung im Lichte der bakteriologischen Forschung. Klin. Wschr. **1930**, Nr 12. — Über Sepsis, ihren bakteriologischen Nachweis und ihre Behandlungsprinzipien. Münch. med. Wschr. **1933**, Nr 34. — SCHULTEN: Über verschiedene Formen der Allgemeininfektion mit Staphylokokken. Münch. med. Wschr. **1929**, 1161. — Zur Prognosestellung bei der puerperalen Sepsis. Dtsch. med. Wschr. **1931**, Nr 13. — Die diagnostische Bedeutung der Sternalpunktion. Leipzig 1937. — Zur Sepsisfrage. Med. Welt **1937**, Nr 19. — Die Prognose der Sepsis. Dtsch. med. Wschr. **1940**, 1399. — SCHULTZ: Puerperalscharlach. Geburtsh. u. Frauenheilk. **1949**, 251. — SCHUMM: Die spektrochemische Analyse natürlicher organischer Farbstoffe. Jena 1927. — SCHWARZ u. DIECKMANN: Puerperal Infection due to anaerobic Streptococci. Amer. J. Obstetr. **1927**, 13. — SCHWENGLER: Ein Beitrag zur Penicillinbehandlung bei Puerperalsepsis. Ärztl. Wschr. **1947**, 1113. — SEELEMANN: Zur Einteilung und Bedeutung der Beta-hämolytischen Streptokokken. Z. Hyg. **1947**, 365. — Erg. Hyg. **24**, 463 (1942). — SEELEMANN u. NOTTBOHM: Zbl. Bakter. I Orig. **146**, 142 (1941). — SEMMELWEISS: Die Ätiologie, der Begriff und die Prophylaxe des Kindbettfiebers. Pest 1864. — Wien. Z. **1847**. — SHERMAN: Bacter. Rev. **1**, 1 (1937). — J. Bacter. **1**, 3 (1937). — SIEGMUND: Zur Pathologie der chronischen Streptokokkensepsis. Münch. med. Wschr. **1925**, 693. — SIGWART: Die Pathologie des Wochenbettes. In HALBAN-SEITZ, Bd. 8, Teil 1. — SINGER u. ADLER: Über Endothelschädigungen bei septischen Erkrankungen. Med. Klin. **1928**, 63. — SITTMANN: Bakteriologische Untersuchungen nebst experimentellen Untersuchungen über die Ausscheidung der Staphylokokken durch die Niere. Dtsch. Arch. klin. Med. **53** (1894). — SLAUCK: Fokalinfektion. Dtsch. med. Rdsch. **1948**, 149. — SPANG u. GABELE: Die Nachkriegsendokarditis und ihre Begutachtung. Dtsch. med. Wschr. **1949**, 1453. — STAEHELIN: Die Allergie und ihre Beziehungen zur Tuberkulose. Helvet. med. Acta **1**, H. 5 (1935). — STÄHLER u. WINKLER: Untersuchungen über den Bakteriengehalt des puerperalen Uterus. Mschr. Geburtsh. **9**, 737 (1899); **11**, 1027 (1900). — STAHL: Über die schleichende Herzentzündung. Erg. inn. Med. **25**, 404 (1924). — STÖCKEL: Lehrbuch der Geburtshilfe. Jena: Gustav Fischer. STORTI et FILIPPI: Etude morphologique et bacteriologique de la moelle ossense dans la fièvre typhoide. Sang **11**, 440 (1937). — SURANYI u. FORRO: Streptokokken im Blut mit besonderer Berücksichtigung der rheumatischen Gelenkentzündungen. Klin. Wschr. **1928**. 453.

TANDLER: Handbuch der Gynäkologie. 1910. — TERBRÜGGE: Infektion und Sepsis. Med. Klin. **1947**, 221. — THALHIMER: Arch. Surg. **8**, No 2 (1924). — THEODOR: Bakteriologische Blutuntersuchungen bei Kürettagen. Beitr. Klin. Inf.krkh. **3**, H. 1/2 (1914). — THIES: Über 2 Hauptformen der Gasinfektion. Bruns' Beitr. **1918**, 109. — TISSIER: Ann. Inst. Pasteur **19**, 109 (1905). — TRAUGOTT: Über die Ätiologie und Prophylaxe der endogenen puerperalen Infektion. Zbl. Gynäk. **1913**, H. 52. — TRUMMERT: Sepsis und Unfallbegutachtung. Med. Mschr. 8, 593 (1950).

UFFENORDE: Beitrag zur otogenen Allgemeininfektion. Z. Hals- usw. Heilk. **1910**. — Die Verwicklungen der akuten Halsentzündung usw. 1925. — Über postangiöse Pyämie. Dtsch. med. Wschr. **1926**, 1635. — UHLENHUTH: Bedeutung der Heil- und Schutzserumbehandlung für die Bekämpfung der Infektionskrankheiten. Med. Wschr. **1934**, 1681. — UMBER: Erkrankungen der Leber und Gallenwege. In MOHR-STAEHELIN. 1918.

VEIL: Der Rheumatismus und die streptomykotische Symbiose. Stuttgart 1936. — VEILLON: C. r. Soc. Biol. Paris **1893**. — VEIT: Der septische Abort und seine Behandlung. Prakt. Erg. Geburtsh. **1914**. — VOLHARD: Nieren und ableitende Harnwege. In Handbuch der inneren Medizin, 2. Aufl. 1933. — VORWERK: Ergebnisse der Penicillin- und Supronalbehandlung bei der Sepsis puerperalis. Dtsch. med. Rdsch. **1950**, 238. — VOSS: Sepsis nach Angina. Berlin 1931. — Arch. Ohr- usw. Heilk. **130**, H. 2.

WACHSMUTH: Die Vermeidung von Mißerfolgen bei der Penicillinbehandlung der akuten hämotogenen Osteomyelitis. Ärztl. Wschr. **1949**, 232. — WAGNER, P.: Über Ätiologie und Symptomatologie der kryptogenetischen Sepsis. Dtsch. Arch. klin. Med. **28** (1881). — WAGNER, W. H.: Die serologische Differenzierung der Streptokokken und ihre Bedeutung für Epidemiologie, Diagnose und Therapie. Klin. u. Prax. **1946**, 198. — Zur Bekämpfung bakterieller Infektionen mit Streptomycin. Med. Klin. **1948**, 309. — WAGNER-JAUREGG, v.: Die Antibiotika außer Penicillin. In Die Pharmazie. 1947. — WAHLBERG: Münch. med. Wschr. **1927**, 2095. — WALDAPFEL: Z. Hals- usw. Heilk. **1929**. — WALTHARD: v. WINKELS Handbuch der Geburtshilfe, Bd. 3. 1907. — Bakteriologische Untersuchungen des weiblichen Genitalsekretes in graviditate und in puerperio. Arch. Gynäk. **38**, 201 (1895). — WARNEKROS, LAUROS u. BECKER: Über ein neues Serum zur Behandlung der puerperalen Sepsis. Münch. med. Wschr. **1926**. — WEBER: Dtsch. med. Wschr. **1926**. — WEINDEL: Klin. Wschr. **1934**, 338. — WEYRICH: Über septische Erkrankungen usw. Mitt. Grenzgeb. Med. u. Chir. **43** (1932). WIENS: Zur Kasuistik der Kolibakteriämie. Münch. med. Wschr. **1909**, 692. — WINTER: Die Mikroorganismen im Genitalkanal der gesunden Frau. Z. Geburtsh. **14** (1888). — WINTERNITZ: Die diagnostische und therapeutische Nutzanwendung der bakteriologischen Untersuchung der Uterushöhle bei Fieber im Wochenbett. Verh. dtsch. Ges. Gynäk. **9**, 591 (1901). WOHLWILL: Pathologisch-anatomische Beiträge zum Problem der Sepsis. Arqu. Pat. **2** (1935). — WORMS: Les septicémies d'origine utérine. Sem. des Hôp. Paris, **27**, 3040 (1951). — WORMS u. VERNANT: Bull. Soc. méd. Hôp. Paris **1948**, 64. Ref. Excerpta med. Sekt. 6, **1948**.

ZANGE: Z. Hals- usw. Heilk. **1927**. — ZANGEMEISTER: Die Hämolyse der Streptokokken. Dtsch. med. Wschr. **1909**, 427. — ZEISSLER: Anaerobe Bacillen als Krankheitserreger bei Menschen und Tieren. Dtsch. tierärztl. Wschr. **1949**, Nr 13. — ZEISSLER u. RASSFELD: Die anaerobe Sporenflora der europäischen Kriegsschauplätze. 1917. — Veröffentlichung der Kriegs- und Konstitutionspathologie. 1928. — Der Bacillus Gigas. Arch. Tierheilk. **59** (1929).

Erysipel.

Von

K. Bingold.

Mit 10 Abbildungen.

Das Erysipel ist von altersher als eine übertragbare Krankheit aufgefaßt worden, die sichtbar und fühlbar diejenigen Bedingungen erfüllt, die man als Rubor, Dolor, Tumor, Calor schon in der Frühzeit der Medizin an einen Entzündungsvorgang stellte.

In pathogenetischer Beziehung wurden exakte wissenschaftliche Studien erst im 19. Jahrhundert aufgenommen. So finden wir in *histologischen* Untersuchungen bei VULPIAN, einem Vorläufer von UNNA, 1868 die Kongestion, die seröse Exsudation und die diffuse Infiltration der Haut (zum Teil mit leukocytären Elementen) aufgezeichnet. Kurze Zeit später finden wir von VOLKMANN und STEUDENER gleichartige Beobachtungen; weiter muß auf die etwas späteren Arbeiten von J. RENAUD (1874), von CORNIL und RANVIER (1876) hingewiesen werden.

Um die Jahrhundertwende hat LENHARTZ in seiner Monographie den Krankheitsbegriff des Erysipels in strafferer Form als einer akut einsetzenden Infektionskrankheit aufgestellt und, vor allem den Streptococcus in den Mittelpunkt des Geschehens rückend, den Satz geprägt: „Jedes echte Erysipel ist durch Aufnahme von Streptokokken hervorgerufen.“ Prägnanter noch erscheint jedoch der Hinweis, daß sich die Streptokokkeninfektion auf den Lymphweg der Haut beschränkt, nicht unbedingt zur Beteiligung der zugehörigen Lymphdrüsen führt und im allgemeinen nicht zu phlegmonösen Prozessen nach der Tiefe hin ausartet.

In Kürze ließe sich in Übereinstimmung mit LENHARTZ, JOCHMANN, STRASSER, HEGLER, LEHMANN und den französischen Autoren definieren:

Das Erysipel ist eine fieberhafte, auf dem Lymphwege wandernde, fast stets scharf umschriebene Entzündung, die sich vorwiegend auf der Haut, mitunter auch auf Körperöffnungen benachbarten Schleimhäuten abspielt.

Aus dieser Grundformel haben sich Untergruppierungen nach Art des Verlaufs, der Lebensalter und ihrer Prognose abgrenzen lassen.

So unterscheiden die französischen Handbuchautoren (LEMIERRE und LIÈVRE) das adynamische Erysipel der Greise, das oft in ein Koma übergeht, eine „forme bilieuse“ bei Alkoholikern und Leberkranken, das Säuglingserysipel und das der Kleinkinder, oft mit Delirien und Krämpfen einhergehend.

Nach Art der Erscheinungsformen auf der Haut teilen LEMIERRE und LIÈVRE ein:

„érysipèle ambulant“, ausgehend vom Gesicht, über Nacken, Thorax sich über den ganzen Körper verbreitend;

„érysipèle erratique“, Plaques unregelmäßig und nicht zusammenhängend über weite Körperpartien verstreut;

„érysipèle serpigineux“, gekennzeichnet durch Sekundärherde an den hochentzündlich veränderten Rändern;

„érysipèle blanc“, ausnahmsweise beobachtet bei Kachektischen und auch bei Säuglingen (MILHIT und STÉVENIN); gekennzeichnet durch ein weißliches Hautödem, das sich schubweise ausdehnt und von den ursprünglichen Erkrankungsstellen wegwandert;

„érysipèle suppuré“, vereitertes Erysipel: Im Gegensatz zu den Vereiterungen in der unmittelbaren Umgebung eines Erysipels besteht diese ziemlich seltene Sonderform in intracutanen Abscessen, welche beim Abklingen der Rötung zunächst in Form von harten Knoten auftreten, dann erst einschmelzend;

„érysipèle hémorragique“: teils kleine lokale Ekchymosen ohne Belang, teils entferntliegende Blutungen oder Purpura als schwerwiegende Komplikationen;

„érysipèle gangréneux“ (GOSSELIN), davon 2 Abarten.

a) Besonders auftretend an Körperstellen mit lockerer Hautbedeckung, z. B. Scrotum oder Augenlider;

b) Auftreten in Form eines trockenen schwärzlichen Decubitus als Läsion an Stellen mit Ischämie (z. B. durch Druck).

In den Beschreibungen der alten Autoren, die sich erklärlicherweise auf äußere Wahrnehmung beschränken mußten, finden sich die Bezeichnungen:

Erysipelas cutaneum, Oedema calidum, Erysipelas glabrum, verrucosum, miliare seu vesiculosum bullosum, pemphygoides, squamosum und crustosum, ambulans, fixum, marginatum, multiforme; phlegmonöse, gangräneszierende, pyämische, septische Form u. a.

Aber schon bei ZUELZER finden wir 1877 den Hinweis, daß die Lymphgefäße regelmäßig angeschwollen sind, deutlich sichtbare und fühlbare Stränge und Knoten bilden, „welche aber gleichzeitig mit Ablauf der Dermatitis rasch detumescieren“, und daß einige deutsche Ärzte, namentlich auch der französische Autor LABBÉ, den ganzen Prozeß als *capilläre Lymphangitis* ansehen.

Auch beim Erysipel, ähnlich wie bei den septischen Erkrankungen, findet die Darstellung des Krankheitsbildes von verschiedenster Seite ihre Bearbeitung, da ja gerade das Erysipel als Infektion sowohl den Chirurgen, den Internisten, den Dermatologen, aber natürlich auch den Bakteriologen beschäftigen muß.

Wenn man die verschiedenen Beschreibungen des Erysipels seit 50 Jahren überblickt, angefangen von LENHARTZ über LEHMANN, JOCHMANN, HEGLER, DELBANCO und CALLOMON und schließlich unter Hinzuziehung der neueren amerikanischen Erysipelforschung, so taucht die *Frage* auf, *wie weit unsere Ansichten von den früheren abweichen.*

Die Antwort ist verhältnismäßig schnell zu geben:

1. In *epidemiologischer* Beziehung hat sich das Bild insofern geändert, als wir die großen Epidemien, die früher so oft erschreckende Ausbreitung fanden und die wir in den Beschreibungen der alten Lehrbücher, z. B. auch noch in ZIEMSSENs Handbuch vermittelt bekommen, kaum mehr vorfinden.

Es ist gewiß erfreulich, wenn man aus den Mitteilungen von KILLIAN über Wundinfektionen entnehmen kann, daß „das Erysipel im Kriege nicht diejenige Rolle gespielt hat, welche man nach Häufigkeit der mit Streptokokken infizierten Wunden hätte erwarten sollen.“

2. In *bakteriologischer* Beziehung tritt ein gewisser Skeptizismus gegenüber der vormals ausschließlich angenommenen Bedeutung des FEHLEISENschen Streptococcus als Erreger des Erysipels ein.

Wie beim Scharlach müssen wir den Zusammenhang Streptococcus-Erysipel zweifellos anerkennen. Welche Umstände aber den Streptococcus gerade in den Lymphwegen der Haut haften lassen, zugleich aber ihm Halt gebieten, tiefer in das Gewebe eiterbildend einzudringen, welche Wegbereiter schließlich, humoraler oder neuraler Art, oder aber vielleicht in Form eines Virus, Art und Ablauf dieser eigenartigen Streptokokkeninfektion bestimmen, läßt sich auf Grund unserer Kenntnisse auf diesem Gebiet auch jetzt noch wenig klären.

3. In *histologischer* Beziehung. Wenn einst ein hervorragender Dermatologe (DELBANCO) vor nahezu 25 Jahren im Handbuch der Haut- und Geschlechtskrankheiten an den Anfang seiner Darstellung der pathologischen Anatomie und Histogenese des Erysipels die Bemerkung stellte, daß die Beschreibung UNNAs (die er im Ergänzungsband des Lehrbuchs der speziellen Anatomie gegeben hat), „auch heute noch nicht überholt ist, wie auch das jüngst erschienene Standardwerk der Histopathologie der Haut von OSKAR GANS, UNNAs erfolgreichem Schüler beweist“, so ist dieser Satz auch heute noch nicht umzustoßen.

4. In *therapeutischer* Hinsicht: Die Kritik soll dem letzten Kapitel dieser Abhandlung vorbehalten sein.

Geschichte. Es wird behauptet, daß schon HIPPOKRATES der Erkrankung den Namen gegeben hat. Man unterscheidet dort bösartig verlaufende Fälle, man spricht bereits von lokaler Disposition, von einer konstitutionell bedingten Krankheit, von einer spezifischen Natur des Krankheitsbegriffes, von diphtherischen und traumatischen Erysipelen, aber immer wieder dringt schon in den alten Beschreibungen die Ansicht durch, daß die Krankheit ansteckend ist, vermutlich durch ein Kontagium erzeugt wird, das die Krankheit reproduzieren kann.

HENLE hat das Erysipel bereits mit niedrigsten pflanzlichen Organismen in Verbindung gebracht. Es war vielleicht in früherer Zeit bei epidemischer Ausbreitung noch leichter, Brücken von einer Erysipel-Neuerkrankung zu anderen früheren gleichartigen zu schlagen. Französische Autoren (VERNHER, VELPEAU und TROUSSEAU) haben schon damals äußere Verletzungen als Voraussetzung angesehen.

Schon am Übergang zum 19. Jahrhundert findet man die Ansichten alter Autoren bestätigt, daß auch über *Zusammenhänge zwischen einem Erysipel und anderen nicht als Erysipelatose auftretenden Infektionen*, vor allem Wochenbettfieber oder phlegmonösen Abscessen, nicht hinweggesehen werden könne. So beschreibt ZUELZER 1877 im einzelnen eine große Reihe von Krankheitsfällen, bei denen das Erysipel nicht von einem anderen Erysipel, sondern von einer eiternden Wunde oder von einem Puerperalfieber übertragbar war. Es konnte zugleich festgestellt werden, daß die Übertragung nicht auf sehr weite Entfernungen vor sich ging. Das galt vor allem bei den epidemisch auftretenden Erkrankungen. Immer aber wird darauf hingewiesen, daß bei dem Krankheitsbild wohl auch eine *spontane* Entstehung angenommen werden müsse.

Weitere geschichtliche Daten ergeben sich aus der Entwicklung, die Bakteriologie, Pathologie, Pathogenese und Therapie genommen haben. Ihre Darstellung folgt in den nächsten Kapiteln.

Bakterielle Genese des Erysipels.

Wenn also auch im großen und ganzen die Kenntnisse hinsichtlich der *klinischen* Erscheinungen und des *Ausgangs* der Infektion sich auf verhältnismäßig festen Grundlagen befanden, so fehlte doch noch der Erreger, obwohl *Keime* im Erysipel bereits 1868 von NEPVEU festgestellt worden waren und PITOY und BOUCHARD ebenfalls Diplokokken und Kettenformen beobachtet hatten. Auch von DOLÉRIS (einem PASTEUR-Schüler) werden solche beschrieben und im Jahre 1869 wird von HUETER in der Berliner klinischen Wochenschrift noch präziser ausgesprochen, daß der Stoff, der den Rotlauf hervorrufe, ein Kontagium animatum sei und daß es sich um eine Invasion von Spaltpilzen handle.

LUKOMSKY aus der v. RECKLINGHAUSENschen Klinik wollte eine Bakterienentwicklung in den Lymphgefäßen der Haut und des subcutanen Bindegewebes beobachtet haben (vermutlich hat er auch tatsächlich einen Streptococcus bereits unter den Augen gehabt, allerdings bei einer gleichzeitig vorhandenen septischen Endokarditis). Alles in allem hat man aber doch den Eindruck, daß es sich noch um das Herumraten um ein „vermutliches" Kontagium handelt. Der Beweis, daß das *Erysipel eine Streptokokkenerkrankung* sei, war FEHLEISEN vorbehalten.

Seine Untersuchungen waren von vornherein zielstrebig auf verschiedene Hautbezirke gerichtet und es gelang ihm, durch Färbungen mit Methylviolett an herausgeschnittenen Hautbezirken die Kokken in den Lymphgefäßen und perivasculären Räumen in Anhäufungen zu finden, bevorzugt aber in den Saftkanälen und Lymphspalten der Haut. Ausdrücklich wird in den ersten Veröffentlichungen erwähnt, daß niemals in den Blutcapillaren Kokken zu finden seien. Am Rande des Epithels, das gequollen erscheint, finden sich noch dichter mit Kokken gefüllte Lymphräume, in denen einzelne Zellen mit Kokken direkt vollgefüllt erscheinen. Die Entzündung wird hier dann mehr diffus und betrifft das ganze Gewebe der Cutis. Die peripherste Zone braucht makroskopisch noch keine Veränderung zu zeigen, obwohl hier auch schon die Lymphräume mit Mikrokokken angefüllt sein können. In der Zone, wo die Rötung beginnt, treten die Wanderzellen hervor und verdrängen die Kokken. In der dritten Zone findet man nur eine starke kleinzellige Infiltration mit höchster entzündlicher Reaktion, aber keine Kokken mehr. *Das Blut von Rotlaufkranken fand* FEHLEISEN *stets frei von Bakterien.*

Nun war es leicht, auch differentialdiagnostisch Krankheitsbilder vom Erysipel abzugliedern, so vor allem das Erysipeloid, gewisse Ekzeme, Erytheme, Exantheme, phlegmonöse Begleiterscheinungen von Osteomyelitis, Gelenksentzündungen, Lymphgangs- und Drüsenentzündungen, Venenentzündungen, Milzbrand, Rotz, Gasödem usw.

In seiner Monographie „Ätiologie des Erysipels" konnte FEHLEISEN 2 Jahre später darüber berichten, daß auch die *Züchtung* dieser Kettenkokken zum Ziele führte. In der Nährbouillon wuchsen sie in Gestalt eines grünflockigen, weißgelblichen Niederschlages. Auch die anderen Eigenschaften bestätigten, daß es sich um sog. Erysipelstreptokokken handle.

Als LENHARTZ seine große Monographie über das Erysipel in NOTHNAGELS Spezieller Pathologie und Therapie fertig hatte, waren die Züchtungsergebnisse auf dem Stand, wie er sich auf Grund der Methodik von ROBERT KOCH ergeben hatte, der kurze Zeit nach FEHLEISEN in den „Mitteilungen aus dem Kaiserlichen Gesundheitsamt" seine Ansicht kundgab, daß es sich beim Erysipel um Mikrokokken handle.

Eine zweite Epoche in der Erysipelstreptokokkenforschung und einen wesentlichen Fortschritt bedeutete es, als SCHOTTMÜLLER (seit 1897) gewisse Wachstumseigentümlichkeiten für eine Reihe von Bakterien, insbesondere von Streptokokken, auf den mit Blut vermischten Nährböden konstatieren konnte, und seitdem die Züchtung von Bakterien auf Blutagar zur routinemäßigen Methodik geworden ist.

Man hatte erklärlicherweise vorher erkannt, daß Streptokokken nicht nur beim Erysipel, sondern auch bei phlegmonösen Prozessen, bei Thrombophlebitis purulenta, bei Halsdrüsenentzündungen, Empyemen, im Gelenkeiter und nicht zuletzt bei Scharlach gefunden werden können. Die von MARMOREK behauptete Arteigenheit sämtlicher für den Menschen pathogenen Streptokokken ließ sich mittels Züchtung auf den Blutagarplatten nicht mehr aufrechterhalten, zumindest mußte man solche Streptokokken, welche mit einem *hämolytischen* Hof wuchsen, von nichthämolytischen — von denen SCHOTTMÜLLER schon den von ihm Streptococcus mitior seu viridans genannten abgliederte — als besondere Arten anerkennen.

Nun konnte man zwar sagen, daß der beim Erysipel gefundene Streptococcus der Hauptvertreter der hämolytischen Streptokokken sei; das Problem wurde dadurch aber eher noch komplizierter, weil ja die anderen Streptokokken nach Art ihrer Hämolyse und ihrer anderen Eigenschaften sich nicht von dem Streptococcus erysipelatos unterschieden. Man hatte also keine Möglichkeit, ihn von anderen Streptokokken abzutrennen.

Die Beobachtung, daß mit der gleichen Kulturmethodik eben der gleiche Streptococcus haemolyticus einmal eine septische oder phlegmonöse Erkrankung, das andere Mal ein ganz lokalisiertes Erysipel mit all seinen klinischen Eigentümlichkeiten hervorrufe, ließ sich nicht erklären. Es traten also dieselben Schwierigkeiten auf, die sich uns hinsichtlich der Ausnahmestellung eines Scharlacherregers darbieten. In der Tat zeigen ja längst bekannte Beobachtungen, daß eine Infektion von einem puerperalen Prozeß bei anderen Patienten ein Erysipel veranlassen, wie umgekehrt die Übertragung von einem Erysipel auf eine Wöchnerin eine Puerperalsepsis auslösen kann.

Immer wieder aber versuchte man den Nachweis zu erbringen, daß es einen *spezifischen* Erysipelstreptococcus geben müsse.

Hier war es nun vor allem die Lehre des Ehepaars DICK von der Spezifität der Scharlachstreptokokken, die neue Anregung brachte und erneut auch das Interesse am Erysipelstreptococcus wachrief. Das Ehepaar DICK konnte zeigen, daß die Immunisation, welche durch das Scharlachtoxin erzielt werden kann, keinerlei Schutz gegen das Erysipeltoxin ergibt. Die Erysipelstreptokokken produzieren viel schwächere Toxine als die des Scharlachstreptococcus. Das Antitoxin des Erysipels (gewonnen durch Immunisierung eines Pferdes mit Hilfe von Erysipelstreptokokkentoxin) neutralisiert das homologe Toxin wie auch die Toxine anderer Streptokokken, aber nicht die Scharlachtoxine. Umgekehrt kann man mit einem Scharlachantitoxin zwar die Toxine anderer Streptokokken ebenfalls neutralisieren, nicht jedoch das Erysipeltoxin. Insofern besteht ein deutlicher Unterschied zwischen den Toxinen der hämolytischen Streptokokken bei Scharlach und denen beim Erysipel. Das deckt sich durchaus mit den Gedankengängen der Kliniker zur Unterscheidung von Erysipel und Scharlach: Das Erysipel ist im Verlauf von Scharlachfällen nicht häufiger als bei anderen Infektionen (trotzdem sich in den Tegumenten beim Scharlach ständig Streptokokken nachweisen ließen). Das Erysipel hinterläßt keinen Schutz gegen Rezidive (Toxin relativ zu schwach, um eine Immunität zu hinterlassen?), während überstandener Scharlach immun macht. Der Kontakt mit Erysipelkranken kann keinen Scharlach hervorrufen.

Allerdings konnten A. LEMIERRE und J. BERNARD in ihrer Studie über den puerperalen Scharlach von 2 Fällen — unter 21 Fällen — berichten, wo das Neugeborene sich ein Erysipel bei einer scharlachkranken Mutter zuzog.

FEHLEISEN hielt an der Spezifität des Streptococcus erysipelatos vor allem deswegen fest, weil es ihm gelungen war, mit ihm sowohl im Tierversuch als auch bei der Übertragung auf Lupus- und Carcinomkranke ein echtes Erysipel zu erzeugen.

Die Annahme einer einheitlichen Streptokokkenätiologie kommt jedoch auch deshalb ins Wanken, weil es eben nicht einen spezifischen Erysipelstreptococcus gibt, sondern auch andere, wenn auch seltenere Keime (Staphylokokken, angeblich auch Colibacillen) eine Wundrose erzeugen können.

Die Unitarier begnügten sich mit der Auffassung einer *verschiedenen Virulenz* eines an sich gleichartigen Erregers und begründeten dadurch das Angehen einmal eines Erysipels, das andere Mal einer phlegmonösen Erkrankung (die unter weiteren besonderen Umständen auch einen septischen Herd erzeugen könnte).

Die Spezifität des Erysipelstreptococcus wurde in erster Linie durch weitgesteckte Experimente von BIRKHAUG und anderen amerikanischen Autoren zu beweisen versucht.

Während früher die Einteilung der Streptokokken, insbesondere auf Grund bakteriologischer Eigenschaften, auch solchen morphologischer und biologischer Natur, noch keine völlig befriedigende Lösung gefunden hatte, wurden darauf hinzielende Studien von BIRKHAUG vom Bakteriologischen Institut der Universität Rochester erneut mit Hilfe von Agglutinationsversuchen und Immunseren aufgenommen und mit Erysipel-Streptokokkenstämmen, nach dem Verfahren von DOCHEZ, durchgeführt. Man fand, wie auch SINGER und KAPLAN an Hand von 34 Erysipelstreptokokken-Stämmen bestätigten, eine besondere serologische Gruppe, die sich von Scharlachstreptokokken abzugrenzen schien. Von anderen Autoren (gerade von DOCHEZ und STEVENS) wurden diese Befunde allerdings nicht bestätigt.

BIRKHAUG kam zu der Überzeugung, daß der Erysipelstreptococcus in Bouillon ein lösliches Toxin bilde, das nicht mit demjenigen, mit dem DOCHEZ das Anti-Scharlachstreptokokkenserum erzielte, identisch sei. Eine Injektion von 0,1 cm^3 eines Erysipeltoxinfiltrates schien eine dem Schick- und Dicktest ähnliche Reaktion bei Erysipelempfänglichen hervorzurufen. Dem Antitoxin wurde Heilwirkung zugesprochen. Es wurde in 60 Fällen von Erysipel zur Anwendung gebracht.

In seinen Tierversuchen fand BIRKHAUG 3 verschiedene Typen: Umschrieben erythematöse, diffus ausgebreitete und phlegmonöse Veränderungen.

Auch eine *aktive Immunität* wurde von ihm bei Patienten, welche häufig Erysipelrezidive durchgemacht hatten, erzielt. Erysipeltoxinvaccine führte zu allergischen Reaktionen, die sich im Aufflammen erysipelartiger Veränderungen an *Stellen* anzeigte, *die früher an Erysipel erkrankt waren*, also nicht etwa unter Beschränkung auf die Injektionsstelle.

Das SCHULTZ-CHARLTONsche Auslöschphänomen, das man analog der Scharlachreaktion mit Erysipelrekonvaleszentenserum auszulösen versuchte, gelang nach den Arbeiten von SINGER und KAPLAN nicht.

Gegenüber den großangelegten experimentellen Untersuchungen, mit denen BIRKHAUG den Beweis der Spezifität der Erysipelerreger erbringen wollte, machte sich von anderen Autoren, die Nachuntersuchungen anstellten, eine Zurückhaltung bemerkbar.

Es wäre natürlich sehr bedeutsam gewesen, hätte sich, ganz ähnlich wie mit Hilfe des Scharlachtoxins — an dessen echtem Toxincharakter nicht gezweifelt werden soll — mit Hilfe eines Erysipeltoxins ebenfalls ein Test zur Bestimmung erysipelempfindlicher Individuen ermöglichen lassen und wäre durch Herstellung eines Antitoxins eine Methode zur aktiven Immunisierung und schließlich eine genaue Erkennung von Erysipelstreptokokken zur Verfügung gestanden. Aber gerade die Kreuzneutralisierungsversuche an verschiedenen Kombinationen von Erysipelstreptokokken und Scharlachstreptokokkentoxin und -antitoxin ließen die Spezifität der Erysipelstreptokokken bezweifeln. Wir verweisen hier besonders auf die aufschlußreiche Monographie von LEHMANN.

Die Versuchsanordnung war folgende: Von 22 Patienten mit positiver Hautreaktion auf Erysipelstreptokokkentoxin in Verdünnung 1:10 reagierten 27,3% negativ, wenn gleiche Mengen unverdünnten Erysipelstreptokokkentoxins mit Scharlachstreptokokkenantitoxin intracutan injiziert wurden; es ließ sich also in einem Viertel der Fälle Neutralisierung durch ein heterologes Serum erreichen. Von 62 Patienten — mit positiver Hautreaktion auf Scharlachstreptokokkentoxin 1:10 — trat bei Injektionen von unverdünntem Scharlachtoxin in Kombination mit Erysipelantitoxin in 63% Neutralisation ein; auch hier wurde also das Toxin in mehr als der Hälfte der Fälle durch ein heterologes Serum gebunden. Von 21 scharlachgiftempfindlichen Individuen wurde bei 24,1% unverdünntes Scharlachtoxin durch Erysipelrekonvaleszentenserum paralysiert, d. h. auch heterologes Rekonvaleszentenserum besitzt die Fähigkeit, Scharlachstreptokokkentoxin zu neutralisieren, wenn auch nicht so ausgesprochen wie Immunserum.

DOCHEZ neigt beim Erysipel der Auffassung zu, daß es sich um eine Überempfindlichkeit der Haut, um allergische Momente handle. Nach seiner Ansicht und der von STEVENS wären in Analogie zu den Erfahrungen bei Pneumokokken zwei verschiedene Antigene spezifischer und unspezifischer Art in den Kulturfiltraten anzunehmen, die zu Hyperergie führen, die sich aber weder durch ein Immunserum aus Erysipel- noch aus Scharlachstreptokokken neutralisieren ließen. Es ist eben gerade beim Erysipel — wie auch LEHMANN besonders erwähnt — sehr schwer, den Erfolg einer Therapie, insbesondere hier auch der Serumbehandlung, zu beurteilen. Wie von altersher bekannt ist, erweist sich das Erysipel in seinem Ablauf als viel zu unberechenbar in plötzlichen Besserungen, spontanen Heilungen, kritischen Fieberabstürzen, auch ohne therapeutische Maßnahmen. Mehr noch als bei anderen Infektionen werden günstige, jedoch nicht völlig zweifelsfreie Wirkungen von Heilseren beobachtet.

GASTINEL und REILLY berichten, daß sie die Erysipelinfektion in typischer Weise reproduzieren konnten, nachdem Kaninchen vorher durch intravenöse Injektion abgetöteter Streptokokken vorbereitet worden waren. Auf subcutane Reininjektion virulenter Streptokokken trat ein extensives Erythem auf. Man könnte also annehmen, daß das Erysipel durch einen allergischen Zustand der Haut (hervorgerufen durch vorherige Sensibilisierung mit Streptokokken) prädisponiert sei.

Viele andere Autoren haben beim Erysipel nach einem solchen allergischen Zustand geforscht, und zwar mit Hilfe von Streptokokkenfiltraten oder Immunkörpern. Die Ergebnisse waren aber nicht ermutigend. Nur bei den Rezidivkranken fanden GASTINEL und REILLY eine wesentlich größere Sensibilität gegenüber Streptokokkenproteinen.

Hier ist noch weitere Forschung nötig, um den Beweis einer Typenspezifität der Erysipelstreptokokken mit noch besseren Methoden stützen zu können. Jedenfalls versagten sogar Versuche, Erysipel mittels Streptokokken aus den oberen Luftwegen durch Überimpfung auf Gesunde zu erzeugen. Höchstens entwickelte sich bei Versuchspersonen wieder Angina, aber nicht Erysipel.

In gewissen Zeitabständen wendet man immer wieder das Interesse der Streptokokkendifferenzierung zu. Einen neuen Auftrieb erfuhr die Streptokokkenforschung durch die grundlegenden serologischen Aufteilungsbestrebungen von LANCEFIELD, GRIFFITH u. a. in Gruppen und Typen, wobei aber bemerkt werden muß, daß auch dadurch eine grundsätzliche Unterscheidung zwischen Scharlach-Sepsis- und Erysipelstreptokokken mit entsprechend differenzierten Merkmalen nicht möglich geworden ist. Mit Hilfe einer typenspezifischen Substanz gelingt zwar eine typenspezifische Präcipitation, die für eine Gruppendiagnose ausreicht, derart, daß sich eine große Anzahl von pathogenen und nichtpathogenen, hämolysierenden und nichthämolysierenden Kokkenarten unterbringen läßt, aber auch die trotz gleicher Typenzugehörigkeit verschiedenen rauhen bzw. glatten Kolonieformen ergeben keinen verwertbaren Aufschluß in unserer Fragestellung. Die verschiedenen gruppenspezifischen Reaktionen, die auf Anwesenheit von Polysacchariden (Kohlenhydratfraktionen) beruhen und je nach serologischer Spezifität bzw. den jeweiligen Gruppenantigenen sich nach LANCEFIELD in Einzelgruppen (A, B, C, D, F, G) aufteilen lassen, umfassen in der Antigengruppe C die pyogenen Streptokokken gemeinsam mit dem Streptococcus mastitidis, equi, animalis c, humanus c, minutus und anderen Streptokokken, ohne einen besonderen Erysipelstreptococcus heraustreten zu lassen.

Nach SHERMAN haben diese Streptokokken (mit Ausnahme des Streptococcus mastitidis und der Gruppe H) gleichermaßen wie die beim Erysipel gefundenen Streptokokken die Fähigkeit, Hämolyse zu erzeugen und aus Peptonen NH_3 zu bilden.

Die Identifizierung eines spezifischen Streptococcus erysipelatos gelingt auch mit Hilfe dieser verschiedenen Typendifferenzierung mittels gruppen- und typenspezifischen präcipitierenden Sera genau so wenig, wie dies früher durch Prüfung auf verschiedene Tierpathogenität möglich war.

Pathogenese.

Schon in den ältesten Darstellungen wird die Abhängigkeit des Erysipels von einer *äußeren Verletzung* betont. Gegenüber dem *idiopathischen* Erysipel, das sich bereits in der Nomenklatur bei HIPPOKRATES und GALEN vorfindet, dominiert das traumatische Erysipel; auch die unscheinbarsten Verletzungen eröffnen dem Kontagium den Eintritt. Diese Beziehung zwischen Kontinuitätstrennung geringsten Grades mit dem Krankheitserreger kann von großer Wichtigkeit für die Anerkennung einer Unfallrente sein. Hier kommt die „Infektionsklausel" in Betracht, welche das im Gesundheitsdienst und in der Krankenpflege unmittelbar oder mittelbar tätige Personal im Infektionsfalle durch Anerkennung als Berufskrankheit sichert.

In die Versicherung sind einbezogen alle diejenigen Personen, welche auf Grund eines Arbeits- oder Lehrverhältnisses überwiegend pflegerische Arbeit leisten oder Arbeiten häuslicher und sonstiger Art verrichten, die unmittelbar der Versorgung der Kranken dienen; im wesentlichen also: Ärzte, Schwestern, technische Assistentinnen, Pfleger und Pflegerinnen, Fürsorgerinnen, Laboratoriumsangestellte, Personal der Sanitätskolonnen, Desinfektoren, sowie Hauspersonal der Krankenhäuser.

Einbegriffen sind nach Maßgabe weiterer landesgesetzlicher Bestimmungen auch die amtlichen Fleischbeschauer.

Es ist manchmal nicht leicht, minimale Verletzungen an den Eintrittsstellen für die Infektion nachträglich nachzuweisen. Besonders schwierig ist dies, wenn der Entzündungsherd sich bereits ausgedehnt hat. In solchen Fällen ist so gut wie immer die Streitfrage erst durch Gutachten und Gegengutachten zu klären.

Bei der *Ausbreitung der Infektion* machen sich gewisse Gesetzmäßigkeiten geltend:

1. Die bevorzugte *Lokalisation* im Gesicht und hier wiederum an natürlicherweise aufgelockertem Gewebe, so in der Umgebung der Augen, um die Nase, in der Nähe von Schleimhäuten.

2. Es gibt Fälle, wo die *Allgemeinerscheinungen*, oft sogar schwereren Grades, den lokalisierten Entzündungserscheinungen, die dem Erysipel das Gepräge verleihen, kurz vorangehen.

3. Bemerkenswert und nicht ganz erklärbar ist die *symmetrische* Ausdehnung des Erysipels, auch wenn die Ausgangsstelle deutlich auf einer Seite lokalisiert war, z. B. minimale Verletzungen am Übergang der Nasenschleimhaut zur Hautnachbarschaft. Wie weit hier neural topische Verhältnisse vorliegen, ist noch nicht geklärt.

4. Mehr als bei anderen Infektionen tritt der *cyclische Ablauf* vom Stadium der höchsten Empfindlichkeit zur Unempfindlichkeit hervor.

5. Auffallend ist, daß ein gewisser Personenkreis, wie es scheint, konstitutionell besonders *leicht zum Erysipel neigt.*

6. Das Erysipel kann manchmal gesunde Hautpartien überspringen und jenseits davon in Hochform wieder *weiterwandern.*

Es ist unverkennbar, daß gewisse Strukturverhältnisse der Haut das Fortschreiten wie auch die Ausbreitung verhindern können. Zum Beispiel setzen bestimmte Spannungsverhältnisse, festere Unterlagen der Haut, wie sie oben an der Haargrenze, am Kinn, am Nacken, in der Inguinalgegend usw., gegeben sind, der Ausdehnung Hemmungen entgegen. Sind solche Grenzstellen überwunden, so schießt gleichsam über einen Damm, der durchbrochen ist, das Erysipel manchmal in überflutender Weise vorwärts.

Je nach dem Ort der Ausbreitung ist immer wieder versucht worden, Einteilungen vorzunehmen in *Haut-* und *Schleimhauterysipel.* Es kann kein Zweifel sein, daß sich das eine aus dem anderen entwickeln kann. Aber es ist auch der Zweifel ausgesprochen worden, wieweit überhaupt bei den Erysipelen grundsätzlich — abgesehen von den artifiziellen Einimpfungen des Erregers in kleinste Hautverletzungen — das Erysipel Ausgang von einem Schleimhauterysipel nimmt, sei es von einer Angina oder einer Entzündung der Rachenschleimhaut, sei es von einem Nasenkatarrh, einer Entzündung des Tränennasenkanals, vom Ohr, vom Pharynx, Larynx oder schließlich vom weiblichen Genitaltractus aus.

Es wird sich manchmal nicht feststellen lassen, ob solche Entzündungen tatsächlich als Erysipel (sensu strictori) oder als gewöhnliche Streptokokkeninfektionen an der Schleimhaut zu kennzeichnen sind. Manchmal kann man nur aus den außergewöhnlich starken Allgemeinerscheinungen auf ein Erysipel der Schleimhaut schließen, und zwar dann, wenn ein Fortschreiten auf Hautbezirke gar nicht möglich ist, wie das beim Kehlkopferysipel der Fall ist.

Der Streptococcus haemolyticus, wenn man will der Erysipelstreptococcus, bevorzugt die Ausbreitung auf dem Lymphgefäßgebiet. Bei Verletzungen der Cervix, wie sie schon die Cervixfaßzange setzt, die angewendet werden muß, um z. B. die Portio für die Curettage zurechtzulegen, ist hier eine Eintrittsstelle für den Erreger geschaffen. Der Lymphgefäßreichtum, der in einer ungeheuren Zahl von Verzweigungen sich auf das Parametrium ausbreitet, führt hier zu einer Streptokokkenparametritis, die unkompliziert den gleichen Typ des Krankheitsablaufs darstellt, wie ein Gesichtserysipel. Nach dem Abklingen auf der einen Seite kann nach einer fieberfreien Periode der Krankheitsprozeß auf die andere Seite überspringen und dort das gleiche Krankheitsbild auslösen.

Warum es bei Erysipelen zu solchen vorgezeichneten Ausbreitungen kommt, warum derselbe Streptococcus, der hier an der Haut die einfache Entzündung in den Lymphgefäßen verursacht, in anderen Fällen aber auch schwerste phlegmonöse Eiterungen, ist noch nicht mit Sicherheit zu erklären. Mit der Annahme einer reinen Lokaldisposition allein kann man sich nicht gut abfinden. Tatsache ist allerdings, daß bei manchen Patienten immer an derselben Stelle das Erysipel auftritt. In mancher Beziehung klafft noch eine Lücke in unseren Erkenntnissen; ebenso läßt die Ansicht, daß eben das Gesicht viel häufiger kleinen Verletzungen ausgesetzt ist, erklärungsmäßig im letzten Grunde unbefriedigt.

So müssen wir uns den Ergebnissen zuwenden, die sich von den *histologischen* Untersuchungen ableiten. Hier war es besonders Unna, der seine klassischen Untersuchungsbefunde im Lehrbuch der speziellen Pathologie und Anatomie wiedergegeben hat. Sie sind in neuester Zeit ergänzt worden durch die Dermatologen Brisseau, vor allem von Gans und von Unna jr.

In früherer Zeit war das Interesse in erster Linie dem neu aufgefundenen Erreger zugewandt. Man glaubte, dessen Spuren folgen zu müssen und auf diese Weise eine Erklärung für das Wandern und die Ausbreitung des Krankheitsprozesses zu finden. Nun zeigte sich schon bei den Untersuchungen von Fehleisen, daß manchmal gewisse Hautbezirke frei von Bakterien gefunden werden. Es muß also doch mehr das Toxin sein, welches, das Gewebe infiltrierend, zu ödematösen Erweichungs- und Gerinnungsprozessen, zum Zerfall der Fibrillenbündel in einzelne Fasergruppen und vereinzelte fibrilläre Elemente führt. Dieses Auseinanderweichen der Fibrillen schafft auch eine siebartige Auseinanderdrängung der Lymphspalten. ,,Wo ursprünglich mehr dicke und homogene Kollagenbalken vorhanden waren, lösen sich mehr scheiben- oder kegelförmige Partien heraus, so daß sie bei guter Funktion ein löchernes, wurmzerfressenes Aussehen bekommen.“ Manchmal gehen diese Fibrillenaufsplitterungen in einen allgemeinen Erweichungszustand über, dem der Gerinnungsprozeß, einer Diphtheriemembran ähnlich werdend, folgt.

Neben diesen unter dem Entzündungsprozeß mit Kolliquationsprozessen einhergehenden Veränderungen kommt es, je nach dem Stadium mehr oder weniger hervortretend, zum Untergang der elastischen Substanz. Auch glatte und quergestreifte Muskelelemente werden in den Degenerationsprozeß einbezogen, wobei die Stellen, in denen keine Kokken mehr vorhanden sind, die Zerstörungen des Stützgewebes noch besser zeigen.

Gerade das Fehlen der Leukocyten, das beim Erysipel auffallender erscheint als bei anderen Streptokokkeninfektionen, zeigt, daß es sich nicht um eine leukocytäre Abwehr handelt. Die Eigenart einzelner Rückfälle und Rezidive drängt natürlich zu einem Vergleich mit hyperergischen Vorgängen bei Impfungen und bei anderen Infektionskrankheiten. Schon Fehleisen konnte feststellen, daß bei Überimpfung von Erysipelstreptokokken auf das Ohr von Kaninchen eine lymphangitische erysipelähnliche Infektion zustande kommt, welche durch nachträgliche Exstirpation des Ohres an der weiteren Ausbreitung abgedrosselt werden konnte. Zugleich gingen die allgemeinen Erscheinungen zurück.

Ob hier ähnliche biologische und chemische Gewebsverhältnisse vorliegen, die für gewöhnlich die Eiterkörperchen zurückdrängen, so zugleich verhütend, daß Streptokokken in die Blutgefäße eindringen, lassen die Untersuchungen nicht erkennen. Auch eine Phagocytose der Streptokokken in den Leukocyten ist nicht festzustellen. Um so deutlicher tritt andererseits die elektive Neigung der Streptokokken hervor, sich in den Lymphgefäßen aufzuhalten und anzusiedeln. Unna sieht die Fibrinbildung als wesentlichen Ausdruck der toxischen Fernwirkung der Erysipelstreptokokken an. ,,Ihre chemotaktische Kraft führt den Lymphbahnen der Cutis das Blutplasma massenhaft zu. Hieraus resultiert die Stauung in den Venen (wiewohl diese absolut erweitert sind), hieraus auch das eiweißreiche, zur Gerinnung neigende Ödem, die gesamte Schwellung der Haut.“ Bemerkenswert ist nach Unna, daß das Oberflächenepithel mehr leidet als das der tieferen Lagen, was auf die weitgehende Thrombosierung der oberflächlichen arteriellen Capillaren zurückgeführt wird.

Es kann auch zu Nekrosen des Deckepithels kommen, die darunterliegende Schicht füllt sich mit seröser Flüssigkeit an und *Blasenbildung* ist die Folge. Aber auch in dieser Flüssigkeit finden sich nicht die Streptokokken. ,,Die

Hauptheerstraße der Streptokokken im Hypoderm bildet die alle größeren Blutgefäße umgebende Scheide mit ihren großen Lymphgefäßen, ohne daß die Kokken in die Blutgefäße eindringen." Vorgänge, wie wir sie bei der septischen Thrombophlebitis beschrieben haben, sind gerade beim Erysipel nicht vorhanden. Das Vordringen längs der Vasa vasorum, das wir als erstes Stadium der bakteriellen Venenentzündung beobachten, steht im Gegensatz zur Pathogenese des Erysipels, das sich, wie bemerkt, entsprechend dem Verlauf des Lymphstroms ausbreitet.

Immer tritt der wichtige Unterschied in der Gewebseinwirkung hervor. Insofern kann man von einem spezifischen Erysipelstreptococcus sprechen, der sich nicht durch kulturelle und serologische Untersuchungsmethoden von den anderen hämolytischen Streptokokken abgrenzen läßt, aber eben sich durch Auslösung eines besonderen Krankheitsprozesses kennzeichnet. Diesen tatsächlich auf Untersuchungen von UNNA basierenden histologischen Veränderungen hat GANS ergänzende Befunde hinzugefügt. Im großen und ganzen erkennt GANS an, daß grundsätzliche Unterschiede gegenüber den UNNAschen Beobachtungen nicht bestehen.

Von GANS wird besonders darauf aufmerksam gemacht, daß viele Lymphgefäße mit einem durch Thromben noch verdickten Streptokokkenrasen durchsetzt und miteinander geradezu verwachsen sein können. In der Umgebung finden sich ausgedehnte Rundzellenanhäufungen, wodurch sich die Stauungsvorgänge erklären, die wiederum das gesamte Elastinnetz verdrängen. Das entzündlich veränderte Gewebe zeigt dann vor allem eine Art fibrinöse Netzbildung, die aufgelockert die Bindegewebsfasern umspinnen.

Schließlich kann das zugrundegehende Gewebe, falls nicht allein nekrotische Vorgänge vorherrschen, durch vermehrt in Erscheinung tretende polymorphkernige Leukocyten sogar einer Verflüssigung zu einem „formlosen Brei" anheimfallen. In solchen Fällen ist natürlich, wie das sonst beim Erysipel nur selten in Betracht kommt, mit einer *Narbenbildung* zu rechnen. Sie tritt immer dann in Erscheinung, wenn die serös-exsudative Entzündung einer phlegmonös-eitrigen Platz macht.

Die verschiedenen Formen des Erysipels.

1. Das Gesichtserysipel.

Fortschritt und Rückgang des Erysipels kann man am besten feststellen, wenn man mit einem Farbstift die Grenzen umzieht. Um diese festzustellen, ist nötig, daß man mittels der mit einem Fingerling bewehrten Fingerspitze die erkrankten Hautpartien abtastet. Vom Patienten wird ziemlich zuverlässig angegeben, wie die Empfindlichkeit gegenüber dem Gesunden verändert ist. Diese zungenförmig ausstrahlenden erkrankten Partien lassen sich schon vom Patienten durch die Spannung erkennen. Distalwärts gegen die Ausgangsstelle zu ist der Schmerz nicht immer am stärksten. Man hat immer den Eindruck, als ob das Erysipel „weiterfließen" könne, sobald es das natürliche Gewebshindernis überflutet hat. Dabei spielen die verschiedenen Spannungsverhältnisse eine wesentliche Rolle. Aus ihnen erklären sich die Ausläufer, Vorschübe, Ausbreitungsausgleiche usw.

Bei zarter Betastung kann man auch die Durchtränkung der Haut in Form einer kleinen Erhabenheit feststellen. Das Aufsetzen einer Münze unter lindem Druck auf die Haut über längere Zeit, eventuell stundenlang, kann schon unter Umständen in einem solchen Bezirk eine Aussparung sichtbar machen.

Die flammende Röte zeigt nicht zu gleicher Zeit den Umfang der Erkrankung an. Oft läßt sich mit dem Gefühl mehr erkennen als mit dem Auge, wenn auch das umgekehrte manchmal der Fall sein kann. Dann zeigen einzelne rote Stellen und Streifen, nach außen leckende Zungen — mitunter ohne Brücken — das

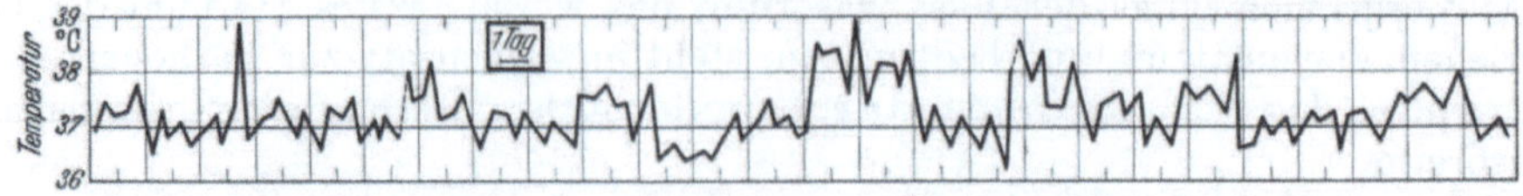

Abb. 1. Undulierender Fiebertyp bei einem Wandererysipel. (Ähnliche Kurven bei Rezidiven an derselben Infektionsstelle.)

Wandern an, während nach dem Zentrum hin bereits eine Abblassung eintreten kann.

Wieder in anderen Fällen tritt die bullöse Form hervor; mitten in den wallartigen Erhabenheiten hebt sich die Haut ab und füllt sich mit seröser Flüssigkeit, aus der aber nicht immer Streptokokken herauszuzüchten sind. Solche abgehobenen Hautschichten nekrotisieren sehr häufig, sie falten sich nicht mehr zu regenerativen ausgleichenden

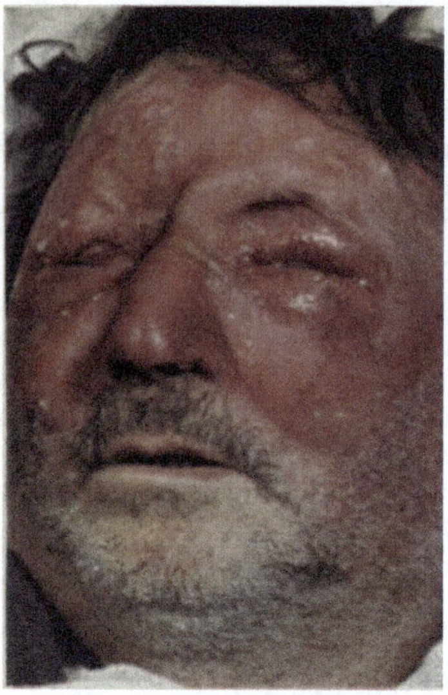

Abb. 2. Erysipel mit Lidödem. (Sammlung W. SCHÖNFELD.)

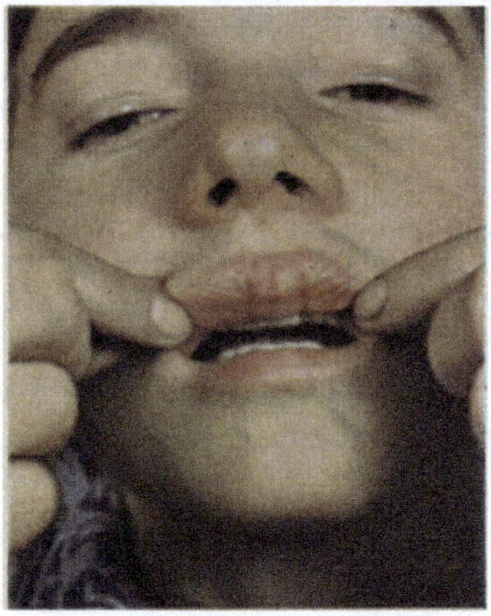

Abb. 3. Chronisches Erysipel und Makrocheilie nach chronischem rezidivierendem Erysipel. (Sammlung W. SCHÖNFELD.)

Hautdecken über der darunterliegenden Schicht zusammen und trotzdem kommt es nur selten zu entstellenden Narben.

So nimmt gleich einem Rinnsal, das über seine kleinen Ufer tritt, die Rötung ihren Weg — einmal da und einmal dort vordringend, je nachdem sie vorübergehend in ihrem Lauf ein kleineres oder größeres Hindernis findet — immer begleitet von mehr oder weniger hohem Fieber, bis sie irgendwo ihre Eindämmung erfährt.

Der Arzt findet den Patienten meist schon mit ausgesprochenen Krankheitszeichen vor und fast immer hat man zuerst den Eindruck von einem Schwerkranken.

Der Patient erzählt, er habe sich plötzlich sehr elend gefühlt. An einer kleinen Stelle habe sich zuerst eine Art Brennesselgefühl, dann ein Spannungsschmerz bemerkbar gemacht.

Durch die bereits ausgeprägte Rötung und Schwellung der Gesichtshaut, durch die verquollenen und verklebten Augen, das mit frischen Blasen und Krusten bedeckte Gesicht, die verschwollenen, oft abstehenden Ohren, den Geruch, der einem über Zähne und trockener Zunge hinwegziehenden Belag entströmt, ist der Patient kaum wiederzuerkennen; dazu kommt die oft recht veränderte Psyche, Abwehr, Ärger, Unzufriedenheit.

Das Aussehen beim Erysipel des Gesichts kann manchmal direkt grotesk sein, besonders wenn neben geplatzten größeren Blasen, Verkrustungen, zurückgehenden und fortschreitenden Prozessen das Erysipel schmetterlingsförmige Ausdehnung und Rückgänge zeigt. Hier bei dem klassischen Ödem, dem Rotlauf des Gesichts, kann man bis zu einem gewissen Grade *einen typischen Fieberablauf* anerkennen.

Aus dem Gesunden heraus steigt das Fieber in die Höhe. Versucht sich der Patient noch aufrechtzuerhalten, so belehrt ihn ein Schüttelfrost und das fast immer begleitende allgemeine Krankheitsgefühl über den Ernst der Erkrankung.

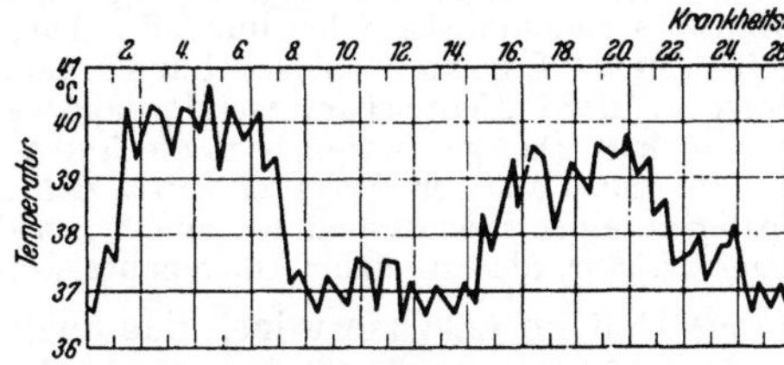

Abb. 4. 32jähriger Patient, Erysipel mit Wiederaufflammen (vgl. auch S. 1188—1189).

Es gibt Fälle, bei denen die Fieberkurve wie bei einer croupösen Pneumonie aussieht mit 6—7—8 Tage Fieber, dem dann kritischer Abfall folgt.

Wieder andere Fälle zeigen intermittierendes Fieber. Jedesmal, wenn wieder eine Zunge vorschießt, strebt die Temperatur nach oben. Man möchte so bei jedem Fiebertyp Fortschreiten und Rückgang des Prozesses herauslesen.

Nach fieberfreier Zeit kann das Wiederhochgehen der Temperatur auf einen Nachschub hinweisen, der sich in Rötung oft erst nachträglich kundgibt.

LENHARTZ hat bei 140 Fällen regelmäßig Fiebererscheinungen festgestellt. Die Durchschnittsfieberdauer betrug:

Bei 96 Gesichtserysipelen	7,9 Tage
Bei 23 Gesichts- und Kopferysipelen	9,5 Tage
Bei 17 Wandererysipelen	18,8 Tage
Bei 4 Erysipelen an einer Extremität	8,7 Tage

Andere Autoren beobachteten auch in einer größeren Anzahl von Erysipelen keine Temperaturerhöhung, es ist aber zu bemerken, daß gerade beim Erysipel das Fieber schnell in die Höhe gehen und auch schnell wieder abfallen kann. Das zeigt sich besonders bei *Rezidiven*, bei denen im allgemeinen die Fiebererhöhungen geringer sind. Wir haben die Vermutung ausgesprochen, daß manchmal das Fieber vorausgehen und wieder abklingen kann, bevor die Erysipelrötung sichtbar wird.

Tritt Fieber auf, so muß man auch besonders diejenigen Hautstellen betasten und besichtigen, die *vorher* schon erkrankt waren. Wir hatten bei einigen Fällen den Eindruck, daß sich die Rötung hier beim Rezidiv geringer zeigte, obwohl Schmerzhaftigkeit vorhanden war.

2. Schleimhauterysipele.

a) Erysipel der Zunge, des Pharynx einschließlich der Tonsillen. Diese Erysipelform kann ebenfalls primär auftreten und sekundär zu einer Ausbreitung oft vom Mundwinkel aus auf die Wangenschleimhaut Veranlassung geben, ebenso wie auch das Umgekehrte in der Reihenfolge des Prozesses möglich ist. Die

Schleimhaut sieht auffallend poliert oder rotlackiert aus. Hier ist oft die eigentliche ödematöse Schwellung nicht so hervortretend. Die flammende Röte, die die Schleimhaut überzieht, zusammen mit einer mehrere Tage anhaltenden hohen Temperatur und dem schweren Krankheitsgefühl, oft sogar mit Delirien einhergehend, kennzeichnet dieses isolierte Erysipel der Mundhöhlenschleimhaut. Auch hier kann man in vereinzelten Fällen die streifenförmige Ausbreitung auf der Schleimhaut beobachten. Selbstverständlich kann jeder hämolytische Streptococcus das gleiche Krankheitsbild auslösen, aber man hat doch den Eindruck, als ob es Sonderfälle solchermaßen lokalisierter Erysipelerkrankung gibt.

Sehr wichtig ist jedenfalls, die *Schleimhaut* (die beim Hauterysipel mitbefallen sein kann oder Ausgangsstelle war) stets zu inspizieren.

Wir hatten bei einem Patienten eine Woche nach vollkommenem Abklingen sämtlicher klinischer Erysipelerscheinungen am Gesicht wieder einen hohen Fieberanstieg. Der Patient war heiser und hatte Schmerzen wie bei einer Seitenstrangangina. Die Tonsillen selbst waren sehr wenig gerötet, dagegen ergab die fachärztliche laryngoskopische Untersuchung ödematös entzündliche Schwellung des Larynx. Das außergewöhnlich starke Krankheitsgefühl hielt 4 Tage an, Kehldeckel und aryepiglottische Falten waren in den Prozeß mit einbezogen. Der Patient bekam nach $^1/_2$ Jahr wiederum ein Gesichtserysipel, ohne Schleimhautbeteiligung. Dagegen waren jetzt die Submaxillardrüsen stark geschwollen.

Bei einem anderen Patienten setzte sich die *Infektion* im Tränennasenkanal fort, führte später zu einer Stenose und bei einem Rezidiv kam es zu einer schweren Streptokokken-*Conjunctivitis*, also zu einem Bindehauterysipel (Beobachtung bei Schottmüller).

b) Daß ein **Larynxerysipel**, das auch primär auftreten kann, zu Stenosen und lebensbedrohlichen Erscheinungen führen kann, ist erklärlich.

Es ist wohl nicht abwegig, manche Fälle zur *Grippezeit* geradezu als Erysipel des Larynx anzusprechen. Insbesondere bei den Fällen, bei denen man mühelos hämolytische Streptokokken herauszüchten kann, findet man die Schleimhaut zuerst samtartig geschwollen, durch Hyperämie oft bläulich gerötet, aufgelockert, stellenweise von pseudomembranösen, fibrinösen Auflagerungen bedeckt, anderwärts nekrotisch verschorft und trocken, ähnlich wie wir es auch bei Kampfgasvergiftungen auf der Höhe der Erkrankung gesehen haben, aber im allgemeinen doch wesentlich verschieden von der echten Diphtherie.

Hat das Erysipel von einem Hauterysipel übergegriffen, so wird an die Diagnose Larynxerysipel leichter zu denken sein, als wenn hohes Fieber, stridoröse Atmung, Dyspnoe, Orthopnoe als primäre Krankheitserscheinungen plötzlich hervortreten.

c) Das Übergreifen auf tiefere Stellen des **Respirationssystems,** sogar bis in die Alveolen hinein, wird wohl hauptsächlich in der grippefreien Zeit als selbständiges Krankheitsbild eines Erysipels der Bronchien und des Lungengewebes anerkannt werden müssen, bzw. dann, wenn die Beziehungen zu einem vorher bestehenden Hauterysipel unverkennbar waren.

In der Grippezeit finden wir ja die Streptokokken-Tracheobronchitiden und Pneumonien als schwerwiegende Komplikationen der Virusgrippe. Sie waren es, die so häufig in kurzer Zeit junge Menschen sterben ließen. Aber auch das lokalisierte „Grippeerysipel" des Larynx und der Trachea hatte eine hohe Letalitätsziffer.

d) Vom Gesichtserysipel aus kann es sekundär auch zu einem Weiterkriechen der Infektion nach der **Stirnhöhle** oder sogar über die Tuba Eustachii nach dem Innenohr hin kommen.

e) Viel häufiger aber sehen wir das Erysipel manchmal sich auf den **Gehörgang** fortsetzen. Von der Otitis media erysipelatosa aus kann ein Übergreifen auf die Meningen die Folge sein. Nicht ganz selten sehen wir bei Ekzemen in der Ohrgegend eine Ausbreitung von Erysipelen, die dann nach vorn oder nach hinten die ganze Hinterkopfhaut einnehmen können. Immerhin ist im Gegensatz dazu auch zu bemerken, daß doch im Kleinkinderalter skrofulöse Geschwüre, nässende Ekzeme, Rhagadenbildung, Impetigo contagiosa und andere mit Wunden einhergehende Stellen verhältnismäßig wenig einer Ausbreitung von Streptokokken Vorschub leisten.

3. Erysipel der Extremitäten.

Nicht unbedingt bedenklich ist der Eindruck, wenn nicht das Gesicht, sondern die Haut *an den Extremitäten* sich erysipelatös entzündet.

Man kann manchmal bei schwer varicös veränderten Prozessen am Unterschenkel im Zweifel sein, ob es sich wirklich um einen Rotlauf handelt. Erst das Wandern, die streifen- und zungenförmige Ausbreitung, die Schmerzhaftigkeit des Gewebes, die bei einem Ulcus cruris vermehrt wird, und vor allem zumeist das Fieber sichert auch hier die Diagnose. Auch die toxischen Symptome treten beim gewöhnlichen Ulcus doch meist weniger hervor.

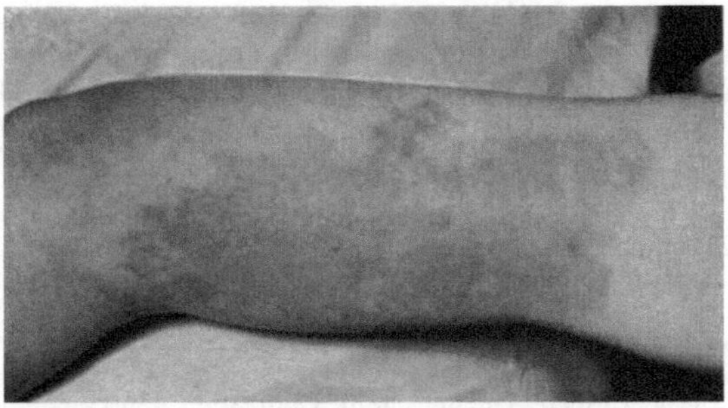

Abb. 5. Erysipel am Oberarm. (Sammlung W. SCHÖNFELD.)

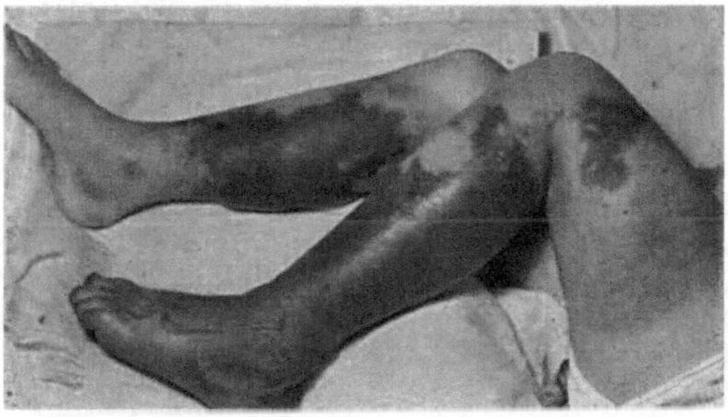

Abb. 6. Gangränöses Erysipel. (Sammlung W. SCHÖNFELD.)

Oft hat man den Eindruck, als handle es sich um verschiedene Erysipelformen je nach Art der Erreger. Man soll sich aber nicht mit der Diagnose „Erysipel" beruhigen, wenn die Rötung ein Erysipel vermuten läßt. Oft verbirgt sich unter der Rötung eben doch eine Infektion, die nach Art ihres phlegmonösen Charakters nichts mit dem eigentlichen Erysipel zu tun hat. Auch ein *Gasödem* kann durch seine Färbung ein Erysipel so lange vortäuschen, bis der Gasgehalt des ödematösen Gewebes keinen Zweifel über die Art der Erkrankung mehr zuläßt.

Sehr gefährdet sind platzende nässende Hautstellen bei Herzinsuffizienzen mit prallen Ödemen an den unteren Extremitäten. Ein hinzukommendes Erysipel beendet oft schnell das qualvolle Dasein.

Bei einem unserer Patienten kam es unter einem Erysipel, das sich nach einer Ascitespunktion von der Einstichstelle ausbreitete, am 8. Tag, ohne erneuten Einstich, zu einer foudroyanten diffusen Streptokokkenperitonitis.

4. Das Erysipel des Genitaltraktes.

a) Geburtstraumen und artifizielle Eingriffe bieten Streptokokken die Möglichkeit zur Infektion der Schleimhaut des Genitale. Virulenz, Pathogenität und Spezifität hämolytischer Streptokokken spielen dabei eine vordringliche Rolle. Auch hier aber eröffnet sich die Frage, warum in dem einen Fall eine puerperale

Sepsis unter Bildung eines thrombophlebitischen Prozesses oder eine gewöhnliche Streptokokkeninfektion des Uterusinnern auftritt, das andere Mal eben ein Erysipelas puerperale lymphaticum. Manchmal kommt es zu Abort oder Frühgeburt, ohne daß sich unbedingt eine Sepsis anzuschließen braucht. Im Wochenbett ist das Vulvaerysipel prognostisch jedoch noch immer sehr ungünstig. Es macht jedoch kaum je eine Infektion der Muttermilch, so daß bei leichteren Formen die Frau eventuell unter strengen Vorsichtsmaßnahmen weiterstillen kann.

Bei der Frau kommt es manchmal zu Erysipelrezidiven bei jeder *Menses*. Zumeist handelt es sich um einen benignen Verlauf, der schubartig und kurz sein kann. Gerade hier kann es dann zu elephantiastischen Schwellungen kommen, hervorgerufen durch eine immer wieder auftretende Lymphstauung und Erweiterung der in diesen Gebieten vorhandenen Lymphbahnen und in der behinderten Blutabfuhr der Venen der Haut (*Elephantiasis nostras sive streptogenes* Unna).

Je nach Vorherrschen des Bindegewebes oder des stabilen Ödems und nachfolgender Thrombosis spricht man von weicher oder harter Elephantiasis. Schließlich werden später auch die weichen Bezirke durch ein parallelfaseriges homogen-fibröses Gewebe ersetzt. Sie nehmen nach Unna holzähnliche sklerodermatische Verhärtung an und führen zur Unverschieblichkeit, um alles andere Gewebe in Verdrängung und Erstarrung zu versetzen. Es kann zu einem stabilen Ödem und zu verunstaltenden bleibenden Schwellungen an den Augenlidern, Lippen, Ohrmuscheln, Genitalien, Unterschenkeln usw. kommen (Abbildungen finden sich besonders bei Delbanco und Callomon).

Man kann also nur so viel sagen: Nur unter ganz bestimmten Voraussetzungen ist eine Wöchnerin der Gefahr des Genitalerysipels ausgesetzt. Dann allerdings kann die Wundrose einerseits übertragen werden durch Eingriffe von außen her, andererseits aber auch durch Selbstinfektion von Keimen her, die sich scheinbar saprophytisch in der Schleimhaut aufhalten. Die ersten sichtbaren Entzündungserscheinungen gehen dann von den Labien aus. Das lockere Gewebe ist besonders stark mit Ödemen durchsetzt und bringt die Haut unter Umständen zum Platzen, ohne daß es zu Eiterungen zu kommen braucht. Auch hier scheint örtliche Abwehr oder Empfindlichkeit für das Angehen der Infektion entscheidend zu sein. Es müßte doch wohl sonst bei Patientinnen mit einem Gesichtserysipel häufiger zu einer Übertragung der Infektion auf die Vulva kommen.

Wir haben an anderer Stelle bereits das Fortkriechen der Infektion in den Lymphgängen und -wegen des Parametriums *(lymphangitische Sepsis)* erörtert. Schon in alten Zeiten hat man eine phlegmonöse und diphtheritische nekrotische Form der Parametralinfektion beschrieben, auch das Fortschreiten auf das Peritoneum. Immer wieder hat man auch den Zusammenhang der cutanen Erysipele mit dem Puerperalfieber in den Kliniken, wo das Wochenbettfieber wütete, gesehen, ebenso wie man Formen beobachtete, die zuweilen isolierte Hauterysipele zeigten, ohne zur Infektion der Genitalschleimhaut zu führen. Wie furchtbar eine solche Erysipelepidemie geherrscht haben muß, entnehmen wir bei Zuelzer im Handbuch der akuten Infektionskrankheiten aus dem Jahre 1877:

Corson berichtet in Transaction of the Pennsylvania State med. Soc. IV 1854: „In der furchtbaren Erysipelepidemie, welche im Herbst 1847 in der Nähe von Norristown (Pa.) herrschte, erkrankten Alte und Junge, Männer und Frauen gleichmäßig, vorzugsweise aber litt ein Teil der Bevölkerung, nämlich *die Wöchnerinnen, denen sich das tödliche Gift ungemein schnell mitteilte*, und die oft schon innerhalb weniger Stunden als Opfer der Krankheit fielen. Ich verlor zur Zeit dieser Epidemie mehr Wöchnerinnen als innerhalb voller 20 Jahre zuvor. Bei einzelnen gestaltete sich die Krankheit als ausgesprochenes Erysipel, bei anderen als (diphtherische) Entzündung der Schleimhaut, des Schlundes und der Nase, in anderen Fällen als Entzündung seröser Membranen; schließlich kamen aber auch Fälle vor, wo sich der Krankheitsprozeß in allen diesen Herden nacheinander oder gleichzeitig lokalisierte. Bei

Frauen waren gewöhnlich die serösen Häute ergriffen, während bei Männern die Krankheit am häufigsten auf den Schleimhäuten oder im Bindegewebe (in Form diffuser Phlegmone mit Ausgang in Verjauchung oder Gangrän) ihren Sitz aufschlug.“

Wenn man systematische bakteriologische Untersuchungen aus dem Cervixkanal sowohl gesunder wie fieberhaft erkrankter Wöchnerinnen und Schwangeren anstellt, so trifft man in einem nicht zu geringen Prozentsatz auch auf hämolytische Streptokokken, nicht viel anders als man diese Keime auch ohne Krankheitserscheinungen einmal aus den Rachenorganen züchten kann. Der positive Befund mahnt den Gynäkologen, mit größter Vorsicht Eingriffe vorzunehmen, instrumentelle Ausräumungen des infizierten Uterusinhaltes nach Aborten zu unterlassen. So schonend für den Erfahrenen die Anwendung der Curette sich erweist, so kann doch kein Zweifel sein, daß bei Anwesenheit hämolytischer Streptokokken die rein konservative Behandlung selbst manueller Ausräumung vorzuziehen ist.

Auf die verschiedenen Virulenzprüfungen der Streptokokken ist im Kapitel „Septische Erkrankungen“ näher eingegangen worden.

Genau wie beim Erysipel kann man keine Spezifität aus der Toxinbildung von Puerperalstreptokokken feststellen, mag man die Keime aus dem Uterusinhalt oder (was beweiskräftiger erscheint) aus dem Blute bei Frauen mit puerperaler Sepsis gezüchtet haben.

Interessant sind die Feststellungen von SCHOTTMÜLLER, daß ausgesprochene Erysipelstreptokokken mit an sich hoher Virulenz, an Seidenfäden in die Vagina gebracht, dort einen Virulenzverlust und eine Typenänderung im Sinne einer Anhämolyse durchmachen können. Man müßte hier daran denken, daß das Vaginalsekret einen umstimmenden Einfluß auf Virulenz und Pathogenität haben kann.

Die Toxinbildung, ebenso wie andere Stoffwechseleigenschaften und die Virulenz können auch bei Weiterzüchtung beim hämolytischen Streptococcus (mag es sich um Scharlach oder Erysipelstreptokokken handeln) sich als außerordentlich variabel zeigen.

Unsere eigenen Untersuchungen haben erkennen lassen, daß verschiedene Scharlach-, Erysipel- und Puerperalstreptokokkenstämme bei öfterer kreuzweiser Hin- und Herzüchtung auf gewöhnlichem Blutagar und Silicatkochblutagar ihre hämolysierende Eigenschaft langsam verlieren, auf der Silicatplatte dann H_2O_2 bildend Fähigkeiten gewinnen, mit der sie katalasefreien Blutagar prompt entfärben, was sie vorher nicht fertigbrachten, schließlich den Typ eines vergrünenden Streptococcus annahmen und in defibriniertem Blut sich nicht mehr, im Gegensatz zu den Ausgangsstämmen, schrankenlos vermehren konnten.

b) Das Erysipelas gangraenosum bevorzugt vor allem das *Scrotum*.

Wir sahen in einigen Fällen fast über die Hälfte des Gewebes absterben. Erstaunlich war aber bei allen Beobachtungen, wie gerade das Scrotum sich nach dem Abklingen der Entzündungserscheinungen schnell regeneriert. In keinem unserer Fälle haben wir Transplantationen vornehmen zu lassen brauchen. Die über dem gesunden Teil mit Verschlußnähten zusammengezogenen Teile zeigten nach größeren Defekten eine erstaunlich gute Heilungstendenz.

5. Erysipel der Verdauungswege.

Das Erysipel der Verdauungswege wird bislang angezweifelt.

Aus der Grippezeit 1918/19 sind mir noch Fälle in Erinnerung von Gastritiden phlegmonöser Art, wobei wir fast in Reinkultur hämolysierende Streptokokken züchten konnten. Es muß betont werden, daß hier der phlegmonöse Charakter ganz und gar im Vordergrund stand. Der Darmbrand, durch Anaerobier bedingt, steht hier nicht zur Diskussion.

6. Die Bedeutung des Lebensalters für den Verlauf des Erysipels.

a) Das Erysipel der Neugeborenen und Säuglinge. Mit dem Nachlassen des Puerperalfiebers ist auch das Erysipel von der Nabelwunde aus seltener geworden. In früherer Zeit hat es eine große Rolle gespielt und endete wohl fast in allen Fällen letal.

Die alten Autoren bezeichneten das in den ersten 10 Lebenstagen auftretende Erysipel direkt als Erysipelas puerperale. Die Überimpfbarkeit des Erysipels muß wohl am deutlichsten bemerkbar geworden sein von der Zeit ab, als man Vaccinationen vornahm. Nur wurde es nicht selten verwechselt mit Erythemen, die nach der Impfung oft in Handflächengröße und darüber sich ausbreiten, mit einer Streptokokkeninfektion aber nichts zu tun haben. Auch nach operativen Eingriffen, z. B. nach Beschneidungen kann erysipelatöse Ausbreitung stattfinden.

Mitunter kann Mutter und Kind zu gleicher Zeit an Erysipel erkranken. Das Neugeborenen-Nabelerysipel gehört zu den prognostisch ungünstigsten Krankheiten.

Das Erysipel der Säuglinge ist meist eine Nabelinfektion; auch hier ist die Prognose relativ ernst. Cachera-Magrat berichteten über ein ausgedehntes kongenitales Erysipel beim Neugeborenen einer am Erysipel erkrankten Mutter.

b) Beim älteren Kind kann das Erysipel Krämpfe und Delirien hervorrufen. Die Prognose ist jedoch besser als beim Kleinstkind.

c) Im Greisenalter wird manchmal ein kaum fieberhaftes Erysipel beobachtet, welches jedoch den Allgemeinzustand schwer schädigt und nach Delirium und Koma zum Exitus führt. Jedoch auch prognostisch günstigere Formen, besonders bei dem meist dominierenden Gesichtserysipel, wurden beobachtete Man darf aber nicht vergessen, daß oft Greise mit einem fast fieberlosen Gesichtserysipel nicht selten an einer begleitenden schlaffen Pneumonie zugrunde gehen.

7. Rezidive und Rückfälle.

Das Rezidiv des Erysipels stößt unsere Anschauungen von gesetzmäßigen Immunitätsverhältnissen mehr als bei anderen Infektionskrankheiten um. Wir beobachteten Fälle, die nach einem kritischen Abfall uns das Bild der raschen Heilungstendenz vorführen; kaum hat man eine günstige Prognose gestellt, so flammt ganz plötzlich das Erysipel wieder auf. Diese Rückfälle nach raschem Abklingen können unter Umständen viel stürmischer sein als die Ersterkrankung. Man sieht immer wieder einmal, daß ein solches Rezidiv, das nach wenigen fieberfreien Tagen wieder auftritt, in der zweiten Fieberperiode ein fast photographisches Bild der Ersterkrankung darbietet. Mitunter zeigt sich aber auch in sichtbaren klinischen Erscheinungen, daß die vorher vom Erysipel betroffene Seite wieder aufflammt. Gar nicht selten aber kann auf einer Seite der Prozeß bereits zum Stillstand kommen, während auf der entgegengesetzten Seite nun das Erysipel seinen Beginn nimmt. Auch hierbei wird gelegentlich das Aufflammen von einem Schüttelfrost und von einer wesentlichen Wiederverschlechterung des Allgemeinbefindens eingeleitet.

Lenhartz hat noch den *Rückfall* von dem Rezidiv abgetrennt. Unter ersterem wäre also mehr die *Neigung* mancher Patienten zu verstehen, bereits nach völliger Ausheilung wieder an neuen Erysipelen zu erkranken.

Von Leyden und Renvers stellten bei 89 Patienten 5 Rückfälle und 19 Rezidive fest; Frickhinger sah bei 528 Fällen 208 Rezidive und von diesen 116 mit zweiter und 92 mit dritter und mehrmaliger Erkrankung.

Auch von den französischen Handbuchautoren werden „rechutes“ und „récidives“ unterschieden (Lemierre und Lièvre).

Man muß bei jedem Erysipelpatienten mit der Möglichkeit eines Rückfalls oder eines Rezidivs rechnen.

Ein Patient, der häufiger an seinen Rezidiven erkrankt war, gab uns an, „er brauche nur an einen Rotlauf zu denken oder es werde von einem solchen gesprochen, dann habe er schon das brennende Gefühl um die Nase herum". Tatsächlich trat dabei Fröstelgefühl und leichte Temperaturerhöhung auf. Wie empfindlich solche Patienten sein können und wie leicht ansprechbar ihr Gewebe ist, führte uns ein Patient vor, der auf Aspirin jedesmal allergische Erscheinungen bekam. Er ließ das Experimentum crucis an sich machen, indem er 0,5 g Ac. acetylosalicylicum zu sich nahm. Prompt traten erysipelartige Schwellung, Fieber und Schweißausbruch auf. Der Patient erzählte uns, daß er im Krieg gelegentlich mit diesem selbsterzeugten klinischen Bild sich von der Front freimachte, wenn ihm der Boden zu heiß wurde.

In dieses Gebiet der leichten Anfälligkeit klettert das Rankenwerk mystischer Vorstellungen vom Wesen des Rotlaufs empor und nur zu oft scheint der Glaube an ein „Versehen" mit „Besprechungsmöglichkeit", der in die Urzeit zurückreicht, Psychisches mit Organischem zu verknüpfen. Wir wollen uns aber hier nicht mit Erklärungsversuchen abgeben, sie würden sich genau so schwierig gestalten, wie wenn man sich die Frage vorlegt, welches die letzten Gründe sind, die dem Erysipel den cyclischen Charakter des Verlaufs verleihen. Hierbei möchten wir freilich ein gesichertes *Stadium der Generalisation* nicht anerkennen. Wir haben uns immer wieder in sehr zahlreichen Fällen bemüht, Erysipelstreptokokken aus dem Blut nachzuweisen. Es ist uns weder bei der Ersterkrankung, noch bei Rezidiven gelungen, zu irgendeiner Zeit Streptokokken aus dem Blut zu züchten. Die Blutkultur war auch nicht positiv, wenn wir zu Beginn des Schüttelfrostes Blut entnommen hatten. Es kann sich also nur um Zufallstreffer handeln. Eine positive Blutkultur dürfte nicht häufiger sein als bei einem Furunkel, und die Keimzahl dürfte nur sehr gering sein und deshalb nur in selteneren Fällen einmal eine Metastase hervorrufen (s. S. 1174).

8. Metastasen.

Das Erysipel ist also als lokalisierte Erkrankung des Lymphgefäßsystems der Haut zu werten. Es kann aber unter außergewöhnlichen Verhältnissen, durchaus nicht gesetzmäßig, einmal zu Metastasen an anderen Stellen kommen. Unter solchen besonders unglücklichen Umständen kann so einmal auch die Gelegenheit zu einer *Ansiedlung am Herzen* gegeben sein: Am Endokard hätte sich dann ein sekundärer, außerordentlich schwerwiegender Sepsisherd ausgebildet. Eine Endokarditis durch hämolysierende Streptokokken verläuft außerordentlich stürmisch. An allen möglichen Stellen kommt es zu Blutungen von flohstich- bis handflächengroßer Ausbreitung, zu Eiterungen, die weniger stark hervortreten als bei Staphylokokkeninfektionen; auch blutig-seröse Ergüsse in Pleura, Perikard werden durch Keimverschleppung erzeugt. Nicht selten endet die Erkrankung dann schon nach wenigen Tagen letal.

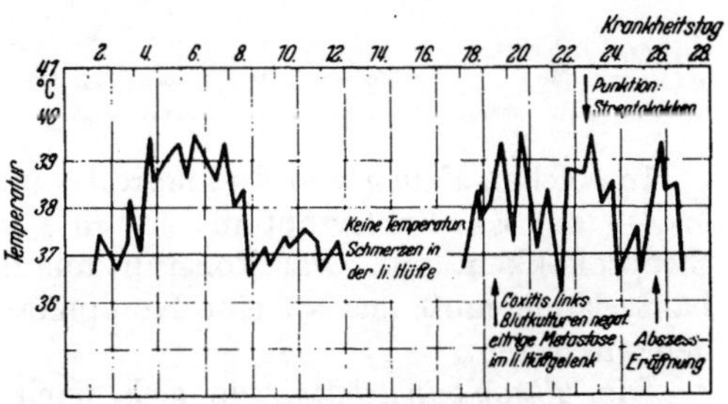

Abb. 7. Zunächst normal verlaufendes Erysipel des Gesichts, später eitrige Metastase im linken Hüftgelenk.

Spätmetastasen, ähnlich wie einmal nach einer Streptokokenangina, fanden wir in Gestalt einer akut auftretenden *Hüftgelenksentzündung*. Hier kam es zu einer Coxitis purulenta, der der Patient trotz mehrmaliger Operation erlag. Ein anderer Fall hatte eine *Kniegelenksentzündung* zur Folge, das Exsudat war trüb-serös und enthielt hämolytische Streptokokken. Es kam zur Spontanheilung.

Wie bei anderen bakteriellen Infektionen kommt es auch beim Erysipel zu einer Ablagerung der Keime im Knochenmark (besonders im Wirbelmark). Feinste kleine Nekrosen können die Folge sein, theoretisch wäre auch einmal eine *Spätspondylitis* möglich, doch haben wir nie eine solche beobachtet.

In einem Falle sahen wir bei einem harmlos imponierenden Erysipel innerhalb weniger Stunden die Temperatur auf 41,8° ansteigen, der Patient fing an zu delirieren; unter starker motorischer Unruhe kam er schon nach 48 Std ad exitum. Die Obduktion ließ das örtliche Erysipel nicht mehr erkennen, dagegen fand sich eine zarte Endokarditis an der Aortenklappe, Beginn einer hämorrhagischen Nephritis und eine diffuse Meningoencephalitis.

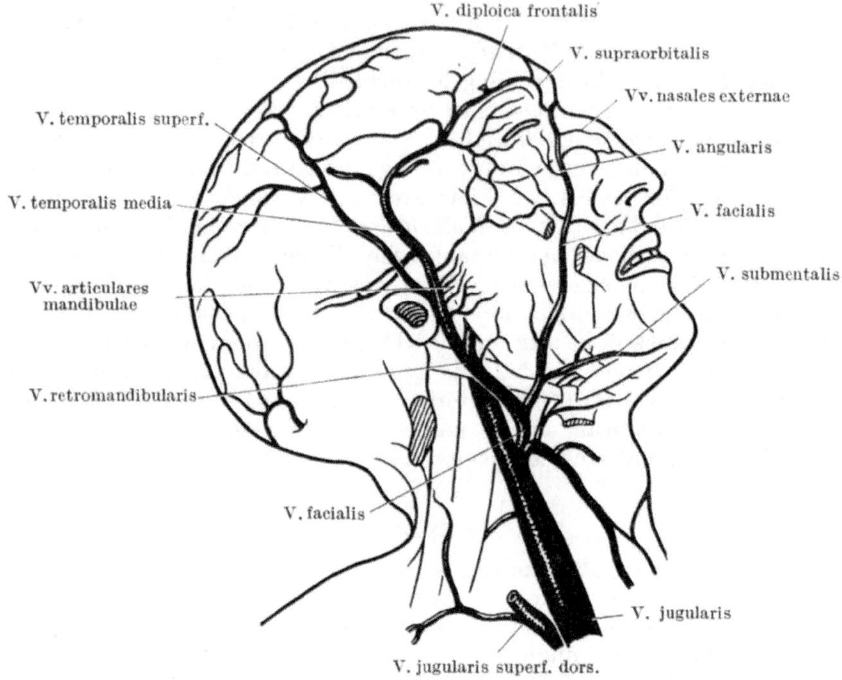

Abb. 8. Venen des Kopfes und Halses. (Nach TOLDT-HOCHSTETTER.)

In solchen Fällen von Endokarditis nach oder bei Erysipel kann man mühelos — ein Kardinalsymptom! — eine sehr große Zahl von hämolysierenden Streptokokken, und zwar konstant aus dem Blute züchten. Gerade die Dauerbakteriämie muß uns an eine Komplikation am Endokard oder auch Myokard denken lassen.

Die *Thrombophlebitis*, die sich nach einem Erysipel im Venengebiet des Gesichts ausbildet, ist an anderer Stelle besprochen worden. Hier wird die für gewöhnlich ohne Schüttelfrost sich darbietende Fieberkurve meist von intermittierendem Charakter sein. Positive Blutkulturen zeigen auch hier die Wendung des Verlaufs zum Bösartigen an. Die Fortsetzung des Prozesses von der V. facialis zu den Sinus und Verbindungen zur V. jugularis (s. auch Abb. 8) lassen die Prognose auch jetzt noch fast infaust erscheinen. Nach unseren Erfahrungen dürfte es selten gelingen, durch Unterbindung eines Venenstammes auch eine Abriegelung des Sepsisherdes durchzuführen.

Wenn auch Thrombosen nach Erysipel an den unteren Extremitäten vorkommen, so haben wir nach unseren eigenen Erinnerungen bis jetzt keine sekundäre Ansiedlung von Streptokokken in den thrombosierten Venen beobachtet.

Kam es von einer blanden Thrombose aus zu Lungeninfarkten, so waren auch keine Streptokokkenabscedierungen im Gefolge. Die Möglichkeit einer septischen Streptokokkenthrombophlebitis ist aber auch hier theoretisch vorhanden.

Stellung muß noch zum *Wandererysipel* genommen werden. Es gibt tatsächlich Fälle, die immer in Etappen, ausgehend von irgendeinem lokalisierten Erysipel, einen Körperteil nach dem anderen überfluten. Längst kann die Stelle des ersten Entzündungsprozesses völlig abgeblaßt sein, hier und da aber auch wieder aufflammen, während schon an einer entfernteren Stelle sich das Erysipel zeigt. Ist es an den Zehen zu Ende gekommen und ein Weiterwandern an dieser Stelle nicht mehr möglich, so bricht das Feuer wieder, vorher unter der Decke anscheinend weiterglimmend, von neuem aus. Ein geringer Anstoß, eine kleine Kratzwunde, die ein Wiederaufflammen bewirken kann, zeigt, wie die Alarmbereitschaft zu neuer Ausbreitung an den noch infizierten Lymphbahnen aufrechterhalten ist. Wenn man bedenkt, an welch ausgebreiteten Stellen die Toxinablagerung vorhanden sein wird, so erscheint es fast merkwürdig, daß der Organismus nicht schwerere Reaktionserscheinungen aufweist (sei es von seiten der Nieren, sei es von seiten des Herzens). Erklärlicherweise handelt es sich trotz allem um eine sehr schwere Erkrankung, die aber nicht prognostisch infaust zu sein braucht. Je nach dem Wandern, dem Vordringen und dem Abklingen sehen wir hier die Temperatur unregelmäßig mit tiefen Einbrüchen, öfterem Fröstelgefühl, mehr oder weniger milden Schüttelfrösten, mitunter aber auch wieder längere Zeit in Form von Kontinua. Meist aber zeigt jeder Fieberanstieg Wiederaufflackern oder Weiterschreiten an (s. Abb. 1).

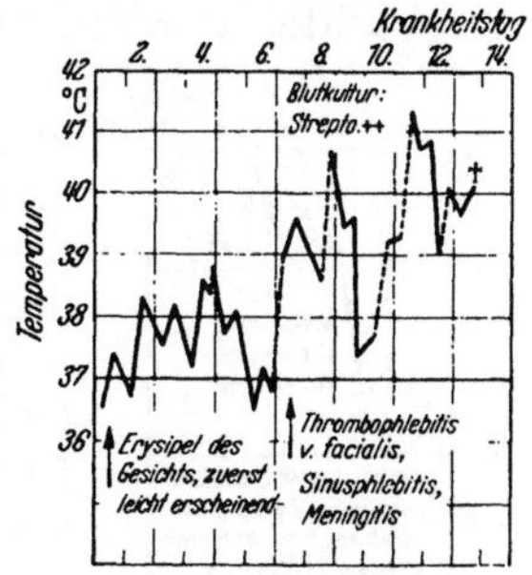

Abb. 9. Thrombophlebitische Sepsis nach Erysipel.

In einer geringen Anzahl von Fällen beobachteten wir nach Erysipel, und zwar hauptsächlich bei Kindern, ganz ähnlich wie nach Scharlachfällen noch nach längerer Zeit (in einem Falle nach 6 Wochen) plötzliche Fieberzacken aus dem Gesunden heraus, die nicht ohne weiteres erklärbar waren. Wir vermuteten, daß es sich hier doch um eine Lymphadenitis gehandelt hat. Tatsächlich fand man unauffällige Drüsenschwellungen am Hals und einmal eine solche hinter dem Ohr. Zu einer Vereiterung kam es nicht.

9. Komplikationen.

Das Erysipel ist ein Proteus unter den Infektionen, eine Sphinx, von der man a priori nicht weiß, nach welcher Richtung hin sie ausartet. Sie kann überraschend auch einmal einen anderen Krankheitsprozeß günstig beeinflussen.

Man hat sich von solchen vereinzelten Beobachtungen bei bösartigen Geschwülsten einmal sehr viel erwartet; die Versprechungen sind leider nicht erfüllt worden und künstliche Verimpfung von Erysipel sind doch viel zu gefährlich, als daß man sie in einer routinemäßigen Therapie verwenden könnte.

Abgesehen von den direkten Einwirkungen der Infektion auf die Haut, ihrem eventuellen Ausgang in phlegmonöse und gangräneszierende Prozesse, die besonders beim Larynxerysipel von verheerender Auswirkung sein können, sehen wir nicht selten in inneren Organen die Beteiligung am Infektionsgang. So sind vor allem Störungen des Bewußtseins, Somnolenz, Delirien, typhoide Zustände, auch ohne sehr hohes Fieber, gelegentlich zu beobachten. Zumindest werden die Patienten, auch beim Gesichtserysipel, durch *Kopfschmerzen* gequält.

Ein Übergreifen auf die *Meningen* kann vom Nasenschleimhauterysipel durch die Nebenhöhlen erfolgen, ebenso über den vorgezeichneten Weg von einem Ohrerysipel.

Die Rose als bahnbrechender Vorschaden, als auslösender Prozeß für eine Bulbärform der Poliomyelitis wurde von Wiedemann beschrieben.

Mehrmals beobachtete man auch doppelseitige Facialisparese, periphere Facialislähmung (Strasser), partielle Peronaeusschädigungen (Winkler), Neuritis des Acusticus (Ruttin), Parese der oberen und unteren Extremitäten (Brieger), die Möglichkeit peripherer und zentraler Schädigung des Nervensystems (Strasser). Eine Meningitis serosa kann sich unter Umständen auch nach Erysipel an den unteren Extremitäten entwickeln, Polyneuritisfälle sind beobachtet worden, vor allem aber Entzündungserscheinungen am N. opticus.

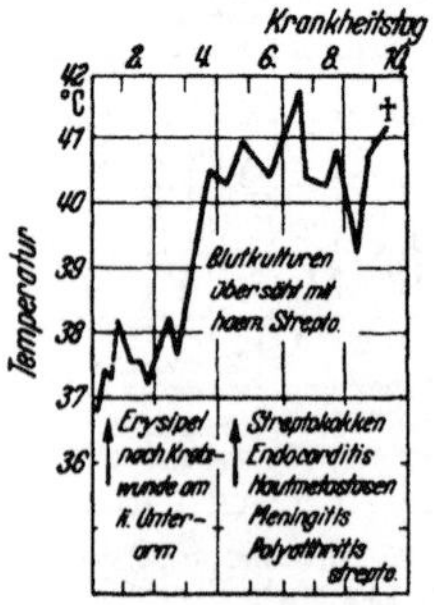

Abb. 10. Erysipel mit Keimansiedlung am Endokard.

Eine Ablagerung von Streptokokken in Form von Mikrobakterioembolien an den *Meningen* haben Schottmüller und Fraenkel im Gefolge von Erysipelfällen, die schwer delirierten, gesehen. Es ist nicht ausgeschlossen, daß mancher delirante Zustand darauf zurückzuführen ist. Auch hier müssen wir eben an die Möglichkeit einer schubartig auftretenden, wenn auch noch so geringen Bakterieninvasion ins Blut denken. Es wird aber, wie gesagt, sehr selten und mehr durch Zufall möglich sein, diese Bakteriämie kulturell zu erfassen.

Eine Bakteriämie zeigt sich mehr indirekt, d. h. in ihren Folgeerscheinungen. Hier wäre vor allem auch an die Komplikationen von seiten der *Augen* zu denken. Ungeachtet dessen kann schon das Übergreifen auf die Conjunctiva, von der Nachbarschaft her, und von der Weiterleitung der Streptokokkeninfektion auf das retrobulbäre Gewebe Pathophthalmie, Sehnervenentzündung, Embolie der A. centralis retinae und schließlich die Panophthalmie mit ihren außerordentlich in Erscheinung tretenden Symptomen unter Umständen möglich machen. Meistens findet sich dann dabei noch das Gehirn maßgebend in Mitleidenschaft gezogen.

Am *Herzen* machen sich Komplikationen bemerkbar, wie sie auch bei anderen schweren Infektionen auftreten können. Ihre Bedeutung wird auf S. 1189 gewürdigt. Die metastatische Besiedlung des Endokards mit Streptokokken ist eines der gefürchtetsten Ereignisse.

Sehr wichtig erscheint, daß sich sekundär in Form von blanden wie septischen Phlebitiden auch die *Gefäße* beteiligen können. Fernab kann nach einem Gesichtserysipel sich eine Femoralisthrombose mit ihren Folgeerscheinungen bemerkbar machen. Eine plötzlich auftretende Lungenkomplikation muß zur Ausschau nach einem solchen thrombotischen Vorgang an einer Extremität veranlassen.

Ikterus ist vor allem von französischen Autoren als Sonderform eines „erysipèle bilieux" beobachtet. Die Leber als Entgiftungsorgan muß natürlich in besonderer Weise ihre Aktivität bekunden.

Das *Blut* zeigt im allgemeinen nichts besonders Auffälliges außer einer mäßigen Linksverschiebung; sobald eine stärkere Anlagerung von polymorphkernigen Leukocyten im Gewebe erfolgt, steigt auch die Leukocytenzahl entsprechend an. Hohe Leukocytenwerte finden wir bei ausgesprochen purulenten Prozessen.

Besonders gefürchtet ist die schlaffe *Lungenentzündung* bei den Erysipelen der Greise. Auf die Grippestreptokokkenpneumonie ist bereits hingewiesen worden. Immerhin ist das Erysipel der Hauptsache nach eine lokalisierte Streptokokkenmykose. Komplikationen können hinzutreten und die Prognose ganz wesentlich verschlechtern.

An weiteren Komplikationen finden wir auch eine *akute hämorrhagische Glomerulonephritis.* Der Hinweis von JOCHMANN, daß er sie unter 463 Fällen nur 8mal gesehen habe, zeugt von ihrer Seltenheit. Die febrile Albuminurie tritt vielleicht häufiger hervor als bei anderen Infektionen. LEHMANN hat sie in 32,5% beobachtet.

Ähnlich wie nach einer Streptokokkenangina kann auch einmal eine Ablagerung von Keimen an einem Gelenk stattfinden und wie die Abb. 7 zeigt, zu einer Vereiterung führen.

Differentialdiagnose.

Gesichtserysipel. Sobald zungenförmige Ausstrahlungen, symmetrische Ausbreitung, poliertes glanzartiges Aussehen, schärfere Absetzung des Prozesses gegenüber dem Gesunden sich darbieten, ist die Diagnose Erysipel nicht mit Schwierigkeiten verbunden. Anders ist es, wenn zu *Schürfwunden nach Verletzungen* (z. B. nach Hinfallen) eine Infektion mit Eitererregern sekundär hinzutritt. Wir wissen, wie leicht es in dem lockeren Gewebe der Wange und vor allem um die Augen herum manchmal zu unförmigen ödematösen Schwellungen kommen kann.

Das gleiche ist der Fall, wenn es durch eine *Parulis* im umgebenden Gewebe vom Oberkieferrand aus zu einer Verquellung der Wangenschleimhaut kommt. Auch hier ist ja bekanntlich das Augenlid oft so angeschwollen, daß man im ersten Moment eher an etwas anderes als an Zahngeschwür denkt.

Entzündungen der Parotis primärer Art, als *Mumps*, oder sekundärer Art, als Begleiterscheinung einer mit Marasmus einhergehender Infektion, können, wenn auch seltener, den Verdacht eines Erysipels erwecken.

An den Extremitäten sind es, wie oben schon erwähnt, *phlegmonöse Prozesse*, die eine Ähnlichkeit mit dem Erysipel darbieten können, besonders wenn die Infektion von einem bereits bestehenden Ulcus ausgeht. Vor allem aber muß auch an *thrombotische Vorgänge* gedacht werden, die sich zu einer Streptokokkeninfektion hinzugesellen. Noch gefährlicher erscheint es, wenn eine arterielle Embolie oder eine marantische Thrombose von Arterien durch blaurötliche Verfärbung des betreffenden Extremitätenabschnittes nicht von vornherein eine diagnostische Entscheidung bringt. Wir haben in einigen Fällen Schwierigkeiten bei Endocarditis lenta vor uns gehabt.

Bei der *Serumkrankheit* können die Quaddeln einen so großen Umfang mit abfallenden Rändern und unregelmäßiger Begrenzung zeigen, daß manchmal auch hier an ein Erysipel zu denken ist.

Noch mehr erinnert das sog. *Erysipeloid* an den echten Rotlauf. Aber einmal ist der Sitz doch auf eine bestimmte Stelle, hauptsächlich auf die oberen Extremitäten beschränkt und andererseits auch an bestimmte Berufe gebunden.

Viel härter als beim Erysipel ist das Gewebe beim *Milzbrand* infiltriert. Auch hier sind bestimmte Berufe bevorzugt. In den Fällen freilich, wo durch das Rasieren eine Milzbrandinfektion im Gesicht auftritt, am Hals oder am Nacken, kann man bei der heutigen Seltenheit der Milzbrandinfektion auch einmal nicht gleich an die Möglichkeit eines Milzbrandes erinnert werden, besonders wenn man die primäre Milzbrandpustel nicht mehr zu sehen bekommt oder der Schorf mehr den Eindruck eines abheilenden Furunkels erweckt. Zu bedenken ist, daß das Ödem nicht nur auf die Nachbarschaft beschränkt bleibt, sondern oft in die weitere Umgebung vordringt. Auffallend ist hier jedenfalls, daß immer eine beträchtliche Drüsenschwellung besteht. Später tritt oft ohne Eiterung eine tiefere Narbenbildung auf. Die Diagnose wird schnell gesichert durch den bakteriologischen Nachweis der Bacillen, die bekanntlich mit zu den leichtest züchtbaren Bakterien gehören. Man darf sich aber nicht allein auf das mikroskopische Präparat verlassen, sondern soll in allen Fällen Kulturverfahren und Tierexperiment anschließen.

Das *Erythema exsudativum multiforme* (Erythema infectiosum) kann nach unserer Erfahrung im Anfang recht bedenkliche Ähnlichkeit mit dem Erysipel darbieten.

Wir beobachteten ein Mädchen, das einen aphthenähnlichen, zum Teil konfluierenden Belag an der Wangenschleimhaut bis zum Mundwinkel heran zeigte. In wenigen Stunden breitete sich von hier aus zuerst über die Gesichtshaut ein leicht erhabenes Erythem aus und erst als dann besonders intensiv die Streckseiten der Unterschenkel und Unterarme befallen waren, konnte man dieses Erythem als ein Erythema exsudativum deuten.

Das *Erythema nodosum* dürfte entschieden weniger zu Verwechslungen mit dem Erysipel führen. Meist ist es doch auf bestimmte Stellen lokalisiert.

Im Kapitel *Septische Erkrankungen* bakteriellen Ursprungs haben wir auf die verschiedenen Möglichkeiten von Erythemen und Exanthemen hingewiesen. Wir haben an dieser Stelle auch das Bild eines Herpes gangraenosum durch Streptokokken gebracht.

Bei HEGLER findet sich differentialdiagnostisch auch das sog. *Küstenerysipel* von Guatemala aufgezeichnet, das von ROGNES und CALDERO als auf Toxin beruhend angesehen bzw. auf eine Lymphstase zurückgeführt wird.

Schwierigkeiten bieten im höheren Grade die **Schleimhauterysipele.** Das primäre Rachenerysipel kann manchmal kaum von einer gewöhnlichen *Angina* oder einer *Streptokokkenpharyngitis* unterschieden werden. Es kann aber auch verhältnismäßig leicht verlaufen und nur durch eine Rötung, die wie poliert erscheint, den Verdacht auf ein Rachenerysipel erwecken. Die Diagnose des primären Schleimhauterysipels ist daher schwer, mit Sicherheit nur dann zu stellen, wenn die Infektion Blasen bildet oder auf die Haut übergeht.

Differentialdiagnostisch kämen noch in Betracht: *Herpes zoster* im Gesicht, oder ein *akutes Ekzem, artifizielle Dermatitiden, Überempfindlichkeitsreaktion,* z. B. nach Haarfärben, *Läuseekzeme, Sonnenbrand,* QUINCKE*sches Ödem*; schließlich auch die *Pseudoerysipele bei Staphylokokkensepsis,* besonders von GIROIRE und GEORGES, von TROISIER, BARIÉTY und BROCARD beschrieben, vor allem auch das Erythem bei Vaccination, das sich über eine beträchtliche Strecke hinziehen kann.

Prognose.

Wenn wir im therapeutischen Kapitel darauf hinweisen werden, daß das unkomplizierte Erysipel keine besondere Therapie außer einer symptomatischen benötigt, so geht schon daraus die günstige Prognose, die der Krankheit im allgemeinen zukommt, hervor. Greise und Säuglinge sind wesentlich mehr gefährdet; in früherer Zeit wurde das Erysipel der Neugeborenen für 100% letal ausgehend angesehen.

Wir sehen aber gelegentlich auch beim Gesichtserysipel Fälle, die von vornherein, mit ihren schweren psychischen Alterationen im Vordergrund, einen typhösen Eindruck machen. Hier muß unbedingt darauf geachtet werden, ob nicht eine Streptokokkensepsis vorliegt. Vor allem muß dann an eine Endokarditis gedacht werden. Sie war in unseren Fällen jedesmal leicht nachzuweisen in

Gestalt einer massigen Bakteriämie (s. S. 1189). Läßt die Blutkultur sehr zahlreiche Streptokokken erkennen, so ist die Diagnose „sekundäre Streptokokkenendokarditis", ausgehend von einem Erysipel, so gut wie sicher anzunehmen, auch wenn ein Geräusch am Herzen, wie so oft, noch nicht vorhanden ist, kann man dann dabei nahezu 100%ig auch jetzt noch mit einem letalen Ausgang rechnen. Über die Möglichkeit einer sich von einem Erysipel aus entwickelnden Thrombophlebitis im Facialisgebiet wurde auf S. 1190 gesprochen. Auch bei einer solchen Komplikation ist der Prozentsatz der Mortalität ungeachtet dem Fortschreiten unserer antibiotischen Therapie noch sehr groß.

In hohem Grade hängt aber die Prognose von der *Beteiligung des Herzens* ab. Auf jeden Fall ist auch das Erysipelstreptokokkentoxin von schwerwiegender Bedeutung für das Myokard. Hier sind Greise und Säuglinge sowie Potatoren ebenfalls sehr gefährdet, auch wenn nicht direkt eine Ansiedlung der Keime in verschiedenen Bezirken des Herzens stattfindet. Es ist weniger das akute Versagen des Myokards wie bei der Diphtherie, wenn man auch hier und da eine akute Dilatation bei hochtoxischen Fällen beobachtet. Viel häufiger kommt es zu dem mit Zeichen allgemeiner Müdigkeit, Übelkeit, verzögerter Rekonvaleszenz, Tachykardie auftretenden und lang anhaltenden Bild der Myokardschwäche, auch Coronardurchblutungsstörungen können auf die Beteiligung toxisch bedingter Myokardschädigung hinweisen.

Die akute Glomerulonephritis haemorrhagica (seltener im Rezidiv als schon zu Beginn der Erkrankung auftretend) ist immer von ernster Bedeutung, gerade auch deswegen, weil Rückfälle und Rezidive nach dem Abheilungsstadium zu neuen Schüben führen können. Im allgemeinen ist die akute Nephritis, abgesehen von febriler Albuminurie, lange nicht so häufig wie beim Scharlach.

In einem Falle beobachteten wir die prognostisch infauste interstitielle Nephritis, die sich schleichend mit urämischen Erscheinungen entwickelt hatte.

Prophylaxe.

Als übertragbare Infektionskrankheit untersteht das Erysipel der Meldepflicht an die Gesundheitsämter. Die strenge Isolierung des Patienten wurde vielleicht früher intensiver durchgeführt als heute, wo wir die Ausbreitung von Epidemien kaum mehr sehen und sie auch verhindern können. Streng abzusondern sind selbstverständlich Erysipelkranke von Verwundeten, Verletzten, frisch Operierten, Wöchnerinnen usw. Hier ist vor allem das Pflegepersonal immer wieder zu unterrichten, wie sehr es selbst gefährdet ist, bzw. wie sehr es andere Patienten gefährden kann, wenn es nicht peinlichste Desinfektionsmaßnahmen durchführt. Für Patienten, die zu Erysipelrezidiven neigen, sind besondere Richtlinien zu geben, wie sie sich bei den geringsten Entzündungsvorgängen an den Schleimhäuten zu verhalten haben. Besondere Vorsicht ist bei der Behandlung von Beingeschwüren, nässenden Ekzemen, ödematösen Extremitäten usw. geboten. Man darf sich dabei nicht auf den Nachweis von Streptokokken allein verlassen. Er ist nicht immer in entzündlichen Rhagaden, die den Ausgangspunkt für Haut- und Schleimhauterysipel darstellen, zu führen. Insbesondere fehlt er nur zu oft in den erysipelatösen Hautblasen. Wie lange die Übertragbarkeit anhält, wissen wir schon deswegen nicht mit Sicherheit, weil ja eine Differenzierungsmöglichkeit zwischen sog. echten Erysipelstreptokokken und anderen Streptokokken noch nicht möglich ist. Diese Schwierigkeit macht sich auch bemerkbar bei der Beurteilung des sog. traumatischen Erysipels, bei dem die Eintrittsinfektion minimal sein kann. Auf die Bedeutung der Infektionsklausel haben wir an anderer Stelle (s. S. 1178) hingewiesen.

Therapie.

Bei den unkomplizierten Erysipelfällen herrscht therapeutisch das Alles-oder-Nichts-Gesetz.

Freilich werden es Patienten und Umgebung wenig verständlich finden, wenn man wegen der relativ günstigen Prognose des Rotlaufs die Hände in den Schoß legt und sich auf eine möglichst gelinde lokale Behandlung beschränkten.

Anders ist es, wenn das Erysipel mit ungünstigen konstitutionellen oder anatomischen Verhältnissen zusammentrifft oder wenn es kachektische, marantische, bereits lang bettlägerige Individuen befällt. Auf eine chirurgische Therapie läßt sich auch ungeachtet unserer modernen bakteriostatisch-antibiotischen Medikamente nicht verzichten, wenn andere Eitererreger sich ins Infektionsgebiet einschleichen, zur Vereiterung führen (Erysipelas phlegmonosum) oder wenn schließlich durch Unterbrechung der Blutzirkulation gangräneszierende Prozesse auftreten (Erysipelas gangraenosum).

Welche von den altersher gebräuchlichen Maßnahmen (Salben, Jod, Ichthyoltherapie usw.) man bevorzugen mag, muß in dem Bewußtsein geschehen, daß es kein Kunstfehler ist, wenn man auch auf jede lokale Therapie verzichtet und sich nur auf eine symptomatische einstellt.

Unter den Therapievorschlägen, die wir aus der Darstellung von Zuelzer aus dem Jahre 1877 kurz entnehmen, finden sich außer den topisch angewandten Mitteln, welche seinerzeit die größere Anerkennung gefunden haben, der Liquor ferr. sesquichlor. Das Mittel ist 1851 von Hamilton Bell in die Praxis eingeführt worden und hat damals den Ruf eines Spezificums erlangt. Die Krankheitsdauer sei von 8—10 Tagen auf 2—4 abgekürzt, die Schwere der Fälle gemildert worden, es sollte auch typhösen und pyämischen Erscheinungen vorbeugen. Wir werden sehen, daß sich der Optimismus immer wieder bei Prüfung eines neuen Mittels in der Literatur wiederholt.

Von Binz wurde das Chinin in großen Dosen angepriesen, ebenso auch von Liebermeister (2stündlich 0,3 g).

Sehr häufig sind lokale Blutentziehungen aus der entzündeten Stelle durch zahlreiche kleine Einstiche, tiefe Incisionen, durch (20—50) Blutegel gemacht worden. Ferner sind kalte Umschläge mit Wasser oder Eis, warme Kataplasmen, Einreibungen mit Unguent. ciner., Waschungen oder Umschläge mit Sublimatlösung, Ferr. sulfur. in Lösung, Kalkwasser, mit Öl, Alaun, Tannin und (wie oben erwähnt) Tinct. ferri sesquichlor. usw. für die Therapie des Rotlaufs benutzt worden. Zur Ableitung des Erysipels verwandte man auch Blasenpflaster.

Oft empfohlen wird der Gebrauch des Höllensteins; die erkrankte Hautstelle und ein Streifen normaler Haut darüber hinaus wird, nachdem sie mit Kalilösung von Fett gereinigt ist, mit Argent. nitr. in Substanz oder konzentrierter Lösung intensiv geätzt. Man beobachtete danach oft ein mehrstündiges Herabgehen der Temperatur und zuweilen auch Stillstand des Rotlaufs. Ähnlich wirkt Jodtinktur allein oder mit gleichzeitig angewandten Morphiuminjektionen.

Um die Weiterwanderung des Erysipels zu verhindern, zog Larrey mit dem Cauterium actuale dicht an seiner Grenze einen tiefen Ätzstreifen. Es wurde ferner angeraten, die erkrankte Stelle mit Kollodium oder Wasserglas zu bepinseln; Velpeau behandelt das Erysipel der Extremitäten mit komprimierenden Einwicklungen. Hohe Lagerung der erkrankten Extremitäten zeitigt wenig Erfolg.

Von spezifischen Mitteln, mit denen man den infizierenden Stoff in loco zu zerstören suchte, wurden benutzt: der Campher, spirituöse Einreibungen, Schwefelräucherungen, Chlorkalklösung, Ol. terebinth. und Ung. basil.

Die größte Anerkennung fand seinerzeit die 2%ige Carbolsäurelösung subcutan, 1—2 cm^3 injiziert in die erysipelatöse Hautpartie, ferner, nach englischem Vorbild, die Darreichung von Liqu. ferr. sesquichlor., 2—3stündlich, 10—15 gtt.

Man sieht, schon in der alten Zeit löste ein Mittel das andere ab; ein Zeichen dafür, daß man mit dem vorhergehenden nicht ganz zufrieden sein konnte! Von 1889 ab nahm die mechanische Stopbehandlung des Erysipels mit Heftpflasterstreifen zu, die man in einiger Entfernung von der Grenze des Erysipels ringförmig aufdrückte.

Schließlich tauchten die Anstreichmethoden mit Kollodium oder Ichthyolpinselungen auf. Stets versprach man sich von solchen Behandlungsmethoden mehr Erfolge als von einer früheren.

Reye hat mit 10%iger Jodtinktur in 10—12 Std Abstand immer wieder das Erysipel umrandet und tatsächlich in vielen Fällen einen Stillstand und zu gleicher Zeit einen Rückgang der Allgemeinerscheinungen gesehen.

Wir haben diese um die Mitte des vorigen Jahrhunderts gebräuchliche Therapie deswegen in Kürze angeführt, weil man auf manche Vorschläge immer wieder zurückkommt und weil man daraus ersieht, daß schon die Alten ihre Therapie nach ähnlichen Grundsätzen aufbauten, wie wir es heute tun.

Als weitere Behandlungsmethode hat man seit Chantemesse und Marmorek auch eine *Serumtherapie* in Form von Antistreptokokkenserum, neuerdings auch von Scharlachimmunserum angewandt. Schon Chantemesse (zit. bei Lenhartz), kam zu dem Schlusse, daß die Serumbehandlung günstigere Ziffern als jede andere Therapie erziele. Auch hier wurde bereits örtlich nach 24 Std, selten nach 2—3 Tagen, eine deutliche Abnahme der Entzündungserscheinungen gesehen, bei rascher Besserung des Allgemeinbefindens. Das Fieber soll selten über 2—3 Tage gedauert haben. Wir entnehmen der Lenhartzschen Abhandlung, daß Chantemesse bei 501 Kranken die Mortalität auf 2,59% herabdrücken konnte. Lenhartz hat trotzdem von Anwendung des Antistreptokokkenserums abgeraten. Eine bessere Wirkung erwartete man sich entsprechend den Versuchen, die Birkhaug nach vorausgehender passiver Immunisierung der Haut mit bekannten Streptokokkenantisera unternommen hatte. Die Ergebnisse wurden angezweifelt, weil eben Streptokokkenstämme, die Erysipel verursachen, typenmäßig auch bei Scharlach gefunden werden (H. Schmidt) und ein Unterschied zwischen Erysipelstreptokokken, wie wir oben schon erwähnt haben, und anderen hämolytischen Streptokokken noch nicht gefunden wurde. Man hat deswegen ein antitoxisches Scharlachserum auch beim Erysipel angewandt und, wie aus der Mayoklinik 1927 berichtet wurde, besonders bei Kleinstkindern die Zahl der Todesfälle von 13,5 auf 2,3% vermindern können. In schweren, mit Komplikationen einhergehenden Erysipelfällen wird man immer einmal zur Serumbehandlung zurückgreifen müssen, wenn eben die üblichen Behandlungsmethoden versagt hatten. Dies dürfte vor allem bei den Fällen, die den hochtoxischen Eindruck machen, in Frage kommen, mag man sich dann zu einem Antistreptokokkenserum, zum Behringschen Scharlachimmunserum oder zum Mischserum, dem Streptoserin, entscheiden oder schließlich zu einem Rekonvaleszentenserum. Mit letzterem haben wir immer wieder einmal eine Behandlung versucht, aber eine überzeugende Beeinflussung nicht gesehen (mochte die Erkrankung des Spenders kurz vorher abgeklungen sein oder mochte das Blut nach längerer Zeit erst zur Verfügung gestellt werden oder gar von Gesunden gestammt haben, bei denen man eine natürliche Immunität voraussetzen mußte).

Auch durch Vaccinebehandlung mit verschiedensten Streptokokkenstämmen oder mit Streptokokken, die von Patienten stammten, hat man immer wieder versucht, eine Behandlung durchzuführen. Selbstverständlich konnten hier nur Fälle verwendet werden, bei denen es sich um chronisch rezidivierende Formen handelte.

Ein von uns hergestellter Impfstoff enthielt rund 100 Mill. Keime, die mehrmals einer Erhitzung von 56° ausgesetzt waren. Nach vorsichtiger Scarifizierung der Haut wurden zuerst minimale Dosen angewandt, dann wurde mit langsam zunehmenden Dosen intracutan geimpft, schließlich sogar 0,1—0,5 cm^3 intravenös bei genauester Beachtung etwaiger Reaktionen eingespritzt. Überzeugend waren die Erfolge genau so wenig wie bei anderen Autoren (Benson). Von den im Handel befindlichen Mischvaccinen sahen wir noch geringere Erfolge. Wenig überzeugend ist auch die Therapie, die mit Antivirus durchgeführt wird.

Die Mittel, die mit unspezifischer Reizbehandlung versucht wurden, können im einzelnen nicht aufgezählt werden. In früherer Zeit bevorzugten wir z. B. Omnadin und Aolan.

Bei hochtoxischen Zuständen sind auch wir geneigt, auf die Serumtherapie zurückzugreifen, im Hinblick auf die günstige Wirkung der Scharlachserumtherapie, von der wir uns bei schwerem Scharlach überzeugen konnten. Je später allerdings das Serum injiziert wird, desto unsicherer ist seine Wirkung. Bei den einfachen Erysipelen ist keinesfalls eine strenge Indikation dazu geboten und man sollte sich eher einer *unspezifischen* Reizbehandlung zuwenden, wenn man sich schon angesichts einer drängenden Patientenumgebung zu einer Therapie verpflichten muß.

Nun könnte man sich über die Therapie beim Erysipel überhaupt kurz fassen, wenn seit der Entdeckung der Sulfonamide bzw. dem von ihr abgeleiteten Prontosil, ein, wie oft behauptet wurde, *spezifisches* Mittel gegen Erysipel gefunden worden wäre. Es gab tatsächlich Zeiten, wo man die Prontosiltherapie gleichwertig der Erfindung des Salvarsans an die Seite stellte! Die Zeit, in der man es noch wagte, dem Erysipel — entsprechend seiner guten Prognose — auch einmal freien Lauf zu lassen, in dem Gedanken, so noch am besten die natürliche Immunität zu fördern, war mit der Einführung des Prontosils vorüber. Es kann kein Zweifel sein, daß das Prontosil eine günstige Wirkung auf den Entzündungsprozeß und auch auf die Allgemeinerscheinungen hat. Ein spezifisches Heilmittel ist es aber nicht. Man kann eher sagen, daß wir in der glücklichen Lage sind, im Prontosil ein Mittel zu haben, das uns auf andere Chemotherapeutica verzichten läßt. Freilich gibt es eine Reihe von noch weniger toxischen Sulfonamidpräparaten; die Reaktionen bei dem alten Prontosil sind aber doch so gering, daß man nicht zugunsten anderer Präparate von ihm abzurücken braucht.

Wir haben regelmäßig Tag für Tag die Grenzen mit Hautstiften umrissen und so Rückgang und Fortschritt feststellen können. Nach der HEGLERschen Vorschrift gaben wir regelmäßig 3mal 0,5 g Prontosil täglich. Wenn man auch noch so skeptisch ist, so kann man sich doch der Beweiskraft größerer Statistiken nicht verschließen.

Aus der Reihe der Statistiken möchte ich hier eine Übersicht von HOFFHEINZ (1940) wiedergeben.

Tabelle.

	Zahl	Davon gestorben %	Entfieberung nach Tagen	Entfieberung nach 24 Std %	Entfieberung nach 48 Std %	Entlassung bzw. Heilung bis Ende der 1. Woche %	Entlassung bzw. Heilung bis Ende der 2. Woche %	Verschwinden der Rötung nach Tagen	Verschwinden der Rötung bis zum 4. Tag %	Verschwinden der Rötung bis zum 7. Tag %	Weiterschreiten %	Rückfälle %
						Gesamterysipele						
Mit Prontosil	278	3,6	2	40	75	25	78	5,6	36	90	3	4
Ohne Prontosil	150	12	3	25	40	4	43	15	3	21	20	3
						Gesichtserysipele						
Mit Prontosil	126	1,6	1,9	47	80	20	90	6	33	85	0,9	5
Ohne Prontosil	76	14,5	3	25	40	3	40	16	4	20	20	7

Von 278 Prontosilbehandelten starben 3,6%, von 150 Nichtbehandelten aller Körperteile 12%. Bei den Gesichtserysipelen ohne Komplikation von 126 Prontosilbehandelten 1,6%, von 76 nicht mit Prontosil Behandelten 14,5%.

So hat VOLAVSEK bei 600 mit Prontosil behandelten Patienten eine Letalität von 2%, bei 600 ohne Prontosil Behandelten von 6,5%. Im positiven Sinne spricht sich auch RIEDER aus, der 170 Patienten auf seiner Chirurgischen Klinik mit Sulfonamid, 170 Fälle mit den üblichen früheren Behandlungsmethoden wie Salben, Höhensonne, Röntgenbestrahlung behandelte. Hier ist der Letalitätsunterschied von 8,7% gegenüber 6,5% Sulfonamidbehandelter zwar nicht so sehr groß, aber, was doch wesentlich eindeutiger noch für die Wirkung des Prontosils spricht, ist eben die Beobachtung, daß nach vorzeitigem Aussetzen der Prontosiltherapie auch ein Wiederauftreten des Fiebers sofort wieder eine erneute Prontosilverabreichung erforderte (TONNDORF, LÖHE, HEGLER).

Man darf nicht vergessen, daß man auch mit Antistreptokokkenserum früher einen auffälligen Rückgang der Mortalität beobachtet haben wollte.

Ob es ratsam erscheint, eine *Additionstherapie mit mehreren Sulfonamiden* durchzuführen, möchte uns fraglich erscheinen; wenn Prontosil keine Wirkung zeigte, haben wir mit dem Auswechseln eines anderen Sulfonamids auch keine bessere Wirkung beobachtet. In solchen Fällen ist es besser, sich zur *Penicillintherapie* zu entschließen. Es fehlen aber bei Drucklegung des Kapitels noch hinsichtlich des Erfolgs oder Mißerfolgs größere Versuchsreihen.

Überzeugten Anhängern stehen wie bei jeder neuen Therapie natürlich auch beim Erysipel immer wieder Zweifler und Kritiker gegenüber.

Wir wollen hier auch nicht an einer Arbeit von SCHAROWSKY über Prontosilbehandlung bei Erysipel aus dem Krankenhaus Berlin-Pankow vorübergehen, die über die Ergebnisse bei 50 vorher nicht behandelten Fällen von Erysipel berichtet. Der Autor kommt zur Ansicht, daß nur die sofort behandelten Fälle auf Prontosil günstig ansprechen. Der therapeutische Erfolg mindert sich bei einer Wartezeit von 3,2 Tagen; setzt die Prontosiltherapie erst nach etwa 4 Tagen ein, so sei sie als illusorisch zu bezeichnen.

Schäden der Prontosilbehandlung wie Schwindel, Übelkeit, Cyanose, Kollaps, Exantheme, Nieren- und Leberschädigungen, Diarrhoen, Neuritis, psychotische Zustände, Schädigung der Blutbildung und -zusammensetzung von leichtesten Anämien bis zur schwersten Agranulocytose haben wir, abgesehen von leichten Andeutungen, niemals beobachtet.

Im optimistischen Sinne spricht sich auch die französische Literatur aus. LEMIERRE und LIÈVRE sind der Ansicht, daß Prognose und Behandlung des Erysipels durch Einführung der Sulfonamide „revolutioniert" worden seien. Die beiden Autoren wollen Penicillin vor allem bei sulfonamidresistenten Formen verwendet wissen, z. B. im Falle von schweren Lungenkomplikationen, bei denen nach ihrer Ansicht Sulfonamide nicht ansprechen.

Abgesehen vom Penicillin liegen nur wenig therapeutische Erprobungen mit den anderen Antibioticis vor. Nur ganz allgemein wird auch der Wert des *Streptomycins* auf Streptokokken betont, wenn auch zugleich darauf hingewiesen wird, daß die meisten Stämme grampositiver Bakterien in viel stärkerem Maße auf Penicillin als auf Streptomycin ansprechen. Das gleiche ist der Fall mit der klinischen Anwendung des *Chloromycetins*. Hier wendet sich das Mittel mehr gegen Viruskrankheiten, Rickettsien, Brucellosen, Salmonellaarten.

Die *Bakteriophagentherapie* hat vor allem Anhänger bei amerikanischen und holländischen Autoren gefunden.

WALKER glaubte, daß man mittels eines Bakteriophagen sogar den Erysipelstreptococcus von anderen unterscheiden könne. Die R-(rough-)Formen seien unempfindlich gegen den Bakteriophagen, die S-(smooth-)Formen der aus Erysipel gezüchteten Stämme würden von Bakteriophagen aufgelöst. Zu diesen unempfindlichen Stämmen gehörten Scharlach- und Puerperalfieberstreptokokken. In Nachprüfungen ließ sich eine solche sichere Trennung nicht beweisen. Die Bakteriophagentherapie wurde bis jetzt routinemäßig nicht angewendet.

Symptomatische Therapie. Der Erysipelkranke benötigt wie jeder hochfieberhaft Erkrankte peinlichste Pflege und absolute Bettruhe nicht allein, um die Umgebung vor einer Ansteckung zu schützen, sondern auch wegen der Unberechenbarkeit des Krankheitsverlaufes, die unter Umständen Herz und Kreislauf vor unvorhergesehene Überraschungen stellen kann! Besonders gefährdet sind alle Patienten, die vorher schon an Herzstörungen oder Myokarderkrankungen, Kreislaufinsuffizienz gelitten haben. Vermehrt gefährdet sind weiterhin auch Greise, Alkoholiker, Leberkranke, Diabetiker usw.

Die Richtlinien, die wir allgemein in der Behandlung septischer Erkrankungen, des Typhus, Paratyphus gegeben haben, sind auch hier am Platze. Früher hat man große Flüssigkeitsmengen erlaubt mit Hinsicht auf eine mögliche Toxinausschwemmung. Unseres Erachtens sollte der Kreislauf mit zu großer Flüssigkeitszufuhr nicht belastet werden.

Diese Mahnung gilt auch hinsichtlich der Anwendung von Fiebermitteln, die uns in wenigen Fällen, wo wir sie durchgeführt haben, keinen Nutzen gebracht haben. Es ist meist besser, den natürlichen Ablauf unkomplizierter Erysipele frei vor sich gehen zu lassen und durch genaueste Überwachung dann einzuschreiten, wenn Nebenerscheinungen es erforderlich machen.

Die Behandlung von Lungenkomplikationen unterliegen denselben Grundsätzen wie bei croupösen oder Bronchopneumonien.

Bei phlegmonösen, nekrotischen Decubitalprozessen muß der Patient in die Hand des Chirurgen gegeben werden. Injektionen müssen unter ganz besonders sorgfältigen Desinfektionsmaßnahmen durchgeführt werden.

Die alte Medizin hat öfters Schröpfköpfe im Nacken oder hinter den Ohren angelegt, später Blutegel angesetzt. Man muß sich aber dabei immer bewußt sein, daß man hier neue Wunden verursacht. Es ist besser, alles zu verhüten, was Reizerscheinungen auslöst.

Bei starken Kopfschmerzen ist wohl auch manchmal eine Lumbalpunktion angebracht. Besonders die LENHARTZsche Schule hat sich zu dieser Therapie bekannt.

Appetitlose Patienten müssen gefüttert werden. Die Nahrung ist *vitaminreich* zu gestalten. Durst wird mit und ohne Fruchtsäfte durch gekühlte Getränke gelindert. Vitamine allein haben eine spezielle Heilkraft ebensowenig bewiesen wie bei septischen Erkrankungen.

Literatur.

BARIÉTY, TROISIER et BROCARD: Bull. Soc. méd. Hôp. Paris **1936**, 381. — BENSON: Lancet **1930 II**, 1286. — BIRKHAUG: Proc. Soc. exper. Biol. a. Med. **22**, 292 (1925). — Bull. Hopkins Hosp. **37**, 85, 307 (1925). — J. Amer. med. Assoc. **86**, 1311 (1926); 88, 885 (1927); **90**, 1997 (1928). — J. inf. Dis. **42**, 35 (1928). — Arch. Path. a. Labor. Med. **6**, 441 (1928). — BOUCHARD: In ZIEMSSENS Handbuch der speziellen Pathologie und Therapie. 1874. — BRIEGER: Z. Kinderheilk. **64**, 135 (1943). — BROCARD et PHAM: C. r. Soc. Biol. Paris **117**, 997 (1934).

CALLOMON: Erysipel, Erysipeloid. In K. ALTMANNS Handbuch der Haut- und Geschlechtskrankheiten. Berlin 1929. — CHANTEMESSE: Münch. med. Wschr. **1896**, 2. — CORNIL: In ZIEMSSENS Handbuch der speziellen Pathologie und Therapie. 1874.

DELBANCO: Erysipel, Erysipeloid. In K. ALTMANNS Handbuch der Haut- und Geschlechtskrankheiten. Berlin 1929. — DOCHEZ and STEVENS: J. of exper. Med. **46**, 487 (1927). DOLERIS: In ZIEMSSENS Handbuch der speziellen Pathologie und Therapie. 1874. — DOMAGK: Pathologische Anatomie und Chemotherapie der Infektionskrankheiten. Stuttgart: Georg Thieme 1947.

FEHLEISEN: Ätiologie des Erysipels. 1883. — FRICKHINGER: Über Erysipel und Erysipelrezidive. Annalen der Städt. Krankenhäuser zu München 1894.

GANS: Histologie der Hautkrankheiten, Bd. I. Berlin 1925. — GASTINEL u. REILLY: Zit. in Traité de Méd., Bd. I. Paris 1948. — GIROIRE u. GEORGES: Zit. in Traité de Méd., Bd. I. Paris 1948. — GOSSELIN: In ZIEMSSENS Handbuch der speziellen Pathologie und Therapie. 1874. — GRIFFITH: In HEGLER, Praktikum der wichtigsten Infektionskrankheiten. Stuttgart 1940.

HAARDT: Über das Rachenerysipel. Wien. klin. Wschr. **1944**, 479. — HEGLER: Erysipel. In Handbuch der inneren Medizin und Infektionskrankheiten. Berlin 1934. — Umstimmung als Behandlungsmethode. Leipzig 1930. — HENLE: In ZIEMSSENS Handbuch der speziellen

Pathologie und Therapie. 1874. — HÖRING: Klinische Infektionslehre. Berlin 1948. — HOFFHEINZ: Prontosilbehandlung des Erysipels. Dtsch. med. Wschr. **1940**, 626. — HUETER: Berl. klin. Wschr. **1869**.

JOCHMANN u. HEGLER: Lehrbuch der Infektionskrankheiten. Berlin: Springer 1924.

KAPLAN: J. Amer. med. Assoc. **87**, 2141 (1926). — KILLIAN: Innere Wehrmedizin von HANDLOSER. 1944.

LABBÉ: In ZIEMSSENS Handbuch der speziellen Pathologie und Therapie. 1874. — LARREY: In ZEMSSENS Handbuch der speziellen Pathologie und Therapie. 1874. — LEHMANN: Streptokokkenerkrankungen. Erg. inn. Med. **40**, 629 (1931). — LEMIERRE et BERNARD: Zit. in Traité de Méd., Bd. I. Paris 1948. — LEMIERRE et LIÈVRE: Traité de Méd., Bd. I. Paris 1948. — LENHARTZ: Erysipelas (Rose, Rotlauf) und Erysipeloid. In Spezielle Pathologie und Therapie, Bd. III, Teil 3. 1899. — LEYDEN, v.: Charité-Ann. **15** (1880). — LÖHE: Med. Welt **1940**, 542. — LUKOMSKY: Virchows Arch. **60**.

MARMOREK: Zit. bei LENHARTZ. — MILHIT et STÉVENIN: Presse méd. **1911**, 150.

RENVERS: Charité-Ann. **15** (1880). — REYE: Berl. klin. Wschr. **1921**, Nr 41, 1220. — RUTTIN: Z. Ohrenheilk. **1912**, 35.

SCHARKOWSKY: Med. Klin. **1941 I**, 483. — SCHMIDT, H.: Grundlagen der speziellen Therapie und Prophylaxe der Infektionskrankheiten. Berlin 1940. — SCHOTTMÜLLER u. BINGOLD: Die septischen Erkrankungen. In MOHR-STAEHELINS Handbuch der inneren Medizin, Bd. I. 1925. — SINGER and KAPLAN: J. Amer. med. Assoc. **87**, 2141 (1926). — SONNTAG: Grundriß der gesamten Chirurgie. 1949. — STEVENS and DOCHEZ: J. of exper. Med. **46**, 487 (1927). — STRASSER: Erysipel. In Spezielle Pathologie und Therapie innerer Krankheiten, Bd. II, Infektionskrankheiten, Teil 2. 1925.

TROISIER: Traité de Méd., Bd. I. Paris 1948. — TROUSSEAU: In ZIEMSSENS Handbuch der speziellen Pathologie und Therapie. 1874.

UNNA: Kriegsaphorismen eines Dermatologen. Berlin 1926.

VEDDER: Nederl. Tijdschr. Hyg. **6**, 62 (1931). — VOLAVSEK: Wien. klin. Wschr. **1940**. — VOLKMANN u. STEUDENER: Zbl. med. Wiss. **1866**, 36.

WALKER: Nederl. Tijdschr. Hyg. **6**, 62 (1931). — WIEDEMANN: Hippokrates **1947**, 89.

ZIEMSSEN: Handbuch der speziellen Pathologie und Therapie. 1874. — ZUELZER: Erysipelas. In Handbuch der akuten Infektionskrankheiten, 2. Aufl., 2. Hälfte, S. 666. 1877.

Die Anginen.

Von

A. Hottinger.

Mit 21 Abbildungen.

Definition. Unter *Angina* (von *angere* = würgen, verengen) versteht man die akute Entzündung des WALDEYERschen lymphatischen Schlundrings, wobei im klinischen Bilde meistens die Entzündung der Gaumenmandeln und ihrer unmittelbaren Umgebung im Vordergrund steht.

Keineswegs aber kann man dabei von einem ätiologisch einheitlichen Krankheitsbegriff reden. Ebensowenig einheitlich ist die Pathogenese. Der lymphatische Rachenring beteiligt sich an der Mehrzahl der Infektionskrankheiten, z. B. Masern, Röteln, Scharlach, Diphtherie, Typhus, Poliomyelitis, Vaccination, Lues, Tuberkulose usw., sowie an vielen Blutkrankheiten wie Leukämie, Agranulocytose usw. Er ist aber ebenso häufig der Sitz selbständiger Infektionen, welche eine Fülle verschiedenartiger Krankheitsbilder hervorrufen können.

Disposition. Die Neigung zur Erkrankung des Schlundringes ist besonders im Kindesalter ungeheuer verbreitet. Nur im ersten Säuglingsalter ist die Disposition relativ gering, sie steigt vom 4. Lebensmonat mehr und mehr an bis zur Pubertät und nimmt von da an langsam wieder ab, um beim Erwachsenen nach dem 35. Lebensjahre oft ganz zu verschwinden. Es liegt nahe, dieses Zu- und Abnehmen der Disposition in Beziehung zu bringen zum physiologischen Entwicklungs- und Rückbildungsprozeß des lymphatischen Systems einerseits, andererseits zur Ausbildung und Differenzierung des Immunitätsapparates.

Unter den anfälligen Personen sind es also namentlich die Kinder und Jugendlichen, bei denen ohne ersichtlichen Grund immer wieder neue Erkrankungen des Rachenraumes auftreten. Der Kliniker hat dabei den Eindruck einer chronisch rezidivierenden Affektion, denn Tonsillen und Rachenwand sind eigentlich dauernd mehr oder weniger gereizt. Langsam scheinen sich diese Kinder zu immunisieren. Anfänglich haben sie alle 8—14 Tage ihre Rezidive, später nur alle 4—6 Wochen und dann noch seltener. Der ganze Immunisierungsprozeß geht oft 1—2 Jahre oder noch länger und mündet schließlich in ein Stadium ein, das entweder über eine fast unmerkliche chronische Entzündung in Heilung übergeht oder schließlich doch eine Tonsillektomie erheischt.

Man hat versucht, solche Kinder und Jugendliche als abnorm veranlagt, lymphatisch pastös und exsudativ zu bezeichnen. Die Stigmata dieser sog. Diathesen sind aber nicht immer vorhanden. Eines ist sicher: große, hyperplastische Tonsillen an sich sind kein Zeichen erhöhter Anfälligkeit! Menschen mit sehr großen Mandeln können ganz frei von Anginen bleiben, während solche mit kleinen Tonsillen außerordentlich häufig erkranken können.

In der letzten Zeit hat man versucht, dieser Anfälligkeit auch eine gute Seite abzugewinnen. Man spricht von „*reizbarer Konstitution*“ (KLARE, LÖFFLER). Darunter leidende Personen haben den Vorteil, daß der Schlundring durch seinen chronischen Entzündungsprozeß in einem immerwährenden Abwehrstadium begriffen, nicht nur gegen banale Infektionen, sondern namentlich auch gegen Tuberkulose eine gewisse überdurchschnittliche Widerstandskraft entwickelt.

Anatomie, Physiologie und Biochemie der Tonsillen. Alle Teile des lymphatischen Rachenringes bilden zusammen eine anatomische, histologische und physiologische Einheit. Es gehören dazu die Rachentonsille am Nasen-Rachendach, die beiden Gaumentonsillen zwischen vorderen und hinteren Gaumenbögen, die Zungentonsille am Zungengrund und die Tubentonsillen an der Mündung der EUSTACHIschen Trompete. Außerdem ist das in die Schleimhaut des ganzen Nasen-Rachenraumes eingelagerte lymphatische Gewebe, das sich an der hinteren Rachenwand als kleinste Knötchen (Granulae) und an den Seiten als Plicae salpingopharyngeae schon vom bloßen Auge erkennen läßt, dazu zu rechnen.

Die Tonsillen werden schon im *Fetalleben* angelegt. Das Mundepithel senkt sich ein und in die Tiefe der Einbuchtung lagern sich lymphoide Zellen ein. Die Ausbildung der etwa hirsekorngroßen Anhäufungen lymphoiden Gewebes, der sog. *Lymphfollikel*, sowie der Vertiefungen und Einsenkungen zu buchtigen Spalten, den sog. *Krypten* oder *Lacunen*, vollzieht sich aber erst im 1. und 2. Lebensjahr. Eine angeborene Hypertrophie der Tonsillen dürfte also zu den allergrößten Seltenheiten zählen. Eine angeborene familiäre Disposition zur Hypertrophie kommt indessen sicher nicht allzu selten vor.

In das lymphatisch-adenoide Gewebe eingebettet sind die sog. *Keimzentren*. Sie werden heute nicht mehr in erster Linie als Bildungsstätten von Lymphocyten, sondern als *Reaktionszentren* aufgefaßt, die zur Zerstörung von Bakterien, Toxinen oder von den nach Tonsillitiden stark angereicherten Lymphocyten da sind.

In die Krypten der Gaumentonsillen münden, im Gegensatz zur Pharynx- und Zungentonsille, *keine Schleimdrüsen*. Vielleicht begünstigt dies die Bildung von Pfröpfen, denn das Wegspülen von Detritus könnte dadurch erschwert sein.

Seit den Untersuchungen STÖHRS wissen wir, *daß sich die Lymphocyten aus dem Tonsillengewebe nach deren Oberfläche hin bewegen*. Diese Bewegung scheint eine *aktive Durchwanderung* zu sein. Hiegegen ist die Bewegung der Lymphe ausschließlich zentripetal. Die Lymphbahnen beginnen, wie in Haut und Schleimhäuten überhaupt, blind, d. h. ohne Kommunikation mit dem Pharynxlumen. Die von den Gaumenmandeln abführenden Lymphwege gelangen zuerst zu den paratonsillären Drüsen der Regio retromandibularis, dann in die in der Gegend zwischen Zungenbein und Schilddrüse an der Einmündung der Vena facialis communis in die Vena jugularis interna gelegenen Lymphdrüsen und zuletzt in die tiefen, entlang der Vena jugularis interna gelegenen Glandulae cervicales mediales profundae.

Die Lymphgefäße der hinteren Rachenwand führen zunächst in die Glandulae pharyngeales und stehen dort in Verbindung mit den tiefen Nackendrüsen, den Glandulae cervicales laterales profundae.

Zu den Tonsillen *zuführende Lymphwege* aus der Nasen-Rachenschleimhaut bestehen nach Ansicht der Anatomen nicht (WOLF-HEIDEGGER, SCHAFFER, SCHLEMMER, WALDAPFEL, SACK, DE CARRARI). Dennoch sind die Verhältnisse des Lymphstromes noch nicht definitiv geklärt. SCHÖNEMANN und LÉNART glaubten Lymphverbindungen des Nasen-Rachenraumes zu den Tonsillen nachweisen zu können. Es ist möglich, daß der Lymphstrom unter physiologischen und pathologischen Bedingungen atypisch verläuft und mit SCHULTZ läßt sich vorstellen, daß der Schluckakt wie auch andere Momente ohne großen Umweg auf der Nasenmuscheloberfläche eingedrungene Bakterien durch eine solche atypische Lymphbewegung den Tonsillen zuführen kann. Ähnliche Ansichten vertritt TAILLENS, dem es gelang, nachzuweisen, daß Tuschepartikel von der Nasenschleimhaut des Menschen, wenn auch nur ausnahmsweise, in die Tonsillen gelangen können.

Die physiologische Bedeutung der Tonsillen ist bis heute noch sehr umstritten. Als *Blutbildungsstätte* spielen die Mandeln wohl sicher nur eine sehr untergeordnete Rolle. Ungeklärt ist die Frage einer *innersekretorischen Funktion*. Früher wurde ein solches Inkret bejaht, dann verneint und seit 1929, nach den Arbeiten von Voss, teilweise wieder aufs neue diskutiert. Im Tierversuch wurde durch das Verfüttern von Gaumentonsillensubstanz bei Kaulquappen Verzögerung der Metamorphose und bei Hähnchen eine Verlangsamung der Reife konstatiert. Bei Kindern nach Entfernung der Tonsillen beobachtet man oft ein rasches Aufblühen und ein beschleunigtes Längen- und Massenwachstum. Auch soll bei Kindern eine raschere Thoraxentfaltung, beschleunigte Entwicklung der Mammae, des Menstruationseintrittes usw. bei Ektomierten vorkommen.

Tierversuche und Beobachtungen am Menschen sollen beweisen, daß in den Mandeln ein *wachstumshemmendes Hormon* vorhanden sei. Die Einwände liegen auf der Hand. Die Entfernung von kranken Tonsillen bedeutet in keiner Weise das Ausschalten eines wachstumshemmenden Hormons, es können geradesogut Toxine oder ähnliche bakterielle Substanzen, welche die Entwicklung stören und hemmen und ihren ungünstigen Einfluß auf die Gesamtentwicklung, auf die Reife und andere Partiarfunktionen des Wachstumsprozesses bemerkbar machen, in Wegfall kommen. Eine Reihe von Untersuchungen namhafter Autoren spricht übrigens gar nicht für einen Einfluß der Tonsillektomie auf Wachstum und Entwicklung (PELLER, MACKE, HARDY, POHL).

Die Tierversuche von POHL, Fütterungsversuche an Axolotteln, sprechen im Gegenteil für eine *wachstumsfördernde Funktion.*

Interessant sind die Untersuchungen von V. SCHMIDT. 2 min dauernde digitale Tonsillenmassage löst schon nach 5 min eine Leukopenie der Peripherie mit relativer Lymphopenie aus. Nach 20 min ist das Maximum erreicht, nach $^1/_2$ Std verschwindet die Leukopenie wieder. Die Erklärung für dieses Phänomen ist nicht leicht. SCHMIDT selbst glaubte an ein *Inkret,* das durch die Massage vermehrt resorbiert wird. Andere Untersucher erklären jedoch die Leukopenie durch eine Sympathicuswirkung. Injektion von Mandelextrakten ergaben ebenfalls Leukopenie, während Extrakt entzündeter Mandeln Hyperleukocytose auslöst.

Die *Biochemie der Mandeln* ist namentlich von LÜSCHER untersucht worden. Nach diesem Autor gehören die Tonsillen zu den Organen mit besonders lebhaftem Stoffwechsel. Der Sauerstoffkonsum, gemessen nach WARBURG, ist erheblich erhöht. Den Mandeln kommt eine ausgesprochen glykolytische Funktion zu. VENTURA fand ein erhöhtes Sauerstoffbedürfnis der lymphadenoiden Gewebe, das allerdings bei stark individuellen Unterschieden mit zunehmendem Alter abnimmt. Bei chronischer Entzündung der Mandeln tritt Hypertrophie des Stromas auf und entsprechend verringerter Sauerstoffverbrauch.

In den Tonsillen finden sich *Lipasen,* ein *Labferment* und eine *Diastase* (EIGLER). Die Tonsillektomie bringt eine Verminderung der Speichel-Diastasewirkung hervor. Es wäre möglich, daß auch eine die Speicheldiastase aktivierende Substanz in den Tonsillen vorhanden ist. In den Mandeln wurden ferner gefunden *ein eiweißspaltendes Ferment,* eine *saure* und eine *alkalische Phosphatase* sowie eine *Arginase* (MARINELLI und PONTECORVO, MARINELLI und VESCIA, MICHEL). Der *Vitamin-C-Gehalt* der Tonsillen und des Blutes scheinen mit dem Vorkommen von Mandelstreptokokken zusammenzuhängen (KAISER und SLAVIN) Blut und Tonsillen-Vitamin-C-Gehalt stehen nicht in konstantem Verhältnis. Bei tiefem Blut-C-Gehalt sind Streptokokken 5mal häufiger nachzuweisen und 40% der gefundenen hämolysierenden Streptokokken sind virulent, bei hohem C-Gehalt im Blute nur 10%.

Alle diese gefundenen Daten geben uns noch *keinen Aufschluß über die Funktion* der Tonsillen. Ebenso unsicher sind wir heute noch in der *Beurteilung einer Schutzfunktion* der Tonsillen. Man weiß zwar, daß wahrscheinlich ein lokaler Schutzmechanismus gegenüber Infekten eine gewisse Rolle spielt, z. B. bei Diphtherie. Antikörper kommen im Tonsillengewebe vor, sie scheinen sogar angereichert zu sein. Wahrscheinlich spielen noch andere lokale Mechanismen mit, z. B. Phagocytose, Lysinbildung usw. Die sehr zahlreichen experimentellen Untersuchungen reden keine eindeutige Sprache. Immer wieder stoßen wir bei der Analyse der Literatur über die Mandelfunktion auf schroffe Gegensätze in den Auffassungen. Wie BAMATTER richtig bemerkt, ist das nur ein Beweis dafür, wie wenig wir über die Tätigkeit dieses Organs wissen.

Pathophysiologie, Bakteriologie, Fokalinfekte der Tonsillen. Die pathophysiologische Bedeutung der Tonsillen für das Zustandekommen der Infektionen ist gleichfalls noch gar nicht geklärt. Viele Autoren, namentlich die meisten Kliniker, sehen heute noch in den Tonsillen gleichzeitig die Eingangspforte der Infektion und den Krankheitssitz. Demgegenüber nimmt heute die Anschauung von FEIN, wonach die übertragbaren Tonsillitiden auf dem Blutwege entstehen, an Bedeutung zu. Es ist nicht einzusehen, warum gerade die Tonsillen als Eintrittspforte bevorzugt sein sollen, wo doch im ganzen Gebiet des Nasen-Rachenraums, einschließlich Augenbindehaut und Tränen-Nasenkanal, wie auch auf der Schleimhaut des Kehlkopfes etwa die gleiche Gelegenheit zur Aufnahme krankhafter Keime besteht. Vielleicht darf man annehmen, daß zwischen Tonsillen und gewissen Erregern eine *biologische Affinität* besteht, wie zwischen Typhusbacillen und PEYERschen Plaques. Man nimmt heute ja auch an, daß die Affektion der PEYERschen Platten durch die Typhusbacillen auf dem Blutwege vor sich geht. Dieselben Fragen der Pathogenese erheben sich auch bei der

Diskussion um die Ursache der Appendicitis. Appendicitis und Tonsillitis gehören, biologisch gesehen, zusammen und oft genug sind beide Affektionen vergesellschaftet. Als Beispiel für die hämatogene Tonsillitis seien genannt, die luische sekundäre Angina, die postprimäre Tonsillitis tuberculosa und die Angina nach Wundscharlach. Im Falle der Streptokokken bei Verbrennungen und Verwundungen beträgt die Inkubationszeit, nach SCHULTZ Präparationszeit zu nennen, 2—3 Tage. Bei der streuenden, postprimären Tuberkulose und bei der Lues II beträgt sie einige Wochen. Nach der Auffassung von SCHULTZ haben verschiedene Organsysteme eine verschiedene Präparationszeit. Nach Ablauf dieser Zeit sind in dem entsprechenden Organ genügend Receptoren vorhanden, um im Kontakt mit dem Erreger den Entzündungsvorgang auszulösen.

Die FEINsche Theorie über die Entstehung der Angina auf hämatogenem Weg faßt so als sog. *Anginosetherie* viele alte und neue Beobachtungen in ein einheitliches System zusammen.

Sind nun die *Anginen,* welche man *nach Operationen im Nasen-Rachenraum* auftreten sieht, lymphogen oder hämatogen? Zur Erklärung des lymphogenen Weges muß man schon die atypische Bewegung der Lymphe in ihren Gefäßen annehmen (s. oben). Trotzdem solche atypische Bewegungen beobachtet sind, neigt man heute zur Auffassung, daß auch die postoperativen Tonsillitiden hämatogen entstehen.

Die *Rolle der Erkältung* als Ursache oder Hilfsursache für das Auftreten einer Angina ist noch nicht restlos geklärt. Ebensowenig verstehen wir das Zustandekommen der vielen Racheninfekte bei Anwendung der *künstlichen Höhensonne* (Quarzlampe) bei empfindlichen Kindern, oder die Häufigkeit der Angina bei Personen, die sich vorübergehend an der *See* aufhalten oder aus dem Tiefland rasch ins *Hochgebirge* reisen (z. B. Engadinerangina).

Am leichtesten zu verstehen ist die *Wirkung der Quarzlampe.* Der Reiz der Bestrahlung löst zuerst eine Anämie der Haut- und der Schleimhäute von Nasen und Rachen aus, bevor die Hyperämie bzw. Capillarerweiterung auftritt. Es wäre denkbar, daß diese erste, anämische Phase der Strahlenwirkung und analog der Kälteeinflüsse, des Windes und anderer klimatischer Faktoren eine Veränderung in der Schleimhaut des Pharynx hervorrufen (Anämie), welche die Disposition so beeinflußt, daß auf oder in den Tonsillen zufällig anwesende Keime plötzlich durch das gestörte Gleichgewicht der lokalen oder allgemeinen Abwehr- und Anpassungsvorgänge Fuß fassen und eine Angina auslösen können. Man nennt dies den Vorgang der sog. *Selbstinfektion.*

Diese *Selbstinfektion* könnte auch eine Rolle spielen beim Zustandekommen der sog. *Begleitanginen* (KÖNIGSBERGER). Das Auftreten einer lacunären Angina als Begleiterscheinung einer *Serumkrankheit,* d. h. eines allergischen Prozesses, ist das einwandfreieste Beispiel für die Dispositionsänderung im Sinne der Parallergie durch die Einwirkung von körperfremden Eiweißstoffen. Auch die bei Diphtherieschutzimpfungen gelegentlich auftretenden Anginen werden so erklärt, gleichfalls die sog. *Impfangina bei Pockenschutzimpfungen,* die Tonsillitis beim Neugeborenen usw. Nach KÖNIGSBERGER muß der Begriff der Begleitangina sehr weit gefaßt werden, denn, wenn im Moment des Eintretens des allergischen Geschehens, d. h. der Krankheit, die parallergischen Symptome gleichzeitig aufflammen, so wirkt eine solche parallergische Angina wie ein Initialsymptom und vermittelt den klinischen Eindruck, die Tonsillen seien die Eintrittspforte.

So klug dies alles in eine Theorie gebracht ist, so unsicher fühlt man sich in dem Moment, in dem man erfährt, daß bei der Impfangina das Vaccinevirus in den Tonsillen nachgewiesen wurde (GINS, ECKSTEIN).

Wir wissen heute außerdem, daß *Maserntonsillitis* gleichzeitig mit der Masernappendicitis schon im Prodromalstadium ganz spezifische Veränderungen histologischer Art aufweist (typische Riesenzellen).

Aus all diesen Dingen kann man wiederum nur schließen, daß unser Wissen über das Wesen der Tonsillitis noch lange nicht groß genug ist.

Auf die *Bakteriologie* der Tonsillen soll hier nur kurz eingegangen werden. Die Flora der Tonsillen ist äußerst vielfältig. Am häufigsten finden sich Streptokokken, nach ihnen Pneumokokken und an 3. Stelle Staphylokokken. Aber auch eine ganze Reihe von anderen Erregern sind beschrieben worden: Entamoeba gingivalis, Trichomonas buccalis, Bacillus fundiliformis, Bacterium pyogenes, diphtheroide und echte Diphtheriestäbchen, Anaerobier verschiedenster Art. Es ist nicht der Ort, die rein bakteriologischen Fragen hier zu besprechen. Wir können z. B. pathogene und apathogene hämolysierende Streptokokken unterscheiden.

Wir kennen die verschiedene Pathogenität der Diphtheriebacillen. Selbstverständlich hängt das Entstehen einer Entzündung davon ab, daß Infektionsquantum und Virulenz der Bakterien, d. h. Zahl, Invasions- und Giftbildungsvermögen des Erregers eine Rolle spielt, andererseits ist für das Zustandekommen der Krankheit auch die Reaktion des Wirtsorganismus, bzw. dessen Disposition, Anpassungsvermögen, allgemeine und lokale Abwehrmechanismen, Allergie, Anergie usw. maßgebend. Außerordentlich wichtig sind die Grumbachschen Arbeiten, in denen nachgewiesen wurde, daß Organläsionen im Tierversuch bei $^1/_4$ aller Tiere nicht durch einen der injizierten Streptokokken, sondern durch einen oder mehrere, im Tier latent vorhandene, durch die allerdings sehr massive Injektion aktivierte Keime ausgelöst wurden. Beim Menschen sind analoge Beobachtungen (Houdecek) über eine Sepsisform durch Fundiliformis gemacht worden. Fundiliformis, Streptococcus und Staphylococcus nehmen gemeinsam teil an der Genese der Krankheit.

Untersuchungen aus der jüngsten Zeit über den *Inhalt der Tonsillenkrypten* (Nicod) lehren uns, daß verhältnismäßig häufig auch *Pilzdrusen*, z. B. *Actinomyces*, in den Pfröpfen und in den Krypten vorkommen. Auch hier erhebt sich die Frage, warum nur selten Aktinomykose der Tonsillen angetroffen wird. Diese Fragen gehören alle ins Gebiet der allgemeinen Infektionslehre.

Fragt man sich schon, warum bei der Häufigkeit pathogener Flora in Nase, Rachen und Tonsillen Krankheiten nicht häufiger entstehen, so wird dieselbe Frage noch einmal schärfer formuliert werden müssen bei der Diskussion über die *Tonsillenoperation*. Eine *tonsillogene Sepsis nach Tonsillektomie* ist auf jeden Fall sehr selten. Einzelne Autoren glauben zwar, daß schon 5 min nach dem Eingriff eine rasch vorübergehende Bakteriämie auftreten kann (Millet und van Eyck). Diese Forscher fanden in 40% positive, postoperative Bakteriämien. Grumbach hat indessen diese Blutstreuung nicht bestätigt.

Natürlich bringt uns die Möglichkeit von *Blutstreuungen nach Eingriffen an den Tonsillen*, aber auch *Streuungen aus Mandeln mit chronischen Entzündungsherden*, das Zustandekommen von Metastasen dem Verständnis näher. Auffallend ist nur, daß mit Rücksicht auf die Häufigkeit der Tonsillenerkrankungen die *tonsillogene Sepsis so viel seltener ist als die otogene, oder die Sepsis aus anderen Ursachen, z. B. Phlebitis.* Es ist bekannt, daß Endokarditis und andere Herzaffektionen, Infektarthritis, Nephritis, Osteomyelitis usw. nach Angina auftreten können. Nur ist der Beweis für den ursächlichen Zusammenhang sozusagen nie direkt auf Grund bakteriologischer Untersuchungen zu führen, sondern meist nur auf klinischer Basis möglich. Die tonsillogene Sepsis kommt entweder auf lymphogenem Wege (seltener) oder auf hämatogenem Wege über die Vena jugularis zustande (s. Kapitel Sepsis, Bingold). Die tonsillogene Sepsis ist prinzipiell scharf abzutrennen von der Fokalinfektion.

Die *Lehre von der fokalen Infektion*, d. h. die Anschauung, daß gewisse chronisch kranke Tonsillen als Streuherde Krankheiten auslösen können, namentlich „Rheumatismen“ und ihre Komplikationen, ist in Deutschland von Pässler und in Amerika namentlich von Rosenow ausgebaut worden. Sie gewinnt mit Recht an Bedeutung. Die Beobachtungen über den zeitlichen Zusammenhang einer Krankheit mit einer vorausgegangenen, oft nicht einmal erkannten Angina, namentlich aber auch die Erfolge der Tonsillektomie als Grundlage der Therapie der obengenannten Krankheiten sprechen in vielen Fällen sehr überzeugend für das Bestehen einer Fokalinfektion. In diesen Fällen kann nicht mehr von einer Schutzfunktion der Tonsillen gesprochen werden. Die Mandeln wurden, wie Lust sich ausdrückte, vom *Abwehrorgan zum Resorptionsorgan* für infektiöse Stoffe.

Die *Therapie*, deren Erfolge bei Angina früher zum Teil sehr zweifelhaft waren, hat seit Einführung der *Antibiotica* sehr große Fortschritte gemacht. Sie soll bei der Besprechung der einzelnen Krankheitsformen besonders berücksichtigt werden.

Häufigkeit der Anginen. Zahlenmäßiges Material über die Häufigkeit von Anginen innerhalb einer Bevölkerung kann aus den Statistiken der Krankenversicherungen gewonnen werden. Wenn auch die Zahlen mit großer Reserve aufgenommen werden müssen, da die Diagnose nicht einheitlich ist, da sich Anginen unter der Rubrik Grippe, kindliche Infektionskrankheiten, Otitis, rheumatische Infektionen usw. verbergen können, so orientiert doch die folgende Statistik aus dem Bericht der Öffentlichen Krankenkasse Basel mit 127339 Mitgliedern über die Größenordnung der Erkrankungsziffern an Angina.

Im Jahre 1950 erkrankten in Basel an *Angina* 6775 Personen (1064 davon mußten Spitalpflege in Anspruch nehmen), an *Grippe* 7507 Personen, an Rheuma 9283 Personen, an Ohrenkrankheiten 6218 Personen, an kindlichen Infektionskrankheiten 6269 Personen.

Unter 127339 Mitgliedern der Kasse waren 163778 Krankheitsfälle gemeldet. Man kann also schätzungsweise annehmen, daß *mindestens 15% aller gemeldeten Erkrankungen* mit Halsentzündungen einhergingen, wobei diese Schätzung *sicher viel zu tief liegt.*

I. Tonsillitis acuta.

1. Angina catarrhalis.

Akut einsetzendes Fieber bis zu 40⁰ und mehr, Halsschmerzen, Schluckbeschwerden und leichter Hustenreiz sind die häufigsten klinischen Initialsymptome der katarrhalischen Angina. Die **Ätiologie** ist sehr verschieden. Leichte oder schwere Grippe, Masern und fast jede andere Infektionskrankheit kann als katarrhalische Angina beginnen. Namentlich im Kindesalter sind die katarrhalischen Anginen besonders häufig und gehören vom Säuglingsalter an bis zur Zeit der Pubertät zu den Alltäglichkeiten.

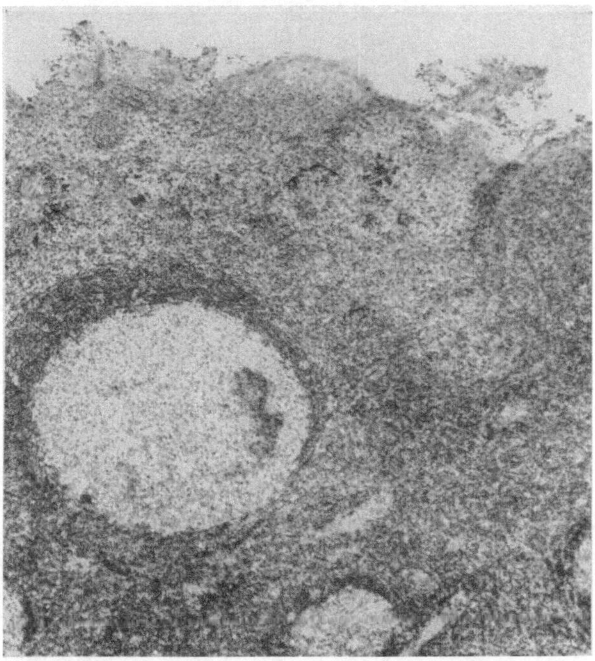

Abb. 1. Tonsillitis acuta. Leukocyteninfiltration rund um die Keimzentren, Zerstörung der Oberfläche. E. 70. 1943. Vergr. 75mal. (Pathologisch-Aanatomisches Institut Basel, Prof. WERTHEMANN.)

Krankheitsbild. Wichtig ist, daß bei Kindern die Lokalsymptome oft zurücktreten gegenüber heftigen Allgemeinsymptomen: beim Säugling Erbrechen, Krämpfe, Exsiccose, sekundäre Dyspepsie, bei Kleinkindern und Kindern des Schulalters Leibschmerzen, Erbrechen, Acetonämie. Häufig genug wird ein solches Krankheitsbild nicht als Angina gedeutet, sondern als akute Appendicitis aufgefaßt und operiert. Dabei findet sich in der Tat relativ häufig eine leichte Appendicitis catarrhalis.

Die Untersuchung des Wurmfortsatzes ergibt histologisch mehr oder weniger leichte entzündliche Prozesse. Im Falle der *Masern* gelingt es, aus dem histologischen Schnitt die *Frühdiagnose der Masern im Prodromalstadium zu stellen.* Es finden sich im Wurmfortsatz typische Riesenzellen (s. Abb. 2 und 3). Diese Riesenzellen enthalten viele eng zusammenliegende, hyperchromatische Kerne. Auch Tonsillen, welche zufällig in der Prodromalzeit der Masern ektomiert wurden, zeigen dasselbe histologische Bild, das schon 1931 von WARTHIN beschrieben worden ist (ANDERSON). *Kopliks* können noch fehlen, so daß die klinische Untersuchung, wenn die Anamnese versagt hat, keine Anhaltspunkte für Masern erlaubt.

Bei katarrhalischer Angina ergibt die *Racheninspektion* folgendes Bild: der ganze Rachen ist gerötet. Die Tonsillen sind vergrößert, hochrot und saftreich.

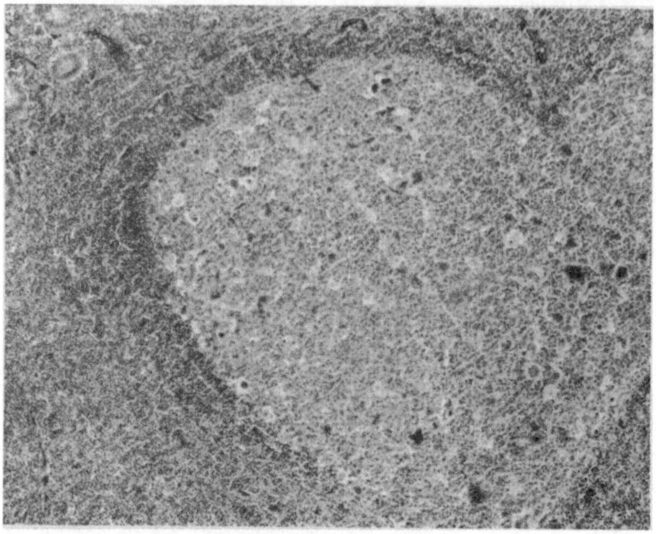

Abb. 2. Riesenzellen in der Appendix bei Maserninkubation. E. 823. 1951. Vergr. 70mal. (Pathologisch-Anatomisches Institut Basel, Prof. Werthemann.)

Auf Druck entleert sich aus den Krypten etwas seröses oder trübes Sekret. Meistens ist auch die Pharynxtonsille an dem Prozeß mitbeteiligt (behinderte

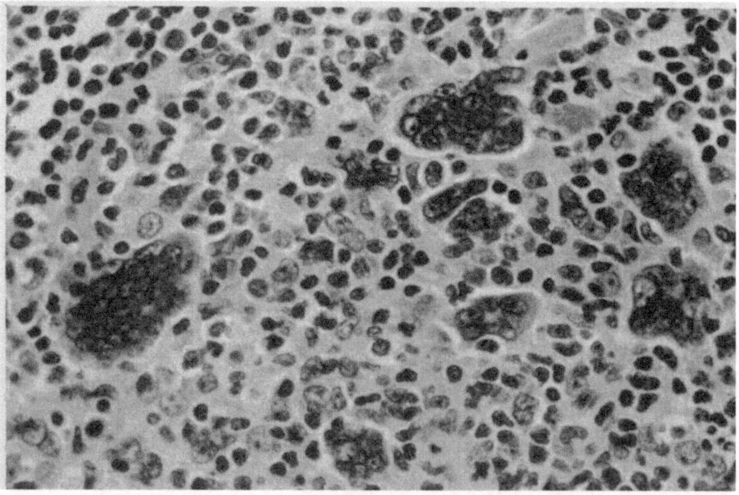

Abb. 3. Tonsille, Riesenzellen bei Maserninkubation. Angina catarrhalis. Es handelt sich um dieselben Riesenzellen wie in der Appendix. E. 6264. 1946. Vergr. 440mal. (Pathologisch-Anatomisches Institut Basel, Prof. Werthemann.)

Nasenatmung, gaumige Sprache), namentlich im Kindesalter. Der Arzt stellt hier auch meist nicht die Diagnose Angina, sondern einfach „Grippehalsentzündung“ oder „roter Rachen“. Bei Erwachsenen ist die katarrhalische Angina als selbständige Krankheit selten. Man darf sie nur dann diagnostizieren, wenn man die totale Übersicht über die Tonsillen gewonnen hat. Hie und da finden sich doch noch Veränderungen an der Innen- oder Hinterseite der Mandeln oder an deren unterem Pol. Diese schließen dann eventuell die Diagnose des Katarrhs aus.

Die echte Grippe geht mit Leukopenie einher. Eitrige Tonsillitiden haben erhöhte Leukocytenzahlen und Verminderung der Eosinophilen, *katarrhalische Angina hat meistens ein Blutbild*, das zwischen den beiden angedeuteten Extremen schwankt.

Die *regionären Lymphdrüsen* sind mitbeteiligt. Bei Kleinkindern kommt es zur Vergrößerung und Entzündung der tiefen Nackendrüsen, *oft mit Nackensteifigkeit gepaart*, oder es treten Drüsenschwellungen am Kieferwinkel auf. Seltener sieht man eine Entzündung der lateralen Retropharyngealdrüsen. Diese schmelzen gerne ein und verursachen den retropharyngealen Absceß.

Eine leichte *Otitis media* oder *Myringitis* ist häufig anzutreffen. Sitzt auf dem Trommelfell eine hämorrhagische Blase, so spricht dieser Befund mit großer Sicherheit für echte Grippe (Influenza).

Bei *Erwachsenen* ist die katarrhalische Angina oft nur ein erstes Symptom einer sich noch entwickelnden Krankheit. Sie ist dann eine *Begleitangina*.

Differentialdiagnostische Erwägungen. *Grippe:* Leukopenie, Trachealschmerz und Prästernalschmerz. *Masern*: Leukopenie, Kopliks auf der Mundschleimhaut und auf der Caruncula lacrimalis.

Poliomyelitis. Spine signe, *Serumkrankheit*, lokale Drüsenschwellung in der Region, in welcher Serum injiziert wurde, Gelenkschmerzen, polymorphes Exanthem.

Komplikationen sind verhältnismäßig selten. *Otitis media* kommt hauptsächlich bei Kindern vor und führt selten zur Vereiterung. *Gastroenteritis* ist nicht allzu selten die Folgeerscheinung einer katarrhalischen Angina. Bei Mädchen beobachtet man hie und da *Pyelitis*, namentlich, wenn früher schon Nierenbeckenentzündungen aufgetreten sind, bei Säuglingen droht die *parenterale Dyspepsie* und die *Exsiccose*.

Die **Prognose** ist gut.

Die **Therapie** darf sich darauf beschränken, Bettruhe, gurgeln und eventuell PRIESSNITZsche Halswickel bei leichter Diät zu verschreiben. *Antibiotica* werden nicht besonders wirksam sein, weder die Sulfamidreihe, noch das Penicillin. *Wahrscheinlich wirkt das Terramycin am besten* — wenigstens nach meinen Erfahrungen. — Die Beobachtungsdauer über Terramycinbehandlung der Angina catarrhalis ist aber noch zu kurz, um ein definitives Urteil zu gestatten.

2. Angina punctata, lacunaris et pultacea.

Diese Formen der akuten Tonsillitis können wohl mit Recht zusammengefaßt werden, denn sie stellen nichts anderes dar als sich weiter entwickelnde, klinische Stadien einer eitrigen Entzündung der Mandeln.

Die **Allgemeinerscheinungen** sind dabei von Fall zu Fall außerordentlich verschieden. Oft findet man erhebliche Kopf-, Kreuz- und Rückenschmerzen; allgemeine Gliederschmerzen leiten das Krankheitsbild ein, ein bis mehrere Schüttelfröste und hohes Fieber treten auf; Appetit- und Schlaflosigkeit können den Zustand begleiten. Bei Kindern tritt häufig das gefürchtete Äquivalent des Schüttelfrosts, der *Fieberkrampf* ein oder noch vor Ansteigen der Temperatur ein sog. *Initialkrampf*, begleitet von Bewußtlosigkeit, Delirien und anderen cerebralen Symptomen.

Hals- und Schluckbeschwerden können sich vor oder nach diesem dramatischen Beginn einstellen.

Die *Inspektion des Rachens* ergibt je nach der Tendenz und dem Entwicklungszustand des Krankheitsprozesses neben einer mehr oder weniger starken allgemeinen Rötung des Rachens, der Gaumenfalten und der Uvula eine Schwellung der hochroten Tonsillen mit *Stippchen (Angina punctata)*, mit *Pfröpfen (Angina lacunaris)* oder *Flatschen (Angina pultacea)*. Altmodisch wird die Angina pultacea bezeichnet als „Pseudodiphtherie“ oder „Kokkendiphtherie“. Bei den Belägen handelt es sich um dicke Sekretmassen, die aus den Krypten herausragen und sich an der Oberfläche der Mandeln ausbreiten. Sie bestehen aus Fibrin, Zelldetritus, Leukocyten, Lymphocyten und Bakterien. Diese Beläge lassen sich relativ leicht abstreifen und unterscheiden sich so von den fester haftenden Diphtheriemembranen. Sicher ist dieses Unterscheidungsmerkmal nicht. Nur die bakteriologische Diagnose kann hier Gewißheit bringen. Besser ist es aber, nicht auf die Untersuchungsresultate des bakteriologischen Instituts zu warten, sondern sofort auf den Verdacht hin schon die Konsequenz zu ziehen und Diphtherieheilserum zu spritzen (s. halbschematische farbige Abb. 4—9).

Die *Lymphdrüsen* sind fast immer beteiligt, aber oft in sehr verschiedenem Grad. *Herpes facialis* begleitet die Angina nach SCHULTZ in 4% der Fälle, tastbare *Milzvergrößerung* in 3%. Sogar *Ikterus* als Zeichen einer ernsteren, toxischen Allgemeinschädigung kann gelegentlich auftreten.

Das *Blutbild* ist im Sinne der akuten polynucleären Leukocytose mit starker Linksverschiebung und Eosinopenie verändert. Absolute Leukocytenzahlen von 10000—25000 sind die Regel.

Die bakteriologische Untersuchung der Abstriche aus Nase und Rachen decken den Erreger der Tonsillitis auf. Fast immer handelt es sich um Streptokokken, sehr häufig um deren hämolysierende Spielart. Die Übergänge zur Scharlachangina sind fließend. Seltener findet man Pneumokokken, Viridans, Staphylokokken oder andere Bakterien.

Die Temperaturen und Allgemeinerscheinungen bilden sich bei leichten Fällen in wenigen Tagen zurück. In schweren Fällen kann die Erkrankung der Tonsillen 5—10 Tage dauern und die Temperatur bildet sich nur langsam und zögernd unter Remissionen zurück. In leichten und schweren Fällen besteht die Gefahr von Komplikationen und Nachkrankheiten.

Hier sind vor allem der Häufigkeit nach zu nennen: die Otitis media, die Infektarthritis, Nierenerkrankungen, Endo- und Myokarditis, Perikarditis, Pleuritis, Appendicitis, Osteomyelitis und thrombophlebitische Sepsis.

Die *Otitis media* tritt häufiger einseitig auf, wechselt aber manchmal die Seite; selten entsteht sie beiderseits gleichzeitig. Die *Gelenkaffektionen* entsprechen im allgemeinen dem Krankheitsbild der Infektarthritis und nicht dem Rheumatismus. Sie ziehen sich über Wochen und Monate hin. Seitens der *Nieren* beobachtet man nicht selten schon zu Beginn der Erkrankung febrile Albuminurie. Hie und da treten leichte oder ausnahmsweise auch schwere Nephritiden auf. Gelegentlich entwickelt sich auch eine Nephrose. Mit VOLHARD nimmt SCHULTZ zu Beginn im akuten Stadium der Angina, eine Herdnephritis an. Auch kleine Herdnephritiden bluten manchmal ganz besonders stark. Die diffuse Glomerulonephritis pflegt erst nach Ablauf der Angina aufzutreten. Die Nierenaffektionen bei Erwachsenen sind sehr viel unangenehmer als die entsprechenden Nierenkrankheiten im Kindesalter.

Endocarditis acuta gehört zu den Seltenheiten nach Angina. Man muß sich in solchen Fällen die Frage vorlegen (SCHULTZ, BINGOLD), ob nicht auch die Tonsillitis nur eine der Manifestationen einer schon länger bestehenden Sepsis darstellt. Die schlimmste Komplikation ist sicher die sog. *septische Angina*, d. h. *thrombophlebitische, postanginöse* oder *lymphogene Sepsis*. Ihre Zeichen sind ganz charakteristische Schüttelfröste, die sich wiederholen, Frösteln, Auftreten von Metastasen. Diese Komplikation beginnt entweder schon in den ersten Tagen der Krankheit oder aber sie erfolgt nach einem Intervall von 2—4 Wochen. Man darf dabei die initialen Schüttelfröste nicht mit den später einsetzenden, ominösen, die Sepsis anzeigenden Schüben verwechseln. Während der ersten 2 Tage können mehrere Schüttelfröste auftreten, die keinerlei unangenehme Bedeutung zu haben brauchen. Eine Sepsis kann sich allerdings auch *ohne* jeden Schüttelfrost einstellen und als einziges Zeichen mahnt die ansteigende Temperatur daran, daß sich irgendwo eine Metastase festgesetzt hat. Wichtig ist bei all diesen Fällen die genaueste, klinische Beobachtung. Temperatur und Puls steigen an. Das Aussehen der Patienten verändert sich, daß Allgemeinbefinden verfällt, hie und da tritt eine merkwürdige Euphorie auf. Lokal erscheint Ödem im peritonsillären Gewebe, die Halsdrüsen werden schmerzhaft und bei lymphogener oder hämatogener Sepsis tritt eine auffallend starke Empfindlichkeit in der Gegend des vorderen Randes des Sternocleidomastoideus auf. Schon leichteste, oberflächliche Berührung der Haut ist sehr schmerzhaft.

Die Komplikation der thrombophlebitischen, postanginösen Sepsis hat ihren Sitz in der Nähe der Tonsillen bzw. in den peritonsillären Venen. Typisch ist das „Springen" des thrombophlebitischen Prozesses unter Intaktlassen kleinerer oder größerer Venenstücke.

Der Zusammenhang zwischen *Angina und Appendicitis* wurde schon mehrfach erwähnt. Er gilt auch für *Masern*. SCHULTZ hat ihn in einer eingehenden Studie analysiert. Wenn wir annehmen, daß die Angina auf dem Blutwege entsteht, und daß Erreger in den Organismus eingedrungen sind, die eine besondere Affinität zum lymphatischen System aufweisen, so ist es ohne weiteres verständlich, daß neben den Tonsillen der Processus vermiformis, ein Organ, das zum mindesten morphologisch mit den Tonsillen nahe verwandt ist, relativ häufig erkrankt.

Diese von SCHULTZ festgestellten und näher untersuchten Zusammenhänge sind von größter Wichtigkeit. Sie zeigen, daß die Halserscheinungen vor, während oder nach der Blinddarmentzündung auftreten können. Leichte, nach wenigen Stunden wieder abklingende akute Appendicitis und schwerste, phlegmonöse Entzündung des Wurmfortsatzes sind die beiden extremen Möglichkeiten, zwischen denen alle denkbaren Übergänge vorkommen. Die Schwere der Tonsillenaffektion steht zu dem Grade der Appendicitis in keinem direkten, proportionalen Verhältnis. Tonsillitis mit Bauchsymptomen bedeutet, daß der Chirurg das Wort hat, und seine Mitwirkung ist oft von größter Dringlichkeit.

Differentialdiagnose *der akuten, febrilen, eitrigen Anginen.*

Scharlach. Enanthem und Exanthem, Glossitis, ulceröse Tonsillitis mit schmierigen Belägen, gelblicher Unterton der Haut, Gefäßbrüchigkeit der Hautcapillaren (Kneifphänomen, RUMPEL-LEEDE), Dermographismus albus, Leberschwellung, Albuminurie. Im Rachenabstrich hämolysierende, toxinbildende Streptokokken.

Diphtherie. Übergreifen der Beläge über die Tonsillengrenze hinaus. Begrenzungsröte. Beteiligung der Nase (blutiger Schnupfen), typischer Foetor, Nachweis der Diphtheriebacillen.

Lues II. Defektbildung an Tonsillen, Uvula und Gaumenbögen, ulceröser, die Organgrenzen überschreitender Prozeß mit deutlichen Substanzdefekten. Kupferige Farbe, Spirochätennachweis, Hauteruptionen, Anamnese, Wa.R.

Plaut-Vincent. Meist einseitig, ohne Allgemeinerscheinungen, ohne Beschwerden. Am oberen Tonsillenpol, mit größerem Substanzverlust, im Abstrich fusiforme Stäbchen und Spirillen.

Tonsillitis tuberculosa. Geringe Temperaturen, langsamer subakuter Verlauf mäßige Schwellung der nicht sehr intensiv geröteten Tonsillen, hie und da flache, fast unsichtbare Ulcerationen an der Mandeloberfläche. Lokale Drüsenschwellung unverhältnismäßig groß, indolent. Bei Kindern Tuberkulinreaktion positiv frühestens in der 5.—6. Krankheitswoche.

Prognose. Heute ist die Prognose als gut zu bezeichnen. Dank der Penicillinbehandlung gilt das auch für die Komplikationen, ja sogar für die postangiöse, thrombophlebitische Sepsis. Die Letalität der letzteren Komplikation betrug früher 50—60%.

Therapie. Das ganze komplizierte Rüstzeug der altmodischen Behandlung ist seit Einführung der Antibiotica hinfällig. Man kann bei leichteren Fällen mit *Sulfamiden* (Diacil, Elkosin, Gantrisin), bei schwereren Fällen mit *Penicillin* vorgehen oder man kann beide Methoden kombinieren.

Die *Sulfamide* eignen sich für leichte Fälle sehr gut, man wähle aber die Dosierung nicht zu tief. Die ersten Tage gebe man Erwachsenen täglich 10—12 g. Später, bis einige Tage nach Entfieberung 5—8 g täglich. Bei Kindern gibt man entsprechend dem Gewicht $^1/_2$—$^1/_3$ der Dosis.

Penicillin ist bei eitrigen Anginen wohl noch wirksamer als die Sulfonamidbehandlung. Bei Erwachsenen genügt in der Regel täglich eine Depotinjektion von 1—$1^1/_2$ Mill. E. während 5—8 Tagen. Bei Kindern gibt man täglich 300000 bis 500000 E intramuskulär als Depot 5—8 Tage. Die *lokale Anwendung von Penicillin* als Spray, als Lutschbonbons oder als Kaugummi *hat sich nicht bewährt.* Man hüte sich, zu geringe Mengen Antibiotica zu geben und sie nicht lange genug anzuwenden. Es treten Rezidive auf, die Erreger sind gegen die Antibiotica resistent geworden, das Krankheitsbild wird hinausgezögert und die Komplikationen stellen sich ein.

Angenehm empfunden werden *Hilfsmaßnahmen* wie Gurgeln ($^1/_2$stündlich bis 3stündlich) Halswickel oder Eisblase, schmerzlindernde Mittel wie Aspirin, Gelonida antineuralgica, Treupelsche Tabletten oder Suppositorien, Cibalgin, Saridon oder ähnliches. Meistens kommt man ohne Morphin aus.

Die *Diät* soll flüssig, kalt oder warm gereicht werden. Obstsäfte mit eventuellem Zusatz von Ascorbinsäure, eventuell in Form von Speiseeis, können sehr lindernd wirken und stillen das oft starke Durstgefühl.

Bei *Appendicitis* ist neben Penicillin die Appendektomie angezeigt.

Bei *postanginöser thrombophlebitischer Sepsis* wird der Chirurg oder Otologe die Freilegung und Unterbindung der entsprechenden Halsvenen von der Jugularis ausgehend bis zur Schädelbasis und bis zum Mandelbett vornehmen müssen. Die Unterbindung der affizierten Venen wird über dem Schlüsselbein und an der Schädelbasis noch einmal durchgeführt. Diesem großen Eingriff, der von außen erfolgt, schließt sich die Tonsillektomie an, wobei nicht selten ein retrotonsillärer Absceß entdeckt wird. Das ganze Vorgehen wird heute nur noch unter Penicillinschutz unternommen.

Seit der Anwendung der Antibiotica bei eitrigen Mandelentzündungen sind deren Komplikationen selten geworden. Namentlich vermißt man die Otitis, die Nephritis und den Tonsillärabsceß bei systematischer Anwendung genügend großer Dosen von Penicillin.

3. Tonsillär-, Peritonsillär- und Retropharyngealabsceß.

(Tonsillitis und Peritonsillitis phlegmonosa.)

Das außerhalb der Mandelkapsel gelegene Bindegewebe, das hauptsächlich gegen den hinteren Gaumenbogen und die Fossa supratonsillaris angeordnet ist, kann nach Schultz primär entzündlich erkranken und eitrig einschmelzen, wobei der Prozeß ein- oder doppelseitig auftreten mag. In anderen Fällen schließt sich die Peritonsillitis an eine vorangehende Tonsillitis an. Hier entwickelt sich der Absceß entweder aus der Tonsillitis heraus in fließendem Übergang mit zunehmenden Lokalbeschwerden und Temperaturanstieg, oder aber es tritt erst einige Tage nach Abklingen der initialen Angina unter erneutem Temperaturanstieg eine Peritonsillitis abscedens hinzu. In nur wenigen Fällen bleibt der entzündliche Prozeß auf die Mandeln beschränkt *(Angina parenchymatosa)*, dort schmilzt er evtl. sekundär ein *(Tonsillitis abscedens)*.

Die ein- oder doppelseitige Schwellung des peritonsillären Gewebes treibt die Mandeln der Mitte zu und häufig wird auf diese Weise der Schlund fast völlig obstruiert. Die ödematöse Uvula wird einseitig oder, bei doppelseitigem Prozeß, nach hinten abgedrängt. Die Tonsillen berühren sich. Hie und da treten auf den

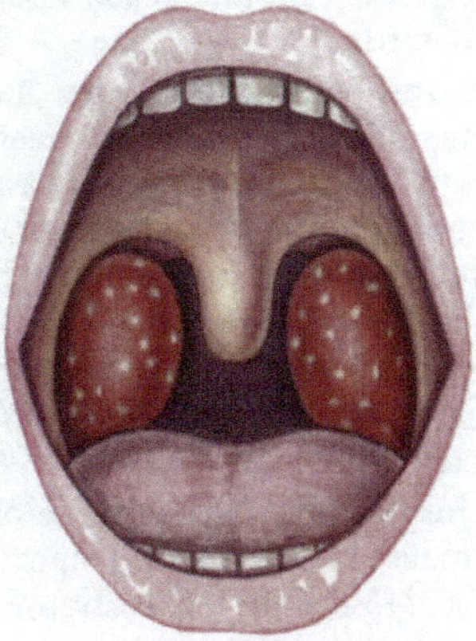

Abb. 4. Angina punctata.

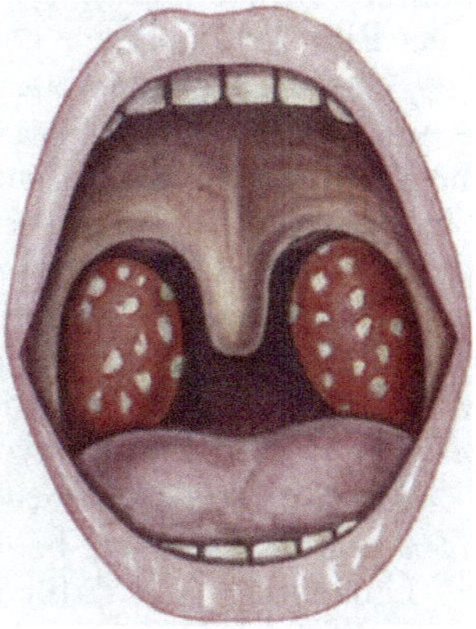

Abb. 5. Angina lacunaris.

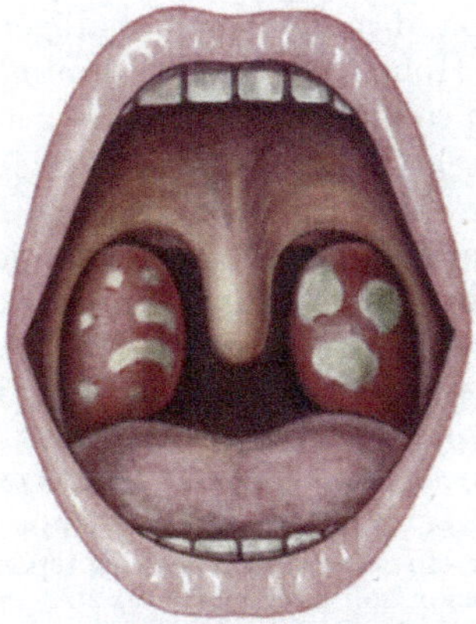

Abb. 6. Angina lacunaris et pultacea (links).

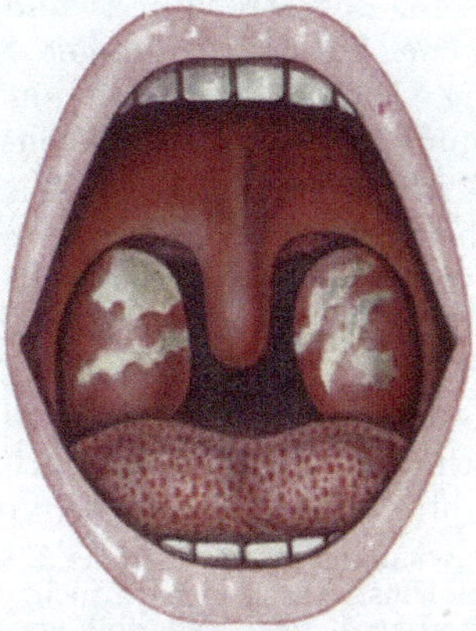

Abb. 7. Angina bei Scharlach. Pseudomembranen. Enanthem. Himbeerzunge.

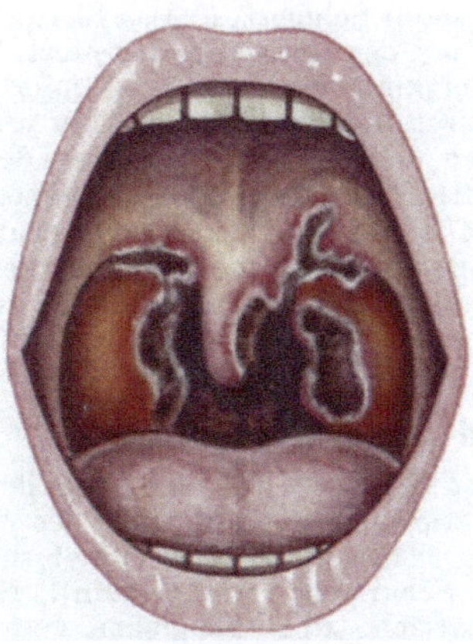

Abb. 8. Ulceröser, syphilitischer Prozeß beider Tonsillen, der Uvula und der Gaumenbögen (Lues II). Starker Substanzdefekt.

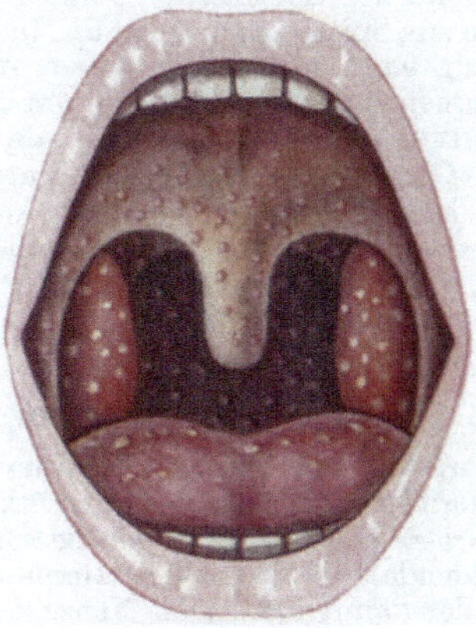

Abb. 9. Angina herpetica. Gaumen, Rachenwand, Tonsillen und Zunge übersät mit ulcerierten kleinen Bläschen.

angespannten Schleimhautpartien zusammenhängende *Pseudomembranen* auf, so daß das Bild der malignen Diphtherie imitiert wird.

Die *regionären Lymphdrüsen* sind geschwollen und schmerzhaft, der Zustand ist sehr quälend, es besteht starke Kieferklemme, das Sprechen ist erschwert, durch die Schluckbehinderung tritt Speichelfluß auf. Die Atmung ist oft stridorös, jedoch ist der durch akutes Glottisödem eintretende Exitus letalis sicher selten. Hie und da besteht *Herpes labialis*. *Milzschwellung* findet sich in einzelnen Fällen, das *Blutbild* ist, analog den eitrigen Anginen überhaupt, charakterisiert durch polynucleäre Hyperleukocytose mit Linksverschiebung, leichter Vermehrung der Monocyten und Eosinopenie. Die *Altersverteilung* zeigt ein *Prädilektionsalter im 3. Lebensdezennium* mit stufenweiser Abnahme nach oben und unten.

Die abscedierende Tonsillitis kommt auch im *Kindesalter* vor, selbst bei *Säuglingen* wurde sie schon beobachtet, indessen ist sie selten und speziell im 1. und 2. Lebensjahr tritt dafür der *Retropharyngealabsceß* auf, der später kaum mehr beobachtet wird.

Dieses Krankheitsbild wird leider häufig übersehen, obschon die Diagnose leicht zu stellen ist, wenn daran gedacht wird. Charakteristisch sind das erschwerte Schlucken, angestrengte Atmung mit inspiratorischem, pharyngealem Stridor, quälendem Husten, gaumiger Stimme, Fixation des Kopfes in halbgeneigter Stellung. Die Temperaturen sind von mittlerer Höhe. Hie und da kommt es zu Erstickungsanfällen, das Gesicht kann gedunsen sein.

Die Inspektion des Rachens ergibt den Verdacht, wenn der Absceß hoch sitzt. Sicherheit erlangt man nur durch die Palpation. Man fühlt eine teigige, kissenartige, bald mehr gespannte, bald elastische Vorwölbung in der Mitte, seitlich, hoch oder tief über der Wirbelsäule. Es gibt Fälle, bei denen sich die Vorwölbung zurückbildet. Die Gefahren bestehen im Senkungsprozeß ins Mediastinum, in der Perforation nach den seitlichen Halspartien, in der Pyämie und in der Aspiration bei Spontanperforation. Ausnahmsweise kommt es bei diesen Fällen schon durch die bloße Rachenuntersuchung zum akuten Herztod (GLANZMANN).

Die **Behandlung** besteht in der Eröffnung des Abscesses. Man soll nicht zu früh incidieren, da unter Umständen bei noch nicht reifem Absceß nur ein vorübergehendes Entspannungsgefühl und sonst kein Heilerfolg erzielt wird. Die Incision soll auch nicht zu spät erfolgen, damit nicht eine Sepsis oder eine unglücklich ausfallende Spontanperforation heraufbeschworen wird. Die Einschmelzung kann befördert werden durch warme Kamillenumschläge oder heiße Breie verschiedener Art. Die oben beschriebene *Penicillin*behandlung wird gleichzeitig durchgeführt und wenn der Absceß reif ist, wird man die Incision vornehmen. *Incisionsort:* Gegend der deutlichsten Fluktuation oder des stärksten Schmerzes. Das Skalpell wird bis nahe zur Spitze umwickelt; die Incision wird stumpf mit der Kornzange erweitert, bei der Eröffnung eines retropharyngealen Abscesses beim Kleinkind wird der Kopf sofort stark vornübergeneigt werden müssen, um die Gefahr der Aspiration zu vermeiden. Man vermeide den WHITHEADschen Mundöffner, da er schon mehrfach Glottiskrampf hervorgerufen hat.

Die Gefahr einer stärkeren Blutung ist, von seltenen Gefäßanomalien abgesehen, sehr gering. Die Nachfüllung mit Eiter durch oberflächliche Verklebung der Incisionswunde ist nicht immer zu vermeiden, so daß die Wunde hie und da mehrmals mit der Zange eröffnet werden muß. Die *Prognose* ist gut. Bei Erwachsenen kommt es indessen hie und da zu einer thrombophlebitischen Sepsis.

4. Scharlachangina, Diphtherie und Angina herpetica.

Scharlach. Die Ansicht der Amerikaner, wonach der Scharlach nur eine spezielle, dank dem Exanthem klinisch leicht zu erkennende Manifestation einer Untergruppe des *Streptokokkenfiebers* bedeute, halte ich persönlich für die einzig richtige. Etwa 50 hämolysierende, toxinbildende Streptokokkenstämme sind bis heute als Scharlacherreger bekannt. Nur ein Drittel der damit infizierten Menschen erkrankt an Scharlach. In Abhängigkeit vom Alter, Geschlecht, Saison, allgemeiner und spezieller Disposition, Infektionsquantum und -pforte erkrankt ein weiterer Teil an Angina, Pharyngitis, Streptokokken-Lungenentzündung oder Gastroenteritis usw. Die Krankheitsgruppe des Streptokokkenfiebers, wobei regelmäßig auch eine Tonsillitis gefunden wird, ist viel größer als die eigentliche Scharlachkrankheit. Denn hier spielen nicht nur die hämolysierenden Streptokokken eine ätiologische Rolle, sondern viele andere pathogene Stämme dieser riesig großen Bakterienfamilie. Die Amerikaner geben dem Streptokokkenfieber im allgemeinen die Bezeichnung „*Septic sore throat*“ (siehe Kapitel Scharlach dieses Handbuches von GLANZMANN). Die Differentialdiagnose der Angina zum Scharlach wurde oben kurz skizziert. Die Therapie der Wahl ist das Penicillin (vgl. Commission on acute respiration diseases).

Diphtherie. Auch die Diphtherie ist eine Form der Angina. Sie wird hervorgerufen durch einen oder mehrere virulente Cornyebacillenstämme. Die Differentialdiagnose zur Angina wurde oben kurz skizziert. Sie ist klinisch auch für den Erfahrenen oft sehr schwierig oder gar unmöglich. Es soll daher auch hier betont werden, daß es als Kunstfehler zu gelten hat, wenn der Arzt nicht allein schon auf den Verdacht hin sofort Heilserum anwendet (siehe Kapitel Diphtherie dieses Handbuches von HOTTINGER).

Angina herpetica. Dieses nicht sehr häufige Leiden stellt eigentlich eine Herpeserkrankung der Mund- und Rachenschleimhaut dar, bei der auch die Tonsillen mitbeteiligt sind.

Unter mehr oder weniger starken Allgemeinsymptomen, namentlich aber unter starken Kau- und Schluckbeschwerden schießen auf der Schleimhaut des Mundes und des Rachens kleinste Bläschen auf, die sehr rasch ulcerieren. Der Verlauf führt in einigen Tagen spontan zur Heilung. Hie und da schubweises Auftreten. Eine *bleibende Immunität* soll durch das Überstehen erworben werden (LUST). Die *Inkubationszeit* soll 4—10 Tage betragen. Die *Ätiologie* soll ein Herpesvirus sein. Nach anderen soll es sich um einen Zoster handeln.

Differentialdiagnose. Aphthen lokalisieren sich bekanntlich nicht auf den Tonsillen. *Herpes labialis:* nur vereinzelte Bläschen auf der Mundschleimhaut. *Schleimhautvaricellen:* nie ohne Hauteruption.

Da die Angina herpetica häufig im Zusammenhang mit echtem Zoster, ferner mit Vorgängen im Genital- und Intestinaltractus und schließlich im Zusammenhang mit verschiedenen Infektionszuständen auftritt, handelt es sich dabei wahrscheinlich um trophoneurotische Störungen und dies hängt wahrscheinlicher mit dem Zostervirus und nicht mit dem Herpesvirus zusammen.

5. Angina necroticans, pseudodiphtherische Rachennekrose.

Akute nekrotische Anginen sind sicher nicht als nosologische Einheit aufzufassen, sondern nur als klinisches Symptom. Man sieht solche Nekrosen bei Erwachsenen und Kindern, bei schwerem Scharlach, bei Diphtherie, als Begleiterscheinung einer Leukämie usw. Meistens besteht gleichzeitig eine hämorrhagische Diathese. Die Beläge auf den nekrotischen Stellen erscheinen dann schwarz verfärbt. Häufig besteht starkes Ödem, namentlich bei maligner Diphtherie; die Allgemeinerscheinungen sind sehr schwer.

Nur die *bakteriologische Untersuchung* kann hier Aufklärung bringen, aber auch sie vermag nicht immer auszusagen, ob nicht gerade hier eine *schwere Doppelinfektion*, z. B. Diphtherie und Scharlach oder Plaut Vincent, Lues und Streptokokkensuperinfektion vorliegt, oder ob eine nekrotisierende Entzündung bei einer Blutkrankheit vorliegt.

Bei *schwächlichen Säuglingen der ersten Lebenswochen* kann es vorkommen, daß unter Einfluß eines Infektes der Mundhöhle (Mund auswischen verboten!) oder einer Sepsis sich schwere *pseudomembranöse Rachennekrosen* einstellen. Diese greifen auf Nase, Epiglottis, Kehlkopf und Speiseröhre über und nekrotisieren sogar die Knochen. Bis jetzt sind alle diese Fälle tödlich verlaufen (FINKELSTEIN-LUST). Man stellt sich das Zustandekommen solcher Rachennekrosen vor als Folge der Anergie dieser Kinder.

6. Angina retronasalis (Adenoiditis) und Pharyngitis granulosa.

In vielen Fällen, namentlich bei jüngeren Patienten, beteiligt sich bei der Tonsillitis auch das lymphatische Gewebe der hinteren Rachenwand und die Pharynxtonsille. Häufig steht sogar die Erkrankung dieser Teile *so stark im Vordergrund, daß sie das klinische Bild ganz beherrscht.* Die Schwere der Allgemeinerscheinungen und das namentlich bei Kleinkindern wochenlang dauernde Fieber läßt häufig an andere Ursachen denken. Es handelt sich dabei trotz der intermittierenden Fieberkurve wahrscheinlich um nichts anderes, als um eine relativ gutartige, grippeähnliche, vielleicht durch ein spezifisches Virus bedingte, im Grunde harmlose Krankheit.

Die *Inspektion* ergibt namentlich bei Auslösen eines Würgreizes das Vorhandensein eines dicken, schleimig-eitrigen Sekrets, das an der hinteren Rachenwand aus dem Nasenrachenraum herunterfließt. Gelingt die Rhinoscopia posterior, so lassen sich in solchen Fällen Schwellung, Rötung und lacunäre Beläge an der Rachenmandel nachweisen. Die Nasenatmung ist verlegt, die Stimme klingt verändert, die Cervicaldrüsen sind empfindlich. Kopf- und Nackenschmerzen, Stechen in den Ohren und verminderte Gehörfähigkeit gehören zu den obligaten

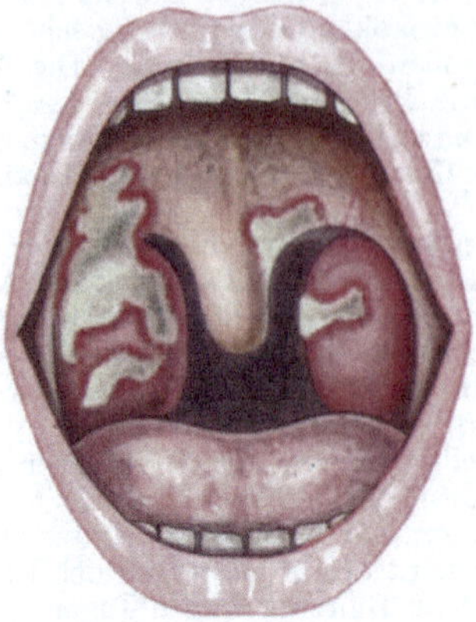

Abb. 10. Diphtherie. Begrenzungsröte um die weißlichen Auflagerungen. Übergreifen der Beläge über die Tonsillengrenze hinaus.

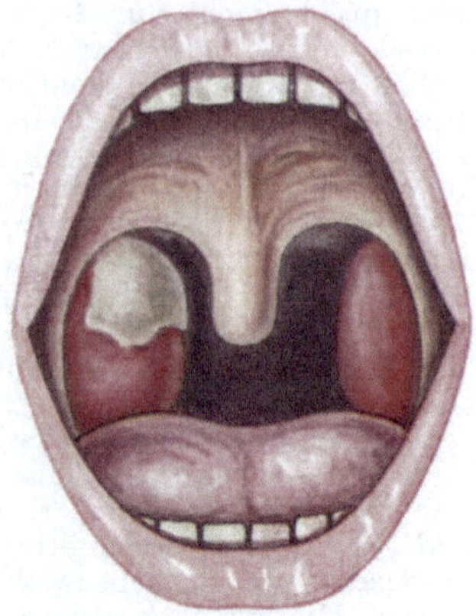

Abb. 11. Monocytenangina. Diphtherieähnlicher Belag, zusammenhängend, auf der rechten Tonsille.

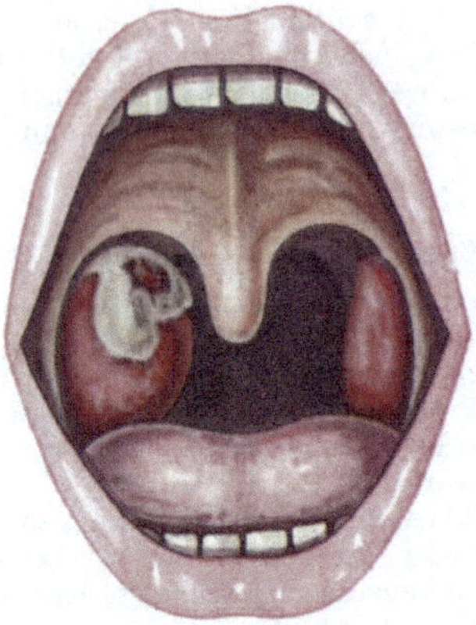

Abb. 12. Plaut-Vincent. Ulceröser, schmierig belegter Defekt am oberen Tonsillenpol rechts.

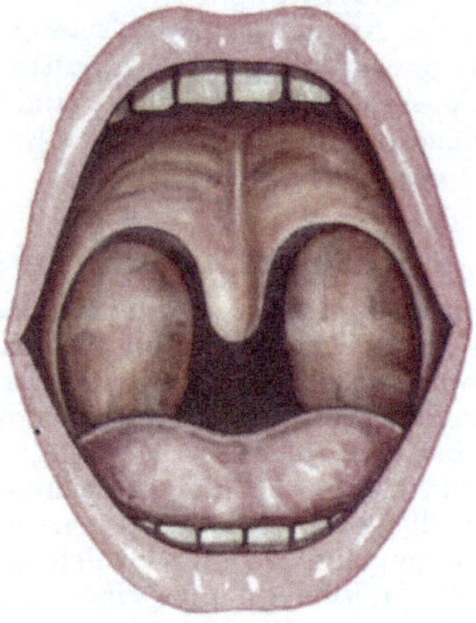

Abb. 13. Einfache Hyperplasie der Tonsillen.

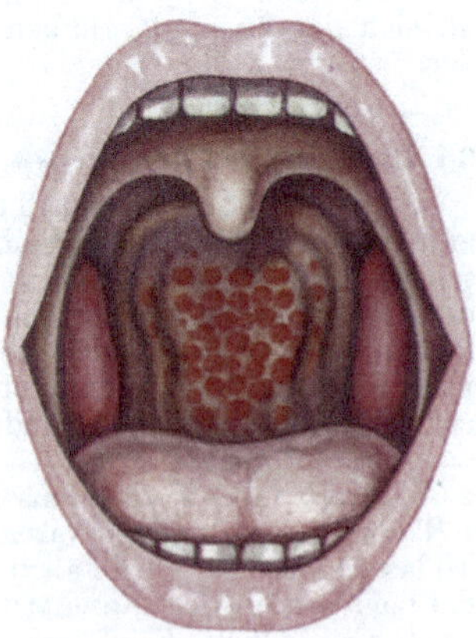

Abb. 14. Pharyngitis granulosa.

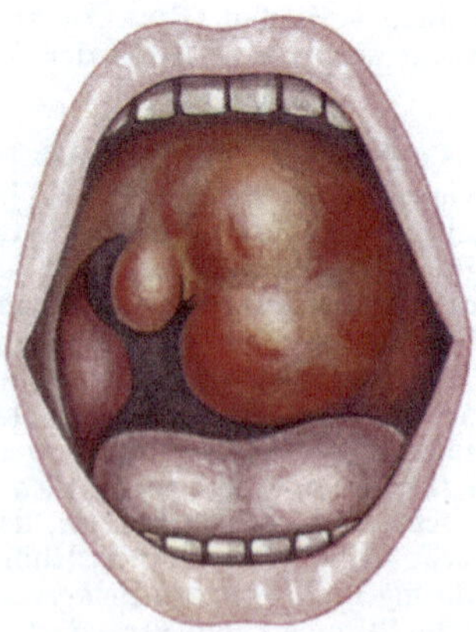

Abb. 15. Peritonsillärer Absceß links.

Erscheinungen. Hie und da besteht eine ausgesprochene Nackensteifigkeit, welche eine *Meningitis vortäuscht*. Die Behandlung besteht im Versuch durch Antibiotica (am besten *Terramycin* oder *Aureomycin*) ätiotrop vorzugehen. Daneben sorge man für lokale Desinfektion am besten durch Nasentropfen, z. B. Argyrophedrin oder ähnliches.

Nach wiederholten Entzündungsprozessen dieser Art sieht man, wie die in der hinteren Rachenwand eingelagerten lymphatischen Knötchen größer werden, stärker gerötet und gequollen erscheinen, sich vermehren und mit verdickten, geröteten Seitensträngen kombinieren *(Pharyngitis granulosa und adenoidalis)*.

Dieses Krankheitsbild, das meistens einen subakuten Verlauf nimmt, zeichnet sich besonders durch einen sehr intensiven Hustenreiz aus, der monatelang anhalten kann und besonders nachts den Schlaf stört. Dieser Zustand hat mit dem Drüsenfieber von PFEIFFER nichts zu tun. Das *Blutbild* zeigt in Regel eine *Leukopenie* mit starkem Überwiegen der Lymphocyten. Charakteristisch ist die intensive Färbbarkeit des Protoplasmas dieser Zellen. Die *Therapie* hat hier gute Erfolge zu verzeichnen, wenn der Rachen ausgepinselt wird (Jodglycerin 1- bis 2%ig, Chromsäure 2—4%ig, Wasserstoffsuperoxyd 2%ig, Silbernitrat $^1/_2{}^0/_{00}$ig, Argentum proteinicum oder nucleinicum usw.); daneben wird man Codein oder Dicodid, Acedicon oder ähnliche, starke, hustenreizstillende Mittel anwenden müssen.

7. Angina PLAUT-VINCENT.

(Tonsillitis ulcero-membranacea).

Die PLAUT-VINCENTsche Angina häuft sich zu gewissen Zeiten und in gewissen Gegenden. Neben dieser *geographischen* und *zeitlichen*, epidemiologischen Verschiedenheit zeigt sie auch eine ausgesprochene *Altersdisposition*. Die größte *Empfänglichkeit* liegt im 2.—3. Lebensjahrzehnt. Allerdings gibt es auch nicht allzu selten Kinder, ja sogar Säuglinge, welche an dieser Affektion erkranken können.

Charakteristisch ist zunächst einmal das Mißverhältnis zwischen Lokalsymptom und Allgemeinstörung. Trotz relativ starkem destruktivem Prozeß an den Tonsillen, der übrigens in den meisten Fällen nur einseitig ist, sind die Beschwerden relativ gering und das Krankheitsgefühl kann vollständig fehlen. Die Temperatur ist normal oder nur geringgradig erhöht. Ein sehr starker Foetor ist oft die Ursache, die den Patienten zum Arzt führt. Natürlich kommen auch schwerere Fälle mit starken Lokal- und Allgemeinerscheinungen vor.

Der Lokalbefund präsentiert sich in 2 Formen:

a) Diphtheroide Form. Die Tonsillenoberfläche ist hier mit einer grauweißen oder graugrünen Pseudomembran überdeckt, die nach ihrem Abstoßen einen oberflächlichen Substanzverlust hinterläßt. Das Ulcus sitzt am häufigsten im oberen Drittel der Mandeln und heilt relativ rasch. Häufig ist die Rachenschleimhaut hochrot und daneben bestehen kleinere Schleimhautblutungen. Selten sind auch mit Pseudomembranen bedeckte Ulcerationen am Gaumen oder am Zäpfchen zu erkennen. Die Ähnlichkeit mit Diphtherie ist außerordentlich.

b) Ulcero-membranöse Form. Hier kommt es zu einem größeren Substanzverlust, einem Defekt der Tonsillen, der schmierig belegt ist und scharfrandig begrenzt. Hie und da findet sich das Bild der *Angina necroticans*, seltener das der *Angina lacunaris*.

Häufig trifft man gleichzeitig auf eine *frische Gingivitis*. Die bakteriologische Untersuchung ergibt, besonders im Grunde des Geschwürs, die Anwesenheit von reichlich Spirillen und fusiformen Stäbchen (*Bacillus fusiformis* und *Spirochaeta denticola*) (vgl. Abb. 16). Die 10—12 μ langen, spindelförmigen Bacillen sind gramnegativ, während sich die Spirillen grampositiv färben. Der *Blutbefund* kann die *Diagnose* stützen: Die absoluten Zahlen der weißen Blutkörperchen sind nur mäßig erhöht, und es findet sich relative Vermehrung von Lympho- und Monocyten auf Kosten der neutrophilen Polynucleären.

Die **Ätiologie** wird bis heute noch sehr häufig auf die Symbiose der beiden genannten Mikroorganismen zurückgeführt, indessen herrschen berechtigte Zweifel an dieser Auffassung, weil es noch nie gelungen ist, mit den genannten Erregern die PLAUT-VINCENTsche Angina zu reproduzieren.

Die Untersuchungen von D. T. SMITH zeigten, daß die Verhältnisse viel komplizierter liegen. Ein *Quartett von Erregern* ist die Ursache der Krankheit, nämlich *Treponema microdentium, Vibrio viridans, ein kleiner, fusiformer Bacillus* und ein *hämolytischer Streptococcus*. Fehlt eines der Glieder dieser Kombination, so verhütet das das Zustandekommen der Affektion. Dies ist wichtig wegen der Therapie, weil die Spirochäten sich mit Arsen oder Penicillin ganz leicht eliminieren lassen. Die genannten Organismen finden sich bei allen Menschen an den Rändern des Zahnfleisches. Ungenügende Zahnpflege ist eine Hilfsursache, daher sieht man die Affektion auch häufiger bei der unbemittelten Bevölkerung. Ein lokales Trauma soll der Faktor sein, der das Eindringen der Keime in das Gewebe erleichtert.

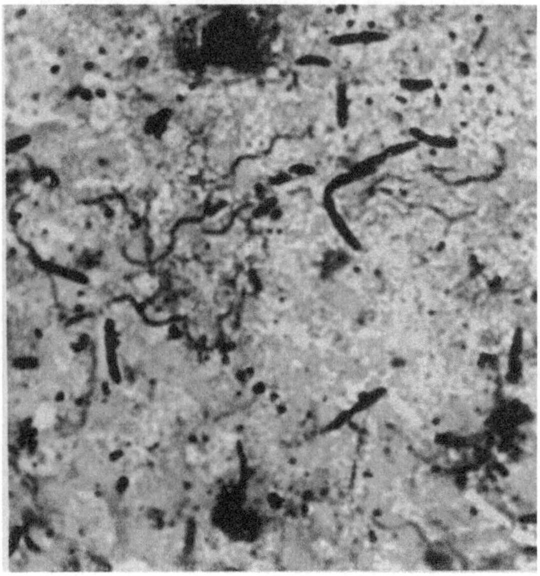

Abb. 16. Tonsillenabstrich bei Plaut-Vincent. Gramfärbung. Vergr. 1400mal. Fusiforme Stäbchen und Spirillen.

Die **Prognose** ist im allgemeinen gut, indessen können gelegentlich ernste und sogar tödliche Komplikationen auftreten. Bekannt ist die Ausdehnung des Prozesses auf die Lungen mit Lungenabsceß und Lungengangrän. Ferner sind beschrieben tiefliegende, cervicale Eiterungen und tödliche Blutungen (LIVINGSTON).

Differentialdiagnose. Die Diagnose bereitet im *Kindesalter* praktisch nur gegenüber der Diphtherie Schwierigkeiten. Die geringen Allgemeinsymptome, der Substanzverlust, der andersartige Foetor, eventuell auch die fehlende Reaktion auf Diphtherieheilserum bringen den Arzt auf die richtige Vermutung. Die Untersuchung des Abstrichs bringt dann Gewißheit. Beim *Erwachsenen* ist neben der *Diphtherie* auch der *luische Primäraffekt*, die *ulceröse Tonsillitis der Lues II*, das *Gumma* und eventuell ein *Neoplasma* differentialdiagnostisch zu erwägen. Beim Primäraffekt geht dem ulcerösen Stadium ein infiltratives voraus, das Geschwür verändert sich sehr langsam. Bei *Lues II* ist der Ausfall der serologischen Reaktionen heranzuziehen. Das *Gumma* ist vollständig schmerzlos, afebril und der Verlauf sehr langsam; auch hier muß die Wa.R. angestellt werden. Für *Neoplasmen* ist nur die histologische Untersuchung einer Probeexcision beweisend.

Behandlung. Da die Krankheit meistens spontan heilt, ist eine spezifische Behandlung nur in den Fällen anzuwenden, bei welchen eine gewisse Progredienz besteht. Leichte vitaminreiche Kost ist zweckmäßig. Lokalbehandlung mit Wasserstoffsuperoxyd genügt meistens, eventuell kann man das Ulcus mit Jodtinktur oder Silbernitrat betupfen. Ausgezeichnet wirkt auch Chromsäure 5—8%ig. Die spezifische Behandlung progredienter und schwerer, komplizierter Fälle verlangt die Anwendung von Arsen oder Penicillin. Entsprechend dem Alter wird *Stovarsol* peroral verwendet oder Salvarsan intravenös gespritzt. Meistens hat man den Erfolg schon nach wenigen Tagen. Heute hat das Penicillin alle anderen Methoden verdrängt.

8. Angina Ludovici.

Die *Angina Ludovici* entsteht durch eine Infektion im Zahnfleisch des Unterkiefers bei cariösen Zähnen, durch Verletzungen usw. Die *Ursache* ist fast immer ein hämolytischer Streptococcus. In einigen Fällen wurde aber auch der Staphylococcus aureus oder

Mischinfektion mit Staphylococcus aureus beschrieben. Von der primär infizierten Schleimhautstelle aus geht der Entzündungsprozeß zuerst einseitig auf den Mundboden über, breitet sich dort auf beide Seiten aus und macht eine harte Brettphlegmone. Vom Mundboden aus geht der Prozeß weiter bis zum Nacken und in den Pharynx. Hier entwickelt sich ein starkes Ödem, das auf den Kehlkopf übergehen kann. Wenn Eiterungen auftreten, so sind es immer nur kleine Abscesse, die tief sitzen.

Der *Beginn* ist meistens brutal mit hohen Temperaturen. Es bestehen starke Schmerzen im Mundboden. Die schmerzhafte Gegend ist geschwollen und gespannt, die Schleimhaut gerötet und saftreich. Die Zunge wird nach oben abgehoben. Es besteht Behinderung im Sprechen und Schlucken bei starkem Speichelfluß. Die weitere Entwicklung bringt schwere allgemeine Prostration. Die Schwellung geht von der Mundbodengegend rasch auf den ganzen Hals über und mauert das ganze Gewebe ein. Die Haut über dieser bretthartcn Infiltration ist blaß. Larynxödem tritt häufig als Todesursache ein.

Etwa die Hälfte der Fälle von Angina Ludovici sind bis jetzt gestorben. Todesursachen sind Glottisödem, Lungen- und Herzkomplikationen, Sepsis.

Behandlung. Heute ist die Prognose dank intensiver Penicillinbehandlung relativ günstig. Kleine Abscesse können inzidiert werden. Bei Glottisödem muß tracheotomiert werden.

9. Lymphoidzellige Angina.

(Monocytenangina, infektiöse Mononucleose, lymphämoides Drüsenfieber, Lymphoidzellenangina.)

Die lymphoidzellige Angina ist vorzugsweise eine Erkrankung jüngerer Lebensalter. Das Hauptkontingent der Fälle liegt zwischen dem 15. und 25. Lebensjahr (Herbst). Das männliche Geschlecht ist etwas stärker beteiligt als das weibliche. Die jahreszeitliche Verteilung ist ziemlich gleichmäßig mit leichter Zunahme der Fälle jeweils im Frühjahr oder Herbst. Die allgemeine Häufigkeit wird nach Schultz mit etwa 1,3% der zur Krankenhausbehandlung gelangenden Fälle von akuten Halsentzündungen angegeben.

Diese Tonsillitis ist die Manifestation einer eigenartigen, generalisierten Erkrankung der lymphatischen Organe, dem Pfeifferschen *Drüsenfieber* oder *Mononucleosis infectiosa* (s. Kapitel über diese Krankheit von Glanzmann in diesem Handbuch).

Krankheitsbild. Die *Inkubationszeit* beträgt 7—10 Tage (Minimum 4 Tage, Maximum 21 Tage), der Erreger ist ein Virus, das auf Affen und Kaninchen übertragen werden kann (Bland). 1932 berichteten Paul und Bunnel über die nach ihnen genannte Antikörperreaktion, die im deutschen Sprachgebiet Deicher-Hanganatziusche Reaktion bezeichnet wird und die von Tomszik 1949 verfeinert wurde.

Die Krankheit kann in allen möglichen Formen auftreten. Allen klinischen Erscheinungen gemeinsam ist die Erkrankung des lymphatischen Apparates mit den 3 Kardinalsymptomen: Milztumor, Lymphknotenvergrößerungen und typischem Blutbefund.

Die angiöse Form, die hier kurz geschildert werden soll, beginnt hie und da wie fast alle anderen akuten Anginen mit Fieber, Kopfweh, allgemeiner Abgeschlagenheit und Halsschmerzen. Gelegentlich tritt Erbrechen auf, hie und da Nackensteifigkeit. Häufig treten dann erst Rachenveränderungen ein, wenn schon einige Tage vorher Drüsenschwellungen am Hals und Nacken bestanden haben. Es gibt auch Fälle, bei denen die Angina erst nach längerer Zeit in Erscheinung tritt.

Die Inspektion des Rachens läßt auf den geröteten und geschwollenen Mandeln lacunäre oder pseudomembranöse Beläge erkennen. Nur sehr selten überschreiten diese den Tonsillenbezirk. Ebenso selten lokalisieren sich weitere Beläge oder Ulcera auch noch an den Gaumenbögen, der Uvula und der Rachenwand. Hie und da beteiligt sich die Zungentonsille an dem Krankheitsprozeß. Äußerst selten bilden sich Mandelabscesse.

Die bakteriologische Untersuchung des Tonsillenabstriches ergibt in den meisten Fällen nur eine normale Mundflora. Diphtheriebacillen fehlen. Hie und da finden sich fusiforme Bacillen und Spirillen wie bei *Plaut-Vincent*.

Zu den meistens nicht sehr geschwollenen Hals- und Nackendrüsen gesellt sich häufig eine Polymikroadenie. In 81% der Fälle ist die Milz tastbar und in 40% auch die Leber vergrößert (HERBST).

Das *Fieber* ist zu Beginn der Erkrankung meist mittelhoch bis sehr hoch und bleibt 5—14 Tage als Kontinua bestehen. Es fällt dann lytisch und remittierend ab und neigt zu Exacerbationen. *Das Blut* zeigt charakteristische Veränderungen.

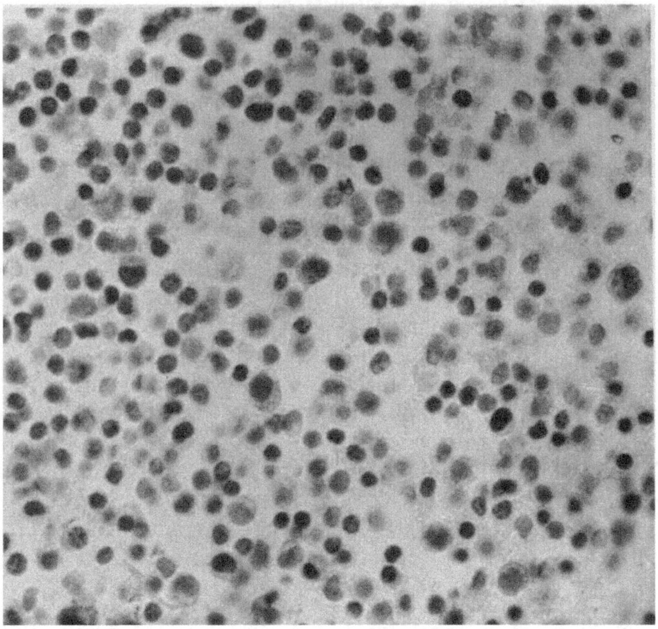

Abb. 17. Monocytenangina (PFEIFFERsches Drüsenfieber). Mandelschnitt. Monocytoide und lymphocytoide Zellen in großer Zahl. E. 6656. 1945. Vergr. 560mal. (Pathologisch-Anatomisches Institut Basel, Prof. WERTHEMANN.)

Die Gesamtleukocyten sind vermehrt bis 40000 und mehr. Es besteht eine absolute Mononucleose von 50—90%. Diese besteht aus Lymphocyten, Monocyten und den *für die Krankheit pathognomonischen monocytoiden Zellen*. Diese sind groß mit unregelmäßig rundem Kern und intensiv basophil gefärbtem Protoplasma. Die Veränderung des Blutbildes, die im speziellen im Kapitel von GLANZMANN nachzulesen ist, findet sich hauptsächlich zu Beginn der Krankheit. Das rote Blutbild ist nicht betroffen. Die Sternalpunktion beweist, daß das Knochenmark normal ist. In sehr vielen Fällen, vielleicht in allen, findet man im Liquor eine Pleocytose, auch wenn keine meningitischen Symptome vorliegen. Nicht selten treten *kleinfleckige Ausschläge* an Rumpf und Extremitäten auf. Selten sieht man Haut- und Schleimhautblutungen. Auch Ikterus ist beobachtet worden.

Der *Verlauf* bringt nur selten Komplikationen: *Meningitis serosa* und *Polyradikulitis* ebenso wie *Glomerulonephritis* und *Agranulocytose* gehören dazu. Alle 4 Komplikationen sind gutartig.

Dagegen sieht man häufig Patienten, die sich nur sehr langsam erholen. Milz und Drüsenschwellungen können wochen- und monatelang persistieren und die Rekonvaleszenten klagen während dieser ganzen Zeit oder noch länger über sehr starke Müdigkeit und Arbeitsunlust.

Todesfälle sind abgesehen von einem Fall mit Milzruptur (zit. nach SCHULTZ) nicht bekannt geworden.

Die genauere Analyse der wenigen, bisher in der Literatur mitgeteilten Todesfälle ergab nämlich, daß es sich nicht um echte Monocytenangina gehandelt hat, sondern um Diphtherie (KÖNIGSBERGER), lymphatische Leukämie oder Reticuloendotheliose. Die **Prognose** ist daher günstig.

Die **Differentialdiagnose** ist nicht immer leicht. In erster Linie ist die Abgrenzung gegen *Diphtherie* wichtig (Bakteriennachweis). Gegen *Scharlach* ist mit Rücksicht auf die Exantheme und Drüsenschwellungen ebenfalls die Unterscheidung nicht immer ganz leicht (Blutbild, Auslöschphänomen). Die *Lymphadenosen* und die *Lymphogranulomatose* können sich manchmal eine Zeitlang hinter diesem Krankheitsbild verbergen (Sternalpunktat, Biopsie einer Lymphdrüse). PLAUT-VINCENTsche Angina (Spirillen und fusiforme Stäbchen) und *Lues II* (Wa.R.) kommen in Frage. Neben der Differenzierung des Blutbildes wird die PAUL-BUNNELsche Reaktion (Agglutination gegen Hammelblutkörperchen beweisend bis Verdünnung 1/160) angewandt. Bei *Kindern* ist sie jedoch *nicht unbedingt zuverlässig*, da, je jünger das Kind, desto unreifer dessen spezifische und unspezifische serologische Differenzierung.

In jüngster Zeit wurde die *sog. akute infektiöse Lymphocytose* als selbständiges Krankheitsbild aufgestellt (SMITH, GSELL); das Blutbild ist sehr verschieden, es zeigt eine Vermehrung der weißen Blutkörperchen von 20000—120000 Zellen mit starker absoluter Vermehrung der kleinen Lymphocyten bis 97%.

Therapie. Bisher gab es keine spezifische Behandlung. *Chinin* und *Arsen* waren die Mittel, die schon in kleinen Dosen Erfolg versprachen. Indessen ist die Krankheit gutartig und „trotz" dieser Therapie heilte sie.

Heute wird man mit LEWIS *Chloramphenicol (Chloromycetin)* verordnen. Bei Kindern gebe man während 3 Tagen alle 6 Std 30 mg je Kilogramm, bei Erwachsenen gebe man 6stündlich 250—500 mg. Hilfsmaßnahmen: Antiphlogistin, Ichthyol, Halswickel, Gurgeln.

10. Agranulocytose, Leukämie und malignes Lymphogranulom (HODGKIN).

Die *Agranulocytose* geht besonders in ihrem akuten Stadium mit Tonsillenveränderungen einher. Diese sind als Teilerscheinungen der generalisierten Systemerkrankung aufzufassen und, wie man heute annimmt, vielleicht auch allergischer Natur.

Ulceronekrotische Entzündungen auf Mund- und Rachenschleimhaut, Tonsillitis necroticans, Herpes labialis oder nasalis kombinieren sich dabei mit Schleimhaut- und Hautblutungen, ja sogar mit Hautnekrosen.

Die Veränderungen in der Mundhöhle pflegen vom WALDEYERschen Schlundring auszugehen. Oft macht die *Zungentonsille* den Anfang. Die Gaumenmandeln erkranken lacunär, pseudomembranös oder gangränös. Hie und da sind anhaltende und schmerzhafte Entzündungen des Zahnfleisches die Prodromalerscheinungen. Daraus entwickeln sich entzündliche und nekrotische Schleimhautveränderungen der gesamten Mund- und Rachenschleimhäute.

Medikamente, *Röntgenstrahlen*, *radioaktive Stoffe* usw. können selektiv die Granulocytopoese schädigen. Am bekanntesten ist die Agranulocytose nach *Pyramidon* (Amidopyrin). Auch *Sulfonamide* können sich in dieser fatalen Weise auswirken. Die Krankheit kommt gleicherweise nach großen oder kleinen Dosen der chemischen Substanzen zustande. Besonders gerne entsteht sie bei intermittierender Zufuhr, gelegentlich mehrere Tage, nachdem das Mittel weggelassen wurde.

Die *Pathogenese* scheint auf einer allgemeinen Sensibilisierung zu beruhen. Dadurch wird die Reifung der Granulocyten im Knochenmark selektiv geschädigt.

Im *Myelogramm* finden sich viele Myelocyten und Myeloblasten, aber keine reifen Granulocyten. Der Granulocytopenie kann ein *Arzneiexanthem* vorangehen. Das Krankheitsbild kann mit *Fieber* einhergehen. Die *Agranulocyose* wird aber auch *häufig ganz zufällig entdeckt*, wenn aus irgendeinem Grunde ein Blutbild angefertigt wird. Die Zahlen der Leukocyten im peripheren Blut fallen unter 2000 und die Granulocyten können fast ganz oder ganz verschwinden.

Die nekrotischen Erscheinungen im Mund, auf den Schleimhäuten des Rachens und auf der Zunge sind begleitet von Fieber, Ikterus und allgemeinem Verfall. Unter einem sepsisähnlichen Krankheitsbild kann der *Tod* eintreten.

Nebenerscheinungen treten auch an anderen Organen ein. Verdächtig sind z. B. *Ösophagitis* der unteren $^2/_3$ der Speiseröhre. Diese Entzündung ist hie und da mit schwerem *Soor* kombiniert. *Gastritis* und *Duodenitis ulcerosa, Ileitis, Colitis, ulceröse Entzündungen des Rectums, Appendicitis* usw. gehören zu den Begleitsymptomen der Agranulocytose. *Geschwürige Prozesse am Anus* und an den *weiblichen Genitalien* erinnern an die durch Aminopterin gesetzten Ulcerationen (die natürlich auch durch eine analoge Allergie mit Schädigung des Knochenmarks zustande kommen). Im Respirationstrakt wurden schon mehrfach *hämorrhagische Pneumonien* mit Ausgang in *Lungengangrän* beobachtet.

Die leichten Formen heilen von selbst. Die schweren sind noch bis heute therapieresistent. Man versucht Bluttransfusionen um die Granulocytopoese wieder anzuregen. Mit *Penicillin* bekämpft man die Gefahr der sekundären Lungeninfektion und verhütet die septischen Komplikationen. *Vitamin C, Folsäure, und Vitamin* B_{12} werden angewandt. *Nucleinsäure* wird intramuskulär eingespritzt (täglich 2mal 10 cm³ Pentosennucleotid). Die Erfolge aller dieser Maßnahmen sind nicht mehr als ermutigend.

Röntgenreizbestrahlungen auf das Knochenmark wirken hie und da schlagartig. Auch andere „*Reizmittel*“, wie *Omnadin, Caseosan* usw. werden empfohlen.

Die *Prognose* ist nicht absolut ungünstig. Heilungen treten ein. Rezidive sind aber auch noch nach längerer Zeit möglich (nach Jahren!).

Über die anatomische Pathologie, die Pathogenese und die nosologische Stellung der Agranulocytose siehe in den Kapiteln dieses Handbuches über *Blutkrankheiten* (HEILMEYER) und über *Allergie* (KÄMMERER).

Auch bei *akuten und chronischen Leukämien* treten anginöse, nekrotische Veränderungen auf. Sie sind ebenfalls ein wesentlicher Bestandteil der Symptomatologie. Teilweise hängen diese Veränderungen der Schleimhäute mit einer begleitenden hämorrhagischen Diathese zusammen, teilweise mit trophischen Störungen, teilweise mit Infektionen, die durch eine Dispositionsänderung des kranken Organismus ermöglicht wurden.

Es kommt bei diesen Systemerkrankungen zu ulceronektorischen Prozessen oder pseudomembranösen Auflagerungen an Gingiven, auf der Zunge, besonders an der Zungentonsille, zu Nekrosen des Rachens und der Gaumenmandeln, so daß die Diagnose manchmal gar nicht leicht fällt. Diese Schleimhautprozesse trotzen jeder Therapie und verschwinden relativ plötzlich, spontan, in Zeiten der Spontanremissionen.

Während der Aminopterinbehandlung kommt es nicht selten im Moment der stärksten Auswirkung dieses Antivitamins zu analogen klinischen Erscheinungen (ulceröse Prozesse im Mund und am After).

Über *Leukämie* siehe Kapitel über die *Leukosen* in Bd. II dieses Handbuches (von HEILMEYER).

Die HODGKIN*sche, maligne Lymphogranulomatose* verläuft ebenfalls häufig mit schweren, nekrotischen Zerstörungen der Rachenorgane. Die *Pathogenese* ist entweder so zu deuten wie bei der Agranulocytose, oder aber es handelt sich um schwere, spezifische, nekrotische Prozesse der Rachenorgane. Die Diagnose kann eigentlich nur durch die Biopsie gewonnen werden, es findet sich dann das bekannte Granulationsgewebe mit STERNBERGschen Riesenzellen.

Febris undulans und *intermittens*, das lange Zeit besteht und jeder Therapie trotzt, sollte daher, namentlich bei Schwellungen der Lymphdrüsen den Verdacht auf *Hodgkin* erwecken. Eine Probeexcision einer Drüse am Hals supraclaviculär, axillär oder inguinal ist leicht durchzuführen. Die Biopsie eines Stückchens Tonsille oder Rachengewebe überlasse man dem Spezialisten. Die Therapie der Wahl ist die lokale und allgemeine Bestrahlung mit Röntgenstrahlen und mit Cortison. Man kann dadurch jahrelang Remissionen und Scheinheilungen erzielen. Im übrigen siehe Kapitel über *Hodgkin* in Bd. II dieses Handbuches von HEILMEYER).

II. Tonsillitis chronica.

1. Einfache Tonsillitis chronica mit und ohne Hypertrophie, Bacillenträger, Fokalinfektion.

Äußerlich und dem Verlauf der einzelnen Attacken nach ist die chronische Angina bei Kindern und Erwachsenen nicht zu unterscheiden von der einfachen Angina lacunaris. Nur das Wiederauftreten nach kurzen fieberfreien Intervallen von oft kaum einer Woche ist auffällig. Lokal kommt der Entzündungsprozeß allerdings nie ganz zur Ruhe, wie man sich leicht durch die Racheninspektion überzeugen kann. Es besteht ein putrider Foetor ex ore, Rötung der Tonsillen, Pfropfbildung, kleine Drüsenschwellungen am Hals und ein Blutbild, das den chronischen Infekt anzeigt.

Dieser Zustand ist so charakteristisch, daß die Pädiater eine spezielle „*anginöse Disposition*“ anzunehmen geneigt sind. Sie soll meist von der Mutterseite vererbt sein. Im allgemeinen soll sie nach der Pubertät langsam erlöschen.

Die chronische Angina ist nicht immer von Tonsillenhypertrophie gefolgt. Im Gegenteil, die Mandeln können sich in gesunden Zeiten in puncto Größe sehr weitgehend zurückbilden.

Die Komplikationen sind in erster Linie die vielen Otitiden des Kinderalters, etwas seltener Lymphadenitiden, tonsilläre Abscesse und Retropharyngealabsceß.

Bei *Erwachsenen* ist diese eigentliche, banale chronische Tonsillitis verhältnismäßig selten. Man kann eher von einer *Disposition zur Tonsillitis* sprechen, die gelegentlich zu mehrfachen, peritonsillären Abscessen führt.

Die Hyperplasie des lymphatischen Rachenringes, hervorragend namentlich durch die Hypertrophie der Rachen- und Gaumentonsillen, ist ebenfalls im wesentlichen ein Problem der Pädiatrie. Die Ursachen liegen zum größten Teil in der vererbten Konstitution der Kinder. Exogene Momente, wie gehäufte Infekte, können mitspielen. Die Ernährung, hauptsächlich überreicher Milchgenuß und zu große Mengen von tierischem Fett, spielt nach den heutigen Anschauungen nicht mehr die überragende ätiologische Rolle, die ihr seinerzeit zugemessen wurde.

Die *Hypertrophie der Tonsillen ist sehr häufig.* Man nimmt je nach Temperament und Gegend an, daß 15—50% aller Kinder eine Hyperplasie des Rachenringes aufweisen.

Atemschwierigkeiten, Schwerhörigkeit, Sprechanomalien, mangelhafte Entwicklung des Thorax, Pavor nocturnus, Zähneknirschen, übermäßiges Durstgefühl durch die Mundatmung, hoher, schmaler Gaumen mit Anomalien der Zahnstellung, allgemeines Zurückbleiben in der Entwicklung, Intelligenzdefekte, Enuresis usw. werden als Folgen der Hypertrophie des WALDEYERschen Schlundringes aufgezählt.

Natürlich ist das alles übertrieben. Noch nie wurde eine Enuresis durch eine Tonsillenhypertrophie bedingt! Die Spitzbogenform des Gaumens ist eine vererbte Körperform, die sich zwar mit Tonsillenhypertrophie kombinieren kann, aber nicht durch diese bedingt ist.

Der *merkwürdige Gesichtsausdruck „der Facies adenoidea“* bringt es mit sich, daß die Kinder als geistig unterentwickelt gelten. Dies stimmt nicht, bzw. nur so weit, als solche Kinder durch vielfaches Kranksein, schlechtes Gehör usw. in ihrer Entwicklung gehemmt sind.

In solchen Fällen ist die Tonsillo- oder Ektomie die Therapie der Wahl. Die Indikation zur Operation soll vorsichtig gestellt werden. Beim Kind wird heute die Technik nach SLUDER, oder die Ektomie nach NEGUS, beim Erwachsenen nur die Ektomie in Frage kommen.

Die Indikation zur Operation erfolgt auf Grund folgender 3 Überlegungen: *1. Anamnese.* Chronisch rezidivierende Tonsillitis. Peritonsilläre Abscesse. Lymphadenitis colli. Otitis media purulenta aut catarrhalis. *2. Untersuchung des Rachens.* Rötung der Tonsillen oder große saftreiche, oder weiche zerfließliche Mandeln bei denen die Möglichkeit besteht, durch Pressen eitriges Sekret oder Pfröpfe auszudrücken oder abzusaugen. Es gibt aber auch häufig kleine, an der Oberfläche vernarbte, unscheinbare, nur wenig gerötete, relativ harmlos aussehende Mandeln, die dennoch chronische entzündliche Prozesse, ja putride Eiterungen in der Tiefe aufweisen. Die Untersuchung der *Hals-Lymphdrüsen* ist sehr notwendig und gibt oft einen Hinweis. Das *Blutbild* muß angefertigt werden und der *Urin* untersucht sein. Trotz genauer klinischer Untersuchung ist es nicht immer leicht, ein objektives Urteil zu gewinnen. *3. Prophylaxe.* Otitis, Sinusitis, Nephritis und Pyelitis, nicht die Nephrose! Tonsillogene Sepsis.

Alle diese Überlegungen kombinieren sich für die Indikationsstellung. Man muß zugeben, daß es nicht leicht ist, allgemeine Regeln für die Tonsillektomie aufzustellen, und daß leider häufig gerade die klinische Untersuchung wenig aufschlußreich ist.

Die bakteriologische Untersuchung der Tonsillen erbringt nur in einem einzigen Fall eine gewisse Klärung, im Fall der *Diphtherie.* Alle anderen Befunde über Streptokokken, Pneumokokken usw. bedeuten nichts. Bei Bacillenträgern ist zuerst festzustellen, ob es sich um virulente Corynebacillen handelt. Man unterscheidet *Rekonvaleszenten* nach Diphtherie mit verlängerter Ausscheidung der Erreger, *Dauerausscheider nach Diphtherie* mit oder ohne manifeste Erkrankung und *vorübergehende Bacillenträger*, d. h. ein zufälliges Beherbergen von virulenten Diphtheriebacillen nach Kontakt mit Kranken oder mit Bacillenträgern.

Die *heutige Therapie* bei allen 3 Gruppen kann mit *großen Dosen Penicillin* in kurzer Zeit die große Mehrzahl der Träger und Dauerausscheider keimfrei machen. Ein kleiner Prozentsatz von Bacillenträgern bleibt indessen heute noch unbeeinflußbar. Bei diesen muß je nach der individuellen Eigenart ganz verschieden vorgegangen werden. Tonsillektomie, Adenotomie, Korrektur der Nasenhöhlen, der Conchien, des Septums, Kontrollen der Nebenhöhlen spielen hier eine große Rolle (siehe Kapitel über Diphtherie dieses Handbuches von HOTTINGER).

Am schwierigsten zu beurteilen ist die Fokalinfektion bzw. deren pathogenetische Rolle und deren Therapie. Wie BAMATTER berichtet, ist die Lehre der Herdinfektion bis ins 18. Jahrhundert zurückzuverfolgen. Anfang dieses Jahrhunderts wurde sie in Amerika und England systematisch ausgebaut und hat ihren Eingang, durch PÄSSLER 1909 vertreten, auch in Europa gefunden. Sie ist ungemein verbreitet und die Literatur darüber unübersichtlich geworden.

Der Bereich, in dem diese Forschungsrichtung sich namentlich ausdehnt, ist der *Rheumatismus*, die *Nephritis*, *Augenkrankheiten* usw.

Für manche Kliniker deckt sich der Begriff *rheumatisch und fokalbedingt.* In Deutschland vertraten VEIL und heute seine Schüler diese Auffassungen. Für VEIL ist der Rheumatismus die Auswirkung einer „streptomykotischen Symbiose“. Indessen sind auch hier die Meinungen noch nicht definitiv festgelegt. Sicherlich spielt der Focus der Tonsillen, nach den fokalen Zahnveränderungen, eine gewisse Rolle. Jedoch stehen all den enthusiastischen Angaben über die günstige Wirkung der Tonsillenoperation bei Gelenkrheumatismus sehr ernüchternde Berichte entgegen.

CONTA 1930 verglich fokalsanierte (Tonsillen und Zähne) Gelenkrheumatiker mit nichtoperierten. Beobachtungszeit 5—18 Jahre. 27% Rezidive bei Operierten, 24% bei Nichtoperierten! Dieses mahnte zum Aufsehen. Nach RUEDI sind eben viele der mitgeteilten Erfolgsstatistiken ungenügend, weil sie kein adäquates Beobachtungsgut nichtoperierter Fälle berücksichtigen oder überhaupt keine Vergleichsmöglichkeit aufweisen. Die meisten tragen dem Faktor der Heilung ohne Operation einfach keine Rechnung.

Indessen haben nach Mosler Tonsillektomierte 45% mehr Chancen, einem Gelenkrheumatismus zu entgehen als Nichtoperierte.

Am interessantesten sind die Publikationen von Kaiser (Rochester). Beobachtung von 20000 Kindern mit prophylaktischer Tonsillektomie und Kontrollreihe von 28000 nichtoperierter Schulkinder. Beobachtungsdauer 5—7 Jahre.

Resultate: 1,8% rheumatische Erkrankungen bei Tonsillektomierten stehen 3% bei Nichtoperierten gegenüber. Als *Prophylaxe* bringt die Operation also $^1/_3$ mehr Chancen, nicht zu erkranken. Die *Sterblichkeit* an Rheumatismus beträgt bei Operierten 7% gegenüber 13% bei Nichtoperierten. Die Häufigkeit der *Herzkomplikationen* ist bei Operierten 1,1% gegenüber 1,3% bei Nichtoperierten. Die Häufigkeit der *Chorea* beträgt bei Operierten 1,1%

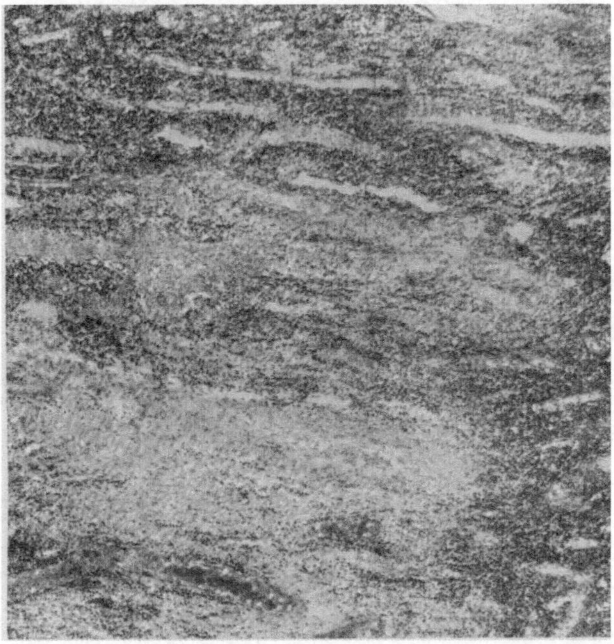

Abb. 18. Tonsillitis chronica. Keine Keimzentren zu erkennen, Rundzelleninfiltrationen und ausgedehnte Bindegewebswucherungen. Dazwischen kleinere Herde mit Leukocytenansammlungen. E. 3207. 1943. Vergr. 70mal. (Pathologisch-Anatomisches Institut Basel, Prof. Werthemann.)

gegenüber 0,6% bei Nichtoperierten. Unter der speziellen Berücksichtigung des *prophylaktischen Wertes der Tonsillektomie* publiziert 1940 derselbe Autor nochmals Kontrollreihen von je 2200 operierten und nichtoperierten Kindern. Beobachtungszeit 10—12 Jahre. Die Tonsillektomie wurde im 5.—7. Lebensjahr vorgenommen. *Resultate*: Die *Angina* und andere streptogene Racheninfekte (Sore throat) nahmen bei den Operierten nach 1—2 Jahren ganz deutlich ab. Auch die *banalen Erkältungen* wie der Schnupfen (common cold) gehen sofort stark zurück, ebenso wie die *Lymphadenitis colli*. Gegen jede Erwartung aber nimmt die *Otitis media purulenta* nicht deutlich ab, *Bronchitis* und *Bronchopneumonie* nehmen sogar stark zu. *Diphtherie*, *Scharlach* und *Masern* lassen sich nicht verhüten.

Die *Nephritis* ist das zweite Gebiet der Forschungsrichtung, welche sich mit der Fokalinfektion besonders abgibt. Im 1. Weltkrieg ist die Bedeutung der Angina als Ursache der Nephritis besonders hervorgehoben worden (Schützengrabennephritis). Bald auch kamen die ersten Mitteilungen über die Heilung der Nephritis durch Tonsillektomie. Nach Volhard ist die Angina eine sehr häufige Ursache der Nierenentzündung. Kuhn (1944) errechnete bei diffuser Glomerulonephritis eine Letalität von 39% gegenüber 0% bei Herdnephritis. Dabei ist die Mandelentzündung in 72% bei der diffusen Nephritis, in 90% bei der Herdnephritis die Ursache.

Die Tonsillektomie, vorgenommen in den ersten 7—8 Wochen, verkürzt den Krankheitsverlauf stark, bringt günstigere Heilerfolge und verhütet Rezidive. Nicht verschweigen wollen wir allerdings auch die gegenteilige Ansicht, die von ILLINGWORTH vertreten wird. Nach ihm bringt die Tonsillektomie, allerdings für Kinder in England, geradezu eine vermehrte Disposition zur Nephritis.

Von allen anderen Rückwirkungen fokaler Tonsillitis auf *Lungen*, *Schilddrüsen*, *Knochen* und *Nervensystem*, *Herz* usw., wollen wir hier gar nicht sprechen, sondern nur noch die Auswirkungen auf das *Sehorgan* besonders hervorheben (ROSENOW). *Iridocyclitis*, *Choreoretinitis*, *retrobulbäre Neuritis* kommen vor als Folge von Tonsillitiden (vgl. BAMATTER).

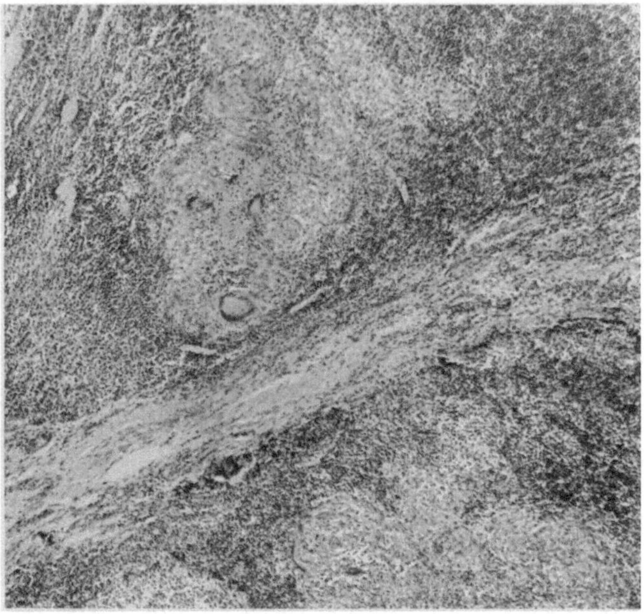

Abb. 19. Primäre Tonsillentuberkulose. Neben erhaltenen Keimzentren typische Tuberkel, Epitheloidzellen und charakteristische Riesenzellen. Beginnende Verkäsung. E. 5400. 1945. Vergr. 70mal. (Pathologisch-Anatomisches Institut Basel, Prof. WERTHEMANN.)

2. Primäre und sekundäre Tonsillentuberkulose, Lues und Aktinomykose.

Seitdem in den letzten 20 Jahren die tuberkulöse Primoinfektion sich aus dem Kindesalter immer mehr in der Richtung des Erwachsenenalters verschiebt, hat die Frage nach der primären oder sekundären Tonsillentuberkulose an Aktualität stark gewonnen.

In der Schweiz hat besonders SCHLITTLER diesem Problem seine Aufmerksamkeit gewidmet. Er fand z. B. unter 41 Patienten mit suspekten Halslymphomen ausnahmslos tuberkulöse Tonsillenveränderungen. Bei Gelenk- und Knochentuberkulose besonders sollen die Tonsillen in mehr als $^1/_4$ der Fälle der primäre Sitz der Tuberkulose sein (ELLONEN).

Nachdem die klassische Primoinfektion in den Lungen, die im Kindesalter erfolgt und mit dem GHONschen Herd endet, zurückgegangen ist, sieht man häufiger *primäre Mund- und Tonsillentuberkulose*.

Schon die *Lübecker* Unglücksfälle haben uns über die Möglichkeit aufgeklärt, daß einfache oder multiple Primärinfekte im Bereich der Mundschleimhaut des Rachens und der Tonsillen statthaben können. Heute sehen wir nicht allzu selten primäre Mundtuberkulose, und auffallend oft ist der auslösende Erreger ein *boviner Typ*. Das läßt an Milch-, Rahm- und Butterinfektionen denken.

Bei *ulcerösem Primärinfekt*, der unter der Form eines flachen, unscheinbaren, mit ganz geringer Granulation und relativ geringer Rötung einhergehenden Geschwürchens verlaufen kann, habe ich *noch nie sekundär eine Tonsillitis tuberculosa* entstehen sehen. Es muß also auch die Tonsillentuberkulose durch eine direkte Infektion der Tonsillenoberfläche zustande kommen.

Auch bei der *primären Tonsilleninfektion* sitzt auf, hinter oder unten an der Mandel eine ganz oberflächliche, *kaum bemerkbare Ulceration, der Primärinfekt.* Er heilt in 8—12 Wochen aus und ist dann nicht mehr zu sehen. Immer aber bestehen sehr bald, schon in der 2.—3. Woche post infectionem, große, verhältnismäßig indolente Drüsenschwellungen der regionären Lymphdrüsen.

Die *regionären Drüsen* sind je nach dem Sitz der Primoinfektion innerhalb der Mundhöhle verschieden lokalisiert: sie finden sich im Parotisgewebe (Pseudoparotitis), am Unterkieferast seitlich (Pseudoparulis), submental oder am vorderen Rand des Sternocleidomastoideus.

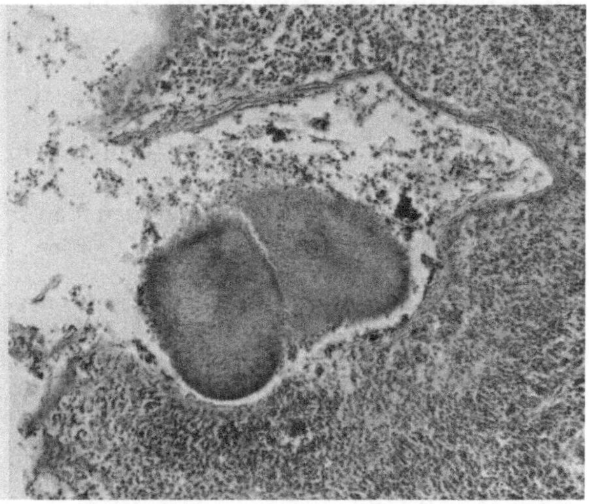

Abb. 20. Pilzdruse in Tonsillenlacune. Ziemlich heftige, entzündliche Reaktion auf der einen Seite der Krypte. Krypteninhalt neben der Druse eitrig. E. 828. 1924. Vergr. 90mal. (Pathologisch-Anatomisches Institut Basel, Prof. WERTHEMANN.)

Diagnose der primären Tonsillentuberkulose darf man klinisch nur dann stellen, wenn kurz vorher die Tuberkulinreaktionen bis zur Verdünnung 1/100 intracutan negativ waren. In der 6. bis 12. Woche nach Erkrankung der Halslymphdrüsen wird dann die Tuberkulinreaktion positiv. Selbstverständliche Pflicht ist es, auch die Lungen und alle anderen Organe nach Möglichkeit zu prüfen, um einer Fehldiagnose zu entgehen.

Die sekundäre Tonsillentuberkulose ist ebenfalls ziemlich häufig. Man entdeckt sie oft zufällig bei der Untersuchung von ektomierten Tonsillen. Die Erkrankung macht also hie und da keine Symptome. In den anderen Fällen schließt sie sich an eine hämatogene Streuung eines postprimären oder späteren tuberkulösen Prozesses an, und tritt klinisch in Erscheinung durch eine lokale Cervicaldrüsenschwellung.

Die suspekten primären und sekundären, tuberkulösen Halslymphome haben nach allgemeiner Ansicht eine wesentlich *bessere Prognose*, wenn der *primäre Sitz in den Tonsillen durch die Ektomie* entfernt werden kann. Heute neigt man auch mehr zur chirurgischen Behandlung der Tonsillentuberkulose und zur operativ-präparativen Entfernung der Halslymphome, weil unter *Streptomycinschutz* viel geringere Komplikationsgefahren bestehen. (Über Tonsillen- und Cervicaldrüsentuberkulose siehe Kapitel Tuberkulose von LÖFFLER in diesem Handbuch.)

Auf die *primäre Lues der Tonsillen* und über sekundäre und tertiäre, gummöse Prozesse der Mandeln wurde schon S. 1218 kurz hingewiesen. Sie soll hier nur der Vollständigkeit halber erwähnt werden.

Auch die seltene *Aktinomykose* lokalisiert sich in den Tonsillen als primärer oder sekundärer infiltrativer Prozeß. Auch diese Möglichkeit soll hier nur erwähnt werden, im übrigen verweise ich auf das Kapitel *Aktinomykose* (Mohr) in diesem Handbuch. Siehe auch letzter Abschnitt über *Diagnose* (s. Abb. 20).

3. Schädigungen durch die Tonsillo- und Tonsillektomie.

Über den *Wert der Tonsillektomie* bei klarer Indikation liegt heute, nachdem schon über 2000 Jahre Mandeln geschnitten worden sind (Bamatter), kein Zweifel mehr vor. Über die Technik der Operation läßt sich diskutieren. Während früher das *einfache Tonsillotomieren* bei Kindern und Jugendlichen häufig zu guten Resultaten geführt hat, ist heute die Sludersche Methode oder die *Tonsillektomie* das Verfahren der Wahl. Beim Erwachsenen kommt nur die *Ektomie* in Frage.

Wird die *Diagnose* und *Indikation zur Operation* genau gestellt, so spielen die Schädigungen eine nur geringe Rolle. Bei Kindern besteht einige Jahre eine vermehrte Neigung zu Bronchitis und Bronchopneumonie (Kaiser). Sie dürfte heute in der Aera der Antibiotica kein sehr schweres Gefahrenmoment mehr bedeuten.

Die *chronische, tonsilloprive Pharyngitis* spielt bei Erwachsenen eine analoge Rolle. Die wichtigste Frage einer Schädigung entsteht im Zusammenhang mit der *Poliomyelitis.*

Aus *Amerika* wird berichtet, daß kürzere oder längere Zeit nach Tonsillektomie die *bulbäre Form von Poliomyelitis* besonders häufig auftrete (Abt 1934, Barnett, Kaiser). Während früher durchgemachte Mandeloperationen keinen Einfluß auf das Zustandekommen der Poliomyelitis oder deren spezifisch bulbär-pontinen Form erkennen lassen, so scheint statistisch doch ein *Zusammenhang mit kurz vor der Infektion durchgemachten Tonsillektomien* zu bestehen. Man soll daher in Zeiten der Kinderlähmung nicht tonsillektomieren! Obschon dieser Warnung auch andere Berichte entgegenstehen, die keinerlei Beeinflussung der Infektionshäufigkeit oder die Begünstigung des Auftretens spezieller Formen der Kinderlähmungen durch die Operation anerkennen (Remaggi), so ist meines Erachtens doch eine große Vorsicht für die Indikationsstellung der Operation, auch während kleiner, epidemischer Häufungen im Sommer, am Platze.

Die *Indikationen zur Tonsillektomie* sind kurz zusammengefaßt folgende: *1. Chronisch rezidivierende Anginen* mit Komplikationen von seiten der Ohren, der Halsdrüsen oder tonsillären und peritonsillären Abscesse. *2. Hypertrophien.* Nur wenn Atmungs-, Schluck-, Sprach- und Gehörschwierigkeiten bestehen. *3. Diphtheriebacillenträger.* Nach Versagen der Penicillintherapie. *4. Primäre und sekundäre Tonsillentuberkulose.* Nur unter Streptomycinschutz. *5. Rheumatismus und seine Komplikationen.* Keine absolute, sondern nur bedingte Indikation. *6. Fokalinfektion.* Bei tonsillogener Sepsis, Nephritis, Pyelitis, Osteomyelitis, Periostitis, Thyreoiditis, Neuritis und Polyneuritis, Neuritis optica, Iridocyclitis, Myokarditis usw. Auch hier müssen die Indikationen besonders gewissenhaft gestellt werden. *7.* Bei Kindern ist die gleichzeitige Entfernung der Pharynxtonsille oft sehr wichtig und manchmal effektvoller als die Ektomie der Gaumentonsillen (vgl. S. 1224).

III. Tumoren.

Natürlich müssen wir auch die gutartigen und bösartigen Tumoren bei der Beurteilung einer Erkrankung der Rachenorgane immer wieder in unsere diagnostischen Überlegungen einbeziehen.

Es gibt gutartige *Fibrome, Lipome* und *Dermoide* in der Rachengegend. Am bekanntesten ist das harmlose *Papillom.*

Aber auch bösartige Geschwülste kommen vor. Schon im Kindesalter spielt das *Fibrosarkom* (der sog. Nasen-Rachenpolyp) eine Rolle. Auch das *Lymphosarkom der Gaumentonsillen,* das sich durch besonders rasches Wachstum auszeichnet, kommt in jedem Alter vor. Glücklicherweise sind diese Tumoren sehr selten. Ihre *Diagnose* läßt sich nur durch die *Biopsie* stellen, die Therapie lehnt sich an die modernen Methoden der Chirurgie an: Exstirpation, Strahlentherapie, Isotopenanwendung und Cortison.

IV. Diagnostik.

Für die Diagnose einer Angina und deren Ätiologie bedarf es nach den oben ausgeführten Erörterungen keiner neuen Hinweise mehr. Jedoch sollen hier noch kurz 4 Zustände krankhafter Natur gestreift werden, die nicht allzu selten in den Kreis der diagnostischen Überlegungen einbezogen werden müssen.

1. Status postoperativus.

Schon 6—12 Std nach der einfachen Tonsillotomie, nach dem Eingriff nach SLUDER oder nach der Ektomie bilden sich Wundbeläge in den Operationsnischen. Diese sind dann weißlich grau belegt. Ein oft foetider Mundgeruch paart sich mit diesem Anblick, so daß auf den ersten Blick der Rachen sich wie bei *Diphtherie* präsentiert. Hie und da werden bei den Operationen kleinere Verletzungen auch anderer Schleimhautpartien gesetzt, so daß man noch viel eher an Diphtherie denkt.

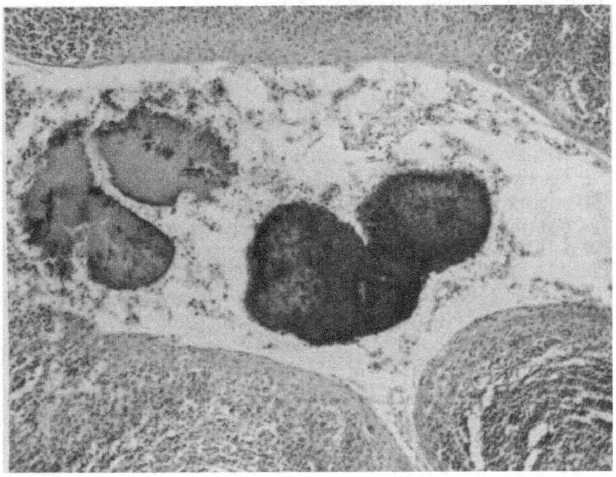

Abb. 21. Pilzdruse in einer Tonsillenlacune. Verhältnismäßig geringe Reaktion im Lacunenrand. Die Pilzdrusen sind von einem Leukocytensee umgeben. E. 828. 1924. Vergr. 90mal. (Pathologisch-Anatomisches Institut Basel, Prof. WERTHEMANN.)

Häufig besteht etwas Kieferklemme, erhöhte Temperatur und hie und da Schwellung der Kieferwinkeldrüsen oder Ohrenschmerzen. Wenn, was namentlich bei Kindern passiert, der Arzt aus irgendeinem Grunde nicht in der Lage ist, eine Anamnese aufzunehmen, so ist die Verwechslung dieser operativen Pseudodiphtherie mit der echten Diphtheriekrankheit leicht verständlich.

Es gibt aber seltene Fälle, bei denen durch die Operation eine *echte Wunddiphtherie* ausgelöst wird. Dies kann in jedem Alter passieren.

Während ein *postoperativer Wundscharlach* dank seinem *Exanthem* leicht zu erkennen ist, so gilt dies für die Diphtherie nicht. Der erfahrene Arzt wird hier aus der verzögerten Heilung, dem Temperaturanstieg, dem Befund der Nasenhöhle (Septumbeläge) und aus der Zunahme des Prozesses den Verdacht schöpfen und eine bakteriologische Kontrolle anfertigen. Solche Wunddiphtherien kommen vor bei *Bacillenträgern*, die operiert werden, selbst wenn ein hoher Blutantitoxinwert eine Immunität zu garantieren scheint. Der *Verdacht auf echte Diphtherie* führt sofort zur Anwendung des *Heilserums*.

Der Wundscharlach verlangt Penicillinbehandlung mit großen Dosen.

Die harmlosen, normalen, postoperativen Beläge lösen sich in etwa 8—10 Tagen völlig auf und in der Mehrzahl der Fälle haben sich in dieser Zeit die Wunden bereits völlig epithelisiert.

2. Hyperkeratose (Mycosis leptothrica).

Auf den meistens nur leicht vergrößerten Tonsillen bilden sich keratotische Verdickungen ohne entzündliche Erscheinungen. Man sieht weiße Stippchen oder Auflagerungen, Flecken und Streifen, die am ehesten mit der Angina lacunaris zu vergleichen sind. Sie lassen sich indessen ohne zu bluten ablösen. Hie und da kommt diese Verhornung auch an anderen Stellen des WALDEYERschen Schlundringes vor. Die Keratose findet sich bei Jugendlichen und bei älteren Kindern. Sie trotzt jeder Therapie. Sie dauert lange Monate bis Jahre und verschwindet schließlich von selbst. Leptothrix wird dabei immer gefunden. Im Abstrich läßt sich das Mycel nachweisen. Pilzkolonien findet man in den Krypten.

3. Tonsillarpfröpfe und lacunäre Pilzdrusen.

Während in der Mehrzahl der tonsillären Pfröpfe nur Detritus, Fibrin, weiße Blutkörperchen und Bakterien gefunden werden, entdeckt man nicht allzu selten Pilzdrusen im Pfropfinhalt bzw. in den Lacunen. Diese Drusen schwimmen hie und da im Eiter. Meistens handelt es sich um harmlose Schmarotzer wie im Falle der Keratosis, also rein saprophytäre Pilzmycelien. Gelegentlich aber kommt doch ein pathogener *Actinomyces* vor und ein solcher, namentlich der *anaerobe Actinomyces bovis* kann zum Ausgangspunkt einer Infektion werden (ANDERSON, NICOD) (s. Abb. 21).

4. Bursitis pharyngealis (TORNWALDT).

Das adenoide Gewebe im Rachenraum umfaßt als Wall eine tiefe Krypte, die *Bursa pharyngealis*. Wenn die Öffnung dieser Tasche durch die Hypertrophie des lymphatischen Gewebes verschlossen wird, so kann es zur Retention kommen. Es stauen sich Schleim, Detritus und namentlich auch *Cholesterin*. Die Bursa erweitert sich. Es kommt zu Entzündungen.

Diese Bursitis kommt nur bei Jugendlichen vor, denn die Tasche obliteriert regelmäßig nach der Pubertät (ANDERSON).

Literatur.

Übersichten und Zusammenfassungen.

ANDERSON, W. A. D.: Pathology. London: Henri Kimpton 1948.

BAMATTER, F.: Das Tonsillenproblem im Kindesalter. Basel: S. Karger 1945. — BLAND: Glandular fever in experimental investigation. Lancet **1930 II**, 52.

Commission on acute respiratory diseases. (1) Pharyngitis and tonsillitis. J. Amer. med. Assoc. **125**, 1163 (1944). — (2) Streptococci in respiratory diseases. Amer. J. publ. Health **35**, 675 (1945).

DEAN, L. W.: The nose, nasopharynx and paranasal sinuses. In BRENNEMANS Handbuch der Pädiatrie, Bd. II, Kap. 41. 1949.

FEIN: Die Anginose. Kritische Betrachtungen zur Lehre vom lymphatischen Rachenring. Wien u. Berlin: Urban & Schwarzenberg 1921.

GLANZMANN, E.: Das lymphhämoide Drüsenfieber. Berlin: S. Karger 1930.

KAISER, A. D.: The tonsil and adenoid problem. In BRENNEMANS Handbuch der Pädiatrie, Bd. II, Kap. 40. 1949. — KÖNIGSBERGER, E.: Angina und Anginose im Kindesalter. Erg. inn. Med. **35** (1929).

LIVINGSTON, G. S.: Diseases of the pharynx. In BRENNEMANS Handbuch der Pädiatrie, Bd. II, Kap. 42. 1949. — LUST, F.: Erkrankungen des Rachens und des Nasen-Rachenraums. In Handbuch der Kinderheilkunde von PFAUNDLER und SCHLOSSMANN, Bd. III, S. 52. 1931.

MITCHELL-NELSON: Textbook of Pediatrics, S. 913 ff. Philadelphia u. London: W. B. Saunders Company 19[illegible]0.

PÄSSLER: Klinische Grundlagen und Probleme der Herdinfektion. Wiesbad. Kongr. der inn. Med. 1909. — Über Herdinfektion. Verh. des 42. Kongr. der inn. Med. 1930, S. 381.

ROSENOW: Über Herdinfektion. Verh. dtsch. Ges. inn. Med. (42. Kongr.) **1930**, 408 (Literatur).

SACK: Zur Anatomie des Tonsillenproblems. Otolaryng. Kongr. Moskau 1927. — SCHMIDT: Zur Tonsillenfrage. Leipzig: Curt Kabitzsch 1925. — SCHULTZ, W.: (1) Die akuten Erkrankungen der Gaumenmandeln. Berlin: Springer 1925. — (2) Sonderformen von Anginen. Klinische Fortbildung. In Neue Deutsche Klinik, Erg.-Bd. I. 1933. — Die Anginen. In Handbuch der inneren Medizin von BERGMANN u. STAEHELIN, Bd. I, S. 131. Berlin: Springer 1934.

TAILLENS: Contribution à l'étude physiologique et pathologique de l'anneau lymphatique de Waldeyer. Acta oto-laryng. (Stockh.) Suppl. **56** (1942).

VEIL: (1) Der Rheumatismus und die streptomykotische Symbiose. Stuttgart: Ferdinand Enke 1935. — (2) Fokalinfektion und die Bedeutung des Herdinfektes für die menschliche Pathologie. Jena: Gustav Fischer 1942. — VOLHARD: Nierenkrankheiten. In Handbuch der inneren Medizin, 2. Aufl., Bd. VI. Berlin: Springer 1934.

Einzelarbeiten.

ABT: Round table discussion on the tonsil question. Amer. Acad. Pediatr. a. J. of Pediatr. **7**, 137 (1915). — AYCOCK, W. L.: Tonsillectomy and poliomyelitis, epidemiologic considerations. Medicine **21**, 65 (1942).

BARNETT: Round table discussion on the tonsil question. Amer. Acad. Pediatr. a. J. of Pediatr. **7**, 137 (1915).

DE CARRARI: Sulla colorazione vitale delle tonsille palatine. Ber. d. 24. Kongr. der Ital. Otolaryng. Ges. 1929. — CONTA: Untersuchungen über Polyarthritis rheumatica und Herdinfektion. Klin. Wschr. **1930 II**, 2140.

ECKSTEIN, A.: (1) Weitere Beobachtungen über Noma. Ann. Paediatr. **162**, 175 287 (1944). — (2) Probleme und Aufgaben der Kinderheilkunde in der Türkei. Ann. Paediatr. **155**, 113 (1940). — EIGLER, G.: Die Funktion der lymphatischen Rachendrüsen. Arch. Ohrusw. Heilk. **140**, 1 (1935). — ELLONEN: Untersuchungen über die Tonsillentuberkulose mit besonderer Berücksichtigung ihrer Beziehungen zu der Knochen- und Gelenktuberkulose der Kinder. Acta oto-laryng. (Stockh.) Suppl. **47** (1942).

FINKELSTEIN: Handbuch der Kinderheilkunde, Bd. III. Leipzig: F. C. W. VOGEL 1910. — Lehrbuch der Säuglingskrankheiten. 1924. — FRANCIS, KRILL and TOOMEY: Poliomyelitis following tonsillectomy in 5 members of a family. Epidemiologic study. J. Amer. med. Assoc. **119**, 1932 (1942).

GINS, HACKENTHAL u. KAMENTZEWA: Untersuchungen über die Generalisierung des Vaccinevirus. Z. Hyg. **110**, H. 3 (1929). — GLANZMANN, E.: (1) Lymphknoten im Kindesalter. Praxis **1944**, 110. — (2) Die Chemotherapie der eitrigen Meningitiden im Kindesalter, S. 587. 1943. — (3) Einführung in die Kinderheilkunde, Bd. II, S. 87. — GRUMBACH: Herdinfektion. Klin. Wschr. **1933**, 409. — Erg. Hyg. **15**, 442 (1934). — GSELL, O.: Lymphocytosis infectiosa acuta. Schweiz. med. Wschr. **1947**, 682; **1948**, 385.

HARDY, M. C.: General health at maturity of tonsillectomized and nontonsillectomized Children. J. of Pediatr. **12**, 463 (1938). — HERBST, A.: Klinische Beobachtungen über lymphoidzellige Angina. Inaug.-Diss. Berlin 1931. — HOUDECEK, E. E.: Sepsis nach Angina. Pract. otorhinolaryng. **1938 I**, 550.

ILLINGWORTH: Tonsillectomy and nephritis of childhood. Lancet **1939 II**, 1013.

KAISER: Round table discussion on the tonsil question. Amer. Acad. Pediatr. a. J. of Pediatr. **7**, 137 (1915). — KAISER, A. D.: (1) The relation of tonsils and adenoids to infections of children. Amer. J. Dis. Childr. **41**, 568 (1931). — (2) Significance of the tons ls in the development of the child. J. Amer. med. Assoc. **115**, 1151 (1940). — KAISER and SLAVIN: Incidence of hemolytic streptococci in tonsils of children as related to vitamin-C-content of tonsils and blood. J. of Pediatr. **13**, 322 (1938). — KLARE, K.: Konstitution und Tuberkulose im Kindesalter. Beitr. Klin. Tbk. **85**, 483 (1934). — Monographie über Konstitution und Tuberkulose im Kindesalter. Stuttgart: Georg Thieme 1935. — Reizbare Konstitution. Kinderärztl. Prax. **5**, 272 (1934). — KUHN: Inaug.-Diss. Zürich 1944. — Diffuse und Herdnephritis an der Med. Universitätsklinik Zürich von 1938—1942. — Verlauf und Prognose in Beziehung zur Herdinfektion. Inaug.-Diss. Zürich 1944.

LÉNART: Experimentelle Studie über die Zusammenfassung des Lymphgefäßsystems der Nasenhöhle und der Tonsillen. Arch. f. Laryng. **21**, H. 3 (1909). — LEWIS: Infectious Mononucleosis treated with Chloromycetin. J. of Pediatr. **35**, 630 (1949). — LÖFFLER, W.: Exogene und endogene Faktoren in der Genese der Tuberkulosekrankheit. Schweiz. med. Wschr. **1935**, 863. — LÜBECK: Die Säuglingstuberkulose in Lübeck. Berlin: Springer 1935. — LÜSCHER, E.: (1) Zur Biochemie der Tonsillen. Z. Hals- usw. Heilk. **17**, 60 (1926). — (2) Tonsillogene Allgemeinerkrankungen. Schweiz. med. Wschr. **1934**, 1001. — (3) Lymphatisches Gewebe in den Mandelnischen nach der Tonsillektomie und seine klinische Bedeutung. Pract. Otorhinolaryng. **5**, 276 (1943).

MACKE, E.: Werden durch Tonsillenhypertrophie Wachstum und Entwicklung behindert? Inaug.-Diss. Bonn 1938. — MARINELLI: Vitamina A nel tessuto tonsillare. Boll. Soc. ital. Biol. sper. **16**, 638 (1941). — MARINELLI e PONTECORVO: Attivita amylasica del tessuto tonsillare. Enzimi proteolitici nel tessuto tonsillare. Arginasi nel tessuto tonsillare. Boll. Soc. ital. Biol. sper. **16**, 636, 637, 640 (1941). — MARINELLI e VESCIA: Presenza di fosfatasi nelle tonsille. Boll. Soc. ital. Biol. sper. **16**, 451 (1941). — MICHEL, G.: Untersuchungen zur Frage der Beteiligung der Tonsillen an der Kohlenhydratverdauung in der Mundhöhle. Arch. Ohr usw. Heilk. **148**, 65 (1940). — MILLET et VAN EYCK: Etude sur les bactériémies après ablation des amygdales et des végétations adénoides. Ann. Inst. Pasteur **65**, 356 (1940). — MOSLER, H.: Über den Einfluß der Tonsillektomie bei erkrankten Mandeln auf spätere erstmalige Erkrankung an Gelenkrheumatismus. Inaug.-Diss. Freiburg i. Br. 1940.

NICOD, J. L.: Mycoses humaines. Bull. schweiz. Akad. med. Wiss. **3**, 196 (1947/48). — Les porteurs d'actinomyces. Rev. mens. Suisse d'Odontologie. **57**, Nr 7 (1947).

Öffentliche Krankenkasse Basel: Bericht und Rechnungen der öffentlichen Krankenkasse Basel-Stadt 1950.

PAUL, J. R., and W. W. BUNNEL: Presence of heterophile antibodies in infectious mononucleosis. Amer. med. Sci. **183** 90 (1932). — PELLER, S.: (1) Über die Funktion der Tonsillen. Z. Konstit.lehre **17**, 604 (1933). — (2) Zur Physiologie und Physiopathologie der Tonsillen. Wien. med. Wschr. **1935 I**, 182. — (3) Zum Problem der Tonsillen. Wschr. Ohrenheilk. **1934**, 417. — POHL: Tonsillen und Entwicklung. Z. exper. Med. **105**, 330 (1939).

REMAGGI, P. L.: Ricerche statistiche sui possibili rapporti fra tonsillectomia o adenoidectomia e morbidità per poliomyelite ant. ac. Pediatr. Riv. **48**, 184 (1940). — RUEDI, L.: (1) Bemerkungen zur Tonsillenoperation nach SLUDER. Schweiz. med. Wschr. **1934**, 320. — (2) Indikationen der Mandeloperationen. Schweiz. med. Wschr. **1937**, 893. — (3) Über seltene

Komplikationen bei Mandeloperationen. Schweiz. med. Wschr. **1939**, 595. — (4) Über Mandeloperationen am Kind. Schweiz. med. Wschr. **1942**, 220. — (5) Über die pathologische Bedeutung der Gaumentonsillen bei akuten rheumatischen Erkrankungen. Praxis **1943**, Nr 5, 88.

Schlemmer: (1) Anatomische, experimentelle und klinische Studien zum Tonsillarproblem. Mschr. Ohrenheilk. **55**, 1567 (1921). — (2) Die chronische Tonsillitis und ihre Behandlung. Z. Hals- usw. Heilk. **4**, 405 (1923). — Schlittler: (1) Die subakute und chronische Lymphadenitis als Kennzeichen primärer Mandeltuberkulose. Z. Hals- usw. Heilk. **35**, 400 (1934). — (2) Zur Frage der „primären Mandeltuberkulose". Schweiz. med. Wschr. **1934**, 594. — (3) Über die Bedeutung der Tonsillen als Eintrittspforte der Tuberkulose. Schweiz. med. Wschr. **1938**, 42. — Schmidt, V.: (1) Zwei experimentelle Tonsillenreaktionen. Z. Laryng. usw. **14**, 145, 225 (1926). — (2) The function of the tonsils. Acta oto-laryng. **10** (1927). — (3) Experimentelle Untersuchungen über die Funktion der Mandeln. Acta otolaryng. (Stockh.) **12**, 291 (1928). — Schönemann: Zur Physiologie und Pathologie der Tonsillen. Arch. f. Laryng. **22**, 251 (1909). — Schultz u. Boveri: Zur Frage der parallergischen Entstehung der Begleitangina bei Schutzpockenimpfung. Münch. med. Wschr. **1932**, 32. — Schultz. W.: (1) Sind Pfeiffersches Drüsenfieber und lymphoidzellige Anginen identische Krankheiten? Klin. Wschr. **1930**, Nr 47. — (2) Akute Mandelerkrankungen in ihrer Beziehung zu Magen-Darmkrankheiten, insbesondere dem Proc. vermiformis. Zur ärztl. Fortbildg **1930**, 3. — Smith, D. T.: Should fusospirochetal infections be treated with arsenicals? Arch. of Otolaryng. **18**, 760 (1933). — Smith, K. H.: Infectious lymphocytosis. Amer. J. Dis. Childr. **62**, 231 (1941). — Stöhr: Über Mandeln und Balgdrüsen. Virchows Arch. **97**, 211 (1884). — Die Mandeln. Congr. des méd. suisses. 7 Juni 1890. Korresp.bl. Schweiz. Ärzte **20** (1890).

Tomscik, J. H.: Über den diagnostischen Wert der Paul-Bunnelschen Reaktion bei lymphoidzelliger Angina. Z. Immun.forschg **103**, 421 (1943).

Ventura-Gregorini, F.: Sul potere ossidoriduttivo dei tessuti tonsillari. Arch. ital. Otol. **51**, 437 (1939). — Voss: Zur Physiologie der Tonsillen. Klin. Wschr. **1929**, 1098. — Untersuchungen zur Physiologie der Tonsillen. Arch. Ohr- usw. Heilk. **121**, 1 (1929); **124**, 248 (1930). — Verh. dtsch. Ges. inn. Med. **1930**, 460.

Waldapfel: Zur Keimzentrenfrage. Wien. klin. Wschr. **1927**, 728. — Weitere Untersuchungen über Veränderungen in den Lymphfollikeln bei Angina lacunaris. Z. Hals- usw. Heilk. **17**, 217 (1927). — Warthin, A. S.: Occurence of numerous large giant cells in the tonsils and pharyngeal mucosa in the prodromal state of measles. Arch. of Path. **11**, 864 (1931). — Wolf-Heidegger: Persönliche Mitteilung.

Infektiöse Mononucleose (Morbus Pfeiffer).

Von

E. Glanzmann.

Mit 3 Abbildungen.

Synonyma. Pfeiffersches Drüsenfieber; lymphämoides Drüsenfieber; (Glanzmann); Monocytenangina, Lymphoidzellenangina (W. Schultz).

Definition. Es handelt sich um eine akute Infektionskrankheit von unbekannter Ätiologie, welche Kinder und jugendliche Erwachsene befällt und charakterisiert ist durch Fieber, eine generalisierte Schwellung der Lymphdrüsen, oft verbunden mit Leber- und Milzschwellung, einer Rhinopharyngitis und Angina. Die Krankheit läßt sich charakterisieren durch ein eigenartiges Blutbild im Sinne einer meist absoluten Lymphocytose mit vielen pathologischen Lymphocyten, den sog. Drüsenfieberzellen. Die Prognose ist nahezu absolut günstig.

Historisches. Pfeiffer gebührt das Verdienst, im Jahre 1889 den oben definierten Symptomenkomplex als besondere Krankheit erkannt und ganz treffend als Drüsenfieber bezeichnet zu haben. Leider fehlte zur damaligen Zeit noch die Kenntnis des eigenartigen Blutbildes. So kam es, daß das Drüsenfieber namentlich in Deutschland in Mißkredit und wohl auch in Vergessenheit geriet.

1907 erhob der Wiener Hämatologe Türk zum erstenmal bei einer Angina bei einem 20jährigen Mann mit Lymphdrüsenschwellungen und Milztumor einen lymphämischen Blutbefund und stellte demgemäß eine fatale Prognose, die sich jedoch nicht bewahrheitete. Er sprach deshalb von einer sog. lymphatischen Reaktion bei einer Angina infolge einer konstitutionellen Schwäche des Granulocytensystems. 1918 fand Deussing bei einer Diphtherieepidemie mehrere Fälle mit Nackenschmerzen infolge Schwellung der Lymphdrüsen hinter dem Sternocleidomastoidmuskel, allgemeine Vergrößerung der Lymphknoten, Milz- und Leberschwellung, ein zartrotes Exanthem, einer Leukocytose im Blut mit einer ausgesprochenen Lymphocytose in Begleitung der schweren Angina. 1920 berichteten Sprunt und Evans über 6 Fälle bei jugendlichen Erwachsenen mit einem gleichen Krankheitsbild und entsprechenden Blutveränderungen. Sie waren der Auffassung, daß es sich um eine besondere Infektionskrankheit handle und sie gebrauchten zuerst den Namen *infektiöse Mononucleose.* 1921 beschrieben Tidy und Morley eine Epidemie von Drüsenfieber und fanden bei einem Fall mit dieser Diagnose eine Lymphocytose. Sie identifizierten ihre Epidemie mit dem Pfeifferschen Drüsenfieber.

Nachdem Schultz die Angina mit Agranulocytose beschrieben hatte und die Ärzte häufiger, namentlich bei schweren diphtherieähnlichen Anginen das Blut untersuchten, so entdeckten sie solche Anginen mit lymphatischer Reaktion (Deussing). Schultz und Baader sprachen auch von Monocytenanginen, später gaben sie nach vertiefter Erkenntnis diesen Namen auf und wählten nur noch die Bezeichnung lymphoidzellige Angina, da sie beobachtet haben, daß die monocytoiden Blutbilder in lymphoide und umgekehrt die lymphoiden in monocytoide übergehen können. Solche Fälle wurden meistens als Diphtherien in die Infektionsabteilungen eingeliefert und dort bei negativem Befund mit Diphtheriebacillen und an Hand des eigenartigen Blutbildes als lymphoidzellige Anginen erkannt.

1928—1930 beobachtete ich eine Epidemie von Drüsenfieber in Bern und konnte das typische Blutbild feststellen sowohl bei Kindern wie bei Erwachsenen, z. B. Kindermädchen, welche die Krankheit von den Kindern erhalten oder auf sie übertragen hatten. Wenig später wurden Epidemien von Nyfeldt in Kopenhagen und von Tidy u. a. in England beschrieben.

Auf Grund dieser neuen Erfahrungen traten P. Chevallier, Glanzmann, Lehndorff und Schwarz in Wien für die neue Lehre vom Drüsenfieber ein, welche besagte, daß das Drüsenfieber, die infektiöse Mononucleose, die Angina mit lymphatischer Reaktion zu ein und derselben klinischen Einheit gehören. Die Gründe für diese Auffassung waren die folgenden: 1. Die Ähnlichkeit der klinischen Tatsachen bei den verschiedenen Erscheinungsformen, 2. die identischen qualitativen Veränderungen des weißen Blutbildes, 3. epidemisches Auftreten mit Kontaktinfektionen von Erwachsenen auf Kinder und von Kindern auf Erwachsene mit identischen Blutbildern, die allerdings manchmal mehr monocytoider, manchmal mehr lymphoider Natur waren, 4. Variationen in den klinischen Bildern bei verschiedenen Fällen in derselben Epidemie in der gleichen Größenordnung wie die Krankheitsbilder unter verschiedenen Namen beschrieben worden waren.

Epidemiologie. Sporadische Fälle kommen als eine relativ seltene Infektionskrankheit vor. Die Erscheinungen können allerdings oft so milde sein, daß manche Fälle leicht übersehen oder anders gedeutet werden, besonders, wenn das Blut nicht untersucht wird. Die sporadischen Fälle betreffen meist ältere Kinder oder jugendliche Erwachsene. Bei Säuglingen in den ersten 6 Monaten ist die Krankheit sehr selten. Bei Gelegenheit von Epidemien werden hauptsächlich Kinder im Alter von 2—10 Jahren ergriffen.

Das epidemische Vorkommen verhält sich ähnlich wie bei den verwandten Röteln, bei denen Epidemien ungefähr alle 5—8—10 Jahre in größerem Maßstab auftreten. Es finden sich viele kleine verstreute Familien- und Hausepidemien, oder in Schulen oder Waisenhäusern usw. Die Kontagiosität ist offenbar nicht sehr groß und bedarf eines engeren Kontaktes. Die Übertragung erfolgt wahrscheinlich durch Tröpfcheninfektion. In den Berner Epidemien sah ich wiederholt, daß die Kinder die Krankheit auf das Kindermädchen übertrugen und umgekehrt.

Im Gegensatz zu der fast allgemeinen Empfänglichkeit zu Epidemiezeiten scheinen die sporadischen Fälle fast gar nicht kontagiös zu sein.

Klinik. *Die Inkubation* beträgt meist 7—8 Tage, nach SCHEER bei jungen Kindern 4 Tage. Die meisten Beobachter geben nach SPRUNT 5—10 Tage an.

Prodrome. Sie können nur ganz kurz sein, namentlich bei Kleinkindern: Müdigkeit, Reizbarkeit, Schlafsucht, gelegentlich habe ich auch ein längeres Prodromalstadium beobachtet mit Appetitlosigkeit, Verstopfung, leichten subfebrilen Temperaturen.

Das Fieber. Es treten mehr oder weniger hohes Fieber auf, oft leichte Schüttelfröste, Schweiße, gelegentlich Nasenbluten, Übelkeit und Erbrechen.

Drüsenschwellungen. Das führende Symptom sind die *generalisierten Drüsenschwellungen.* Man tastet besonders frühzeitig erbsengroße Occipital- und retroauriculäre Drüsen über den Warzenfortsätzen. Dann sehr charakteristisch eine ganze Perlenkette von erbsen- bis bohnengroßen hinteren Cervicaldrüsen, d. h. unter und hinter dem Kopfnicker bis in die Supraclaviculargruben hinab. Die oberen cervicalen Drüsen können Walnuß- bis Hühnereigröße erreichen. Die supraclavicularen Drüsen bilden meist nur kleinkörnige Gebilde. Besondere Größe (Walnuß bis Hühnerei) erreichen die Kieferwinkeldrüsen, bei denen man ab und zu eine ödematöse Periadenitis feststellen kann, ohne daß es jedoch jemals zu eitriger Einschmelzung kommt. Seltener befallen sind die Submentaldrüsen. Regelmäßig finden sich erbsen bis bohnen-, gelegentlich bis pflaumengroße Axillar- und Inguinaldrüsen. Aber auch die Drüsen im Sulcus bicipitalis und die Cubitaldrüsen können mitunter anschwellen.

Manchmal sind die Drüsenschwellungen, die mit Vorliebe auf der linken Halsseite beginnen so stark, daß sie die Konturen des schlanken kindlichen Halses verunstalten, häufig werden sie jedoch besonders bei den epidemischen Fällen erst bei sorgfältigem Abtasten erkannt. Lymphknoten am Hals sind wenigstens im Anfang etwas schmerzhaft, bedingen wohl auch gelegentlich eine leichte Torticollis. Die Konsistenz ist wechselnd, manchmal hart bei den kleinen Drüsen, weich und schwammig bei den größeren Lymphknoten.

Zuerst sind meist die Occipital- die Retroauriculär- und hinteren Cervicaldrüsen befallen. Ausnahmsweise können aber auch zuerst in der Leisten- oder Axillargegend große geschwollene Lymphknoten auftreten.

Am Hals kann das periadenitische Ödem auf die Wangen übergreifen und eine Parotitis vortäuschen. Es scheint aber auch, daß sich selten die Parotitis selber an der Drüsenschwellung mitbeteiligt, so daß eine Art MIKULICZsches *Syndrom*, ähnlich wie bei der Granulomatosis benigna (BOECK-SCHAUMANN) oder bei leukämischen Lymphadenosen zustande kommt.

Auch die *Bronchialdrüsen* können ab und zu befallen werden, wie man gelegentlich sogar im Röntgenbild nachweisen kann. Die Bronchialdrüsenschwellung löst nicht selten einen keuchhustenähnlichen Krampfhusten aus.

Es gibt ferner eine *abdominale Form* mit mächtiger Schwellung der mesenterialen Lymphknoten, welche Schmerzen in der Ileocöcalgegend, in der Nabelgegend oder zwischen Nabel und Symphyse auslösen können. Man muß sich vor der Verwechslung mit Appendicitis hüten. Das typische Blutbild, ein in den abdominalen Fällen besonders deutlicher Miltzumor führen die Differentialdiagnose auf die richtige Fährte.

Die Drüsen an der *Leberpforte* können so anschwellen, daß sie zu Stauungsikterus und Gallenkoliken durch Kompression der Gallenwege Anlaß geben können.

PARKES WEBER hat auch auf Fälle von Drüsenfieber hingewiesen, bei denen Lymphknoten fehlen, oder so unscheinbar sind, daß sie übersehen werden können und nur das eigenartige Blutbild sichert die Diagnose.

Zu der generalisierten Erkrankung des lymphatischen Systems gehört ein Milztumor, der etwa in der Hälfte der Fälle deutlich zu tasten ist, bei den übrigen Fällen läßt sich wenigstens eine perkussorische Vergrößerung der Milz nachweisen. Splenomegalie ohne periphere Lymphknoten mit dem typischen Blutbefund als einzigem Symptom des Drüsenfiebers habe ich beobachten können.

Dauer des Fiebers und Entfieberung. Gelegentlich besteht nur ein Eintagsfieber bis 39—40°, manchmal dauert das Fieber ungefähr eine Woche, ausnahmsweise jedoch 2—3 Wochen, selten noch länger. Es zeigt dann meist einen deutlich remittierenden oder sogar intermittierenden Charakter. Schüttelfröste werden bei Kindern seltener beobachtet, als bei Erwachsenen, dafür häufiger Erbrechen. Die Entfieberung ist meist eine lytische. Charakteristisch sind Reprisen oder Relapse nach kürzeren oder längeren fieberfreien Intervallen; meist begleitet dann das Fieber ein Rezidiv einer Drüsenschwellung. Es gibt auch fast fieberlos verlaufende Fälle, die sich kaum krank fühlen und ein so banales Bild darbieten, daß die Krankheit leicht übersehen werden kann.

Leber. Auf eine Leberschädigung weist die Schwellung des Organes hin, ferner die häufige ganz deutliche Urobilinogenurie in der Kälte, die wochenlang andauern kann. Nicht nur durch Gallenstauung infolge Lymphdrüsenschwellung an der Porta hepatis kann Ikterus entstehen, sondern wohl auch durch eine akute Hepatitis, welche durch das Drüsenfiebervirus ausgelöst wird.

Nieren. Als Zeichen der Nierenschädigung findet man häufig Albuminurie. Eine hämorrhagische Nephritis kommt nach SPRUNT vielleicht in 6% der Fälle vor. Im Unterschied zum Scharlach tritt sie gewöhnlich frühzeitig auf, schon Ende der 1. oder in der 2. Woche. Es handelt sich mehr um eine Hämaturie als um eine eigentliche Nephritis. Die Prognose erscheint günstig. Bei kleinen Mädchen habe ich Fluor albus während einigen Wochen in der Rekonvaleszenz beobachtet.

Exantheme. Das Krankheitsbild des Drüsenfiebers erinnert mit seinen generalisierten Drüsenschwellungen und seinem plasmazelligen Blutbild viel an Rubeolen. Diese Ähnlichkeit wird noch mehr bestärkt durch das Auftreten von rubeolenähnlichen, gelegentlich auch morbilliformen Rashes, welche namentlich in neueren englischen Epidemien bis zu 70% der Fälle von TIDY u. a. gesehen wurden. In der Berner Epidemien habe ich zuerst auf solche rubeolenähnliche Exantheme aufmerksam gemacht. Gelegentlich kommen auch Roseolen vor, welche an solche bei Typhus erinnern. Seltener sind die scarlitiniformen Rashes.

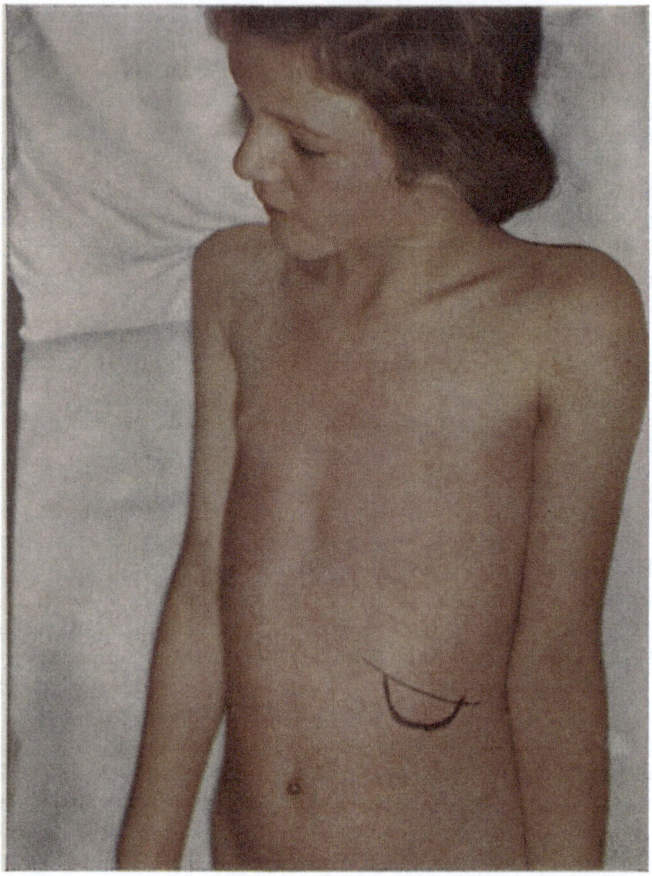

Abb. 1. Exanthem beim Drüsenfieber. Milztumor. (Aus Tabulae exanthematicae, F. HOFFMANN-LA ROCHE, Basel.)

Schleimhauterscheinungen. Zu erwähnen ist eine einseitige oder doppelseitige, leichte follikuläre Conjunctivitis. Es kommt ferner eine eigentümliche Stomatitis vor, welche klinisch oft nur schwer von einer gewöhnlichen Stomatitis aphthosa zu unterscheiden ist. Es können seichte, längliche, weißlich belegte Ulcera am vorderen Gaumensegel auftreten, manchmal nur einseitig, besonders links. Seichte Ulcerationen können auch auf den Tonsillen sichtbar werden.

Angina. In einer Reihe von Fällen tritt an irgendeiner Stelle des langwierigen Krankheitsverlaufes entweder ganz im Beginn oder nach kürzerer oder längerer Zeit bereits bestehender Drüsenschwellungen eine Rhinopharyngitis mit glasiger Schwellung der Rachenfollikel oder eine richtige lacunäre Angina auf. Gerade dieses Verhalten: das Auftreten der Angina erst nach den Drüsenschwellungen, ist für das Drüsenfieber besonders charakteristisch und spricht gegen eine banale Angina oder eine Diphtherie, bei denen die Lymphknoten nach der Angina abhängig vom Quellgebiet, sich zeigen. Dieser Nachweis von Anginen beim kindlichen Drüsenfieber war PFEIFFER noch nicht geglückt, wurde dann aber in der Folge von älteren Autoren erwähnt und ist heute durch zahlreiche Beobachtungen gesichert. Die Beläge auf den Tonsillen können in einzelnen Fällen durchaus an Diphtherie erinnern, so daß nach dem klinischen Eindruck vorsichtshalber Diphtherieserum gespritzt wird. Die Tonsillen können eine so starke Schwellung darbieten, daß die Beläge in der Mitte miteinander verschmelzen. Die Angina beim Drüsenfieber hat meist sekundären Charakter, d. h. infolge der Erkrankung der Tonsillen, welche in die Affektion des lymphatischen Systems miteinbezogen werden, werden sonst saprophytische Keime der Mundhöhle, wie z. B. Spirochäten und fusiforme Bacillen, diphtheroide Stäbchen virulent. Die Angina beim Drüsenfieber ist deshalb auch zu vergleichen mit den Tonsillitiden bei bösartigen Erkrankungen des lymphatischen Systems, z. B. der lymphatischen Leukämie. Auch KLEMOLA, welcher über ein Beobachtungsgut von 100 Fällen verfügt, sah in 70 Fällen eine pseudomembranöse oder ulceröse, oft diphtherieähnliche Angina mit peritonsillärem oder periglandulärem Ödem und Membranen außerhalb der Tonsillen.

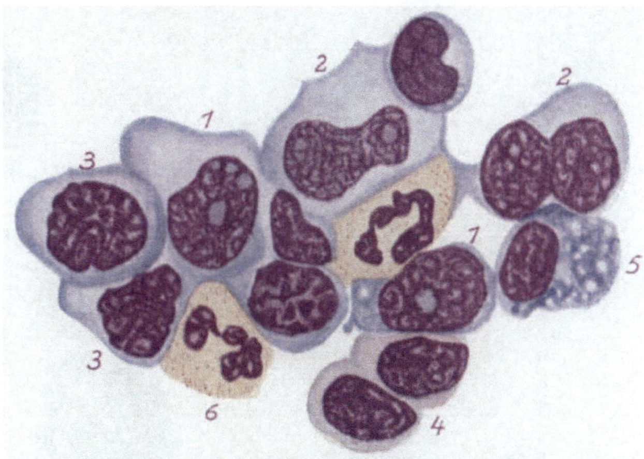

Abb. 2. Milzpunktat bei Mononucleosis infectiosa. (Nach MOESCHLIN.) *1* Lymphatische Monoblasten; *2* lymphatische Monocyten; *3* lymphatische Monocyten mit gefeldertem Chromatin, aber noch ohne Kernlappung; *4* desgleichen, aber mit ganz pachychromatischen alten Kernen; *5* plasmacelluläre Reticulumzelle; *6* segmentkernige Neutrophile. Vergr. 1:1000.

Meningitis serosa und Polyradikulitis (GUILLAIN-BARRÉsches Syndrom). Als einer der ersten hat GLANZMANN auf eine Mitbeteiligung des Nervensystems mit meningealen Reizerscheinungen, wie Nackenstarre, Kernig, heftigen Kopfschmerzen, Lichtscheu, Irrereden in der Nacht hingewiesen. Tagsüber besteht oft auffällige Schläfrigkeit. Es sind auch Fälle mit deutlichen Zeichen von Meningitis und Encephalitis mit einer Lymphocytose in der Cerbrospinalflüssigkeit und mit vollständiger Heilung beschrieben worden (EPSTEIN und DAMESHEK, JOHANSON, GSELL). ALDER hat vor kurzem bei einem 4 Monate alten Säugling PFEIFFERsches Drüsenfieber mit Meningitis serosa beschrieben. Im Lumbalpunktat 120/3 vorwiegend Lymphocyten und Plasmazellen. Die Meningitis heilte innerhalb 3 Wochen ab. ALDER hat auch PFEIFFERsches Drüsenfieber mit Meningitis und Pplyradikulitis, GUILLEIN-BARRÉsches Syndrom zum erstenmal beobachtet. Sehr merkwürdig ist eine Beobachtung ALDERS bei einem $2^1/_2$ Jahre alten Kind mit generalisierten Drüsenschwellungen und folgendem Blutbefund: 23500 Leukocyten mit 12,5% Monocyten, 24,5% Lymphocyten und 22% Plasmazellen und Akrodynie in der Rekonvaleszenz.

Folgezustände. Es bestehen in der Regel keine gefährlichen Folgezustände. Immerhin sind schon, wenn auch selten, Agranulocytosen beobachtet worden. Die Drüsenschwellungen und der Milztumor können für Wochen und Monate persistieren, aber sie verschwinden mit wenigen Ausnahmen spontan. Nach längerem Verlauf können die Patienten sich noch über Müdigkeit beklagen und blaß aussehen.

Proteusnatur des Drüsenfiebers. Das Drüsenfieber hat eine wahre Proteusnatur, es kann eine tolle Maskerade aufführen und sich hinter den verschiedensten Masken verbergen. Das einigende Band, welches alle diese mannigfaltigen

Krankheitsbilder zusammenhält, ist die Erkrankung des lymphatischen Systems (Lymphknoten und Milztumor und der pathognomonische Blutbefund). In ihm spiegeln sich die durch die spezifische Infektion durch ein lymphotropes Virus ausgelösten abnormen Wucherungsvorgänge im lymphatischen System wider.

Blutbild. Es handelt sich um ein sehr charakteristisches sog. buntes Blutbild, mit einer überwiegenden Zahl lymphoider oder monocytoider, zum Teil plasmazelliger oder sonst pathologischer Elemente. Manchmal sieht man dieses Blutbild schon in den ersten Tagen mit

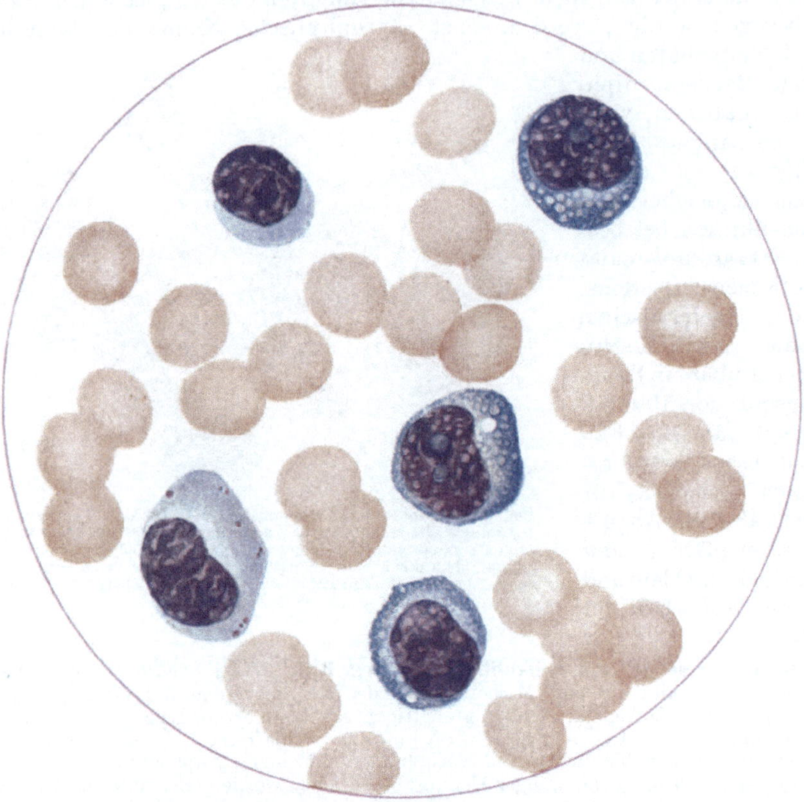

Abb. 3. Drüsenfieber (peripheres Blut). (Nach MOESCHLIN.)

80—90% lymphocytoiden oder monocytoiden Zellen. Gelegentlich ist der Befund zuerst uncharakteristisch, indem eine Leukopenie oder eine polynucleäre Leukocytose bis 20000 und darüber besteht, und die pathologische Mononucleose erreicht erst allmählich gegen Ende des fieberhaften Stadiums ihren Höhepunkt. LIMARZI, PAUL und PONCHER fanden bei der Differentialzählung eine große Zahl abnormer Lymphocyten von 37—82% mit einem Durchschnitt von 64%. TIDY gibt als Gesamtzahl gewöhnlich 10000—25000, bei jungen Kindern über 30000 an; bei Erwachsenen liegt die obere Grenze bei 40000, bei Kindern bei 50000. Bei schwerer Infektion läßt die Reaktion gewöhnlich auf sich warten. Die Mononucleose setzt sich charakteristtischerweise aus Zellen verschiedener Typen zusammen. Selbst beim gleichen Patienten kann das Blutbild von vorwiegend monocytoidem Charakter in ein lymphocytoides übergehen und umgekehrt.

1. Lymphocytoide Zellen; sog. Drüsenfieberzellen sind lymphocytenähnliche Elemente, nur sind sie größer als die gewöhnlichen Lymphocyten. Sie besitzen einen chromatinreichen, dunklen, grobbalkigen Lymphocytenkern, der zu exzentrischer Lagerung und größerer Polymorphie neigt, insbesondere sich gerne einer Nierenform nähert. Das Plasma zeigt besonders an den Rändern, stellenweise nur an den Ecken oder nur auf einer Seite eine blaue Verfärbung, so daß diese Zellen Übergangsformen zu Plasmazellen darstellen. Eigentliche Plasmazellen kommen auch vor, sie sind aber in der Regel etwas weniger zahlreich als bei den Rubeolen (1—8%). Ihr Protoplasma ist in toto stark basophil blau gefärbt und der Kern nimmt mit seinem Chromatin gelegentlich auch Radspeichenform an. Das Protoplasma kann auch ganz blaß und hyalin sein, es enthält dann häufig Azurgranula und Vacuolen. Diese größeren lymphocytenähnlichen Zellen, Lymphoblasten mit allen Übergangsformen zu Plasmazellen beherrschen das Blutbild, während ihnen gegenüber die gewöhnlichen kleinen Lymphocyten zurücktreten.

2. Monocytoide Zellen. Es sind dies meist sehr große Zellen mit hellen, chromatinarmen Kernen, welche die Formen von großen Monocyten nachahmen, indem sie Hufeisenform annehmen, oder abnorme Lappenbildung zeigen. Die Kerne können helle Lücken im Chromatin haben. Das Protoplasma läßt die feine Azurkörnelung der großen Monocyten vermissen, es ist hell hyalin, jedoch ebenfalls auffallend basophil (Monoblasten). Zahlreich sind größere und kleinere Vacuolen. Vorübergehend können diese Monocytoiden vorherrschen, dann aber in ein lymphocytoides Blutbild übergehen. Ich sah in einem Fall ohne Angina 44% monocytoide Zellen.

Im Anfang der Ausbildung der Mononucleose, später seltener, findet man sehr jugendliche Elemente, Lymphoblasten mit hellen Kernen, einem sehr zarten Chromatingerüst, manchmal sichtbaren Nucleolen. Das Protoplasma ist öfters leicht, gelegentlich stark basophil, so daß sich auch hier Übergänge zu lymphoblastischen Plasmazellen finden.

Ganz vereinzelt kommen Myelocyten und Jugendformen vor. In einem Fall fand ich sogar Megakaryocyten im peripheren Blut. Trotz hohen Fiebers kann man Eosinophile sehen, gelegentlich sogar Eosinophilie. Letztere wird nicht selten auch in der Rekonvalescenz beobachtet. Die Blutveränderungen dauern wochen- und monatelang. Die Besserung zeigt sich darin, daß wieder reichlicher normale kleine Lymphocyten auftreten.

Differentialdiagnose des lymphämoiden Drüsenfiebers gegenüber einer akuten leukämischen Lymphadenose. Früher sind offenbar nicht selten Verwechslungen vorgekommen und sog. geheilte Leukämien oder Lymphogranulomatosen waren nichts anderes als lymphämoides Drüsenfieber. Gegen eine akute Leukämie spricht das gute Allgemeinbefinden, das Fehlen einer Anämie und Lymphopenie; hämorrhagische Diathese, welche bei der Leukämie sehr häufig ist, ist beim Drüsenfieber sehr selten und kann sich auf leichtes Nasenbluten und vereinzelte Petechien beschränken.

Differentialdiagnose gegenüber akuter infektiöser Lymphocytose (SMITH). Die Inkubationszeit mit 12—21 Tagen erscheint länger als beim Drüsenfieber. Im Gegensatz zum Drüsenfieber fehlen Drüsenschwellungen und Milztumor. Die Hyperleukocytose mit 40000 bis 50000, ja sogar bis über 100000 übertrifft diejenige des Drüsenfiebers. Das Blutbild mit 60—80%, selten über 90% Lymphocyten ist nicht bunt wie beim Drüsenfieber, indem die Lymphocyten kleine bis mittelgroße, normale Formen darstellen.

Milzpunktat. MÖSCHLIN hat große reticuloendotheliale Zellen mit Übergängen zu den im Blute vorkommenden Mononucleären gefunden.

Knochenmark. Im Gegensatz zur Leukämie zeigt nach MÖSCHLIN, ALDER u. a. das Knochenmark keine besonderen Veränderungen. Nach LIMARZI und Mitarbeitern ergaben Knochenmarksstudien eine leichte myeloide Hyperplasie und unreife, sowohl als auch toxische Veränderungen der granulopoetischen Elemente. Lymphocyten fehlten im Knochenmark. Trotz der großen Zahl atypischer Lymphocyten im peripheren Blut ist bei infektiöser Mononucleose das Knochenmark nicht beteiligt. Die Sternalpunktion ist eine diagnostische Hilfe bei der Unterscheidung benigner und maligner Typen der Lymphocytose.

Serologische Reaktionen nach PAUL *und* BUNNELL *oder* HANGANATZIU-DEICHER. Es handelt sich um den Nachweis von heterophilen Antikörpern im Blutserum von Drüsenfieberkranken Dieser Nachweis gilt heute als ein wichtiges diagnostisches Hilfsmittel. PAUL und BUNNELL HANGANATZIU-DEICHER fanden im Blutserum ihrer Fälle einen sehr hohen Titer von Agglu tininen für rote Blutkörperchen des Schafes einen viel höheren Titer als bei Patienten nach der Injektion von Pferdeserum nachgewiesen werden kann. Für die Durchführung des Testes sind verschiedene Verdünnungen des Patientenserums, eine Suspension von roten

Blutkörperchen des Schafes und physiologische Kochsalzlösung notwendig. Das Serum soll für 15 min bei 56° C inaktiviert werden, hernach behält es sein Agglutinationsvermögen konstant über eine Periode von mehreren Monaten. Beginnend mit einer Serumverdünnung 1:4 werden weitere Verdünnungen ausgeführt. Die roten Blutkörperchen des Schafes, welche nicht älter als 1 Woche sein sollten, werden 3mal gewaschen und eine 0,6—0,7%ige Suspension der roten Blutkörperchen wird vorbereitet. In jede Tube, welche 0,5 cm³ Serumverdünnung enthält, wird 1,5 cm³ der Suspension der Schafblutkörperchen zugefügt. Die Versuchsröhrchen werden geschüttelt und kommen in ein Wasserbad von 37° C für 1 Std. Sie werden dann über Nacht im Eisschrank gehalten. Am folgenden Morgen werden die Röhrchen 3mal sorgfältig umgekehrt. Jedes Versuchsröhrchen in welchem makroskopisch Agglutination von Schafszellen festgestellt werden kann, wird als positiv angesehen.

Normales Serum kann Agglutinine für Schafsblutkörperchen bis zu einem Titer von 1:80 haben. Beweisend für den Paul-Bunell-Test ist das Vorhandensein von Agglutininen bis zu einem Titer von 1:160 oder mehr (SPRUNT). Der Test wurde positiv gefunden, nicht nur in isolierten sporadischen Fällen, sondern auch in großen Drüßenfieberepidemien. Es gibt jedoch sichere Fälle von Drüsenfieber, namentlich bei jungen Kindern, wo die Reaktion negativ ausfällt. Eine solche negative Reaktion schließt jedoch die Diagnose einer infektiösen Mononucleose so wenig aus, als ein negativer Wassermann eine Syphilis. Die Vermehrung der Schafsblutagglutinine ist nicht ganz streng spezifisch; besonders Krankheitszustände wie Serumkrankheit, Arzneimittelexantheme, Gelenkrheumatismus, Mumps, Röteln können ähnliche Reaktionen geben. Die Heteroagglutination ermöglicht innerhalb der Drüsenfiebergruppe keinerlei Abgrenzung. Als nosologische Einteilungsprinzipien bleiben Klinik und Blutbild, da die Serumreaktion fehlen kann, an erster Stelle.

Einige Autoren haben auch eine vorübergehende unspezifische Wassermann- oder Meinicke-Reaktion beschrieben.

Ätiologie. Die Ätiologie ist noch unbekannt. Kulturen aus Blut und aus Lymphknoten sind gewöhnlich steril. Diphtherioide Bacillen und Kokken wurden gelegentlich in den Rachenabstrichen gefunden, ferner auch fusiforme Bacillen und Spirochäten. Selten hat man virulente Diphtheriebacillen als sekundäre Erreger entdeckt.

NYFELDT hat einen Bacillus monocytogenes hominis beschrieben, aber derselbe konnte nicht bestätigt werden.

BLAND beschreibt die Übertragung der infektiösen Mononucleose durch Blutinjektionen auf Kaninchen. Dieses Kaninchenblut ist für andere Kaninchen infektiös und bei Injektion auf Affen erzeugte es eine dem Drüsenfieber des Menschen sehr ähnliche Krankheit.

Pathologie. Da die Krankheit nicht zum Tode führt, so weiß man sehr wenig über pathologisch-anatomische Veränderungen. Biopsien an herausgeschnittenen Lymphknoten zeigen Beweise einer deutlichen Hyperplasie der lymphatischen Gewebe, verbunden mit einer Proliferation der reticuloendothelialen Zellen. Laparotomien wegen vermuteter Appendicitis während des Drüsenfiebers ließen eine mächtige Schwellung der mesenterialen Lymphknoten und Schnitte durch die Appendix eine lymphoide Hyperplasie erkennen.

Pathogenese. Es handelt sich nicht, wie man ursprünglich geglaubt hat, um eine lymphatische Reaktion bei einer sog. lymphatischen Konstitution. Das geht schon daraus hervor, daß die gleichen Individuen gelegentlich einer Eiterinfektion mit einer polynucleären Leukocytose reagieren. Selbst während des Verlaufes des Drüsenfiebers kann eine interkurrente Komplikation, z. B. eine Otitis media mit einer polynucleären Leukocytose beantwortet werden.

Am wahrscheinlichsten liegt eine Infektion mit einem besonderen lymphotropen Virus vor, ähnlich dem Rubeolenvirus.

Therapie. Therapeutisch hat sich uns am ehesten im Fieberstadium Chinin bewährt nach der Vorschrift von COMBY in Form von Suppositorien, in Kombination mit Pyramidon.

Rp.	Chinin hydrobromic.	0,1
	Pyramidon	0,02—0,05
	Butyr-Cacao	1,0

Nach neuesten Berichten soll die infektiöse Mononucleose als Viruskrankheit gut auf Chloromycetin ansprechen (LEWIS). (30 mg je Kilogramm Körpergewicht, verteilt auf 0,25 g, alle 6 Std während 3 Tagen [3 g]). Auch wir erlebten in neuester Zeit ähnliche, wenn auch nicht so rapide Erfolge.

Zur Reinigung des Nasenrachenraumes Instillationen mit 3%iger Collargollösung. Gurgeln 2mal täglich mit 3%iger Wasserstoffsuperoxydlösung ein Teelöffel auf ein Glas Wasser.

Herrscht eine fusospirilläre Infektion vor, so kann man Pinselungen mit Neosalvarsan-Glycerin vornehmen. Spülungen des Halses mit warmen reinigenden Lösungen von Borax können vorgenommen werden, oder auch nur mit Salbeitee.

Ergibt der Rachenabstrich die Gegenwart virulenter Diphtheriebacillen, so muß sofort Diphtherieserum gespritzt werden. Manchmal scheint die Diphtherieseruminjektion nützlich zu sein, auch wenn keine Diphtherie vorgelegen hat.

Von den Sulfonamiden sahen wir Rückgang der Drüsenschwellungen einzig nach Verabreichung von Prontosil rubrum, täglich 1 Tablette oder Injektion von $^1/_2$—1 Ampulle.

Im akuten Stadium behandeln wir die cervicalen Drüsenschwellungen, besonders, wenn sie schmerzhaft sind mit feucht-warmen Umschlägen, halb Wasser, halb Alkohol; während der Nacht mit Antiphlogistin für 12 Std. Auch Schmierseifeneinreibungen mit 5% Ichthyol bewähren sich lokal.

In der Rekonvaleszenz sind oft Quarzlampenbestrahlungen angezeigt. Bei hartnäckigen und rezidivierenden Formen wird Rekonvaleszentenblut oder Blut von einem gesunden Erwachsenen zur Transfusion empfohlen (SPRUNT).

Roborantia werden oft verschrieben, wie Lebertran, Malzextrakt, Eisen und besonders Arsen.

Bei abdominalen Koliken verordnet man Suppositorien mit Extractum Belladonnae zu 0,005.

Prognose. Die Prognose des lymphämoiden Drüsenfiebers ist im allgemeinen sehr gut. Immerhin mißt ALDER der Resistenzverminderung des Organismus und der durch Knochenmarkshemmung erzeugten Granulocytopenie die größte Bedeutung zu. Sie können die Entwicklung von Sekundärinfektionen, Pneumonien mit Empyem, Abscessen und septischen Prozessen begünstigen. Doch dürfte dies nach meinen Erfahrungen eine untergeordnete Rolle spielen.

Literatur.

ALDER, A.: Das PFEIFFERsche Drüsenfieber (Mononucleosis infectiosa) mit einigen seltenen Komplikationen. Wien. klin. Wschr. **1948**, Nr 39.

BLAND: Glandular fever in experimental investigation. Lancet **1930 II**, 521.

CHEVALLIER, P.: L'adénolymphoidite aigue bénigne etc. Rev. Path. comp. et Hyg. gén **1928**.

DEUSSING: Über diphtherieähnliche Anginen mit lymphatischer Reaktion. Dtsch. med. Wschr. **1918**, 513, 542.

GLANZMANN, E.: Das lymphämoide Drüsenfieber, S. 235. Berlin: S. Karger 1930. — GSELL: Meningitis serosa beim PFEIFFERschen Drüsenfieber. Dtsch. med. Wschr. **1937**.

JOHANNSEN: Infectious Mononucleosis with meningeal symptom. Ugeskr. Laeg. (dän.) **93** (1931).

KLEMOLA, E.: Studies of infectious Mononucleosis. Acta med. scand. (Stockh.) **127**, 149 (1947).

LEHNDORFF u. SCHWARZ: Das Drüsenfieber. Erg. inn. Med. **42**, 775 (1932). — LEWIS: J. of Pediatr. **35**, 630 (1949). — LIMARZI, L. R., J. T. PAUL and J. PONCHER: Blood and Bone Marrow in infectious Mononucleosis. J. Labor. a. clin. Med. **31**, 1079 (1946).

MOESCHLIN: Die Milzpunktion. Monographie. Basel: Benno Schwabe & Co. 1946.

NYFELD: Etiologie de la mononucleose infectieuse. C. r. Soc. Biol. Paris **101**, 590 (1929).

PAUL, J. R., and W. W. BUNNELL: Presence of heterophile antibodies in infectious mononucleosis. Amer. med. Sci. **183**, 90 (1932). — PFEIFFER, E.: Drüsenfieber. Jb. Kinderheilk. **29**, 257 (1889).

SCHEER, K.: Das Blutbild beim Drüsenfieber. Mschr. Kinderheilk. **52**, 392 (1932). — Eine Epidemie des PFEIFFERschen Drüsenfiebers. Mschr. Kinderheilk. **48**, 59 (1930). — SCHULTZ: Zur Frage der Anginen mit atypischem Verlauf. Dtsch. med. Wschr. **1927**, 1213. — Sind PFEIFFERsches Drüsenfieber und lymphoidzellige Angina identische Krankheiten? Klin. Wschr. 1930, Nr. 47. — SCHULTZ u. MIRISCH: Zur Frage der Anginen mit reaktiver Vermehrung lymphoider Zellen. Virchows Arch. **264**, 760 (1927). — SCHWARZ, EMIL: Das Drüsenfieber, Hämatologie des Drüsenfiebers. Erg. inn. Med. **43**, 1 (1932). — SPRUNT, TH. P.: Infectious mononucleosis. Glandular fever. Brennemans Practice of Pediatrics. Bd. 2, Kap. 8. — SPRUNT, T. P., and E. A. EVANS: Mononuclear leucocytosis in reaction to acute infection „infectious mononucleosis". Bull. Hopkins Hosp. **31**, 410 (1920).

TIDY and MORLEY: Glandular fever. Brit. med. J. **1921**, 452. — TIDY, H. L.: Glandular fever (Infectious Mononucleosis). Practitioner **155**, 361 (1945). — TÜRK: Vorlesungen über klinische Hämatologie. Wien 1904, 1912.

WEBER, PARKES: Glandular fever and the Wassermann Reaction. Brit. med. J. **1930**, 194.

Die Diphtherie.

Von

A. Hottinger.

Mit 79 Abbildungen.

Definition.

Als Diphtherie definieren wir heute eine Infektionskrankheit, die durch verschiedene Bakterienstämme der Gruppe des „Corynebacillus diphtheriae" ausgelöst wird.

Bei der enormen Verbreitung der Diphtheriebacillen als relativ harmlose Schmarotzer auf der Haut und auf gesunden und kranken Schleimhäuten des Menschen müssen bestimmte Bedingungen erfüllt sein, damit es einerseits zur Diphtheriekrankheit, andererseits zur Diphtherieepidemie kommt.

Die *Krankheitserscheinungen der Diphtherie* sind im wesentlichen charakterisiert durch:

1. Lokalsymptome auf Schleimhäuten oder Haut.
2. Vergiftungserscheinungen allgemeiner Natur, welche auf die Toxinproduktion der Diphtheriebacillen zurückzuführen sind (an Kreislauf, Herz, Leber, Nerven und Nierenmark).

Das Entstehen und Vergehen der *Diphtherieepidemien* ist noch recht undurchsichtig. Bei dem kleinen Kontagionsindex von 0,1 ist die Durchseuchungsgeschwindigkeit einer Bevölkerung relativ langsam. Konstitutionelle, vererbte Momente können sich bei der Immunisierung auswirken. Expositionelle Faktoren, z. B. die Gelegenheit zu stiller Feiung, spielen mit. Seit der allgemeinen Einführung der Schutzimpfung tritt ein künstlicher, vom Menschen gewollter Einfluß auf und verändert das Angebot an empfänglichen Individuen. Für das Zustandekommen und den Ablauf der Diphtherie als Epidemie sind aber auch bestimmte Bakterientypen, bzw. deren verschiedenes Toxinbildungsvermögen wichtig (Typus mitis, intermedius und gravis).

Neben den erwähnten pathogenetischen Momenten spielt die invasive Eigenschaft der Diphtheriebacillen eine nur bescheidene Rolle. Allgemeininfektion durch Diphtheriebacillen ist eine Seltenheit und kann hie und da bei der primär malignen Diphtherie beobachtet werden.

Schematisch können wir mit Bessau wie folgt zusammenfassen: Der Saprophyt (Diphtheriebacillus) siedelt sich grundsätzlich auf geschädigtem Gewebe an, dort produziert er ein wenig Toxin, das nekrotisierend wirkt. Auf der Nekrose vermag sich der Bacillus weiter zu entwickeln, und so entsteht allmählich der diphtherische Prozeß. Die Heilung erfolgt unter Bildung von Antitoxin, wobei das Diphtherieantitoxin nicht nur die Allgemeinvergiftung verhütet, sondern auch den lokalen Krankheitsprozeß abstoppt und so die regressiven Vorgänge am lokalen Herd ermöglicht.

Historisches.

Die ersten Andeutungen über lebensbedrohende Affektionen der Tonsillen finden sich schon bei Hippokrates. Er erwähnt kriechende Tonsillengeschwüre mit Fieber und Husten, die lebensbedrohend sind und mit Rückfällen einhergehen.

Auch Aretaeus von Cappadozien berichtet von einer in Ägypten und Syrien häufig vorkommenden Krankheit, den Tonsillengeschwüren, die entweder leicht, übelriechend oder nekrotisch seien, und wenn sie in die Brust eindringen, den Kranken am selben Tag noch ersticken (Ulcera syriaca des 1. Jh. n. Chr.).

Noch charakteristischer schildert Aëtius von Amidas im 6. Jahrhundert n. Chr. diese ganz besonders Kinder ergreifende Krankheit, die in Ägypten und Syrien aufgetreten ist. Er beschreibt: „Crustosa et pestilentia tonsillarum ulcera" und weist auf die nach Abheilung der Lokalerscheinungen häufig auftretende, späte Schlundlähmung hin.

Bei Galenus Caelius Aurelianus (5. Jh. n. Chr.), Macrobius, Forestus (1591), Baranius (Annales ecclesiastic. ad anni 856 und 1004), Cedrenus (Paris 1647) finden wir mehr oder weniger präzise Angaben aus dem 5.—17. Jahrhundert. Es sei auch erwähnt, daß Short von einer Epidemie in England im Jahr 1389 spricht, die mit sehr hoher Kindersterblichkeit verlief. Im 15. und 16. Jahrhundert wird von verheerenden Epidemien am Rhein, in Holland und Niederdeutschland berichtet. 1517 schreibt Sebastian Franck von Wörd am Rhein über die Seuche: „Daß den Leuten die Zunge und der Schlund gleich als mit Schimmel überzogen weiß wurden." In ähnlicher Weise lauten Chronikberichte aus den Schweizer Städten Basel und Zürich, auch aus Amsterdam nach den Aufzeichnungen des Arztes Tyengius (Forestus).

Immerhin sind diese Berichte nicht mit Sicherheit auszudeuten, und es sind daher wohl die spanischen Ärzte wie Vargas mit Recht hervorhebt, welche mit der Schilderung der in Spanien als „Morbo sofocante" oder „Garrotillo" bezeichneten Krankheit, ein für unsere Begriffe wohl zu erfassendes Bild der Diphtherie übermittelt haben (Villa Real, Fontecha, Herrera u. v. a.). Auch italienische Ärzte schildern die Krankheit nach ihren Beobachtungen in den Epidemien, welche von 1610—1650 sich von Oberitalien bis nach Sizilien verbreiteten (Alaymus, Carnavale, Nola, Severinus u. v. a.) (s. Baginsky). Kontagiosität, Bevorzugung des Kindesalters und Differentialdiagnose zur gewöhnlichen Angina sind bereits allgemein bekannte Tatsachen. In dieser Zeit wurde schon hie und da bei Atemnot die Laryngo- und Tracheotomie empfohlen. Die Namen der berühmten Chirurgen Dionisio Veto, Arcora und Antonio de Viana werden genannt, da sie diese Operationen mehrfach mit glücklichem Ausgang ausgeführt haben.

Im 18. Jahrhundert tritt in Europa die Krankheit eher zurück, jedoch erscheint sie ganz plötzlich im Westen Nordamerikas (in *Kingston* 1735). Von dort verbreitet sie sich über *Boston* und *New York*, bricht nochmals 1752—1755 und ein letztes Mal 1770 epidemisch aus.

Die Krankheit wird geschildert als Tonsillitis mit grauen oder schwarzen Schorfen und gangränösem Zerfall der Mandeln. Sie ist ansteckend, befällt vorzugsweise Kinder und junge Leute. Diphtherie der Haut und der Geschlechtsorgane, Pseudomembranen der Trachea, die den Erstickungstod hervorrufen, werden häufig gesehen; auch Sektionsbefunde liegen vor. Die Literatur über diese Epidemien ist schon recht beträchtlich. Ich nenne nur Douglas, Middleton und Samuel Bard.

Maligne Angina trat Mitte des 18. Jahrhunderts in einzelnen Epidemien auch in England auf (Starr), jedoch ist nicht sicher, ob dabei nicht Scharlachmischinfektionen oder gar Scharlach selbst eine Rolle gespielt hat (Fothergill, London 1748).

Die Krankheit zeigt sich in den nächsten Jahren auch in *Schweden* und in *Holland*.

Die erste Mitteilung in *Frankreich* erschien 1751 (Malouin, Paris 1751). Die Krankheit trat darauf in vereinzelten Fällen in ganz Frankreich an verschiedenen Orten auf, sie blieb vorerst lokal, bildete kleine Herde namentlich in Schulen und Pensionaten. Berichte liegen vor aus Paris, Montpellier, Versailles, Orléans, Aumale (Chomel, Paris 1749).

In *Italien* trat die Diphtherie wie in Frankreich in vielen kleinen, lokal begrenzten Herden auf (Ghisi, Cremona 1749).

Ebenso in *Portugal*, in der *Schweiz* (Langhans) und in *Deutschland* (van Bergen u. a.).

Zur selben Zeit erschien von Home, einem schottischen Arzt, das Buch über den Croup. Das Wort Croup soll aus dem Schottischen stammen und schon von Blair 1713 erstmals gebraucht worden sein. Home beschreibt an Hand von Sektionsbefunden die *Stenose*. Nach diesen Publikationen herrschte große Verwirrung, denn pseudomembranöse Affektionen, Larynxkrampf und alle anderen suffokatorischen Krankheiten wurden v n jetzt an als Croup bezeichnet. Einen neuen Impuls schien die Forschung erst zu erhalten durch das Preisausschreiben *Napoleons I.* im Jahre 1807. Für die Lösung der Frage über die Natur und die Behandlung des Croup hat *Napoleon* aus Anlaß des Todes seines Neffen, des Sohnes von Louis Napoleon, einen Preis von 12000 Fr. ausgesetzt. 83 Bewerber fanden sich. Albers und Jurine erhielten den Preis. Jurine (Genf) erkannte, daß Croup sehr oft die epidemische und kontagiöse Angina maligna der Kinder kompliziere. Er trennt aber noch die gangränöse Form der Angina vom Croup ab. Verhängnisvoll ist seine Ansicht, daß der Erstickungstod einem Larynxkrampf zuzuschreiben sei. Derselben Auffassung war auch Albers aus Bremen.

Erst im 19. Jahrhundert kommt durch das grundlegende Werk von Bretonneau 1821 und durch seine spätere Sammelpublikation 1826 Klarheit und Ordnung in das Problem. Bretonneau schafft den Begriff der Diphtheritis (*διφϑερα*, Diphthera = Membran) und sammelte seine Beobachtungen, die er in *Tours* 1818—1820 machen konnte. Er ordnete sie an Hand von 150 Krankengeschichten mit 60 Sektionen und zeigte in ganz moderner Weise, worum es sich bei der Schleimhautdiphtherie des Rachens, des Kehlkopfes und der Trachea handle. Er erkennt den absteigenden Croup, unterscheidet die Diphtherie von der Scharlachangina, beschreibt die Nasendiphtherie, die Hautdiphtherie und in einem Fall die Diphtherie des äußeren Gehörgangs. Spätere Epidemien geben Bretonneau die Gelegenheit, seine gewonnenen Erkenntnisse zu vertiefen und Versuche zur Behandlung systematisch durchzuführen. Die Tracheotomie wird zu einer, im modernen Sinne, exakten Operation, deren Technik prinzipiell bis zum heutigen Tag noch Geltung hat.

Den grundlegenden Arbeiten BRETONNEAUS folgten bald diejenigen anderer französischer Autoren, welche durchwegs die Auffassung BRETONNEAUS bestätigten. Besonders hervorgehoben zu werden verdient die Abhandlung TROUSSEAUS. TROUSSEAU nennt die Krankheit Diphtherie, um damit festzulegen, daß sie eine spezifische Allgemeinerkrankung sei. Er beschreibt in seltener Vollkommenheit alle klinischen Symptome, die bis heute in der Pathologie der Diphtherie bekannt sind: Lokalerscheinungen der Haut und Schleimhäute, die Albuminurie und ihre Bedeutung, die Lähmungen und die Affektionen des Herzens.

Im 1. Handbuch der Kinderheilkunde von RILLIET und BARTHEZ sind die Konsequenzen schon gezogen, indem die Beschreibung der Diphtherie ganz auf der Auffassung von BRETONNEAU und TROUSSEAU fußt.

Mitte des 19. Jahrhunderts entwickelte sich die Diphtherie zur Pandemie. Vom Süden *(Avignon)* ausgehend befiel die Krankheit in den Jahren 1853—1857 ganz Frankreich. In derselben Zeit stiegen die Erkrankungsziffern in ganz Italien gewaltig an und damit auch die Letalität, die nach offiziellen Berichten vom Jahre 1868 56% betrug (SORMANI).

Gleichfalls wurden in *Portugal* und *Spanien,* im Norden die *Niederlande* und *England* sowie *Deutschland* heimgesucht. Mitte desselben Jahrhunderts liegen ebenfalls epidemiologische Berichte aus *Schweden* und *Norwegen* vor (JOHANNESSEN).

1858/59 wütete die Krankheit in *Rußland (*FILATOW*).* Aus dem Süden und Südosten Europas, *Rumänien, Griechenland* und der *Türkei* sind viele Nachrichten vorhanden, daß die Seuche seit den 60er Jahren als Pandemie größte Opfer erheischt hat.

Auch in *China* und *Japan* scheinen verheerende Epidemien aufgetreten zu sein.

In Nordamerika sind zu Beginn des 19. Jahrhunderts einzelne kleinere Epidemien entstanden und in der Mitte des Jahrhunderts ist die Krankheit endemisch geworden und verlangt überall größte Opfer.

Nachdem zu Beginn des 19. Jahrhunderts BRETONNEAU nachdrücklich auf die Ansteckungsgefahr bei Diphtherie hingewiesen hatte, kam es unter dem Einfluß der Arbeiten PASTEURS selbstverständlich dazu, daß auch für diese Krankheit der Erreger gesucht wurde. Oidium albicans, Streptothrix buccalis und viele andere Parasiten wurden beschrieben, namentlich Pilze. Impf- und Übertragungsversuche auf Tiere und Menschen blieben aber ohne Erfolg.

Erst KLEBS konnte in den Membranen der Diphtheriekranken stäbchenförmige Mikroorganismen nachweisen (1880—1883). Kulturverfahren und Übertragungsversuche führten jedoch zu keinem Resultat (HEUBNER). 1884 beschrieb LÖFFLER mit aller Bestimmtheit den Stäbchenbacillus, der rein gezüchtet und mit großer Wahrscheinlichkeit, wenn auch nicht mit Bestimmtheit, als der Erreger der Diphtherie angesprochen werden konnte. Von da an erhielt die Forschung neuen Auftrieb. Die Diphtheriebacillen wurden in der Folge als KLEBS-LÖFFLER-*Bacillen* bei allen klinisch einwandfreien Fällen identifiziert, auch beim Croup (BAGINSKY, CONCETTI). Damit war auch die einheitliche Auffassung für Rachen- und Kehlkopfdiphtherie neu und undiskutierbar festgelegt. Außerdem erlaubte die bakteriologische Untersuchung die Differentialdiagnose zwischen Scharlach (Streptokokken- befunde) und Diphtherie (KLEBS-LÖFFLER-Bacillenbefunde) mit Sicherheit.

Für das Verständnis der Pathogenese der Diphtherie bedeutete die Entdeckung des *Diphtherietoxins* von ROUX und YERSIN (1885—1888) und von BRIEGER und FRÄNKEL einen ebenso wichtigen, grund·egenden Fortschritt.

Das *Diphtherieantitoxin* wurde im Jahre 1894 von BEHRING im Serum entdeckt. BEHRING beschrieb in seiner ersten Mitteilung *die Wirkung des antitoxischen Serums als rein prophylaktisch.* Später wurde mit Recht dieses prophylaktische Serum zu Heilzwecken verwendet und nach ausgedehnter, k inischer Prüfung *Diphtherieheilserum* genannt.

1895 führte O DWYER die *Intubationsmethode* für die Stenosebehandlung ein und ersparte damit manchem Kind die Tracheotomie. Aus der Intubation entwickelte sich die moderne Methode des Absaugens der sich lösenden und verflüssigenden Membranen des Kehlkopfes und der Trachea mittels Trachea katheter.

Damit sind wir bei der modernen Geschichte der Diphtherie angelangt. Ätiologie, Pathogenese und spezifische Therapie waren in ihren Grundprinzipien erkannt und gestatten heute ein beinahe lückenloses, theoretisches Verständnis für das Wesen der Krankheit, eine Theorie, welche für die Praxis von eminentester Auswirkung ist. Schlag auf Schlag folgten weitere Entdeckungen. Der Zusammenhang der Immunität des Menschen und der Tiere mit dem Serumgehalt an Antitoxin wurde festgelegt. SCHICK entdeckte 1913 die Toxinhautreaktion *(Schicktest).* Dadurch wird es mög ich, immune und empfindliche Menschen zu unterscheiden durch eine einfache, intradermale Reaktion.

Der letzte Fortschritt betrifft die *Prophylaxe. Aktive Immunisierungsversuche* durch Toxin-Antitoxingemische (THEOBALD SMITH 1907, BEHRING 1913, PARK 1915) wiesen den Weg und hatten bereits — neben Mißerfolgen und Rückschlägen — positive Ergebnisse.

1924 entdeckte RAMON das *Anatoxin* bzw. *Toxoid (Formoltoxin)* und die *Flockulation.* Die Behandlung des Toxins mit Formalin entgiftet das Diphtherietoxin, ohne ihm seine antigenen Eigenschaften zu nehmen. Die Flockulation zeigt uns im Reagensglas den Moment der Neutralisierung des Toxins durch das Antitoxin. Eine Steigerung der Wirksamkeit der zur aktiven Immunisierung verwendeten Impfstoffe ohne gleichzeitige Steigerung der Nebenwirkungen oder Gefahrenmomente wurde erreicht durch die *Ausfällung des Formoltoxoids* mit Kalialaun bzw. durch Adsorption an Aluminiumhydroxyd (HOLT 1950).

Heute wird wohl fast nur noch mit *adsorbiertem Formoltoxoid* geimpft und bei den in der ganzen Welt an vielen Millionen Individuen unternommenen Immunisierungen erhebt sich die Frage, ob wir *in unseren prophylaktischen Methoden den definitiven Weg erkennen dürfen, der uns das Ziel, die Ausmerzung der Diphtherie als Seuche und als Krankheit erreichen läßt.*

Erreger und experimentelle Grundlagen.

Die Diphtheriebacillen. Mit WILSON und MILES (1946) kann man die Gruppe der Corynebacillen folgendermaßen definieren: *Grampositive Bacillen von stäbchenartiger Gestalt, gewöhnlich in Palisadenform angeordnet, nicht säurefest. Oft mit keulenförmigen Anschwellungen an den Polen, meist mit unregelmäßigen, farbigen Segmenten oder Granula, unbeweglich, ohne Sporenbildung, ohne Kapsel.*

Wachstum. Aerob oder sauerstoffarm. Doch besteht öfter auch die Möglichkeit der anaeroben Kultur, nie gasbildend in Kohlenhydratmilieu, dabei fakultativ säurebildend. Ebenso fakultativ ist die Verflüssigung von Serum oder Gelatine. Gewisse Stämme produzieren ein starkes Toxin. Obschon die Vertreter dieser Species in der Natur weithin verbreitet sind, scheint die Mehrheit an Körperoberfläche und Gewebe von Mensch und Tier gebunden zu sein. Einige wenige spielen in der Veterinärmedizin eine Rolle, doch für die Gesundheit des Menschen gewinnt die Gruppe der sog. Diphtheriebacillen eine ganz besondere Bedeutung.

Vorkommen. Pathogene Diphtheriebacillen finden sich praktisch nur auf der Haut und den Schleimhäuten des Menschen (Rekonvaleszenten, Dauerausscheider und Bacillenträger) und an Gegenständen, die mit Menschen in engerem Kontakt stehen (Wäsche, Kleidern, Geschirr, Türpfosten, Klingeln, Geländern, Kultgegenständen, Spielsachen usw.). Seiten findet man sie auch in der Milch (BENDIXEN 1933). Beim *Pferd* ist der Diphtheriebacillus in Drusen festgestellt worden, ebenso ausnahmsweise im Mittelohr gesunder weißer Ratten (RICHTERS und HELMREICH, WALDHECKER).

LÖFFLER beschreibt die Stäbchen als teils gerade, teils leicht gebogen, etwa so lang wie die Tuberkelbacillen, aber doppelt so dick. Sie färben sich mit alkalischem Methylenblau (s. Abb. 3). In den Kulturen zeigen die Bacillen häufig unregelmäßige Segmentierung und an den Enden dunklere Punkte, die durch eine besondere Färbung nach NEISSER gut darzustellen sind (Polkörperchen, BABES-ERNST 1889). Diese Polkörper sind keine Sporen. Sie bestehen aus Volutin (s. Abb. 1).

Unter *Volutin* versteht man kleine, rundliche, mit speziellen Färbemethoden darstellbare Körperchen, die bei vielen Bakterienarten auftreten können. MEYER (1912) fand diese Körnchen ganz besonders ausgeprägt bei Spirillum volutans, daher nannte er sie Volutinkörperchen. SCHUHMACHER (1922) konnte wahrscheinlich machen, daß es sich um Körnchen von Nucleinsäureverbindungen handelt, und LINDEGREN wies 1947 nach, daß sich in diesen Körnchen ein Metaphosphat befindet. Die Polkörperchen der Diphtheriebacillen verlieren ihre Färbbarkeit nach PETUELI und HOLASEK durch Umladen des Bakterienleibes, aber erst im extrem sauren Bereich von $p_H = 0{,}8$. Sie lassen sich nach WINKLER durch Behandlung mit 20% Salzsäure herauslösen.

Untersuchungen über die feinere Struktur der Diphtheriebacillen mit Hilfe von *Röntgenstrukturanalysen* von MORTON und ANDERSON (1941) und LEMBKE und LUCK (1950) beweisen, daß Diphtheriebacillen, die sich auf Tellurplatten zeigen, ein reines Tellurdiagramm aufweisen. Danach muß man annehmen, daß das Tellur in krystalliner Form in den Bakterienleibern eingelagert ist, und zwar bei jungen und alten Kulturen gleichartig. Untersuchungen mit dem Elektronenmikroskop von WINKLER und KÖNIG (1948/49) können diese oben angeführten Tatsachen im Übermikroskop von *Siemens* nach RUSKO und BORIES bei einer 7000-fachen Vergrößerung demonstrieren. Man sieht in den dargestellten Diphtheriebacillen einer 48stündigen CLAUBERG-Kultur Tellurkrystalle als feine Nadeln regellos innerhalb der Bakterien liegen. Es gelang, die runden Polkörperchen herauszulösen. In solchen Bakterien entsteht an Stelle der Polkörperchen ein Hohlraum. WINKLER folgert aus ihren Untersuchungen, daß es sich bei den Volutinkörperchen um eine Calciumverbindung einer Nucleinsäure handelt, sie kann mit KÖNIG nachweisen, daß in der Salzsäure, die zum Herauslösen der Polkörperchen verwendet wurde, größere Mengen von Calcium- und PO_4-Ionen gefunden werden, als in der Salzsäure mit welcher Kontrollbakterien ohne Polkörperchen behandelt wurden. Schließlich gelang es durch Anreichern der Nährböden an Calcium und PO_4 in Bakterienstämmen, die wenig Körnchen bildeten, eine Zunahme der Polkörperchen zu erzielen. LIEBERMEISTER berichtet 1949, daß Polkörperchen und Tellurkrystalle über das Niveau der ausgetrockneten Zellen herausragen.

Die Untersuchungen mit dem *Elektronenmikroskop* verändern, wenn die Vergrößerung nicht allzu hoch gewählt wird, die Form der Bakterien nicht. Auch das Hochvakuum hat keinen Einfluß auf die Bakterienform. Indessen werden beim Elektronenbeschuß oberflächenaktive Gruppen, an deren Anwesenheit die Permeabilität organischer Substanzen gebunden ist, durch die schnellen Elektronen aus dem Molekülverband herausgeschlagen. Es entstehen Temperaturen von 200—600°. Das Tellur wird herausgerissen. Schmelz- und Verdampfungsprozesse verflüchtigen die Volutinsubstanz, der Bakterienleib verkohlt, die Form jedoch bleibt erhalten.

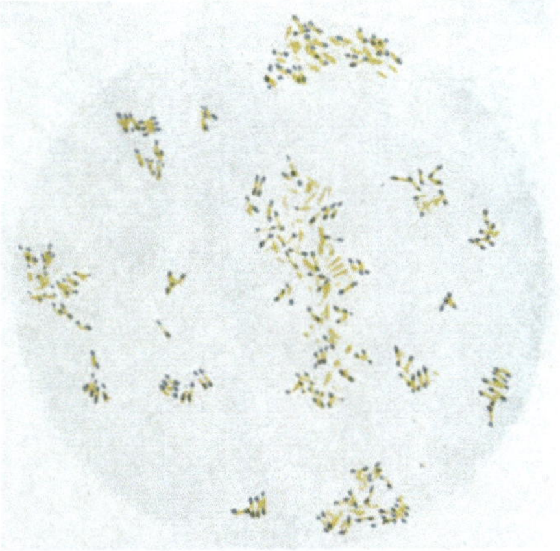

Abb. 1. Diphtheriebacillen. Neisserfärbung einer 24 Std alten Kultur auf LÖFFLER-Nährboden. Bei fast allen Bacillen färben sich die Polkörperchen. Vergr. 860fach.

Im Ausstrich liegen die Bacillen palisaden- oder V-förmig oder fingerartig gespreizt nebeneinander, so daß man den Eindruck gewinnt, daß sich die Bacillen durch Längsteilung vermehren. Indessen ist man heute der Auffassung, daß dies nicht der Fall ist, sondern glaubt, die Vermehrung erfolge durch Verzweigen oder durch glattes Abbrechen längerer oder kürzerer Segmente. Die Diphtheriebacillen sind daher besonders pleomorph, je nach Alter der Kultur der Art der Nährböden, abhängig vom p_H, vom Sauerstoffangebot usw. Besonders typisch sind die klassischen Erscheinungsformen auf LÖFFLER-Serumnährböden von 18—24 Std alten Kulturen. Je nach Stamm finden sich aber auch kürzere oder längere Stäbchen, kokkoide Formen, hie und da Ketten- und Fadenbildung.

Eigenschaften. Auf Blutagar wachsen die Diphtheriebacillen in 24—48 Std mit einer schmalen hämolytischen Zone. Hie und da bilden sie einen gelben Farbstoff (Flavin). Nitrate

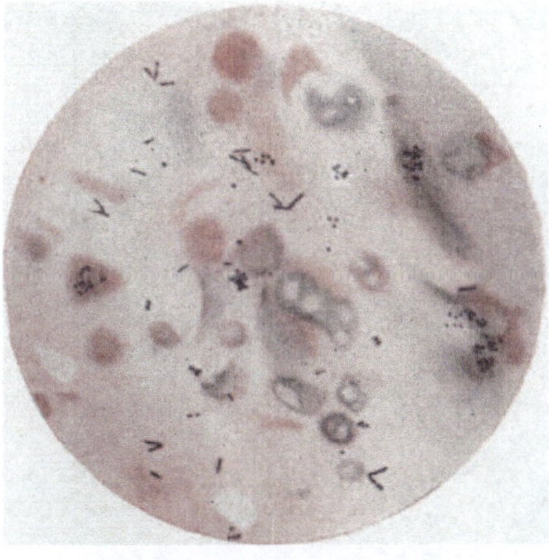

Abb. 2. Diphtheriebacillen im nativen Tonsillenabstrich. Gramfärbung. Mischflora. Grampositive typisch gelagerte Stäbchen von nicht ganz gleichmäßiger Gestalt. Vergr. 860fach.

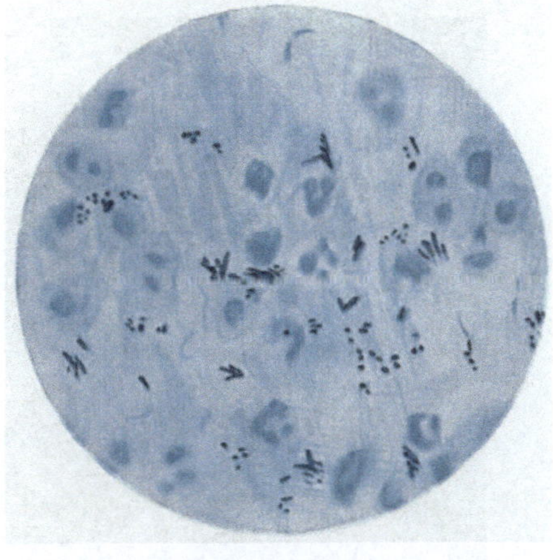

Abb. 3. Diphtheriebacillen im nativen Tonsillenabstrich. Färbung mit LÖFFLERs Methylenblau. Mischflora. Die Stäbchen sind etwas plumper, polymorph, aber typisch gelagert. Sie liegen in V- oder L-Form, palisadenartig oder ähnlich einer Palma manus zusammen. Vergr. 860fach.

reduzieren sie zu Nitriten ohne Indolbildung. Einzelne Stämme vermögen in flüssigen Nährböden *Porphyrin* zu bilden (GRAY und HOLT 1947). GROWE und WALKER gelang es durch Chromatographie die von Diphtheriebacillen synthetisierten Pigmente spektroskopisch zu untersuchen. Es zeigte sich eine große Ähnlichkeit der Pigmente mit den *Pterinen*, die aus Schmetterlingsflügeln und Insektentegumenten gewonnen werden können. DHÉRÉ und GOUREVITCH (1939) bestimmten Flavin in Nährböden in der Größenordnung von 1—3,4 γ als Produktion einer Einsaat. CROWE konnte nachweisen, daß das Flavin aus Toxinbouillon nicht identisch ist mit dem WARBURGschen gelben Atmungsferment (1939).

Die *Widerstandsfähigkeit der Diphtheriebacillen* gegen Austrocknung ist relativ groß, ebenso gegen Kälte und Licht. 14 Tage alte Membranen enthalten noch lebende Diphtheriebacillen. Unter Laboratoriumsbedingungen kann bei bestimmten Stämmen die Widerstandsfähigkeit gegen Austrocknung bei 37° angezüchtet werden; Ross (1945) beobachtete eine Lebensdauer der Diphtheriebacillen bis zu 37 Tagen bei 37°. Bei Zimmertemperatur, vor Licht geschützt und eingetrocknet, hält sich der Keim viele Monate in den Membranen lebensfähig und virulent (Roux und Yersin).

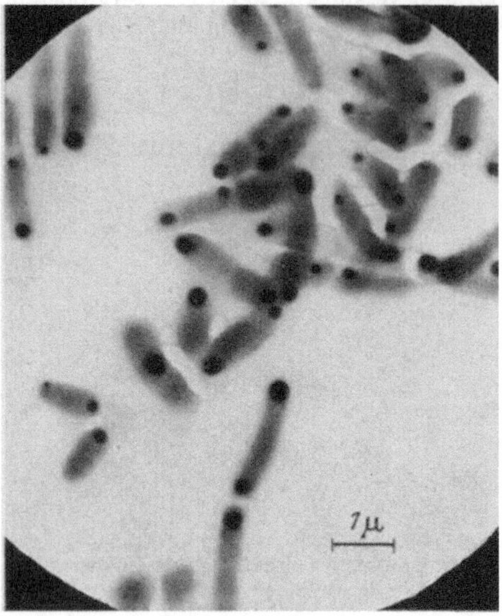

Abb. 4. Diphtheriebacillen von Serumnährboden. (Nach König und Winkler.)

Ultraschall wirkt nach Haussman und Kohler 1950 auf die Diphtheriebacillen in statistischer Verteilung. Einzelne Bakterien weisen Plasmolyse und Plasmoptyse auf, gelegentlich unter Zerschlagung der Polkörperchen, einzelne zeigen Plasmaverdichtungen und -verklumpungen, gelegentlich werden die Polkörperchen zerschlagen. Andere Bakterien bleiben völlig unverändert und vermehrungsfähig.

Thermische Faktoren sind dabei von untergeordneter Bedeutung. Ultraschall wirkt mechanisch auf die Bakterien ein *(Kavitation)* (s. S. 1247).

Als Kulturnährboden ist bis vor etwa 15 Jahren überall die Löfflersche Blutserumplatte verwendet worden. Einen allgemein anerkannten Fortschritt brachte die Einführung des Tellurs als Nährbodenzusatz (Conradi und Troch 1912). Tellur wird von den Diphtheriebacillen aufgenommen, und es resultieren charakteristische grauschwarze Kolonien.

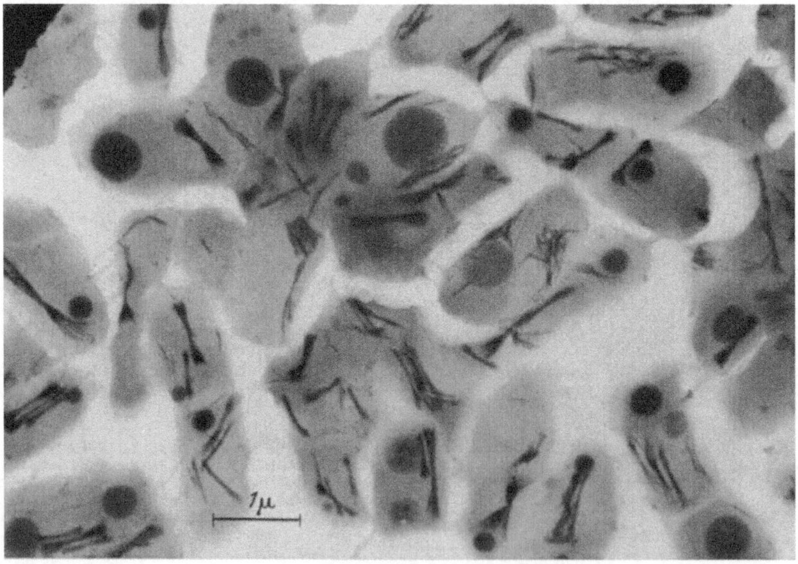

Abb. 5. Diphtheriebacillen von Clauberg-Nährboden mit Tellurkrystallen und Körnchen aus nucleinsaurem Calcium. (Nach König und Winkler.)

Die Begleitflora wird anscheinend durch Tellur noch mehr in ihrem Wachstum gehemmt, als durch den Serumzusatz der Löffler-Platte. Anderson (1931) und seine Mitarbeiter verwendeten einen Schokoladetelluragar. Clauberg (1936) gibt drei Modifikationen einer Serumglycerintellurplatte an. Müller und Miller (1946), basierend auf den Untersuchungen des

Verwendungsstoffwechsels der Diphtheriebacillen von BRAUN (1931—1938) brauchen für ihre Untersuchungen ein Gemisch aus Agar, Casein, Aminosäuren, Mineralsalzen, Natriumtellurit, Serum, Natriumlactat, pantothensaurem Calcium, hydrolisiertem Casein und Äthylalkohol. Darauf wachsen die Diphtheriebacillen in grauen bis grauschwarzen, von bloßem Auge leicht zu erkennenden Kulturen.

Im Bouillon wächst der Diphtheriebacillus, bald diese diffus trübend, bald mit Häutchenbildung an der Oberfläche, bald in gröberen Klumpen, die die Tendenz haben, einen Bodensatz zu bilden. Über neue Nährböden siehe LENTZ 1950.

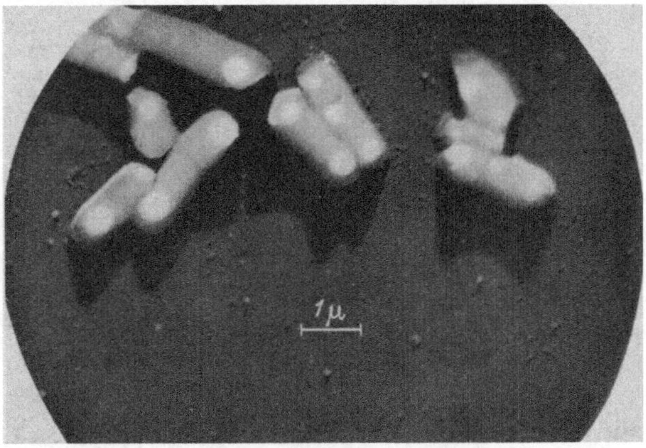

Abb. 6. Diphtheriebacillen schräg bedampft. (Photograph. Negativ.) (Nach KÖNIG und WINKLER.)

Die Toxinbildung. Der Diphtheriebacillus vermag in flüssigem Nährboden einen Giftstoff zu erzeugen, der zuerst von ROUX und YERSIN (1888) entdeckt, dann von FRÄNKEL und BRIEGER und von KOLISKO und PALTAUF untersucht wurde. Er kann nach BRIEGER und BOER aus einer Zinkdoppelverbindung ausgefällt werden.

MÜLLER und Mitarbeiter haben 1940 das Toxin auf synthetischen Nährböden, die keine Substanzen enthielten, deren Molekulargewicht dasjenige von Aminosäuren überstieg, erzeugt. Dies ist wichtig für die Untersuchung des Toxins, welche von da an nur noch auf chemisch definierten Nährböden durchgeführt zu werden braucht.

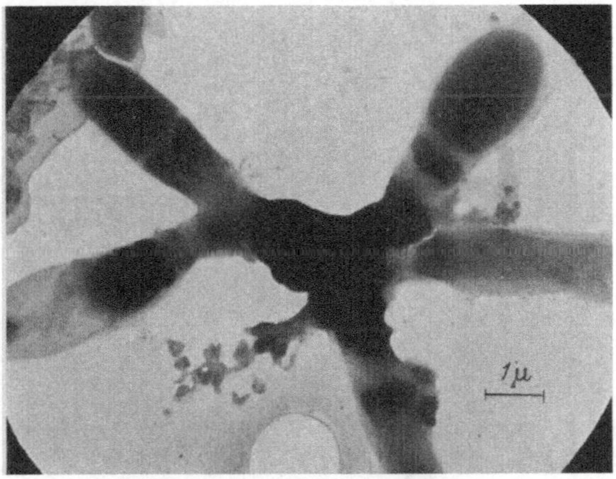

Abb. 7. Diphtheriebacillen von Serumnährböden nach Einwirkung von Penicillin. (Nach KÖNIG und WINKLER.)

Viele Arbeiten sind zur Untersuchung über die Reindarstellung des Toxins durchgeführt worden, ebenso wurde viel Fleiß und Arbeit aufgewandt, um die Bedingungen für die Toxinbildung zu erfassen, und um das Problem Giftsekretion oder Endotoxin zu klären.

ROUX und YERSIN beschreiben das Diphtherietoxin als Exotoxin. Fast alles, was wir darüber wissen‘ geht auf diese beiden Forscher und ihre Filtrationsmethode zurück. Vielleicht wird das Toxin frei durch Absterben und Auflösung der toten Diphtheriebacillen. Sicher ist, daß eine wäßrige Extraktion der Kulturen genügt, um Toxin zu gewinnen. Toxische Substanzen bleiben in den Zellen zurück und können beim Absterben dieser Zellen wieder nachgewiesen werden (PRIGGE (1932). Sehr unwahrscheinlich ist die Annahme, daß die Autolyse der toten Diphtheriebacillen Enzyme freimacht, die aus Albumosen und Peptonen ein Toxin bilden. 1942 stellten MORTON und GONZALEZ das Toxin durch Auflösen der lebenden Bacillen in den Kulturen mit Hilfe vom Ultraschall dar. Nach FROBISHER und ANDERSON kommen bei gewissen Stämmen von Corynebacillen Endotoxine vor. Durch Immunisierungsversuche bei Kaninchen konnten diese Forscher zeigen, daß das Endotoxin nicht identisch ist mit dem Exotoxin. Die Tiere bleiben Schick-positiv und haben weder Agglutinin noch Antitoxin. Intracerebral infizierte Mäuse erleiden eine besondere Art von Paralyse und peripherer Neuritis.

O'MEARA (1940—1949) *glaubt, einen neuen toxischen Faktor entdeckt zu haben.* Dieser kann bei bestimmten Stämmen (gravis) durch Abwaschen der frischen 48-Stundenkulturen mit Salzlösung, durch Zentrifugieren und Filtration gewonnen werden, und wird von ihm

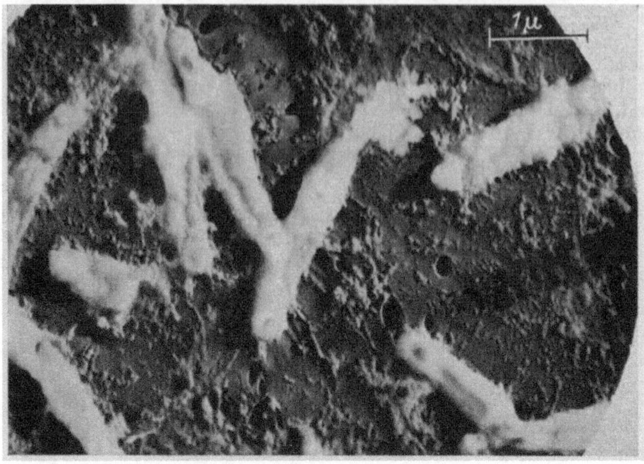

Abb. 8. Diphtheriebacillen, 24-Std Kultur. 12° Pt bedampft, 60 min mit Ultraschall behandelt. (Nach HAUSSMANN und KEHLER.)

als „*Substanz B*" bezeichnet. Es handelt sich um ein Capillargift, welches die Wirkung des von ROUX und YERSIN dargestellten Diphtherietoxins verstärkt. Nach O MEARA können bestimmte Diphtheriebacillenstämme viel Substanz B und wenig klassisches Toxin, andere viel klassisches Toxin (Substanz A) und wenig Substanz B produzieren.

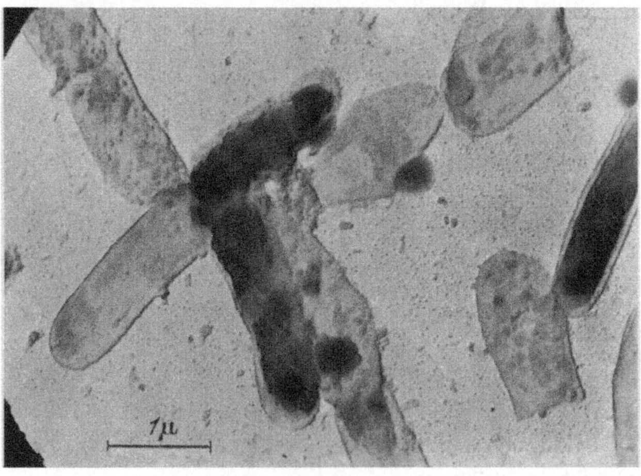

Abb. 9. Diphtheriebacillen, 24 Std-Kultur. Schwach bedampft, 27 min mit Ultraschall behandelt. (Nach HAUSSMANN und KEHLER.)

Abb. 4—9. Abbildungen von Diphtheriebacillen im Ultramikroskop. Die Aufnahmen im Elektronenmikroskop geben eine 7000—13000fache Vergrößerung wieder.

Sollte sich diese Entdeckung bestätigen, so wäre für die Auffassung der Pathogenese der Diphtherie viel gewonnen.

Die Toxinproduktion der Bacillen ist aber nicht nur abhängig vom Stamm, sondern, wie PAPPENHEIMER und seine Mitarbeiter (1937) gezeigt haben, vom Nahrungsangebot, speziell vom Angebot an Eisen im Nährboden. Besteht ein Eisendefizit im Medium, so bildet sich Toxin.

Die Menge des notwendigen, anorganischen Eisengehalts beträgt 12 γ auf 100 cm^3 Nährflüssigkeit. Der doppelte Eisengehalt reduziert die Toxinausbeute bereits um $^1/_3$. Bei einem weiteren Überschuß an Eisen verschwindet die Toxinbildung. MÜLLER hat 1941 zeigen können, daß ein bestimmter Typ (gravis) der Diphtheriebacillen aus einer Epidemie in *Halifax* bei einem optimalen Eisengehalt der Nährflüssigkeit 10mal mehr Toxin synthetisierte als andere Stämme. Auch dies gibt uns einen wichtigen, neuen Anhaltspunkt für das Verständnis der Pathogenese der Diphtherie, vielleicht auch für das Entstehen einer Epidemie. MÜLLER (1941) vermutet, daß für den Diphtheriebacillenstoffwechsel ein eisenhaltiges Ferment obligat ist, bei Eisenmangel findet entweder eine Anhäufung von intermediären Stoffwechselprodukten (= Toxin) statt, oder es entsteht ein neues Stoffwechselprodukt eines anderen *„Ersatz"-Enzymsystems.*

Die Rolle des Eisens für den Stoffwechsel der Diphtheriebacillen wird von PAPPENHEIMER (1947) und PAPPENHEIMER und HENDEE (1947) folgendermaßen formuliert:

„Es hat allen Anschein, als ob die Diphtheriebacillen Eisen, das Toxinmolekül und Porphyrin zu einem Enzym vereinigen; wenn Eisen mangelt, erscheint Toxin und Porphyrin, das nicht verwendet wird, im Nährmilieu. Das hypothetische Enzym ist vielleicht eine Succinoxydase."

Im übrigen sind für das Wachstum der Diphtheriebacillen und deren Toxinbildung unbedingt erforderlich: mehrere Aminosäuren, Oleinsäure, Nicotinsäure, Pantothensäure und Pimelinsäure. Das beste Kohlenhydrat ist Maltose; Pepton und Proteosen sind vollständig überflüssig (PAPPENHEIMER, MÜLLER und COHEN 1937, MÜLLER 1939, MÜLLER und MILLER 1941, COHEN und MÜLLER 1940).

Versuche zur Isolierung des Toxins durch PAPPENHEIMER (1937), LUNDGREEN und PAPPENHEIMER (1939) haben folgende Daten gebracht. Das Toxin ist ein hitze-coagulierbares Protein. Es enthält 16% N, 9% Tyrosin, 1,4% Tryptophan, 0,75% S. Der isoelektrische Punkt = 4,1 (= ±0,1). Das Molekulargewicht beträgt etwa 72000. Ein Milligramm dieser Substanz entspricht 10000 D.L.M. Das Toxin ist leicht zerstörbar und unstabil. Erhitzen auf 60° modifiziert oder zerstört es, durch Licht bzw. Oxydation wird es ebenso leicht zerstört. Weitere Kenntnisse über das Toxin verdanken wir KASAHARA und TAGAKI (1937): Zerstörbarkeit des Toxins durch Ultraschall in 1—3 min, OLITSKY und seinen Mitarbeitern (1948): die *Affinität* zum *Herzmuskel* und die *neurotrope Aktivität* des Diphtherietoxins ist abhängig von der *alkalischen Reaktion*, deren Einfluß es während oder nach seiner Bildung ausgesetzt war (BRAUN und Mitarbeiter 1949). In den Kulturen gefundene *Polysaccharide* sind nach den interessanten Untersuchungen von WANG und TUNG (1938—1940) ohne Beziehung zur Virulenz der Diphtheriebacillen bzw. zum Toxinbildungsvermögen der Bacillen. Das reine Toxin zeigt im UV-Spektrum eine Absorptionsbande bei etwa λ — 2740 Å (WADSWORTH und CROWE 1943).

Das Toxin ist ein Gift, für welches Mensch, Pferd, Hund, Katze, Kaninchen und Meerschweinchen empfindlich sind. Ratte und Maus sind relativ unempfindlich. Orale Applikation des Toxins ist harmlos, parenterale Anwendung zeigt, daß es sich um ein allgemeines Protoplasmagift handelt mit einer besonderen Affinität zum Nervensystem (speziell Vagus, Phrenicus, kraniale und periphere Nerven), zum Herzmuskel bzw. Reizleitungssystem, zu den Nebennieren (in Rinde und Mark beim Meerschweinchen Blutungen hervorrufend) und zum Gehirn und Rückenmark des Menschen.

Pharmakologisch gesprochen könnte man die akute Diphtheriegiftwirkung definieren als *Lahmung des cholinergischen Systems* (STAUB).

Das Standardtoxin wird hergestellt von einem von PARK und WILLIAMS (1896) isolierten Diphtheriestamm, der relativ wenig virulent ist, aber gut Toxin bildet. Die Toxinproduktion ist abhängig vom p_H, hat sein Optimum zwischen p_H = 7,5—8,2. Oberhalb und unterhalb dieser p_H-Werte ist das Wachstum noch gut, jedoch fehlt die Toxinbildung. Heute wird der Stamm hauptsächlich auf synthetischen Medien nach MÜLLER und MILLER gezüchtet, er produziert jedoch nur Toxin, wenn ein bestimmter, nur geringer Eisengehalt vorhanden ist (PAPPENHEIMER und JOHNSON).

Varianten und Typen der Diphtheriebacillen. Es bedeutete einen weiteren Fortschritt für das Verständnis des Diphtherieproblems, als ANDERSON, HAPPOLD, MACLEOD und THOMPSON (1931), COOPER (1936), MORTON (1940), MÜLLER und MILLER (1940), FROBISHER und Mitarbeiter (1945), CARTER (1946) u. a. nachweisen konnten, daß die Familie der Corynebacillen aus ganz verschiedenen Gruppen besteht, die sich morphologisch, kulturell, serologisch und auch epidemiologisch voneinander trennen lassen.

Varietäten innerhalb der Species Corynebacillen nach MORTON *1940.*

a) Variable Koloniеformen auf festen Nährböden. Wachstum: Mucoid (M) (schleimig), Smooth (S) = mitis (glatt), Intermediate (SR) = gravis und intermedius (Zwischenform), Rough (R) (rauh), Dwarf (D) (Zwergform), Gonidial (G) (Sporen).

b) Wachstum in flüssigen Nährböden. M und S = in gleichförmiger Trübung (uniform suspension), R = sich zusammenballend als Bodensatz, SR = zuerst allgemein trübend, dann

Pellicula auf der Oberfläche und gleichzeitig Bodensatz bildend, Brühe klar, D = leichte Trübung, geringes, feines Sediment, G = lange Zeit ohne Trübung, dann sehr feine Trübung mit viscösem Sediment, Wachstum aus filtrierbaren Elementen der Corynebacillen nach HAUDUROY.

Es zeigte sich aber bald, daß nur *3 Wachstumsformen* (mitis, gravis und intermedius) *für die Klinik und die Epidemiologie der Diphtherie* wichtig sind, und daß je nach Alter der Kultur, je nach Herkunft usw. die Wuchsformen S und SR ineinander übergehen können. Ein direkter Zusammenhang zwischen Wuchsform und Virulenz oder Toxinbildungsvermögen besteht auf jed n Fall nicht. Ebensowenig korrespondieren die Wachstumsformen der Kolonien mit den serologischen Typen. Die Hämolyse ist deutlich bei der S-Form, weniger deutlich bei der R-Form und fehlt bei D. Die Vergärung von Kohlenhydraten, namentlich Stärke und Glykogen, ist nicht an die Kolonieform gebunden, zeigt aber quantitative Differenzen. Die Chromogenese bzw. Bildung von Porphyrin und Pigment kommt bei S- und R-Formen vor, kann aber auch fehlen. Die Reduktion des Calciumtellurits ist charakteristisch für S, SR und D (S = schwarze, glänzende Kolonien; SR = grau und trocken; D = schwach pigmentiert).

Mikroskopisch sehen die Bacillen folgendermaßen aus: M = länglich, stark granuliert; S = gleichförmige Stäbchenform; SR = weniger gleichförmige, bizarre, verbogene Form; R = lang und fadenförmig: D = kurz, dick, Tendenz zu Anschwellungen und ungleichmäßig mit Methylenblau sich färbend G = sehr kurz, sehr schlank, fast sphärisch, Gram ± unebenmäßig sich färbend mit Methylenblau.

Wichtig ist die Abhängigkeit vom *Alter* der Kulturen:

Junge Kulturen von 2—6 *Std* zeigen gleichmäßige, solide, schmale und etwas granulierte Zellen. *Ältere Kulturen* von 24 Std zum 7. Tag zeigen verschiedene Formen, unregelmäßige Stäbchen, verkürzt, ohne Granulation. Die Granulierung nimmt nach 12—15 Std ab, 2 Tage alte Kolonien weisen gar keine granulierten Bacillen mehr auf. *Saures oder alkalisches* p_H verändert ebenfalls die Morphologie der Zellen, jedoch ist diese Frage noch nicht restlos geklärt. *Glucose im Nährboden* verursacht kokkoide Formen, *Abnahme der Sauerstoffspannung* führt zu dicken, plumpen Stäbchen, *Zusätze von Galle, Salzen, Calcium, Blut, Leberextrakt, Peritonealflüssigkeit* führen zu kokkoiden Formen. *Mischkulturen mit Staphylococcus aureus* rufen klumpige Fingerformen hervor. Schließlich ist auch die *Temperatur bei der Sterilisation des Nährbodens* wichtig. Übergänge von S zu SR und zu S zurück sind beobachtet worden. Alle Formen können gelegentlich in D übergehen.

Es scheint nach EWING (1933) und nach ROBINSON und PEENY (1936) verschiedene Antigenstrukturen zu geben. Auf jeden Fall gelang es bisher 40 Antigentypen der „*mitis*"-Gruppe zu finden, 4 Antigentypen des „*intermedius*" und 13 des „*gravis*" (HEWITT 1947).

Nach WONG und TUNG (1940) kann man 3 Fraktionen aus den Diphtheriebacillen gewinnen. Eine Fraktion der *Polysaccharide*, eine Fraktion der *Lipoide, die beide spezifisch für die Gruppe* der Corynebacillen, und eine alkalilösliche *Protein*-Fraktion, die *spezifisch für den Typus innerhalb der Gruppe* sein soll.

Man sieht aus dem Dargestellten, daß die Frage der Gruppe und der Typen weder morphologisch noch kulturell befriedigend geklärt ist. Viel komplizierter wird das Ganze durch den Umstand, daß nur geringe Unterschiede in der Virulenz der einzelnen Gruppen gefunden worden sind. Gruppe SR braucht vielleicht etwas weniger Keime, um im Tierversuch beim Meerschweinchen tödlich zu wirken, als der Bacillus der Gruppe S. SR hat eher penetrante, invasive Eigenschaften, verglichen mit S. Die Toxinbildung kann aber bei allen Formen vorhanden sein. Noch unübersichtlicher werden die Verhältnisse, wenn pathogenetische und epidemiologische Momente für die Charakterisierung der verschiedenen Bacillengruppen herangezogen werden.

FROBISHER (1946) beschrieb in *Baltimore* einen eigenen *Typus minimus* und verglich ihn mit dem *Intermediustyp* von McLEOD. Es zeigte sich, daß minimus und intermedius nicht identisch sind.

Nach McLEOD sind *mitis, gravis* und *intermedius* für die menschliche Pathogenese ganz besonders wichtig. Ihre Eigenschaften sind in der folgenden Tabelle zusammengestellt (Tabelle 1 nach ZINSSER 1948).

Der *Typus „mitis"* soll im wesentlichen relativ harmlose, lokalisierte, klinische Erscheinungsformen hervorrufen. Epidemien, die durch „mitis" verursacht sind, verlaufen relativ benigne, die meisten Bacillenträger sind Mitisbacillenträger. Die *Gravisform* löst die schweren, klinischen Krankheitsbilder der progredienten und malignen Diphtherie aus. Sie verursachen Ödeme, Herzlähmungen und Polyneuritiden. Die Patienten verlieren, wenn sie der Krankheit nicht erliegen, ihre Bacillen recht schnell, so daß relativ wenig Bacillenträger oder Dauerausscheider entstehen. *Die Intermediusgruppe* steht zwischen Mitis- und Gravisform, die klinische Auswirkung ist aber häufiger ein schweres Krankheitsbild mit Neigung zu intrathorakaler Invasion (Stenose, Tracheobronchitis, Pneumonie). Bacillenträger sind relativ selten.

Tabelle 1. *Die drei Typen des Corynebacillus diphtheriae.* (Nach ZINSSER.)

	S Mitis	SR Gravis	SR Intermedius
Morphologie	Lange Formen mit metachromatischen Granula. 80% typisch	Kurz, gleichmäßig gefärbt. 50—60% typisch	Lang, stäbchenförmig, keulenförmige Enden. 80% typisch
Wachstumsformen auf erhitztem Blutagar	Mittelgroß, weich, schleimig-feucht, konvex, leuchtende Kolonien, semiopak	Breit, flach, trocken, matt. Opake Kolonien	Sehr klein, flach, dünn, trocken, opake Kolonien mit leicht grünlicher Zone
Auf Blut oder Serum Tellurit	Dasselbe wie oben, aber leuchtend schwarz	Dasselbe wie oben, aber grauschwarz, schwarz mit radiären Streifen	Dasselbe wie oben, aber grau mit dunklerem, erhöhtem Zentrum (Knoten)
Konsistenz der Kolonien	Weich, faltet sich über der Nadel	Brüchig	Zwischen Mitis und Gravis
Wachstum in Bouillon	Erst gleichmäßige Suspension, später weiches Häutchen	Häutchen schuppig oder granuliert mit Bodensatz	Feinste körnige Trübung als Bodensatz
Hämolyse auf Blutagar-Platten	Hämolytisch	Variabel	Nicht hämolytisch
Vergärung von Stärke und Glykogen	Negativ	Positiv	Negativ
Pathogenese für Meerschweinchen	10—20% nicht pathogen für Meerschweinchen, aber pathogen für Mäuse	Nicht-pathogene Stämme selten. Weniger pathogen für Mäuse	10% nicht pathogen für Meerschweinchen. Nur wenig pathogen für Mäuse
Antigene Eigenschaften oder Abweichungen	Mindestens 5 Typen zu unterscheiden	Wenigstens 5 Typen durch Agglutination unterscheidbar. Typ I und II haben Gänseblümchenkolonien	2 Typen mit spezifischem Antigen

Man hat beim Ausbruch verschiedener Diphtherieepidemien Zusammenhänge zwischen Charakter der Epidemie und Diphtheriebacillentypen gefunden. Jedoch ist wie wir im Kapitel „Epidemiologie" sehen werden, diese Frage noch nicht absolut sicher geklärt.

Eines ist bis heute sicher: *Alle Gruppen können Toxin bilden, Unterschiede in der Toxinbildung sind bisher nur quantitativ, aber noch nie qualitativ festgestellt worden. Das Toxin scheint also außerordentlich stabil zu sein, ebenso stabil scheinen sich die 3 Gruppen: mitis, gravis und intermedius zu verhalten.* Wenigstens konnte bei den vielen Untersuchungen über diese Fragen noch nie über Inkonstanz der Typen oder ihrer Toxine berichtet werden.

Einzig WILDFÜHR (1948) beschreibt in seinen neuesten Arbeiten einen Typenwechsel, in dem er Mitisbacillen bzw. ein Stückchen Diphtheriemembran einem weißen Kaninchen unter die Haut pflanzt und von dort Tierpassagen durchführt. Er beobachtet dabei, daß in 2 Versuchen Mitisbacillen ihre Wuchsformen ändern (in der 75.—90. Passage), nach 40—60 Tagen vollvirulent werden und eine intensivere Giftbildung aufweisen. So entstehen aus Mitisstämmen unter besonderen Bedingungen Gravisformen. Ebenso behandelte Gravisstämme verändern sich nicht nach der virulenten Seite, sondern werden höchstens schwächer. Das Toxin ist nach WILDFÜHR für Gravis- und Mitisstämme identisch, die Produktion ist nur quantitativ verschieden.

Studien über die Toxinbildung bei Mitis, Gravis und Intermedius unter verschiedenen kulturellen Bedingungen verdanken wir auch HAPPOLD (1940). Es wurden nur quantitative Unterschiede in der Toxinproduktion gefunden.

CLAUBERG, HELMREICH und VIERTHALER (1936). COOPER, HAPPOLD, MACLEOD und WOODCOCK (1936), GUNDEL (1936), UCHIKURA (1939/40), CLAUBERG (1939), NORLIN (1944), PARVIS (1946), ZIMMERMANN (1946), HEWITT (1947).

Ergänzungen. Im Filtrat von Diphtheriebouillonkulturen entsteht nach VACIRA (1943) ein Faktor (V) unter Formolwirkung, der hitzebeständig, aber bisher unbekannter Natur ist, und vorerst nur definiert werden kann durch die Tatsache, daß er die Uranvergiftung des Tieres verhütet. Ein Zusammenhang des Faktors V mit der Diphtheriepathogenese ist bisher nicht bewiesen.

Älteren Auffassungen der Art, daß der Speichel auf Diphtheriebacillen bactericid wirke und Verwandlungen der Arten hervorrufen könne, ist SCHÄFER (1935) entgegengetreten. Er konnte nachweisen, daß Speichelzusatz zum Nährboden weder bactericid wirkt, noch eine Umwandlung in Pseudodiphtheriebacillen hervorruft.

Versuche zur Entgiftung des Toxins durch Sterine und sterinhaltige Fettsubstanzen von EISLER und GOTTDENKER (1937) haben zwar in vitro Anhaltspunkte für eine Bindung des Toxins an Sterine gezeigt. Solche Mischungen sollen beim Meerschweinchen die Antitoxinbildung anregen, eine echte Verbindung scheint aber nicht vorzuliegen, denn sie wird durch Chloroform dissoziiert und auch der Kaninchenorganismus sprengt die Verbindung.

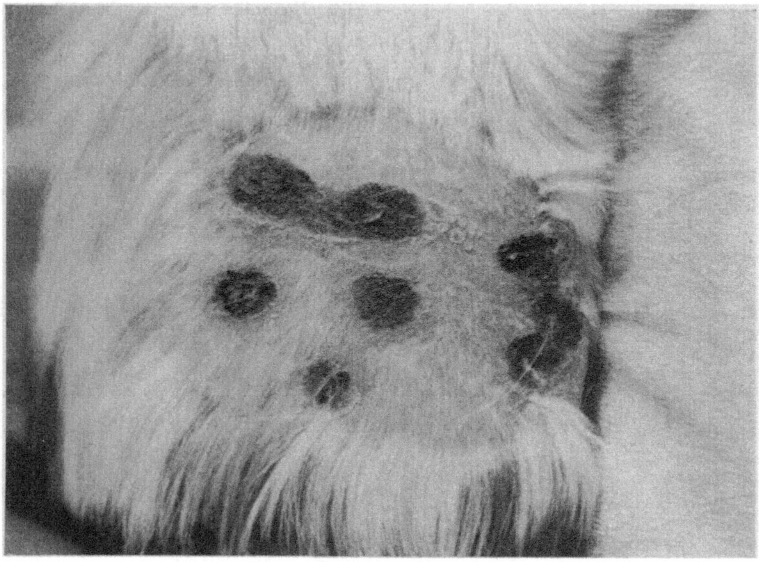

Abb. 10. Nekrosen bei intracutaner Injektion von Diphtherietoxin in die enthaarte Meerschweinchenhaut.

SNYDER und MÜLLER (1940) entdeckten im Blut gewisser Tiere einen Wachstumsfaktor für Diphtheriebacillen (aktive Substanz), der vorerst undefiniert bleiben muß.

Tierversuche. Das Diphtherietoxin ruft beim Meerschweinchen, als dem typischen Versuchstier, charakteristische Veränderungen hervor. Bei *intracutaner Injektion* bilden sich lokale Entzündungsherde in der Haut, die sich je nach Dosierung bis zur Nekrose entwickeln können. Auch beim *Menschen* läßt sich durch intracutane Injektion von kleinsten Toxindosen eine lokale Hautreaktion hervorrufen (*Schickreaktion 1913*).

Bei *subcutaner Injektion* entwickelt sich nach 24 Std an der Injektionsstelle ein deutliches Infiltrat, das je nach Dosierung in den nächsten Tagen zunimmt. Allgemeinsymptome treten herzu: gesträubtes Fell, Gewichtsabnahme, Freßunlust, Bewegungsarmut. Nach einigen Tagen tritt der Tod ein. Die *Obduktion* zeigt an der Injektionsstelle ein sulzighämorrhagisches Ödem als Zeichen einer schweren, serösen Entzündung, die sich bis zur Nekrose entwickeln kann. Seröse Ergüsse findet man in Pleura und Perikard. Die Nebennieren sind durch eine typische Blutung zerstört (*Toxinversuch*).

Genau dieselben Erscheinungen werden bei der Injektion lebender Bacillen beobachtet. Der Ausgang dieser experimentellen Infektionskrankheit ist abhängig vom Stamm, dessen Toxinbildungsvermögen, kurz von dessen *Virulenz*. Untertödliche Dosen bewirken nur an der Injektionsstelle Erscheinungen, die mit Haarausfall und Narbenbildung ausheilen. Trotzdem gehen häufig später die Tiere unter fortschreitender Abmagerung ein (*Spättod* nach KRAUS). Für die Beurteilung von Heilversuchen am Meerschweinchen ist die Kenntnis des Spättodes wichtig. Dasselbe Krankheitsbild kann auftreten bei wiederholten Injektionen kleiner Toxinmengen. Damit kann man auch unter Verwendung gewisser Bakterienstämme,

Lähmungssymptome zuerst lokal, dann allgemein, entsprechend der Polyneuritis postdiphtherica, erzeugen.

Bei untertödlichen Dosen werden ferner beim Meerschweinchen (ABRAMSON), wie auch bei der Diphtherieerkrankung des Menschen (CREUTZFELD und KOCH) Veränderungen an der Hypophyse gefunden. Sie treten indessen später als die Veränderungen in der Nebenniere des Meerschweinchens auf. Während die Nebennierenblutung des Meerschweinchens am 1.—2. Krankheitstag auftritt, finden sich Hypophysenveränderungen erst am 4. oder 5. Tag.

Infektion des *Mäusehirns* (FOBISHER und PARSONS 1940) zeigt, daß verschiedene toxinbildende und nicht toxinbildende Stämme der Art Corynebacillen, auch sog. Pseudodiphtheriebacillen für das Tier bei intracerebraler Infektion virulent sein können.

Das Antitoxin. Das Diphtherietoxin wirkt, seiner Proteinnatur entsprechend, als Antigen. Bei infizierten oder mit Toxin behandelten Tieren, die am Leben bleiben, findet sich im Serum ein spezifischer Antikörper. Die Entdeckung dieses *Antitoxin* genannten Bestandteils des Serums verdanken wir E. v. BEHRING (1890).

E. v. BEHRING konnte nachweisen, daß das Antitoxin Tiere vor Infektion und vor der Intoxikation zu schützen vermag. Er hat das Blutserum des Pferdes zu Immunisierungszwecken verwendet, nachdem er die Tiere zuerst gegen das Toxin, bzw. die Bacillen aktiv immunisiert hat. Eigentlich wurde das Immunserum von v. BEHRING als prophylaktisches Mittel in die Therapie eingeführt, in der klaren Erkenntnis, daß es nur ganz geringe rückwirkende Kraft entfalten kann. Das heißt, wenn bei einem experimentell infizierten oder vergifteten Versuchstier das antitoxinhaltige Serum mehr als 6 Std nach der Infektion oder Vergiftung verabreicht wird, so sind die Aussichten einer Neutralisierung der Gift- oder Infektionsschäden nur noch sehr gering. Gleichzeitig, oder noch besser vor der Infektion verabreichtes antitoxinhaltiges Serum aber vermag, wenn die Antitoxinmenge genügend groß ist, die Versuchstiere mit Sicherheit zu schützen. Es hängt dies mit der Fixationsgeschwindigkeit des Toxins in den Geweben zusammen. Man kann dies auch in der folgenden Art demonstrieren: Wenn einem Kaninchen die 10fache letale Dosis subcutan injiziert und nachher intravenös Antitoxin verabreicht wird, so muß mit zunehmendem Zeitintervall immer mehr Serum gegeben werden, um das Tier am Leben zu erhalten, wie folgende Tabelle zeigt (nach L. B. HOLT).

Nach	10 min =	5 E
„	20 min =	200 E
„	30 min =	2000 E
„	60 min =	5000 E
„	90 min =	ohne Wirkung.

Als bester Antitoxinbildner hat sich das Pferd erwiesen, zumal es bei diesem großen Tier möglich ist, verhältnismäßig große Mengen Blutserum zu gewinnen. Auch das Rind läßt sich zu Immunisierungszwecken verwenden, jedoch gelingt es nicht, den Gehalt seines Blutes an Antikörpern über ein gewisses Maß zu steigern. Im Lauf der über 50 Jahre, die seit der Entdeckung von v. BEHRING verflossen sind, hat man gelernt, wie Pferde zu immunisieren sind, um einen ganz besonders hohen Titer an Antikörpern zu erzielen (Tapiocamethode usw.). Man hat ferner gelernt, das Serum zu konzentrieren durch Ausfällung eines Teils der überflüssigen Eiweißkörper (Albumine) durch Dialyse, Verdauung und Dialyse usw. (H. SCHMIDT).

Aus dem prophylaktischen Serum ist das sog. Diphtherieheilserum geworden, welches mit Recht und größtem Erfolg, seit 1894 für die Therapie der menschlichen Diphtherie verwendet wird.

Bis 1938 galt es als sicher, daß das Heilserum bzw. dessen Antitoxingehalt eine einheitliche Substanz sei. Das Problem der Toxin-Antitoxinneutralisation wurde ebenso wie das Problem Toxinbildung der Diphtheriebacillen nur von der *quantitativen Seite*, und nicht von der *qualitativen* beurteilt. Eine große Zahl von Arbeiten beschäftigte sich mit diesen Fragen. Immer wieder wurde festgestellt, daß die Toxinproduktion der verschiedenen Diphtheriestämme in ihrer Quantität und vielleicht auch in ihrer Produktionsgeschwindigkeit Unterschiede zeigt, nie aber konnten qualitative Differenzen der Giftstoffe festgestellt werden (SIEMENS 1930, CLAUBERG 1939, MORTON 1940, UCHIKURA 1939—1941, MACLEOD 1943, NORLIN 1944, ZIMMERMANN 1946). Entsprechend diesen Befunden, wurde festgestellt, daß das Antitoxin alle Toxine vollständig zu neutralisieren vermochte. Es gab somit auch bezüglich der Toxin-Antitoxinneutralisation keine Zweifel und keine Unterschiede in der Qualität, sondern *nur quantitative Fragen.*

In jüngster Zeit ist die Hypothese, daß 2 Bestandteile des Diphtherietoxins existieren, konsequent von O MEARA *und seinen Mitarbeitern ausgebaut worden.* Entsprechend den beiden zusammenwirkenden Bestandteilen des Diphtherietoxins kann man mit Recht zwei Antikörper im Diphtherieantitoxin erwarten, und zwar einen gegen das klassische Toxin (von

O'MEARA *Substanz A* genannt), und einen gegen *Substanz B*. O'MEARA glaubt sich berechtigt, anzunehmen, daß bei den im Handel befindlichen Heilseren, welche auf Grund von Immunisierung gegen die bekannten Standardtoxine des ebenso bekannten Standardbacillenstammes (PARK-WILLIAMS Stamm Nr. 8) gebildet worden sind, nur *wenig Antikörper gegen die Substanz B* enthalten ist. Der Antikörper B steht nach O MEARA in Beziehung zur *Avidität* des Antitoxins. Fehlt Antikörper B, oder ist zu wenig davon im Serum vorhanden, so hindert die nicht neutralisierte „Substanz B" auch die Vereinigung von Substanz A und Antikörper A. Die Beweise für diese Theorie sind bestechend und nicht nur fundiert durch experimentelle Grundlagen, sondern auch durch klinische Beobachtungen am Menschen. Die nächsten Jahre werden beweisen, ob weitere Fortschritte für die Entwicklung eines besseren Heilserums mit größerer Avidität auf dieser Basis möglich sind.

Infektionsversuche an 8 Freiwilligen (GUTHRIE, MARSHALL, MOSS). Durch Einreiben von Diphtheriebacillen auf die Tonsillen kam es dazu, daß 4 der Versuchspersonen erkrankten; die 4 anderen, nicht Erkrankten, hatten vor der Infektion nachgewiesenermaßen Antitoxin im Blut.

Die Vaccinen. Es ist leicht verständlich, daß *nach dem gesetzmäßigen Verlauf der künstlichen Infektions- und Intoxikationsversuche beim Tier und dem Nachweis der Immunisierbarkeit vieler Säugetiere nach einem Impfstoff gesucht wurde, der beim Menschen anzuwenden wäre.*

Die *ersten positiven Untersuchungen* über Immunisierung beim Menschen verdanken wir zwei Italienern BANDI und GAGNONI (1905), die in *Siena* über die aktive menschliche Immunisierung berichtet haben (nach JOH. v. BOKAY), und dem Amerikaner THEOBALD SMITH (1907). Dieser impfte erfolgreich Meerschweinchen und später Kinder mit einem Gemisch aus Toxin und Antitoxin. Nachdem aber gelegentlich Unglücksfälle durch Dissoziation des Gemisches erfolgt sind (Impfkatastrophe von Baden bei Wien 1923), wurde die Methode des Toxin-Antitoxingemisches aufgegeben.

RAMON (1923) verdanken wir die Entdeckung, daß Toxin, mit Formaldehyd behandelt, seine Giftigkeit zwar verliert, jedoch nicht sein antigenes Vermögen. RAMON nannte dieses veränderte Toxin „*Anatoxin*". Im deutschen und angelsächsischen Sprachbereich wird es *Toxoid* genannt. Das Toxoid kann beim Tier ebenso wie das reine Toxin zu Immunisierungszwecken Verwendung finden und läßt sich, wie die letzten 2 Jahrzehnte gezeigt haben, auch beim Menschen mit großem Erfolg zu Massenimmunisierungen gebrauchen. Das Toxoid wurde als Impfstoff in verschiedenen Modifikationen angewandt: Als reines Toxoid, als durch Antitoxin ausgeflocktes Toxoid, als durch Alaun oder Aluminiumhydroxyd niedergeschlagenes Präcipitat, oder als Protamin-Alaun-Toxoid (ROSS 1949). Es wird heute auch in Kombination mit anderen Impfstoffen in den Handel gebracht, z. B. mit Tetanus oder Keuchhusten oder mit beiden zusammen als Tripelvaccine.

Die Wissenschaft über die Impfstoffe hat sich zu einem großen Kapitel der Prophylaxe entwickelt. Reinigungsprozeduren durch Magnesiumhydroxyd (HOLT 1950), Alkohol (RÜEGSEGGER 1948), Präcipitation durch Cadmiumchlorid (HOLT), Berücksichtigung des Mineralgehaltes an Aluminium, Phosphatsalzen, Chloriden usw. haben zu außerordentlichen Fortschritten geführt. Die Verbesserung der Impfstoffe berücksichtigt in erster Linie natürlich die Bedingungen der Toxinproduktion, sie basiert auf den Erkenntnissen des Verwendungsstoffwechsels der Bakterien. Die Kulturen werden in ganz oder halbsynthetischen Nährböden durchgeführt, die Reinigungsvorgänge außerordentlich sorgfältig ausgebaut, und die physiologische Aktivität und Auswirkung der Impfstoffe dauernd gesteigert (s. HOLT).

Maßeinheiten. *1. Toxineinheit:* D.L.M. (Dosis letalis minima). Nach der Definition von EHRLICH ist dies die geringste Toxindosis, die ein 250 g schweres Meerschweinchen in 4 Tagen nach subcutaner Injektion tötet.

2. Antitoxineinheit. Nach EHRLICH neutralisiert die Antitoxineinheit 100mal eine D.L.M. Die verschiedenen Seruminstitute haben sich international auf diese Einheiten eingestellt. So gilt für USA. als die offizielle Standardeinheit des Antitoxins diejenige Menge Antitoxin, welche in $^1/_{6000}$ g eines bestimmten, unkonzentrierten, getrockneten antitoxischen Pferdeserums enthalten ist, das seit 1905 im National Institute of Health in Bethesda (Maryland) aufbewahrt wird. Diese Menge ist identisch mit der internationalen Antitoxineinheit, bzw. identisch mit EHRLICHs Standardantitoxin, dessen Einheit = 100 D.L.M. neutralisiert.

Aus Gründen der Praxis wird an vielen Orten das Toxin mit Hilfe dieser Antitoxineinheiten standardisiert, denn Antitoxin läßt sich besser aufbewahren als Toxin.

3a. Einheit für Schicktest. 0,1 cm³ der zu injizierenden Lösung muß $^1/_{\cdot 0}$ D.L.M. enthalten.

3b. Einheit für Rehtest. In einem Tropfen Toxinlösung muß eine Menge Gift enthalten sein, die 30 IE neutralisiert (Cutireaktion von REH durch Scarifikation mit PIRQUET-Bohrer).

3c. Einheit für Percutireaktion von RENAUX *und* MARYSSAEL. Ein Tropfen Glycerintoxin enthält Gift entsprechend 18 IE (Hautreaktion durch Einreiben in entfettete Haut).

3d. Einheit für Moloneytest. 0,2 cm³ eines 1:200 verdünnten Toxoids, intradermal. (Zur Bestimmung individueller Überempfindlichkeit gegen Impfstoffe.) Ist identisch mit ZOELLER-test, wobei 10 L.f. verdünnt werden (20fach) und 0,1 intradermal injiziert wird.

4a. Einheit für Toxoidimpfstoffe. USA. Toxoid muß genügend antigenes Vermögen aufweisen, damit 80% von einmal immunisierten Meerschweinchen 10 Tage überleben, wenn die Tiere mit einer Dosis von 10 D.L.M. subcutan injiziert wurden.

4b. Flockulationswert (Standardisierung nach RAMON). RAMON beobachtet 1922, daß bei Vermischung von hochwertigem Diphtherietoxin und Antitoxin eine ausgesprochene Flockung entsteht, doch nur in einer gewissen Zone. Nach seiner Auffassung ist dieser Flockungsvorgang geeignet, um als Maß für die Immunisierungseigenschaften eines Impfstoffes verwendet zu werden. Das Optimum der Flockung entspricht der genauen Neutralisation des Toxins. Es kann bei diesem Verfahren nicht nur der Flockungswert (L.f.), sondern auch die Flockungszeit (K.f.) bestimmt werden. Beide Werte bestimmen nach RAMON „le pouvoir antigène intrinsèque" des Toxoids (L = limes).

Indessen gilt heute das Flockungsverfahren nur noch für Rohtoxoide, um Annäherungswerte zu bestimmen, und die meisten staatlichen Vorschriften standardisieren ihre Impfstoffe nach wesentlich komplizierteren Verfahren. Für *Deutschland* gilt die Wertbemessung von hochaktiven Impfstoffen nach der Methode von PRIGGE und H. SCHMIDT. In *England* wird neben einem Flockungswert von mindestens L.f. = 50 das Immunisierungsvermögen im Tierversuch derart bestimmt, daß bei 10 Meerschweinchen die Antitoxinproduktion im Blut als Reaktion auf einen Impfstoff nach einer bestimmten Zeit gemessen wird, und zwar als Hauttest nach einer injection de rappel.

An vielen Orten wird das Toxin nicht nach der ursprünglichen Methode von EHRLICH standardisiert, sondern die quantitative Bestimmung der Giftigkeit wird vorgenommen nach vorheriger oder bei gleichzeitiger Zufuhr von *einer Immunitätseinheit* Antitoxin. Es ist dann die Toxineinheit = derjenigen kleinsten Menge, die mit einer Immunitätseinheit vermischt und subcutan injiziert ein Meerschwein von 250 g in 4 Tagen tötet. Die Bezeichnung in der Literatur dieser Einheit ist L_+. Die größte Menge Toxin, welche mit einer Immunitätseinheit vermischt und subcutan injiziert *eben noch keine* toxischen Veränderungen macht bei einem 250 g schweren Meerschwein, wird mit L_0 bezeichnet. Dieses sind Meßmethoden, die nicht die eigentliche Toxizität, sondern das Bindungsvermögen mit Antitoxin messen wollen.

Folgende Tabelle 2 gibt eine Zusammenstellung über die verschiedenen in der Literatur verwendeten Maße (nach GLENNY 1925):

Tabelle 2.

Gemessene Eigenschaften:	Einheit oder Dosis		Auswirkung am Meerschweinchen von 250 gr nach subcutaner Injektion
	Toxin	Antitoxin	
Toxizität	D.L.M.	—	Tod am 4. Tag post injectionem.
,,	D.R.M.	—	Minimale Hautreaktion.
Bindungsvermögen	L_+	Dosis + 1 IE	Mischung tötet in 4 Tagen.
,,	L_0	Dosis + 1 IE	Mischung macht minimales Ödem
,,	L_r	Dosis + 1 IE	Mischung macht minimale Hautreaktion.
,,	L_f	Dosis + 1 IE	Mischung ist optimal proportioniert für Flockulation.

Literatur: GLENNY, A. T.: J. of Hyg. **24**, 301 (1925). — Brit. med. J. **11**, 244 (1930). — Siehe hierzu die ausgezeichnete Studie über Diphtherie-Impfstoffe von G. WEISFLOG: Bull. eidgen. Gesdh.amt **1951**, 47.

Virulenztest. 2 Meerschweinchen von 250 g werden verwendet. Ein Tier erhält eine Schutzdosis von 250 E Antitoxin. 12—24 Std später werden beide Tiere subcutan infiziert mit einer 48stündigen Kultur (flüssiger Ascitesnährboden). Analoge Methoden durch intracutane oder intraperitoneale Injektionen. Wenn der zu untersuchende Diphtheriebacillenstamm virulent ist, so geht das nicht geschützte Meerschweinchen in 3—6 Tagen ein.

Pseudodiphtheriebacillen. Der Ausdruck „Pseudodiphtheriebacillen" ist nicht genau, denn es handelt sich dabei wahrscheinlich um eine Gruppe von verschiedenen Corynebakterien *Hoffmanni*. Diese Familie ist denkbar anspruchslos bezüglich Nährboden, gleicht mikroskopisch in ihren Wachstumsformen dem sog. Mitisstamm und zerfällt wahrscheinlich in mehrere serologische Typen, vergärt keinen Zucker und bildet kein Toxin. Obschon eine ausgedehnte Literatur über die Varianten des Corynebacillus Hoffmanni besteht, und obschon die Möglichkeit des Übergangs in „echte", pathogene Arten diskutiert wurde, glaubt man heute nicht mehr an diese Möglichkeit des Übergangs (GINS 1928, HEWLETT 1930).

Auch die *Xerosebacillen* gehören zu den Pseudodiphtheriebacillen. Dieses Corynestäbchen wächst ähnlich wie die pathogenen Stämme, bildet aber kein Toxin.

Auf der Haut des Menschen, z. B. im Gehörgang, werden gelegentlich Corynebacillen gefunden, die zu dieser Gruppe gehören und schon von NICOLLE (1893), als „Bacterium cutis commune" beschrieben worden sind, oder Paradiphtheriebacillen genannt werden (LUBINSKY 1921, HETTCHE 1936, HÖLZEL und HAUPTMANN 1943).

Auch nicht Toxin bildende, aber Septicämie machende Corynebacillenstämme sind beschrieben worden. Sie können Endokarditis, Encephalitis, Meningitis und Pneumonie hervorrufen (Corynebacillus parvulus) (TESDAL 1934, SCHULTZ und Mitarbeiter 1934, SUTTERLAND und WILLIS 1936, TRAVERSO 1947, NÉLIS und Mitarbeiter 1948), Corynebacillus acnes (HOPPS 1948) und Corynebacillus citreus (SCHMAGER 1950).

Wenn bei solchen Pseudo- oder Paradiphtheriebacillen im Meerschweinchenversuch keine Virulenz nachzuweisen ist, so kommt doch einzelnen Individuen dieser Gruppe pathogenetische Bedeutung zu. Dies gilt unter Umständen auch für Corynebacillen, die in Hautwunden gefunden wurden. Der größere Prozentsatz von mit Corynebacillen infizierten Kriegsverletzungen geht auf solche Paradiphtheriebacillen oder „hyperacide Diphtheriebacillen" zurück (KALIES 1943). Die Corynebacillen „ulcerogenes", „pyogenes" und neuestens „haemolyticus" gehören zu dieser Gruppe (CLAPPER und CARLQUIST).

Epidemiologie.

Bei Infektionskrankheiten, die eine *allgemeine* Disposition der Bevölkerung aufweisen, ist der epidemiologische Verlauf von wenigen Faktoren abhängig: der Anwesenheit des Erregers und der Möglichkeit der Verbreitung des kontagiösen

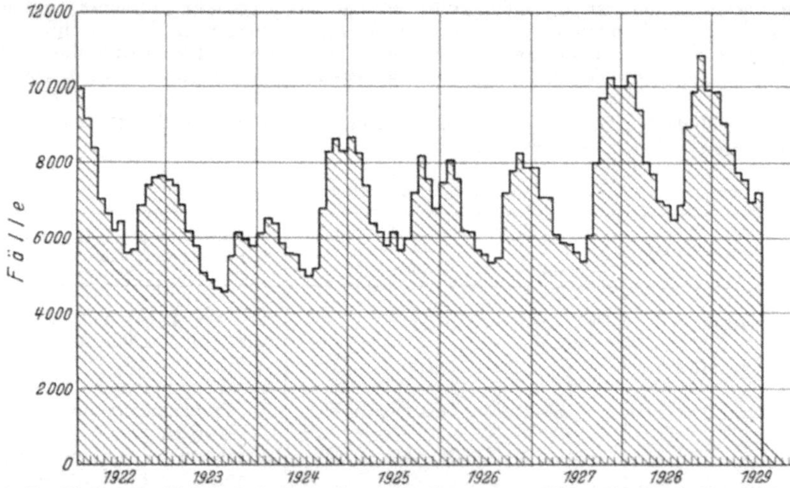

Abb. 11. Der Verlauf der Diphtherie in Zentral- und Westeuropa von 1922—1929 (Deutschland, England und Polen zusammengefaßt). Jeweils in den Wintermonaten sind endemische Häufungen der Krankheit zu beobachten. Die Entwicklung der Gesamtfälle nimmt von 1923—1929 langsam und kontinuierlich zu. (Meldungen an den Völkerbund in 4wöchigen Perioden.)

Stoffes einerseits, andererseits vom Angebot an empfänglichen Individuen. So ist der Verlauf und Rhythmus der Masernepidemien in Stadt und Land leicht zu verstehen. *Bei der Diphtherie ist aber die Empfänglichkeit des Menschen nicht allgemein.* GOTTSTEIN berechnete den Kontagionsindex bei dieser Krankheit auf 0,1—0,2, d. h. von 100 exponierten, gesunden Menschen erkranken höchstens 10—20. Dieser Umstand bedingt allein schon einen viel langsameren Verlauf einer Diphtherieepidemie.

Es treten aber noch andere Faktoren hinzu.

Jahreszeitliche Schwankung. Die Diphtherie ist eine Krankheit der kalten Monate, und so treten die ersten Fälle im Herbst jedes Jahres in Erscheinung, während in der Regel im

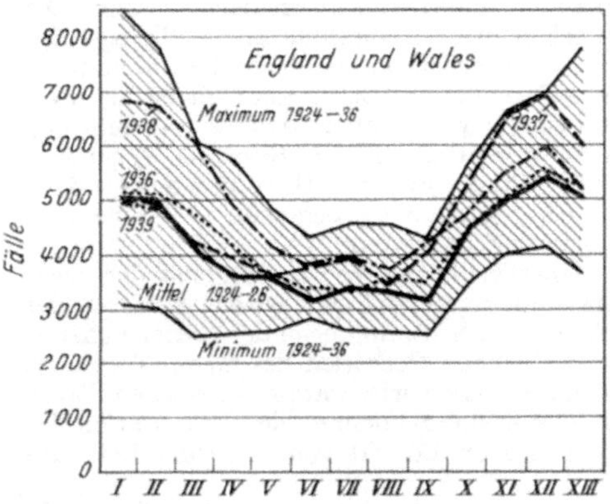

Abb. 12.

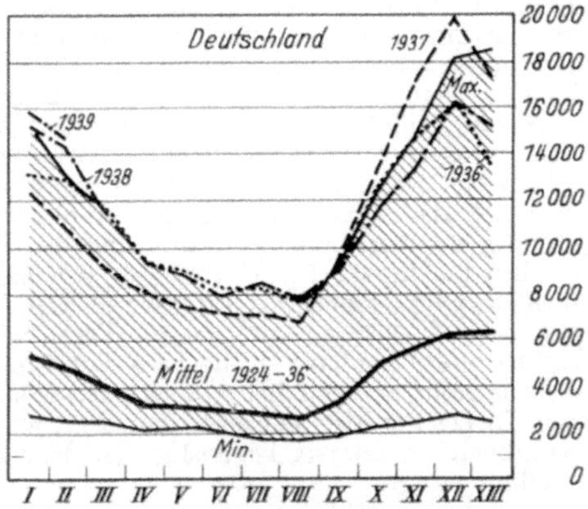

Abb. 13.

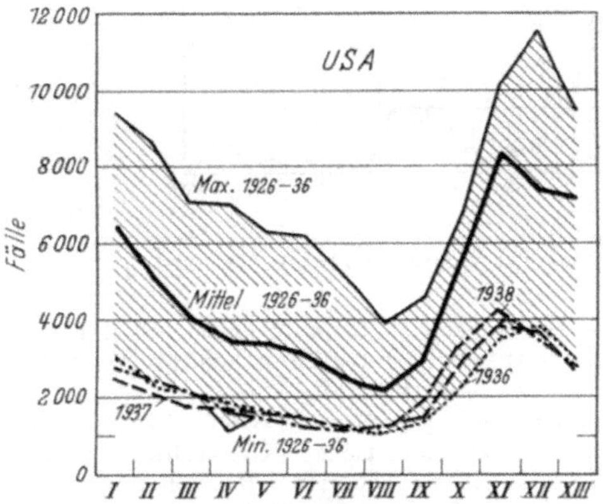

Abb. 14.

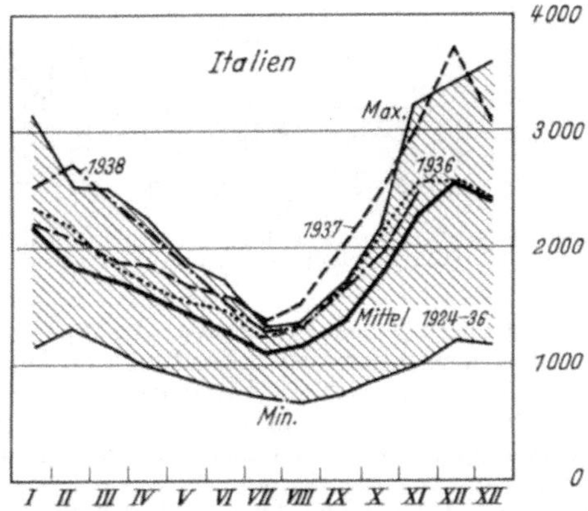

Abb. 15.

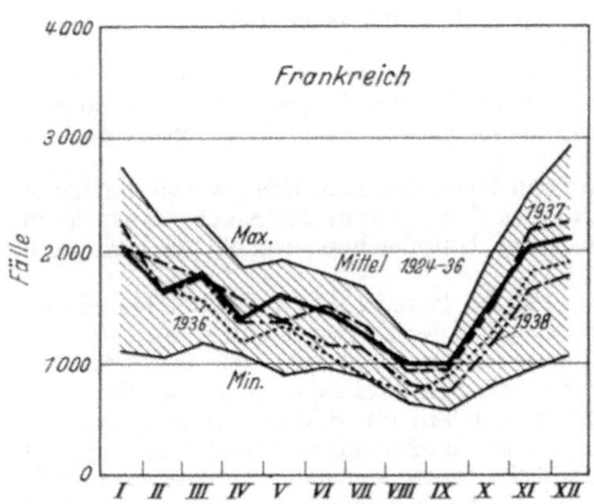

Abb. 16.

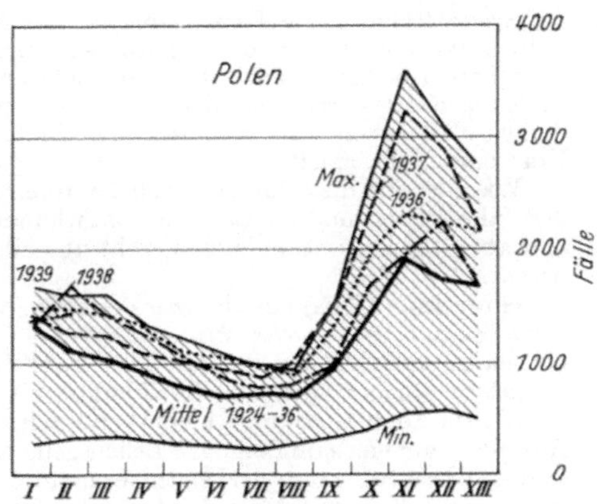

Abb. 17.

Abb. 12—17. Die Diphtherie in einigen Ländern Europas und in USA. (Meldungen an den Völkerbund in 4wöchigen Perioden) von 1936—1938. In allen Ländern bleibt die Saisonkurve bestehen. Während in USA. die Epidemie zurückgeht, bleibt in Frankreich sowie in England und Wales die Krankheitsziffer ungefähr dem Mittel der Jahre 1924—1936 entsprechend hoch, in Polen, Italien und am stärksten in Deutschland haben die Krankheitsfälle gegenüber dem Mittel von 1924—1936 stark zugenommen.

Frühjahr die Krankheit abnimmt. Dieses Verhalten ist bisher nicht geklärt worden. Die klimatischen Faktoren sind undurchsichtig, sie scheinen sich einerseits in der Biologie der Bakterien auszuwirken, andererseits aber auch die Disposition des Menschen ändern zu können. Vollvirulente Diphtheriebacillen, die aus Patientenabstrichen zur Zeit des Wintergipfels gezüchtet wurden, zeigten nach WILDFÜHR eine stärkere Intensität ihrer Vermehrung, eine raschere Toxinproduktion in vivo und eine wesentlich höhere Resistenz gegenüber Ultraviolett, Wärme und Phenol, als Sommer- und Frühjahrsstämme. Diese Befunde erklären natürlich das Wesen der Saisonschwankungen nicht, sondern sie bedeuten eher eine Illustration der Saisonfaktoren an Hand der Biologie der Bakterien.

Ein bioklimatischer Faktor, der sich beim Menschen bemerkbar macht, und der, zwar nicht definiert, jedoch als Tatsache überall Anerkennung gefunden hat, ist das Bestehen des sog. *Stenosewetters*. An bestimmten Tagen mit Nebel, mit Schwankungen der Luftelektrizität (DE RUDDER) häufen sich die Fälle von Croup. Die genaue Definition des metereologischen Milieus steht aber bis heute noch aus. Noch weniger wissen wir, warum an solchen Tagen eine Disposition des Menschen entsteht, welche das Zustandekommen der Lokalisation der Krankheit im Larynx begünstigt (s. dazu den negativen Bericht von REIMOLD 1947 aus Freiburg i. Br.).

WILDFÜHR (1950) weist in seinen Studien über Alexine und Opsonine im Blut nach, daß ein Absinken dieser Stoffe jedesmal dann zu konstatieren ist, wenn Kaltfront- und

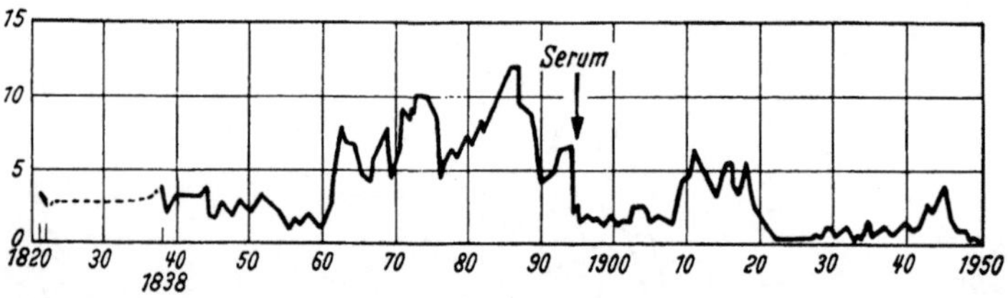

Abb. 18. Sterbefälle an Diphtherie in der Stadt Hamburg, berechnet auf je 10000 Einwohner. (Nach GOTTSTEIN, ergänzt durch die Angaben der Gesundheitsbehörde der Hansastadt 1950, P. SCHMIDT.)

Warmfronteinbrüche stattfinden. Im Speziellen findet er auch beim Menschen, daß Kaltfrontdurchzüge den Gehalt des Blutes an Diphtherieantitoxin durchschnittlich um 20—30% abfallen lassen. Dies ist bei Warmfrontwetterlage weniger der Fall.

WOLTER hat versucht, die Abhängigkeit des epidemischen Auftretens der Diphtherie vom Klima, vom Boden und insbesondere von den sog. BRÜCKNERschen Klimaschwankungen nachzuweisen. Jedoch kann er, auf den PETTENKOFERschen Theorien aufbauend, nur mit mehreren Hypothesen seine Auffassung stützen, wonach das „Miasma“ in gasförmiger, wechselnder Konzentration aus einem „siechhaften“ Boden aufsteigt und sich in Abhängigkeit von Temperatur und Luftdruck auf die Genese der Epidemien auswirkt.

Schon früher hatte LADE versucht, die Klimaperioden in Zusammenhang zu bringen mit der Wellenbewegung der Diphtherie. Auch DE RUDDER gibt zu, daß die Zeiten gehäufter Diphtherien in der zweiten Hälfte des letzten Jahrhunderts annähernd zusammenfallen mit Perioden eines Vorrückens der Gletscher und größerer Luftfeuchtigkeit. WOLTER folgert daraus, daß neben dem verunreinigten Boden auch noch ein gewisser Wasserreichtum der Erde eine Rolle spielt.

Wie sich alle diese klimatischen Faktoren auf den Menschen auswirken, wie sie im Laufe der Jahreszeiten und im Laufe der Jahrhunderte den Mechanismus der Seuchen auszulösen und abzustoppen imstande sind, geht aus allen diesen Untersuchungen nicht im geringsten hervor.

GOTTSTEIN (1903) *hat als einer der ersten versucht, die Periodizität der Diphtherie und ihre Ursachen auf rechnerischer Basis zu erklären. Er kommt dabei zu interessanten Feststellungen, namentlich an Hand der 100-Jahrkurve der Diphtherie in Hamburg. Zwei empirisch gefundene Tatsachen genügen ihm, um die Synthese einer ideellen Diphtheriekurve zu ermöglichen:*

„1. Die Diphtheriekurve kommt dadurch zustande, daß in allmählichem, treppenförmigen Ansteigen weniger empfängliche Lebensgenerationen von immer höher empfänglichen gefolgt werden. Das Auftreten derjenigen Generation, welche die größere Zahl empfänglicher Individuen enthält, bewirkt den Gipfelpunkt der Kurve. Ebenso allmählich folgen nun weniger empfängliche Generationen, deren Auftreten das Absinken der Kurve bewirkt.“

„2. Der Spannungsraum zwischen dem Minimum an empfänglichen Varianten und dem Maximum bewegt sich in den einzelnen Generationen innerhalb weniger Prozente. Das Maximum dürfte mit 6—8% hinfälliger Individuen im allgemeinen erreicht sein. Ganz exakt zahlenmäßig läßt es sich nicht bestimmen, weil ein Teil der Diphtherietodesfälle nicht auf Rechnung angeborener Anlagen, sondern erworbener, sozialhygienisch ungünstiger Außenverhältnisse und anderer vorausgegangener Krankheiten kommt, weil andererseits durch besondere Zufälle ein geringer Bruchteil hochempfänglicher Individuen dem erforderlichen Kontakt mit der Seuche entrinnen mag."

Tabelle 3. *Meldungen der Todesfälle an Diphtherie in Afrika, Amerika, Asien, Europa und Ozeanien 1947/48.*

n = absolute Zahlen; t = je 100000 Einwohner (1947 und 1948).

Länder	1947		1948	
	n	t	n	t
Afrika				
Ägypten [1]	*587	8,7	*660	8,6
Maurizius-Inseln	7	1,6	29	6,6
Rhodesien [2]	1	1,1	1	1,0
Südafrikanische Union [2]	64	2,6	++	++
Amerika				
Alaska	1	++	1	++
Brasilien	87	4,4	99	4,9
Canada [3]	140	1,1	86	0,7
Chile	189	3,4	247	4,4
Costa Rica	46	5,8	39	4,8
USA	799	0,6	634	0,4
Jamaica [4]	7	0,5	7	0,5
Trinidad und Tobago	9	1,6	7	1,2
Uruguay	57	2,5	++	++
Asien				
Ceylon	114	1,7	144	2,0
Cypern	++	++	5	1,1
Japan [5]	3390	4,3	1903	2,4
Europa				
West-Deutschland	++	9,7	2192	4,7
Belgien	211	2,5	143	1,6
Dänemark	48	1,2	14	0,3
Spanien	533	1,9	460	1,7
Finnland	298	7,6	97	2,5
Frankreich	885	2,2	483	1,2
Irland	56	1,9	30	1,0
Italien	1708	3,8	1032	2,3
Malta [6]	37	12,3	12	3,9
Norwegen	80	2,5	38	1,2
Niederlande	612	6,4	238	2,4
Portugal	394	4,7	304	3,6
England und Wales [6]	242	0,6	155	0,4
Schottland	45	0,9	31	0,6
Nord-Irland [6]	14	1,0	7	0,5
Schweden	29	0,4	++	++
Schweiz	194	4,3	128	2,8
Österreich	683	9,9	425	6,1
Ozeanien				
Australien [7]	88	1,2	80	1,0
Hawai	——	——	——	——
Neuseeland [8]	20	1,2	3	0,2

* provisorische Zahlen; —— keine Todesfälle; ++ keine Daten erhältlich.

[1] Orte mit einem Gesundheitsamt; [2] europäische Bevölkerung; [3] Jukon und nordöstliche Länder ausgenommen; [4] nur ärztlich bescheinigte Todesfälle; [5] ohne Ryuku, Kurilen und Karafuto; [6] Zivilbevölkerung; [7] ohne Vollblut-Eingeborene; [8] ohne Maori.

Damit ist gesagt, daß die periodischen Schwankungen ihre wesentliche Ursache nicht in einem Wechsel der Stärke des äußeren Kontagiums, oder in einer Veränderung der die Ansteckung übermittelnden Faktoren haben, sondern ganz einfach im Entstehen einer Generation empfänglicher Individuen, welche im Lauf der Zeit durch die Krankheit wieder ausgemerzt werden. Die Empfänglichkeit ist eine vererbte Eigenschaft, und die Auffassung Gottsteins bedeutet mit anderen Worten nichts anderes als das Verstehen der Epidemiologie als ein langsames, periodisches Ausmerzen der empfänglichen Individuen. Hierdurch kommt es im Lauf der Zeit zu einer Anpassung des Menschen an den Parasiten und so zu einem Ausgleich im Sinne einer Symbiose.

Die beiden hier dargestellten Auffassungen, einerseits *die vage „Miasmatheorie"*, andererseits *die Auslese und Anpassungstheorie von* Gottstein können wohl als diametrale Pole einander gegenübergestellt werden.

Die Epidemiologie beschäftigt sich nicht nur theoretisch, sondern auch praktisch und real mit Kommen und Gehen der Seuchen, wobei folgende Ziele hauptsächlich ins Auge gefaßt werden müssen: 1. Es soll festgestellt werden, wieviel Krankheitsfälle in den einzelnen Ländern und auf der ganzen Erde auftreten, damit seuchenpolizeiliche Schutzmaßnahmen getroffen werden können. 2. Es muß der Verlauf der Epidemien zeitlich, örtlich, der Übertragungsweg, die Verbreitung der Krankheit über die ganze Welt aus denselben Gründen beobachtet werden. 3. Es versucht die epidemiologische Forschung die Bedingungen für das Zustandekommen einzelner, kleinerer und größerer Seuchenzüge möglichst genau und detailliert zu erfassen, wobei heute die neuen Erkenntnisse über die Biologie und Varianten der Erreger aufs genaueste berücksichtigt werden müssen. 4. Es sucht die Epidemiologie durch prophylaktische Immunisierungen der Bevölkerung das Terrain für das Zustandekommen einer Epidemie zu ändern, und erforscht in diesem Zusammenhange die Möglichkeiten der Massenimmunisierung und deren Erfolge.

Tabelle 4. *Diphtherie-Erkrankungsfälle*[1] *(absolute Zahlen).*

	1947	1948	1949		1947	1948	1949
Afrika				*Ozeanien*			
Algier	—	522	652	Australien	2151	1945	1558
Marokko	—	257	420	Neuseeland	506	154	83
Ägypten	1821	1835	1681				
Südafrika	—	2975	3436	*Europa*			
				Deutschland	91718	60018	47885
Amerika				Frankreich	11911	7235	5237
USA	12405	9610	8027	Spanien	4982	4201	4821
Canada	1558	903	779	Belgien	1805	1327	856
Brasilien (22 Städte)	—	2816	3205	Finnland	—	—	1210
Mexiko	—	—	1479	Ungarn	6257	4207	7070
				Italien	16290	12034	12906
Asien				Tschechoslowakei	—	9904	8561
Indochina	—	128	112	Jugoslawien	—	—	5176
Indonesien	—	274	197	Polen	13813	14634	15376
Iran	—	—	1109	Schweden	357	206	65
Israel	—	—	1340	England	5615	3607	1897
Japan	28346	16198	14825	Schottland	3922	1880	723
Malaja	—	661	664	Holland	10390	4313	3364
Türkei	—	—	953	Schweiz	4864	2455	1357
				Österreich	—	—	10845

Epidemiologische Zahlen und Statistiken der World Health Organization (W.H.O).

Organisation mondiale de la Santé (O.M.S.).

Man sieht aus der Tabelle 3, S. 1261, daß die Todesfälle an Diphtherie in der ganzen Welt zurückgehen. Die am meisten befallenen Länder sind: *Japan, Westdeutschland, Italien* und *Österreich.* In den Meldungen von 1949 und 1950 sind die *Todesfälle* auch in diesen Ländern *seltener* geworden, so daß ganz allgemein von einem *Rückgang der Sterblichkeit* an Diphtherie gesprochen werden kann. Die Erkrankungsziffern sind aber teilweise noch sehr hoch.

Tabelle 4 gibt einen Auszug aus den Meldungen über die Erkrankungsziffern der W.H.O. für die Jahre 1948 und 1949 wieder.

[1] Meldungen an die O.M.S. (W.H.O.). Bull. vom September 1950. E.V.S. Nr. 40.

Aus dieser Tabelle geht hervor, daß noch immer in der ganzen Welt die Diphtherie als Krankheit zahlenmäßig eine praktisch sehr große Rolle spielt.

Tabelle 4 gibt Maximalerkrankungsziffern einiger Länder Europas nach der Diphtherieepidemie von 1940—1947 wieder.

Aus der Tabelle 3 ersichtlich sind die ungeheuren Erkrankungsziffern in Europa am Ende des zweiten Weltkrieges. Während in USA. und Canada die Erkrankungen sozusagen kontinuierlich bis 1949 zurückgegangen sind, ebenso in Australien und Neuseeland, kann man in Europa nicht von einem so gleichmäßigen Rückgang sprechen.

Ende des letzten Jahrhunderts herrschten in vielen Ländern Europas noch immer ziemlich ausgedehnte Endemien. Nach 1900 nahm die Diphtherie überall ab und stieg von 1914—1916 in Schweden, Deutschland und Rumänien wieder zu einer eigentlichen Epidemie an, die in den 20er Jahren sehr hohe Erkrankungsziffern erreichte. Dann fällt die Krankheit wieder ab, um von 1940—1946 in ganz Europa wieder gewaltig anzusteigen. Weniger deutlich ist das Verhalten für England und Schottland. Es scheint, daß dort der Verlauf der Diphtherie in einer mittelhohen Kurve, mit geringeren Schwankungen von 1920—1930 erfolgte, dann abfiel und einen neuen Höhepunkt 1940 und 1941 erreichte. 1949/50 ist in fast allen Ländern ein Tiefpunkt an Erkrankungszahlen eingetreten.

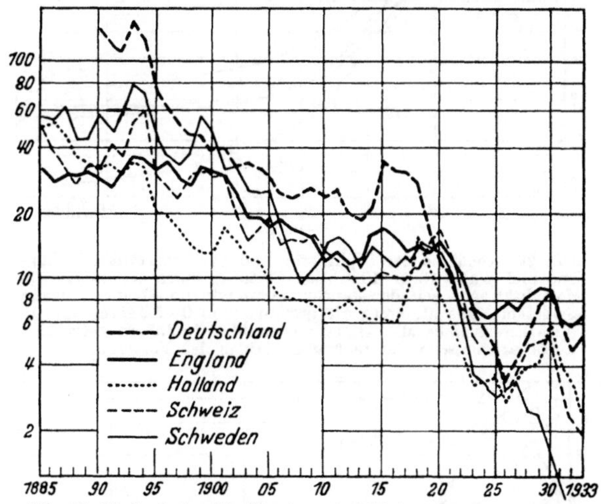

Abb. 19. Verlauf der Diphtheriemortalität in 5 Ländern Europas von 1886—1933 (logarithmische Darstellung). In allen Ländern sinkt die Mortalität deutlich ab, am intensivsten in Schweden. In Deutschland, Holland und in der Schweiz ist um die 30er Jahre eine leichte Zunahme der Mortalität zu konstatieren, die nachher wieder stark zurückgeht. Am wenigsten intensiv ist der Abfall der Mortalität in England. (Zahlen des Völkerbundes.)

Zusammenfassend läßt sich aus dem bisher Gesagten folgendes mit Sicherheit formulieren:

Die Diphtherie, welche bis Mitte des letzten Jahrhunderts in ganz Europa ungeheure Opfer gefordert hat, wird vom Ende des 19. Jahrhunderts an benigner. Die Sterblichkeit geht im großen ganzen regelmäßig zurück, wogegen die Erkrankungsziffern in mehreren ausgedehnten Epidemien noch immer ganz beträchtlich sind.

Verlauf der Diphtherieepidemie 1940—1948 in einigen Ländern Europas. Es ist nicht möglich, ein vollständiges Bild sämtlicher epidemiologischer Ablaufformen der Diphtherie in Europa zu geben, aber es trifft sich gut, daß wir aus einigen Ländern genaue epidemiologische Studien aus den Jahren 1940—1948 besitzen, die sich gegenseitig ergänzen. So soll im folgenden die Bedeutung der einzelnen Faktoren der Epidemiologie an Hand von einigen Analysen besprochen werden, weil diese Epidemieberichte in mittleren oder kleineren Verhältnissen, an gut überblickbarem Material gewonnen, genauere Detailkenntnisse vermitteln können.

Holland (v. Zeben 1943, D. Hoogendoorn 1948). Seitdem die Meldepflicht in Holland eingeführt wurde, sind im 20. Jahrhundert 3 Epidemiegipfel beobachtet worden, und zwar in den Jahren 1918, 1930 und 1944. Die letzte Epidemie war die umfangreichste und die gemeldeten Krankheitsfälle von 1940—1946 betrugen über 220000, die gemeldeten Sterbefälle ungefähr 13000. *Der Epidemie ging ein Zeitraum voran, in welchem die Diphtherie ein ungewöhnlich niedriges Niveau erreichte.*

Vom Süden des Landes aus schritt die Epidemie in etwa 3 Jahren nach Norden vor. Auffallend war nicht nur der hohe Prozentsatz der Krankheitsfälle an sich, sondern die relativ hohe Beteiligung der höheren Altersgruppen. Ihr entsprach eine relative Abnahme der Krankheit bei jungen Kindern, jedoch galt das nicht für Säuglinge.

Die *Letalität* der Diphtherie blieb von 1923—1943 unter den Säuglingen am höchsten. Nur Patienten von 50 und mehr Jahren hatten wieder eine etwas höhere Letalität. Rechnerisch kann Hoogendoorn wahrscheinlich machen, daß die größte Zahl der Einwohner im Lauf einer geringen Zahl von Jahren mit dem Bacillus in Berührung kommt, und daß fast jeder Mensch im Lauf seines Lebens mehrmals infiziert wird.

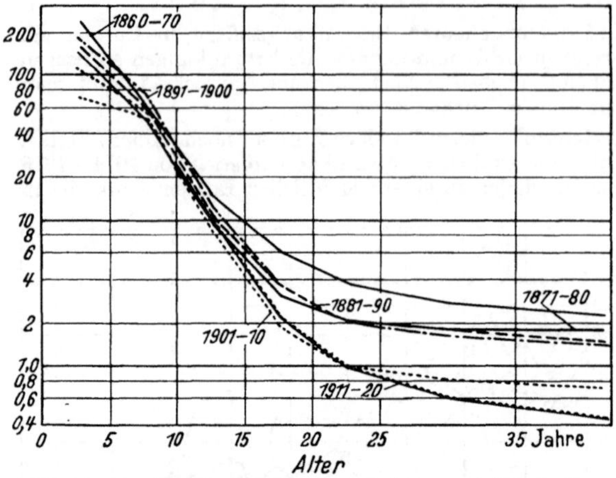

Abb. 20. Abnahme der Diphtherie- und Croupmortalität in England und Wales 1861—1920 (nach Altersgruppen geordnet). Die Mortalität zeigt seit der Jahrhundertwende ein Absinken, das in kleinerem Maße die erste Altersgruppe von 0—5 Jahren und in stärkerem Maße alle Altersgruppen über 15 Jahren betrifft. (Logarithmische Darstellungen; Zahlen des Völkerbundes.)

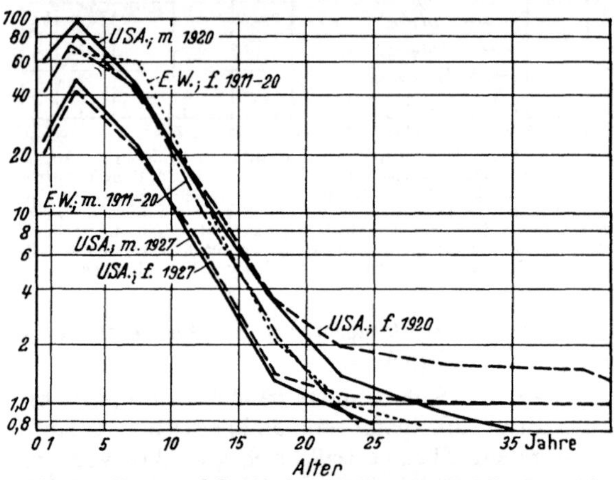

Abb. 21. Alters- und Geschlechtsverteilung der Diphtheriemortalität in England (1911—1920) und in den USA. (1920—1927). Das Maximum der Mortalitätskurve liegt immer in der Altersgruppe 1—5 Jahre. Ein Überwiegen des weiblichen Geschlechtes zeigt sich in England und Wales 1911—1920 in der Altersgruppe 5—10 Jahre und später ganz gering in den Altersgruppen 20 und 25 Jahre. In USA. überwiegen die weiblichen Todesfälle erst bei den Erwachsenen deutlich. Obschon die Mortalität von England und Wales 1911—1920 und USA. 1920 beinahe identisch verläuft, und obschon im Vergleich dazu die Kurve der USA. 1927 ganz bedeutend tiefer liegt, so ist doch die Altersverteilung ganz genau proportional geblieben. (Logarithmische Darstellung; Zahlen des Völkerbundes.)

Zur Erreichung einer Immunität (gemessen am negativen *Schicktest*) ist wahrscheinlich mehr als ein einziger Kontakt mit virulenten Diphtheriebacillen erforderlich. Daher ist anzunehmen, daß eine latente Infektion gewöhnlich eine weniger starke antitoxische Immunität erzeugt als die Schutzimpfung.

Der Begriff des *Kontagionsindex* wechselt von 2—20%, je nach Epidemie oder Endemie. Unter Verwendung der Krankheitsziffern von *Amsterdam*, der Altersverteilung und des Bevölkerungsaufbaus, wurde für 1915—1944 ein Kontagionsindex von 10—12% ermittelt.

In einzelnen Gebieten des Landes manifestiert sich die Diphtherie konstant unter den höheren Altersgruppen stärker als in anderen. Das Gesetz der *Präzession* (de Rudder) weist darauf hin, daß die Diphtherie in dicht bevölkerten Gebieten im allgemeinen eher die jüngeren Jahrgänge befällt als in dünn bevölkerten Landstrichen. Das statistische Ergebnis von Hoogendoorn war hierfür suggestiv, jedoch nicht signifikant. Nach ihm sind die Unterschiede in der Altersverteilung nicht allein in der Dichte der Bevölkerung zu suchen, sondern sie beruhen viel mehr noch auf Unterschieden der *durchschnittlichen Familiengröße (Kinderzahl)*. Die Durchseuchung in ihrer latenten und klinischen Form geht in einer dünn bevölkerten, kinderarmen Provinz langsamer vor sich, als in dichtbevölkertem, kinderreichem Milieu.

Das Gesagte gilt auch für die Morbidität, und nicht nur für die Altersverteilung. Der *Schule* kommt ein nicht unerheblicher Einfluß auf die Verbreitung der Diphtherie zu. Der Diphtheriebacillus ist absolut *nicht ubiquitär*, sondern die *Quelle* der Übertragung ist der *Mensch*, wie sich in besonders dünn besiedelten, relativ kinderarmen Bezirken zeigt. In weitaus den meisten Fällen hinterläßt die Diphtherie eine Immunität, und für die Epidemiologie spielt die latent oder klinisch erworbene Immunität eine große Rolle, denn es zeigte sich, daß Gemeinden, welche während der Epidemie von *1930 auffallend hohe Diphtheriemorbidität* aufgewiesen hatten, in der Epidemie von *1944 eine relativ niedere* Morbidität hatten, obschon sie kinderreich und dicht bevölkert waren, und obschon der Impfzustand der

Bevölkerung schlecht war. Durch diese 10 Jahre früher erworbene Immunität erklärt sich auch die Altersverteilung. Als eigentliche Ursache für das Auftreten der Epidemie glaubt HOOGEDOORN jedoch in erster Linie *Veränderungen des Erregers* haftbar machen zu müssen. Wahrscheinlich ist der Rückstand der latenten Immunisierung *nicht die Ursache*, sondern höchstens *ein* Faktor, der Einfluß auf Umfang und Ausbreitung in den höheren Altersklassen begünstigt hat. Auch die *Kriegsverhältnisse* können *nicht als Ursache* gelten, sondern sie sind höchstens *ein weiterer Hilfsfaktor*. Daraus geht hervor, daß als epidemiologische Faktoren folgendes berücksichtigt werden muß:

1. Art und Virulenz des Erregers.
2. Geschwindigkeit der Ausbreitung des Erregers (Schulen, Kontakt mit Menschen usw.).
3. Bevölkerungsdichte.
4. Familiengröße (Kinderzahl).
5. Vorhergegangene latente oder klinische Durchseuchung, bzw. fehlende Gelegenheit zum Erwerben der Immunität.
6. Kontagionsindex 10—12%.
7. Die Präzession in dicht bevölkerten, kinderreichen Gegenden.
8. Kriegsverhältnisse (höchstens als ein Zusatzfaktor).

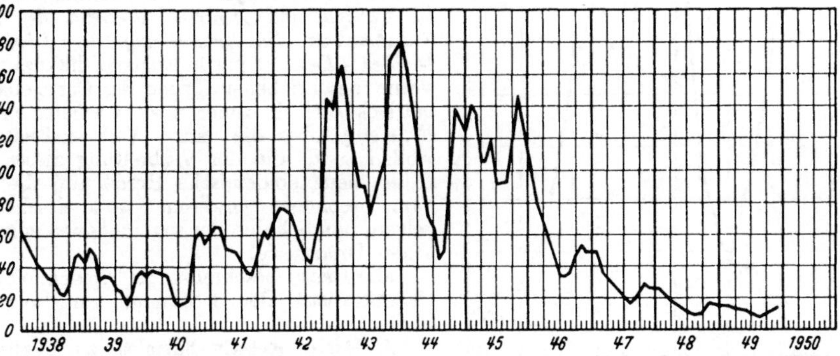

Abb. 22. Die Diphtherie in Frankreich von 1937—1949. Morbidität berechnet auf je 100000 Einwohner der einzelnen Jahre. Angaben des Staatlichen Hygiene-Institutes (Prof. CHASSAIGNE). Die typische Saisonverteilung macht sich während der ganzen Jahre bemerkbar. Im Gegensatz zu Paris, wo scheinbar in den Jahren 1939 bis 1941 ein Verschwinden der Krankheit, namentlich auch im Winter zu verzeichnen war, ist dies für ganz Frankreich nicht der Fall. Das Wiederansteigen der Krankheitsziffern von 1941 bis zum Maximum 1943/44 und der Wiederabfall bis zum Jahre 1949 entspricht genau dem Verlauf der Diphtherie in der Hauptstadt.

Frankreich. Auch *Frankreich* wurde in den Jahren 1940—1946 von einer ausgedehnten Diphtherieepidemie heimgesucht. Der Verlauf der Krankheit in ganz Frankreich ist in Abb. 22 dargestellt. Genauer noch als diese für das ganze Land geltenden Zahlen sind die Erkrankungsziffern für das Departement Seine (Paris). Hier zeigt sich in Abb. 23 und 24 das Verhalten der Diphtherie sehr deutlich, namentlich in der monatlichen Verteilungskurve der Krankheitsfälle.

Zuerst in den Jahren *1910—1930 ganz regelmäßige Wintergipfel einer milden Endemie*, dann *kurze Zeit Abfallen der Krankheit*, und nun steigert sich nach dem beinahe völligen Verschwinden der Diphtherie die Seuche zur *Epidemie*. Die Epidemiewelle wird von einem Wellental gefolgt, das im Jahr *1950 ein bisher nie gekanntes Minimum an Diphtheriefällen* erreicht. Aus den drei mitgeteilten Kurven ergibt sich deutlich, daß aus irgendeinem Grunde die Konstanz der Endemie längere Zeit unterbrochen wurde (Verschwinden der Erreger?). Nach dieser Latenzzeit erscheint die Krankheit wie eine Naturkatastrophe. Hierbei kann nicht von wesentlichen Veränderungen der Kontakthäufigkeit, der Bevölkerungsdichte, der Altersverteilung usw. gesprochen werden, denn in Paris, einer Großstadt von mehreren Millionen Einwohnern, haben sich die äußeren Faktoren sicher nicht derart verändert, daß sie für das Verschwinden und Wiederauftreten der Krankheit verantwortlich gemacht werden könnten (s. DEBRÉ 1944, ROHMER und UHL 1947, 1948 und RENDU 1946, BOYER 1951).

England. Verglichen mit ganz Europa ist das Zurückgehen der Diphtherie in England am wenigsten stark ausgeprägt, obschon auch hier der Rückgang, namentlich der Mortalität, ganz deutlich ist (s .Abb. 19 des Völkerbundes 1886—1933).

Analog den anderen europäischen Ländern blieb im Mittel der Jahre 1924—1936 die Diphtherie auch als Krankheit relativ niedrig, stieg dann aber jedes Jahr wieder an bis zum Maximum während des 2. Weltkrieges. Charakteristisch ist die Saisonverteilung in 2 Tafeln des Völkerbundes dargestellt (Abb. 11 und 12—17).

Die *Altersverteilung der Diphtheriemortalität* auf je 100000 Menschen nach den Geschlechtern geordnet, verglichen zwischen England und USA., ergibt die folgende Tafel: Ähnliche Kurven, maximale Altersbeteiligung von 0—5 Jahren, dann gleichmäßiges Abfallen bis zum differenzierteren Erwachsenenalter. Jahrgänge 1911—1920 *(England und Wales)* und 1920 bis 1927 *(USA.)* (Abb. 20).

Die Abnahme der *Mortalität an Diphtherie und Croup*, aufgeteilt nach Altersgruppen von 1861—1920 in *England*, zeigt wiederum die typische Altersverteilung, wonach der Croup hauptsächlich in den ersten 15 Lebensjahren bösartig verläuft. Im Lauf der 60 Jahre ist der Croup im Kindesalter nur wenig benigner geworden, während er bei Erwachsenen nach der Jahrhundertwende viel von seinem Schrecken verloren hat (Abb. 20 und 21).

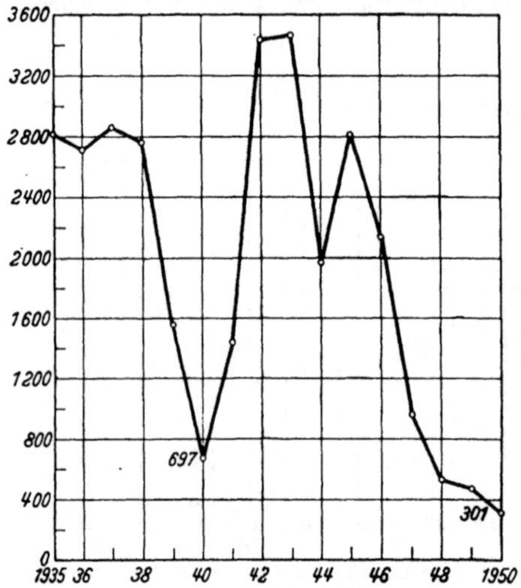

Abb. 23. Die Diphtherie im Département de la Seine (Paris) 1935—1950. Tiefpunkt der Endemie 1940, Höhepunkt 1942 und 1943. [Zahlen der „services techniques d'hygiène", Prof. Dr. J. BOYER, Paris (absolute Zahlen).]

Nach MACLEOD *steht im Zentrum der epidemiologischen Fragen über den Krankheitsverlauf in Europa und Amerika während der letzten 2 Jahrzehnte die Erforschung der Diphtheriebacillen selbst.* Er hat in England die drei weiter vorne beschriebenen Typen der Corynebacillen entdeckt. Nach seiner Ansicht scheint sich der *Gravistyp* über die ganze Welt ausbreiten zu wollen, und mit der Verbreitung dieses Typs treten neue epidemische Herde auf, die einen ganz besonders schweren Krankheitscharakter zeigen, nämlich den der sog. malignen oder toxischen Diphtherie.

MACLEOD beschreibt die epidemiologische Charakteristik der 3 Stämme kurz folgendermaßen:

1. Mitis. Relativ harmlos, zu lokalisierter Diphtherie neigend; wenn dabei Todesfälle auftreten, sind sie Stenosen oder einer komplizierenden Pneumonie zuzuschreiben.

2. Gravis. Sehr toxisch, neigt zur Invasion, macht Ödeme, schwere Herz- und Nervenveränderungen, hämorrhagische Diathese; er bedingt, daß auch rechtzeitige Heilserumanwendung in vielen Fällen versagt. Stenosen werden durch *Gravis* fast nie verursacht, er bevorzugt das Schulkindesalter (Altersverschiebung).

3. Intermedius. Im großen ganzen macht der *Intermedius* ähnliche schwere Krankheitsbilder wie der Gravistyp, erfordert aber nie so viele Todesfälle wie jener. Interessant ist, daß er bei Rekonvaleszenten rascher verschwindet und (infolgedessen?) keine ausgesprochene Tendenz zur Epidemiebildung aufweist.

4. Atypische Stämme. Neben den drei wohl umschriebenen Typen gibt es einen geringen Prozentsatz von atypischen Stämmen. Die Proportion des Vorkommens dieser atypischen Corynebacillen variiert von Ort zu Ort, und ist dort am höchsten, wo milde oder mittelschwere Diphtherie auftritt. Sie werden am häufigsten bei Rekonvaleszenten oder Bacillenträgern festgestellt. Nur selten finden sie sich bei schweren Fällen oder bei fatalem Ausgang der Krankheit. Noch nie wurde beobachtet, daß sie zur epidemischen Häufung neigen.

Nach COOPER und Mitarbeitern, die 1936 in England und Deutschland 6000 Fälle zusammengestellt haben, findet sich bei *Gravisinfektionen* 13,3%, *Intermedius* 8,6%, *Mitis* 2,3% Letalität. Der Intermedius macht nach diesen Forschungen namentlich hämorrhagische Diathese, der Gravis hauptsächlich Lähmungen. Beim Mitis aber kommen 4mal mehr Stenosen vor, als bei den anderen Stämmen, Lähmungen sehr selten.

In einer weiteren Zusammenfassung über die epidemiologischen Erfahrungen mit den 3 Typen bei etwa 25000 Fällen von Diphtherie gibt MACLEOD an: 1. 11492 Gravis 8,1%, 2. 6858 Mitis 2,6%, 3. 6807 Intermedius 7,2% Letalität.

Sehr interessant sind die vergleichenden Studien aus *Leeds*, *Liverpool* und *Edinburgh* (nach MACLEOD).

In *Leeds* überwogen zuerst Gravisstämme. Es traten viele Krankheiten und viele Todesfälle auf. Im Lauf der Epidemie aber gingen die Gravisbefunde zurück und die Mitisflora in der Bevölkerung nahm zu und überwog schließlich. Während dieser Zeit traten bei Mitiskranken zwar mehr Todesfälle auf, als früher die Norm gewesen war, aber gleichzeitig klang die Diphtherieepidemie ab.

In *Liverpool* waren zu Beginn der Epidemie alle 3 Typen zu finden, *Mitis* überwog während 3 Jahren. Jetzt plötzlich traten *Gravis*stämme auf, die Todesziffern an Diphtherie stiegen um das Zweifache.

In *Edinburgh* herrschte einige Jahre der Intermedius neben relativ wenig Gravis, 1938 überwucherten die Gravisstämme. Damit verband sich ein Ansteigen der Todesfälle an Diphtherie, allerdings ohne daß die allgemeine Morbidität sich erhöhte.

Die epidemiologischen Untersuchungen aus *England* weisen darauf hin, daß im Gegensatz zu den verhältnismäßig einfachen, statistischen Betrachtungen der Epidemiologie, wie sie aus den mitgeteilten Kurven der ersten Dezennien dieses Jahrhunderts ersichtlich sind, heutzutage viel differenziertere Untersuchungen notwendig werden, um die ganze Bedeutung des Auf und Ab der Seuche zu erfassen. *Man wird den wirklichen Verhältnissen ohne Berücksichtigung der Typenlehre nicht mehr gerecht werden.* Wenn sich, namentlich von klinischer Seite, gegen die Auffassung einer bestimmten und spezifischen Pathogenität einzelner Stämme von Diphtheriebacillen Widerspruch erhebt, so bedeutet das noch nichts vom Standpunkt der Epidemiologie aus (s. CARTER 1944, *Glasgow*).

Das Verdienst MACLEODS beruht darauf, verschiedene pathogene Varianten der Diphtheriebacillen und deren Bedeutung als Erreger in den Vordergrund gestellt zu haben. Das ist besonders zu berücksichtigen für statistische Untersuchungen. Die Erforschung der Pathogenese wird uns zeigen, daß noch andere Faktoren, nämlich solche von seiten des Wirts, eine große Rolle spielen. Das Entstehen der Krankheit beruht auf einem Wechselspiel zwischen Erreger und Wirt, oder mit anderen Worten Virulenz und Immunität, Aggression und Abwehr, Krankheit oder Anpassung und ist deshalb viel undurchsichtiger als das relativ einfache Tierexperiment.

Viele Gründe sprechen dafür, daß die ausgeprägte Diphtherieepidemie in Zentraleuropa von 1927—1937 während des 2. Weltkrieges dem *Gravis* zuzuschreiben ist. Wenn in USA. nur an wenigen Stellen Gravistypen gefunden worden sind, so fragt man sich mit MACLEOD, ob die brillanten Resultate der Diphtherieschutzimpfung in Nordamerika der Abwesenheit der Gravistypen zuzuschreiben sind, oder ob sie nicht dem besseren Verständnis der Bevölkerung und der besseren und komplett durchgeführten Schutzimpfung zu verdanken sind. Die Frage wird heute noch diskutiert und harrt noch der Klärung.

Deutschland. Als 1927 DEICHER und AGULNIK in Berlin das Überhandnehmen maligner Fälle bei gleichzeitiger epidemiologischer Häufung der Diphtherie meldeten, kamen in den nächsten Jahren aus allen Teilen des deutschen Sprachgebietes und aus ganz Zentraleuropa Meldungen über ein ähnliches Verhalten der Krankheit:

FRIEDEMANN, Berlin 1928; HOTTINGER, Düsseldorf 1928; KÖNIGSBERGER, Berlin 1928; REICHE, Hamburg 1928; CHURA, Preßburg 1930; FRIEDBERGER, Berlin 1930; HUSLER, München 1931; KÖNIGSBERGER, Berlin 1931; LEREBOULLET und Mitarbeiter, Paris 1931; POCKELS, Frankfurt 1931; HERTEL, Düsseldorf 1933; STROE, Bukarest 1933; LORENZ, Graz 1934.

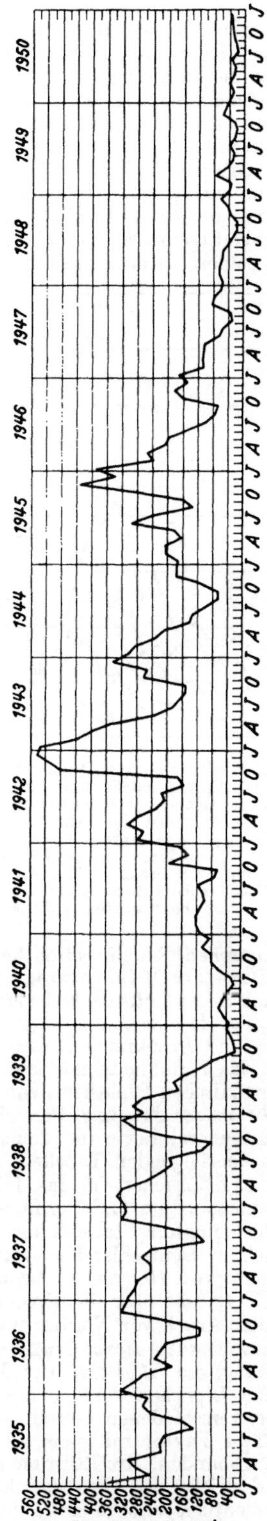

Abb. 24. Saisonkurve der Erkrankungsfälle an Diphtherie in Paris (Dép. de la Seine) 1935—1950 (absolute Zahlen, monatliche Meldungen). (Nach Angaben der „services techniques d'hygiène", Prof. Dr. J. BOYER, Paris.) 1939—1940 anscheinendes Verschwinden der Diphtherie (infolge der vorangegangenen, ausgedehnten Schutzimpfungen?). Keine Saisonhäufung mehr im Winter 1939/40. Wiederaufflackern der Seuche in 3 Schüben im Winter der Jahre 1942, 1943 und 1945.

Meistens gingen die Untersuchungen von der Klinik aus, weil die Sterblichkeit der malignen Fälle trotz rechtzeitiger Serumanwendung bis auf 50% und mehr anstieg. Die Analyse der klinischen und epidemischen Beobachtungen zeigte, daß Hand in Hand mit der Verschlimmerung des Krankheitsbildes eine Verschiebung des Prädilektionsalters aufgetreten war. Während früher das Kleinkindesalter und die Stenose als schweres Krankheitsbild mit fatalem Ausgang im Vordergrund gestanden hatte, trat die toxische Diphtherie im Schulalter auf. Interessanterweise wurde dies schon 1930 in einer Gegend, in der keine oder nur ganz geringe Teile der kindlichen Bevölkerung schutzgeimpft waren, festgestellt. Nicht nur die Altersverteilung der Krankheit, sondern auch die Altersverteilung der Empfänglichkeit (gemessen am Schicktest) hatte sich verändert. Lorenz und Hottinger konnten für Düsseldorf als erste auf diese Verhältnisse aufmerksam machen (Abb. 38 und 39) (s. hierzu die Arbeit von Teschinsky 1937 über die Zunahme der Diphtherie in Deutschland 1933—1937 und die Verschiebung ins Schulalter).

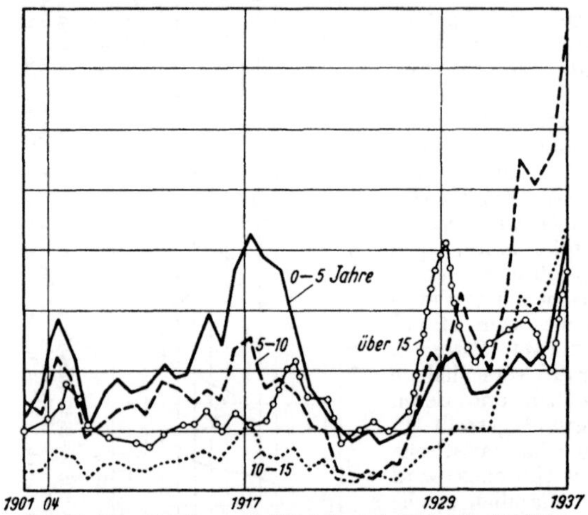

Abb. 25. Altersbeteiligung bei Diphtherie in Düsseldorf 1901 bis 1937 (nach Hertel und Frerks) (absolute Zahlen). Die Veränderung im Genius epidemicus ist hier sehr deutlich zu erkennen. Zurückgehen der Erkrankungen der Altersklassen 0—5 Jahre, und ein starkes Überwiegen der Altersklassen 5—10 und 10—15 Jahre zeigen die Pathomorphose der Krankheit an, die 1928 begann. (Vgl. Altersverschiebung in der Disposition für Diphtherie einer ungeimpften Bevölkerung einer mittleren Großstadt.)

Diese epidemischen Tatsachen waren Objekt einer interessanten Studie von Hertel, die später von Frerk ergänzt wurde. Die Durchseuchung einer mittleren Großstadt *(Düsseldorf)* wurde in 4 Epidemien verglichen. Nämlich diejenigen von 1901, 1924, 1926—1930 und 1931—1937. Es geht daraus hervor, daß in der ersten und zweiten Epidemie namentlich die ersten 5 Altersjahre betroffen worden sind, in der dritten ganz besonders die Altersgruppe von 5—10 Jahren, ebenso in der vierten Epidemie.

In den späteren Jahren nahm die Diphtherie immer weiter zu, jedoch schon 1936 stellte das Schulalter zwar noch die meisten Erkrankungsfälle, aber nicht mehr die meisten Sterbefälle.

Auffallend blieb in den nächsten Jahren die große Zahl von Erwachsenen, welche an Diphtherie erkrankten. Mit dem Abschluß der Seuche im Jahre 1947 trat ein neues Phänomen auf, nämlich die Häufung von schweren, toxischen Säuglingsdiphtherien (Heinzmann und Grün 1947, Göbel und Ströder 1948, Heinlein 1949, Ströder und Niggemeyer 1950).

Auch im außerdeutschen Europa hat die Säuglingsdiphtherie in den Jahren 1945—1947 an Häufigkeit zugenommen (in Italien Crisalli, Tschechoslowakei Prochazka, Finnland Liakka und Frankreich Rohmer, Sacrez, Beyer und Uhl).

Da das Krankheitsbild, wie Ströder berichtet, nicht immer und nicht in allen Zügen mit der toxischen Diphtherie von älteren Kindern identisch ist, wird es besser *als diphtherische Intoxikation des Säuglings* bezeichnet. Mit dem Auftreten dieser letzten Metamorphose (oder Pathomorphose) hörte die Seuche praktisch auf. Die Erkrankungsziffern in Deutschland sind in der folgenden Tabelle 6 zusammengestellt. Die Angaben aus der Zeit des 2. Weltkrieges sind unsicher, für das Jahr 1945 bestehen überhaupt keine Angaben. Westdeutsche Erkrankungszahlen und Berlin werden in der W.H.O. getrennt registriert. Man sieht aber trotz lückenhafter Statistik die gewaltige Abnahme der Krankheit in Deutschland.

Auch in Deutschland schwankt der *Kontagionsindex* zwischen 6,4 und 10%. Er hat die hohen, von Hottinger beobachteten Werte von 20% nach 1933 nie mehr erreicht.

Viele Details über die Epidemiologie der Diphtherie in Deutschland sind in der ausgezeichneten Arbeit von Niggemeyer (1950) beschrieben: Die *Häufung der Familienerkrankung*, das *Verschwinden dieser Gruppenbildung, Beobachtungen* über den Nachweis einer *direkten Ansteckung*, die *Häufigkeit der Mehrfacherkrankung* an Diphtherie (2,5—10,4%), welche in einzelnen Diphtherieepidemien verschieden sind.

Von verschiedenen Seiten wird behauptet, daß bei der Diphtherieempfänglichkeit ein hereditärer Faktor mitspiele. Nach Hirszfeld ist dieser Vererbungsfaktor an die Blutgruppe gebunden. de Rudder gewinnt auf statistischem Wege Anhaltspunkte für überwiegend gleichartige Verlaufsweise der Diphtherie bei Geschwistern. Von jeher fiel auf, daß sich namentlich schwere Erkrankungen an Diphtherie und Todesfälle in bestimmten Familien

Tabelle 5. *Diphtheriedurchseuchung der Bevölkerung einer mittleren Großstadt (Düsseldorf) 1901, 1914, 1926—1930 und 1931—1937.* (Nach HERTEL und FRERK.)
Statistischer Überblick über die Altersverteilung der Diphtherieerkrankungen in 4 Epidemien. Nur in der letzten Epidemiewelle von 1931—1937 erreicht eine Altersgruppe (die 5—10jährigen) eine dem Kontagionsindex entsprechende Höhe von 10%. Deutliche Verschiebung des Maximums der Erkrankungsziffern aus dem Vorschulalter (1901—1905 und 1914—1920) ins Schulalter (1926—1930 und 1931—1937).

	Altersgruppen (Jahre)				
	0—5	5—10	10—15	über 15	total
1. Einwohner (Mittel aus 1901—1905)	30436	24774	21343	161796	238249
Summe der Erkrankungen . . .	938	778	247	705	2668
Prozent der erkrankten Einwohner	*3,08*	*3,51*	*1,16*	*0,43*	*1,12*
2. Einwohner (Mittel aus 1914—1920)	38180	38515	38355	182015	397065
Summe der Erkrankungen . . .	2288	1355	498	1042	5163
Prozent der erkrankten Einwohner	*5,99*	*3,47*	*1,28*	*0,37*	*1,27*
3. Einwohner (Mittel aus 1926—1930)	38645	26069	39501	326985	431200
Summe der Erkrankungen . . .	805	1003	310	1365	3483
Prozent der erkrankten Einwohner	*2,09*	*3,84*	*0,99*	*0,42*	*0,80*
4. Einwohnerzahl 1933	28995	32593	34788	402224	498600
Summe der Erkrankungen . . .	1835	3204	1979	1876	8581
Prozent der erkrankten Einwohner	*6,33*	*9,83*	*5,69*	*0,47*	*1,72*

Tabelle 6. *Sterbefälle an Diphtherie nach Alter und Geschlecht im Deutschen Reich 1938 und in der Deutschen Bundesrepublik 1948 (Ergebnisse der Todesursachenstatistik).*

Im Alter von ... bis unter ... Jahren	Absolute Zahlen				Auf 10000 männliche bzw. weibliche Lebende[2] jeder Altersklasse			
	1938		1948		1938		1948	
	♂	♀	♂	♀	♂	♀	♂	♀
0—1	207	147	248	177	3,0	2,3	*6,2*	*4,8*
1—5	1231	1041	570	532	*5,9*	*4,7*	4,3	4,3
5—15	1739	1764	125	124	3,4	3,5	0,30	0,31
15—30	120	189	36	109	0,15	0,24	0,078	0,19
30—45	14	46	25	55	0,018	0,054	0,057	0,096
45—60	13	48	25	78	0,025	0,078	0,063	0,16
60—70	6	21	18	38	0,024	0,086	0,10	0,18
70 und mehr	3	5	17	15	0,022	0,030	0,15	0,11
Zusammen[1]	3334	3264	1064	1128	1,0	0,93	0,49	0,45

[1] Einschließlich der Fälle unbekannten Alters.
[2] Beim 1. Lebensjahr auf 10000 Lebendgeborene.

häufen, oder daß in gewissen Familien Mehrfacherkrankungen auftreten (CARRIÈRE). Erbgleiche Zwillinge erkranken 3mal so oft als erbungleiche (VERSCHUER). Ähnliche Beobachtungen wurden von HOLL, V. PFAUNDLER und ZÖLCH gemacht. HOTTINGER hat bei einer Epidemie familiäre Häufung in der Umgebung maligner Fälle beobachtet. Er glaubt aber weniger an hereditäre Einflüsse, als an Häufung durch vermehrte Exposition bei hoher Virulenz des Erregers.

Die Wahrscheinlichkeit der Erkrankungen für Menschen in der Umgebung von Diphtheriepatienten ist nach DOULL und Mitarbeitern 120mal so groß als für die Durchschnittsbevölkerung.

Untersuchungen über *Umwelteinflüsse* auf den Verlauf der Diphtherie zeigen auch in Deutschland, daß hier noch viele Fragen der Antwort harren. Es scheint, daß die Diphtherie zuerst in den ärmlichen, dichtbesiedelten Gebieten ihre Opfer fordert, sich dort außerordentlich rasch ausbreitet und wieder abklingt. Unterdessen sind die Keime in andere, weniger dicht besiedelte, sozial besser gestellte Gegenden verschleppt worden und fordern dort ihre Opfer. Schließlich verbreitet sich die Epidemie über die Stadt hinaus auf das ganze Land.

Tabelle 7. *Sanitätspolizeilich gemeldete Erkrankungen und Sterbefälle an Diphtherie in Deutschland in den Jahren 1936—1941 nach dem Alter.*

Im Alter von ... bis unter ... Jahren	Im Jahre 1936	1937	1938	1939	1940	1941	Im Jahre 1936	1937	1938	1939	1940	1941
	Erkrankungen an Diphtherie						Erkrankungen an Diphtherie auf 10000 (gleichalterige) Einwohner					
0—1	2101	1802	1793	2227	2858	3227	27,4	14,9	14,4	17,1	21,9	24,7
1—6	35551	35307	38741	43727	46302	52962	72,3	68,9	72,1	*77,3*	*82,1*	*93,9*
6—15	80344	80926	78731	66700	62805	75861	*81,9*	*84,8*	*84,4*	72,4	68,2	82,4
15—20	12630	11153	14385	14592	15013	20889	28,0	22,1	26,0	24,1	24,8	34,6
20—40 }	12819	13163	14816	12284	12541	17925	3,3	3,4	3,8	5,5	5,6	8,1
40—60 }				2040	2116	2941				1,2	1,3	1,8
60 und mehr	175	176	210	182	282	273	0,22	0,22	0,25	0,21	0,33	0,32
Unbekannt	4659	4583	—	1576	1588	2232	.	.	.	.	.	.
Zusammen	148279	147110	148676	143228	143505	176310	22,0	21,7	21,8	20,6	19,6	24,1
	Sterbefälle an Diphtherie						Sterbefälle an Diphtherie auf 100 Diphtherieerkrankungen (beim gleichen Alter)					
0—1	217	170	173	227	325	369	*10,3*	*9,4*	*9,6*	*10,2*	*11,4*	*11,4*
1—6	2262	2062	2251	2888	3537	4116	6,4	5,8	5,8	6,6	7,6	7,8
6—15	3258	2857	2716	2750	2860	3261	4,1	3,5	3,4	4,1	4,6	4,3
15—20	179	216	221	269	298	419	1,4	1,9	1,5	1,8	2,0	2,0
20—40 }	174	178	167	100	167	221	1,4	1,4	1,1	0,81	1,3	1,2
40—60 }				63	96	114				3,1	4,5	3,9
60 und mehr	28	21	29	21	29	36	16,0	11,9	13,8	11,5	10,3	13,2
Unbekannt	166	161	—	37	32	34	.	.	.	.	.	.
Zusammen	6284	5665	5557	6355	7344	8570	4,2	3,9	3,7	4,4	5,1	4,9

Jede dieser örtlich und zeitlich verschiedenen Höhepunkte einer Epidemie bringt verschiedene Aspekte des epidemischen und klinischen Geschehens mit sich. Auf jeden Fall besteht auch in Deutschland *kein direkter, einfacher Einfluß* des sozialen Milieus auf die Krankheitsform. Offensichtlich ist die *toxische Diphtherie nicht die Folge einer allgemeinen Resistenzlosigkeit.* Der sog. „*Fluchtschaden*" hat keinen Einfluß auf Häufigkeit und Schwere der Krankheitstypen (ROGGE, *Lübeck* 1945).

Stenosen und Nasendiphtherien bevorzugen Knaben der ersten 4 Lebensjahre, daher ist die *Letalität der Knaben größer. An Diphtherie* aber *erkranken insgesamt mehr Mädchen* als Knaben, oder beide Geschlechter sind gleich stark befallen (SCHWARZ und FACCHINI).

Über das Geschlechtsverhältnis bei Diphtherie, namentlich bei toxischer Diphtherie, sind die Beobachtungen von Ort zu Ort etwas verschieden, und nur genauere Detailanalysen, im Sinne NIGGEMEYERS, können diese Verhältnisse weiter klären.

Tabelle 8. *Erkrankungen und Sterbefälle an Diphtherie in Deutschland seit dem Beginn der reichsstatistischen Nachweisungen.*

Jahr	Sanitätspolizeilich gemeldete Erkrankungen		Standesamtlich gemeldete Sterbefälle		Jahr	Sanitätspolizeilich gemeldete Erkrankungen		Standesamtlich gemeldete Sterbefälle	
	absolute Zahl	auf 10000 Einwohner	absolute Zahl	auf 10000 Einwohner		absolute Zahl	auf 10000 Einwohner	absolute Zahl	auf 10000 Einwohner
1892	.	.	55746	11,8	1927	33890	5,4	2612	0,41
1893	.	.	75322	15,8	1928	46905	7,4	3423	0,54
1894	.	.	63701	13,1	1929	50536	7,9	4557	0,71
1895	.	.	37927	7,7	1930	70552	11,0	5642	00,8
1896	.	.	32173	6,3	1931	57822	8,9	4126	0,648
1897	.	.	26380	5,1	1932	65414	10,1	3992	0,61
1898	.	.	24245	4,6	1933	77340	11,7	4837	0,74
1899	.	.	24416	4,6	1934	119103	17,9	6372	1,97
1900	.	.	20976	3,9	1935	133843	20,0	7613	1,1
1901	.	.	21741	3,9	1936	148279	22,0	7372	0,1
1902	.	.	17946	3,2	1937	147110	21,7	6523	0,96
1903	.	.	19315	3,3	1938	148676	21,8	6598	0,97
1904	.	.	18982	3,2	1939	143228	20,6	6335[1]	.
1905	.	.	16967	2,9	1940	143505	19,6	8500[1]	.
1906	.	.	14577	2,4	1941	176310	24,1	9607[1]	.
1907	.	.	14013	2,3	1942	244500	33,4	14764[1]	.
1908	.	.	14909	2,4	1943	245067	33,5	—	.
1909	.	.	15440	2,5	1944[1]	255878	33,6	—	.
1910	108640	20,6	14755	2,3	1945[2]	—	—	—	—
1911	134439	23,9	16192	2,5	1946[2]	142788	—	—	—
1912	120441	18,8	13423	2,1	1947[2]	91718	—	3308[1]	—
1913	117821	18,2	12129	1,8	1948[2]	60018	—	1647[1]	—
1914	126056	19,2	13848	2,1	1949[2]	47885	—	—	—
1915	171897	26,2	22544	3,5	1950[2]	29534	—	—	—
1916	197471	29,9	20695	3,2		(9 Mon.)			
1917	175417	26,7	19742	3,1					
1918	161466	24,8	17771	2,8		Berlin			
1919	114915	18,8	10702	1,7	1946[4]	10324	—	1212	8,3
1920	83377	13,9	7891	1,3	1946[3]	15748	—	913	2,9
1921	64021	10,4	5953	1,0	1947[4]	7871	—	320	1,0
1922	38545	6,2	4490	0,73	1948[4]	4115	—	101	0,3
1923	32509	5,2	4413	0,72	1949[4]	3352	—	63	0,2
1924	37804	6,0	3624	0,58	1950[4]	1422	—	12	—
1925	36769	5,9	2799	0,45		(8 Mon.)			
1926	30299	4,8	2189	0,35					

[1] Ziffern ergänzt durch die Meldungen der W.H.O.
[2] Ziffern ergänzt durch die Meldungen der W.H.O. unter Ausschluß von Berlin.
[3] Meldungen der W.H.O.
[4] Meldungen des Landesgesundheitsamtes (Berlin).
Die Angaben aus der Zeit des 2. Weltkrieges sind unsicher.

Während LORENZ in Graz ausgesprochene *Andropathie* der Diphtherie beobachtete, hören wir von MOGGI aus Italien, daß die *Morbidität beim weiblichen* Geschlecht, die *Letalität beim männlichen* Geschlecht höher war. Andere Beobachter vermissen Unterschiede. HOTTINGER sah in *Düsseldorf* wenig *mehr* Knaben erkranken als Mädchen, während die Letalität der Mädchen bei den schweren, toxischen Formen ganz deutlich überwog.

In den Jahren 1938—1948 sind in Deutschland, dem Alter und dem Geschlecht nach geordnet, in den ersten 5 Lebensjahren jeweils mehr Knaben als Mädchen gestorben. Ganz besonders deutlich wird der Unterschied im Jahr 1948, wo im Säuglingsalter 6,2% männliche Kinder und nur 4,8% weibliche auf 100000 Lebende jeder Altersklasse gestorben sind.

Auch aus *Deutschland* liegen bereits viele epidemiologische Studien, unter Berücksichtigung der Typenlehre vor (CLAUBERG, GUNDEL und LIEBETRUTH, CHRISTISON, SCHIFF, SCHLOSSBERGER, TIETZ, WEBER).

In *Danzig* fand WAGNER, daß der Mitis bei 11—12jährigen am häufigsten vorkommt.

1938—1939 nahm dort der *Mitis* von 12,4 auf 44,5% zu. Der *Intermedius* nahm von 35,9—10,7% ab. Der *Gravis* blieb mit 51,4—44,8% ungefähr gleich häufig. In der Armee fanden sich 22,6% Gravis-, 75% Mitis- und nur 2,4% Intermediusbefunde auf je 100 Krankheitsfälle. KEMKES (1937) macht besonders aufmerksam auf die Möglichkeit der Superinfektion innerhalb von Krankenanstalten.

Schweiz. Die Diphtherie hatte in der Schweiz 1940 ihren Tiefpunkt erreicht mit 663 Krankheits- und 41 Todesfällen. In den letzten 10 Jahren trat die Krankheit, wie in ganz Europa, noch einmal epidemisch auf mit einem Höhepunkt 1945/46 (s. Tabelle 9).

Tabelle 9. *Vergleich der Erkrankungsziffern an Diphtherie in Basel, Genf und St. Gallen (Kantone) mit denjenigen in der ganzen Schweiz 1928—1950.*

Jahrgang	Gesamte Schweiz	Gestorben	Basel	Genf	St. Gallen	Jahrgang	Gesamte Schweiz	Gestorben	Basel	Genf	St. Gallen
1928	3193	200	58	201	556	1940	663	41	3	20	41
1929	3723	208	111	289	625	1941	1115	59	7	7	186
1930	4545	224	162	132	637	1942	1800	97	15	12	245
1931	2641	127	126	141	473	1943	3655	152	16	21	518
1932	2265	92	104	137	405	1944	4211	162	111	47	331
1933	2272	130	70	70	297	1945	4981	212	61	148	466
1934	1775	93	106	77	199	1946	5302	189	112	95	775
1935	1825	94	97	78	129	1947	4864	194	92	70	914
1936	1099	45	48	49	68	1948	2455	128	132	39	511
1937	772	37	25	18	100	1949	1357	63	50	33	213
1938	716	50	12	7	148	1950	776	—	14	15	80
1939	751	33	19	8	183						

Aus dieser Tabelle ergibt sich, daß in *Basel* und *Genf* die Höhepunkte der Epidemie ebenfalls auf die Jahre 1945/46 fallen, während in *St. Gallen* die Zunahme sich schon 1942 bemerkbar macht, bis zum Höhepunkt 1947 weitergeht, um erst 1949 stark abzufallen. Interessant sind diese Verhältnisse darum, weil in den 3 Kantonen bei annähernd gleicher Bevölkerungszahl ganz verschiedene Impfverhältnisse geherrscht haben. In *Genf* ist die Schutzimpfung seit 1929 fakultativ und seit 1932 obligatorisch. In *Basel* wurde die Schutzimpfung erst 1942 fakultativ eingeführt und in *St. Gallen* wurde die Schutzimpfung erst 1943 in den Schulen vorgenommen. Das Immunitätsproblem ist also bei den 3 Städten ganz verschieden. In *Basel* praktisch keine Immunisierung durch Schutzimpfung, aber auch keine große Gelegenheit zur stillen Feiung, da im vorhergehenden Jahrzehnt nur wenig Diphtheriefälle aufgetreten waren. In *Genf* ist die kindliche Bevölkerung zu 95% durchimmunisiert. Gelegenheit zu Erregerkontakten bestand in vorhergehenden Jahrzehnten nur in geringem Umfang, etwa wie in *Basel*. In *St. Gallen* keine Schutzimpfung bei ziemlich großer Zahl von Diphtherieerkrankungen in den vorhergehenden Jahren als gute Gelegenheit durch mehrfachen Erregerkontakt sich durch stille Feiung zu immunisieren. Man ist versucht, daraus zu folgern, daß weder die stille Feiung, noch die aktive Immunisierung das Wiederauftreten gehäufter Diphtherieerkrankungen hat hindern können. Indessen soll hier vorwegnehmend gesagt werden, daß auch in der Schweiz im wesentlichen die Letalität bzw. Mortalität durch die Schutzimpfung verbessert wurde.

Die *Altersverteilung* der Diphtherie zeigen folgende Tabellen 10 und 11.

Tabelle 10. *Altersverteilung der Diphtheriemorbidität in der Schweiz.*

Altersklassen	1896—1898 %		1949 %		Altersklassen	1896—1898 %	1949 %
0	2,7	45,2 (0—5)	1,0	26,7 (0—5)	15—19	5,9	6,2
1	6,4		2,6		20—29	6,3	11,3
2	9,0		4,0		30—39		5,8
3	9,6		5,0		40—49	4,5	2,6
4	9,5		7,0		50 u. darüber	0,6	1,4
5	8,0		7,1				
6	6,8	37,3 (6—14)	7,8	45,3 (6—14)			
7	5,9		8,6				
8	5,4		7,2				
9	4,4		5,5				
10—14	14,8		16,2				

Gleichzeitige Überalterung der Bevölkerung:

Volkszählung 1900: Altersklassen 0—4 Jahre = 114‰
„ 1949: „ 0—4 Jahre = 90,9‰
„ 1900: „ 44—49 Jahre = 47‰
„ 1949: „ 45—49 Jahre = 70,9‰

Tabelle 11.

Altersklassen (nach erfüllten Jahren)	Angezeigte Diphtheriefälle 1949 absolut	Angezeigte Diphtheriefälle 1949 auf 10000 Lebende der betreffenden Altersklasse	Angezeigte Diphtheriefälle 1896—1898 auf 10000 Lebende der betreffenden Altersklasse	Verhältnis der Morbidität 1949: 1896—1898 (1949 = 1)
0	10	1,2	28	1:23,3
1	27	3,2	71	1:22,2
2	41	4,8	103	1:21,4
3	50	5,9	112	1:18,9
4	71	8,7	113	1:12,9
5	72	9,1	99	1:10,9
6	79	10,4	87	1: 8,3
7	87	12,6	75	1: 5,9
8	73	12,0	72	1: 5,7
9	56	9,3	63	1: 6,8
10—14	163	5,3	41	1: 7,7
15—19	62	1,9	16	1: 8,4
20—29	114	1,6	10	1: 6,25
30—49	85	0,6	5	1: 8,3
über 50	14	0,1	0,9	1: 9,0

1. 0—3 Jahre: Morbidität 1949 rund 20mal kleiner als 1896—98. 4 und 5 Jahre: Morbidität 1949 mehr als 10mal kleiner als 1896—98. Später: 5,3—9mal kleiner. Das heißt: Abnahme am stärksten im Säuglings- und Kleinkindesalter, später geringer *(verlangsamte Durchseuchungsgeschwindigkeit)*.

2. Höchste Morbidität: 1896—98: 2—5jährig; 1949: 6—8jährig.

Daraus geht hervor, daß Ende des letzten Jahrhunderts die meisten Todesfälle aufgetreten sind, daß während der Epidemie von 1930 nur etwa $^1/_5$ und 1947 noch weniger Menschen an Diphtherie gestorben sind. 1896—1898 stellten die Altersjahre 1—4 = 56%, 1930 die Altersjahre 5—14 = 48%, 1947 beide Altersgruppen (1—4 und 5—14) = 38 bzw. 39% der Todesfälle.

Es ließ sich also auch in der Schweiz (1930) die Verschiebung der fatalen Krankheitsformen ins Schulalter beobachten. Nach 1947 bildet sich diese Altersverschiebung wieder zurück (Tabelle 12).

Tabelle 12. *Altersverteilung der Todesfälle an Diphtherie in der Schweiz.*

Altersjahre	1896—1898		1930		1947	
	absolut	%	absolut	%	absolut	%
0—1	124	10	12	5	20	10
1—4	*698*	*56*	*82*	37	*74*	*38*
5—14	358	29	*107*	*48*	*76*	*39*
über 15	33	4	23	10	24	12
Total	*1213*	(100)	*224*	(100)	*194*	(100)

Aus dieser Tabelle erkennt man deutlich, daß die Morbidität sich in den letzten 50 Jahren verschoben hat in der Richtung des Schulalters. Dabei ist allerdings die gleichzeitige Überalterung der Bevölkerung zu berücksichtigen, welche diese Verschiebung ungefähr wettmacht.

Erkrankungshäufigkeit, Tod und Komplikationen in Abhängigkeit von Schutzimpfungen und Bakterientypen wird für die Ostschweiz von GSELL in folgender Weise zusammengefaßt (Tabelle 13).

Tabelle 13. *Erkrankungshäufigkeit, Tod und Komplikationen der Diphtherie in Abhängigkeit von Schutzimpfung und Bakterientypen.* (Nach GSELL 1947.)

	Typ Gravis	Typ Intermedius	Typ Mitis
Anzahl der Erkrankten 500	201	194	105
(Davon gestorben)	(3)	(4)	(2)
Geimpft 198	76	80	42
Nicht geimpft 302	125	114	63
Verhältnis geimpft : nicht geimpft	1:1,6	1:1,4	1:1,5

Todesfälle bei den Geimpften zurückzuführen auf zu späte Anwendung des Serums.

Es ergibt sich daraus, daß *Gravis* und *Intermedius* zwar doppelt so viele Erkrankungsfälle verursachten als *Mitis*, und daß die Nichtgeimpften etwas häufiger erkrankt sind als die Geimpften. Bei allen 3 Gruppen aber ist das Verhältnis der Geimpften zu den Nichtgeimpften ungefähr gleich, nämlich 1:1,5. Die Todesfälle, die aufgetreten sind, sind leider auf eine zu späte Anwendung des Serums zurückzuführen (GSELL 1947).

Tabelle 14.

	Geimpfte 127	Nicht Geimpfte 289
Auftreten von Lähmungen	5,3%	9,0%
Myokarditis, (manifest)	1,6%	5,2%
EKG-Veränderungen	7,8%	14,7%

Literatur: O. GSELL 1946. — Bull. eidgen. Gesdh.amt **1947**, 193.

Diphtherieerkrankungen bei Geimpften wurden (nach GSELL) etwas über 500 gemeldet. Es ist dies im Vergleich zu den amtlichen Zahlen der Diphtherieerkrankungen in der Schweiz 1944 mit 4211 und 1945 mit 4981 Fällen ein gar nicht geringer Prozentsatz. Jedoch ist die Lage darum unübersichtlich, weil aus vielen Kantonen keine Erhebungen über die Häufigkeit der Diphtherie bei Impflingen stattgefunden haben. So läßt sich die Anfälligkeit der Geimpften vorerst noch nicht genau ausrechnen. *Komplikationen* sind bei *Nichtgeimpften häufiger*, namentlich *Lähmungen* und *Herzschädigungen*, wie die Tabelle 14 zeigt.

Diese Tabellen lehren uns, daß im Vergleich der Morbidität von 1949 und 1896 eine *verlangsamte Durchseuchungsgeschwindigkeit* stattgefunden haben muß. Die Morbidität ist 1896—1898 am höchsten bei den 2—5jährigen, 50 Jahre später bei den 6—8jährigen. Sie ist heute 10—20mal kleiner als vor 50 Jahren und die Abnahme ist am stärksten im Säuglingsalter. Es wurde hier in die Beschreibung der Epidemiologie zum erstenmal auch der Faktor der Schutzimpfung einbezogen. Er wird sich, wie wir bei der Bewertung der Resultate der Schutzimpfung sehen werden, für die neue Zeit nicht mehr vernachlässigen lassen, denn er wird für Pathogenese und Epidemiologie seine Auswirkung zeigen.

Die Folgerungen aus der Analyse der schweizerischen Epidemie 1943—1948 sind mit GSELL u. a. folgende: *Das Auftreten einer epidemischen Häufung lokalen und allgemeinen Charakters läßt sich nicht ohne weiteres auf die fehlende, vorangegangene latente Durchseuchung zurückführen, auch nicht auf mangelhafte Diphtherieschutzimpfung. Typus Gravis und Intermedius mögen etwa doppelt so viele Krankheitsfälle als Mitis hervorgerufen haben. Für alle 3 Erregertypen ist aber das Verhältnis ungefähr gleich (Geimpfte : Nichtgeimpfte 1:1,5). Die glücklicherweise wenigen Todesfälle sind nur auf zu späte Anwendung des Heilserums zurückzuführen. Bei rechtzeitiger Anwendung des Heilserums trat bei Geimpften kein Todesfall auf. Die Schutzimpfung hat außerdem einen Einfluß auf die Zahl der Komplikationen, insbesondere Lähmungen und Herzmuskelschäden. Der Genius der Epidemie ist punkto Morbidität wesentlich gutartiger als vor 50 Jahren und kann punkto Mortalität bzw. Letalität durch Prophylaxe und rechtzeitige Therapie noch wesentlich gemildert werden.*

Ergänzungen. Mit der Darstellung der verschiedenen Aspekte der Epidemiologie der Diphtherie der letzten 50 Jahre in Europa (in 5 Ländern) ist natürlich nur ein Teil des Geschehens erfaßt, zumal bewußt in jedem Land der eine oder andere Aspekt der Epidemiologie mehr hervorgehoben wurde. Es liegen für den interessierten Leser noch viele Berichte aus der ganzen Welt vor. *Die Diphtherie in USA.* nimmt kontinuierlich ab bis 1950 (ANDERSON 1940, THELANDER 1940, STOWMAN 1945).

Eine spezielle Studie von GEIGER in *San Francisco* (1945) lehrt, daß mit dieser kontinuierlichen Abnahme gleichzeitig eine relative Vermehrung der Fälle in der Altersgruppe von 30 Jahren und mehr zusammenfällt. Die Zunahme der Todesfälle hängt nach GEIGER mit der Zunahme der Virulenz zusammen.

In *Südafrika* sind nach MURRAY die verschiedenen Bakterientypen folgendermaßen verteilt: 87,4% Mitis, 0,4% Intermedius, 4,2% Gravis, 7,2% atypische Stämme. In *Madagaskar* ist die Diphtherie häufig, die natürliche Immunität der Bevölkerung gering, viel geringer als in Zentralafrika (JUDE 1937). Die Diphtherie in *Athen* (1946/47) ist Objekt einer interessanten Studie von CHOREMIS und Mitarbeitern (1949) (CHAROCOPOS und MARGARITIS 1947). Es wurde dabei kein Zusammenhang zwischen Bakterientypus und klinischem Typus der Erkrankung gefunden.

In *Italien* trat 1941—1943 die Diphtherie in besonders malignen Formen auf. Eine Analyse von CALO beschäftigt sich mit dem klinischen Bild und der Therapiemöglichkeit. Interessante Beobachtungen machten die Amerikaner bei der Eroberung Siziliens und Italiens 1943/44 (REILLY u. a.). Von 529 kranken Soldaten waren 76% Schick-negativ!

Auch aus dem Norden Europas liegen interessante Beobachtungen vor (AMUNDSEN und Mitarbeiter 1948, Kopenhagen). Auch dort wurde die Altersverschiebung konstatiert. Die Mehrzahl der Kranken war nicht schutzgeimpft, der relative Schutz der Impfung war bei Geimpften weniger gut, wenn Gravisinfektionen vorkamen. Rezidive verliefen ebenso schwer wie Primärerkrankungen.

Tabelle 15. *Die Krankenzahl der Diphtherie und Morbidität für 100000 in ganz Japan.*

Jahr	Absolute Zahl	Morbidität	Jahr	Absolute Zahl	Morbidität
1939	35,907	50,6	1945	85,833	118,5
1940	38,412	53,7	1946	49,864	65,5
1941	40,616	55,8	1947	28,307	36,2
1942	44,629	60,8	1948	16,317	20,4
1943	63,756	86,2	1949	14,555	17,7
1944	94,274	127,6			

In den Jahren 1939—1950 betrugen die Aufnahmen wegen Diphtherieerkrankung in das Toshima-Hospital (Tokio) 5571 Patienten. Davon waren leicht 3825, mittelschwer 1022, schwer 548, maligne 176. Die Letalität betrug durchschnittlich 8,4%. Sie war bei Patienten unter 14 Jahren 9,3%, über 15 Jahre 1,8%. Seit 1945 nimmt die Diphtherie in Japan stark ab (Einführung der Schutzimpfung 1945). Persönliche Mitteilung von Prof. M. UCHIDA, Tokio 1951.

Die Untersuchung der Epidemiologie in Europa lehrt, daß die Krankheit als Seuche wieder auf ein Minimum zurückgegangen ist. Sie wird nicht ganz verschwinden, weil sie nach wie vor bei gehobenen Lebensbedingungen ihre Opfer findet, wie Masern, Keuchhusten, Scharlach und Grippe, und nicht ohne weiteres verschwindet, wenn die allgemeine Hygiene in einem Lande gut ist. Daher rechnet DE RUDDER die Diphtherie zu den sog. „*Zivilisationsseuchen*". Viele Details über das Auf und Ab der Krankheit sind uns bekannt geworden, und wir sahen, wie sie sich im Lauf der Zeit ändert (Pathomorphose).

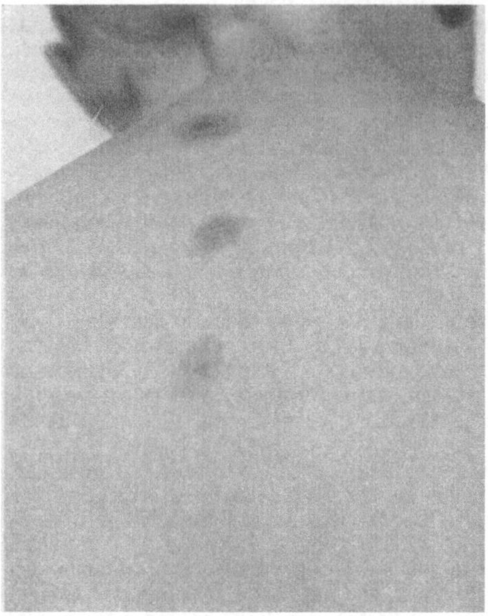

Abb. 26. Beeinflußbarkeit der Schickprobe bei einem 4 Jahre alten Kind. Oberste Schickprobe, 6 Std *vor* einer Leerseruminjektion, zeigt zentrale Nekrose in einer durch das Toxin hervorgerufenen, lokalen Hautentzündung. Die mittlere Reaktion, welche *gleichzeitig* mit einer intramuskulären Leerseruminjektion erfolgte, zeigt nur noch mäßige Rötung und Infiltration. Der 3. Schicktest, 24 Std *nach* Pferdeleerserum angestellt, zeigt nur noch ganz geringe Reaktionen. Auf der rechten Rückenseite wurden entsprechende Kontrollproben mit erhitztem Toxin angesetzt, sie sind alle negativ und daher auf dem Bilde nicht erkennbar. (HOTTINGER und LORENZ 1932.) Auch das Pferdeleerserum (Haemostyl Roussel), das weniger als 1/100 IE je Kubikzentimeter enthält, kann die Schickreaktion beeinflussen, aber nicht rückwirkend. Nur gleichzeitig mit der Seruminjektion oder später gesetzte spezifische Toxin-Hautreize lassen sich abschwächen. Ein 6 Std vor Serumgabe gesetzter Toxin-Hautreiz bleibt unbeeinflußt. Die wiederholten Schickproben können hier als Immunisierungsreiz keine Auswirkung gehabt haben, da sie sich in zu kurzer Zeit folgten. Vielleicht sind Spuren von natürlichem Antitoxin im Serum wirksam (in diesem Falle 16 cm^3 Haemostyl = Maximum 1/5—1/10 IE = einmalige Dosis). Wahrscheinlich spielen neben der spezifischen Toxin-Antitoxinreaktion auch noch unspezifische Vorgänge bei der Abänderung der Schickreaktion eine Rolle.

Wir haben gelernt, *meteorologische Verhältnisse, Alter, Bevölkerungsdichte, stille Feiung, Immunität und viele andere Faktoren, z. B. die Impfresultate, aber auch Virulenz, Toxinbildungsvermögen und spezielle Eigenschaften der Erregertypen in die epidemiologische Betrachtungsweise einzubeziehen.*

Das Zusammenwirken all dieser Faktoren kann uns das Verstehen vieler, detaillierter Charakterzüge der Seuche ermöglichen, jedoch können wir nicht das Zusammenspiel aller Faktoren so genau abschätzen, daß wir von restlos geklärten, rechnerisch faßbaren Tatsachen reden können. Sicher sind auch noch Faktoren im Spiel, über die wir bis heute noch nicht orientiert sind, und die wir immer noch unter dem Schlagwort „*Genius epidemicus*" resigniert zusammenfassen müssen.

Pathogenese.

Die Pathogenese der Diphtherie ist, nach STRÖDER, *die Lehre von den Ursachen des Entstehens verschiedener klinischer Erscheinungs- und Verlaufsformen dieser Krankheit.* Verschiedene Faktoren müssen zusammenwirken, damit es zur Krankheit kommt.

Allgemeine und spezielle biologische Eigenschaften des Erregers, Invasionsvermögen, Toxinbildung usw., je nach Gruppe und Typus, sind die wichtigsten Momente. Vielleicht treten Hilfsfaktoren dazu, z. B. die „Substanz b" gewisser Toxine, Spreadingfaktoren im Nasensekret, Parotisspeichel usw. Diese könnten bei dem Zustandekommen bestimmter Krankheitsformen eine Rolle spielen. Ebenso ausschlaggebend wie Erreger und äußere Hilfsmomente ist aber auch die allgemeine und spezielle Reaktionsfähigkeit der menschlichen Gewebe bzw. die Leistungen und Regulationen des Organismus unter dem Einfluß von Disposition, Konstitution und eventueller vorausgegangener Erregerkontakte (Sensibilisierung und Immunisierung).

Nach B. SCHICK steht im Vordergrund des Krankheitsgeschehens der *Schutzkörpergehalt des Serums*. SCHICK nimmt an, daß auch das Zustandekommen der Epidemien sich durch die Zu- und Abnahme von schutzkörperlosen Individuen erklären läßt.

In der Tat steht heute noch *die Lehre vom Antitoxingehalt des Blutes im Zentrum der Schulmeinung über die Pathogenese der Diphtherie.*

Kurz und schematisch läßt sich diese Ansicht folgendermaßen *zusammenfassen*: *Das von den Diphtheriebacillen abgesonderte Toxin macht die Krankheitserscheinungen. Die Heilung bzw. die Verhütung der Krankheit erfolgt durch die Neutralisation des Toxins durch das Antitoxin.*

Ein Organismus, der für Diphtherietoxin empfänglich ist, zeigt auf der Haut eine Rötung und Infiltration nach intracutaner Einverleibung von Spuren von Diphtherietoxin *(Schicktest)*. Ist er immun, so läßt sich das an Hand der Unempfindlichkeit der Haut für den Schicktest nachweisen oder durch die Bestimmung der *Antikörpermenge im Blut. Eine bestimmte Menge von Antitoxin im Serum (0,03 IE je Kubikzentimeter Serum) bedeutet Immunität.* Unterschreiten dieser sog. *Schickschwelle* bedeutet Empfänglichkeit für Diphtherie. Das Überstehen der Krankheit geht einher mit Ansteigen der Blutantitoxinwerte über die Schickschwelle bzw. mit Negativwerden des Schicktests. Die Pathogenese ist somit ein Problem der Toxin-Antitoxinneutralisierung.

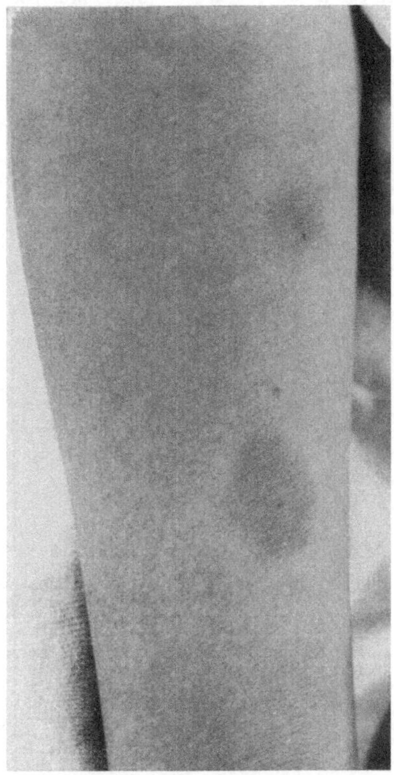

Abb. 27. Typischer Schicktest am Vorderarm. In der Mitte der 3 Reaktionen ist die intracutane Bouillonkontrolle negativ. Proximal ist die Kontrolle mit erhitztem Toxin leicht positiv. Distal ist die eigentliche Toxinreaktion stark positiv und überwiegt die Kontrollreaktionen sehr stark: Positiver Ausfall der Schickreaktion.

Die *Konsequenzen* dieser Lehre sind für Therapie und Prophylaxe klar. Die Therapie sucht durch passive Zufuhr von Antitoxin den Krankheitprozeß zu stoppen. Die Prophylaxe kann entweder *passiv* durch Zufuhr von Antitoxin der Krankheit zuvorkommen oder sie kann den Organismus *aktiv durch Impfung* mit Toxin immunisieren. Diese Auffassung hat den Vorteil der Einfachheit, Klarheit und Logik. Viele Tatsachen, die bis heute über das Zustandekommen von Krankheit und Epidemie entdeckt worden sind, lassen sich hier zwanglos eingliedern. Der Nachteil für die Auffassung des Krankheitsgeschehens beim Mensch liegt darin, daß die Theorie unter dem Eindruck des immer wieder gleichmäßig ablaufenden Experimentes am Meerschweinchen formuliert wurde.

Individuelle Momente kommen beim Versuchstier nicht zum Vorschein, darum steht die Gesetzmäßigkeit des Tierversuchs im Brennpunkt der theoretischen Betrachtungen. Für das Geschehen am Menschen ist zu untersuchen, wieweit die theoretischen Vorstellungen der Wirklichkeit entsprechen.

Schicktest und Empfänglichkeit für Diphtherie. SCHICK und KARASAWA fanden 1910, daß 30 an Diphtherie erkrankte Kinder stets frei von Schutzkörpern waren, wogegen gesunde, nicht an Diphtherie erkrankte Kinder und Erwachsene wechselnden Gehalt an Schutzkörpern aufwiesen. Das Vorhandensein von Immunkörpern im Neugeborenenserum konnte nachgewiesen werden. Damit war der *erste Beweis* für die Auffassung des Krankheitsgeschehens als Analogon zum Tierversuch gegeben. Der verschiedene Antitoxingehalt des Serums verschiedener Altersklassen erklärte ebenso wie die Altersverteilung der positiven und negativen Schickreaktionen zwanglos die Altersdisposition der Diphtherie (s. Kap. Epidemiologie und Altersverteilung).

Leichte Infektionen mit Diphtherie laufen sehr häufig ohne klinische Symptome ab *(stumme Infektion)* und führen zur Immunisierung *(stumme Feiung)*. Die Schickreaktion ist in solchen Fällen negativ und der Serumgehalt an Antitoxin übersteigt 0,03 IE je Kubikzentimeter.

Die Untersuchung ganzer Bevölkerungsteile mit Hilfe der Schickreaktion kann Aufschluß geben über die Anzahl der empfänglichen und nichtempfänglichen Individuen innerhalb der untersuchten Bevölkerung.

Die Prüfung des menschlichen Serums auf seinen Antitoxingehalt geschieht nach der Methode von RÖMER. Die Technik besteht darin, daß fallende Verdünnungen von Serum zu einer bestimmten Toxindosis beigegeben werden, und diese verschiedenen Toxin-Antitoxinmischungen intracutan beim Meerschweinchen oder beim Kaninchen eingespritzt werden. Es kann auch umgekehrt vorgegangen werden, indem fallende Verdünnungen von Toxin mit derselben Serummenge vermischt intracutan eingeführt werden.

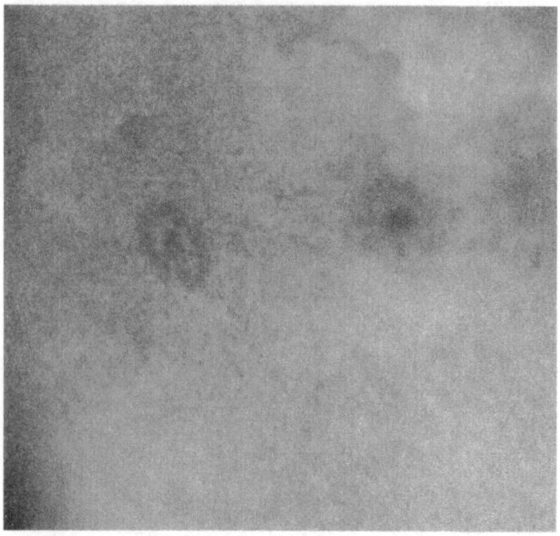

Abb. 28. Kokardenphänomen der Schickreaktion. Ringförmiges Infiltrat um einen zentralen, entzündlichen Herd (Stichreaktion). Dazwischen liegt eine unveränderte Hautzone. In diesem Falle wurde die Hauttoxinreaktion bei einem Schick-positiven Kind von 8 Jahren durch eine Pferdeleerseruminjektion von 2 cm³ je Kilogramm Körpergewicht beeinflußt. Dadurch kommt es zu der Kokardenbildung (im Bilde links). Die zweite auf der Abbildung sichtbare Hautreaktion ist 6 Std vor der Serumgabe gesetzt worden und zeigt eine zentrale, heftige nekrotische Entzündung mit rotem Hof (unbeeinflußte Schickprobe).

Die *Technik der Schickreaktion* beim Menschen ist folgende: Die Menge von $^1/_{50}$ D.L.M. in 0,1—0,2 cm³ physiologischer Kochsalzlösung wird intracutan in die Haut der Beuge- oder Streckseite des Vorderarms mit einer sehr feinen Nadel injiziert. Die Öffnung der Nadel soll nach oben gerichtet sein. Bei gelungener Injektion sieht man unmittelbar nachher eine weiße Quaddel mit deutlich ausgeprägten, eingezogenen Haarfollikeln. Innerhalb 24 Std entwickelt sich bei *positiver* Reaktion eine scharf begrenzte Rötung und Infiltration von 15—25 mm Durchmesser, deren Intensität während weiterer 24—48 Std noch zunimmt, und dann in der Regel unter Pigmentierung und Schuppung abheilt. Positive Reaktionen sind lange sichtbar. Die pigmentierte Stelle ist trocken, lederartig und gefältelt. Das *Ablesen der Reaktion* erfolgt *frühestens nach 48 Std, nach* ZINGHER *erst am 5. Tag*. Nach TAYLOR und MOLONAY (1937) muß für die Schickreaktion eine frische standardisierte Schicktoxinlösung in Boratpufferlösung verwendet werden, um möglichst viele Pseudoreaktionen zu vermeiden.

Die Ausführung des Schicktests ist einfach. Wichtig ist, daß das Kontrolltoxin durch 5 min dauerndes Erhitzen auf 80° sicher zerstört ist. Schwieriger ist die Ablesung, wenn der Kontrolltest ebenfalls reagiert. Hierfür gilt die Regel, daß nur dann die Hautprobe als positiv bezeichnet werden darf, wenn die Toxinreaktion etwa 50% stärker ausfällt als die Kontrolle mit erhitztem Toxin; außerdem muß die Kontrollreaktion rascher verschwinden.

Es treten Parareaktionen auf, d. h. entzündliche Rötung und Infiltration, die auf Proteine der Bacillenleiber oder der Bouillonkultur beruhen. Solche Reaktionen sind in den ersten 5 Lebensjahren selten und nehmen allmählich mit steigendem Lebensalter an Häufigkeit zu. Namentlich erwachsene Diphtherierekonvaleszenten und Tuberkulöse zeigen diese Reaktion. Es muß daher eine Kontrolle mit erhitztem Toxin vorgenommen werden. Eine weitere Kontrolle sollte mit durch Antitoxin neutralisiertem Toxin gemacht werden. Die *Pseudoreaktion (Parareaktion)* entwickelt sich rascher. Sie erreicht ihren Höhepunkt und verschwindet rascher und hinterläßt keine Pigmentation.

Das *Ausbleiben* jeglicher Rötungen und Schwellungen an der Injektionsstelle beweist nach SCHICK das Vorhandensein von mindestens 0,03 IE im Kubikzentimeter Serum. Diese Antitoxinmenge genügt auch, um eine Erkrankung an Diphtherie zu verhüten.

Bei *Neugeborenen* finden sich in 84% Schutzkörper gegen Diphtherie; bis zum Ende des 1. Lebensjahres erfolgt ein steiler, geradliniger Abfall auf etwa 10%. Brustkinder zeigen einen etwas weniger steilen Abfall als künstlich ernährte Kinder. Am Ende des 1. Lebensjahres ist die Mehrzahl der Kinder frei von Antitoxin, d. h. diphtherieempfänglich.

Die *negativen Reaktionen* steigen nun allmählich an, mit etwa 7 Jahren ist derselbe Prozentsatz negativ wie mit etwa 6 Monaten. Mit 16 Jahren wird etwa 85% der Menschen negativ. Nach dem 60. Lebensjahr erfolgt wieder eine Zunahme der positiven Reaktionen.

Der Abfall im 1. Lebensjahr soll auf die Ausscheidung der von der Mutter herrührenden Schutzstoffe zurückzuführen sein. Mutter und Kind haben bei der Geburt gleiche Immunitätsverhältnisse (VAN DER HOVEN VAN GENDEREN). Bei beiden ist entweder Antitoxin vorhanden oder es fehlt.

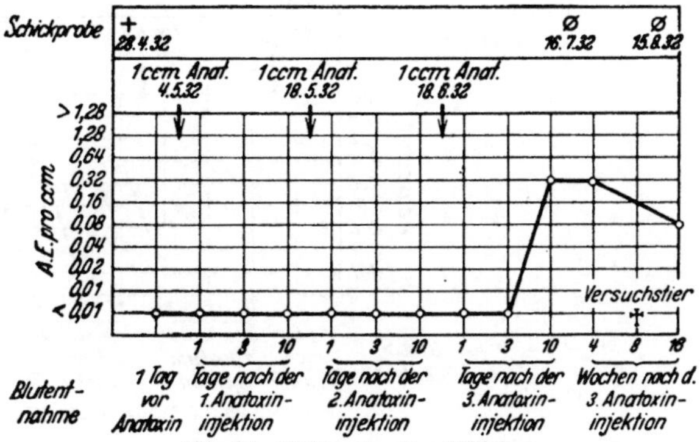

Abb. 29. 12 Monate altes Mädchen.

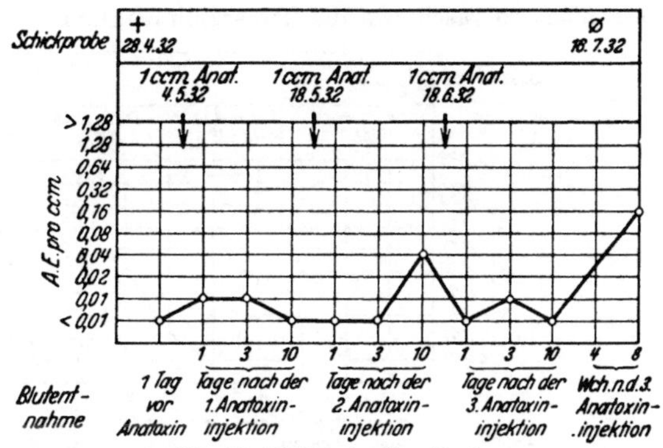

Abb. 30. 12 Monate alter Knabe.

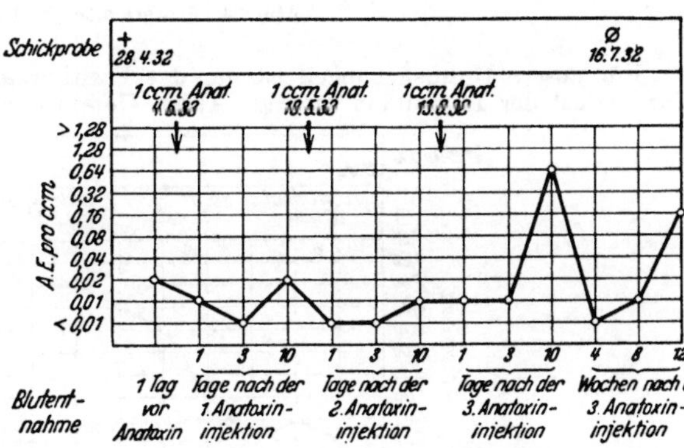

Abb. 31. 5 Jahre altes Mädchen.

Der Anstieg des Antikörpergehaltes des Blutes nach dem 1. Lebensjahr bzw. die Zunahme der negativen Schickreaktion wird von den meisten auf die stille Feiung (v. PFAUNDLER) zurückgeführt. Eine *unspezifische Stimulierung der Produktion von Diphtherieantitoxin durch andere Infekte* nimmt HIRSZFELD *an*, eine *sog. serologische Reifung des Individuums* hat FRIEDBERGER nachgewiesen (1928/29).

Die Ergebnisse und Ideen FRIEDBERGERs lassen sich kurz folgendermaßen zusammenfassen:

Mit der Entwicklung des Menschen setzt auch eine Differenzierung seiner Bluteiweißkörper ein. Diese Differenzierung macht sich bemerkbar und wird meßbar veranschaulicht durch das Entstehen von Hämolysinen gegen Kaninchen- und Hammelblut. Hämolysine- und Agglutinine gegen diese Antigene entwickeln sich vom 1. Lebensjahr an und man kann ihre Häufigkeit an Hand einer Kurve darstellen. Diese Kurve erreicht ihren maximalen Höhepunkt zwischen dem 5. und 12. Lebensjahr, fällt dann langsam ab, um bei 50—60jährigen etwa dieselben Werte wie beim 1jährigen Kind aufzuweisen.

FRIEDBERGER meint, daß es sich bei der Entstehung der Antikörper gegen Diphtherietoxine im wesentlichen nicht um die Konsequenz einer latenten oder manifesten Durchseuchung, sondern um ein Teilphänomen eines allgemeinen biologischen Geschehens handle. Er nennt den Prozeß der Differenzierung der Eiweißkörper im Blut und das Auftreten der sog. Normalantikörper mit einem Schlagwort „*serologische Reifung*".

Die *Stabilität der Schickreaktion* ist nur relativ. Bei einem gewissen Prozentsatz von Schick-negativen Individuen ändert sich der Hauttest und wird spontan wieder positiv. Das bedeutet, daß aus unbekannten Ursachen die natürliche oder erworbene Immunität gegen Diphtherie verlorengegangen ist. Verglichen mit dem *Dick*test durch Scharlachtoxin ist der Schicktest etwas stabiler. Der Prozentsatz, der in der Beobachtungszeit von 1—2 Jahren von negativ zu positiv wechselnden Schickreaktionen wird etwas verschieden angegeben und schwankt zwischen 7 und 24% (NEIMANN 1950).

Auch umgekehrt kann die positive Schickreaktion negativ werden, meistens wird das als Ausdruck der Immunisierung beurteilt; jedoch gibt es genügend Beobachter, die zeigen, daß das Verschwinden der positiven Schickreaktion aus denselben Gründen eintreten kann wie das Verschwinden einer positiven Tuberkulinreaktion.

Diese Fälle müssen als *Hautanergie* infolge von Krankheiten (subphrenischer Absceß, Masern, Scharlach, Pneumopathie usw.) aufgefaßt werden (Sohier, Capdeville und Navel

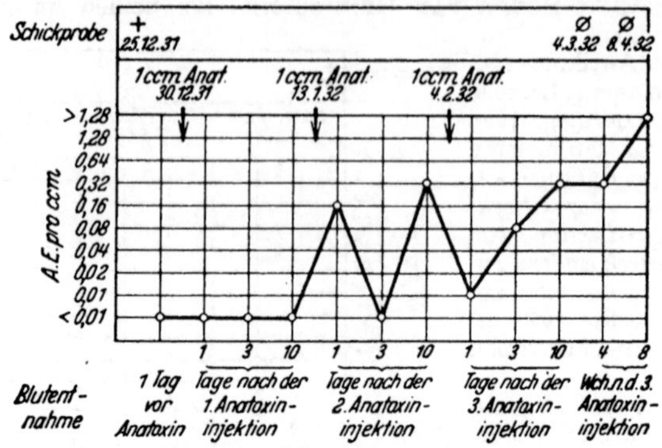

Abb. 32. 6 Jahre altes Mädchen.

1945). Interessant ist, daß bei solchen Fällen die Schickreaktion später wieder positiv wird, aber nicht so rasch wie die Tuberkulinreaktion.

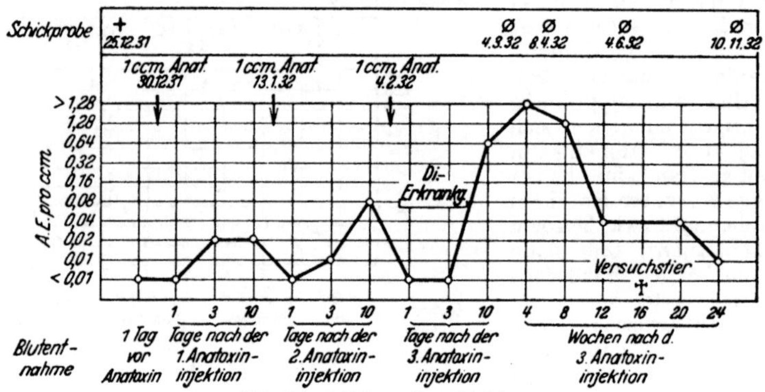

Abb. 33. 8 Jahre altes Mädchen.

Für unsere Untersuchungen ist nur das Positivwerden des negativen Schicktests, also der Verlust der Immunität wichtig. Ältere Untersuchungen von Lorenz, Hottinger und

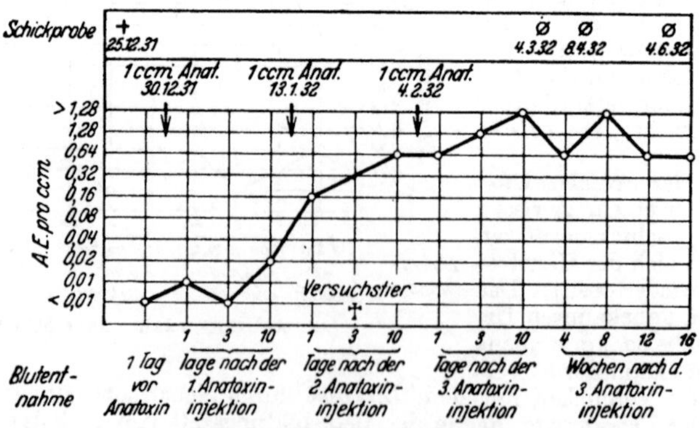

Abb. 34. 9 Jahre altes Mädchen.

Lorenz (1932) haben nachgewiesen, daß sich die Hautreaktion spezifisch und unspezifisch beeinflussen läßt. Zum Beispiel gelingt es, durch Pyrifer eine negative Schickreaktion positiv zu machen. Gleichzeitig fällt der Antitoxingehalt des Serums in diesen Fällen stark ab (in 15—20% der untersuchten Fälle).

Es genügen aber auch andere Einflüsse, um den Antitoxingehalt un.er die Schickschwelle absinken zu lassen oder eine negative Schickreaktion in eine positive umzuwandeln. Schlafmangel, Aufregungen und andere psychische Momente, sowie die körperliche Anstrengung eines mehrstündigen Marsches (Ausschwitzen der Antikörper) vermögen die Immunität zu durchbrechen. Möglicherweise spielt auch die *Jahreszeit* eine Rolle, indem im Winter bei Kaltfronteinbrüchen bei labilen Menschen die Schutzkörper im Blut abnehmen (WILDFÜHR). Für den Hauttest allerdings ist eine solche *Saisonempfindlichkeit* von NÉLIS bestritten.

Wir haben es also in 15—20% der Bevölkerung mit *labilen Menschen* zu tun, d. h. solchen Individuen, deren Immunität, gemessen an der Schickreaktion oder am Antitoxingehalt des Blutes, durch irgendwelche äußeren Einflüsse verschwinden kann. Wir wissen noch nicht, vermuten aber, daß diese Immunität auch durch bestimmte Bakterientypen (Gravis) eher durchbrochen werden kann als durch andere, z. B. Mitis.

Wenn wir also von Empfänglichkeit für Diphtherie und Schutz vor der Infektion im Zusammenhang mit der Schickreaktion sprechen, so müssen wir uns klar sein, daß es beim Menschen eine große Zahl von individuellen Reaktionen gibt, die den Wert der Beurteilung der Immunitätslage an Hand der Schickreaktion beeinträchtigt.

Die *Schickreaktion gibt also nur bedingt Aufschluß*, und ihr Resultat muß für Massenuntersuchungen mit einem Fehler von ± 20% und bei individueller Anwendung ebenfalls mit einer gewissen Reserve eingesetzt werden.

REH (1934) *verbesserte und vereinfachte die Hautreaktion, indem er ein stärkeres Toxin durch Scarifikation mit dem Pirquetbohrer in die Haut brachte.* Statt $^1/_{50}$ D.L.M. Toxin enthält das von REH angewandte Gift eine 30 Antitoxineinheiten entsprechende Menge Toxin. Der Vorteil der Rehreaktion besteht in der Einfachheit, im Fehlen von Pseudo- oder Parareaktionen und im Erfassen einer größeren Zahl von Empfänglichen. Während der *Schicktest* normalerweise etwa 5—10% der Empfänglichen nicht erfaßt, soll die Rehreaktion nur

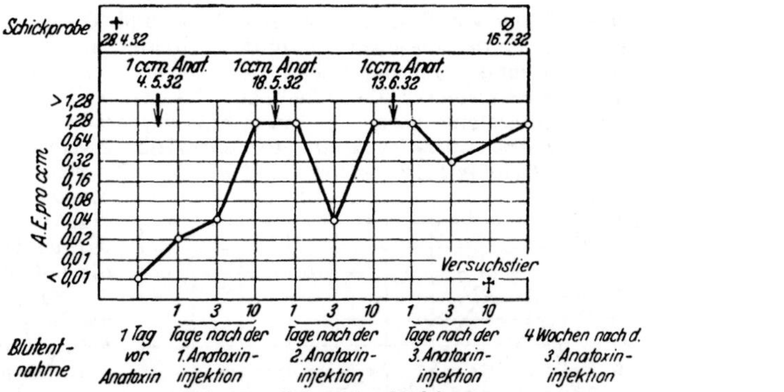

Abb. 35. 9 Jahre altes Mädchen.

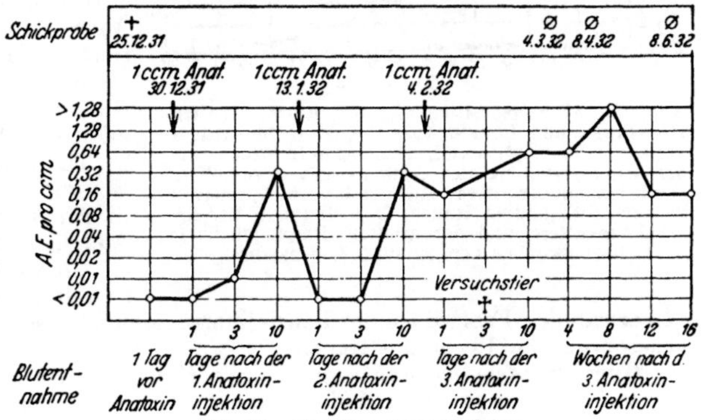

Abb. 36. 11 Jahre altes Mädchen.

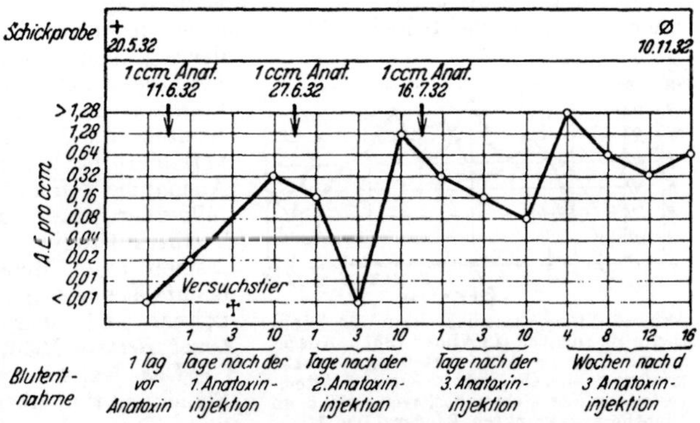

Abb. 37. Erwachsener Mann.

Abb. 29—37. Verlauf der aktiven Schutzimpfung gegen Diphtherie, gemessen an Hand von Bestimmungen des Antitoxingehalts im Serum und des Umschlags der Schickreaktion von positiv zu negativ in verschiedenen Altersstufen. (Nach HOTTINGER und QUACK 1933). Einjährige, d. h. junge Kinder reagieren langsam und erst nach der 3. Toxoidinjektion erscheint eine beträchtliche Steigerung des Antitoxingehalts und der Schicktest wird negativ. Die Kinder von 5, 6 und 8 Jahren lassen sich wesentlich besser immunisieren, ihre Reaktion erfolgt prompter, wenn auch unter Schwankungen des Antitoxingehalts. Dabei kann bei einem Wiederabfallen des Antitoxintiters im Serum auch einmal eine Diphtherieerkrankung vorkommen. Je reifer der Organismus wird, um so typischer verläuft die Antitoxinkurve nach der Impfung (9, 11 Jahre und Erwachsene).

einen Fehler von 2—3% aufweisen (TRON und TORELLI 1937, RÉGAMEY und NOVEL 1943). Indessen werden die oben erwähnten individuellen Labilitäten auch für Menschen mit positivem Rehtest Geltung haben. Vergleicht man den *Rehtest* mit der *Schickreaktion*, so finden sich ungefähr 5% Differenzen (NÉLIS), wobei dieser Autor im Gegensatz zu andern dem Rehtest eine geringere Sensibilität zuschreibt.

Neuestens wurde auch eine Percutireaktion empfohlen (RENAUX und MARYSSAEL 1947). *Die Haut wird mit Äther entfettet und mit einem Tropfen Glycerintoxin eingerieben.* Nach 24 Std entsteht eine Rötung. Die Menge des in die Haut eingeriebenen Giftes entspricht 18 Antitoxineinheiten. Auch dieser Methode haften die entsprechenden Fehlerquellen an.

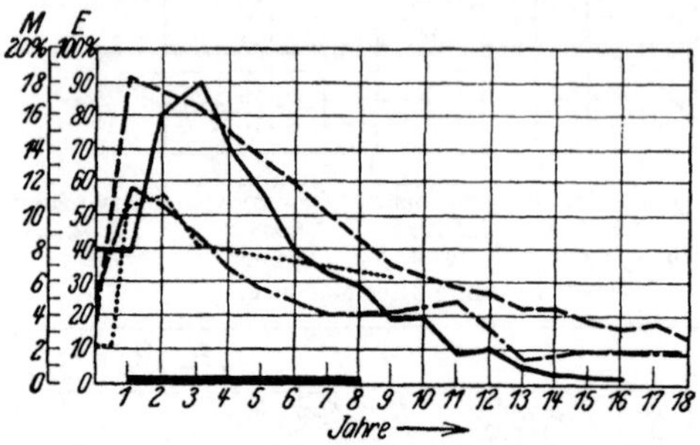

Abb. 38. Altersdisposition bei Diphtherie. (Nach HOTTINGER und LORENZ 1932.) Kurven der Altersverteilung von Diphtherieerkrankungen in Wien sowie der Altersverteilung der Schickpositiven in Wien, verglichen mit der Altersverteilung der Schickpositiven in New York und in Italien. Das Maximum der Erkrankungsziffern und der größten Empfänglichkeit liegt zwischen dem 3. und 6. Lebensjahr.

Nach allem fragt es sich, *sie weit denn überhaupt die Schickreaktion mit dem Antitoxingehalt des Blutes beim Menschen parallel geht.* Nach PARISH und WRIGHT (1938) besteht *kein sicherer Zusammenhang* zwischen Blutantitoxin und Ausfall der Schickreaktion. Auch RÉGAMEY und NOVEL (1943) konstatierten, daß keine absolut sichere Übereinstimmung der Hautreaktion mit dem Gehalt des Serums an Antitoxin bestehe. Eine Parallele besteht nur, wenn der Serumgehalt über $^1/_{10}$ IE beträgt, also 3—4mal so hoch ist, als SCHICK ursprünglich angegeben hat. Nach diesen Autoren ist der Fehler beim Rehtest 9%, beim Schicktest 22%.

So wird die Beurteilung der Schickreaktion immer schwieriger, denn wir müssen allen den erwähnten Fehlern bei der Beurteilung epidemiologischer Fragen und individueller Pathogeneseprobleme Rechnung tragen.

Wenn trotzdem im großen ganzen die Hauttoxinreaktion als ein Maß für die Immunität verwendet wird, so darf man Schlüssen aus solchen Arbeiten nur orientierende und nicht beweisende Funktionen beimessen.

Wenn wir schließlich aus einem epidemiologischen Bericht hören, daß Krankenpflegerinnen mit positiver Schickreaktion und einem Antitoxingehalt des Serums, der weit unter der sog. Schickschwelle lag, wochen- und monatelang Diphtheriekranke gepflegt haben, ohne selber zu erkranken, und ohne daß sich durch den dauernden Kontakt die Hautreaktion oder das Serumantitoxin verändert hätten, so bedeutet dies wohl für alle die Ausnahme von der Regel. Es weisen diese Ausnahmefälle aber gerade darauf hin, daß neben dem Problem Toxin-Antitoxin noch andere Regulationsmechanismen beim Menschen mitspielen müssen, welche ebenfalls einen Schutz vor der Krankheit vermitteln können. (*A Study of Diphtheria in two Areas of Great Britain* 1950, S. 88.)

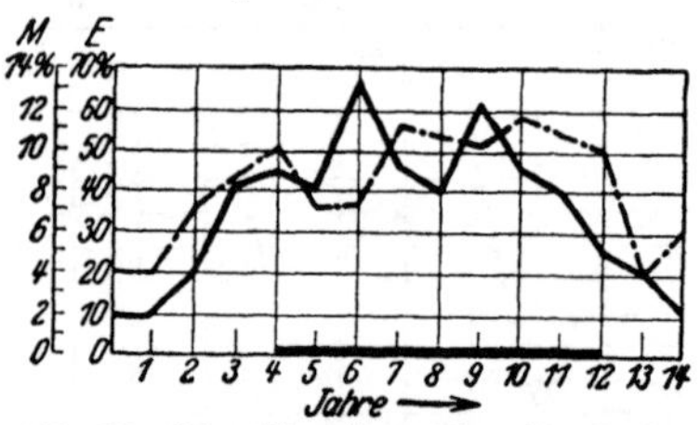

Abb. 39. Die Altersdisposition für Diphtherie in Düsseldorf (Winter 1931). Ausgezogene Kurve = Altersverteilung der Erkrankungsfälle. Gestrichelte Kurve = Altersverteilung der Schick-positiven, nicht an Diphtherie erkrankten Kinder. Das Maximum der Erkrankungsziffern, wie auch der Empfänglichkeit fällt in das 5.—11. Lebensjahr. Die Bevölkerung war vorher nicht durchimmunisiert.

Das Experimentum crucis über den Wert der Schickreaktion aber ergibt die genaue klinische Analyse. Durch RENDU (1941) wird uns aus *Lyon* berichtet, daß dort in der 14. Militärsektion die jungen Soldaten 1930 nach SCHICK geprüft wurden. 52% der jungen Rekruten waren Schick-positiv, sie wurden immunisiert, 48% waren also negativ. Man verzichtete bei diesen letzteren auf die Immunisierung. In dieser Garnison brach eine Epidemie aus; die absolute Zahl der Erkrankten wurde nicht bekannt gegeben, jedoch weiß man (LYATHAUD: Thèse de Lyon 1936), daß das Kontingent der Schick-negativen 40% der Krankheitsfälle gestellt hat. Dieses und ähnliche Vorkommnisse können nur so erklärt werden, daß ein besonderer Erreger (Gravis ?) hier am Werk war, wodurch die Immunität der jungen Soldaten durchbrochen wurde.

Trotz dem nur bedingten Wert der Diphtheriehautreaktion möchte ich dennoch die Verwendbarkeit der Hautteste als Orientierungsmethoden nicht ablehnen. Untersuchungen über die Häufigkeit des positiven *Schicktests* wurden in allen Ländern der Welt durchgeführt. Im Prinzip bestätigen sie überall die Empfänglichkeit der jugendlichen Bevölkerung und die relative Unempfindlichkeit der Erwachsenengeneration. Verschiebungen in den Altersgruppen wurden mehr oder weniger überall beobachtet. Wir erfahren aus *Montevideo* (PANIZZA-BLANCO 1944), daß dort 57% der Säuglinge von 3—6 Monaten positiv reagieren, 94% der 1—2jährigen positiv sind und daß dann vom 7. Jahr an die Frequenz der positiven Reaktion abnimmt. Erwachsene von 20—40 Jahren sind noch in 60% positiv. (Gegensatz zu ZINGHER, der für Erwachsene nur 10—20% positive Reaktionen angibt.)

Die k assischen Untersuchungen von PARK und ZINGHER (1915) über die Verteilung der Schickreaktion vom Neugeborenen bis ins Kindesalter und darüber hinaus bilden die Grundlage für alle späteren Arbeiten über das Verhalten der Hautreaktion bei den verschiedenen Völkern der Welt. Die Ergebnisse dieser Forscher aus *USA*. stimmen überein mit Untersuchungen aus *Österreich*, aus *Italien*, aus *Deutschland* und aus vielen anderen Ländern.

In *Äthiopien* ist die Diphtherie außerordentlich selten. Am *mittleren Kongo* reagieren 69% der Bevölkerung Schick-negativ, im *Tschaad* sind es 68% (SALËUN und PALINACCI 1938). In *Südnigeria* sind Kinder bis zu einem Jahr zu 36% positiv, vom 1.—10. Lebensjahr noch 27%, vom 10.—15. Lebensjahr 20%, über 15 Jahren 2% (SMITH). In *Algier* sind 1938 noch 15% der 20—25jährigen Schick-positiv. In *Island* waren 1935 bei den 12jährigen Kindern 16,3% Schick-negativ, 1932 waren es 37,5%. Von dort wissen wir, daß kurze Zeit vor 1932 eine Diphtherieepidemie geherrscht hatte.

Die Statistiken der verschiedenen Länder sind zwar nicht identisch. Wenn wir aber die Berichte aus den *Philippinen*, aus *Brasilien* und aus *Grönland* mit denen aus *Wien*, *New York*, *Baltimore* vergleichen, so zeigen sich immer wieder, trotz einiger Unterschiede, ähnliche Frequenzen in der Altersverteilung und im Zusammenhang mit der Epidemiologie. Ein leichtes Überwiegen der positiven Reaktion beim weiblichen Geschlecht wird von ZINGHER festgestellt. In ländlichen Bezirken sind Kinder und Erwachsene häufiger Schick-positiv als in den Großstädten, namentlich in den dichtbevölkerten Armenvierteln (ZINGHER).

HIRSZFELD glaubt, daß *hereditäre Momente* eine Rolle spielen, und vermutet, daß die Immunität den Blutgruppen der Eltern parallel verläuft. Sind die Eltern blutgruppengleich und sind beide immun, dann sei zu erwarten, daß die älteren Kinder ebenfalls immun sind und umgekehrt. Gehören die Eltern in verschiedene Blutgruppen mit verschiedener Immunität, dann entspricht der Immunitätszustand der Kinder der Blutgruppenzugehörigkeit.

Ein *wichtiger Einwand* gegenüber ablehnenden Urteilen vieler Kliniker über den Wert der Schickprobe beruht darauf, daß mit Recht gesagt wird: Unterschiede im Ausfall der Schickreaktion beruhen auf der Verschiedenheit der angewandten Toxine. Tatsächlich ist die Aufgabe, eine Diphtherietoxinlösung von derselben Konstanz der Zusammensetzung und Wirksamkeit in der ganzen Welt zu verwenden nicht leicht, sollte aber bei den heutigen Methoden der Standardisierung von Bacillenzucht und Toxinbildung auf ganz- oder halbsynthetischen Nährböden sehr wohl durchzuführen sein.

Die oben beschriebenen Abweichungen, Ausnahmen und individuellen Reaktionen der Menschen werden durch die Standardisierung des Toxins aber nicht ausgemerzt, sondern meines Erachtens eher deutlicher in Erscheinung treten und besser zu vergleichen sein.

Ein *anderer Einwand*, der viel gewichtiger ist, sagt, daß die Schickreaktion nur gerade über die Reaktionsfähigkeit der Hautzellen Auskunft gibt. Diese braucht nicht mit dem Serumgehalt an Antitoxin in direktem Zusammenhang zu stehen. Sie braucht nicht einmal über die Immunität anderer Gewebe Auskunft zu geben. Theoretisch kann eine Immunität der Tonsillen bestehen, ohne daß eine deutliche Hautimmunität vorliegt. Zwar weiß man, daß im Tonsillenpreßsaft bei genügendem Antitoxingehalt des Blutes ziemlich viel Schutzkörper gefunden werden, ja sie scheinen sich sogar in den Tonsillen anzureichern (K. KASSOWITZ 1924).

Jedoch sind *Untersuchungen über den Zusammenhang der Immunität einzelner Gewebsarten, Gehalt des Blutes an Immunkörpern und Vergleich mit der Schickreaktion noch nicht systematisch durchgeführt*, und es bleibt abzuwarten, was hier die Forschung noch entdecken wird.

Schließlich wird eingewendet, daß die Immunität der Menschen gegenüber Diphtheriebacillen gar nicht darin zu bestehen braucht, daß viel Schutzkörper im Blute kreisen, sondern es genügt, wenn diejenigen Organe, welche die Immunkörper produzieren, die Fähigkeit haben, im Bedarfsfall rasch die nötigen Mengen von Schutzkörpern zur Verfügung zu stellen.

Mit diesem Gedanken sind wir aber schon nahe bei den Überlegungen jener Forscher, die im Wesen der Anfälligkeit oder Immunität eine angeborene, ererbte, konstitutionelle Stabilität bzw. Labilität des Organismus sehen wollen und damit meinen, daß stabile Personen auf Grund lokaler Schutzfunktionen der Schleimhäute oder dauernder Bereitschaft, rasch Antitoxin zu bilden, oder stabilen hohen Antikörpergehalt des Blutes der Infektion nicht anheimfallen. Die 3 Schutzmechanismen können sich dabei kombinieren, müssen es aber nicht, wenn z. B. der lokale Gewebeschutz der Rachenorgane tadellos ausgebildet ist, wie dies bei Schick-positiven blutantitoxinfreien Pflegepersonen der Fall ist. Andererseits versteht man unter labilen Organismen solche, bei denen zwar die Fähigkeit zur allgemeinen und lokalen Reaktion und Produktion von Antikörpern gegeben ist, deren Anpassungs- und Abwehrmechanismus aber rasch versagen, wie das z. B. bei Schick-negativen Personen, die trotzdem an Diphtherie erkranken, der Fall sein mag. Jedoch liegen auch über diese Probleme noch nicht genügend gesicherte Tatsachen der experimentellen Medizin vor, so daß auch hier die Antwort und Klärung erst von der kommenden Zeit erwartet werden darf (Untersuchungen hierzu bei Schick, Kassowitz 1924, H. Schmidt).

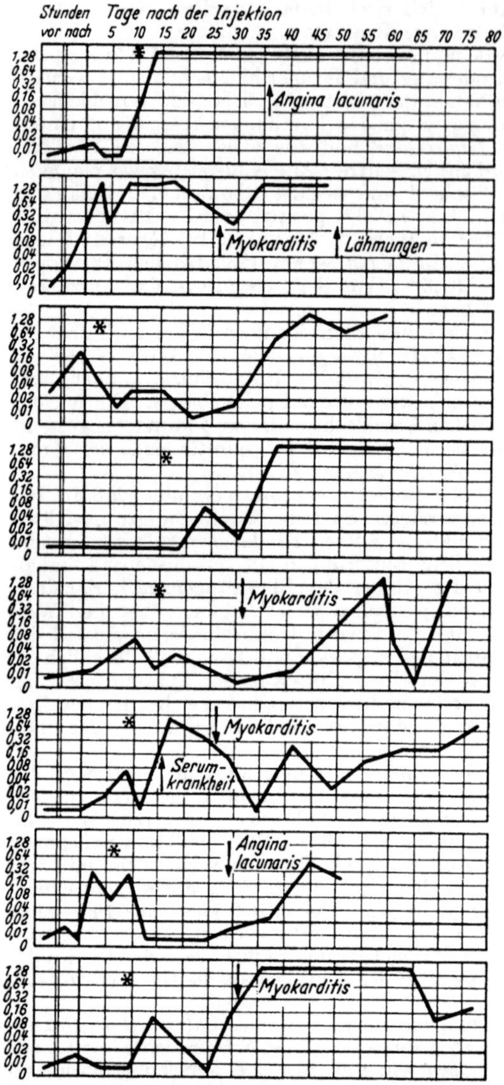

Abb. 40. Diphtherie und Serumgehalt an Antitoxin bei Beginn der Krankheit. 8 Krankheitsfälle mit „ungenügendem" Gehalt an Antitoxin des Serums. Verschiedenartige Reaktion der Patienten auf den Infekt. Der Stern bezeichnet das Abstoßen der Beläge, der Doppelstrich die Anwendung von Heilserum bzw. die Injektion von antitoxinfreiem Serum oder Milch (Aolan). (Nach Hottinger 1931.)

Solche Gewebssaftuntersuchungen von Ramon, Debré und Thiroloix (1930) ergaben 39mal ein negatives Resultat, 1mal aber einen Antitoxingehalt von $^1/_{10}$—$^1/_{20}$ IE.

Antitoxingehalt des Blutes. Die allgemeinen Erfahrungen am Menschen haben gelehrt, daß ein gewisser Gehalt des Blutes an Antitoxin mit einer gewissen Sicherheit vor der Erkrankung an Diphtherie schützen kann. Als ausreichender Gehalt des Serums gilt die Menge von 0,01 bis 0,05 IE je Kubikzentimeter Serum *(Schickschwelle)*. Bei diesem Maß handelt es sich aber nicht um eine unveränderliche Größe. *Bei vielen Menschen stellt man Schwankungen des Antitoxingehaltes fest,* die in kürzeren oder längeren Zeiträumen auftreten. Es gelten für den Antitoxingehalt des menschlichen Blutes dieselben Einschränkungen, wie wir sie bei der Schickprobe auseinandergesetzt haben. Körperliche Erschöpfung, starkes Schwitzen, Krankheiten und andere Momente können den Antitoxingehalt des Blutes verändern, also spezifische und unspezifische Reize.

Es wird daher nicht erstaunen, wenn in den letzten Jahren eine ganze Reihe von Arbeiten sich damit abgegeben haben, den Antitoxingehalt des Blutes bei Kranken zu bestimmen.

Vorwegnehmend soll gesagt sein, daß sich prinzipiell überall dasselbe Ergebnis fand. Die große Zahl, namentlich leichter Fälle, wies nur geringe Spuren oder gar kein Antitoxin im Blut auf. In vielen Arbeiten gelang es, den Antitoxingehalt am 1. oder 2. Krankheitstage noch vor der therapeutischen Anwendung von Heilserum zu bestimmen. Nun zeigte sich an vielen Orten, daß bei bestimmten, namentlich schweren Fällen, erhebliche Mengen von Antitoxin zu Beginn der Krankheit vorhanden waren.

Als Beispiel seien einige Beobachtungen von Hottinger (1935) angeführt (s. Abb. 40 und 41). Daraus geht hervor, daß etwa die Hälfte aller von Hottinger untersuchten Fälle während einer Diphtherieepidemie in Düsseldorf trotz hohem Antitoxingehalt (über $^1/_{10}$ IE je Kubikzentimeter) an Diphtherie erkrankten.

Auch andere Untersucher fanden schon früher, allerdings an viel kleinerem Material, ähnliche Verhältnisse (Hamburger und Haidvogel, Wien 1926. Zölch, München 1934).

Seither haben sich mit dieser Frage Forscher der ganzen Welt befaßt. MADSEN (1939) beobachtete bei 7 Patienten ganz beträchtliche Werte von Antitoxin im Blut, während 21 andere Patienten nur sehr niedrigen Antitoxintiter aufwiesen. PROCHAZKA (1937) untersuchte Erkrankungsfälle bei Schick-negativen Personen und fand ebenfalls eine ganz beträchtliche Anzahl von Patienten mit hohen Antitoxinwerten im Blut.

CIANTINI (1935 und 1940) bestimmte ebenfalls in frischen Fällen von schwerer Diphtherie den Blutantitoxingehalt und fand ihn zum Teil sehr hoch.

Auch DUDLEY und Mitarbeiter (1934), HERDER (1934), UNDERWOOD (1935), BIDOLI (1936), STEINMAURER und SCHMID (1938), ZIRONI (1938) beobachteten verhältnismäßig viel Erkrankungen bei Schick-negativen Menschen mit relativ hohem Antitoxingehalt im Blut. Alle diese Untersuchungen bestätigen die von OPITZ (1915) und SCHÜRER (1919) bereits festgelegte Tatsache, daß hoher Antitoxingehalt des Serums nicht mit Sicherheit vor Erkrankung schützt. Unter 2761 immunen Personen wurden nach UNDERWOOD (1935) 7 durch einen Gravistyp infiziert und erkrankten. Fünf dieser Kranken wiesen einen genügend hohen Antitoxingehalt des Serums auf.

Zusammenfassend kann folgendes gesagt werden: *Das Vorkommen von Diphtherieerkrankung bei Patienten mit reichlichen Antitoxinmengen im Blut ist durch zahlreiche Autoren erwiesen. Höchstwahrscheinlich ist das Antitoxin schon vor Beginn der Infektion im Blut anwesend.* Die Schutzwirkung ist zwar in der Mehrzahl der Fälle sicher, jedoch lehren uns diese *Ausnahmen*, die zahlenmäßig immerhin ins Gewicht fallen, daß die *Höhe des Antitoxingehaltes allein* nicht darüber entscheidet, ob man krank wird oder nicht.

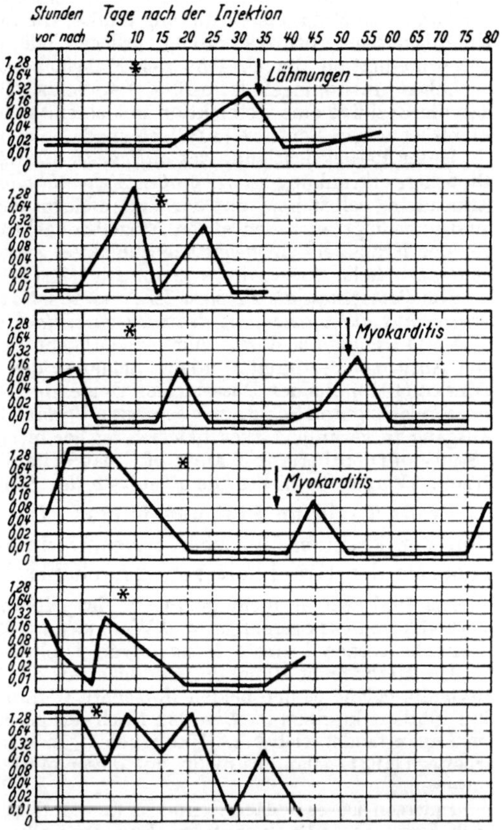

Abb. 41. Diphtherieerkrankung und Gehalt des Serums an Antitoxin. 6 Beobachtungen, wovon bei 4 Patienten sehr hohe Antitoxinwerte im Serum bestanden (Behandlung mit antitoxinfreiem Serum oder Milch). Individuelle, sehr verschiedene Reaktion auf den Infekt. (Nach HOTTINGER 1931.)

Es sind viele Erklärungsversuche hierfür unternommen worden. ZIRONI meint z. B., daß die Zellen des Körpers gegen Toxin überempfindlich sein könnten, und daß bei einer solchen Allergiesituation das Antitoxin keinen ausreichenden Schutz vor dem Toxin geben könnte.

Andere Forscher, z. B. HAMBURGER, sprechen von „*antitoxinlabilen Individuen*“. Wiederum andere stellen sich vor, daß die Immunität durch einen bestimmten Typus *(Gravis)* durchbrochen wird, oder daß ein Hilfsfaktor („Toxin B“, O'MEARA) mitspielt. Von größter Wichtigkeit ist ein *technisches Moment bei der Bestimmung des Antitoxins*, auf welches in der „Study of Diphtheria in 2 areas of Great Britain“ (1950) besonders hingewiesen wird: In den Spritzen, in welchen Heilserum gespritzt wird, bleibt auch bei guter Reinigung oft so viel Antitoxin an Glas und Kolben hängen, daß bei Blutentnahmen zur Bestimmung der Antitoxinwerte, die mit denselben Spritzen durchgeführt werden, große Fehler entstehen, die Antitoxingehalt vortäuschen können.

Auch unter Berücksichtigung dieser Fehlerquelle mußte die Forschergruppe, welche 1950 diese hervorragenden Studien publizierte, bei wiederholten Untersuchungen feststellen, *daß Schick-negative Personen mit genügendem oder hohem Antitoxingehalt im Blut an Diphtherie erkrankten.* Diese Forscher nehmen namentlich für die leicht verlaufenden Fälle an, daß der initiale hohe Antitoxingehalt als spezifische Reaktion im Sinne einer raschen Bildung von Schutzkörpern auf den Reiz der Infektion aufzufassen sei. Dies mag zum Teil stimmen, namentlich wenn man berücksichtigt, daß viele Menschen auf die wiederholte Injektion einer einfachen oder doppelten Schickdosis in dieser Weise reagieren (CURTH und LORENZ 1931).

Jedoch gibt es auch umgekehrte Reaktionen und die reproduzierte Tabelle von Hottinger spricht nicht unbedingt für diese Erklärung, denn konsequenterweise müßte sich vorhandenes Antitoxin unter dem spezifischen Reiz des Infektes bei rasch reagierenden Individuen weiter erhöhen. Dies ist nicht immer der Fall, meistens tritt ein starker Abfall des Antitoxintiters ein, wenn die Krankheit weitergeht.

Vielleicht wirft das *Studium der Rezidive* auf diese Verhältnisse ein gewisses Licht. Wir haben in Kap. 3, S. 1296 gesehen, daß es familiäre Häufung von Diphtherie gibt, wobei Mitglieder derselben Familie *mehrfach erkranken* oder *häufig Rezidive* erleiden. In einem Fall der familiären Mehrfacherkrankung müßte, wie Schick und Karawasa nachweisen, familiäre Unfähigkeit zur Antitoxinbildung vorliegen, oder es müßte eine familiäre Trägheit der Schutzkörperproduktion die Ursache der Mehrfacherkrankungen ausmachen. Im anderen Fall, bei hohem Antitoxingehalt im Blut (Prochazka 1937, Huygen 1946) müßte bewiesen werden, daß die Rezidive eine Reinfektion mit einem anderen Erregerstamm gleichzusetzen ist. Dies ist bisher einzig Science (1938) gelungen.

Unter Berücksichtigung des *auffallend niedrigen Antitoxingehaltes im Blut* zu Beginn der Diphtherieerkrankung *bei der großen Mehrzahl aller Patienten* muß ein Zusammenhang mit der Erkrankung selbst bzw. mit der Verlaufsform der Diphtherie angenommen werden. Jedoch muß unbedingt auch den vielen Einzelbeobachtungen Rechnung getragen werden, in denen vor der Krankheit ein negativer Schicktest bestand oder bei denen an den ersten Krankheitstagen hohe Antitoxinwerte im Blut festgestellt worden sind.

Die Pathogenese als Problem der Neutralisation von Toxin durch Antitoxin im menschlichen Organismus aufzufassen, ist demnach zu einfach und zu schematisch gedacht.

Die *Verlaufsform* dürfte zum wesentlichen Teil durch die Anwesenheit oder das Fehlen von Antitoxin bestimmt werden. Schon in den Zusammenstellungen von Hottinger und Töpfer (1933) aus der Düsseldorfer Epidemie geht das hervor. Hohe Antitoxinwerte geben einen relativ guten Schutz vor schweren Verlaufsformen, namentlich scheinen sie den fatalen Ausgang zu verhüten. Dies hat sich seither in vielen Untersuchungen bestätigt, auch in der „Study of Diphtheria in 2 areas of Great Britain" kommt diese Tatsache deutlich zum Ausdruck. (Vergleiche hierzu die Resultate der Schutzimpfung.)

Freies Toxin im Blut und Liquor. Die Frage, ob und in welchen Mengen im Blut von kranken Menschen freies Toxin auftritt, ist sicher für Pathogenese und Therapie der Krankheit von erheblicher Bedeutung.

Bis 1931 war es nicht gelungen, das Diphtherietoxin im Blut nachzuweisen. Erst die Methodik von Gildemeister und Watanabe (1930) haben die Möglichkeit gebracht, an der Kaninchencornea kleinste Mengen von Diphtherietoxin nachzuweisen.

Die Methode ist 10mal empfindlicher als die Intracutanmethode von Römer. Mit dieser Methodik gelang es den beiden Forschern (Gildemeister und Watanabe) nur einmal unter 39 Diphtheriekranken im *Blut* den Nachweis geringer Mengen von freiem Toxin zu erbringen. Im *Liquor* fanden sich bei 3 Untersuchungen kein Toxin. Auch Hottinger und seinen Mitarbeitern (1931) gelang es nicht, mit dieser Methode freies Toxin im Blut oder Liquor nachzuweisen.

Indessen ist es später Steinmaurer und Schmid mit einer neuen Versuchsanordnung nach Jensen und Claus auf der Haut des weißen Kaninchens gelungen, die Empfindlichkeit des Nachweises zu steigern. Die Methode erlaubt $^1/_{6000}$ D.L.M. noch abzulesen (= D.R.M.). Es wurde hierzu ein dänisches Standardtoxin verwendet. Die D.R.M. dieses Giftes betrug 0,6mal 10^{-6}. Damit war der Nachweis von freiem Toxin im Blut in 6 von 52 Krankheitsfällen positiv. Auch Wildführ (1949) hat nach dieser Methode eine Reihe von Untersuchungen durchgeführt:

In einer ersten Gruppe von 37 Patienten, die später an Lähmungen erkrankten, wobei 4 im Lähmungsstadium starben, fand er 3mal freies Toxin im Blut. In einer zweiten Gruppe von 58 schwerkranken Patienten wurde in 7 Fällen 6—10 Tage vor dem Auftreten der Lähmungen in der 4.—5. Woche freies Toxin im Blut nachgewiesen. Wichtig ist dabei, daß bei diesen Fällen zuerst in der 3. und 4. Woche kein Toxin im Blut vorhanden war. Wichtig ist ferner, daß bei 94 dieser Kranken keine Bacillen mehr im Rachen nachweisbar waren und nur noch *ein* Patient Diphtheriebacillen aufwies.

Der *Liquor* bei 10 Patienten, die Toxin im Blut hatten, wurde ebenfalls untersucht. Dreimal konnte auch im Liquor der Nachweis für die Anwesenheit des Toxins erbracht werden. Dabei handelte es sich um aufsteigende Lähmungen in der Art der Landry-Paralyse, 6mal um *Neurotabes* (dabei waren die Befunde negativ) und 1mal war auch bei *Landry* kein Toxin im Liquor vorhanden.

Das Ergebnis dieser Arbeiten bedeutet, daß bei etwa 10% der Diphtheriekranken freies Toxin in allerdings sehr kleinen Mengen im Blut kreist. Auffallend dabei ist die Tatsache, daß nach Verschwinden der Bacillen im Rachen in der 4.—5. Krankheitswoche, 6—10 Tage vor Auftreten der Lähmungen dieser Befund erhoben wurde. Die Durchlässigkeit der

Blutliquorschranke könnte also in diesen Fällen verändert sein, und es fragt sich, ob nicht der Schweregrad der Lähmung abhängig ist vom Gehalt des Blutes an Toxin (WILDFÜHR).

Woher aber kommt das Toxin in der 4.—5. Krankheitswoche? Entweder muß man annehmen, daß einzelne Bacillennester in der Lunge, oder in der Tiefe der Tonsillen übriggeblieben sind, oder aber daß die Toxin-Antitoxinverbindung gesprengt wird durch Abbau des Antitoxins und Toxin frei werden läßt. Auch hierüber sind die Akten noch nicht zu schließen.

WILDFÜHR fand bei seinen Patienten als Erreger den *Gravistyp.* Es erhebt sich die Frage, ob dieser Typus des Erregers oder ob bestimmte Individuen in dem Sinne reagieren, daß im Erkrankungsfalle zuerst freies Toxin im Blut zirkuliert, teilweise sogar neutralisiert wird, dann wieder frei wird und die Liquorschranke durchbricht. Auch dieser Fragekomplex ist noch voller Probleme, und wir haben die Ergebnisse weiterer Forschungsarbeit abzuwarten, um hier klarer zu sehen.

Spreadingfaktoren, pro- und antibiotische Substanzen und lokale Abwehrmechanismen. Mit der Entdeckung von O'MEARA über die sog. Substanz *B* ist eine neue Fragestellung für die Pathogenese aufgetaucht. Danach nämlich gibt es Substanzen, die dem Toxin den Zugang zu den Zellen und die Ausbreitung in den Geweben des Organismus erleichtern (Pacemaker-, Spreadingfaktoren, Diffusionssubstanzen).

Die Beweisführung O'MEARAS hat etwas Bestechendes. Die Substanz *B* soll die Giftwirkung des Standardtoxins des Diphtheriestammes *Park William No. 8* verstärken. Ähnliche Giftstoffe fand O'MEARA im Toxin des Clostridium Welchii und auch bei einem Staphylokokkentoxin. Es gibt also noch andere Diffusions- oder Spreadingfaktoren.

Dafür spricht unter anderem eine Bemerkung von ZIRONI (1941), welcher findet, daß diphtheriekranke Individuen, die an Staphylokokkeninfektionen leiden, trotz hohem Antitoxingehalt im Blut nicht ausheilen. GALEOTTI-FLORI (1946) glaubt, daß die von ihm entdeckten *mucinolytischen Enzyme* der Diphtheriebacillen eine Rolle spielen beim Zustandekommen schwerer Diphtherieerkrankung. Nach SCHIYA (1937) bereitet ein Staphylokokkentoxin auf der Schleimhaut lokal den Boden für die Diphtherieinfektion vor. DULISCOUËT (1935) glaubt, daß der normalerweise indifferente Staphylococcus in der Symbiose mit Diphtheriebacillen pro- oder antibiotische Eigenschaften anzunehmen vermag. Er meint (1945), daß wachstumshemmende und wachstumsfördernde Wirkung der Staphylokokken auf dem gleichen Prinzip beruhen.

Tatsache ist nach BERGER (1951), daß unter den pathogenen Staphylokokken der Mundhöhle keine oder nur außerordentlich wenige für den Corynebacillus indifferente Stämme vorkommen. Anti- und probiotische Eigenschaften der Staphylokokken sind leicht festzustellen, obschon das Wesen, namentlich der probiotischen Fähigkeiten, noch nicht klar ist.

Auch im menschlichen *Speichel* gibt es einen Diffusionsfaktor (vielleicht ein Mucopolysaccharid), dem eine virulenzsteigernde Kraft zugeschrieben werden muß (SOHIER und DESMARCHÉ). Auch *Kallikrein,* einem regelmäßigen Bestandteil des Speichels, soll Spreadingwirkung zukommen (CHRISTENSEN und MADINAVEITIA). Auch gewisse Streptokokken sollen einen Diffusionsfaktor enthalten (DURAND und REYNAL).

Vielleicht können sogar allergische Reaktionen diffusionsfördernde Wirkungen ausüben (NIGGEMEYER 1949). Ob die „Spreading-Faktoren" mit der Hyaluronidase, einem Ferment identisch sind, das die Hyaluronsäure (ein Nucleopolysaccharid) hydrolysiert und ein „Invasin" darstellt, ist vorerst nur Hypothese, ebenso wie die Anschauung, daß sich ein Pro-Invasin und ein Anti-Invasin im Gleichgewicht halten (DURAN REYNALS 1942, HAAS 1946) (vgl. ZINSSERS Textbook).

Abschließend läßt sich über die Rolle der Spreadingfaktoren noch nichts Definitives aussagen. Die Tatsachen existieren. Eine Vielfalt von Substanzen scheinen diffusionsfördernde Wirkung auszuüben. Welche Rolle diesen Faktoren für die Pathogenese der Diphtherie oder für die Genese bestimmter, z. B. schwerer Krankheitsbilder zukommt, ist noch nicht klar.

Die Frage der Diffusionsfaktoren berührt auch diejenige nach der *Änderung der Virulenz oder der Toxinbildung unter dem Einfluß bestimmter Milieuwirkungen.* Es wurde schon darauf hingewiesen, daß kulturelle Verfahren, Änderungen des Nahrungsangebotes usw. zwar kein qualitativ andersgeartetes Gift der Diphtheriebacillen hervorzurufen vermögen, höchstens wurde bei optimalen Versuchsbedingungen (Eisenangebot!) bei einem Gravisstamm eine ganz besondere intensive Toxinbildung beobachtet.

Denkbar wäre, daß gewisse Bacillenstämme bei verschiedenen Menschen auch verschiedene Giftproduktion aufweisen, jedoch sind bis heute noch keine Anhaltspunkte dafür gefunden worden, daß im Kontakt mit Geweben verschiedener Herkunft qualitative oder quantitative

Unterschiede in der Giftproduktion stattfinden. Im Gegenteil, bis heute weisen alle diesbezüglichen Untersuchungen auf die im großen und ganzen unter gleichen Umweltbedingungen konstante Giftbildungsfähigkeit und Giftstärke der Bacillen hin (DEBRÉ und GILBRIN, NOLIN).

Diese *Giftkonstanz* fanden HOTTINGER und SIMON (1932) auch dann, wenn dem Nährboden Serum toxischer Fälle beigegeben wurde (Gegensatz zu KOSCHATE).

Diese letzteren Untersuchungen bringen unsere Überlegungen wieder zur Frage zurück, ob und inwieweit für die Pathogenese *neben den Eigenschaften der Erreger nicht auch die Eigenschaften des Wirtes* ausschlaggebend sind.

Andere Mechanismen der Immunität spielen sicher eine Rolle. In Tränenflüssigkeit, Nasensekret und anderen Flüssigkeiten kommen nach FLEMMING (1921) *und* RIDLEY (1928) *Lysenzyme vor.*

Diese lösen viele, namentlich nichtpathogene Bakterien auf. Vielleicht gibt es ähnliche Substanzen auch für Diphtheriebacillen.

Möglicherweise spielen nach SCHICK *auch lokale, celluläre Mechanismen in der Nasenschleimhaut und im Tonsillengewebe mit,* so daß es auch ohne humorale Schutzkörper zum Nichthaften einer Infektion kommen kann.

Dafür sprechen die Beobachtungen über Diphtherieerkrankungen *nach chirurgischen Eingriffen im Gebiet des Nasen-Rachenraumes bei Bacillenträgern,* oder solche über das *Auftreten von Diphtherie nach katarrhalischen Affektionen der Nase (Angina, Masern usw.).*

Im ersten Fall wird der gesetzte Defekt der Schleimhautoberfläche die Ansiedlung und Infektion erleichtern, im zweiten Fall der mechanische Schutz (wenn es ein solcher ist?) durch die Auflockerung der Gewebe fortfallen und das Eindringen der Diphtheriebacillen ermöglichen.

Lokale Abwehrmechanismen können untersucht werden mit Hilfe der Phagocytosebestimmung. Nach der Ansicht von I. ORR-EWING (1946) ist der *Gravistyp* im allgemeinen der Phagocytose gegenüber resistenter als andere Stämme.

HAMMERSCHMIDT (1939) brachte Bakterien in Gelatine eingebettet bei Meerschweinchen unter die Haut. Er konnte dabei beobachten, daß bei passiv oder aktiv geschützten Tieren eine Leukocytenreaktion (Phagocytose) auftrat, ohne extracelluläre Baktericidie. Bei nicht geschützten Tieren trat im Prinzip dieselbe Reaktion ein, jedoch konnte sie sich nicht richtig entwickeln durch die scheinbar leukocytentötende Auswirkung des Toxins.

ORSKOW, ANDERSON, POULSEN (1943) injizierten Meerschweinchen Gravisstämme subcutan und untersuchten 2, 6 und 24 Std später bioptische Präparate.

Im 2-Std-Präparat sah man Leukocytenanhäufung in den Capillaren. Die Endothelien der Capillaren waren geschwollen, keine Phagocytose, Bakterien in Haufen und Bändern geordnet.

Im 6-Std-Präparat war der Herd umgeben von fibrinähnlicher, koagulierter Substanz, keine oder wenig Zelldestruktion.

Nach 24 Std keine Veränderungen. Wurde gleichzeitig mit der Infektion Serum gegeben, oder wurde ein vacciniertes Tier verwendet, so trat nach 6 Std lebhafte Phagocytose ein. Die Exstirpation des ganzen Herdes nach 6 Std hielt die Tiere am Leben. Außerordentlich interessant ist, daß bei den aktiv und passiv geschützten Tieren 8—10 Tage später an der scheinbar geheilten oder nur noch wenig geröteten Injektionsstelle noch reichlich lebende Bacillen im Gewebe angetroffen wurden. Antibakterielles Serum half im Gegensatz zum antitoxischen Serum fast gar nichts.

Es gibt also lokale Abwehrmechanismen. Unter den übersichtlichen Bedingungen des Tierversuchs und im Laboratorium lassen sich Phagocytose, Lysenzyme und Spreadingfaktoren beobachten. Die Bedeutung all dieser Substanzen ist leicht einzusehen und ihr Nachweis erleichtert das Verständnis für das Wesen der komplizierten Pathogenese der Krankheit beim Menschen, obschon die Rolle aller dieser Mechanismen noch nicht völlig durchsichtig ist.

Bacillämie. Lesen wir die älteren Autoren wie GERHARD, JAKOBI und RAUCHFUSS (1877) der vorbakteriologischen Zeit, so sehen wir in ihren Darstellungen der Diphtherie immer wieder, daß nach ihren klinischen Beobachtungen diese Krankheit zuerst als „allgemeine Krankheit" auftritt, und erst im weiteren Verlauf die Symptome der Rachenaffektion und dann die Komplikationen in den Vordergrund treten.

Entsprechend älteren Untersuchungen von FROSCH und eigenen Beobachtungen (1928—1933) über *Lungendiphtherien* mehren sich die Mitteilungen über einzelne Fälle von *Bacillämie.* Es scheint, als wenn die Bacillen häufiger in den Kreislauf gelangen, als bisher angenommen wurde.

Bei Leichenuntersuchungen finden sich regelmäßig in verschiedenen inneren Organen, besonders auch im Herzblut Diphtheriebacillen. Das könnte allerdings noch mit postmortalen oder agonalen Vorgängen zusammenhängen (HOTTINGER 1932, CLAUBERG und PLENGE 1937).

KROEMER (1937) fand bei maligner Diphtherie regelmäßig in verschiedenen Organen, auch im Blut, Diphtheriebacillen. Die mikroskopische Untersuchung der Organe ergab aber Organveränderungen, deren Schwere den Bacillenbefunden nicht entsprach. Darum ist a priori nicht anzunehmen, daß der schwere Verlauf ursächlich auf die Verbreitung der Bacillen im ganzen Körper zurückzuführen ist. Nach GINS (1915) finden sich bei 41% der fatalen Fälle subletal Bacillen in den inneren Organen. Auch GRAETZ (1943) beobachtete nur einmal in vivo Bacillämie, jedoch konnte er bei 80% der Todesfälle Bakterien in den inneren Organen feststellen. Er beschreibt außerdem 7 Fälle von Endocarditis diphtherica. Diphtheriebacillensepsis wurde außerdem von CHIARI (1935), LENTI und WIRZ (1938) und ROCCHI beschrieben.

Auch HORNUNG (1943) konnte bei einem 5jährigen schutzgeimpften Knaben Sepsis mit Endokarditis, Hirnabsceß, Nieren und Leberveränderungen beschreiben. Interessant ist bei diesem Fall der typhusähnliche Verlauf und das Auftreten nach Impetigo. Über Diphtheriebacillenmeningitis wird von KALBFLEISCH und KRETSCHMER (1940) berichtet. Der Nachweis der Diphtheriebacillen aus dem strömenden Blut, aus Harn, in der Lunge, in den Nieren und aus dem Endokard gelang unter anderen auch JÜRGENS (1936), PASCHLAU (1938 und 1949), ROSTOSKI (1938), SCHMIDT (1940).

Bei vielen dieser Beobachtungen konnte die Virulenz und das Toxinbildungsvermögen nachgewiesen werden.

Solche Einzelbeobachtungen, so groß auch ihre Zahl sein mag, sollen nicht verallgemeinert werden. Sie zeigen aber doch, *daß Bakteriämien nicht nur agonal, sondern auch zu Beginn der Krankheit vorkommen können und dann zu schwersten Krankheitsbildern führen müssen.* Allgemein gesagt können sie als Ausdruck der malignen Formen gewertet werden.

Experimentelle Untersuchungen zu dieser Frage liegen vor von ISABOLINSKY und KRAPATSCHOWSKAJA (1932). 0,1 cm³ einer Kultur (= 100 Millionen Keime enthaltend) löst bei Meerschweinchen nach subcutaner, intracutaner und intraperitonealer Injektion eine Bakteriämie aus. Es handelt sich hierbei um einen *vitalen, nicht agonalen oder postmortalen Vorgang,* denn schon 2 Std post injectionem ist der Bacillennachweis in Blut und Organen positiv. Außerdem gelingt die Übertragung von Tier zu Tier durch Blutinjektion. Vorher mit Anatoxin behandelte Tiere erkranken nicht.

Können wir nun mit CLAUBERG die Übertragung der Experimente von GUNDEL und ERZIN und von GINS auf den Menschen anerkennen oder ablehnen? Es handelt sich dabei um die Frage der sog. *Ausscheidungsdiphtherie.* Im Tierversuch können Diphtheriebacillen subcutan injiziert zuerst eine Allgemeininfektion und sekundär eine Tonsillitis machen. Gilt dies nur für das Experiment oder auch für die Pathogenese beim Menschen? Im allgemeinen wird der Begriff der Ausscheidungsdiphtherie bzw. der sekundären Tonsillitis beim Menschen abgelehnt. Jedoch ist auch hier die Diskussion noch nicht zu Ende.

Allem Anschein nach spielt dabei aktive und passive antitoxische Immunität eine gewisse Rolle und man fragt sich, ob nicht die *Ergebnisse der Untersuchungen über die Phagocytose* zur Klärung dieser Verhältnisse herangezogen werden sollten.

Wenn für maligne Fälle die Bacillämie als Symptom oder sogar als pathogenetisches Moment diskutiert wird, so ist für die Entstehung einfacher, lokalisierter, diphtherischer Krankheitsprozesse und für diejenigen mit Neigung zur Progredienz noch überhaupt keine Diskussionsbasis vorhanden. Zwar geben die epidemiologischen Statistiken an, daß *Mitis* relativ harmlose, lokalisierte, *Intermedius* mehr bösartige und *Gravis* besonders maligne Formen bedingen; worin aber das Wesen der Progredienz besteht, ist bis heute noch ungeklärt.

Stoffwechselveränderungen beim diphtheriekranken Menschen. Es ist begreiflich, daß seit langem versucht wurde, anatomische oder physiologische Veränderungen bei Tier und Mensch zu finden, welche erlauben, den Krankheitsprozeß zu verstehen.

Veränderungen an der *Hypophyse* beim Tier und beim Menschen sind festgestellt. Ob nun primär *Nebennieren* oder *Hypophyse* durch die Diphtherieerkrankung geschädigt wird, wissen wir noch nicht. Ob nur eine relative Störung der inneren Sekretion beider Drüsen vorliegt, ist auch noch nicht klar.

Zuckerstoffwechsel. Im akuten Stadium liegt ziemlich häufig eine mäßige Erhöhung der Nüchternwerte des Blutzuckerwertes vor. In mittleren und schweren Fällen ist die Belastungskurve des Blutzuckers ausgesprochen abnorm, mit sehr hohen Maximalwerten und stark protrahierter Hyperglykämie; Glykosurie tritt häufig auf. Nach peroraler Belastung ist sie regelmäßig nachzuweisen (BREMS 1932, RITTERSKAMP 1933).

Es handelt sich wahrscheinlich um *toxische Leberschädigungen*. Dies scheint auch beim diphtherietoxinvergifteten Tier der Fall zu sein. Jedoch ist im Tierversuch nicht immer Hyperglykämie, sondern bei schweren Vergiftungszuständen Hypoglykämie zu konstatieren. Veränderungen in Aminosäuren- und Stickstoffgehalt des Blutes hängen nach Jannett und Darrow (1933) mehr mit der Niereninsuffizienz zusammen, während die Leber eine deutliche Abnahme der Glykogenese aufwies.

Nach Lasch (1951) sind bei schweren Affektionen des Herzens bei Diphtherie die Gesamtkohlenhydrate im Herzmuskel stark vermindert. Im Mittelpunkt dieser Störung des Gesamtkohlenhydratstoffwechsels steht nach Cori (1946) eine starke Anhäufung der Brenztraubensäure. Nach Markees und Mayer (1949) kann die Cocarboxylase (= Aneurinpyrophosphorsäurester) durch Beseitigung der Phosphorylierungsstörungen einen Abfall des Brenztraubensäuregehaltes im Blut hervorrufen. Lasch hat daher versucht, die Cocarboxylase zur Therapie des diphtherievergifteten Herzens zu verwenden (s. Kap. Therapie der Herzschädigungen).

Im *Mineralhaushalt* des Körpers kommt es zu einer Verschiebung des *Chlors* aus dem Blut in die Gewebe, und zwar besonders in diejenigen, die von Diphtheriegift in erster Linie geschädigt werden. Auch das *Natrium* geht im Blut deutlich zurück, ebenfalls *Bicarbonat*. Dagegen nehmen *anorganische Phosphate* entsprechend dem Vergiftungsgrad im Blute zu und gleichfalls die *Hämoglobinkonzentration, Reststickstoff und Kalium* (Darrow, Jannett und Cary 1934, Bamberger und Newer 1937 und 1939). Die diphtherievergiftete *Leber* hat nach Dieckhoff (1937, 1939 und 1940) die *Fähigkeit verloren, Harnstoff* aus Ammoncarbonat oder aus Glykokoll zu *synthetisieren*. Dabei gelingt es *nicht*, durch Zufuhr von Nebennierenrindenhormon und C-Vitamin die Auswirkungen des Giftes auf den Stoffwechsel in gleicher Weise rückgängig zu machen, wie dies bei den durch Nebennierenexstirpation entstandenen Ausfallserscheinungen der Fall ist.

Leichte Veränderungen im Elektrolytgehalt des Blutes und der Blutzuckerbelastungskurven fanden auch Schwarz und Stiera (1947). Starkes *Absinken der anorganischen Phosphatwerte*, wie auch des *totalen Phosphatgehaltes* des Blutes läßt Chemi (1948) vermuten, daß besonders bei *schweren Fällen mit Lähmungen das Gift an den Synapsen von Nerv und Muskel, sowie am Herzen* Veränderungen im Lipoidstoffwechsel hervorrufe. Gleiches hat Gocchi konstatiert.

Nach Salmi und Cato (1948) fällt der Albumingehalt des Blutes ab, ebenso Cholesterinwerte; Bilirubin- und Urobilinwerte zeigen Tendenz zum Aufstieg. Die Flockungsreaktionen werden positiv.

Aus all diesen Veränderungen wird auf eine Schädigung des Leberstoffwechsels im Zusammenhang mit dem der Nebennieren geschlossen.

Der *Grundumsatz* soll zunächst leicht erhöht, dann aber erniedrigt werden. Ganz unregelmäßig reagiert in dieser Hinsicht das Kaninchen bei Diphtherievergiftung (Jannett und Goldfarb 1933).

Daß Leber und Nieren durch die Erkrankung geschädigt werden, ist schon lange bekannt und die gefundenen Werte für Elektrolytverschiebungen und Anomalien des Zuckerhaushalts usw. sind meines Erachtens nur die Illustration dazu.

Viel interessanter und aufschlußreicher für die Pathogenese sind die Arbeiten von Dieckhoff und Ströder (1941—1950). *Diese beiden Autoren haben ein großes Material zusammengetragen, um die Zugehörigkeit der toxischen Diphtherie zur „serösen Entzündung"* (Rössle, Eppinger) *zu beweisen*. Bei den Vorgängen, die durch das Toxin ausgelöst werden, handelt es sich nach ihnen um ein Problem der *Permeabilitätspathologie*.

Nach Dieckhoff liegt bei ätiologisch verschiedenen toxischen Infektionskrankheiten *eine pathogenetische Einheit* vor, d. h. die toxischen Veränderungen an den Capillaren, wie auch der Kreislaufkollaps, kommen bei allen toxischen Infekten in analoger Weise zustande. Ob dabei ein oder mehrere Toxine, oder Toxin im Zusammenwirken mit Diffusionsfaktoren eine Rolle spielt, ist vorerst noch nicht geklärt. Am Verhalten bestimmter Kreislaufgrößen (Oligämie mit Absinken des Blutdruckes, Verminderung des Minutenvolumens, Austritt des Plasmas = mangelhafter Spüleffekt!), dem Mineralhaushalt Blut-Gewebe, dem Verhalten des Gaswechsels im Gewebe, dem hohen Gehalt des Blutes an Histamin erkennt Dieckhoff die Zugehörigkeit der schweren Diphtherie zur sog. serösen Entzündung.

Ströder brachte den Nachweis, daß die Farbstoffelimination aus dem Kreislauf von diphtherievergifteten Tieren, wie im anaphylaktischen Schock, beschleunigt ist. Mit Hilfe der Präcipitation konnte er zeigen, daß artfremdes Protein bei Diphtherietoxinvergiftung rascher verschwindet als bei gesunden Tieren, wie im anaphylaktischen Schock. In der Leber entsteht durch die Toxinschädigung eine Veränderung im Sinne der Hepatitis serosa (wie bei Histaminvergiftung). Der Inhalt der Cantharidenblasen füllt sich rascher und mit mehr Proteiden. Am Kaninchenohr wird die Permeabilität der Capillaren für Wasser und Salz durch Toxin erhöht. Intrazisternal gegebenes, artfremdes Serum wird beim vergifteten Tier rascher resorbiert als beim gesunden.

Bei der diphtherischen Intoxikation ist also die Eiweißdurchlässigkeit der Capillaren erhöht. Heilung der Diphtherie geht mit Abdichtung der Capillaren einher. Die *lipoide Phase* der Membranstrukturen der Erythrocyten ist *nicht verändert*, auch die *Geschwindigkeit des Anionenaustausches* wird durch das Toxin nicht beeinflußt. Es bleiben scheinbar die Poren der Eiweißmembranen der Zellen unverändert.

Auf Grund dieser schönen und geistreichen Untersuchung kommt STRÖDER zur Annahme, daß das wichtigste pathogenetische Moment für die Entstehung der Diphtherie in einer abnormen Durchlässigkeit der terminalen Strombahn besteht, d. h. *das Wesen der Diphtherie ist eine seröse Entzündung mit erhöhter Capillarpermeabilität und ihren Folgen*, wie wir sie analog beim anaphylaktischen Schock und bei der Histaminvergiftung antreffen. Das Toxin wirkt auf die Grenzflächendurchlässigkeit. Damit berührt sich diese Anschauung mit den Ergebnissen der O'MEARAschen Forschung (Faktor ,,B" als *Pacemaker*).

Hier besteht auch eine enge Beziehung zu der Hypothese von SECKEL (1937) über die *hyperergische Natur der toxischen Diphtherie* an Hand von morphologischen, statistischen und pathogenetischen Untersuchungen. Die Grundeigenschaften von ,,wechselnder Giftempfindlichkeit" und ,,Oberflächendisposition" bei den verschiedenen Diphtherietypen lassen sich danach auf *verschiedene Allergiezustände des erkrankten Organismus gegenüber dem Diphtheriebacillus zurückführen.* SECKEL nennt die *lokale Diphtherie ,,normergisch"*, die *progrediente ,,anergisch"* und die *maligne Diphtherie ,,hyperergisch"*. Eine der Hauptstützen seiner Anschauung ist die Beobachtung an 519 Patienten mit Diphtherie, die vorher schutzgeimpft wurden. In seiner Zusammenstellung über diese Krankheitsfälle überwiegen die ,,norm-" und ,,hyperergischen" Formen gegenüber der ,,anergischen" Form des Croups. Die lokalisierte Rachendiphtherie stellt das Gros der Erkrankungen und die maligne Diphtherie kommt etwa ebenso häufig vor wie bei nicht Geimpften. *Es müssen also überwiegend Unterschiede der erworbenen Konstitution, der spezifisch veränderten Reaktionsbereitschaft des Wirtsorganismus gegenüber dem Diphtheriebacillus sein, welche die Entstehung der verschiedenen klinischen Diphtherietypen bedingen.*

Die angeborene Konstitution ist vielleicht für das Auftreten oder Nichtentstehen der Erkrankung von Bedeutung. Die *Typenlehre der Diphtheriebacillen* stimmt nicht genau mit der *Typenlehre der klinischen Erscheinungsformen* überein, und so sucht SECKEL durch seine Hypothese das Zustandekommen der Diphtherie zu erklären durch *Normergie, Anergie* und *Hyperergie.*

Eine *Bakterienallergie* ist bekannt. FEJES und TEVELI beschrieben sie bei Meerschweinchen, die eine konjunktivale Diphtheriebacilleninfektion überstanden haben. Die Tiere erkranken nach erneuter Infektion am anderen Auge besonders schwer und sterben bald, im Gegensatz zu den Kontrolltieren. FEIGUINA und AGEITSCHENKO sensibilisierten Tiere mit abgetöteten Diphtheriebacillen bzw. Bacilleneiweiß. Bei diesen überempfindlichen Tieren tritt der Tod durch Toxin rascher ein als bei Kontrolltieren.

Diese russischen Autoren sensibilisierten auch mit Colibacillen und Scharlachtoxin und infizierten sekundär mit Diphtheriebacillen. In der ersten Versuchsanordnung wirkte Antitoxin lebensverlängernd, in der zweiten lebensrettend.

Eine echte Toxinallergie ist bisher nicht sicher nachgewiesen. Die Allergie gegen das Protein des Toxins ist nach SCHMIDT selten und das Toxin führt eher zur Toxinresistenz (STRÖDER 1949). Es fragt sich, ob nicht auch *Bacillenprodukte oder Bacillenbausteine Allergie* verursachen können. Die Frage ist kompliziert und wird dadurch noch verwickelter, als eine Toxin-Antitoxinreaktion nach SEIDENBERG u. a. selbst unter Verwendung homologen Antitoxins beim Tier eine anaphylaktische Reaktion auslöst. Dieses Phänomen ist nach DANIELOPOLUS nur nach vorhergehender Cholinesterasehemmung möglich. STRÖDER findet eine allerdings nicht regelmäßige Cholinesterasehemmung bei toxischer Diphtherie. VINCENT und DE PRAT (1945) weisen ebenfalls eine *Cholinesterasehemmung* im Serum nach. Sie ist aber so gering und kommt nur durch so große Giftkonzentration zustande, daß sie für die Klinik keine große Bedeutung haben kann.

Die Rolle gewisser Schwermetallsalze für das Zustandekommen der Krankheit wurde von HETTCHE und WOHLFEIL (1937) untersucht.

Nach WOHLFEIL sollen Phosphate und Magnesiumsalze wie *Aggressine*, Schwermetallsalze wie *Antiaggressine* wirken. HETTCHE reichert die Organe seiner Tiere mit Eisen, Mangan und Kupfer während einer Vorbereitungsperiode an. Ein gewisser Schutz vor subletalen Toxindosen wird dadurch erreicht. Die Rolle der Schwermetallsalze im Organismus kann aber vorerst noch nicht erklärt werden.

SEEMÜLLER stellte die These auf, daß *Hämagglutinine die ,,Matrix" des Diphtherieantitoxins seien.* Folgerichtig untersuchen HOCKERTS und STRÖDER (1950) *die Frage, wie sich die Konzentration der Isohämagglutinine im Blut des Diphtheriekranken verhält.* Tatsächlich finden die beiden Autoren einen bei toxischen Fällen *,,initialen Isohämagglutininsturz"* in vivo und in vitro. Der Anti-A-Agglutininsturz wird erklärt mit der Anwesenheit der Blutgruppen-A-Substanz in der verwendeten Leerbouillon. Die Anti-B-Hemmung ist kein spezifisches Phänomen, sondern kann auch unter Verwendung anderer Bakteriengifte auftreten. Eine ausreichende Erklärung für den *sog. „initialen Isohämagglutinationssturz"* kann noch nicht gegeben werden, ebensowenig wie über die Seemüllersche Entdeckung von Diphtherietoxin neutralisierenden Antikörpern, die ohne spezifisches Antigen aus den Hämagglutininen entstehen sollen.

Trotz all diesen Untersuchungen wissen wir immer noch nicht, wo das Diphtheriegift zuerst angreift. Eine Möglichkeit des Angriffs an der Zelle besteht nach Pappenheimer darin, daß Diphtherietoxin, das selber einen Anteil eines Zellferments darstellt, die Funktion des der inneren Atmung dienenden Cytochroms-B der Gewebe hemme. *Damit haben wir wenigstens eine hypothetische Vorstellung über den Mechanismus der Toxinzellwirkung.*

An welchen Organen aber sich dieser Mechanismus abspielt und inwieweit der primäre Angriffsort den weiteren Verlauf der Krankheit bedingt, wird heute ebenfalls noch diskutiert.

Man vermutete (Speransky 1927) eine primär zentral am Nervensystem angreifende Giftwirkung. Toxin im Liquor ist nachgewiesen, also könnte der akute Gifttod bei schweren Fällen sehr wohl zentralnervös bedingt sein. Als Beweis dafür führen Speransky, Nikitin und Pomarew Experimente an, wonach toxinvergiftete Kaninchen nur dann am Leben zu halten sind, wenn 60 oder 45 min nach der Toxininjektion Heilserum intravenös gegeben wird und 5—10 min nach der Serumgabe die *Liquorpumpe* angewendet wird. Diese Versuche sind allerdings von Friedemann und Elkeles (1930) nachgeprüft und abgelehnt worden.

Nach Frick kann experimentell *ein akuter Diphtherietod zentral oder peripher entstehen.* Wenn also Permeabilitätsänderungen für die Pathogenese von Bedeutung sind, so heißt das, wie beim anaphylaktischen Schock, daß alle Gewebe, einschließlich der zentralen und peripheren nervösen Gewebe, am Sensibilisierungsvorgang teilnehmen können.

Systematische Untersuchungen über *mikroskopische Veränderungen am Zentralnervensystem* von Cornelia de Lange (1945) lehren uns, daß bei Menschen im *Mittelhirn*, in der *Brücke*, im *Bulbus*, im *Tegument* und in den *oberen Teilen des Cervicalmarks* entzündliche Veränderungen gefunden werden. Es scheinen diese Veränderungen *auf das Toxin zurückzuführen zu sein und auch durch Anatoxin hervorgerufen werden zu können.* Zum Teil werden nur Hyperämie, Gefäßerweiterung und perivasales Ödem mit Blutungen festgestellt, zum Teil treten ausgesprochene Entzündungserscheinungen auf. In vielen Fällen finden sich neben den zentralen auch periphere Veränderungen. Die Untersuchungen decken einen Entartungsprozeß der peripheren Nerven, die „Dégénérescence granulo-graisseuse" von Charcot und Vulpian auf. Dieselbe kann aber auch ganz oder fast ganz fehlen, indem sich dann eine weit verbreitete *Muskelentartung* findet. Die Unterschiede zu den histologischen Bildern der Heine-Medinschen Krankheit und der des Morbus Economo sind deutlich. Auch gegenüber *Masern-*, *Impfpocken-* und *Rabies-*Encephalitis ist die Abgrenzung möglich, denn es fehlt bei Diphtherie die perivasculäre Entmarkung. Die von de Lange beschriebenen Befunde scheinen tatsächlich reine Toxinwirkungen zu sein und haben mit den gelegentlichen bacillären, metastatisch-embolischen Entzündungsprozessen nichts gemein.

Nach den Untersuchungen von Ströder und Niggemeyer (1951) findet sich im Liquor diphtheriekranker Kinder nicht allzu selten auch bei nichttoxischen Fällen eine deutliche Albuminvermehrung. Dies wird aufgefaßt als Zeichen der Veränderung der Capillarpermeabilität im Bereich des Zentralnervensystems. Da die Albuminvermehrung auch bei lähmungsfreier Diphtherie auftreten kann, gewinnt der Befund besonders in allgemeiner Hinsicht an Bedeutung für die Auffassung der Diphtherie als „Allgemeinkrankheit".

Wenn wir hier, das Kapitel über die Pathogenese abschließend, die Ergebnisse der unter Aufwand von ungeheuer viel Fleiß, Scharfsinn und Zeit vorgenommenen Arbeiten überblicken, so werden wir uns klar werden, daß, trotzdem vieles erreicht wurde und sehr viele Detailresultate eine gewisse Klärung gebracht haben, wir dennoch vorerst nur über *Theorien* verfügen.

Um ein wirkliches Verständnis einer Infektionskrankheit zu gewinnen, ist die *Synthese* von bakteriologischen, bakteriologisch-chemischen, physiologisch-chemischen, physiologischen, pathologisch-anatomischen und klinischen Daten notwendig (Frei und Witschard 1943). Die Mikroorganismen beeinflussen den Stoffwechsel des Wirtes, indem sie an bestimmten Stellen der Zellen angreifen, z. B. an den Enzymen. Je nach dem Hauptangriffsorgan, je nach dem veränderten Gewebe, kommt es zu speziellen oder allgemeinen Reaktionen des Organismus, seiner Säfte, seiner Zellen, seines Stoffwechsels, und diese sind weiterhin bedingt durch ererbte Konstitution, Überempfindlichkeiten und Anpassungsmechanismen, die in ihrer Vielfältigkeit hintereinander und nebeneinander laufen und das klinische Bild der Krankheit und deren Ablauf ausmachen. Alle Faktoren, die hier mitspielen, zu erfassen, ist sehr schwer, und es wird noch unendlich viel Geist, Geduld und Arbeit erfordern, damit nur die hier angedeuteten Fragen beantwortet werden, geschweige denn das ganze Problem der Pathogenese eines Tages als geklärt angesehen werden darf.

Klinik.

Die Übertragung. Der Diphtheriebacillus ist ziemlich lange außerhalb des Körpers lebensfähig. *Die indirekte Übertragung ist deshalb möglich, doch scheint die direkte Übertragung von Mensch zu Mensch bei weitem die wichtigste Rolle zu spielen.*

In erster Linie ist daran der *erkrankte Mensch* beteiligt. Es finden sich in der Umgebung von Diphtheriekranken ganz besonders viele Bacillenträger (12,1% nach WEICHHARDT und PAPE) und nur 3% Erkrankte. In der näheren Umgebung der Kranken kann die Zahl der Bacillenträger bis auf 80% ansteigen (vgl. VOGT). Daraus geht schon hervor, daß die Bacillenträger die Hauptansteckungsquelle bedeuten.

Die zahlenmäßigen Angaben über die Häufigkeit der Bacillenträger schwanken auch in diphtheriefreien Zeiten zwischen 1% und 5% der Durchschnittsbevölkerung. Nach FRIEDEMANN läßt sich die Durchseuchung einer Bevölkerung in folgende einfache Formel kleiden:

$$\text{Durchseuchungsgröße (in \% der Bevölkerung)} = \frac{366 \text{ Tage} \times \text{Bacillenträgerquote (in \%)}}{\text{Bacillenträgerzeit (in Tagen)}}.$$

Setzt man die Bacillenträgerquote bei Diphtherie mit nur 1% ein (was sehr niedrig ist), die Bacillenträgerzeit mit 10 Tagen, so ergibt sich das Resultat, daß im Verlauf eines Jahres $^1/_3$ der Bevölkerung, mit anderen Worten im Verlauf von 3 Jahren alle Menschen vorübergehend Bacillenträger geworden sind. FRIEDEMANN hat ferner auf Grund solcher Berechnungen ausgeführt, daß z. B. im Jahre 1926 in Berlin nur 2,4% aller Diphtheriefälle auf Kontakt mit Kranken, 97,6% hingegen auf gesunde Bacillenträger zurückzuführen waren.

Dies bestätigt sich aus der Beobachtung der Heimkehrfälle, wenn diese auch bei weitem nicht so häufig vorkommen wie bei Scharlach.

Die Verbreitung der Diphtheriebacillen erfolgt also wohl nur selten durch Berühren von Gegenständen, an denen Bacillen haften können; wichtiger ist die Verbreitung durch Tröpfcheninfektion oder durch direkte Berührung von Kranken und Bacillenträgern (Küssen). Anschauliches Material hierzu haben uns HERRMANN und PÜTZ (1943) verschafft: In einem Zimmer mit 7 Diphtheriepatienten fanden sie je Kubikzentimeter Luft 2300 Bacillen. In einem Schneideratelier, in welchem Diphtherie ausgebrochen war, fanden sich lebende Diphtheriebacillen im Staub der Textilien 3 Tage lang. Taschentücher, Kopfkissen und Textilstaub sind nach diesen Autoren die Vehikel für die Übertragung, und zwar ist diese Übertragungsweise wichtiger für das Entstehen schwerer Fälle als für Leichtkranke und Bacillenträger.

Inkubationszeit. Die Inkubationsperiode dürfte nach SCHICK meist 3—5 Tage betragen. Erschwert wird die Bestimmung der Inkubationszeit dadurch, daß man nicht sicher weiß, ob ein Patient, der sich infiziert hat, nicht zuerst Keimträger wird, bis er aus irgend einem sekundären Grunde an Diphtherie erkrankt. Die überwiegende Mehrzahl der Heimkehrfälle bei Diphtherie entfällt auf die ersten 6 Tage nach der Rückkehr eines Genesenden in die Familie (VOGT).

Implantation. Welche Umstände es ermöglichen, daß sich Diphtheriebacillen auf der Schleimhaut beim Menschen festsetzen und eine Erkrankung hervorrufen können, ist bisher noch nicht ausreichend geklärt. Veränderungen in der lokalen

Abwehr und in den Anpassungsmechanismen durch Verletzungen, vorhergehende Infekte (z. B. Masern) wurden schon erwähnt. Eine familiäre Bereitschaft besteht wahrscheinlich ebenfalls, vielleicht können sogar Staphylokokken oder Streptokokken die Implantation vorbereiten. Das Aufbringen virulenter Diphtheriebacillen auf die intakte Schleimhaut der Conjunctiva des Kaninchens oder Meerschweinchens (Tiere, die bekanntlich sehr empfänglich für die Giftwirkung der Diphtherie sind) braucht durchaus nicht von einer Infektion bzw. Erkrankung gefolgt zu sein. Zu einem Haften des Infektes kommt es erst dann, wenn vorher oder gleichzeitig die Schleimhaut mechanisch verletzt wurde (v. BORMANN), oder wenn ein starkes Diphtherietoxin auf die Epithelzellen gebracht wurde (BIELING und OELRICHS). Bei jungen Tieren genügt sogar ein Okklusivverband des Auges für 18 Std, um bei genügender Virulenz der Diphtheriebacillen eine lokale Schädigung hervorzurufen.

Dadurch wird das Haften der Infektion verständlich gemacht, obschon wir bisher keine Beweise haben, daß solche Bedingungen für die Infektion auch beim Menschen erfüllt sein müssen.

Das *quantitative Problem* des Infekts darf hierbei nicht übersehen werden, auch nicht das Giftbildungsvermögen der Bacillen und die relative Immunität oder Empfänglichkeit des Wirtes. Ist Quantität oder Toxinbildung gering, so kommt es *zur stummen Immunität* (stille Feiung). Ist das Infektionsquantum groß, das Toxinbildungsvermögen eines bestimmten Stammes sehr stark und die Disposition des Menschen vorhanden, so kommt es zur Krankheit.

Bis vor kurzer Zeit herrschte die Vorstellung, daß Diphtheriebacillen nur in den Krankheitsherden, lokal anzutreffen sei. Seitdem wir wissen, daß *Bacillämie* doch häufiger vorkommt, gewinnt die Vorstellung von GUNDEL und ERZIN, sowie von anderen Autoren viel an Wahrscheinlichkeit. Die Bacillen sollen nach diesen Forschern in die Lymphbahn und Gefäße eindringen können, eine Bacillämie hervorrufen und durch die Ausscheidung aus dem Blutstrom in die Tonsillen gelangen (Ausscheidungsdiphtherie).

Nach den anatomischen Verhältnissen (es gibt keine Lymphbahnen der Schleimhäute von Nasen- und Rachenraum zu den Tonsillen) ist eine lokale Ausscheidungstonsillitis nur möglich auf dem Umweg über die Blutbahn (GUNDEL und ERZIN, JÜRGENS, PASCHLAU u. a.). Die Theorie von GUNDEL und ERZIN wird indessen nicht überall anerkannt (s. Kap. Pathogenese).

Auf jeden Fall sind die Verhältnisse beim Zustandekommen und beim Haften der Infektion beim Menschen noch alles andere als geklärt. Quantitative Probleme der Infektion Toxinbildungsvermögen der Bacillen, unspezifische Einflüsse auf den Organismus des Wirtes, lokale Abwehr und Anpassungsvorgänge, Reaktion des Organismus im Sinne der mehr oder weniger raschen lokalen oder allgemeinen Antitoxinproduktion (cellulär und humoral) spielen eine große Rolle und bedingen die Unübersichtlichkeit des Problems (s. Vergleiche v. BOKAY 1932).

Extreme Ansichten, wie sie v. SZONTAGH äußert, nämlich, daß weder der Erreger noch der kranke Mensch für die Verbreitung und Entstehung der Diphtherie (wie auch des Scharlachs) maßgebend seien, sondern Stoffwechselveränderungen — allerdings unbekannter Art — sollen hier nur erwähnt werden, um zu zeigen, wie weit die konsequente und logische Untersuchung der *Lücken unseres theoretischen Wissens* über das Wesen der Diphtherie führen kann.

Die klinischen Erscheinungsformen der Diphtherie.

Man pflegt folgende 3 klinische Formen der Diphtherie zu unterscheiden:

1. Die lokalisierte Diphtherie. Sie ist gewöhnlich auf die Tonsillen beschränkt. Hie und da, namentlich in Kriegszeiten, tritt sie auf der Haut in Erscheinung, ferner beim Neugeborenen am Nabel, dann auch am Eingang der Nase, auf den Conjunctiven, an der Vulva und am Penis. Die Bezeichnung „lokalisiert“ soll einerseits die relative Geringfügigkeit der Allgemeinsymptome charakterisieren, andererseits aber auch die geringe Tendenz zur lokalen Ausbreitung in die Umgebung hervorheben. Eine völlige Übereinstimmung des klinischen Typus mit dem bakteriologischen Erregertypus (Mitis) besteht nicht (*normergische Form* der Krankheit).

2. Die progrediente Diphtherie. Nasendiphtherie, Croup und viele Rachendiphtherien mit der Tendenz zur Ausbreitung gehören zu diesem klinischen Bild. Der Entzündungsvorgang breitet sich aus auf die dem Primärinfekt benachbarten Schleimhäute (z. B. Kehlkopf, Trachea, Bronchien oder Nase, Rachen, Ohren usw.).

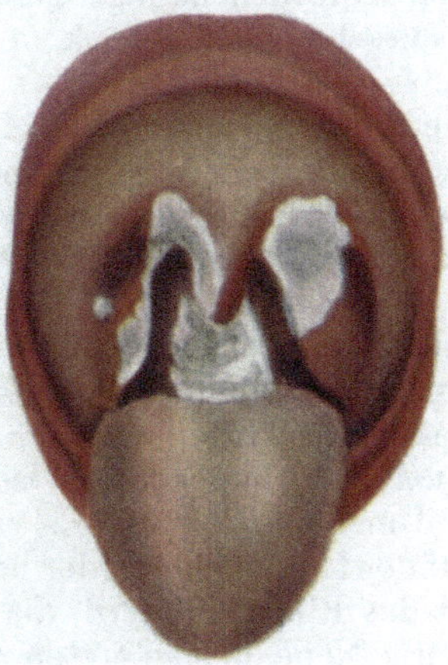

Abb. 42. Diphtheria faucium, tonsillarum et uvulae.

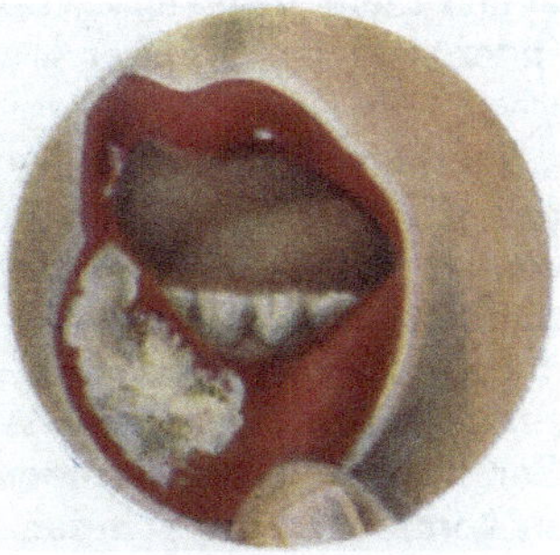

Abb. 43. Diphtherie der Unterlippe.

Der Erregertyp „Intermedius" hat an diesen Formen einen großen Anteil, bestreitet sie aber nicht allein (*anergische Form* der Krankheit).

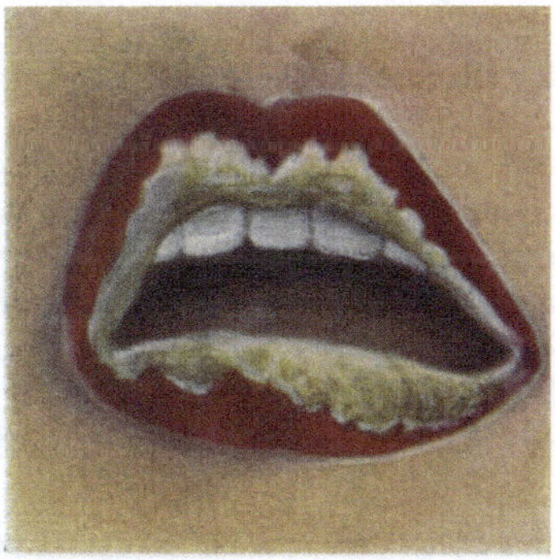

Abb. 44. Diphtherie der Mundschleimhaut mit Übergreifen auf beide Lippen.

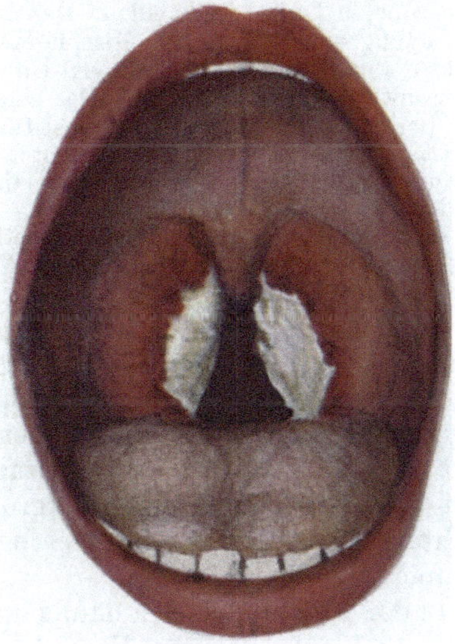

Abb. 45. Diphtherie der Tonsillen.

3. Die toxische oder maligne Diphtherie. Im Vordergrund stehen die Allgemeinerscheinungen des Kreislaufs, das Ödem, die hämorrhagische Diathese, metastatische Prozesse und Auftreten bei Schutzgeimpften. Bei *primärer maligner Diphtherie* versagt die Serumtherapie häufig. Die *sekundäre maligne* Diphtherie ist das Resultat einer zu späten und ungenügenden Anwendung von Heilserum (*hyperergische Form* der Erkrankung).

1. Lokalisierte Diphtherie.

Die *Prodromalsymptome* sind unbestimmt. Kopfschmerzen, Mattigkeit, Zerschlagenheit, intensives allgemeines Krankheitsgefühl sind deutlicher und intensiver als bei gewöhnlichen Anginen. Die Kinder erbrechen häufig. Neben den allgemeinen Beschwerden treten die lokalen Halsschmerzen zurück, auch die Schluckschmerzen sind verhältnismäßig gering.

So kommt es, daß namentlich bei Kindern die *Symptome der lokalen Affektion gar nicht im Vordergrund* stehen, sondern die Allgemeinbeschwerden, und wenn der Rachen nicht inspiziert wird, ist die Fehldiagnose die Regel, denn je jünger die Kinder sind, um so eher klagen sie über *Bauchweh* oder auch über Gliederschmerzen.

Die *Temperatur* ist schon am 2. oder 3. Inkubationstag sehr hoch. Auf jeden Fall stimmt nicht, daß bei Diphtherie, im Gegensatz zu Angina, die Fieberreaktion weniger stark sei, wie das noch häufig geäußert wird.

Besichtigt man *während des Prodromalstadiums die Rachenorgane*, so findet man eine deutliche Rötung und Schwellung der Tonsillen. Hie und da entdeckt man bereits jetzt kleinste weiße Auflagerungen auf den Mandeln ein- oder beidseits.

Schon nach wenigen Stunden kann sich jetzt das Bild verändern, die weißen Flecken konfluieren zu Streifen (kokardenähnlich). Neue Beläge treten auf und überschreiten die Grenzen der Tonsillen, unter Umständen schon nach 6—12 Std. Die Beläge werden dicker, rahmartig, rein weiß. Die Tonsillen, die nur mäßig vergrößert sind, sind nicht mehr zu sehen, die ganze Schleimhaut des Rachens und der Gaumenfalten ist leicht gerötet und etwas ödematös.

Die *mikroskopische Untersuchung* eines Fetzchens aus den festhaftenden Belägen ergibt im Grampräparat das typische Bild der Gram-positiven fächer-, palisaden-, V- und L-förmig angeordneten Diphtheriebacillen. Daneben finden sich mäßig viele Leukocyten, Fibrinfäden und häufig ziemlich starke Mischflora. Die Diphtheriebacillen sind meistens in kleinen Nestern angeordnet; es braucht viel Übung, um aus einem solchen nativen Abstrich die Diagnose mit Sicherheit zu stellen. Der Ungeübte soll lieber auf die Beurteilung verzichten und den Bericht eines hygienischen Institutes abwarten.

Das therapeutische Vorgehen richtet sich ja nicht nach der Diagnose, sondern die Serumanwendung, Isolierung usw. soll lege artis schon beim Verdacht auf Diphtherie vorgenommen werden.

Der Bericht der Untersuchungsinstitute dauert mindestens 2—3 Tage, namentlich in fraglichen Fällen, so daß auf eine solche Verzögerung der Diagnose keine Rücksicht genommen werden kann.

Meistens wird der Arzt in diesem Moment der Entwicklung des Krankheitsbildes gerufen. Die Temperatur ist hoch, die Allgemeinbeschwerden haben zugenommen, die Atmung ist leicht schnarchend, die Nächte sind unruhig, der Appetit fehlt fast vollkommen, der Stuhl ist angehalten, die regionären Drüsen sind deutlich vergrößert und etwas empfindlich, die Sprache ist leicht gaumig, Milz und Leber sind nicht vergrößert, der Harn ist konzentriert, häufig mit leichtem Eiweißgehalt, der Herzbefund ist normal, der Puls entsprechend der Temperatur.

In der *Nase* finden sich häufig am Septum, da wo die Schleimhaut in die Haut übergeht kleine Beläge *(Nasendiphtherie)*, auch wenn der Tonsillenbelag noch nicht charakteristisch ist. Hie und da blutet die Nase leicht, es besteht etwas eitrig-blutiger Ausfluß. Auf der Oberlippe und auf der Haut der Nase um die Nasenlöcher befinden sich kleinste, *oberflächliche*, *rosarote*, manchmal etwas schmierig belegte *Erosionen (Hautmetastasen)*. Im Abstrich dieser Erosionen findet man mikroskopisch Diphtheriebacillen.

Es gibt kaum ein klinisches Bild, das so typisch ist wie die lokalisierte Diphtherie, höchstens die Belagbildung nach Tonsillo- oder Tonsillektomie ist ähnlich. Hier fehlt aber der typische Leimgeruch und die Drüsenschwellung. Ähnliche

Bilder macht vielleicht die *Monocytenangina* (PFEIFFER), jedoch fehlt auch hier der typische Geruch (vgl. Kap. Diagnose und Differentialdiagnose, S. 323).

Verlauf ohne Heilserum. *a) Leichter Verlauf.* Nach den Schilderungen von BRETONNEAU, TROUSSEAU und allen anderen Ärzten der Vorserumzeit verläuft ein Teil der Diphtherieerkrankungen relativ milde. Einige Tage nachdem das oben beschriebene Krankheitsbild sich entwickelt hat, entfiebert der Patient, an den Rändern der Membranen erscheint ein intensiv roter Hof *(Begrenzungsröte)*, Die Pseudomembranen lösen sich los, zum Teil verflüssigen sie sich vom 6.—8. Tag an sieht man nur noch oberflächliche, schmutzig belegte, flache Ulcerationen an Stelle der Beläge. In etwa 14 Tagen sind die Schleimhäute wieder normal, die lokalen Drüsenschwellungen verschwinden und die Patienten sind wieder gesund.

b) Schwerer Verlauf. Eine gewisse Anzahl unbehandelter Patienten entwickelt aus der lokalisierten Diphtherie heraus das *Krankheitsbild der sog. sekundären, toxischen Diphtherie.* Vom 3.—4. Krankheitstag an nehmen die Beläge langsam zu, die Drüsen schwellen immer mehr an, hie und da bildet sich ein periglanduläres Ödem und es kommt zu Komplikationen, wie wir es bei der primär malignen, toxischen Diphtherie zu sehen gewohnt sind: Kreislaufkollaps, Herzschädigungen, Lähmungen, Capillarblutungen, Nierenschädigungen, kurz, allgemeinen Intoxikationen.

Verlauf mit Heilserum. Die rechtzeitige Anwendung des Heilserums stoppt den Krankheitsprozeß ab. Der weitere Verlauf gleicht den milden Spontanheilungsformen ohne Serumbehandlung, nur ist er wesentlich kürzer. *Schon 6—12 Std nach der ersten Seruminjektion erscheint die Begrenzungsröte als Zeichen der einsetzenden Heilung.* 12—24 Std später läßt die Intensität der allgemeinen Beschwerden deutlich nach, namentlich die Kopfschmerzen. Die Temperatur sinkt lytisch ab, die Beläge schmelzen zusammen ,,wie der Schnee unter der Wirkung der Sonne" (HEUBNER).

Die Begrenzungsröte wird immer intensiver bis zu einer Breite von $^1/_2$—1 cm. Die Reinigung der Geschwüre braucht einige Tage, sodaß die anatomischen Veränderungen in 1—2 Wochen wieder normalen Verhältnissen Platz gemacht haben.

Wenn auch der Heilungsverlauf mit und ohne Serum prinzipiell identisch ist, so ist doch das Abstoppen des diphtherischen Entzündungsprozesses durch das Antitoxin von solcher Wichtigkeit, es verkürzt den Heilungsprozeß, verhindert die Entwicklung der sekundären toxischen Diphtherie, verhütet viele Komplikationen und in vielen Fällen den Tod, so daß es heute, wie seit der Einführung der Serumtherapie überhaupt, *als Kunstfehler angesehen werden muß, auf die Anwendung des Antitoxins zu verzichten.*

Häufig entwickelt sich in den ersten 6—12 Std nach Anwendung des Heilserums der lokale Prozeß noch weiter, die Membranen greifen auf die Gaumenbögen und die Uvula über, die Lymphdrüsenschwellung nimmt zu und erst nach dieser initialen Verschlimmerung kommt der Prozeß unter dem Einfluß des Antitoxins zum Stillstand.

Der Fieberabfall an sich bedeutet allein noch keine Besserung (SCHICK). Die Erkrankung kann trotzdem an Ausdehnung zunehmen und gerade bei den schwersten Fällen von Diphtherie treten als ominöse Zeichen Temperaturabfall oder Untertemperaturen auf. Die Temperaturkurve läßt also den Beurteiler des Krankheitsverlaufes der Rachendiphtherie im Stich. Der Temperaturabfall kann Herz- und Zirkulationsschwäche bedeuten, ebensogut wie Heilungstendenz.

Vom hier geschilderten durchschnittlichen Krankheitsbild der Rachendiphtherie gibt es selbstverständlich alle möglichen Varianten leichteren oder schwereren Charakters. Beläge auf Uvula und hinterer Rachenwand sprechen fast untrüglich für einen relativ schweren Fall.

Lokalisierte Diphtherie an anderen Körperteilen. Prinzipiell kann jede Partie der Haut oder der Schleimhäute des Menschen mit Diphtherie infiziert werden.

Am häufigsten kann man die *Nasendiphtherie* beobachten. Sie tritt namentlich im Säuglingsalter auf. Wenn sie auch im großen ganzen lokalisiert bleibt, so ist sie doch nicht ungefährlich, da die Nasenhöhle mit ihrer großen Oberfläche ganz besonders günstige Bedingungen für die Toxinresorption bietet. Man sieht daher nicht selten schwerste Komplikationen von Herz und Nervensystem im Anschluß an Nasendiphtherie auftreten. Das klinische Bild ist leicht zu übersehen. Es besteht aus Schnupfen, die Naseneingänge sind mit Borken bedeckt. *Serös eitriger, leicht sanguinolenter Ausfluß macht auf die ungewöhnliche Form des Schnupfens aufmerksam.* Bei schweren Fällen ist die ganze Nase verdickt und

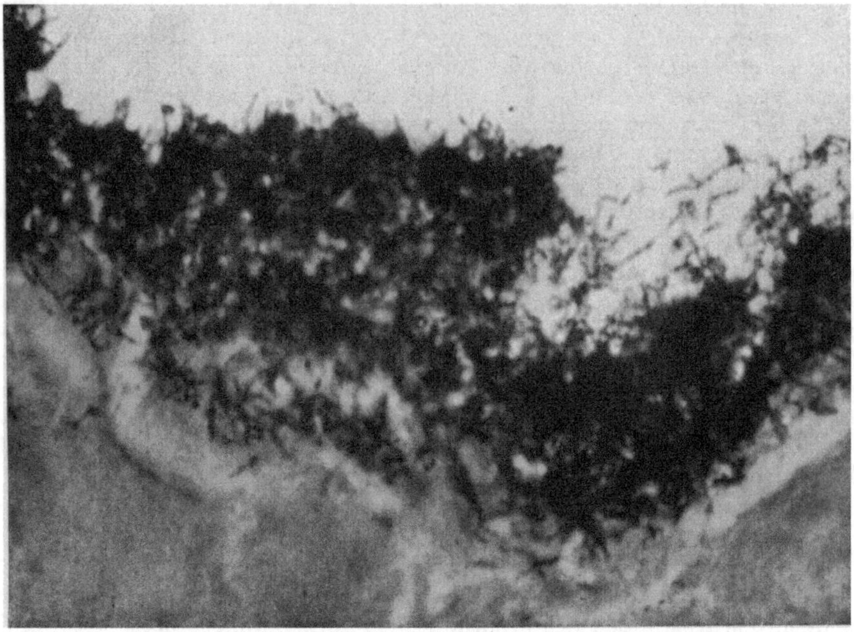

Abb. 46. Diphtheriebacillen einer Pseudomembran einer Tonsille. Präparat des Pathologisch-Anatomischen Instituts der Universität Basel (Prof. WERTHEMANN). Vergr. 1400mal.

ödematös geschwollen. Hie und da scheint sich der *primäre Sitz der Diphtherieinfektion in der Rachentonsille* zu befinden. Von dort aus steigt die Erkrankung langsam *nach hinten unten* in den Pharynx oder sie breitet sich *nach vorne* in die Nase aus. Die Nasendiphtherie ist also nicht leicht zu nehmen, häufig genug deutet sie auf einen schon längere Zeit bestehenden Prozeß hin. Die lokale Anwendung von Desinfektionsmitteln ist nutzlos; *eine einzige Injektion von Heilserum wirkt meistens in auffallend kurzer Zeit.* Die bakteriologische Diagnose ist nicht leicht zu stellen, da in der Nase häufig Pseudodiphtheriebacillen vorkommen.

Die Kehlkopfdiphtherie. Die Beteiligung des Kehlkopfes bei der diphtheritischen Entzündung ist entweder *primär* oder *sekundär.* Unter der primären Stenose soll nichts anderes verstanden werden, als eine *unglücklicherweise an bedrohlicher Stelle der Atemwege lokalisierte Diphtherie.* Die sekundäre Stenose tritt auf als Folge eines Nasen-Rachenprozesses, der sich langsam weiter ausbreitet oder im Kehlkopf eine Metastase macht. Entsprechend dieser Auffassung finden sich Mitisstämme als hauptsächlich für die Stenose verantwortliche Diphtheriebacillen.

Wird eine Nasen-Rachendiphtherie rechtzeitig mit Antitoxin behandelt, so ist, wie besonders FRIEDEMANN betont, die Gefahr des Übergreifens auf den Kehlkopf praktisch null.

Die *ersten Symptome* der Kehlkopferkrankung sind Heiserkeit und bellender Husten (Crouphusten). *Langsam* wird die Stimme *aphonisch.*

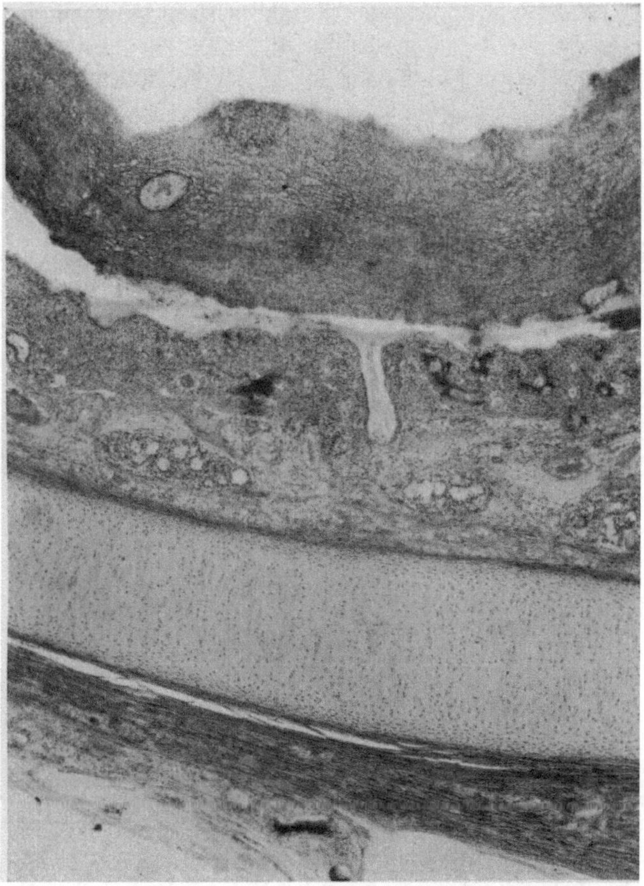

Abb. 47. Diphtherie. Submucosa ödematös, die Gefäße aber kaum erweitert. Infiltration relativ spärlich. Mächtige Pseudomembran von grober Struktur mit relativ wenig Zellelementen durchsetzt. Präparat A. M. 612 des Pathologisch-Anatomischen Instituts der Universität Basel (Prof. WERTHEMANN), S. 778, 1943. Vergr. 33mal.

Wichtig ist die *Anamnese als differentialdiagnostisches Moment* zum sog. falschen Croup (Pseudocroup = nichtdiphtheritische Stenose). Bei der Diphtherie entwickelt sich die Stenose langsam im Verlauf von Stunden bis Tagen, auch wenn es sich um primären Kehlkopfcroup handelt. Beim Pseudocroup (Grippe und ähnliche katarrhalische ätiologische Momente) erscheint der Croup akut, vorhergehend höchstens Schnupfen, banaler Husten oder überhaupt keine Erscheinungen. Die Kinder gehen bei guter Gesundheit schlafen und erwachen aus dem Schlaf plötzlich mit bellendem Husten, aphonisch und mit Stenoseatmung. Beim Pseudocroup liegt also ein *akutes Ödem der Kehlkopfschleimhaut* vor, das geringfügige katarrhalische Prozesse kompliziert.

Die *pathologische Anatomie des diphtherischen Croups ist ganz anders*; hier liegt eine spezifische pseudomembranöse Entzündung, sehr häufig unterhalb der

Stimmbänder vor, die sich langsam entwickelt und praktisch nie durch ein akutes Ödem kompliziert wird. Weist schon die genaue Anamnese auf den Unterschied von echtem und falschem Croup hin, so wird durch den *Kehlkopfspiegelbefund* die Diagnose gesichert. Beim Pseudocroup Ödem der Schleimhaut mit glänzender, unversehrter Oberfläche, bei Diphtherie weiße Membranen im Kehlkopfeingang auf den Stimmbändern oder unterhalb.

Nach den ersten Symptomen der Kehlkopferkrankung entwickeln sich die Zeichen der Stenose: die Atmung wird im Inspirium vertieft, stridorös, beschleunigt, angestrengt und die Ausatmung erschwert. Die Hilfsmuskulatur ist in lebhafter

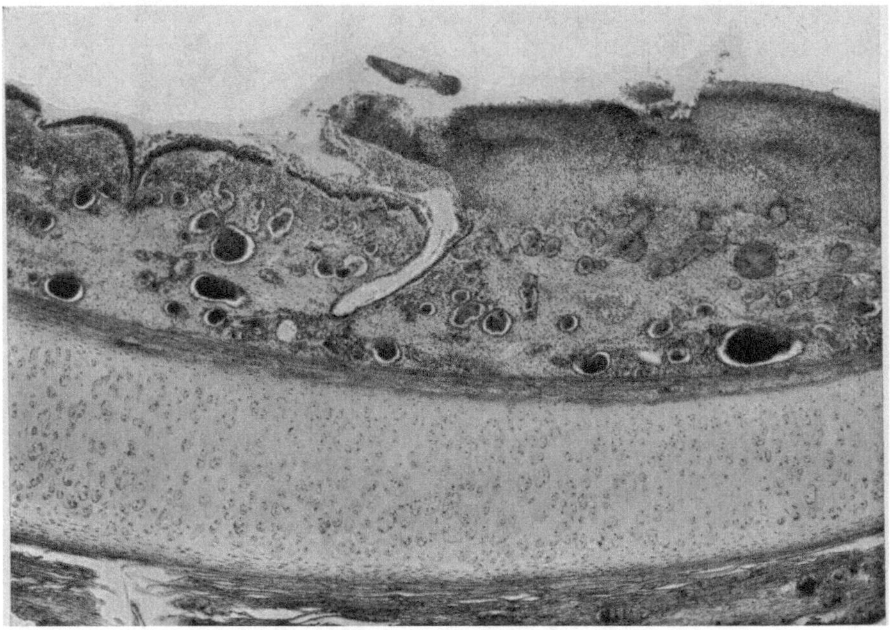

Abb. 48. Grippe. Submucosa aufgelockert, ödematös, die Gefäße stark erweitert. Starke Infiltration Hämorrhagien. Pseudomembran durchsetzt mit zelligen Elementen. Präparat A.M. 612 des Pathologisch-Anatomischen Instituts der Universität Basel (Prof. WERTHEMANN), S. 130, 1947. Vergr. 33mal.

Abb. 47 und 48. Vergleich der Pseudomembranbildung in der Trachea bei Grippe und bei Diphtherie.

Tätigkeit. Inspiratorische Einziehungen in der Fossa jugularis, den Supraclaviculargruben, den Intracostalräumen und im Epigastrium sind pathognomonisch.

Die Verengerung der Glottis ruft Lufthunger, Angst und starke Unruhe hervor. Der Zustand wird namentlich durch plötzliche Erstickungsanfälle quälend und alarmierend. Bisweilen husten die Patienten Membranstückchen aus, hie und da hört man das Flattern der Membranen, welche die Stimmritze plötzlich verlegen können. Manchmal entsteht ein akuter Glottiskrampf.

Die vertiefte Atmung vermag zu Beginn das Hindernis zu kompensieren. Das Aussehen der Kinder ist daher zunächst nicht verändert und abgesehen von der Erstickungsangst der Patienten besteht keine akute Gefahr.

Indessen ist es übertrieben, die Lage so wie SCHLOSSMANN zu beurteilen. SCHLOSSMANN behauptete seiner Zeit, daß viel zu viele Stenosen operiert würden, weil nicht genügend Beruhigungsmittel verabreicht würden. Er empfahl Narcophin in großen Dosen und glaubte damit den meisten Stenosefällen eine Operation ersparen zu können.

Trotz Narcophin und Heilserumanwendung schreitet in vielen Fällen, wie ich selber in der SCHLOSSMANN*schen Klinik* sehen konnte, die Stenose weiter fort, die blasse Gesichtsfarbe wird cyanotisch, der Puls klein und rasch als Zeichen ungenügender Lungenventilation und unmittelbarer Lebensgefahr. Hier kann nur noch die Intubation oder die Tracheotomie Rettung bringen.

Auch bei der Larynxdiphtherie gilt, was für die Rachendiphtherie gesagt wurde. Trotz Serumanwendung intravenös und intramuskulär kann der lokale Prozeß zuerst noch 6—12 Std weiter fortschreiten. Erst jetzt setzt die Serumwirkung ein und verhütet die Weiterentwicklung der Krankheit. Innerhalb dieser Zeit kommt es hie und da zur völligen Stenose. Es kann auch vorkommen, daß sich Membranen als Folge der Serumwirkung ablösen und einen akuten Kehlkopfverschluß hervorrufen. Vielleicht wird auch hie und da eine durch das Antitoxin hervorgerufene, stärkere lokale Abwehrreaktion vermehrte Schleimhautschwellung mit sich bringen, und so kann durch das Heilserum, oder trotz Heilserumtherapie, die Stenose zunächst noch weitergehen und ein operatives Vorgehen erheischen.

Bleibt die Erkrankung auf den Larynx beschränkt, so ist die Prognose bei diphtherischem Croup nicht schlecht.

Eine ernste Komplikation ist allerdings die Bronchopneumonie, welche durch Aspiration von Membranstückchen, Bacillen, Eiter usw. hervorgerufen wird. Sehr häufig kommt die Bronchopneumonie aber auch durch sekundäre Erreger (Streptokokken, Pneumokokken, Influenzabacillen usw.) zustande. Bei Tracheotomierten besteht eine erhöhte Gefahr für Bronchopneumonie. Diese Pneumonie ist stets von hohem Fieber begleitet, die übrigen klinischen Symptome sind wegen des lauten Stridors meist nicht mit Sicherheit festzustellen.

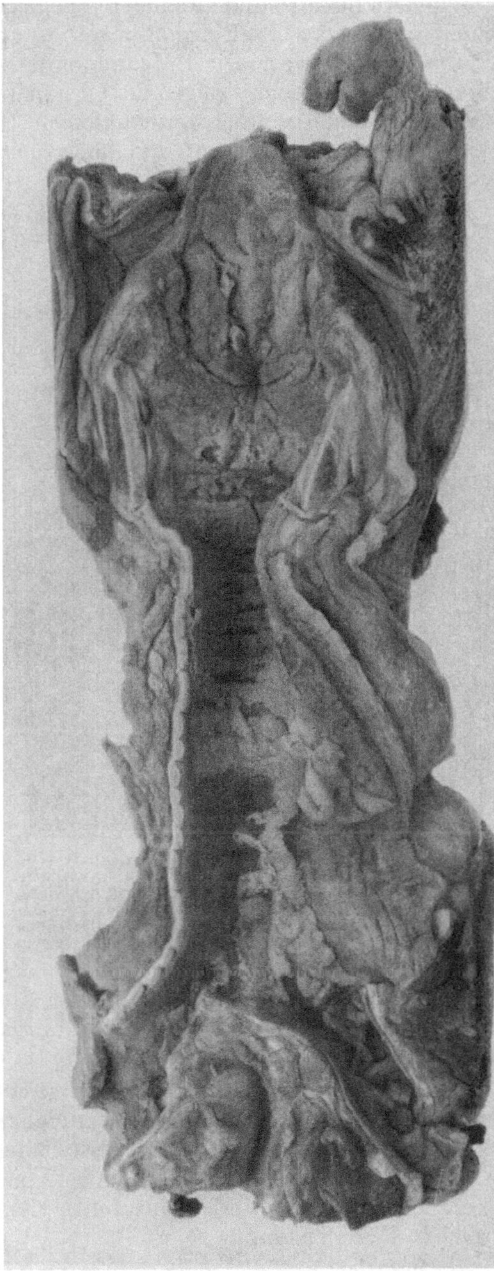

Abb. 49. Absteigende Diphtherie. Kehlkopf-Trachea-Bronchien. Präparat A. 269 des Pathologisch-Anatomischen Instituts der Universität Basel (Prof. WERTHEMANN), S. 472, 1911.

Am ungünstigsten ist der Verlauf der Stenose bei *Säuglingen*, da das Lumen von Kehlkopf und Trachea verhältnismäßig sehr eng ist. Bei *Erwachsenen* ist die Stenose ebenfalls gefürchtet, weil sie meist nur ein Teilsymptom des sog. absteigenden Croups darstellt (s. progrediente Diphtherie).

Seltenere Lokalisation auf anderen Schleimhäuten. Die Diphtherie der übrigen Schleimhäute ist verhältnismäßig selten, am häufigsten kommt noch diejenige der *Conjunctiven* vor. Die Entzündung der Schleimhaut der Augenlider ist sehr intensiv, die Schwellung wegen des entzündeten Ödems meistens so stark, daß die Augen nicht mehr geöffnet werden können. Die Schleimhaut der Lider ist dunkelrot mit Membranen bedeckt und blutet leicht. Eitrig-blutiger Ausfluß aus den Augen ist verdächtig für Diphtherie.

Diese Lokalisation findet sich *sekundär* bei Kindern mit Nasen- oder Rachendiphtherie, hie und da auch *primär* bei Pflegepersonal und Ärzten. Die Kinder reiben sich die Diphtheriebacillen mit ihren Händen selber in die Augen, beim Pflegepersonal handelt es sich um Tröpfcheninfektion. Auch bei der Augendiphtherie drohen Gefahren, nämlich das Übergreifen des Prozesses auf die Cornea.

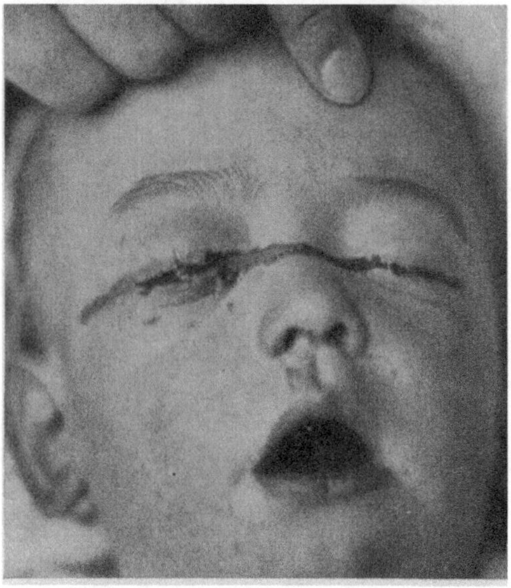

Abb. 50. Augendiphtherie. $1^1/_4$jähriger Junge mit Augen- und Nasendiphtherie. Schwellung, Verfärbung der Lider, eitrig-blutiger Ausfluß aus beiden Augen sowie aus der Nase. Erosionen der Haut, der Oberlippe und in der Umgebung des Auges (Diphtherie-Hautmetastasen). (Düsseldorf 1932.)

Die Therapie besteht in der Anwendung von Antitoxin intramuskulär. Die *Diagnose* läßt sich *nur durch das Kulturverfahren* sicherstellen wegen der häufigen Anwesenheit von Xerosebacillen.

In einzelnen Epidemien treten auch noch andere Lokalisationen auf. So hat HOOGENDOORN (1946) mehrere Fälle von Gingivitis und VAN LOOKEREN-CAMPAGNE (1946) 5 atrophische Kinder mit Stomatitis, Rachen- und Tonsillendiphtherie ohne Rhinitis beschrieben. Diese Krankheitsbilder waren nur der spezifischen Therapie zugänglich.

Diphtherie des Ösophagus mit fatalem Ausgang bei einem 33 Tage alten Säugling beschreibt HOYNE (1947). In der Literatur findet dieser Autor noch weitere 34 Beobachtungen von Speiseröhrendiphtherie in 100 Jahren (vgl. REICHE).

Die *Vulvovaginitis diphtherica* tritt meist nur *sekundär* bei Rachen- und Kehlkopfdiphtherie in Erscheinung. FRIEDEMANN, SCHICK, HOTTINGER erwähnen das Vorkommen der Vulvovaginitis innerhalb der von ihnen beobachteten Epidemien. CANTRELL (1934) beschreibt die Affektion bei einer 25jährigen. Es bestand gleichzeitig Rachen- und Hautdiphtherie. In der englischen Literatur sind 5 solcher Fälle bekannt.

Gelegentlich kommt es auch zur *Otitis media diphtherica,* aber soviel mir bekannt ist, nur sekundär. Bei Bacillenträgern kann die chronische Otitis diphtherica eine gewisse Rolle spielen (ROSA und LODI 1948). Auch die Otitis externa diphtherica wurde gelegentlich beobachtet, sie gehört zu den seltenen Lokalisationen der Hautdiphtherie.

Hautdiphtherie. *Epitheldefekte der Haut* schaffen die Vorbedingung für das Zustandekommen der Hautdiphtherie. Intertriginöse, ekzematöse Veränderungen sind nicht selten mit Diphtheriebacillen superinfiziert.

Kriegsverletzungen sind häufig mit Diphtheriebacillen verunreinigt und zeigen dann ein charakteristisches Aussehen (s. Abb. 51 u. 52). Die Ränder sind besonders stark gewulstet, die Wunde selbst torpid granulierend und schmutzig belegt.

Aus der *Geschichte der Diphtherie* (TROUSSEAU) ist die *Hautdiphtherie* darum bekannt, weil zu Beginn des 19. Jahrhunderts die Krankheit häufig mit Vesicantien behandelt wurde. Die damit gesetzten Epithelveränderungen wurden zur Eintrittspforte für zum Teil äußerst schwer verlaufende Hautdiphtherie. *Hautmetastasen* im Gesicht bei *Nasendiphtherie* wurden bereits erwähnt.

Die *Nabelwunde* des Neugeborenen bildet gelegentlich die Eintrittspforte für eine Hautdiphtherie. Sie kommt hie und da in kleineren Epidemien in

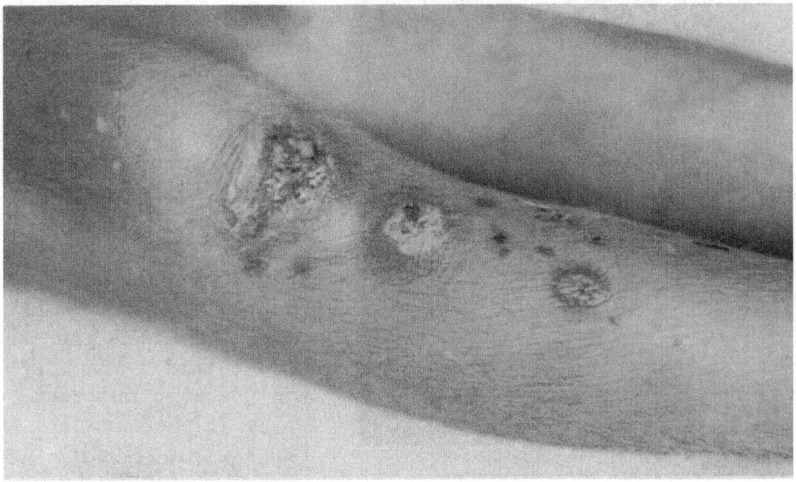

Abb. 51. Hautdiphtherie. Sekundär mit Diphtherie infizierte Impetigo eines 8jährigen Jungen am rechten Unterschenkel. Vorderseite. (Düsseldorf 1931.)

Entbindungsanstalten vor. Diese Krankheit ist, wie die Hautdiphtherie überhaupt, *nicht leicht zu nehmen.*

Während einer Epidemie in einem Landkrankenhaus, welche 12 Neugeborene erfaßte, sah der Verfasser 4 Todesfälle, 3 schwere Herzschädigungen und eine Polyneuritis postdiphtherica.

Andere Lokalisationen auf der Haut sind beschrieben am *Penis* (BOROWSKY 1935). Er stellt 18 Fälle zusammen, die zum Teil als Folgen der Circumcision auftraten. Aber auch bei Erwachsenen und größeren Kindern sind Penisdiphtherien unter der Form der Balanitis bekannt geworden (WOLFF 1933 u. a.).

Im *1. und 2. Lebensjahr* kommt die Hautdiphtherie hie und da isoliert vor *als Impetigo, Ecthyma* oder in einer *pustulösen Erscheinungsform* (LANDÉ 1917). Auch in *Panaritien* und *Herpesbläschen* wurden gelegentlich Diphtheriebacillen gefunden (POLONGI 1936). Die Hautdiphtherie verläuft hie und da chronisch. CHAMBERS beschreibt 1946 einen solchen Fall, der über 1 Jahr dauerte.

Auch bei *Erwachsenen* ist die Hautdiphtherie nicht ungefährlich. SOLOMON und IRWIN (1947) beschreiben den akuten Herztod eines Soldaten mit Hautdiphtherie an wundgerittenen Stellen. DEMANT und MARCIUKA sammelten 1948 270 Beobachtungen von Wunddiphtherie. 27 Patienten starben an Myokarditis (10%). Ein Editorial des British Medical Journal analysiert 140 Hautdiphtheriefälle (KAY und LIVINGOOD 1946). Die große Bedeutung der Hautdiphtherie, die in den Tropen besonders häufig vorkommt, wird darin hervorgehoben. *Herzveränderungen* sind die typischen Komplikationen. Glücklicherweise heilen diese Myokardschäden langsam wieder aus, dennoch aber kommen hie und da plötzlich Todesfälle an Myokarditis vor.

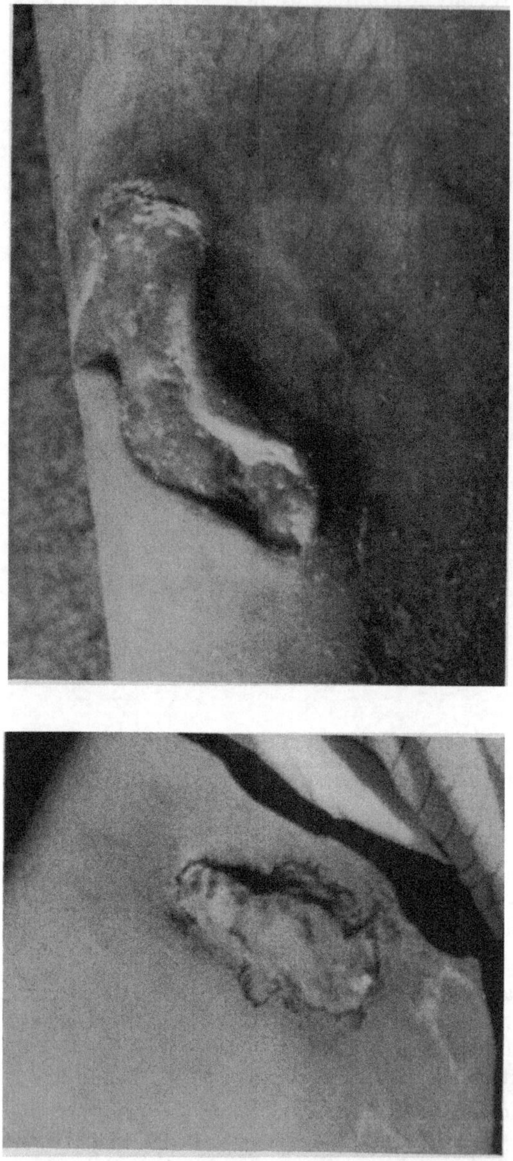

Abb. 52 und 53. Hautdiphtherie bei infizierten Verletzungen von Insassen von Konzentrationslagern. (Nach Salzmann und Hottinger 1948.) Typische, aufgeworfene Wundränder und schmierig-wächserne Wundfläche. Keinerlei Heilungstendenz. Tibiakante und Oberschenkel.

Die Diagnose der Hautdiphtherie stellt den Bakteriologen vor eine besondere Aufgabe. Es muß von ihm die genaue Differenzierung der auf der Haut gefundenen Corynebacillen verlangt werden. Häufig genug wird auch Toxinbildungsvermögen und Virulenz der gefundenen Bakterien bestimmt werden müssen, um echte Diphtheriebacillen von Pseudodiphtheriestämmen zu unterscheiden. Kalies (1943) untersuchte 121 Wunden. Bei 5,8% dieser Patienten fanden sich echte Diphtheriebacillen, bei 24% lagen Paradiphtheriestämme vor und in 3,3% fand er Mischinfektionen von Pseudo- und echter Diphtherie. (Siehe hierzu Hölzel und Hauptmann (1943) über die Wiederentdeckung des Bacterium cutis commune von Nicolle 1893.)

Chronische Diphtherie. Friedemann hat Fälle beschrieben, bei denen sich die Rachenbeläge überhaupt nicht abstoßen. Die typischen Pseudomembranen bedeckten die Rachenorgane während 1—$1^1/_2$ Jahren. Nach Friedemann handelt es sich bei dieser *chronischen Diphtherie stets um eine Doppelinfektion mit Lues.* 1—2 Salvarsaninjektionen bringen die Heilung.

2. Progrediente Diphtherie.

Eine scharfe Trennung der progredienten Diphtherie von der lokalisierten Erscheinungsform ist klinisch fast unmöglich, weil, wie Schick betont, unendlich viele Abstufungen der Krankheitsintensität bestehen und eigentlich der sog. lokalisierten Diphtherie eine gewisse Neigung zur Progredienz nicht abgesprochen werden darf. Das Charakteristische der progredienten Diphtherie ist meines Erachtens der zeitlich rasche Ablauf. Dabei treten 2 Krankheitsbilder besonders in den Vordergrund, die Nasendiphtherie und der absteigende

Croup. Die Nasendiphtherie wurde schon beschrieben und bei der progredienten Form ist das Typische das „Überspringen der Rachenorgane“ und das rasche Ergriffenwerden des Kehlkopfes, wobei häufig der diphtherische Prozeß sich in die Trachea und die Bronchien fortpflanzt.

Die *Entwicklung der progredienten Diphtherie des Rachens oder des Kehlkopfes* führt in kurzer Zeit zum *deszendierenden Croup*; gemeinsam ist beiden Formen die absteigende Stenose. Auffallend ist bei beiden das Zurücktreten der toxischen Komponente der Diphtherieinfektion gegenüber der Gefahr des Erstickens.

Beim *deszendierenden Croup* bilden sich die Membranen in der Trachea und in den Bronchien 1.—4. oder 5. Ordnung. Ganz selten werden solche Membranen als *Ausgüsse des Bronchialbaums* ausgehustet. Hie und da gelingt es auch durch Absaugen, Intubation oder Tracheotomie, kombiniert mit Ansaugen, größere Membranen zu entfernen. Dennoch ist beim absteigenden Croup die Erstickungsgefahr sehr groß. In diesen Fällen wird die Atmung oberflächlich und frequent, die Patienten sind blaß-cyanotisch und der Tod tritt durch Erstickung und nicht durch Toxinwirkung ein, denn das Ersticken erfolgt in der Regel schon bevor die spezifische Vergiftung sich auswirken kann.

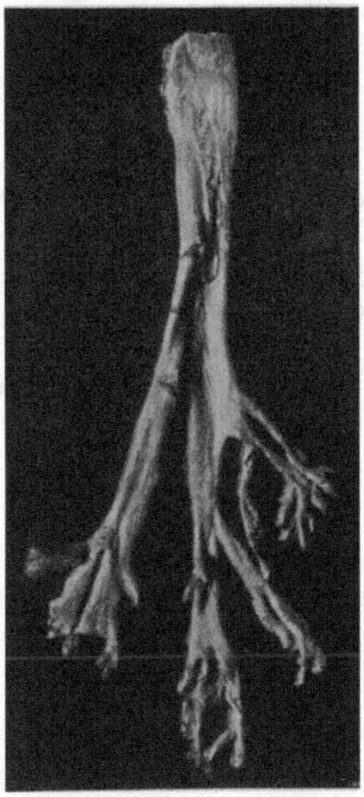

Abb. 54.

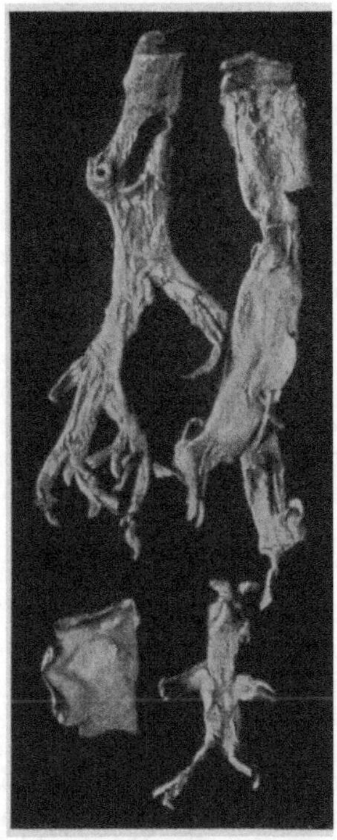

Abb. 55.

Abb. 54 und 55. Expektorierte Membranen nach J. v. Bokay. (Aus der Membranensammlung des Stefanie-Kinderspitals Budapest.)

Bei *Säuglingen und Kleinkindern* droht daneben die Gefahr der Bronchopneumonie, auch wenn die Diphtheriemembranen nicht allzu tief in die Trachea oder in den Bronchialbaum hinabreichen.

Wichtig ist, ob sich im weiteren Verlauf nach Ablösen, Aushusten oder Absaugen der Membranen sich diese wiederum nachbilden. Hier gibt es große individuelle Differenzen. Gutartige Fälle mit relativ geringer Ausdehnung des Prozesses und bösartige mit rasch sich wieder bildenden Membranen kommen in jedem Alter vor. Die Nachbildung der Membranen kann noch 24—36 Std nach Antitoxininjektion auftreten.

Mit dem Rückgang des Entzündungsprozesses lösen sich die vorhandenen Membranmassen auf, die Expektoration wird dadurch mehr eitrig. Hierbei wirkt das *Ansaugen* der zerfließlichen, weichen, eitrigen Massen durch den Katheter manchmal *lebensrettend*. Hauptsächlich alte, verschleppte Krankheitsfälle weisen diese Verlaufsform auf.

Auch bei der progredienten Diphtherie des Kehlkopfes ist die Körpertemperatur anfänglich erhöht. Die Höhe des Fiebers wechselt, der Anstieg der Temperatur zeigt entweder ein Weitergehen des Prozesses an (die Stenose wird intensiver) oder er weist auf eine komplizierende Pneumonie hin. *Röntgenkontrollen* sind daher unbedingt notwendig. Man wird dadurch die Bronchopneumonie frühzeitig erkennen, wird sie von Atelektasen der Lunge unterscheiden können und *für die Prognose wichtige* Aufschlüsse erhalten.

Die *Heilung* des absteigenden Croups pflegt eine gewisse Zeit in Anspruch zu nehmen. Heiserkeit und bellender Husten verschwinden nicht sofort. Der Verlauf hängt ab vom rechtzeitigen Anwenden des Heilserums, vom rechtzeitigen operativen Eingriff (Intubation oder Tracheotomie), vom Alter des Kindes (Säuglinge oder Kleinkinder sind besonders gefährdet), vielleicht auch vom Typus der Diphtheriebacillen (Mitis harmloser als Intermedius) und von der Menge des angewendeten Penicillins.

Die Restitution wird durchschnittlich nach 14 Tagen erreicht sein, der Tod erfolgt in der Regel relativ früh, d. h. am 3.—6. Tag der Stenose.

3. Primär toxische Diphtherie.

(Diphtheria gravissima = maligne Diphtherie.)

Der Arzt hat nur selten Gelegenheit, die Entwicklung dieses Krankheitsbildes von Anfang an zu beobachten. Unter denjenigen Fällen, die ich selber während der Düsseldorfer Epidemie 1929—1933 verfolgen konnte, befanden sich 32 Kinder, die ich am 1. Krankheitstag sehen konnte.

Die Inkubationszeit bei diesen Fällen war relativ kurz (1—3 Tage). Die Kinder erkrankten plötzlich mit hoher Temperatur und schwersten Allgemeinerscheinungen. Die Nasenschleimhaut, der Rachen, die Gaumenfalten, die Uvula waren ödematös geschwollen und zeigten nur in wenigen Fällen mehr oder weniger ausgedehnte weißliche oder hämorrhagische Pseudomembranen. Dagegen traten neben diesen verhältnismäßig geringen lokalen Erscheinungen bereits schwerste Allgemeinsymptome in den Vordergrund: Ödem, periglandulär am Hals, mit einer Ausdehnung bis auf das Brustbein. In vielen Fällen waren schon die Symptome der hämorrhagischen Diathese ausgeprägt: punktförmige oder flächenhafte Hautblutungen, der periphäre Kreislauf versagte schon am ersten Tag fast in jedem Fall. Fahle, gelblichgraue Farbtöne der Haut, blasses Gesicht, Müdigkeit, weicher unregelmäßiger Puls, starker Aschnerscher Reflex (réflexe oculo-cardiaque), Absinken des Blutdrucks sind schon am ersten Tag die *gefürchteten Anzeichen der toxischen Vasomotorenlähmung*. Das *ominöse Erbrechen*, oft unstillbar, zeigt sich bereits als Folge der cerebralen Beteiligung am Vergiftungsprozeß. Das Bewußtsein ist fast immer erhalten; Nieren und Leber sind regelmäßig am Krankheitsprozeß beteiligt. Ausnahmslos bei jedem Patient war die Leber vergrößert, die Konsistenz vermehrt, das Organ druckempfindlich. Im Urin fand sich immer Eiweiß, in einzelnen Fällen bis zu 12‰. Im Sediment: Erythrocyten, Leukocyten, granulierte, zellige und hyaline Cylinder. Charakteristisch ist schon am ersten Tag der penetrante, süßlich-leimige *Foetor*.

Aus den Nasenlöchern fließt serös-eitriges, blutiges Sekret. Hautmetastasen auf Oberlippe und auf den Wangen sind häufig zu beobachten.

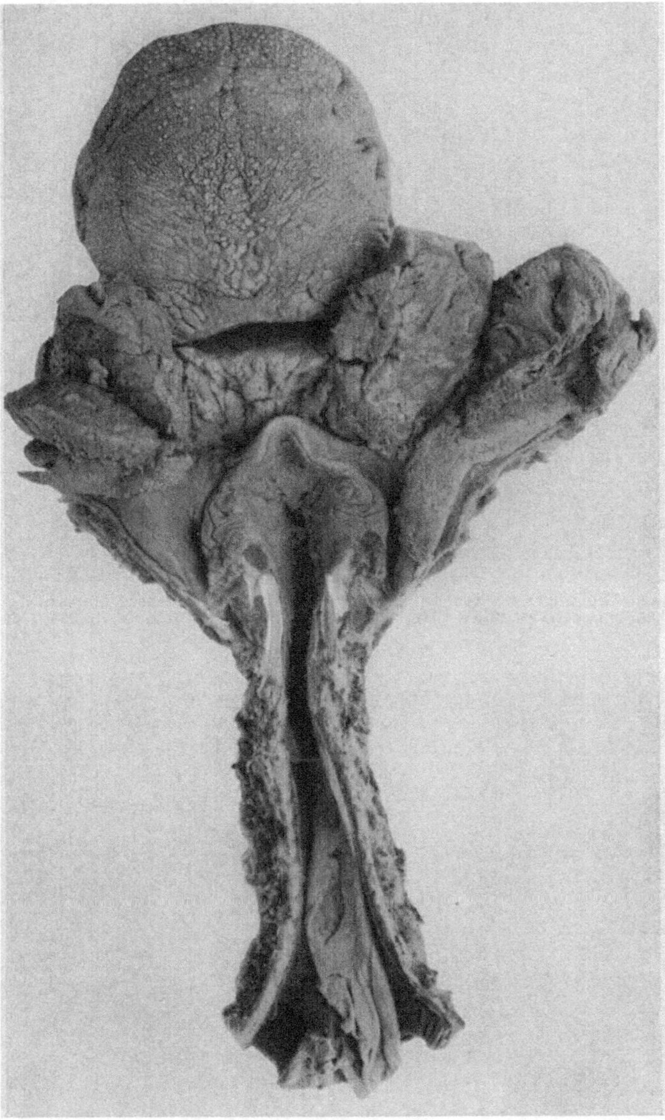

Abb. 56. Toxische Diphtherie des Kehlkopfes, Ödem. Präparat A. 2687 des Pathologisch-Anatomischen Instituts der Universität Basel (Prof. WERTHEMANN), S. 795, 1935.

In den nächsten 12—24 Std treten die Beläge auf. In der Nase, auf den Tonsillen erscheinen sie gleichzeitig trotz intensiven Antitoxingaben. Sie sind häufig hämorrhagisch verfärbt und sitzen auf der ödematösen Schleimhaut festhaftend auf.

Das ungewöhnliche klinische Bild, mit dem viele Ärzte nicht mehr vertraut sind, veranlaßt zu auffallend vielen Fehldiagnosen. Etwa die Hälfte aller Fälle wurde als Mumps, als Scharlachangina, als peritonsillärer oder pharyngealer Absceß, als Drüsenabsceß, als Halsphlegmone usw. zur Aufnahme in die Infektionsklinik eingewiesen. Einmal kam ein solches Kind mit der Diagnose: Unstillbares Erbrechen.

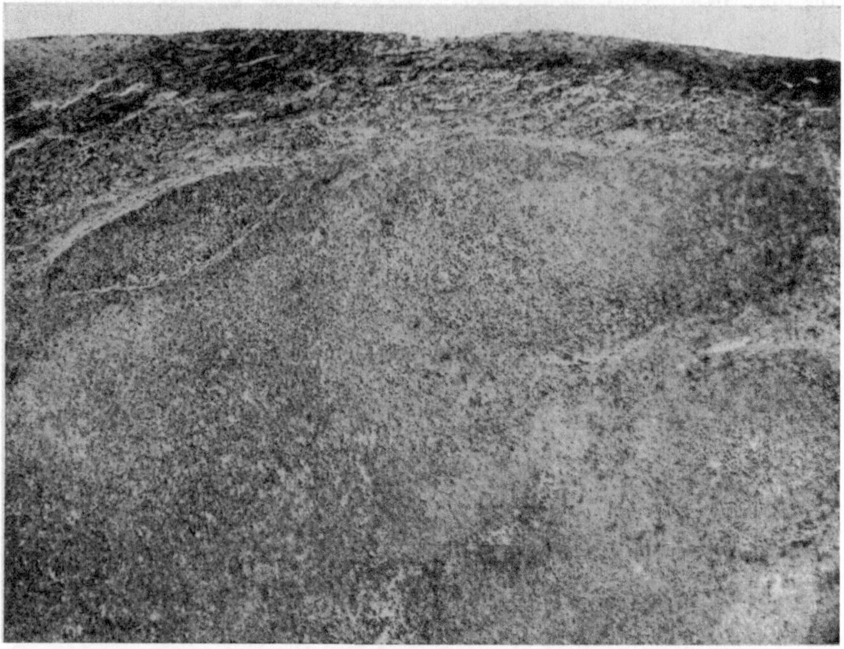

Abb. 57. Toxische Diphtherie der Tonsille, Ödem und Nekrose des Gewebes. Präparat des Pathologisch-Anatomischen Instituts der Universität Basel (Prof. WERTHEMANN), S. 795, 1935.

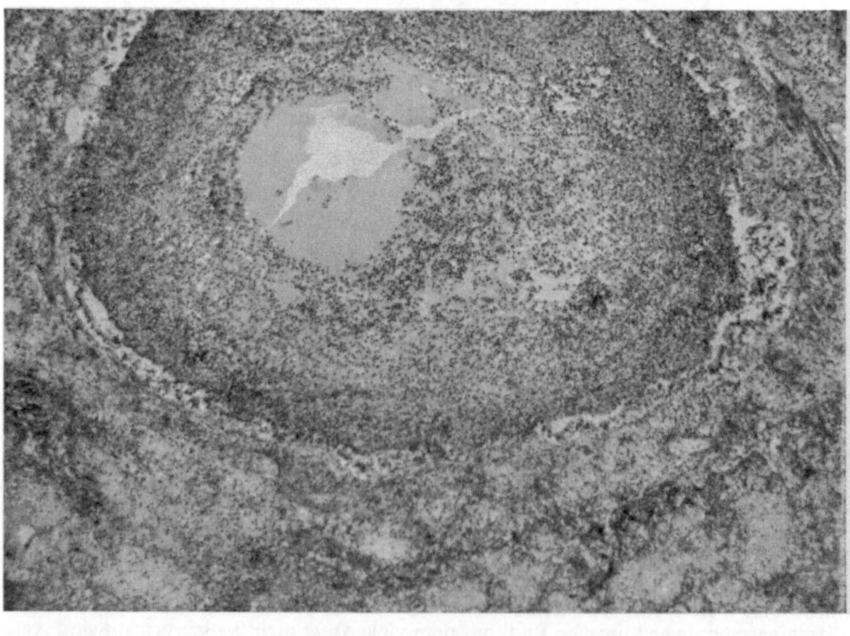

Abb. 58. Bronchitis diphtherica und peribronchiale Bronchopneumonie. Der Bronchus ist angefüllt mit Fibrin und Leukocyten. Die Bronchialschleimhaut ist völlig zerstört. Peribronchiales Ödem und Infiltration. Das Lungengewebe ist nur noch an der Peripherie zu erkennen. Präparat A. M. 612 aus Düsseldorf 1932 des Pathologisch-Anatomischen Instituts der Universität Basel (Prof. WERTHEMANN). Vergr. 50mal.

Der Beginn der toxischen Diphtherie ist also uncharakteristisch und so trügerisch, daß der Verdacht auf Diphtherie oft gar nicht aufkommt. Der Hals ist so eigentümlich

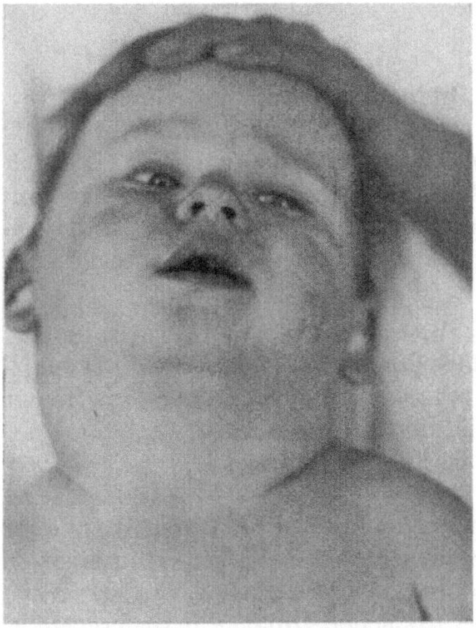

Abb. 59. Lymphome und Halsödem bei maligner Diphtherie eines 3jährigen Jungen, Düsseldorf 1932. Cäsarenhals.

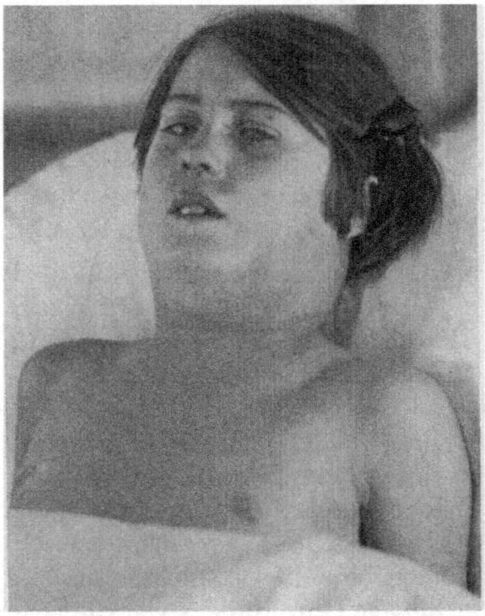

Abb. 60. Ödem bei maligner Diphtherie, 10jähriges Mädchen, Düsseldorf 1932, tödlicher Ausgang. Das Ödem erstreckt sich bis in die Mitte des Sternums.

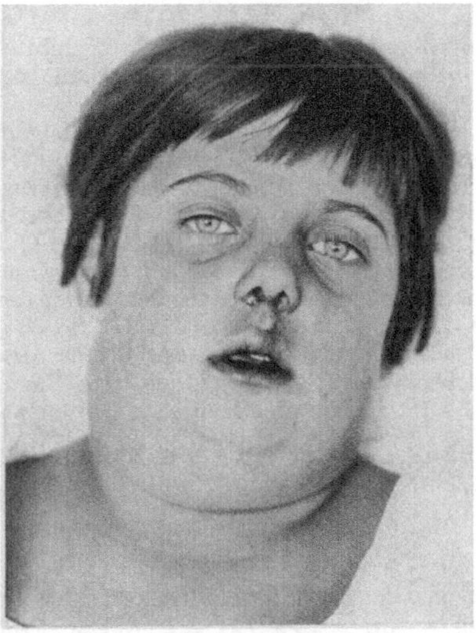

Abb. 61.

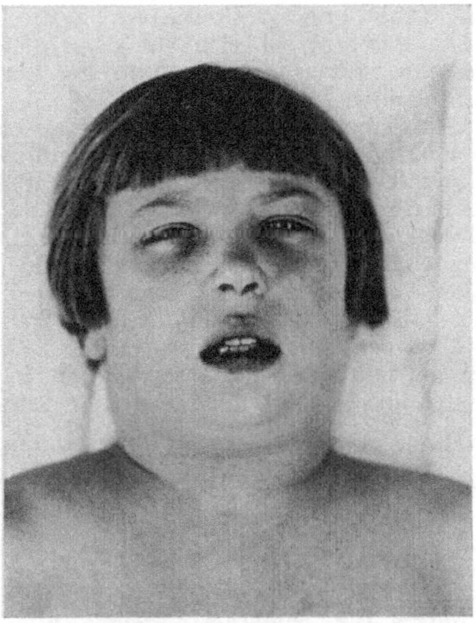

Abb. 62.

Abb. 61 und 62. Cäsarenhals bei maligner Diphtherie. 7- und 9jähriges Mädchen mit Hals- und Brustödem, Hautmetastasen an der Oberlippe und leichter hämorrhagischer Diathese. Tödlicher Verlauf (Düsseldorf 1931).

dick, das teigig-weiche Ödem beider Seiten, das in schweren Fällen sich bis auf die Haut der vorderen Thoraxseite erstreckt, ist so auffallend mumpsähnlich, daß auf den ersten Blick die Fehldiagnose verständlich ist. Diese eigentümliche

Konfiguration des Halses hat dieser Symptome wegen die Bezeichnung „*Cäsarentypus*“ eingebracht.

Man hat versucht, 3 Formen der toxischen Diphtherie zu unterscheiden:

1. Die hämorrhagische Form.

2. Die ödematöse oder protrahierte Form.

3. Die foudroyante Form.

Indessen lassen sich diese drei klinischen Bilder nicht klar auseinanderhalten. Die *foudroyante Form* verläuft meistens in 2—3 Tagen tödlich, die *protrahierte* zieht sich über 1—2 Wochen hin und die *hämorrhagische* Form endet oft erst nach Wochen durch die Kombination von Gefäßlähmung und Herzmuskelaffektion. Die *Letalität beträgt schon am ersten Krankheitstag 25%*, am zweiten 40%, am dritten 48% und nimmt mit jedem Krankheitstag progressiv zu.

Diagnose. Die *Diagnose* stützt sich auf die folgenden *7 Kardinalsymptome*: 1. Ausgedehnte Beläge der Nase, des Rachens, starkes Ödem des Gaumens. 2. Charakteristischer Foetor. 3. Periglanduläre Ödeme am Hals (Cäsarentypus)[1]. 4. Kleinere und größere Haut- und Schleimhautblutungen, namentlich in der Gegend des Schultergürtels, der Achselhöhle, der vorderen Brustwand und des Gesichts. 5. Periphere Kreislaufschwäche. 6. Erbrechen (unstillbar). 7. Leberschwellung und Harnbefund.

Einzelne oder sogar mehrere dieser 7 Kardinalsymptome sieht man nicht sehr selten bei mittelschwerer Diphtherie oder bei verschleppten Fällen. Kombinieren sich aber viele dieser Zeichen, namentlich Ödeme, Hautblutungen, Bluterbrechen oder blutige Durchfälle, so ist die Diagnose der toxischen Diphtherie sichergestellt.

Die bakteriologische Untersuchung läßt häufig im Stich, weil das Resultat des Kulturverfahrens im 1. Abstrich in etwa 15% negativ ausfällt. Erst im 2. oder 3. Abstrich gelingt dann der Nachweis manchmal.

Man hat versucht, die Diphtherieerkrankungen einzuteilen in reine Diphtherie und septische Diphtherie (v. BORMANN).

Die septische soll sich von der einfachen dadurch unterscheiden, daß die Membranen grün-schwarz verfärbt sind und der Fötor fäkulent sei. Im Abstrich findet man häufig Streptokokken.

Den Streptokokkenbefunden wurde eine große Wichtigkeit beigelegt für die Pathogenese dieser Krankheitsform. Ich kann dem nicht zustimmen, weil bei den vielen hundert Fällen, die ich selber gesehen habe, nur in 50—60% Streptokokken neben Diphtheriebacillen in mehrfachen Abstrichen gefunden worden sind. Etwa die Hälfte der Fälle verlief tödlich. Die Todesursachen waren immer typische Erscheinungen der diphtheritischen Intoxikation. Ich kann mich daher nicht entschließen, den ungünstigen Verlauf der Krankheit der Streptokokken-Mischinfektion zur Last zu legen, denn auch von den 40% toxischer Fälle, deren Rachenabstriche streptokokkenfrei waren, starben 20%, also ebenfalls die Hälfte.

Auch den Versuch KNAUERS, die Bösartigkeit dieser Diphtherieform durch eine Mischinfektion mit Spirochäten zu erklären, kann ich nicht als richtig anerkennen. Im Rachenabstrich unserer Fälle fanden sich höchstens bei 8% aller Patienten vereinzelte Spirochäten.

Die *Pathogenese* kann nur im Zusammenhang mit der genauen Beobachtung von Epidemiologie und Bakteriologie geklärt werden. Schon in der Zeit, als die Typologie der Diphtheriebacillen noch nicht entwickelt war, wiesen alle Beobachtungen gleichsinnig immer wieder auf 2 Punkte hin:

Entweder sind bestimmte Individuen oder ganze Familien minderwertig bzw. besonders für Diphtherie empfänglich, oder es handelt sich bei all diesen Fällen um einen besonderen hochvirulenten Keim von ungewöhnlich großer Agressivität (vgl. Kapitel über Bakteriologie, Epidemiologie und Pathogenese).

In der Umgebung toxischer Fälle ist die Kontagiosität der Diphtherie viel größer als bei der gewöhnlichen Krankheitsform; nicht allzu selten gelingt es, einen direkten Zusammenhang mehrerer toxischer Fälle nachzuweisen.

---

[1] Der Ausdruck „*Cäsarenhals*“ wird heute oft ersetzt durch „*Collum proconsulare*“.

Auch die unglaublich rasche Entwicklung innerhalb von 1—2 Tagen bis zum Höhepunkt der Krankheit weist darauf hin, daß es sich bei vielen Fällen von toxischer Diphtherie um eine a priori bösartige, mit ungeheurer Geschwindigkeit verlaufende, unaufhaltsam zum Tode führende Infektion handelt.

Verlauf. Die Dauer der Krankheit bis zur Heilung erstreckt sich wegen der fast gesetzmäßig in bestimmten Perioden der Rekonvaleszenz auftretenden Komplikationen auf 3 Monate. Nach 12 Wochen sind die meisten Rekonvaleszenten so weit gebessert, daß man sie nach Hause entlassen kann. Bei den tödlich verlaufenden Krankheitsfällen lassen sich 3 Gruppen unterscheiden:

1. Frühtodesfälle an Kreislaufversagen am 1. und 2. Krankheitstag. 2. Die größte Gruppe der Todesfälle häuft sich in den ersten 10—14 Tagen. Die Ursache ist meist eine schwere akute Myokarditis. 3. Eine kleinere Gruppe von Sterbefällen tritt in der Zeit zwischen 40. und 50. Krankheitstag auf. Hier sind es die Lähmungen oder die Kombination von Herzschäden und Lähmungen oder die Pneumonien, welche als Todesursache im Vordergrund stehen. Nach dem 51. Krankheitstag haben wir in Düsseldorf keine Patienten mehr verloren. Dies gilt, wie auch die folgenden klinischen Details, nur für eine Epidemie. Andere Autoren sahen zu anderen Zeiten ebenfalls maligne Formen. Gewisse Abweichungen von Epidemie zu Epidemie kommen aber vor, und so sind die zeitlichen Angaben einer gewissen Variabilität unterworfen.

Die allgemeinen Krankheitszeichen, die bei maligner Diphtherie wichtig sind, sollen noch einmal besonders hervorgehoben werden:

Körpertemperatur mittel bis hoch, in einzelnen Fällen sogar Hyperpyrexie. Aus der Anfangstemperatur ist kein sicherer Anhaltspunkt für die Prognose zu gewinnen.

Prostration. Die schwerkranken Patienten fühlen sich so elend, daß sie vollständig apathisch daliegen, und obschon das Bewußtsein völlig erhalten ist, reagieren sie gar nicht auf äußere Reize wie Ansprechen, Untersuchung, Injektion. Starke Prostration ist ein Zeichen fatalen Ausgangs.

Puls. Der Puls ist anfänglich frequent, wird dann langsam, klein und weich, immer langsamer, unregelmäßig und fadenförmig. Die Pulswelle wird immer kleiner. Der *Blutdruck* sinkt unter 70 mm Hg, bis er, in vielen Fällen tiefer als 45 mm Hg, gar nicht mehr zu messen ist. Namentlich die Blutdrucksenkung ist prognostisch ungünstig, sie kommt zustande durch die Vasomotorenlähmung allein oder in Kombination mit Myokarditis. Sinkt der Blutdruck unter 55 mm Hg, so bedeutet das fast in allen Fällen den fatalen Ausgang.

In seltenen Fällen kommt es auch zu *Gangrän* der Extremitäten infolge von Veränderungen der Arteriolen oder Capillaren auf toxisch infektiöser Grundlage (BLUMBERGER 1926).

Fast ebenso gefürchtet wie der tiefe Blutdruck und der fadenförmige Puls ist das *Erbrechen.* Bleibt der Patient noch längere Zeit am Leben, so wird das Erbrechen unstillbar. Die Patienten verlieren ungeheuer viel Wasser, sie magern ab und verfallen in wenigen Stunden. Das Erbrechen ist oft das erste Anzeichen eines Versagens des Kreislaufs infolge von Hirnanämie oder Intoxikation des Vasomotorenzentrums.

Mit den Zeichen der Kreislaufschädigung treten häufig heftige, kolikartige *Leibschmerzen* auf Sie sind bei einzelnen Patienten von dünnen, mit Blut gemischten Darmentleerungen gefolgt. In vielen Fällen kann man sich über das Zustandekommen der Leibschmerzen keine Vorstellungen machen.

Ein wichtiges Allgemeinsymptom ist die *Harnausscheidung.* Manchmal ist die Urinmenge klein, durch das tage- und wochenlang anhaltende Erbrechen, in anderen Fällen durch eine nephritische Harnsperre. Abnahme der Tagesharnmenge ist ein ungünstiges Zeichen, Harnflut bedeutet Wendung zum Besseren.

Appetit und *Durst* sind verschieden. Der Appetit verschwindet bei allgemeiner Intoxikation oder Vasomotorenlähmung, der Durst steigert sich infolge des Wasserverlustes bei Erbrechen ins Unerträgliche. Infusionen und Tropfeinlauf helfen nur vorübergehend.

Das *Körpergewicht* hängt mit dem Allgemeinzustand zusammen. Eine große Rolle spielt es für die Beurteilung der Krankheit nur bei Erbrechen, Wasserverlust und Austrocknung.

Lokale Krankheitserscheinungen und Komplikationen. Die lokalen Erscheinungen heilen trotz intensiver Serumtherapie ungewöhnlich langsam ab. Die *Begrenzungsröte* erscheint viel später als bei gewöhnlicher Diphtherie (3 bis 6 Tage!).

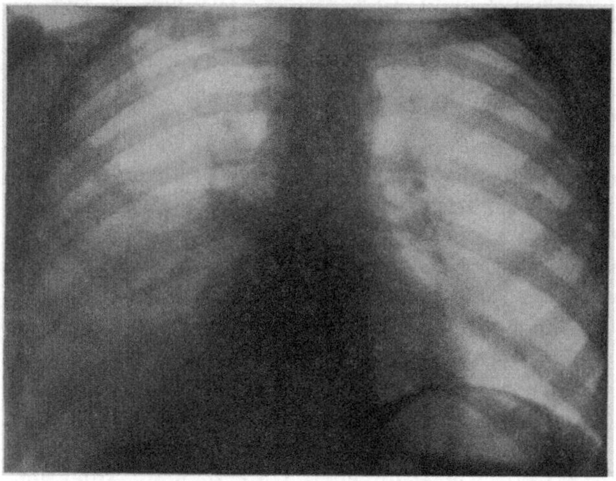

Abb. 63. Lungendiphtherie (nach Hottinger 1933). Komplizierende Bronchopneumonie des rechten Unterlappens bei maligner Diphtherie, ohne Beteiligung des Kehlkopfes oder der Trachea. Hämorrhagisch-eitriges Sputum mit Reinkulturen von Diphtheriebacillen.

Das *Abstoßen der Membranen* dauert häufig 5 bis 8 Tage. Die *Ödeme* bleiben oft eine ganze Woche unverändert bestehen. In einzelnen Fällen dauert die Reduktion der Lokalsymptome 2—3 Wochen. Das Verschwinden der Lokalsymptome bedeutet noch keine Heilung, häufig genug fanden wir bei Sektionen in den Krypten der Tonsillen subakut verlaufende Entzündungsprozesse, welche dem Auge verborgen blieben. Oft bilden sich die Membranen trotz reichlicher Serumanwendung weiter und ergreifen Kehlkopf oder Speiseröhre und Magen (Reiche, Hamburg 1928).

Die *Lungendiphtherie* ist eine typische Komplikation der malignen Krankheitsform. Sie besteht in einer hämorrhagischen Bronchopneumonie, welche hie und da pseudolobäre Formen annimmt. Das Zustandekommen der Lungendiphtherie ist vielleicht durch Aspiration zu erklären, vielleicht aber auch durch Aussaat der Diphtheriebacillen im Blut.

Das *Blutbild* zeigt eine polymorphkernige Leukocytose, hie und da, namentlich bei schweren Fällen, findet sich eine relative Monocytose (Königsberger 1929).

Baumgartner (1947) bestätigt, daß die milde Diphtherie keine charakteristischen Veränderungen im Blutbild macht, daß die schwere Form die totale Leukocytenzahl nur wenig erhöht und daß im weiteren Verlauf, namentlich bei Myokarditis und Polyneuritis, eine *Monocytose* auftritt, die neben einer Linksverschiebung und einer mäßigen Leukocytose dem Blutbild etwas Charakteristisches verleiht. Hie und da findet sich Thrombopenie, verlängerte Blutungszeit, mangelhafte Retraktilität des Gerinnsels, jedoch sind diese Werte nicht regelmäßig zu erheben.

Nierenschädigung. Man beobachtet immer, jedoch von Fall zu Fall verschieden große Eiweißausscheidung im Urin, von Spur Albumen bis zu 12% Esbach. Einen *rein nephrotischen Befund* konnte ich nie erheben, während andere Kliniker (Königsberger) bei ihren Patienten den typischen der reinen Nephrose vorherrschend finden.

Experimentelle Untersuchungen hierzu liegen vor von PATRASSI (1932): Intravenöse Injektion von Diphtherietoxin bei Kaninchen machen nach diesem Autor schwere Nekrosen der Glomerulusschlingen und Blutungen aus denselben oder aber aus intertubulären Capillaren. Nach einiger Zeit tritt eine Verdickung und Hyalonisierung der Basalmembran ein. Noch später findet man eine diffuse Schädigung der MALPIGHIschen Körperchen. In direkter Beziehung zu Ort und Verteilung der Glomerulusstörungen treten atrophische Veränderungen der abhängigen Tubuli auf, und schließlich eine beträchtliche Vermehrung des interstitiellen Bindegewebes. Rein tubuläre Veränderungen erhielt WOLFF bei subcutaner Injektion von Diphtheriebacillen und von Toxin an weißen Mäusen.

BAILEY, FABER u. a. beschrieben an Kaninchen nach Behandlung mit Diphtherietoxin schwerste Glomerulusschädigungen. Das Kapitel der Nierenveränderung durch Diphtherietoxin ist somit experimentell noch nicht völlig geklärt. Bei meinen Beobachtungen bestand immer eine mehr oder weniger deutliche Hämaturie. In vielen Fällen normaler Reststickstoff, hie und da allerdings deutliche Erhöhung bis auf 300 bis 600 mg, gleichzeitig Xanthoproteinwert + 60. Störung des Allgemeinbefindens durch die Nephritis trat im allgemeinen nicht ein.

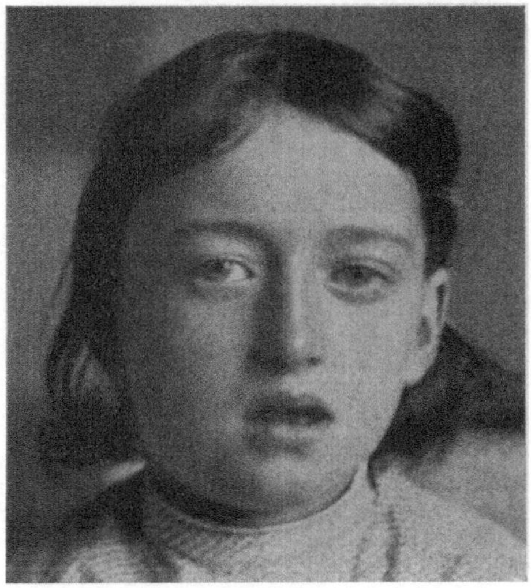

Abb. 64. Facies eines Kindes mit Myocarditis postdiphtherica (Prof. v. PFAUNDLER, München). Matter Gesichtsausdruck.

Leber. Dieses Organ ist klinisch in jedem Fall affiziert. Vergrößerung, Konsistenzvermehrung, Schmerzhaftigkeit. Ernstere Symptome der Parenchymschädigung der Leber sah ich nie, jedoch wurden gewisse abnorme Werte des Blutzuckers gefunden, die auf eine Schädigung im Glykogenstoffwechsel hinweisen.

GARAU (1950) untersuchte die pathologische Anatomie der Leber bei Diphtherie an Hand von 29 Fällen von $2^1/_2$—4 Jahren. Er fand immer degenerative Prozesse. In der Hauptsache lagen vor „diffuse Kongestion“ und „Dilatation“ der Capillaren im Zentrum der Leberläppchen. Weniger häufig fand GARAU kleinzellige Infiltration der portalen biliären Räume, welche hie und da von der Peripherie in die Leberläppchen eindringen (10 von 29 Fällen). Nur 3mal konstatierte er intralobuläre Infiltrate.

Die *schwersten Komplikationen* bei toxischer Diphtherie sind, wie allgemein hervorgehoben wird: **Kreislauf-, Herzmuskel-, Nerven- und Nierenschädigung.**

Das Versagen des Kreislaufs tritt hauptsächlich in den ersten Tagen des Krankseins ein und kann plötzlich zum Tode führen. Bei der Sektion finden sich dann oft keinerlei Veränderungen am Herzmuskel. Gelegentlich kommen in einzelnen Epidemien solche plötzlichen Kreislauftodesfälle auch noch später vor bis zum 50. Krankheitstag (HEUBNER, HOTTINGER).

In anderen Epidemien wird die späte Vasomotorenlähmung überhaupt nie beobachtet (KÖNIGSBERGER). Überwindet der Patient die initiale Kreislaufschwäche, so drohen ihm noch die *Gefahren der Myokarditis*, der *Lähmungen des Nervensystems* und der *Pneumonie*. Die Komplikationshäufigkeit ist außerordentlich groß. Über die Komplikationen bei toxischer Diphtherie gibt folgende Tabelle 16 Aufschluß.

Auffallend ist in dieser Statistik die Zahl der Lähmungen bei den günstig verlaufenden Fällen. Es kommen auf jeden Patienten 2 verschiedene Lähmungen. Auffallend ist ferner die große Zahl der Herzschädigungen in beiden Gruppen. Bei den tödlich endigenden Krankheitsfällen sind jedoch verhältnismäßig viel mehr Myokarditiden (34 von 42 Sezierten)

Tabelle 16. *Komplikationen bei toxischer Diphtherie.*

A. Von Patienten, deren Krankheit günstig ausging (79 Fälle).

Von 79 Patienten genasen 16 ohne weitere Komplikationen (= 11,8%) im Verlauf der Krankheit. Die übrigen 63 wiesen folgende Komplikationen auf:

1. Nierenschädigung		63
2. Myokarditis und Kreislaufschwäche		38
3. Lähmungen		94
Hiervon entfielen auf:		
Frühparese der Gaumen- und Schluckmuskulatur	26	
Spätparese der Gaumen- und Schluckmuskulatur	21	
Totale Areflexie	20	
Akkomodationsparese	12	
Augenmuskellähmung	6	
Facialislähmung	2	
Zwerchfell-, Atem- und Schlundlähmung	3	
Sphincter ani-Lähmung	2	
Peronaeuslähmung	1	
Stimmbandlähmung	1	
4. Angina		8
5. Hämorrhagische Pneumonien		4
6. Otitis media		4
7. Drüsenschwellungen		2
8. Hämorrhagische Diathese		10

B. Von Patienten, die der Krankheit erlagen (55 Fälle).

Die klinisch beobachteten Komplikationen sowie pathologisch-anatomischen Befunde der 42 sezierten Fälle sind folgende:

1. Nierenveränderungen	42
2. Myokarditis und Vasomotorenlähmung	34
3. Lähmungen	1
4. Hämorrhagische Diathese	28
Subseröse Blutungen	16
Magen-Darm-Blutungen	12
Hämorrhagische Pneumonien	8
5. Thrombosen im Herzohr	4
Thrombosen in der Nierenvene	1
6. Hypostatische und Bronchopneumonie	13
7. Stauungserscheinungen:	
Ascites	2
Stauungsorgane	9
8. Status thymico-lymphaticus	2

(Nach Hottinger 1931.)

konstatiert worden, als bei den Überlebenden (58 von 79). Nur 11,8% aller überlebenden Patienten kamen ohne jede Komplikation durch. 21mal wurde bei der Sektion eine Pneumonie gefunden (50% der Sterbefälle), 8mal davon war die Pneumonie hämorrhagisch; 4mal gelang es dabei, Diphtheriebacillen in der Lunge nachzuweisen. Bei den Überlebenden war eine hämorrhagische Lungenentzündung nur 4mal diagnostiziert.

Die folgende Tabelle 17 gibt ein Beispiel für die Todesursachen:

Tabelle 17. *Todesursachen.*

Sezierte Fälle:			Nicht sezierte Fälle:	
Myokarditis	8	= 34	Myokarditis	6
Myokarditis + Pneumonie	22		Myokarditis + Pneumonie	2
Myokarditis + Lähmungen	4		Myokarditis + Lähmungen	2
Lähmungen		1		
Kreislaufinsuffizienz ohne Myokarditis		7	Kreislaufinsuffizienz	3
		42		13

(Nach Hottinger 1931.)

Achtmal konnte keine Myokarditis gefunden werden, ein Todesfall ist einer Zwerchfellähmung zuzuschreiben. Von den übrigen 7 Patienten ohne Myokarditis sind 6 in den ersten Tagen der Krankheit erlegen, während eine Patientin am 18. Tag an Lungenentzündung starb. Diese Zahlen sind demonstrativ genug, um das schwere Bild der toxischen Diphtherie zu veranschaulichen. Sie sind nur als Beispiel gedacht und stammen aus der Düsseldorfer Epidemie 1930/31.

Myokarditis. Bei jeder Diphtherieerkrankung, nicht nur bei der malignen Form, kann das Herz in Mitleidenschaft gezogen werden. Die *Pulssymptome* wurden schon mehrfach erwähnt, die *Körpertemperatur* wird auffallend niedrig, die *Haut* fühlt sich eigentümlich kalt an. Die Untersuchung des Herzens ergibt eine leichte Verbreiterung, leise oder dumpfe Töne. Oft fällt eine Spaltung der

Herztöne auf, die Leber schwillt an, die Nierensymptome halten an, die Harnmenge ist spärlich.

Der ASCHNERsche Reflex (réflexe oculocardiaque) ist schon sehr frühzeitig verstärkt und seine Prüfung (FRONTALI, JENNI) ist unter Umständen sogar gefährlich.

Auffallend sind die *Gesichtszüge*, deren Müdigkeit, Ausdruckslosigkeit und Mattheit dem Erfahrenen ohne weiteres die drohende Herzschwäche anzeigen. Es kommt zur allgemeinen *Prostration*, zum *ominösen Erbrechen* und zu *Bauchschmerzen*. Jetzt wird der Patient unruhig, die Leber schwillt noch mehr an, kalte Schweiße brechen aus. Der Puls ist fadenförmig, Galopprhythmus setzt ein, der Blutdruck ist tief.

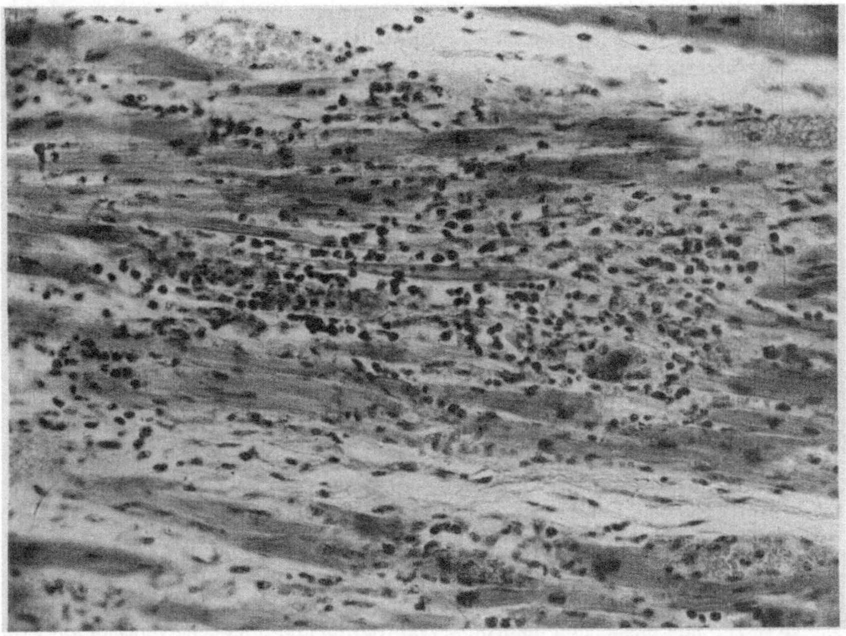

Abb. 65. Akute Myocarditis diphtherica. Ödem, Zerfall der Muskelfasern, Erweiterung der Blutgefäße, interstitielle Infiltrate mit eosinophilen Zellen. Präparat des Pathologisch-Anatomischen Instituts der Universität Basel (Prof. WERTHEMANN), S. 909, 1947. Vergr. 210mal.

Je früher die Symptome des Versagens der Herzkraft auftreten, desto ungünstiger ist die Verlaufsform (BEHR). Man unterscheidet Früh- und Spätschädigungen des Herzens, je nach dem Zeitpunkt des Auftretens. Im Frühstadium findet man bei fatalem Ausgang häufig noch keine pathologisch-anatomischen Veränderungen im Herzmuskel (HOTTINGER, BEHR u. v. a.). Dennoch kann, wie wir sehen werden, der primäre Zusammenbruch des Kreislaufs auf eine Vergiftung des Sinusknotens zurückzuführen sein (KIENLE).

Charakteristisch ist die schon 1930 von SCHWENTKER und NOEL besonders hervorgehobene phasenartige Verlaufsform. Zuerst tritt das Versagen des Kreislaufs in ascher Entwicklung fortschreitend, fast dramatisch in Erscheinung. In 1—2 Tagen kann der Tod eintreten. Oft aber kommt ein Stadium scheinbarer Restitution, um dann von neuem in schwere Dekompensationserscheinungen überzugehen. *Das Intervall der vorübergehenden Besserung ist charakteristisch für die diphtherische Herzschädigung* (die Analogie zum Tierversuch ist dabei vollkommen; s. S. 1254 und 1317). Man darf sich durch dieses Intervall über die Schwere der Komplikation nicht täuschen lassen.

Im *Röntgenbild* sieht man die schon klinisch nachweisbare Dilatation des Herzens. Bei freiem Sensorium liegt der Patient oft stundenlang pulslos da. Der Tod tritt gewöhnlich ganz plötzlich bei irgendeiner kleinen Anstrengung (Aufsitzen, Stuhlentleerung, Mundinspektion oder minimale Erregung) ein. Das Ende der 2. Woche ist ein bevorzugter Termin für den Eintritt des diphtherischen

Herztodes, jedoch ist auch noch viel später mit dem akuten Versagen des Herzens zu rechnen (bis zum 50. Tage). Bei der *Obduktion* finden sich schwere *degenerative Veränderungen* am Herzen neben interstitiellen Entzündungsvorgängen. Die Muskelfasern werden aufgelöst (Myolyse) in Fibrillenbündel, fettige Degeneration tritt auf, interstitielles Ödem, Capillarerweiterung und Vermehrung des interstitiellen Bindegewebes mit infiltrativen Einlagerungen von Rundzellen und Fibroblasten werden gefunden (s. Abb. 65).

Es gibt keine sicheren Anhaltspunkte dafür, ob, wann und wie schwer eine Herzmuskelschädigung eintreten wird. Die gewöhnlichen lokalisierten Nasen- oder Rachendiphtherien, die progredienten Formen, namentlich aber die toxischen Diphtherien können Herz- und Kreislaufveränderungen hervorrufen. Auch die Hautdiphtherie bewirkt manchmal Myokarditis (Kay und Livingood 1946).

Nachuntersuchungen von Schweitzer (1946), solche von Instock (1947), von Bang (1947), Gramlich (1948) u. a. ergeben glücklicherweise eine gute Prognose. Immerhin zeigen sich bei vielen Patienten, deren Herzen nach überstandener Diphtherie kontrolliert wurden, mehr oder weniger ausgeprägte Dauerschädigungen. Nur 12,3% der Patienten mit pathologischem Befund im EKG befanden sich subjektiv wohl. Hie und da kommt es zur ersten Manifestation oder zu einem Wiederauftreten einer Herzmuskelschädigung erst *nach der Entlassung* aus der Klinik. Der sog. Wilsonsche Schenkelblock bei „herzgesunden" Jugendlichen ist häufig auf eine überstandene Diphtherie mit Leitungsunterbrechung im rechten Tawaraschenkel zurückzuführen. Es kann sich dabei um eine bedeutungslose Narbe im rechten Tawaraschenkel handeln bei völlig leistungsfähigem Herzen und ausgeheiltem Myokard (Kienle 1946).

Das Diphtheriegift scheint eine spezifische Affinität zum Reizleitungssystem zu besitzen. Systematische Untersuchungen mit Serienaufnahmen des EKG liegen in großer Zahl vor. Die ersten Untersuchungen gehen bis 1912 zurück (Hecht). Eine ausgezeichnete Zusammenfassung stammt von Kienle (1947). Es finden sich zuerst *Störungen der Erregungsbildung* (supraventrikuläre Extrasystolen). In seltenen Fällen sind die supraventrikulären Extrasystolen festgekoppelt, so daß das Bild der *Bigeminie* entsteht. Auch ventrikuläre Tachykardien, ventrikuläre Extrasystolen, Salven von verschiedenen Kammerzentren aus können auftreten. Sie sind meistens von *prognostisch ungünstiger* Bedeutung.

Weit häufiger als Störungen der Reizbildung treten totale *a-v-Blockierungen* auf. Der totale a-v-Block bei Diphtherie *verläuft ohne Bradykardie*, weil eine hohe Eigenfrequenz der Kammern besteht. Die a-v-Blockierung setzt sehr rasch ein und führt oft zu Adams-Stokesschen Anfällen. Hie und da kommt es auch zu Wenckebachschen Perioden.

Die Schädigung des eigentlichen *Kammermyokards* kommt zur Geltung in der Deformation der T-Zacken, Senkung der ST-Strecke, in Verbreiterung der S- und der R-Zacke.

Die EKG-Veränderungen sind manchmal *sehr flüchtig* und bestehen eventuell nur Stunden bis wenige Tage. In manchen Fällen ist einzig die Änderung des EKG-Typs bei normalem Verlauf von ST und T und regelrechter Breite von QRS-Zacken das einzige Zeichen einer kardialen Mitbeteiligung.

Die *ersten EKG-Abweichungen bei Diphtherie bestehen immer im Negativwerden der T-Zacken*, meistens in Abl. III. In vielen Fällen kommt es gleichzeitig zu einer Senkung von ST. Geht die Myokardschädigung weiter, so entwickelt sich mit großer Regelmäßigkeit ein tiefes S in Abl. I. Der Kurvenverlauf nähert sich dann dem Wilsonschen Schenkelblock.

Bei weiter fortschreitender Herzschädigung wird dann die R-Zacke im Abl. I niedriger. Nun beginnt in den meisten Fällen eine Abflachung von T in Abl. I und II mit Senkung der ST-Strecke in Abl. I und II.

Die weitere Entwicklung der EKG-Veränderungen ist dann meist so, daß sich *langsam ein Niederspannungs-EKG ausbildet*, mit mehr oder weniger tiefem ST und deformierten T-Zacken. Nach Kienle (1946) kann schon *zwischen dem 1. und 3. Krankheitstage, bei* $^1/_5$ *der Fälle ein Herzmuskelschaden nachgewiesen werden.* $^1/_3$ *aller Myokardschäden beginnt zwischen dem 3. und 5. Krankheitstag.* Die Häufigkeit wird dann immer kleiner und bleibt ungefähr gleich bis nach dem 40. Krankheitstage.

Im allgemeinen ist die Schädigung des linken Herzventrikels schwerer als diejenige des rechten, obschon meistens die Myokarditis im rechten Ventrikel beginnt. Zunächst wird das rechte Herz tangiert und es kommt in einem hohen Prozentsatz der Fälle zur *Unterbrechung des rechten Tawaraschenkels.* Allmählich treten die Zeichen der Linksschädigung hinzu, die bei ungünstig endenden Fällen die Zeichen der Rechtsschädigung überwiegen.

Meist nach der Leitungsunterbrechung im rechten Tawaraschenkel kommt es auch zur Unterbrechung im Hisschen Bündel, dann zur Unterbrechung des linken Tawaraschenkels, vielfach unter Ausbildung einer Verzweigungsblockkurve. Bei günstiger Weiterentwicklung verschwinden die Zeichen der intraventrikulären Leitungsstörung und machen einem Niederspannungs-EKG Platz, das KIENLE als Folge ausgedehnter Zerstörungen des Myokards auffaßt, ohne lokalisatorische Schlüsse zu ziehen. Allmählich kommt es zur Rückentwicklung eines normalen Kurvenverlaufs.

Bei Frühtod am 1. oder 2. Tage der Diphtherie sind die EKG-Veränderungen gering und pathologisch-anatomisch ist nur ein mehr oder weniger ausgeprägtes interstitielles Ödem nachweisbar. Der *Frühtod* ist nach KIENLE aufzufassen als *Folge einer toxischen Lähmung des Reizbildungssystems nach einer Phase übersteigerter Erregung.*

Die Häufigkeit der diphtherischen Herzkomplikation nimmt mit steigendem Alter zu. Unter 1808 Patienten fand KIENLE bis zum 3. Lebensjahr 31,8% Herzschäden und bei über 35jährigen 66,5%. Die tödlichen Herzkomplikationen überwiegen aber in der Altersgruppe 3—7 Jahre mit 18,0%.

Die *Prognose* der diphtherischen Herzschädigung *quoad vitam* ist im allgemeinen günstig, jedoch bleiben etwa in der Hälfte oder mehr aller Fälle Dauerschädigungen zurück. Für die *Prognose* gewinnt KIENLE *eine Reihe wichtiger Anhaltspunkte*: Der linksseitige Tawaraschenkelblock ist *quoad vitam ungünstig*, ebenso der atypische Schenkelblock und der Verzweigungsblock.

Supraventrikuläre Tachykardien sind prognostisch *um so ungünstiger, je früher* sie auftreten. *Vorhofflimmern* und *Vorhofflattern* geben eine *ernste Prognose in der 1. Krankheitswoche*, später sind sie günstig. *Infauste* Prognose haben die *paroxysmalen Kammertachykardien*, ebenso *Extrasystolen am 2. und 3. Krankheitstage. Ungünstige Bedeutung* haben ferner *Erhöhung des ST-Verlaufs* in 2 oder 3 Ableitungen. Ihre Prognose ist noch schlechter, wenn eine *gleichzeitige Verbreiterung von QRS* besteht. *Ungünstig* ist ebenfalls der *Übergang* von einer Unterbrechung des rechten Tawaraschenkels *in einen atypischen linken Schenkelblock.*

Wir verdanken zweifellos den systematischen Untersuchungen über die EKG-Veränderungen des Diphtherieherzens wichtige neue Erkenntnisse, die unser Verständnis für den Mechanismus der Herzschädigung wesentlich erweitern. *Noch bevor klinisch* das Ergriffenwerden des Herzens erfaßt werden kann, sind schon typische Zeichen der Toxinwirkung unter dem Bilde der *Lähmung des Sinusknotens* nachzuweisen. Die Rolle der Peripherie beim Zusammenbruch des Kreislaufs ist noch umstritten. Der Blutdruckabfall namentlich ist nach KIENLE nicht kardial bedingt, sondern die Folge einer peripheren Kreislaufstörung. Der diphtherische Spättod ist ein Herzmuskeltod. Die Herzmechanik aber ist nach den Untersuchungen im Flächenkymogramm, trotz hochgradiger EKG-Abweichungen, vollkommen intakt. Mechanische Insuffizienz und EKG Veränderungen gehen nicht parallel (KIENLE).

Es ist daher *bis heute die Diskussion* über die Toxinwirkung auf den Kreislauf nicht abgebrochen. Ein Teil der Meinungen vertritt die Auffassung, das Versagen des Herzens hänge mit degenerativen oder entzündlichen Veränderungen des Vagus, teils in seinen Kernen, teils auf seinem Wege zum Herzen zusammen (SPIELER). Zentrale Toxinwirkungen zur Erklärung der Kollapserscheinungen werden von BINGEL angenommen. Die Vasomotorenlähmung, zentral entstehend, soll nach der Auffassung von ROMBERG das Primäre sein, die Herzveränderung nur sekundär. SCHICK meint, beide Momente, nämlich die zentrale Vasomotorenlähmung und die muskuläre Schädigung, seien gleichsinnig tätig, würden aber abwechselnd in den Vordergrund treten.

Die Tatsache, daß das Diphtherietoxin beim Meerschweinchen die Nebennieren schädigt, ließ vermuten, daß auch beim Menschen etwas Analoges eintreten könnte. Nach MOLTSCHANOFF wird tatsächlich die Nebenniere verändert. Zu Beginn wird nach diesem Autor eine vermehrte Sekretion von Adrenalin ausgelöst. Diese gehe rasch in eine Erschöpfung der Nebennieren über, so daß der Blutdruck intensiv absinkt.

Neuere experimentelle Untersuchungen, mit dem speziellen Zweck, die Herzmuskelschädigung durch Diphtherietoxin zu analysieren, stammen von MA, LIAN und TUNG (1940), POURSINES und Mitarbeitern (1943).

Im Prinzip ergeben diese Studien am Meerschweinchen und Kaninchen dieselben Veränderungen des Herzmuskels, wie wir sie beim Menschen kennen: Nach einer kurzen Latenzzeit tritt unter der Toxinvergiftung zuerst eine Sinustachykardie auf, dann entwickelt sich eine Zwischenphase mit Abflachen oder Umkehr der T-Zacke, und schließlich eine progressive Bradykardie mit mono- oder polymorphen Extrasystolen. Die terminale Phase zeigt a-v- oder i-v-Blockbildung, ist aber unter Umständen regressibel.

Wichtig scheinen mir in diesem Zusammenhang die histologischen Untersuchungen des Zentralnervensystems von C. DE LANGE. Danach ist gar nicht unwahrscheinlich, daß das Toxin im Hirnstamm oder verlängerten Mark encephalitis-ähnliche Veränderungen auslöst, deren Bedeutung wir bis heute noch nicht genügend gewürdigt haben.

Mit der Schilderung der Herzveränderung im engeren Sinne ist die Möglichkeit des pathologischen *Geschehens am Kreislauf noch nicht annähernd vollständig analysiert.* Es gibt auch in der neuesten Literatur eine ganz beachtliche Menge von Beobachtungen über Diphtheriebacillen-Sepsis. Dabei sind Endokarditis, Perikarditis, Gangrän, Phlebitis usw. beobachtet worden. *Diese septischen Komplikationen* sind aber nicht *das* Problem, sondern immer wieder tritt die Herzschwäche an sich als klinische Komplikation und als pathophysiologisches Problem an uns heran. Wenn wir zum Schluß die verschiedenen Ansichten über das Zustandekommen des Zusammenbruches des Kreislaufs noch einmal anführen, so hat das nur den Zweck, noch einmal zu zeigen, daß der ganze Komplex noch nicht einwandfrei geklärt ist. Nach BÓKAY (1932) gruppieren sich die wichtigsten Arbeiten dieses Gebietes um die 5 folgenden Unterabteilungen:

1. Die Rolle des *Vasomotorenzentrums*; 2. die Rolle der *peripheren Gefäße*; 3. *Nebenniere* und *Hypophyse*; 4. *Innervation des Herzens*, im speziellen *Vagusveränderungen*; 5. *toxische Veränderungen* an *Herzmuskel* und *Reizleitungssystem.*

Weder die histologischen Untersuchungen (Degeneration, Myolyse, Infiltration, Schwielenbildung), noch die vielen Kreislaufuntersuchungen über die Rolle der Peripherie, noch die ungezählten klinischen Arbeiten über die Erscheinungsbilder haben uns restlose Klarheit gebracht über die in Frage kommenden pathologischen Vorgänge. Sicher spielt die Mischinfektion und eine eventuelle Diphtheriebacillen-Sepsis *keine* ausschlaggebende Rolle. Inwieweit quantitative und qualitative Giftzufuhr oder eine besondere Toxinanreicherung im Herzmuskel oder eine bestimmte Beziehung zwischen Diphtherietoxin und Lipoidsubstanzen des Herzens ausschlaggebend sind, wissen wir nicht (BEER 1940). Die Forschungen der letzten Jahre haben uns über das EKG und seine Veränderungen beim Diphtherieherzen viele neue Erkenntnisse gebracht, namentlich diejenige über die Schädigung des Sinusknotens, den außerordentlich frühzeitigen Beginn dieser Schädigung (am 1. bis 3. Krankheitstag), die ungeahnte Häufigkeit der Myokarditis, eine Klärung über die Progredienz dieses Prozesses vom rechten Herzen zum linken, prognostische Beurteilungsmöglichkeiten, die Erkenntnis der relativen Gutartigkeit und Regressibilität der Herzveränderungen, sowie die Kenntnis gewisser Dauerschäden.

Komplikationen von seiten des Nervensystems. Die Häufigkeit der Komplikationen des Nervensystems ist wie diejenige der anderen Diphtheriekomplikationen vom Genius epidemicus abhängig. Die Angaben schwanken von 8% (JOCHMANN 1915) bis zu 15,5% (FRIEDEMANN 1928) für Durchschnittsepidemien und steigern sich bei epidemischer Häufung der toxischen Diphtherie auf 100% bei malignen Formen (HOTTINGER 1931).

Das Krankheitsbild der postdiphtherischen Störungen des Nervensystems wird von *Veränderungen der motorischen Nerven beherrscht.* Hie und da treten auch Beeinträchtigungen der sensiblen Nerven auf. Ihre Symptome sind aber meist geringfügig. Die großen Sinnesnerven — Gesicht, Geruch, Gehör — bleiben unbeeinträchtigt. Störungen im Bereich der Hirnnerven (Abducens, Facialis) sind oft einseitig. Die Lähmungen im Bereich der Rückenmarksnerven sind gewöhnlich symmetrisch.

Frühlähmungen treten hauptsächlich in der Nähe des lokalen Entzündungsherdes auf: Rachendiphtherie macht *Frühlähmungen des weichen Gaumens*, Augendiphtherie Frühlähmungen des Abducens. Die Frühlähmungen treten als Begleiterscheinungen der lokalen Entzündungen auf.

Spätlähmungen haben eine durchschnittliche Inkubationszeit von 4—5 Wochen. Manchmal werden beinahe alle peripheren Nerven des Kopfes, des Rumpfes und der Glieder befallen: *Polyneuritis postdiphtherica.* Häufiger entwickeln sich vereinzelte Lähmungen, die wir als rudimentäre Formen der diphtherischen Polyneuritis auffassen.

In der Regel entwickeln sich die Lähmungen ohne Fieber, und es besteht auch keine Druckempfindlichkeit der Nervenstämme. Hie und da aber gehen der Lähmung verschiedene Symptome voraus, die als Reizerscheinungen gedeutet werden müssen: Eintägige Fieberzacke bei maligner Diphtherie (HOTTINGER 1931), Druckerhöhung und Eiweißvermehrung des *Liquors* ohne Zellvermehrung, *neuralgiforme Schmerzen, Facialisphänomen* usw. *Psychische Störungen* treten hie und da in Erscheinung (MÜHLENKAMP 1934), obschon sie nicht zum landläufigen Bild der postdiphtherischen Nervenschädigungen gehören.

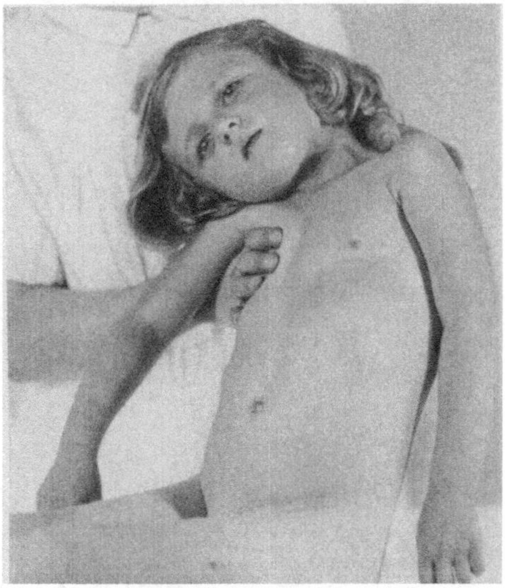

Abb. 66. Postdiphtherische Lähmung des Rumpfes und des Schultergürtels. Dreijähriges Mädchen: toxische Diphtherie, Auftreten der Lähmungen in der 4. Woche der Rekonvaleszenz, vorübergehende Atemlähmung, Ausgang in Heilung (Düsseldorf 1930).

Während in der älteren Literatur eine Affinität des Diphtherietoxins zum Zentralnervensystem nicht bekannt ist, bzw. negiert wird, ist in den letzten 15 Jahren doch in einer ziemlich großen Zahl von Fällen der Nachweis erbracht worden, daß die Diphtherie im Zentralnervensystem Veränderungen hervorrufen kann. Hinterstrangdegenerationen, die auf primäre Schädigung der Spinalganglien zurückzuführen waren, Veränderungen der Nervenzellen, des Striatums, des N. vagus sind von HECHST (1934) beschrieben. MEYER (1881) fand nur geringe Veränderungen im Cervical- und verlängerten Mark bei einem 17jährigen Mann mit postdiphtherischen Lähmungen. Dabei fanden sich *überwiegend schwere Erscheinungen an den peripheren Nerven.* HOCHHAUS (1891) beschreibt dagegen geringe Veränderungen an den peripheren Nerven, *in den gelähmten Muskeln jedoch heftige interstitielle Entzündung.* 1913 behauptet DYNKIN, Encephalitis bei Diphtherie sei noch nie beschrieben worden. Indessen gibt es bereits eine ganz beachtliche Literatur über die Veränderungen des Zentralnervensystems bei Diphtherie (ROBINSON 1937, KARELITZ 1940, BAAN 1943, BAKER und NORMANN 1944, ANDERSON 1947, BOE 1947, AMUNDSEN und Mitarbeiter 1948, STILLERMAN 1948 u. a.). Indirekte Hinweise sind klinische Erscheinungen wie Chorea, Diplegien, Halbseitenlähmung, Babinski und andere extrapyramidale Symptome, auch das Auftreten von vermehrtem Zucker und Eiweißgehalt des Liquors (Dissociation albumino-cytologique, GUILLAIN-BARRÉ).

Ein Teil dieser relativ seltenen Fälle läßt sich zurückführen auf lokale Thrombusbildung mit Erweichungsherden und Blutungen. Ein anderer Teil wird durch Embolien, die von Herzthromben ausgehen, entstanden sein. Ein weiterer Teil entwickelt sich als hämorrhagische Meningo-Encephalitis.

Wichtig ist schließlich, daß auch Veränderungen an den *Nervenendplatten* (bei Frühlähmungen in geringerem Ausmaß, bei Spätlähmungen hochgradig) festgestellt worden sind (TRAMBUSTI).

DE LANGE kommt zum Schluß, daß die Toxine der Diphtheriebacillen sehr verschiedene klinische und histologische Bilder erzeugen können. In den meisten Fällen findet sich ein Entartungsprozeß der peripheren Nerven (die *dégénerescence granulo-graisseuse* von CHARCOT und VULPIAN). Dieser Prozeß kann aber auch ganz oder fast ganz fehlen, indem sich eine weit verbreitete *Entartung der Muskulatur* findet oder indem die *Nervenendplatten* zerstört sind.

Neben den durch thrombotische und embolische Prozesse entstandenen Veränderungen, die zu Hemi- oder Diplegien führen, gibt es noch eine Anzahl von Fällen, die histologisch der bulbären Form der HEINE-MEDINschen Krankheit und der des Morbus Economo sehr ähnlich sind. Jedoch ist bei der Diphtherietoxinencephalitis eine charakteristische retikuläre Verbreitung der Glia um die Gefäße herum besonders stark ausgeprägt, *es fehlt aber die perivasculäre Entmarkung.* Dies erlaubt die Differenzierung von Encephalitis nach Masern,

Pockenimpfung und Rabies. Identische akute Encephalitis kommt nach DE LANGE auch vor im Anschluß an Immunisierung mit Anatoxin (s. auch ROBINSON 1937, ANDERSON 1947).

Wenn also die anatomische Grundlage der postdiphtherischen Lähmungen vor allem in schweren Veränderungen der peripheren Nerven gesehen werden muß, so sind auch die weniger sichergestellten histologischen Befunde in der Muskulatur und im Zentralnervensystem doch mehr zu beachten.

Über das Wesen der Früh- und Spätlähmungen gibt es auch *heute noch keine einheitliche Meinung*. Vielleicht entsteht die Frühlähmung, z. B. Gaumensegelparese in der 1.—2. Krankheitswoche, auf ganz andere Weise als die Spätlähmungen. Zum Teil wird angenommen, daß das Toxin den Nervenbahnen entlang wandere, obschon dafür kein Beweis vorliegt (DÖRR). Zum Teil wird angenommen, daß ein spezielles Nerventoxin (Toxon) entstehe und heute scheint dafür ein gewisser Beweis gefunden zu sein in der Entstehung eines besonderen neurotropen Toxins in alkalischen Kulturen. Noch andere Auffassungen (GLANZMANN 1934) meinen, daß die primäre Intoxikation den Organismus sensibilisiere, und daß bei länger dauernden Restprozessen in Tonsillen oder Lungengewebe nach einiger Zeit eine allergische Reaktion des Nervensystems zu Lähmungen führe. Eine weitere Hypothese meint, daß das Toxin zuerst durch natürliches oder künstlich zugeführtes Antitoxin gebunden wird, und daß sich nach einiger Zeit diese Bindung lockert, Toxin frei wird und zu Nervenschäden Anlaß gibt.

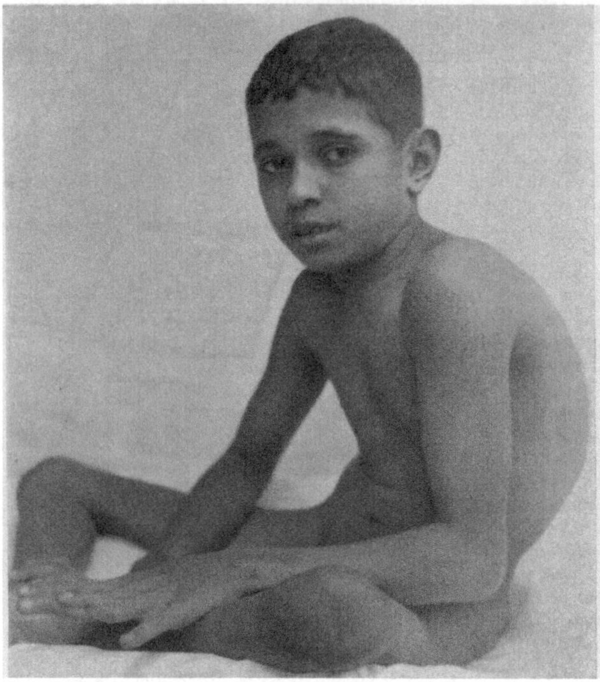

Abb. 67. Dauerzustand nach Polyneuritis postdiphtherica. Kyphoskoliose infolge Lähmung der Rückenmuskulatur, Atrophie der Interossei beider Hände. Lähmung und Atrophie des rechten Oberschenkels. Siebenjähriger Junge, mit 4 Jahren an Diphtherie und sekundären Lähmungen erkrankt. Polyneuritis. Heilung unter schweren Residuen (Basel 1927).

BEER (1941) stellt die *Myolyse* des Herzmuskels einer *Neurolyse* der Nervenelemente parallel und meint damit, daß besonders die lipoiden Gewebeanteile der Nervenzellen getroffen werden. RAMON und Mitarbeiter erklären einfach, daß das Diphtheriegift schon im Nervensystem fixiert ist, bevor sich die Immunität entwickelt. Das *Antitoxin* geht nur bei einer gewissen Höhe aus dem Blut in den Liquor über. Nach SOHIER und Mitarbeitern (1938) müssen mindestens 3 IE je Kubikzentimeter im Blut vorhanden sein, damit Spuren im Liquor auftreten. Es ist daher leicht verständlich, daß eine Möglichkeit gesucht wurde, auf dem Umweg über den therapeutischen Versuch die Pathogenese zu erklären.

LORENZ hat 1949 einer größeren Anzahl seiner Diphtheriepatienten in den ersten Krankheitstagen prophylaktisch Diphtherieheilserum intralumbal verabreicht. Es gelang ihm dadurch bei Kindern mit toxischer Diphtherie Schwere und Dauer der Lähmungen ganz wesentlich herabzusetzen.

Nun ist es sicher nicht richtig, auf Grund von therapeutischen Erfolgen Rückschlüsse auf die Pathogenese zu ziehen. Es bleibt uns also nichts anderes übrig, als zu konstatieren, daß es neurologische Komplikationen der Diphtherie gibt, deren Genese noch nicht genügend geklärt ist, daß sie nicht nur im peripheren, sondern auch im zentralen Nervensystem auftreten können und daß die Veränderungen sich zum Teil durch intralumbale prophylaktische Serumgaben verhüten lassen.

Das *klinische Bild* ist aus dem Gesagten schon abzuleiten. Die *Gaumensegellähmung* ist die weitaus häufigste Form der Komplikationen. Sie tritt auch bei allgemeiner Polyneuritis *zuerst* auf. An *zweiter Stelle* bezüglich Häufigkeit steht die *Akkommodationslähmung.* Seltener ist die Lähmung der Augenmuskeln, am häufigsten die Abducenslähmung. Die *Pupillenreaktion* auf Licht ist fast immer erhalten. *Schling- und Schlucklähmungen* sind in leichter Form sehr häufig. Diese Lähmungen erkennt man am Verschlucken bei der Aufnahme flüssiger Nahrung. Selten sind vollständige Schlundlähmungen, bei denen auch der Speichel nicht verschluckt werden kann. (Über *Ösophaguslähmung* s. SEDALLIAN u. Mitarb. 1945.) Die *Arme* sind relativ selten ergriffen, dagegen ist *Hals-* und *Rückenmuskulatur* bisweilen völlig gelähmt. Ganz bedenklich ist die Lähmung der *Atemmuskulatur,* d. h. des Zwerchfells und der Intercostalmuskeln. *Hie und da führt die Atemlähmung den Tod herbei,* dennoch sind gerade die reinen Todesfälle durch Versagen der Atmung selten.

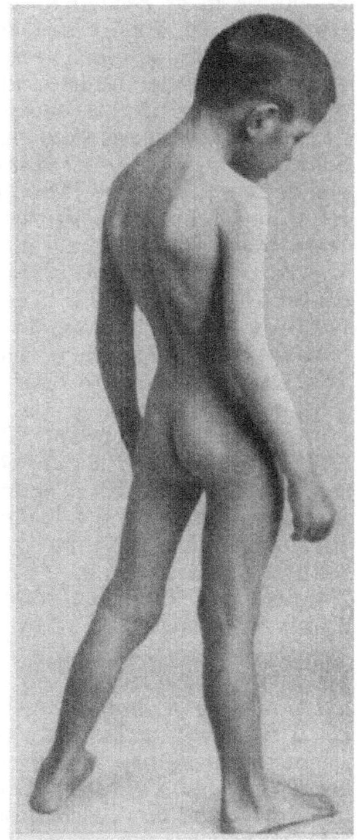

Abb. 68. Lähmung der langen Rückenmuskeln nach Diphtherie. Typische Haltung: Starke Lordose der Lendenwirbelsäule, Kyphose der Brustwirbelsäule, Vornüberfallen des Kopfes, Genua recurvata. Bild der „Pseudotabes postdiphtherica" (Düsseldorf 1928).

Meistens besteht *Kreislaufschwäche, Myokarditis* oder eine *Bronchopneumonie* und die Atemlähmung ist nur Hilfsursache für den fatalen Ausgang.

Die Bauchmuskeln sind relativ selten beteiligt, dafür kommen aber Störungen der unteren Extremitäten sehr häufig vor. Bisweilen besteht nur eine leichte Parese oder ein Fehlen der Patellarsehnenreflexe. Bei generalisierter Lähmung sind die Beine immer beteiligt. Charakteristisch ist dann die Unsicherheit beim Stehen und Gehen, die von vielen auf eine Ataxie zurückgeführt wird (Pseudotabes!).

Die Untersuchung der Muskulatur gibt in schweren Fällen *Entartungsreaktion,* doch nicht konstant. Sensibilitätsstörungen kommen vor, hauptsächlich Parästhesien, selten Sensibilitätsverlust. Die Tiefensensibilität, namentlich die Muskelempfindung, ist fast immer gestört. Lähmungserscheinungen können viele Wochen, ja sogar Monate bestehen. Die Prognose ist dennoch nicht schlecht. Am erstaunlichsten ist die Erholung der Atemmuskulatur und ebenso eindrücklich ist die Reparation der Polyneuritis (Pseudotabes postdiphtherica) oder einer Polyradikulitis (GUILLAIN-BARRÉ) in relativ kurzer Zeit.

Versuche zur Verhütung der Polyneuritis durch Prophylaxe mit Vitamin B *(Aneurin)* sind trotz einzelner Empfehlungen (COLARIZI und VELASCO 1946) noch nicht spruchreif für die Therapie (BOË 1947).

Die Lähmungen können gelegentlich durch eine Serumkrankheit ungünstig beeinflußt werden (STROÉ 1932).

Differentialdiagnostisch kommt neben Poliomyelitis nur noch die Alkohol- und Arsen-Polyneuritis in Frage und, wie MARTIN und VITTOZ (1944) gezeigt haben, der *Botulismus.* Im Säuglingsalter spielt die *Myatonia congenita* bzw. die WERDNIG-HOFFMANNsche Krankheit eine gewisse Rolle in der Differentialdiagnose. Indessen sind alle diese diagnostischen Überlegungen relativ einfach abzuklären.

Die diphtherische Nierenerkrankung. In jedem Stadium der Krankheit kann bei schweren Fällen regelmäßig schon zu Beginn eine Schädigung der Nieren auftreten. Es handelt sich um eine toxische Nephropathie, die mit starker Albuminurie einhergeht. Im Sediment finden sich hyaline Cylinder, Leukocyten, Fettkörnchenzellen und selten rote Blutkörperchen.

Im allgemeinen bildet sich diese Nephrose ohne Dauerschäden wieder zurück. Mikroskopisch findet man in der Diphtherieniere eine parenchymatöse Degeneration. Die Epithelien der Harnkanälchen sind angeschwollen, sie zerfallen in Schollen und werden zum Teil abgestoßen. Die Lumina der Harnkanälchen sind mit Eiweißmassen und Zelltrümmern angefüllt. Zwischen gesunden Tubuli recti zahlreiche andere mit mehr oder weniger starker Fettmetamorphose.

Im Spätstadium der Diphtherie kann eine starke Albuminurie auftreten als Zeichen der toxischen Spätschädigung. Sie kommt indessen nie isoliert vor, sondern ist immer vergesellschaftet mit Lähmung oder Herz- und Kreislaufschäden.

Während die durchschnittliche Diphtherienephrose ohne Hämaturie verläuft oder nur Spuren von Erythrocyten im Sediment gefunden werden, kommt es in einzelnen schweren Fällen, je nach Epidemie, zu Hämaturien. Schon ESCHERICH (1908) hat solche Fälle beschrieben und erklärt sie mit dem Vorkommen von Niereninfarkten.

Ebenso wie es beim Versagen des Kreislaufs zu Thromben im Herzen und zu Embolien und Infarkten der Lunge und des Zentralnervensystems kommen kann, so werden auch hie und da Niereninfarkte beobachtet. Deren Prognose ist gut.

Die Diphtherie des Säuglings. Nach PARK und ZINGHER (1915) sind 93% der Neugeborenen Schick-negativ für 3—12 Monate. Die Immunität der Neugeborenen wird passiv diaplacentar von der Mutter auf das Kind übertragen. Über die physiologischen Grundlagen der Immunität ist schon viel geschrieben worden. Tatsächlich liegen besondere Umstände vor, welche der Infektion beim Säugling ihr charakteristisches Gepräge geben. Die Angina diphtherica kommt außerordentlich selten vor. Während bestimmten Epidemien wird sie häufiger beobachtet (CRISALLI 1947). Die klassischen Formen der Diphtherie im Säuglingsalter sind: Nasen- und Nabelinfekte. In jüngster Zeit ist am Ende der europäischen Diphtherieendemie (1945—1948) eine schwere, bisher unbekannte, von GÖBEL und STRÖDER (1948) „*diphtherische Intoxikation*" genannte Krankheitsform aufgetreten. Die Fälle von CRISALLI gehören ebenfalls in diese Gruppe.

STAEMMLER beschreibt (1949) 160 Fälle von Säuglingsdiphtherie mit 50% Letalität. BOË (1945) beobachtete 106 Säuglinge mit 14% Letalität. 14 dieser Kinder hatten Croup, 5 davon starben. Auch im Elsaß sind von ROHMER u. a. (1947) ähnliche Beobachtungen mitgeteilt worden. Hier war die Todesursache hauptsächlich Myokarditis und Bronchopneumonie. THO beschreibt (1947) das Auftreten von 38 Nabeldiphtherien, 16 der Kinder hatten gleichzeitig Nasendiphtherie, 2 Rachendiphtherie. GÖBEL und STRÖDER, sowie STRÖDER und NIGGEMEYER (1948 und 1950), DE TONI (1948) berichten alle über das Bild der Säuglingsdiphtherie. Im Anschluß an solche Beobachtungen erhebt sich wieder die *Frage nach der Besonderheit der Disposition des Säuglings.* Die Bedingungen für die Ansiedlung im Rachen scheinen im großen ganzen ungünstig zu sein. Messungen des Antitoxingehalts im Blut der Mütter und ihrer Neugeborenen ergeben, wie schon erwähnt, Identität des Antitoxingehalts. VAN DER HOVEN VAN GENDEREN hat in Holländisch-Indien große Untersuchungsreihen durchgeführt. Vor der Geburt wurde Antitoxin bestimmt, nach der Geburt noch einmal bei Mutter und Kind (Nabelschnurblut). Es zeigte sich, daß praktisch die Antitoxinverteilung bei Mutter und Kind gleich ist. Die Verfasserin hat ihre Untersuchungen auch auf die Durchschnittsbevölkerung ausgedehnt, sie findet bei 69% der Erwachsenen Antitoxin im Blut, bei 89% der Kinder von 6—17 Jahren ebenfalls meistens $^1/_{10}$ IE ccm. In allen Gruppen waren die Frauen etwas weniger gut mit Antitoxin versehen als die Männer. Europäer und Indonesier wiesen in 49,6% Antitoxin auf, die chinesische Bevölkerung in 94%. Ähnliche Untersuchungen liegen vor von SORRENTINO (1931), von KUTTNER und RATTNER (1923), VOGELSANG und KOYVI (1947), von VAHLQUIST und PERSSON, und wir wissen aus den Untersuchungen von NEILL und Mitarbeitern (1932), daß bei Neugeborenen die Antikörper sehr lange Zeit (über Monate) nachgewiesen werden können und erst nach über 160 Tagen verschwinden. Auch experimentelle Beobachtungen an Meerschweinchen (RUELLE 1937) und an Pferd und Füllen liegen vor (LEMÉTAYER und Mitarbeiter 1946). Beim Pferd muß ein hoher Antitoxintiter im Blut vorhanden sein, damit Antitoxin diaplacentar übergeht. Das Colostrum der Stute ist außerordentlich wichtig, sein sehr hoher Gehalt verliert sich rasch. Wenn das Junge Colostrum trinkt, steigt bei ihm der Antitoxingehalt im Blut rasch an.

In jüngster Zeit ist das Problem der Neugeborenenimmunität besonders von VAHLQUIST (1947/48) aufgenommen worden, da dieser Autor bei seinen Studien über Diphtherie in Schweden entdeckte, daß infolge mangelnder Durchseuchungsimmunität wieder mehr Neugeborene mit positiver Schickreaktion bzw. ungenügendem Antitoxingehalt im Blut geboren werden. Bereits beträgt der Prozentsatz der ungenügend geschützten Neugeborenen 10%. Es erhebt sich die Frage, ob der junge Säugling sich immunisieren kann oder nicht. COOKE u. a. (1948) behaupten, daß der Säugling unter 3 Monaten ein schlechter Antitoxinbildner sei für Diphtherie, während er für Tetanus reichlich Antitoxin bilde. PETERSON (1947) sieht ebenfalls bei den jüngsten Säuglingen nur eine relativ geringe Antitoxinbildung unter dem Einfluß der aktiven Immunisierung. VAHLQUIST beobachtet allerdings in seinen Untersuchungen eine recht gute Fähigkeit zur Antikörperbildung.

Es ist daher nicht zu verwundern, wenn andere Wege eingeschlagen werden, um Neugeborene zu schützen; das Vernünftigste scheint zu sein, die Mütter während der Schwangerschaft zu immunisieren. Tatsächlich ist dieser Weg von BRESCIA und TARTAGLIONE (1948) beschritten worden, anscheinend mit Erfolg. Daß trotz hohem Antitoxingehalt Neugeborene erkranken können, wissen wir von KIRSTEIN.

Im Gegensatz zur Stutenmilch scheint beim Menschen nach den neuesten Messungen von VAN DER HOVEN VAN GENDEREN (1934) und LIEBLING und Mitarbeitern (1943) der Gehalt des Colostrums an Antitoxin keine große Rolle zu spielen für den eventuellen Schutz des Kindes, denn 1. ist der Gehalt an Antitoxin sehr gering und 2. verschwindet er innerhalb von 10 Tagen post partum vollständig.

Vergleiche hierzu die interessanten Untersuchungen von SCHNEIDER (1939). Es hat sich dabei herausgestellt, daß es Säuger gibt, bei welchen in Abhängigkeit vom Bau der Eihäute Immunkörper diaplacentar auf den Fetus übergehen können, bei anderen, bei denen dieser Weg nicht gangbar ist, scheint das Junge durch die Milch mit Abwehrstoffen versehen zu werden. Zur 1. Gruppe gehört z. B. der Mensch, zur 2. Gruppe z. B. das Pferd.

Aus dieser Beobachtung geht hervor, daß bis heute auch die Besonderheiten der Säuglingsdiphtherie noch nicht restlos geklärt sind.

Die Übertragung der mütterlichen Antikörper auf das Kind scheint bei den verschiedenen Säugetierarten ganz verschieden vor sich zu gehen (diaplacentar oder durch die Vormilch).

Dieselben Fragen wie bei der Pathogenese der Diphtherie überhaupt erheben sich auch hier. Sie sind noch schwieriger zu beantworten, weil wir über die speziellen Bedingungen des Neugeborenen- und Säuglingsorganismus bisher erst Vermutungen äußern können. Eintrittspforte, Lokalisation, Verlaufsformen und Epidemiologie scheinen bei Säuglingen speziellen Gesetzen unterworfen zu sein.

Die *Prognose* der Säuglingsdiphtherie ist nicht leicht zu nehmen. Es kommt zu Herz- und Kreislaufstörungen, schweren Lähmungen oder, wie STRÖDER und NIGGEMEYER beschreiben, zu tödlich endender Intoxikation. Auch einzelne ganz ungewöhnliche Erscheinungsformen, wie Nabeldiphtherie, Peritonitis diphtherica, Zwerchfellähmung usw. wurden beobachtet.

Diagnose und Differentialdiagnose.

Mit Rücksicht auf die *praktische Bedeutung der möglichst frühzeitigen Serumanwendung* ist die *Diagnose von eminenter Wichtigkeit.* Jede stärkere Belagbildung auf den Tonsillen wird als Diphtherieverdacht zu behandeln sein. Von klinischer Sicherung der Diagnose kann nur dann gesprochen werden, wenn Beläge außer an den Tonsillen auch noch an anderen Stellen des Gaumens, des Rachens, an Uvula oder in der Nase auftreten. Anhaltspunkte allgemeiner Art aus Fieberverlauf, Drüsenschwellungen, Fötor, Allgemeinbefinden usw. gewinnen zu wollen, ist falsch. Es wurde schon bei der Beschreibung der malignen Diphtherie darauf besonders aufmerksam gemacht, wie in wenigen Stunden sich auf der initial nur ödematös geschwollenen und mäßig geröteten Schleimhaut ausgedehnte Beläge entwickeln können. *Noch einmal sei daher betont, daß jeder Verdacht schon genügen soll, um die spezielle Therapie mit Heilserum unverzüglich einzuleiten.* Die bakteriologische Diagnose ist weniger wichtig. Sie kommt außerdem zu spät. Der direkte Rachenabstrich, nach GRAM gefärbt, ist nur für den Geübten wertvoll. Es muß als Kunstfehler angesehen werden, bei Diphtherieverdacht auf die Bestätigung der Diagnose durch die bakteriologischen Untersuchungsinstitute zu warten. Lieber soll im Zweifelsfalle einmal zu viel Heilserum angewendet werden.

Differentialdiagnostisch wichtig sind folgende Affektionen (s. Kap. über Angina in diesem Handbuch):

1. Monocytenangina (infektiöse Mononucleose, benigne Lymphoblastose). Diese Affektion sieht von allen Rachenerkrankungen der Diphtherie am ähnlichsten. Die Beläge sind milchweiß und dick, manchmal besteht Foetor. Drüsenschwellung, allgemeine Symptome, Milz- und Lebervergrößerung, Albuminurie gehören zu diesem Krankheitsbild und machen die Differentialdiagnose praktisch unmöglich. Erst die Untersuchung des Rachenabstrichs, eventuell das Blutbild, bakteriologische und cytologische Untersuchung des Tonsillenbelags vermag Klarheit zu bringen. Mononucleose durch Diphtherie superinfiziert kam in Athen vor (1947/48) (CHOREMIS und Mitarbeiter).

2. Plaut-Vincentsche Angina. Auch diese Form der Tonsillitis gibt häufig zu Verwechslung mit Diphtherie Anlaß. Die Angina Plaut-Vincenti tritt zwar meistens einseitig auf, kommt häufig als nekrotisierende Form am oberen Tonsillenpol mit starkem Substanzdefekt in charakteristischer Weise vor, so daß schon die Inspektion allein den Verdacht auf Plaut-Vincent lenkt; hie und da aber tritt diese Infektionskrankheit doppelseitig oder mit Pseudomembranbildung auf, so daß sie nicht ohne weiteres zu erkennen ist. Allerdings bringt die Untersuchung des Abstrichs schon bei einfacher Methylenblaufärbung die Klärung. Es finden sich massenhaft Spirillen und fusiforme Stäbchen. Die Affektion verläuft häufig ohne Fieber, aber mit Drüsenschwellung, und gelegentlich bestehen Mischinfektionen mit Diphtherie.

3. **Streptokokkenangina** (nekrotisierende Angina, Scharlachangina mit und ohne Exanthem.) Die nekrotisierende Angina, z. B. bei Scharlach ist nicht immer leicht von Diphtherie zu unterscheiden. Die Oberfläche der Tonsillen ist ulcerös verändert und schmierig belegt, so daß diphtherieähnliche Bilder zustande kommen. Alle Abstufungen bis zur punktförmigen Tonsillitis können durch Streptokokken hervorgerufen werden. Bei einfachen Stippchen oder lacunären Belägen ist der Zweifel, ob Diphtherie besteht, meist nicht sehr groß. Konfluieren die Beläge, treten nekrotische Partien auf, so wird das klinische Bild schon schwieriger zu deuten. Besteht gleichzeitig ein Exanthem, so ist die Diagnose Scharlach leicht zu stellen, allerdings kombiniert sich Scharlach mit Diphtherie häufig genug, und so gilt auch hier: lieber einmal zuviel Serum anzuwenden, als zu spät zu kommen, bis im Abstrich Streptokokken nachgewiesen und das Fehlen der Diphtheriebacillen bestätigt worden ist.

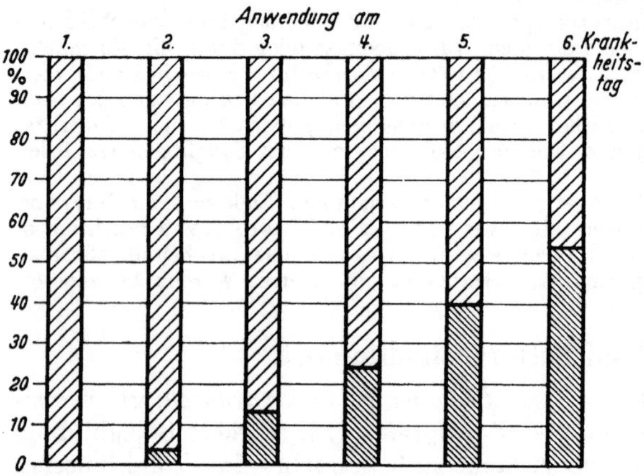

Abb. 69. Heilerfolge des Diphtherieserums in Abhängigkeit von seiner Anwendung am 1.—6. Krankheitstag. (Nach Prof. TRUMPP, München.) Die Letalität der Diphtherie steigt vom 2. Krankheitstag an regelmäßig (dunkelschraffierte Säulen). Je später das Serum angewendet wird, um so schlechter ist also die Prognose und am 6. Krankheitstag sind die Heilungsaussichten nur noch 50%.

4. *Ähnliche Prozesse von nekrotisierendem Charakter gibt es bei* **Agranulocytose, Leukämie, Lues** und bei **Verätzungen.** Auch hier ist es manchmal äußerst schwierig, eine Diagnose zu stellen. Anamnese, Blutbild, begleitende Anämie, Knochenmarkpunktion, Wassermann-Reaktion, Schmerzlosigkeit der lokalen Lymphdrüsen, Hauterscheinungen, die bei Sekundärlues typisch sind, und selbstverständlich wiederum die bakteriologische Untersuchung sichern hier die genaue Diagnose. Dasselbe gilt für die primäre oder sekundäre *Mandeltuberkulose.* Häufig genug wird eine solche Primärinfektion (auch im Bereich der Mundschleimhaut) nicht erkannt. Die sehr oberflächlichen Ulcerationen und kleinhöckerigen, schmierig belegten Granulationen werden, wie ich öfters beobachten mußte, mit Monocytenangina, Lues, Diphtherie und Stomatitis ulcerosa verwechselt. Es kommt dazu, daß bei primärer Schleimhauttuberkulose die Tuberkulinprobe noch negativ ist, und daß lokale Drüsenschwellungen mit Ödem, leichte bis mittlere Temperatur und Blutbild mit lymphatischer Reaktion die Verwechslungen erleichtern.

5. *Ähnliche Veränderungen* wie bei Diphtherie entstehen, wie schon erwähnt, durch **Tonsillotomie und Tonsillektomie.** Die genaue Anamnese schützt vor Verwechslung.

6. **Tonsilläre Abscesse** können einseitigen Diphtherieerkrankungen ähnlich sehen. Auch kombiniert sich hie und da Diphtherie und Tonsillärabsceß bei Streptokokken-Superinfektion. Die Differentialdiagnose ist aber nicht sehr schwierig, denn die Schmerzhaftigkeit, die bei Tonsillärabscessen sehr groß ist, das einseitige Ödem, die Vorwölbung am vorderen Gaumenbogen lenkt den Verdacht sofort nach der Richtung des Tonsillärabscesses.

7. Der **Retropharyngealabsceß** stellt auch den Erfahrenen gelegentlich vor diagnostische Schwierigkeiten. Das Krankheitsbild entwickelt sich langsam, führt zu stenoseähnlichen Beschwerden und kann, wenn eine Angina besteht, sehr leicht mit Diphtherie und Croup verwechselt werden, wenn nicht speziell darauf geachtet wird, ob die hintere Rachenwand vorgewölbt ist. Bei der Inspektion ist also das Lumen zu beachten. Bei Verdacht auf retropharyngealen Absceß palpiert der Finger die Rachenwand, und dann ist die Differentialdiagnose leicht.

Die Diagnose der Nasendiphtherie hat zu berücksichtigen, daß besonders im Säuglingsalter der gewöhnliche Schnupfen, die Grippe und die Lues Koryza macht, die der Diphtherie außerordentlich ähnlich sieht. Bei kongenitaler Syphilis ist der Schnupfen hie und da sogar blutig. Auch Influenza, Katarrhe der Nase können gelegentlich bluten. Die *Diagnose* ist daher nicht immer leicht und die Kontrolle durch bakteriologische Untersuchung immer erwünscht, manchmal dringend notwendig. Bei größeren Kindern wird die Nasendiphtherie leicht verwechselt mit Naseninfektionen durch *Fremdkörper*. Der stinkende, blutig-eitrige Ausfluß aus der Nase wird den Erfahrenen daran erinnern, und bei der Inspektion der Nasenhöhle gelingt es meistens, das corpus delicti zu erkennen und zu entfernen.

Der *skrofulöse Schnupfen* macht hie und da Schwierigkeiten. Die typische Konfiguration von Nase, Oberlippe, Gesichtsausdruck, exsudative Diathese und der Ausfall der Tuberkulinprobe wird neben der bakteriologischen Untersuchung auch hier die Klärung bringen.

Die Larynxdiphtherie und ihre Diagnose wurde schon im Kapitel Stenose besprochen. Der *echte Croup* entwickelt sich gewöhnlich allmählich, der *falsche Croup* plötzlich. Jedoch kann man sich nicht absolut sicher auf die Entwicklungsform verlassen. Die Anwendung des Kehlkopfspiegels ist manchmal schwierig und führt nicht zur Klärung der Diagnose, die bakteriologische Untersuchung läßt auf sich warten, so bleibt in vielen Fällen nichts anderes übrig, als auf den Verdacht hin Serum anzuwenden und Tube oder Operationsbesteck bereitzulegen. Hie und da wird der Grippecroup (Pseudocroup) die Intubation oder die Tracheotomie notwendig machen.

Differentialdiagnostisch wichtig sind bei Stenosen: der bereits erwähnte Retropharyngealabsceß, die Laryngitis aphthosa, wobei gleichzeitig Aphthen auf der Mundschleimhaut auftreten, die Drüsentuberkulose mit Druck auf die Trachea (bitonaler Husten). Der Senkungsabsceß bei Schädelbasis- oder Wirbelcaries, Fremdkörper, Papillome des Larynx und bei Säuglingen nicht allzu selten spastische Bronchitis, Bronchiolitis und Bronchopneumonie.

Auch *Keuchhusten* gibt gelegentlich Anlaß zu differentialdiagnostischen Erwägungen gegenüber Stenose, ist aber sozusagen in allen Fällen leicht zu unterscheiden.

Schwierigkeiten macht der Maserncroup. Die Kombination von Diphtherie und Masern ist gefährlich. Die Morbillen scheinen die Immunitätslage des Organismus so zu verändern, daß sich die Diphtherie besonders leicht ansiedeln kann. *Doppelinfekte kommen im Winter bei Masernepidemien häufig vor,* und schon die alten Ärzte der Vorserumzeit wußten, daß der Doppelinfekt besonders gerne zu *Croup* führt und fatale Formen annimmt. Dies gilt auch noch heute. Jedes Masernkind, welches croupartig hustet, ist suspekt. Es gilt daher die allgemeine therapeutische Regel der rechtzeitigen Serumanwendung bei Maserncroup ganz besonders. Die Kehlkopfdiphtherie bei Masern ist progredient, es droht außerdem die Gefahr der Bronchopneumonie. Rechtzeitiges Eingreifen, lieber einmal zuviel Serum anwenden, als zu spät zu kommen, ist die Konsequenz.

Alle diese Krankheiten sind bei Berücksichtigung aller klinischen Faktoren, Anamnese, Untersuchung durch Inspektion, Auskultation, Perkussion, Palpation und durch wenige Hilfsmaßnahmen wie Blutbild, Spiegeluntersuchung, eventuell Röntgenaufnahme, leicht zu klären.

Manzullo (1938) hat, um das Resultat der bakteriologischen Untersuchung nicht abwarten zu müssen, die Eigenschaft der Diphtheriebacillen, Tellursalze zu reduzieren und dabei eine schwarze Farbe zu bilden, zu Schnelldiagnosen in Tellurbouillon auszunutzen versucht. Leider ist aus der guten Idee kein praktisch so zuverlässiger Test geworden, daß man sich mit Sicherheit auf den positiven oder negativen Ausfall der Manzullo-Reaktion verlassen könnte.

Nach Manzullo (1938) betupft man außerdem als „Test" die auf Tonsillen oder Schleimhäuten des Rachens auftretenden Membranen mit einer 2%igen Lösung von Kaliumtellurit. In 5—10 min schwärzen sich die Membranen, wenn es sich um Diphtherie handelt. Der Test soll nur 7,4% Fehler haben.

Woodcock prüfte an Hand von 200 Fällen 1939 die Manzullo-Reaktion und verglich die Ergebnisse mit denen der bakteriologischen Untersuchung. Er erhielt in 85% eine positive Manzullo-Reaktion und in 91% einen positiven Bacillenbefund.

Die Manzullo-Technik wurde von Lisbonne und Mitarbeitern 1945 abgeändert und von Benini (1947) nachgeprüft. Der Letztere namentlich mißt dem Manzullo-*Test keinen speziellen Wert für Diphtherie bei.* Er prüfte 90 Fälle verschiedener Ätiologie.

Therapie.

Im Zentrum der Diphtheriebehandlung steht seit der Entdeckung des Antitoxins durch E. v. Behring die Anwendung des Diphtherieserums. Ursprünglich hatte v. Behring das Serum als rein prophylaktisch wirkendes Mittel empfohlen. Es hat, wie er schon in seiner ersten Publikation mitteilt, keine oder nur geringe rückwirkende Kraft. Das heißt, das Antitoxin kann im Körper verankertes Diphtherietoxin nicht mehr losreißen und neutralisieren. Hat das Diphtherietoxin sich also schon an oder in irgendwelchen Geweben (Herz, Nerven, Nieren) fixiert, so wird es durch das antitoxische Serum nicht mehr unschädlich gemacht werden können.

Das ganze Bestreben des Arztes, der einen verdächtigen oder sicheren Diphtheriefall zu behandeln hat, muß infolgedessen dahin gerichtet sein, *so rasch als möglich das* Behring*sche Serum zu applizieren*, um damit zu verhindern, daß weitere Toxinschädigungen im Organismus eintreten können.

Hieraus ergeben sich konsequenterweise folgende *Gesetze: das Heilserum, das ohne rückwirkende Kraft den Krankheitsprozeß unterbinden muß, soll so frühzeitig als möglich und in großen Dosen gegeben werden. Bei dringenden Fällen intravenös und als Depot intramuskulär, bei Verdachtsfällen ebenfalls intramuskulär gespritzt, auf die Gefahr hin, daß unnötig Serum verabreicht wird.*

Jede Verzögerung, sei sie auch nur um Stunden, ja um Minuten (Schick), ist schädlich.

Die Menge der Antitoxineinheiten ist nach Schick folgendermaßen zu berechnen:

Leichte Fälle = 100 IE je Kilogramm Körpergewicht.

Schwere Fälle = bis 500 IE je Kilogramm Körpergewicht.

Es ist noch nie bewiesen worden, daß größere Mengen Antitoxin als 500 IE je Kilogramm eine bessere Wirkung erzielt hätten. Durch das Diphtherieantitoxin wird nicht nur die weitere Allgemeinvergiftung verhütet, sondern, wie namentlich Wieland gezeigt hat, auch der lokale Krankheitsprozeß arretiert. Die Intensität von Allgemein- und Lokalwirkung auf den Krankheitsprozeß hängt ab von der Virulenz der Bacillen bzw. ihrem Toxinbildungsvermögen. Die regressiven Vorgänge sind nur indirekte Antitoxinwirkungen.

Manchmal sind schon mit ganz kleinen Serummengen gute Effekte zu erzielen. Arteigenes Antitoxin wirkt nicht besser als artfremdes (Baar 1945) (Versuche mit Konjunktivaldiphtherie am Meerschwein). Auch beim Menschen sind die therapeutischen Erfolge mit Rekonvaleszentenserum nicht besser als diejenigen mit Heilserum (Kiehl 1942, v. Bormann, Schall und Kirchdörfer 1941).

Das bei der akuten Erkrankung an die Gewebe verankerte Toxin muß wieder eliminiert werden. Es ist möglich, daß solches erneut freiwerdendes Toxin in der Rekonvaleszenz besonders empfindliche oder schon geschädigte Organe oder Organismen erneut schädigt. Hansen (1939) versuchte durch permanente Serumanwendung vom 2.—52. Krankheitstage die Häufigkeit der postdiphtherischen Lähmungen herabzusetzen. Der Versuch mißlang. Weder die Häufigkeit, noch der Verlauf der Lähmungen wurde dadurch günstig beeinflußt.

Als unwiderleglicher Beweis für die Heilwirkung des Diphtherieheilserums gilt heute noch immer die bekannte Statistik über die *Letalität der Krankheit in Abhängigkeit vom Zeitpunkt der Anwendung des Antitoxins* (s. Abb. 69 über den Heilerfolg des Serums bei seiner Anwendung am 1.—6. Krankheitstag). Diese Statistik beweist tatsächlich, daß Diphtheriefälle, die am 1. Krankheitstag behandelt werden, die größten Chancen haben, am Leben zu bleiben, während mit jedem Tag später die Letalität um einige Prozente zunimmt. Ungefähr alle

Kliniken der ganzen Welt haben solche Statistiken aufgestellt und immer zeigte sich sinngemäß derselbe Vorgang: Je später ein Kranker Heilserum erhält, um so kleiner wird seine Lebensaussicht. Dies gilt für Statistiken über die Heilungschancen bei Nasendiphtherie, bei lokalisierter Rachendiphtherie, bei Croup, also bei progredienten Fällen, dies gilt auch für die maligne oder toxische Diphtherie.

Natürlich sind die Letalitätszahlen in dem verschiedenen Beobachtungsgut der Kliniken, während verschiedener En- oder Epidemien entsprechend verschieden groß. Die Statistik von TRUMPP (München 1920) weist am 1. Krankheitstag 0% Letalität, am 6. Krankheitstage 53% auf. Die Statistik von REICHE weist am 1. Krankheitstag 4,4%, am 7. Krankheitstag 27% Letalität auf. Die Statistik von HOTTINGER über die Serumwirkung bei der malignen Diphtherie zeigt am 1. Krankheitstag bereits 25% Letalität, am 4. bis 6. Erkrankungstag 53% auf.

Wie FRIEDEMANN betont, hält aber diese Statistik einer strengen Kritik nicht stand. Schon in der Vorserumzeit habe bereits die Abhängigkeit der Letalität von dem Krankheitstag der Einlieferung in die Klinik bestanden (RUMPEL). Am 1. und 2. Krankheitstag zeige die Diphtherie nur in den selteneren Fällen schweren Charakter. Es werden daher an diesen Tagen sehr viele leichte Fälle aufgenommen. In den späteren Krankheitstagen werden aber hauptsächlich Patienten aufgenommen, die zu Hause schon behandelt wurden und wegen der Verschlimmerung des Leidens in einem schlechteren Zustand schließlich doch ins Krankenhaus gebracht werden. Dadurch verfälscht sich die Grundlage der Statistik.

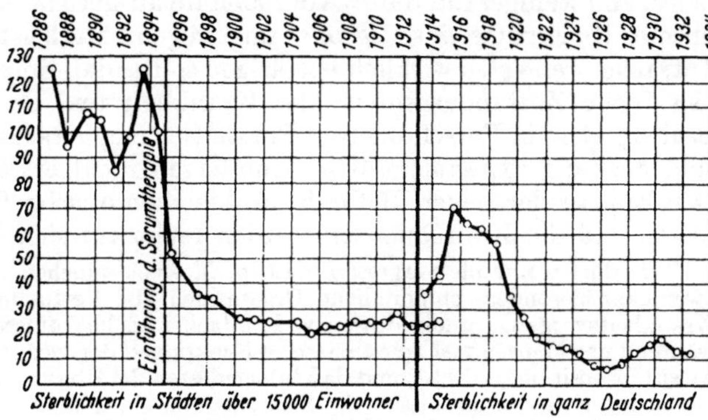

Abb. 70. Die Diphtherie in Deutschland 1886—1932. Sterblichkeit berechnet auf je 100000 Lebende. (Nach den Angaben des Statistischen Reichsamtes.)

Das berühmteste Argument für die großartige Wirkung des Heilserums war die Statistik über die Epidemiologie. Vor- und Nachserumzeit werden miteinander verglichen und gerade die bekanntesten Ärzte (BAGINSKY, SIEGERT, HEUBNER, FEER, WIELAND, SCHICK u. v. a.), welche in der Diskussion für oder gegen das Serum hervortraten, argumentierten immer wieder mit dem Abfall der Mortalität an Diphtherie im Jahre 1895 *für* das Diphtherieheilserum. In diesem Jahre wurde die Serumtherapie zum erstenmal auf großer Basis durchgeführt.

Es darf aber nicht übersehen werden, daß schon einige Jahre vor der Entdeckung des Heilserums die Bösartigkeit der Krankheit (Mortalität) vielerorts bedeutend abgenommen hatte, während an einigen anderen Orten die Bösartigkeit der Diphtherie zunächst noch mehrere Jahre lang zunahm. Mit dem Abfall der Mortalität ging auch die Morbidität zurück. Mit GOTTSTEIN und KASSOWITZ ist deshalb auch heute noch eine berechtigte Kritik bei der Beurteilung der Heilserumerfolge und deren Auswirkung auf die Epidemiologie am Platze (s. Kap. Epidemiologie).

Den Beweis für die Wirksamkeit des Antitoxins zu erbringen ist nach FRIEDEMANN richtiger, wenn man sich nicht auf das Gebiet der Statistik begibt, sondern die experimentellen Grundlagen im Tierversuch und im Heilversuch beim Menschen in alternierenden Reihen als Grundlage für die Bewertung heranzieht.

Die experimentellen Grundlagen sind über jede Diskussion erhaben. Indessen soll hier nochmals darauf hingewiesen werden, daß noch nicht alle Tatsachen über Bakteriologie, Toxinbildungsvermögen, Reaktion beim Versuchstier usw. erforscht sind. Wenn auch von vielen Autoren die Typenlehre der Diphtheriebacillen nicht als den Tatsachen entsprechend anerkannt wird, so muß doch zugegeben werden, daß sie die Grundlagenforschung neu angeregt hat. Wenn der Gravistypus wirklich imstande ist, die Immunität des Individuums zu durchbrechen und so zu Epidemien Anlaß zu geben *(Study of Diphtheria in two Areas of Great Britain)*, so stehen wir vor einer neuen Tatsache, der in jeder Hinsicht Rechnung getragen werden muß. Wenn gewisse Diphtheriebacillen viel Toxin A produzieren und wenig Toxin B (O'MEARA), und wenn unser Serum hauptsächlich auf die A-Komponente und weniger auf die B-Komponente ausgerichtet ist, und damit die Avidität unseres Heilserums einseitig oder ungenügend stark ist, so wird auch dieser neue Tatsache, wenn sich wirklich bestätigen sollte, daß Spreadingfaktoren wie Toxin B usw. beim Zustandekommen der Krankheit und der Epidemien eine wichtige Rolle spielen, in Forschung und Praxis Geltung verschafft werden müssen. Damit sind aber die experimentellen Grundlagen nicht erschüttert, sondern erweitert. Der Einbau der neuen Befunde in das theoretische Gebäude wird automatisch folgen und die Konsequenzen werden nicht auf sich warten lassen.

Wir dürfen nur nie vergessen, daß im Meerschweinchen und Kaninchen der Forschung zwei ganz besonders empfindliche Organismen zur Verfügung stehen, deren Lebens- und Krankheitsvorgänge infolgedessen viel einfacher zu beeinflussen sind (Disposition = 100%), während der Mensch viel kompliziertere Reaktionen der natürlichen Infektion gegenüber aufweist (Disposition = 10%), und daß infolgedessen die Übertragung der Erkenntnisse des Tierversuchs auf die Verhältnisse beim Menschen nur sinngemäß bedingt und partiell erlaubt sind.

Durch das alarmierende Auftreten vermehrter maligner Fälle in den dreißiger Jahren, durch das vielfache Versagen der Serumtherapie bei diesen Fällen wurden die Fragen nach Grundlagen und Wert der Serumbehandlung der Diphtheriekrankheit des Menschen wieder aufgeworfen.

Schon 1918 hat BINGEL über die Behandlung mit gewöhnlichem Pferdeserum berichtet. Er verglich 471 Patienten, welche mit Heilserum, und 466 Kranke, die mit gewöhnlichem Pferdeserum behandelt worden waren. Innerhalb der 4 Jahre, währenddem BINGEL seine Vergleichsreihen durchgeführt hat, sah er keinen Unterschied zwischen der Wirkung des Heilserums und des Pferdeleerserums. Allerdings ist diesen Untersuchungen entgegenzuhalten, daß möglicherweise im sog. Pferdeleerserum Spuren spontanen Antitoxins vorhanden sein können und daß BINGEL sein Heilserum nach unseren heutigen Anschauungen *unterdosiert* hat. Er gab auch schweren Fällen nur verhältnismäßig kleine Dosen Antitoxin (Durchschnitt 2000—3000 IE, in wenigen Fällen 6000, 8000, 12000 IE). So glänzend die Idee war, vergleichende Untersuchungen an derselben Klinik, unter den kritischen Augen desselben Arztes durchzuführen, so bleibt doch der Einwand bestehen, daß auf der einen Seite Spuren von natürlichem Antitoxin den Heilerfolg des Pferdeleerserums unterstützt, auf der anderen Seite zu geringe Dosen von Antitoxin die Heilung nicht genügend gefördert haben. Die Letalität in beiden Versuchsreihen betrug etwa 9%.

Schon 1894 hatte BERTIN in Nantes 6 Fälle alternierend mit Heilserum und Pferdeleerserum behandelt. Zahlenmäßig waren dies jedoch zu wenig ins Gewicht fallende Beobachtungen, und so wurde auch von der Kritik diese Mitteilung bald vergessen.

Andere vergleichende Untersuchungen hat FIBIGER an 201 Patienten ohne Serum und 204 mit Serum behandelten Kranken unternommen. Auch FEER berichtet über eine Kontrolluntersuchung der BINGELschen Angaben an einer kleinen Reihe von 65 Heilserum- und 57 Leerserumfällen (vgl. auch BESSAU, KLEINSCHMIDT, BIRK u. a.). Alle bekannt gewordenen Versuchsreihen sprechen für eine Überlegenheit des Heilserums gegenüber dem Leerserum. Auch HOTTINGER hat mit TOEPFER 1932 analoge alternierende Reihenuntersuchungen an je 200 Patienten vorgenommen. Sein Pferdeleerserum enthielt sicher weniger als $^1/_{100}$ IE je Kubikzentimeter. Die Dosierung in der Heilserumreihe wurde nach SCHICK gewählt, also relativ große Dosen. Auch hier wurde eine bessere Wirkung des antitoxinhaltigen Serums gegenüber dem antitoxinfreien festgestellt, allerdings war diese nicht so viel besser, als man sie sich a priori vorgestellt hatte.

Zusammenfassend kann also heute immer noch ausgesagt werden, daß für die lokalisierte und für die progrediente Form der Diphtherie auf Grund experimenteller und klinischer Beobachtungen das Antitoxin das Heilmittel der Wahl ist.

Wie verhält es sich nun bei der Behandlung der primären, malignen Diphtherie? Bei dieser Krankheitsform versagt das Serum in vielen Fällen. Die Pathogenese dieser Krankheitsform ist trotz ausgedehntester Forscherarbeit, namentlich der letzten Jahre, nicht restlos geklärt (vgl. STRÖDER, NIGGEMEYER, O'MEARA, MCLEOD).

HOTTINGER und seine Mitarbeiter faßten diese Krankheitsform als Ausdruck einer vererbten, familiären Empfindlichkeit einer ganz besonders bösartigen Erregerart gegenüber auf. STRÖDER und seine Mitarbeiter sehen das Wesen der Pathogenese in einem Vorgang, der der serösen Entzündung entspricht. SECKEL nennt diese Entzündung hyperergisch. ROSENAU meint, daß die Diphtheriebacillen in diesen Fällen ganz besonders rasch und ganz besonders viel Toxin produzieren. MCLEOD sieht im Gravistypus den spezifischen Erreger. O'MEARA glaubt ein weiteres Toxin bzw. einen Spreadingfaktor, von Hyaluronidase-Charakter annehmen zu dürfen (s. Kap. Pathogenese). Aus keiner dieser pathogenetischen Auffassungen ergeben sich heute schon Konsequenzen für die praktische Therapie der malignen Diphtherie.

Von den Mammutdosen (600000—1000000 IE nach MADSEN und BIE) ist man wohl schon überall wieder abgekommen. Arteigenes, homologes Serum oder Transfusionsbehandlungen (BENEDICT) neben Antitoxin hat keine besseren Resultate gebracht, als die von HOTTINGER und TÖPFER empfohlene Therapie mit fraktionierten Dosen mittlerer Menge. Daß sich die hyperergische Reaktion durch normales Pferdeserum oder andere unspezifische Eiweißreize (Aolan usw.) beeinflussen läßt, ist möglich, aber nicht definitiv sichergestellt. Ob es Mittel gibt, die den Vorgang der serösen Entzündung im Falle der Diphtherie beeinflussen können, ist noch nicht erwiesen. Ob besonders avide Seren gefunden werden können (WEICHSEL), welche der raschen Toxinproduktion besonders gut entgegenwirken, oder Seren, die auf das Gift B von O'MEARA speziell ausgerichtet werden können (MCSWEENEY), wissen wir noch nicht.

All dies ist aber kein Grund, das Problem der toxischen Diphtherie und das Versagen der Serumtherapie in diesen Fällen damit aus der Welt schaffen zu wollen, daß man erklärt, solche Fälle habe es schon immer gegeben. Die einzige Konsequenz ist diejenige, welche sucht, auf neuen Wegen das Problem anzugehen.

Die weitere Entwicklung der spezifischen Antitoxintherapie zeichnet sich seit vielen Jahren schon ab. Die *eine Richtung* versucht durch Reinigungsvorgänge und Konzentration des Pferdeserums immer mehr Antitoxineinheiten bei immer weniger großem Eiweißgehalt zuzubereiten und so dem Menschen möglichst große Mengen von Antitoxin mit möglichst wenig Ballaststoffen zur Verfügung zu stellen. Dialysierverfahren, Aussalzung und Pepsinverdauung sind die eingeschlagenen Wege. Schon das spontane Altern verändert das Serum durch einen hydrolytischen Vorgang (BOURDILLON). Durch Pepsinverdauung erreicht man einen ähnlichen Prozeß, indem trotz gewisser Verluste schließlich eine Konzentration erreicht wird (vgl. SANDOR 1940, MODERN und RUFF 1940, ARLT 1940, DEMNITZ und SCHOLZ u. a.).

Der fermentative Abbauprozeß, dem diese Seren unterworfen werden, bewirkt eine Aufspaltung der nichtantitoxisch wirkenden Eiweißfraktionen, erzielt eine besonders geringe Viscosität, der zufolge die Resorptionsbedingungen günstiger werden, macht weniger starke Sensibilisierung und verändert die Pseudoglobuline, an welchen die Antitoxine haften, aber nur insofern, als diese ihren Dispersitätsgrad durch Molekülverkleinerung erhöhen. Das Präparat wird als *Fermoserum* in Deutschland von den *Behringwerken* zubereitet. Es liegt bereits eine klinische Probezeit vor, in der bestätigt werden konnte, daß dieses hochkonzentrierte Präparat (1000fach) zum mindesten ebensogut ist wie das gewöhnliche Pferdeserum, diesem aber puncto Nebenwirkungen überlegen ist.

Die *zweite Richtung*, in welcher in den letzten Jahren intensiv gesucht wurde, will durch Kombination mit anderen antitoxischen oder antibakteriellen Komponenten des Serums bestimmte Wirkungen erzielen. (BECKER 1929 über Diphtheriescharlachserum, v. BORMANN 1931 über Symbioseserum, STROË 1933 über Diphtherie und Gasbrandserum FINKELSTEIN und KÖNIGSBERGER 1927 über Streptokokkenserum bei Diphtheria gravis, HENTSCHEL 1930 über Rekonvaleszentenserum, u. v. a. m.)

Von keiner dieser Methoden aber kann man sagen, daß sie sich bereits durchgesetzt hat, und ich persönlich habe keine wesentlichen Fortschritte mit irgendeinem dieser Kombinationsverfahren gesehen.

Der *dritte Weg* führt als Konsequenz der O'MEARAschen Anschauungen zur Therapie mit einem besonders aviden Antitoxin. Bis jetzt liegt nur eine bestätigende Angabe von MCSWEENEY vor, während von anderer Seite sogar die theoretischen Grundlagen und Experimente von O'MEARA nicht einmal bestätigt werden könnten (FROBISHER und MAUSS 1943).

Wenn wir auch mit PHILLIPS und ANDERSON (1942) und mit ORR EWING (1946) absolut einig sind, daß die Heilung nicht allein durch das Antitoxin bzw. einen Neutralisierungsvorgang erklärt werden kann, sondern auch außerordentlich wichtige lokale Reaktionen an der Eintrittspforte der Infektion mitspielen, so bleibt uns doch nichts anderes übrig als zu versuchen, die gegebenen theoretischen Grundlagen auszubauen und einen weiteren Weg zu prüfen. Damit meine ich den Weg, der die aktive Beteiligung des Organismus stimuliert. Vielleicht spielen dabei unspezifische allgemeine Abwehr und Anpassungsreaktionen eine gewisse Rolle (Potenzierung der Serumwirkung durch unspezifische Reize). Vielleicht läßt sich auch auf spezifischem Wege noch ein weiterer Fortschritt erzielen. Damit kommen wir zum *vierten Weg*: Die simultane *Toxoidserumbehandlung*.

Schon 1925, als Ramon das Toxoid (Anatoxin) beschrieb, wurde die Wirkung der gleichzeitigen aktiven und passiven Immunisierung untersucht. 1940 faßte Ramon die Frage zusammen und bewies, daß gleichzeitig mit Anatoxin verabreichtes Antitoxin die Immunisierungsvorgänge nicht hindert. Er empfahl diese Methode der aktiv-passiven Immunisierung auch für die Therapie beim Menschen.

Fjord-Nielsen konnte die theoretischen Grundlagen am Meerschweinchen nachprüfen und bestätigen (1940).

Cremer versuchte bei Erwachsenen mit Diphtherie die Toxoid-Antitoxinbehandlung (1947). Er gibt 6 Std vor der ersten Toxoidspritze große Dosen Antitoxin intravenös. Visani behandelte von 1938—1947 6242 Diphtheriefälle mit dieser Methode. Er verlor 4,69% seiner Patienten hauptsächlich an Bronchopneumonie.

Ströder (1948) und verschiedene andere deutsche Pädiater haben sich 1948 gegen diese Methode ausgesprochen.

Nach diesen Autoren ist durch die aktiv-passive Behandlung kein weiterer Fortschritt erzielt worden.

Da in den letzten Jahren die Diphtherie sozusagen auf der ganzen Welt stark zurückgegangen ist, ja gänzlich verschwunden ist, hat sich praktisch keine Gelegenheit mehr geboten, alle diese Therapiefragen in alternierenden Reihen am Krankenbett weiter zu klären und ein definitives Urteil zu gewinnen. Die Diskussion hierüber bleibt vorerst unabgeschlossen.

Praktische Vorschriften für die Serumtherapie. Die oben beschriebenen Dosierungsvorschriften nach Schick werden nicht überall in gleicher Weise durchgeführt. Die Riesendosen hat man wohl überall verlassen, jedoch ist man heute durchschnittlich eher geneigt, große Antitoxinmengen zu verabreichen. Nach Friedemann gibt man bei leichten Fällen 4000 IE, bei mittelschweren 8000 IE, bei schweren Fällen 20000 IE und mehr, bei malignen jedoch steigt man auf 100000—150000 E. Darüber hinauszugehen heißt nach Schick „Gefühlsdosierung", denn von vielen Seiten, namentlich von Reiche und Reye und besonders Lichtenstein, werden die Erfolge der großen Dosen negativ beurteilt.

Soll man nun in schweren Fällen die Injektion von Antitoxin wiederholen? Mir scheint das ebenso zweckmäßig wie Friedemann. Das tägliche Nachspritzen einer gewissen Antitoxinmenge von 1000—5000 IE hat 2 Vorteile: den unspezifischen Reiz und die Neutralisierung eventuell fortlaufend produzierten Toxins aus verborgenen Mandel- oder Lungenherden.

Da die subcutane Anwendung von Heilserum erst in 73 Std eine maximale Konzentration von Antitoxin im Blut hervorbringt (Park 1932), ist es in jedem Fall besser, intramuskulär zu spritzen und bei suspekten Fällen gleichzeitig intravenös. Zum Beispiel intravenös 10000 E carbolfreies Serum und gleichzeitig ein Depot von 20000 IE intramuskulär.

Die Frage der intralumbalen Injektion bei schweren Fällen nach Lorenz (1949) ist wohl für alle subtoxischen und toxischen Fälle zu bejahen. Schon Speransky hat seinerzeit diese Methode angegeben, und wenn auch nicht alle Autoren von der lähmungsverhütenden Wirkung des intralumbal verabreichten Antitoxins überzeugt sind, so ist nach den Angaben von Lorenz doch ein besseres Resultat zu erreichen, namentlich wenn vor der intralumbalen Injektion genügend Liquor im Sinne der Liquorpumpe von Speransky entfernt worden ist.

Man verabreicht nach vorherigem Ablassen von 10—15 cm^3 Liquor ein mäßig konzentriertes Serum (in der Regel 500fach) in der Dosis von 8—10 cm^3 (= 4000—5000 IE). Das Serum wird vorher auf 37° angewärmt, der Eingriff ist gefahrlos, Störungen treten nicht auf.

Überempfindlichkeit gegen Pferdeserum. Bei Menschen, die durch vorhergehende Seruminjektionen sensibilisiert worden sind (Gasbrand, Tetanus, Pneumokokken, Diphtherieserum usw.), besteht die Gefahr der Allergie. Aber auch Asthmatiker, Ekzematiker und andere Allergiker können mit einem allergischen Schock auf Seruminjektionen reagieren. Die Gefahr ist glücklicherweise klein. Wer jedoch den anaphylaktischen Schock praktisch bei Patienten erlebt hat, wenn auch nur 1- oder 2mal während seiner ärztlichen Tätigkeit, der weiß das fürchterliche Krankheitsbild und seine unmittelbare Lebensbedrohung voll einzuschätzen.

Auch die *Serumkrankheit* gehört zu den Überempfindlichkeitsreaktionen. Sie tritt bei Verwendung des Diphtherieheilserums in 10—20% der Fälle auf. Sie wird in diesem Handbuch in einem speziellen Kapitel geschildert. Es genügt daher, hier darauf hinzuweisen.

FAXÉN (1945) untersuchte das Zustandekommen der Serumkrankheit statistisch an einem Material von 7846 Fällen. Er konnte zeigen, daß sich die Serumkrankheit proportional häuft, in Abhängigkeit *1. von der Serumdosis, 2. vom zunehmenden Alter* und *3. erfaßt sie besonders gerne erstgeborene Kinder.*

Bei Verdacht auf Überempfindlichkeit gegen Pferdeserum muß die Allergie mit einem Testverfahren festgestellt werden.

Verfahren 1. Ophthalmoreaktion: Einträufeln von einem Tropfen 1:10 verdünntem normalen Pferdeserum (oder Heilserum) ins Auge. Bei Überempfind lichkeit heftige Rötung in 15—30 min.

Verfahren 2. Intracutanreaktion: 0,1 cm³ Serum (normales Pferdeserum oder Heilserum) wird intracutan injiziert. Nach 5 min tritt an der Injektionsstelle eine Quaddel auf mit pseudopodienartigen Fortsätzen und starke Rötung. Die Reaktion verschwindet spontan in 30 min.

Ist die Reaktion der Conjunctiva des Auges oder der Intracutaninjektion deutlich ausgeprägt, so muß die Desensibilisierung angeschlossen werden.

Vorgehen bei Serumüberempfindlichkeit. Es wird sofort 0,3—0,5 cm³ Heilserum subcutan injiziert, um einen desensibilisierenden leichten Schock auszulösen. Frühestens nach 6 Std kann die doppelte Dosis subcutan verabreicht werden, und nach 12 Std der Rest des Serums.

Heute empfehle ich die gleichzeitige Verwendung eines Antihistaminicums (Antistin, Benadryl, Pyribenzamin usw.), denn der Schock bei Verwendung einer Desensibilisierungsinjektion von 0,3 cm³ subcutan kann schon lebensbedrohend sein.

Ist der Arzt in Zeitnot wegen der drohenden Verschlimmerung der Diphtherie, so kann er fürs erste sofort Rinderserum anwenden, um dem Organismus Antitoxin zur Verfügung zu stellen.

Durch die Verwendung von eiweißarmen Seren wird übrigens die Gefahr des anaphylaktischen Schocks wesentlich vermindert, jedoch nicht ganz aufgehoben.

Unspezifische Allgemeintherapie. Es ist versucht worden, namentlich bei schweren Krankheitsfällen, die Heilungsvorgänge zu unterstützen, indem man gleichzeitig mit der Serumbehandlung Vitamine, Hormone und andere Substanzen zur Anwendung brachte. Vitamin C (WOLDRICH und LORENTZ 1942, SZIRMAY 1940) wurde gleichzeitig mit und ohne Percorten angewendet. Wie schon DIECKHOFF (1939) nachgewiesen hatte, vermag diese Hilfstherapie nichts Überzeugendes beizutragen. Nicotinsäureamid (PEROSA und DE VITA 1942) bei Meerschweinchen kein positiver Erfolg. Tokopherol (BUTTURINI 1942) weder im Tierversuch noch im klinischen Therapieversuch überzeugende Wirkung auf Entgiftung oder Lähmungsprophylaxe. Aneurin (Thiamin) (s. Kapitel über Lähmungen) keine sichere prophylaktische oder therapeutische Wirkung. Vitamin P (Citrin) (KAETHE 1948) kein sicherer Beweis dafür, daß die permeabilitätssteigernde Wirkung des Diphtherietoxins durch Citrin aufgehoben wird. Desoxycorticosteron (HANSEN 1946) keine Wirkung bei maligner Diphtherie.

All diesen Untersuchungen ist das Schicksal schon älterer Versuche über analoge Fragestellungen zuteil geworden. Scheinbare geringe Verbesserungen an kleinem Beobachtungsgut ohne alternierende Reihe wirken nicht überzeugend. Rein theoretische Untersuchungen im Tierversuch geben keine genügenden Grundlagen für die Praxis (s. KAESPER 1931, kombinierte Kalk-Serumtherapie; KOSTYAL 1930, kombinierte Insulin-Dextrosetherapie).

Zweckmäßiger als alle diese Versuche scheint mir, eine vernünftige Allgemeintherapie und Pflege der Diphtheriekranken durchzuführen. Leichte Diphtheriefälle sollen mindestens 2 Wochen im Bett bleiben. Wir wissen noch nicht genau, wie weit auch bei leichten Fällen Herz, Kreislauf und Nervensystem affiziert sind, und außerdem zeigt die praktische Erfahrung, daß die Serumkrankheit bei konsequenter Bettruhe eher seltener und leichter auftritt.

Die Ernährung soll ebenfalls berücksichtigt werden. Sind die Schluckbeschwerden gering, so können die Patienten beinahe jede vernünftige Krankenkost genießen. Bei stärkeren Beschwerden ist breiförmige oder flüssige Kost am Platz, kleine Mengen relativ konzentrierter Nahrung sind zweckmäßig. Kohlenhydratreiche Breie, Suppen mit viel Eigelb, roh eingerührt, Obstpüree, roh oder gekocht, sind zweckmäßig, um einen gewissen Calorienreichtum zu garantieren, die Verdauung nicht allzu sehr belasten und Anstrengungen bei eventueller Obstipation zu verhüten.

Bei Gaumensegellähmung und Verschlucken muß die breiförmige oder halbflüssige Nahrung doppelt vorsichtig und ganz besonders langsam vom Pflegepersonal gereicht werden (Schluckpneumonie!). Freiluftbehandlung ist eines der besten allgemein wirksamen Mittel zur Hebung des Wohlbefindens, das Appetits und des Schlafs der Kranken. Auffallend ist namentlich, wie die Kinder am offenen Fenster oder auf der Terrasse oder gar im Freien ruhig werden, die Angst nimmt ab und ein wohltuender Schlaf tritt ein. Die Erfahrungen der SCHLOSSMANNschen Infektionsklinik in Düsseldorf in dieser Hinsicht können gar nicht hoch genug eingeschätzt werden. Auch bei Stenose ist die Freiluftbehandlung häufig von überzeugender Wirkung.

Die lokale Behandlung der Nasen- und Rachendiphtherie ist überflüssig. Spülen des Mundes und Gurgeln mit indifferenten oder leicht antiseptischen, nicht adstringierenden oder ätzenden Mitteln ist erlaubt und gehört zu den pflegerischen Handlungen. Die Haut um die Naseneingänge oder bei Otitis am Gehörgang soll eingefettet werden (Pennicillinsalbe). Hautdiphtherien werden nach meiner Erfahrung besser nicht mit Serumverbänden behandelt, sondern mit Penicillinsalbe oder -lösung lokal betupft oder aber mit Pantothensalbeverbänden zu besonders rascher Ausheilung gebracht (B-Panthen Roche).

Der Körperpflege, dem Wundliegen bei schweren Fällen mit oft tagelanger Prostration ist große Beachtung zu schenken. Dabei dürfen aber die Patienten in keiner Weise angestrengt oder aufgeregt werden.

Behandlung der Herz- und Kreislaufschwäche. Es ist besonders wichtig, die Behandlung der akuten Zirkulationsschwäche wie auch des akuten Versagens der Herztätigkeit zu streifen. Meistens wird man Kreislaufschwäche und Versagen der Herzkraft klinisch nicht ohne weiteres auseinanderhalten können, und man sollte daher Mittel wie Adrenalin, das eine plötzliche Blutdrucksteigerung macht, nur äußerst vorsichtig gebrauchen. Persönlich sah ich bei Adrenalinanwendung bei toxischen Diphtherien nichts Gutes und verzichtete später auch auf ähnlich wirkende Mittel wie Ephetonin und Ephedralin. Weniger brüsk und anhaltender wirkt Sympatol bei akutem peripherem Kreislaufkollaps und beim Versagen der Herztätigkeit. Coffein, Cardiazol und Coramin wirken ebenfalls kräftig stimulierend, meines Erachtens namentlich ihre zentrale Wirkung.

Zu empfehlen ist die physikalische Behandlung der Kreislaufschwäche mit *Wärme* (Thermophor oder Lichtbogen, heiße Laken oder warme Bäder). Wasserzufuhr durch Tropfeinläufe oder intravenöse Infusion bei Kachexie infolge Erbrechen und Durchfällen hat sich bewährt. Zweckmäßig ist es, die Infusion mit Traubenzucker vorzunehmen. Die systematische prophylaktische Digitalisbehandlung hat sich in der Düsseldorfer Epidemie nicht bewährt. In einer Kontrollreihe mit, und einer ohne Digitalisprophylaxe traten jeweils gleichviel Myokardschädigungen und eine gleiche Anzahl von Todesfällen an Myokarditis auf.

Wir verzichteten, wie FRIEDEMANN, in der Folge auf die Digitalisprophylaxe und verwendeten, wie mir scheint, mit besserem Erfolg bei akuter Myokarditis Strophanthin intravenös.

Als das beste Medikament bewährte sich in schweren Fällen und bei Kreislaufkomplikationen der Rekonvaleszenz das schon von HEUBNER empfohlene Strychnin. Bei allen bedrohlichen Zuständen kann man Strychnin in 1‰iger Lösung subcutan anwenden. Das Präparat wird gut vertragen, Dosierung je Tag 1—6 mg, in 1—6 Injektionen nach Bedarf (zu je 1 cm^3). Strychnin ist das einzige Mittel, von dem wir in der Düsseldorfer Epidemie bei malignen Fällen auf Grund der klinischen Erfahrung aussagen dürfen, daß wir ihm den einen oder anderen bescheidenen Erfolg bei unseren deletären Fällen zu verdanken hatten. Wichtig ist schließlich, daß bei motorischen Unruhen und Krämpfen Beruhigungsmittel angewendet werden. Chloral 0,5—2,0 g rectal, Luminal in refracta dosi (bis 0,1 g pro die) und Narcophin ad injectionem sind meiner Erfahrung nach die besten Präparate (Narcophinlösung 1‰ig, Injektion je Altersjahr 0,1 cm^3 subcutan).

Die Behandlung der Lähmungen. Die medikamentöse Behandlung der postdiphtherischen Lähmung ist leider ebenfalls noch sehr unvollkommen. Strychnin ist nach unseren Erfahrungen das Medikament, das eine gewisse Wirkung entfaltet, Dosierung wie oben: 1—6 mg pro die. Bei sehr lange andauerndem Gebrauch können tonische Krämpfe auftreten.

Über die Wirkung des Strychnins besteht eine interessante Studie von GIRAUD und Mitarbeitern (1947). Bei maligner Diphtherie starben ohne Anwendung von Strychnin 89% der Fälle. Wenn von Anfang an systematisch Strychnin gegeben wurde, war die Letalität nur 31%.

Der tödliche Ausgang der Lähmungen, welche ohne Strychnin behandelt wurden, betrug 88%, während die mit Strychnin behandelten Fälle von Lähmungen nur eine Letalität von 35% aufwiesen.

Die therapeutischen Versuche von LASCH (1951) müssen hier unbedingt erwähnt werden. Durch die Anwendung von Cocarboxylase (Aneurinpyrophosphorsäureester) gelang es ihm die Letalität maligner Diphtheriefälle von 65% auf 14% zu senken. Neben Serum, Penicillin, Vitaminmischspritzen, Percorten und Euphyllin gab er 3—4mal täglich Cocarboxylase (je 50 mg Trockensubstanz in Pufferlösung gelöst) intravenös, und injizierte durch dieselbe Nadel jeweils nachher 5—10 cm^3 20—30%ige Lävuloselösung während 10—14 Tagen. Er schließt aus den relativ guten Erfolgen, aus der Normalisierung schwer pathologischer EKG-Kurven und aus dem vermehrten Gesamtkohlenhydratgehalt der behandelten Herzmuskeln auf eine günstige Einwirkung auf die Phosphorylierungsvorgänge im Herzen.

So bestechend auf den ersten Blick diese neue therapeutische Möglichkeit erscheint, so kann doch die Kritik folgende Einwände nicht verschweigen:

1. LASCH behandelte seine toxischen Fälle (3. und 4. Grades) am Ende einer Epidemie. Wir wissen aber, daß dann auch die malignen Fälle relativ benigner werden.

2. Die Rückbildung schwer veränderter EKG-Kurven (Wilsonblock) kommt bei Diphtherie verhältnismäßig häufig vor.

3. Die Vergleichsreihen der mit und ohne Cocarboxylase behandelten Fälle sind klein, abgesehen von ihrer zeitlichen Inkongruenz. Von 29 Patienten 1949 bis 1950 verlor er 19 (Letalität 25%), von 14 toxischen Fällen, von Oktober 1950 bis 1951 verlor er nur 2 Patienten. In dieser letzten Zeit starben von 4 nicht mit Cocarboxylase behandelten 3.

4. Über den Verlauf der Lähmungen erfahren wir nichts.

Diese Einwände sollen die höchst interessanten therapeutischen Versuche von LASCH nicht in ihrem Wert beeinträchtigen, die Verwendungsmöglichkeit der Cocarboxylase zur Behandlung der toxischen Diphtherie verdient eine Nachprüfung auf breitester Basis.

Thyroxin (0,2—0,3 mg intravenös) wird ebenfalls ein günstiger Einfluß auf die Lähmungen zugeschrieben. Tetrophan wird von STARK bei Poliomyelitis und bei Atemlähmung nach Diphtherie von FRIEDEMANN empfohlen. Glücklicherweise ist, wie im Abschnitt über postdiphtherische Lähmungen gesagt wurde, die Prognose im großen ganzen gut.

Nur die Lähmung der Atemmuskulatur ist unheimlich. Die Pflege und Behandlung bei Atemlähmungen hat vor allem darauf zu achten, daß der Patient Ruhe hat, daß er sich bei der häufigen Kombination mit Schlucklähmung nicht verschluckt und aspiriert, und daß er genügend frische Luft und Sauerstoff zugeführt bekommt (eventuell eiserne Lunge). Wichtig ist die Kenntnis vom klinischen Verlauf der Atemlähmung: nach oft stundenlangem Aussetzen der Atmung des Zwerchfells kommt unvermutet die Atmung wieder in Gang, setzt nach einiger Zeit wieder aus und erholt sich wieder. Dieser typische Wechsel kann tagelang fortdauern und macht eine besonders sorgfältige kontinuierliche Überwachung dieser Patienten notwendig.

Hie und da konnte eine leichte Nachhilfe durch künstliche Atmungsbewegung über gefährliche Momente hinweghelfen, im allgemeinen aber wehren sich die Patienten gegen solche Prozeduren, und oft genug gewannen wir den Eindruck, daß Ruhe besser wirkt und die bedrohlichen Zustände des Aussetzens der Atmung mit Beruhigungsmitteln und Strychnin leichter vorübergingen als unter Versuchen mit künstlicher Atmung (Pulmotor, Eiserne Lunge).

Von HEUBNER ist seinerzeit die Behandlung der Lähmungen mit Heilserum empfohlen worden. Ich habe persönlich von dieser Methode bei sehr vielen Fällen nie etwas Überzeugendes gesehen.

Ob sich in der Praxis die LORENZsche Intralumbalprophylaxe mit Serum bewähren wird, können wir heute noch nicht beurteilen.

Behandlung der Kehlkopfdiphtherie. Patienten mit Larynxdiphtherie gehören ins Bett. Man pflegt im allgemeinen für Zufuhr feuchter warmer Luft zu sorgen. Es gibt Kliniken mit speziellen Zimmern, mit Dampfkabinen usw. Auch der Bronchitiskessel wird systematisch verwendet. Man kann mit Leintüchern ein Dampfbett improvisieren, nasse Tücher aufhängen, heiße Ziegel ins Wasser stellen usw. In der Klinik SCHLOSSMANNs wurden alle diese Prozeduren aufgegeben. Dafür wurden die Fenster geöffnet und den Patienten frische Luft zugeführt. Die Erleichterung für die Stenosekranken durch das Verbringen an die Luft (Balkon, Garten im Sommer und Winter) ist nach meinen Erfahrungen wirklich erstaunlich. Alle Patienten, namentlich wenn sie gleichzeitig durch Narcophin beruhigt wurden, verlieren ihre Angst und schlafen tief und ruhig. In vielen Fällen tritt in diesem Schlaf Erholung ein, so daß sich operative Eingriffe auf ein Minimum reduzieren lassen. Dies gilt für Erwachsene und Kinder jeden Alters.

Medikamentös ist außer Morphin eventuell noch Codein zu verwenden (0,005 bis 0,01). Expectorantien sind ohne Wirkung. Die Ernährung wird in vielen kleinen Portionen warmer Flüssigkeit bestehen. Mit zunehmender Stenose und Atemnot verweigern die meisten Patienten jede Nahrung. Säuglinge und Kleinkinder trägt man zur Beruhigung fleißig auf den Armen im Freien herum. Warme Wickel, die nicht zu fest angelegt sind, werden hie und da die Kinder beruhigen. Vor allen Dingen ist das psychische Moment zu berücksichtigen, Atemnot macht Angst, die Angst steigert die Atemnot. Morphin, Codein und Narcophin unterbrechen diesen Circulus vitiosus.

Ein großer Fortschritt in der Croupbehandlung besteht darin, daß man die Membranen in Larynx und Trachea absaugt (GOVER und HARDMANN 1923). Wasserstrahlpumpe und weicher Gummikatheter saugen Schleim, Eiter und Membranen aus Rachen und Kehlkopf. Es ist vorsichtiger, nicht mit einer Pinzette Membranen aus dem Kehlkopf entfernen zu wollen, sondern nur den Katheter anzuwenden. Mit zunehmender Atemnot erhebt sich die Frage, wann ist der Augenblick für die Operation gekommen? Die Ansichten darüber sind sehr verschieden. Auf der einen Seite wird die Frühoperation empfohlen, noch bevor Cyanose und Pulsverschlechterung eingetreten sind, auf der anderen Seite kann sicher die Operation oft vermieden werden, wenn bei rechtzeitiger Anwendung des Heilserums die Erstickungsangst durch Anwendung von Narkoticis und Freiluftbehandlung bekämpft wird. Persönlich halte ich den Standpunkt von FRIEDEMANN für den vernünftigsten. Solange die Lungenventilation kompensiert ist, d. h. solange der Puls kräftig, das Gesicht gut durchblutet und nicht cyanotisch ist, besteht keine direkte Indikation für Operation.

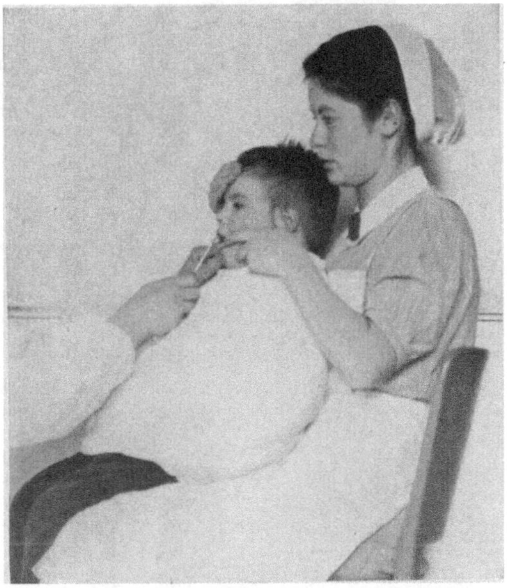

Abb. 71. Intubation. Das Kind wird mit einem Tuch fixiert, eine Schwester hält es auf dem Schoß, der Arzt führt die Tube (mit oder ohne Anwendung einer Mundsperre) ein. Die linke Hand drückt die Zunge nach vorn und weist der Tube den Weg. Die rechte Hand hält den Handgriff und den Sicherungsfaden der Tube.

Wird der Puls schwächer und beschleunigt, die Gesichtsfarbe blaß und cyanotisch, so sind dies die Zeichen dafür, daß der Gasaustausch in den Lungen ungenügend geworden ist. Man soll nicht so lange warten, bis die letzten Reservekräfte des Patienten erschöpft sind.

Einzig bei Kleinkindern und Säuglingen sollte möglichst spät operiert werden, weil man, wie SCHICK besonders betont, nie ganz sicher ist, ob man mit der Intubation allein auskommt, oder nicht doch noch zur sekundären Tracheotomie greifen muß.

Die Beantwortung der Frage nach der Anwendung der Intubation oder Tracheotomie ist eine Konsequenz von Geschicklichkeit, Temperament und Schweregrad des Stenosefalles.

Wer nicht intubieren kann, soll die Hände davon lassen. Absteigender Croup wird besser tracheotomiert, ängstliche Ärzte tracheotomieren besser primär.

Die Intubation. Schon 1857/58 hatte BOUCHUT eine Intubationsmethode zur Behandlung der Kehlkopfdiphtherie angegeben. Er war aber mit seiner Meinung nicht durchgedrungen. Unabhängig von BOUCHUT entwickelte O'DWYER seine eigene Arbeit und entdeckte 1883—1885 die „*Intubation*“. Er hat in jahrelanger Arbeit die Plastik des Kehlkopfes jeder Altersperiode nachgeformt und Ausgüsse des Kehlkopflumens angefertigt. Diese „Tuben“ genannten Röhrchen sind durch einen Mandrin festgehalten und lassen sich durch eine federnde Schiebevorrichtung davon abstoßen. Ein doppelter Seidenfaden sichert die Tube. Die Tuben werden heute aus Ebonit oder einem anderen leichten Kunststoff hergestellt.

Die Technik der Intubation ist äußerst einfach. Der Geübte kann sie in jeder Lage des Patienten ausführen. Am einfachsten allerdings ist die Intubation auszuführen, wenn der Patient sitzt.

Kinder umwickelt man am besten mit einem Tuch. Die Arme sind dann fixiert. Eine Schwester oder ein Arzt hält das Kind sitzend auf dem Schoß. Mit einer Hand umschlingt sie den Oberkörper, mit der anderen hält sie die Stirn des Patienten. Die meisten Ärzte benützen die Mundsperre nach Witehead zur Intubation. Doch diese ist bei kleinen Kindern meistens überflüssig.

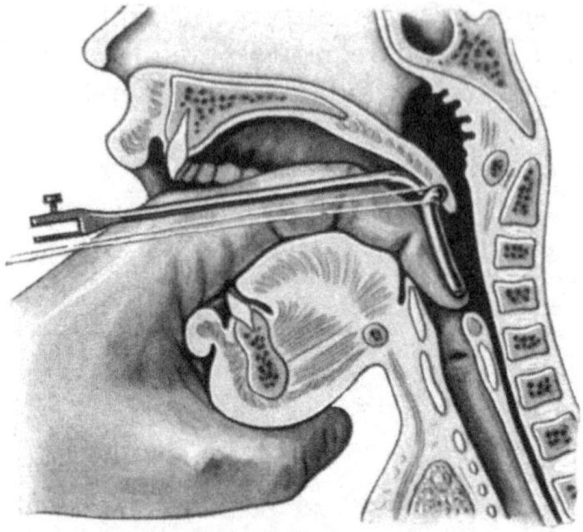

Abb. 72. Erster Akt. Die Tube wird bis zur Spitze des am Introitus laryngis liegenden linken Zeigefingers eingeführt. Handgriff des Intubators ist tief gesenkt Die Tube liegt neben dem linken Zeigefinger.

Der operierende Arzt nimmt eine der dem Alter entsprechend numerierten Tuben an den Mandrin. Er sichert die Tube mit dem Seidenfaden, indem er den Faden um den Handgriff einmal herumschlägt und mit dem Zeigefinger der rechten Hand am Haken des Handgriffs des Intubators festhält (s. Abb. 71). Man kann Mandrin und Tube mit sterilem Paraffinöl vor dem Einführen gleitend machen und soll sich davon überzeugen, daß die Tube sich vom Mandrin spielend leicht löst.

Jetzt greift der linke Zeigefinger durch die Mundhöhle des Patienten hindurch bis hinter den Kehldeckel. Unter der Zeigefingerspitze fühlt er den Eingang des Larynx.

Mit der rechten Hand wird der Tubus am linken Zeigefinger seitlich vorbeigeschoben und dann unter der Zeigefingerspitze in den Introitus laryngis eingeführt.

Jetzt hält der linke Zeigefinger die Tube leicht im Kehlkopf, während der Mandrin entfernt wird. Bei geglückter Prozedur aspiriert das Kind im selben Moment die Tube, in welchem der Mandrin entfernt wird. Der Seidenfaden wird um das Ohr des Patienten geschlungen und mit einem Heftpflaster auf der Wangenhaut vor dem Ohr fixiert.

Das Kind kommt in sein Bett zurück, muß aber dauernd überwacht werden. Die Arme müssen in Manschetten fixiert werden, damit das Kind die Tube nicht selber herausreißen kann.

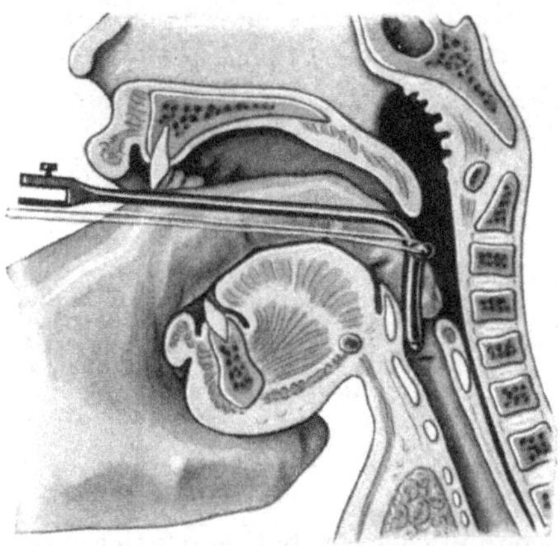

Abb. 73. Zweiter Akt. Die Tube wird vom Patienten aspiriert. Sie tritt in die Pars superior des Larynx ein. Der Handgriff des Intubators wird etwas gehoben. Der Zeigefinger der linken Hand darf weder schieben noch drücken. Er weist nur den Weg.

Hie und da erbrechen die Kinder bei dem Eingriff. Manchmal würgen sie die Tube wieder heraus oder husten sie ab. Erstaunlich rasch aber merken die Patienten, daß die Atemnot nach dem Eingriff vorbei ist, beruhigen sich oder lassen den Eingriff ohne Schwierigkeiten wiederholen.

Selten kommt es vor, daß durch die Tube eine Membran losgelöst wird und vor der Tube in der Trachea liegenbleibt. Es kommt zur Asphyxie. Daher die Regel: Es darf keine Intubation ausgeführt werden, ohne daß alles für die Tracheotomie vorbereitet ist.

Bei der lokalisierten Kehlkopfdiphtherie ist die Intubation ein ideales Vorgehen. Nach 12—24 Std verflüssigen sich die Membranen oder lösen sich und werden eventuell mit der Tube zusammen ausgehustet. Bei hartnäckigeren Prozessen oder Neubildungen von Membranen kann wieder intubiert werden. Im ganzen darf die Tube aber nicht mehr als 100 Std liegenbleiben wegen der Gefahr eines Schleimhautdecubitus.

Heute würde ich empfehlen, bei jeder Kehlkopfstenose vor, während und nach der Operation Penicillinspray inhalieren zu lassen. Es gibt verschiedene gute Apparate zum Vernebeln des Penicillins.

Die Irrigation mit Penicillin bei Stenosen wurde von DINSE und MINKENHOF (1948) systematisch angewendet, indem alle 20 min einige Tropfen einer Penicillinlösung intratracheal (mit Katheter oder durch die Kanüle) eingespritzt wurden. Die Lösung enthielt je 1 cm^3 1000 IE Penicillin. Schon VAN WYK und VAN DER WEY hatten 1946 7 Stenosen auf eine ähnliche Weise behandelt, indem sie alle 3 Std mittels einer Kanüle 500 IE Penicillin einbrachten. Sie verloren 2 ihrer Fälle.

Auch die polnischen Autoren, HOLLENDER und TRAPLOVA (1947) sowie PALACKY (1947) verwendeten Penicillin bei Diphtherie, allerdings waren die Dosen nicht sehr groß; dennoch zeigte sich, daß Penicillin bei Tracheotomie in der Behandlung und Verhütung der Bronchopneumonie eine große Hilfe war.

Auch ein Adrenalinspray oder Ephedralinnebel kann die Heilungsvorgänge im Kehlkopflumen insofern unterstützen, als sie die entzündliche Schwellung etwas zu reduzieren vermögen.

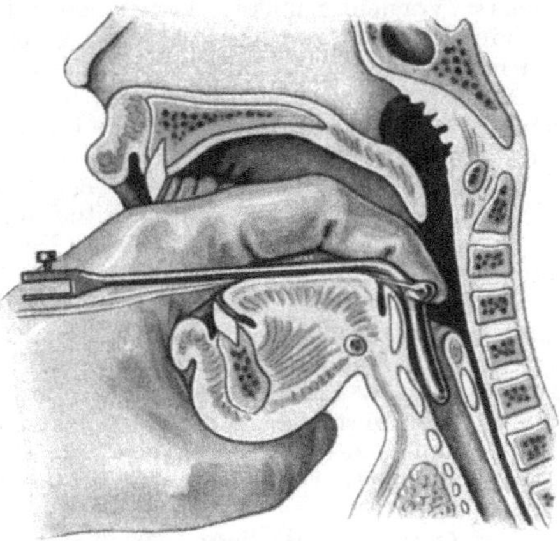

Abb. 74. Dritter Akt. Die Tube passiert die Glottis durch Aspiration. Der linke Zeigefinger hindert das Wiederaushusten der Tube. Er schiebt nicht und forciert nichts. Er hält die Tube leicht zurück, damit der Mandrin des Intubators langsam, unter Senkung des Handgriffs des Intubators, wieder herausgezogen werden kann.

Es soll hier abschließend noch einmal betont werden, daß die Intubation Geschicklichkeit und nicht Kraft erfordert. Die notwendige Übung kann man sich leicht erwerben, und immer muß man sich klar sein darüber, daß der Patient die Tube aspirieren muß, nie darf die Tube mit Gewalt in den Kehlkopf gestoßen werden.

Natürlich wird der Fremdkörper der Tube hie und da stark zum Husten reizen. Läßt man die Kinder trinken, schlafen sie meist nach dem Löschen ihres Durstes ein. Sie sind erschöpft und durstig, stehen unter der Wirkung von Codein oder Narcophin, und so wird die Intubation zu einem beruhigenden Eingriff. Die meisten Kinder werden sofort rosig oder erholen sich in den nächsten Stunden. Bleibt die Erholung aus oder nimmt die Stenose sogar noch zu, so ist das ein Zeichen dafür, daß ein progredienter Prozeß, ein absteigender Croup, vorliegt. Hie und da wird dieser Croup durch die Heilserumwirkung arretiert und kann, wenn sich auch die Intubation als ungenügend wirksam zeigen sollte, durch die Tracheotomie behoben werden. Man spricht dann von *sekundärer Tracheotomie.*

Die Intubation stellt an das Pflegepersonal besonders hohe Anforderungen. Ein intubiertes Kind darf keinen Moment unbeaufsichtigt bleiben. Die Tube kann sich verstopfen, sie kann herausgerissen oder -gehustet werden, namentlich bei Nahrungsaufnahme, weil sich die Kinder leichter verschlucken als gewöhnlich. Bei reichlicher Membranbildung schlagen die flatternden Beläge an die Tubenöffnung oder in die Tube hinein, das Lumen der Tube kann durch Eintrocknen des ausgehusteten Sekretes verstopft werden. Alle diese Dinge müssen vom aufmerksamen Pflegepersonal rechtzeitig erkannt werden, und die entsprechende Reaktion der Pflegerin kommt bei den drohenden Gefahren nur bei erfahrenen Schwestern mit der nötigen Promptheit.

Abgesehen von den pflegerischen Gefahren besteht auch diejenige der Decubitalgeschwürsbildung. Decubitus heilt nur unter Narbenbildung. Die Narbenbildung kann aber bei größeren Defekten bis zum Totalverschluß des Kehlkopfes führen.

VON BOKAY und O'DWYER haben zwar spezielle Alaungelatinetuben entwickelt, um die Heilung eines Decubitaldefektes bei liegendem Tubus zu ermöglichen. SCHICK hat mehrmals davon Erfolge gesehen, empfiehlt aber doch sekundäre Tracheotomie nach 100 Std.

Die Tracheotomie. Primäre und sekundäre Tracheotomie sind technisch identisch. Die sekundäre Tracheotomie wird, wenn möglich, bei liegendem Tubus gemacht. Dies erleichtert das Auffinden der Trachea.

Der Patient wird ähnlich wie bei der Intubation gefesselt (Hände eingebunden), jedoch so, daß Hals und Schultern frei bleiben. Chloroformnarkose. Nackenrolle. Besteck besteht aus Lanzette, 2 Wundhaken, anatomische Pinzette, 2 kleinen Wundhaken, 1 Knopfmesser, Schere und Kanülen. Die einfachere Methode ist die Tracheotomia inferior mit Querschnitt. Der Schnitt wird 2—3 cm breit, etwa 2—3 Finger über dem oberen Sternalrand geführt. Die Haut wird mit dem Messer durchtrennt und dann stumpf vorgegangen. Ein Assistent zieht die Wundränder auseinander, wodurch meist die Blutung steht. Eventuell wird nun auch noch die Fascie scharf durchtrennt, dann aber darf nur noch stumpf präpariert werden. Die Venen sind immer stark mit Blut gefüllt und häufig bewegt sich der Kehlkopf infolge der Atemnot heftig auf und ab. Die Schilddrüsenteile, namentlich der Isthmus, sind häufig vergrößert. Vorsichtig müssen Venen und Schilddrüsenlappen stumpf präpariert und stumpfe Wundhaken durch den Assistenten weggezogen werden. Die Trachea ist leicht zu präparieren. Konsistenz und weiße Farbe der Trachealringe sind nicht zu verkennen. Die Trachea soll schön präpariert werden. Jetzt erst wird ein kleiner Schnitt in die vordere Trachealwand gemacht (mit dem Spitzmesser). Die Luft zischt durch den Schnitt. Der Schnitt wird durch den Assistenten mit 2 scharfen Häkchen zum Klaffen gebracht, vom Operierenden durch das Knopfmesser nach oben oder unten erweitert und die Kanüle eingeführt. Die Wunde wird austamponiert, oben und unten Situationsnähte angebracht und die Kanüle mit einem Bändchen um den Hals befestigt. Die Kanüle wird durch Gaze und Billrothbattist von der Haut getrennt.

Die Kanülen sind alle doppelt, so daß die innere Kanüle zur Reinigung entfernt werden kann (je nach Bedarf $^1/_2$stündlich oder stündlich). Die äußere Kanüle wird alle 2 Tage gewechselt. Das Dekanülement muß sehr vorsichtig auf längere Zeit ausgedehnt werden, am besten unter Zuhilfenahme einer gefensterten Kanüle. Die Gefahren der Tracheotomie sind z. B. technische Fehler des Operierenden, meistens aus Aufregung. So sah ich einmal einen guten Chirurgen die Arteria carotis communis als Trachea anschneiden. Abnormer Verlauf der Arteria thyreoidea kann bei unvorsichtiger Präparation zu einer tödlichen Blutung Anlaß geben.

Der *Querschnitt* ist besser geeignet, solche Aufregungsfehler zu vermeiden, weil er es leichter macht, die Mittellinie innezuhalten. Struma und Blutfüllung der Halsvenen sind manchmal sehr unangenehme Operationshindernisse. Blutungen dürfen nicht vorkommen. Die Narkose ist manchmal überflüssig, auf jeden Fall soll nie mit großen Mengen Chloroform eine tiefe Narkose erzwungen werden. Die Tracheotomie disponiert zu leichten Pneumonien. Dampfkammern und Dampfzelte, Inhalationsapparate usw. verhüten diese Pneumonien nicht. Das altmodische Auswischen der liegenden Kanüle und der Trachea mit einer Taubenfeder ist besser zu unterlassen, dafür kann man mit einer einfachen Absaugevorrichtung und einem weichen Katheter Kanüle und Trachea besser von Schleim, Eiter und Membranen reinigen. Penicillinspray oder Penicillinnebel gehört meines Erachtens heute zu den unbedingten Hilfsmaßnahmen.

Glücklicherweise kommt es nur selten zu einem erschwerten Décanulement. Es erfordert viel Geduld, die Rekonvaleszenten langsam an eine normale Kehlkopfatmung zu gewöhnen. Nur einmal unter vielen 100 Fällen habe ich das Entstehen einer Ringnarbe oberhalb der Kanüle beobachtet bei einem Patienten, der zuerst 180 Std (!) intubiert war und sekundär tracheotomiert werden mußte. Aus dem Kind wurde ein „*Canulard*“. Das Décanulement soll bei normalem Verlauf am 3.—4. Tag vorgenommen werden, manchmal jedoch dauert es länger, bis es durchgeführt werden kann.

Antibiotica und Diphtherie. Seit der Einführung der Antibiotica in die Therapie der Infektionskrankheiten sind selbstverständlich die Möglichkeiten der Behandlung der Diphtherie mit Sulfamiden und mit Penicillin von vielen Seiten untersucht worden.

Experimentelle Forschungen über den Einfluß der Sulfamide auf das Wachstum der Diphtheriebacillen bestätigen, daß diese Antibiotica eine deutliche bakteriostatische Wirkung ausüben. Aber schon früh wurde erkannt, daß diese bakteriostatische Wirkung bei der Krankheit des Menschen nicht zur Wirkung kommt (CAREY 1942, HOMPESCH 1943—1949, VAN LOOKEREN-CAMPAGNE 1944 u. a.). Die negative Beurteilung war a priori zu erwarten, denn die Sulfamide wirken nicht antitoxisch, sondern höchstens antibakteriell. Auch bei der Verwendung von Penicillin sind analoge Überlegungen von vornherein wegweisend. In der Tat gelang es, zwar bei der Maus die antibakterielle Wirkung von Penicillin, wie auch von anderen Antibioticis gegen Diphtheriebacillen nachzuweisen (ERCOLI, LEWIS und

MÖNCH 1945), aber schon beim Meerschweinchen zeigte sich die Unwirksamkeit gegenüber der Toxinvergiftung. Klinische Untersuchungen sprechen für beschränkte Wirksamkeit von Penicillin bei gleichzeitiger Serumtherapie (WSZELAKY und HANDZEL 1948 in Gdansk). Diese Autoren gaben täglich 100000 IE neben üblichem Antitoxin. Die Letalität, namentlich auch bei toxischen Fällen, sank dabei von 23% auf 5%.

Berichte aus England (DODDS 1946) melden, daß Penicillin neben Immunserum bei schweren Diphtheriefällen als Hilfsfaktor therapeutisch sich auswirken kann. LONG (1947) berichtet ebenfalls aus England, daß bei 6 schweren Fällen das Charakteristische darin bestanden habe (80000 IE + 1000000 Penicillineinheiten), daß nach 24 Std der Rachen diphtheriebacillenfrei gewesen sei. Sonst kein besonders auffallender Einfluß auf den Krankheitsverlauf. BAZAN ist der Penicillintherapie der Diphtherie gegenüber vollständig negativ eingestellt. CRAWFORD (1948) gibt bei akuter Krankheit neben Antitoxin große Dosen Penicillin (3stündlich 20000—40000 E intramuskulär) bis zur Epithelisierung des Rachens. Auch er beobachtet dabei ein besonders rasches Verschwinden der Diphtheriebacillen. GIORGETTI (1947) hat bei maligner Diphtherie Penicillin angewendet. Er sah keinen Einfluß auf den Ablauf der Krankheit. Die *Bronchopneumonie* bei seinen Fällen ließ sich jedoch durch Penicillin sehr gut behandeln (s. auch HOLLENDER, TRAPLOWA und PALACKY 1947) (S. 1337).

Wenn nach diesen Berichten, die sicher noch ungenügend sind, heute schon ein Urteil gefällt werden soll, so wird es ungefähr in folgender Art und Weise formuliert werden müssen: *Die Sulfamide wirken wahrscheinlich bei Diphtherieerkrankung ungenügend oder gar nicht.*

Das *Penicillin kann in großen Dosen antibakteriell sich sehr stark auswirken und diese Funktion wird mit Bestimmtheit therapeutisch ausgenützt werden müssen.* Es besteht aber heute eine Gefahr, auf die ich hier aufmerksam machen will: Trotzdem wir heute genügend Penicillin zur Verfügung haben, um bei jeder Angina dieses Antibioticum überreichlich anzuwenden, ist das nicht unbedingt ein Segen für den praktischen Arzt. Er wird, verführt durch die guten Resultate bei Streptokokkeninfektion des Rachens, auch beginnende Diphtherien mit Penicillin behandeln, ohne sich die Frage vorzulegen, ob es sich überhaupt um Rachendiphtherie handelt oder nicht. Dadurch erzielt er vielleicht eine Sterilisierung, kann aber die toxischen Veränderungen nicht beeinflussen.

Einen solchen Fall habe ich bereits erlebt: Ein Kind, das in allen klinischen Erscheinungen der Rachendiphtherie durch beachtlich große Dosen Penicillin behandelt wurde, starb an typischer Myocarditis diphtherica. Die bakteriologische Untersuchung fiel negativ aus, so daß auch in Tabula nur der Verdacht geäußert werden konnte, bei dem Todesfall handle es sich um Erscheinungen, hervorgerufen durch Diphtherietoxin. In solchen Fällen wäre es besser, nach alter Auffassung zuerst Heilserum zu spritzen, um die toxischen Veränderungen zu verhindern. Schon CAREY warnte 1942 aus analogen Überlegungen vor der Anwendung von Sulfamiden. Auf jeden Fall verlangte er vor der Sulfamidtherapie die bakteriologische Untersuchung und postulierte die Verwendung von Diphtherieheilserum im Verdachtsfall.

Antibiotica haben keinen Einfluß auf die Toxinveränderungen an Herz, Nervensystem und Niere. Bei Croup und maligner Diphtherie, ebenso bei Haut- und Nasendiphtherie kann Penicillin als weitere Hilfe neben dem Heilserum sicherlich einen beachtenswerten Erfolg haben, falsch angewendet aber birgt es eher gewisse Gefahren.

Behandlung der Bacillenträger. Unter dem Sammelbegriff „*Bacillenträger*" verbergen sich 3 verschiedene Kategorien von kontagiösen Personen. Sie werden meistens mit diesem einen Schlagwort zusammengefaßt.

1. Handelt es sich um *Rekonvaleszenten*, welche nach Überstehen einer Diphtherie noch ansteckend sind. Die meisten dieser Patienten verlieren ihre Diphtheriebacillen nach einigen Wochen. Ein gewisser Prozentsatz aber bleibt lange Monate hindurch ansteckungsfähig. Ob dabei langsam aus virulenten Bacillen avirulente oder sogar Pseudodiphtheriebacillen werden, ist vorerst noch nicht sicher festgestellt und wird noch diskutiert.

2. Zu jeder Zeit kann *irgendein Gesunder* durch Kontakt mit Diphtheriebacillen zum Bacillenträger werden. Es handelt sich dabei um Vorgänge, welche im Sinne der stillen Feiung bzw. stummen Immunisierung der Bevölkerung vom epidemiologischen Gesichtspunkt aus außerordentlich wertvoll sind und eine Grundimmunität der Bevölkerung garantieren. Ein solcher Gesunder kann sogar mehrmals Bacillenträger werden.

3. Kann es sich um *Individuen handeln mit chronischen diphtherischen Prozessen* der Nase, der Tonsillen, der Ohren, der Lungen oder der Haut. Die Erscheinungsformen der chronischen Diphtherie sind noch relativ wenig bekannt. Allen 3 Kategorien ist gemeinsam, daß die Individuen selbst nicht schwer gefährdet sind (dabei kann Antitoxin im Blut vorhanden sein oder fehlen, die Schickreaktion positiv oder negativ ausfallen), daß sie und ihre Bakterienflora gegenseitig einen Modus vivendi gefunden zu haben scheinen (Adaptationsphänomen), daß sie aber für ihre Mitwelt als Infektionsquelle eine stete Gefahr darstellen. Nach allem, was wir bis heute wissen, ist für die Behandlung der Bacillenträger, deren Entkeimung bisher unbefriedigend gewesen ist, in der *Möglichkeit einer intensiven Therapie mit Antibioticis eine neue Chance erwachsen*, die ausgenützt zu werden verdient.

Nach Schick beträgt die Frequenz der Bacillenträger in einer gesunden Bevölkerung (New York 1923) etwa 2%. Jahreszeitliche Schwankungen (Rosa 1941) sind typisch. Das Maximum der Frequenz befindet sich im Dezember und das Minimum in der Zeit von Juni bis Dezember. Rekonvaleszenten verlieren ihre Keime verschieden rasch. In der 2. Krankheitswoche finden sich noch bei 91% der Rekonvaleszenten Diphtheriebacillen, in der 4. Woche bei 71%, in der 10. Woche 0,2% (Reiche).

Rekonvaleszenten scheiden meistens virulente Bacillen aus (Tomcsik 1944), Dauerausscheider haben meist avirulente Corynebacillen. Unter 351 Rekonvaleszenten verloren die meisten in 19 Tagen ihre Bacillen. Die kürzeste Zeit bis zum Negativwerden des Rachenabstrichs betrug in wenigen Fällen 1—3 Tage, die längste 60 Tage (Schulz 1942). Wahrscheinlich hängt die Dauer der Ausscheidung der Bacillen bei Rekonvaleszenten mit den anatomischen Verhältnissen von Gaumen und Pharynxtonsille zusammen. Fehler in der Beurteilung entstehen dann, wenn die Nase nicht untersucht wird, oder wenn kein Unterschied gemacht wird zwischen Menschen, welche Kontakt mit Kranken, und solchen, die keinen Kontakt mit Kranken hatten. Unter den verschiedenen Typen werden am häufigsten *Mitisbacillen* gefunden, am zweithäufigsten der *Gravistyp*. Dieser scheint auch am längsten zu haften (Wright 1941), der Intermedius verschwindet am raschesten, während der Mitis etwas weniger lange haftet als der Gravis.

Die Entkeimung von Bacillenträgern, war immer sehr unbefriedigend (Hertel 1944). Vielfache Verfahren mußten angewendet werden: Desinfektion der Nebenhöhlen des Rachens, der Nase, der Ohren, Adenotomien und Tonsillektomien (Vaheri 1946), Fieberkuren mit Pyrifer, Röntgenbestrahlungen der Tonsillen und chirurgische Korrektur der oberen Luftwege wurden mit mehr oder weniger gutem Erfolg empfohlen. Auch die Behandlung mit Sulfonamiden als Aerosol, Spray, Dusche mit und ohne Netzmitteln hat zu keinem 100%igen Erfolg geführt (Legros 1943, Julianelle und Siegel 1945, Klotzbücher 1948). Thyrothricin (Turpin und Mitarbeiter 1947), sowie Erythrin (Jakobson 1947, Veis 1948) brachten zwar recht gute Resultate bei lokaler Anwendung, jedoch sind auch hier nicht alle Bacillenträger keimfrei geworden.

Die *Penicillintherapie* der Keimträger kann nach verschiedenen Methoden durchgeführt werden, ist jedoch in ihrer Wirksamkeit bis heute noch umstritten. Die lokale Anwendung als Spray, als Spülmittel, als Pinselung oder in Form von Kaugummi und Lutschbonbons hat keinen großen Erfolg gebracht. Am besten scheint noch Penicillin als Aerosol zu wirken, jedoch ist es auch nicht 100%ig wirksam (Magnol und Igleslas 1945, Rosa und Lodi 1947, Legros 1947, Harries 1947. Scarzella 1948, Aldo 1948). Ablehnenden Stimmen (Pocher und Siemsen 1946) stehen solche zur Seite, welche von der Penicillintherapie der Bacillenträger nur vorübergehende Sterilisation gesehen haben (Bruynoghe 1947).

Andere Autoren empfehlen neben der lokalen Behandlung mit Spray oder Aerosol die Anwendung von großen Dosen Penicillin intramuskulär. Dabei scheinen die Erfolge besser zu sein (McEntree 1947, Crawford 1948, Oeberg 1949). Immerhin gibt es auch bei kombinierter und intramuskulärer Behandlung Versager, für welche die Tonsillektomie empfohlen wird (Karelitz 1946, Melin 1946, Korkis 1946).

Das Vorgehen, das am besten geeignet erscheint, Bacillenträger zu „sterilisieren", ist folgendes: Täglich 3mal 10000—20000 E als Spray oder Aerosol in Nase und Rachen zur lokalen Therapie, außerdem 4mal täglich 80000—200000 E intramuskulär. Dies soll 6—10 Tage durchgeführt werden (solange bis 3 Abstriche negativ werden). Es besteht dennoch die Möglichkeit, daß nach einiger Zeit wiederum Bacillen ausgeschieden werden. Dann kann die Penicillinkur wiederholt werden; führt sie nicht zum Ziel, so wird man zur Entfernung der Tonsillen schreiten müssen. In jedem Fall ist aber außerdem zu kontrollieren, ob nicht in Nebenhöhlen oder irgendwo in einem Recessus der Nasenschleimhaut eine chronische lokale Diphtherie besteht. Schließlich darf auch nicht vergessen werden, bei solchen Fällen die Virulenzprüfung bzw. die Bestimmung des Toxinbildungsvermögens vorzunehmen, oder nachsehen zu lassen, ob es sich bei den vorliegenden Corynebacillen um echte oder Pseudodiphtheriebacillen handelt.

Prophylaxe.

Die epidemiologischen Erkenntnisse sind die Grundlage für die Beurteilung jeder prophylaktischen Maßnahme bei Diphtherie. Die Lehre von der latenten Durchseuchung, an deren moderner Ausgestaltung vor allem DEGKWITZ und DE RUDDER, sowie v. PFAUNDLER in grundlegenden Arbeiten mitgewirkt haben, ergab, daß die Diphtherie im wesentlichen durch Bacillenträger übertragen wird. Familieninfektionen spielen in bestimmten Epidemien eine gewisse Rolle. Schulinfektionen sind nur in geringem Maße an der Übertragung der Krankheit beteiligt. Es kann daher nach FRIEDEMANN a priori der allgemeinen Prophylaxe, Isolierung, Desinfektion, Entkeimung von Bacillenträgern, keine besondere Auswirkung auf das Zustandekommen oder Verhüten von Epidemien zugemessen werden. Die Seuchenbekämpfung hat also neue Wege zu suchen. Natürlich bleiben die alten Methoden der individuellen Prophylaxe bestehen und *die gesetzlichen Vorschriften und ihre Ausführungsbestimmungen über Isolierung und Desinfektion behalten mit Recht ihre Geltung.*

Besondere Beachtung verdient dabei immer die *fortlaufende Desinfektion am Krankenbett* und der *Schutz des Pflegepersonals.*

Die *Dauer der Isolierung bei Kranken* hat nach allgemeiner Regel so lange zu währen, bis 3 Nasen- und Rachenabstriche (bzw. Wundabstriche), die im Abstand von je 2—3 Tagen gemacht werden, hintereinander negativ ausfallen. Die *Isolierung in der Wohnung* ist nur dann durchführbar, wenn dem Patienten ein eigenes Zimmer zur Verfügung steht, und wenn eine erfahrene Pflegerin, die mit den Vorschriften und der Technik der laufenden Desinfektion, Isolierung, Besuchsverboten usw. vertraut ist, den Patienten betreut. In allen anderen Fällen ist die Unterbringung in einem Spital die richtige Art der Isolierung. Bei Croupkranken ist dies schon aus therapeutischen Gründen zu empfehlen.

Nicht erkrankte Kinder einer Familie sind vom Schulbesuch fernzuhalten. Mit Rücksicht auf die hohe Bacillenträgerzahl in der Umgebung von Kranken sind konsequent alle Familienmitglieder, Dienstboten usw. auf Keimfreiheit von Nase und Rachen zu untersuchen. Auch sollte während der Quarantänezeit von 8—14 Tagen die *Racheninspektion* der Geschwister täglich vorgenommen werden.

In *geschlossenen Anstalten* (Waisenhäusern, Pensionaten, Kasernen, Spitalabteilungen, Kinderheimen, Schulen) sind *nicht nur alle Schüler,* sondern auch das *Lehrpersonal* zu untersuchen, die *Bacillenträger* gesondert unterzubringen und nach Möglichkeit zu *entkeimen.* Bei den übrigen Insassen ist die Schutzimpfung angezeigt (eventuell nach vorheriger Prüfung der Schickreaktion).

Die speziellen Maßnahmen der passiven und aktiven Prophylaxe, sowie deren theoretische Grundlagen gehen schon auf v. BEHRING zurück.

Passive Immunisierung. Die passive Schutzimpfung hat sich in der ganzen Welt ihren Platz erobert. Bei Geschwistern Diphtheriekranker, in Krankenabteilungen, in denen Diphtheriefälle vorgekommen sind, bei Pflegepersonal, dessen Schutz nicht sicher feststeht (Einstellen von Hilfskräften und Pflegern bei Eröffnung von Diphtherieabteilungen in Seuchenspitälern anläßlich eines epidemischen Auftretens der Krankheit usw.). *Die Schutzdosis beträgt je Person 500—1000 IE.* Die Anaphylaxiegefahr ist bei Einführung von *Hammel- und Rinderserum* für die passive Prophylaxe ausgeschlossen. Die *Dauer des Schutzes* beträgt im allgemeinen *3—4 Wochen* nach intramuskulärer oder subcutaner Injektion. Jedoch ist der Schutz schon in der 3. Woche nicht mehr absolut. In der Infektionsklinik Düsseldorf beobachteten wir hie und da bei passiv geschütztem Personal in der 3. oder 4. Woche leichte Diphtherieerkrankungen.

Nach DOULL beträgt bei Geschwistern von Diphtheriepatienten, die nicht geschützt wurden, die Anzahl der Erkrankten 10%, bei geschützten Kindern jedoch nur 1,2%. Netter berechnet die Morbidität bei 34350 passiven Schutzimpfungen auf 0,6%. Löffler beobachtete bei 31740 Impfungen 2,8% Erkrankungen. In *New York* war die Erkrankungsziffer von 105000 Impfungen nur 0,2%. *Die passive Schutzimpfung ist also sehr wirksam, schützt aber nicht absolut vor Erkrankung.*

Nach v. Groer (1949) kann mit *homologem Menschenserum* ganz besonders gut passiv immunisiert werden. Dieses Menschenserum wird gewonnen von Spendern, deren Blutantitoxingehalt über 0,02 IE beträgt und deren Schickreaktion negativ ist. Diese Personen lassen sich mit Toxoid leicht „*hyperimmunisieren*". Nach kurzer Zeit erreichen diese meist jugendlichen Erwachsenen einen Serumtiter von 125—250 IE je Kubikzentimeter. Der Vorteil liegt, abgesehen von der Vermeidung der Anaphylaxie, in einer wesentlich längeren Dauer der passiven Immunität.

Aktive Schutzimpfung. Die aktive Schutzimpfung bezweckt nicht wie die passive einen *individuellen Schutz*, sondern sie ist diejenige Methode, von der man erwartet, daß sie eine *Massenprophylaxe* ermöglicht. Während durch die Zuführung von heterologem und homologem Antitoxin bei der passiven Immunisierung nur ein *kurzfristiger Schutz* zu erwarten ist, so besteht bei der aktiven Immunisierung, bei der mehr oder weniger verändertes Toxin den Organismus zwingt, selbst die Antikörperproduktion in Gang zu setzen, die Möglichkeit, *eine viele Jahre dauernde, aktiv erworbene Immunität* zu erwerben. Die aktive Immunisierung wirkt dagegen nicht sofort, sondern braucht einige Wochen, um sich zu entwickeln. Im Notfall ist es daher zweckmäßig, gleichzeitig mit der aktiven Immunisierung auch passiv zu schützen. Während sich die aktive Immunität langsam entwickelt, hält der passive Schutz vor.

Die aktive Immunisierung wurde zuerst mit Mischungen aus Toxin und Antitoxin, die einen minimalen Überschuß an Toxin enthielten, durchgeführt. Durch die Entdeckung des Anatoxins von Ramon (1925) und die spätere Entwicklung der verschiedenen Toxoidimpfstoffe erhielt die aktive Schutzimpfung als Methode der Massenprophylaxe in den letzten 2 Jahrzehnten in der ganzen Welt einen großen Auftrieb.

Impfstoffe. *1. T.A. nach* v. Behring. Toxin-Antitoxingemisch, in welchem das Diphtherietoxin nicht vollständig durch Diphtherieheilserum (vom Pferd, vom Rind, von der Ziege) neutralisiert ist. Es enthält einen geringen Überschuß an freiem Toxin, sog. „Giftspitze". Auch mit völlig neutralisierten Gemischen, ja sogar mit überneutralisierten, läßt sich aktiv impfen. Die besten Resultate sind jedoch mit den ursprünglichen, unterneutralisierten erzielt worden. *Gefahr:* Die Impfstoffe können dissoziieren und große Toxinmengen frei werden. *Haltbarkeit des Impfstoffes:* 6 Monate. *Anwendung:* Dosierung 1 cm³ subcutan 3mal in Abständen von 7—14 Tagen. *Beginn des Schutzes:* etwa 6 Wochen nach der letzten Injektion. *Lokale Reaktionen:* Selten leichte Schwellung und Rötung an der Injektionsstelle. *Allgemeine Reaktion:* Selten leichte Temperaturen am 2. oder 3. Tag nach der Injektion. Allgemeines Unwohlsein.

2. T.A.F. nach H. Schmidt. Toxin-Antitoxin, gebunden, in Flockenform. Es ist von allen Begleitstoffen der Giftbouillon und des Diphtherieserums befreit und in Kochsalzlösung aufgeschwemmt. *Haltbarkeit:* unbegrenzt. *Anwendung und Dosierung:* 1 cm³ subcutan, 2mal im Abstand von 4 Wochen. *Beginn des Schutzes:* etwa 12 Wochen nach der 2. Injektion. *Allgemeine* und *lokale Reaktionen* treten nicht auf.

3. Anatoxin nach Ramon. Diphtherietoxin, das mit Formol entgiftet ist, dessen antigene Eigenschaften aber noch vollständig erhalten sind. Kein Serumzusatz. *Haltbarkeit:* unbegrenzt. *Anwendung und Dosierung:* 1 cm³ subcutan 3mal in Abständen von je 8—10 Tagen. *Beginn des Schutzes:* etwa 4 Wochen nach der letzten Injektion. *Lokale Reaktion:* In 5—6% Lokalreaktionen: Rötung, Schwellung, Schmerzhaftigkeit, besonders bei älteren Kindern und Erwachsenen. Bei letzteren gelegentlich *Nekrosen. Allgemeinreaktionen:* hie und da Temperaturen und Unwohlsein.

4. Diphtherieschutzsalbe nach Löwenstein. Die Salbe enthält durch Formol entgiftete Diphtherievollkulturen. Sie besteht also aus Anatoxin und Bakterienleibessubstanz. *Haltbarkeit:* 2 Jahre. *Anwendung und Dosierung:* Der Inhalt einer Tube wird 3mal in Abständen von je 2 Wochen mit der nassen Hand in die gut gereinigte und entfettete Haut eingerieben bis zum völligen Verschwinden der Salbe (Dauer etwa 3 min). *Beginn des Schutzes:* nach etwa 60 Tagen nach der letzten Einreibung. *Lokal- und Allgemeinreaktionen:* keine.

5. *Alauntoxoid nach* Glenny. Durch Kalialaun ausgefälltes Formoltoxoid. *Haltbarkeit:* unbegrenzt. *Anwendung und Dosierung:* 1 cm³ subcutan im Abstand von 3 Wochen. *Beginn des Schutzes:* etwa 4 Wochen nach der letzten Injektion. *Lokal- und Allgemeinreaktionen:* wie bei Anatoxin.

6. *Al.F.T. nach* Schmidt. An Aluminiumhydroxyd adsorbiertes Formoltoxoid. *Haltbarkeit:* 5 Jahre. *Anwendung und Dosierung:* Kinder bis zu 6 Jahren: 0,5 cm³ subcutan 2mal im Abstand von 4 Wochen. Kinder über 6 Jahre: 2mal 0,3 cm³ subcutan im selben zeitlichen Abstand. *Beginn des Schutzes:* etwa 3 Wochen nach der 2. Injektion. *Lokal- und Allgemeinreaktionen:* Bei älteren Kindern und Erwachsenen hie und da lokale Rötung und Temperaturerhöhung.

7. Von Ross wurde 1944 ein *Protamintoxoid* eingeführt. Auch dieses Präparat muß 2mal im Abstand von 3—4 Wochen injiziert werden. Es soll ganz besonders bei überempfindlichen, größeren Kindern und Erwachsenen die lokalen und allgemeinen Reaktionen verhüten. 1945 haben Parfentiew und Coodlin ein *besonders hoch gereinigtes Alauntoxoid* hergestellt. Mit diesem lassen sich ebenfalls die unangenehmen Nebenwirkungen der Impfstoffe bei Erwachsenen vermeiden.

Während T.A. und T.A.F. durch ihren Gehalt an tierischem Eiweiß sensibilisieren können, wird dies bei den verschiedenen Formoltoxoiden nicht der Fall sein. Die Schutzwirkung tritt nach *Formoltoxoiden* früher ein und erreicht höhere Grade als nach Verwendung von T.A. und T.A.F. Nach Prigge sind die Formoltoxoide wesentlich wirksamer. Der nach Prigges Verfahren bestimmte Schutzwert der Formoltoxoide beträgt etwa das 30fache von T.A. und T.A.F. Heute ist daher das Formoltoxoid (Anatoxin) der Impfstoff der Wahl und hat T.A. und T.A.F. fast völlig verdrängt.

Die *Nebenerscheinungen* der Schutzimpfung nehmen mit zunehmendem Alter bei Schulkindern und Erwachsenen an Häufigkeit und Stärke zu. Es ist daher zweckmäßig, bei Impflingen über 6 Jahren den sog. *Moloneytest* durchzuführen. Es handelt sich dabei um eine Hautreaktion, um die überempfindlichen Individuen zu erfassen. Es wird 0,1 cm³ einer Anatoxinlösung, welche 10 L.F. enthält und auf $^1/_{200}$ verdünnt ist, intradermal injiziert. Bei Schick-positiven Erwachsenen, Studenten, Pflegerinnen usw., welche überempfindlich sind, tritt eine starke lokale Reaktion ein. Diese Personen sind nach Moloney (1927/28) besonders vorsichtig zu immunisieren, am einfachsten durch eine Wiederholung des Moloneytests alle 3 Wochen, so lange, bis die Schickreaktion negativ geworden ist (vgl. Suwa und Mitarbeiter 1938 und Bunch und Mitarbeiter 1940). Steht einer der modernen, nach Parfentiew und Coodlin gereinigten Impfstoffe oder das Protamintoxoid von Ross zur Verfügung, so können überempfindliche Individuen ohne große Gefahren damit geimpft werden.

Es besteht die berechtigte Hoffnung, daß die Impfstoffe noch weiter verbessert werden, und es ist zu wünschen, daß schließlich ein Impfstoff gefunden wird, der erlaubt, die *Immunität mit einer einzigen Impfung zu erzielen,* ohne daß Nebenwirkungen auftreten. Interessante Untersuchungen über diese Möglichkeiten mit hoch gereinigtem, konzentriertem und nur einmalig angewendetem Anatoxin stammen schon aus den Jahren 1931—1933 von Claus Jensen.

Kombinierte Impfstoffe. In den letzten Jahren sind, namentlich von USA. ausgehend, alle möglichen Impfstoffe kombiniert worden. Es existieren Vaccinen für Scharlach und Diphtherie, für Diphtherie und Keuchhusten, für Diphtherie und Tetanus, sowie besonders auch eine Mischvaccine für Pertussis + Diphtherie + Tetanus (siehe di Sant Agnese 1948, Sauer 1949, Sauer und Tucker 1950). Die Erfolge mit diesen kombinierten Impfstoffen sollen gut sein, jedoch ist ein abschließendes Urteil noch nicht möglich. Auf eine Gefahr soll hier schon aufmerksam gemacht werden. *Wenn kombinierte Impfstoffe verwendet werden, so besteht die Gefahr der Sensibilisierung für Poliomyelitis.* Der Kombination Keuchhusten-Diphtherie wird hier eine besondere Bedeutung zugemessen (Martin 1949 in London, McClos key in Australien 1950, Geffen, London 1950). Nach einer Inkubationszeit von 2—3 Wochen (nach der Schutzimpfung) treten unter Fieber, Übelsein und anderen mehr oder weniger leichten Allgemeinerscheinungen Lähmungen auf, an der Extremität, an der die Schutzimpfung ausgeführt wurde. Die Lähmungen sind relativ schwer, der Beweis dafür, daß es sich um echte Poliomyelitis gehandelt hat, wurde durch mehrfache typische Befunde im Lumbalpunktat erbracht. Ein epidemiologischer Zusammenhang zwischen Impfungen und Poliomyelitis im Sommer, während welcher Zeit Kinderlähmungsendemien bestanden, ist wahrscheinlich. In der Schweiz besteht nur eine Beobachtung über das Auftreten von

Abducenslähmung und Akkommodationsparese 4 Wochen nach Diphtherie-Tetanusschutzimpfung (HOTTINGER 1950) und 2 suspekte Fälle in Zürich (FANCONI 1950).

Kontraindikationen. Massenschutzimpfungen wie auch individuelle Impfungen sollen nicht zu Epidemiezeiten vorgenommen werden. Im Spätsommer ist namentlich dem Auftreten der Poliomyelitis Rechnung zu tragen. Die zweckmäßigste Jahreszeit ist also Mai—Juni.

Bei Tuberkulösen sind nach allgemeiner Erfahrung besonders viele unangenehme Nebenerscheinungen zu erwarten. Stärkere Allgemeinerscheinungen als Folge einer Schutzimpfung sind für tuberkulosekranke Kinder unerwünscht und nicht unbedenklich. Man erklärt die Empfindlichkeit der Tuberkulösen damit, daß die Tuberkulose zu „Parallergie" gegenüber Diphtheriebacilleneiweiß führe (siehe VOGT 1942). Im übrigen gelten als Kontraindikationen dieselben Überlegungen, welche für die Pockenschutzimpfung anerkannt werden. (Akute Krankheiten, Anämie, Ekzem und andere Allergien, Krankheiten des Nervensystems, der Muskulatur, Herz- und Nierenkrankheiten usw.)

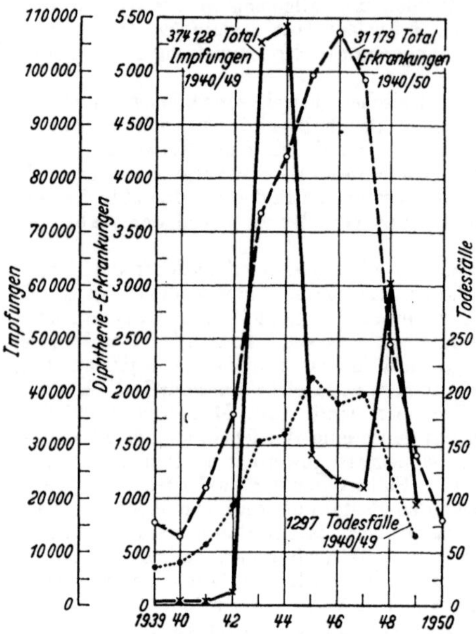

Abb. 75. Die Diphtherie in der Schweiz von 1939—1950. Angabe der Erkrankung an Diphtherie und der Todesfälle (absolute Zahlen) sowie Angabe der Schutzimpfungen gegen Diphtherie. Tiefpunkt der Epidemie 1940. Höhepunkt 1946 mit etwa 5300 Erkrankungen (trotz vorheriger Schutzimpfung). (Zahlen des eidgen. Gesundheitsamtes Bern, P. VOLLENWEIDER.)

Optimales Alter. Die Diphtherie gefährdet vor allem die Kinder vom 2. bis 10. Lebensjahr. Junge Säuglinge haben zwar die Möglichkeit, sich zu immunisieren (VAHLQUIST 1948), jedoch dauert der Immunisierungsprozeß etwas länger und häufig erreicht er nicht ganz so hohe Werte wie bei älteren Kindern. *Das optimale Alter für die erste Diphtherieschutzimpfung dürfte demnach in die Zeit zwischen dem 9. und dem 18. Lebensmonat fallen.* Die Sachverständigenkonferenz des Völkerbundes empfiehlt das Ende des 1. Lebensjahres als Impftermin. Die amerikanische Vorschrift verlangt eine Erstimpfung zwischen dem 2. und 3. Lebensmonat mit Repetition der Injektion nach dem 1. Lebensjahr.

Impfstelle. Als Ort der Injektion des Impfstoffes wird von den meisten Autoren die Gegend des Deltoides angegeben. Einige spritzen unter die Brusthaut infraclaviculär, andere bevorzugen die Rückenhaut medial des Scapularrandes. Es soll immer subcutan injiziert werden, die intramuskuläre Injektion hat sich nicht bewährt.

Die Einspritzung des Impfstoffes ist in Europa nicht immer populär, es wurde daher versucht diese Maßnahme durch Einträufeln von Anatoxin in die Nase oder durch Einreiben der Löwensteinsalbe zu umgehen. Abgesehen davon, daß diese Methoden für Massenimpfungen nicht geeignet sind, haben sie auch den Nachteil, daß der Impfschutz nicht so zuverlässig ist wie bei der Injektionsmethode (s. BÜRGERS und BORMANN 1932).

Versuche über *cerebrale Immunisierung* gegen Diphtherietoxin beim Tier (FRIEDEMANN und ELKELES 1930) sowie beim Menschen (RAMON und Mitarbeiter 1940) beweisen, daß auch vom Gehirn aus eine Immunisierung möglich ist. Beim Kaninchen setzt die Antitoxinbildung nach direkter Zufuhr des Anatoxins in das Zentralnervensystem mit einer Schnelligkeit und einer Stärke ein, wie sie bei keiner anderen Zufuhr des Antigens auch nur annähernd erreicht wird. Beim Menschen jedoch scheint nach den Untersuchungen von RAMON und Mitarbeitern an Dementen und Paralytikern die intracerebrale Injektion von Anatoxin keine besonderen Vorteile zu haben, denn der Immunisierungsprozeß geht nur entsprechend der in die Blutbahn gelangten Menge von Anatoxin vor sich.

Dauer des Schutzes. Die Dauer des Impfschutzes wird im allgemeinen mit 3—5 Jahren angegeben. Es gibt jedoch große individuelle Verschiedenheiten. Nach CLAUS JENSEN (1933) vermag je nach Individuum eine einzige Dosis von konzentriertem gereinigtem Anatoxin so verschiedene Immunitätsreaktionen hervorzurufen, daß die Berechnung der Immunitätsdauer von 65 Jahren bis zu wenigen Tagen variiert. Diesem theoretischen Resultat entsprechen auch die Verhältnisse in der Praxis. Ein Teil der natürlich oder künstlich immunisierten Personen verliert spontan die Immunität im Laufe mehr oder weniger langer Zeit. Ein anderer Teil behält seine Immunität über 10 Jahre und mehr (PARK).

Wenn in diesem Zusammenhang von Immunität gesprochen wird, so gehen alle diese Messungen über die Immunitätsdauer auf die Bestimmung der *Schick*-Reaktion oder des Antitoxingehaltes des Blutes zurück (zur Kritik dieser Methoden s. Kapitel über Schickreaktion und Immunität S. 1277).

Obschon der Schutz gegen Diphtherie mit diesen Methoden besser und dauernder zu sein scheint als die durch das Überstehen der Krankheit erworbene Immunität (VAHLQUIST 1948), verliert die Bevölkerung im Lauf der Jahre ihre Grundimmunität, und es läßt sich zeigen, daß heute in Schweden z. B. nur noch 10% der Erwachsenenbevölkerung Schick-negativ ist. Entsprechend diesen Verhältnissen sind die Neugeborenen ohne Abwehrstoffe, eine Situation, die dringend nach Abhilfe ruft (VAHLQUIST, MURRAY und PERSSON 1948).

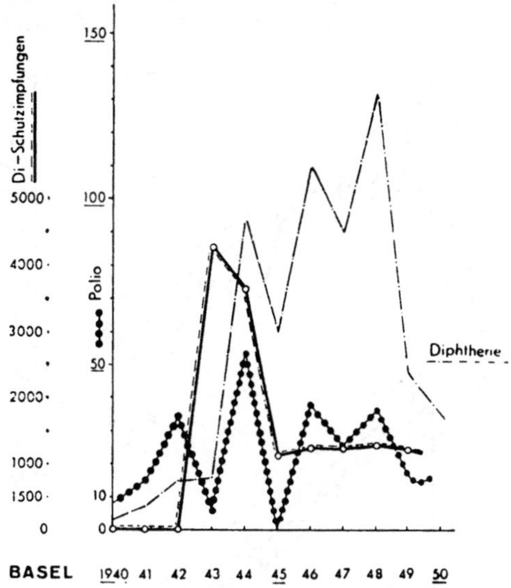

Abb. 76. Diphtherieschutzimpfungen, Poliomyelitis und Diphtherieerkrankungen in Basel (Stadt und Vororte) 1940—1950. Die Kinderlähmung tritt beinahe jedes Jahr auf (durchschnittlich 10—40 Fälle); 1944 häufte sich die Poliomyelitis und erreichte eine leicht über dem Durchschnitt liegende Anzahl von Krankheitsfällen. Diphtherieschutzimpfung: Beginn 1942. Etwa 18% der Kinder von Basel und Umgebung wurden geimpft. Die in Europa wieder auftretende Diphtherie machte sich auch in Basel bemerkbar: Anstieg der Erkrankungsfälle 1943 bis zum Maximum 1948, Abfall bis 1950. Drei Wochen nach Diphtherieimpfung trat 1944 bei einem 2jährigen Kind eine leichte Poliomyelitis auf unter dem klinischen Bild der Oculomotoriuslähmung und Akkommodationsparese. In dieser Zeit wurden auch in Zürich 2 analoge, suspekte Fälle von „Kinderlähmung" nach Diphtherieschutzimpfung beobachtet.

Noch vor 15 Jahren hat man die Dauer der Immunität durch die Schutzimpfung überschätzt, heute ist man vorsichtiger und SCHICK selbst gibt an, daß bei einer größeren Zahl von Geimpften die Immunität nach 4—5 Jahren verschwunden ist. Es wird daher überall die *Repetition der Immunisierung nach 4—5 Jahren empfohlen (injection de rappel, Boosterdose).* Die Wiederholung der aktiven Schutzimpfung nach 5 Jahren soll vor Schulbeginn durchgeführt werden, es genügt eine einmalige Injektion von 0,5 cm³ Alauntoxoid oder eines entsprechenden anderen hochwertigen modernen Impfstoffes. Am Ende der Schulzeit sollte noch einmal eine systematische Vaccination der Bevölkerung durchgeführt werden.

Die „injection de rappel" wird jedesmal den Immunisierungsapparat des Organismus in Gang setzen. Man stellt sich vor, daß, wenn auch der Antitoxingehalt des Blutes nach solchen Wiederimpfungen nicht mehr lange hoch bleibt, doch das Körpergewebe seine Bereitschaft zur Antitoxinproduktion wachhält (MILLER und RYAN 1948, WISHARD und REID 1947, PASCHLAU 1949).

Negative Phase. Wie bei anderen Schutzimpfungen, so ist auch bei der Diphtherieimpfung die Frage diskutiert worden, ob nicht im Anschluß an die Impfung eine „*negative Phase*" entstehe. Tatsächlich sind Anginen und Diphtherieerkrankungen, die im Verlaufe von Impfungen aufgetreten sind, in diesem Sinne gedeutet worden. Indessen kann nicht von einer eigentlichen negativen Phase gesprochen werden, sondern höchstens von einer ungenügenden Reaktion des betreffenden Individuums auf die Schutzimpfung.

Antitoxinbestimmungen im Blut während der Schutzimpfung bewiesen, daß am Begriff der negativen Phase nichts ist.

Etwas anderes ist es, wenn von einigen Seiten, namentlich von Rendu, darauf hingewiesen wird, daß bei Kindern und Jugendlichen, die ungenügend geimpft wurden (nur mit *einer* Dosis) der Prozentsatz der Erkrankungsfälle und der besonders schwer verlaufenden Formen auffallend hoch sei. Wir wissen aus experimentellen Untersuchungen von Curt und Lorenz, sowie Hottinger und Lorenz, daß kleinste Diphtherietoxinmengen auf *Schick*-Reaktion und Antitoxingehalt des Serums eine große Auswirkung haben können. Bei einem Teil der untersuchten Kinder wurde durch eine Toxinmenge, welche der doppelten *Schick*-Dosis entspricht, die positive Hautreaktion negativ und der Antitoxingehalt des Blutes erhöht. Bei diesen Fällen wirkte die doppelte *Schick*-Dosis als „Boosterdose" oder „Recall of Antitoxin". Bei einem anderen nicht unbeträchtlichen Teil der untersuchten Kinder trat das Gegenteil ein: die negative *Schick*-Reaktion wurde wieder positiv und ein hoher Antitoxintiter konnte plötzlich unter die sog. *Schick*-Schwelle abfallen. Man spricht bei diesen Individuen von „labilen Organismen", und es ist möglich, daß die mitgeteilten Zahlen von Rendu sich auf solche labile Menschen beziehen (Prigge 1931, Jambon, Chaptal und Vedel 1945).

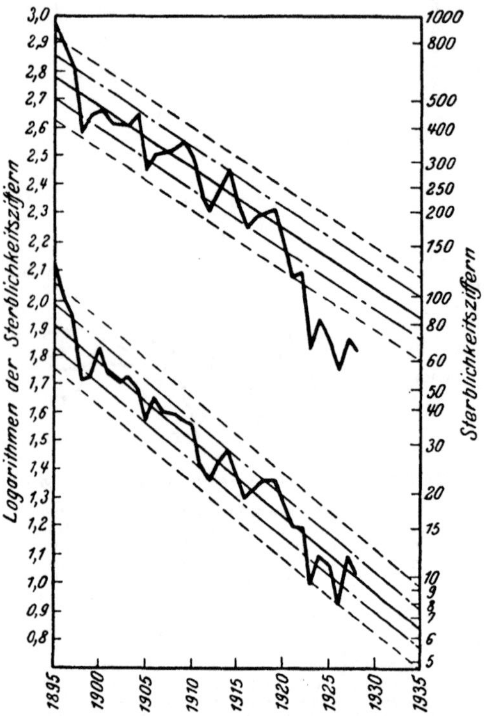

Abb. 77. Verlauf der Diphtherie in New York von 1895—1935 (Logarithmen der Sterblichkeitsziffern; Erwartungsstatistik nach Lee). Einfacher und doppelter Fehler sind berechnet und kurvenmäßig dargestellt. Die tatsächlichen Erkrankungen der Kinder von 0—4 Jahren (oben) in den Jahren 1922—1928 fallen deutlich aus dem Rahmen des Erwartungswertes heraus. Die beiden Mittelwerte gehen nicht parallel. Obere Kurve = Kinder von 0—4 Jahren, untere Kurve = alle Altersklassen.

Standardisierung der Impfstoffe. Die Impfstoffe verschiedener Herkunft sind sehr *ungleichwertig*. Die Standardisierung wird in den verschiedenen Ländern nach verschiedenen Methoden durchgeführt. Die Menge des in einem Impfstoff enthaltenen Toxins oder des aus ihm hervorgegangenen Toxoids ergibt keinen sicheren Maßstab für die antigene Wirksamkeit. Ebensowenig ist dies der Fall, wenn die Flockungszahl als Maßstab benutzt werden soll. Prigge hat für *Deutschland* ein eigenes Verfahren zur Wertbestimmung ausgearbeitet. In *England* und in *Amerika* sind andere Methoden gebräuchlich. Eine internationale Einigung auf einen Maßstab gibt es noch nicht. Vielleicht weisen die interessanten Untersuchungen von Lawrence und Pappenheimer 1947 und Pillemer und Toll 1947 über die Reinigung des Toxins und die Fraktionierung der Toxoide auf einen gangbaren Weg für die internationale Standardisierung.

Impfresultate und Folgen der Schutzimpfung. *Unter Impfresultaten verstehen wir hier die Ergebnisse der Immunisierung gemessen an Hand der Schick-Reaktion und des Antitoxingehaltes des Serums.* Es gibt eine fast nicht mehr zu überblickende Literatur über den Einfluß der Impfung auf die *Schick*-Reaktion. Bei Massenimpfungen muß man sich auf die Beobachtung der Hautreaktion beschränken, und man kann zusammenfassend sagen, daß das große Beobachtungsmaterial aus vielen Ländern mit Sicherheit ergeben hat, daß nach 3maliger Impfung mit T.A. in 75—85%, mit dem Anatoxin in 95—99%, ein negativer

Schicktest erzielt werden kann (GRAHAM FORBES 1927, SELIGMANN 1931, PARISH und WRIGHT 1938, TEVELI 1943, BOSCH MARIN und PLANCO OTERO 1950, POULAIN 1935, PÖCH und LEACH 1935, FREY 1935, MCKINNON und ROSS 1935, ZERBINE 1935, ROSITZA 1935, LACOTE 1935, GUNDEL 1936, HIRSZFELD 1936, BROOM 1936). Das ist ein sehr bedeutender Unterschied zugunsten des Anatoxins. Und wenn wir uns außerdem vor Augen halten, daß das Impfresultat mit Anatoxin rascher erreicht wird, so wiegen diese beiden Vorteile den einzigen Nachteil des Anatoxins, die Stärke der Impfreaktionen bei älteren Kindern und Erwachsenen, längst auf. Darum hat auch die Sachverständigenkonferenz des Hygienekomitees des Völkerbundes 1931 in London das *Anatoxin als Impfstoff* empfohlen.

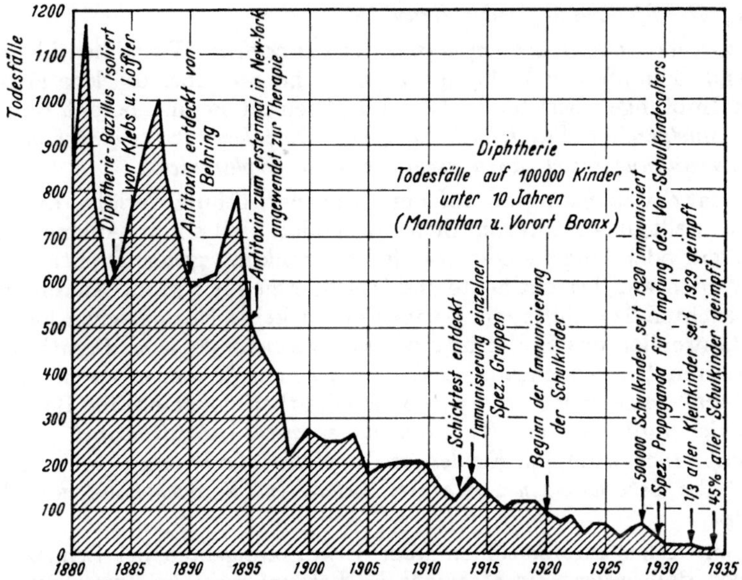

Abb. 78. Rückgang der Diphtherie in der Stadt New York von 1880—1935. (Nach ZINSSERs Textbook: Metropol. Lebensversicherungs-Company.) Kontinuierliches Abnehmen der Todesfälle. Berechnung auf je 100000 Kinder unter 10 Jahren für Manhattan und Vorort Bronx. Im Jahre 1934 sind fast die Hälfte aller Vorschulkinder gegen Diphtherie geimpft.

In *kleineren Versuchsreihen ist der Impferfolg* durch laufende *Antitoxinmessungen im Serum* vor, während und nach der Impfung kontrolliert worden. Auch hierüber existiert eine sehr große Literatur. (Zusammenfassung LEWIS 1941, SECKEL 1939, ROSS 1946, A study of Diphtheria 1950, HOTTINGER 1934 und 1943.) Als Beispiel sollen die Zahlen von ROSS hier angeführt werden: Nach einer einzigen Protamintoxoidinjektion (von 20—25 L f E) weisen etwa 30% der geimpften Kinder nach 11—18 Monaten 0,1 und mehr IE im Serum auf. Nach 2 Dosen desselben Impfstoffes haben nach 9—18 Monaten 90% der Kinder 0,1 und mehr, 58% der Geimpften 0,2 und mehr IE im Serum. *Die kombinierte aktive und passive Immunisierung gegen Diphtherie mit T.A. führt bei antitoxinfreien Individuen zu keiner Antikörperproduktion* (OPITZ und MEYER 1927). *Dagegen scheint das Anatoxin durch gleichzeitige Gaben von Heilserum in seiner Wirkung nicht gehemmt zu werden* (RAMON und Mitarbeiter). Für die Immunisierung von *Pflegepersonal* gibt es die rasch wirkende kombinierte Impfung nach CLAUS JENSEN (1937).

Nach diesem Autor genügt eine einzige subcutane Injektion von gereinigtem $Al(OH)_3$-Toxoid, wenn gleichzeitig mit demselben hochgereinigten Toxoid in isotonischer Pufferlösung intranasal täglich immunisiert wird. Nach den Untersuchungen von JENSEN ist dies eine einfache Methode, die sich auch für Massenimmunisierungen ausgezeichnet anwenden läßt. Die erste Injektion kann vom Arzt ausgeführt werden, die Nasentropfen können von der Mutter oder der Pflegerin eventuell dem schlafenden Kind gegeben werden; Nebenerscheinungen treten überhaupt nicht auf; die erreichte Immunität hält ebenso lange vor wie bei anderen Methoden; es gelingt sogar schlechte Antitoxinbildner damit zu immunisieren und man kann auch die „injection de rappel" durch nasale Reimmunisierung ersetzen. Der Immunisierungserfolg bei Kindern und Erwachsenen gemessen am Antitoxingehalt des Blutes beträgt 90—99%. Sie läßt sich im Notfall — bei Ausbruch einer Diphtherieepidemie — mit der passiven Immunisierung kombinieren.

Die Ergebnisse der Schutzimpfung. *Unter diesem Begriff verstehen wir hier die Erfassung und Messung der Auswirkungen der Diphtherieschutzimpfung an Hand der günstigen Beeinflussung des klinischen Krankheitsbildes und des Einflusses auf die Epidemiologie der Krankheit.*

a) Klinischer Verlauf der Diphtherie bei Geimpften. Wir wollen hier von den ungenügend Geimpften vollständig absehen und nur über die lege artis durchgeführten Impfungen berichten. Es muß gleich zu Beginn betont werden, daß *auch die kunstgerechte Schutzimpfung gegen Diphtherie keinen absoluten Schutz vor der Erkrankung bietet, auch nicht vor dem Diphtherietod.*

Die Gefahr, daß man sich auf den Diphtherieschutz verläßt, die Diagnose nicht sicherstellt, das Heilserum nicht anwendet, weil ein an Angina erkranktes Kind kürzere oder längere Zeit vor der Erkrankung gegen Diphtherie schutzgeimpft worden war, besteht heute und ist leider ziemlich groß. Aus einer anfänglich sehr leichten Tonsillitis mit Belägen entwickelt sich in solchen Fällen durch das Nichtanwenden des Heilserums die *sog. sekundär toxische Diphtherie* mit all ihren schweren Konsequenzen. Leider sind solche Erfahrungen in den letzten Jahren überall da gemacht worden, wo die Diphtherie in geimpften Bevölkerungsteilen wieder aufflackerte. *Es kann daher nicht nachdrücklich genug betont werden, daß auch geimpfte Kinder an Diphtherie erkranken können, und daß es Pflicht des behandelnden Arztes ist, schon im Verdachtsfalle das Heilserum auzuwenden.*

Aus den vielen Publikationen über Erkrankungsfälle bei Schutzgeimpften geht hervor, daß *weitaus die Mehrzahl der Erkrankungen bei Immunisierten leicht verlaufen.* Nur ganz *ausnahmsweise kommt es zum Croup, toxische Fälle aber treten bei Immunisierten fast ebenso häufig auf wie bei nicht Immunisierten.* Die folgende Statistik von SECKEL gibt darüber zahlenmäßig Auskunft:

Tabelle 18.

	Verlaufsform bei immunisierten Kindern	Verlaufsform bei nicht immunisierten Kindern
Leicht	83,1%	68,5%
Croup	1,8%	15,4%
Toxische Fälle	15,0%	16,2%
	(etwa 900 Fälle)	(etwa 1200 Fälle)

Vergegenwärtigt man sich die Tatsache, daß die meisten schweren Formen durch den Typus Gravis hervorgerufen werden, wie in der folgenden Tabelle von H. SCHMIDT noch einmal zusammengefaßt wird, so versteht man sehr wohl die Auffassung von MCLEOD, wonach beim Auftreten des Gravistyps und einer epidemischen Ausbreitung dieses Stammes auch in durchgeimpften Bevölkerungen die künstlich geschaffene Immunität durchbrochen werden kann und En- und Epidemien entstehen (Tabelle 19 nach H. SCHMIDT).

Tabelle 19.

Typus	Gesamtfälle	Prozente der Hauptgebiete von Komplikationen wie			
		Hämorrhagien	Lähmungen	Stenosen	Todesfälle
Gravis	2313	3,5	17,0	2,3	13,3
Intermedius ...	1993	3,7	9,9	2,1	8,6
Mitis	1480	0,4	4,5	7,5	2,3

Indessen ist es nicht nur der Gravis allein, der die Immunität durchbricht. Wie TIMMERMANN aus der holländischen Epidemie 1942 berichtet, können alle 3 Typen bei vollimmunisierten Kindern Diphtherieerkrankungen hervorrufen. Auch GRANT (1945) berichtet ähnliches aus England. Nach seiner Auffassung werden Stämme, die ,,aggressiv“ und ,,virulent“ sind, auch bei Geimpften einen großen Prozentsatz von Erkrankungsfällen erheischen, der Effekt der Invasion wird aber durch die Schutzimpfung verkleinert und so sind die Todesfälle bei Geimpften selten.

Die klinischen Unterschiede im Krankheitsbild sind nach WEINTRAUB (1947) dahin zusammenzufassen, daß bei Geimpften die Altersverteilung normal ist (d. h. der jeweiligen Altersverteilung der entsprechenden Endemie parallel geht), daß sich bei den Geimpften die Lokalisation besonders auf die Tonsillen beschränkt, der Croup seltener und gutartiger ist, das periglanduläre Ödem weniger ausgesprochen ist, geringere absolute Leukocytenzahlen (im Alter von 2—8 Jahren) konstatiert werden und daß die toxischen Leukocytenveränderungen weniger häufig angetroffen werden. Auch die Komplikationen von seiten des Herzens, der Nieren und des Nervensystems treten bei Geimpften stark zurück. Nach KRECH (1950) vermindert die ausgiebige Toxoidimpfung ganz besonders die Gefahr der Lähmungen (Tierversuche mit alkalischem Toxin). RÖSGEN (1948) berichtet, daß unter den Geimpften die Gruppe der 11—14Jährigen am meisten Nachkrankheiten haben, und zwar mehr als die Nichtgeimpften: Nachkrankheiten bei Geimpften = 23,07%, bei Nichtgeimpften = 11,36%. Aus dem Bericht von FESER (1948) geht hervor, daß auf jeden Fall *Sorglosigkeit bei Geimpften nicht am Platze ist.* Er stellt 2 Gruppen von 193 2mal Geimpften und 700 nichtgeimpften Krankheitsfällen einander gegenüber und konstatiert unter den Geimpften einen ,,erstaunlich hohen Prozentsatz von 15,1%“ an toxischen Fällen mit einer Letalität von 3,6%, während die Nichtgeimpften 20,6% von toxischen Erkrankungsformen lieferten mit einer Letalität von 20,6%. Die Schutzimpfung schützt nach diesem Autor also nicht sicher vor der Erkrankung, am wenigsten vor der malignen Form. Doch sind die Todesfälle, auch bei den toxischen Fällen, relativ selten.

Das klinische Bild wird also nur insofern beeinflußt, als vermehrt leichte Formen auftreten, während die Stenosen beinahe verschwinden und eine gewisse, je nach dem Genius der Epidemie verschiedene Zahl von malignen Fällen auftritt. Nochmals soll daher auf die Schwierigkeiten der Frühdiagnose hingewiesen werden (GSELL 1946).

Von einem Versagen der Diphtherieschutzimpfung kann nach all diesem vom rein klinischen Standpunkt aus *nicht* gesprochen werden.

b) Epidemiologie. Wenn die Schutzimpfung wirksam ist, so muß sich das an bestimmten epidemiologischen Gesetzmäßigkeiten der Krankheit bemerkbar machen. Zu berücksichtigen ist in erster Linie die *Morbidität*, *Mortalität* und *Letalität*; auch die *Altersverteilung* kann Anhaltspunkte für eine günstige Auswirkung der Schutzwirkung geben. Gelingt es aber die *Saisonschwankungen* durch die Schutzimpfung aufzuheben oder gar den Nachweis zu erbringen, daß die spontanen, im Laufe eines Jahrhunderts auftretenden *epidemiologischen Häufungen* verschwinden, so ist damit erst der sichere Beweis für den Wert der Impfprophylaxe erbracht.

Leider ist mit FRIEDEMANN festzustellen, daß die Statistik, wie so oft in der Medizin, nicht immer mit der nötigen Kritik verwertet worden ist. Wenn, wie besonders in den amerikanischen Statistiken immer wieder berichtet wird, nach Einführung der Schutzimpfung die Diphtheriemorbidität zurückgegangen ist, so erscheint diese Beweisführung wenig überzeugend, weil sie den bekannten spontanen, örtlichen und zeitlichen Schwankungen der Epidemiologie keine Rechnung trägt. Zu jeder Statistik über Impferfolge gehört die entsprechende *Kontrollreihe* über den nicht geimpften Teil der Bevölkerung.

An kleineren Beobachtungsreihen ist aus Kinderheimen, Kasernen, geschlossenen Anstalten, Spitälern usw. ein sehr suggestives Beobachtungsmaterial zusammengetragen worden. Meistens wird berichtet, daß in solchen Anstalten die Diphtherie endemisch war und nach systematischer Durchimpfung aller Insassen erlosch. Die Berichte über das fast völlige Verschwinden der Diphtherie beim geimpften *Krankenhauspersonal*, das namentlich in Infektionskliniken der Infektion besonders ausgesetzt ist, wirken ebenso eindrücklich und sprechen für den positiven Wert der aktiven Prophylaxe (DUDLEY, HUGHES, HARRIS, MARTIN, LOISEAU und LAFAILLE, FORBES, BENSON, O BRIEN, CROOKS, COOK u. v. a.).

Seit der Londoner Sachverständigenkonferenz 1931 wird im allgemeinen über Impfungen berichtet, die in verschiedenen Ländern nach einem gemeinsamen Plan ausgeführt werden. Das Wesentliche daran ist immer der Vergleich einer geimpften Gruppe mit der nicht geimpften Bevölkerung am gleichen Ort und zur selben Zeit. So haben diese Statistiken wesentlich mehr Wert und sagen uns etwas aus über die Beeinflussung der Morbidität und Mortalität. In *Holland*, in *Ungarn*, in *England*, in *Schottland*, in *Polen*, in *Deutschland*, in *Frankreich*, in *Italien* und in *Spanien* sind viele 100000 von Kindern geimpft worden. *Durchschnittlich ist die Morbidität bei den Ungeimpften 5—10mal größer als bei den Geimpften.* Die *Mortalität ist durchschnittlich bei den Nichtgeimpften 10mal größer als bei den Geimpften* und die *Letalität* der *erkrankten Nichtgeimpften ist 2—10mal größer*, je nach dem Charakter der Epidemie. Eine zusammenfassende Tabelle von RUSSEL (1943) ist für diese Statistiken charakteristisch.

Tabelle 20. (Nach RUSSEL.)

	Nichtvaccinierte				Vaccinierte			
	0—6 Jahre	7—14 Jahre	über 14 Jahre	total	0—6 Jahre	7—14 Jahre	über 14 Jahre	total
Es erkrankten:								
im Jahre 1941	2766	4725	3120	10161	170	835	51	1036
im Jahre 1942	1754	2271	2905	6920	307	1397	93	1797
total	4520	6996	6025	17081	477	2232	144	2833
Es starben								
im Jahre 1941	277	186	52	515	—	2	—	2
im Jahre 1942	153	89	37	279	4	7	—	11
total	430	275	89	794	4	9	—	13

Ähnliche Berichte stammen von ZINNEMANN (1939) aus der Ukraine, von CARLINFANTI und MOLINA (1942) aus Pavia, Italien, von TOMCSIK (1943) aus Ungarn, von RAMON (1944 und 1945) aus der ganzen Welt, von ÖSCH (1944) aus der Schweiz, von BASSE und DAUVÉ (1945) aus Frankreich, von KOLLER (1945) aus der Schweiz, von STUART (1946) und STOWMAN (1946) aus England, von BALDASSERINI (1947) aus Perugia (Italien) und von OTERO (1948) aus Spanien.

Aus Deutschland stammt ein zusammenfassender Bericht von DE RUDDER (1934). Die Herabsetzung der Erkrankungszahl von $^1/_3$ auf $^1/_8$ wird darin als ein Erfolg der Schutzimpfung festgestellt.

Allen diesen Statistiken haften gewisse Fehler an. Selbst die Berechnung der Fehlergrenzen nach der BERNOULLIschen Formel ist für epidemiologische Analysen nicht schlüssig (MOHR und DIECKMANN). Eine wesentliche Verbesserung in dieser Hinsicht bedeutet die statistische Berechnungsmethode nach v. SCHELLING. Sie wurde von WOHLFEIL (1939) für seine hervorragende Arbeit verwendet. Es soll daher die Zusammenfassung WOHLFEILS in der folgenden Tabelle wiedergegeben werden.

Tabelle 21.

Impfbezirk	Erkrankungshäufigkeit unter den Geimpften	Erkrankungshäufigkeit unter den Nichtgeimpften	Erkrankungsverhältnis
1. Halberstadt	$\frac{64}{9004} = 0{,}71\%$	$\frac{32}{7113} = 4{,}31\%$	1: 6,07
2. Rastenburg	$\frac{6}{458} = 1{,}31\%$	$\frac{77}{242} = 31{,}82\%$	1: 24,29
3. Lyck	$\frac{37}{2983} = 1{,}24\%$	$\frac{93}{2059} = 4{,}52\%$	1: 3,65
4. Breslau	$\frac{729}{93{,}932} = 0{,}78\%$	$\frac{504}{15{,}376} = 3{,}28\%$	1: 4,22
5. Gottesberg	$\frac{160}{2696} = 5{,}93\%$	$\frac{17}{85} = 20{,}00\%$	1: 3,37
6. Beuthen-Stadt	$\frac{153}{22{,}462} = 0{,}68\%$	$\frac{128}{3108} = 4{,}12\%$	1: 6,06
7. Beuthen-Land	$\frac{31}{13{,}466} = 0{,}23\%$	$\frac{37}{1135} = 3{,}26\%$	1: 14,17
8. Rüdesheim	$\frac{0}{880} = 0\%$	$\frac{2}{163} = 1{,}22\%$	—
9. Unterwesterwald	$\frac{26}{2941} = 0{,}88\%$	$\frac{44}{4735} = 0{,}94\%$	1: 1,07

Morbidität (zusammenfassend):

Gesamtzahl	Davon geimpft	Nicht geimpft	Erkrankte Geimpfte	Erkrankte Nichtgeimpfte
168792 Kinder von 1—14 Jahren	145881 = 86,4%	22911	1180 = 0,81%	890 = 3,88%

Verhältnis der Erkrankungen von Geimpften zu Nichtgeimpften = **1 : 4,79**

Die *Mortalität* betrug (zusammenfassend):

Gesamtzahl	Geimpfte	Davon gestorben	Nichtgeimpfte	Davon gestorben
168,792 Kinder von 1—14 Jahren	145,881 = 86,4%	27 = 0,0185%	22,911 = 13,6%	46 = 0,20%

Verhältnis der *Mortalität* von Geimpften zu Nichtgeimpften = **1 : 10,85.**

Die *Letalität* betrug (zusammenfassend):

Gesamtzahl	Geimpfte Erkrankte	Davon gestorben	Nichtgeimpfte Erkrankte	Davon gestorben
168,792	1180	27 = 2,29%	890	46 = 5,17%

Verhältnis der *Letalität* von Geimpften zu Nichtgeimpften = **1 : 2,26.**

Bei den Untersuchungen von WOHLFEIL handelt es sich um die *Resultate einer einmaligen Injektion* von hochkonzentriertem Toxoid. Seine Resultate sind, zusammengefaßt folgendermaßen zu umschreiben:

1. Von 9 größeren Impfbezirken ist in 7 Gebieten ein einwandfreier Erfolg zu beobachten.
2. Die beiden Impfgebiete, in denen ein ungenügender Schutz erzielt wurde (Nr. 5 und 9 der Tabelle) sind charakterisiert als *wirtschaftliche Notgebiete,* in denen die Kinder unterernährt waren (1936—1938!) und wohl infolgedessen das notwendige Reaktionsvermögen nicht aufbrachten. Dazu kommen dort sehr schlechte Wohnverhältnisse, die eine vermehrte Exposition schaffen.
3. In einem 3. Bezirk (Nr. 8 der Tabelle) läßt sich ein Vergleich zwischen Geimpften und Nichtgeimpften nicht durchführen, wegen der allgemein zu geringen Diphtheriemorbidität der Bevölkerung.
4. Die *Schulkinder lassen sich besser immunisieren als die Kleinkinder,* obschon auch in den jüngeren Altersklassen eine Immunisierbarkeit nachzuweisen ist.
5. Die Impfergebnisse lassen keinen Zweifel, daß massenstatistisch beurteilt, *die Geimpften gegen die jahreszeitlich ungünstigen Einflüsse einen deutlichen Schutz besitzen,* während sich bei den Ungeimpften in der regelmäßigen Steigerung der Diphtheriemorbidität in den Wintermonaten der Saisoneinfluß weiter ungünstig bemerkbar macht.
6. Eine *negative Phase,* d. h. eine vorübergehend vermehrte Empfänglichkeit für Diphtherie nach der Impfung existiert nicht.
7. Die Erfolge der Schutzimpfung sind um so größer, je stärker die Bevölkerung vorher manifest und latent mit Diphtherie durchseucht war.

Nur wenige Untersuchungen aus den letzten Jahren berücksichtigen die *Typenlehre.* ZINNEMANN berichtet, daß in der *Ukraine* 96% der tödlichen Fälle dem *Gravis*typ zuzuschreiben waren (1939). GIBBERT *und Mitarbeiter* (1945) teilt aus der *Halifaxepidemie* von 1940 mit, daß 86% der Fälle durch *Gravis* hervorgerufen waren. Kein einziger der Vollimmunisierten war schwer krank. In *Kopenhagen* brach nach MORTENSEN (1946) 1944 eine *Intermediusepidemie* mit einer Letalität von durchschnittlich 6,6% aus. Auffallend war die große Proportion der Beteiligung von Erwachsenen (wegen der Schutzimpfung der Kinder ?). Bei den Nichtgeimpften betrug die Letalität 9,3%, einer von 114 partiell Geimpften und einer von 61 Vollgeimpften starben.

Tabelle 22.

Anzahl der Fälle	Tot	Schwer	Mittel	Leicht
231 Gravis	4	24	48	154
63 Intermedius	2	11	8	42
68 Mitis	0	6	7	55
362 Total				

In einer Zusammenstellung von 362 Fällen zeigt MCLEOD die relative Beteiligung der 3 Typen bei Todesfällen und klinischen Verlaufsformen.

Es liegt daher auf der Hand, daß bei künftigen Statistiken über die Wirksamkeit der Schutzimpfungen auch dem Faktor der Diphtheriebacillentypen Rechnung getragen werden muß. *Die Immunitätsresultate einer Mitisgegend können nicht mit denen einer Gravisgegend verglichen werden.*

Man kann sich also vorstellen, wie es zum Ausbruch einer Epidemie in einer hochimmunisierten Gegend kommen kann (FANNING 1947), in welcher 94% der Bevölkerung immunisiert waren und 80% eine negative Schickreaktion aufwiesen. Die interessanteste Publikation auf diesem Gebiet ist heute die „study of Diphtheria in two areas of Great Britain“ (1950) von HARTLEY, TULLOCH, M. ANDERSON, DAVIDSON, GRANT, JAMIESON, NEUBAUER, NORTON und ROBERTSON. Hier ist die moderne Technik der Bakteriologie, die Kontrollreihenmethode der Klinik und die kritische Bewertung der epidemiologischen Daten aufs genaueste berücksichtigt und in einer sehr exakten und ergebnisreichen Studie vereinigt. Es geht daraus hervor, daß die Schutzimpfung, auch wenn sie sehr ausgedehnte Bevölkerungsteile erfaßt hat, nicht imstande ist, die Entstehung einer Epidemie zu unterbinden. Die Morbidität steigt an, die Mortalität und Letalität aber nimmt weiter ab. Die Abhängigkeit des Erkrankens und

Nichterkrankens vom Gehalt des Serums an Antitoxin ist klar, die Relativität dieses Zusammenhangs zeigt sich deutlich, die Durchbrechung der Immunität durch besondere Stämme ist möglich, aber der relative Schutz der Bevölkerung durch die Prophylaxe ist doch so groß, daß die Krankheit ihre durchschnittliche Letalität eingebüßt hat. Die folgende Tabelle gibt eine zusammenfassende Übersicht über Antitoxingehalt des Blutes und Erkrankungen verglichen bei Patienten und Gesunden in *Dundee*, *Tynside* und *Kopenhagen*.

Tabelle 23. *Vergleich der Antitoxinkonzentration im Blut entsprechender Gruppen von Diphtheriepatienten und gesunden Personen in Dundee, Tynside und Kopenhagen*[1, 2].

Nr.	Ort	Gruppe	Zahl	Personenzahl mit Antitoxinkonzentration (JE/cm³)					
				> 10	1—10	011 bis 1,0	0,01 bis 0,1	0,001 bis 0,01	< 0,001
1	Dundee	Geimpfte, gesunde normale Kinder	211	1 (0,5)	49 (23,2)	50 (23,7)	87 (41,2)	21 (10,0)	3 (1,5)
2	Dundee	Klinische Diphtherie bei geimpften Kindern	199	2 (1,0)	13 (6,5)	14 (7,0)	65 (32,6)	79 (39,7)	26 (13,0)
3	Tynside	Klinische Diphtherie bei geimpften Personen	95	1 (1,0)	14 (14,7)	9 (9,4)	22 (23,1)	31 (32,6)	18 (19,0)
4	Kopenhagen	Klinische Diphtherie bei geimpften Personen	106	23 (21,7)	30 (28,3)	34 (32,1)	14 (13,2)	3 (2,8)	2 (1,8)
5	Kopenhagen	Geimpfte, nicht kranke Personen	106	37 (35,0)	26 (24,5)	27 (25,5)	13 (12,2)	2 (1,9)	1 (1,0)
6	Kopenhagen	Nicht geimpfte, nicht kranke Personen	287	0	42 (14,6)	45 (15,7)	38 (13,2)	36 (12,5)	126 (44,0)
7	Kopenhagen	Klinische Diphtherie bei nicht geimpften Personen	287	0	8 (2,7)	38 (13,2)	48 (16,9)	62 (21,6)	131 (45,7)
8	Tynside	Klinische Diphtherie bei nicht Geimpften	141	0	1 (0,7)	6 (4,2)	16 (11,3)	18 (12,7)	100 (71,0)

Wie vorsichtig man in der Beurteilung statistischer Zahlen über die Erfolge der Schutzimpfungen sein muß, lehrt das Beispiel der schweizerischen Endemie der letzten 10 Jahre (Gsell 1946, Rendu 1946). 1940 war in der Schweiz ein Minimum an Diphtherieerkrankungen festzustellen. 1946 war der Höhepunkt einer endemischen Häufung (über 5000 Fälle). Im Kanton Genf ist die ganze kindliche Bevölkerung zu etwa 95% durchgeimpft seit 1929, im Kanton Basel ist die Schutzimpfung seit 1943 fakultativ. Für Basel-Stadt sind es nur wenige Prozente der Kinder, die geimpft sind, für Basel und Umgebung (Vororte in einem anderen Kanton) ist der Prozentsatz der geimpften Kinder nicht höher als 18%. Trotz dieser eminenten Verschiedenheit im Impfgrad ist in beiden Kantonen Genf und Basel der Verlauf der Epidemie außerordentlich milde, zahlenmäßig identisch und differiert von der ganzen übrigen Schweiz sehr stark. Trotz dem zeitlichen Zusammenfallen, trotz gleicher Einwohnerzahl, gleicher Umweltbedingungen (Stadtkantone), trotz ähnlicher geographischer und klimatischer Lage ist der Genius der Epidemie in den beiden Städten mit und ohne Schutzimpfung identisch, während in anderen Teilen der Schweiz die Seuche ziemlich viele Kinder erfaßte. Dabei spielte die Verteilung von Gravis, Intermedius und Mitis keine besondere Rolle (Gsell).

Man könnte folgern, daß die frühere Durchseuchung in Genf und in Basel in den Epidemiezeiten von 1904 und 1920 die kindliche Population derart immunisiert hatte, daß im Endemiejahr 1945 keine empfänglichen Individuen mehr vorhanden waren. Es scheinen nach der Kurve in Basel etwas heftigere Endemieen geherrscht zu haben als in Genf. Daher hat die künstliche Immunisierung in Genf die natürliche Durchseuchungsimmunität ergänzt.

[1] Prozentzahlen in Klammern.
[2] Zusammenstellung aus dem Werk: A study of Diphtherie in two areas of Great Britain, S. 154.

Wenn man aber die absoluten Zahlen der Krankheitsfälle in Genf = etwa 5500 in 40 Jahren, in Basel = etwa 8300 in derselben Zeit, zur Betrachtung des Problems heranzieht, so kann man sagen, daß die Durchseuchung in beiden Städten etwa denselben Prozentsatz der kindlichen Bevölkerung immunisiert haben muß, entsprechend dem Altersaufbau der beiden Städte.

Es bleibt also die Frage offen, warum in Basel ohne Impfung und in Genf mit Impfung die in der übrigen Schweiz sehr deutliche Diphtherieendemie von 1945 sich nur äußerst wenig bemerkbar gemacht hat. Welche Faktoren in den beiden Städten das Terrain so gestalten, daß deren Epidemiologie gleich ist, können wir nicht wissen. Ob dabei die Schutzimpfung mitgespielt hat, scheint nach allem Gesagten sehr fraglich.

Über die *Beeinflußbarkeit der Altersbeteiligung* bei Diphtherie durch die Schutzimpfung gibt es nur wenige, der Kritik standhaltende Mitteilungen. Eine *Kurve aus New York* soll die relative Begünstigung des Kleinkindesalters beweisen

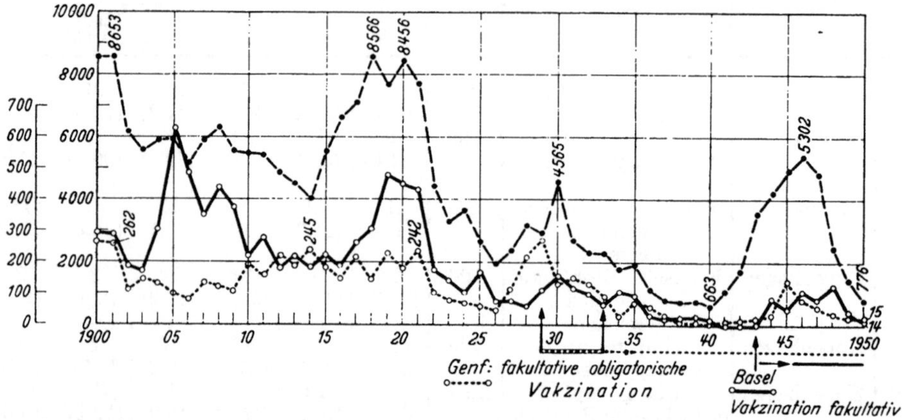

Abb. 79. Die Diphtherie in der Schweiz 1900—1950, verglichen mit den Krankheitsfällen in den Stadtkantonen Genf (mit Impfzwang seit 1933) und Basel (mit fakultativer Impfung seit 1943). (Nach Angaben des eidgen. Gesundheitsamtes Bern, Dir. P. VOLLENWEIDER). Der allgemeine Rückgang der Diphtherie in der Schweiz spiegelt sich im Verlauf der Seuche in Basel und in Genf. Trotzdem in Genf etwa 95% aller Kinder, in Basel erst 10 Jahre später maximal etwa 18% aller Kinder geimpft worden sind, ist der Rückgang der Diphtherie in beiden Städten identisch.

(s. Abb. 77). Das Beispiel dieser amerikanischen Statistik, die aus den Zahlen von 1895—1928 einen Erwartungswert mit doppeltem mittlerem Fehler konstruiert, wird uns nicht restlos überzeugen. Wer beweist uns denn, daß nicht eine spontane Altersverschiebung eingetreten ist, wie sie LORENZ und HOTTINGER schon 1931 in Düsseldorf beobachtet und beschrieben haben? Dort war keine vorausgehende Immunisierung der Bevölkerung die Ursache dieser Änderung des Dispositionsalters. MORTENSEN (1946) und POULAIN (1944) vermuten, daß bei den von ihnen beobachteten Epidemien die Altersverschiebung in höhere Schul- und ins Erwachsenenalter der Schutzimpfung der jüngeren Jahrgänge zuzuschreiben sei, jedoch ist es bei der Vermutung geblieben. PUNTIGAM und HIERMANN (1950) berichten über die Altersgliederung der Erkrankungen bei Schutzgeimpften (1485 Fälle) in *Österreich* des Jahres 1949.

Die Altersgruppe 1—5 Jahre wies 421 Krankheitsfälle, die Gruppe 6—14 Jahre 945 Fälle, die Gruppe 15—18 Jahre 66 Fälle, und die Gruppe 19—45 Jahre 53 Fälle auf. 14,2% aller Diphtheriegeimpften erkrankten. 1,24% der Geimpften starben im Erkrankungsfalle gegenüber einer Letalität von 4,4% bei Nichtgeimpften. Wenn also von vielen Seiten darauf aufmerksam gemacht wird, daß sich die Schulkinder am besten immunisieren lassen (SPARROW 1931, WOHLFEIL 1939, FRIEDEMANN 1934), so ist das nur *ein Aspekt* der Frage nach dem Einfluß des Alters auf die Diphtherie. 1949 befanden sich unter den geimpften Erkrankten weitaus die Mehrzahl im Schulalter, trotzdem theoretisch besonders in dieser Altersstufe die Impfung die besten Ergebnisse bringen sollte.

Die einzige Arbeit, die statistisch einen einwandfreien Beweis für das relative *Ausschalten der Saisonfaktoren* erbracht hat, ist diejenige von WOHLFEIL (s. oben).

Ob sich in den nachsten 50 oder 100 Jahren die *Periodizität der Diphtherie* wird beeinflussen lassen, kann heute noch nicht beurteilt werden. Zwar sind die Amerikaner davon überzeugt, daß das Verschwinden der Seuche in ihrem Kontinent der Prophylaxe zuzuschreiben sei. Die Bevölkerung ist dort viel „impffreudiger" eingestellt als durchschnittlich in Europa. Die großartigen Resultate in Nordamerika und Canada werden daher immer der besonders sorgfältigen Durchführung der Schutzimpfungen, der glänzenden Propaganda und dem Verständnis der Bevölkerung für diese Fragen zugeschrieben. Übersieht man jedoch die geschichtliche Entwicklung der säkularen Diphtheriebewegungen, so stellt man sich die Frage, ob nicht die Erfolge der Schutzimpfung in Nordamerika zum Teil wenigstens dem Umstand zu verdanken sind, daß die Diphtherie dort in den letzten 50 Jahren in einer rückläufigen säkularen Bewegung begriffen ist.

Aus den Erfahrungen in Europa kann über diese Frage ebenfalls noch keine definitive Antwort gewonnen werden. Zwar ist besonders in Frankreich, namentlich in Paris bald nach der Entdeckung von RAMON (1925) sehr viel geimpft worden. Wie hoch der Prozentsatz bis 1940 war, läßt sich nicht genau ermitteln, ist aber doch wohl recht beträchtlich. Dennoch ist in der Mitte der 40er Jahre nach einem vorausgehenden scheinbaren Verschwinden der Krankheit eine ziemlich ausgedehnte Epidemie ausgebrochen, wie übrigens in ganz Europa. Wenn auch die Mortalität dabei relativ gering war, so soll uns das Auftreten der Krankheit, die aus verschiedenen Gründen die Immunität durchbrechen kann, vor allzu optimistischen Schlüssen warnen.

Es ist aber auch vor übertriebener Kritik zu warnen. FRIEDBERGER (1930) behauptet, daß die Statistik schon darum fehlerhaft sei, weil die Kinder, welche geimpft würden, den nichtgeimpften gegenüber eine positive Auswahl bedeuten. (Sorgfältige Eltern, gute Pflege und Ernährung, bessere Wohnverhältnisse, bessere Beobachtung usw. bei den Geimpften, sozial schlechter gestellte, Kranke und Schwächliche bei den Nichtgeimpften als Auswahl ad peius). Der Einwand der Auswahl ad peius hat sicher seine Berechtigung und stört den Vergleich beider Gruppen, soll indessen nicht überschätzt werden. Auch die vielen kritischen Bemerkungen von RENDU zu den Publikationen der Ergebnisse der Schutzimpfungen müssen hier erwähnt und richtig gewertet werden. Sie zeigen uns mit aller Schärfe, wie *nachlässig gewisse Erfolgsstatistiken veröffentlicht* worden sind, sie zeigen uns Fehler, Ungenauigkeiten und Mängel im logischen und kritischen Verwerten des Materials, aber sie dürfen auch nicht überbewertet werden, denn die Kritik RENDUs richtet sich eigentlich nur gegen die falsche Auslegung der Resultate des ungeheuren, die ganze Welt umspannenden Experiments der Schutzimpfung gegen Diphtherie und warnen vor falscher Interpretation.

Wenn wir uns *zusammenfassend über den Wert der Prophylaxe gegen Diphtherie ein Urteil bilden* wollen, so können wir das folgendermaßen formulieren: *Die klinischen Beobachtungen über die Schutzimpfung und den Verlauf der Diphtherie bei Geimpften, die Beeinflussung der Letalität und Mortalität, viele kleinere und größere epidemiologische Untersuchungen fügen sich zwanglos in das Bild der Diphtheriekrankheit ein, wie es die moderne Medizin auf Grund historischer, bakteriologischer, pathogenetischer, therapeutischer und prophylaktischer Untersuchungen konzipiert hat. Überall bleiben trotz großer Kenntnisse noch wesentliche Lücken in unserem Wissen. Nur teilweise ist das Problem der Diphtherie geklärt, und nur teilweise gelingt es uns, auf therapeutischen und prophylaktischen Wegen das Krankheitsgeschehen zu beeinflussen. Es bestehen aber sehr viele Anhaltspunkte dafür, daß es der Medizin früher oder später gelingen wird, ihre Kenntnisse über die Diphtherie so zu erweitern, daß man hoffen kann, eines Tages die Seuche zu meistern.*

Literatur.

Übersichten und Zusammenfassungen.

BOKAY, JOHANN v.: Die Diphtherie seit BRETONNEAU. Erg. inn. Med. **42**, 463 (1932); **43**, 428 (1932). — BORMANN, F. v.: Der gegenwärtige Stand des Typenproblems bei Diphtheriebacillen. Erg. inn. Med. **42**, 211 (1937).

FRIEDEMANN, U.: Die Diphtherie. In Handbuch der inneren Medizin. Berlin: Springer 1942.

MCLEOD, J. W.: The types mitis, intermedius and gravis of corynebact. diphtheriae. Bacter. Rev. **7**, 1 (1943). — MÜLLER, J. H.: Nutrition of the diphtheria bacter. DUBOS: The diphtheria bacilli and the diphtheroids. In DUBOS: Bacterial and myotic infections of man. Philadelphia: J. B. Lippincott Company 1948. — MORTON, H. E.: Corynebacterium diphtheria (Variations). Bacter. Rev. **4**, 177 (1940).

SCHICK, BELA: Die Diphtherie. In Handbuch der Kinderheilkunde. Leipzig: F. C. W. Vogel 1931. — SCHMIDT, HANS: Grundlagen der spezifischen Therapie. Berlin: Schultz 1940.

TOPLEY and WILSON: Principles of bact. and immun. London Edw. Arnold 1946.

VOGT, HANS: Die Diphtherie. In Handbuch der Kinderheilkunde, Erg.-Bd. I. Berlin: Springer 1942.

Historisches.

ALAYMUS: Consultationes pro ulceris syriacis curatione 1632. — ARETAEUS: De causis et signis acut. morb. Liber. I. Kap. 9. Lipsiae 1818.

BAGINSKY: Vortr. Berlin. Med. Ges. über Diphtherieserum. Berl. klin. Wschr. **1908**, Nr 27/28. — Diphtherie und diphtheritischer Croup. In NOTHNAGEL, Spezielle Pathologie und Therapie. Wien 1913. — BARD, SAMUEL: An inquiry into the nature, causa and cure of the angina suffocativa etc. Trans. Philos. Soc. Bd. I. Philadelphia 1789. — BEHRING: Untersuchungen über das Zustandekommen der Diphtherieimmunität bei Tieren. Dtsch. med. Wschr. **1890**, Nr 50. — Die Blutserumtherapie. Leipzig 1892. — BEHRING u. KITASOTO: Über das Zustandekommen der Diphtherieimmunität und der Tetanusimmunität bei Tieren. Dtsch. med. Wschr. **1890**, Nr 49. — BERGEN, VAN: Nova acta naturae curiosorum, Bd. II. Frankfurt u. Leipzig 1764. — BESSAU: Definition. Dtsch. med. Wschr. **1941**, 675. — BOUCHUT: Intubation. Bull. Acad. Méd. Paris **23** (1857). — BRETONNEAU, PAUL: Académie Royale de Médecine 26. Juni 1821. — Traité de la diphtérie. Paris 1826. — BRIEGER u FRÄNKEL: Untersuchungen über Bakteriengifte. Berl. klin. Wschr. **1890**, Nr 11.

CARNEVALE: De epidemico strangulatorio affectu. Neapel 1620. — CEDRENUS: Compendium historiarum, Bd. II, S. 742. Paris 1647.

DOUGLAS: Practical history of a new eruptive miliaria fever with angina alcusculosa. Boston 1736.

FILATOW: Zur Epidemiologie im Süden Rußlands. Jb. Kinderheilk. **39**, 185. — FONTECHA: Disputationes medicae de anginarum etc. Alcala 1611. — FORESTUS: Observationem et curationem medicinalium de febribus publice grassantibus, Bd. II, S. 406. Liber sextus Lugduni Batavorum 1591. — FOTHERGILL: Account of sore throat with ulcers. London 1748.

HAESER: Geschichte der Medizin, S. 430. — HERRERA: Tractatus de essentia morbi suffocantis, garrotillo hispan. appellati. Madrid 1615. — HEUBNER: Die experimentelle Diphtherie. Leipzig 1883. — HIPPOCRATES: Liber de dentitione, S. 60. Edit. per Janum cornarium Lugduni 1554. — HOLT, L. B.: Developments in Diphtheria Prophylaxis. London: W. Heinemann 1950. — HOME: Inquiry into the nature, cause and cure of the croup. Edinborough 1765.

JOHANNESSEN, A.: Difteriens forekomst i Norge 1888.

KLEBS: Über Diphtherie. Arch. exper. Path. u. Pharmakol. **12** (1880). — Verh. des 2. Kongr. für innere Medizin, Wiesbaden 1882.

LANGHANS: Beschreibung und Bericht über eine neue ansteckende Krankheit. Zürich 1753. — LÖFFLER: Untersuchungen über die Bedeutung der Mikroorganismen für die Entstehung der Diphtherie beim Menschen, bei der Taube und beim Kalbe. Mitt. ksl. Gesdh.amt, Berl. 1884. — Zbl. Bakter. **1887**.

MALOUIN: Histoires et mémoires de l'académie Royale des Sciences, Bd. IV. Paris 1751. — MIDDLETON: Cases of angina trachealis. New York 1756.

NOLA: De epidemica phlegmone anginosa. Venezia 1620.

O'DWYER: 9. Internat. Med.-Kongr. in Washington. 1884. Intubation.

PARK, W. H.: Toxin-antitoxin immunisation against diphtheria. J. Amer. med. Assoc. **79**, 1584 (1922).

RAMON, G.: La floculation dans le mélange de toxine et de sérum antidiphtérique. C. r. Soc. Biol. Paris **86**, 661, 813 (1922). — Ann. Inst. Pasteur **37**, 1001 (1923). — ROUX et YERSIN: Recherches experimentales sur les bacilles diphtériques. Ann. Inst. Pasteur **2**, 629 (1888); **3**, 273 (1889); **4**, 385 (1890).

SCHICK, BELA: Über Diphtherieimmunität. Wiesbaden 1910. — SEVERINUS: De Paedanitone maligna. 1652. — SMITH, THEOBALD: Aktive Immunisierung. J. of exper. Med. **11**, 241 (1909). — SORMANI: Diphtherieletalität und Mortalität in Italien. Giorn. Reale Soc. ital. d'Igiene **6**, 153 (1895).

TROUSSEAU, A.: Clinique Méd. de l'Hotel Dieu de Paris, Bd. I, S. 312.

VILLA REAL: De signis, causis, essentia, prognostico et curatione morbi libri, duo. Alcala 1611.

Erreger und experimentelle Grundlagen.

BENDIXEN: Untersuchungen über die in aseptisch entnommenen Milchproben vorkommenden Corynebacillen. Z. Inf.krkh. Haustiere **43**, 2 (1933). — BRAUN u. HOFMEIER: Über den Verwendungsstoffwechsel der Diphtheriebacillen (Cystin). Klin. Wschr. **1927**, 699. — BRAUN, STUCYNSKY and GROSSOWICZ: Electrocardiographic changes produced on the Syrian Hamster by diphtherial toxins. Proc. Soc. exper. Biol. a. Med. **72**, 58 (1948). — BRAUN, H.: Über den Bedarf der anspruchslosen Stämme von Diphtheriebacillen an S-, Mg- und Fe-Verbindungen. Schweiz. Z. Path. u. Bakter. **1**, 113 (1938). — Allgemeines über den Verwendungsstoffwechsel krankheitserregender Bakterien. Naturwiss. **19**, 409 (1931).

CLAPPER and CARLQUIST: Brain abscess and meningitis caused by a diphtheroid resembling Corynebac. ulcerogenes. Proc. Soc. exper. Biol. a. Med. **60**, 298 (1945). — CLAUBERG, HELMREICH u. VIERTHALER: Zur Frage der Unterschiedlichkeit der Diphtheriebacillen-Typentoxine. Klin. Wschr. **1930**, 231; **1939**, 1490. — COHEN and MÜLLER: Oleic acid in colony developement of C. diphtheriae. Proc. Soc. exper. Biol. a. Med. **45**, 244 (1940). — COOPER, HAPPOLD, MACLEOD, WOODCOCK u. Mitarb.: Reviews of the observations... significance of di. types. Proc. roy. Soc. Med. **29**, 1030 (1936). — CROWE: Fluorescence and absorption spectral of flavin isolatet from a toxicael filtr. of C. di. Proc. Soc. exper. Biol. a. Med. **42**, 217 (1939). — CROWE and WALKER: Fluorescence and adsorption spectral data for pterin-like pigments synthesized by di. bacillus and isolated by chromatographic analysis. J. opt. Soc. Amer. **34**, 195 (1944).

DHÉRÉ u. GOURÉVITCH: Sur la teneur en flavine du bouillon-toxine diphthérique. C. r. Soc. Biol. Paris **130**, 593 (1935). — DERNBY u. WALBUM: Studien über die Bildung des Diphtherietoxins. Biochem. Z. **138**, 505 (1913).

EISLER u. GOTTDENKER: Über die Entgiftung der Diphtherietoxine der Lanoline und Sterine usw. Z. Immun.forschg **90**, 427; **91**, 49 (1937).

FROBISHER: A Note on the relationship between the intermedius and minimus type of C. di. Proc. Soc. exper. Biol. a. Med. **62**, 304 (1946). — FROBISHER, ADAMS andKUHNS: Characteristics of di. bac. found in Baltimore since Nov. 1942. Proc. Soc. exper. Biol. a. Med. **58**, 330 (1945). — FROBISHER and PARSONS: Susceptibility of mice to intracerebral inoculation of C. di. a. di. toxin. Proc. Soc. exper. Biol. a. Med. **45**, 165 (1940).

GRAY and HOLT: The porphyrin produced by di. bac. J. of biol. Chem. **169**, 235 (1947). — GRÓH: Über die Entwicklung der Diphtheriebacillen. I. Glieder. II. Körnchen. Zbl. Bakter. **141**, 209 (1938). — GUNDEL: Klinische und epidemiologische Bedeutung der Typen der Diphtheriebacillen. Klin. Wschr. **1936**, 1871.

HAPPOLD: Toxinproduction by C. diphtheriae types. Proc. Soc. exper. Biol. a. Med. **43**, 412 (1940). — HAUSSMANN u. KEHLER: Über einige elektronenmikroskopische Beobachtungen an ultraschall- und wärmegeschädigten Bakterien. Optik **7**, 321 (1950). — HAVENS: Diffusion der Toxine. J. inf. Diss. **26** (1920). — HETTCHE: Der Einfluß von Eisen, Mangan und Kupfer auf den Verlauf der Diphtherietoxinvergiftung. Z. Immun.forschg **97**, 81 (1940). — HEWITT: Serological typing of C. di. Brit. J. exper. Path. **28**, 339 (1947). — HOPPS: In ANDERSON, Pathology, Kap. 10. Diphtheria, S. 224. 1948. — HOTTINGER u. LORENZ: Schickreaktion und Serumwirkung. Klin. Wschr. **1931**, 2351.

KASAHARA u. TAKAGI: Über den Einfluß der ultra-akustischen Schallwellen auf das Diphtherietoxin. Collect. Pap. Fac. Med. Osaka Imp. Univ., S. 52. 1937. — KÖNIG: Elektronenmikroskopie an biologischen Objekten. Röntgenbl. **3**, 93 (1950). — KÖNIG u. WINKLER: Über Einschlüsse in Bakterien und ihre Veränderung im Elektronenmikroskop. Naturwiss. **35**, 136 (1948).

LEMBKE u. LÜCK: Strukturuntersuchungen an Mikroorganismen. Zbl. Bakter. **155**, 171 (1950). — LENTZ: Beitrag zur Differenzierung der Bakterien der Corynegruppe. Zbl. Bakter. **155**, 56 (1950). — LIEBERMEISTER: Elektronenoptische Untersuchungen von Bakterien. Zbl. Bakter. **154**, 191 (1949). — LUNDGREEN and PAPPENHEIMER: The molecular weight of the di. toxinprotein. J. Amer. chem. Soc. **61**, 533 (1939).

MORTON and ANDERSON: Electron microscop. studies of biol. reactions. Proc. Soc. exper. Biol. a. Med. **46**, 272 (1941). — MÜLLER: A simplified formula for di. tox. broth. J. of Immun. **37**, 103 (1939). — MÜLLER and MILLER: Production of di. tox. of high potency on a reproducible medium. J. of Immun. **40**, 21 (1941).

NÉLIS, LAFONTAINE et CLEEMPOEL: A propos d'une souche anormale de C. di. C. r. Soc. Biol. Paris **142**, 1186 (1948). — NITSCH: Beitrag zum Studium des Verwendungsstoffwechsels der Diphtheriebacillen (nach BRAUN). Z. Kinderheilk. **54**, 470 (1931). — NORLIN: On the growth and toxin production of C. di. Commun. Labor. bacter. Saates, Schweden **25** (1944) (Bibliographie).

OLITSKY, STUCZINSKY u. GROSSOWICZ: Neurotoxic symptoms produced in syrian hamsters. J. of Immun. **60**, 419 (1948). — O'MEARA: C. di. and its composition of toxin. J. of Path. **97**, 81 (1940).

PAPPENHEIMER, A.: Diphtheria toxin I. Isolation... a reinvestigation. J. of biol. Chem. **120**, 543 (1937); **167**, 251 (1947). — PAPPENHEIMER and HENDEE: Diphtheriatoxin IV. The iron encymes. J. of biol. Chem. **171**, 701 (1947). — PAPPENHEIMER and JOHNSON: Studies in Di. toxin production I. The effect of Iron and Copper. Brit. J. exper. Path. **17**, 335, 342; **18**, 239 (1936). — PAPPENHEIMER, MÜLLER and COHEN: Production of a potent Di. toxin on a medium of chemically defined composition. Proc. Soc. exper. Biol. a. Med. **36**, 795 (1937). — PARVIS: Tipo e variazioni del C. di. Giorn. Batter. **35**, 153 (1946). — PETUELY u. HOLASEK: Studien über die Färbbarkeit der Polkörperchen. Zbl. Bakter. **155**, 207 (1950). — PRIGGE: Experimentelle Untersuchungen über die Entstehung des Diphtheriegiftes. Z. Immun.forschg **77**, 421 (1937).

RICHTERS u. HELMREICH: Vorkommen echter Diphtheriebacillen beim Pferde und bei Haustieren. Zbl. Bakter. **135**, 64, 65 (1935). — ROSS: Corynebact. diphther. Resistance to drying. M. J. Austral. **2**, 42 (1945). — Preparation and immunity properties of protamine Di. toxid. Amer. J. Dis. Childr. **68**, 72 (1944). — A method for purifying di. toxid and combining with protamine. J. of Immun. **63**, 183 (1949). — RÜEGSEGGER u. LOOSER: Clinical use of alcohol-refined toxoids. Pediatrics **35**, 2 (1948).

SCHÄFER: Über die Bakterizidie des menschlichen Speichels und insbesondere Einfluß auf die Diphtheriebacillen. Zbl. Bakter. **135**, 458 (1935). — SCHMAGER: Corynebact. citreum. Zbl. Bakter. **155**, 127 (1950). — SCHULTZ, TERRY, O'BRICE and GEBHARDT: Corynebacterium parvulum (meningo-encephalitis). Proc. Soc. exper. Biol. a. Med. **31**, 1021 (1934). — SIEMENS, B. W. C.: Beitrag zur Kenntnis der Typen der Corynebacillen. These Amsterdam 1930. — SUTHERLAND and WILLIS: Endocarditis due to a diphtheroid bacillus. J. of Path. **43**, 127 (1936).

TESDAL: Fatal meningitis caused by a corynebacterium. Acta med. scand. (Stockh.) **83**, 351 (1934). — TRAVERSO: Setticemia da bact. di. (endocarditis in cardiop. congenita). Boll. Ist. sieroter. milan. **26**, 33 (1947).

UCHIKURA: Variability of di. toxin I and II. Acta Scholae med. Kioto **22**, 1 (1939).

VACIRCA: Über den Stoffwechsel der Diphtheriebacillen (antiuran. Substanz = Faktor V). Z. Immun.forschg **103**, 188 (1943).

WALDHECKER: Diphtheriebacillen im Mittelohr gesunder Ratten. Zbl. Bakter. **135**, 287 (1935). — WADSWORTH and CROWE: Attenuation and toxin production of di. bac. Spectroscop. investigation. J. inf. Dis. **73**, 95, 106 (1943). — WILDFÜHR: Bakteriämie im Beginn der Diphtherie. Diphtherietoxingehalt im Blut und Liquor bei Spätlähmungen. Biotroper Frontenfaktor und spezifische Diphtherieimmunität. Zbl. Bakter. **154**, 14, 18 (1949); **155**, 171 (1950). — WINKLER u. KÖNIG: Zur Deutung elektronenoptischer Befunde an Bakterien. Zbl. Bakter. **153**, 9 (1948). — WINKLER, ANNELIES: Elektronenoptische Untersuchungen an Bakterien. Zbl. Bakter. **154**, 189 (1949). — WONG: Immunolog. studies of protein of C. di. Proc. Soc. exper. Biol. a. Med. **45**, 850 (1940). — WONG and TUNG: Polysaccharides of C. di. Serological, immunolog. studies and proteins I—IV. Proc. Soc. exper. Biol. a. Med. **39**, 422 (1938); **40**, 356 (1939); **42**, 824 (1939); **43**, 749 (1940).

ZINNEMANN: Neutralisation of C. di. type toxins with standard antitoxin. J. of Pathol. **58**, 43 (1946). — ZOELLER: L'interadermoréaction à l'anatoxine. C. r. Soc. Biol. Paris **91**, 165 (1924).

Epidemiologie.

ANDERSON: Foreign and domestic trends of di. Amer. J. publ. Health **37**, 1 (1947). — *Annales de médecine:* La diphtérie **29**, Nr 5 (1931). — Arbeiten von ROUX, BOKAY, DEBRÉ, RAMON et THIROLOIX, DOPTER et COLLIGNON, FRIEDEMANN, GORTER, Mr. et Mme. HIRSZFELD, LEREBOULLET, COURNAY et DONATO, RAMON et DEBRÉ, ROGER, MATTEI et PAILLAS, SCHICK et TOPPER, S. SCHMIDT, SELIGMANN.

BIE: Die Behandlung der Diphtherie mit großen Serumdosen. Dtsch. med. Wschr. **1929**, 563. — BOKAY: Zunahme der Diphtherie? Dtsch. med. Wschr. **1928**, 1280.

CALÒ: Diphtherie in der Paediatrischen Klinik von Florenz. Riv. Clin. pediatr. **45**, 290 (1947). — CARTER: Diphtherie in Glasgow. J. of Hyg. **43**, 341 (1944). — CHOREMIS u. Mitarb.: Epidemic of di. in Athens during the winter 1946/47. Amer. J. Dis. Childr. **37**, 437 (1949). — CHRISTISON: Untersuchungen über Vorkommen der 3 Typen der Diphtheriebacillen in Berlin. Zbl. Bakter. **133**, 59 (1934). — CHURA: Die Diphtherie in Preßburg seit Beginn des 19. Jahrhunderts. Jb. Kinderheilk. **130**, 79 (1930). — CLAUBERG: Kann die bakteriologische Typenlehre zur Erklärung der Wandlung im Erscheinungsbild der Diphtherie herangezogen werden?

Klin. Wschr. **1933**, 969. — Münch. med. Wschr. **1935**, 949. — COOPER, HAPPOLD, MACLEOD and WOODCOCK: Proc. roy. Soc. Med. **29**, 1029 (1936). Review of the observation... significance of the 3 types. — CRISALLI: La difterite nel primo mese di vita. Policlinico inf. Genua **1947**, 560.

DEBRÉ: Recrudescence de la di. Bull. Acad. méd. Paris **128**, 574 (1944). — DEICHER u. AGULNIK: Über gehäuftes Auftreten ungewöhnlich bösartiger Diphtherie. Dtsch. med. Wschr. **1927**, 825. — DUBOS: Bacterial and mycotic infections of man. 1948.

EWING: The serologic grouping of the starch ferment. strains of C. di. J. of Path. **37**, 345 (1933).

FINKELSTEIN u. KÖNIGSBERGER: Streptokokkenserum bei Diphtheria gravis. Dtsch. med. Wschr. **1927**, 1227. — FRERK: Die Epidemiologie der Diphtherie in Düsseldorf 1901 bis 1937. Berlin: Richard Schoetz 1939. — FRIEDBERGER: Diphtherie-Epidemien usw. Berlin 1931. — FRIEDEMANN: Handbuch der inneren Medizin, Bd. 1. 1934. Die Diphtherie. — FROBISHER: Etiology of malignant di. Amer. J. publ. Health **32**, 709 (1942).

GEIGER: Changing trends in di. in San Francisco. Arch. of Pediatr. **62**, 510 (1945). — GÖBEL u. STRÖDER: Über die Diphtherie des Säuglings. Dtsch. med. Wschr. **1948**, 389. — GÖPPERT: Handbuch der inneren Medizin 1925. Die Diphtherie. — GOTTSTEIN, A.: Epidemiologische Studien über Diphtherie und Scharlach. Berlin 1895. — Die Periodizität der Diphtherie und ihre Ursachen. Berlin 1903. — Die Lehre von den Epidemien. Berlin 1929. — GSELL: Diphtherieschutzimpfung in der Schweiz. Bull. eidgen. Gesdh.amt **1947**, Nr 13. — GUNDEL: Epidemiologie der Diphtherie. Zbl. Bakter. **135**, 18 (1935). — GUNDEL u. LIEBETRUTH: Die Diphtheriebacillen. II. Diagnose und Typendifferenzierung. Z. Hyg. **117**, 66 (1935).

HEINZMANN u. GRÜN: Hinweis auf die Diphtherie des Säuglings und des Neugeborenen. Dtsch. med. Wschr. **1947**, 437. — HERTEL: Epidemiologische Daten der Diphtherie in Düsseldorf. Veröff. Med.verw. **60**, 501 (1933). — HOLT: Developments in Diphtheria Prophylaxis. London: W. Heinemann. — HOOGENDOORN, VAN: Over de Diphtherie in Nederland. 1948. — HOTTINGER: Unsere Erfahrungen bei toxischer Diphtherie. Schweiz. med. Wschr. **1931**, 13. — Neuere Erfahrungen über Ätiologie und Therapie der Diphtherie. Schweiz. med. Jb. **1932**, 1. HOTTINGER u. LORENZ: Zur Frage der Altersbeteiligung bei Diphtherie. Klin. Wschr. **1932**, 1335. — HUSLER: Über die „schwere" Diphtherie. Münch. med. Wschr. **1931**, 1247.

JUDE: Immunité anti-diphthérique naturelle chez les indigénes malgaches. C. r. Soc. Biol. Paris **125**, 504 (1937).

KEMKES u. STEIGLER: Über die Typenverschiebung der Diphtheriebacillen und zur Frage der Superinfektion in Krankenanstalten. Klin. Wschr. **1937**, 1648. — KÖNIGSBERGER: Die Behandlung der malignen Diphtherie. Dtsch. med. Wschr. **1931**, Nr 20.

LADE: Die Säkularkurve der Diphtherie. Arch. Kinderheilk. **71**, 30. — LIAKKA: Observations on di. in the newborn. Ann. med. int. Fenn. Helsinki **1947**, 584. — LORENZ: Beiträge zur Epidemiologie und Klinik der maligen Diphtherie. Klin. Wschr. **1934**, 212.

MACLEOD: The types mitis, intermedius and gravis of C. diphtheriae. Bacter. Rev. **1943**, No 7, 1. — MURRAY: Significance of C. di. gravis in the epidemiology of di. Di. on the Witwatersrand. S. afric. med. Rev. **16**, 247 (1942); **17**, 337 (1943).

NIGGEMEYER: Zur Pathomorphose der Diphtherie. I. und II. Z. Kinderheilk. **68**, 368, 531 (1950).

O'MEARA: Die Zusammensetzung des Diphtherietoxins, seine Auswirkung auf den klinischen Verlauf und die Folgerungen für die Antitoxintherapie. Corefer 49. Tagg Dtsch. Ges. Kinderheilk., Düsseldorf 1949. — *O.M.S.:* Rapport épidémiologique, Nr 4, Sept. 1947. Supplément mensuel. Sept. 1950. E. V., S. 40.

PARK: History of di. in New York City. Amer. J. Dis. Childr. **42**, 1439 (1931). — PARK u. ZINGHER: Immunisation against di. J. Amer. Med. Assoc. **5**, 2216 (1915). — Diphtheria immunity, natural, active and passive, its determination by the Schick-test. Amer. J. publ. Health **6**, 431 (1916). — PESCH: Vorkommen, Unterscheidung und experimentelle Umwandlung der 3 Diphtheriebacillentypen. Klin. Wschr. **1936**, 1202. — PROCHAZKA: Present treatment of Diphtheria. Paediater Listy **1947**, 45.

RAMON: La floculation dans les mélanges de toxines de sérum antidiphtériques. C. r. Soc. Biol. Paris **86**, 661, 813 (1922). — Ann. Inst. Pasteur **37**, 1001 (1923); **25**, 71 (1939). — *Rapport épidem. hebdomadaire:* Soc. des Nations, Nr 682, März 1939. — REICHE: Die seit Ende 1928 beobachtete Häufung der Diphtherieerkrankungen. Med. Welt **1930**, Nr 23, 1. — REILLY: An epidemic of diphtheria (San Francisco). Amer. J. Dis. Childr. **74**, 130 (1947). — REINOLD: Die Diphtherie in Südbaden und ihre Beziehungen. Z. Hyg. **127**, 355 (1947). — RENDU: Recrudescence de la di. en France et la vaccination. Bull. méd. **60**, 281 (1946). — ROHMER, SACREZ, BEYER et UHL: La diphtérie chez les vaccinés et les non vaccinés en Alsace. Arch. franç. péd. Paris **1947**, 541. — ROSS: Preparation and immunising properties of protamin di. toxoid. Amer. J. Dis. Childr. **68**, 172 (1944). — ROSTOSKI: Über Diphtherie. Münch. med. Wschr. **1938**, 434. — DE RUDDER: Das Durchseuchungsproblem bei den Zivilisationsseuchen. Erg. inn. Med. **32**, 313 (1927).

SCHICK: Die Diphtherie. In Handbuch der Kinderheilkunde, Bd. II. 1931. — SCHIFF u. WERBER: Über die 3 Typen des Diphtheriebacillus. Dtsch. med. Wschr. **1935**, 259. — SCHLOSSBERGER: Die Typen des Diphtheriebacillus. Zbl. Bakter. **135**, 6 (1935). — SCHMIDT, H.: Grundlagen der spezifischen Therapie. 1940. — *Schweiz. Statistik:* Die Diphtherien der Schweiz 1896—1898. Bern: Stämpfli 1912. — SELIGMANN: Die Diphtherie in Berlin. Z. Hyg. **1921**, Nr 92, 171. — *Société des Nations:* Rapport épidémiologique, Nr. 127, Genf 15. Juni 1929; Nr 172, Genf 1934. — Relevé épidémiologique hebdomadaire, Nr 883, 28. Jan. 1943. — STOWMAN: Epidemiologie in England 1941—1944. Epidem. Inform. Bull. **2**, 147 (1946). — STRÖDER: Zur Pathogenese der toxischen Diphtherie im Kindesalter. Ref. 49. Tagg Dtsch. Ges. Kinderheilk., Düsseldorf 1949.

TESCHINSKY: Epidemiologische Studien über Diphtherie. Dtsch. med. Wschr. **1937**, 1010. — THELANDER: Di. immunity and frequency distribution curves for antitoxin. Amer. J. Dis. Childr. **59**, 342 (1940). — TIETZ: Epidemiologie und Typen in Baden. Zbl. Bakter. **135**, 90 (1935).

VOGT: Die Diphtherie. In Handbuch der Kinderheilkunde, Erg.-Werk, Bd. I. 1942.

WAGNER: Über die Altersverteilung der Diphtherietypen. Klin. Wschr. **1944**, 52. — WILDFÜHR: Zur Frage der jahreszeitlichen Virulenzschwankungen der Diphtheriebakterien. über Diphtherietoxingehalt in Blut und Liquor bei Diphtheriespätlähmungen. Z. Immun. forschg **106**, 555 (1949). — Zur Frage der Bakteriämie. Veränderlichkeit des Typus mitis in vivo. Zbl. Bakter. **154**, 14, 18, 26 (1949). — WOLTER: Das epidemische Auftreten der Diphtherie in seiner Abhängigkeit von Boden und Klima usw. Erg. inn. Med. **44**, 257 (1932).

v. ZEBEN: Enkele cijfers over diphtherie. Nederl. Tijdschr. Geneesk. **87**, 1151 (1943). — ZINSSER: Textbook of Bacteriology, Kap. über Diphtherie und Corynebacillen, 9. Aufl. 1948.

Pathogenese.

Annales de Médecine **29**, 449 (1931). Numéro spécial. La diphtérie.

BERGER: Über die pro- und antibiologische Beeinflussung der Corynebacillen durch die Staphylokokken der Mundhöhle. Schweiz. med. Wschr. **1951**, 130. — BIDOLI: L'immunità antitossica nel corso del' infezione difterica. Riv. Clin. pediatr. **34**, 193 (1936). — BORMANN: Diphtherie und Streptokokken. Mschr. Kinderheilk. **52**, 364 (1932). — BREMS: Störungen des Kohlehydratstoffwechsels bei Diphtheriepatienten. Klin. Wschr. **1932**, 895.

CHAROCOPOS u. MARGARITIS: The relation of the types of C. bac. to diphtheria. 5. internat. Kongr. für Pädiatr. New York 1947. Acta paediatr. (Stockh.) **36** (1947). — CHEMI: Di. intoxication. The phosphor lipids in the therapy of di. Riv. Clin. pediatr. **46**, 279, 605 (1948). CHIARI: Zur Frage des Übertretens der Diphtheriebacillen in die Blutbahn. Wien. klin. Wschr. **1935**, 685. — CIANTINI: Ricerche sul potere battericide del siero verso il bacillo del la difterite. Boll. Ist. sieroter. milan. **14**, 128 (1935). — CLAUBERG: Ist die Diphtherie eine septikämische Erkrankung mit sekundärer Ansiedlung des Erregers auf den Tonsillen? Klin. Wschr. **1936**, 18.

DARROW, YANNET and CARY: Physiological disturbances during exp. di. intoxication blood electrolyte and haemoglobin concentrations. J. clin. Invest. **13**, 553 (1934). — DIECKHOFF: Zur Pathogenese und Therapie toxischer Krankheitszustände. Z. exper. Med. **100** 654 (1937). — Leberfunktion bei experimentellen Diphtherieintoxikation. Tagg der Dtsch. Ges. für Kinderheilkunde, Düsseldorf 1949. Mschr. Kinderheilk. **1950**. — DIECKHOFF u. LAURENTIUS: Zur Behandlung der experimentellen Diphtherieintoxikation. Z. exper. Med. **99**, 597 (1936). — DIECKHOFF u. SCHULZE: Empfindlichkeit des diphtherietoxingeschädigten Katzenherzens gegen Digitoxin und Strophanthin. Therapeutische Gaben. Hypophysenvorderlappen, Schilddrüse und Nebennieren (I., II., III.). Arch. exper. Path. u. Pharmakol. **183**, 561 (1936); **185**, 418 (1937); **186**, 462 (1937). — DULISCOUET: Un antagoniste microbien nouveau, la staphyline antidiphtérique. Presse méd. **53**, 653 (1945). — DUNGAL and SIGURJONSSON: Schick test in Island. Brit. J. exper. Path. **16**, 503 (1935).

FREI u. WITSCHARD: Grundfragen der Infektionskrankheiten. Dtsch. tierärztl. Wschr. **56**, 290 (1949). — FRIEDBERGER: Die theoretischen Grundlagen und „Erfolge" der Diphtherieschutzimpfung. Dtsch. med. Wschr. **1930**, Nr 9, 341 u. 10, 389. — Die Diphtherieepidemien. Berlin: Urban & Schwarzenberg 1931. — FRIEDBERGER u. BOCK: Der Gehalt des Blutserums an normalen Antikörpern beim Menschen im Zusammenhang mit dem Lebensalter. Klin. Wschr. **1929**, 1858. — FRIEDBERGER, BOCK u. FÜRSTENHEIM: Zur Normalantikörperkurve des Menschen durch die verschiedenen Lebensalter und ihre Bedeutung für die Erklärung der Hautteste. Z. Immun.forschg **64**, 294 (1929). — FRIEDEMANN u. ELKELES: Permeabilität der Blut-Hirnschranke für Bakteriengifte. Z. exper. Med. **74**, 293 (1930).

GALEOTTI-FLORI: Malignant di. and pathogenic importance of bact. mesomucinases. Riv. Clin. pediatr. **44**, 92 (1946). — GERHARD, JAKOBI u. RAUCHFUSS: Die Diphtherie. In S. GERHARDS Handbuch der Kinderheilkunde. Tübingen: H. Laupp 1880. — GILDEMEISTER u. WATANABE: Zur Bestimmung kleinster Mengen von Diphtherietoxin und Antitoxin. Zbl.

Bakter. **117**, 464 (1930). — Experimentelle Diphtheriestudien: Nachweis von Diphtherietoxin. Zbl. Bakter. **21**, 328 (1931). — Läßt sich im Blut der Diphtheriekranken Diphtherietoxin nachweisen? Dtsch. med. Wschr. **1932**, 657. — GINS: Untersuchungen über Diphtherieinfektion beim Meerschweinchen. Zbl. Bakter. **135**, 60 (1915). — GRAETZ: Über Endocarditis ulcerosa diphtherica und andere ungewöhnliche Ansiedlungsstellen. Arch. f. Hyg. **129**, 28 (1943) (Meningitis-Literatur). — GRÜNEBERG: Probleme der toxischen Diphtherie III. Konstitutionelle Einflüsse auf den Charakter der Diphtheriebacillen. Z. Kinderheilk. **52**, 423 (1932). — GUNDEL u. ERZIN: Untersuchungen über die Pathogenese der Diphtherie mit besonderer Berücksichtigung der Virulenz der Diphtheriebacillentypen. Zbl. Bakter. **136**, 24 (1936).

HAMMERSCHMIDT: Der Mechanismus des Diphtherieschutzes. Zbl. Bakter. **143**, 345 (1939). — HAYDVOGEL: Diphtheriekrankheit bei aktiver Immunität. Münch. med. Wschr. **1926**, 358. — HEISSEN: Das Problem der toxischen Diphtherie. II. Virulenz von Bacillen verschiedener Herkunft. Z. Kinderheilk. **52**, 372 (1932). — HELMREICH u. SCHICK: Über die Ursache des negativen Ausfalls der Diphtheriehautreaktion bei maligner Diphtherie. Klin. Wschr. **1922**, 1691. — HERDER: Untersuchungen über den Antitoxinspiegel im Blut bei unspezifischer Behandlung der Diphtherie. Z. Kinderheilk. **56**, 51, 294 (1934). — HETTCHE: Der Einfluß von Eisen, Mangan und Kupfer auf den Verlauf der Diphtherievergiftung. Z. Immun.forschg **97**, 81 (1940). — HOCKERTS u. STRÖDER: Der initiale Isohämagglutinationssturz bei toxischer Diphtherie der Kinder. Arch. Kinderheilk. **140**, 82 (1950). — HORNUNG: Zum Diphtherieproblem. Z. Immun.forschg **104**, 118 (1943). — HOTTINGER: Praktische Ergebnisse der Schutzimpfung gegen Diphtherie im Kindesalter. Z. Gesdh.verw. **3**, 176 (1932). Über die Bedeutung des Antitoxins für die Heilung der Diphtherie. I. II. III. Schweiz. med. Wschr. **1935**, 772; **1936**, 1236, 1256. — HOTTINGER u. LORENZ: Einfluß des normalen, antitoxinfreien Pferdeserums auf die Diphtherietoxinreaktion von Schick. Z. exper. Med. **82**, 719 (1932). — HOTTINGER u. TOEPFER: Über den Wert der Serumtherapie bei Diphtherie, insbesondere bei der toxischen, malignen Form. Z. Kinderheilk. **54**, 505 (1933). — HOTTINGER, A. u. G.: Untersuchungen über den Stoffwechsel der Diphtheriebacillen in synthetischen Nährböden. Z. Kinderheilk. **54**, 440 (1933). — HUYGEN: Diphtherie. Nederl. Tijdschr. Geneesk. **90**, 127 (1946).

ISABOLINSKI u. KARPATSCHEWSKAJA: Zur Frage der Bakteriämie bei der Diphtherie. Z. Immun.forschg **76**, 475 (1932).

KALBFLEISCH u. KRETSCHMER: Über Diphtheriebacillenmeningitis. Zbl. Bakter. **146**, 200 (1940). — KASSOWITZ, K.: Die Verteilung des Diphtherieschutzkörpers zwischen Gewebe und Serum bei aktiver und passiver Immunität. Z. exper. Med. **41**, 160 (1924). — KATHE: Erfahrungen während der gegenwärtigen Diphtheriewelle. Z. ärztl. Fortbildg **37**, 295 (1940).

LENTI et WIRZ: Etude clin. anat.-path. et bact. d'une septicémie à bac. di. Ann. Méd. **44**, 293 (1938). — LINDEMANN: Das Problem der toxischen Diphtherie. I. Giftbildung von Diphtheriebacillen verschiedener Herkunft in synthetischen Nährböden. Z. Hyg. **113**, 288 (1932). — LORENZ: Beeinflussung des Diphtherieantitoxintiters durch Reizstoffe. Z. Kinderheilk. **52**, 234 (1932). — Bedeutung des Diphtherieantitoxins für die Immunität gegen Diphtherie. Z. Kinderheilk. **55**, 282 (1933). — Pathogenese und Klinik der sog. Polyneuritis postdiphtherica. Österr. Z. Kinderheilk. **3**, 3, 75 (1949). — Spezifische Serumprophylaxe der postdiphtherischen Lähmungen. Wien. klin. Wschr. **1948**, 1. — LYATHAUD: La diphtérie à Lyon 1921—1936. Thèse de Lyon 1938.

MADSEN, E.: Antitoxin production in cases of di. not treated with serum. Acta path. scand. (Københ.) **16**, 113 (1939). — MARYSSAEL: Une nouvelle réaction pour la recherche des sujets réceptifs à la di. Ann. Paediatr. **169**, 242 (1947). — 5. internat. Kongr. für Paediatr., New York 1947. Acta paediatr. (Stockh.) **36**. — MAVER: Attenuation of the di. bac. in synth. med. J. inf. Dis. **47**, 384 (1930). — Chemistry of di. toxin produced in synth. med. J. inf. Dis. **49**, 9 (1931). — Growth and toxin production in synth. med. J. inf. Dis. **49**, 16 (1931).

NEIMANN: The relative stability of Schick- and Dick-reactions. J. inf. Dis. **86**, 260 (1950). NÉLIS: Nouvelles recherches sur les variations saisonnières de la réaction de Schick. C. r. Soc. Biol. Paris **115**, 1178 (1934). — Nouvelles données sur la cutiréaction de Reh. C. r. Soc. Biol. Paris **130**, 697 (1939). — NIGGEMEYER: Diffusionsfaktoren. Mschr. Kinderheilk. **98**, 67 (1950). — Zur Pathomorphose der Diphtherie. I. und II. Z. Kinderheilk. **68**, 368, 531 (1950).

O'MEARA: C. diphtheriae and the compositon of its toxin in relation to the severity of di. J. of Path. **51**, 317 (1940). — ORR-EWING: Susceptibility to phagocytosis of gravis, mitis etc. J. of Path. **53**, 167 (1946). — ORSKOV, E. K. ANDERSON, u. POULSON: Infektionsmechanische Untersuchungen über Diphtherie bei Meerschweinchen. Z. Immun.forschg **104**, 248 (1943).

PARISH and WRIGHT: Schickreaction and circulating di-antitoxin in man. Lancet **1938 I**, 882. — PANIZZA BLANCO: Experiencias sobre la reacción de Schick. Ann. Fac. Med. Montevideo **29**, 591 (1944). — PASCHLAU: Über die Blutinfektion mit Diphtheriebacillen im Krankheitsgeschehen der toxischen Diphtherie. Tagg der Dtsch. Ges. für Kinderheilk., Düsseldorf

1939. Mschr. Kinderheilk. 1950. — Prigge: Experimentelle Untersuchungen über die Wirksamkeit von Diphtherieimpfstoffen I—III. Dtsch. med. Wschr. 1936, 217; 1937, 894, 1478. — Prochazka: L'antitoxine et la diphtérie. Acta paediatr. (Stockh.) 22, 458 (1937).

Ramon, Debré et Thiroloix: Immunité antidiphthérique et résistance de l'homme à l'infection diphthérique. C. r. Soc. Biol. Paris 105, 748 (1930). — Régamey u. Novel: Recherches sur l'immunité diphtérique. Schweiz. Z. Path. u. Bakter. 6, 407 (1943). — Reh: La cutiréaction etc. Evolution, technique, interprétation. Revue méd. Suisse rom. 1934, 549. — La cutiréaction à la toxine diphtérique. (Essai de simplification du „Schick" normal.) Schweiz. med. Wschr. 1934, 513. — Rendu: Estce la vaccination qui a fait regresser la di.? Lyon méd. 1941, 977. — Ritterskamp: Experimentelle Untersuchungen zu den Störungen des Kohlehydratstoffwechsels bei Diphtherie. Z. exper. Med. 91, 565 (1933). — Rocchi: Diphtheria-Bacillaemia. Boll. Atti Soc. Med. Roma 1938, 209. — Boll. Ist. sieroter milan. 18, 116 (1939). — Rogge: Über die Bedeutung schädigender Umwelteinflüsse. Z. Kinderheilk. 66, 6 (1948). — Rouvière: Contribution à l'étude de la réaction de Schick chez les indigènes algériens. Arch. Inst. Pasteur Algérie 16, 293 (1038).

Saleun et Palinacci: La réaction de Schick en A.E.F. Bull. Soc. Path. exot. Paris 31, 897 (1938). — Salmi et Cato: The functions of the liver in di. Clin. pediatr. 30, 743 (1948). — Schick, B.: Die Diphtheriehautreaktion des Menschen als Vorprobe der prophylaktischen Diphtherieseruminjektion. Münch. med. Wschr. 1913, 2608. — Schmidt u. Scholz: Quantitative Beziehungen in Gemischen von Toxin-Antitoxin-Formoltoxoid. Antitoxinbindungsfähigkeit. Messung von Formoltoxoiden. Z. Immun.forschg 73, 475, 494, 505, 517 (1932). — Schwarz e Stiera: Variation in blood electrolytes and in the glucose tolerance. Med. Ital. 27, 1 (1947). — *Science*: Reinfection in di. Brit. med. J. 1938, No 4067, 1220. — Seckel: Die Typologie der Halsdiphtherie. Berlin: S. Karger 1937. — Seemüller: Experimentelle Beiträge zur Aufdeckung des Diphtherie-Immunitätsmechanismus. Schweiz. Z. Path. u. Bakter. 6, 336 (1943); 7, 468 (1944); 8, 503 (1945); 9, 555 (1946); 10, 433 (1947); 11, 539 (1948); 12, 550 (1949); 13, 635 (1950). — Drei neue, serologische Phänomene usw. I.—VIII. Z. Immun.forschg 106, 469 (1949). — Simon: Das Problem der toxischen Diphtherie. IV. Beeinflußbarkeit des Toxinbildungsvermögens durch Passagen. Z. Kinderheilk. 54, 487 (1923). — Smith, C.: An analysis of 1758 Schicktest in Nigerian natives. Lancet 1934, 1393. — Sohier, Capdeville et Navel: Intraderm. réactions comparées au cours d'états infectieux. Ann. Inst. Pasteur 71, 373 (1935). — Steinmaurer u. Schmid: Nachweis von freiem Diphtherietoxin im Patientenblut. Z. Immun.forschg 92, 445 (1938). — Ströder: Untersuchungen über Permeabilitätsprobleme bei Diphtherieintoxikation. Erg. inn. Med. 62, 532 (1942). — Zur Kenntnis der Pathophysiologie des diphtherietoxischen Kreislaufversagens. Klin. Wschr. 1943, 465. — Das Verhalten eines artfremden Serums im normalen und diphtherietoxinvergifteten Organismus. Z. Immun.forschg 102, 32 (1943). — Ströder u. Niggemeyer: Studien über Liquoreiweiß bei lähmungsfreier Diphtherie. Arch. Kinderheilk. 141, 213 (1951). *Study of Diphtheria* in two areas of Great Britain by Hartley, Tulloch, M. Anderson, Davidson, Grant, Jamieson, Neubauer, Norton and Robertson. London 1950. His Majestis, Stat. office.

Taylor and Moloney: An investigation of standard requirements for Schick toxin. J. of Immun. 33, 191 (1937). — Tron et Torelli: Réaction de Schick, réaction de Reh. Presse méd. 1937, 213.

Underwood: The diphtheric toxoid reaction (Moloney). J. of Hyg. 35, 449 (1935). — Lancet 1935 II, 364.

Vincent et de Prat: Action de la toxine tétanique et de la toxine diphtérique sur la cholinesterase du sérum. C. r. Soc. Biol. Paris 139, 1146 (1945).

Wadsworth and Wheeler: The attenuation and toxinproduction of di. bac. J. inf. Dis. 42, 179 (1928). — Wohlfeil: Verlauf der Diphtherieinfektion unter der Wirkung von Schwermetallen, Phosphaten und Magnesium. Zbl. Bakter. 139, 418 (1937).

Yannet and Darrow: Physiolog. disturbances during exp. diphth. intox. I. Liver etc. II. Blood sugar etc. IV. Blood electrolytes etc. J. clin. Invest. 12, 767, 779 (1933). — Yannet and Goldfarb: III. Respiratory quotient and metabol. rate. J. clin. Invest. 12, 787 (1933).

Zironi: Sur la pathogénie des infections staphylococc. Pediatria 25, 527 (1917). — Sur la pathogenic des infections staphylococciques. Rev. d'Immunol. 4, 130 (1938). — Erwägung zu Tagesfragen betreffs Pathogenese der Diphtherie. Z. Immun.forschg 99, 309 (1941) (Literatur über Antitoxin im Blut). — Zoelch: Über die Bedeutung des Antitoxins für Krankheitsentstehung. Z. Kinderheilk. 55, 518 (1933).

Klinik und Therapie.

Aldo: Penicillin in the local treatment of di. carriers. Policlinico inf. 16, 290 (1948). — Ammundsen, Bang, Frank u. Hansen u. a.: Types of the di. bac. and clinical diphtheria. Acta med. scand. (Stockh.) 129, 415 (1948). — Anderson, B.: Cases of polyradiculitis in children after inoculation against di. Nord. med. **36/49**, 2429 (1947). — ANDERSON, S. W.: Foreign and domestic trends of di. Amer. J. publ. Health **37**, 1 (1947). — ARLT: Diphtherie-Fermoserum. Münch. med. Wschr. **1940**, Nr 26, 696.

BAAN: Psychosen bei Tetanus und Diphtherie. Nederl. Tijdschr. Geneesk. **87**, 357 (1943). BAAR: Vergleichende Untersuchungen über die Wirkung homologer und heterologer Sera bei der Diphtherie. Klin. Wschr. **1932**, 1545. — BAILEY: Production of arteriosclerosis and glomerulonephritis by di. J. of exper. Med. **25**, 1909 (1917). — BAKER and NORMAN: The central nervous system in diphtheria. J. New. a. Ment Dis. **100**, 24 (1944). — BANG: Late prognosis of di. myocarditis. Ugeskr. Laeg. (dän.) **109**, 38, 556 (1947). — BAUMGARTNER: Veränderungen des weißen Blutbildes bei Diphtherie. Schweiz. med. Wschr. **1947**, 1230. — BECKER: Über ein neuartiges Diphtherie-Scharlachserum. Dtsch. med. Wschr. **1929**, Nr 2. — BEER, A.: Über Klinik, Histologie und Theorie der diphtherischen Herzschädigung. Erg. inn. Med. **59**, 339 (1940). — Die diphtherischen Nierenschädigungen. Erg. inn. Med. **60**, 657 (1941). — BEHR, W.: Die Diphtherie. Erg. inn. Med. **52**, 160 (1937). — BENEDIKT: Die Behandlung der malignen Diphtherie mit Bluttransfusionen. Klin. Wschr. **1932**, **1549**. — BENINI: Manzullo's test for rapid diagnosis of di. Boll. Mal. Or. **65**, 223 (1947). — BERTIN: Sur le traitement de la diphtérie par le sérum de cheval non immunisé. Gaz. méd. Nantes **1894**, 38. — BIE: Die Behandlung der Diphtherie mit großen Serumdosen. Dtsch. med. Wschr. **1929**, Nr 14. — BINGEL: Über die Behandlung der Diphtherie mit gewöhnlichem Pferdeserum. Leipzig: F. C. W. Vogel 1918. — Behandlung der Diphtherie mit gewöhnlichem Pferdeserum. Dtsch. med. Wschr. **1919**, Nr 27. — BLUMBERGER: Die Gangrän bei Scharlach und der Diphtherie. Arch. Kinderheilk. **107**, 154 (1936). — BOE: Diphtheria during the first years of life. Nord. med. **28**, 2030 (1945). — BOE, J.: Treatment of postdiphtheritic polyneuritis with Vitamin B. Acta med. scand. (Stockh.) **128**, 509 (1947). — BORMANN, v.: Die septische Diphtherie und die Anwendung des Symbioseserums. Arch. Kinderheilk. **94**, 241 (1931). — Einige Betrachtungen über die maligne Diphtherie. Dtsch. med. Wschr. **1931**, Nr 27. — Erfahrungen mit dem Symbioseserum. Med. Welt **8**, 109 (1934). BORMANN, v., SCHALL u. KIRCHDÖRFER: Passiver Schutz gegen Diphtherie durch arteigenes Serum. Klin. Wschr. **1941**, 1212. — BORMANN, v., u. SCHEURER: Die spezifische Wirksamkeit des Diphtherieserums bei experimenteller Tierinfektion. Z. Kinderheilk. **55**, 73 (1933). — BOROWSKY: Diphtheria of the penis. J. Amer. med. Assoc. **104**, 1399 (1935). — BOURDILLON: Spontaneous hydrolysis of di. antitox. pseudoglobulin. Arch. of Biochem. **5**, 385 (1944). — The formation of split di. antitox. pseudoglobulin. Arch. of Biochem. **8**, 37 (1945). — BRESCIA and TARTAGLIONE: Prenatal di. Immunisation. Arch. of Pediatr. **65**, 633 (1948). — BRUYNOGHE: Di. carriers. Rev. méd. Louvain **16**, 241 (1947). — BURGHARD: Die abwartende Behandlung diphtherischer Larynxstenosen. Mschr. Kinderheilk. **31**, 626 (1926). — BUTTURINI: Vorbeugende und heilende Wirkung des Vitamins E auf das klinische und histopathologische Bild der Diphtherie. Klin. Wschr. **1942**, 609. — Riv. Clin. pediatr. **40**, 140 (1942). — BUTZENGEIGER u. GRAMLICH: Zur Klinik und Prognose der diphtherischen Herz- und Kreisaufkomplikationen. Ärztl. Wschr. **1948**.

CANTRELL: Di. vulvovaginitis and di. of the skin, mouth and throat. J. Amer. med. Assoc. **102**, 1298 (1934). — CAREY: Diphtheria. Advances Pediatrics **1**, 116 (1942). — CHAMBERS: Cutaneous diphtheria. U.S. nav. med. Bull. **46**, 744 (1946). — CHOREMIS, ZERVOS et SAMARA: Mononucléose infecticuse et diphtérie. Ann. Paediatr. **175**, 474 (1950). — COLARIZI e VELASCO: Prophylaxis of di. paralysis with shock-dosis of Vitamin B_1. Riv. Clin. pediatr. **44**, 129 (1946). — COOKE u. Mitarb.: Antibody formation in early infancy against di. J. of Pediatr. **33**, 141 (1948). — CRAWFORD: Penicillin in the treatment of diphtheria and the di. carrier state. New England J. Med. **239**, 220 (1948). — CREMER: Zur Frage der Toxoidbehandlung der Diphtherie. Arch. Kinderheilk. **134**, 106 (1947). — CRISALLI: 13 cases of angina di. in newborn. Policlin. inf. Ital. **15**, 137, 560 (1947).

DARROW and YANNET: Symptomatic therapy in malignant diphtheria. Amer. J. Dis. Childr. **49**, 60 (1935). — DEMANT u. MARCIŪKA: Di. of the skin. Pediatr. Listy **3**, 58 (1948). — DEMNITZ u. SCHOLZ: Über die Resorption von Heilserumpräparaten mit verschiedener Eiweißkonzentration. Klin. Wschr. **1933**, 588. — DINSE u. MINKENHOF: Tracheobronchial irrigation in descending diphtheria. Nederl. Tijdschr. Geneesk. **1948**, 314. — DIECKHOFF: Stoffwechselveränderungen bei Diphtherie und ihre Beeinflussung durch Nebennierenrindenhormon und C-Vitamin. Dtsch. med. Wschr. **1939**, 1418. — DODDS: Penicillin in treatment of severe di. Brit. med. J. **1946**, No 446, 8. — DYNKIN: Zur Pathogenese und Klinik der cerebralen postdiphtherischen Lähmungen. Jb. Kinderheilk. **78** Erg. H. 6, 267. (1913).

ECKSTEIN, HOTTINGER u. SCHLEUSSING: Über die Beziehungen der Meningitis serosa epidemica zur Poliomyelitis resp. Encephalitis epidemica Z. klin. Med. **118**, 98, 193. — *Editorial:* Penicillin and di.-carriers. Brit. med. J. **115**, No 4502, 538 (1947). — ERCOLI, LEWIS and MOENCH: Antibacterial activity of Penicillin in experimental injections of mice with C. diphtheriae. J. of Pharmacol. **84**, 120 (1945). — EWING, ORR: The serolog. grouping of the starch fermenting strains of C. di. J. of Path. **37**, 345 (1933). — The rel. succeptibility to phagocytosis of gravis and mitis types. J. of Path. **58**, 167 (1946).

Faber: Diphtheria, reaction of kidney. J. of exper. Med. **26**, 139 (1917). — Faxén: Factors causing serum sickness. Sv. Läkartidn. **42**, 1506 (1945). — Feer, E.: Haben wir bis jetzt die Leistungen des Diphtherieheilserums unterschätzt? Schweiz. med. Wschr. **1935**, Nr 17, 373. — Finkelstein u. Königsberger: Streptokokkenserum und Di. gravis. Dtsch. med. Wschr. **1927**, Nr 29. — Fjord-Nielsen: Untersuchungen über passiv-aktive Immunisierungen gegen Diphtherie. Z. Immun.forschg **97**, 306 (1940). — Friedemann: Der gegenwärtige Stand der Serumtherapie. Klin. Wschr. **1922**, 1056. — Über maligne Diphtherie und ihre Behandlung. Kinderärztl. Prax. **2**, 242 (1931). — Handbuch der inneren Medizin von v. Bergmann und Staehelin, Bd. I, Die Diphtherie. Berlin 1934. — Frobisher: Antitoxin titers following immunisation with protamine-precipitated di. toxoid. Amer. J. publ. Health **33**, 1244 (1943). — Frobisher and Mauss: Failure to demonstrate synergism between di. toxin and extracts of C. gravis. Amer. J. Hyg. **37**, 225 (1943).

Garau: Il quadro anatomo-patologico del fegato nella difterite. Ann. ital. Pediatr. **3**, 517 (1950). — Giorgetti: Manzullo test in the early diagnosis. Med. Italiana **27**, 191 (1947). — Giraud, Bernard et Rovinski: La strychninothérapie intensive de la di. maligne. Ann. Méd. **48**, 430 (1947). — Glanzmann u. Saland: Seltene postdiphtherische Lähmungen. Schweiz. med. Wschr. **1935**, 2. — Goebel u. Ströder: Über die Diphtherie des Säuglings. Dtsch. med. Wschr. **1948**, 389. — Groer, V.: A new approach to the problem of diphtheria. Acta paediatr. (Stockh.) **36**, 274 (1947). — Grunke u. Künstler: Klinische Erfahrungen mit dem eiweißarmen Diphtherieheilserum. Ther. Gegenw. **1936**, H. 7. — Gundel u. Erzin: Studien zur Pathogenese der Diphtherie (Ausscheidungsangina). Klin. Wschr. **1935**, 1164.

Hansen-Ymker: Administration of desoxycorticosterone acetate in di. Nederl. Tijdschr. Geneesk. **90**, 208 (1946). — Harries: The problem of the diphtheria. Practitioner **159**, 446, 954 (1947). — Hausen: Kritisches zur Klinik der Therapie postdiphtherischer Lähmungen. Klin. Wschr. **1939**, 877. — Hauser: Wann soll Diphtherieserum gespritzt werden? Schweiz. med. Wschr. **1949**, 426. — Hecht: Über das Verhalten des Herzens nach Scharlach und Diphtherie. Z. Kinderheilk. **37**, 5 (1924). — Hentschel: Bisherige Erfahrungen über die Wirkung des Rekonvaleszentenserums bei Diphtherie. Mschr. Kinderheilk. **48**, 50 (1930). — Herder, R.: Untersuchungen über den Antitoxinspiegel im Blut bei unspezifischer Behandlung der Diphtherie. Z. Kinderheilk. **56**, 294 (1934). — Herrmann u. Pütz: Zur Verbreitungsweise der Diphtheriebakterien durch die Luft. Arch. f. Hyg. **131**, 161 (1943). — Hertel, J.: Die Bedeutung der Diphtheriebacillen-Typenbestimmung für die Therapie der Bacillenträger. Münch. med. Wschr. **1939**, 770. — Hertel, W. H.: Zur Entkeimung von Diphtheriebacillenträgern. Z. Immun.forschg **105**, 215 (1944). — Hölzl u. Hauptmann: Untersuchungen an Diphtheriebacillenstämmen aus dem menschlichen Ohr. Zbl. Bakter. I **50**, 56 (1943). — Hollender u. Traplova: Our experiences with penicillin treatment of di. Pediatr. Listy **2**, 21 (1947). — Hompesch: Über die Wirkung von Sulfonamiden auf die Diphtheriebakterien. Z. Immun.forschg **106**, 257 (1949). — Hoogendoorn: Over gingivitis en stomatitis diphtherica. Nederl. Tijdschr. Geneesk. **90**, 485 (1946). — Hottinger: Über die maligne, sog. toxische Diphtherie. Berlin: S. Karger 1932. — Hottinger u. Toffer: Über den Wert der Serumtherapie, insbesondere bei der malignen toxischen Form. Z. Kinderheilk. **54**, 505 (1933). — Hoven van Genderen, J. van der,: Diphtherieantitoxin im Blut von Einheimischen und von Bandoeng (Java). Diphtherieantitoxin in Colostrum und Muttermilch beim Menschen. Z. Immun.forschg **83**, 42, 54 (1934). — Hoyne: Diphtheria of the esophagus. Amer. J. Dis. Childr. **74**, 80 (1947).

Jarotzky: Zur rationalen Begründung der Therapie der Diphtherie mit spezifischem Serum. Schweiz. med. Wschr. **1931**, 657. — Julianelle et Siegel: L'épidémiologie des infect. aig. resp. conditionnée par les sulfonamides. Ann. int. Med. **22**, 21 (1945).

Kaesper: Kombinierte Serum-Kalktherapie bei Diphtherie. Arch. Kinderheilk. **94**, H. 2/3 (1931). — Kaether: Zur Behandlung der toxischen Diphtherie. Med. Klin. **1948**, 513. Kalies: Über Wunddiphtherie. Z. Hyg. **125**, 369 (1943). — Karelitz: Penicillin treatement of di. carriers. Amer. J. Dis. Childr. **72**, 477, 480 (1948). — Kay and Livingood: Myocardial complication of cutaneous di. Amer. Heart J. **31**, 744 (1946). — Kiehl: Zur Frage der Wirkung arteigenen Antitoxins. Mschr. Kinderheilk. **90**, 350 (1942). — Kienle, F.: Diphtherische Herzkomplikation. Stuttgart: Stähle u. Friedel 1946. — Kiss: Ist von der Bluttransfusion im Falle von Diphtherieherzstörung eine günstige Wirkung zu erwarten? Arch. Kinderheilk. **101**, 84 (1934). — Klotzbücher: Ergebnisse von Entkeimungsversuchen an Diphtheriebacillenträgern mit einer Sulfonamid-Netzmittelkombination. Dtsch. Gesdh.wes. **3**, 688 (1948). — Kocher u. Siemsen: Di. carriers treated with Penicillin. Amer. int. Med. **24**, 883 (1946). — Königsberger: Zur Klinik und Therapie der toxischen Diphtherie. Arch. Kinderheilk. **84**, 265 (1928). — Die Behandlung der malignen Diphtherie. Dtsch. med. Wschr. **1931**, Nr 20. — Korkis: The treatement of chronic faucial di. by tonsillectomy. Practitioner **156**, 450 (1946). — Kostyal: Über ein neues Heilverfahren der Diphtherie. Mschr.

Kinderheilk. **48**, 162 (1930). — KUTTNER and ROTTNER: Die Bedeutung des Colostrums für das neugeborene Kind. Amer. J. Dis. Childr. **25**, 413 (1923).

LANDÉ: Zur Klinik und Diagnose der Hautdiphtherie im Kindesalter. Erg. inn. Med. **15**, 715 (1917). — DE LANGE, C.: Das Zentralnervensystem bei Diphtherie. Ann. Paediatr. **165**, 241 (1945). — LEGROS: Essai de traitement des porteurs de germes di. par aerosol de Sulfapyridin. Presse méd. **1943**, 332. — Acta belg. Paediatr. **1**, 80 (1946/47). — LEMÉTAYER, NICOL, JAKOB, GIRARD et CORVAJIER: Immunité des poulains diaplacentaires. C. r. Soc. Biol. Paris **140**, 852, 854 (1946). — LICHTENSTEIN: Zur Frage der Serumdosierung bei der Behandlung von maligner Rachendiphtherie. Z. Kinderheilk. **51**, 755 (1931). — LIEBLING and SCHMITZ: Colostrum as a source of di. antitoxin. J. of Pediatr. **22**, 189 (1943). — Protection of the infants against di. following the active immunisation of the pregnant mother. J. of Pediatr. **23**, 430 (1943). — LISBONNE et GALERNE: Diagnostic rapide (Manzullo). Presse méd. **53** (1945). — LIVINGOOD, K. A.: Myocardial complication of cutaneous di. Amer. Heart J. **31**, 744 (1946). — LONG: Penicillin in treatment of diphtheria. Brit. med. J. **1947**, 884. — LOOKEREN-CAMPAGNE, VAN: Di. stomatitis and gingivitis. Neder. Tijdschr. Geneesk. 88, 14 (1944); **90**, 575 (1946). — LORENZ: Spezifische Serumprophylaxe der postdiphtherischen Lähmungen. Wien. klin. Wschr. **1948**, Nr 1. — Pathogenese und Klinik der sog. Polyneuritis postdiphtherica. Österr. Z. Kinderheilk. **3**, 375 (1949).

MA, LIAN and TUNG: Elektrokardiographische und anatomische Veränderungen bei diphtherietoxinvergifteten Kaninchen. China med. J. Suppl. **2**, 574 (1940). — MADSEN u. S. SCHMIDT: Die Reaktionsgeschwindigkeit zwischen Diphtherietoxin und -antitoxin und ihre Bedeutung für die Heilkraft des antitoxischen Serums. Z. Immun.forschg **65**, 357 (1930). MAGNOL: Penicilina y postadores de bacilos de Löffler (nota previa). Arch. Pediatr. Urug. **16**, 606 (1945). — MANZULLO: Nuevo metodo. Fol. Biol. **1938**, 86, 88. — MARKEES: Vorkommen und Bedeutung von Störungen im Brenztraubensäurestoffwechsel. Helvet. med. acta. **17**, 537 (1950). — MARTIN et VITTOZ: Diagnostic entre botulisme fruste et paralysie loc. de la di. Paris méd. **34**, 47 (1944). — MCENTEE: Diphtheria to-day. Med. Press. London **109**, 46 (1947). — MCSWEENEY: Treatement of hypertoxic di. with acid-serum. Lancet **1941 I**, 208. — MELIN: Penicillinbehandlung von Bacillenträgern. Sv. läg. tid. **43**, 1305 (1946). — MIDDELHOFEN: Unusual aspects of infection with C. di. Nederl. Tijdschr. Geneesk. **89**, 215 (1945). — MODERN u. RUFF: Reinigung von antidiphtherischem Serum durch peptische Proteolyse. Bichem. Z. **305**, 405 (1940). — MOLTSCHANOFF: Über die Rolle der Nebennieren in der Pathologie und Therapie der Diphtherie. Jb. Kinderheilk. **76**, Erg.-H., 200 (1912).

NEILL, GASPARI, RICHARDSON and SUGG: Diphtheria antibodies transmitted from mother to child. J. of Immun. **22**, 117 (1932).

OEBERG: Penicillin treatment of carriers of di bac. Acta paediatr. (Stockh.) **37**, 204 (1949).

PATRASSI: Über die durch Diphtherietoxin experimentell hervorgerufene, umschriebene Glomerulonephritis. Krkh.forschg **9**, 340 (1932). — PEROSA e DE VITA: Acide nicotinique, surrénales et intoxication di. Boll. Ist. sieroter. milan. **21**, 341 (1942). — PETERSON: The capacity of young infants to form antibodies. Amer. J. Dis. Childr. **73**, 238 (1947). — PHILIPPS and C. W. ANDERSON: Preventive inoculation, apparatus and methods. Practitioner **48**, 364 (1942). — POLONGI: Fälle von seltener Lokalisation des Diphtherieerregers. Klin. Wschr. **1936**, 647. — POURSINES, GALLAIS et RANQUE: La myocardite exp. dipht. des cobbayes. (Etude électrocardiographique.) C. r. Soc. Biol. Paris **137**, 540 (1943).

RAMON, DEBRÉ et UHRY: Paralysie exp. diphthérique et immunité antitox. active. C. r. Soc. Biol. Paris **110**, 42 (1932). — REICHE: Die seit Ende 1928 beobachtete Häufung der Diphtherieerkrankungen. Med. Welt **1930**, Nr 23/24. — REICHE u. REYE: Über die Höhe der Antitoxindosen bei der Behandlung der Diphtherie. Dtsch. med. Wschr. **1930**, Nr 28. — ROBINSON, Z. J.: Neurologic complications following administration of vaccines and serums, report of case of peripheral paralysis following injection of typhoid vaccine. New England J. Med. **216**, 831 (1937). — ROHMER, SACREZ, BEYER et UHL: La di. à fausses membranes des jeunes nourrissons. Arch. franç. Pédiatr. **4**, 541 (1947). — ROSA: Untersuchungen über die jahreszeitlichen Schwankungen von Diphtheriebacillenträgern. Zbl. Bakter. I **147**, 185 (1941). — ROSA e LODI: Sterilizzazione di portatori sani di C. di. con penicillina brutta. Riv. ital. Igiene **7**, 99 (1947); 8, 13 (1948). — ROSENAU: Prevent. Med. and Hyg., S. 57. New York Appleton cent. 1935. — RUELLE: Contribution à l'étude de l'immunité diphtér. des nourrissons. Brux. méd. **1937**, 179, 1756.

SANDOR: Purification des sérums antitox. par digestion. Bull. Soc. Chim. biol. Paris **22**, 129 (1940). — SCARZELLA: Action of aerosols of penicillin in the treatement of di. carriers. La Pediatria **23**, 106 (1948). — SCHICK: Diphtherie. In Handbuch der Kinderheilkunde von v. PFAUNDLER u. SCHLOSSMANN, Bd. II. 1931. — Carriers in New York = 2%. Amer. J. Dis. Childr. **72**, 479 (1946). — SCHICK, B.: BRENNEMANNS Handbuch der Paediatrie, Kap. IV, Diphtheria. 1948. — SCHLOSSMANN: Über die Vermeidung operativer Eingriffe bei der Behandlung des Krupps. Dtsch. med. Wschr. **1924**, Nr 28. — SCHNEIDER u. PAPP: Beiträge zur Übertragung der Agglutinine von der Mutter auf das Neugeborene. Arch. Kinderheilk. **114**, H. 2, 91 (1938). — SCHNEIDER u. S. ZATHMÁRY: Über die Immunität der neugeborenen Säugetiere. I—V. Z. Immun.forschg **94**, 465 (1938); **95**, 169, 177, 189 (1939); **98**, 24 (1939). — SCHWEITZER: Occurence, diagnosis and prognosis of total auriculo-ventricular bloc in di. Nederl. Tijdschr. Geneesk. **90**, 44 (1946). — SCHWENTKER and NOEL: The circulatory failure of diphtheria. I, II and III. Bull. Hopkins Hosp. **46** (1930). — SECKEL, H.: Diphtherie. Dtsch. med. Wschr. **1933**, Nr 52, 1918. — Herz- und Kreislaufreflexe bei kindlicher Diphtherie. Jb. Kinderheilk. **143**, 269 (1934). — SÉDALLIAN, MONNIER et KUHN: Polycytémie in di. Presse méd. **53**, 185 (1945). — SOHIER, JAULMES et BUVAT: Passage des antitoxines à travers la barrière vasculoméningée et facteurs modifiants. I u. II. C. r. Soc. Biol. Paris **129**, 284 281, (1938). — SOLOMON and IRWIN: Cutaneous di. with toxic myocarditis. Report of a fatal case. Ann. int. Med. **26**, 116 (1947). — SORENTINO: Il contenato antidi. fterotossico nel sangue del neonato. Pediatria ital. **39**, 16 (1931). — STAMMLER: Ein Beitrag zur Klinik und Epidemiologie der Säuglingsdiphtherie. Ärztl. Wschr. **1949**, Nr 3, 42. — STILLERMANN: Aseptic meningitis following immunisation with di. toxoid. Amer. J. Dis. Chldr. **76**, 331 (1948). — STROÉ: Behandlung von Fällen mit maligner Diphtherie mittels Diphtherie- und Gasbrandserum. Dtsch. med. Wschr. **1933**, Nr 31, 1209. — Contribution à l'étude des paralysies diphtériques. Arch. roum. Path. expér. **5**, 543 (1932). — STRÖDER: Diphtherie-Toxoidbehandlung. (Umfrage. Schlußwort.) Kinderärztl. Prax. **18**, H. 7/8 (1950). — STRÖDER u. HACKERTS:: Zur Frage der Toxoidbehandlung der Diphtherie. Arch. Kinderheilk. **135**, 71 (1948). — STRÖDER u. NIGGEMEIER: Zur Epidemiologie der Säuglingsdiphtherie. Dtsch. med. Wschr. **1950**, 926. SZIRMAI: Die Behandlung der toxischen Diphtherie mit großen Serumdosen und Ascorbinsäure. Arch. Kinderheilk. **120**, 23 (1940).

THO, D.: Diphtheria of the umbilicus. Nord. med. **34**, 797 (1947). — TOMSCIK: Diphtheriebacillenträger. Schweiz. med. Wschr. **1944**, 269. — DE TONI: Pharyngo-laryngeal di. with early palatal paralysis in a 4 day old infant. Policlin. inf. Ital. **16**, 382 (1948). — TRAMBUSTI: Le terminazione nervose dei muscoli striati nella intossicazione difterica. Arch. di Biol. **4**, 3 (1927). — TURPIN, COMBET et SEILLON: Le traitement des port. de germes di. par la tyrothricine. Presse méd. **1947**, 402.

VAHERI: Tonsillektomie während der Rekonvaleszenz nach Diphtherie. Nord. med. (fen.) **30**, 951 (1946). — VAHLQUIST: Studies on diphtheria. Acta paediatr. (Stockh.) **35**, 117, 130, 149, 261 (1948). — The decrease of natural antitoxic immunity against di. Immunisation against di. in newborn babies and infants. The duration of immunity against di. Acta paediatr. (Stockh.) **36**, 273 (1948). — VAHLQUIST u. PERSSON: Studies on di. Sv. Läkartidn. **42**, 3073 (1945). — VEIS et JAKOBSON: Erythrin: a new antibiotic substance of animal origin. III. Treatment of diphtheria IV. Treatment of carriers. J. microbiol. (russ.) **1947**, 19, 26. — VISANI: Serum anatoxintherapie in diphtheria. La Pediatria **56**, Nr 4, 198 (1948).

WEICHSEL: Zur Frage der Wirksamkeit des Madsen-Serums. Zbl. Bakter. **122**, 419 (1931). Experimentelle Studien zur Diphtherieimmunität. I. u. II. Zbl. Bakter. **126**, 187 (1932); **129**, 177 (1933). — WOLFF: Über Diphtherie. Virchows Arch. **238** 237 (1922). — Münch. med. Wschr. **1933**, 1813. — WRIGHT: Diphtheria in Liverpool during the years 1937—40. J. of Path. **52**, 283 (1941). — WSZELAKI u. HENDZEL: Penicillintherapy in diphtheria. Acta. med. scand. (Stockh.) **129**, 493 (1948). — WYK, v., u. VAN DER WEY: Penicillin in laryngeal diphtheria. Nederl. Tijdschr. Geneesk. **90**, 1004 (1946).

Prophylaxe.

BALDASSERINI: Diphtherie in Perugia. Riv. Clin. pediatr. **45**, 491 (1947). — BASSE et DAUVE: Diphtérie et vaccination dans le dép. Eure-et-Loir. Bull. Acad. Med. Paris **129**, 469 (1945). — BOSCH-MARIN u. B. OTERO: Vaccination antidiphtérique collective. Résultats en Espagne. 6. Kongr. internat. Paediatr. 1950. Zürich III, 255. — BROOM: Practical aspects of diphtheria immunisation. J. of san. Inst. **56**, 831 (1936). — BÜRGERS u. BORMANN: Percutane Immunisierungsversuche gegen Diphtherie. Z. Immun.forschg **76**, 1 (1932).

CARLINFANTI e MOLINA: La vaccinazione antidifterica (Pavia). Boll. ist. sieroter. milan. **21**, 389 (1942). — CLAUBERG: Zur Frage der pathogenetischen Bewertung der Diphtheriebacillentypen. Klin. Wschr. **1938**, 163. — CURTH u. LORENZ: Einfluß kleinster Diphtherietoxinmengen auf Schickreaktion und Antitoxingehalt des Blutserums. Z. Kinderheilk. **54**, 38 (1932).

DI SANT'AGNESE, P. A.: Aktive Immunisation gegen Infektionskrankheiten. J. Pediatrics **3**, 20, 181, 335 (1949). — Combined immunisation against di., tet., pert. Schweiz. med. Wschr. **1950**, 749. — DOULL: Relationship of tonsillectomy to the occurance of scarletfever and diphtheria. Publ. Health Rep. **39**, 283 (1924).

FANNING: An outbreak of di. in a highly immunized community. Brit. med. J. **1947**, 371. — FORBES: The prevention of diphtheria. London 1927. His Maj. stat. office. — FREY: Erfahrungen mit der RAMONschen Diphtherieschutzimpfung. Schweiz. med. Wschr. **1935**,

662. — FRIEDEMANN u. ELKELES: Cerebrale Immunisierung gegen Diphtherietoxin. Klin. Wschr. **1930**, 1907.

GAUTIER u. DE BEAUVAIS: Les insuccès de la vacc. antidiphtérique. Bull. schweiz. Akad. med. Wiss. **2**, 60 (1946). — GEFFEN: The incidence of paralysis occurring in London children within 4 weeks after immunisation. The medical officer, S. 137. 1950. — GIBBARD u. Mitarb.: Some observations on di. in the immunised. Canad. publ. Health J. **36**, 188 (1945). — GLENNY: The principles of immunity applied to protective inoculation against diphtheria. J. of Hyg. **24**, 301 (1925). — Brit. med. J. **11**, 244 (1930). — GRANT: Clinical evaluation of di. prophylaxis. Lancet **1945 I**, 46. — GROER, v.: A new approach to the problem of diphtheria. Acta paediatr. (Stockh.) **36**, 274 (1947). — GSELL: Diphtherieschutzimpfung in der Schweiz. Bull. eidgen. Gesdh.amt **1947**, 133. — GUNDEL: Vorläufiger Bericht über die bisherigen Diphtherieschutzimpfungen im Westen. Dtsch. med. Wschr. **1935**, 1145. — Veröff. Volksgesdh.dienst **47** (1936).

HIRSZFELD u. LAKI: Über Immunisierung gegen Diphtherie in Warschau. Klin. Wschr. **1936**, 79. — HOTTINGER: Über die maligne sog. toxische Diphtherie. Berlin 1932. — Grundlagen und Erfolge der Diphtherieschutzimpfung. Schweiz. med. Wschr. **1943**, Nr 41/42. — HOTTINGER, GSELL, ÜHLINGER, SALZMANN u. LABHARD: Hungerkrankheit. Basel: Benno Schwabe & Co. 1948. — HOTTINGER u. LORENZ: Kritischer Beitrag zur Bewertung des Immunisierungserfolges bei Diphtherie. Z. exper. Med. **82**, 719 (1932). — Einfluß des normalen Pferdeserums auf Schickreaktion. Z. Kinderheilk. **54**, 530 (1933). — HOTTINGER u. QUACK: Zur Kenntnis der „negativen Phase" nach Diphtherieimmunisation mit Anatoxin. Z. Kinderheilk. **54**, 495 (1933).

JANBON, CHAPTAL et VEDEL: Le problème de la phase dite „négative". Paris méd. **18**, 189 (1945). — JENKINS: Di. epidemic in Utah in 1947. Publ. Health Rep. **63**, 573 (1948). — JENSEN, CLAUS: Durée de l'immunité, Schicktest et taux d'antitoxine chez les vaccinés avec une seule injection I—VIII. C. r. Soc. Biol. Paris **108**, 528, 532, 539, 543, 552, 555, 577, 579 (1931). — Antitoxincurve in children after active immunisation. Acta pathol. scand. (Københ.) **10**, 137 (1933). — Active immunisation against di. by the combined subcutaneous and intranasal method. Proc. roy. Soc. Med. **30**, 71 (1937).

KOLLER: Die Diphtherieempfänglichkeit bei der Schweizer Bevölkerung. Helvet. med. Acta **1945**, 205. — KRECH: Neutralisationsversuch der akuten klassischen und der neurotoxischen Wirkung des Diphtherietoxins. Z. Immun.forschg **107**, 333 (1950).

LACORTE: Immunizaçao antidifterica e importancia da anatoxina. Hospital **7**, 1325 (1935) (portugies.). — LAPIN: Judging diphtheria immunity. Advances Pediatrics **4**, 151 (1949). — LAWRENCE and PAPPENHEIMER: Immunisation of adults with di. toxoid I—III. Quart. Rev. Pediatr. **2**, 489 (1947). — Amer. J. Hyg. **47**, 226, 233, 241 (1948). — LEACH, JENSEN u. PÖCH: Aktive Schutzimpfung gegen Diphtherie mittels einer einzigen Injektion. Dtsch. med. Wschr. **1935**, 793. — LEWIS: Di. prophylaxis. Brit. med. J. **1940**, 728. — LEWIS, J. T.: The principles and practice of diphtheria immunisation. London 1941. Oxford Univ. Press. — LÖWENSTEIN: Salbenprophylaxe der Diphtherie. Klin. Wschr. **1929**, 2283.

MARTIN: Local paralysis in children after Injections. Arch. Dis. Childh. **25**, 1 (1950). — MCCLOSKEY: The relation of prophylactic inoculation to the onset of poliomyelitis. Lancet **1950 I**, 659. — MCKINNON and ROSS: The reduction of diphtheria following three dosis of toxoid. J. Amer. med. Assoc. **105**, 1325 (1935). — MILLER and RYAN: Immunisation with combined di. and tetanus toxoids (al. hydroxid adsorbed). J. Pediatrics **1**, 8 (1948). — MOLONEY and FRAZER: Immunisation contre la di. au moyen de l'anatoxine. Amer. J. publ. Health **17**, 1027 (1927). — Ann. Inst. Pasteur **42**, 1420 (1928); **43**, 124 (1929). — MORTENSEN: Occurence of di. in recent years with a special view to the influence of the antidi. vaccination. Acta med. scand. (Stockh.) **125**, 283 (1946).

OESCH: Die Diphtherie in Bern 1943/44. Bull. eidgen. Gesdh.amt **1944**, Nr 35. — OPITZ u. MEYER: Kombinierte aktiv-passive Immunisierung gegen Diphtherie. Arch. Kinderheilk. **82**, 11 (1927). — OTERO: Mortalité par di. chez les vaccinés et les non vaccinés. Presse méd. **1948**, 3.

PARISH and WRIGHT: The Schick reaction and circulating antitoxin in man. Lancet **1938 I**, 882. — PASCHLAU: Über Blutinfektion mit Diphtheriebacillen im Krankheitsgeschehen der Diphtherie. Mschr. Kinderheilk. **96**, 278 (1949); **97**, 300 (1949). — PILLEMER and TOLL: Science (Lancaster, Pa.) **105**, 102 (1947). — PÖCH and LEACH: A di. immunisation campaign in Austria. Amer. J. publ. Health **25**, 113 (1935). — POULAIN: Résultats de six années de vacc. antidiphtérique. Rev. Immunol. **1**, 134 (1935). — Premiers résultats d'une campagne de vacc. antidipht. Bull. Acad. Méd. Paris **128**, 297 (1944). — PRIGGE: Experimentelle Untersuchungen über die „negative Phase" der Diphtherieimmunität. Med. Klin. **1931**, Nr 12. — Theorie und Methodik der Antigenmessung. Z. Hyg. **119**, 186 (1937). — PRIGGE u. SCHÄFER: Methoden der Wertbemessung biologisch wirksamer Substanzen. Arch. exper. Path. u. Pharmakol. **191**, 281 (1939). — PUNTIGAM u. HIERMANN: Epidemiologische Daten aus Österreich 1948/49. Mitt. Österr. Sanitätsverwaltg **51**, 211 (1950).

Ramon: La vaccination antidiphthérique et la prophylaxie de la di. Presse méd. **1945**, 545. — La prophylaxie de la di. Bull. Acad. Méd. Paris **128**, 563 (1944). — Ramon, Ducoste, Richou, Buisson: Sur la production des antitoxines diphthériques, et tétaniques chez les sujets immunisés par voie cérébrale. C. r. Soc. Biol. Paris **134**, 145 (1940) — Rendu: Importance capitale de la notion d'âge dans l'interprétation des statistiques relat. à la vaccination antidi. Presse méd. **1945**, 594. — Résultats de la vaccination antidi. en Suisse. Rev. Suisse Hyg. **1946**, 553. — De la gravité particul. de diphtérie consécutive à la première injection de vaccin. Lyon méd. **1946**, Nr 34; **1947**, Nr 19, 47. — De la recherche des antécédents di. et vaccinaux. J. Méd. Lyon **1946**, 351. — Est-ce la vaccination qui fait régresser la di? Gaz. Hôp. **120**, Nr 24 (1947). — La fréquence de la di. chez l'enfant. Acta med. scand. (Stockh.) **126**, 528 (1947). — Fréquence de la di. comparée chez les vaccinés et les non vaccinés. Schweiz. med. Wschr. **1948**, 307. — Etude critique des résultats de la vaccination antidiphtérique dans l'armée française. Gaz. méd. France **55**, 11 (1948). — L'Hôpital **36**, 91 (1948). — Rösgen: Über Erfahrungen bei Diphtherie. Schweiz. med. Wschr. **1948**, 110. — Rohmer et Uhl: La di. chez les vaccinés et les non vaccinés dans une épidémie d'Alsace. Bull. Acad. Méd. Paris **131**, 64 (1947). — Rositza: Diphtherieimmunisation. J. of Pediatr. **7**, 662 (1935). — Ross u. Mitarb.: Antitoxin titers following immunisation with protamin precipitated di. Amer. J. publ. Health **36**, 645 (1946). — Russel: Scottish di. immunisation campaign 1941—42. Proc. roy. Soc. Med. **30**, 503 (1943). — Difteria durante les ultimos cuarenta años. Lancet **1944 I**, 143. — Di. prophylaxis. Bull. of Hyg. **19**, 247 (1944).

Sauer: Simultaneous immunisation of young children against di. Te. and Pt. Illinois med. J. **97**, No 2 (1950). — Sauer and Tucker: Simultaneous immunisation of young children against di. Te. and Pt. Amer. J. publ. Health **40**, 681 (1950). — Seckel: Prevention of diphtheria. Amer. J. Dis. Childr. **58**, 512 (1939). — Stowman: Diphtheriemortalität in England 1941—1945. Epidem. inform. Bull. **2**, 147 (1946). — Stuart: Note on di. incidence in certain european countries. Brit. med. J. **1946**, 613. — *A Study of diphtheria* in two Areas of Great Britain von Hartey, Tulloch, M. Anderson, Davidson, Grant, Jamieson, Neubauer, Norton and Robertson. London 1950. His Maj. State office. — Suwa, Tsuchiya, Nakaya and Shibata: On the Moloney test. Kitasato Arch. of exper. Med. **15**, 330 (1938).

Teveli: Possibilities of active immunisation and of spezific therapy in di. Arch. Kinderheilk. **119**, 44 (1940). — Timmermanns: Diphtheria after immunisation. Nederl. Tijdschr. Geneesk. **86**, 820 (1942). — Tomcsik: Erfahrungen über die prophylaktischen Schutzimpfungen in Ungarn. Schweiz. med. Wschr. **1943**, 1423. — Topley and Wilson: Principles of bacteriology and immunology, 2. Aufl. London 1946.

Vahlquist: The decrease of natural antitoxic immunity against di. Acta paediatr. (Stockh.) **35**, 117 (1948). — Vahlquist u. Hachzell: The duration of immunity. Acta paediatr. (Stockh.) **35**, 149 (1948). — Vahlquist, Murray u. Persson: Immunisation against di. in newborn babies and in infants. Acta paediatr. (Stockh.) **35**, 130 (1948).

Weintraub: Auftreten der Diphtherie bei geimpften und nichtgeimpften Kindern 1941—1945. Inaug.-Diss. Zürich 1947. — Wishard and Reid: Study of di.-antitoxin ressponse to recall doses of specific antigen. Canad. J. publ. Health **38**, 131 (1947). — Wohlfeil: Die Diphtherieseuchenwelle in Deutschland und ihre Bekämpfung mittels der aktiven Schutzimpfung. Veröff. Volksgesdh.dienst **52** (1939).

Zerbino: Resultados immediatos de la nueva tecnica de Ramon. Arch. Pediatr. Urug. **6**, 118 (1935). — Zinnemann, K. and J.: Incidence and significance of the types of di. b. in the Ukraine. J. of Path. **48**, 155 (1939). — Zoeller, Chr.: Le sujet allergique-immunisé. Ref. Zbl. Kinderheilk. **18** (1925). — La réaction spécifique après une atteinte de diphtérie. Ref. Zbl. Kinderheilk. **18** (1925).

Meningokokkeninfektionen.

Meningitis epidemica (übertragbare Genickstarre). Meningokokkensepsis. Meningokokkenpharyngitis.

Von

O. Gsell.

Mit 13 Abbildungen.

Die Meningokokkeninfektion zeigt sich klinisch gewöhnlich in 3 umschriebenen Stadien: 1. dem Meningokokkenkatarrh, einer uncharakteristischen Entzündung der obern Luftwege, 2. der Meningokokkenämie, manchmal übergehend in richtige Sepsis und 3. der Meningokokkenmeningitis als häufigste Organlokalisation dieser Infektion.

Die *epidemische Meningokokkenmeningitis* ist eine akute Infektionskrankheit, die seit Mitte des letzten Jahrhunderts in den zivilisierten Ländern endemisch vorkommt. Während sporadische Fälle überall, vor allem im Frühjahr, auftreten, kommt es periodisch zu richtigen Epidemien mit einer bis zur Sulfonamidaera gefürchteten hohen Mortalität.

Geschichtliches. Nach der großen Zusammenstellung von HIRSCH stammen die ersten sicheren Angaben aus dem Jahre 1805, als ein epidemischer Ausbruch dieser Krankheit von VIEUSSEUX in Genf klassisch beschrieben wurde. Vorher sind wahrscheinlich schon Epidemien vorgekommen, so die von WILLIS 1661 beschriebene neue Krankheit und die 1685 von SYDENHAM mitgeteilten „neuen Fieber", mit Fieber, Katarrh, cerebralen Symptomen und Purpuraherden auf der Haut. Im 19. Jahrhundert unterscheidet HIRSCH 4 Perioden, eine 1. von 1805—1830 mit Herden in der Schweiz, Italien und Frankreich, eine 2. 1835—1850 in Dänemark, Schweden und Norwegen, eine 3. ab 1854 in Nordamerika und eine 4. ab 1863 in Deutschland mit großen Epidemien in Oberschlesien 1887 und 1904—1905, im Rheinland 1885—1891, im Ruhrgebiet 1906—1907, damals auch in USA und England. Während des Krieges 1914—1918 schwoll die Erkrankungsziffer erheblich an, nahm erst wesentlich wieder ab, stieg dann ab 1930 sukzessive wieder an, erreichte im 2. Weltkrieg 1940—1941 beträchtliche Ausbreitung. Während ursprünglich nur das Cerebrospinalfieber als Meningokokkenkrankheit angesehen wurde, haben die letzten 2 Jahrzehnte Kenntnis von ganz verschiedenen durch Meningokokken bedingten Krankheitsbildern gegeben, so daß BANKS 1948 von einem „protean disease" spricht und die Bezeichnung „*Meningococcosis*" für die Gesamtheit der Meningokokkeninfektionen vorschlägt.

Ätiologie und Epidemiologie.

Der Erreger. Der Meningococcus, bezeichnet als *Neisseria intracellularis*, früher Diplococcus intracellularis meningitidis, wird der Familie der Neißeria zugeteilt, deren Angehörige mit einer Ausnahme, dem Gonococcus, den Nasopharynx bewohnen. Es ist ein gramnegativer Coccus, der sich im Körper meist in Diploform findet und der morphologisch durch eine Semmelform sich auszeichnet. Der erstmalige Nachweis gelang 1887 WEICHSELBAUM bei 6 Fällen sporadischer Meningitis.

Die *Meningokokken* liegen in der Reinkultur als Diplokokken, häufig auch in Tetradenform, ohne Kettenbildung (s. Abb. 1). Charakteristisch ist die verschiedene Korngröße und Färbbarkeit der einzelnen Individuen. Sie wachsen nur bei einer Temperatur über 25°, am besten bei 37°, höhere Temperaturen über 41° bewirken bereits Schädigung. Kulturen gelingen am besten auf Traubenzucker-Ascitesagar oder Blutagar; bei spärlichen Keimen ist Anreicherung auf Traubenzuckerascitesbouillon, insbesondere die anaerobe Züchtung unter Sauerstoffabschluß günstig. Dies gilt besonders für Meningokokkenzüchtung aus Blut und Petechien.

Der *Meningococcus* ist *sehr empfindlich:* niedrige Temperatur, direktes Sonnenlicht, Austrocknung töten ihn schnell, was bei Versendung von Untersuchungsmaterial zu beachten ist. Sofortige Verarbeitung am Krankenbett oder rasches Überbringen von Blut oder Liquor, aufbewahrt in warmem Wasser, ist dringend zu empfehlen. Für den Arzt ist es wichtig, sogleich aus dem Liquor einen Abstrich zu machen und bei der Färbung auf die zwei Hauptzeichen zu achten: *intracelluläre Lagerung* innerhalb der Leukocyten und *negatives Verhalten gegenüber der Gramfärbung.* Da Meningitiden durch andere gramnegative Kokken, vor allem den Micrococcus catarrhalis (Pfeiffer), sehr selten sind, darf bei diesem Befund die Diagnose Meningokokkenmeningitis bereits sicher gestellt werden. Die genauere Differenzierung hat durch bakteriologische Spezialmethoden zu erfolgen, siehe entsprechende Lehrbücher, besonders bei Untersuchung von Keimträgern, da im Nasopharynx die Abtrennung von anderen, hier dann häufig vorhandenen gramnegativen Kokken notwendig ist.

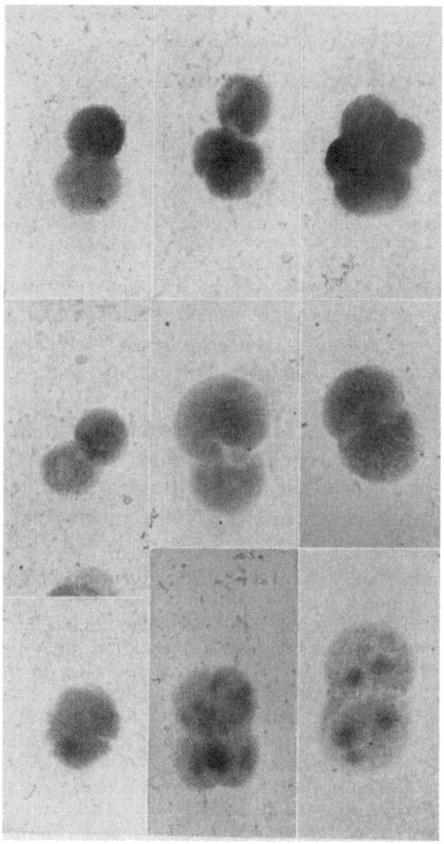

Abb. 1. Meningokokken. Elektronenmikroskopische Aufnahmen. (Aufnahme von Ruska.)

Die Meningokokken lassen sich serologisch durch Agglutinationsteste und Absorptionsverfahren in *verschiedene Typen* unterteilen, welche aber infolge der Vielheit der Methoden und Bezeichnungen in den einzelnen Ländern nur schwer vergleichbar sind. Gordon stellte 4 Typen auf (A—D), Griffith 2 Gruppen, Gundel unterscheidet die *Haupttypen* I und II (identisch A und B) und *Nebentypen* 3—6, wozu noch Abarten kommen. Neuerdings wird Typ 1 und 3 als fast identisch in Gruppe 1 zusammengefaßt und bei Typ 2, der serologisch nicht einheitlich ist, eine Gruppe 2 und 2a unterschieden (Branham 1942). Die Typendiagnose ist wichtig für die Klärung von epidemiologischen Fragen, vor allem bei Untersuchung von Meningokokkenträgern, ausschlaggebend bei Serumherstellung. Bei einer Epidemie durch einen bestimmten Typ ist das entsprechende typenspezifische Serum zu fordern, bei sporadischen Erkrankungen ein polyvalentes Serum. Durch die Erfolge der Sulfonamidtherapie ist dieses Problem aber zur Zeit nicht aktuell.

Die *Verbreitung einzelner Typen* ist regionär verschieden. Goeters fand in Düsseldorf unter 69 Fällen die Haupttypen 1 (21 Fälle) und 2 (31 Fälle) 52mal und sagt, daß die sporadischen Erkrankungen in stärkerem Umfang als die epidemischen von den Nebentypen verursacht werden. Wüstenberg stellte in Gelsenkirchen unter 145 Stämmen Typ 1 und 2 in 83% fest und bei Typ 1 ein schwereres Krankheitsbild und höhere Letalität, was für Typ 1 auch von Branham, USA., bemerkt wurde. Phair, Schönbach und Root melden bei Differenzierung von über 1000 Stämmen von Militärpatienten in USA. Gruppe 1 92,9%, Gruppe 2 1,1%, Gruppe 2a 5,8%, Typ 4 0%, polyvalent und unklassifiziert 0,2%. Jubb fand in England unter einer Analyse von 2000 Fällen mehr schwere Fälle bei Typ 2. Im allgemeinen ist die Typendiagnose in prognostischer Hinsicht nicht verwertbar.

Die *Tierpathogenität* der Meningokokken ist außerordentlich *gering.* Unter natürlichen Bedingungen kommen bei Tieren keine Meningokokkeninfektionen vor. Mit der Mucintechnik (Kokkensuspension in 2—5% Schweinemagenmucin) können die Meningokokken auf Mäuse übertragen und hier toxisch wirksam werden.

Die pathogene Wirkung der Meningokokken beruht auf *Endotoxin*, die beim Zerfall der Keime frei werden. Echte lösliche Ektotoxine sind nicht nachgewiesen. Die Endotoxine wirken als gefährliche Antigene. Sie erzeugen *Antikörper* in Form von Agglutininen, Präzipitinen, Bakteriolysinen und -tropinen. Diagnostische Bedeutung hat der Nachweis dieser Körper bisher nicht erlangt. Versuche, eine Art Widalreaktion zur Diagnose der Meningitis auszubauen, sind gescheitert. Komplementbindungsreaktionen sah KRAG vom 7. Tag an positiv werden, anhaltend in den folgenden 2—3 Wochen. Seronegativ blieben aber doch 39% und in 37% war die Gonokokkenantigenreaktion ebenfalls positiv.

Die Meningokokken sind *ausgesprochen sulfonamidempfindlich* (Literatur s. DOMAGK 1944). Von den 430 Meningokokkenstämmen, die SCHÖNBACH und PHAIR bei Erkrankungen der amerikanischen Armee gezüchtet hatten, wurde das Wachstum in vitro in 98,1% schon bei Zugabe von 0,5 mg-% Sulfadiazine gehemmt, was einer vorzüglichen chemotherapeutischen Wirkung entspricht (s. S. 1390). Die *Penicillinempfindlichkeit* ist weniger ausgesprochen und *unterschiedlich* (s. S. 1394), hemmend wirkt eine Konzentration von 0,1—0,3 OE. *Streptomycin* ist in einer Konzentration von 1 bis zu 40 E je Kubikzentimeter wirksam, doch ist in vitro rasch eine starke Erhöhung der Toleranz bis auf 75000 E je Kubikzentimeter entwickelt (MILLER und BOHNHOFF). Bei experimentellen Untersuchungen von COOK an 8 Stämmen zeigten sich beträchtliche Differenzen in der Penicillinempfindlichkeit und 2 Stämme erwiesen sich resistent. Ähnliche Ergebnisse meldet MEADS. *Aureomycin* hemmt die Meningokokken in einer Konzentration von 1 μg je Kubikzentimeter fast vollständig (FINLAND, COLLINS und PAINE).

Vorkommen der Meningokokken. Die Meningokokken, die nicht befähigt sind außerhalb des menschlichen Organismus zu bestehen, finden sich im *Nasenrachenraum* des Menschen. Sie können dort ohne pathogene Auswirkung vorhanden sein (Meningokokkenträger) oder pathogen sich auswirken (Meningokokkenkrankheiten). Seitdem von ALBRECHT und GHON 1901 im Nasenrachensekret von Genickstarrefällen der Nachweis von Meningokokken gelungen und dann auch bei gesunden Personen in der Umgebung und schließlich auch ohne Kontakt mit Meningitis solche Meningokokken im Nasenrachenraum gefunden wurden, ist „das Dunkel, das über dem Ansteckungs- und Ausbreitungsmodus der Genickstarre lange Zeit schwebte, erheblich gelichtet worden" (PETTE).

Meningokokkenträger sind das Reservoir des Keimes und bilden den Ausgangspunkt der weiteren Verbreitung dieser Infektion, nicht die verhältnismäßig viel selteneren Meningitiskranken. Die Zahl der Meningokokkenträger schwankt stark. Genaue Angaben darüber werden schon aus technischen Gründen erschwert, da je nach Häufigkeit und Menge der Kulturen, nach der Entnahmetechnik der Proben, der Art ihrer sofortigen Verarbeitung verschiedene Werte erhalten werden. Bei Meningokokkeninfektionen selbst kann in den ersten Tagen der Nachweis fast immer erbracht werden (v. LINGELSHEIM in 93,8%). Zur Zeit einer Epidemie sind hohe Ziffern von 50—80% unter der Bevölkerung zu finden, in der Umgebung von Einzelfällen meist Werte um 30%, in epidemiefreien Zeiten Zahlen zwischen 0—10%.

Die Anzahl der Meningokokkenträger steigt ganz allgemein bei Menschenanhäufungen und schlechten hygienischen Verhältnissen (overcrowding), in Internatsgemeinschaften, besonders im Militär beträchtlich an. Sie nimmt bis zum Höhepunkt der Epidemien stets zu (FLATTEN, BRUNS und HOHN). Nach GRUBER kann man von einer *„beschränkten Ubiquität"* des Meningococcus sprechen.

Je näher der Kontakt mit einem Meningitiskranken ist, um so höher sind die Trägerzahlen. SCHOTTELIUS stellte bei sämtlichen 5 Zimmergenossen eines meningitiskranken Italieners Meningokokken fest. ROUSSEL und MALARD fanden bei Bettnachbarn 18%, bei Zimmerkameraden 13%, bei Kasernengenossen 7%. GLOVER fand im 1. Weltkrieg in englischen Militärbaracken 3—5% Keimträger, bei Überfüllung der Baracken Anstieg bis 20% („Warnungssignal"), bei Auftreten von Meningitiserkrankungen bis auf 35%. LUZ fand im Januar 1947 bei 149 Soldaten einer Einheit, wo 2 tödliche Meningokokkenmeningitiden vorgekommen waren, 53% Meningokokkenträger, 3 Wochen später unter 82 Soldaten dieser Einheit noch 34,1%, im November 1938 bei 136 Soldaten der gleichen Gemeinschaft 48,5%

Damals kamen 205 neue Rekruten hinzu, wurden zuvor untersucht, zeigten 18,5% Meningokokkenträger, im Februar 1939, nachdem sie 2 Monate mit der Stammgemeinschaft gelebt hatten, bereits 53% positive Meningokokkenbefunde. Erkrankungen an Meningitis kamen dabei bis Ende August 1939 nicht vor. Nach Dingle und Finland kann die Quote der Meningokokkenträger einer Truppe während nicht epidemischen Perioden zwischen 2—10% angegeben werden, erreicht in Epidemiezeiten bis 80%, so auch Thomas.

Im Allgemeinen verschwinden bei den meisten Trägern die Meningokokken nach 3—4 Wochen (Literatur s. Jötten), doch sind Beobachtungen von Trägertum über 2—6 Monate, in Einzelfällen über mehr als 1 Jahr gefunden worden (Kutscher $1^1/_2$ Jahre, G. Mayer 2 Jahre, ebenso Hoder). Hrolv konnte in einer Ortschaft Grönlands, wo 6 Kinder erkrankten, 2 starben, zeigen, daß gesunde Bacillenträger über Jahre ansteckungsfähig blieben, indem alle weiteren Erkrankungen auf direkte Ansteckungen durch sie zurückzuführen waren. Diese Tatsachen machen es begreiflich, daß es selten möglich sein wird, den Zusammenhang eines sporadischen Falles mit einem andern zu erfassen, wie auch das Suchen nach Bacillenträgern nur für geschlossene Gemeinschaften (Militär, Internate, Gefängnisse) einen Sinn hat (Laybourn), hier besonders wegen der prophylaktischen Sulfonamidbehandlung.

Die *Übertragung* erfolgt meist durch Tröpfcheninfektion von Mensch zu Mensch. Selten sind Gebrauchsgegenstände (Gläser, Handtücher usw.) verantwortlich gemacht worden. Meningokokken können bei Eintrocknung in eiweißhaltigen Medien (Eiter, Nasensekret, Liquor) 2—5 Tage am Leben bleiben (Jötten). Fromme und Hanken haben diese Kokken im Stroh und an Decken in Mannschaftslagern nachgewiesen, Weiss an der Verbandgaze noch nach 4 Std. Überwiegend findet die Übertragung von Erwachsenen auf Kinder statt. Da Schulbesuch, Aufenthalt in Krippen, auf Spielplätzen zur Verbreitung der Seuche nicht beitragen (Le Blanc), scheint die direkte Übertragung von Kind zu Kind keine große Rolle zu spielen.

Disposition. Da die Infektion viel häufiger ist als die Erkrankung, müssen neben der Virulenz des Erregers, die in den Epidemiezeiten in den Vordergrund tritt, dispositionelle Momente für die Erkrankung eine wichtige Rolle spielen. Die genauen Ursachen, warum, in welchem Zeitpunkt und in welcher Form eine Meningokokkenerkrankung ausbricht, sind aber ebenso wenig wie bei der Mehrzahl der epidemischen Krankheiten bekannt. Begünstigend für das Ausbrechen einer Meningokokkenaffektion wirken *unspezifische Resistenzverminderungen*, wie banale Infekte, Grippe, im Krieg auch andere Erkrankungen, wo dann die Meningitis als zweite Krankheit auftritt (Walko), ferner körperliche Überanstrengungen, z. B. militärische Übungen, schlechte Ernährung, enges Zusammenleben, endlich Kopftrauma. Häufungen wurden zur Zeit von Poliomyelitisepidemien gesehen (Morawitz).

Konstitutionelle Dispositionen lassen sich bis jetzt nicht fassen. Der Status thymicolymphaticus wurde von verschiedenen Seiten als praedisponierend angeführt (Westenhöfer, Bamatter). Genaue Untersuchungen führten aber zu keiner Bestätigung (Göppert, E. Meyer) Auch bei Waterhouse-Friedrichsenschem Syndrom findet sich nicht regelmäßig ein Status thymicolymphaticus.

Wichtig ist die *Altersdisposition.* Kinder bis zu 5 Jahren sind am meisten gefährdet (S. Göppert). In der Altersverteilung ist die Meningokokkeninfektion eine Kinderkrankheit, wenn auch alle Altersstufen erkranken können. In das 1. Lebensjahr fallen 17% (Säuglingsmeningitis). Selten ist die Erkrankung unter dem 3. Monat. Jenseits des 25. Lebensjahrs sinkt die Disposition schnell. Diese Altersverteilung spricht für eine allgemeine Durchseuchung mit stummer Immunisierung im Laufe des Lebens, so daß die Zahl der abortiven Erkrankungen im Kindesalter wohl viel größer ist als festgestellt und vermutet werden kann.

De Rudder zählt die epidemische Genickstarre deshalb unter die Zivilisationsseuchen, zu den Ansteckungen von Mensch zu Mensch, mit maximaler Infektion im Kleinkindesalter, vor allem in Stadtgebieten, verspätet erst in ländlichen Bezirken.

In *jahreszeitlicher Disposition* ist die Meningitis epidemica eine *Frühjahrskrankheit* mit Häufung in den Monaten Februar bis April. Sie kommt gleich wie Pneumonien, Erkältungsinfekte am Ende des Winters zu ihrem Höhepunkt und verschwindet mit der warmen Jahreszeit. Einzelfälle kommen aber jederzeit vor.

Eine *Geschlechtsdisposition* besteht *nicht*. Die Geschlechtsbeteiligung hängt von äußeren Umständen ab, wobei meist das männliche Geschlecht mehr exponiert ist (Militär). In der Zusammenstellung von Beeson und Westerman mit 3557 Fällen war das Verhältnis männlich-weiblich 6:4.

Die Beziehung von *Trauma* und Meningokokkenmeningitis ist nicht immer leicht zu beurteilen. Klar liegt sie bei sog. primär-traumatischen Meningitiden, wo nach schwerem Schädeltrauma innerhalb weniger Tage eine Meningokokkenmeningitis auftritt (Schottmüller), in einem Falle von Haase bereits nach wenigen Stunden. Bei sekundär-traumatischen Meningitiden mit Erkrankung nach Monaten müssen Brückensymptome und Obduktionsbefund wegleitend sein (Munk). Gutzeit und Stern schließen sich dem Standpunkt von Merkel 1911 an, und fordern zur Anerkennung eines Unfallzusammenhanges, daß 1. Spuren oder Folgen eines einigermaßen intensiven Schädeltraumas sich nachweisen lassen und daß 2. das klinische Bild der Meningitis sich tatsächlich im Anschluß an das Trauma entwickelt hat (s. auch Lode und Schüttermayer).

Epidemiologie. Die Meningokokkeninfektionen sind über die ganze Welt verbreitet, treten in epidemischen Wellen auf und erlöschen in großen Bevölkerungsgruppen auch in den Zwischenperioden nie. Der epidemische Ausbruch erfolgt bei der Meningokokkenmeningitis weit weniger massiv und rasch als wie bei Grippe oder Cholera. Von Einzelfällen aus kommt es zu einer langsamen Zunahme im Laufe von Wochen und von einem Maximum zu einem allmählichen Rückgang, meist mit Beginn der warmen Jahreszeit. Warum die Epidemie abbricht, trotz hoher Zahl der Keimträger und trotzdem eine vollkommene Durchseuchung meist noch nicht anzunehmen ist, bleibt ungeklärt (exogene klimatische Verhältnisse, Virulenzänderung des Erregers?). Auffallend ist die *örtliche Begrenzung* der Seuche. Oft sind nur bestimmte Häuser oder Stadtviertel, nur einzelne Ortschaften, nicht massiv große Gebiete betroffen, mit Vorliebe Pensionen, Gefängnisse, Kasernen, dicht bewohnte Gebäudekomplexe. Ein *sprungweises Auftreten* kann durch die große Zahl der Meningokokkenträger mit Weiterverschleppung der Keime erklärt werden. Auffallend ist das Verschontbleiben des Pflegepersonals, das Fehlen von Schulepidemien und die Seltenheit zahlreicher Erkrankungen in einer Familie.

Das Krankheitsbild.

Das Krankheitsbild der Meningokokkeninfektion beschränkt sich nach unseren heutigen Kenntnissen längst nicht mehr auf das klassische Bild der Meningokokkenmeningitis. Je nach der Intensität des Infektes und der Stärke der Abwehrkräfte kann sich die Infektion mit Meningokokken auf einen *Meningokokkenkatarrh* der oberen Luftwege mit ganz uncharakteristischem klinischem Bild beschränken, oder es kommt zum zweiten Stadium der *Meningokokkenämie*, die als leichter Allgemeininfekt ohne Hirnhautbeteiligung ablaufen kann, oder die sich als allgemeine *Meningokokkensepsis* zeigt, bald perakut, besonders oft mit Nebennierenapoplexie, bald subakut-chronisch unter einem nur wenig typischen Bild einer septischen Fiebererkrankung, oft mit Hautausschlägen und Herpes. Endlich kann sogleich das 3. Stadium der Organlokalisation manifest werden und zu dem häufigsten Bild dieser Kokkenaffektion, der *Meningokokkenmeningitis* führen, nur selten zu anderen Organerkrankungen, wie besonders Meningokokkenendokarditis und -arthritis.

Entsprechend der klinischen Bedeutung werden hier nacheinander aufgeführt:

1. Die Meningokokkenmeningitis mit den Sonderformen der abortiven Meningitis levissima, der protrahiert verlaufenden Meningitis und der Säuglingsmeningitis.

2. Die Meningokokkensepsis mit der perakuten Form mit Hirnhautbeteiligung, der Meningitis siderans, Purpura meningitica und der meist meningitisfreien Form mit Nebennierenapoplexie, dem WATERHOUSE-FRIDRERICHSENschen Syndrom, der fulminanten Meningokokkenämie und der subakut bis chronischen Form.

3. Die Meningokokkenpharyngitis.

1. Meningokokkenmeningitis, epidemische Genickstarre.

Die **Inkubationszeit** ist kurz, wird im allgemeinen mit 2—4 Tagen angegeben, 1—3 Tage in epidemischen, 3—5 Tage in sporadischen Fällen. Man muß aber wissen, daß Meningokokkenträger, die den Keim schon wochenlang im Nasenrachenraum beherbergen, schließlich doch noch an Meningitis erkranken können. Nach schwerem Schädeltrauma kann die Inkubationszeit auf wenige Stunden verkürzt sein.

Der *Beginn* ist meist plötzlich mit Schüttelfrost, Erbrechen und starkem Krankheitsgefühl. Ein leichtes *Vorstadium* von wenigen Stunden bis zu 3 Tagen zeigt sich nach MORAWITZ, der dies in $^2/_3$ seiner Fälle fand, in folgenden Symptomen: allgemeine Mattigkeit, Kopf- und Leibschmerzen, Schlaflosigkeit, Husten, leichte Schluckbeschwerden und Gliederreißen, gelegentlich Wadenschmerzen, psychische Alteration. Nach diesen vieldeutigen Erscheinungen setzt die eigentliche Krankheit dann schlagartig ein und es entwickelt sich im Laufe weniger Stunden das meningeale Krankheitsbild.

Die **Hauptsymptome** im Vollstadium der akuten Meningokokkenmeningitis sind Ausdruck sowohl des Allgemeininfektes wie auch der lokalen Entzündung der Hirnhäute und der damit einhergehenden Hirnschwellung.

Schweres Krankheitsgefühl. Die Kranken machen, besonders im Anfang, einen sehr mitgenommenen Eindruck. Meist nehmen sie von der Umgebung wenig Notiz. Werden sie angesprochen, so antworten sie wohl richtig, versinken aber sofort wieder in Apathie. Charakteristisch ist die Lage der Kranken im Bett: der Kopf nach hinten in die Kissen gebohrt, die Beine in den Knien gekrümmt.

Fieber. Die Fieber sind beträchtlich, aber ohne charakteristisches Verhalten. Der Anstieg ist akut, der Abfall in der Regel lytisch, die Fieberzacken remittierend, gelegentlich aber nur subfebril, gelegentlich in Form mehrtägiger Kontinua. Verhältnismäßig häufig zeigt die Fieberkurve einen Charakter, der auf den Verlauf der Meningitis in Schüben deutet: Absinken der Temperaturen, oft unter Besserung der sonstigen Erscheinungen, dann wieder erneuter unregelmäßiger Anstieg, so daß malariaähnliche Kurven entstehen. Abb. 2—4 geben die häufigsten Typen des spontanen Verlaufes in günstigen Fällen wieder. Unter Sulfonamidtherapie ist der Temperaturabfall meist lytisch (Abb. 13). Bei Verschlimmerung kann die Temperatur auf 40—42° ansteigen, in anderen Fällen aber auch unter die Norm absinken. Die Höhe des Fiebers ist demnach prognostisch nur mit Vorsicht zu verwerten. Wichtiger sind Verhalten des Pulses und Erscheinungen des Gesamtbefindens. Schüttelfrost kann zu Beginn wie auch im Verlauf wiederholt auftreten.

Kopfschmerz ist regelmäßig und intensiv vorhanden. Er kann von furchtbarer Stärke sein, auch kräftige Erwachsene wimmern vor sich hin und greifen nach ihrem Kopf. Bald wird der Schmerz mehr in der Stirn- und Schläfengegend, bald im Hinterkopf empfunden. Ein starker Wechsel, oft von Stunde zu Stunde, ist für diesen Kopfschmerz typisch.

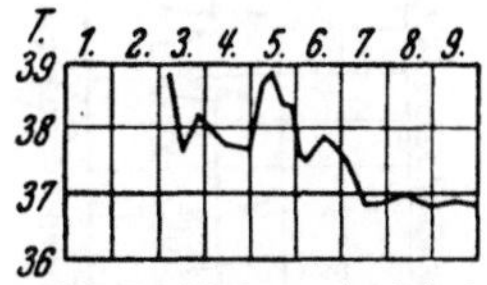

Abb. 2. Fieberverlauf bei Meningokokkenmeningitis. Leichter Fall. Heilung.

Bewußtseinstrübung tritt rasch ein und ist stärker, als man nach der Höhe des Fiebers erwarten sollte, ihr Grad allerdings verschieden. Meist handelt es sich um soporöse Zustände, zuweilen nur um leichte Somnolenz. Spricht man mit dem Kranken, so antwortet er oft richtig, versinkt dann aber wieder in Apathie. In schweren Fällen tritt völlige Benommenheit und oft auch Delirium auf.

Als *cerebrale Reizsymptome* seien folgende erwähnt: *Erbrechen* findet sich sowohl bei Kindern wie bei Erwachsenen zu Beginn fast immer. Häufig ist allgemeine motorische *Unruhe*, viel seltener sind Krämpfe, die den epileptischen Krämpfen ähnlich sind, Zähneknirschen, Zuckungen im Facialisgebiet, vorübergehende Rigidität der Extremitäten, plötzliches Aufschreien (Cri hydrocephalique).

Von den *meningitischen Symptomen* steht die *Nackenstarre* an erster Stelle. Die Genickstarre hat der Krankheit den Namen gegeben. Die Beugung der Halswirbelsäule gelingt nicht, auch die seitlichen Bewegungen sind eingeschränkt, immerhin weniger. In mehr als der Hälfte der Erkrankungen besteht *Opisthotonus*: der Kopf ist in die Kissen gebohrt, der Nacken hyperextendiert, das Gesicht oft schmerzhaft verzogen, der ganze Oberkörper folgt starr dem auf den Kopf ausgeübten Druck und der Patient richtet sich, steif wie eine Statue, im Bette auf. Dabei tritt heftiger Schmerz ein. Nackenstarre fehlt fast nur bei Kleinkindern, gänzlich oft bei Säuglingen (s. S.1381). Die *Rückensteifigkeit* ist meist gleich intensiv.

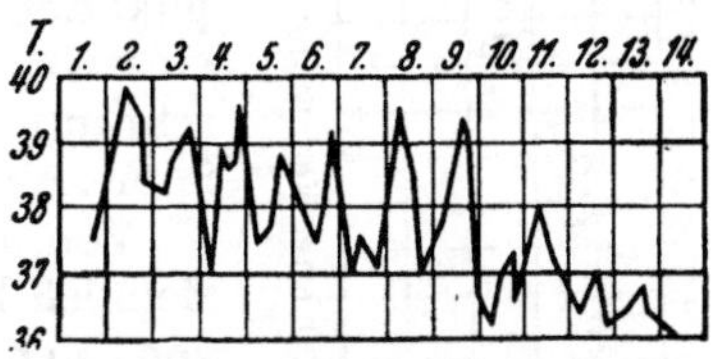

Abb. 3. Fieberverlauf bei Meningokokkenmeningitis. Mittelschwerer Fall. Stark remittierendes Fieber. Heilung.

Ausdruck der Hirnhautentzündung sind die *Symptome von* Kernig *und von* Brudzinski. In Rückenlage mit gebeugtem Knie kann das Bein nicht gestreckt werden und das Heben der gestreckten Beine ist nicht über 30—45 Grad möglich. In Frühfällen tritt das Brudzinskische Symptom oft mehr hervor: bei passiver Beugung des Kopfes nach vorn werden die Beine gebeugt, zuweilen auch die Arme. Das Nackenphänomen ist bei Erwachsenen weniger ausgesprochen als bei Kindern. Zu erwähnen sind *kahnförmige Einziehung des Leibes* (Kahnbauch), vasomotorische Störungen in Form von Dermographie (Trousseausche Flecken) oder auffallender Gesichtsrötung.

Allgemeine Hyperästhesie fehlt fast nie (entstanden durch direkte Reizung der hinteren Wurzeln). Leichte Berührungen werden mit heftigen Schmerzäußerungen beantwortet, selbst bei benommenen Patienten. In schweren Fällen ist der ganze Körper überempfindlich, auch die Muskeln und Nervenstämme. In leichteren Fällen kann sich die Hyperästhesie auf die Unterschenkel beschränken, so daß ein Druck auf die Wadenmuskulatur dann als schmerzhaft angegeben wird. Das Aurikularissymptom nach Mendel zeigt die Hyperästhesie der hintern Wand des äußeren Gehörganges an und wird durch Berührung mit einer Sonde geprüft.

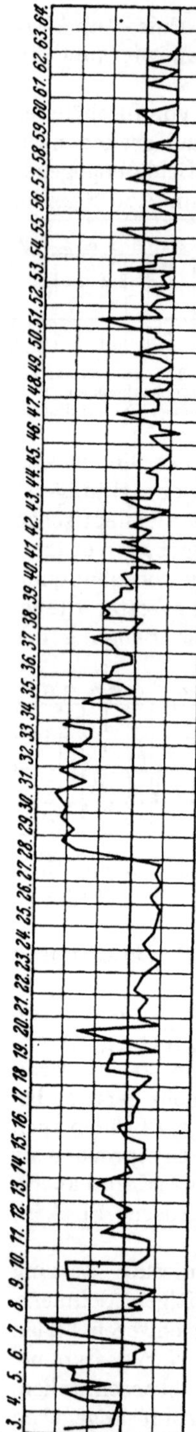

Abb. 4. Fieberverlauf bei Meningokokkenmeningitis. Protrahierter Verlauf mit Rückfall und Heilung nach 2 Monaten (Vorsulfonamidaera).

Das Verhalten der Sehnenreflexe ist wechselnd, zu Beginn oft gesteigert, im Verlauf häufiger abgeschwächt und schließlich ein- oder beidseitig aufgehoben. BABINSKIsches Phänomen tritt in der 2. Woche öfters auf, ebenso Fußklonus. Erlöschen der Reflexe kann im Spätstadium der Meningitis als ungünstiges Symptom gewertet werden.

Wichtig sind *Augenstörungen*: *Pupillenveränderungen*, Neuritis optica, Augenmuskellähmungen. Die Pupillen werden ungleich und verzogen, reagieren träge oder nicht mehr. Bei günstig verlaufenen Fällen schwinden diese Störungen schnell. *Neuritis optica* und der Befund von Stauungspapillen gehen ebenfalls meist günstig aus. Erblindungen können durch Neuritis retrobulbaris (GÖPPERT) bedingt sein, auch diese später meist wieder zurückgehend. Von den *Augenmuskellähmungen* sind die Abducensparesen am häufigsten, treten meist einseitig auf, schon in den ersten Tagen. Seltener sind Lähmungen des Oculomotorius und Trochlearis, nystagmusartige Zuckungen und konjugierte Deviation. *Konjunktivitiden* sind in einzelnen Epidemien gehäuft beobachtet worden. Bei eitriger Form können sie der Gonokokkenconjunctivitis ähnlich sein (HARRIES und MITMAN). Eine seltene, aber schwere Komplikation (5%) ist die *metastatische Ophthalmie*, die mit einer Iritis beginnt, zu Hypopyon, Synechien und Bulbusschrumpfung mit folgender Erblindung führt. Sie ist fast immer einseitig und in der Regel nicht sonderlich schmerzhaft.

Von den *Ohrveränderungen* wird eine eitrige *Otitis media* ziemlich häufig gesehen. Sie entsteht infolge Einwanderung von Meningokokken durch die Tuba eustachii (bakteriologischer Nachweis von Meningokokken im Exsudat des Mittelohrs). Auch *Sinusitis*, vor allem ethmoidalis und sphenoidalis, kommt vor. Gefährlicher ist *Labyrinthitis*, die durch das Eindringen der Erreger längs des Nervus acusticus in das innere Ohr zustande kommt. Sie ist meist doppelseitig. kann völlige Taubheit nach sich ziehen, sich aber auch wieder zurückbilden. Ohrengeräusche, einhergehend mit Schwindel, können die einzigen bleibenden Symptome einer epidemischen Meningitis sein. *Facialisparesen*, sowohl Lähmungen einzelner Äste oder des ganzen Stammes, werden in Form schnell vorübergehender Störungen wie auch als Dauerläsion gesehen. *Selten* sind Paresen im Gebiet anderer Hirnnerven, z. B. des Hypoglossus und ebenso *Extremitätenlähmungen*, die bald spastischen, bald schlaffen Charakter tragen und meist in monoplegischer Form auftreten. Sie halten gleich wie *Blasenlähmungen* Stunden oder mehrere Tage an. Ataxie, Tremor, Hypästhesien sind ebenfalls seltene Auswirkungen, meist flüchtiger Art.

Bei all den nervösen Störungen der Meningitis ist ein rascher *Wechsel in der Stärke der Symptome* charakteristisch. Zeiten, bei denen die Beschwerden unerträglich sind, werden von Perioden leidlichen Befindens abgelöst, bedingt wohl durch Störungen in der Liquorzirkulation, wie ja auch die Lumbalpunktion manchmal überraschende Besserung bringt.

Auf der *Haut* sind zwei Symptome häufig, einerseits *Exantheme* als Ausdruck der ektodermotropen Eigenschaften des Meningococcus, anderseits der nicht durch den Meningococcus bedingte, aber durch diesen Infekt auffallend oft ausgelöste *Herpes labialis* und facialis. *Herpes* beschränkt sich oft nicht nur auf das Gesicht. Es schießen Gruppen von Blasen auch an Kopf, Hals, Rumpf und Extremitäten auf. Die Meningokokkenmeningitis ist wohl die Krankheit, bei der die ausgedehntesten Herpeseruptionen vorkommen. Herpes labialis findet sich in etwa 75% der Fälle ab 3.—5. Tag, ist seltener bei Kindern unter 3 Jahren. *Exantheme* sind in den einzelnen Epidemien verschieden häufig, finden sich nach MITCHELL in 40—60%. Sie tragen einen *polymorphen Charakter*. Teils sind es Hämorrhagien, flohstichartig oder auch größer (s. Abb. 7), teils sind es urticarielle, papulöse, masern- oder roseolaartige Ausschläge. Erythema exsudativum multiforme-ähnliche Veränderungen sind verschiedentlich mitgeteilt worden (MORAWITZ). Es kann zu cutanen Nekrosen mit Narbenbildung kommen (LAMBERT und FRÈRE). Die Exantheme erscheinen meist an Rumpf und Extremitäten, seltener im Gesicht, an Handtellern und Fußsohlen, auftretend mit Beginn der meningitischen Erscheinungen. Sie sind *hämatogene Metastasen* der Meningokokkenämie mit akuter Entzündung in und um die Hautgefäße, mit Nekrosen und Thrombosen (HILL und KIMEY), wobei die Erreger aus den Hauteruptionen gezüchtet werden können (BENDA, PICK, VERSÉ u. a.). In der 2.—3. Woche tritt öfters kleieartige Abschuppung auf, besonders am Bauch, eventuell sogar ohne Exanthem. *Schweißausbrüche* sind auf Höhe der Erkrankung und in der Remission häufig. Die Cervicaldrüsen sind oft vergrößert und schmerzhaft, vereitern aber nicht.

Kreislaufapparat. Der *Puls* ist fast immer *beschleunigt*, entsprechend der Temperaturerhöhung. Druckpulse scheinen seit Einführung der Lumbalpunktion seltener geworden zu sein. Hohe Frequenzen bei fadenförmigem Puls findet man in perakut verlaufenden, septischen Fällen, aber auch kurz vor dem Tode. Absinken des Blutdruckes ist stets ein ernstes Zeichen. Extremitätengangrän (s. S. 1389).

Klinisch faßbare Herzkomplikationen sind nicht häufig. Extrasystolen, systolische Geräusche kommen gelegentlich vor. Endokarditis und Perikarditis sind selten (s. S. 1388). Akute Myokarditis wird bei EKG-Kontrolle häufiger sein (EPSTEIN).

Atmungsorgane. Pharyngitis, Tracheitis, auch Bronchitiden sind als Vorkrankheiten der Meningitis nicht selten (s. S. 1374). Auch auf der Höhe der Krankheit findet man ziemlich häufig *Bronchitiden*, nach MORAWITZ in 30%, als Komplikationen sind im weiteren Verlauf Bronchopneumonien zu fürchten, meist als Mischinfekte. Pleuritis hämatogener Art ist auch gesehen worden.

Der Atemtypus bietet meist nichts besonderes. In schweren Fällen kann *periodisches Atmen* auftreten, wobei außer dem CHEYNE-STOKESschem Atemtypus auch der seltene meningitische Typ (BIOT) vorkommt, wobei die Atmung aussetzt und nach der Pause sofort mit maximalen Exkursionen beginnt.

Abdominalorgane. Abgesehen von Erbrechen sind *Durchfälle* im Beginn der Erkrankung häufig. Bei der Säuglings- und Kleinkindermeningitis stehen Magendarmerscheinungen oft so sehr im Vordergrund, daß sie diagnostisch irreführen. Im späteren Verlauf mehr Neigung zu Obstipation, bisweilen mit Durchfällen abwechselnd, begleitet von Appetitlosigkeit, selten ist paralytischer Ileus (BANKS).

Milzschwellung kommt vor, ist aber nicht gerade häufig ($^1/_8$ der Fälle von MORAWITZ). Die Leber kann vergrößert sein. Urobilinurie ist konstant, Ikterus selten, bei toxischer Leberschädigung in letal verlaufenden Fällen. Die Nieren sind, abgesehen von leichter febriler Albuminurie selten beteiligt. Glomerulonephritis kommt vereinzelt vor.

Genitalorgane. Als Seltenheiten sind Epididymitis (LAIRD, APPLEBAUM) und Salpingitis (KATTWINKEL) gesehen worden.

Extremitäten. Rheumatische Beschwerden, auch Gelenkschmerzen sind im Vorstadium der Meningitis häufig, kommen auch auf der Höhe der Krankheit vor, in septischen Fällen mit Poly- und Monarthritis, meist mit serösen Ergüssen. Seltener sind Gelenkempyeme, in denen Meningokokken gefunden werden. Gangrän s. S. 1389.

Im *Gehirn* sind außer den corticalen kleinen Abscessen bei schwerster Meningitis und Hirnödem Fälle von diffuser *Encephalitis* beschrieben worden mit Krampfanfällen, Apoplexie, Bewußtlosigkeit (HOESCH, KOVÁCS und FARAGÓ), weiteres s. S. 1375 und 1380. Transitorische Glykosurie und Hyperglykämie zentraler Genese sind bekannt (FOX, BANKS).

Liquorbefunde. Der Liquorbefund entscheidet die Diagnose. Frühzeitige Liquoruntersuchung und wiederholte Kontrollen geben die Richtlinien für Prognose und Therapie. Typisch ist das Auffinden eines eitrigen, unter erhöhtem Druck stehenden Punktates. Der *Liquordruck* ist im akuten Stadium stark *erhöht.* Druckwerte bis 400 mm und mehr sind nicht selten. Die Liquormenge ist vermehrt. Die *Liquorbeschaffenheit* erscheint im Anfangsstadium *milchig getrübt* und wird später richtig *eitrig* mit fibrinösen Fäden. In der abklingenden Phase ist der Liquor gelblich getrübt. Durch Verklebungen kann der Liquorabfluß bei Punktion behindert sein; dann empfehlen sich Lufteinblasungen oder Wechsel der Einstichstelle. Die *Zellzahl* ist bereits initial stark *erhöht.* Werte bis zu 6000/3 mm^3 sind die Regel (PETTE). Höhere Werte sind bei eitrigem Aspekt zu erheben, wobei dann die Zählung nicht mehr verwertbar sein kann. Mikroskopisch überwiegen die *polynucleären neutrophilen Leukocyten.* Lymphocyten und Endothelien, große mononucleäre Zellen treten erst im Verlaufe der ersten Woche mehr hervor. Bei schleppendem Verlauf überwiegen dann die Lymphocyten. Auch nach Abklingen der Erkrankung bleibt noch längere Zeit eine mäßige Pleocytose vorhanden, nach Sulfonamidbehandlung Zahlen um 500 bis 300/3 Zellen während 2—4 Wochen.

Für die Diagnose entscheidend ist der Befund von *Meningokokken.* Meist liegen sie intracellulär, zuweilen aber auch frei, in kleineren Gruppen und in tetraden Formen. Finden sich im Ausstrich des trüben Liquors keine Erreger, was in 10—20% zutrifft, so spricht dies nicht gegen, sondern eher für Meningokokkenmeningitis, da die Meningokokken sehr schnell zerfallen oder nicht reichlich vorhanden sein können. Sofortige Kultur in Fachinstituten, wiederholte Punktionen sind zur Klärung notwendig. Es sind vereinzelte Fälle beschrieben, in denen keine Leukocyten, wohl aber reichlich Menigokokken sich im Liquor fanden (CAROLUCCI u. a.). Es kann dann wie gelegentlich bei leichtesten Formen der Liquor auch bei Meningokokkenmeningitis klar sein. Schwere der Krankheit und Keimgehalt im Liquor gehen nicht parallel.

Der *Eiweißgehalt* des Liquors ist regelmäßig vermehrt, vor allem die Albumine. NONNE- und PANDY-Reaktion sind positiv, die Eiweißwerte nach KAFKA sind hoch, über 40, oft 60—200, gelegentlich bis 500 mg-%. Die Globulinwerte steigen im Verlauf an, der Eiweißquotient ist oft um 0,5. Die Kolloidreaktionen sind pathologisch, verschieden tief, die Goldsolkurven rechts verschoben oder mittelständig. Der diagnostische Wert von Mastix-Goldsol- und ähnlichen Reaktionen ist aber für die Diagnose der Meningitis epidemica nicht groß.

Der *Zuckergehalt* des Liquors nimmt bei akuter Meningitis stark ab bis auf 25—10—0 mg-%, hebt sich in der Rekonvaleszenz wieder zur Norm oder wird sogar erhöht. In prognostisch ungünstigen Fällen bleibt er niedrig (CAFFEY). Der Chlorgehalt ist ebenfalls niedrig.

Der Liquor enthält schon frühzeitig *Antikörper,* deren Bestimmung sich aber nicht durchgesetzt hat.

Bei Ausbildung eines Hydrocephalus bleiben Druck und Zellgehalt lange erhöht, während die Meningokokken sich nicht mehr finden. Bei Sulfonamidbehandlung ist der rasche Zellsturz prognostisch günstig (s. S. 1391). Glückt die Lumbalpunktion nicht, so empfiehlt sich Zisternenpunktion, die besonders bei Kleinkindern der geringere Eingriff als die Lumbalpunktion sein kann.

Blutbefunde. Fast immer findet sich erhebliche *Leukocytose* (10000—30000). Es handelt sich um Vermehrung der jugendlichen neutrophilen Zellen. Bisweilen finden sich vereinzelte Metamyelocyten und Myelocyten. Die Eosinophilen fehlen auf der Höhe der Krankheit fast stets, die Lymphocyten sind beträchtlich vermindert (2—10%), ihr Wiederanstieg gilt als prognostisch günstig, ebenso das Wiedererscheinen der Eosinophilen (RUSCA). In septischen Fällen konnten in den Leukocyten des Blutausstriches Meningokokken nachgewiesen werden (BAMATTER, LANDIS, DESBIOLLES, ISAAKSON, ebenso THOMAS in 6 von 12 fulminanten akuten Erkrankungen), ebenso im Sternalmark (s. Abb. 5). Das rote Blutbild bietet nichts Besonderes, nur bei septischen Fällen Normoblasten. Die Blutsenkung ist stark beschleunigt, 60—80 mm und mehr.

Krankheitsverlauf. Dieser ist, selbst wenn man nur die häufigsten akuten und subakuten Meningokokkenmeningitiden in Betracht zieht, recht wechselnd, in der Vorsulfonamidära stets ernst mit Letalität zwischen 30—70% (s. S. 1381). In den schweren Fällen nimmt die Benommenheit zu, Augenmuskelstörungen mit Schielen treten stärker hervor, die Pulsfrequenz steigt bedrohlich an auf 160 und mehr, die Temperatur auf hyperpyretische Werte. Es tritt dann ein Zustand tiefsten Komas auf, oft mit unregelmäßiger Atmung, der sich über Stunden, ja Tage hinziehen kann. Die Meningitiker „sterben tagelang". Meist ist Atemlähmung unmittelbare Todesursache.

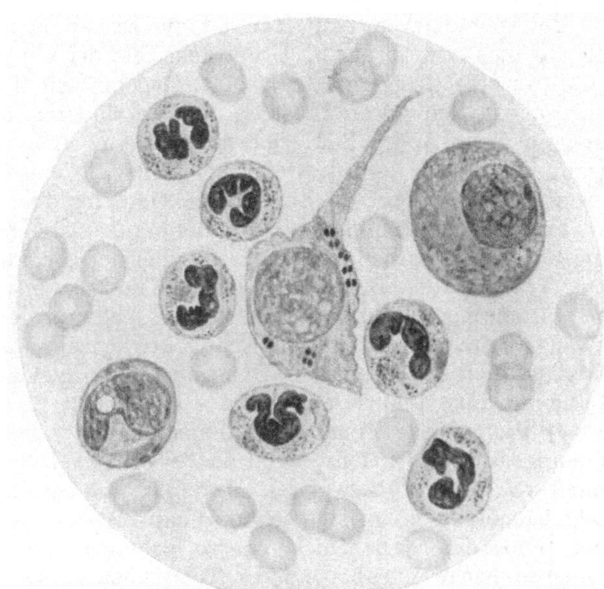

Abb. 5. Sternalpunktat, Makrophagen mit Meningokokken (Fall J. LANDIS, Schweiz. med. Wschr. **1942**, 180).

Nimmt die Krankheit auch ohne Therapie einen günstigen Verlauf, so sinkt das Fieber zunächst staffelförmig ab, meist mit schubweiser Verschlechterung, dann wieder ansteigend. Mit Fieberabfall bessert sich der Zustand des Sensoriums, die Somnolenz schwindet, die Kopfschmerzen lassen nach, die Beweglichkeit des Nackens wird besser. Noch lange bleibt Rückensteifigkeit zurück. In diesen mittelschweren Fällen dauert die Krankheit bis zum Verschwinden des Fiebers meist 14 Tage bis 3 Wochen, wobei nun bei einem Teil der Fälle die zu erwähnenden Komplikationen in den Vordergrund treten. Unter Sulfonamidbehandlung wird der schwere Zustand in 2—4 Tagen unterbrochen und die Ausheilung setzt rasch ein (s. S. 1390).

Von *besonderen Verlaufsformen* seien erwähnt:

a) Abortive Meningitisformen = Meningitis levissima. Während jeder Epidemie, aber auch sporadisch kommen ganz leichte Krankheitsfälle vor, deren Zugehörigkeit zu Meningokokkenmeningitis manchmal nur vermutet werden kann. Diese Patienten erkranken plötzlich mit Kopfschmerzen, Übelkeit, Erbrechen. Nackenstarre und KERNIGsches Phänomen sind meist deutlich, allgemeine Hyperästhesie fehlt oft. Die anfangs stark erhöhte Temperatur sinkt schnell zur Norm und nach 2—3 Tagen können die Kranken schon wieder gesund sein. Anfängliche Pharyngitis wird oft gesehen. Solche Zustände dürfen dann als Abortivformen der epidemischen Meningitis angesprochen werden, wenn sie Personen aus der Umgebung eines Meningitikers betreffen oder sich während einer Epidemie ereignen, auch wenn der Meningokokkennachweis im Liquor nicht gelingt. Bisweilen fehlen im Liquor sogar Vermehrung der Leukocyten und des Eiweißgehaltes, man findet lediglich Druckerhöhung. Wiederholte Punktionen sind angezeigt. Es ergibt sich hier die schwierige Differentialdiagnose zu allen zahlreichen Meningitis serosa-Formen oder zu Begleitmeningismus bei verschiedenen Grundleiden. Es können auch solche abortive Fälle sich in einer Epidemie häufen wie es im Esbierg 1944/45 der Fall war (Kristensen, 39 von 66 Fällen unter dem Bild der Meningitis serosa). Im Allgemeinen soll man die Fälle abortiver Meningitis genau so isolieren und behandeln wie ausgesprochene Formen.

Bei sporadischem Auftreten ist die Beziehung zur Meningokokkeninfektion oft gar nicht zu erbringen. Unter dem Bild der sog. *abakteriellen, eitrigen Meningitis* (wo kein Erregernachweis gelang) gehört ein Teil zur Meningitis epidemica, ebenso von den durch Fanconi als *bakterienarme Meningitis* bezeichneten gutartigen Formen, wo Bakterien zu erwarten, aber nur vereinzelt oder garnicht gefunden wurden und die jetzt bei frühzeitig einsetzender Sulfonamidtherapie, eventuell schon vor der Lumbalpunktion, häufiger beobachtet werden.

b) Perakute Meningitis oder Meningitis siderans. Verlaufsarten, in denen die Krankheit nach plötzlichem, stürmischen Beginn in wenigen Stunden schon zur Trübung des Bewußtseins und Kreislaufkollaps führt, wo meningitische Symptome bereits hinzutreten, wurden früher als Meningitis siderans bezeichnet. Sie gehören zur fulminanten Meningokokkensepsis und sind nur die Formen des Waterhouse-Friderichsen-Syndroms, die gleichzeitig eine meningeale Beteiligung aufweisen. Darstellung s. S. 1383.

c) Protrahierte Meningokokkenmeningitis. Bei dieser Form klingt der meningitische Infektionsprozeß nicht ab. Der Infekt wird zwar gedämmt, aber nicht vollständig überwunden. Im Anschluß an das akute Stadium bleibt eine schleichende Meningitis bestehen. Kennzeichnend sind Rückfälle mit Schwanken der Symptome. Die Nackenstarre löst sich nicht, das Bewußtsein bleibt oft dauernd leicht getrübt und die Temperaturkurve ist bald unregelmäßig remittierend, bald subfebril oder afebril mit plötzlichen Fieberzacken. Erhöht bleiben die Blutsenkung, die Leukocytenzahl, im Liquor die Zellwerte. Diese zeigen bei Scheinheilung den noch aktiven Prozeß an. Der Verlauf ist verschieden: Plötzlich wieder eintretende hohe Fieberanstiege zeigen den erneuten Einbruch von Meningokokken in die Blutbahn an, der oft zu Metastasen in anderen Organen führt, vor allem in die Gelenke; oder es kommt nochmals zum Vollbild der Meningitis, in einem tödlich endendem Fall von Le Blanc nach 3monatigem, fieberfreiem Intervall, oder endlich es entwickelt sich ein *Hydrocephalus internus* und das Bild der postmeningitischen *Kachexie* mit Abmagerung und Apathie.

Dieses Stadium hat Pette folgendermaßen beschrieben: „In diesen Fällen bietet der Krankheitsverlauf nichts Auffälliges. Erst ganz allmählich entsteht ein ziemlich charakteristisches Symptomenbild, für das der sonstige Befund, vor allem Temperatur- und Liquorverhältnisse keine befriedigende Erklärung geben. Am auffälligsten ist die hochgradige *Abmagerung*, die oft im krassen Mißverhältnis zu der relativ guten Nahrungsaufnahme steht. Die Temperatur zeigt nur geringe Schwankungen, meist nicht mehr als eine gewisse Unruhe, während der Puls leicht beschleunigt bleibt. Ein sehr wesentliches und wohl niemals fehlendes Kennzeichen bietet die *Störung der vegetativen Funktionen*. Es kommt zu Blasen-Darmstörungen und zu einer sehr bald einsetzenden Abmagerung, die einen kaum von einer anderen Krankheit erreichten Grad annehmen kann. Dabei ist die Haut, die sich in großen Falten abheben läßt, trocken und schilfrig. Gestört ist ferner regelmäßig der Schlaf-Wachmechanismus, sei es, daß die Kranken auffallend viel schlafen oder aber, was allerdings seltener der Fall ist, tage- und nächtelang überhaupt nicht schlafen können. Das Bewußtsein kann klar, aber auch vorhergehend deliriös getrübt sein. Eine oft sogar hochgradige Apathie bis zu ausgesprochener Stumpfheit kann, wenn auch selten, von einer allgemeinen motorischen Unruhe mit Stöhnen und Schreien abgelöst werden. Allmählich bilden sich bei den dauernd bettlägerigen Kranken *Kontrakturen* der Extremitäten, die weder aktiv noch passiv ausgleichbar sind." Oft tritt Decubitus hinzu.

Die noch fortbestehende meningeale Entzündung hat zu Hydrocephalus und zu Schädigung vegetativer Regulationszentren im Bereich der Medulla oblongata und am Boden des dritten Ventrikels geführt. Der Tod kann plötzlich aus cerebraler Ursache oder an allgemeiner Kachexie mit sekundären Infekten eintreten.

d) Die Säuglingsmeningitis. In diesem Alter ist das Krankheitsbild der Meningokokkenmeningitis andersartig, indem die sonst führenden Symptome von Nackenstarre und positivem Kernig fehlen. Ganz in den Vordergrund treten bei fieberhaftem Zustand *Erbrechen und Durchfall*, eine allgemeine *Hyperalgesie*, besonders bei Bewegung der unteren Extremitäten und vor allem eine *Auftreibung der Fontanelle*, eventuell mit Klaffen der Nähte und rascher Zunahme des Kopfumfanges. Diese prall gespannte Fontanelle gibt bei Säuglingen den Verdacht auf Meningitis und bildet die strikte Indikation zur Liquoruntersuchung, die dann das Krankheitsbild rasch klärt. Das Sensorium ist manchmal frei, manchmal benommen, begleitet von Unruhe und Konvulsionen. Ohne Therapie tritt meist Exitus nach wenigen Tagen ein, bei spontaner Ausheilung meist Defekte wie Ertaubung, Augenmuskellähmungen, Hydrocephalus internus. GLANZMANN, STIRNIMANN (Literatur) haben besonders auf den atypischen Verlauf hingewiesen und betont, daß während der ersten 4—5 Krankheitstage mehr nur allgemeine Symptome bestehen. Als Postbasic-meningitis wird eine protrahierte Säuglingsmeningitis bei endemischen Auftreten im angelsächsischen Schrifttum beschrieben. Sie ist oft durch den Meningokokkentyp II bedingt (HARRIS und MITMAN).

Differentialdiagnose. Die akute Meningokokkenmeningitis kommt in den ersten Stunden und Tagen mit allen akuten febrilen Infekten in Differentialdiagnose, nach Auftreten der Meningitis mit all den verschiedenen infektiösen Hirnhautentzündungen. Eine Lumbalpunktion ist sofort indiziert und läßt durch Auffinden eines trüben Liquors mit Überwiegen der neutrophilen Zellen alle serösen Meningitiden und damit auch die tuberkulöse Meningitis ausschließen. Die bakteriologische Feststellung von Meningokokken macht das Bild klar. Nur bei deren Fehlen sind sonstige eitrige Meningitiden in Erwägung zu ziehen. Genaue Untersuchung von Ohren, Nasenrachenraum, von Schädel und Halswirbelsäule hilft sekundäreitrige Meningitiden abzutrennen. Streptokokken-, Pneumokokken-, Influenzabacillen-Meningitiden sind in nicht epidemischen Zeiten häufiger als Meningokokkenmeningitis, doch sind diese Keime im Liquor leichter und regelmäßiger nachzuweisen als die rasch zerstörten Meningokokken. Ausgedehnter Herpes, Hautexantheme, Hyperästhesie, Frühjahrserkrankung sprechen mehr für Meningokokkeninfekt, doch empfiehlt sich bei unklarem bakteriologischem Befund Wiederholung der Punktion. Auf die Besonderheiten der Säuglingsmeningitis wie der Meningokokkensepsis ist auf S. 1381 und 1383 eingegangen.

Prognose und Nachkrankheiten. Die *Prognose* der Meningokokkenmeningitis ist ohne Sulfonamidtherapie stets *ernst*. Die *Mortalität* schwankt in den einzelnen Epidemien beträchtlich, ist aber oft hoch, besonders zu Beginn und auf dem Maximum der Epidemien. In der Epidemie in Oberschlesien 1904/05 betrug die Mortalität 70—80%. Die gleiche Zahl nimmt FLEXNER allgemein für die Zeit bis 1913 an. Spätere Statistiken gelangten durchschnittlich auf 30%, was von einzelnen Autoren der Serumbehandlung zugeschrieben wurde. Doch ist der natürliche Mortalitätsverlauf solchen Schwankungen unterworfen. G. LÖFFLER 1938 errechnete auch seit der Einführung der Serumtherapie eine durchschnittliche Sterblichkeit von *40—50%*. Die Senkung der Letalität durch Sulfonamide s. S. 1390.

Für Mitteleuropa geben die Letalitätszahlen der Schweiz einen guten Einblick, da gleichmäßige und genaue Meldungen vorliegen (FUST). Der Rückgang der Letalität ab 1936 seit

Anwendung der Sulfonamide ist in der Gesamtstatistik lange nicht so einleuchtend wie in den Krankenhauserhebungen, da auch alle nicht mit Sulfonamiden behandelten oder nur terminal diagnostizierten Fälle miteinbezogen sind. Trotzdem ist ein Rückgang um $^2/_3$ vorhanden.

1906—1910	91,8%	1931—1935	76,2%
1911—1915	81,1%	1936—1940	29,6%
1916—1920	62,5%	1940—1945	27,9%
1921—1925	86,6%	1946—1948	26,8%
1926—1930	75%		

Im Einzelfall spricht Überwiegen der toxischen Symptome mit Kreislaufkollaps, frühzeitiger Benommenheit, ausgedehnter Purpura für ungünstige Prognose, doch ist die Voraussage stets schwierig, da auch benommene Personen sich erholen können und anderseits bei nur wenig getrübtem Liquor sich doch eine schwere Affektion entwickeln kann. *Seit der Therapie mit Sulfonamiden und Antibiotica* sind auch bei schweren Fällen überraschende Resultate möglich, wobei Verschwinden der Meningokokken, Absinken der Zellzahl, Klarwerden des Liquors günstige Symptome sind, ebenso allgemeine Entgiftung und Rückkehr des Sensoriums. Durch die Einführung der Sulfonamidtherapie ist die Letalität *unter 10%* gesunken. Bei frühzeitiger Diagnose und Einsetzen der modernen Therapie in genügend hoher Dosierung ist nur noch mit 1—2% Sterblichkeit zu rechnen (s. S. 1390).

Als **Spätfolgen der Meningitis,** die früher recht häufig, jetzt nur selten gesehen werden, sind bekannt:

Taubheit, zahlenmäßig in den einzelnen Epidemien verschieden, so in der oberschlesischen Epidemie bei einem Viertel der Genesenden, in USA nach NEAL 1926 18%, sonst seltener. Bei Kleinkindern kann der Gehörverlust zu Taubstummheit führen.

Sehstörungen, wie Erblindung bei beidseitiger Opticusatrophie, Augenmuskellähmungen.

Lähmungen, vor allem am Facialis, gelegentlich an Extremitäten.

Hydrocephalus internus und seine Folgen: Schwachsinn bis zur Idiotie, namentlich bei Kindern, dann verschieden starke psychische Veränderungen, vermehrte Reizbarkeit, Apathie, Sprachstörungen, Schwindel, Kopfweh.

Verwachsungen der Hirnhäute unter dem Bild der Arachnitis adhaesiva circumscripta mit ganz verschiedenen neurologischen Bildern, manchmal mit anfallweisen Störungen wie sporadischem Erbrechen, epileptischen Krämpfen, Spasmen.

Chronisch progrediente Prozesse im Zentralnervensystem mit jahrelangem Siechtum. GUILLAIN beschreibt eine Syringomyelie mit Verlauf über 20 Jahre, MORAWITZ eine chronische Meningitis mit Exitus nach 23 Jahren.

Mischinfektionen. Neben dem Meningococcus können bei akut septischen Zustandsbildern zuweilen auch andere Keime nachzuweisen sein wie Staphylo- und Streptokokken, Pneumokokken, Influenzabacillen (v. LINGELSHEIM, GOETZ und HANFLAND, SILBERGLEIT und ANGERER, GRUBER). Gelegentlich wurden im Liquor Meningokokken, im Blut nur andere Keime gefunden. Doppelinfektion der Meningen durch Meningokokken und Tuberkelbacillen sah GRUBER. Man darf annehmen, daß der eine Erreger durch Schwächung des Organismus dem anderen den Weg bahnt. Die Prognose dieser Fälle war vor der Sulfonamidära schlecht.

Pathologische Anatomie. Makroskopisch findet sich eine *eitrige Leptomeningitis,* die je nach dem Alter des Prozesses verschieden ausgedehnt ist, am intensivsten an der Hirnbasis und in den vorderen Abschnitten der Konvexität, wo in schweren Fällen eine zusammenhängende Eiterschicht, die sog. Eiterhaube, das Gehirn bedeckt. Initial ist Hyperämie und Trübung der Hirnhäute festzustellen, später ein Eitersee längs der pialen Gefäße, auch im Gebiet des Rückenmarks, vor allem an dessen Hinterfläche (s. BUSSE, OBERNDÖRFER, WESTENHÖFER). Histologisch sind Hyperämie, Leukocyteneinlagerung in die Gefäße, perivasculäre Lymphocytenwälle, polynucleär-fibrinöse Exsudation in den Pia-Arachnoideamaschen, Entzündung im Plexus chorioideus, manchmal Hämorrhagien besonders hervorzuheben (weiteres s. pathologisch-anatomische Handbücher). Im Gehirn sind punktförmige Blutungen, eventuell kleine Rindenabscesse und bei längerem Verlauf verschieden intensive Zeichen von Encephalomyelitis zu konstatieren, in Spätstadien Hydrocephalus internus und sekundäre Obliteration der Foramina Luschkae und Magendii.

An den übrigen Organen finden sich: entzündliche Erscheinungen im Bereich des Respirationsapparates, vor allem im Nasenrachenraum, verhältnismäßig häufig Erkrankungen der Nasennebenhöhlen, der Tuba Eustachii, leichte Otitis media, bisweilen Laryngitis, Bronchopneumonien, oft erst terminal entstanden, dann Schwellungen der Lymphdrüsen, trübe Schwellung der inneren Organe, seröse oder eitrige Gelenkentzündungen und vor allem Hautveränderungen, die mikroskopisch septischen Exanthemen entsprechen mit Hyperämie, Hämorrhagien und entzündlicher Veränderung des Coriums, oft mit positivem Meningokokkenbefund (s. GRUBER und KERSCHENSTEINER, RÖSSLE, E. FRÄNKEL, PICK, VERSÉ).

2. Meningokokkensepsis.

Man unterscheidet akut-perakute und subakut-chronische Formen.

a) Die **akute Meningokokkensepsis** imponiert als eigenes Krankheitsbild und ist gekennzeichnet durch *perakuten Verlauf*, *Hautblutungen* und *beidseitige Nebennierenblutungen*. Von klinischer Seite hat man einen meningitischen und einen septicämischen Typ unterschieden, doch überschneiden sich begreiflicherweise beide Erscheinungsformen. Im allgemeinen steht das Bild der schweren Infektion und Intoxikation im Vordergrund und die meningitischen Symptome sind gering oder fehlen. Treten sie deutlich hervor, so spricht man von Meningitis siderans, die bereits kurz geschildert wurde, s. S. 1380. Gewöhnlich dominieren der Kreislaufkollaps und die hämorrhagischen Hauterscheinungen, bei Autopsie der Befund massiver, beidseitiger Nebennierenblutung. Man bezeichnet dieses Bild heute als das *Syndrom von* WATERHOUSE-FRIDERICHSEN.

WATERHOUSE hat 1911 das Syndrom gemeldet, FRIDERICHSEN 1918 ausführlich charakterisiert, während MARCHAND schon 1880 die Kombination von Hautblutungen und Hämorrhagien in beide Nebennieren fand. BAMATTER hat 1934 an Hand von 3 bakteriologisch sichergestellten Fällen den Zusammenhang mit der Meningokokkensepsis erstellt (Schrifttum bis 1937 siehe BAMATTER, bis 1942 LANDIS, auch für Fälle bei Erwachsenen, bei denen erst seit Mitte der 30er Jahre auf das Syndrom geachtet wurde, ferner DESBIOLLES 1946, MARTLAND: 126 Fälle bis 1943). MASSIAS und TRAN-VAN-BANG beobachteten in einer Epidemie mit über 500 Fällen 30 Fälle von Meningokokkensepsis.

Ätiologisch stehen bei diesem Syndrom die Infektionen durch Meningokokken ganz im Vordergrund. Nach ARNEIL (1936) wurden bei 155 Fällen Meningokokken in 70% gefunden, in einem Teil nicht oder erst zu spät gesucht. Selten sind Streptokokken, Staphylokokken, Pneumokokken, H. influenzae Ursache des Syndroms.

Das klinische Bild ist das eines *foudroyanten septischen Zusammenbruchs*. Kein anderer Infekt erledigt den Menschen so schnell. Aus voller Gesundheit, nur gelegentlich mit leichten Vorboten von Unwohlsein, setzt ein *schweres Kranksein* ein mit hohem Fieber, auffallender Blässe, ängstlicher Unruhe oder Apathie, Erbrechen und oft Durchfall. Innerhalb weniger Stunden kommt es zum Vollbild mit charakteristischer *Hautpurpura* (Abb. 6), erst Petechien, dann große Blutflecke, welche konfluieren und den ganzen Körper befallen können (Abb. 7), und mit schwerstem *Kreislaufkollaps*. Laute, beschleunigte Atmung, Tachykardie, Cyanose fallen auf. Die Haut ist marmoriert, erhält den Aspekt von intravitalen Totenflecken (HENNING, MAGNUSSON). Der Blutdruck sinkt rasch ab,

80—50, der Blutzucker wird extrem niedrig, Hyperästhesie der Haut gegen Berührung, riesige Schwäche, oft Trübung des Sensoriums bis zum Koma, bei Erwachsenen manchmal trotz schwerstem Bild noch erhaltenes Bewußtsein, bis ante exitum. Klonische Zuckungen, Abschwächung der Sehnenreflexe, in relativ mehr protrahiert verlaufenden Fällen meningitische Symptome sind zu erwähnen. Im Blut sind bei leichter Leukocytose degenerative Veränderungen der Neutrophilen, Auftreten von Myelocyten und Normoblasten, häufig Thrombopenie, Gerinnungsstörungen zu finden, in Blut- und Knochenmarkausstrichen oft Meningokokken nachweisbar (s. Abb. 5). Kokken sind auch aus Ausstrichen bei Scarifikation der Hautflecke erhältlich (MASSIAS und TRAN-VAN-BANG, eigener Fall, Abb. 8). Erhöht ist der Reststickstoff. In je einem Fall von BAMATTER und von PASQUALINI war auch der Blutzucker erhöht. In 12—24, eventuell 48 Std tritt Exitus ein unter dem Bild des septischen Kollaps mit Temperatur über 40⁰, heißem Körper und kühlen Extremitäten.

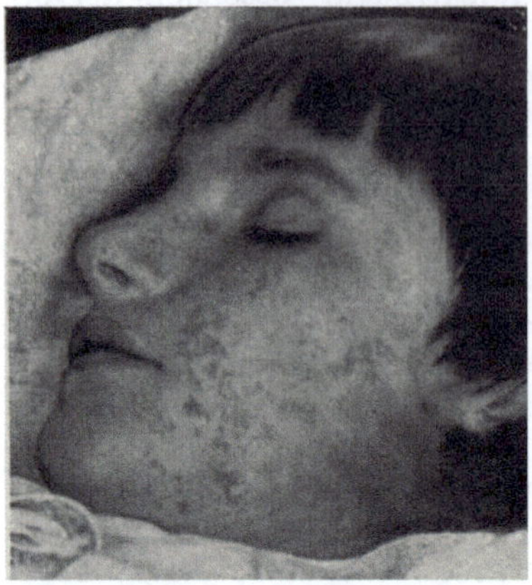

Abb. 6. Hautblutungen bei Nebennierenapoplexie durch Meningokokkensepsis, 12jähriger Knabe (LANDIS).

Das Syndrom betrifft in 70% Kinder unter 2 Jahren, kann aber in allen Altersstufen vorkommen (ältester Fall von DESBIOLLES 59 Jahre). Plötzliche Todesfälle junger Personen sind nicht selten durch solche Meningokokkensepsis bedingt. In der Statistik von MORITZ und CAMCHEK über 1000 plötzliche Todesfälle in der amerikanischen Armee finden sich 110 Meningokokkenerkrankungen (mit Purpura in 80%, Nebennierenblutungen in 71%). Es sind also 11% der *plötzlichen Todesfälle junger Erwachsener* durch perakute Meningokokkensepsis bedingt. 2—4% der Meningokokkenerkrankungen verlaufen unter diesem septischen Bild (NELSON und GOLDSTEIN).

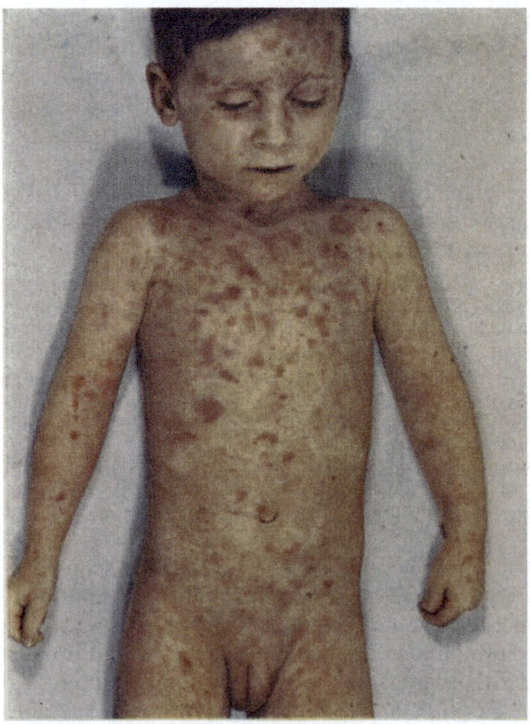

Abb. 7. Purpura, hämorrhagische Diathese bei perakuter Meningokokkensepsis. (Aufnahme Kinderklinik Zürich.)

Der *pathologisch-anatomische Befund* ist gekennzeichnet durch diffuse Gefäßschäden mit Capillarthrombosen in zahlreichen Organen, vor allem durch Hautblutungen und sehr oft durch massive beidseitige Nebennierenblutungen (Nebennierenapoplexie). Die Nebennieren sind vergrößert, rotschwarz verfärbt, das Drüsengewebe weitgehend oder ganz zerstört, die Umgebung sulzig-ödematös. Histologisch finden sich Ödem, Nekrosen, entzündliche Infiltrate und Hämorrhagien. Blutungen finden sich auch an den serösen Häuten und in inneren Organen, mikroskopisch diffuse Capillarläsion mit Thrombosen. Meningokokken lassen sich in Milz, Gehirn, Haut, Nebennieren usw. meist leicht auffinden.

Die nachfolgende eigene Beobachtung vermittelt ein Bild des dramatischen klinischen Krankheitsablaufes, der heutigen Therapie und der Befunde bei der Obduktion:

W. F., 2jähriges Mädchen. Seit 3 Wochen Katarrh und Herpes labialis. Am 16. 5. 50 tagsüber munter, spielt im Freien, 17 Uhr müde, 20 Uhr Klagen über Ohrschmerzen links,

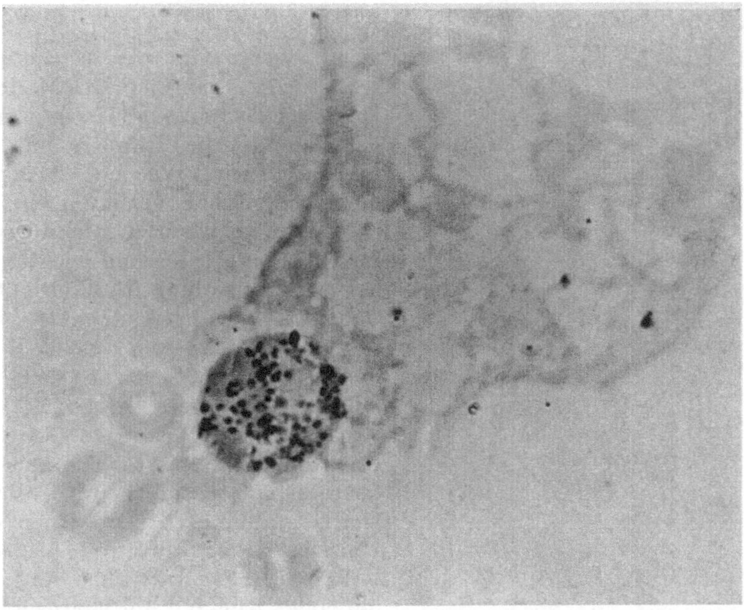

Abb. 8. Ausstrich mit Preßsaft einer scarifizierten Petechie bei Meningokokkensepsis. Intracelluläre Meningokokken (Phasenkontrastaufnahme).

starker Durst, 22.30 Uhr Erbrechen, Atemnot, Benommenheit, noch rosiges Aussehen, Temperatur 40,8°. 17. 5. 2 Uhr Zuckungen in den Extremitäten, 8 Uhr Klinikeinweisung.

Befund. Blaß-cyanotische Haut, kleinfleckiges maculöses Exanthem im Gesicht und am Stamm, vereinzelte kleinste Petechiengruppen an den seitlichen Thoraxpartien und am Gesäß; Somnolenz, vereinzelte Zuckungen in den Gliedmaßen, angedeuteter Meningismus; Temperatur 40°, Puls 176, Atmung 56, Blutdruck 60/45. Sofortige Scarifikation einer Hautblutung, im Ausstrich intra- und extracelluläre Meningokokken (Abb. 8). Leuko 4600, Stab 39%, Segm 11%, Mono 1%, Lympho 49%. Lumbalpunktion: 305/3 Zellen, Eiweiß 48 mg-%, Zucker 127 mg-%, Kultur steril, Grampräparat ohne Mikroorganismen.

Therapie. Elkosin 4 g intramuskulär, wasserlösliches Penicillin 450000 E, Depotpenicillin 300000 E, intralumbal 2000 E, wasserlösliches Percorten 70 mg, teilweise intravenös, teilweise intramuskulär, öllösliches Percorten 5 mg, Sympatol, Vitamin C 2 g, Bluttransfusion, Glucoseinfusion (Mengenangaben für 24 Std, Körpergewicht 12 kg). Trotz sofort einsetzender Behandlung verschlechtert sich der Zustand von $^1/_2$ zu $^1/_2$ Std in bedrohlicher Weise, die Hautblutungen nehmen an Ausdehnung zu, beziehen Gesicht und Gliedmaßen mit ein, der Blutdruck sinkt auf 60/20. Im Laufe des Nachmittags tritt dann ein *Umschwung* ein. Um 17 Uhr ist das Kind munter, spricht, trinkt ohne zu brechen, löst Wasser, die Haut wird rosig, succulent, die Petechien grenzen sich scharf ab, die Temperatur sinkt auf 37,3°, Puls 125 (Abb. 9, 17.30 Uhr). Es hat den Anschein, daß das Kind durchkomme, daß Sepsis und Toxikose endgültig überwunden seien.

Trotz Fortführung der massiven Therapie tritt aber am frühen Morgen des 18. 5. *wieder Verschlechterung* ein, mit Krämpfen, zunehmender Bewußtseinsstörung, Puls- und

Temperaturanstieg, livider Verfärbung der Haut und Ausbreitung der Hautblutungen. Exitus um 11 Uhr, $1^1/_2$ Tage nach Krankheitsbeginn. In dem 10 min post mortem durch Herzpunktion gewonnenen Blut lassen sich kulturell keine Mikroorganismen nachweisen, speziell keine Meningokokken, Rest-N 100 mg-%, Xanthoprotein 140 E.

Autopsie. WATERHOUSE-FRIDERICHSEN-*Syndrom* bei Meningokokkensepsis. Hämorrhagische Diathese: Blutungen in den Nebennieren, Nieren (Abb. 10), serösen Häuten, Schleimhäuten, Ovarien, im Myocard, in der Haut. Hyperämie der Organe. Meningitis incipiens. Otitis media bilateralis (im Ausstrich keine Meningokokken). Status thymolymphaticus mit Follikelschädigung in der Milz und in den Lymphknoten. Hochgradige Verfettung der Leber.

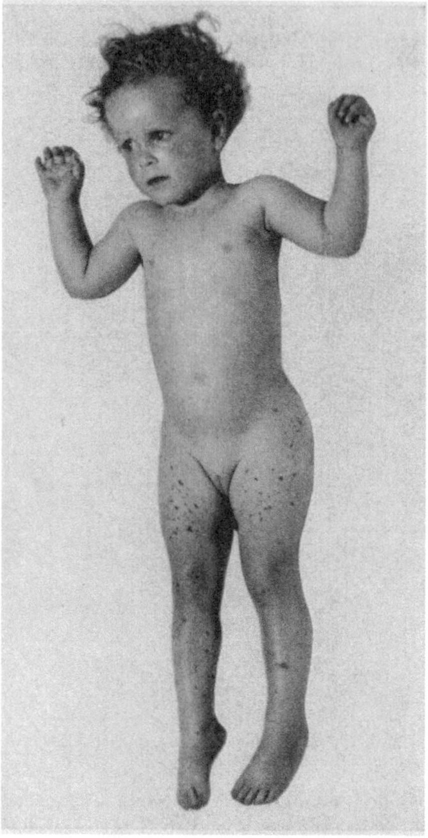

Abb. 9. WATERHOUSE-FRIDERICHSEN-Syndrom mit Hautblutungen. Remission nach intensiver Behandlung. (Aufnahme 17. 5. 50, 17.30 Uhr.)

Epidemiologie. Meningokokkenmeningitis trat zu dieser Zeit nur sporadisch auf. 14jährige Schwester und beide Eltern litten an Katarrh, zeigten Herpes labialis. Bei allen konnten am 17. 5. im Rachenabstrich keine Meningokokken nachgewiesen werden (Kultur).

Epikrise. Ein 2jähriges Mädchen erkrankte zusammen mit der ganzen Hausgemeinschaft an Rhinitis mit Herpes labialis. Nach 3 Wochen setzte perakut eine hochfebrile Erkrankung ein, die sich rasch zur schwersten infektiösen Toxikose mit cerebralen und leichten meningealen Erscheinungen, Kreislaufkollaps und Hautblutungen steigerte. Der direkte Erregernachweis aus der Haut und damit die rasche Sicherung der Diagnose Meningokokkensepsis gelang mittels Scarifikation einer Petechie. Die sofortige intensive kombinierte Therapie führte bei diesem ausgesprochen früh diagnostizierten Fall innert 5 Std einen völligen Umschwung mit Entgiftung herbei. Nach weiteren 12 Std trat aber ein letal verlaufender Rückfall mit vorwiegend cerebralen Symptomen und frischen Hautblutungen auf.

In der *Pathogenese* wurde anfangs die akute Nebenniereninsuffizienz in den Vordergrund gestellt, doch sprechen Einzelbeobachtungen ohne Nebennierenblutung (SWEET, MATTHISEN, FERGUSON und CHAPMAN) und solche mit nur einseitiger oder geringer Blutung in den Nebennieren, dann die anatomischen Veränderungen an den Endothelien, an Leberzellen für eine viel allgemeinere infektiös-toxische Schädigung. Histologisch zeigt speziell die Nebennierenrinde schwere degenerative Veränderungen mit Pyknose der Kerne, Dissoziation der Zellverbände, interstitielles Ödem, neben hochgradiger Capillarerweiterung (RICH). Die perakute Sepsis, einerseits mit Schockwirkung durch plötzliche Capillarschädigung und Anoxämie (MORRISON), andererseits die toxisch-degenerative Nebennierenläsion mit oder ohne Blutung, sind für das Krankheitsbild nach WATERHOUSE-FRIDERICHSEN verantwortlich.

Bei einer sporadischen gleichzeitigen Erkrankung von 2 Geschwistern an perakuter Meningokokkensepsis, die wir 1949 sahen, waren die Autopsiebefunde an den Nebennieren trotz gleichartigem klinischen Bild ganz verschieden. Bei Fall 1, 6jährig, mit Exitus 40 Std nach Krankheitsbeginn, fanden sich ausgedehnte Blutungen in beiden Nebennieren und hochgradiges perisuprarenales Ödem; bei Fall 2, 5jährig, mit Exitus 16 Std nach Krankheitsbeginn, waren die Nebennieren makroskopisch kaum verändert, zeigten nur kleine Blutungen, wiesen histologisch Ödem und Capillarstase auf.

BANKS und CARTNEY sprechen von einem gemischten *encephalitisch-adrenalen Syndrom*, wenn die „fulminante Meningokokkenämie" sowohl cerebral wie in den Nebennieren sich auswirkt, mit frühem Koma, Purpura und Kollaps. Sie differenzieren es von einem encephalitischen Typ mit Koma und einem adrenalen Typ mit erhaltenem Bewußtsein. Auch Leber, Nieren und Herz werden akut geschädigt (MARANGONI), in einem Fall von BRODEN und SNELL beiderseits die Fußgefäße mit Gangrän der Zehen.

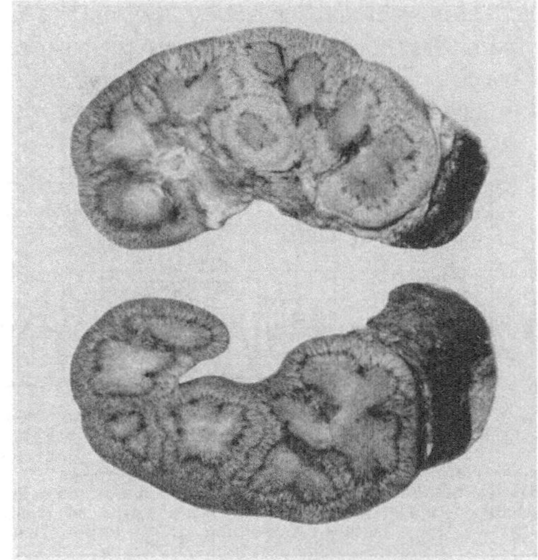

Abb. 10. Autopsiepräparat der Nieren und Nebennieren: beidseitige massive Nebennierenblutung bei WATERHOUSE FRIDERICHSEN-Syndrom.

Während die *Prognose* der perakuten Meningokokkensepsis mit und ohne Nebennierenblutung früher absolut infaust war, sind heute bereits einige Heilungen bekannt geworden.

Die *Therapie* muß intensiv und kombiniert sein. Zur parenteralen Sulfonamideingabe sind Plasma- oder Bluttransfusionen, am besten intravenöse Dauertropfinfusion zur Behebung der gestörten hydrodynamischen Verhältnisse, intravenöse Zugabe von Nebennierenrindenhormon, z. B. wasserlösliches Percorten oder Totalextrakte wie Eschatin, Stimulation mit Adrenalinderivaten zu verabfolgen, dazu Penicillin in hohen Dosen, nicht nur wegen der zusätzlichen antibakteriellen Wirkung, sondern auch als Gegenwirkung gegen das Meningokokkenendotoxin (ALEXANDER), Details s. S. 1392. Beim WATERHOUSE-FRIDERICHSEN-Syndrom genügen aber nach unseren und anderen Erfahrungen weder Infusionen, noch Sulfonamide und Antibiotica, noch wasserlösliches Percorten, um den Schock und die spezifische Schädigung der Nebennierenrinde zu beheben. Erst die Zufügung von *Cortison* scheint eine dramatische Besserung bewirken zu können, was für die wesentliche Rolle des Nebennierenschadens in diesem Syndrom spricht. 1951 sind erstmals Heilungen schwerst mitgenommener Personen durch Cortison mit gleichzeitiger Kombinationsbehandlung in der oben erwähnten Form beschrieben worden, und zwar durch NELSON und GOLDSTEIN (11jähriger Knabe, Dosierung 37,5 mg Cortison, 2mal wiederholt nach 6 Std; Fall 2, 28jährige Frau, 100 mg intramuskulär alle 6 Std, total 500 mg), durch NEWMANN (4jähriges Mädchen, erst 6 Std kombinierte Therapie mit Infusionen, Antibiotica, Sulfonamiden, ohne Effekt, dann Cortison intravenös, 75 mg, wiederholt nach 6 Std, anschließend 25 mg, 4mal täglich, während der nächsten 3 Tage mit rasch einsetzender Heilung), sowie eigener Fall (4jähriges Mädchen, 15 kg), eingewiesen benommen 12 Std nach Beginn der Erkrankung: Sofort Cortison 100 mg, wiederholt nach 6 Std, dann 25 mg 6stündlich; Penicillin 4stündlich 1 Million OE; Elkosin 1 g 6stündlich; Transfusion 300 cm³, nach 10 Std Infusion; 2stündlich Stimulation Coramin-Sympatol. Am 2. und 3. Tag Cortison 4 × 25 mg, Elkosin 2 g, Penicillin 1 Million OE; Infusion 900 cm³. Heilung. Für die ersten Stunden vor Beginn der Wirksamkeit der antibakteriellen Mittel wurde Antitoxineingabe in Form des konzentrierten Kaninchenantimeningokokkenserums intravenös empfohlen (THOMAS).

Doch ist eine sichere Bewertung dieses nur schwer erhältlichen Serums noch nicht möglich.

b) Die **subakut bis chronische Meningokokkensepsis** (ohne Meningitis) bietet die üblichen Symptome einer Sepsis, wobei nur die Züchtung des Erregers aus dem Blut die Diagnose ermöglicht. Zu bedenken ist nach BINGOLD, daß die Zahl der im Blut kreisenden Keime im allgemeinen geringer ist als bei andern Sepsisfällen und daß die Meningokokken bei Züchtung leicht zugrunde gehen. Hinweis auf Meningokokkeninfektion bieten bei febril-septischem Zustand *Exantheme*, bald mehr maculopapulöser, bald mehr roseola- und fleckfieberähnlicher, gelegentlich hämorrhagischer Art (s. Abb. 11). Im Falle von BÜTTNER war der Ausschlag einem Erythema exsudativum multiforme ähnlich, mit Meningokokken in den Pusteln. Bei dem septischen Zustand ist die Abgrenzung gegen Fleckfieber klinisch nicht leicht (UMBER, GRUBER, O. MÜLLER). Auch wenn keine deutlichen

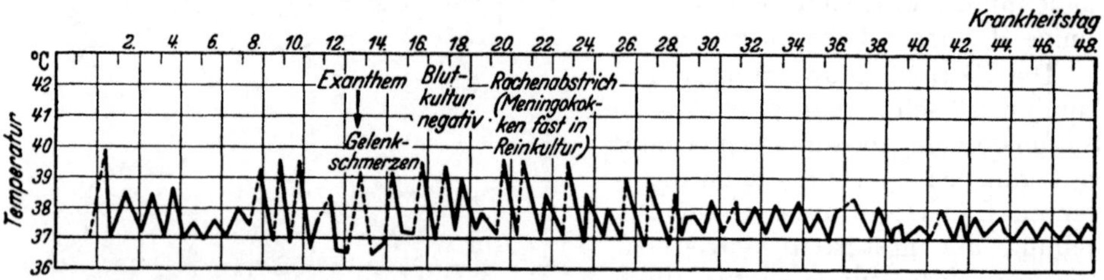

Abb. 11. Lentaform der Meningokokkensepsis (ohne Meningitis). Beginn mit Schüttelfrost. Dann allgemeines Krankheitsgefühl, das Aufsein nicht behindert. Zu Bett erst vom 8. Krankheitstag ab. Am 13. Krankheitstag masernähnliches Exanthem (nicht im Gesicht) Hautblutungen. Täglich milde Schüttelfröste. Keine Kopfschmerzen. Am 17. Krankheitstag Blutkultur negativ. 21. Krankheitstag im Rachenabstrich Meningokokken fast in Reinkultur. In der Umgebung des Patienten keine Meningitis. Außer mäßigen Kreuzschmerzen und leichteren polyartikulären Beschwerden kein verwertbarer Organbefund. Ab 23. Krankheitstag schleichender Verlauf. Ausheilung. [K. BINGOLD: Dtsch. Arch. klin. Med. **183**, 425 (1932).]

Meningitissymptome vorhanden sind, ist in solchen Fällen mit Meningokokkensepsisverdacht eine Liquoruntersuchung mit Kultur durchzuführen.

WEINDEL hat 1934 63 Fälle aus der Literatur zusammengestellt, 26 ohne Meningitis (41%), 8 mit Endokarditis, 6 Fälle mit Nierenmetastasen. STOOT und COPEMANN (1940) sahen bei Soldaten Fälle mit akut febrilem Beginn, Kopf-, Gelenk- und Muskelschmerzen, nach einigen Tagen Exanthem ähnlich dem Erythema nodosum und über Wochen anhaltendes Fieber. Ähnliche Fälle siehe BINGOLD, GRAVES und Mitarbeiter, STOTE, MACMAHON und BURKHARDT, LECHNER, NISSEN, GRELLAND, GULLAND und LOGAN, DANIELS). Die subakut bis chronische Meningokokkensepsis kann sich in Anschluß an eine Meningitis entwickeln, kann scheinbar spontan ohne Meningitis entstehen oder dann später noch zu einer Meningitis führen.

Außer den Hauterscheinungen sind es besonders Endokard, Gelenke und Knochenmark, in denen sich die Meningokokken lokalisieren. BINGOLD hat 2 Fälle von *Spondylitis*-Osteomyelitis bei Meningokokkensepsis beschrieben. Häufiger ist eine *Endocarditis meningococcica*. Im Gegensatz zur Endokarditis durch Strepto- und Staphylokokken zeigt sie keine Embolieneigung. BINGOLD unterscheidet eine akute Endokarditis mit raschem oder meist mehrwöchigem Verlauf und Exitus sowie eine chronische Endokarditis, die der Lenta und Cholangitis chronica ähnelt. FRIEDEMANN und DEICHER, sowie HEGLER haben von der „*Lentaform der Meningokokkensepsis*" gesprochen. Nach einem katarrhalischen Infekt des Nasenrachenraums oder der Bronchien entwickelt sich monatelang dauerndes, intermittierendes Fieber mit schubweise auftretenden maculopapulösen Exanthemen und wechselnden Gelenkbeschwerden bei auffällig gutem Allgemeinbefinden. In der Blutkultur wachsen Meningokokken.

Arthritiden können im Vordergrund stehen. Neben flüchtigen Gelenkergüssen finden sich Fälle mit Gelenkvereiterung, häufiger poly- als monoartikulär, aber wie bei Gonokokkenarthritis mit Bevorzugung der Kniegelenke (BINGOLD). Im Gelenkpunktat gelingt Meningokokkennachweis.

Extremitätengangrän, namentlich bei jugendlichen Erwachsenen, kombiniert mit Hautgangrän, tritt vor allem an Fingern und Zehen auf, und zwar symmetrisch. Toxische Endothelläsion und (eventuell allergische) Agglutinationsphänomene wirken bei dieser seltenen Komplikation schwerer Meningokokkensepsis mit (WEINER bis 1950 11 Fälle, VISCHER).

Meningokokkenpneumonien wurden von BRICK 1948 in 2 Fällen beschrieben, der eine mit positiver Blutkultur, negativem Sputumbefund, der andere mit Pneumonie und Empyem, wobei Meningococcus Typus 1 im Sputum und Pleuraerguß, nicht im Blut, gezüchtet wurde. (Prompte Reaktion auf Sulfadiazine mit raschem Verschwinden der Meningokokken.) Weitere Organlokalisationen s. S. 1377.

Im ganzen ist für die Diagnose chronische Meningokokkensepsis klinisch weniger ein positiver als vorerst ein negativer Befund entscheidend, so das Fehlen einer sinnfälligen Eintrittspforte, die Metastasenarmut und das relativ gute Befinden.

Die *Prognose* war früher immer fraglich, vor allem wegen der Spätgefährdung an Meningitis. Immerhin kamen eine Reihe solcher chronischer Sepsisfälle schließlich zur Heilung. Ein Rezidiv noch nach 5 Jahren, wie es BALEN sah, zeigt die Hartnäckigkeit der Infektion an. Heute ist die Prognose dank der Chemotherapie (s. S. 1391) meist günstig.

3. „Meningokokkenkatarrh, Meningokokkenpharyngitis“.

Der Meningokokkeninfekt der Nasenrachenorgane, die initiale Läsion des Meningokokkeninfektes, macht ein *uncharakteristisches Bild* und ist für sich allein ohne klinische Bedeutung, so daß eine Diagnose außerhalb einer Epidemie und ohne bakteriologischen Meningokokkennachweis nicht möglich ist. Aus Kenntnissen bei Epidemein kann immerhin das Bild dieser leichten Erkrankung der oberen Luftwege folgendermaßen geschildert werden:

Rötung der vorderen Gaumenbögen und der obern Pole der Tonsillen, fleckige Rötung des Zäpfchens oder der hinteren Rachenwand. Im Vergleich zur Grippe soll die Rachenrötung schärfer begrenzt sein, mehr fleckenartig, wie ein Exanthem (MORAWITZ). Für den Meningokokkennachweis im Rachen sind besondere Methoden angegeben worden (s. bakteriologische Lehrbücher). In einem Teil der Fälle findet sich auch Laryngotracheitis oder Bronchitis, wobei Keime im Sputum und Lungensaft nachgewiesen wurden (v. DRIGALSKI, GRUBER.)

Ob die Initialläsion von einer Meningokokkenämie, einer Meningitis, einer Sepsis gefolgt wird, ob sie abklingt unter Hinterlassung einer Immunität, ob ein Bacillenträgertum sich anschließt, ob dieses eventuell auch ohne Initialläsion zustande kommen kann, sind Fragen, deren Klärung im Einzelfall nicht möglich ist. Ebensowenig ist bekannt über die Häufigkeit des initialen Meningokokkenkatarrhs, da er meist unerkannt unter dem Bild einer banalen Erkältung oder Grippe abläuft. Epidemiologisch ist dieser spezifische Katarrh aber von entscheidender Bedeutung, da die daran leidenden Personen durch Sprechen, Husten und Niesen die Infektion verbreiten.

Anhaltspunkte, daß vom Nasenrachenraum aus eine kontinuierliche lymphogene Weiterausbreitung der Keime bis zur Hirnhaut stattfindet, sind gewöhnlich nicht vorhanden. Die lymphogene ascendierende Entstehung der Meningitis epidemica kommt nur als Ausnahmefall in Frage nach traumatischer Läsion der Schädelbasis, wobei ein direkter Zugang in den Schädelraum den bakteriellen Keimen geöffnet wird. Sonst ist in Bewertung der häufigen Meningokokkenämie im Beginn der Meningitis, der Kenntnisse über die Meningokokkensepsis, die hämatogene Weiterverbreitung der Meningokokkeninfektion von der Initialläsion aus anzunehmen.

Als Therapie kommen die Maßnahmen, wie sie unter Prophylaxe beschrieben sind, in Frage.

Therapie.

Die Chemotherapie der Meningokokkeninfektionen durch Sulfonamide hat einen gewaltigen Umschwung in der Behandlung und in der Prognose der Meningitis epidemica gebracht, wozu neuerdings auch noch die Mitwirkung der Antibiotica gekommen ist, trotzdem diese für die Meningokokkenbekämpfung mehr von sekundärer Bedeutung ist. Die Sulfonamide sind auch heute noch (Januar 1951) die Mittel der Wahl bei Meningokokkeninfektionen. Penicillin, Streptomycin, Aureomycin, Chloramphenicol und Terramycin erwiesen sich den Sulfonamiden in der Bekämpfung der akuten Meningokokkeninfekte nicht als überlegen. Die früher üblichen Behandlungsmethoden wurden durch diese Therapien verdrängt.

Die *Serumtherapie* war von 1907—1939 die Methode der Wahl, blieb aber in ihrer Bewertung immer umstritten und kann retrospektiv als wenig wertvoll bezeichnet werden. Beim Antimeningokokkenserum handelt es sich um Serum von Pferden, die durch steigende Dosis zunächst abgetöteter, dann lebender Meningokokkenkulturen, intravenös eingegeben, zur Antikörperbildung angeregt worden waren. JOCHMANN hat diese Therapie 1905 eingeführt. Die Anwendung erfolgt intraspinal, meist lumbal, seltener suboccipital oder intraventrikulär, in der Dosis von 20—30 cm³ bei Erwachsenen, 10—20 cm³ bei Kindern, erst täglich, dann jeden 2. Tag, gleichzeitig mit Entnahme der gleichen oder größeren Menge von Liquor.

Die Beurteilung der Serumwirkung war anfangs sehr optimistisch, indem man den Rückgang der Mortalität seit Einführung der Serumbehandlung von 70% in den Epidemien um die Jahrhundertwende auf 25—30% in den folgenden Jahrzehnten darauf bezog. Doch zeigten spätere Epidemien trotzdem wieder hohe Mortalität von 50—70% und oft fehlenden Effekt bei sporadischen und septischen Fällen. Während in der 1. Auflage dieses Handbuches JOCHMANN die Wirksamkeit des Meningokokkenserums gestützt auf „die brutale Gewalt der Zahlen" für erwiesen hielt, nahm GÖPPERT in der 2. Auflage einen skeptischen Standpunkt ein und in der 3. Auflage empfahl MORAWITZ die Serumbehandlung nur deshalb, weils nichts Besseres vorlag und schädliche Folgen gewöhnlich fehlten. Wirksam schien ihm bei dieser Therapie weniger das Serum als die Liquorentfernung durch die häufigen Lumbalpunktionen.

Für die Initialbehandlung perakuter Fälle ist neuerdings konzentriertes Kaninchenantimeningokokkenserum empfohlen worden (s. S. 1387).

Die *Chemotherapie durch verschiedene* andere *Mittel*, wie Urotropin, Trypoflavin, Collargol, Milchsäure, Chininurethan, zeigte keinen überzeugenden Effekt.

Die *Behandlung durch Lumbalpunktionen* hatte bestimmt einen günstigen Einfluß, vor allem durch die Druckentlastung, eventuell auch durch die Entfernung von bakterienhaltigem Liquor, so daß sie bis zur Sulfonamidtherapie von LE BLANC mit Recht als die souveräne Behandlungsmethode der Meningitis bezeichnet wurde.

Die *Therapie mit Sulfonamiden* hat mit dem Auffinden der experimentellen Wirksamkeit auf Meningokokken eingesetzt und wurde mit der Entdeckung der neueren Sulfonamidpräparate sukzessive verbessert. Die Meningokokken sind ausgesprochen sulfonamidempfindlich, s. S. 1371 (DOMAGK). Die heute gewöhnlich gebrauchten, als optimal zu bezeichnenden Sulfonamidderivate sind auch die für die Meningokokkeninfektionen gebräuchlichen, und zwar die Sulfathiazole und Sulfapyrimidine und deren Abkömmlinge. Von guter Wirkung war bereits Sulfapyridin, meist verlassen wegen ungünstiger Nebenwirkungen, günstig ist Sulfathiazol, das anfangs wegen weniger hohen Liquorspiegels beanstandet wurde, nach Erfahrungen von BANKS, CUSHING, GSELL u. a. sehr gute Resultate zeitigt, am besten wohl Sulfapyrimidin und dessen Dimethyle (Elkosin, Diazil, Sulfadiazine, Sulfamerazine) sowie Supronal. Die Steigerung des Behandlungserfolges parallel mit der Verbesserung der Präparate läßt sich gut aus unserer Zusammenstellung von GEEL (1942) ersehen, die 2463 Fälle aus 115 Publikationen tabellarisch erfaßte:

Letalität der Meningokokkenmeningitis bei Sulfonamidbehandlung nach GEEL:

Prontosil	47%	Albucid	9%
Uliron	43%	Sulfapyridin	7%
Septazine	16%	Sulfamethylthiazol	5%
Sulfonamid	14%	Sulfathiazol	2%

DINGLE und FINLAND (1942) sahen Heilung bei etwa 1000 Fällen mit Sulfanilamid in 86%, bei 700 Fällen mit Sulfapyridin in 92%, bei über 200 Fällen mit Sulfadiazine in 97 bis 98%. Aus England meldeten BESSON und WESTERMAN aus 100 Krankenhäusern mit 2591 Fällen 1939—1941 eine Letalität von 14,3% unter Sulfonamidbehandlung, JUBB (1943) bei 2357 Fällen eine Letalität von 9,2%.

Seither haben sich in weiteren 9 Jahren diese Erfahrungen bestätigt. Die durchschnittliche Letalität bei Weglassung der moribund eingelieferten Fälle bewegt sich im allgemeinen um 1—2%, betrug bei den Armeen im 2. Weltkrieg durchschnittlich weniger als 5% (ALEXANDER), 1942—1944 in der amerikanischen Armee 3—4,5% im Vergleich zu 40% in den Jahren 1917/18 mit Serumbehandlung bei dieser Truppe (THOMAS). Details siehe Literaturzusammenstellung bis 1942 bei GEEL, bis 1944 bei HEGLER, für Kinder GASSER 1947 mit 98% Heilung bei 95 Fällen, DOST 1950. DANIEL 1950 hat 300 Todesfälle, bei denen Sulfonamide angewandt wurden, analysiert. Bakteriämie war in 156, Blutung in die Nebennieren in 126 Fällen verantwortlich für den fatalen Ausgang, d. h. in 94% perakute Sepsis, bei der die Therapie zu spät kommt.

Daß auch unter primitiven Verhältnissen erstaunliche Erfolge zu erzielen sind, ergaben schon 2 Berichte von 1939 aus dem anglo-ägyptischen Sudan, wo in einer Epidemie mit vorangehender Sterblichkeit von 80% diese mit Sulfapyridinbehandlung auf 10,2% sank (SOMERS), an einem anderen Ort mit vorangehender Sterblichkeit von 65—90% Absinken auf 12%, wobei unter den 8 Todesfällen sich 3 verschleppte Fälle und 3 Epileptiker fanden (BRYANT und FAIRMAN).

Die *Wirkung der Sulfonamide* bei Meningitis epidemica zeigt sich im Einzelfall nach GSELL in folgenden 3 Punkten:

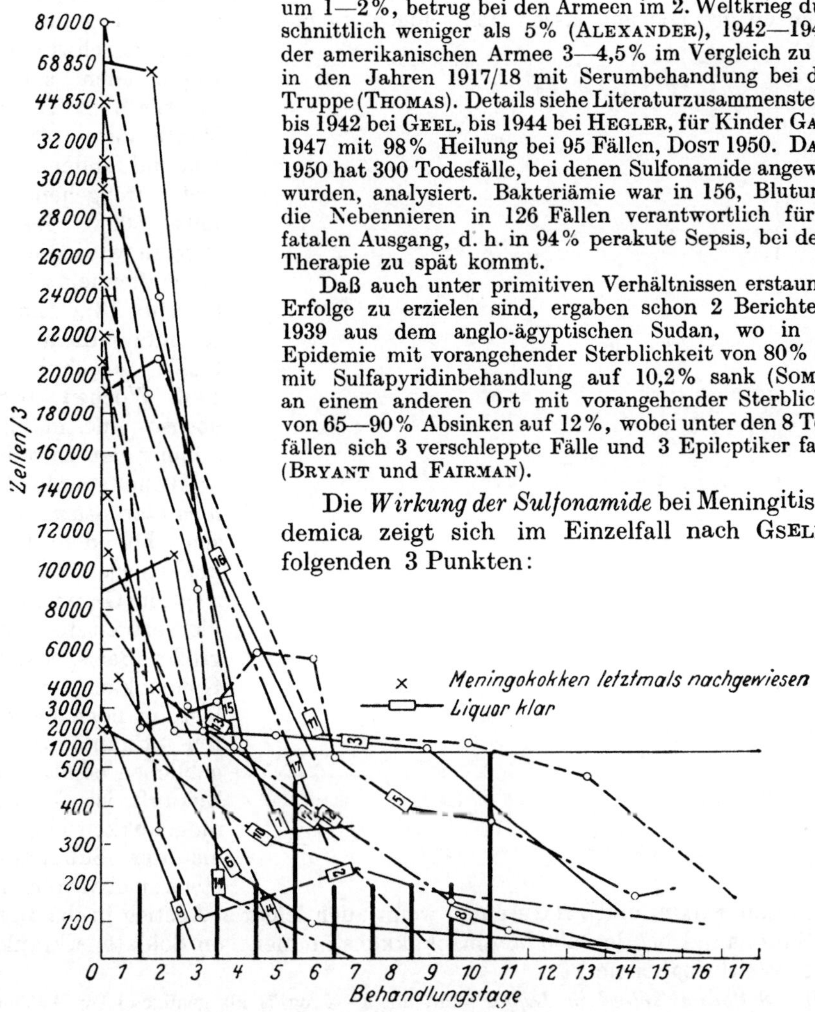

Abb. 12. Liquorzellzahlen und Meningokokkennachweis bei 17 Fällen von Meningitis epidemica unter Sulfathiazolbehandlung (GSELL).

1. *Liquorsanierung* mit Verschwinden der Meningokokken innerhalb 24 bis 72 Std, raschem Zellsturz mit Rückgang der Liquorzellzahlen von hohen, oft unzählbaren Werten auf Zellzahlen unter 1000/3 innerhalb 3—6 Tagen, Klarwerden des Liquors innerhalb 3—6 Tagen (s. Abb. 12).

2. *Entgiftung* des Körpers durch Wegfall des Meningokokkenendotoxins, erkenntlich am Rückgang des Pulses, Abfall der Leukocytose, allgemeiner Besserung, wieder Auftreten eines klaren Sensoriums innerhalb weniger Tage.

3. *Entfieberung*, meist zwar nicht kritischer Art wie bei Pneumonie, sondern lytisch im Verlauf einer Woche, der Meningokokkenzerstörung wesentlich

nachhinkend, weil mit der bakteriellen Liquorsanierung die bereits gesetzte Entzündung der Hirnhäute noch nicht behoben ist und als unspezifische Entzündung weiterbesteht und erst langsam ausheilt. Auch die meningitischen Symptome verschwinden nicht sogleich, sondern erst in der 2.—4. Woche.

Bei richtiger Dosierung gehen die Meningokokken am 2. Behandlungstag aus dem Liquor kulturell meist nicht mehr an, werden aber im Ausstrich noch vereinzelt gesehen und lassen sich schlecht färben. Am 3.—4. Tag sind sie endgültig verschwunden. Die Liquorzellen sahen wir innerhalb 2 Tagen auf Werte unter 6000/3 sinken und fanden am 5. Tag fast durchgehend Zahlen unter 500/3. Bei diesen Werten wird die Liquorbeschaffenheit wieder klar (s. Abb. 13). Eine leichte entzündliche Reizung bleibt gewöhnlich noch 1—3 Wochen bestehen, ebenso eine mäßige Erhöhung der Eiweißwerte.

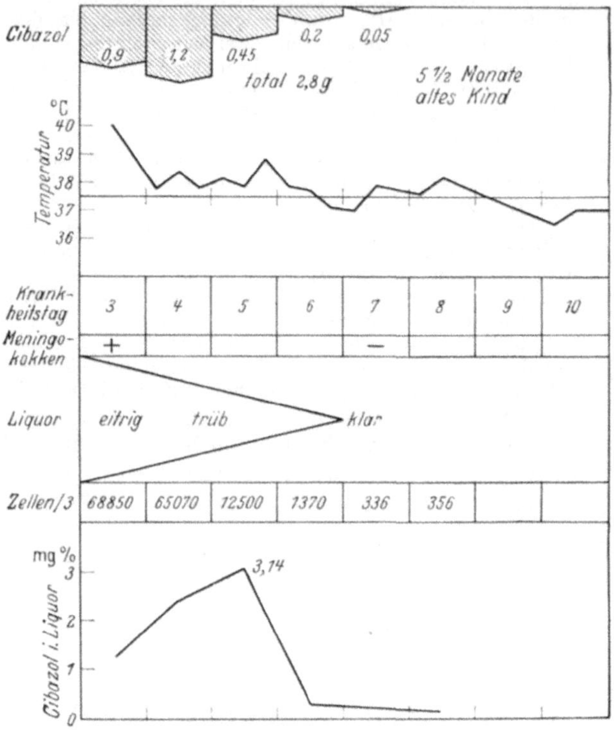

Abb. 13. Heilungsverlauf einer schweren eitrigen epidemischen Meningitis bei 5½ Monate altem Kind. Sulfathiazol ab 3. Krankheitstag, intramuskulär; 0,2 g je Kilogramm Körpergewicht je Tag maximal. Völlige Erholung nach 5 Tagen.

Anhaltspunkte für *Sulfonamidresistenz* haben sich bei den Meningokokken bis 1951 *nicht* gezeigt, im Gegensatz zu den viel verbreiteteren und auf großer Basis bekämpften Gonokokken, wo heute fast nur noch die resistenten Stämme am Leben geblieben sind. Für die Zukunft ist für die Meningokokken eine Zunahme der Sulfonamidresistenz zu erwarten. Bereits haben SCHÖNBACH und PHAIR einen wenn auch leichten Anstieg in der Resistenz auf Sulfonamid bei den 430 Meningokokkenstämmen von Soldatenerkrankungen im 2. Weltkrieg bemerkt.

Der *Sulfonamidspiegel im Liquor* kann mit 1—4 mg-% als genügend für Antimeningokokkenwirkung angesehen werden (Abb. 13). Er beträgt für Sulfathiazol und Sulfapyrimidin durchschnittlich 50—60% des im Blut gefundenen Wertes (EGGER, GSELL). Für die Praxis ist die Sulfonamidbestimmung nicht notwendig. Im allgemeinen wird darauf gezielt, rasch einen Blutspiegel von 12—15 mg-% zu erreichen und diesen zwischen 10—12 mg-% zu halten, bis der Patient außer Gefahr ist (THOMAS).

Die *Dosierung* der Sulfonamide hat so zu erfolgen, daß rasch ein hoher Blut- und Liquorspiegel erreicht und für mehrere Tage gleichgehalten wird. Die Dosis beträgt bei Erwachsenen täglich 0,1—0,2 je Kilogramm Körpergewicht, bei Kindern 0,2—0,3, bei Säuglingen 0,3 je Kilogramm Körpergewicht. Die erste Gabe soll parenteral und hochdosiert sein, die weiteren bei Patienten mit Benommenheit oder Erbrechen intravenös oder intramuskulär, bei klarem Sensorium peroral. Intralumbale Anwendung ist nicht notwendig und wegen Gefahr von nervösen

Schädigungen kontraindiziert. Toxische Nebenwirkungen sind sehr selten, praktisch nicht von Belang, wenn auf reichliche Flüssigkeitszufuhr geachtet wird.

Bei *Erwachsenen* geben wir Sulfathiazol- oder Sulfapyrimidinderivate sofort intravenös 1 g und intramuskulär 1 g, dann 3stündlich 1 g, ab 3. Tag mit Besserung 4stündlich, eventuell bereits peroral, ab 4. oder 5. Tag, wenn der Liquor klar ist, Reduktion auf die Hälfte für weitere 2—3 Tage. In USA. wird empfohlen, sofort subcutan oder intravenös 0,1 je Kilogramm Körpergewicht, repetiert nach 12 Std und fortgesetzt parenteral oder peroral, bis die Temperatur 2 Tage normal ist (ALEXANDER), bzw. sofort intravenös 4 g und alle 4 Std 1 g intravenös oder peroral bis Temperatur 48 Std afebril (KEEFER), bzw. Kombination von Sulfadiazine und Sulfamerazine je 4 g je Tag (ZELLER). Gesamtdosis nach unseren Erfahrungen 30—40 g, in der amerikanischen Armee mit Sulfadiazine 50—60 g (GOLDBLOOM).

Für *Kinder* sei das Behandlungsschema der Zürcher Kinderklinik (GASSER, ROSSI und PICHLER 1947) angegeben:

a) *Gewöhnliche Meningokokkenmeningitis:* 1. Sulfonamide 0,3—0,2 je Kilogramm Gewicht und Tag bis zur Entfieberung, dann für weitere 3 Tage die halbe Dosis, Verabreichung in 6 Tagesdosen (bei Säuglingen in 8) per os oder intramuskulär. 2. Lumbalpunktionen: die ersten 3 Tage je 1mal, später eventuell Kontrollen. 3. Reichliche Flüssigkeitszufuhr per os, subcutan oder mittels intravenöser Dauertropfinfusion ($^1/_2$ physiologische NaCl-Lösung, $^1/_2$ 5%ige Dextroselösung mit Stimulation und Vitamin C).

b) *Septische Formen* (einschließlich WATERHOUSE-FRIDERICHSEN-Syndrom): 1. Sulfonamide 0,6 je Kilogramm Gewicht und Tag intravenös oder intramuskulär. 2. Penicillin 20—50000 OE je Kilogramm Gewicht und Tag intravenös und intramuskulär, intrathekal: alle 4 Std 5000 OE. 3. Reichliche Flüssigkeitszufuhr durch sofortiges Anlegen einer endovenösen Dauertropfinfusion (wie oben). 4. Nebennierenpräparate, eventuell zusätzlich konzentrierte Kochsalzlösungen, Plasmatransfusionen.

Als *Zusatztherapie* zur Sulfonamidbehandlung ist reichliche *Flüssigkeitszufuhr* notwendig, um die Ausfällung von Sulfonamidkrystallen in den Harnwegen und um die Austrocknung infolge Erbrechens und Fieber auszugleichen, dazu *Liquordruckentlastung* durch Lumbalpunktionen.

Die *Flüssigkeitszugabe* wird am besten durch subcutane oder intravenöse Infusionen mit physiologischer NaCl- und Glucoselösung täglich wiederholt ausgeführt, bei schwersten Fällen durch intravenöse Dauertropfinfusion. Sulfonamide und Stimulantien können in den Infusionen mitverabfolgt werden.

Zur *Druckentlastung* wie zur diagnostischen Überwachung sind Lumbalpunktionen in den ersten Tagen täglich, später je nach Bedarf zu empfehlen. Nachteile von lumbalen oder zisternalen Punktionen sahen wir bei der üblichen Technik nie. Bei Reihenbehandlung kann die Zahl der Lumbalpunktionen heute ohne weiteres reduziert werden. BICKEL kontrolliert nurmehr am 5. Tag nach Therapiebeginn, um den Heilungseffekt festzustellen. HOYNE hat sich in 97% von 727 Fällen auf die initiale Punktion beschränkt, wobei er die intrathekale Therapie nicht nur wie die meisten Autoren für Sulfonamid, sondern auch für Penicillin verwirft (mit Sulfathiazol dabei eine Mortalität von 6% unter 660 Fällen).

Bei der *Meningokokkensepsis* ist die *gleiche Behandlungsart* wie bei der Meningitis indiziert. Bei fulminanten, perakuten Erkrankungen, beim WATERHOUSE-FRIDERICHSEN-Syndrom kommt die Therapie oft, wenn auch nur um Stunden zu spät. Eine intensive Kombination der sämtlichen heute vorhandenen Therapien ist hier notwendig, d. h. intravenöse und intramuskuläre Sulfonamideingabe, Penicillin, Transfusion, Percorten und Stimulation, vor allem aber Cortison (s. S. 1387 und für Kinder S. 1382). Bei lokalen Eiterungen durch Meningokokken außerhalb der Hirnhäute kommt eine zusätzliche Sulfonamidlokalbehandlung in Frage, so bei Panophthalmie Sulfonamid-Iontophorese, bei Arthritis und Empyem Sulfonamid-Instillationen.

Die *Penicillinbehandlung* hat bei Meningokokkenmeningitis ebenfalls gute, aber nicht gleich regelmäßige Resultate wie die Sulfonamidtherapie gegeben. Penicillin soll neben der intramuskulären Injektion für die Allgemeininfektion intraspinal eingeführt werden, da es die Blutliquorschranke nicht genügend passiert.

Die *Penicillinempfindlichkeit* der Meningokokken ist nicht sehr intensiv. Nach FINLAND brauchten die penicillinempfindlichsten Meningokokkenstämme die 4mal höhere Konzentration für Penicillin, als wie sie für die Hemmung der meisten Gonokokkenstämme benötigt wird, die Mehrzahl aber 8—32mal so viel. Ein Zusammenhang zwischen Meningokokkentyp und Penicillinempfindlichkeit wurde nicht festgestellt. Es liegt also im Vergleich von Sulfonamid- und Penicillinsensibilität ein deutlicher Gegensatz von Gonokokken und Meningokokken vor: die Gonokokken sind viel sensitiver auf Penicillin, natürliche penicillinresistente Stämme wurden bis 1947 nicht gesehen, auf Sulfonamide sind heute die meisten Stämme resistent; die Meningokokken dagegen sind weniger penicillinempfindlich, hochsensibel auf Sulfonamid, sulfonamidresistente Stämme sind in vitro extrem schwer zu erhalten, die wenigen Mitteilungen angeblicher Sulfonamidresistenz von Meningokokkenmeningitis sind nicht überzeugend und in vitro-Studien an Meningokokken solcher Fälle stehen noch aus.

Penicillin *passiert* die *Blutliquorschranke schlecht.* Bei intravenöser und intramuskulärer Penicillintherapie finden sich meist keine faßbaren Penicillinmengen im Liquor. Klinisch zeigen dies Beispiele von bakteriellen Meningitiden, die bei mehrtägiger intramuskulärer oder intravenöser Penicillinbehandlung keine Besserung zeigten, prompt dagegen bei intrathekaler Eingabe reagierten, ebenso Fälle, bei denen die Meningitis erst während der Penicillintherapie extrameningealer Infektionen (FINLAND) manifest wurde. Bei lumbaler Penicillineingabe diffundiert Penicillin gut in die cerebralen subarachnoidalen Räume und in die Ventrikel, vorausgesetzt, daß kein Block, keine Verklebungen vorliegen.

Reizerscheinungen nach intraspinaler Penicillininjektion, wie sie anfangs öfters mitgeteilt wurden, sind auf Unreinheiten der Präparate zurückzuführen. Mit hochgereinigten Produkten konnte man bis 50000 E in einmaliger Injektion ohne Nebenwirkung eingeben.

Penicillin bleibt im Liquor durchschnittlich 24 Std nach lumbaler Injektion nachweisbar. Manchmal ist es schon nach 14 Std verschwunden, manchmal bis 96 Std erhalten. Die Diffusion aus den Subarachnoidalräumen in das Blut ist im allgemeinen gering. Nach 10000 E finden sich im Serum nur kurze Zeit kleine Mengen, bei 100000 E erst ein bakteriostatisch wirksamer Blutspiegel während etwa 15 Std.

Die Beurteilung der Penicillinwirkung bei Meningitis meningococcica ist erschwert, da meist gleichzeitig Sulfonamid gegeben wurde. Wichtig sind deshalb die Untersuchungen von MEADS und Mitarbeitern, die 9 Fälle allein mit Penicillin behandelten (3stündlich 45000 E intramuskulär und 12stündlich 10—20000 E intrathekal). Sie fanden ein langsames Ansprechen auf diese Therapie im Vergleich zu Sulfonamiden und mußten in 2 Fällen wegen ungenügendem Effekt auf Sulfonamide übergehen. Die gleichen Erfahrungen melden LOHREY und TOOMEY. Der Sulfonamidtherapie ist heute der Vorzug zu geben. Penicillin ist aber bei den foudroyant-septischen Fällen indiziert (s. S. 1387).

Als *Dosis* wird intrathekal bei Erwachsenen 10—15000 E in 10—15 cm^3 Flüssigkeit nach Entleerung der gleichen oder größeren Liquormenge empfohlen, wiederholt alle 12 oder 24 Std bis zur Liquorsanierung von guter Verträglichkeit nach der 1. Injektion 10—50000 E alle 1—2 Tage (FINLAND), bei Kindern 10000 E alle 12 oder 24 Std (COOK). Gleichzeitig ist die übliche intramuskuläre Penicillintherapie zu geben, da ja meist auch eine Meningokokkenämie vorliegt.

Die *sonstige Behandlung* der Meningokokkenmeningitis hat den Prinzipien aller febrilen Infekte und jeder Meningitis zu folgen: Sorgfältige Körperpflege, Sorge für Stuhlentleerung, Antineuralgica, eventuell Sedativa, Kopfeisblase bei Kopfschmerz, lauwarme Bäder, Bettruhe bis zum Abklingen der meningitischen Erscheinungen, auch bei Sulfonamidtherapie mindestens 2 Wochen, dann kleine Bluttransfusionen bei protrahiertem Verlauf oder Pyrifer bei beginnendem Hydrocephalus. In Anbetracht der schweren Schädigungen des Zentralnervensystems sind in der Rekonvaleszenz körperliche und geistige Schonung während der folgenden 4—6 Wochen angezeigt (mit Zugabe von Bädern, Vitamin-B-Produkten), auch wenn in Kriegsverhältnissen sulfonamidbehandelte Meningitispatienten bereits durchschnittlich nach 44,1 Tagen vom Krankenhaus dienstfähig zur Truppe wieder entlassen werden konnten (GOLDBLOOM). Abschließend kann gesagt werden, daß die mörderische Krankheit unter dem Einfluß der Sulfonamidderivate bei Kindern und Erwachsenen ihren Schrecken verloren hat.

Prophylaxe.

Meninigtis epidemica ist meldepflichtig. Kranke müssen isoliert werden. In Anbetracht der großen Verbreitung der Meningokokken zur Zeit von Epidemien, besonders in der Umgebung von Erkrankungsfällen, ist der Schutz der Bevölkerung und die Elimination der großen Zahl von Keimträgern, die selbst gefährdet sind, anzustreben. Eine Isolierung der Keimträger läßt sich praktisch nicht durchführen, auch ist deren Zahl viel zu groß, in Epidemiezeiten bis zu 50%. Erst durch die Verwendung der Sulfonamide ist dieses Problem angreifbar geworden. Wegen eventueller Nebenwirkung und der Möglichkeit von Erzeugung sulfonamidresistenter Stämme war man in den ersten Jahren der Sulfonamidtherapie unsicher, ob *prophylaktische Sulfonamidanwendung* durchgeführt werden solle. Nach den bisherigen Erfahrungen kann dies jetzt bejaht werden, indem es sich zeigte, daß wesentlich kleinere Dosen, als wie sie früher angewandt wurden, für die Prophylaxe genügen.

Als *Dosis* hat sich die Eingabe von 1 g Sulfapyrimidin oder eines seiner Abkömmlinge je Tag während 3 Tagen bewährt, um die Meningokokkenträger der Kontaktfälle und geschlossener Einheiten auszumerzen (FAIRBROTHER, LONG, GIÖRGY und LEE).

Beim amerikanischen Flottenpersonal wurde die Prophylaxe bei 600000 Personen mit 1,0 oder 0,5 g Sulfadiazine je Tag durchgeführt und keine Meningokokkeninfektionen mehr gesehen (COBURN). PAINTON (1944) empfahl Sulfadiazin 2 g, nach 6 Std 1 g, nach 18 Std 1 g peroral. LEWIS (1943) sah bei Massenprophylaxe von insgesamt 6 g innerhalb 3 Tagen Absinken der Zahl der Meningokokkenträger von 42,3% auf 0,14%.

KUHNS und Mitarbeiter führten Sulfadiazinprophylaxe in einem Armeelager, wo Meningokokkenmeningitis vorgekommen war, bei 15000 Soldaten durch. Sie sahen im Lager A mit 8000 Personen nach Verabfolgung von 3 g täglich während 3 Tagen 2 Meningitisfälle in den folgenden 8 Wochen, im Lager B mit 7000 Personen und Eingabe von 2 g täglich während 2 Tagen gar keine Erkrankungen, bei 18000 Kontrollpersonen in der gleichen Zeit 40 Fälle. Die Untersuchung auf Meningokokkenträger von je 100 Personen ergab in den Lagern A und B zuvor 36%, bzw. 30%, 8 Wochen nach Prophylaxe 5,4%, bzw. 0%, in den beiden Kontrollgruppen in den Lagern A und B zuvor 38%, bzw. 29%, nach 8 Wochen 55,8%, bzw. 33,3%.

Toxische Nebenwirkungen ernster Art wurden nie beobachtet, einzig im Lager A mit 9 g 2mal Hautausschläge und in 10% leichte Übelkeit, die im Lager B mit 4 g überhaupt fehlte. Eine Änderung in der normalen Arbeit war nicht nötig. Als Bedingung für erfolgreiche Durchführung fordern die Autoren, daß alle Personen gleichzeitig behandelt werden, daß alle Neuzuzügler vor Eintritt bereits zur Behandlung kommen und daß die behandelten Gruppen vor Reinfektion von außen geschützt werden.

PILOT (1945) hat systematische Meningokokkenkontrollen 2, 6, 12, 24 Std und 14 Tage nach einmaliger Gabe von 2 g peroral bei 6 Trägern ausgeführt und sah regelmäßig innerhalb 12—24 Std Verschwinden der Meningokokken im Rachen, bei einem Fall nochmals nach 11 Tagen Auftreten von Typ 1, der auf 4 g Sulfodiazine dann verschwand.

Die Sulfonamidprophylaxe empfiehlt sich nicht nur in geschlossenen Einheiten, sondern auch bei der Zivilbevölkerung, dort wo Meningokokkenerkrankungen gehäuft auftreten, nur sollte sie, wenn einmalig durchgeführt, gleichzeitig und so vollzählig wie möglich durchgeführt werden (KUHNS). Schulschluß ist nur bei größeren Epidemien angezeigt, gegenseitige Ansteckung von Kindern gleich wie die Ansteckung von Pflegepersonal nicht oft beobachtet worden. Kinder aus der Umgebung von Meningitisfällen sind aber doch während 2 Wochen vom Schulbesuch auszuschließen und es empfiehlt sich, sie auf Keimträgertum zu untersuchen. Die Raum- und Kleiderdesinfektion bei Meningitis epidemica-Erkrankung ist anzuordnen. In manchen Gegenden wird 2mal negativer Rachenabstrich vor Entlassung des Patienten aus Isolierung verlangt (HARRIES und

Mitman), was bei der Sulfonamidtherapie kaum mehr nötig erscheint. Lokale Pinselungen und Spray haben vor der Sulfonamidära keine Erfolge gezeigt in bezug auf Prophylaxe, ebensowenig Vaccination (Riding und Corkill in Ägypten, s. auch Jötten).

Literatur.

A. Zusammenfassende Arbeiten.

Ältere Literatur siehe betreffende Artikel von G. Jochmann (1. Aufl. 1911). Göppert F. (2. Aufl. 1925), und P. Morawitz (3. Aufl. 1934) dieses Handbuches.

Dopter, Ch.: L'infection meningococcique. Paris: Baillière et Fils 1921. Rev. d'Hyg. **1940**, 513.

Gruber, G. B., u. Kerschensteiner: Erg. inn. Med. **15**, 413 (1917). — Gundel, M.: Die ansteckenden Krankheiten, 4. Aufl., S. 217. Stuttgart: Georg Thieme 1950.

Harries, E. H., and M. Mitman: Clinical Practice of infectious diseases, 3. Aufl. Edinburg: Livingstone 1947. — Hegler, C.: In Gundel, Die ansteckenden Krankheiten, 3. Aufl. Leipzig: Georg Thieme 1944. — Hirsch, W.: Die Meningitis cerebrospinalis epidemica. Berlin 1866.

Jochmann, G.: Lehrbuch der Infektionskrankheiten, S. 568. Berlin 1914. — Jötten, K. W.: In Kolle-Wassermanns Handbuch der pathogenen Mikroorganismen, 3. Aufl., Bd. 4, S. 585. 1928. (Literatur.)

Pette, H.: In Handbuch der Neurologie, Bd. X, S. 336. Berlin: Springer 1936.

Schoenbach, E. B.: In R. J. Dubos Bacter. and mycotic infections of man. Philadelphia: J. B. Lippincott Company 1948.

B. Einzelarbeiten.

Albrecht u. Ghon: Wien. klin. Wschr. **1901**, 984. — Alexander, H. E.: Advances Pediatrics **2**, 121 (1947). — Applebaum, E.: Amer. J. med. Sci. **193**, 96 (1937). — Arneil, G. C.: Arch. Dis. Childr. **21**, 171 (1946).

Balen, G. F. van: Nederl. Tijdschr. **1939**, 4632. — Bamatter, F.: Jb. Kinderheilk. **142**, 199 (1934). — Schweiz. med. Wschr. **1934**, 41; **1935**, 236. — Banks, H. S., and J. E. McCartney: Lancet **1924 I**, 1, 771; **1943 II**, 635; **1948 II**, 635, 677. — Benda, C.: Dtsch. med. Wschr. **1916**, 401. — Berl. klin. Wschr. **1916**, Nr 17. — Besson, P. B., and E. Westermann: Brit. med. J. **1943**, 497. — Bickel, G.: Revue méd. Suisse rom. **61**, 461 (1941). — Bingold, K.: Dtsch. Arch. klin. Med. **183**, 422 (1939). — Le Blanc: Fortschr. Ther. **2**, 218, 250 (1926). Branham, S. E.: J. Amer. med. Assoc. **108**, 692. — Branham, S. E., and S. A. Carlin: Proc. Soc. exper. Biol. a. Med. **49**, 141 (1942). — Brick, J. B.: New England J. Med. **238**, 289 (1948). — Broders, A. C., and A. M. Snell: Amer. J. Med. **1947**, 657. — Bryant, J., and H. D. Fairman: Lancet **1939 I**, 923. — Busse, O.: Klin. Jb. **1910**, Nr 23. — Büttner, H. E.: Med. Klin. **1938**, 808.

Caffey u. Mitarb.: J. Amer. med. Assoc. 88, 1859 (1927). — Carolucci: Pediatria 1909. Zit. nach Gruber. — Cheever, F. S.: Amer. J. med. Sci. **209**, 74 (1945). — Coburn, A. F.: J. Amer. med. Assoc. Ref. **128**, 1253 (1945). — Cooke, J. V.: J. amer. med. Assoc. **127**, 448 (1945).

Daniel, W. B.: Amer. J. Med. **8**, 468 (1950). — Daniels, W., S. Solomon and A. Jaquette: J. Amer. med. Assoc. **123**, 1 (1943). — Desbiolles, L.: Helvet. med. Acta **13**, 172 (1946). — Dingle, J. H., and M. Finland: Zit. J. Amer. med. Assoc. **123**, 1 (1943). Domagk, G., u. C. Hegler: Chemotherapie bakterieller Infektionen. Leipzig: S. Hirzel 1944. — Dopter, Ch.: Rev. d'Hyg. **61**, 513 (1940). — Dost, F. H.: Kinderärztl. Prax. (Sonderh.) **1950**. — Drigalski, v.: Dtsch. med. Wschr. **1905**, 982.

Egger, P.: Helvet. med. Acta **12**, Suppl. XVII (1945). — Epstein, S., A. Cohen, T. J. Longo and W. Dorfman: N. Y. J. J. Med. **47**, 1793 (1947).

Fairbrother, R. W.: Brit. med. J. **1940**, 859. — Fanconi, G.: Die Poliomyelitis und ihre Grenzgebiete. Basel: Benno Schwabe & Co. 1944. — Finland, M.: Advances int. Med. **2**, 350 (1947). — Finland, M., H. S. Collins and T. F. Paine: J. Amer. med. Assoc. **138**, 946 (1948). — Flatten: Klin. Jb. **15** (1906); **20** (1909). — Flexner, F.: J. of exper. Med. **17**, 553 (1913). — Fox, M. J., J. F. Kuzma and W. T. Washam: Arch. int. Med. **79**, 614 (1947). — Fraenkel, E.: Beitr. path. Anat. **1916**, 60. — Friderichsen, C.: Jb. Kinderheilk. **87**, 109 (1918). — Friedemann, U.: Berl. klin. Wschr. **1916**, Nr 16. — Fromme u. Hanken: Z. Hyg. **1916**, 82, 243. — Fust, B.: Bull. eidgen. Gesdh.amt **1940**, Nr 18.

GASSER, C., E. ROSSI u. H. PICHLER: Helvet. paed. Acta 2, 405 (1947). — GEEL, A.: Inaug.-Diss. Zürich, 1942. — GILBERT and COLEMAN: J. Labor. a. clin. Med. 13, 547 (1928). — GLANZMANN, E.: Kinderärztl. Prax. 1942. — Schweiz. med. Wschr. 1943, 588. — GOETERS, W.: Klin. Wschr. 1940, 1141. — GOETZ u. HANFLAND: Dtsch. med. Wschr. 1916, Nr 42. — GOLDBLOOM, A. A., E. H. NICKMAN and E. E. P. SEIDMON: J. Amer. med. Assoc. 131, 862 (1946). — Ann. int. Med. 24, 589 (1946). — GORDON, M. H.: (1) Differenzierung der Meningokokken. Brit. med. J. 1915, 942. — (2) Anti-Endotoxin. Brit. med. J. 1918. — (3) Brit. med. J. 1920, 423. — GRAVES u. Mitarbeiter: J. Amer. med. Assoc. 92, 1923 (1929). — GRIFFITH, A. S.: J. of Hyg. 19, 33 (1920). — GSELL, O.: Sulfathiazol. Schweiz. med. Wschr. 1940, 342. — Elkosin. Schweiz. med. Wschr. 1944, 1095. — Sulfonamide. Erg. inn. Med. 64 (1944). — GUILLAIN, G., P. MOLLARET and J. DELAY: Bull. Soc. méd. Hôp. Paris 55, 566 (1939). — GULLAND and LOGAN: Brit. med. J. 1925, No 3354, 687. — GUNDEL, M.: Die Typenlehre in der Mikrobiologie. Jena: Gustav Fischer 1943. — GUTZEIT u. STERN: Med. Klin. 1929 II, 1400. — GWYN u. OSLER: Zit. nach JÖTTEN. — GYÖRGY, P.: Klin. Wschr. 1925, 916. — GYÖRGY, P., u. F. H. LEE: Advances Pediatrics 1947 II, 151.

HAASE, G.: Mschr. Unfallheilk. 48, 397 (1941). — HEGLER, C. s. DOMAGK u. HEGLER. — HENNING MAGNUSSON, J.: Acta paediatr. (Stockh.) 15, 153 (1934). — HEUBNER, O.: Jb. Kinderheilk. 43, 1 (1896). — HILL, W. R., and TH. D. KINNEY: J. Amer. med. Assoc. 134, 513 (1947). — HODER, F.: Med. Klin. 1936, 428. — HOESCH, K.: Zbl. inn. Med. 161 (1940). HOYNE, A. L., and R. H. BROWN: Ann. int. Med. 28, 248 (1948). — HROLV: Ugeskr. Laeg. (dän.) 1929 II, 749.

ISAACSON, J.: Clin. Proc. Cape Town 6, 71 (1947). Ref. Excerpta med. Sect VI, II. 355 (1948).

JAEGER: Z. Hyg. 19, 351 (1895). — JEHLE, L.: Münch. med. Wschr. 1906, 1395, 2572. JUBB, A. A.: Brit. med. J. 1943, 501.

KATTWINKEL, E. E.: New England J. Med. 224, 685 (1941). — KEEFER, CH. S.: Advances int. Med. 1, 103 (1942). — KOVACS, E., u. J. FAROGÓ: Schweiz. med. Wschr. 1942, 1326. — KRISTENSEN, H. H.: Ugeskr. Laeg. (dän.) 109, 937 (1947). — KROG, P.: Ugeskr. Laeg. (dän.) 1942, 644. Ref. Kongreßzbl. inn. Med. 113, 658 (1943). — KUHNS, D. W., C. F. NELSON, H. A. FELDMAN and L. R. KUHN: J. Amer. med. Assoc. 123, 335 (1943). — KUTSCHER: Handbuch der pathogenen Mikroorganismen, 3. Aufl., Bd. 4, S. 585. 1912.

LAIRD, S. M.: Lancet 1944 I, 469. — LAMBERT, P. P., et A. FRÈRE: Acta Clin. belgica 1, 72 (1946). — LANDIS, J.: Schweiz. med. Wschr. 1942, 179. — LAYBOURN: South. Med. J. 24, 678 (1931). — LECHNER, A.: Med. Klin. 1926, 1962. — LEWIS, W. B., H. BOLKER and D. KLEIN: Mil. Surgeon 93, 443 (1943). — LINGELSHEIM, W. v.: (1) Klin. Jb. 17, H. 3, 467. — (2) Klin. Jb. 1906. — LODE u. SCHÜTTERMAYER: Wien. klin. Wschr. 1929 I, 5. — LOEFFLER, G.: Berlin: Schoetz 1938. — LOHREY, R. C., and J. A. TOOMEY: J. Pediatr. 28, 86 (1946). — LONG, P. H.: J. Amer. med. Assoc. 130, 985 (1946). — LUZ, K.: Münch. med. Wschr. 1940, 30.

MACMAHON and BURKHARDT: Amer. J. Path. 5, 197 (1929). — MARAUGONI: Amer. J. med. Sci. 207, 385 (1944). — MARTLAND, H. S.: Arch. of Path. 37, 147 (1944). — MARCHAND, F.: Virchows Arch. 81, 77 (1880). — MASSIAS, CH., et TRAN-VAN-BANG: Ann. Méd. 49, 555 (1948). — MATHISEN, H. S.: Tjdschr. Norske Laegef. 66, 486 (1946). Ref. Excerpta Med. 1, 18 (1947). — MAYER, G.: Zit. JÖTTEN l. c. S. 618. — MEADS, M., H. HARRIS, B. SAMPER and M. FINLAND: New England J. Med. 231, 509 (1944). — MENDEL, B.: Klin. Wschr. 1923, Nr 17. — MILLER, C. P., and M. BONHOFF: Proc. Soc. exper. Biol. a. Med. 60, 356 (1945); 105, 620 (1947). — MITCHELL-HEGGS, G. B.: Brit. J. Dermat. 54, 283 (1942). — MORRISON, J. E.: Lancet 1943 I, 800. — MORITZ, H. R. and N. ZAMCHEK: Arch. of Path. 42, 459 (1946). — J. Amer. Med. Assoc. 133, 325 (1947). — MÜLLER, O.: Münch. med. Wschr. 1915, 1020. — MUNK, F.: Med. Klin. 1917, 217.

NELSON, J., and N. GOLDSTEIN: J. Amer. med. Assoc. 146, 1193 (1951). — NEWMANN, L. R.: J. Amer. med. Assoc. 146, 1229 (1951) — NISSEN, A.: Dtsch. med. Wschr. 1928, 1201. — NYBERG: Acta path. scand. (Københ.) 3 385 (1926).

OBERNDÖRFER, S.: Münch. med. Wschr. 1915, 787.

PASQUALINI, R. Q., et R. BONETTI: Revista San. mil. 45, 447 (1946). Ref. Excerpta Med., Sect. VI 1, 19 (1947). — PFALZ: Zbl. Bakter. Orig. 101, 209 (1927). — PHAIR, J. J., E. B. SCHÖNBACH and C. ROOT: Amer. J. Publ. Health 34, 148 (1944). — PICK, L.: Dtsch. med. Wschr. 1916, Nr 33. — PILOT, J.: J. Amer. med. Assoc. 127, 310 (1945). — PLAUT, F.: Frankf. Z. Path. 36, 18 (1928).

RICH, A. R.: Bull. Hopkins Hosp. 74, 1 (1944). — RIDING and CORKILL: J. of Hyg. 32, 258 (1932). — RÖSSLE, R.: Münch. med. Wschr. 1916, 646. — ROOT, C.: Amer. J. Publ. Health 34, 148 (1944). — ROUSSEL u. MALARD: Zit. DOPTER. — RUSCA: Dtsch. Arch. klin.

Med. **103** (1921). — DE RUDDER, B.: Die akuten Zivilisationsseuchen. Leipzig: Georg Thieme 1934.

SCHÖNBACH, E. B.: In DUBOS, Bacterial and mycotic infections of man, S. 504. Lippincott Co. 1949. — SCHOTTELIUS: Münch. med. Wschr. **1906**, 1715. — SCHOTTMÜLLER, H.: Münch. med. Wschr. **1905**, 1617, 1683, 1729. — SEN, B.: Indian J. med. Res. **26**, 335 (1938). Ref. Kongreßzbl. inn. Med. **98**, 648 (1939). — SILBERGLEIT u. v. ANGERER: Dtsch. med. Wschr. **1916**, Nr 1. — SOMERS, R. B.: Lancet **1939 I**, 921. — STÄHELIN, R.: Schweiz. med. Wschr. **1941**, 1393. — STIRNIMANN, W.: Genickstarre im Kindesalter. Bern: Huber 1944. — STOTE: Lancet **1929 II**, 701. — SWEET, L. K., H. P. DOWLING and M. J. HOWELL: J. Pediatr. **30**, 438 (1947).

THOMAS, H. M.: J. Amer. med. Assoc. **123**, 264 (1943).

UMBER, F.: Dtsch. med. Wschr. **1915**, 209.

VERSÉ, M.: Kriegspath. Tagg Berlin 1916, S. 53. — VISCHER, W.: Helv. Med. Acta **18**, 422, 1951.

WALKO: Prag. med. Wschr. **1915**, 197, 215. — WATERHOUSE, R.: Lancet **1911 I**, 577. — WEICHSELBAUM: Fortschr. Med. **5**, 573 (1887). — WEICHSELBAUM u. GHON: Wien. klin. Wschr. **1905**, Nr 24, 625. — WEINDEL, R.: Klin. Wschr. **1934**, 338. — WEINER, H. A.: Arch. int. med. **86**, 877 (1950). — WESTENHÖFER, M.: (1) Berl. klin. Wschr. **1905**, Nr 24, 737. — (2) Klin. Jb. **1906**, Nr 15, 675. — WILLIAMS, H.: Med. J. Austral. **2**, 557 (1942). — WODARZ, A.: Zbl. inn. Med. **1929 I**, 17. — WÜSTENBERG, J.: Zbl. Bakter. I Orig. **146**, 54 (1940).

ZELLER, W. W., H. L. HIRSH, L. K. SWEET and H. F. DOWLING: J. Amer. med. Assoc. **136**, 8 (1948).

Typhus abdominalis und Paratyphus.

Von

K. Bingold.

Mit 21 Abbildungen.

Typhus abdominalis.

Einleitung.

In der Erforschung des Typhus abdominalis heben sich seit Mitte des vorigen Jahrhunderts wichtige Marksteine ab.

Es war zum großen Teil das Verdienst WUNDERLICHs, den Bauchtyphus als Erkrankung spezifischer Art, mittels der von ihm planmäßig durchgeführten Thermometrie, aus dem Gestrüpp unklarer Ansichten und Erkenntnisse herausgehoben zu haben. Die Typhuskurve, die WUNDERLICH aufgestellt hat, kann auch heutzutage noch in jedem Lehrbuch Aufnahme finden. Dieses Zeugnis systematischer Forschungsarbeit kann man in genügender Weise nur würdigen, wenn wir uns daran erinnern, wie gering um die siebziger Jahre unsere Erkenntnisse sowohl in epidemiologischer wie in ätiologischer Beziehung noch waren. Durch den Nachweis einer Spirochäte im Blut war zwar mit Sicherheit zuerst einmal das Rückfallfieber ätiologisch abzugliedern gewesen, vom Bauchtyphus wußte man aber noch 1868 nicht viel mehr, als daß er zwar „als eine ansteckende Krankheit zu gelten habe, daß man aber gleichwohl auch mit einer Spontanentwicklung rechnen müsse" (MURCHISON).

Die Abtrennung des Typhus abdominalis von anderen fieberhaften Krankheitsbildern vollzog sich nur langsam und zögernd, vom Flecktyphus definitiv erst durch die Arbeiten von MURCHISON, GRIESINGER, LIEBERMEISTER und schließlich durch CURSCHMANN, dem Älteren.

Erst mit der Entdeckung EBERTHs, KOCHs und GAFFKYs gewinnt unsere Vorstellung vom Wesen des Typhus abdominalis eine andere Gestaltung als früher. Nun kann man die Wege verfolgen, die der Bacillus im Organismus nimmt, man lernt auch Ausscheider kennen, die mit Stuhl und Urin Bacillen verstreuen und Gefahr zu neuen Infektionen bringen. Bakteriologie, klinisches Bild und Sektionsbefund decken die Zusammenhänge so auf, wie sie jetzt Geltung haben und geben für die Therapie eine neue Richtung.

So steht der Typhus abdominalis um die Jahrhundertwende als geformtes, fest umrissenes Bild vor uns, von dem uns SCHOTTMÜLLER nur noch lehren konnte, daß dem Typhusbacillus als ätiologischem Faktor und als Haupterreger noch zwei nahe Verwandte zur Seite stehen, die sich im Organismus nach gleichen Gesetzen die Infektionswege bahnen können.

Der Typhus-Paratyphusbacillus erscheint uns aber schon $^1/_2$ Jahrzehnt später nicht mehr lediglich als das böse Prinzip, das die Krankheit erregt; beide Bacillenarten, dem sich noch der Paratyphusbacillus A hinzugesellt, geben uns mit der aus ihnen bereiteten Vaccine auch die Möglichkeit, den Krankheitsverlauf milder zu gestalten, die Todesziffer herabzusetzen, unter Umständen sogar die Morbidität zu vermindern.

Mit dem Auftauchen der Antibiotica ist auch für die Typhustherapie eine neue Ära angebrochen, wie wir wohl annehmen dürfen. Doch befanden wir uns zur Zeit der Drucklegung noch nicht am Ziel, viel eher noch näher dem Start.

Man muß sich mit den Abhandlungen der alten Autoren befassen, um wahrzunehmen, daß Jahrhunderte verstreichen mußten, um zu klaren Auffassungen vom Wesen des Typhus zu kommen. Den größten Einschnitt in die Epochen der vorher so langsamen Entwicklung stellt zweifellos die bakteriologische Aufklärung dar.

Geschichte.

Es besteht wohl kein Zweifel, daß der Typhus schon im Altertum aufgetreten ist, zum mindesten finden sich in den Schriften des Hippokrates Krankheitsbeschreibungen, die in vielen Zügen an die Symptome des Typhus denken lassen. Allerdings herrschte in den Vorstellungen über die fieberhaften Erkrankungen jahrhundertelang im allgemeinen eine völlige Verwirrung, die sich erst zu Beginn der Neuzeit — mit der Entwicklung des wissenschaftlichen Denkens in unserem Sinne — in aufschlußreichere Anschauungsweisen auflöste.

Wir folgen in erster Linie den Gedankengängen alter Beschreibungen und vor allem der vorzüglichen „Geschichte der Medizin“ von HAESER, die den Vorteil hat, die Irrtümer der damaligen Zeit noch mehr zur Darstellung zu bringen, weil ihr die Kritik auf Grund bakterieller Bekenntnisse noch nicht eigen war.

Im Jahre 1624 beschrieb SPIEGHEL (SPIEGELIUS) zu Padua Krankheiten, die außer den „typhösen“ Symptomen die Entzündung der Ileocöcalgegend näher charakterisierten. WILLIES trennte 1659 Krankheiten mit Neigung zu örtlichen Komplikationen von der „febris pestilens“ ab, bei der sich im Dünndarm „Pusteln ähnlich denen der Variola und Geschwüre“ fanden. Ebenso bei ihm, wie auch 1696 bei BAGLIVI, sind die nicht seltenen Anschwellungen der mesenterischen Drüsen aufgezeichnet.

Das 18. Jahrhundert tritt schon mit wesentlich erweiterten Kenntnissen hervor:

Die berühmte Beschreibung der „nervosa lenta“ von HUXHAM aus einer Epidemie 1737 entspricht Zug um Zug dem Abdominaltyphus. Die Verschiedenheit der „nervösen“ Fieber von solchen, die mit Eiterungen einhergehen, ist nach HUXHAM so groß, daß er bereits geneigt ist, jeder dieser Krankheitsformen ein spezifisches Kontagium zuzuschreiben. In Deutschland läßt eine bemerkenswerte Abhandlung von RIEDL 1748 auf Grund von *Sektionen* die Ansicht erkennen, daß die Intestinalfieber verschiedener Art sind und verschiedene Ursachen haben.

Während im 17. Jahrhundert in den Berichten noch von typhösen Seuchen oder typhösen Pneumonien, von exanthematischen und diphtheritischen Formen gesprochen wird, finden die Typhusepidemien im engeren Sinne in den Beschreibungen aus dem 7jährigen Krieg größere Beachtung. Allerdings werden sie auch hier noch in inniger Verbindung mit „bösartigem Fieber“ abgehandelt, wie ein Literaturbericht aus dem Jahre 1761 von DONALD MONRO zeigt: „An account of the diseases which were most frequent in the British military hospitals in Germany from 1761 to 1763“. Es kann wohl kein Zweifel bestehen, daß sich unter diesen Schilderungen noch alle möglichen Krankheitszustände, wie Malaria, Durchfälle, ruhrartige Erkrankungen, vermutlich auch *generalisierte Drüsenerkrankungen* verbergen, denn es wird z. B. davon gesprochen, daß sich im Hauptlazarett zu Paderborn der Typhus zu „pestartiger Höhe mit Bubonen in den Achselgruben und den Weichen“ steigerte.

Der wichtigste Fortschritt des 18. Jahrhunderts besteht in der genaueren Analyse der früher allgemein als typhöse Erkrankungen angesprochenen einzelnen Formen. Die leichteren Fälle belegte man, ohne damit eine scharfe Grenze zu ziehen, mit der Bezeichnung „Synochus simplex effemera plurium dierum“ und mit anderen, schon im Altertum gebräuchlichen Namen.

Seit FRACASTORI hatte man solche Erkrankungen nach verschiedenen Gesichtspunkten eingegliedert, nach ihrer Kontagiosität, ihrem mehr oder weniger typischen Verlauf und nach dem Charakter ihrer Krisen. Später trennte man die putriden und die malignen Formen ab. Eine Unterscheidung von dem exanthematischen Flecktyphus läßt sich aber hieraus noch nicht erkennen. Immerhin war bereits bekannt, daß die Krankheit durch den Konnex mit kranken Menschen und den Aufenthalt in schmutzigen Räumen, Krankenhäusern und Gefängnissen entsteht. Aber im 18. Jahrhundert nahm doch die Beschreibung der *Empfindungen* der Kranken noch die wichtigste Stellung ein. Die objektive Untersuchung beschränkte sich fast nur auf Puls, Zunge, Harn- und Stuhlentleerungen.

Immerhin wird um diese Zeit von einigen Autoren (Hoffmann, Targioni, Toccetti, Strack) schon die *Roseola typhosa* bemerkt und als etwas besonderes erkannt. Strack empfahl bereits, sie täglich sorgfältig zu suchen, „weil sie häufig so unbedeutend ist". Auch die Bronchitis gesellte sich zur ständigen Symptomatologie.

Über die *Todesursachen*, sofern sie sich nicht sinnfällig auf Blutungen, Durchfälle und Lungenentzündungen zurückführen ließen, befand man sich vollkommen im Dunkel. Im 18. Jahrhundert erkannte man in zunehmendem Maße, daß die im Feld stehenden Truppen besonders gefährdet waren, und daß es galt, in erster Linie sie vor den Lagerseuchen zu bewahren. Freilich beschränkte sich die Prophylaxe vornehmlich auf Aderlässe.

Die Franzosen bevorzugten ferner mehr antiphlogistische Methoden, die Engländer diätetische Maßnahmen, sie setzten ihr Vertrauen auf kräftige Nahrung und Burgunder. Auch die Brechmittel standen in hohem Ansehen. In der Mitte des 17. Jahrhunderts setzte sich aber bereits die Anwendung der Chinarinde durch, jedoch spielten immer noch giftwidrige Arzneien, wie Bolus und an Reizmitteln besonders Campher eine bedeutende Rolle, und Brechweinstein wurde in geradezu unglaublichen Dosen gegeben. Man wandte ferner Blasenpflaster aus vegetabilischen Stoffen und kleine Dosen von Laudanum medikamentös an. Schließlich wurde allmählich der Wert hygienischer Maßnahmen, wie frische Luft und peinliche Sauberkeit der Kranken erkannt und insbesondere erwarben sich Hahn zu Schweidnitz, Brand u. a. große Verdienste mit der Einführung der ja heute noch geübten Hydrotherapie.

Die ersten genaueren *pathologisch-anatomischen Untersuchungen* wurden von deutscher Seite von Peyer und Brunner in den Jahren 1677 bzw. 1687 veröffentlicht. In seinen grundlegenden Ausführungen über die Drüsen des Darmes hob Peyer sogar bereits hervor, daß sich während einer Epidemie aus den Jahren 1675—1676 nicht selten an den Stellen der nach ihm benannten Drüsen Geschwüre fanden, die er freilich mit dem Mißbrauch drastischer Abführmittel zu erklären suchte, und auch Brunner beobachtete Veränderungen am Dünndarm über die Valvula Bauhini hinaus. Morgagni studierte 1762 nicht nur den Darm, sondern auch die Mesenterialdrüsen, die Milz und die Lunge. Weitere Etappen der Erforschung des Typhus waren eine Abhandlung von Anton Luy 1767 über eine Pariser Epidemie bösartigen Fiebers, bei der Geschwüre des Ileums als konstantes Symptom auftraten, weiter das Werk von Röderer und Wagl aus dem Jahre 1760, die durch Leichenuntersuchungen wesentliche diagnostische Fortschritte erzielen konnten, und schließlich die ebenfalls mit anatomisch-pathologischen Methoden durchgeführte Arbeit von Probst 1805. Immer noch fehlte jedoch die Erkenntnis über die innere Zusammengehörigkeit der beobachteten verschiedenen Läsionen im Sinne einer Krankheitseinheit.

Noch ums Jahr 1800 war man fest der Meinung, daß ein großer Teil der typhösen Seuchen sich aus Malariafiebern entwickle, wofür Epidemien wie 1800—1806 in den Niederlanden und Frankreich und solche in den Malariadistrikten des mittleren Italien zu sprechen schienen. Daneben traten allerdings auch Epidemien auf, die man nach ihrem vorwiegend abdominellen Verlauf von den Malariaformen abtrennte, so nach 1806 zwischen Bayreuth und Bamberg und auf Rügen.

Irland wurde 1797—1803 von Seuchen heimgesucht, die wohl exanthematischen Charakters waren, und für die man eine Entzündung des Gehirns verantwortlich machte. Schließlich scheint in den Küstenländern des Mittelmeeres auch ein „biliöses Typhoid" aufgetreten zu sein. Die Vermischung der verschiedensten fieberhaften Infektionskrankheiten ist derart, daß es retrospektiv kaum möglich ist, aus den Beschreibungen die einzelnen Formen zu differenzieren, insbesondere ist der Flecktyphus bis jetzt noch niemals aus der ganzen Gruppe als Sonderkrankheit erkannt worden.

Immer aber war das Auftreten von Seuchen an Zeiten kriegerischer Ereignisse gebunden. So stieg besonders in den Befreiungskriegen die Typhusmorbidität zu furchtbarer Höhe an, als nach dem Rückzug der großen Armee aus Rußland der Strom der Flüchtlinge über Deutschland hinwegflutete. Während vor der Vereinigung der einzelnen Heerhaufen an der Weichsel sich in den Hospitälern in Erfurt, Magdeburg, Berlin und Posen nur wenig Kranke befanden, kam es zu massenhaftem Auftreten des „Nervenfiebers", als die Armee in Polen eingerückt war, wobei die Zahl der während des russischen Feldzuges erkrankten Soldaten in die Zehntausende stieg. Seinen Gipfel erreichte der Typhus im Winter 1812/13. Von 30000 gefangenen Franzosen starben 25000 und natürlich verbreitete sich die Seuche auch auf die Bevölkerung.

Richter schätzt die Zahl der Todesopfer allein in der belagerten Festung Torgau auf 29000—30000, wovon 20000 auf das Militär entfielen. Die Erkrankung wurde als „nervosa lenta", „Typhus" und „typhöse Ruhr" bezeichnet; immerhin scheint es, daß die Erscheinungen bei der großen Armee vorwiegend abdominaler Art waren.

Von den Ärzten wurden die Kriegsseuchen von 1805—1815 „im Grunde nur als Modifikation eines und desselben Grundleidens geschildert, welches sich in 2 Hauptformen, nämlich als ‚Nervenfieber' und ‚Ruhr' zu erkennen gab". Ihre Ansicht stützte sich darauf, daß die

Ansteckung mit der einen anscheinend die andere Form hervorrufen konnte, und daß das Überstehen der einen vor der anderen schützen sollte. Höchstens bräche zuweilen in der Rekonvaleszenz aus der Ruhr das Nervenfieber hervor. Bei dem letzteren unterschied man eine akute und eine schleichende Form und glaubte zu beobachten, daß die milde Form des akuten oder petechialen Nervenfiebers sich mehr bei kräftigen Leuten entwickelte, während die heftigere „adynamische Varietät des akuten Nervenfiebers" weit in der Mehrzahl war und sich zu einer regelrechten Kriegspest mit Bubonen, Hautbrand und sonstigen Komplikationen zu entwickeln pflegte. Die schleichende Form verlief dagegen fast fieberlos und dauerte etwa 20—40 Tage; sie war im wesentlichen durch wäßrige Durchfälle und Darmgeschwüre charakterisiert.

Über die *Ätiologie* machten sich nur wenige Ärzte Gedanken, meist wurden die unhygienischen Verhältnisse oder klimatischen Einflüsse verantwortlich gemacht, darüber hinaus hielt sich aber erstaunlich lange die hippokratische Lehre vom *Miasma*, denn an dem Wirken eines Kontagiums konnte man selbstverständlich nicht vorübergehen. Hierbei wurden die sonderbarsten Auffassungen geäußert, und ein jeder legte sich seine eigene Theorie zurecht.

Ein entscheidender Schritt zur Trennung der beim Ileotyphus auftretenden Darmveränderungen von einfachen enteritischen Entzündungsformen erfolgte 1814 durch Petit und Serres aus dem Hôtel-Dieu in *Paris*. Die Autoren erkannten die Plâques als das wesentlichste Merkmal der Krankheit und betrachteten sie als den Ausgangspunkt aller sonstigen Erscheinungen, die auf dem Wege über die Resorption krankhafter Stoffe zur Schwellung der Mesenterialdrüsen und zum Fieber führen sollten.

Etwa von dieser Epoche an werden die geschichtlichen Quellen zahlreicher und man erhält den Eindruck, daß die Forschung auf breiterer Basis voranschreitet. In Frankreich gab eine Epidemie aus dem Jahre 1826 zu Tours den Forschern Bretonneau und Trousseau Anlaß zu bedeutsamen Veröffentlichungen und Lois gab 1829 eine klassische Schilderung, in der er die Krankheit erstmals mit dem seither in Frankreich allgemein gebräuchlichen Namen „Fièvre typhoide" belegte. In Deutschand schilderten Pommer in Tübingen, Bischof in Prag, Heusinger in Würzburg, sowie Lesser die Veränderungen des Darmes als Wirkungen entzündlicher Vorgänge und fanden zunächst nicht die verdiente Beachtung. In England gab insbesondere Murchison eine Übersicht über die wichtigsten Beobachtungsergebnisse der ersten 3 Jahrzehnte und Hevett eine besonders ausführliche Beschreibung der Veränderungen in den solitären und den Peyerschen Follikeln, die Erweiterung ihrer Ausführungsgänge und die Zerstörungen des Gewebes unter Verschwärung und Verschorfung.

Inzwischen schien zeitweise der abdominale Typhus vor dem exanthematischen immer mehr zurückzutreten und eine besondere, traurige Berühmtheit erreichte die Typhusepidemie der Jahre 1847/48 in Oberschlesien, die von der radikalen Presse des Jahres 1848 auf Konto grober Pflichtvergessenheit der Provinzialbehörden geschrieben wurde. Die schlesische Hungerpest war eine Folge von Mißernten und Arbeitslosigkeit, bedingt durch die Einführung mechanischer Webstühle; und größte Hungersnot führte zu den höchsten Graden von Morbidität und Mortalität. Auch Virchow trat in seinem Bericht über die persönliche Beobachtung dieser Epidemie scharf anklagend gegen die sozialen Mißstände auf. In seiner wissenschaftlichen Stellungnahme finden wir allerdings noch Begriffe wie „*Miasma, chemische Zersetzung, Zusammenstoß polarer und äquatorialer Luftmassen, Prädisposition, Witterung, Widerstandsfähigkeit des Nervenapparates*" u. dgl.

Während bis jetzt, wie erwähnt, die Abgrenzung zwischen Abdominal- und Flecktyphus noch nicht durchgeführt war, hören wir zum erstenmal durch Murchison in England von der irischen Seuche, die zu Ende des Jahres 1846 infolge von Verschleppung auch nach Glasgow und Liverpool übertragen wurde und in ganz England an 200000 Todesfälle verursacht haben soll. Murchison unterscheidet nach der Symptomatik erstmalig 3 Formen als Bestandteile der Epidemie:

1. den Abdominaltyphus,
2. das „relasing fever", vermutlich Typhus recurrens, und
3. den exanthematischen Typhus als vorwiegende Form,

wobei die Letalität der 3 Formen eine wesentlich verschiedene gewesen sei. Von diesem Zeitpunkt an tritt die Unterscheidung zwischen typhösen und exanthematischen Krankheitsformen immer schärfer hervor. Dieser Gedanke setzte sich jedoch nur sehr langsam durch. So ist z. B. in dem seinerzeit berühmten Werk von Hildebrand von einer scharfen Trennung der beiden Formen noch keine Rede, obwohl sein Bestreben bedeutsamerweise bereits dahin ging, die „Essentialität" des „ansteckenden Typhus" zu beweisen. Er forderte, daß die pathologisch-anatomische Entzündung der Gedärme zu den stabilen Voraussetzungen für die Typhusdiagnose gehöre, während der Meteorismus ein wandelbares Symptom sei. Er nahm an, daß der Tod häufig durch die Entzündungsvorgänge an Darm und Leber erfolgt.

Auch LINDWURM, ebenso wie die englischen Autoren um das Jahr 1840, trat noch für die Identität der exanthematischen und der abdominalen Typhusform ein. Er versicherte — in Übereinstimmung mit STOPES —, es sei kein Fall bekannt, daß ein Rekonvaleszent vom exanthematischen Typ kurz darauf vom abdominalen Typhus befallen werde und umgekehrt.

Demgegenüber verfochten den Standpunkt der Verschiedenheit PALLOW und STEWARD in England, in Frankreich ROUCHOUX, der Schweizer LONGBART, später in Frankreich VALLEIX und FORGET, in Deutschland hauptsächlich GRIESINGER, sowie die Engländer WILLIAM JENNER und MURCHISON. VIRCHOW nahm aber noch in diesen Jahren eine vermittelnde Stellung zwischen den beiden Auffassungen ein, indem er den exanthematischen Typhus für die einfache, den abdominalen für die kompliziertere Form erklärte. Besonderes Gewicht unter den Verteidigern der spezifischen Verschiedenheit hatte jedoch die Auffassung von WARFVINGE in Stockholm aus dem Jahre 1875, denn er konnte sich auf nicht weniger als 2239 Fälle des exanthematischen und 248 des abdominalen Typhus stützen.

1882 konnte HEINRICH HAESER die Problematik dieser Frage in seinem so ausführlichen Lehrbuch der Geschichte der Medizin wie folgt zusammenfassen: „Desto weniger scheint es bedenklich, die spezifische Verschiedenheit der abdominellen und der exanthematischen Typhusform als ein, keines weiteren Beweises bedürfendes Axiom hinzustellen"; ferner stellt er kritisch fest: „Den Kernpunkt dieser ganzen Angelegenheit bildet offenbar die Frage nach der Existenz spezifischer, den einzelnen Formen der typösen Krankheiten eigentümlicher Krankheitsgifte. *Solange diese nicht unzweifelhaft nachgewiesen sind, bleibt auch dieser Gegenstand auf Vermutungen beschränkt.*"

Ehe dieser Beweis durch die Entdeckung des Typhusbacillus einerseits und durch die der Rikettsien andererseits endgültig erbracht wurde, existierte noch eine Reihe von Hypothesen zur Ätiologie, die wegen ihres teilweisen Wahrheitsgehaltes von Interesse sind. MURCHISON, der wohl mit am meisten zur Klärung des Typhusproblems in der vorbakteriologischen Zeit beigetragen hat, neigte zu der Ansicht, daß das Typhusgift in „fäulnischer Zersetzung organischer Substanzen" zu suchen sei. Diese Auffassung fand ihre Stütze scheinbar darin, daß tatsächlich eine Übertragung der Krankheit durch die Ausscheidungsprodukte kranker Menschen möglich war. *Die Bedeutung der Fäulnis blieb zwar sehr umstritten, trug aber immerhin viel zur hygienischen Bekämpfung bei.*

Man konnte ferner an der Beobachtung nicht vorbeigehen, daß die Typhuserkrankungen zu gewissen Jahreszeiten, besonders im Spätsommer unverkennbar anstiegen, weiterhin, daß sie an gewisse Orte gebunden waren. Aus diesen zeitlichen, örtlichen und individuellen Faktoren, die unverkennbar waren, entwickelte sich die lokalistische Lehre PETTENKOFERS mit seiner Theorie von den Beziehungen zwischen dem *Grundwasserstand und der Ausbreitung des Typhus* an gewissen Örtlichkeiten. Besonders der Anstieg der Typhussterblichkeit in München bei niedrigem Grundwasserstand schien einen Widerspruch nicht zuzulassen. Das Typhusgift war offenbar vom Menschen aus in den Boden gebracht, schien eine Art Metamorphose durchzumachen und erst dadurch wirkungsvoll zu werden. Je niedriger der Grundwasserstand und je schwerer damit die Oberfläche der Luft zugänglich war, desto mehr schienen die Gifte ausstrahlen zu können.

Nun ließ sich aber diese PETTENKOFERsche Grundwasser-Lufttheorie nicht ohne weiteres auf andere Stätten übertragen und LIEBERMEISTER konnte mit seinen Schülern nachweisen, daß sich manche Epidemien allein durch Trinkwasser erklären ließen, das durch Ausscheidungen von Typhuskranken verunreinigt war. CURSCHMANN hat dann später (1886). sogar den Nachweis geführt, daß eine Hamburger Epidemie durch Elbwasser bedingt sein mußte.

Dieser Streit der Theorien wurde mit großem Temperament geführt und endete erst mit der Entdeckung des Typhusbacillus durch EBERTH, der ihn in den Mesenterialdrüsen nachwies. Seine Befunde wurden von KOCH bestätigt, die Reinzüchtung gelang erst 4 Jahre später durch GAFFKY. Damit war die kontagiöse Entstehung gesichert. 1890 war man so weit, den Typhusbacillus morphologisch und kulturell einwandfrei von anderen Bacillenarten des Darmes abzusondern, 1896 entdeckten GRUBER, DURHAM und WIDAL die *Agglutination*.

ACHARD und BENSAUDE fanden 1897 mit Hilfe der negativen Seroagglutination Bacillen, denen sie den Namen Paratyphusbacillus gaben. Diese Keime hatten sie aus dem Gelenkeiter eines Typhuspatienten und aus dem Harn eines anderen Kranken gezüchtet. Um die Einheit des Typhus abdominalis zu erschüttern, bedurfte es aber erst der systematischen Untersuchungen SCHOTTMÜLLERS aus dem Jahre 1900, die einwandfrei zu erkennen gaben, daß die Gliederung Typhus und Paratyphus abdominalis ätiologisch aufgestellt werden müsse.

SCHOTTMÜLLER entdeckte die Paratyphusbacillen in 2 Varietäten A und B. Unsere Kenntnisse hinsichtlich des Paratyphus wurden von KAYSER, KATH und BRYON befestigt.

1901 züchteten SCHOTTMÜLLER und fast zur gleichen Zeit CASTELLANI und COURMONT den Bacillus aus dem Blut.

Bakteriologie.

Am 17. April 1880 hielt C. J. Eberth im Ärztlichen Verein in Zürich einen Vortrag über „Die Organismen in den Organen bei Typhus abdominalis". Schon im November 1879 konnte er mikroskopische Präparate von Bacillen in „metastasierenden Lymphdrüsen" Kollegen und Zuhörern seiner Vorlesung demonstrieren. In anerkennenswerter Bescheidenheit kam er an Hand von 23 Fällen, von denen 12 einen positiven, 11 einen negativen Befund ergaben, zu folgendem Schluß:

„Das eben Mitgeteilte macht es gewiß in höchstem Grade wahrscheinlich, daß die in den Organen bei Typhus gefundenen Organismen in Beziehung zu diesem Prozeß stehen. Daß sie die Träger des spezifischen Giftes selbst sind, dafür wäre freilich erst dann der Beweis geleistet, wenn es gelänge, dieselben zu übertragen und damit auch die für den Abdominaltyphus charakteristischen Veränderungen zu erzeugen. Blieben aber auch diese Versuche resultatlos, weil die Versuchstiere sich als immun erwiesen, so könnte doch vielleicht auf dem bereits betretenen Wege durch eine sorgfältige Untersuchung eines größeren Materials die Frage nach der Bedeutung dieser Organismen gelöst werden. Die Ausdauer eines einzelnen dürfte aber schwerlich hinreichen, um eine so mühsame und so lange Zeit in Anspruch nehmende Untersuchung durchzuführen; und so mögen denn diese Zeilen eine Anregung sein, um mit vereinten Kräften an diese Aufgabe zu gehen."

Gegenüber Versuchen früherer Autoren, Bakterien in den Geweben nachzuweisen, zeichnet sich die Eberthsche Bearbeitung durch zuverlässige Genauigkeit aus. Sie läßt erkennen, daß Eberth tatsächlich den Erreger in Händen hatte.

Morphologisch hätten die Stäbchen freilich nicht von anderen Darmbakterien abgetrennt werden können und es mußte erst die Forderung Kochs einer Reinzüchtung erfüllt werden. Es ist Gaffkys Verdienst, *der bakteriellen Genese des Typhus abdominalis* durch kulturelle Isolierung die letzte und sicherste Stütze gegeben zu haben. Die Anerkennung des Typhusbacillus als *einzigen* Erreger des Typhus abdominalis fand eine Einbuße erst 20 Jahre später, als Schottmüller in den von ihm als „Paratyphus B-Bacillus" und „Paratyphus A-Bacillus" bezeichneten engen Verwandten des Typhusbacillus neue Erreger entdeckte, die klinisch wie pathogenetisch fast das gleiche Krankheitsbild des Typhus abdominalis erzeugen konnten.

1903 fand Schottmüller diesen Paratyphus B-Bacillus wieder bei sporadischen Fällen von Gastroenteritis und sogar bei den schweren Fällen von Cholera nostras.

Lange glaubte man, daß dieser Paratyphus B-Bacillus kulturell identisch sei mit dem von Gärtner in Jena bereits 1888 bei lokalen Darmkrankheiten aufgefundenen „Enteritiserreger". Mit der Ausweitung zuverlässiger Differenzierungsmethoden konnte die Artspezifität beider Erreger geklärt werden.

Wir werden praktischerweise schon in diesem Abschnitt neben der Abhandlung über den Typhus auch auf die Paratyphuserreger und die vielen bei Mensch und Tier in Erscheinung tretenden Enteritiserreger eingehen müssen. Ihr Nachweis, ihre Identifizierung und die Feststellung ihrer unterschiedlichen Pathogenität ist vor allem für die Aufdeckung *epidemiologischer* Wege von wesentlicher Bedeutung geworden. Nur eine außerordentlich fein ausgebaute serologische Methodik verwirklichte die sichere Trennung von menschenpathogenen und rein tierpathogenen und *nur* Tierseuchen erzeugenden Stämmen.

1930 hat man sich am Ersten Internationalen Mikrobiologischen Kongreß in Paris auf eine einheitliche Systematik und Nomenklatur der Mikroorganismen, die im wesentlichen der botanischen und zoologischen Nomenklatur angepaßt wurde, geeinigt.

Der Bacillus typhi abdominalis ist mit dem Namen „Eberthella typhosa", das Bacterium coli commune mit dem Namen „Escherichia coli" belegt worden. Für die große Gruppe der gramnegativen beweglichen Stäbchen, die fast ausnahmslos peritriche Begeißelung haben, wurde die frühere allgemeine Bezeichnung Paratyphus- bzw. Enteritisbacillen verlassen und der Gattungsname „*Salmonella*" eingeführt, für die gramnegativen unbeweglichen Ruhrerreger die Bezeichnung „*Shigella*".

Die CURSCHMANNsche Monographie aus dem Jahre 1898 muß sich noch mit dem Hinweis begnügen, daß die Zahl der Geißelfäden beim Colibacillus eine weit geringere sei. Diese Geißelbildung sollte in der Folgezeit eine damals noch ungeahnte Bedeutung gewinnen. Kulturell mußte man sich seinerzeit auf das Verhalten der Bacillen auf Gelatine und Agar und auf ihr Wachstum auf Kartoffelscheiben verlassen, nachdem schon von GAFFKY beobachtet worden war, daß der Colibacillus einen auffallend üppigen graugelblichen Belag bildet. Zur Züchtung von Typhusbacillen aus dem Stuhl hatte man auf keinem der damals bekannten Nährböden sichere Unterscheidungsmerkmale gegenüber dem Colibacillus.

Blutkultur. In unserer Abhandlung werden wir uns in erster Linie auf die Besprechung beschränken müssen, wie weit es mit Hilfe relativ einfacher Methoden gelingt, auf schnellste Weise festzustellen, ob eine hochfieberhafte Erkrankung mit Sicherheit als Typhus oder Paratyphus abdominalis anzusprechen ist. *Gramnegative Stäbchen in der Blutkultur haben eine weit größere diagnostische Bewertung als grampositive Kokken.* Es gibt bei sorgfältig angelegten Blutkulturen kaum einen Zweifel darüber, daß beim Nachweis gramnegativer Keime diese als Erreger der betreffenden Krankheit anzuerkennen sind. Bei grampositiven Keimen ist es noch nicht sicher, ob sie sich nicht verunreinigend in die Kultur eingeschlichen haben, wie das so häufig bei Staphylokokken der Fall ist.

Es müßte gefordert werden, daß diese ersten Untersuchungen auch heute noch in einem den Krankenabteilungen direkt angegliederten klinisch-bakteriologischen Laboratorium durchgeführt werden können. Dazu gehört keine allzu große Ausrüstung. SCHOTTMÜLLER mit seinen Assistenten ist es schon vor 50 Jahren in 85% aller Fälle gelungen, *die Typhusbacillen aus dem Blute zu züchten. In dem Moment einer solchen Feststellung charakterisiert sich eine fieberhafte Erkrankung eben praktisch nur als Typhus abdominalis oder als eine seiner Komplikationen.* Die Blutkultur ist die beste und schnellste Methode für die *Diagnose.* Die weitere Differenzierung muß dem Fachbakteriologen anheimgestellt werden; aber Zeitverlust und Umwege, die mit dem Verschicken von Blut und Material nach auswärtigen Stellen verbunden sind und oft das Keimwachstum verhindern, sollten unter allen Umständen vermieden werden.

Es ist bedauerlich, daß es große Kliniken gibt, die mit Elektronenmikroskopie, mit Apparaturen für Elektrophorese, mit Ultrazentrifugen ausgestattet sind, ihre Blutkulturen aber auswärtigen bakteriologischen Untersuchungsstellen überantworten müssen. Man mag zugestehen, daß die serologische Analyse der Körper- und Geißelantigene, die Feststellung der Phasenwirkung nur in speziell dafür eingerichteten bakteriologischen Untersuchungsstellen ausgeführt werden kann. Die wichtige Aufgabe, in kürzester Zeit die Gefahr der Weiterverbreitung eines Typhus abdominalis ausschalten — mitunter schon nach 18—20 Std — und mit einfachen Blutkulturmethoden den Erreger feststellen zu können, *müßte so wieder wie früher Klinik und Bakteriologie mehr einander nähern.* Vom prognostischen und vom seuchenpolizeilichen Standpunkt ist die *rasche* Feststellung der Bacillenart (Typhus, Paratyphus A und B) von erheblicher Bedeutung.

Verhältnismäßig einfach gestaltet sich der Nachweis der Typhusbacillen im Blut. Die *Bakteriämie mit Typhusbacillen* erstreckt sich praktisch über die Fieberzeit hinweg, ebenso auf Nachschübe und Rezidive. Aber schon SCHOTTMÜLLER hat darauf hingewiesen: je vorgerückter das Stadium der Erkrankung ist, in welchem die Kultur angelegt wird, um so langsamer treten die Kolonien in Erscheinung (unter Umständen erst am 5. oder 6. Tage).

Die Zahl der Keime ist abhängig einerseits von der Höhe des Fiebers, andererseits von der Zusammensetzung des Kulturmediums und schließlich von der Ausschaltungsmöglichkeit durch Bactericidie.

Die Typhusbacillen wachsen zwar auch, wenn man *Blut* lediglich zu gewöhnlichem Agar hinzusetzt und fallen dann durch ihre tiefgrünschwarze Farbe innerhalb des Nährbodens auf, sich so von den mattglänzenden Oberflächenkolonien unterscheidend. Sie wachsen aber wesentlich besser und reichlicher bei Zusatz von Galle (CONRADI) zum Blut, ja selbst wenn man den Blutkuchen nach Abgießen des Serums für die Agglutination mit Gallebouillon versetzt. Dadurch wird die Bactericidie — *die dem Blut an und für sich gegen Typhusbacillen innewohnt* — abgeschwächt, die Blutgerinnung verhindert, und die Bacillen durch den festen Agar in ihrem Wachstum nicht eingeengt.

Geeignet für die Herstellung des *Gallenagars* ist entweder direkter Zusatz von Rindergalle oder das käufliche taurocholsaure Natrium (Merck), mit dem man eine 1%-Lösung in Bouillon herstellt. Der *Gallebouillon* wird man vor dem Gallenagar den Vorzug geben müssen. Wie immer müssen die Kulturen natürlich auch mehrere Tage lang beobachtet werden; gelegentlich keimt auch noch nach mehreren Tagen erst *eine* Kolonie aus.

Es sind in der Folgezeit für das Blutkulturverfahren noch viele andere Methoden angegeben, viele von ihnen aber auch bald wieder aufgegeben worden. Man möchte glauben, daß die SCHOTTMÜLLERsche Blutkulturmethode, von CONRADI durch gallehaltige Nährsubstrate erweitert, genügend gute *Resultate* geliefert hat und daß kein Grund vorläge, sie durch andere zu ersetzen. Wir sind immer wieder zu dieser altbewährten Methodik zurückgekehrt, die man auch für Bacillenzüchtung aus *Roseolen* und *Sternalpunktat* anwenden kann.

Stuhl- und Urinuntersuchung. Der Gang der Züchtung von Typhusbacillen aus den *Faeces* verläuft praktischerweise so, daß die Stuhlprobe sofort nach entsprechender Aufschwemmung in Kochsalzlösung auf Endoagar oder einem anderen gebräuchlichen Indicatornährboden ausgestrichen wird. Daneben wird zur Anreicherung eine entsprechend große Stuhlprobe in einem flüssigen oder festen Elektivnährboden eingeimpft und von dieser Kultur in zeitlich verschiedenen Abständen wieder ösenweise auf den Differentialnährböden abgestrichen. Inzwischen werden angegangene Kolonien auf den Indicatorplatten weiter isoliert und differenziert.

Urinuntersuchungen können ebenfalls mit Hilfe von Agar-Traubenzucker-Mischplatten durchgeführt werden. Zusatz von Katheterurin zu Blut-Traubenzuckeragar in höherer Schicht hat den Vorteil, daß gasbildende Bakterien schnell zu erkennen sind und somit als Typhusbacillen ausgeschaltet werden können. Ein gewöhnlicher Ausstrich auf der Agaroberfläche genügt für gewöhnlich nicht; der Urin muß vielmehr in verschiedenem Verhältnis den flüssigen Nährböden (z. B. Gallebouillon) zugesetzt werden. Nach dem Erstarren und nach entsprechend langer Bebrütung bekommt man auch einen Überblick über die Zahl der Keime.

Zur Feststellung von Typhusbacillen aus dem Stuhl gilt es nun, aus der großen Gruppe der gramnegativen begeißelten beweglichen Bacillen den Typhusbacillus mit Sicherheit herauszuerkennen. Dazu dient die Kultur auf *Indicatornährböden* (nach ENDO, DRIGALSKI, BARSIEKOW u. a.) und *Elektivnährböden* (CONRADI, GASSNER, MÜLLER-KAUFFMANN, LENTZ, WILSON-BLAIR, LEIFSON, PREUSS u. a.), die einerseits eine Anreicherung, andererseits eine Hemmung bestimmter Bakterien zulassen, den Nachweis der Säurebildung, der Vergärung, ihres Reduktionsvermögens gestatten.

Wir verdanken dem *Ausbau der sog. „bunten Reihe"*, die früher in einfacherer Form zur Identifizierung ausreichen mußte, in den letzten beiden Jahrzehnten besonders KAUFFMANN, BRAUN, BOECKER u. a.

Wir greifen hier aus der kaum übersehbaren Menge von gramnegativen Bacillen der Salmonellagruppe nur *die menschenpathogenen* heraus und geben kurz die Tabelle 1 wieder, die das Wachstum von Typhusbacillen zum Unterschied von Paratyphus A und B und Colibacillen (mit Ausschluß der Ruhrbacillen) auf den verschiedenen Nährböden aufzeichnet.

Der WILSON- und BLAIRsche Nährboden reduziert Wismutsalze zu metallischem Wismut unter der Einwirkung der Salmonellen und hat so eine gute Elektivwirkung.

Der LEIFSONsche Nährboden hemmt das Ausschwärmen von Proteusbacillen. Auf dem Agar nach PREUSS soll die Ausbeute um 25% besser sein.

H. BRAUN gab 1939 2 Nährböden an, die er 1946 mit ÖZEK modifizierte und deren gute Leistung von verschiedenen Nachprüfern (LIPPELT, CHRIST) später

Tabelle 1.

	Typhusbacterium	Paratyphusbacterium A	Paratyphusbacterium B und Bacillus enteritis Gärtner	Bacterium coli commune
Gramfärbung	—	—	—	—
Geißeln	peritrich 10—12	peritrich	peritrich	peritrich, zarter als Typhus
Beweglichkeit	sehr beweglich	sehr beweglich	sehr beweglich	beweglich
Agar (schräg)	zart, durchsichtig	zart, durchsichtig	zarter als Coli, doch üppiger als A	dicker als Typhus
Gelatine (schräg)	zart, fast farblos, irisierend (Weinblattform)	wie Typhus, keine Verflüssigung	junge Kultur wie Typhus, ältere Kultur weiß, schleimig, keine Verflüssigung	üppiger, keine Verflüssigung
Bouillon	gleichmäßige Trübung	gleichmäßige Trübung	gleichmäßige Trübung	starke, gleichmäßige Trübung
Peptonwasser	desgl.	desgl.	desgl.	desgl.
Indol	—	—	—	+
Kartoffel	zarter, kaum sichtbarer Belag	wie Typhus	wie Bacterium coli	saftiger, graubrauner Belag
Lackmusmolke	geringe Rötung, keine Trübung	mäßige Rötung, keine Trübung, A = Acidum faciens	nach 24 Std Rötung, nach 3mal 24 Std Trübung, bläulich, nach 10 × 24 Std Klärung intensiv blau. B = bläut	starke *Rötung* und Trübung
Milch	Gerinnung —	Gerinnung —	Gerinnung —, nach 14 bis 21 Tagen infolge Alkalescenz Aufhellung	Gerinnung +
Traubenzuckeragar-Schüttelkultur	keine Gasbildung, nur Säure	Säure- und Gasbildung	Säure- und Gasbildung	starke Säure- und Gasbildung
Neutralrotagar	keine Veränderung	Fluorescenz, Gasbildung	Fluorescenz, Gasbildung	Fluorescenz. Gasbildung
Drigalski-Conradi-Agar (Lackmusmilchzuckeragar)	zarte, durchsichtige blaue Kolonien	zarte, blaue Kolonien	blaue, saftige Kolonien	rote Kolonien. später Rotfärbung des Agars
Endonährboden (Fuchsin = als farblose Leukobase)	farblose Kolonien	farblose Kolonien	farblose Kolonien	intensiv rote Kolonien

Tabelle 1. (Fortsetzung.)

	Typhus-bacterium	Paratyphus-bacterium A	Paratyphus-bacterium B und Bacillus enteritis Gärtner	Bacterium coli commune
Löffler-Malachitgrünagar.	gut wachsend, durchsichtige gezackte Kolonien, entfärbt	entfärbt, üppige, grau-weiße Kolonien, schleimig	entfärbt, grauweiße schleimige üppige Kolonien	nicht entfärbt, Wachstum stark gehemmt
Gassner-Metachromgelb-Wasserblauagar . . .	gelblich-glasige Kolonien, Gelbfärbung des Agars	wie Typhus	wie Typhus	tiefblaue Kolonien, starke Blaufärbung des Agars
Eosin-Methylenblauagar .	farblose, durchsichtige Kolonien	farblose oder leicht rosafarbene Kolonien, etwas größer als Typhuskolonien, später bläuliche Farbe	breite, leicht rosafarbene schleimige Kolonien mit schmalem dunkelbraunem oder schwarzem Zentrum. Selten metallischer Schimmer	grünlich-metallisches Aussehen, (bereits dunkles, fast schwarzes) Zentrum
Galle(Citrat)-Agar . . .	durchsichtige Kolonien, glatt, farblos	größere durchsichtige Kolonien, gewölbt, glatt und farblos	wie Bacterium coli, aber breiter und schleimiger	starke Wachstumshemmung, Kolonien rosa und trüb, undurchsichtig
Wismut-Sulfitagar[1] . . .	schwarzbraune bis grünliche Kolonien mit schwarzer bis braunschwarzer Randzone. Gelegentlich auch farblose bis weißliche Kolonien 48 Std 37° C	B. Schottmüller und enteritidis, schwarze Kolonien, B. typhi murium, cholerae suis, flache oder leichte erhabene grüne Kolonien	wie Bacterium coli. Wenn Wachstum: erhabene, schleimige Kolonien mit silbrigem Aussehen	starke Wachstumshemmung. Wenn Wachstum: meist keine schwarze, braune oder grünlich schillernde Kolonien

bestätigt wurde. Der eine Nährboden enthält Lactose und Saccharose sowie Tryptophan in 3%igem Agar aus HOTTINGER-Brühe und wird als Schräg- und Hochschichtagar angelegt. Er ermöglicht die Feststellung von Gas- und Säurebildung aus den Zuckern, die bei den Salmonellen ausbleibt, den Indolnachweis. Beweglichkeitsprüfung und aerobes bzw. anaerobes Verhalten (W. SCHÄFER)[2].

Durch *Vergärung mit Xylose* lassen sich weiterhin 3 Typhustypen unterscheiden, je nachdem sie Xylose vergären, nicht vergären und verzögert vergären (BOMMER), eine Tatsache, die bei der Aufklärung der Wege von Epidemien von Wichtigkeit sein kann.

[1] Hinsichtlich der *Rezeptur* für die angeführten Nährböden ist auf das Buch von HALLMANN: Nährböden und Tierversuche, Stuttgart, Thieme-Verlag zu verweisen, sowie auf REINER MÜLLER: Hygiene 1949, und Med. Mikrobiologie 1946.

[2] Die von KAUFFMANN vorgeschlagenen Zuckernährböden sollen hier unter Hinweis auf HALLMANNS „Bakteriologie und Serologie“ im einzelnen hier nicht angeführt werden.

Das bakteriologische Laboratorium hat noch die Prüfung auf andere Zuckernährböden mit Maltose, Arabinose, auf Ammonnährböden von HOHN, auf HOTTINGER-Bouillon auszudehnen, weiterhin auf ihre H_2S-Bildung, auf eventuelle Schleimwallbildung usw. Für die kulturelle Vorprüfung, meist auch für die exakte Typhus- oder Paratyphusdiagnose, genügt sehr häufig schon die „*abgekürzte Reihe*" und erübrigt die Auswertung auf den vielen anderen Nährböden, zu der viel Zeit gehört, die aber aus wissenschaftlichen Gründen freilich oft unerläßlich ist.

Weitere Eigenschaften der Typhusbacillen. Wachstum aerob gut auf allen gebräuchlichen Nährböden bei einem p_H 7,0. Typhusbacillen bilden Säure aus Dextrose. Sie reduzieren Neutralrot nicht, zeigen keine Indolbildung, werden von Galle nicht nur nicht gehemmt, sondern sogar angereichert.

Das Verhalten gegenüber *Zucker- und Alkoholarten* ergibt sich aus unserer nachfolgenden Aufzeichnung, wie sie das Wachstum auf den Elektivnährböden (ENDO-DRIGALSKI-GASSNER usw.) erkennen läßt.

Zum Nachweis der Milchzuckervergärung sind die verschiedensten Farbindicatoren den Nährböden zugesetzt (Farbumschlag des Lackmus, Bromthymolblau, Fuchsin, Wasserblau, Neutralrot, Phenolrot u. a.).

Die *Hemmwirkung* auf Mischbakterien zeigt sich bei Zusatz von Galle, Malachitgrün, das nach LENTZ-TIETZ gut das Wachstum der Darmparasiten zurückhält, ferner Metachromgelb, Tetrathionat, Wismut-Sulfit, Selen, Salzen u. a.

SCHÄFER weist darauf hin, daß sich besonders die Beifügung von 1%igem Brillantgrün zur Unterdrückung des *Proteus* auf Endoagar sehr bewährt hat, insbesondere bei Massenuntersuchungen.

In flüssigen Nährböden, z. B. in der MÜLLER-KAUFFMANNschen Tetrathionbrühe, in Selenitbrühe u. a., wird eine *Anreicherung* von Salmonellen und ein gutes Wachstum erreicht, ebenso in den von LENZ, WILSON, BLAIR, LEIFSON, PREUSS u. a. angegebenen festen Nährböden.

Wir sind an der SCHOTTMÜLLERschen Klinik seinerzeit sehr gut mit den sog. Nitrozuckernährböden ausgekommen, ebenso aber auch mit der Lackmusmolke (PETRUSCHKY), die zum Nachweis der Säurebildung auch jetzt noch in Anwendung ist.

Die Tetrathionatbouillon, die Selenitbrühe, der Leifson-Wismut-Sulfitagar (nach WILSON und BLAIR) gelten zur Zeit als die leistungsfähigsten Spezialnährböden.

GLAWATZ und BRAUNE konnten in 97,2% der Fälle bei einer Milchepidemie im Mai 1948 durch die bakteriologische Untersuchung folgendes Resultat erheben:

Es erkrankten 323 Menschen, von diesen hatten:

188 Kranke Bacillen im Blut	58,2%
2 Kranke Bacillen im Urin	0,6%
85 Kranke einen Widal von über 400	26,3%
39 Kranke einen Widal bis zu 400	12,1%
	97,2%

Nur bei 9 Kranken versagte der bakteriologisch-serologische Nachweis. Die Letalität mit 3% (= 10 Fälle) ist ungewöhnlich niedrig.

Besonders GLAWATZ und BRAUNE weisen auf die ausgezeichneten Ergebnisse mittels der Wismut-Sulfitplatte hin. Die Ausbeute läßt sich auf das etwa 4,5fache gegenüber den anderen Verfahren steigern.

Wir entnahmen aus der Arbeit der beiden Autoren, daß dieses Kulturverfahren aus Amerika schon aus dem Jahre 1928 stammt. Der Nährboden hemmt das Wachstum anderer Keime in sehr starkem Maße, so daß sich die empfindlichen Keime der Typhusgruppe besser entwickeln können und nicht überwuchert werden. Die Kolonien sind leicht an ihrer schwarzen metallisch glänzenden runden Form, die eine kleine zentrale Delle aufweist und mit einem schmalen farblosen Rand umgeben ist, zu erkennen. Sie sind bis über stecknadelkopfgroß (MESSERSCHMIDT und ADLER). Auch für die Untersuchung von *Abwässern* haben sich diese Platten sehr bewährt (MÜLLER, CERNOZUBOW und Mitarbeiter, HECKER). Das zu untersuchende Wasser oder ein anderer flüssiger Stoff wird durch ein steriles Filter gesaugt, welches die Bakterien zurückhält. Durch solche Filtrierung läßt sich die Ausbeute an pathogenen Keimen natürlich wesentlich steigern.

Agglutination. Zwei Entdeckungen fast zur selben Zeit waren es, welche hinsichtlich der Diagnose die Klinik bakterieller, vor allem typhöser Erkrankungen wesentlich bereicherten. Sie haben besonders für die epidemiologische Forschung ihren ungeheueren Wert erwiesen:

1896 stellte GRUBER fest, daß sich bestimmte Bakterien zusammenballen, wenn sie mit dem Serum eines Tieres vermischt werden, das vorher mit den gleichen Bakterien krank gemacht worden war. WIDAL kehrte diese Reaktion um und es wurde durch ihn gezeigt, daß ein Mensch, der eben einen Typhus durchmachte oder durchgemacht hatte, die Typhusbacillen zu agglutinieren fähig wäre. Eine solche Reaktion konnte schon bei einer Verdünnung von 1:100 als positiv angesehen werden.

Man hatte also die Möglichkeit, einerseits aus einer Gruppe verwandter, morphologisch nicht trennbarer Bakterien die Identität eines Erregers biologisch festzustellen, andererseits ausfindig zu machen, ob ein Mensch an einer Infektion durch einen bestimmten Erreger erkrankt war.

Die *Technik der einfachen Agglutination* erfordert natürlich gewisse praktische Erfahrung. Im Prinzip handelt es sich darum, 0,5 cm^3 Serum des zu prüfenden Erkrankten in entsprechend fallender Verdünnung (bis 1000 und mehr) mit 0,5 cm^3 frischer Typhusbacillen-Kochsalzaufschwemmung zusammenzubringen und dann den höchsten Titer (das ist die noch erkennbare Agglutination) in Abständen von 2—4—24 Std abzulesen.

Während man früher Werte über 1:100 oder 1:200 als positiv bewerten konnte, ist eine solche Titerangabe nicht mehr so wie ehedem stichhaltig. Die Verhältnisse sind seit Einführung der Schutzimpfung verwickelter geworden. Während man also feststellen konnte, daß sich die Agglutinine im Patientenserum an das Antigen — in unserem Falle an die Bakterien — bei Ungeimpften im Laufe der 2. Krankheitswoche bis zu 1:200 und von da ab weiter ansteigend binden. weisen auch *Schutzgeimpfte* mehrere Wochen nach der Impfung einen „Impftiter“ von 1:100 bis 1:200, vereinzelt auch höher auf.

Der diagnostische Wert erfährt also erhebliche Einschränkung. Aber abgesehen vom Agglutinationstiter spielt die vorangegangene Schutzimpfung, eine überstandene oder latente Infektion für diagnostische Gesichtspunkte eine Rolle.

Weiterhin erschweren *Mitagglutinationen*, die erst durch den Absättigungsversuch nach CASTELLANI ausgeschaltet werden können, die Beurteilung, schließlich auch Normalagglutinine. Wichtig ist außerdem die Angabe, mit welchem polyvalenten TAB-Impfstoff die Patienten immunisiert waren, ferner ob sie eine klare Darminfektion durchgemacht hatten. Die sog. „anamnestische Reaktion“ bei unspezifischen Infekten, d. h. der Agglutinationsanstieg bei Personen, die früher einmal einen Typhus überstanden haben oder gegen ihn geimpft waren, muß besonders beachtet werden.

Die GRUBER-WIDAL*sche Reaktion* ist in ihrer Bewertung aber auch noch wesentlich komplizierter geworden, seitdem man erkannt hatte, daß man *mit verschiedenen Antigenen* bei dem Typhusbacillus bzw. bei den Salmonellaarten zu rechnen habe. Das Endotoxin (offenbar identisch mit dem O-Antigen, s. unten) wird als ein *Glucolipoid* aufgefaßt, ein esterartig verbundener Komplex von Polysaccharid mit Fettsäuren.

Unter den beim Typhus gebildeten Antikörpern spielen für die Diagnose diejenigen Agglutinine die größte Rolle, die den wasserunlöslichen Euglobulinen nahestehen.

Die Agglutinine gehören nur *bedingt* zu den Immunkörpern und erweisen sich schon deswegen nicht als identisch, als sie wesentlich schneller nach Abschluß des Typhus verschwinden als die anderen Immunitätsvorgänge.

Weiterhin ist bemerkenswert, daß die Höhe des Agglutinintiters unter der Erkrankung kein Urteil über die jeweilige Immunlage und die Prognose gewährt. *Auch ein Rezidiv kann noch unter hohem Agglutinationstiter aufflammen.*

Wir haben schon oben erwähnt, daß man ursprünglich aus der Tatsache, daß die Zahl der Geißelfäden beim Colibacillus eine weit geringere als beim Typhusbacillus ist, keine differentialdiagnostischen Schlüsse ziehen konnte. Aber gerade die *Geißelbildung* sollte in den letzten Jahrzehnten eine besondere Bedeutung bekommen, seit WEIL und FELIX mit ihrer Receptorenanalyse eine neue

Forschungsmethode in Gang gebracht haben. Der Typhusbacillus steht nicht mehr als einheitliches, untrennbares, morphologisches Gebilde vor uns, sondern bildet mit seiner Geißelsubstanz eigene spezifische Antigenkörper im infizierten Organismus.

Wir werden auf diese, sich auf die Receptorenanalyse stützende Agglutinationsdiagnostik im Kapitel Paratyphus näher zurückkommen. Vorläufig müssen wir zur Aufklärung der verschiedenen Bezeichnungen uns mit dem kurzen Hinweis begnügen, daß sich die Formen O und H von den Beobachtungen bei Proteusbacillen herleiten. Die begeißelten Vertreter wachsen in H-Form („H"auchform) und besitzen H-Antigene. Die unbegeißelten Varianten zeigen kein hauchartiges Wachstum („o"hne Hauchform) und heißen O.

Der serologische Erregernachweis beruht auf einer solchen Receptorenanalyse von O-, H- und Vi-Antigenen.

Gerade beim Typhusbacillus kommen diese 3 Antigene O, H und Vi (Virulenz A) zusammen vor. Das *O-Antigen* bezeichnet man als Körperantigen, es gehört als (Anti-) Endotoxin dem Bakterienleib an, der Sitz des H-Antigens befindet sich an den Geißeln, während man vom Vi-Antigen annimmt, daß es den Bakterienleib hüllenartig umgibt. Damit besteht der Nachteil, daß die H- und O-Agglutination zum mindesten behindert wird.

Die O-Antigene bezeichnet man mit lateinischen Zahlen. Die an die Bakteriengeißel geknüpften H-Antigene sind wiederum von einer Temperatur von 70° an nicht mehr zu flockiger Agglutination fähig. Dabei tritt Lähmung der Beweglichkeit ein.

Das H-Antigen besteht noch aus Teilantigenen bzw. Teilfaktoren. Die H-Agglutination dürfte der Ausdruck der jeweiligen Immunitätslage sein. Im H-Antigen sieht man eine besonders wichtige Komponente der für den Impfstoff reinen Geißelagglutination (HÄUSLER). H-Agglutinine treten also sowohl bei Krankheit wie nach Schutzimpfung auf. Bei Erkrankung übertrifft die Titerhöhe in der Regel zwar die nach Schutzimpfung beobachtete, ein kritischer Grenzwert entsteht aber nicht und demzufolge verliert die H-Agglutination für die serologische Diagnose fraglicher Krankheiten Schutzgeimpfter an Bedeutung. *Bei Ungeimpften kommt ihr uneingeschränkt diagnostischer Wert zu.*

Die O- (und Vi-) Agglutination erweist sich als polare, dabei bleibt die Beweglichkeit. Das O-Antigen ist also in diesem Sinne hitzebeständig. Gekochte Bakterienaufschwemmungen reagieren demnach nur mit O-Agglutininen; freilich nur in geringer Verdünnung (1:100), dagegen bereits bis zu 5% bei Gesunden und Schutzgeimpften und in 50% und mehr während einer spezifischen Erkrankung im Serum. Hier ist sie also diagnostisch ziemlich zuverlässig. Denn auch die Schutzimpfung beeinträchtigt die diagnostische Beweiskraft der O-Agglutinine nur unbedeutend.

Wir sehen daraus wie wichtig die getrennte Beobachtung jedes einzelnen Agglutinationsphänomens ist.

Beim Typhus eilen die O-Agglutinine den H-Agglutininen voraus und wir sehen den Höhepunkt am Ende der 2. Woche. Bei Paratyphus (SCHOTTMÜLLER) besteht meist ein höherer Titer der O-Agglutinine (bis 1:100) und kommt ebenso bei schweren wie leichten Fällen vor.

Das Vi-Antigen, das in der Folgezeit nicht mit „Vi"rulenz als identisch angesehen werden konnte, ist relativ thermolabil, wird durch Formolbehandlung geschädigt und durch Alkohol und Aceton zerstört.

Der Name Virulenzantigen (Vi-Antigen) leitet sich davon ab, daß man in der Mäusetoxizität frisch aus dem Blut gezüchteter Typhusstämme im Gegensatz zu alten Kulturen einen Ausdruck des Virulenzgrades zu sehen glaubte. Die höhere Toxizität der Keime schrieb man einer gewissen Schutzfunktion des „Virulenz"-Antigens gegenüber der cellulären Abwehr des von ihm befallenen Organismus zu. Wie weit schließlich das Vi-Antigen die Bakterien tatsächlich resistenter gegen Phagocytose macht und ihnen besondere Suspensionsstabilität verleiht, ist noch nicht geklärt.

Für die Diagnose sind die Vi-Agglutinine geringer an Bedeutung als die O- und H-Agglutinine. Für die Rezidiverwartung (in manchen Epidemien 30—40%) bleibt auch das Vi-Antigen die Antwort schuldig. Der Titerwert erlaubt immerhin eine gewisse Abgrenzung spezifischer Infekte (so bei frischen Erkrankungen, Bacillenträgern, von Impfeffekten und Normalagglutination), die im allgemeinen unter dem Wert von 1:100 bis 1:200 bleiben.

Nach Erhitzen auf 60° fallen zunächst O-agglutinable Vi-haltige Bakterien der O-Agglutination anheim.

Vi-Antikörper enthalten nur *Typhus*-Ausscheider, dagegen Ausscheider von Paratyphus A und B nicht. Die positive Vi-Agglutination kann noch 1—2 Monate nach einer Schutzimpfung erhalten bleiben. Der diagnostische Wert besteht vor allem darin, daß ein Typhus *Vi-Widal* 1:5 bereits als verdächtig auf *Bacillenträger* gilt und zur Stuhl- und Urinuntersuchung verpflichtet; bis zu 80% sollen dadurch Typhusbacillenträger erkannt werden. Die spezifischen Phasen bezeichnet man mit lateinischen Buchstaben, die unspezifischen Phasen mit arabischen

Ziffern. Man unterscheidet aber auch noch monophasische von diphasischen Stämmen. Daneben gibt es nach KAUFFMANN einen α-β-Phasenwechsel, der sehr selten ist.

Unter bestimmten Verhältnissen können die Bakterien der Typhus-Coligruppe nicht mehr O-agglutinationsfähig sein, und zwar, wenn die O-antigenhaltige glatte Form (*sog.* „*S*"-*Form* = „*S*"*mooth-Form)* sich in eine typische Rauhform (*R-Form* = „*R*"*ough-Form)* gewandelt hat.

KAUFFMANN unterscheidet ferner eine O-agglutinable „W-Form" (die „*w*"*enig* oder praktisch überhaupt nicht nachweisbares Vi-Antigen enthält) von der V-Form, (die „*v*"*iel* Vi-Antigen hat). Das Vi-Antigen beim Paratyphus B ist salzsäureempfindlich, beim Typhus und Paratyphus nicht.

KAUFFMANN nimmt noch mehr Unterteilungen beim Vi-Antigen an. Diese Untergruppen *je nach ihrer Salzsäureempfindlichkeit* werden mit der römischen Ziffer VI bzw. II bezeichnet. Wir verweisen auch hier des weiteren auf unsere Ausführungen im Abschnitt paratyphöse Erkrankungen.

Zu einer zusammenfassenden orientierenden Übersicht führen wir hier die Antigentabelle von GÜNTHER an, die die Grundlage für die tägliche Diagnostik frisch gezüchteter Stämme aufweist.

Dieses sog. „*Kleine Besteck*" besteht aus den 5 O-Sera II-IV, V-IX, VI-IX-VI. VII, VIII, dem Vi-Serum, den 9 H-Sera a-b-d-i-g, m-m-p-e, h-1, 2, 3 und dem konzentrierten H-Serum 1, 2, 3 für „Schwärmplatten" nach SVEN GARD. Es dürfte in dieser Zusammensetzung für die vollständige Antigenanalyse der in Deutschland häufigsten Ty-P-E-Erreger, sowie für die Erfassung zahlreicher seltener Typen genügen. Die Sera stehen gebrauchsfertig für Objektträgeragglutination zur Verfügung[1].

Epidemiologie.

Die Infektion mit Typhusbacillen erfolgt immer wieder von Mensch zu Mensch entweder direkt oder indem ein typhuskrankes Individuum Bacillen auf ein Medium (Wasser, Milch) überträgt, mit dem ein anderer Mensch oder ein bestimmter Personenkreis in Berührung kommt.

Wenn auch das gleiche Krankheitsbild in mehr oder weniger ausgeprägter Schwere durch die Paratyphus A- und B-Bacillen (SCHOTTMÜLLER) hervorgerufen und der Paratyphus B-Bacillus beim Menschen (und manchmal auch beim Tier) als banaler Enteritiserreger angetroffen werden kann, so hat doch zu gelten, daß die Typhusbacillen ihre Bedeutung als Haupterreger des abdominalen Typhus unvermindert beibehalten haben.

Man ist erstaunt, wenn man zu LIEBERMEISTERs Zeit noch geschrieben findet, der Abdominaltyphus werde in Wirklichkeit niemals direkt von Person zu Person übertragen. Man könne Typhuskranke beliebig berühren und mit ihnen verkehren, ohne angesteckt zu werden. Das Gift des Abdominaltyphus werde mit einer Art spezifischer Fäulnis organischer Substanzen in Verbindung gebracht. Immerhin werden schon die Dejektionen des Typhuskranken als die Träger eines Kontagiums angesehen und auch Epidemien auf Trinkwasserinfektionen bezogen. Es ist die Zeit, da nach PETTENKOFER das Grundwasser das Gift in die Atmosphäre abströmt, das Typhusgift also aus dem Boden in die Luft gelangen könne.

Die Methoden unserer Hygieniker brachten inzwischen in ungeheurer Kleinarbeit Aufklärung über die oft sehr verschlungenen Wege, die der Typhus genommen hat und zu nehmen pflegt. Mit ihnen gelingt es meistens, die Herde ausgebrochener Epidemien aufzudecken. Wenigstens kann dies für Friedensverhältnisse erwartet werden, wo die Überwachung ganzer Landstriche und notwendige Erhebungen über Wohnungs- und Versorgungsverhältnisse relativ leicht ausführbar sind. Größere Massenzusammenkünfte (z. B. Sportveranstaltungen)

[1] Für Spezialstudien sei hingewiesen auf das Standardwerk von KAUFFMANN „Die Bakteriologie der Salmonellagruppe", Verlag Einar Munksgaard, Kopenhagen 1940 (deutsch).

können jedoch schon erhebliche Schwierigkeiten bereiten. In Zeiten aber von kriegerischen Ereignissen und wenn (wie nach dem 2. Weltkrieg) Zu- und Abwanderungen von Flüchtlingen und Scharen illegaler Grenzgänger alltäglich sind, ist es nur allzu gut vorstellbar, daß eine strikte hygienische Überwachung stark beeinträchtigt sein muß und eine gesundheitspolizeiliche Organisation durchbrochen werden kann. Namentlich große Epidemien, wie sie Mitte der 80er Jahre des vorigen Jahrhunderts noch in manchen Städten (Hamburg, München) auftraten, gaben zu belehrenden Beobachtungen reichlich Gelegenheit. Vieles ist inzwischen anders geworden, seitdem man den Erreger kennt. In erster Linie sucht man jetzt beim Typhuserkrankten das infizierende Individuum immer in dessen engerer Umgebung, auch wenn sich dort angeblich augenblicklich kein fieberhaft Kranker vorfindet. Nur die sorgfältigste bakteriologische Untersuchung gestattet freilich, die Aufdeckung und Isolierung von Infektionsquellen, für welche sowohl Dauerausscheider als Rekonvaleszenten, wie auch Patienten mit latenten oder abortiven Typhusinfektionen in Betracht kommen.

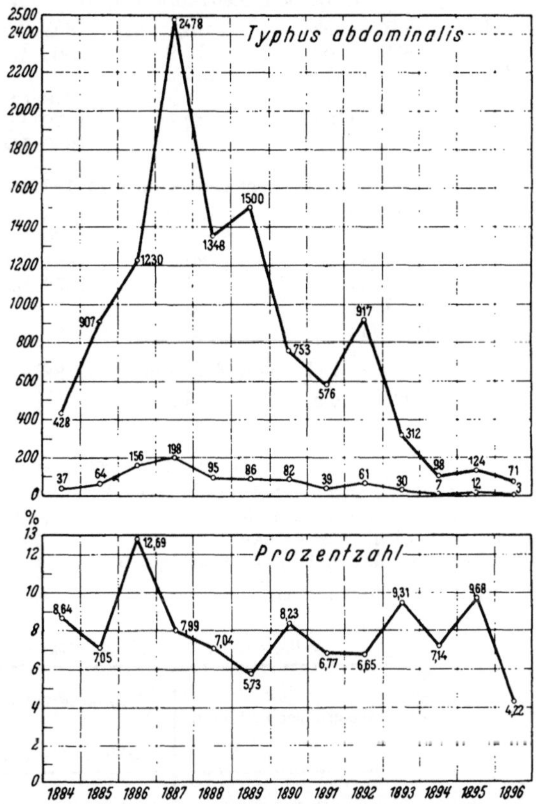

Abb. 1. Typhusmortalität in Hamburg 1884—1896.

Außerordentlich aufschlußreich erscheinen immer wieder die von UHLENHUT niedergelegten Erfahrungen in seinem Buch über „Die Typhusbacillenausscheider und ihre Beeinflussung". In welcher Weise eine Seuchenbekämpfung sich in Gegenden mit auffallender Typhushäufigkeit durchführen läßt, zeigen die Aufzeichnungen über Typhusbekämpfung im Südwesten des damaligen Deutschen Reiches unter WODTKE. Sie enthalten zuverlässige Angaben über 328 Bacillenträger, von denen im Laufe der Jahre 1225 Infektionen ausgegangen sind.

Wir finden auf einer Kurve, welche die Krankheits- und Sterbefälle in den Krankenhäusern St. Georg 1884—1888 und im Eppendorfer Krankenhaus 1889—1896 graphisch dargestellt, einen im Jahre 1893 einsetzenden, seitdem anhaltenden rapiden Abfall. Die Zahl der Krankheitsfälle (obere Kurve), welche im Jahre 1887 eine Höhe von 2478 mit 198 Todesfällen (mittlere Kurve) erreichte, ist im Jahre 1895 auf 124 mit 12 Todesfällen, im Jahre 1896 auf 71 mit 3 Todesfällen heruntergegangen. E. FRAENKEL sagte hierzu: „Solche Epidemien sind die besten Lehrmeister in hygienischer Beziehung, denn sie decken schonungslos hygienische Schäden auf und veranlassen aufs schnellste sanitäre Maßnahmen, die sich dann als dauernd segenbringend erweisen. Seit dieser Zeit ist Hamburg mit einwandfreiem Wasser versorgt, das unter ständiger Kontrolle des gleichfalls aus Anlaß der Cholera errichteten Staatlichen Hygienischen Institutes steht" (Abb. 1).

Wenn man auch von der Hypothese der „giftigen Bodengase infolge Grundwassersenkung", die den PETTENKOFERschen Standpunkt vertrat, abgekommen ist, so hat seine Theorie die Sanierung ganzer Städte entscheidend angeregt und damit letzten Endes einen höchst bedeutsamen Beitrag zur Typhusbekämpfung geleistet.

Die nachstehende Tabelle 2 nach PETTENKOFER und SEIDERER bringt eine Übersicht über die Typhusbewegung in München zwischen 1850 und 1925. Klar lassen sich auf Grund der Bodensanierung dabei 3 große Abschnitte unterscheiden.

Tabelle 2.

Perioden	Zeitraum	Typhussterblichkeit auf 100000 Einwohner	Daten der sanitären Maßnahmen
	1. In dem Zeitraum von 1851—1887 nach PETTENKOFER.		
I.	1851—1859	212,8	1858 Abtrittsgruben dicht gemacht
II.	1860—1866	177,9	1860 Beginn der Kanalisation
III.	1867—1875	130,2	
			1878 Städt. Schlacht- und Viehhof eröffnet
IV.	1876—1887	42,1	1879 Fortfall der privaten Schlachthäuser
			1883 Mangfall-Quellwasserleitung
	2. In dem Zeitraum von 1871—1911 nach SEIDERER.		
	1871	130,0	1878 Städt. Schlacht- und Viehhof eröffnet
			1879 Fortfall der privaten Schlachthäuser
	1881	20,0	1883 Mangfall-Quellwasserleitung
	1891	7	1892 Schwemmkanalisation
	1901	5	
	1911	2	
	3. In dem Zeitraum von 1921—1925 nach SEIDERER.		
	1921—1925	3,2	

Tabelle 3. *Typhus in Bayern 1950*[1].

Gesamtzahl der gemeldeten Verdachts-, Erkrankungs- und Todesfälle	989, davon weiblich	548 und männlich	441
Statistisch nicht auswertbar	24, davon weiblich	10 und männlich	14
Der Verdacht hat sich nicht bestätigt bei . .	202, davon weiblich	95 und männlich	107
Erkrankt waren demnach	763, davon weiblich	443 und männlich	320

Aufgliederung nach Altersgruppen und Geschlecht.

Altersgruppen in Jahren	Absolute Zahlen		Verhältniszahlen auf 100000 der Wohnbevölkerung	
	weiblich	männlich	weiblich	männlich
unter 5	20	36	5,9	10,3
5 bis unter 10	33	48	10,0	13,7
10 „ „ 15	46	68	11,0	15,5
15 „ „ 20	35	38	10,4	11,1
20 „ „ 25	32	23	12,0	6,8
25 „ „ 30	39	17	9,7	5,8
30 „ „ 35	33	16	12,1	8,2
35 „ „ 40	44	17	11,2	5,9
40 „ „ 45	32	13	8,1	4,0
45 „ „ 50	30	16	8,0	4,9
50 „ „ 55	30	6	9,4	2,4
55 „ „ 60	12	5	4,3	2,5
60 „ „ 65	18	5	7,9	3,0
65 „ „ 70	12	5	6,4	3,4
70 und mehr	10	2	3,6	0,9
Alter unbekannt	7	5		
	443	320	9,0	7,6

[1] Aus dem Hygienereferat der Gesundheitsabteilung im Bayer. Staatsministerium des Innern (Prof. Dr. A. SEISER), zusammengestellt von Dr. E. HEIN.

Mit der von BUDD und PETTENKOFER inaugurierten Theorie der Aufspeicherung und Fortentwicklung eines „Giftes“ aus faulenden Substanzen, mit der man seinerzeit sowohl kleine wie große Endemien erklärte, hat man wenigstens einen Auftrieb zur Bekämpfung des Typhus erreicht, wie die obigen Zahlen erkennen lassen. Geblieben ist nicht mehr in der ursprünglichen Form die Grundwassertheorie, aber sie hat zu segensreichen großzügigen Arbeiten zur Sanierung versumpften Bodens in dem tatsächlich faulende Substanzen ihren Nährboden fanden, angeregt. Nach PETTENKOFER waren noch die eigentliche primäre Ursache des Typhus nicht der Erreger, sondern chemische Prozesse in einem unter klimatischer Einwirkung „siechhaft“ gewordenen Erdboden. Diese Theorie spielt noch immer eine Streitfrage im Unterbewußtsein mancher Autoren, vor allem selbst noch in unserer Zeit (im epidemiologischen Denken von WOLTER). Im Lichte unserer modernen Anschauung auf Grund der anerkannten Bedeutung des Typhusbacillus als Erreger wäre natürlich die Annahme PETTENKOFERs, daß das Gift in die Luft gelange, kaum mehr zu stützen. Die Inhalationsgefahr von Bacillen, selbst von Staub eines infizierten Terrains aus, dürfte ungeachtet der Tatsache, daß die Widerstandsfähigkeit des Typhusbacillus verhältnismäßig groß ist und daß er auch in einer beträchtlichen Tiefe des Bodens nicht abstirbt, gering sein. Die Trockenheit schafft dem Typhusbacillus weniger Entwicklungsmöglichkeit. Die Keimfähigkeit wird wesentlich mehr begünstigt, wenn die Erde durchfeuchtet ist. Nach KROCHER und DECHAMPS ist er hier noch nach 5 Monaten lebensfähig.

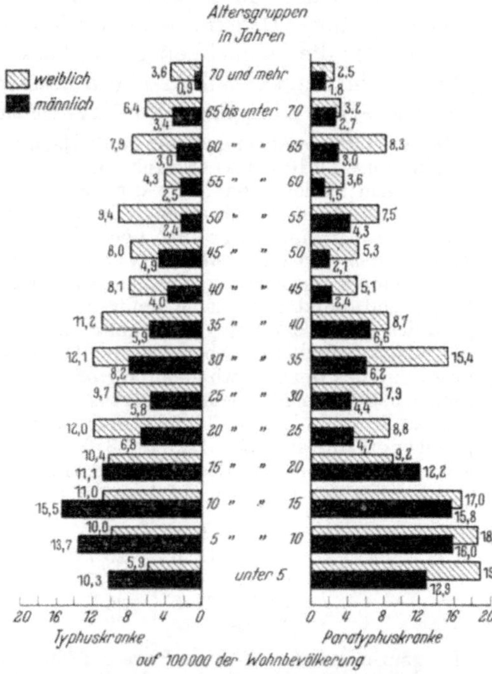

Abb. 2. Die Typhus- und Paratyphuserkrankungen in Bayern 1950 (aufgegliedert nach Altersgruppen und Geschlecht).

In München schien der statistisch bewiesene hohe Grundwasserstand die gefährliche Bodenschicht von der Erdoberfläche abzuschließen und damit die Abdünstung des hypothetischen „Contagiums“ zu verhindern. So war es erklärlich, daß sich gerade hier die Theorie der Bodenverseuchung mit den lokalen Verhältnissen gut in Einklang zu bringen schien. Für die Typhusfrequenz an anderen Orten stimmten jedoch die Münchener Erfahrungen nicht überein.

Vollkommene Ablehnung muß freilich die Ansicht von LOTZE und anderen Bakteriologen treffen, wonach auf veränderten Nährböden je nach den Grundwasserständen eine Umwandlung der apathogenen Colibacillen in die Typhus- und Paratyphusgruppen stattfinden könnte.

Der Typhusbacillus macht keine typische Kontaktinfektion, sondern sein charakteristischer Infektionsweg geht vom Mund in den Darm. So erfolgt eine schlagartige Ausbreitung von Masseninfektionen erklärlicherweise durch das Wasser. Damit wird alles, was mit infiziertem Wasser in Berührung kommen kann, zur Gefahrenquelle: Milch, Speiseeis, mit Wasser gespülte Lebensmittel, kurz Nahrungs-, Genuß- und Reinigungsmittel des Menschen. In Frankreich weiß man z. B. von der Typhusinfektion durch Genuß von Austern und anderer Schalentiere der See, welche mit den Abwässern der Mittelmeerküstenstädte in Berührung kamen (Bélin, Mattéi u. a.).

Je weiter das Trinkwasser in gefaßten Rohrsystemen geleitet wird, desto größer wird die zahlenmäßige und räumliche Ausdehnung der Erkrankungsfälle, wenn die Bacillenausscheidung im Quellgebiet liegt.

Waren auch die Erfahrungen, welche wir durch die großen Wasserepidemien machen mußten, sehr nützlich und richtungweisend, so darf doch auch jetzt eine Typhusausbreitung durch Leitungswasser noch nicht als vollkommen ausgeschlossen gelten. Defekte Kanalisation, unzulängliche Latrinen usw. bringen immer wieder die Möglichkeit einer Wasserepidemie. Zwei Drittel aller Typhusepidemien der letzten 3 Jahrzehnte müssen auf Einsickern von Typhusbacillen in Quellschächte oder direkt in Wasserleitungen zurückgeführt werden.

Hier sei kurz vor allem auch die große Neuöttinger Typhusepidemie angeführt, bei der von 5250 Einwohnern 810 (15%) erkrankten.

Nach dem Bericht von Kisskalt war schon 1946 eine Wasserepidemie in der kleinen Stadt ausgebrochen. Durch einen Rohrbruch kam es damals zum Eindringen der Typhusbacillen; darüber hinaus war auch noch ein Quellschacht undicht, in den Wasser aus einem stark verunreinigten Bach zufließen konnte. Überhaupt war die Wasserversorgung der Stadt sehr zweifelhaft: sie benutzte Quellen, welche alle am Hang eines 20 m hohen Hügels entsprangen und damit noch keine genügende Gewähr für einwandfreies Wasser boten. Oben lag nämlich die äußerst mangelhaft kanalisierte Stadt mit ihren zahlreichen, noch in schlechtem Zustand befindlichen Abortgruben. Die Gesundheitsabteilung des Bayerischen Staatsministeriums des Inneren gab über die große, im Jahre 1948 aufgetretene Neuöttinger Typhusepidemie nachfolgende Übersicht heraus:

In der Zeit vom 1. 5. bis 30. 6. 48 erkrankten 786 Personen. In den Monaten Juli, August, September erhöhte sich diese Zahl auf 810 = 15,6% der Bevölkerung von Neuötting. Auf die Monate Mai und Juni verteilen sich die Erkrankungsfälle in folgender Weise (wobei die Zahlen den Mittelwert der täglichen Zugänge für eine Periode von je 6 Tagen bedeuten):

1. 5.— 6. 5.	4,7	31. 5.— 5. 6.	9,7
7. 5.—12. 5.	20,7	6. 6.—11. 6.	5,0
13. 5.—18. 5.	42,5	12. 6.—17. 6.	2,5
19. 5.—24. 5.	26,7	18. 6.—23. 6.	2,5
25. 5.—30. 5.	22,3	24. 6.—30. 6.	2,8

Im ganzen wurden 1948 in Bayern 2659 Typhusfälle in 598 verschiedenen Gemeinden gezählt. — Ansteigen der Typhuszahlen erfolgte 1950 vermutlich im Zusammenhang mit der Trockenheit des letzten Jahres.

Alters- und Geschlechtsverteilung.

Von 1000 Männern der jeweiligen Altersklassen sind erkrankt:

0— 5 Jahre	132
6—20 Jahre	228
Über 21 Jahre	57

Von 1000 Frauen der jeweiligen Alterklassen sind erkrankt:

0— 5 Jahre	118
6—20 Jahre	265
Über 21 Jahre	160

Es *starben* von den Erkrankungsfällen in Neuötting 62 = 7,7%.

Auf den gesamten Landkreis Altötting wurden bis zum 30. 9. 48 im ganzen 1110 Erkrankungsfälle ermittelt mit insgesamt 97 Todesfällen = 8,7% Letalität.

Sehr erschwert wird die Seuchenbekämpfung durch Identifizierung von Infektionsträgern dadurch, daß eben zumeist der erste Typhusfall (und oft noch viele folgende Fälle) nicht zeitig genug diagnostiziert werden können. Häufig bleiben die ersten Erkrankungsfälle in irgendeiner anderen Gruppe fieberhafter Infekte verborgen. Sauer berichtet von einer Hausepidemie mit 151 Kranken, wobei 6 Ärzte, 1 Hausgeistlicher und 39 Schwestern erkrankten und die einwandfreie Typhusdiagnose erst eine ganze Woche später gestellt wurde.

Die Mindelheimer Epidemie von 1949 führte zunächst dazu, daß innerhalb einer Woche 50% der Knabenschüler wegen irgendwelcher „Unpäßlichkeit“ oder „grippaler Infekte“ dem Unterricht fernblieben. Auch in Neuötting dachte man zunächst an „Grippe“ und tatsächlich soll dort auch die sog. „Balkangrippe“, mit Milzschwellung einhergehend, in 20—30% der Fälle sicher festgestellt worden sein. Neben der Grippe können irrigerweise angenommene Malaria, Miliartuberkulose, Viruspneumonien, Leptospirosen (Canicola- und Feldfieber usw.) Anlaß zu Verkennung von Typhusinfektionen geben. Weiter muß auf diagnostische Schwierigkeiten beim Typhus im Wochenbett oder bei abortiven Verlaufsformen verwiesen werden.

Trotz unserer fortgeschrittenen Erkenntnisse über die Verbreitungsweise des Typhus abdominalis sind die letzten Aufklärungen bei manchen Epidemien doch noch nicht möglich.

Für den Seuchenverlauf sind immer und immer wieder die besonderen Umwelteinflüsse entscheidend. Maßgebend ist aber auch, unter welchen hygienischen Verhältnissen Typhusbacillen ausgestreut werden (Wohnungsbedingungen, besonders überbelegte Quartiere, Lager, Kasernen), in welchem Milieu sie verbreitet werden (Ernährungszustand der Bevölkerung, Impfung), ferner welche Bedingungen den Krankheitserregern für ihre weitere Auskeimung und für ihre Lebensdauer beschieden sind.

In beängstigender Weise nahm der Typhus abdominalis zu nach dem Jahre 1945, so in Mecklenburg (das schon im September 1945 3000 Typhuskranke aufwies), in Ostholstein, in Niedersachsen, in Greifswald (16000 Typhusfälle mit der ungeheueren Letalitätsziffer bis zu 24%). In Ostdeutschland schätzt man von 1945—1947 die Morbiditätsziffer auf 34000.

Solange es Typhusbacillenträger gibt, so lange wird Typhus auftreten und von neuem werden dadurch Bacillenträger geschaffen werden. Ihre Zahl ist um so größer, je ausgedehnter die Epidemien geworden sind. Proportional wächst auch die Infektionsmöglichkeit auf indirektem Wege. Der Infektionsherd ist um so gefährlicher, je weniger er erkannt und je länger er unbekannt bleibt. Daß Keimausscheider jahrelang Infektionsquellen bleiben können, ist allgemein bekannt. Ebenso weiß man, daß Typhusbacillen im Stuhl nicht nur nach Darmaffektionen, sondern auch nach Cholecystitiden ausgeschieden werden. Beim weiblichen Geschlecht, welches noch mehr als das männliche zu diesen Gallenblasen- und Gallengangserkrankungen neigt, können auch in der Vagina oder im Introitus vaginae spezifisch typhöse lymphogene Geschwüre vorkommen (SCHOTTMÜLLER, NÜRNBERGER, BINGOLD). Somit ist in diesem Zusammenhang eine Bacillenausscheidung durch Vaginalsekret und Urin gegeben. Die Keimausscheidung im Urin muß stets bei verdächtigen Personen in Erwägung gezogen werden, selten werden auch im Sputum Typhusbacillen angetroffen.

Die Gefährdung durch Bacillenausscheider steigt in dem Maße, wie die infizierte Person beruflich mit Dritten in Kontakt kommt. Keimträger in Lebensmittelgeschäften, Metzgereien, Bäckereien, Molkereien, Küchenbetrieben, Wäschereien, aber auch Pflegepersonal in Krankenhäusern sind die gefährlichsten Verbreiter und können zu langen Infektionsketten Anlaß geben. Dies unterstreicht die Bedeutung der besonderen Überwachung dieser Personenkreise.

Umgekehrt scheinen auch Personen (Ärzte, ihr Hilfs- und einschließlich Laboratoriumspersonal), welche mit Infektionsquellen beruflich direkt oder indirekt zu tun haben, vermehrt gefährdet. Es ist daher eher verwunderlich, daß in Deutschland nach R. MÜLLER nicht mehr als 25 reine Laborinfektionen mit Typhus bekannt sein sollen (s. S. 1419).

Die bakteriologischen Untersuchungen haben immer wieder bestätigt, daß die Bacillen um so länger lebensfähig bleiben, je feuchter das Milieu ist, in das sie sich einnisten konnten.

Von DOHNLE wird in neuerer Zeit den *klimatischen* Faktoren in anderer Form Bedeutung beigemessen; so schreibt er den Kaltluftströmen zu bestimmten Jahreszeiten einen besonderen Einfluß zu. „Bleibt der Kaltlufteinbruch vorübergehend und wird er wieder von sommerlichen Temperaturen gefolgt, so findet weiter eine Aufwärtsbewegung der Seuchenkurve statt. Tritt dagegen Kaltluft in nicht zu kurz dauernden Perioden auf, so ergibt dies eine Hemmung der Aufwärtsbewegung und schließlich eine Umkehrung der Seuchenkurve. Je intensiver und ausgedehnter diese Kaltluftperioden sind, um so rascher finden wir ein Absinken der Seuchenkurven."

SCHÄFER hält es für fraglich, ob eine echte Saisonabhängigkeit in Betracht komme oder ob nicht infolge der höheren Außentemperaturen mit veränderten sommerlichen Lebensgepflogenheiten (Aufenthalt im Freien, Defäkation im Freien, Obstgenuß u. dgl.) eine Vermehrung der Fliegen als Überträger und damit viel wichtigere Expositionsfaktoren gegeben seien.

Die Rolle krankheitsübertragender Insekten ist noch nicht ganz geklärt. HAMILTON und DOPTER konnten Typhusbacillen auf den Füßen von Fliegen und selbst in den Exkrementen von Fliegen, welche sich in der Umgebung Typhuskranker befanden, nachweisen. Man könnte sich demnach eine Übertragung von Stuhlkeimen auf Nahrungsmittel durch Fliegen gut vorstellen. Warum sollten sich auf einem geeigneten Kulturmedium Typhusbazillen nicht so stark vermehren können, daß ihre Zahl zur Infektion eines Menschen genügte? (vgl. auch Prophylaxe S. 1467ff.). Als Ansteckungsquelle kommt aber doch nach wie vor in allererster Linie der Mensch selbst in Frage.

Disposition.

Die Unsicherheit, mit der die Erklärungsversuche der verschiedenen Empfänglichkeit belastet sind, gibt sich auch beim Typhus kund. Das zeigen die Umschreibungen an, die das Wesen der wechselnden Disposition erklären sollen.

Man spricht von einer optimalen Beziehung zwischen Disposition und Noxe oder — ohne einen Beweis dafür zu erbringen — von natürlicher Resistenz, „von einem angeborenen Reaktionspotential zur Immunisierung" usw.

Die Bildung einer erhöhten Immunität muß natürlich unter besonderen Verhältnissen angenommen werden. Ist sie angeboren, so ist sie zuverlässiger als eine erworbene (DÖRR). Wenn man sie mit einer Steigerung spezifischer Abwehrstoffe in Verbindung bringt, so ist man allerdings damit dem Grund für erhöhte Abwehr und Empfänglichkeit noch nicht nähergekommen.

Von all den Ursachen läßt sich das sagen, was wir bereits allgemein von den Infektionen wissen. Maßgebend ist

1. die Masse der Bakterien, die den Organismus überfällt;
2. der Grad der Exposition gegenüber der Infektion;
3. die latente Durchseuchung, die einen umstrittenen immunisatorischen Wert darbietet, da, wie wir das bei der Grippe, aber auch beim Typhus beobachteten, auch bei einer durchseuchten Bevölkerung plötzlich die Infektion vollwertig aufflammen kann, wenn ein gewisser Grad von Immunität überschritten ist. Gerade *die stille Feiung* kann, zwar dem Einzelnen von Vorteil, als unbekannte Infektionsquelle eine Seuche entfachen;
4. eine erneute Exposition eines Körpers, der unter schädigenden äußeren Einflüssen (Hunger, Durchkältung) oder
5. unter andersartigen Infektionen (Enteritis, Hepatitis, Grippe usw.) steht.

Die Steigerung der Virulenz eines Erregers unter einer solchen Schädigungen ausgesetzten Personengruppe kann zweifellos den Zustand der Infektionsabwehr wesentlich beeinflussen, auch unter Umständen für den Genius epidemicus bedeutsam sein. Auf der anderen Seite verbirgt sich hinter einer vermutlichen „natürlichen Resistenz" eine bereits latent erworbene Immunität.

Wir setzen nur zu oft schädigende Einflüsse als leicht erklärbar voraus, in Wirklichkeit aber fehlen noch große Statistiken darüber, wie weit wir den Grad der individuellen Dispositionen und damit die Infektionsresistenz zahlenmäßig erfassen können, und wie weit wir einen Einfluß auch auf die Seuchengefahr haben.

Das wirksamste Mittel zur Herabsetzung der Krankheitsdisposition ist, worauf wir noch näher eingehen werden, die Schutzimpfung. Aber auch bei der Anwendung dieser Art von Seuchenprophylaxe können wir bis jetzt nur mit weitgehendem Vorbehalt abschätzen, in welchem Ausmaße ein Typhus anläßlich einer Masseninfektion verlaufen und welchen Typ er annehmen wird. Bezeichnend ist, daß im Schrifttum — wenn auch lediglich von vereinzelten Autoren — nur bedingt zustimmende Stellung zur Schutzimpfung genommen wird (SEISER).

Man sollte denken, daß Laboratoriumsinfektionen mit Reinkulturen von Typhusbacillen einen wesentlich besseren Aufschluß hätten geben können.

KISSKALT hat über die Ergebnisse einer Umfrage, die er 1915, 1929, 1939 und zuletzt 1949 an die verschiedenen Untersuchungsämter gerichtet hat, neuerdings durch WALTER SCHÄFER berichten lassen.

Der Fragebogen enthielt folgenden Wortlaut:

1. Sind bei Ihnen Fälle von Infektionen mit Reinkulturen von Typhus- oder Paratyphusbacillen oder anderen Bakterien oder Virus vorgekommen?
2. War die Infizierung durch eine Bakterienkultur erwiesen oder bestanden zur gleichen Zeit auch andere Infektionsmöglichkeiten, z. B. mit infektiösem Stuhl oder Blut (bzw. Staub u. dgl.)?
3. Sind Laborinfektionen aufgetreten, ohne daß der Infektionsmodus nachträglich zu rekonstruieren gewesen wäre, die aber trotzdem als Laborinfektionen anzusehen sind?
4. Alter, Geschlecht, Jahreszeit? — Der Bacillenaufnahme vorangegangene Erkrankung des Verdauungsapparates, schlechter Ernährungszustand oder sonstiger unspezifischer Infekt (Erkältung u. dgl.)?
5. Wie erfolgte die Infektion? — Wie viele Stunden nach einer Mahlzeit?
6. Wurden vermutlich viele Bacillen aufgenommen? — Was geschah nach Aufnahme der Bacillen?
7. Wie lange war die Inkubationszeit? — Wie war das Verhalten des Patienten bis zum Ausbruch?
8. War der Patient schutzgeimpft? — Wie lange vorher? Wie oft?
9. Wie verlief der Fall? Leicht, schwer? — Züchtung von Bacillen, Agglutinationstiter?
10. Ist über die Reinkultur näheres bekannt? — Aus Stuhl, Milz usw. stammend? — Stammt die Kultur von einem Fall, über dessen klinischen Verlauf (schwer oder leicht) Näheres bekannt ist?
11. Besondere Eigenschaften? Leicht, schwer agglutinierbar? Virulenz?
12. Wie lange war sie vor der Infektion auf künstlichen Nährböden? Auf welchen? Wurde sie oft umgeimpft?
13. Sind Ihnen andere Fälle bekannt? — Wer kann darüber Auskunft geben?
14. Sind Ihnen Fälle bekannt, wo trotz Aufnahme von Typhusbacillen in den Mund keine Erkrankung eintrat?
15. Wünschen Sie ausdrücklich, daß der Fall anonym behandelt wird?
16. Haben sich an dem Falle andere Personen infiziert?
17. Sind Ihnen Fälle von beabsichtigter krimineller Infektion mit Bakterienstämmen bekannt und welche?
18. Welche Maßnahmen bzw. Vorschriften empfehlen Sie zur Verhütung von Laboratoriumsinfektionen?

72 Kollegen der Westzonen haben die Fragen beantwortet. Daraus war im Grunde genommen nicht viel mehr zu entnehmen, als daß bei Nichtgeimpften die Inkubation kürzer war, als es dem Durchschnittswert von 13—14 Tagen entspricht, und daß „ein geimpfter Organismus mitunter offenbar länger als ein ungeimpfter ohne Einbuße seiner Gesundheit mit den eingedrungenen Keimen fertig zu werden vermag“ (KISSKALT). — Der Verlauf, um so schwerer, je kürzer die Inkubationszeit war, geht bei den 92 ungeimpften und den 66 geimpften Kranken aus der Tabelle 4 hervor.

Tabelle 4.

	Insgesamt	Tot	Schwer	Mittel	Leicht
Geimpft innerhalb des letzten Jahres . .	32	1	7	11	13
Geimpft vor mehr als 1 Jahr	34	1	12	12	9
Nicht geimpft	92	12	41	21	18

Im großen und ganzen hat also das Ergebnis aus solchen „experimentellen Infektionen bei Menschen" bei einigen Erkrankten gezeigt, daß das Überstehen des Typhus (was man freilich schon früher wußte) eine dauernde Immunität nicht hinterläßt. Hinsichtlich der Disposition hat es uns wenig Aufklärung gegeben.

Pathologie.

Systematische Untersuchungsergebnisse an den Organen von Typhusleichen wurden in einer morphologischen Darstellung 1869 aus der Klinik LIEBERMEISTERs (Basel) wiedergegeben. In erster Linie handelte es sich hier um eine Analyse von Einzelerscheinungen, die aber gegenüber den früheren Veröffentlichungen auch in pathogenetischer Beziehung bereits Zusammenhänge aufweisen. Aus der Arbeit von EBERTH, die zugleich den Nachweis des Erregers erbrachte, lassen sich noch mehr Hinweise auf die Hauptentwicklungsstätte im Lymphgefäß- und Lymphdrüsengebiet herausfinden.

Im Jahre 1885 setzte vor allem von Hamburg aus (FRAENKEL und SIMONS) eine Forschung pathologisch-bakteriologischer Art ein, die sich sowohl der Entwicklung der Krankheit, den Wegen, die die Erreger im erkrankten Körper nehmen, ihrer Ablagerung und Vermehrung und schließlich auch der Frage, wie die Typhusbacillen den Körper verlassen, in kritischer Weise zuwandte.

Man wird relativ sehr selten im Sektionsmaterial Typhusfälle im Anfangsstadium erfassen können. Zweifellos läßt die pathologisch-anatomische Untersuchung je nach dem Zeitpunkt der Infektion verschiedene Bilder erkennen. Die Residuen einer hochfieberhaften Erkrankung zeigen sich bei der Obduktion in Gestalt der Typhuszunge, die trocken-borkigen Belag aufweist. Zu Beginn der Erkrankung dürfte nur in Ausnahmefällen etwas anderes im Magen-Darmkanal vorzufinden sein als eine gerötete Schleimhaut. Patienten, die nicht schon im ersten Stadium dem tödlichen Versagen des Herzens anheim fielen, zeigen dem Obduzenten schon frühzeitig ein dem Typhus eigentümliches Granulationsgewebe, das vor allem von ORTH 1887 näher untersucht und von ihm den infektiösen Granulationsgeschwülsten zugerechnet wurde. ORTH hat beobachtet, daß diese typhösen Neubildungen über ihre Begrenzung in die umgebenden Gewebe hinausgreifen. Der knötchenförmige Bau soll dabei nicht verlorengehen, wenn auch qualitative und quantitative Unterschiede hinsichtlich der Zellanlagerung bestehen. Der Begriff der „Typhuszelle" und des „Typhusknötchens" beherrscht auch heute noch die Typhushistogenese (CHRISTELLER). Sie war schon 1871 RINDFLEISCH bekannt. Wenn diese cellulären Elemente auch mehr den Lymphocyten zugerechnet wurden, so wird heutzutage GRAEFF zugestimmt, daß sie als histiocytäre Elemente endothelialen — ruhenden oder in Wanderung begriffenen — Zellen zugehören. Das Bedeutsame ist die Nekrobiose, der diese Zellelemente ausgesetzt sind, wenn auch Wucherung und abklingende Reaktionen je nach der lokalen Begrenzung miteinander oder nebeneinander einhergehen können. Wir werden das bei den geschwürigen Prozessen in bestimmten Darmabschnitten zu beschreiben haben.

Es finden sich unter der Einwirkung von Typhusbacillentoxinen verschieden gelagerte Gewebsreaktionen. Damit soll aber nicht gesagt sein, daß diese Herde nur indirekt auf die Einwirkung von Typhusbacillen zurückgeführt würden.

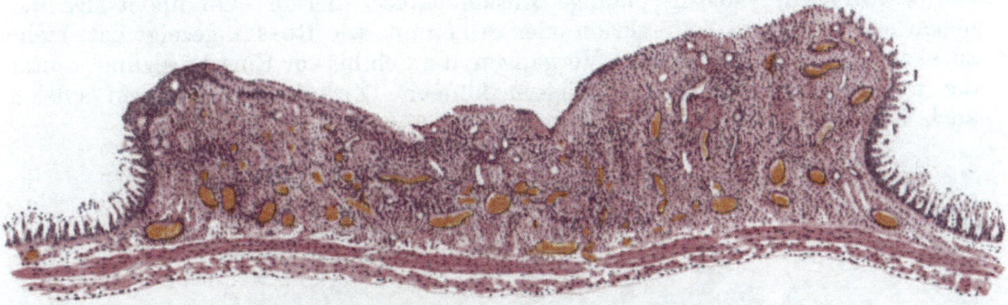

Abb. 3. Markige Schwellung eines PEYERschen Haufens des Ileums (Lymphonodulitis intestini typhosa). Verlust des Epithels. Zwischen dem (hellen) typhösen Granulationsgewebe, das vielfach deutliche Knötchenform besitzt, liegen Reste des (dunklen) lymphatischen Gewebes der Follikel. Starke Hyperämie. (Nach CHRISTELLER: Aus HENKE-LUBARSCH' Handbuch.)

FRAENKEL hat solche Gewebsteile vor der histologischen Untersuchung bebrütet und festgestellt, daß es in ihnen zu einer Anreicherung der Typhusbacillen kommt. Immerhin könnte die Frage aufzuwerfen sein, ob nur die Entzündungsvorgänge direkten Einwirkungen der Typhusbacillen entsprächen, die reaktiven dagegen

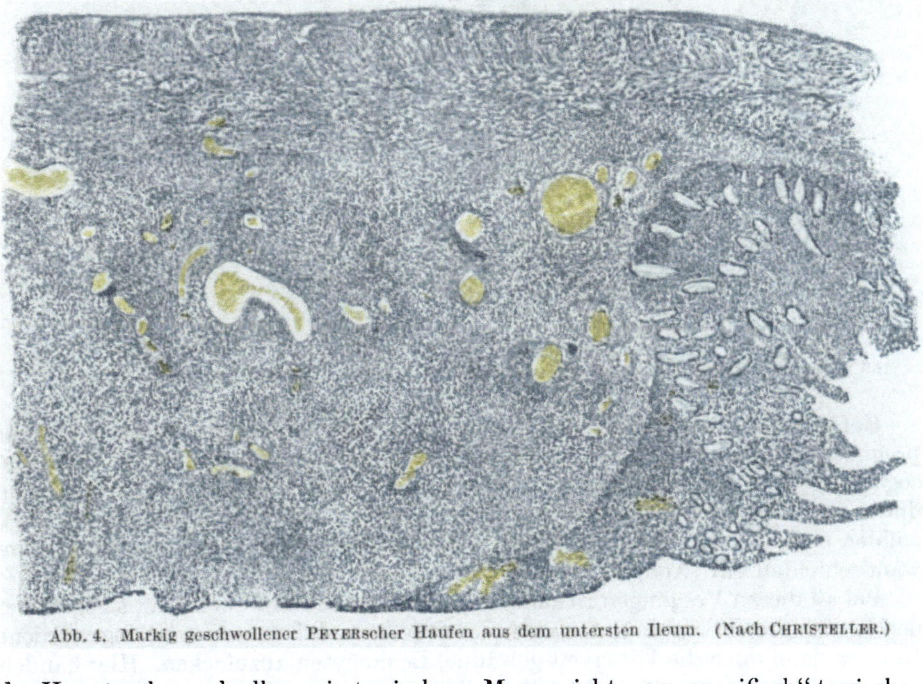

Abb. 4. Markig geschwollener PEYERscher Haufen aus dem untersten Ileum. (Nach CHRISTELLER.)

der Hauptsache nach allgemein toxischen. Man spricht von „spezifisch“ typischen Granulomen. Wollte man aber sie einzig und allein den Typhusbacillen zusprechen, so könnte man die Bezeichnung spezifisch wohl anzweifeln, denn es gibt bekanntlich auch unter der Einwirkung anderer Noxen ganz ähnliche Granulome. Man denke z. B. an solche lediglich unter Fremdkörpereinwirkung. Verschieden sind beim Typhus diese Zellanhäufungen höchstens durch ihren knötchenförmigen

Bau und die Eigenart der sog. Typhuszellen, die sich eben als histiocytäre Elemente darstellen. Sie verfallen vielleicht auch leichter als andere Granulome der Nekrose.

Der Protoplasmazerfall tritt in besonders deutlicher Form in der Muskulatur als „ZENKERsche wachsig-schollige Muskelnekrose“ hervor. Oft findet sich daneben sekundär eine Zellreaktion oder es kommt, wie RÖSSLE gezeigt hat, mehr zu exsudativen entzündlichen „Vorgängen, die sich bis zur Einschmelzung“ unter der hyperergischen Reaktion steigern können. Zirkulationsstörungen spielen auch hier eine Rolle.

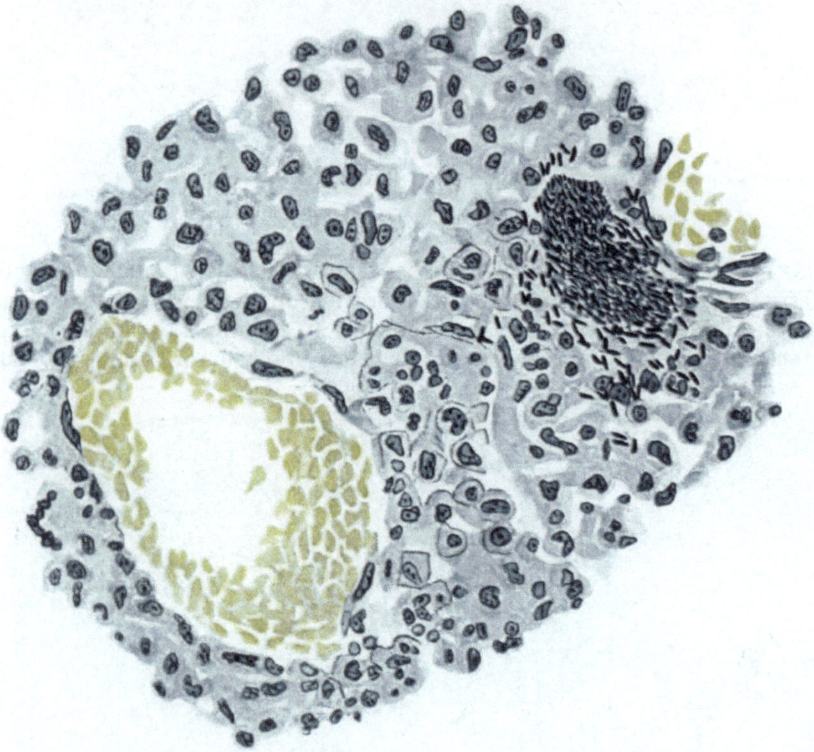

Abb. 5. Bacillenhaufen neben einer Capillare aus der vorangehenden Abbildung. (Nach CHRISTELLER.)

Gefäßwandschädigungen treten in Form hämorrhagischer Diathese als prognostisch ungünstiges Zeichen hervor. Intimaschädigungen an Arterien und sogar an Venen ziehen gelegentlich auch größere Blutungen nach sich. Wir sehen diese Gefäßarrosionen besonders in Gestalt der Darmblutungen. Manchmal wühlen sich, gleich einem Aneurysma dissecans, Blutergüsse zwischen die Darmwandschichten ein (Apoplexie des Darmes, CHRISTELLER).

Bei all diesen Vorgängen ist immer wieder die negative Chemotaxis gegenüber den Leukocyten erkennbar. GRAEFF glaubt jedoch, daß das nekrotisch gewordene Gewebe dann doch die Fähigkeit gewänne, Leukocyten anzulocken. Hier handelt es sich sekundär um die übliche Fremdkörperreaktion, die, unspezifisch, sich in exsudativ katarrhalischen, teils eitrigen, teils fibrinösen Vorgängen bemerkbar macht. Letztere tritt dann besonders in Erscheinung, wenn banale Eitererreger einwandernd zu Einschmelzungsprozessen Veranlassung geben.

Mitunter müssen aber auch eitrige Prozesse (Milzabsceß, Cholangitis, Osteomyelitis, Muskeleiterungen) auf eine Monoinfektion durch Typhusbacillen zurückgeführt werden. Solche als unspezifisch aufzufassende exsudativ-entzündliche Reaktionen treten mitunter in Leber, Milz, Nieren und Lymphknoten in Erscheinung, ebenso auch in Lungen, in den Geschlechtsorganen, in der Parotis, in der Schilddrüse und im Myokard. Leberabscesse sollen in 0,6% aller Typhussektionen zentral oder unter der Kapsel beobachtet werden. Wir haben nur einen Fall von Pylephlebitis durch Typhusbacillen in Mischinfektion mit Streptokokken gesehen.

Nach der ausgezeichneten Beschreibung des pathologisch-anatomischen Bildes durch GRAEFF, ebenso durch CHRISTELLER und RÖSSLE ist in pathologisch-anatomischer Beziehung nicht mehr häufig zur Histologie und Pathologie des Typhus Stellung genommen worden. Im großen und ganzen werden die Befunde dieser früheren Autoren in beiden Nachkriegszeiten bestätigt.

WÄTJEN hat in Übereinstimmung mit DONAT häufiger als früher eine herd- und knötchenförmige interstitielle Myokarditis festgestellt, bei der Parenchymdegenerationen zurücktraten. Er hält diese Myokardreaktion aber nicht für typhusspezifisch. „Auf dem Boden eines interstitiellen Ödems bzw. einer serösen Entzündung entwickelt sich diese Myokarditisform und ihr knötchenförmiger Charakter läßt für die Typhusfälle daran denken, daß, wie beim infektiösen Rheumatismus, beim Scharlach und bei der Tuberkulose, auch hier eine allergische bzw. parallergische Reaktion zugrunde liegt, bei der die Typhusinfektion die Rolle des umstimmenden Faktors spielt."

Vom Standpunkt des Pathologen aus macht CHRISTELLER folgende Einteilung:

1. Klassischer Abdominaltyphus;

2. Typhus superior, inferior, levissimus, gravis mit Komplikationen, Typhus sine typho, Typhussepsis, Organtyphus, Gastroenteritis typhosa.

Wir sehen also, daß auch die Verlaufsart in diese Einteilung einbezogen wird, je nachdem die Symptome mehr oder weniger hervortreten. Wir glauben, daß man die Gliederung „Typhussepsis" und „Organtyphus", „Typhus mit und ohne Komplikationen" entbehren kann.

Hinsichtlich der *intestinalen* Veränderungen unterscheidet CHRISTELLER 5 qualitativ verschiedene Einzelstadien, wobei sich die auffallendsten Vorgänge bei der Obduktion am lymphatischen Apparat des Darmes abzeichnen (Lymphonodulitis intestini typhosa).

Über den Ablauf dieser einzelnen Stadien herrscht keine völlige Einigkeit. Nach RÖSSLE deckt sich die lehrbuchmäßige Übereinstimmung vom klinischen Stadium und anatomischen Darmbefund nur in $^2/_3$ aller Fälle.

Nach CHRISTELLER ergibt sich im

1. Stadium: Solitärfollikel bis Erbsengröße, Hyperämie, Schwellung der PEYERschen Plaques in Parallel- und Längsrichtung. Großzellige Infiltration. Nachweis von Typhusbacillen im Gewebe.

2. Stadium: Nekrose und Verschorfung. Fettiger Zerfall, Resorption nach GRAEFF, noch häufiger als Geschwürsbildung. a) Exsudativ-ulcerierende Form mit pseudomembranösen Fibrinauflagerungen, deren Ablösung noch möglich ist. b) Sequestrierende Form. Gleichzeitig Nekrose der markig geschwollenen Platte am häufigsten.

3. Stadium: Abstoßung der Pseudoschorfe, Geschwürsbildung. Ränder wulstig, glattrandig, oft auch nach innen gerollt oder überhängend.

4. Stadium: Geschwürsreinigung. „Gewöhnlich geht das Ulcus bis auf die Ringmuskulatur."

5. Stadium: Die Ränder des Ulcus verwachsen mit der Unterlage. Eine eigentliche Narbe braucht auf der Schleimhaut nicht aufzutreten.

ZORN hat bei 316 Fällen folgende Veränderungen im Darmkanal lokalisiert gesehen.

Dünndarm mit Beteiligung des Dickdarms	167 = 53%
Ohne	149 = 47%
Davon nur unterstes Ileum	62 = 20%
Ileum	83 = 26%
Ileum bis Jejunum	4 = 1%
Dünndarm und Coecum	44 = 14%
Dünndarm, Coecum und Colon	106 = 33%
Dünndarm, Dickdarm und Rectum	17 = 5%

Nach KALBFLEISCH sind die Capillaren im Bereich der geschwollenen PEYERschen Haufen „entgegen dem makroskopischen Eindruck der Blässe" erweitert. Die Hyperämie ist die Voraussetzung der Hyperplasie, so wie im weiteren Verlauf die Dauerstase die Vorbedingung der Nekrose, der Verschorfung ist. „Und wenn in einem kleinen Strombahngebiet die perirubrostatische Hyperämie bestehenbleibt, bei Dauerstase in den übrigen Teilen dieses PEYERschen Haufens, so ist,

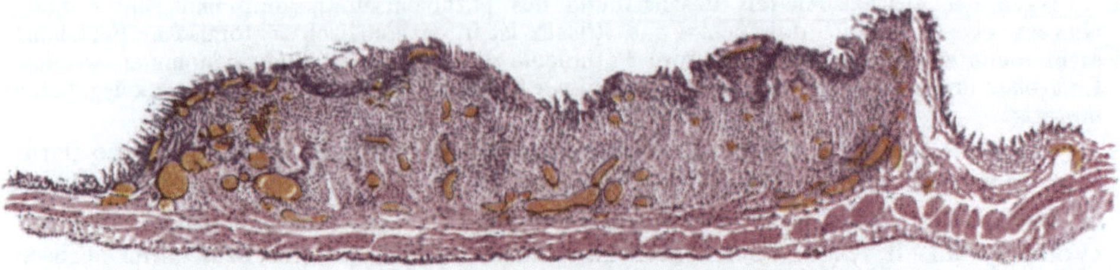

Abb. 6. Verschorfung eines PEYERschen Haufens des Ileums. Exsudativ-ulcerierende Form. Unzusammenhängende Nekrosen an der Oberfläche der geschwollenen Platte. (Nach CHRISTELLER.)

bei der Länge des Schorfes, die Voraussetzung zur Blutung aus dem Geschwürsgrund gegeben."

Im übrigen sind örtliche Nekrosen, Infarkte, sogar Einschmelzungsherde kein außergewöhnlicher Befund bei der Obduktion. Es ist selten, daß man sie aus dem klinischen Bild in auffallender Weise herausfindet, wenn nicht die Serosa an einer entsprechenden Stelle als Folge solcher pathologischen Vorgänge rupturiert.

Auf die pathologisch-anatomischen Veränderungen bei den verschiedenen Organen soll im Zusammenhang mit den klinischen Veränderungen noch näher eingegangen werden.

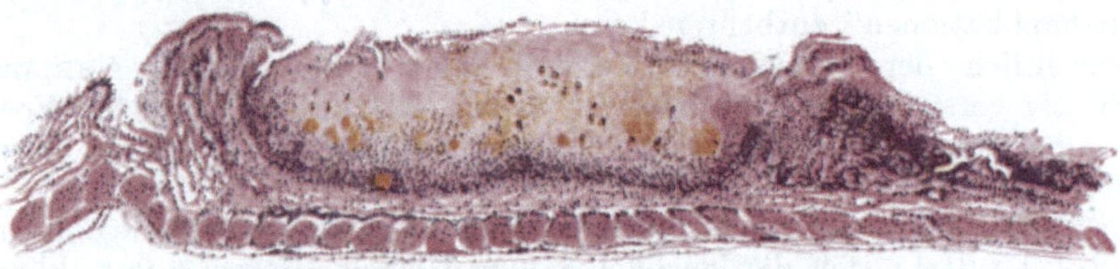

Abb. 7. Verschorfung eines PEYERschen Haufens des Ileums. Sequestrierende Form. Tiefgreifende zusammenhängende Nekrose der geschwollenen Platte. Leukocytenreicher (dunkler) Demarkationswall. Am linken oberen Rande Beginn der Ablösung. (Nach CHRISTELLER.)

Unter den vielen möglichen Komplikationen sind manche nur in vereinzelten kasuistischen Beiträgen vorliegend. Unter den Entzündungserscheinungen, Ulcerationen, Absceßbildungen an den verschiedensten Organbereichen, die kaum in ihrer Gesamtheit aufgezeichnet werden können, sind unter anderem Geschwürsbildungen am Aryknorpel, Ödeme in der Larynxgegend, Perichondritiden mit ihren oft schwerwiegenden Symptomen (Husten und Erstickungsanfällen) zu nennen, so daß ROKITANSKY schon wegen der herrschenden Krankheitszeichen geradezu von einem „Laryngotyphus" gesprochen hat.

Strumitis acuta, Mediastinitis nach Hilusdrüsennekrose und Vereiterung (RÖMER) finden sich im Schrifttum als außergewöhnliche Komplikationen aufgeführt.

Viel bedeutsamer ist die fast regelmäßige Beteiligung des Respirationstractus am typhösen Prozeß. GOLDSCHEIDER führte die Bronchopneumonie in 20% der Fälle im ersten Weltkrieg als Todesursache an. In manchen Fällen gleicht der anatomische Befund in seiner Schwere dem der epidemischen Grippe. Tracheitis, Bronchitis bis zur Bronchiolitis in den feinsten Verzweigungen oft mit Entblößung der Schleimhaut, der sammetartigen Schwellung kann erklärlicherweise in Zeiten einer Grippeepidemie zu Fehldiagnose führen. Auch hier erinnert die Bezeichnung Broncho-, Pecto- oder Pneumotyphus daran, daß solche Fälle in früherer Zeit nicht ganz selten waren.

In gleicher Weise kann die hypostatische Pneumonie oder das Lungenödem, als Effekt der Herzinsuffizienz, bei der Sektion in Erscheinung treten. Lungenabscesse, Lungeninfarkte, Lungentuberkulose finden sich mitunter als Haupterkrankungszeichen oder als Nebenbefund. Das Hinzutreten von Mischinfektionen

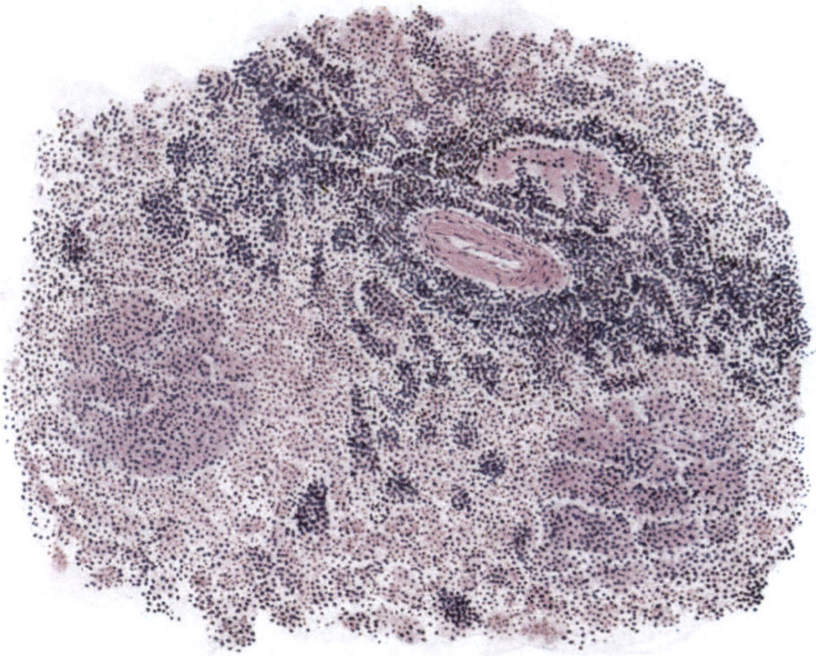

Abb. 8. Milz. Zwei Typhusknötchen in der roten Pulpa, aus histiocytären „Typhuszellen" bestehend. Oberhalb davon ein etwas komprimierter Milzfollikel mit schräggetroffener Follikelarterie und zentraler hyaliner Degeneration. (Nach CHRISTELLER.)

vervollständigt oft das symptomenreiche Bild. Die Eigenart des Typhus abdominalis als Erkrankung des lymphatischen Systems äußert sich in seltenen Fällen manchmal nur in Schwellung der Mesenterialdrüsen, in denen es zu einer starken Zellwucherung kommt. Aber auch anderenorts, am Magen, in der Hilusgegend, am Nacken und Hals, sogar an außergewöhnlichen Stellen können diese Zellproliferationen makroskopisch oder histologisch hervortreten. Das gleiche ist der Fall in der *Milz*, die sich hyperämisch, hyperplastisch mit zahlreichen rundlichen Nekroseherdchen, Blutungen und Bacillenhaufen intralienal oder subkapsulär dunkelrot und zerfließlich darbieten kann.

Nach GRAEFF ist die größte Schwellung mit der 3. Woche erreicht. Auf dem Schnitt zeigt sich ein gewisser Entwicklungsgang. Zu Beginn erscheinen die Follikel als feinste graue Pünktchen bei noch erhaltener Trabekelzeichnung. Beim Durchschneiden quillt die Pulpa über die Schnittfläche hervor, später wird die Milz wieder schlaffer und kleiner, „der Schnitt wird etwas uneben, die Pulpa erscheint eher etwas eingesunken, ist mehr oder weniger braun getönt, die Follikel treten weniger deutlich hervor".

Mitunter wird die Schnittfläche von Milzinfarkten beherrscht. In solchen Fällen finden sich perisplenitische Symptome.

In der Leber treten neben den Typhomen bei längerer Krankheitsdauer Zeichen von Verfettung hervor. Hölscher beobachtete in 3 Fällen von Typhus akute gelbe Leberatrophie.

Hier wollen wir noch unser Interesse dem Knochenmark zuwenden, auf dessen Bedeutung als Ablagerungsstätte für den Typhusbacillus E. Fraenkel vor allem hingewiesen hat.

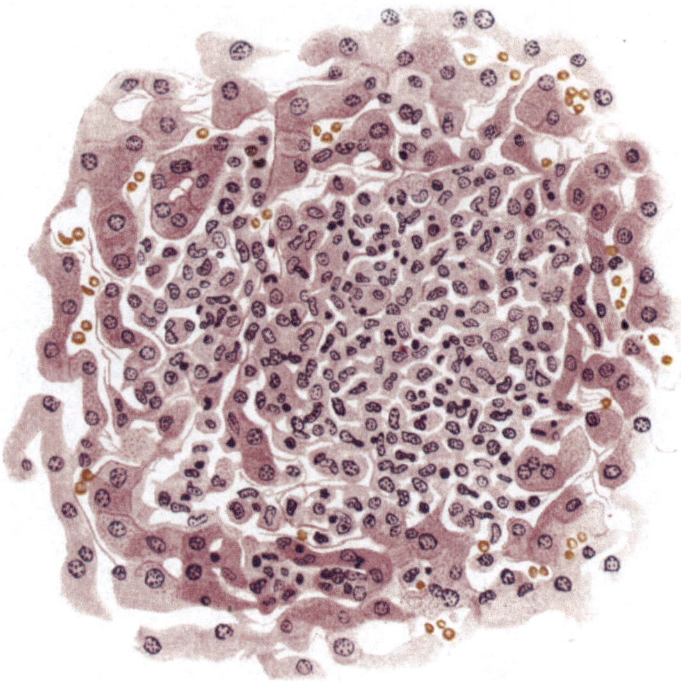

Abb. 9. Leber. Typhöses Granulomknötchen (Typhom). Die zellige Zusammensetzung des Knötchens entspricht dem typhösen Granulationsgewebe in Darm und Lymphknoten. Außer großen Histiocyten wenige Leukocyten und Lymphocyten. Am Rande nimmt die Zellwucherung die Capillarspalten zwischen den Leberzellen ein. Einige Leberzellgruppen (links unten) vom Granulomgewebe umschlossen. Nirgends Nekrosen. (Nach Christeller.)

Fraenkels Schüler Hartwig hat 3 Stadien unterschieden:

1. Nekrose ohne Veränderung der Gewebsstruktur.

2. Zusammenfließen der nekrotischen Teile, wobei das Wabenwerk der Fettmarkräume meist noch erhalten bleibt.

3. Narbenähnliches Endstadium. Die Nekrose wird von einem zierlichen Fasergerüst durchzogen. Typhusbacillen sind im Knochenmark regelmäßiger Befund. Sie sind häufiger und zahlreicher im gefäßreichen roten Mark, als im trägen Fettmark.

Eines der wichtigsten Symptome sind die *Roseolen* der Haut, deren Grundlage E. Fraenkel näher studiert hat. Er bewies ihre Entstehung als metastatische Ablagerung der Bacillen in den Lymphräumen der Haut. Es kommt dabei zu entzündlichen, bisweilen auch herdweise nekrotischen Vorgängen. An älteren, 10—11 Tage alten Roseolen, die bereits in Abblassung begriffen waren, konnte er noch lebensfähige Bacillen nachweisen. Mit dem Schwinden der Krankheitserreger aus den Roseolen schwellen die vorher vergrößerten Gewebszellen ab und es tritt unter gleichzeitiger Resorption regressiv veränderter und zerfallener zelliger Elemente die Rückbildung zur Norm ein. Die Typhusbacillen finden sich zwischen Papillarkörper und Oberhaut. Sie können nach außen gelangen, wenn die Haut abgeschürft wird.

Man hat den Eindruck, als ob weder die Typhusepidemien des ersten noch des zweiten Weltkrieges wesentliche Aufschlüsse hinsichtlich der Pathologie des Typhus abdominalis gebracht hätten.

Wichtig erscheinen uns die Untersuchungen von SPIELMEYER hinsichtlich der akuten Encephalitis, die in Form von entzündlichen Infiltraten in der Hirnrinde auftreten. Im Kleinhirn findet sich häufig und besonders stark ein sog. gliöses Strauchwerk in der Molekularzone der Rinde, besonders im Wurm. Diese Befunde wurden von SITTIG und WOHLWILL bestätigt.

Die Herde sind senkrecht zur Oberfläche gestellt und bilden symplasmatische Gliazellverbände, in denen Mitosen ungemein häufig sind. Die Blutgefäße sind nicht in die Veränderungen einbezogen.

Auf die anatomischen Veränderungen der einzelnen Organe wird bei Beschreibung des Krankheitsbildes und der Symptomatik näher einzugehen sein.

Pathogenese.

Noch zu GRIESINGERs Zeit begnügte man sich, einfache Typhusformen von denen mit schwerer und mehr charakteristischer Lokalisation zu unterscheiden. Die Einteilung Febricula, exanthemischer Typhus (Fleckfieber), Febris recurrens mit Milzlokalisation in der einen Reihe, mit Ileotyphus, dem biliösen Typhoid und schließlich der Pest mit überwiegender Affektion der peripheren Lymphdrüsen, der Retroperitonealdrüsen usw. zeigt, wie wenig man sich über die Pathogenese klar werden konnte.

Unter dem Einfluß der Pathologie, der Auffindung des Typhusbacillus in den Darmausscheidungen sah man erklärlicherweise zuerst die Darmerkrankung als primären Sitz des Infektes an.

In den alten Darstellungen des Typhus abdominalis bis zu CURSCHMANNs klassischer Monographie wird mehr den Trägern und den Verbreitungsweisen des Typhusgiftes, der Konstitution und den Lebensverhältnissen, individuellen und äußeren Einflüssen das Wort gesprochen, als der eigentlichen Pathogenese.

Der Typhusbacillus zeigt seine Eigenart gegenüber nicht pathogenen Darmbakterien grundlegend dadurch, daß er — ganz im Gegensatz z. B. zum Colibacillus — die Darmlymphbarrieren überschreiten kann. Es wäre hier unter Umständen an Ausbreitungsfaktoren (Spreadingfaktoren) zu denken, wie sie in hämolytischen Streptokokken, Staphylokokken, Pneumokokken und verschiedenen Klostridiumarten z. B. in Form der Hyaluronidase festgestellt wurden und so in das Hyaluronidase-Hyaluronsäuresystem eingreifen können. Man muß sich nur klarmachen, daß ebenso wie die Stoffwechselprodukte des Körpers auch pathogene Keime irgendwo die als funktionelle Einheit aufzufassende Grundsubstanz passieren müssen. Bis jetzt ist natürlich noch nicht zu übersehen, wie diese Einwirkung auf Körpermembranen mit Tendenz zu einer Permeabilitätsveränderung vor sich geht. Es wäre daran zu denken, daß unter dem Einfluß gewisser Ausbreitungsfaktoren Gefäßwände für im Plasma ungelöste Stoffe durchgängig werden. Umgekehrt könnten, unter Bildung eines Ausbreitungsfaktors, allgemein gesprochen unter Fermentwirkung, auch Bakterien sich ihren Weg bahnen, wenn nicht ein anderes Gegenferment ähnlich einer Antihyaluronidase die Viscosität der Grundsubstanzen erhöht. Unsere Untersuchungen sind in dieser Beziehung noch nicht so weit gediehen, als daß wir positive Resultate entnehmen könnten.

Es besteht nur die Tatsache, daß dem Typhusbacillus die natürliche Sperre vom Darmlumen aus nicht unüberwindlich ist. Er wird vom Lymphstrom aufgenommen, ohne an seiner Eintrittsstelle, der Darmschleimhaut, zuerst Spuren zu hinterlassen. Heutzutage besteht kein Zweifel mehr darüber, daß der Typhusbacillus für die weitere Wanderung den Lymphweg beschreitet, sich in den Mesenterialdrüsen einnistet, anreichert und dann auf natürliche Weise ins Blut gelangt.

Auch de Lavergne und Kiessl betonen ihre Ansicht, daß die Eberthschen Bacillen beim Eindringen in den Darmkanal erst einmal keine Läsionen hervorrufen und daß die Infektion der Mesenteriallymphdrüsen ihren Höhepunkt erreicht, bevor die Peyerschen Plâques angegriffen sind.

Von den Ansichten der französischen Autoren seien ferner insbesondere die von H. Vincent und Reilly erwähnt:

H. Vincent stellte die These auf, daß das „fièvre thyphoide" eine toxische Affektion sei, der Eberthsche Bacillus bilde 2 Toxine: ein bereits bekanntes enterogenes, ein anderes, das grundsätzlich eine Rolle für die Symptomatologie für den Ablauf und der Prognose der Affektion spiele. Das letztere Toxin sei sehr labil, habe neurotrope Affinität und rufe den Torpor hervor.

Reilly suchte in seinen Studien zu zeigen, daß die typhösen *Ulcerationen* das Resultat einer elektiven Wirkung des Typhusendo*toxins* seien „sur les voies ou les ganglions sympathiques". Einimpfung direkt in die Mesenteriallymphdrüsen ruft eine Krankheit hervor, die das „fièvre typhoide" nach sich zieht.

Das klinische Bild, das sich nach Aufnahme der Typhusbacillen entwickelt, braucht nicht erst seine Erklärung in Tierexperimenten zu finden. Wir sind in der Lage, den Krankheitsverlauf — gleich einem Menschenexperiment — bei Laborinfektionen zu beobachten. Wenn wir freilich die klinischen Symptome zur Grundlage einer Pathogenese heranziehen, so könnte man wohl der Versuchung unterliegen, den Typhus ein „Nervenfieber" zu nennen, denn gerade im Anfang herrscht ein Zustand *psychischer* und somatischer Alteration vor.

Ein Typhus abdominalis läßt sich erst meist in einem späteren Stadium deutlicher aus den Krankheitserscheinungen ableiten. Vor uns läßt dann schon die Fieberkurve den Entwicklungsablauf des Kampfes zwischen Organismus und Erreger die sieghafte Abwehr oder das Ende des Infizierten in einem „Zyklus" ahnen, der sich kurz darauf oder später wieder in derselben Reihenfolge abspielen kann. Wir werden auf diese Pathogenese, die Höring bei Typhus beschreibt, noch näher eingehen.

Gerade der *Kliniker* Schottmüller war es, der den Satz aussprach: „Das volle Verständnis für die Krankheit, die richtige Deutung ihrer Zeichen, ist nur möglich, wenn sich der Arzt bei Untersuchung und Beobachtung des Kranken die pathologisch-anatomischen Veränderungen stets vor Augen hält, wenn er es versteht, „pathologisch-anatomisch zu denken". Dabei sollte natürlich nie der Blick vom Erreger abgewendet werden.

Der Typhus ist, worüber kein Zweifel sein kann, auf jeden Fall eine Erkrankung des Lymphgefäßsystems. Von hier aus dringen die Bakterien auf dem Wege über den Ductus thoracicus in das Blut ein, hämatogen findet dann eine Streuung statt nach allen Organen. *Eine Vermehrung der Keime im Blut kommt nicht in Betracht.* Das Blut ist nur Transportmittel!

Zur Synthese des Typhus abdominalis und zum Verständnis der Möglichkeiten etwaiger Komplikationen müssen wir den Typhusbacillen auf ihren Wegen von der Eintrittsstelle an bis zur Auswirkung in den Organen folgen (s. Schema).

1. Die mit der Nahrung in den Verdauungstractus aufgenommenen Typhusbacillen können an Ort und Stelle schon *lokale* gastroenteritische, mehr oder weniger stürmische Reizerscheinungen hervorrufen. Das Krankheitsbild kann mit dieser lokalen Infektion erschöpft sein.

2. Die Typhusbacillen machen nicht auf der Darmschleimhaut halt, sondern werden von den Lymphgefäßen der Schleimhaut aufgesogen und wandern zu den mesenterialen Lymphdrüsen. Hier ist die *erste Etappe* bzw. Entwicklungsstelle dieser Erkrankung. Auch hier kann der Erkrankung noch ein Ende gesetzt sein.

Zur Pathogenese des Typhus abdominalis:

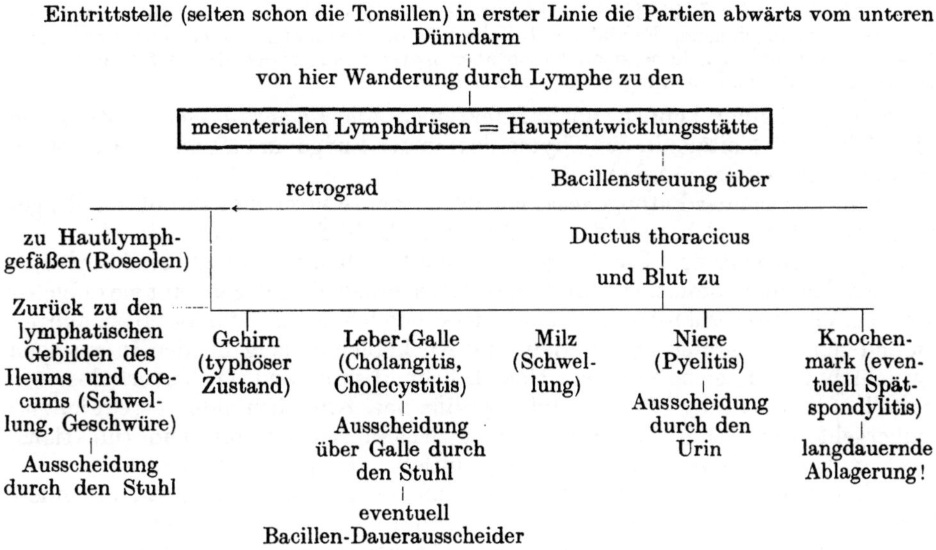

Schon von Griesinger, vor allem aber von Schottmüller und in eigenen Beobachtungen am echten Typhus konnte bei Obduktionen von Patienten, die bereits in den ersten Tagen gestorben waren, eine Beschränkung der Infektion auf die mesenterialen Lymphdrüsen histologisch nachgewiesen werden, während die lymphatischen Gebilde im Darm noch von gröberen Veränderungen frei waren.

Viel häufiger entwickelt sich die Infektion nach 2 Richtungen. Nach unserer bis jetzt nicht zu widerlegenden Theorie wandern von den infizierten mesenterialen Lymphdrüsen aus

a) die Bacillen *retrograd* zu den Lymphgefäßen der Haut. Dies führt zur Entwicklung der Roseolen, die beim Paratyphus oft viel zahlreicher sein können und nicht nur auf die Bauchhaut lokalisiert zu sein brauchen wie beim Typhus. Die Unterscheidung gegen Flecktyphus kann mitunter schwer sein. Hier aber entwickelt sich die Roseola auf Grund der Reaktionen in den *Blutcapillaren* und nicht in den Lymphgefäßen wie beim Typhus.

b) Die Typhusbacillen wandern — wie Besredka auch experimentell bewies — zurück zu den lymphatischen Gebilden des Darms, besonders zum unteren Ileum, Coecum, sogar mitunter zum Transversum, und lösen hier entzündliche Vorgänge aus (markige Schwellung, Nekrosen, Ulcera mit und ohne Blutungen, Perforationsperitonitis).

c) Die Bacillen dringen über den Ductus thoracicus in die Blutbahn ein und werden hier bakteriämisch in die verschiedenen Organe ausgestreut.

Der Typhus bzw. Paratyphus abdominalis erscheint uns als „lymphatische Sepsis“. Mit diesem Sepsistyp hat er eine relativ bessere Prognose als die Endokarditis oder Thrombophlebitis septica gemeinsam. Die Bakteriämie (die nie zur schrankenlosen Bacillenvermehrung im Blut führt!), beim Paratyphus sogar geringgradiger als beim echten Typhus, hat eine Zeitlang als Quelle einen dauernden Zustrom von den Bacillendepots der mesenteriellen Lymphdrüsen aus.

Metastasierung kann erfolgen, wie das Schema zeigt:

1. im Gehirn (embolische Herde in den Blutcapillaren „Meningitis circumscripta diffusa"). Somnolenz, „typhöser" Zustand ist die Folge.
2. In Form entzündlicher Lymphome in der Milz (Milztumor).
3. Lymphome in der Leber, Bacillenausscheidungsherde vom Leberparenchym aus in die Gallenwege (Cholangitis, Cholecystitis, mitunter als Nachkrankheit, besonders bei Dauerausscheidern). Für die Leberinfektion wäre auch an die hämatogene Keimverbreitung nach der Infektion der Plâques, vom Pfortader-Darmkreislauf aus, zu denken.
4. Ausscheidungsherde in der Niere (Pyelitis paratyphosa).
5. Wie bei jeder Bakteriämie werden auch die Typhus- und Paratyphusbacillen im Knochenmark abgefangen. Es bilden sich Nekroseherde, die im allgemeinen keine sinnfälligen Erscheinungen machen, in seltenen Fällen aber später zu einer Spondylitis führen können (Quincke, Schottmüller, eigene Beobachtungen).

Weniger häufig können noch Infektionen am *Endokard* (sehr selten), im Mittelohr, am Genitale, in der Thyreoidea, in der Lunge und an anderen Organen metastatisch gesetzt werden.

Diese Theorie der Pathogenese, vor allem von Schottmüller aufgestellt, genügt zweifellos am besten den praktischen Bedürfnissen und hat nicht nur deskriptive Bedeutung. Die Frage, wie es allmählich zur Krankheitsimmunität bzw. zur Heilung kommt, wie die Dispositionsverhältnisse liegen, läßt sie offen. — Das sog. Virulenzverhältnis spielt auch hier erheblich herein. Man hat Beziehungen zu anderen, mit chronischem Verlauf und Rückfällen einhergehenden Infektionen gesucht und Vergleiche mit dem Gelenkrheumatismus und der Tuberkulose angestellt, da auch der Typhus mit spezifischer Knötchenbildung (Granulom) einhergeht, die „nach vorausgegangener Sensibilisierung mit dem Infektionsstoff, d. h. dem Erwerb einer Allergie, auftritt" (Graeff, Aschoff).

Schließlich wäre noch zu erwähnen, daß die Paratyphusbacillen, besonders Typ B häufiger als die Typhusbacillen zu Eiterungen führen können; so wurden nicht ganz selten auch Lungenabscesse beobachtet. Herpes kommt öfter vor als beim Typhus, ist aber kaum je so ausgedehnt wie bei Colibacilleninfektionen.

Die Obduktionen von Typhus- und Paratyphuspatienten haben (vor allem im 1. Weltkrieg) erkennen lassen, daß die Pathogenese des Paratyphus abdominalis nicht grundsätzlich von der des Typhus abweicht. Der Unterschied liegt mehr im klinischen Bild, wobei Typ A fast ausschließlich den Paratyphus abdominalis erzeugt.

Dieser Pathogenese des Typhus abdominalis steht die nach Graeff gegenüber.

Der Pathologe Graeff wurde 1918 wieder Verfechter der alten sog. *enterogenen Theorie*, die seit Virchow die Pathogenese des Typhus abdominalis zu erklären versucht und die auch von den Forschern vor Schottmüller beibehalten wurde.

Zu diesen Autoren der enterogenen Theorie gehören neben den Entdeckern des Typhusbacillus (Eberth und Gaffky) Chiari, v. Baumgarten, Askanazy, Aschoff, Herxheimer, Ribbert, Jores und Mallroy und auch Kliniker wie C. E. Hoffmann, H. Curschmann, Bäumler, Klemperer u. a.

In eine Kontroverse gegen Forsters Auffassung, derzufolge Typhusbacillen von einer beliebigen Stelle des Verdauungstractus aus, auch schon von den Tonsillen über den Blutstrom überallhin in das Innere des Körpers gelangten, geriet Eugen Fraenkel. (Forster glaubte z. B., daß hämatogen die Bacillen zuerst der Galle zugeführt würden und von ihr aus käme zum ersten Male der Darm mit ihnen in Berührung.) Gelegentlich seiner Ablehnung einer solchen Pathogenese erkannte der sich mit dem Typhusproblem seit Mitte der 80er Jahre beschäftigende Pathologe E. Fraenkel die Schottmüllersche Theorie fast in allen Einzelheiten an.

Als Morphologe charakterisiert Graeff nach dem Vorbild seines Lehrers Aschoff biologische Vorgänge mit den Begriffen der Schädigung (Affectio), der Abwehr (Defensio) und der Heilung (Restitutio). Die Typhuserkrankung ist nach seiner Ansicht eine spezifische Reaktion des Organismus, die kausal ausgelöst wird durch den spezifischen Erreger und formal bestimmt wird durch spezifisch ablaufende Gewebsveränderungen, in deren Mittelpunkt das typhöse Knötchen steht, das als Ergebnis der kausal-defensiven Wechselwirkung aufzufassen ist.

Dieses Knötchen, auch Lymphom oder Typhom genannt, entsteht durch Einwirkung des Typhusbacillus und seiner Gifte als herdförmige Proliferation von Makrophagen, der sog. Gewebshistiocyten (ASCHOFF), die sich aus den Reticuloendothelien von Lymphfollikeln und Milz, aus den Pulpazellen der Milz, den Endothelien der Markräume des Knochens, den KUPFFERschen Sternzellen der Leber und den Bindegewebswanderzellen bilden. Die Einwanderung von Leukocyten ist sekundär und hat keinen spezifischen Charakter. Unter dem Einfluß des Typhusbacillus können demnach die Knötchen auftreten im Bereich der PEYERschen Plaques des Darmes, in den mesenterialen Lymphknoten und in der Leber, der Milz, im Knochenmark und grundsätzlich auch in anderen Organen. Die formalen Veränderungen werden im einzelnen sowohl durch den spezifischen Erreger und seine Gifte, als auch durch die mit diesen Giften imbibierte, nur bedingt spezifische Nekrose bestimmt.

Besonders wichtig erscheint GRAEFF, daß die zeitliche Reihenfolge der formalen Schädigung pathologisch-anatomisch nachweisbar ist und man deshalb mit größter Bestimmtheit annehmen kann, *daß das erste typhöse Knötchen in einer Platte am untersten Ileumende zur Entwicklung kommt.*

Im einzelnen entwickelt GRAEFF etwa folgende Vorstellung von der Pathogenese der Erkrankung:

Die Rezeptionspforte, also die Aufnahmestelle in den menschlichen Körper, ist für den Typhusbacillus zwar grundsätzlich jede Stelle des Körpers, jedoch in der Regel — wie auch von allen übrigen Forschern angenommen wird — der Verdauungskanal. Im Gegensatz dazu besteht hinsichtlich der Invasionsstelle, nämlich der Eintrittsstelle in das Gewebe selbst, schon keine einheitliche Auffassung mehr. Denn die erste formale Reaktion des Organismus, der sog. Primärinfekt (ASCHOFF), als früheste Manifestation der Krankheit kann einerseits an dieser Invasionsstelle auftreten, andererseits jedoch auch örtlich ganz unabhängig von ihr. Pathologisch-anatomisch läßt es sich zwar nachweisen, daß der Primärinfekt in einer Platte des untersten Ileumende zu suchen ist. Da es jedoch noch ungeklärt ist, ob beim Typhus Invasionsstelle und Primärinfekt zusammenfallen, ist es im Prinzip also auch unbekannt, wo die Invasionsstelle liegt, d. h. an welcher Stelle des menschlichen Körpers der Typhusbacillus in das Gewebe ein- und ins Blut übertritt. Immerhin ist es jedoch wahrscheinlich, daß dies ebenfalls im Bereich des unteren Ileum erfolgt. Nehmen wir die Stelle der ersten Veränderung also am unteren Ileumende an, so würde dann die Ausbreitung der Erkrankung von hier vor sich gehen, *weshalb der Typhus abdominalis als enterogene Erkrankung zu bezeichnen wäre*, abgesehen von Ausnahmefällen, in denen eine konnatale, eine Impf- oder eine andere Infektion erfolgt.

Im einzelnen ginge die weitere Ausbreitung dann so vor sich, daß die Bacillen, die an irgendeiner Stelle in die unbeschädigte Darmschleimhaut eingetreten sind, durch die Lymphbahnen zu den Follikeln gelangen, hier formale Änderungen auslösen und dann entweder — was unwahrscheinlich ist — sich im Darmlumen vermehren, magenwärts wuchern und die oberhalb gelegenen Abschnitte befallen. Oder — wie GRAEFF mit vielen anderen Autoren annimmt — die Bacillen gelangen auf dem mesenterialen Blutweg zu Leber und Gallenblase, werden dort wieder ausgeschieden und verursachen eine Reinfektion der PEYERschen Plâques von obenher. Sekundär erst erkranken daraufhin (lymphogen) die mesenterialen Lymphknoten vom Darm her, was GRAEFF als Pathologe nachweisen zu können glaubt. Mit der Erkrankung der mesenterialen und der kranialwärts angeschlossenen Lymphknoten ist nach seiner Ansicht die lymphogene Ausbreitung im allgemeinen auch abgeschlossen. Die Leberbeteiligung kommt sicher hämatogen (wahrscheinlich nicht über dem großen Kreislauf, sondern auf dem Pfortaderwege) zustande, während die übrigen Organe nur vom großen Kreislauf aus, die Haut möglicherweise auch örtlich lymphogen, durch die Bakterien und ihre Toxine in das Krankheitsgeschehen morphologisch nachweisbar mit einbezogen werden.

Natürlich nimmt GRAEFF ausführlich Stellung zur SCHOTTMÜLLERschen Theorie der Typhuspathogenese und erläutert zunächst den anatomischen Begriff der Typhussepsis, bei der die Infektion sich dauernd im Blut und in den blutbereitenden Organen abspielen würde, während SCHOTTMÜLLER einen klinischen Sepsisbegriff prägt und mit diesem nunmehr auch — nach GRAEFF zu Unrecht — anatomische Vorstellungen verbindet. Diese Theorie ist nach Ansicht von GRAEFF ursprünglich entstanden infolge der manchmal auftretenden Diskrepanz zwischen dem minimalen oder fehlenden anatomischen Darmbefund und der Schwere der Erkrankung, die nicht nach dem Grad der krankhaften Veränderungen des Darmes beurteilt werden dürfe, da diese zeitlich den anderen Erscheinungen vorausgehen können. Es seien auch pathologisch-anatomisch keine Zeichen einer primären Lymphangitis oder Lymphadenitis auf den Zugangsstraßen zu den angeblich sekundär erkrankten Organen nachweisbar. Auch die zeitliche Entwicklung der typhösen Knötchen bei Frühtodesfällen an Typhus und das Aufeinanderfolgen der morphologisch sich manifestierenden Veränderungen an den einzelnen Abschnitten würden nach GRAEFF gegen die SCHOTTMÜLLERsche Auffassung sprechen.

Auch GRAEFF vergleicht, wie dies in anderer Form von VIRCHOW schon unternommen wurde, die pathogenetischen Vorgänge beim Typhus — was aber nicht unwidersprochen blieb — mit denen der Phthise, die als subakute bzw. chronische, exsudativ celluläre und defensiv restituierende Reaktionen auf Erregerinvasionen bezüglich der Bildung des Primärinfektes, der kausal-formalen lymphogenen und hämatogenen Ausbreitung, sowie der Blutinfektion (Sepsis) weitgehende Übereinstimmung zeigen. Der Typhus sei eben eine Endotoxinkrankheit, gegen die sich die allgemeine formale Reaktion des histiocytären Apparates richtete. Die örtlichen Veränderungen des Typhus seien von der pathologischen Anatomie aus erklärbar und die enterogene Entstehung kausal und formal geschlossen beweisbar, nicht jedoch die klinischen Allgemeinerscheinungen, für die die pathologische Physiologie zuständig sei, von der sich GRAEFF im Zusammenwirken mit der pathologischen Anatomie weitere Einblicke in die klinische Pathogenese erhofft.

Der Pathogenese des Typhus abdominalis, sowohl der von SCHOTTMÜLLER als der von GRAEFF entwickelten, die in pathologisch-anatomischer Beziehung so viel Aufklärung gebracht hat, stellt RÖSSLE 1948 in seinem Vortrag in der Akademie der Wissenschaften in Berlin seine eigene Theorie unter dem Gesichtspunkt der infektiösen bakteriellen Allergie entgegen. Die Wirkung auf den Darm scheint erst möglich zu sein, wenn sich der Typhusbacillus in den Mesenterialdrüsen eingenistet hat.

Nach RÖSSLE hätte man sich die Pathogenese des Typhus abdominalis etwa folgendermaßen vorzustellen:

Der Typhusbacillus gelangt peroral in den Magen-Darmkanal, wo seine geringe Toxicität nur leichte Störungen auslöst. Er wird vorwiegend von den PEYERschen Plâques des unteren Dünndarmes resorbiert, die auch für andere corpusculäre Elemente, wie Stärkekörner, Tusche usw. als Resorptionsstätten fungieren und gelangt so, *ohne* anatomische Veränderungen zu hinterlassen, ins Blut.

Auf diesem Weg, insbesondere beim Durchtritt durch die Schleimhaut werden jedoch infolge der besonderen Affinität des Bacillus und seiner Endo- und Exotoxine zum lymphatischen Gewebe die Reticulumzellen der PEYERschen Plâques *sensibilisiert.* Die zunehmende Vermehrung der Bacillen läßt diese Sensibilisierung und nunmehr beginnende Antikörperbildung auch in den anderen Bezirken des reticuloendothelialen Systems zur Ausbreitung kommen. Die schon einsetzende Auflösung von Bakterien und das Freiwerden von Endotoxinen summieren wiederum diese Vorgänge. Wir würden uns damit, klinisch gesehen, in der *Inkubationszeit* befinden, die ja beim Typhus eigenartigerweise geradeso lange dauert, wie im allgemeinen nach tierexperimentellen Erfahrungen an Zeit benötigt wird, um einen Organismus gegen ein Antigen zu sensibilisieren. Das Freiwerden kleinster Mengen des Antigens bei der jetzt stärker in Erscheinung tretenden Auflösung der Bakterien durch die Bakteriolysine infolge Anstieges des Antikörpertiters erklärt den Beginn der *klinischen* Erscheinungen der Krankheit, vor allem das langsam und stufenweise ansteigende Fieber, wie es auch tierexperimentell von FRIEDBERGER beim Meerschweinchen durch Reinjektion kleinster Mengen Antigen in bestimmten Abständen nachgeahmt werden konnte.

Die Typhusbacillen wurden infolge der zugleich einsetzenden Ausscheidungen durch Leber und Gallenblase im Dünndarm erheblich angereichert und „treffen dort auf das inzwischen präparierte Schockorgan der Reticulumzellen der lymphatischen Gewebe des unteren Dünndarmes", wo sie im Sinne des KOCHschen Grundversuches einen protrahierten örtlichen Schock auslösen. Dabei käme es zunächst zu einer Proliferation, zur granulomatösen Wucherung der Reticulumzellen, die zu aufgeblähten Histiocyten, zu sog. *Typhuszellen* sich umwandeln.

Daß die reticulo-endothelialen Zellen als Träger der Antikörperproduktion und als Ort der zellständigen Antigen-Antikörperreaktion zu bezeichnen sind, ist seit DÖRR allgemein anerkannt und gilt hier für die Reticulumzellen des lymphatischen Gewebes des Dünndarms, das sich bekanntlich in erster Linie im unteren Ileum vorfindet. Makroskopisch imponiert dieser Vorgang als *markige* Schwellung. Zugleich erfolgt eine Sperrung dieser Bezirke gegenüber dem umgebenden Gewebe und schließlich tritt infolge der örtlichen Zunahme der Konzentration dieser gewebsschädigenden Antigen-Antikörperreaktion eine *Nekrose* ein, die unter dem Bilde der Verschorfung analog dem *Arthusphänomen* verläuft, womit wir das 2. anatomische Stadium der Erkrankung vor uns haben würden.

Im gleichen Sinne kommt es nun aber auch überall dort zu einer morphologisch nachweisbaren zellständigen und Gewebsproliferation erzeugenden Antigen-Antikörperreaktion, wo die Bacillen im Körper auf das sensibilisierte lymphatische Gewebe, das sog. Schockgewebe, stoßen. So erkläre sich das Auftreten von umschriebenen Wucherungen des Reticuloendothels, der sog. Granulome (auch Lymphome oder Typhome genannt), die hauptsächlich in der *Leber*, teilweise auch in *Lymphknoten* und in der *Milz* aufschießen. Solche Granulationsgewebswucherungen weisen alle infektiösen Erkrankungen auf, denen ein Sensibilisierungszustand gemeinsam ist, was am *Beispiel der Tuberkulose* wohl in der sinnfälligsten Art demonstriert werden kann. An Stellen, wo sich nur *spärliches* Reticuloendothel findet, so im Knochenmark und in der Haut, führe der Kontakt zwischen Typhusbakterien bzw. ihren Endo- und Exotoxinen und dem sensibilisierten Gewebe nur zu *einfachen miliaren Nekrosen.*

Solche miliare Nekrosen können auch statt zelliger Proliferationen in Leber, Milz und Lymphknoten auftreten, wenn es vielleicht infolge der Konzentration oder anderer Bedingungen schon *primär* zu toxischen oder bakteriellen Nekrosen kommt, oder wenn Zellwucherungen *sekundär* der Nekrose anheimfallen.

Auch *endophlebitische Knötchenbildungen* beim Typhus in den Milzvenen und *intimale* Knötchenbildungen in den Lungenarterien lassen einen Vergleich dieser Erkrankung mit anderen infektions-allergischen Krankheiten, vor allem mit der Tuberkulose berechtigt erscheinen.

Wenn der Sperrmechanismus in den Resorptionsstellen der Darmschleimhaut *versagt*, entstehen in seltenen Fällen auch markige Schwellungen in den *inguinalen peripankreatischen* und *cervicalen* Lymphknoten oder die Nekrose greift infolge der konzentrierten Giftwirkung tiefer und führt schließlich zur *Perforation* der Darmwand.

Die gelegentlich beim Typhus auftretenden *Blutungen* brauchen nicht durch Gefäßarrosion bedingt zu sein, sondern können auch als *anaphylaktische Hämorrhagien* infolge Capillarschädigungen entstehen.

Das nachfolgende Stadium der *Geschwürsbildung und Abheilung* ist beim Typhus pathogenetisch gesehen völlig uncharakteristisch und stellt nur einen nach allgemeinen Gesetzmäßigkeiten ablaufenden Reparationsvorgang dar, der mit dem infektionsallergischen Geschehen *in keinem* unmittelbaren Zusammenhang steht.

Daß der sog. protrahierte Schock im Ablauf dieser Erkrankung auch im klinischen Bild des Typhus neben dem schon oben erklärten bezeichnenden Fiebertyp noch andere klinische Erscheinungen, sog. *Schockfragmente*, macht, die man aus dem Tierexperiment oder vom Menschen her schon kennt, wird als weiterer Beweis der Richtigkeit dieser Theorie angeführt. Zu diesen Fragmenten gehörten die *Benommenheit*, die *Leukopenie*, die *Komplementverarmung* und die *Blutdrucksenkung*.

Besonders hervorzuheben ist jedoch, daß RÖSSLE der Ansicht ist, man könne *nicht alle* Erscheinungen der Typhuskrankheit auf allergische Reaktionen schlechthin beziehen. Ein

Teil der Symptome sei dem Typhus mit jeder anderen schweren Infektionskrankheit gemeinsam. Vor allem aber sei der Typhusbacillus ein Erreger streng spezifischer Natur, der durch die Besonderheit seiner Gifte sicher auch *besondere* Krankheitserscheinungen auslösen könne, die man jedoch aus dem ganzen Komplex nicht ohne weiteres herauszudifferenzieren vermag. Eine dieser primären Wirkungen des Bacillus sei, wie sich auch gelegentlich bei Impfungen ergäbe, eine *gezielte* Giftwirkung auf das *Reticulum*, insbesondere des lymphatischen Gewebes, wo er auch bei normergischen Menschen *Reizwucherungen* des Reticuloendothels hervorruft.

Schon kurz nach dem 1. Weltkrieg hat OELLER einmal den ganzen Ablauf des klassischen Typhus und der abnormen Typhen unter dem Gesichtswinkel der Immunitätsreaktionen zwischen Makro- und Mikroorganismus zu klären versucht.

Diese Auffassung, vor allem die anatomischen Veränderungen als Folge von Immunitätsreaktionen anzusehen, hat von pathologisch-anatomischer (MARCHAND) und von bakteriologischer (KRUSE) Seite lebhaften Widerspruch hervorgerufen. „Immunitätsschwankungen spielen sicher für den Typhusverlauf und die Verlaufsformen eine große Rolle, beeinflussen das anatomische Bild und werden von ihm beeinflußt. Aber man kann damit doch nicht die Entstehung der ursprünglichen Darmveränderungen vom Blut aus begründen, aus der Entwicklung der serologischen Verhältnisse den Primärsitz der Infektion im Blut erschließen" (zit. nach CHRISTELLER).

Eine gewisse Stütze für die Ansicht von RÖSSLE und kein direkter Widerspruch gegen die SCHOTTMÜLLERsche Theorie könnte man allerdings vielleicht in der Beobachtung erblicken, daß nach Chloromycetin eine Antikörperbildung auszubleiben scheint. Es ist zwar, wie schon früher erwähnt, eine klinische Tatsache, daß die Antikörperbildung in keinem direkten Verhältnis zur Abwehrlage steht — kennen wir doch ganz verzögerte Antikörperbildung bei glatt überstandenem Typhus — doch ist immerhin zu bedenken, daß die Norm in einer Antikörperproduktion im Verlaufe des Typhus zu sehen ist. Wenn diese unter Chloromycetin regelmäßig nicht zustande kommen soll, so könnte man die Ursache hierfür darin sehen, daß die Typhuserreger, soweit sie dem Antibioticum erreichbar sind, schnell absterben, wodurch der physiologische Immunisierungsvorgang — celluläre Antikörperbildung gegen das allmählich frei werdende Endotoxin — unterbrochen wird. Nach unserer Meinung dürfte es auch nicht gleichgültig sein, zu welchem Zeitpunkt der Erkrankung Chloromycetin verabreicht wird, ja wir können in einer routinemäßigen Verabreichung beim Typhus sogar eine gewisse Gefahr erkennen. Berichte über akute hochtoxische Zustände, die kurz nach der Gabe von Chloromycetin den Tod des Patienten nach sich ziehen, scheinen unsere Ansicht zu rechtfertigen. Eine zu plötzliche Überschwemmung des Körpers durch freigesetztes Endotoxin dürfte — weil das leider schon beobachtet wurde — besonders für Menschen mit Kreislauflabilität eine Gefahr bedeuten. Ein weiteres Gefahrenmoment sehen wir in der Tatsache, daß nicht alle Typhuskeime absterben, daß sie sich in gewissen Gebieten weiter vermehren können und entsprechend unserer früher mitgeteilten Ansicht über die Gallenwege zur Ausscheidung in den Darm gelangen. Hier laufen nun in bestimmten Fällen die früher geschilderten lokalen Phänomene in Analogie zum Arthusphänomen ab, frei werdende Autotoxine vermögen unter bestimmten Bedingungen allgemeine allergische Reaktionen auszulösen und klinisch tritt in einem gewissen Prozentsatz der Fälle das gefürchtete Rezidiv auf. Die gerade nach Chloromycetingaben so häufig beobachteten Kreislaufkollapse und Darmblutungen könnten der klinische Ausdruck einer allergischen Reaktion bei einem Organismus sein, der infolge der Chloromycetingaben am Anfang der Erkrankung den physiologischen Immunisierungsvorgang nicht durchlaufen hat, sondern nach RÖSSLE sensibilisiert geblieben ist.

Tabelle 5. *Typhusstadien nach* HÖRING.

	I	II	III	IV
Dauer	1—3 Wochen	1—3 Wochen	2—5 Wochen	Jahre
Pathogenetisches Stadium	Inkubation	Generalisation	Organmanifestation	Krankheitsimmunität
Klinisches Stadium . . .	prodromale	incrementi-acmis	decrementi	Rekonvaleszenz
Fieber	frei, subfebril	staffelförmig zur Kontinua	amphibolicum	fieberfrei
Symptome	—	Milztumor, Roseolen	Darmerscheinungen	—
Pathologisch-anatomische Stadien	(Primäraffekt)	markige Schwellung	Ulceration, Reinigung	Restitutio ad integr.
Empfindlichkeit und Empfänglichkeit.	empfänglich	überempfindlich	unterempfindlich, unempfindlich	langsam wieder zunehmend empfänglich
GRUBER-WIDALsche Reaktion	—	— +	++ +++	+ ± —
Typhusbacillennachweis im.	—	Blut	Stuhl u. Urin (auch Sputum)	(bei Bacillenausscheidern in Galle, Stuhl, Urin)

Schließlich sei hier kurz auf die von HÖRING entwickelten allergischen Vorstellungen von Typhus eingegangen.

Nach HÖRING ist der Typhus eine akute cyclische Infektionskrankheit, die nach der Inkubation in ein vorwiegendes „Generalisationsstadium" übergeht. Danach werden die Bakterien aus dem Blut in die Organe abgedrängt (z. B. in die Haut oder in die Milz), die in Immunitätsvorgängen mit ihnen fertig werden. Der Zustand der Empfänglichkeit geht in den der Unempfänglichkeit über. Man könnte bei Beibehaltung der Bezeichnung „cyclische Erkrankung" auch sagen: Der Sepsisherd (im Lymphapparat) erlischt, die örtlichen Bacillenablagerungen können sich weiter auswirken in Form von Cholecystitis, Pyelonephritis, Otitis, Spondylitis und Orchitis usw. vor allem aber in Form von Typhusgeschwüren des Darmes.

An dieser Stelle muß der Begriff der Sepsis, wie er von BRUNS für den Typhus aufgestellt wird, der Kritik ausgesetzt werden; vor allem wenn BRUNS sagt, daß der Typhus abdominalis „pathologisch eine Sepsis" sei, die „anatomisch" bevorzugt als Darmerkrankung mit herdförmigen Gewebsbefunden oder als sog. stumme Typhusbacillämie mit reiner Blutinfektion ohne Organbeteiligung, d. h. als Typhussepsis verlaufen kann. Den „septischen Charakter" schließt BRUNS aus der Beobachtung, daß es sich hier niemals um eine (lokalisierte) Darmerkrankung ähnlich der Ruhr handeln könnte. Wir möchten glauben, daß dies wohl auch niemand in diesem Sinne vorher behauptet hat, genau so wenig wie bei dem Typhus das Blut als Keimstätte der Bacillen jemals angenommen wurde.

Den Fieberablauf mit dem staffelförmigen Anstieg, der Kontinua, dem Abstieg bringt HÖRING in Zusammenhang mit Infektionsablauf und vegetativen Regulationen. Es erweist sich hier am unmittelbarsten die zentralnervöse Umstellung. Das nervöse Krankheitssymptom faßt HÖRING ebenfalls als vom Zwischenhirn ausgehende Regulationsstörung auf, dem er auch die Steuerung sämtlicher

Überempfindlichkeitsreaktionen zuschreibt. Die erreichte Krankheitsimmunität zeige sich eben in dem gelungenen Umschlag zur Unempfindlichkeit. Diese könne aber wieder verlorengehen und das Rezidiv nimmt denselben Ablauf in einer wiederansteigenden Empfindlichkeitswelle. Dieser Erklärungsversuch von HÖRING bleibt vorläufig noch eine Hypothese.

Auch SCHÄFER glaubt, daß die von HÖRING wesentlich auf allergischer Anschauung fußende Theorie nicht zur Erklärung zentraler Störungen herangezogen werden brauche. Die spezifischen Toxitätswirkungen werden in ihrer Bedeutung zu weit zurückgestellt, auch ohne den Begriff zentrogen gesteuerter Überempfindlichkeit dürfte früher schon ein Schwerpunkt des Infektionsablaufes in zentralen Störungen vermutet worden sein.

Krankheitsbild.

Wenn wir im nachfolgenden die Symptomatologie, den Krankheitsverlauf in großen Zügen schildern, so muß man sich bewußt sein, daß man hierbei nur ein *Idealbild von mehr mittelschweren bis schweren Fällen* zur Darstellung bringen kann.

Die Diagnose ist leicht, wenn man bereits den Typhusbacillus nachgewiesen hat. Man weiß dann, was man im weiteren Verlauf zu erwarten hat. Die Diagnose kann aber sehr schwer sein, wenn man sie nur aus den klinischen Krankheitserscheinungen entnehmen muß, zumal, wenn die fieberhafte Erkrankung erst seit kurzem besteht.

Der Organismus muß mit dem Typhusbacillus und seinen Giften fertig werden. Das Krankheitsbild setzt sich also zusammen aus Kampf und Abwehr, dabei kommt es zu einem Cyclus der Erscheinungen, von Inkubation über die Entwicklung der Krankheitserscheinungen zur Höhe und von da aus zum Abfall (oder wie HÖRING entwickelte, von der Inkubation über das Generalisationsstadium und Überempfindlichkeit zum Stadium der Unempfindlichkeit).

Es werden sich die Zeichen dieses Kampfes nicht immer auf einen gemeinsamen Nenner bringen lassen, aber es ist selbstverständlich, daß Menge und toxische Qualität der Bakterien und spezifische Widerstandsfähigkeit des Organismus eine große Rolle beim Verlauf des Typhus spielt.

Mit der Auffassung von HÖRING ist zugleich eine Theorie aufgestellt, die eine Erklärung des gesetzmäßigen Krankheitsablaufes herbeizuführen versucht. Die lehrbuchmäßige Darstellung früherer Autoren verzichtete im allgemeinen auf Erklärungsformen spezieller Art und brachte das Symptomenbild ganz allgemein mit Menge des aufgenommenen Typhusgiftes oder der Bakterien selbst und — auf der anderen Seite — mit der sich immer mehr ausbildenden oder versagenden Widerstandsfähigkeit (in erster Linie humoraler Genese oder reticulocellulärer Abwehr) in Verbindung unter Verzicht auf eine nähere Begründung. Insofern findet man auch in den alten Darstellungen von WUNDERLICH, GRIESINGER, LIEBERMEISTER u. a. ausgezeichnete Beschreibungen der Symptome, wie sie sich allein aus der *Beobachtung am Krankenbett* ergaben. Mit besonderer Hingabe hat sich vor allem vor etwa 50 Jahren CURSCHMANN der Ältere, E. FRAENKEL, SCHOTTMÜLLER und ihre Schule dem Krankheitsbild des Typhus zugewandt.

Die Inkubation, die Zeit zwischen Aufnahme des Keimes bis zum Beginn merkbarer Krankheitserscheinungen ist sehr verschieden, selbst dann, wenn wir wie bei Laboratoriumsinfektionen wissen, wann ein Keim den Magen-Darmtractus passiert hat und wenn wir den Infizierten ständig beobachten konnten. Aus dem subjektiven Befinden allein läßt sich nicht mit Sicherheit entnehmen, in welchem Moment Krankheitserscheinungen auftreten. Auch dies hängt von Art und Empfindlichkeit des Patienten ab. Einer meiner Mitarbeiter erkrankte 8 Tage nach Aufnahme der Keime durch eine Pipette mitten aus dem Gesunden heraus mit einem Schüttelfrost vor unseren Augen während der Krankenvisite.

Meist ist es eine körperliche und geistige Ermüdbarkeit noch bei normaler oder nahezu normaler Körpertemperatur, die das Herannahen der Erkrankung erwarten läßt. Perioden mit auffälliger Latenz und ein eigentliches Prodromalstadium unterscheiden zu wollen, wird müßig sein. Wir haben Fälle gesehen, die mit akuten schweren Erscheinungen einsetzten und nach wenigen Tagen fieberfrei wurden, und wiederum Fälle, die mit der Temperatur langsam hochkletterten, die mit ihren Kopf- und Kreuzschmerzen, mit ihrer neuromuskulären Schwäche mit allgemeinen infektiösen Erscheinungen das Krankheitsbild in fast undiagnostizierbarer Weise verwirrten und dabei mit einer langdauernden Kontinua einen schweren Verlauf aufwiesen. Die Angaben über die Inkubationsdauer schwanken, genau wie aus den alten Darstellungen zu entnehmen ist, zwischen wenigen Tagen und 3 Wochen. Von da ab ziehen sich oft ohne Einbrüche, Fieber und Krankheitserscheinungen über 3—6 Wochen hin, um schließlich im amphibolischen Stadium in steilen Zacken jeden Abend um $^1/_2$—1 ganzen Grad geringer, meist innerhalb einer Woche, zu Ende zu kommen.

Unter den vielen Typhuskurven geben wir hier einige Verlaufsarten wieder.

Man hat den Verlauf nach einer Art „Wechseleinstellung" immer wieder geschildert. Die erste Krankheitswoche seit Beginn des fieberhaften Stadiums bezeichnet man als das *Stadium incrementi*. Die Temperatur steigt treppauf, der Organbefund ist gering hervortretend, es besteht außer der allgemeinen Hinfälligkeit Abwehr gegen Nahrungsaufnahme. Der Patient verlangt zu trinken. Husten kann sich einstellen, ebenso Nasenbluten. Langsam wird der Patient teilnahmsloser. Nicht selten klagen die Kranken über Schmerzen in der Ileocöcalgegend, die sicher häufiger, als es indiziert war, zu Appendektomien Veranlassung gab.

Mit dem Ende der ersten Woche beginnt das *Stadium acmis*, das Höhestadium der Krankheit. Während der Kranke in der vorhergehenden Woche noch aktive Abwehr gegen seine Beschwerden zeigte, nimmt er sie nun im allgemeinen stumpf gelassen hin. Mit dem hohen Fieber findet er sich ab. Die Pulsfrequenz, die landläufig beim Typhus als ausgesprochen bradykard erwartet wird, geht doch mehr parallel der Fieberhöhe als man glaubt; so beobachtet man z. B. bei einer Temperatur von 40° 100—105 Pulsschläge. Man findet Bradykardie mehr beim Mann als bei der Frau und vermißt sie oft ganz beim Kind.

Nicht selten findet sich eine Albuminurie. Aber die Hauptsymptome liegen doch mehr allgemein im Psychischen, als auffällige Adynamie, Umnebelung, Somnolenz, als Stupor und schließlich als vollkommene Verwirrung bei Delirien. Tagsüber sind die Patienten meist ruhiger als in der Nacht. Es ist eigentlich sehr selten, daß das Bewußtsein völlig frei ist. Die französischen Autoren glauben hinsichtlich der Gesten einen Unterschied bei der Frau und beim Mann (auch nach der Art, wie die Patienten im Bett liegen) beobachten zu können.

Man kann jetzt wegen der meist vorhandenen Schwerhörigkeit im Krankenzimmer sich laut unterhalten, besonders wenn wie in sehr vielen Fällen kein Interesse vorhanden ist; aber auch wegen seines halbnarkotischen Zustandes beschäftigt sich der Patient nicht mehr mit seiner Umgebung. Man muß als Arzt eingehend Fragen stellen, um nicht Komplikationen zu übersehen. Mit halbgeschlossenen Augen liegt der Patient mehr dahindösend als schlafend in passiver Lage im Bett mit schlaffen entspannten Gliedern.

Als Zeichen des Sopors sind die Schleimhäute ausgetrocknet, borkig blutig belegt. Immer ist die Schleimhaut mit sich schwer loslösendem, trockenem, oft sanguinolentem Schleim bedeckt. Ein Herpes findet sich selten und noch seltener ist er ausgeprägt, kaum je mit den schweren Formen bei Coliinfektionen vergleichbar. Dieser Status typhosus ist viel häufiger als ein geordneter Bewußtseinszustand.

Unter einer größeren Beobachtungsreihe hatten wir mehrmals symptomatische Psychosen zu beobachten. Ein junger 16jähriger Patient konfabulierte von seinen Heldentaten im Krieg, obwohl er nicht eingezogen war, behauptete Einzelheiten über die hohen Auszeichnungen, die er bekommen hatte, so daß man fast selbst davon überzeugt war, daß der Patient alles erlebt hatte. Erst einige Wochen nach der völligen Genesung trat wieder ein normaler Zustand auf, in dem der Patient selbst überrascht war, daß er so überzeugende falsche Darstellungen gegeben habe.

Andere Patienten bieten quälende Angstzustände und es ist schwer, Patienten im Bett zu halten. Auch beim Typhus abdominalis nicht viel geringer als bei der croupösen Pneumonie sind Alkoholiker von seiten ihres Kreislaufes und durch ihre Erregungszustände besonders gefährdet.

Der traumhafte Zustand kann zu Delirien ausarten, besonders wenn die Träume mit Verfolgungsvorstellungen verbunden sind. Äußerlich zeichnen sich diese in Unruhe ab. Das berüchtigte Flockenlesen, das Vor-sich-hin-Sprechen, die zitternden Bewegungen, das Zähneknirschen, bei Kindern Krampferscheinungen haben bei den alten Ärzten zu der Bezeichnung „Nervenfieber", „Nerventyphus", „Febris nervosa stupida bzw. versatilis" geführt. Es kann kein Zweifel sein, daß diese ganzen Störungen nicht durch das hohe Fieber allein Erklärung finden (s. S. 1459ff.).

Manche Patienten wiederum empfinden dieses merkwürdige Schlafbedürfnis, dieses Dahindämmern geradezu als angenehm, wieder andere sind froh, wenn man sie anspricht bzw. sie aufweckt, weil sie mitunter von qualvollen Träumen gepeinigt werden. Fast immer ist aber bemerkenswert, daß die Patienten auch bei tiefer Somnolenz aufweckbar sind und dann klare Antworten geben, aber schon bleiben sie oft mitten im Satze stecken, um sofort wieder vor sich hinzudämmern.

Es ist erstaunlich, wie die Erinnerung an diesen Zustand später ganz erloschen sein kann, selbst bei Patienten, an denen z. B. wegen starkem Nasenbluten therapeutische Eingriffe vorgenommen wurden. Wieder bei anderen Patienten steigert sich der Kopfschmerz der Anfangsperiode, mitunter auch der Lumbalschmerz, bis zur Schlaflosigkeit. Man muß natürlich zwischen dem Dahindämmern und dem Schlaf bei dem Patienten unterscheiden.

Die Temperatur hat inzwischen treppenförmig ihren Höhepunkt erreicht und das Krankheitsbild verläuft nun im allgemeinen monoton. Nach Nahrung wird kaum verlangt.

Meist hat dann die bakteriologische Untersuchung schon die Art der Krankheit geklärt und nun stellen sich alle die Symptome ein, die man von jeher als typisch angesehen hat.

Der Puls bleibt bradykard, er steigert sich nur als Zeichen eingetretener Komplikationen, eine Milzschwellung tritt von Mitte oder Ende der ersten Woche immer deutlicher hervor, wenn nicht die Bauchdecken zu stark gebläht sind. In der Ileocöcalgegend treten bei Palpation Plätschergeräusche auf in gurgelnder Form und nun weicht die vorher vorhandene Obstipation dünnbreiigen, mehr gelbbräunlichen Entleerungen. Ihr Fehlen aber darf uns nicht von der Diagnose abwenden, falls je einmal die bakteriologische Diagnose versagt. Der „erbsbreiartige" Stuhl kann diagnostisch verwertet werden, aber es gibt Fälle, bei denen die in dieser Zeit auftretenden Darmveränderungen noch ruhig bleiben. Nun ist Gefahr in Verzug! Man muß jetzt nachforschen. Gelegentlich lassen die Patienten in ihrem schweren typhösen Zustand unter sich gehen. Es ist öfters vorgekommen, daß man erst an den Verunreinigungen der Bettwäsche erkennen konnte, daß eine Darmblutung eingesetzt hat. Patienten können aber noch so soporös sein, der Perforationsschmerz wird doch noch in auffälliger Weise geäußert, wenn man nur darauf achtet.

Oft sind auch die Erscheinungen der Herzschwäche lange nicht so stark markiert, als daß man sich zu einem aktiven therapeutischen Handeln veranlaßt fühlen könnte. *Gerade in diesem Stadium kann es plötzlich zu einem Herztod kommen.*

Nun treten auch Gefahren von seiten tiefgehender Ulcera in den Organen, unter anderem eventuell auch im Kehlkopf, entgegen. Lungenaffektionen, Peritonitis, Unterernährung (wie sie in früheren Zeiten bewußt durchgeführt wurde), schwere dekubitale Nekrosen und Sekundäreiterungen gefährden den Kranken immer mehr.

So zieht sich dieses Stadium incrementi unter Umständen auch über mehrere Wochen hin. Man wird tatsächlich auch einmal einen sog. 6 Wochentyphus beobachten können, der mit dem vollausgebildeten Krankheitsbild ausgezeichnet ist, das mehr oder weniger von Komplikationen begleitet ist. Es braucht nicht erwähnt werden, daß jetzt eine besondere Mundpflege obwalten muß, denn unter dem kontinuierlichem Fieber werden die Schleimhäute trocken, sie sind mit eingedicktem Schleim bedeckt und können sich unter Blutungen und Eiterbildung sogar ulcerierend ablösen, wenn die Pflege nachlässig gehandhabt wird.

Der Darm braucht auch jetzt nicht unbedingt mit hervorstechenden Symptomen hervorzutreten, wenn auch nun in der 2. Woche meistens einer Obstipation Durchfälle folgen, die auf einen geschwürigen Prozeß hinweisen.

Manchmal tritt von Anfang an eine trockene Bronchitis stärker hervor. Hat man bis dahin aus dem klinischen Bild noch keine klare Diagnose stellen können, so schießen jetzt vereinzelt *Roseolen* auf, und zwar fast ausschließlich auf der Bauchhaut. Sie lassen sich bekanntlich mit dem Finger wegwischen und bekommen schnell wieder ihre rote Farbe. Diese Roseolen reichen, immer erneut an anderen Stellen auftauchend, manchmal über die ganze Fieberperiode.

Inzwischen ist auch die Milzschwellung greifbar deutlicher geworden, die Leber erscheint jetzt häufiger vergrößert.

Wenn man auch zu keiner Zeit vor einer Vasomotorenschwäche sicher war, der Puls noch bislang eine Bradykardie, vielleicht schon eine gewisse Dikrotie zeigte, immerhin gut gefüllt war, so kann man mitunter ganz plötzlich auch vor eine drohende Kreislaufschwäche gestellt sein. Sie kann eine Perforation anzeigen, kann aber auch lediglich das Zeichen einer schweren Myokardschädigung sein.

Nun tritt die Krankheit um die 3., 4., manchmal sogar erst um die 6. Woche herum in ein neues Stadium über, in das Stadium *decrementi*. Die Patienten brauchen nicht mehr aus ihrem soporösen Zustand aufgeweckt werden, sie fühlen sich durch ihre Beschwerden belästigt und beleidigt, zeigen Abwehr, werden nörgelnd. Die Nahrungsaufnahme, die erzwungen werden mußte, geht nun freiwillig vor sich. Auch jetzt hat der Patient noch ein großes Schlafbedürfnis und er weiß auch um den Schlaf, während er früher sich seines Zustandes nicht bewußt war. Es gibt allerdings Patienten, die auch jetzt noch zeitlich mehr oder weniger unorientiert sein können, sich oft sehr wundern, daß sie 3 oder 4 Wochen verschlafen haben sollten. (Solche Zustände sind vor allem in alten Romanen lebhaft geschildert worden. Das „Nervenfieber“ wurde ja so häufig mit schweren Sorgen, Enttäuschungen und Entbehrungen in Verbindung gebracht.) Der Schlaf ist meist nicht mehr mit beunruhigenden Träumen belastet. Patienten denken nun auch selbst an Körperpflege, sie verlangen nach Zahnbürste, nach Mundspülen, ein gutes Zeichen, daß nunmehr die Rekonvaleszenz sich ankündigt. Es kommt zu einer reichlichen Urinausscheidung, der Harn wird immer heller und dünner im Gegensatz zu dem hochgestellten Harn in dieser Fieberzeit. Das Fieber steigt nun die Treppe herab.

Unangenehm sind lediglich die Durchfälle, die über diese Zeit hin bestehen und die Rekonvaleszenz verzögern können. Sind sie beim Patienten nicht vorhanden, so „dreht sich sein ganzes Denken und Sinnen um die Nahrungsaufnahme“ und charakteristisch sind die großen gierigen Augen, mit denen er jede Bewegung seiner Pfleger oder des Arztes verfolgt, von denen er Erfüllung seines einzigen Verlangens erhofft (Curschmann). Das war zu einer Zeit, als man nach den Vorschriften von Senator, v. Leyden und Ziemssen die Typhuspatienten auf eine äußerst schmale Kost setzte. „Sie bekamen eigentlich nur Schleimsuppe, dünnen Milchkaffee, Brühe, Kognakmixtur, Eigelb, Wein und etwas Fleischsaft.“ Die Calorienzahl war auf 800 vermindert aus Angst, daß vermehrter Eiweißumsatz das Fieber steigern könnte. Seitdem man von diesem Kostregime abgekommen ist, gilt der Grundsatz: wenn die Typhusrekonvaleszenten aufstehen, müssen sie das Gewicht haben, das sie bei der Krankenhausaufnahme darboten.

Carl Hirsch hat bei den Vorlesungen in seiner Darstellung des Typhus abdominalis die Behauptung aufgestellt, daß nach einem erfolgreich durchgemachten Typhus der Organismus eher gesünder werden müßte. Der Beweis wird nicht in allen Fällen zu führen sein. Im allgemeinen möchte man aber glauben, daß die vielen Nachkrankheiten, die man sonst im Gefolge schwerer Infektionen zu erwarten hat, beim Typhus nicht nachkommen. Zum Glück ist die Genesung auch nach lang hingezogener Rekonvaleszenz eine vollständigere wie bei vielen anderen Infektionskrankheiten (Curschmann).

Hat die Temperatur zum erstenmal die Linie unter 37° erreicht, und ist sie abends nicht mehr gestiegen, so kann man annehmen, daß die Rekonvaleszenz eingeleitet ist. Wir wissen nun aber, daß trotzdem noch manche Gefahren drohen, auch unter Umständen ein *Rezidiv.*

Ist die Temperatur nicht bis zur Norm gefallen, bleibt sie unruhig über 37°, so ist mit einem sog. *Nachschub* zu rechnen, und falls neuerliche Temperatursteigerungen auftreten, auf Komplikationen zurückzuführen.

Während sich beim Rezidiv das ganze Krankheitsbild wiederholen kann, bilden sich *Nachschübe schon im Rückbildungsstadium* aus, bevor das sinkende Fieber völlig zur Norm zurückgegangen war.

Zum Nachschub geben häufig Organmanifestationen Anlaß, zum *Rezidiv* eine *Neuerkrankung* mit Typhusbacillen im bereits immunisierten Organismus (im Sinne Hörings).

Schottmüller hat über den Symptomenkomplex der Basedowschen Krankheit in der Typhusrekonvaleszenz berichtet. In anderen Fällen sind Patienten durch eine *Parotitis* in ihrem Kräftezustand stark heruntergekommen. Verzögert wird dadurch (und durch Darmkomplikationen) die Rekonvaleszenz mitunter ganz erheblich. Durch einen früheren Meteorismus kann es zu starken *Striae* der Bauchhaut kommen, die Haut kann *Schuppenbildung* zeigen, der *Haarausfall* kann bis zur Glatzenbildung sich verstärken und schließlich haben die Patienten, wenn sie das erste Mal das Bett verlassen *unerträgliche Schmerzen*, hervorgerufen teils durch *hyaline Degeneration der Muskelfibrillen*, manchmal auch deswegen, weil eine ungeeignete Lagerung im Bett eine Pes equinovarus-Stellung nicht verhütet hat.

Die verschiedenen Komplikationen finden in den nachfolgenden Kapiteln ihre besondere Würdigung.

Abweichungen vom typischen Krankheitsbild. Sooft man nach Abschluß einer Typhusepidemie Bilanz zieht, wird in Veröffentlichungen dargelegt, daß das Krankheitsbild im Gegensatz zu früher nach der oder jener Richtung hin eine andere Verlaufsform dargeboten habe.

Es wird dann davon gesprochen, daß einerseits die bösartigen Formen oder auf der anderen Seite viel mehr unausgebildete Fälle zur Beobachtung gekommen seien. Selbstverständlich wird man zu einer Zeit, wo eben der Typhus einen größeren Personenkreis befällt, häufiger auch leichte, mild verlaufende Fälle (Abortivtyphen) sehen als normalerweise, ebenso wie körperliche Belastung, ausgesprochene Erschöpfungszustände, seelische Belastung die Resistenzfähigkeit der Kranken gegenüber der Infektion überschreiten können. Manche große alte Abhandlungen betrachtend, möchte man doch annehmen, daß sich das gegenüber früher nicht geändert hat. Von „Verschiedenheiten der Erscheinungsweise und des Verlaufes" war zu allen Zeiten bei Typhusepidemien die Rede. Wir werden diesen unterschiedlichen Formen eine besondere Betrachtung widmen, aber die Übersicht über eine größere Anzahl von Fällen läßt doch erkennen, daß der *Typus* der Erkrankung sich im großen und ganzen kaum abwandelt, nicht einmal grundsätzlich seit Einführung der Vaccinetherapie.

Fußt die Erfahrung nur auf wenigen Krankheitsfällen, so mag man versucht sein, in dem Krankheitsbild etwas anderes zu sehen, als es erlaubt ist, wenn man mitten in einer Epidemie den Typhus hauptsächlich in seiner charakteristischen Form zu sehen bekommt. Auch finden wir dabei, daß vielleicht manche Erscheinungen mit dem eigentlichen Typhus abdominalis kaum etwas zu tun haben.

Es gibt leichte Fälle, die vor uns in kurzer Zeit abrollen, die in Heilung übergehen, bevor die bakteriologischen Untersuchungen zu Ende gekommen sind und ein Resultat vorliegt. Die Krankheitsbilder, die man so im Laufe einer Epidemie beobachtet, sind oft derart schwankend, daß man sich wohl vorstellen kann, weshalb LIEBERMEISTER in der vorbakteriologischen Zeit die Frage aufstellte: Liegt allen Formen des Typhus ursprünglich das gleiche Krankheitsgift zugrunde — welches vielleicht, je nach den anderweitigen Umständen, sich verschieden lokalisiert oder verschieden äußert — oder beruhen die verschiedenen Formen auf der Einwirkung spezifisch verschiedener Krankheitsgifte? Die Trennung des exanthematischen und des Rückfalltyphus vom abdominalen war das Resultat dieser Fragestellung!

Aber auch jetzt tauchen immer noch Zweifel auf, ob man die vielfältigen Erscheinungen auf eine gemeinsame Ursache zurückführen kann.

Die französischen Autoren CHALIER und SÉDALLIAN unterteilen die Formen nach ihren Varietäten als: forme normale commune, forme abortive, forme atténaée, forme ambulatoire, formes latentes et formes apyrétiques, forme prolongée, formes suraiguées, forme ataxo-adynamique, forme hémerragique, forme colo-typhoide, formes clinques dépendant de l'age du malade (d. h. je nach dem Alter), Säuglings-, Kinder- und Erwachsenentyphoid.

Besonders in Frankreich wurde schon vorher, mit dem Beginn der Herrschaft der pathologischen Anatomie, das Typhoid mit gastroenteralen Befunden von „Typ carcerum nervosum, comatosum, icterodes, verminosum" allmählich abgegrenzt. Später führte man nach Lokalinfektionen die Bezeichnung eines „Abdominal-, Cerebral-, Pneumo-, Laryngo-Typhoid" ein und (vom exanthematischen Typhus abgesondert) kommt erst später das „fièvre typhoide".

Ganz ähnlich hat man auch in Deutschland je nach den vorherrschenden Symptomzeichen einer Pleuritis, Pneumonie, Meningitis, Nephritis, von gelenkrheumatischen Erscheinungen von einem Pleura-, Pneumo-, Nephro-, Meningo-, Arthro-Typhus gesprochen. Meist weichen diese vorherrschenden Symptome im Verlaufe der Krankheit weitgehend zurück und lassen das normale Bild übrig.

Es ist auch kein Wunder, wenn gemäß den Intensitätsschwankungen und den verschiedenartigen Verlaufsformen nach CHRISTELLER von einem klassischen Abdominaltyphus, Typhus superior, inferior, levissimus, gravis mit Komplikationen sine „typho" (ohne Darmveränderungen) Typhussepsis, Organtyphus, Gastroenteritis typhosa, schließlich von Pneumotyphus, Nephrotyphus usw. gesprochen wird. Nach der Verlaufsform wäre deutlicher wohl noch ein „Typhus der Feten" bzw. eine „Typhussepsis der Neugeborenen und Kleinkinder" abzugrenzen.

Von „klassischen Symptomenbild", das so anschaulich schon im vorigen Jahrhundert von WUNDERLICH, LIEBERMEISTER und GRIESINGER aufgestellt worden ist, gibt es selbstverständlich genug Abweichungen, die stets die Berechtigung abgeben, von einem Typhus levissimus, von abortiven Formen zu sprechen. Im Verlauf von Epidemien stellt man solche Varietäten häufiger fest.

Von einer „typhoidette“ sprechen die Franzosen, wenn die klinischen Symptome in jeder Form vorhanden sind, die gastrischen Erscheinungen im Vordergrund stehen, das Fieber aber schnell herabsinkt und der ganze Krankheitsprozeß in 6—10 Tagen zu Ende kommt. Seit Einführung der Schutzimpfung beobachtet man solche Fälle wohl häufiger wie früher bei Ungeimpften. Man schätzt diese Zahl auf 20—30% bei Epidemien (nach STAEHELIN auch bei Ungeimpften). LIEBERMEISTER bezeichnete sie als „Typhus levissimus“. Roseolen sind selten, ebenso soll die Milzschwellung häufig vermißt worden sein.

Man kennt solche Formen auch jetzt noch. Sie verlaufen oft unter den Erscheinungen eines grippösen Infekts. Da die Züchtung aus dem Blut hier kaum gelingt, sind solche Fälle (wie die Neuöttinger Epidemie gezeigt hat), sehr gefährlich, weil sie eben nur zu häufig verkannt werden.

Wenn man von einem *fieberlosen Typhus* spricht, möchte man trotzdem glauben, daß eine sehr genaue systematische Messung zu verschiedenen Tageszeiten doch kleine Temperaturerhöhungen kundgeben könnte. Aber zweifellos gibt es Fälle, die nie das Bett aufsuchen brauchen und plötzlich doch durch eine Darmblutung oder Perforation überrascht werden können. Daraus geht hervor, wie sorgfältig auch bei kleinsten Krankheitserscheinungen zur Zeit von Epidemien die Patienten untersucht werden müssen.

Es sind aber auch tatsächlich Fälle beschrieben worden, bei denen trotz klassischer Typhussymptome das Fieber nur gering war. Diese Formes latentes, die auch H. VINCENT 1917 beobachtet hat und keinen Zweifel an dem Bestehen einer Typhusbacilleninfektion zuließen, zeigten keine Temperaturerhöhung über 37,5° während des ganzen Krankheitsverlaufes.

Wir selbst haben außerordentlich viele Fälle im 1. Weltkrieg zur Zeit der Liller Typhusepidemie im Januar 1916 beobachtet. In den Feldlazaretten wurden sie häufig nur unter der Rubrik „fieberhafte Milzschwellung“ geführt, und oft wieder danach sogar dem Truppenteil zugeführt. In höchstens 1—2% konnte man die Typhusbacillen im Blut nachweisen, im Stuhl ebenfalls sehr selten. Das Fieber stieg kaum länger als 2—3 Tage bis 39° an, oft blieb es sogar unter 38,5° und nur die Milzschwellung war 1—2 Wochen noch anhaltend. Komplikationen wurden so gut wie nie gesehen. Die Patienten erholten sich nach 8—14 Tagen völlig Es wurde lebhaft darüber diskutiert, ob diese Fälle alle wirklich gleicherweise dem Typhus zugehörten, ob sie Zeichen eines ausgezeichneten Vaccinationsschutzes seien, oder schließlich ob es sich um eine besondere Krankheit handle, denn man sah sie auch bei Ungeimpften.

Die Meinungsverschiedenheit war wohl darauf zurückzuführen, weil man die Wirkung des Typhusimpfschutzes zur Zeit des 1. Weltkrieges in gleicher Form nicht an allen Orten beobachtete. In einer kleinen Anzahl von Fällen, in denen die Roseolen deutlich aufgetreten waren, konnte man aber doch Typhusbacillen nachweisen, so daß an der Identität des Typhus wohl kaum ernste Zweifel bestehen konnten.

STAEHELIN fand auch Rezidive bei einem solchen abgekürzten Verlauf in der ersten Epoche.

Zusammenfassend konnte man folgende Beobachtung machen: Die Agglutination kann man bei den *geimpften* Fällen zur Diagnosestellung nicht mit Sicherheit heranziehen, da sie nicht verläßlich genug sind. Die Patienten konnten erklärlicherweise solche Abortivformen auch ambulant überstehen. Als konstantes Symptom war nur die geschwollene Milz zu werten, Roseolen fanden sich selten, das Fieber stieg nicht über 38—38,5°. Es war mehr die geringe Bronchitis, Appetitlosigkeit, Schlaflosigkeit, Kopfschmerzen, die den Patienten beunruhigten und ihn zur Zeit einer Epidemie zum Arzt führten.

Wir beobachteten aber auch Fälle, die plötzlich nach fieberfreien Tagen den ambulatorischen Charakter verloren und in das klassische Symptomenbild einmündeten.

Im Gegensatz dazu finden sich auch abnorm lang sich hinziehende Krankheitserscheinungen mit Perioden von steilen Kurven, oft in Wellen sich über Monate kundgebend, von einem Relaps in den anderen gleitend. Dazu gehören auch die Fälle, bei denen das eine oder andere Symptom nicht abklingt, z. B. ein chronischer Dickdarmkatarrh, eine chronische, mit Fieber einhergehende Cholangitis mit immer wiederkehrenden meningealen Reizsymptomen, Hyperpyresen und subfebrilen Temperaturen (CHALIER und SÉDALLIAN haben einen Fall beobachtet, der sich über 6 Monate hingezogen hat). Endet der Krankheitszustand, so bleibt eine unbekämpfbare Abmagerung und Schwäche zurück, vor allem auch Myokarditis, pulmonale Komplikationen, trophische Hauterscheinungen, Neigung zu Mischinfektionen.

Unter einer Form der „attaques adynamiques" verstehen die französischen Autoren Fälle, die außergewöhnlich fulminant verlaufen und in deren Vordergrund die nervösen Erscheinungen stehen (mit Agitation, Halluzination, Flockenlesen, motorische Unruhe usw.) als Zeichen einer Encephalitis typhosa, Temperaturen bis 41° und darüber kennzeichnen die Schwere der Erkrankung. Ebenso eine starke Albuminurie. Wir haben solche Fälle gesehen, bei denen bei der Obduktion eine interstitielle Nephritis vorhanden war, wie sie VOLHARD bei Sepsis ausführlich beschrieben hat. Im Grunde genommen handelte es sich unseres Erachtens um eine Komplikation mit urämischen Erscheinungen. Solche Patienten kamen sämtlich ad exitum.

Rezidive. Bei den Rückfällen sind hinsichtlich der Immunitätsverhältnisse noch manche Fragen offen. Auf der einen Seite gehört der Typhusbacillus gerade zu denjenigen Antigenen, die in großem Maße schon bald nach Beginn der Erkrankung Antikörper bilden, was wir ja schon aus der Möglichkeit der Immunisierung erkennen.

Diese Immunität kann eine lebenslängliche sein, merkwürdigerweise muß sie — nur scheinbar nach den Immunitätsreaktionen schon voll ausgebildet — gerade in der Nähe der eben erst klinisch mit allen günstigen Zeichen erfolgreich abgelaufenen Ersterkrankung völlig durchbrochen sein. Da wir noch keinen sicheren serologischen Wertmesser dafür haben, wie weit ein Körper widerstandsfähig gegen eine Neuinfektion ist, so bleiben erklärlicherweise Rezidive (und gerade beim Typhus, bei dem sie sich 2- oder 3mal in gleicher Form wie die Erstinfektion wiederholen können) noch immer unerklärbar. Wir finden immer, daß wir hier statt Erklärungen mehr Begriffsumschreibungen zur Verfügung haben.

Weniger unverständlich erscheint uns die Tatsache, daß der Korper noch Bacillen für die Rezidive zur Verfügung hat. Hier haben wir ein Analogon in der Tuberkulose zur Seite. Wir brauchen nur daran zu denken, wie sehr die Möglichkeit bei der Tuberkulose zu Reinfektionen aus verkästen Lymphdrüsen vorhanden ist, in denen im Zentrum noch nach Jahren stumm liegengebliebene Bacillen ihre Virulenz erweisen.

Beim Typhus liegt eine Infektion vor, bei der Bacillen besonders im ersten Stadium sich in einer Unzahl von lymphatischen Elementen einnisten können. Man hat die Milz dafür angesprochen, daß sie noch eine lange Zeit Bacillen beherbergen könne. Das Beispiel einer Spätspondylitis beweist nur unsere Annahme, daß Typhusbacillen jahrelang im Organismus lebensfähig bleiben können. Es erscheint aber auch nicht konstruiert, wenn wir annehmen, daß auch Darmlymphdrüsen für lange Zeit Bacillen festhalten können. Bei der Autopsie findet man bei Rezidiven frische Geschwüre neben solchen noch aus der Ersterkrankung stammenden, die noch nicht ganz vernarbt sind. Der Abheilungsgrad dieser Ulcera geht nicht mit dem klinisch sich offenbarenden Symptomen parallel. Flammt ein Rezidiv auf, so müssen logischerweise Bacillen noch im Körper gewesen sein. Unter welchen Ursachen diese wieder zu dem Bild einer Vollinfektion führen können, wissen wir nicht. Ein solches Mysterium liegt aber auch bei der croupösen Pneumonie und bei anderen Infektionen mit Rezidiven vor.

Die Einführung der antibiotischen Behandlung des Typhus hat die Frage der Rezidive in ein neues Licht gerückt. Einerseits wird die Ansicht ausgesprochen, daß die therapeutische Abkürzung des bakteriellen Krankheitsprozesses eine mehr oder weniger ungenügende Antikörperbildung zur Folge haben kann (Bolt und Wullen) und damit die Rezidivneigung zunähme. Mollaret, Reilly und Laporte erklären die jetzt offenbar viel häufiger beobachteten Rezidive durch die Unmöglichkeit, das Antibioticum an gekapselte Bakteriennester in nekrotischen Mesenterialdrüsen heranzuführen, wobei ein Wiederaufflammen des Prozesses möglich bleibt. Wir selbst haben bei der modernen Sepsistherapie analoge Eindrücke nicht selten gewinnen müssen.

Das Fieber. Jedesmal, wenn wir die Fieberkurve beim Typhus betrachten, werden wir von dem Gedanken beherrscht, wieso es unter der Einwirkung der Bacillen zu einer Art spezifischer Temperatureinwirkung kommt. Wir haben im Kapitel septische Erkrankungen die Bedeutung des Schüttelfrostes und seines Zustandekommens zu würdigen versucht. Beim Typhus möchte man selbstverständlich ebenfalls ursächlich die Erreger und ihre Gifte verantwortlich machen. Für die Gleichgewichtsstörung in Wärmebildung, Wärmeabgabe und die Regulierungsvorgänge in Haut, Muskeln, für Stoffwechsel, dem physiologisch-chemischen Mechanismus reicht aber auch jetzt das Experiment mit Typhusbacillen noch nicht aus. Wir konnten das zeitliche Einsetzen von Schüttelfrost und Fieber bei einmaligen Bakteriämien am Menschen beobachten, fanden jedoch keine sichere Erklärung dafür, warum es zur Kontinua kommt (wenn wir nicht etwa annehmen wollten, daß eben eine dauernde Überschwemmung des Blutes mit Bakterien und ihren Stoffwechselprodukten das Fieber aufrechterhält). In diesem Sinne hatten wir Vergleichserscheinungen bei der lymphangitischen Sepsis gesehen, die sich unter der Einwirkung von hämolytischen Streptokokken im puerperalen Gebiet des Parametriums und des Uterus abspielt.

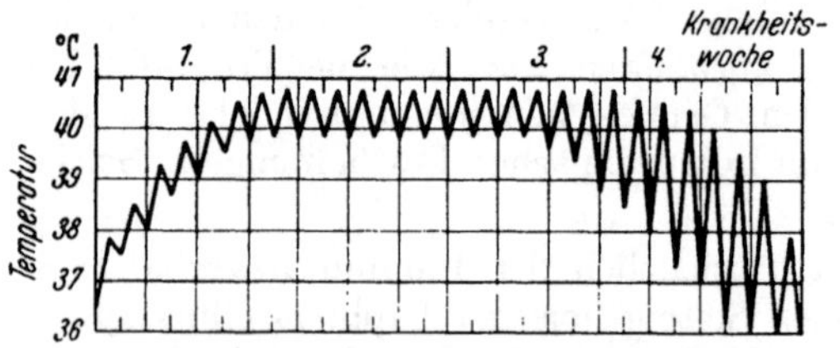

Abb. 10. Schematische Fieberkurve des Typhus abdominalis. (Nach Liebermeister.)

Ganz werden wir die Ursache der Fiebererscheinungen nie deuten können. Das Fieber kann uns aber bei der Beurteilung und der Diagnose wichtigste Dienste leisten.

Entsprechend unserer Auffassung vom Wesen des Typhus als lymphangitische Sepsis treten zwei wichtige Krankheitszeichen hervor, die auch tatsächlich bei einem *komplikationslosen* Verlauf vorhanden sind:

1. Eine nicht durch Schüttelfröste unterbrochene Kontinua im Stadium noch nicht erreichter Immunität.

2. Ein dauernder Zufluß von Bakterien aus dem Lymphsystem ins Blut, der allerdings an Masse mit dem absteigenden Fieber abnimmt.

Ein Schüttelfrost ist im allgemeinen höchstens am Anfang vorhanden, vor allem wenn die Patienten sich bei Fieber mehr oder weniger mühsam noch außer Bett halten. Das Fieberzentrum kann aber doch verhältnismäßig leicht jederzeit beeinflußt werden, denn schon die Applikation von Pyramidon kann die Temperatur mitunter zum sofortigen Absturz bringen. Der neue Fieberanstieg geht dann so schnell vor sich, daß der Typhuskranke die üblichen Erscheinungen des Schüttelfrostes darbietet. Wir sehen, daß auch die Temperatur durch Chloromycetin, meist aber erst im Verlauf von 2—3 Tagen und weniger stürmisch, zum Absinken gebracht werden kann. Ob dadurch mit dem Fieber zugleich auch die Bakteriämie ausgeschaltet werden kann, müßte erst durch entsprechende Untersuchungen erhärtet werden. Wir werden auf die Tatsache hinzuweisen haben, daß es trotz Chloromycetintherapie noch Dauerausscheider gibt, eher ein Beweis dafür, daß eine Sterilisatio universalis nicht bewirkt werden kann. Wenn man einen gewißen Parallelismus zwischen Fieberhöhe und Bakteriämie anzuerkennen hat, so könnte man annehmen, daß gerade unter der Therapie dieses Nebeneinandergehen aufgehoben wird.

Die Fieberkurve, die seit der Aufstellung einer Thermometrie von Wunderlich klassisch beschrieben worden ist, erhält natürlich Einbrüche in den programmäßigen Verlauf, sobald Organkomplikationen aus dem allgemeinen Krankheitsbild hervortreten. Wir sehen dann zumeist. wie der Krankheitsprozeß in eigenartiger Weise das Fieber diktiert. Sobald Nachschübe kommen, die auch anatomisch begründet sind, erhebt sich aus dem bereits abklingenden Fiebertyp die Temperatur wieder in die Höhe. Wenn nach fieberfreiem Verlauf der Krankheitsprozeß erneut rezidiviert, sehen wir manchmal fast eine photographische Aufnahme von dem ersten Krankheitsablauf. Es läßt sich einerseits also von Idealtypen sprechen, andererseits aber sehen wir doch nicht selten einen Temperaturverlauf, der kaum in Einklang mit der Auffassung von der Pathogenese des Typhus zu bringen ist. Eines scheint sicher, daß in erster Linie der Typhusbacillus den Ablauf des Krankheitsgeschehens bestimmt, d. h. man kann wohl Schwere und Milde der Krankheitsäußerungen seiner geringeren oder stärkeren Virulenz zuschreiben, wenn es auch auf der anderen Seite selbstverständlich zutrifft, daß wir in den mehr oder weniger stürmischen Erscheinungen einen Kampf und eine Abwehr des Organismus im Sinne einer Abfindung mit dem Erreger durch immunbiologische Reaktionen anerkennen müssen.

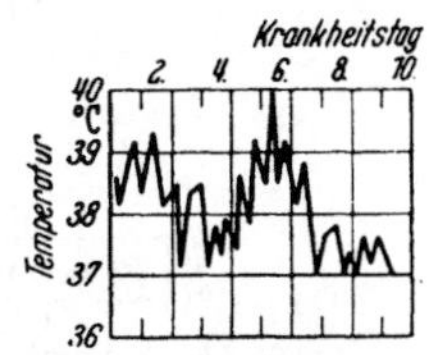

Abb. 11. Typhus abdominalis mit Relaps.

Über all den Betrachtungen, die wir am Fieber anstellen wollen, dürfen wir nicht vergessen, daß neben der Bedeutung der Fieberkurve, die in der vorbakteriologischen Zeit früher fast das wichtigste diagnostische Symptom zur Klärung nosologischer Erscheinungen war, jetzt der bequeme Nachweis des Typhusbacillus aus dem Blut in den ersten Tagen steht. Durch ihn finden wir ja häufig auch Fälle heraus, die sich als eine Typhusinfektion erweisen, bei denen aber das Fieber keine diagnostischen Merkmale bietet. Bei jeder Epidemie ergeben sich solche Resultate, die nicht in den allgemeinen Rahmen passen. Auf der anderen Seite sind wir oft in der glücklichen Lage, entsprechend einer positiven Blutkultur den Verlauf im großen und ganzen vorhersehen zu können, um im voraus gegen etwaige Komplikationen gewappnet zu sein.

Mehr als auf das Fieberbild werden wir uns also heutzutage auf den bakteriologisch-serologischen Nachweis zu verlassen haben. Der unkomplizierte Typhus zeigt, wie von Wunderlich und Liebermeister beschrieben wurde, den treppenförmigen Anstieg zur Höhe, zum gleichmäßigen Plateau, zum langsamen Abfall mit der Differenz zwischen morgend- und abendlicher Temperatur, um höchstens einen Grad in seinem treppenförmigen Abstieg von der Hochebene nach 2—3 Wochen in tiefen Stufen mit Intermissionen bis zu 3° C auszuklingen. Dieses „amphibole" Stadium zieht sich im allgemeinen nur 1 Woche lang hin, manchmal kommt es hier schon zum Nachschub und die Kurve wird plötzlich variiert, um dann noch einmal seinen Verlauf in der vorher sich darbietenden Weise wieder aufzunehmen.

Man könnte natürlich Abwegigkeiten des Fiebers aus jeder Krankengeschichte herauslesen. Hat man das wochenlange Krankenblatt später vor sich liegen, so lassen sich retrograd aus der Kurve viele Schlüsse ziehen, wie das vorher nicht möglich war. Gar oft läßt sich nachträglich feststellen, was für Komplikationen drohten, wie sich ein günstiger Ablauf einleitete, so daß manche Krankheitszeichen nunmehr erst zu deuten sind. Mag man also bei einem in den ersten Tagen schon erkannten Typhus etwas über den mutmaßlichen Fiebertyp ahnen können, so wird man nicht ohne weiteres sagen können, wie lange die Kontinua anhalten wird. Der frühere monotone Sechswochentyp kann schon auf 1 Woche verkürzt sein, andererseits kann (wie Schottmüller einmal beobachtete), die Kontinua fast 100 Tage komplikationslos und ohne Rezidiv sich hinziehen. In der Literatur finden sich früher solche Fälle mehrmals beschrieben, sie scheinen jetzt seltener zu sein. In den 500 Typhuskrankengeschichten, die dem Verfasser zur Durchsicht von verschiedenen Kliniken vorlagen, fand sich kein solcher Fall vor.

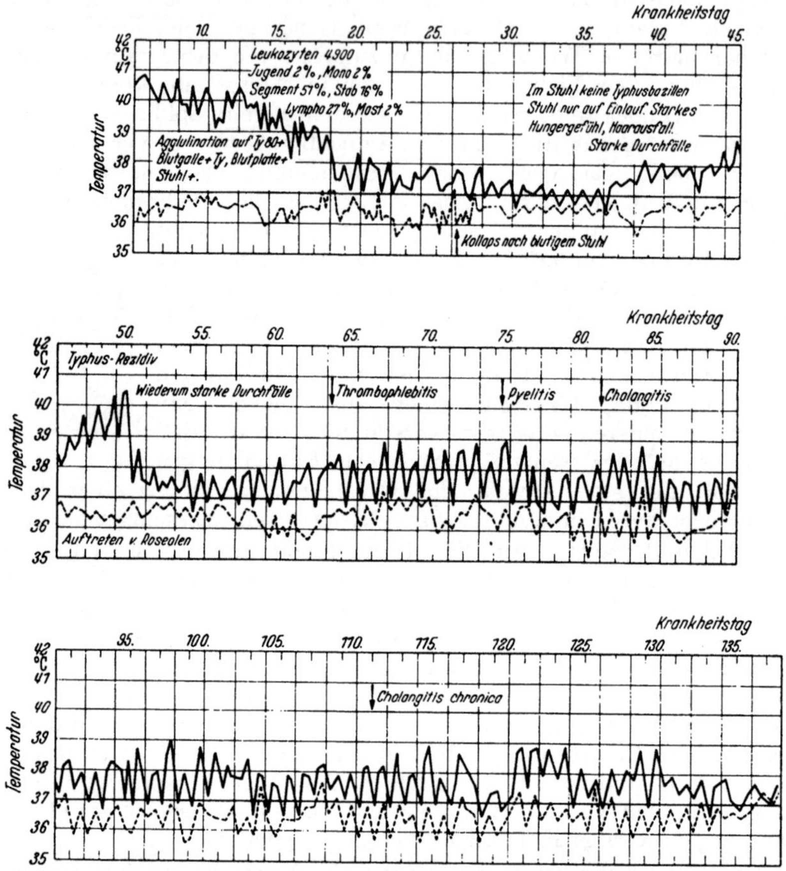

Abb. 12. 30jährige Pathologie-Angestellte wurde bei einer Sektion durch den Inhalt eines sich im Strahl entleerenden Ovarialkystoms im Gesicht getroffen. Nach 12 Tagen zunehmender Kopfschmerz, Appetitlosigkeit und Temperaturerhöhungen, später Schüttelfrost. Fünf Tage später Klinikaufnahme (Beginn der Fieberkurve). — Rezidiv in der 7. Krankheitswoche; in der 9. Woche noch Agglutination 1:2400, aber langsame Erholung. Weiterer Verlauf kompliziert durch rezidivierende Thrombophlebitis, Pyelitis und chronische Cholecystitis-Cholangitis. Ein Jahr nach dem Auftreten des Typhus erfolgreiche Gallenblasenresektion und Gallengangsdrainage.

Im allgemeinen kann man sagen, daß erst der Temperaturabfall *unter die Norm* für mehrere Tage anzeigt, daß nun die Fieberkurve beendet ist. Solange noch Temperaturen über 37,5° bestehen, muß noch an Typhusorganerkrankungen gedacht werden. Selbstverständlich ist das besonders der Fall, wenn noch lokalisierte Beschwerden vorhanden sind. Das Rezidiv erhebt sich aus der normalen Temperaturkurve. Mit einem völlig fieberfreien Verlauf des Typhus bei *positiver* Blutkultur und entsprechend serologischem Verhalten kann man keinesfalls rechnen.

Die Milz. Auf die pathologischen Veränderungen der Milz haben wir bereits auf S. 1425 hingewiesen. Als Folge davon kommt es zu einer Anschwellung des

Organs, fühlbar gegen Ende der ersten Woche. Dieses Symptom ist so konstant, daß man die Diagnose in Zweifel ziehen kann, wenn es überhaupt fehlt. Die Spannung wird vom Patienten bei der Betastung als unangenehm empfunden. Oft stellt man das Wachstum der Milz von Tag zu Tag mehr fest, es erreicht aber selten höhere Grade. Immerhin kommt es auch manchmal zur Kapselzerreißung. CURSCHMANN fand unter 211 Sektionen 25mal sehr große, 115mal mittelgroße, 21mal kleine und 30mal gar keine Milzschwellung. MERKEL stellte nur in einem Fall unter 316 Erkrankten gar keine Reaktion fest. LUBARSCH und WOLFF fanden das niedrigste Gewicht bei 155 g, das höchste bei 705 g. Die Milz bleibt im allgemeinen derber als bei septischen Milzschwellungen, zu einem Zerfließen des Pulpagewebes kommt es nicht.

Aus dem Eppendorfer Pathologischen Institut hat NAEGELI 16 Fälle von Kapselruptur ausführlich beschrieben und eine besondere Einteilung auf Grund der Fälle der Weltliteratur gegeben. Es gibt Rupturen, bei denen nur die Kapsel reißt, neben solchen, bei denen es gleichzeitig oder miteinander zum Bersten von Parenchym und Kapsel kommt. Hierbei zeigt sich eine diffuse Veränderung des Parenchyms in Form von Blutüberfüllung und Hyperplasie.

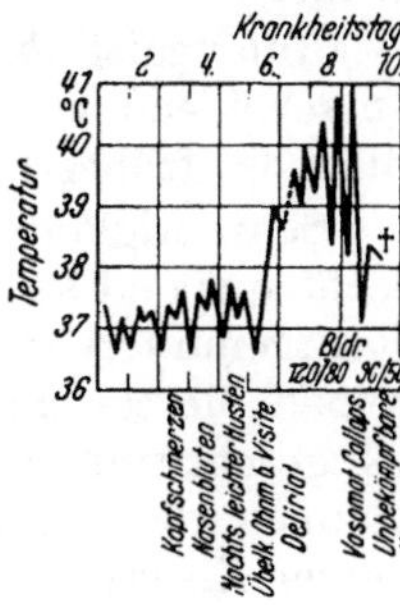

Abb. 13. Laboratoriumsinfektion mit Typhusbacillen. Tödlicher Ausgang.

Neben der Kapselüberdehnung und den Blutungen ist als Ursache von Rupturen auch eine Nekrose der Kapsel disponierend anzusehen. Manchmal wird man von einer Milzzerreißung auch noch in der Rekonvaleszenz überrascht, wenn diese auch mehr auf der Höhe der Erkrankung zu erwarten ist. Die klinischen Symptome beschränken sich im allgemeinen auf den Schmerzanfall. Gelegentlich hat man differentialdiagnostische Schwierigkeiten gegenüber einer Perisplenitis, gegenüber einem perforierten Darmgeschwür und nicht zuletzt gegenüber dem Milzinfarkt. Hierbei sind aber doch die Schmerzen mehr unterhalb des Rippenbogens lokalisiert. Es kommt häufig zu einer sympathischen Zwerchfellpleuritis und den charakteristischen Symptomen mit Schonung der linken Seite bei der Atmung, den fortgeleiteten Schulterschmerzen, der Angst vor tiefen Atemzügen. Das Gefährliche beim Kapselriß ist immer die Blutung in die Bauchhöhle und damit die Infektion des Peritoneum durch die Typhusbacillen. Die Infarkte selbst treten im klinischen Bild nicht immer deutlich hervor, sie machen Erscheinungen ebenfalls erst, wenn sie die Serosa erreichen.

Ihre Entstehungsweise ist nicht ganz klargestellt. Nach OPPENHEIM sollen die meisten endophlebitisch bedingt sein und auf Typhusknötchen in der Venenwand zurückgeführt werden. Durch Nekrose dieser Typhome kommt es zum Verschluß kleiner Gefäße. ZEELEN unterscheidet einen perivasculären Ursprung, bei dem die Herde von außen her in die Lichtung einwachsen. Embolisch können natürlich solche Infarkte nur zustande kommen, wenn bereits an anderer Stelle Thrombenbildung vorausgegangen war.

Verdauungsorgane. Eine sorgfältige Krankenpflege müßte die vielen Veränderungen, die früher von seiten der Mundhöhle beschrieben wurden, wesentlich einschränken können. Das hohe Fieber schafft eine starke Trockenheit, die zu *Rhagaden* und sekundären Infektionen der normalen Bakterienflora in der Mundhöhle Anlaß geben können. Typische Veränderungen durch Typhusbacillen selbst sind nicht bekannt. Doch sieht man bei verwahrlosten Fällen geschwürige Prozesse bis zum ausgesprochenen Noma. Die *Stomatitis ulcerosa necroticans* mit Fortschreiten bis zu Kiefer-Osteomyelitiden war auf ferngelegenen Kriegsschauplätzen (Vorderasien) eine nicht ganz seltene Erscheinung.

Von 2 Organen droht hauptsächlich dem Typhuskranken Gefahr: vom Herzen und vom Darm aus.

So wie sich das Bild der Myokarditis verschleiern kann, so wird man im Verlaufe eines Typhus manchmal plötzlich vor ein kaum vorhergesehenes Ereignis einer schweren Darmblutung oder einer Ulcusperforation gestellt. Wieweit und in welchem Ausmaß der Darm organisch am Krankheitsgeschehen beteiligt ist, läßt sich nicht immer mit absoluter Sicherheit aus dem klinischen Bild sagen. Der Magen kann schon am Anfang revoltieren. Als Auftakt haben wir Appetitlosigkeit, Abwehr gegen Nahrungsaufnahme, Ekel und Erbrechen gesehen. Kommt Fieber hinzu und leichte Druckempfindlichkeit in der Cöcalgegend, so wird man unter Umständen dazu verleitet, eine Appendektomie vornehmen zu lassen. Wenn man seiner Klinik eine Infektionsabteilung angegliedert hat, wird man oft genug feststellen können, daß hochfieberhafte, bereits appendektomierte Patienten schließlich als Typhuskranke aufgenommen werden müssen. Gerade zu Beginn des Typhus treten einem häufig die Symptome einer solchen Pseudoappendicitis entgegen.

Anfangs ist *Obstipation* häufiger als Durchfall, obwohl diese nicht für die Diagnose entscheidend ist, ebensowenig wie das *Ileocöcalgurren*, das man zur Differentialdiagnose früher herangezogen hat.

Schwierigkeiten macht der *Meteorismus*, der im Laufe der 2. und 3. Woche recht quälend sein kann. Es ist für den Arzt, der nicht die Möglichkeit hat, eine Röntgenuntersuchung vorzunehmen, schwer, einen beginnenden Ileus von dem reinen Meteorismus zu unterscheiden. Die Beschwerden können sowohl beim fortgeschrittenen Meteorismus wie beim Ileus nahezu die gleichen sein. Wir glauben, den lästigen erfolglosen Stuhldrang, der sich dabei einschleicht, aber zu keiner Entlastung führt, auf die Überblähung des Darmes (besonders der unteren Colonabschnitte) zurückführen zu können. Auch ein Darmrohr führt nicht ohne weiteres zur Erleichterung.

Man hat sich mit der Ursache dieser Erscheinungen häufig befaßt, ist aber zu keinem einwandfreien Resultat gekommen. Die Annahme einer toxischen Darmlähmung bis zum kompletten Ileus liegt nahe. Entwickelt sich der entzündliche Prozeß in der Typhlongegend, so können natürlich verwirrende Zeichen in Erscheinung treten. Interessant erscheint es uns, daß in einem solchen Falle die Typhusleukopenie von einer Leukocytose beträchtlichen Grades abgelöst werden kann. Wir haben in einem Falle, bei dem sich ein größerer Absceß entwickelt hat, schleimige Stuhlabgänge gesehen, wie wir sie bei Douglasabscessen beobachten können. Ein langsam einsetzender Ileus drängte zur Laparotomie, die einen Absceß mit Typhusbacillen zutage förderte. Mitunter sind es neben einer gedeckten Perforation feinste multiple, siebartige Geschwürsdurchbrüche bei Typhus ebenso wie bei Paratyphus B, für die als Ursache meteoristisch auseinandergezerrte Striae der oberflächlichen Darmdeckschichten in Betracht kommen. Es handelt sich in solchen von uns beobachteten Fällen um Zerreißungen, die darauf zurückzuführen sind, daß die Gasauftreibung (Meteorismus im Anfang der Erkrankung) das Kaliber des Darmes plötzlich stark ausgedehnt hatte. Dadurch kann es zu Rissen in der Serosa, an manchen Stellen bis zu Kleinfingerbreite, kommen. Die hier geschädigte Darmwand kann von den darunterliegenden Geschwüren leicht durchbrochen werden oder es bildet sich eine Abscedierung aus.

Daraus ergibt sich, daß der Meteorismus bei typhösen wie bei paratyphösen Erkrankungen behandelt werden muß. Er kann im späteren Verlauf, wenn Darmgeschwüre auftreten, die Perforationsgefahr wesentlich erhöhen. Es gibt natürlich auch keineswegs seltene Typhusfälle, bei denen man nach den Darmsymptomen überhaupt kaum von einem Typhus abdominalis sprechen kann, sei es, daß eben das Psychische im Vordergrund steht oder daß eine Organmanifestation andernorts Darmsymptome überdeckt. Solche Fälle sieht man bei jeder Epidemie und man wird leicht dazu verführt, zu glauben, daß die Typhuserkrankung einen anderen Charakter angenommen habe.

Wenn man aber eine große Zahl von Typhuserkrankungen überblicken kann, auch aus verschiedenen Epidemien — wie das zu Kriegszeiten für den Internisten gegeben ist —, so kann gar keine Rede davon sein, daß der Typhus ein anderes Gesicht gegenüber dem früheren zeige. Das gilt natürlich nur für die ungeimpften Fälle. Über den Verlauf der geimpften Fälle haben wir auf S. 1474 ff. zu berichten.

Von altersher gilt die Erfahrung, daß man vom 10. Krankheitstage ab mit größeren Darmblutungen aus den lymphatischen aufgelockerten Darmprozessen zu rechnen habe, auch wenn der Darm vorher ganz ruhig geblieben ist.

Durchfälle sind dabei lange nicht so häufig wie man früher angenommen hat. Auffallend ist bei diesen sog. „Erbsbreistühlen" die große Menge von Zelldetritus, während schleim- und eiweißhaltige Substanzen wesentlich zurücktreten.

Dem Typhusstuhl wurde früher eine besondere Bedeutung zugemessen. Die Bezeichnung Erbsbreistuhl, der sich in 2 Schichten mit graugelblichem Sediment absetzt, stammt aus der vorbakteriologischen Zeit, als man bei der Diagnose lediglich auf Symptome angewiesen war. CURSCHMANN wies darauf hin, daß während der fieberhaften Periode der Krankheit kaum in $1/3$ aller Fälle Diarrhoen zu beobachten sind. Mehr als die Hälfte litt seiner Erfahrung nach oft sogar während der ganzen Dauer der Erkrankung an Obstipation.

Der zu Beginn der Erkrankung auftretende dünnbreiige Stuhl ist ein Dünndarmstuhl, der noch nicht auf die Veränderung der lymphoiden Gebilde zurückzuführen zu sein braucht. Diese pathogenetisch nicht in direkter Beziehung stehenden Diarrhoen können nebeneinander, aber auch unabhängig voneinander einhergehen. Die verschiedenen anatomischen Stadien, Hyperämie, markige Schwellung, nekrotischer Zerfall und Geschwürsbildung — letztere hauptsächlich in der 2. Woche — treten zwar häufig auch klinisch hervor, gehen aber keinesfalls immer mit ihnen parallel. Viel häufiger sieht man den Meteorismus, Gurren und Plätschern, ohne ausgesprochene (oder höchstens mit nur angedeuteter) Schmerzhaftigkeit.

Von der 2. Woche ab kann jederzeit die Gefahr der Blutung näherrücken. Nach CURSCHMANN kommen 30% aller Darmblutungen innerhalb der ersten beiden Krankheitswochen vor. Rund 25% fielen in der 3., 13% in der 4. Woche an. Die Quellen können verschieden sein. Einmal das schwammig aufgelockerte hyperämische Gewebe, das andere Mal eröffnete große Gefäße beim Abstoßen der Schorfe. Da die Krankheitsprozesse am lymphathischen Darmapparat vielfach zeitlich verschieden erfolgen, zieht sich die Blutungsgefahr auch über längere Zeit hin, manchmal sogar noch über Wochen, oft noch bis in die Rekonvaleszenzzeit hinein. Es kommt vor, daß Blutungen mehrmals während der Erkrankung erfolgen. Bei Männern sollen sie häufiger sein als bei Frauen.

Natürlich ist auch das Ausmaß der Blutung verschieden. Von okkulter Blutung bis zur abundanten sieht man alle Formen. Sickernde Blutungen ebenso wie plötzlich einsetzende lebensgefährliche verschlimmern auch für eine scheinbar ungetrübte Rekonvaleszenz die Prognose. Dazu kommt noch, daß später noch Blutungen im gleichen Umfang kaum prophylaktisch mit einigermaßen Sicherheit zu verhindern sind.

Man möchte glauben, daß zu früheren Zeiten die Mortalität bei solchen Blutungen größer war als heutzutage. Es wird in allen Lehrbüchern zitiert, daß zu GRIESINGERs und LIEBERMEISTERs Zeiten 30—40% der Patienten mit Darmblutungen gestorben sind.

Durch unsere modernen therapeutischen Maßnahmen, vor allem durch die günstige blutstillende Wirkung der Bluttransfusion, den frühzeitigen Nachweis einer Blutung mit Hilfe unserer chemischen, spektroskopischen und hämatologischen Untersuchungsmethoden, ist unsere Prognose und unsere Statistik doch wesentlich besser geworden als früher.

Wir halten nach wie vor die *Perforation* für die weitaus gefährlichste Komplikation im Verlauf des Typhus. Eine Durchbruchstelle kann abgedeckt werden durch die Umgebung, viel häufiger aber kommt es zu einer diffusen Ausbreitung. Die Peritonitis kann, wie oben angedeutet, allein infolge Durchwanderung von

Keimen durch die gezerrte, durch Meteorismus überdehnte Darmschleimhaut zustande kommen, mehr noch durch ein penetrierendes, perforierendes Darmgeschwür. Die Öffnung im Darm kann so klein sein, daß man sie selbst bei der Sektion nur schwer auffinden kann. Am häufigsten muß der Dünndarm vom Ileum ab bis zur Appendix untersucht werden. Mit der Perforation ist zu jeder Zeit der Fieberperiode, aber auch in der Rekonvaleszenz gelegentlich noch zu rechnen. Die Zahlen des Vorkommens schwanken zwischen 5—12%.

Für die Diagnose ergeben sich bestimmte Anhaltspunkte. Im Moment der Perforation tritt in sehr vielen Fällen ein *brutaler Schmerzanfall* direkt aus der Beschwerdefreiheit heraus auf. Die Patienten schreien mitunter plötzlich auf. Man muß die Umgebung von diesem wichtigen Symptom unterrichten und ihr auch einschärfen, daß unbedingt ärztliche Hilfe — besonders auch nachts — in Anspruch genommen werden muß.

Nach einiger Zeit flaut der starke Schmerz ab, die Pulsfrequenz nimmt eher noch mehr zu, die Schmerzen können vorübergehend so stark zurückgehen, daß man eine unbedingte Indikation für einen chirurgischen Eingriff manchmal nicht mehr für gegeben hält. *Wenn man sich zum Grundsatz macht, daß ein Patient mit einer Perforation allein durch den chirurgischen Eingriff gerettet werden kann*, so darf man sich beim Rückgang der anfangs so starken Schmerzen nicht mit dem Gedanken an eine gedeckte Perforation begnügen; nur in seltenen Fällen kommt es zu einem solch günstigen Ausgang, viel häufiger dagegen nimmt nun der peritonale Entzündungsprozeß, diffus sich ausbreitend, seinen Fortgang.

Nach einigen Stunden können wir den Patienten schon im Gesicht die Schwere der Erkrankung ansehen. Die eine Zeitlang geringer werdende Muskelspannung bei der Betastung des Abdomens nimmt wieder zu. Die Abwehrspannung, die Vorwölbung des Bauches, das Herabsinken der Temperaturkurve und ihre Überkreuzung durch eine immer mehr zunehmende Tachykardie bei fliegendem, fadenförmigem Puls läßt bald keinen Zweifel mehr zu, daß eine Peritonitis in vollem Gange ist. Ileocöcalgurren, Plätschergeräusche, Aufstoßen, Singultus, Windverhaltung zeigen den völligen Darmstillstand an. Wir haben im Gegensatz zu diesen akuten Peritonitisfällen gelegentlich auch *eine chronische Entzündung* beobachtet. Hierbei setzt der Prozeß *schleichend* ein, es entwickelt sich über Wochen ein kachektischer Zustand mit wechselnd subfebriler Temperatur, eine immer mehr zunehmende Anämie, Brechreiz, Abneigung gegen jegliche Nahrungszufuhr. Bei Palpation des Abdomens hatte man bei den von uns beobachteten Fällen den Eindruck teigiger Schwellung, bei mäßigem Meteorismus ohne eigentliche Auftreibung. Die Entzündungsvorgänge entwickelten sich so chronisch hinziehend, daß man es in Anbetracht des schlechten Krankheitszustandes der Patienten selten wagt, eine Laparotomie vornehmen zu lassen.

In unserer Beobachtungsreihe findet sich ein Fall, der am 5. fieberfreien Tag beim besten Wohlbefinden einen Schmerzanfall etwas entfernt vom MACBURNEYschen Punkt bekam. Man vermutete nach den Symptomen eine Cholecystitis, da bereits der Blinddarm entfernt worden und eine Gallenentzündungsanamnese vorhanden war. Die Schmerzen gingen am nächsten Tag, immer mehr abklingend, zurück, ebenso die Temperatur, die auf 39° gestiegen war. Sie blieb aber wechselnd um 38—38,5° bestehen. Meteorismus mäßigen Grades sowie diffus geringe Druckempfindlichkeit in allen Gegenden des Abdomens konnten nicht sicher verwertet werden. Die verschiedenen röntgenologischen und bakteriologischen Untersuchungen führten zu keinem Resultat. Nach 4wöchigem Hinziehen der Erkrankung und immer mehr zunehmendem kachektischem Zustand entschloß sich der Chirurg doch zu einer Probelaparotomie. Es fanden sich überall Verklebungen zwischen den Darmschlingen und in manchen Gegenden serös-eitrige Exsudationen, aus denen Typhusbacillen und gelbe Staphylokokken zu züchten waren. Patient verstarb trotz Spülung der Bauchhöhle und Rivanolbehandlung.

Die Obduktion bestätigte eine chronische Peritonitis. Eine Perforationsstelle war nicht mehr festzustellen.

Wir sehen, daß die Prognose sowohl in den akut wie in den chronisch verlaufenden Peritonitisfällen gleich schlecht ist. Die Erfahrungen lehrten uns — wie schon früher an der SCHOTTMÜLLERschen Klinik — immer wieder, daß *nur* die Operation in den ersten Stunden überhaupt Aussicht auf Erfolg bietet. Diese Meinung wurde von jedem Chirurgen geteilt und findet neuerdings ihre Bestätigung in der zusammenfassenden Abhandlung der chirurgischen Komplikationen des Abdominaltyphus von DETLEFSEN. Man darf allerdings nie vergessen, „daß der Kranke mit derselben Belastung, mit der er auf den Operationstisch kam, ihn auch verläßt: als mehr oder weniger kreislaufgestörter heruntergekommener Typhuskranker, der nun zu seiner Krankheit noch die Operation mit Folgen zu tragen hat". Man hat früher mit einem Operationserfolg von 7—8% gerechnet, es ist wohl anzunehmen, daß diese Ziffer noch zu hoch gegriffen ist.

KRETZ hat unter 213 Typhuspatienten 11 Perforationen beobachtet, von denen keiner operativ gerettet wurde. Andere Autoren (BREITNER, MADELUNG) verfügten über bessere Operationserfolge. Alles in allem gilt der Satz, genau wie bei Bauchschußverwundungen, daß in jedem Falle der operative Eingriff indiziert ist.

KEEN (zit. nach DETLEFSEN) fand unter 57 Perforationen 38 einfache und 19 doppelte. MAUGER bei 107 Fällen 95 einfache und 12 doppelte. Es ist selbstverständlich nicht daran zu zweifeln, daß einmal eine kleine Perforation sich von selbst verschließt, mit der Umgebung verklebt und vernarbt. Vielleicht mögen manche Funktionsstörungen des Darmes in späterer Zeit, wie Spät-Ileus, quälende chronische Obstipation auf solche zuerst glücklich verlaufende Zufälle zurückzuführen sein.

Ein Wort wäre noch zur *Obstipation* zu sagen, die man von der Rekonvaleszenz des Typhus an gelegentlich bei den Patienten als erhebliche Beschwerden zu hören bekommt, und die manchmal schon mit Durchfällen wechselnd, während der Erkrankung einsetzt. Sie scheint mehr in einer veränderten Darmflora, die durch die Typhusbacillen verdrängt wurde, ihre Ursache zu haben. Die Funktion des letzten Abbaues der weitgehend schon anverdauten Nahrungsbestände durchzuführen, ist dadurch geschädigt. Eine zielgerichtete Therapie wird hier versuchen müssen, die normale Darmflora wieder in Gang zu bringen (BAUMGÄRTEL).

Gegenüber den Dünndarmprozessen treten solche im *Magen* wesentlich zurück. Echte tiefe typhöse Magenulcera gehören wohl zu den Seltenheiten. Es ist dabei nicht mit Sicherheit festzustellen, wieweit diese Ulcera schon früher vorhanden waren. Erosionen dürften wohl unspezifisch sein, sie sind aber häufiger vorhanden und können ebenfalls zu Blutungen führen. Nach dem Ösophagus zu kommen ebenfalls oberflächliche diphtheroide Entzündungen vor.

Zu all diesen Erscheinungen kann sich eine gewöhnliche Gastritis, ferner auch Enteritis gesellen. Zumeist ist sie durch Übelkeit, Erbrechen und Durchfälle angezeigt, mit allen Symptomen, die auch unspezifische Gastroenteritiden auszeichnen. Nicht immer haben diese erbsenpüreeartige Stühle. Man beobachtet sowohl Dünndarm- wie Dickdarmdiarrhoen, je nach dem bevorzugten Sitz der Schleimhauterkrankung. Auch diese Durchfälle können noch weit über die Rekonvaleszenz hinaus anhalten und sind mit Desinfizienzien allein nicht zu bekämpfen.

Leber und Gallenwege. Zwei Faktoren sind es, die das Gallengangssystem und das Leberparenchym bevorzugt an dem Krankheitsgeschehen des Typhus teilnehmen lassen. Einmal die Tatsache, daß die Bacillen auf dem Blutwege dem Blutreservoir der Leber zu gewissen Zeiten dauernd zugeführt werden können, andererseits, daß die Typhusbacillen im Gegensatz zu anderen Keimen in der Galle einen guten Nährboden finden.

Schon frühzeitig wurde das Augenmerk der alten Autoren auf die Typhuslymphome in der Leber gelenkt (s. auch S. 1426). WAGNER beschrieb sie schon 1860 als kleine, meist intraacinös gelegene weiße Knötchen, die er als „lymphoide" Wucherungen ansah. Daneben ist die Leber in der ersten Zeit schon hyperämisch. Später kommt es zu degenerativen Erscheinungen der Leberzellen selbst, ohne aber, daß sie häufiger von einem Ikterus begleitet sind, zumindestens nicht derart, daß man differentialdiagnostisch an einen Morbus Weil oder an Hepatitis epidemica denken müßte. Immerhin sind vereinzelte Fälle von akuter gelber Leberatrophie von GRIESINGER, LIEBERMEISTER, HOFFMANN und SABOURIN erwähnt worden.

Leberabscesse, ausgehend von einer *Pylephlebitis*, die ihren Ursprung von einer Appendicitis typhosa nahmen, wurden von CURSCHMANN und v. ROMBERG beschrieben. Es wird sich hier wohl wahrscheinlich um eine Mischinfektion, vermutlich mit Darmbakterien gehandelt haben. Wir haben das Bild der Pylephlebitis an anderer Stelle näher beschrieben (s. S. 1096ff.), ebenso das Symptomenbild der *Cholangitis septica* (s. S. 1090—1105).

Die Gallenwege und Gallenblase müssen als Ausscheidungsorgane für Typhusbacillen gelten. Es mag also eher verwunderlich erscheinen, daß die Cholecystitis und Cholangitis nicht noch schärfer aus dem Krankheitsbild hervortritt, daß zumindestens die Typhusbacillen nicht viel häufiger an der Gallenblasenwand und in den feinsten Gallengängen und Gallencapillaren haften bleiben und zu Entzündungserscheinungen Anlaß geben. Wenn wir bedenken, daß schon CHIARI 1907 aus 22 Gallenblasen 19mal Typhusbacillen gezüchtet hat, ohne daß eine Cholecystitis histologisch sicher nachweisbar war, so müssen wir eben annehmen, daß hier noch ein äußerer Faktor hinzukommen muß, der erst zur Auslösung klinischer Erscheinungen führt, mögen es Steine sein oder andere Reizerscheinungen. Schwere Cholecystiden sind auch beim Typhus mit ähnlichen Komplikationen verknüpft, wie es zu Gallenblasenentzündungen durch *Coli*bacillen kommt. Es kann also durch Mischinfektion ebenfalls ein Gallenblasenempyem, eine Cholangitis septica acuta, ebenso wie eine Cholangitis chronica recidivivans typhosa entstehen (s. S. 1090ff).

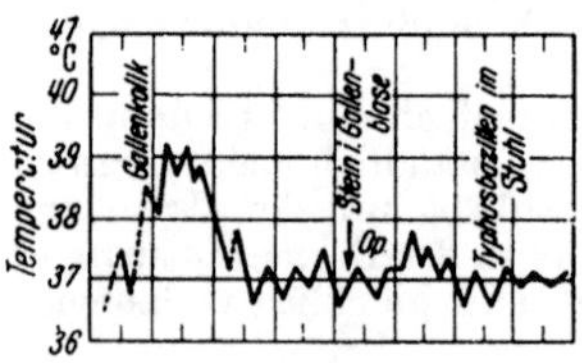

Abb. 14. Typhusbacillenausscheiderin mit Cholelithiasis (operiert, mit unkompliziertem Verlauf). — In kurzer Zeit erkrankten die Pflegeschwester und ein Dienstmädchen; Ansteckungsquelle war diese Patientin.

Es scheint, daß die geringen Erkrankungsziffern von Cholangitis typhosa früher mehr Geltung hatten wie für die Jetztzeit. Die Schädigungen allerdings, die man heutzutage für das Entstehen der Cholecystitis anführt, zugleich als Voraussetzung für Steinbildungen und Entzündungen, dürften damals nicht geringer gewesen sein als jetzt.

Wie oft Gallengangssystem und Gallenblase als Durchgangs- und Abführungskanäle von *stummen Infektionen* durch Typhusbacillen betroffen werden, wissen wir nicht.

FRAENKEL berechnete, daß eine Cholecystitis, die einer klinischen oder pathologischen Diagnose standhalte, unter 1000 Fällen nur 2mal vorkomme.

E. FRAENKEL hatte auch bis 1916 nur eine einzige, und zwar schwere Cholecystitis typhosa, bei einer Krankenschwester gesehen. Es ist ihm in diesem Falle auch gelungen, im Schnitt durch das Organ in den Krankheitsherden Typhusbacillen aufzufinden.

Eine andere Gallenblase, die gleichfalls schwere Veränderungen darbot und aus der sich histologisch Typhusbacillen nachweisen ließen, entstammte einer früher typhuskrank gewesenen Person. Das Organ wurde operativ entfernt. E. FRAENKEL bestritt damit aber nicht, daß es sicher häufig leichtere, makroskopisch sich der klinischen Wahrnehmung entziehende Entzündungen der Gallenblase geben muß.

Auch CHALIER und SÉDALLIAN weisen auf diese formes frustes einer Leber-Gallengangsschädigung hin. Oft äußern sie sich nur in einer wenig ausgedehnten Gelbfärbung, die nach einer Woche oder noch eher wieder verschwindet. Das Vorkommen schwerer ikterischer Formen mit allen den Zeichen der Cholämie und den Folgen der hepato-renalen Erkrankung wird von den französischen Autoren ebenfalls in den Bereich der Möglichkeit gezogen (Ictère grave typhoidique). Wir selbst erinnern uns solcher Fälle nicht.

Neuerdings glaubt O. GÜNTHER, daß klinisch feststellbare Entzündungserscheinungen im Bereich der ableitenden Gallenwege wesentlich häufiger sind. Bei 110 Dauerausscheidern konnte er in 69% cholecystitische Symptome entweder aus dem Krankheitsbild selbst oder auf Grund anamnestischer Angaben feststellen, wobei wiederum der weibliche Anteil überwog. Er möchte deshalb für die Entstehung der Bakteriendauerausscheidung die Cholecystitis mehr verantwortlich machen, als dies frühere Autoren bemerkten, auch wenn sie nur temporär auftritt. Ausnahmslos konnte GÜNTHER die Typhusbacillen bei Dauerausscheidern im *Duodenalsaft* nachweisen, selbst wenn sie nicht im Stuhl feststellbar waren. Diese Tatsache bestärkt noch die Ansicht, daß „die Gallenblase die wichtigste Brutstätte für die Typhusbacillen ist". Letzteres erscheint vielleicht etwas verwunderlich, da ja nachgewiesenermaßen Darmbakterien, Colibacillen, ebenso wie Anaerobier hemmende Einwirkung auf Typhusbacillen im Darm haben können.

Die typhösen Cholecystitisfälle unterscheiden sich klinisch nicht von den anderen bakteriellen Infekten. Besondere typhöse Anzeichen brauchen nicht vorhanden zu sein, gerade aber dadurch können leicht Übertragungen auf andere Personen der Umgebung stattfinden, genau so wie von nicht erkrankten, scheinbar gesunden Bacillenträgern aus. Oft läßt erst die Ansteckung anderer Personen den Verdacht aufkommen und durch eine bakteriologische Untersuchung bestätigen, daß eine Cholecystitis der Umgebung die Ansteckungsquelle darstellte. Wir haben selbst solche Fälle gesehen (s. S. 1472).

MADELUNG weist auf die beträchtliche Zahl der Kinder unter 15 Jahren mit Gallenblasenentzündungen hin, die er bei ihnen besonders schwer verlaufen sah. Es ist nicht unwahrscheinlich, was auch DETLEFSEN betont, daß manche Cholecystitisfälle, die in den chirurgischen Kliniken Aufnahme finden, typhöser Genese sind, nicht immer aber als solche geklärt werden können.

Die Gefahr bei der Infektion der Gallenwege besteht mehr für die Umgebung als für den Patienten selbst. Hier zeigt sich die Bedeutung der gründlichen bakteriologischen Untersuchung, die im Zweifelsfalle öfters vorgenommen werden muß, vor allem, wenn in der Anamnese länger dauernde fieberhafte Erkrankungen (Pneumonie, meningitische Erscheinungen) — unter Umständen lange zurückliegend — angenommen werden müssen. Dabei ist die Tatsache, daß Gallenblasenentzündungen trotz des vorzüglichen Nährbodens, den die Galle darstellt, doch nicht so häufig sind, wie man eigentlich annehmen müßte, weniger wichtig.

Von dem Nachweis mittels Duodenalsondierung nach vorher bewirktem Rückfluß des Gallenblaseninhaltes hat man sich ursprünglich vieles zur Aufklärung einer typhösen Cholecystitis erwartet. Hier ergeben sich aber Widersprüche. Aus der Literatur geht hervor, daß die Ausbeuten der Duodenalsaftuntersucher in bezug auf Typhuskeime von manchen Untersuchern als viel geringer angegeben werden, als sie nach Untersuchung der Faeces bei den entsprechenden Fällen hätten sein sollen, andererseits gibt GÜNTHER an, daß ihm bei jedem Dauerausscheider der Nachweis mittels Duodenalsondierung gelungen sei. Auch STROEBE hat in 13% seiner Typhuspatienten durch die Duodenalsonde nach Gallenblasenentleerung kulturell Typhusbacillen feststellen können.

Die Annahme, daß die im Duodenum befindlichen, durch Rückfluß gewonnenen Keime durch den Duodenalsaft in ihrem Wachstum gehemmt würden, kann also nicht zu Recht bestehen, ebensowenig der Schluß, den LÖWENHERZ gezogen hat, daß die den Darm infizierenden, vom Magen herkommenden Typhuskeime nur durch das Duodenum hindurchgelangen könnten, wenn die keimtötenden Schutzkräfte des oberen Darmabschnittes darnieder lägen.

Harnorgane. Die Bedeutung der EHRLICHschen Diazoreaktion, die vom Ende der 1. Woche an sehr häufig positiv ist, kann zusätzlich als diagnostisches Zeichen verwertet werden. Wo sie fehlt, sagt dieses natürlich nichts gegen das Bestehen einer vorhandenen typhösen Infektion aus.

Viel wichtiger ist natürlich die *Niere als Ausscheidungsorgan* von Bakterien zu bewerten. Die Angabe, daß im Harn bis zu 50% Bacillen bei Typhuskranken nachzuweisen seien, erscheint mir zu hoch. Auch im Stadium der Typhusbakteriämie haben bakteriologische Untersuchungen nicht ergeben, daß Typhusbacillen gesetzmäßig ohne Schädigung des Nierengewebes durch den Harn ausgeschieden werden. Selbstverständlich wird der Harn infektiös, sobald sich Typhusbacillen in ihm befinden, ungeachtet, ob bereits kleinere Läsionen in den Harnwegen vorhanden sind. Die Frage der *reinen Bakteriurie*, bei der tatsächlich nur Bakterien die Niere durchlaufen, ist nach wie vor noch nicht geklärt. Schottmüller glaubte, daß es sich hier um eine eigenartige Erscheinung insofern handelt, als sich die Bacillen im Harn, welcher Nierenbecken, Harnleiter und Blase jeweils erfüllt, wie in einer Nährflüssigkeit vermehren können, ohne die Schleimhaut anzugreifen. Bacillennester können auch bei Nierenaffektionen vorhanden sein, die kaum histologisch nachweisbar sind. Die Vorstellung, daß Typhusbakterien durch Einbrüche vom Darm aus auf lymphogenem Wege in die Niere gelangten, ist oft aufgetaucht aber als nicht beweiskräftig abgelehnt worden. Subjektiv dürfte sich eine anscheinende Typhusbakteriurie höchstens in leichtem Brennen oder Kitzelgefühl beim Wasserlassen kundgeben. Meist aber geht sie ohne Beeinflussung des Allgemeinbefindens einher oder die Erscheinungen sind so unwesentlich, daß sie im schwereren allgemeinen Krankheitsbild untergehen.

Wenn wir annehmen, daß die Harnwege nicht als gewöhnliche Ausscheidungswege der angeführten Bacillen aufzufassen sind, so muß doch natürlich gerade die einfache Bakteriämie, die ohne Störung des Befindens lange Zeit auftreten kann, besondere Beachtung finden.

Denn unter äußeren Einflüssen, Stauung, Steinbildung kann es jederzeit auch zu schwereren Entzündungen der Harnwege in verschiedenstem Grade kommen, von der gewöhnlichen *Cystitis typhosa* bis zur *Pyelonephritis*. Auch *gangräneszierende* Prozesse sind von Schottmüller beobachtet worden. Immer zeigen sich solche Prozesse auch durch entsprechende Beschwerden an. Die Gefahr besteht darin, daß diese Entzündungsherde *rezidivieren* können und lange in der Rekonvaleszenz wieder aufflammen und zu Infektionen der Umgebung führen können. Hat ein Patient während des Verlaufes seines Typhus derartige Komplikationen durchgemacht, so müßte unbedingt gefordert werden, daß auch später nicht nur die Untersuchung seines Stuhles, sondern regelmäßig auch seines Urins zu veranlassen ist.

Die *Pyelitis typhosa* kommt als interkurrente Erkrankung beim Typhus, wie es scheint, häufiger vor, als sie erkannt wird. Ihr Verlauf ist von dem der Colipyelitis nicht wesentlich abweichend.

Wir haben einmal drei Fälle mitten aus dem fieberfreien Verlauf heraus unter Schüttelfrost auftreten sehen. Das Fieber war schon nach 4 Tagen wieder lytisch abgefallen, einmal rezidivierte die Pyelitis; in diesen Fällen zeigte schon der Eiterurin die Infektion an, Typhusbacillen konnten mühelos nachgewiesen werden.

Die hämatogene Verschleppung der Bacillen kann auch im Nierenparenchym zu Reaktionen führen. Eine *febrile Albuminurie* ist im Fieberstadium sehr häufig nachzuweisen, aber im Gegensatz zum Scharlach findet sich höchstens in Ausnahmefällen eine *Glomerulonephritis haemorrhagica*. Dabei soll der Nachweis von Typhusbacillen im Urin, wie Rolly beschrieb, positiv sein.

Wenn früher von einem „Nephrotyphus" gesprochen wurde, so ist diese Bezeichnung in alten Zeiten mehr für die schweren Zustände nephrotischer Vorgänge belegt worden. Es handelt sich auch mehr um *Degenerationen*, als um entzündliche Vorgänge. Schwerere Epithelnephrosen können nach Munk auch mit Schädigungen der Capillaren einhergehen und zu Hämaturie führen. Volhard möchte solche Zustände beim Typhus noch als „infektiöse Herdnephritis" ansprechen. „In der Regel steht aber das degenerative Moment bei der Typhusniere so im Vordergrund, daß man wohl *die akute albuminöse Nephrose* und ihre Steigerung bis zur *Nekronephrose* als die dem Typhus eigentümliche Form der Nierenerkrankung bezeichnen kann."

Sehr häufig finden sich Nephroseherde, wie man sie auch in den Lymphdrüsen und PEYERschen Plaques antrifft, teils isoliert, teils konfluierend, manchmal sogar vereiternd. Von ihnen aus kann es erklärlicherweise auch zur Bakteriurie kommen, ohne daß die Herde zu klinischen Erscheinungen Veranlassung geben. Man könnte sie als „*interstitielle Herdnephritis*" auffassen. Auf der Schnittfläche ragen sie als grauweiße, mit rötlichem Hof umgebene, kleinste, eben sichtbare Knötchen hervor.

Eine zusammenfassende Übersicht über die Nierenkomplikationen beim Typhus hat neuerdings der Franzose B. MULLER gegeben.

Für die größeren Abscesse hält SCHOTTMÜLLER die Typhusbacillen allein nicht für ätiologisch verantwortlich, nur bei sehr heruntergekommenen Patienten dürfte größere Absceßbildung auch ohne Mischinfektion auftreten. Das gleiche gilt für die nicht seltene *Epidymitis* bzw. *Orchitis typhosa*, *Prostatitis* und *Samenblasenentzündung*, bzw. für die *Salpingitis*. Auf die Beteiligung des Genitale beim Typhus hat besonders NÜRNBERGER in letzter Zeit hingewiesen.

Wir selbst konnten während der Weißenburger Epidemie 1929 Abklatschgeschwüre am Introitus vaginae ähnlich den Darmgeschwüren sehen. Bedeutsam erscheint die Ausscheidung von Typhusbacillen mit dem *Menstrualblut*.

Respirationsorgane. Es gehört keineswegs zu den Seltenheiten, daß schon beim ersten Fieberanstieg eher Erscheinungen von seiten der Bronchien auftreten. Zur Zeit von Grippeepidemien waren solche Symptome verwirrend. Bei Sektionen gehören entsprechend einer katarrhalischen Laryngitis Zeichen einer Bronchitis zum regelmäßigen Befund (s. S. 1424). Wird trockener Husten, Wundgefühl hinter dem Sternum am Anfang der Erkrankung häufig gesehen, so ist dies als Zeichen oberflächlicher Erosionen der Schleimhaut, die sich von der Trachea nach abwärts in die großen Bronchien fortsetzen, zu werten.

GRIESINGER beschreibt solche Fälle, die besonders bösartigen Verlauf nahmen und bei denen es zu pseudomembranösen Auflagerungen und zu Knorpelnekrose kommen kann. Freilich vermißt man dann auch nicht schwerere katarrhalische Erscheinungen von seiten des Nasen-Rachenraumes.

Gewöhnlich führt schon eine Hyperämie der Nasenschleimhaut zu Blutungen. Geschwürige Prozesse können sich auf den Kehlkopf und von hier aus abwärts fortsetzen. Die hintere Kehlkopfwand kann manchmal ähnlich infiltriert und einem nekrotischen Zerfall ausgesetzt sein wie der Darmtractus. Man hat deshalb sogar in alter Zeit von einem *Laryngotyphus* (ROKITANSKY) gesprochen. Die Beschwerden, die eigentlich durch Perichondritis laryngea, durch Ödeme und Nekrosen, Kehlkopfverkrampfungen veranlassen müßten, gehen freilich sehr häufig im allgemeinen Krankheitsbild unter. Sie werden daher vom pathologischen Anatomen noch häufiger vorgefunden, als sie zu Lebzeiten diagnostizierbar sind. Die Folgeerscheinungen sind oft recht bedenklich.

Eine akute Gefahr kann durch das Larynxödem drohen und eine Tracheotomie veranlassen. Ausheilungen lassen lange auf sich warten; Aphonie und Narbenstenosen können die Folge sein.

Die Bronchitis löst sich meist von selbst, doch sind *Bronchopneumonien* auch im Anfang so häufig, daß sie alle anderen Krankheitszeichen für die Diagnose zurücktreten lassen können. Interkurrente *lobäre* Pneumonien kommen vor und komplizieren mitunter das Krankheitsgeschehen. Man kann aber nicht annehmen, daß es zu Lappeninfiltrationen direkt durch Typhusbacillen kommt. In den Fällen, wo während der Fieberperiode lobärpneumonische Herde auftreten, haben wir bis jetzt nie Typhusbacillen in Reinkultur, häufiger dagegen an der SCHOTTMÜLLERschen Klinik seinerzeit Pneumokokken als Erreger gefunden. Man hat solche Lappenprozesse von *Hypostasen* zu unterscheiden.

Knisterrasseln zeigt aber doch oft mehr die drohende Gefahr in Gestalt des Lungenödems an, das als Folge des Kreislaufversagens anzusehen ist.

Das zäheitrige Sputum bei der hypostatischen Pneumonie wird vom serösblutigen abgelöst, unter ständig zunehmender Exsudation „ertrinkt der Patient in den Alveolen".

Es brauchen an dieser Stelle nicht die Symptome der Pneumonie in ihren verschiedenen Abarten beschrieben zu werden, ebensowenig die Symptome des Lungenabscesses oder der Gangrän. die sich hinzugesellen können, oder die der Lungenembolien und -infarkte, welche sich nach Thrombenbildung im rechten Herzen oder aus anderen Venengebieten bei schwächer werdendem Kreislauf einstellen können.

Wenn man im Vorstehenden von den Lungenkomplikationen gesprochen hat, die beim Typhus abdominalis auftreten können, so wäre schließlich noch zu der Bezeichnung Pneumotyphus Stellung zu nehmen, bei dem also ähnlich wie bei der Cholecystitis typhosa die typhöse Lungenerkrankung gegenüber den anderen Organveränderungen weit im Vordergrund steht.

SCHOTTMÜLLER hat diesen sog. Pneumotyphus in 4 Gruppen eingeteilt, von denen die erste durch das Zusammentreffen einer typhösen und Pneumokokkeninfektion von Anfang an gekennzeichnet ist und lediglich Roseolen neben der Pneumonie vorhanden waren; die zweite Gruppe, bei der die typhösen Erscheinungen der Pneumonie zeitlich vorausgehen; eine dritte Gruppe, bei der Pneumokokken und Typhusbacillen im Blut, aus der hepatisierten Lunge jedoch nur Pneumokokken gezüchtet wurden. Eine vierte Gruppe sollte eine durch Typhusbacillen hervorgerufene Lungenentzündung anzeigen, die *nur* durch blutige Beschaffenheit des Auswurfes gekennzeichnet sein sollte.

SCHOTTMÜLLER stellte diese letztere Form des Pneumotyphus in Frage, weil natürlich diese Typhusbacillen nichts weiter beweisen, als daß sie mit dem Blut in die Lunge eindringen konnten. Der Pneumotyphus ist also doch im Grunde genommen recht problematisch.

Das Kreislaufsystem. Abgesehen von dem äußeren Eindruck, welcher den schwer toxischen Krankheitszustand erkennen läßt, wie er sich aus der dauernden hämatogenen Durchströmung der Gewebe mit Typhusbacillen ableitet, zeigt sich neben der Leukopenie gewissermaßen als konstantes Symptom die *relative Bradykardie* an. Man möchte sie als ärztlicher Beobachter am Krankenbett eher als günstiges Zeichen bewerten, denn eine Veränderung der ruhigen, gleichmäßigen Eigenschaft der Pulsqualität, vor allem eine bis dahin nicht vorhandene Pulsbeschleunigung, muß den Gedanken an eine drohende Gefahr näherrücken. Bedenklich stimmt es immer, wenn Spannung und Füllung des Pulses plötzlich nachlassen. Das gilt ebenso für die Zeit der hohen Kontinua wie auch für den Anfang der Erkrankung. Der Typhus abdominalis ist (nicht weniger als eine croupöse Pneumonie oder der Flecktyphus) *als schwere Kreislaufbelastung* anzusprechen.

Die zwei wichtigsten Faktoren für ein Kreislaufversagen, *Vasomotorenlähmung* und *Myokardschädigung*, lassen sich im klinischen Bild nicht sicher voneinander abgrenzen. Fast immer wirken sie zusammen und dann ist es schwer, ein Urteil darüber zu gewinnen, wie groß der Anteil des Herzens, wie groß derjenige der Gefäße ist.

Der *plötzliche Herztod* kann mit und ohne *akute Herzdilatation* einsetzen.

Kontraktionskraft des linken Ventrikels, Versagen der tonischen Kontraktion der Arteriolen, ihre Dehnbarkeit und Elastizität bedingen in ihrer Gesamtheit die Blutdrucklage. Schon bei Herauslösung eines einzelnen dieser Faktoren aus dem Bereich ihrer Mechanik kann es zur Blutdrucksenkung und zum Kreislaufversagen kommen. Wenn bei der Splanchnicuslähmung Arterien, Venen und Herz zu wenig Blut erhalten, so ist das Bild der inneren

Verblutung in die erweiterten Splanchnicusgefäße gegeben: Blässe, oberflächliche langsame Atmung, schlaffe Haut, kleines Herz, Somnolenz zeigt sie an.

Ein kaum in seiner Gesamtheit übersehbares nervöses Regulationssystem bedingt ebenso die normale Gefäßfunktion wie die unter infektiös toxischem Einfluß auftretenden Störungen. Aber ebensowenig wie es gelingt, ein Atemzentrum als bestimmte, eng umschrieben funktionierende Region abzugrenzen, so wenig läßt sich ein Vasomotorenzentrum streng lokalisieren. Man nimmt es im Bereich der Substantia grisea der Medulla oblongata an. Daneben müssen ebenso übergeordnete Zentren im Zwischenhirn, wie periphere selbständige Gefäßregulationen noch berücksichtigt werden. Es läßt sich aber auch heute noch nichts mit absoluter Sicherheit darüber sagen, mögen auch auf diesem Gebiet von Hess u. a. in letzter Zeit mehr Erkenntnisse vorliegen, als noch vor wenigen Jahren.

In die nervösen Regulationen greifen auch *blutchemische* Vorgänge ein, die ausgleichend oder störend den Tonus beeinflussen. Das ist sowohl maßgebend für Infektionen im allgemeinen wie für den Typhus im speziellen. Wenn auch Zellverbände des sog. Vasomotorenzentrums die Spannung der Gefäßperipherie überwachen, so ist der Tonus doch wohl nicht allein auf jeden Fall von ihnen selbst abhängig.

Wie wäre es anders denkbar, daß sich auch nach Ausschaltung untergeordneter Rückenmarkszentren nach gewisser Zeit ein Gefäßtonus wieder ausbildet und Störungen im Bereich der Vasomotoren ausgeglichen werden. In dieser Beziehung muß auch eine besondere Bedeutung den anatomischen Befunden zugesprochen werden, die Stöhr über das nervöse Terminalreticulum mit den feinsten Verbindungen zwischen vegetativem Nervensystem und Zelle des Erfolgsorgans gewonnen hat.

Im Ablauf der Typhusinfektion kommt es — vielleicht häufiger als man es aus dem klinischen Bild entnehmen kann — *zur parenchymatösen interstitiellen Myokarditis*. Neben den zelligen Infiltrationen sieht man auch Degenerationserscheinungen, parenchymatöse Trübungen, Kernzerfall, körnig schollige Degeneration mit Verlust der muskulären Querstreifung, schwerwiegende Erscheinungen, die sowohl die Mechanik wie auch die Stoffwechselleistung des Herzmuskels beeinträchtigen (s. auch S. 1423).

Es ist oft nicht leicht, aus dem Herzbefund allein die drohenden Gefahren mit Sicherheit zu beurteilen. Weniger aus dem Perkussionsbefund als durch die Röntgendurchleuchtung finden wir eine akute Dilatation, wenn infolge Kontraktionsschwäche zu wenig Blut in die Arterien kommt und zu viel in den Venen zurückbleibt, wobei das Herz durch Erweiterung eine Kompensation versucht. Dann treten Unruhe, Atemnot bei geringen Anstrengungen, schon beim Aufsitzen im Bett, Schweiß, Schwindel und Schwächezustände auf. Subjektiv kommen Klagen über anginöse Beschwerden, Herzangst, Engigkeit, Herzklopfen, Schmerzen in der Herzgegend und ähnliche Zustände vor. Der Puls ist dann meist klein, weich und beschleunigt, selten verlangsamt. Die Schlagfolge des Herzens braucht nicht gestört zu sein, auch wenn Erscheinungen schwerer Herzschwäche bestehen, und sie kann andererseits gestört sein, ohne daß sonst Erscheinungen einer Myokarditis nachweisbar sind.

Die *Töne* geben nicht immer Aufschluß, sie können zwar dumpf, abgeschwächt sein, zuweilen findet sich Galopprhythmus, sie können aber auch rein und unverändert sein. Ist ein systolisches Geräusch zu hören, so mag es auf einer funktionellen Mitralinsuffizienz infolge der Erweiterung der linken Kammer oder auf einer Erkrankung der Papillarmuskeln beruhen. Fieber kann vorhanden sein oder fehlen.

Erschwert wird die Deutung des Untersuchungsbefundes auch dann, wenn sich die Zeichen einer Mitralinsuffizienz schon vorfinden. Man hat dann zu entscheiden, ob ein organischer Fehler oder eine funktionelle Schlußunfähigkeit der Klappe vorliegt oder, anders ausgedrückt, ob etwa vorhandene Erscheinungen von Herzschwäche eine Folge des Klappenfehlers sind bzw. ob dieser eine Folge der Herzschwäche (d. h. in unserem besonderen Falle Folge der Myokarditis) ist. Besteht gleichzeitig eine Endokarditis oder daneben eine Perikarditis, so wird unser Urteil über den Zustand des Herzmuskels noch unsicherer werden. Das Oppressionsgefühl, die Übelkeit, der ängstliche Gesichtsausdruck, die auffallende Blässe als Ausdruck der Myokarditis bei Diphtherie sind beim Typhus im allgemeinen weniger zu beobachten, vor allem dann, wenn sich diese Symptome hinter der Somnolenz und der Unansprechbarkeit verbergen. Wir sind also, mehr wie bei anderen Infektionen, auf die Beurteilung des Pulses, auf die Qualität des systolischen und diastolischen Blutdruckes angewiesen.

Die Abnahme der Spannung der Arterienwand zeigt sich in der *Dikrotie*, die bei Erwachsenen ausgesprochener wie bei Kindern sein soll. Bei schweren und letalen Fällen infolge der zunehmenden Weichheit kann sie ganz verschwinden und von der Charakteristik ist nichts mehr festzustellen. Die Dikrotie geht zurück, sobald der Puls härter wird, und nicht mehr als celer et altus den schnellenden Anstieg zeigt. Er wird dann veränderlicher, geht nicht mehr parallel mit der Temperatur und spricht auf äußere Einflüsse mehr an, sobald (entsprechend der psychischen Klärung) die Patienten reizbarer werden. In der Rekonvaleszenz ist der Puls noch mehr Schwankungen ausgesetzt, einesteils findet sich häufig eine Tachykardie, oft wochenlang anhaltend; bei schwer Erschöpften, Unterernährten aber auch eine auffallende Pulsverlangsamung, die man kaum allein auf eine Myokardstörung zurückführen kann.

Die Tatsache, daß sich aus dem klinischen Bild der Grad einer Myokarditis und die Schwere der Wandschädigung nicht ohne weiteres feststellen läßt (auch nicht aus dem Fehlen oder Vorhandensein von Arrhythmien), findet ihre Bestätigung bei Obduktionen. Dazu kommt, daß das Typhusherz auf der Höhe des Fiebers mit einem herabgesetzten Minutenvolumen arbeitet (Lauber). „Die Kräfte des Kreislaufes wollen damit von selbst rationeller arbeiten."

Um so mehr müssen wir die verschiedenen Kreislauffaktoren kompensatorisch abzustimmen versuchen und wir dürfen dem Kreislauf nicht mehr zumuten als für seine Leistung erforderlich ist, die durch den Fieberzustand schon an und für sich aufs äußerste angespannt ist. Große Temperaturschwankungen, die man schon durch normale Pyramidondosen erreicht oder die spontan besonders im Stadium decrementi auftreten, stellen für den Kreislauf eine gefährliche Belastung dar.

Pickert beobachtete akutes Kreislaufversagen und Tod nach einer einmaligen Einnahme großer Mengen Pyramidon bei einer Typhuskranken. Er weist auch darauf hin, daß Jochmann schon über Kollaps nach langer Gabe von fiebersenkenden Arzneimitteln berichtete.

Insofern erscheint es einem paradox, einen hochfieberhaften Patienten der schweren Belastung durch eine Pyriferkur auszusetzen.

Hinsichtlich der *elektrokardiographischen* Untersuchungen folgen wir den Ausführungen von Pickert, der beim Typhus abdominalis in einer großen Anzahl von Beobachtungen EKG-Veränderungen gefunden hat.

Der Zeitpunkt des Auftretens liegt verhältnismäßig früh; bereits nach 5 Tagen kann ein *negatives T* vorliegen. Diese Veränderungen werden durch die direkte Einwirkung des Typhusgiftes auf bestehende funktionelle Herzmuskelzellen gewertet.

Daß die inneren Wandschichten der Kammermuskulatur auch gegenüber infektiös-toxischen Noxen besonders empfindlich sind und sich somit frühzeitig die Störungen der Erregungsform im EKG (Verkürzung der Erregung, negatives T und Abschwächung = gesenktes ST) ausbilden können, belegen die Untersuchungen von Böhmig und Tanaka, die in diesen Wandschichten die stärksten degenerativen und entzündlichen Veränderungen bei der Diphtherie fanden. Diese Muskelabschnitte sind empfindlich, da sie infolge des hohen intrakardialen Druckes während der Systole nur diastolisch durchblutet werden. Wenn auch topographisch histologische Untersuchungen am Typhusherzen bisher nicht vorliegen, so hegt Pickert doch die Vermutung, daß sich auch beim Typhus hier zunächst die entscheidenden Störungen entwickeln.

Hat der Typhuspatient seine Erkrankung überstanden, so sind kleinere Störungen im EKG für gewöhnlich noch nachzuweisen. Daß aber frühere Herzerkrankungen nicht bedeutungslos für den Ablauf eines Typhus abdominalis sind, ist wohl erklärlich.

Boecker und Loesch fertigten bei 179 Typhuspatienten EKG an und fanden hierbei:

Kein Anhalt für Myokardschaden und normales EKG	48	=	27%
Leichte Myokardschäden und leichte Durchblutungsstörungen . .	54	=	30%
Deutliche Myokardschäden und deutliche Durchblutungsstörungen	63	=	35,2%
Schwerste Veränderungen und diffuse Myokardschäden	14	=	7,8%

Dabei konnte festgestellt werden, daß das EKG in 22 Fällen schon in den ersten 2 Wochen nach Ausbruch der Erkrankung Veränderungen zeigte. Im einzelnen fanden sie 14mal eine Verlängerung von PQ, 5mal eine Wenckebachsche Periode, 4mal einen partiellen a-v-Block, 1mal totalen Vorhofkammerblock mit linksseitigem Tawara-Schenkelblock.

Eine große Rolle spielt beim Typhus für die Kreislaufbelastung die *Thrombophlebitis*, die so gut wie ausschließlich eine blande Phlebitis ist und nicht direkt durch Typhusbacillen verursacht wird.

Ihr Zustandekommen verdankt diese Venenentzündung unbekannten Faktoren. Der Verlauf ist derselbe wie bei den blanden Thrombosen überhaupt; zumeist ist sie im Gebiet der *Vena femoralis* lokalisiert. Sie geht in der fieberfreien Rekonvaleszenz mit Temperaturerhöhungen, mit Schmerzen in der Inguinalgegend, mit Spannungsgefühl, mehr oder weniger starken Schwellungen einher und setzt sich über die Vena iliaca manchmal nach aufwärts über die Flanken in die beiden Venae hypogastricae (gelegentlich sogar bis zur Vena cava superior) fort.

Der Typhus bietet also ebenfalls wie andere Infektionen eine besondere *Thrombosebereitschaft*. Auch dabei sehen wir die Eiweißverschiebungen des Blutplasmas, eine Verminderung des Albumins und zugleich Zunahme der Globulinfraktion. Die akuten Gefahren der Thrombose stellen uns auch hier vor das Problem der Thomboseprophylaxe und der Phlebitistherapie (s. S. 1465/66). Embolien können sich zu all den Möglichkeiten vorheriger Herzbelastung hinzugesellen.

Nervensystem. Die psychischen Abwegigkeiten, die dem Arzt und der Umgebung des Typhuskranken von jeher entgegengetreten sind, haben zur volkstümlichen Bezeichnung „Nervenfieber" geführt. Es kann sich dabei auch um direkte Auswirkungen der Bakterien und ihrer Toxine auf das Gehirn unter Hinterlassung objektiv feststellbarer Organschädigung handeln. Es ist hier vielleicht mehr als bei anderen Infektionen schwierig, eine Abgrenzung rein psychotischer von grob somatisch cerebralen Störungen durchzuführen. Immerhin kommen derartig schwere organische, anatomisch faßbare cerebrale Prozesse wie beim Flecktyphus nicht vor. Nach E. Meyer ist die psychische Alteration ein Gradmesser für die Schwere der Infektion. Wir können uns dieser Auffassung nicht anschließen, denn vor allem in der Rekonvaleszenz haben wir manchmal langdauernde psychische Alterationen mit gelegentlich stark manischen, motorischen, euphorischen, aber auch gelegentlich recht depressiven Merkmalen gesehen. Auch hysterische Reaktionen sind nach Stertz nicht selten.

Schottmüller hat das Krankheitsbild der *Meningitis disseminata circumscripta* aufgestellt, die in Form feinster, nur mikroskopisch sichtbarer Veränderungen in den Meningen oder im Cerebrum selbst klinisch oft nur angedeutete Erscheinungen auslöst. Nach E. Fraenkel sind in etwa $^3/_4$ aller Fälle von Infektionskrankheiten, die durch pathogene pyogene Mikroorganismen bedingt waren und zum Tode führten, auch dann noch diese Keime im Gehirn nachweisbar, wenn sie aus dem Blut schon verschwunden sind. Offenbar werden wir die Wirkung der Bakterien auf das Gehirn nicht immer als eine rein toxische anzusehen haben. Vielmehr schädigen die Bakterien selbst in Form capillärer Embolien das Gehirn und seine Häute. Natürlich ist es außerordentlich schwierig, so feine Veränderungen gegebenenfalls durch mikroskopische Untersuchungen festzustellen. SCHOTTMÜLLER ist es gelungen, auch dann disseminierte, mikroskopisch kleine Entzündungsherde in den Meningen (z. B. bei Fällen von Sepsis) nachzuweisen, wenn makroskopisch höchstens eine Hyperämie erkennbar war.

Nach diesen Untersuchungen, die sich hauptsächlich auf Streptokokkeninfekte bezogen, möchte man annehmen, daß auch die vielen psychischen Krankheitserscheinungen beim Typhus auf solche feinste organische Veränderungen zurückzuführen sein könnten. Den Beweis wird man allerdings nur in den seltensten Fällen antreten können, denn die meisten cerebralen Störungen gehen ja in Heilung über und solange die Keime herdförmig zerstreut in Mikroform vorhanden sind, werden die Erreger auch gar nicht oder nur ganz vereinzelt in den Liquor übertreten können. Im übrigen hat ja der Typhusbacillus wenig Neigung zur Einschmelzung.

Eine solche Meningitis disseminata circumscripta verliert ihren Charakter, sobald sich die Infektion über weite Gebiete der Hirnhäute ausdehnt. Dann werden auch im Liquor die Typhusbacillen nicht vermißt, und es tritt der ganze Symptomenkomplex der Meningitis cerebrospinalis bzw. des *Meningotyphus* hervor, angefangen von den Kopfschmerzen, von der Nackensteifigkeit, dem KERNIGschen, BRUDZINSKIschen, LASÈGUEschen Phänomen, dem Cri encephalique, den motorischen und sensiblen Störungen, der Hyperalgesie, den Augenmuskelparesen, Störungen im Bereich des Facialis, Trigeminus, Hypoglossus, Cochlearis, Vestibularis usw.

Im Liquor, der mehr oder minder eitrig-hämorrhagisch getrübt ist, finden sich außer den polymorphkernigen Leukocyten auch zahlreiche große mononucleäre Zellen (makrophagocytäre Elemente).

Das Exsudat umhüllt Basis, Kleinhirn und Konvexität, durchtränkt auch gelegentlich weitab die Rückenmarkshäute, so daß man tätsächlich von einer Meningitis cerebrospinalis typhosa sprechen kann.

In einem Falle schien nach einer Rippenfraktur, die sich der Patient in seinem Delirium durch Fallen aus dem Bett zugezogen hatte, eine *Spinalmeningitis* von einem osteomyelitischen Infekt aus sich entwickelt und auf das lockere gefäßreiche Zellgewebe und auf die Außenfläche der Dura spinalis übergegriffen zu haben. Sicher eine seltene Entstehungsweise einer *Pachymeningitis externa* bzw. Peripachymeningitis.

Es kommt auch zu den Bildern, die uns von einer *Typhusencephalitis* zu sprechen berechtigen. Sie kann ohne oder mit Meningitis zusammen vorkommen.

Nach E. FRAENKEL kommt es zu perivasculären rundzelligen Entzündungsherden mit Mikrohämorrhagien und unter Umständen zu Capillarthrombosen und Nekroseherden, wie wir sie auf S. 1427 beschrieben haben. Dann tritt sie aber in den wechselreichsten Formen auch klinisch hervor. STERTZ fand Symptome, die sich ähnlich einer multiplen Sklerose, einer Syringomyelie, LANDRYschen Paralyse, Myelitis acuta darboten. Epileptiforme Krämpfe, ataktische Störungen, Lähmungen peripherer Nerven, des Ulnaris und Peroneus, der Musculi serratus und quadriceps sind im einzelnen beschrieben worden.

Sehr störend ist die *Schwerhörigkeit*, die schon frühzeitig einsetzen und sich in der Rekonvaleszenz auch zu Gleichgewichtsstörungen beträchtlicher Art steigern kann. Ursächlich kommt hier eine echte Neuritis des Nervus cochlearis, sehr selten eine hämatogene Labyrinthitis in Frage. Mitunter bleibt eine solche Schwerhörigkeit, ja sogar Taubheit bestehen. Die Polyneuritis typhosa ist zwar selten, aber in voller Form beobachtet worden.

Ungleich bunter ist das Bild, das sich vom rein Psychischen her beobachten läßt.

Die psychotischen Veränderungen kommen in den verschiedensten Reaktionsformen nahezu als zum Typhus gehörig in Erscheinung. Man möchte hier gleichsam von einer besonderen Organaridität des Typhus sprechen. Als organisch wären freilich, selbst bei Annahme einer reinen Intoxikation, auch manche Störungen aufzufassen, die sich scheinbar nur psychisch darstellen.

Wenn wir dem Gedankengang EPPINGERS folgen, würden sich, abhängig vom Grad der Giftdosis und dem Ausmaß der Resorption, gerade beim Angriff des Toxins auf das Gehirn Störungen viel deutlicher bemerkbar machen, wie wenn davon die Leber, Milz oder die Nieren betroffen wären. Diese Organe vertrügen toxische Gewebsschädigungen leichter als Herz und Gehirn. Wenn man annimmt, daß dabei eine „Albuminurie ins Gewebe" auftritt, eine Hirnschwellung, weil die Capillaren für Eiweiß durchgängig sind, so können unter einer solchen „*serösen Entzündung*" psychische Erregungen, ja sogar Bewußtlosigkeit auftreten. Eine solche Meningitis serosa mit ihren unklaren encephalitisähnlichen Erscheinungen dürfte beim Typhus häufig vorhanden sein. Auf der anderen Seite können toxisch infektiöse Schädigungen auch zirkulatorisch bedingt sein (zit. nach FLECK).

EWALD glaubt, daß bei allgemein toxischen Schädigungen, vielleicht durch Zwischenhirnschädigungen verdeckt, auch die Hirnrinde in ihrem funktionellen Vermögen beeinträchtigt werde, so daß die „Erinnerungsspuren" nicht mehr so hafteten und die Merkfähigkeit beeinträchtigt sei. Das schwere KORSAKOW*sche Syndrom* bei manchen Kranken bedeute bereits eine Verbindung von Hirnstammschädigungen und Hirnrindenläsionen.

Der Begriff der sog. *symptomatischen* Psychose erscheint uns noch nicht ganz umschrieben. Man ist noch nicht sicher, *von wann ab* bei der Betrachtung der verschiedenen Erscheinungsformen, die der Typhus von seiten des Nervensystems uns vorführt, angefangen vom langsamen Gedankenablauf, vom unklaren zusammenhanglosen Denken, von der gestörten Merkfähigkeit, der Herabsetzung der Aufmerksamkeit bis zu Konfabulation, leichter Benommenheit bis zur Bewußtseinsstörung mit halluzinatorischer und wahnhafter Verkennung von Ort, Zeit und Situation, schon von einer *symptomatischen* Psychose gesprochen werden darf.

Sicher ist, daß man als Infektiologe eben diese Zustände auf Infektionsabteilungen häufiger sieht als der Psychiater. Es fehlt daher, wenn man vom Typhus spricht, eine bestimmte Eingruppierung, wie das nur einer exakt psychiatrischen Forschung möglich wäre.

Nach LUXENBURGERS Formulierung wären unter symptomatischen Psychosen solche zu verstehen, die bei irgendwelchen Grundstörungen auftreten und in ihrer Symptomatologie den Erbpsychosen ganz oder teilweise ähnlich sind, erbbiologisch aber nicht den gesamten Genotypus der Erbpsychosen voraussetzen. Er sieht in den Kranken, die an symptomatischen Psychosen leiden, Träger von Teilanlagen der endogenen Geistesstörungen. Danach könne ein Träger von Teilanlagen wohl im Sinne der symptomatischen Psychose reagieren, es brauche aber andererseits die Psychose nicht zum Ausdruck zu kommen. Hinsichtlich der symptomatischen Psychosen — in nicht engerem Sinne — führt LUXENBURGER an, daß nach den Regeln der Wahrscheinlichkeit unter der gesamten Bevölkerung mit etwa 20% Trägern schizophrener, 14% Trägern solcher Teilanlagen zu rechnen sei, die als recessive Faktoren zum Genotypus des manisch-depressiven Irreseins gehören. Rund 3% aller Personen dürften schizophrene *und* recessive manisch-depressive Teilanlagen in sich tragen.

Ein Zusammenwirken körperlicher und seelischer Erschöpfung einerseits, mit exogenen Einwirkungen, aufregenden und alterierenden Erlebnissen, Konflikten, langdauernden seelischen Belastungen u. dgl. andererseits könnten auf dem Boden einer psychopathischen Konstitution die Auslösung einer Psychose beim Typhus in den Bereich der Möglichkeit bringen.

Wir verdanken STERTZ eine größere Beobachtungsreihe von Rekonvaleszenten eines Typhusgenesungsheimes. Bei 60—70% fand er hier einen neurasthenischen Symptomenkomplex (Gedächtnisstörung, auch Übergang zur echten Amnesie). Motorische und sensible Paresen, Ataxie, Tremor, Schwerhörigkeit, choreiforme Zuckungen und echte Krampfanfälle konnten in ihrem Grade und in ihrer Art als psychogen mit Sicherheit erkannt werden, während es klar war, daß es sich um durch den Typhus entstandene „organische Minderwertigkeit" handelte. Die Grundlage zu den Komplikationen werden *während* des akuten Stadiums der Krankheit gelegt.

Immer wieder wird betont, daß die Störungen sehr variierend sind und sowohl von exogenen Einflüssen als auch von endogenen abhängig sein können.

Blut. Die Typhusbacillen greifen das Hämoglobin nach unseren spektroskopischen Untersuchungen nicht an. Auch bei den sehr seltenen Fällen, bei denen eine schwere hämorrhagische Diathese einsetzte, konnten wir nur einen hämolytischen Vorgang, nicht aber ein Abtrennung des Globins vom Hämin feststellen. Der chemischen Zusammensetzung des Blutes hat besonders PICKERT in *Greifswald* in sehr sorgfältigen Untersuchungen seine Aufmerksamkeit zugewandt. Er hat an 516 Kranken Bestimmungen der Fibrinogen- und Serumeiweißwerte vorgenommen. Nach ihm zeigen die Reihenuntersuchungen eindeutig, daß die Gesamteiweißwerte im Durchschnitt tiefer liegen, als es der Norm entspricht. Die Hypoproteinämie war bei Unterernährten stärker. Nach PICKERT ist die Umstellung der Stoffwechsellage von einer acidotischen Richtung im Fieber — bei der ein Absinken der Bluteiweißwerte gefunden wird — auf eine alkalotische Phase bei der Entfieberung — die mit einer Steigerung der Eiweißwerte verbunden ist — eng mit dem Parallelgehen der Abnahme der Plasmamenge und der zirkulierenden Eiweißmenge verknüpft. Die Fibrogenvermehrung sei ein Vorgang, der innerhalb der biologischen Infektionsabwehr zur Verfügung stehe. Seine Verminderung beim Typhusfieber sei Ausdruck der Schädigung der Bildungsstätten und ihrer Auswirkungen. Die reaktive Fibrinogenzunahme in der Rekonvaleszenz hat nach Ansicht des Autors eine Bedeutung für die Thrombosenentstehung.

Beim Typhus ist das Globulin im Gegensatz zum verminderten Albumingehalt erhöht. Von PICKERT wurde auch das Verhalten der 5 Unterfraktionen (Fibrinogen, Euglobulin, Pseudoglobulin 1 und 2 und Albumin) im Plasma Typhuskranker geprüft. Euglobulin ist gesteigert. Pseudoglobulin ist in der Regel erniedrigt.

Die verschiedenen Serumeiweißveränderungen wirken sich auch auf die Blutsenkungsgeschwindigkeit aus. Die Takata-Ara-Reaktion wird in der 4. bis 5. Krankheitswoche positiv. ULMANN und Mitarbeiter stellten bekanntlich Euglobulinvermehrung in Takata-positiven Seren fest. Die Flockungsbereitschaft ist nach PICKERT beim Typhus mitbedingt durch die vollständige Linksverschiebung des Serumeiweißspektrums.

Die Veränderungen der Eiweißstruktur des Blutes werden von PICKERT als aktive Leistung des reticuloendothelialen Systems und auch prognostisch wichtig für die Kreislaufsituation des Typhuskranken angesehen. Eng damit verknüpft sei die Bildung der Antikörperglobuline, die zum Teil mit dem Agglutinationsverfahren nachgewiesen werden können.

Seitdem NAEGELI im Jahre 1900 an 50 Typhusfällen einen Blutstatus aufgestellt hat, hat man als typisch die *Leukopenie*, die *relative Lymphocytose* und das *Fehlen der eosinophilen Granulocyten* angesehen.

Diese Leukopenie stellt sich nach einer kurzdauernden mäßigen Leukocytose zu Beginn der Krankheit ein. Unter 3000 geht die Leukocytenzahl selten herab. Sinkt sie darunter, so ist unter Umständen eine schwere Knochenmarksschädigung aus anderen Gründen anzunehmen. Der Abfall trifft vor allem die Neutrophilen und geht im allgemeinen doch parallel mit der Schwere der Erkrankung. Wenn man hier die Insuffizienz des Knochenmarks mit einer toxischen Schädigung in Verbindung bringen will, so vergißt man, daß ein Eiterprozeß nach vielfältiger Beobachtung leicht diese Phase durchbrechen und zu einer überraschenden Leukocytenvermehrung führen kann. Wir haben das sehr anschaulich bei zwei komplizierenden Leberabscessen beobachten können.

Die Neutropenie ist durch eine Linksverschiebung charakterisiert. Sie entsteht durch die in Zunahme begriffenen Stabkernigen, während die Eosinophilen nach ihrem vorübergehenden gänzlichen Ausfall wieder auftreten, wenn sich die Erkrankung zum Besseren wendet und das Fieber zu Ende kommt.

Relativ ist auch die Lymphocytenzahl vermindert. Sie überkreuzt dann die Granulocyten gegen Ende der Fieberperiode und steigt weiter in die Höhe; in der Rekonvaleszenz finden wir dann normale Werte. Die anfänglich geringe

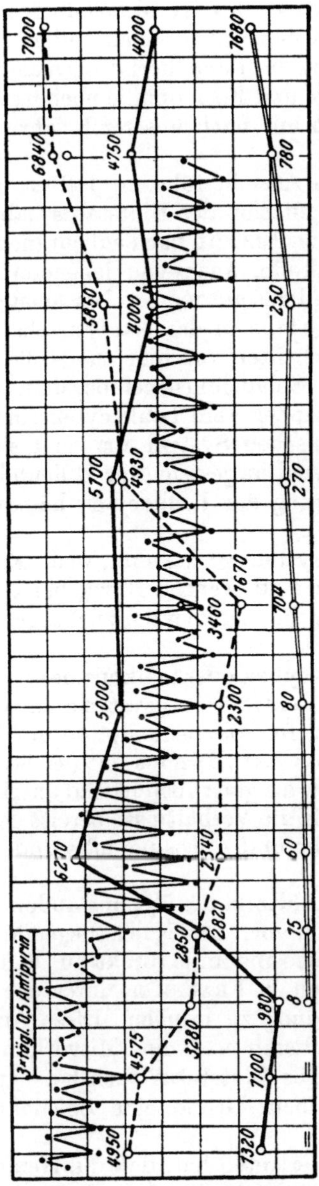

Abb. 15. Leukocyten bei Typhus abdominalis. - - - - - Neutrophile. ——— Lymphocyten. o———o Eosinophile. (Aus O. NAEGELI: Blutkrankheiten und Blutdiagnostik, 5. Aufl. Berlin: Springer 1931.)

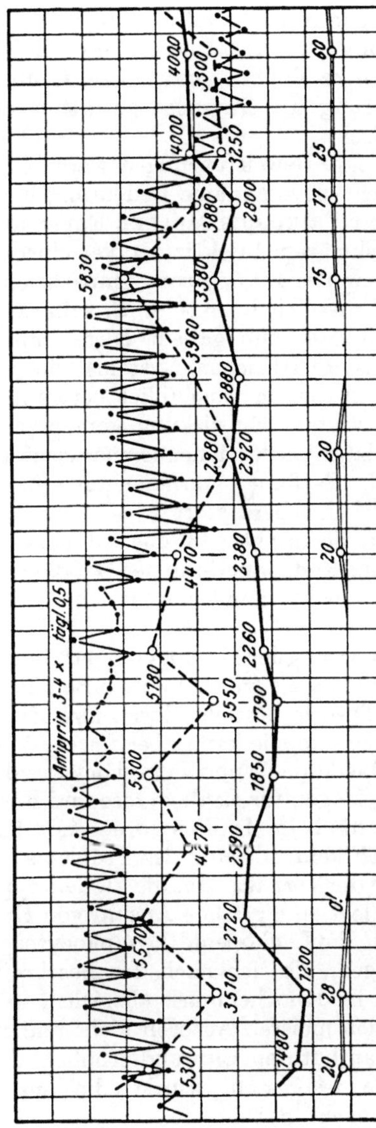

Abb. 16. Leukocyten bei Typhus abdominalis. (Aus O. NAEGELI: Blutkrankheiten und Blutdiagnostik, 5. Aufl. Berlin: Springer 1931.)

Leukocytose zeichnet sich bei einem Rezidiv, das doch im allgemeinen während der noch bestehenden Krankenhausbeobachtung auftritt, deutlicher ab, aber im weiteren Verlauf folgen die Leukocytenzahlen dem gleichen gesetzmäßigen Abfall.

Wir möchten dem Blutstatus beim Typhus abdominalis nur einen symptomatischen Wert zusprechen. Man soll ihn nicht überschätzen, nur bei einer ganz regelmäßig durchgeführten Leukocytenkontrolle kommt ihm eine diagnostische Bedeutung zu. Die Aufnahme eines einmaligen Leukocytenbildes darf differentialdiagnostisch nicht ausschlaggebend bewertet werden, genau so wenig, wie man prognostisch allein aus den Leukocytenzahlen Schlüsse ziehen soll. Immerhin läßt sich das Typhusblutbild aus der Symptomatik des Krankheitsbildes nicht mehr wegdenken. Es ist aber nur ein Symptom neben den vielen anderen. Die Auffassung, daß die Anwesenheit von Eosinophilen in annähernd normaler Zahl die Diagnose Typhus ausschlösse, Lymphocytose und Eosinophilie noch nach der Entfieberung die Diagnose gestatten, erscheint uns nach unserer Erfahrung zu apodiktisch.

Indirekte Beweisführungen waren es, die zur Ansicht führten, daß das autonome Nervensystem eine Bedeutung für die Regulation des Blutstatus habe.

Ernst Friedrich Müller-Eppendorf hat von 1922 ab nach subcutanen und intramuskulären Injektionen verschiedenster Stoffe, auch von lebenden Bakterien, Impulse auf den parasympathischen Anteil des autonomen Nervensystems gesehen, die sich in aktiver Erweiterung der Gefäße in der Nachbarschaft der Injektionsstelle kundgaben. Diese Impulse durcheilten von hier aus große Teile des parasympathischen Systems, die auf das Splanchnicusgefäßsystem übergriffen. In diesem Augenblick setzte in der Peripherie ein Leukocytensturz ein.

Eine weitere Einwirkung vom parasympathischen System aus zeigt sich in einer Dilatation der Knochenmarksgefäße, die sich in gesteigerter Zellenbildung kundgab. Es findet von hier aus eine Wanderung der Leukocyten hämatogen zum Infektionsherd statt.

Wenn die Impulse auf das autonome Nervensystem gering sind, wenn Erreger und Fremdstoffe innerhalb der Gefäße vorhanden sind, wenn z. B. wie bei Typhus eine Dauerbakteriämie vorhanden ist, so sollen die Leukocyten zurückgehalten werden.

Der Vorgang der Leukocytenverteilung (Leukocytose oder Leukopenie) wird von E. F. Müller als autonom ohne Beteiligung des Zentralnervensystems aufgefaßt.

Die Theorie besticht durch ihre Einfachheit, für die Leukocytose dürfte sie stichhaltig sein, sie kann aber für die Verhältnisse beim Typhus mit der bezeichnenden Leukopenie und Lymphocytose doch nicht als ganz ausreichend anerkannt werden. Mögen für Leukocytose und Eosinophilie die Verhältnisse bereits geklärt sein, für die beim Typhus vorliegende Leukopenie und Aneosinophilie finden wir aber noch keine Lösung des Problems.

Über die Verhältnisse, die zu dem typischen Blutbild des Typhus abdominalis führen, liegt eine größere Anzahl von Hypothesen vor. Das Nächstliegende wäre natürlich, die Leukopenie, Lymphocytose und Aneosinophilie direkt mit den Veränderungen, die sich nach der Beschreibung von E. Fraenkel unter der Einwirkung im Knochenmark abspielen, in Verbindung zu bringen. Diese Ansicht genügt den meisten Autoren nicht und sie postulieren noch eine Mitwirkung der Milz. Man hat den Einwand erhoben, daß derselbe Blutstatus auch bei Typhuspatienten festgestellt wurde, die aus irgendeinem Grund eine Splenektomie durchgemacht haben.

Frank war es bekanntlich, der die Ansicht vertreten hat, daß die Hemmung der Knochenmarkstätigkeit nicht durch den Typhusbacillus, sondern von der Milz aus vor sich gehe, die (durch die Bakterienansiedlung) ebenso wie die Nebenmilzen durch die Typhusbacillen zu eigenartiger Wirkung angeregt werde. Die extremste Form der „Hyperleucia splenica“ zugleich mit schwerster Thrombopenie sei der Typhus gravissimus als schwerste „Aleucia splenica“.

Hoff hat daneben noch eine Zwischenschaltung von humoralen, Leukocytose auslösenden Stoffen (dem Splanchnicusnervengebiet aus der Leber zugeführt) angenommen, neben thermischen Einflüssen von Entzündungsherden her mit ihren Stoffwechselleistungen bzw. mit veränderten, oberflächenaktiven Vorgängen.

Der Regulationsvorgang, der den gesetzmäßigen Ablauf in der Zellverteilung uns vorführt, ist vorläufig nicht besser durchsichtig wie unsere Kenntnisse von der Faktorengruppe, die den Fieberablauf reguliert. Wir sehen nur das Resultat eines Reizes (unter der Einwirkung von Typhusbacillen); über dessen Art und über dessen Angriffspunkte wissen wir noch nichts Sicheres. Wir können nur sagen, daß er sehr wahrscheinlich auf die Toxinwirkung zurückzuführen ist, weil sie auch unter der Vaccination in quantitativ und qualitativ ähnlicher Weise bemerkbar wird.

Diese zentralnervösen Regulationsvorgänge geben — wie gesagt — Erklärungsmöglichkeiten immer noch mehr für die Leukocytose als für die Leukopenie ab. Sie erscheinen uns auch nicht befriedigend für die biologische Leukocytenkurve während der Pyriferbehandlung (FABRICIUS). Man könnte mit HOFF die alkalische Stoffwechselrichtung für den Leukocytenabfall mit relativer Lymphocytose in Betracht ziehen, aber diese ist beim Typhus keinesfalls so gesetzmäßig vorhanden wie die Leukopenie.

Auf die Vorgänge im *Knochenmark* haben wir auf S. 1426 hingewiesen. Wir haben schon eingangs erwähnt, daß schwere hämolytische Vorgänge, wie sie z. B. bei der puerperalen Gasbacillensepsis vorkommen, verhältnismäßig selten sind, dagegen besteht häufiger wohl auf derselben Grundlage wie bei anderen schweren Infektionen eine *hämorrhagische Diathese*, die sich besonders an der Haut und den Schleimhäuten (Nasenbluten, vermehrte menstruelle Blutungen) anzeigt. Schon LIEBERMEISTER hat in seinen Veröffentlichungen darauf hingewiesen.

In einem Falle beobachteten wir Erscheinungen, die mit dem *Skorbut* verglichen werden konnten, ohne daß es zu einer verwertbaren Thrombopenie gekommen wäre. Bei einem anderen Typhusfall kam es zu einer *Agranulocytose*, die so im Vordergrund stand, daß nur der pathologisch-anatomische Befund, der sich an den PEYERschen Plâques vorfand, die Diagnose sicherstellte. Das Fieber wurde bei dem Patienten schon außerhalb des Krankenhauses mit hohen Dosen Pyramidon zu bekämpfen versucht.

Es ist leicht verständlich, daß bei schweren Blutungen auch mitunter hochgradige *Anämien* beobachtet werden. Der Hämoglobingehalt nimmt auch während des Typhusverlaufes meist ab, eine stärkere Reduktion muß immer an okkulte Blutungen denken lassen.

Als unangenehme Komplikation ist das Auftreten einer *Thrombose* zu bewerten. STAEHELIN gibt sie zu 10% vorkommend bei langdauernden Typhusfällen an. RIEDEL konnte eine *typhusbacilläre Thrombophlebitis* beobachten. An ihrem Vorkommen kann demnach nicht gezweifelt werden. Im allgemeinen geht sie mit demselben Symptomenbild einher wie eine andere *septische* Thrombophlebitis, d. h. mit Schüttelfrösten, intermittierendem Fieber, Lungenembolien u. a. Viel häufiger ist zweifellos die aseptische Thrombose, die sich schleichend entwickelt und sich manchmal früher als in lokalen phlebitischen Erscheinungen bereits in embolischen Vorgängen kundgibt. Neben den ehedem bereits angeschuldigten ätiologischen Momenten (Endothelveränderungen, Blutstromverlangsamung, Elastizitätsverlust der Gefäße im höheren Alter usw.) sehen wir heutzutage in chemischen, auf erhöhte Gerinnungsbereitschaft einwirkenden Faktoren wesentliche, das Thrombosegeschehen beeinflussende Möglichkeiten. Die hemmende Wirkung auf die Prothrombinbildung in der Leber wird bekanntlich den Dicumarinen zugeschrieben.

Gesenkter Blut-Prothrombinspiegel, erfaßbar an der verlängerten Prothrombinzeit, wirkt der Thrombosetendenz entgegen. (Umgekehrt begünstigt Hyperprothrombinämie die Thrombenbildung.) Es liegt also nahe, an eine Beeinflussung der Thromboseneigung während des Ablaufes einer Typhuserkrankung durch Verabreichung von Antikoagulantien — z. B. Dicumarol, Tromexan, Heparin oder auch durch das synthetische Heparinoid Thrombocid — zu denken. Man wird allerdings in Anbetracht der beim Typhus häufigen toxischen Erhöhung der Capillarfragilität und bei den in einzelnen Stadien vorliegenden Darmulcera eine solche Therapie nur mit größter Vorsicht ins Auge fassen können; oft wird man aus diesen Gründen, trotz gegebener spezifischer Indikation, auf sie verzichten müssen!

Bewegungsorgane. Oft stärker als auf der Höhe der Erkrankung treten erst in der Rekonvaleszenz Beschwerden von seiten bestimmter organischer Veränderungen auf, die sich latent vorher im Laufe des Typhus abspielten. Das gilt z. B. vornehmlich für die *Muskulatur*. Es gehört fast mit zu den üblichen Erscheinungen, daß sich wachsartige Degenerationen einstellen. Am häufigsten finden sich solche in der Bauchmuskulatur, wo es manchmal sogar zu Zerreißungen und Blutungen kommen kann. Solche Beschwerden können gelegentlich als Bauchschmerzen gedeutet werden. Man findet dabei je nach der Lokalisation Unterschiede in der Konsistenz der Muskulatur. Sind die Degenerationserscheinungen im Ober- oder Unterschenkel lokalisiert, so machen sich die Schmerzen, besonders bei den Aufsteh- und Bewegungsversuchen, in unangenehmster Weise bemerkbar. Die Angst vor diesen Schmerzen kann zu Bewegungseinschränkung und später zu bemerkenswerten Muskelatrophien Anlaß geben.

Vielleicht noch bedeutungsvoller sind die typhösen Erkrankungen des *Skelets*.

Hier wäre die typhöse *Ostitis* vorauszustellen, die als Nach- und Späterkrankung des Typhus sich mehr als im Anfangsstadium bemerkbar macht. Häufig erst nach der Entfieberung können sich in Tibia (bis zu 50%), Femur, in den Unterarmknochen, aber auch in den Rippen, in der Wirbelsäule, selten im Schädel, einzeln, oft aber auch multipel solche Herde, wenn auch oft nur ganz wenig, angedeutet, ausbilden. Meist sind es rheumatoide Beschwerden, die nun in der Ruhe, häufiger bei Bewegungen in Erscheinung treten, gelegentlich auch mit leichter Temperatur einhergehen. Nicht immer kann man einen lokalisierten Befund feststellen, höchstens in den Fällen, wo sich bereits die Subcutis am Entzündungsprozeß mitbeteiligt und ödematös teigig geschwollen erscheint. DETLEFSEN hat *Röntgenuntersuchungen* bei solchen Ostitiden angestellt. Es wird dabei darauf hingewiesen, daß nur Aufnahmen in verschiedenen Ebenen solche periostale bzw. corticale Prozesse erkennen lassen. In den ersten Wochen ist das Röntgenbild meist negativ, erst Organisationsprozesse mit Kalkablagerung oder Arrosion des Knochens zeigen Verdickungen des Knochens oder flachkonvexe Ausbuchtungen oder Ausfransungen. Später zeigen sich Aufhellungen, Sklerosierungen oder Sequesterbildungen; oft nach Jahren noch findet man mitunter als Ausheilungsprozesse Corticalisverdickungen. Die Herde an den distalen Extremitätenknochen sollen besonders an der Außenkante oder an der dem Zwischenknochenraum zugewendeten Leiste auftreten (P. KRAUSE). An den kleinen Röhrenknochen (Finger-Zehen) sitzen die Prozesse sowohl in der Mitte wie am Ende.

Bei Mischinfektionen mit Staphylokokken kommt es üblicherweise auch zu Vereiterungen.

Wir sehen also als Erscheinungen Übergänge von reinen Periostitiden über die Ostitis zur osteomyelitischen Form, die sich, je nach der Beteiligung von anderen Erregern, akut oder chronisch entwickeln kann.

Besonderer Erwähnung bedarf die *Spondylitis typhosa*, der sich in Arbeiten QUINCKE und E. FRAENKEL frühzeitig zugewandt haben.

Unter welchen Voraussetzungen diese Wirbelkörperentzündung eitrig wird, wissen wir nicht sicher anzugeben. Bei der häufigen Ablagerung von Keimen im Knochenmark (s. S. 1426) könnte es möglich sein, daß larvierte Keiminfektionen, die von früher her vorhanden waren, aber nicht zur Auswirkung kamen, nun anläßlich einer Bakteriämie mit Staphylokokken oder anderen Keimen aus ihrer Latenz heraus zur Entwicklung einer Osteomyelitis angefacht werden.

Berechnet auf Krankheitszahlen größerer Epidemien ist diese Spondylitis verhältnismäßig recht selten, soweit sie im klinischen Bild hervortritt. Es könnte aber sein, daß hinter manchen als Neuritis (Wurzelsymptome) aufgefaßten Beschwerden oder Intercostalneuralgien flüchtig verlaufende Wirbelkörperprozesse sich verbergen, die dann von selbst ausheilen. Im Vordergrund stehen meistens die Rückenschmerzen, die Bücken und Gehen behindern. Als Lumbago werden sie nicht selten gedeutet, bis der Schmerzpunkt sich eben auf einen bestimmten Abschnitt der Wirbelsäule lokalisiert und die Wirbelsäule steif gehalten wird. In zunehmendem Maße werden unter Fiebererscheinungen die Beschwerden größer, bis auch das Röntgenbild eine Einschmelzung aufweist. Nach Detlefsen sollen sich die Symptome manchmal ähnlich wie bei paranephritischen Abscessen darbieten, nach dem Oberschenkel oder in den Bauch ausstrahlen und bei Mitbeteiligung der sympatischen Ganglien sogar zu Meteorismus und ileusartigen Erscheinungen führen. Einbruch des Entzündungsprozesses in den Wirbelkanal dürfte zwar sehr selten sein, wir haben aber auf S. 1059 auf den periduralen Absceß mit spinalmeningitischen Erscheinungen hinweisen können. Röntgenbilder über die Spondylitis typhosa liegen von Puhl, Fromme, Detlefsen u. a. vor. In typischen Fällen wird von Detlefsen als Merkmal bei Typhus die Verschmälerung der Zwischenwirbelscheibe als erstes Symptom angesehen. Dabei kommt es mehr zur Sklerosierung des ganzen Wirbelkörpers als bei Spondylitisfällen anderer Genese.

Prophylaxe.

Die Verhütung des Umsichgreifens ansteckender Krankheiten wird um so sicherer gewährleistet, je fortgeschrittener die allgemeine Hygiene in Stadt und Land ist. Je mehr die Seife Allgemeingut eines Volkes geworden ist, je mehr den Menschen von frühester Jugend an das Gefühl für Sauberkeit eingeprägt wird, desto mehr dürfte sich die Gefahr einer Ansteckung vermindern. Schließlich müßte die Lebensmittelversorgung und die Tierhaltung weitgehend unter Kontrolle gestellt werden. In die soziale Fürsorge müßte auch die ständige Aufklärung über die Seuchengefährdung einbezogen werden.

Wir können uns heutzutage kaum mehr vorstellen, welche Verhältnisse in der Zeit vor Semmelweis noch geherrscht haben müssen. Die mit der Ausführung der hygienischen Maßnahmen betrauten Organe können gar nicht genug Machtbefugnisse erhalten, wenn Gefahr in Verzug ist. Städtehygiene und Baupolizei müßten auch bei privaten Bauten die Anlegung von Wasserklosetts ebenso von gesicherten Abflußanlagen fordern dürfen. Gerade in dieser Beziehung herrschen in kleinen Städten und auf dem Lande, wie man sich immer wieder selbst überzeugen kann, oft noch mittelalterliche Zustände, die auch dem besten und eifrigsten Amtsarzt Hindernisse in der Bekämpfung von Seuchen entgegenstellen.

Abgesehen davon ist es leider noch immer so, daß manchem Personenkreis in Anbetracht romantischer, metaphysischer oder dürftigster Vorstellungen vom Wesen einer Infektion nicht nur das nötige Verständnis für Bekämpfungsmaßnahmen abgeht, sondern daß diese Unkenntnis manchmal sogar noch zu Widerstand herausfordert.

Voraussetzung für eine wirksame Vorbeugung ist Aufklärung. Bevor man etwas verhüten will, muß man wissen, was man zu verhüten hat. Demgemäß ist für eine Prophylaxe die Kenntnis um das Wesen der vorliegenden Infektion erforderlich, dann werden sich im Augenblick der Diagnose Typhus auf Grund unserer Erkenntnisse bereits verheißungsvolle Ausblicke auf die Wege der Bekämpfung eröffnen.

Wir sehen nicht nur im Erkrankten als Vermittler neuer Infektion die Gefahr, sondern ebenso auch in den Personen, die dem scheinbar Ersterkrankten die

Infektion brachten. Das können bekanntlich auch gesunde Bakterienausscheider sein. Hier hat der Seuchenbekämpfer oft geradezu in Detektivarbeit den Verbindungen nachzugehen, die zu einer Infektionsquelle führen. In unserem Kapitel Epidemiologie sind wir in Kürze auf diesen Punkt eingegangen (s. S. 1416ff.).

Wo die Diagnose „Typhus" bei einem Patienten gestellt ist, verringert sich die Ansteckungsgefahr ganz wesentlich, falls die den Kranken Bedienenden eine sorgfältige persönliche Prophylaxe treiben. Auch hier ist immer wieder eine Belehrung und Beratung durch Ärzte oder Beauftragte der Gesundheitsämter nötig. Die Erfahrung lehrt, daß man selbst beim Pflegepersonal manchmal auf unvorstellbare Fehler stößt. Man sollte es für eine Selbstverständlichkeit halten, daß dem Pflegepersonal die Möglichkeit gegeben wird, die Mahlzeiten fernab vom Kranken einzunehmen, daß es eine peinlichst genaue Desinfektion der Hände vor den Mahlzeiten vornimmt (nicht nur mit Seife, sondern mit Desinfektionsmitteln und mittels einer guten Nagelbürste), daß Nahrungsmittel auf keinen Fall auf einer Typhusstation aufbewahrt und daß auf keinen Fall die Schutzmäntel erst außerhalb der Infektionsstation abgelegt werden dürfen. Es ist merkwürdig, wie oft das Gefühl der Gefahr beim Pflegepersonal erlahmt und wie oft man immer wieder auch auf großen Infektionsabteilungen in die Lage kommt, bei Kontrollen auf Fehler und Nachlässigkeit zu stoßen.

Es ist vielleicht nicht immer möglich, vollkommen eine Infektionsgefahr zu verhüten, wenn man mit der Betreuung oder Pflege der Patienten zu tun hat, oder wenn man als Arzt eine eingehendere Untersuchung vorzunehmen hat, immerhin ist es heutzutage doch verhältnismäßig selten, daß sich Arzt oder Schwester, wenn sie sich wissentlich mit einem Typhuspatienten beschäftigen, selbst infizieren.

Oft sind es auch gewisse Gedankenlosigkeiten oder Nachlässigkeiten, die eine Infektion nach sich ziehen. Wie oft streckt einem der Typhuskranke in der Rekonvaleszenz die Hand entgegen. Die Händedesinfektion müßte zur reflektorischen Handlung werden. Man darf nicht erst nach einer Schüssel mit desinfizierender Flüssigkeit suchen müssen, bei jeder Visite, bei jeder Handlung am Patienten müßte die desinfizierende Lösung von einer anderen Pflegeperson ans Krankenbett getragen werden. Je planmäßiger die Prophylaxe für Vorbereitung und nachträgliche Desinfektion vor sich geht, desto mehr verringert sich die Infektionsgefahr.

Die Pflege des Kranken muß dafür sorgen, daß so wenig als möglich Ausscheidungen in größerem Umkreis zu Verschmutzungen führen. Eine sofortige Desinfektion zur Abtötung der in Sekreten und Exkreten befindlichen Typhusbacillen gehört zur primitivsten Voraussetzung einer Prophylaxe. Die moderne Typhusbekämpfung hat sich nach den Ausführungsbestimmungen aus dem Jahre 1921 zum Seuchengesetz zu richten. Wir geben hier im Auszug die wichtigsten Verordnungen wieder.

Während der ganzen Krankheitsdauer sind Stuhlgang und Harn sogleich nach der Entleerung, die Wäsche beim Wäschewechseln, die anderen Gegenstände möglichst bald, nachdem sie verunreinigt sind, zu desinfizieren.

1. Stuhlentleerungen sind in einem Stechbecken oder in einem sonst geeigneten Gefäß aufzufangen und mit der gleichen Menge Kalkmilch zu übergießen und zu verrühren; der Harn ist in derselben Weise mit Kalkmilch zu versetzen. Die Gemische sind erst, nachdem sie mindestens 2 Std gestanden haben, in den Abort zu entleeren. Die benutzten Geschirre, insbesondere auch deren Ränder, sind mit Sublimatlösung auszuscheuern.

2. Bett- und Leibwäsche. Zur Reinigung infizierter Gegenstände oder des Kranken benutzte Tücher, Bürsten u. dgl., sowie waschbare, von den Krankenpflegern benutzte Kleidungsstücke sind mindestens 2 Std lang in Gefäße mit Sublimatlösung oder verdünntem Kresolwasser zu legen, so daß sie vollständig von der Flüssigkeit bedeckt sind. Es empfiehlt sich, weiße und bunte Wäsche in verschiedene Gefäße zu legen.

Wäsche, die einer Desinfektionsanstalt übergeben werden soll, ist ohne vorherige Desinfektion in Beutel, die mit Sublimat — oder Kresolseifenlösung getränkt sind, zu legen und diese sind zur Weiterbeförderung in trockene Säcke oder dergleichen zu stecken.

3. Ist der Fußboden des Krankenzimmers, Bettvorleger, der Nachttisch, die Bettstelle, Betten oder Decken, Matratze, Strohsack oder die Wand in der Nähe des Bettes mit den Absonderungen des Kranken beschmutzt worden, so ist die betreffende Stelle sofort mit Sublimatlösung gründlich abzuwaschen. Auch sonst empfiehlt sich häufiges Abwischen der Umgebung des Bettes mit Sublimatlösung.

4. Aborte. Nach jeder Benutzung durch den Kranken sind Sitzbrett und Deckel und, soweit sie verunreinigt worden sind, Wand und Fußboden mittels Lappen, die mit Sublimatlösung getränkt sind, gründlich abzuwaschen. Griffe am Deckel, an der Wasserspülung und Türklinken, die von dem Kranken berührt sind, sind in derselben Weise, Metallteile mit verdünntem Kresolwasser zu desinfizieren.

Abortkübel, Tonnen und Eimer sind täglich mit Kalkmilch zu versetzen und nach der Entleerung auch außen mit Kalkmilch zu bestreichen. Gruben sind während der Dauer einer Epidemie nicht zu entleeren.

5. Der Kranke soll ein besonderes Eß- und Trinkgeschirr haben, das im Krankenzimmer verbleiben und hier gereinigt werden muß. Bevor es durch andere benutzt wird, ist es 15 min lang in Wasser oder in 2%iger Sodalösung auszukochen. Messer, Gabeln und sonstige Geräte, die das Auskochen nicht vertragen, sind mit Sublimatlösung zu reinigen und mit Wasser nachzuspülen.

6. Die von dem Kranken benutzten Waschbecken und Badewannen, soweit sie nicht von Metall sind, sind mit Sublimatlösung, andernfalls mit verdünntem Kresolwasser auszuscheuern. Zahn- und Nagelbürsten sind $^1/_2$ Std in Sublimatlösung zu legen und dann gründlich mit Wasser nachzuspülen.

Zur Prophylaxe gehört auch die sorgfältigst erfüllte *Anzeigepflicht*, mündlich oder schriftlich. Von Typhus und Paratyphus ist nicht nur jede Erkrankung, sondern auch der Verdacht und jeder Sterbefall zu melden, weiterhin jede Person, die, ohne selbst krank zu sein, die Erreger der bakteriologischen Lebensmittelvergiftung, des Paratyphus, der übertragbaren Ruhr oder des Typhus ausscheidet. Beim Wechsel der Wohnung oder des Aufenthaltsortes, sowie bei Krankenhausaufnahme und -entlassung ist erneut Anzeige zu erstatten; in der Entlassungsanzeige ist anzugeben, ob der Entlassene geheilt ist und ob er die Erreger einer übertragbaren Krankheit ausscheidet. Die Anzeige ist dem für den Aufenthaltsort zuständigen Gesundheitsamt zu erstatten. Das Gesundheitsamt hat nach Empfang der Anzeige unverzüglich die Ortspolizeibehörde zu benachrichtigen.

Zur Anzeige sind verpflichtet: nach § 3 RGBl. 1938:

1. Jeder Arzt, der die Krankheit, den Krankheitsverdacht oder die Ausscheidung von Krankheitserregern festgestellt hat,
2. der Haushaltsvorstand,
3. jede mit der Pflege oder Behandlung des Erkrankten berufsmäßig beschäftigte Person,
4. derjenige, in dessen Wohnung oder Behausung der Verdachts-, Erkrankungs- oder Todesfall sich ereignet hat,
5. der Leichenschauer.

(2) Auf Schiffen und auf Flößen gelten der Schiffer und der Floßführer oder deren Stellvertreter als Haushaltsvorstand.

(3) Die Verpflichtung der in Absatz 1 in Nr. 2—5 genannten Personen tritt nur dann ein, wenn ein vorher aufgeführter Verpflichteter nicht vorhanden ist.

§ 6. Die nach § 3 zur Anzeige verpflichteten Personen, sowie die Kranken, Krankheits- und Ansteckungsverdächtigen und die Bacillenausscheider, ferner die der Ausscheidung von Bacillen Verdächtigen, haben dem Gesundheitsamt auf Befragen über alle wichtigen Umstände Auskunft zu erteilen. Personen, auf die sich die Ermittlungen erstrecken oder die aus der Absonderung oder Beobachtung entlassen werden sollen, sind verpflichtet, sich den erforderlichen ärztlichen Untersuchungen und der Entnahme von Untersuchungsmaterial zu unterziehen.

§ 10. Personen, die an einer übertragbaren Krankheit leiden oder dessen verdächtig sind, können einer Absonderung oder Beobachtung unterworfen werden. Auch können ihnen und den für sie sorgenden oder verantwortlichen Personen die zur Verhütung der Verbreitung der Krankheit erforderlichen Verhaltungsmaßregeln, insbesondere auch die Fernhaltung vom Schulbesuch und Unterricht, auferlegt werden.

§ 11. Die Absonderung ist nach Möglichkeit in der Wohnung durchzuführen. Ist die Absonderung in der Wohnung nicht einwandfrei durchzuführen oder werden nach der

Feststellung des Gesundheitsamtes die angeordneten Schutzmaßnahmen nicht befolgt oder besteht infolge des Verhaltens des Kranken oder Krankheitsverdächtigen die Gefahr der Verbreitung der Krankheit, so kann die Unterbringung in einem Krankenhaus oder einer anderen geeigneten Anstalt auf Vorschlag des Gesundheitsamtes durch die Ortspolizeibehörde auch gegen den Willen des Betroffenen angeordnet werden.

§ 12. Personen, die an einer übertragbaren Krankheit leiden, krankheitsverdächtig oder ansteckungsverdächtig sind, kann die Ausübung bestimmter Berufe und die Tätigkeit in bestimmten Betrieben ganz oder teilweise untersagt werden.

§ 13. Bacillenausscheider können einer besonderen gesundheitlichen Beobachtung, wiederholter ärztlicher Untersuchung, der Verpflichtung zur Desinfektion der die Krankheitskeime enthaltenden Ausscheidungen, Verkehrsbeschränkungen oder sonst etwa erforderlichen Verhaltungsmaßregeln unterworfen werden. Sie dürfen nach näherer Anordnung nicht bei der Gewinnung oder Behandlung von Lebensmitteln in einer Weise tätig sein, welche die Gefahr mit sich bringt, daß Krankheitserreger auf andere Personen oder auf Lebensmittel übertragen werden.

Das Gesetz sieht also auch unter Umständen einen Eingriff in die persönliche Freiheit eines Patienten vor, wie der § 11 der Bestimmungen aufzeigt, sowohl hinsichtlich der zwangsweise durchgeführten Asylierung (bei der Unmöglichkeit einer Isolierung in der Wohnung), wie auch hinsichtlich von Verkehrs- und Berufseinschränkungen. Dies gilt insbesondere von Bacillenträgern, die sich den Verordnungen nicht fügen.

Je mehr wir über die Epidemiologie aufgeklärt sind, desto mehr können wir die Übertragung einschränken. Zur Verhütung trägt am meisten natürlich die schnelle Erfassung der Bacillendauerausscheider bei. Meines Erachtens ist die Forderung, daß bei einem Typhusrekonvaleszenten mindestens 3 in Abständen von je 1 Woche aufeinanderfolgende Stuhl- und Urinproben negativ sein müssen, noch zu milde.

In Deutschland werden Bacillenausscheider in Gesundheitsämtern in Listen geführt. Der Amtsarzt kann dadurch eine bessere Überwachung vornehmen, die Bacillenträger immer wieder periodisch zu Untersuchungen heranziehen und so die Gefahr der Verbreitung doch wesentlich eindämmen. Das Verbot, solche Ausscheider in Nahrungsmittelbetrieben oder bei Milch- oder Wasserversorgung betätigen zu lassen, muß selbstverständlich auf das strikteste durchgeführt werden. Wir haben aus den Erfahrungen der Kriegsseuchen der letzten beiden Kriege viel gelernt, vor allem auch in der Durchführung von hygienischen Maßnahmen, Anlegen von Kloaken, Brunnen- und Wasserversorgungsanlagen, ständige Untersuchung des Keimgehaltes von Wasser usw.

Trotz aller dieser Vorsichtsmaßnahmen droht natürlich immer noch, daß die Bacillenuntersuchung negativ ausfällt und eine Ausheilung nur vortäuscht.

Wir haben eine Dauerausscheiderin überwacht, die immer wieder $^1/_4$ Jahr lang vollkommen frei blieb, dann aber wieder sogar längere Zeit in großen Massen Bacillen ununterbrochen ausschied. In den Intervallen konnte man weder mit künstlichen Abführmitteln noch durch Duodenalsondierung eine Ausscheidung feststellen. Diese intermittierende Bacillenausscheidung machte die Patientin im Laufe der Zeit zu einer asozialen Persönlichkeit. Die vorher heitere Patientin konnte diese Ausstoßung aus ihrem „Gesellschaftskreis", wie sie in ihrem Abschiedsbrief betonte, nach $2^1/_2$ Jahren nicht mehr ertragen und verübte Selbstmord.

Das Kapitel Dauerausscheider ist also nicht nur vom epidemiologischen und prophylaktischen Standpunkt aus zu betrachten. Ein Typhusträger muß sich wirklich einschneidende Beschränkungen seiner Bewegungsfreiheit aufladen. Um so mehr hat man sich von jeher bemüht, Bakterienfreiheit zu erzielen.

Wenn wir bei der Besprechung von Vaccination den Schutzwert der Impfung anerkannt haben, so ist leider eine Einwirkung auf die Bacillenträger nicht zu beobachten. Der Wert liegt nach wie vor in der Verhütung, in der Einschränkung der Erkrankung und der Letalitätsziffer. Ein Vorteil ist auch darin zu ersehen, daß die in der Umgebung des Typhuskranken prophylaktisch geimpften Personen besser belehrt und überwacht werden können, meist auch schon bei geringen Krankheitszeichen über ihre Beschwerden berichten und frühzeitiger als Typhuskranke erkannt und ausgeschaltet werden können.

Tabelle 6. *Typhusbacillen Dauerausscheider* (Stand vom 1. 1. 51).

Erfaßt sind insgesamt	619, davon weiblich 539 und männlich 80	
Statistisch nicht auswertbar . .	79, davon weiblich 61 und männlich 18	
Verbleiben	540, davon weiblich 478 und männlich 62	
	88,5%	11,5%

Aufgliederung nach Altersgruppen und Geschlecht (s. Abb. 17).

Altersgruppen in Jahren	Absolute Zahlen		Verhältniszahlen auf 100000 der Wohnbevölkerung	
	weiblich	männlich	weiblich	männlich
unter 5	1		0,3	
5 bis unter 10	5	2 (1)	1,5	0,6
10 ,, ,, 15	7	1	1,7	0,2
15 ,, ,, 20	4	4	1,2	1,2
20 ,, ,, 25	15 (1)	2	4,3	0,6
25 ,, ,, 30	31	3	7,7	1,0
30 ,, ,, 35	22	1	8,1	0,5
35 ,, ,, 40	31 (1)	5	7,9	1,7
40 ,, ,, 45	47	8	11,9	2,5
45 ,, ,, 50	53	13	14,1	4,0
50 ,, ,, 55	59	4	18,4	1,6
55 ,, ,, 60	52 (1)	3	18,8	1,5
60 ,, ,, 65	48	2	21,0	1,2
65 ,, ,, 70	38	6	20,3	4,1
70 und mehr	62	8	22,5	3,7
Alter unbekannt	3			
	478 (3)[1]	62 (1)[1]	9,8	1,5

[1] Davon ( ) Mischinfektion mit Paratyphus.

Bei den vorbeugenden Maßnahmen gegen den Typhus spielt selbst die laufende Überwachung der zentralen Trinkwasserversorgungsanlagen eine große Rolle.

Eine Entschließung des Bayerischen Staatsministeriums des Innern (vom 26. 4. 49 Nr. 5111 c 54) sieht die *Chlorierung von Trink- und Brauchwasser, Badewasser und Abwasser* vor. In Durchführungsverordnungen wird die Überwachung und Besichtigung den Gesundheitsämtern zugewiesen. Es darf nur solches Wasser, das keine gesundheitsschädigende Wirkung hervorruft, verwendet werden, und falls das Wasser sich nicht in einem solchen Zustand befinden sollte, muß es durch Reinigung oder Chlorierung gebrauchsfähig gemacht werden.

Gesetzliche Vorschriften sind bis jetzt nicht vorhanden, lediglich Bestimmungen des Bayerischen Wassergesetzes vom 23. 3. 07 mit Durchführungsbestimmungen. (Bayerisches Landesamt für Wasserversorgung, Min. Amtsblatt-Bayer. innere Verwaltung Nr. 12 (1949) S. 136.

Zur Entkeimung von Wasser und Abwasser wird heutzutage fast überall, besonders in Amerika, flüssiges Chlor in Stahlflaschen oder Chlorkalk mit rund 30% Aktivchlor bzw. Caporit mit 65—70% Aktivchlor oder auch Hypochloritlösungen mit 15—16% Aktivchlor, verwendet. Um eine genügende und sichere Desinfektionswirkung mit Aktivchlor zu erreichen, müssen die gebräuchlichen Chlorkalkdesinfektionsmittel in bestimmter Konzentration dem Wasser oder Abwasser zugesetzt werden und es muß ferner auch eine genügende Einwirkungsdauer eingehalten werden. Das Wasser infizierter Brunnen kann nur mit Sicherheit keimfrei gemacht werden, wenn seine Chlorierung nach dem Ausschöpfen in Vorratsgefäße erfolgt. Die Untersuchungen ergaben weiter, daß die Typhus-Paratyphus- und Dysenterie- und Colibakterien aus künstlich verseuchten Brunnen wochenlang hindurch nachgewiesen werden können, ohne daß sich Pathogenität oder biologische Eigentümlichkeiten der Bakterien verändern würden. Es ist anzunehmen, daß diese enteralen Krankheitserreger noch weit länger im Brunnenwasser bzw. Brunnenschlamm am Leben bleiben können. Hiermit muß bei der Behebung von Brunneninfektionen in der Praxis immer gerechnet werden.

An Stelle von Chlorgas wird neuerdings in Amerika in zunehmendem Maße die Verwendung von Chlordioxyd zur Entkeimung von Trinkwasser empfohlen. Seine Vorzüge beruhen darauf, daß es mit ausgezeichnetem Erfolg zur Beseitigung geschmacklicher und geruchlicher Mängel, gegen welche freies Chlor allein unwirksam ist, verwendet werden kann. Chlordioxyd wirkt in Mengen, die einem Restchlorgehalt von weniger als 0,1 mg/l Cl_2 entsprechen bei Temperatur zwischen 5 und 20° C und p_H-Werten über 7, bactericid auf Typhusbacillen, Dysenterie- und Paratyphusbacillen, sowie auf andere Bakterienarten ein. Die keimtötende Wirkung nimmt mit steigendem p_H des Wassers zu (Gegensatz zu Chlor), Temperatureinflüsse sind nur gering.

Alle diese Maßnahmen sind nicht ausreichend, wenn nicht zuerst einmal bakteriologische Untersuchungen auch dort einsetzen, wo das typische Bild eines Typhus nicht vorliegt. So müßte bei jeder chronischen *Cholecystitis* auch an eine typhöse Erkrankung gedacht werden, und es müßten reflektorisch Stuhl oder Duodenalsaft der bakteriologischen Untersuchung zugeführt werden.

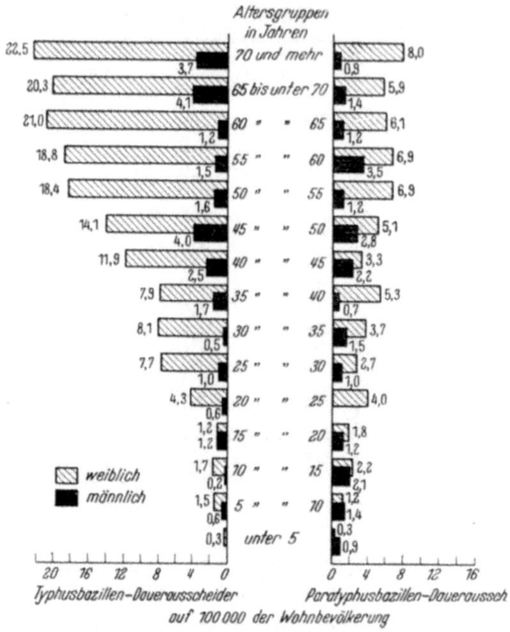

Abb. 17. Die Typhus- und Paratyphusbacillen-Dauerausscheider in Bayern, nach dem Stande vom 1. Januar 1951 (aufgegliedert nach Altersgruppen und Geschlecht).

An einer Patientin, die wegen chronischer Gallenblasenentzündung zur Cholecystektomie auf einer chirurgischen Station eingeliefert wurde, haben sich 2 Schwestern und 1 Dienstmädchen typhusinfiziert, ohne daß bekannt war, daß die Patientin vorher einen Typhus durchgemacht hatte.

Auch bei der Pyelitis müßte man mehr als üblich den Urin auf Bacillen untersuchen. Ebenso wichtig ist es selbstverständlich, daß Personen, die mit der Typhuspflege betraut sind, auch Ärzte, denen Typhusstationen unterstehen, von Zeit zu Zeit sich einer Typhusschutzimpfung unterziehen.

Wie ist es möglich, die Typhus- und Paratyphusbacillen-Dauerausscheider auszuschalten?

Es sind, sooft ein neues chemotherapeutisches Mittel hergestellt wurde, sofort Versuche an Bakterienträgern gemacht worden. Dem Optimismus folgt meist schnell eine Ernüchterung. Es kann gesagt werden, daß die Therapieversuche mit allen chemischen Mitteln bisher versagt haben. Die Mittel können nicht aufgezählt werden, welche alle bis jetzt erfolglos angewandt worden sind.

Auch die Chloromycetintherapie läßt die Typhusbacillenausscheidung unbeeinflußt. Selbstverständlich hat man auch eine Kombinationstherapie mit Penicillin und Sulfonamiden (Sulfoguanidin-Stoßtherapie!), vor allem mit Sulfathiazol durchgeführt. Auch Streptomycin hat ebensowenig wie Penicillin die Ausscheidung der Bacillen verhindern können. Es braucht nicht erwähnt zu werden, daß man sämtliche Silber-Quecksilber-Kupfer-Schwefelpräparate als wirkungslos erkannte und schon längst wieder aufgegeben hat. OTTFRIED GÜNTHER führte besondere Immunisierungsversuche durch. Neben einer maximalen Fiebertherapie wurde folgendes Immunisierungsverfahren angewendet:

Von 47 Bacillenausscheidern wurde in 8tägigen Abständen jeweils eine Autovaccine hergestellt. Jede der 6 Chargen hatte die doppelte Konzentration wie die vorhergehende. Bei 3 unter 18 Fällen hörte die Ausscheidung auf. Bei 7 weiteren soll die Frequenz der Ausscheidung merklich nachgelassen haben.

Es ist schon an anderer Stelle erwähnt worden, daß eine *Cholecystektomie* nur Sinn hat, wenn nicht bereits eine Cholangitis durch Typhusbacillen vorhanden ist.

Die Prophylaxe hat sich natürlich auch in größerem Maße auf die hygienischen Maßnahmen und Forschungen weitab vom Patienten zu erstrecken. Notwendig ist dabei: Überwachung der Ladengeschäfte, der Lebensmittelbetriebe, Molkereien, insbesondere der Käseherstellung, der Obst- und Gemüsebelieferung, Überwachung der Tierställe, der Getränkeindustrie, Limonaden- und Eisverkäufer, schließlich der Fliegenbekämpfung, der Aborthygiene, der Beseitigung der festen und flüssigen Abfallstoffe, der Wasserversorgung, wie wir zum großen Teil schon bei der Besprechung der Epidemiologie berichtet haben.

Schutzimpfung. Eine Prophylaxe, die sich aus der nachgewiesenen Immunität nach durchgemachtem Typhus ergibt, führte zur Vaccination mit abgetöteten Typhusbacillen.

Die Vaccination gegen Typhus wird in der Literatur vielfach WRIGHT zugeschrieben. Wir finden aber schon in einer von E. FRAENKEL mit SIMONS herausgegebenen Monographie die Vornahme prophylaktischer Impfung angeregt, und zwar auf Grund von experimentellen Erfahrungen an Kaninchen, bei denen nach überstandener einmaliger Infektion der Erfolg einer erneuten Infektion mit Typhusbacillen mit nahezu absoluter Sicherheit in Frage gestellt war. FRAENKEL hat dann bereits 1893 Mitteilungen über die spezifische Behandlung des Abdominaltyphus mit abgetöteten Kulturen gemacht und „in einer großen Anzahl von Typhusfällen sehr augenfällige Resultate erzielt".

Kriegshandlungen führten in Südwestafrika zur ausgedehnteren Anwendung von Impfstoff auf besser fundierter Grundlage, nachdem sich die Möglichkeit einer Vaccination durch Injektion von Kulturen, die durch Erhitzen abgetötet wurden, erwiesen hatte. Hier waren es in erster Linie PFEIFFER und KOLLE, die sich für die Durchführung der Typhusschutzimpfung einsetzten. Nach vielfältigen Versuchen mit verschiedenen Impfstoffarten wird jetzt die Bekämpfung im allgemeinen mit polyvalenter Vaccine durchgeführt.

Der Impfstoff besteht im allgemeinen aus einer Aufschwemmung von Typhusbacillen in physiologischer Kochsalzlösung, die durch $^5/_4$stündige Erhitzung auf mindestens 55°, sowie durch Zusatz von einer 5%igen Phenollösung abgetötet werden. Heutzutage werden für die Impfstoffe Typhusbacillen herangezogen, die neben O und H auch noch Vi-Antigene enthalten.

Der z. B. von den Behringwerken gelieferte Impfstoff wird 3mal in Abständen von je 7 Tagen subcutan unterhalb des Schlüsselbeins eingespritzt. Bei der 1. Injektion werden im allgemeinen 0,5 cm³, bei der folgenden 1 cm³ injiziert. Als unangenehm wird die bei den meisten Patienten auftretende lokale und allgemeine Reaktion empfunden.

Die Impfstelle schwillt unter Rötung an, und es kommt auch zur Mitbeteiligung der regionären Lymphdrüsen. Die neuromuskulären Symptome, Fieber, enteralen Störungen, Milzschwellung, bronchitischen Erscheinungen — gelegentlich bis zu asthmatischen Zuständen sich steigernd — dauern im allgemeinen 1 Tag, selten 2 Tage an. Die meisten Impflinge machen die Störungen ambulant ab; es gibt aber auch gelegentlich, und zwar bei besonders empfindlichen Impflingen, stärkere Reaktionserscheinungen, die es ratsam erscheinen lassen, bei der 2. Impfung die Dosis etwas zu mindern. Es empfiehlt sich auch, schwerere Kranke, ambulante Patienten mit Kreislaufinsuffizienz und solche mit Hautleiden von der Impfung fernzuhalten.

In Friedenszeiten wird von verschiedenen Ländern häufig, z. B. bei Reisen nach Übersee, eine Impfung gegen Typhus, Paratyphus, Pocken und Cholera verlangt. Die Impfung wird zweckmäßig in der aufgestellten Reihenfolge durchgeführt werden, unter Umständen auch, indem die beiden Cholera-Impfstoffinfektionen mit der 2. und 3. Einspritzung des polyvalenten Typhusimpfstoffes erfolgen. Während dieses Impfturnus kann man auch gegen Pocken impfen (BOECKER).

Wenn man die tausendfältigen Beobachtungen des Impfschutzes bei Typhus abdominalis zu Rate zieht, so möchte man glauben, daß über seinen Wert nicht mehr zu diskutieren sei.

Im Verlauf des 1. Weltkrieges wurde auf dem Warschauer Kongreß 1916 von HÜNEMANN in einem groß angelegten Referat der Einfluß der Typhusschutzimpfung dargelegt. Ohne Widerspruch konnte er auf Grund einer großen Statistik betonen, daß nach einer Friedensletalität von 9,6% die Zahl der Todesfälle entsprechend der Zahl der Impfstoffeinspritzungen nach der 2. Injektion auf 6,6%, nach der 3. Injektion auf 5,3% abgesunken war und nach späterer Wiederimpfung nur 2,6% betrug. Bei dem Seuchenlazarettpersonal betrug die Letalität bei Ungeimpften 20%, bei den Schutzgeimpften 6,4%.

Den großen Erfolg und die Bedeutung der Typhusschutzimpfung (gelegentlich der Epidemie im französischen Heer während der Schlacht von Verdun) hat der alliierte Oberbefehlshaber im 1. Weltkrieg, Marschall FOCH, besonders unterstrichen. Er nannte die von H. VINCENT geleitete Impfaktion einen „medizinischen Marnesieg".

Über die Beobachtungen beim 2. Weltkrieg liegen zur Zeit noch keine grundlegenden Veröffentlichungen vor. Wir können uns daher nur auf wenige Literaturangaben beschränken. Nach den optimistischen Mitteilungen aus dem 1. Weltkrieg wirkt es eher befremdend, wenn man aus dem Schrifttum nach dem 2. Weltkrieg entnehmen muß, daß die Meinungen über die Beeinflussung des Krankheitsverlaufes durch eine vorangegangene Impfung keinesfalls ganz übereinstimmen und daß sogar schwere Verlaufsformen nach Impfungen beobachtet worden sein sollen. Immerhin erkennen die meisten Autoren auch diesmal wie im 1. Weltkrieg den Schutzwert sowohl für die geringere Morbidität, wie auch der Milderung des Krankheitsverlaufes an. Unserer Auffassung über die Zweckmäßigkeit einer Typhusschutzimpfung kommt am nächsten die Stellungnahme HÖRINGs, die letzten Endes darauf hinausläuft, daß Geimpfte zweifellos seltener erkranken als Ungeimpfte. Wird jedoch der Impfschutz infolge irgendwelcher Umstände durchbrochen, ist der Verlauf der Erkrankung gewöhnlich der gleiche wie bei Nichtgeimpften. STÖRMER glaubt allerdings auch dann eine Mitigierung des Krankheitsverlaufes annehmen zu müssen.

Auf der anderen Seite sind entgegengesetzte Erfahrungen, nämlich daß Geimpfte besonders schwer erkranken, beschrieben worden. Nach Ansicht BUDINGs sind besonders stark solche Personen gefährdet, die *während* der Impfperiode oder *kurz* nach ihr erkrankten.

BERTRAM errechnet dagegen gerade für die erste Zeit nach der Impfung eine wesentlich gesenkte Erkrankungsziffer. v. BERGMANN und KATSCH haben bei der Vaccination, die während der Inkubation vorgenommen wurde, schwere Krankheitserscheinungen gesehen. Es dürfte aber doch nur in ganz wenigen Fällen die negative Phase eine Rolle bei Geimpften gespielt haben. Wir glauben, daß die „negative Phase" des Impfschutzes (als Folge einer während der Inkubationszeit durchgeführten Schutzimpfung) wohl immer mehr die ihr früher zugeschriebene Bedeutung verloren hat.

Diese Ansicht stimmt auch mit der von SEISER und von LENZ überein, wonach eine zufällige oder zwangsläufige Verlegung der Impfung in die Zeit der Inkubation in der Regel als unbedenklich angesehen wird. Immerhin taucht die Diskussion um die negative Phase immer wieder auf. Für uns scheinen in erster Linie die Ergebnisse von BERTRAM maßgebend, auf die wir uns im folgenden beziehen wollen. Zur Beobachtung diente ein unfreiwilliges Massenexperiment, eine Epidemie in einem Soldatenheim in Paris. Die Morbiditätsziffern der Soldaten, die alle einen infizierten Kartoffelsalat gegessen hatten, betrug 9,5%. Hier zeigte sich der Impfschutz insofern, als nur 7,6% der Geimpften, dagegen 32,7% der Ungeimpften erkrankten. Die Mortalitätsziffer bei Ungeimpften betrug nahezu 10%, die der Geimpften nur 6,5%. Dabei war es gleichgültig, ob die Impfung 1 oder 8 Monate (vielleicht auch noch länger) zurücklag.

Es ließen sich daraus weiterhin ableiten:

1. Auf die Schwere und den Ablauf des ausgebrochenen Typhus hat die vorangegangene Impfung keinen Einfluß.

2. Anders ist es mit der während der Inkubationszeit erfolgten Impfung. Von den während der Inkubationszeit geimpften Soldaten erkrankten nur 7,6%, während von denen, bei welchen die Impfung länger zurücklag, 15,4% erkrankten. Der Verlauf des Typhus bei den während der Inkubationszeit geimpften Soldaten war in 81% der Fälle leicht und mittelschwer (nur in 19% schwer oder letal), während er bei länger zurückliegender Impfung nur in 55% der Fälle leicht und mittelschwer, aber in 45% der Fälle schwer oder letal verlief.

Eine noch größere Beobachtungsreihe stand RAETTIG bei der Typhusepidemie 1945 bis 1947 in Ostdeutschland an Hand von 34000 Fällen zur Verfügung.

Bei 1700 lag die Impfung innerhalb der mutmaßlichen Inkubationszeit. Fiel die Impfung kurz vor die Erkrankung (etwa bis 48 Std), dann verlief die Krankheit schwerer als bei Nichtgeimpften, sofern es sich um eine Erstimpfung gehandelt hatte; Wiederholungsimpfungen hatten auch in dieser Endphase der Inkubationszeit keinen nachteiligen Einfluß auf den Krankheitsverlauf. Eine noch in den Beginn der Inkubation fallende Impfung (auch Erstimpfung) verlieh allen Impflingen eine deutlich höhere Resistenz, gemessen an der Letalität im Vergleich zu den Nichtgeimpften. Alles in allem war doch eine ganz wesentliche Beeinflussung der Krankheit zu beobachten und es kann kein Zweifel sein, daß der Erfolg um so größer ist, je kürzere Zeit die Impfung zurückliegt.

So könnte man sich im allgemeinen zu einem Optimismus bekennen, der allein eine Dämpfung erfährt durch die Beobachtung von RÖSSLE bei 5 Sektionen von Verstorbenen, welche in der mutmaßlichen Inkubationszeit geimpft worden waren. Es fanden sich dabei schwere hämorrhagische Gewebsreaktionen, bestehend in Schleimhautblutungen, besonders im Darm mit Hämatemesis, Blutungen in Lungen, Nieren und Muskeln.

Die von RÖSSLE beobachteten hämorrhagischen Veränderungen besonders am Darm haben am meisten Ähnlichkeit mit dem Shwartzmann-Phänomen, sind wohl aber als solche nicht unbedingt zu deuten, da man damit die fast zwangsläufige Reaktion auf zwei kurz hintereinander folgende Reize bezeichnet, ohne daß zwischen ihnen genügend Zeit zur Bildung allergischer Antikörper vorhanden ist. Im Falle einer Schutzimpfung plus natürlicher Infektion dürfte die Aufeinanderfolge dieser Ereignisse innerhalb von etwa 24 Std nur sehr selten sein. Bei den Beobachtungen RÖSSLEs handelt es sich daher offensichtlich um ein Reaktionsbild allergischer Natur, bei dem die vorhandene Disposition der ausschlaggebende Faktor ist, diese aber trägt ein individuelles Gepräge. Es mag sein, daß sich während der Epidemie 1945 ungünstige Einflüsse auf das vegetative System des Einzelnen derart häuften, daß die Sensibilisierung durch den Typhusimpfstoff ungewöhnlich stark war.

Möglicherweise liegt aber auch den damaligen traurigen Erfahrungen ein Defekt des Impfstoffes zugrunde. Wird die Vaccine aus Typhusbacillen hergestellt, die sich in dem Degenerationszustand der *absoluten* „Rauhform“ befinden (nicht im Serum von Übergangsstämmen), so bleibt der immunisatorische Effekt sehr klein. Ferner ist die Bedeutung des Vi-Antigens für einen Impfstoff doch nicht ganz gering; fehlt es, so könnte der Schutz Typhusbacillen gegenüber, die mit starkem Vi-Antigen ausgestattet sind, relativ schwach sein. Die Art der Abtötung der Keime und vieles mehr beeinflußt nebenbei die Qualität des Impfstoffes zweifellos. Von ihr ist aber schließlich ja die immunisierende Wirkung abhängig. Die Sensibilisierung, welche der parenteralen Einverleibung von Bakterieneiweiß folgt, kann jedoch auch bei Impfstoffen eintreten, die eine spezifische Immunität nicht hervorbringen können. In einem solchen Falle wird eben nicht der Immunitätszustand, sondern die Allergisierung vorherrschen. Was man klinisch am Kranken sah, war dann die Folge dieser, man kann sagen paradoxen Situation.

Denkbar wäre, daß bei der Durchimpfung der deutschen Zivilbevölkerung im Jahre 1945 die Frage nach der Impfstoffqualität nicht immer voll berücksichtigt werden konnte.

HANSEN hat ähnliche Erscheinungen bei 2 Patienten beobachtet nach Injektion einer von DI CHRISTINA und CARONIA empfohlenen lysierten Vaccine, bei der die Typhusbacillen durch Zusatz von 2—3% Rekonvaleszentenblut gelöst wurden.

Rössle rechnete mit der Möglichkeit, daß die Impfung zur Auslösung pathergischer Reaktionen gegen Ende der Inkubation einmal anregen kann.

Von sonstigen *Schädlichkeiten* nach Vaccination entnehmen wir aus der Literatur französischer Autoren in vereinzelten Fällen Agranulocytose, Augenmuskellähmung, Polyneuritis, Neuritis des Plexus brachialis, Syringomyelie, Wilsonsche Krankheit, epileptische und choreatische Anfälle, meningeale Reizsymptome u. a. Hansen sieht sie als Ausdruck eines umfassenden immunbiologischen Zusammenhangs, als allergische Reaktion an, deren ungewöhnliche und abweichende Form sowie Stärke bestimmt werden durch die mit der bakteriellen Eigenart des Antigens verbundene Doppelwirkung:

1. der endothel- bzw. capillarschädigenden Wirkung des lebenden Bacillus bzw. seiner Toxine,

2. der nachfolgenden Sensibilisierung und Schockauslösung durch das Bacillenantigen im engeren Sinne.

Unter den Hauterscheinungen sind es vor allem Herpes, Erythema verschiedenster Art, Herpes corneae, Iridocyclitis, Orchitis, Reaktivierung von luetischen Efflorescenzen und schließlich Aufflackern von Tuberkulosen. Chalier und Sédallian weisen darauf hin, daß es sich aber doch im allgemeinen nur um Einzelerscheinungen bei einer ungewöhnlich großen Beobachtungsreihe gehandelt hat. Sie treffen nur in einem Verhältnis von 1:150000 zu. Das Risiko ist also sehr gering, wenn auch nicht übersehen werden kann, daß einige Todesfälle beschrieben worden sind. Wenn der Vaccinationsschutz mit der Zeit abklingt, so tritt bei einer späteren Infektion im allgemeinen der Typhus gutartiger und kurzdauernd auf. Die schweren Formen sind von Achard, Lancelin, Chalier u. a. beschrieben worden. Es wird darauf hingewiesen, daß die Letalitätsziffer nicht von der bei Ungeimpften nach Vaccination abweicht.

Impfschäden mit tödlichem Ausgang sind auch von Klinge, Hönig und Wurm beobachtet worden. Es handelt sich hier vor allem um Gefäßschäden, Gefäßwandnekrosen, hämorrhagische Glomerulonephritis und Gastroenteritis.

Ganz wird man die Ursachen dieser Impfschädigungen nicht aufklären können. Gegen den in herkömmlicher Weise bereiteten und gebrauchten Impfstoff ist der Einwand erhoben worden, daß die S-Formen der Typhus- und Paratyphusbakterien das Leibesantigen O und das Geißelantigen H, Typhusbakterien oft noch das somatische Antigen Vi besitzen. Die Antigene O und Vi sind die Träger der Toxizität, Endotoxine genannt. Sie bestehen aus Protein-Kohlenhydrat-Lipoidkomplexen. Das Antigen H ist bei der Toxinwirkung und der Immunisierung wahrscheinlich unbeteiligt.

Der Erkrankte reagiert mit der Bildung von Agglutininen, und zwar zunächst mit O-, später auch mit H-Agglutininen. In der 3.—4. Krankheitswoche treten auch Vi-Agglutinine auf, ihr Titer beträgt gewöhnlich nur 1:50. Der geimpfte Mensch dagegen hat vorwiegend H-Agglutinine. Auch völlig Gesunde, auch solche, die niemals Typhus bzw. Paratyphus durchgemacht haben, haben O-Agglutinine von geringem Titer (nicht selten 1:25), H-Agglutinine dagegen nur ausnahmsweise, Vi-Agglutinine angeblich nie.

Diese Vorgänge ließen sich besonders günstig beobachten bei der Gewinnung agglutinierender Kaninchenseren. Es fiel dabei auf, daß einmalige große Antigengaben Antikörper schlechter hervorrufen, als kleine Dosen, die alle paar Tage gegeben werden. Beim Menschen ist dies Prinzip schlecht anwendbar, bedeutet doch die 2—3malige Impfung üblicher Art bereits eine erhebliche Belastung, besonders bei Massenimpfungen.

Es ist daher versucht worden, die Impfstoffe für Menschen aus *Autolysaten* herzustellen, so von Meisser und Shiga im Jahre 1903, später von McFadyn und Rowland, Buchner und Hahn, Bassenge und Meyer; in Frankreich unternahm dies zuerst H. Vincent, aber ohne sichtlichen Erfolg.

Erst GRASSET (1927—1939) hatte bessere Ergebnisse. Von ihm wurden Agarabschwemmungen 1/2 Std auf 58° erhitzt, dann für 24 Std bei 30° C eingefroren, wieder bei 37° C (24 Std) aufgetaut und diesem abwechselnden Verfahren 4mal unterworfen. Nach einer Lagerung von 1 Monat wurde das Autolysat steril filtriert. Die Dosis für eine Maus betrug bei Berechnung auf die ursprüngliche Bakterienmasse 0,4—0,6 mg, für Kaninchen 1,5—2 mg. Die antigene Wirkung war sehr groß.

Bei Menschen verwendete GRASSET 1937/38 dieses Autolysat in konzentrierter Form auch zur einmaligen Impfung.

1942 wurde von LOVREKOWICH und RAUSS das GRASSETsche Verfahren modifiziert: Einfrieren bei —20° C 12 Std, 12 Std dann 37° C, dies 5mal hintereinander. Die Dosis für die Maus betrug 0,1—0,05 cm^3 intraperitoneal. Formalin entgiftete die Präparate nicht, die hitzebeständig waren. 2 cm^3 des Impfstoffes (in 5 Einzeldosen intravenös) riefen beim Kaninchen Aglutinine 1:50000 hervor. Weiße Mäuse vertrugen 10 Tage nach 0,25 cm^3 des Extraktes 2 Dlm. Der Extrakt wurde mit Aluminiumhydroxyd bei p_H 6,2 bis 6,4 adsorbiert. Diejenige Menge dieses Adsorbats, die weiße Mäuse gegen eine tödliche Endotoxindosis nach 10 Tagen schützte, war eine Einheit, diese war etwa 10mal kleiner als 1 Dlm. Der Stickstoffgehalt des Adsorbats war gering (0,4 mg/cm^3), woraus zu schließen ist, daß vorwiegend Kohlenhydrate adsorbiert wurden. Gegenüber dem nicht adsorbierten Extrakt war dieser Adsorbatimpfstoff 4mal wirksamer, er schützte Mäuse gegen 4 Dlm bei derselben Dosierung.

Nach RAUSS waren bei der Impfung von über 12000 Menschen (Ungarn) nur örtliche Impfreaktionen für die Dauer von 72 Std aufgetreten; Kinder vertrugen die Impfung besser als Erwachsene.

Von 10000 mit „*Adsorbatimpfstoff*" einmalig Geimpften erkrankten 8,2, von 10000 gar nicht Geimpften 32,8.

Differentialdiagnose.

Wir haben schon in der Einleitung bemerken können, daß die Diagnose sofort anerkannt werden muß, wenn bakteriologisch der EBERTHsche Bacillus einwandfrei, sei es aus Blut, Urin oder Stuhl, nachgewiesen werden konnte. Es handelt sich nur um die Frage, ob man die Dauerausscheider als krankheitsfrei betrachten solle, sensu strictori kann man natürlich in solchen Fällen nicht von typhösen Patienten sprechen. Der Wert als Krankheitsverbreiter kommt ihnen in noch viel höherem Grade zu, als den Personen, die Krankheitserscheinungen haben, bei denen die bakteriologische Diagnose noch nicht gelungen ist. Die unerkannten Dauerausscheider sind für die Umgebung unverdächtiger als Fieberpatienten.

Typhusbakteriämien ohne wenigstens vereinzelte Symptome, die an eine Typhuserkrankung denken lassen, sind so ungeheuer selten, daß man sie nicht als Sonderformen eines Typhusinfektes einzureihen braucht.

Wo eine Gefahr erkannt ist, kann man sich schützen, sie aufzudecken erfordert manchmal mühevolle Arbeit des Hygienikers. Gerade für den Typhus abdominalis kommen differentialdiagnostisch im Anfangsstadium eine große Anzahl von Erkrankungen in Betracht, die ebenfalls mit höherem Fieber einhergehen. Grippe, Miliartuberkulose, Pneumonie, Meningitis, Poliomyelitis, septische Erkrankungen hat man von jeher in Erwägung gezogen. Die Diagnose Pneumothypus, Nephrotyphus, Meningotyphus sind Bezeichnungen, die von altersher auf die Schwierigkeit der Differenzierung hinweisen. Bis die bakteriologische Diagnose eintrifft, steht man manchmal vor großen Schwierigkeiten. Wir haben auf die verschiedenen Erscheinungsformen in der Symptomatologie bereits hingewiesen. Die Bronchitis, die am Anfang kaum fehlt, die psychischen Störungen, die neuromuskuläre Schwäche können zu Beginn auch für eine große Zahl infektiöser Erkrankungen in Betracht kommen. Neuerdings sind noch früher weniger bekannte Infektionen hinzugekommen. Es sei nur an die Erkrankungen erinnert, die mit einem fieberhaften Vorstadium einsetzen, dann nach einem kurzfristigen Fieberabfall in das 2. Stadium der eigentlichen typischeren Symptome einmünden, so bei den Morbilli, der Hepatitis epidemica, der Nephritis infectiosa (Feldnephritis), mitunter auch bei dem PFEIFFERschen Drüsenfieber und den Leptospiroseerkrankungen. So geht auch Morbus Weil, das Schlammfieber, Canicolafieber, das Schweinehüterfieber usw. mit ähnlichem Vorstadium einher. In Notzeiten muß auch die intraintestinale Phase der Trichinose in Betracht gezogen werden, weil auch hier die Diazoreaktion frühzeitig positiv werden kann. Gerade wegen der Magen- und Darmerscheinungen, die dann sogar mit Geschwürsbildungen im Darm, mit Blutbeimengung im Stuhl ausgezeichnet sein können, kann es zu Verwechslung mit Typhus kommen. Immer wirkt es dann fast befreiend, wenn der bakteriologische Befund die Erkrankung als Typhus erkennen läßt. Schwierigkeiten haben sich gegen früher durch die Vaccination ergeben. Die Agglutination ist dann nicht mehr so zuverlässig entscheidend, wie bei den ungeimpften Patienten, bei denen eine Impfreaktion von früher her nicht vorhanden ist.

Nach Fiebertypus, Bronchitis, Milzschwellung, Blutbild und meningealen Reizerscheinungen muß differentialdiagnostisch nach wie vor die *Miliartuberkulose* an erster Stelle stehen. Die Verbesserung der Tuberkelbacillenzüchtung aus dem Blut kann auch hier den bakteriologischen Nachweis leichter erbringen als früher. Immerhin macht sich das sichtbare Aufkeimen doch erst mehrere oder viele Tage nachher erkennbar, meist zu einer Zeit, wo das klinische Bild symptomenreicher geworden ist und die üblichen verwertbaren Zeichen im Röntgenbild, die Chorioidal- oder Hauttuberkel, sichere Meningitiserscheinungen u. a., nacheinander hervortreten.

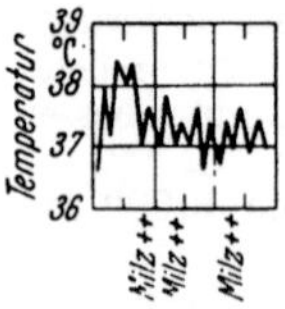

Abb. 18. Fieberhafte Milzschwellung (unklarer Genese).

Man sollte denken, daß eine *croupöse Pneumonie* sich besser abgrenzen lassen würde als irgendeine andere fieberhafte Erkrankung. Jeder Arzt weiß aber, wie lange sich der Befund einer zentralen Pneumonie verborgen halten kann und man leichter aus dem allgemeinen Aspekt die Ausschließungsdiagnose stellt. Die Anfangspneumonien beim Typhus sind meist bronchopneumonicher Art oder verlaufen wie Grippepneumonien. Gerade in der Neuöttinger Epidemie fiel der Typhus in eine Zeit, wo grippöse Erkrankungen sehr zahlreich waren.

Die *Meningitis serosa* bietet wohl als Komplikation anderer Infektionen mehr Schwierigkeiten als die Meningitis epidemica. Wer in der Lage ist, in möglichster Nähe am Krankenbett bakteriologische Untersuchungen durchzuführen, wird wohl fast in jedem Falle den Meningococcus aus dem Lumbalpunktat züchten können. Sobald man den Liquor durch Post oder einen Boten in ein entfernteres Laboratorium schicken muß, wird man eine bakteriologische Klärung nur mit wesentlich geringerer Zuverlässigkeit durchführen können.

Das gilt in noch stärkerem Maße für die *Meningokokkensepsis*, bei der meningeale Symptome ganz fehlen können. Bei ihr kommt es zu einem Exanthem, das roseolaartig mehr dem Flecktyphus gleicht. Die reine Meningokokkensepsis (sine meningitide) ist ein Krankheitsbild, das sehr oft verkannt wird. Die Züchtung von Meningokokken aus dem Blut ist im allgemeinen nur unter noch größerer Sorgfalt zu erreichen als aus dem Liquor bei der Meningitis.

Im übrigen führte die Eubasinbehandlung zu einer frühzeitigen Beendigung des Krankheitsbildes, das unbeeinflußt durch milde Schüttelfröste und verhältnismäßig nicht zu hohe Temperaturen ausgezeichnet war, gerade wegen seinen allgemein infektiösen Symptomen muß auch an eine typhöse Erkrankung gedacht werden.

Noch mehr differentialdiagnostische Schwierigkeiten ergeben sich beim Vorliegen einer *Endocarditis septica*, besonders deswegen, weil, wie das immer wieder betont werden muß, im Anfang eines solch stürmischen Krankheitsprozesses Geräusche am Herzen nicht vorhanden sind, zum mindesten nicht vorhanden zu sein brauchen, vorausgesetzt natürlich, daß die Erreger sich nicht auf dem Boden einer früher abgeheilten rheumatischen Endokarditis eingenistet haben. Das gilt aber mehr für die *Endocarditis lenta* als für die durch andere Erreger erzeugten Endokarditisformen,

Bei der *Staphylokokkenendokarditis* jedoch vermißt man so gut wie nie Eiterherdchen in der Haut, aus denen sich Staphylokokken leicht züchten lassen.

Die Endokarditis durch *hämolytische Streptokokken* gibt dagegen schon mehr Rätsel auf. Hier weicht der eitrige Charakter der Metastasen zurück und wir sehen neben der hämorrhagischen Diathese mehr roseolaartige Efflorescenzen.

Noch mehr ist das der Fall bei der *Pneumokokkenendokarditis*. Hier kommt noch die pneumonische Genese und als dritte Komplikation die *Meningitis pneumococcia* hinzu. Bei all diesen Formeln — weniger leicht wie gesagt bei der Meningokokkeninfektion — *gelingt es überraschend leicht die Keime aus dem Blut zu züchten*. Sie sind zu *jeder* Zeit und meist sehr reichlich im Blut vorhanden. Die massige Bakteriämie ist geradezu ein Kardinalsymptom bei diesen septischen Endokarditisfällen (mit Ausnahme der Endocarditis lenta).

Gar nicht leicht ist es, gelegentlich die Differentialdiagnose gegen eine *lymphangitische parametrale Puerperalsepsis* zu stellen. Ganz ähnlich wie bei einem Erysipel verläuft die Fieberkurve über mehrere Tage als Kontinua. Die Keime sind im Lymphgefäßgebiet eingenistet und werden in die Blutbahn eingeschwemmt. Die Bakteriämie ist aber lange nicht so stark, wie wenn der Sepsisherd direkt in der Blutbahn (Endokard-Myokard) eingelagert ist.

Thrombophlebitische Sepsisfälle machen wegen ihrer häufigen Schüttelfröste meist wenig differentialdiagnostische Schwierigkeiten. Dasselbe gilt für die *Malaria tertiana*. Bei der *Tropicaform*, bei der besonders bei Doppelinfektionen tiefe Einschnitte in der Fieberkurve ausbleiben können, klärt schnell der einfache Objektträgerausstrich mit der Monotonie der einfachen Tropicaringe.

Zu denken ist natürlich auch immer an diejenigen „Typhusfälle", die erst seit kaum einem Jahrhundert aus dem Sammeltopf der typhösen Erkrankungen abgesondert werden konnten: an *Febris recurrens*, bei dem schon ungefärbt im Vitalblutpräparat die Spirochäten eine unruhige Bewegung unter den roten Blutkörperchen verursachen und eine gewöhnliche Giemsafärbung den Erreger färberisch leicht zur Darstellung bringt.

Ebenso natürlich vor allem diejenige Erkrankungen, die zur Zeit von Epidemien neben dem Typhus abdominalis in großer Anzahl, meist sogar in großen Epidemien einhergehen können: Der *Typhus exanthematicus* und seine Verwandten, das Rattenfleckfieber, das durch Flöhe, das Rocky Mountains-Fieber, das ebenso wie das São Paolo-Fieber und das Knopffieber (fièvre boutonneuse) durch Zecken, und das „tropische" oder Buschfieber, das — im Fernen Osten — durch Milben übertragen wird.

In Europa kommt so gut wie nur das durch Rickettsia Prowazeki hervorgerufene Fleckfieber in Betracht. Aus dem Erscheinungsbild tritt die typhusähnliche Benommenheit bei quälender Schlaflosigkeit ebenso hervor wie beim Abdominaltyphus. Man hat von einem geröteten gedunsenen, durch Lichtscheu ausgezeichneten „Fleckfiebergesicht" gesprochen. Typisch aber ist mehr das *roseolenartige Exanthem*, das sich über den ganzen Körper, auch über Handteller und Fußsohlen ausbreiten kann. Wenn nicht schon die Weil-Felix-Reaktion mit Proteus X 19 eine hohe Agglutination ergibt, so muß auch das histologische Präparat einer excidierten Roseole herangezogen werden (s. S. 1426).

Schließlich gibt es in neuerer Zeit manche fieberhafte Zustände, die man nicht durch unsere bakteriologischen Untersuchungen, auch noch nicht mit unserer

Virusforschung klären kann. Sie verlaufen glücklicherweise mit und ohne Therapie meist günstig.

Wo *Drüsenschwellungen* vorhanden sind, wird man durch das histologische Präparat sich Aufklärung verschaffen. Bei dem PEL-EBSTEINschen Fiebertyp wird dies erfolgreich sein, wenn Drüsen sich in der Hals-, Axillar- oder in der Inguinalgegend bemerkbar machen. Differentialdiagnostisch macht aber die abdominelle HODGKINsche Erkrankung mitunter große Schwierigkeiten. Abgesehen davon, daß es Formen gibt, die sich nur in den mesenterialen Lymphdrüsen abspielen, die deshalb nicht greifbar sind, sehen wir hier oft ein sich über Wochen hinziehendes Fieber, bei dem die Wellenbewegung kaum zum Ausdruck kommt.

Ähnliches ist der Fall bei der BANGschen Erkrankung. Wenn im Laufe der Zeit das Febris undulans in mehreren Wellen auf der Fieberkurve aufgezeichnet ist, sind meist beim Typhus abdominalis schon die diagnostischen Fragen geklärt. Das ist anders, wenn nur die erste Fieberwelle sich uns darbietet.

Diagnose und Differentialdiagnose leiten sich aus vielen Symptomen ab. Keines von ihnen darf als exakt beweisend angesprochen werden. Schon kleinere Komplikationen können einen Einbruch in die sog. „typische Symptomatologie" bringen. Das gilt für das Fieber, das gilt ebenso für das Blutbild und den Puls. Freilich läßt sich eine stärkere Eosinophilie mehr für eine *Trichinose* verwerten. Wer viele akute Leukämien zur Beobachtung bekommen hat, wird zugeben müssen, daß in den ersten 2 oder 3 Tagen nicht einmal das Blutbild über diese einwandfrei Aufschluß geben kann und daß man auf den Befund des Sternalmarkes nicht verzichten kann.

Prognose, Morbidität und Mortalität.

Die Mortalitätsziffer schwankt bei den einzelnen Epidemien auffallend stark. Wir sehen Zahlen von 23% aus der Mitte des vorigen Jahrhunderts (Wiener allgemeines Krankenhaus 1846—1861), in Hamburg 1886 von 9,2 bzw. 1887 von 6,9%.

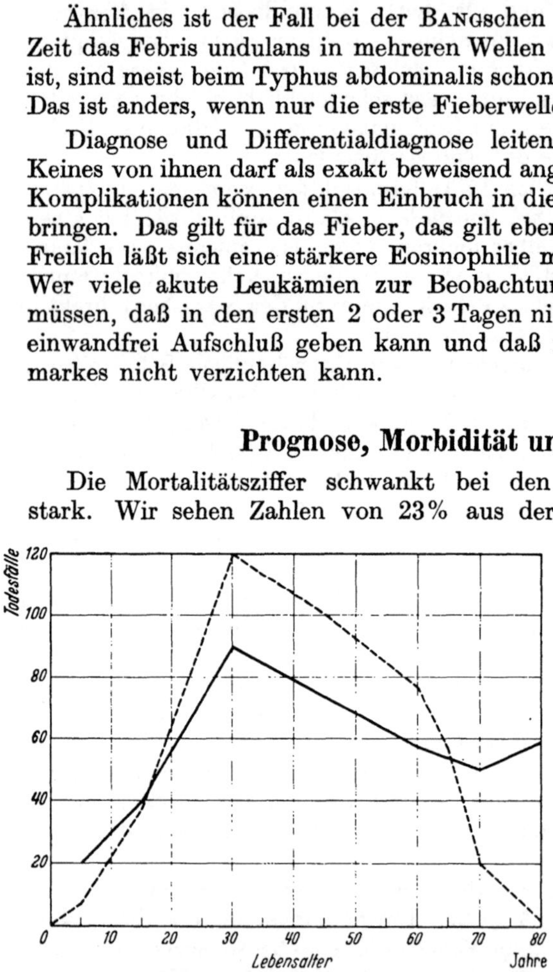

Abb. 19. Typhusmortalität auf 10000 Lebende in Deutschland 1936, nach Altersgruppen. (Nach W. SCHÄFER.)

LIEBERMEISTER berechnete die Letalitätsziffer bei Patienten über 40 Jahre auf 30%. In einem Frontlazarett starben nach GOLDSCHEIDER im 1. Weltkrieg sogar 40%.

In München starben im Garnisionslazarett:

1840—1860 . . .	30—25%
1860—1868 . . .	25—15%
1868—1882 . . .	15—5%

Wir sehen daraus, wie verbesserte hygienische Verhältnisse und bessere Kenntnisse um das Wesen des Typhus eine solch auffallende günstigere Statistik erbringen konnten.

Wenn man auf die Statistiken aus der Zeit *vor* der Schutzimpfung zurückblickt, so kann man sagen, berechnet auf sehr große Zahlen, wankte und wich die Letalitätsziffer von 10% kaum.

Das ist nun seit der Schutzimpfung wesentlich anders geworden, wie wir auf S. 1473ff. noch auszuführen haben.

Die Prognose hängt aber natürlich auch noch ab von den vielen möglichen Komplikationen und äußeren Umständen, auf die wir an entsprechender Stelle hingewiesen haben.

Die *Alters- und Geschlechtsdisposition* spielt auch hier einen wesentlichen Faktor. Danach ist die Erkrankungsziffer am höchsten zwischen 15 und 45 Jahren, die Mortalitätsziffer am höchsten zwischen dem 20. und 40. Lebensjahr, wie Abb. 19 nach SCHÄFER anzeigt, die sich auf die Typhusmortalität auf 10000 Lebende nach Altersklassen in Deutschland aus dem Jahre 1936 stützt.

Tabelle 7.

	Bis 1 Jahr	1—5 Jahre	5—15 Jahre	15—30 Jahre	30—45 Jahre	45—60 Jahre	60—70 Jahre	Über 70 Jahre
Absolute Zahlen	2	7	41	133	99	69	26	13
Verhältniszahlen	0,03	0,02	0,04	0,095	0,072	0,055	0,05	0,073

Von der Ansicht, daß Tuberkulöse weniger leicht an Typhus erkranken, haben wir uns nicht überzeugen können. Immerhin ist es interessant, daß ICKERT unter 95 Bacillenträgern keinen Fall von Tuberkulose verzeichnen konnte.

Tabelle 8. *Typhusmorbidität in Deutschland.* (Nach G. MÜLLER.)

1925	2,0 $^0/_{000}$	1933	0,52 $^0/_{000}$
1926	1,8 $^0/_{000}$	1934	0,56 $^0/_{000}$
1927	1,2 $^0/_{000}$	1935	0,48 $^0/_{000}$
1928	1,1 $^0/_{000}$	1936	0,44 $^0/_{000}$
1929	1,0 $^0/_{000}$	1937	0,45 $^0/_{000}$
1930	0,76 $^0/_{000}$	1938	0,43 $^0/_{000}$
1931	0,66 $^0/_{000}$	1939	0,52 $^0/_{000}$
1932	0,71 $^0/_{000}$	1940	0,95 $^0/_{000}$

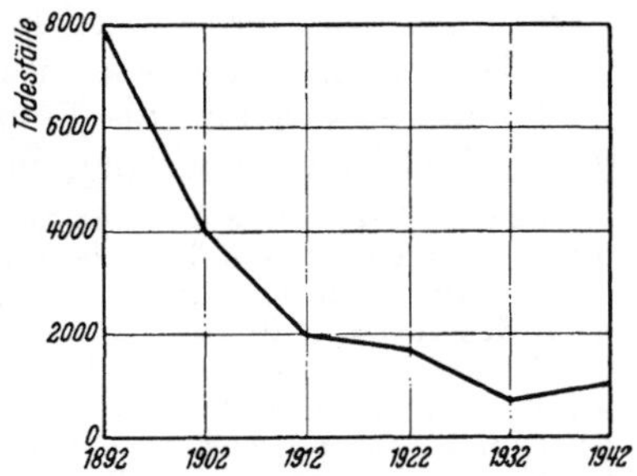

Abb. 20. Typhus-Todesfälle in Deutschland 1892—1942. (Nach W. SCHÄFER.)

Tabelle 9. *Erkrankungs- und Sterbefälle und Letalität an Typhus in Deutschland von 1925—1942 nach* W. SCHÄFER (Abb. 20).

Jahr	Erkrankung	Sterbefälle	Letalität
1892		8230	
1902		3937	
1912		2119	
1922		1690	
1925	12475		
1926	12388	1102	8,9
1927	7505	676	9
1928	6935	705	10,25
1929	6531	598	9,16
1930	4812	471	9,7
1931	4220	437	10,1
1932	4505	513	11,39
1933	3371	369	11
1934	3482	348	10
1935	3063	322	10,5
1936	2916	310	10,7
1937	3060	301	10
1938	2945	338	11,4
1939	3998	456	11,4
1940	5767	560	10
1941	7723	805	10,4
1942	16403	1622	9,4

Tabelle 10. *Eine bayerische Statistik über Typhus abdominalis.*

Morbidität und Mortalität in Bayern von 1935 bis 1950 gibt folgendes Bild:

Jahre	Erkrankungen		Sterbefälle	
	absolut	auf 100000 Einwohner	absolut	auf 100000 Einwohner
1935	329	4,8	33	0,5
1936	141	2,1	24	0,4
1937	208	3,0	25	0,4
1938	185	2,7	23	0,3
1939	178	2,5	34	0,5
1940[1]	225	2,8	39	0,5
1941	356	5,1	22	0,3
1942	335	4,8	55	0,8
1943	278	4,4	77	1,2
1944	378	5,5	68	1,0
1945	4386	56,1	611	7,8
1946	3598	42,8	444	5,3
1947	2706	29,5	373	4,1
1948	2486	26,7	301	3,2
1949	1359	14,5	140	1,5
1950[1]	804	8,8	48	0,53

[1] Vgl. Tabelle 3.

Therapie.

Wir müssen uns Rechenschaft darüber geben, wie weit seit den alten Beschreibungen von GRIESINGER und LIEBERMEISTER im vorigen Jahrhundert Fortschritte auf dem Gebiete der Therapie zu verzeichnen sind. LIEBERMEISTER hat im Jahre 1876 geschrieben: „Im allgemeinen kann man sagen, daß die prophylaktischen Maßregeln um so wirksamer sein werden, je entschiedener man an die materielle Natur des Typhus glaubt und an die Möglichkeit, denselben zu vernichten oder an der Weiterverbreitung zu hindern.“ Er hat die Behandlung der Dejektionen des Typhuskranken allein für wesentlich gehalten und sie schon damals mit $^1/_3$ oder $^1/_2$ ihres Volumens mit roher Salzsäure übergießen lassen. Das Hauptaugenmerk müßte auf das Trinkwasser und die Aborte gerichtet werden. LIEBERMEISTER hat also dem Grundsatz gehuldigt: „Präventivmaßnahmen sind wichtiger noch als Maßnahmen der Behandlung eines ausgebrochenen Typhus.“

LIEBERMEISTER dachte aber immerhin damals schon an eine spezifische Behandlung. „Die Tatsache, daß andere spezifische Krankheiten wie Malaria und Syphilis durch spezifische Mittel geheilt werden können, daß ferner manche Parasiten durch spezifische Mittel getötet werden, gibt der Hoffnung eine volle Berechtigung, es werde vielleicht der ferneren Forschung gelingen, auch für andere spezifische Krankheiten spezifische Heilmittel zu finden.“

Es erhebt sich nun die Frage, ob wir mit unseren heutigen Antibioticis an diesem Ziel bereits angelangt sind.

Historisches Interesse hatten zu LIEBERMEISTERS Zeit schon Aderlässe und Brechmittel. Anfgegeben wurden von ihm schon (außer Brechmittel) Chlorwasser, Mineralsäuren, schwefelsaure Salze, Carbolsäure und Salicylsäure. Optimistischer stand man noch dem Jod gegenüber, das zuerst 1840 von SAUER in die Therapie eingeführt wurde, weniger dagegen dem Chinin, das LIEBERMEISTER bei 1500 Fällen mit negativem Erfolg angewendet hat. Merkwürdig lang hielt sich die *Kalomel*therapie, die (von WUNDERLICH empfohlen) auch jetzt noch, wohl nur aus theoretischen Gründen, von manchen Ärzten durchgeführt wird. SCHOTTMÜLLER betonte seine negative Einstellung und pflegte in seinen Vorlesungen zu sagen: „Ich erwähne das Kalomel, um davor zu warnen.“

Bis vor kurzem mußte die Therapie fast ganz *symptomatisch* eingestellt sein. Im übrigen hatte die alte Ansicht LIEBERMEISTERS Geltung, daß der Typhus zu den akuten Krankheiten gehöre, die zu Ende gehen, nachdem sie eben von selbst ihren Ablauf genommen haben. Heutzutage sagt die Bezeichnung „cyclische Erkrankungen“ nicht viel anderes. Man versuchte zwar die verschiedensten Behandlungsmethoden, um diesen Cyclus vorzeitig abzubrechen; die wesentliche Aufgabe des Arztes aber blieb immer, durch gewissenhafte Fürsorge mitzuhelfen, daß der Kranke die Krankheit möglichst überlebt, nach der Erfahrung: „Der Sturm wird sich, wenn er ausgetobt hat, auch ohne unser Zutun legen.“

Mit zu den auffallendsten Symptomen gehört *das Fieber*.

LIEBERMEISTER glaubte noch, daß die meisten Kranken, welche dem Typhus erliegen an direkter oder indirekter Wirkung des Fiebers zugrunde gehen würden. 41% Todesfälle seien darauf zurückzuführen. Die Gefahr des Fiebers bestehe in Verbrennung, Konsumption der Körperbestandteile, Nekrobiosen des Gewebes, Herz- und Gehirndegenerationen. So wurde das Fieber zu beeinflussen versucht, indem man durch direkte Abkühlung die Temperatur senkte. Dies führte zeitweise zu sehr drastischen Maßnahmen, die immer wieder von neuen Vorschlägen abgelöst wurden.

Die Bäderbehandlung geht bis ins 18. Jahrhundert zurück (CURRIE). Sie wurde von BRAND in Stettin wieder aufgenommen, seit 1873 besonders von französischen Ärzten (GLÉNARD, FEREOL und REYNAU) wieder empfohlen und durchgeführt.

LIEBERMEISTER sah in starken Remissionen oder vollständigen Intermissionen das Entscheidende. Dafür schienen ihm die Bäder in den Nachtstunden von 7 Uhr abends bis 7 Uhr morgens am wichtigsten, auf jeden Fall die Zeit um und nach Mitternacht. Im Laufe des

Vormittags dürfe man eher dem Fieber freien Lauf lassen. Wie sehr man von der Wirksamkeit der Bäder überzeugt war, zeigt wohl, daß man bei einzelnen Kranken des Baseler Spitals die Gesamtzahl der Bäder auf mehr als 200 brachte. Als bescheiden sah man es an, mit durchschnittlich 5—6 Bädern pro die und mit 40—60 Bädern im ganzen auszukommen. Die Angaben, auf welchen Temperaturgrad man die Bäder einstellen sollte, waren verschieden. ZIEMSSEN ließ allmählich das Vollbad von 35° auf 22° abkühlen, JÜRGENSEN ließ die Bäder auf Zimmertemperatur einstellen.

Wir können uns eine früher so fanatisch durchgeführte Bäder- und Antifebrisbehandlung nicht mehr gut vorstellen und wir möchten auch in dem Absinken einer Temperatur nach dem Bade um 1—1,5° keinen Vorteil erblicken. Es erscheint uns wahrscheinlich, daß man mit kühlen Wadenwickeln oder mit vorsichtig angewandten Ganzpackungen dasselbe erreichen kann wie mit Vollbädern, die doch einer sehr sorgfältigen Überwachung bedürfen.

Erstaunlicherweise soll man mit der Kaltwasserbehandlung damals die Mortalität von 15,4% auf 3,1% gedrückt haben.

Als das Antipyrin mit seiner verblüffenden Einwirkung auf das Fieber auftauchte, beobachtete man gerade beim Typhus Temperatursenkungen wie kaum bei anderen fieberhaften Erkrankungen. Das gleiche zeigt sich bekanntlich mit Pyramidon, Phenacetin usw. In geradezu fanatischer Weise wurde das *Chinin* angewandt.

Bei LIEBERMEISTER wurden alle 10 min 1 Pulver von $^1/_2$ g bis zu einer Höchstdosis bis 3 g verwendet.

Von WUNDERLICH wurde zur Erzielung eines antipyretischen Effektes *Digitalis* bzw. Veratrin in Pillen bis zum Erbrechen angewendet.

Immer wurde von besonders günstigen Erfolgen berichtet. In dieser Beziehung sind wir etwas skeptisch, denn ein solcher Optimismus tritt uns beim Auftauchen jeder neuen Therapieform — auch beim Typhus — entgegen und man fragt sich, warum man nicht bei ihr geblieben ist, wenn sie sich so bewährt haben sollte, ferner: Warum erstaunlicherweise später fast die ursprünglichen großen Mortalitätsziffern wieder zu verzeichnen waren; zum mindesten hatte man bald wieder zu neuen Maßnahmen Veranlassung. Nunmehr werden wir wieder unter der neuzeitlichen Therapie von einer Senkung der Letalitätsziffer auf 5—6% hören! (s. S. 1484ff.).

Während man mit Pyramidon zwar fast gesetzmäßig einen tiefen Fieberabfall auch während der Kontinua erreichen kann, geht die Temperatur sehr häufig unter stürmischen Erscheinungen, vor allem unter Schüttelfrost wieder in die Höhe. Viel ist damit nicht erreicht.

Im Jahre 1939 ist nun eine neue Methode propagiert worden in Gestalt der *Pyriferbehandlung* von HÖRING. Mit ihr ist die zeitweise in den Hintergrund getretene unspezifische Reizkörpertherapie wieder in Gestalt einer unspezifischen Fieberschockbehandlung aufgekommen, nachdem alle Versuche einer spezifischen Behandlung beim Typhus versagt hatten.

Nach der Theorie HÖRINGS tritt eine Herdreaktion nach der Einspritzung von Pyrifer in den Hintergrund. Theoretisch wäre demnach auch die Gefahr der Perforation nicht zu befürchten. Komme eine verstärkte Herdentzündung auf, dann könne weniger eine Einschmelzung als vielmehr eine Infiltration und Verhärtung auftreten.

Die vorzeitige Beendigung der Fiebererscheinungen unter der Wirkung des Pyriferschocks wäre nach HÖRING als unspezifische Desensibilisierung zu bezeichnen.

Dabei wird dem Zentralnervensystem im Stadienablauf des Typhus eine besondere Rolle zugeschrieben. Die Tonuslage der nervösen Regulationszentren nimmt für den Ablauf der physiologischen Teilfunktionen eine andere Gestalt an. Pyrifer greift nach ihm in den „zentral gesteuerten, gesetzmäßigen Sensibilitätsphasen unterworfenen Ablauf der Erkrankung" ein. Von dieser Stelle aus würde gewissermaßen vom Generalisations- auf das Organmanifestationsstadium und schließlich auf die Rekonvaleszenz umgeschaltet.

HÖRING und BURMEISTER haben über 100 mit Pyrifer behandelte Typhusfälle berichtet, bei denen es in 57 Fällen nach dem Fieberschock zur schnellen Entfieberung (besonders im

Stadium amphibolicum) mit anschließender Beschwerdefreiheit kam. In weiteren 15 Fällen wurden deutliche Besserungen beobachtet. Hierfür wurden im allgemeinen 5 Injektionen in Abständen empfohlen.

Die Pyriferkur soll in vielen Fällen bereits zu einer dauernden Entfieberung führen. Das würde natürlich schon als bedeutungsvoller Vorteil erscheinen, wenn wir auch für die Anwendung eine strengere Indikation aufgestellt haben möchten: Falls die Temperatur schon normalerweise im amphibolischen Stadium sich bewegt, sehen wir keinen zwingenden Grund, die Fieberkurve um 3,4 oder mehr Tage abzukürzen. *Das natürliche Auslaufenlassen mancher Infektionskrankheiten ist sicherlich nie zum Nachteil des Patienten!*

Diese Pyrifertherapie hat sich bei der Behandlung des Typhus sehr schnell eingebürgert und hat viele Fürsprecher gefunden, aber auch Widerspruch hervorgerufen (DENNIG).

Im Grunde genommen hat man eigentlich auch mit Pyrifer nicht viel anderes als eine Einwirkung auf das Fieber gesucht. Wenn man auch nicht mehr im Fieber die Hauptgefahr erblickte, so sah man doch in der künstlichen Erniedrigung des Fiebers ein wichtiges Anzeichen des Erfolges der Behandlungsmethode.

Unter den Anhängern finden sich neben VOIT und DILLENBURGER, KIRCHMAIER und SCHOLTZ, SCHMIDT, REICHELT, PENTLEN, FEHRENBACH u. a. Es ließen sich aber auch laute und leise Stimmen hören (wie DENNIG, NEUMANN und HOMMER, HONALA u. a.), die sich mehr oder weniger skeptisch gegenüber einem durchaus nicht indifferenten Eingriff äußern, der unter Umständen mit Kreislaufkollaps einhergeht. Im übrigen hat gerade HÖRING selbst als erste Forderung ein „nil nocere" bezüglich des Kreislaufes vorausgestellt.

Diese Ära der Pyriferbehandlung wurde nun kurz darauf abgelöst durch eine antibiotische Therapie in Gestalt des *Chloromycetins* (Chloramphenicol), eines krystallinischen, vom Streptomyces Venezuelae gebildeten Antibioticums, das neuerdings auch synthetisch hergestellt wird.

In Deutschland stand uns das Mittel später zur Verfügung als den ausländischen Kliniken. So finden sich im deutschen Schrifttum weniger Aufzeichnungen als in dem von Amerika England, Frankreich, Italien, Schweiz, Schweden usw.

Von den anglo-amerikanischen Autoren seien nur erwähnt: T. E. WOODWARD, I. E. SMADEL und Mitarbeiter, ferner PAYNE, RUMBALL, BRADLEY, STILLER, SCARZELLE, SHAH, MISRA, J. C. PATEL, EDGE, R. A. GOOD und R. D. MACKENZIE, CHRISTIE, KNIGHT, EL RAMLJ, RANKIN und GRIMBLE.

In Frankreich war es besonders BENHAMOU mit seinen Mitarbeitern, der über ausgezeichnete Erfolge berichtet: „Chloromycétine est le meilleur médicament actuel de la fièvre typhoide". Trotzdem in 24% aller Fälle die Keime seiner Patienten gegen Aureomycin und in 2% gegen Streptomycin empfindlicher waren, sieht er den Wert der Therapie in der Abkürzung des bakteriellen Prozesses und damit der Verhinderung bzw. Milderung der als Hauptnoxe anzusehenden Toxinämie. Die kombinierte Therapie mit Aureomycin, Penicillin und Streptomycin (letzteres auch per os) hält er für nützlich, insbesondere im Hinblick auf Darmkomplikationen (mischinfizierte Ulcera, Rupturen).

Tabelle 11. *Erfolgsstatistik französischer Autoren über die Chloromycetinbehandlung des Typhus, zusammengestellt von* M. MORIN.

Autor	Gesamtzahl	Geheilt	Gestorben
BENHAMOU (Algier) . .	100	86	14
BENHAMOU (2. Statistik)	50	47	3
BOGUIEN (Nantes) . .	60	60	—
LAPORTE (Paris) . . .	100	100	—
LEBON (Algier)	12	10	2
MOLLARET (Paris) . .	100	94	6
MATTÉI (Marseille) . .	9	9	—
MULLER (St. Etienne) .	53	47	6
NAUSSAC (Lyon) . . .	32	31	1
PERREAU (Angers) . .	54	53	1
PLANSON (Dijon) . . .	8	8	—

Außerdem sind noch SÉDALLIAN, B. MULLER und A. MARTIN, REILLY und Mitarbeiter, SAVY u. a. zu erwähnen, welche über die Chloromycetinbehandlung berichtet haben.

MOLLARET konnte in einem in deutscher Sprache wiedergegebenen Vortrag in Wien über Nutzen und Gefahren des Chloromycetins in der Behandlung bei Typhus und Paratyphus berichten. Er stellte die Behauptung auf, „daß man mit Chloramphenicol ebensowohl einen im Sterben liegenden Typhuskranken heilen, wie einen Typhuskranken, der allein genesen wäre, nicht töten kann".

Es wird sich im Laufe der Zeit zu beweisen haben, ob der Optimismus, der zu behaupten wagt „der Nutzen ist aufsehenerregend und wir können der allgemeinen Begeisterung nur beipflichten", sich aufrechterhalten läßt.

Es können jetzt schon nicht mehr die Namen aller Autoren aufgezählt werden, die sich günstig über die Chloromycetinbehandlung bei Typhus geäußert haben.

WOODWARD empfahl folgende Medikation: „Einleitung der Therapie mit $^1/_4$stündiger Gabe von 250 mg (einer Kapsel); in der 2. und 3. Std wurde $^1/_2$stündlich 250 mg gegeben, danach alle 2—3 Std 250 mg bis zur Entfieberung (also am 1. Tag 4 g, am 2.—4. Tag 3 g täglich. Nach Entfieberung erhielten die Patienten 3—4stündlich eine Kapsel (täglich 2 g) für 3 Tage, später 1—1,5 g je Tag auf 6stündliche Intervalle verteilt. Die Gesamtdosis lag zwischen 18—24 g (Durchschnitt 21 g). Die anfängliche Belastungsdosis geht darauf aus, so rasch wie möglich eine hohe Blutkonzentration zu gewährleisten und damit ebenso schnell die größtmögliche Zahl der ursächlichen krankheitserregenden Keime zu zerstören.

Wir geben hier die Erfahrungen unserer deutschen Autoren BROGLIE, BOLT und WULLEN wieder, die sich ziemlich übereinstimmend mit MOLLARET-Paris äußern:

Im Vordergrund sahen sie die Senkung der Temperatur schon im Zeitraum von 2—5 Tagen, selten erst nach 7 Tagen, und zwar schon auf der Kontinua. Die Temperatursenkung erfolgte, weniger sofort kontinuierlich, als mehr mit Remissionen, bei Rezidiven durchschnittlich erst nach einer Woche. Plötzlicher Temperaturabfall ist also seltener und dann leider zuweilen mit Schüttelfrost verbunden. Wichtig ist, daß mit der Fiebersenkung nicht nur ein Scheinerfolg eintritt, sondern durchwegs auch eine bleibende Besserung des Allgemeinbefindens anhält. Auch die Milzschwellung bildet sich zurück. Interessant vor allem ist, daß bakteriologische Befunde in Stuhl und Urin schon nach wenigen Tagen negativ werden.

Es scheint aber nicht, als ob die Rückfälle durch eine kombinierte Chloromycetin-Impfstoffbehandlung (LAPORTE, FRIETEL, RICORDEAU und BETOURNÉ) verhütet werden können.

BECKERMANN konnte in jüngster Zeit (1951) die ausgezeichnete Wirkung des Chloromycetins bei einer Typhusepidemie im Hamburger Kinderheim Wyk auf Föhr (hervorgerufen durch Bacillenausscheiderin) an Hand von 114 Kindern und 42 Erwachsenen bestätigen. Bei allen Erkrankten handelte es sich um einen bakteriologisch und serologisch gesicherten Typhus. Bereits nach 72 Std erfolgte die Entfieberung und es setzte sofort subjektive Besserung ein. Auch BECKERMANN beobachtete eine auffällig hohe Rezidivneigung (43,8%). Die Letalität betrug nur 0,6%, die Komplikationen waren auffallend gering. Nur 5mal leichte Blutung, keine Perforation. Beachtenswert ist jedoch als toxischer Schaden die HERXHEIMERsche Reaktion durch Bakteriolyse, die aber in den Fällen von BECKERMANN durch Kochsalzinfusionen und periphere Analeptica überwunden werden konnten.

Unter den Nebenwirkungen scheint Erbrechen, Übelkeit und Appetitlosigkeit nicht selten zu sein. Gerade von MOLLARET werden die Zwischenfälle weniger dem Mittel selbst, als der unter der Chloromycetinwirkung beschleunigt auftretenden Bakteriolyse zugeschrieben. Sie bestehen in erster Linie im Herzgefäßkollaps, gelegentlich auch in psychischen Abwegigkeiten depressiver Natur. Weiterhin werden Stomatitiden, Glossitis, unter den Hauterscheinungen hartnäckige Ekzeme, Pruritus usw. beobachtet.

Nach BOLT und WULLEN besteht die Auffassung, daß die Entwicklung der Antikörper unter Chloromycetin nicht so lebhaft einhergeht und daß es dadurch leichter zu Rückfällen kommt. Sie berichten über eine Beobachtung bei einem 18jährigen Jungen, der noch nach 45 Tagen erneut an einem schweren Rezidiv erkrankte. Bei Bacillenträgern scheint vorläufig kein Erfolg verzeichnet worden zu sein.

Die Häufigkeit der *Rückfälle* beim Typhus nach Chloromycetinbehandlung mag darauf beruhen, daß die in den Mesenterialdrüsen (als einem nicht vascularisierten Gebiet) zahlreich gefundenen Nekrosen und die dort liegenden Bacillen vom Antibioticum nicht erreicht werden können. Wird aber dieser Herd wieder in den Säftekreislauf einbezogen, so gelangen die Keime erneut in die Zirkulation und können zum Rückfall führen. (Das setzt natürlich voraus, daß keine genügende Immunisierung durch die Erstinfektion erfolgt war.)

Merkwürdigerweise kann es auch zu *Encephalitiden* kommen. Aber gerade die Wirkung des Chloromycetins auf Typhus-Encephalitissymptome werden wiederum als hervorragend bezeichnet.

Nach BENHAMOU und Mitarbeitern wurden in Algier 8 Patienten erfolgreich mit Chloromycetin behandelt, bei denen der Typhus durch eine Encephalitis kompliziert war, und 3 Patienten mit einfachem Typhus. Die Wirkung des Chloromycetins auf die Encephalitissymptome wird als „bemerkenswert und oft hervorragend" bezeichnet.

Einer der Patienten mit typhöser Encephalitis starb an den Folgen einer Darmperforation. Bei den Patienten mit einfachem Typhus wurde ein Rückfall und ein Fall von Darmblutung beobachtet. Bei den Patienten mit typhöser Encephalitis erschien es manchmal notwendig, die Behandlung auf 15—20 Tage auszudehnen und die Dosierung manchmal auf 0,5 g alle 2 Std (Anfangsdosis 4—6 g) zu verdoppeln.

Aber aus REILLYs Beobachtungen resultiert, daß die Gefahr des typhusinfizierten Organismus vor allem in einer zu schlagartigen Bakteriolyse besteht. Der Grundsatz des „frapper fort" muß durch den des geringsten Risikos ersetzt werden. Man solle *keine Angriffsdosis* mehr geben und die Tagesdosis so vorsichtig als möglich bemessen, je nachdem sich der Zustand des Patienten bedrohlich erweist. Selbst bei Verschlimmerung des Zustandsbildes soll die Behandlung kurzfristig abgesetzt werden, um nicht zum schweren Krankheitsbild noch Chloromycetinschäden hinzuzufügen. Allgemein besteht die Ansicht, daß hinsichtlich der Häufigkeit der Rezidive keine wesentliche Änderung zu verzeichnen ist (vielleicht auch hinsichtlich der Darmblutungen und anderer Komplikationen). EL RAMLJ hatte 27,5%, SCHMITZ 25%, LAPORTE 20% Rückfälle.

HÖRING glaubt, daß der Unterschied zwischen Pyrifer- und Chloromycetinwirkung dadurch zu erklären ist, daß zu der beiden gemeinsamen Desensibilisierung des Organismus noch die *bakteriostatische Wirkung* einsetzt, die unspezifische Fiebermittel wie Pyrifer naturgemäß nicht besitzen. Selbstverständlich bleiben auch beim Chloromycetin noch mehrere Fragen ungelöst, so, warum Darmblutungen und Perforationen nicht verhindert werden, ebensowenig überzeugend lokale Infektionsherde (Cholecystitis, eitrige Prozesse), schließlich auch nicht die Rezidive und nicht die Dauerausscheider (HÖRING). Interessant ist dabei nur, wie BROGLIE in seiner Arbeit auch bestätigt, daß das Rezidiv wiederum in derselben günstigen und typischen Form (Fieberabfall, erstaunlicher Rückgang der Beschwerden) unter Chloromycetin ansprechen kann.

Leider lassen sich, wie erwähnt, *Dauerausscheider* nicht verhüten, auch nicht bei einer noch so erhöhten Konzentration, genau so wenig wie die Rückfälle. Man hat schon eine Kombination mit Vaccination versucht, ebenso mit anderen Impfstoffen, aber auch hier waren die Erfolge bis jetzt nicht überzeugend.

Gegenüber unserer Therapie mit Chloromycetin rücken die früher angewandten Behandlungsmethoden in den Hintergrund. Man wird wohl kaum mehr mit Antipyretica, Chinin, Urotropin, Trypaflavin sich einen ausschlaggebenden Erfolg versprechen oder Sulfonamide bzw. andere Antibiotica zuungunsten des Chloromycetins anwenden.

Aufgegeben dürfte die Anwendung von *antitoxischen Seren* sein, wie sie früher von CHANTEMESSE, BESREDKA, KRAUS und von STEINITZER u. a. versucht wurden. Neuerdings sind Pferdeseren gegen bestimmte Antigene, so von FELIX gegen Vi, von BONNIES und RICHON gegen O und Vi hergestellt worden. Ein Urteil über ihre Wirkung steht noch aus.

Rekonvaleszentenserum ist ebenfalls empfohlen worden. Irgendwelcher Nutzen scheint damit nicht erzielt worden zu sein. Ebensowenig überzeugend waren die Versuche, die mit *Rekonvaleszentenbluttransfusionen* durchgeführt wurden, so daß man sich meist nur auf Bluttransfusionen von gesunden blutgruppengleichen Personen beschränkte. In schweren Fällen sind wir immer wieder zu den *Blutübertragungen* zurückgekehrt.

Eine größere Rolle spielte zeitweilig eine *Vaccinetherapie*, die besonders in Italien propagiert wurde. In Deutschland wurde sie von HANSEN versucht, und zwar mit einer von den italienischen Autoren DI CHRISTINA und CARONIA empfohlenen *lysierten Vaccine*, die diese folgendermaßen herstellen:

Zu einer noch jungen Typhusbouillonkultur werden in mehreren Zusätzen kleine Mengen von Typhusrekonvaleszentenblut gegeben, so daß schließlich der Blutzusatz 2—3% der Kulturmenge beträgt. Dann bleibt die Kultur bei 37°, bis praktisch die meisten Bacillen gelöst sind, was daran kenntlich ist, daß der flüssige Kulturanteil klar wird. Diese klare Flüssigkeit wird mit Phenol versetzt und als Vaccine benutzt, in dem 0,5—1 cm³ intravenös oder 1—3 cm³ intramuskulär oder subcutan gegeben werden. Die Vaccine wird in Menge ansteigend jeden 2.—3. Tag gegeben, bis die Temperatur sinkt.

Schon LEMIERRE beobachtete, daß die Vaccinetherapie unter Schockerscheinungen zur Wirkung kommt. Neben Allgemeinreaktionen mit manchmal heilsamer Wirkung ruft sie auch Herdreaktionen hervor, welche die intestinalen Läsionen betreffen. Wenn diese Herdreaktionen exzessiv stark sind, können sie zu Hämorrhagien führen.

MAGROU und BRISOU benutzen alkoholische Vaccine, die die Antigene O und Vi intakt lassen. Sie injizieren 0,1 cm³ eines auf 1 Milliarde Keime je Kubikzentimeter titrierten Vaccins, 2 Tage später dann 0,2 cm³ und so weiter bis zur Entfieberung.

HANSEN hat bedenkliche hämorrhagische Reaktionen gesehen und sie mit der bakteriellen Eigenart des Antigens in Zusammenhang gebracht. Sie zeigte sich in einer Doppelwirkung

1. der endothel- bzw. capillarschädigenden Wirkung des lebenden Bacillus bzw. seiner Toxine,

2. der nachfolgenden Sensibilisierung und Schockauslösung durch das Bacillenantigen im engeren Sinne.

BECKERICH und HAUDUROY (1922), ALESSANDRINI und DORIA, HEDERSHEE und WOLFF wagten Behandlungsversuche durch intravenöse oder *subcutane Injektionen von Bakteriophagen*. Ihre Ergebnisse sind uneinheitlich. SERTIC und BOULGAKOV haben sehr aktive Bakteriophagenstämme isoliert, die von M. KEHLHADZÉ (Tiflis) benutzt werden, wobei er vor allem bei Patienten, welche vor Ablauf der ersten Woche behandelt wurden, Resultate erzielte. Aber diese Patienten hatten sehr heftige Schockreaktionen nach der intravenösen Bakteriophageninjektion und — obwohl im Injektionspräparat kein Pepton enthalten ist — es ist fraglich, ob der therapeutische Effekt eine Folge des Schocks oder eine spezifische Bakteriophagenwirkung ist.

Vom *Eubasin* glaubte BERTRAM einen günstigen Einfluß auf den gesamten Ablauf beobachten zu können. „Es ist durchaus möglich, daß die Resultate bei größeren Dosen noch günstiger ausgefallen wären.“ Bei Dauerausscheidern hat HÖRING und GERMER ein Versagen auch bei einer hochdosierten *Penicillin-Sulfonamidtherapie* gesehen. Der der Ausscheidung zugrunde liegende chronisch-entzündliche Lokalprozeß war einer solchen Chemotherapie unzugänglich.

Allgemeinbehandlung. Der Typhus benötigt schon wegen seiner vielgestaltigen psychischen Abwegigkeiten eine besondere Pflege, nicht zuletzt weil sich die Erkrankung zumeist über längere Zeit hinzieht. Zum normalen Verlauf gesellen sich nur zu oft Komplikationen hinzu, die speziell überwacht werden müssen, da sie jederzeit den Patienten schon deswegen in Gefahr bringen können, weil sie sich symptomatisch hinter der Somnolenz verbergen können.

Im Vordergrund stehen die krankhaften Erscheinungen von seiten des *Respirationssystems*, die Bronchitis und die verschiedenen Pneumonieformen. Man wird gerade bei den immer zu passiver Bettlage gezwungenen Patienten der Durchatmung Beachtung schenken und die Patienten zur ausgiebigen Atmung anregen müssen. Die Gefahr der Bronchopneumonie droht nicht nur älteren Leuten. Bei den jugendlichen Individuen ist die Anwendung warmer Bäder mit kalten Übergießungen in solchen Fällen von wesentlicher Bedeutung, soweit es der Kreislauf erlaubt. Unter Umständen muß man sich mit Senfwickeln begnügen oder mit kalten Abklatschungen.

Die Anwendung von *Herzmitteln* richtet sich je nach dem Zustand. *Strophanthin* wird man immer bereithalten müssen, denn auch der reine Vasomotorenkollaps läßt nur selten das Herz unbeteiligt. Mit kleinen Dosen wird man häufig nicht zurecht kommen. Der Auffassung von Hoff, bis zu 0,5 mg intravenös zu geben, in verzweifelten Fällen diese Dosis bis zu 1,0 mg zu erhöhen, kann man sich nur anschließen. Eine *prophylaktische* Kreislauftherapie ist ebensooft empfohlen wie für überflüssig gehalten worden. Die Wachsamkeit und rechtzeitige Erkennung der Gefahren möchte man beim Typhus für viel wichtiger halten. Man darf sich also nur nach den *Grundsätzen* unseres therapeutischen Handelns richten, ohne des Guten auch zu viel zu tun. Gerade eine rein schematische Therapie kann im Zeichen akuter Gefahr von negativem Effekt sein.

Wir möchten besonders neben den üblichen Kreislaufmitteln *Cardiazol, Coramin, Lobelin, Sympatol, Coffein* usw. auch dem *Strychnin* das Wort sprechen, das wir gerne in Kombination mit Coffein injizieren.

Zur Verhinderung einer Kreislaufbelastung muß natürlich auch die Flüssigkeitszufuhr eingeschränkt werden. Mit der reinen Milchdiät früherer Zeiten hat man wohl diesen Gesichtspunkt zu wenig gewürdigt.

Später wird unter Umständen eine sich länger hinziehende Digitalistherapie nicht zu vermeiden sein. In der Rekonvaleszenz mit den oft auftretenden Herzstörungen, besonders bei labilen Personen, ist psychische Behandlung oft mehr am Platz. Wir haben auf S. 1457 darauf hingewiesen, daß die Patienten, besonders jüngere Personen, von ihren Extrasystolen recht gequält werden können. Luminal-Chinin oder Bellergal kommt dann mehr in Betracht. Auch steht hier die *Baldriantinktur* im Vordergrund. Übungs- und Hydrotherapie wird oft schneller einen Ausgleich schaffen als eine medikamentöse Behandlung.

Ob durch das Chloromycetin *Cystopyelitiden* seltener werden, muß die Zukunft zeigen. Wir haben uns früher nicht auf die üblichen Desinfizienzien beschränkt, sondern haben uns frühzeitig zu der von Schottmüller angewandten Instillationstherapie von 10 cm³ einer bis zu 2%igen Argentum nitricum-Lösung in die Blase entschlossen. Sie hat uns immer wieder mit einem besseren Erfolg überzeugen können als Urotropin oder die verschiedenen Sulfonamide.

Die Behandlung des *Nervensystems* richtet sich nach den vorliegenden Krankheitszeichen und objektiven Krankheitszuständen. Eine Meningitis typhosa muß natürlich genau nach denselben Prinzipien wie eine durch Meningokokken oder Pneumokokken hervorgerufene behandelt werden. Es müssen auch Lumbalpunktionen Anwendung finden.

Oft wird sich leider die Therapie auch jetzt noch hauptsächlich auf Pflege beschränken und sich den jeweiligen Krankheitszuständen anpassen müssen. Ein Heilplan läßt sich hier kaum aufstellen. Der Arzt muß auch hier belehrend auf Pflegepersonen und Familienangehörige wirken. Dies ist insbesondere auch in der Rekonvaleszenzzeit nötig. Je länger eine Krankheit besteht, je mehr besteht auch die Gefahr, daß der Wille zum Helfen erlahmt und gerade beim Typhuskranken darf nicht vergessen werden, daß plötzlich lebensgefährliche Zwischenfälle, sogar in der fieberfreien Zeit, auftreten können. Fehler in der Pflege, Fehler in der Diät können leicht Gefahren heraufbeschwören.

So ist neben der sorgfältigsten Pflege und Überwachung vor allem der *diätetischen* Behandlung ein weiter Raum zu geben.

Die Ernährungstherapie hat von vornherein Rücksicht auf geschwürige Prozesse zu nehmen. Auch hier sind Richtlinien nur bedingt vorhanden. Früher hat man rein flüssige Diäten vorgeschrieben, weil man Perforationen und Blutungen verhüten wollte. „Es hat sich aber gezeigt, daß diese Ereignisse nicht infolge mechanischer Läsion der Geschwüre ausgelöst werden, sondern, daß es im Gegenteil besser ist, wenn der Kranke beim Eintritt einer solchen Komplikation möglichst gut bei Kräften ist" (STAEHELIN).

Im Jejunum findet sich ja bereits dünnbreiiger Stuhl. Gerade die Milchdiät hat zu Eindickungen dann sekundär geführt. Die Angst vor einer Verletzung der in Ulceration begriffenen Darmschleimhaut ist also nicht nur unbegründet, man kann im Gegenteil durch eine vernünftig durchgeführte Diät sogar die Gefahr der Arrodierung verhindern. Eine ständige Hilfe beim Essen, sowie die Mund- und Hautpflege heben besser die Eßlust, als die verschiedenen früher empfohlenen appetitanregenden Mixturen und Tropfen. Die *Eiweißverluste* im Fieber, das an sich schon zu Stoffwechselsteigerung Anlaß gibt, verlangen schon nach *calorien- und eiweißreicher Kost.* Man hat früher gedacht, man könne durch eine strenge Diät Rezidive verhüten, viel wichtiger ist es beim Auftreten von Rezidiven nicht einen bereits entkräfteten Organismus vor sich zu haben.

Die *Füssigkeitseinschränkung* soll nur auf eine Verminderung der Herzbelastung eingestellt sein. Man kann mit frischen Fruchtsäften, mit Puddings und Breien reichlich Vitamine zuführen. Gerade das Obst sollte entsprechend ausgewählt werden. Mit Butter, Sahne, Eiern, mit Fleischpürees läßt sich eine ausgezeichnete schmackhafte Diätform erzielen, die in mehreren, oft bis zu 8 Mahlzeiten mit kleinen Portionen am Tage genügende Calorien, *Vitamine* und Eiweißstoffe dem Körper zuführen kann. In dieser Beziehung haben wir mit Hilfe unserer ausgezeichnet ausgebauten Diätküche im Eppendorfer Krankenhaus manche Klippen überwunden, die die Abneigung des Patienten der Pflege und der Nahrungszufuhr entgegenstellte.

Einer besonderen Behandlung bedarf der *Meteorismus.* Die Tinctura carminativa (3mal 20 Tropfen) hat manchmal eine Milderung gebracht, doch müssen wir zugeben, daß er uns gelegentlich vor ein ernstes Problem der Behandlung stellte. Spasmen lassen sich leichter bekämpfen mit unseren Spasmolytica. Bei *Durchfällen* haben wir mit Erfolg das Bismutum subgallicum angewendet, 3mal täglich 1 g in Oblaten. Mitunter konnten wir allerdings zur Ruhigstellung des Darmes Opium nicht ganz entbehren. Ich glaube, daß wir damit weniger Schaden angerichtet haben, als wenn der Patient durch seine starken Durchfälle zu sehr in seinem Kräftezustand heruntergekommen wäre. Mitunter haben wir von einer Apfeldiät, die in kleinen Portionen über den ganzen Tag verteilt war, eine gute Wirkung gesehen.

Auf die günstige Wirkung von Bluttransfusionen haben wir bereits hingewiesen. Sie kommen manchmal geradezu lebensrettend bei den *Blutungen* in Frage. Wir möchten ihnen auch einen Wert als *Blutstillungsmittel* zuschreiben, das sich besser auswirkt, als die internen Haemostyptica. Im übrigen muß man hier mit Tinctura opii den Darm auf jeden Fall ruhigstellen. Der quälende *Durst* wird am besten mit Dauertropfinfusionen bekämpft werden müssen.

Die Frage, *wann* man einen Patienten nach Typhus aufstehen lassen soll, ist oft diskutiert worden. Auch hier kann man sich nur nach den jeweiligen Befunden und dem Befinden des Patienten richten. Auch wenn man noch so lange den Patienten zur Ruhelage zwingen würde, könnte man ein Rezidiv nicht verhüten. Unseres Erachtens tritt das Rezidiv auf, ob man Verhütungsversuche gemacht hat oder nicht; sogar vor der antibiotischen Therapie macht es nicht Halt. Diese Therapie wird aber andererseits nun in besonderem Grade unsere Patienten zu frühzeitigem Aufstehen verlocken und fordert unsere erhöhte Aufmerksamkeit.

Sehr häufig drängt der Patient darauf, das Bett verlassen zu dürfen. Er erlebt aber dann fast regelmäßig eine Enttäuschung, vor allem, wenn die Pflege es unterlassen hat, gut zu lagern, insbesondere durch passive Bewegungen, Massage, unter Umständen Umwicklung der Beine, die Muskulatur der unteren Extremitäten kräftig zu erhalten oder wenn gar durch Versäumnis die Füße in Equinovarus-Stellung gebracht wurden. Der erste Aufstehversuch beim Patienten ist oft auch bei psychisch kräftigen Naturen mit Tränen verbunden.

Die chirurgische Behandlung kommt in erster Linie bei manchen Komplikationen in Betracht, wie sie im Krankheitsverlauf des Typhus zumeist von den Darmprozessen oder von Gallengangs- oder Nierenbeckenprozessen her zu erwarten sind. Dazu kommen die verschiedenen Möglichkeiten von Mischinfektionen, die sich mit Eiterbildung hinzugesellen.

Wenn es in erster Linie Aufgabe hygienischer Maßnahmen und der Pflege ist, solche Zwischenfälle zu vermeiden, so kann es auch bei guter Mundpflege zu einer Infektion der Parotis kommen, die eine Vereiterung nach sich zieht. Auch vom Mund fortgeleitete *Mittelohrerkrankungen* lassen sich nicht immer verhindern. Mit einer stündlich durchgeführten *Mundspülung* mittels folgender bewährter Lösung (Rp.: Na. biboracicum, Na. bicarbonicum āā 6,0; Glycerin 10,0; Aqua dest. ad 400,0; Ol. menth. pip. gtt. X) haben wir so gut wie immer schwerere orale nekrotisierende Zustände ausschalten können. Bei Benommenen mußte man die Mundhöhle auswischen. Schluckpneumonien können Abscesse oder Empyeme zur Folge haben, die gelegentlich noch nach Ablauf des Typhus selbst chirurgisches Handeln benötigen.

An abdominalen Komplikationen haben wir die *Darmblutung* voranzustellen. Nur zu häufig wird der Patient ohne besondere Vorboten von ihr überrascht, bei Somnolenten mehr noch das Pflegepersonal. Von amerikanischer Seite ist der operative Weg zur Ausschaltung der blutenden Stelle öfter beschrieben worden als bei uns. Wir haben vielleicht häufiger darauf verzichtet deshalb, weil die Blutung doch zumeist durch Ruhigstellung des Darmes von selbst zum Stillstand kommt. Man wird sich zur Laparotomie nur in äußersten Fällen bei den schwerkranken Patienten entschließen können. Es kann kein Zweifel sein, daß bei der als schwerste Komplikation geltenden Darmperforation nur eine rechtzeitige Laparotomie mit Vernähung der Bruchstelle — und auch hier nur in einem geringen Prozentsatz — noch Rettung bringen kann; man wird sich dazu aber entschließen müssen, weil eben ein anderer Ausweg trotz der Schwächung des Patienten durch das lange Krankenlager oder durch andere Komplikationen nicht übrigbleibt. Die Prognose wird abhängig sein von dem jeweiligen Kräftezustand, vor allem von der der Kreislaufsituation.

Indikationsstellung und Behandlung vom chirurgischen Standpunkt aus wurde von MADELUNG in großem Umfange entwickelt, neuerdings in moderner, übersichtlicher Weise von DETLEFSEN. Hinsichtlich der Frage der Peritonitisbehandlung vertritt SCHOTTMÜLLER den Standpunkt, man solle sich nicht scheuen, auch bei dringendem Verdacht die Bauchhöhle zu eröffnen, ungeachtet des Fieberzustandes des Patienten.

Der Erfolg der Behandlung ist natürlich abhängig davon, ob die Perforationsstelle gefunden und übernäht werden kann. „Allerdings haben wir nur ganz außerordentlich selten die angenommene Infektion des Peritoneums nicht vorgefunden.“ Manchmal ist das Coecum und das untere Ileum in größerer Ausdehnung freizulegen und abzusuchen, ebenso auch nach bereits vorhandenen Abscessen und Verklebungen zu fahnden. Nach sorgfältiger Spülung ist so gut wie immer eine Drainage und sorgfältigste Nachbehandlung durchzuführen. Höchste Aufmerksamkeit erfordert die Vasomotorenlähmung. Neben unseren modernen Präparaten ist vor allem die intravenöse Kochsalzinfusion zur Auffüllung des Kreislaufs und Ausschwemmung der Toxine, ebenso wiederholte Bluttransfusionen nötig.

Unter den Möglichkeiten zu einer Peritonitis wäre auch in seltenen Fällen die *Mesenterialdrüsenvereiterung* anzuführen. Sie aufzufinden ist sicherlich in manchen Fällen sehr schwer.

Milzrupturen, von einem Absceß ausgehend, verraten sich gelegentlich durch den Druckschmerz unter dem linken Rippenbogen. Im allgemeinen gehen die Symptome unter Erscheinungen einer Peritonitis einher und die Ruptur wird erst bei der Operation entdeckt.

Das gilt auch für die Gallenblasenperforation, wenn eine Cholecystitis vorausgegangen ist, wie das häufig der Fall ist, wird man an diese Möglichkeit eher denken. Die Neigung des Typhusbacillus zur Infektion der Gallenblase ist schon frühzeitig bekannt gewesen. Schon FRAENKEL hat darauf hingewiesen, daß die leichten Fälle unter dem Meteorismus oder den anderen abdominellen Erscheinungen nur larviert aufzutreten brauchen und zumeist von selbst abheilen. Kompliziert werden die Verhältnisse, wenn vorher schon eine Steinblase vorhanden war. Hier kommt es leichter zu Abscedierungen und zur Möglichkeit einer Perforation. Frauen sind häufiger betroffen.

BOTNER berichtet über einen Fall von Gallenblasendurchbruch bei einem Kinde, bei dem die Diagnose auf Appendicitis gestellt war. Es ist also auch in früheren Lebensaltern beim Typhus an die Möglichkeit einer Cholecystitis zu denken.

Von ANSCHÜTZ ist gefordert worden, nicht nur bei erfolgter Perforation, sondern auch schon bei deutlichen Zeichen von Nekrosen oder gangränösem Zerfall, mit mehr oder weniger deutlichen peritonealen Reizerscheinungen, chirurgisch einzuschreiten. Das gleiche gilt für das Empyem und vor allem auch für die Symptome einer Cholangitis mit septischen Erscheinungen. Hier kommt natürlich auch die Gallengangsdrainage in Betracht, die solange aufrecht erhalten bleiben muß, als noch Abscheidungen infektiösen Materials nachgewiesen sind.

Die Geschwürsbildung kann besonders an tieferen Stellen des Ileum scheinbar als Auftakt einer Appendicitis aufgefaßt werden, besonders wenn die ersten Erscheinungen des Typhus nicht schärfer hervortreten. Man ist dann manchmal zur Operation gezwungen und wird oft erst während der Laparotomie zur richtigen Diagnose gelangen. Es wäre müßig, sich differentialdiagnostischen Erwägungen hinzugeben, wenn peritoneale Erscheinungen auftreten.

Beim Typhus werden auch ähnlich wie beim Flecktyphus *endarteriitische Prozesse* beobachtet, die sogar zu Gefäßverschlüssen und Gangrän führen können. *Thrombosen* bis zur Arteria iliaca communis mit ihren alarmierenden Symptomen, ischämische Schmerzen, livide Verfärbung, Marmorierung, Abkühlung, bieten sich als Symptome dar. Als therapeutische Vorschläge werden Erwärmung, Blutegel, Infusion mit Padutin, Eupaverin, Follikelhormone empfohlen. Weiterhin periarterielle Umspritzung mit Novocain ohne Suprarenin, schließlich Injektion des Grenzstranges bzw. an der oberen Extremität des Ganglion cervicale (stellatum) oder die einfache Plexus- bzw. Lumbalanästhesie.

DETLEFSEN hat mit der von SAUERBRUCH angewandten Methode multipler Incisionen bei Erfrierungen auch bei einem zur Amputation reifen Fall noch einen Erfolg gesehen. Die Grenzstrangresektion hält er bei einem Schwertyphuskranken für einen zu großen Eingriff. Unter Umständen kommt noch bei einem lokalisierten embolischen Verschluß eine Arteriotomie in lokaler Betäubung in Frage.

Die Ostitis typhosa wird solange als möglich mit Bettruhe und Schienen- bzw. Gipsverband in Ruhigstellung gehalten. Liegt der Herd in der Nähe wichtiger Organe, so wird wohl nach den Regeln der Osteomyelitisbehandlung zu verfahren sein. Leider neigt auch die Typhusostitis zur Fistelbildung und die Ausscheidung von Typhusbacillen kann die Gefahr der Weiterverbreitung der Infektion erheblich vergrößern. Für die Spondylitis typhosa wird man ebenfalls die konservative Behandlung im Gipsbett, eventuell mit GLISSONscher Schlinge, durchzuführen haben. Bei Rippenknorpelentzündungen wird man die aktive operative Therapie bevorzugen. „Breiteste Freilegung, Resektion aller auch nur verdächtiger Knorpel unter Mitnahme auch der beiden benachbarten gesund erscheinenden. Das wird oft Entfernung von der 4. Rippe bis einschließlich des ganzen Rippenbogens sein müssen" (KÜTTNER). Jeder kleinere Eingriff, wie Fistelauskratzung, ist eine halbe Maßnahme und nach vielfacher Erfahrung zwecklos. Unter den typhösen Arthritiden, die vermutlich noch seltener sind wie die Knochenerkrankungen, soll in erster Linie die Coxitis, die Kniegelenksentzündung, das obere Sprunggelenk und das Schultergelenk befallen sein.

DETLEFSEN unterscheidet auch hier die seröse und die eitrige Gelenksentzündung. In der französischen Literatur wird noch ein 3. Typ angeführt: Les petites ostéoarthrites, die am Anfang oft schwer von Rheumatismus zu trennen sind, ähnlich also auch nach Verlauf und Entzündungserscheinungen dem Gelenkrheumatismus bei der Streptokokkensepsis, und auch mehrere Gelenke zugleich befallen können. Die chirurgische Behandlung entspricht der bei der Gonokokkenarthritis. Punktion, Wärme, Kurzwellenbestrahlung kann bereits zum Rückgang der Entzündungserscheinungen führen. Allerdings besteht auch hier die Gefahr von Kontrakturen und Versteifungen, die nach orthopädischen Grundsätzen behandelt werden müssen.

Paratyphus.

Als SCHOTTMÜLLER durch seine Untersuchungen um die Jahrhundertwende den Krankheitsbegriff Paratyphus abdominalis aufstellte, war die Bakteriologie schon 1896 mit der Bezeichnung „Paratyphusbacillen" und einer „Infection paratyphoidique" durch die beiden französischen Autoren ACHARD und BENSAUDE bekanntgemacht worden. Man hatte festgestellt, daß Bacillenarten, die damals im Grunde genommen nur durch ihre verschiedenen Immunitätsreaktionen, durch Säure- oder Alkalibildung und schließlich durch ihre verschiedenen vergärenden Eigenschaften sich von den Colibacillen ebenso wie vom Typhusbacillus unterschieden, aber auch schon nach ihrer krankmachenden Wirkung (entsprechend ihrer erstmaligen Auffindung 1896 bei einer Gelenk- und Harnweginfektion) eine spezifische Bedeutung haben müßten.

Die Bezeichnung „Paratyphosen" ist inzwischen zu einem feststehenden Begriff geworden. Freilich aber ist der Weg, der zu dieser Anerkennung führte, ziemlich verschlungen gewesen und es hat lange Zeit gedauert, aus der Vielheit der Krankheitsbilder, dem Wechsel der klinischen Formel, die vom Typhus bis zur Ruhr, von katarrhalischen Formen bis zu hochtoxischen, choleraähnlichen alle Übergänge zeigte, *Grundtypen* aufstellen zu können.

In diesem Kampf um den geschichtlich gewordenen Namen und die Bestätigung des Paratyphusbacillus B als eines streng definierbaren Keimes, der nicht als eine Mutationsform oder eine Standortvarietät des Typhusbacillus oder des schon seit 1888 bekannten Gärtner-Bacillus abgetan werden konnte, hat der erste Weltkrieg beweiskräftige Erfahrungen gebracht, ebensosehr auch durch das pathologisch-anatomische Material, das nun im größeren Umfange zur Verfügung stand.

In die ehedem kaum durchführbare Klassifikation der Paratyphusbacillen, die später sich noch in eine Unzahl von Typen, gerade bei Infektionen der Tiere, auflöste, hat in mühevollster Arbeit die Serologie in der Auffindung der O-, H- und Vi-Antigene und ihrer entsprechenden O- und H-Agglutinine Ordnung gebracht.

Die diagnostische Identifizierung ist heutzutage so ausgebaut und vor allem in der Antigentabelle von KAUFFMANN-WHITE so formuliert (s. S. 1500—1502), daß Schwierigkeiten der Feststellung, wie weit Keime als Angehörige der Typhus-Paratyphus-Enteritisgruppe anzusehen sind und welcher Typus vorliegt, nahezu als behoben anzusehen sind. Es konnte dadurch aber auch zugleich festgestellt werden, welchen Erregern aus der Paratyphusgruppe bzw. welcher Salmonellaart der Zahl nach besondere Bedeutung zukommt. Auch hier steht nach statistischen Angaben der SCHOTTMÜLLERsche Paratyphus-B-Bacillus noch an erster Stelle. Inzwischen ist in dieser Beziehung nun auch der Streit geschlichtet, der darüber entbrannt war, ob eine Trennung zwischen Paratyphus- und Breslau-Bacillen berechtigt sei, ferner ob der SCHOTTMÜLLERsche Paratyphus-B-Bacillus *nur* einen Paratyphus abdominalis und keine Gastroenteritis paratyphosa erzeugen könne und ob schließlich durch denselben Schottmüller-Bacillus beide Erkrankungsformen möglich seien.

Wenn es früher nicht leicht war, eine einwandfreie übersichtliche Darstellung der pathologischen Anatomie der paratyphösen Infektionen zu geben, so ist dies durch die zahlreichen Obduktionsbefunde und durch ihre kritische Sichtung von LUDWIG PICK seit 1928 wesentlich gebessert. Wir sind uns wohl bewußt, daß die Einteilung, die wir uns vorgenommen haben: Paratyphus abdominalis, Gastroenteritis paratyphosa, lokale Erkrankungen durch Paratyphusbacillen (an anderen Organen), noch verhältnismäßig schematisch ist, da sich bestimmte Krankheitsbilder manchmal nur schwer in eine solche Systematisierung einfügen lassen und häufig Mischformen erzeugt werden.

Begriffsbestimmung. Wenn man vom Typhus sagen konnte, daß die Infektion von Mensch zu Mensch (direkt oder indirekt) übertragen werde, so besteht bei den sog. paratyphösen Erkrankungen im Gegensatz dazu hauptsächlich die Möglichkeit, daß das *Tier* als Zwischenwirt (tot oder lebendig) den Infekt dadurch vermittelt, daß die Bakterien in den tierischen Organbestandteilen, die dem Menschen zur Ernährung dienen, ein geeignetes Nährmedium finden und entweder nur ihre *Gifte* dem Substrat mitteilen, oder aber im Menschen eine *Infektion* mit verschiedenen Auswirkungen entfachen.

Man kann also einerseits von Nahrungsmittel*infektionen* sprechen, wenn Bakterien durch die Nahrungsaufnahme in den menschlichen Körper eindringen und — sich hier vermehrend — eine *Infektion* zum Ausbruch gelangen lassen. Die Bakterien dringen in diesem Falle lebend ein. Aber auch hierbei kann natürlich das aufgenommene Nahrungsmittel zusätzlich schon reichlich mit gebildetem Endotoxin der Bakterien durchsetzt gewesen sein.

Bakterielle Lebensmittel*vergiftungen* in engerem Sinne liegen bei denjenigen Erkrankungsformen vor, bei denen die Bakterien zwar nicht mehr lebend in den menschlichen Organismus überführt werden, ja sogar a priori apathogen für die Menschen sein können, bei denen die Nahrungsmittel aber mit bakteriellen Giften allein schon so infiltriert sind, daß bei ihrem Genuß, ganz ähnlich wie bei der Aufnahme chemischer Gifte, mehr oder weniger schwere Krankheitserscheinungen ausgelöst werden. Oft aber spielen sich Mischformen von Infektion und Vergiftung nebeneinander ab.

Daß allein schon durch *fäulniserregende* Prozesse, demgemäß durch Zersetzung von Eiweiß oder Kohlenhydraten unter der Wirkung anaerober Bakterien (Bac. butyricus bzw. Bac. putrificus (BIENSTOCK-ZEISSLER) Brechreiz und Erbrechen hervorgerufen werden kann, ist nicht zu bestreiten. Doch handelt es sich hier nicht um Folgen einer besonderen Giftwirkung, sondern eher um den individuell hervorgerufenen Widerwillen gegen solche mit Stinkstoffen einhergehende Kohlenhydrat- und Eiweißabbauprodukte.

Wenn die Fäulnis eine solch bedeutende Rolle spielen würde, so wäre es unverständlich, daß gewisse Völkerstämme gerade mit Vorliebe Nahrungsmittel bis zu einem gewissen Grad in Fäulnis übergehen lassen, bevor sie sie genießen. Wie wenig wählerisch waren zur Hungerzeit viele Menschen hinsichtlich des Genusses von Speisen, die schon sehr einen „haut gout" hatten! Der Geruch mancher Käsesorten wird besonders geschätzt; würde der gleiche Geruch rohem Fleisch entströmen, würde er sofort Brechreiz auslösen.

Zu einer Zeit, als die Anaerobierforschung noch im argen lag, beschäftigte man sich intensiv mit dem Nachweis eines „*Sepsins*", das ätiologisch für die „Sepsis" bzw. Vergiftungszustände allgemein Geltung haben sollte.

Von rein *saprämischen Intoxikationen* zu sprechen, ist wohl nicht berechtigt, genau so wie es sich bei der sog. *Autointoxikation* unter Einwirkung der obligaten Darmflora um ein umstrittenes Problem handelt. Wir müssen ja doch in Betracht ziehen, daß es auch bei der Anaeroben- und Coli-Infektion geweblicher Rückstände, z. B. beim inkompletten Abort in der Uterushöhle nur bei den unter künstlicher mechanischer Einwirkung (Wehen, Curettage) hervorgerufenen Bakteriämien zu stürmischeren Erscheinungen kommt. Ihnen ist ein Ende gesetzt, sobald die faulig-zersetzten Massen aus dem Uterusinnern entfernt sind (s. S. 1105ff.).

Bei der sog. *Fleischvergiftung* haben *intravitale Infektionen der Schlachttiere* für die menschliche Pathologie gerade in den letzten Jahrzehnten eine erhöhte Bedeutung.

Solche Fleischvergiftungen entstehen durch Darminfektionen erwachsener Tiere zu deren Lebzeiten. Man könnte hier von *primärer* Paratyphose sprechen.

Bei anderen Tierparatyphosen wird durch Keime *bakteriämisch* die Muskulatur aber nicht nur in bestimmten Gebieten infiziert. Es handelt sich also im Grunde genommen um Metastasen, die hämatogen nur in einzelnen Bezirken des Fleisches zur Auskeimung kommen, während Infektionsherde in anderen Organteilen der betreffenden Schweine nicht aufzutreten brauchen. Der Genuß nicht infizierter Organe desselben Tieres braucht also keine Vergiftungserscheinungen auszulösen. Das gleiche gilt, wenn auch seltener, für Rind- und Pferdefleischinfektionen.

Unter *sekundären* Tierparatyphosen verstehen wir mit STANDFUSS Salmonellainfektionen, die sich erst auf der Grundlage einer anderen Erkrankung entwickeln. Der Bereich dieser Krankheiten ist so weit, daß man ihn gar nicht scharf umreißen kann. Eine der wichtigsten unter dieser Krankheitsgruppe ist die Schweinepest, bei der schon 1885 SALMON und SMITH den *Bac. suipestifer* bei einer unter den Schweinen wütenden Seuche entdeckt hat.

Zu den sog. *primären* Tierparatyphosen gehören *die Ferkelseuche, die Enteritis, Mastitis und Metritis der Kühe, die Kälberruhr, der Mäusetyphus, die Rattenseuche* (die beide in Experimentierställen wüten können). Im Organismus dieser Tiere und aus den aus ihm verarbeiteten Produkten (dementsprechend auch besonders aus rohem Hackfleisch, Wurst, Milch, Käse, Sahne, Eis u. dgl.) ließen sich Bakterien der Paratyphus- und Enteritisgruppe nachweisen. Die betreffenden Erreger können ganz auf die Tierwelt beschränkt bleiben. Wenn sich die mit den infizierten Tieren berufsmäßig beschäftigten Menschen dabei nur in den seltensten

Beziehungen der Tierparatyphosen zu den Paratyphosen des Menschen.

Tier — *Mensch*

Paratyphus abdominalis A

Enteritisches Krankheitsbild

Paratyphus abdominalis B

Bakterienausscheider

Primäre Tierparatyphosen:

- Kälbertyphus
- Stutenabort
- Schafabort
- Ferkeltyphus und Schweineparatyphus
- Hühnertyphus und Kükenruhr
- Andere Geflügelparatyphosen
  - besonders bei Enten
- Mäusetyphus und Rattentyphus

Verschiedene Tierparatyphosen:

- Paratyphosen bei Jungtieren
- Paratyphosen bei erwachsenen Haustieren
- Paratyphosen bei Pelztieren
- Paratyphosen bei Wild und Nagetieren
- Paratyphosen bei Fleischfressern

Enteritis erwachsener Rinder — Fleischvergiftung, Bakterielle Nahrungsmittelvergiftung, Gastroenteritis

Sekundäre Tierparatyphosen:

- Suipestifer-Infekt des Schweines
- Sporadische sekundäre Tierparatyphosen

——— Häufige Übertragungen; seltene Übertragungen.

Fällen anstecken, so deshalb, weil diese Keime — mögen sie auch noch so sehr als Verwandte gelten — eben in der Hauptsache nur *für die betreffende Tierart eine spezifische Pathogenität* haben. Freilich (wie gerade die Experimentatoren in der Veterinärmedizin nachweisen) mit der Einschränkung, daß genau so wie bei anderen Infektionen diese Verwandten der Paratyphus-Enteritisgruppe durch exogene oder durch endogene *Umstimmung* doch auch auf einer anderen Tiergruppe (demgemäß auch bei Menschen) Boden fassen können. Haben sich die Paratyphus-Enteritiserreger aber erst an eine besondere Tierart gewöhnt, so wird ihre Infektiosität für diese elektiv am größten werden, während sie für andere Tierkörper und für Menschen apathogen bleiben.

Noch schwieriger als sonst bei Infektionen dürfte es hier sein, die letzten Unterschiede zwischen *Pathogenität* und (scheinbarer) *Apathogenität* zu erkennen. Wie schon HÜBNER betonte, können die Paratyphusbacillen rein saprophytisch ohne Auslösung pathologischer Erscheinungen in Form unschädlichen Schmarotzertums existieren. Niemals ist vorauszusehen, wann sie ihre pathogenen Eigenschaften entfalten. Das gilt schon für die *Gärtner-Bacillen* und in noch gefährlicherer Weise für die Paratyphus-B-Bacillen.

Diese wechselnde Pathogenität zeigt sich auf Grund klinischer Erfahrung, wobei Erregereigenschaften im Sinne einer spezifischen Sensibilisierung und Gegenäußerung von seiten des Wirtsorganismus für Charakter, Verlaufsart und Schweregrad der jeweiligen Gruppenerkrankung bestimmend sind (STÖRMER).

Heutzutage kann die Ansicht im allgemeinen Geltung haben, daß die Paratyphus-B-Schottmüller-Bacillen bei Tieren sehr wenig in Betracht kommen und daß experimentell keine mit dem Paratyphus B beim Menschen übereinstimmende Erkrankung vorkommt, von leichten Darminfektionen abgesehen. Auch unter sehr verwandten Typen kann man die gleiche Beobachtung einer solchen selektiven Spezifität der Infektion für eine bestimmte Tierart machen. So haben Paratyphus A und Paratyphus C keine Pathogenität für Tiere, sondern so gut wie ausschließlich für Menschen.

Ein Schema von STANDFUSS in „Ansteckende Krankheiten" (Stuttgart: Georg Thieme 1950) gibt einen Überblick über die Beziehungen der Tierparatyphosen zu den Paratyphosen des Menschen (s. S. 1495).

Bakteriologie. Unter den vielen Bakterien der Salmonellagruppe, die bei notgeschlachteten erkrankten Tieren gefunden wurden, hat man je nach dem Ort, wo die bakteriologische Untersuchung vorgenommen und durch eine Typenanalyse eine Identifizierung des Typs möglich gemacht wurde, der Hauptbezeichnung *Salmonella* den *Ortsnamen* angehängt. Es gibt wohl keine Bakteriengruppe, die wie die Salmonellabacillen so eingehend in serologischer wie auch in kultureller Hinsicht durchforscht worden ist (HANS SCHMIDT).

Im folgenden geben wir (nach einer Übersicht von BOECKER) die 4 wichtigsten pathogenen Erreger der *Typhus-Paratyphusgruppe* mit den für den Kliniker geläufigen Trivialnamen wieder.

Gruppe A.	1.	paratyphi A (Erreger des Paratyphus A).
Gruppe B.	2.	paratyphi B (Erreger des Paratyphus B: Schottmüller-Bacillus);
	3.	typhi murium (Bac. enteritidis, Breslau: Mäusetyphuserreger);
	4.	stanley;
	5.	abortus ovis (Erreger des Schafabortus);
	6.	abortus equi (Erreger des Stutenabortus);
	7.	abortus bovis;
	8.	Essen 173;
	9.	Schleißheim.
Gruppe C.	10.	paratyphi C;
	11.	cholera suis (Erreger der Schweinecholera, Bac. suipestifer);
	12.	typhi suis (Erreger des Ferkeltyphus);
	13.	Potsdam;
	14.	Oranienburg;
	15.	Newport;
	16.	München.
Gruppe D.	17.	typhi (Erreger des Typhus);
	18.	Sendai (Paratyphuserreger in Japan);
	19.	enteritidis Jena (Gärtner-Bacillus);
	20.	enteritidis ratin (Erreger des Rattentyphus, Ratinbacillus);
	21.	enteritis Essen (Gärtner-Bacillus);
	22.	enteritidis Kiel (Gärtner-Bacillus);
	23.	enteritidis Rostock (Gärtner-Bacillus).

Mit Hilfe entsprechender Sera läßt das KAUFFMANN-WHITE-Schema eine relativ schnelle und zuverlässige Typendiagnose zu. Es wird in der Praxis natürlich nicht möglich sein, alle Salmonelladiagnosen durchzuführen, und auch in einem großen Laboratorium wird man sich auf das sog. kleine Besteck von BOECKER beschränken.

Um Verwirrungen zu vermeiden, die sich aus den verschiedenen Bezeichnungen, Nummern, Zahlen und Buchstaben der KAUFFMANN-WHITEschen Antigenformel für den nicht geschulten Laboratoriumsbakteriologen ergeben könnten, sind einige *Vorbemerkungen* nötig, wobei ich mich besonders unter Hinweis auf die Übersichten von KAUFFMANN, H. SCHMIDT, LENBACH, GÜNTHER, HALLMANN u. a. auf das Nötigste beschränke.

Im folgenden sei *zur allgemeinen Übersicht* ein Orientierungsschema von HANS SCHMIDT über die schon beim Typhus (s. S. 1410/11) kurz angeführten Körper- und Geißelantigene gegeben, das anzeigt, wie viele Typen unter den vielen Salmonellaarten sich trennen lassen, sei es durch ihr Verhalten gegenüber Wärmeeinwirkung, nach ihrer Form, ihren spezifischen und unspezifischen Phasen und ihrem Übergang von einer Phase zur anderen (je nach ihrer serologischen Geißelantigenbeschaffenheit).

Die Antigene der Typhus-Paratyphus-Enteritisgruppe.

A. Körperantigene.

O-Antigen	Vi-Antigen	R-Antigen	M-Antigen
I, II, III usw. thermolabil, verträgt 1 Std 100°, körnige Agglutin. Salzsäure-stabil, mit Ausnahme von V	Thermolabil, zerstört bei 1 Std 60° ( ) Vi-Antigen bei Typhus und Paratyphus C		

B. Geißelantigene.

H-Antigen, thermolabil, flockige Agglutination

spezifisch (a, b, c . . .)			unspezifisch (1, 2, 3 . . .)
Typen, deren spezifisches H nur bei dem betreffenden Typ auftritt	Typen mit gleichen Teil-H-Antigenen, aber zusammen mit anderen Teil-H-Antigenen und teils auch verschiedenen O-Antigenen	Typen, die in ihrem spezifischen H-Antigen völlig übereinstimmen u. sich lediglich durch verschiedene O-Antigene unterscheiden	Zum Teil gemeinsam mit allen in der unspezifischen Phase vorliegenden Salmonellabakterien

Bei serologischen Variationen der Körperantigene spricht man von *Formen-* und bei solchen der H-Antigene von *Phasenwechsel.*

Unter *Phasen* versteht man die serologisch verschiedenen Erscheinungsformen des Geißelantigens. (Hinsichtlich des Phasenwechsels, der Phasentrennung, der monophasischen Typen, ebenso der Bezeichnungen muß auf Grundlagen der spezifischen Therapie von H. SCHMIDT hingewiesen werden.)

Man unterscheidet:

1. Phasen A, B, C, D;
2. Phasen 1, 2, 3 usw.;
3. α und β-Phasen.

Das heißt, die unterschiedlichen *spezifischen* Phasen bezeichnet man mit lateinischen Buchstaben A, B, C, D usw., die *unspezifischen* Phasen mit arabischen Ziffern 1, 2, 3 usw. bis 9.

Weiterhin unterscheidet man auch noch *monophasische* und *diphasische* Stämme. Daneben gibt es nach KAUFFMANN einen α-β-Phasenwechsel, der sehr selten ist und nur auf besonderen Züchtungsverhältnissen beruht.

4. Unter bestimmten Voraussetzungen können die Bakterien der Typhus-Coligruppe ihre O-Agglutinationsfähigkeit einbüßen und sogar ihre Virulenz verlieren, und zwar, wenn die O-antigenhaltige glatte Form (sog. „S"=Smooth-Form) sich in eine typische Rauhform (R-Form=„R"ough-Form) gewandelt hat. Man spricht hier von *S-R-Formenwechsel.*

5. *V- und W-Formen.* KAUFFMANN unterscheidet ferner eine O-agglutinable „W-Form" (die „*w*"*enig* oder praktisch überhaupt nicht nachweisbares Vi-Antigen enthält) von der V-Form (die „v"iel Vi-Antigen hat).

6. *Säureempfindlichkeit.* Das Vi-Antigen ist beim Paratyphus B salzsäureempfindlich, beim Typhus und Paratyphus dagegen nicht.

KAUFFMANN nimmt nach dem Säureempfindlichkeitsgrad mehrere Unterteilungen beim Vi-Antigen an. Diese Untergruppen werden mit der römischen Ziffer VI bzw. VII bezeichnet.

7. Die normale (N-) Form kann sich zu einer *Mucosusform* wandeln. Tiere, die mit solchen Formen immunisiert werden, besitzen ein M-Antigen, das in der Schleimsubstanz der betreffenden Bacillen vorhanden sein soll.

Diese unterschiedlichen, auf den ersten Blick etwas verwirrend erscheinenden Verhältnisse hat übersichtlicher H. SCHMIDT in folgender Tabelle wiedergegeben:

Soma-antigen:

- O
  - + = S-Form = Glattform
  - − = R-Form = Rauhform, nur wenn auch kein Vi vorhanden ist
- Vi
  - + = V-Form; (Übergang) V-W-Form — durch O-Antikörper, auch wenn diese gebunden werden, nicht oder nur schlecht agglutinabel
  - − = W-Form (sämtliche S-Formen) — ist O-agglutinabel (fehlt O, dann R-Form)
  - (zusammen: 5 Formen)
- M
  - + = M-Form = Mucosusform
  - − = N-Form = Normalform
  - Existenz eines besonderen M-Antigens ist fraglich

Geißelantigen H:

- + beweglich H-Form
  - + spezifische Faktoren; − unspezifische Faktoren — = spezifische Phase (α-Phase, β-Phase)
- − unbeweglich O-Form
  - + unspezifische Faktoren; − spezifische Faktoren — = unspezifische Phase

Die verschiedenen Sera lassen eine Agglutination schon auf dem Objektträger zu und es können schwärmende, hauchförmige, unbewegliche, flockige, körnige, endständige, polare Agglutinationsformen je nach ihrem Körper (O-) oder Geißel- (H-) Antigen, ihren Gemischen oder ihrem Überwiegen festgestellt werden.

Die Gewinnung der verschiedenen O-, H-, Vi-Antisera, die freilich nicht leicht ist, muß den Spezialinstituten überlassen bleiben. BOECKER beschränkt sich zur Vereinfachung auf 9 Sera. Damit gelingt die Agglutination bzw. Identifizierung folgender Antigene:

Tabelle 12.

Nr.	Serum	enthält die Agglutinine
1	Paratyphus A	I, II, a
2	Paratyphus B polyvalens	IV, V, b, 1, 1, 3 (statt dessen empfahl BOECKER später ein Paratyphus-B-spezifisch-unspezifisch-Serum) gemischt
3	Breslau	IV, V, i, 1, 2 ,3
4	Suipestifer unspezifisch	VI, VII, 1, 3, 4, 5
5	Amerika (oder Orient)	VI, VII, c, 1, 3, 4, 5 (VI, VII, c, 1, 4, 5)
6	Newport	VI, VII, e, h, 1, 2, 3 (oder 1, 3, 4, 5)
7	Typhus	IX, d
8	Gärtner Jena	IX, g, o, m
9	London	III, X, l, v, 1, 4, 6

Bei manchen Bakterien, wie beim Typhus- und Gärtner-Bacillus, liegt, um ein Beispiel anzuführen, ein gemeinsames O-Antigen vor. Erst die Feststellung eines flockigen H-Antigens würde die Diagnose sichern.

Auch GÜNTHER stellt mit Hilfe von 5 O-Sera II–IV, V–IX, VI–IX–VI, VII, VIII dem Vi-Serum, den 9 H-Sera a-b-d-i-g, m-m-p-e, h-1, 2, 3 und dem konzentrierten H-Serum 1, 2, 3 für Schwärmplatten nach SVEN GARD, mit denen je nach ihren H-Antigenen Geißeln gelähmt werden können, eine Differentialmethodik dar; für eine Antigenanalyse der in Deutschland häufigsten Typhus-Paratyphus-Enteritiserreger erscheinen diese Sera ausreichend für eine Objektträgeragglutination. Die kulturellen Eigenschaften und die O-Antigene allein erlaubten dies nicht.

Ein von GÜNTHER angeführtes Beispiel erläutert auch die serologische Differentialdiagnose zwischen Paratyphus B (Antigenformel IV, V–b–1, 2) und Breslau (Antigenformel IV, V–i–1, 2–3). Enthält ein solcher Stamm genügende Anteile der Phase 1 (d. h. der Antigene b oder i), so ist mit Hilfe der Faktorensera b und i nach der oben beschriebenen Objektträgermethode in wenigen Minuten mühelos die richtige Diagnose zu stellen.

Die Sera werden von GÜNTHER gewonnen durch Immunisierung von Kaninchen mit entsprechend ausgewählten Typhus-Paratyphus-Enteritisstämmen. Die daraus gewonnenen Rohsera enthalten Agglutinine gegen sämtliche Antigene des injizierten Stammes und werden durch — eventuell mehrfache — Absättigung mit Stämmen von ähnlicher Antigenstruktur soweit gereinigt, daß sie nur noch das oder die gewünschten Agglutitine enthalten.

Der Wert der Typendiagnose liegt nach H. SCHMIDT einerseits in der Möglichkeit der Herstellung optimaler Impfstoffe, andererseits in der Möglichkeit, die Infektionsquelle aufzuspüren.

Wir hatten schon in unserem Kapitel über den Typhus abdominalis einen kurzen Überblick über die Antigenanalyse gegeben und bringen in Tabelle 13 in *alphabetischer Reihenfolge* die bis 1950 aufgefundenen Salmonellakeime, wie sie der französische Autor BRISOU in seiner Monographie (auf Grund der KAUFFMANN-WHITEschen Übersicht gibt). Die Zahlen in der letzten Rubrik zeigen die Nummern der amerikanischen Einteilung.

Die Bedeutung dieser Receptorenanalyse ergibt sich allein aus der nunmehr gelungenen Unterscheidung des SCHOTTMÜLLERschen Bacillus vom Gärtner- und Breslau-Bacillus, der 1893 von KAENSCHE (Breslau) beschrieben wurde, und lange Zeit als identisch mit dem Paratyphus B- bzw. Gärtner-Bacillus gelten mußte.

Diesen beiden Bakterienarten sind die O-Receptoren gemeinsam; unterschieden voneinander sind sie deutlich durch ihre Receptoren. Mit den Gärtner-Bacillen zusammen stehen diese Erreger an der Spitze der Gruppe der „Enteritisbakterien".

UHLENHUTH und HUEBER trennten einen Stamm Paratyphus C ab, den NEUKIRCH seinerzeit auf dem ostasiatischen Kriegsschauplatz als Erreger schwerer Darmerkrankungen vorfand und mit den früher von GLÄSSER-VOLDAGSEN beschriebenen Bacillen identifizierte.

Gerade die Gruppe des *Bacillus suipestifer* erwies ihre nächste Verwandtschaft mit dem Paratyphus-C-Bacillus. Von den selteneren Bacillen, die manchmal auch beim Menschen eine Rolle spielen, seien hier noch der GLÄSSERsche Schweinepestbacillus und der LÖFFLERsche Mäuse- und Rattenbacillus angeführt.

Als um die Jahrhundertwende die Absonderung des Paratyphus-A- und B-Bacillus vom echten Typhusbacillus gesichert war, konnte man nicht voraussehen, wie ungeheuer viele in dieselbe Gruppe hineingehörende Bakterien sich in der Folgezeit absondern lassen würden. Kulturell wie serologisch finden sich alle diese gramnegativen, meist beweglichen Stäbchen, die im Gegensatz zu Typhusbacillus mit Gasbildung einhergehen, in einer geschlossenen Gruppe.

Unter den *Nahrungsmittelvergiftungen* spielen neben den rein menschenpathogenen Salmonellen, wie das Schema zeigt, die Gärtner-Bacillen immer noch die größte Rolle, in abnehmendem Maße die große Zahl der Bakterien mit ihren typeneigenen, konstant vererbten Reaktionsformen und Untergruppen.

Aber auch andere Bakterien, auch solche, die im allgemeinen saprophytär und ubiquitär auf Mensch, Tier und Nahrungsmitteln sich aufhalten können, zumindesten sich in pathogenetischer, vor allem serologischer Beziehung wesentlich unterschiedlich verhalten, können als Nahrungsmittelvergifter in Betracht kommen.

Es sei hier neuerdings nur an den Darmbrand durch gasödembacillenähnliche Anaerobier (Bacillus enterotoxicus, Bacillus Welchii Typ F), wie ZEISSLER zeigen konnte, an Vergiftungen durch Proteusbacillen oder gewisse Coli- und Staphylokokkenarten erinnert.

Nur mit großer Vorsicht wird man aus der Anwesenheit von sonst harmlosen Bakterien schließen können, daß diese ätiologisch nunmehr für gewisse Vergiftungszustände anzunehmen seien. Dies gilt für die Feststellung von JORDAN, der eine bestimmte Staphylokokkenart isolieren konnte und mit dem Kulturfiltrat Vergiftungserscheinungen beobachtete.

Tabelle 13. *Alphabetische Tafel der Salmonellen* (nach Briscou).

Bezeichnung	Autoren und Jahr	Antigenformel	Nr. in der amerikanischen Einteilung
Aberdeen	Smith 1934	I. XI. i–I, 2, 3	
Abony	Identifiziert durch Kauffmann (1940 eingesandt von Rauss, Budapest)	I. IV. V. XII. d–enx	48
Abortus bovis . . .	H. Bernard 1934	I. IV. XXVII. d–enx	2
Abortus Canis. . .	Gard 1938	IV. V. XII. b (z7 z8)	108
Abortus Ovis . . .	Schemer-Erlich 1921	IV. XII. c–l, 6	
Abortus Equi . . .	Schmith 1893	IV. XII enx	116
Adelaide			99
Aertryck	(siehe Typhi murium)		49
Altendorf.	Hohn 1940	IV. XII–c–l, 7	3
Amersfoort	Henning 1937	VI VI VII–d, enx	50
Amager	Kauffmann 1939	III. X. XXVI–y–l, 2, 3	4
Anatum	Rettger-Scoville 1919	III. XXVI–X–e, h–l, 6	105
Andersfoot		XIV–e–l, 5	
Annamensis. . . .	Normet 1929		
Arechavaleta . . .	Hormaeche und Peluffo	IV. (V). XII–a–l, 7	51
Archibaldi	Castellani-Chalmeco 1919		57
Arizona	Kauffmann 1940	XXXIII–Z_4, Z_{23}, Z_{26}	
Ballerup	Kauffmann und Moller 1940	(XIX) XXIX–(Vi) z_{14}	52
Bareilly	Dabholkar 1928 Bodmann 1929	VI. VI. VII–y–l, 5	5
Berlin	Kauffmann 1929	IX. XII–f, g, t	
Berta	Hormaeche Peluffo und Salsamendi 1938	IX–f, g, t	
Binns	MacNee 1917 (iehe Typhi murium)		
Bispebjerg	Kauffmann 1936	I. VI XII–a, e, n, x	
Bledgam	Kauffmann 1935	IX. XII. g, m, q	53
Bonariensis			54
Borbeck	Hohn und Herman 1940	XIII. XXII–l, v–l, 6	
Bovis morbificans .	Basenau 1894	\ III. VI. r–l, 5	7
Braenderup	Kauffmann-Juel Henningsen 1937	VI_1. VI_2. VII–e, h–enz	8
Brandenburg . . .	Kauffmann-Mitsui 1930	IV. XII–l, v–e, n, z	
Bredeney	Kauffmann Mitsui 1937	I. IV. XXVII–l, v–l, 7	55
Brunswick	Edwards 1937	III. XV. l, v–l, 7	56
Budapest	Rauss 1939	I. IV. XII–g, t	
California.	Edwards und Brunner 1940	IV. XII–g, m, t	
Canastel	Randail-Brunner 1945 (Oranie)	IX. XII. z–l, 3, 5	9
Cardiff	Taylor-Edwards 1942	VI. VII–k–l, 10	10
Carrau	Parguay 1943	VI. XIV. XXIV–y–l, 7	58
Cerro	Hormaeche-Peluffo-Salsamendi	XVIII. z_4, z_{23}, z_{25}	59
Chester.	Kauffmann und Tesdal 1937	IV (V) XII–e, h–e, n, x	119
Cholerae suis 1 . .	Salmon 1885;	VI. VII. c–l, 5	115
Cholerae suis 2 . .	Kauffmann		
Clairbonei			
Colombensis . . .	Castellani 1914		106
Concord			
Danysz.	Danysz 1900	Siehe Typhi murium	60
Dar-es-Salam . . .	Butker 1922	I. IX. XII–l, w–e, n	98
Derby	Pecham 1923	I. IV. XII–f, g	11
Dublin	Bruce-White 1929	I. IX. XII–g, p	117
Durazzo		II. XII	
Durban			
Düsseldorf	Hohn 1940	VI. VIII–z_4, z_{26}	
Eastbourn	Leslie und Sheral 1931	I. IX. XII. e, h–l, 5	61
Enteritidis	Gaertner 1888	I. IX. XII. g, m	62
Enteritidis Chaco .	Savine und Mebedez 1935		63
Enteritidis V . . .	Rochaix und Couture 1936	IV. g, m	
Essen	Hohn und Hermann	IV. XII, g, m	
Foetida	Perez 1889		
Florida	Edwards und Coll 1943	I. VI. XIV. XXV–d–l, 7	65

Tabelle 13. (Fortsetzung.)

Bezeichnung	Autoren und Jahr	Antigenformel	Nr. in der amerikanischen Einteilung
Gallinarum . . .	Klein 1889	IX. XII	103
Gaminara	Hormaeche und itarb. 1936	XVI–d–l, 7	12
Give	Kauffmann	III. X. XXV–l, v–l, 7	13
Glässer-Voldagsen	(Siehe Paratyphi C)		
Glostrup	Kauffmann und Joel Henningsen	VI. VIII–z_{10}, e, n, z_{15}	66
Göttingen	Hohn 1940	IX. XII–l, v–e, n, z_{15}	67
Grumoensis . . .			68
Habana	Schiff und Saphra 1940	I. XIII. XXII–f, g	47
Hartford	Edwards und Brunner 1940	VI_1. VI_2. VII–y, enx	69
Heidelberg	Habbs 1933	IV. V. XII. r–l, 2, 3	16
Hèves	Rauss 1943	VI. XIV. XXIV–d–l, 5	
Hirsfeldii	Weldin	(Siehe Paratyphi C)	
Hormaechei . . .	Hormaeche	XXIX (Vi) z_3 , z_{31}	70
Hvinttfoss	Tesdol 1935, Oslo	I–XVI–e, n, x	17
Inverness	Edwards und Hughes 1940	XXXVIII–k–l, 6	15
Illinois	Edwards-Brunner 1940	III–XV–z_{10}–z_{15}, l, 5	18
Javiana			109
Kapstadt			19
Kaposvar	Rauss	IV–V–XII–e, h–l, 5	71
Kentucky	Edwards 1937	(VIII) XX–i–z_6	20
Kirkae	Bridges-Dumbar 1935	XVII–b–l, 2	72
Kottbus	Kauffmann 1928	VI–VIII–e, h–l, 5	21
Lexington	Edwards-Brunner und Rubin	III. X. XXVI–z_1 –l, 5	22
Litchfield	Edwards und Brunner 1940	VI. VIII–l, v–l, 2, 3	73
London	Kauffmann 1928	III. X. XXVI–l, v–l, 6	23
Madelia	Edwards-Cerry-Brunner 1943	I. VI. XIV. XXV–y–l, 7	74
Mahbatan	Edwards und Brunner 1940	VI–VIII–d–l, 5	24
Meleagridis . . .	Edwards und Brunner 1940	III. X. XXVI. e, h–l, v	25
Mikawashima . .	Homraeche	VI_1. VI_2. VII–y, e, n, z_{15}	26
Minnesota	Edwards und Brunner	XXI–XXVI–b, e, n, x	27
Mississipi			75
Montevideo . . .	Hormaeche-Peluffo	VI, VI_2 VII–g, m, s	76
München	Mandelbaum 1932	VI. VIII–d–l, 2	28
Moskau	Bruce White: Nr. 2	IX–XII–g, q	77
Münster	Kauffmann-Silberstein 1934	III–X. XXVI–e, h–l, 5	29
Narshino	Nagaguro-Yamashita (Tokio)	VI. VIII–a–e, n, x	30
Newington	Edwards 1935	III. XV. e, h–l, 6	78
New Brunswick . .		III. XV.–l, v–l, 7	
Newport	Schutze 1915	VI–VIII–e, h–l, 3, 3	79
Newcastle	Warren und Scott 1929	I–III. XIX–g, s	
Niloese	Kauffmann 1939	I. III. XIX–d, z	32
Nyborg	Kauffmann 1937	III. X. XXVI. c, h–l, 7	33
Onarimon	Kisida 1940	I. IX. XII–b–l, 2	34
Onderspoot . . .	Henning-Südafrika 1936	(I) VI. XIV. XXV–c, h–l, 5	80
Oranienburg . . .	Kauffmann 1929	VI. VII. m, t	81
Oregon	Edwards und Brunner 1940	VI. VIII–d–l, 2, 3	35
Oslo	Tesdal 1937	VI_1. VI_2. VII–a, e, n, x	36
Panama	Jordan 1931	I. IX. XIII, v–l, 5	113
Papuana	Wilcox-Edwards Cortes 1945	VI_1, VI_2. VII. r–e. n, z_{15}	
Paratyphi A . . .	Gwyn 1888	I. II. XII–a	104
Paratyphi B . . .	Achard-Bensaude	(I) IV. (V). XII–b–l, 2	
Paratyphi C . . .	Uhlenhut 1908	VI_1. VI_2. VII. c–l, 5	82
Poona	Bridges und Scott 1935	XIII. XXII. z –l, 6	84
Potsdam	Seligmann-Clauberg-Kauffmann-Mitsui 1930	VI_1. VI_2. VII–l, v e, n, z_{15}	37
Pretoria			38
Porto-Rico	Jordan 1930	VI_1. VIII–E, h	
Pueris			85
Pullorum	Rettger 1900		111

Tabelle 13. (Fortsetzung.)

Bezeichnung	Autoren und Jahr	Antigenformel	Nr. in der amerikanischen Einteilung
Reading	SCHUTZE 1916	VI. XII. e, h–l, 5	123
Rostock	KAUFFMANN 1930	I. IV. XII–g, p, u	107
Rubislaw.	SMITH-KAUFFMANN 1940	XI. r, e, n, x	
Sao Polo	EDWARDS-BRUNNER 1940	I. IV. V. XII. e, h–l, 2, 3	38
Salinatis			86
San Diego	KAUFFMANN 1940	IV. V. XII–eh, enz$_{15}$	
Schleißheim . . .	KAUFFMANN-TESDAL 1937	IV. XVII–b, z$_{12}$	112
Schottmüller . . .	(Para B)	(I)–IV. V. b–l, 2	122
Selandia	KAUFFMANN 1937	III. XV. e, h–l, 7	40
Sendai	AOKI 1925	(I). IX. XII–a–l, 5	114
Senftenberg . . .	KAUFFMANN 1928	I. III. XIX. g, s, t	102
Shangani	KAUFFMANN 1939	III. X. XXVI. d–l, 5	41
Simsbury			
Solt	RAUSS 1943 (Budapest)	XI, y–l, 5	
Stanley	PECK-THOMPSON 1911	IV. V. XII–d–l, 2	89
Storrs	EDWARDS 1935	IV. i–l, 2, 3	82
Suipestifer	KLEIN 1877 (Para C)	VI. VII e–l, 5	82
Szentes	RAUSS 1943 (Budapest)	XVI–k–l, 2, 3	
Taksony	RAUSS 1943 (Budapest)	I. III. XIX–i–2, 6	
Tel Aviv	KAUFFMANN 1940	XXVIII. y–en, z$_{15}$	40
Tennessee			42
Tim			91
Thompson	SCOTT 1926	VI. VI. VII–k–l, 5	43
Typhi	EBERTH 1880	IX. XII. (Vi)–dj	118
Typhi murium . .	LOEFFLER 1892	(I)–IV. (V). XII–i–l, 2, 3	124
Typbi suis	GLASSER 1909	VI. VI. VII. c–l, 5	100
Uganda	KAUFFMANN	X. XXVI.–l, z. l, 5	92
Urbana	EDWARDS-BRUNNER 1940	XXX–b–e, n, x	94
Virchow	KAUFFMANN 1930	VI. VI. VII–r–l, 2, 3	45
Vejle	HARBOFF 1940	III. X. XXVI–y–l, 2, 3	
Voldagsen	DAUMANN-STEDEFEDER 1910	VI. VII. c–l, 5	
Weltevrende . . .			93
Wichita	SCHIFF-STRAUSS 1935	I. XIII. XXIII. d	95
Worthington . . .	EDWARDS-BRUNNER 1940	I. XIII. XXIII. i, w, z	46
Zagreb	KAUFFMANN 1940	IV. V. XII–e, h–l, 2	96
Zanzibar	KAUFFMANN 1939	III. X. XXVI. k–l, 5	97
S. Champaigu. . .	EDWARDS 1945	XXXIX–k–l, 5	
S. Cubana	SELIGMANN, WASSERMANN, SAPHRA 1946	I. XIII–XXIII–z$_{29}$	
S. Italiana . . .	BRUNNER und EDWARDS 1945	IX–XII–l, v–l, II	
S. Napoli.	BRUNNER und EDWARDS 1945	(I). IX–XII–l, v, z, e, u, x	
S. Pensacola . . .	AL. B. MORAN und EDWARDS 1945	IX. XII. g, m, t	
S. Pomona	EDWARDS 1945	XXVIII. y–l, 7	

Die *Colibacillen*, die mit ihren Fermenten eine physiologische Rolle beim letzten Abbau der Nahrungsstoffe von Kohlenhydraten-, Eiweiß- und Fettstoffen, die nicht zur Resorption gelangen, auch beim Reduktionsvorgang am Bilirubin zu Stercobilin spielen, sind so lange apathogen, als sie nicht die Darmwand überschreiten. Ihre Bedeutung als schwerwiegende Erreger bei Infektionen des Urogenitale, der Gallenwege und mit schwersten Vergiftungserscheinungen nach Perforationen bei Peritonitis braucht nicht erörtert zu werden. Auch bei der Appendicitis und bei der Pylephlebitis spielen die Coli mit anderen Keimen eine große Rolle. Dagegen — worauf immer wieder hinzuweisen ist — machen sie vor dem Endokard und der Venenwand halt, wenn nicht bakterielle Schrittmacher ihnen den Weg bahnen.

Man hat den *Paracolibakterien* eine Sonderstellung unter den Coliarten eingeräumt und die Vermutung ausgesprochen, daß sie durch Virulenzsteigerung auch bei vorher gesunden Individuen, besonders bei Kindern, zur Gefahr werden könnten.

Es ist noch nicht geklärt, was man unter Paracolibacillen versteht. Man faßt unter dieser Bezeichnung coliähnliche, auf Lactosennährböden blau wachsende Keime („Blaukeime") zusammen, die sonst wie Colibacillen Traubenzucker unter Säure- und Gasbildung zerlegen, serologisch mit Salmonella-Antiseren zusammengebracht, aber eine wirkliche H-Agglutination vermissen lassen. Diese Paracolistämme sind außerordentlich variabel, so daß eine sichere Typeneinteilung nicht wie bei anderen Salmonellen bisher möglich war. Zu Gärungsvorgängen im Dünndarm soll die Colibacillenflora Veranlassung geben. Eine Enteritis durch Paracolibacillen kann heutzutage kaum mehr bestritten werden.

Schon eine Verdrängung der Colibacillenflora durch andere Bakterien ruft gelegentlich Verdauungsstörungen hervor. Man sieht dies nicht selten nach schweren, durch Typhus- oder Paratyphusbacillen hervorgerufenen Enteritiden, nach denen sich eine kaum bekämpfbare Obstipation einstellen kann. Die physiologische Bedeutung der Colibacillen liegt sehr wahrscheinlich auch in ihrem peristaltikfördernden Einfluß auf die Dickdarmschleimhaut. Die Colibacillen leben in einer innigen Symbiose mit den Epithelien der Darmschleimhaut, wie von alters her bekannt ist. Die Coliflora hat aber ihre besondere biologische Bedeutung als wichtigste *Vitamin-K-Erzeugerin.* Die Tatsache, daß die gesunde Dickdarmschleimhaut von zahllosen lebens- und entwicklungsfähigen Colibacillen dicht besiedelt ist, berechtigt zu der Annahme, daß dem Bacterium coli im Darmkanal eine gewisse *Schutzwirkung* gegen das Eindringen darmfremder, möglicherweise pathogener Keime zugesprochen werden muß (Baumgärtel).

Bei Sekretions- und entzündlichen Störungen der Darmschleimhaut werden auch Veränderungen der Darmflora durch Ansiedlung fremder Keime möglich und so, wie man annimmt, Übergänge von unspezifischen Darmstörungen, d. h. von der Obstipation bis zu Gastroenteritis und Colitis geschaffen. Baumgärtel verdanken wir viele Tausende bakteriologische Stuhlanalysen bei Gärungsdyspepsie ebenso bei Enterocolitiden. Infolge pathologischer Lokalisation der Bakterienflora auf normalerweise nicht besiedlungsfähigem Substrat (z. B. in Magen, Duodenum, Galle) entarten viele dort eingewanderte Coli- und Aerogeneskeime biologisch und reizen durch aus dem Rahmen fallende Stoffwechselumsetzungen die Schleimhaut. Nun können auch andere Anaerobier (Bacillus putrificus und Sacchobutyricus) ihre Gasentwicklung ausüben. Darmeigene Colibacillen wandeln sich auf der vermehrt schleimbildenden Mucosa zu toxischen Paracoliformen (mit nunmehr eigenem Antigencharakter), um sich dann oft mit anderen Bakterien, besonders mit Proteus weiter zu vergesellschaften.

Baumgärtel fand bei 125 Fällen von Colitis nach Ruhr nur 21mal eine normale Darmflora, 9mal degenerierte Colibacillen und Enterokokken, 9mal Bact. coli und Bact. lactis aerogenes, dagegen 74mal Bact. paracoli, 2mal Bact. vulgare (Proteus) und 11mal Bact. paracoli und Bact. vulgare („Proteus"). In 87 der 125 untersuchten Fälle fanden sich somit Bact. paracoli bzw. Bact. vulgare („Proteus").

Zusammenfassend spielen Keime aus der ungeheueren Zahl der Salmonellagruppe eine nachweisbare Rolle:

1. als *obligate* Erreger für den Menschen,
2. für tierische Infektion,
3. als *Nahrungsmittelvergifter*, Erreger für Darminfektionen

a) *direkt* durch Eindringen lebender Erreger, die eine Gastroenteritis oder Enteritis erzeugen,

b) durch *Giftbildung* in Nahrungsmitteln, die von Menschen genossen werden,

c) Keime die zum Teil bei Tieren als Erreger übertragbarer oder sporadischer Infektionen auftreten.

Epidemiologie. Es läßt sich sehr schwer feststellen, wieviel von den häufigen, akuten, nach Nahrungsmittelgenuß auftretenden Gastroenteritiden, direktem Bakterieneinfluß und wieviel nur den Bakterienprodukten allein ihre Entstehung verdanken. Es läßt sich nur soviel sagen, daß *Massenvergiftungen* und Infektionen durch Salmonellen im Vergleich zu dem gewaltigen Nahrungsmittelkonsum doch relativ selten sind.

Fleischvergiftungen haben aber gerade zur Zeit des Krieges und in den letzten Jahren wesentlich zugenommen. Das hängt, worauf KUPPELMAYR schon hinwies, damit zusammen, daß das Fleisch für die menschliche Ernährung, ungeachtet seiner Herkunft, dem Verkehr mit zunehmender Knappheit zugeführt wird; Fleischpreise reizen ja selbst verendete Tiere zu verwerten.

Die Fälle nach Aufnahme von Fleisch zeigen, daß es sich nach Ansicht der *Tiermedizin* fast immer um dieselben Krankheiten, nämlich um „septisch pyämische Prozesse der Tiere" handelt, wie sie hauptsächlich bei Kühen (im Anschluß an die Geburt von Jungen), bei Kälbern (im Anschluß an Enteritis, Polyarthritis, Phlebitis umbilicalis, Pleuropneumonien) und bei den anderen Tieren (im Anschluß an Enteritis, Pneumonie, lokale Eiterungen oder Verletzungen) entstehen. Wenn bei diesen Krankheiten der Tiere die Bakteriämien schon zu Lebzeiten der Tiere bestanden, so werden diese Bakterien dann so gut wie immer in Reinkultur auch in dem Mark der großen Röhrenknochen nachgewiesen; sehr häufig auch in den Blutcapillaren. Die intravitale Infektion spielt also doch eine wesentlich größere Rolle als die, welche erst postmortal erfolgt.

Sehr beachtlich ist daneben auch die „*Enteneierinfektion*", die in verschiedensten Ländern beobachtet wurde.

1935—1940 meldete das Reichsgesundheitsamt 233 Vergiftungsgruppen mit 2292 Einzelerkrankungen und 29 Todesfällen. Nach einer Verordnung über Enteneier vom 24. 7. 1936 müssen Enteneier den Aufdruck „*Enteneier kochen!*" tragen, bzw. müssen die Behälter für die Enteneier die Aufschrift enthalten: „*Vor dem Gebrauch mindestens 8 min kochen oder in Backofenhitze durchbacken*". Besonders gefährlich ist ihre Verwendung zu Pudding oder ähnlichen Süßspeisen. Man kann sich vorstellen, daß die Widerstandsfähigkeit der Bakterien in den eingeschlossenen Hüllen gegenüber hohen Temperaturgraden beträchtlich ist und daß die Aufnahme von Enteneiweiß in der Form von Spiegeleiern oder Rühreiern noch nicht die Gewähr gibt, daß die Speisen nicht mehr infektiös sind.

Eine besondere Bedeutung haben die *Fischvergiftungen*, denen sich die durch *Muscheln*, *Austern*, *Hummern* und *Krabben* angliedern.

Auch hier spielen Bakterien aus der Paratyphus-, Coli- und Proteusgruppe eine Rolle, ebenso auch das Gift des Bacillus botulinus. Manchmal sind es aber nicht bakterielle, sondern organisch-chemische Stoffe, die dem Fischfleisch an sich eigen sind, wie ja schon der Geruch in Zersetzung übergegangener Fische kundgibt. Die Ursache solcher postmortaler Zersetzung ist noch nicht hinreichend aufgeklärt. Sie dürfte mehr *fermentativer* als bakterieller Natur sein.

Die klinischen Erscheinungen einer solchen Vergiftung *(choleriformer Ichthyismus)* bestehen hauptsächlich in gastroenteritischen Symptomen, doch können nervöse Krankheitszeichen (Augenmuskelstörungen, bulbäre Symptome, Trockenheit, Obstipation) so ausgesprochen sein, daß man an Botulismus denken muß.

Die Vergiftungen durch *Crustaceen* und *Mollusken* (Krebse, Hummern, Muscheln) können ebenfalls durch Salmonellen hervorgerufen sein.

Massenerkrankungen, mehr oder weniger umfangreiche Epidemien sind zu verschiedensten Zeiten besonders im Sommer beschrieben worden. Das Fleisch dieser Schalen- und Weichtiere, auch der Krabben, bietet ein geeignetes Nährmedium.

STANDFUSS gibt eine *Übersicht über die Tierparatyphosen* und ihre Erreger.

Er berichtet über 27 Epidemien mit 1600 Einzelerkrankungen und 13 Todesfällen zwischen 1923—1939. Durch veterinär-medizinische Hygiene ist seither die Morbidität durch Fleischvergiftungen, soweit sie ausschließlich als Übertragungen vom Tier anzusehen waren, wesentlich herabgedrückt worden.

Sekundär kann es zu Vergiftungen mit den spezifischen Bakterien der Paratyphus- und Gärtner-Gruppe auch an einem bereits verarbeiteten Fleisch kommen, wenn es mit einem Paratyphus- und Gärtner-Bacillen ausscheidenden Menschen in Berührung gelangt oder wenn es mit infiziertem Fleisch zusammen längere Zeit gelagert wird, allenfalls durch Bacillen beherbergende (aber an sich nicht erkrankte) Schlachttiere verunreinigt wird. Die Hygiene im Schlachthof wie im Metzgerladen spielt natürlich dabei eine große Rolle.

Vergiftungen durch *Gefrierfleisch* sind seltener.

Auch *Dauerausscheider mit Paratyphus-B-Bacillen*, die zwar nicht die ungeheuere Gefahr wie beim Typhus bilden, sind als Infektionsverbreiter nicht unbedenklich, und zwar deswegen, weil sie ihre Erkrankung mitunter ambulant unerkannt durchmachen können.

Eine kleine Paratyphus-B-Infektion zeigt, wie schwer die Bekämpfung sich gestalten kann, wenn der Krankheitsverlauf auffallend leicht erscheint, andererseits aber wie groß die Gefahr sein kann, wenn sie sich in Lebensmittelgeschäften (besonders in Metzgereien und Bäckereien) vorfindet.

Durch einen praktischen Arzt aus der Umgebung Nürnbergs wurden 2 *Typhus*-Verdachtsfälle gemeldet, einige Tage nachher noch weitere 2 Fälle. Die sofort angestellten Ermittlungen ließen als Infektionsquelle eine unter Verdachtsmomenten erkrankte *Milchgeschäfts*inhaberin vermuten. Diese sowohl, als auch die ersten 4 Verdachtsfälle bestätigten sich als Paratyphus B (SCHOTTMÜLLER).

Inzwischen ergaben die Ermittlungen vor allem im Zusammenhang mit 4 weiteren gemeldeten Fällen den Verdacht, daß die Ansteckung von einer *Metzgerei* ausgehe. Sofort durchgeführte Untersuchungen aller zu dieser Metzgerei gehörigen Personen bestätigten den Verdacht insofern, als sich bei dem in der Metzgerei als Gehilfe tätigen Sohn des Inhabers sowie bei einer 15jährigen Verkäuferin im Stuhl und Urin Paratyphus-B-Bacillen nachweisen ließen. Eine 24jährige Aushilfsverkäuferin agglutinierte im Blut ebenfalls 1:400 auf Paratyphus B. Auf Grund dieses Ergebnisses, welches bereits am 7. 11. 50 vorlag, wurde sofort die Schließung der Metzgerei veranlaßt, gleichzeitig diejenige einer *Bäckerei*, in welcher 2 Erkrankungsfälle aufgetreten waren. Das vorerwähnte Milchgeschäft war bereits auf den Verdacht der Erkrankung der Inhaberin hin geschlossen worden, ebenso auf Grund weiterer Ermittlungen noch eine *Gastwirtschaft*, da bei der beschäftigten Hausangestellten gleichfalls Paratyphus-B-Bacillen im Stuhl und Urin gefunden wurden.

Insgesamt traten 21 Erkrankungsfälle in Erscheinung. Außerdem konnten durch Ermittlungen bei Umgebungsuntersuchungen, welche sich in der Hauptsache auf die Wohngemeinschaft von erkrankten Personen, in besonderen Fällen auf die Hausgemeinschaft und darüber hinaus selbstverständlich auf die in Frage kommenden Lebensmittelgeschäfte bezogen, 17 Personen mit Paratyphus-B-Ausscheidung festgestellt werden. *Diese Personen hatten vorher durchwegs keine Krankheitserscheinungen geäußert;* es handelt sich somit bei ihnen um *ambulante* Infektion mit Paratyphus B.

Durch Zusammenarbeit von Amtsarzt, Hygienischem Institut, tierärztlichen und medizinischen Regierungsbehörden wurde die gefahrdrohende Ausbreitung einer Epidemie verhindert.

STÖRMER berichtet über eine Paratyphus-B-Epidemie aus dem Küchenbetrieb eines Krankenhauses in München, bei der von 270 Patientinnen, die an der allgemeinen Verpflegung teilnahmen, 95 als „typhuskrank oder -verdächtig“ überwiesen wurden. Die Infektion wurde durch einen *Kartoffelsalat* vermittelt, an deren Zubereitung eine paratyphöse Kartoffelschälerin beteiligt war.

Nach STÖRMER waren die symptomenreichsten und schwersten Erkrankungen bei den ersten Fällen mit kürzesten Inkubationszeit vorliegend, demgegenüber bot nur ein Teil der späteren Erkrankungen ein „typhöses Bild“ dar. Es wäre also weniger die Massivität der Infektion als die endogene Reaktion des Einzelindividuums auf das bacilläre Gift verantwortlich zu machen. Die Kontinua währte aber nur durchwegs 4—5 Tage und führte dann zu remittierendem Abklingen. In der Sekundärperiode waren nur bei 29 Kranken Roseolen feststellbar, desgleichen eine Milzschwellung, nur 5 Patientinnen hatten ein ausgesprochen typhös-cerebrales Syndrom. Die Leukocytenkurve war nur in 8 Fällen deutlicher verwertbar, eine positive Diazoreaktion wurde nie gefunden. Die Agglutination hatte nur beschränkt diagnostischen Wert. Nur bei 62 Patientinnen zeigt sich ein verwertbarer Titer, immerhin wurden in 83% der Fälle die Diagnose bakteriologisch erhärtet. Darmkomplikationen (Blutungen, Perforationen), die PIRACH bei 45 Paratyphusfällen 6mal beobachtete, traten bei den STÖRMERschen Fällen nicht auf.

Sowohl nach der Schilderung der Nürnberger Paratyphus-B-Epidemie durch W. Bingold als auch nach anderen, aus der Literatur wiedergegebenen, muß man wohl annehmen, daß die *Prägung ihres epidemiologischen Charakterbildes* von verschiedenen Faktoren abhängig ist und daß die toxische Komponente und ihre Auswirkung auch *innerhalb* derselben Bakteriengruppe nach Verlaufsart verschieden ist.

Individueller Unterschied in der Giftbildung seitens der einzelnen Stämme, Verschiedenheit in der Aufnahme der Toxinmenge, die vorher bei der Nahrungszubereitung (Kochen) mengenmäßig herabgesetzt sein kann, lassen Abweichungen von der lehrbuchmäßigen Darstellung als erklärlich gelten. Die toxogene Wirkungskomponente kann einmal ausgesprochen im Vordergrund stehen, in anderen Fällen so mangelhaft sein, daß viele Fälle fast gar nicht hervortreten, und so manche Patienten ihre Erkrankung ambulant abmachen. So kommt es, daß bei einer Epidemie Patienten in Massen schon an ihrem choleraähnlichen Erschöpfungszustand zugrunde gehen, andere Epidemien eine höhere Mortalität infolge Kreislaufinsuffizienz zeigen, wiederum andere kaum erkennbare klinische Erscheinungen darbieten.

Tabelle 14. *Paratyphus in Bayern 1950.*

Gesamtzahl der gemeldeten Erkrankungs- und Todesfälle	889,	davon weiblich 539	und männlich	350
Statistisch nicht auswertbar	11,	davon weiblich 10	und männlich	1
Der Verdacht hat sich nicht bestätigt . . .	89,	davon weiblich 54	und männlich	35
Erkrankt waren demnach	789,	davon weiblich 475	und männlich	314

Aufgliederung nach Altersgruppen und Geschlecht (s. auch S. 1415).

Altersgruppen in Jahren	Absolute Zahlen		Verhältniszahlen auf 100000 der Wohnbevölkerung	
	weiblich	männlich	weiblich	männlich
unter 5	64	45	19,0	12,9
5 bis unter 10	62	56	18,8	16,0
10 „ „ 15	71	69	17,0	15,8
15 „ „ 20	31	42	9,2	12,2
20 „ „ 25	31	16	8,8	4,7
25 „ „ 30	32	13	7,9	4,4
30 „ „ 35	42	12	15,4	6,2
35 „ „ 40	34	19	8,7	6,6
40 „ „ 45	20	8	5,1	2,4
45 „ „ 50	20	7	5,3	2,1
50 „ „ 55	24	11	7,5	4,3
55 „ „ 60	10	3	3,6	1,5
60 „ „ 65	19	5	8,3	3,0
65 „ „ 70	6	4	3,2	2,7
70 und mehr	7	4	2,5	1,8
Alter unbekannt	2	—		
	475	314	9,7	7,4

Aus dem Hygienereferat der Gesundheitsabteilung im Bayer. Staatsministerium des Inneren (Prof. Dr. A. Seiser). Zusammengestellt von Dr. E. Hein.

Prophylaxe und Bekämpfung. An besonderen *Maßnahmen zur Bekämpfung bzw. zur Verhütung* der Weiterverbreitung des Paratyphus B (z. B. der eben erwähnten Epidemie in Nürnberg) wurden neben der *Klinikeinweisung von Kranken und Krankheitsverdächtigen* sowie der aufgefundenen ambulanten *Ausscheider* vom etreffenden Amssarzt folgendes veranlaßt:

1. Fernbleiben von Angehörigen derselben Wohngemeinschaft von der Arbeitsstelle bzw. Schule und Kindergarten für die Dauer von 14 Tagen vom Tage der Absonderung an.
2. Schlußdesinfektion und Chlorierung des Grubeninhalts.
3. Kontrolluntersuchungen der Angehörigen der Wohngemeinschaft durch 3malige Stuhl- und Urinentnahme unmittelbar in der Zweigstelle Nürnberg des Staatlichen Bakteriologischen Untersuchungsinstituts Erlangen während der unter 1. erwähnten 14tägigen Beobachtungszeit.
4. Verschärfte Kontrolle des Wasserwerkes und des dort beschäftigten Personals.
5. Aufklärung der Bevölkerung durch die Abhaltung von 2 Vorträgen über Typhus, Paratyphus, sowie durch die Presse.

Wie aus der großen Anzahl von nicht Erkrankten (d. h. nur ambulanten Ausscheidern) hervorgeht, welche lediglich durch intensive Ermittlungen festgestellt werden konnten, handelte es sich bei den geschilderten Paratyphus-B-Fällen um eine verhältnismäßig leichte Erkrankungsart.

Unter den 21 wirklich erkrankten Personen befanden sich nur 12 höchstens mittelschwere Fälle, welche vorwiegend mit abdominalen Krankheitserscheinungen, 3 unter Appendicitis, 1 mit Adnexitisverdacht eingewiesen wurden. Es war somit zu befürchten, daß außer den bekannten Fällen zusätzlich noch Personen angesteckt wurden, die sich den Ermittlungen — möglicherweise auch vorsätzlich — entzogen hatten.

Interessant ist in diesem Zusammenhang, daß von einem Arzt 16 Fälle gemeldet wurden, während von 2 weiteren Ärzten derselben Umgebung je 1 Fall und von einem Arzt überhaupt kein Fall berichtet wurde. Zwei Fälle wurden erst in der Klinik als Paratyphus B diagnostiziert, nachdem sie wegen Appendicitis bzw. Adnexitisverdacht eingewiesen worden waren.

Es ist leider nicht selten, daß im Zusammenhang mit amtsärztlichen Vorbeugungsmaßnahmen nicht nur vom Publikum, sondern auch von frei praktizierenden Ärzten über *zu strenge Maßnahmen*, vor allem bei der Durchführung der Absonderung von Angehörigen aus Wohngemeinschaft von Erkrankten, geklagt wird, wobei besonders auf den Lohnausfall von Arbeitern hingewiesen

Tabelle 15. *Paratyphusbacillen-Dauerausscheider* (Stand vom 1. 1. 1951).

Erfaßt sind insgesamt	289, davon	weiblich 219	und	männlich 70
Statistisch nicht auswertbar	31, davon	weiblich 22	und	männlich 9
Verbleiben	258, davon	weiblich 197	und	männlich 61
		76,3%		23,7%

Aufgliederung nach Altersgruppen und Geschlecht (s. auch S. 1472).

Altersgruppen in Jahren	Absolute Zahlen		Verhältniszahlen auf 100 000 der Wohnbevölkerung	
	weiblich	männlich	weiblich	männlich
unter 5	1	3	0,3	0,9
5 bis unter 10	4	5	1,2	1,4
10 „ „ 15	9	9	2,2	2,1
15 „ „ 20	6	4	1,8	1,2
20 „ „ 25	14	—	4,0	—
25 „ „ 30	11	3	2,7	1,0
30 „ „ 35	10	3	3,7	1,5
35 „ „ 40	21 (2)[1]	2	5,3	0,7
40 „ „ 45	13	7	3,3	2,2
45 „ „ 50	19	9	5,1	2,8
50 „ „ 55	22	3	6,9	1,2
55 „ „ 60	19	7 (1)[2]	6,9	3,5
60 „ „ 65	14 (2)[1]	2	6,1	1,2
65 „ „ 70	11	2	5,9	1,4
70 und mehr	22	2	8,0	0,9
Alter unbekannt	1	—		
	197 (4)[1]	61 (1)[2]	4,0	1,4

[1] davon ( ) Paratyphus A. [2] davon ( ) Mischinfektion A + B.

wird. Oft wird der Paratyphus B, in Verkennung der Gefahr für eine „harmlose“ Krankheitsart gehalten und Maßnahmen von dem Umfange, wie sie nötig sind, als nicht erforderlich erachtet. *Gerade auf den Arzt fällt die ganze Verantwortung*, wenn Gleichgültigkeit und Abstumpfung hygienisch notwendige Maßnahmen hintanhalten.

Auf der anderen Seite erschwert aber auch in einer Krisenzeit die *Überängstlichkeit* manchen Bekämpfungsplan, wenn Leibschmerzen, Brechreiz, Übelkeit, auch harmlose Durchfälle, die tagtäglich auch aus anderen Gründen, besonders in der Sommerzeit vorkommen können, schon als Typhus bewertet werden.

Auf Grund einer solchen Einstellung werden einerseits leider manche Krankheits- und Verdachtsfälle überhaupt nicht gemeldet, andererseits wird manchmal Panikstimmung erzeugt.

Nach Ausführungen des *Fleischbeschaugesetzes* bleibt dem Fleischbeschauer das Urteil über Tauglichkeit oder Untauglichkeit und somit eine große Verantwortung vorbehalten. *Behördliche Abstempelung gewährt aber noch lange nicht Freiheit von Keimen oder ihren Giften.*

Die sicherste Verhütung bietet die sorgfältige *bakteriologische* Untersuchung des Fleisches, sobald der geringste Verdacht besteht, daß es sich um erkranktes Schlachtvieh handelt. Enthält es Bacillen, so dürfte es nicht dem Verkauf freigegeben werden, auch nicht mit dem Hinweis, daß es nur in gekochtem Zustand genossen werden dürfe. Leider läßt sich die bakteriologische Untersuchung nicht in einem solchen Umfange durchführen, daß dadurch jegliche Infektionsgefahr verhütet werden könnte.

Die Fleischbeschau in ihrer Neufassung vom 29. Oktober 1940 sieht einen besonderen Untersuchungsgang vor, der sich sowohl auf die klinischen, wie bakteriologischen und histologischen Beobachtungen stützt. Die bakteriologischen Untersuchungen sind in bestimmten tierärztlichen Richtlinien festgelegt. Zur Verfügung steht ein staatliches Veterinäruntersuchungsamt, das auch die Differenzierungs- und Anreicherungsnährböden und die serologische Typendifferenzierungen vornimmt. Die Diagnose bezüglich Freisein und Verdacht auf Salmonellen („Fleischvergiftern“) wird in der Regel innerhalb von 24 Std gestellt (R. STANDFUSS).

Eine besonders sorgfältige tierärztliche Überwachung ist dem Fischverkehr gewidmet. Durch Kühlketten wird weitgehend auch der Seefischgeruch in den Verkaufsstellen überwunden. „Er beruht nicht, wie man früher annahm, auf einer autolytischen, sondern auf einer durch psychorophile Bakterien aus dem Meerwasser und dem Darm der Fische hervorgerufenen bakteriellen Zersetzung“ (STANDFUSS).

Auf dem Gebiete der Milchhygiene sind noch heute viele Forderungen der sachverständigen Kreise unerfüllt.

Unter den *prophylaktischen* und *therapeutischen* Verfahren eröffnet die Aerosolbehandlung eine neue Methode. WOLFF und TEUSCH haben an Hand einer Paratyphus-B-Wasserepidemie mit „Phagogene H.N.C.“ günstige Ergebnisse berichtet.

Diese Phagogene wird durch eine Turbine mechanisch in 3—5 μ große Teilchen „zerhackt“ und in den jeweils zu desinfizierenden Raum getrieben.

Nach den einschlägigen Arbeiten über die *Aerosole* steht ja fest, daß die Teilchengrößen von um 3 μ die beste Wirksamkeit entfalten. Im Raum verbreitet es sich als *feiner Nebel*, der innerhalb 1 Std sedimentiert. Es wird in einer Konzentration von 0,5 cm^3 je Kubikmeter Raum angewendet. Hierdurch ist eine wirksame Desinfektion der Luft und der horizontalen Flächen gegeben. Durch eine „Zerstäubungspistole“ können auch senkrechte Flächen und auch schwer zugängliche Winkel und Spalten wirksam angegangen werden. Die Aerosole kondensieren an die Partikelchen hin, wozu aber von seiten der Partikelchen eine gewisse

Eigenfeuchtigkeit vorhanden sein muß. Fehlt diese Feuchtigkeit, so ist die Kondensation nicht möglich und das betreffende Aerosol bleibt unwirksam oder nur wenig wirksam. Auf Grund der Tatsache, daß es sich bei Phagogene um ein *öliges Aerosol* handelt, ist es in seiner Angriffsmöglichkeit anders geartet und es wird auch an feuchtigkeitslosen Partikelchen wirksam. Neben seiner luftdesinfizierenden Wirkung hat Phagogene also den Vorteil, daß es außerdem staubbindend wirkt, was besonders für die Tuberkulose von einer nicht zu unterschätzenden Bedeutung ist.

Man ist sich ja schon längere Zeit darüber im klaren, daß man mit Aerosolen gewisser Zusammensetzung nicht nur die Infektionskette zu unterbrechen vermag, sondern daß sie auch ein Therapeuticum darstellen (zit. nach Wolff und Teusch).

Durch Desinfektoren wird jeder Raum, in dem sich ein oder mehrere Erkrankte befanden, entsprechend ausgesprayt, wobei die nichterkrankten Mitbewohner der Häuser ebenfalls in die Räume mit hineingenommen wurden, anfangs 2mal täglich, später, vom 5. Tage an, nur noch einmal. Auch Kliewe, Kikuth u. a. sollen bereits bedeutende Erfolge in dieser Richtung erzielt haben.

Bei den meisten Patienten soll ein lytischer Abfall der Temperatur in 3 bis 4 Tagen erreicht worden sein und nur einige benötigten 5—6 Tage bis zur Rückkehr zur Norm. Nach den Autoren soll der therapeutische Erfolg dem bisher erreichten medikamentösen zumindest gleichwertig sein. Mit den Aerosolen scheint eine neue therapeutische Epoche angebrochen zu sein.

Der Paratyphus A und B.

Als man kurz nacheinander festgestellt hatte, daß das Krankheitsbild des Typhus und seine Pathogenese durch zwei vom Typhusbacillus verschiedene Erreger, dem Paratyphusbacillus A und B hervorgerufen werden könne, erwartete man eigentlich, daß in der Folgezeit noch mehr Erreger diesen beiden Bacillenarten in der Entwicklung des gleichen Krankheitsbildes zur Seite gestellt werden könnten. In Wirklichkeit, kann man sagen, hat sich diese Erwartung nicht erfüllt, da neben dem bei uns seltenen Paratyphus C nur in außergewöhnlichen Fällen der Gärtnersche und der „*Breslau*"-Bacillus den vorgezeichneten lymphogenen Weg wie der Typhusbacillus abdominalis beschreitet.

Der Paratyphus-A-Bacillus zeichnet sich mehr durch Erzeugung von typhösen Krankheitsbildern aus und wesentlich weniger häufig wie der Paratyphus-B-Bacillus, durch enteritische Krankheitserscheinungen. Es besteht aber bei beiden Bacillen nicht nur Typhus*ähnlichkeit*, sondern das Krankheitsbild wird auch in pathologisch-anatomischer Beziehung, und nach Christeller „nicht einmal selten dem des Typhus auf das getreueste in allen Einzelheiten nachgeahmt".

Schon im Lymphapparat finden sich die *hyperplastischen* Vorgänge, wie wir sie beim Typhus abdominalis kennengelernt haben. In den Peyer*schen Plaques* zeigen sich ebenfalls (solitär und konfluierend, öfters landkartenartig sich ausbreitend) hyperämische, hyperplastische, bis zu Geschwüren sich auswirkende Vorgänge. Die Ränder sollen gegenüber den Typhusbacillen unregelmäßiger und flacher sein und sich nicht so sehr über die Oberfläche erheben, das Zentrum häufiger dellenartig einsinken; immer aber ist eine Unterscheidungsmöglichkeit gegenüber dysenterischen Geschwüren vorhanden.

Wenn man die Obduktionsbefunde, wie sie Pick aufgezeichnet hat, verfolgt, so möchte man annehmen, daß gegenüber dem Typhus die paratyphösen unspezifischen Dickdarmerscheinungen häufiger sind, aber keinesfalls im Sinne hyperplastisch-ulceröser Veränderungen, wie sie sich beim Typhus in oberen Darmgebieten abzeichnen. Meist handelt es sich um katarrhalisch bedingte Erosionen, die nach Hübschmann kaum größer als $^1/_2$ cm sind. Auch pseudomembranöse entzündliche Vorgänge kommen mehr dem Paratyphus zu. Ist der Substanzverlust nach der Tiefe hin größer, so erscheinen sie nach Herxheimer rundlicher, ausgestanzt. Dies mag zu differentialdiagnostischen Schwierigkeiten gegenüber dysenterieartigen Geschwüren Anlaß gegeben haben. Auf solche Befunde wies bereits Schottmüller hin. Genau wie beim Typhus abdominalis findet sich bei beiden Paratyphusformen die *Milz* geschwollen, mitunter zeigen sich keilförmige *Lymphknotennekrosen*, manchmal Infarkte. Man möchte annehmen, daß es häufiger wie beim Typhus abdominalis zu *Vereiterungen* kommt.

PICK hat auf Grund seines großen *Obduktionsmaterials an 60 Paratyphusfällen* festgestellt, daß es unmöglich ist, im histologischen Bilde an Darm-Milz-Lymphknoten eine Abgrenzung gegenüber den Befunden beim Typhus abdominalis zu geben. „Wie beim Abdominaltyphus zeigt das Infiltrat der markigen Schwellung die großen charakteristischen plasmareichen Typhuszellen mit Phagocytose von roten Blutkörperchen oder anderen Zellen, insbesondere von Lymphocyten und reichlichen Plasmazellen."

Nach der Tiefe hin setzt den Bacillen die Muscularis mucosae zuerst wohl einen Widerstand entgegen, den sie aber nach der Submucosa hin überwinden können. Man kann sich vorstellen, daß dadurch auch beim Paratyphus die Gefahr der *Perforation* der Geschwüre bestehen kann.

Im Gegensatz zu SCHOTTMÜLLER, der über keine Beobachtungen über Veränderungen *am Larynx* verfügte, fand HERXHEIMER bei einem Fall von Paratyphus B schwerste pseudomembranöse Entzündungserscheinungen an Larynx, Trachea bis in die kleinen Bronchien hinab vor. Auch STERNBERG fand Geschwüre an der vorderen Larynxwand. Diese Ähnlichkeit in den Krankheitserscheinungen zeigt sich also auch hinsichtlich der Beteiligung des *Respirationsapparates*. Komplikationen von seiten der Bronchien werden bei den Obduktionen immer nachzuweisen sein, aber auch klinisch kann von der einfachen Bronchitis bis zur Bronchopneumonie, seltener auf ganze Lappen sich ausdehnend, aber mitunter doch zu Lungenabscessen führend, berichtet werden. Der purulente Charakter überwiegt besonders bei Paratyphus B gegenüber dem Typhus. In solchen Eiterherden kann man Paratyphusbacillen nachweisen. PICK fand in einem Fall von Paratyphus A Thrombosen in den oberen Hauptästen der beiden Lungenarterien vor.

Krankheitsbild. Wenn man der Aufstellung eines besonderen Krankheitsbildes eines Paratyphus abdominalis anfangs die Berechtigung absprach, so hat doch in der Folgezeit es sich immer mehr durchgesetzt, die Abgrenzung Typhus und Paratyphus aufrechtzuerhalten. Es entspräche ja nicht einer exakten Diagnosestellung, eine Krankheit allein aus dem Symptomenkomplex zu beurteilen. Allein die Tatsache, daß verschiedene Erreger ein gleiches Krankheitsbild hervorrufen, sogar mit pathologisch übereinstimmenden, zum mindesten mit ganz ähnlichen Erscheinungen, müßte veranlassen, ähnlich wie bei den Lobärpneumonien, eine Absonderung der Krankheitsformen durchzuführen. SCHOTTMÜLLER legte großen Wert darauf, Typhus und Paratyphus schon deswegen voneinander zu trennen, weil, wie sich das auch in der Folgezeit immer wieder bestätigt fand, der Krankheitsablauf bei den paratyphösen Erkrankungen wesentlich günstiger ist wie bei den Typhusfällen durch den EBERTHschen Bacillus.

Nach der vorhergehenden Beschreibung des typhösen Krankheitsbildes ist über das durch Paratyphus A und B verhältnismäßig wenig zu sagen. Der ganze Verlauf ist milder, der Paratyphus A nimmt eine Mittelstellung ein zwischen Typhus abdominalis, dem er ähnlicher ist, und dem Paratyphus B.

Früher gehörte Paratyphus A in unseren Breitegraden zu den Seltenheiten. In den Balkanländern und auf dem vorderasiatischen Kriegsschauplatz im 1. Weltkrieg spielte er eine wesentlich größere Rolle, im 2. Weltkrieg und auch nach dessen Ablauf bekam man auch die Paratyphus-A-Infektionen in Deutschland häufiger zu sehen und man konnte immer auch im Inland an eigenen Studien nur die Befunde früherer Autoren bestätigen.

Der Paratyphus B ist uns auch in Friedenszeiten so häufig entgegengetreten, daß man im Grunde genommen nur bei ganz seltenen Fällen eine Abweichung des früher beschriebenen Krankheitsbildes beobachten konnte. Schwierigkeiten traten höchstens nach Kriegsende insofern auf, als mehr oder weniger ausgebreitete *Roseolenexantheme* im Anfang auch an Flecktyphus denken lassen mußten.

Der Beginn war öfters mit Schüttelfrost ausgezeichnet, Bronchitis, Milztumor, Bradykardie waren weniger ausgesprochen. Öfters fand man eher eine geringe Leukocytose als eine Leukopenie. Hinsichtlich der bakteriologischen Diagnosestellung haben wir im allgemeinen keine Schwierigkeiten gehabt, bei höherem Fieberanstieg konnten wir wie beim Typhus eine Bakteriämie feststellen, gelegentlich waren wir allerdings auf die Züchtung der Bakterien aus den Roseolen angewiesen.

Man kann also sagen, der Paratyphus abdominalis ist durchschnittlich eine *mitigierte* Form von Typhus abdominalis, aber nur in seinen Krankheitserscheinungen, nicht in seiner bakteriellen Ätiologie. Das zeigt sich auch darin, daß man früher relativ wenig Gelegenheit hatte, den pathologisch-anatomischen Befund von an Paratyphus Gestorbenen zu erheben. Im Zusammenhang mit eigenen Beobachtungen an der SCHOTTMÜLLERschen Klinik und unserer früheren Nürnberger Krankenabteilung finden sich auch bei den paratyphösen Erkrankungen Symptome und Befunde an folgenden Organen:

Kreislauf. Im Einklang mit den Erhebungen von PICK, dem wir auch die Übersicht an mikroskopischen, bakteriologischen und bakterioskopischen Befunden verdanken, konnten im großen und ganzen die gleichen Beobachtungen am *Myokard* festgestellt werden wie beim Typhus.

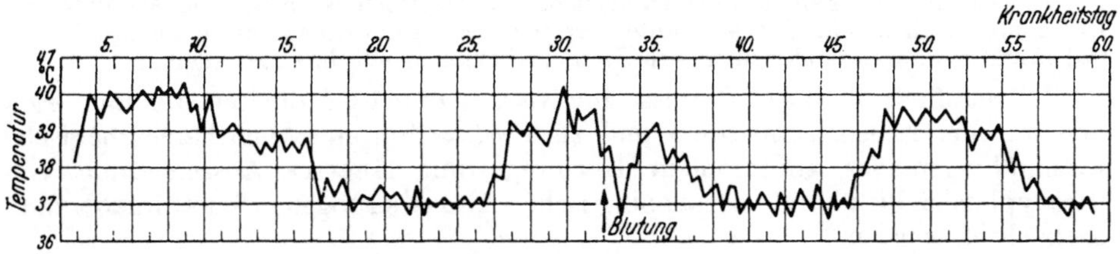

Abb. 21. Paratyphus A (mit 2 Rezidiven).

Das Interstitium zeigte mikroskopisch neben den Degenerationserscheinungen vor allem ausgedehnte Rundzelleninfiltrate. PICK glaubte, daß die Gefäßveränderungen in Form einer *Endarteritis*, auch von *Venen*entzündungen beim Paratyphus noch häufiger als beim Typhus seien. Diese Gefäßschädigungen können Ursache von Hämorrhagien sein. Man hat sogar bei sehr ausgedehnten Blutungen von einem *Paratyphus A und B haemorrhagicus* gesprochen.

Leber. In der Leichengalle fand PICK bei 48 Fällen von Paratyphus abdominalis B 47mal die Bacillen, und zwar 30mal in Reinkultur. In dem einen Fall, in dem in der *Galle* der Befund negativ war, war er im *Wirbelmark* positiv. Auch bei 4 Fällen von Paratyphus A war die Kultur positiv.

Aufsehenerregend waren 1927 die mitgeteilten Befunde von E. FRAENKEL und MUCH, die mit Paratyphus-B-Stämmen bei Meerschweinchen durch intraperitoneale Impfung elektiv eine Cholangitis und Pericholangitis, diffuse Cholecystitis erzeugen konnten. Die Stämme stammten von einem Patienten, der einen paratyphösen Eiterherd aufwies.

Auch die Beziehung zum Gallengangssystem ist die gleiche wie beim Typhus. Auch hier werden hämatogen die Bacillen dem Leberparenchym zugeführt, ebenso wie aber auch enterogen die Einwanderung erfolgen kann. Vorherrschend dürfte aber die Ansiedlung der Keime auf dem Blutwege erfolgen. Wir haben mehrmals eine chronisch verlaufende *Cholangitis paratyphosa B* im Gefolge eines kurzdauernden Paratyphus abdominalis beobachtet.

Wir haben bei unserer Besprechung der Cholangitis schon darauf hinweisen können, daß nicht immer ein *Ikterus* im Gefolge einer solchen Cholangitis zu sein braucht, auch nicht in den Fällen, wo in der Leber bereits multiple nekrotische Herde aufgetreten waren. Es ist erstaunlich, wie solche nekrotische Herde, oft mit Eiterkörperchen durchsetzt, sich über das ganze Leberparenchym hinziehen können, ohne daß unbedingt der Gallenabfluß so gestört ist, daß er beträchtliche Bilirubinämie nach sich ziehen müßte.

Das Leberparenchym weist mikroskopisch zumeist diffus lymphoidzellige Infiltrate auf.

In einem unserer Fälle kam es auch zu einer Perforation der Gallenblase und zu einer Peritonitis mit Paratyphus-B-Bacillen. Auch die Gallenblase selbst war manchmal dicht von Bacillen besiedelt.

In einem Fall, bei dem sich zu der paratyphösen Erkrankung noch Streptococcus viridans gesellte, kam es zur cirrhotischen Ausheilung.

Es müßte also daran gedacht werden, daß es zu einer *Lebercirrhose* auch nach paratyphösen Infektionen des Leberparenchyms kommen kann.

Die Folge solcher Veränderungen kann aber natürlich auch zu einer *Dauerausscheidung* führen. Auf sie weist besonders Lentz hin.

Nieren. Nierenerkrankungen kommen vielleicht weniger im Gefolge des Paratyphus abdominalis als vielmehr als *selbständige Infektion* vor. Durch Einstreuung von kleinen miliaren streifigen *Nekrosen* können sich auch kleinste *Abscesse* ausbilden. Klinberger, Frentzel und Stefan haben solche schwere abscedierende Nephritiden beobachtet und sogar von einem „*Nephro-Paratyphus*“ gesprochen. Pick sah unter seinen 48 Fällen 9mal Nierenabscesse.

Er weist auf den Befund einer paratyphösen pyämischen Nephritis von Aschoff hin. Es könnte möglich sein, daß sich unter der toxischen Einwirkung zuerst die Lymphome bilden und die Paratyphusbacillen sich dann erst sekundär auf ihnen ansiedeln.

Viel häufiger als diese Prozesse im Nierenparenchym dürften die Bakterien sich im Nierenbecken ansiedeln und zu *Pyelitis* führen. Auch hämorrhagische Entzündungen der abführenden Harnwege mit längerer Ausscheidung von Paratyphusbacillen und paranephritische Abscedierungen (Sternberg) sind beobachtet worden.

Ebenso wie beim Typhus sind *Harnröhrenentzündungen* und Komplikationen am *Hoden* und *Nebenhoden* und an der *Prostata* festgestellt worden. Immer kann es von hier aus zu einer Ausscheidung und Weiterverbreitung der Paratyphusbacillen kommen. Viel häufiger als Pyelitiden, Cystitiden und Nierenabscesse sind *Bakteriurien* ohne auffallende Reizerscheinungen zu beobachten, so daß man auf seiten des Urogenitalsystems von einer „Organo- oder Systematopie“ der Nierenwege sprechen kann (Pick).

Haut. Man liest in den Lehrbüchern immer wieder, daß das Roseolenexanthem unter der Paratyphusinfektion wesentlich ausgebreiteter sei wie beim Typhus selbst. Schottmüller will gerade in dem Auftreten der Roseolen das spezifische Kriterium für das Bestehen eines Paratyphus abdominalis sehen. Fehlen die Roseolen, die besonders bei jugendlichen Personen und beim Paratyphus abdominalis B bei Kleinkindern in *größter Dichtigkeit* auftreten können, so ist in Frage gestellt, ob trotz nachgewiesener Paratyphusbacillen in den Ausscheidungen eben nicht eine auf ein Organ beschränkte paratyphöse Infektion vorliegt. Das Auftreten der Roseolen kann einen wichtigen Hinweis auf die Prognose bringen, denn es ist ja allgemein bekannt und anerkannt, daß der Paratyphus abdominalis, mit dem Sitz der Infektion im Lymphgefäßgebiet, einen wesentlich günstigeren Verlauf nimmt als die enteritische Form. Im übrigen lassen sich auch aus den Paratyphusroseolen nach Bebrütung die Bacillen züchten. Die gelegentlich auftretenden Exantheme sind (masern-, scharlach-, rötelähnlich), wie bei anderen Infektionen, unspezifisch und bedürfen in differentialdiagnostischer Hinsicht keiner besonderen Besprechung.

Nervensystem. Unter unseren letzten 100 Fällen von bakteriologisch geklärtem Paratyphus B haben wir nur in einem Fall ausgesprochen *schwere* „*typhöse*“ Zustände gesehen. Die meisten Fälle klagen über Schlaflosigkeit, die Somnolenz ist tagsüber nicht so in Erscheinung tretend wie beim Typhus abdominalis.

Bei endemischen Paratyphus-A-Infektionen dagegen haben wir mitunter doch Krankheitsbilder mit 2 und 3 *Rezidiven* beobachtet. Man hätte sie als typischen Typhus angesprochen, wenn nicht einwandfrei Paratyphus-A-Bacillen aus dem Blute und aus dem Stuhl hätten gezüchtet werden können.

Muskel und Knochen. Die Parenchymnekrosen sind bei den beiden Paratyphusformen im Wirbelmark genau so nachzuweisen wie beim Typhus abdominalis. Wie bei ihm ist die *Spondylitis paratyphosa* auch nur in seltenen Fällen beobachtet worden.

In einem unserer Fälle kam es nach einer Paratyphus-B-Enteritis, die in einem Rezidiv als *Paratyphus-B* verlief, zu einer Gelenkvereiterung.

Die *Muskeldegenerationen* stehen gegenüber dem Typhus weit im Hintergrund.

Immerhin sah PICK sie unter 48 Fällen von Paratyphus B 8mal in sehr ausgesprochener Form. Es sind auch symmetrische Bauchwandabscesse beobachtet worden.

Die akute Gastroenteritis paratyphosa.

Wenn auch der Paratyphus A in seltenen Fällen schwere enteritische Erscheinungen hervorruft, so können wir uns hier in erster Linie auf das Krankheitsbild beschränken, das der Paratyphus-B-Schottmüller uns vorführt. Diese Krankheitsform häuft sich besonders in den Sommermonaten und verschont kein Alter; auch bis zum Säugling hinab sieht man die enteritischen Erscheinungen auftreten. Sowohl in *Massenepidemien* wie in Einzelfällen — scheinbar ohne Zusammenhang mit anderen Erkrankungen — tritt plötzlich die Infektion auf.

Wir haben schon erwähnt, daß der Paratyphus-B-Bacillus nur sehr wenig tierpathogen ist, so daß in erster Linie hier Kontaktinfektionen von Mensch zu Mensch in Betracht kommen, allerdings meist unter Vermittlung von Zwischenmedien, die sich für das Wachstum der überimpften Bakterien als günstig erweisen. Infolgedessen kann man auch hier von Milch-, Wasser-, Speiseeis- und anderen Nahrungsmittelinfektionen sprechen.

Der Verlauf ist der für eine Enteritis im allgemeinen charakteristische.

Aus voller Gesundheit fühlt sich der Erkrankte unpäßlich oder schon schwer krank, ohne daß man von einer faßbaren Inkubationszeit sprechen könnte. Es kommt zu Übelkeit, zu fadem Geschmack; Durchfälle und Erbrechen setzen unter Leibschmerzen ein. Sehr schnell kommt es zu gurrenden Geräuschen, zu einer von Stunde zu Stunde stärker werdenden Peristaltik, das Schwächegefühl nimmt bis zu Ohnmachtsanwandlungen zu und in schwerkrankem Zustand, oft schon 2—3 Std nach Beginn werden die Patienten von unstillbaren Diarrhoen geplagt.

Die Temperatur steigt inzwischen bis 38—39^0 an und jetzt schon macht sich zunehmend eine Wasserverarmung bemerkbar; die Haut wird trocken, die Stimme aphonisch. In solchen Fällen kann man ohne weiteres von einem *akuten Brechdurchfall* sprechen. Meist kommt es am 2. Tag noch zu einer Fieberzacke, nach 2—3 Tagen sinkt die Temperatur lytisch wieder ab, wenngleich die Allgemeinerscheinungen noch sehr schwer sein können. Die Stühle, erst sehr faulig riechend, nehmen faden Geruch an.

2—3 Tage ziehen sich die Durchfälle noch hin, die Nahrung wird vollkommen verweigert, schon der Gedanke löst Übelkeit aus. Qualvoll können die *Leibschmerzen* sein, die nach der Blase hinziehen und immer wieder mit Tenesmen einhergehen, und die auch noch bei Fieberfreiheit anhalten. Schließlich kommt es nur noch zu geringen Ausscheidungen einer „reiswasserartigen", von Schleimflocken durchsetzten Flüssigkeit. Der blasse ausgetrocknete Patient ist in wenigen Tagen kaum wieder zu erkennen mit seinem verfallenen Aussehen; tief liegen die glanzlos gewordenen Augen in der Augenhöhle zurück. Jugendliche Individuen können nun ohne Fieber noch delirieren; der ängstliche Gesichtsausdruck, die heisere Stimme wirken erklärlicherweise auch auf die Umgebung sehr beängstigend. Schon *mittelschwere* Fälle können dieses Krankheitsbild darbieten.

Es gibt aber auch Patienten, die ihre Erkrankung *ambulant* abmachen können. Man hat das besonders im Krieg beobachtet. Es gab sehr viele Fälle, die man deswegen mit Paratyphus in Beziehung bringen mußte, weil eben rein epidemiologisch ein Zusammenhang mit sicher nachgewiesenen Paratyphus-B-Infektionen vorhanden war.

Es muß aber betont werden, daß gerade bei solchen Epidemien es nur selten gelingt, die Paratyphusbacillen nachzuweisen. Ich erinnere mich größerer Epidemien am westlichen Kriegsschauplatz des 1. Weltkrieges, wo es trotz sorgfältigster Untersuchung bei diesen Gastroenteritisepidemien nur in einzelnen Fällen gelungen war, Paratyphusbacillen nachzuweisen. Auch andere Keime konnten nicht festgestellt werden. Aber gerade dieser Keimnachweis unter vielen Patienten mit negativem Befund mußte uns von dem Bestehen einer Paratyphus-B-Epidemie überzeugen.

Nach dem lytischen Abfall der Temperatur, meist erst am 3.—4. Krankheitstag, hören die Durchfälle auf, die Übelkeit kann aber auch noch vorhanden sein, wenn nun die Diarrhoen sogar von Verstopfung abgelöst werden, was häufig der Fall ist. *Erst wenn sich ein Hungergefühl bemerkbar macht*, kann man sagen, daß das Stadium der Rekonvaleszenz einsetzt. Würde man vorher unvorsichtig mit der Diät sein, so könnte ein Rezidiv ausgelöst werden.

SCHOTTMÜLLER hat von dieser gastroenteritischen Form die *Cholera nostras paratyphosa* abgesondert. Es handelt sich hier natürlich um besonders schwer verlaufende Gastroenteritiden.

Verfasser konnte 1917 mit H. ZIEMANN in der Nähe von *Aleppo* eine solche örtlich beschränkte Epidemie beobachten, bei der das Bild der scheinbar echten indischen Cholera in allen Formen sich uns vor Augen stellte. Mit extremem Wasserverlust, mit ununterbrochenen Reiswasserstühlen, vollkommenem Kräfteverfall, schwersten *Wadenkrämpfen*, Temperaturabfall kamen die meisten Patienten schließlich unter komatösen Zuständen und unbekämpfbarer Herzschwäche ad exitum.

Im Bakteriologischen Laboratorium in Aleppo konnten wir *ausschließlich* Paratyphus-B-Bacillen vorfinden. In keinem der Fälle fanden wir dagegen die sonst leicht züchtbaren Choleravibrionen.

Solche Fälle kommen aber auch einheimisch immer einmal, sowohl sporadisch als auch während Paratyphusepidemien, neben solchen mit gewöhnlichem Verlauf vor. Man möchte aber doch annehmen, daß es epidemisch Paratyphus-B-Infektionen gibt, die einen besonders toxischen Charakter aufweisen.

Nach GALAMBOS sind die choleriformen Fälle im Sektionsbefund nicht von der echten asiatischen Cholera zu unterscheiden.

Die *Mortalitätsziffer* wird bei paratyphösen enteritischen Erkrankungen auf Grund großer Statistiken auf 7% geschätzt, sie ist also größer als bei den Paratyphus abdominalis-Fällen. Gelegentlich können aber auch größere Epidemien ohne einen Todesfall verlaufen.

Die Gestorbenen zeigen in ihrem Darm manchmal keinen Inhalt mehr, meist ist die Oberfläche von einem glasig gelblichen Schleim überzogen. Auch bei der akuten Gastroenteritis kommen durch Überblähung des Darmes *Durchwanderungsperitonitiden* vor. Die Schleimhaut ist auf weite Strecken hyperämisch aufgelockert, ödematös geschwollen, von Blutungen durchsetzt, ohne daß es wie beim Paratyphus abdominalis zu Schwellungen der Lymphknötchen oder gar zu Schleimhautulcerationen zu kommen braucht. Wenn die PEYERschen Haufen auch hyperplastisch erscheinen, so kann man doch im allgemeinen nicht von einer „markigen Schwellung“ sprechen. Es kann abei nicht bestritten werden, daß es auch zu *Mischformen zwischen gastroenteritischer Form und paratyphöser Infektion des Lymphapparates kommen kann.*

Nicht immer gehen aber die histologischen Erscheinungen mit der Schwere des Krankheitsbildes parallel. Auch der Grad der Hämorrhagien ist nicht für den Ausgang der Erkrankung unbedingt entscheidend. Freilich sieht man gerade bei Obduktionen sehr ausgebreitete Prozesse, die von der Ileumgegend, mitunter weit hinab bis zum Colon reichen. Auch von einem Überspringen der einzelnen Darmabschnitte wird berichtet (PICK).

In erster Linie handelt es sich hier mehr um hyperämisch-hyperplastische Vorgänge, um Einlagerung plasmocytären Charakters, aber *auch von Eiterkörperchen*. Dazu kommt die vermehrte Schleimbildung, so daß der katarrhalische Zustand besonders hervortritt, ohne daß man allerdings bakterioskopisch von einem eigentlichen Bakterienbefund sprechen könnte. Der purulente Charakter kann gelegentlich so vorherrschen, daß man auch von einer *Gastroenteritis purulenta* sprechen könnte, in einem Fall sahen wir noch (in unsrer Eppendorfer Zeit) eine ausgesprochene *Magenwandphlegmone*, an welcher der Patient gestorben ist.

Bei der reinen Gastroenteritisform ist die *Milz* eher weich, auf die Milzschwellung selbst kann man sich also für die Diagnose nur wenig verlassen.

Auffallend ist, daß die Patienten, die unter den schweren Krankheitserscheinungen ad exitum gekommen sind, autoptisch, wie die Befunde von PICK zeigen, *nur wenig Herzmuskelveränderungen* aufweisen, trotzdem man annehmen müßte, daß die schweren toxischen Fälle, die an ihrer *Kreislaufinsuffizienz* ad exitum kommen, schwere Veränderungen des Myokards aufweisen müßten. Die gelegentlich aufgetretenden *Hämorrhagien* im peri- und epikardialen Gewebe mögen einen gewissen Einfluß haben, sie werden immer nur vereinzelt gefunden. Vielleicht ist es doch mehr der Wasserverlust, die Exsiccose mit der Bluteindickung, die hier zum Versagen beiträgt. In einem Falle fand sich das Blut wie bei einer Phosgenvergiftung. Die Nadel förderte kein Blut mehr aus der Vene.

Die parenchymatöse Degeneration der *Nieren*tubuli (sog. Typhus- bzw. Paratyphusnephrose) wurde schon beim Paratyphus abdominalis gewürdigt.

Paratyphus-B-Bacillen finden auch in den *Harnwegen* ein gutes Kulturmedium; bei sorgfältiger Untersuchung kann man auch eine *Bakteriurie* nachweisen.

Mehrmals haben wir einen *Subikterus* festgestellt, obwohl auf das Fehlen charakteristischer Veränderungen in der Leber von PICK ausdrücklich hingewiesen wird.

Heilt die Gastroenteritis aus, so ist auch meist der Erreger nicht mehr aus der Galle durch die Duodenalsonde nachzuweisen.

Den Hinweis, daß als Charakteristikum der choleraähnlichen Fälle eine schwere Entzündung des Magens vorhanden sei, konnten wir nicht bestätigen, ebensowenig, daß es eine von den *dysenterischen Ulcerationen* kaum trennbare Krankheitsform gäbe. Die Möglichkeit von Übergangs- und Grenzformen akuter Gastroenteritis zu Paratyphus abdominalis wurde schon erwähnt.

Die Frage, warum einmal ein Paratyphus abdominalis und ein anderes Mal eine akute Gastroenteritis ausgelöst wird, ist noch nicht geklärt.

Bei der letztgenannten Form scheint viel häufiger eine einheitliche Infektionsquelle, weniger eine Kontaktinfektion, bei der man hauptsächlich die sporadischen Fälle und weniger eine Epidemie auftreten sieht, in Frage zu kommen.

Bei der akuten Gastroenteritis werden die Bakterien vielmehr an Ort und Stelle der Aufnahme, das ist im Magen-Darmkanal, zurückgehalten und vermehren sich sofort auf den oberflächlichen Schleimhautschichten. Vielleicht handelt es sich darum, daß die Besiedlung des Darmes schon von Anfang an in Massen vor sich geht. *Warum das Lymphgefäßsystem sich danach trotzdem verschließt, entzieht sich nach wie vor unserer Kenntnis.* Auch an der Art des betreffenden Paratyphusstammes kann es nicht liegen, denn es kommen ja Übergänge und reine Paratyphus abdominalis-Fälle im Verlauf einer Epidemie nebeneinander vor. Mag man also beide Krankheitsformen, Paratyphus abdominalis und Gastroenteritis, als ausgebildete Infektionskrankheiten anerkennen (HÜBSCHMANN), so bleiben uns noch viele Fragen hinsichtlich der Pathogenese unbeantwortet.

Auch die Vorstellung einer relativ wachstumshemmenden oder antitoxischen Immunität gegen die Paratyphusbacillen (HERXHEIMER) wirkt nicht überzeugend.

Inzwischen dürfte kein Zweifel mehr darüber bestehen, daß manche Epidemien von Gastroenteritis *ausschließlich durch Paratyphus-B-Bacillen* SCHOTTMÜLLER) hervorgerufen wurden. (Siehe auch die beobachteten Epidemien auf S. 1405/06.)

Man kann ferner nicht sagen, daß der Paratyphus-A- und -B-Bacillus nur zu den ausgesprochen *bakteriell wirkenden* zu rechnen sei und ihnen die toxogene Wirkungskomponente in größerem Maße abginge, dem Typhusbacillus dagegen überhaupt der toxogene Charakter fehle. Dasselbe wäre auch über den GLÄSER-VOLDAGSEN-Bacillus zu sagen.

Eine recht bedenkliche Rolle spielen manchmal sich *chronisch* hinziehende Fälle von Gastroenteritis paratyphosa. Gerade sie sind es, die manchmal in extreme Abmagerung ausgehen. Durchfälle und Obstipation lösen sich ab, Darmkoliken halten die ganze Zeit über an, jeder Diätfehler, jede Abkühlung rächt sich. Zeitweise findet man wieder Paratyphusbacillen im Stuhl. Tenesmen in Darm und Blase führen zu Depressionen. Gerade bei zweien unserer Fälle, die dauernd bettlägerig wurden, stellten sich auch Zeichen chronischer Peritonitis ein. Durch den dauernden Meteorismus konnten Bakterien durch die ständig überdehnte Darmwand in die Bauchhöhle eindringen. Nur der Bacillenbefund läßt noch einen Zusammenhang mit einer paratyphösen Erkrankung vermuten.

Lokale Organerkrankungen durch Paratyphusbacillen.

Unter den durch Paratyphusbacillen hervorgerufenen *lokalen* Organerkrankungen steht an erster Stelle die Infektion der Harnwege. Der Verlauf der Cystitis bzw. Cystopyelitis unterscheidet sich im allgemeinen kaum von der durch Colibacillen. Als unangenehm erweist sich nur, daß die Bakteriurie längere Zeit anhalten kann. Rezidive sind dadurch nicht selten.

Tabelle 16. *Paratyphus-B-Fälle in Bayern.*

	Erkrankungen		Sterbefälle	
	absolut	auf 100000 Einwohner	absolut	auf 100000 Einwohner
1935	394	5,8	15	0,2
1936	425	6,2	24	0,4
1937	273	4,0	24	0,3
1938	351	5,1	15	0,2
1939	604	8,6	20	0,3
1940	303	3,7	17	0,2
1941	356	5,1	13	0,2
1942	184	2,6	14	0,2
1943	256	4,0	8	0,1
1944	167	2,4	11	0,2
1945	540	6,9	45	0,6
1946	908	10,8	22	0,3
1947	2047	22,3	23	0,3
1948	535	5,8	16	0,2
1949	626	6,7	13	0,1
1950	1034	11,4	15	0,16

Therapeutische Erfahrungen mit Hilfe der neuen Antibiotica liegen, wegen der Seltenheit der Erkrankung, die nur durch die bakteriologischen Untersuchungen diagnostisch sichergestellt werden kann, bis jetzt noch nicht vor.

Gelegentlich gelingt es bei dem die Erkrankung initial auslösenden Schüttelfrost, den Erreger aus dem Blut zu züchten. Auf die Bedeutung der Paratyphusbacillen als Erreger einer *Cholecystitis* und Cholangitis septica wurde im Kapitel „Septische Erkrankungen“ hingewiesen.

Schottmüller hat Paratyphus-B-Bacillen auch bei Fällen von *septischem Abort* züchten können, ebenso wie Paratyphusbacillen gelegentlich auch einmal in solitären *Lungenabscessen* als Erreger vorgefunden werden.

Die Meningitis paratyphosa dürfte Seltenheitswert haben, dagegen haben wir selbst bei einigen Fällen Paratyphusbacillen aus Lungenabscessen und Pleuraempyemen züchten können.

Prognose. Es ist erklärlich, daß bei den verschiedenen Krankheitsformen, die sich unter der Einwirkung der Paratyphusbacillen abspielen, nur von Fall zu Fall eine Prognose sich aufstellen läßt. Beim Paratyphus abdominalis schwankt sie um 1—2%. Bei den Gastroenteritisfällen ist sie abhängig von der Konstitution des Patienten, ebenso von der Giftigkeit, mit der die Bacillen bei einzelnen Epidemien ausgezeichnet erscheinen. So finden sich bei einzelnen Gruppenerkrankungen Letalitätsziffern bis 7%, in anderen stirbt überhaupt kein Patient. Man kann sagen, daß die reine Fleischvergiftung gefährlicher ist.

Immunitätsverhältnisse. Die durch die Erkrankung erworbene Immunität kann über Jahrzehnte anhalten, so daß man im allgemeinen eine zweite Erkrankung nach längerer Zeit, auch bei erhöhter Expositionsgefahr, relativ selten ausbrechen sieht.

Ebenso aber wie die Ursache der *Typhusrezidive* noch nicht geklärt ist, so vermögen wir nur schwer ein Urteil hinsichtlich der Durchseuchung durch die Paratyphusbacillen abzugeben. Bei dem einen geht eine schnellere, bei dem anderen eine verlangsamte Immunisierung vor sich, keinesfalls aber können wir aus dem Grade der Antikörperbildung und der agglutinierenden Fähigkeiten mit Sicherheit auf den Immunitätsgrad schließen. Auch die Paratyphusschutzimpfung läßt nicht viel mehr erkennen, als daß das Individuum durch aktive Immunisierung weniger einer Infektion seiner Umgebung anheimfällt und im allgemeinen auch leichter erkrankt. Aber dieser Impfschutz ist zeitlich doch verhältnismäßig kurz begrenzt, er schafft nur eine relative, keine absolute Immunität. Das also auf S. 1473ff. für Typhus Gesagte gilt in ähnlicher Weise auch für paratyphösen Erkrankungen. Neuinfektionen mit irgendeinem Salmonellatyp sind auch dann, wenn ein Patient eine schwere Infektion mit einem anderen Typ hinter sich hat, gar nicht selten. Wenn gesagt worden ist, daß Immunität nicht mit der Höhe des Agglutinationstiters zu identifizieren ist, so wäre hier noch zu betonen, daß die bakterienagglutinierende Kraft des Serums noch verzögernder auftritt als beim Typhus. Man hat den Eindruck, daß die Durchimmunisierung beim Paratyphus ebenso wie bei den bakteriellen Lebensmittelvergiftungen mit Bacterium Breslau, Gärtner, suipestifer noch geringer ist als bei den Infektionen durch den Eberth-Bacillus. Besonders die auf den Magen-Darmtractus beschränkte Infektion, mag sie noch so sehr schwer in Erscheinung treten, läßt oft eine ausgesprochenere Antikörperbildung vermissen. So kann man gelegentlich bei Patienten einmal eine reine Paratyphus-B-Enteritis und nach Monaten und Jahren eine Gärtner-Enteritis beobachten.

Ein Assistent von Schottmüller wurde als Dauerausscheider von Gärtner-Bacillen erkannt. Wenn wir einen typischen Gärtner-Bacillus brauchten, so konnten wir auf den Stuhl dieses Arztes zurückgreifen. Als dieser Kollege später in Schlesien in einem Sanatorium tätig war, erkrankte er mit vielen anderen Patienten dort anläßlich einer Epidemie an einer Gastroenteritis paratyphosa B und starb daran.

Differentialdiagnose. Neben den infektiösen Fleischvergiftungen spielen die chemischen eine große Rolle.

Wenn man in Betracht zieht, daß es eine Unsumme von Möglichkeiten gibt, die zu Magen-Darmstörungen führen, so kann man daraus ermessen, wie sehr die Beweisführung der Ätiologie in manchen Fällen erschwert ist. Die Vergiftungsdiagnose, die zu schnellem therapeutischen bzw. auch prophylaktischen Handeln führen soll, stößt besonders im Anfang auf manche Schwierigkeit, wenn es sich um Einzelfälle handelt. Erkrankt ein größerer Personenkreis, so ist der Hinweis auf eine bestimmte Vergiftungsquelle im allgemeinen leichter, obwohl gerade bestimmte Metallverbindungen besonders mit initialen gastroenteralen Symptomen einhergehen. Es sei hier vor allem an die akute *Arsenvergiftung* erinnert, die früher bei Suicid- und Mordversuchen häufiger als in unserer Zeit eine Rolle spielte. Dabei wurde es, wie die eingehenden Schilderungen aus früheren Mordprozessen erkennen lassen, aus kriminellen Absichten in relativ kleinen Dosen gegeben. Der chronische Darmkatarrh, der immer mehr sich reduzierende Kräftezustand, gehäufte Durchfälle, Parästhesien und Lähmungserscheinungen können auch manchmal an eine chronische paratyphöse Infektion denken lassen.

Die Verwechslung von löslichen *Bariumsalzen* mit dem unlöslichen Bariumsulfat bei röntgenologischen Magen-Darmuntersuchungen hat mit seinen schweren intestinalen Symptomen ebenfalls gelegentlich zu diagnostischen Irrtümern gegenüber einem paratyphösen Krankheitsbild Veranlassung gegeben.

Unter den organischen Giften muß auf die akute *Methylalkoholvergiftung* hingewiesen werden (s. S. 1530).

Auf andere *organische Gifte* (Phenole), aromatische Nitroverbindungen des Benzols sei hier nicht weiter eingegangen, ebenso nicht auf die vielen durch Alkaloide und andere Pflanzenstoffe sich auswirkende Vergiftungszustände im Magen-Darmkanal.

Dagegen muß noch auf die Vergiftungen durch Amanita phalloides und andere Giftpilze kurz hingewiesen werden, da sie schließlich ebenfalls zu den Nahrungsmittelvergiftungen gehören und da sie oft mit explosionsartigem Erbrechen und qualvollen Magenschmerzen, Koliken und Durchfällen verbunden sind, die fast alle Zeichen der Cholera nostras im initialen Stadium darbieten können.

Differentialdiagnostisch muß auch einer speziellen *Nitritvergiftung* Beachtung geschenkt werden, vor allem deswegen, weil die plötzlich von Wurstgenuß ausgehenden Erkrankungen im ersten Moment an eine bakteriell bedingte Fleischvergiftung denken lassen müssen.

Nach dem Krieg fanden sich vermehrt Berichte über das Auftreten von Massenvergiftungen mit Natriumnitrit, so die von BUSHOF in Trier mit 140 Erkrankten und 3 Todesfällen und später mit 20 Erkrankten und 1 Todesfall, ferner von HEIN über eine Vergiftung in Oschersleben mit 5 Erkrankten, sowie von SCHULZE und SCHEIB über eine Vergiftung in Leipzig mit 71 Erkrankten und 7 Todesfällen.

Unsere eigenen Beobachtungen erstreckten sich auf insgesamt 51 Fälle, wovon 20 stationär und 31 ambulant behandelt wurden. Ursache war in allen Fällen der Genuß von Blutwurst, welcher fälschlicherweise an Stelle von Pökelsalz (mit dem üblichen Gehalt von 0,6% Nitrit) *reines Na-Nitrit* zugesetzt worden war. Die Schwere der Vergiftungsbilder ging im allgemeinen der Menge der genossenen Blutwurst parallel (in den meisten Fällen bei etwa $^1/_4$ Pfund, in einem Fall bei 500 g). Die Blutwurst hatte einen Nitritgehalt von 0,8%, so daß die Menge des eingenommenen Nitrits zwischen 0,8 und 4,0 g lag. Todesfälle wurden nicht beobachtet.

Der Eintritt der Vergiftungserscheinungen erfolgte in der Mehrzahl der Fälle $^1/_2$—$^3/_4$ Std nach Genuß der Blutwurst.

Subjektive Symptome waren bei leichten Fällen: Kopfschmerz, Übelkeit, Brechreiz, vereinzelt auch Erbrechen, ziehende Leibschmerzen, Schwindelgefühl, Hitzegefühl im Kopf, starke Kopfschmerzen, Augenflimmern, Kraftlosigkeit in Armen und Beinen, sowie Schweißausbrüche.

Objektiv zeigte sich eine auffallend starke Cyanose von Lippen, Ohren, Gesicht und Schleimhäuten, sowie ein typisches fahles, schmutzig-braunes Hautkolorit als Zeichen einer *Methämoglobinämie*, die auf intravenöse Methylenblauinjektion schnell wich.

Der Blutdruck zeigte dementsprechend niedrige Werte bis zu Kollapserscheinungen. Im *EKG* waren in einzelnen Fällen ST-Senkungen in I und II vorhanden.

Einige Fälle zeigten Fieber bis 38°, ein Fall bis 39°.

Die Therapie bei Paratyphus abdominalis muß je nach Schwere und Dauer der Erkrankung nach denselben Grundsätzen wie beim Typhus durchgeführt werden. In leichten und mittelschweren Fällen wird man mit *Chloromycetin* kaum mehr zurecht kommen, weil ja die Fieberkurve, die hier für gewöhnlich nur über ein paar Tage sich hinzieht, meist nicht noch mehr verkürzt zu werden braucht und sich normalerweise das Wohlbefinden von selbst einzustellen pflegt. In schweren Fällen dürfte Chloromycetin vorläufig das Mittel der Wahl sein. Vaccine- und Serumtherapie hat keinen Anklang gefunden. Es ist viel wichtiger, gegebenenfalls die Behandlung auf etwaige Komplikationen, besonders von seiten des Kreislaufes einzustellen. Sein Versagen erfordert frühzeitig die Anwendung von Coffein, Adrenalin, Sympatol, Ephetonin, Campherdepots, Vitamin C und B.

Von entscheidender Bedeutung ist die Behandlung der *Gastroenteritis*.

Die Anwendung von Abführmitteln ist nur bei Beginn der Erkrankung indiziert, später ist sie wirkungslos. Wichtiger ist die Durchwärmung des Patienten (Wärmflaschen, Heizkissen, heiße Umschläge).

Außer ungezuckertem Tee sollte der Kranke sich jeder Nahrungszufuhr enthalten. Jeder Diätfehler, der meist von der Umgebung des Patienten verschuldet wird, rächt sich. In letzter Zeit hat man der reinen Apfeldiät das Wort gesprochen. Für gewöhnlich besteht auch dagegen beim Kranken eine Abneigung. Magen- und Darmspülung mit 1—2% Tanninlösung, eventuell unter Beifügung von 1—2 g Bismutum subgallicum, hat sich uns ebenso wie bei Ruhr erfolgreich gezeigt. Die ausgetrockneten Patienten müssen mit Dauertropfinfusionen subcutan und intravenös durchspült werden. Schließlich muß man auch eventuell Bluttransfusionen durchführen. Später ist den noch vorhandenen Gärungsprozessen, der veränderten Darmflora und den dadurch fehlenden Fermenten Beachtung zu schenken. Über Aerosolbehandlung siehe auch S. 1508/1509.

Die eigentliche Fleischvergiftung.

Unter der sog. Fleischvergiftung und den Massenerkrankungen, die dadurch hervorgerufen werden, möchte man, ähnlich wie beim Botulismus, *lediglich Erkrankungen durch bereits mit Giften durchsetzte Nahrungsmittel* verstehen. Die Tätigkeit der Bacillen wäre also mit der Produktion der Gifte auf diesem geeigneten Nährboden bereits als beendet anzusehen. Zu diesen Kulturmediengehören neben rohem (Hack-)Fleisch auch Fische, Austern, Schnecken, Hummern. Diese „Toxinvergiftung“ des Fleisches kann schon mittels Infektion zu *Lebzeiten* der Tiere erfolgt sein, es kann aber auch Gift nachträglich durch die betreffenden tierpathogenen Bakterien noch nach der Schlachtung der Tiere erst erzeugt worden sein. In letzterem Falle sind im allgemeinen die kleinen Epidemien auf einen Personenkreis beschränkt, der eben nur von den betreffenden Nahrungsmitteln genossen hat. Die Zahl der Bakterien kann durch die Bakteriolyse bereits so gering geworden sein, daß sie nur noch schwer gezüchtet werden können; trotzdem können überall Endotoxine in den betreffenden Nahrungsmitteln vorhanden sein. Viele solcher Endotoxine sind so weit *hitzebeständig*, daß sie auch durch Kochen und Braten nicht ganz ausgeschaltet werden können.

Es wird aber, wie sich immer wieder bestätigt findet, eine strenge Trennung zwischen bakterieller Infektion und reiner Fleischvergiftung kaum möglich sein. Auch die Infektionen mit Paratyphus-B-Bakterien und den

Enteritisbakterien heben sich ja weder nach klinischen Symptomen noch nach der Pathogenese scharf ab.

Vor allem aber epidemiologisch zeigt sich immer wieder, wie wichtig es ist, die Art des Erregers festzustellen. Man wird dann einmal in der Ätiologie einer Gruppen- oder Massenerkrankung die Paratyphus-B-Bacillen, ein anderes Mal Breslau-, Gärtner-Bacillen oder einen Typ mittels der angeführten Tabelle 13 (s. S. 1500—1502) anschuldigen müssen und epidemiologischen Wegen nachspüren können. Mischinfektionen sind aber auch zu Zeiten von größeren Epidemien festgestellt worden.

Als *reine Fleischvergiftung* haben wir den Botulismus aufzufassen.

Botulismus.

Der Botulismus zeichnet sich im Gegensatz zu den anderen Nahrungsmittelvergiftungen vor allem durch *Lähmungserscheinungen* aus, während die initialen Magen-Darmsymptome gänzlich in den Hintergrund treten, *Durchfälle und Erbrechen* fehlen können.

Das *Gift*, das der Bacillus botulinus erzeugt, gehört zu den für den Menschen gefährlichsten Toxinen.

Geschichtliches. Der Name Botulismus *(botulus = Wurst, Darm)* oder Allantiasis (Wurst) leitet sich davon ab, daß schon früher gelegentlich diese Vergiftung beobachtet und vor allem mit dem Genuß von Fleisch, besonders *Räucherfleisch und Wurst* in Verbindung gebracht werden konnte. Die erste Beschreibung verdanken wir JUSTINUS KERNER, Dichter und Oberamtsarzt in Weinsberg, im Jahre 1820. 1822 waren ihm bereits 122 Fälle, darunter 84 Todesfälle bekannt.

1896 war es dem Bakteriologen VAN ERMENGEM in Gent gelungen, den für die Krankheit verantwortlichen Bacillus aus Resten von Schinken, nach deren Genuß 34 Teilnehmer einer Begräbnisfeier in Ellezelles (Belgien) erkrankt waren, zu züchten, ebenso aus der Milz und dem Darminhalt von einem Verstorbenen. Man erkannte damals bereits, daß nicht der anaerobe, saprophytische Bacillus selbst, sondern eigentlich „ein durch die Verdauungsfermente nicht beeinflußtes Gift die Krankheit verursache", das der Bacillus während seines Wachstums in Nahrungsmitteln unter anaeroben Bedingungen, z. B. in nicht einwandfrei hergestellten Konserven, bildet.

Er beobachtete weiterhin, daß Schinken, der mit Bouillonkulturen des Bacillus beimpft, bebrütet, zur Maceration gebracht, und Meerschweinchen, Kaninchen, Katzen, Tauben und Affen unter die Nahrung gemischt wurde, die Erscheinungen des Botulismus hervorrief. Von allen Symptomen brauchen dabei oft nur die Sehstörungen als einziges Zeichen hervorzutreten. Es ist daher erklärlich, daß viele Fälle von Botulismus in der Literatur vornehmlich durch die *Augenheilkunde* — obwohl meistens bakteriologisch nicht gesichert — publiziert wurden. Besondere Beachtung fand die Vergiftung vor allem in den letzten Jahrzehnten in USA. Da die Amerikaner bekanntlich viel konservierte Nahrungsmittel genießen, treten hier die Fälle häufiger auf.

Wie so viele Anaerobier sind auch die Botulismusbacillen in gedüngter und feuchter Erde zu Hause. Als Sporenträger gegen äußere Einflüsse, Hitze, Kälte, Trockenheit wenig empfindlich, schleichen sie sich sicher viel häufiger, als man annehmen kann, in allen möglichen, Mensch und Tier dienenden Nahrungsmitteln ein. Zur Auskeimung muß ihnen dann besondere Möglichkeit geboten werden. Luftdichter Abschluß, feuchtes Milieu läßt die Giftbildung noch intensiver und verbreiteter zur Ausbildung kommen wie in festen Fleischdauerwaren, Würsten, Fischbestandteilen, wo das Gift manchmal nur auf winzige Stellen beschränkt zu sein braucht. Infolgedessen kommt es bei Aufnahme von Gemüse- und Obstkonserven eher zu ausgebreiteteren Epidemien, während bei Genuß von Fleisch- oder Wurstkonserven nur *ein* Individuum zu erkranken braucht, das unglücklicherweise ein Stückchen eines solchen umschrieben vergifteten Nahrungsmittels genossen (oft nur abgeschmeckt!) hatte. Gerade solche Einzelfälle ergeben dann für die Diagnose Schwierigkeiten.

Die anaeroben Wachstumsverhältnisse werden bei der Konservierung in luftdicht verschlossenen, oft wie bei Schweinefleisch mit fetter Oberschicht bedeckten Konserven, oder mit dicker Haut umschlossenen Würsten eher noch begünstigt. *Räucherung* allein ist nur bei genügender Erhitzung ausreichend, *Einpökelung* bringt ebenfalls nur bei hohem Salzgehalt bedingten Schutz. Ist dieser ungenügend und werden Nahrungsmittel in ungeeigneter

Weise bei Wärme und Feuchtigkeit (d. h. in einer Art Treibhausmilieu) gelagert, so besteht die Gefahr der Giftbildung in verstärktem Maße. Die zur Vergiftung führenden Nahrungsmittel sind meist im Geruch und Geschmack nicht sehr auffallend verändert, außer natürlich, wenn sich nicht zusätzlich Fäulnisprozesse abspielten. Der Geruch ist säuerlich, in Konserven kann Gasentwicklung auftreten. Vegetabilien können auffallend weich sein und Schinken hat mitunter ein besonders blasses Aussehen. Diese Nahrung mittel schmecken dann fast immer etwas verdorben. Sie sollten am besten weggeworfen oder vor dem Genuß genügend lange durch mindestens 30 min langes Kochen erhitzt werden, um das Toxin zu zerstören. Es ist jedoch durchaus auch möglich, daß toxinhaltige Nahrungsmittel keine merkbaren Veränderungen aufweisen.

In verunreinigten Nahrungsmitteln (z. B. Stichinfektion in geräuchertem Schinken), wächst der Bacillus häufig inselartig. Daher ist es verständlich, daß nicht alle Personen an Botulismus erkranken, die von dem gleichen Nahrungsmittel gegessen haben.

Bakteriologie. Der Bacillus botulinus, nach v. HOLLAND 1920 auch Clostridium botulinum genannt, ist in jungen Kulturen ein grampositives Stäbchen, das in älteren Kulturen ein unter Umständen auch gramnegatives Verhalten zeigt, und etwa 4—8 μ lang ist. Es ist wenig beweglich, besitzt leicht abgerundete Enden und 4—8 sehr feine peritrich angeordnete Geißeln (KOLLE, HETSCH). Es sind verschiedene Bacillentypen bekannt. Die amerikanischen A- und B-Stämme haben nach MEYER 12—35, nach BENGTSON 15—30 Flagellen. Die Geißelzahl der Typus-C-Stämme ist 5—15 (BENGTSON), nach SEDDON 4—8, Flagellen sind nicht darstellbar (THEILER).

Die amerikanischen Typus-A- und B-Stämme sind immer beweglich, gering beweglich sind die Typus-C-Stämme und der Stamm Original-VAN-ERMENGEM. Färbung ist möglich mit Anilinfarben und nach Gram.

Die Sporen, echte Endosporen, die end- selten mittelständig sitzen, sind oval. Der Bacillus erhält dadurch eine „Löffel- oder Tennisschlägerform". Gemäß den Beobachtungen von K. F. MEYER und des Med. Res. Comitee, (BENGTSON) sind die Typus-C-Varianten, die nicht proteolytisch wirken, länger und dicker als die proteolytischen Stämme und haben endständige, ovale, das Stäbchen nicht verdickende Sporen, während die ovolytischen Stämme torpedoähnliche Formen und subterminal oder zentral, zuweilen in einem Winkel zur Bacillenachse stehende Sporen besitzen. Sporenbildung erfolgt nur in älteren Kulturen.

Der Bacillus selbst scheint gegen äußere Einflüsse gar nicht so sehr widerstandsfähig zu sein. Die Angabe des Temperaturoptimums differiert bei den verschiedenen Autoren. Sicher aber ist, daß der Bacillus bei Temperaturen von 20—38° C gedeihen kann. Von 37° C ab kommt es zu langsamer Bildung von Involutionsformen und zu Fadenbildung, und Gedeihen und Giftbildung kann zurückgehen. Andere Stämme (MILTON J. RESENAU) zeigen aber eine Toxinbildung gerade auch bei 37° C. Wenn man aber, nach REINER MÜLLER, bedenkt, daß Wachstum sogar noch bei 5° C erfolgt und nach K. F. MEYER noch bei 55° C möglich ist, vor allem, wenn Kulturen (nach KOLLE und HETSCH), in flüssigem Milieu unter Wasserstoffatmosphäre gehalten werden, so spricht diese Differenz des Temperaturoptimums, ebenso aber auch Größe und Aussehen der Bakterien dafür, daß verschiedene Bacillentypen und -stämme für die Erkrankung vorliegen müssen.

Die *Sporenbildung* geht vor allem zwischen 20 und 25° C vor sich und nimmt bei höheren Temperaturen wesentlich ab (HANS ZINSSER, STANHOPE, BAYNE-JONES).

COLEMANN und MEYER, STARIN und DACK haben nachgewiesen, daß entgiftete Sporen, die einem Tiere eingeimpft werden, in den Geweben trotzdem keimen können und ein Gift von beträchtlicher toxischer Wirkung zu bilden vermögen. Es wird allerdings zugegeben, daß es fraglich ist, ob auf diese Art und Weise eine Intoxikation stattfinden kann. Es ist dazu nach K. F. MEYER eine Sporeneinverleibung nötig.

Unter den Typen von Botulismusbacillen, die bis jetzt bekannt sind, werden Typ A und B als menschenpathogen (BURKE 1919, Amerika) angesehen. BENGTSON isolierte 1924 noch einen Typ C (Clostridium parabotulinum), der für Menschen bedingt pathogen zu sein scheint. Bei dem „Limberneck" (sog. Schlapphals) eine bei Hühnern und Truthühnern nach Aufnahme von Fliegenlarven hervorgerufene Erkrankung (COBURN und QUORTRUP) wirkt der Typus C in seinen Untergruppen oral toxisch bei Enten, nicht dagegen bei Ziegen und Affen, während der reine C-Typ oral Enten, Ziegen und Affen vergiftet. Ein Typ D (THEILER und ROBINSON) soll oral toxisch für Rinder, Pferde und Ziegen, für Affen und Menschen apathogen sein (Stamm Parabotulinus).

GUNNISON, CUMMINGS und MEYER entdeckten einen weiteren Typus E, der sich durch die Art seines Toxins und durch Agglutination einwandfrei von den anderen Typen trennen ließ. Weitere „Subtypen" unterscheiden sich nach LEUCHS morphologisch nicht, wohl aber in ihrem immunisatorischen Verhalten und nach ihrer toxischen Wirksamkeit.

Eine Unterscheidung ist neben der Agglutination durch Komplementbindung, durch Verflüssigung von Löfflerserum, durch die Spaltung von Kohlenhydraten und je nach ihrer Hitzeresistenz möglich. Typ A produziert z. B. Säure und Gas in Glucose, Maltose und Salicin.

Typ B und C zersetzen Salicin nicht und Typ A und B spalten Glycerin, Typ C nicht. Neutralisiert werden die Toxine der verschiedenen Typen nur durch homologe Sera. Nach amerikanischen Berichten (Hans Zinsser, Stanhope, Bayne-Jones) ist die Hitzeresistenz der Sporen des Typus A und B des Clostridium botulinum größer als die anderer Anaerobier. Die Hitzebeständigkeit der Sporen differiert in weiten Grenzen (von 3—110 min) bei Erhitzung auf 105° C in einer Phosphatlösung von p_H 7,0.

Die maximale Lebenszeit der Sporen in dieser Lösung belief sich auf 330 min bei 100° C, 110 min bei 105° C, 35 min bei 110° C, 11 min bei 115° C und 4 min bei 120° C. Nach Hans Schmidt beträgt die Lebensdauer der Sporen entsprechend bei 100° 6 Std, bei 150° bis 12 min, die der Sporen des Typus C 3 bis 75 min bei 105° C. Dabei spielt natürlich neben der Reaktion des Mediums das Alter der Sporen eine Rolle. Junge Sporen sind widerstandsfähiger als alte. Außerdem ist noch die Zahl der Sporen je Kubikeinheit und die Austrocknung von Bedeutung; trockene Sporen sind viel schwerer zu vernichten als feuchte. Am wenigsten resistent gegenüber der Hitze sind die Sporen des Typus C.

Die als „dormancy" bezeichnete Tatsache, nämlich das verzögerte Auskeimen von Sporen in der Nachkultur verlangt eine Bebrütungszeit von wenigstens 4 Monaten bei 37°. Man kann im allgemeinen wohl annehmen, daß die Dampfresistenz der Sporen 2—3 Std beträgt (während die der Sporen des Bacillus tetani nur 1—3 min anhält!).

In 5%iger Carbolsäure sterben die Sporen innerhalb 24 Std. Die Stämme des Typus C verlieren ihre Giftigkeit wesentlich leichter. Sie sind in der Regel bedeutend schwächer toxisch. Es gibt auch sicher völlig ungiftige Stämme, deren Zugehörigkeit zum Typus C nur durch Agglutination erkannt werden kann.

Das wirksamste Toxin erzeugt der Typus A. Bei vergleichenden Versuchen von K. F. Meyer wurde von Bacillen des Typus A ein Gift produziert, das 1000mal toxischer war, als das von Bacillen des Typus B, wiewohl es auch einige Stämme des Typus B geben soll, die gleich starkes Gift wie A zu bilden vermögen. Typ A ist der weitaus häufigere Erreger. Der amerikanische Typ B dominiert in Europa. Darauf ist wohl der Unterschied der Letalität zurückzuführen, die in den Jahren 1898—1928 in Deutschland etwa 17,4%, in USA. 57,7% betrug (Kolle, Hetsch). Außerdem waren 70% der zur Vergiftung führenden Nahrungsmittel in Amerika Konserven von Vegetabilien, also ein flüssiges Medium mit günstigeren Verbreitungs- und Toxinbildungsmöglichkeiten für den Bacillus. Vielleicht spielte auch eine Mischinfektion mit Fäulnisbakterien durch Verbrauch von O_2 eine Rolle. In Deutschland verursachten hauptsächlich Fleischkonserven die Vergiftung.

Der Bacillus ist ubiquitär vor allem überall in der Bodenerde zu finden, auf gedüngtem Kulturland mehr der Typus B; Typus C soll vor allem auch in der Nähe von Pferde- und Hühnerställen vorkommen, in denen Tiere an Botulismus erkrankt sind. Sporen können so in den Magen-Darmtrakt von Tieren und Menschen gelangen, ohne hier entsprechende Krankheitssymptome hervorzurufen.

Trotz des ubiquitären Vorkommens des Bacillus ist die Krankheit relativ selten. Von 1898—1923 sind in Deustchland nur 302 Fälle bekanntgeworden (Staehelin).

Kulturmedien. Das Wachstum und die Giftbildung des Bacillus wird gefördert durch Symbiose mit gewissen anaeroben Bakterien unter Hinzufügen von Glucose (besonders in alkalischen Medien). Gelatine, Dextrose, Maltose, Lävulose wird verflüssigt, dagegen nach Stefan Winkel nicht Lactose, Saccharose, Mannit, Isodulcit, Dulcit, Galaktose und Inulin: nach Reiner Müller wird auch Rübenzucker zersetzt. Es gibt proteolytische und nichtproteolytische Stämme.

Bitter empfiehlt Nährbouillon mit Hinzugabe von rohen, steril entnommenen Organstückchen oder Kartoffelscheibchen von etwa $1^1/_2$ cm Dicke.

Ähnlich den Nährböden von van Ermengem und Leuchs besteht nach K. F. Meyer ein Nährboden von optimaler Wirkung in gleichen Teilen einer Kalbfleischbouillon (500 g Fleisch und 500 cm³ Wasser) und einer peptischen Rinderherzverdauungsbrühe, dazu 0,2% Na_2HPO_4 und 0,5—1,3% Glucose: Reaktion von p_H 7,0—7,2. Gewöhnlich filtriert man erst nach 10—12 Tagen. 2×10^{-6} cm³ des Kulturfiltrates sind schon nach 60 Std imstande, eine Maus zu töten. Bebrütungstemperatur ist 33—35° C.

Nach Reiner Müller werden infizierte Nahrungsmittel und Erbrochenes durch einstündiges Kochen von Begleitkeimen befreit. Bei p_H 7,0 bleiben die Botulismussporen bei 100° C noch etwa 5—6 Std lang auskeimungsfähig, sie gehen bei etwas sauerer Reaktion rascher zugrunde. Dann empfiehlt er das Anlegen von anaeroben Kolonien auf Nähragar, Blutagar, 2%iger Traubenzuckerbrühe, Leberbrühe. Die beimpften flüssigen Nährböden werden 10 Tage lang bei einer Temperatur von 35° C unter anaeroben Bedingungen bebrütet. Das Filtrat kann dann zu Testungen bei Tieren verwendet werden.

Burke empfiehlt bei verunreinigtem Material eine reichliche Beimpfung von van Ermengems Brühe mit dem ursprünglichen Stoff und Herstellung von doppelten Kulturen.

Auf einer Dextrose-Blutagarplatte sehen wir flach gewölbte, glatte Kolonien mit asbestartigen, rauhen Kolonien mit ausgefransten Rändern. Neben hauchartigem Schleier findet sich eine Hämolyse (WINKEL). Kulturen in 1%igen Glucose-Agar-Nährböden zeigen in der Tiefe im Stichkanal eine dünne weiße Säule und danach Gasbildung. Auf Anaerobier-Agarplatten erscheinen die Kulturen gelblich, opalescent und rund und zeigen eine fein ausgefranste Peripherie.

Bei 20—25° C sieht man auf Gelatine schnelles, reichliches Gedeihen. Unter Gasbildung folgt eine energische Verflüssigung. Nach VAN ERMENGEM erscheinen die Kulturen auf Glucose-Gelatineplatten zunächst rundlich, gelblich, durchscheinend und verflüssigend, aus groben Körnern zusammengesetzt. Später werden sie bräunlich und undurchsichtig und zeigen nur an den Rändern einen schmalen Saum von beweglichen Körnern. In Glucose-Fleischbrühe erfolgt eine allgemeine Trübung und reichliche Gasbildung, bei Überschreitung einer Temperatur von 35° C hört die Gasbildung nach etwa 4—5 Tagen auf. Die Brühe wird klar, mit einem gelblich-weiß-flockigen Sediment. Bei tiefer gehaltenen Temperaturen tritt dies nicht ein (ZINSSER, STANHOPE, BAYNE-JONES).

Das in den Kulturen reichlich gebildete Gas besteht (infolge Zersetzung von Zucker) hauptsächlich aus *Methan und Wasserstoff* im Medium. Daneben wird mit saurem, ranzigem Geruch viel Buttersäure erzeugt. Je saurer die Reaktion, desto mehr Wachstumshemmung.

Toxinbildung und seine Auswirkung. Der Botulismus ist nach der heutigen Auffassung eine *Intoxikation*, keine Infektion. Die Bildung des löslichen Toxins beruht nicht auf Sekretion des Bacillus, sondern auf einer fermentativen Autolyse (SCHMIDT). Im Gegensatz zum Diphtherie- und Tetanustoxin kann es vom Magen und oberen Darmteil resorbiert werden. Die saure bzw. alkalische Reaktion des Magen-Darmtraktes zerstört es nicht.

Durch die unverletzte *Haut* kann das Toxin nicht eindringen, wohl aber durch *frische Wundflächen adsorbiert* werden, ebenso durch die Schleimhaut des Mundes (GEIGER).

Beachtlich sind die Arbeiten von ORR im Labor MILTON J. ROSENAUS. Er fütterte Meerschweinchen und Mäuse mit großen Mengen von toxinfreien Sporen, wobei sich eine Botulismusvergiftung entwickelte. Nach K. F. MEYER und COLEMAN sind dazu etwa 78—200 Mill. Sporen nötig, bei längerer Erhitzung (1 Std bei 80° C) und Verwendung bestimmter Stämme Sporenmengen von 11—2500 Billionen. Also sind, wie im Tierversuch erwiesen ist, Sporen des Bacillus botulinus imstande, nach Auskeimung im Körper Gift abzuscheiden. Der Körper bietet ihm nicht optimale Lebensbedingungen, worauf wohl für gewöhnlich die geringe Toxinbildung beruht, sonst würde wohl der Bacillus botulinus für den Menschen noch gefährlicher. Das Botulinustoxin ist außerordentlich stark wirksam. Es ist wohl das stärkste aller bisher bekannten Bakterientoxine (KOLLE, HETSCH 1929, MÜLLER 1939). Beim Kaninchen können 0,035 mg zum Tode führen, während die tödliche Menge des Tetanustoxins etwa 0,25 mg beträgt (VAN ERMENGEM). BRIEGER und KEMPNER gelang es, ein Gift zu gewinnen, von dem 0,000001 cm³ imstande sind ein 250 g schweres Meerschweinchen in 3—4 Tagen zu töten. Nach BRONFENBRENNER und SCHLESINGER (1920/21) ist das Toxin oral etwa 100mal weniger wirksam, als wenn es einem Tiere eingeimpft wird. Die zur Vergiftung führenden Mengen können äußerst klein sein. COHN beobachtete eine Intoxikation schon nach einem kleinen Löffel Pastete. VAN ERMENGEM berichtete, daß etwa 20 g des toxischen Schinkens in Ellezelles den Tod eines Patienten herbeiführten. Er schreibt, daß bei den Vergiftungen in Darmstadt ein walnußgroßes Stückchen eingemachte Ente eine 8 Wochen dauernde Krankheit hervorrief. DICKSON sah Botulismusfälle, bei denen die Menge einer Hülse der verdorbenen Bohnen oder nur ein Löffel voll von dem toxisch wirkenden Mais ad exitum führte. Er beobachtete sogar einen Fall von Botulismus nur durch Kosten einer Bohnenhülse, die der Patient nicht einmal schluckte. Hier entstand die Vergiftung also offenbar durch die Resorption der Mundschleimhaut. Nach DICKSON ist das Toxin viel virulenter, wenn der Bacillus im Dunkeln auf alkalischen Nährböden wächst. HCl erhöht die Virulenz des Toxins in einer Mischung von p_H 4,0 (BRONFENBRENNER, SCHLESINGER 1924).

Das Toxin wird nicht erzeugt in Salzlake, die über 8% NaCl enthält, oder in Sirup, der über 50% Zucker aufweist, was beim Konservieren von Nahrungsmitteln zu beachten ist (ROSENAU). Die *letale Dosis*, für den Menschen nach Tierversuchen berechnet, ist etwa 0,01 mg, also ist das Botulismusgift etwa 25mal toxischer als Tetanusgift (MÜLLER). Nach VAN ERMENGEM sind Mäuse, Meerschweinchen und Affen am empfindlichsten gegenüber dem Gift. Toxine, gewonnen aus frischen Kulturen, töten bei subcutaner Injektion von $^1/_{2000}$ bis $^1/_{20000}$ cm³ je nach der Giftigkeit des betreffenden Stammes Meerschweinchen in 2—3 Tagen. $^1/_{10000}$ bis $^1/_{100000}$ cm³ töten Mäuse, wenn intravenös appliziert. Affen, Meerschweinchen und Mäuse kann man auch durch einige Tropfen der toxischen Bouillonflüssigkeit vergiften. Die *Intoxikation* tritt im Laufe von 1—$1^1/_2$ Tagen auf. Der Tod kann innerhalb weniger Stunden erfolgen ohne Auftreten von Paresen, wenn größere Dosen appliziert werden (KOLLE, HETSCH).

VAN ERMENGEM sah, daß Kaninchen weniger darauf ansprechen, Katzen nur durch riesige Mengen des Toxins Erscheinungen zeigen.

Die meisten *Warmblüter* sind nur durch höhere Dosen per os, aber leicht durch subcutane, intraperitoneale und intravenöse Injektion zu vergiften.

Auch Tauben sind empfindlich gegenüber dem Gift. Frösche, Fische, überhaupt Kaltblüter sind nach van Ermengem äußerst widerstandsfähig. Paramäcien sind überhaupt unempfindlich. Laut Berichten von K. F. Meyer und Geiger und anderen amerikanischen Stimmen (Graham und Schwarz, Dickson) erkranken auch Hühner an Botulismus. Sie können sogar als Testobjekte verwendet werden, um das Toxin nachzuweisen (Rosenau). Auch Ziegen und Hunde, Pferde, Rinder und Enten können, wie teils bereits erwähnt, an Botulismus erkranken. Nach Ansicht Schübels schreitet im allgemeinen die Empfindlichkeit mit der Differenzierung und höheren Entwicklung des Nervensystems fort. Das Toxin ist viel weniger resistent gegen Hitze als die Sporen. Nach Thom, Edmonson und Giltner wird das Gift des Voisé-Stammes vernichtet, wenn es 10 min lang auf etwa 75° C erhitzt wird. Orr berichtet, daß das widerstandsfähigste Toxin der 10 von ihm beobachteten Stämme unwirksam wird durch Erhitzen auf 80° C 2 min lang, auf 72° C 10 min und auf 65° C 85 min lang. Schmidt schreibt, daß viele Toxine zerstört würden durch Erhitzung auf 80° C 5 min lang, auf 72° C 15 min, oder eine Stunde auf 65° C. Einige erfordern eine Hitze von 80° C 30 min lang. Bei Erhitzen auf 100° C sind Toxine in der Regel innerhalb einiger Minuten vernichtet. Bei toxinhaltigen pflanzlichen Nahrungsmitteln tritt oft erst durch mindestens $^1/_4$stündiges Kochen Verlust der Toxicität ein. p_H 5 ist nach Sommer das Stabilitätsoptimum reiner Gifte der Hitze gegenüber. Die Temperaturangaben über Hitzeresistenz des Toxins stimmen also im wesentlichen überein.

Das Toxin wird auch schnell, wie schon vorher angedeutet, durch *Sonnenlicht* und *diffuses Tageslicht* beeinflußt. Auch durch *Luft* wird es ebenso wie durch Alkalien dissoziiert. Gelöstes Toxin allerdings vermögen die genannten Faktoren viel weniger zu beeinflussen (Rosenau). Andererseits ist das Trockentoxin, das sich durch Sättigung mit Ammoniumsulfat gewinnen läßt, stabiler als das flüssige Toxin, das nach und nach doch an Virulenz verliert. In 20%iger Sodalösung büßt das Gift seine Wirkung ein. Gleiche Mengen von Säure aber beeinträchtigen es in seiner Wirksamkeit 24 Std lang nicht. Das Gift behält seine Virulenz 6 Monate lang, wenn es im Dunkeln aufbewahrt wird, wie es natürlicherweise in eingemachten Nahrungsmitteln oft der Fall ist (Dickson). Trockenheit oder Fäulnis können dem Toxin nicht schaden. Es ist unlöslich in Alkohol, Äther und Chloroform. Wie schon erwähnt, produzieren einige Stämme kein Toxin. Es ist auch anzunehmen, daß die Fähigkeit der Giftbildung im Laufe der künstlichen Züchtung verlorengeht (Rosenau). Das Maximum der Giftbildung in den Kulturen tritt gewöhnlich am 4. Tage bereits ein (Rubner). Im allgemeinen treten die gleichen Vergiftungssymptome wie beim Menschen auch bei den Versuchstieren auf. Eine gewisse Latenzzeit ist auch bei Anwendung größter Dosen immer nachzuweisen.

Rosenau nennt das Botulismustoxin auf Grund seiner besonderen Affinität zum Nerven system fast ein Neurotoxin. Ob das Gift zentral oder peripher nach Art des Curare an den motorischen Endplatten seine Wirkung entfaltet, ist umstritten.

Inkubation. Die ersten Symptome der Vergiftung zeigen sich 18—36 Std, manchmal auch erst 4—6, selten 8, höchstens 14 Tage nach Genuß des giftigen Nahrungsmittels. Die Inkubation kann aber auch nur 4 Std dauern (Rosenau). Selbst von einer Inkubationszeit von $^1/_2$ Std wird berichtet (Kaatzer). Je kürzer die Inkubation, um so schwerer ist in der Regel die Erkrankung.

Krankheitsbild. Die klinischen Symptome bestehen in anfänglicher Unpäßlichkeit, Kopfschmerzen, Schwindelgefühl und Müdigkeit, mit deutlicher Muskelschwäche. Initiale gastroenteritische Symptome wie Übelkeit, Erbrechen, Magenbrennen und Diarrhoe, die nur in $^1/_3$ der Fälle auftreten (Staehelin), werden besonders dann beobachtet, wenn die Inkubationszeit kurz war (Rosenau). Es besteht entweder von Anfang an eine hartnäckige Obstipation oder die initialen Diarrhoen gehen dann erst in anhaltende Verstopfung über.

Bald treten die für Botulismus charakteristischen *Augensymptome in den Vordergrund, nämlich Flimmern vor den Augen, Amblyopie, Diplopie, Blepharoptose, Mydriasis, Photophobie, auf Licht und zuweilen auch auf Konvergenz nicht reagierende Pupillen, Strabismus divergens.* Dies beruht hauptsächlich auf einer Lähmung des Nervus oculomotorius mit seinen parasympatischen Fasern (Zentrum: Westphal-Edingerscher Kern). Auch Nystagmus kann vorkommen. Die Amblyopie kann sich, vielleicht auf einer toxischen Läsion des Nervus opticus beruhend, zur vorübergehenden Amaurose steigern, obwohl der Augenhintergrund in der Regel keinen pathologischen Befund zeigt. Auch völlige Ophthalmoplegia externa plus interna wurde beobachtet. Bisweilen trat auch eine Facialisparese auf. Die Kopfschmerzen zu Beginn der Erkrankung könnte man durch Erschlaffung und damit verstärkte Füllung der Pia-Plexusgefäße infolge Lähmung der Gefäßwände (WAIDNER) erklären.

Bald klagen die Kranken über *Trockenheit* im Munde. Die Speichelsekretion versiegt fast völlig. Die Mucosa des Mundes und Rachens wird hyperämisch. Belegte Zunge, ein fauliger Foetor ex ore, Stomatitis, Parotitis, Ulcerationen auf Mund- und Rachenschleimhaut und diphtheroide Beläge sind beobachtet worden. Der quälende Durst kann durch Trinken nicht gelöscht werden. Auch die Tränensekretion kann versiegen. Die in Erscheinung tretende Dysphagie kann sich bis zur völligen *Aphagie mit Regurgitation der Speisen durch die Nase* steigern. Die Zunge wird schwer beweglich, die *Stimme heiser*, klanglos, ja vollständig aphonisch. Diese letzteren Symptome sind wohl durch eine Paralyse der Nn. IX und X und eine Läsion des N. XII verursacht. Das Ohrensausen und die manchmal beobachtete *Schwerhörigkeit* bis Taubheit sind eine Folge der toxischen Schädigung des N. VIII.

Die progrediente *Muskelschwäche* kann selbst das Bild einer Extremitätenparalyse hervorrufen.

Eine *Oligurie* bis zu völliger Retentio urinae, aber auch eine Incontinentia urinae kann sich entwickeln. Eine Hemmung der Schweißsekretion ist möglich. Die Obstipation ist wohl bedingt durch die Peristaltik- und Sekretionshemmung. Auch Meteorismus kann vorkommen. Störungen der Sensibilität und Krämpfe sowie eine echte Paralyse der Extremitäten treten für gewöhnlich nicht auf. Aber eine merkliche Herabsetzung aller *Reflexe* wurde gesehen (SMILLIE). Das Sensorium ist bis zuletzt ungetrübt. Schmerzen sind im allgemeinen nicht vorhanden.

Die Temperatur ist oft sogar subnormal. Nur bei Hinzutreten von Komplikationen wie durch Aspirationspneumonie tritt Fieber auf. Der Puls kann zunächst verlangsamt, etwa 50—60 Schläge je Minute, dann aber beschleunigt sein, etwa 150 Schläge in der Minute. Die Verbindung von subnormaler Temperatur mit beschleunigtem Puls ist nach K. F. MEYER diagnostisch von Bedeutung. Die Atmung ist anfänglich normal, kann jedoch zuletzt in CHEYNE-STOKESsche Atmung und Dyspnoe übergehen.

Der Tod erfolgt durch Atemlähmung mit hochgradiger Cyanose, durch Herzstillstand oder in seltenen Fällen durch Marasmus.

Einer unserer Fälle zeigte diese Toxinwirkung auf das Zentralnervensystem, die Gefahr der Schluckpneumonie und das oft überraschende Herzversagen in überzeugender Weise.

Eine 46jährige Frau aß vom Innenteil eines geräucherten *rohen* Schweineschinkens. Am nächsten Tag hat die ganze Familie von dem gleichen Schinken, aber nur in gekochtem Zustand gegessen. Von diesem Tag ab fühlte sich die Frau sehr schlecht, sie war sehr erschöpft, bekam Durchfall und Erbrechen, litt unter sehr starkem Durst und bemerkte schon leichte Schluckbeschwerden. Tags darauf (am 18. 6. 48) konnte Patientin nicht mehr richtig sprechen, die Schluckstörungen verstärkten sich und die Oberlider der Augen konnten nicht mehr gehoben werden. Dem Ehemann fiel außerdem auf, daß die Pupillen weit und starr waren, es bestand angeblich kein Fieber, das Sensorium war völlig frei. An Nahrung nahm sie nichts mehr zu sich, schon wegen der Schluckbeschwerden. Stuhlgang hatte sie seit dem 18. 6. 48 nicht mehr, die Miktion war nur unter Anstrengung möglich, wobei jedoch oft unwillkürlich, besonders beim Husten etwas Urin abging. Von der Familie ist sonst niemand erkrankt.

In sehr krankem Zustand, stark cyanotischen Schleimhäuten, oberflächlicher Atmung, aber völlig freiem Sensorium wurde die Patientin eingewiesen.

Kopf. Ptosis, absolute Pupillenstarre bei Mydriasis, verwaschene Sprache, trockene Zunge, düster geröteter Rachen. Schluckreflex kaum vorhanden. Geruch, Gehör und Geschmack nach Angaben der Patientin o. B.

Herz. Tachykardie um 100.

Abdomen. Starker Meteorismus, Leber, Milz nicht vergrößert.

Extremitäten frei beweglich. Eigenreflex seitengleich und regelrecht. Patellarsehnenreflex und Achillessehnenreflex beiderseits etwas schwach. Fremdreflexe vorhanden, keine pathologischen Reflexe.

Verlauf. Hb 95%, Leuko 21600, Stab 12%, Segm 79%, Lympho 9%. Lumbalpunktion: Liquor hatte im Sitzen einen Druck von 370 mm, war klar, Pandy negativ, 3/3 Zellen. Queckenstedt regelrecht. Therapeutisch erhielt die Patientin nach Entleerung der Blase und Verabreichung eines Reinigungsklysmas täglich 4mal 1 mg Strychnin, je 1 Ampulle Sympatol in stündlichen Abständen, und noch am 26. 6. 50 cm^3 Botulismusserum. Temperatur 37,8° rectal, RR 130/85. Puls war gut gefüllt. 27. 6. nochmals 50 cm^3 Botulismusserum. Beginnende Bronchopneumonie (Aspiration), 2mal 4 g Cibazol als Klysma. Temperatur abends auf 38,3°, Puls 108. Allgemeinbefinden jedoch gebessert. Weiterhin 4mal 1 mg Strychnin, 3mal 0,06 Sympatol, $^1/_4$ mg Strophanthin intravenös. RR 130/85.

28. 6. 48 Über beiden Unterlappen ausgedehnte bronchopneumonische Infiltrationen, 38° rectal, Puls 108, RR 130/85. Therapie wie gestern. Vorübergehend Besserung des Allgemeinzustandes. Um 11 Uhr vormittags *akuter Herzstillstand.*

Durch sofort durchgeführte Herzmassage setzte das Herz noch einmal ein, versagte jedoch nach kurzer Zeit abermals den Dienst. Hierauf erhielt Patientin 1,5 mg Adrenalin intrakardial, worauf eine neuerliche Herztätigkeit eintrat. Puls wurde wieder tastbar, jedoch konnte durch 2 Std lange intensivste künstliche Atmung die Atemtätigkeit nicht mehr in Gang gebracht werden, so daß das Herz endgültig seine Tätigkeit einstellte.

Ganz schwere Fälle verlaufen unter akuten Vergiftungserscheinungen schon nach wenigen Tagen. Gelegentlich scheint aber schon der Patient auf dem Wege der Besserung zu sein und geht an einem *plötzlichen Herzversagen* zugrunde.

Epikrise. Wir finden hier die durch Oculomotoriuslähmung bedingten Augensymptome und Ptosis. Die Mundhöhle ist trocken durch Versiegen der Speichelsekretion. Die Zunge ist schwer beweglich und die Sprache dadurch verwaschen, wohl durch Läsion des Nervus hypoglossus. Bei Betrachtung dieses Symptomenbildes fallen uns besonders die Erscheinungen von seiten der *Blase* auf. Bis jetzt ist jedoch nicht beschrieben worden die Erhöhung des Liquordruckes bis auf 370 mm im Sitzen. Der gesteigerte Druck läßt sich vermutlich durch einen überstarken Blutandrang zum Kopf infolge Lähmung der Gefäßwandmuskulatur, eventuell mit beginnendem Hirnödem erklären. Ödematöse Hirnsubstanz wird auch sonst häufig bei Sektionen nachgewiesen (W. J. STONE u. a.). Das Erbrechen dürfte eher nervös bedingt gewesen sein. Bei der Sektion wurden Hämorrhagien und perivasculär angeordnete rundzellige und histiocytäre Elemente nachgewiesen. PAULUS sah zwar miliare capillare Blutungen in das zentrale Höhlengrau und in die graue Substanz des Rückenmarks sowie diffuse Degenerationsvorgänge am Nervensystem, besonders den Ganglienzellen des Zentralnervensystems, aber keine eigentlich entzündlichen Prozesse. Trotzdem spricht er von einer Polioencephalomyelitis haemorrhagica. Ob das Toxin auf dem Blut- oder Lymphwege an das Gehirn herangetragen wird, steht nicht fest. Man könnte sich vielleicht die *Wirkung des Toxins* als eine Art Entzündung folgendermaßen vorstellen: Das Toxin schädigt lebende Zellen, gleich, ob es sich zunächst nur um Gefäßzellen, Nerven- oder Gliazellen handelt. Ein auf die Blutbahn wirkender histaminartiger Stoff wird frei und verursacht nun seinerseits eine Erweiterung der Capillaren und Schädigung ihrer Wände kombiniert mit dem lähmenden und schädigenden Toxineinfluß. Wir finden nun eine Hyperämie der Meningen, besonders im Bereich der Pons und Medulla. Leukocyten treten aus, angelockt durch das Konzentrationsgefälle eines bei der Zellschädigung freigesetzten Stoffes, eines Leukotoxins. Das Endothel der Capillaren ist nicht mehr intakt, der Blutstrom ist verlangsamt, eine ödematöse Durchtränkung des Gehirns durch plasmatische Flüssigkeit findet statt. Schließlich treten auch Lymphocyten, Erythrocyten durch die Capillarstomata und schadhaften Gefäßwände. Seßhafte Bindegewebszellen werden zu Wanderzellen.

Die Schädigung der Nervenzellen, die bis zur fettigen Degeneration und völligen Zerstörung der Ganglienzellen zu führen vermag, kann

1. durch Kreislaufstörung infolge der Blutstromverlangsamung und der Gefäßthromben, und

2. durch direkte Gifteinwirkung möglich sein.

WILBUR und OPHÜLS sprechen sich für die indirekte Toxinwirkung aus. Die Thromben können bedingt sein

1. durch Schädigung der Gefäßwandzellen, und

2. durch Verlangsamung der Blutströmung infolge Erweiterung der Gefäße, als Stagnationsthromben.

Der Herzstillstand könnte als systolischer Herzstillstand des toxisch geschädigten Herzmuskels erklärt werden.

Es ist also nicht so leicht, von vornherein eine Prognose zu stellen, wenn die Symptome sich anfangs auch gar nicht so schwer ausprägen. Immerhin gibt es auch ausgesprochen leicht verlaufende Fälle. Man möchte dabei annehmen, daß der betreffende Gifterzeuger einer mitigierten Gruppe angehört:

Ein junger Patient unserer Beobachtungsreihe aß am 17. 6. 48 eine schlecht geräucherte Leberwurst. Am 20. 6. früh 9 Uhr mußte er erbrechen. Am gleichen Tag nachmittags überfiel ihn plötzlich Schwindelgefühl, zugleich konnte er in die Nähe nicht mehr sehen. Am 21. 6. ging Patient noch zur Schule, konnte aber wegen dieser Unfähigkeit nicht richtig am Unterricht teilnehmen. Drei Tage nach der Krankenhausaufnahme mußte Patient nochmals erbrechen, dann stellte sich Unmöglichkeit feste Speisen zu schlucken und Trockenheit der Mundhöhle ein. Der Patient konnte nur mehr Breikost und flüssige Nahrung zu sich nehmen, jedoch trat keine Vermehrung des Durstgefühls ein. Es bestand kein Fieber. Defäkation und Miktion o. B. Doch war Patient etwas obstipiert.

Befund. Patient ist zwar gut ansprechbar, macht aber einen sehr bedenklichen Eindruck. Augen: Pupillen weit, rechts weiter als links, rund, reagieren etwas verlangsamt auf L. und C. Augenmuskeln o. B. Nur die Konvergenzstellung der Bulbi weist eine gewisse Schwäche auf. — Mundhöhle: Zunge sehr trocken, Cor und Pulmo o. B. — Leber, Milz nicht vergrößert. Nierenlager frei. — Extremitäten: aktiv und passiv frei beweglich. — Zentralnervensystem: Physiologische Reflexe normal auslösbar. Keine pathologischen Reflexe.

Verlauf. 5. 7. 48 Gabe von 25 cm^3 Botulismusserum, 5 cm^3 Cebion, dann 5 cm^3 Betaxin, Magnesiumsulfat zum Abführen, Breikost. — 6. 7. Es besteht eine ausgeprägte Trockenheit des Mundes. Pupillen sehr weit, reagieren langsam. — Heute 25 cm^3 Botulismusserum, täglich $^1/_2$ mg Strychnin. Infusion von 150 cm^3 Kochsalz und 150 cm^3 Traubenzucker, 1mal täglich ein Pulver Pilocarpin zu 0,01. — 8. 7. Röntgen: Lunge o. B. — EKG: Sinustachykardie, normale Überleitung, Linkstyp, kein sicherer Anhalt für Myokardschaden. — Blutkörperchensenkung 7/13, RR 100/58. Die gleiche Therapie wird fortgesetzt. 10. 7. Mundhöhle jetzt feucht, Zunge nicht mehr belegt. Geringe Besserung des Sehvermögens. 15. 7. Keine Schluckbeschwerden mehr. Patient kann wieder gut sehen und lesen. Am 22. 7. als geheilt entlassen.

Epikrise. Man kann wohl annehmen, daß das *Botulismusserum* trotz der bereits mehr als 14 Tage bestehenden Vergiftung eine die Genesung beschleunigende Wirkung ausübte. Nach der Injektion der 2. Dosis des Botulismusserums war eine Besserung des Sehvermögens und eine normale Speichelabsonderung zu verzeichnen. Am 15. 7. bestanden praktisch keine Beschwerden mehr.

Auch eine toxische Schädigung der Ganglienzellen bis zu leichter fettiger Degeneration scheint noch einer restitutio ad integrum zugänglich zu sein.

Bei einem unserer Fälle entwickelte sich der Botulismus langsam und konnte zu diagnostischen Schwierigkeiten führen, nach dem lavierten Verlauf hätte er der Diagnose ganz entgehen können:

Dieser Patient kam am 6. 7. 48 in unsere I. Medizinische Klinik nach München. Er hatte in der Woche vor dem 20. 6. 48 etwa an 3 Tagen eine aus Schweinefleisch zubereitete Leberwurst gegessen. Am 20. 6. mußte der Patient heftig erbrechen (etwa 1 Std nach dem Mittagessen). Er war von da ab etwas matt. Zwei Tage später wurde seine Mundhöhle trocken, dabei hatte er aber kein vermehrtes Durstgefühl. Das Versiegen der Speichelsekretion und aufkommende Schluckbeschwerden machten es dem Patienten unmöglich, feste und trockene Speisen zu essen. Er nahm nur mehr Breikost und flüssige Nahrung zu sich. Etwa am 24. 6. bemerkte er, daß er nicht mehr auf den Nahpunkt akkomodieren konnte. Er vermochte trotz starker Konvexbrille nicht mehr zu lesen. In der nächsten Woche stellten sich vermehrter Harndrang, Brennen in der Miktion und etwas rötlicher Urin ein. Patient legte seine Arbeit nieder und brachte die Woche im Bett zu. In der ersten Woche zeigte sich eine starke

Verstopfung, an der der Patient bis zu seiner Einweisung litt. Dem Patienten und seiner Umgebung war auffallend, daß seine Stimme einen heiseren Klang bekam.

Es bestanden weder Fieber noch Schmerzen. Schon nach einer Woche waren alle Erscheinungen verschwunden.

Manchmal spricht aber auch noch ein unter bedenklichen Zeichen aufgenommener Fall recht schnell auf die Serumtherapie an:

Ein 36jähriger Patient (Landwirt) hatte in der Nacht vom 19./20.6.48 erbrochen, er hatte Schluckbeschwerden. Am Tag darauf war er ziemlich matt. Am 21. 6. nachmittags konnte der Patient nicht mehr in der Nähe scharf sehen; er sah auch Doppelbilder. Innerhalb der nächsten 2 Tage stellten sich schnell sich steigernde Schluckbeschwerden und Trockenheit der Mundhöhle ein, so daß vom Arzt an Diphtherie gedacht und Diphtherieserum gegeben wurde. Zunächst bestand guter Appetit. Patient konnte aber wegen fortschreitender Schluckbeschwerden und Versiegen der Speichelsekretion keine festen Speisen mehr zu sich nehmen; er nahm nur mehr Breikost, hatte keinen Durst. Nach jeder Nahrungsaufnahme bemerkte er Völlegefühl und Magendrücken. Er hatte das Empfinden, daß die Speisen nicht mehr richtig durchgingen. Am 21. 6. Durchfall, von da ab geringe Defäkation bei Völlegefühl und Drang zur Stuhlentleerung, es bestanden Schmerzen am After bei der Defäkation.

Patient machte auf seine Umgebung einen schwerkranken Eindruck, vor allem da seine Stimme immer heiserer wurde. Kein Fieber. Miktion o. B. Patient hatte aber das Gefühl, als ob sich die Blase nicht ganz entleeren würde.

Am 4. 7. Aufnahme in unsere Klinik in ziemlich hilflosem Zustande. Die genaue Anamnese ließ eine Botulismusinfektion vermuten. Es stellte sich auch heraus, daß der Patient von derselben Leberwurst gegessen hatte, wie der auf S. 1527 geschilderte Fall.

Befund und Verlauf. 5. 7. Beim Patienten besteht noch eine Schlucklähmung, Trockenheit des Mundes, eine Ophthalmoplegia interna.

Extremitäten. Linkes Bein aktiv nicht beweglich, rechtes wenig. Zentralnervensystem: Reflexe mäßig auslösbar, keine pathologischen Reflexe. Die augenärztliche Untersuchung in der Universitäts-Augenklinik München ergab beiderseits weite Pupillen, die nicht auf Licht und Konvergenz reagierten. Die Motilität der Bulbi und auch die Konvergenzeinstellung waren normal. Die brechenden Medien waren klar. Am Augenhintergrund jedoch fiel eine leichte Unschärfe der Papillengrenze auf, die nicht als sicher pathologisch verwertbar angesprochen wurde. — 6. 7. Unveränderter Zustand. Es wird ein Dauerkatheter eingelegt. Täglich 3mal 1 mg Strychnin, 2mal 1 Pulver Pilocarpin zu 0,01 und Cortiron. Urinausscheidung mäßig, Leukocytenzahl 10650, Stab 7%. Er erhält Magnesiumsulfat, Tierkohle als Adsorbens, Traubenzuckertropfschlundsonde (2000 cm^3). Zweimal 25 cm^3 Botulismusserum und Breikost. Der Patient ist wenig ansprechbar. Temperatur 37,6^0, Puls 100. — 7. 7. Blutkörperchensenkung 22/30, Temperatur 36,4^0, Puls 100. — 10. 7. Ausscheidung besser, Patient kann ohne Katheter Wasser lassen, Beine wieder beweglich. — 12. 7. Temperatur 39^0, Bronchopneumonie über dem rechten Unterlappen, RR 130/80. — 17. 7. Befund über der Lunge abgeklungen, keine Temperatur mehr, keine Schluckstörung, Trockenheit des Mundes geht zurück. Es besteht noch eine Leukocytose von 10650. — 21. 7. Allgemeinbefinden wesentlich gebessert. Patient kann wieder gut sehen. Blasenfunktion und Ausscheidung wieder vollkommen in Ordnung. Blutkörperchensenkung 28/57. — 30. 7. Patient wird heute vollkommen geheilt entlassen.

Epikrise. Bei diesem Patienten handelte es sich nach der Anamnese und den klinischen Symptomen eindeutig um eine Vergiftung mit dem Bacillus botulinus. Die typischen Sehstörungen mit Mydriasis, Akkommodationslähmung und Doppeltsehen, außerdem Trockenheit im Munde, Schluckstörungen und Obstipation nach anfänglicher Diarrhoe, Lähmung der Blase, Heiserkeit der Stimme durch toxische Schädigung des Nervus recurrens konnten keinen Zweifel an der Diagnose lassen. Bei dem sehr ernst erkrankten Patienten war auch eine leichte Beteiligung der Atemmuskulatur vorhanden.

Wir glauben auch hier, daß das Botulismusserum entscheidend zur Heilung beigetragen hat. Strychnin und Pilocarpin scheinen auch dazu beigetragen zu haben, daß die Parese der Blase, die lähmungsartige Schwäche der Beine, die Schluckbeschwerden, die Trockenheit im Munde und die Akkommodationslähmung auffallend rasch zurückgingen.

S. MOESCHLIN und H. ZOLLINGER glauben, daß nur die im Blut zirkulierende Giftmenge einer völligen Neutralisation durch das Antitoxin zugänglich ist, während es den Anschein hat, daß das an die nervösen Elemente gebundene Toxin dem Antitoxin nicht mehr erreichbar ist.

Die *Antitoxinapplikation soll also möglichst früh erfolgen.* Bei Fall 2 und 3 erzielte aber trotz der bereits etwa 16 Tage bestehenden Vergiftungssymptome das Botulismusserum eine nicht zu leugnende Heilwirkung. Bei den beiden Patienten war sicherlich die größte Toxinmenge bereits im Gewebe verankert. Man kann also deshalb annehmen, daß das Antitoxin auch das bereits gebundene Gift in gewissem Ausmaß zu neutralisieren, zumindest aber in seiner Wirkung abzuschwächen vermag. CURSCHMANN u. a. sahen ebenfalls auch bei späterer Anwendung des Antitoxins noch Erfolge.

Pathologische Anatomie. Bei Mensch und Tier finden sich Vasodilatation, Hämorrhagien, Hyperämie und Thrombosen (ROBERT ALLAN MOORE). Solche Veränderungen zeigen sich besonders in den parenchymatösen Organen, im Verdauungstrakt und im Zentralnervensystem. ZOLLINGER sah auch Lymphfollikelschädigungen bis Follikelnekrosen und eine leukocytäre Durchsetzung der Appendix.

Der ganze *Respirationstrakt* kann weißlich belegt sein, und der Kehlkopf symmetrische Drucknekrosen aufweisen (DORENDORF).

Die *Lunge* zeigt Blutungen im Parenchym und Pneumonie.

Die *Leber* ist blutüberfüllt, teils fettig degeneriert mit herdförmigen Nekrosen (DORENDORF, L. BÜRGER). Die Leber kann auch ein Aussehen wie bei geringgradiger atrophischer Cirrhose haben (W. J. STONE). Auch Ikterus wurde festgestellt. Es können Bilder entstehen, die nahezu der akuten *Leberatrophie* gleichen (STRÖBE).

Der *Herzmuskel* ist zuweilen schlaff mit trüber Schwellung. BÜRGER u. a. sahen auch feintropfige fettige Degeneration. Ähnliches zeigen Niere und Milz.

Die toxischen Veränderungen betreffen vor allem das *Zentralnervensystem.* Die Meningen der Pons und der Medulla oblongata sind stärker blutgefüllt als die der Hirnrinde. Makroskopisch sind Hämorrhagien im ödematösen Gewebe zu erkennen, mikroskopisch fettige Degeneration besonders in der Gegend der Pons. Um die strotzend gefüllten Gefäße wurden rundzellige und histiocytäre Elemente gefunden.

Vor allem die *Augenmuskel-* und *Vaguskerne* zeigen Degenerationserscheinungen. Auch Glia- und Gefäßwandzellen können fettig entartet sein. Es kann bis zur Zerstörung der Ganglienzellen kommen, die dann besenförmig aufgefasert aussehen (HENKE und LUBARSCH).

OPHÜLS und WILBUR fanden *multiple Thromben* in Arterien und Venen des Zentralnervensystems. Vor dem dritten Tag der Vergiftung sind kaum Thromben nachzuweisen.

LANDMANN zeigte, daß 1 cm^3 Meerschweinchengehirn im Reagensglas eine Toxinmenge ihrer Wirksamkeit beraubt, die der 3fachen für eine Maus tödlichen Dosis entspricht. Ebenso erzielten KEMPNER und SCHEPILEWSKY eine Entgiftung mit Fetten und Lecithin. Die verschiedenen Vergiftungssymptome, die besonders durch eine Parasympathicusläsion bedingt sind, lassen vielleicht eher einen zentralen Angriffspunkt des Giftes vermuten, als eine periphere Lähmung an den verschiedensten Stellen des Körpers, zumal auch der pathologisch-anatomische Befund für eine zentrale Schädigung spricht.

Differentialdiagnose. Differentialdiagnostisch ist eine *Encephalitis epidemica* in Erwägung zu ziehen. Erbrechen, Übelkeit und Kopfschmerzen können auch bei dieser zu Beginn der Erkrankung auftreten. Hartnäckige Obstipation und erschwertes Urinieren finden wir auch hier. Außerdem kann das ophthalmoplegisch-lethargische Stadium zu Verwechslungen mit Botulismus Anlaß geben. Der weitere Verlauf jedoch klärt die Diagnose.

Auch das Initialstadium der Heine-Medinschen Krankheit kann Ähnlichkeit mit Botulismus aufweisen. Erbrechen und Diarrhoen wurden beobachtet. Wie bei Botulismus kann eine Incontinentia urinae vorkommen. Die Hypotonie mancher Muskelgebiete zusammen mit dem Verschwinden der Sehnenreflexe bei Heine-Medin kann zu Irrungen führen. Auch bei Poliomyelitis tritt meist eine Pulsbeschleunigung auf. Die Somnolenz, bisweilen zu Beginn des Heine-Medin, kann mit der allgemeinen Müdigkeit und Abgeschlagenheit bei Botulismus verwechselt werden, ebenso die manchmal einer Lähmung ähnelnde abnorme Muskelschwäche des Botulismus mit den Lähmungserscheinungen bei Poliomyelitis. Doch die genaue Anamnese und Untersuchung wird zum richtigen Ergebnis führen. Bezüglich der Diagnose gegenüber *diphtherischer Lähmung* ist zu sagen, daß auch bei Botulismus, wie bereits erwähnt, Ulcerationen und diphtheroide Beläge auf Mund- und Rachenschleimhaut auftreten können. Eine Akkommodations- und Gaumensegellähmung wird auch bei Diphtherie gesehen. Die Parese der Extremitäten bei Diphtherie kann mit der zuweilen paretisch erscheinenden Muskelschwäche des Botulismus verwechselt werden. Jedoch finden wir bei Diphtherie auch Sensibilitätsstörungen. Bekanntlich ist auch eine Schluck- und Atemmuskellähmung bei Diphtherie in schwersten Fällen zu beobachten. Dazu ist die Temperatur relativ niedrig. Die bakteriologische Untersuchung und das weitere Krankheitsbild sind dann entscheidend.

Schwierig ist auch die Abgrenzung von der *Methylalkoholvergiftung*. Erbrechen, Schwindel und Kopfschmerzen zeigen sich meist schon einige Stunden nach Genuß der Getränke. Es fehlt wie bei Botulismus das Fieber. Jedoch treten Pupillenstarre, Amblyopie und Amaurose bei Methylalkoholvergiftung noch rascher in Erscheinung. Dagegen findet man sehr selten eine solche Augenmuskellähmung wie bei Botulismus, also fast nie Doppeltsehen, Strabismus und Ptosis. Aber wir sehen auch hier Dyspnoe und große Hinfälligkeit. Die bei Methylalkoholvergiftung auftretenden Krämpfe und die Bewußtlosigkeit gehören bei Botulismus zu den allergrößten Seltenheiten. Ausschlaggebend zur Unterscheidung ist die Anamnese, Untersuchung des Liquors und vor allem des Mageninhaltes auf Methylalkohol klärt die Diagnose. Nach Matthes und Curschmann ist auch die auffallende Heilwirkung der Lumbalpunktion diagnostisch von Bedeutung. Die quantitative Bestimmung der Ameisensäure im Harn, die bei Methylalkoholvergiftung stets vermehrt ist, ist ebenfalls wichtig.

Die initialen Magen-Darmerscheinungen können auch zu Verwechslungen mit *Paratyphus* Anlaß geben. Doch klärt der weitere Verlauf das Bild.

In weiteren differentialdiagnostischen Erwägungen ist auch die *Atropinvergiftung* in Betracht zu ziehen. Die hierbei auftretenden Symptome, wie Mydriasis, Akkommodationslähmung, Trockenheit der Mund- und Rachenschleimhaut und dadurch bedingtes Durstgefühl, Dys- bis Aphagie, Heiserkeit bis Aphonie und rascher Puls sind wie bei Botulismus zu beobachten, denn auch hier ist der Parasympathicus lädiert. Auch hier sprechen die Anamnese und weitere Erscheinungen der Atropinvergiftung, wie Erregungszustände, Krämpfe, Delirien und Koma für eine Atropinvergiftung, ebenso wie das rasche Auftreten der Symptome.

Ganz ähnliche Zeichen — aber im Gegensatz dazu mit Speichelfluß — können auch bei Fliegenpilzgenuß auftreten. Starke Beeinflussung des Nervensystems zeigt sich auch bei Vergiftung mit Morcheln und Lorcheln.

Weiter ist auch der reichhaltige Symptomenkomplex der *Lues cerebrospinalis* differentialdiagnostisch zu erwähnen:

Der starke, allerdings meist nachts exacerbierende Kopfschmerz, Oculomotoriuslähmungen, aber meist einseitig sich manifestierend, in Ptose, Doppeltsehen, absoluter Pupillenstarre und Mydriasis und Akkommodationslähmung, dann Acusticus-Schädigungen, wie Ohrensausen, Schwerhörigkeit und Schwindelanfälle, können hier zu Irrtümern führen. Auch Übelkeit, Erbrechen und Schwindel können sich bei der gummösen Form einstellen. Facialisläsionen sind in seltenen Fällen auch bei Botulismus schon beobachtet worden. Bei Lues tritt entweder keine oder nur leichte Temperaturerhöhung ein. Andere bei Botulismus nicht vorkommende Symptome, vor allem WaR. in Blut und Liquor und die Anamnese sichern die Diagnose.

Die Differentialdiagnose hat sich schließlich auch mit der progressiven *Bulbärparalyse* zu befassen. Schluckschwierigkeiten mit der Gefahr der Aspirationspneumonie und Regurgitation von Speisen durch die Nase, Heiserkeit der Stimme, gewöhnlich Fehlen von Sensibilitätsstörungen werden hier wie bei Botulismus gesehen. Sehr selten findet man jedoch die bei Botulismus so charakteristischen Augenmuskellähmungen. Eine Unterscheidung dürfte bei dem ausgeprägten Bild der Bulbärparalyse nicht auf Schwierigkeiten stoßen.

Die *Myasthenia gravis pseudoparalytica* weist ebenfalls mit dem Botulismus gemeinsame Symptome auf. Von den Leiden betroffen werden hier neben anderen Muskelpartien auch Augenmuskulatur und Schlundmuskulatur. Als erste Symptome treten Doppeltsehen, Blepharoptosis, Schluckstörungen auf. Auch ein Aphonischwerden der Stimme und eine lähmungsartige Schwäche von Muskeln ist zu beobachten. Doch stellen sich diese Erscheinungen erst allmählich im Laufe des Tages ein und verschwinden anfänglich durch die Nachtruhe. Störungen der Sensibilität fehlen auch hier. Auch eine rein ophthalmoplegische Form wird beobachtet. Der typische Verlauf weist auf Myasthenia gravis pseudoparalytica.

Endlich ist noch die *akute Bulbärmyelitis* zu erwähnen. Kopfschmerzen und Schwindelgefühl zu Beginn, dann bulbäre Symptome wie Schluckstörungen, Störungen der Zungenbeweglichkeit und Augenmuskellähmungen treten in Erscheinung. Die Anamnese und vor allem der Verlauf schließen Irrtümer aus.

Prophylaxe. Zweckmäßige Konservierung von Nahrungsmitteln und im Verdachtsfalle sofortige Injektion einer angemessenen Dosis von polyvalentem Botulismusserum gegen A, B und C sind die leicht durchzuführenden und doch so äußerst wichtigen prophylaktischen Maßnahmen. Hier müßte immer wieder von Zeit zu Zeit der Personenkreis, der mit der Herstellung von Nahrungsmittelkonserven beschäftigt ist, auf die Gefahr der Fleisch-, Fisch- und Wurstvergiftung, auf ihre Entstehung hingewiesen werden. Das Küchenpersonal aber müßte darüber belehrt werden, daß Geruch und Geschmack allein nicht Kenntnis über ein vergiftetes Nahrungsmittel gibt. Besondere Aufmerksamkeit und Überwachung muß natürlich auch der fabrikmäßigen Konservenherstellung zugewandt werden. Dafür bestehen in Amerika, wo der Botulismus viel häufiger beobachtet wird, gesonderte Vorschriften für Einräucherung, Pökelung, Früchtekonservierung und sonstige Dauerwaren. In Deutschland sind $^2/_3$ der Fälle auf Wurst, Schinken, Speck und Fleischkonserven zurückzuführen (Bitter), weniger, wie in Amerika, auf Gemüse- Frucht- (Oliven-) und Obstkonserven.

Therapie. Nach Rosenau, Weiss und Cecil soll der Patient unter dem vollen Einfluß von Morphium gehalten werden bis zum Eintreffen des antitoxischen Serums. Ihre experimentellen Arbeiten beweisen, daß Narkotica die Wirkung des Toxins verzögern. Mary Elizabeth Pillsbury jedoch berichtet, daß Alkohol in vitro die Toxinwirkung beschleunigt, wenn er mit dem Gift zusammengebracht wird. Wichtig ist vor allem absolute Ruhe.

Bei Schluckunfähigkeit müssen Tropfeinläufe rectal oder durch die Magensonde durchgeführt werden. Vor jeder Therapie steht hier die spezifische mit dem antitoxischen polyvalenten Serum von Behring oder Höchst, das frühzeitig gegeben, das noch nicht an Gewebe gebundene Toxin neutralisiert, und Verschlimmerung verhüten kann.

Wenn wir aus den angeführten Beispielen und aus früheren Fällen auf die besondere Wirksamkeit des Antitoxins schließen zu können glauben, so darf nicht verschwiegen werden, daß nicht nur bei bereits länger bestehenden Vergiftungen, sondern auch überhaupt der therapeutische Wert angezweifelt wurde (ROBERT ALLAN MOORE). Diese Zweifel dürften jedoch durch die Tatsachen hinreichend widerlegt sein.

NONNENBRUCH erzielte noch einen Erfolg am 13. Erkrankungstag mit 60 cm^3 Serum. DICKSON und HOWITT verwendeten 86 cm^3 Serum, BURKE, HELLER und PISCHL, wie PINKERTON und KROBALSKI injizierten je 30 cm^3 Serum intravenös und sahen gute Ergebnisse. Bei den Fällen, die trotz Behandlung mit dem polyvalenten Serum ad exitum kommen, ist entweder die Vergiftung schon in einem zu fortgeschrittenen Stadium oder die Antitoxinmenge ist für die jeweilige Intoxikation zu gering gewählt worden. Die Menge des zu injizierenden Serums richtet sich nach der Schwere der Vergiftung.

Nach CURSCHMANN wirkt das Serum besonders sicher bei intravenöser Injektion. HENRY ROSEN und NATHAN GORDON (Boston) verabreichten das Serum intravenös, per Klysma und intramuskulär. Mit gutem Erfolg spritzten JÉRAMEC und LEGROUX (Paris) täglich 20—30 cm^3 Serum bis zum Aufhören der Progredienz der Erscheinungen. WUNDERLICH verabreichte 50 cm^3 Botulismusserum intramuskulär nach bereits längerer Vergiftungsdauer mit gutem Ergebnis. ZINSSER und STANHOPE BAYNE-JONES gaben für die intravenöse Injektion des antitoxischen Serums die Anweisung, es nicht schneller zu injizieren als 1 cm^3 in der Minute.

Durch Formoleinwirkung kann ein Toxoid entstehen, mit dem ein polyvalentes Antitoxin hergestellt wird, von Pferden mit Formoltoxoid. In der Folgezeit wird man ein reines Toxin bei der weiteren Immunisierung verwenden können. Durch parenterale Applikation von Toxoid kann jedoch nur eine zeitweilige Immunität erreicht werden, wie WELIKANOW durch Tierversuche bewies.

Dem Bestreben, eine Verdünnung des Toxins im Blute zu erreichen, dienen Aderlässe und Bluttransfusionen, intravenöse Infusionen von Traubenzucker, subcutane und intravenöse Kochsalzeinspritzungen und rectale Tropfeinläufe von Kochsalz- und Traubenzuckerlösung. Die Verstopfung wird mit Abführmitteln bekämpft.

Wenn kein Erbrechen erfolgt, ist eine Magenspülung zur Entfernung noch vorhandenen Toxins anzuraten. Durch Tierversuche wird der Nachweis des Toxins im Blute, im Stuhl und Mageninhalt und in Nahrungsmitteln geführt. Nach A. SCHMIDT ist aber der Toxinnachweis im Blute nicht immer erfolgreich.

Zur Kreislaufstützung kann die Verabreichung von Kreislaufmitteln und Strophanthin nötig werden, als Parasympathicomimetica Pilocarpin, Physostigmin und Prostigmin. Auch Hypophysenhinterlappenpräparate wie Pituglandol müßten als Tonica für den Magen-Darmtrakt Verwendung finden, ebenso die Applikation von Strychnin zur Anregung des Vaguszentrums und zur Erregung der Muskulatur.

Literatur.

ABAZA et ANGHERT: Bull. Soc. méd. Hôp. Paris **1949**. — ACHARD et BENSAUDE: Gaz. Hôp. **1896**, 1349. — ALESSANDRINI: Zit. nach CHALIER et SÉDALLIAN. — ANSCHÜTZ u. SCHITTENHELM: Behandlung der Erkrankungen des hepatischen Systems. In KRAUSE-GARRÉ, Therapie innerer Krankheiten. Jena 1927. — ASCHOFF: Erg. inn. Med. **26**, 1 (1924). — ASKANAZY: Kriegspathol.-Tagung Berlin 1916. — Äußere Krankheitsursachen. In L. ASCHOFF, Allgemeine Pathologie, 6. Aufl. Jena 1923.

BARTOS, BANSAGI u. BAKOS: Z. Hyg. **127**, 347 (1947). — BÄUMLER: Dtsch. Arch. klin. Med. **3**, 279 (1868). — BAUMGÄRTEL: Grundriß der theoretischen Bakteriologie. Berlin 1924. — Arch. f. Hyg. **125**, 171 (1941). — BAUMGARTEN, v.: Münch. med. Wschr. **1918**, 175, 212. — BECKERICH: Zit. nach CHALIER et SÉDALLIAN. — BECKERMANN: Die Therapie beim ärztlichen Fortbildungskurs in Freiburg. — BENGTSON: Hyg. Lab. Bull. Washington **1924**, 136. — BENHAMOU: Acqu. Méd. Récent. **1949**. — Presse méd. **1949**. — Bull. Soc. méd. Hôp. Paris **1949**. Ann. Méd. **48**, Nr 3, 225. — Vortr. auf dem I. Internat. Internistenkongr. am 11. Sept. 1950 in Paris. — BENHAMOU et ALBOU: Bull. Soc. méd. Hôp. Paris **1950**. — BENHAMOU, DESTAING et ALBOU: Sem. Hôp. Paris **1950**. — BENHAMOU, DESTAING et SORREL: Presse méd. **1949**. — Sem. Hôp. Paris **26**, 232 (1950). — Presse méd. **58**, 317 (1950). — BENHAMOU, FRIES, SARROUY et SORREL: Bull. Soc. méd. Hôp. Paris **1950**. — BERGMANN, v.: Dtsch. Gesdh.wes. **1946**, 8. — Z. inn. Med. **1946**, 1. — BERTRAM: Dtsch. med. Wschr. **1947**, 32. — BERTRAND et JAMBON: Conc. Méd. **1949**. — BESREDKA: Ann. Inst. Pasteur **33**, 557. — BIELING: Münch. med. Wschr. **1939**, 853. — BIELING u. ÖLRICHS: Z. Immunforschg **95**, 57 (1939). — BINGOLD: Arch. klin. Med. **188**, 350 (1942). — Dtsch. med. Wschr. **1947**, Nr 5/8, 56. — Med. Klin. **1940**. — BITTER: Münch. med. Wschr. **1919**, Nr 47, 1364. — Z. Hyg. **90**, 387 (1920). — Zbl. Bakter. I Orig. **85**, 110 (1920); 88, 435 (1922). — Münch. med. Wschr. **1920**, Nr 41, 1182. — Dtsch. med. Wschr. **1925**, Nr 5, 226. — BLITTERSDORF u. NAGEL: Z. Hyg. **128**, 470 (1948). — BOCQUIEN, HERVOUET et HILLERITEAU: Bull. Soc. méd. Hôp. Paris **1949**. — BOECKER: Veröff. Volksgesdh.dienst **1941** H. 5, 55. — Münch. med. Wschr. **1951**, 737. — Praktische Diagnostik der Bakteriologie der Typhus- und Paratyphus-Enteritisgruppe. Jena: Gustav Fischer 1948. — BÖHMIG: Klin. Wschr. **1935**, 1816. — BOIVIN et DELAUNAY: Rev. d'Immunol. **7**, 193 (1942). — BOLT u. WULLEN: Ärztl. Forschg **24**, 671 (1950). — BOULGAKOW: Zit. nach CHALIER et SÉDALLIAN. — BOYER: Paris méd. **35** (1949). — BRADLEY: Lancet **1949 I**, 869; **1950 I**, 544. — BRAMMER: Zbl. Bakter. I Orig. **152**, 84 (1947/48). — BRAUN: Zbl. Bakter. I Orig. **122**, 5 (1931). BRAUN u. SILBERSTEIN: Istambul Seririyati **2**, H. 11 (1939). — BRAUN u. ÖZEK: Zit. bei W. SCHÄFER, Röntgen- u. Labor.-Prax. **6**, 9 (1951). — BREITNER: Zit. nach DETLEFSEN. — BRIEGER: Z. Hyg. **1**, 3 (1886). — BRISOU: Enterobactéries pathogènes. Paris 1946. — BROGLIE: Ärztl. Wschr. **1950**, Nr 42, 823. — BRONFENBRENNER: Proc. Soc. exper. Biol. a. Med. **1925**, 22. — BRUNS u. BRODER: Münch. med. Wschr. **1936**, 1783. — BUDD: Lancet **1856**; **1859**; **1861**. — Brit. med. J. **1861**. — BUDING: Dtsch. Gesdh.wes. **1947**, 503. — BURKE: Washington Publ. Health Rep. **1922**, 37. — BURKHOLDER: Science (Lancaster, Pa.) **106**, 417 (1947).

CASTELLANI: Lancet **1907**, 284. — CHALIER et SÉDALLIAN: Traité de Médecine, Bd. I. Paris 1948. — CHANTEMESSE: Bull. Acad. Méd. Paris **1914**, Nr 7. — CHIARI: Ref. der path. Ges. 1907. Verh. dtsch. path. Ges. **11**, 143 (1907). — Neue Deutsche Chirurgie, Bd. 19 (1916). CHRISTELLER: HENKE-LUBARSCHS Handbuch der speziellen pathologischen Anatomie und Histologie, Bd. IV/2. 1928. — CHRISTIE: Post-Graduate med. J. **1949**, 25, 409. — CLAISSE et DEUIL: Paris méd. **1950**. — COBURN: Internat. Clin., IV. ser. **46**, 49 (1936). — COLLINS: New England J. Med. **1949**. — CONRADI: Dtsch. med. Wschr. **1906**, 58. — Klin. Jb. **1909**. — CONTROLUIS: J. Amer. chem. Soc. **71**, No 2463 (1949). — COURMONT u. LESIEUR: Internat. Zentralztg **1908**. — CUGNINI, Arch. Pat. e Clin. med. **21**, 101 (1940). — CURSCHMANN: Der Unterleibstyphus. In NOTHNAGELS Spezielle Pathologie und Therapie, Bd. III. Wien 1902. — Münch. med. Wschr. **1910**, 8. — CURTIN: Brit. med. J. **1949**, 1504.

DANA, SEBAG, COHEN, BORSONI: Tunisie méd. **1949**, 826. — DETLEFSEN: Z. ärztl. Fortbildg **41**, 36 (1944). — Dtsch. Gesdh.wes. **1946**, H. 5, 111; **1947**, H. 6, 186. — Med. Prax. **32** (1948). — DOERR: Lehrbuch der inneren Krankheiten, Bd. 1. Berlin: Springer 1942. — DOMAGK: Pathologische Anatomie und Chemotherapie der Infektionskrankheiten. Stuttgart 1947. — DONAT: Dtsch. Gesdh.wes. **1946**, 186. — DONATH u. SAXL: Die septischen Krankheiten in der inneren Medizin. Wien: Springer 1929. — DONLE: Münch. med. Wschr. **1939**, 1294. — DOPTER: Zit. nach CHALIER et SÉDALLIAN: Traité de Méd. I. Paris 1948. — DORENDORF: Dtsch. med. Wschr. **1917**, 1531. — DORIA: Zit. nach CHALIER et SÉDALLIAN. — DOUGLAS: Lancet **1949 II**, 105. — DUVERNÉ, MULLER et BONNAYMÉ: Fil. lyon. Soc. Franç. Dermat. **1949**.

EBERMAIER: Arch. klin. Med. **44**, 140 (1889). — EBERTH: Virchows Arch. 81 (1880). — Slg klin. Vortr. **1883**, Nr 226. — EHRLICH, GOTTLIER, BURKHOLDER, ANDERSON and PRIDHAM: J. Bacter. **1948**. — EL BOROLOSSY and BUTTLE: Lancet **1949 II**, 559. — ERMENGEM, v.: Rev. d'Hyg. **1896**, 761. — EWALD: Berl. med. Wschr. **1903**, 73, 101.

FARINAUD: Presse méd. **1949**. — FAUVERT: Bull. Soc. méd. Hôp. Paris **56**, 743 (1941). — FEER: Diagnostik der Kinderkrankheiten. Berlin: Springer 1922. — FELIX: J. of Hyg. **1938**, 38, 750. — Brit. med. J. **1938**, 1091. — FORSTER: Münch. med. Wschr. **1905**; **1908**, 1. — Dtsch. med. Wschr. **1907**. — FRAENKEL, E.: Z. inn. Med. **1885**, 44. — Dtsch. med. Wschr. **1887**; **1893**, Nr 41; **1916**, Nr 22; **1918**, Nr 42; **1919**, Nr 37; **1924**, Nr 30. — Z. Hyg. **2** (1887); **34** (1900); **1921**, 372; **96** (1922). — Münch. med. Wschr. **1897**, Nr 39; **1898**, Nr 7; **1904**, Nr 2; **1906**, Nr 9; **1918**, Nr 20. — Mitt. Grenzgeb. Med. u. Chir. **11**, 1 (1903); **20**, 898

(1909); **36** (1923). — Frank: Dtsch. med. Wschr. **1916**, 35, 50. — Med. Klin. **1948**, 505. — Fraser and Faulds: Brit. med. J. **1946**, No 4444, 354. — Friedberger: Münch. med. Wschr. **1927**, Nr 5, 180. — Fromme: Dtsch. Z. Chir. **107**, 578 (1910). — Erg. allg. Path. **1909**.

Gaffky: Mitt. ksl. Ges.amt **2** (1884). — Galambos: Wien. klin. Wschr. **1915**, 22, 589; **1916**, 38, 1202. — Galant, Conc. Méd., 8 janv. 1949, 57. — Galpine: Brit. med. J. **1949**. — Gibbons: Canad. J. Res. **24**, 291 (1947). — Girard: J. Méd. Lyon **1950**. — Goldscheider: Handbuch der ärztlichen Erfahrungen im Weltkrieg 1914—1918, Bd. 3. — Goldscheider u. Kroner: Berl. klin. Wschr. **1915**, 933, 1001. — Good and Mackenzie: Lancet **1950 I**, 611. — Gosset: Conc. Méd. **1949**. — Graeff: Dtsch. Arch. klin. Med. **125**, 367, 369. — Freib. med. Ges. 13. Febr. 1917. — Handbuch ärztlicher Erfahrungen im Weltkriege 1914—1918, Bd. 8, S. 77. 1921. — Greenfield: Radiology **48**, 633 (1947). — Griesinger: Handbuch der speziellen Pathologie und Therapie, herausgeg. von R. Virchow, 2. Aufl. — Gruber: Zbl. Bakter. I Orig. **77**, 301 (1916). — Günther, O.: Dtsch. Gesdh.wes. **1949**, 751. — Ther. Gegenw. **1949**, 146. — Zbl. Bakter. **155**, 33 (1950). — Guillemin: Sem. Hôp. Paris **1939**, 2, 81. — Gumison: J. of Immun. **1933**, 26. — Gundel: Die ansteckenden Krankheiten. Stuttgart 1950.

Haeser: Lehrbuch der Geschichte der Medizin, Bd. III. Jena: H. Dufft 1875. — Hallmann: Bakteriologie und Serologie. Stuttgart 1950. — Hamilton: Zit. nach Chalier et Sédallian in Traité de Méd. Bd. I. Paris 1948. — Hansen: Zbl. Bakter. **149**, 22 (1943). — Dtsch. med. Wschr. **1947**, 209. — Hauduroy: Zit. nach Chalier et Sédallian. — Hedershee: Zit. nach Chalier et Sédallian. — Heller: Zbl. Bakter. I Orig. **43**, 146 (1907). — Hemmers: Nederl. Tijdschr. Geneesk. **1949**, 414. — Herxheimer: Berl. klin. Wschr. **1916**, Nr 24, 648. — Hertz et Métreau: Soc. méd.-chir. Hôp. libres **1950**. — Hetsch: Klin. Jb. **16**, 267 (1907). — Hillenberg: Z. inn. Med. **1947**, 301. — Hoelscher: Münch. med. Wschr. **1891**, Nr 3. — Höring: Klin. Wschr. **1940**, 361. — Typhus abdominalis, Klinik und Therapie in ihren pathologischen Zusammenhängen. Vortr. aus der praktischen Medizin. Stuttgart: Ferdinand Enke 1943. — Med. Z. **1944**, 106. — Med. Klin. **1946**, 50. — Ärztl. Forschg **1948**, 2, 1. — Höring u. Burmeister: Klin. u. Prax. **1946**, 50. — Höring u. Germer: Med. klin. **1949**, Nr 45, 1437. — Hoff: Dtsch. med. Wschr. **1944**, 87. — Hoffmann, C. E.: Untersuchungen über pathologisch-anatomische Veränderungen der Organe beim Abdominaltyphus. Leipzig 1869. — Hohn: Med. Klin. **1941**, 1178. — Hübschmann: Verh. dtsch. path. Ges. (16. Tagg) **1913**. — Beitr. path. Anat. **56**, 514 (1913). — Münch. med. Wschr. **1912**, 45, 841. — Hübener, Mohr u. Staehelin: Handbuch der inneren Medizin, Bd. 6, S. 823. Berlin 1919.

Ickert: Med. Welt **1941**, Nr 25. — Med. Klin. **1947**, 96.

Jochmann: Lehrbuch der Infektionskrankheiten. Berlin: Springer 1914. — Jordan u. Jores: Lancet **1945 II**, No 6368, 33. — Jores: Münch. med. Wschr. **1911**, Nr 23. — Jürgens: Typhus und Paratyphus. In Spezielle Pathologie und Therapie innerer Krankheiten 1913. — Infektionskrankheiten. Berlin: Springer 1924. — Z. Rheumaforschg **1**, 455 (1938). — Verh. dtsch. Ges. Kreislaufforschg **1934**, 42, 60. — Verh. dtsch. Ges. inn. Med. **1935**, 325.

Kalbfleisch: Dtsch. Gesdh.wes. **1946**, 197. — Katsch: Z. Med. **1946**, 3. — Kauffmann: Zbl. Bakter. I Orig. **1934**, 20, 132, 160. — Z. Hyg. **1935**, 116, 617; **1936**, 118, 318; **1937**, 119, 164. — Kayser: Münch. med. Wschr. **1907**, 1078. — Zbl. Bakter. I Orig. **11**, H. 3. — Dtsch. med. Wschr. **1904**. — Kemper: Russk. Wratsch **1908**, Nr 46. — Münch. med. Wschr. **1909**, Nr 17. — Kiledjian: Lancet **1949 II**, 629. — Kirchmair u. Scholtz: Ärztl. Wschr. **1948**, 426. — Kisskalt: Z. Hyg. **80**, 145 (1915). — Kleinschmidt: Lehrbuch der Kinderheilkunde v. Feer u. Kleinschmidt, 15. Aufl. Jena: Gustav Fischer 1944. — Klemperer: Deutsche Klinik, Bd. 2. 1906. — Klemperer u. Rosenthal: Z. klin. Med. **86**, 1 (1918). — Klieneberger: Berl. klin. Wschr. **1914**, Nr 21, 969; **1921**, Nr 30, 857. — Knapp: Dtsch. med. Wschr. **1948**, 404. — Z. Hyg. **129**, 119 (1949). — Kollath: Arch. f. Hyg. **125**, 127 (1940). — Kolle u. Hetsch: Experimentelle Bakteriologie und Infektionskrankheiten, 5. Aufl., S. 337. Berlin-Wien 1919. — Experimentelle Bakteriologie und Infektionskrankheiten mit besonderer Berücksichtigung der Immunitätslehre. 1929. — Kolle, Kraus u. Uhlenhuth: Handbuch der pathogenen Mikroorganismen, K. F. Meyer, Botulismus. — Korb: Dtsch. med. Wschr. **1946**, 313. — Kraus: Z. Immun.forschg **97**, 281 (1940). — Krause: Studien über Therapie und Pathologie der Typhusbacillenausscheider. Jena: Gustav Fischer 1931 u. 1394. — Med. Klin. **1934**, 479. — Kretz: Wien. klin. Wschr. **1916**, Nr 12. — Münch. med. Wschr. **1941**, 781. — Kruse: Münch. med. Wschr. **1917**, 1309.

Langer: Handbuch der Kinderkrankheiten, 4. Aufl., Bd. 2. Leipzig: F. C. W. Vogel 1931. — Laplane: Thèse de Paris. 1936. — Laporte, Bétourné et Netter: Paris méd. **40**, 117 (1950). — Laporte, Fritel, Ricordeau et Bétourné: Presse méd. **58**, 989 (1950). — Lauber: Erg. inn. Med. **44**, 678 (1932). — de Lavergne: Ann. Méd. **14** (1923). — de Lavergne et Kissl: Paris méd. **1935**, 508. — Lebon et Fabregoule: Bull. Soc. méd. Hôp. Paris **1949**. — Legroux et Jéramec: Bull. Soc. med. Hôp. Paris **1943**. — Leifson: J. of Path.

40, 581 (1935). — LEMBACH: Ärztl. Wschr. **1948**, Nr 5/6, 91. — LEMIERRE: Ce que la France a apporté à la Méd. depuis le début du XXe siècle. Paris 1941. — Bull. Soc. méd. Hôp. Paris **1945**. — Traité de Méd. Bd. I. Paris 1948. — LENTZ: Med. Welt **1936**, Nr 40. — LENTZ u. TIETZ: Münch. med. Wschr. **1903**, Nr 49. — LÉONARDON: Thèse Alger. 1947. — LEREBOULLET et MORIN: Les maladies infectieuses en 1949. — LEUCHS: Z. Hyg. **65**, 55 (1910). — LEVADITI, VAISMAN et HENRY-EVENO: Bull. Acad. nat. Méd. **1949**, 133, 785. — Presse méd. **38**, 665 (1950). — LEWTHWAITE: Lancet **1950 I**, 544. — LIEBERMEISTER: Ätiologie des Abdominaltyphus. In Deutsche Klinik, Nr 6. 1866. — Handbuch der speziellen Pathologie und Therapie von ZIEMSSEN, Bd. 2, 1. Hälfte, S. 37 Typhus. 1876. — Verh. dtsch. path. Ges. **1937**, 119. — Verh. dtsch. Ges. inn. Med. **1940**, 486. — Ärztl. Wschr. **1947**, 1127. — LOMAX: Brit. med. J. **1949**. — LOTZE: Z. Bakter. **121**. — LUBARSCH: In ASCHOFF, Pathologische Anatomie, 6. Aufl., Bd. 1. Kapitel Entzündungen. Jena 1923.

MADELUNG: Chirurgie des Abdominaltyphus. Stuttgart 1923. — Neue Deutsche Chirurgie, Bd. 30. Stuttgart 1924. — MAGROU: Zit. nach LEMIERRE. — MALLORY: J. of exper. Med. **3**, 611 (1898). — The principles of path. histology. Philadelphia u. London 1914. — MARCHAND: Med. Klin. **1916**, Nr 18; **1920**, 303. — Münch. med. Wschr. **1918**, Nr 16, 441. — Med. Ges. Leipzig 13. Jan. 1920. — MARTIN, A.: La Chloromycétine dans le traitement de fièvres typhoides. Lyon 1950. — MARTIN, CHABERT, SUREAU et BARMES: Conc. Méd. **1950**, 646. — MATTÉI: Acad. de Méd. **1949**. — MAUGER: Zit. nach DETLEFSEN. — MEESSEN u. MERKEL: Dtsch. med. Wschr. **1941**, 731. — MERKEL: Münch. med. Wschr. **1913**, Nr 5, 268; **1919**, 1416. — MESSERSCHMIDT: Med. Klin. **1948**, Nr 1/2, 28. — MEYER: Berl. tierärztl. Wschr. **1941**, 477. — MOLLARET: Wien. klin. Wschr. **1950**, 381. — Séance de la Soc. Méd. des Hôp. 21. April 1950. Ref. Presse méd. **1950**, Nr 27. — MOLLARET, REILLY, BASTIN et TOURNIER: Bull. Soc. méd. Hôp. Paris **1950**, 85. — MONTUSCHI: Lancet **1949**, 675. — MOORE, MALLINCKRODT: A Textbook of Path. 1944. — MORIN: Presse méd. **1950**, Nr 63. — MOZER: Rev. méd. Suisse rom. **1949**, 653, 659. — MÜLLER: Dtsch. med. Wschr. **1940**, 1208. — Med. Klin. **1946**, 411. — MÜLLER, R.: Münch. med. Wschr. **1907**, 1208. — Med. Mikrobiol. **1946**. — Hygiene **1949**. — MULLER, DELORE, ROUVES et ROCHE: J. Méd. Lyon **1950**. — MULLER et MARTIN: Loire Méd. **1950**, No 2. — MULLER, B.: Sem. Hôp. Paris **1949**, Nr 12. — Vortr. auf dem 1. Internat. Internistenkongr. in Paris 11. Sept. 1950. — J. Méd. Lyon **1950**. — MURCHISON: Die typhoiden Krankheiten. Braunschweig 1867. — MURGATROYD: Brit. med. J. **1949**, 851. — MUSOTTO: Policlinica **1949**, 56, 1026.

NAEGELI: Dtsch. Arch. klin. Med. **67** (1900). — Dtsch. med. Wschr. **1936 I**, 797. — NAUSSAC: J. Méd. Lyon **1949**, 716, 815. — NEUKIRCH: Berl. klin. Wschr. **1917**, Nr 15, 360. — Z. Hyg. **85**, 103 (1918). — NEUMANN u. HAMMER: Med. Klin. **1949**, 343. — NONNENBRUCH: Münch. med. Wschr. **1917**, 1409. — NÜRNBERGER: Z. Med. **1947**.

ÖLLER: Dtsch. med. Wschr. **1923**, 1287. — Z. klin. Med. **94**, 49 (1922); **95**, 328 (1922). — OPPENHEIM: Zbl. Path. **31**, 313 (1921). — ORTH, J.: Lehrbuch der speziellen pathologischen Anatomie, Bd. 1. Berlin 1887. — ORTH, O.: Dtsch. med. Wschr. **1915**, Nr 47, 1397.

PARRY: Brit. med. J. **1942**, 661. — PATEL: Brit. med. J. **1949**. — PAYNE: J. trop. Med. **1948**, 68. — PERREAU: Bull. Soc. méd. Hôp. Paris **1949**. — PETRUSCHKY: Zbl. Bakter. I Orig. **23**, 577 (1898). — PETTENKOFER: Z. Biol. **1868**. — PFEIFFER: Z. klin. Med. **33**, 215 (1897). — PICARD: Conc. Méd. **1950**, 901. — PICK: Berl. klin. Wschr. **1918**, Nr 28/29, 673, 692. — Med. Klin. **1925**, Nr 39, 1458. — PICK, L.: Unna-Festschr. Bd. 1. — Dermat. Stud. **20**, 67. — Der Paratyphus. In HENKE-LUBARSCHS Handbuch. Berlin 1928. — PICKERT: Klin. Stud. **1950**, H. 1. — PIERACH: Münch. med. Wschr. **1930**, 2181. — PILLSBURG: Nursing car of communicable diseases. 1945. — PLANSON: Presse méd. **1949**, 74. — PÖHLMANN: Dtsch. Gesdh.wes. **1946**. — POPP: Klin. u. Prax. **1946**, 8. — PREUSS: Münch. med. Wschr. **1941**, Nr 8, 218. — Z. Hyg. **130**, 319 (1949). — PUHL: Dtsch. Z. Chir. **228**, 172 (1930).

QUINCKE: Mitt. Grenzgeb. Med. u. Chir. **4**, 244 (1899); **11**, 714 (1903).

RAETTIG: Dtsch. med. Wschr. **1944**, 214. — EL RAMLI: Lancet **1950 I**, 618. — RASKA: Arch. f. Hyg. **126**, 254 (1941). — RAUSS: Z. Immun.forschg **1942**, 101, 211. — RAVINA: Bull. Soc. méd. Hôp. Paris **1950**. — RAYNAUD: Soc. franç. Microbiol. **1946**. — REILLY, COMPAGNON, TOURNIER, BASTIN et DU BUIT: Les accidents du traitement des fièvres typhoides par la Chloromycetine. Ann. Méd. **1950**, Nr 7, 51. — REILLY, RIVALIER, COMPAGNON, LAPLANE et DU BUIT: Ann. Méd. **37**, Nr 2, Nr 3 u. Nr 4 (1935). — REILLY, RIVALIER, COMPAGNON, PHAM, FRIEDMANN et DU BUIT: Ann. Méd. **39**, 138 (1936). — REILLY, RIVALIER, LAUNAY et STEFANESCO: Ann. Méd. **33**, Nr 4 u. Nr 5 (1933). — RIBBERT: Dtsch. med. Wschr. **1912**, Nr 34, 1577. — Lehrbuch der allgemeinen Pathologie und pathologischen Anatomie. Leipzig 1915. — RIEDEL: Mitt. Grenzgeb. Med. u. Chir. **28**, 2, 749 (1915). — RINDFLEISCH: Lehrbuch der pathologischen Gewebelehre, 2. Aufl. 1871. — RÖSSLE: Münch. med. Wschr. **1916**, 1321. — Jkurse ärztl. Fortbildg **1917**. — Dermat. Wschr. **1946**, Nr 3, 48. — ROKITANSKY: Lehrbuch der pathologischen Anatomie, 3. Aufl. Wien 1861. — ROLLY: Dsch. Arch. klin. Med. **85** (1905); **87**, 595 (1906). — Med. Ges. zu Leipzig, 4. Dez. 1906. — Münch. med. Wschr. **1907**, Nr 4; **1911**, Nr 11, 559. — ROMBERG: Dtsch. Arch. klin. Med. **48**, 369 (1891). — Der

Unterleibstyphus. In v. Merings Lehrbuch der inneren Medizin, 8. Aufl. 1913. — Lehrbuch der Krankheiten des Herzens und der Gefäße. Stuttgart 1925. — Rankin, Grimble: Lancet **1950 I**, 615. — Rosen and Gordon: J. of Med. **1938**. — Rosenau: Preventive Med. a. Hyg. **1940**. — Rubner: Handbuch der Hygiene von E. Friedberger u. Ungermann, Botulismus. 1913. — Rumball: Brit. med. J. **1949**.

Sacrez, Berger et Lansecker: Soc. de Pédiatrie de l'Est, 19 nov. 1949. — Saphir and Howell: J. Amer. med. Assoc. **114**, 1988 (1940). — Sauramo: Acta obstetr. scand (Stockh.) **27**, 58 (1947). — Schäfer: Zbl. Bakter. **133**, 458 (1935). — Dtsch. med. Wschr. **1935**, 1233; **1942**, 700; **1947**, 80. — Münch. med. Wschr. **1942**, 675. — Z. Hyg. **125**, 651 (1944). — Ärztl. Wschr. **1946**, 171. — Über Infektresistenz und Seuchengefahr. Ärztl. Wschr. **1947**, Nr 67/68, 1077. — Med. Mschr. **1947**, H. 9, 395. — Beitr. Seuchenbekämpfung **3** (1948). — Röntgen- u. Labor.-Prax. **6**, 9 (1951). — Scheid: Med. Mschr. **1948**, H. 8. — Scheurlen: Veröff. Volksgesdh.dienst **55**, 2. — Schmidt: Grundlagen der speziellen Therapie und Prophylaxe bakterieller Infektionskrankheiten. 1940. — Dtsch. med. Wschr. **1941**, 309. — Schmidt, S.: Med. Klin. **1949**, 262. — Schmitz: Münch. med. Wschr. **1927**, 1013. — Zbl. Bakter. I Orig. **117**, 380 (1930). — Z. Hyg. **125**, 382 (1943). — Schneider: Wien. klin. Wschr. **1946**, 390. — Schottmüller: Dtsch. med. Wschr. **1900**, Nr 32. — Z. Hyg. **36** (1901). — Münch. med. Wschr. **1902**, 1561; **1904**, Nr 8. — Die typhösen Erkrankungen. In Mohr-Staehelins Handbuch der inneren Medizin, 2. Aufl. Berlin 1925. — Schröder: Ärztl. Wschr. **1946/47**, 583. — Schübel: Arch. exper. Pharmakol. **1923**, 35. — Sédallian, Maral, Exbrayat et Gaillard: Bull. Soc. méd. Hôp. Paris **1950**, 50. — Sédallian, Maral, Exbrayat, Traeger et Gaillard: J. de Méd. Lyon **1950**, 627. — Seiser: Öfftl. Gesdh.dienst **12**, H 1 (1950). — Sertic: Zit. nach Chalier et Sédallian. — Shah: Indian Physician **1949**, 8, 192. — Shulman: Amer. J. Dis. Childr. **73**, 688 (1947). — Simmons: J. inf. Dis. **29**, 209 (1926). — Silverman and Leslie: Gastroenterology **9**, 562 (1947). — Sittig: Verh. dtsch. Ärzte in Prag 23. April 1920. — Münch. med. Wschr. **1920**, 4, 768. — Smadel: J. Amer. med. Assoc. **142**, 315 (1950). — Proc. roy. trop. med. Hyg. **1950**. — Smadel, Woodward and Bailey: J. Amer. med. Assoc. **141**, 129 (1949). — Smillie: Prevent. Med. a. Publ. Health **1947**. — Sorrel, Bardier, Auban et Dalous: Soc. de Pédiatrie de Montpellier et du Languedoc Méditerranéen, 20. Nov. 1949. — Spielmeyer: Münch. med. Wschr. **1919**, Nr 12, 313, Nr 26, 707. — Staehelin: Handbuch der inneren Medizin, 3. Aufl., Bd. I, S. 817. Berlin: Springer 1934. — Standfuss: Ansteckende Krankheiten. Stuttgart: Georg Thieme 1950. — Standfuss, Richard: Der heutige Stand der gesundheitlichen Überwachung der vom Tiere stammenden Lebensmittel. Münch. med. Wschr. **1951**, Nr 41. — Sternberg: Wien. klin. Wschr. **1915**, Nr 4, 103. — Beitr. path. Anat. **64**, 278 (1918). — Mischinfektionen. In Aschoff, Pathologische Anatomie, Bd. 8 des Handbuchs der ärztlichen Erfahrungen im Weltkrieg, herausgeg. von Schjerning, S. 192. Leipzig 1921. — Stertz: Typhus und Nervensystem. Berlin 1917. — Handbuch der Neurologie, Bd. XII. Berlin: Springer 1935. — Stiller: J. of Pediatr. **35** (1949). — Störmer: Med. Klin. **1946**, 344, 541. — Med. Mschr. **12**, 529 (1947).

Tanaka: Virchows Arch. **207**, 115 (1912). — Thedering: Dtsch. med. Wschr. **1948**, 558. Tixier: Rev. Franç. de Péd. 24. juin 1949. — Tutunj: Lancet **1949 II**, 629.

Vakil: Indian Physician **1949**, 8, 185. — Viking: Ugeskr. Laeg. (dän.) **1941**, 44. — Vincent: Acad. Sci. **1915**; **6**, 214 (1942); **1943**. — Bull. Acad. Méd. Paris **1944**; **1945**. — Bull. Off. internat. Hyg. publ. **1944**. — Festschrift zu seinem Dienstjubiläum 1947, Paris.

Wagner: Dtsch. Arch. klin. Med. **37**, H. 3/4 (1885). — Watjen: Dtsch. Gesdh.wes. **2**. 155 (1947). — Weil et Chevier: Presse méd. **1917**, Nr 47. — Weiss: Dtsch. Arch. klin. Med. **165**, 116 (1929). — Werner: Med. Klin. **1947**, Nr 7, 294. — Z. Hyg. **129**, 660 (1949). — Widal: Gaz. hebd. **1896**, 27, 1315. — Wilson-Blair: Z. Hyg. **125**, 519 (1944). — Winkel: Mikrobiologie und serologische Diagnostik. 1947. — Wohlwill: Virchows Arch. **237** (1921). — Wolff u. Teusch: Münch. med. Wschr. **1951**, Nr 6, 275. — Wolters: Z. Hyg. **121**, 380 (1939); **130**, 693 (1950). — Woodward, Smadel, Ley, Green and Mankikar: Ann. int. Med. **29**, 131 (1948). — Woodward, Theodore, Smadel and Ley: J. clin. Invest. **29**, 1, 87, (1950). — Wright, Montag: A Textbook of Mat. Med., Pharm. a. Therapeutics. 1942. — Wunderlich: Erkrankungen an Botulismus. 1947. — Wunderlich, K. A.: Zit. nach Liebermeister. Stuttgart 1859.

Yeager: Vortrag auf der Terramycinkonferenz der Akademie für Medizin. New York 16./17. Juni 1950.

Zeissler: Handbuch der pathologischen Mikroorganismen, 3. Aufl., Bd. 10, S. 35. 1930. Zeman, Dtsch. med. Wschr. **1949**, 121. — Zillhardt et Hommel: Soc. de Pédiatrie de l'Est, 19. Nov. 1949. — Zinsser and Stanhope Bayne-Jones: A Textbook of Bacteriology. 1939.

GPSR Compliance

The European Union's (EU) General Product Safety Regulation (GPSR) is a set of rules that requires consumer products to be safe and our obligations to ensure this.

If you have any concerns about our products, you can contact us on ProductSafety@springernature.com

In case Publisher is established outside the EU, the EU authorized representative is:

Springer Nature Customer Service Center GmbH
Europaplatz 3
69115 Heidelberg, Germany

Batch number: 10683448

Printed by Printforce, the Netherlands

HANDBUCH
DER INNEREN MEDIZIN

BEGRÜNDET VON

L. MOHR UND R. STAEHELIN

VIERTE AUFLAGE

HERAUSGEGEBEN VON

G. v. BERGMANN — MÜNCHEN

W. FREY — BERN

H. SCHWIEGK — MARBURG/LAHN

ERSTER BAND / ERSTER TEIL

INFEKTIONSKRANKHEITEN

SPRINGER-VERLAG
BERLIN HEIDELBERG GMBH
1952

INFEKTIONSKRANKHEITEN

ERSTER TEIL

BEARBEITET VON

R. ASCHENBRENNER · H. BAUR · K. BINGOLD · H. EYER · G. FANCONI
E. GLANZMANN · O. GSELL · F. O. HÖRING · A. HOTTINGER · H. KLEINSCHMIDT
W. LÖFFLER · F. LÜTHY · R. MASSINI · W. MOHR
E. G. NAUCK · H. SCHLOSSBERGER

MIT 417 ZUM TEIL FARBIGEN ABBILDUNGEN

SPRINGER-VERLAG
BERLIN HEIDELBERG GMBH
1952

ISBN 978-3-642-94594-6 ISBN 978-3-642-94593-9 (eBook)
DOI 10.1007/978-3-642-94593-9

USPRÜNGLICH ERSCHIENEN BEI SPRINGER-VERLAG OHG. IN BERLIN, GOTTINGEN AND HEIDELBERG 1952
SOFTCOVER REPRINT OF THE HARDCOVER 4TH EDITION 1952

Inhaltsverzeichnis.

Inhalt des zweiten Teiles.

Allgemeine Epidemiologie.

Von

Hans Schlossberger und I. Eckart.

Mit 14 Abbildungen.

Auf Grund jahrhundertelanger Erfahrungen ist es bekannt, daß der Ablauf der verschiedenen infektiösen Erkrankungen nicht nur beim einzelnen Individuum, sondern in ähnlicher Weise auch innerhalb von Populationen, also von Menschen- oder Tiergruppen kleineren oder größeren Umfanges, ganz bestimmten Gesetzen folgt. Die systematische Erforschung dieser für die Entstehung und Verbreitung von Seuchen, sowie für ihren Verlauf und ihr Erlöschen maßgebenden Gesetzmäßigkeiten und deren Ursachen ist das wesentliche Arbeitsgebiet der *Epidemiologie*, während sich die Pathologie mit dem Zustandekommen und der Entwicklung der Krankheiten des Einzelindividuums befaßt. Bei ihren Untersuchungen macht die sog. *induktive* Form der Epidemiologie naturgemäß ausgiebigen Gebrauch von den bei früherem Vorkommen der betreffenden Erkrankung, vor allem bei früheren Epidemien gewonnenen Erkenntnissen und etwaigen statistischen Feststellungen. Durch das Studium der besonders bei solchem gehäuftem, aber auch bei sporadischem Auftreten von Infektionskrankheiten erhobenen Einzelbeobachtungen sucht sie die dem Seuchengeschehen in räumlicher, zeitlicher und auch sonstiger Hinsicht zugrunde liegenden gemeinsamen Faktoren zu eruieren und dadurch, wie Doerr sich ausdrückt, die Infektionszustände von Menschen- und Tierkomplexen quantitativ, zeitlich und qualitativ zu erfassen und auf ihre Ursachen zurückzuführen.

Wohl mehr als bei irgendeinem sonstigen Zweig der wissenschaftlichen Medizin ist hier eine historische Betrachtungsweise am Platze, weil nur durch Vergleich der im Laufe großer Zeitabschnitte ermittelten Tatsachen ein einigermaßen sicheres Urteil darüber möglich ist, ob und inwieweit der Charakter der einzelnen seuchenartigen Erkrankungen sich im wesentlichen konstant erhielt bzw. Änderungen aufweist oder Schwankungen unterworfen ist. Für die Bearbeitung dieser Fragen stehen uns zum Teil sehr gute Schilderungen der Ausbreitung einzelner Krankheiten und ihres klinischen Erscheinungsbildes aus früheren Zeiten zur Verfügung. Die Seuchengeschichte versagt indessen, wie Kisskalt (1919) betont, insofern fast vollständig, als die heute übliche ziffernmäßige Verwertung der Krankheits- und Todesfälle, vor allem eine Zerlegung dieser Zahlen nach Alter, Geschlecht, sozialer Lage, Ehelichkeit und Unehelichkeit usw. früher nur in den wenigsten Fällen versucht worden ist; häufig wird bei der Beschreibung von Epidemien sogar nur von „vielen" Verstorbenen gesprochen, was erfahrungsgemäß ein sehr subjektiver Begriff ist.

Eine Analyse der für das Auftreten und den Verlauf von Epidemien maßgebenden Faktoren ist in neuerer Zeit mit Erfolg auch auf experimentellem Wege versucht worden. Besonders haben sich der englische Forscher Topley und der Amerikaner Webster um diese *experimentelle Epidemiologie*, die zur Klärung mancher Fragen wesentlich beigetragen hat, Verdienste erworben.

Man hat derartige Versuche, auf die später (S. 45) noch ausführlicher einzugehen sein wird, in der Hauptsache an sog. Mäusedörfern ausgeführt. Man versteht darunter eine „Mäusebevölkerung", die in einem gemeinsamen Behälter gehalten wird. Eine solche Mäusepopulation ist für die Ausbreitung alimentärer Infektionen sehr geeignet; der Verlauf der Epidemie — richtiger Epizootie — kann durch Veränderung der Käfigbelegung, Ernährung, Vorbehandlung usw. je nach Wunsch modifiziert und den bei gewissen menschlichen Seuchen herrschenden Verhältnissen angepaßt werden. Man kann so einerseits explosive Epidemien hervorrufen, andererseits chronische Epidemien erzeugen, bei denen die meisten Individuen infiziert sind, zahlreiche mehr oder weniger atypisch erkranken, ganz wenige sterben, während Neuankömmlinge, ähnlich wie etwa Badegäste in verschmutzten Sommerfrischen, nach kurzem Intervall akut, typisch, meist schwer erkranken und viele von ihnen sterben. Diese Anordnung hat es ermöglicht, eine Reihe von Fragen eingehender zu erforschen, die auch für die menschliche Epidemiologie von erheblicher Bedeutung sind (PRAUSNITZ).

Im Gegensatz zu dieser älteren, rein empirischen, induktiv-analytischen Methode der Epidemiologie geht die im Anschluß an die grundlegenden Arbeiten von ROBERT KOCH über die Ätiologie der infektiösen Erkrankungen, besonders durch seine Lehre von der Spezifität der Krankheitserreger entstandene *deduktive* oder *synthetische* Forschungsrichtung von der Krankheitsursache aus und bemüht sich durch das Studium der Eigenschaften und Lebensbedingungen der bei den einzelnen Seuchen in Frage kommenden Erreger, ihres Nachweises und der Art ihrer Übertragung den Verlauf der Erkrankungen, ihre Weiterverbreitung und damit auch das Entstehen und Erlöschen von Epidemien zu erklären. Auf diese Weise sind zweifellos zahlreiche wertvolle Anhaltspunkte gewonnen worden, in erster Linie die Erkenntnis, daß das Auftreten einer Infektionskrankheit stets an das Vorhandensein des betreffenden Erregers gebunden ist. Auch der epidemiologisch außerordentlich wichtige Nachweis der sog. latenten oder symptomlosen Infektion ist nur durch die ätiologische Forschung möglich gewesen; für die Klärung epidemiologischer Zusammenhänge hat sich ferner das bei den einzelnen Krankheitserregern in neuerer Zeit erfolgreich in Angriff genommene Studium der Typendifferenzierung als besonders aufschlußreich erwiesen.

Trotzdem ist aber, wie GOTTSTEIN (1928), KISSKALT (1930), DE RUDDER (1934) u. a. wohl mit Recht hervorheben, die deduktive Epidemiologie bis jetzt nicht imstande, lediglich aus den Eigentümlichkeiten des Erregers den Ausbruch, den Verlauf und das Aufhören von Epidemien restlos zu interpretieren, wie ROBERT KOCH und andere Autoren ursprünglich angenommen haben (vgl. S. 44); vielmehr sind dabei zahlreiche, großenteils veränderliche Faktoren beteiligt, die nur auf induktivem Wege aufgedeckt und in ihrer Bedeutung für das Seuchengeschehen erkannt und bewertet werden können. So spielen beim Zustandekommen jeder Infektionskrankheit außer der an sich schon gewissen Schwankungen unterworfenen Virulenz des Erregers auch die Empfänglichkeit (Disposition) der in Frage kommenden Individuen, die ihrerseits wieder von zahlreichen, sehr variablen endogenen und exogenen Momenten abhängig ist, sowie die verschiedenen Möglichkeiten der Übertragung eine ausschlaggebende Rolle. Die beiden Untersuchungsverfahren und Betrachtungsweisen lassen sich heutzutage kaum mehr voneinander trennen, müssen sich vielmehr bei der Erforschung der Seuchen gegenseitig ergänzen; man wird daher KISSKALT zustimmen können, wenn er sagt, daß die epidemiologisch-statistische Richtung berufen ist, die Probleme aufzuwerfen, während die Aufgabe der ätiologischen Methode in der Lösung dieser Probleme besteht, wobei naturgemäß auch die Erkenntnisse und Erfahrungen anderer Disziplinen, vor allem der Bevölkerungslehre und der Erbforschung nutzbringend verwendet werden. Mit der Entstehung der Seuchen beschäftigt sich die „*biologische*" Epidemiologie, die nach GRELL das Problem des Zustandekommens und etwaiger Änderungen der Infektketten

(s. S. 12), sowie die Frage nach der Bildung und etwaigen Verlagerungen von Seuchenreservoirs aufzuklären sucht. Von besonderem Wert ist, wie GOTTSTEIN hervorhebt, die Verbindung der Seuchenstatistik mit der Statistik der Bevölkerungsbewegung in ihren Wechselbeziehungen und gegenseitigen Beeinflussungen. Erwähnt sei noch, daß man heute auch noch von einer „*rechnenden Epidemiologie*“ spricht. Diese sucht nach dem Vorgang von RONALD ROSS, GOTTSTEIN, MARTINI, SIMPSON u. a. die beim Seuchenablauf zu beobachtenden Gesetzmäßigkeiten formelmäßig zu erfassen; praktisch verwertbare Feststellungen wurden auf diese Weise bisher vor allem bei den durch Arthropoden übertragenen Krankheiten gemacht.

Es wurde schon vielfach der Versuch gemacht, die geographische Verbreitung infektiöser Erkrankungen und ihrer Überträger kartographisch darzustellen (SCHUBERG, CRAIG und FAUST, ZEISS, JUSATZ, MAY u. v. a.; vgl. auch Abb. 1, 3, 4, 5 und 12). Die Herstellung solcher Seuchenkarten und Seuchenatlanten basiert naturgemäß auf den vorliegenden Meldungen und Berichten, die aber leider vielfach ungenau sind (vgl. S. 70). Die Karten sind jedoch trotz mitunter vorhandener Irrtümer besonders für Gesundheitsbehörden von großem Wert, bedürfen indessen infolge der dauernd eintretenden Veränderungen in nicht allzulangen Abständen der notwendigen Ergänzung.

Auf Grund der mit Hilfe entsprechender Methoden gewonnenen Erkenntnisse versucht die Epidemiologie weiterhin, die Seuchen von Menschen und Tieren in planmäßiger Weise zu bekämpfen, also insbesondere das Auftreten von Epidemien mit allen in Betracht kommenden Mitteln zu verhindern, bzw. bereits ausgebrochene Epidemien aufzuklären, auf ihren Herd zu beschränken und möglichst rasch zum völligen Erlöschen zu bringen. Bei der Durchführung dieser der öffentlichen Gesundheitspflege obliegenden praktischen Aufgaben macht die moderne angewandte Epidemiologie ausgiebigen Gebrauch von bakteriologischen und serologischen Nachweismethoden sowie von immunisatorischen Verfahren und hygienischen Maßnahmen.

Wesen der seuchenhaften Erkrankungen und ihre Einteilung vom epidemiologischen Standpunkt aus.

Der Begriff der Seuche hat erst im Laufe der letzten 60—80 Jahre seine heute gültige Präzisierung erfahren. Früher, besonders im Mittelalter und in der beginnenden Neuzeit hat man jede zur Massenausbreitung tendierende Krankheit als Seuche, Kontagion oder gar als Pest bezeichnet. Nach unseren heutigen Anschauungen ist aber damit das Wesen einer Seuche keineswegs hinreichend definiert. Es gibt nämlich zahlreiche, teilweise sogar psychisch bedingte Krankheiten, die zwar mit Vorliebe als Massenerscheinung auftreten und die doch keine Seuchen sind, die man aber zum Teil bis vor kurzem wegen ihres vielfach gehäuften Vorkommens den Seuchen zugezählt hat. Hierher gehören z. B. der Kropf, ferner verschiedene Avitaminosen, in erster Linie die Rachitis, der Skorbut und die Beri-Beri, sowie die auch als St. Antoniusfeuer bezeichnete, durch Beimischung des giftigen Mutterkorns (Secale cornutum von dem Pilz Claviceps purpurea) zum Brotgetreide hervorgerufene Kriebelkrankheit (Ergotismus), die besonders im Mittelalter Tausende von Opfern gefordert hat.

Außer der Neigung zur Massenausbreitung gehört also zum Begriff der Seuche noch etwas anderes, nämlich der lebende, vermehrungsfähige Krankheitserreger, das Contagium animatum, wie es schon von EMPEDOKLES aus Agrigent (etwa 490—430 v. Chr.), ferner von dem römischen Schriftsteller M. TERENTIUS VARRO (116—27 v. Chr.), später von dem Veroneser Arzt GIROLAMO

FRACASTORO (1483—1553), von dem gelehrten Jesuiten ATHANASIUS KIRCHER (1601—1680), von CHRISTIAN LANGE (1619—1662), dann vor allem von MARCUS ANTON V. PLENCICZ (1705—1786), FRIEDRICH GUSTAV JAKOB HENLE (1809—1885) und WILHELM GRIESINGER (1817—1868) bei verschiedenen übertragbaren Krankheiten auf Grund genauer klinischer Beobachtung und scharfsinniger Überlegung angenommen worden war. Es gibt, wie hier der Vollständigkeit halber bemerkt sei, zahlreiche Erkrankungen, wie z. B. die Furunkulose oder die einfache Lungenentzündung, die zwar durch vermehrungsfähige Erreger hervorgerufen werden, also sog. Infektionskrankheiten darstellen, die aber nicht zur Massenausbreitung neigen, also auch nicht als Seuchen zu betrachten sind. In diese Kategorie gehören auch der Botulismus, sowie die in Kriegszeiten gehäuft auftretenden Wundinfektionen, vor allem der Tetanus, der Gasbrand und die Eiterungen; auch hierbei handelt es sich nach der gegebenen Definition nicht um eigentliche Seuchen, da den genannten Erkrankungen die Ansteckungsfähigkeit, also die charakteristische Tendenz zur weiteren Verbreitung fehlt. Andererseits braucht eine seuchenhafte Krankheit nicht immer gehäuft aufzutreten; es genügt zu dem Begriff „Seuche", wenn die betreffende Erkrankung in der Regel zwar nur vereinzelt, unter bestimmten Bedingungen aber auch epidemisch auftritt.

Im allgemeinen verbindet man mit dem Ausdruck „Seuche" außerdem aber auch noch den Begriff einer *gefährlichen* Krankheit. Es widerspricht daher bis zu einem gewissen Grade zweifellos dem Sprachgebrauch (vgl. DE RUDDER 1934), wenn man an sich harmlose Erkrankungen, wie etwa Varicellen oder Röteln auf Grund ihrer Ansteckungsfähigkeit den Seuchen zuzählt. Aber abgesehen davon, daß diese beiden infektiösen Exantheme hinsichtlich ihres klinischen Bildes ausgesprochenen epidemischen Erkrankungen, den Pocken und den Masern nahestehen und mit ihnen sogar verwechselt werden können, wird man wohl nicht umhin können, sie schon wegen ihrer Verbreitungsweise, die grundsätzlich den für Seuchen geltenden Gesetzmäßigkeiten folgt, auch in diese Kategorie einzureihen. Würde man die „Gefährlichkeit" als wesentliches Charakteristikum einer Seuche betrachten, so wäre eine scharfe Abgrenzung dieser Krankheitsgruppe kaum durchführbar. Die Gesetzgebung (Reichsseuchengesetz vom 30. Juni 1900) trennt allerdings gewisse Seuchen, die wegen ihrer vielfach katastrophalen Folgen besonders gefürchtet sind, nämlich Pest, Cholera, Fleckfieber, Gelbfieber, Lepra und Pocken, neuerdings (Reichsgesetz vom 3. Juli 1934) auch noch die Papageienkrankheit (Psittakose) als besondere Gruppe unter der Bezeichnung „Gemeingefährliche Krankheiten" von den sonstigen „übertragbaren Krankheiten" (vgl. Verordnung des Reichsministers des Innern vom 1. Dez. 1938) ab (vgl. S. 84).

Wir kennen heute die Erreger fast sämtlicher bei Menschen, Tieren und Pflanzen vorkommender Infektionskrankheiten. Größtenteils handelt es sich dabei um sog. Mikroorganismen, d. h. um einzellige Lebewesen, von denen die krankmachenden Bakterien und Pilze dem Pflanzenreich, die pathogenen Protozoen dem Tierreich angehören. Hierzu kommen als 3. Kategorie von Krankheitserregern die durch ihre besonders geringe Größe und durch ihre obligat parasitäre Lebensweise gekennzeichneten sog. filtrierbaren Virusarten, die erst neuerdings einem eingehenderen Studium zugänglich geworden sind. Während die größeren Vertreter dieser Gruppe wohl noch den Lebewesen zuzurechnen sind, handelt es sich bei den kleinsten Virusarten, wie hier nur andeutungsweise erwähnt sei, nach den Untersuchungen von W. M. STANLEY u. a. offenbar um unbelebte, monomolekuläre Gebilde, um sog. Virusproteine, welche indessen die Fähigkeit haben, nach Art eines Katalysators im empfänglichen Wirtsorganismus ihre eigene Reproduktion zu bewirken. Schließlich finden sich aber auch noch unter den höher organisierten Tieren, nämlich den Arthropoden und Würmern parasitische Arten, die hinsichtlich ihrer krankmachenden Wirkungen und ihrer Verbreitungsweise manche gemeinsamen Eigenschaften mit den pathogenen Mikroorganismen aufweisen, deren Bedeutung als Seuchenursache aber noch vielfach unterschätzt wird.

Die Ansiedlung und Vermehrung von Krankheitserregern auf der Oberfläche oder in den Geweben und Säften eines menschlichen, tierischen oder auch pflanzlichen Organismus bezeichnet man als *Infektion*. Manche, besonders englische Autoren (vgl. SIMPSON) sprechen von einem *Infektionscyclus* ("cycle of parasitism") und verstehen darunter die Biologie eines Krankheitserregers einschließlich der Art und Weise, wie er in den Wirtsorganismus eindringt, sich dort verbreitet und eventuell verändert, wie er den Körper wieder verläßt und auf andere Individuen (direkt oder indirekt) übertragen wird. Führt die Infektion zur Erkrankung, was bemerkenswerterweise nicht immer der Fall ist, so spricht man von einer Infektionskrankheit. Man kann hier von einem *Krankheitscyclus* ("cycle of illness") reden und unter diesem Begriff die Wirkungen des Erregers oder auch mehrerer Erreger auf den Wirtsorganismus, die Dauer der Infektiosität des befallenen Individuums, etwa auftretende Komplikationen, ferner eine durch die Erkrankung bedingte Resistenzänderung des Organismus gegenüber anderen Infektionen, die Dauer der einzelnen Erscheinungen und die zwischen diesen und dem Cyclus des Erregers bestehenden zeitlichen Beziehungen zusammenfassen (SIMPSON). Bei den meisten infektiösen Erkrankungen dringt der Krankheitserreger in den Körper ein, vermehrt und verbreitet sich dort und wirkt schon durch seine Anwesenheit oder durch die Absonderung giftiger Stoffe krankmachend; in manchen Fällen, so z. B. bei der Diphtherie, bleiben die pathogenen Keime auf der Oberfläche des Organismus (meist in Pseudomembranen auf den Tonsillen) sitzen, sezernieren aber das spezifische Toxin, welches in die Tiefe der Gewebe diffundiert. Die daraus hervorgehenden Krankheitszustände brauchen von dem Eintritt der Infektion bis zum Ausbruch der Erkrankung eine gewisse Zeit der Entwicklung, die als Inkubationszeit bezeichnet wird.

Für vergleichende epidemiologische Berechnungen ist es notwendig, den eigentlichen Beginn einer bestimmten Infektionskrankheit stets in gleicher Weise zu präzisieren; soweit es sich um typische Erkrankungsfälle handelt, wird hierfür zweckmäßigerweise das Auftreten eines charakteristischen Symptoms, z. B. der plötzliche Temperaturanstieg oder der Ausbruch eines Exanthems gewählt. Bei Krankheiten, die, wie z. B. der Typhus, meist nicht schlagartig einsetzen, ist es oft unmöglich, die Inkubationszeit von der manifesten Erkrankung richtig abzugrenzen.

Die *Inkubationszeit* zeigt bei manchen Infektionskrankheiten, wie z. B. bei Masern (13—15 Tage), Pocken (10—13 Tage) und Fleckfieber (9—14 Tage), eine dem gleichmäßigen Cyclus des Krankheitsverlaufes entsprechende gesetzmäßige Konstanz, während sie bei anderen Erkrankungen, zum Teil vielleicht infolge der wechselnden Virulenz der Erreger (vgl. S. 45), innerhalb mehr oder weniger weiter Grenzen schwankt. Hier ist es mitunter recht schwer oder kaum zu entscheiden, ob es sich bei zwei oder mehr zeitlich und örtlich nahe beisammenliegenden Erkrankungsfällen um simultane oder sukzessive Infektionen handelt. Im allgemeinen gruppieren sich bei diesen Krankheiten die beobachteten Zeiten zwar um einen Mittelwert, der als „*normierte Inkubationszeit*" bezeichnet wird. So sind z. B. bei der Poliomyelitis Inkubationszeiten von 3—35 Tagen festgestellt worden (HORSTMANN und PAUL); als Durchschnittswert gilt eine Zeitspanne von 7—12 Tagen (DOERR). Beim Abdominaltyphus, dessen Inkubationszeit 7—21 Tage betragen kann, soll die Krankheitsschwere mit Zunahme der Inkubationszeit abnehmen (KÄRST). Sehr variabel ist die Inkubationszeit auch bei der Serumhepatitis (63—137 Tage; HORSTMANN und PAUL, vgl. auch SARTWELL). Bei wieder anderen Krankheiten, wie Lepra, Tuberkulose, Leishmaniosen läßt sich aber über die Dauer der Inkubationsperiode überhaupt nichts Sicheres aussagen. Eine „*verzögerte Inkubation*" („prolonged incubation") kommt unter anderem bei Poliomyelitis, Influenza und Hepatitis besonders bei Gegenwart von Antikörpern (AYCOCK und OREN), vor allem aber auch bei der Malaria vor; abgesehen davon, daß sie hier mitunter durch medikamentöse Prophylaxe bedingt ist, kann eine solche „lange Latenz" bei Malaria aber auch ohne derartige Maßnahmen auftreten und monate-, selbst jahrelang dauern (vgl. S. 68). Die Aufstellung einer Infektkette (s. S. 12) ist in solchen Fällen vielfach vollkommen unmöglich. Die Zeit, welche von der Infektion einer Person bis zur Weiterübertragung auf andere vergeht, wird als „*Übertragungs-*" oder besser als „*Serienintervall*" (serial interval) bezeichnet; durch das Verhältnis von Serienintervall und Inkubationszeit wird also die Abhängigkeit der Dauer der Infektionsübertragung von den Krankheitserscheinungen des ersterkrankten Patienten festgelegt. Wenn sich bei gehäuftem Auftreten einer Erkrankung mehrere „Generationen" scharf voneinander trennen lassen, so ist dies ein Zeichen dafür, daß die Inkubationszeit keine großen Schwankungen aufweist und daß die Zeitspanne, während der die Krankheit weiterverbreitet wird, verhältnismäßig kurz ist. Wenn sich dagegen keine klare Generationsfolge erkennen läßt, so besteht offenbar eine große Variabilität der Inkubations- oder der Übertragungsperiode oder beider Werte; dies ist besonders auch dann der Fall, wenn die Ausbreitung der Erkrankung nicht durch Kontakt, sondern auf indirektem Wege erfolgt (SIMPSON).

Epidemiologisch wichtig ist die Tatsache, daß der infizierte Organismus, wie WILLIAM SQUIRE schon 1874 festgestellt hat, bereits während der Inkubationszeit zu einer Weiterverbreitung der Erkrankung Veranlassung geben kann. Zum Unterschied von der Inkubationsperiode nennt man daher die Zeitspanne zwischen Infektion und Beginn der Ansteckungsfähigkeit eines Individuums auch *Keimzeit* (KISSKALT 1923, BIELING 1948); diese ist also im allgemeinen kürzer als das Inkubationsstadium. So ist z. B. bei Masern der Erreger schon am 3. Inkubationstag im Blute nachweisbar (PETÉNYI, GOEBEL, DEGKWITZ); er tritt dann etwa am 10. Tage der Inkubation, mit dem Beginn des 4—5 Tage lang dauernden Prodromalstadiums in den Rachenschleim über und bedingt damit die Infektiosität des Kranken, während die eigentliche Erkrankung erst von dem am 13.—15. Tag auftretenden Exanthem an gerechnet wird (DE RUDDER). SCHABEL und Mitarbeiter konnten bei 3 Kindern, die später an der leichten Form der Poliomyelitis (sog. „minor illness") erkrankten, das spezifische Virus 19, 12 bzw. 9 Tage vor Auftreten der klinischen Erscheinungen im Stuhl nachweisen (vgl. auch HORSTMANN, LACEY). Nach den Angaben von T. MÜLLER ist die Hepatitis epidemica nur in der präikterischen Phase ansteckungsfähig. Auch ist es bekannt, daß beim Menschen schon in den Tagen vor Auftreten einer klinischen Diphtherie die spezifischen Erreger auf den Tonsillen nachweisbar sind („Inkubationsbacillenträger"; vgl. auch S. 23, DE RUDDER 1934, POPP) oder daß tollwutinfizierte Tiere, besonders Hunde vielfach schon vor Ausbruch der manifesten Erkrankung das Lyssavirus im Mundspeichel enthalten und dadurch eine erhebliche Gefahr für ihre Umgebung darstellen (BOECKER). Auch werden von rotzinfizierten Pferden die spezifischen Erreger häufig schon lange vor Auftreten der Krankheitserscheinungen ausgeschieden (FRANCKE und GOERTTLER). Ähnliche Verhältnisse müssen wir wohl auch bei manchen sonstigen übertragbaren Erkrankungen, wie z. B. bei Typhus und Paratyphus, bei Cholera, Geflügelcholera, Pocken, Encephalitis, Influenza, Schweinepest u. a., vielleicht auch bei der Syphilis und der Beschälseuche der Pferde annehmen. Auch die Tatsache, daß Bluttransfusionen von Spendern, die sich im Inkubationsstadium gewisser Erkrankungen, wie z. B. des Fleckfiebers, des Typhus, der Syphilis, der Malaria, der Hepatitis epidemica (MURPHY) befanden, mehrfach zur Krankheitsübertragung auf die Empfänger geführt haben, verdient in diesem Zusammenhang Erwähnung; soweit die Erkrankungen durch tierische Überträger weiterverbreitet werden, besteht also die Möglichkeit, daß sich die blutsaugenden Insekten bei einem in der Inkubationsperiode befindlichen Individuum infizieren.

Als *Ansteckungsphase* („period of infectivity") wird derjenige meist schwer zu bestimmende Abschnitt des Krankheitscyclus bezeichnet, während welchem eine Weiterübertragung der Infektion auf natürlichem Wege möglich ist. Die Zeitdauer, während welcher Übertragungen seitens eines Kranken tatsächlich stattfinden („period of transmission"), ist indessen bei gleichbleibendem Milieu im allgemeinen kürzer, weil einerseits bei hoher Infektiosität der betreffenden Krankheit die in Betracht kommenden empfänglichen Individuen schon frühzeitig infiziert werden, andererseits bei schwerer Erkrankung eine baldige Absonderung des Patienten erfolgt und dadurch eine weitere Ausbreitung der Infektion vielfach verhindert wird (SIMPSON).

Für die Erforschung von Seuchenausbrüchen und der ihnen zugrunde liegenden Gesetzmäßigkeiten ist naturgemäß eine genaue klinische und ätiologische Abgrenzung der zu einem solchen gehäuften Auftreten neigenden infektiösen Erkrankungen unbedingte Voraussetzung. Solange beispielsweise die verschiedensten, mit einem sog. typhösen Krankheitsbild, d. h. mit auffallender und längerer Störung des Bewußtseins einhergehenden fieberhaften Erkrankungen, also in der Hauptsache der Abdominaltyphus, die verschiedenen Formen von Paratyphus, das Fleckfieber und das Rückfallfieber nicht auseinandergehalten werden konnten, war es selbstverständlich nicht möglich, die für ihr Auftreten und ihre Verbreitung maßgebenden Bedingungen klar zu erkennen. Eine sichere Erkennung der verschiedenen typhösen Erkrankungen ist eigentlich erst neuerdings mit Hilfe bakteriologischer und serologischer Methoden möglich. Relativ einfacher lagen die Verhältnisse bei solchen Krankheiten, die, wie etwa die Bubonenpest, die Lepra, die Schwindsucht oder das Trachom infolge besonders typischer Manifestationen der Diagnose im allgemeinen keine erheblichen Schwierigkeiten bereiten und deshalb auch zum Teil schon von den Ärzten des Altertums als nosologische Einheiten richtig erkannt worden waren. Dasselbe traf später bis zu einem gewissen Grade auch für die Syphilis, den englischen Schweiß (Sudor anglicus) und die Cholera zu, bei denen, insbesondere soweit es sich um ein gehäuftes Auftreten handelte, Verwechslungen wohl auch verhältnismäßig selten vorgekommen sein mögen; eine scharfe Trennung der Syphilis und der Gonorrhoe erfolgte allerdings erst 1832 durch PH. RICORD. Dagegen war z. B. auf dem Gebiete der akuten Exantheme eine scharfe klinische Unterscheidung der einzelnen Erkrankungen zum Teil erst im 18. und 19. Jahrhundert möglich. Auch recht spät, nämlich 1821, wurde die Diphtherie als eine durch die Ausbildung eines Exsudates charakterisierte Entzündung der Schleimhäute von der Angina scarlatinosa abgegrenzt. Es sei daran erinnert, daß die ätiologische Abtrennung der verschiedenen Formen von Viruspneumonie erst seit etwa 20 Jahren im Gange und heute noch nicht abgeschlossen ist (vgl. IMHÄUSER, EATON).

Ohne eine genaue Unterscheidung der einzelnen Infektionskrankheiten konnten vor allem die als Reaktion auf ein krankmachendes Agens anzusehenden spezifischen Abwehrmaßnahmen des infizierten Organismus, die wir heute als Immunitätserscheinungen zusammenfassen, und die für das epidemiologische Geschehen von wesentlicher Bedeutung sind, großenteils gar nicht genügend erkannt werden. Solange man alle typhösen Erkrankungen als Einheit betrachtete, war es z. B. nicht ganz einfach, die nach Überstehen eines Fleckfiebers zurückbleibende spezifische Immunität wahrzunehmen, da ja der Betreffende hernach unter Umständen an einem Abdominaltyphus erkrankte. Trotzdem war es aber den Ärzten des Altertums auf Grund ihrer Beobachtungen bei den damals häufigen Epidemien doch schon bekannt, daß die Empfänglichkeit der einzelnen Menschen und Tiere für infektiöse Erkrankungen beträchtliche Unterschiede aufweist. Man wußte, daß selbst die heftigste und ausgebreitetste Seuche niemals alle Individuen ergreift. Eine größere oder kleinere Anzahl bleibt völlig verschont, andere machen die Krankheit in milder Form durch, mögen sie auch noch so sehr der Infektionsgelegenheit ausgesetzt gewesen sein. Andererseits wurde auch schon frühzeitig richtig erkannt, daß Individuen, welche eine Infektionskrankheit überstanden hatten, bei neuerlichem Auftreten derselben Seuche vielfach nicht erkrankten, daß also der Organismus eine erhöhte Widerstandsfähigkeit, eine solche Immunität gegenüber übertragbaren Krankheiten besitzen oder erwerben kann. Je weniger man etwa seit dem 18. Jahrhundert Pocken, Masern und Scharlach zusammenwarf und nur für Abstufungen desselben Krankheitsprozesses hielt, um so sicherer zeigte sich, daß jede dieser Erkrankungen eine spezifische Immunität hinterläßt. Nach Doerr kann man heute 3 Formen von aktiv erworbener Immunität unterscheiden; die erste wird durch Überstehen der manifesten Erkrankung, die zweite durch sog. stille Feiung (s. S. 19) und die dritte durch Schutzimpfung erzeugt. Für epidemiologische Untersuchungen ist die Kenntnis des Verhältnisses dieser 3 Gruppen untereinander und gegenüber der Gesamtgruppe von erheblicher Bedeutung (Gottstein). Kompliziert werden die Verhältnisse weiterhin noch dadurch, daß man auf Grund unserer heutigen Kenntnisse bei manchen Krankheitserregern, wie z. B. beim Poliomyelitis- und beim Influenzavirus in antigener Hinsicht verschiedene Typen unterscheiden kann (s. S. 33) und daß dementsprechend die gegen den einen Typus erworbene Immunität keinen Schutz gegen die anderen Typen bedingt. Von wesentlicher Bedeutung in epidemiologischer Hinsicht ist auch die Tatsache, daß die bei den einzelnen infektiösen Erkrankungen sich ausbildende Immunität von recht verschiedener Dauer und Intensität ist; ganz allgemein läßt sich ferner sagen, daß das Überstehen einer manifesten oder abortiven Krankheit einen länger anhaltenden Schutz des Organismus bewirkt als die entsprechende spezifische Schutzimpfung. Wenn die natürliche Erkrankung, wie z. B. die bacilläre Ruhr keine länger bestehenbleibende Immunität hinterläßt, ist eine solche von einer Schutzimpfung erst recht nicht zu erwarten (Doerr).

Ebensowenig war den alten Autoren die Tatsache entgangen, daß der Mensch und in gleicher Weise manche Tierarten von gewissen, für andere Tierspezies verderblichen infektiösen Erkrankungen niemals ergriffen werden, daß also der Mensch niemals z. B. an Hundestaupe, Schweinepest oder Rinderpest erkrankt, während andere vorzugsweise bei Tieren vorkommende Infektionskrankheiten, wie Tollwut, Milzbrand, Rotz und Stuttgarter Hundeseuche auch für den Menschen gefährlich werden können. Alle diese und ähnliche Feststellungen deuteten darauf hin, daß hinsichtlich der Empfänglichkeit für übertragbare Erkrankungen nicht nur individuelle Unterschiede bestehen, daß sich vielmehr auch die einzelnen Tierarten, zum Teil sogar die einzelnen Rassen in dieser Beziehung verschieden verhalten können.

Während also einerseits im Laufe der Jahrhunderte auf Grund der klinischen und epidemiologischen Erscheinungen, später auch des Ergebnisses der ätiologischen Untersuchung und der Immunitätsverhältnisse eine weitgehende Aufteilung der infektiösen Erkrankungen erfolgte, hat es sich aber andererseits, besonders im Zeitalter der bakteriologischen Forschung gezeigt, daß manche Affektionen, die man früher scharf voneinander trennen zu müssen glaubte, ätiologisch zusammengehören. So ist z .B. die Erkenntnis, daß gewisse Gefäß- und Organerkrankungen, die man früher für Krankheiten sui generis gehalten hat, vor allem die Paralyse, die anscheinend erstmals zu Beginn des 19. Jahrhunderts aufgetreten ist, nur auf Grund einer vorausgegangenen syphilitischen Infektion entstehen können, allerneuesten Datums und erst durch den regelmäßigen Nachweis des spezifischen Erregers in den erkrankten Gewebspartien sowie den positiven Ausfall der Serumreaktionen gesichert worden (Jahnel). Ebenso ist der epidemiologisch wichtige Beweis für die ätiologische Zusammengehörigkeit von Schwindsucht, Skrofulose, Lupus und sog. chirurgischer Tuberkulose, von Beulen- und Lungenpest, von Rachen- und Wunddiphtherie oder der mit und ohne Darmbeteiligung einhergehenden Typhuserkrankungen, die vordem als verschiedene Krankheiten (Unterleibstyphus, Nervenfieber) aufgefaßt worden sind, erst durch die Auffindung der betreffenden Erreger erbracht worden.

Wie bereits aus dem bisher Gesagten hervorgeht, kann man je nach der Ansteckungsfähigkeit *kontagiöse* und *nichtkontagiöse* Infektionskrankheiten unterscheiden. Daß manche Erkrankungen, vor allem Aussatz, Pest, Krätze, Trachom, Schwindsucht und Lyssa ansteckend sind, war bereits im Altertum bekannt; später kamen dann Influenza, Augenblennorrhoe, Impetigo, Diphtherie, typhöse Fieber, Pocken, Syphilis u. a. hinzu. Heutzutage bezeichnet man eine Infektionskrankheit dann als kontagiös, wenn während ihres Verlaufs, unter Umständen auch schon im Inkubationsstadium (s. S. 6) und noch in der Rekonvaleszenz die betreffenden Krankheitserreger mit den Sekreten oder Exkreten aus dem erkrankten Körper ausgeschieden werden und so durch unmittelbare Berührung, durch Vermittlung der Luft, durch Nahrungsmittel oder durch sonstige unbelebte Gegenstände der verschiedensten Art ein anderes Individuum zu infizieren vermögen. Zu diesen „*Ausscheidungskrankheiten*" gehören beispielsweise die akuten Exantheme (Scharlach, Masern u. a.), die Pocken[1], die Diphtherie, Poliomyelitis, Pest, Cholera, Typhus und Paratyphus, Ruhr und zahlreiche andere. Die Kenntnis der Wege, auf denen die verschiedenen Krankheitserreger den infizierten Körper verlassen, ist für die Seuchenbekämpfung naturgemäß von ganz prinzipieller Bedeutung.

Nicht kontagiös ist dagegen eine Erkrankung dann, wenn ihre Erreger aus dem befallenen Organismus nicht ausgeschieden werden, wie es z. B. bei der Sepsis, dem Gelenkrheumatismus, dem Tetanus, der Malaria, dem Fleckfieber, der afrikanischen Schlafkrankheit, dem Gelbfieber und anderen Erkrankungen der Fall ist. Die pathogenen Mikroben sind also bei diesen Krankheiten im Organismus gewissermaßen wie in einem Gefängnis eingesperrt, das sie von sich aus nicht zu verlassen vermögen. Fleckfieber, Malaria, Schlafkrankheit, Gelbfieber und zahlreiche weitere Erkrankungen werden aber dadurch zu Seuchen, daß die im Kreislauf der Patienten enthaltenen Erreger durch blutsaugende Insekten und Spinnentiere (Milben, Zecken) nach außen gelangen und von diesen anderen empfänglichen Individuen „eingeimpft" werden. Ein entlauster Fleckfieberkranker ist jedoch für seine Umgebung bei Fehlen von Kleiderläusen ebenso ungefährlich wie ein Malariakranker in einer anophelenfreien Gegend.

Kontagiosität und Infektiosität stellen also zwei verschiedene Begriffe dar. Während man als „infektiös" eine durch einen belebten Erreger hervorgerufene Erkrankung oder etwa eine erregerhaltige Flüssigkeit bezeichnet, wird eine infektiöse Krankheit, wie eben ausgeführt wurde, dann „kontagiös" genannt, wenn sie von Individuum zu Individuum übertragen werden kann. Die Infektiosität eines Erregers ist gleichbedeutend mit seiner Virulenz (s. S. 10). Hinsichtlich der pathogenen Wirkung kann man invasive und nichtinvasive Krankheitserreger unterscheiden. Während die ersteren die Fähigkeit haben, sich innerhalb des Wirtsorganismus zu verbreiten und zu vermehren und dadurch krankmachend zu wirken, bleiben die letzteren an der Infektionsstelle liegen und können dort zu lokalen Gewebsschädigungen oder, soweit es sich um toxinbildende Bakterien, wie Diphtherie- und Tetanusbacillen handelt, durch ihre in den Kreislauf übertretenden Giftstoffe Allgemeinerscheinungen hervorrufen.

Die beiden für die Kennzeichnung der krankmachenden Eigenschaften von Mikroben verwendeten Begriffe „Pathogenität" und „Virulenz" werden von verschiedenen Autoren teilweise in verschiedenem Sinn, zum Teil sogar als Synonyma

[1] Von Interesse ist die Tatsache, daß das Pockenvirus durch Tier- (besonders Rinder-) Passage seine hohe Kontagiosität verliert. Eine Übertragung der sog. Kuhpocken („Vaccine") von Mensch zu Mensch ist nur durch direkte Einimpfung, nicht aber auf dem natürlichen Übertragungsweg der Pocken (Tröpfcheninfektion) möglich (vgl. auch S. 40 und 47).

gebraucht. Im allgemeinen versteht man indessen unter „Pathogenität" die Fähigkeit eines Mikroorganismus, in Individuen einer bestimmten Tierart krankhafte Prozesse zu verursachen. So ist z. B. der Vibrio metschnikovii zwar mäuse- und tauben-, aber nicht menschenpathogen, während umgekehrt der Gonococcus nur eine Pathogenität für den Menschen besitzt. Als „Virulenz" oder auch als „Infektiosität" wird dagegen die *Intensität* der krankheitserregenden Eigenschaften eines Mikroben bezeichnet. Es gibt z. B. mäusepathogene und mäuseapathogene Streptokokkenstämme; unter den ersteren kann man dann wieder solche mit hoher Virulenz, von denen schon minimale Mengen zu einer tödlichen Sepsis führen, und solche mit geringer Virulenz, die nur nach Einverleibung großer Dosen krankmachend wirken, unterscheiden. Der von A. CALMETTE und C. GUÉRIN durch jahrelange Fortzüchtung eines bovinen Tuberkelbacillenstammes gewonnene und zur Schutzimpfung von Menschen verwendete Stamm B.C.G. (Bacille Calmette-Guérin) ist zwar noch pathogen, d. h. er bewirkt im tierischen Organismus am Orte der Injektion die Bildung tuberkulösen Gewebes, aber er ist fast nicht mehr virulent, d. h. er ist nicht mehr imstande, eine progrediente Tuberkulose hervorzurufen.

Im allgemeinen wird heute angenommen, daß sich die „Virulenz" eines Krankheitserregers aus einer Reihe verschiedener, zum Teil noch unbekannter Faktoren zusammensetzt (WATSON und BRANDLY; daselbst weitere Literatur). So wird besonders von amerikanischen Autoren der Ausdruck „Infektiosität" (infectivity) auch an Stelle von „Übertragbarkeit" (communicability) angewendet und bedeutet dann die als Attribut der Virulenz angesehene Fähigkeit eines Mikroben zur Überwindung der durch Haut und Schleimhäute des Makroorganismus gebildeten natürlichen Barriere. Unterschieden wird davon die „Invasionsfähigkeit" (invasiveness), worunter die Befähigung eines Krankheitskeimes, in dem befallenen Individuum am Leben zu bleiben und sich zu vermehren, verstanden wird. Als weiterer Virulenzfaktor eines Erregers wird seine „Giftwirkung" (toxigenicity), d. h. die Fähigkeit zur Bildung enzymhemmender und giftiger Substanzen [echte Toxine z. B. beim Diphtheriebacillus, giftige Stoffwechselprodukte z. B. bei den Enteritisbakterien, Kollagenase (bindegewebslösendes Enzym) bei manchen Gasödembacillen u. a.] angesehen (vgl. indessen auch S. 47). Hinsichtlich der Entstehung virulenter Formen und der Virulenzsteigerung bei Mischinfektionen vgl. S. 21 und 48; bezüglich der Virulenzsteigerung bei Hühnerpest und vermutlich auch anderen Virusarten durch Adsorption („Potenzierungseffekt") siehe bei DOERR und GOLD sowie DOERR und SEIDENBERG, bezüglich des von FELIX für die krankmachenden Eigenschaften mancher Salmonellaarten für Mäuse verantwortlich gemachten Vi-Antigens s. S. 30.

Infektketten.

Der Ausgangspunkt, von dem einzelne oder gehäufte Fälle einer infektiösen Erkrankung ausgehen, heißt Infektions- oder Ansteckungsquelle; mit Ausnahme einiger durch gewisse normalerweise im Erdboden lebende und als sog. toxigene Saprophyten bezeichnete Erreger verursachten (nicht kontagiösen) Krankheiten (Tetanus, Gasbrand, Botulismus) handelt es sich bei den für den Menschen in Betracht kommenden Infektionsquellen stets um infizierte Menschen oder auch Tiere. Von Wichtigkeit in epidemiologischer Hinsicht ist die Tatsache, daß manche Krankheitserreger, welche zu einer saprophytischen Lebensweise befähigt sind (z. B. Choleravibrionen, pathogene Leptospiren oder auch die Larven von Ancylostoma duodenale) oder welche wohl durch einen besonderen Aufbau ihres Protoplasmas (z. B. Diphtherie-, Tuberkel-, Lepra- und Pestbacillen, Rickettsien, Pockenvirus, Virus der Maul- und Klauenseuche) oder auch durch ihre Fähigkeit, besonders resistente Dauerformen (Sporen, Cysten) zu bilden [z. B. Erreger des Milzbrandes, des Tetanus, des Gasbrandes und der Coccidiomycosis (Coccidiodes immitis), Ruhramöben] gegen äußere Einflüsse der verschiedensten Art (Eintrocknung, Sonnenlicht usw.) mehr oder weniger geschützt sind, auch außerhalb des lebenden menschlichen oder tierischen Körpers sich einige Zeit zu halten, zum Teil sogar zu vermehren vermögen. Bei derartigen resistenten Erregern kann der sog. *Infektionsweg*, d. h. der Weg von der Infektionsquelle zum infektionsempfänglichen Individuum sehr lang sein; es sei hier nur die Übertragung des Milzbrandes durch Häute, die aus Südamerika nach Europa importiert wurden, angeführt. Bei diesen widerstandsfähigen Erregern ist also eine Verbreitung durch unbelebte Gegenstände der verschiedensten Art, durch sog. *Infektionsträger*, wie z. B. Staub, Wasser, Nahrungsmittel, Kleidungsstücke, Rasierpinsel und dergleichen, oder auch wie z. B. bei der Maul- und Klauenseuche durch lebende, an sich nicht empfängliche Zwischenträger (Menschen, Vögel, fliegende Insekten, Ratten, Wild) durch rein mechanische Verschleppung selbst auf weite Entfernung möglich. Erinnert sei hier auch an die sog. Tuberkulose- und Pesthäuser, in denen noch nach langer Zeit durch Staubinfektion immer wieder Erkrankungen auftreten. BLANC hat neuerdings festgestellt, daß Pestbacillen in getrockneten Flöhen noch nach 941 Tagen lebensfähig und vollvirulent waren. Demgegenüber sind die empfindlicheren Keime, wie z. B. die Erreger der Geschlechtskrankheiten, der Masern und zahlreiche andere Virusarten, sowie die meisten pathogenen Protozoen auf die *direkte* Übertragung von Mensch zu Mensch *(Kontaktinfektion)* oder auf einen tierischen Zwischenwirt angewiesen. Soweit die Infektion in diesen Fällen nicht so gut wie ausschließlich vom Kranken weiterverbreitet wird, wie vor allem bei den Masern, der Syphilis und der Gonorrhoe, bilden hier hauptsächlich die latent infizierten Individuen (Keimträger; s. S. 22) das Reservoir, von dem aus immer wieder neue Infektionen erfolgen können. Dies gilt wahrscheinlich auch für gewisse saisonmäßig gehäuft auftretende Erkrankungen (s. S. 67), wie z. B. das Fleckfieber, die Poliomyelitis, die Malaria und die Bacillenruhr, bei denen die Zeit zwischen den einzelnen Saisonausbrüchen wohl in erster Linie durch solche symptomlose Infektionen überbrückt wird.

Soweit es sich um Krankheitserreger des Menschen handelt, für welche Tiere das Reservoir bilden, ist es, wie GRELL ausführt, in epidemiologischer Beziehung von wesentlicher Bedeutung, wo sich das Seuchenreservoir in der Natur befindet, d. h. ob es in biologischer Nähe des Menschen liegt oder nicht. Im ersten Fall, d. h. wenn es sich etwa um Haustiere oder Wohnungsungeziefer handelt, stellt es eine den Menschen dauernd bedrohende Gefahr dar, während im anderen Fall nur gelegentlich oder selten Infektionen des Menschen zu erwarten sind. Als Beispiel einer „menschenfernen" Seuche führt GRELL die sog. „wilde Pest" (sylvatic plague) an, die in vielen Gebieten der Erde (Mittel- und Ostasien, Afrika, Weststaaten der USA.; vgl. Abb. 1) als Zoonose wildlebender Nagetiere vorkommt und nur verhältnismäßig selten direkt zu Erkrankungen beim Menschen Veranlassung gibt (s. S. 14). Größer ist nach GRELL die Gefahr einer Übertragung und damit auch einer Epidemie aber dann, wenn der Mensch mit den das Seuchenreservoir bildenden Wildtieren aus wirtschaftlichen Gründen in nähere Berührung kommt, wenn also die betreffenden Tiere etwa zu landwirtschaftlichen Schädlingen werden, wie z. B. die Ziesel in den südrussischen Steppen; unmittelbar ist jedoch die Bedrohung des Menschen dann, wenn die Pest auf Haustiere übertragen wird und damit das Seuchenreservoir in die nächste Umgebung des Menschen gelangt. GRELL weist weiter darauf hin, daß die größte Menschennähe einer solchen von Tieren auf den Menschen übertragbaren Krankheit natürlich dann erreicht ist, wenn das

Reservoir des Erregers in einem Ektoparasiten des Menschen liegt, vor allem dann, wenn dieser „stenozoid“, d. h. einwirtig (Gegensatz: euryzoid = mehrwirtig) ist, d. h. nur bei einem Wirt, in diesem Falle einem Menschen schmarotzt, wie z. B. die Kleiderlaus, die dem epidemischen Fleckfieber, dem wolhynischen Fieber und dem kosmopolitischen Rückfallfieber als Reservoir dient, aber auch die Pest übertragen kann (s. S. 14).

Die reihenweise Übertragung eines Erregers von Wirt zu Wirt auf direktem oder indirektem Wege wird als *Infekt-* oder *Seuchenkette* (FRIEDEMANN, DOERR)

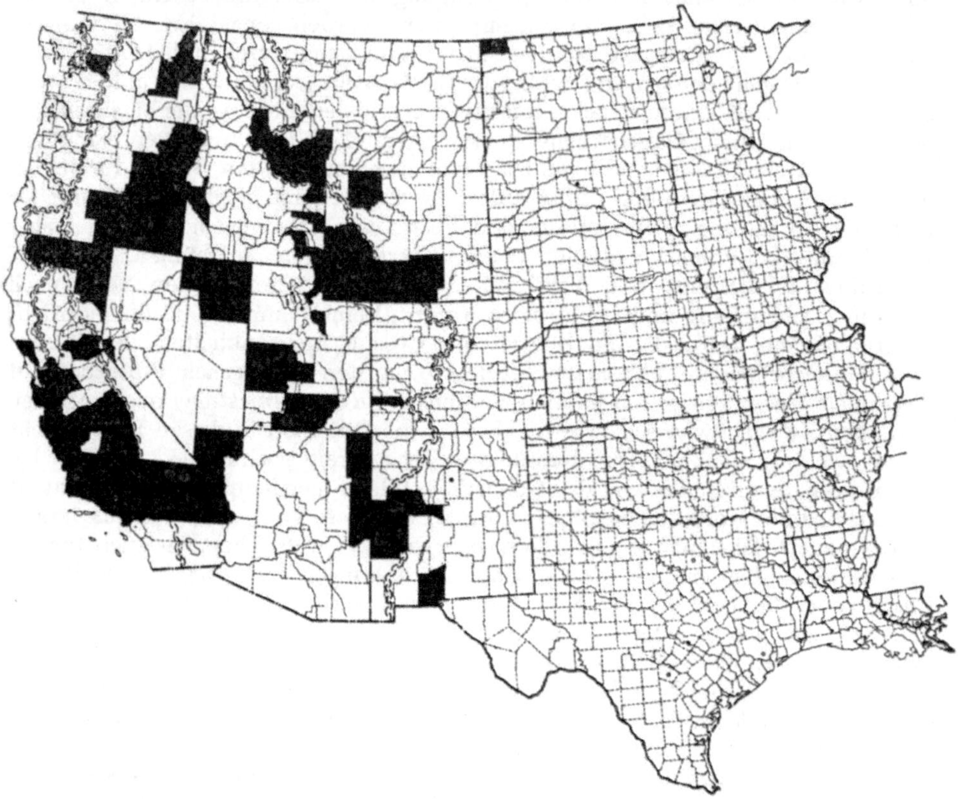

Abb. 1. Vorkommen der „wilden Pest“ (sylvatic plague) im Westen der Vereinigten Staaten von Nordamerika in den Jahren 1900—1941.

bezeichnet, wobei es vom epidemiologischen Standpunkt aus im Prinzip gleichgültig ist, ob es bei den einzelnen Individuen zu einer manifesten oder abortiven Erkrankung oder auch nur zu einer symptomlosen Infektion kommt. Je nachdem es sich bei solchen Reihen ausschließlich um Individuen einer Species oder verschiedener Arten handelt, spricht man von *homogenen* und *heterogenen* Infektketten. Zu den Erkrankungen des Menschen mit ausschließlich homogenen Infektketten gehören Masern, Diphtherie, Scharlach, Typhus und Paratyphus A, Cholera, Lepra, Poliomyelitis, Influenza und Geschlechtskrankheiten; eine Ausnahme bildet nur die gelegentlich beobachtete Übertragung des Typhus durch Schlittenhunde in Grönland (KROGH-LUND) und durch Austern (BELIN). Es handelt sich also bei dieser Gruppe von Erkrankungen um Erreger mit festem Standort. Von Erregern tierischer Erkrankungen gehören Salmonella abortus ovis und Salmonella typhi suis in diese Kategorie. Demgegenüber kommen bei zahlreichen anderen Erkrankungen des Menschen höher- oder niederstehende Tiere als Infektionsquellen oder als Überträger und Zwischenwirte regelmäßig in Betracht. Vielfach sind die als Infektionsquelle und auch die als Überträger in Frage kommenden Tiere selbst erkrankt. So handelt es sich z. B. bei der durch Leptospiren hervorgerufenen Stuttgarter Hundeseuche um eine sehr häufig tödlich verlaufende Erkrankung der Hunde, während die Leptospira pomona, die beim Menschen die sog. Schweinehüterkrankheit verursacht, bei dem ihr als Reservoir dienenden Schwein im allgemeinen anscheinend nur eine symptomlose Infektion bewirkt (GSELL, WIESMANN). In ähnlicher Weise führt der Erreger des epidemischen Fleckfiebers, die Rickettsia prowazeki bei der Kleiderlaus, zu ausgesprochenen pathologischen Veränderungen im Darm, während verschiedene andere Rickettsienarten für die Zwischenwirte unschädlich sind.

Als Beispiele der ersten Kategorie seien genannt Ratten bei Pest, Rattenbißkrankheit („Sodoku") und WEILscher Krankheit, verschiedene Nagetierarten bei Tularämie (s. B. SCHMIDT), vielleicht auch bei Poliomyelitis (vgl. PETTE), Hunde bei Tollwut (hier auch andere Säugetiere[1] und sogar Tauben und Hühner), Stuttgarter Hundeseuche und Echinokokkenkrankheit, Rinder bei gewissen Formen der Tuberkulose, Rinder, Ziegen und Schafe bei Q-(Query- oder Queensland-)Fieber, Rinder, Ziegen und Schweine bei Brucellosen (undulierendes Fieber: BANGsche Krankheit, Maltafieber, Schweinebrucellose), Schweine beim Erysipeloid (Schweinerotlauf), bei der Schweinehüterkrankheit (Leptospira pomona), bei Trichinose und Bandwurmerkrankung (Taenia solium), Pferde und Esel beim Rotz, Papageien, Sturmvögel, Tauben und andere Vogelarten bei der Psittakose (Ornithosis), Fische bei Bandwurmerkrankung (Dibothriocephalus latus). Gelegentlich wurden auch durch Tiere (Hunde, Kaninchen, Katzen u. a.) verursachte Erkrankungen des Menschen an hämorrhagischer Septicämie (Pasteurella multocida) und Pseudotuberkulose (Pasteurella pseudotuberculosis) beobachtet (LEVY-BRUHL, WEBER, HAUSMANN und TULLY, SCHIPPER, K. F. MEYER). Bemerkenswerterweise reißt bei den meisten der eben genannten Erkrankungen, vor allem bei den Leptospirosen und Pasteurellosen (mit Ausnahme der Pest), dem Erysipeloid, dem Rotz, der Tollwut und der Rattenbißkrankheit die Infektkette schon bei der ersten Übertragung auf den Menschen ab (DOERR). Dasselbe ist der Fall bei den seltenen Erkrankungen von Rindern durch Tuberkelbacillen des Typus humanus und des Typus gallinaceus; hier handelt es sich also nach der eingangs gegebenen Definition um einfache Infektionskrankheiten des Rindes, während die durch den Typus bovinus hervorgerufene Erkrankung eine Seuche darstellt. Keine weitere Übertragung erfolgt im allgemeinen dann, wenn die an sich harmlosen Oberflächenparasiten von Haut und Schleimhäuten unter bestimmten Bedingungen „invasiv" werden und zu Erkrankungen führen. Dagegen kann der mit bovinen Tuberkelbacillen ebenso wie der mit Pest-, Milzbrand- und Brucellose-Erregern infizierte Mensch zum Überträger werden. Eine Rückübertragung der genannten Erkrankungen vom Menschen auf das Tier kommt wahrscheinlich lediglich bei der Rindertuberkulose in seltenen Fällen vor (Infektion tuberkulosefreier Rinder durch einen an boviner Tuberkulose leidenden Menschen; K. F. MEYER).

In die zweite Gruppe gehören z. B. Fliegen bei Ruhr (s. S. 68) und Schlafkrankheit, vielleicht auch bei Poliomyelitis (MELNICK und PENNER, HORSTMANN), Wanzen bei der südamerikanischen Chagaskrankheit (Trypanosoma cruzi), Kleiderläuse beim Fleckfieber und wolhynischen Fieber, Milben beim

[1] Als Reservoir der Tollwut kommen in Europa und Asien vorwiegend Wölfe und Schakale, in Nordamerika Füchse, Präriehunde und Stinktiere, in Südamerika auch Vampire, in Afrika verwilderte Hunde, Hyänen und kleine Raubtiere aus der Familie der Viverriden in Betracht (vgl. S. 79).

japanischen Flußfieber (Tsutsugamushi, scrub typhus) und bei den Rickettsienpocken, Läuse und Zecken beim Rückfallfieber, Mücken verschiedener Gattungen bei Malaria, Gelbfieber, Dengue- und Pappatacifieber, sowie bei Encephalitiden verschiedener Ätiologie, Flöhe bei der Pest. Hier findet vielfach ein dauernder Wirtswechsel statt (vgl. S. 47); die Infektkette lautet z. B. bei der Malaria, der Schlafkrankheit, den Leishmaniosen, dem Gelbfieber u. a. Insekt-Mensch (bei Gelbfieber auch Affe, bei Leishmaniosen auch Nagetiere und Hunde) - Insekt, bei der Chagaskrankheit Säugetiere (Hund, Katze, Opossum, Affen, Hausschwein u. a.) -Wanze (Triatoma sp.) -Mensch, beim Rückfallfieber Zecke-Nager-Zecke-Mensch (auch Affe) oder Laus-Mensch-Laus, bei der Tularämie Zecke-Nager-Fliege-Mensch oder Zecke-Mensch und auch Fliege-Nager-Mensch, beim epidemischen Fleckfieber (Rickettsia prowazeki) Laus-Mensch-Laus, beim murinen Fleckfieber (Rickettsia mooseri) Ratte-Floh-Mensch, beim Felsengebirgsfieber (Rickettsia rickettsi) Nager (auch wilde Ziege)-Zecke-Mensch, bei den Rickettsienpocken (Rickettsia akari) Hausmaus-Milbe (Allodermanyssus sanguineus)-Mensch und bei der Tsutsugamushikrankheit (Rickettsia orientalis) Nager-Milbe-Mensch. Besonders kompliziert ist die Infektkette bei der St. Louis-Encephalitis und bei der Western equine Encephalitis, bei denen offenbar Vogelmilben das Reservoir bilden; neben dem Hauptkreislauf Milbe-Vögel-Milbe besteht noch eine Nebenkette Vögel-Mücke (besonders Culex sp.)-Mensch und Säugetiere (Pferd, Rind u. a.) (Hammon und Reeves). Bei der Pest (Nager-Insekt-Mensch-Mensch oder auch Nager-Mensch-Mensch), sowie bei der durch ein Virus hervorgerufenen sog. Springkrankheit der Schafe (Louping ill: Zecke-Schaf-Mensch-Mensch) findet indessen auch eine direkte Weiterübertragung von Mensch zu Mensch statt (K. F. Meyer u. a.). Für das Zustandekommen der Pestepidemien scheinen nur die Ratten (besonders die Hausratte, Rattus rattus rattus) eine wesentliche Bedeutung zu besitzen; die zahlreichen sonstigen Nagetierarten, bei denen die Pest epizootisch vorkommt, spielen dagegen nur eine untergeordnete Rolle, weil die Gefahr, daß von ihnen Flöhe auf den Menschen übergehen, nur gering ist. So ist die Pest in wenigstens 14 Weststaaten der USA. und in einer Provinz von Canada unter den wildlebenden Nagetieren (Murmeltiere, Eichhörnchen usw.) als sog. „sylvatic plague" enzootisch (s. S. 11, Abb. 1); trotzdem sind aber in USA. in der Zeit von 1900—1947 nur 48 Einzelfälle von Beulen- und 13 Fälle von Lungenpest beim Menschen vorgekommen (K. F. Meyer). Dagegen besteht nach Dieudonné und Otto die Möglichkeit, daß sich die Pest, nachdem sie unter Ratten und Menschen ausgewütet hat oder unterdrückt ist, unter den wilden Nagetieren (Erdhörnchen, Tarbagane u. a.) schleichend weiter erhält und daß von ihnen aus dann durch infizierte Nagerflöhe wieder eine Übertragung der Seuche auf die Wanderratten (Rattus rattus norvegicus) und von diesen auf die Hausratten erfolgt und so ein neuer Ausbruch menschlicher Pest veranlaßt wird. Die Ausbreitung der Seuche unter den Menschen erfolgt aber dann ausschließlich durch menschliche Ektoparasiten (Pulex irritans, Pediculus humanus; Blanc und Baltazard, vgl. S. 61 und 69). Bei manchen ausschließlich oder teilweise durch Zecken übertragenen Krankheitserregern, z. B. der Spir. duttoni (afrikanisches Rückfallfieber), der Spir. gallinarum (Hühnerspirochätose), der Rickettsia rickettsi (Felsengebirgsfieber), der Rickettsia conorii (Fièvre boutonneuse; Wirt: Hund) und anderen Rickettsienarten, insbesondere der Rickettsia burneti (Q-Fieber) sowie der Pasteurella tularensis (Tularämie), dem Virus der Springkrankheit der Schafe (Louping ill) und dem Virus der russischen Frühling-Sommer-Encephalitis (Wirte: Nagetiere und Vögel), ferner bei der durch Milben (Trombicula akamushi und Trombicula deliensis) übertragenen Tsutsugamushikrankheit, wahrscheinlich auch bei den ebenfalls durch Milben verbreiteten Rickettsienpocken (Rickettsia akari), sowie bei dem durch Mücken der Gattung Phlebotomus übertragenen Virus des Pappatacifiebers findet beim Zwischenwirt eine Vererbung der Infektion durch die Eier auf die Nachkommenschaft statt (s. bei CRAIG und FAUST, sowie K. F. MEYER). Eine solche germinative Vererbung erfolgt auch bei den durch Zecken verbreiteten Babesien, aber nicht bei den ebenfalls durch Zecken übertragenen Theilerien (BRUMPT). Dagegen überstehen nach den Feststellungen von EMMEL die von Larven der Stubenfliege mit der Nahrung aufgenommenen Coli- und Ruhrbacillen die histolytischen Vorgänge der Metamorphose und werden dementsprechend in den Imagines wiedergefunden. Soweit es sich dabei um E-Ruhrbacillen (Shigella sonnei; vgl. S. 32) handelte, wurde von den Larven nur die Rauhform, dagegen aus der Zerreibung der Fliegen die Glattform isoliert, was nach dem genannten Autor auf engere Beziehungen zwischen den Fliegen und den betreffenden Bakterien hinweist. Hinsichtlich der zahlen- und formelmäßigen Erfassung der verwickelten Verhältnisse bei den durch Arthropoden übertragenen Erkrankungen, speziell bei der Malaria, sei insbesondere auf MARTINI sowie GREEN verwiesen.

Ähnlich kompliziert liegen die Verhältnisse bei manchen Wurmkrankheiten, wie z. B. bei der Trichinose, als deren Reservoir Ratten und Schweine in Betracht kommen; die Seuchenkette lautet daher vielfach folgendermaßen: Ratte-Schwein-Mensch (MARTINI). Entsprechende homogene und heterogene Infektketten finden sich in gleicher Weise auch bei den auf den Menschen nicht übertragbaren Infektionskrankheiten der Tiere, also z. B. bei der Hundestaupe, die nur von Hund zu Hund weiterverbreitet wird, und andererseits bei der Tsetsekrankheit der Rinder (Trypanosoma brucei) oder der Trypanosomenerkrankung der Frösche (Trypanosoma inopinatum), deren Übertragung durch Tsetsefliegen (Glossinen) bzw. Blutegel (Helobdella algira; BRUMPT) erfolgt, bei denen es sich also um heterogene Infektketten (Glossine-Rind-Glossine-Rind bzw. Blutegel-Frosch-Blutegel-Frosch) handelt.

Von HABS wird für die verschiedenen Infektketten eine etwas andersartige Bezeichnungsweise in Vorschlag gebracht. Nach seiner Nomenklatur ist die Infektkette homogen, wenn sich gleichwertige Infektionen bei Wirbeltieren aneinander anschließen, und zwar homogen-homonom, wenn die Krankheit gesetzmäßig auf *eine* Spezies beschränkt ist (z. B. Masern), homogen-heteronom, wenn der Erreger eine Infektionsbeziehung zu mehreren Tierarten besitzt (z. B. Tollwut). Von einer heterogenen Infektkette spricht HABS dann, wenn zwischen die Erkrankungen der Wirbeltiere jeweils eine Infektion von niederen Tieren eingeschaltet ist, und zwar heterogen-homonom, wenn die Erkrankung an eine Wirbeltierspezies gebunden ist (z. B. Malaria), heterogen-heteronom, wenn mehrere Wirbeltierarten als mögliche Wirte in Betracht kommen (z. B. murines Fleckfieber). Um bei den Infektketten der einzelnen Infektionskrankheiten auch die verschiedenen Übertragungswege, sowie das Schicksal des Erregers im infizierten Körper und dessen Immunitätsreaktionen zur Darstellung zu bringen, bedient sich HABS besonderer Symbole und unterscheidet außerdem zwischen äußerer und innerer Infektkette, worunter die Übertragungsweise des Erregers bzw. der Ablauf des Infektionsprozesses im befallenen Organismus verstanden wird; beide zusammen bilden dann die Gesamtinfektkette.

Kontagionsindex, Disposition.

Von einem Individuum, welches Infektionserreger ausstreut, werden zwar zahlreiche andere Individuen direkt oder indirekt infiziert, aber auch von denjenigen, welche die betreffende Krankheit vorher noch nicht durchgemacht hatten und auch nicht dagegen schutzgeimpft worden sind, erkrankt trotz Gelegenheit zur Ansteckung vielfach nur ein Teil. Infektion und Erkrankung sind also keineswegs identische Begriffe; hinsichtlich mancher Krankheitserreger läßt sich sogar sagen, daß die Infektion die Regel, die Erkrankung aber die Ausnahme darstellt. Als „*Durchseuchungssumme*" wird von FRIEDEMANN (1928) die Gesamtzahl der

Krankheitsfälle und latenten Infekte bezeichnet. Das Verhältnis zwischen der Zahl der manifest Erkrankten und der Zahl der Infizierten ist bei den einzelnen Infektionskrankheiten sehr verschieden und wird nach dem Vorgang von GOTTSTEIN (1895) als „*Kontagionsindex*", von FRIEDEMANN als „*Durchseuchungsquotient*", von GRUMBACH als „*Penetranz*" und von POPP auch als „*dechtische Disposition*" bezeichnet. In die Zeitformel der Seuchenkurve (s. S. 75) fügt sich dieser Index als Sinusfunktion ein und ändert die Höhe und Länge der Kurve entsprechend seiner Größe. Die Kurven der Einzelausbrüche sind um so steiler und kürzer, je größer die Empfänglichkeit ist; mit sinkendem Kontagionsindex erreichen sie eine geringere Höhe und ziehen sich länger hin (GOTTSTEIN 1937). Auf Grund dieser Maßzahl kann man also Seuchen mit hoher und solche mit niedriger Krankheitsbereitschaft oder Kontagiosität unterscheiden. Zu der ersten Kategorie gehören nach DE RUDDER (1934) Masern (0,95), Pocken (0,95) und Keuchhusten (0,7), während Scharlach (0,4), Diphtherie (0,1—0,2) und vor allem Poliomyelitis (0,01; vgl. auch GSELL, PETTE, HOWE, CASEY und Mitarbeiter) in die zweite Gruppe einzureihen sind. Nach neueren Feststellungen (JUNGEBLUT, HORSTMANN) ist anzunehmen, daß die Poliomyelitis im allgemeinen eine besonders in der Muskulatur oder in der Wand des Dünndarms lokalisierte banale Allgemeininfektion darstellt, die nur bei einem kleinen Teil der Infizierten sich sekundär auch im Zentralnervensystem etabliert (vgl. auch Fußnote S. 36). Hoch ist der Kontagionsindex auch bei Pest, Tularämie, Influenza, Fleckfieber, Cholera, Denguefieber, bei den Geschlechtskrankheiten u. a.; dagegen hat sich beim Typhus z. B. bei der bekannten Epidemie in Hannover (1926) gezeigt, daß bei dieser Erkrankung auf einen Krankheitsfall etwa 2—3 infizierte Gesunde kommen (vgl. auch FORNET, zit. nach BAERTHLEIN). Ähnlich wie bei der Poliomyelitis liegen die Verhältnisse bei der epidemischen Genickstarre (Meningitis cerebrospinalis epidemica), deren Erreger auch in normalen Zeiten bei Gesunden außerordentlich verbreitet ist (GRUBER und KERSCHENSTEINER, LUZ). Dementsprechend kann man von obligat manifesten und von fakultativ kontagiösen Erkrankungen sprechen; die letzteren, an denen also trotz Infektionsgelegenheit nur ein Teil der Individuen erkrankt, werden nach LENTZ auch als „Auslesekrankheiten" bezeichnet. Zu diesen gehören außer den bereits genannten Erkrankungen auch Tabes und Paralyse, die ja nur bei einem gewissen Prozentsatz der Syphilitiker auftreten.

Mit diesen am Menschen erhobenen Befunden stehen die in der Veterinärmedizin (STANDFUSS u. a.) sowie im Tierexperiment gesammelten Erfahrungen in vollem Einklang. Von einer großen Anzahl von Mäusen, die im Rockefeller-Institut in New York mit gleichen Mengen eines Mäusetyphusstammes (Salmonella typhi murium) stomachal infiziert wurden, starb eine große Anzahl innerhalb weniger Tage; einige starben später, und etwa 30% blieben am Leben. Eingehendere Untersuchungen haben ergeben, daß die Bacillen sich in einem Teil (etwa 20%) der Tiere überhaupt nicht ansiedeln können. Andere (etwa 10%) erkranken zwar (Blutkultur und Agglutination positiv), erholen sich aber wieder; einige von ihnen behalten trotz scheinbaren Wohlbefindens die Bakterien lange Zeit in ihrem Körper; sie können sie mit dem Kot ausscheiden oder (häufiger) in ihren inneren Organen beherbergen; ihr Blutserum zeigt oft einen ansehnlichen Agglutinationstiter (WEBSTER). Erwähnt sei in diesem Zusammenhang auch die Feststellung, daß ebenso wie beim Menschen auch beim Kaninchen die Luesinfektion in einem kleinen Prozentsatz völlig symptomlos verlaufen kann (KOLLE und EVERS); bei der Maus und einigen anderen Nagetierarten kommt es nach Einimpfung von Syphilis- und Framboesiematerial zwar regelmäßig zum Haften der Infektion, aber niemals zu manifesten Erscheinungen (SCHLOSSBERGER, KOLLE und SCHLOSSBERGER, JAHNEL).

Nach den Feststellungen von W. BRAUN enthält das Serum der für Brucellosen empfänglichen Arten (Kaninchen, Meerschweinchen, Rind, Mensch) einen an das γ-Globulin gebundenen, hitzestabilen und filtrierbaren Faktor, der mit dem Komplement und anderen bactericiden Eigenschaften des Serums nichts zu tun hat, aber die Bildung der nichtglatten Typen (intermediäre und rauhe Form) der Brucellen unterdrückt, so daß sich nur die virulenten Glattformen entwickeln können. Demgegenüber fehlt den Sera der resistenteren Tierarten

(Maus, Ratte, Geflügel) dieser Faktor, so daß in ihrem Organismus das Auftreten und die Vermehrung der wenig oder gar nicht virulenten nichtglatten Formen möglich ist. Danach hat es also den Anschein, daß die Empfänglichkeit einer Tierart für eine bestimmte Infektionskrankheit auf dem Vorhandensein eines die Bildung der avirulenten nichtglatten Formen dieses Keimes verhindernden Faktors beruhen kann, während bei Fehlen dieses Faktors eine erhöhte Resistenz besteht. Ähnliche Befunde hat HOERLEIN bei Staphylolokken erhalten; vielleicht wird auch die Umwandlung des auf Nährböden rauh und ohne Kapsel wachsenden Milzbrandbacillus in die bekapselte virulente Form im Tierkörper durch die in den lokalen Läsionen vorhandenen Schutzstoffe bewirkt (WATSON und Mitarbeiter). Daraus folgt, daß es nicht möglich ist, Virulenzfaktoren aus den auf den üblichen Nährböden gewachsenen Bakterien zu isolieren, weil diese Mikroben nur potentiell virulent sind und die für die Manifestation der Virulenz nötigen Stoffe erst im lebenden Gewebe, in vitro nur unter ganz bestimmten Voraussetzungen gebildet werden. Die Annahme liegt nahe, daß es sich bei der Umwandlung des avirulenten oder wenig virulenten in den virulenten Typus eines Mikroben um einen Vorgang handelt, der mit der adaptiven Fermentbildung Ähnlichkeit hat (WATSON und BRANDLY).

Im Gegensatz zu der in der Anfangszeit der sog. bakteriologischen Ära vertretenen rein kontagionistischen Lehre kann es nach dem bereits Gesagten heute als feststehend gelten, daß für das Zustandekommen einer Infektionskrankheit nicht nur der spezifische Erreger verantwortlich zu machen, daß vielmehr daneben die persönliche Krankheitsbereitschaft sowohl im Einzelfall als auch bei der Entstehung von Massenerkrankungen in gleicher Weise beteiligt ist. Beide Teile, Makro- und Mikroorganismus sind, wie bereits erwähnt wurde, keine konstanten Größen, vielmehr hat es sich gezeigt, daß einerseits die als Virulenz oder Infektiosität bezeichneten krankheitsbedingenden Eigenschaften des Erregers, andererseits die individuelle Empfänglichkeit oder Disposition bzw. deren Reziprokes, die individuelle Resistenz des der Infektion ausgesetzten menschlichen oder tierischen Körpers einem ziemlichen Wechsel unterworfen sind; die manifeste Erkrankung ist also eine Funktion von Virulenz und Resistenz (Immunität), wobei es zunächst dahingestellt bleiben möge, was man unter Resistenz zu verstehen hat. Jedenfalls läßt sich aber sagen, daß beide Begriffe in einem direkten Abhängigkeitsverhältnis zueinander stehen; man spricht daher auch von einem Gleichgewicht („immunity-virulence balance"), dessen schwächere oder stärkere Verschiebung nach der einen oder anderen Seite für die Reaktion des Organismus maßgebend ist (LEWIS). Je größer die Widerstandskraft eines Individuums einer an sich empfänglichen Species einem bestimmten Erreger gegenüber ist, um so größer wird dessen Infektiosität sein müssen, damit er in den Körper eindringen und sich dort vermehren kann. Umgekehrt wird ein pathogener Keim die seinem Eindringen und seiner Ansiedlung entgegenstehenden Widerstände von seiten eines Organismus um so leichter zu überwinden vermögen, je höher die ihm eigene Virulenz ist; bei hochempfänglichen Individuen kann dementsprechend auch ein wenig virulenter Erreger eine schwere Erkrankung auslösen. Die Virulenz ist also ein relativer Begriff und durch das spezifische Wechselspiel zwischen Parasit und Wirt bedingt (s. auch S. 44). Außer der Krankheitsbereitschaft und der Virulenz spielt beim Zustandekommen einer Erkrankung auch noch die Menge der infizierenden Erreger eine gewisse Rolle, d. h. eine relative Resistenz kann nicht nur durch eine kleine Anzahl hochvirulenter Erreger, sondern unter Umständen auch durch eine massive Infektion mit weniger virulenten Keimen durchbrochen werden.

Danach läßt sich also sagen, daß es gewisse Infektionskrankheiten gibt, für die beim Menschen eine allgemeine Empfänglichkeit besteht, bei denen also die erstmalige Infektion praktisch stets zur typischen klinischen Erkrankung führt, falls das betreffende Individuum nicht etwa durch eine vorausgegangene spezifische Impfung (aktive Immunität) oder, soweit es sich um ein Neugeborenes handelt, infolge diaplacentarer Antikörperübertragung von der Mutter (passive

Immunität) über einen länger oder kürzer anhaltenden Schutz verfügt. Bei dieser Gruppe, also den durch eine hohe Kontagiosität ausgezeichneten, *obligat manifesten Krankheiten,* wie z. B. bei Masern und Pocken, sowie bei den durch Arthropoden übertragenen Erkrankungen, beispielsweise bei der Malaria oder beim Gelbfieber haben wir es offenbar mit Erkrankungen zu tun, deren Entstehung von individuellen endogenen, sowie Alters- und klimatischen Einflüssen weitgehend unabhängig ist; vielmehr wird hier, worauf später noch zurückzukommen sein wird, der Eintritt der Erkrankung so gut wie ausschließlich durch die Gelegenheit zur Ansteckung bedingt, d. h. er stellt eine Funktion des äußeren Milieus, der sog. Peristase, dar. Der Mensch wird also um so früher an Masern erkranken, je früher er erstmals Gelegenheit zur Infektion hat und dies wird um so eher der Fall sein, je dichter bevölkert das Milieu ist, in dem er aufwächst. Mit zunehmend dichterem Milieu tritt dementsprechend eine Verschiebung des Erkrankungsalters nach zunehmend jüngeren Jahrgängen, d. h. eine sog. „*Präzession der Durchseuchung*" ein (DE RUDDER). Ergänzend sei hier nur noch erwähnt, daß auch die bei Mäusevölkern durch Enteritisbacillen (Salmonella typhi murium) künstlich hervorgerufenen Epizootien bei dichterer Käfigbelegung eine erhöhte Sterblichkeit unter den Tieren bedingen (WEBSTER, PRAUSNITZ; vgl. S. 45).

Dasselbe gilt nun aber auch für die sog. *fakultativ kontagiösen Infektionskrankheiten,* trotzdem bei ihnen nur ein Teil der dem Kontakt ausgesetzten Individuen unter typischen Erscheinungen erkrankt. Die Ursache dieses verschiedenen Verhaltens der einzelnen Individuen gegenüber bestimmten Infektionserregern hat man bisher im allgemeinen in konstitutionellen, endogenen Momenten, d. h. in einer angeborenen Immunität oder Resistenz gesucht. Vor allem hat man die humoralen Schutzstoffe (Normalantikörper) und die cellulären Abwehreinrichtungen (Schutzwirkung der Integumente, Phagocytose) des Organismus als alleinige oder hauptsächliche Träger dieser relativen Resistenz angesehen (Literatur bei SCHLOSSBERGER, WERTHEMANN). Nach neueren Anschauungen sind indessen die zwischen den einzelnen Angehörigen einer und derselben Art bestehenden Unterschiede hinsichtlich ihrer Empfänglichkeit für eine bestimmte Infektionskrankheit wohl auf andere Weise zu erklären. Hier spielen offenbar noch nicht näher bekannte besondere Lebensäußerungen des gefährdeten Individuums eine wesentliche Rolle. In diesen Fällen entspricht zwar die Zusammensetzung des betreffenden Organismus den Ansprüchen des in Betracht kommenden Erregers; durch Entfaltung gewisser Funktionen vermag jedoch der Körper die eindringenden oder eingedrungenen Krankheitskeime abzuwehren, abzutöten oder wenigstens ihrer krankmachenden Eigenschaften zu berauben.

Die Feststellung, daß beim Menschen auch ohne nachweisbares Überstehen der spezifischen Erkrankung in einem mit dem Lebensalter ansteigenden Prozentsatz Immunstoffe gegen Diphtherie und Scharlach nachweisbar sind, und Hand in Hand damit eine entsprechende Abnahme der positiven Schick- und Dick-Reaktionen, also der Zahl der Empfänglichen einhergeht, wurde von verschiedenen Autoren (GRÖER und Kassowitz, L. HIRSZFELD und Mitarbeiter) in der Hauptsache auf eine sog. „*serologische Reifung*" des Organismus, d. h. auf eine während des extrauterinen Lebens autochthon, also ohne antigenen Reiz und dauernd erfolgende Bildung spezifischer Antikörper zurückgeführt. Dabei wird vor allem auch darauf hingewiesen, daß bei Kindern schickpositiver Eltern auch nach Überstehen einer Diphtherieerkrankung oder nach Durchführung einer Diphtherieschutzimpfung die Schickreaktion positiv, d. h. die Diphtherieempfänglichkeit bestehen bleibt und daß infolgedessen solche Individuen im Laufe ihres Lebens mehrfach an Diphtherie erkranken können (vgl. auch DOERR 1949).

Auch HÖRING steht auf dem Standpunkt, daß die Empfänglichkeit des Menschen für die einzelnen Krankheitserreger mit der Altersevolution einem ganz bestimmten Wechsel unterworfen ist. In ähnlicher Weise haben JUNGEBLUT und ENGLE hormonal bedingte Reifungsprozesse für die jenseits der Jugendjahre verminderte Anfälligkeit des Menschen für Poliomyelitis verantwortlich gemacht (vgl. auch HORSTMANN; s. S. 20). Zur Begründung dieser Hypothese wurde unter anderem geltend gemacht, daß im menschlichen und ebenso auch im tierischen Blute auch sonstige Normalantikörper gegenüber Antigenen enthalten sind, mit denen das betreffende Individuum niemals in Berührung gekommen ist. Beispielsweise sei in diesem Zusammenhange nur an die Angaben von BÜRGI, GIBSON, LOVELL u. a. erinnert, die im Serum von Menschen und auch von Haustieren solche anscheinend autochthon entstandenen Agglutinine gegen Ruhr-, Salmonella-, Cholera-, Pest- und andere besonders für den Menschen pathogene Bakterien meist in mäßigen Mengen gefunden haben; wie aber schon hier kurz angedeutet sei, werden diese Befunde heutzutage von zahlreichen Autoren auf eine zufällige Verwandtschaft, d. h. eine Receptorengemeinschaft der genannten Mikroben mit gewissen saprophytischen Darmbewohnern und auf einen Übergang solcher Keime oder ihrer Antigene in den Kreislauf der untersuchten Tiere zurückgeführt (BOIVIN u. a.). Immerhin hält es DOERR (1949) auf Grund des vorliegenden Schrifttums für nicht ausgeschlossen, daß es eine „antigenfreie" Produktion von Antikörpern gibt, daß also z. B. tatsächlich zwei, nur genetisch verschiedene Formen des Diphtherieantitoxins existieren.

In der Umgebung typischer Abläufe zahlreicher Infektionskrankheiten finden sich also in wechselnder Zahl *atypische* und *abortive* Erkrankungsfälle. Wie DOERR wohl mit Recht hervorhebt, hat die epidemiologische Statistik, auf die sich die Annahme konstitutioneller Faktoren als Ursache des Nichterkrankens gewisser Individuen stützt, sich bis vor kurzem fast ausschließlich mit den manifesten Infektionen, d. h. mit den Infektionskrankheiten beschäftigt, aber die latenten und zum Teil auch die abortiven Infektionen nicht berücksichtigt; die Morbiditätsstatistik gibt uns also kein einwandfreies Bild von der Durchseuchung einer Bevölkerung (vgl. auch FRIEDEMANN 1928). Nun ist es aber für die Gruppe der fakultativ kontagiösen Infektionskrankheiten, besonders für die durch die oberen Luftwege erfolgenden Infektionen wie Diphtherie, Scharlach, Keuchhusten, Meningitis epidemica, Poliomyelitis und Tuberkulose charakteristisch, daß hier abgeschwächte Erkrankungen um so häufiger festzustellen sind, je seltener das vollausgeprägte Krankheitsbild wird (DE RUDDER) und daß bei einem größeren Teil der tatsächlich Infizierten die Infektion völlig symptomlos verläuft, aber eine aktive Immunität zur Folge hat („*latente Durchseuchung*" oder „*stille Feiung*"; v. PFAUNDLER, FRIEDEMANN, DE RUDDER, DUDLEY, ZOELCH, SCHÄFER u. a.). Dabei bleibt es naturgemäß bis zu einem gewissen Grade der Willkür überlassen, wo man die Grenzen zwischen manifesten, abortiven und latenten Infekten ziehen will. Andererseits erfolgt mit zunehmend dichterem Milieu innerhalb einer Bevölkerung, wie DE RUDDER für Diphtherie, Scharlach und Poliomyelitis, LYDTIN u. a. für die Tuberkulose durch getrennte statistische Ermittlung bei den einzelnen Altersklassen nachweisen konnten, auch bei diesen Erkrankungen ebenso wie bei Masern eine Verschiebung der Krankheitsfälle und in gleicher Weise auch der latenten Durchseuchung vom Erwachsenen- nach dem Kindesalter und von diesem nach dem Kleinkindesalter zu. Man kann also auch hier von einer milieubedingten Präzession der Durchseuchung sprechen (BESSEMANS und BORREMANS-PONTHIÈRE, DICKINSON, ZINGHER, LEREBOULLET und JOANNON, WERNSTEDT, DE RUDDER, FRIEDEMANN, FALES, DOULL, DUDLEY u. a.).

Insbesondere hat man die Feststellung, daß die Poliomyelitis in Ländern mit hohem Lebensstandard und guten hygienischen Verhältnissen immer wieder epidemisch, aber in primitiven Ländern nur sporadisch auftritt (vgl. S. **41** und **65**), auf eine solche Präzession der latenten Durchseuchung zurückgeführt. Da das Poliomyelitisvirus von gesunden Virusträgern und von Kranken in großen Quantitäten mit dem Stuhl ausgeschieden wird, nehmen HORSTMANN, LACEY u. a. an, daß in den rückständigen Ländern der Erreger so weit verbreitet ist, daß hier die Mehrzahl der Individuen schon in früher Kindheit wiederholt mit kleinsten, nicht mehr krankmachenden Virusmengen in Berührung kommt und so eine dauernde Immunität erwirbt; die wenigen Kinder, für die dies nicht zutrifft, bilden dann die Einzelfälle der Erkrankung. Im Gegensatz hierzu sind in den Kulturstaaten die Kinder durch die hygienischen Maßnahmen vor der Infektion weitgehend geschützt und es wächst dementsprechend eine empfängliche Generation heran, unter der sich die Krankheit epidemisch ausbreiten kann. Durch die bei britischen und amerikanischen Truppen während des 2. Weltkrieges in Mittel- und Ostasien festgestellten hohen Erkrankungsziffern und die geringe Morbidität unter den Eingeborenen wurde die weite Verbreitung des Virus in den genannten Gebieten und die damit zusammenhängende stärkere latente Durchseuchung der einheimischen Bevölkerung bestätigt. Daneben besteht allerdings noch die Möglichkeit, daß die britischen und amerikanischen Soldaten in diesen Ländern Poliomyelitisstämme angetroffen haben, die in immunbiologischer Hinsicht von den Virusstämmen in England und USA. abweichen, denn es kann heute als feststehend gelten, daß verschiedene Varianten des Erregers existieren (Typen „Brunhilde", „Lansing" und „Leon"; s. auch S. **33**). Die mit dem Lebensalter an „Breite" zunehmende Poliomyelitisimmunität wäre demnach entweder auf den Einfluß verschiedener Typen des Virus oder aber, wenigstens zum Teil, auf eine ohne spezifische Antigenwirkung erfolgende „serologische Reifung" (vgl. S. **33** und **19**) zurückzuführen.

Auf Grund dieser Feststellungen steht die Mehrzahl der Autoren heute auf dem Standpunkt, daß die Menschen auch für die fakultativ kontagiösen Erkrankungen von Haus aus nahezu gleich empfänglich sind. Entsprechend dieser Annahme handelt es sich bei der Resistenz bestimmter Individuen gegenüber den besonders in Epidemiezeiten praktisch ubiquitär vorhandenen Erregern der genannten Seuchen, vor allem der Diphtherie, des Scharlachs, des Keuchhustens und der Poliomyelitis weniger um eine konstitutionell bedingte Widerstandsfähigkeit des Organismus gegenüber der Infektion, sondern um eine durch symptomlose Infektion oder abortive Erkrankung erworbene aktive Immunität gegenüber dem spezifischen Antigen. Nur unter dieser Annahme wird es nach FRIEDEMANN (1928) verständlich, warum die Zahl der negativen Schickteste in einer Bevölkerung um so größer ist, je mehr sie dem Kontakt mit dem Diphtheriebacillus ausgesetzt ist. Dabei muß es allerdings dahingestellt bleiben, ob „die latente Infektion unter allen Umständen bzw. bei allen Seuchen als vollwertiger immunisatorischer Ersatz der manifesten Erkrankungen zu betrachten ist" (DOERR). Die bei den genannten Krankheiten in einem verschieden hohen Prozentsatz nachweisbare, mit dem Lebensalter an Häufigkeit zunehmende sog. „*Spontanimmunität*" würde also auf äußere Faktoren, nämlich auf die im Milieu bedingte Kontaktwahrscheinlichkeit mit Erregern (DE RUDDER), d. h. auf die Frequenz der Infektionen zurückzuführen sein, über die, wie DOERR treffend sagt, nicht die Disposition, sondern die Exposition entscheidet. Das verschiedene Verhalten der einzelnen Individuen gegenüber der Infektion, d. h. die Entscheidung darüber, ob die Aufnahme des Erregers zur typischen oder abgeschwächten Erkrankung oder aber zur latenten Durchseuchung führt, hängt nach dieser Auffassung also nicht von der Vererbung einer spezifischen Immunität, sondern in erster Linie von einer angeborenen größeren oder geringeren Fähigkeit des Körpers zur Reaktion auf den antigenen Reiz ab. Diese individuell verschieden stark ausgebildete *Reaktionsbereitschaft* ist aber, wie bereits erwähnt, relativ und zweifellos erheblichen Schwankungen unter dem Einfluß endogener und exogener Faktoren unterworfen. Erfahrungsgemäß ist es sehr wohl möglich, daß einerseits durch einen besonders virulenten Erreger oder eine massive Infektion, andererseits durch Unterernährung (auch Vitaminmangel), Überarbeitung, vorausgegangene Schädigungen irgendwelcher Art (im Sinne der Pathergie von O. Rössle), schlechte Witterungsverhältnisse (stärkere Temperaturschwankungen), Schwangerschaft, zusätzliche Erkrankungen anderer Ätiologie (sog. „Syntropie von Krankheitszuständen" nach M. v. Pfaundler[1]) u. dgl. die ursprünglich vorhandene Widerstandskraft eines Organismus durchbrochen bzw. so sehr geschwächt wird, daß die betreffenden Krankheitskeime zur Erkrankung führen können. Die Mehrzahl der eben genannten Faktoren kann sich naturgemäß nicht nur in Einzelfällen, sondern auch als Massenerscheinung auswirken und dadurch das Auftreten einer Infektionskrankheit in gehäufter Form erst ermöglichen oder einen schwereren Verlauf bedingen. Es kann also unter solchen Umständen durch Verschiebung des Verhältnisses zwischen ober- und unterschwelligen Reaktionen zu einer Zunahme der manifesten Erkrankungen kommen; de Rudder spricht in solchen Fällen von einer „*Pseudoepidemie*", während Friedemann dafür den Begriff der „*Quotientepidemie*" eingeführt hat (vgl. S. 49).

So ist z. B. nach den Angaben von Ahrens die prämorbide Beschaffenheit des Rachenringes, d. h. das Bestehen einer chronischen Tonsillitis von maßgebender Bedeutung für die Entstehung einer Diphtherieerkrankung (vgl. auch Gundel). Ähnlich liegen die Verhältnisse auch bei der Amöbendysenterie, deren Entstehung offenbar primäre, andersartige, vor allem bakterielle Schädigungen der Darmwand voraussetzt (Westphal), sowie beim Paratyphus C, der anscheinend häufig nicht als selbständige Erkrankung, sondern im Gefolge verschiedener anderer Krankheiten (Malaria, Rückfallfieber, Ruhr, Fleckfieber u. a.) auftritt (Habs und Bader); Bader bezeichnet diesen Vorgang als „*unspezifische Infektbahnung*". Dieselbe Erscheinung finden wir auch bei der Infektion des Menschen mit dem Poliomyelitisvirus, die ja meist symptomlos verläuft (s. S. 16), aber offenbar durch übermäßige körperliche Anstrengungen (z. B. durch Sport; de Rudder), durch Traumen (auch chirurgische Eingriffe, vor allem Tonsillektomie) oder Impfungen (Banks und Beale) manifest werden kann. Auch in der Veterinärmedizin kennt man derartige als „*Reizseuchen*" bezeichnete Erkrankungen, bei denen es also eines besonderen „Anstoßes" (Witterungs- oder Haltungseinflüsse, Feuchtigkeit, Traumen usw.) bedarf, um die Erreger als Krankheitsursache wirksam werden zu lassen; hierher gehören vor allem der Schweinerotlauf, dessen Erreger (Erysipelothrix rhusiopathiae) als harmloser Schmarotzer im tierischen Körper und auch in der Außenwelt vielfach anzutreffen ist (Goerttler), die Enteritis des erwachsenen Rindes (Salmonella dublin u. a.; Standfuss), möglicherweise auch ein Teil der durch die Bakterien der hämorrhagischen Septicämie (Pasteurellagruppe) hervorgerufenen Erkrankungen (Francke und Goerttler). Bekanntlich wird auch die häufige latente Bartonellen-Infektion der Ratten, die als eine ausgeglichene Symbiose angesehen werden kann, erst nach Milzexstirpation manifest und endigt dann meistens tödlich (Mayer, Borchardt und Kikuth).

Ebenso wird es bei dieser Betrachtungsweise aber auch verständlich, daß trotz negativer Schickreaktion eine Infektion mit virulenten Diphtheriebacillen (Typus gravis) haften kann (Reilly). Es erscheint sehr wohl denkbar, daß solche und ähnliche Momente auch beim Zustandekommen der übrigen fakultativ kontagiösen Erkrankungen eine ausschlaggebende Rolle spielen. Gottstein steht dementsprechend auf dem Standpunkt, daß die Bekämpfung solcher Krankheiten mit niedrigem Kontagionsindex vor allem die Anfälligkeit zu beeinflussen hat, während es bei hohem Kontagionsindex in erster Linie auf die Verhinderung der Übertragung ankommt. Mutatis mutandis gilt das eben Gesagte auch für die Tuberkulose, von der es ja durch die Untersuchungen von O. Naegeli, B. Lange u. a. bekannt ist, daß in

[1] Hinsichtlich der Berechnung einer solchen „Verbundenheit von Krankheiten" vgl. Pohlen.

Europa und Nordamerika wohl die meisten Menschen im Verlauf der beiden ersten Jahrzehnte ihres Lebens der Infektion nicht entgehen, daß es aber nur bei einem kleinen Teil der Infizierten zur manifesten Erkrankung kommt (vgl. S. 56).

Epidemiologische Bedeutung der Keimträger.

Beim gehäuften Auftreten einer Infektionskrankheit innerhalb einer Population kann man entsprechend den eben angeführten klinischen und experimentellen Feststellungen bei den Individuen, die der Infektion ausgesetzt waren, nach dem Vorgang von Popp eine Einteilung in drei Kategorien vornehmen. Die erste Gruppe umfaßt diejenigen, bei denen es infolge einer „*Disposition zur Erkrankung*" zu typischen oder abortiven, manifesten Krankheitserscheinungen kommt. In die zweite Gruppe fallen solche, bei denen eine „*lokale Disposition zum Haften des Infektes*" besteht und infolge davon die Erreger zwar im Organismus sich ansiedeln, aber nicht zur Erkrankung führen, die aber dadurch zu den epidemiologisch besonders wichtigen sog. *Keimträgern* werden. Diejenigen, welche trotz Infektionsgelegenheit von der Infektion *völlig frei* bleiben, bilden schließlich die dritte Kategorie. Diese von einer ansteckenden Erkrankung verschont bleibenden Individuen lassen sich nach Gottstein ihrerseits auch wieder in 3 verschiedene Gruppen einreihen. Die 1. Gruppe umfaßt diejenigen, welche während der Ansteckungsgefahr durch einen bloßen Zufall oder durch ihre Umwelteinflüsse der Gelegenheit zur Infektion entgehen; ihre Zahl hängt von der Größe und Dichtigkeit der Siedlungsgemeinschaft und von den Verkehrsverhältnissen ab und wird um so größer sein, je kleiner der Kontagionsindex der betreffenden Erkrankung ist. Die 2. Gruppe wird von solchen Individuen gebildet, bei denen die Infektion auf Grund einer angeborenen Anlage verschiedenster Ursache nicht haften kann; dieser Zustand der Unempfindlichkeit ist aber nicht absolut, sondern nur relativ und kann unter Umständen durch die oben genannten schädigenden Umwelteinflüsse oder individuellen Umstimmungen aufgehoben werden. Schließlich betrifft der 3. Anteil nach Gottstein diejenigen Personen, welche durch früheres Überstehen der Krankheit oder durch spezifische Schutzimpfung eine aktive Immunität erworben haben und dadurch über einen wirksamen Schutz gegen die fraglichen Infektionserreger verfügen.

Die Erkenntnis, daß es *gesunde Keimträger* gibt, welche virulente Krankheitserreger in sich beherbergen und weiterverbreiten, ohne selbst krank zu werden, hat zunächst große Verwirrung verursacht. War doch dadurch einer der Henleschen bzw. Kochschen Leitsätze, daß sich der supponierte Krankheitserreger nur beim Kranken finden darf, außer Geltung gesetzt. Man mußte also von dem Dogma loskommen, ohne die pathognomonische Bedeutung der Krankheitserreger und ihren spezifischen Charakter zu erschüttern. Die wichtige Rolle, welche der Infizierte für das Zustandekommen von Seuchen darstellt, mußte also neu erkannt werden. Wie wir heute wissen, bedingen die Verhältnisse der individuellen Reaktionsbereitschaft in jedem Einzelfalle, ob die Ansteckung auch Erkrankung im Gefolge hat oder nicht. Sind die Abwehrkräfte des Betroffenen stark entwickelt, so ist es den angreifenden Krankheitserregern nicht möglich, in den Organismus einzudringen; sie können aber unter Umständen auf seinen Schleimhäuten ein Schmarotzerdasein führen. So ganz ungefährlich ist indessen dieser Zustand für das betreffende Individuum doch nicht. Eine plötzliche Resistenzverminderung beim Träger durch jahreszeitliche und klimatische Veränderungen, durch Sekundärinfektionen, Unterernährung, Überanstrengung, vor allem soziale Einflüsse u. dgl. können aus dem unempfänglichen einen empfänglichen Boden schaffen und es kann bei ihm dadurch doch noch zum Ausbruch der Erkrankung kommen. In denjenigen Fällen, in denen die Infektion durch ein nicht manifest erkranktes Individuum weiterverbreitet wird, spricht man auch von *Transfektion*.

Nach de Rudder (1934), R. Doerr, Lewis u. a. kann man folgende Gruppen von Keimträgern unterscheiden:

1. *Dauerausscheider* oder *Rekonvaleszentenkeimträger* („convalescent carriers"), d. h. klinisch geheilte, aber noch keimstreuende Individuen. In diese Kategorie

gehören auch die von LEWIS als besondere Gruppe aufgeführten Individuen, die nach einer nicht erkannten, abgeschwächten Erkrankung zu Keimträgern wurden („mild missed case carriers"). Soweit es sich um Erkrankungen handelt, die nicht durch Ausscheidungen, sondern durch Zwischenwirte weiterverbreitet werden, bezeichnet man Individuen, die auch noch nach Überstehen der Krankheit die betreffenden Erreger in ihrem Blute beherbergen und dadurch zur Infektion der übertragenden Insekten Veranlassung geben können, am besten als „rekonvaleszente Keimträger" (DOERR). Bei der Malaria spricht man in derartigen Fällen von Gametenträgern. Besonders langdauernd ist diese Art des Keimträgertums bei dem durch die Rickettsia quintana hervorgerufenen Fünftagefieber; nach den Befunden von BIELING und OELRICHS können sich Kleiderläuse noch nach Jahren an den von dieser Krankheit Genesenen infizieren, während beim Fleckfieber die Rickettsien im allgemeinen schon während des Fieberstadiums aus dem Blute verschwinden. Die neuere Auffassung vom Wesen der sog. BRILLschen Krankheit (ZINSSER, SNYDERS; vgl. S. 39) nimmt allerdings an, daß die Fleckfiebererreger nach der Heilung noch jahre- oder jahrzehntelang im Organismus verweilen und dann zu erneuter (abgeschwächter) Erkrankung Veranlassung geben können. Auch bei der Rinderpiroplasmose (Babesia bovis) kommen gesunde Dauerträger des Erregers vor, an denen sich Zecken infizieren können (FRANCKE und GOERTTLER).

2. *Kontaktkeimträger* („contactcarriers"), d. h. Keimträger ohne vorausgegangene eigene Erkrankung („Keimträger im engeren Sinne"), bei denen sich dadurch unter Umständen eine „stille Feiung" (s. S. 19) ausbildet.

3. *Inkubationskeimträger*, d. h. Individuen, bei denen zufällig bestimmte Erreger nachgewiesen werden und bei denen hernach die betreffende Krankheit ausbricht (vgl. S. 6).

4. *Immunisierte Keimträger* („immunised carriers"), d. h. Individuen, die auf Grund einer früheren stillen Feiung oder auch durch Schutzimpfung eine aktive Immunität besitzen und nun durch erneute Infektion zu Keimträgern werden. Ein Nachteil mancher Schutzimpfungsverfahren besteht nach DOERR darin, daß durch die Immunisierung zwar das Einzelindividuum gegen die Erkrankung geschützt, durch die damit verbundene Vermehrung der Keimträger aber die Übertragungsgefahr für die Allgemeinheit erhöht wird (vgl. auch RAETTIG 1947). Demgemäß sind nach DOERR im Sinne der Seuchenausrottung solche Schutzimpfungsverfahren anzustreben, welche die „möglichen Wirte der belebten Kontagien in unmögliche verwandeln". Durch manche in der Veterinärmedizin gebräuchliche Impfverfahren mit lebenden Erregern kann es möglicherweise auch zur Entstehung von Dauerausscheidern kommen (FRANCKE und GOERTTLER). Dies gilt insbesondere für den Schweinerotlauf, der trotz umfangreichster Anwendung der an sich gut wirksamen Simultanmethode von G. LORENZ (gleichzeitige Impfung der Schweine mit virulenten Erregern und hochwirksamem Antiserum) in den betreffenden Gebieten nicht zurückgedrängt werden konnte (FLÜCKIGER).

Bei gehäuftem Auftreten von gewissen Infektionskrankheiten, insbesondere von Typhus, Paratyphus, Diphtherie, Genickstarre, Ruhr u. a. in einer Population lassen sich alle genannten Arten von Keimträgern nebeneinander feststellen. Der prozentuale Anteil der genannten Kategorien, welcher als „*Keimträgerverteilung*" („carrier-distribution"; LEWIS) bezeichnet wird, weist bei den einzelnen Erkrankungen periodische Schwankungen auf, ist aber bei den verschiedenen Krankheiten unter vergleichbaren epidemiologischen Verhältnissen verschieden. Die Gesamtzahl der vorhandenen Keimträger und ihre Verteilung spielen nach LEWIS beim Entstehen und Vergehen von Epidemien eine wesentliche Rolle. Da sie im Gegensatz zu manifest Erkrankten nicht ans Bett oder Zimmer gefesselt sind, haben sie ausgiebige Gelegenheit, die Erreger in viel weiterem Umfange zu verbreiten, als die Kranken selbst.

Die epidemiologische Bedeutung der einzelnen Arten von Keimträgern wechselt von Krankheit zu Krankheit. So gelten bei der Diphtherie neben den klinisch Erkrankten die Inkubationsbacillenträger als besonders kontagiös; an zweiter Stelle folgen die Dauerausscheider, welche besonders für die sog. Heimkehrfälle, d. h. für Erkrankungen eines Familienmitglieds nach der Rückkehr eines Diphtherierekonvaleszenten aus dem Krankenhaus verantwortlich zu machen sind. Erst an 3. Stelle stehen die Kontaktkeimträger, deren Zahl in Epidemiezeiten aber außerordentlich groß sein kann und die dadurch trotz geringerer Kontagiosität zur Verbreitung der Erkrankung wesentlich beitragen. Bei den übrigen besonders durch Keimträger verbreiteten Erkrankungen liegen die Verhältnisse zum Teil wieder etwas anders. So sind nach LEWIS an der Übertragung der bacillären Dysenterie, des Typhus und Paratyphus, sowie der Poliomyelitis sämtliche Formen von Keimträgern gleichermaßen beteiligt, während bei der Influenza und auch bei der Genickstarre vor allem den Kontaktkeimträgern eine erhöhte epidemiologische Bedeutung zugeschrieben wird. Bemerkenswert ist die Tatsache, daß es bei den Masern und den Pocken keine Dauerausscheider und Keimträger gibt, daß also für die Übertragung dieser Erkrankungen so gut wie ausschließlich nur der Kranke oder der noch im Inkubationsstadium befindliche Mensch (s. S. 6) in Frage kommt (DE RUDDER). Gegen das Vorkommen von symptomlosen Infektionen bei Masern spricht unter anderem die Tatsache, daß Erwachsene, die in ihrer Kindheit durch Zufall die Krankheit nicht durchgemacht haben, für Masern voll empfänglich sind. Außerordentlich groß im Vergleich zur Zahl der Erkrankten ist die Menge der Kontaktkeimträger bei der epidemischen Cerebrospinalmeningitis und bei der Poliomyelitis. Nach den neueren Feststellungen (LUZ u. a.) findet sich der Meningococcus ähnlich wie der Pneumococcus bei einem sehr hohen Prozentsatz gesunder Menschen als saprophytischer Bewohner der Nasen-Rachenschleimhaut. Durch enges Zusammenwohnen solcher gesunder Meningokokkenträger mit anderen Personen kann eine weitgehende Verbreitung der Keime stattfinden, ohne daß überhaupt Erkrankungen erfolgen. Der Prozentsatz der Meningokokkenträger in einer Bevölkerung ist daher zweifellos ebenfalls eine Funktion des Milieus. Bei Individuen, die eine abortive Kinderlähmung durchgemacht hatten, konnte der Erreger in der Rekonvaleszenz noch bis zu 123 Tagen im Stuhl nachgewiesen werden; auch bei Gesunden ist besonders in Epidemiezeiten das Virus häufig in den Faeces enthalten. Während das im Rachensekret von Gesunden, Kranken und Rekonvaleszenten enthaltene Poliomyelitisvirus vor allem für Kontaktinfektionen verantwortlich zu machen ist, sind die indirekten Übertragungen, ferner die stille Feiung und die Weiterverbreitung der Seuche nach LACEY hauptsächlich auf infizierte Faeces zurückzuführen.

Mit zunehmendem Abstand von der Erkrankung nimmt das Rekonvaleszentenkeimträgertum ab. Bei manchen Infektionskrankheiten bleibt indessen bei einem gewissen Prozentsatz der Rekonvaleszenten dieser Zustand jahrelang, unter Umständen, besonders bei Typhus und Paratyphus, während des ganzen restlichen Lebens bestehen. Auch bei der Diphtherie ist es möglich, daß die Genesenen monate- und jahrelang Bacillen ausscheiden, während die Kontaktkeimträger meist schon innerhalb von 10 Tagen keimfrei werden (DOERR). Man unterscheidet demgemäß *temporäre* und *chronische* Ausscheider und entsprechend auch temporäre und chronische Keimträger.

Dabei wäre bei Typhus und Paratyphus nach den amtlichen deutschen Vorschriften [vgl. Ausführungsbestimmungen vom 25. Febr. 1927 zu der 2. Abänderung des Preuß. Gesetzes vom 28. Aug. 1905 über die Bekämpfung übertragbarer Krankheiten (Gesetzsammlung S. 373) vom 25. Mai 1926 (Gesetzsammlung S. 165)] von einer chronischen Ausscheidung der Bacillen dann zu sprechen, wenn der Zustand länger als 10 Wochen anhält. Man hat

Typhus- und Paratyphusbacillenträger und -ausscheider überall dort gefunden, wo diese Erkrankungen endemisch herrschen. Dabei hat sich ferner ergeben, daß etwa 5% der Typhus- und Paratyphuskranken zu Dauerausscheidern zu werden pflegen; nach neueren Angaben von VOGELSANG und BØE werden 3,3% der Typhus- und 1,9% der Paratyphus-B-Rekonvaleszenten zu chronischen Dauerausscheidern. Nach den Feststellungen, die man in den früheren Typhusendemiegebieten in Westdeutschland gemacht hat, kommen auf 7 Dauerausscheider etwa 3 Bacillenträger. Vor dem 1. Weltkrieg 1914—1918 hat die Bevölkerung Deutschlands etwa 60 Millionen Menschen betragen. Die Morbidität an Typhus betrug damals etwa 0,93‰, d. h. es erkrankten jährlich rund 56000 Menschen an Typhus, von denen etwa 3000 zu Dauerausscheidern wurden; entsprechend der Verhältniszahl von 3:7 kommen dazu noch 1300 gesunde (Kontakt-)Bacillenträger. Der jährliche Zuwachs an „*Bacillenausscheidern*" (BOECKER), d. h. „*Keimträgern im weiteren Sinne*" (= Dauerausscheider + Keimträger im engeren Sinne) betrug also rund 4300, d. h. 1 Träger auf etwa 14500 Einwohner. Heutzutage nimmt man an, daß die Anteile der Typhusbacillenausscheider an einer nicht verseuchten Bevölkerung 0,1—5,1% betragen. In Endemiegebieten ist die Zahl natürlich noch viel größer und kann bis zu 10% ausmachen (WOHLFEIL u. a.). Bei weitaus der Mehrzahl der Typhus- und Paratyphusbacillenausscheider haben sich die Erreger in der Gallenblase, zum Teil auch in den Gallengängen der Leber angesiedelt. Die Ausscheidung erfolgt in allen diesen Fällen mit dem Kot. Nur etwa 7% der gesamten Keimträger beherbergen die Erreger in den Nieren und sind reine Urinausscheider; bei Paratyphus C scheinen solche Urinausscheider besonders häufig vorzukommen (BADER). Naturgemäß ist die Gefährlichkeit dieser Urinausscheider eine weit größere als die der Stuhlausscheider. Dies kommt einmal daher, weil die Zahl der im Urin enthaltenen Bacillen ganz enorm sein und bis zu 180 Millionen Erreger im Kubikzentimeter Harn betragen kann; andererseits gibt der Urin zur Ausstreuung und Verschleppung der Krankheitskeime verständlicherweise viel leichter Veranlassung als die festen Ausscheidungen.

Von größter epidemiologischer Bedeutung ist nun aber die weitere Tatsache, daß bei den Typhus- und Paratyphusbacillenträgern die Keimausscheidung im allgemeinen nicht kontinuierlich, sondern *schubweise* erfolgt und die Pausen zwischen den einzelnen Schüben mitunter sehr lang sein können, d. h. unter Umständen 1 Jahr und mehr betragen. Man spricht je nach dem Verlauf der Bacillenausscheidung von *beständigen* und *periodischen* oder *intermittierenden* Ausscheidern. In Deutschland sind die Träger und Dauerausscheider von Typhus-, Paratyphus- und auch Enteritisbacillen nach der Verordnung des Reichsministers des Innern vom 1. Dez. 1938 anzeigepflichtig (s. S. 85). Selbstverständlich lassen sich aber gar nicht alle Ausscheider erfassen, denn ein großer Teil dieser Personen hat keine Ahnung davon, daß sie solche Krankheitserreger ausscheiden; vielfach werden sie nur durch einen Zufall entdeckt. Wie man heute weiß, gibt es zudem sog. *Spätausscheider*; man versteht darunter Personen, welche die Erreger erst längere Zeit, manchmal viele Jahre nach Überstehen eines Typhus oder nach einer symptomlosen Typhusbacillenaufnahme in ihren Fäkalien ausscheiden. Solche Spätausscheider sind epidemiologisch natürlich besonders bedeutungsvoll, aber schwer erkennbar. Gelegentlich wird man auf einen Bacillenträger erst durch eine von ihm verursachte Epidemie aufmerksam. Aber selbst dies ist bei der langen Inkubationszeit des Typhus und Paratyphus (im allgemeinen 7—20 Tage; vgl. S. 5) nur ausnahmsweise der Fall; beim Auftreten des ersten Erkrankungsfalles kann bei dem betreffenden Keimträger die Bacillenausscheidung längst wieder aufgehört haben. In der Praxis ist daher jeder, der einmal einen Typhus oder Paratyphus durchgemacht hat, verdächtig, daß er gelegentlich wieder einmal Bacillen ausscheidet. Ganz besonders berechtigt ist dieser Verdacht bei solchen Personen, bei denen nach Überstehen eines Typhus oder Paratyphus auch noch in der Rekonvaleszenz oder später im Stuhl oder Urin die Erreger nachgewiesen worden sind. Wesentlich schwerer aufzufinden sind naturgemäß solche Dauerausscheider, welche einen ambulanten Typhus durchgemacht haben, da sie nicht durch eine vorausgegangene Erkrankung gesundheitspolizeilich erfaßt worden sind (CARLÉ u. a.). Bei der Auffindung von Keimstreuern leistet die GRUBER-WIDALsche Reaktion (O- oder O- und H-Agglutination 1:100 und darüber) auch bei vorausgegangener Schutzimpfung, sofern diese mehr als 6 Monate zurückliegt, mitunter gute Dienste (CARLÉ u. a.). Die Entdeckung eines Bacillenträgers erklärt indessen nicht in jedem Falle die Entstehung einer Epidemie, denn es besteht durchaus die Möglichkeit, daß die betreffende Person auch erst zu gleicher Zeit wie die Erkrankten die Keime aufgenommen hat (BÜRGERS).

Sehr gefährlich sind Bacillenträger und Dauerausscheider natürlich vor allem in Lebensmittelbetrieben jeder Art, also in Fleischereien, Bäckereien, Obst- und Gemüsehandlungen, Molkereien u. dgl. mehr. Eine absolute Ausrottung des Typhus und Paratyphus in einem bestimmten Gebiete kann selbstverständlich nicht gelingen, solange noch unerkannte Keimträger in der

Bevölkerung vorhanden sind. Die erste und wichtigste Aufgabe der Seuchenhygiene des Typhus und Paratyphus stellt daher die möglichst restlose Erkennung der Ausscheider und besonders ihre Fernhaltung von Lebensmittelbetrieben dar (GEGENBAUER, WOHLFEIL, RAŠKA u. a.).

Dafür, wie verhängnisvoll sich Träger von Typhus- und Paratyphusbacillen auswirken können, gibt es unzählige Beispiele (aus neuester Zeit z. B. WERNER und ZÖCKLER). Besonders bekannt und instruktiv ist die Geschichte der als „Typhoid Mary" bezeichneten Köchin Mary Mallon, die in New York und Umgebung nach Überstehen eines Typhus im Verlauf von 5 Jahren (1902—1907) in 6 Familien 26 Krankheitsfälle, wahrscheinlich außerdem noch eine schwere Trinkwasserepidemie in Ithaka N. Y. mit über 1300 Erkrankungen (1903) und dann später (1915) noch eine Krankenhausepidemie mit 25 Fällen verursacht hat (SOPER, ROSENAU). Die oft jahrelangen Epidemien in Irrenanstalten sind fast regelmäßig auf unbekannte Bacillenausscheider zurückzuführen gewesen. CORVIN nimmt an, daß 90% der aufgeklärten und 80% der unaufgeklärten Typhuserkrankungsfälle auf Dauerausscheider zurückzuführen sind (vgl. auch UHLENHUTH, FRUBÖSE und BRUNS, RIMPAU, BOECKER, KAUFFMANN, SCHLOSSBERGER und FRIEBER).

Zu erwähnen wäre noch, daß etwa 80—85% der chronischen Typhusbacillenträger (im weiteren Sinne) weiblichen Geschlechts sind (BOECKER, ROSENAU, ANDERS, BADER, VOGELSANG und BØE u. a.). Vermutlich hängt dies damit zusammen, daß Gallenblasenentzündungen, vor allem Cholelithiasis bei Frauen viel häufiger sind als bei Männern und daß derartige chronische Affektionen der Gallenwege die dauernde Ansiedlung der Typhus- und Paratyphusbacillen im Organismus begünstigen.

Die durch zahlreiche Salmonellaarten (Bakterien der Typhus-Paratyphus-Enteritisgruppe), besonders den Breslau- (S. typhi murium; etwa 60—65% aller Fälle) und den Gärtnerbacillus (S. enteritidis; etwa 10—15% aller Fälle), sowie durch Stämme der sog. C-Gruppe (S. oranienburg, S. tennessee, S. cholerae suis, S. thompson, S. newport u. a.; etwa 20% der Fälle) hervorgerufenen Gastroenteritiden werden fast ausschließlich durch menschliche und tierische Keimträger (Pferde, Rinder, Schweine, Katzen, Hunde, Ratten, Mäuse, Geflügel) oder durch infizierte Eier (auch Trockeneipulver; BRAUN, ZEMAN, K. F. MEYER), vor allem Enteneier verursacht (KAUFFMANN, BOECKER, BRAUN und MÜNDEL, RIMPAU und STEINERT, STANDFUSS, BRUNS und FROMME, HOHN und HERRMANN, BRAUN, ZEMAN, BUXTON und GORDON u. a.). POMEROY und FENSTERMACHER konnten allein bei Truthühnern 23 verschiedene Salmonellatypen nachweisen; die Eier von 8% der untersuchten Truthühner enthielten S. pullorum. Eine direkte Ansteckung von Mensch zu Mensch oder vom Tier zum Menschen kommt indessen kaum vor; vielmehr erfolgt die Übertragung wohl stets indirekt (über Nahrungsmittel).

Es ist nun, worauf DE RUDDER hinweist, zweifellos auffällig, daß es sich bei Infektionskrankheiten mit hohem Kontagionsindex, soweit sie wie Masern und Keuchhusten direkt von Mensch zu Mensch, also nicht etwa durch Zwischenwirte verbreitet werden, um Erreger handelt, die nach Überstehen der Erkrankung und auch außerhalb des menschlichen Körpers rasch absterben und daß es hier keine Keimträger gibt, daß aber trotzdem infolge der hohen Empfänglichkeit des Menschen die stete Weitergabe des Infektionsstoffes gesichert ist. Demgegenüber besitzen die durch eine größere Resistenz der Erreger gekennzeichneten Krankheiten, wie Diphtherie, Scharlach, Meningitis epidemica und Poliomyelitis eine geringere Kontagiosität; durch das häufige Vorkommen von gesunden Keimträgern wird aber hier die Fortsetzung der Infektkette gewährleistet. Wohl mit Recht erblickt DE RUDDER in dieser Koppelung von epidemiologisch wichtigen Eigenschaften „eine Anpassung der Seuche, um überhaupt das Endemischsein zu gewährleisten, d. h. ein Nichtabreißen der Infektkette zu garantieren".

Ähnliche Unterschiede kann man auch bei den verschiedenen Erregern der bacillären Ruhr erkennen. Während bei der durch den ziemlich resistenten

KRUSE-SONNEschen Bacillus (Shigella sonnei) hervorgerufenen, weniger kontagiösen sog. E-Ruhr häufig ein abortiver Verlauf beobachtet wird und Keimträger aller Kategorien (s. S. 22) gefunden werden, lassen sich bei den durch die übrigen zwar wenig widerstandsfähigen Ruhrbacillen [Bact. Shiga-Kruse (Shigella dysenteriae) und sog. Pseudoruhrbacillen der Typen Flexner, Hiss, Strong (Shigella paradysenteriae) und Schmitz (Sh. ambigua)] verursachten, meist epidemisch auftretenden Colitiden offenbar infolge der Hinfälligkeit der Mikroben solche Dauerausscheider und Bacillenträger im allgemeinen seltener nachweisen (LEWIS u. a.); durch Verwendung geeigneter Nährböden (LEIFSON-Agar) sollen sich allerdings auch bei diesen Ruhrformen zahlreiche klinisch gesunde Keimträger ermitteln lassen (STOCK, EISENSTADT, TRIPLETT und CATTO). Bei den hochkontagiösen Geschlechtskrankheiten, deren Erreger ebenfalls nur eine geringe Resistenz besitzen, gibt es zwar latent Kranke, aber keine gesunden Keimträger, während bei der Verbreitung von Tuberkulose und Lepra gesunde Keimträger oder latent Kranke wohl kaum eine Rolle spielen.

Im Gegensatz zu den Masern und dem Keuchhusten einerseits, der Diphtherie und dem Scharlach andererseits sind Pocken, Cholera, wahrscheinlich auch Pest (BLANC und BALTAZARD), bei denen eine chronische Virus- bzw. Bacillenausscheidung anscheinend nicht vorkommt, sowohl durch eine hohe Kontagiosität als auch durch eine erhebliche Resistenz der Erreger ausgezeichnet und dadurch, wie DE RUDDER hervorhebt, nach beiden Seiten hin gesichert. Infolge der Widerstandsfähigkeit des Pockenvirus, der Tularämie- und der Pestbacillen, sowie der Choleravibrionen sind bei diesen Erregern Erkrankungen auf indirektem Wege (bei Pocken, Tularämie und Pest durch Staub, bei der Cholera durch Wasser usw.) möglich. Falls es bei der Cholera zur Entstehung von Vibrionenträgern kommen würde, hätte sie bei ihren großen Wanderzügen (seit 1817; vgl. SCHLOSSBERGER) in den einmal befallenen Gebieten sicherlich festen Fuß gefaßt und wäre endemisch geworden so wie in vielen Gegenden Typhus und Paratyphus, Lepra und andere Krankheiten endemisch geworden sind. Im allgemeinen verschwinden bei der Cholera die Vibrionen spätestens nach 12—14 Tagen aus dem Darmkanal; nur ganz ausnahmsweise hat man sie noch nach 50—80 Tagen im Stuhl nachweisen können. Gesunde Bacillenträger lassen sich bei Choleraepidemien regelmäßig in größerer Zahl nachweisen, doch ist die Vibrionenausscheidung auch bei ihnen nur vorübergehend. Bei der Pest spielen Bacillenträger kaum eine Rolle; für die Verbreitung der Seuche sind die in Heilung ausgehenden Erkrankungsfälle und die leichteren Fälle von Bubonenpest von größerer Bedeutung. Als Hauptquelle für Neuinfektionen kommen hier die als Virusreservoir dienenden Nagetiere (Ratten, Tarbagane u. a.; Literatur siehe bei DIEUDONNÉ und OTTO), vor allem aber anscheinend überwinternde infizierte Flöhe in Betracht (WAYSON); außerdem bleiben die Pestbacillen auch in dem getrockneten Flohkot monatelang am Leben, so daß besonders durch die Kleider von Pestkranken noch nach langer Zeit Übertragungen möglich sind (BLANC und BALTAZARD). Von gewisser Wichtigkeit sind gesunde Bacillenträger dagegen beim Maltafieber. Man spricht hier von einer ambulatorischen Form der Erkrankung, bei der Krankheitserscheinungen vollkommen fehlen; der Erreger (Brucella melitensis) findet sich bei solchen Personen häufig und vor allem in großen Mengen im Urin, was naturgemäß zu einer Weiterverbreitung der Erkrankung wesentlich beitragen kann. Das Hauptreservoir wird aber auch hier durch Tiere, nämlich Ziegen und Schafe, welche die Erreger mit der Milch ausscheiden, gebildet (LUSTIG und VERNONI). Auch die an Abortus Bang erkrankt gewesenen, aber wieder genesenen Kühe, die selbst nicht mehr verkalben, scheiden den Erreger (Brucella abortus) vielfach noch jahrelang mit der Milch oder im Scheidenschleim aus (FRANCKE und

GOERTTLER). Anscheinend kommt bei Rindern gelegentlich eine symptomlose Infektion mit der Rickettsia burneti (Erreger des sog. Q-Fiebers) vor (TOPPING, SHEPARD und IRONS). Die Verbreitung der Kückenruhr (Salmonella pullorum) erfolgt fast durchweg durch erwachsene Hennen, die in ihrer Jugend die Erkrankung durchgemacht haben; sie beherbergen die Erreger während ihres ganzen Lebens im Eierstock und scheiden sie mit den Eiern und dem Kot aus (FRANCK und GOERTTLER). Nach MEYER und EDDIE kommt eine solche „germinative" Übertragung auch bei der Psittakose vor; die Eier infizierter Papageien und Sittiche können den Erreger (Microbacterium multiforme oder Miyagawanella) beherbergen (vgl. auch die germinative Übertragung bei Arthropoden, s. S. 14). Wieder anders liegen die Verhältnisse bei der relativ wenig kontagiösen sog. tropischen Dysenterie (Kontagionsindex etwa 0,22); besonders durch neuere Untersuchungen (A. WESTPHAL, CRAIG und FAUST u. a.) hat es sich gezeigt, daß die sehr widerstandsfähigen Cysten der Ruhramöbe (Entamoeba histolytica) sehr häufig, z. B. in USA in etwa 10%, in Mexiko gar in 25%, in anderen, besonders tropischen und subtropischen Gebieten in einem noch höheren Prozentsatz der Bevölkerung bei Gesunden im Darm anzutreffen sind. Anscheinend werden auch die Eier der Schistosomaarten in den Endemiegebieten vielfach im Stuhl gesunder Personen gefunden (LEAVITT und BECK). Nach den Angaben von MEYER und EDDIE kommen bemerkenswerterweise auch bei Psittakose menschliche Virusträger vor; bei einer Person konnte das Virus 8 Jahre lang im Kehlkopfsekret nachgewiesen werden.

Epidemiologische Bedeutung der Pathomorphosen und der Typenunterschiede bei Krankheitserregern.

Ursprünglich wurde angenommen, daß sich die einzelnen Spezies von pathogenen Mikroorganismen in ihren biologischen Eigenschaften durchaus einheitlich verhalten. Das weitere eingehende Studium der verschiedenen Mikrobenarten hat indessen gezeigt, daß diese Annahme großenteils nicht zutrifft. Es ergab sich nämlich, daß sich bei einer großen Reihe von pathogenen Bakterien, Protozoen und Virusarten konstante Unterarten, Spielarten oder Typen unterscheiden lassen, die zwar in den Hauptmerkmalen durchaus übereinstimmen, aber durch irgendwelche unveränderliche kulturelle, biochemische, serologische oder krankmachende Besonderheiten voneinander abweichen; zum Teil bestehen auch Eigentümlichkeiten hinsichtlich der geographischen Verbreitung. Während man seither angenommen hat, daß die Bakterien sich ausschließlich ungeschlechtlich durch einfache Querteilung vermehren, haben neuere Untersuchungen, die hauptsächlich von amerikanischen Autoren (LURIA, TATUM und LEDERBERG, BOIVIN u. a.; vgl. auch SCHLOSSBERGER und BRANDIS) durchgeführt wurden und die sich noch in den Anfangsstadien befinden, doch schon ergeben, daß ebenso wie bei höheren Lebewesen auch bei Mikroorganismen Fusionsvorgänge, d. h. Erscheinungen von sexueller Fortpflanzung vorkommen, bei denen ein Austausch von Merkmalen stattfindet; dafür, daß außer durch Mutation etwa auch durch Verschmelzung verschiedener Untertypen bestimmter Bakterienarten neue Untertypen entstehen können, haben sich auf experimentellem Wege allerdings noch keine Anhaltspunkte gewinnen lassen. Dagegen hat es sich gezeigt, daß Bakterien durch Züchtung in Kulturfiltraten anderer verwandter Bakterien deren Eigenschaften vollständig oder teilweise annehmen können; man spricht hier von *gerichteter* (induzierter) *Mutation* (GRIFFITH, AVERY, MCCARTY, BOIVIN, MANNINGER und NÓGRÁDI, SCHLOSSBERGER). Daß auch bei Virusarten Mutationen erfolgen können, haben insbesondere die Feststellungen von FRIEDRICH-FREKSA, MELCHERS und SCHRAMM gezeigt.

Abgesehen von dem großen Interesse, welches diese Feststellungen in theoretischer Hinsicht beanspruchen dürfen, besitzen sie vor allen Dingen für die Epidemiologie eine erhebliche praktische Bedeutung. Werden nämlich z. B. bei einer scheinbar einheitlichen Epidemie zwei verschiedene Typen des in Frage kommenden Erregers isoliert, so ist damit der Beweis dafür erbracht, daß die Erkrankungsfälle von mindestens zwei verschiedenen Infektionsquellen ausgehen. Der bakteriologische Befund kann also in derartigen Fällen die oft mühsamen Nachforschungen nach dem Ausgangspunkt der Epidemie erleichtern und zur Aufklärung epidemiologischer Zusammenhänge sehr wesentlich beitragen. Besonders in denjenigen Fällen, in denen eine Epidemie durch eine seltenere Spielart verursacht wird, läßt sich die Infektkette mit Hilfe der Typendiagnose unter Umständen wie ein roter Faden verfolgen. Man spricht in einem solchen Fall auch von einem *markierten* Stamm.

Ganz besonders gilt das eben Gesagte für die Bakterien der *Salmonella*-(Typhus-Paratyphus-Enteritis-)Gruppe. Soweit es sich um septicämische Erkrankungen, d. h. um Typhus und Paratyphus handelt, erfolgt die Übertragung der Erreger entweder auf direktem Wege durch Kontaktinfektion oder indirekt durch Vermittlung von Wasser, Nahrungsmitteln, Gebrauchsgegenständen (Wäsche, Eßgeschirr usw.) u. dgl.; als Infektionsquelle kommen bei Typhus, Paratyphus A, C und K (Salmonella sendai), deren Erreger sich nur beim Menschen finden, also *standortgebunden* sind (vgl. S. 12), ausschließlich infizierte Menschen (Kranke oder Bacillenausscheider), bei Paratyphus B außerdem gelegentlich auch infizierte Tiere in Frage. Im Gegensatz hierzu beruht die zum gastroenteritischen Anfall führende Nahrungsmittelinfektion auf einer durch Vermehrung von Enteritisbacillen in dem Nahrungsmittel bedingten Bildung giftig wirkender Abbauprodukte; ein Übertritt der Erreger in die Blutbahn findet beim erwachsenen Menschen nur ausnahmsweise statt. HORMAECHE, PELUFFO und ALEPPO konnten bei erwachsenen freiwilligen Versuchspersonen nachweisen, daß die perorale Einverleibung von 4 Milliarden Enteritisbacillen überhaupt keine Erscheinungen oder höchstens einen leichten Durchfall ohne Temperatursteigerung verursacht, während von Typhus- und Ruhrbacillen, sowie Choleravibrionen schon minimalste Mengen zur Auslösung der Erkrankung genügen (s. auch SAVAGE). Demgegenüber führt bei kleinen Kindern, zum Teil auch bei alten Personen die Infektion mit Enteritisbacillen vielfach zu einer Allgemeininfektion wobei die Darmerscheinungen mitunter vollkommen zurücktreten (HORMAECHE, PELUFFO und ALEPPO, FENNER u. a.). Außerdem hat es sich gezeigt, daß vor allem der Gärtner-(Salm. enteritidis), seltener der Breslaubacillus (Salm. typhi murium) und andere Salmonellaarten bei Kindern auch Meningitiden mit positivem Bakterienbefund im Liquor hervorrufen können (Literatur siehe bei KAUFFMANN). Bei den Lebensmittelschädigungen stellen vorwiegend infizierte Tiere (insbesondere Fleisch aus Notschlachtungen) und tierische Produkte (Eier, Milch) den Ausgangspunkt der Erkrankungen beim Menschen dar (vgl. S. 26); es handelt sich dementsprechend so gut wie immer um indirekte Übertragungen, während Kontaktinfektionen von Mensch zu Mensch kaum vorkommen (s. bei BOECKER, KAUFFMANN, BADER). In epidemiologischer Beziehung ist dann noch das gelegentliche Vorkommen einer gleichzeitigen Infektion mit mehreren Salmonellabakterien von Wichtigkeit (KAUFFMANN, SCHLOSSBERGER und FRIEBER). Erwähnt sei noch, daß die Erreger einer Reihe von sog. „Tiersalmonellosen" (STANDFUSS) weitgehend standortgebunden (vgl. S. 12) sind, also ausschließlich oder fast nur bei bestimmten Tierarten vorkommen; hierher gehören S. typhi suis (s. S. 31), S. abortus equi, S. abortus ovis, S. pullorum, S. gallinarum u. a.

Bei der Salmonellagruppe läßt sich nach den Untersuchungen von BRUCE WHITE, KAUFFMANN und zahlreichen anderen Autoren (s. insbesondere BOECKER, BADER) zunächst auf serologischem Wege (Absättigungs- und Agglutinationsversuch) auf Grund des somatischen (O-) und des Geißel-(H-)Antigens, bei manchen Arten (S. typhi, S. paratyphi C, S. baller up) auch noch des sog. Virulenz-(Vi-)Antigens eine große Reihe von Arten oder Typen nebst Untertypen (Phasen 1 und 2) und Minusvarianten unterscheiden, von denen eine erhebliche Anzahl beim Menschen als Erreger teils septicämischer (typhöser), teils gastroenteritischer Prozesse in Betracht kommt.

Weiter hat sich gezeigt, daß sich bei verschiedenen Angehörigen dieser Bakteriengruppe auf Grund der biochemischen Leistungen zahlreiche weitere Untertypen unterscheiden lassen. So kann man z. B. beim Typhusbacillus 3 Varianten voneinander trennen, von denen die eine (Typ I) Xylose rasch, die andere (Typ III) langsam angreift, während die dritte (Typ II) dieses Kohlenhydrat unbeeinflußt läßt (HARTOCH, SCHLOSSBERGER und JOFFE, BOMMER). In ähnlicher Weise kann man bei Salm. paratyphi A Stämme unterscheiden, die keinen Schwefelwasserstoff bilden und solche, welche dieses Gas produzieren (ČERNOZUBOV, FILIPOVIĆ und STAVEL, BRAMMER). Nach den Untersuchungen von KRISTENSEN und BOJLÉN, sowie KRISTENSEN und KAUFFMANN ermöglicht d-Tartrat die Einteilung der Paratyphus-B-Kulturen in zwei klinisch und epidemiologisch wichtige Untertypen (d-Tartrat-positiv und -negativ), die sich auf Grund des Verhaltens gegenüber Inosit und Rhamnose noch weiter aufteilen lassen. Der normale Paratyphus-B-Bacillus (SCHOTTMÜLLER) ist d-Tartrat-negativ und bildet Kolonien mit Schleimwällen; die schleimwallfreie d-Tartrat-positive Abart verursacht beim Menschen keine Septicämie, sondern eine Gastroenteritis (KRISTENSEN und BOJLÉN, KRISTENSEN und KAUFFMANN, BRANDIS, PETERSEN). Außerdem ist beim Paratyphus-B-Bacillus eine weitere kulturelle Differenzierungsmöglichkeit in den Ammonnährböden (HOHN und HERRMANN) gegeben; neben ammonstarken Stämmen kommen gelegentlich auch völlig ammonschwache Kulturen vor (TESDAL). Hierher gehört auch der bakteriologische Nachweis der Salmonella enteritidis var. danysz, die sich von dem bekannten GÄRTNERschen Enteritisbacillus (Salm. enteritidis var. jena) nur dadurch unterscheidet, daß sie beim Wachstum auf der Glycerin-Fuchsin-Bouillon nach STERN keine Säure bildet. Wird daher bei einer Enteritiserkrankung des Menschen ein solcher Stamm nachgewiesen, so deutet dieser Befund auf eine Infektion durch ausgelegtes Ratin hin, welches früher vielfach zur Rattenbekämpfung verwendet wurde. In ähnlicher Weise besteht beim Menschen beim Vorkommen der Salm. enteritidis var. essen, die im Gegensatz zum GÄRTNERschen Bacillus den sechswertigen Alkohol Dulcit nicht angreift, die große Wahrscheinlichkeit, daß es sich um eine Nahrungsmittelvergiftung durch infizierte Enteneier handelt (s. S. 26). Die dem Gärtner-Bacillus nahestehende, früher auch als Salm. enteritidis Typ Jensen bezeichnete Salm. dublin, die besonders bei Rindern als Erreger von Septicämien und Enteritiden vorkommt, verursacht beim Menschen mitunter septicämische Prozesse (FENNER). Der als Enteritiserreger beim Menschen vorwiegend in Frage kommende, bei den verschiedensten Tierarten anzutreffende Breslaubacillus (Salm. typhi murium; s. S. 26) ist gewöhnlich ammonstark und rhamnosepositiv; es gibt aber einerseits eine rhamnosenegative Abart, die sich vorwiegend bei Enten und in Enteneiern findet, und andererseits einen ammonschwachen Taubentyp (s. auch BRANDIS). Die genaue kulturelle Untersuchung eines vom Menschen isolierten Breslaustammes gestattet daher in epidemiologischer Hinsicht unter Umständen wichtige Rückschlüsse bezüglich der Infektionsquelle. In epidemiologischer Hinsicht ist, wie BADER hervorhebt, die Tatsache von Bedeutung, daß es sich bei den auch als „Volltypen" bezeichneten ammonstarken Salmonellen, die auf einem synthetischen Ammoniumnährboden bestimmte Kohlenstoffquellen maximal zu assimilieren vermögen und zu denen die Mehrzahl der Enteritiserreger gehört, im allgemeinen um ubiquitär verbreitete Stämme handelt, die keine besondere Standortgebundenheit (s. S. 12) aufweisen, während mit zunehmender Ammonschwäche eine fortschreitende Anpassung der betreffenden Stämme an eine bestimmte Wirtsart einhergeht.

Für die Identifizierung von Typhus- oder Paratyphusbacillenausscheidern als Infektionsquelle vereinzelter oder gehäufter Typhus- bzw. Paratyphuserkrankungen bietet die von FELIX angegebene Methode der Typisierung des in Frage kommenden Salmonellastammes mit Hilfe der erstmals von CRAIGIE und BRANDON nachgewiesenen *Anti-Vi-Bakteriophagen* weitere bedeutsame Möglichkeiten. Diese Methode besteht darin, daß ein Bakteriophage an die Vi-Antigene verschiedener bekannter Typhus- und Paratyphusstämme adaptiert wird; man erhält so eine Reihe von Bakteriophagen, von denen jeder auf das Vi-Antigen eines bestimmten Salmonellastammes spezifisch eingestellt ist und auch entsprechend angepaßt bleibt, so daß also mit Hilfe dieser verschieden adaptierten Bakteriophagen die aus Kranken und Ausscheidern isolierten Salmonellastämme auf ihre Zusammengehörigkeit geprüft werden können. Mittels dieses neuen Verfahrens konnte BRADLEY nachweisen, daß 23 anscheinend sporadische Typhusfälle, welche sich im Laufe von 2 Jahren in 10 verschiedenen Verwaltungsbezirken ereignet hatten, von einem Dauerausscheider ausgegangen waren, der auf einer 100 Meilen weit entfernten Farm lebte (vgl. auch DOERR 1948). Im Hinblick auf eine ausgedehnte Typhusepidemie bei einer 6 Wochen zuvor großenteils schutzgeimpften Bevölkerung nimmt KAIL an, daß die durch die Impfung erworbene Typhusimmunität durch einen hinsichtlich des Vi-Antigens verschiedenen Typhusstamm durchbrochen werden kann.

Die meisten Salmonellastämme sind kosmopolitisch. Eine ganze Anzahl der in diese Gruppe gehörigen Keime ist jedoch bisher hauptsächlich nur in bestimmten Gebieten gefunden worden. Dies gilt z. B. von der in Ostindien heimischen, gelegentlich auch in Ost- und Südosteuropa nachgewiesenen Salm. paratyphi A. Während der beiden Weltkriege und in der Nachkriegszeit kamen auch in Deutschland Einzelerkrankungen und kleine Epidemien von Paratyphus A vor; dabei hat es sich indessen um eingeschleppte Fälle bzw. um Ausscheider aus den Ostgebieten gehandelt, die zu einer vorübergehenden Weiterverbreitung der Infektion Veranlassung gegeben haben. Ebenso ist auch der Paratyphus C (sog. Typus „Orient") vor allem in den Tropen (Zentralafrika, Indien, Mittelamerika usw.) endemisch; er findet sich allerdings auch in Osteuropa und auf der Balkanhalbinsel (TODOROVITCH u. a.). Seit Beginn der 30er Jahre wird indessen in Jugoslavien die Salm. paratyphi C (VI, VII(Vi), c, 1, 5[1]), wie BADER ausführt, durch die ihr serologisch nahestehende, aber kulturell abweichende Salm. cholerae suis var. kunzendorf als Erreger akuter septicämischer Erkrankungen immer mehr verdrängt (ČERNOZUBOV, FILIPOVIĆ und STAVEL, TODOROVITCH, HABS und BADER). Diese Feststellung ist deshalb von besonderem epidemiologischem und klinischem Interesse, weil sie ein Beispiel dafür darstellt, daß bestimmte Salmonellastämme in verschiedenen Gegenden verschiedene Erkrankungen verursachen können. Ähnliche Verhältnisse finden wir auch bei der Salm. sendai [(I), IX, XII, a, 1, 5], die in Japan zu einer septicämischen Erkrankung führt („Paratyphus K"; SHIMOJO), in Nordamerika aber als Enteritiserreger auftritt; wegen kleiner serologischer und kultureller Unterschiede wurde der nordamerikanische Stamm unter dem Namen Salm. miami (IX, XII, a, 1, 5) als besondere Art abgetrennt (EDWARDS und MORAN). Während im östlichen Europa, z. B. im Osten Deutschlands, in Jugoslavien und in der Tschechoslowakei die Zahl der Typhuserkrankungen wesentlich höher ist als die Zahl der Paratyphusfälle, überwiegt der Paratyphus B in Westdeutschland und in Skandinavien (TODOROVITCH, AWENDER, RAŠKA, KAUFFMANN). Erwähnt sei noch, daß zahlreiche Arten von Enteritisbakterien bisher nur einmal, viele davon außerhalb von Europa gefunden und beschrieben worden sind.

Die auch als „Suipestifer Amerika" bezeichnete diphasische Salm. cholerae suis (VI, VII, c, 1, 5; im allgemeinen H_2S-negativ) und ihre meist in der sog. Phase 2 (VI, VII, 1, 5), selten in der Phase 1 (VI, VII, c; KRISTENSEN und BOJLÉN) vorliegende monophasische Abart, die Salm. cholerae suis var. kunzendorf (H_2S-positiv), welche den europäischen Suipestifertyp darstellt, haben als Mischinfektionserreger bei der Virus-Schweinepest (s. S. 48) ihren natürlichen Standort beim Schwein (vgl. STANDFUSS). Beim Menschen führen sie nach den in Nordamerika, in Mittel- und Westeuropa, sowie in Ostasien gesammelten Erfahrungen vorwiegend zur Enteritis, die allerdings mitunter in ein paratyphöses Krankheitsbild übergeht. Daß der Kunzendorf-Typ aber ebenso wie beim Schwein ohne Schweinepestvirus (sog. „Paratyphus der Schweine") auch beim Menschen zu einer Allgemeininfektion führen kann (HABS und BADER), ist zweifellos bemerkenswert und epidemiologisch wichtig. Im Gegensatz hierzu sind die von den beiden Typen des sog. Schweinepestbacillus nur kulturell, aber nicht serologisch unterscheidbaren Erreger des Ferkeltyphus, die Salm. typhi suis (VI, VII, c, 1, 5) und sein auch als Bact. Voldagsen bezeichneter monophasischer Untertypus, die Salm. typhi suis var. voldagsen (VI, VII, 1, 5) bisher noch nicht beim Menschen nachgewiesen worden (STANDFUSS, BOECKER, KAUFFMANN).

Ähnliche Verhältnisse wie bei der Salmonellagruppe findet man auch bei den *Erregern der bakteriellen Ruhr* (Genus Shigella), bei denen sich auf Grund

[1] Hinsichtlich der Bedeutung der Antigenformeln sei auf die monographischen Darstellungen von BOECKER, KAUFFMANN und BADER verwiesen.

kultureller und serologischer Eigentümlichkeiten, sowie der vorhandenen oder fehlenden Fähigkeit zur Bildung von Ektotoxinen verschiedene Untergruppen [Dysenterie (toxinbildende Arten), Paradysenterie (sog. Flexnergruppe), Metadysenterie (Gruppe des Bact. dysenteriae Kruse-Sonne)] und Typen unterscheiden und dadurch unter Umständen wertvolle Anhaltspunkte für epidemiologische Zusammenhänge gewinnen lassen (BOYD, BOECKER, NETER, RAŠKA, FRANCIS, SEELIGER u. a.). Von den nach NETER zur 1. Untergruppe (Mannit und Lactose negativ) gehörenden Ruhrbacillen wird nach YOUNG, BARKSDALE u. a. der SHIGA-KRUSEsche Bacillus (Shigella dysenteriae) in West- und Mitteleuropa, sowie in Amerika nur selten, dagegen in Osteuropa und Japan öfters angetroffen, während der Schmitz-Bacillus (Sh. ambigua) in Südamerika, auf der Pyrenäenhalbinsel, in Nordafrika und im nahen Osten häufiger, dagegen nicht in Japan vorkommt. Die dieser Gruppe nahestehende Sh. newcastle und der als eine Variante davon anzusehende Manchester-Bacillus, die beide hinsichtlich ihrer antigenen, aber nicht bezüglich ihrer biochemischen Eigenschaften mit der Sh. paradysenteriae VI (deutscher Typ L) übereinstimmen und deshalb vielfach auch zu diesem Typus gerechnet werden (BOYD), sind neuerdings besonders in Europa und Amerika in zunehmender Häufigkeit festgestellt worden. Von der 2. Gruppe (Mannit positiv, Lactose negativ) werden Sh. paradysenteriae I und IV hauptsächlich in Amerika, Indien und Ostasien gefunden, während die beiden Typen II und III eine kosmopolitische Verbreitung aufweisen. Über die Verbreitung der Typen V (identisch mit Typ G der deutschen Nomenklatur), VI, VII und VIII (identisch mit dem von H. GILDEMEISTER in Lappland isolierten Stamm T, jetzt Typus P der deutschen Nomenklatur), sowie des von H. GILDEMEISTER in Lappland festgestellten Typus R (jetzt Typ M der deutschen Nomenklatur) liegen keine näheren Angaben vor; der Typ VII wurde bisher in Italien, der Typ VIII in Lappland und im mittleren Osten, der Typ M, der eine gewisse verwandtschaftliche Beziehung zum Typ VII aufweist, in Lappland gefunden (HOHN, SEELIGER, FRANCIS). Der Typ N (Sh. etousa) wurde bisher bei Ruhrepidemien und Einzelfällen in Marokko, Italien, Frankreich, Lappland, sowie in Süddeutschland festgestellt (SEELIGER). Weit verbreitet besonders bei Kindern und in Irrenanstalten ist die ebenfalls in die Untergruppe 2 gehörige Sh. alkalescens, die im Gegensatz zu den übrigen Paradysenteriestämmen (Typus I—VIII) Rhamnose, Xylose und Dulcit unter Säurebildung abbaut. Der Hauptrepräsentant der 3. Untergruppe (Mannit und Lactose positiv) ist der Kruse-Sonne-Bacillus (Sh. sonnei; Erreger der sog. E-Ruhr); er ist nach YOUNG, sowie BARKSDALE besonders in Nord- und Mittelamerika, in Deutschland und Osteuropa, sowie in Ostasien vor allem bei Kindern sehr häufig anzutreffen. Der ebenfalls hierher gehörigen Sh. dispar, insbesondere ihrer Variante, der Sh. madampensis werden von manchen Autoren krankmachende Eigenschaften abgesprochen; nähere Angaben über ihre Verbreitung fehlen. Bemerkenswerterweise wird nach den experimentellen Feststellungen von EMMEL die nicht pathogene Rauhform des Kruse-Sonne-Bacillus durch Fliegenpassage in die virulente Glattform übergeführt (s. S. 15).

Beim *Choleravibrio* lassen sich ebenfalls durch serologische Differenzierung der sog. somatischen (O-)Antigene mehrere Typen unterscheiden, von denen die Typen Ogawa (AB), Inaba (AC) und Hikojima (ABC) die wichtigsten sind. Außerdem gibt es unter anderem noch Minusvarianten, welche nur das O-Antigen A enthalten (GARDNER und VENKATRAMAN, BURROWS und Mitarbeiter, REIMANN). Während das O-Antigen A für Choleravibrionen charakteristisch ist, scheint das O-Antigen B auch bei anderen Vibrionen vorzukommen; bei Stämmen, die nur das O-Antigen B aufweisen, handelt es sich daher nicht um echte

Choleraerreger (Burrows und Mitarbeiter). Der Typ Hikojima findet sich nach den Angaben von Burrows vorwiegend in China, während die Typen Ogawa und Inaba hauptsächlich in Indien gefunden werden. Anscheinend geht der Typ Ogawa unter der Wirkung spezifischer Antikörper (auch im Reagensglas) in den Typ Inaba über; umgekehrt ist aber eine Umwandlung des Typs Inaba in den Typ Ogawa offenbar nicht möglich. Die Frage ist daher noch nicht geklärt, ob beim Ausbruch einer Choleraepidemie zunächst nur ein Typ vorhanden ist und ob dann im weiteren Verlauf etwa durch Umwandlung neue Typen auftreten oder ob von Anfang an mehr oder weniger regelmäßig gleichzeitig verschiedene Typen nebeneinander vorhanden sein können. Gegen die letztere Annahme spricht die Angabe von Carlinfanti, daß bei der Choleraepidemie in Ägypten im Herbst 1947 nur der Inaba-Typ gefunden wurde.

Epidemiologisch von besonderem Interesse sind die sog. El Tor-Vibrionen, die erstmals in der an der Westküste von Sinai gelegenen Ortschaft El Tor von Gotschlich im Jahre 1905, später auch von anderen Autoren (W. Doorenbos u. a.) während cholerafreier Mekka-Pilgerfahrten von Pilgern gezüchtet wurden, die nicht an Cholera, sondern an anderen Erkrankungen (Dysenterie, Malaria u. a.) litten oder völlig gesund waren. Diese Stämme lassen sich serologisch von echten Choleravibrionen nicht trennen, unterscheiden sich von diesen aber dadurch, daß sie in der Bouillonkultur echte Hämotoxine bilden, die besonders auf Hammel- und Ziegenblutkörperchen lösend wirken, während die von sicheren Cholerafällen stammenden Vibrionen dies niemals tun. Die Mehrzahl der Autoren steht deshalb auf dem Standpunkt, daß die El Tor-Stämme trotz ihrer antigenen Eigenschaften nicht als Choleravibrionen zu betrachten sind (van Loghem u. a.). Dem steht aber die Tatsache gegenüber, daß im Jahre 1938 auf der Insel Celebes eine Choleraepidemie geherrscht hat, die durch den Vibrio El Tor hervorgerufen war (de Moor).

Mit Hilfe serologischer Methoden lassen sich weiterhin vor allem bei den *Streptokokken* (Griffith, Lancefield, Seelemann, Roemer, Boissard und Wormald), *Meningokokken* (Gordon und Murray, Jötten, Fairbrother), *Pneumokokken* (Mørch), *Kapselbacillen* (Julianelle), den Erregern des Q-Fiebers (Rickettsia burneti; Germer und Heni), sowie bei den zu den filtrierbaren Virusarten gehörigen Erregern der *Influenza* (Smith und Andrewes, Hirst, Morgan, Barnes und Finland, Burnet), der *Poliomyelitis* (Jungeblut, Sabin, Fox, Madden und Kohn, Paul, Havens und van Rooyen, Horstmann, Pette, Kessel und Pait, Bodian u. a.; vgl. S. 20) und der *Maul- und Klauenseuche* (Vallée und Carré, Waldmann und Trautwein) Typen und Untertypen unterscheiden. Damit hängt es zusammen, daß bei einer schweren Poliomyelitisepidemie auf der Insel Malta 1942/43 von den Eingeborenen fast nur Kinder unter 5 Jahren, dagegen 57 Angehörige (= 2,5‰) der dort stationierten britischen Truppen im Alter von 20—40 Jahren erkrankt sind (Seddon und Mitarbeiter). Ähnliche Beobachtungen wurden auch bei Poliomyelitisepidemien auf den Philippinen, in China und Japan 1945 gemacht (Sabin, Nelson; vgl. S. 42). Daraus folgt, daß die bei diesen Viruskrankheiten sich ausbildende Immunität nicht allgemeinspezifisch, sondern nur stammspezifisch ist (vgl. Pette).

Erwähnt sei in diesem Zusammenhang noch das nach einer Stadt im Staate New York benannte *Coxsackie-Virus,* das Dalldorf und Sickles im Stuhl mehrerer unter Lähmungserscheinungen erkrankter Kinder durch Verimpfung auf ganz junge Mäuse gefunden haben. Wie sich weiter gezeigt hat, hat dieses Coxsackie-Virus, bei dem auch verschiedene Typen festgestellt wurden (Sickles und Dalldorf), mit dem Poliomyelitis-Virus nichts zu tun; mitunter führt es beim Menschen nur zu leichten fieberhaften Erkrankungen (Shaw, Melnick und Curnen u. a.).

Sehr groß ist die Zahl der Virusarten, die sich im Zentralnervensystem ansiedeln und zu einer *Encephalitis* führen können. Wenn man von den sog. postinfektiösen Encephalitiden absieht, die z. B. nach Masern, Influenza, Mumps, Hepatitis epidemica, Dengue- und Gelbfieber, Varicellen und Pocken, sowie vor allem nach der Schutzimpfung gegen Pocken und Tollwut gelegentlich beobachtet werden, so ist besonders im Laufe der letzten zwei Jahrzehnte eine Reihe von Virusarten nachgewiesen worden, die sich beim Menschen, zum Teil auch bei Säugetieren primär im Gehirn ansiedeln (Literatur bei JAHNEL, sowie OLITSKY und CASALS). Bis zum Jahre 1930 kannte man nur wenige Formen von Encephalitis, nämlich die von K. ECONOMO 1915 beschriebene Encephalitis lethargica und die erstmals 1924 eingehender studierte japanische Hirnentzündung, die vermutlich mit der australischen Encephalitis, der sog. X-Disease identisch ist. Während man die Ursache der ECONOMOschen Encephalitis bis heute noch nicht kennt, wurde bei der japanischen Form 1936 durch die Japaner S. KASAHARA und R. KAWAMURA ein Virus als Erreger festgestellt. Im übrigen wurde seit 1930 insbesondere von nordamerikanischen Autoren eine Reihe von Viren gefunden, die beim Menschen, zum Teil auch bei Tieren, vor allem bei Pferden epidemisch auftretende Gehirnentzündungen hervorrufen. Zu diesen Erkrankungen gehört die erstmals im Jahre 1933 beobachtete St. Louis-Encephalitis, die 1933 und 1937 schwere Epidemien in verschiedenen nordamerikanischen Städten verursacht hat, dann zeitweise verschwunden, neuerdings aber z. B. in Kalifornien wieder aufgetreten ist. Zu nennen wären weiter die Western und die Eastern equine encephalitis, sowie die venezuelische Pferdeencephalitis („Peste loca"), also drei auf den Menschen übertragbare Pferdekrankheiten, deren Erreger 1930, 1933 bzw. 1938 nachgewiesen wurden: die westliche Form ist besonders in Kalifornien endemisch, während die östliche Form hauptsächlich in den Staaten Virginia, Delaware, New Jersey, Maryland, Massachussetts, aber auch weiter westlich in Indiana und Texas, die venezuelische Form außer in Venezuela in Ecuador, Panama, Argentinien und auf Trinidad, teilweise auch beim Menschen vorkommt. Ferner sind hier noch die in den fernöstlichen Provinzen Rußlands heimische, durch Zecken übertragene Frühjahrs-Sommer-Encephalitis (s. S. 14), sowie eine Reihe von Encephalitisformen zu erwähnen, die von dem Amerikaner SMITHBURN und seinen Mitarbeitern bei Eingeborenen in verschiedenen Gegenden Afrikas festgestellt wurden. Schließlich wäre hier noch anzuführen, daß neuerdings von HAMMON und REEVES, ROCA-GARCIA, sowie LAEMMERT und HUGHES in Kalifornien, Ostkolumbien und Brasilien aus Mücken verschiedene Virusstämme isoliert wurden, die ebenfalls in diese Gruppe gehören.

Abgesehen davon, daß das Krankheitsbild bei den verschiedenen Formen von Encephalitis je nach dem Ort der Ansiedlung der Erreger im Zentralnervensystem gewisse Besonderheiten aufweist, bestehen weitere Unterschiede zwischen diesen Virusarten u. a. darin, daß sie teilweise eine verschiedene Größe aufweisen, daß ihre geographische Verbreitung, ihr Reservoir und ihre Überträger verschieden sind, daß die durch sie hervorgerufenen Erkrankungen zu verschiedenen Jahreszeiten auftreten (s. S. 68) und daß vorwiegend Personen bestimmter Altersgruppen befallen werden. Von der Encephalitis lethargica wird angenommen, daß sie durch Kontakt oder Tröpfcheninfektion weiter verbreitet wird. Demgegenüber werden die St. Louis-, die japanische und die westliche Encephalitis anscheinend hauptsächlich durch Mücken der Gattung Culex, die östliche Encephalitis vorwiegend durch Mücken der Gattung Aëdes, die venezuelische Form durch Moskitos beider Gattungen, die ostsibirische Form durch Zecken der Gattung Ixodes (s. S. 14) übertragen. In Laboratoriumsversuchen hat sich indessen gezeigt, daß bei manchen Encephalitisformen verschiedenartige Arthropoden als Überträger der Erreger in Frage kommen; so konnte z. B. festgestellt werden, daß das Virus der Western equine encephalitis nicht nur durch Moskitos, sondern auch durch bestimmte Zecken- und Wanzenarten übertragen werden kann. Recht verschieden sind bei den einzelnen Encephalitisformen auch die als Ausgangspunkt von Neuerkrankungen in Betracht kommenden Infektionsquellen. Bei der St. Louis-, der japanischen, der östlichen und der westlichen Encephalitis bilden anscheinend Vögel und deren Milben, bei der ostsibirischen Encephalitis Zecken das Virusreservoir. Daneben kommen bei der japanischen, der östlichen und der westlichen Encephalitis auch noch Säugetiere, vor allem Pferde als Seuchenquelle in Betracht. Soweit Vogelmilben oder Zecken das Reservoir bilden, wird die Bekämpfung der Erkrankung dadurch erschwert, daß bei diesen Spinnentieren offenbar eine Vererbung der Infektion durch die Eier auf die Nachkommenschaft stattfindet (vgl. S. 14). Ein weiterer Unterschied besteht zwischen den hier zu besprechenden Virusarten hinsichtlich ihrer Tierpathogenität, wobei die Art der experimentellen Infektion, ob nasal, subcutan oder intracerebral usw. eine Rolle spielt. Die meisten Encephalitiserreger rufen bei kleinen Laboratoriumstieren, vor allem bei Mäusen manifeste Erkrankungen hervor, manche nur bei jungen, andere auch bei älteren Ratten, einige auch bei Pferden. Eine praktische Bedeutung besitzen diese Unterschiede hinsichtlich der Tierpathogenität besonders in denjenigen Gebieten, in denen mehrere Virusarten nebeneinander vorkommen. So sind in manchen Gegenden Rußlands die ostsibirische und die japanische Encephalitis endemisch. Während sich 6 Wochen alte und ältere Mäuse mit dem ostsibirischen Virus subcutan sehr leicht infizieren lassen, sind diese Tiere gegenüber dem japanischen Virus refraktär. Zahlreiche Säugetier- und Vogelarten lassen sich latent infizieren; das betreffende Virus kann in diesen Fällen mehr oder weniger lang im Blut nachgewiesen werden und führt zur Bildung spezifischer Antikörper. Diese symptomlos infizierten Tiere sind epidemiologisch besonders wichtig, weil sie unter natürlichen Bedingungen vor allem für Mücken als Infektionsquelle dienen (vgl. S. 14). Schließlich ist eine Unterscheidung der

Encephalitisviren mit Hilfe von Immunitätsreaktionen möglich. Manifeste und latente Infektionen führen bei Mensch und Tier zur Produktion spezifischer Immunstoffe, die einerseits im Komplementbindungsversuch, andererseits mittels des Neutralisationstestes nachgewiesen werden können; interessanterweise geht indessen die Bildung der komplementbindenden und der neutralisierenden Antikörper nicht parallel.

Von der ostsibirischen Encephalitis werden vorwiegend Männer im Alter von 20—30 Jahren, dagegen Kinder unter 5 Jahren nur selten betroffen. Demgegenüber befällt die östliche Pferde-Encephalitis hauptsächlich Kinder unter 10 Jahren; bei 25% der Patienten handelt es sich um Säuglinge unter 1 Jahr und nur 15% der Kranken sind über 21 Jahre alt. Im Gegensatz hierzu wurden bei den Epidemien der St. Louis- und der japanischen Encephalitis hauptsächlich Personen über 45 Jahren ergriffen.

Beim *Diphtheriebacillus* ist eine brauchbare Typeneinteilung (Typus gravis, intermedius und mitis) nicht auf serologischem Wege, sondern auf Grund kultureller Eigenschaften (Kolonieform auf einfachem Hammelblutagar oder auf Blutagar mit Telluritzusatz, Vergärung von Kohlenhydraten) möglich (ANDERSON, HAPPOLD, MCLEOD und THOMSON, LIEBERMEISTER; Literatur bei SCHLOSSBERGER); serologisch verhalten sich diese Typen nicht einheitlich. Von den *Tuberkelbacillen* ruft der Typus humanus nur beim Menschen und Meerschweinchen, der Typus bovinus außerdem auch beim Rind und beim Kaninchen, der Typus gallinaceus vor allem beim Huhn und bei anderen Vögeln, bei experimenteller Infektion auch beim Kaninchen und bei der Maus eine progrediente Tuberkulose hervor; in seltenen Fällen wurden auch meist gutartig verlaufende Erkrankungen des Menschen durch Geflügeltuberkelbacillen beobachtet (DRAGSTED). Außerdem kann man hier noch verschiedene Formen von Kaltblütertuberkelbacillen unterscheiden, die bei Reptilien, Amphibien und Fischen zu tuberkuloseartigen Erkrankungen führen. Beim Typus humanus konnte durch L. LANGE und PESCATORE ein in einer Häufigkeit von etwa 5% vorkommender Untertypus festgestellt werden, der sich von der Mehrzahl der Stämme lediglich dadurch unterscheidet, daß er beim Wachstum auf dem synthetischen Nährboden von B. Sauton eine grüngelbliche Verfärbung des an sich wasserklaren Substrates hervorruft; diese Beobachtung hat weitgehend zur Klärung der Lübecker Unglücksfälle (1930; s. S. 53) beigetragen. In wieder anderer Weise, nämlich auf Grund der Qualitäten der gebildeten Toxine, lassen sich beim WELCH-FRAENKELschen *Gasbrandbacillus* (Clostridium perfringens; A. J. WILSDON, BORTHWICK, OAKLEY, WARRACK und WARREN; weitere Literatur bei SCHLOSSBERGER und STARLINGER), sowie beim Erreger des *Botulismus* (Clostridium botulinum; K. F. MEYER, s. auch S. 60) verschiedene Typen voneinander abtrennen.

In epidemiologischer Hinsicht sind diese Befunde, wie bereits erwähnt, einmal deshalb bemerkenswert, weil bei manchen Mikrobenarten, wie z. B. beim Meningococcus, bei den Salmonella- und den Dysenteriebacillen oder beim Clostridium botulinum die einzelnen Typen eine verschiedene geographische Verbreitung aufweisen. So wurden z. B. im November 1948 von drei in verschiedenen englischen Gemeinden aufgetretenen Typhusfällen Stämme isoliert, die dem in England und Wales bisher nicht beobachteten Vi-Phagen-Typ J angehörten; es handelte sich um 3 Patienten, die sich auf der Fahrt von Australien nach England offenbar bei derselben Infektionsquelle angesteckt hatten (Brit. med. J. **1948 II**, 1046). Andererseits hat sich z. B. bei der Influenza gezeigt, daß bei gehäuftem Auftreten ein bestimmter Typus dominiert. So wird angenommen, daß die schwere Pandemie des Jahres 1918 durch den Typus A des Grippevirus bedingt war, während bei der im Jahre 1949 in Europa aufgetretenen Epidemie der Typus A′ (FM 1) vorherrschte. Nach F. L. HORSFALL jr. (persönliche Mitteilung) wurden in USA. bei Influenzaepidemien der letzten Jahre folgende Typen des Grippevirus festgestellt: 1943 A, 1948 A′, 1950 A′ und B′ [1]. Die in fast ganz Europa zu Beginn des Jahres 1951 herrschende Grippeepidemie war offenbar durch den Typus A′ bedingt.

Auch bei den verschiedenen *Spirochätenarten* ist eine Unterteilung in einzelne Typen teils schon nachgewiesen, teils als sehr wahrscheinlich anzunehmen. So

[1] Die Typen A und A′ (A prime) bzw. B und B′ (B prime) des Grippevirus sind im Komplementbindungsversuch nicht zu unterscheiden, wohl aber mittels der Hämagglutination und des Neutralisationstestes (s. auch HAUSSMANN, SIMROCK und BETZ).

wissen wir auf Grund experimenteller und epidemiologischer Erfahrungen vom *Rückfallfieber*, daß dessen Erreger hinsichtlich ihrer antigenen und tierpathogenen Eigenschaften nicht einheitlich sind und zum Teil auch durch verschiedene Überträger verbreitet werden (Literatur siehe bei RUGE, DAVIS). So erfolgt beim sog. kosmopolitischen (Spir. obermeieri) und beim indischen Rückfallfieber (Spir. carteri) die Infektion des Menschen durch Läuse, während beim spanischen (Spir. hispanica), beim zentralafrikanischen (Spir. duttoni) und beim mittelamerikanischen Rückfallfieber (Spir. neotropicalis) Zecken als Zwischenwirte fungieren. Deutliche Unterschiede hinsichtlich der antigenen Besonderheiten bestehen ferner bei den einzelnen *Leptospirenarten*, vor allem bei den Erregern der WEILschen Krankheit (Spir. icterohaemorrhagiae) und der ihr nahestehenden, auf den Menschen übertragbaren Stuttgarter Hundeseuche (Spir. canicola), sowie bei den Erregern des sog. Feld-, Schlamm-, Wasser-, Ernte- oder Charentefiebers (SCHLOSSBERGER, GRILLO und SCHEELE, SCHLOSSBERGER und POHLMANN, RIMPAU, SCHLOSSBERGER und KATHE, SCHLOSSBERGER und BRANDIS, VAN THIEL u. a.). Aber auch die *Syphilisspirochäten* verhalten sich nicht einheitlich, wie die experimentellen Untersuchungen von KOLLE und SCHLOSSBERGER zeigen, nach deren Ergebnissen sich Kaninchen, die mit einem bestimmten Syphilisstamm infiziert sind, zwar nicht mit dem homologen, wohl aber mit einem heterologen Stamm in einem hohen Prozentsatz unter erneuter Bildung eines Primäraffektes reinfizieren lassen. Auch die Angaben verschiedener Autoren, daß in einer Reihe von Fällen mehrere Personen sich an einer und derselben Quelle mit Syphilis infizierten und hernach durchweg an Tabes oder Paralyse erkrankt sind (Literatur bei JAHNEL), sowie die Beobachtung, daß die Spir. pallida durch den Aufenthalt im Gehirn symptomlos mit Lues infizierter Mäuse eine Neurotropie erwerben kann (SCHLOSSBERGER[1]), sprechen dafür, daß auch bei dem Syphiliserreger Typenunterschiede vorkommen. Ebenso hat die Feststellung, daß die Spir. pallida in ähnlicher Weise wie die verschiedenen Trypanosomenarten, die Malariaplasmodien und andere Krankheitserreger eine anscheinend dauernd bestehenbleibende *Arzneifestigkeit* erwerben kann (SCHOCH u. a.), gewisses epidemiologisches Interesse. Noch unentschieden ist die Frage, ob es sich bei dem Erreger der tropischen Framboesie (Spir. pertenuis) um eine selbständige Art oder nur um eine Variante der Spir. pallida handelt (BLACKLOCK u. a.; vgl. auch S. 41, E. HOFFMANN). Erwähnt sei hier auch noch, daß die Erreger gewisser rezidivierender Krankheiten unter dem Einfluß der von dem erkrankten Organismus gebildeten Antikörper zu Änderungen ihrer antigenen Eigenschaften befähigt sind. Vor allem wird die Bildung solcher „Rezidivstämme“ bei Trypanosen und Rückfallfieber beobachtet; es erscheint keineswegs ausgeschlossen, daß auch bei gewissen, in Schüben verlaufenden bakteriellen Krankheiten, wie z. B. bei den Brucellosen, solche Antigenumwandlungen vorkommen.

Sehr viel diskutiert wurde schon die Frage nach dem *Ursprung der Infektionskrankheiten*. Es ist ja eine bekannte Tatsache, daß zahlreiche in Europa vorkommende infektiöse Erkrankungen verhältnismäßig neuen oder gar neuesten Datums sind, wobei es natürlich dahingestellt bleiben muß, inwieweit es sich dabei zwar um schon lange existierende, aber in ihrer Selbständigkeit früher nicht erkannte Krankheiten handelt. Abgesehen von der Syphilis und dem Lymphogranuloma inguinale, die zweifellos von Übersee eingeschleppt worden

[1] Eine derartige unter natürlichen Bedingungen eintretende oder experimentell erreichbare Anpassung an das Nervengewebe („Neurotropie“) ist ja auch von anderen Erregern bekannt, wie z. B. vom Poliomyelitisvirus, bei dem man viscerotrope und neurotrope Stämme unterscheiden kann (JUNGEBLUT; vgl. S. 16), vom Vaccinevirus (Encephalitis postvaccinalis), vom Gelbfieber- und vom Lyssavirus („Virus fixe“).

sind, wären hier vor allem Keuchhusten, Grippe (Influenza), Cholera, Poliomyelitis, undulierendes Fieber (BANGsche Krankheit und Maltafieber), Tularämie, Psittakose, Queensland-(Q-)Fieber u. a. zu nennen. Der erst im 15. Jahrhundert erstmals aufgetretene sog. englische Schweiß ist nach noch nicht 100 Jahre langem Bestehen wieder vollkommen erloschen.

Während bis weit ins 19. Jahrhundert hinein besonders beim Fleckfieber, beim Puerperalfieber, beim Gelbfieber, bei der Malaria, beim Typhus und bei der Cholera vielfach (vgl. z. B. THUR) eine *autochthone* Entstehung der Krankheitsstoffe angenommen wurde, stehen wir heute auf Grund der klassischen Untersuchungen von LOUIS PASTEUR und ROBERT KOCH und ihren Schülern auf dem Standpunkt, daß es eine solche Generatio aequivoca nicht gibt, daß vielmehr jede infektiöse Erkrankung durch einen spezifischen Erreger hervorgerufen wird, und daß eine derartige Krankheit nur dann auftreten und sich ausbreiten kann, wenn das betreffende krankmachende Agens auch tatsächlich vorhanden ist. Diese Annahme besagt indessen keineswegs, daß alle als Erreger infektiöser Erkrankungen heute in Frage kommenden Mikroorganismen diese pathogenen Eigenschaften schon in urdenklichen Zeiten besessen haben, vielmehr ist es durchaus denkbar, ja sogar wahrscheinlich, daß zum Teil erst in historischen Zeiten eine allmähliche oder plötzliche Anpassung saprophytischer Mikroben an die parasitische Lebensweise erfolgt und daß es auf diese Weise zur Entstehung neuer übertragbarer Infektionskrankheiten gekommen ist. Nur so können wir es uns erklären, daß überhaupt neue Seuchen auftreten und daß die Erreger der einzelnen Infektionskrankheiten den verschiedensten Gruppen von Bakterien und Protozoen angehören. Dabei ist es besonders bemerkenswert, daß in manchen Fällen diese Anpassung streng spezifisch nur an eine bestimmte Art von Wirtsorganismen erfolgt. Dies ist z. B. bei dem menschlichen (Mycobacterium leprae) und dem Ratten-Leprabacillus (Mycobacterium leprae murium) sowie bei dem ebenfalls zu den säurefesten Bacillen gehörenden Paratuberkelbacillus (Enteritis hypertrophicans specifica bovis, Paratuberkulose oder JOHNEsche Krankheit), die spezifisch an den Menschen, bzw. die Ratte, bzw. das Rind angepaßt sind, ferner bei dem nur für den Menschen pathogenen Typhusbacillus und verschiedenen anderen Krankheitskeimen der Fall. Für die durch ein filtrierbares Virus hervorgerufene Agalaktie der Ziegen sind Schafe beinahe unempfindlich. Ferner ist die weiße Maus gegen Rotzbacillen (Malleomyces mallei) absolut immun, während die ihr nahestehende Hausmaus eine geringe und die Feldmaus eine hochgradige Empfänglichkeit für diese Infektion besitzen. Die Erreger der menschlichen Malaria sind ausschließlich an den Organismus des Menschen und der zur Gattung Anopheles gehörigen Mücken angepaßt, während zahlreiche andere pathogene Bakterien, Protozoen, Virusarten und Würmer bei einer größeren Anzahl von hoch organisierten Lebewesen krankmachend wirken können. Umgekehrt muß man aber auch annehmen, daß Krankheitserreger unter besonderen, nicht näher bekannten Bedingungen ihre pathogenen Eigenschaften teilweise oder gänzlich einbüßen können und daß dann die betreffende Krankheit dementsprechend ihren Charakter mehr oder weniger weitgehend ändert (z. B. Syphilis; vgl. S. 41), oder daß sie überhaupt wieder völlig verschwindet, wie z. B. der sog. englische Schweiß (s. oben).

Dafür, daß die Parasiten durch phylogenetisch bedingte Anpassung an den Wirtsorganismus aus freilebenden Arten entstehen, spricht auch die Tatsache, daß bei Mensch und Tieren nahe verwandte saprophytische Mikroorganismen an denselben Stellen leben, wo auch die entsprechenden pathogenen Arten in den Organismus eindringen und sich ansiedeln, z. B. Coli- und Salmonellabakterien, Pseudodiphtherie- und Diphtheriebacillen, avirulente und virulente Staphylo-, Strepto- und Pneumokokken, saprophytische Treponemen (Spir. refringens) und Syphilisspirochäten usw. (s. auch PRAUSNITZ). Besonders kompliziert liegen die Verhältnisse bei den durch besondere Überträger, meistens Insekten und Spinnentiere verbreiteten Krankheiten, weil ja in diesen Fällen eine Anpassung der Mikroben auch an einen geeigneten Zwischenwirt stattfinden muß. Soweit es sich um Parasiten handelt, die durch Zwischenwirte auf Menschen oder Tiere übertragen werden, ist nach DOFLEIN (l. c. S. 267f.) anzunehmen, daß die Adaptation zunächst an den Zwischenwirt, in dem die geschlechtliche Vermehrung stattfindet und erst sekundär an den höheren tierischen Organismus erfolgt[1]. Es kommt hier zur Ausbildung von sog. Lebensvereinen („Biocoenosen"), d. h. von Gemeinschaften eng aufeinander angewiesener Organismen; dabei ist es, wie MARTINI ausführt, in epidemiologischer Beziehung naturgemäß von wesentlicher Bedeutung, ob der Krankheitserreger nur einen oder mehrere Überträger besitzt und ob er, sowie der oder die Überträger im wesentlichen nur an einer Wirtsart schmarotzen oder an vielen.

Was dagegen die Herkunft der sog. *filtrierbaren Krankheitserreger* anlangt, so kann es sich hierbei nicht um eine Anpassung saprophytischer Arten an eine parasitische Lebensweise handeln, weil es saprophytische Virusarten überhaupt nicht gibt. Es hat sich nämlich gezeigt, daß schon bei den größeren Virusarten die sog. Elementarkörperchen (d. h. die Virusteilchen) im Gegensatz zu den Bakterien weder unter aeroben Verhältnissen noch in Anaerobiose einen nachweisbaren Stoffwechsel besitzen, daß sie also vollständig auf den Parasitismus angewiesen sind. Im Vergleich zu den Bakterien ist die Ausstattung dieser Viruselemente mit Enzymen außerordentlich reduziert. Man hat wohl schon das Vorhandensein einer Phosphotase, d. h. eines Fermentes, welches die Phosphorsäure aus den Phosphorsäureestern freimacht, nachweisen können, hat aber keine der zahlreichen Dehydrasen gefunden, die bei den Bakterien so sehr verbreitet sind. Damit hängt es auch zusammen, daß sich die Virusarten auf den gebräuchlichen Bakteriennährböden nicht züchten lassen; eine Vermehrung der filtrierbaren Krankheitserreger findet nur in lebenden Zellen, also im lebenden Tier- bzw. Pflanzenorganismus, sowie in künstlichen Gewebekulturen statt. Der französische Forscher BOIVIN hat deshalb die Vermutung geäußert, daß es sich bei den größeren Virusarten, die einen Durchmesser von etwa 100—200 mμ aufweisen, und den noch etwas größeren Rickettsien ursprünglich um Bakterien handelt, welche sich aber durch allmähliche Anpassung vollkommen auf eine intracelluläre Lebensweise eingestellt haben. In Verbindung mit dieser Änderung der Lebensweise müßte eine tiefgreifende Rückbildung der Struktur sowie die bereits erwähnte, erheblich verminderte Ausrüstung mit Fermenten und damit eine völlige Ausscheidung jeden Stoffwechsels erfolgt sein. Die zum Aufbau der Körpersubstanz der Virusteilchen notwendigen organischen Stoffe und die hierfür erforderliche Energie müssen dann vollkommen vom Wirtsorganismus geliefert werden.

Wieder anders liegen die Verhältnisse bei den kleinen Virusarten, von denen z. B. die Erreger der Maul- und Klauenseuche und der Poliomyelitis nur einen Durchmesser von etwa 10 mμ aufweisen. Die besonders als Erreger von Pflanzenkrankheiten in Betracht kommenden kleinsten Krankheitserreger bestehen, wie bereits oben (S. 4) angedeutet wurde, nur aus einem Nucleoproteidmolekül. Im Gegensatz zu den Bakterien und auch zu den größeren Virusarten vermehren sich diese Nucleoproteidviren nicht durch Teilung, sondern offenbar in der Weise, daß sie in den Zellstoffwechsel des befallenen Organismus eingreifen. Dadurch, daß sie gewissermaßen als Katalysatoren die Richtung der sich in den Zellen des Wirtsorganismus abspielenden Synthesen bestimmen, kommt es dann zu ihrer Neubildung. BOIVIN nimmt an, daß es sich bei diesen monomolekulären Virusarten um Gebilde handelt, bei denen infolge der obligat parasitischen Lebensweise die Reduktion oder Vereinfachung des Aufbaues und der Funktionen

[1] Der Zoologe bezeichnet denjenigen Wirt, in dem die Befruchtung stattfindet, als Hauptwirt, den anderen als Nebenwirt. Dementsprechend würde also z. B. bei der Malaria die Anophelesmücke den Hauptwirt, der infizierte Mensch den Nebenwirt darstellen.

noch weiter getrieben ist als bei den polymolekulären Elementarkörperchen. Nach den bei verschiedenen Virusarten, neuerdings besonders beim Influenza- und beim Poliomyelitisvirus gemachten experimentellen Feststellungen (vgl. S. 42 und 48) ist mit der Möglichkeit zu rechnen, daß auch unter natürlichen Bedingungen Erreger tierischer Erkrankungen sich an den menschlichen Organismus anpassen können, und daß es auf diese Weise zur Entstehung neuer Infektionskrankheiten beim Menschen kommt (K. F. MEYER u. a.).

So kommen Erkrankungen, die klinisch und pathologisch-anatomisch der Poliomyelitis des Menschen nahestehen, bei Mäusen (Encephalitis von THEILER) und Schweinen (Teschener Krankheit; DOBBERSTEIN) vor. Die Erreger dieser Krankheiten haben etwa dieselbe Größe wie das Poliomyelitisvirus; auch ist das Mäusevirus mit manchen Poliomyelitisstämmen immunologisch verwandt. BURNET hat deshalb die Hypothese aufgestellt, daß das Poliomyelitisvirus und die genannten tierischen Virusarten durch Mutation aus demselben ursprünglichen Virus entstanden sind. Hinsichtlich des sog. Coxsackie-Virus vgl. S. 33.

Mit der hier kurz erörterten Frage der Seuchenentstehung hängt aufs engste die Erscheinung zusammen, daß manche der heutzutage vorkommenden infektiösen Erkrankungen im Laufe der Jahrhunderte, zum Teil sogar innerhalb noch kürzerer Zeitabschnitte teils hinsichtlich des klinischen Krankheitsbildes, teils in epidemiologischer Beziehung erhebliche Wandlungen durchgemacht haben. Wenn wir die aus früheren Zeiten vorliegenden Berichte zuverlässiger, objektiver Beobachter mit unseren heutigen Feststellungen und Erfahrungen vergleichen, kommen wir also zu dem Schluß, daß Krankheitserreger unter gewissen Bedingungen Veränderungen ihrer krankmachenden Eigenschaften erleiden können. Wenn wir auch über die tieferen Ursachen dieser Vorgänge noch recht wenig wissen, so ist doch entsprechend dem bisher Gesagten wohl anzunehmen, daß hierbei zahlreiche Faktoren, darunter der Durchseuchungsgrad der Bevölkerung, klimatische und Witterungseinflüsse beteiligt sind. Nach PRAUSNITZ, DE RUDDER u. a. lassen sich bei den Seuchen einerseits regionäre Variationen, welche vorwiegend örtlich begrenzte Änderungen im Charakter der Krankheit bedingen, und andererseits zeitliche Variationen unterscheiden, die meist allmählich, mitunter aber sprunghaft erfolgen, und dauernd oder nur vorübergehend sein können und die nicht nur für die wechselnde Schwere der einzelnen Epidemien, sondern auch für das Auftreten und ebenso für das Verschwinden von Erkrankungen verantwortlich zu machen sind. Soweit es sich dabei nur um temporäre Schwankungen des Seuchencharakters handelt, wurden sie entsprechend den Lehren von HIPPOCRATES und hauptsächlich von THOMAS SYDENHAM (1624—1689) bis ins 19. Jahrhundert hinein durch Änderungen des hypothetischen *Genius epidemicus* zu erklären versucht. Heute bezeichnet man derartige Wandlungen des Krankheitsbildes und auch des Seuchengeschehens nach dem Vorgang von HELLPACH ganz allgemein als *Pathomorphosen* (s. auch DE RUDDER).

Hierher gehören zunächst alle diejenigen Fälle, in denen sich in geschichtlicher Zeit von bekannten Krankheitstypen atypische Formen der betreffenden Erkrankungen abgezweigt haben. So hat sich z. B. aus der gewöhnlichen epidemischen Meningitis vermutlich durch Steigerung der Virulenz des Erregers die hämorrhagische Form, oder aus dem epidemischen Fleckfieber (Rickettsia prowazeki) die in Nordamerika vorkommende, verhältnismäßig gutartige BRILLsche *Krankheit* („BRILL's disease") entwickelt (PRAUSNITZ). Die Ursache dieser Änderung ist nach NEUFELD darin zu suchen, daß die Krankheit sich dauernd in dem durchseuchten Milieu der nach USA. eingewanderten Ostjuden, also einer großenteils partiell immunen Bevölkerung, fortgepflanzt hat. Nach neueren Anschauungen (ZINSSER, SNYDER, MURRAY und Mitarbeiter) soll es sich bei der BRILLschen Krankheit allerdings um das Wiederaufflackern eines früher durchgemachten epidemischen Fleckfiebers handeln („recrudescent typhus"). Zu nennen wären hier ferner die neurosyphilitischen Affektionen, die *Tabes* und die *Paralyse*, welche erst seit Beginn des vorigen Jahrhunderts bekannt sind (vgl. Jahnel). Da es sich hierbei um Erkrankungen des Zentralnervensystems mit außerordentlich charakteristischen und markanten Erscheinungen handelt, kann es als ausgeschlossen gelten, daß etwa die genannten Krankheiten den früheren Ärzten entgangen wären; es ist vielmehr anzunehmen, daß es in früherer Zeit eine Neurolues überhaupt nicht gegeben hat. Auffallend ist auch die Tatsache, daß diese neurosyphilitischen Erkrankungen in farbigen Bevölkerungen viel seltener beobachtet werden, als unter Angehörigen der weißen Rasse (vgl. S. 41).

In zahlreichen alten Schilderungen der *Pestepidemien*, so z. B. in der berühmten Beschreibung der Florentiner Pest 1348 im „Decameron" des Giovanni di Boccaccio (1313 bis 1375), wird erwähnt, daß nicht nur Menschen, sondern auch Tiere der Ansteckung erlegen sind. Nun ist ja tatsächlich die Pest eigentlich eine Erkrankung der Nagetiere, die für diese Infektion durchweg außerordentlich empfänglich sind und das Reservoir des Krankheitsstoffes bilden; bekannt ist ferner, daß den Pestepidemien im allgemeinen ein großes Rattensterben voranzugehen pflegt. Nach den Angaben der früheren Chronisten sollen aber bei den in Europa bis ins 18. Jahrhundert hinein erfolgten großen Pestausbrüchen vor allem Schweine, Katzen und Hunde, Pferde, Rinder, Schafe und Ziegen, ja sogar Hühner in großer Zahl nach kurzer Krankheit gestorben sein. Aus neuerer Zeit ist dagegen nur vereinzelt über ein solches Tiersterben im Verlauf von Pestepidemien berichtet worden (Dieudonné und Otto, l. c. S. 207ff.); vor allem sind Carnivoren und Wiederkäuer heutzutage für Pest offenbar nur wenig empfänglich und Rüsseltiere (Schweine) können sogar als völlig refraktär angesehen werden. Vorausgesetzt, daß die Angaben der früheren Autoren zutreffen, hätte man es also hier mit einer im Laufe der Zeit erfolgten Änderung der pathogenen Eigenschaften des Pestbacillus zu tun. Andererseits besteht allerdings auch noch die Möglichkeit, daß bei den früheren Pestepidemien die verschiedenen Haustiere entweder deshalb gestorben sind, weil niemand mehr für sie gesorgt hat, daß sie also einfach verhungert und nicht der Infektion erlegen sind, oder aber, daß gleichzeitig auch Viehseuchen geherrscht haben. Jedenfalls ist es bemerkenswert, daß der Verlauf der Pesterkrankung beim Menschen (Beulen- und Lungenpest) im Laufe der Jahrhunderte anscheinend keine Änderung erfahren hat; immerhin ist es auffallend, daß es sich zwar bei der Pandemie des Schwarzen Todes um die Mitte des 14. Jahrhunderts teilweise um Lungenpest gehandelt hat, daß aber bei den Pestepidemien des 16.—18. Jahrhunderts nie von Lungenaffektionen die Rede ist (Hirsch 1853).

Auch das Virus der *Pocken* neigt zu Modifikationen, welche dann mehr oder weniger konstant erhalten bleiben. So kann man mit Sicherheit annehmen, daß die Pocken des Rindes, des Schafes, der Ziege und des Huhns eng mit der menschlichen Variola zusammenhängen und in letzter Linie vom pockenkranken Menschen stammen. Daher verschwinden in den Ländern mit allgemeinem Impfschutz außer den Menschenpocken auch die Tierpocken von selbst. Eine ähnliche Entstehung darf man wohl auch für die als weiße Pocken, Milchpocken oder *Alastrim* bezeichnete milde Krankheitsform annehmen, die unter anderem in Süd- und Nordamerika, in England und in der Schweiz epidemisch aufgetreten ist und durch ein wenig virulentes Pockenvirus hervorgerufen wird. Nach Ansicht mancher Autoren handelt es sich bei dem Alastrimerreger um eine Dauermodifikation des Pockenvirus, während andere (Gins, Neufeld) der Meinung sind, daß das infolge zahlreicher Passagen durch partiell immune Individuen abgeschwächte Alastrimvirus plötzlich in das vollvirulente Pockenvirus zurückschlagen, aber in einer gut durchgeimpften Bevölkerung (z. B. in Deutschland) überhaupt nicht festen Fuß fassen kann. Ein solcher Rückschlag ist bei dem erstmals von Edward Jenner (1749—1823) zur Schutzimpfung des Menschen gegen Blattern verwendeten Kuhpockenvirus, der sog. Vaccine nie der Fall; hier wird die einmal eingebüßte Virulenz unter keinen Umständen wieder zurückgewonnen (vgl. S. 47 und Anmerkung S. 9). In diesem Zusammenhang sei kurz darauf hingewiesen, daß im Gegensatz zur Vaccination das Alastrimvirus dem Menschen keine Immunität gegen echte Pocken verleiht (Kaiser, l. c. S. 177).

Stark schwankend in ihren krankmachenden Eigenschaften sind auch z. B. die Spirochäten des *Rückfallfiebers*. Hier finden sich je nach dem geographischen Vorkommen der Krankheit Unterschiede nicht nur in der Morphologie und Biologie des Erregers, sondern auch in der Art des Krankheitsverlaufes und in epidemiologischer Hinsicht. Die unter verschiedenen Namen aus Rußland, Spanien, Nord-, West- und Zentralafrika, Amerika, Indien und der Mandschurei beschriebenen Spirochätenformen ähneln sich aber trotzdem so stark, daß man mit ROBERT KOCH wohl vermuten darf, daß sie sich vor nicht allzulanger Zeit aus einer gemeinsamen Stammform herausgebildet haben. In ähnlicher Weise nimmt ERICH HOFFMANN einen gemeinsamen Ursprung der Syphilis- und der Framboesiespirochäte an. Auch hinsichtlich der verschiedenen Arten von *Geflügelspirochäten* und besonders von *Leptospiren* (WEILsche Krankheit, Stuttgarter Hundeseuche, Feldfieber, Schweinehüterkrankheit, Reisfelderleptospirose usw.) ist wohl eine solche Genese anzunehmen. Besonders interessant sind die Wandlungen, welche die *Syphilisspirochäte* in den seit ihrer Einschleppung nach Europa (1493) vergangenen $4^1/_2$ Jahrhunderten durchgemacht hat. Während sie anfangs verhältnismäßig progrediente, schwere Veränderungen in der Haut, den Knochen und den inneren Organen hervorgerufen hat, ist im Laufe der Jahrhunderte, vielleicht unter der Einwirkung der Therapie, d. h. der Quecksilberbehandlung eine zunehmende Milderung dieser Erscheinungen zu beobachten. Dafür kennt man aber, wie bereits (S. 40) kurz erwähnt wurde, erst seit 1822 die syphilitischen Erkrankungen des Zentralnervensystems; STUTTE steht allerdings auf dem Standpunkt, daß es schon früher eine Neurosyphilis gegeben habe.

Noch keineswegs geklärt ist das Zustandekommen der verschiedenen Pandemien, welche die *Cholera* von ihrem Endemiegebiet in Bengalen aus seit 1817 verursacht hat. Auf Grund der Feststellungen von ROB. KOCH, R. PFEIFFER und E. GOTSCHLICH müssen wir annehmen, daß diese Seuchenzüge, durch welche die Cholera immer wieder über die ganze Erdoberfläche verbreitet wurde, auf biologische Änderungen des Erregers zurückzuführen sind (vgl. S. 46). Die hygienischen und wirtschaftlichen Verhältnisse in Indien hatten zur Zeit der ersten Cholerapandemie (1817) keine nachweisbare Verschlechterung erfahren; auch waren die gewohnte Lebensweise der Einwohner Indiens und der Verkehr in Asien gegenüber früher unverändert. Insbesondere wurden die Pilgerzüge nach Mekka und Medina damals in genau der gleichen unhygienischen Weise durchgeführt, wie in dem vorausgegangenen Jahrtausend (s. auch SOUBHY). Und doch breitete sich im 19. Jahrhundert die Seuche anscheinend zum ersten Male aus und führte bisher zu insgesamt 7 schweren Pandemien, von denen jede 6—21 Jahre lang gedauert hat. Manche Autoren nehmen deshalb an, daß die Cholera eine erst in neuerer Zeit entstandene Seuche darstellt, die durch eine langsame oder plötzliche Virulenzänderung des Erregers verursacht wurde. Andere Autoren stehen dagegen auf dem Standpunkt, daß die Cholera seit Jahrhunderten in Hindostan endemisch, daß sie aber lokal begrenzt gewesen und deshalb weniger beachtet worden ist (MACPHERSON u. a.). Tatsächlich wird man in einem Lande, in dem eine bestimmte Infektionskrankheit endemisch ist, nur wenig davon merken; erst wenn sie das Endemiegebiet verläßt und sich über weitere Strecken ausbreitet, wird auch die Allgemeinheit auf sie aufmerksam.

Von einer ausgesprochenen Pathomorphose kann man ferner bei der *Poliomyelitis* reden, die zunächst in England (MICHAEL UNDERWOOD 1789, J. BADHAM 1834, G. COLMER 1843) und in Deutschland als sporadische Erkrankung beobachtet und vor etwa 100 Jahren als klinische Einheit erkannt wurde (HEINE 1840) und die erstmals in den Jahren 1868 und 1887 in Skandinavien, später auch im übrigen Europa und vor allem in Nordamerika, sowie in Australien in epidemischer Form aufgetreten ist (MEDIN, WERNSTEDT, WINDORFER, HORSTMANN, BERTENIUS, LACEY). Heute wird sie als die einzige Infektionskrankheit betrachtet, die ein ständiges Anwachsen erkennen läßt (HORSTMANN, PETTE). Zu den bisher noch ungeklärten Merkwürdigkeiten dieser in weiten Gebieten noch völlig unbekannten Erkrankung gehört vor allem die Eigenschaft, daß sie heutzutage am häufigsten und verbreitetsten in denjenigen Ländern ist, in denen die öffentliche Gesundheitspflege die größten Fortschritte zu verzeichnen hat (s. S. 20) und daß sie während zwei Dritteln des Jahres beinahe vollkommen verschwindet und nur gelegentlich Einzelfälle verursacht, dann aber im Spätsommer und Frühherbst explosionsartig auftritt (SABIN, NELSON, PETTE, MAY; vgl. S. 68). Von BURNET sowie NAUCK wurde schon die Möglichkeit erwogen, daß die Poliomyelitis ursprünglich eine Krankheit niederer Tiere war und erst durch Mutation des Erregers zu einer Erkrankung des Menschen geworden ist (s. bei PETTE; vgl. S. 39).

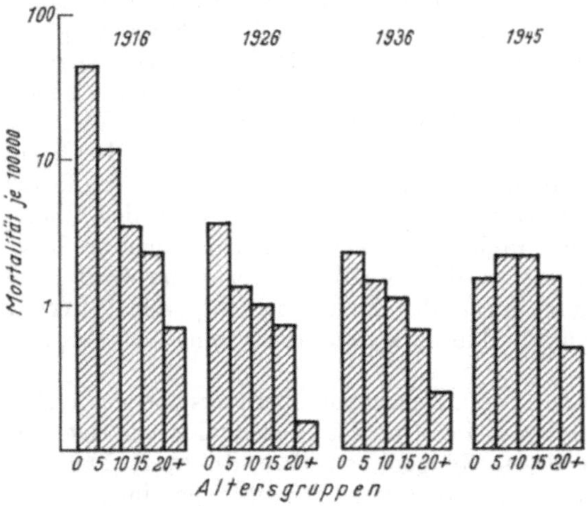

Abb. 2. Poliomyelitis-Mortalität in den Vereinigten Staaten nach Altersgruppen in den Jahren 1916, 1926, 1936 und 1945. (Nach HOWE.)

Bei oder nach dem Übergang der Poliomyelitis vom endemischen (sporadischen) zum epidemischen Auftreten ist eine auffallende Änderung hinsichtlich ihrer Altersverteilung erfolgt. Bei ihrem sporadischen Vorkommen und auch noch während der ersten Epidemien in Schweden, Australien und im Nordostteil der USA. betrafen bis zu 90% der Fälle Kinder unter 5 Jahren. Etwa seit Beginn der 30er Jahre nahmen aber in den genannten Ländern die Erkrankungen in dieser Altersgruppe ab, während eine Zunahme der Fälle bei den 5—10Jährigen und älteren Altersklassen festzustellen war (Abb. 2). Ein solches stärkeres Betroffensein älterer Jahrgänge war schon vorher in ländlichen Bezirken im Vergleich mit der städtischen Bevölkerung beobachtet worden. Mit dieser Altersverschiebung ging aber auch eine Änderung des Krankheitsbildes Hand in Hand. Solange es sich um eine ausgesprochene Kinderkrankheit handelt, ist weitaus die Mehrzahl der Fälle paralytisch, während bei epidemischem Auftreten abortive und nichtparalytische Erkrankungen überwiegen (HORSTMANN, KREY; vgl. auch S. 65).

In diesem Zusammenhange sei auch noch auf das allmähliche Verschwinden der *Malaria* aus den Kulturländern nördlich der Alpen kurz hingewiesen, was eine der merkwürdigsten, noch nicht völlig geklärten Erscheinungen in der Seuchengeschichte darstellt. Noch in den 70er Jahren des vorigen Jahrhunderts war das Wechselfieber in Skandinavien, Deutschland, England und Frankreich sehr verbreitet und in manchen Jahren eine allgemeine Volksseuche. Seitdem ist die Malaria aus Schweden und Dänemark ganz, aus den anderen Ländern fast völlig verschwunden; im nördlichen Europa findet sich heute nur noch ein größerer Herd in Holland und ein kleinerer Herd in Emden (Ostfriesland), trotzdem die als Überträger ausschließlich in Frage kommenden Anophelen in zahlreichen heute malariafreien Gebieten zwar zum Teil in reduzierter Menge, aber immerhin noch weit verbreitet sind (*„Anophelismus ohne Malaria“*; SCHUBERG, MARTINI; vgl. Abb. 3). Für den Rückgang der Malaria wird unter anderem die bessere Bodenbewirtschaftung und die dadurch bedingte Verminderung der Mückenbrutplätze, vor allem auch die auf die Viehvermehrung zurückzuführende Ablenkung der Anophelen vom Menschen auf die größeren Haustiere verantwortlich gemacht. Zum Teil mag es damit wohl zusammenhängen, daß die Malaria in Deutschland anscheinend nicht wieder bodenständig geworden ist, trotzdem nach den beiden Weltkriegen hunderttausende Gametenträger in die Heimat zurückgekehrt sind. In einigen Gegenden Deutschlands und Österreichs sind allerdings besonders nach dem zweiten Weltkriege kleine Malariaepidemien beobachtet worden (HOHENNER, LAUR, PUNTIGAM, L. FISCHER, ECKART u. a.), was immerhin dafür spricht, daß die Anophelen der betreffenden Gebiete an sich sehr wohl noch imstande sind, die Seuche zu übertragen, daß also das frühere Verschwinden des Wechselfiebers wenigstens aus diesen Bezirken nicht durch das Auftreten anderer, für die Plasmodienverbreitung weniger geeigneter Rassen des Anopheles maculipennis erklärt werden kann. Es bleibt indessen abzuwarten, ob es erneut zur Bildung von Endemieherden in Deutschland kommt. Bemerkenswert ist die Angabe von GOTTSTEIN sowie MARTINI, daß der durch eine Periode der Dürre bedingte Futtermangel zu vermehrten Rinderschlachtungen führen, daß also auf diese Weise die eben erwähnte Ablenkung der Fiebermücken vom Menschen mehr oder weniger in Wegfall kommen und so eine Zunahme der Malariaerkrankungen erfolgen kann. Dies war besonders während der russischen Hungersnot 1921 der Fall; die Viehvernichtung großen Stils hat hier zu einer katastrophalen Malariaepidemie geführt. Andererseits konnte die kleine italienische Stadt Ardea das Malariavorkommen dadurch wesentlich vermindern, daß sie sich mit einem Kranz von Schweineställen umgeben hat (MARTINI 1943).

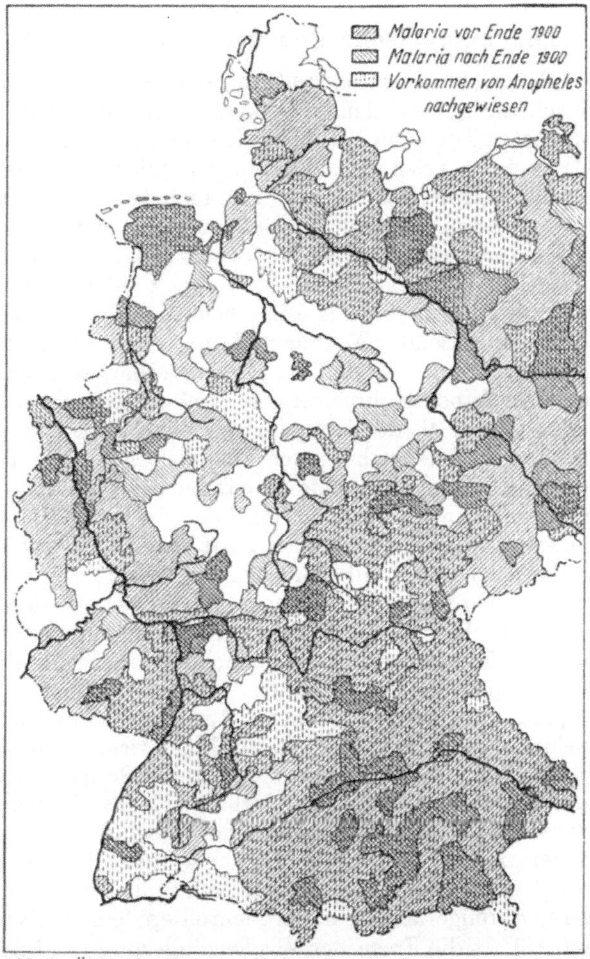

Abb. 3. Übersicht über das Vorkommen der Malaria vor und nach 1900, sowie die Verbreitung der Anophelesmücken in Westdeutschland. (Nach SCHUBERG und ECKART.)

Schließlich wäre hier auch noch darauf hinzuweisen, daß bei schutzgeimpften Individuen, bei denen es trotz der Immunisierung zur Erkrankung kommt, die betreffende Krankheit vielfach ein atypisches Bild und einen abgekürzten Verlauf aufweist; solche auf ungenügender Immunität des Organismus beruhenden leichten, uncharakteristischen oder abortiven Fälle, die vor allem von den Pocken („*Variolois*"), dem Typhus („Typhus der Schutzgeimpften") und dem Fleckfieber bekannt sind, können aber, da es sich bei ihnen um eine Infektion mit vollvirulenten Erregern handelt, zum Ausgangspunkt entsprechender Epidemien werden.

Epidemiologische Bedeutung der Virulenz der Krankheitserreger.

Schon im Altertum und im Mittelalter war es hinreichend bekannt, daß die durch die verschiedenen Volksseuchen, vor allem durch Pest und Pocken verursachten Epidemien in bösartiger und auch in milderer Form auftreten können. Da es sich bei den etwa seit dem 15. Jahrhundert in Europa endemischen Pocken um eine Krankheit handelt, der man in früheren Zeiten nicht entgehen konnte (s. S. 18) und da man durch Erfahrung wußte, daß auch eine leichte Pockenerkrankung einen meist lebenslang anhaltenden Schutz gegen die Krankheit hinterläßt, hat man deshalb vielfach beim Auftreten einer anscheinend gutartigen Pockenepidemie die noch nicht „geblatterten" Kinder der Infektion direkt ausgesetzt. Nachdem dann durch die bakteriologische Forschung festgestellt worden war, daß der Epidemiecharakter sehr wesentlich von der zum Teil auch im Laboratoriumsversuch nachweisbaren variablen Virulenz (Infektiosität; vgl. S. 9 und 16) des Erregers abhängig ist, lag es, wie bereits eingangs (S. 2) angedeutet wurde, nahe, auch für das Entstehen und Erlöschen von Epidemien eine Steigerung bzw. eine Abnahme der Virulenz der betreffenden Krankheitserreger verantwortlich zu machen. So haben ROBERT KOCH, GOTSCHLICH und andere Autoren angenommen, daß manche Krankheitserreger beim Durchgang durch einen empfindlichen Organismus eine Steigerung, dagegen bei der Passage durch einen resistenten Körper als Folge von dessen Abwehrbestrebungen eine Abnahme ihrer Virulenz erfahren können. Neuerdings hat KÄRST auf Grund der bei zwei Typhusepidemien gemachten Erfahrung die Ansicht geäußert, daß die Verlaufsschwere der einzelnen Krankheitsfälle mit der Dauer der Epidemie abnimmt. Die Richtigkeit dieser Annahme ist indessen niemals bewiesen worden; vielmehr wurde ja bereits darauf hingewiesen, daß es sich bei den genannten Vorgängen um ein *Mehrfaktorenproblem* im Sinne von GOTTSTEIN (s. S. 72) handelt, bei dem außer der Veränderlichkeit des Erregers noch verschiedene andere Momente (Disposition, Durchseuchung, Heranwachsen neuer, empfänglicher Generationen, Zuzug empfänglicher Individuen u. a.; vgl. S. 2) maßgeblich beteiligt sind. Auch durch die von einer Reihe von Autoren (Literatur siehe bei PRAUSNITZ) durchgeführten experimentell-epidemiologischen Untersuchungen (s. S. 2 und 16) ist die Frage der Virulenzänderung des Erregers während eines Seuchenganges noch nicht ausreichend geklärt worden. Während nämlich TOPLEY die periodischen Wellenbewegungen, die er bei experimentell mit Breslaubacillen hervorgerufenen Mäuseepidemien beobachtete, hauptsächlich auf einen Wechsel der Virulenz der Erreger zurückführt, ist WEBSTER nach den mit TOPLEYS Befunden sonst weitgehend übereinstimmenden Resultaten seiner ebenfalls mit Enteritisbacillen (Breslau- und Gärtner-Bacillen) an „Mäusedorfern" (s. S. 2) angestellten Versuche der Ansicht, daß die Virulenz eines Erregers im Verlauf einer Epidemie ziemlich konstant bleibt und somit auf deren Ablauf keinen Einfluß ausübt, daß vielmehr die vorhandene Bakterienmenge und die individuelle Resistenz der Tiere hierfür ausschlaggebend sind. Danach hat es also den Anschein, daß kurzfristige, periodische Zu- und Abnahmen der Virulenz von Salmonellabakterien, wie sie TOPLEY angenommen hat, wahrscheinlich nicht eintreten (NEUFELD, PRAUSNITZ); damit ist aber natürlich nicht gesagt, daß Virulenzänderungen bei den Bakterien dieser Gruppe überhaupt nicht vorkommen. Zweifellos spricht aber manches dafür, daß sich die verschiedenen Arten von Krankheitserregern hinsichtlich des Auftretens solcher Virulenzschwankungen nicht gleichförmig verhalten, daß also Verallgemeinerungen in dieser Hinsicht nicht zulässig sind.

Bei den Versuchen von TOPLEY, WEBSTER u. a. wurden gesunde und mit Enteritisbacillen gefütterte Mäuse zusammengesetzt und es traten daraufhin in den folgenden Monaten einige sporadische Todesfälle auf. Man kann hier von einem *„präepidemischen Stadium"* (TOPLEY) reden, in dem vorzugsweise die wenig widerstandsfähigen Individuen befallen werden, bei denen bereits eine kleine Infektionsdosis bzw. ein Erreger von geringer Virulenz zur Auslösung der Krankheit genügt. Die Epizootie erlischt dann aber spontan, obwohl die Mäuse zum Teil noch infiziert sind; zwischen den Tieren und den in kleiner Zahl vorhandenen Erregern bildet sich also unter derartigen Umständen, ähnlich wie in einer seit langer Zeit mit Typhus durchseuchten Menschenbevölkerung, eine Art von Gleichgewicht aus. Werden nun aber einem solchen Mäusedorf, in dem die Seuche gewissermaßen endemisch herrscht, täglich soviele frische Mäuse zugesetzt, daß die Gesamtzahl annähernd konstant bleibt, so erfolgt dadurch, daß der Erreger wiederholte Passagen durch eine Reihe empfänglicher Individuen durchmacht, und auf diese Weise an Menge, nach der Annahme von TOPLEY auch an Virulenz zunimmt, eine Störung des eben genannten Gleichgewichtes. Auf diese Weise kommt es zur Epidemie, die sich aber nicht fortlaufend, sondern ganz unregelmäßig ausbreitet, wobei zunächst von den frisch zugesetzten Tieren die besonders empfänglichen Individuen erfaßt werden, bei denen schon kleine Mengen von mäßig virulenten Bacillen krankmachend wirken. Die Folge davon ist aber nach WEBSTER eine stärkere Ausstreuung von Erregern, so daß nun auch ein Teil der alten, relativ refraktären Mäuse betroffen wird. Zur Erklärung dieser Verhältnisse reicht die von TOPLEY vertretene Annahme von Schwankungen in der Virulenz allein nicht aus, zumal WEBSTER bei fortlaufender Auswertung der isolierten Stämme keine Virulenzunterschiede nachweisen konnte; vielmehr muß dabei die Menge der infizierenden Bakterien eine wesentliche Rolle spielen (WEBSTER, PRAUSNITZ). Das Resultat ist naturgemäß eine Verminderung der in der Population vorhandenen empfänglichen Tiere, weil ein Teil der Mäuse stirbt und ein anderer Teil durch Überstehen der Krankheit eine gewisse Immunität erwirbt (vgl. S. 16). Demgemäß kommt es dann in dem Mäusedorf zur Ausbildung eines neuen, aber anders begründeten Gleichgewichtszustandes, in dem der Anteil an latent infizierten Individuen, d. h. an Keimträgern viel höher ist, als in der ersten Gleichgewichtsperiode. Die Infektionsbedingungen haben sich also grundsätzlich geändert, weil sowohl die Immunität der Population, als auch die Zahl der im Mäusevolke vorhandenen Erreger, anscheinend aber nicht deren Virulenz im Vergleich mit dem präepidemischen Stadium eine Steigerung erfahren haben. Das durch die Abnahme der empfänglichen Individuen und damit auch der ausgestreuten Bakterienmenge bedingte Abflauen der Epidemie und das Erreichen eines Gleichgewichtszustandes bedeuten also keineswegs die Beseitigung der Bakterien; durch die Ausbildung von Keimträgern bleibt die Infektion weiter bestehen. Trotzdem sind aber bei erneuter Gleichgewichtsstörung durch Vermehrung der Zahl der empfänglichen Mäuse die Bedingungen für eine neue Epidemiewelle in diesem 2. Gleichgewichtsstadium jedenfalls günstiger, weil die Menge der vorhandenen Bakterien viel größer ist. Erfolgt in diesem Zeitpunkt der Bevölkerungszuwachs durch „Zuzug zum Dorfe", d. h. durch Hinzufügen frischer Tiere, so kommt es meist zu kurzen, kritisch einsetzenden Wellen, während ein Bevölkerungszuwachs aus der im „Dorfe" anwesenden durchseuchten Population nur allmähliche, seichter verlaufende Wellen verursacht.

Prinzipiell analoge Befunde ließen sich bei entsprechenden Versuchen mit einem Stamm der Friedländer-Gruppe (Kapselbakterien, Klebsiella sp.) erheben, der durch nasale und pulmonale Infektion spontane Mäuseepidemien verursachte. Die Verhältnisse liegen also bei dieser durch den Respirationstractus erfolgenden Infektion ähnlich wie bei der intestinalen Infektion mit Mäusetyphusbacillen. Dagegen wurden von WEBSTER bei der als Stallseuche bekannten, auf dem Atmungswege übertragenen Pasteurellose des Kaninchens (Pasteurella lepiseptica) Beobachtungen gemacht, welche für die Möglichkeit einer Virulenzänderung des Erregers im Verlauf einer Epidemie oder Epizootie sprechen. Auch bei manchen anderen Infektionskrankheiten ist offenbar mit solchen Virulenzschwankungen vor Beginn und auch während eines Seuchenausbruches zu rechnen. WATSON und BRANDLY betrachten es als eine hinreichend bewiesene Tatsache, daß bei serienweiser Passage eines Krankheitserregers durch Auslese spontaner Varianten, die infolge bestimmter Eigenschaften zur Proliferation in einem lebenden Milieu besonders befähigt sind, eine Virulenzzunahme erfolgen kann.

So müssen wir derartige Erscheinungen, wie bereits (S. 41) erwähnt wurde, wohl als Ursache für die Entstehung der Cholerapandemien annehmen. Auch für das Wiederaufleben der Pest in Indien im Jahre 1894 gilt wohl das gleiche. Ebenso hat man die in verschiedenen Epidemien verschieden ausgeprägte Neigung der Pest, aus der ursprünglichen Beulenpest in Lungenpest und umgekehrt überzugehen, wohl mit Recht auf Änderungen der Erregervirulenz zurückgeführt (Francke und Goerttler). Vermutlich hat auch bei den in zahlreichen Spitälern noch um die Mitte des vorigen Jahrhunderts beobachteten ausgedehnten Kontaktepidemien von Wund- und Puerperalfieber, die durch die infizierten Hände der Chirurgen und Geburtshelfer verursacht worden waren, und Ignaz Philipp Semmelweis (1818—1865) Veranlassung zu seinen bekannten Anschuldigungen und Forderungen gegeben haben, eine durch die Menschenpassage bedingte maximale Virulenzsteigerung der Streptokokken stattgefunden (Neufeld). In ähnlicher Weise sprechen die epidemiologischen Feststellungen bei der Poliomyelitis (s. S. 68, vgl. Pette) sowie bei manchen seuchenhaften Tierkrankheiten, vor allem bei Maul- und Klauenseuche, Schweinepest, Tollwut, Geflügelcholera und Schweinerotlauf für die Möglichkeit solcher passagebedingter Virulenzschwankungen der Erreger im Verlauf der Epidemien bzw. Epizootien. Dabei ist es allerdings bemerkenswert, daß dem saisonmäßigen Auftreten der Poliomyelitis keine jahreszeitlich bedingten Schwankungen der Virulenz des Erregers entsprechen (Jungeblut; vgl. S. 68). Die großen Unterschiede, welche die Inkubationszeit des Typhus (3—40, meist 7—20 Tage) bei den einzelnen Epidemien aufweist, hängt nach Miner zum Teil von der Virulenz des betreffenden Typhusstammes ab; die Feststellung, daß die Dauer der Inkubation bei Wasserepidemien im allgemeinen länger ist als bei den durch Nahrungsmittelinfektion verursachten Typhusausbrüchen, kann naturgemäß aber auch durch die verschieden große Menge der aufgenommenen Erreger bedingt sein.

Inwieweit beim Zustandekommen der Diphtheriewellen Virulenzschwankungen des Erregers beteiligt sind, ist eine heute noch nicht befriedigend geklärte Streitfrage (de Rudder u. a.; vgl. auch S. 67). Nach den Befunden zahlreicher Autoren wird bei gehäuftem Auftreten der Diphtherie fast ausschließlich der Typus gravis gefunden, während bei den in epidemiefreien Zeiten vorkommenden Einzelfällen, sowie bei Nasendiphtherie und bei Bacillenträgern (vgl. S. 23) der Typus mitis überwiegt, und der Typus intermedius hinsichtlich des Verlaufs der durch ihn hervorgerufenen Erkrankungen eine Mittelstellung einnimmt (Anderson, Happold, McLeod und Thomson u. a.; s. S. 35). In Anbetracht seiner Feststellung, daß Mitisstämme im Verlauf monatelanger Passagen durch diphtherieimmune Meerschweinchen in den Gravistyp übergingen, nimmt Wildführ an, daß schwachvirulente Diphtheriestämme unter natürlichen Verhältnissen in einer immunisierten Bevölkerung infolge häufiger, rasch aufeinanderfolgender Passagen eine Virulenzsteigerung zum Typus gravis hin erfahren und dann bei einer empfänglichen Bevölkerung eine schwere Epidemie verursachen können. Da vor dem Ausbruch von Diphtherie-Epidemien und auch in deren Beginn häufig zunächst ein vermehrtes Auftreten von Intermedius- und Gravisstämmen zu beobachten war, hält es McLeod in ähnlicher Weise nicht für ausgeschlossen, daß die Diphtheriebacillen einen Entwicklungscyclus aufweisen, der darin besteht, daß der Typus mitis im Verlauf eines längeren Zeitraums unter dem Einfluß eines noch unbekannten Reizes zum Typus intermedius und dann zum Typus gravis mutieren, hernach aber auch wieder zum Typus mitis sich zurückverwandeln kann. Da bei der Diphtherie die Vermehrung der Keime sich nicht im Organismus, sondern so gut wie ausschließlich auf dessen Oberfläche abspielt und die krankmachende Wirkung lediglich durch das von den Bakterien gebildete Toxin zustande kommt, hätte man also zur Erklärung des verschiedenen Charakters der Diphtherieepidemien anzunehmen, daß hinsichtlich der Giftbildung zwischen den einzelnen Typen und Stämmen des Diphtheriebacillus mengenmäßige oder auch qualitative Differenzen bestehen; die Frage, wie diese Unterschiede sich ausbilden, läßt sich allerdings noch nicht befriedigend beantworten. Auffallend ist es immerhin, daß die von Rekonvaleszenten isolierten Diphtheriestämme im allgemeinen eine herabgesetzte Virulenz aufweisen und sog. *Heimkehrfälle* verhältnismäßig selten sind (DE RUDDER u. a.; vgl. auch S. 24); damit hängt es wohl auch zusammen, daß nach GOTTSTEIN leichtere Diphtheriefälle eine geringere Neigung zur „*Gruppenbildung*", d. h. zur Auslösung von weiteren Erkrankungen bei Geschwistern und Wohnungsgenossen haben, als schwere Fälle (s. auch DE RUDDER). Jahreszeitliche Virulenzschwankungen kommen beim Diphtheriebacillus entgegen der Annahme früherer Autoren offenbar nicht vor; die Letalität der Diphtherie zeigt keine saisonbedingten Unterschiede (DE RUDDER, WILDFÜHR).

Nach eigenen, nicht veröffentlichten Befunden ist ein qualitativer Unterschied zwischen den von Stämmen der 3 Diphtheriebacillentypen (Typus gravis, intermedius und mitis) in vitro gebildeten Toxinen nicht erkennbar; insbesondere konnte auch keine gesteigerte Zellavidität des einen oder anderen dieser Gifte festgestellt werden. Dagegen besteht nach den Ergebnissen von Meerschweinchenversuchen, bei denen die höhere Virulenz der Stämme des Typus gravis nachgewiesen wurde, die Wahrscheinlichkeit, daß in vivo die tödliche Toxinmenge rascher produziert und dementsprechend auch schneller verankert wird als bei den mit Stämmen des Typus mitis infizierten Tieren (vgl. auch SIMIČ). Man könnte sich also vorstellen, daß es sich bei bösartigen Epidemien um solche Diphtheriestämme handelt, die sich durch eine besonders starke Giftbildung in vivo auszeichnen und daß infolge davon die Serumbehandlung vielfach zu spät kommt. Ergänzend sei hier noch erwähnt, daß bei den Diphtheriebacillen Toxinbildungsvermögen in vitro und Virulenz für Meerschweinchen keineswegs parallel gehen; der seit mehr als 50 Jahren auf künstlichen Nährböden fortgeführte bekannte Diphtheriestamm Park-Williams Nr. 8, der wohl in allen Ländern zur Herstellung von Diphtherie-Heilserum und -Impfstoffen verwendet wird, zeichnet sich zwar durch eine außergewöhnlich starke Toxinproduktion in vitro aus, hat aber durch die fortgesetzten Nährbodenpassagen seine krankmachenden Eigenschaften für Meerschweinchen so gut wie vollständig eingebüßt.

Bei manchen Krankheitserregern wird eine maximale Virulenz durch *dauernden Wirtswechsel* aufrecht erhalten (vgl. S. 14). Dies gilt besonders für die Pestbacillen; dadurch, daß diese Keime fortlaufend von infizierten Nagern auf deren Flöhe und von diesen wieder auf gesunde Nagetiere weiterverbreitet werden, wird anscheinend eine Virulenzabnahme verhindert (BLANC). Ähnliches gilt vermutlich auch für andere durch Zwischenträger verbreitete pathogene Mikroben. So hat sich z. B. gezeigt, daß bei epidemischem Auftreten von Fleckfieber die ersten Fälle meist erheblich leichter verlaufen, als die späteren Erkrankungen (GOTSCHLICH, OTTO, NEUFELD u. a.). Auch beim Mumps sollen im Laufe einer Epidemie die Schwere der einzelnen Erkrankungsfälle und die Häufigkeit von Komplikationen eine Zunahme aufweisen (EAGLES). Andererseits ist es bekannt, daß die dauernde Übertragung der von der menschlichen Variola sich ableitenden Kuhpocken (Vaccine; vgl. S. 40) von Rind zu Rind sehr bald zu einem Abreißen der Kette führt; dasselbe erfolgt bei den auf dieselbe Quelle zurückzuführenden Schafpocken bei der Passage durch mehrere Schafe. Auch bei der früher üblichen Methode der Pockenschutzimpfung durch fortgesetzte Übertragung der Vaccine von Mensch zu Mensch („humanisierte Lymphe") wurde im Laufe der Jahre eine allmähliche Abnahme der Virulenz festgestellt (GINS, NEUFELD, KAISER). Zur Erhaltung der Wirksamkeit der Vaccine wird daher heutzutage immer wieder ein Wirtswechsel (z. B. Mensch-Kalb-Kaninchen-Kalb-Mensch) vorgenommen. Erwähnt sei hier noch, daß durch passagenweise Fortführung eines Erregers in einem „unnatürlichen" Wirt Änderungen der krankmachenden, zum Teil auch der immunologischen Eigenschaften des betreffenden Agens für den eigentlichen Wirt stattfinden können. Solche Umwandlungen („Pathomorphosen"; s. S. 39) sind unter anderem von Trypanosomen, Recurrensspirochäten, sowie verschiedenen Virusarten [Pocken und Geflügelpocken (vgl. S. 40), Lyssa, Gelbfieber, Influenza, Poliomyelitis (JUNGEBLUT und SANDERS, vgl. auch PETTE)] bekannt; man spricht in solchen Fällen nach dem Vorgang von DOERR von einem „Wirtsgewinn" bzw. einem „Wirtsverlust".

Es ist eine bekannte Tatsache, daß epidemisch auftretende *Mischinfektionen* häufig einen besonders bösartigen Charakter aufweisen (vgl. auch S. 10 und 21). Vor allem gilt dies für die durch das gleichzeitige Auftreten von Eitererregern komplizierten Masernepidemien (NEUFELD, GEBHARDT); ebenso wird z. B. der Verlauf der Grippe durch Mischinfektionen mit Streptokokken, Staphylokokken oder Pneumokokken verschlimmert und endigt in einem hohen Prozentsatz tödlich. Vielfach ist die Amöbendysenterie mit bakterieller Ruhr kombiniert (S. 21) und hinsichtlich des Paratyphus C wurde bereits (S. 21) darauf hingewiesen, daß er im allgemeinen durch andere Infektionskrankheiten ausgelöst wird. Kurz erwähnt sei dann noch, daß manche Virusarten, vor allem die Erreger der Influenza (ROSHER u. a.) und der Schweinepest (BOECKER, STANDFUSS, KAUFFMANN, BADER u. a.) häufig mit bestimmten Begleitbakterien (Influenza- bzw. sog. Schweinepestbacillen; vgl. S. 31) vergesellschaftet sind; auch beim Scharlach handelt es sich nach den Untersuchungen von BINGEL offenbar um eine durch ein Virus und Streptokokken verursachte Doppelinfektion. Andererseits gibt es aber auch Fälle von Mischinfektion, in denen durch das Zusammenwirken von zwei Infektionserregern, z. B. von Trypanosomen und Recurrensspirochäten eine gegenseitige Abschwächung des Krankheitsverlaufes erfolgt (Literatur siehe bei SCHLOSSBERGER).

Die schon von manchen Autoren vertretene Annahme, daß diesen bei Mischinfektionen zu beobachtenden Abwandlungen des Krankheitsverlaufes zum Teil Virulenzänderungen der Erreger zugrunde liegen (BÜRGERS u. a.), kann heute noch nicht als bewiesen betrachtet werden. Entsprechend den früher gemachten Darlegungen (s. S. 21) besteht vielmehr die Wahrscheinlichkeit, daß die Widerstandsfähigkeit eines Individuums gegenüber bestimmten Krankheitserregern durch vorausgegangene, gleichzeitig bestehende und später hinzukommende Infektionen eine einschneidende Änderung im Sinne einer Abschwächung oder auch einer Erhöhung erfahren kann (Literatur siehe bei SCHLOSSBERGER). Nach WATSON und BRANDLY hat die Influenzapandemie des Jahres 1918 (s. S. 35) wahrscheinlich deshalb einen so schweren Verlauf genommen, weil es sich um eine kombinierte Infektion mit Influenzavirus und hämophilen Bakterien (Haemophilus influenzae) oder pathogenen Kokken gehandelt hat. Die durch solche bakterielle Mischinfektionen verursachte stärkere Schleimbildung in den Atmungswegen bewirkt offenbar einen Schutz des Virus, das infolge der Schleimumhüllung sich ungehemmter vermehren kann; auch ist es sehr wohl denkbar, daß durch das Husten und Niesen solcher Patienten die Weiterverbreitung des Virus gefördert wird. In solchen und ähnlichen Fällen eines Zusammenwirkens von Virus und Bakterien oder auch von verschiedenen Virusarten spricht man nach dem Vorgang von SELIGMANN und WOLFF von einem „komplexen Virus".

Epidemie und Endemie.

Unter „*Epidemie*" versteht man das teils plötzlich, teils allmählich in zahlreichen Erkrankungsfällen sich manifestierende Auftreten und Weiterschreiten einer übertragbaren Erkrankung in einer bestimmten Bevölkerungsgruppe innerhalb eines begrenzten Zeitabschnittes (DOERR). Das Charakteristikum einer Epidemie besteht also einerseits darin, daß die Zahl der durch eine Infektion hervorgerufenen Erkrankungen innerhalb eines gegebenen Raumes die Höhe der gewöhnlich vorkommenden Fälle übersteigt und daß diese Steigerung zeitlich begrenzt ist, d. h. einen Anstieg und einen Abfall aufweist (GOTTSTEIN). Nach FRIEDEMANN (1928) kann vom theoretischen Standpunkt aus eine Epidemie sowohl durch Zunahme der Durchseuchungssumme (s. S. 15) als auch durch Zunahme des Durchseuchungsquotienten (Kontagionsindex; s. S. 16) zustande kommen; im ersteren Fall steigt die Summe der Infekte, im letzteren wird nur eine größere Zahl der Infekte klinisch manifest. Epidemien der ersten Art werden von FRIEDEMANN als „*Summenepidemien*" bezeichnet, während er im zweiten Fall von „*Quotientepidemien*" (s. S. 21) spricht. Soweit es sich um das gehäufte Vorkommen einer infektiösen Tierkrankheit handelt, spricht man im allgemeinen von einer „*Epizootie*". Dehnt sich eine Seuche, wie z. B. die Pest um die Mitte des 14. Jahrhunderts (sog. „Schwarzer Tod") oder die Influenza der Jahre 1889/90 und 1918 (sog. „Spanische Krankheit") über große Gebiete, also ganze Kontinente aus, so nennt man dies eine „Pandemie".

Diesem gehäuften Auftreten einer ansteckenden Erkrankung steht die „*Endemie*" bzw. „*Enzootie*" gegenüber. Mit diesen Ausdrücken bezeichnet man nicht nur den örtlich begrenzten Herd einer Seuche, wie etwa den des Gelbfiebers im tropischen Amerika oder den der Cholera in Indien; vielmehr umfassen sie ihrem Wesen nach mehr, nämlich das dauernde Vorhandensein einer übertragbaren Krankheit in einem bestimmten Gebiet. Schließlich kann man als dritte Form, in der infektiöse Erkrankungen vorkommen, noch die „*Sporadizität*" unterscheiden. Man versteht darunter das Auftreten eines einzelnen Falles oder auch mehrerer, aber unter sich nicht zusammenhängender Krankheitsfälle in einem offenbar nicht verseuchten Milieu. Solche sporadischen Fälle bleiben, wie dies z. B. bei der epidemischen Genickstarre vorkommt, isoliert, haben also keine weiteren Erkrankungen zur Folge.

Man redet von einer endemischen Seuche oder einer Endemie dann, wenn sich die betreffende Erkrankung ständig in einem Lande oder Bezirk findet. So sind z. B. in ganz Europa und Nordamerika gewisse Kinderkrankheiten (Masern, Scharlach, Windpocken, Diphtherie, Keuchhusten, Kinderlähmung u. a.) und die Tuberkulose, in manchen Gebieten auch Typhus und Paratyphus, in den osteuropäischen Ländern außerdem Fleckfieber, Bacillenruhr, zum Teil auch Malaria endemisch. Kleine endemische Lepraherde finden sich in Europa in den Ostseeprovinzen, in Norwegen und einigen anderen, besonders auch in den osteuropäischen Gebieten. In manchen Gegenden, vor allem in Bosnien und der Herzegowina (VULETIĆ, KOGOJ), sowie in der burjatischen Mongolei (JESSNER und ROSSIANSKY, BERINGER) ist die Syphilis endemisch. Die Cholera ist in Vorderindien endemisch. Was die Pest anlangt, so hat sich allmählich eine ganze Reihe von großen Endemieherden in Asien und Afrika gebildet, von denen aus sich die Seuche, ähnlich wie die Cholera von Hindostan aus, zeitweise epidemisch ausgebreitet hat; man spricht hier von sog. „Wanderzügen" dieser Erkrankungen (vgl. S. 65). Westeuropa ist seit der Mitte des 18. Jahrhunderts von größeren Pestausbrüchen freigeblieben, während die Cholera seit 1817 insgesamt 7 Pandemien verursacht hat. In den subtropischen und tropischen Gebieten sind vielfach Amöbenruhr, Malaria, Gelbfieber, Kala azar und andere Leishmaniosen, Lepra, verschiedene Wurmkrankheiten und zahlreiche sonstige Infektionskrankheiten endemisch. Das durch Rickettsien (Rickettsia rickettsi) hervorgerufene Felsengebirgsfieber (Rocky Mountain spotted fever) war ursprünglich nur im Nordwesten der Vereinigten Staaten von Nordamerika endemisch, hat sich aber im Verlaufe der letzten 40 Jahre auch in zahlreichen Gebieten des Mittelwestens und des Ostens der USA. ausgebreitet (s. Abb. 4 und 5).

Dadurch, daß bestimmte übertragbare Erkrankungen in vorher freie Gebiete eingeschleppt werden, können sich neue *Endemieherde* bilden. So ist in neuerer Zeit ein Pestherd in der Astrachaner Kirgisensteppe entstanden; auch haben sich auf diese Weise Lepraherde, z. B. in Florida USA. (durch Negersklaven 1776), auf Hawaii (durch Chinesen 1848) und auf der Antilleninsel Trinidad (durch indische Arbeiter zu Anfang der 70er Jahre des 19. Jahrhunderts) gebildet. Im 2. punischen Krieg (218—201 v. Chr.) soll durch die von Hannibal über die Pyrenäen-Halbinsel und die Alpen geführten karthagischen Truppen die tropische Malaria nach Italien eingeschleppt worden sein. Nach der trotz des Vorkommens von Anophelen vorher malariafreien Insel Mauritius wurde 1865 das Wechselfieber von zugewanderten indischen Kulis gebracht. Zu erwähnen wäre hier auch noch die Syphilis, die wohl sicherlich amerikanischen Ursprungs ist; allem Anschein nach kam sie durch die Schiffsmannschaft des Kolumbus 1493 nach Barcelona und hat sich dann im Anschluß an den Feldzug des französischen Königs Karl VIII. gegen Neapel vom Jahr 1495 an über ganz Europa und über die anderen Erdteile verbreitet (s. bei BLOCH, HOFFMANN, SCHLOSSBERGER, ITURBE).

Bei endemischem Vorkommen einer von Mensch zu Mensch sich verbreitenden Infektionskrankheit ist in dem betreffenden Gebiet eine *dauernde, nie unterbrochene Reihe von Kontaktfällen* festzustellen. Die Kette der Übertragungen

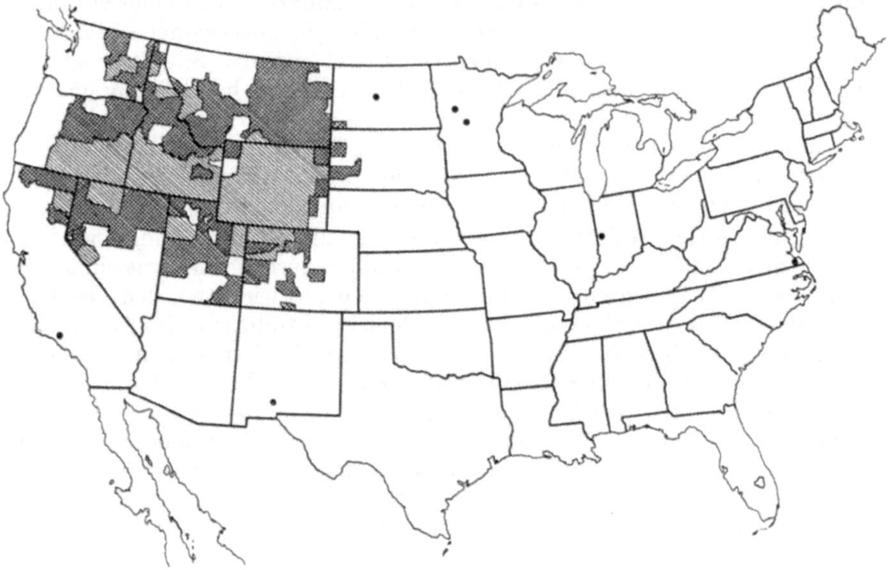

Abb. 4. Felsengebirgsfieber in den Vereinigten Staaten von Nordamerika. Stand von 1915 und 1926. (Nach den Feststellungen des Rocky Mountain Laboratory, U.S. Public Health Service, Hamilton, Montana.) ▧ Endemisch verseuchte Gebiete bis 1915. ▩ In den Jahren 1915—1926 neu verseuchte Gebiete. • Außerhalb der Endemiegebiete bis 1926 festgestellte Einzelfälle.

kommt also nicht zum Abreißen, wenn auch die einzelnen Infektionen vielfach nur zu atypischen Erkrankungen führen oder überhaupt völlig symptomlos verlaufen. Zu einem solchen endemischen Verhalten neigen nach DE RUDDER, DOERR u. a. vor allem diejenigen Erkrankungen, welche, wie z. B. Tuberkulose oder Lepra, infolge ihres chronischen Verlaufes oder Diphtherie, Typhus und Paratyphus wegen der Ausbildung von Dauerausscheidern und Keimträgern, ein langdauerndes Stadium der Infektiosität aufweisen oder welche, wie Masern und Pocken, eine hohe Kontagiosität besitzen und dadurch infolge einer allgemeinen Empfänglichkeit des Menschen die Kontinuität der Erkrankungsfälle in einem Gebiete aufrechterhalten. Da es bei den Masern, wie bereits (s. S. 24, 26) erwähnt wurde, keine Keimträger gibt, ist es allerdings möglich, daß bei gehäuftem Auftreten der Erkrankung alle in einem bestimmten Bezirk oder einer kleineren Stadt vorhandenen Empfänglichen ergriffen werden und infolge davon die Infektketten blind endigen; in diesen Fällen wird dann aber später, sobald durch Geburtennachschub wieder genügend Empfängliche vorhanden sind, ein Wiederaufflackern der Krankheit durch Einschleppung von auswärts herbeigeführt. Auf den vom Verkehr etwas abgelegenen Faröer-Inseln hat es nach Erlöschen der Masern im Jahre 1781 allerdings 65 Jahre gedauert, bis eine Neueinschleppung erfolgte (s. S. 54).

Anders liegen die Verhältnisse bei den auf den Menschen übertragbaren Tierseuchen, wie Tollwut, Pest, Tularämie, Rotz, Maltafieber, BANGsche Krankheit, Milzbrand, WEILsche Krankheit, Stuttgarter Hundeseuche u. a.; in Gebieten, in denen diese Zoonosen enzootisch sind, besteht dauernd die Möglichkeit, daß eine Ansteckung des Menschen vom Tier aus stattfindet (vgl. S. 13). Bei den durch Arthropoden übertragenen Erkrankungen, die ganz besonders zu einem endemischen Vorkommen innerhalb des Verbreitungsgebietes der betreffenden Art von Insekten oder Spinnentieren neigen, bilden teils Menschen (z. B. Gametenträger bei Malaria; vgl. S. 23), teils Tiere [z. B. verschiedene Affenarten bei endemischem Gelbfieber (sog. Dschungelfieber), Nagetiere bei

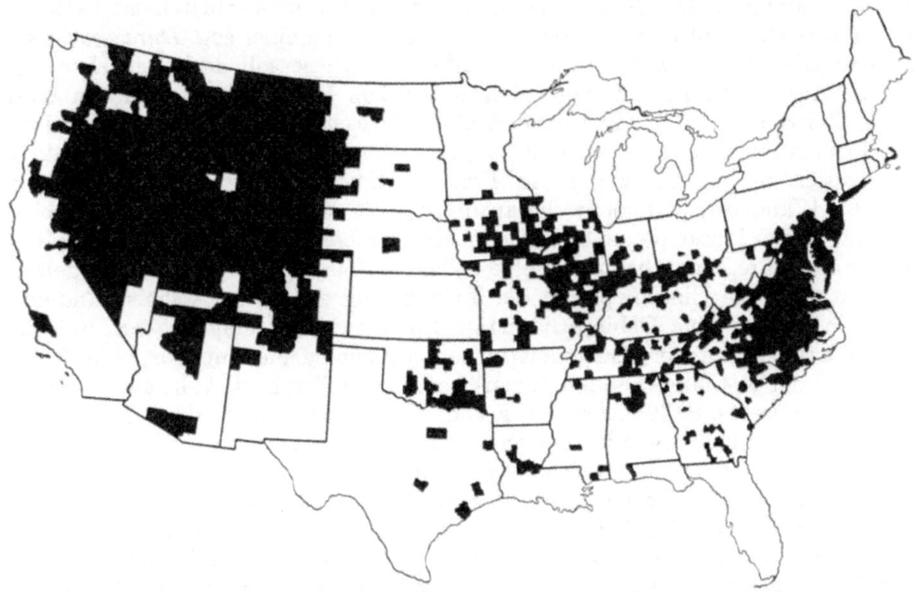

Abb. 5. Felsengebirgsfieber in den Vereinigten Staaten von Nordamerika. Stand von 1943. (Nach den Feststellungen des Rocky Mountain Laboratory, U.S. Public Health Service, Hamilton, Montana.)

Pest, Tularämie, manchen Rickettsiosen, Leptospirosen usw., vgl. S. 13], zum Teil auch überwinternde infizierte Insekten [z. B. Flöhe bei Pest (WAYSON; vgl. S. 27)] das Virusreservoir; außerdem findet zum Teil bei den Zwischenwirten eine Übertragung der Infektion auf die Nachkommenschaft (Rückfallfieberspirochäten und andere Erreger bei Zecken; vgl. S. 14) statt.

Vielfach werden in den endemisch verseuchten Gebieten die betreffenden Krankheiten schon in der Jugend durchgemacht und weisen dann mitunter einen sehr milden Verlauf auf. So ist z. B. das Fleckfieber in Osteuropa, Nordafrika und anderen Endemiegebieten großenteils eine Kinderkrankheit, die ähnlich wie bei uns etwa die Masern überstanden wird. Auch in den Gelbfiebergebieten findet man die gleiche Erscheinung, wie sich durch den Nachweis spezifischer Antikörper im Blute der Bewohner ohne weiteres feststellen läßt (SAWYER). Dasselbe gilt ferner für den Typhus (VOGELSANG und BØE), sowie für die in Bosnien und in anderen Gebieten endemische Syphilis; die durch den gemeinsamen Gebrauch von Trink- und Eßgeschirren, durch Säugen, Küssen, Rauchen, Tätowieren u. dgl. bedingte Luesinfektion führt bei der Mehrzahl der Kinder zu einer gutartig verlaufenden syphilitischen Erkrankung (vgl. S. 49). Im Gegensatz zu einer früheren Angabe von GLÜCK, nach dessen Ansicht die endemische Syphilis speziell in Bosnien und der Herzegowina einen besonderen Charakter aufweisen, insbesondere nur sehr selten zu Erkrankungen der Augen und der inneren Organe und nie zu Tabes und Paralyse führen soll, konnten VULETIĆ, KOGOJ u. a. zeigen, daß die endemische Syphilis hinsichtlich ihrer Erscheinungen keine Sonderstellung einnimmt. Auch die Framboesie wird in den Endemiegebieten im allgemeinen schon in der Kindheit in leichter Form durchgemacht (BLACKLOCK). Andererseits weisen aber die üblichen

Kinderkrankheiten, wie Masern, Keuchhusten, Scharlach, Diphtherie u. a., vor allem auch die Infektionen mit Enteritisbacillen (vgl. S. 29) einen um so schwereren Verlauf auf, je jünger das betreffende Individuum ist (de Rudder u. a.). Dies gilt besonders auch für die Pocken, die in Europa bis ins 19. Jahrhundert hinein, d. h. bis zur obligatorischen Einführung der spezifischen Schutzimpfung endemisch waren und im allgemeinen auch in der Kindheit durchgemacht wurden, sowie für die Tuberkulose, bei der die Letalität vom Säuglingsalter an konstant abnimmt (Grumbach). In ähnlicher Weise findet man bei den Tiersalmonellosen (s. S. 29) vielfach eine gesteigerte Empfänglichkeit junger Tiere (Bader). Auch liegt die Dosis letalis minima von Brucellabakterien für junge Mäuse wesentlich niedriger als für ältere Individuen dieser Tierart (Helfer).

Der zum Teil milde oder gar abortive Verlauf mancher infektiöser Erkrankungen, vor allem der Tuberkulose, der Syphilis, der Pocken, der Masern, der Pest, der Malaria, des Gelbfiebers u. a. in ihren Endemiegebieten ist nach Ansicht zahlreicher Autoren teilweise auf die Ausbildung einer sog. *Durchseuchungsresistenz* oder *Seuchenfestigkeit* zurückzuführen. Diese soll darin bestehen, daß sich bei der betreffenden Bevölkerung unter dem Einfluß der Seuche im Laufe langer Zeiträume durch natürliche Auslese (Wegsterben der Widerstandslosen vor Erreichung des fortpflanzungsfähigen Alters; Lydtin) oder durch aktive Immunisierung gegenüber dem in Frage kommenden Krankheitserreger eine erhöhte Widerstandsfähigkeit herausbildet, die auf die Nachkommenschaft übertragen wird und dementsprechend als angeborene, relative Immunität zu bezeichnen wäre. Als Grund für eine solche Auffassung wird vor allem geltend gemacht, daß die Einschleppung der Erkrankung aus einem solchen Endemiegebiet in seither freie Gebiete bösartige Epidemien zur Folge haben, daß also der mildere Verlauf der Krankheit in dem Endemiegebiet nicht etwa auf einer Änderung der krankmachenden Eigenschaften des Erregers, d. h. auf einer sog. Pathomorphose (s. S. 39) beruhen kann. Von Doerr wird diese Erklärungsweise hauptsächlich deshalb abgelehnt, weil seiner Ansicht nach dann mit der Zeit „an die Stelle der Infektionskrankheiten latente Infektionen treten“ müßten und weil außerdem „jede der in Betracht kommenden Seuchen auch im endemischen Gebiet jederzeit und sprunghaft einen bösartigen Charakter annehmen kann“. Außerdem findet nach seiner Meinung die Annahme einer erblichen Fixierung einer erworbenen Immunität keine Stütze in den Ergebnissen der Vererbungsforschung (s. auch Grumbach).

Soweit es sich um Masern und Pocken handelt, ist den Ausführungen von Doerr aus den bereits (S. 19) erörterten Gründen zweifellos zuzustimmen. Dasselbe gilt auch für gewisse, durch Kerbtiere übertragene Infektionskrankheiten, vor allem für Malaria und Gelbfieber. Die erhöhte Widerstandsfähigkeit der Bewohner von Gebieten mit endemischer Malaria gegenüber dieser Erkrankung beruht wohl nicht oder nur zum Teil auf einer erblich bedingten Durchseuchungsresistenz, sondern in erster Linie auf einer in der Kindheit aktiv erworbenen Immunität. Es hat sich nämlich gezeigt, daß in den Endemiegebieten die Kinder der relativ immunen Erwachsenen bis zu 100% malariainfiziert sind, daß sich dann aber bei ihnen, soweit sie überleben, etwa vom 5. Lebensjahre ab eine Immunität ausbildet, welche durch sich immer wiederholende Neuinfektionen mit der Zeit an Intensität zunimmt. Dieser Zustand äußert sich darin, daß die Anfälle (Rezidive) allmählich immer leichter werden und daß gerade auch Neuinfektionen meist nicht zu so schweren Erkrankungen führen wie beim 1. Anfall. Für die Richtigkeit dieser Annahme spricht besonders auch die Tatsache, daß in den Malariaendemiegebieten die Kindersterblichkeit vielfach sehr hoch ist. So gibt z. B. Tarassévitch an, daß in Baku bis zu 40% der Kinder in den ersten Lebensjahren an Malaria gestorben sind. Die aktiv erworbene Immunität führt aber bei der Malaria offenbar nicht zu einer Sterilisierung des erkrankten Körpers, besteht vielmehr allem Anschein nach ähnlich wie bei anderen chronischen Infektionskrankheiten, z. B. bei Tuberkulose oder Syphilis, in der Ausbildung eines Gleichgewichtes zwischen den Abwehrkräften des infizierten Organismus und den an Zahl erheblich reduzierten Parasiten; die Anophelen können sich also an ihnen noch infizieren. Dieser auch als „*labile Infektion*", „*Infektionsimmunität*" oder „*Prämunition*" bezeichnete Zustand ist dadurch charakterisiert, daß eine Reinfektion mit derselben Plasmodienart keine Krankheitserscheinungen hervorruft.

Mit der Bezeichnung „Infektionsimmunität" wollen einige Autoren (UHLENHUTH, KOLLE u. a.) zum Ausdruck bringen, daß ihrer Meinung nach diese Form der Immunität oder Allergie des Organismus durch die im Körper verbliebenen Erreger aufrechterhalten wird. Viel wahrscheinlicher ist es indessen, daß in diesen Fällen das Persistieren der Krankheitskeime im Organismus nicht die Ursache des Immunitätszustandes darstellt, sondern umgekehrt durch dessen für chronische Infektionskrankheiten charakteristische, zur Sterilisation des Körpers nicht ausreichende geringe Intensität bedingt ist.

Auch für den milderen Verlauf der Tuberkulose beim Europäer oder Nordamerikaner ist wohl ein ähnlicher Mechanismus anzunehmen. Wir wissen, daß in Gebieten, in denen die Tuberkulose seit urdenklichen, zum Teil prähistorischen Zeiten endemisch ist, vor allem in West- und Mitteleuropa, sowie in Nordamerika (weiße Bevölkerung) ein großer Teil der Bewohner etwa im Verlaufe der beiden ersten Jahrzehnte ihres Lebens eine tuberkulöse Infektion durchmacht, die aber vielleicht infolge der jahrtausendelangen Durchseuchung der Bevölkerung in der Mehrzahl der Fälle vollkommen erscheinungsfrei verläuft; nur bei einem kleinen Teil der Infizierten kommt es zu vorwiegend chronischen manifesten Erscheinungen, die indessen großenteils wieder abheilen, so daß bei uns trotz annähernd 100%iger Infektion nur bei etwa 5—10% der Gestorbenen Tuberkulose die Todesursache bildet, während bei Individuen nichtdurchseuchter Volksstämme (z. B. bei Negern) die Tuberkuloseinfektion in einem wesentlich höheren Prozentsatz zur manifesten Erkrankung und dann auch mehr oder weniger akut zum Tode führt. E. v. BEHRING, sowie A. CALMETTE haben bekanntlich den Standpunkt vertreten, daß das Schicksal eines Menschen quoad Tuberkulose durch den Charakter der Erstinfektion bedingt sei, d. h. daß bei milder Erstinfektion im Kindesalter eine Immunität sich ausbildet, durch die das betreffende Individuum einen relativen Schutz gegen massive Superinfektionen erwirbt.

Demgegenüber hat sich nun allerdings durch die neueren Untersuchungen von UEHLINGER und BLANGEY, MADSEN, HOLM und JENSEN, SAËNZ und CANETTI, GRUMBACH u. a. gezeigt, daß eine einmalige Tuberkuloseinfektion keineswegs eine lebenslängliche Infektion zu bedeuten braucht, daß vielmehr die Tuberkelbacillen in verkalkten und fibrösen Läsionen zugrunde gehen und infolge davon die Tuberkulinreaktionen wieder negativ werden können. Nach GRUMBACH ist zwar nicht daran zu zweifeln, „daß die Infektion des Erwachsenen in einem viel größeren Prozentsatz als beim Kleinkind oder gar beim Säugling stumm verläuft und nur durch eine positiv gewordene Tuberkulinreaktion erkannt wird", daß es aber „in einer immerhin ansehnlichen Zahl doch auch beim Erwachsenen zu mehr oder weniger schweren Krankheitsbildern" kommt (vgl. S. 56). Die Annahme, daß in den genannten Gebieten die tuberkulöse Erstinfektion in einem hohen Prozentsatz der Fälle einen gutartigen Verlauf aufweist, setzt aber doch wohl ein mit der über viele Generationen sich erstreckenden Durchseuchung der Bevölkerung zusammenhängendes verändertes Verhalten, eine sog. Resistenz der Mehrzahl der Individuen gegenüber dem Tuberkelbacillus voraus. Man könnte sich sonst auch nicht erklären, warum bei den bedauernswerten Lübecker Zwischenfällen (1930) von den mit massiven Dosen virulenter humaner Tuberkelbacillen gefütterten Säuglingen rund 70% die Infektion überstanden haben (L. LANGE und PESCATORE). Entsprechende Verhältnisse findet man auch bei der Rindertuberkulose, gegenüber der sich bei den bodenständigen, wenig durchgezüchteten Landrassen allmählich eine erhöhte Widerstandsfähigkeit herausgebildet hat. Auf Grund der Ergebnisse ihrer Zwillingsforschungen nehmen v. VERSCHUER sowie DIEHL die Existenz einer erblichen spezifischen Tuberkulosedisposition an. Dabei kann es allerdings zunächst dahingestellt bleiben, ob es sich bei den Überlebenden um die Vererbung einer spezifischen Immunität oder um eine konstitutionell bedingte gesteigerte Reaktionsbereitschaft des Organismus auf den antigenen Reiz etwa infolge von Auslese gehandelt hat. Die Meinungen der Autoren über diese bei der Tuberkulose schwierig zu übersehenden Verhältnisse gehen heute noch erheblich auseinander.

Eine analoge, erhöhte Widerstandsfähigkeit findet man bei den russischen Pferden gegenüber dem in Osteuropa enzootischen Rotz, der bei ihnen in einer vorwiegend chronischen und durchaus gutartigen Form, vielfach überhaupt völlig symptomlos verläuft (FRANCKE und GOERTTLER). Ebenso wie bei der chronischen Tuberkulose des erwachsenen Europäers kommt es beim Rotz der russischen Pferde häufig zu einer Verkalkung der Rotzknötchen und damit zu einer klinischen Ausheilung der Erkrankung. Steckt sich indessen an einem solchen latent mit Rotz infizierten russischen Pferd ein aus einem nicht enzootisch verseuchten Gebiet stammendes Pferd an, so kommt es bei diesem im allgemeinen zu einer akuten Rotzerkrankung. Die Rotzbacillen haben also in dem resistenten Organismus keinerlei Abschwächung ihrer krankmachenden Eigenschaften erfahren. Auch in den Enzootiegebieten einer Reihe weiterer Tierseuchen, vor allem der Rinderpest (Rußland), der Geflügelcholera (Polen und Rußland), der Schweinepest (Ungarn) und der Rinderpiroplasmose (Vorpommern, Mecklenburg, Rußland u. a.) findet man eine ähnliche, im Laufe der Zeit erfolgte vererbbare Widerstandssteigerung (FRANCKE und GOERTTLER).

Durch die vor allem seit der letzten Jahrhundertwende auf hygienischem Gebiete erzielten Fortschritte ist es in den meisten Kulturstaaten durch geeignete Maßnahmen gelungen, gewisse endemisch aufgetretene Krankheiten, vor allem Fleckfieber, Typhus und Ruhr, die nur bei einem gewissen Mindestmaß von Unsauberkeit bodenständig werden können (NEUFELD), mehr oder weniger vollständig zum Verschwinden zu bringen. Im Gegensatz zu diesen „*Krankheiten der Unkultur*“ (KISSKALT), zu denen auch noch Pest, Cholera und Lepra gerechnet werden, gibt es aber gerade in kulturell hochstehenden Ländern eine Reihe von endemischen Infektionskrankheiten, nämlich Masern, Röteln, Keuchhusten, Scharlach, Diphtherie, Varicellen, Poliomyelitis und Tuberkulose, bei denen die Bekämpfungsmaßnahmen bisher nur zu Teilerfolgen geführt haben. Diese Erkrankungen, von denen die meisten durch die Atmungswege (Tröpfchen- oder Staubinfektion), die Poliomyelitis vorwiegend auf dem Wege über den Verdauungskanal (HORSTMANN) übertragen werden, befallen hauptsächlich die jüngeren Altersklassen. Für manche dieser Erkrankungen, die nach dem Vorgang von DEGKWITZ als „*Zivilisationskrankheiten*“, von DE RUDDER als „*Zivilisationsseuchen*“ den vorhin genannten Erkrankungen gegenübergestellt werden, nimmt die Empfänglichkeit des Menschen mit zunehmendem Alter ab, so z. B. für Diphtherie (Abb. 6), Scharlach und Poliomyelitis (s. S. 18f.). Trotzdem besteht durchaus die Möglichkeit, daß auch noch Erwachsene an solchen „*Kinderkrankheiten*“ erkranken; insbesondere hat sich gezeigt, daß Erwachsene für Masern oder Varicellen genau so empfänglich sind, wie Kinder, falls sie die Erkrankungen in ihrer Jugend nicht schon durchgemacht haben. Erinnert sei in dieser Hinsicht an die im Jahre 1846 erfolgte Einschleppung der Masern nach den Faröer-Inseln, die seit 1781 von dieser Erkrankung frei waren; die Folge davon war, daß von

6282 Bewohnern rund 6000 an Masern erkrankten und fast nur solche über 65 Jahre alten Personen verschont blieben, die in ihrer Kindheit an Masern erkrankt gewesen sind. Dasselbe gilt außerdem auch für die Poliomyelitis; in Gebieten, die vorher von der Kinderlähmung verschont geblieben waren, konnte bei Erwachsenen eine bemerkenswert höhere Empfänglichkeit als bei Kindern und dementsprechend eine ungewöhnlich große Zahl manifester Erkrankungsfälle unter den älteren Altersklassen beobachtet werden (HALLIDAY, MACNAMARA, NELSON).

Für die Zivilisationsseuchen, zu denen in Ländern ohne obligatorische Pockenschutzimpfung auch noch die Variola gehört, ist es charakteristisch, daß der Mensch für sie eine allgemeine Empfänglichkeit besitzt und daß man sich in den Endemiegebieten der Infektion auf die Dauer praktisch nicht entziehen kann. Entsprechend der oben gegebenen Definition des Begriffes „Endemie" reißen hier die Infektketten nicht ab; dabei wird aber, soweit es sich um die akut verlaufenden Krankheiten handelt, in epidemiefreien Zeiten immer nur ein kleiner Teil der Empfänglichen betroffen, deren Zahl durch Geburtennachschub indessen laufend erhöht wird. Es kommt auf diese Weise also zur Ansammlung einer größeren Menge empfänglicher Individuen und es bedarf dann nur noch, wie DE RUDDER sich ausdrückt, der *„Initialzündung"*, um einen Anstieg der Erkrankungsziffer zu veranlassen. Dieser Anstoß und die dadurch bedingte Morbiditätszunahme werden um so früher und häufiger erfolgen, je dichter bevölkert das Milieu und je stärker der Verkehr, d. h. je größer die Kontaktmöglichkeit ist. Ceteris paribus ist die Länge der Intervalle zwischen den einzelnen Seuchenausbrüchen und ebenso die Dauer dieser in den Endemiegebieten periodisch auftretenden Epidemien von der Größe des Kontagionsindex der betreffenden Krankheit abhängig. Es ist daher ohne weiteres verständlich, daß heutzutage eine solche Häufung von Erkrankungsfällen z. B. bei den Masern infolge ihrer hohen Kontagiosität in Großstädten etwa alle 2 Jahre, dagegen in kleineren Städten oder gar in abseits liegenden Landgemeinden und sonstigen verkehrsarmen Gebieten in Abständen von 3, 4 und noch mehr Jahren auftritt; da sämtliche in Betracht kommenden empfänglichen Individuen von den Masern rasch ergriffen werden, sind demgemäß die Morbiditäts- und Mortalitätskurven durch einen steilen Anstieg und einen ebensolchen Abfall gekennzeichnet. Demgegenüber folgen bei der Diphtherie mit ihrem geringen Kontagionsindex diese den sog. sekundären Wellen (s. S. 76) entsprechenden cyclischen Jahresschwankungen in längeren Abständen (10—15 Jahre) aufeinander; auch weisen die Wellen aus demselben Grunde eine flachere Form auf (vgl. S. 58). Bei der Poliomyelitis beträgt der Abstand zwischen den einzelnen Epidemien in USA. und wohl auch in Europa etwa 6—7 Jahre (PETTE u. a.). Das in tropischen und subtropischen Ländern aller Erdteile weit verbreitete Denguefieber verursacht im Mittelmeergebiet von Zeit zu Zeit ausgedehnte Epidemien; die Erkrankung kommt aber nach einem Epidemiejahr meist viele Jahre hindurch nicht gehäuft vor und erhält sich während dieses Intervalles offenbar in endemischer Form durch Auftreten sporadischer Einzelfälle oder kleinerer Epidemien. Wie HIRST angibt, sollen Influenzaepidemien des Virustyps A etwa alle 2 Jahre, die des Typus B dagegen nur alle 5—6 Jahre auftreten.

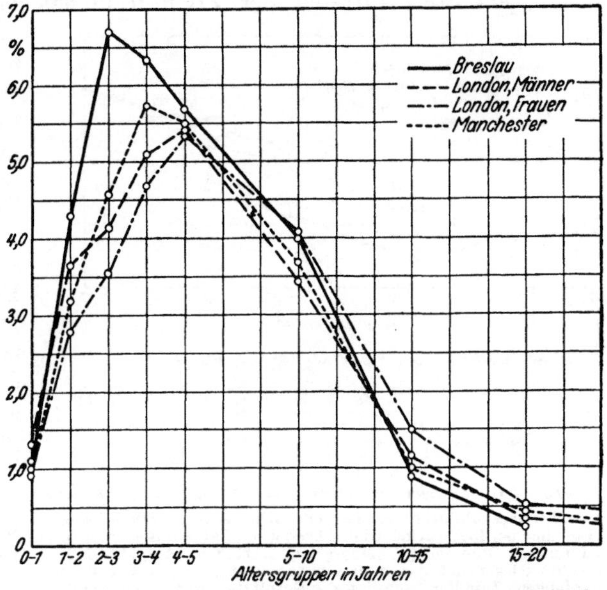

Abb. 6. Die Ordinaten geben die Häufigkeit der Diphtherie als Funktion des Lebensalters an, und zwar in Prozenten der Gesamtmorbidität an Diphtherie. Verwertet sind im Diagramm 3 Statistiken: 1. von Breslau (6394 Fälle in den Jahren 1886—1890); 2. von Manchester (946 Fälle in den Jahren 1911/12) und 3. von London (9399 männliche und 10581 weibliche Fälle in den Jahren 1910—1912). Die Abbildung ist dem vom Medical Research Council herausgegebenen Werk „Diphtheria" (1923) entlehnt. (Nach R. DOERR 1942.)

Bei dieser Periodizität gewisser Infektionskrankheiten in ihren Endemiegebieten handelt es sich großenteils lediglich um eine in gewissen Abständen erfolgende quantitative Steigerung der Endemie, d. h. nach Gottstein „um eine zeitliche Verschiebung des Ergriffenwerdens innerhalb derselben Generation". Faßt man nämlich die Erkrankungs- oder Sterbefälle eines größeren Zeitabschnittes zusammen, so weisen die Morbiditäts- bzw. Mortalitätsziffern eine dem endemischen Charakter der betreffenden Erkrankung und ihrem Kontagionsindex entsprechende, ziemlich gleichbleibende Höhe auf. Gottstein hat deshalb dieses in mehr oder weniger regelmäßigen Abständen zu beobachtende gehäufte Auftreten der Zivilisationsseuchen als „*Verdichtungs-*" oder „*Attraktionswellen der Endemie*" bezeichnet. de Rudder stellt sie als „unechte" Epidemien den „echten" Epidemien gegenüber, die ja, wie bereits (s. S. 49) erwähnt, durch eine Zusatzsterblichkeit über den zur Zeit geltenden Durchschnitt gekennzeichnet sind. Entsprechend den Ausführungen auf S. 18 wird der einzelne Mensch um so früher mit den Erregern der Zivilisationsseuchen in Berührung kommen, je dichter bevölkert das Milieu ist, in dem er aufwächst. Da die genannten Erkrankungen um so schwerer verlaufen, je jünger das betroffene Individuum ist (s. S. 52), führt die durch das enge Zusammenwohnen besonders in den heutigen Großstädten zu beobachtende Präzession der Durchseuchung zu einer Erhöhung der Sterbeziffern (de Rudder).

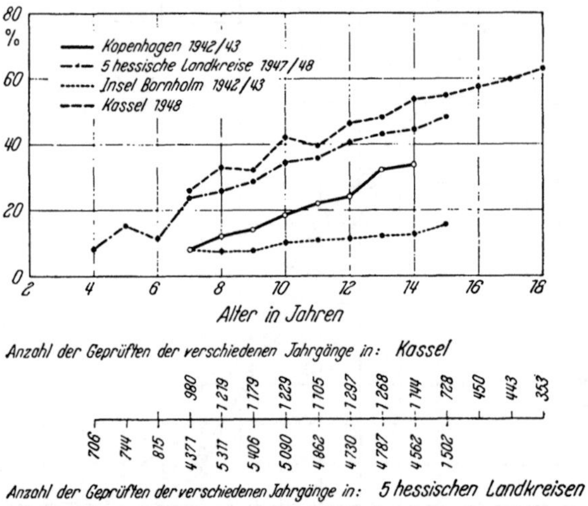

Abb. 7. Tuberkulinprüfungen bei 11 837 Kindern in der Stadt Kassel 1948 und bei 43 220 Kindern in 5 hessischen Landkreisen (Alsfeld, Lauterbach, Büdingen, Homburg und Rheingau) 1947/48, durchgeführt gelegentlich der in Hessen vorgenommenen BCG-Schutzimpfungen. Zum Vergleich sind die Resultate entsprechender Prüfungen in Kopenhagen 1942/43 und auf der Insel Bornholm 1942/43 eingetragen.

Auch hinsichtlich der Tuberkulose ist in dicht besiedelten Gebieten, also in Großstädten und besonders im heutigen übervölkerten Deutschland eine solche Präzession der Durchseuchung festzustellen (Grumbach, Lydtin, Lütgerath, Bergmann und Stöppler). So war die Tuberkulinprobe, wie sich aus der Abb. 7 ergibt, im Jahre 1948 bei 7jährigen Kindern in Kassel bereits etwa ebenso häufig (26%) positiv, wie bei 12jährigen Kindern in Kopenhagen (24%). Dieselbe Erscheinung wurde auch in 5 hessischen Landkreisen beobachtet; hier reagierten 48% der 15jährigen positiv, während auf der dänischen Insel Bornholm, also ebenfalls in einem ländlichen, aber verhältnismäßig dünn besiedelten und von Rindertuberkulose freien Gebiete (Madsen, Holm und Jensen) die Tuberkulinprüfung nur bei 15,5% derselben Altersklasse ein positives Ergebnis hatte (Abb. 7). Andererseits ist in manchen, von Kriegs- und Nachkriegswirren verschonten Ländern, wie z. B. in der Schweiz und in Schweden infolge der mit Erfolg durchgeführten Bekämpfungsmaßnahmen ein dauernder Rückgang der Durchseuchungsgeschwindigkeit, d. h. eine „*Retrozession*" des Infektionsalters für Tuberkulose zu beobachten, so daß man hier bei den Erwachsenen mit einer stetig zunehmenden Zahl von Erstinfektionen zu rechnen hat (Grumbach). Was schließlich noch die Malaria anlangt, so sind nach Mühlens in Malariagegenden die Altersklassen, bei denen manifeste Erkrankungen und deutliche Malariazeichen (positiver Blutbefund, Milzschwellung) nachzuweisen sind, um so jünger, je stärker verseucht das Gebiet und je ansteckender die Malaria ist. Die Angabe von ECKSTEIN und NIXON, daß in Malariaendemiegebieten Fälle von kongenitaler Malaria nicht selten seien, wird von anderen Autoren bestritten.

Die Beurteilung der sog. „Malarialage“ eines Gebietes ergibt sich, wie hier nur kurz angeführt sei, aus der Feststellung des Milzindex (prozentuales Vorkommen einer Milzvergrößerung) und des Parasitenindex (prozentuales Vorkommen von Plasmodien im Blute) besonders bei den Kindern im Alter von 5—15 Jahren. Die Summe der positiven Parasitenbefunde und der Milzschwellungen ohne Parasiten ergibt einen annähernd genauen Infektionsindex der Bevölkerung. Außerdem ist es noch wichtig, den örtlichen Anophelesindex, d. h. die Häufigkeit der in der betreffenden Gegend als Malariaüberträger in Betracht kommenden Anophelenarten, sowie durch Untersuchung der Speicheldrüsen einer größeren Anzahl eingefangener Mücken den Sporozoitenindex zu bestimmen. Dieser beträgt in mäßig verseuchten Gebieten 1,5—3%, in Hyperendemiegebieten aber 15—35%; die nach Nordostbrasilien verschleppten Mücken der Art Anopheles gambiae (s. S. 67) erwiesen sich sogar zu 100% infiziert (CRAIG und FAUST). Mit Hilfe der Präcipitationsmethode (biologische

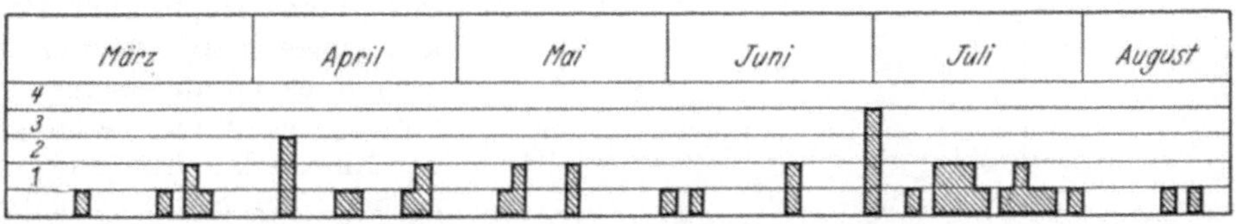

Abb. 8. Pockenepidemie in Basel (1921) zeigt das typische Verhalten einer Tardiv-(Kontakt-)Epidemie. Gezeichnet nach den Angaben von HUNZIKER und REESE. (Nach R. DOERR 1942.)

Eiweißdifferenzierung) läßt sich schließlich noch ermitteln, wie hoch der Prozentsatz der von Menschen- bzw. der von Tierblut sich ernährenden Anophelen ist (sog. misanthrope und anthropophile Anophelenarten; vgl. S. 67).

Die zur Massenausbreitung neigenden Infektionskrankheiten führen dann zu *Epidemien*, wenn genügend infektionsempfängliche Individuen vorhanden und außerdem auch die für die Weiterverbreitung der Infektionskeime sonst noch in Betracht kommenden Vorbedingungen besonders günstig sind. Die Epidemien können langsam entstehen oder aber plötzlich, schlagartig auftreten; man unterscheidet dementsprechend *Tardiv-* und *Explosivepidemien*. Wenn eine Infektionskrankheit in ihrem Endemiegebiet epidemisch auftritt, spricht man auch von *Pfropfepidemie*.

Entwicklung, Ausbreitung und Verlauf einer Epidemie werden einmal durch die Eigenschaften und die Übertragungsweise („Infektionsweg“; s. S. 11) der in Betracht kommenden Art von Krankheitserregern, vor allem auch durch den „Kontagionsindex“ (s. S. 16) und durch die „Keimzeit“, d. h. die zwischen Ansteckung und Beginn der Infektiosität der betroffenen Individuen liegende Zeitspanne (s. S. 6), ferner durch die Bevölkerungsdichte, speziell durch die Anzahl und Verteilung der in dem betreffenden Gebiet vorhandenen infektionsempfänglichen Personen und durch den Grad ihrer Disposition bestimmt. Zur Entstehung von Tardivepidemien kommt es im allgemeinen dann, wenn die Krankheitskeime von Mensch zu Mensch, d. h. durch Kontakt (Berührung, Tröpfcheninfektion) weiter verbreitet werden; man spricht deshalb vielfach auch von „Kontaktepidemien“, obwohl sich die beiden Begriffe keineswegs vollkommen decken. Vielmehr ist es sehr wohl möglich, daß z. B. eine Masernepidemie zwar mit einer Anzahl von Einzelfällen beginnt, dann aber ziemlich schlagartig auftritt, trotzdem der Erreger auf direktem Wege (durch Kontakt) übertragen wird und die Keimzeit 10 Tage beträgt (s. S. 6); das rasche Ansteigen der Morbiditätsziffern ist in solchen Fällen dadurch bedingt, daß von jedem Erkrankten nicht eine, sondern mehrere Neuansteckungen ausgehen, daß also die Ausbreitung des Infektionsstoffes in geometrischer Progression erfolgt (GOTTSTEIN, DOERR). Ganz allgemein wird die Durchseuchungsgeschwindigkeit um so größer sein, je dichter die empfänglichen Individuen beisammen wohnen, d. h. je größer das Verhältnis der Disponierten zur Gesamtbevölkerung und je kürzer die Keimzeit der betreffenden Seuche ist (hinsichtlich der zahlenmäßigen Ermittlung der Durchseuchungsgeschwindigkeit vgl. FRIEDEMANN 1928).

Einen ausgesprochen tardiven Charakter weisen beispielsweise die Diphtherie- und Scharlachepidemien auf. Die Morbiditäts- und Mortalitätskurven dieser beiden durch eine geringe Kontagiosität (s. S. 16) gekennzeichneten Krankheiten zeigen einen im Verlauf von Jahrzehnten erfolgenden langsamen Anstieg und nach einer etliche Jahre langdauernden Acme ein ebenso allmählich erfolgendes Absinken. Bei geringer Kontaktmöglichkeit kann es bei diesen Erkrankungen sogar zu einer „*Durchseuchungsverlangsamung*“ (de Rudder 1934) kommen. Wenn in ein Land mit gutem Impfschutz Pocken eingeschleppt werden, so kommt es im allgemeinen zu vorwiegend milde verlaufenden Einzelerkrankungen („Variolois“; vgl. S. 44) besonders bei älteren Leuten, die infolge der lange zurückliegenden Schutzimpfung nur noch eine relative Immunität aufweisen; dagegen sind bei gelockertem Impfschutz (z. B. in England) immer wieder meist plötzlich auftretende Epidemien möglich (s. auch Abb. 8).

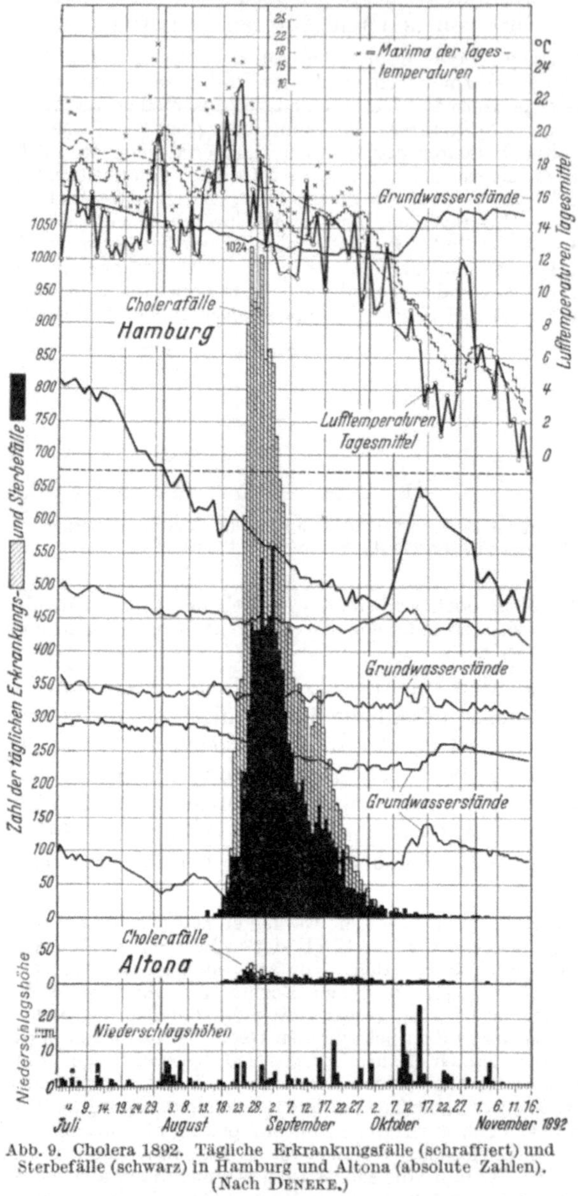

Abb. 9. Cholera 1892. Tägliche Erkrankungsfälle (schraffiert) und Sterbefälle (schwarz) in Hamburg und Altona (absolute Zahlen). (Nach Deneke.)

Auch bei den tierischen Kontakt- (Ketten- oder Berührungs-) Seuchen, wie Rotz, Beschälseuche der Pferde (Trypanosoma equiperdum), seuchenhaftem Verkalben (Bangsche Krankheit; Brucella abortus) und Tuberkulose der Rinder, die also im allgemeinen durch direkte Ansteckung von Tier zu Tier übertragen werden, erfolgt die Ausbreitung nur allmählich. Von den einzelnen verseuchten Beständen kriecht die Erkrankung durch gelegentliche Verschleppung meist langsam weiter; eine raschere Verbreitung kann allerdings bei lebhaftem Viehverkehr (Handel, Märkte) erfolgen. Von den direkt übertragenen Tierkrankheiten zeigt die fast ausschließlich durch umherschweifende, noch nicht manifest erkrankte Hunde (vgl. S. 6) verschleppte Tollwut die schnellste Weiterverbreitung; es kommt hier vielfach zu einem „Weiterspringen“ der Seuche, d. h. zum Auftreten regelloser Erkrankungsfälle in mitunter weit abgelegenen Gebieten (Francke und Goerttler, Schoop; vgl. S. 79).

Entsprechend den obigen Darlegungen tritt eine Explosivepidemie dann auf, wenn eine große Anzahl empfänglicher Personen gleichzeitig infiziert wird. Dies kann einmal dann der Fall sein, wenn hochinfektiöse Erreger, wie z. B. das Grippevirus durch die Luft verbreitet werden oder, wie Cholera-, Typhus-, Paratyphus-, Enteritis- und Ruhrbacillen in Nahrungsmittel (Wasser, Milch, Fleisch u. a.) gelangen und diese von vielen Personen genossen werden. Als typische Beispiele von vielen seien hier nur die schweren Trinkwasserepidemien in Hamburg 1892 (DENEKE; vgl. Abb. 9), Gelsenkirchen 1901 (s. Abb. 10 und 11) und Hannover 1926 (M. HAHN und REICHENBACH) angeführt, die durch Infektion der zentralen Wasserversorgungsanlagen mit Choleravibrionen bzw. Typhusbacillen verursacht worden waren.

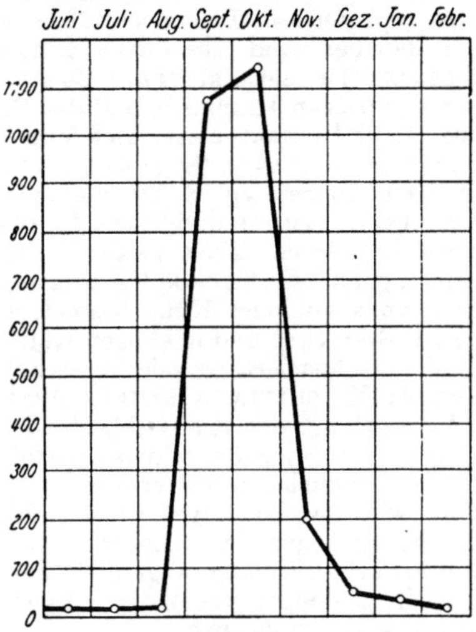

Abb. 10.

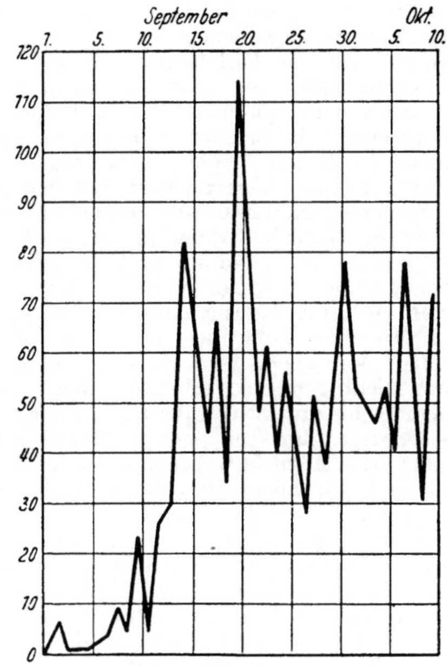

Abb. 11.

Abb. 10. Typhusepidemie in Gelsenkirchen (1901). Die absoluten Zahlen der auf die einzelnen Monate entfallenden Erkrankungen sind als Ordinaten (in der Mitte des jedem Monat entsprechenden Abszissenabschnittes) aufgetragen und die Scheitelpunkte der Ordinaten durch eine gebrochene Linie verbunden. Die absoluten Erkrankungszahlen haben eine relative Bedeutung, da sie auf die annähernd konstant gebliebene Bevölkerungsziffer des verseuchten Bezirks zu beziehen sind. (Nach R. DOERR 1942.)

Abb. 11. Ein Abschnitt der in Abb. 2 dargestellten Typhusepidemie; Registrierung der auf jeden Tag entfallenden Erkrankungen. (Nach R. DOERR 1942.)

Eine solche Infektion des Wassers kommt hauptsächlich durch Verunreinigung mit Fäkalien zustande; die Gefahr der Wasserverschmutzung ist vor allen Dingen deswegen so groß, weil im Wasser die Typhus- und Paratyphusbacillen lange Zeit lebensfähig bleiben, die Choleravibrionen sich sogar vermehren. Bemerkenswert ist, daß in solchen Fällen von Trinkwasserverseuchung, z. B. in Hannover 1926, den eigentlichen Epidemien vielfach eine ebenfalls durch das infizierte Wasser und zwar vielleicht durch Paracolibacillen verursachte Häufung von Durchfallerkrankungen vorausging (NERLICH, HORNUNG, KAIL u. a.). KAIL nimmt an, daß diese „Wasserkrankheit" oder „Vorkrankheit" (LOHDE), die nach seinen Befunden besonders auch bei Milchepidemien auftritt, vor allem dann zu beobachten ist, wenn bei der Infektion eine große Anzahl von Typhus- oder Paratyphusbacillen verschluckt wird, während eine kleine Bakterienmenge nach einer entsprechenden Inkubationszeit unmittelbar ein typhöses Krankheitsbild verursacht. Bei Paratyphus-B-Epidemien, die auf den Genuß von Lebensmitteln zurückgehen, in denen die Erreger angereichert sind, steht deshalb nach Ansicht des genannten Autors die enteritische Erscheinungsform im Vordergrund, während Kontaktfälle, die durch eine geringe Erregerzahl verursacht werden, meist rein typhös verlaufen. Dabei ist allerdings darauf hinzuweisen, daß es sich bei den im Abwasser vorkommenden Stämmen anscheinend häufig um eine atypische Form des Paratyphus-B-Bacillus handelt (HECKER, BRANDIS; vgl. S. 30). In seltenen Fällen sind auch schon Ruhr- und WEIL-(Icterus infectiosus-)Epidemien durch verseuchtes Trinkwasser verursacht worden (SCHAD, JORGE, PETZETAKIS). Dagegen dürfte bei der Tuberkulose die Übertragung durch bacillenhaltiges Wasser (Verunreinigung z. B. durch Abwässer von

Lungenheilstätten; s. RIMPAU und STRELL) im Vergleich mit der Staubinfektion kaum eine Rolle spielen; immerhin könnte aber durch derart verunreinigtes Wasser, soweit es sich um bovine Tuberkelbacillen handelt, eine Tuberkuloseinfektion von Rindern erfolgen. Außerordentlich groß ist die Zahl der in der Literatur (vgl. LÜBE, SELIGMANN, KATHE, WERNER und ZÖCKLER u. a.) mitgeteilten explosiven Typhus- und Paratyphusepidemien durch Milch und Milchprodukte, zumal diese für die genannten Keime einen vorzüglichen Nährboden darstellen; bei derartigen Milchepidemien werden häufig vorwiegend Frauen und Kinder betroffen (CARLÉ u. a.). Zwischen den einerseits durch Abwasser (Verseuchung einer zentralen Wasserversorgungsanlage), andererseits durch Milch und auch sonstige Lebensmittel bedingten explosiven und auch den durch Kontakt verursachten Typhus- und Paratyphusepidemien besteht im allgemeinen insofern ein gewisser Unterschied, als man es im ersten Fall häufig mit verschiedenen Erregern zu tun hat, während die Nahrungsmittelepidemien meist von einem Keimträger ausgehen und dementsprechend ebenso wie die Kontaktepidemien ein ätiologisch einheitliches Gepräge aufweisen (NERLICH). So hat es sich z. B. bei der eben genannten Trinkwasserepidemie in Hannover (1926) zwar hauptsächlich um Typhuserkrankungen gehandelt; daneben sind aber auch zahlreiche Paratyphusfälle zu verzeichnen gewesen (vgl. SCHLOSSBERGER und FRIEBER). Ebenso wie die Salmonellabakterien werden auch die Erreger der BANGschen Krankheit und des Maltafiebers (Brucella abortus und Brucella melitensis) außer durch Kontakt meist durch Milch verbreitet und können dadurch plötzlich gehäufte Krankheitsfälle bewirken (SCHAEDE u. a.). Anscheinend können ferner auch Scharlach, E-Ruhr (Shigella sonnei; vgl. S. 32), Poliomyelitis (JUBB, DINGMAN, KNAPP, GODFREY und AYCOCK, GOLDSTEIN, HAMMON und VIETS, MATHEWS) und Q-Fieber (HUEBNER und Mitarbeiter, K. F. MEYER) durch Milch weiter verbreitet werden. Vor allem wäre aber in diesem Zusammenhang auf die Tuberkuloseübertragung durch nicht genügend erhitzte Milch perlsüchtiger (Typus bovinus) Kühe besonders auf Säuglinge hinzuweisen; während in manchen Ländern, z. B. in USA und in einigen Kantonen der Schweiz, zum Teil auch in Dänemark durch radikale Ausmerzung aller tuberkulösen Rinder diese Möglichkeit schon weitgehend beseitigt wurde (FLÜCKIGER, WIESMANN, JENSEN), stellt in Deutschland die zunehmende tuberkulöse Verseuchung der Rindviehbestände, die wohl vor allem auf die Einstellung hochgezüchteter Rassen an Stelle der widerstandsfähigen Landrassen (vgl. S. 54) zurückzuführen ist, eines der vordringlichsten und ernstesten hygienischen Probleme dar. Durch Pasteurisieren der Milch wird das Poliomyelitisvirus offenbar nicht vernichtet (LAWSON und MELNICK). Dagegen wird im allgemeinen angenommen, daß Tuberkelbacillen bei vorschriftsmäßig durchgeführter Pasteurisierung abgetötet werden; immerhin sind aber auch noch in den letzten Jahren in pasteurisierter Milch gelegentlich lebende Tuberkelbacillen festgestellt worden (KLIMMER und SCHÖNBERG).

Nur kurz sei hier noch auf die durch sonstige Lebensmittel, in erster Linie durch infizierte Fisch- und Fleischwaren, Eier und Konserven bedingten Explosivepidemien hingewiesen. Bei den durch Fisch- und Fleischwaren, Eier, besonders Enteneier, sowie Speiseeis verursachten Nahrungsmittelepidemien handelt es sich vorwiegend um Infektionen mit Paratyphus- und den verschiedenen Typen von Enteritisbacillen (vgl. S. 30; BITTER, STANDFUSS, BOECKER, KAUFFMANN, HOHN und HERRMANN, KATHE, CHERRY, SHERAGO und WEAVER, SELIGMANN, K. F. MEYER, WERNER u. a.); eine Infektion von Fischen kann z. B. durch bakterienhaltiges Transporteis erfolgen (ROMMELER). Außerdem können solche gehäuft auftretenden Lebensmittelvergiftungen in selteneren Fällen auch durch die verschiedenen Typen (A, B, C, D, E) des aus dem Boden stammenden anaeroben Clostridium botulinum (vgl. S. 35) verursacht sein, die sich gelegentlich in Wurst-, Fleisch-, Fisch- oder Gemüsekonserven vermehren und deren Gifte als einzige Bakterientoxine vom Verdauungskanal aus resorbiert werden. Gelegentlich können offenbar auch der Scharlach (JACOBI und ZUR VERTH), vielleicht auch die Poliomyelitis (HORSTMANN) durch Nahrungsmittel übertragen werden und so unter Umständen als Explosivepidemien auftreten. Während nun aber bei der Grippe und anderen ausschließlich oder vorwiegend auf dem Luftwege übertragenen Erkrankungen die epidemische Ausbreitung ziemlich schrankenlos weiterschreiten wird, ist die Ausdehnung der Nahrungsmittelepidemien wenigstens zunächst auf den Konsumentenkreis beschränkt, der allerdings sehr groß sein kann. So hat die Cholera bei ihren Pandemien mehrfach zur Verseuchung von Flußläufen geführt; im Herbst 1947 erfolgte ihre Ausbreitung über ganz Ägypten durch infizierte Datteln (CARLINFANTI). Häufig kommt es vor, daß sich an die Nahrungsmittel-, besonders die Trinkwasserepidemien durch direkte Weiterübertragung von Mensch zu Mensch sog. Kontaktinfektionen anschließen, daß also die Explosivepidemie allmählich in eine Kontaktepidemie übergeht. Hierbei spielen außer der Länge der Keimzeit und der Krankheitsdauer auch die Häufigkeit von Dauerausscheidern unter den Genesenen und von gesunden Keimträgern (s. S. 22), sowie die Zeitdauer der Ausscheidung, die Menge der ausgeschiedenen Keime und ihre Lebensfähigkeit außerhalb des Körpers eine bedeutsame Rolle (PRAUSNITZ u. a.). Die durch Enteritisbacillen und das Clostridium botulinum bedingten Lebensmittelvergiftungen endigen in der Regel blind, d. h. eine direkte Weiterübertragung von Mensch zu Mensch findet hier nicht statt (vgl. S. 26).

Weiterhin können aber auch die durch Arthropoden übertragenen Seuchen zu einer explosionsartigen Häufung von Erkrankungsfällen führen. Hier ist der Charakter und die Ausdehnung der Epidemie naturgemäß weitgehend von den Lebensgewohnheiten der Überträger, bei frei lebenden Insekten auch von ihrem Verbreitungsgebiet, von den klimatischen und jahreszeitlichen Verhältnissen abhängig. In den Malariaendemiegebieten, vor allem in den sog. Hyperendemiegebieten bilden hauptsächlich die Kinder die Infektionsquelle für die Anophelen (s. S. 52). Bei Gegenwart einer großen Anzahl empfänglicher Anophelen, bei ausreichender Wärme und bei Vorhandensein vieler bisher noch nicht infizierter Individuen genügen unter Umständen schon wenige Gametenträger (s. S. 23), um schwere Malariaepidemien hervorzurufen. Solche explosive Häufungen von Malariaerkrankungen größten Ausmaßes haben sich z. B. im Verlauf mehrerer Italienzüge deutscher Kaiser während des Mittelalters (besonders 4. Romzug Kaiser Barbarossas 1166/67; Celli, Kestner, Maisch, Schlossberger), bei der Belagerung von Mantua 1796/97 und beim oberitalienischen Feldzug Napoleons III. 1859 (Haeser u. a.), neuerdings im Jahre 1934/35 auf der Insel Ceylon ereignet (Dunn; vgl. auch S. 69). In ähnlicher Weise sind etwa seit Ende des 15. Jahrhunderts vor allem in Kriegszeiten (insbesondere 30jähriger Krieg, Napoleonische Kriege, Krimkrieg, 1. und 2. Weltkrieg) bei starker Verlausung der Truppen oder der Zivilbevölkerung die plötzlich aufgetretenen schweren Fleckfieberepidemien zustande gekommen. Den Ausgangspunkt solcher Epidemien bilden Einzelfälle, von denen aus dann durch infizierte Läuse, besonders bei dichtem Zusammenwohnen vieler empfänglicher Individuen, eine rasche Ausbreitung der Krankheitserreger stattfindet. Analoge Verhältnisse finden wir auch bei der Beulenpest, die im Gegensatz etwa zur Cholera, sich zunächst fast immer langsam, dann aber rasch ausbreitet und schließlich allmählich wieder zurückgeht. Zu einem gehäuften Auftreten dieser Seuche, die, wie bereits (S. 14) erwähnt wurde, eigentlich eine Infektionskrankheit der Nagetiere, besonders der Ratten darstellt, soll es nach der von der Mehrzahl der Autoren seither vertretenen Annahme in den Endemiegebieten dann kommen, wenn sich die Rattenflöhe (Xenopsylla cheopis, Leptopsylla musculi, Ceratophyllus sp.) stark vermehren und genügend empfängliche Individuen vorhanden sind. Vor allem wurde darauf hingewiesen, daß die Kurve der Morbidität an Drüsenpest beim Menschen entsprechend der Zu- und Abnahme der Rattenflöhe einen periodischen Verlauf aufweist und daß dementsprechend die menschlichen Erkrankungen so gut wie ausschließlich durch infizierte Rattenflöhe verursacht sind (Dieudonné und Otto), so daß Bekämpfungsmaßnahmen, welche nur die Ratten, aber nicht die Flöhe erfassen, das Überspringen der Infektion auf den Menschen direkt begünstigen sollen. Demgegenüber konnten nun aber Blanc und Baltazard (s. auch Girard) nachweisen, daß die Rattenflöhe den Menschen nur ausnahmsweise stechen, daß dies indessen besonders dann der Fall ist, wenn bei einer Pestepizootie viele Ratten zugrunde gehen und deren Flöhe keine sonstige Nahrung finden. Bei den dadurch bedingten menschlichen Pesterkrankungen handelt es sich aber trotzdem nur um Einzelfälle. Zur Pestepidemie unter den Menschen kommt es nach den eingehenden Untersuchungen der genannten französischen Autoren aber dadurch, daß die Ektoparasiten der an einer Pestsepticämie erkrankten Menschen, also vor allem Menschenflöhe (Pulex irritans) und Läuse (Pediculus humanus), die reichlich Pestbacillen enthalten, die Infektion unter der meist in recht unhygienischen Verhältnissen lebenden Bevölkerung rasch weiterverbreiten (vgl. S. 14 und 69). Im Gegensatz zur Beulenpest wird die Lungenpest durch direkten Kontakt (Tröpfcheninfektion) von Mensch zu Mensch übertragen.

Aus den bisherigen Darlegungen ergibt sich, daß explosive „echte" Epidemien besonders beim Überspringen einer Seuche von einem Endemieherd in ein von der betreffenden Krankheit vorher freies Gebiet zu beobachten sind. Erinnert sei hier nur an die großen Wanderzüge der Pest und der Cholera, sowie an die Grippepandemien; auch hier ist mitunter eine gewisse Periodizität erkennbar, wie z. B. bei den vom 14.—18. Jahrhundert immer wiederkehrenden Pestepidemien in Mitteleuropa. Hierher gehört ferner auch z. B. die bereits (S. 50) erwähnte Einschleppung der Syphilis von dem heutigen Haiti nach Europa, sowie die durch die spanischen und englischen Eroberer verursachte Ausbreitung verschiedener, damals in der alten Welt endemischer Seuchen, vor allem der Lepra, der Pocken, des Typhus, der Diphtherie, der Pest u. a. auf dem neuentdeckten Kontinent.

Auf Grund der Wirkung, welche die zur Massenausbreitung neigenden Infektionskrankheiten auf die Bevölkerung ausüben, kann man zwischen Abwehr-

und Fluchtseuchen unterscheiden. Als *Abwehrseuchen* wären solche übertragbare Erkrankungen zusammenzufassen, vor denen man sich durch Absonderung, Absperrung oder Ausstoßung der Patienten schützen kann. Als Prototyp einer derartigen Abwehrseuche ist die Lepra anzuführen; seit altersher ist es üblich gewesen, die Aussätzigen aus der Gemeinschaft auszuschließen („auszusetzen") oder in sog. Leproserien unterzubringen, um die Gesunden vor Ansteckung zu bewahren. Auch gegenüber der Syphilis hat man früher derartige Maßnahmen zur Anwendung gebracht. Demgegenüber handelt es sich bei den *Fluchtseuchen* um solche Krankheiten, denen sich die Gesundgebliebenen durch Entfliehen zu entziehen suchen; dieses Ausweichen vor der Gefahr hat besonders in früheren Jahrhunderten häufig zur Weiterverbreitung der betreffenden Erkrankungen geführt. Ausgesprochene Fluchtseuchen sind beispielsweise die Pest und die Cholera, sowie einige durch Insekten übertragene und nur in deren Verbreitungsgebiet vorkommende, also ortsgebundene Krankheiten, wie Malaria und Schlafkrankheit. Bei ansteckenden Krankheiten, deren Übertragung hauptsächlich durch dichtes Beisammenwohnen zustande kommt, wie z. B. bei Tuberkulose und Lepra, spricht man auch von „*Haus- und Gemeinschaftsseuchen*" (Rimpau und Strell); in manchen Gebieten gehört hierher auch die Pest (Blanc und Baltazard). Andererseits werden gewisse infektiöse Erkrankungen, wie die Tuberkulose und die Geschlechtskrankheiten wegen ihrer vielfach verheerenden Folgen für die Allgemeinheit als „*soziale Infektionskrankheiten*" zusammengefaßt. Als „*Kriegsseuchen*" kamen und kommen zum Teil auch heute noch hauptsächlich Pest, Cholera, Fleckfieber, Typhus und Paratyphus, Ruhr, Pocken, Malaria, sowie Geschlechtskrankheiten in Frage; ihr meist plötzliches Auftreten und ihre rasche Ausbreitung werden durch die beim Aufmarsch von Armeen erfolgende Ansammlung großer Massen infektionsempfänglicher Individuen auf engem Raum, durch die starken körperlichen Anstrengungen, die klimatischen Einflüsse, die ungenügende Körperpflege, die einseitige, mitunter auch nicht regelmäßige und nicht ausreichende Verpflegung bei der Truppe, sowie die als Begleiterscheinung vieler Kriege herrschende Hungersnot unter der Zivilbevölkerung der betroffenen Gebiete ermöglicht und begünstigt (Schlossberger). Ebenso können gerade in Kriegszeiten vielfach manche Tierseuchen, vor allem Rinderpest, Rotz und Räude infolge der durch die Kriegsverhältnisse bedingten Tierbewegungen eine mitunter verheerende Zunahme aufweisen. Auch in Lagern (Arbeits-, Flüchtlings-, Kriegsgefangenen- und Konzentrationslager) sind durch das enge Zusammenwohnen und die vielfach unhygienischen Verhältnisse die Vorbedingungen für das Entstehen von Epidemien im allgemeinen erfüllt. Als derartige Lagerseuchen kommen hauptsächlich Typhus und Paratyphus, Enteritis, Ruhr, sowie Krätze in Betracht; bei dem in Chroniken usw. besonders des 17. und 18. Jahrhunderts vielfach genannten Lagerfieber hat es sich meist um Fleckfieber gehandelt. Hinsichtlich der sog. *Zivilisationsseuchen* vgl. S. 54.

Manche Infektionskrankheiten werden besonders häufig bei bestimmten Beschäftigungen übertragen und werden dann in diesem Falle nach der 3. Verordnung über Ausdehnung der Unfallversicherung auf Berufskrankheiten vom 16. 12. 36 (RGBl. I, S. 117), in der Fassung der 4. Verordnung über Ausdehnung der Unfallversicherung auf Berufskrankheiten vom 29.1.43 (RGBl. I, S. 85) als *Berufskrankheiten* anerkannt. In diesem Sinne sind als gefährdet vor allem Personen anzusehen, die im Gesundheitsdienst durch ihre Tätigkeit in Krankenanstalten oder Laboratorien, als Fleischbeschauer usw. einem erhöhten Infektionsrisiko ausgestzt sind. Ferner gehören hierher auch solche Personen, die im Ausland, besonders als Seeleute, Kaufleute, Monteure usw., oder bei der Tierhaltung und Tierpflege sowie bei Tätigkeiten, die durch Umgang oder Berührung mit Tieren, mit tierischen Teilen (z. B. Häute; vgl. S. 11), Erzeugnissen und Abgängen einer Infektion mit den Erregern von exotischen Krankheiten oder von bestimmten, auf den Menschen übertragbaren Zoonosen (Milzbrand, Rotz, Tularämie, Schweinerotlauf, Streptokokkenkrankheiten, Tuberkulose, Paratyphus, Tetanus, Psittakose, Maul- und Klauenseuche, Pocken, Tollwut, Brucellosen, Leptospirosen, Trychophytie, Favus, Sporotrichose, Wurmkrankheiten usw.) besonders ausgesetzt sind (Koelsch).

Auch von den Geschlechtskrankheiten (Syphilis, Gonorrhoe, Ulcus molle, Lymphogranuloma inguinale) wird vorzugsweise ein bestimmter Personenkreis ergriffen. Wie bereits (s. S. 11) hervorgehoben wurde, findet die venerische Infektion vorwiegend durch Geschlechtsverkehr, also durch direkten Kontakt von Individuum zu Individuum, statt, wobei Latentkranke als Überträger der Erreger eine große Rolle spielen (s. S. 27). Extragenitale Übertragungen erfolgen heutzutage im allgemeinen nur ausnahmsweise, sind indessen in den Endemiegebieten der Syphilis die Regel (s. S. 51); infolge des gemeinsamen Gebrauchs von Wäsche, Eß- und Trinkgeräten u. dgl. werden z. B. in Bosnien und bei den Burjato-Mongolen sowie in Ägypten (Pruner, l. c. S. 189) vielfach schon die Kinder syphilitisch infiziert. In der ersten Zeit nach Auftreten der Syphilis in Europa (s. S. 50) scheint nach den Angaben zahlreicher Autoren (Meyer-Ahrens, Haeser, Bergh, Bloch, Grön) diese Art der Weiterverbreitung, vielleicht infolge einer stärkeren Virulenz des Erregers, indessen viel häufiger gewesen zu sein. In manchen Fällen erfolgte eine Übertragung offenbar schon durch bloßen Umgang mit Kranken, ferner in den öffentlichen Badestuben, sowie durch Benützung verunreinigter Betten in Gaststätten, häufiger durch Verwendung unsauberer Schröpfköpfe (Thomas Jordanus; weitere Literatur bei Fries), Rasiergeräte u. dgl., sowie bei der Beschneidung und beim Tätowieren (Barker u. a.). Anscheinend wurden früher vielfach Säuglinge durch syphilitische Ammen, aber auch umgekehrt gesunde Ammen durch syphilitische Säuglinge (Rollet, Morel-Lavallée u. a.), gelegentlich auch Schwangere und Wöchnerinnen durch kranke Hebammen mit Lues infiziert. Zahlreiche richtige Syphilisepidemien entstanden im 19. Jahrhundert durch die bei der Pockenschutzimpfung damals übliche Verwendung von sog. humanisierter Lymphe (s. S. 47), d. h. durch die Überimpfung von Vaccinepustelinhalt von einem erfolgreich geimpften, aber kongenital luischen Kind auf weitere Impflinge (Stricker, Fries). Auch bei der Gonorrhoe kommen extragenitale Übertragungen vor; erinnert sei nur an die Ophthalmoblenorrhoe und die gonorrhoische Vulvovaginitis kleiner Mädchen.

In diesem Zusammenhang wäre noch darauf hinzuweisen, daß es auch bei den Tieren Krankheiten gibt, die durch den Deckakt übertragen werden. Hierher gehören vor allem die durch das Trypanosoma equiperdum verursachte Beschälseuche („Dourine") bei Pferden (s. S. 6 und 58) und der durch ein Virus hervorgerufene Bläschenausschlag (Exanthema coitale) der Pferde und des Rindviehs, die beide in Deutschland anzeigepflichtig sind (s. S. 85). Zu nennen wäre hier ferner die bei Rindern vorkommende Trichomonadeninfektion (Trichomonas foetus) und die durch einen der Luesspirochäte [Spir. pallida (Treponema pallidum)] nahestehenden Erreger [Spir. (Treponema) cuniculi] bedingte Hasensyphilis oder Hasenvenerie, die spontan auch bei Kaninchen vorkommt (Worms) und bei dieser Tierart schon mehrfach zu Verwechslungen mit der experimentell auf Kaninchen übertragbaren menschlichen Syphilis geführt hat. Zum Teil wird auch die Kückenruhr (Salm. pullorum; s. S. 28 und unten) von Hähnen, bei denen die Infektion im Hoden lokalisiert ist, auf Hennen übertragen.

In der Tierheilkunde spricht man nach Francke und Goerttler vom epidemiologischen Standpunkt aus dann noch von *Handelsseuchen*, die vorwiegend durch den Tierverkehr und Tierhandel verbreitet werden; zu diesen gehören vor allem Schweinepest, Maul- und Klauenseuche, Bangsche Krankheit (seuchenhaftes Verkalben der Rinder), Rotz, Beschälseuche, Räude, Druse und Geflügelcholera. Außerdem kann man bei den infektiösen Haustiererkrankungen zwischen Stall- und Weideseuchen unterscheiden, wenn auch eine scharfe Trennung nicht immer möglich ist. Zu den *Stallseuchen* oder Kulturseuchen, die durch das enge Zusammenleben der Haustiere, durch rasche Aufzucht und züchterische Verfeinerung (Streben nach Frühreife hinsichtlich Arbeits-, Milch- und Mastfähigkeit) bedingt sind, zählen insbesondere Rinder- und Schweinetuberkulose, Schweineseuche, Bangsche Krankheit, sowie Brustseuche der Pferde; auch die Ausbreitung des Rotzes wird durch die Stallhaltung der Pferde begünstigt. Dabei ist es bemerkenswert, daß bei wild lebenden Wiederkäuern (Büffel, Zebus, Steppenvieh) und anderen Tieren Tuberkulose, seuchenhaftes Verkalben und sog. Aufzuchtkrankheiten (Kälberruhr, Fohlenlähme, Lämmerdysenterie, Ferkelgrippe, Tracheobronchitis der Kücken, Kückenruhr u. a.) nicht oder nur selten vorkommen. Nach den Angaben von Baur (zit. nach Heck) sind Hausschweine, welche nicht die weiß-rosa Farblosigkeit der Haut und der Haare haben, sondern die Wildfarbe tragen, gegen manche Schweinekrankheiten, vor allem den Rotlauf sehr widerstandsfähig und Heck berichtet, daß die von ihm durch Rückzüchtung aus verschiedenen Rinderrassen erhaltenen Auerochsen gegen die Maul- und Klauenseuche und das Katarrhalfieber, die in unseren Hausrinderbeständen große Verheerungen anrichten, so gut wie unempfindlich sind. Vorwiegend als *Weideseuchen* treten Rauschbrand und Milzbrand, deren sporenbildende Erreger sich in den Weideplätzen unbegrenzt halten, sowie die durch Zecken übertragene Rinderpiroplasmose, ferner Schafräude und Schweinepest auf. Da diese Krankheiten auch bei wildlebenden Tieren (z. B.

Schweinepest bei Wildschweinen) vorkommen, werden sie im Gegensatz zu den Kulturseuchen auch als *Urseuchen* oder *Primitivseuchen* bezeichnet (FRANCKE und GOERTTLER).

Während eine große Reihe von Infektionskrankheiten auf der ganzen Erdoberfläche beobachtet wird, ist das Vorkommen mancher infektiöser Erkrankungen auf bestimmte Gebiete beschränkt. In erster Linie gilt dies für die sog. *Tropenkrankheiten*, vor allem für die meisten durch Trypanosomen (Schlafkrankheit, CHAGASsche Krankheit, zahlreiche Tierkrankheiten), Leishmanien (Orientbeule, Kala azar, Hautleishmaniose), Filarien, Schistosomen (Bilharzia u. a.), Bartonellen (Oroyafieber), sowie für manche durch filtrierbare Virusarten hervorgerufene Erkrankungen (Gelbfieber, Dengue- und Pappatacifieber), die nur in wärmeren Klimaten, teilweise allerdings nicht nur in der tropischen Zone, sondern auch in subtropischen Gebieten anzutreffen sind. Der Grund hierfür liegt großenteils darin, daß die betreffenden Erreger einen Entwicklungsgang in bestimmten Zwischenwirten durchmachen. Da einerseits diese Zwischenwirte vielfach an ein bestimmtes Klima gebunden sind, andererseits die Entwicklung der Erreger in ihren Zwischenwirten nur bei gewissen Mindesttemperaturen stattfindet, ist es verständlich, daß derartige Krankheiten in Gebieten der gemäßigten Zonen oder auch im tropischen Hochgebirgsklima überhaupt nicht oder nur unter ganz bestimmten Voraussetzungen, hauptsächlich in heißen Sommern auftreten können (vgl. S. 69). Letzteres gilt insbesondere auch für die ausschließlich durch Anophelen übertragenen verschiedenen Formen der Malaria, deren Verbreitungsgebiet indessen mit den Grenzen des Anophelenvorkommens keineswegs zusammenfällt, weil die Plasmodien für ihre geschlechtliche Entwicklung in der Mücke gewisse Anforderungen an die Wärme stellen; die Malaria überschreitet daher fast nirgends die 16^0-Sommerisotherme (MARTINI 1943). Das im tropischen Afrika und Amerika endemische, durch Mücken der Gattung Aëdes (insbesondere Aëdes aegypti) übertragene Gelbfieber wurde im Laufe der Jahrhunderte zwar mehrfach in Gebiete der gemäßigten Zone, wie z. B. nach Nordamerika, der Pyrenäenhalbinsel, Italien, Frankreich und England eingeschleppt und hat dort auch wiederholt zu ausgedehnten Epidemien geführt; es konnte indessen in diesen Gebieten trotz Vorkommens der Gelbfiebermücke nicht endemisch werden, weil die klimatischen Verhältnisse den Temperaturansprüchen des Virus auf die Dauer nicht genügten. Auch die in den Tropen endemische Hakenwurmkrankheit (Ancylostoma duodenale und Necator americanus) kommt in der gemäßigten Zone nur selten, gelegentlich in Bergwerken vor, da die im Boden erfolgende Entwicklung der Larven dieser Nematoden wärmere Temperaturen erfordert. Ebenso ist die Amöbenruhr (Entamoeba histolytica) vorwiegend eine tropische Erkrankung, trotzdem Cystenträger verhältnismäßig häufig auch in der gemäßigten Zone gefunden werden (WESTPHAL, CRAIG und FAUST; vgl. S. 21 und 28). Merkwürdigerweise kommt die der Syphilis in ätiologischer Hinsicht sehr nahestehende Framboesie (Spirochaeta pertenuis), die ebenfalls durch Kontakt, zum Teil vielleicht auch durch gewisse Mücken und Fliegen (Aëdes aegypti, Hypoderma pallipes, Hippelates sp., Musca sp.; CRAIG und FAUST, K. F. MEYER) rein mechanisch verbreitet wird, nur in der tropischen Zone vor; gegen die von manchen Autoren (BLACKLOCK u. a.) vertretene Annahme, daß Framboesie und Syphilis identische Krankheiten seien, spricht unter anderem die Tatsache, daß beide Erkrankungen nebeneinander auftreten können.

Andererseits gibt es aber auch manche Infektionskrankheiten, wie Scharlach und Diphtherie, die in den wärmeren Klimaten viel seltener sind, als in der gemäßigten Zone. So pflegen Scharlachepidemien auf Schiffen bei Erreichen der tropischen Zone alsbald zu erlöschen (MARTINI). Auf Grund der Feststellungen zahlreicher Autoren, nach denen der Diphtheriebacillus in den tropischen und subtropischen Gebieten weitverbreitet ist und bei den tropischen Bevölkerungen spezifische Antikörper gegen Diphtherie und Scharlach (SCHICK- und DICK-Test) in etwa derselben Häufigkeit, wie in Nordamerika oder Europa nachzuweisen sind, nimmt DE RUDDER an, daß hierfür nicht etwa die mangelnde Infektionsgelegenheit, sondern eine durch das wärmere Klima bedingte raschere, frühere und leichtere Immunisierung der Bevölkerung gegen Diphtherie und Scharlach, d. h. eine „*geographische Durchseuchungspräzession*" mit zunehmender Äquatornähe verantwortlich zu machen ist. Ähnlich liegen die Verhältnisse vielleicht auch bei der Poliomyelitis, deren Virus anscheinend zwar in der ganzen Welt, besonders auch in Gegenden mit schlechten sanitären Zuständen, wie z. B. in den Südstaaten der USA. vorhanden ist, die aber trotz dieses Mangels an hygienischen Einrichtungen hier nur sporadisch und viel seltener auftritt als in den Nordstaaten der Union (NELSON; vgl. auch S. 42). Immerhin finden sich in letzter Zeit immer mehr Berichte über Epidemien von Kinderlähmung auch in tropischen Gebieten (MAY). Wie bereits oben (s. S. 34) erwähnt wurde, kommen einige Formen von Encephalitis nur in verhältnismäßig eng begrenzten Gebieten vor, während andere, besonders die Encephalitis lethargica, weiter verbreitet sind. In manchen Gegenden treten mehrere Formen nebeneinander auf (OLITSKY und CASALS). Recht erhebliche Unterschiede weist offenbar die geographische Verbreitung der verschiedenen Streptokokkentypen auf (ROEMER). Eine Reihe von Endemiegebieten der Tularämie findet sich außer in Nordamerika, Japan und der asiatischen Türkei vor allem in Rußland (Stromgebiete des Ural, der Wolga, der Oka, des Don, am oberen und unteren Dnjepr); es ist durchaus mit der Möglichkeit zu rechnen, daß die Seuche in erster Linie von den niederschlagsarmen und darum nagetierreichen weiten Steppengebieten Südostrußlands weiter nach Westen vordringt, zumal bereits unter anderem in Skandinavien (besonders 1937 und 1938), Mähren (1935/37), Thrazien und der asiatischen Türkei (1935/38) zum Teil größere Epidemien aufgetreten sind (B. SCHMIDT; vgl. S. 66). Das erstmals im Jahre 1935 in Queensland (Australien) festgestellte Q-Fieber (Rickettsia burneti) trat während des 2. Weltkrieges gehäuft im Mittelmeergebiet (insbesondere in Griechenland) und vereinzelt in Mittelamerika (Panama) auf; in der Nachkriegszeit sind Epidemien in der Schweiz, in Deutschland und in Nordamerika (Amarillo in Texas, Chicago, Südkalifornien) beobachtet worden (IMHÄUSER, SHEPARD, HUEBNER und Mitarbeiter). Auffallend ist, daß in Gegenden, in denen der Schafrauschbrand enzootisch ist, der Rinderrauschbrand nicht vorkommt und umgekehrt. In ähnlicher Weise ist das Maltafieber (Brucella melitensis) nur in den am Mittelmeer liegenden französischen Departements unter den Ziegen- und Schafbeständen enzootisch, während die BANGsche Krankheit der Rinder (Brucella abortus) hier fehlt, aber im übrigen Frankreich weit verbreitet ist. Hinsichtlich des geographischen Vorkommens der Salmonella- und Shigellaarten vgl. S. 31 und 32. Nach der Ansicht von CHAUSSINAND wurde die in zahlreichen Kulturländern früher endemische Lepra durch die Tuberkulose daraus verdrängt.

Für manche Infektionskrankheiten, die sog. *Wanderseuchen*, wie z. B. Pest, Cholera, Influenza, Poliomyelitis, Maul- und Klauenseuche, Rinderpest, Schweinepest u. a. ist es charakteristisch, daß sie von einem Gebiet ins andere weiterschreiten; dabei wird vielfach beobachtet, daß bestimmte Gebiete (sog. Befallgebiete) von der betreffenden Krankheit immer wieder heimgesucht werden und andere (sog. Ruhegebiete) weitgehend verschont bleiben. Auch die Pocken sind eine ausgesprochene Krankheit des menschlichen Verkehrs, insbesondere der Massenwanderungen hygienisch ungünstig gestellter Bevölkerungsgruppen

(Auswanderer, Wanderarbeiter, Pilger, Flüchtlinge, Obdachlose) (Breger). Andere ansteckende Krankheiten sind bis zu einem gewissen Grade ortsgebunden, also seßhafter; aber auch diese sog. Heimseuchen, wie Masern, Scharlach, Diphtherie u. a., insbesondere auch die sog. Stallseuchen der Haustiere (s. S. 63) können in andere Gebiete weiterverschleppt werden. Die Schnelligkeit, mit der diese Ausbreitung erfolgt, ist bei den einzelnen Erkrankungen zum Teil recht verschieden und hängt hauptsächlich von der Übertragungsweise ab. Vielfach folgen die Seuchen bei ihrer Ausbreitung den großen Verkehrswegen (Straßen, Wasserläufe, Eisenbahn-, Schiffahrts- und Flugverkehrslinien); unabhängig davon dehnen sich aber z. B. die Influenza und gewisse Tierkrankheiten (Tollwut, Tularämie, Pest u. a.) aus.

Am schnellsten erfolgte die Ausbreitung, wie Kisskalt (1930) hervorhebt, bei der pandemischen Grippe, die 1918/19 im Verlauf von etwa 3 Monaten Europa, Amerika und Asien heimgesucht hat (Vaughan). Sehr rasch erfolgte auch die Verbreitung der Syphilis nach ihrem ersten Auftreten in Europa (1493; vgl. S. 50), während die Wanderzüge der Pest und der Cholera sich über Jahre erstreckten. Die Maul- und Klauenseuche brauchte bei dem bösartigen Seuchenzug 1919/21 volle 3 Jahre, um von Aachen nach Königsberg zu gelangen (Francke und Goerttler). Noch langsamer ging z. B. die Ausbreitung der Diphtherie vor sich, die von 1856—1873 und später von 1875—1892, also jedesmal 17 Jahre brauchte, um von Ostpreußen aus den Rhein zu erreichen. Für die Poliomyelitis ist es charakteristisch, daß die Epidemieherde in langsamem Tempo von Gebiet zu Gebiet wandern; die Epidemien bleiben im gleichen Jahre durchweg auf bestimmte Gebiete selbst dann beschränkt, wenn es sich um Distrikte mit starkem Durchgangsverkehr handelt (Pette). Eine offenbar nur langsam, aber stetig an Ausdehnung gewinnende Infektionskrankheit stellt die bei verschiedenen Arten von Nagetieren vorkommende, aber auf den Menschen übertragbare Tularämie dar; es besteht hier die Gefahr, daß die Seuche von ihren enzootischen Herden in Rußland, Skandinavien, in der asiatischen Türkei, in Nordamerika und Japan aus zunächst eine Verseuchung der Nagetierwelt weiterer Gebiete verursacht und daß es dann auch hier zu Übertragungen der Erkrankung auf den Menschen kommt (Schmidt). Manche Tierkrankheiten, wie Milzbrand und Rauschbrand, sind ausgesprochene Ortsseuchen; diese bodenständigen Erkrankungen sind dadurch gekennzeichnet, daß sie keine Neigung haben, von selbst zu verschwinden (Francke und Goerttler; vgl. auch S. 63). Hinsichtlich des Vorkommens von sog. „regionären Variationen" mancher seuchenartiger Erkrankungen (Typhus-Paratyphus-Enteritisgruppe, bakterielle Ruhr u. a.) vgl. S. 31 und 32.

Bei den vom Tier auf den Menschen übertragenen und den durch Zwischenwirte verbreiteten Infektionskrankheiten kann eine Wanderung bzw. Verschleppung der Erkrankung oder auch ein Wechsel ihres epidemiologischen Charakters auch durch gewisse faunistische Änderungen zustande kommen. So ist bei der Pest im Laufe der Jahrhunderte ein Wandel insofern erfolgt, als bei den im Altertum aufgetretenen Seuchenausbrüchen, wie z. B. bei der in den Jahren 542—600 in der gesamten damals bekannten Welt herrschenden sog. Pest des Justinian nicht wie heute Ratten, sondern andere Nagetiere, wahrscheinlich Feldmäuse, das Reservoir des Krankheitsstoffes gebildet haben. Im Altertum gab es in Europa noch keine Ratten. Die Hauptüberträgerin der Pest, die schwarze Ratte (sog. Hausratte, Rattus rattus rattus) wurde erst durch die Kreuzzüge nach Europa eingeschleppt (Jorge und Roubaud). Die heute bei uns dominierende graubraune Wanderratte (Rattus rattus norvegicus) kam erst im 18. Jahrhundert von der Gegend des Kaspischen Meeres nach Europa und hat hier die Hausratte großenteils verdrängt. Ist in einer Gegend die Rattenpest ausgebrochen, so verlassen viele Ratten das verseuchte Gebiet und schleppen so die Pest in andere Rattenpopulationen. Die Rattenpest breitet sich auf diese Weise um den alten Pestherd, in dem nun schon die Menschenpest herrscht, ringförmig aus; in dem neu verseuchten Gebiet folgen dann auch die Erkrankungen beim Menschen auf die Rattenepizootie. Infizierte Ratten können naturgemäß auch durch die Eisenbahn, auf Schiffen, unter Umständen sogar in Flugzeugen verschleppt werden. Auch hierbei springt die Pest erst als Ratten-, dann als Menschenseuche auf weiter abgelegene Orte, besonders auf Hafenstädte über (vgl. S. 14 und 61).

Als Beispiel einer durch Verschleppung eines Zwischenwirtes bewirkten veränderten Seuchenlage sei hier das plötzliche Erscheinen der westafrikanischen Moskitoart Anopheles gambiae in Nordostbrasilien angeführt. Während zahlreiche Anophelen (sog. zoophile oder misanthrope Arten) mit Vorliebe Tierblut saugen und deshalb bei der Malariaübertragung nur eine geringe Rolle spielen, gehört der Anopheles gambiae neben einigen in Indien heimischen Species (Anopheles stephensi, Anopheles fluviatilis, Anopheles ludlowi und Anopheles punctulatus) zu den sog. anthropophilen Arten, die zur Blutmahlzeit offenbar nur an den Menschen gehen und deshalb als Malariaüberträger besonders gefürchtet sind (vgl. S. 57). Der Anopheles gambiae wurde nun im Jahre 1929 durch die zwischen Dakar (Französisch-Westafrika) und Natal (Staat Pernambuco in Brasilien) eingerichtete Luftverkehrslinie nach dem nördlichen Südamerika verschleppt, hat dort trotz aller Gegenmaßnahmen sich zunächst immer mehr ausgebreitet und zu sehr schweren Wechselfieberepidemien unter der vorher nur wenig malariaverseuchten Bevölkerung geführt (s. S. 57). Erst in den Jahren 1940/41 ist es mit Hilfe der modernen Insektizide (Dichlordiphenyltrichloräthan) anscheinend gelungen, Nordostbrasilien von diesem gefährlichen Eindringling zu befreien.

Bei zahlreichen Infektionskrankheiten ist ein gehäuftes Auftreten in bestimmten Jahreszeiten zu beobachten; soweit es sich dabei um eine direkte Auswirkung klimatischer Einflüsse auf die der Infektion ausgesetzten Individuen, auf die Erreger oder auf die Überträger handelt, spricht man in diesen Fällen auch von *Saisonkrankheiten*. Eine solche jahreszeitliche Acme wird allerdings mitunter durch andersartige Faktoren, wie z. B. bei den Masern durch die mit der Einschulungszeit zusammenhängende erhöhte Exposition der Kinder oder bei anderen Erkrankungen durch sonstige regelmäßig sich wiederholende Ereignisse (Pilgerfahrten, Jahrmärkte u. dgl.) vorgetäuscht, hat also unter Umständen mit klimatischen Einflüssen nichts zu tun. In diesem Sinne spricht z. B. die Tatsache, daß gerade bei den Masern der Morbiditätsgipfel in verschiedenen Gegenden zu verschiedenen Zeiten auftritt (DE RUDDER). Ebenso kann sich nach DE RUDDER, WILDFÜHR u. a. auch bei Keuchhusten, Pocken und Varicellen, besonders bei Zusammenfassung vieler Jahre je nach den Übertragungsverhältnissen zu jeder Jahreszeit eine solche scheinbare Saisonbevorzugung ergeben. Indessen weisen die Jahreskurven der Masern- und der Keuchhustenletalität Winter-Frühjahrsgipfel auf, die jedoch, wie ihr Parallelgehen mit der Kurve der Pneumoniesterblichkeit zeigt, offenbar auf das gehäufte Vorkommen komplizierender Bronchopneumonien zurückzuführen sind.

Dagegen handelt es sich bei der Steigerung der Diphtherie- und der Scharlachmorbidität im Spätherbst oder Winter allem Anschein nach um echte Saisongipfel, deren Zustandekommen schon mit der um diese Zeit erfolgenden Häufung von Erkältungskrankheiten in Verbindung gebracht wurde (s. S. 21), aber allein auf diese Weise offenbar nicht befriedigend erklärt werden kann (DE RUDDER). CLAUBERG und MARCUSE haben angenommen, daß die Virulenz der Diphtheriebacillen jahreszeitliche Schwankungen aufweist (vgl. S. 46). Ferner glaubt BORTELS nachgewiesen zu haben, daß die Diphtheriebacillen auf Änderung der „Wetterstrahlung" sehr empfindlich reagieren, und daß auch Diphtherieepidemien beim Menschen einen von dieser Strahlung sehr abhängigen Verlauf nehmen können. Nach WILDFÜHR besteht dagegen die Wahrscheinlichkeit, daß die Diphtheriedisposition des Menschen einem saisonbedingten Wechsel unterliegt. Ebenso ist auch die Poliomyelitis, deren Epidemien in Europa und Nordamerika mit weitgehender Regelmäßigkeit in die Spätsommer- und Herbstmonate fallen, eine ausgesprochene Saisonkrankheit. Da das Poliomyelitisvirus vielfach im Stuhl von Kranken und von Gesunden (PAUL und Mitarbeiter, HORSTMANN u. a.), sowie in Abwässern in reichlicher Menge enthalten ist und auch bei Fliegen, die vor allem in der Umgebung von Erkrankten gefangen wurden, wiederholt nachgewiesen werden konnte, hat man das jahreszeitliche Auftreten der Poliomyelitis schon in gleicher Weise wie die etwa zu gleicher Zeit erfolgende Häufung der Ruhrfälle (s. unten) mit der Vermehrung der genannten Insekten in den Spätsommermonaten in Verbindung gebracht (SABIN); in anderen Fällen war aber ein solcher Zusammenhang der Poliomyelitiserkrankungen mit einer Zunahme der Fliegen nicht nachweisbar (DIXON, MATHEWS). Insbesondere hat sich gezeigt, daß Poliomyelitisepidemien gelegentlich auch in den Wintermonaten (Island 1946/47, Australien 1937/38; MAY), also ohne Beteiligung von Fliegen auftreten, während z. B. die ausschließlich durch Mücken der Gattung Aëdes auch auf den Menschen übertragene sog. westliche Encephalomyelitis der Pferde mit Beginn der kälteren Jahreszeit schlagartig erlischt (LEAKE und Mitarbeiter, HOWE). Von manchen Autoren wurden auch schon saisonbedingte Virulenzschwankungen des Poliomyelitiserregers als Ursache des jahreszeitlichen Auftretens der Kinderlähmung angenommen; diese Vermutung hat sich jedoch nach den Feststellungen von JUNGEBLUT nicht als zutreffend erwiesen (vgl. S. 46). Es besteht daher wohl eher die Wahrscheinlichkeit, daß die Empfänglichkeit des Menschen für die Erkrankung saisongebunden ist (AYCOCK, JUNGEBLUT; s. bei PETTE). ARMSTRONG führt das jahreszeitliche Auftreten der Poliomyelitis in den gemäßigten Klimaten auf eine infolge verminderter Sekretion erhöhte Durchlässigkeit der für das Eindringen des Virus seiner Ansicht nach hauptsächlich in Betracht kommenden Schleimhäute des Nasopharynx während der warmen Jahreszeit zurück. Nach BURNET ist das Auftreten einer Poliomyelitisepidemie in erster Linie auf eine geringgradige Mutation des Virus in einen stärker invasiven Typus zurückzuführen. Obwohl der eigentliche Ausbruch einer Poliomyelitisepidemie in den gemäßigten Zonen in den Sommermonaten zu erfolgen pflegt (vgl. S. 42), können einzelne Fälle auch im folgenden Winter beobachtet werden; auch ist es möglich, daß die Epidemie im Herbst zwar zurückgeht, aber im nächsten Jahr plötzlich wieder aufflackert (MAY). Von den verschiedenen Encephalitisformen tritt die ostsibirische Encephalitis vorzugsweise im Mai und Juni auf, während die japanische und die St. Louis-Encephalitis gewöhnlich im Juli oder August und die ECONOMOsche Encephalitis lethargica in erster Linie im Winter und zu Beginn des Frühlings beobachtet werden (OLITSKY und CASALS).

Da sich Anhaltspunkte für die Möglichkeit jahreszeitlicher Virulenzschwankungen der Erreger bisher nur ausnahmsweise ergeben haben (z. B. beim Gelbfiebervirus; s. unten), steht die Mehrzahl der Autoren (DE RUDDER, DONLE, WILDFÜHR u. a.) auf dem Standpunkt, daß die bei manchen direkt oder durch unbelebte Gegenstände übertragenen Erkrankungen vorkommenden, echten Saisonrhythmen der Morbiditätskurven als Folge einer durch unmittelbare klimatische Einflüsse bedingten Erhöhung der individuellen Disposition anzusehen sind. Großenteils handelt es sich dabei um Krankheiten mit einem niedrigen Kontagionsindex (DONLE; s. S. 16), bei denen die Infektion in einem mehr oder weniger hohen Prozentsatz der Fälle symptomlos verläuft, es aber durch das Hinzutreten dispositionssteigernder Momente, vor allem durch ungünstige Witterungseinflüsse zur manifesten Erkrankung kommen kann. Derselbe Mechanismus liegt offenbar auch dem Frühjahrs-(Mai-Juni-)Gipfel der Malaria zugrunde, wie er in deren Verbreitungsgebieten in der gemäßigten Zone (z. B. Ostfriesland, Holland, Mittelmeergebiete) zu beobachten ist. Dieser kommt dadurch zustande, daß im vorhergehenden Spätsommer oder Herbst erfolgte, aber bisher latent gebliebene Plasmodieninfektionen („verlängerte Latenz"; s. S. 6) unter der Einwirkung klimatischer Einflüsse manifest werden. Diese sog. „*Provokationsepidemien*" treten also zu einer Jahreszeit auf, in der die für die natürliche Übertragung der Malaria erforderlichen klimatischen Bedingungen noch gar nicht gegeben sind; bemerkenswerterweise kann dieser Frühjahrsgipfel sogar höher sein, als der vorausgegangene Sommergipfel (MARTINI).

Die mechanische Weiterübertragung besonders gewisser durch Stuhl oder Urin ausgeschiedener Krankheitserreger (Typhus-, Paratyphus-, Ruhrbacillen, Eier von Ancylostoma duodenale u. a.) durch Fliegen (vgl. EMMEL) findet naturgemäß vor allem in der örtlich verschiedenen Hauptvermehrungszeit dieser Insekten im Sommer statt. Es ist auch schon angenommen worden, daß Typhus- und Paratyphusbacillenträger in den Sommermonaten mehr Keime ausscheiden und daß auf diese Weise eine vermehrte Übertragungsmöglichkeit geschaffen wird. Auf Grund genauer Untersuchungen über den Witterungseinfluß auf den Verlauf von Typhus-, Paratyphus- und Ruhrepidemien, z. B. der Typhusepidemien in Gelsenkirchen 1921 und in Hannover 1926 ist DONLE der Ansicht, daß die Seuchenkurve mit dem Vorherrschen tropischer Warmluft im Sommer zu steigen beginnt, daß aber diese Aufwärtsbewegung durch dazwischen vorkommende stärkere Kaltlufteinbrüche unterbrochen wird und es so zu Spitzenbildungen, bei längerem Aufenthalt der Kaltluft sogar zur Umkehrung der Seuchenkurve kommt. Nach KISSKALT ist die Ruhr von heißen Sommern derart abhängig, daß bei Seuchenzügen kühlere Orte überschlagen werden und die Krankheit hier unter Umständen erst 1 Jahr später als erwartet ausbricht. Vielfach ist bei den Pandemien der Cholera ein vorübergehendes Erlöschen der Seuche im Herbst beobachtet worden (KISSKALT). Bei den Darmerkrankungen, in erster Linie bei der Ruhr, bieten gerade die warmen Monate auch wegen der in dieser Jahreszeit häufigen Diätfehler besonders günstige Übertragungsbedingungen.

Im übrigen sind die jahreszeitlichen Schwankungen bei den durch Arthropoden verbreiteten Infektionskrankheiten in der Mehrzahl durch Temperatur- und Feuchtigkeitseinflüsse auf die Überträger oder auf die in diesen stattfindende Parasitenvermehrung bedingt. So wird der eben genannte Sommer-(August-September-)Gipfel der Malaria in den kühleren Endemiegebieten dadurch verursacht, daß die Anophelen ebenso wie andere Mückenarten gegen Austrocknung sehr empfindlich und daß infolge davon infizierte Anophelen besonders in der Zeit der höchsten Luftfeuchtigkeit (Juli—September) festzustellen sind (MARTINI; s. auch S. 64). In gleicher Weise wie die Malaria werden manche andere durch Kerbtiere übertragene Seuchen (vgl. S. 64) durch ein reines Kontinentalklima mit seinen heißen Sommermonaten begünstigt (MARTINI). Auch bei der in der Hauptsache durch Flöhe erfolgenden Verbreitung der Beulenpest (s. S. 14 und 61) spielen klimatische Faktoren eine wesentliche Rolle, da die sog. „Flohzeiten" weitgehend mit dem Wechsel der Witterung, besonders mit der Luftfeuchtigkeit zusammenhängen. Da die Lebensbedingungen für die Rattenflöhe in einer kühlen und feuchten Jahreszeit am günstigsten sind und auch die Pestbacillen unter solchen Umständen sich üppig vermehren und lange lebensfähig bleiben, ist es verständlich, daß in Indien in dem feuchten Jahre 1917 eine der schwersten Pestepidemien zu verzeichnen war (DIEUDONNÉ und OTTO). Andererseits ist die Häufung der Fleckfieber- und Rückfallfiebererkrankungen im Winter auf das dichtere Zusammenleben der Menschen in dieser Jahreszeit, sowie auf die dadurch bedingte stärkere Verlausung und größere Ansteckungsmöglichkeit zurückzuführen.

Die schwere Malariaepidemie in Ceylon 1934/35 (vgl. S. 61) war durch das Ausbleiben des sonst von Ende Mai bis Ende September auftretenden Südwest-Monsuns im Jahre 1934, den unregelmäßigen Regenfall in der sog. Zwischenmonsunperiode (Oktober) und das Ausbleiben des sonst folgenden Nordost-Monsuns im südwestlichen Teil der Insel bedingt. Durch den Ausfall des Südwest-Monsuns kam es in dem genannten Gebiete zu einer ungewöhnlichen Trockenheit und damit zu einer geringen Wasserführung der Flußläufe in dieser sonst regenreichen Zone („wet zone"). Die infolge davon in den Flußbetten entstandenen zahlreichen Pfützen bildeten eine erhebliche Zunahme der für Anopheles culicifacies geeigneten Brutplätze, die zusammen mit der klimatisch bedingten verlängerten

Brutgelegenheit zu einer außerordentlichen Vermehrung der für die Epidemie verantwortlichen eben genannten Mückenart führte (Dunn).

Dafür, daß entgegen der allgemeinen Annahme die Infektiosität eines Erregers durch klimatische Einflüsse eine Änderung erfahren kann, sprechen die Ergebnisse experimenteller Untersuchungen von Dinger, Schüffner, Snijders und Swellengrebel über das Gelbfiebervirus. Es zeigte sich nämlich, daß mit diesem Virus infizierte Mücken (Aëdes aegypti) dann, wenn man sie einige Zeitlang einer Temperatur von 22° aussetzt, durch ihren Stich Affen nicht mehr krank machen, daß es aber bei diesen Tieren zu einer latenten Infektion kommt, die eine starke Immunität hinterläßt. Bringt man die infizierten Mücken aber dann wieder für einige Zeit in eine Temperatur von 26°, so kehrt die volle Virulenz des Virus zurück.

Seuchenstatistik.

Für die zahlenmäßige Erfassung der Verbreitung der einzelnen Seuchen und der durch sie bedingten Bevölkerungsverluste stehen einerseits besonders die auf Grund der Anzeigepflicht für ansteckende Krankheiten (vgl. S. 85) eingehenden Meldungen, daneben die Ergebnisse schulärztlicher Untersuchungen, sowie die Unterlagen der Krankenkassen und die Krankenhausstatistiken, andererseits die auf den ärztlichen und standesamtlichen Meldungen basierende Todesursachenstatistik zu Verfügung. Da vielfach, besonders bei den leichten Infektionskrankheiten der ärztlichen Meldepflicht nur unzureichend, häufig auch zu spät („Verzögerungsdauer" nach Raettig, 1946) entsprochen wird, mitunter sogar falsche Angaben gemacht, da ferner die abortiven Erkrankungsfälle nur zum kleinsten Teil, die symptomlosen Infektionen im allgemeinen überhaupt nicht erfaßt werden, erhält man auf diese Weise meist nur ein recht unvollkommenes Bild von der Ausdehnung („Extensität"; vgl. S. 72) der einzelnen Seuchen (vgl. S. 19). Für gewisse, fast stets gutartig verlaufende, leichte Infektionskrankheiten, wie Masern, Röteln, Varicellen, Mumps, die zum Teil überhaupt nicht in ärztliche Behandlung kommen, besteht deshalb in den meisten Ländern keine Anzeigepflicht. Ausschlaggebend für die Beurteilung einer Infektionslage ist in erster Linie die Sterblichkeit. Der Tod ist zwar ein sicheres Ereignis; die in den Meldungen angegebene Todesursache stellt indessen, wie Lydtin mit Recht hervorhebt, schon einen gewissen Unsicherheitsfaktor dar. Die vergleichsweise Auswertung eines aus verschiedenen Quellen stammenden Materials ist naturgemäß nur dann möglich, wenn die Registrierung der verschiedenen Erkrankungen und der durch sie verursachten Sterbefälle nach einigermaßen übereinstimmenden Gesichtspunkten erfolgt, wie sie seit 1927 von der Hygienesektion des Völkerbundes durch Aufstellung internationaler Krankheits- und Todesursachenverzeichnisse angestrebt wurde. Die epidemiologische Erforschung der Infektionskrankheiten, d. h. die Aufstellung einer brauchbaren Morbiditäts- und Todesursachenstatistik setzt die Trennung der Erkrankungs- und Sterbefälle nach räumlichen und zeitlichen Verhältnissen, ferner nach Alter und Geschlecht, unter Umständen auch nach Beruf, sozialen Verhältnissen usw. voraus; bis jetzt sind diese Vorbedingungen nur in wenigen Ländern einigermaßen erfüllt (vgl. Prinzing, Gottstein u. a.). Einwandfreie Unterlagen werden daher im allgemeinen nur durch persönliche Erhebungen in einem geschlossenen Personenkreis erhalten.

Wie sich aus nachstehender Tabelle ergibt, versteht man unter *Morbidität* das Verhältnis der Anzahl der von einer Krankheit ergriffenen und unter *Mortalität* das der daran gestorbenen Individuen zur Gesamtzahl der Lebenden innerhalb einer bestimmten Bevölkerungsgruppe während einer bestimmten Zeitspanne.

Tabelle. *Zusammenhänge einiger epidemiologisch-statistischer Begriffe. Entnommen aus „Instruktionen über Maßnahmen gegen Infektionskrankheiten" der Schweizerischen Armee, B 208d (1944) (nach* GRUMBACH *1947).*

Infektiosität	Einwohnerzahl (bzw. umgerechnet auf 1000, 10000 oder 100000)	Morbidität	Mortalität
	Zahl der Infizierten		
Penetranz (s. S. 16)			
Genius epidemicus	Zahl der Erkrankten	Letalität	
	Zahl der Verstorbenen		

Die *Letalität* gibt dagegen den Prozentsatz der Todesfälle unter den Erkrankten an. Wenn man mit A die Zahl der Lebenden, mit mb die der Erkrankten, mit mt die der Gestorbenen bezeichnet, so lauten also die Formeln für die Morbidität $Mb = \frac{mb}{A}$, für die Mortalität $Mt = \frac{mt}{A}$ und für die Letalität $L = \frac{mt}{mb}$; die Zahl der Überlebenden entspricht der einfachen Differenz $A - mt$ (GOTTSTEIN). Für Vergleichszwecke werden die Werte der Morbidität und Mortalität im allgemeinen auf 1000, 10000 oder 100000 der mittleren Bevölkerung während eines bestimmten Zeitraumes (Jahr, Monat usw.) umgerechnet; man spricht dann auch von Jahres-, Wochen- usw. -Morbidität und -Mortalität. Außerdem kann man dann noch den prozentualen Anteil der innerhalb eines gewissen Zeitabschnittes durch eine bestimmte Infektionskrankheit verursachten Todesfälle an der Gesamtsterbeziffer berechnen.

Wie nun aber bereits (S. 51) erwähnt wurde, weisen die einzelnen Altersklassen eine zum Teil recht verschiedene Empfänglichkeit und Hinfälligkeit für gewisse Seuchen auf. Da demgemäß die Letalität mancher Infektionskrankheiten sehr wesentlich von dem Alter der Erkrankten abhängt, der Altersaufbau der Bevölkerungen verschiedener Länder jedoch zum Teil erhebliche Unterschiede aufweist, werden vergleichbare Zahlen im allgemeinen nur dann erhalten, wenn man die Morbiditäts- und Mortalitätswerte getrennt auf die Lebenden der einzelnen Altersklassen oder aber entsprechend der im internationalen Gesundheitsdienst heute üblichen Gepflogenheit auf eine sog. *Standardbevölkerung* von bestimmtem Altersaufbau umrechnet (DE RUDDER 1934). Es wird dabei nach PRINZING (1931) ermittelt, wieviel von 1000 Angehörigen der ganzen Bevölkerung auf jede Altersklasse entfallen; sodann werden diese Promillesätze mit den auf 1000 Lebende bezogenen Morbiditäts- bzw. Mortalitätskoeffizienten der einzelnen Altersklassen der betreffenden Bevölkerung multipliziert, die erhaltenen Produkte mit 1000 dividiert und schließlich sämtliche Werte addiert.

Wenn bei einem beschränkten Beobachtungsmaterial bestimmte Häufigkeitswerte für Morbidität, Mortalität oder Letalität empirisch ermittelt worden sind und nun aus diesen Zahlen auf die wahre Häufigkeit rückgeschlossen werden soll, so geschah dies früher in der Weise, daß man die als σ bezeichnete Streuung (standard deviation), d. h. die mittlere Abweichung vom Mittelwert, nach der Formel $\sigma = \sqrt{\frac{p(1-p)}{n}}$ berechnete, wobei p die beobachtete Häufigkeit und n die Anzahl der Fälle bedeutet. Diese Art der Berechnung des Wertes σ ist aber nur unter bestimmten Bedingungen korrekt. Es ist deshalb zweckmäßiger, den Rückschluß mit einer für alle Fälle gültigen Methodik durchzuführen, die sich formelmäßig allerdings nicht einfach wiedergeben läßt; eine einwandfreie Möglichkeit bietet aber für solche Zwecke die von KOLLER veröffentlichte Tafel 4. Sollen zwei empirisch gefundene Häufigkeiten, also beispielsweise die Zahlen der in einem bestimmten Gebiete vor und nach dem Kriege festgestellten oder die verschiedenen Altersgruppen angehörigen Diphtherietodesfälle miteinander verglichen werden, so wurde früher der mittlere Fehler σ der Differenzhäufigkeiten nach der Formel $\sigma = \sqrt{\frac{p_1(1-p_1)}{n_1} + \frac{p_2(1-p_2)}{n_2}}$ bestimmt, wobei p_1 und p_2 die beiden Häufigkeiten und n_1 und n_2 die entsprechenden Zahlen der beobachteten Fälle bedeuten. Auch diese Berechnungsweise ist nach den heutigen Anschauungen nur unter gewissen Voraussetzungen gültig; es empfiehlt sich daher, für diese Zwecke das jetzt übliche exaktere Verfahren durch Benützung der Tafeln 5 und 6 von KOLLER anzuwenden (vgl. auch GEPPERT).

Um den durch das Lebensalter bedingten Einfluß auf die Letalität infektiöser Erkrankungen (vgl. S. 71) zahlenmäßig auszudrücken, hat DOULL einen „*Altersverteilungsindex*" (index of age distribution) aufgestellt, der durch den Quotienten zwischen den auf eine Standardbevölkerung (s. oben) umgerechneten Zahlen der Todesfälle bei den 0—4jährigen und bei den über 10jährigen gebildet wird. Dieser sog. DOULL-Index steigt nach DE RUDDER bei den Zivilisationsseuchen (S. 18 und 54) einschließlich der Tuberkulose mit zunehmender Präzession der Durchseuchung an und stellt so ein indirektes, d. h. relatives Vergleichsmaß für die in manchen Bevölkerungen vorkommende Erscheinung der Altersverschiebung der genannten Krankheiten dar.

Unter „*Extensität*" einer Krankheit versteht man die Anzahl der von der Gesamtbevölkerung eines Gebietes bzw. einer Bevölkerungsgruppe innerhalb eines bestimmten Zeitraumes oder im Verlaufe einer Epidemie oder auch während ihres ganzen Lebens davon befallenen Individuen. Diese Zahlen umfassen naturgemäß nicht nur die Menge der gemeldeten oder sonstwie festgestellten manifesten Erkrankungen; vielmehr sind hierbei auch die latenten Erkrankungen (z. B. Syphilis), ferner die abortiven Krankheitsfälle, sowie diejenigen Personen einzubeziehen, bei denen die Infektion symptomlos verlaufen ist und entweder zu Keimträgertum oder, wie z. B. bei der Tuberkulose, der Poliomyelitis, der Encephalitis (s. SABIN und Mitarbeiter), der Influenza und dem Gelbfieber (vgl. S. 51) zu einer Allergisierung oder Immunisierung des Organismus geführt hat (vgl. S. 19). Demgegenüber stellt die „*Intensität*" einer Krankheit den Prozentsatz der durch sie verursachten Todesfälle dar. Bei den durch eine „echte" Epidemie (s. S. 49, 56 und 61) bedingten Seuchentodesfällen handelt es sich um eine sog. Zusatzsterblichkeit über den zur Zeit geltenden Durchschnittswert, d. h. die durch die betreffende Infektionskrankheit verursachte Zunahme der Todesfälle wird nicht durch eine Abnahme der Sterblichkeit aus anderen Todesursachen ausgeglichen (GOTTSTEIN, WEINBERG, BÜRGERS, KISSKALT, PRINZING, DE RUDDER u. a.). Aus der Zahl der an einem bestimmten Stichtag Befallenen und der durchschnittlichen Krankheitsdauer läßt sich dann, wenn bekannt ist, zum wievielten Male die einzelnen Personen erkrankt sind, berechnen, wie viele durchschnittlich während ihres Lebens erkranken und wie oft (KISSKALT).

Die Zahlen der durch die einzelnen Infektionskrankheiten verursachten Erkrankungs- und Todesfälle weisen erhebliche Streuungen auf. Diese sind einerseits durch den aus mehreren Teilfaktoren sich zusammensetzenden, wechselnden Seuchencharakter, außerdem aber noch durch eine Reihe von sonstigen Einflüssen bedingt, die bei statistischen Untersuchungen entsprechend berücksichtigt werden müssen, wenn vergleichbare Messungen erhalten werden sollen. Vor allem spielen bei diesem „*Mehrfaktorenproblem*" außer dem bereits erwähnten Lebensalter noch Geschlecht, Beruf, soziale Lage, Kultur, Klima, Jahreszeit und andere Momente, die zum Teil voneinander unabhängig sind, zum Teil aber unter sich zusammenhängen und sich gegenseitig beeinflussen und die bei geeignetem Zusammentreffen auch für das Zustandekommen und den Verlauf einer Epidemie verantwortlich sind, eine bedeutsame Rolle. Wenn der Gang einer Epidemie in einem Gebiet verfolgt werden soll, ist es daher notwendig, diese verschiedenen Punkte zu beachten und auch die chronologische Reihenfolge der einzelnen Erkrankungsfälle und ihre Verteilung auf die in Betracht kommenden Ortschaften, Straßen, Häuser, Stockwerke entsprechend zu registrieren. Von WATKINS und Lewis-Faning wurde ein als „Standard Cross-infection Ratio“ bezeichneter Index aufgestellt, der einen statistischen Vergleich zwischen verschiedenen Krankenanstalten oder Krankenabteilungen hinsichtlich des Vorkommens von *Krankenhausinfektionen* gestattet.

Eine bedeutsame Rolle spielen die Seuchen in der *Kriegs-Sanitätsstatistik*. Wie bereits oben (s. S. 62) hervorgehoben wurde, sind die Ausbreitungsbedingungen und -möglichkeiten für manche Infektionskrankheiten in Kriegszeiten besonders günstig, und es ist deshalb nicht erstaunlich, daß in fast allen früheren Kriegen die bei den beiderseitigen Armeen durch Erkrankungen, in erster Linie durch Seuchen entstandenen Ausfälle ein Mehr- oder Vielfaches der blutigen Verluste betragen haben (Frölich, Kübler, Prinzing, Schlossberger). Eine statistische Erfassung der durch Waffeneinwirkung und durch Krankheiten bedingten Abgänge wurde erstmals bei einigen Kriegen des 19. Jahrhunderts durchgeführt; zu nennen sind hier der nordamerikanische Bericht über den Sezessionskrieg 1861—1865 (The medical and surgical history of the war of the rebellion. Part II, Vol. 1: Medical history, 2. Aufl. Washington: Government Printing Office 1879), der deutsche Bericht über den deutsch-französischen Krieg 1870/71, die Sanitätsgeschichte des russisch-türkischen Krieges 1877/78 (Kosloff), das von O. v. Schjerning herausgegebene Handbuch der ärztlichen Erfahrungen im Weltkrieg 1914—1918 (Bd. 7. Leipzig: J. A. Barth 1922) u. a. m. Über die meisten Feldzüge der früheren Zeiten liegen in dieser Hinsicht nur vorwiegend ungenaue Schätzungen vor.

Nach Kübler ergeben sich die fast allen weiteren Berechnungen zugrunde liegenden Zahlen der Kranken und Verwundeten einer Armee durch Addition der Ziffern in den Meldungen der einzelnen Truppenteile und Lazarette. Hierfür bestehen aber in den verschiedenen Armeen keineswegs gleiche Normen, so daß die Angaben der einzelnen kriegführenden Staaten nicht ohne weiteres vergleichbar sind. Wie derselbe Autor hervorhebt, fehlt es zudem nicht an Beispielen dafür, daß die Krankenzahlen in manchen Armeen aus politischen, taktischen und anderen Gründen absichtlich falsch angegeben worden sind. In zahlreichen Kriegen, so z. B. im griechisch-türkischen Krieg von 1897, blieben die Verlustziffern von beiden Seiten überhaupt ungemeldet.

Im einzelnen sucht die Kriegs-Sanitätsstatistik die Zahl der von 1000 Mann der Iststärke wegen Verwundung und wegen Krankheiten, vor allem wegen infektiöser Erkrankungen in Behandlung gekommenen und der an Verwundung und Krankheiten verstorbenen Mannschaften festzustellen und daraus in erster Linie das Verhältnis von blutigen und Krankheitsverlusten zu berechnen. Bezeichnet man die tödlichen Verluste durch Waffeneinwirkung mit 1, so betrugen die durch Krankheit, hauptsächlich Seuchen bedingten Todesfälle bei den alliierten Truppen gegen Frankreich im Jahre 1792 rund 20—25 (Ruhr), bei den Russen im russisch-türkischen Krieg 1828/29 etwa 4 (Pest, typhöse Erkrankungen, Malaria, Ruhr), im Krimkrieg 1854—1856 bei den Franzosen 3,7, bei den Engländern sogar 9,3 (Cholera, Ruhr, Fleckfieber), im russisch-türkischen Krieg 1877/78 bei der russischen Donauarmee 2,5, bei der russischen Kaukasusarmee 18,8 (Typhus und Fleckfieber, Malaria, Ruhr), bei den Franzosen in Italien 1859 5,4 (Ruhr, typhöse Erkrankungen), in Mexiko 1862—1867 2,8 (Gelbfieber), im preußisch-österreichischen Krieg 1866 bei den Preußen 1,4 und bei den Österreichern 1,1 (Cholera), bei den Engländern in Ägypten 1882—1885 5,2 (Typhus) und im südafrikanischen Krieg 1899—1902 2,3 (auch Typhus), bei den Nordamerikanern im spanisch-amerikanischen Krieg 1898/99 4,8 (Typhus, Ruhr, Malaria, Gelbfieber), aber bei den deutschen Truppen im deutsch-französischen Krieg 1870/71 0,5 (Typhus und Ruhr) und im 1. Weltkrieg 1914—1918 sogar nur 0,11 und bei den Italienern in Abessinien 1935/36 0,33 (Typhus, Malaria).

Andererseits kann aber auch das Verhältnis der in den Lazaretten behandelten Mannschaften zu den Gestorbenen und Gefallenen, sowie die Zahl der Erkrankungsfälle (meist an Infektionskrankheiten) zu der Iststärke in Beziehung gebracht werden. Als Beispiel seien nachstehend nur einige Zahlen nach KÜBLER angeführt: Im Krimkrieg 1854—1856 erkrankte das englische Heer innerhalb von 2 Jahren $3^1/_2$mal, das Heer der Nordstaaten im nordamerikanischen Bürgerkrieg 1861—1865 im Verlauf von 4 Jahren $7^1/_2$mal, die russische Kaukasusarmee im russisch-türkischen Krieg 1877/78 in 26 Monaten $4^1/_2$mal und das spanische Heer auf Kuba allein im Jahre 1897 (Iststärke 195000 Mann) etwa 3mal. Berechnet auf 1000 Mann der Iststärke sind im Krimkrieg 1854—1856 bei den Engländern 1475,4, bei den Franzosen 1168, im italienischen Feldzug 1859 bei den Franzosen 863, im böhmischen Krieg 1866 bei den Preußen 229,3, im deutsch-französischen Krieg 1870/71 bei den Deutschen 589,1, im russisch-türkischen Krieg 1877/78 bei der russischen Donauarmee 1479,4 wegen

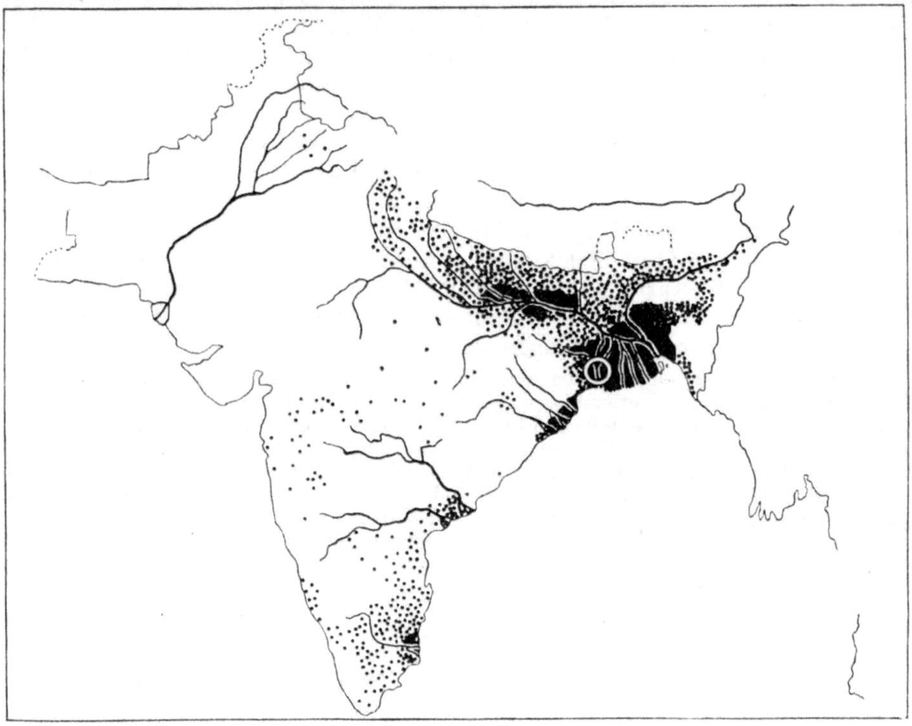

Abb. 12. Cholera-Endemiegebiete in Indien und ihre Beziehung zu den Flußläufen. O Am stärksten verseuchtes Gebiet. Der Darstellung des Verseuchungsgrades wurde die durchschnittliche Zahl der Choleraerkrankungsfälle in 10 Jahren, welche zwischen 1901—1945 die geringste Cholerasterblichkeit aufwiesen, zugrunde gelegt. [Nach Chronical of the World Health Organization, 4, 24 (1950).]

Erkrankungen in Lazarettbehandlung gewesen. Im Krimkrieg wurden bei den Engländern und Franzosen 77,4 bzw. 73,3 Erkrankungsfälle und 46,1 bzw. 40,3 Todesfälle an Cholera je 1000 Mann Kopfstärke festgestellt. Im russisch-türkischen Krieg 1877/78 betrugen bei der russischen Kaukasus- und russischen Donauarmee die Erkrankungsfälle an Ruhr 93,3 bzw. 57,8 und die Todesfälle an derselben Erkrankung 14,4 bzw. 16,1‰. Bei der russischen Donauarmee wurden damals 320062 (= 524,3‰ der Iststärke) und bei der russischen Kaukasusarmee sogar 610591 (= 2477,5‰ der Iststärke) Erkrankungsfälle an Malaria festgestellt; die Malariamortalität betrug bei den beiden Armeen 3,3 bzw. 0,5‰. Im deutsch-französischen Krieg 1870/71 erkrankten bzw. starben von den deutschen Truppen an Typhus 91,0 bzw. 10,9‰; die entsprechenden Typhuserkrankungs- und Todesfälle betrugen im amerikanischen Sezessionskrieg 1861—1865 175,0 bzw. 63,0‰, bei der russischen Kaukasus- und der russischen Donauarmee im russisch-türkischen Krieg 1877/78 221,9 bzw. 77,9 und 163,6 bzw. 37,4‰. Selbstverständlich ist es bei der statistischen Erfassung der einzelnen Erkrankungen, vor allem auch der Geschlechtskrankheiten, von Wichtigkeit, die Zugänge fortlaufend (etwa in 10tägigen oder monatlichen Abständen) zu registrieren. Aus den Kurven der Krankenbewegung lassen sich gewisse Rückschlüsse auf die ärztliche Versorgung und auf die Ausstattung der Truppe mit Sanitätseinrichtungen [Lazarettverhältnisse, hygienische Einrichtungen und sonstige prophylaktische Maßnahmen (vor allem Impfungen)] ziehen.

Die Kriegs-Sanitätsstatistik vermag also, wie KÜBLER ausführt, die Erfolge einer guten Organisation des Sanitätsdienstes, einer zweckmäßigen Kranken- und Wundbehandlung und einer rationellen Seuchenprophylaxe nachzuweisen.

Zur Bestimmung der *Endemizität* einer Infektionskrankheit können verschiedene Methoden herangezogen werden. So ist z. B. SWAROOP bei der Ermittlung der endemischen Choleraherde in Indien einerseits von der Cholerasterblichkeit in den einzelnen indischen Distrikten während der letzten 45 Jahre ausgegangen und hat dann diejenigen 10 Jahre festgestellt, in denen die Choleramortalität am niedrigsten war. Auf diese Weise wurden die Gegenden mit hoher, mäßiger, niedriger und zweifelhafter Endemizität, sowie diejenigen Gebiete Indiens bestimmt, in denen die Cholera nicht endemisch ist. Im Hinblick darauf, daß nicht die tatsächliche Zahl der aufgetretenen Erkrankungsfälle, sondern die Kontinuität der Erkrankungen das wesentliche Kriterium für das endemische Vorkommen einer Infektionskrankheit darstellt (vgl. S. 49), wurde ferner die Monatsmortalität der Cholera für jeden indischen Distrikt im Verlauf eines 30 Jahre langen Zeitraums bestimmt; außerdem wurde dabei auch ermittelt, wie oft jeder Bezirk während eines Monats oder während eines längeren Abschnitts von Cholera frei war. In analoger Weise hat SWAROOP dann auch noch die aus den letzten 10 Jahren vorliegenden Angaben über die Cholera-Wochenmortalität

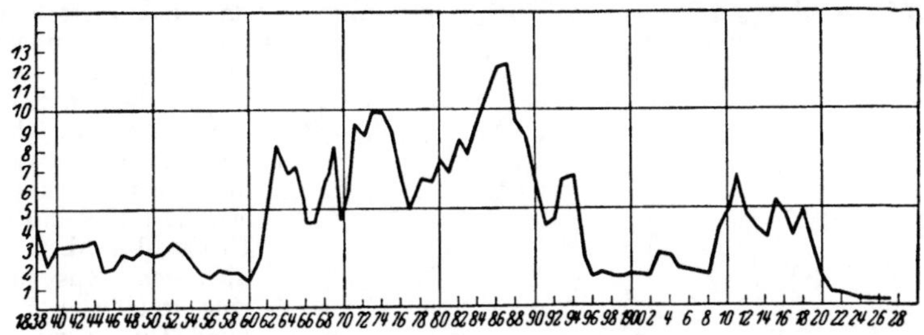

Abb. 13. Todesfälle an Diphtherie in Hamburg 1838—1927 auf 10000 Lebende. (Nach A. GOTTSTEIN bzw. R. DOERR 1942.)

in Indien verwertet. Es ließ sich dadurch zeigen, daß in Indien die endemischen Choleraherde in niedrig gelegenen, alluvialen, sehr feuchten und dicht bevölkerten Gebieten gelegen sind (s. Abb. 12).

Bei graphischer Darstellung des Auftretens und des zeitlichen Verlaufes ansteckender Krankheiten ergeben sich sog. *Seuchenkurven*, deren Wellenform (Amplitude, Rhythmus) gewisse Rückschlüsse hinsichtlich der Schnelligkeit der Ausbreitung, sowie auch bezüglich der Zahl der unter den Bewohnern des betreffenden Gebietes vorhandenen empfänglichen Individuen und des Grades ihrer Empfänglichkeit gestattet. Nach dem bisher Gesagten ist es ohne weiteres verständlich, daß diese rhythmischen Schwankungen bei den verschiedenen Seuchen je nach ihrer Natur und auch nach der Örtlichkeit große Unterschiede aufweisen. Als „*Länge der Periode*" wird der Zeitabstand zwischen den Kulminationspunkten je zweier aufeinanderfolgender Epidemien bezeichnet (DOERR). Nach GOTTSTEIN lassen sich bei den einzelnen Erkrankungen drei einander übergeordnete wellenförmige Seuchenbewegungen unterscheiden.

Die *primäre* oder *säkulare Welle* wird erst nach Ausschaltung aller zeitbedingten Störungen, d. h. nur dann erkennbar, wenn jeweils längere Zeitabschnitte (z. B. 3 oder 10 Jahre) zusammengefaßt und dadurch kleinere und rasch vorübergehende Erhebungen, vor allem die sog. Verdichtungswellen (s. S. 56) ausgelöscht werden. Die Änderungen, welche durch diese primäre Kurve zum Ausdruck kommen, sind auf einen im Laufe von Generationen sich vollziehenden Wechsel der Kontagionsgröße oder der ihr entgegenstehenden Abwehrkräfte zu beziehen, also genotypisch bedingt. Bleiben die genannten Faktoren lange Zeit im Gleichgewicht, so ist der Verlauf der säkularen Kurve in diesem Abschnitt geradlinig horizontal, während etwa der Einfluß von wirksamen Bekämpfungsmaßnahmen oder Durchseuchungsvorgängen zu einem langsameren oder rascheren Absinken, d. h. zu einer Konvergenz, andererseits

Änderungen des Erregers oder der Empfänglichkeit der betreffenden Population unter Umständen zu einer Divergenz der Kurve führen. Die in der säkularen Kurve (z. B. der Diphtherie, Abb. 13; vgl. KISSKALT 1924) zum Ausdruck kommenden Variationen des Seuchengeschehens werden nach dem Vorgang von HELLPACH zusammenfassend als „Pathomorphosen" bezeichnet (s. S. 39).

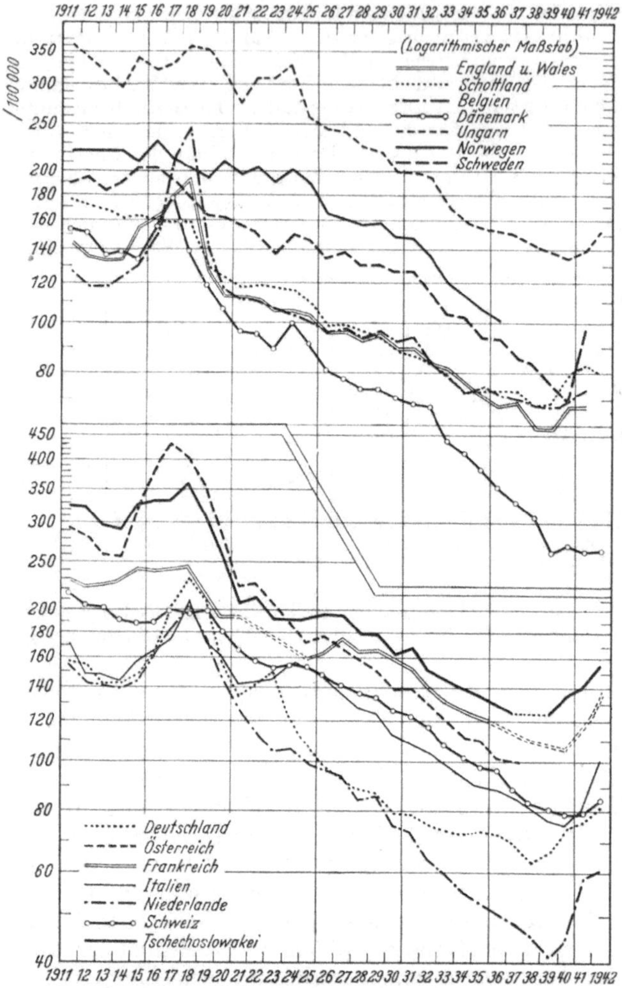

Abb. 14. Tuberkulosesterblichkeit (auf 100000 Einwohner) in verschiedenen europäischen Ländern 1911—1942. (Nach GRUMBACH.)

Als Beispiel eines primären Wellenverlaufes mit sehr weiter Amplitude führt GOTTSTEIN die Mortalitätskurve der Lungentuberkulose in West- und Mitteleuropa an. Während in diesem Gebiete die Sterblichkeit an Lungenschwindsucht bis in das erste Viertel des 19. Jahrhunderts eine ungefähr gleichbleibende Höhe von etwa 20 bis 30‰ gehabt haben dürfte und nur in den Notjahren stärkere Erhöhungen aufwies, kann mit dem Einsetzen der Industrialisierung und dem Entstehen der Großstädte, d. h. infolge des dichteren Zusammenwohnens eine erhebliche Aufwärtsbewegung (Divergenz) der Kurve bis etwa 1850, dann während mehrerer Jahrzehnte ein horizontaler Verlauf und schließlich ungefähr von 1880 ab ein stärkerer, von 1910 ab ein steiler Abfall (Konvergenz) festgestellt werden (s. Abb. 14). Der Abstieg begann in England, erreichte dann Deutschland und Frankreich, schließlich Österreich, sowie Ost- und Südeuropa, während um dieselbe Zeit in den Großstädten Südamerikas und in Japan, d. h. in den Ländern neuer Industrialisierung eine Aufwärtsbewegung erfolgte. Einen gänzlich hiervon abweichenden Verlauf der säkularen Seuchenkurve finden wir bei der Poliomyelitis, die vor etwa 100 Jahren durch JAKOB v. HEINE (1838) als sporadisch auftretende selbständige Krankheit erkannt wurde, die dann etwa vom letzten Viertel des 19. Jahrhunderts ab zunächst kleinere Epidemien verursachte, aber seit der Jahrhundertwende in Form ausgedehnter Seuchenausbrüche in Erscheinung tritt (NELSON, SABIN, HORSTMANN, WINDORFER, HOWE, BERTENIUS). Die säkulare Welle ist anscheinend noch immer im Ansteigen und es läßt sich heute noch nicht übersehen, wann eine Abwärtsbewegung einsetzen wird (vgl. auch PUNTIGAM; vgl. S. 42).

Als *sekundäre Wellen*, die also gewissermaßen Unterbrechungen der säkularen Seuchenkurve darstellen, bezeichnet GOTTSTEIN die durch das epidemische Auftreten der betreffenden Erkrankung bedingten, zeitlich begrenzten Steigerungen der normalen Erkrankungs- und Sterbeziffern. Aus dem Verlauf dieser Wellen 2. Ordnung, vor allem aus der Steilheit des Anstiegs und der erreichten

Höhe lassen sich also Extensität und Intensität (s. S. 72) einer Seuche in einem bestimmten Gebiet ersehen. Hierher gehören z. B. die in der Mortalitätskurve der Lungentuberkulose in Deutschland in den Jahren 1917—1919 (s. Abb. 14) und nach dem 2. Weltkrieg (1945) aufgetretenen Zacken. Die im Verlauf dieser also den eigentlichen Epidemien entsprechenden sekundären Wellen auftretenden Schwankungen, die wohl meist auf Umwelteinflüsse zurückzuführen sind, bilden schließlich die *tertiären Wellen*, die sich in Anbetracht ihrer meist kurzen Dauer zwar auf die sekundären, im allgemeinen aber nicht auf die primären Wellen auswirken. Die sekundären und tertiären Wellen können entweder unregelmäßig auftreten oder aber auch periodisch wiederkehren. Periodische sekundäre Wellen werden als Verdichtungswellen (s. S. 56) bezeichnet. Periodische tertiäre Wellen bilden z. B. den Ausdruck jahreszeitlicher Schwankungen („jahreszeitliche Rhythmik") bei bestimmten, besonders den durch Zwischenwirte übertragenen Infektionskrankheiten (z. B. Pest, Malaria, Gelbfieber, Phlebotomenfieber), während unregelmäßige tertiäre Wellen durch Witterungseinflüsse u. dgl. bedingt sein können.

Wie WINDORFER auf Grund der früheren Poliomyelitisabläufe festgestellt hat, weist das epidemiographische Bild dieser Erkrankung bestimmte Regeln auf, die dazu verwendet werden können, für kommende Poliomyelitisjahresabläufe kurzfristige Prognosen im Bereich gewisser Schwankungsgrenzen zu stellen. Es hat sich gezeigt, daß nach der 28. Woche (Mitte Juli) „Anlaufsmorbiditätswerte" von über 0,15 (je 10000 Einwohner) fast sichere Hinweise auf eine kommende Epidemie sind; nach der 32. Woche (Mitte August) bedeuten Werte von 0,25 und nach der 35. Woche (Ende August) Zahlen über 0,3 dieselbe Gefahr. Nach der 35. Woche ist das Verhältnis der aufgetretenen zu den noch zu erwartenden Poliomyelitisfällen im Durchschnitt 1:2,4, so daß im allgemeinen in der 1.—2. Septemberwoche die Hälfte der Erkrankungen als überwunden gelten kann.

Will man für ein bestimmtes Gebiet und für einen gegebenen Zeitabschnitt die Morbiditäts- oder Mortalitätskurven mehrerer, nebeneinander aufgetretener Infektionskrankheiten in dasselbe Koordinatensystem eintragen, so entstehen bei Benützung des gewöhnlichen Millimeterpapieres, d. h. der sonst üblichen linearen Maßstabseinteilung der Ordinatenachse dadurch, daß sich die Erkrankungsziffern der einzelnen Krankheiten teils im Bereich der ganz kleinen, teils dem der großen Zahlen, teils in beiden Bereichen bewegen, gewisse technische Schwierigkeiten, die sich indessen nach RAETTIG durch Verwendung von logarithmischem Papier vermeiden lassen. Diese logarithmische Darstellungsweise (vgl. Abb. 2 und 14) hat nach dem genannten Autor aber auch noch den erheblichen Vorteil, daß die so erhaltenen Kurven infolge ihrer multiplikativen Struktur die vom epidemiologischen Standpunkt aus wesentliche prozentuale Zu- und Abnahme der Erkrankungs- bzw. Sterbefälle zum Ausdruck bringen, während dies bei der linearen Darstellung mit ihrer additiven Struktur nicht der Fall ist.

Allgemeines über Seuchenbekämpfung.

Die Seuchenbekämpfung ist eine Hauptaufgabe der von MAX V. PETTENKOFER (1818—1901) zur Wissenschaft erhobenen Hygiene. Während die *wissenschaftliche Hygiene* alles zu erforschen sucht, was der Gesundheit nachteilig ist oder sein könnte, und die Bedingungen studiert, welche für das Gedeihen der Menschen am förderlichsten sind, bemüht sich die *praktische Hygiene*, die Mittel anzugeben und die Maßregeln durchzuführen, durch die einerseits die Gefahren für die Gesundheit des Menschen sich vermeiden lassen, also schädliche Einflüsse abgehalten werden, und andererseits sein Organismus möglichst widerstandsfähig gemacht werden kann, d. h. einem Individuum etwas verschafft wird, wodurch es vor schädlichen Einwirkungen geschützt wird. Entsprechend dieser zweifachen Arbeitsrichtung der praktischen Hygiene — man spricht auch von „negativem" und positivem" Schutz — kann man gerade auf dem Gebiete der Seuchenbekämpfung zwischen den der Fernhaltung von Krankheitserregern dienenden Maßnahmen des *Massenschutzes* durch Seuchenabwehr und den Vorkehrungen des *Einzelschutzes* unterscheiden, die ihrerseits eine Erhöhung der

Abwehrkräfte des Individuums gegen bestimmte Infektionserreger oder deren Gifte zum Ziele haben. Dazu kommen außerdem Maßnahmen allgemeinerer Art, die bei drohender oder vorhandener Seuchengefahr eine Aufklärung des Publikums durch Presse, Aufrufe und Anschläge, Broschüren und Flugblätter, Vorträge, Film und Rundfunk bezwecken.

Falls es möglich ist, die Maßnahmen des Einzelschutzes bei einem größeren Prozentsatz von Angehörigen einer Population zur Durchführung zu bringen, so wirkt sich diese künstlich erzeugte individuelle Dispositionsverminderung in ihrer Gesamtheit wenigstens zunächst auch als Massenschutz aus, da ja die Ausbreitung einer Infektionskrankheit naturgemäß um so stärker verzögert wird, je mehr geschützte Individuen vorhanden sind (vgl. S. 57 und 83). Immerhin ist es aber denkbar, daß der Infektionsstoff in den nichtgeschützten Individuen eine Virulenzzunahme erfährt (vgl. S. 44) und daß dann diese Personen unter Umständen teilweise zu Keimträgern werden und nach Absinken des Schutzes bei den übrigen Angehörigen der Population zu Masseninfektionen führen können (vgl. auch S. 45).

Der sog. *Massenschutz* besteht, wie gesagt, im wesentlichen in Maßnahmen zum Fernhalten von Krankheitserregern von einer bestimmten Bevölkerung. Hierher gehören demgemäß zunächst einmal alle hygienischen Einrichtungen, welche die Pflege und Reinhaltung des Körpers, seinen Schutz gegen Erkältung usw., ferner die Sauberkeit der Straßen und Plätze, der Wohnungen und der Arbeitsstätten, also in der Hauptsache die Beseitigung von Staub und Unrat aller Art bezwecken, sowie die einwandfreie Beschaffenheit des Trinkwassers und der Lebensmittel anstreben und Verunreinigungen der Luft zu verhindern suchen. In ihrer Gesamtheit bilden diese Maßnahmen einen Teil des Aufgabenbereiches des öffentlichen Gesundheitsdienstes.

Die Erkenntnis, daß manche zur Massenausbreitung neigende Erkrankungen, wie z. B. Lepra, Pest oder Syphilis von Mensch zu Mensch weiterverbreitet werden, hat im Mittelalter dazu geführt, die an solchen Krankheiten leidenden Personen in besonderen Gebäuden, also in Siechenhäusern („Gutleuthäusern", „Leproserien"), Pestspitälern bzw. „Franzosenhäusern" unterzubringen und dadurch von der Allgemeinheit abzusondern. Heutzutage ist man insofern einen erheblichen Schritt weitergegangen, als man für die Mehrzahl der übertragbaren Krankheiten, zum Teil schon für den Verdacht der Erkrankung die *Meldepflicht* eingeführt hat und *Isolierungsmaßnahmen* bei ihnen zur Anwendung bringt (z. B. Verordnung des Reichsministers des Innern vom 1. Dez. 1938; vgl. S. 84). Um eine Ausbreitung ansteckender Krankheiten in Schulen zu vermeiden, bestehen besondere Vorschriften (s. S. 84), nach denen an derartigen Erkrankungen leidende Kinder und Lehrer, sowie die Geschwister solcher kranker Kinder, eine gewisse Zeitlang die Schule nicht besuchen dürfen; bei gehäuftem Auftreten einer übertragbaren Erkrankung kann durch den Amtsarzt die Schule vorübergehend geschlossen werden; ebenso können erforderlichenfalls auch Theater und Kinos geschlossen werden; auch kann unter solchen Umständen die Abhaltung von Märkten, Volksfesten, Versammlungen, Wallfahrten u. dgl. verboten werden. Außerdem ist man aber heute bestrebt, auch die für die Weiterverbreitung infektiöser Erkrankungen hauptsächlich verantwortlichen gesunden Träger von Krankheitskeimen bzw. die als Infektionsquelle (Reservoir) in Frage kommenden Tiere (z. B. bei Tollwut, Psittakose, Milzbrand, Tuberkulose usw.) zu erfassen und dadurch die durch sie der Bevölkerung drohenden gesundheitlichen Gefahren auszuschalten.

In erster Linie gilt das eben Gesagte für Ausscheider von Bakterien der Typhus-Paratyphus-Enteritisgruppe und für Offentuberkulöse, sowie für latent Geschlechtskranke, also für chronische Gonorrhoiker und latent syphilitische Personen, besonders für sog. wilde Prostituierte, die als Verbreiterinnen der venerischen Infektionen hauptsächlich in Frage kommen. Nach dem deutschen Gesetz zur Bekämpfung der Geschlechtskrankheiten vom 18. Febr. 1927 (s. S. 84) sind Geschlechtskranke verpflichtet, sich einer ärztlichen Behandlung zu unterziehen; erforderlichenfalls kann die Durchführung der Kuren zwangsweise vorgenommen werden (§ 4). Seit man weiß, daß zahlreiche Infektionskrankheiten ausschließlich durch Arthropoden übertragen werden, daß also z. B. die Malariaplasmodien durch Mücken der Gattung Anopheles (GIOVANNI BATTISTA GRASSI 1898), das Virus des Gelbfiebers durch die Moskitoart Aëdes aegypti (CARLOS FINLAY 1886), die Fleckfieberrickettsie durch Kleiderläuse (CHARLES NICOLLE 1909) weiterverbreitet werden, richten sich die Bekämpfungsmaßnahmen bei diesen Erkrankungen namentlich auch gegen diese Überträger. Bemerkenswerterweise ist neuerdings bei manchen Insekten, vor allem bei Mücken, eine Gewöhnung an Insecticide zu beobachten.

Auch bei denjenigen Infektionskrankheiten, die nur zum Teil durch Insekten, im übrigen aber durch Kontakt weiter verbreitet werden, wird man einerseits versuchen, die Überträger zu bekämpfen. Andererseits wird man aber geeignete Maßnahmen ergreifen müssen, um zu verhindern, daß die in Frage kommenden Insekten sich selbst und nachher den Menschen infizieren. Um beispielsweise eine Verbreitung der Ruhr durch Fliegen möglichst zu unterbinden, muß man dafür sorgen, daß die bacillenhaltigen Ausscheidungen der Ruhrkranken, an denen die Fliegen sich beschmutzen, schleunigst desinfiziert und daß die Lebensmittel durch zweckmäßige Aufbewahrung vor der Verunreinigung durch Fliegen geschützt werden. Den Bissen der Rattenflöhe ist der in den Pestgegenden lebende Europäer durch das Tragen von Schuhwerk weniger ausgesetzt, als die meist barfuß gehenden Eingeborenen Indiens und Afrikas.

Nach K. F. MEYER sind mindestens 75 Infektionskrankheiten von wild lebenden und von Haustieren für die öffentliche Gesundheitspflege von Wichtigkeit (s. auch HULL). Bei manchen dieser Erkrankungen ist die Bekämpfung verhältnismäßig einfach, bei anderen schwieriger, aber bei allen denjenigen, bei denen wild lebende Nagetiere, Affen und Vögel das Reservoir bilden, praktisch vielfach unmöglich. So konnte in manchen Gebieten die Rindertuberkulose durch Abschlachten der erkrankten Tiere ausgerottet werden (vgl. S. 60). Durch Schutzimpfung der Hunde gegen Tollwut wurde in den Staaten Massachusetts und Alabama (USA.) die seit dem 18. Jahrhundert dort enzootische Lyssa weitgehend zum Verschwinden gebracht. In manchen Teilen der USA., vor allem im Staat New York, bilden indessen Füchse und Stinktiere das Reservoir der Tollwut; besonders von tollwütigen Füchsen werden jährlich zahlreiche Rinder durch Biß infiziert (KORNS und ZEISSIG). In manchen Teilen Ostdeutschlands ist die Tollwut neuerdings unter den Füchsen und Dachsen enzootisch; die Fuchswut hat offenbar ihren eigenen Kreislauf, zu welchem die Infektion von herbivorem Wild (Rehe, Hirsch, Hasen) und von den vielfach im gleichen Bau lebenden Dachsen gehört (SCHOOP). Die Bekämpfungsmaßnahmen müssen nach SCHOOP hier auf eine Verhütung der Übertragung auf Hunde (Verbot der Baujagd) und auf eine Verkleinerung des Seuchenherdes durch Verminderung der Fuchszahl gerichtet sein. Mit Hilfe der neuen Mittel zur Schädlingsbekämpfung (Rodenticide, Insecticide) kann wohl eine Verminderung der Nagetiere und ihrer Flöhe in der Nachbarschaft menschlicher Siedlungen und damit eine Herabsetzung der Erkrankungen an endemischem Fleckfieber und Pest erreicht werden. In anderen Fällen, so z. B. bei der Bekämpfung des Milzbrandes, vielleicht auch der Brucellosen mag die regelmäßige Schutzimpfung des betreffenden Tierbestandes zum Ziele führen; in milzbrandgefährdeten Betrieben (Gerbereien, Abdeckereien, Landwirtschaft usw.) muß für geeignete Desinfektionsmaßnahmen (Entkeimung der Häute, Keulen der kranken Tiere usw; HAILER und HEICKEN u. a.) und frühzeitige Behandlung etwa erkrankter Personen (Penicillin) gesorgt werden. Dagegen erscheint z. B. die Ausrottung der durch verschiedene Affenarten gebildeten Gelbfieberherde in Südamerika und Afrika nicht durchführbar; eine einigermaßen wirksame Bekämpfung ist hier nur durch Maßnahmen gegen den Überträger und durch Schutzimpfung der gefährdeten Bevölkerungen erreichbar. Ebenso lassen sich auch die Salmonellainfektionen der Haustiere (vgl. S. 26 und 29) kaum beeinflussen. Um Enteritisepidemien durch Fleisch solcher Tiere möglichst zu vermeiden, ist daher eine sachgemäße Fleischbeschau notwendig; durch Einfrieren, Pasteurisieren oder Kochen des Fleisches läßt sich eine Entwicklungshemmung oder Abtötung der in dem Fleisch etwa vorhandenen oder nachträglich hineingelangten Salmonellabakterien erreichen.

Den springenden Punkt bei der praktischen Seuchenbekämpfung bildet indessen stets die *frühzeitige Erkennung und Erfassung der ersten Erkrankungsfälle*, sowie die *Ermittlung und Ausschaltung der Infektionsquellen.* Die Auffindung des den Ausgangspunkt einer Epidemie bildenden Krankheitsherdes stößt allerdings vielfach auf recht erhebliche Schwierigkeiten, weil der sog. Infektionsweg (s. S. 11), auf dem die Weiterverbreitung der Krankheitserreger stattfindet, häufig recht erhebliche Windungen, mitunter auch scheinbare Unterbrechungen aufweist und es dann sehr schwer ist, die epidemiologischen Zusammenhänge zu erkennen und klarzustellen. Im Hinblick auf die große Bedeutung, welche die Eruierung der Infektionsquelle für die Allgemeinheit besitzt, wird man aber gerade hier nicht locker lassen dürfen, sondern immer wieder versuchen müssen, schließlich doch den Ausgangsherd der Infektionen aufzuspüren (vgl. auch BLANCHARD). Häufig sind es ganz leichte Erkrankungsfälle, welche als solche nicht richtig erkannt werden, vor allem aber Bacillenträger und Dauerausscheider (vgl. S. 22), welche die Krankheitskeime beherbergen und ausstreuen und auf diese Weise zu einer Weiterverbreitung der Seuche führen, während die typisch Erkrankten schon dadurch, daß sie ans Bett gefesselt sind, im allgemeinen eine geringere Gefahr für die Allgemeinheit darstellen. Da z. B. bei Typhus- oder Paratyphusbacillenträgern die Keimausscheidung im allgemeinen schubweise in mitunter recht langen Abständen erfolgt (s. S. 25), da außerdem die Inkubationszeit des Typhus und des Paratyphus meist 2—3 Wochen beträgt und da schließlich die ersten Fälle einer Epidemie häufig atypisch verlaufen und darum nicht richtig oder erst spät diagnostiziert werden, kann man ohne weiteres ermessen, wie schwierig und kompliziert es vielfach ist, das Zustandekommen einer solchen Epidemie nachträglich zu klären. Zu dem Zeitpunkt, in dem die Erkrankung endlich richtig erkannt wird, können die Ausscheidungen des verantwortlichen Keimstreuers naturgemäß längst wieder keimfrei geworden sein. Eine besondere Schwierigkeit bei der Aufklärung einer Epidemie kann ferner dadurch bedingt sein, daß man es nicht mit *einem* Ausgangsherd, sondern mit mehreren Infektionsquellen zu tun hat. Anhaltspunkte in dieser Richtung bietet unter Umständen die Typenuntersuchung der von den Kranken isolierten Bakterienstämme (vgl. S. 29f.). Sobald es gelungen ist, die Infektionsquelle oder -quellen einer Epidemie zu ermitteln, wird man versuchen müssen, sie möglichst rasch auszuschalten, um weitere Ansteckungen zu vermeiden.

Eine besondere Bedeutung kommt der frühzeitigen Erkennung und Ausschaltung von Infektionsquellen bei der Tuberkulosebekämpfung zu. Hierbei haben sich die Reihenuntersuchungen mittels des sog. Schirmbildverfahrens und, soweit es sich um Jugendliche handelt, auch die Durchführung von Tuberkulinprüfungen ausgezeichnet bewährt. Große Schwierigkeiten bereitet die Erkennung der Lepra in ihrem Anfangsstadium, besonders wenn es sich um Einzelfälle handelt; hier führt vielfach der Nachweis der Erreger im Nasenschleim, im Drüsenpunktat, mitunter auch im Blut („dicker Tropfen"; LEGENDRE) zum Ziel. Für die Auffindung unerkannter und nicht behandelter Syphilitiker, z. B. in Lagern, eignen sich die für Massenuntersuchungen besonders brauchbaren serologischen Schnellreaktionen (z. B. die Trockenblutreaktion nach CHEDIAK). Im übrigen werden, um die für die Ausbreitung von Geschlechtskrankheiten hauptsächlich in Betracht kommenden Angehörigen der sog. wilden Prostitution zu erfassen, besonders in Großstädten vielfach Razzien mit Erfolg vorgenommen (vgl. S. 78). Hinsichtlich der Feststellung und Beurteilung der Malarialage eines Gebietes vgl. S. 57. Die Verbreitung des Gelbfiebers wird durch Untersuchung des Blutes von Menschen und Affen auf neutralisierende Antikörper gegenüber dem Gelbfiebervirus ermittelt (SAWYER; vgl. S. 51). In derselben Weise wird auch das Vorkommen der verschiedenen Encephalitisformen festgestellt (s. S. 35).

Für die Aufklärung einer Epidemie ist zunächst einmal deren *Verlaufsform* von wesentlicher Bedeutung. Während Wasser- und auch Milchepidemien vielfach einen explosiven Charakter aufweisen, sind die durch sonstige Lebensmittel oder auch durch Kontaktübertragung bedingten Häufungen von Erkrankungsfällen im allgemeinen durch einen tardiven Verlauf gekennzeichnet (vgl. S. 57). Beim Suchen nach der Infektionsquelle geht man am besten so vor, daß man systematisch zusammenstellt, was die Erkrankten gemeinsam haben. Wichtige Aufschlüsse gibt dabei auch die Aufteilung der Erkrankungsfälle nach Orten, sowie vor allem nach Alter und Geschlecht. Dabei ist auch zu berücksichtigen, ob irgendwelche Schutzimpfungen (gegen Typhus und Paratyphus, sowie gegen Cholera) vorausgegangen sind (vgl. Kail u. a.). So wird man also beispielsweise bei einer Enteritisepidemie ermitteln müssen, welches Nahrungsmittel von allen Patienten verzehrt worden ist. Sind vorzugsweise Frauen und Kinder erkrankt, so besteht der Verdacht, daß es sich um eine Milchepidemie handelt (s. S. 60); betreffen die Erkrankungen an Enteritis oder auch an Typhus oder Paratyphus hauptsächlich Jugendliche, so wird man an eine Speiseeisepidemie zu denken haben (Werner). Die weitere Frage ist dann, auf welche Weise die krankmachenden Keime in die angeschuldigte Speise hineingelangt sind. Hat es sich etwa um roh genossenes Hackfleisch oder eine „schnellgeräucherte" Wurst[1] gehandelt, so besteht hier einerseits die Möglichkeit, daß die Fleischmasse von einem Tier stammt, das an einem septicämischen Prozeß gelitten hat, also schon intravital infiziert war; andererseits können die Enteritisbacillen in das Fleisch aber auch erst bei der Zerlegung des Tieres durch Beschmutzung mit Darminhalt, in dem solche Keime häufig als Saprophyten vorkommen, oder aber bei der weiteren Verarbeitung durch einen bacillenausscheidenden Schlächter hineingelangt sein. Besteht die Vermutung, daß gehäufte Enteritiserkrankungen etwa durch eine Mayonnaise verursacht wurden, so besteht hier die Möglichkeit, daß zu deren Bereitung infizierte Eier, besonders Enteneier verwendet worden sind (vgl. S. 26, 30, 60). Bei Typhus- oder Paratyphusepidemien kann die Infektion vielleicht auf einen bestimmten Brunnen oder auf einen Bacillenträger in einem Lebensmittelbetrieb zurückgeführt werden. Bei solchen Nachforschungen muß in Erwägung gezogen werden, daß die Tätigkeit eines Keimträgers etwa in einem Milchgeschäft oder in einem Gemüseladen nicht immer zu Massenerkrankungen zu führen braucht, weil oft nur sehr wenige Leute das betreffende infizierte Nahrungsmittel ungekocht genießen. Konnte z. B. ein in einem Lebensmittelbetrieb oder in der Küche eines Restaurants tätiger Träger von Salmonellabakterien als Ausgangspunkt der Erkrankungen ermittelt werden, so ist es selbstverständlich notwendig, daß der Betreffende seine bisherige Stellung sofort aufgibt und unter strenger Beachtung bestimmter Verhaltungsmaßregeln eine anderweitige, für die Allgemeinheit weniger gefährliche Tätigkeit beginnt.

Beim Auftreten gehäufter Fälle von Diphtherie oder Genickstarre hat es wenig Zweck, zur Aufklärung etwaiger epidemiologischer Zusammenhänge nach Trägern von Diphtheriebacillen bzw. Meningokokken zu fahnden, da diese beiden Bakterienarten besonders in Epidemiezeiten bei gesunden Menschen außerordentlich häufig gefunden werden (s. S. 19). Die Durchführung von Umgebungsuntersuchungen, wie sie vor allem bei Typhus- und Paratyphuserkrankungen notwendig sind, stellt also hier nur eine unnötige Belastung der bakteriologischen Laboratorien dar. Aus demselben Grunde kann auch bei der Bekämpfung der beiden Seuchen eine Absonderung solcher Träger, wie sie früher mitunter versucht wurde, nicht in Frage kommen; sie wäre zudem vollkommen zwecklos, da es praktisch unmöglich ist, auch nur einen größeren Teil der Keimträger zu erfassen.

[1] Die Schnellräucherei dient lediglich der Geschmacksverbesserung und hat keinerlei Einfluß auf die in der Wurstmasse enthaltenen Bakterien. Eine schnellgeräucherte Wurst ist also vom hygienischen Standpunkt ebenso wie rohes Hackfleisch zu bewerten.

Wenn eine kontagiöse Erkrankung gehäuft auftritt, ist es im Interesse des Massenschutzes zunächst notwendig, die Kranken, unter Umständen auch die Krankheitsverdächtigen entsprechend zu isolieren und damit zu verhindern, daß von ihnen aus eine Weiterverbreitung der Erkrankung stattfindet. Soweit es sich um eine sog. gemeingefährliche Krankheit (s. S. 4) handelt, müssen nach dem Reichsgesetz vom 30. Juni 1900 (s. S. 84) die Patienten und die Verdachtsfälle in einem Krankenhaus abgesondert werden. Erforderlichenfalls muß in solchen Fällen durch Aufstellen von Baracken oder durch Einrichtung von Hilfs- oder Notkrankenhäusern die notwendige Abtrennung der Kranken und, gesondert von ihnen, der Verdächtigen durchgeführt werden. Auch bei manchen anderen Infektionskrankheiten, wie z. B. bei Typhus, kann sich eine Krankenhausaufnahme der Erkrankten dann als erforderlich erweisen und vom Amtsarzt angeordnet werden, wenn eine genügende Isolierung und Pflege in den Wohnungen nicht durchführbar ist. Dringend notwendig ist ferner eine Absonderung aller an offener Tuberkulose leidender Personen, um die übrigen Familienmitglieder, besonders die Kinder, vor einer Infektion zu schützen. Für diese Zwecke ist die Schaffung einer genügenden Anzahl von Heilanstalten mit einer ausreichenden Bettenzahl für die Aufnahme solcher Kranker unbedingt erforderlich.

Zweck der Isolierung ist die Verhinderung einer Weiterverbreitung der von einem Infektionskranken ausgeschiedenen Krankheitserreger. Es muß also dafür gesorgt werden, daß weder durch Pflegepersonen und Besucher noch durch leblose Gegenstände eine Keimverschleppung nach außen stattfindet. Dies wird einmal dadurch, daß das Pflegepersonal und auch etwaige Besucher eine besondere Schutzkleidung anzuziehen und sich vor Verlassen des Krankenzimmers die Hände gründlich zu desinfizieren haben, vor allem aber durch eine sog. *fortlaufende Desinfektion* am Krankenbett erreicht. Diese besteht darin, daß die Ausscheidungen des Patienten, sowie sämtliche Gegenstände (Eß- und Trinkgeschirre, Wäsche usw.), die das Krankenzimmer verlassen, in geeigneter Weise entkeimt werden. Sobald die Krankheit zum Abschluß gekommen, d. h. keine weitere Ausscheidung von Krankheitserregern mehr zu erwarten, also wenn der Patient genesen, gestorben oder etwa in ein Krankenhaus überführt ist, wird im allgemeinen noch eine *Schlußdesinfektion* des Zimmers vorgenommen, um alle Krankheitserreger zu vernichten, welche der laufenden Desinfektion entgangen sind (KLIEWE).

Eine besondere und deshalb auch mit einer eigenen Bezeichnung belegte Form der Isolierung stellt die sog. *Quarantäne* dar. Während die „Isolierung" im allgemeinen Personen betrifft, die innerhalb des Gebietes eines Staates von einer Seuche ergriffen werden oder bei denen der Verdacht einer solchen Erkrankung besteht, spricht man von einer Quarantäne oder Kontumaz hauptsächlich dann, wenn es sich um die Absonderung von Ansteckungsverdächtigen handelt, die an der Land- oder Wassergrenze eines Staates beim Betreten seines Bodens oder auch nach der Landung auf einem Flugplatz wegen der Gefahr der Seucheneinschleppung von außerhalb solange festgehalten werden, bis der Verdacht sich als unbegründet erwiesen hat; dies ist gewöhnlich dann der Fall, wenn die betreffenden Personen während einer der Inkubationsperiode der fraglichen Erkrankung entsprechenden Beobachtungszeit keine Krankheitserscheinungen aufgewiesen haben. Während bis vor kurzem die verschiedenen Staaten, in früheren Zeiten sogar die einzelnen Städte ihre eigenen Quarantänevorschriften hatten, bestehen heute internationale Abmachungen, durch die eine gewisse Einheitlichkeit der Maßnahmen auch hinsichtlich der Entwesung und Desinfektion der Schiffe usw. erzielt worden ist (vgl. JORGE; s. auch S. 88). Auf Grund dieser Vereinbarungen haben die unter Quarantäne liegenden Schiffe bei ihrer Einfahrt in den Hafen und während der Dauer der Absonderung die gelbe Quarantäneflagge zu hissen. Daneben wird der Ausdruck „Quarantäne" gelegentlich allerdings auch dann gebraucht, wenn es sich um die Absperrung eines Lagers oder eines Truppenteils wegen Auftretens gehäufter Fälle einer Infektionskrankheit handelt.

Eine Ausschaltung der Patienten als Infektionsquelle wird außer durch Isolierung und Quarantäne bei manchen Erkrankungen, vor allem bei Syphilis, Gonorrhoe, Malaria u. a. auch durch die spezifische Chemotherapie erreicht.

Im Gegensatz zu den eben besprochenen Maßnahmen des sog. Massenschutzes, die also ein Fernhalten der Krankheitserreger von einer infektionsempfänglichen Bevölkerung anstreben, suchen die Verfahren des sog. Einzelschutzes die Widerstandskraft des einzelnen Individuums gegen bestimmte pathogene Mikroorganismen und deren Gifte zu erhöhen. Hierher gehören vor allem die Schutzimpfungsverfahren, d. h. die Methoden der aktiven und passiven Immunisierung, sowie die prophylaktische Anwendung von chemotherapeutischen Substanzen, die sog. Chemoprophylaxe. Werden diese Verfahren des Einzelschutzes in größerem Umfange angewendet, wie z. B. die Pockenimpfung in Ländern mit obligater Impfpflicht, so wirken sie sich vielfach auch als Massenschutz aus (vgl. S. 78).

Eine künstliche aktive Immunisierung (Schutzimpfung), bei der die betreffenden Erreger oder ihre Gifte dem Körper in irgendeiner für ihn ungefährlichen Form einverleibt werden, hat natürlich zur Voraussetzung, daß die betreffende natürliche Erkrankung eine langdauernde solide Immunität hinterläßt. Bei Erkrankungen, wie z. B. der Lepra oder der Syphilis, die durch einen außerordentlich trägen Ablauf der Immunitätsvorgänge charakterisiert sind, wird man von einer künstlichen Zufuhr irgendwie modifizierter Krankheitserreger keine nennenswerte Schutzwirkung erwarten dürfen. Ebenso hat nach den besonders in den beiden Weltkriegen gemachten Erfahrungen eine Schutzimpfung gegen die bakterielle Ruhr wenig Zweck, da die nach Überstehen dieser Erkrankung zurückbleibende Immunität offenbar nur von kurzer Dauer ist und deshalb Wiedererkrankungen in ganz kurzen Abständen häufig beobachtet werden. Bis zu einem gewissen Grade gilt das eben Gesagte auch für die durch toxinbildende Bakterien hervorgerufenen Erkrankungen. So wissen wir z. B., daß ein kleiner Prozentsatz der Menschen mehrfach an Diphterie erkrankt (s. S. 18). Man kann nun natürlich nicht erwarten, daß derartige Individuen, bei denen also selbst nach einer Diphtherieerkrankung nur eine vorübergehende Immunität zurückbleibt, durch eine Diphtherieschutzimpfung ihre Diphtherieempfänglichkeit dauernd verlieren. Es ist deshalb keineswegs erstaunlich, daß manche Kinder trotz vorausgegangener Diphtherieschutzimpfung an Diphtherie erkranken; eine derartige Beobachtung kann also keinesfalls als Argument gegen die Wirksamkeit der Diphtherieschutzimpfung angesehen werden.

Eine aktive Immunisierung des Menschen kommt hauptsächlich als Schutz gegen Pocken, Tollwut, Gelbfieber, Typhus -und Paratyphus, Cholera, Fleckfieber, Pest, Diphtherie, Tetanus und Tuberkulose in Frage. Bewährt hat sich auch die von Ramon eingeführte kombinierte Schutzimpfung, bei der eine gleichzeitige Immunisierung gegen mehrere der eben genannten Krankheiten durch einen entsprechend zusammengesetzten Impfstoff [z. B. „Triple vaccin associé" (bestehend aus abgetöteten Typhus-, Paratyphus A- und Paratyphus B-Bacillen sowie Diphtherie- und Tetanusformolgift[1]) oder Tetravaccine (Gemisch von Typhus-, Paratyphus A- und B-, sowie Choleravaccin)] bewirkt wird. Dieser

[1] In USA. wird vielfach ein aus Diphtherie- und Tetanusformalgift sowie Keuchhustenbacillen bestehendes Triple vaccin (Division of Laboratories and Research, State Dept. of Health, Albany N. Y.) verwendet.

künstlich erworbene Schutz hält aber im allgemeinen wesentlich kürzer an als die durch Überstehen der betreffenden Krankheit erworbene aktive Immunität. Versuche einer aktiven Immunisierung gegen Influenza sind in USA. seit einigen Jahren im Gange; nach den bisherigen Ergebnissen gelingt es mit Hilfe von inaktiviertem Virus der verschiedenen Typen (s. S. 35) beim Menschen einen zwar rasch eintretenden, aber nur etwa 2 Monate lang anhaltenden Schutz gegen den betreffenden Virustyp zu bewirken (Horsfall). Ein rasch eintretender, aber nur kurz dauernder Schutz läßt sich gegen Diphtherie, Tetanus und Gasbrand auf dem Wege der passiven Immunisierung mit Hilfe der spezifischen antitoxischen Sera erreichen. Eine Kombination von aktiver und passiver Immunisierung gegen Diphtherie in Form der von G. Ramon angegebenen Simultanimpfung (gleichzeitige Injektion von Diphtherieheilserum und Diphtherieimpfstoff) bewirkt das rasche Eintreten und die längere Dauer einer wirksamen antitoxischen Immunität (vgl. Schlossberger, Flückiger). Durch prophylaktische Anwendung geeigneter Chemotherapeutika (Chinin, Atebrin) kann ein gewisser Schutz namentlich gegen Malaria bewirkt werden. Zur Verhütung von venerischer Infektion finden außer chemischen Mitteln (lokale Applikation von Protargollösungen und quecksilberhaltigen Schutzsalben, innerliche Anwendung von Stovarsol oder Spirocid) vor allem Präservative Anwendung.

Seuchengesetzgebung, internationale Abmachungen.

Im Deutschen Reich hatten die einzelnen Bundesstaaten hinsichtlich der Seuchenbekämpfung ursprünglich ihre eigenen, zum Teil erheblich voneinander abweichenden Gesetze und Verordnungen. Abgesehen von dem am 8. April 1874 erlassenen Reichsimpfgesetz [RGBl. I, S. 31, vgl. auch die zu seiner Durchführung erlassene Verordnung des Reichsministers des Innern vom 22. Jan. 1940 (RGBl. I, S. 214), sowie den Runderlaß vom 19. April 1940 (RMBl. für die innere Verwaltung S. 835)] war das Reichsgesetz betr. die Bekämpfung gemeingefährlicher Krankheiten (Reichsseuchengesetz) vom 30. Juni 1900 (RGBl. S. 306), durch das einheitliche Maßnahmen gegen die 6 sog. „gemeingefährlichen" Krankheiten (Pest, Cholera, Fleckfieber, Gelbfieber, Pocken, Lepra) für das ganze Reichsgebiet eingeführt wurden, das erste für alle deutschen Bundesstaaten gültige Gesetz zur Verhütung und Bekämpfung übertragbarer Krankheiten. Ferner wären hier noch das Gesetz zur Bekämpfung der Geschlechtskrankheiten vom 18. Februar 1927 (RGBl. I, S. 61), das durch eine Verordnung des Ministerrates für die Reichsverteidigung vom 21. Oktober 1940 (RGBl. I, S. 1459) eine Abänderung erfahren hat, das Gesetz zur Bekämpfung der Papageienkrankheit (Psittakosis) und anderer übertragbarer Krankheiten vom 3. Juli 1934 (in der Fassung der 2. Verordnung zur Bekämpfung der Papageienkrankheit vom 13. Dezember 1937, RGBl. I, S. 532), die Verordnung des Reichsministers des Innern betr. Bekämpfung übertragbarer Krankheiten vom 1. Dezember 1938 (RGBl. I, S. 1721), durch die eine Vereinheitlichung der gesetzlichen Maßnahmen gegen die infektiösen Krankheiten erreicht ist, sowie die Vorschriften gegen die Verbreitung übertragbarer Krankheiten durch Schulen, Kindergärten und ähnliche Einrichtungen („Schul Seuch Erl"; Rd.Erl. des Reichsministers des Innern vom 30. April 1924; Min. Bl. des Reichs- und preuß. Min. d. I. S. 951) zu nennen.

Auf Grund des Gesetzes betr. die Bekämpfung gemeingefährlicher Krankheiten vom 30. Juni 1900, des Gesetzes zur Bekämpfung der Papageienkrankheit und anderer übertragbarer Krankheiten vom 3. Juli 1934 und der Verordnung des Reichsministers des Innern zur Bekämpfung übertragbarer Krankheiten vom

1. Dezember 1938, muß in Deutschland innerhalb von 24 Std nach erlangter Kenntnis gemeldet werden: Jede Erkrankung, jeder Verdacht einer Erkrankung und jeder Sterbefall an Aussatz (Lepra), Cholera (asiatischer), Fleckfieber (Flecktyphus), Gelbfieber, Pest (orientalischer Beulenpest), Pocken (Blattern), Papageienkrankheit, Kindbettfieber [a) nach standesamtlich meldepflichtiger Geburt, b) nach Fehlgeburt], übertragbarer Kinderlähmung, bakterieller Lebensmittelvergiftung, Milzbrand, Paratyphus, Rotz, übertragbarer Ruhr, Tollwut (auch Biß und Verletzung durch tollwütige und tollwutverdächtige Tiere), Tularämie, Typhus und Tuberkulose [a) ansteckende Lungen- und Kehlkopftuberkulose, b) Haut-Tuberkulose, c) Tuberkulose anderer Organe], ferner jede Erkrankung und jeder Sterbefall an BANGscher Krankheit, Diphtherie, übertragbarer Gehirnentzündung, übertragbarer Genickstarre, Keuchhusten, Körner-Krankheit, Malaria, Rückfallfieber, Scharlach, Trichinose und WEILscher Krankheit, sowie jede Person, die, ohne selbst krank zu sein, die Erreger der bakteriellen Lebensmittelvergiftung, des Paratyphus, der übertragbaren Ruhr oder des Typhus ausscheidet.

Hinsichtlich der Viehseuchen ist heute in ganz Deutschland das Viehseuchengesetz vom 26. Juni 1909 (RGBl. S. 519) samt Ausführungsbestimmungen maßgebend. Gegen die Rinderpest („Löserdürre") gilt das vom König von Preußen im Namen des Norddeutschen Bundes erlassene Gesetz vom 7. April 1869, Maßregeln gegen die Rinderpest betr. Dieses Gesetz ist durch Gesetz vom 2. November 1871 in Bayern und Württemberg, durch Gesetz vom 11. Dezember 1871 in Elsaß-Lothringen, in Baden und Hessen bereits durch Art. 80 der Reichsverfassung vom 31. Dezember 1870 eingeführt und war dementsprechend für das ganze damalige Reich verbindlich. Außerdem sind hier auch noch das Reichsgesetz betr. Zuwiderhandlungen gegen die zur Abwehr der Rinderpest erlassenen Vieheinfuhrverbote vom 21. Mai 1878 (RGBl. S. 95), ferner das Reichsgesetz betreffs die Beseitigung von Ansteckungsstoffen bei Viehbeförderungen auf Eisenbahnen vom 25. Februar 1876 (RGBl. S. 163), sowie das Reichsgesetz betr. die Beseitigung von Tierkadavern vom 17. Juni 1911 (RGBl. S. 248) zu nennen. Die Bekämpfung der Schweinepest und der ansteckenden Schweinelähme wurde vor allem infolge eines im Sommer 1939 in einigen Bezirken Nordwestdeutschlands aufgetretenen schweren Seuchenganges der Schweinepest in den darauf folgenden 5 Jahren durch insgesamt 40 veterinärpolizeiliche Anordnungen (teilweise mit Gesetzeskraft) grundlegend geändert. In Deutschland sind folgende Tierseuchen anzeigepflichtig: Milzbrand, Rauschbrand, Wild- und Rinderseuche, Tollwut, Rotz, Rinderpest, Maul- und Klauenseuche, Lungenseuche des Rindes, Schafpocken, Beschälseuche, Bläschenausschlag der Pferde und des Rindviehs, Räude der Einhufer und der Schafe, Schweinepest, ansteckende Schweinelähme (Teschener Krankheit), Rotlauf der Schweine, Geflügelcholera, Hühnerpest, Tuberkulose des Rindes, ansteckende Blutarmut, BORNAsche Krankheit, Trichomonadenseuche, Psittakose, Faulbrut der Bienen.

In entsprechender Weise wurden auch in den anderen Kulturstaaten Gesetze und Verordnungen zur Bekämpfung der infektiösen Krankheiten erlassen, besonders nachdem auf dem 10. Internationalen Kongreß für Hygiene und Demographie in Paris im Jahre 1900 eine Resolution angenommen worden war, in der die Einführung einer Meldepflicht für alle Erkrankungs- und Todesfälle an seuchenartigen Krankheiten in sämtlichen Ländern als unbedingt notwendig bezeichnet wurde.

In der Schweiz erhielt auf Grund einer durch Volksabstimmung ermöglichten und am 20. Juni 1874 in Kraft getretenen teilweisen Änderung der Bundesverfassung vom 29. Mai 1874 der Bund die Befugnis, zur Bekämpfung übertragbarer oder stark verbreiteter oder bösartiger Krankheiten von Menschen und Tieren gesetzliche Bestimmungen zu treffen. Das Schweizer Bundesgesetz vom 2. Juli 1886 betr. Maßnahmen gegen gemeingefährliche Epidemien mit den durch Bundesgesetz vom 18. Februar 1921 angebrachten Abänderungen richtet sich nur gegen die in Art. 69 der Bundesverfassung erwähnten „gemeingefährlichen Epidemien" (Pocken, Cholera, Fleckfieber, Pest), ermächtigt indessen den Bundesrat, die Bestimmungen dieses Gesetzes auch auf andere besonders gefährliche, übertragbare Krankheiten auszudehen. Auf Grund dieser Ermächtigung wurde durch Bundesratsbeschluß vom 20. April 1943 die Anzeigepflicht A) für Erkrankungs- und Verdachtsfälle an Pocken, Cholera, Fleckfieber, Pest, epidemischer Ruhr (ausgenommen E-Ruhr), Scharlach, Diphtherie, Abdominaltyphus, Paratyphus, epidemischer Genickstarre (Meningitis cerebrospinalis epidemica), akuter Kinderlähmung (Poliomyelitis anterior acuta), epidemischer Gehirnentzündung (Encephalitis lethargica) und Trachom, sowie B) für Erkrankungsfälle an E-Ruhr, epidemischer Influenza, Malaria, Lepra, BANGscher Krankheit, Masern, Keuchhusten, Mumps, Varicellen und epidemischer Leberentzündung (Hepatitis epidemica) eingeführt. Soweit die Diagnose auf eine dieser anzeigepflichtigen Krankheiten erst nach dem Tod des Kranken festgestellt worden ist, ist der Todesfall anzuzeigen. Die Anzeigen sind an die für den Aufenthaltsort des Erkrankten zuständige kantonale Behörde zu erstatten, die ihrerseits die bei ihr eingehenden Anzeigen über die zur Gruppe A gehörenden Krankheiten täglich dem eidgenössischen Gesundheitsamt und der Abteilung für Sanität des eidgenössischen Militärdepartements, die Anzeigen über die zur Gruppe B gehörenden Krankheiten wöchentlich dem eidgenössischen Gesundheitsamt zu melden hat. Abgesehen von dieser Anzeigepflicht sind für die Bekämpfung der übertragbaren Krankheiten, soweit es sich nicht um die gemeingefährlichen Epidemien handelt, kantonale Gesetze und Polizeiverordnungen maßgebend. Die Bekämpfung der Tuberkulose ist in der Schweiz durch das Bundesgesetz vom 13. Juni 1928 betr. Maßnahmen gegen die Tuberkulose einheitlich geregelt. Durch das Bundesgesetz über die Bekämpfung der Rindertuberkulose vom 29. März 1950 werden die Untersuchungen der Bestände, die Ausmerzung oder Absonderung tuberkulöser Tiere, sowie der Schutz und die Erhaltung tuberkulosefreier Bestände auch mittels Impfmaßnahmen gesetzlich geregelt. Durch Bundesratsbeschluß vom 14. Mai 1940 wurde die Pockenschutzimpfung in der Schweiz für die Dauer des 2. Weltkrieges obligatorisch. Dieser sowie ein weiterer Bundesratsbeschluß vom 12. Juni 1944, nach dem eine zweimalige Impfung zwischen dem 4. und 12. Lebensmonat bzw. zwischen dem 12. und 15. Altersjahr vorgeschrieben worden ist, wurden durch Bundesratsbeschluß vom 26. November 1948 wieder aufgehoben, so daß die Pockenschutzimpfung nur noch in einigen, besonders den welschen Kantonen obligatorisch ist, während in den übrigen Kantonen kein Impfzwang besteht.

In Österreich waren für die Seuchenbekämpfung zunächst das Reichssanitätsgesetz vom 30. April 1870 und die auf Grund desselben in Wirksamkeit getretenen Landessanitätsgesetze, sowie die hierzu erlassenen Durchführungsvorschriften und Dienstinstruktionen der Gemeinde-Sanitätsorgane maßgebend (vgl. auch Erlasse des k. k. Ministers des Innern vom 13. Dezember 1888 und vom 6. August 1903); an ihre Stelle trat dann das „Gesetz betr. die Verhütung und Bekämpfung übertragbarer Krankheiten" vom 14. April 1913 (Österr. RGBl Nr. 67). Vorübergehend war in Österreich nach dem Anschluß an Deutschland im Jahre 1938 bis zum 21. August 1947 für die Meldung ansteckender Krankheiten die Verordnung des deutschen Reichsinnenministers vom 1. Dezember 1938 (s. S. 84) maßgebend. Am 22. August 1947 trat auf Grund des Bundesgesetzes vom

18. Juni 1947 (Bundesgesetzblatt Nr. 151) betr. Wiederherstellung des österreichischen Rechtes auf dem Gebiete des Gesundheitswesens das Gesetz vom 14. April 1913 wieder in Kraft. Durch das Bundesgesetz vom 30. Juni 1948 ist in Österreich die Pockenschutzimpfung obligatorisch.

Auch von den übrigen europäischen und außereuropäischen Ländern wurden entsprechende Seuchengesetze erlassen. Einer besonderen Erwähnung bedürfen hier die Verordnungen, welche früher seitens der türkischen, später seitens der arabischen Behörden hinsichtlich der Mekkapilger erlassen worden sind. In Frankreich ist die Schutzimpfung aller Kinder gegen Diphtherie und Tetanus obligatorisch (Gesetze vom 25. Juni 1938 und vom 24. November 1940, nebst Ergänzungen vom 7. September 1948).

Bei der heutigen internationalen Bedeutung der Seuchenbekämpfung ist es durchaus verständlich, daß die Kulturstaaten in friedlichem Zusammenwirken gegen diese Gefahren sich zum Schutze gegen die Einschleppung der wichtigsten und gefährlichsten übertragbaren Krankheiten zusammengeschlossen haben. Die Eröffnung des Suez-Kanals im Jahre 1869 gab den Anlaß für die Abfassung des ersten internationalen Sanitätsabkommens, das bei der internationalen Sanitätskonferenz in Rom im Jahre 1885 beraten und sodann im Jahre 1892 von 14 Regierungen anerkannt wurde. Im Jahre 1892 fand sodann in Venedig eine internationale Konferenz statt, welche den Seeverkehr regelte und die verschiedene Behandlung der reinen, verdächtigen und verseuchten Schiffe anordnete. Bei der internationalen Konferenz in Dresden im Jahre 1893 kamen 10 europäische Staaten dahin überein, sich gegenseitig vom Ausbruch einer Cholera-Epidemie zu verständigen und geeignete Maßnahmen zur Überwachung und Bekämpfung der Seuche zu ergreifen. Durch die internationale Konferenz in Venedig im Jahre 1897 wurden wegen des drohenden Einbruchs der Pest die Abmachungen der beiden vorangegangenen Konferenzen auch auf diese Seuche ausgedehnt. Weitere Vereinbarungen wurden sodann durch die internationale Übereinkunft zu Paris vom 3. Dezember 1903 betr. Maßregeln gegen Pest, Cholera und Gelbfieber von 16 Staaten getroffen. Ähnliche Abmachungen wurden auch auf dem amerikanischen Kontinent erreicht. So unterzeichneten am 25. November 1887 Uruguay, Brasilien, Argentinien in Rio de Janeiro und am 12. März 1888 Bolivien, Chile, Ekuador und Peru in Lima Sanitäts-Pakte, durch welche die Wassergrenzen der genannten Länder gegen Cholera, Gelbfieber und Pest geschützt werden sollten. Von einer zum Schutz gegen die Einschleppung epidemischer Krankheiten zusammengetretenen internationalen Konferenz wurde am 29. Januar 1902 die gegenseitige Benachrichtigung der teilnehmenden Staaten über das Auftreten von Seuchen und die Vereinheitlichung der Quarantäne-Maßnahmen beschlossen. Das Sanitäre Abkommen von 1905, das von 14 Ländern ratifiziert worden ist, stellte den ersten Schritt zum gegenwärtig geltenden „Panamerikanischen Sanitäts-Pakt" dar, der zum Schutz gegen Einschleppung von Seuchen und zu deren Bekämpfung im Jahre 1924 in Havanna unterzeichnet wurde. Das von der WHO (s. S. 88) im Jahre 1947 eingerichtete Pan American Sanitary Bureau (Oficina Sanitaria Panamericana) befindet sich in Washington 8, D. C.

Am 9. Dezember 1907 wurde durch ein in Rom abgeschlossenes Sonderabkommen die Schaffung eines „Internationalen Gesundheitsamtes" (Office International d'Hygiène publique) mit dem Sitz in Paris beschlossen. Seine Hauptaufgabe sollte in der Sammlung von Tatsachen und Unterlagen über das Auftreten übertragbarer Krankheiten, namentlich Cholera, Pest und Gelbfieber und über die zu ihrer Bekämpfung getroffenen Maßnahmen, sowie in der Benachrichtigung der Vertragsstaaten bestehen. Ferner wurde am 17. Januar 1912 in

Paris eine „Internationale Sanitätsübereinkunft" betr. Maßnahmen gegen Pest, Cholera und Gelbfieber getroffen. Deutschland hat diese Sanitätsübereinkunft am 30. Dezember 1920 ratifiziert; die Anerkennung des „Internationalen Gesundheitsamtes" als offizielle Vermittlungsstelle für alle mit der Übereinkunft zusammenhängenden Fragen erfolgte seitens des Deutschen Reiches durch eine Bekanntmachung des Reichsministers des Auswärtigen vom 21. Dezember 1929 (RMBl. 1930, S. 2). Wenn also in einem Land Fälle einer der genannten Krankheiten auftraten, wurde auf Grund dieser Abmachung durch die betreffende Regierung das Office International d'Hygiène publique benachrichtigt, das dann die übrigen Teilnehmer des Paktes automatisch davon verständigte, damit diese vor allem ihren Handelsschiffen, Hafenbehörden, Grenzübertrittsstellen und Zollämtern rechtzeitig entsprechende Nachricht und nähere Anweisungen geben konnten. In der Folgezeit sind dann auch noch hinsichtlich der mit der Pestbekämpfung zusammenhängenden Rattenvertilgung auf Schiffen, der Quarantäne, des Luftverkehrs, sowie der Viehseuchen Übereinkommen zwischen den einzelnen Kulturstaaten getroffen worden. Außer dem „Internationalen Gesundheitsamt" in Paris hat sich bis zum Beginn des 2. Weltkrieges insbesondere auch die Hygiene-Sektion des Völkerbundes in Genf mit der internationalen Seuchenbekämpfung befaßt. Nach dem 2. Weltkrieg hat zum Teil die Gesundheitsabteilung der UNRRA deren Funktion übernommen. Am 25. Januar 1924 erklärte Deutschland seinen Beitritt zum internationalen Abkommen für die Schaffung eines „Internationalen Tierseuchenamtes" (Office International des Epizooties), das in Paris errichtet wurde.

Am 10. Mai 1926 ist dann nochmals eine internationale Sanitätskonferenz in Paris wegen derselben Fragen zusammengetreten. Diese Verhandlungen führten zur Unterzeichnung eines „Internationalen Sanitätsabkommens" in Paris am 21. Juni 1926, in dem die Ausdehnung des Nachrichtendienstes und der Maßnahmen auf Pocken und Fleckfieber festgesetzt wurde. Der deutsche Reichstag hat durch Gesetz vom 18. März 1930 (RGBl. II, S. 589) dem in Paris am 21. Juni 1926 unterzeichneten „Internationalen Sanitätsabkommen" zugestimmt. Das „Internationale Gesundheitsamt", dem bis zum Jahre 1939 48 Staaten beigetreten sind, sollte nach Absicht der „Internationalen Sanitätskonferenz" vom Jahre 1926 gewissermaßen den offiziellen Mittelpunkt für die Durchführung der beschlossenen Maßnahmen zur Seuchenbekämpfung bilden. Es wurde zu diesem Zweck ein „Permanentes Komitee" des Internationalen Gesundheitsamtes geschaffen, das halbjährlich zusammentrat und die Aufgabe hatte, praktische Quarantänefragen und dergleichen in ihren internationalen Beziehungen zu erörtern, aber auch befugt war, die durch den Fortschritt der wissenschaftlichen Erkenntnis etwa notwendig werdende Änderung des vorliegenden Abkommens vorzubereiten, mit Mehrheit von zwei Dritteln zu beschließen und den Vertragsstaaten alsbald zur Annahme vorzulegen. Auf diese Weise wurde der umständliche Mechanismus einer Internationalen Sanitätskonferenz, die bisher allein zu Änderungen berechtigt war, entbehrlich, da das „Permanente Komitee" des Office die letzte Konferenz sozusagen fortsetzen und eine fortlaufende Bearbeitung der einschlägigen Fragen durchführen konnte.

Nach dem 2. Weltkrieg wurde auf Anregung der brasilianischen Delegation veranlaßt, daß in die Charta der Vereinten Nationen auch das Gesundheitswesen wegen seiner großen Bedeutung in sozialer, wirtschaftlicher und politischer Beziehung aufgenommen und daß zu diesem Zweck eine den ganzen Erdball umspannende „World Health Organization" („Organisation Mondiale de la Santé", „Organización Mundial de la Salud") geschaffen wurde. Diese Organisation wurde auf der in New York vom 19. Juni bis 22. Juli 1946 abgehaltenen International

Health Conference gegründet; die Gründungsurkunde (Constitution of the World Health Organization) wurde am 22. Juli 1946 in New York durch die Vertreter von 61 Staaten unterzeichnet. Sitz der WHO ist Genf; außerdem wurden ein Büro in New York, sowie Zweigbüros in New Delhi (Indien) und in Washington D.C. (USA.) und außerdem eine Epidemiological Intelligence Station in Singapore eingerichtet. Die WHO hat am 7. April 1948 mit ihren Arbeiten begonnen und damit auch die Funktionen des Office International d'Hygiène publique, der League of Nations Health Organization und der während des 2. Weltkriegs geschaffenen UNRRA übernommen. Am 16. Februar 1949 erklärten die Sowjetunion, die Sowjetukraine und Weißrußland, am 29. November 1949 Bulgarien und am 20. Februar 1950 Rumänien ihren Austritt aus der WHO (vgl. auch CHISHOLM, HOWARD-JONES, BIRAUD).

Außer den bereits genannten internationalen Abkommen zur Verhütung der Einschleppung übertragbarer Krankheiten wären noch folgende zu nennen:

Internationales Abkommen über die Abschaffung der Konsulatssichtvermerke auf den Gesundheitspässen (der Handelsschiffe) vom 22. Dezember 1934. Beitritt des Deutschen Reiches durch Bekanntmachung der Reichsregierung vom 19. Februar 1936 (RGBl. II, S. 80 und 84).

Internationales Übereinkommen über den Eisenbahnfrachtverkehr und den Eisenbahnpersonen- und Gepäckverkehr vom 23. November 1933 (in Rom); ratifiziert von Deutschland am 12. Juli 1935. Bekanntmachung des Reichsministers des Auswärtigen vom 28. August 1935 (RGBl. II, S. 523).

Internationales Sanitätsabkommen für die Luftfahrt vom 12. April 1933, ratifiziert von Deutschland am 17. April 1935. Bekanntmachung des Reichsministers des Auswärtigen vom 13. November 1935 (RGBl. II, S. 815).

Internationales Abkommen über Leichenbeförderung vom 20. Februar 1937. Bekanntmachung des Reichsministers des Auswärtigen vom 31. Mai 1938 (RGBl. II, S. 199).

Internationales Abkommen über den gegenseitigen Schutz gegen Denguefieber vom 25. Juli 1934. Bekanntmachung des Reichsministers des Auswärtigen vom 23. Juli 1936 (RGBl. II, S. 235).

Unabhängig von derartigen Abmachungen wurden zwischen benachbarten Staaten schon seit langer Zeit Vereinbarungen zwecks gemeinsamer Bekämpfung bestimmter seuchenartiger Erkrankungen getroffen, so z. B. zwischen Preußen und Belgien („Abkommen betr. Austausch von Nachrichten über ansteckende Krankheiten bei Mensch und Tieren" 1873, 1889, 1900, 1907), zwischen Frankreich und Belgien („Abkommen betr. Nachrichtenaustausch zwischen den beiderseitigen Grenzbehörden beim Auftreten von ansteckenden Menschen- und Tierkrankheiten" vom 1. Juli 1895), zwischen Bayern und Österreich („Übereinkunft betr. gegenseitige Benachrichtigung über Cholera" vom 6. April 1883), zwischen Preußen, Bayern, Sachsen und der Tschechoslowakei („Verhandlungen über einheitliche Richtlinien der Tollwutbekämpfung" vom 27. November 1923), zwischen Ungarn und Italien („Veterinär-Abkommen" vom 4. Juli 1928), zwischen Österreich und Ungarn („Tierseuchenübereinkommen" vom 30. Juni 1931) u. a.

Literatur.

AHRENS, H.: Diphtherie und chronische Tonsillitis. Z. inn. Med. **3**, 568 (1948). — ANDERS, W.: Die Typhusbacillen-Dauerausscheider in Berlin. Ärztl. Wschr. **1948**, 698. — ANDERSON, J. S., F. C. HAPPOLD, J. W. MCLEOD and J. G. THOMSON: On the existence of two forms of diphtheria bacillus — B. diphtheriae gravis and B. diphtheriae mitis — and a new medium for their differentiation and for the bacteriological diagnosis of diphtheria. J. of Path. **34**, 667 (1931). — ARMSTRONG, CH.: Seasonal distribution of poliomyelitis. Amer.

J. publ. Health **40**, 1296 (1950). — AVERY, O. T., C. M. MACLEOD and M. MCCART: Studies on the chemical nature of the substance inducing transformation of pneumococcal types. I. J. of exper. Med. **79**, 137 (1944). — AWENDER, J.: Über die Verbreitung des Paratyphus B im Deutschen Reiche in den Jahren 1921—1935. Z. Hyg. **122**, 516 (1940). — AYCOCK, W. L.: Seasonal and age studies on poliomyelitis and what they suggest. Amer. J. publ. Health **20**, 41 (1930). — AYCOCK, W. L., and W. F. OREN: Prolonged incubation period as an epidemiologic principle. Infectious hepatitis and homologous serum jaundice. Amer. J. med. Sci. **214**, 483 (1947).

BADER, R. E.: Die Typhus-Paratyphus-Enteritisgruppe. (Die Salmonella-Gruppe.) Erg. Hyg. **26**, 235 (1949). — BAERTHLEIN, K.: Immunität bei Typhus. Handbuch der pathogenen Mikroorganismen, 3. Aufl., herausg. von W. KOLLE, R. KRAUS u. P. UHLENHUTH, Bd. 3, S. 1279. Jena, Berlin u. Wien 1931. — BANKS, H. S., and A. I. BEALE: Poliomyelitis and immunization against whooping cough and diphtheria. Brit. med. J. **1950 II**, 251. — BARKER, F. R.: Inoculation of Syphilis by Tattowing. Brit. J. Dermat. **62**, 1 (1889). — BARKSDALE, W. L.: Shigella occurring in Japan. Amer. J. trop. Med. **28**, 359 (1948). — BELIN, M.: La fièvre typhoide des jeunes mariés. Presse méd. **45**, 357 (1937). — BERGH, R.: Über Ansteckung und Ansteckungswege bei Syphilis. Mh. Dermat. **7**, Nr 4/5 (1888). — BERINGER, K.: Die syphilidogenen Erkrankungen des Nervensystems bei den Burjato-Mongolen. Arch. f. Psychiatr. **103**, 359 (1935). — BERTENIUS, B. S.: On the problem of poliomyelitis. Acta path. scand. (København.) Suppl. **68** (1947). — BESSEMANS, A., u. BORREMANS-PONTHIÈRE: Quelques observations concernant les méthodes récents de prophylaxie antidiphtérique. Le Scalpel **75**, 73 (1922). — BIELING, R.: Die biologische Infektionsabwehr des menschlichen Körpers, 2. Aufl. Wien: Franz Deuticke 1948. — BIELING, R., u. L. OELRICHS: Beobachtungen über die Dauer der Infektion mit Rickettsia quintana (pediculi). Z. Hyg. **127**, 49 (1947). — BIRAUD, Y.: International control of epidemics. Brit. med. J. **1950 I**, 1046. — BITTER, L.: Massenerkrankung an Gastroenteritis nach dem Genuß von geräucherten Makrelen, bedingt durch das Bacterium enteritidis Breslau. Z. Hyg. **90**, 387 (1920). — BLACKLOCK, D. B.: Yaws and syphilis. Two diseases or one? Trop. Dis. Bull. **30**, 739 (1933). — BLANC, G.: Longue persistance de la virulence du bacille pesteux chez la puce du rat Xenopsylla cheopis, conservée morte à sec. Ann. Inst. Pasteur **75**, 569 (1948). — BLANC, G. u. M. BALTAZARD: Quelques remarques à propos du mémoire de G. GIRARD sur les „Ectoparasites humains dans l'épidémiologie de la peste". Bull. Soc. Path. exot. **36**, 208 (1943). — Récherches sur le mode de transmission naturelle de la peste bubonique et septicémique. Arch. Inst. Pasteur Maroc. **3**, 173 (1945). — Virulence des déjections de puces pesteuses. Ann. Inst. Pasteur **72**, 486 (1946). — BLANCHARD, M.: Précis d'épidémiologie, 2. Aufl. Paris: Vigot Frères 1938. — BLOCH, I.: Der Ursprung der Syphilis, 2 Bde. Jena: Gustav Fischer 1901 u. 1911. — BODIAN, D.: Neutralization of three immunological types of poliomyelitis virus by human gamma globulin. Proc. Soc. exper. Biol. a. Med. **72**, 259 (1949). — BOECKER, E.: Die Typen der Typhus-Paratyphus-Enteritisgruppe und der Ruhrgruppe. Veröff. Volksgesdh.dienst **55**, 279 (1941). — Die Tollwut. Veröff. Volksgesdh.dienst **57**, 1 (1943). — Praktische Diagnostik der Bacillen der Typhus-Paratyphus-Enteritisgruppe, der Ruhrgruppe und der Coligruppe. Jena: Gustav Fischer 1948. — BOISSARD, J. M., and P. J. WORMALD: A new group of haemolytic streptococci for which the designation "Group 0" is proposed. J. of Path. **62**, 37 (1950). — BOIVIN, A.: Bactéries et virus, 2. Aufl. Paris: Presses universitaires de France 1947. — Bakteriengenetik. Zbl. Bakter. I Orig. **155**, 58 (1950). — BOMMER, G.: Zur Typenbestimmung der Typhusbakterien nach ihrem Xylosevergärungsvermögen. Z. Hyg. **127**, 410 (1947). — BORTELS, H.: Mikrobiologischer Beitrag zur Klärung der Ursachenfrage in der Meteorobiologie. Arch. Mikrobiol. **14**, 450 (1949). — BORTHWICK, G. R.: Über die antigenen Eigenschaften der Gifte der zur Gruppe des WELCH-FRAENKELschen Gasödembacillus gehörenden Mikroorganismen nebst Bemerkungen über die experimentelle Erzeugung enterogener Anaerobeninfektionen bei Schafen. Zbl. Bakter. I Orig. **134**, 289 (1935). — BOYD, J. S. K.: The antigenic structure of the mannitolfermenting group of dysentery bacilli. J. of Hyg. **38**, 477 (1938). — BRADLEY, W. H.: Brit. med. J. **1943 I**, 438. — BRAMMER, H.: Zur Bakteriologie der Paratyphus-A-Bakterien. Zbl. Bakter. I Orig. **152**, 84 (1947). — BRANDIS, H.: Eine Nahrungsmittelinfektion durch Salmonella montevideo. Z. Hyg. **127**, 259 (1948). — Über schleimwallfreie Paratyphus-B-Stämme mit besonderer Kolonieform. Z. Hyg. **127**, 688 (1948). — Über das Verhalten von Salmonella typhi-murium gegenüber d-Tratrat in synthetischen Nährlösungen. Z. Hyg. **132**, 250 (1951). — BRAUN, H.: Über eine kleine Enteritisepidemie durch Salmonella tennessee. Z. Hyg. **128**, 368 (1948). — BRAUN, H., u. F. MÜNDEL: Über den Erreger der Offenbacher Speiseeisepidemie. Klin. Wschr. **1927**, 1286. — BRAUN, W.: Bacterial dissociation. Bact. Rev. **11**, 75 (1947). — BREGER, I.: Gesetzgebung und Statistik der Pockenschutzimpfung. Immunität usw. **5**, 132 (1935). — BRILL, N. E.: An acute infectious disease of unknown origin. Amer. J. med. Sci. **139**, 484 (1910). — BROSIUS, W.: Eine Syphilisepidemie vor 12 Jahren mit ihren heute nachweisbaren Folgen. Arch. f.

Dermat. 71, 377 (1904). — BRUMPT, E.: Précis de parasitologie. 5. Aufl., 2 Bde. Paris: Masson & Co. 1936. — BRUNS, H.: Zur Frage der hygienischen Betreuung der Wasserversorgungsanlagen in Stadt und Land. Gas- u. Wasserfach 88, 17 (1947). — BRUNS, H., u. FROMME: Über Nahrungsmittelerkrankung durch Enteneier. Münch. med. Wschr. **1934**, 1350, 1372. — BÜRGERS, J.: Neue Forschungen und Erfahrungen auf dem Gebiete der Epidemiologie und ihre Bedeutung für die praktische Seuchenbekämpfung. Z. Med.beamte **49**, 618 (1927). — Experimentelle Untersuchungen über Mischinfektion. Klin. Wschr. **1930**, 1666. — Ein Beitrag zur Typhusepidemiologie. Z. Hyg. **128**, 630 (1948). — BÜRGI, E.: Über Bakterienagglutination durch normale Sera. Arch. f. Hyg. **62**, 239 (1907). — BURNET, F. M.: The epidemiology of poliomyelitis with special reference to the Victorian epidemic of 1937/38. Med. J. Austral. **27**, 1 (1940). — Variation in influenza viruses. In Handbuch der Virusforschung, herausgeg. von R. DOERR und C. HALLAUER, 2. Erg.-Bd., S. 47. Wien: Springer 1950. — BURROWS, W., A. N. MATHER, M. E. ELLIOT and S. M. WAGNER: Studies on the immunity to asiatic cholera. I. Introduction. J. inf. Dis. **79**, 159 (1946). — BURROWS, W., V. G. MCGANN and S. M. WAGNER: Studies on the immunity to asiatic cholera. II. The O and H antigenic structure of the cholera and related vibrios. J. inf. Dis. **79**, 168 (1946). — BUXTON, A., and R. F. GORDON: The epidemiology and control of Salmonella thompson infection of fowls. J. Hyg., Camb. **45**, 265 (1947).

CARLÉ, R.: Die Bedeutung ambulanter typhöser Erkrankungen für die Entstehung von Massen- und Gruppenerkrankungen und die derzeit möglichen Schutzmaßnahmen. Z. Hyg. **129**, 598 (1949). — CARLINFANTI, E.: Relazione sull' epidemia di colera in Egitto. Rev. Istit. Sieroterap. Ital. sez. II, **22**, 181 (1947). — CASEY, A. E., W. J. FISHBEIN, F. M. SCHABEL and H. T. SMITH: Incidence of subclinical poliomyelitis in an urban area according to age groups. Amer. J. publ. Health **40**, 1241 (1950). — ČERNOZUBOV, N., D. FILIPOVIĆ u. J. STAVELL: Zur Salmonellafrage. Zbl. Bakter. I Orig. **138**, 460 (1937). — CHAUSSINAND, R.: La lèpre. Paris 1950. — CHERRY, W. B., M. SHERAGO and R. H. WEAVER: The occurrence of Salmonella in retail meat products. Amer. J. Hyg. **37**, 211 (1943). — CHISHOLM, B.: The World Health Organization. Brit. med. J. **1950 I**, 1021. — CLAUBERG, K. W., u. K. MARCUSE: Studien über die Virulenz des Diphtheriebacillus. I. Mitt.: Zeigt der Diphtheriebacillus jahreszeitliche Schwankungen seiner Virulenz? Zbl. Bakter. I Orig. **121**, 229 (1931). — CORVIN, A.: Zur Epidemiologie und Diagnostik der Typhus- und Paratyphusbacillenausscheider. Wien. med. Wschr. **1936**, 178, 205, 233. — CRAIG, C. F., and E. C. FAUST: Clinical parasitology, 4. Aufl. Philadelphia: Lea and Febiger 1945. — CRAIGIE, J., and K. F. BRANDON: The laboratory identification of the V form of B. typhosus. Canad. publ. Health J. **27**, 165 (1936).

DALLDORF, G., and G. M. SICKLES: An unidentified filtrable agent isolated from the feces of children with paralysis. Science (Lancaster, Pa.) **108**, 61 (1948). — DAVIS, G. E.: The spirochetes. Annual Rev. Microbiol. **2**, 305 (1948). — DEGKWITZ, R.: Über den Masernerreger. Klin. Wschr. **1927**, 2289. — DENEKE, TH.: Die Hamburger Choleraepidemie 1892. Dtsch. med. Wschr. **1942**, 821. — DICKINSON, T. E.: The Schicktest for the determination of susceptibility to diphtheria: A record of 1200 cases. Lancet **202**, 312 (1922). — DIEHL, K.: Tierexperimentelle Erbforschung bei der Tuberkulose. Beitr. Klin. Tbk. **97**, 331 (1942). — DIEUDONNÉ, A. u. R. OTTO: Pest. In Handbuch der pathogenen Mikroorganismen, herausgeg. von W. KOLLE, R. KRAUS u. P. UHLENHUTH, 3. Aufl., Bd. 4, S. 179. Jena, Berlin u. Wien 1928. — DINGER, J. E., W. A. P. SCHÜFFNER, E. P. SNIJDERS u. N. H. SWELLENGREBEL: Onderzoek over gele Koorts in Nederland. V. Nederl. Tijdschr. Geneesk. **75 II**, 5384 (1931). — DINGMAN, J. C.: Report of a possibly milk borne epidemic of infantile paralysis. N. Y. State J. Med. **16**, 589 (1916). — DIXON, G. J.: The oecology of poliomyelitis in a military Camp in 1947. Brit. med. J. **1948 I**, 1175. — DOERR, R.: Werden, Sein und Vergehen der Seuchen. Baseler Universitätsreden, 3. H. Basel: Helbing u. Lichtenhahn 1932. — Kritik der Lehre von der erworbenen und natürlichen Immunität. Festschrift für H. ZANGGER. Zürich: Rascher 1934. — Die Infektion als Gast- Wirtbeziehung mit besonderer Berücksichtigung der tierpathogenen Virusarten. Arch. Virusforschg **2**, 87 (1941). — Die Lehre von den Infektionskrankheiten in allgemeiner Darstellung. In Lehrbuch der inneren Medizin von H. ASSMANN u. a., 5. Aufl., Bd. 1, S. 68. Berlin: Springer 1942. — Die Immunitätsforschung. Ergebnisse und Probleme in Einzeldarstellungen, Bd. 3, Die Antigene u. Bd. 4, Antikörper II. Wien: Springer 1948 u. 1949. — DOERR, R., u. E. GOLD: Untersuchungen über das Virus der Hühnerpest. V. Mitt. Analyse der Septikämie des infizierten Huhnes. Z. Hyg. **113**, 645 (1932). — DOERR, R., u. S. SEIDENBERG: Untersuchungen über das Virus der Hühnerpest. VII. Mitt. Zur Virusadsorption in vitro. Z. Hyg. **114**, 269 (1933). — DONLE, W.: Witterungsablauf und Jahreszeit im Seuchengeschehen. Zbl. Bakter. I Orig. **153**, 174* (1949). — DOORENBOS, M. W.: Le choléra. Conceptions nouvelles sur les principes fondamentaux de l'épidémiologie et de la prophylaxie du choléra. Rev. d' Hyg. **58**, 595, 675, 736 (1936); **59**, 22, 105 (1937). — DOULL, J. A.: Variations in the age distributions of mortality and morbidity from diphtheria, scarlet fever and certain other diseases in relation to latitude. Amer. J. Hyg. 8, 633 (1928). — DRAGSTED, I.: Avian tuberculosis in man. Lancet **1949 II**, 103. — DUDLEY, S. F.: Latent infection with C. diphtheriae in association with bacterial experience and Schick immunity. J. of Hyg. **32**, 193 (1932). — DUFFY, C. E., P. V. WOOLEY jr. and W. S. NOLTING: Rabies. A case report with notes on the isolation of the virus from saliva. J. Pediatr. **31**, 440 (1947). — DUNN, C. L.: Malaria in Ceylon. An inquiry into its causes. London: Baillière Tindall and Cox 1936.

EAGLES, A. Y.: Analysis of a four year epidemic of mumps. Arch. int. Med. **80**, **374** (1947). — EATON, M. S.: Virus pneumonia and pneumonitis of man and animals. In Handbuch der Virusforschung, herausgeg. von R. DOERR und C. HALLAUER, 2. Erg.-Bd, S. 87. Wien: Springer 1950. — ECKART, I.: Einheimische Malaria in Deutschland. Umschau **49**, 441 (1949). — EDWARDS, P. R., and A. B. MORAN: Salmonella cultures which resemble the Sendai type. J. Bacter. **50**, 257 (1945). — EMMEL, L.: Die Rolle der Fliegen als Krankheitsüberträger. Z. Hyg. **129**, 288 (1949).

FALES, W. TH.: The age distribution of whooping cough, measles, chickenpox, scarlet fever and diphtheria in various areas in the United States. Amer. J. Hyg. 8, 759 (1928). — FELIX, A.: Brit. med. Bull. **1944**, 269. — Experiences with typing of typhoid bacilli by means of Vi bacteriophage. Brit. med. J. **1943 I**, 435. — FENNER, O.: Über 3 Sepsisfälle mit tödlichem Verlauf durch Salmonella enteritidis Typ Jensen beim Menschen. Z. Hyg. **130**, 161 (1949). — FISCHER, L.: Einheimische Malaria und Anophelismus in der Nachkriegszeit. Dtsch. med. Wschr. **1948**, 515. — FLEXNER, S.: Experimental epidemiology. Introduction. J. of exper. Med. **36**, 9 (1922). — FLÜCKIGER, G.: Über neuzeitliche Schutzimpfungsverfahren. Z. Hyg. **129**, 577 (1949). — Der Kampf gegen die Rindertuberkulose im Lichte historischer Betrachtung. Schweiz. landwirtsch. Mh. **1946**, Nr 6. — Zur Tilgung der Rindertuberkulose. Z. Hyg. **129**, 419 (1949). — FOX, M. J., W. J. MADDEN and S. E. KOHN: Recurrent poliomyelitis. Amer. J. Dis. Childr. **75**, 395 (1941). — FRANCIS, A. E.: Two new types if Shigella Flexneri. J. of Path. 58, 320 (1946). — FRANCKE, G., u. V. GOERTTLER: Allgemeine Epidemiologie der Tierseuchen. Stuttgart: Ferdinand Enke 1930. — FRIEDEMANN, U.: Epidemiologische Fragen im Lichte der neueren Forschung. Jkurse ärztl. Fortbildg **17**, 13 (1926). — Das Diphtherieproblem. Klin. Wschr. **1928**, 433, 481. — Die Bedeutung der latenten Infektionen für die Epidemiologie. (Theoretische Infektketten-Lehre.) Zbl. Bakter. I Orig. **110**, 2 (1929). — FRÖLICH, H.: Über Menschenverluste in Kriegen. Österr. mil. Z. **1**, 90 (1888). — FRUBÖSE u. BRUNS: Über einen Fall von hartnäckiger Typhusbacillenausscheidung. Veröff. Med.verw. **43**, 633 (1934).

GARDNER, A. D., and K. V. VENKATRAMAN: The antigens of the cholera group of vibrios. J. of Hyg. **35**, 262 (1935). — GEBHARDT, H.: Beobachtungen bei einer Masernepidemie im Flüchtlingslager zu Prenzlau. Med. Klin. **1930**, 548. — GEGENBAUER, V.: Die behördlichen Maßnahmen der Wiener Sanitätsverwaltung gegenüber den Keimausscheidern. Mitt. Volksgesdh.amt **1933**, H. 2/3. — Zur Frage der Eindämmung der Weiterverbreitung von Typhus und Paratyphus durch Bacillenausscheider. Wien. klin. Wschr. **1934**, 163. — GEPPERT, M. P.: Biologische Gesetze im Lichte der Mathematik. Mitteilungsbl. math. Statistik **1**, 145 (1949). — GERMER, W. D., u. F. HENI: Die Komplementbindungsreaktion bei Q(Queensland)-Fieber. Z. Hyg. **130**, 166 (1949). — GIBSON, H. J.: Observations on the occurrence, characteristics and specificity of natural agglutinins. J. of Hyg. **30**, 337 (1930). — Natural agglutinins and their relationship to the somatic and flagellar antigens of bacteria. J. of Immun. **22**, 211 (1932). — GINS, H. A.: Beiträge zur Geschichte der Kuhpockenimpfung. Die Degeneration der humanisierten Vaccine im 19. Jahrhundert. Klin. Wschr. **1924**, 634. — Neuere Gesichtspunkte zur Epidemiologie der Pocken. Z. Hyg. **103**, 281 (1924). — GIRARD G.: Les ectoparasites de l'homme dans l'épidémiologie de la peste. Bull. Soc. Path. exot. **36**, 4 (1943). — GLÜCK: Über die klinischen Eigentümlichkeiten der endemischen Syphilis in Bosnien. Arch. Dermat. **138**, 214 (1922). — GOEBEL, F.: Beobachtungen bei experimentellen Masern. Z. Kinderheilk. **44**, 190 (1927). — GOLDSTEIN, D. M., W. McD. HAMMON and H. R. VIETS: An outbreak of polioencephalitis among Navy cadets, possibly food borne. J. amer. med. Assoc. **131**, 567 (1946). — GORDON, M. H., and E. G. MURRAY: Identification of the Meningococcus. J. Army med. Corps **25**, 411 (1915). — GOTSCHLICH, F.: Über Cholera und choleraähnliche Vibrionen unter den aus Mekka zurückkehrenden Pilgern. Ein Beitrag zur Epidemiologie der Cholera. Z. Hyg. **53**, 281 (1906). — Über Werden und Vergehen von Infektionskrankheiten. Dtsch. med. Wschr. **1919**, 593. — GOTTSTEIN, A.: Epidemiologische Studien über Diphtherie und Scharlach. Berlin: Springer 1895. — Über gesetzmäßige Erscheinungen bei der Ausbreitung einiger endemischer Krankheiten. Berl. klin. Wschr. **1896**, 345. — Geschichte der Hygiene im 19. Jahrhundert. Berlin: F. Schneider & Co. 1901. — Kommen und Gehen der Epidemien. Naturwiss. **16**, 906 (1928). — Rechnende Epidemiologie. Erg. Hyg. **10**, 189 (1929). — Epidemiologie und Soziologie der akuten Infektionskrankheiten. Handbuch der sozialen Hygiene, herausgeg. von GOTTSTEIN, SCHLOSSMANN und TELEKY, Bd. 5, S. 425. Berlin: Springer 1929. — Die Lehre von den Epidemien. Berlin: Springer 1929. — GRELL, K. G.: Das Seuchenreservoir. Naturwiss. Rdsch. **3**, 353 (1950). —

GRIFFITH, F.: The significance of pneumococcal types. J. of Hyg. **27**, 113 (1928). — GRÖER, F. v., u. K. KASSOWITZ: Studien über die normale Diphtherieimmunität des Menschen. Z. Immun.forschg **22**, 40 (1914); **23**, 108 (1914); **26**, 277 (1917); **28**, 327 (1919); **30**, 154 (1920). — GRÖN, K.: Syphilis-Endemien. In Handbuch der Haut- und Geschlechtskrankheiten, herausgeg. von J. JADASSOHN, Bd. 17, Teil 3, S. 286. Berlin: Springer 1928. — GRUBER, B. G., u. F. KERSCHENSTEINER: Die Meningokokkenmeningitis. Erg. inn. Med. **15**, 413 (1917). — GRUMBACH, A.: Warum sind die bisher gebräuchlichen Maßnahmen zur Bekämpfung der Tuberkulose durch eine aktive Immunisierung zu ergänzen? Schweiz. Z. Tbk. **4**, 1 (1947). — Wesen, Sinn und Methodik einer Tuberkuloseschutzimpfung. Schweiz. med. Jb. **1948**, 19. — Wo stehen wir im Kampf gegen die Tuberkulose? Praxis **38**, Nr 12 (1949). — Zur Theorie und Praxis der B.C.G.-Impfung. Vjschr. schweiz. San.-offiz. **25**, 98 (1948). — GSELL, O.: Abortive Poliomyelitis. Leipzig: Georg Thieme 1938. — Leptospirosis Pomona, die Schweinehüterkrankheit. Schweiz. med. Wschr. **1946**, 237. — GUNDEL, M.: Über das jahreszeitliche Verhalten der Diphtherie im Zusammenhang mit den Erkältungskrankheiten. Epidemiologische Untersuchungen. Z. Hyg. **109**, 295 (1929). — GUNNISON, I. B., I. R. CUMMINGS and K. F. MEYER: Clostridium botulinum Type E. Proc. Soc. exper. Biol. a. Med. **35**, 278 (1936).

HABS, H.: Die Gesamtinfektkette als Grundlage epidemiologischer Darstellungen. Klin. Wschr. **1943**, 666. — HABS u. R. E. BADER: Das Paratyphus-C-Problem. Klin. Wschr. **1943**, 581. — Über Paratyphus C, verursacht durch Bact. suipestifer Kunzendorf. Z. Hyg. **124**, 638 (1943). — HAESER, H.: Lehrbuch der Geschichte der Medizin und der epidemischen Krankheiten, 3. Aufl. Bd. 3. Jena: Gustav Fischer 1892. — HAHN, M., u. H. REICHENBACH: Die Typhusepidemie in Hannover 1926. Veröff. Med.verw. **27**, 361 (1928). — HAILER, E., u. K. HEICKEN: Untersuchungen zur Bekämpfung des gewerblichen Milzbrandes. Z. Hyg. **128**, 87, 109 (1948); **131**, 219, 443 (1950). — HALLIDAY, J. L.: The epidemiology of poliomyelitis. Glasgow med. J. **115**, 121 (1931). — HAMMON, W. M., and W. C. REEVES: Recent advances in the epidemiology of the arthropod-borne virus encephalitides including certain exotic types. Amer. J. publ. Health **35**, 994 (1945). — HARRIES, E. H. R.: Immunity in the mankind: Observations based upon some records of Schick and Dick test. Proc. roy. Soc. Med. **21**, 11 (1927). — HARTOCH, O., H. SCHLOSSBERGER u. W. JOFFE: Über xylosevergärende und -nichtvergärende Typhusstämme. Z. Hyg. **105**, 564 (1926). — HAUSMANN, G. H., and M. TULLY: Cate-bite and scratch wounds with consequent Pasteurella infection of man. Amer. clin. Path. **15**, 406 (1938). — HAUSSMANN, H. G., W. SIMROCK und L. BETZ. Zur klinischen und serologischen Diagnostik der epidemischen Influenza. Erfahrungen bei der Winterepidemie 1948/49. Z. klin. Med. **147**, 51 (1950). — HAZEN, E. L.: Incitants of human botulism. Science (Lancaster, Pa.) **87**, 413 (1938). — HECK, H.: Die Rückzüchtung ausgestorbener Tiere. Orion **4**, 401 (1949). — HECKER, M.: Über den Nachweis von Bakterien der Typhus-Paratyphus-Enteritisgruppe im Abwasser mittels des Nährbodens von WILSON und BLAIR. Z. Hyg. **128**, 388 (1928). — HEINE, J.: Beobachtungen über Lähmungszustände der unteren Extremitäten und deren Behandlung. Stuttgart: F. H. Köhler 1840. — HELFER, H. U.: Schutzimpfungsversuche an weißen Mäusen gegen Abortus Bang mittels Adsorbatvaccinen. Z. Hyg. **129**, 681 (1949). — HIRSCH, A.: Die indische Pest und der schwarze Tod. Virchows Arch. **5**, 508 (1853). — HIRST, G. K.: Prophylaxe der epidemischen Grippe. Med. Klin. **1949**, 216. — Vaccination against epidemic influenza. Z. Hyg. **130**, 200 (1949). — HIRSZFELD, H., u. L. HIRSZFELD: Weitere Untersuchungen über die Vererbung der Empfänglichkeit für Infektionskrankheiten. Z. Immun.forschg **54**, 81 (1927). — HIRSZFELD, H., L. HIRSZFELD et H. BROKMAN: Etude sur l'héridité en rapport avec la sensibilité à la diphtérie. C. r. Soc. biol. Paris **90**, 1198 (1924). — Untersuchung über Vererbung der Disposition bei Infektionskrankheiten, speziell bei Diphtherie. Klin. Wschr. **1924**, 1308. — HIRSZFELD, L.: Über die Konstitutionsserologie im Zusammenhang mit der Blutgruppenforschung. Erg. Hyg. 8, 367 (1926). — VAN DER HOEDEN, J.: De zoönosen. Infektieziekten der dieren die op den mensch kunnen overgaan en de ziekten die dardoor bij dezen worden teweggebracht. Leiden: H. E. Stanfert Kroese's Mitgevers Mij. N.V. 1946. — HÖRING, F. O.: Über die Empfänglichkeit des Menschen für Infektionskrankheiten. Mschr. Kinderheilk. **97**, 3 (1949). — HOFFMANN, E.: Gemeinsame amerikanische Herkunft der tropischen Framboesie und Syphilis auf Grund neuer Forschungsergebnisse und Knochenfunde. Münch. med. Wschr. **1939**, 1512. HOERLEIN, B. F.: The inhibiting effect of normal serum and its gamma globulin fraction upon the variation of Styphylococcus aureus. J. Bacter. **56**, 139 (1948). — HOHENNER, K.: Malaria in Frankfurt a. d. Oder 1946. Dtsch. Gesdh.wes. **2**, 5 (1947). — HOHN, J., u. W. HERRMANN: Die Typen der Gärtnerbakterien und die Quelle ihrer Infektion in der Tierwelt. Zbl. Bakter. I Orig. **133**, 183 (1935). — Ergänzung zu der Arbeit in Zbl. Bakter. I Orig. Bd. 133: Die Typen der Gärtnerbakterien und die Quelle ihrer Infektion in der Tierwelt. Zbl. Bakter. I Orig. **134**, 227 (1935). — HORMAECHE, E., C. A. PELUFFO u. P. L. ALEPPO: Zur Ätiologie der Sommerdiarrhoe bei Kindern mit besonderer Berücksichtigung der Salmonella-Infektionen. Z. Hyg. **119**, 453 (1937). — Nueva contribución al estudio etiológico de las „diarreas infantiles de verrano". Las „Salmonellas" en las enterocolitis de la infancia. Arch. urug. de Med., Cir. y Especialid. **9**, 113 (1936). — HORNUNG, F.: Die sog. „Wasserkrankheit". Münch. med. Wschr. **1936**, 1264. — HORSFALL, F. L. jr.: Influenza. In Viral and Rickettsial Infections of Man, herausgeg. von TH. M. RIVERS, S. 295. Philadelphia, London u. Montreal: J. B. Lippincott Co. 1948. — HORSTMANN, D. M.: Problems in the epidemiology of poliomyelitis. Lancet **1948 I**, 273. — HORSTMANN, D. M., and J. R. PAUL: The incubation period in human poliomyelitis and its implications. J. Amer. med. Assoc. **135**, 11 (1947). — HOWARD-JONES, N.: Origins of international health work. Brit. med. J. **1950 I**, 1032. — HOWE, H. A.: Poliomyelitis. In Viral and Rickettsial Infections of Man, herausgeg. von TH. M. RIVERS, S. 245. Philadelphia, London u. Montreal 1948. — Epidemiology of poliomyelitis in the light of modern research. Amer. J. Med. **6**, 537 (1949). — HUEBNER, R. J., W. L. JELLISON, M. D. BECK and C. C. SHEPARD: Q fever studies in southern California. I. Recovery of Rickettsia burneti from raw milk. Publ. Health Rep. **63**, 214 (1948). — HULL, TH. G.: Diseases transmitted from animals to man, 3. Aufl. Sprinfield Ill.: Ch. C. Thomas 1947.

IMHÄUSER, K.: Viruspneumonien: Q-Fieber und Virusgrippe. Klin. Wschr. **1949**, 353. — ITURBE, J.: Comunidad del origen americano de las bubas y la sifilis. Caracas: Tip. La Nacion 1943.

JACOBI, J., u. CH. ZUR VERTH: Explosiver Scharlachausbruch in einem Krankenhaus. Klin. Wschr. **1948**, 705. — JAHNEL, F.: Allgemeine Pathologie und pethologische Anatomie der Syphilis des Nervensystems. In Handbuch der Haut- und Geschlechtskrankheiten, herausgeg. von J. JADASSOHN, Bd. 17, Teil 1, S. 1. Berlin: Springer 1929. — Über den Einfluß des Winterschlafes auf die Syphilisspirochäten im Gehirn und den inneren Organen des Siebenschläfers. Arch. f. Dermat. **171**, 187 (1935). — Progressive Paralyse. In Handbuch der Neurologie, herausgeg. von O. BUMKE u. O. FOERSTER, Bd. 12, S. 647. Berlin: Springer 1935. — JENSEN, K. A.: Humane und bovine Formen der Tuberkelbacillen. Schweiz. Z. Path. **12**, 435 (1949). — JESSNER, M., u. N. ROSSIANSKY: Die Ergebnisse der deutsch-russischen Syphilisexpedition 1928. Arch. f. Dermat. **160**, 224 (1930). — JÖTTEN, K. W.: Meningokokkeninfektionen. In Handbuch der pathogenen Mikroorganismen, herausgeg. von W. KOLLE, R. KRAUS u. P. UHLENHUTH, 3. Aufl., Bd. 4, S. 585. Jena, Berlin u. Wien 1928. — JORDANUS, THOMAS: Brunno-Gallicus seu luis novae in Moravia exortae descriptio. Francofurti 1577. — JORGE, R.: Les pestilences et la convention sanitaire internationale. Arquivos do Instituto Central de Higiene (Lissabon) **3**, Nr 1 (1926). — Une épidémie à Lisbonne d'ictère hémorrhagique d'origine hydrique contractée per os. Bull. Off. internat. Hyg. publ., Par. **24**, 88 (1932). — JORGE, R., et E. ROUBAUD: Les faunes régionales des rongeurs et des puces dans leurs rapports avec la peste. Paris 1928. — JUBB, G.: A third outbreak of epidemic poliomyelitis at West Kirby. Lancet **1915 I**, 67. — JULIANELLE, L. A.: A biological classification of Encapsulatus pneumoniae (Friedländer's bacillus). J. of exper. Med. **44**, 113 (1926). — Immunological relationships of cell constituents of Encapsulatus pneumoniae (Friedländer's bacillus). J. of exper. Med. **44**, 735 (1926). — JUNGEBLUT, C. W.: Mechanism of infection in rodent poliomyelitis in relation to age and portal of entry. J. inf. Dis. **81**, 282 (1947). — JUNGEBLUT, C. W. and E. T. ENGLE: Resistance to poliomyelitis. J. amer. med. Assoc. **99**, 2091 (1932). — JUNGEBLUT, C. W., and M. SANDERS: Studies of a murine strain of poliomyelitis virus in cotton rats and white mice. J. of exper. Med. **72**, 407 (1940). — JUSATZ, H. J.: Die geographisch-medizinische Erforschung von Epidemien. Petermanns Geogr. Mitt. **86**, 201 (1940). — Aufgaben und Methoden der medizinischen Kartographie. Petermanns Geogr. Mitt. **90**, 219 (1944).

KÄRST, W.: Die Lübecker Typhusepidemie 1948. Ärztl. Wschr. **1949**, 730. — KAIL, F.: Verlauf einer Epidemie von Typhus abdominalis (bei einer 6 Wochen vorher geimpften Bevölkerung). Klin. Med. (Wien) **2**, 468 (1947). — KAISER, M.: Pocken und Pockenschutzimpfung. Wien: Springer 1949. — KAUFFMANN, F.: Die Bakteriologie der Salmonellagruppe. Kopenhagen: Einar Munksgaard 1941. — KESSEL, J. F., and CH. F. PAIT: Immunologic groups of poliomyelitis viruses. Amer. J. Hyg. **51**, 76 (1950). — KISSKALT, K.: Untersuchungen über Konstitution und Krankheitsdisposition. 3. Hungersnöte und Seuchen. Z. Hyg. **78**, 524 (1914). — Das Wandern der Seuchen. Dtsch. med. Wschr. **1923**, 567. — Die Diphtheriepandemie des 19. Jahrhunderts. Z. Hyg. **103**, 483. (1924). — Entstehen und Vergehen von Seuchen. Seuchenbekämpfg **3**, 179 (1926). — Allgemeine Epidemiologie. In Handbuch der pathogenen Mikroorganismen, herausgeg. von W. KOLLE, R. KRAUS u. P. UHLENHUTH, 3. Aufl., Bd. 3, S. 731. Jena, Berlin u. Wien 1930. — KLIEWE, H.: Desinfektion und Sterilisation. Hygienisches Taschenbuch, 6. Aufl., S. 605. Berlin-Göttingen-Heidelberg: Springer 1950. — KLIMMER u. SCHÖNBERG: Milchkunde, 5. Aufl., bearb. v. F. SCHÖNBERG. Berlin: Richard Schoetz 1947. — KNAPP, A. C., E. C. GODFREY and W. L. AYCOCK: An outbreak of poliomyelitis apparently milk borne. J. amer. med. Assoc. **87**, 635 (1926). — KOELSCH, F.: Die meldepflichtigen Berufskrankheiten, 2. Aufl. Berlin, München u. Wien 1947. — KOGOJ, F.: Die endemische Syphilis in Bosnien und Herzegowina. Dermatologica (Basel) **79**, 363 (1939). — KOLLE, W., u. E. EVERS: Experimentelle Untersuchungen über Syphilis- und Rekurrensspirochätose. III. Experimentelles über Syphilisinfektion ohne Symptome. Dtsch. med. Wschr. **1926**, 557. — KOLLE, W., u. H. SCHLOSSBERGER: Über symptomlose Infektion von Mäusen und Ratten, sowie symptomlose Superinfektionen syphilitischer Kaninchen mit Spirochaeta pallida. Dtsch. med. Wschr. **1926**, 1245. — KOLLER, S.: Graphische Tafeln zur Beurteilung statistischer Zahlen, 2. Aufl. Dresden u. Leipzig: Theodor Steinkopff 1943. — KORNS, R. F., and A. ZEISSIG: Dog, fox, and cattle rabies in New York State. Amer. J. publ. Health **38**, 50 (1948). — KOSLOFF, N.: Compte-rendu du service de santé militaire pendant la guerre de Turquie de 1877/78. St. Petersbourg 1887. — KREY, W.: Zur Poliomyelitis-Epidemiologie. Hess. Ärztebl. **11**, 240 (1950). — KRISTENSEN, M., u. K. BOJLÉN: Vergärungsmäßig definierte Typen des Paratyphus-B-Bacillus. Zbl. Bakter. I Orig. **114**, 86 (1929). — Diagnostische Untersuchungen über die Salmonellagruppe. Zbl. Bakter. I Orig. **136**, 294 (1936). — KRISTENSEN, M., u. F. KAUFFMANN: Bakteriologische und klinische Erfahrungen über Infektionen mit d-weinsäurevergärenden Paratyphus-B-Bacillen. Z. Hyg. **120**, 149 (1937). — KROGH-LUND, G.: Historiske, epidemiologiske og bakteriologiske Undersøgelser over febris typhoidea i Grønland. Kopenhagen: Berlingske Bogtrykkeri A.S. 1940. — KÜBLER: Kriegs-Sanitätsstatistik. Klin. Jb. **9**, 301 (1902).

LACEY, B. W.: The natural history of poliomyelitis. Lancet **1949 I**, 849. — LANGE, B.: Die Verbreitungswege der Tuberkulose. Beitr. Klin. Tbk. **65**, 278 (1926). — LANGE, L., u. H. PESCATORE: Bakteriologische Untersuchungen zur Lübecker Säuglingstuberkulose. Arb. Reichsgesdh.amt **69**, 207 (1935). — LAUR, O.: Über einheimische Malaria tertiana in Mecklenburg-Vorpommern. Dtsch. Gesdh.-wes. **2**, 533 (1947). — LAWSON, R. B., and J. L. MELNICK: Inactivation of murine poliomyelitis viruses by heat. J. inf. Dis. **80**, 201 (1947). — LEAKE, J. P., I. BOLTEN and H. F. SMITH: Winter outbreak of poliomyelitis. US. Publ. Health Rep. **32**, 1995 (1917). — LEAVITT, S. S., and O. H. BECK: Schistosomiasis japonica. A report of its discovery in apparently healthy individuals. Amer. J. trop. Med. **27**, 347 (1947). — LEGENDRE, F.: Note sur la recherche des bacilles de Hansen dans les gouttes épaisses. Bull. Soc. Path. exot. **30**, 547 (1937). — LENTZ, O.: Über Auslesekrankheiten. Klin. Wschr. **1924**, 1685. — LEREBOULLET, M.: L'immunisation spontanée et provoquée contre la diphtérie. Presse méd. **33**, 23 (1925). — LEREBOULLET, M. et JOANNON: Immunisation spontanée contre la diphtérie en milieu hospitalier. II. Importance du temps de séjour. Influence des contaminations discrètes. C. r. Soc. Biol. **90**, 552, 613 (1924). — Mécanisme de l'immunisation spontanée occulte contre la diphtérie. Paris méd. **14**, 533 (1924). — LEVY-BRUHL, M.: Les pasteurelloses humaines. Ann. Méd. **44**, 406 (1938). — LEWIS, J. T.: The carrier problem in disease. Med. Press. **1947**, 329. — LIEBERMEISTER, K.: Ein Nährsubstrat zur raschen und zuverlässigen Differenzierung von Diphtheriebacillen. Klin. Wschr. **1946/47**, 853. — VAN LOGHEM, J. J.: Der El Tor-Vibrio. Z. Hyg. **114**, 20 (1933). — LOHDE, H.: Paratyphusepidemie und Vorkrankheit an Bord eines Kreuzers der deutschen Kriegsmarine. Arch. f. Hyg. **131**, 150 (1943). — LOVELL, R.: The presence of agglutinins for bacteria of the Salmonella group in the sera of normal animals. J. comp. Path. **45**, 27 (1932). — The presence and significance of agglutinins for some members of the Salmonella group occurring in the sera of normal animals. J. comp. Path. **47**, 107 (1934). — LÜBE: Eine Typhusepidemie durch infizierte Milch verbreitet. Allg. Z. Epidemiol. **2**, 298 (1870). — LÜTGERATH, F., B. BERGMANN u. H. STÖPPLER: Voruntersuchungen und erste Ergebnisse bei der Tuberkuloseschutzimpfung 6—14jähriger Kinder in einem ländlichen Bezirk. Dtsch. med. Wschr. **74**, 419 (1949). — LUKEN: Infektiöse Hepatitis. Med. Klin. **1949**, 248. — LURIA, S. E.: Recent advances in bacterial genetics. Bact. Rev. **11**, 1 (1947). — LUSTIG, A., u. G. VERNONI: Maltafieber (Undulant fever, Mittelmeerfieber). In Handbuch der pathogenen Mikroorganismen, herausgeg. von W. KOLLE, R. KRAUS u. P. UHLENHUTH, 3. Aufl., Bd 4, S. 511. Jena, Berlin u. Wien 1928. — LUZ, K.: Das Meningokokkenträgerproblem. Münch. med. Wschr. **1940**, 30. — LYDTIN, K.: Immunität und Schutzimpfung bei Tuberkulose. Klin. Wschr. **1930**, 2281. — Die Frage der Auslese bei der Tuberkulose. Erbarzt **1934**, 73. — Tuberkulose und Konstitution. Dtsch. Tbk.bl. **8**, 161 (1934). — Übersicht über das Tuberkulosegeschehen in Deutschland während des 2. Weltkrieges und in der Nachkriegszeit. Beitr. Klin. Tbk. **102**, 487 (1950). — Resistenz, Immunität und Durchseuchung bei Tuberkulose. Regensburger Jb. ärztl. Fortbildg **1**, 1 (1950).

MACNAMARA, J.: Poliomyelitis. Baltimore: Williams and Wilkins 1932. — MACPHERSON, I.: Early notice of cholera in India. Med. Tim. a. Gaz. (Lond.) **1874 II**, 522. — MADSEN, TH., J. HOLM u. K. A. JENSEN: Studies on the epidemiology of tuberculosis in Denmark. Acta tbk. scand. (Dän.) Suppl. **6** (1942). — MANNINGER, R,. u. NÓGRÁDI: Über induzierte Mutationserscheinungen an Milzbrand- und Kartoffelbacillen. Experientia **4**, 276 (1948). — MARTINI, E.: Wege der Seuchen, 2. Aufl. Stuttgart: Ferdinand Enke 1943. — Lehrbuch der medizinischen Entomologie, 3. Aufl. Jena: Gustav Fischer 1946. — MATHEWS, F. P.: Poliomyelitis epidemic, possibly milk-borne, in a Naval Station, Portland, Oregon. Amer. J. Hyg. **49**, 1 (1949). — MATTAUSCHECK, E., u. A. PILZ: Beitrag zur Lues- und Paralysefrage.

I. Mitt. Über 4134 katamnestisch verfolgte Fälle von luetischer Infektion. Z. Neur. 8, 133 (1912). — II. Mitt. Über 4134 katamnestisch verfolgte Fälle von luetischer Infektion. Z. Neur. 15, 608 (1913). — MAY, J. M.: Map of the world distribution of poliomyelitis. Geograph. Rev. 40, 646 (1950). — MAYER, M., W. BORCHARDT u. W. KIKUTH: Die durch Milzexstirpation auslösbare infektiöse Rattenanämie (Ätiologie, Pathologie und Chemotherapie). Arch. Schiffs- u. Tropenhyg. 31, Beih. 4 (1927). — MCCARTY, M., and O. T. AVERY: Studies on the chemical nature of the substance inducing transformation of pneumococcal types. II und III. J. of exper. Med. 83, 89, 97 (1946). — MCLEOD, J. W.: A survey of the epidemiology of diphtheria in North-west Europe and North America in the period 1920—1946. J. of Path. 62, 137 (1950) — MEDIN, O.: Über eine Epidemie von spinaler Kinderlähmung. Verh. des 10. internat. med. Kongresses in Stockholm, Bd. 2, Abt. 6, S. 37. 1890. — MELNICK, J. L., and L. R. PENNER: Experimental infection of flies with human poliomyelitis virus. J. Bacter. 54, 279 (1947). — MEYER, K. F.: The heterogenous infection chains as occupation at diseases. Festschrift für H. ZANGGER. Zürich: Rascher 1934. — The animal kingdom, a reservoir of human disease. Ann. int. Med. 29, 326 (1948). — MEYER, K. F., and B. EDDIE: The knowledge of human virus infections of animal origin. J. amer. med. Assoc. 133, 822 (1947). — Psittacosis. In „Diagnostic procedures for virus and rickettsial diseases", ed. by the American Public Health Association, S. 1. New York: Publication Office, Publ. Health Assoc. 1948. — Psittacosis-Lymphogranuloma group. In Viral and rickettsial infections of man, herausgeg. von TH. M. RIVERS, S. 337. Philadelphia, London u. Montreal: J. B. Lippincott Co. 1948. — MEYER-AHRENS: Geschichtliche Notizen über das erste Auftreten der Lustseuche in der Schweiz. Schweiz. Z. Natur- u. Heilk., N. F. 3, Nr 1/2 (1841). — MINER, J. R.: The incubation period of typhoid fever. J. inf. Dis. 31, 296 (1922). — DE MOOR, C. E.: Un vibrion du type „El Tor" responsable, dans la partie sud de l'île de Célèbes (Indes Néerlandaises), d'une épidémie présentant les apparences complètes du choléra. Bull. Off. internat. Hyg. publ., Par. 30, 1510 (1938). — MØRCH, E.: Experimentelle Grundlagen der Diagnose und Therapie menschlicher Pneumokokkeninfektionen. Erg. Hyg. 25, 358 (1943). — MOREL-LAVALIÉE, A.: La syphilis des nourrices. Gaz. Hôp. 62, 897, 913 (1889). — Les déterminations organiques de la syphilis, peuvent-elles dans certains cas tenir à la nature du virus, celui-ci pouvant alors produire des localisations analogues chez toute une série d'individus contaminés à la même source. Gaz. Hôp. 65, 303 (1892). — MORGAN, H. R., M. W. BARNES and M. FINLAND: Antigenic differences among Influenza A viruses, including serological response of patients. J. Labor. a. clin. Med. 33, 1212 (1948). — MOSS, E. S., and J. D. BATTLE jr.: Human infection with Pasteurella pseudotuberculosis rodentium of Pfeiffer; report of a case. Amer. J. clin. Path. 11, 677 (1941). — MÜLLER, T.: Hepatitis epidemica mit hoher Letalität im Kanton Basel-Stadt im Jahre 1946. Schweiz. med. Wschr. 1947, 796. — MURPHY, H. M.: The transmission of infectious hepatitis by blood transfusion. Gastroenterol. 5, 449 (1945). — MURRAY, E. S., G. BAEHR, R. A. MANDELBAUM, N. ROSENTHAL, J. C. DOANE, L. B. WEISS, S. COHEN and J. C. SNYDER: Brill's Disease. J. Amer. med. Assoc. 142, 1059 (1950).

NAEGELI, O.: Über Häufigkeit, Lokalisation und Ausheilung der Tuberkulose. Virchows Arch. 160, 426 (1900). — Über die Häufigkeit der Tuberkulose. Verh. 24. Kongr. für Innere Medizin, Wiesbaden 1907, S. 165. — NEHLINGER, E., u. R. BLANGEY: Anatomische Untersuchungen über die Häufigkeit der Tuberkulose. I. Mitt. Beitr. Klin. Tbk. 90, 339 (1937). — NELSON, N.: Susceptibility and immunity in poliomyelitis. A study of age incidence and epidemicity as related to virgin soil outbreaks, early poliomyelitis, geographic distribution, and institutional outbreaks. J. of Immun. 56, 311 (1947). — NERLICH, G.: Durchfälle als Vorläufer von Typhuserkrankungen. Arch. f. Hyg. 110, 111 (1933). — Über Doppelbefunde von Typhus- und Paratyphusbacillen und ihre Bedeutung für die Aufklärung von Epidemien. Arch. f. Hyg. 112, 1 (1934). — NETER, R.: Bact. Rev. 6, 26 (1942). — NEUFELD, F.: Die Veränderlichkeit der Mikroorganismen in ihrer Bedeutung für die Epidemiologie. Zbl. Bakter. I Orig. 93, 81 (1924).

OAKLEY, C. L., G. H. WARRACK and M. E. WARREN: The Kappa and Lambda antigens of Clostridium welchii. J. of Path. 60, 495 (1948). — OLITSKY, P. K., and J. CASALS: Viral encephalitides. In Viral and rickettsial infections of man, herausgeg. von TH. M. RIVERS, S. 163. Philadelphia, London u. Montreal: J. B. Lippincott Co. 1948.

PAUL, J. R., W. P. HAVENS and C. E. VAN ROOYEN: Poliomyelitis in British and American troops in the Middle East. Brit. med. J. 1944 I, 841. — PETÉNYI, G.: Über die Entwicklung des Masernvirus. Klin. Wschr. 1927, 1953. — PETERSEN, K. F.: Über die klinische und epidemiologische Bedeutung d-tartratpositiver Paratyphus-B-Bakterien. Z. Hyg. 129, 634 (1949). — PETTE, H.: Wandlung epidemiologischer und pathogenetischer Gedankengänge bei der Poliomyelitis. Klin. Wschr. 1949, 321. — PETZETAKIS, M.: A propos d'une épidémie de spirochétose ictéro-hémorrhagique à l'île de Syra. Bull. Soc. Path. exot. 25, 411 (1932). — POHLEN, K.: Die Messung der Verbundenheit von Krankheiten. Arch. soz. Hyg. 7, 6 (1932). — POMEROY, B. S. and R. FENSTERMACHER: Salmonella infection in turkeys. Amer. J. vet.

Res. 5, 282 (1944). — POPP, L.: Zur Entstehung von Diphtherieepidemien. Beitrag zur Frage der Epidemiologie der Diphtherie. Z. Hyg. **127**, 778 (1948). — PRAUSNITZ, C.: Epidemiologie. In Spezielle Pathologie und Therapie innerer Krankheiten, herausgeg. von F. KRAUS und TH. BRUGSCH, Erg.-Bd., S. 685. Berlin u. Wien: Urban & Schwarzenberg 1927. — PRINZING, F.: Epidemics resulting from wars. Oxford: Clarendon Press 1916. — Die Methoden der medizinischen Statistik. ABDERHALDENS Handbuch der biologischen Arbeitsmethoden, Abt. V, Teil 2, S. 517. Berlin u. Wien: Urban & Schwarzenberg 1923. — Handbuch der medizinischen Statistik, 2. Aufl. Jena: Gustav Fischer 1931. — PRUNER, F.: Die Krankheiten des Orients. Erlangen 1847. — PUNTIGAM, F.: Zur Seuchenlage in Österreich im Jahre 1946. Klin. Med. (Wien) **2**, 369 (1947). — Zur Seuchenlage in Österreich im Jahre 1947. Klin. Med. (Wien) **4**, 17 (1949).

RAMON, G.: Sur les vaccinations associées. C. r. Acad. Sci. Paris **197**, 1361 (1933). — Bases expérimentales et resultats immunologiques d'une nouvelle méthode de traitement de la diphtérie. La séro-anatoxithérapie diphtérique. Z. Immun.forschg **97**, 194 (1940). — RAŠKA, K.: Das Problem der Typhus- und Paratyphusbacillenträger mit besonderer Berücksichtigung des B. flavum. Arch. f. Hyg. **126**, 254 (1941). — Die Bacillenruhr. Erg. Hyg. **25**, 308 (1943). — RAYMOND, F.: Histoire de l'éléphantiasis contenant aussi l'origine du scorbut, du feu St. Antoine, de la vérole etc. Lausanne 1767. — REILLY, W. A.: An epidemic of diphtheria. Amer. J. Dis. Childr. **74**, 130 (1947). — REIMANN, H. A.: Further note on the classification of vibrios from the 1945 cholera epidemic in Chungking. Amer. J. trop. Med. **27**, 503 (1947). — RHODES, A. J.: Anti-rabies treatment. A discussion of its value in the light of recent experimental work. Trop. Dis. Bull. **43**, 987 (1946). — RICHTER, R.: Extragenitale luische Vielinfektion. Med. Klin. **1948**, 65. — RICORD, PH.: Observations nouvelles sur quelques points de la maladie vénérienne. J. univ. Méd. Paris **1832**. — RIMPAU, W.: Beitrag zur Frage der Verbreitung der Bacillen der Paratyphusgruppe. Arb. ksl. Gesdh.amt. **30**, 330 (1909). — RIMPAU, W., H. SCHLOSSBERGER u. J. KATHE: Über Leptospirosen in Deutschland. Zbl. Bakter. I Orig. **141**, 318 (1938). — RIMPAU, W., u. K. STEINERT: Über das Vorkommen der Typen Newport und Oranienburg (Paratyphus-C-Gruppe). Münch. med. Wschr. **1930**, 1570. — RIMPAU, W., u. M. STRELL: Abwasserprobleme der Heilstätten für Lungenkranke. Tbk.arzt **1**, 132 (1947). — ROEMER, G. B.: Das serologische und biologische Verhalten der für den Menschen pathogenen Streptokokken. Erg. Hyg. **26**, 139 (1949). — ROLLET, I.: De la transmission de la syphilis entre nourrisons et nourrices. Paris 1861. — ROMMELER: Paratyphusbacillen im Transporteis der Seefische. Dtsch. med. Wschr. **1909**, 886. — ROSENAU, M. J.: Preventive Medicine and Hygiene, 6. Aufl. New York u. London: D. Appleton-Century Co. 1946. — ROSHER, A. B.: Haemophilus influenzae and its relation to epidemic influenza. Proc. roy. Soc. Med. **40**, 749 (1947). — DE RUDDER, B.: Das Durchseuchungsproblem bei den Zivilisationsseuchen (Masern, Scharlach und Diphtherie). Erg. inn. Med. **32**, 313 (1927). — Epidemiologische Probleme beim Scharlach. Münch. med. Wschr. **1927**, 223. — Diphtherie und soziales Milieu. Dtsch. med. Wschr. **1928**, 385. — Wetter und Jahreszeit als Krankheitsfaktoren. Berlin 1931. — Die akuten Zivilisationsseuchen, ihre Epidemiologie und Bekämpfung. Leipzig: Georg Thieme 1934.

SABIN, A. B.: The epidemiology of poliomyelitis. Problems at home and among the armed forces abroad. J. amer. med. Assoc. **134**, 749 (1947). — SABIN, A. B., D. R. GINDER and M. MATUMOTO: Difference in dissemination of the virus of japanese B encephalitis among domestic animals and human beings in Japan. Amer. J. Hyg. **46**, 341 (1947). — SABIN, A. B., R. W. SCHLESINGER, D. R. GINDER and M. MATUMOTO: Japanese B encephalitis in American soldiers in Korea. Amer. J. Hyg. **46**, 356 (1947). — SAËNZ, A., u. G. CANETTI: La réinfection tuberculeuse latente dans l'espèce humaine. Schweiz. med. Wschr. **1944**, 787. — SARTWELL, P. E.: The distribution of incubation periods of infectious disease. Amer. J. Hyg. **51**, 310 (1950). — SAVAGE, W.: Paratyphoid fever: an epidemiological study. J. of Hyg. **42**, 393 (1942). — SAWYER, W. A.: L'enquête sur l'immunité vis-à-vis de la fièvre jaune au moyen de l'épreuve de protection de la souris. Bull. Off. internat. Hyg. publ., Par. **26**, 1057 (1934). — SCHABEL, F. M., A. E. CASEY, W. J. FISCHBEIN and H. T. SMITH: Isolation of poliomyelitis virus from human stools during the incubation period. Proc. Soc. exper. Biol. a. Med. **68**, 593 (1948). — SCHAD: Über Ursache und Verlauf einer Ruhrepidemie (Flexner) bei zwei Truppenteilen. Münch. med. Wschr. **1939**, 564. — SCHAEDE, G.: Über Bang-Erkrankungen im Regierungsbezirk Magdeburg. Veröff. Volksgesdh.dienst **55**, 165 (1941). — SCHIPPER, G. J.: Unusual pathogenicity of Pasteurella multocida isolated from the throats of common wild rats. Bull. Johns Hopkins Hosp. **81**, 333 (1947). — SCHJERNING, v.: Handbuch der ärztlichen Erfahrungen im Weltkriege 1914/18, Bd. 7. Leipzig: Johann Ambrosius Barth 1922. — SCHLOSSBERGER, H.: Syphilis und Framboesie bei Mäusen. Zbl. Bakter. I Orig. **104**, 237 (1927). — Immunität. In Handbuch der normalen und pathologischen Physiologie, herausgeg. von A. BETHE, G. v. BERGMANN, G. EMBDEN und A. ELLINGER, Bd. 13, S. 508 und Bd. 18, S. 324. Berlin: Springer 1929 und 1932. — Die Typen des Diphtheriebacillus. Zbl. Bakter. I Orig. **135**, 6 (1935). — Kriegsseuchen.

Historischer Überblick über ihr Auftreten und ihre Bekämpfung. Jena: Gustav Fischer 1945. — Über die theoretischen Grundlagen der modernen Schutzimpfungsverfahren. Süddtsch. Apotheker-Ztg **86**, 123 (1946). — SCHLOSSBERGER, H., u. H. BRANDIS: Genetik der Mikroorganismen. Naturwiss. Rdsch. **2**, 395 (1949). — Über genetische Vorgänge bei Bakterien. Klin. Wschr. **1950**, 1. — Über die Typendifferenzierung bei pathogenen Mikroorganismen. Klin. Wschr. **1950**, 625. — SCHLOSSBERGER, H., u. W. FRIEBER: Zur Frage der Umwandlung von Typhusbacillen in Paratyphus-B-Bacillen. Z. Hyg. **128**, 331 (1948). — SCHLOSSBERGER, H., u. J. GRILLO: Sobre las infecciones mixtas. Paidoterapia **12**, 141 (1933). — SCHLOSSBERGER, H., J. GRILLO u. L. SCHEELE: Über das Vorkommen von Typen bei der Spirochäte der WEILschen Krankheit. Klin. Wschr. **1935**, 1133. — SCHLOSSBERGER, H., u. R. POHLMANN: Serologische Untersuchungen über Stuttgarter Hundeseuche. Zbl. Bakter. I Orig. **136**, 182 (1936). — SCHLOSSBERGER, H., u. F. STARLINGER: Über Gasödem. Z. ärztl. Fortbildg. **37**, 526 (1940). — SCHMIDT, B.: Der Einbruch der Tularämie in Europa. Z. Hyg. **127**, 139 (1948). — SCHOCH, M. A.: Fortdauer der Therapieresistenz eines Pallidastammes im Tierversuch. Klin. Wschr. **1937**, 306. — SCHOOP, G.: Lyssa unter Füchsen und anderem Wild. Mh. prakt. Tierheilk. **2**, 65 (1950). — SCHUBERG, A.: Das gegenwärtige und frühere Vorkommen der Malaria und die Verbreitung der Anophelesmücken im Gebiete des Deutschen Reiches. Arb. Reichsgesdh.amt **59**, 1 (1927). — SEDDON, H. J., T. AGIUS, H. G. G. BERNSTEIN and R. E. TUNBRIDGE: The poliomyelitis epidemic in Malta 1942—1943. Quart. J. Med. **14**, 1 (1945). — SEELEMANN, M.: Streptokokken bei Tieren und ihre Übertragbarkeit auf den Menschen. Erg. Hyg. **24**, 463 (1941). — Biologie der bei Tieren und Menschen vorkommenden Streptokokken. Nürnberg: H. Carl 1948. — SEELIGER, H.: Über die Beziehungen des Ruhrtyps N zur Shigella paradysenteriae Typ Lavington I (Etousa) und seine Stellung in der Gattung Shigella. Z. Hyg. **129**, 379 (1949). — Über die Ergebnisse vergleichender Untersuchungen der deutschen Ruhrtypen G, M und P mit amerikanischen und englischen Shigellastämmen. Z. Hyg. **129**, 444 (1949). — Über vergleichende Untersuchungen des Ruhrtyps F der deutschen Nomenklatur mit amerikanischen und britischen Shigella-Stämmen. Z. Hyg. **131**, 509 (1950). — SELIGMANN, E.: Seuchenbekämpfung. Berlin: S. Karger 1928. — SELIGMANN, E., u. G. WOLFF: Influenzabazillen und Influenza. Berl. klin. Wschr. **1920**, 677, 709. — SHAW, E. W., I. L. MELNICK and E. C. CURNEN: Infection of laboratory workers with Coxsackie viruses. Ann. int. Med. **33**, 32 (1950). — SHEPARD, C. C.: An outbreak of Q-fever in a Chicago packing house. Amer. J. Hyg. **46**, 185 (1947). — SHIMOJO, K.: On a new type of bacillus isolated from typhoid-like patients. Jap. J. of Hyg. **18**, Nr 4 (1923). — SICKLES, G. M., and G. DALLDORF: Serologic differences among strains of Coxsackie group of viruses. Proc. Soc. exper. Biol. a. Med. **72**, 30 (1949). — SIMIČ, T. V.: Das Auftreten und die Bedeutung von Bakteriämie bei Diphtherie. Zbl. Bakter. I Orig. **120**, 315 (1931). — SIMPSON, R. E. H.: The period of transmission in certain epidemic diseases. An observational method for its discovery. Lancet **1948 II**, 755. — SMITH, W., and C. H. ANDREWES: Serological races of influenza virus. Brit. J. exper. Path. **16**, 508 (1935). — SNYDER, G. A. C. and N. J. VOGEL: Human infection by Pasteurella pseudotuberculosis; report of case with recovery. Nw. Med. **42**, 14 (1943). — SNYDER, J. C.: The typhus fevers. In Viral and rickettsial infections of man, herausgeg. von TH. M. RIVERS, S. 462. Philadelphia, London u. Montreal: J. B. Lippincott Co. 1948. — SOPER, G. A.: The work of a chronic typhoid germ distributor. J. amer. med. Assoc. **48**, 2019 (1907). — SOUBHY, S.: Pèlerinage à la Mecque et à Médine. Le Caire: Imprimerie Nationale 1894. — SQUIRE, W.: The period of infection in epidemic disease. London: Churchill 1874. — STANDFUSS, R.: Die Tierparatyphosen. Erg. Hyg. **15**, 659 (1934). — STOCK, A. H., J. EISENSTADT, E. W. TRIPLETT and A. CATTO: Field studies in bacillary dysentery in US. Military personel and civilians in North Africa and Italy. I. Types of dysentery bacilli isolated from US. army personnel and natives in French Marocco and Italy. J. inf. Dis. **81**, 59 (1947). — STRICKER, W.: Von der Übertragung der Syphilis durch Kuhpockenimpfung. Virchows Arch. **22**, 285 (1861). — STUTTE, H.: Zur Geschichte der luetischen Geistesstörungen. Dtsch. med. Wschr. **1950**, 794. — SWAROOP, S.: Endemic areas in India. Chron. World Health Org. **4**, 24 (1950).

TARASSÉVITCH, L.: Expansion pandémique de la malaria en Russie. Bull. Soc. Path. exot. **16**, 71 (1923). — TATUM, E. L. and J. LEDERBERG: Gene recombination in the bacterium Escherichia coli. J. of Bact. **53**, 673 (1947). — TAYLOR, E., and H. L. AMOSS: Carriage of the virus of poliomyelitis with subsequent development of the infection. J. exp. Med. **26**, 745 (1917). — TESDAL, M.: Zur Klinik und Bakteriologie des Paratyphus B. Z. Hyg. **119**, 28 (1937). — VAN THIEL, P. H.: The leptospiroses. Leiden: Universitaire Pers Leiden 1948. — THUR: Die Entstehung des gelben Fiebers und der Cholera. (Die Cholera ist ein Menschenwerk. Ein Lehrsatz der Tatsachen, für Ärzte und Laien entwickelt). Schivelbein 1858. — TODOROVITCH, K.: Paratyphus C Kunzendorf. Quelques faits étiologiques, épidémiologiques et cliniques. Presse méd. **46**, 687 (1938). — TOPPING, N. H., C. C. SHEPARD and J. V. IRONS: Q fever in the United States. An outbreak among stock handlers and slaughterhouse workers. I. Epidemiologic studies. J. amer. med. Assoc. **133**, 813 (1947). — TOPPING, N. H., C. E.

Watts and R. D. Lillie: A case of human infection with P. pseudotuberculosis rodentium. Publ. Health Rep. **53**, 1340 (1938).

Uehlinger, E., u. R. Blangey: Anatomische Untersuchungen über die Häufigkeit der Tuberkulose. I. Beitr. Klin. Tbk. **90**, 339 (1937). — Uhlenhuth, P.: Das Problem der Typhusbacillenträger und ihrer Bekämpfung. Med. Klin. **1934**, 789. — Diskussionsbemerkungen. Zbl. Bakter. I Orig. **153**, 188* (1949).

Vallée, H., u. H. Carré: Sur la pluralité du virus aphteux. C. r. Ac. Sci. Paris **174 II**, 1498 (1922). — Vaughan, W. T.: Influenza, an epidemiologic study. Amer. J. Hyg. Monograph No 1, **1921**. — Verschuer, O. v.: Zwillingsforschung und Tuberkulose. Beitr. Klin. Tbk. **97**, 317 (1942). — Vogelsang, T. M., and J. Bøe: Temporary and chronic carriers of Salmonella typhi and Salmonella paratyphi B. J. of Hyg. **46**, 252 (1948). — Vuletić, A.: Endemijski sifilis u Bosni. Anketa škole narodnog zdravlja u Zagrebu. Zagreb: Naklada Škole Narodnog Zdravlja u Zagrebu 1939.

Waldmann, O., u. K. Trautwein: Experimentelle Untersuchungen über die Pluralität des Maul- und Klauenseuchevirus. Berl. tierärztl. Wschr. **1926**, 569. — Watkins, A. G., and E. Lewis-Faning: Incidence of cross-infection in children's wards. Brit. med. J. **1949 II**, 616. — Watson, D. W., and C. A. Brandly: Virulence and pathogenicity. Annual Rev. Microbiol. **3**, 195 (1949). — Watson, D. W., W. I. Cromartie, W. L. Bloom, G. Kegeles and R.I. Heckley: Studies on infection with bacillus anthracis. III. Chemical and immunological properties of the protective antigen in crude extracts of skin lesions of B. anthracis. J. inf. Dis. **80**, 28 (1947). — Wayson, N. E.: Plague. Field studies in Western Unites States during ten years (1936—1945). Publ. Health Rep. **62**, 780 (1947). — Weber, B.: Pasteurellosen beim Menschen nach Tierbissen. Zbl. Chir. **68**, 653 (1941). — Webster, L. T.: Microbic virulence and host susceptibility in mouse typhoid infection. J. of exper. Med. **37**, 231 (1923). — Weinberg, W.: Methoden und Technik der Statistik mit besonderer Berücksichtigung der Sozialbiologie. In Handbuch der sozialen Hygiene, herausgeg. von Gottstein, Schlossmann und Teleky, Bd. 1, S. 71. Berlin: Springer 1925. — Werner, W.: Die Paratyphus-B-Epidemie in Sinn. Z. Hyg. **129**, 660 (1949). — Werner, W., u. H. Zöckler: Epidemiologische Beobachtungen bei einer Paratyphus-B-Milchepidemie. Z. Hyg. **129**, 218 (1949). — Wernstedt, W.: Epidemiologische Studien über die zweite große Poliomyelitisepidemie in Schweden 1911—1913. Erg. inn. Med. **26**, 248 (1924). — Werthemann, A.: Die Abwehrkräfte des menschlichen Körpers und die Möglichkeit der therapeutischen Beeinflussung. Leipzig: C. Kabitzsch 1934. — Westphal, A.: Die Pathogenese der Amöbenruhr bei Mensch und Tier. Arch. Schiffs- u. Tropenhyg. **42**, 343, 441 (1938). — Zur Epidemiologie und Pathogenese der Amöbenruhr in Nordafrika 1941/42. Z. Hyg. **128**, 73 (1948). — Wiesmann, E.: Über menschliche Tuberkuloseinfektionen mit dem Typus bovinus in der Nord-Ostschweiz. Schweizer Z. Tbk. **6**, 122 (1949). — Der heutige Stand der Leptospirenforschung. Z. Hyg. **130**, 80 (1950). — Wildführ, G.: Der Einfluß des Klimas auf die Verbreitung übertragbarer Krankheiten. Ärztl. Forschg **1**, 223 (1947). — Experimentelle Untersuchungen zur Frage der kulturellen Toxizität und Virulenz der Diphtheriebakterientypen, der Veränderlichkeit des Typ. mitis in vivo und der hierdurch bedingten Virulenzsteigerungen. Zbl. Bakter. I Orig. **154**, 26 (1949). — Windorfer, A.: Die Entwicklung der epidemischen Kinderlähme in Deutschland und ihr epidemiologischer und klinischer Wandel. Erg. inn. Med. **61**, 308 (1942). — Zur Ausbreitung der Poliomyelitis in Deutschland. Med. Klin. **1948**, 245. — Die epidemiographische Prognose der Poliomyelitis. Dtsch. med. Wschr. **1949**, 630. — Wohlfeil, T.: Typhusausbrüche und Typhusbacillenausscheider. Med. Klin. **1938**, 800. — Worms, W.: Die spontane Kaninchenspirochätose. In Handbuch der pathogenen Mikroorganismen, herausgeg. vn W. Kolle, R. Kraus u. P. Uhlenhuth, 3. Aufl., Bd. 7, S. 717. Jena, Berlin u. Wien 1930.

Young, V. M.: The geographical distribution of Shigella. Amer. J. trop. Med. **27**, 293 (1947).

Zeiss, H.: Seuchen-Atlas. 8 Liefgn. Gotha: I. Perthes 1942—1944. — Zeman, W.: Eine Paratyphus-C-Gastroenteritis durch den Genuß von Trockeneipulver. Dtsch. med. Wschr. **1949**, 121. — Zingher, A.: The Schicktest performed on more than 150000 children in public schools in New York (Manhattan and the Bronx). Amer. J. Dis. Childr. **25**, 392 (1923). Zinsser, H.: Varieties of typhus virus and the epidemiology of the American form of European typhus fever (Brill's disease). Amer. J. Hyg. **20**, 513 (1934). — Zoelch, Ph.: Untersuchungen über die Bedeutung des Antitoxins für Krankheitsentstehung, Krankheitsschutz und natürlichen Heilungsvorgang bei Diphtherie und Diphtherierezidiven. Z. Kinderheilk. **55**, 518 (1933).

Nachtrag.

Bingel, K. F.: Z. Hyg. **127**, 216 (1947). — Fries, H.: Arch. f. Dermat. **187**, 711 (1949). — Green, R.: Bull. Inst. Med. Res. Fed. Malay States **1929**, No 5. — Raettig, H.: Dtsch. Gesdh.wes. **1**, 718 (1946). — Schäfer, W.: Ärztl. Wschr. **1947**, 1077.

Masern (Morbilli).

Von

Eduard Glanzmann.

Mit 22 Abbildungen.

Synonyma. Französisch: rougeole, englisch: Measles, italienisch: rosolia, spanisch: Sarampion.

Definition. Die Masern sind eine akute, sehr kontagiöse Viruskrankheit, welche mit Fieber, Schnupfen, Conjunctivitis, Photophobie und Husten beginnt, auf der Wangenschleimhaut pathognomonische weiße Flecken (Kopliks) zeigt, worauf dann meist unter starkem Fieberanstieg ein charakteristischer roter, makulopapulöser Ausschlag erscheint, der schließlich die ganze Körperoberfläche überzieht. Nach meist 3tägiger Blüte blaßt das Exanthem ab und hinterläßt eine feine kleienförmige Schuppung. Mit dem Abblassen des Exanthems tritt in der Regel kritische Entfieberung ein.

Historisches. Die Masern waren schon in früheren Jahrhunderten den Ärzten und dem Publikum bekannt, aber sie wurden mit anderen Exanthemen wie Scharlach und ganz besonders mit den Pocken in einen Topf geworfen. In der Tat haben ja die Masern bei intensiver Eruption besonders bei Erwachsenen eine gewisse Ähnlichkeit mit einem beginnenden Variolaexanthem, die sich noch verstärken mußte, wenn es noch zu einer gewissen Bläscheneruption kam. Und doch hatte schon der arabische Arzt R. Rhazes im 9. Jahrhundert n. Chr. die Masern (arabisch Hashbah) von den Pocken abzutrennen versucht. Gleichwohl hat das Mittelalter fortgefahren, die Masern als eine Art Pocken zu betrachten. Erst Sydenham und Morton haben in der 2. Hälfte des 17. Jahrhunderts eine gewisse Differenzierung vollzogen, wenn sie auch Masern noch nicht streng vom Scharlach abzutrennen in der Lage waren. Erst in der Mitte des 18. Jahrhunderts kam man zur Klarheit, daß die Masern eine kontagiöse, wohl charakterisierte und selbständige Infektionskrankheit seien.

Ätiologie. Experimentelle Masern beim Menschen. Die ersten grundlegenden Experimente, welche in der Lage waren, auf die Ätiologie der Masern einiges Licht zu werfen, stammen aus dem England des 18. Jahrhunderts, das unter dem Eindruck der Variolation gegen Pocken stand, ein Verfahren, das aus dem Osten in Europa eingeführt wurde und großes Aufsehen erregte, da im Beginn des 18. Jahrhunderts schwere Pockenepidemien die europäischen Länder heimsuchten. Durch Einimpfung von Pockenvirus in die Haut empfänglicher Personen konnte man eine Krankheit erzeugen, welche früher nach der Inkubation begann, kürzer und milder verlief, gleichwohl aber eine dauernde Immunität hinterließ, während die richtigen Pocken damals mehr als 30% Mortalität hatten. Nachdem Brown (1755) und Monro (1777) den Vorschlag gemacht hatten, in Analogie zur Variolisation eine Morbillisation zu versuchen, schritt Francis Home in Edinburgh zur Tat. Er dachte sich, daß der Krankheitserreger auf dem Höhepunkt der Masereruption am ehesten im Blut zu finden sei, und mit dem Blut auf die Gesunden übertragen werden könne. Er machte deshalb bei Masernkranken, die den Höhepunkt des Fiebers erreicht hatten, oberflächliche Incisionen, fing das Blut mit Watte auf und übertrug dann diese blutgetränkte Watte auf Hautschnitte, die er bei den Impflingen angelegt hatte, und ließ sie 3 Tage auf der Wunde liegen. Er sah nun, daß die Impflinge nach 6—9 Tagen an leichten Masern erkrankten. Wenn auch diese Versuche von Homes später stark kritisiert wurden, so erwies sich doch der Grundgedanke als vollständig richtig, nämlich, daß der Masernerreger auf der Höhe der Krankheit im Blute zu finden sei.

Erst 1905 entnahm Hecktoen 2 Masernkranken am 1. Tage des Exanthems 2,5—3 cm^3 Blut, mischte sie mit 50 cm^3 Ascitesbouillon und nach 24stündiger Bebrütung bei 37° C injizierte er 4—5 cm^3 subcutan 2 ungemaserten Personen. In beiden Fällen folgte Fieber, am 13. und 11. Tag, am 14. Tag nach der Impfung typisches Masernexanthem, im 1. Fall allerdings ohne katarrhalische Erscheinungen (Morbilli sine catarrho).

Sehr interessant sind Beobachtungen von Bauguess (1924). Er nahm bei 2, 3 und 6 Monate alten Säuglingen Bluttransfusionen von 60—75 cm^3 vor. Als Spenderinnen dienten die Mütter der Kinder. Diese Mütter bekamen 2 Tage nach der Transfusion ein Masernexanthem. Das ältere Kind bekam am 13. Tag, das jüngere am 14. Tag nach der Transfusion ebenfalls ein Masernexanthem.

HERRMAN konnte experimentell mit Watteabstrichen von Schleimhäuten von Masernkranken leichte Masern nach 14—18 Tagen bei 5 Monate alten Säuglingen erzeugen.

Durch diese experimentellen Übertragungsversuche auf den Menschen bestätigte sich neuerdings, was THOMAS schon 1878 angegeben hatte: Der Masernerreger findet sich im Blut, besonders in demjenigen der Masernflecken auf der Haut, in den Miliariabläschen, welche sich auf diesen Flecken entwickeln, im Conjunctival- und Nasensekret, vielleicht im Speichel und Sputum.

Übertragungsversuche auf Tiere. Im Jahre 1770 teilte PAULETT die folgende Beobachtung mit: Ein Affe lag längere Zeit im Bett eines masernkranken Kindes und wurde mit Masern angesteckt. Das Tier bekam Husten, Konvulsionen der Glieder, Unwohlsein, Erbrechen, Rötung der Augenlider, glänzende Augen, schwere Zunge. Am Abend des nächsten Tages Masernflecken im Gesicht und der oberen Körperregion, welche nicht von Haaren bedeckt war. Interessanterweise konnte nach v. GRÖER Dr. PILEVSKA aus seiner Klinik in einem Privathause 1924 eine ganz ähnliche Beobachtung machen. Eine natürliche Übertragung auf Macacus cyanocephalus berichtete auch CHAVIGNY (1898). JOSIAS übertrug Nasenrachensekret aus dem frühen Eruptionsstadium der Masern auf die Nasenrachenschleimhaut von Kleinaffen (Macacus rhesus und sajous). Andere Tiere injizierte er mit 0,5—1 cm^3 Masernblut. Die Rhesusaffen blieben gesund, während sich bei 3 Sajous ein typisches Exanthem entwickelte. Die bedeutendste Arbeit über experimentelle Masern bei Affen ist diejenige von ANDERSON und GOLDBERGER (1911). Sie konnten bei verschiedenen niederen Affenarten (Macacus rhesus, cynomolgus, sinicus) durch intraperitoneale Injektion von 2,5—5 cm^3 Masernblut experimentell Masern erzeugen. Sie beobachteten Fieber, einen Ausschlag, am 3. Tage nach dem Fieberanstieg eine feine kleienförmige Desquamation, Schnupfen und Husten mit Pneumonie. Sie erhielten die besten Resultate, wenn sie Masernblut kurz vor oder 24 Std nach dem Erscheinen des Ausschlages verwendeten. Nach 72 Std hatte das Blut seine Infektionskraft fast vollständig verloren. Die experimentellen Masern hinterließen eine Immunität gegenüber späteren Übertragungsversuchen. HEKTOEN und EGGERS (1911) wiesen bei den experimentellen Affenmasern im Blut dieselbe Leukopenie nach, wie sie für die menschlichen Masern charakteristisch ist. LUCAS und PRIZER beschrieben zuerst KOPLIKsche Flecken bei inoculierten Affen (1912). BLAKE und TRASK vom Rockefeller Institut impften Affen intratracheal mit Aufschwemmungen von Nasen-Rachenschleim von Masernkranken in Salzlösungen. Nach einer Inkubation von 6 zu 10 Tagen traten Fieber, Unwohlsein, Anorexie, katarrhalische Conjunctivitis, Leukopenie, KOPLIKsche Flecken auf. 3—4 Tage später erschien der Ausschlag. Nach 6—10 Tagen vollständige Heilung unter Hinterlassung einer Immunität. Ähnliche positive Resultate erhielten auch NICOLLE und CONSEIL, TUNNICLIFF, JURGELUNAS, HLAVA, NEVIN und BITTMANN, KAVAMURA, SCOTT und SIMON, PURDY und DEGKWITZ, so daß diese Experimente entgegen den negativen Angaben von SELLARDS und Mitarbeitern als gesichert gelten müssen.

Weniger sicher und einwandfrei gelingt offenbar die Übertragung durch Nasen-Rachenschleim oder Blut von Masernkranken auf kleinere Laboratoriumstiere. Beim Kaninchen erhielten positive Resultate: HARDE (1921) durch intravenöse Injektion von 1—2 cm^3 Masernblut; 1922 GRUND durch intratracheale Injektion von 5—10 cm^3 Nasen-Rachenspülwasser. Beobachtet wurden Conjunctivitis, makulopapulöses Exanthem, Desquamation, Schnupfen, leichtes Fieber und Leukopenie. Ähnliche Versuche mit positiven Resultat teils mit Blut, teils mit Nasen-Rachenschleim erhielten DUVAL und AUNOY, TUNNICLIFF und MOODY, NEVIN und BITTMANN, SCOTT und SIMON und CARONIA. Unsichere Resultate, insbesondere Fehlen eines Exanthems zeigten Übertragungsversuche auf Schafe, Ziegen, Hunde und Katzen, Meerschweinchen.

Auffallend ist bei den experimentellen Masern die oft kürzere und überhaupt variablere Inkubationszeit.

Der Masernerreger ist ein filtrierbares Virus. Der größte Fortschritt wurde erzielt, als RAKE und SHAFFER unter Mitarbeit von STOKES aus defibriniertem Venenblut oder aus Rachenspülwasser mit Erfolg die Züchtung des Masernvirus auf der Chorionallantois befruchteter Hühnereier gelang. Das Virus ließ sich nach einer Inkubation von 10—14 Tagen durch Serienpassagen auf der Chorionallantois weiterzüchten. Die Gegenwart des Virus wurde demonstriert durch Inoculation von Aufschwemmungen von Chorionallantois auf Affen nach mehreren Eipassagen. Diese Inoculationen erzeugten eine Krankheit, welche sich nicht unterscheiden ließ von einer solchen, welche durch direkte Überimpfung von Blut oder Rachenschleim von Fällen menschlicher Masern erhalten wurde. Von so infizierten Affen konnte auf der Höhe der Erkrankung wieder Masernvirus gewonnen und auf der Chorionallantois der Hühnereier erneut zur Züchtung gebracht werden. Auf diese Weise konnte das Kochsche Postulat für ein spezifisches Virus erfüllt werden. Heutzutage kann auch schon das Elektronenmikroskop zu näherer Erforschung des Masernvirus herangezogen werden.

Stokes, O'Neil, Shaffer, Rake und Maris überimpften Masernvirus, das auf der Chorionallantois in 3—66 Passagen gezüchtet worden war, durch intranasales Eintropfen, Inhalation, intradermale und subcutane Injektionen auf 255 Kinder, von denen die meisten empfänglich waren. Bei der großen Mehrzahl der inoculierten Kinder traten äußerst milde Masern auf, mit Fieber, Koplikschen Flecken, Conjunctivitis und Schnupfen, Ausschlag, aber selten mit Husten oder Unwohlsein. Das inoculierte Masernvirus erzeugte bei den Kindern nur mitigierte Masern. Durch erneute Menschenpassagen gewann das Virus seine ursprüngliche Virulenz nicht wieder zurück. Nach Rake ist bewiesen, daß diese milde Krankheit gegen die natürliche Infektion einen gewissen Schutz verleiht.

Hautreaktionen. Tunnicliff stellte zuerst eine Vaccine aus ihren vergrünenden Diplokokken her, indem sie sie mit 0,5% Phenol abtötete. Diese Vaccine ergab eine Hautreaktion nur bei Personen, welche noch nicht Masern gehabt hatten. Bei Masernrekonvaleszenten oder bereits längere Zeit Durchmaserten war sie in 96% negativ.

Ferry und Fisher fanden, daß ihre aus dem Masernblut isolierten vergrünenden Streptokokken ein Exotoxin lieferten, welches bei masernempfänglichen Personen eine spezifische Hautreaktion gab.

Darauf fanden Tunnicliff und Taylor, daß Kulturfiltrate ihrer Diplokokken in 1% Schafblutbouillon nach 6—7 Tagen in der Verdünnung 1:10 eine deutliche Hautreaktion nach intradermaler Injektion von 0,1 cm^3 in Form eines umschriebenen roten Hofes von 1 cm^3 Durchmesser gaben. Die Reaktion war nur bei Ungemaserten positiv, bei Gemaserten in 96% negativ. Es wäre also diese Reaktion ein Analogen zu der Dick-Reaktion beim Scharlach.

v. Pfaundler konnte die Exotoxinreaktion von Tunnicliff bisher bestätigen. Auch die Neutralisierung des Toxins mit Masernrekonvaleszentenserum gelang. Die Cutanprobe entsprach eher dem Schick-Typus, d. h. sie wurde durch Adrenalinzusatz erheblich und regelmäßig verstärkt; das Tunnicliff-Toxin war wenigstens partiell koktostabil. Der zeitliche Verlauf der Cutanreaktion dagegen ähnelte jenem einer Pirquet-Papel. Hiernach müßte es sich nach v. Pfaundler um ein durch Allergen verunreinigtes, primäres Toxin handeln.

De Villa erhielt auch mit Caroniavaccine, aber nur bei 63% bei Injektion von 0,1 cm^3 Kulturfiltrat, Schwellung und Rötung. Hecht verhält sich jedoch diesen Angaben gegenüber skeptisch.

Unter den Hautreaktionen ist auch das von Moro und Keller, Debré, Bonnet und Broca entdeckte sog. *Aussparphänomen* bei den Masern zu erwähnen. Injiziert man 1—2 Tage vor der Eruption oder noch am Eruptionstage selber an einer noch vom Ausschlag verschonten Hautstelle reifes Rekonvaleszentenserum, so wird die Haut rings um die Stichstelle, überall, wo das Serum hingedrungen ist, vom Ausschlag nicht befallen. Je nach der Menge des injizierten Serums sieht man eine fünffrankenstück- bis handtellergroße, von roten Flecken rings umgebene, weiße Aussparung. Diese Aussparphänomen kann dem Schultz-Charltonschen Auslöschphänomen beim Scharlach nicht an die Seite gestellt werden, denn das reife Masernrekonvaleszentenserum vermag niemals ein bereits bestehendes Masernexanthem auszulöschen.

Vergleich von Scharlach und Masern. Aus den bisherigen Feststellungen ist besonders interessant zu entnehmen, daß der Masernerreger über ein ganz außerordentliches Penetrationsvermögen verfügt und schon bald nach der Ansteckung, zum mindesten aber kurz vor der Eruption in die Blutbahn eintritt. Diese Invasion wird in der Inkubationszeit vom Organismus merkwürdig gut ertragen, da sich offenbar zunächst keine Exotoxinvergiftung wie bei gewöhnlichen Streptokokkeninfektionen zeigt. Erst nach einer gesetzmäßig normierten Inkubationszeit beginnt der Organismus zu reagieren, wenn er mit der Bildung von Antikörpern (Lysinen) gegen die Erreger fertig ist (Reaktionskrankheit nach Moro).

Im Gegensatz dazu zeigen die Scharlachstreptokokken kein derartiges, primäres Invasionsvermögen. Sie bedienen sich deshalb zuerst gewissermaßen einer chemischen Kriegsführung, indem sie den Organismus durch ihre Exotoxine vergiften. Erst hinterher nach einer bestimmten Inkubationszeit reifen nun auch beim Scharlach Antikörper heran, die gegebenenfalls mit noch kreisenden Toxinen oder auch mit auf Schleimhäuten wieder keimenden Erregern reagieren (vgl. auch v. Pfaundler).

Kongenitale Masern. Daß der Masernerreger sich im Blute vermehrt und durch Blut übertragen werden kann, darauf hätten schon die seit 3 Jahrhunderten bekannten

Tatsachen der diaplacentaren Übertragung der Masern auf den Fetus hinweisen können. Nach DEBRÉ und JOANNON erzählt FABRICIUS HLIDANUS (1646) die folgende Geschichte: Eine Ratsherrenfrau der Republik von Bern bekam in der Mitte des 9. Monats einer Schwangerschaft die Masern. Am 4. Tage der Krankheit traten Wehen auf und es kam ein Kind zur Welt, dessen Körper mit Masernflecken bedeckt war. Mutter und Kind waren einige Tage schwer krank, kamen aber zur Heilung. ESCH beobachtete 7 Fälle, in denen Masern während der Schwangerschaft ohne Unterbrechung derselben auftraten. Er beschreibt selbst einen Fall, wo die Mutter im 8. Schwangerschaftsmonat erkrankte. Aus der Beschleunigung der Folge der Herztöne des Fetus, die synchron mit dem Masernfieber der Mutter auftrat und abgeklungen ist, wie auch den erhöhten Kindsbewegungen während der Zeit der Krankheit schließt er, daß auch das Kind intrauterin erkrankt war, ohne daß es zu einer Frühgeburt kam. Häufiger kommt es zu einer frühzeitigen Unterbrechung der Schwangerschaft, wobei das Frühgeborene ein typisches Masernexanthem zeigen kann. JÜRGENSEN, PIRQUET zitieren einen Fall von KOATS, bei dem die Mutter 8 Tage vor, das Kind 5 Tage nach der Geburt erkrankte. Interessant sind die Fälle (MALCOLM CAMPELL, DEBRÉ), bei denen die intrauterine Infektion in den allerersten Tagen der Maserninkubation erfolgt sein mußte, so daß die Mutter am 11.—12. Tage nach der Geburt, das Kind am 18. Tag ein Masernexanthem bekam. Es würde dies darauf hinweisen, daß schon in den ersten Tagen der Inkubation das Blut der Mutter für den Fetus infektiös ist.

Die kongenitalen Masern dürften, da in dichter bevölkerten Gegenden die Mütter meist schon in ihrer Kindheit die Masern durchgemacht haben, zu den größten Seltenheiten gehören. Es kann allerdings vorkommen, daß die Mütter anscheinend immun sind, gleichwohl aber die Masern auf den Fetus übertragen können (STEINSCHNEIDER). Die große Zahl von 245 Todesfällen an angeblichen kongenitalen Masern in den Jahren 1916—1920 in New York muß allerdings einige Zweifel erwecken, ob hier nicht Verwechslungen mit toxischen, septischen Exanthemen unterlaufen sind. Aber an der Tatsache, daß kongenitale Masern vorkommen, ist im Gegensatz zu LANGSTEIN nicht zu zweifeln. Sie verlaufen mit so typischen Prodromalerscheinungen, Koplik, Fieber und Exanthem, daß ein Irrtum ausgeschlossen werden kann. Die Prognose der kongenitalen Masern ist zweifelhaft. Entwickeln sich Masern mit deutlichen klinischen Zeichen, so ist sie in der Regel weniger schwer als bei denjenigen Formen, wo sich der Tod schnell oder langsam ohne typische Zeichen der Masern einstellt und nur die Erkrankung der Mutter die richtige Diagnose erlaubt. Pränatal durchgemachte Masern dürften vielleicht einen Teil der rätselhaften, seltenen, natürlichen Immunität gegenüber Masern erklären. Stammen die Säuglinge von Müttern, die Masern noch nicht gehabt haben, so können sie intra partum oder kürzere oder längere Zeit nach der Geburt in typischer Weise Masern bekommen[1] (Masern bei 16—18tägigen Säuglingen). Während einer Masernepidemie im Nordosten von Oklahoma während des Winters 1938/39 beobachtete ISADORA DYER bei 3 Neugeborenen voll entwickelte Masern, bei oder 3 Tage nach der Geburt. Von besonderem Interesse war der Fall einer Mutter, welche alle Zeichen von Masern, insbesondere Kopliks 2 Tage vor der Operation zeigte. Durch Kaiserschnitt wurde ein Kind zur Welt gebracht, welches KOPLIKsche Flecken und ein Masernexanthem darbot.

Im Gegensatz zu Röteln sind Embryopathien nach Masern in der Frühschwangerschaft nicht bekannt. Nach Beobachtungen von Dr. LUBAN in Grono (Graubünden) führte eine Masernepidemie im Calancatal in der Frühschwangerschaft meist zum Abort. In der Spätschwangerschaft nach MANICUS auf den Färöerinseln (1846) bewirkten die Masern gewöhnlich Frühgeburten.

Kongenitale Immunität der ersten Lebensmonate. Haben die Mütter, wie es in den zivilisierten Ländern, besonders in den Städten die Regel ist, in ihrer Jugend die Masern bereits durchgemacht, so übertragen sie ihren Kindern eine merkwürdig starke, aber nur vorübergehende Immunität. HERRMAN (New York) hat festgestellt, daß die Kinder bis zum Alter von 5 Monaten praktisch immun sind. So sah ich ein 5 Monate altes Brustkind von seinem älteren Bruder am Tage vor Ausbruch des Masernexanthems, also zur Zeit der größten Kontagiosität, auf den Mund geküßt werden und gleichwohl nicht erkranken. Nach HERRMAN können allerdings im Alter von 4—5 Monaten schon 25% infiziert werden. Dieser Prozentsatz wird in den folgenden Monaten immer größer, bis die passiv übertragene Immunität anscheinend vollständig verloren ist. Diese Abnahme der natürlichen Immunität zeigt sich auch bei den Brustkindern, und andererseits sind die Flaschenkinder nicht viel weniger immun

[1] Siehe WINTER: Jb. Kinderheilk. 81, H. 1.

gegen Masern als die Brustkinder. Es ist also nicht sehr wahrscheinlich, daß die Frauenmilch, wie PETÉNY zu zeigen sich bemühte, noch wesentlich durch passive Übertragung von Antikörpern die natürliche Immunität unterstützt, sonst müßte man annehmen, daß die Antikörper nach 5 Monaten aus der Frauenmilch verschwinden. Der Mechanismus der passiv übertragenen Masernimmunität ist noch rätselhaft. Jedenfalls ist er, wie die Immunität der Mütter selber, wahrscheinlich nicht rein humoral bedingt. Denn NASSAU konnte mit Serum von Neugeborenen in Mengen von 3—4 cm³ kein einziges von 5 Kindern in den ersten Tagen der Maserninkubation gegen Masern schützen. Es scheint also von der Mutter auch eine gewisse celluläre Immunität übertragen worden zu sein, und erst in dem Maße, wie der Säugling wächst und seine Gewebe erneuert, verliert er auch diese celluläre Immunität. Er muß nun mit eigenen Kräften und auf seine Kosten die Immunität wieder durch eigene Krankheit früher oder später erwerben.

Während der Zeit der passiven Immunität in den ersten 5 Monaten ist eine Infektion mit Masern möglich, ohne daß sie überhaupt klinische Erscheinungen macht. Sie hinterläßt jedoch, wie sich bei späteren Infektionsgelegenheiten zeigt, eine dauernde Immunität (stille Feiung, HERRMAN, DEBRÉ). Kommt es im Alter von 5—8 Monaten zu einer Infektion mit Masern, so verlaufen sie infolge der restlichen natürlichen Immunität im allgemeinen ungewöhnlich leicht (WEILL, LYON, PIRQUET, HERRMAN, DEBRÉ, eigene Beobachtung). Sie verhalten sich vielfach wie künstlich serummitigierte Masern. Die Inkubationszeit ist häufig verlängert (mehr wie 10 Tage), das Fieber ist gelinde, die Allgemeinsymptome sind wenig deutlich, die katarrhalischen Erscheinungen können wie übrigens auch bei den kongenitalen Masern fehlen oder nur leicht angedeutet sein. Die Eruption kann unter Umständen auch fehlen oder sich auf wenige zerstreute Flecken beschränken oder auch mehr Röteln ähnlich aussehen. Auch die Komplikationen sind seltener. Trotz dieser leichten Erscheinungen können diese Masern eine dauernde Immunität hinterlassen.

Empfänglichkeit jenseits der ersten Lebenszeit. Der GOTTSTEINsche Kontagiositätsindex der Masern schwankt um 95%. Die Empfänglichkeit ist demnach eine fast absolute, und weder Rasse, Geschlecht, noch Konstitution, noch Ernährung oder soziales Milieu verbürgen eine natürliche Immunität. Die Empfänglichkeit ist allerdings nicht zu allen Zeiten die gleiche. Es kommt nicht allzu selten vor, daß ein Kind einer ersten Ansteckungsgelegenheit entgeht, um erst einer späteren zum Opfer zu fallen. Bei Anstaltsepidemien beobachtet man einen Verlauf der Masern in 2—3 Schüben. Nach Ablauf der Inkubation folgt der ersten Masernerkrankung die zweite Welle der Erkrankungen mit der größten Zahl der Kranken, etwa 70% der Stationsinsassen; nach abermaligem Ablauf der Inkubationszeit die dritte Welle mit etwa 25%; eine weitere Welle ist selten, sie erfaßt den kleinen noch übrigen Rest der nicht durchgemaserten Kinder (L. F. MEYER). In den größeren Städten, wo die Masern ständig endemisch oder epidemisch sind, haben die Kinder, besonders der ärmeren Bevölkerung viel früher Gelegenheit, Masern zu bekommen, als in ländlichen Gegenden oder bei besser situierten, wo die Kinder oft bis zum Schul-, ja bis zum Erwachsenenalter infolge mangelnder Infektionsgelegenheit von Masern verschont bleiben. Lehrlinge, welche vom Lande in eine große Stadt geschickt werden, Soldaten, die in eine Kaserne kommen, werden bei nächster Gelegenheit Masern erwischen, wenn sie sie noch nicht gehabt haben. Die Masern sind nur deshalb eine Kinderkrankheit, weil die Erwachsenen in etwa 89% (COLLIN) diese Krankheit im Kindesalter durchgemacht und eine dauernde Immunität erworben haben.

Ein sehr schönes Beispiel für eine Masernepidemie von vorwiegend Erwachsenen ist die von PANUM beschriebene, welche auf den Färöerinseln im Jahre 1846 beobachtet wurde. Daselbst war seit 1781 kein Masernfall mehr vorgekommen, als im genannten Jahre durch einen Tischler Masern eingeschleppt wurden. Von etwa 8000 Bewohnern wurden mehr als 6000, also Erwachsene gleich wie Kinder befallen und nur jene alten Leute blieben verschont, welche die Masern schon im Jahre 1781 überstanden hatten. Wir verdanken PANUM die wesentlichsten Angaben über Inkubation, Klinik und Epidemiologie dieser Infektionskrankheit.

In neuester Zeit hat R. FISCHL auf Grund klinischer Beobachtungen bei Epidemien in Prag die Frage aufgeworfen, ob die Masern in letzter Zeit ihren Charakter ändern und sich aus einer obligaten in eine fakultative Infektionskrankheit umzuwandeln im Begriffe sind. Als Beweis dafür führt er an: Die gegen früher geringere Infektiosität trotz starker Infektionsgelegenheit, das auffallend häufige Auftreten von Masern „sine exanthemate" („Schleimhautmasern"), sowie sehr abortive Verläufe. Die Masern wären demnach nach FISCHL im Begriff, einen ähnlichen Charakter mit Bezug auf die Epidemiologie wie der Scharlach anzunehmen, so daß eine stille Feiung nunmehr häufiger möglich wäre als früher.

Seit April 1931 haben wir in Bern eine Masernepidemie, welche die Beobachtungen von FISCHL in Prag teilweise bestätigt. Es zeigten sich in der Tat viel häufiger abortive Verlaufsformen, oft nur mit 1—2tägigem Fieber zur Zeit der Eruption; am folgenden Tag war oft das Exanthem schon wieder weg. Es gab auch zahlreiche Fälle mit abortivem Exanthem, bei welchem nur einzelne rote Flecken im Gesicht oder an den Extremitäten oder am Rumpf auftraten. Auch Fälle von Masern sine exanthemate waren erheblich häufiger als früher. In einer Familie erkrankte das älteste Kind mit besonders lang (17 Tage) dauerndem Fieber an Masern sine exanthemate (s. Kurve Abb. 13, S. 121) (Kopliks, Diazo X, steile Temperaturzacke an der Stelle des erwarteten, aber nicht eingetroffenen Exanthems). 10 Tage später bekam eine jüngere Schwester Fieber mit ganz leichten katarrhalischen Erscheinungen während 4 Tagen, ohne daß ein Exanthem zum Ausbruch kam. Das jüngste Kind zeigte nach entsprechender Inkubationszeit nur einen Tag Fieber, bis 38°. In dieser Epidemie beobachtete ich auch mehrere Fälle von fieberlosen Masern, welche wohl am ersten Tag der Prodrome 38—39° Fieber hatten, während zur Zeit der Eruption jeder Temperaturanstieg vermißt wurde, ein Vorkommnis, das ich bisher in zahlreichen Masernepidemien nur höchst selten gesehen hatte. Selbst die Prodrome konnten gänzlich fieberlos verlaufen Sehr auffallend war auch das fast vollständige Fehlen von Komplikationen. So haben andere Kollegen und ich bei dieser Epidemie keine einzige Bronchopneumonie erlebt. Höchstens kam es zu einer leichten katarrhalischen Otitis media, welche ohne Perforation in kurzer Zeit abklang.

Es ist fraglich, ob diese zweifellose Charakterveränderung der Masern im Sinne von FISCHL eine dauernde oder aber, was wahrscheinlicher ist, nur eine temporäre Erscheinung darstellt.

In einem Punkt kann ich die Beobachtungen FISCHLS nicht bestätigen, nämlich in der Kontagiosität. Auch diese leichten und leichtesten Masern zeigten einen unveränderten Kontagiositätsindex von 95%. Ja in einem Falle waren diese leichten Masern sogar imstande, ein Kind anzustecken, das ich bei der Masernepidemie 1927 an schweren Masern, kompliziert mit Konvulsionen und Bronchopneumonie, behandelt hatte.

Bei derartigen Beobachtungen ist man versucht, die Frage zu erörtern, ob es neben den echten Morbillen noch als besondere Mutationsform, Paramorbillen gebe gegen die die gewöhnlichen Morbillen vielleicht keine zuverlässige Immunität hinterlassen. (Vergleiche ähnliche Verhältnisse bei der Scarlatinella oder Parascarlatina.)

Kontagiosität. Während der Inkubationszeit trägt der Kranke den Keim in sich und demnach verstreut er ihn nicht in seiner Umgebung, ist also während dieser Zeit mit einer einzigen Ausnahme nicht ansteckend. Die Ausnahme ist nur die schwangere Mutter, welche ihren Fetus auf dem Blutwege anstecken kann. Während der Inkubationszeit vermehrt sich der Keim im Blute. Während der Inkubation sensibilisiert sich der Körper allmählich, und es kommt schließlich zum Kampf zwischen dem eingedrungenen Keim und dem Körper. Der Körper sucht die Keime auszuscheiden und abzuschütteln. Am 10.—11. Tage nach der Ansteckung zündet es Fieber an, es zeigen sich Augen- und Nasenkatarrh, KOPLIKsche Flecken, manchmal sogar eine leichte Angina mit Belägen. Mittlerweile überschwemmen die Erreger förmlich das Blut, ähnlich wie bei einer Septicämie. Am 13.—14. Tag erscheint das Masernexanthem. In der sensibilisierten Haut werden die Erreger agglutiniert, aufgelöst und die Gifte ihrer Leiber röten fleckenweise die Haut.

In dem Moment, wo die katarrhalischen Erscheinungen, durch die der Organismus die eingedrungenen Erreger auszuscheiden sucht, sich geltend machen, wird der Kranke kontagiös. Es verstreut durch Tröpfcheninfektion den Erreger in seiner Umgebung und kann alle Empfänglichen mit Masern infizieren. Vom Kranken erfolgt also die Übertragung des Infektionsstoffes entweder durch direkte Berührung des Kranken auf gesunde Personen oder durch die Tröpfcheninfektion. MORO berichtet sogar über eine sichere Übertragung durch die Luft, da die Zimmer des Ansteckenden und des Angesteckten durch einen Luftschacht verbunden und ein anderer Infektionsmodus ausgeschlossen war. GRANCHER freilich schreibt der direkten Berührung die Hauptrolle zu. Umgab er nämlich das Bett eines Masernkranken mit einem Drahtgeflecht, so daß die in dem betreffenden Krankensaal liegenden benachbarten noch nicht durchmaserten Kinder nicht in direkten Kontakt mit den Masernkranken kommen konnten, so akquirierte keines der gesunden Kinder Masern. Ähnliche besonders eindrucksvolle Beobachtungen hat jüngst NOEGGERATH mitgeteilt.

Die Kontagiosität erscheint somit 4, 3, 2 Tage vor der Eruption und ist um so größer, je stärker die katarrhalischen Erscheinungen entwickelt sind, je mehr die Kinder niesen, husten, und dauert in unverminderter Stärke bis zur Blüte des Exanthems und nimmt dann rasch merklich ab. REDLICH und v. GRÖER behaupten deshalb neuerdings, daß bereits 24 Std nach dem Auftreten des Ausschlags am ganzen Körper der Masernkranke als nicht mehr ansteckend zu betrachten ist. GOEBEL hat dem allerdings widersprochen, und zwar auf Grund von Blutuntersuchungen. Er fand, wie früher schon ANDERSON und GOLDBERGER, daß das Virus aus dem zirkulierenden Blut nicht so rasch verschwindet. Es konnte noch nach 65, ja nach 130 Std nach Beginn der Eruption an empfänglichen Individuen als infektionstüchtig nachgewiesen werden. NICOLLE und CONSEIL fanden, daß das Blut noch am Tag nach dem Temperaturabfall virulent war, nach K. PAPP (zit. bei DEBRÉ) sogar noch 3 bis 4 Tage später. Jedenfalls muß man damit rechnen, daß sich die Keime noch einige Zeit in gewissen Fällen im Blut erhalten können. Aber sie sind so abgeschwächt, daß man wohl mit gewissen Ausnahmen annehmen kann, ihre Kontagiosität sei mit der Entfieberung spätestens erloschen. Eine Ausnahme bilden vielleicht komplizierte Masern, Pneumonien, Empyeme, Otiten, welche noch längere Zeit kontagiös bleiben können.

Die kleinen feinen, kleienförmigen Masernschuppen sind nicht kontagiös. Außerhalb des menschlichen Körpers geht das Masernvirus erfahrungsgemäß rasch zugrunde. Der Arzt kann ungestraft nach einem Masernkinde auf dem Höhepunkt der Kontagiosität andere Kinder besuchen, wenn er nur einige Minuten an der frischen Luft war. Namentlich gegen Licht und ultraviolette Strahlen scheint der Masernerreger sehr empfindlich zu sein. Ausnahmen können gelegentlich vorkommen. Masernimmune Erwachsene können sich an Masernkranken einen scheinbar banalen Schnupfen holen, der aber imstande ist, bei empfänglichen Kindern Masern zu übertragen. Mit der klinischen Erfahrung, der geringen Widerstandsfähigkeit des Masernvirus außerhalb des Körpers stehen gewisse experimentelle Befunde im Widerspruch. So fanden GOLDBERGER und ANDERSON, daß das Masernvirus der Austrocknung während 25 Std widerstehen kann. Ferner fanden sie es nach einem Aufenthalt von 20 Std bei 15° noch virulent. TUNNICLIFFS Maserndiplokokken wurden erst nach Erhitzung auf 57° C während 45 min abgetötet und widerstanden einer Temperatur von —2° C wenigstens 14 Tage, bei Zusatz von 50% Glycerin sogar 2 Monate. In geeigneten Nährböden im Brutschrank läßt es sich sehr lang am Leben erhalten, wie DEGKWITZ gezeigt hat. Es sind dies gewisse Widersprüche, die wir einstweilen noch nicht erklären können.

Die Kontagiosität der Masern scheint mir allerdings gewissen, örtlichen und zeitlichen Schwankungen unterworfen zu sein. Zu Epidemiezeiten ist sie ganz anders hochgradig, als wenn es sich nur um sporadische Fälle handelt, bei denen man zeitweise sogar eine Kontagiosität vermissen kann, besonders wenn die katarrhalischen Erscheinungen nur schwach entwickelt sind.

Immunbiologie der Masern. Das Virus gelangt bei der natürlichen Maserninfektion in feinsten Tröpfchen auf die Schleimhäute des Gesunden, dringt, wie der Erreger der Pocken oder der Varicellen, ohne sich an Ort und Stelle zu vermehren und ohne örtliche Reaktion in die Blutbahn ein und wird dort vom 3. Inkubationstage an nachweisbar. Bis zum 10. Tage erträgt der Organismus diese Infektion meist symptomlos. Er ist allerdings in dieser Zeit nicht untätig, sondern bereitet sich zum Kampfe mit den Eindringlingen vor. Bei der natürlichen Infektion kamen zuerst die Schleimhäute mit dem Masernerreger in Berührung und sie sind es auch, welche zuerst vermutlich in den Endothelien der Capillaren zellständige Antikörper, Agglutinine und Lysine bilden. Kommen nun die im Blute kreisenden Erreger mit diesen sessilen Antikörpern in den Capillaren der Schleimhäute vom 10. Tage an in Berührung, so werden die Keime agglutiniert und aufgelöst, wobei giftige Abbauprodukte entstehen, welche in den Schleimhäuten katarrhalische Erscheinungen wie Conjunctivitis, Coryza, Kopliks, Exanthem, Pharyngitis auslösen. Dabei wird es den Masernerregern ungemütlich, und sie suchen den Masernkranken zu verlassen, indem sie auf die Schleimhäute ausgeschieden werden. Nach etwa 4 Tagen ist nun auch die Antikörperbildung in der Haut so weit fortgeschritten, daß die Masernerreger in den Hautcapillaren agglutiniert und der Wirkung der Lysine unterworfen werden. Bei dieser Auflösung der Masernerreger werden Gifte frei, welche die Fähigkeit haben, an all den Stellen, wo diese Gifte entstehen, fleckenweise die Haut zu röten. Der Kriegsschauplatz wird mit dem Ausbruch des Exanthems am 14. Tage besonders auf die Haut verlegt. Das Exanthem beginnt im Gesicht und am Hals, offenbar, weil diese Gebiete früher als die anderen Hautregionen mit den Masernerregern in Berührung kamen und früher sessile Antikörper bildeten. Die Ausbreitung des Exanthems kommt zum Stillstand, wenn alle sessilen Antikörper besetzt sind, dann können ruhig noch weiter Masernkeime im Blute zirkulieren. Es kommt zu keiner Reaktion mehr. Das Exanthem selber blaßt nach einer Dauer von 3—5 Tagen ab, wobei es gewöhnlich zu einer fast kritischen Entgiftung des Organismus kommt.

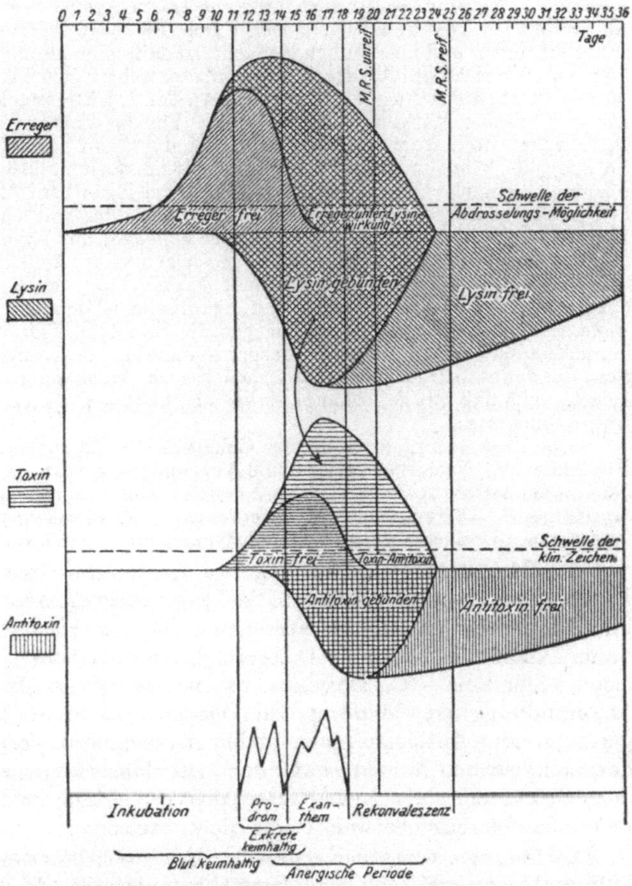

Abb. 1. Schema des Mechanismus der Masernentstehung. (Nach v. PFAUNDLER, aus Handbuch der Kinderheilkunde, 4. Aufl., Bd. II, Beitrag v. GRÖER.)

Diese Entgiftung wird nach der gegenwärtig herrschenden Lehre von PIRQUET, MORO und v. PFAUNDLER dadurch bewerkstelligt, daß die schon im Prodromalstadium bei der Lyse der Masernerreger frei werdenden Toxine im Organismus nun ihrerseits die Bildung von Gegengiften oder Antitoxinen auslösen, welche die Toxine in zunehmendem Maße binden.

In den ersten 3 Tagen nach der Krise, also vom 18.—20. Tage nach der Infektion, ist das Masernrekonvaleszentenserum noch unreif, d. h. es enthält noch keine freien oder noch zu wenig Lysine und vor allem kein freies Antitoxin. Injiziert man, wie das v. PFAUNDLER gezeigt hat, ein solch unreifes Serum, das nur Lysin, aber kein Antitoxin enthält, einem Kinde, das sich in vorgeschrittener Maserninkubation befindet, so kann man dadurch das vorzeitige Erscheinen eines Exanthems auslösen.

Schon vom 3. Tag nach der Entfieberung an treten im Blute zunehmend freie Antikörper auf, die die Franzosen (DEBRÉ und JOANNON), um nichts zu präjudizieren, einfach als Immunisine bezeichnen. Aber erst um den 7.—10. Tag nach der Krise, also am 23.—25. Tage nach der Ansteckung mit Masern wird das Masernrekonvaleszentenserum reif, d. h. es erhält die Fähigkeit, wenn es bei einem mit Masern angesteckten Kinde in der ersten Hälfte der Inkubation injiziert wird, die Maserninfektion im Keime zu ersticken oder abzudrosseln. Dabei werden die Masernerreger zwar durch die freien Lysine des Serums aufgelöst. Die dabei frei werdenden Toxine werden jedoch durch die freien Antitoxine des reifen Masernserums sofort gebunden und unschädlich gemacht, so daß keine klinischen Erscheinungen sich zeigen können. Der sichtbare Ausdruck dieser antitoxischen Wirkung des reifen Rekonvaleszentenserums ist eben das Aussparphänomen. An der Injektionsstelle kann das Exanthem wegen der antitoxischen Wirkung nicht entstehen. Für das Vorhandensein der Antitoxine im reifen Rekonvaleszentenserum spricht auch die Bindung von TUNNICLIFFschem Exotoxin in vitro. Zu Bedenken gibt nur die völlige therapeutische Wirkungslosigkeit, auch des reifen Masernrekonvaleszentenserums bei schon bestehendem Exanthem Anlaß. Eine weitere Schwierigkeit besteht darin, daß es keine Antiendotoxine gibt, wie man sie hier postulieren müßte. Für die Erklärung der Wirkung könnte es genügen, nur Lysine anzunehmen. Zur Zeit des unreifen Serums sind eben die Lysine noch gebunden, zum größeren Teil noch zellständig und die bereits freien Lysine sind nicht stark genug, um die Masernerreger so vollständig abzubauen, daß keine giftigen und exanthemauslösenden Zwischenprodukte entstehen. Beim reifen Masernserum haben dagegen die Endothelzellen die zuerst zellständigen Lysine in reichem Maße an das Blut abgegeben, so daß diese in der ersten Hälfte der Maserninkubation, die dann noch nicht so zahlreichen Erreger vollständig abzutöten und aufzulösen vermögen, ohne daß giftige Abbauprodukte überhaupt entstehen können. DEGKWITZ lehnt die Antitoxinlehre ab.

Schon nach 14 Tagen nimmt der Gehalt an Immunisinen merklich ab; noch mehr nach 20—30 Tagen. Nach 30 Tagen ist die Verminderung sehr stark, und es bleiben im Serum der Durchmaserten späterhin nur noch etwa $^1/_3$ oder $^1/_4$ derjenigen Immunisine zurück, welche der Körper 7—10 Tage nach der Deferveszenz oder etwa um den 25. Tag nach der Masernansteckung in seinem Blute enthielt (DEBRÉ und JOANNON).

Die Masernanergie. Der Tag des Auftretens der ersten Flecken wird nach PIRQUET mit 0 bezeichnet und die Tage vor und nach demselben mit negativem und positivem Vorzeichen versehen. Die anergische Depression beginnt nach dieser Nomenklatur am —1., erreicht ihren tiefsten Grad am +4. und gleicht sich wieder am +9. Tage aus. Es ist, als ob die Masern durch die spezifische Lysinbildung und -bindung den Organismus so in Anspruch nehmen, daß er gegen andere Antigene nicht mehr zu reagieren vermag. An dem Tiefpunkt der anergischen Periode sind auch die Masernlysine so gebunden, daß infolge des Schwindens der Lysine die Apotoxinbildung und auch das Fieber aufhört, trotzdem die Erreger weiter im Blute kreisen.

Die Anergie verrät sich dadurch, daß nach PREISICH und PIRQUET die Tuberkulinreaktion zur Zeit des Exanthemausbruchs für 2—3 Tage völlig negativ werden kann. In gleicher Weise verhält sich die Serumallergie bei Vorbehandelten (HAMBURGER und POLLAK, BESSAU) und auch die DICKsche Reaktion. Wie HEUBNER und NEUMARKT beobachtete ich eine Verzögerung der Impfpustelbildung um 2—3, sogar 4—5 Tage. HEUBNER sah Varicellen auf der Höhe der Masern schon am nächsten Tage eintrocknen, ohne daß ein Nachschub folgte. A. NETTER und R. PORAK vermißten die Vaccineallergie bei der Revaccination. Gegen Ende der anergischen Periode zeigt sich eine Verminderung der Resistenz des Organismus gegenüber Sekundärinfektionen, Diphtherie, Tuberkulose usw.

Die Wiederaufnahme der Kampfbereitschaft gegen verschiedene Infekte um den 9. Tag führt nun nach HECHT auch bei den Masern häufig zu einem *zweiten Kranksein*, ähnlich wie beim Scharlach. Nachdem in der Zwischenzeit oft subfebrile Temperaturen beobachtet werden, so zeigt sich das Freiwerden der Lysine klinisch an durch Nachfieber, oft ohne Organbefund oder aber mit

Otitis, Angina, Laryngitis, Bronchitis und Bronchopneumonie, Lymphadenitis und Nephritis. Findet sich Fieber ohne Organbefund, so rührt dies wohl davon her, daß die neugebildeten Lysine mit den noch kreisenden Masernerregern unter erneuter Apotoxinbildung reagieren.

Relapse, Rezidive. In seltenen Fällen kann es nach einem wechselnden Intervall von 1—4 Wochen zu einer Wiederholung des ganzen Krankheitsbildes kommen. ähnlich wie bei Scharlach. In der Zwischenzeit der beiden Attacken können gewisse Symptome wie Conjunctivitis oder hartnäckiger Husten, allgemeines Unwohlsein ohne Fieber weiter bestehen, so daß eine kontinuierliche Reihe von Krankheitszeichen die erneute Attacke als einen Relaps erscheinen läßt. In anderen Fällen ist das Intervall symptomfrei, obschon es sich wohl meistens auch um eine Autoreinfektion, selten um eine zweite Infektion von außen handelt. ROLLY beschreibt 3 Fälle, bei denen am 11., 25. und 13. Tage nach dem Ausbruch des ersten Exanthems das Rezidivexanthem erschien. In allen 3 Fällen verlief das

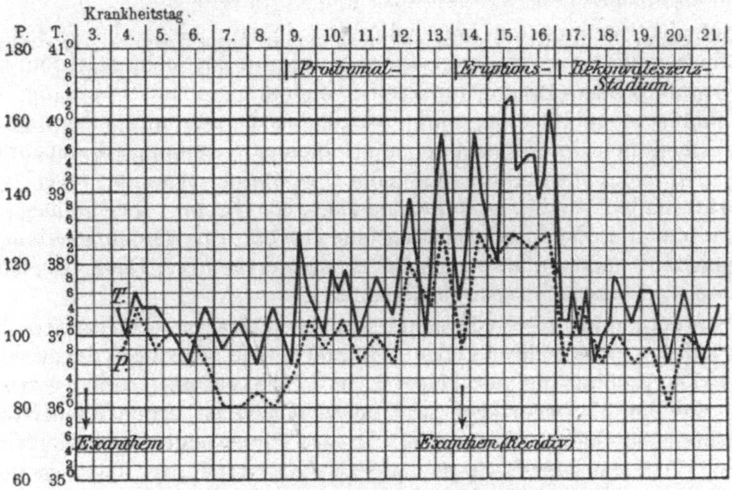

Abb. 2. Rezidiv bei Masern. (Med. Klinik Leipzig.)
(Aus Beitrag ROLLY: Handbuch der inneren Medizin, 2. Aufl., Bd. I, 1.)

Rezidiv günstig, ohne jegliche Komplikation. Einen Einfluß der vorhergegangenen Masern sah ROLLY bei seinen 3 Fällen nicht, das Rezidiv gestaltete sich ungefähr so, als ob die erste Erkrankung nicht dagewesen wäre. Auch ich sah ein 9jähriges Mädchen mit typischen Masern seine beiden jüngeren Geschwister mit Masern infizieren, und war nicht wenig erstaunt, als das Mädchen fast gleichzeitig mit seinen Geschwistern wieder Kopliks zeigte und am 13. Tag ein typisches Masernexanthem hatte, das bei den Geschwistern am folgenden Tag ebenfalls zum Ausbruch kam. KER und CARBALLEIRA berichten über Einzelfälle, bei denen typische Masernattacken sich am 7. und 10. Tage mit gleich klassischen Symptomen wiederholten. GOLDBERGER veröffentlicht 3 analoge Fälle mit Rezidiv des Exanthems am 25., am 17. und am 10. Tage nach Beginn der Krankheit bzw. nach dem ersten Exanthem; LIEBIG ein Masernrezidiv nach 30 Tagen bei einem 3jährigen Knaben, mit leichtem Verlauf. Verschiedentlich wird in der Literatur noch angegeben, daß das Rezidiv gewöhnlich einen um so schwereren Verlauf nehme, je milder die erste Krankheit gewesen wäre.

Zweite Masern. Die Masern hinterlassen eine so dauerhafte Immunität, daß viele Autoren, wie FRIEDJUNG und WIDOWITZ, die als zweimalige Masernerkrankungen in der Literatur mitgeteilten Fälle außerordentlich skeptisch beurteilen und strenge Forderungen aufstellen, damit ein Fall von zweimaliger Erkrankung an Masern als einwandfrei anerkannt werden dürfte (typische Einreihung des Falles in Generationen von Masernfällen einer Epidemie, Vorhandensein von Kopliks, Exanthem ohne jede Atypie, Beobachtung durch die gleiche Klinik usw.). MAISENA sammelte 1894 bereits 108 solcher Fälle aus der Literatur, welche jedoch nach FRIEDJUNG einer strengen Kritik nicht standhalten. Jedenfalls sind diese Fälle außerordentlich viel seltener, als z. B. die Mütter angeben. LEINER und GLANZMANN haben darauf hingewiesen, daß früher die meisten Fälle von Dreitagefieberexanthem als Masern angesehen wurden, selbst von den Ärzten, so daß dann die Angehörigen sehr erstaunt waren, wenn diese Kinder nach dem Alter von 1—2 Jahren an den richtigen Masern erkrankten. Auch Verwechslungen mit Rubeolen kommen jedenfalls häufig vor, zumal im

Berngebiet die Ausdrücke Masern und Röteln vom Volke synonym gebraucht werden. RUHRÄ, BARTHEZ und SANNÉE, FEER, KERLEY und LEWY haben einzelne Fälle beschrieben. Einen allen Forderungen gerecht werdenden Fall von zweimaligen Masern hat 1926 DE RUDDER veröffentlicht (vgl. ähnliche Beobachtungen von POLLAK, GLANZMANN).

Wahrscheinlich haben die Durchmaserten Gelegenheit, ihre Immunität durch den Kontakt mit Masernkranken von Zeit zu Zeit wieder zu festigen, ohne überhaupt oder nur mit ganz atypischen Krankheitszeichen zu erkranken. Nur gegen das Greisenalter zu scheint ganz ausnahmsweise die Masernimmunität wieder nachzulassen.

Interessant ist, daß diese Masernimmunität nach dem Rekonvaleszentenstadium weniger eine humorale als eine celluläre Immunität an der Eintrittspforte der Erreger darstellt. Diese Zellen sind offenbar nach einer Maserninfektion in der Lage, bei einer neuen Infektion sehr rasch Lysine zu bilden und die Reinfektion mit Masernerregern ohne klinische Erscheinungen im Keime zu ersticken. Wird der gewöhnliche Infektionsweg umgangen und infektiöses Masıereruptionsblut intramuskulär eingespritzt, so kann bei bereits Durchmaserten eine erneute Masernerkrankung hervorgerufen werden (GOEBEL).

Epidemiologie. Kommt ein Masernkranker in eine Gegend, wo seit langer Zeit keine Masernfälle vorgekommen sind, so muß daselbst sehr rasch bei unseren heutigen Verkehrsverhältnissen eine große Epidemie — eine Pandemie — entstehen, ähnlich wie bei Grippe, und dieselbe wird erst dann erlöschen, wenn durch das Überstehen der Krankheit eine allgemeine Immunität hervorgerufen ist. Eine derartige Masernepidemie geht gewöhnlich ziemlich rasch vorüber im Gegensatz zu Scharlach, besonders da das Kontagium sehr flüchtig ist und in kürzester Zeit alle disponierten Menschen befällt. Zu Epidemiezeiten nimmt die Kontagiosität zuerst außerordentlich zu und erst gegen Ende der Epidemie kann man ein gewisses Abflauen beobachten.

Die Masernepidemien treten besonders in den kälteren Jahreszeiten, Herbst, Winter, Frühjahr auf, während der Sommer einen deutlich deprimierenden Einfluß auf die Ausbreitung der Masern hat. Ich vermute, nach gewissen Erfahrungen, daß der Masernerreger sehr empfindlich ist gegen das ultraviolette Licht der Sonnenstrahlen (WORINGER). ROLLY denkt eher, daß die infolge der wechselnden Witterungsverhältnisse häufigen Katarrhe der Atmungswege das Haften des Masernerregers erleichtert. Aber auch er ist geneigt, dem Aufenthalt in schlecht gelüfteten Wohnungen, zu denen das Sonnen- und Tageslicht nur wenig Zutritt hat, eine große Rolle zuzuschreiben.

In Bern erlebte ich so etwa jedes 3.—5. Jahr eine größere Masernepidemie, immer dann, wenn wieder eine Generation masernempfänglicher Kinder herangewachsen ist. Krippen, Schulen spielen bei der Verbreitung der Masern eine sehr große Rolle.

Zwischen den Epidemien gibt es namentlich in den größeren Städten fast zu jeder Zeit sporadische Fälle, die sich merkwürdig wenig kontagiös verhalten können, so daß es infolge geringer Virulenz der Erreger, zum Teil auch infolge vorübergehend fehlender Disposition der noch Ungemaserten zu keiner Epidemie kommt. Ähnliche Verhältnisse habe ich auch beim Drüsenfieber beobachten können.

Weil die Ausbreitung der Masern so außerordentlich große Dimensionen annehmen kann, so summieren sich auch ihre Übeltaten zu unheimlichen Mortalitätsziffern. So geben DEBRÉ und JOANNON an, daß sie für das Jahrzehnt 1900 bis 1910 1 Million Todesfälle an Masern in Europa berechnen. In Frankreich starben in 8 Jahren mehr als 30000 Kindern an den Masern. Während die Sterblichkeit an Scharlach und Diphtherie im allgemeinen im starken Rückgang begriffen ist, ist diejenige an Masern sich bisher fast immer gleich geblieben, so daß sie noch diejenige an Keuchhusten übertrifft und die mörderischste kindliche Infektionskrankheit geworden ist. Aber nicht nur das. ASHE berichtet, daß im Jahre 1917 in der amerikanischen Armee 49000 Masernfälle gemeldet wurden. Nächst der Influenza bildeten in den Jahren 1917 und 1918 die hauptsächlichste medizinische Todesursache die Masern. In New York erkrankten nach dem gleichen Autor in 32 Wochen 15000 Personen im Jahre 1919 an Masern. Im Winter 1923/24 18000, in einer Woche starben 29. 2% der gesamten Todesfälle der Stadt fielen auf die Masern. Von den 29 Todesfällen betrafen 24 Kinder unter 2 Jahren. Je jünger die Kinder sind, deso mehr erscheinen sie durch die Masern gefährdet, deshalb schreibt v. PFAUNDLER: Vieles, nämlich eine Reduktion der Masernsterblichkeit um einige 90% wäre schon dann erreicht, wenn es gelänge, den Masernerkrankungstermin allgemein auf das Schulalter aufzuschieben. Man begreift, daß in der neueren Zeit die Prophylaxe der Masern im frühen Kindesalter zu einem der brennendsten Probleme der modernen Kinderheilkunde geworden ist.

Krankheitsbild. Der Verlauf der Krankheit ist ein ziemlich gesetzmäßiger und läßt 4 Perioden unterscheiden:

1. Stadium der Inkubation; 2. der Prodrome; 3. der Eruption; 4. der Rekonvaleszenz.

1. Die Inkubationszeit beträgt bei Masern sehr konstant 9—11 Tage. Wir verstehen darunter die Zeit von dem Tage der Ansteckung bis zum Ausbruch der ersten katarrhalischen Zeichen der Prodrome. Als Totalinkubation bezeichnet man vielfach die Zeit von der Ansteckung bis zum Ausbruch des Exanthems. Mit großer Regelmäßigkeit beträgt die Totalinkubation 14 Tage.

THOMAS vermißt im Inkubationsstadium der Masern jegliche Krankheitssymptome, BOHN dagegen hat Gesundheitsstörungen allgemeiner Natur fast stets wahrgenommen. Nach ROLLY verhält es sich so, daß bei einem Teil der Infizierten alle Krankheitssymptome fehlen, bei den anderen jedoch sind solche mehr oder weniger ausgesprochen vorhanden.

Leichtere allgemeine krankhafte Erscheinungen können in manchen Fällen während der ganzen Dauer des Inkubationsstadiums bestehen. Gewöhnlich aber klagen die Kranken nur zeitweise, besonders abends und mehr gegen das Prodromalstadium hin über eine gewisse Mattigkeit, Kopfschmerzen, Schläfrigkeit und Unwohlsein. Daneben besteht Appetitlosigkeit, manchmal schlechtes blasses Aussehen, vorübergehend etwas Husten, selten Durchfall oder Verstopfung. Beobachtet man die Kranken genauer, so findet man ab und zu einmal abends leichte Temperatursteigerung und erhöhte Pulsfrequenz.

Nicht so selten findet man ganz im Beginn oder im Verlaufe der Inkubation eine leichte Angina mit stippchenförmigen Belägen, welche HECKER als Primäraffekt der Masern angesehen hat. WIELAND hat bei 5 Kindern in der Maserninkubation, allerdings zum Teil stark gegen das Prodromalstadium zu verschoben, Angina mit scarlatiniformem Rash beschrieben, was zuerst zur Fehldiagnose eines Scharlachs Anlaß gab. Die Krankheitserscheinungen fielen einmal mitten in die Inkubationszeit. Die Krankheitserscheinungen klangen rasch ab, und nach einem kürzeren oder auch einem längeren sogar 6—8 Tage dauernden fieberlosen oder subfebrilen Intervall setzten die katarrhalischen Erscheinungen der Prodrome ein. In allen 5 Fällen zeigte sich eine Verlängerung der Gesamtinkubation der Masern um 2—3—4, in einem Fall sogar um 10 Tage. Ich möchte die Frage aufstellen, ob diese Anginen manchmal verbunden mit scarlatiniformem Rash, der offenbar eine kürzere Inkubationszeit besitzt, nicht in Beziehung zu bringen wären mit der Infektion der TUNNICLIFFschen vergrünenden Diplostreptokokken, die ja ähnlich wie die Scharlachstreptokokken auch Exotoxine bilden, und deshalb sehr wohl einen scarlatiniformen Rash verursachen können. Diese Toxinvergiftung könnte die Zellen an der Lysinbildung gegen die eigentlichen Masernerreger behindern, wodurch sich die Verlängerung der Inkubationszeit leicht erklären würde. H. OREL führt die Störungen in der Inkubationszeit auf das Haften gleichzeitig mit dem Masernerreger aufgenommener unspezifischer Keime zurück. Auch interkurrente Infekte können die Inkubation der Masern verlängern. So kann unter Umständen das Exanthem erst nach 17 oder sogar 21 Tagen nach der Infektion auftreten. Solche verlängerte Inkubationszeit habe ich besonders dann beobachtet, wenn Kinder zufälligerweise in der Maserninkubation geimpft worden waren.

In einem Fall meiner Beobachtung bestand etwa vom 4. Tage an während der ganzen Inkubationszeit Fieber mit ausgesprochener Meningitis serosa und Encephalitis. Ob es sich hier um eine primäre Infektion des Zentralnervensystems durch den Masernerreger bzw. ein anderes Virus handelt, wird noch zu erörtern sein.

Es scheint auch, daß die Masernerreger einen Primäraffekt gleich in den Lungen setzen können.

2. Initialstadium, Prodrome. Gegen Ende des Inkubationsstadiums nehmen, falls überhaupt Beschwerden bestanden, diese letzteren erheblich zu, und das Initialstadium wird durch einen plötzlichen steilen Temperaturanstieg gewöhnlich bis 39° und darüber eingeleitet. Kopfschmerzen und allgemeines Unwohlsein werden geklagt. Es zeigen sich nun katarrhalische Erscheinungen von seiten der Nase und besonders der Augen. Die Kinder beginnen häufig zu niesen; nicht so selten kommt es zu Nasenbluten. Die Augen röten sich und die Kinder klagen über Lichtscheu und häufiges Tränen. Gleichzeitig stellt sich ein sehr hartnäckiger trockener Reizhusten ein. Die Kinder sind appetitlos; zwingen sie sich zum Essen oder werden sie dazu gezwungen, so tritt leicht Erbrechen auf. Es zeigt sich bald ein heftiger Schnupfen mit zuerst schleimig-seröser, dann gewöhnlich eitriger Sekretion und starker Verstopfung der Nase. Gewöhnlich werden durch das Sekret die Nasenlöcher und die Oberlippe erodiert.

Conjunctivitis. Die frühesten Symptome zeigen sich an den Augen. Es wurde schon am ersten Tag im präeruptiven Stadium eine vom unteren Lidrand etwas entfernte, aber ihm parallel verlaufende hyperämische Linie beschrieben (STIMSON).

GOLDBERGER beobachtete auf der geschwollenen Caruncula lacrymalis und am Epicanthus internus des Auges Flecken, welche in Färbung und Erscheinung an die Kopliks erinnerten, jedoch etwas kleiner waren. Er sah sogar 2—4 solche bläuliche weiße Flecken auf beiden Carunkeln 24—48 Std in 60% der Fälle den KOPLIKschen Flecken auf der Wangen- und Lippenschleimhaut, um 48 Std den katarrhalischen Symptomen vorausgehen. Sie verschwinden nicht so rasch wie die Kopliks nach Ausbruch des Exanthems. Während der Eruption neigen sie dazu, zu einem bläulich-weißen Flecken zusammenzufließen.

Im übrigen erscheint bei stärkerer Conjunctivitis die Conjunctiva sammetartig geschwollen; die Conjunctiva bulbi ist meist, aber nicht immer gerötet, es erfolgt reichliche schleimig-eitrige Sekretion, das Sekret trocknet während der Nacht zu Borken ein und verklebt die Lider. Die geschwollenen Lider werden tagsüber zugekniffen gehalten und wegen Lichtscheu nur blinzelnd geöffnet.

Dieses Verhalten der Augen zusammen mit der schleimig-eitrigen Rhinitis, der leichten Dunsung des Gesichts geben dem Masernkranken in diesem Stadium eine charakteristische Physiognomie.

Präenanthem. Untersucht man zu dieser Zeit die Mund- und Rachenhöhle, so sieht man gewöhnlich aus dem Nasenrachenraum dicken eitrigen Schleim herabsteigen. Die gesamte Schleimhaut des Mundes und Rachens erscheint diffus gerötet. Auf der Wangenschleimhaut, besonders aber auch am weichen Gaumen, sieht man als Präenanthem häufig punktförmige oder streifenförmige, mitunter zu größeren Flatschen konfluierende Blutungen (PETÉNYI). Solche Veränderungen sind nach meinen Beobachtungen bei Masern zwar häufig, aber nicht absolut charakteristisch, denn ich habe sie in genau gleicher Weise auch bei Grippe und Röteln im Beginn der Erkrankung gesehen.

Enanthem. Am 2. Tag oder etwas später gewahrt man nun besonders am weichen Gaumen, an der Uvula, den Tonsillen und der hinteren Rachenwand eine Kongestion. Bald zeigen sich zahlreiche verstreute, rötlich-braune Flecken, zuerst von Stecknadelkopfgröße, die aber bald zu größeren, unregelmäßig begrenzten Flecken am weichen Gaumen und an der Uvula konfluieren. Selten fließen auch diese größeren Flecken zu einer einheitlichen, sammetartigen Röte zusammen.

Kopliks. Am 2.—3. Tag oder nur wenig später zeigt die Inspektion der Wangenschleimhaut gegenüber den ersten Backenzähnen eigentümlich bläulichweiße Spritzfleckchen, welche von zarten roten Höfen umgeben sind. Sie sind gewöhnlich punktförmig, selten erreichen einzelne Stecknadelkopfgröße. Sie stehen entweder einzeln oder zu größeren oder kleineren Gruppen mit einem gemeinsamen roten Hof zusammen. Ihre Zahl ist bald nur vereinzelt, bald eine außerordentlich große, so daß nicht nur die ganze Wangenschleimhaut von ihnen übersät erscheint, sondern auch das Zahnfleisch und die Innenfläche der Lippen. Auch auf Nasen- und Vaginalschleimhaut wurden Kopliks beschrieben. Diese sog. KOPLIKschen Flecken habe eine hohe, diagnostische, zuerst von KOPLIK erkannte Bedeutung, da sie mit fast absoluter Sicherheit ein nachfolgendes Masernexanthem anzeigen. Wenn die Pünktchen älter werden, werden sie meist etwas größer. Der sie umgebende gerötete Schleimhautring wird deutlicher und breiter. Der Außenrand des letzteren unregelmäßig. Nach 2—6tägigem Bestehen verschwinden die Flecken wieder, ohne Läsionen der Schleimhaut zu hinterlassen. Mikroskopisch handelt es sich um oberflächliche Epithelnekrosen mit verfetteten Epithelien und Detritus.

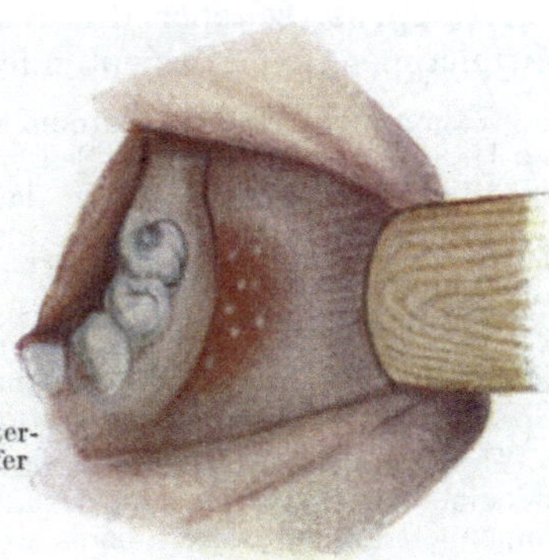

Abb. 3.
KOPLIKsche Flecken. (Nach JOCHMANN-HEGLER: Lehrbuch der Infektionskrankheiten, 2. Aufl. Berlin: Springer 1924.)

Diese KOPLIKschen Flecken kommen in gut 70—90% im Prodromalstadium der Masern vor. Am 2. Tag des Exanthems sind sie gewöhnlich nicht mehr wahrzunehmen. Den Angaben von ASAL FALK über das Vorkommen KOPLIKscher Flecken bei Grippe, von PETÉNYI über dasjenige bei Exanthema subitum stehe ich skeptisch gegenüber.

Enantheme treten offenbar auch auf anderen Schleimhäuten auf. So habe ich nicht so selten im Prodromalstadium *Miktionsbeschwerden* beobachtet. Die Kinder weigern sich, Urin zu entleeren, weil sie dabei Brennen und Schmerzen verspüren. Der Urinbefund ist dabei entweder negativ oder es finden sich einige Leukocyten und Epithelien. Meist klingen diese Reizerscheinungen nach Ausbruch des Exanthems wieder ab. Ich habe aber in der Rekonvalescenz, auch bei Knaben, dann wieder eine stärkere Cystopyelitis mit stark eitrigem Sediment sich entwickeln sehen. Auch BIEHLER berichtet in 6% über deutliche, aber geringe Zeichen von Pyelitis im Prodromalstadium.

Ähnlich wie die Mundschleimhaut, so zeigt auch die *Darmmucosa*, wie Autopsien ergeben haben, eine fleckige Rötung. Bei einem 22 Monate alten Knaben, der an schweren Masernkonvulsionen starb, fand E. CORBETT bei der Autopsie im Ileum und Colon multiple Läsionen, welche sich als identisch mit KOPLIKschen Flecken erwiesen und von einer großen Zahl von WARTHIN- und FINKELDEYschen Riesenzellen in den Eingeweiden und anderen Organen begleitet waren. Klinisch können mitunter sogar heftige Diarrhoen schon im Initialstadium einsetzen. v. GRÖER beobachtete einige Male typische Appendicitissymptome im Initialstadium der Masern, welche den behandelnden Arzt veranlaßten, die betreffenden Patienten auf eine chirurgische Abteilung zu schicken. In einem Fall waren bei einem 6jährigen Mädchen meiner Beobachtung die Symptome so typisch für Appendicitis, daß ich die Appendix von einem Chirurgen entfernen ließ. Es lag in der Tat eine sehr starke Appendicitis mit beginnender Gangrän vor. $1^1/_2$ Tage später brach das Masernexanthem aus und der Fall kam ohne weitere Komplikationen zur Heilung. Auch Ikterus in leichter flüchtiger Form in diesem Stadium ist von FRIEDJUNG beschrieben.

Hat man Gelegenheit, mit dem Kehlkopfspiegel den Kehlkopf und die Trachealschleimhaut zu dieser Zeit zu inspizieren, so kann man daselbst ebenfalls, allerdings seltener, ein ähnliches Exanthem wie im Munde wahrnehmen (ROLLY). KOHN und KOIRANSKY in Amerika haben durch sorgfältige Röntgenuntersuchungen feststellen können, daß pneumonische Verdichtungsherde bereits im Initialstadium der Masern nicht so selten vorkommen, welche der physikalischen Untersuchung entgehen können. v. GRÖER spricht deshalb von einem *alveolären Enanthem.* Es können sich spezifische, primäre morbillöse Pneumonien schon im Initialstadium entwickeln, wie ich auch klinisch durch Perkussion und Auskultation wiederholt habe feststellen können. Die Pneumonie ist dann das erste Krankheitszeichen der Masern, und ich habe sie bereits zum Exitus führen sehen, als gerade die ersten spärlichen Exanthemflecken auf der Haut erschienen. Die Diagnose derartiger Fälle begegnet außerordentlichen Schwierigkeiten. Werden derartige Fälle in allgemeine Säle verlegt, so gehen von ihnen natürlich die Ansteckungen anderer Kinder aus. Die genannten amerikanischen Autoren konnten röntgenographisch auch Infiltrate nachweisen, welche keine physikalischen Symptome gemacht hatten. Die Autoren sahen entweder große, homogene dreieckige Verdichtungen im Bereich des rechten Unterlappens, seltener des rechten Ober-, des linken Ober- und des rechten Mittellappens oder bedeutende Verbreiterung des Hilusschattens.

Während der Masernprodrome sah ich in einzelnen Epidemien fast regelmäßig auch auf der Haut ein *Vorexanthem.* Selten war dieser Rash scarlatiniform, wie in Fällen COMBYS und WIELANDS, wo er 1—2 Tage dauerte. Meist traten in Übereinstimmung mit JÜRGENSEN, v. PIRQUET, H. KOCH flüchtige, nicht scharf begrenzte, blaßrote, makulöse Efflorescenzen auf, welche hauptsächlich im Gesicht, gewöhnlich aber auch als zartes morbilliformes Exanthem am Rumpf sichtbar waren. Urticarielle Eruptionen (KLEINSCHMIDT, KOCH, SOUCEK) habe ich im Initialstadium selten gesehen. Ein bei gewöhnlicher Beleuchtung nicht sichtbares Vorexanthem kann bei Quarzlampenbestrahlung wahrgenommen werden (GLANZMANN, WADSWORTH-MISENHEIMER).

Höhensonnenbestrahlung kann die Inkubation der Masern um 2—3 Tage verzögern und eine Abschwächung des Exanthems erzeugen. In einem Fall sah ich infolge Quarzlampenbestrahlung Masern sine exanthemate! Bei Teilbestrahlung des Körpers erscheint das Exanthem an den bestrahlten Stellen abgeschwächt (FANTON).

Wir haben den Eintritt des Invasionsstadiums durch einen steilen Fieberanstieg charakterisiert. Dieses Fieber bleibt jedoch nur wenige Stunden so hoch, um alsdann wieder beinahe auf die Norm zurückzugehen. Der zweite Tag des Prodromalstadiums verläuft gewöhnlich annähernd fieberfrei, manchmal auch noch der dritte. Die Störung des Allgemeinbefindens läßt ebenfalls nach. Stehen die Kinder nicht unter ärztlicher Aufsicht, so meinen die Eltern häufig wegen des Fieberabfalls, die Krankheit sei beendet, nehmen die Kinder auf und schicken sie gar wieder zur Schule. Oder, wenn sie das Fieber beunruhigt hat, suchen sie in diesem fieberfreien Stadium die Sprechstunde des Arztes auf, der nun nach dem Enanthem und den Koplik das baldige Erscheinen des Masernexanthems mit Sicherheit voraussagen kann. Manchmal führen auch Ohrenschmerzen in diesem Stadium zum Arzt, und man findet eine leichte Rötung der Trommelfelle (Enanthem der Paukenhöhlenschleimhaut, NODALECZNY). Diese Frühotiten sind sehr gutartig, führen fast nie zu Perforationen und verschwinden wieder mit dem Exanthem.

Manchmal besteht im Prodromalstadium von Anfang an nur sehr geringes Fieber. Die betreffenden Patienten haben dann auch nur sehr wenig zu klagen, so daß abgesehen von geringem, allgemeinem Krankheitsgefühl, einem geringen Schnupfen und mäßigem Husten keine intensive Erkrankung zu bestehen scheint. So können manchmal Kinder bis kurz vor dem Exanthemausbruch noch die Schule besuchen und dadurch sehr viele andere Kinder anstecken. Variationen im Verhalten der Temperatur kommen vor, wie man an Hand der Abb. 4, 5 und 6 erkennen kann. Ich habe auch eine Epidemie gesehen, die sich durch ein fast 7—8 Tage dauerndes Prodromalstadium auszeichnete. In allen 3 Abbildungen sehen wir deutlich, daß nach einer anfänglichen Steigerung der Temperatur im Prodromalstadium dieselbe die Neigung hat, wieder zu fallen. Sehr oft sehen wir jedoch am 2.—3. Tag des Prodromalstadiums ein langsames staffelförmiges typhusähnliches Ansteigen (Abb. 5), dem dann am 1. Tag des Eruptionsstadiums wieder ein steiler Anstieg folgt. Der Puls wird entsprechend der Temperatur beschleunigt, ein irgendwie besonderes Verhalten zeigt derselbe nicht.

3. **Exanthemstadium.** Mehr oder weniger plötzlich, mit oder ohne Frost beginnt das Fieber auf höhere Grade, 39—40,5°, emporzuschnellen, unter rascher Zunahme aller vorhandenen Krankheitssymptome, insbesondere stellt sich der quälende Reizhusten, der vorübergehend etwas nachgelassen hatte, erneut wieder ein. Nach einer unruhig verbrachten Nacht schießen nun am 13. oder 14. Tage nach der Infektion rote Flecken zuerst im Gesicht auf, nachdem man am Vorabend schon einzelne Efflorescenzen hinter den Ohrmuscheln entdecken konnte. Die roten Flecken sind zuerst klein, stecknadelkopfgroß, hellrot, allmählich vergrößern sie sich durch Wachstum und Konfluenz und nehmen bald eine gesättigtere Rotfärbung an. Die Begrenzung der Flecken ist unregelmäßig, einzelne zeigen rundliche Formen; während sie ganz im Anfang über das Niveau der Haut nicht emporragen, werden sie sehr bald mehr papulös,

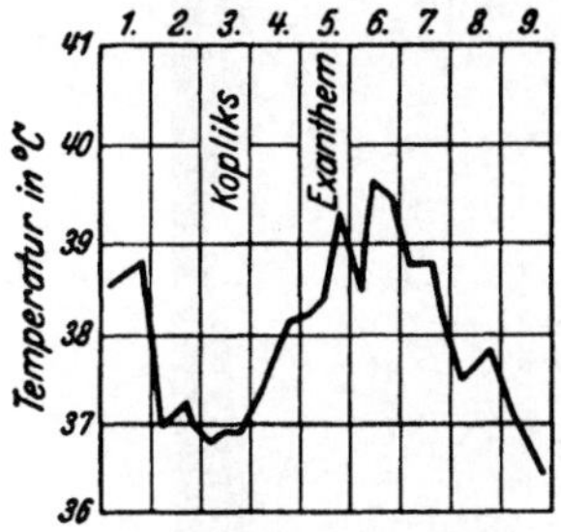

Abb. 4. Typische Masernkurve (Malaria quartana ähnlich).

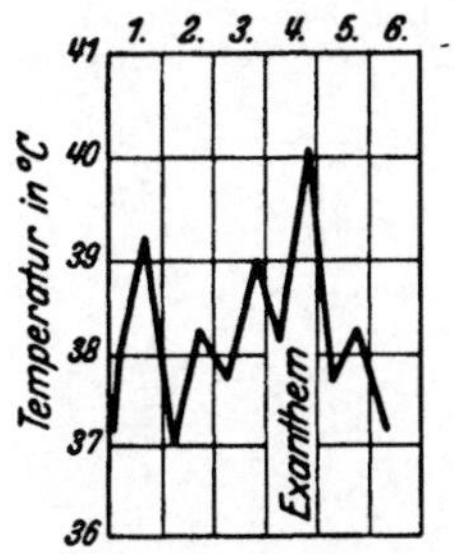

Abb. 5. Typhusähnlich ansteigende Masernkurve.

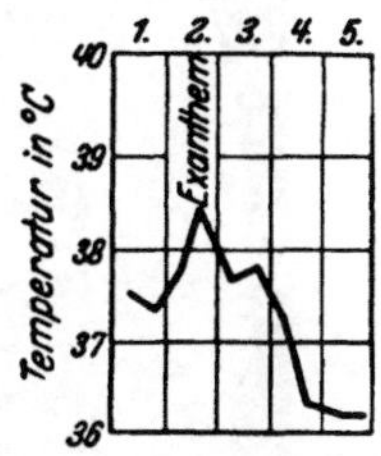

Abb. 6. Abortive Fieberkurve.

so daß wir es mit einem meist großfleckigen, deutlich papulösen Exanthem zu tun haben.

Zwischen den einzelnen Makeln und Papeln ist normale blasse Haut vorhanden, so daß durch diesen Kontrast von Rot und Weiß die einzelnen Flecken sehr gut schon von weitem zu erkennen sind.

Stand die Diagnose vorher aus irgendeinem Grunde noch nicht ganz fest, so wird nunmehr durch das charakteristische Exanthem mit einem Schlage das ganze Krankheitsbild geklärt.

Das Exanthem (s. Abb. 7) tritt zuerst im Gesicht, auf der behaarten Kopfhaut, noch früher gewöhnlich vor und hinter den Ohren in Erscheinung, breitet sich von da zuerst auf den Hals und Rumpf aus, und greift gewöhnlich erst in einem zweiten Schub auf die Extremitäten über. Besonders an den Extremitäten ist der Beginn des Ausschlages deutlich follikulär, und man sieht in der Mitte der zuerst rundlichen Flecken einen entzündeten Haarbalg. Das Gesicht ist in der Regel sehr stark befallen, indem hier die einzelnen Flecken dichter stehen, ja zu größeren Beeten konfluieren. Im Gegensatz zu Scharlach wird die Gegend um den Mund nicht verschont. Auch der Rumpf wird häufig sehr stark gefleckt, während an den Extremitäten die maculo-papulösen Efflorescenzen häufig spärlicher sind, und keine so intensiv rote Färbung annehmen! Selten ist es, daß die Extremitäten einmal stärker von dem Exanthem befallen werden als der Rumpf oder das Gesicht.

Bei manchen Patienten zeigen die einzelnen Papeln eine ausgesprochene Neigung zu Konfluenz, so daß an solchen Hautstellen die Haut diffus gerötet erscheint. Dies kann leicht zu Verwechslungen mit Scharlach Anlaß geben. Bei genauem Zusehen wird man aber an einzelnen Stellen immer noch weiße Aussparungen erkennen können; auch bewahren die Extremitäten den Charakter des normalen Masernausschlages, selbst wenn im Gesicht und am Rumpf starke Konfluenz aufgetreten ist.

Das Exanthem braucht bis zu einer vollen Entwicklung eine gewisse Zeit, meist ungefähr 2 Tage. Am 1. Tage beschränkt sich dasselbe auf Gesicht und Hals und beginnt gerade eben am Rumpfe in Erscheinung zu treten, ergreift dann am nächsten Tag die übrigen noch freien Hautregionen. Verschiedentlich vollzieht sich die Ausbreitung und Entwicklung des Ausschlags langsamer. so daß er sich erst am 4.—5. Tag über den ganzen Körper ausgebreitet hat.

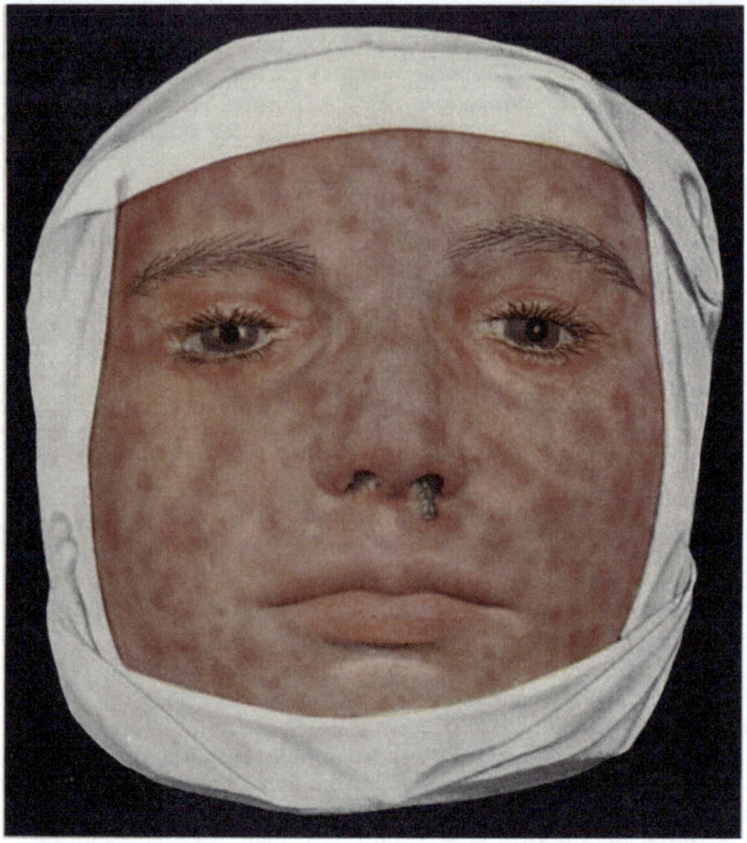

Abb. 7. Maserngesicht. (Aus FINKELSTEIN-GALEWSKY-HALBERSTAEDTER: Atlas der Hautkrankheiten und Syphilis im Säuglings- und Kindesalter, 2. Aufl. Berlin: Springer 1924.)

Namentlich scheint manchmal die Ausbreitung auf die Extremitäten zunächst zu stocken, bis sie plötzlich ebenfalls befallen werden. Bei solchen Nachschüben sah ich das Exanthem an den Extremitäten deutlich hämorrhagischen Charakter annehmen. Fast immer kommt es ja auch am Rumpf, manchmal auch im Gesicht zu zahlreichen capillären Blutaustritten in dem Bereich der Papeln, welche sich gewöhnlich nur dadurch verraten, daß auch nach dem Abblassen des Exanthems die Flecken nicht sofort schwinden, sondern infolge der Blutaustritte eine bräunliche Pigmentierung hinterlassen. Besonders in späteren Stadien des Exanthems können im Gesicht und am Rumpf die Masernflecken plötzlich über Nacht stärker hämorrhagisch werden, so daß man eine Purpura vor sich zu haben glaubt (hämorrhagische Masern). Abgesehen von der intensiv dunkeln, bläulich-schwärzlichen Farbe erkennt man derartige Blutaustritte an dem Umstand, daß die Verfärbung durch Druck mit einem Glasspatel nicht verschwindet, was bei nicht hämorrhagischen Masern stets geschieht. Die hämorrhagischen Masern ändern an der Prognose nichts.

Zuweilen erheben sich in der Mitte der einzelnen Papeln kleine hirsekorngroße, mit wasserhellem Inhalt gefüllte Bläschen, wodurch das Bild eines Friesels (Miliaria) hervorgerufen wird, was bekanntlich im Mittelalter zu der

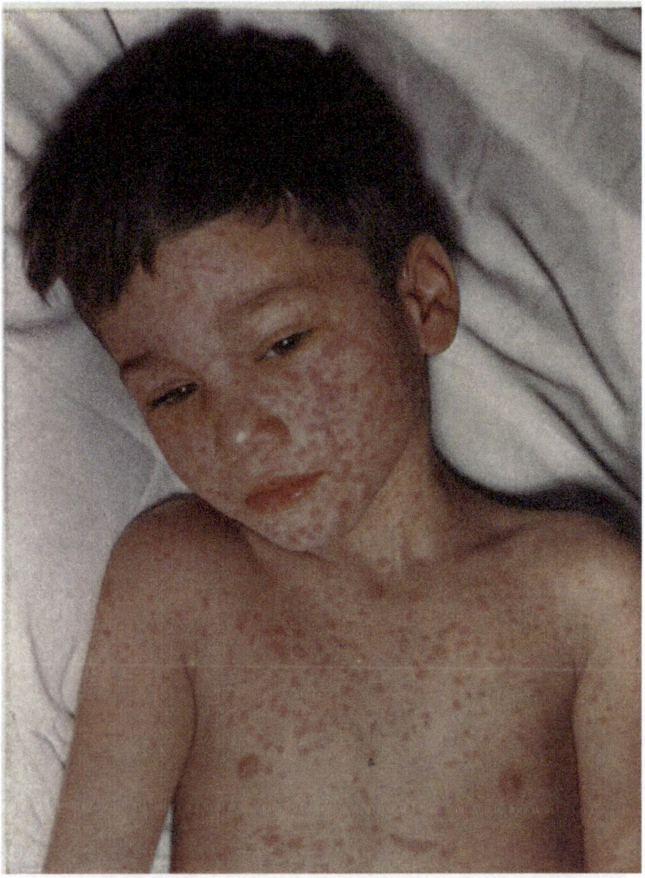

Abb. 8. Voll ausgebildetes im Gesicht mit Conjunctivitis und Lichtscheu beginnendes Exanthem, auf der Brust und an den Armen. Daneben bestehen immer starker Schnupfen, Husten und hohes Fieber. Die einzelnen Masernflecken sind im Vergleich zu Scharlach und Röteln groß, dunkelviolettrot und meistens leicht erhaben. (Aus Tabulae exanthematicae, F. HOFFMANN-LA ROCHE, Basel.)

Verwechslung mit Pocken Anlaß gegeben hat. Es tritt diese Form des Ausschlags besonders bei gleichzeitig bestehenden starken profusen Schweißen auf.

Bei der mikroskopischen Untersuchung der exanthematischen Papeln findet man Hyperämie und Erweiterung der kleinen Blutgefäße und Capillarnetze des Papillarkörpers. Das Ödem sammelt sich nach UNNA im Fettgewebe um die Knäueldrüsen, in den Scheiden der größeren Hautgefäße, der Hautmuskeln und der Follikel an. Außerdem sind an solchen Stellen teils erweiterte Lymphgefäße, teils dilatierte Saftquellen usw. vorhanden, und besonders hervorzuheben wäre, daß meist nur wenige Leukocyten emigriert sind und sich in der Ödemflüssigkeit finden.

Ist die Veränderung intensiver, so bilden sich deutliche Entzündungserscheinungen mit reichlichen degenerativen Epithelprozessen und zahlreicher herdförmiger oder reihenweise angeordneter Leukocytenemigration aus. Es kommt zu einem Austritt von Blutfarbstoff und roten Blutkörperchen in das Rete Malpighi und Corium bei den hämorrhagischen

Formen. Die perivasculären Infiltrationen bestehen nach CIACCIO überwiegend aus Lymphocyten und großen uninucleären Zellen, im Gegensatz zu Scharlach, wo mehr polynucleäre angetroffen werden. ABRAMOW spricht von einem gegen die Cutis gerichteten Epidermiskatarrh.

Im Desquamationsstadium verschwindet stellenweise die Körnerschicht, während die basale Hornschicht sich verdickt. Von letzterer löst sich dann die oberflächliche Schicht los und wird als Masernschuppe frei. Infolge Mitosen und Vermehrung der Epithelzellen wird der Epithelverlust wieder ausgeglichen.

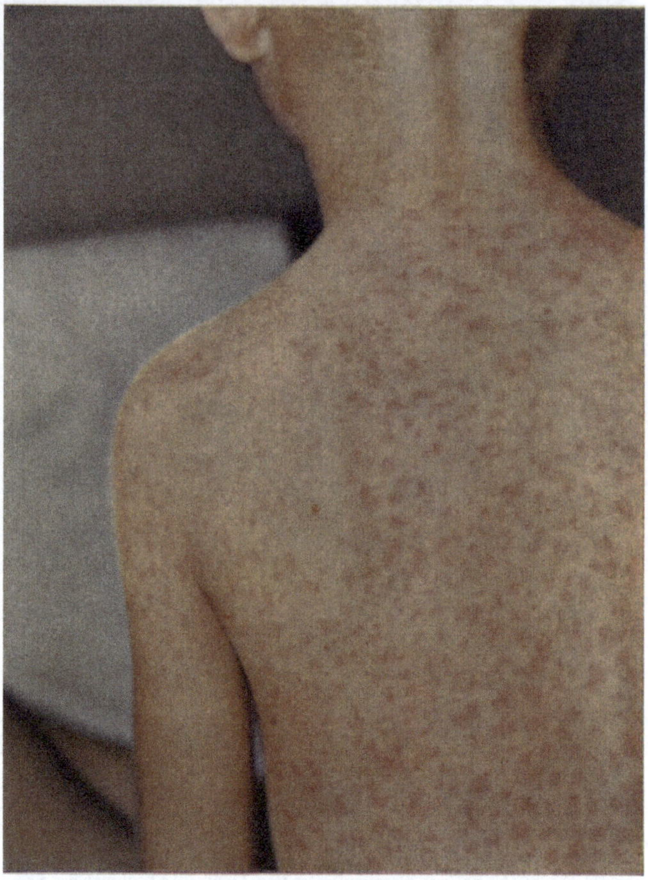

Abb. 9. Masern. Masernexanthem am Rücken mit den typischen großen, unregelmäßigen Flecken. (Aus Tabulae exanthematicae, F. HOFFMANN-LA ROCHE, Basel.)

Das Allgemeinbefinden ist auf der Höhe der Eruption stark alteriert, der Appetit liegt völlig darnieder, es bestehen heftige Kopfschmerzen und besonders nachts Delirien oder sonstige Bewußtseinstrübungen. Der Stuhl ist meist angehalten; mitunter kommt es zu Durchfällen.

Das Fieber ist während dieses Stadiums meist hoch zwischen 39 und 40° und darüber und steigt mitunter mit der Ausbildung des Exanthems am nächsten und übernächsten Tag noch an. Es zeigt dabei entweder einen mehr kontinuierlichen oder auch einen deutlich intermittierenden Charakter. Breitet sich das Exanthem sehr rasch aus, so geht das Fieber auch schneller wieder herunter.

Die Frequenz des Pulses und der Atmung ist während dieser Zeit ebenfalls erhöht. Über den Lungen hört man während der Blüte des Exanthems ganz gewöhnlich giemende oder seltener feuchte diffuse Rasselgeräusche.

Mit dem Erscheinen des Exanthems nehmen auch die katarrhalischen Erscheinungen, die Conjunctivitis und Blepharitis, ebenso die Rhinitis, zunächst noch zu, bis der Hautausschlag völlig entwickelt ist. Die Zunge ist stark belegt und zeigt nur an den Rändern eine leichte Schwellung der Papillen. Das Schleimhautexanthem beginnt jedoch bereits langsam zu schwinden und die KOPLIKschen Flecken werden alsbald undeutlich.

Lymphdrüsen und Milz. Die Lymphdrüsen, besonders die des Halses, aber auch des übrigen Körpers sind vergrößert und geschwollen, offenbar im Zusammenhang mit dem Exanthem. Immerhin zeigt sich keine derartig systematische Schwellung wie z. B. bei den Rubeolen.

Die Milz verhält sich in den einzelnen Epidemien wechselnd. BLEYER (St. Louis) fand 1922, daß im Moment der Eruption die Milz plötzlich anschwoll und nach Verschwinden des Ausschlags wieder rasch zurückging. In fast der Hälfte der Fälle konnte die Milz 1—3 cm unter dem Rippenbogen auf der Höhe der Eruption gefühlt werden. In einer anderen Epidemie im Jahre 1927 fand dagegen FRIEDMANN (Denver) nur in 12% eine Vergrößerung der Milz unabhängig vom Stadium der Eruption. Nach meinen Beobachtungen gehört ein tastbarer Milztumor in der Regel nicht zum Masernexanthem; ausnahmsweise konnte ich jedoch ebenfalls eine allerdings nur mäßige Vergrößerung der Milz feststellen.

Wie besonders HEUBNER betont, besteht bei den meisten Masernpatienten zur Zeit der Eruption eine bedeutende Hyperplasie des gesunden lymphatischen Apparates: Die Lymphdrüsen, das adenoide Gewebe, die Rachen- und Gaumenmandeln, die PEYERschen Plaques, die Solitärfollikel befinden sich im Zustand einer markigen Schwellung ähnlich wie beim Abdominaltyphus. Charakteristisch für Masern im Prodromal- und Initialstadium sind WARTHIN-FINKELDEYsche Riesenzellen im Ileum und Colon, in der Appendix, den mesenterialen Lymphdrüsen usw. Bei dem Befund solcher Riesenzellen in einer wegen Appendicitis herausoperierten Appendix konnte WEGELIN das Erscheinen eines Masernexanthems voraussagen, was sich dann bestätigte. Diese Riesenzellen enthalten sehr viele Kerne, welche im Gegensatz zu den LANGHANSschen Riesenzellen diffus im Protoplasma verteilt sind.

Der Urin ist konzentriert, hoch gestellt. Während der Eruption besteht gewöhnlich febrile Albuminurie. Urobilinogen und Urobilin sind häufig ebenfalls nachweisbar, ähnlich wie beim Scharlach; außerdem gibt der Urin fast stets schon von Beginn des Eruptionsstadiums an eine stark positive Diazoreaktion. Nach ARONSOHN und SOMMERFELD ist der Urin Masernkranker toxisch.

Das Eruptionsstadium dauert gewöhnlich 3 Tage mit Schwankungen zwischen 2—6 Tagen. Das Fieber, welches am letzten Tage des Eruptionsstadiums noch sehr oft die höchsten Grade erreicht hatte, sinkt gewöhnlich sehr rasch in 1 bis 2 Tagen unter reichlicher Schweißbildung kritisch oder lytisch. Manchmal sinkt die Temperatur direkt auf subfebrile Werte. Ebenso wird die Frequenz des Pulses manchmal abnorm niedrig, ab und zu zeigen sich kleine Unregelmäßigkeiten.

4. Rekonvaleszenz. Mit dem Sinken der Temperatur beginnt das Exanthem zu erbleichen, und zwar gewöhnlich in der Reihenfolge, in welcher es erschienen ist, so daß also zu einem gewissen Zeitpunkt, z. B. das Exanthem im Gesicht schon im Erblassen ist, während es an den Extremitäten noch in voller Blüte steht. Aber auch, wenn das ganze Exanthem verblichen ist, so nimmt man doch die Flecken noch längere Zeit wahr, namentlich bei solchen Patienten, bei welchen der Ausschlag hämorrhagisch war. Da sieht man, wie das in der Haut abgelagerte Hämoglobin mit der Zeit alle Farben von rotbraun, gelb, grün usw. durchläuft, ganz ähnlich wie bei Purpura anderer Genese. Noch länger als bei gewöhnlichem Tageslicht kann man die Flecken im ultravioletten Licht der Quarzlampe sehen.

Charakteristisch für Masern ist in diesem Stadium die kleienförmige Abschuppung der Haut, welche sich gleich in das Abblassen des Exanthems anschließt. Die Haut stößt sich dabei in kleinsten Schüppchen im Verlauf von 3 Tagen bis zu einer Woche ab.

Conjunctivitis und Rhinitis lassen in der Rekonvaleszenz rasch nach, der Zungenbelag stößt sich ab und die geschwollenen Papillen kommen zum Vorschein, nur sind sie nicht so rot wie beim Scharlach (Masernzunge.)

Längere Zeit nimmt für gewöhnlich die Abheilung der katarrhalischen Entzündung der oberen Luftwege in Anspruch. Die Stimme bleibt sehr oft noch 8 Tage leicht belegt oder heiser. Der Husten hat gewöhnlich schon im Eruptionsstadium seinen harten, bellenden Charakter verloren und ist lockerer geworden, dauert jedoch häufig noch einige Zeit an. Die auf den Lungen bestehenden trockenen Rasselgeräusche werden feucht und verschwinden allmählich völlig. Mit dem kritischen Abfall der Temperatur zeigt das Allgemeinbefinden einen oft erstaunlich raschen Umschwung vom anscheinend schwersten Kranksein zur Genesung. Kinder, welche am Abend vorher noch 40⁰ und mehr Fieber hatten, benommen waren oder delirierten, fühlen sich wieder ganz gesund und verlangen aufzustehen. Der Appetit erwacht wieder.

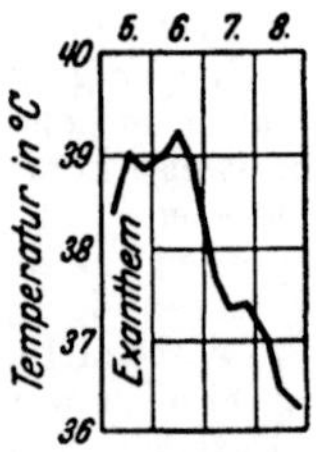

Abb. 10. Krisis bei Masern.

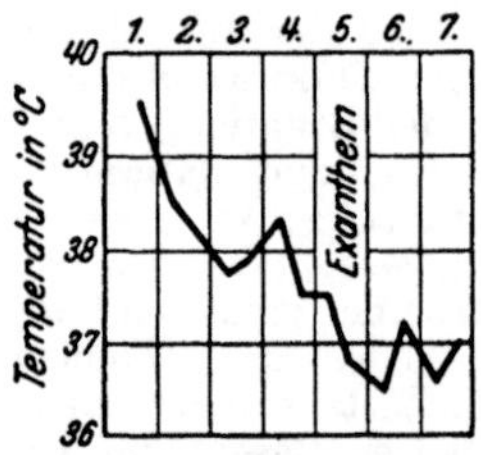

Abb. 11. Fieberlose Masern.

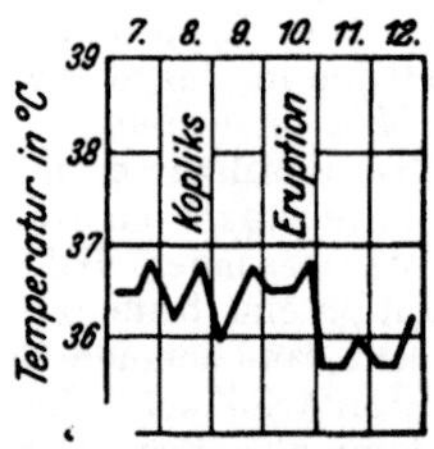

Abb. 12. Fieberlose Masern.

In anderen Fällen zieht sich jedoch das Rekonvaleszenzstadium in die Länge; auch ohne daß besondere Komplikationen nachweisbar sind, zeigen sich noch leichte abendliche Temperaturen in der Regel unter 38⁰. Aber gerade in der Rekonvaleszenz drohen dem Organismus noch schwere Gefahren durch mannigfache Komplikationen.

Anomalien des Verlaufs. Wir haben bereits bei der kongenitalen Immunität erwähnt, daß die Masern je nach dem Gehalt des Blutes an Immunisinen eine bedeutende Abschwächung erfahren können. Man spricht dann von abortiven Masern. Solche kommen auch noch später vor, und man muß sich fragen, ob sich gewisse Personen, ohne direkt an Masern erkrankt zu sein, einen gewissen Vorrat an Immunisinen durch stille Feiung haben erwerben können.

Bei den *abortiven Masern* ist häufig die Inkubationszeit abnorm lang, das Initialstadium kommt gar nicht zur Entwicklung; die Patienten erkranken plötzlich mit geringem Fieber und dem charakteristischen Hautausschlag. Das Fieber dauert nur 1—2 Tage und hält sich auf niedrigen Graden. Die Patienten fühlen sich so wenig krank, daß sie sich gar nicht zu Bett legen wollen.

Es gibt ferner afebrile Masern, bei denen KOPLIKsche Flecken, geringe katarrhalische Krankheitssymptome, ein mäßiges Exanthem auftreten, aber das Fieber fehlt.

Bei den *Morbilli sine catarrho* fehlen die katarrhalischen Erscheinungen sozusagen ganz. KOPLIKsche Flecken sind dagegen auf der Mundschleimhaut vorhanden. Das Fieber hält sich dabei niedrig, dauert nur 1—3 Tage, auch das Exanthem ist atypisch, zeigt nur wenige Roseolen oder Papeln. Manchmal ist der Ausschlag auch mehr Röteln ähnlich, sowie auch der ganze Verlauf an Röteln erinnern kann.

Bei den *Morbilli sine exanthemate* kommt ein Exanthem überhaupt nie zum Vorschein. Das Fieber kann die charakteristische Masernfieberkurve zeigen, wie KÖPPE und ich an einem unlängst beobachteten Fall nachweisen konnten. Die Diagnose derartiger Fälle wird noch dadurch erschwert, daß auch das Enanthem und sogar die KOPLIKschen Flecken fehlen können. Die Forderung von FEER und auch HOCHSINGER, welche nur solche Fälle als Morbilli sine exanthemate ansehen, die diese charakteristischen Masernzeichen aufweisen, können somit oft nicht erfüllt werden. Solche Fälle werden nur dann richtig gedeutet, wenn sie in einer Familien- oder Hausepidemie von einem Masernkranken angesteckt worden sind und ihrerseits wieder andere Kinder, wie im Falle KÖPPES, mit Masern infizieren. Ferner weist die Immunität der Kinder, die Morbilli sine exanthemate durchgemacht haben, darauf hin, wenn sie bei späteren Infektionsgelegenheiten stets verschont werden.

Ich sah in einer Familienepidemie einen einwandfreien Fall von Morbilli sine exanthemate bei einem 3jährigen Kind mit Bronchialdrüsentuberkulose, das dann einige Wochen später einer tuberkulösen Meningitis erlag. Auch im Falle Köppes handelte es sich um ein tuberkulöses Kind. Es wäre interessant, bei künftigen Beobachtungen von Morbilli sine exanthemate auf eine Tuberkuloseninfektion zu fahnden. Wir wissen, daß die Masern die Tuberkulinreaktionen abschwächen oder negativ werden lassen. So wäre unter Umständen auch denkbar, daß die Tuberkuloseinfektion umgekehrt das Masernexanthem unterdrücken kann.

Toxische Masern. Man kann 4 Formen unterscheiden:

1. Masern mit rapid tödlichem Verlauf. Selbst in großen Epidemien unter vielen Hunderten von Masernfällen findet man nur einen Fall von toxischen Masern mit einem solchen rasch letalen Verlauf. Entweder ist das Fieber schon vom Initialstadium an auffallend hoch, oder aber es steigt erst allmählich treppenförmig an. Die Krankheit beginnt zunächst wie sonst, aber mit besonders starken, schleimig eitrigen, ätzenden Katarrhen; was aber meist von Anfang an einen ganz unheimlichen Eindruck macht, das ist die auffallende Apathie der Kinder. Schon während des Invasionsstadiums liegen sie mit geschlossenen, oft stark verschwollenen und durch das eitrige Sekret verpappten Augen da, äußern weder Appetit noch Durst. Die ärztliche Untersuchung läßt sie vollkommen gleichgültig. Das Sensorium ist eben frühzeitig schwer benommen. Am 5.—6. Krankheitstage erscheinen im Gesicht und am Rumpf einige spärliche Masernflecken; trotzdem steigt das Fieber an und kann kurz vor dem Exitus hyperpyretische Grade erreichen. Die Apathie wechselt mit nervöser Unruhe, Zittern der Extremitäten und am 7.—8. Tag können schwere Konvulsionen auftreten, die zum Tode führen, oder aber das Leben erlischt ohne solche gewaltige motorische Entladungen. Mitunter kann allerdings auch noch vor dem Exitus ein außerordentlich intensives Exanthem zum Vorschein kommen. Solche Fälle treten meist nur bei jüngeren, etwa einjährigen Kindern auf.

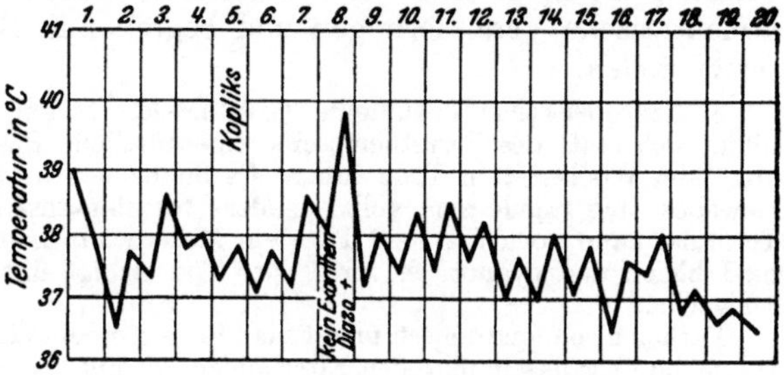

Abb. 13. Masern sine exanthemate.

Bei der Autopsie derartiger Fälle findet man oft nur Hirnödem und Hirnhyperämie. Starke markige Schwellung im lymphatischen Apparat. Im großen und ganzen ein uncharakteristisches Bild, wie man es z. B. auch bei der Scarlatina fulminans antrifft. Man kann nicht daran zweifeln, daß hier die intensive Wirkung des Maserngiftes selbst, besonders auf das Gehirn, den fatalen Ausgang verschuldet hat.

2. Capillärbronchitische Form. Anfangs können die Masern im Invasionsstadium ohne Besorgnis erregende Symptome verlaufen. Nicht so selten entwickelt sich aber schon frühzeitig eine auffällige Dyspnoe, welche durch den objektiven Befund zunächst nicht recht gerechtfertigt erscheint. Das Exanthem kann zunächst in normaler Stärke und Intensität am ersten Eruptionstage auftreten. Am 2. Eruptionstag jedoch ändert sich plötzlich das ganze Krankheitsbild. In der Tat hat man es hier mit einem Verhalten des Ausschlages zu tun, der dem plötzlichen Hinwelken einer Blüte zu vergleichen ist (Heubner). Das Exanthem ist ganz undeutlich geworden, ist an verschiedenen Körperstellen überhaupt nicht mehr sichtbar, an anderen sehen wir statt der frischen roten Farbe der

Flecken eine livide, blaßbläuliche Verfärbung. Die Kinder machen im Vergleich zum vorhergehenden Tag einen schweren, verfallenen, verwelkten Eindruck. Die Extremitäten verkühlen und werden cyanotisch. Nur der Atmungsapparat arbeitet fieberhaft; Nasenflügelatmen, bedeutende Atemfrequenz unter Anspannung aller Hilfsmuskeln, respiratorische Einziehungen im Jugulum, in den Supraclaviculargruben und im Epigastrium deuten auf eine Stenose, bedingt durch eine Capillärbronchitis hin. Das ganze Krankheitsbild wird jedoch überschattet durch die frühzeitige Herzschwäche infolge Vergiftung des Herzmuskels, die am 8.—10. Tag zum Exitus führt. Bei den Laien sind diese schweren Formen mit Recht besonders gefürchtet, sie sprechen von einem „nach-innen-Schlagen" des Ausschlags. Man hat in der Tat den Eindruck, daß hier die Kampfstätte unglücklicherweise statt auf die äußere Haut auf die Schleimhaut der feinsten Bronchien verlegt worden sei. Bei der Autopsie erweisen sich in großer Ausdehnung die Bronchioli mit einem zähen, schleimig eitrigen Sekret verstopft und atelektatische Veränderungen und beginnende Bronchopneumonien sind immer festzustellen.

3. Nekrotisierende Pneumonie (HEUBNER). Schon kurz nach dem Invasionsstadium bildet sich statt des Exanthems eine eigentümliche Pneumonie aus, die nach dem Verlauf von 1—4 Wochen zum Tode führt. Es findet sich in den Lungen eine akute Nekrose des Gewebes, mit rapide sich vollziehender Bronchiektasenbildung, ähnlich wie bei der Pest. Terminal kann noch für 1—2 Tage ein Masernexanthem zum Vorschein kommen, das aber bald bleich und cyanotisch wird. Der Tod erfolgt unter zunehmender Dyspnoe an Herzschwäche.

Pathologisch-anatomisch findet man in dem einen oderen anderen Lungenlappen ein Konvolut von über haselnußgroßen Eiterhöhlen, die aus erweiterten sehr dünnwandig gewordenen Bronchien bestehen. Das noch dazwischen liegende Lungengewebe ist in ein mürbes, weißgrau bis gelblich gefärbtes, nekrotisches Gewebe verwandelt.

4. Steatose von Leber und Nieren. Diesen HEUBNERschen 3 Formen von toxischen Masern möchte ich noch das folgende Krankheitsbild anreihen, das ich bisher nur einmal zu beobachten Gelegenheit hatte: Ein $4^1/_2$jähriger Knabe zeigte während des Invasions- und Eruptionsstadiums und auch späterhin fast unstillbares Erbrechen, leichte Diarrhöen; dabei zunehmende, stark druckschmerzhafte Leberschwellung. Ikterus mit lehmartig, livider Verfärbung der Haut, Oligurie, in den letzten Tagen Anurie. Exitus 14 Tage nach dem Beginn der Masern nach Blutbrechen und schweren cerebralen Erscheinungen in tiefem Koma mit Erlöschen der Patellarreflexe und beiderseitigem, positivem Babinski. Verlauf nach dem Eruptionsstadium fast gänzlich fieberlos, ohne Komplikation von seiten der Atmungsorgane.

Bei der Autopsie enormer Lebertumor von ockergelber Farbe, Nieren ebenfalls ockergelb. Leichter Milztumor. Histologisch enorme, grobtropfige Verfettung der Leber und Nieren (WEGELIN). Leberzellnekrosen und entzündliche Veränderungen in den Nieren fehlen gänzlich. Oligurie und Anurie sind wohl als Ausfallssymptom der diuretischen Funktion der Leber zu werten.

Ähnliche Steatosen der Leber und Nieren (WUNDERLICH) wurden bisher beschrieben bei Scharlach, Pocken, Diphtherie, Typhus, Tuberkulose und Syphilis. Nach meiner Beobachtung sind aber auch die Maserntoxine in seltenen Fällen fähig, solche Steatosen auszulösen.

Das Blutbild. Wir verdanken die Kenntnis des Masernblutbildes den Untersuchungen von RIEDER, SOBOTKA, COMBE, besonders aber HECKER. In den letzten Jahren wurde es neuerdings eingehend studiert von GERTRUD USBECK sowie REDLICH und MATERNOWSKA auf der Klinik von GRÖER.

Danach kommt es etwa um den 6. Inkubationstag zu einer initialen Leukocytose von kurzer Dauer. Denn vom 8. Inkubationstag an beginnt die Gesamtzahl der weißen Blutzellen treppenartig zu sinken, um bis zum 2. und 3. Exanthemtag das niedrigste Niveau, nämlich eine Leukopenie von 4—3000 in Kubikmillimeter zu erreichen. Vom 4.—5. Exanthemtag nehmen die Leukocyten wieder zu und erreichen am 6.—7. Tag ein etwas höheres Niveau als im Prodromalstadium.

Bei Differentialzählungen zeigen die Neutrophilen bereits gegen das Ende der initialen Leukocytose eine starke prozentuelle Vermehrung, welche 2 Maxima erreicht, das eine im Prodromalstadium, das andere noch bedeutend höhere zur Zeit des Exanthemausbruches. Diese Neutrophilie ist mit einer deutlichen Linksverschiebung verbunden, indem etwa 10—15% Stabkerne und in weit geringerem Prozentsatz Jugendformen, vereinzelt auch Myelocyten auftreten. Die Gipfelpunkte der Kernverschiebung fallen mit denjenigen der Neutrophilie annähernd zusammen.

Das Verhalten der Lymphocyten zeigt das genaue Spiegelbild der neutrophilen Kurve, sie sinken treppenförmig ab und erreichen einen Tiefpunkt von etwa 20% zur Zeit der Eruption. Von da an beginnen sie zuerst langsam, dann rascher anzusteigen, wobei sich in der Rekonvaleszenz gewöhnlich ein sog. buntes Blutbild mit vielen pathologischen, plasmazelligen Lymphocyten, Lymphoblasten und richtigen Plasmazellen entwickelt. Doch erreicht die postinfektiöse Lymphocytose in der Regel nur mäßige Grade bis 50%.

Die Monocyten zeigen zur Zeit der Prodrome einen leichten Anstieg, vermindern sich während des Exanthems, um mit dem Abblassen desselben wieder ziemlich steil anzusteigen, und auch ihrerseits zur Polymorphie des bunten Blutbildes in der Rekonvaleszenz beizutragen.

Die Eosinophilen steigen zur Zeit der initialen Leukocytose leicht an, sinken zur Zeit des Exanthems auf subnormale Werte, um mit dem Abblassen desselben rasch in eine leichte postinfektiöse Eosinophilie überzugehen. Besteht vor der Erkrankung, wie bei Kindern so häufig, infolge exsudativer Diathese oder infolge Wurminfektionen eine Eosinophilie, so kommt es selbst während des Exanthems wohl zu einer Senkung der Eosinophilie, aber zu keiner Aneosinophilie. Die relativ zahlreichen Eosinophilen können dann differentialdiagnostische Schwierigkeiten gegenüber Scharlach bereiten (v. Gröer).

Abweichungen vom regelmäßigen Verlauf des Blutbildes kommen jedoch auch bei unkomplizierten Masern ab und zu vor (Redlich und Maternowska, Usbeck, M. Türk). So kann die Leukopenie nur außerordentlich kurz dauern, schon zur Zeit des Exanthems in eine Leukocytose übergehen. Ferner habe ich auch ausnahmsweise bei epidemiologisch sicheren Masern an Stelle der Neutrophilie besonders bei starken allgemeinen Drüsenschwellungen eine sog. lymphatische Reaktion mit mäßiger, relativer Lymphocytose, aber sog. buntem Blutbild mit zahlreichen pathologischen plasmazelligen Lymphocyten, Lymphoblasten und typischen Plasmazellen beobachtet, so daß, wenn man nur das Blutbild berücksichtigt, eine Verwechslung mit Röteln oder auch Drüsenfieber möglich erscheint. Ich fragte mich auch, ob hier eventuell Mischinfektionen von Masern und Röteln vorlagen, wie sie ja in der Tat vorkommen können.

Usbeck fand in Übereinstimmung mit Glanzmann und Türk im Gegensatz zu Schiff und Matyas die Blutplättchen während des Exanthems etwas vermehrt oder in normaler Zahl. Akut einsetzende Thrombopenie in der Masernrekonvaleszenz unter den Erscheinungen des Morbus maculosus Werlhofii bei einem 15 Monate alten Kind aus einer thrombasthenischen Familie hat Glanzmann beschrieben.

Gerinnungs- und Blutungszeit ist bei Masern in der Regel normal. Eine gewisse hämorrhagische Diathese, welche zur Zeit der Prodrome und des Exanthemausbruchs angetroffen wird, ist auf eine toxische Schödigung der Capillarendothelien zurückzuführen. Ähnlich wie beim Scharlach ist deshalb auch das Rumpel-Leedesche Phänomen bei den Masern positiv. Fiandaco fand bei Masern eine Erniedrigung des Plasmaprothrombins, jedoch nie sehr tief, nur in einem Fall 63%. Der Prothrombinspiegel kehrte nach der Eruption zur Norm zurück. Alle Fälle hatten normale Blutungszeit und eine milde Thrombopenie. Die Veränderung der Prothrombinzeit mag den hämorrhagischen Typ des Ausschlags, der oft bei Masern angetroffen wird, erklären helfen. In einer eigenen Beobachtung fanden wir bei einem 3jährigen Mädchen mit hämorrhagischen Masernflecken ebenfalls eine Verlängerung der Prothombinzeit und eine leichte Thrombopenie. Dieses Kind starb bald darauf an einer foudroyant verlaufenden Masernencephalitis.

Die Senkungsgeschwindigkeit der roten Blutkörperchen wurde bei Masern von Büchler, Rohrböck und Redlich untersucht. Während der Inkubation zeigen sich unwesentliche Schwankungen, Beschleunigung im Prodromalstadium und ganz besonders zur Zeit des Exanthems. Noch erheblicher wurde sie bei Eintritt von Komplikationen, ähnlich wie bei anderen Infektionskrankheiten.

Komplikationen. Während bei den toxischen Masern Toxine des Masernerregers selber den ungünstigen Ausgang herbeiführen, entstehen die eigentlichen Komplikationen dadurch, daß sekundär andere Keime in den Organismus eindringen. Das Haften und die Invasion von sekundären Krankheitserregern wird ermöglicht und begünstigt durch die eigentümliche Reaktionslage bei den Masern mit ihrer Anergie und Leukopenie.

Auf der **Haut** können beim Masernfriesel Staphylokokken oder Streptokokken in die Bläschen eindringen, so daß Pustelchen entstehen. Lästiger sind diese Sekundärinfektionen, wenn der Masernausschlag pemphigoiden Charakter gehabt hatte.

Herpes facialis tritt ab und zu und zu gleicher Zeit oder noch etwas vor dem Masernexanthem auf. Auch Herpes zoster wird gelegentlich beobachtet.

Furunkulose der Haut sieht man meist in der Abschuppungsperiode bei Kindern unter 4 Jahren.

Manchmal, namentlich in der Gesäß- und Genitalgegend, kommt es zu ekthymaartigen Geschwüren.

Augen. Conjunctivitis und Blepharitis bleiben besonders bei Kindern mit exsudativer Diathese oft noch längere Zeit bestehen. Ganz selten tritt im Rekonvaleszentenstadium eine Exacerbation der Conjunctivitis unter gleichzeitiger Temperatursteigerung ein (Rolly). Selten kommt es zu einer profusen Blenorrhoe, Keratitis, Iritis, sehr selten und wohl nur im Zusammenhang mit Streptokokken- oder Staphylokokkensepsis zu Panophthalmie.

Rhinitis. Infolge starker Eitersekretion an der Nasenöffnung kann es zu Rhagaden, Entzündungen, selten zu Gangrän kommen. Infolge Verschmierung des eitrigen Nasensekretes entsteht leicht eine rhinogene Impetigo. Seltener sieht man Geschwüre auf der Nasenschleimhaut.

Stomatitis. Neben einer katarrhalischen Stomatitis beobachtet man nicht selten fibrinösbelegte, aphthöse Geschwürchen, die häufig zuerst an den Gaumenbögen und auf den Tonsillen auftreten und nicht mit Diphtherie verwechselt werden dürfen. Die Ulcerationen

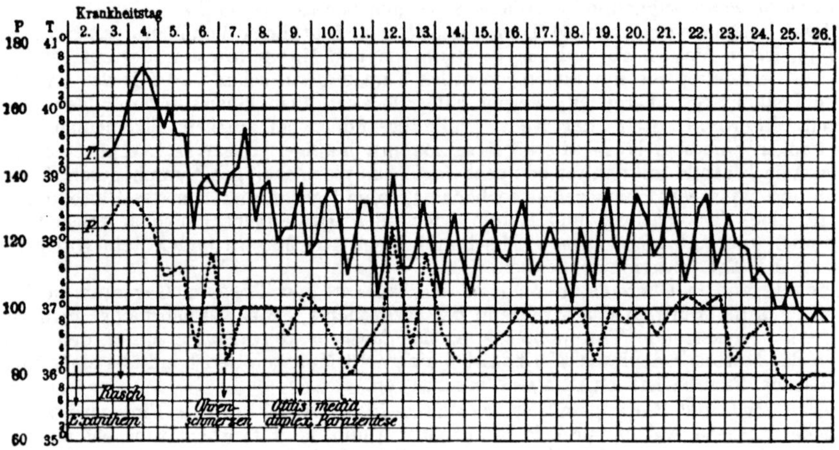

Abb. 14. Masern, kompliziert mit Otitis media. (Med. Klinik Leipzig.) (Aus Beitrag Rolly: Handbuch der inneren Medizin, 2. Aufl., Bd. I, 1.)

breiten sich vom Rachen auf die Zunge, auf das Zahnfleisch, die Lippenschleimhaut aus und können größere Dimensionen annehmen. Besonders wenn sie abzuheilen beginnen, werden sie von einem stark hyperämischen roten Hof umgeben.

Glücklicherweise sehr selten nehmen die ulcerösen Prozesse große Dimensionen an, dringen in die Tiefe, durchbohren die Wangenschleimhaut und sehen mißfarben, brandig oder schwarz aus. Selbst die Knochen und Zähne können von der Nekrose befallen werden (Bild der Noma). Derartige Komplikationen treten in der Rekonvaleszenz auf, wenn die Kinder sehr stark heruntergekommen sind. Durch die ulcerösen Veränderungen kann die Nahrungsaufnahme wegen der damit verbundenen Schmerzen stark behindert sein, was den Zusammenbruch des Organismus noch mehr fördert. Auch Soor habe ich im Anschluß an die Masernstomatitis nicht nur bei Säuglingen, sondern auch noch bei älteren, durch die Masern und ihre Komplikationen geschwächten Kindern in großer Ausdehnung auftreten sehen.

Otitis media. Wenn die Temperatur, welche im Rekonvaleszentenstadium bereits zur Norm abgesunken war, plötzlich wieder ansteigt, so ist sie sehr häufig auf eine beginnende Otitis zurückzuführen. Kinder, welche sprechen können, geben dann auch heftige Ohrenschmerzen an. Es folgt dann ein meist unregelmäßiges, re- oder intermittierendes Fieber; mitunter schwere Allgemeinerscheinungen, Benommenheit oder Kopfschmerzen, Delirien kommen hinzu.

Bei der Spiegeluntersuchung der Ohren erscheint das Trommelfell gerötet, vorgewölbt, stark gespannt und pulsierend. Erstaunlich schnell wird oft spontan fast das ganze Trommelfell eingeschmolzen, sofern nicht rechtzeitig die Paracentese ausgeführt wird. Ein trüb seröses oder eitriges Exsudat entleert sich aus dem Mittelohr. Die Otitis kann häufig auf die Zellen des Warzenfortsatzes überspringen. Von der Mastoiditis aus kann es zur eitrigen Sinusthrombose und zu otogener Meningitis kommen.

Wird die Paracentese rechtzeitig vorgenommen, und die Mastoiditis, wenn notwendig, operiert, so kann der Prozeß, wenn der Trommelfelldefekt nicht zu groß ist, nach einigen Wochen in Heilung ausgehen mit fast vollständiger Restitution des Gehörs. Gerade die

Masernotitis ist jedoch deshalb gefürchtet, weil die akute Otitis in eine chronische übergeht mit langwieriger Eiterung und mehr-minder großem Trommelfelldefekt.

Bei kleiner Perforationsöffnung im Trommelfell kommt es leicht zu Verklebungen und damit zu Eiterretention, erneuten Schmerzen, Fieberanstieg usw. Auch hier drohen dann wieder Komplikationen mit Mastoiditis und Sinusthrombose, die sich durch das Auftreten septisch pyämischer Symptome mit Schüttelfrösten verrät.

Angina tonsillaris. Mitunter ist eine plötzlich einsetzende, aber nur 1—2 Tage dauernde Temperaturerhöhung auf 40—40,5° auf eine Tonsillitis zurückzuführen. Bei der Inspektion des Halses sieht man dann in den Lacunen der Tonsille schleimig eitrige Pfröpfe. Es gibt auch gelblich durchschimmernde Entzündungen der Follikel. Diese Angina endet meist mit kritischem Temperaturabfall.

Laryngitis acuta, Pseudocroup. Ich habe besonders bei jüngeren Kindern mit engem Kehlkopf den Pseudocroup schon als erstes Krankheitszeichen im Initialstadium der Masern mit Heftigkeit einsetzen sehen. Größere Besorgnis erregt der Pseudocroup, wenn er in der Rekonvaleszenz kurz nach dem Abblassen des Exanthems auftritt, weil dann oft die Differentialdiagnose gegenüber dem richtigen diphtherischen Croup gerade bei Masern oft sehr schwer zu stellen ist. Es tritt ein tiefer, trockener, bellender Husten und Heiserkeit auf. Zwischen den Hustenanfällen lauter Stridor; es zeigen sich rasch Stenoseerscheinungen, die sich in inspiratorischen Einziehungen des Thorax, Dyspnoe, äußern und zeitweise lebensbedrohende Erstickungsanfälle, bei spasmophilen Kindern manchmal noch mit Spasmus glottidis und allgemeinen Krämpfen verbunden, herbeiführen können. Glücklicherweise gehen besonders bei zweckmäßiger Therapie auch die schweren Pseudocrouperscheinungen nach bangen Stunden und Tagen auch ohne Tracheotomie oder Intubation vorüber. Der trockene und bellende Husten löst sich; Stenoseerscheinungen und Atemnot verschwinden. Ist dies nicht der Fall, so ist dies gewöhnlich ein Zeichen, daß die Entzündung bereits auf die tieferen Luftwege übergegriffen hat.

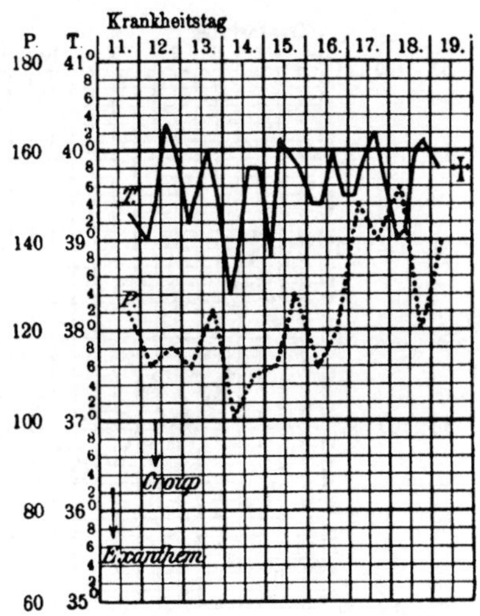

Abb. 15. Masern, kompliziert mit Pseudocroup. (Med. Klinik Leipzig.) (Aus Beitrag ROLLY: Handbuch der inneren Medizin, 2. Aufl., Bd. I, 1.)

Pathologisch-anatomisch handelt es sich bei dem Pseudocroup entweder um eine sehr intensive katarrhalische Laryngitis, wodurch infolge der starken Hyperämie, des Ödems und des abgesonderten Schleimes der Kehlkopf zum Teil verlegt wird, oder aber es finden sich Geschwüre, die sogar zur Knorpelnekrose führen können, wobei durch kollaterales Ödem eine Kehlkopfstenose hervorgerufen werden kann. Die Ansiedelung von Streptokokken auf der von den Masern geschwächten Kehlkopfschleimhaut kann zu ganz ähnlichen Membranbildungen durch die Wirkung der Streptokokkentoxine führen, wie beim echten diphtherischen Croup.

Bronchitis capillaris. Zu dem einfachen Katarrh der größeren und mittleren Bronchien, welcher ganz gewöhnlich die Masern begleitet, gesellt sich durch Hinuntergleiten der Infektion in die feinsten Bronchien leicht eine Bronchitis capillaris, welche dann prognostisch bedeutend ernster einzuschätzen ist. Diese Capillärbronchitis entwickelt sich selten schon im Initialstadium, meist gegen Ende der Eruption oder auch erst später in der Rekonvaleszenz. Es zeigt sich eine außerordentlich starke Dyspnoe mit Stenoseerscheinungen, welche mit dem auskultatorischen und perkussorischen Befund in keinem rechten Verhältnis steht. Man hört unter Umständen zuerst nur dann und wann an einzelnen Stellen ein ganz feines Giemen. Später allerdings hört man weit verbreitet über beiden Lungen feine, trockene und feuchte Rasselgeräusche. Es kommt auch zu Schallabschwächungen. Häufiger sind jedoch Zeichen einer außerordentlich starken Lungenblähung, mit Erweiterung der Lungengrenzen nach unten. Überlagerung der Herzdämpfung usw. vorhanden. Es kann auch sogar zur Ruptur einzelner Alveolen mit mediastinalem Emphysem kommen, das sich bis unter die Haut zuerst am Halse fortleiten kann. Die Prognose der Fälle mit Hautemphysem ist sehr ernst, aber nach eigener Beobachtung nicht hoffnungslos. Bei einem Teil der Patienten ist die Bronchiolitis mit mehrtägigem Fieber von 39 und höher verbunden. ROLLY hat einen Fall beschrieben (s. Abb. 16), bei dem nach einem 2tägigen Eruptionsfieber am 2. Tag der Rekonvaleszenz die vorher schon bestehende Bronchitis stark zunahm und sich auf die kleinsten Bronchien ausdehnte, dadurch hochgradige Dyspnoe, enorm frequente Atmung, aber kein

Fieber hervorrief. Die Dyspnoe nahm in den folgenden Tagen ab, und nach 14 Tagen war das Kind wieder vollkommen erholt.

In der Mehrzahl der Fälle gesellt sich zur capillären Bronchitis stellenweise Atelektase der Lungen und ebenso häufig geht sie in eine Bronchopneumonie über, welche dann das Krankheitsbild beherrscht.

Bronchopneumonie. Die Hauptgefahr der Bronchitis und besonders der Capillärbronchitis bei Masern ist, daß sie sehr leicht zu gefürchteten und gefährlichen Bronchopneumonien führt. Namentlich Kleinkinder im Rachitisalter werden durch diese Bronchopneumonien sehr gefährdet. MÖLLER hat statistisch berechnet, daß die Wahrscheinlichkeit dieser Komplikation für den Rachitischen fast 3mal so groß und die Wahrscheinlichkeit, daran zu sterben, doppelt so groß ist als für den Nichtrachitischen.

Wir haben bereits erwähnt, daß diese Bronchopneumonie ganz ausnahmsweise schon im Prodromalstadium einsetzen kann. In einem Drittel der Fälle sind schon während der

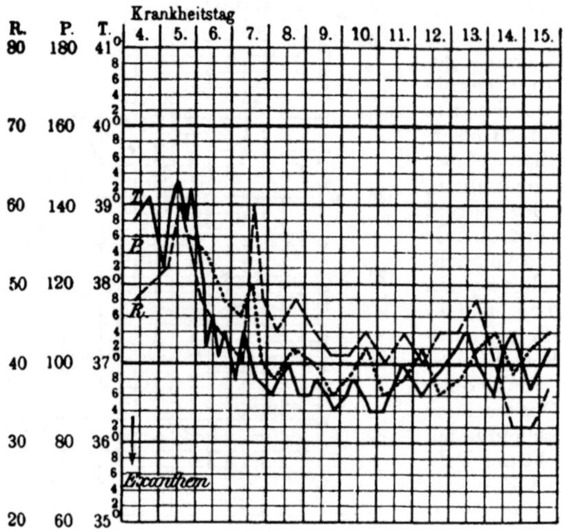

Abb. 16. Masern, kompliziert mit Bronchiolitis. (Med. Klinik Leipzig.) (Aus Beitrag ROLLY: Handbuch der inneren Medizin, 2. Aufl., Bd. I, 1.)

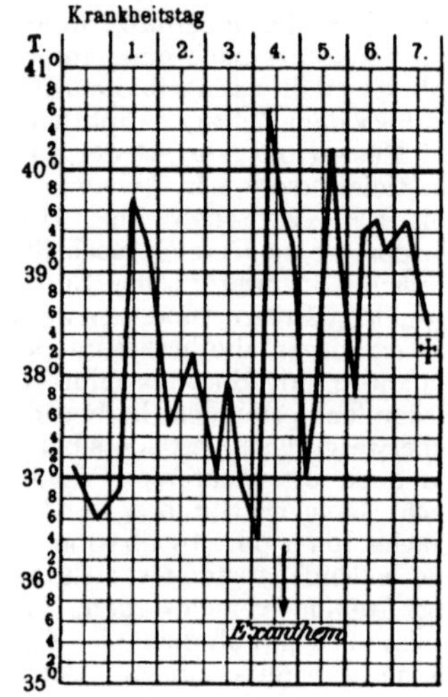

Abb. 17. Masern, kompliziert mit Bronchopneumonie. (Med. Klinik Leipzig.) (Aus Beitrag ROLLY: Handbuch der inneren Medizin, 2. Aufl., Bd. I, 1.)

Eruption Zeichen von Lungenverdichtung vorhanden. Die Temperatur bleibt dann ungefähr auf derselben Höhe, welche mit Ausbruch des Exanthems erreicht war. Am häufigsten tritt die Bronchopneumonie wenige Tage nach der Eruption im Anfang der Rekonvaleszenz auf, nachdem das Fieber bereits abgefallen war. Die Temperatur beginnt dann staffelförmig wieder bis in die Höhe von 40—41° anzusteigen. Der re- und intermittierende Fiebertypus ist während der Bronchopneumonie viel häufiger als der kontinuierliche. Geht die Bronchopneumonie in Heilung aus, so erfolgt die Entfieberung lytisch, ganz allmählich. Tritt der Exitus ein, so erfolgt derselbe auffallend rasch, besonders bei heruntergekommenen, schwächlichen Kindern.

Die Komplikation mit Bronchopneumonie ist zu verschiedenen Zeiten und bei den einzelnen Epidemien ganz verschieden häufig und verschieden schwer. Besonders zu fürchten sind sie zur Zeit gleichzeitiger Grippe- oder Keuchhustenepidemien. Dann kann die Bronchopneumonie eine ungeahnte Mortalität von 60 bis über 75% namentlich bei Anstaltskindern erreichen.

LUBSEN und VERLINDE berichten, daß Holländerkinder, welche von Ostindien auf Bordschiffen repatriiert wurden, an schweren Masern erkrankten, selbst wenn sie Masern früher schon gehabt hatten. Hohes Fieber, Dyspnoe, leichte Cyanose, feuchtes Rasseln. Keine Besserung nach Penicillin und Sulfathiazol. Da aus den Lungen Haemophilus influenzae und nicht hämolytische Streptokokken gezüchtet wurden, die wohl auf Streptomycin angesprochen hätten, ist der Schluß auf eine Viruspneumonie nicht berechtigt.

Das Allgemeinbefinden ist beim Auftreten der Bronchopneumonie gewöhnlich stark in Mitleidenschaft gezogen; der Puls frequent; Nasenflügelatmen und Dyspnoe, quälender, schmerzhafter Husten. Bei Untersuchung der Lungen findet man im Beginn meist nur abgeschwächtes oder verstärktes Vesiculäratmen mit zahlreichen, nicht klingenden Rasselgeräuschen, gewöhnlich über beiden Lungenunterlappen. Leichte Blähung der Lungenränder.

Sehr bald werden die Rasselgeräusche klingend, es kommt wenigstens stellenweise zu leisem Bronchialatmen, kleinen Dämpfungsbezirken, besonders in den hinteren, unteren Lungenpartien. Es kann sich eine doppelseitige massive Pneumonie entwickeln, mit ausgedehnter Dämpfung und lautem Bronchialatmen. Die Atmung und der Allgemeinzustand werden schlechter, der Puls klein, es folgen Delirien, Koma, Konvulsionen und häufig der Tod. Der Heilungsverlauf ist ein außerordentlich schleppender, und selbst wenn die Temperatur endlich bereits zur Norm abgesunken ist, so kann man über einzelnen Lungenbezirken noch lange Zeit Rasseln hören. Die Resorption des in die Alveolen ausgeschiedenen Exsudates erfolgt offenbar sehr langsam. Das Exsudat kann in seltenen Fällen durch Bindegewebseinwucherung organisiert werden, so daß fibröse Prozesse und durch Schrumpfung des Lungengewebes Bronchiektasien entstehen können.

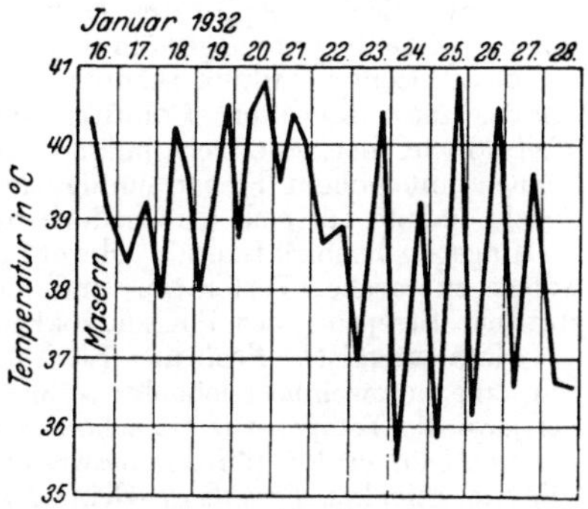

Abb. 18.
Kurve bei Masernpneumonie. Sägetypus des Fiebers. Eigene Beobachtung. Heilung.

Das Röntgenbild der Masernpneumonie kann durch sein eigentümlich marmoriertes Aussehen an Miliartuberkulose erinnern (miliare Pneumonie, Fanconi und Willi).

Will eine Masernbronchopneumonie nicht heilen, so sind oft ein- oder doppelseitige dicke, fibrinös eitrige Schwarten der Pleuren, besonders über den Unterlappen, daran schuld. Auch ein- oder doppelseitige Empyeme nach Masernpneumonie habe ich wiederholt gesehen.

Die Autopsie deckt gewöhnlich noch schwerere Lungenveränderungen auf, als man sie nach dem klinischen Befund geahnt hätte. Besonders bei den schnell verlaufenden Fällen findet man nekrotisierende und abszedierende Prozesse der Bronchialwandungen und des Lungengewebes. In einzelnen Fällen sieht man ausgedehnte Lungenabscesse. Charakteristisch für die Masern sind ferner bronchitische und peribronchitische Infiltrate mit wechselnd

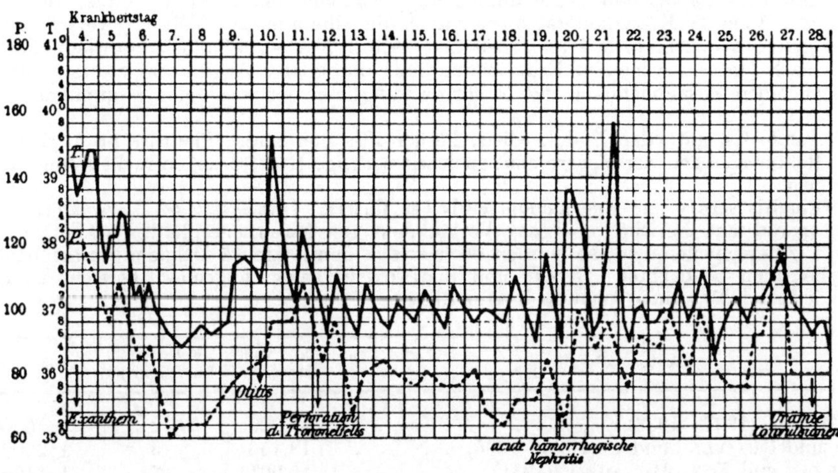

Abb. 19. Otitis media und hämorrhagische Nephritis bei Masern. (Med. Klinik Leipzig.) (Aus Beitrag Rolly: Handbuch der inneren Medizin, 2. Aufl., Bd. I, 1.)

starker Beteiligung der Plasmazellen und mit Riesenzellenbildung in den Alveolen. Riesenzellen von zusammengeschmolzenen respiratorischen Epithelien sind typisch für die Veränderungen der Bronchien und Bronchiolen. Sie sind wahrscheinlich nicht spezifisch für Masern, sind aber wichtig für das Studium der Riesenzellenpneumonie, welche, obschon selten, hauptsächlich nach Masern vorkommt. Spezifisch für Masern sind die Warthin-Finkeldeyschen Riesenzellen, welche im peribronchialen Lymphgewebe und auch in den Bronchialdrüsen gefunden werden. Die Bronchialschleimhaut zeigt oft ebenfalls Nekrose, multiple Abscesse und in länger verlaufenden Fällen Metaplasie des Flimmerepithels der Bronchien in Plattenepithel. Die nekrotisierende und abszedierende Form der Bronchopneumonie läßt als Hauptschuldigen bei der bakteriologischen Untersuchung den Streptococcus erkennen, besonders wenn gleichzeitig noch Diphtheriebacillen oder Influenzabacillen oder beide zusammen in dem Exsudat der Bronchiolen nachweisbar waren (Loewe und Viethen).

Croupöse Pneumonie. Sie ist viel seltener wie die Bronchopneumonie, aber ich habe sie wiederholt in der Masernrekonvaleszenz beobachtet, wenn die Kinder zu früh aufgenommen wurden und sich ins Freie begaben. Der Verlauf war in allen Fällen typisch und gutartig. Demgegenüber beschreibt ROLLY einen Fall bei einem Erwachsenen, der tödlich endete. Die Sektion desselben ergab eine croupöse Pneumonie des rechten Unterlappens.

Verdauungsapparat. Infolge des Katarrhs der Darmschleimhaut und der Schwellung des lymphatischen Apparates kommt es bei manchen Masernfällen zu leichteren Durchfällen. Diese beginnen gewöhnlich im Prodromalstadium, dauern 3—4 Tage und sind im Rekonvaleszentenstadium schon wieder verschwunden. Mitunter treten jedoch in der Rekonvaleszenz schwerere Coliditen mit aufgetriebenem, schmerzhaftem Leib, Tenesmus, öfters Erbrechen und schleimig, eitrig-blutigen dysenterieformen Entleerungen auf. Sie können mit hohem Fieber einhergehen und das Allgemeinbefinden stark alterieren. Die Colitis an und für sich wird jedoch nur ganz ausnahmsweise hauptsächliche Todesursache. Dagegen beobachtete ich schwere gangränöse Appendicitis in der Masernrekonvaleszenz, welche zu rascher Perforation und tödlicher Streptokokkenperitonitis führte. Auch metastatische Strepto- oder Pneumokokkenperitonitis kommt nach Masern vor.

Hämorrhagische Nephritis. Sie ist im allgemeinen eine seltene Komplikation nach Masern. Ich habe sie zweimal beobachtet. Sie tritt in der Regel in der Rekonvaleszenz auf, zu einer Zeit, wo die Temperatur oft schon tagelang normal geworden ist und verläuft ganz ähnlich wie eine Glomerulonephritis im zweiten Kranksein des Scharlachs. Es kommt zu Hämaturie, Oligurie, reichlich Eiweiß im Urin. Im Sediment findet man alle möglichen Arten Cylinder, Nierenepithelien, rote und weiße Blutkörperchen. Allgemeine Ödeme, Ascites, Kopfschmerzen schließlich Urämie mit Konvulsionen und anderen Begleiterscheinungen können auftreten. In meinen Fällen war der Verlauf günstig.

ROLLY sah derartige akute Nephritiden mit Urämie unter 800 Fällen 4mal. In einem Fall kam es 12 Tage nach Erscheinen des Hautexanthems zu Hämaturie und Albuminurie, 2 Tage später traten urämische Krampfanfälle auf, denen Patient 2 Tage darauf erlag. Bei einem anderen Patienten, dessen Rekonvaleszenz durch eine Otitis media gestört war, wurde 2 Tage nach dem ersten Aufstehen am 20. Krankheitstag eine hämorrhagische Nephritis festgestellt. Am 27. und 29. Krankheitstag bestanden urämische Krämpfe, die jedoch abklangen. Vom 35. Krankheitstag an war auch die Albuminurie vollständig verschwunden. J. v. PETHEÖ beobachtete in letzter Zeit innerhalb 3 Wochen 6 Fälle hämorrhagischer Nephritis nach Masern, wobei im Eruptionsstadium eine eitrige Angina aufgetreten war. Er denkt an einen Zusammenhang der Nephritis mit dieser sonst seltenen Komplikation der Masern.

Polyarthritis, gutartige Endokarditis, Perikarditis und seröse Pleuritis im Verlauf und in der Rekonvaleszenz der Masern sind auch wie sonstige Herzstörungen recht seltene Komplikationen.

Meningitis serosa und Encephalomyelitis bei Masern. *Häufigkeit des Vorkommens.* Obschon sporadische Berichte über das Vorkommen von Masernencephalitis schon vor dem Jahre 1923 erschienen sind, so wurden doch erst in den letzten 3 Dekaden immer häufiger Encephalitiden beobachtet. HOYNE und SLOTKOWSKI geben folgende Übersicht über die Häufigkeit der Masernencephalitis in Amerika.

Autor und Jahr	Fälle von Masern	Fälle von Encephalitis	Verhältniszahl
TOP Detroit (1937—1938)	30,000	2	1:15000
GUNN und RUSSEL, London (1935—1936)	13,156	5	1:2600
PETERMAN und FOX, Milwaukee (1931)	15,001	13	1:1150
HOYNE, Chicago (1938)	37,831	32	1:1200
PETERMAN und FOX, Milwaukee (1938)	27,081	14	1:1900
New York (1941)	79,637	60	1:1300
HOYNE und SLOTKOWSKI, Chicago (1946)	12,846	20	1:642

Die Autoren beobachteten unter ihren eigenen 307 Fällen von Fällen von Masern, Encephalitis in 6,5%. 3,5% der Encephalitisfälle lagen in der Altersstufe unter 5 Jahren, 12% im Alter von 5—15 Jahren und 6% über 15 Jahre.

Merkwürdigerweise scheinen ausschließlich Kinder der weißen Rasse für Masernencephalitis disponiert zu sein, obschon unter den 307 Masernfällen etwa 75 Negerkinder waren, bekam kein einziges eine Encephalitis.

Bereits 1941 konnten HAMILTON und HANNA 241 Fälle zusammenstellen und 44 neue eigene Fälle hinzufügen. Entweder wird die Krankheit häufiger, oder sie wird besser erkannt. Das mittlere Erkrankungsalter betrug bei den Autoren 8,9 Jahre.

Aus der früheren europäischen Literatur wären noch zu erwähnen die nervösen Masernkomplikationen, die von SCHEPERS 1872, von EICH und SCHELTEMA, GUINON und BOENHEIM, LUST, SCHICK, MOSSE, REDLICH, REIMOLD, SCHÄDRICH, FEER und SULZER beschrieben wurden. Dazu kämen noch aus Amerika die Fälle von NEAL und APPELBAUM, MUSSER und HAUSER u. a.

Symptomatologie. Die klinischen Manifestationen zeigen eine außerordentliche Variabilität; von milden Erscheinungen mit Kopfweh, Fieber bei einem Patienten können sie variieren bis zu tiefem Koma mit einer Menge abnormer neurologischer Befunde bei einem andern.

Beginn: a) ,,*Premeasles encephalitis*", d. h. die Encephalitis kann vor dem Masernausschlag zur Zeit der Prodrome sich zeigen oder sogar vor dem Invasionsstadium, so daß sie als erste Manifestation der Infektion mit dem Masernvirus erscheint. Ich habe selbst in der 2. Auflage dieses Handbuches (1934) einen solchen Fall beschrieben, wo bei einem 5jährigen Knaben schon 12 Tage vor der Eruption cerebrale Erscheinungen auftraten. Die encephalitischen Erscheinungen wurden durch das Auftreten eines außerordentlich intensiven, am Rumpf stark konfluierenden Masernexanthems, das gut 5 Tage lang sichtbar war, gewissermaßen ausgelöscht, indem das Bewußtsein wieder klar wurde. Von der Encephalitis blieb eine leichte kaum merkbare rechtsseitige Hemiplegie zurück, welche jedoch nach der Einschulung beim Schreiben erhebliche Schwierigkeiten machte. Auch Charakterveränderungen, Konzentrationsschwäche und leichte Debilität blieben zurück.

CLEMENS hat einen ähnlichen Fall eines 6jährigen Knaben im Jahre 1943 beschrieben, welcher wegen Doppelsehens ins Spital gebracht wurde. Bei der Spitalaufnahme war er nicht imstande zu sitzen oder zu stehen ohne auf die rechte Seite zu fallen. Leichtes Fieber. Der Knabe war im halben Koma, bewegungslos, apathisch, keine Antwort auf Fragen, die Augen starrten ins Leere. Seltene spontane zwecklose Bewegungen der Extremitäten. Brudzinski und Kernig deutlich positiv. Alle Reflexe vorhanden, rechts deutlich stärker. Babinski negativ. Drei Tage nach der Aufnahme Kopliks. Der Patient saß auf und sprach bei gutem Bewußtsein. Sechs Tage nach der Aufnahme typisches Masernexanthem, 9 Tage nach der Aufnahme konnte der Patient gebessert entlassen werden.

Schon RILLIET und BARTHEZ beobachteten ein 1jähriges Mädchen, welches heftige Konvulsionen zuerst auf der linken, dann auf der rechten Seite hatte; am folgenden Tag rechtsseitige Hemiplegie, begleitet von Fieber. Die Heilung erfolgte innerhalb 5 Tagen auf der Höhe der Masereruption.

Auch HAMILTON und HANNA erwähnen, daß die Encephalitis dem Masernausschlag oder sogar den ersten Invasionssymptomen vorausgehen kann, in einem eigenen Fall 5 Tage vor dem Ausschlag.

Nach ARENA (1946) wurden bis jetzt 18 Fälle bekannt, bei denen die Encephalitis den Masern vorausgingen (bis zu 11 Tagen). Wahrscheinlich kommt dies häufiger vor, als es die Literatur meldet. Ein 3 Jahre alter Negerknabe zeigte Erbrechen und Konvulsionen 9 Tage und Bewußtseinstrübung 4 Tage vor Spitaleintritt. Zu dieser Zeit 39° Fieber, Stupor, Nackenstarre, Schwäche im linken Arm und Bein. Gesteigerte tiefe Reflexe und positiver Babinski links. Am folgenden Morgen brach ein maculo-papulöses Masernexanthem aus und damit erschien eine deutliche klinische Besserung. Zurück blieb eine leichte linksseitige Hemiplegie. Auch ARENA betont, daß die Encephalitis, welche früh in der Prodromalperiode der Masern erscheint, gewöhnlich rasch schwindet nach dem Ausbruch des Exanthems. Die Vor-Masern-Encephalitis bildet das Analogen zu der prodromalen Meningoencephalitis bei einer andern Viruskrankheit, nämlich der Parotitis epidemica.

b) ,,*Die Post-Measles Encephalitis.*" Das Erscheinen der Encephalitis nach dem Masernausschlag ist die Regel. Die durchschnittliche Zeit zwischen dem Ausschlag vor dem Einsetzen der encephalitischen Symptome, d. h. die Inkubationszeit der Encephalitis beträgt 2—17 Tage (HAMILTON und HANNA). Diese Inkubationszeit erscheint nicht so streng normiert wie bei Varicellen und Variola (5—15 Tage).

Fieber. Es ist gewöhnlich vorhanden. Meistens besteht sehr hohes Fieber, es gibt aber auch Fälle mit nur leichter Temperatursteigerung. Das Fieber kann erscheinen, nachdem der Patient nach der Masernkrise vorher bereits mehrere Tage fieberfrei war. Die Dauer des Fiebers kann nur einen Tag betragen, in andern Fällen kann es mehrere Wochen dauern.

Stupor und Koma. Der Beginn kann allmählich sein mit Veränderungen des Sensoriums, Torpor, Lethargie, welche sich bis zum Koma vertiefen kann.

In andern Fällen herrschen erhöhte Reizbarkeit, Ruhelosigkeit, Delirien, psychotische Zustände im Sinne einer Manie oder Negativismus bis zur Katatonie vor.

Konvulsionen. Die Encephalitis kann ganz plötzlich einsetzen mit klonischen oder tonischen, generalisierten Krämpfen. Gelegentlich können sie auch jacksonartig in irgendeinem Körperteil beginnen. Die Konvulsionen sind am häufigsten im Beginn der Encephalitis, dann treten sie auch gerne terminal auf und nur in rapid tödlichen Fällen sind sie kontinuierlich.

Meningeale Zeichen wie Nackenstarre, Kernig, Brudzinski und eine Versteifung der Wirbelsäule können vorhanden sein (Meningoencephalitis) oder fehlen.

Head-drop, d. h. Erschlaffen und Hintenüberfallen des Kopfes beim Aufrichten des Oberkörpers ist bei den lethargischen Fällen gewöhnlich festzustellen.

Reflexe. Die tiefen Reflexe können gesteigert, normal oder meist abgeschwächt sein. Ungleichheit der Reflexe kommt vor. Die oberflächlichen Reflexe können ebenfalls gesteigert sein, selten sind sie normal, meistens abgeschwächt. Auch Ungleichheit der oberflächlichen Reflexe wird angetroffen. Klonus wird selten gesehen, häufiger ist ein positiver Babinski.

Lähmungen. Nicht selten sind Hemiplegien oder auch rückbildungsfähige Hemiparesen, mit oder ohne Aphasie. Auch das extrapyramidale System kann mitergriffen werden. So beobachteten wir eine Meningoencephalitis mit eklamptischen Anfällen und nachfolgender Athetose double. Auch akute cerebrale Ataxie haben wir beobachtet, mit vollständigem Verlust der statischen Funktionen (Astasie und Abasie), vorübergehende motorische Aphasie und nachfolgenden Sprachstörungen (Skandieren ähnlich wie bei multiper Sklerose, psychische Veränderungen im Sinne einer Antriebsschwäche). Ähnliche Fälle wurden beschrieben von SCHEPERS (1872), in neuerer Zeit von EICH und SCHELTEMA, ferner von GUINON und BOENHEIM.

Beteiligung der Gehirnnerven. Wir haben einen Fall von völliger Erblindung mit doppelseitiger Opticusatrophie bei einem 8jährigen Mädchen nach Masernencephalitis beobachtet. Auch Taubheit ist beschrieben. Facialislähmungen und bulbäre Lähmungen kommen vor.

Blasenlähmung. Sie äußert sich als Inkontinenz, mit Harnträufeln oder Retention mit unwillkürlichem Harnabgang bei gefüllter Blase (Ischuria paradoxa).

Blutbefunde. Meist besteht bei der Encephalitis eine Leukocytose von 16000 mit 80% Polynucleären. Die höchsten Zahlen betrugen 40900 bei den Beobachtungen von PETERMAN und FOX und 45000 von FERRARO und SCHEFFER, 30—33400 bei HAMILTON und HANNA. Seltener wird Leukopenie (2800) wie in einem Fall von PETERMAN und FOX gefunden.

Liquor. Die Encephalitis braucht als Erkrankung des Nervengewebes nicht notwendigerweise auch Zeichen einer meningealen Mitbeteiligung zu machen. Der Liquor kann demnach in manchen Fällen vollkommen normal sein. Auch der Liquordruck braucht nicht gesteigert zu sein. Meist besteht aber eine Druckzunahme.

Pleocytose. In etwa der Hälfte der Fälle werden bis zu 300 Zellen und mehr polynucleäre Leukocyten gefunden.

Gelegentlich kommt es auch zu einer nicht traumatischen Beimengung von Erythrocyten zum Liquorsediment.

Eiweißgehalt. Er ist meistens normal, gelegentlich kommt es zu einer Globulinvermehrung mit positiver PANDY- und NONNE-Reaktion, 72,5—86 mg-%. Niedrigster Wert 20, höchster 320 mg-% (HAMILTON und HANNA).

Zuckergehalt. Er ist entweder normal oder erhöht. REISMAN und ROSEN fanden in 14 von 15 Patienten mit Masernencephalitis einen erhöhten Liquorzucker von 65—168,6 mg-%.

Chloride bewegen sich in normalen Grenzen.

Diagnose. Die Mehrzahl der Patienten haben entweder einen abblassenden Masernausschlag oder eine charakteristische Verfärbung nach der Eruption. Die Vorgeschichte der Masern, das mehr oder weniger plötzliche Auftreten einer Mitbeteiligung des Nervensystems, gewöhnlich 2—6 Tage nach Ausbruch des Masernexanthems. Differentialdiagnostisch kommen in Betracht epidemische Typen von Encephalitis, Meningitis, Poliomyelitis, cerebrale Embolie, Tumor und Absceß des Gehirns, Meningokokkensepsis.

Folgezustände. Geistige Schwäche war nach HAMILTON und HANNA häufiger als es in der bisherigen Literatur angegeben wurde. Schwere Lähmungen, z. B. Hemiplegien haben in ungefähr 10% der Fälle eine Tendenz zu bleiben. In andern Fällen hinterläßt die Masernencephalitis die Neigung zu epileptiformen Anfällen, ferner choreiforme oder athetotische Bewegungen. Kleinere Defekte sind Pupillenveränderungen, Aphasie und Sprachstörungen, bei Beteiligung des autonomen und endokrinen Systems, sexuelle Frühreife, Fettsucht oder Diabetes insipidus. Das Vorkommen von Restzuständen scheint keine Beziehung zu haben zu der Schwere der Encephalitisattacke.

Ätiologie und Pathogenese. Es bestehen hauptsächlich 3 Theorien über die Ursache der Masernencephalitis:

1. Die *Encephalitis* wird durch das *Masernvirus selber* verursacht. Bisher konnten einzig SHAFFER, RAKE und HODES in einem Fall von Masernencephalitis bei einem 7jährigen Knaben durch experimentelle Überimpfung aus dem Encephalitisgehirn auf Macacus mulata Masernvirus nachweisen, und zwar noch 9 Tage nach Beginn des Ausschlags. Die Affen erwiesen sich auf eine erneute Infektion mit Masernvirus als immun. Diese Beobachtung ist von erheblicher Bedeutung für die Erklärung, daß das Masernvirus im Gehirn selbst die Ursache der Encephalitis sein kann. Besonders wertvoll ist der Nachweis, daß das Virus im menschlichen Körper noch 9 Tage nach Beginn des Ausschlages aktiv bleiben kann.

2. *Neuroallergische Reaktion.* GLANZMANN hat bereits 1927 am Beispiel der cerebralen Komplikationen nach Windpocken und Pocken und nach der Pockenimpfung die Lehre entwickelt, daß diese Prozesse im Zentralnervensystem allergischer bzw. anaphylaxieartiger Natur seien. Das Virus findet sich im Zentralnervensystem; kommt es nun, nachdem die Haut bereits immun geworden ist, nach einer bestimmten Inkubationszeit von 5—15 Tagen zu einer lebhaften Antikörperproduktion im Zentralnervensystem und treffen sie mit dem hier noch vorhandenen Virus zusammen, so führt dies zu den nervösen Komplikationen. Ähnlich könnten auch die Encephalitis nach Masern als neuroallergische Reaktion gedeutet werden, nur ist bei Masern die Inkubation nicht so streng normiert wie bei der Varicellengruppe. Es handelt sich gewissermaßen um eine zentrale hyperallergische Reaktion bei einzelnen Kindern mit ungenügender Abwehr von seiten der Haut und undichter Blutliquorschranke.

3. Aktivierung eines *unbekannten Virus*, welches vom Masernvirus abzutrennen und deutlich verschieden ist.

Pathologie. Die pathologische Anatomie und Histologie der Masernencephalitis wurde besonders eingehend beschrieben von WOHLWILL, REDLICH, ZIMMERMANN und JANET, B. WALTHARD, PETERMAN, MOORE und MCCORDOCK, FERRARO und SCHEFFER, RIVERS u. a. Die häufigsten Läsionen sind Kongestionen und kleine Hämorrhagien um die Blutgefäße herum. Die meisten Autoren sehen eine perivasculäre Demyelinisation (Entmarkungsencephalitis Pette) als besonders charakteristisch an. RIVERS hat festgestellt, daß kein bekanntes Virus das direkt auf das Zentralnervensystem einwirkt, eine Encephalitis von diesem perivasculärem Entmarkungstypus zeigt. Die Veränderungen betreffen meistens die weiße Substanz. Die perivasculären Säume bestehen aus Mikrogliaelementen.

In einem eigenen Fall, der schon am 2. Tag nach Beginn der Masernencephalitis wegen einer pneumonischen Komplikation starb, fand WALTHARD die hauptsächlichsten Veränderungen in der weißen Substanz der Großhirnhemisphären, des Hirnstammes, der Medulla oblongata und des Rückenmarkes. Histologisch lag ein akut entzündlicher Prozeß mit perivasculärer Auswanderung von neutrophilen Leukocyten an andern Stellen von Lymphocyten und Plasmazellen in herdförmiger Anordnung um kleine Venen herum. Dieser Fall beweist somit, daß im akuten Stadium entzündliche Reaktionen sogar mit polynucleären Leukocyten vorliegen. Bei längerem Verlauf nimmt offenbar diese entzündliche Reaktion rasch ab und die degenerativen Veränderungen mit Myelinverlust (Entmarkung) Fettkörnchenzellenbildung und Gliawucherung treten dann in den Vordergrund. So beschreiben REISMAN, ROSEN die perivasculäre Umrandung mit Mikrogliazellen.

Prognose. Die Prognose ist zweifelhaft. Hyperpyrexie bei raschem Einsetzen mit konstanter Zunahme der Symptome war nach HAMILTON und HANNA ungefähr in der Hälfte der fatalen Fälle vorhanden. Man muß mit einer Letalität von 10—20%, im Maximum 35% rechnen. Nach der umfangreichsten Statistik von HAMILTON und HANNA umfassend 285 Fälle tritt der Tod in 20% der Fälle ein, Defektheilung in 40% und vollständige Heilung ebenfalls in 40%.

Behandlung. Leider gibt es bis jetzt nur eine symptomatische Behandlung. Die Chemotherapie hat versagt. Es können versucht werden intravenöse Injektionen von hypertonischer Traubenzuckerlösung (25% 30 cm³). Zur Beruhigung bei allgemeinen Krämpfen Magnesiumsulfat intramuskulär. HAMILTON und HANNA behandelten 18 Patienten symptomatisch mit 5 Todesfällen, 10 Patienten mit Injektionen von Masernrekonvaleszentenserum oder Poliomyelitisrekonvaleszentenserum und Immunotransfusion, ebenfalls mit 5 Todesfällen. Eine 3. Gruppe von 16 Patienten erhielt Schocktherapie mit intravenösen Injektionen von Typhusvaccine in Dosen von 10 Mill., dann 50 Mill. bis zu 200 Mill. Bacillen. Es kam zu wechselnden Temperaturerhöhungen, die zum Absterben des Virus führen sollten. Die Autoren glauben, daß diese Schocktherapie wirkungsvoller sein soll als jede andere. Uns selber haben sich in den letzten Jahren große Bluttransfusionen bis 200 cm³ und mehr selbst bei Kleinkindern und bei bereits bestehendem hohem Fieber bewährt. Ferner geben wir Pyramidon in einer 5%igen Lösung, alle 2—3 Std 5 cm³. Nach den schweren Fällen, welche besonders in den letzten Jahren aufgetreten sind, gewinnt man den Eindruck, daß die Prognose nicht so günstig ist, wie man zuerst glaubte.

Anhang: **Masernmyelitis.** Bereits in der früheren Auflage des Handbuches 1934, habe ich kurz einen selbst beobachteten Fall von Myelitis bei einem 11jährigen Jungen, welche 2 Monate nach schweren Masern auftrat. Die Myelitis entwickelte sich schleichend mit Schwierigkeiten im Gebrauch der Finger und Hände, ROMBERGschem Schwanken und breitbeinigem ataktischem Gang, der schließlich unmöglich wurde. Patellarsehnenreflexe blieben beiderseits erhalten, während die Achillessehnenreflexe erloschen. Bauchdeckenreflexe links erhalten, rechts nicht sicher auslösbar. Es handelte sich um einen Fall von Paresen in der Nacken- und Rückenmuskulatur, symmetrischer Paresen beider Arme und beider Beine. Blasen- und Mastdarmfunktion intakt. Liquorverhältnisse im Gegensatz zum Guil ain Barrès keine „Dissociationalbumino-cytologique". Weder Eiweiß noch Zellgehalt vermehrt. Keine Drucksteigerung. Ausgang in restlose Heilung.

SENSEMAN hat einen 24jährigen Mann beschrieben, welcher am 4. Tag nach Erscheinen des Masernausschlages Schmerzen und Schwäche in den Beinen verspürte. Es bestand Nackenstarre, Fehlen der Abdominal- und Cremasterreflexe, Fuß- und Knieklonus vorhanden. Hyperästhetische Zonen, Urinretention. Liquor klar, ohne Zellvermehrung, Eiweißgehalt, wie in unserem Fall normal, Zucker 46 mg-%.

POLLAK sagt, daß die Myelitis nach Masern als eine transversale beginnen kann, aber gelegentlich auch die aufsteigende LANDRYsche Form annehmen kann.

Freilich beginnt die Myelitis nach Masern, wie in der Beobachtung von SENSEMAN kurz nach dem Abblassen des Exanthems. Doch sind eine Reihe von Fällen beschrieben, bei denen die Myelitis wie in unserem eigenen Fall erst 1—3 Monate nach Masern aufgetreten ist (Fälle von DUCHÊNE DE BOULOGNE, BOUCHUT, CALMEIL, FERRY).

GUILLAIN - BARRÉ - *Syndrom.* In der 3. Woche nach Masern sahen wir vor kurzem ein GUILLAIN-BARRÉ-Syndrom mit Paraplegie der Beine und Dissociation albumino-cytologique (Eiweißgehalt des Liquors 130 mg-% bei fehlender Pleocytose).

Nervensystem. Wiederholt habe ich bei spasmophilen Kindern Konvulsionen beim ersten steilen Fieberanstieg im Prodromalstadium beobachtet, mit günstiger Prognose. Die Psyche der Kinder wird durch die Masern oft stark alteriert. Sie sind weinerlich, übler Laune, unruhig, wechseln häufig die Stimmung. Bei Erwachsenen wird von verschiedenen Autoren auch über gutartige psychotische Zustände, Halluzinationen, Hysterie, Tetanie, Neuralgien usw. berichtet. Geringe Benommenheit, leichte Delirien sind im Eruptionsstadium oder direkt vor demselben nicht ganz ungewöhnlich. Wir haben gesehen, wie gewisse toxische Masern zu schwerster Apathie, starken Delirien, Tremor, völliger Bewußtlosigkeit mit und ohne Konvulsionen führen können, ohne daß man für diese schwere Vergiftung des Zentralnervensystems anderweitige Komplikationen, wie Otitis media, Bronchopneumonie, Nephritis usw. verantwortlich machen könnte. Der Masernerreger ist nicht nur dermotrop, sondern auch neurotrop und das Maserngift entpuppt sich als ein schweres Nervengift.

Gegen einen Zusammenhang mit der Encephalitis epidemica spricht, daß diese vorwiegend eine Erkrankung der grauen Substanz darstellt, während die Masernencephalitis die weiße Substanz bevorzugt und einen ganz anderen histologischen Bau zeigt. Nach meiner Auffassung dürfte es sich um eine lokale anaphylaktische Reaktion gegenüber dem Maserntoxallergen handeln, welche sich längs der Grenzflächen zwischen ektodermalem und mesodermalem Gewebe, aber auch an der Gehirnependymgrenze abspielt (F. R. Wohlwill). Wahrscheinlich kommt der vermehrten Permeabilität der Blutliquorschranke (L. Stern) eine große Rolle bei der Sensibilisierung des Zentralnervensystems zu. Für meine Auffassung kann auch die Tatsache sprechen, daß der histologische Befund der Masernencephalitis ein unspezifischer ist und bei der Vaccineencephalitis in völlig gleicher Weise wiederkehrt (Spielmeyer u.a.).

Ferraro und Scheffer weisen besonders auf die Häufigkeit von roten Thromben und das Vorkommen von Gefäßveränderungen mit Schwellung oder Hyperplasie des Endothels bei der Masernencephalitis hin. Diese Gefäßveränderungen und die perivasculäre Lokalisation der Läsionen sprechen dafür, daß die toxische Noxe aus den Blutgefäßen ins umgebende Gewebe austritt, begünstigt durch abnorme Permeabilität und Stase im venösen System.

Komplikationen mit anderen Krankheiten. Masern und Diphtherie. Diese Komplikation, die in verschiedenen Gegenden und Kliniken in wechselnder Häufigkeit vorkommt, ist sehr gefürchtet. Treten die Masern in der Rekonvaleszenz von Diphtherie, die mit Serum behandelt worden ist, auf, so ist der Verlauf von dem Verhalten der Diphtherie abhängig und wird durch die Masern an und für sich nicht ungünstig beeinflußt. Acht derartige Fälle Rollys nahmen einen günstigen Verlauf. Die Komplikationen waren nur gering, 2mal offenbar von der Diphtherie abhängige Myokarditis, 3mal eine leichte fieberhafte Angina in der Rekonvaleszenz.

Ganz anders dagegen, wenn die Diphtherie wie so häufig zu gleicher Zeit oder in der Rekonvaleszenz der Masern auftritt. Da verläuft gewöhnlich die diphtherische Infektion, die durch den Nachweis des Löfflerschen Diphtheriebacillus im Tonsillarbelag sicher gestellt wird, außerordentlich schwer; man hat den Eindruck, als ob die Maserntracheitis und Masernbronchitis den Diphtheriebacillen direkt den Weg zu weiterem Vordringen und zu Ansiedlung im Kehlkopf und in den Bronchien geebnet hätte.

Von 4 Fällen Rollys, bei denen die Diphtherie wenige Tage nach dem Masernexanthem einsetzte, griff sie bei allen auf den Kehlkopf über, es kam zu schweren Stenoseerscheinungen. Drei dieser Patienten mußten tracheotomiert werden und starben.

Bei einem 2jährigen Kinde erlebte ich folgenden tragischen Verlauf: Bei dem durch die Masern stark mitgenommenen Kinde entwickelte sich in der Rekonvaleszenz eine

Stomatitis ulcerosa, gleichzeitig bestand aber noch ein Belag auf beiden Tonsillen, der sich bei der bakteriologischen Untersuchung als diphtherischer Natur erwies. Es zeigte sich bereits ein beginnender Croup. Das Kind bekam 6000 Antitoxineinheiten Diphtherieserum. Darauf stießen sich die Beläge rasch ab und der Croup entwickelte sich nicht weiter, sondern ging völlig zurück. Nach 3 Wochen, nachdem offenbar die Serumwirkung abgeklungen war, trat nun ganz plötzlich ein schwerster Croupanfall wieder auf; trotz sofortiger Injektion von 10000 Antitoxineinheiten breiteten sich die Membranen in die Trachea und in die Bronchien aus und das Kind mußte den Erstickungstod erleiden.

Masern und Scharlach. Gelegentlich erlebt man, daß Masern und Scharlach gleichzeitig bei einem Patienten in Erscheinung treten. Ist dies der Fall, oder liegt die Infektion nur kurz auseinander, so durchlaufen nach ROLLY die beiden Krankheiten unabhängig voneinander ihre verschiedenen Stadien und jede derselben zeigt ihre charakteristischen Komplikationen, gerade so, als ob sie für sich allein beständen.

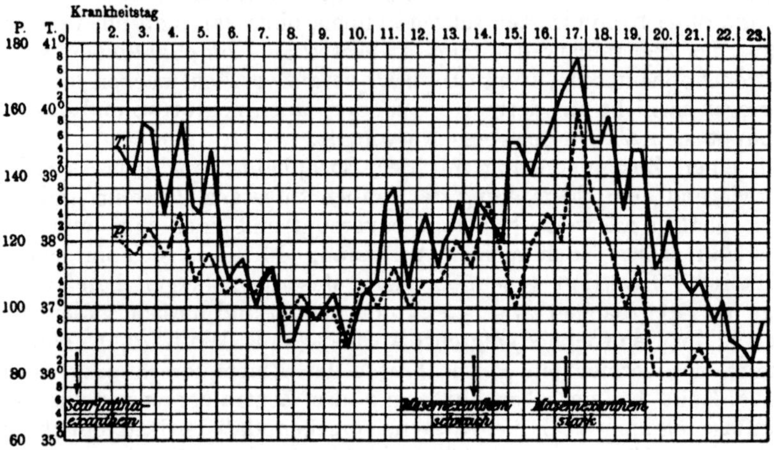

Abb. 20. Zusammentreffen von Masern und Scharlach. (Med. Klinik Leipzig.) (Aus Beitrag ROLLY: Handbuch der inneren Medizin, 2. Aufl., Bd. I, 1.)

Liegt aber das Auftreten der beiden Exantheme einige Tage auseinander, so ergibt sich ein deutlicher Unterschied, je nach der Reihenfolge von Masern und Scharlach. Haben wir zuerst Masern, und tritt nach einigen Tagen noch Scharlach dazu, so ist der Verlauf im allgemeinen günstig. Haben wir umgekehrt zuerst Scharlach und treten auf der Höhe der Scharlachinfektion oder im Beginn der Rekonvaleszenz noch Masern hinzu, so ist der Verlauf schwerer, die Mortalitätsziffer größer, die Erkrankung dauert in der Regel länger, wie es durch Abb. 20 illustriert wird. Aber nicht nur die Masern werden durch die voraufgehende Scharlachinfektion schwerer und komplikationsreicher gestaltet (Bronchopneumonie), sondern auch der voraufgehende Scharlach nimmt dann, wie ich an 2 Beispielen erlebte, oft eine ungünstige Wendung im Sinne einer Lymphadenitis nekroticans und allgemeiner Streptokokkensepsis. Die Doppelinfektion Scharlach-Masern neigt auch mehr zu hämorrhagischer Nephritis in der Rekonvaleszenz (ROLLY). Liegen die beiden Infektionen mehrere Wochen auseinander, so fehlt eine gegenseitige Beeinflussung.

Masern und Keuchhusten. Die Reihenfolge der Doppelinfektion ist im allgemeinen ohne Bedeutung für die gegenseitige Beeinflussung. Das Zusammentreffen von Masern und Keuchhusten ist immer unerfreulich, da der Allgemeinzustand ungünstig beeinflußt wird. Namentlich kommt es bei dieser Doppelinfektion besonders gern zu Bronchopneumonien. Trotzdem habe ich bisher keinen Fall an dieser Doppelinfektion verloren. Merkwürdig sind die Fälle, bei denen sich anscheinend aus einem Masernhusten allmählich ein typischer Keuchhusten in unmittelbarem Übergang entwickelt. Der Keuchhusten nahm dann einen besonders langwierigen, komplikationsreichen Verlauf. ROLLY erwähnt einen Fall, mit Keuchhusten bereits vor der Masernerkrankung, bei dem der Tod 12 Tage nach Eruption des Masernexanthems an tuberkulöser Meningitis erfolgte. Doch habe ich einen derartigen Verlauf eines Keuchhustens mit tuberkulöser Meningitis auch ohne interkurrente Masern gesehen.

Masern und Varicellen. Treten Masern und Varicellen gleichzeitig oder kurz nacheinander auf, so können die Varicellenbläschen schon am nächsten Tag eintrocknen und in ihrer Ausbreitung gehemmt werden. Nach Abklingen der Masern kann dann ein Nachschub des Varicellenexanthems nach Überwindung der anergischen Masernperiode erfolgen. Treten Varicellen in der frühen Masernrekonvaleszenz auf, so können die Varicellenbläschen wegen der herabgesetzten Widerstandskraft der Haut sich zu größeren, eitergefüllten Pusteln entwickeln, die bei ihrem Zerfall scharfrandige, kleinere und auch größere ecthymaartige Löcher in der Haut hinterlassen.

Masern, Typhus und Paratyphus. Diese Kombination ist selten, kann aber große differentialdiagnostische Schwierigkeiten bereiten, da der Vidal lange negativ bleiben kann (FISCHL). Bakteriologische Untersuchungen müssen beim Typhusverdacht herangezogen werden.

Masern und Tuberkulose. Dieser Kombination kommt besonders große, praktische Bedeutung zu. Noch vor kurzer Zeit haben sich die Pädiater, gestützt auf klinische Erfahrungen, dahin ausgesprochen, daß die Masern einerseits den kindlichen Organismus für die tuberkulöse Infektion sehr empfänglich machen und andererseits, daß durch den Masernprozeß der Körper in seinen natürlichen

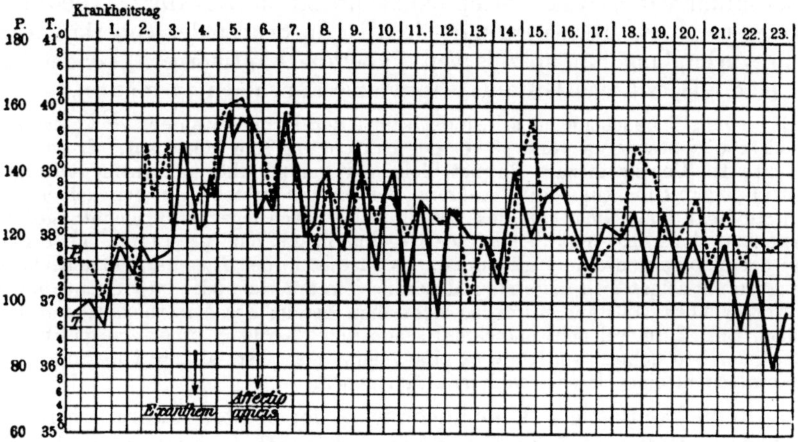

Abb. 21. Masern, kompliziert mit Lungentuberkulose. (Med. Klinik Leipzig.) (Aus Beitrag ROLLY: Handbuch der inneren Medizin, 2. Aufl., Bd. I, 1.)

Heilkräften gegen den Tuberkelbacillus eine Einbuße erleidet. In der Tat sieht man in der Masernrekonvaleszenz bei vorher anscheinend gesunden Kindern, daß sie sich nicht recht erholen können, subfebrile oder auch höhere Temperaturen zeigen und erstmals skrofulöse Ophthalmie mit zahlreichen Phlyktänen, unter Umständen auch ein Erythema nodosum bekommen. POT, HEUBNER und viele andere Kinderärzte berichten, daß jeder größeren Masern- und Keuchhustenepidemie eine Reihe von Monaten später eine Häufung von tuberkulöser Meningitis nachfolge. Auch ROLLY erwähnt mit Tuberkulose komplizierte Masernfälle, welche sehr rasch unter hektischem Fieber, öfter mit reichlichem, eitrigem Sputum zum Exitus letalis führen. Bei einem vorher scheinbar gesunden Kinde trat schon 20 Tage nach dem Auftreten des Hautexanthems der Exitus an Lungentuberkulose ein.

Diese bereits alten klinischen Erfahrungen erhielten eine Stütze durch die Beobachtungen von PREISICH und von PIRQUET, daß die Tuberkulinreaktion während der Masereruption abgeschwächt wird oder ganz verschwindet. Vor allem PIRQUET nahm an, daß die Tuberkulinreaktion deshalb nicht mehr zustande käme, weil die Antikörper, Ergine, gegen den Tuberkelbacillus durch die Masern vernichtet würden, so daß einer weiteren Ausbreitung während der anergischen Periode keine Hemmungen mehr entgegenständen. Beim Wiederauftreten der Ergine sei dann die Tuberkulose unter Umständen soweit fortgeschritten, daß sie unaufhaltsam zum Ende führe.

Ob diese Erklärung das Richtige trifft, ist besonders in den letzten Jahren mehr und mehr bezweifelt worden. Besonders ROLLY und andere konnten nachweisen, daß auch im Verlauf anderer, akuter und chronischer Infektionskrankheiten, z. B. Scharlach, Grippe, Pneumonie und anderen, welche klinisch nicht den geringsten Einfluß auf den tuberkulösen Prozeß ausüben, die PIRQUETsche cutane Tuberkulinreaktion in einem großen Prozentsatz der Fälle negativ gefunden wurde, während sie nach Überstehen der Krankheit bei demselben Kranken deutlich positiv ausfiel. Es müssen demnach außer einer durch die Krankheitsprozesse hervorgerufenen, spezifischen Beeinflussung der PIRQUETschen Reaktion, wie eine solche ja vielleicht bei Masern vorhanden sein könnte, bei den anderen Krankheiten aber noch andere Faktoren, welche wir bis jetzt noch nicht kennen, und welche die PIRQUETsche Reaktion hemmen, im Spiele sein. Auch wäre hier zu erwähnen, daß andere Hautreaktionen (HAMBURGER und SCHEY), und namentlich solche durch Einimpfung mit verschiedensten Bakterientoxinen sowohl während des Bestehens der Masern, als auch bei anderen Infektionskrankheiten (z. B. Streptokokkenreaktion LEVADITI-FANCONI) stark herabgesetzt werden. BESSAU erklärt sich das Ausbleiben der Tuberkulinreaktion nicht in Verbindung mit spezifischen Tuberkuloseantikörpern, sondern glaubt hierfür eine unspezifische Giftantianaphylaxie annehmen zu müssen.

Nach meinen Beobachtungen schwindet selbst der Pirquet während der Masern häufig nicht vollständig, besonders wenn er vor der Erkrankung sehr stark war. Er wird nur abgeschwächt. Im Gegensatz zum Pirquet bleiben die empfindlicheren Intracutanreaktionen (MANTOUX) gegen Tuberkulin auch während der Masern bestehen, zeigen jedoch nur eine verminderte Reaktion. Nicht nur das, sondern auch nach eigenen Beobachtungen sah ich wie GOEBEL und HERBST mit lückenloser Regelmäßigkeit eine percutane Tuberkulinprobe während der Masernprodrome aufflammen. Es ist dies in der Tat eine sehr auffallende Erscheinung; kaum zeigen sich die ersten Masernflecken am Hals oder im Gesicht, und ist der übrige Körper noch vollständig frei, so sieht man bereits das Masernexanthem gerade in demjenigen Bezirk, in welchem manchmal schon viele Wochen vorher eine positive MOROsche Reaktion beobachtet worden war. Es scheint also fast, als ob Tuberkulolysine mit den Masernlysinen eine Gemeinschaftsreaktion geben.

Eine Reihe sorgfältiger Untersuchungen der letzten Jahre (NOEGGERATH und ECKSTEIN, BEISKEN, GOEBEL u. a.) fanden jedoch nach langen und schweren Masernepidemien kein gesetzmäßiges Ansteigen der Tuberkulosetodesfälle in der nachfolgenden Zeit. BEISKEN konnte zeigen, daß sich die Sterblichkeit an tuberkulöser Meningitis immer im ungefähr gleichen Rahmen bewegt und insbesondere irgendeinen Parallelismus mit der Masernsterblichkeit vermissen läßt. v. GRÖER sah sogar einen günstigen Einfluß auf eine bestehende tuberkulöse Affektion.

Es besteht wohl nach der klinischen Erfahrung eine gewisse Beeinflussung der Tuberkulose durch die Masern und vielleicht auch umgekehrt (siehe Masern sine Exanthemate), aber eine Gesetzmäßigkeit besteht in dieser Hinsicht glücklicherweise nicht. Viele Kinder mit latenter Bronchialdrüsentuberkulose überstehen die Masern, ohne ungünstig beeinflußt zu werden.

Außer der skrofulösen Ophthalmie, dem Erythema nodosum, kann man nach Masern oft noch das frische Auftreten disseminierter Tuberkulide, skrofulöser Ekzeme, Anschwellung und Vereiterung skrofulo-tuberkulöser Halsdrüsen, Knochen- und Gelenktuberkulose beobachten. Auch Miliartuberkulose und rasch progrediente Lungentuberkulosen kommen in unmittelbarem Anschluß an die Masern vor. Andererseits muß man sich hüten, bei asthenischen, sich lange hinschleppenden Masernpneumonien einen tuberkulösen Lungenprozeß anzunehmen.

LUKAS und DIRNER fanden, daß Tuberkelbacillenkulturen zugesetzte Sera der in verschiedenen Stadien der Masern befindlichen Kranken die Entwicklung derselben nicht beeinflussen. Wesentlich ist also die Herabsetzung der Widerstandskraft des Organismus, vielleicht auch eine vorübergehende Erhöhung der Tuberkulinempfindlichkeit im Prodromalstadium (GOEBEL).

Masern und akuter Pemphigus, sog. Masernpemphigoid, Morbilli bullosi. Während einer Masernepidemie hier in Bern beobachtete ich zusammen mit ABELIN den folgenden, sehr seltenen Fall: Ein $4^1/_2$jähriger Knabe erkrankte am 28. 10. 31 mit Conjunctivitis, Rhinitis,

Rötung am weichen Gaumen. An Stelle der Kopliks wasserhelle Bläschen an der Wangeninnenfläche, 38,2° Fieber. Am 29. 10. starke Stomatitis mit weißen Membranen an der Innenfläche der Wangen. Blasenbildung an den Lippen. Am 30. 10. abends etliche rote Flecken hinter den Ohren, an den Wangen und in der Umgebung des Mundes. Am 31. 10. Eruption eines generalisierten, maculo-papulösen Exanthems, das wie Masern aussah. Schlafsucht, 39° Fieber, Leukocytose 17000. Augenlider geschlossen, durch Krusten verklebt, Lippen mit Blasen bedeckt. Auf den stark geröteten Wangen ausgedehnte Blasen, die sich bereits abzustoßen begannen, so daß stellenweise das leicht blutende Corium freigeleg wurde. Morbilliformes, maculo-papulöses Exanthem, viele rote Flecken im Zentrum bläulich verfärbt. Auf zahlreichen roten Flecken zeigten sich größere und kleinere, mit gelbem Serum gefüllte Blasen (Inhalt steril). Vereinzelt auch Blasen zwischen den roten Flecken. Selbst auf der Cornea traten beiderseits Pemphigusblasen auf. Sehr schweres Krankheitsbild mit hohem Fieber, Delirien, schwerer Prostration. Noch viele Wochen nach Abblassen des morbilliformen Exanthems schossen immer wieder Pemphigusblasen auf. Schließlicher Ausgang in Heilung.

Steiner erwähnt, daß er unter 6000 Masernfällen ein einziges Mal eine Familienepidemie von 4 Kindern sah, bei denen die Kinder sofort nach der Eruption der Morbillen zahlreiche

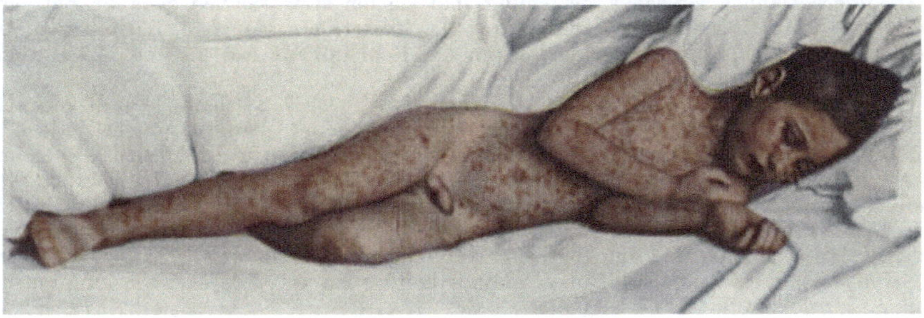

Abb. 22. Sog. Masernpemphigoid.

erbsen- bis haselnußgroße prall gefüllte Blasen auf und zwischen den Masernflecken zeigten. Ähnliche Fälle wurden beschrieben von Klüpfel, Löschner, Henoch, Heubner und neuerdings Marton in England.

Henoch hat sich dahin ausgesprochen, daß es sich um eine Komplikation von Masern mit akutem Pemphigus handle, also um eine Kombination von 2 akuten Exanthemen. Es fragt sich, ob gerade die Masern eine besondere Disposition für den Pemphigus schaffen. Da die Masern in solchen Fällen oft stark atypisch sind, so fragt es sich, ob es sich nicht um einen besonderen Typ von akutem Pemphigus als solchem handelt. Weitere epidemiologische Beobachtungen sind erforderlich, um die Frage zu klären.

Die Prognose des sog. Masernpemphigoids ist ernst, wegen der Möglichkeit der Entwicklung einer tödlichen Pneumonie (Steiner, Löschner, Henoch, Marton).

Es sind noch einige merkwürdige Beeinflussungen verschiedener Krankheiten durch den Masernprozeß bekannt. So sahen Rubens und Friedjung bei einem Psoriasiskranken am 3. Tag der Masern sämtliche Hautschuppen abfallen und seit dem Tag war die Schuppenflechte verschwunden. Rolly zweifelt jedoch daran, daß es sich hier um eine regelmäßige Beeinflussung handle. H. Koch sah eine alte sezernierende Knochenfistel, eine chronische Otorrhoe versiegen, einen Liquor bei Cerebrospinalmeningitis klar werden; Pirquet bemerkte, daß ein nephritischer Harn eiweiß- und sedimentfrei wurde; nach Schick und Sluka verkleinerten sich Lymphogranulome, kurz im Prodromalstadium versagt die Fähigkeit des Organismus, zellige Exsudate zu produzieren.

Diagnose. Am ersten Tag des Prodromalstadiums beim ersten steilen Fieberanstieg stößt ebenso wie selbstverständlich im Inkubationsstadium die Diagnose auf unüberwindliche Schwierigkeiten, es sei denn, man wisse zum vornherein, daß das Kind in der entsprechenden Zeit einer Maserninfektion ausgesetzt war. Conjunctivitis, Rhinitis, Tracheitis, Bronchitis sind an und für sich uncharakteristische Erscheinungen, die in gleicher Weise bei anderen Infektionskrankheiten wie starker Erkältung, Influenza, beginnendem Keuchhusten vorkommen. Selbst das hämorrhagische Präenanthem (Petényi) ist uncharakteristisch. Erst wenn man das Enanthem mit den meist unregelmäßig gestalteten, seltener rundlichen, intensiv dunkelroten und dadurch von der nur schwach geröteten übrigen Schleimhaut sich deutlich abhebenden Flecken am weichen Gaumen und an der Uvula sieht, wenn man dazu noch KOPLIKsche Flecken an der Wangenschleimhaut, an den Lippen, seltener an den Tonsillen oder an der Carunkula lacrymalis nachweisen kann, so ist die Diagnose Masern gesichert und man kann das Erscheinen des Exanthems einige Tage voraussagen.

Da die KOPLIKschen Flecken bei keiner anderen Krankheit, auch bei Röteln nicht, vor allen Dingen nicht bei Scharlach, den übrigen Exanthemen und fieberhaften Affektionen vorkommen, sind sie zweifellos von größter Bedeutung für die Frühdiagnose — der Masern. Sie erscheinen im allgemeinen 2 Tage, manchmal 3, ausnahmsweise 4 Tage vor der Eruption. Doch habe ich auch Fälle gesehen, bei denen die Kopliks erst gleichzeitig mit dem Exanthem auftraten, so daß eine absolut sichere Frühdiagnose nicht möglich war. Es ist falsch, wenn angegeben wird, daß die Kopliks rasch im Eruptionsstadium verschwinden. Sie sind gewöhnlich 36—48 Std, manchmal sogar 3 Tage lang sichtbar. An ihre Stelle treten mit dem Altern feine weiße Schüppchen.

In differentialdiagnostischer Beziehung sind sie bei einigermaßen genauer Betrachtung von SOOR, Stomatitis aphthosa, Verletzungen, Speiseresten (Milch usw.) leicht zu unterscheiden. Die KOPLIKschen Flecken haften der Schleimhaut fest an und lassen sich nur unter leichter Blutung entfernen.

Die Kopliks werden häufig mit dem falschen KOPLIKschen Zeichen (DEBRÉ) verwechselt. Es handelt sich dabei um Fleckchen an der Innenseite der Wangen, welche jedoch nicht weiß sind, sondern eine gemsgelbe Farbe zeigen. Sie springen nicht über die Schleimhaut vor wie die mehr körnigen KOPLIKschen Flecken. Sie zeigen sich oft noch in größerer Ausdehnung wie die echten Kopliks, lassen sich jedoch niemals von der Schleimhaut entfernen. Diese Flecken bleiben immer bestehen, denn es handelt sich um hyperplastische Schleimdrüsen. Wahrscheinlich sind die Angaben ausgezeichneter Ärzte, welche KOPLIKsche Flecken bei Grippe oder Exanthema subitum gesehen haben wollen, auf eine Verwechslung mit diesen Gebilden zurückzuführen.

Zur Zeit einer Masernepidemie wird man nach den Zeichen des Prodromalstadiums ganz automatisch fahnden und die Diagnose eher stellen wird als bei sporadischen Fällen. Man erkundige sich stets, ob der Patient schon einmal Masern überstanden hat, da zweite Masern äußerst selten sind. Leider sind diese anamnestischen Angaben sehr häufig unzuverlässig, weil andere exanthematische Krankheiten, wie besonders Exanthema subitum oder Röteln als Masern angesehen worden waren.

Ist das Masernexanthem nach den typischen Prodromalerscheinungen voll entwickelt, so bereitet die Diagnose in der Regel keine Schwierigkeiten mehr. Differentialdiagnostisch kommen hier folgende Krankheiten in Betracht:

Röteln. Mitunter ist es recht schwierig, Röteln von leichten Masern zu unterscheiden. Für Masern sprechen mehr der maculo-papulöse, im Gesicht häufig konfluierende Charakter des stark dunkelrot gefärbten Exanthems, während bei Röteln die Flecken meist nicht deutlich papulös, heller rot gefärbt, nicht konfluierend und manchmal nur rudimentär vorhanden sind. Auch breitet sich der Rötelnausschlag in der Regel viel rascher, manchmal schon in einem Tag über den ganzen Körper aus, während die Masern dazu oft mehrere Tage brauchen. Die Röteln verlaufen ohne längere Prodrome ohne Kopliks, öfter fast ganz fieberfrei und ohne heftige Erscheinungen von seiten der Schleimhäute. Eine differentialdiagnostische Schwierigkeit entspringt auch daraus, daß die Masern als Röteln angesprochen werden, wenn, wie so häufig, auch das Masernexanthem mit deutlichen generalisierten Drüsenschwellungen einhergeht. Doch sind bei den Röteln erbsen- bis haselnußgroße, derbe, spontan und druckschmerzhafte Drüsen am Hinterhaupt, an den Warzenfortsätzen, eine kontinuierliche Kette von oft sogar sichtbaren bohnen- und nußgroßen Drüsen hinter dem Kopfnicker charakteristisch, während bei Masern die Drüsenschwellungen weicher und bescheidener sind. Selbst im Blutbilde kann die Differentialdiagnose in atypischen Fällen Schwierigkeiten machen. Freilich haben wir in der Regel bei den Masern Leukopenie mit Neutrophilie, bei den Röteln Leukopenie mit ausgesprochener pathologischer Lymphocytose und vielen Plasmazellen. Mitunter kommt jedoch ein ähnliches buntes Blutbild im exanthematischen Stadium der Masern, häufiger noch in der Rekonvaleszenz der Masern vor, nur erreicht gewöhnlich die Lymphocytose und die Vermehrung der Plasmazellen nicht so hohe Grade wie bei den Röteln. Die epidemiologischen Verhältnisse müssen zur Beurteilung mit herangezogen werden. Die charakteristische, fest normierte Inkubationszeit von 10 Tagen bzw. 14tägige Abstände zwischen den Exanthemen sprechen für Masern. Längere 3wöchige Inkubationszeiten für Röteln. Werden von der Krankheit z. B. auch zahlreiche solche Individuen befallen, welche, wie so häufig, noch vor kurzem unter den Augen des Arztes Masern gehabt haben, so spricht dies entschieden für Röteln.

Dreitagefieberexanthem, Exanthema subitum. Während bei den Masern die Eruption auf den Höhepunkt des Fiebers und der Krankheitserscheinungen erfolgt, kommt das Exanthema subitum nach 3—4tägigem hohem Fieber in dem Moment zum Vorschein, nachdem das Fieber bereits zur Norm abgesunken ist und sich das vorher mehr oder weniger gestörte Allgemeinbefinden entschieden gebessert hat. Für Dreitagefieberexanthem spricht auch das sehr auffallende und außerordentlich konstante Blutbild mit Leukopenie und einer Lymphocytose von 80 bis über 90% an Stelle der Masern-Neutrophilie. Das Dreitagefieberexanthem kann auch Säuglinge schon in einem Alter befallen, wo sie sich noch einer kongenitalen Immunität erfreuen, falls die Mutter, wie gewöhnlich, Masern bereits gehabt hat.

Erythema infectiosum. Namentlich bei Säuglingen und Kleinkindern kann eine Verwechslung mit Masern vorkommen. Gegen Masern spricht jedoch das Fehlen der Prodrome, der meist fieberlose Verlauf, die eigentümliche Schmetterlingsfigur des Exanthems im Gesicht, das oft fehlende Befallensein des Rumpfes, der oft nur verstreute, zart rosafarbige Flecken zeigt, die Vorliebe des Exanthems für die Extremitäten, wo es sehr vielgestaltig ist, eigentümliche girlandenförmige Figuren erzeugt, wiederholt abblaßt und wieder aufflammt.

Lues. Leuchtende maculo-papulöse Syphilide bei kongenital-luischen Säuglingen können, wenn sie mit Fieber auftreten, mit Masern verwechselt werden. Andere Zeichen kongenitaler Lues, die Hartnäckigkeit des Exanthems, die Wassermannsche Reaktion bringen die Entscheidung. Die Roseola syphilitica kommt nur bei Erwachsenen in Betracht, sie zeigt einen viel helleren rosaroten Farbenton und läßt den großfleckig dunkelroten, papulösen Charakter der Maserneffloreseenzen vermissen.

Scharlach. Die Differentialdiagnose wird beim Scharlach besprochen. Plötzlicher prodromloser Beginn mit Erbrechen, hohem Fieber, Angina, rasch erscheinendem Exanthem, das sich schnell auf den ganzen Körper ausbreitet, spricht für Scharlach. Die Masern verschonen die Gegend um den Mund und das Kinn nicht, während der Scharlach die bekannte, auffallende circumorale Blässe zeigt. KOPLIKsche Flecken fehlen beim Scharlach, ebenso das großfleckige Enanthem. Dagegen findet man beim Scharlach eine mehr diffuse, oder aus lauter kleinen roten Punkten zusammengesetzte dunkle Rötung der Gaumensegel und der Uvula. Dazu kommen stärkere Angina und Himbeerzunge. Bei Masern ist wohl gelegentlich auch eine mäßige Schwellung der Zungenpapillen vorhanden, jedoch in der Regel niemals in dem Grade wie beim Scharlach und niemals eine so intensive Rötung derselben. Beim Masernexanthem sind die weißen Aussparungen normaler Haut zwischen den roten Flecken viel größer und selbst bei starker Konfluenz noch an irgendeiner Körperstelle nachzuweisen, während beim Scharlach ein rotes Tüpfelchen dicht neben dem andern steht.

Erythema exsudativum multiforme. Die Unterscheidung ist mitunter schwierig, wenn es unter Fieber, Conjunctivitis und mit Eruptionen auch in der Mundhöhle auftritt. Gegen Masern spricht die Vorliebe der Lokalisation für die Extremitäten, besonders Hände und Füße, die stärker papulöse polymorphe, unter Umständen auch vesiculöse Beschaffenheit der Efflorescenzen, die viel dauerhafter sind als das Masernexanthem.

Postvaccinale Exantheme können für Masern gehalten werden. Sie verlaufen meist ohne katarrhalische Erscheinungen und zeigen sich 8—12 Tage nach der Impfung.

Pocken. Bei den Pocken können besonders im Floritionsstadium Conjunctivitis, Rhinitis, Bronchitis vorkommen. Auch die Erscheinungen auf der Haut besitzen im Anfang des Eruptionsstadiums sehr viel Ähnlichkeit bei Masern und Pocken. In solchen Fällen ist besonderer Wert auf das schwerere Allgemeinbefinden bei Pocken zu legen, auf das vor Ausbruch des Pockenexanthems exzessiv hohe Fieber bis 41°, das aber beim Erscheinen des Exanthems oft einen ganz rapiden Abfall erfährt, während es bei den Masern hoch bleibt. Entwickeln sich aus den Pockenpapeln die Blattern, so ist eine Verwechslung der Exantheme nicht mehr möglich.

Varicellen. Eine Verwechslung ist höchstens denkbar, ganz im Beginn der Eruption, besonders wenn die Varicellenefflorescenzen etwas länger im rein papulösen Stadium verharren. Doch stehen die Varicellenefflorescenzen viel weiter auseinander als die Masernflecken. Aus den Papeln bilden sich sehr bald Bläschen. Bei unvollkommenem Degkwitzschutz haben MORO und MÜLLER Ausschlagformen beobachtet, welche Varicellen vortäuschen konnten.

Typhus exanthematicus. Kann mit Masern im Initial- und Eruptionsstadium verwechselt werden, besonders weil bei ersterer Krankheit um den 3. Tag herum eine Roseola auf der Haut erscheint, welche jedoch meist das Gesicht verschont, um so eher als dieser Roseola ein Prodromalstadium mit Rhinitis, Conjunctivitis, Stomatitis, Laryngitis, Bronchitis, Fieber und stark gestörtem Allgemeinbefinden vorausgeht.

KOPLIKsche Flecken, das geringer gestörte Allgemeinbefinden, der vorübergehende Temperaturabfall im Prodromalstadium, das ganz besondere Befallensein des Gesichts von seiten des Exanthems bei Masern sprechen gegen Flecktyphus; so wie das Exanthem längere Zeit besteht, ist keine Verwechslung mehr möglich, da beim Typhus exanthematicus aus den einzelnen Flecken teilweise Petechien entstehen und auch im übrigen, weiterhin ganz andere Krankheitserscheinungen auftreten.

Typhus und Paratyphus. Im Verlaufe eines schweren Typhus sah ich einmal ein Exanthem auftreten, das ganz an Masern erinnerte. Die WIDALsche Reaktion und der bakteriologische Nachweis von Typhusbacillen im Blut und Stuhl müssen zur Differentialdiagnose herangezogen werden. Gewöhnlich treten jedoch diese Exantheme schon zu einer Zeit auf, wo die Typhus- oder Paratyphusdiagnose bereits gestellt ist.

Masernähnliche Exantheme habe ich ferner bei *Cerebrospinalmeningitis*, dann gewöhnlich vermischt mit Purpura, wiederholt gesehen. Nackenstarre und eitriger Liquorbefund mit Meningokokken sichern die Diagnose.

Ein masernähnliches Exanthem sah ich auch bei einer *Poliomyelitis* (HEINE-MEDIN), welche in Form einer absteigenden LANDRYschen Paralyse in wenigen Tagen zum Exitus führte.

Den Masern täuschend ähnliche Exantheme kommen ferner bei septischen Infektionen vor. Das langdauernde hohe Fieber, das Fehlen katarrhalischer Erscheinungen, der schwere Allgemeinzustand, positive bakteriologische Blutbefunde, Endokarditis usw. weisen auf die septische Grundkrankheit hin.

Serumkrankheit. Katarrhalische Erscheinungen fehlen völlig, der Fieberverlauf ist unregelmäßig, es zeigen sich zuerst Efflorescenzen in der Umgebung der Injektionsstelle; neben den morbilliformen Roseolaflecken findet sich gleichzeitig häufig Urticaria.

Arzneiexantheme. Morbilliforme Exantheme finden sich nach Gebrauch von Antipyrin, Jod, Kopaiva und anderen Mitteln. Gegen Masern spricht der fieberlose Verlauf und das Fehlen von anderen für Masern charakteristischen Symptomen.

Prognose. Verlaufen die Masern regelrecht und ohne Komplikationen, handelt es sich um Patienten jenseits des Kleinkindesalters, so ist die Prognose im allgemeinen günstig. Nur jene oft von vornherein schwer toxisch, mit hohem Fieber, imposanten, cerebralen Erscheinungen, Benommenheit einhergehenden Formen, ferner diejenigen Fälle mit frühzeitiger Capillarbronchitis, nekrotischer Pneumonie oder akuter gelber Leberatrophie haben eine ganz schlechte Prognose. Sonst sind es die zu den Masern hinzutretenden Komplikationen, welche die Prognose je nach der Art der Komplikation trüben. ROLLY berechnet nach seinem Material von 800 Fällen eine Mortalität von 5,6%. Ähnliche Zahlen, 6—7% geben auch JÜRGENSEN, HEUBNER, v. PFAUNDLER an. Nach meinen Beobachtungen beträgt die Zahl der von vornherein verlorenen, schwer toxischen Masernformen höchstens 1%. Es ist jedoch hervorzuheben, daß die Schwere der einzelnen Epidemien und demnach die Mortalitätsziffern großen Schwankungen unterworfen sind. Man spricht deshalb auch direkt von schweren und leichten Masernepidemien. Gleichzeitige Grippe- und Keuchhustenepidemien verdüstern auch die Prognose der Masern.

Ein sehr wichtiger Faktor ist das Alter der Patienten. Im ersten Halbjahr ist wegen der kongenitalen Immunität die Sterblichkeit gering, viel geringer als im 2. Lebenshalbjahr bis zum 3. und 5. Lebensjahr. In dieser Zeit des Kleinkindes ist die Mortalität am größten, vom 5.—20. Lebensjahr am geringsten. Jenseits des 50. Lebensjahres nimmt die Mortalität wieder ziemlich zu.

Von großem Einfluß ist die soziale Lage. Die Mortalität bei den besser Situierten ist weit geringer, z. B. in Wien 1891—1900 nur 0,55%, während sie in der gleichen Zeitspanne im ärmsten Stadtteil fast 11% erreichte (ROSENFELD). Eine große Rolle spielt dabei vor allem die Wohndichte, welche notgedrungen bei einer Epidemie zu massiven Infektionen führt. Unsauberkeit vermittelt viele Sekundärinfektionen. Dazu kommt noch, daß die Widerstandskraft durch Unterernährung und Mangelnährschäden infolge qualitativ minderwertiger Nahrung herabgesetzt ist. Das gleiche Milieu mit dem Mangel an Luft und Licht begünstigt die Entstehung der Rachitis, welche sich bei den Lungenkomplikationen in verhängnisvoller Weise geltend macht. Mangel an Luft und Licht sind mit dazu angetan, die Virulenz des Masernerregers zu steigern. REDER hat berichtet, daß während des Krieges in einem naturgemäß hygienisch unzureichenden Sammellager von Flüchtlingen die Masern in mehreren Epidemien bis zu 45% Mortalität aufgewiesen haben.

Besonders gefährdet sind anämische, schwächliche, rachitische und ernährungsgestörte Kleinkinder. Auch Kinder mit exsudativer Diathese sind, wie bei anderen Infekten, schlimmer gestellt, doch nicht in so prägnanter Weise wie beim Scharlach. Vorsichtig muß die Prognose bei vorbestehender Skrofulo-Tuberkulose gestellt werden. Alle diese Umstände bringen es mit sich, daß die Masern, wenn sie in ein Kinderspital eingeschleppt werden, dort unter den kranken Kindern schwere Verheerungen mit einer Mortalität von 13—37% anrichten können (JOCHMANN, AUERBACH).

Die Jahrszeiten haben insofern einen Einfluß, als im Winter und Frühjahr leichte Gelegenheit zu Erkältungen gegeben ist und dadurch der Prozentsatz der gefürchtetsten Komplikation, der Bronchopneumonie, vergrößert wird.

Die wichtigste Todesursache nach ROLLY in 75% der Fälle ist die Bronchopneumonie mit ihren Komplikationen (Empyem). Auch die Capillarbronchitis kann unter Umständen rasch zum Tode führen. Dabei ist das rasche Welken des Exanthems, das Zurückschlagen der Masern ein Stigma mali ominis.

Masernencephalitis kann ebenfalls den Tod herbeiführen. Die meisten Fälle kommen zu vollkommener Heilung, aber es sind doch auch bleibende Residuen beobachtet!

Die Otitis media ist im allgemeinen bei den Masern prognostisch günstiger als diejenige beim Scharlach. Die schwere, nekrotisierende Mastoiditis wird bei den Masern kaum beobachtet, aber Sinusthrombose und intrakranielle Komplikationen kommen auch hier vor. Sepsis nach Masern ist seltener als beim Scharlach. Nephritis und Darmerkrankungen spielen eine geringere Rolle.

Eine ganz schlechte Prognose geben diejenigen Masernfälle, bei denen es zu einem deszendierenden, diphtherischen Croup kommt. Sie sind auch durch große Serumdosen und Tracheotomie meist nicht mehr zu retten. Demgegenüber hat der Pseudocroup in der Regel eine günstige Prognose.

Eine bestehende Tuberkulose verschlechtert die Prognose der Masern, macht sie jedoch nicht zum vornherein absolut ungünstig.

Prophylaxe. *Allgemeine Prophylaxe.* Es wurde vielfach darüber gestritten, ob es überhaupt einen Zweck hat, bei Auftreten einer Masernepidemie durch strenge Absperrungsmaßregeln der Kranken die Ausbreitung der Krankheit zu verhindern, insofern ja doch fast alle Menschen die Masern einmal im Leben durchmachen müssen. Man wollte so aus der Not eine Tugend machen, da gerade bei den Masern die Isolierung illusorisch ist, weil sie fast regelmäßig zu spät kommt. Die Ansteckung erfolgt ja meist im Prodromalstadium 2, 3, 4 Tage vor der Eruption, häufig bevor eine sichere Diagnose gestellt und deshalb eine Isolierung angeordnet werden konnte. Aber trotzdem müssen wir eine Isolierung versuchen, namentlich dann, wenn die gerade herrschende Epidemie in vorwiegend schwerer Form auftritt. Die Schulen sind in diesem Falle zu schließen, da sich die Kinder in der Schule infizieren, dann zu Hause an Masern erkranken und ihre besonders gefährdeten vorschulpflichtigen Geschwister infizieren.

Unter ungünstigen sozialen Verhältnissen ist es angezeigt, besonders an Masern erkrankte Kleinkinder sofort aus dem hygienisch ungünstigen Milieu zu entfernen und sie der Pflege eines Krankenhauses anzuvertrauen. Aber auch im Spital soll das Masernkind isoliert gepflegt werden. Allgemeine Masernabteilungen in den Spitälern sind zu verwerfen und sind entweder durch gänzliche Isolierung (geschlossene Boxen) oder durch Halbisolierung (offene Boxen) mit isolierter Pflege nach französisch-englischem Muster zu ersetzen. Diese Maßnahme ist nicht so sehr zur Vermeidung der Weiterverbreitung der Masern angezeigt, als vielmehr zur Fernhaltung der für den Masernkranken so gefährlichen, sekundären Infektionen.

Bei einwandfreien hygienischen Verhältnissen wird jedoch die Einzelpflege am besten daheim, im Privathaus durchgeführt.

Wie lange sollen Masernkinder isoliert werden? Wir haben gesehen, daß nach neueren Erfahrungen (REDLICH, BAUR u. a.) Masern zum mindesten nach Abklingen des Exanthems, manchmal schon 24 Std nach der Eruption, nicht mehr kontagiös sind. Es ist deshalb wohl nicht mehr berechtigt, an dem Brauche festzuhalten, Masernkinder 2—3 Wochen auf der Masernstation zu isolieren. Nach HERTA SCHÖNFELD ist deshalb ERICH MÜLLER dazu übergegangen, masernkranke Kinder 6 Tage nach Auftreten des Exanthems auf die allgemeinen Abteilungen zu verlegen oder sie wieder, wenn möglich, aus dem Krankenhaus zu entlassen. Masernübertragungen wurden bei diesem Vorgehen nicht beobachtet, trotzdem wir von HEKTOEN, GOEBEL u. a. wissen, daß der Masernerreger mit dem Erscheinen des Exanthems nicht sofort abstirbt, sondern noch einige Tage im Blut nachgewiesen werden kann. Merkwürdigerweise erscheint er jedoch so abgeschwächt, daß er seine Kontagiosität verliert. Man darf allerdings die andere Seite der Frage dabei nicht aus den Augen verlieren, daß der Masernkranke noch längere Zeit für Sekundärinfektionen sehr empfänglich ist. Besondere Vorsicht ist auch bei Komplikationen geboten, da besonders Masernpneumonien oft ansteckend sind. Im allgemeinen kann man daran festhalten, daß der Masernkranke etwa eine Woche nach Erscheinen des Exanthems für andere nicht mehr infektiös ist. Es genügt dann einfach, ihn zu baden, mit frischer Wäsche zu versehen, in ein anderes Zimmer zu bringen, worauf er wieder mit Gesunden verkehren kann.

Da außerhalb des menschlichen Körpers das Masernvirus rasch abstirbt, oder wenigstens seine Kontagiosität verliert, so genügt im allgemeinen anstatt der Formalindesinfektion gründliche Reinigung und Durchlüftung des Krankenzimmers. Das Krankenbett wird durch Besonnung, wenn möglich, desinfiziert.

Spezifische Prophylaxe. Sie gründet sich auf die Immunbiologie der Masern und ist eine Errungenschaft neueren Datums. Sie gründet sich auf die Tatsache, daß in der Rekonvaleszenz der Masern Antikörper auftreten, freie Lysine, welche imstande sind, bei frühzeitiger Injektion den Masernerreger in einem infizierten Organismus zu vernichten, so daß die Infektion überhaupt nicht angeht.

Gewinnung des Rekonvalescentenserums. Der Spender. Als solche kommen hauptsächlich Erwachsene und größere Kinder in Betracht. Die Diagnose der voraufgehenden Masern muß absolut einwandfrei sein, weshalb die Abgrenzung gegenüber den Rubeolen eine außerordentlich große Bedeutung gewonnen hat. Der Spender soll sich in unkomplizierter, vollständiger Defervescenz befinden. Er soll keine klinischen Zeichen von Syphilis, Tuberkulose, Malaria haben und der Wassermann soll vollständig negativ sein.

Zeitpunkt der Serumgewinnung. Wir wissen, daß das Blut zwischen dem 7. und 10. Tage nach der Krise am reichsten an Immunisinen ist. Man wird deshalb das Blut am 7. bis 10. Tag entnehmen. Bei einem früheren Termin riskiert man, daß das Blut noch den virulenten Masernerreger enthält und daß die Lysine noch nicht reif genug sind.

Präparation des Serums. Man schickt das dem Spender entnommene Blut ins Laboratorium. Man läßt es während 36—48 Std bei gewöhnlicher Temperatur gerinnen und das Serum abscheiden. Man erhält etwa 35—40% Serum im Verhältnis zum Gesamtblutvolumen. Rosafärbung infolge Beimengung von etwas Hämoglobin, milchige Trübung oder Opalescenz infolge reichlichen Fettgehaltes machen das Serum nicht unbrauchbar. Mit einer Serumprobe wird der Wassermann angestellt; ist er nicht absolut negativ, so ist das Serum unbrauchbar! Das Serum wird 2 Tage hintereinander während 30—40 min auf 56° erhitzt. Statt dessen kann man auch auf 10 cm³ Serum 1 Tropfen einer 5%igen Phenollösung zusetzen (M. DEGKWITZ). Das Serum darf nicht filtriert werden. Von jeder Serumprobe muß eine bakteriologische Kontrolle auf Sterilität durch Ausgießen von Serum in Bouillon oder auf festen Nährböden vorgenommen werden. Es ist zweckmäßig, die Sera von 3—5 verschiedenen Masernrekonvaleszenten miteinander zu vermischen, da der Gehalt an Immunkörpern von Mensch zu Mensch wechseln kann. Die Mischsera müssen nochmals bakteriologisch kontrolliert werden und erst, wenn sie steril gefunden werden, werden sie in Ampullen abgefüllt. Das Serum muß beständig auf Eis gehalten werden.

Anwendung des Serums. Da die Wirkung des Serums je nach dem Zeitpunkt der Injektion eine verschiedene ist, so ist es wichtig, möglichst genau festzustellen, in welchem Stadium der Inkubation das der Ansteckung ausgesetzte Kind sich befindet. Bei einem kurzdauernden Kontakt kann man dies oft ja auf den Tag genau angeben. Praktisch genügt es, wenn man als Ansteckungstermin den 2.—3. Tag vor dem Erscheinen des Masernexanthems als Infektionstermin annimmt.

Dosierung. Es dürfen nie weniger als 3 cm³ Serum, selbst bei Kindern von 1—3 Jahren, verwendet werden. Für jedes folgende Lebensjahr nimmt man 1 cm³ Serum mehr, wird also einem 4jährigen Kinde 4 cm³ usw., einem 15jährigen 15 cm³ geben. Höher als 15 bis 20 cm³ braucht man nicht zu steigen (DEBRÉ und JOANNON). Dies stellt die normale Dosierung dar, welche nicht unterschritten werden soll, aber unter bestimmten Bedingungen zur Erreichung größerer Sicherheit ruhig überschritten werden darf. Eine höhere Dosierung ist anzuwenden, wenn es bereits anderweitig erkrankte Kinder zu schützen gilt. Ferner, wenn das Rekonvaleszentenserum zu einem späteren als dem optimalen Termin entnommen werden mußte und deshalb einen schwächeren Gehalt an Immunisinen besitzt, oder wenn das Kind in der Inkubationszeit schon bis zum 7.—8. Tage vorgerückt ist, dann muß man unter Umständen die Normaldosen verdoppeln.

Die Injektionen werden subcutan auf der Außenseite des Oberschenkels vorgenommen. Wünscht man eine rasche Serumwirkung, so wählt man die intramuskuläre Injektion an derselben Stelle.

Indikationen. Vor allem sind schutzbedürftig der Maserngefahr ausgesetzte Neugeborene masernkranker oder bisher noch nicht gemaserter Mütter. Kleinkinder im Alter von 6 Monaten bis zu 3—5 Jahren, ferner Schwangere, gleichgültig, ob sie früher schon Masern gehabt hatten oder nicht, denn man hat gerade Schwangere gegen Ende des Schwangerschaft zum zweitenmal an Masern erkranken sehen. Eine besondere Indikation zur vollständigen Abdrosselung der Masern liegt natürlich bei sonst irgendwie kranken und schwächlichen Kindern vor.

Wirkung des Rekonvaleszentenserums. Wird das Serum in ausreichender Dose in der ersten Hälfte der Inkubation, also in den ersten 5 Tagen injiziert, so verhütet es die Masern vollständig. In der zweiten Hälfte der Inkubation kann es die Entstehung der Masern nicht mehr verhüten; es ist jedoch imstande, sie gehörig abzuschwächen oder zu mitigieren.

Vollständige Abdrosselung. 1918 haben CH. NICOLLE und H. CONSEIL zuerst vollständigen Masernschutz erreicht, wenn sie einem angesteckten Kind in den ersten 5 Tagen der Inkubation Masernrekonvaleszentenserum injizierten. 1920 hat DEGKWITZ unabhängig von den französischen Autoren die gleiche Entdeckung gemacht. Wird die Injektion am 1.—2. Tage nach der Infektion vorgenommen, so dauert die Schutzwirkung nur etwa 2, 3 bis höchstens 4 Wochen, also etwa ebensolange wie der passive Schutz durch Diphtherieserum. Wird die Injektion etwas später vorgenommen, etwa am 4.—5. Tag, so ist schon eine etwas längere, zwei bis mehrere Monate dauernde Schutzwirkung möglich, da der Organismus sich infolge des Infektes bereits etwas aktiv an der Immunisierung beteiligt.

Partielle Abdrosselung, mitigierte Masern. Wird die Seruminjektion in der 2. Hälfte der Inkubation, also am 6.—7. oder 8. Tage vorgenommen, so können die Masern nicht mehr vollständig unterdrückt werden, sie werden aber in ihrem klinischen Verlauf bedeutend gemildert, was nicht als ein Mißerfolg zu buchen, sondern sogar meistens wünschenswerter erscheint, da diese milden Masern eine dauernde Immunität hinterlassen.

Klinisches Bild der Serum mitigierten Masern! (das Morbilloid). Die Inkubationszeit erscheint verlängert 12, 18—24 Tage. Im gleichen Maße wie die Inkubationszeit verlängert wird, wird auch das klinische Bild milder und milder. Meistens fehlen katarrhalische Erscheinungen oder es tritt nur ein leichter Schnupfen, eine leichte Tracheitis oder Bronchitis auf. Conjunctivitis fehlt fast ganz. Kopliks können fehlen oder kaum angedeutet sein. Die Temperatur erreicht höchstens 38° im Prodromalstadium. In vielen Fällen fehlen Prodrome ganz und das Morbilloid beginnt gleich mit dem Exanthem. Dieses besteht häufig nur aus einzelnen sehr weit auseinanderstehenden zart roten Flecken am Rumpf und gelegentlich an den Armen. Im allgemeinen werden Gesicht und Extremitäten verschont. Auch das Enanthem ist sehr leicht. Leichte Katarrhe können erst zu dieser Zeit auftreten. Das Fieber erreicht nur 1—2 Tage 37,8—38°, oder 3—4 Tage 38,5°, oder es steigt am Abend eines einzigen Eruptionstages auf 39°, um nachher rasch wieder abzufallen. Das Allgemeinbefinden der Kinder ist dabei fast gar nicht gestört. Eine positive Tuberkulinreaktion bleibt während des Morbilloids entweder ganz unverändert, oder sie wird nur ganz leicht abgeschwächt. Es zeigt sich somit keine Anergie gegenüber Tuberkulin. Die Eruption kann außerordentlich flüchtig sein oder ganz fehlen, ebenso das Fieber, und nur einzelne Kopliks gestatten die Diagnose. Andererseits kann auch bei gleich milden klinischen Erscheinungen ein intensiveres, sogar hämorrhagisches Exanthem erscheinen, das aber rasch wieder abblaßt. Es handelt sich dabei nicht um das sonst so gefürchtete Nachinnenschlagen des Exanthems, denn der Allgemeinzustand bleibt ausgezeichnet. Komplikationen fehlen vollständig bei diesen mitigierten Masern, vorausgesetzt, daß das Kind nicht mit Diphtherie zufälligerweise infiziert wird. Das Morbilloid ist sehr wenig ansteckend. Diese Masern „en miniature“ (DEBRÉ) hinterlassen trotz der leichten klinischen Erscheinungen eine starke, dauernde Immunität.

Wird das Serum am 9.—10. Tag, wenn sich die ersten Prodrome zeigen, injiziert, dann hat es gar keine Wirkung mehr. Die Masern entwickeln sich, wie wenn nichts geschehen wäre, nur an Stelle der Seruminjektion zeigt sich das bekannte Aussparphänomen.

Das Masernrekonvaleszentenserum hat ferner keine oder sehr ungewisse kurative Wirkung. Es sei denn, man nehme eine wirkliche Transfusion von Rekonvaleszentenblut vor (RIBADEAU-DUMAS und BRISSAUD).

Eine große Zahl von Autoren: v. PFAUNDLER, GÖTT, KUTTER, MÜLLER, GLASER, REICHE, KLEINSCHMIDT, RIETSCHEL, GOEBEL, v. BOKAY, v. TORDAY, FEER u. v. a. bestätigen in etwa 2000 Fällen die ausgezeichneten Wirkungen des Masernrekonvaleszentenserums für die Prophylaxe.

Versager aus unbekannter Ursache kommen in etwa 2—6% vor (Degkwitz und Herrman). In anderen Fällen sind sie zurückzuführen auf schlechtes unreifes Serum von noch nicht vollständig genesenden Rekonvaleszenten, ungenügende Dosierung und zu späte Injektion.

Üble Zufälle sind sehr selten beobachtet worden infolge mangelnder Sterilität des Serums. Ferner kann es auch in etwa 2—3% zu leichten Erscheinungen von Serumkrankheit kommen, da wohl das Serum artgleich, aber blutfremd ist.

Prophylaxe mit dem Serum und Blut früher durchmaserter Personen. Wir wissen, daß alle Menschen, welche einmal Masern gehabt haben, in ihrem Blut Immunisine gegen diese Krankheit besitzen. Haben wir kein Masernrekonvaleszentenblut zur Verfügung, so können wir normale durchmaserte Erwachsene, z. B. die Eltern als Spender benutzen. Da der Titer an Immunisinen in diesem Fall bedeutend geringer ist als im Rekonvaleszentenblut, muß man eine höhere Dosierung wählen. Debré und Joannon geben einem 3jährigen Kinde 12, einem 6jährigen 24, einem 6—10jährigen 25 cm^3 Erwachsenenserum. Selbst Eltern, welche vor 20—30 Jahren Masern durchgemacht hatten, konnten noch ausgezeichnetes Serum liefern. Besonders geschätzt werden als Lieferanten Personen, welche in Kontakt mit Masernkranken waren, z. B. Assistenten auf Masernabteilungen, da sich ihr Blut reicher an Immunkörpern erwies.

Man hat auch versucht, die Wirksamkeit des Erwachsenenserums durch Vorbehandlung der Spender mit Blut von Patienten auf der Höhe der Masernerkrankung zu steigern. So gibt Knöpfelmacher 10 cm^3 Maserneruptionsblut subcutan dem Erwachsenenserumspender. Nach je 7—14 Tagen wird die Injektion wiederholt. Sieben Tage nach der 3. Injektion wird dem Spender reaktiviertes Serum entzogen und in Dosen von 5—10 cm^3 zur Masernprophylaxe verwendet. Dieses reaktivierte Erwachsenenserum steht in seiner Wirksamkeit zwischen Masernrekonvaleszentenserum und Erwachsenenblut (Baar). Die Gewinnung ist jedoch kompliziert und bringt zudem die Gefahr mit sich, daß das Maserneruptionsblut beim Spender wieder Masern hervorruft.

Intradermale Injektionen von Rekonvaleszentenserum. Bloxsom, Riano und Velez berichten über günstige Erfolge in der Masernprophylaxe nach wiederholter Injektion von 0,1—0,4 cm^3 von frischem Masernrekonvaleszentenserum. Nach Velez genügte sogar eine einzige Injektion von 0,1 cm^3 in den ersten 4 Tagen nach einem Masernkontakt.

Man kann auch statt des Serums nach dem Vorschlag von Rietschel, Lesné z. B. den Eltern Blut entnehmen und den zu schützenden Kindern direkt injizieren. Nach den Erfahrungen von Heymann und Bussel (Klinik Czerny) genügen für Kinder bis zu 1 Jahr etwa 20 cm^3 Erwachsenenblut vollständig. Kleinkinder brauchen etwa 20—35 cm^3. Man erreicht damit häufig keinen absoluten Schutz, aber doch eine deutliche Mitigierung. So habe ich einem ausgebluteten Hämophilen 40 cm^3 frisch entnommen väterlichen Blutes injiziert, weil es von seinem Bruder mit Masern angesteckt worden war (Mitte der Inkubationszeit). Der 8jährige Knabe bekam ein typisches Morbilloid mit nur eintägigem Fieber und ganz ephemerem Exanthem. Bei seinem bedenklichen Zustand (10% Hämoglobin) wären ihm sonst die Masern sehr gefährlich geworden. Ich habe mit dieser Methode sehr schöne Erfolge gesehen. sogar völlige Abdrosselung in einzelnen Fällen. Mitunter eine solche Mitigierung, daß die Kinder mit dem Masernexanthem herumspazierten und sich gar nicht krank fühlten. Ein ganz ungewohnter Anblick!

Da nie weniger als 20—30 cm^3 frisches Blut intramuskulär verwendet werden sollen, so macht dieses Blutvolumen die intramuskuläre Injektion schmerzhaft, es kann zu Gewebsnekrosen und verkalkten Hämatomen kommen. Es ergab sich daraus die ernstliche Erwägung, ob man nicht ein bequemeres und weniger reizendes Material verwenden sollte.

Ein anderer abschreckender Zustand war die gelegentliche Übertragung einer ikterogenen Substanz im Blut, von Personen herrührend, die unter Umständen einen latenten Ikterus durchgemacht hatten. Solches Blut oder Serum kann gelegentlich bei dem Impfling eine schwere ja sogar tödliche hepatocelluläre Gelbsucht auslösen, mit einer Inkubationszeit von 50—150 Tagen.

Placentarextrakt (McKhann). Die Tatsache, daß die meisten Neugeborenen eine natürliche Immunität gegen Masern mit auf die Welt bekommen, welche sie für etwa 6 Monate gegen diese Infektionskrankheit schützt, legte die künstliche Übertragung von Immunkörpern von der Mutter auf das Kind durch Placentarextrakte nahe. In der Tat konnte in der Folge festgestellt werden, daß solche Placentarextrakte ähnlich wie frisches Rekonvaleszentenserum Antikörper gegen Masern enthielten. Es wurde ein raffiniertes, konzentriertes Produkt gewonnen, welches in Dosen von 1—2 cm^3, in den ersten 3 Tagen der Inkubation injiziert, genügte, um die Masern zu verhüten. Nach dieser Zeit sind Dosen von 3—10 cm^3 notwendig, aber es gelingt selten, die Masern gänzlich zu verhüten, meist nur sie zu mitigieren. Solche Mitigierung gelingt selbst noch, wenn das Placenta-Immunglobulin als therapeutisches Mittel beim Erscheinen der Kopliks, ja noch im Beginn des Ausschlags in Dosen von 10 cm³ injiziert wird. Leider können etwa 41% der Injizierten Reaktionen gegenüber dem Impfstoff zeigen. Etwa in $^1/_4$ der Fälle ist der Placentarextrakt unwirksam.

Der Gebrauch von konzentriertem menschlichem Serum γ-Globulin zur Verhütung und Abschwächung der Masern. Das reiche Material von Blutplasma, welches von freiwilligen Blutspendern in USA. vom Roten Kreuz gewonnen wurde, gab E. COHN und seinen Mitarbeitern an der Harvard-Universität Gelegenheit die verschiedenen Komponenten des Plasmas für therapeutische Zwecke durch selektive Fraktionierung zu gewinnen. Jeder Bestandteil des Plasmas wurde isoliert und konzentriert. Das Blutplasma von mehr als 1 Mill. Spendern wurde in 5 Fraktionen zergliedert. Die erste Fraktion war reich an Fibrinogen, welches mit Thrombin zur Bildung von Blutgerinnseln nützlich ist, Fraktion 2 und 3 enthielten sowohl alle Globuline als auch Prothrombin und Isohämoglobuline, Fraktion 4 die meisten α-Globuline, Fraktion 5 85—90% der Serumalbumine. Schon das Arbeiten mit dem Placentarextrakt hatte ergeben, daß die Immunkörper gegen Masern an Globuline gebunden waren. Es zeigte sich nun, daß die γ-Globuline, welche aus der Fraktion 2 vom Sammelplasma konzentriert wurden, sichere und wirksame Stoffe zur Verhütung und Milderung der Masern enthielten. STOKES, MARIS und GELLIS, ORDMAN, JENNINGS und JANEWAY, GREENBERG, FRANT und RUTSTEIN, ANDERSON, SWEET und WICKMAN, BERENBERG, TUFTS, BROTHER u. a. haben alle Serum-γ-Globulin bei einer hinreichend großen Zahl von Kindern versucht, um seinen Wert sicherzustellen. Nach JANEWAY enthält konzentriertes menschliches Serum-γ-Globulin eine 25fache Konzentration der Antikörper, welche im normalen Erwachsenenserum vorhanden sind, und ermöglicht es, das Äquivalent von 125 cm³ Erwachsenen-Mischserum in einer einzigen intramuskulären Injektion von 5 cm³ zu verabreichen.

Dosierung innerhalb der ersten 6 Tage der Inkubation gibt eine Dose von 0,16—0,2 cm³ je Kilogramm Körpergewicht in 75—80% vollkommenen Schutz, in 20—25% werden die Masern abgeschwächt. Wünscht man nur eine solche Mitigierung der Masern, so gibt man am 4.—5. Tag nach der Ansteckung $^1/_4$ dieser Dose, nämlich 0,04—0,05 cm³ je Kilogramm Körpergewicht.

Technik. Das konzentrierte Globulin ist sehr viscös und klebrig. Aus diesem Grunde muß die Spritze unmittelbar vor dem Gebrauch gefüllt werden, sonst kann der Stempel verkleben. Das γ-Globulin darf niemals intravenös injiziert werden. Vor der Injektion muß man sich durch Zurückziehen des Stempels vergewissern, daß man kein Blutgefäß angestochen hat. Die Gesäßgegend ist die Stelle der Wahl für die intramuskuläre Injektion. An der Injektionsstelle treten nur ganz ausnahmsweise lokale Reaktionen auf, der Schmerz ist gering.

Dauer des Impfschutzes. Eine protektive Dose verleiht einen vollständigen Schutz für 2—3 Wochen und sollte wiederholt werden, wenn eine Verlängerung des Schutzes wünschenswert ist.

Die mitigierten Masern nach γ-Globulin. Sie können variieren von einer kaum erkennbaren Krankheit, welche einen Tag dauert, mit sehr leichtem Fieber und einem blassen spärlichen Ausschlag, 3 oder 4 Flecken über dem Sternum oder einer Gruppe von solchen hinter jedem Ohr (ANDERSON) bis zu einer Affektion, welche nur wenig milder ist als gewöhnliche Masern. Unwohlsein, Prostration, katarrhalische Symptome und Husten sind ungewöhnlich. Das Fieber dauert meist nur 2—3 Tage. Mitigierung ist der völligen Unterdrückung oft vorzuziehen, weil sie eine dauernde Immunität gegen Masern hinterlassen kann.

Modifikation des Verlaufes im Sinne einer Mitigierung gelingt noch nach dem Beginn des katarrhalischen Stadiums, aber noch vor Ausbruch des Exanthems, nach STOKES, MARIS und GELLIS, BERENBERG u. a. bei Verabreichung von großen Dosen 15—30 cm³ γ-Globulin.

Indikationen. 1. Säuglinge, jünger als 6 Monate, deren Mütter niemals Masern gehabt haben und deshalb keine passive Immunität übertragen konnten; 2. Kinder zwischen 6 Monaten und 3 Jahren, bei denen die Masern oft schwer, komplikationsreich verlaufen können; 3. geschwächte oder anderweitig kranke Kinder, Spitalpatienten, Patienten mit Lungentuberkulose usw.; 4. nicht immune schwangere Frauen, insbesondere im 1. Trimester der Schwangerschaft (BERENBERG).

Auch nach unseren Erfahrungen gelingt es durch frühzeitige Injektion von γ-Globulin die Masern mit erstaunlicher Sicherheit zu verhüten bzw. zu mitigieren.

Tierisches Masernserum. Das von DEGKWITZ angegebene tierische Masernserum hat sich nicht bewährt. TUNNICLIFF und WHITE haben nach der DOCHEZschen Methode mit ihren vergrünenden Maserndiplokokken ein Pferdeimmunserum zu gewinnen versucht. Die Wirkung ist jedoch unsicher.

Aktive Immunisierung. Die kurze Dauer der passiven Immunität durch Rekonvaleszentenserum läßt eine brauchbare Methode aktiver Immunisierung wünschenswert erscheinen. Das alte Problem der Morbillisation (HOME mit Blut, MAYR mit Nasenschleim) wurde dadurch auch in unseren Tagen erneut wieder aufgenommen, aber noch nicht in praktisch ansprechender Form gelöst. HIRAISHI und OKOMATO haben 1921 versucht, durch starke Verdünnungen von infektiösem Masernblut (1:100, 1000 und 10000 1%ige Citratlösung in Mengen von 0,5—1 cm³) in steigenden Dosen zu injizieren. Die Resultate waren jedoch unklar, wenn sie auch eine gewisse Immunität erreicht zu haben schienen. 1923 versuchten NICOLLE und CONSEIL eine Serovaccination. Sie gaben zuerst 10 cm³ Rekonvaleszentenserum und nachher 1 cm³ Blut. Auch DEBRÉ und JOANNON verwenden infektiöses Masernblut in Verdünnung von 1:400 bis 1:800. Mit der stärkeren Konzentration gab es noch leichte Masern, mit der schwächeren nur vorübergehende Leukopenie.

Originell ist das Vorgehen von HERRMAN. Er nutzt die relative Immunität von Kindern im Alter von 5 Monaten aus, um bei ihnen durch Infektion mit Nasensekret ein Morbilloid mit dauernder Immunität zu erzeugen. Das Nasensekret wird von Masernkranken 24 bis 48 Std vor der Eruption gewonnen und mit etwas Normalsalzlösung gemischt. Bakterien und anderes Material werden durch Zentrifugieren entfernt, das Sekret durch Berkefeldfilter filtriert und etwas Trikresol zugesetzt. Einige Tropfen davon werden auf die Nasenschleimhaut des zu Immunisierenden gebracht. Die besten Resultate werden erhalten, wenn nur gesunde Kinder durchmaserter Mütter im Alter von 5 Monaten geimpft werden und dabei vom 8.—16. Tag eine gewisse Reaktion, leichtes Fieber, einige Masernflecken zeigen. Von 75 geimpften und nachkontrollierten Kindern bekamen trotz Infektionsgelegenheit nur 5 Masern. ZINGHER (1926) verwendet ebenfalls HERRMANS Methode bei älteren Kindern, gibt aber nach 24—48 Std eine entsprechende Dosis Rekonvaleszentenserum nach.

Therapie. Das Hauptgewicht ist auf hygienisch-diätetische Behandlung zu legen. Vor allen Dingen muß für ein großes luftiges Krankenzimmer gesorgt werden, das entweder ständig offengehalten oder häufig gelüftet wird. Der Kranke soll unbedingt Bettruhe beobachten während etwa 10—14 Tagen, sofern der Verlauf nicht kompliziert ist! Unruhige Kleinkinder wird man nach der Deferveszenz lieber früher aufnehmen. Mit dem Ausgang ins Freie muß man nach dem Aufenthalt im Krankenzimmer vorsichtig sein, da sich sonst leicht infolge erhöhter Empfindlichkeit gegen Witterungseinflüsse Komplikationen einstellen. Demgegenüber haben v. GRÖER, NOBEL, SCHLOSSMANN systematische Freiluftkuren für die Masernbehandlung empfohlen und damit günstige Erfolge erzielt. Im Privathaus wird man aus diplomatischen Gründen vorsichtig sein müssen. Es ist zweckmäßig, die Zimmerluft feucht zu halten durch Aufstellen von kochendem Wasser, Bronchitiskessel usw. und für eine etwas höhere Temperatur von 18—20° C zu sorgen, da das Einatmen zu trockener oder zu kühler Luft öfter und lange quälenden Husten auslöst.

Vielfach wird das Zimmer verdunkelt, da die Tageshelle für den Patienten wegen der Conjunctivitis lästig ist. ROLLY, v. GRÖER u. a. halten das Verdunkeln des Zimmers nicht für ratsam und begnügen sich damit, das Kopfende des Bettes dem Fenster zuzukehren; man wird mit dieser Maßnahme, falls nicht besondere Komplikationen von seiten der Augen vorliegen, auskommen.

Ernährung. Während des Fieberstadiums ist man genötigt, flüssige und breiige Diät zu geben. Vollmilch führt leicht zu Erbrechen. Man gebe sie deshalb reichlich gezuckert und mit Malzkaffee oder Tee verdünnt. Auch in kühlem Zustande wird sie besser vertragen. Gemüsesuppen, Schleimsuppen, Einbrennsuppen, Grießbrei, Puddinge, Mehlbreie, Kompotte, frisches Obst bringen Abwechslung in den Speisezettel und helfen mit, die oft hochgradige Appetitlosigkeit zu überwinden. Zur Zeit hohen Fiebers wird man lieber auf Eier und Fleisch verzichten und sich auf gezuckerten Lindenblütentee oder Holundertee und ganz besonders frische Fruchtsäfte, wie Citronen-, Orangen-, Himbeersaft u. dgl. beschränken. Bei hartnäckiger Verstopfung bewähren sich Apfelmus oder Pflaumenmus. Abführmittel werden wegen der Mitbeteiligung der Darmmucosa am Krankheitsprozeß besser vermieden. Wenn nötig, kann ein Klysma mit Kamillentee oder Öl oder Glycerin die gewünschte Wirkung hervorbringen.

Leichtere Durchfälle bedürfen, besonders zur Zeit des hohen Fiebers, keiner besonderen Behandlung, ja es ist vielleicht nicht einmal gut, sie zu unterdrücken. Sie schwinden meist mit der Defervescenz von selbst. Bei starken Durchfällen mit ruhrartigen Stühlen wirken oft 1—2 Tage ausschließlich Bananen oder geschabte rohe Äpfel sehr gut. Nachher muß die Ernährung mit Kakao und 15 g entrahmter Trockenmilch je Tasse, Gemüsesuppen, Reis, Gerstenschleim usw. vorsichtig mit allmählichem Übergang zur gemischten Kost durchgeführt werden. Bei starkem Tenesmus, Stärkemehlklistiere. Medikamentös bewährt sich Chininum tannicum 0,1—0,2, bei starken Schmerzen mit pulvis opii je nach dem Alter 0,002—0,01.

Appendicitis, sowohl zur Zeit der Prodrome als in der Rekonvaleszenz, ist, wenn die Diagnose feststeht und es der Allgemeinzustand irgendwie erlaubt, möglichst früh zu operieren, da gerade die Masernappendicitis zu schneller Perforation und allgemeiner Peritonitis neigt.

Chemotherapie durch Antibiotica. Ähnlich wie andere Viruskrankheiten reagieren die Masern weder auf Sulfonamide noch auf Penicillin. Dagegen kommen diese Chemotherapeutica oft zu erfolgreicher Anwendung bei den Komplikationen, welche durch grampositive Kokken oder durch Influenzabacillen hervorgerufen werden. Bei Sekundärinfektion durch Influenzabacillen kommt vor allem Streptomycin in Betracht.

Antipyrese. Das Masernfieber spricht am ehesten auf große Dosen von Pyramidon an. Wir verwenden gerne zur Linderung des Fiebers, der Kopfschmerzen und des Hustens Pyramidon z. B. in der folgenden Mixtur:

Spirit. Ammonii anisati	2,0
Pyramidon (Di-Pyrin)	2,0—5,0
Coffein natr. benz.	0,5
Aquae dest.	60,0
Sirup. Althaeae ad	100,0

MDS. 4—6mal 5 cm³ vor und zwischen den Mahlzeiten.

Zur Bekämpfung des lästigen Reizhustens empfehle ich Cardiazol-Dicodid je nach dem Alter 3mal 2—10 Tropfen oder für den Abend eine Allonaltablette oder eine halbe Acedicontablette (0,0025).

Für Erwachsene empfiehlt ROLLY:

Ammonii chlorat.	
Succ. liquirit. ana	2,0
Aqua foenicul. ad	150,0

MDS. 2stündlich 1 Eßlöffel.

Oder:

Decoct. Carrageen	3,0
Codein phosphoric.	0,3/150,0
Ol. citr. gtts.	3

MDS. Eßlöffelweise.

In die Augen lasse ich 2—3mal täglich bei starker Conjunctivitis 3%ige Collargollösung einträufeln. Die Augen werden öfter mit lauwarmem Borwasser ausgewaschen und dabei die Borken vom Lidrand entfernt. Am Abend werden die Lider dick mit Ung. boric., Ung. glyc., Zink- oder Alsolsalbe eingefettet, um das Verkleben während der Nacht zu verhüten.

Auf möglichst peinliche *Mund- und Rachenpflege* ist besonders zu achten. Bei kleinen Kindern gebe man reichlich warmen süßen Tee oder Fruchtsäfte zu trinken. Größere Kinder und Erwachsene spülen häufig Mund und Rachen mit Kamillentee oder Salbeitee unter Zusatz von 1 Teelöffel Glycerin je Glas. Wasserstoffsuperoxyd ist bei der leichten Lädierbarkeit der Masernschleimhäute zu widerraten. Man kann auch mit ½ Glas Emser Wasser gurgeln und dann die andere Hälfte trinken lassen.

Hydrotherapie. Von warmen oder gar kühlen Wickeln rate ich bei den Masern gänzlich ab. Sie behindern leicht die Atmung und wir wissen nicht, ob es nicht die wichtigen Vorgänge in der Haut bei der Eruption des Exanthems in irgendeiner Weise stören und das gefürchtete Nachinnenschlagen der Masern, namentlich bei kleinen Kindern, bewirken können. Ausgezeichnet bewährt sich dagegen die Bäderbehandlung. Rückt der Zeitpunkt der Eruption heran, so lasse ich jeden Abend ein warmes Kamillenbad 38—39° C während etwa 5 min geben und so lange wiederholen, bis das Exanthem sich zu voller Blüte entwickelt hat. Nach dem heißen Bad gibt man Hollundertee und läßt noch etwas nachschwitzen, während etwa einer halben Stunde, und dann gut abtrocknen.

Solche Schwitzprozeduren bewähren sich auch beim Pseudocroup. Zur Beruhigung der Atmung und Linderung der Stenosesymptome gebe ich 2—3mal täglich 0,4 Kalmopyrin mit 0,03—0,04 Luminal. Kataplasmen auf die Kehlkopfgegend; bei sehr starker Stenose kann man auch Blutegel am Halse ansetzen. Wie v. GRÖER gebe ich auch beim Pseudocroup 3000—4000 Diphtherieserum, da dieses auch hier infolge ergotroper Wirkung, trotz der Abwesenheit von Diphtherie, sehr günstig wirkt und schon aus prophylaktischen Gründen zur Vermeidung des echten Croups angezeigt ist. Auch die Pseudocroupkranken werden fast dauernd unter Dampfspray oder Dampfzelt gehalten.

Bei Capillarbronchitis verwende ich an Stelle der HEUBNERschen Senfpackungen Senfkataplasmen, indem man bei kleineren Kindern Senfmehl und Flachssamen zu einem Brei kocht und in dünner Schicht in ein Tuch einschlägt und so warm wie möglich (cave Verbrennungen) abwechselnd auf die Vorderfläche der Brust oder auf den Rücken auflegt, bis die Haut eine intensive Rötung zeigt. Man läßt die Kataplasmen etwa 15—20 min liegen und kann sie, wenn die Hautrötung nachgelassen hat, wiederholen. Krebsrote Verfärbung der Haut ist ein prognostisch günstiges Zeichen, Ausbleiben jeder Reaktion ein Signum mali ominis. Bei guter Herzaktion wirken dann auch warme Bäder mit kühler Übergießung günstig auf die Expektoration. Senfkataplasmen bewähren sich auch bei der Behandlung der Bronchopneumonien, besonders im Beginn oder dann wieder bei verzögerter Resolution. Auch hier sind warme und heiße Bäder angezeigt, wenn nötig, mit kalten Übergießungen. Doch ist stets darauf zu achten, ob das Herz noch eingreifende Prozeduren erträgt. Mit Herzmitteln sei man eher zurückhaltend, insbesondere mit Digitalis oder Digalen. Gute Dienste leisten. Coffein 4,0/20,0 4mal 5 Tropfen, Cardiazol und besonders Coramin in Tropfenform (5—20), um den Kindern die Aufregungen der subcutanen Injektion zu ersparen. Manchmal sind jedoch bei akuter Kreislaufschwäche Injektionen von Campher, Adrenalin usw. nicht zu umgehen. Erwachsenen wird man starken Kaffee, Wein, Champagner verabreichen. Trotzdem ich bei der kindlichen Bronchopneumonie bei Masern mit Herzmitteln sehr zurückhaltend war, so bin ich doch damit gut gefahren. Ich habe selten, trotz schwerer Fälle, ein Kind verloren. Man muß sich hüten, ein Herz durch zu häufige Anwendung starker Reizmittel zu Tode zu peitschen. Auch die Anwendung trockener Schröpfköpfe, besonders im Beginn der Bronchopneumonie, leistet gewöhnlich gute Dienste. Bei sehr hohem Fieber oder schleppendem Verlauf kann auch Proteinkörpertherapie, besonders Omnadin, mitunter günstig wirken. Wichtig ist es, Säuglinge und Kleinkinder mit Masernpneumonie, wenn sie wach sind, viel herum zu tragen.

Die Masernbronchopneumonien sprechen meist auf Sulfanilamide, Diazil, Elkosin, Cibazol in Kombination mit hohen Penicillindosen gut an. Versagt das Penicillin wie bei Influenzamischinfektion, so ist Streptomycin zu versuchen. Selbst Lungenabscesse nach Masernpneumonien haben wir mit Penicillin gut heilen sehen.

Empyeme, z. B. auch im Anschluß an Pyopneumothorax werden neben der systematischen kombinierten Behandlung mit Penicillin intramuskulär und Sulfonamiden per os mit wiederholten Punktionen behandelt, wobei jeweilen 1—2mal täglich 15000—30000 Einheiten Penicillin 10—20 cm³ intrapleural eingespritzt werden, um das Empyem zu sterilisieren, und den chirurgischen Eingriff, falls er unumgänglich ist, auf einen günstigen Zeitpunkt zu verschieben.

Besondere Beachtung verdient das Verhalten der Ohren. Bei Otitis media träufelt man 5%iges Carbolglycerin in den Gehörgang. Weisen sehr starke Ohrenschmerzen, Rötung, und Pulsation des vorgewölbten Trommelfelles auf eine bereits eitrige Entzündung hin, so warte man nicht ab, sondern mache die Parencentese des Trommelfells. Hält sich die Druckempfindlichkeit der Warzenfortsätze hartnäckig trotz Behandlung mit Eisblasen oder Antiphlogistin, zeigt sich gar Schwellung, so ziehe man einen Ohrenarzt bei zwecks operativer Eröffnung des kranken Knochens. In neuerer Zeit läßt sich auch die Masernotitis durch kombinierte Behandlung mit Sulfathiazol und hohen Penicillindosen so gut coupieren, daß es selten zu einer Mastoiditis kommt, die einen operativen Eingriff bedürfte.

Die Behandlung der übrigen Komplikationen von seiten des Gehirns, Auges, Mundes, des Darmes und der Nieren unterscheidet sich in nichts von der bei der Erkrankung dieser Organe angegebenen und ist anderweitig in diesem Handbuche angeführt.

Literatur.

A. Zusammenfassende Arbeiten.

BOENHEIM, C.: Erg. inn. Med. **1925**, 38.

COMBY: Traité Grancher, Bd. 1. Paris 1897.

DEBRÉ et JOANNON: La Rougeole. Paris: Masson & Co. 1926.

FEER: Lehrbuch der Kinderheilkunde, 9. Aufl.

GRÖER, v., v. PIRQUET u. v. GRÖER: SCHLOSSMANN-PFAUNDLERS Handbuch, 3. u. 4. Aufl., Bd. 2. 1923 u. 1931.

HEUBNER: Lehrbuch der Kinderheilkunde. 1911. — HOTTINGER: PFAUNDLER-SCHLOSSMANNS Handbuch der Kinderheilkunde, 4. Aufl. 1931.

JOCHMANN: Lehrbuch der Infektionskrankheiten. 1914. — JOCHMANN-HEGLER: Lehrbuch der Infektionskrankheiten. Berlin: Springer 1924. — JÜRGENSEN u. PIRQUET: NOTHNAGELS Handbuch. Wien 1911.

LANGSTEIN: PFAUNDLER-SCHLOSSMANNS Handbuch der Kinderheilkunde, 3. Aufl. 1923.

LEVADITI: Exotdermoses Neurotropes. Masson & Co. 1922.

MAYR: Handbuch der Hautkrankheiten von HEBRA.

ROLLY: Handbuch der inneren Medizin, 2. Aufl. 1925.

THOMAS, L.: ZIEMSSENS Handbuch, Bd. 2, S. 31. 1878.

B. Einzelarbeiten.

ABRAMOW: Virchows Arch. **232**, 1. — ANDERSON and GOLDBERGER: Publ. Health Rep. **26**, 847 (1911). — J. Amer. med. Assoc. **68**, 476 (1917). — ANDERSON, S. G., and W. M. KET: Use of Gamma Globulin in Prophylaxis on Measles. Med. J. Austral. **2**, 196 (1946). — AREY, ST. L.: Post-Measles and Post-Mumps Encephalitis. Lancet **1946 II**, 188. — ARONSOHN u. SOMMERFELD: Dtsch. med. Wschr. **1913**, 39. — ASHE, B. J.: Arch. of Pediatr. **41**, 375 (1924).

BAAR: Internat. Kongr. Pädiatr. Stockholm 1930. — BARTHEZ et SANNÉE: Traité Paris 1891. — BAUGUESS, H.: Amer. J. Dis. Childr. **27**, 256 (1924). — BAUR: Münch. med. Wschr. **1921**, 24. — BEHLA, R.: Zbl. Bakter. **13**, 50 (1893); **20**, 561 (1896). — BEISKEN, W.: Z. Kinderheilk. **40**, 353 (1926). — BERENBERG, W.: Gamma Globulin as a Prophylactic and Therapeutic Agent in Communicable Disease. Milbank Mem. Fund. Quart. **25**, 119 (1947). — The Clinical Use of Normal Human Serum Gamma Globulin. Pediatric Progress **6**, 190 (1948). — BESSAU: Jb. Kinderheilk. **81**, 183 (1915). — BLAKE: Arch. of Pediatr. **38**, 90 (1921). — BLAKE and TRASK: J. of exper. Med. **33**, 385, 413, 621 (1921). — BLOXSOM, A.: Intradermal Use of Convalescent Serum against Measles. J. of Pediatr. **26**, 32 (1945). — BOKAY, v.: Dtsch. med. Wschr. **1930**. — BROTHER, G. M.: Gamma Globulin: Availability and Indications. J. Indiana State med. Assoc. **39**, 127 (1946). — BROWN: Diss. Edinburgh 1758. — BÜCHLER, L.: Z. Kinderheilk. **39**, 29 (1925).

CANNATO, S.: Pediatria **34**, 720 (1926). — CARONIA, G.: Pediatria **31**, 801 (1923). — CARY and DAY: J. Amer. med. Assoc. **89**, 1208 (1927). — CHAVIGNY, P.: Bull. méd. Paris **12**, 334 (1898). — CIACCIO: Virchows Arch. **199**, 378. — CLEMENS, H. H.: Premeasles Encephalitis. J. of Pediatr. **22**, 731 (1943). — COBURN, A. F.: The prevention of respiratory tract bacterial infections by sulfadiazine prophylaxis in the United States Navy. J. Amer. med. Assoc. **126**, 88 (1944). — COHN, E. J., J. L. ONCLEY, L. E. STRONG, W. L. HUGHES and S. H. ARSTRONG jr.: Chemical, clinical and immunological studies on products of human plasma. I. The characterization of the protein fractions of human plasma. J. clin. Invest. 23, 417 (1944). — CORBETT, ELIZABETH, U.: The visceral lesions in measles, with a report of Koplik spots un the colon. Amer. J. Path. 21, 905 (1945).

DEBRÉ, BONNET et BROCA: C. r. Soc. Biol. Paris 89, 70 (1923). — DEGKWITZ, R.: Z. Kinderheilk. 25, 134, 171 (1920). — DOEHLE: Zbl. Path. 3, 150 (1892). — DUNGAL, N.: Convalescent serum against measles. J. Amer. med. Assoc. 125, 20 (1944). — DYER, I.: Measles complicating pregnancy, report of twenty-four cases with three instances of congenital measles. South med. J. 33, 601 (1940).

EICH, HANS: Inaug.-Diss. Kiel 1915. — ESCH: Zbl. Gynäk. 42, 121 (1918). — EWING, J.: J. inf. Dis. 6, 1 (1909).

FERRY, N. S.: J. Med. 8, 191 (1927). — FERRY and FISHER: J. Amer. med. Assoc. 86, 932 (1926). — FIANDACO, R.: Plasma Prothrombin in Measles. Pediatria 54, 420, 25 (1946). — FISCHL, R.: Dtsch. med. Wschr. 1929, 1540. — FORD, FRANK R.: Bull. Hopkins Hosp. 43, 3 (1928). — FRIEDEMANN: Amer. J. Dis. Childr. 34, 854 (1927); 43, 3 (1928).

GOEBEL, F.: Z. Kinderheilk. 44, 190 (1927). — GOLDBERGER, J. H.: Arch. of Pediatr. 41, 427 (1924). — GRANCHER: Bull. méd. 1889, 229. — GREENBERG, M., S. FRANT and D. RUTSTEIN: Gamma-Globulin und Placenta Globulin. J. Amer. med. Assoc. 126, 944 (1944). — GRUND: J. inf. Dis. 30, 86 (1922). — GUINON et AINE: Bull. Soc. Pédiatr. Paris 1914.

HAMILTON, P. M., and R. J. HANNA: Encephalitis complicating Measles. Amer. J. Dis. Childr. 6, 483 (1941). — HECHT, A.: Z. Kinderheilk. 40 (1926); 43, 149 (1927). — HECKER: Z. Kinderheilk. 2, 77 (1911). — HEKTOËN: J. inf. Dis. 2, 238 (1905). — HEKTOËN and EGGERS: J. Amer. med. Assoc. 57, 1833 (1911). — HERRMAN, C.: Arch. of Pediatr. 39, 607 (1922); 40, 678 (1923). — HEYMANN u. BUSSEL: Dtsch. med. Wschr. 1931, 747. — HIBBERT and DUVAL: Proc. Soc. exper. Biol. a. Med. 23, 853 (1926); 24, 519 (1927). — HILDANUS FABRICIUS: Zit. bei DEBRÉ und JOANNON. — HIRAISHI, S., and K. OKOMATO: Jap. med. World 1, 10 (1921). — HLAVA: Zbl. Bakter. 63, 270 (1915). — HOME FRANCIS: Edinbourgh 1759. — HOYNE, L., and E. L. SLOTKOWSKI: Frequency of Encephalitis as complication of Measles. Amer. J. Dis. Childr. 43, 554 (1947).

JANEWAY, C. A.: Clinical use of human plasma fractionation II. Gamma globulin in measles. J. Amer. med. Assoc. 126, 674 (1944). — JOSIAS: Trib. méd. 30, 211 (1898). — JURGELUNAS: Zbl. Bakter. 72, 483 (1914).

KARELITZ, S.: Prophylaxis against measles with the globulin fraction of immune human adult serum. Amer. J. Dis. Childr. 55, 768 (1938). — KARELITZ, S., and RUTH M. KARELITZ: The significance of the conditions of exposure in the study of measles prophylaxis. J. of Pediatr. 13, 195 (1938). — KARELITZ, S., and B. SCHICK: Epidemiological factors in measles prophylaxis. J. Amer. med. Assoc. 104, 991 (1935). — KATO: Amer. J. Dis. Childr. 1928, 36. — KAVAMURA: Jap. med. World. 2, 31 (1922). — KELLER, W.: Die Masern. In M. GUNDEL, Die ansteckenden Krankheiten. Stuttgart: Georg Thieme 1950. — KER and CARBALLEIRA: J. Amer. med. Assoc. 77, 377 (1921). — Zit. Amer. J. Dis. Childr. 30, 56 (1925). — KLEINSCHMIDT: Mschr. Kinderheilk. 22, 2 (1921). — KNÖPFELMACHER: Wien. klin. Wschr. 1931, 213. — KOHN, J. L.: Measles in newborn infants. J. of Pediatr. 3, 176 (1933). — KOHN and KOIRANSKY: Amer. J. Dis. Childr. 1929, 38. — KÖPPE: Arch. Kinderheilk. 84, 226 (1928). — KUTTER, P.: Z. Kinderheilk. 36, 119 (1923).

LEINER: Fortbildgskurse Wien. med. Fak. 1925, 34. — LOEWE, G., u. A. VIETHEN: Z. Kinderheilk. 43, 356 (1927). — LUBSEN, N., u. J. D. VERLINDE: Measles Pneumonia in children being repatriated from the east-Indies. Nederl. Tijdschr. Geneesk. 91, 250 (1947). — LUKACS u. DIRNER: Arch. Kinderheilk. 90, 116 (1930). — LUKAS and PRIZER: J. med. Res. 26, 181 (1912). — LUST: Mschr. Kinderheilk. 34, 284 (1926). — LYON, G. M.: Virginia med. J. 22, 291 (1926).

MIKULOWSKI: Schweiz. med. Wschr. 1930, 982. — MILLES, G.: Measles Pneumonia with Note on Giant Cells of Measles. Amer. J. clin. Path. 15, 324 (1945). — MÖLLER: Diss. Würzburg 1896. — MORO: Mschr. Kinderheilk. 14, Nr 1 (1916). — MORO u. KELLER: Klin. Wschr. 4, 1719 (1925). — MOSSE, K.: Klin. Wschr. 1926, 708. — MUSSER and HAUSER: J. Amer. med. Assoc. 90, 1267 (1928).

NASSAU: Mschr. Kinderheilk. 22, 1, 2 (1921). — NEAL and APPELBAUM: J. Amer. med. Assoc. 88, 20, 1552 (1927). — NETTER, A., et R. PORAK: C. r. Soc. Biol. Paris 72, 914 (1912). NICOLLE, CH., et H. CONSEIL: C. r. Acad. Sci. Paris 171, 160 (1923). — NOBEL u. M. SCHÖNBERGER: Z. Kinderheilk. 40, 197 (1926). — NOEGGERATH: Dtsch. med. Wschr. 1929, 1621.

OREL, H.: Z. Kinderheilk. 26, 40, 623 (1925).

PANUM: Virchows Arch. 1, 492 (1847). — Arch. Méd. 1851, 451. — PARK, W.: Amer. J. publ. Health 17, 460 (1927); J. Amer. med. Assoc. 89, 1208 (1927). — PETÉNYI: Mschr. Kinderheilk. 1921, 486. — PETHEÖ, V.: Z. Kinderheilk. 44, 195 (1927). — PESCHLE, B:. Pediatria 34, 1318 (1926). — PFAUNDLER: Mschr. Kinderheilk. 44, 268 (1929). — PFAUNDLER, v.: Münch. med. Wschr. 1921, 277. — PIRQUET: Dtsch. med. Wschr. 1908, 1297. — Das Bild der Masern auf der äußeren Haut. Monographie. Berlin: Springer 1913.

RAKE, G.: Experimental Investigation of Measles. J. of Pediatr. **23**, 4, 376 (1934). — RAKE, G., and M. F. SHAFFER: Studies in measles. I. The use of the chorioallantois of the developing chicken embryo. J. of Immun. **38**, 177 (1940). — REDLICH, FR.: Z. Kinderheilk. **43**, 178 (1927). — Klin. Wschr. **1926**, 186. — REDLICH u. MATERNOWSKA: Mschr. Kinderheilk. **1928**, 28. — REGAN, J. C.: Symptomatology of measles modified by late serum immunization. J. Amer. med. Assoc. **83**, 1763 (1924). — REISMAN, H. A., and A. S. ROSEN: Encephalitis complicating Measles. Amer. J. Dis. Childr. **66**, 6, 597 (1943). — REICHE: Berl. klin. Wschr. **1921**, 1112. — Arch. Kinderheilk. **81**, 241 (1927). — REINOLD u. SCHÄDRICH: Jb. Kinderheilk. **123**, 229 (1929). — RIBADEAU-DUMAS: Bull. méd. Hôp. Paris **1918**, 147. — RIETSCHEL, H.: Dtsch. med. Wschr. **1923**, 1386. — ROSENBAUM: Jb. Kinderheilk. **131**, 45, 36 (1931). — DE RUDDER: Spezifische Prophylaxe und Therapie bei Masern und Scharlach. Ärztl. Rdsch. H. 26. — Z. Kinderheilk. **40**, 289 (1926).

SALZMANN, M.: Z. Kinderheilk. **24**, 205 (1920). — SCHEPERS: Berl. klin. Wschr. **1872**, 43. SCHIFF u. MATYAS: Mschr. Kinderheilk. **15**, 259 (1919). — SCHLOSSMANN: Dtsch. med. Wschr. **1929**, 1582. — SCHÖNFELD, HERTA: Arch. Kinderheilk. **1928**, 84. — SCHULZ: Dtsch. med. Wschr. **1921**, 271. — SELLARDS: Medicine **3**, 99 (1924). — SENSEMAN, L. A.: Myelitis complicating Measles. Arch. of Neur. **53**, 309 (1945). — SIEGEL, J. F.: Neuromyelitis optica. J. of Pediatr. **25**, 328 (1944). — SOTOW: Jb. Kinderheilk. **1899**, 50. — SOUCEK, A.: Med. Klin. **1927**, 44. — SPENCER, H. J.: J. Amer. med. Assoc. **89**, 1662 (1927). — SPIELMEYER, W.: Mschr. Kinderheilk. **44**, 195 (1929). — STEINSCHNEIDER: Dtsch. med. Wschr. **1914**, **441**. — STILLERMAN u. Mitarb.: Prophylaxis of measles with convalescent serum principal factors influencing the results. Amer. J. Dis. Childr. **67**, 1 (1944). — STIMSON, P. M.: J. Amer. med. Assoc. **90**, 660 (1928). — Arch. of Pediatr. **39**, 11 (1922). — STOCKES, J. jr., G. C. O'NEIL, M. F. SHAFFER, G. RAKE and ELIZABETH P. MARIS: Studies in measles; IV. Results following inoculation of children with egg-passage measles virus. V. The results of chance and planned exposure to unmodified measles virus in children previously inoculated with egg-passage measles virus. J. of Pediatr. **22**, 1 (1943). — STRANSKY, E.: Mschr. Kinderheilk. **43**, 193. — STRONG, R. A.: Measles, Kap. 11. BRENNEMANNS Pediatrics. — SULZER: Jb. Kinderheilk. **128**, 394 (1930). — SWEET, L. K., and TH. L. HICKMAN: The use of normal Serum Gamma Globulin Antibodies (human) concentrated (Immune Serum Globulin) in the Prevention and Attenuation of Measles. J. of Pediatr. **28**, 5, 566 (1946). — SWYER, R.: Use od sulfonamide in measles. Brit. J. Childr. Dis. **40**, 63 (1943).

TUNNICLIFF: J. Amer. med. Assoc. **68**, 1028 (1917); **71**, 104 (1918). — J. inf. Dis. **37**, 193 (1925); **41**, 267 (1927). — TUNNICLIFF and MOODY: J. inf. Dis. **1922**. — TUNNICLIFF and TAYLOR: J. Amer. med. Assoc. **87**, 846 (1926). — TUNNICLIFF and WHITE: Boston med. J. **197**, 272 (1927).

USBECK, G.: Z. Kinderheilk. **36**, 182 (1923).

DE VILLA: Pediatria **32**, 769 (1924).

WADSWORTH and MISENHEIMER: J. Amer. med. Assoc. **90**, 1443 (1928). — WEAVER, G. H., and CROOKS: J. Amer. med. Assoc. **82**, 204 (1924). — WIELAND: Mschr. Kinderheilk. **42**, 482 (1929). — WINTER: Jb. Kinderheilk. **81**, 475 (1915). — WOHLWILL, F. R.: Z. Neur. **112**, 20 (1928). — WORRINGER, P.: Rev. franç. Pédiatr. **1926**, 2.

ZINGHER, A.: J. Amer. med. Assoc. **82**, 1180 (1924).

Scharlach (Scarlatina).

Von

Eduard Glanzmann.

Mit 39 Abbildungen.

Synonyma. Französisch: scarlatine; englisch: scarlet fever; italienisch: scarlatto.

Definition. Der Scharlach ist eine selbständige, akute Infektionskrankheit, welche kontagiös ist und durch verschiedene Stämme von Streptokokken und ihre Toxine bei besonderer Empfänglichkeit des Organismus hervorgerufen wird. Er tritt in Erscheinung mit einem typischen Initialkomplex, bestehend aus Angina mit Enanthem, einem charakteristischen Exanthem mit Drüsenschwellungen. Es schließt sich eine Abschuppung der Zunge (Himbeerzunge) und der Haut während der Rekonvaleszenz an. Nach einem symptomarmen oder freien Intervall tritt in einer wechselnden Zahl von Fällen ein zweites Kranksein auf mit Fieber, Lymphadenopathie, hämorrhagischer Nephritis, Purpura, Ikterus, Rezidiv der Angina und des Exanthems (KLEINSCHMIDT).

Historisches. Es unterliegt wohl keinem Zweifel, daß der Scharlach gleich den Masern schon zu Zeiten GALENS und noch früher vorgekommen ist. Nur gelang es den alten Ärzten noch nicht, den Scharlach von übrigen exanthematischen Krankheiten scharf abzutrennen. INGRASSIAS, der sizilianische Hippokrates (geboren 1510 in Palermo) beschreibt unter dem Namen „Rossania" offenbar dem Scharlach, aber erst SYDENHAM sonderte auf Grund von Beobachtungen aus den Londoner Epidemien der Jahre 1661—1675 das Krankheitsbild des Scharlachs von dem der anderen Infektionen scharf ab. SYDENHAM war es auch, der als erster, wie später BRETONNEAU, die wechselnde Gefährlichkeit des Scharlachs in den verschiedenen Epidemien erkannte, indem er zuerst nur gutartig verlaufende Fälle sah (scarlatina vix nomen morbi merebatur), einige Jahre später jedoch eine Epidemie von unglaublicher Bösartigkeit beobachten konnte.

Durch die bahnbrechenden Untersuchungen und die genialen neuen Methoden des Ehepaars DICK ist der Scharlach in den Vordergrund des medizinischen Interesses im letzten Jahrzehnt gerückt worden. Wenn auch das Scharlachproblem noch keine allseitig anerkannte Lösung finden konnte, so sind wir einer solchen doch bedeutend nähergekommen. Auch die Therapie hat bereits aus der neuen Lehre Nutzen gezogen.

Geographische Verbreitung. Scharlach ist eine Krankheit der gemäßigten Zonen, und zwar hauptsächlich in den nördlichen Ländern, während er in den Tropen, aber auch in den arktischen Regionen außerordentlich selten ist. In Europa kommt der Scharlach vor: in England, Deutschland, Österreich-Ungarn, Frankreich, Schweiz, Italien, Spanien und im südlichen Balkan. Während in West- und Zentraleuropa die Scharlachepidemien immer milder geworden sind, werden auch heute noch schwere Epidemien in Rußland und Finnland beobachtet. In den Vereinigten Staaten Amerikas findet sich der Scharlach häufiger im Norden als im Süden (DYER 1928). Auch in Südamerika wurden z. B. schwere Epidemien neuerdings in Chile beschrieben (ONETTO 1929). In Afrika kommt der Scharlach fast ausschließlich bei Europäern vor. In Holländisch-Indien, ebenso in Indien ist der Scharlach außerordentlich selten, ebenso in Südchina. Dagegen tritt er in den zentralen und nördlichen Provinzen oft weit verbreitet auf und zeigt eine hohe Mortalität (SWEE und JETTMAR 1925). In Japan trat der Scharlach seit 1896 auf und nahm mehr und mehr zu. In Kleinasien ist der Scharlach mäßig verbreitet. Auch in Palästina wurden Fälle beobachtet. Scharlach ist endemisch seit 1854 in Neuseeland, Tasmanien und im Südwesten von Australien.

Beim Scharlach ist der **Krankheitsanlage** eine überragende Bedeutung zuzuerkennen.

Rassendisposition. Eine besondere Disposition zum Scharlach hat die weiße kaukasische Rasse, während die pigmentierten Rassen sich einer weitgehenden Immunität erfreuen. In den Tropen, in Indien, in Südamerika, Afrika ist Scharlach unter der farbigen Bevölkerung selten. Auch die Indianer besitzen eine schon länger bekannte Immunität gegen Scharlach und doch ist der Prozentsatz der Dick-positiven gleichwohl ungefähr gleich wie bei den Weißen. Positiver Dicktest und natürlich Immunität schließen sich demnach nicht aus (WERNER, SCHULTZ). Andererseits wurde bei Völkern mit natürlicher Immunität der Dicktest deutlich weniger häufig positiv gefunden wie bei scharlachempfänglichen Rassen. Bei Usbekiern in Mittelasien und Taschkent kam auf 594 Fälle von Scharlach bei Europäern nur 1 Fall bei Eingeborenen vor. Auf Dick reagierten unter Usbekiern nur 14% positiv im Gegensatz zu 80% bei den Europäern (GREKOW). TOYODA fand, daß die eingeborenen Chinesen nur halb so häufig auf Dicktoxin positiv reagieren, wobei jedoch ihre Scharlachmorbidität 45mal geringer ist als diejenige der Japaner. Andererseits fand O. FISCHER bei Afrikanegern, bei denen der Scharlach fehlt oder sehr selten ist, nur in 1,8% einen positiven Dicktest. In ihrem Serum ließen sich Scharlachexanthem auslöschende Antikörper nachweisen, obschon die Neger nie Gelegenheit hatten, mit Scharlachkranken zusammenzukommen. KLEINE und KROO (1930) nehmen an, daß es sich vielleicht um Infektionen in der Kindheit gehandelt habe, welche im tropischen Klima latent bleiben. HEINBECKER und IRVINE-JONES (1928) fanden bei Eskimos keinen positiven Dicktest und sie konnten mit ihrem Serum das SCHULTZ-CHARLTONsche Auslöschphänomen auslösen. Es weist dies darauf hin, daß sich eine natürliche antitoxische Immunität entwickeln kann, unabhängig von einer stillen Feiung durch eine latente spezifische Infektion. Interessant ist, daß z. B. Negerkinder in Amerika ebenfalls bedeutend seltener an Scharlach erkranken oder sterben, als die der Weißen. Nach DUBLIN betrug die Mortalität an Scharlach bei den Negerkindern nur $^1/_4$ derjenigen unter den weißen Kindern.

Familiendisposition. FISHER (1928) untersuchte die Vererbung von Scharlachempfänglichkeit und Immunität bei 240 Individuen, welche Scharlach gehabt hatten und kam zu folgenden Schlüssen:

1. In Familien, in welchen beide Eltern Scharlach gehabt hatten, bekamen auch die Kinder gewöhnlich Scharlach.
2. In Familien, in welchen das eine Elter eine positive Dickreaktion und das andere einen negativen Dick zeigte, bekamen diejenigen Kinder, welche die gleiche Blutgruppe wie das Dick-positive Elter hatten, die Krankheit häufiger als diejenigen Kinder, welche die Blutgruppe ihres Dick-negativen Elters geerbt hatten.
3. In Familien, in welchen keines von den Eltern Scharlach gehabt hatte, konnte bei den Kindern gleichwohl eine beträchtliche Anzahl von Scharlachfällen auftreten.

Auffällig ist die Beobachtung, daß in einzelnen Familien mehrere Kinder an Scharlach sterben. Zugegeben wird auch eine familiäre Organdisposition zu den komplizierenden Krankheiten, besonders für die Scharlachnephritis. So kann es zu einer auffallenden familiären Häufung von Nierenentzündungen kommen, selbst wenn im Rahmen von Epidemien im allgemeinen nur wenig Nephritisfälle auftreten.

Geschlechtsdisposition. Scharlach kommt bei Knaben und Mädchen ungefähr gleich häufig vor. Nach meinen Beobachtungen neigen Knaben mehr zu hämorrhagischer Nephritis. Der Umstand, daß unter den Erwachsenen mehr Frauen als Männer an Scharlach erkranken, erklärt sich nach meiner Erfahrung zwanglos dadurch, daß es sich meist um Mütter handelt, die sich bei der Pflege scharlachkranker Kinder infizieren.

Altersdisposition. Auffällig ist die relative Immunität von Säuglingen unter 5—6 Monaten gegen Scharlach. Diese Immunität ist so groß, daß man einen Säugling von der scharlachkranken Mutter ruhig weiter stillen lassen kann, ohne im allgemeinen eine Erkrankung an Scharlach befürchten zu müssen. Diese Immunität gegen Scharlach ist um so bemerkenswerter, als Säuglinge bekanntlich gegen andersartige Streptokokkeninfekte wie Erysipel, Sepsis, respiratorische Infekte außerordentlich empfänglich sind. Nur in einem Teil der Fälle erklärt sich die Immunität der jungen Säuglinge nach PAUNZ-CZOMA durch die placentare Übertragung von Antitoxin von der Mutter auf den Fetus. Dies tritt dann ein, wenn die Mütter Scharlach durchgemacht haben oder zum mindesten Dick-negativ sind. Dagegen gelang es nicht durch Frauenmilch solcher Dick-negativer Mütter nachweisbare, erhebliche Antitoxinmengen auf Säuglinge zu übertragen, welche von Dick-positiven Müttern abstammten. Daß die Lactation nicht als solche antitoxischen Schutz verleiht, geht schon daraus hervor, daß bei Säuglingen die Immunität gegen Scharlach nach dem 5.—6. Monat zu schwinden beginnt, trotzdem sie weiter gestillt werden. Die antitoxische Immunität kann nur für einen Teil der Säuglinge, der eben von Dick-negativen Müttern stammt, in Anspruch genommen werden, und doch erweisen sich fast alle Säuglinge, auch solche, die von Dick-positiven Müttern stammen, in der ersten Lebenszeit gegen Scharlach immun. Vereinzelte Ausnahmen sprechen nicht gegen die Regel. So habe ich bei einem 3 Wochen alten Säugling einen typischen Scharlach mit nachfolgender Abschuppung beobachtet. Der Verlauf war sehr milde und ohne Komplikationen. Auch SCHLOSSMANN und MEYER erwähnen rudimentären Scharlach beim Säugling. Die weitgehende Resistenz der Säuglinge, selbst der künstlich ernährten, wird neuerdings auf eine mangelnde Sensibilisierung zurückgeführt.

Nach dem Säuglingsalter nimmt die Disposition ziemlich rasch zu und erreicht schon im 3.—7. Lebensjahr ein Maximum. Nach dem 10. Jahr sinkt die Empfänglichkeit allmählich, ohne jedoch auch im erwachsenen Alter vollständig zu verschwinden. HOFF gibt folgende Tabelle der Scharlachempfänglichkeit in den verschiedenen Lebensaltern:

bis zum 20. Jahre	63—75%	vom 40.—60. Jahre	2,9%
vom 20.—40. Jahre	33,4%	über 60 Jahre	1,8%

In der Tat sahen CRISTIANI und GAUTIER in der Genfer Epidemie im Winter 1921/22 mehrere 70jährige an Scharlach erkranken. Auch ich habe mehrere Mütter im Alter von 38—40 Jahren sich noch bei der Pflege scharlachkranker Kinder infizieren gesehen.

In der Kinderheilkunde wird seit CZERNY der **Konstitution** für die Scharlachempfänglichkeit eine außerordentlich große Bedeutung zugeschrieben. Interessant in dieser Beziehung sind Beobachtungen an Zwillingen, z. B. von H. W. TRAUB. Bei einem zweieiigen Zwillingspärchen erkrankte der eine Zwilling nur leicht, der andere schwer mit vielen Komplikationen; bei einem anderen entsprechenden Pärchen erkrankte nur einer an Scharlach, der andere dagegen blieb gesund. Im Gegensatz dazu erkrankte ein eineiiges Zwillingspärchen gleichzeitig an Scharlach, der bei beiden Zwillingen einen ganz gleichen Verlauf nahm. Es würde sich lohnen, weitere derartige Beobachtungen zu sammeln, da eineiige oder identische Zwillinge genau die gleiche angeborene Konstitution besitzen.

HIRSZFELD und seine Schule konnten zeigen, daß Kinder in der Regel jene Dickreaktion aufweisen wie die Eltern, mit denen sie die Blutgruppe gemeinsam haben. Sie folgern daraus, daß ein positiver oder negativer Dicktest vererbt werde, und zwar gekoppelt mit dem Gen der Blutgruppe.

KISS und TEVELI (1930) bestimmten bei 172 Scharlachkindern die Blutgruppe und fanden, daß 78 zur Gruppe 0, 59 zur Gruppe A, 24 zur Gruppe B und 11 zur Gruppe AB gehörten. Nach ihnen erscheint die Blutgruppe 0 (Agglutinine α und β im Serum) für Scharlach und insbesondere komplikationsreicheren Verlauf prädisponiert.

Ganz auffällig ist die Disposition der Kinder mit sog. *exsudativ-lymphatischer Diathese* für Scharlach gesteigert. Derartige Kinder verraten sich durch ihren pastösen Habitus, der dadurch zustande kommt, daß einmal eine gewisse Adipositas besteht, wobei jedoch das Fettgewebe noch abnorm reichlich Wasser in den Lymphspalten enthält. Der lymphatische Apparat dieser Kinder, Tonsillen, Drüsen, Milz finden sich in einem Zustande deutlicher Hyperplasie. Diese Kinder mit abnormer lymphatischer Konstitution zeichnen sich ganz allgemein durch eine schlechte natürliche Immunität aus. Sie sind sehr anfällig, besonders gegen Infektionen des Nasen-Rachenraums in Form von Pharyngitis, Angina, Otitis usw., wobei diese Infektionen geradezu als diathetische Manifestationen erscheinen. Es ist deshalb nicht verwunderlich, daß eines Tages nach mehreren solchen sensibilisierenden Infekten auch der Scharlach unter ihnen erscheint. Das pastöse aufgeschwemmte Fett wird bei diesen Kindern, wenn sie an Scharlach erkranken, ähnlich wie bei anderen Infektionen, abnorm rasch eingeschmolzen unter Entwicklung abnorm hoher Fiebergrade, begleitet von unstillbarem Erbrechen und sehr starker Acetonurie. Dadurch sind diese Kinder für einen foudroyanten, toxischen Verlauf des Scharlachs geradezu prädestiniert. Andererseits erleichtert der abnorme Wasserreichtum der Gewebe, die Weite des Saftkanalsystems, die Insuffizienz der lymphatischen Organe, das Zustandekommen der septischen Invasion beim Scharlach.

Aber auch der Zustand des *Nervensystems* spielt eine wichtige Rolle bei der Empfänglichkeit für den Scharlach und seinen Verlauf. Russische Autoren wie KOLTYPIN u. a. haben darauf hingewiesen, daß bei malignem Scharlach in erster Linie das vegetative Nervensystem versagt. BLOCK und KOENIGSBERGER fanden bei scharlachkranken Kindern eine auffällig vagotonisch reizbare Konstitution. LENART und SANDOR stellten im Gegensatz dazu, bei Dick-positiven Kindern eine sympathico-hypertonische, bei Dick-negativen eine sympathico-hypotonische Konstitution fest.

Nach DE RUDDER spielt die Konstitution insofern eine große Rolle, als ein verschieden gutes Antikörperbildungsvermögen vererbt wird. Bei natürlicher Immunität vermag sich der Organismus durch Kontakt mit Virusträgern ohne jedes Krankheitszeichen stillschweigend zu immunisieren.

GORTER und Mitarbeiter haben ein eindrucksvolles Beispiel mitgeteilt. In einer kleinen Anstaltsepidemie wurden von 74 Knaben 22 von Scharlach befallen. Von den 52 übrigen waren nur Dick-positiv 12, von denen noch einer erkrankte. Von den übrigbleibenden 11 Kindern wurden 5 schutzgeimpft, die anderen 6 Dick-positiven wurden als Kontrolle benutzt. Sämtliche Kinder blieben von Scharlach verschont. Bei den 5 immunisierten Kindern wurde der Dicktest 30 Tage nach der Impfung negativ bei 3, blieb positiv bei 2. Von den 6 dick-positiven Kontrollkindern waren 5 ohne weiteres negativ geworden. Diese Beobachtung zeigt, daß bei einem Infektionsherd sich eine stillschweigende Immunisierung durch Kontakt mit Virusträgern ohne jedes Krankheitszeichen abspielen kann, so daß das Resultat dieser „stillen Feiung“ (v. PFAUNDLER) sogar dasjenige der künstlichen Schutzimpfung übertreffen kann.

Ist dagegen das ererbte Antikörperbildungsvermögen ein mangelhaftes, so kann der Organismus sich nur durch die Krankheit eine Immunität erwerben, und selbst dann ist diese nicht so selten gerade beim Scharlach noch mangelhaft. „Der Organismus ist es eben, der sich seinen Scharlach schafft, weil er dazu gezwungen ist“ (v. SZONTAGH).

Ernährung und Scharlach. In neuester Zeit werden die innigen Beziehungen zwischen Ernährung und natürlicher Immunität immer schärfer hervorgehoben. Fehlerhafte Ernährung wirkt sich besonders ungünstig aus bei konstitutionellen Anomalien, z. B. besonders bei der exsudativ-lymphatischen Diathese. Durch überreichliche Ernährung mit Milch, Eiern, Kohlenhydraten wird nach CZERNY die exsudative Diathese zu fortwährenden Manifestationen gereizt. Es wird dadurch gewissermaßen eine nutritive Allergie förmlich gezüchtet, welche ihrerseits den Boden für eine Scharlachinfektion vorbereitet, nicht zuletzt auch durch die Hypertrophie der Tonsillen und die häufigen Katarrhe des Nasen-Rachenraums. SCHLIEPS konnte in neuester Zeit interessante exakte klinische Beobachtungen über den Einfluß der Ernährung auf die Scharlachdisposition beibringen. Mit Milch und Eiern überfütterte Kinder reicher russischer Eltern erkrankten viel häufiger und schwerer an Scharlach, als Tartarenkinder, bei denen sich derartige Ernährungsschäden nicht nachweisen ließen. Kinder, welche sich aus natürlichem Instinkt der überreichlichen Milchernährung widersetzten, oder welche nach modernen pädiatrischen Gesichtspunkten ernährt wurden, blieben bei Familien- oder Hausepidemien in auffälliger Weise von Scharlach verschont oder erkrankten nur sehr leicht. Der Krieg hat als ein Experiment im großen die früher übliche Überernährung mit Milch und Eiern unterbunden und CZERNY hat darauf hingewiesen, daß mit der Dauer der Kriegszeit der Scharlach bei Kindern immer seltener wurde und so niedrige Frequenzzahlen aufzuweisen hatte, wie sie früher nur selten und in kurzen Perioden zu beobachten waren. Auch KOBRAK (1920) sah bei den knapp ernährten, armen Familien eine größere Immunität gegenüber dem Scharlach, als bei den in guten, hygienischen Verhältnissen lebenden, aber unzweckmäßig ernährten Reichen. Andererseits muß aber auch betont werden, daß schwere Unterernährung und Verwahrlosung wie in Rußland, die Entstehung schwerer Scharlachinfektionen ebenfalls begünstigt, da auch diese Faktoren die exsudativ-lymphatische Diathese durch weitere Herabsetzung der natürlichen Immunität ungünstig beeinflussen. Es ist nicht zu verkennen, daß der Scharlach in den letzten Jahrzehnten im allgemeinen viel von seinen Schrecken verloren hat und vielleicht dürfte doch die im allgemeinen rationellere Ernährung der Kinder mit dazu beigetragen haben.

SCHLIEPS führt die Seltenheit des Scharlachs in den Tropen auf den Umstand zurück, daß in den heißen Ländern die Nahrung hauptsächlich aus Vegetabilien besteht.

MCKINLEY hat angenommen, daß in den Tropen wegen der hohen Außentemperatur der Fettstoffwechsel ein anderer sei wie im gemäßigten Klima. Es würde weniger Fett verbrannt, und mehr Fettsäuren ständen zur Neutralisation bakterieller Toxine zur Verfügung. Experimentell fanden KLIGLER und GEIGER in der Tat bei mit vegetabilen Ölen ernährten Ratten eine erhöhte Resistenz z. B. bei Trypanosomeninfektion, wenn die Versuchstiere unter tropischen Temperaturen gehalten wurden.

Die verminderte Resistenz bei der lymphatischen Diathese könnte vielleicht auch mit einer Störung des Fettstoffwechsels zusammenhängen.

Andererseits wird wohl die natürliche Immunität der Eskimo auch durch besondere Ernährungsart (Fleisch, Fische, Tran) unterstützt.

Zusammenfassend ist vielleicht der resistenz-erhöhende Faktor in der Ernährung auch gegen Scharlach im Vitamin A zu suchen (Vegetabilien, Lebertran).

CLAUSEN fand, daß diejenigen Kinder, welche in der Folge schwere Scharlachkomplikationen bekamen, im Beginn sehr wenig Carotin im Plasma besaßen.

Auch eine an und für sich gute konstitutionelle Resistenz kann durch verschiedene Faktoren so herabgesetzt werden, daß der bei früheren Gelegenheiten immune Organismus für Scharlach empfänglich wird. Überanstrengungen schwächende Krankheiten, wie besonders Diphtherie, spielen hier eine Rolle. SCHICK sah 3 Ärzte der Wiener Klinik erst an Scharlach erkranken, nachdem sie Diphtherie durchgemacht hatten. Gerade bei der Diphtherie kann jedoch durch die Bloßlegung der Tonsillenschleimhaut nach Abstoßung der Membranen dem Scharlachvirus eine Eintrittspforte eröffnet worden sein.

Dieser Mechanismus ist von Bedeutung beim sog. **chirurgischen Scharlach.** Es ist eine bekannte Tatsache, daß Kinder mitunter nach Adenotomie, nach Mastoiditisoperationen am nächsten Tag Scharlach haben. Manchmal tritt der Scharlach z. B. nach Appendektomie nach Entfernung der Nähte auf. Kleine Wunden an der Hand, Panaritien, Hautabschürfung am Knie können dem Scharlach als Eingangspforte dienen. Wiederholt habe ich von Insektenstichen, mit Absceßbildung vom Stichkanal ausgehend, von Furunkeln aus, Scharlach entstehen sehen. Die echte Scharlachnatur aller Fälle von Wundscharlach ist noch umstritten und es werden Verwechslungen mit septischen und andersartigen toxischen Exanthemen in Betracht gezogen.

In das gleiche Kapitel gehört der Scharlach nach *Laugenverätzungen* (PETHEÖ) und besonders *Verbrennungen.* Neulich beobachtete ich ein 3jähriges Kind, das sich eine Brandwunde am linken Arm zuzog. Die Brandwunde begann zu eitern, nach 12 Std schon zeigte sich zuerst in der Umgebung der Wunde eine scharlachartige Rötung, die sich von da aus über den ganzen Körper ausbreitete, wie ich nach 24 Std feststellen konnte. Die Rachenorgane waren frei. Aus dem Wundsekret wurden sowohl hämolytische als vergrünende Streptokokken gezüchtet. Die Eosinophilie stieg am 4. Krankheitstag bis auf 22%.

Charakteristisch für den Wund- und Verbrennungsscharlach ist die kurze Inkubationszeit (1—4 Tage), Beginn des Exanthems um die Wunde herum, größere Intensität des Ausschlages und stärkere und frühere Schuppung an dieser Stelle, geringes oder fehlendes Enanthem und das Auftreten des Exanthems vor dem Enanthem. Es ist interessant, daß auch bei extrabuccaler Eintrittspforte eine sekundäre Beteiligung der Rachenorgane auftreten kann, wie ich mehrfach beobachtet habe. VON SZONTAGH denkt bei diesen chirurgischen, traumatischen und Verbrühungsscharlachformen an das Eindringen toxisch wirkender Substanzen, und zwar eiweißartiger Natur, welche die Scharlachreaktion mit auszulösen helfen.

Der puerperale Scharlach ist verhältnismäßig selten. Er tritt meist bei Erstgebärenden auf, gewöhnlich nach ganz normaler Geburt, und zwar mit großer Regelmäßigkeit zwischen dem 2. und 5. Tage nach der Geburt, niemals nach dem 10. Tage. Wiederholte Schüttelfröste und steiler Fieberanstieg bis 40°, Brechreiz und Erbrechen; eine Angina fehlt gewöhnlich. Es zeigt sich jedoch ein Enanthen in der Mundhöhle; bald folgt das Exanthem zuerst am Hals und auf der Brust, dehnt sich auf den ganzen Rumpf aus und geht schließlich auf die Glieder über. Himbeerzunge. Der puerperale Scharlach kann rasch tödlich verlaufen unter fötiden Diarrhoen, exzessivem Fieber, kleinem Puls, Dyspnoe, Purpura, Delirien, Koma. Bei günstigem Verlauf beginnt der Ausschlag unter kritischem Temperaturabfall am 7.—8. Tag abzublassen und zu schuppen. Es gibt leichte komplikationslos verlaufende Fälle, andererseits schwere Komplikationen wie Endometritis, Adnexitis, Peritonitis, Phlegmasie, Rheumatoide, diphtheroide Anginen usw.

Der puerperale Scharlach ist ein echter Scharlach mit uterovaginaler Eintrittspforte. Er läßt sich auf andere Personen übertragen. Antitoxisches Serum gibt ein positives Auslöschphänomen (P. BAIZE und M. MAYER), im Gegensatz zu den auch vorkommenden, gewöhnlich polymorphen, häufig morbilliformen Erythemen, beim eigentlichen Puerperalfieber. Letztere schuppen schwach, sind nicht ansteckend und gutartig. Sie kommen sowohl bei puerperaler Sepsis, als bei ganz leichten Infektionszuständen vor.

Selbst bei der *Menstruation* kann ähnlich wie beim puerperalen Scharlach die lädierte Uterusschleimhaut als Eintrittspforte dienen (s. MEYER, GIGON, POSPISCHILL und WEISS).

Auch nach *Seruminjektion* wird das Auftreten von Scharlach beobachtet, und zwar entweder 8—10 Tage oder sogar 20 Tage nach der Injektion (FANCONI).

Von den übrigen akuten Exanthemen eröffnen besonders die *Varicellen* am häufigsten dem Scharlach zahlreiche Infektionspforten an den epidermisentblößten Stellen der Haut. Nach FANCONI soll diese Dispositionssteigerung nicht nur im Eruptionsstadium, sondern auch 12—14 Tage später bestehen.

Ähnliche Verhältnisse liegen auch bei der *Pockenimpfung* vor, nach der der Scharlach mit Vorliebe am 6. Tage erscheint. Die Unterscheidung von scarlatiniformen Vaccineexanthemen ist allerdings oft sehr schwierig und das Auslöschphänomenen muß zur Differentialdiagnose herangezogen werden.

Auch die *Masern*, besonders im Prodromalstadium, disponieren für das Angehen der Scharlachinfektion. Ähnliches behauptet FANCONI auch von anderen fieberhaften, akuten Erkrankungen, wie *Anginen*, *Grippen*, *toxischen Exanthemen* usw.

Diese Umstände erklären die Angabe ZINGHERS, der Scharlach sei eine Konglomeration verschiedenartigster Krankheiten. Verschiedenartigste Fälle kommen ins Spital und von diesen entwickelt ein gewisser bestimmter Prozentsatz typisches Scharlachfieber 5 Tage nach der Aufnahme.

Diese Beobachtungen lassen sich wohl nur so erklären, daß eine latente Durchseuchung mit Scharlachvirus außerordentlich weit verbreitet ist. Viele gesunde Personen beherbergen offenbar Scharlachvirus im Sinne eines endogenen Mikrobismus auf den Schleimhäuten der oberen Luftwege oder auch auf der Haut und es bedarf nur eines zufälligen Anlasses, daß die natürliche Immunität durchbrochen wird und der Scharlach zum Vorschein kommt.

Damit hängt es zusammen, daß man meist in größter Verlegenheit ist, für diese Fälle eine Infektionsquelle aufzudecken. Es würde dies auch die merkwürdigen Scharlachfälle erklären, die gewissermaßen autochthon bei Kindern auftreten, die seit Wochen und Monaten von der Außenwelt abgeschnitten sich im Spital befinden.

Die latente Durchseuchung durch das ubiquitäre Scharlachvirus bringt eine sehr große Zahl von Menschen mit Scharlacherregern in Berührung. Infolge der natürlichen Resistenz kommt es entweder zu keinen Beziehungen zwischen den Krankheitserregern und dem Menschen. Meistens aber dürften wiederholte stumme Infektionen zu Immunisierungsvorgängen Anlaß geben, die unter der Schwelle klinischer Wahrnehmbarkeit verlaufen (REITER, DE RUDDER). Dies würde die eigentümliche Tatsache erklären, daß mit fortschreitendem Alter die Zahl der Dick-positiven abnimmt, sowie, daß die meisten normalen Erwachsenen in ihrem Serum Stoffe enthalten, die das Scharlachexanthem auszulöschen vermögen. Es gesellt sich also zu der angeborenen, natürlichen Resistenz, welche ihrerseits die stillschweigende Immunisierung ermöglicht, mit der Zeit noch eine erworbene spezifische Immunität, die auf Antikörper zurückzuführen ist, während die angeborene Immunität auf einem anderen Mechanismus beruhen muß. Bei starker Bevölkerungsdichte ist die Möglichkeit, mit Virusträgern in Berührung zu kommen, gesteigert, und es werden deshalb unter diesen Verhältnissen die Kinder früher immunisiert (Präzession der Durchseuchung) als in dünnbesäten Vierteln bessersituierter Kreise oder in dünnbevölkerten Landgegenden. Dadurch wird der Scharlach immer mehr zur Kinderkrankheit gestempelt. Wird die Durchseuchung aber durch die Abnahme der Bevölkerungsdichte, die Verminderung der Träger virulenter Keime herabgesetzt, so können unter diesen Verhältnissen Erwachsene in viel größerem Prozentsatz an Scharlach erkranken. So betrug bei der von JOHANNESSEN genauestens studierten Epidemie im ganz dünn besiedelten Bergtal Lommedalen bei Christiania 1883/84 der Anteil der Erwachsenenerkrankungen etwa das 3fache jenes in deutschen Städten des vorigen Jahrhunderts (17,8%). Auf den Färöerinseln war 57 Jahre kein Scharlach mehr vorgekommen. Als es endlich wieder zu einer Epidemie kam, war der Anteil der Erwachsenen an der Gesamtheit der Erkrankungen etwa das 4fache jenes in Städten des Festlandes, so daß in Scharlachfamilien etwa jeder 4. Erwachsene an Scharlach manifest erkrankte (DE RUDDER).

In der Möglichkeit der stillen Feiung nähert sich der Scharlach der Diphtherie und der HEINE-MEDINschen Krankheit.

Natürliche Immunität, unterstützt durch stille Feiung unter Erwerbung spezifischer Schutzkörper, bewirken, daß die Empfänglichkeit für Scharlach im Vergleich zu Masern und Varicellen relativ gering ist. Während auf den berühmten Färöerinseln 99% der Bevölkerung an Masern erkrankten, traf bei der Scharlachepidemie die Infektion nur bei 38,3% der Gesamtbevölkerung auf günstigen Boden. GOTTSTEIN berechnete für Kinder einen Kontagionsindex von 35%, also 35 Erkrankungen von 100 den gleichen Ansteckungsbedingungen ausgesetzten Kindern.

Die durch stille Feiung erworbene Immunität der Erwachsenen gegen Scharlach bewirkt nun sehr häufig, daß diese, wenn sie einer Scharlachinfektion ausgesetzt sind, zwar erkranken, aber in ganz atypischer Weise z. B. an einer ganz einfachen Pharyngitis oder Angina, der man unmöglich die Scharlachnatur mehr ansehen kann. So infizierte sich eine 32jährige Mutter, die nie Scharlach gehabt hatte, an ihrem 3jährigen, an typischem Scharlach erkrankten Kinde. Sie bekam zunächst eine Angina mit streifenförmigen Belägen an den Gaumensegeln und zum Teil auf den Tonsillen, aber Enanthem und Exanthem fehlten ebenso wie die Himbeerzunge. Starke Schwellung der Submaxillardrüsen. Während aus dem Rachen des scharlachkranken Kindes hämolytische Streptokokken gezüchtet werden konnten, wuchsen aus dem Rachenabstrich der Mutter ausschließlich vergrünende Streptokokken. Der gegen Scharlach immune Organismus der Mutter war also imstande, die hämolytischen Streptokokken wieder in vergrünende umzuwandeln. Es ist schon lange bekannt, daß in der Umgebung von Scharlachkranken hauptsächlich bei Erwachsenen, aber auch bei scharlachimmunen Kindern anscheinend banale Streptokokkeninfektionen weit verbreitet sind. Am bekanntesten ist das gehäufte Auftreten von Anginen bei den Familienangehörigen von Scharlachkranken. Die einen Kinder einer Familie können typischen Scharlach zeigen, während andere an banalen Grippen darniederliegen. In einer Familie erkrankte ein Knabe an klassischem Scharlach, an dem er in der 3. Woche an Nephritis und Urämie zugrunde ging. Seine Schwester bekam während der Krankheit des Bruders eine schwere Streptokokkenwanderpneumonie (Erysipel der Lungen). In 2 Fällen sah ich schwere Wandererysipele bei Müttern auftreten, welche scharlachkranke Kinder pflegten. V. DABNEY hat 1924 4 Schwestern beobachtet, die sich bei der Pflege von Scharlachkranken infizierten, jedoch keinen Scharlach, sondern nur Otitis, Mastoiditis und Sinusitis bekamen. Bei allen 4 Patienten waren die Streptokokken morphologisch identisch und hämolytisch. Es handelte sich offenbar um die gleichen Streptokokken, die bei den empfänglichen Individuen klassischen Scharlach erzeugt hatten.

Diese epidemiologischen Beobachtungen scheinen dafür zu sprechen, daß die banalen Streptokokken im Organismus des Scharlachempfänglichen zum Scharlacherreger umgezüchtet werden. Im gleichen Sinne sprechen die immunbiologischen Erfahrungen bei Negern und Eskimos, welche in ihrem Serum spezifische, löschende Antikörper sich erwerben können, ohne je mit besonderen Scharlachstreptokokken in Berührung gewesen zu sein.

Streptococcosis. Angelsächsische Autoren wie BOISVERT, POWERS, denen sich neuerdings auch HOTTINGER anschließt, betonen, daß hämolytische Streptokokken der Gruppe A besonders die oberen Luftwege befallen. Hier ist die primäre Wohnstätte und die natürliche Einfallspforte bei der großen Mehrzahl der Patienten. Sie erzeugen das Streptokokkenfieber, welches sich in verschiedenen Altersperioden in unterschiedlichen klinischen Bildern äußert. Die Mikroben können vorhanden sein, ohne klinische Erscheinungen zu machen. In den beiden ersten Lebensjahren kann die Streptococcosis sich äußern in einem feurig-roten Hals, einer Tonsillitis mit oder ohne Exsudat, aber ohne Enanthem und Exanthem, in einer sichtbaren Halsdrüsenschwellung und recht häufig in einer Otitis mit einem spontan fließenden Ohr, eventuell auch in einer eitrigen Sinusitis. Im allgemeinen werden Eiterungen häufiger beim frühen Kindheitstypus des Streptokokkenfiebers gesehen. Zu diesem Streptokokkenfieber ist auch das Erysipel zu rechnen. Die Streptococcosis kommt viel öfter en- und epidemisch vor, als man bisher annahm. Sie bildet den Boden, auf dem der Scharlach und die Scharlachepidemien erwachsen (sog. Begleitepidemie). In der zweiten Kindheit machen sich allergisierende Einflüsse geltend und ihr Ausdruck ist das Exanthem und Enanthem, wodurch die Scharlacherkrankung als etwas Besonderes imponiert. Zu dem Streptokokkenfieber gesellt sich die erythrogene Toxämie.

Kontagiosität und Übertragung. Gerade die oft nur leicht unpäßlichen, ambulanten Erwachsenen in der Umgebung von an typischem Scharlach erkrankten Personen, welche keinerlei für Scharlach typische Krankheitszeichen zeigen, tragen häufig weit mehr zur Ausbreitung des Scharlachs bei, als die früh bettlägerig gewordenen, isolierten Scharlachkranken selber.

Bei der von JOHANNESSEN beobachteten Epidemie in dem einsamen Walddorfe Bärum in Lommedalen wurde diese dadurch eingeschleppt, daß sich ein 29jähriges Dienstmädchen, das in Christiania einen Scharlachkranken gepflegt hatte, mit Angina behaftet, jedoch nicht bettlägerig und ohne Krankheitsgefühl in das Dorf begab und dort 3 Familien ansteckte.

Merkwürdigerweise ist der Scharlachkranke selber in der ersten Zeit nach Beginn der Krankheitserscheinungen fast nicht kontagiös, selbst noch in der ersten Zeit des Exanthems. Meine Erfahrungen stimmen darin vollständig mit denen WEIGERTs überein.

WEIGERT berichtet sogar folgendes: „Ein 6jähriges Mädchen aß das Butterbrot, das ihr 4jähriger Bruder soeben angebissen hatte, zu Ende. Als ich $^1/_4$ Std später erschien, stellte ich bei dem Knaben ein Scharlachexanthem und eine Scharlachangina mit Belag fest. Das gesunde Kind wurde sofort isoliert und blieb gesund, obschon der Scharlach beim Bruder besonders bösartig war und unter den Erscheinungen der sog. Drüsenpest in 4 Tagen zum Tode führte. Erst 3 Monate später erkrankte das Mädchen, nachdem es ein Hemd, das jetzt erst aus dem unzureichend desinfizierten Krankenzimmer geholt worden war, angezogen hatte."

Bei Masern kommt man mit der Isolierung der Erkrankten zum Schutze der noch Gesunden fast regelmäßig zu spät. Ganz anders beim Scharlach. Isoliert man den Patienten bald nach Erscheinen des Exanthems, so bleiben die durch die Ansteckung gefährdeten Kinder sozusagen regelmäßig verschont. Wenn also in einer Schule oder in einer Kindergesellschaft ein Scharlachfall aufgetreten, aber rechtzeitig entfernt worden ist, so kann der Arzt die besorgten Eltern der anderen Kinder beruhigen, in dem Sinne, daß eine Erkrankung der Geschwister oder Kameraden nicht zu befürchten ist, so daß sich weitere prophylaktische Maßnahmen, insbesondere Seruminjektionen, erübrigen.

Übertragung von Scharlach auf gesunde Geschwister oder auf pflegende Mütter beobachtete ich häufiger erst in späteren Stadien, also besonders in der Desquamationsperiode. Infektiös ist besonders das Nasen-Rachensekret, das beim Sprechen, Husten, Niesen in der Umgebung des Kranken verstäubt wird und die sog. Tröpfcheninfektion vermittelt. Auch Ohreiter erweist sich oft hochgradig infektiös. Dagegen spielt Ansteckung durch das Medium der Darmentleerungen und des Urins keine größere Rolle. So berichtet KOBRAK, daß Dienstmädchen, die mit der Nachtgeschirreinigung und dem Aufräumen des Krankenzimmers, nicht aber mit der Pflege und mit dem Kind direkt zu tun hatten, nicht erkrankten. Auch die Übertragung durch Schuppen erscheint nicht mit Sicherheit erwiesen. Sie wäre dann denkbar, wenn die Schuppen mit infektiösen Sekreten verunreinigt wären. Das Anstecken kann noch spät in der Rekonvaleszenz erfolgen. Sehr bekannt sind die sog. *Heimkehrfälle* oder „*Return cases*". Kinder, welche 6 Wochen im Spital isoliert waren, können nach der Heimkehr immer noch gesunde Geschwister anstecken. Um dies zu verhüten, haben FRIEDEMANN und DEICHER vorgeschlagen, die Kinder nur dann nach Hause zu entlassen, wenn sich im 3mal wiederholten (im Intervall von 2—3 Tagen) Rachenabstrich keine hämolytische Streptokokken mehr zeigten. Das scheint mir jedoch noch ein problematisches Kriterium für die Beurteilung der Scharlachkontagiosität zu sein. Bei der Entstehung der Heimkehrfälle spielt wahrscheinlich der Umstand eine große Rolle, daß die Scharlachrekonvaleszenten auf den Scharlachabteilungen Gelegenheit haben, immer wieder frisches Scharlachvirus von neu aufgenommenen Fällen in sich aufzunehmen und dieses bei der Heimkehr in noch sehr virulenter Form auf die Geschwister zu übertragen. Dieser Gefahr suchten POSPISCHILL und WEISS, SCHICK u. a. durch die sog. „fraktionierte Desinfektion", die vollständige Trennung der frisch Scharlachkranken von den Patienten der 3. und 4. Woche, sowie von den Rekonvaleszenten der folgenden Wochen zu begegnen. Es sollen also auf der gleichen Abteilung immer nur Patienten im gleichen Stadium des Scharlachs gepflegt werden.

Die Infektion mit Scharlach erfolgt im Gegensatz zu den Masern nur verhältnismäßig selten in der Schule. Es hängt dies vielleicht damit zusammen, daß der Scharlach im Krankheitsbeginn sehr wenig kontagiös ist. GOTTSTEIN, BERNHARD, v. SZONTAGH, wie neuerdings GENTZEN betonen in übereinstimmender Weise, daß Infektionsherde in den Schulen keine erhebliche Rolle spielen. Demgemäß haben die Ferienmonate keinen erkennbaren Einfluß auf die Häufigkeit der Scharlacherkrankung.

Übertragung durch gesunde Zwischenträger kann vorkommen. Ärzte übertragen bei den kurzdauernden Besuchen Scharlach in der Regel nicht. Anders ist es natürlich, wenn der Zwischenträger stark mit infektiösem Material beladen wurde. So erzählt LE SAGE von einem Arzt, der bei einem Rachenabstrich von einem Scharlachkranken Speichel ins Gesicht gespritzt bekam. Er kehrte heim, umarmte seine Tochter, welche seit 5 Wochen nicht ausgegangen war, und sich deshalb nirgends anderswo angesteckt haben konnte; das Kind bekam einige Tage später Scharlach.

Die vom Scharlachkranken gebrauchten Gegenstände, wie Eß- und Trinkgeschirre, Wäschestücke, Kleider, Spielsachen, Bücher kommen ebenfalls als Ansteckungsvermittler in Betracht, da an ihnen das Scharlachgift lange, auch in getrocknetem Zustande haften bleiben kann.

Übertragung durch von Scharlachkranken selber oder nur in ihrem Zimmer geschriebene Briefe ist mehrfach beobachtet worden.

Der alimentäre oder Ingestionsscharlach. Bekannt geworden sind namentlich *Milchepidemien*. Nach HEGLER, BOYKSEN u. a. erkrankten in Pinneberg bei Hamburg in 194 Haushaltungen, denen infizierte Milch geliefert wurde, 110 Menschen an Scharlach. WATSON hat eine Milchepidemie in Doncaster 1936 beschrieben. Die Tochter eines Melkers litt an purulenter Streptokokkenotitis. Der Vater verband und versorgte das Mädchen. Er infizierte ein Kuheuter mit seinen Händen. Durch die Mastitis der Kuh gelangten die Krankheitserreger, Streptokokken der Gruppe A, Typus 2 in die Milch. Durch die Milch erkrankten einige hundert Personen an Scharlach, insbesondere auffallend viel Erwachsene. Im Ohreiter, an der Hand des Melkers, am Euter, in der Milch und bei den Patienten wurde derselbe oben erwähnte Streptokokkenstamm isoliert. A. EVANS hat 29 Milchepidemien zusammengestellt, davon 26 in USA., 2 in England und eine in Kanada. Die Typisierung der Erreger ergab meistens Gruppe A, Typ 1, 2, 3, 13 und 23. Die letzte Milchepidemie in Deutschland wurde nach SCHOECHLI 1948 beschrieben, wo in einem Krankenhaus innerhalb von 5 Tagen von 1032 Personen deren 87 erkrankten. Als Infektionsquelle wurde ein Angestellter der Molkerei mit schwerer scharlachverdächtiger Angina eruiert, der die für das Spital bestimmte Kanne Milch nach der Pasteurisierung durch Tröpfcheninfektion infizierte. Die Milch wurde umgekocht, als Zusatz zu schwarzem Kaffee verabreicht. In der Schweiz konnten bis heute Milch-Scharlachepidemien erst einmal mit Sicherheit nachgewiesen werden, bei der Epidemie von Aarau 1949 (REICHEN, SCHOECHLI, ALDER). Unmittelbar nach Ostern (18. und 19. April) erkrankten in dem kleinen Städtchen Dutzende von Menschen an Scharlach oder Angina, und zwar nur in bestimmten Quartieren, woselbst oft die Patienten, vorwiegend Erwachsene, Haus an Haus sich folgten. Die Zahl der Fälle stieg in den ersten Tagen rapid an, alles wies auf eine Lebensmittelinfektion hin. In erster Linie mußte dabei an die Milch gedacht werden. In der Tat konnte man feststellen, daß sich die Krankheitswelle nahezu lückenlos auf jene Quartiere und Straßenzüge beschränkte, welche vom gleichen Händler mit Milch aus der Ortschaft M. versorgt wurde. In diesem Dorfe herrschte Scharlach; 4 in der Käserei beschäftigte Personen waren an Scharlach erkrankt, hatten bzw. Scharlach durchgemacht. Bei den Milchkühen von M. konnten keine Scharlachstreptokokken im Euter nachgewiesen werden. Nach KÄSTLI sollen bisher menschenpathogene Streptokokken niemals als Euterbesiedler festgestellt worden sein. Bei dem heißen sommerlichen Wetter reicherten sich die Streptokokken vor allem in der Rahmschicht an. Die Konsumenten wurden durch den Rahm der nicht gekochten Milch, Creme zu schwarzem Kaffee oder Rahm zu Fruchtsalaten oder Méringues infiziert. Oft genügten einige Tropfen, um Scharlach oder Angina zu erzeugen.

Für den alimentären oder Ingestionsscharlach sind charakteristisch (nach ALDER):

1. Explosionsartiger Beginn.
2. Kurze Inkubationszeit von 1—3 Tagen.
3. Abnorme Saisonverteilung, Auftreten im Frühling und Sommer, bei heißem Wetter.
4. Häufig abnorme Altersbeteiligung, größere Erwachsenenkontigente.
5. Nachweis des Erregers durch Typendifferenzierung ist hie und da gelungen in allen Stationen seines Infektions- und Übertragungsweges von Scharlach infizierten Menschen zur Milch und zum neuen Patienten. Manchmal ist der Nachweis des Erregers in der Milch selbst, auch bei sicheren Epidemien, unmöglich.
6. Zu Beginn der Epidemie oft brutale schwere Krankheitsfälle (Pinneberg), später ruhigerer und milderer Verlauf und Übergang in eine relativ benigne Endemie.
7. Meist Begleitepidemien von anderen Streptokokkenerkrankungen in der Umgebung der Scharlachkranken, insbesondere Anginen, eventuell auch septische Krankheitsbilder.

Auch Speiseeis kann die Rolle des Überträgers spielen. Nach RAMSEY erkrankten 116 Menschen in Flint Michigan und in den umliegenden Dörfern infolge des Genusses von Speiseeis, bei dessen Hersteller sich denn auch hämolytische Streptokokken fanden.

Sehr auffallend ist die außerordentlich große Widerstandsfähigkeit des Scharlachkontagiums, welche an diejenige des Pockenvirus erinnert. So erwähnt WEIGERT die Ansteckung eines Kindes bei einem Besuch in einem jahrelang von Scharlach frei gebliebenen Ort durch das Schlafen in einem Kinderwagen, in dem vor 8 Jahren ein Nachbarkind einen schweren Scharlach durchgemacht hatte und der seither nicht mehr benützt worden war. Demgegenüber betont DRIGALSKY, daß die ganze Gruppe der Streptokokken zu den hinfälligeren Keimen gehört. BÜRGERS fand, daß getrocknete Streptokokken über $1^1/_4$ Jahre lebensfähig und virulent bleiben können. Der Gegensatz zu der beobachteten mehrjährigen Tenazität des Virus bleibt jedoch bestehen.

Merkwürdig ist, daß der Erreger an den Wänden, Fußböden, Decken des Krankenzimmers nicht zu haften scheint. So berichten SCHLOSSMANN und MEYER ebenso wie LE SAGE, daß in Isolierabteilungen von Infektionskliniken keine Infektionen an Scharlach auch nicht bei unmittelbar aufeinanderfolgender Belegung der Zimmer mit Patienten, die an verschiedensten Infektionskrankheiten litten, beobachtet wurde, obschon man auf eine Raumdesinfektion verzichtete und der Übertragung durch den Luftzug die denkbar günstigste Gelegenheit gegeben war. Gleiche Beobachtungen berichten von Boxstationen (PIRQUET und KLEINSCHMIDT).

Die Kontagiosität des Scharlachs scheint starken, örtlichen und zeitlichen Schwankungen unterworfen zu sein, wie wir das auch bei anderen Infektionskrankheiten, selbst bei den hoch kontagiösen Masern und auch beim Drüsenfieber beobachten können. Außerhalb der Epidemiezeit verhalten sich selbst diese nicht oder auffallend wenig kontagiös, so daß sich von sporadischen Fällen aus keine Epidemie entwickelt. Ähnliche Beobachtungen liegen auch beim Scharlach vor. So kommen z. B. auf dem Lande immer wieder isolierte Scharlachfälle vor, an die sich keine weiteren Erkrankungen anschließen. In epidemiefreien Zeiten habe ich auch in kinderreichen armen Familien keine Übertragung von Scharlach gesehen, trotzdem die Eltern sich weigerten, Kinder ins Spital zu schicken und alle Vorsichtsmaßnahmen außer acht ließen.

Epidemiologie. In den größeren Städten ist der Scharlach endemisch; auf dem Lande kann er jahrelang erlöschen. Ähnlich wie bei anderen Infektionskrankheiten treten periodische Schwankungen auf, indem sich von anscheinend sporadischen Fällen aus eine Epidemie entwickelt, die sich oft jahrelang hinzieht und wieder in sporadischen Fällen erlischt. Das Aufflackern der Epidemien wird durch das Vorhandensein einer größeren Zahl Scharlach empfänglicher Individuen bedingt. Mit der Morbidität steigt und fällt gewöhnlich auch die Mortalität einer bestimmten Bevölkerungsgruppe an Scharlach. Die Letalität, d. h. die Sterblichkeit der scharlachkranken Individuen, zeigt dagegen größere Schwankungen je nach dem Charakter der Epidemie.

Die ersten Fälle, die SYDENHAM 1675 beschrieb, waren so leicht, daß er dem Scharlach kaum den Namen einer Krankheit zu geben wagte. In ähnlicher Weise sah BRETONNEAU von 1793—1824 keinen einzigen Scharlachkranken sterben; er mußte jedoch seine Meinung ändern, als er 1824 in Tours eine außerordentliche mörderische Epidemie beobachtete. In den letzten Jahrzehnten ist der Scharlach in Deutschland und in der Schweiz immer gutartiger geworden, so daß Todesfälle zu den Seltenheiten gehören. Immerhin habe ich solche auch bei endemischen Fällen beobachtet. Die Mortalität des Scharlachs auf je 10000 Einwohnern ist von 6,1 im Jahre 1877 sukzessive gesunken bis 0,1 im Jahre 1925 (SCHÜTZ).

Nicht überall in Europa ist ein gleicher Rückgang der Mortalität von Scharlach wie in Deutschland zu beobachten. So starben auf 10000 Lebende im Jahre 1925 an Scharlach in Warschau 20,86, in Budapest 23,99, in Rom 25,48, in Leningrad 77,05, während Brüssel zur gleichen Zeit eine geringe Mortalität von nur 0,74, Berlin 1,02, München 1,03, Paris 3,1, Wien 4,12 besaßen.

Im Vergleich zu anderen Infektionskrankheiten ereignen sich beim Scharlach nur etwa $^1/_3$ soviel Todesfälle wie bei Diphtherie (Zeitraum 1909—1920). Nach der Diphtherie zeigen zunächst der Keuchhusten, dann die Masern eine erheblich größere Mortalität wie der Scharlach (SCHÜTZ).

Am häufigsten tritt der Scharlach in der kalten Jahreszeit auf, also im 4. und 1. Quartal des Jahres. VON SZONTAGH hat jedoch in Budapest wiederholte Häufung der Scharlachfälle in den Sommermonaten beobachtet. Der Kulminationspunkt fiel jedoch meist auch in Budapest auf den Oktober. Nach älteren epidemiologischen Beobachtungen soll Scharlach durch länger dauerndes warmes Wetter und trockene Winde begünstigt werden. Es wäre dabei an eine mechanische Läsion der Schleimhäute durch den aufgewirbelten Staub zu denken, der dem Scharlachvirus Eintrittspforten schafft.

Der Streptococcus scarlatinae. *Ätiologie und Pathogenese.* LÖFFLER fand als erster 1887 bei Scharlachkranken im Rachenabstrich Streptokokken. Den gleichen Befund im Wundsekret bei Wundscharlach erhob der Schweizer Chirurg BRUNNER.

SCHOTTMÜLLER führte 1895 die Blutagarplatte ein und konnte feststellen, daß fast regelmäßig von Tonsillenabstrichen und aus dem Eiter etwaiger septischer Metastasen bei Scharlachkranken hämolytische Streptokokken in Reinkultur zu züchten sind. Mit solcher Regelmäßigkeit gelang dieser Nachweis, daß für SCHOTTMÜLLER die Diagnose Scharlach zweifelhaft erscheint, wenn bei einem scarlatinösen Exanthem aus dem Rachenabstrich keine hämolytischen Streptokokken kulturell zu gewinnen sind.

Die ätiologische Rolle der Streptokokken beim Scharlach trat jedoch in der Folge wieder in den Hintergrund und sie ist auch heute noch umstritten, obschon seit den schönen Arbeiten des Ehepaars DICK, DOCHEZ u. a. ein fast erdrückendes Indizienbeweismaterial für die große ätiologische Bedeutung beim Scharlach zusammengebracht worden ist. D. und R. THOMSON haben in einer ausgezeichneten Monographie auf Grund der neuesten Arbeiten die pathogene Rolle der Streptokokken beim Scharlach zusammenfassend dargestellt und führen 15 Beweispunkte an, die nach ihrer Ansicht dafür sprechen, daß ein spezifischer, hämolytischer Streptococcus, der Streptococcus scarlatinae, das Scharlachfieber verursacht:

1. Kulturelle Differenzen. Der Streptococcus scarlatinae ist auf den meisten Nährböden anderen hämolytischen Streptokokken sehr ähnlich, läßt sich jedoch auf gewissen besonderen Blutnährböden von Erysipel-Streptokokken usw. unterscheiden.

2. Gärung und andere chemische Differenzen. Es zeigen sich gewisse Unterschiede in der Zuckervergärung gegenüber Streptococcus erysipelatis und Streptococcus pyogenes. Nach THOMSON schwärzt LUGOLsche Jodlösung Kolonien von Scharlachstreptokokken niemals, während die meisten Erysipelstämme von BIRKHAUG schwarz werden.

3. Unterschiede in der Agglutination. Die Mehrzahl der Beobachter hat gefunden, daß die Scharlachstreptokokken durch Agglutinationsversuche von anderen Streptokokken unterschieden werden können. Der Streptococcus scarlatinae selber zeigt 4 verschiedene Agglutinationstypen, wobei die schwersten Fälle dem Typ 2 zugehören.

4. und 5. Der opsonische Index und die Präcipitinprobe sprechen ebenfalls für spezifische Unterschiede des Streptococcus scarlatinae von anderen hämolytischen Streptokokken.

6. Die Scharlachstreptokokken bilden ein *spezifisches Exotoxin*, mit welchem ein ebenso spezifisches Antitoxin durch Immunisierung z. B. von Pferden gewonnen werden kann. Das Toxin erzeugt eine Hautreaktion, welche in spezifischer Weise Scharlachempfänglichkeit anzeigt (positiver Dicktest).

7. Das Scharlachtoxin erzeugt bei Injektion von großen Dosen einen allgemeinen *scarlatiniformen Rash* und andere Scharlachsymptome wenige Stunden nach der Injektion.

8. Vaccine von abgetöteten Scharlachstreptokokken kann ebenfalls einen *scarlatiniformen Rash* erzeugen (LANGOWOI, GABRITSCHEWSKY 1906).

9. Injiziert man Tiere mit Streptococcus scarlatinae, so tritt in dem Antiserum ein sog. *Antitoxin* auf, welches in spezifischer Weise nur den Scharlachausschlag auslöscht, andere Exantheme dagegen unbeeinflußt läßt.

10. Dasselbe *Antiserum* gegen Streptococcus scarlatinae übt eine mächtige *kurative Wirkung* auf das Scharlachfieber aus.

11. Mit dem *Scharlachantiserum* kann man empfängliche Personen für kurze Zeit passiv *immunisieren.*

12. Mittelst *Toxin* und *Vaccine* von Streptococcus scarlatinae gelingt es, empfängliche Personen aktiv gegen Scharlach zu *immunisieren.*

13. Scharlachfieber konnte von verschiedenen Beobachtern *experimentell* erzeugt werden durch Abstreichen von *Reinkulturen von Streptococcus scarlatinae* bei menschlichen Freiwilligen.

14. Bei durch *Milch* verursachten Scharlachepidemien wurden im Euter der betreffenden Kühe enorme Zahlen von hämolytischen Streptokokken nachgewiesen, welche mit *Streptococcus scarlatinae identisch* sich erwiesen. Diese Angaben werden neuerdings von Milchbakteriologen bestritten (KÄSTLI).

15. Gelegentlich sind *Laboratoriumsinfektionen* bei Personen beobachtet worden, welche mit Streptococcus scarlatinae arbeiteten.

R. ABDERHALDEN und BONELL wiesen im Scharlachurin Abwehrfermente, Proteinasen nach, welche in der Hauptsache nur ein Substrat abzubauen vermochten, das aus dem Eiweiß von Scharlachstreptokokken gewonnen wurde.

Kultureller Nachweis der hämolytischen Streptokokken. Man verwendet folgenden Nährboden. Man schmilzt in einem Reagensröhrchen 6—8 cm^3 Agar, kühlt ihn auf 45^0 ab, fügt 1 cm^3 defibriniertes Menschen-, Kaninchen- oder Pferdeblut zu und gießt in eine Petrischale aus. Mit der Platinöse macht man nahe beieinander liegende Ausstriche. Die punktförmigen Streptokokkenkolonien mit ihren breiten, deutlichen, glasklaren, hämolytischen Höfen sind so charakteristisch, daß die nach 24 Std vorgenommene makroskopische Betrachtung der Platten für die Diagnose genügt.

In Bouillonkulturen bildet der Streptococcus haemolyticus ein mäßiges, weißes Depot mit darüber schwimmender klarer Flüssigkeit. In Bouillonkulturen bildet er lange und gewundene Ketten.

Beim Normalen findet man in etwa nur 7—20% der Fälle hämolytische Streptokokken. Dagegen wissen wir längst, daß in der Mundhöhle z. B. am Zahnfleischrand jedes Menschen zu jeder Zeit in unendlicher Zahl grün wachsende, im allgemeinen wohl saprophytäre Streptokokken wuchern, die sich im Tierversuch z. B. an Mäusen geprüft als atoxisch oder avirulent verhalten.

Beim Scharlach findet man nun wenigstens in den ersten Tagen konstant in 84—100% hämolytische Streptokokken von besonderen, biologischen Charakteren (FRIEDEMANN und DEICHER, BLISS, KOROBKOWA und MITIN, ELKELES, MARKUSE u. a.). Aus den bisherigen bakteriologischen Untersuchungen geht jedoch hervor, daß der Streptococcus scarlatinae anderen hämolytischen Streptokokken wie Streptococcus erysipelatis und Streptococcus pyogenes so ähnlich ist, die durch biologische und biochemische Versuche bisher aufgedeckten Besonderheiten so geringfügig sind, als ob die Stämme von Scharlach sich nicht wesentlich von hämolytischen Streptokokken aus gewöhnlichen Eiterherden oder aus einfachen Anginen unterscheiden (McLACHLAN 1927).

Weitere Differenzierung der Scharlachstreptokokken nach LANCEFIELD und GRIFFITH. Die Einteilung von LANCEFIELD (1928) stützt sich auf eine besondere Antigenanalyse.

Die Gruppe A ist charakterisiert durch die M-Substanz, welche ein Protein darstellt. Sie umfaßt die meisten pathogenen Streptokokken. In etwa 95% der Scharlachfälle findet sich der hämolysierende Streptococcus der Gruppe A von LANCEFIELD. Der gleichen Gruppe gehören an die menschenpathogenen Erysipelstreptokokken, der Streptococcus pyogenes usw.

Die Gruppe B ist charakterisiert durch den Streptococcus agalactiae sive Mastitidis, namentlich bei Puerperalfieber und beim Vieh. Die typenspezifische Substanz in der Gruppe B ist ein Polysaccharid.

Die Gruppe C umfaßt namentlich Gärungserreger, die je nach dem Vergärungsvermögen in 3 Subgruppen eingeteilt werden können.

Typisierung nach GRIFFITH *1926.* GRIFFITH konnte nach der Morphologie der Kolonien und besonders durch die Agglutination 30 verschiedene Stämme von hämolytischen Streptokokken typisieren. 26 von GRIFFITH-Stammtypen gehörten zu LANCEFIELDs Gruppe A. Nach GRIFFITH sind diese Typen in ihrer Spezifität sehr stabil. So findet sich im Rachenabstrich des Scharlachs ein bestimmter Typus von hämolytischen Streptokokken in Reinkultur nach ALVAR EHINGER 1, 4, 2, 11 in dieser Ordnung, nach ALICE E. EVANS 1, 11, 13 und 23. Auch andere Typen kommen gelegentlich vor, so war nach EHINGER eine Scharlachepidemie durch den Typus 7 bedingt, welcher zur Gruppe C gehört.

Mutation der Scharlachstreptokokken. FRIEDEMANN, DEICHER und ABRAHAM konnten typische, toxische, hämolytische Scharlachstreptokokken in atoxische, anhämolytische, vergrünende umwandeln und in toxische zurückverwandeln. Solche Vorgänge kommen auch spontan vor. So wurde ein Kind, bei welchem in der Scharlachrekonvaleszenz nur noch vergrünende, atoxische Streptokokken festgestellt worden waren, entlassen. Dieses Kind steckte gleichwohl zu Hause ein anderes Kind mit Scharlach an. Die atoxischen Streptokokken dieses Falles gewannen durch Injektion in die Bauchhöhle einer Maus die Fähigkeit der Hämolyse und der Toxinbildung zurück.

Eine ähnliche klinische Beobachtung konnte ich vor kurzem machen. Eine 30jährige Mutter küßte ihr 3jähriges scharlachkrankes Kind auf den Mund. Nach 3 Tagen erkrankte sie an einer Angina mit Belägen, welche von den Gaumensegeln herabstiegen und auf die Tonsillen übergriffen. Starke, weiche Schwellung der Kieferwinkeldrüsen beiderseits, aber keine Spur von Enanthem oder Scharlachexanthem. Während aus dem Rachen des Scharlachkindes hämolytische Streptokokken in Reinkultur gezüchtet wurden, wuchsen aus den Membranabstrichen der Mutter nur vergrünende Streptokokken. Die Mutter hatte also die Fähigkeit, die hämolytischen Streptokokken in vergrünende umzuwandeln. Trotzdem waren diese vergrünenden Streptokokken nicht atoxisch, denn sie erzeugten immerhin Fieber, eine heftige Angina mit Belägen und Drüsenschwellungen, aber keine Spur von Scharlach.

Nun können sich aber offenbar auch umgekehrt die vergrünenden, atoxischen Streptokokken in hämolytische verwandeln. So sieht man nicht nur beim Scharlach, sondern bei verschiedensten Anginen, Rhinopharyngiten, bei Grippe, Masern und Drüsenfieber massenhaft hämolytische Streptokokken auftreten, die offenbar durch Virulenzsteigerung aus den atoxischen, vergrünenden Streptokokken hervorgegangen sind. Ganz besonders in der Umgebung von Scharlachkranken findet man bis zu 50 und mehr Prozent hämolytische Streptokokken, ohne daß deren Träger je an Scharlach zu erkranken brauchen. Derartige Umwandlungen der Streptokokken wurden von TOBLER und TOMARKIN bei einer Angina- und Scharlachepidemie in einem Säuglingsheim beschrieben.

D. und R. THOMSON weisen allerdings darauf hin, daß die meisten Scharlachstreptokokkenstämme auf 5% Blutagar eine gewisse Neigung zu grüner Verfärbung haben, eine Eigenschaft, die sie mit anderen Streptokokkenstämmen teilen, so daß die Beschaffenheit der Nährböden in Betracht gezogen werden muß und zu weitgehende Schlüsse nicht gestattet sind.

Die Frage, ob es eine filtrierbare und nicht kultivierbare Form von Streptokokken beim Scharlach gebe, ist noch zu wenig geklärt und spielt gegenüber dem kultivierbaren und sichtbaren Streptococcus haemolyticus scarlatinae eine untergeordnete Rolle (FRIEDEMANN und DEICHER).

Scharlachstreptokokkenträger. Stellt man eine Blutagarplatte nur kurze Zeit offen in einem Scharlachsaale auf, so gehen bei der Bebrütung viele Kolonien von hämolytischen Streptokokken auf. Die Scharlachkranken in einem gemeinsamen Saal haben deshalb immer wieder Gelegenheit, sich mit solchen hämolytischen Streptokokken zu infizieren und bleiben deshalb bis zum Ende der 6. Woche Träger dieser Keime. Isoliert man dagegen, nach dem Vorgang von FRIEDEMANN etwa vom 18. Tage an die Patienten in einer Rekonvaleszentenstation, so verschwinden die hämolytischen Streptokokken in den meisten Fällen rasch. FRIEDEMANN und DEICHER sind sogar so weit gegangen, daß sie die Patienten vom 25.—30. Tage an der freien Zirkulation überließen, vorausgesetzt, daß 3 Abstriche (bei 2tägigem Intervall) vorher negativ waren. Sie behaupten, bei diesem Verfahren keine Heimkehrfälle gesehen zu haben. Es kann jedoch trotz des Vorhandenseins von Scharlachstreptokokken eine Ansteckung ausbleiben (ELKELES und MARKUSE) und andererseits sind wir nie sicher, daß sich die vergrünenden Streptokokken wieder in hämolytische und toxische verwandeln. So gibt das Fehlen von hämolytischen Streptokokken keine Garantie gegen das Auftreten von „Return cases“ (GURWITZ).

Akzidentelle Laboratoriumsinfektionen. In der Literatur sind Berichte über eine Reihe akzidenteller Laboratoriumsinfektionen niedergelegt, welche durch Aspiration oder durch unbeabsichtigte Hautverletzung und Einverleibung von Scharlachstreptokokken aus Reinkulturen zustande gekommen sind (MOLTKE und POULSON 1929, v. BORMANN 1930, PARK, FRIEDEMANN und MADSEN).

Im Warschauer Pasteurinstitut wurden im Jahre 1901 43 Personen einer Schutzimpfung gegen Tollwut unterzogen. Von den Impflingen erkrankten 3 an typischem Scharlach, während sich bei allen anderen Personen an der Injektionsstelle eine Phlegmone entwickelte, die von einem lokalen Scharlachexanthem begleitet war. Die Nachprüfung ergab, daß das für die Impfung verwandte Rückenmark Streptokokken in Reinkultur enthielt. Die Kaninchen, welche das Virus fixa für die Tollwut geliefert hatten, waren zuvor mit Scharlachstreptokokken gespritzt worden.

Experimenteller Scharlach. Ist ein besonderer Streptococcus der Erreger des Scharlachs, so muß er das KOCHsche Gesetz erfüllen, d. h. er muß in jedem Krankheitsfalle gegenwärtig und nachweisbar sein. Er muß sich in Reinkultur isolieren lassen und Inoculationen von dieser Kultur mußten in empfänglichen Menschen oder Tieren wieder Scharlach erzeugen. Von diesem experimentellen Scharlach mußte sich der Streptococcus wieder gewinnen lassen und aufs neue in Reinkultur gezüchtet werden.

Die größte Serie von Überimpfungen ist diejenige der DICKS. Gesunde Freiwillige im Alter von 18—35 Jahren, welche in Chicago lebten und nie Scharlach gehabt hatten, wurden auf verschiedene Weise geimpft. Scharlachblutserum wurde auf die Tonsillen gestrichen und subcutan injiziert, war jedoch ohne Wirkung. Im Gegensatz zu den Masern ist das Scharlachblut nicht infektiös (vgl. auch TAKAHASHI). Kulturen von hämolytischen Streptokokken aus dem Rachen von Scharlachkranken wurden auf Tonsillen von 30 Volontären abgestrichen. Sieben von ihnen entwickelten Halsentzündung, Leukocytosen und Fieber, aber keinen Ausschlag. Die anderen blieben vollständig wohl.

Später machten die DICKS weitere Übertragungsversuche mit Reinkulturen auf einen Dick-positiven und Dick-negativen Volontär. Der Dick-negative blieb gesund. Der Dick-positive bekam 34 Std nach der Übertragung allgemeine Schmerzen, leichtes Fieber, zweimaliges Erbrechen. 46 Std nach der Überimpfung erschien ein blaßroter, scarlatiniformer Rash. Leukocytose 22400 mit 91% Polynucleären. Am folgenden Tag war der Ausschlag noch deutlich und blieb sogar etwa 5 Tage bestehen. Zur Zeit des höchsten Fiebers eine Spur Albumen. Am 20. Tag typische Desquamation an den Händen und beginnende Schuppung an den Füßen. Danach sahen die DICKS das KOCHsche Gesetz für den hämolytischen Streptokokken für erfüllt an.

Auch FRIEDEMANN gelang es, bei einem Assistenten typisches Scharlachfieber auszulösen, nachdem er eine Kultur von Scharlachstreptokokken auf die Tonsillen überimpft hatte.

Im Vergleich mit der Leichtigkeit, mit welcher Scharlach unter natürlichen Bedingungen übertragen zu werden scheint, gelingt die experimentelle Übertragung mittels Kulturen auffallend schwer (HEKTOEN). Das bisher beobachtete Material von experimentellem Scharlach ist noch sehr klein und wenig beweisend. Offenbar genügt die Beobachtung eines Rashs selbst mit nachfolgender Schuppung noch nicht zum Beweis. Es sollte nachgewiesen werden, daß von dem experimentellen Scharlach zweifellose Neuansteckungen mit richtigem Scharlach ausgegangen sind, oder der experimentelle Scharlach sollte ebenfalls ein typisches zweites Kranksein zeigen usw.

Da Scharlach spontan bei Tieren nicht vorkommt, so kann man auch Tierversuchen keine große Beweiskraft zubilligen. Es wurden z. B. von DOCHEZ Übertragungsversuche auf junge Hunde, Affen, Kaninchen, Ratten, Mäuse, Schweine und Meerschweinchen mit Scharlachstreptokokken vorgenommen. Die Tiere, besonders Hunde und Meerschweinchen, bekamen Fieber, Leukocytose und am 2.—3. Tag ein Erythem, am 8.—12. Tag mehr weniger allgemeine Schuppung, besonders an den Füßen.

Das Scharlachtoxin. Von großer Bedeutung wurde die Entdeckung von G. F. und G. H. DICK, daß das Berkefeldfiltrat des Kondenswassers einer Kultur von hämolytischen Scharlachstreptokokken oder einer ebensolchen Kultur in Pferdeserumbouillin, Blutbouillon, oder auf Pankreatinnährböden nach ALDERSHOFF in starker Verdünnung intracutan dem Menschen injiziert vielfach eine ausgesprochene Hautreaktion auslöst. Subcutane Injektionen von größeren Dosen sterilen Toxins erzeugten bei empfänglichen Personen allgemeines Unwohlsein, Nausea, Erbrechen, Fieber und einen allgemeinen scharlachähnlichen Ausschlag. Bei einem auf diese Weise behandelten Kind stellte ein so ausgezeichneter Kenner der kindlichen Hautkrankheiten wie LEINER ohne weiteres die Diagnose Scharlach, da er nichts von der Vorgeschichte wußte (KUNDRATITZ).

Die Empfänglichkeit gegenüber dem Toxin ist bei den einzelnen Menschen eine sehr verschiedene. Ich habe schon bei Injektion einer Hauttestdose Allgemeinerscheinungen, Erbrechen und scarlatiniformen Rash auftreten sehen. Andererseits konnten die DICKS 100000 Hauttestdosen injizieren, ohne Störungen zu beobachten.

Empfindlichkeit der Laboratoriumstiere gegenüber dem Toxin. Mäuse, Ratten, Meerschweinchen, Katzen, Affen, Tauben, Schafe und Kälber sind sozusagen unempfindlich, selbst gegenüber dem unverdünnten Toxin. Dagegen gab die zarte Haut weißer Ziegen eine ähnliche Empfindlichkeit gegenüber dem Toxin wie beim Menschen (KIRKBRIDE und WHEELER).

Kaninchen sind an und für sich selbst gegenüber unverdünntem Toxin wenig empfindlich. DOCHEZ und SHERMAN gelang es jedoch, Kaninchen und Meerschweinchen gegen das Toxin zu sensibilisieren.

PULVERTAFT und HARTLEY ist es gelungen, Scharlachfiebertoxin so zu konzentrieren und zu reinigen, daß es Kaninchen bei intravenöser Injektion von 0,1 cm^3 zu töten vermochte.

Thermostabile und andere Eigenschaften des Scharlachtoxins. ANDO und TOYODA u. a. nehmen neuerdings 2 Bestandteile des Toxins an: 1. Ein hitzelabiles Toxin, welches keine allergische Pseudorekationen erzeugt. 2. Ein hitzestabiles Toxin, welches wahrscheinlich mit dem Streptokokkenendotoxin identisch ist und als Allergen wirkt.

Im Gegensatz zum Diphtherietoxin widersteht das Scharlachtoxin Temperaturen von 100° während einer Stunde (MACKIE und MCLACHLAN). Es ist sehr widerstandsfähig gegen Austrocknung und gegen Kälte.

Neutralisation des Toxins. Das Scharlachtoxin läßt sich durch Scharlachrekonvaleszentenserum oder auch durch künstlich hergestelltes Scharlachimmunserum so neutralisieren, daß es bei empfänglichen Individuen keine Reaktion mehr gibt. Bei der nahen Verwandtschaft der verschiedenen Streptokokkenstämme und ihrer Toxine ist es eigentlich nicht verwunderlich, daß sog. gekreuzte Neutralisationen tatsächlich vorkommen können. So kann das Erysipelantitoxin Scharlachtoxin neutralisieren und umgekehrt.

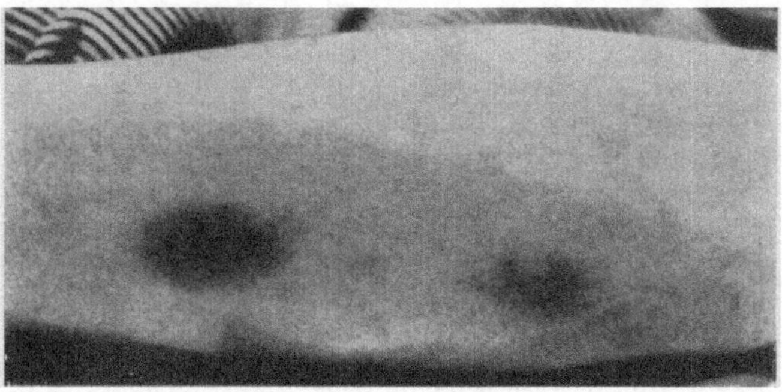

Abb. 1. Positive DICKsche Reaktion an der Innenseite der Vorderarmhaut: Proximal die positive Kontrolle mit einstündig erhitztem Dickgift, in der Mitte negative NaCl-Kontrolle, distal die stark positive Reaktion mit Dickgift. Die Reaktion ist als positiv zu bewerten, weil die Kontrolle bei gleichen injizierten Mengen schwächer ist als die Giftreaktion selbst (Düsseldorfer Infektionsklinik). (Aus Handbuch der Kinderheilkunde, 4. Aufl., Bd. II. Beitrag HOTTINGER und SCHLOSSMANN.)

Der Dicktest. *Technik.* Je nach der Stärke des Toxins verwendet man entsprechende Verdünnungen desselben, z. B. 1:1000. Man injiziert an der Beugefläche des rechten Vorderarms 0,1 cm³ dieser Toxinverdünnung intracutan oder subepidermal, so daß eine kleine weiße Quaddel entsteht. Am linken Arm macht man eine Kontrollprobe mit einem während einer Stunde bei Siedetemperatur im Wasserbad erhitzten Toxin (meist in der Verdünnung 1:100, nachher wieder gebracht auf 1:1000). Das Scharlachtoxin ist nämlich viel widerstandsfähiger wie das Diphtherietoxin, welches bei 75° C in 10 min zerstört wird.

Die Dickreaktion entwickelt sich bei positivem Ausfall schnell. Sie macht sich bereits nach 6—8 Std bemerkbar.

Die *Ablesung* wird gewöhnlich nach 24 Std vorgenommen. Es sind 4 Möglichkeiten zu unterscheiden:

1. Dicktest und Kontrollprobe lassen nur den Nadelstich, höchstens eine minimale Rötung als traumatische Reaktion erkennen. Diese Reaktionsform findet man besonders bei Kindern, die bereits Scharlach gehabt haben und vollständig immun sind. Dick-*negativ*.

2. Der Dicktest rechts ist positiv, d. h. er zeigt eine Rötung und leichte Infiltration von mindestens 1,5—2 cm Durchmesser. Die Kontrolle am linken Arm läßt nur die traumatische Reaktion erkennen. In diesem Fall sprechen wir von einem *positiven* Dick.

3. Sowohl am rechten Arm wie am linken beobachten wir eine Hautrötung von genau gleichem Charakter und gleicher Größe. Es handelt sich in diesem Fall um eine Pseudoreaktion: der Dick ist als *negativ* zu bezeichnen.

4. Wir beobachten an beiden Armen Hautrötung und Infiltration, aber die Reaktion ist am rechten Arm deutlich stärker wie am linken, an welchem

wir das erhitzte Toxin injiziert haben. Diese „*combined reaction*", welche wohl dem häufigsten Typus entspricht, bezeichnen wir ebenfalls als Dick-*positiv*.

Unterschiede zwischen Schick- und Dicktest. Die DICKS haben ihren Test dem bekannten Schicktest mit Diphtherietoxin nachgebildet. Der Dicktest erscheint bedeutend rascher wie der Schicktest, so daß er schon nach 24 Std eine Ausdehnung und Intensität gewinnt, für die ein positiver Schicktest 4 Tage brauchen würde. Der Schicktest ist dafür auch viel länger sichtbar und schädigt die Epidermiszellen intensiver, wie man an der ausgesprochenen

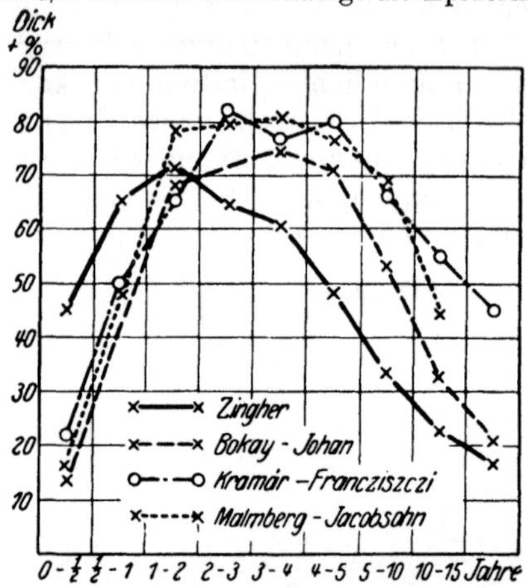

Abb. 2. Dicktest und Lebensalter.

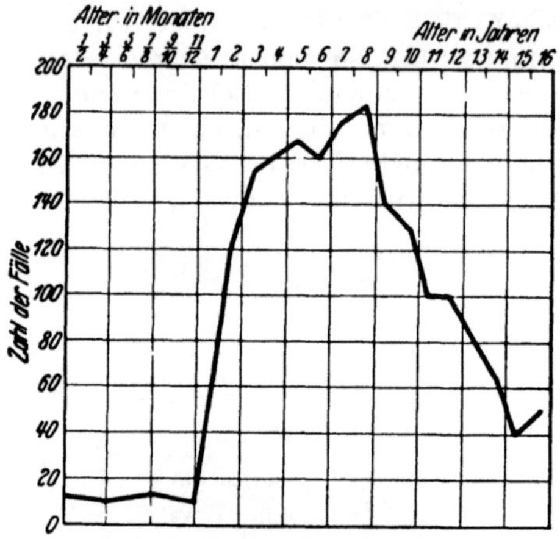

Abb. 3. Scharlach und Lebensalter.

Schuppung und andauernder Pigmentierung der meisten Schickreaktionen erkennen kann. Der positive Dicktest blaßt dagegen in 48 Std schon ganz beträchtlich ab und nur bei sehr stark positiven Reaktionen bemerkt man am 6.—7. Tag noch eine leichte Pigmentierung oder vielleicht eine oberflächliche leichte Schuppung.

Positiver Dicktest und Pseudoreaktion. Beide sehen einander zum Verwechseln ähnlich. Die störenden Pseudoreaktionen (ZINGHER in 41%, FRÄNKEL und MARGULIS sogar in 55,5%) finden sich, wie NOBEL gefunden hat, hauptsächlich bei tuberkulinpositiven Kindern. Die Pseudoreaktionen lassen sich nur durch eine oft viele Stunden lange Erhitzung des Toxins auf 100° erheblich vermindern.

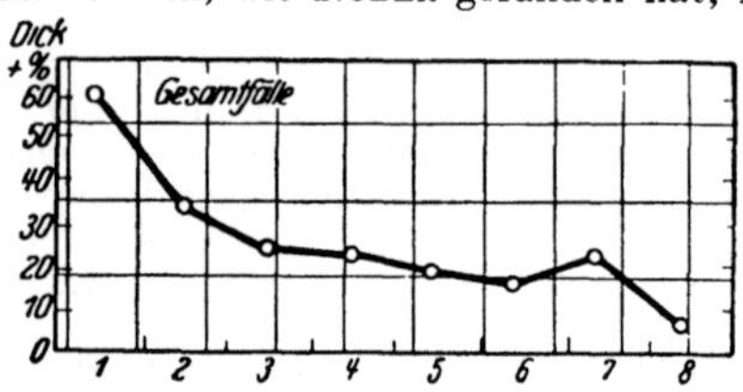

Abb. 4. Dicktest während des Scharlachs.

Dicktest und Scharlachempfänglichkeit. Nach meiner Erfahrung sagen eigentlich nur die stark positiven Reaktionen von mindestens 2 cm Durchmesser etwas über die Scharlachempfänglichkeit aus. In einer Krippe, in welcher ich einen Monat vorher die Kinder nach dem Dicktest untersucht hatte, erkrankten bei einer kleinen Scharlachepidemie gerade nur diejenigen 4 Kinder, welche einen stark positiven Dick von über 2 cm Durchmesser dargeboten hatten. Alle übrigen Kinder blieben von Scharlach verschont, trotzdem noch mehrere Dick-positive sich unter ihnen befanden. Ein negativer Dick bedeutet jedoch noch keineswegs Scharlachimmunität. Wie NOBEL, FANCONI u. a. sah ich in Familienepidemien 2 Kinder an Scharlach erkranken, bei denen ich wenige Tage vorher einen negativen Dick festgestellt hatte.

Dicktest und Lebensalter. Die Haut des Neugeborenen ist selbst gegen hohe Dosen von Scharlachtoxin unempfindlich. Auch, wenn die Kinder von Müttern mit positivem Dick stammen, so geben sie selber nach COOKE nur in 4% einen positiven Dick. Der Mangel an Hautempfindlichkeit ist meist nicht durch die Gegenwart von sog. Antitoxin im Blut bedingt. Es bleibt deshalb nur die Annahme übrig, daß die Haut der Säuglinge in den ersten Lebensmonaten noch nicht gegen das Scharlachtoxin sensibilisiert ist. Denn um eine allgemeine Reaktionsunfähigkeit der Haut kann es sich nicht handeln, wenn wir nur an die Empfindlichkeit selbst der Neugeborenen für andere Streptokokkeninfektionen in der Haut, wie Erysipel, Pemphigus usw. denken.

Die Hautempfindlichkeit gegenüber dem Scharlachtoxin nimmt während den ersten 6 Monaten ganz langsam zu, rascher während der 2. Hälfte des 1. Lebensjahres. Sie bleibt hoch vom 2.—6. Lebensjahr und fällt dann während des Schulalters ab (COOKE u. a.).

Die Zunahme der positiven Dickreaktionen in den ersten Lebensjahren kann auf eine erworbene Überempfindlichkeit gegen Streptokokkeneiweiß bezogen werden. Infektionen mit hämolytischen Streptokokken in den oberen Luftwegen kommen bei kleinen Kindern sehr häufig vor und diese wiederholten Infekte können zu einer Sensibilisierung führen.

Im späteren Kindesalter nimmt die Empfindlichkeit deutlich ab. Dies ist verbunden mit dem Auftreten spezifisch neutralisierender Antikörper im Blut als Ausdruck einer erworbenen Immunität bzw. Giftfestigkeit gegenüber dem Streptokokkentoxin. Es entspricht dieser Vorgang der sog. stillen Feiung, d. h. die Kinder erwerben im Laufe der Jahre eine Immunität gegen Scharlach, ohne je manifest an Scharlach erkrankt gewesen zu sein.

COOKE machte folgende Angaben über das Verhalten des Dicktestes, d. h. der positiven Reaktionen bei 2 Hauttestdosen in den verschiedenen Lebensaltern.

Alter	Dick-positiv	Alter	Dick-positiv	Alter	Dick-positiv
Neugeborene	1%	2—3 Jahre	65%	9—10 Jahre	35%
1—3 Monate	6%	3—4 Jahre	52%	10—11 Jahre	39%
3—6 Monate	5%	4—5 Jahre	63%	11—12 Jahre	36%
6—9 Monate	35%	5—6 Jahre	56%	12—13 Jahre	29%
9—12 Monate	55%	6—7 Jahre	38%	13—14 Jahre	23%
1—$1^1/_2$ Jahre	77%	7—8 Jahre	32%	14—15 Jahre	24%
$1^1/_2$—2 Jahre	68%	8—9 Jahre	34%	Erwachsene	27%

Auffallend ist, daß ein strenger Parallelismus zwischen dem Dicktest und der wirklichen Erkrankung an Scharlach nicht besteht. Der positive Dicktest im 2. Lebenshalbjahr und im 2. Lebensjahr geht der wirklichen Scharlachempfänglichkeit deutlich voraus und beginnt auch früher als die wirkliche Scharlachmorbiditätskurve nach dem Lebensalter zu sinken.

Dicktest während des Scharlachs. Beim frischen Scharlach trifft man gewöhnlich positive Reaktionen an, jedoch etwas schwächer wie bei gesunden Dickpositiven. In der Rekonvaleszenz, schon etwa vom 5. Tag nach der Eruption an, nimmt der Dicktest deutlich an Stärke ab, um schließlich vollständig negativ zu werden. Von dieser Regel gibt es aber zahlreiche Ausnahmen. So ist die Reaktion bei frischem Scharlach z. B. von KUNDRATITZ nur in 86%, von v. BOKAY sogar nur in 63% positiv gefunden worden. Wahrscheinlich kann eine vor Ausbruch des Scharlachs positive Dickreaktion bald nach der Eruption negativ werden. Im Verlaufe des Scharlachs kann es auch zu einem Wiederaufflammen des Dicktestes kommen. In etwa 10% bleibt auch nach überstandenem Scharlach noch ein positiver Dicktest bestehen. Auch nach anderen Krankheiten wie Erysipel, Varicellen, Angina lacunaris (NOBEL und SCHÖNBAUER) hat man gelegentlich einen positiven Dick dauernd negativ werden sehen, allerdings nach W. SCHULTZ niemals mit der Regelmäßigkeit wie beim Scharlach.

Verhalten des Dicktestes während der Masern. PARAF, KLEINSCHMIDT, GORTER, DE KORTE und MUNK fanden, daß der positive Dicktest während der Maserneruption negativ wurde, um in der Rekonvaleszenz wieder positiv zu werden. Es verhielt sich also der Dicktest ganz ähnlich wie der Pirquet oder die cutane Überempfindlichkeitsreaktion gegenüber Pferdeserum (HAMBURGER, BESSAU). Darin zeigte sich ein deutlicher Unterschied gegenüber primär toxischen Substanzen wie dem Diphtherietoxin. Der Schicktest wird durch die Masern nicht beeinflußt (BESSAU, ZINGHER, LEREBOULLET u. a.).

Dicktest — eine Überempfindlichkeitsreaktion. Es verhält sich der Dicktest bei den Masern somit in gleicher Weise wie eine Überempfindlichkeitsreaktion, welche im anergischen Stadium der Masern oder zur Zeit der Antianaphylaxie erlischt. Im gleichen Sinn spricht die Tatsache, daß es COOKE gelang, die

Überempfindlichkeit gegen Dicktoxin durch Bluttransfusion von einem Dick-positiven auf einen Dick-negativen analog einer passiven Anaphylaxie zu übertragen. Einmalige große oder wiederholte kleinere Dosen von Scharlachtoxin können einen positiven Dick längere oder kürzere Zeit rasch negativ werden lassen, ohne daß Antitoxin im Blute nachweisbar wäre (Desensibilisierung durch Antigenzufuhr). Auch DOCHEZ und SHERMAN fassen neuerdings das Scharlachtoxin als ein Toxallergen auf.

Die Streptoreaktion LEVADITI-FANCONI. LEVADITI fand, daß bei Verwundeten mit Streptokokkeninfektionen die Haut ihre Reaktionsfähigkeit gegenüber abgetöteten Streptokokken zutrifft. Zur Anstellung der Reaktion impft man die Reinkultur von Scharlachstreptokokken auf Traubenzuckeragar in zweckmäßiger Verdünnung in Mengen von 0,2 cm^3 subcutan, nachdem man die mit physiologischer Kochsalzlösung abgeschwemmte 24stündige Kultur durch 1stündiges Erwärmen auf 56° abgetötet hat. Die positive Reaktion außert sich in Rötung und Infiltration. Die Reaktion ist nicht spezifisch. Sie verhält sich umgekehrt wie der Dick und wird in der Rekonvaleszenz wieder positiv. Es handelt sich um ein vorübergehendes Versagen der Scharlachhaut gegenüber einem neu einwirkenden Reiz.

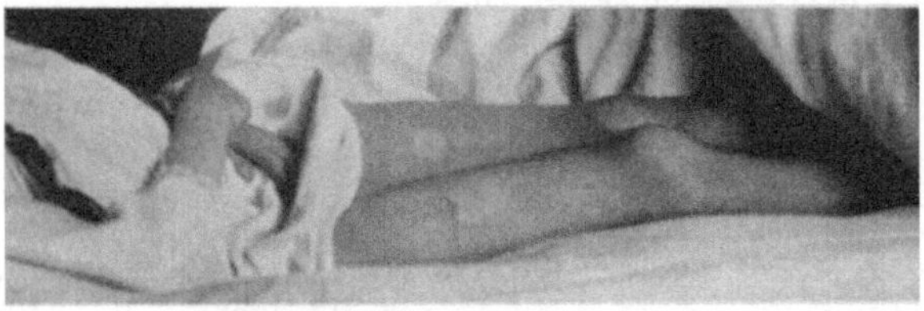

Abb. 5. Auslöschphänomen an den Beinen.

Das Auslöschphänomen. SCHULTZ und CHARLTON machten die Entdeckung, daß möglichst frisches, steriles, menschliches Normalserum in Mengen von $^1/_2$—1 cm^3 nach Art einer SCHLEICHschen Quaddel streng intracutan injiziert, imstande ist, ein frisches Scharlachexanthem in einem fünffrankenstück- bis handtellergroßen Bezirk auszulöschen. Normale tierische Sera, wie z. B. Hammelserum oder Pferdeserum geben diese Reaktion nicht. Die Wahl der Injektionsstelle ist belanglos. Man wählt am besten einen Bezirk, in dem das Exanthem besonders stark entwickelt ist. Schon nach 6—8—24 Std sieht man eine Aussparung in dem roten Ausschlag auftreten, welche blaßweiß, oft etwas gelblich bleibt bis zum völligen Verschwinden des Exanthems. Diese ausgelöschte Stelle bleibt in der Folge meist auch von der Schuppung frei.

Das Eigenserum des Scharlachkranken zur Zeit der Blüte des Exanthems vermag dagegen weder sein eigenes, noch irgendein fremdes Scharlachexanthem auszulöschen. Dagegen erwirbt sein Serum diese Löschfähigkeit in der Rekonvaleszenz etwa nach der 3. Woche.

Die DICKS und DOCHEZ haben Pferde mit Dicktoxin bzw. mit subcutan injizierten Scharlachstreptokokkenagarkulturen immunisiert und dadurch den Sera dieser Tiere die Fähigkeit verschaffen können, nun wie das menschliche Serum Scharlachexantheme auszulöschen. Man kann das Auslöschphänomen zur Auswertung der Immunsera benützen.

Leider ist auch das Auslöschphänomen nicht ganz scharlachspezifisch. So findet man ab und zu bei sicherem Scharlach Versager, manchmal ohne ersichtlichen Grund.

SCHULTZ und CHARLTON konnten bereits zeigen, daß der Adrenalingehalt des Serums nicht die Ursache der Vasoconstriction beim Auslöschen darstellt. Das Auslöschphänomen konnte auch durch chemische Substanzen in typischer Weise erzeugt werden, die mit Antitoxinen nicht das geringste zu tun haben. So beschrieben BÖTTNER und später BAAR typische Auslöschphänomene mit Calciumgluconat (*Sandoz*). Das Rekonvaleszentenserum löscht allerdings nach BAAR, auch wenn es entkalkt ist. Merkwürdig ist, daß das Calciumauslöschphänomen in 85% von sicherem Scharlach positiv, bei Nirvanol, Serumexanthem, Masern, Rubeolen stets negativ ist (BAAR).

STEINKOPF hat schon vor der DICKschen Entdeckung angenommen, daß das Auslöschphänomen auf eine lokale antitoxische Wirkung des Serums zurückzuführen sei.

Die DICKsche Scharlachlehre. Die DICKS sind von der auffallenden Ähnlichkeit zwischen Scharlach und Diphtherie ausgegangen. In beiden Fällen haben wir in der Regel eine Angina, indem sich die Erreger auf den Rachenorganen ansiedeln und von hier aus durch Exotoxine den Organismus vergiften. Gegen diese Toxine bildet der Körper Antitoxine, welche ihm die Krankheit überwinden helfen. Schick- und Dicktest sind nach dieser Lehre völlig analoge Toxinreaktionen. An Stelle der Diphtheriebacillen haben wir beim Scharlach besondere hämolytische Streptokokken, welche sich durch die Fähigkeit intensiver Exotoxinbildung von den übrigen Streptokokken unterscheiden. Die Immunität nach Scharlach erklärt sich durch das Kreisen von Antitoxin im Blut. Sie bezieht sich somit nur auf eine Immunität gegen das Toxin, während antibakterielle Wirkungen gegen die Streptokokken selber nicht nachzuweisen sind, so daß eine eigentliche Immunität gegen die Streptokokkeninfektion nicht zustande kommt.

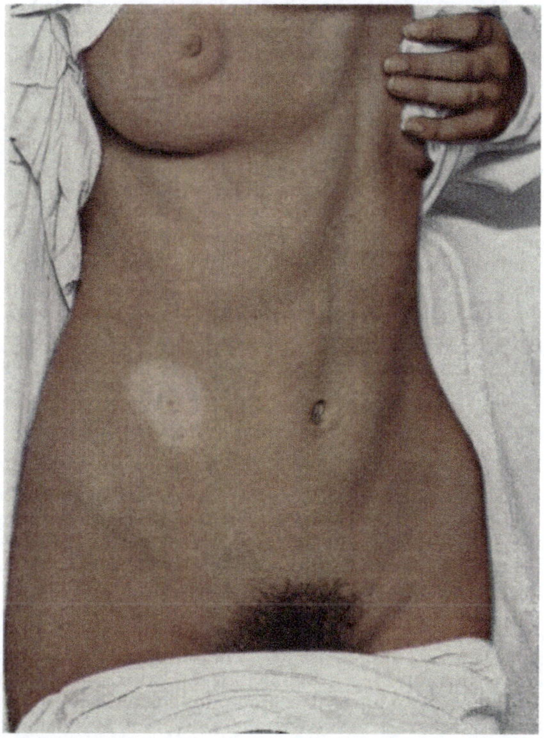

Abb. 6. Auslöschphänomen am Bauch (18 Jahre). (Aus KRAUS-MORAWETZ: Scharlach. Berlin u. Wien: Urban & Schwarzenberg 1931.)

Bis jetzt ist es allerdings nicht gelungen, einen besonderen Scharlachstreptococcus zu isolieren und von anderen nahe verwandten Streptokokken genügend abzutrennen. Man kann die Scharlachstreptokokken weder durch morphologische Charaktere noch durch hämolytische Eigenschaften, noch durch fermentative Wirkung auf die verschiedenen Zuckerarten, noch durch die Spezifität der Toxine von anderen Streptokokken genügend abgrenzen. Das Scharlachtoxin z. B. kann durch sog. antitoxische Sera neutralisiert werden, die durch Immunisierung von Pferden nicht mit Scharlachstämmen gewonnen werden. Das Scharlachserum seinerseits kann z. B. das Erysipeltoxin neutralisieren und ich habe auch klinisch beim Erysipel der Säuglinge gute Erfolge gesehen. Auch die Agglutination der Scharlachstreptokokken durch Rekonvaleszentenserum hat versagt. Es hat sich gezeigt, daß die Streptokokken ein wahres Mosaik von Antigenen besitzen, von denen die einen nur bei gewissen Gruppen vorkommen, während wieder andere mehreren Gruppen gemeinsam sind. Es können demnach durch das Scharlachrekonvaleszentenserum Streptokokken agglutiniert werden, die sicher nicht von Scharlachkranken stammen. CANTACUZÈNE hat sogar gezeigt, daß man die Agglutinabilität künstlich durch Kontakt mit filtrierten Scharlachprodukten auf beliebige Streptokokken übertragen kann.

Noch mehr Unstimmigkeiten ergeben sich bei der DICKschen Reaktion. Das Dicktoxin ist kein wahres Toxin wie das Diphtherietoxin. v. GRÖER hat gezeigt, daß Adrenalin die DICKsche Reaktion hemmt, Coffein sie dagegen fördert im strengen Gegensatz zu dem Verhalten des Schicktestes. Das Verschwinden des Dicktestes bei Masern, der meist hemmende, in einzelnen Fällen aber sogar fördernde Zusatz von Normalserum zum Dicktoxin in Analogie zu den Anticutinen und Procutinen entsprechen eher dem Verhalten der Tuberkulinreaktion. Der Dicktest sagt demnach nur aus, daß das betreffende Individuum mit toxischen Produkten von Streptokokken, Scharlach oder anderen in Berührung gekommen und für dieselben noch überempfindlich ist. Der Dicktest kann je nach der Reaktionsfähigkeit der Haut wechseln, was ja weiter nicht wunderbar ist und nicht zu sehr gegen die

DICKsche Lehre spricht. Immerhin ist auffallend, daß Individuen, welche auf Dick-negativ reagieren, gleichwohl an Scharlach erkranken können. Ferner ist das Verhalten nach überstandenem Scharlach merkwürdig, indem danach 10, bis sogar 30%, einen positiven Dicktest behalten, während höchstens 1—1,5% zum zweitenmal Scharlach bekommen können (CANTACUZÈNE). Ein positiver Dick zeigt nicht einmal das Fehlen von sog. Antitoxin im Blute an, wie es der Schick so zuverlässig angibt. Dick-positive Individuen liefern in einem großen Prozentsatz ein Serum, welches das Scharlachexanthem auszulöschen vermag. Das war ja im vornherein anzunehmen, da nach SCHULTZ und CHARLTON fast jedes Normalserum auslöscht, während der Prozentsatz der Dick-negativen Individuen nicht so hoch ist (SELMA MEYER).

Der wichtigste Grundpfeiler der DICKschen Lehre ist die unzweifelhaft klinisch günstige Wirkung des durch Immunisierung mit Scharlachstreptokokken gewonnenen Immunserums, das im Gegensatz zum Normalpferdeserum imstande ist, das Scharlachexanthem auszulöschen, eine Eigenschaft, welche dem doch auch antitoxinhaltigen Masernrekonvaleszentenserum bei den Masern nicht zukommt. WOLFF-EISNER hat besonders auf die Schwierigkeit der Deutung des Auslöschphänomens als einer Antitoxinwirkung hingewiesen. Es sei nicht bekannt, daß ein Antitoxin so prompt bereits gebundene Toxine loszusprengen und zu neutralisieren vermöge. Neueste Untersuchungen haben gezeigt, daß die Fähigkeit zu löschen an alle Serumeiweißfraktionen gebunden ist, Globuline, Euglobuline und sogar Albumine. Antikörper dagegen sind nur an bestimmte Globuline gebunden. Vieles dürfte dafür sprechen, daß die Serumwirkung auf andere Weise zu erklären ist. Es dürfte sich deshalb empfehlen, statt von Antitoxinen, um nichts zu präjudizieren, einfach, von Immunisinen zu sprechen.

Die Anaphylaxielehre. In der ersten Zeit nach der DICKschen Scharlachlehre schien die Theorie von der Scharlacherkrankung als einer Überempfindlichkeitsreaktion, wie sie von v. SZONTAGH, KERTSCHMER, GLANZMANN, BENJAMIN und WITZINGER, SELMA MEYER u. a. vertreten wurde, gründlich widerlegt. Aber gerade durch die Forschungen der letzten Jahre (v. GRÖER, COOKE, DOCHEZ u. a.) hat sie eine glänzende Wiedergeburt erfahren.

Die Anaphylaxielehre erklärt, weshalb Säuglinge nicht für das Scharlachtoxin empfindlich sind und auch nicht an Scharlach erkranken, obschon sie kein Antitoxin im Blute besitzen. Sie sind eben noch nicht sensibilisiert. Diese Sensibilisierung tritt in den ersten Lebensjahren unter dem Einfluß wiederholter Streptokokkeninfekte allmählich ein. Ein besonderer Scharlachstreptococcus, wie er ja in der Tat bisher auch nicht nachgewiesen werden konnte, ist dazu nicht erforderlich. Der positiv werdende Dick ist der Ausdruck einer solchen Überempfindlichkeit gegen das Streptokokkentoxin. Nur bei einer Minderzahl von Individuen ist die endgültige Desensibilisierung mit auslöschenden Antikörpern im Serum nur durch die manifeste Erkrankung an Scharlach möglich.

Die Lehre von der Überempfindlichkeit spielte zuerst eine Rolle, um das Verhalten des Scharlachs zu den sog. Nachkrankheiten zu erklären. ESCHERICH und SCHICK erkannten zuerst klar die spezifische Zugehörigkeit der sog. Scharlachnachkrankheiten, wie die Lymphadenitis und Nephritis, welche nach einem symptomfreien Intervall auftreten, zum Scharlachprozeß. Nach Analogieschlüssen zwischen den Scharlachnachkrankheiten und der Serumkrankheit haben SCHICK und PIRQUET die folgende Theorie entwickelt: Sowohl die primäre Phase der Krankheit als auch die Nachkrankheiten werden verursacht durch das Scharlachvirus. Etwa nach der 2. Woche entwickelt der Organismus eine Überempfindlichkeit gegen die Scharlachtoxine. Er reagiert deshalb nach dieser Zeit auf das latente infektiöse Agens mit den typischen Scharlachnachkrankheiten. Da nun aber die Scharlachnachkrankheiten die Krankheitserscheinungen des Beginns nachahmen oder wiederholen (POSPISCHILL und WEISS), so konnte geschlossen werden, daß auch die ersten Krankheitserscheinungen auf Allergie beruhen.

In diesem Sinne spricht das Fehlen einer normierten Inkubationszeit beim Scharlach entsprechend einer sofortigen oder beschleunigten Reaktion in einem bereits sensibilisierten Organismus. Das Scharlachexanthem ist einem Serumausschlag oft so ähnlich, daß die Unterscheidung Schwierigkeiten machen kann. Die generalisierte Schwellung der Lymphdrüsen, die Rheumatoide, die Blutveränderungen mit Eosinophilie und frühzeitiger Thrombocytose, die merkwürdigen Schwankungen der Blutsenkung von Beschleunigung auf subnormale Werte (RHODIN) entsprechen ähnlichen Verhältnissen bei der Serumkrankheit.

Das Wesen der Sensibilisierung ist darin zu suchen, daß sich hauptsächlich in den Endothelzellen der Capillaren der Haut zellständige, sessile Antikörper gegen das Toxin bei früheren Streptokokkeninfektionen gebildet haben. Bei der Erkrankung an Scharlach gelangen nun aus den Rachenorganen Scharlachstreptokokkentoxine zur Resorption; sie werden von den Lymphdrüsen wie von einem Schwamme aufgesogen, passieren aber dieses Filter, gelangen rasch ins Blut und reagieren mit den sessilen Antikörpern in erster Linie in den Endothelien der Capillaren der Rachenschleimhaut und der äußeren Haut. Erst durch die Reaktion mit dem Toxallergen entsteht aus dem verhältnismäßig harmlosen Scharlachtoxin ein heftiges Capillargift, das die contractilen Capillarelemente lähmt und die Endothelien schädigt. Die Stärke der Reaktion, die enorme Hyperämie der Haut, ihre ödematöse und celluläre Durchtränkung hängt von dem Gehalt der Hautcapillaren an sessilen Antikörpern ebenso ab wie von der Menge des einwirkenden Toxallergens. Durch intradermale Injektion von Dicktoxin kann der Reaktionsablauf an der betreffenden Stelle verstärkt und beschleunigt werden, so daß das Exanthem hier rascher abblaßt (ZÖLLER). Die cellulären Antikörper werden von einem Überschuß von Antigen rascher erschöpft. Die Reaktion kommt zum Stillstand, das Exanthem blaßt ab, wenn die verfügbaren sessilen Antikörper besetzt und verbraucht sind. Dann ist die Sensibilisierung erloschen und es kann noch soviel Toxin im Blute kreisen und durch den Urin ausgeschieden werden, es kommt zu keiner Reaktion mehr. Das Abblassen des Exanthems, der kritische oder der lytische Abfall des Fiebers sind somit nicht auf das Erscheinen sog. Antitoxine zurückzuführen, denn solche lassen sich erst später, gewöhnlich nach dem 18. Tage nachweisen, erst zu dieser Zeit erlangt das Scharlachserum auslöschende Kraft. Der Verbrauch der sensibilisierenden Antikörper erklärt die antianaphylaktische sog. latente Phase.

Anaphylaktische Reaktionen haben, wie wir ja von der Serumkrankheit her wissen, die Neigung sich in gewissen Intervallen (8—12 Tagen) zu wiederholen. Es hängt dies damit zusammen, daß sich während dieser Zeit wieder neue sessile Antikörper in den Capillarendothelien gebildet haben, und zwar beim Scharlach in anderen Gefäßgebieten. Dabei haben die Capillarendothelien der Haut gewöhnlich ihre Überempfindlichkeit verloren, d. h. sie sind dadurch immun geworden, daß sie die sessilen Antikörper sehr rasch abzustoßen und sich damit die Toxine vom Leibe zu halten vermögen. Ist dies nicht der Fall, so kommt es entweder zu Pseudorezidiven des Hautexanthems, wobei sich der allergische Charakter gegenüber der ersten Eruption durch ein mehr masern- oder rötelnähnliches Aussehen verraten kann, oder aber es kommt infolge hochgradigster Überempfindlichkeit zu stärkerer Capillarschädigung in Form der anaphylaktoiden Purpura leichten oder schwersten Grades (Purpura fulminans).

Am häufigsten reagieren auf die Neubildung sessiler Antikörper nun diejenigen Organe, in welchen sich noch am meisten Toxallergen befindet, nämlich die Lymphdrüsen, die Nieren, die Leber, unter Umständen auch die Endothelien der Gelenkserosen. Besonders in der Leber, in der Gallenblasenwand und in den Nieren kann es zu ganz diffusen anaphlykatoiden Gewebsreaktionen mit Infiltration durch Lymphocyten, Plasmazellen und reichlich Eosinophilen kommen. Besonders lehrreich ist die Reaktion der Endothelien in den Glomeruluscapillaren der Niere. Bei der Ausscheidung des Toxallergens reagiert dieses mit den sessilen Antikörpern der Glomerulusendothelien. Die Folge ist wie bei den Hautcapillaren zunächst eine Lähmung der contractilen Capillarelemente mit Ruptur einzelner Schlingen, so daß Blutaustritte erfolgen. Sekundär kommt es zu einem Krampf der zuführenden Arteriolen und zu einer mächtigen, obstruierenden Anschwellung des Capillarendothels.

DUVAL und HIBBARD halten durch Experimente an Hunden den Beweis für erbracht, daß Streptokokkentoxine und nicht in den Nieren zurückgehaltene Streptokokken selber die Nierenveränderungen erzeugen.

Die Überempfindlichkeit der Glomerulusendothelien und des Nierengewebes auf noch kreisendes Toxin oder Endotoxin ist der springende Punkt für die Pathogenese der Scharlachnephritis und nicht eine erneut einsetzende Bakteriolyse der Streptokokken. Dementsprechend erscheinen ja die bakteriolytischen Antikörper nach FRIEDEMANN und DEICHER erst später, etwa in der 5.—6. Woche in vermehrtem Maße. Die Annahme von FRIEDEMANN, daß sie in Nephritisfällen frühzeitiger erschienen, ist noch umstritten und für die Pathogenese der Nephritis nicht notwendig.

Die Immunität gegen Scharlach ist dann erreicht, wenn das Blut von den Endothelien immer einen genügenden Nachschub von freien Antikörpern bekommt, die sich mit dem Toxallergen verbinden, es von den Zellen fernhalten und dadurch eine celluläre Reaktion verhindern. Bei der Serumtherapie des Scharlachs sucht man dasselbe künstlich zu erreichen durch die Zufuhr des an Antikörpern reichen Immunserums.

Die Immunität beim Scharlach ist also nichts anderes als eine Überempfindlichkeit, welche durch zirkulierende Antikörper maskiert ist (WEIL, COOKE). Kommt es infolge einer Schädigung zu einem Schwund dieser Antikörper, so kann ein Mensch, der sich lange Zeit trotz vieler Infektiongelegenheiten als immun erwiesen hat, nun plötzlich an Scharlach erkranken. Trotz der zirkulierenden Antikörper ist jedoch der Organismus gegen die bakterielle Infektion mit Streptokokken in keiner Weise geschützt. Er bekommt allerdings nicht Scharlach, sondern erkrankt nur an den unspezifischen Erscheinungen einer pyogenen Infektion.

Auch für die Anaphylaxielehre bietet die Erklärung der Immunität gegen Scharlach eine gewisse Schwierigkeit, denn gerade für anaphylaktische Zustände ist ja das Rezidivieren charakteristisch (Serumkrankheit, Heufieber, Asthma). Beim Scharlach muß man allerdings gegenüber den vorgenannten Krankheitszuständen in Betracht ziehen, daß es sich um eine spezifische Infektionskrankheit handelt, welche sehr wohl zu einer echten Toxinimmunität führen kann. Die Giftfestigkeit kann auch, wie die Erfahrung lehrt, im Laufe der Jahre durch wiederholte stumme Infektionen erreicht werden.

Als eine weitere Schwierigkeit für die Streptokokkenätiologie des Scharlachs wird die unzweifelhafte Kontagiosität empfunden. Doch hängt diese wahrscheinlich nur mit der besonderen Lokalisation der Streptokokken im Nasenrachenraum und der dadurch gegebenen Möglichkeit der Verbreitung durch Tröpfcheninfektion zusammen. In diesem Sinne spricht die Tatsache, daß der Wund- und Verbrennungsscharlach sozusagen gar nicht kontagiös ist. Wir brauchen somit auch für die Erklärung der Kontagiosität keinen besonderen Streptococcus anzunehmen, es scheint vielmehr, daß alle Streptokokken, sofern sie die Fähigkeit erlangen, das Dicktoxin zu erzeugen, gelegentlich Scharlach auslösen können. Ähnlich wie Scharlachstreptokokken bei einem Erwachsenen gelegentlich ein Erysipel erzeugen können, können umgekehrt Erysipelstreptokokken, die ein ähnliches Toxin bilden, bei einem sehr empfindlichen Kind einen Scharlach auslösen. Das Scharlachvirus ist nicht so flüchtig, volatil wie das Masern-, Varicellen- oder Pockenvirus, sondern senkt sich der Schwere folgend ziemlich bald zu Boden, so daß auf aufgestellten Blutagarplatten hämolytische Streptokokken angehen.

Bei der ganzen Scharlachfrage ist der springende Punkt die natürliche Immunität. Vielleicht durch besondere Lebensweise und Ernährung (Vegetabilien, Lebertran usw.) gelingt es den Bewohnern bestimmter Gegenden, ihre natürliche Immunität aufrechtzuerhalten, so daß selbst die Infektion mit den toxintüchtigsten Scharlachstreptokokken keinen Scharlach auszulösen vermag.

Das filtrierbare Scharlachvirus. Die Indizienbeweise für die ätiologische Bedeutung der Streptokokken sind eigentlich so stringent, daß man nicht mehr das Bedürfnis empfindet, ein anderes Virus anzuschuldigen. Da immerhin die Streptokokkenlehre noch einige Unsicherheiten und Unklarheiten darbietet, gibt es Autoren, welche annehmen, daß die Streptokokken wohl beim Scharlach eine charakteristische Flora bilden, aber sehr wahrscheinlich nicht die Erreger des Scharlachs sind.

So weist MASSINI darauf hin, daß bei der Schweinepest der Schweinepestbacillus so gut wie stets gefunden wird, während der wirkliche Erreger ein filtrierbares Virus ist.

BERNHARDT (1911), auch LANDSTEINER, LEVADITI und PRASEK (1911) und CANTACUZÈNE (1911) glaubten, daß die Ursache des Scharlachs ein unbekanntes, wahrscheinlich ein filtrierbares Virus sei und behaupteten mit einem solchen die Krankheit auf höhere Affen übertragen zu haben.

Aufsehen haben in neuerer Zeit die Untersuchungen der Italiener CARONIA, DI CHRISITNA SINDONI, NASSO und LAURINSICH erregt. Sie verwendeten zum Nachweis des Scharlachvirus besondere Nährböden, insbesondere den sog. TAROZZI-NOGUCHIschen Nährboden, bestehend aus Nährbouillon und Ascites mit Zugabe eines steril entnommenen Organstückchens von Kaninchen oder Meerschweinchen. Überimpft wurden filtriertes Blut, Pharynxsekret, Harn und Schuppen. Schon nach 2—4 Tagen zeigte sich eine leichte Trübung des Nährbodens um das Organstück herum. Schließlich wird die ganze Flüssigkeitssäule trübe am 10.—15. Tag. Dann hellt sich die Flüssigkeitssäule wieder auf, indem sich das Organstück völlig mit Niederschlag bedeckt. Ähnliche Kulturen, wie von Scharlach, ließen sich auch von Masern, Varicellen, Rubeolen gewinnen. Im Mikroskop sieht man im hängenden Tropfen zwischen feinkörnigen Körperchen etwas größere Gebilde, welche einzeln oder gepaart auftreten. Solche gepaarte Formen beobachtet man besonders, wenn man einen Bruchteil des Organstückes auf den Objektträger abstreicht. Diese leicht ovoiden, mit der Querachse gepaarten, von einem leichten hellen Hof umgebenen Doppelkörnchen färben sich mit Methylenblau in scharf gezeichneten Konturen deutlich blau, mit verdünntem Fuchsin dunkelrot, mit Giemsa basisch blauviolett. Der Scharlacherreger ist im Gegensatz zu dem Erreger der Masern immer Gram-positiv. Nach CARONIA machen die Keime zuerst eine ultramikroskopische Phase durch, nur einige Individuen erreichen in der Reifungsphase eine Größe von 0,2—0,4 μ und werden sichtbar.

Über experimentelle Infektionen mit diesen Kulturen liegen nur wenig beweisende Tierversuche vor. SELMA MEYER konnte die Befunde der Italiener nicht bestätigen, ebensowenig BÜRGERS u. a.

Auch ZLATOGOROFF (1928) nimmt ein filtrierbares Virus an, das den Streptococcus aktiviert, atoxische in toxische Stämme verwandelt. Mit dem Filtrat modifizierte Streptokokkenstämme zeigen veränderte Agglutination und Komplementbindung. Er fand, ähnlich wie CARONIA, Gram-positive 0,1—0,2 μ

große, das Filter L5 passierende Doppelkörnchen, die auf Menschenblutagar zuerst anaerob, später auch aerob wachsen. Mit diesen Filtraten und auch den Kulturen konnte ZLATOGOROFF ebenfalls bei Tieren experimentellen Scharlach erzeugen.

ZLATOGOROFF konnte auch das von CANTACUZÈNE zuerst beschriebene Phänomen bestätigen, daß mit diesem filtrierbaren Virus behandelte Kaninchen, gleichgültig, ob sie manifeste Erscheinungen von experimentellem Scharlach bekamen oder nicht, ein Serum lieferten, welches in spezifischer Weise und in hoher Verdünnung eine Aufschwemmung von Scharlachstreptokokken agglutinierte, obschon die Tiere niemals mit Streptokokken behandelt worden waren. CANTACUZÈNE nimmt deshalb an, daß die Streptokokken beim Scharlach nur die Rolle von Überträgern des spezifischen Virus darstellen (1929). Auf dem französischen Kongreß zu Montpellier schlossen sich SACQUÉPÉE und LIÉGEOIS dieser Theorie eines komplexen Virus von filtrierbaren Scharlacherregern und Streptokokken an. TEISSIER und F. COSTE bemerkten jedoch mit Recht, daß auch diese Lehre schließlich nur auf eine besondere Art Streptokokken hinauslaufe und deshalb im Grunde überflüssig sei. In der Tat lassen sich die für die Gegenwart eines filtrierbaren Virus vorgebrachten Gründe auch erklären, wenn man annimmt, daß die in den Filtraten enthaltenen Toxine und Endotoxine antigene Eigenschaften besitzen. So ist es weiter nicht verwunderlich, daß sich die mit ihnen gewonnenen Immunkörper schließlich auch wieder gegen die gleichen Antigene richten, wie sie in der Leibessubstanz der Streptokokken vorhanden sind.

Diese alte Theorie von CANTACUZÈNE und ZLATOGOROFF hat BINGEL 1948 wieder zu stützen versucht. Auch er fordert die Existenz eines spezifischen Virus in Symbiose mit hämolytischen Streptokokken. Werden Streptokokken in der Gegenwart von Filtraten von Scharlachstreptokokken kultiviert, so produzieren sie ein erythrogenes Toxin. Diese Fähigkeit geht bei Kultivierung in Medien, die Rekonvaleszentenserum enthalten, verloren. Die Scharlachantikörper hemmen demnach die scarlatinogene Noxe, ohne die Streptokokken weder in vitro noch in vivo zu schädigen. Das sich selbst wieder erzeugende Scharlachvirus ist nur bis ungefähr 60° resistent, während das erythrogene Toxin erst durch Erhitzen bis 92—100° während 45 min zerstört wird. Jeder Streptococcus kann zum Scharlachstreptococcus werden, vorausgesetzt, daß er in einer Art Symbiose mit dem Filtratenvirus lebt, das für die Spezifität verantwortlich ist. Es ist jedoch auch nach BINGEL nicht entschieden, ob das Begleitvirus allein Scharlach erzeugt oder ob auch die Streptokokken selber an der Bildung des Scharlachtoxins teilnehmen. Ein endgültiger Beweis für die Auffassung BINGELS durch Infektionsversuche am Menschen, steht jedoch noch aus.

Der MANDELBAUMsche Scharlachbacillus. Er ist morphologisch und biologisch von dem Diphtheriebacillus nur durch besondere kulturelle Eigenschaften zu unterscheiden. Im Gegensatz zu Diphtheriebacillen bildet er in Weidekuhserum-Bouillonröhrchen eine wolkige Trübung; auf festen Nährböden nehmen sowohl Diphtherie- wie Scharlachbacillen den im Weidekuhserum enthaltenen gelben Farbstoff (Carotin, Xanthophyll) elektiv auf, so daß ihre Kolonien als gelbe Scheibchen erkennbar sind. Im Gegensatz zu den Diphtheriebacillen zeigen jedoch die von Scharlachkranken gezüchteten Stämme nach 3—4 Tagen Kultur bei 37° eigentümliche Myelingebilde.

MANDELBAUM hat interessante, epidemiologische Beobachtungen mitgeteilt, nach denen von Personen z. B. mit blutigem Schnupfen oder mit Angina oder auch ohne jegliche Symptome eine ganze Reihe von Scharlachfällen ihren Ausgang nahmen, wobei z. B. in der Nase dieser Bacillenträger regelmäßig Scharlachbacillen nachgewiesen werden konnten. Es gelang sogar durch Übertragung von Nasensekret eines Kindes, das als Träger von Scharlachbacillen erkannt worden war, bei einer gesunden Versuchsperson einen typischen Scharlach zu erzeugen. Beim typischen Scharlachbilde verschwinden jedoch die Bacillen rasch, indem sie von den Streptokokken überwuchert werden. Der Scharlachbacillus soll demnach nur der Schrittmacher für die Scharlachstreptokokkeninfektion sein. Wenn überhaupt ein solcher Zusammenhang besteht, so wäre es denkbar, daß diese Korynebakterien eventuell nur mikroskopische Läsionen der Nasen- oder Rachenschleimhaut erzeugen und dadurch der eigentlichen Scharlachstreptokokkeninfektion eine Pforte eröffnen. Es ist ja ganz bekannt, daß auch die Diphtherie selber auf diesem Wege die Disposition zum Scharlach steigern kann. Als eigentlichen Scharlacherreger können wir wohl den MANDELBAUMschen Bacillus nicht ansprechen.

Scarlatiniformer Rash bei Infektion mit Staphylococcus aureus. Vor kurzem beobachtete ich folgenden interessanten Fall: Ein 5jähriges Mädchen zeigte einen Ausschlag, der mich auf den ersten Blick die Diagnose Scharlach stellen ließ. Doch fiel mir auf, daß die circumorale Blässe fehlte, ferner war der Rachen vollständig normal. Ich dachte deshalb an einen Wundscharlach und entdeckte dann auch einen Absceß in der Nähe des Ellenbogens am rechten Vorderarm. Das Blutbild zeigte folgendes: Stabkerne 10,5, Segmentkerne 33,5,

Eosinophile 6,5, große Lymphocyten 4,5, kleine Lymphocyten 43, große Monocyten 1, Monocyten 0,5, Riederformen 0,5, somit Eosinophilie ähnlich wie bei Scharlach, aber leichte Lymphocytose. Im Absceßeiter fand TOMARKIN mikroskopisch Kokken in Diploform und in Häufchen, in der Kultur: Reinkultur von Staphylococcus aureus, statt der erwarteten Streptokokken.

F. A. STEVENS[1] hat 3 ähnliche Fälle mitgeteilt. Es hat sich dabei gezeigt, daß die betreffenden Stämme von Staphylococcus aureus ein starkes Toxin bildeten, das offenbar den scharlachähnlichen Ausschlag auslöste. Scharlach-Immunserum löschte diesen scarlatiniformen Rash nicht aus, wohl aber antitoxisches Staphylokokkenserum. Diese Tatsachen sind von großem Interesse für die vergleichende Pathologie. Sie sind ebenfalls geeignet, die Streptokokkenätiologie des wahren Scharlachs zu stützen.

Klinisches Krankheitsbild.

Die Inkubation. Der Scharlach unterscheidet sich von allen anderen Infektionskrankheiten dadurch, daß sich bei ihm keine irgendwie normierte Inkubationszeit angeben läßt. Besonders beim chirurgischen Scharlach erlebt man Inkubationszeiten von wenigen Stunden. Andererseits sind Inkubationszeiten bis zu 22 Tagen beschrieben. Diese langen Inkubationen sind wahrscheinlich so zu erklären, daß der Erreger trotz der Infektionsgelegenheit nicht immer sogleich haftet, so daß wiederholte Kontakte bei dauerndem Aufenthalt in der Umgebung Scharlachkranker notwendig sind. Andererseits bedeutet das Haften des Erregers häufig noch nicht sogleich die Auslösung der Krankheit, da diese von der Disposition des Organismus abhängig ist, die sich zu verschiedenen Zeiten wechselnd verhalten kann. Meistens wird eine Inkubationszeit von 2—7 Tagen angenommen.

Die wechselnden Verhältnisse der Inkubation gemahnen an diejenigen bei der Serumkrankheit, wo wir ebenfalls sofortige, beschleunigte Reaktion und normale Inkubationszeiten beobachten.

Wir teilen die Scharlacherkrankungen klinisch in 2 große Gruppen:

1. Vorwiegend toxische Scharlachformen.

a) Erstes Kranksein: Initiale Scharlachtoxikose.

b) Freies Intervall, Stadium der Desquamation.

c) Das zweite Kranksein.

Bei dieser Gruppe spielt die Streptokokkeninvasion keine oder eine nur unbedeutende Rolle. Die Scharlacherreger bleiben auf ihren Primäraffekten und machen den Organismus durch ihre Toxine krank. Sie beschränken sich somit im wesentlichen auf eine chemische Kriegsführung. In dieser Gruppe finden sich die sog. reinen, d. h. unkomplizierten Scharlachfälle. Das zweite Kranksein ist dabei nicht als eine eigentliche Komplikation, sondern als eine zum Wesen auch der reinen Scharlachfälle zugehörige Erscheinung betrachtet.

2. Vorwiegend komplizierte und septische Scharlachformen. Die Streptokokkeninvasion. Hier nutzen die Scharlacherreger die Toxinvergiftung des Organismus dazu aus, um sich vom Primäraffekt aus einen Weg für die Invasion des Körpers zu bahnen. Nicht nur die Toxine, sondern die Scharlachstreptokokken selber fallen in den Körper ein, führen zu lokalen Eiterherden oder zu einer Überschwemmung des Blutes mit Erregern (Septico-Pyämie). In diese Gruppe gehören die Scharlachfälle mit den verschiedensten eigentlichen Komplikationen. Dadurch, daß die Streptokokken selber die klare Führung übernehmen, wird vielfach die den reinen toxischen Scharlachfällen eigentümliche Periodizität mit Initialtoxikose, freiem Intervall und zweiten Kranksein verwischt.

In Wirklichkeit finden sich häufig mannigfache Mischformen der reinen toxischen Scharlachformen mit der einen oder anderen auf Streptokokkeninvasion beruhenden Komplikation.

[1] STEVENS, F. A.: J. amer. med. Assoc. 88, 1957 (1927).

1. Vorwiegend toxische Scharlachformen.

a) Klinik des ersten Krankseins. Initiale Scharlachtoxikose.

Die Scarlatina fulminans oder der blaue Scharlach. Nicht in den verblaßten und bis zur Unkenntlichkeit verstümmelten Krankheitsbildern enthüllt sich das wahre Wesen einer Infektionskrankheit, sondern in den schwersten Fällen, also hier in der Scarlatina gravissima, der Scarlatina fulminans. Hier haben alle Autoren erschüttert von dem Bilde einer furchtbaren Intoxikation gesprochen, lange bevor man vom DICKschen Scharlachtoxin etwas wußte. Wie vom Blitz getroffen, mitten aus anscheinend blühender Gesundheit, werden diese Fälle unter dem Zeichen schwerster cerebraler Vergiftung auf das Krankenlager geworfen. Das Fieber steigt unheimlich rasch und erreicht höchste Grade. Es wurden Temperaturen von 41—42°, im Fall HADDEN sogar 44° beobachtet. Mehrfaches unstillbares Erbrechen, gefolgt von stinkenden grünen Diarrhoen, stellt sich ein. Das Kind liegt meist delirös oder soporös röchelnd da, es zeigt Fluchtversuche und Flockenlesen, Sehnenhüpfen, es wirft sich unruhig hin und her. Manchmal schafft sich die cerebrale Vergiftung in gewaltigen motorischen Entladungen, in Krämpfen, Luft. In anderen Fällen nimmt sie eher die Zeichen einer Meningitis an mit Nackenstarre, Kernig und Hauthyperästhesie. Die Lumbalpunktion ergibt jedoch lediglich erhöhten Druck bei völlig klarem Liquor. Wieder andere Fälle bieten das Bild einer schweren Ohnmacht mit verkühlten, mit kaltem Schweiß bedeckten, tief cyanotischen Extremitäten.

Das Gesicht ist intensiv rot; die Skleragefäße spiegeln durch starke Injektion die gestörte intrakranielle Blutzirkulation wider. Die Pupillen sind verengert und reagieren auch auf Cocain nicht mehr mit Mydriase. Das Exanthem nimmt, falls es überhaupt zur Entwicklung gelangt, einen düsteren bis tiefblauen Farbenton an. Nach F. v. BORMANN bezeichnet in Finnland das Volk derartige Fälle treffend als den „blauen Scharlach". Streicht man mit dem Stiel des Perkussionshammers über das Exanthem, so erhält man nicht wie sonst eine weiße Linie oder nur Rudimente einer solchen. Kommt es zu einem Dermographismus, so ist er nicht weiß, sondern blau. Die Reaktion der Vasomotoren ist sehr träge (KOLTYPIN).

Frühe, schon am 2., 4. Tag beginnen sich die Herzgrenzen zu erweitern oder es stellt sich ein Geräusch ein. Der Puls bleibt außerordentlich frequent, 180 bis 200, filiform, oft arrhythmisch und wird schließlich unzählbar.

Der Blutdruck steht zuweilen auf normaler Höhe, aber viel häufiger wird sein frühes Sinken beobachtet (KOLTYPIN und RAPPAPORT). Schwere Atemnot, manchmal vom Typus der großen Atmung (Acidose), ohne den geringsten objektiven Lungenbefund, vervollständigt das unheimliche klinische Bild.

Charakteristisch für diese Fälle ist die Geringfügigkeit der objektiven Befunde beim Lebenden: Eine geringfügige Schwellung der Tonsillen, meist ohne Beläge, nur selten ganz oberflächliche Nekrose, nicht einmal Lymphadenitis oder nur geringes Anschwellen der tonsillären Lymphknoten.

Das Blutbild zeigt im Durchschnitt über 30000 Leukocyten mit einer Neutrophilie bis 80% (EDELMANN). Eosinophile fehlen. Thrombopenie.

In seltenen Fällen verbindet sich der blaue Scharlach mit ergiebiger Hautpurpura.

Oft schon nach 30—40 Std gehen die Kranken wie vergiftet an Herzschwäche zugrunde. Anscheinend blühend gesund, in 1—2 Tagen eine Leiche, das ist die unheimliche Tragik des blauen Scharlachs.

Ebenso dürftig wie der Befund am Lebenden ist der am Toten, ungenügend, um die Ursache dieses Todes aufzuklären. Insbesondere konnten auch im Herzblut dieser Fälle keine Streptokokken nachgewiesen werden, so daß man es ausschließlich mit einer außerordentlich starken Toxinvergiftung zu tun zu haben scheint.

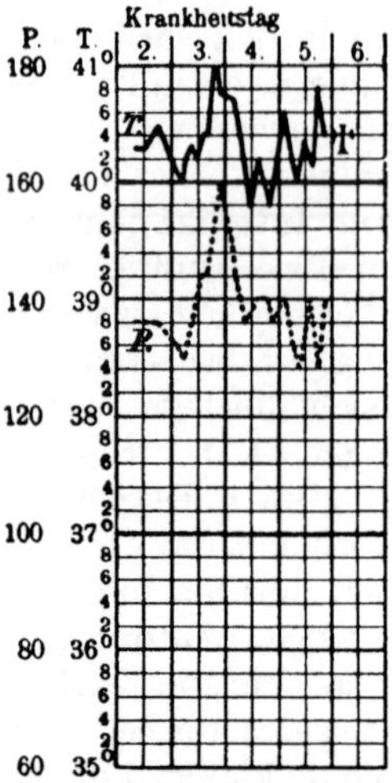

Abb. 7. Scarlatina gravissima. (Med. Klinik Leipzig.) (Aus Beitrag Rolly: Handbuch der inneren Medizin, 2. Aufl., Bd. I, 1.)

Manchmal scheint das besondere Terrain, sogar familiäre Disposition, diesen schrecklichen Verlauf zu bedingen, selbst wenn die Mehrzahl der Scharlachfälle sonst gutartig ist. In anderen Fällen wieder zeichnet sich die Epidemie als bösartig durch das gehäufte Auftreten von foudroyantem Scharlach aus.

Nicht in allen Fällen verläuft die Scarlatina gravissima so blitzartig. Sie kann zunächst wie ein mittelschwerer Scharlach beginnen, wobei der Ausschlag die Eigentümlichkeit zeigt, daß die Efflorescenzen häufig abnorm, groß-maculös oder papulös gestaltet sind. Erst am 3.—4. Tag treten dann die schweren Störungen des Sensoriums und in rascher Folge die ominöse Herzschwäche ein.

Der mittelschwere Scharlach. Auch er beginnt plötzlich mit Erbrechen, Fieber, Schüttelfrost oder Frösteln, Mattigkeit und Halsschmerzen. Das Erbrechen wiederholt sich manchmal mehrmals; es werden entweder Nahrungsreste oder eine schleimige Flüssigkeit oder Galle erbrochen. Bei jüngeren Kindern schließt sich eine leichte Diarrhoe an, die etwa 2 Tage dauert. Das Kind klagt über Kopfschmerzen, Gliederschmerzen, Müdigkeit und bald einmal über Schlingbeschwerden. Leichte Delirien sind nicht so selten. Bei jüngeren Kindern

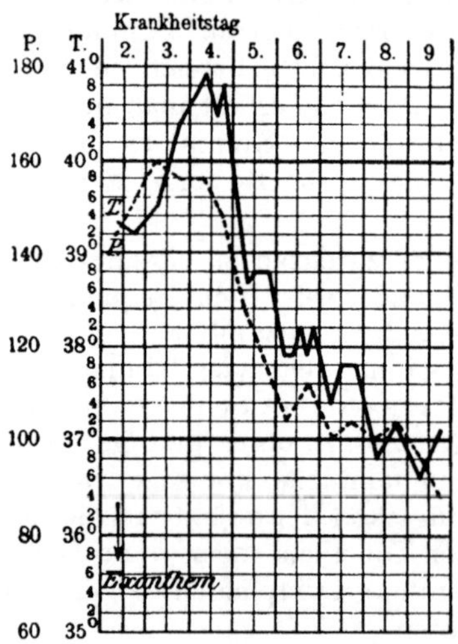

Abb. 8.

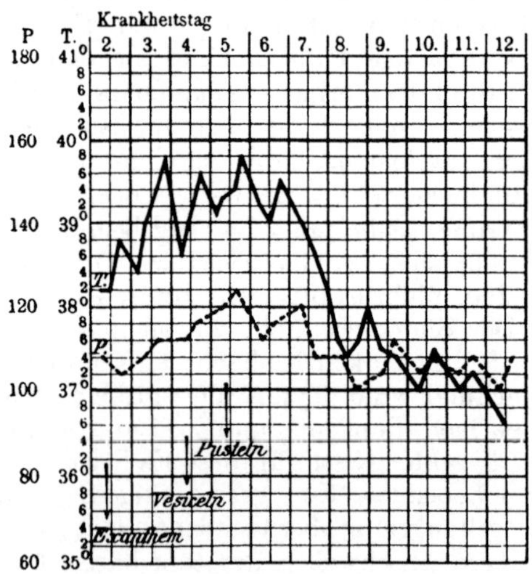

Abb. 9.

Temperaturkurven bei Scharlach. Zwei Fälle aus der Med. Klinik Leipzig. (Aus Beitrag Rolly: Handbuch der inneren Medizin, 2. Aufl., Bd. I, 1.)

werden ab und zu wiederholte, schwere Konvulsionen beobachtet, die jedoch prognostisch bedeutungslos sind.

Das Fieber zeigt einen steilen Anstieg auf 39—39,5°, mitunter aber auch gleich bis 40 und 40,5° rectal. Das Maximum der Temperatur wird manchmal erst am 2.—5. Tage erreicht, und beginnt, nachdem es wenige Tage oder auch länger hoch geblieben ist, treppenförmig lytisch zu sinken. Die lytische Senkung kann oft schon am 2. Tag beginnen. Balint hat mit Recht darauf hingewiesen, daß beim Scharlach nach 2—3tägigem hohem Fieber bei unkompliziertem Verlauf auch kritische Temperaturabfälle bis 36—37° vorkommen (Preisich). Er fand unter 150 Fällen 21mal eine Krise. In anderen Fällen ist die Krise nicht vollständig, sondern die Entfieberung stellt einen Übergang zwischen kritischem und lytischem Abfall dar. Die Kenntnis solcher kritischer Temperaturabfälle auch bei unbehandeltem Scharlach ist von besonderer Wichtigkeit geworden für die Beurteilung der Serumwirkung.

Der Puls ist beim Scharlach in der Regel stärker beschleunigt als der Temperatur entspricht, besonders bei Kindern, weniger bei Erwachsenen. Bei 5—6jährigen Kindern findet man bei Temperaturen von 40° Pulse von 150—200, ohne daß dadurch die Prognose getrübt würde. Das Scharlachgift hat demnach eine besondere Affinität zu den beschleunigenden Herznerven (Sympathicus).

Es zeigen sich somit auch bei den mittelschweren Fällen deutliche Intoxikationserscheinungen. Der Ausgangspunkt derselben ist im Nasen-Rachenraum zu suchen. Bei der Untersuchung der Mundhöhle sieht man aus dem stark geröteten Nasen-Rachenraum schleimig-eitriges Sekret herabsteigen. Die Tonsillen sind geschwollen, treten stark vor und auf ihrer düster geröteten Oberfläche sieht man nicht selten gelbliche oder weißliche Flecken oder Streifen. Soweit wäre der Befund nicht von einer gewöhnlichen Angina zu unterscheiden.

Diese gewöhnliche *Angina* erhält aber Scharlachcharakter durch eigentümliche Toxinwirkungen, die von dem Primäraffekt im Nasen-Rachenraum und auf den Tonsillen ausgehen. Die Schleimhaut der Uvula und der vorderen Gaumenbögen zeigt eine düstere Röte, die sich besonders oberhalb der Uvula in einer querverlaufenden Linie scharf absetzt gegen die etwas blassere Farbe des weichen Gaumens. Aber auch in diesem Bezirk sieht man bereits ein *Enanthem* zunächst nur in Gestalt einzelner roter Fleckchen und Streifchen, bis sich diese so stark vermehren, daß ein Fleckchen dicht neben dem anderen steht, so daß der weiche Gaumen in größerer Ausdehnung ganz von ihnen übersät ist.

Dazu gesellen sich nun charakteristische Toxinwirkungen auf der *Zunge*. Die Zunge erscheint verlängert, an den Rändern und an der Spitze lebhaft gerötet, während auf dem Zungenrücken sich ein schmieriger, weißer dicker Belag vorfindet. Dieser Kontrast von weißem Belag auf auffällig rotem Grunde ist typisch. 2—4 Tage lang zeigt die Zunge diese Beschaffenheit.

Durch die Toxinwirkung wird das Zungenepithel geschädigt und es beginnt sich der Zungenbelag allmählich von vorn nach hinten abzuschuppen, derart, daß der rote Rand in dem Maße breiter wird, als der zentrale Zungenbelag sich verschmälert. Infolge der Abschuppung werden Zungenpapillen vom Epithel entblößt, die Papillengefäße sind stark gefüllt, hyperämisch und lassen die erigierten Papillen mehr oder weniger stark über die hochrote Umgebung vorspringen. So entsteht allmählich durch Desquamation des Zungenbelages die charakteristische *Himbeerzunge*, die am schönsten am 4.—8. Tage wahrzunehmen ist.

Ähnliche Abschuppungsprozesse zeigen sich auch am Enanthem, das sich auf die Wangenschleimhaut im weiteren Verlauf ausgedehnt hat, so daß diese aufgelockert und diffus gerötet erscheint. Die Abschilferung des Enanthems beginnt häufig an den Gaumenbögen in Form von milchig-weißen Stippchen und Trübungen der Schleimhaut.

Die Toxinwirkung greift aber auch vom Halse aus auf die *Lymphdrüsen* im Kieferwinkel über, und führt zu ihrer Anschwellung, an der sich aber auch frühzeitig weitere glanduläre Gruppen Occipital-Axillar- und Inguinaldrüsen besonders bei jungen Kindern beteiligen, ähnlich wie bei der Serumkrankheit oder beim Drüsenfieber, so daß das Scharlachgift als auffallend lymphotrop angesehen werden muß.

Besonders charakteristisch für den Scharlach ist, daß sich die Intoxikation durch Hauterscheinungen manifestiert. Das Exanthem erscheint gewöhnlich 12—36 Std, viel seltener nach 3—4 Tagen nach den Initialsymptomen, wobei in einzelnen Fällen ein Juckreiz der Eruption vorhergeht oder aber sie begleitet.

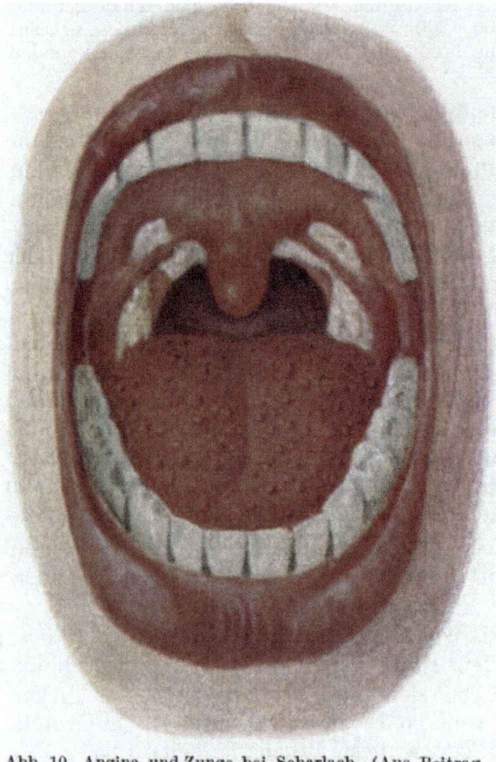

Abb. 10. Angina und Zunge bei Scharlach. (Aus Beitrag Rolly: Handbuch der inneren Medizin, 2. Aufl., Bd. I, 1.)

Im oft leicht gedunsenen Gesicht verstärkt der Ausschlag nur die Fieberröte der Wangen, während die Umgebung des Mundes und das Kinn durch eine fast unnatürlich scharf abgegrenzte Blässe dagegen abstechen *(circumorale Blässe, blasses Kinndreieck)*. Kassowitz meint, daß dieselbe durch eine frühzeitig erworbene Unempfindlichkeit bedingt sei, da das Gift zuerst von der Mundschleimhaut aufgenommen und dadurch die Hautpartie in nächster Nähe der Aufnahmestelle als erste gegen das Gift unempfindlich gemacht worden sei.

Der Ausschlag erscheint gewöhnlich zuerst am Rumpf, an Hals und Nacken und breitet sich dann allmählich im Verlauf von 2 Tagen über den ganzen Körper aus, so daß, von weitem gesehen, der Leib wie mit Himbeersaft übergossen erscheint. Bei näherer Betrachtung sieht man jedoch, daß sich der Ausschlag aus kleinsten roten Tüpfelchen zusammensetzt. Diese Einzeleffloreszenzen sind nadelstich-hirsekorn- bis höchstens stecknadelkopfgroß. Die Farbe ist zuerst zart rosarot, nimmt dann aber bei stärkerer Entwicklung des Exanthems einen immer gesättigteren, brennend, flammend feuerroten Ton an. Auch die Haut zwischen den Einzelefflorescenzen rötet sich stärker, so daß die einzelnen Tüpfelchen an der Peripherie zusammenzufließen beginnen. Drückt man aber die Röte mit dem Glasspatel weg, so kann man noch jederzeit die Zusammensetzung aus einzelnen roten Pünktchen nachweisen. Besonders gut bleibt die Entstehung des Ausschlags aus solchen kleinen Einzelefflorescenzen sichtbar an der Innenseite der Arme und der Oberschenkel und in der Inguinalgegend. Die Einzelefflorescenzen nehmen allmählich einen leicht papulösen Charakter an, so daß sich die ursprünglich glatte Haut beim Darüberstreichen in feiner Weise rauh und uneben wie Chagrinleder anfühlt. Anämisiert man die Haut mit einem Glasspatel, so nimmt sie einen leicht ikterischen, gelben Farbenton an, was wohl mit dem vermehrten Blutzerfall und dementsprechend erhöhten Bilirubingehalt des Blutes während des Scharlachfiebers zusammenhängt.

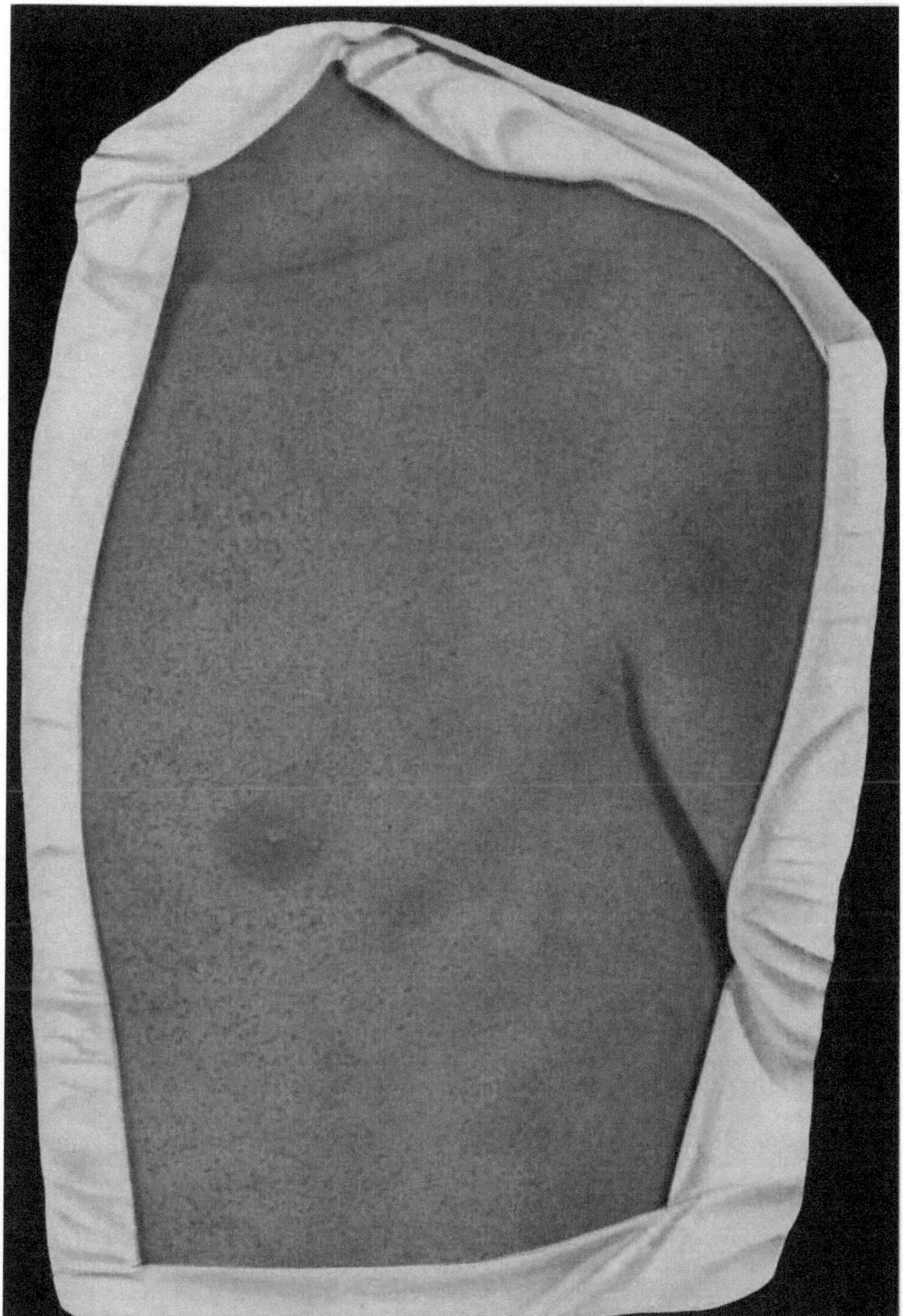

Abb. 11. Scharlachexanthem. (Nach FINKELSTEIN-GALEWSKY-HALBERSTAEDTER: Hautkrankheiten und Syphilis im Säuglings- und Kindesalter, 2. Aufl. Berlin: Julius Springer 1924.)

PASTIAS *Faltenzeichen.* PASTIA (1910) hat mehrere, stark rote Linien beschrieben, welche in den Gelenkfalten der Glieder am Ellenbogen, in den Axillen, in der Leistengegend, in den Schlüsselbeingruben am Halse bei Beginn der Eruption zum Vorschein kommen und diese oft noch länger überdauern. Untersucht man diese roten Linien genauer, so sieht man, daß sie sich aus lauter kleinen linearen Ekchymosen zusammensetzen. Diese feinsten Blutpunkte im Zentrum der Sprüsselchen sind prognostisch bedeutungslos. Dagegen hat das PASTIAsche Zeichen diagnostische Bedeutung, da es etwa in 94% der Scharlachfälle vorkommt.

Aussparphänomen. An Stelle früherer Dickreaktionen (ZÖLLER), auch abgeheilter Efflorescenzen von Impetigo streptogenes, kann das Exanthem infolge lokaler Antitoxinbildung Aussparungen zeigen.

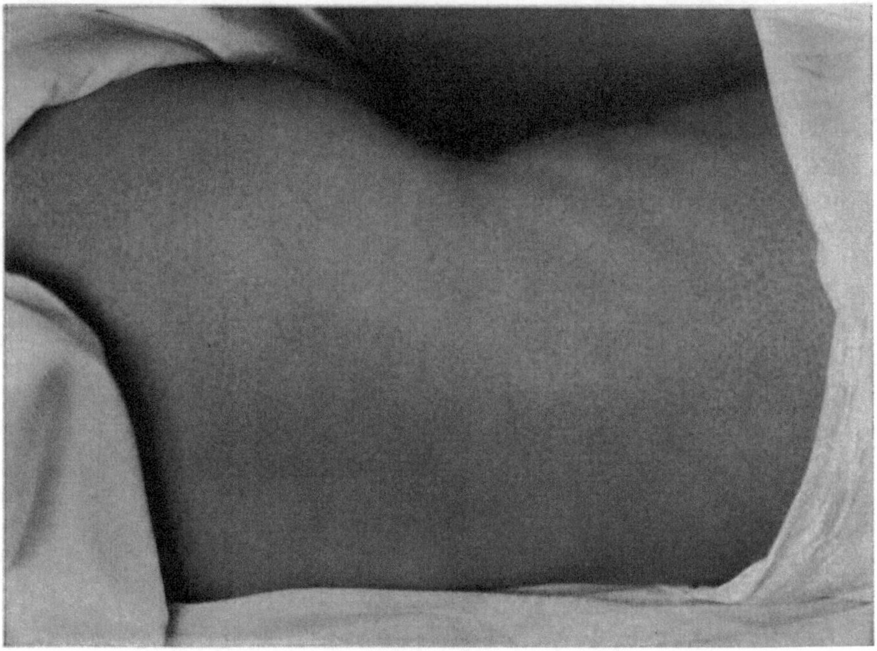

Abb. 12. Scharlachexanthem, kleinfleckige Form. (Aus Tabulae exanthematicae, F. HOFFMANN-LA ROCHE, Basel.)

Streicht man mit dem Stiel des Perkussionshammers über die Haut hinweg, so entsteht nach einer Latenzzeit von 15—20 sec ein weißer Strich, der sich scharf von der roten Umgebung abhebt und in den ersten 5 Tagen etwa $^1/_2$—2 min lang sichtbar bleibt. Das Phänomen beruht auf einer Kontraktion der sog. Rougetzellen der besonders reizbaren Capillaren, die für die genannte Zeit den Durchtritt von Blut hemmen *(Raie blanche, Dermographie blanche).*

MASSINI hat darauf hingewiesen, daß schon zu Beginn des Scharlachs sich beim Bestreichen feine Schüppchen von der trockenen Haut ablösen. Macht man die Hautstelle naß, so kleben die Schüppchen wieder an und ein Teil der Reaktion, nämlich das was nicht auf Dermographie beruht, verschwindet nicht wieder. MASSINI vergleicht dies mit dem Radiergummiphänomen bei Typhus exanthematicus.

Bei sehr intensiver Eruption sieht man ab und zu, besonders an der Dorsalseite der Vorderarme, an Hand- und Fußrücken, in der seitlichen Rumpfgegend über den Einzelefflorescenzen mit durchsichtiger, später sich trübender Flüssigkeit gefüllte feinste Bläschen aufschießen. Diese Flüssigkeit reagiert alkalisch und hat mit dem Schweiß nichts zu tun (HEUBNER). Diese Form des Ausschlags heißt Scharlachfriesel *(Scarlatina miliaris).* Sie findet sich bei prognostisch günstigen Fällen. Die Bläschen trocknen nach einigen Tagen ein und schuppen ab.

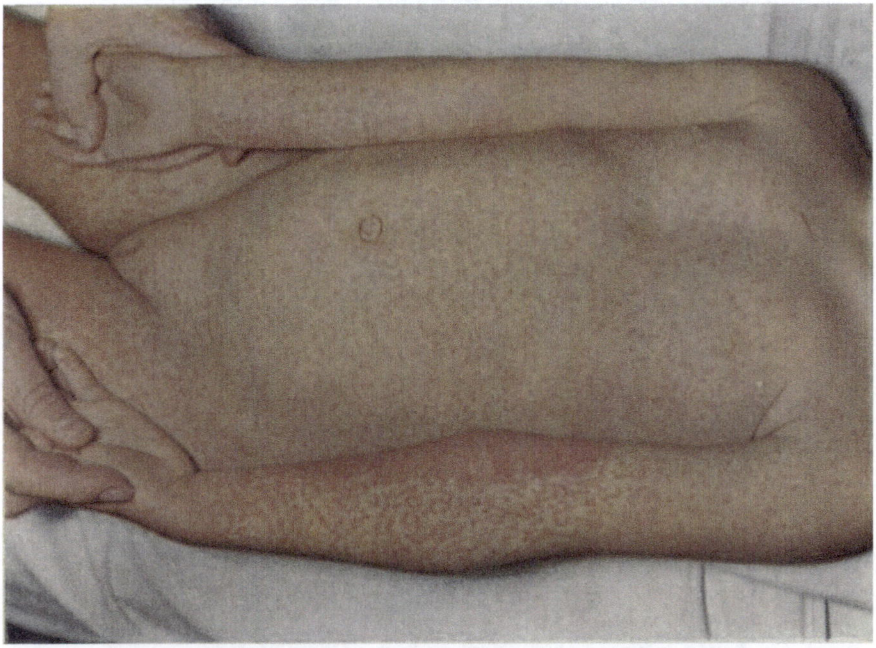

Abb. 13. Scharlachexanthem, grobfleckige Form. (Aus Tabulae exanthematicae, F. HOFFMANN-LA ROCHE, Basel.)

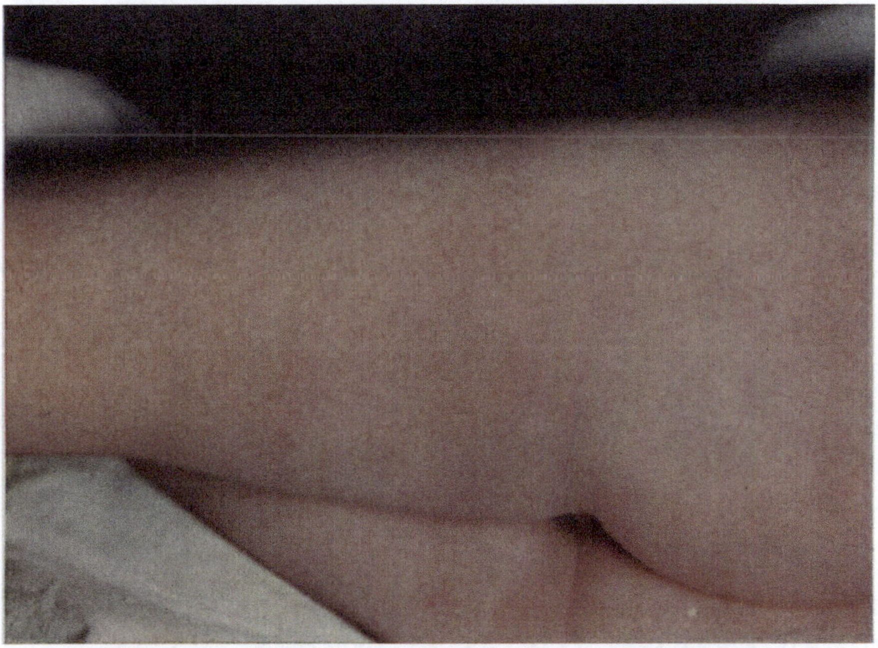

Abb. 14. Scharlachexanthem, erythematöse Form. (Aus Tabulae exanthematicae, F. HOFFMANN-LA ROCHE, Basel.)

Bei schweren Infektionen können einzelne Efflorescenzen den Charakter größerer, etwa linsengroßer, dunkel gefärbter Knötchen und Papeln annehmen. Diese Papeln stehen häufig sehr vereinzelt, von normaler Haut umgeben, meist

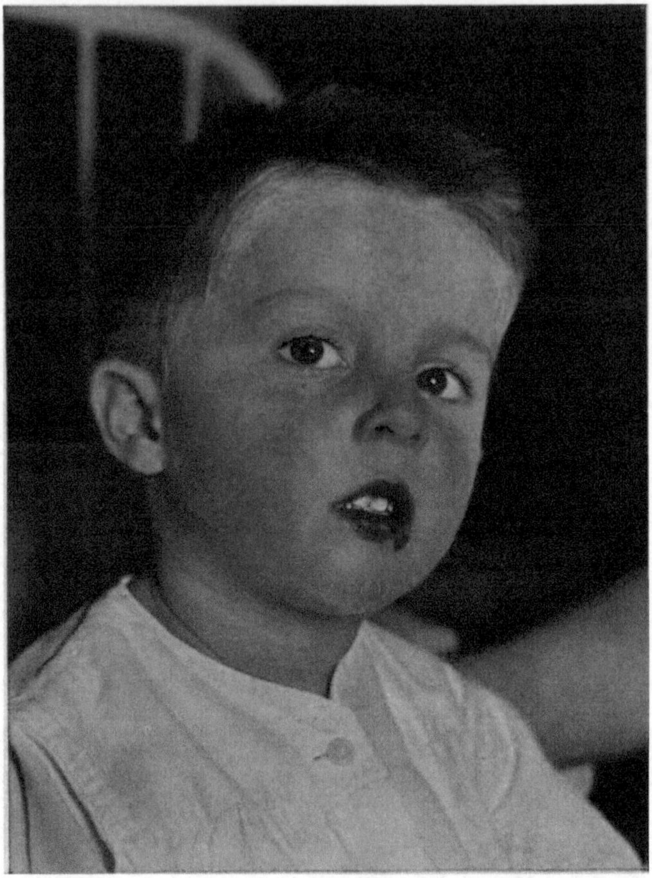

Abb. 15. Scharlachgesicht. (Aus Tabulae exanthematicae, F. Hoffmann-La Roche, Basel.)

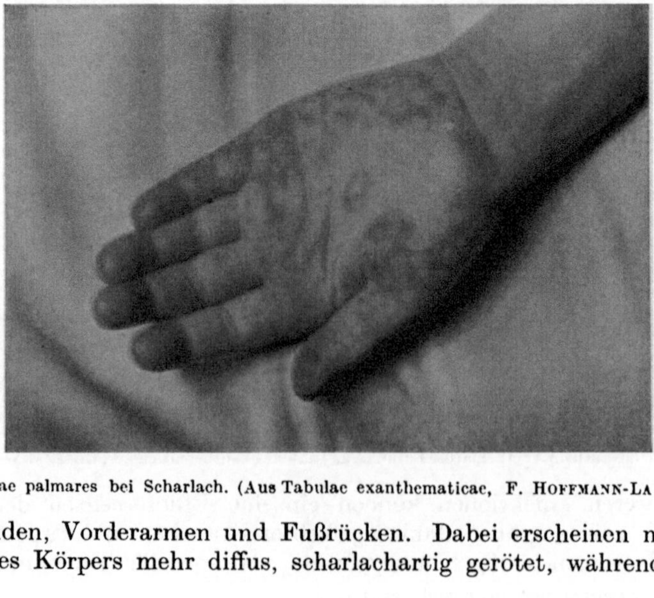

Abb. 16. Stellulae palmares bei Scharlach. (Aus Tabulae exanthematicae, F. Hoffmann-La Roche, Basel.)

an den Händen, Vorderarmen und Fußrücken. Dabei erscheinen nur einzelne Gegenden des Körpers mehr diffus, scharlachartig gerötet, während an vielen anderen Stellen das Exanthem mehr fleckig, masernartig erscheint *(Scarlatina variegata)*.

Nachdem der Ausschlag seine höchste Blüte erreicht und diese 1—2 Tage festgehalten hat, beginnt er langsam abzublassen, um dann bis zum Ende der ersten Woche oder Anfang der zweiten Woche ganz zu verschwinden.

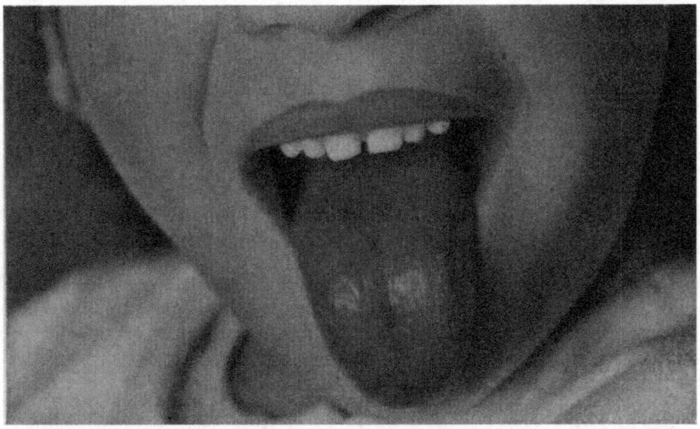

Abb. 17. Scharlachzunge. (Aus Tabulae exanthematicae, F. HOFFMANN-LA ROCHE, Basel.)

Die Capillarmikroskopie der Hautgefäße am Lebenden (OTFRIED MÜLLER) zeigt bei schwerem Scharlach maximal erweiterte Gefäße mit stockender oder körniger Blutströmung und deutliches Hervortreten der subpapillären Plexus. Das Kolorit des Grundes ist düster cyanotisch mit einem Stich ins gelblichbräunliche je nach dem Grade des Hautikterus. Die

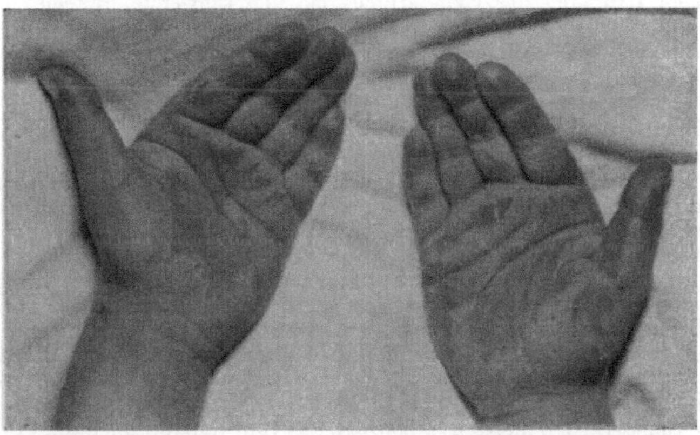

Abb. 18. Scharlachbegleitsymptome, Schuppung der Hände. (Aus Tabulae exanthematicae, F. HOFFMANN-LA ROCHE, Basel.)

alveoläre Anordnung und starke Erweiterung der Gefäße ist auch nach Abklingen des Exanthems selbst nach anfangs leichter Gefäßparalyse oft noch mehrere Wochen lang sichtbar.

Histologie der Scharlachhaut. Sie wurde studiert von EGON RACH, LEWKOWITZ, HLAVA, UNNA u. a. In neuester Zeit von KRITCH, PACHIME und SIDORW (1929). Die letztgenannten Autoren sahen während des Eruptionsstadiums gewisse Veränderungen in der Epidermis infolge der Einwirkung des Scharlachgiftes. Die Epithelzellen erleiden nekrobiotische Degeneration, welche die physiologische Hauttätigkeit hemmt. In der Cutis findet sich eine enorme Gefäßdilatation ohne jedes andere Zeichen akuter Entzündung. Nach dem Abblassen des Exanthems werden die degenerierten Epidermiszellen allmählich in ein Lager verwandelt, das eine Verhornungsstörung, die sog. Parakeratose zeigt. Diese Epidermislagen mit Parakeratose werden schließlich abgestoßen. Die Epidermis zeigt dann einige

wenige Lagen junger undifferenzierter Zellen. In der Cutis führen die Toxine zu einer Degeneration elastischer Fasern und häufig zu einer Leukocyteninfiltration um die Gefäße herum. Besonders leiden auch die Schweißdrüsen anatomisch, so daß auch ihre Ausscheidungs-
Degeneration elastischer Fasern und häufig zu einer Leukocyteninfiltration um die Gefäße herum. Besonders leiden auch die Schweißdrüsen anatomisch, so daß auch ihre Ausschei-
dungsfunktion in Mitleidenschaft gezogen und dadurch die Nierentätigkeit überlastet wird

Früh-Rheumatoide. Die Scharlachtoxine haben ferner eine große Affinität zur Synovia der Gelenke. In den von mir beobachteten Scharlachfällen fand ich Früh-Rheumatoide in leichteren Formen recht häufig, manchmal schon in den ersten Krankheitstagen, gewöhnlich gegen Ende der ersten oder Anfang der zweiten Woche.

Die meisten Fälle, die ich sah, verliefen ohne Rötung und meist auch ohne Schwellung der Gelenke, so daß der Schmerz im Vordergrunde des Bildes stand. Befallen wurden besonders die Handgelenke, seltener die Finger-, Fuß- und Zehengelenke, und zwar in auffallend symmetrischer Weise.

Das Wesen der Früh-Rheumatoide ist in einer toxischen Entzündung der Serosa der Gelenke zu suchen, welche selten zu einem Gelenkerguß, häufiger nur zu einer serösen Durchtränkung des periartikulären Gewebes führt. Das Exsudat wurde stets steril gefunden. Es handelt sich also um toxische Erscheinungen, ähnlich den Rheumatoiden einer Serumkrankheit. Es entwickelt sich auch keine eigentliche Endokarditis wie beim Gelenkrheumatismus, mit dem diese Rheumatoide nur eine äußerliche Ähnlichkeit haben. Es finden sich gleichzeitig häufig nur die Erscheinungen des sog. Scharlachherzens, die nicht mit einer Endokarditis verwechselt werden dürfen. Das Rheumatoid stellt in der Regel eine harmlose Komplikation dar, die stets in wenigen Tagen abzuklingen pflegt und nur mit mäßiger Temperatursteigerung oder fieberlos verläuft. Spät-Rheumatoide werden beim zweiten Kranksein in ähnlicher Weise öfters beobachtet.

In den mittelschweren Scharlachfällen üben die Scharlachtoxine eine deutliche Reizwirkung auf das sympathische Nervensystem aus. (Erhöhung des Blutdruckes, Pulsbeschleunigung, weißer Dermographismus, Fehlen der Schweiße usw.) Dies steht im Gegensatz zu der sofortigen Lähmung des Sympathicus bei den schwersten Fällen. Nach dem Abklingen der Sympathicusreizung nach den ersten 5 Tagen zeigt sich in den mittelschweren Fällen ein vorübergehendes Ansteigen des Vagustonus, jedoch lange nicht so stark wie bei schwerer Diphtherie.

Milz und Leber sind öfters schon vor Ausbruch des Fiebers wenigstens perkussorisch vergrößert. Einen palpablen Milztumor habe ich allerdings bei Scharlach nur ausnahmsweise nachweisen können.

Die *Leber* zeigt sich häufig geschwollen und ist manchmal etwas druckempfindlich. Das feinste Zeichen für die toxische Schädigung der Leber ist die Ausscheidung von Urobilinogen im Urin. Diese tritt meistens erst am 2.—3. Krankheitstage auf, ist manchmal nur kurz, manchmal wochenlang nachweisbar. Die Urobilinogenausscheidung infolge leichter Leberinsuffizienz wird begünstigt durch das Ansteigen des Bilirubinspiegels infolge vermehrten Blutzerfalls beim Scharlach, wodurch der leicht gelbliche Unterton der Haut beim Wegdrücken des Scharlachexanthems erklärt wird. LADE fand bei fortlaufender Untersuchung des Blutserums bei Scharlachkranken auf seinen Bilirubingehalt nach den Methoden von HIYMANS VAN DEN BERGH regelmäßig in der ersten Woche einen über die Norm erhöhten Gallenfarbstoffgehalt: 1:293000 statt 1:1136000. Die Ikterusgrenze 1:50—60000 wurde jedoch nicht erreicht. In den meisten Fällen gab das Bilirubin nur die indirekte Diazoreaktion (hämolytisches Biliburin). Nur in 2 Fällen fand er die prompte direkte Diazoreaktion, also Stauungsbilirubin. Die Gallenstauung kam in diesen Fällen durch Verengerung der Gallenwege infolge portaler Drüsenschwellungen zustande. Dabei war die Gallenblase mächtig vergrößert und die Leber schmerzhaft geschwollen.

Die Leberschädigung kann auch durch alimentäre Lävulosurie, vermehrte Glykuronsäure und Aminosäureausscheidung nachgewiesen werden (TACHAU).

DEMOHN fand in durchschnittlich 40% aller Scharlachfälle einen einwandfreien positiven Ausfall der hämoklasischen Krise VIDALS (Leukocytensturz um mindestens 2000 nach 200 cm³ Milch).

Auch die **Nieren** können schon in der Initialtoxikose Schädigungen im Sinne einer initialen Reizung sogar in seltenen Fällen, wie ich ebenfalls beobachtet habe, in Form einer hämorrhagischen Nephritis zeigen. Gewöhnlich beobachtet man jedoch meist nur eine geringe, febrile Albuminurie, ferner im Sediment vereinzelte Leukocyten, selten Erythrocyten und vereinzelt granulierte Cylinder und Epithelien. Dieser Befund sagt jedoch gar nichts aus über das Vorkommen von hämorrhagischer Nephritis in der späteren Rekonvaleszenz. Mit dem Abfall des Fiebers verschwindet gewöhnlich die initiale Nierenreizung spurlos.

Im übrigen ist der Urin dunkel gefärbt, trübe, rötlichgelb bis rotbraun, manchmal intensiv gelb. Diese Verfärbung hängt mit dem erhöhten Gehalt von Urobilinogen und Urobilin zusammen. Der Urin ist hochgestellt, das spezifische Gewicht kann bis 1032 steigen, im Mittel 1016 (Demohn). Auf die Leberschädigung weist manchmal auch der Befund von Aceton und Acetessigsäure hin. Die Diazoreaktion ist meist negativ.

Leichter Scharlach (Scarlatinella). Besonders im letzten Jahrzehnt herrschen in den Epidemien in der Schweiz die leichten Scharlachformen vor. Das Krankheitsbild ist noch charakteristisch genug, aber die Initialtoxikose ist nur leicht angedeutet oder fehlt. Ist schon beim mittelschweren Scharlach das Erbrechen nach Demohn nicht so konstant als erstes Symptom, wie man früher geglaubt hat — er fand es nur in 50% der Fälle der Bessauschen Klinik —, so kann es bei den leichten und leichtesten Fällen (Scarlatina levissima) noch häufiger fehlen. Ist es vorhanden, so ist es nicht von schwerem Krankheitsgefühl begleitet. Mattigkeit, Ohnmachtsanfälle fehlen. Das Fieber erreicht nur mäßige Grade, etwa 38,5° und beginnt schon am 2. Tage lytisch abzufallen. Nicht so selten ist in diesen Fällen Eintagsfieber mit kritischem Temperaturabfall am nächsten Tag. Die Angina ist häufig kaum angedeutet, sogar das Enanthem kann fehlen. Das gleiche gilt von der Drüsenschwellung. Das Exanthem erinnert oft mehr an ein Erythem, ist flüchtig, zart-rot oder gellrosa, wenig dicht. Manchmal beschränkt sich das Exanthem auf einige Sprüsselchen in den Hautfalten, an der Innenseite der Oberarme oder im Schenkeldreieck, während große Bezirke der übrigen Haut überhaupt kein Exanthem zeigen. Ikterische Verfärbung der Haut, ebenso wie Urobilinogenausscheidung können vollständig fehlen. In der Regel verliefen bei uns diese leichten Erkrankungen auch ohne jegliche Komplikationen. Früher wurden häufiger nach diesem leichten Beginn schwerere Erscheinungen des zweiten Krankseins, insbesondere auch Nephritis, beobachtet.

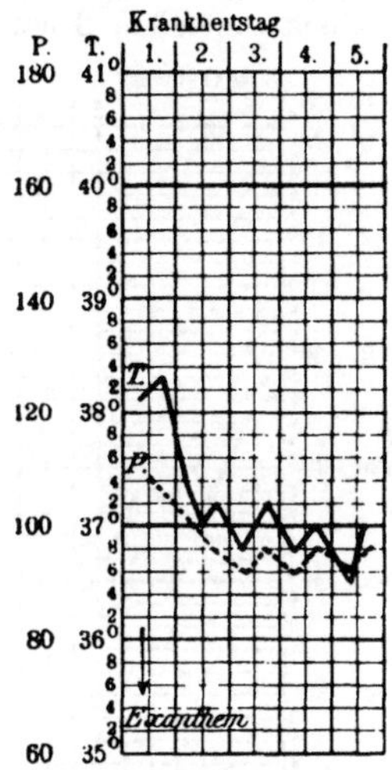

Abb. 19. Leichter Scharlach. (Med. Klinik Leipzig.) (Aus Beitrag Rolly: Handbuch der inn. Medizin, 2. Aufl., Bd. I, 1.)

Bei dieser Levissimagruppe habe ich vereinzelt auch ganz fieberlosen Verlauf gesehen.

Scarlatina sine exanthemate. In einzelnen Familienepidemien habe ich beobachtet, daß nur 1—2 Kinder an Scharlach mit den typischen leicht erkennbaren Erscheinungen und wohl ausgebildetem Exanthem erkrankten. Geschwister wurden wohl gleichzeitig von Angina und oft mächtigen Drüsenschwellungen befallen, aber trotz peinlicher Beobachtung kam ein Exanthem niemals zum Vorschein. In einer Familienepidemie erkrankte ein 10jähriger Knabe — er hatte sich offenbar in einem Kinderheim in den Bergen infiziert — an einer Angina, der ich den Scharlachcharakter an der starken Ausbildung des Enanthems unter typischer Entwicklung der Himbeerzunge ohne weiteres ansehen konnte. Im Blut zeigte sich eine Eosinophilie bis 5% am 5. Tage. Trotz genauester täglicher Beobachtung kam ein Exanthem niemals zum Vorschein, aber es zeigte sich von der 3. Woche an eine deutliche Schuppung am Körper und eine grob lamellöse an Händen und Füßen. Von diesem Knaben wurde nach 3 Tagen der Vater infiziert, der an einer lacunären Angina erkrankte, die durch gar nichts eine Scharlachinfektion verriet. Weder Enanthem, noch Himbeerzunge, noch Exanthem, noch Schuppung. Das einzige Zeichen war eine tardive Albuminurie in der 3.—4. Woche. 6 Tage nach dem Knaben erkrankte die Bonne ebenfalls an lacunärer Angina ohne irgendwelche scharlachspezifische Symptome im Anfang, im Verlauf und in der Rekonvaleszenz.

Der oben erwähnte Fall ist interessant, weil er im Gegensatz zu der Anschauung Leiners und in Übereinstimmung mit einer Beobachtung von Matthes zeigt, daß eine Schuppung auch ohne Exanthem zustande kommen kann. Es kann also die Toxinwirkung auf die Epidermiszellen in reiner Form ohne begleitende Blutgefäßreaktion sich abspielen.

Die Kenntnis der Scarlatina sine exanthemate ist epidemiologisch sehr wichtig. Bei unserem Fall wurden zufälligerweise nur Erwachsene infiziert, welche ihrerseits nun auch nur Scarlatina sine exanthemate zeigten. Trifft dagegen die Infektion auf ein scharlachempfängliches Individuum, so kann dieses wieder an einem typischen, sogar tödlichen Scharlach erkranken. Bei dem Fall von MATTHES handelt es sich um einen jungen Kaufmann, der zu den Weihnachtsferien mit heftiger hochfieberhafter Angina in sein Elternhaus zurückkehrte. MATTHES isolierte den Jungen sofort im Spital, da es sich um eine kinderreiche Familie handelte und behielt ihn 14 Tage dort, ohne daß je ein Exanthem beobachtet worden wäre. Genau 7 Tage nach der Rückkehr in die Familie erkrankte seine Schwester an schwerem tödlich endendem Scharlach. Eine Revision ergab, daß der Rekonvaleszent nun schuppte.

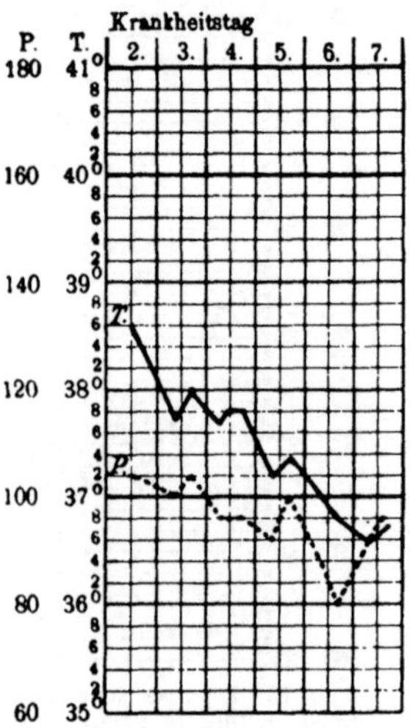

Abb. 20. Scarlatina sine exanthemate. (Med. Klinik Leipzig.) (Aus Beitrag ROLLY: Handbuch der inneren Medizin, 2. Aufl., Bd. I, 1.)

Die Berechtigung, auch diese leichten und leichtesten Scharlachformen zu den toxischen zu rechnen, ergibt sich daraus, daß man selbst in klinisch milden Fällen überraschend große Mengen von Toxin im Blut hat nachweisen können, wenn man das Serum dieser Kranken bei Dick-positiven Individuen injizierte (TRASK und BLAKE, COOKE). Auch nach dem Abblassen des Exanthems in der zweiten Woche kann noch weiter das Kreisen des Toxins im Blute nachgewiesen werden.

PESCHLE (Rom) hat gezeigt, daß man nach Art der WILDBOLZschen Harnreaktion bei Tuberkulösen durch intracutane Injektion von eingeengten Harnfiltraten bei Dick-positiven Individuen (durch lokale Rötung) im Urin Scharlachkranker das Toxin nachweisen kann.

b) Freies Intervall, Stadium der Desquamation. Blutveränderungen.

Oft setzt schon frühzeitig beim Abblassen des Exanthems, besonders im Gesicht, am Hals und an der Brust eine kleienförmige Hautschuppung ein. Charakteristischer für den Scharlach ist jedoch die etwas später auftretende grob lamellöse Schuppung, bei der sich die oberen Epidermisschichten in größeren Fetzen loslösen. Diese grob lamellöse Schuppung findet sich an den Schenkeln, am Gesäß und am Rücken, ganz besonders aber an den Händen und Fußsohlen. An den Fingern können förmliche Handschuhe abgezogen werden. Ebenso kann sich fast die ganze Fußsohle loslösen. Diese Schuppung kann sich oft sehr in die Länge ziehen und es dauert oft mehr wie 6 Wochen, bis sie ganz vollendet ist. In leichten Fällen zeigt sich die Schuppung oft nur an Händen und Füßen. Sozusagen nie fehlt sie an den Ohrmuscheln. In seltenen Fällen läßt die Abschuppung bis zur 3. oder 4. Krankheitswoche auf sich warten oder tritt überhaupt nicht ein.

Als Äquivalent der Hautabschuppung tritt bei Mädchen in etwa 50% der Fälle in der Scharlachrekonvaleszenz ein *Fluor albus* auf (ST. MUSSLINER).

Die Haut ist infolge der Einwirkung der Scharlachtoxine, besonders im Abschuppungsstadium in ihrer Resistenz gegenüber Sekundärinfektionen herabgesetzt. Abscesse, Furunkel, Decubitus können vorkommen. JOCHMANN sah Pemphigusblasen sowie Erysipel, welches von einer Scharlachotitis ausging. Scharlach schützt somit nicht vor Erysipel.

Spätexantheme wurden schon von LEINER, SCHICK und JOCHMANN beobachtet, aber erst von FANCONI eingehender beschrieben. In der 2.—4. Woche bilden sich besonders am Gesäß, an den Flanken, Oberschenkeln usw. in kleiner oder großer Ausdehnung Efflorescenzen von verschiedenem Charakter maculo-papulös, netzförmig rissig oder pityriasisartig zuerst hellrot, dann bräunlich und auffallend fettig schuppend. Das Auftreten der

Spätexantheme ist offenbar je nach der Epidermis sehr verschieden. Während FANCONI in 93,2%, KLEEBERG in 36,5% Spätexantheme sahen, fand DEMOHN an der BESSAUschen

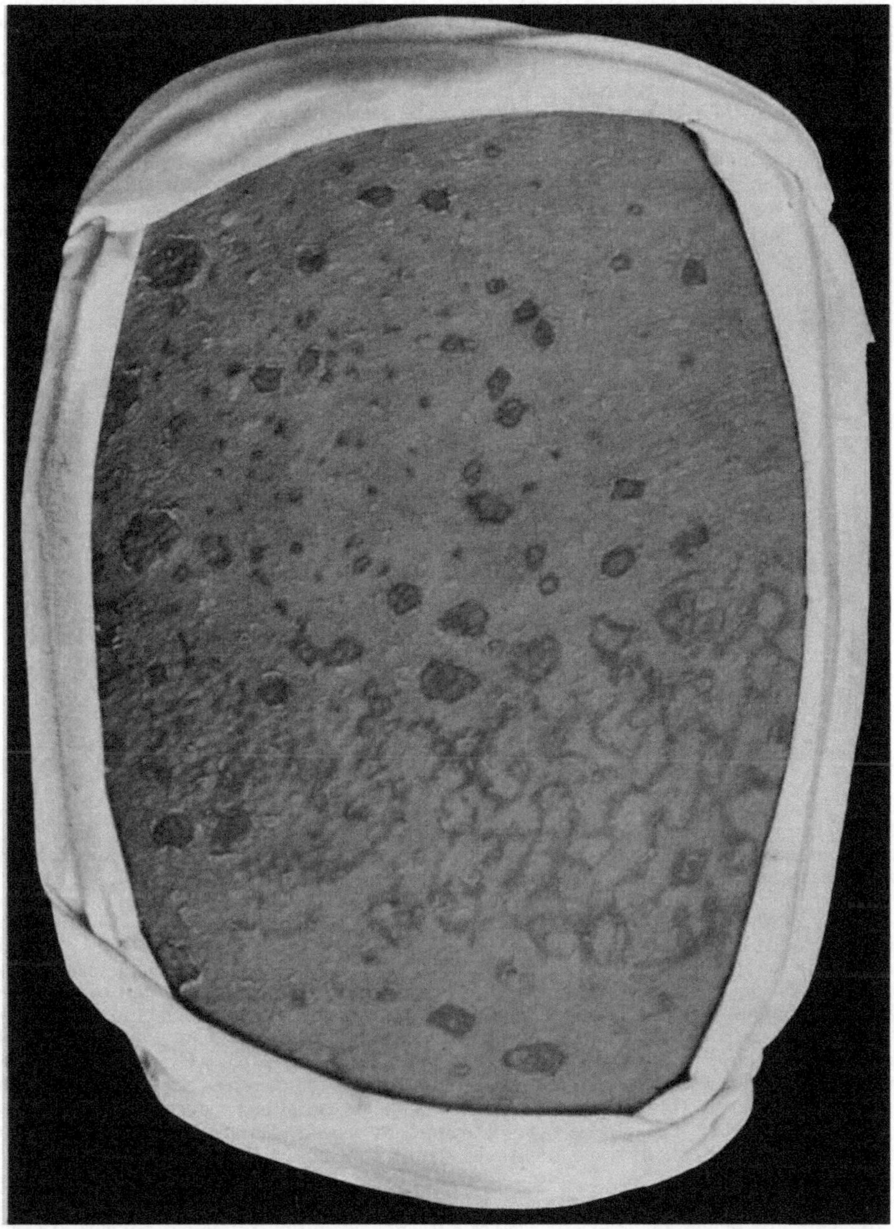

Abb. 21. Postscarlatinöses Exanthem am 15. Krankheitstage an Nates und Oberschenkeln. (Nach Prof. FANCONI, Universitätskinderklinik Zürich.) (Aus Handbuch der Kinderheilkunde, 4. Aufl., Beitrag HOTTINGER und SCHLOSSMANN.)

Klinik unter 150 Fällen ein einziges Spätexanthem. In neuester Zeit mehrten sich jedoch auf der BESSAUschen Klinik Spätdermatitiden. Jüngst sah ich bei einem 9jährigen Mädchen ein sehr deutliches maculo-papulöses Spätexanthem, besonders an der Gesäß- und der seitlichen Oberschenkelgegend auftreten. Die Beziehungen der Spätexantheme zum Scharlach sind noch reichlich unklar. Vielleicht könnte man sie ähnlich auffassen wie diejenige der Luespapeln zur Roseola, zumal zu dieser Zeit auch beim Scharlach eine allerdings *unspezifische positive Wassermannsche Reaktion auftritt.* Ähnlich wie bei der Lues wirken nach FANCONI mechanische äußere Reize provozierend auf Lokalisation und Ausbildung der Papeln.

Durch Zerreißung der elastischen Fasern im Stratum papillare und reticulare des Coriums entstehen besonders bei Mädchen mit starkem Fettansatz und raschem Wachstum in der Pubertätszeit an den Nates *Striae distensae* nach Scharlach.

Hier wäre noch zu erwähnen die sog. *FEERsche Nagellinie.* Infolge einer Wachstumsstörung im Beginn der Scharlacherkrankung bildet sich ein Wall oder eine Furche am deutlichsten an den Daumennägeln. Dieser Wall tritt nach etwa 6 Wochen hinter der Haut hervor und wandert mit dem Wachstum des Nagels während etwa 5 Monaten bis zum freien Rande. Zwar kommen diese Veränderungen auch bei vielen anderen akuten Erkrankungen vor, sind jedoch selten so deutlich wie beim Scharlach.

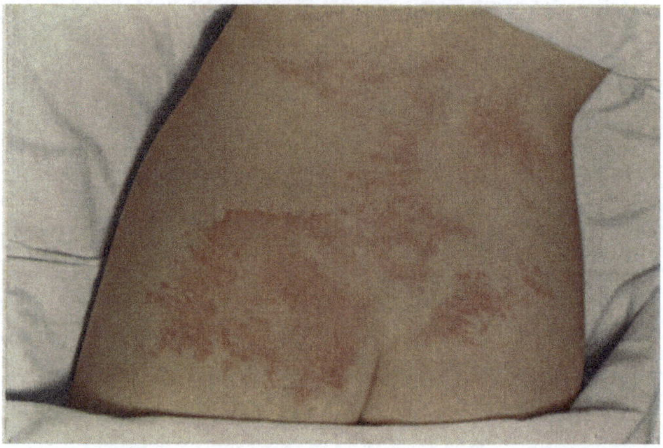

Abb. 22. Schuppungserythem bei Scharlach. (Aus Tabulae exanthematicae, F. HOFFMANN-LA ROCHE, Basel.)

Im Desquamationsstadium fühlen sich die Scharlachkranken wieder wohl, das Fieber ist erloschen und die Infektion erscheint endgültig überwunden. Daß sich jedoch im Organismus auch unter der spiegelglatten Oberfläche noch weitere Prozesse der Infektion und Immunisierung abspielen, das geht aus dem Studium der Blutveränderungen hervor.

Blutveränderungen beim Scharlach. Nach E. SCHIFF, TILESTON-LOCKE u. a. entwickelt sich während den ersten Tagen des Scharlachs unabhängig von der Schwere der Krankheit eine leichte Anämie, mit Abnahme des Hämoglobingehaltes bis auf 48—60%. Weniger stark wie das Hämoglobin sinken vielfach die Erythrocytenwerte. Nach TILESTON und LOCKE sinken bei fast allen Scharlachfällen das Hämoglobin um 5—25% und die Erythrocyten um 100000—700000. Kernhaltige Rote sind in vereinzelten Exemplaren mitunter vorhanden (NAEGELI). Am meisten Einfluß auf die Entstehung einer Anämie dürften Komplikationen besonders mit Nephritis haben, Polychromasie und basophile Granulation ist dabei häufig. Bemerkenswert ist der vermehrte Blutabbau in den ersten Krankheitstagen, der mit dem ikterischen Hautkolorit und der vermehrten Urobilinogenausscheidung im Urin in Beziehung steht. Die Regeneration beginnt in verhältnismäßig späten Stadien des Scharlachs, nach KOTSCHETKOW nicht vor der 6. Woche, nach SCHIFF etwas früher bis zur 3. Woche.

Besonderes Interesse hat das weiße Blutbild beim Scharlach gefunden. Schon früher wurde eine erhebliche Leukocytose festgestellt, welche auffallend lange anhielt. In sehr leichten Fällen ist die Zunahme nur eine mäßige, so daß sich die Leukocytenwerte um 10000 bewegen. Die meisten Scharlachfälle zeigen Werte bis 20000 und darüber. Die Leukocytose erscheint schon vor dem Ausbruch des Exanthems und nimmt dann jedoch rasch zu, um auf der Höhe des Exanthems ein Maximum zu erreichen. Die eingehendste Analyse des Scharlachblutbildes verdanken wir FANCONI.

Die anfängliche Leukocytose beruht auf einer Vermehrung der Neutrophilen, die nach MARTHA TÜRK und FANCONI schon am 1. und 2. Tag das Maximum erreichen. Dieses Maximum ist abhängig von der Reaktionsfähigkeit des myeloischen Systems und von der

Intensität der Infektion. Die Prozentwerte der Neutrophilen sind in den ersten Tagen sehr hoch, zwischen 60 und 90%, im Mittel 71,7%. Dabei besteht eine ausgesprochene Linksverschiebung fast ausschließlich im ersten Kranksein. FANCONI fand in einem Fall $^1/_3$% Myelocyten, 23% Jugenformen, $24^2/_3$% Stabkernige und $39^1/_3$% Segmentkernige auf $87^1/_3$% Neutrophile bei 18700 weißen Blutkörperchen. Manchmal fehlt jedoch eine solche Linksverschiebung und es stehen dafür besonders bei schweren toxischen Scharlachfällen hochgradig toxisch degenerative Veränderungen (pyknotische Kerne, geschädigte Granula, Protoplasmavacuolen) im Vordergrund (BIX).

H. MOMMSEN[1] hat die pathologischen Granula bei Scharlach näher studiert. Geht man mit dem p_H der Farbflüssigkeit (Giemsalösung) weiter ins Saure, so gibt es ein bestimmtes p_H —5,4, von dem ab sich gesunde Granula nicht mehr färben, so daß das Protoplasma der Neutrophilen zart rosa homogen erscheint. Die toxischen Granulationen, die grob, plump im gewöhnlichen Ausstrich auffallend dunkel sind, kommen bei dem p_H 5,4 noch deutlich als feine schwarze Pünktchen heraus. Die Kurve der pathologisch granulierten Neutrophilen steigt bis zum 7. Tag stark an, erreicht somit das Maximum beim Tiefstand der absoluten Neutrophilenzahlen, um dann ebenso steil oder etwas schwächer wieder abzusinken. Die pathologisch granulierten Neutrophilen verhalten sich somit umgekehrt wie die Linksverschiebung nach ARNETH-SCHILLING, welche im Anfang am höchsten ist und dann allmählich abfällt.

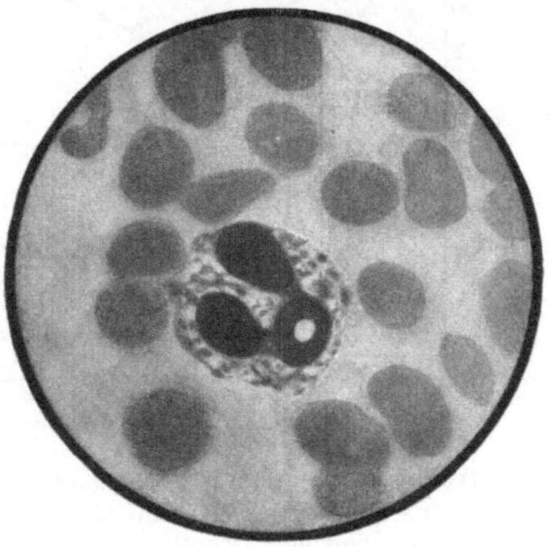

Abb. 23. Amato-Einschlüsse. (Aus KRAUS-MORAWITZ: Scharlach. Berlin u. Wien: Urban & Schwarzenberg 1931.)

DÖHLE hat im Jahre 1911 in den neutrophilen Leukocyten nach ihm benannte *Einschlüsse* gefunden, welche wahrscheinlich nichts anderes als degenerativ verklumptes Plasma besonders in jugendlichen Neutrophilen sind. Die DÖHLEschen Körperchen lassen sich durch die MANSONsche Färbung mit Boraxmethylenblau oder auch nur durch einfache Methylenblaufärbung gut zur Darstellung bringen. Es sind intensiv blau gefärbte, rundliche oder ovale, auch stäbchen-, birn- oder keulenförmig, zum Teil spirochätenähnliche Gebilde im Protoplasma der Neutrophilen. Ihre Bedeutung liegt darin, daß sie, obschon sie auch bei anderen fieberhaften Krankheiten vorkommen, beim Scharlach sozusagen immer und reichlich vorhanden sind.

Nahe verwandt mit den DÖHLEschen Körperchen sind wahrscheinlich die von AMATO 1913 und 1921 beschriebenen Gebilde. AMATO hat folgende Färbetechnik angegeben: Farblösung 2 cm³ Azur 2 (wäßrige Lösung 0,8 auf 1000) und eine Lösung, bestehend aus 25 cm³ Eosin 1:20000 werden unmittelbar vor Gebrauch miteinander gemischt. Die mit Alkohol fixierten Objektträgerausstriche werden mit dieser Lösung, die Schichtseite nach unten, 3—4 Std gefärbt. Rasch abspülen mit destilliertem Wasser. Bei Überfärbung in absolutem Alkohol abgeblaßt. Untersuchung der luftgetrockneten Präparate bei starker Vergrößerung Ölimmersion 1—12, Okular 10.

Die *Amatokörperchen* färben sich blau, zeigen verschiedene Form, rund, oval, länglich, halbmondfärmig usw. und liegen im Protoplasma neutrophiler Leukocyten. Sie unterscheiden sich von den Döhleeinschlüssen dadurch, daß sie bei Azurfärbung 1—4 rote oder rotviolett gefärbte Körner zentral oder peripher enthalten. Gewöhnlich findet sich nur 1 Amatokörperchen in einem Leukocyten, und zwar meist nur in den ersten 7 Tagen. AMATO sah in ihnen Parasiten, welche den Scharlach erregen.

Ähnliche Befunde wurden erhoben von SABRAZÈS, PAULI, TOOMEY, GAMMEL u. a.

Die *Neutrophilen* stürzen beim Scharlach in den ersten Krankheitstagen nach FANCONI stark ab, um zwischen dem 5.—8. Tage ein oft unter der Norm befindliches Minimum zu erreichen. Von da steigen dann bis zum 10. Tag die Neutrophilen wieder zu einer 2. Zacke an; auf diesen Wellenberg folgt wieder ein Wellental, dem nach einer weiteren 10tägigen Periode ein neuer Wellenberg bzw. eine Neutrophilenzacke folgt. Eine 4., 5. Neutrophilenzacke kann sich anschließen. Diese Zacken können auch ganz unabhängig von klinischen Manifestationen des 2., 3. usw. Krankseins sich zeigen. Der Scharlach verläuft demnach

---

[1] MOMMSEN verwendet zur Darstellung der pathologischen Granula der Neutrophilen Giemsalösung 10,0 mit 40,0 destilliertem Wasser mit einer Pufferlösung p_H 5,4 (21,6 cm³ n/1 NaOH, 27,0 cm³ n/1 Essigsäure, Aqua dest. ad Fr. 100,0) auf 1000,0 aufgefüllt.

in Pendelschwingungen mit ungefähr 10tägigen Perioden, die sich in der Neutrophilenkurve sehr deutlich ausprägen, auch wenn die pathologischen Vorgänge unter der Schwelle der klinischen Wahrnehmbarkeit verlaufen.

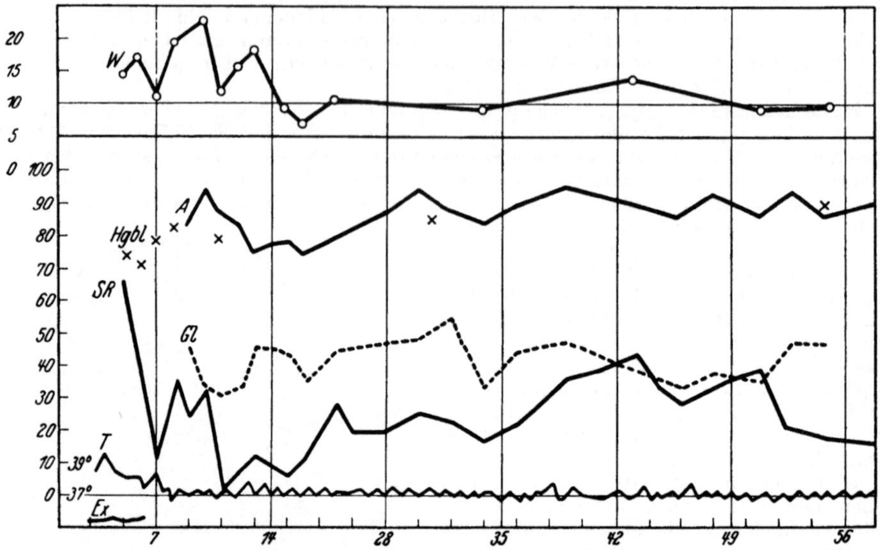

Abb. 24. Verhalten der Senkungskurve ohne zweites Kranksein.

„Der Scharlach nimmt eine Sonderstellung gegenüber allen anderen Infektionskrankheiten ein, indem nur hier auf der Höhe des Fiebers hohe und oft *enorme Werte von Eosinophilen* getroffen werden.“ Dieser Satz NAEGELIS erfährt jedoch neuerdings einige

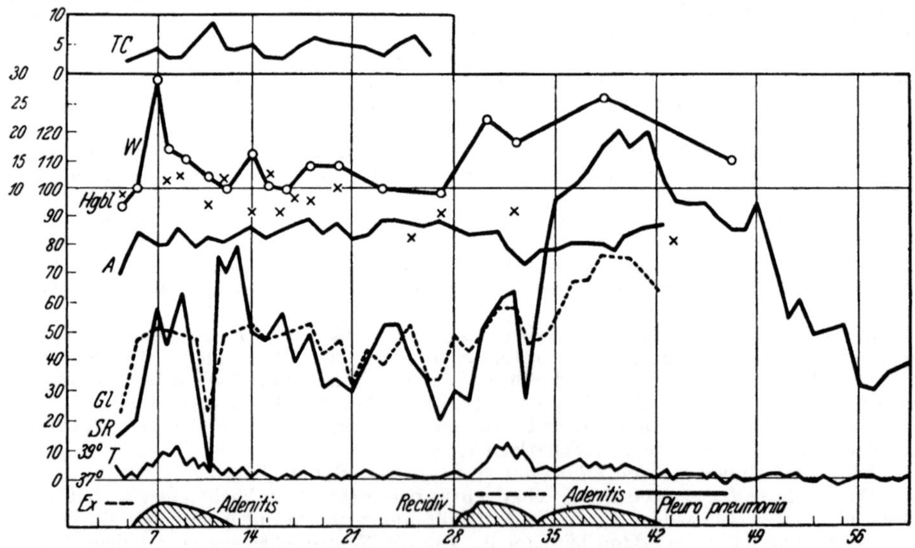

Abb. 25. Mit zweitem Kranksein. (Nach RHODIN.)

Einschränkungen, indem ähnliche Verhältnisse bei den Eosinophilen sich auch bei Röteln und Drüsenfieber zeigen können. Die Eosinophilie könnte demnach auch beim Scharlach Ausdruck eines besonderen Infektes sein und kann nicht ohne weiteres für die Anaphylaxielehre in Anspruch genommen werden. Auch die Abhängigkeit vom Exanthem ist nur eine bedingte. Wohl ist in exanthemlosen Fällen die Eosinophilie nicht so ausgeprägt oder fehlt ganz, aber es gibt viele Ausnahmen (FANCONI und GLANZMANN).

DEMOHN sah im Gegensatz zu FANCONI bereits am 1. Exanthemtag eine beträchtliche Eosinophilenziffer, und zwar 4,8% im Mittel, welche am 2.—4. Tag zurückgeht. Am 5. bis 8. Tag wird der Gipfel der Eosinophilie im ersten Kranksein erreicht. Er beträgt im Mittel etwa 5—8% (J. v. AMBRUS, M. TÜRK, FANCONI). In der 2. Woche mit dem Einsetzen der ersten Neutrophilenzacke pflegen sie wieder abzunehmen, um allmählich später in der 3.—5. Woche weitere Gipfelpunkte zu erreichen und von da an dann auf annähernd normale Werte abzusinken. Eine ausgesprochene Eosinophilie 10—17% wird gewöhnlich erst in dieser zweiten Periode beachtet (J. v. AMBRUS). Diese Eosinophilie steht in Analogie mit derjenigen, welche wir in der Rekonvaleszenz sehr vieler Infektionskrankheiten beobachten (postinfektiöse Eosinophilie). RINGWALD konnte durch Caseosaninjektionen bei Scharlachrekonvaleszenten sehr viel leichter Eosinophilie wieder erzeugen als bei Normalen.

Die Höhe der Eosinophilie variiert stark auch in der scharlachspezifischen ersten Periode. Die höchsten gefundenen Werte von BIX und auch NAEGELI bewegen sich zwischen 17—25%. TÜRK und FANCONI beobachten bei exsudativen Kindern mit Scharlach besonders hohe Eosinophilenwerte, z. B. FANCONI 40,1% = 7280 Eosinophile in 1 cm^3 Blut.

Bei starker Eosinophilie werden häufig auch stabkernige und vereinzelt eosinophile Myelocyten gefunden.

Die Eosinophilie ist prognostisch günstig, denn sie fehlt in schweren septischen Fällen. Auch Komplikationen durch sekundäre Streptokokkeninfektionen können die Eosinophilie herabdrücken. Zur Beurteilung des Fehlens der Eosinophilie bei Fällen von Scarlatina sine exanthemate sollten daher nur leichte komplikationslose Erkrankungen herangezogen werden.

Die *Mastzellen* oder Leukocyten mit basophiler Granulation fehlen in der 1. Woche im Gegensatz zu den Eosinophilen und steigen dann nach v. AMBRUS etwa von der 3. Woche an auf Werte von 3—4%.

Die *Lymphocyten* sind in den ersten Krankheitstagen entsprechend der Ausbildung der neutrophilen Leukocytose prozentual und absolut stark vermindert (bis unter 5% und 800 je Kubikmillimeter). Schon am 2., spätestens am 4. Tag beginnen sie anzusteigen, erleiden bei der ersten Neutrophilenzacke wieder eine leichte Depression, um von da an entsprechend der postinfektiösen Lymphocytose vom Ende der 2. Woche an absolut und relativ hohe Werte zu erreichen, die aber im allgemeinen 40—50% nicht überschreiten.

Plasmazellen (Lymphocyten mit abnorm basophiler [blauer] Plasmareaktion) fehlen selbst während der neutrophilen Leukocytose nicht immer. Sie zeigen jedoch bei der raschen Zunahme der Lymphocyten, besonders bei jüngeren Kindern eine Vermehrung. Die Werte sind allerdings sehr bescheidene, meist nur 1—3%, selten mehr als 10—15%.

Die *Monocyten* (große Mononucleäre und Übergangsformen) zeigen in den ersten Scharlachtagen prozentual niedrige, dagegen fast regelmäßig absolut hohe Werte. Die höchsten Werte erreichen sie nach dem Neutrophilensturz bis zu 16,7%. Dieser Anstieg ist der Ausdruck der sog. Überwindungsphase und fällt in der Regel mit der Ausbildung der Eosinophilie und der Lymphocytose zusammen. 38% Monocyten fand FANCONI bei einem lymphatischen Kind während des Abklingens eines dritten Krankseins.

Abweichende *lymphatische Reaktionen* beim Scharlach wurden von FANCONI beschrieben, z. B. Anstieg der Lymphocyten bis auf $73^1/_3$ (11800) am 6. und $85^1/_3$ (55500) am 10. Krankheitstag. Doch scheint mir nach seinen Beschreibungen z. B. krebsrotes homogenes Exanthem (Rash?), diskretes braunes follikuläres Exanthem die Diagnose Scharlach nicht über jeden Zweifel erhaben. Es dürfte sich zum Teil um Fälle von Drüsenfieber, zum Teil um Mischinfektionen von Scharlach und Drüsenfieber handeln, welche das eigentümliche Blutbild, besonders auch mit Vermehrung der Plasmazellen auf 12—16% erklären. Damit stimmt auch gut überein, daß FANCONI in diesen Fällen fast regelmäßig eine starke Gingivitis erythemato-pultacea fand, wie sie bei Drüsenfieber vorkommt. In einem Fall erklärt sich die lymphatische Reaktion ebenfalls durch eine Mischinfektion, nämlich mit Pertussis. Im Gegensatz zu FANCONI beziehen wir die lymphatische Blutreaktion nicht auf die lymphatische Konstitution, sondern auf einen besonderen Infekt, der wohl häufig infolge großer klinischer Ähnlichkeit, Erbrechen, Angina, Gingivitis, scarlatiniformer Rash zu Verwechslungen mit dem Scharlach geführt hat.

GLANZMANN fand mit dem Ausbruch des Exanthems öfters eine deutliche Vermehrung der *Blutplättchen* zwischen 500000—600000, dann sanken die Plättchen rasch auf normale Werte zwischen 200000 und 300000 ab, wie sie SCHIFF und MÁTYÀS auf der Höhe des exanthematischen Stadiums feststellen. Aber bald, besonders beim Abblassen des Exanthems, steigen die Thrombocyten sehr stark an und können in der Rekonvaleszenz nach eigenen Beobachtungen Werte bis über 1 Million erreichen. In der Mehrzahl der Fälle bleibt diese Thrombocytose auch beim Einsetzen des zweiten Krankseins bestehen. Nach O. BONCIU zeigt sich in der Inkubationszeit des Scharlachs eine Verminderung der Blutplättchen (175000—200000). Beim Ausbruch der Krankheit steigen sie auf 190000—300000. Beim Erscheinen des Exanthems steigt die Zahl der Blutplättchen brüske und wird 2—3mal so groß wie im Beginn. Der Gipfelpunkt wird in den ersten Tagen der Defervescenz erreicht und hält sich hier im Verlauf der 2. Woche. Dann beginnt ein außerordentlich langsamer Abstieg, so daß noch in der 4. Woche 560000—630000, selbst in der 6.—7. Woche 450000—480000 gefunden werden. Bei den hypertoxischen Fällen fand sie eine Thrombopenie bis 47000 und 49000, ohne daß sich eine hämorrhagische Diathese zeigte. Unabhängig von den übrigen Blutelementen zeigt die Plättchenzahl beim Scharlach wichtige numerische Veränderungen, weil sie im Abwehrkampf des Organismus offenbar eine große Rolle spielen. In schweren Fällen und auch bei mittelschweren Fällen wurden basophile Riesenplättchen gefunden. Eine Thrombocytose beim Ausbruch des Scharlachexanthems hat auch TSCHISTOWITSCH beschrieben.

SCHIFF und MÀTYÁS fanden beim Scharlach normale *Gerinnungszeit* des Blutes oder leichte Verkürzung. RHODIN bestätigte diese Befunde nach der Methode von HOWELL und GRAM (Rekalzifizierung von Citratplasma bei konstanter Temperatur von 37°). Normale Befunde 3—6 min. In 2 Scharlachfällen sah er jedoch Gerinnungsverzögerung bis 10 min in der Phase stark verminderter Senkungsbeschleunigung.

Die *Senkungsgeschwindigkeit* der roten Blutkörperchen beim Scharlach wurde zuerst von L. BÜCHLER studiert (nach der Methode von LINZENMEYER). Er fand in den ersten Tagen beschleunigte Senkung bis 30 min, nachher progressiven Abstieg, bis etwa nach 4 Wochen Werte von 5 Std und 15 min erreicht waren. Die eingehendste Analyse des Verhaltens der Senkungsgeschwindigkeit beim Scharlach verdanken wir RHODIN. Er fand einen von anderen Infektionskrankheiten abweichenden Verlauf der nach WESTERGREN täglich bestimmten Blutsenkungskurve beim Scharlach. Dies äußert sich darin, daß von einem mehr oder weniger hohen Niveau die Blutsenkungskurve plötzlich zu beträchtlich niedrigeren, ja sogar ab und zu subnormalen Werten absinkt. Von diesen Tiefpunkten aus steigt dann die Senkungskurve wieder in gleich rascher Weise zu ihrer früheren Höhe an. Diese charakteristischen Phasen: Starkes Absinken und rasches Wiederansteigen der Senkungskurven wiederholen sich in Intervallen von 3—6 Tagen und geben der ganzen Kurve einen wellenförmigen Charakter. Im übrigen zeigt die Kurve zwei verschiedene Typen, der eine, welcher hauptsächlich bei Erwachsenen beobachtet wird, zeigt einen allmählichen Abfall der Senkungsgeschwindigkeit, bis in der 4.—6. Woche normale Werte erreicht werden. Bei dem 2. Typus, der häufiger bei Kindern gesehen wird, sinkt die Kurve von ihrem Höhepunkt während der 1. Woche etwa bis zur 3. Woche ab, um sich dann zu dieser Zeit plötzlich wieder mehr oder weniger zu erheben. Ein ähnlicher Anstieg findet sich aber auch ab und zu in der 5.—6. Woche. Von großem Interesse ist, daß sich in der Mehrzahl der Fälle solche Anstiege der Senkungsgeschwindigkeit an diesen Terminen zeigen, im Gegensatz zu BÜCHLER, gleichgültig, ob sich klinisch Komplikationen zeigen oder nicht. Ähnliches berichtet auch PULVER von der SAHLIschen Klinik. Er fand ähnlich wie RHODIN im Beginn des Scharlachs, selbst bei hohem Fieber und starkem Exanthem eine geringe oder fast fehlende Senkungsbeschleunigung, oft erst nach mehreren Tagen trat eine stärkere Senkungsbeschleunigung auf. Mit dem Abblassen des Exanthems sinkt die Kurve stark ab, um dann plötzlich wieder anzusteigen. Sowohl bei der primären Phase des Scharlachs als auch beim typischen zweiten Kranksein zeigen sich die Komplikationen (Synovitis, Adenitis, Angina, Relaps, Nephritis, Fieber ungewisser Herkunft) fast ohne Ausnahme zu der Zeit dieser charakteristischen Phase der Scharlachsenkungskurve. Dies gilt sogar für eitrige Komplikationen wie Otitis, Angina phlegmonosa, Pleuraempyem usw. Es nimmt also die Senkungskurve einen ähnlichen Verlauf wie die Leukocytenkurve. Ferner ergibt sich ein gewisser Parallelismus zur Temperaturkurve. Beim Absinken der Blutsenkung kann auch die Temperaturkurve auf ein niedriges Niveau mit geringer Tagesschwankung sich begeben. Der Wiederanstieg der Kurve kann sich klinisch unter Umständen nur durch eine leichte Fieberzacke verraten.

Der Gesamtbetrag der Serumeiweißkörper, welcher in den ersten Krankheitstagen sich in normalen Grenzen bewegt, zeigt einen unregelmäßigen Anstieg im weiteren Verlauf. In der 3.—5. Woche werden übernormale Werte erreicht, meist mit gleichzeitiger Senkungsbeschleunigung. Viel deutlicher ist jedoch der Parallelismus zwischen Senkungsbeschleunigung und einer Vermehrung der Globuline im Blut. Bei hohen Globulinwerten findet sich in der Regel auch eine starke Senkungsbeschleunigung.

RHODIN beobachtete zur Zeit der von ihm so genannten charakteristischen Phasen ein Wieder-positiv-Werden oder eine Verstärkung der bereits negativ gewordenen oder abgeschwächten Dickreaktion im Verlaufe des Scharlachs.

Die Bluturtersuchungen beim Scharlach haben viel feiner wie die grob klinische Beobachtung somit den Nachweis erbracht, daß sich beim Scharlach rhythmische Schwankungen des Immunitätszustandes in 8—10tägigen Perioden abspielen. Die Blutreaktionen zeigen einen ausgesprochenen zweiphasigen Charakter. Einerseits Neutrophilensturz, Abnahme der Senkungsgeschwindigkeit, manchmal bis auf subnormale Werte, gleichzeitig Eosinophilie, Anstieg der Lymphocyten und Plasmazellen, der Monocyten und Thrombocytose, andererseits in regelmäßigen Zeitabständen plötzliches Wiederansteigen der Neutrophilen und der Senkunsgeschwindigkeit, gleichgültig, ob sich klinisch erkennbare Komplikationen zeigen oder nicht.

c) *Die Klinik des zweiten Krankseins.*

Wie wir bereits erwähnt haben, erlischt die initiale Toxikose mit dem Verbrauch des Vorrates an reaktionsfähigen Antikörpern. Das Fieber kommt deshalb zum lytischen Abfall und das Exanthem blaßt ab. Scharlachtoxine können jetzt nachweisbar ruhig weiter im Blut kreisen, es kommt im sog. freien Intervall zu keiner Reaktion mehr. Dies ist nicht etwa auf Antitoxine zurückzuführen, denn die exanthemlöschenden Antikörper treten erst später auf. Nach dem Erlöschen des ersten flammenden Ausbruchs schwelt jedoch das Feuer der Infektion in der Tiefe weiter, die Krankheit ist noch nicht erloschen, sie ist nur latent geworden. Nur das Verhalten des Blutes gibt uns Kunde von den rätselhaften Vorgängen, die sich im Organismus abspielen. Ob es zu einem weiteren Ausbruch kommt, können wir nicht voraussehen und wir können ihn auch nicht verhüten. Wir wissen nur, daß wir ihn in bestimmten Perioden des Krankheitsverlaufes am häufigsten zu erwarten haben. Zur Zeit der ersten Neutrophilenzacke um den 8.—12. Tag beobachtet man ziemlich häufig eine leichte ephemere Temperatursteigerung, vielfach begleitet von einer Lymphadenitis an einer Halsseite. Meist folgt jedoch, wenn wir von diesen leichten Erscheinungen am Ende der ersten Dekade absehen, das richtige zweite Kranksein in der 3.—4. Krankheitswoche oder vom 15.—22. Tage. Nicht selten ist der Termin jedoch noch später, in der 5.—6. ja 7. Woche. Der früheste Beginn des zweiten Krankseins ist nach meiner Beobachtung der 11., nach SCHICK der 12. Tag.

In seltenen Fällen kann sich der Scharlach mitsamt dem Exanthem und den Initialsymptomen in bestimmten Intervallen wiederholen. So beschreibt HOTTINGER einen Fall, bei dem sich die Erscheinungen des Scharlachbeginns 2mal in neuen, durch je 5 Tage getrennte Attacken vollständig wiederholten, so daß 3mal Fieber, Schüttelfrost, Angina, Exanthem, wie das erstemal also Scharlach auftraten. Es hat also auch das zweite Kranksein seinerseits die Neigung sich zu wiederholen, so daß man an eine Verwandtschaft des Scharlachs mit gewissen Spirillosen wie der Recurrens oder der Lues gedacht hat. Krankheiten, für die ein Wechsel zwischen Manifestation und Latenz in bestimmten Perioden charakteristisch ist. Bei Streptokokkeninfektionen kennen wir dagegen eine derartige merkwürdige Periodizität nicht.

Ein leichtes erstes Kranksein schützt nicht vor den schwersten Manifestationen des zweiten Krankseins, ja eine geringe Initialtoxikose, welche nur eine schwache sog. Antitoxinbildung anregt, kann sogar ein schweres zweites Kranksein begünstigen.

Die beständigsten und wichtigsten Erscheinungen im zweiten Kranksein sind nach POSPISCHILL und WEISS 1. das Fieber, 2. die Drüsenschwellungen, 3. die Rachenerkrankung, 4. die Nephritis und 5. das Scharlachherz. Zu diesen ordentlichen Mitgliedern gesellen sich noch gewissermaßen als fakultative Hepatitis und Cholecystitis, die anaphylaktoide Purpura und das späte Scharlachrheumatoid.

Das Fieber. In leichten Fällen kann eine ephemere Temperaturzacke, für die die klinische Beobachtung keine rechte Erklärung zu geben vermag, die einzige Manifestation des zweiten Krankseins darstellen. Häufiger findet sich an mehreren aufeinanderfolgenden Tagen ein auffallend wechselnd hohes intermittierendes Fieber, wobei Tage mit sehr hohem Fieber abwechseln mit solchen, bei denen das Fieber weniger hohe Grade erreicht. Charakteristisch für viele Fälle ist der außerordentlich steile Anstieg von Temperaturen unter 37° bis auf

39—41°, wobei das Fieber häufig ebenso rasch sinkt, wie es angestiegen ist. Solch steile Fieberzacken können sich zu 2—3 Türmen eines Domes gruppieren und an eine quotidiane Malariakurve erinnern (POSPISCHILL und WEISS). Diese Temperatursteigerungen leiten meist Drüsenschwellungen, unter Umständen Angina ein, denen dann häufig aber nicht immer die hämorrhagische Nephritis auf dem Fuße folgt.

Die Lymphadenitis. (Beziehung des Scharlachs zum lymphatischen System.) Wir haben schon bei der initialen Toxikose erwähnt, daß der Scharlach, besonders bei jüngeren Kindern, gar nicht selten mit einer generalisierten Drüsenschwellung einhergeht, welche lebhaft an das eigentliche sog. lymphämoide Drüsenfieber (PFEIFFER, GLANZMANN) erinnern kann. Nicht nur die in der Nähe der Primäraffekte gelegenen angulären Drüsen schwellen an, sondern auch weit davon entfernte glanduläre Gruppen, wie z. B. die Axillardrüsen und die Inguinaldrüsen, so wie die Drüsen an der Leberpforte. Die vergrößerten Leistendrüsen können bei dem in Rückenlage auf dem Untersuchungstisch ruhenden Kind sich in mehrfachen Buckeln vorwölben und sie können in ihrer Schwellung

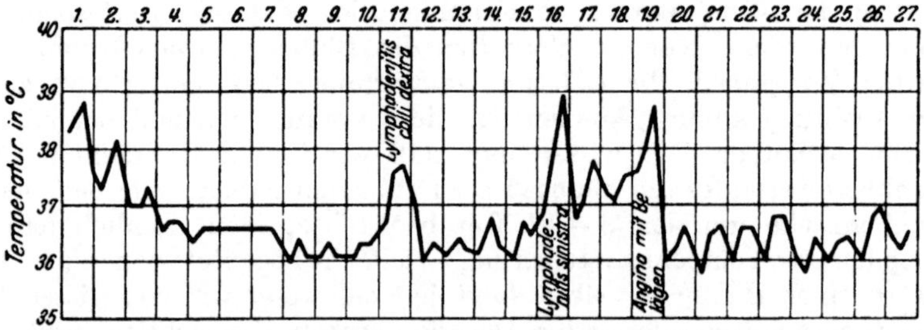

Abb. 26. Scharlach mit zweitem Kranksein (Lymphadenitis und nachfolgende Angina).

oft beträchtlich die anguläre Lymphadenitis übertreffen. Ganz ähnlich wie beim Drüsenfieber kann es auch zu einem Drüsentumor an der Leberpforte kommen, mit Gallenstauung, Hydrops der Gallenblase und Stauungsikterus (POSPISCHILL).

Die Autopsie der sehr schweren, in den ersten Tagen tödlichen Fälle deckt ganz gewöhnlich eine akute Hyperplasie des lymphatischen Gewebes auf, die nur zum Teil konstitutioneller Natur sein kann. Durch den ganzen Darmtractus hindurch sind alle Lymphfollikel, alle PEYERschen Plaques, die Mesenterialdrüsen und in gleicher Weise die Milz prall, markig geschwollen. Es finden sich ferner lymphocytäre Infiltrate in der Leber, Gallenblasenwand, lymphocytäre plasmazellige ausgedehnte Proliferationen in den Nieren. Das Scharlachgift ist somit auffallend lymphagog und lymphotrop und versetzt den ganzen lymphatischen Apparat von Anfang an in heftigste Erregung, ohne daß sich jedoch diese im Gegensatz zum Drüsenfieber in der Mehrzahl der Fälle auch im Blutbilde verrät.

Ähnlich wie beim lymphämoiden Drüsenfieber in etwa 8—14tägigen Intervallen unter erneutem Fieberanstieg früher befallene oder neue glanduläre Gruppen plötzlich wieder anschwellen und schmerzhaft werden, so kommt es auch beim Scharlach unter plötzlich im zweiten Kranksein nach freiem Intervall auftretendem Fieber meist zunächst zu einer frischen, einseitigen, angulären, druckempfindlichen Lymphadenitis. Diese Drüsenschwellung kann sehr unbedeutend sein und sich schon in einem Tage wieder zurückbilden, wobei sie wieder indolent wird. Gewöhnlich nimmt sie aber in den nächsten Tagen noch zu, verharrt einige Zeit auf der erreichten Höhe und bildet sich nur langsam in etwa 2 bis 3 Wochen zur Norm zurück. Es kann auch eine erneute Attacke sie wieder zur Anschwellung bringen oder diese verschont die erst befallene Drüsengruppe und ergreift Drüsen in unmittelbarer Nähe oder auf der anderen Seite. Es können auch beide Halsseiten gleichzeitig befallen werden, wobei der Drüsentumor auf einer Seite oft stärker entwickelt ist als auf der anderen. Am häufigsten findet man ein etwa mandarinengroßes, derbes Drüsenpaket hinten und unten vom Ohrläppchen, das jedoch unter dem Kopfnicker mit einem starken Zapfen in die Gegend des Kieferwinkels vorragt. Oder es können die Kieferwinkeldrüsen walzenförmig von außen, oben nach unten, innen entlang dem inneren Rande des Kopfnickers sich bis nahe ins Jugulum vorschieben. Auch die hinteren Cervicaldrüsen können anschwellen und lassen sich gut voneinander abgrenzen. Die Haut über den Drüsen ist häufig locker ödematös infolge von Periadenitis. Die Drüsenschwellung, besonders die der tieferen Cervicaldrüsen, führt leicht zu einer deutlichen Torticollis (Caput obstipum e dolore). Manchmal ist die Drüsenschwellung mitsamt der Periadenitis so auffallend hart, daß sie an eine Holzphlegmone erinnert.

Die submaxillaren Lymphdrüsen können im zweiten Kranksein ebenfalls anschwellen, sich in succulenten umgebenden Gewebe leicht verschieben lassen oder aber durch das perilymphadenitische Infiltrat mit anderen Drüsen und mit dem Unterkiefer so fest verlötet sein, daß sie eine Periostitis alveolaris vortäuschen.

Ähnlich wie Glanzmann beim lymphämoiden Drüsenfieber, so beschreibt auch Pospischill Mitbeteiligung der Submaxillar- und der Parotisspeicheldrüsen bei der Lymphadenitis im zweiten Kranksein des Scharlachs.

Besonders häufig nehmen auch die retropharyngealen Drüsen am zweiten Kranksein teil. Ihre Schwellung verrät sich früh durch laut schnarchende Atmung im Schlaf bei hintenüber gebeugtem Kopf und mit weit geöffnetem Munde. Bei der Racheninspektion sieht man gewöhnlich zunächst nur eine leichte Vorwölbung der einen Seite der hinteren Rachenwand. Bei der Palpation gewahrt man eine kleine spindelförmige verschiebliche Drüse oder auch nur eine ödematöse Schwellung. Erstaunlich rasch können sich retropharyngeale Abscesse entwickeln. Im Gegensatz zum ersten Kranksein sind diese Drüsenschwellungen ganz unabhängig von Veränderungen im Rachen. Wiederum ähnlich wie beim Drüsenfieber kann die Angina im zweiten Kranksein wie in dem oben erwähnten Beispiel den Drüsenschwellungen erst nach Tagen folgen.

Die Angina. Die Veränderungen im Rachen verraten ihre Anhängigkeit von den Drüsenschwellungen zunächst durch einseitige Verschiebung der Gaumenbögen und durch stärkeres Vordrängen der Tonsille gegen die Mittellinie zu (nach Pospischill und Weiss ein besonders wichtiges Symptom). Eine oder beide Hälften der Gaumensegel und selbst das Zäpfchen können ähnlich wie bei der lymphoidzelligen Angina des Drüsenfiebers eine sulzig ödematöse Schwellung zeigen. Häufig gesellt sich dazu eine diffuse oder gesprenkelte Rötung der Schleimhautbekleidung der Mandeln oder der vorderen Gaumenbögen. Ein matter gräulicher Schleier kann die Tonsillen bekleiden. Manchmal zeigt sich auch eine Angina follicularis mit einigen wenigen durchschimmernden weißen Pünktchen. Auch schwerere diphtheroide, nekrotische Anginaformen können von diesen Erscheinungen des zweiten Krankseins im Rachen ebenfalls ausgehen.

Die Angina im zweiten Kranksein hat demnach eine andere Bedeutung wie diejenige bei der initialen Toxikose. Sie ist hier nicht Primäraffekt, sondern eine den Drüsenschwellungen koordinierte Erkrankung des lymphatischen Systems im Rachen. Hottinger spricht neuerdings von einer Ausscheidungsangina, indem er annimmt, daß die Tonsillen im zweiten Kranksein, ähnlich wie die Nieren die Aufgabe haben, den Erreger und seine Toxine auszuscheiden, wobei es zu Krankheitserscheinungen an diesen Organen kommt.

In vereinzelten Fällen vervollständigt der Hinzutritt eines Exanthems zu Drüsenschwellungen und Angina noch die Ähnlichkeit mit dem ersten Kranksein. Dieses Exanthem ist nach eigenen Beobachtungen wahrscheinlich aus Gründen der Allergie mehr masern- oder rötelähnlich, uticariell oder erinnert auch an Erythema exsudativum multiforme.

Abdominale Drüsenschwellungen. Proliferative Hepatitis und Cholecystitis. An Stelle der Lymphadenitis am Halse kann im zweiten Kranksein eine erneute stärkere Anschwellung der Inguinaldrüsen, noch viel seltener eine solche der Axillardrüsen treten, eventuell als eine Drüsenattacke, die einer Nephritis vorangeht oder sie begleitet (Pospischill).

Häufiger dagegen schwellen wohl die abdominalen Drüsen an und lösen dann ähnlich wie beim Drüsenfieber eigentümliche Darmkoliken aus. Die Druckempfindlichkeit, die Schmerzhaftigkeit kann sich deutlich in die Ileocöcalgegend lokalisieren. Die Kinder sind blaß, machen einen schwerkranken Eindruck und winden sich im Bett vor Schmerz. Auch mehrmaliges Erbrechen ist nicht selten. POSPISCHILL spricht von einer scharlachnephritischen Pseudoappendicitis. Echte Appendicitis kann in diesem Stadium auch vorkommen, ist jedoch selten. Auch die Drüsen der Leberpforte können im zweiten Kranksein wieder anschwellen und Stauungsikterus, Hydrops der Gallenblase usw. auslösen. Es tritt bierbrauner Urin auf, der einen deutlich gelben Schaum gibt.

SCHOTTMÜLLER und FAHR haben neulich auf proliferative Hepatitis und Cholecystitis beim Scharlach aufmerksam gemacht, die zuweilen schon gegen Ende der 1., meist aber erst später in der 2. oder 3. Woche auftritt. Die Kinder klagen plötzlich über Empfindlichkeit und Schmerzen in der Oberbauchgegend. Die Untersuchung ergibt eine mehr oder weniger druckempfindliche Schwellung der Leber um 1—3 Querfinger, wobei ihre Konsistenz in geringem Grade vermehrt ist. In einem Teil der Fälle läßt sich neben dem rechten Leberlappen eine sichere Vergrößerung der Gallenblase tasten, welche auf Gallenstauung und Hydrops der Gallenblase infolge entzündlicher Schwellung der Schleimhaut des Ductus cysticus beruht. Meist sind Fieber und Leukocytose mit Eosinophilie vorhanden. Ein Milztumor ist nicht immer feststellbar. Die Lebervergrößerung erreicht oft in wenigen Tagen die größte Ausdehnung, etwa bis handbreit unter dem Rippenbogen, um dann im Laufe von 1—2 Wochen etwa wieder bis zum Rippenbogen abzuschwellen. Diese Scharlachkomplikation ist an und für sich durchaus gutartig und kann nicht durch eine Invasion von Streptokokken bedingt sein. Es ist vielmehr eine Toxinwirkung anzunehmen, wobei die Leber schädigenden Toxine in den häufig vorhandenen lokalen Streptokokkeninfektionsherden in den verschiedensten Organen, ganz besonders aber in den Lymphdrüsen produziert werden.

FAHR konnte nun bei einem der Fälle SCHOTTMÜLLERS in der Leber- und Gallenblasenwand sehr interessante, anaphylaktische Gewebsreaktionen nachweisen, d. h. sehr ausgedehnte, selten herdförmige, meist ganz diffuse, massige Infiltrate aus Lymphocyten, Plasmazellen, Histiocyten und Eosinophilen. Solche wallartige Infiltrate finden sich in der GLISSONschen Kapsel besonders um die kleinen Gallengänge herum. An den Venen ähnlich wie am Endokard herdförmige Intimaproliferation, manchmal mit zelliger Infiltration der Wand im ganzen Umfang. Die Schleimhaut der Gallenblase ist fast durchwegs abgestoßen. In der Wand zeigen sich ausgedehnte lymphocytäre Infiltrate mit besonders vielen Eosinophilen; die Infiltrate dringen vielfach in die Muskelschicht ein, durchbrechen sie an zahlreichen Stellen in breiter Front und dringen bis unter die Innenfläche vor. Auch FAHR hält diese Veränderungen für ein allergisches Phänomen.

Außer dieser eigenartigen proliferativen Hepatitis kommt es ungewöhnlich selten im Verlauf des Scharlachs ähnlich wie bei anderen Infektionskrankheiten zu akuter gelber Leberatrophie (LITTEN, ESCHERICH und SCHICK, ROLLY). Führt die Leberatrophie nicht zum Exitus, kann sich daraus eine Lebercirrhose entwickeln (HENOCH, ESCHERICH und SCHICK, BINGEL).

Schwillt die Leber im zweiten Kranksein wieder an, so zeigt der Urin als Ausdruck der Leberschädigung eine giftiggelbe Verfärbung infolge seines Gehalts an Urobilinogen und Urobilin. Das zweite Kranksein kann sich bei seinem Eintritt auch sonst durch eine auffallend dunkelbraune Verfärbung des Urins verraten, eine Verfärbung, deren Wesen noch unklar ist, da sie weder auf Gallenfarbstoff noch auf Urobilinkörpern beruht und vielleicht durch phenolartige Substanzen bedingt ist.

Interstitielle Scharlachnephritis und hämorrhagische Glomerulonephritis. Ganz ähnliche ausgedehnte lymphocytäre Infiltrationen wie in der Leber finden sich beim Scharlach auch in den Nieren. Unter 18 Scharlachnieren fand neuerdings MUNK 16mal eine *interstitielle Nephritis*, welche WAGNER zuerst als akute lymphomatöse Nephritis bezeichnete. Es findet sich nämlich in den hochgradigen Fällen der größte Teil der Nierenrinde zellig infiltriert mit Lymphocyten, namentlich in der Randzone periglomerulär und perivasculär, welche vielfach die Glomeruli verdrängen. Größere und kleinere Herde sieht man auch zwischen den Kanälchen. In der Marksubstanz seltener Infiltrationsherde. Es kann ein Bild entstehen, das stark an lymphatische Leukämie erinnert. Bei längerer Dauer zeigen sich neben den Lymphocyten jedoch reichlich Plasmazellen und Eosinophile, ähnlich wie im Myokard (M. v. AMBRUS), im periportalen Bindegewebe und in der Leber. HÜBSCHMANN fand in ganz frischen Fällen auch gelapptkernige Leukocyten, in einem Fall sogar nur Leukocyten. Diese leukocytäre Infiltration geht jedoch sehr rasch vorüber und wird von einer ausgesprochenen eosinophil-lymphocytär-plasmazelligen Gewebsreaktion abgelöst, ähnlich wie bei den Veränderungen im Blutbild. Ganz ähnliche lymphocytäre Infiltrationen wie in der Niere, in der Leber, im Myokard wurden von LANDSTEINER und MUNK auch in den Meningen und fast regelmäßig in der Nebennierenrinde festgestellt. Es handelt sich somit wohl um eine allgemeine, allergische Gewebsreaktion, welche als solche nicht nur bei Scharlach, sondern auch bei anderen Krankheiten vorkommen kann. So hat MUNK bei hämorrhagischen Pocken ganz ähnliche lymphocytäre Infiltrationen mit Gewebseosinophilie in allen Organen beobachtet.

Die interstitielle Scharlachnephritis stellt die Frühform der Nierenveränderungen beim Scharlach dar. Klinisch braucht sie sich gar nicht zu äußern. Man findet höchstens eine geringe Albuminurie (0,25—0,5‰), vereinzelte granulierte Cylinder neben etwas reichlicheren Lymphocyten und roten Blutkörperchen. Es ist jedoch wahrscheinlich, daß diese interstitielle Nephritis in Zusammenhang mit der Reaktion anderer lymphatischer Gewebe im zweiten Kranksein eine Exacerbation erfahren kann. Andererseits erscheint eine Rückbildung der Infiltrate und damit eine klinische Heilung wohl möglich. Vielleicht gehören zu dieser interstitiellen Nephritis Fälle, bei denen im zweiten Kranksein eine mäßige Albuminurie, manchmal nur in einzelnen Harnportionen, ohne Oligurie, auftritt, um dann nach 1—2 Wochen wieder spurlos zu verschwinden. Doch ist die spezielle Diagnose klinisch noch zu wenig ausgebaut.

Viel ausgeprägtere klinische Erscheinungen im zweiten Kranksein bietet die Glomerulonephritis, welche unabhängig von der interstitiellen Nephritis in etwa 2—20% der Gesamterkrankungen auftritt (Escherich und Schick 6—10%, Pospischill und Weiss 10%, Heubner poliklinische Praxis 10%, in der Klinik 20%, Rolly, Massini 16%, Hottinger und Schlossmann 7%). Bei den milden Fällen der letzten Jahre ist nach meinen Beobachtungen die Nephritis bedeutend seltener geworden.

Die hämorrhagische Glomerulonephritis ist dadurch charakterisiert, daß die hauptsächlichsten Veränderungen sich in den Capillaren, besonders in den Glomerulusschlingen abspielen und dadurch zu Blutungen und schweren Funktionsstörungen der Nieren, insbesondere der Wasser- und Salzausscheidung führen.

Diese Störungen können sich schon einige Zeit geltend machen, bevor die Erkrankung der Nieren klinisch manifest wird. Die prämonitorischen Zeichen sind: 1. *Eine Zunahme des Körpergewichts* infolge der Wasserretention, bis sich schließlich leichte Dunsung im Gesicht oder auch Ödeme an abhängigen Körperstellen zeigen. 2. *Ansteigen des Blutdrucks* (Rappoport, Koltypin, Edelmann u. a.). Bei mittelschwerem Scharlach ist der Blutdruck in der 1. Krankheitswoche ganz unabhängig von dem ferneren Verlauf in 65—70% erhöht. In der 2. und 3. Woche nimmt die Zahl der mit erhöhtem Blutdruck einhergehenden Fälle rapid ab. Tritt dagegen eine Nephritis auf, so bleibt der Blutdruck hoch oder steigt von neuem an. Kylin fand auch ein frühzeitiges Ansteigen des Capillardrucks. Die Erhöhung des Blutdrucks ist wahrscheinlich auf eine frühzeitig auftretende, relative Insuffizienz der Kochsalz- und Wasserausscheidung der Scharlachnieren zurückzuführen, welche unabhängig von anderen Zeichen der Nierenerkrankung, z. B. der Albuminurie, bestehen kann. 3. *Das leichte Anwachsen des spezifischen Gewichts* des Harns (Demohn).

Es ist mir auch aufgefallen, daß der Scharlachharn fast regelmäßig in der Rekonvaleszenz eine gewisse Insuffizienz der Säureausscheidung darbietet, welche sich durch Kalkariurie verrät.

Es finden sich also in der Mehrzahl der Fälle nach Scharlach leichte Anzeichen von Nierenschädigungen. Nur in den oben erwähnten, übrigens nach den einzelnen Epidemien außerordentlich wechselnden Prozentsätzen, entwickelt sich eine manifeste Glomerulonephritis. Welche Momente im Rahmen der Gesamterkrankung die Glomerulusnephritis beim Scharlach auslösen, ist noch immer nicht mit Sicherheit bekannt. Die Schwere der initialen Toxikose ist ohne Einfluß. Bekannt ist vielmehr, daß schweren Nephritiden eine ganz leichte, oft sogar übersehene Anfangserkrankung mit geringem Fieber, schwachem, oft fast fehlendem Ausschlag und leichter Angina vorhergehen kann. Dieser Umstand spricht gegen die sonst naheliegende Annahme, daß die Schädigung der Ausscheidungsfunktionen der Haut durch den Scharlachprozeß zu einer Überlastung der Nieren und dadurch zur Nephritis führt. Denn dann müssen wir Nephritis nach besonders intensiven Exanthem mit schwerer Schädigung des Hautorgens am häufigsten beobachten, was jedoch der Erfahrung widerspricht. Unzweckmäßiges Verhalten, zu frühes Aufstehen, Erkältung können als Hilfsursachen für die Entstehung der Nephritis nicht ganz geleugnet werden, aber andererseits vermag strengste Bettruhe, sorgfältigste Pflege und Diät sie nicht zu verhüten. Pospischill und Weiss konnten zeigen, daß bei gemischter Kost mit Fleisch sogar etwas weniger Nephritisfälle auftraten wie bei ausschließlicher Milchdiät. Hottinger und Schlossmann betonen ebenfalls die Unabhängigkeit der Nierenerkrankungen von der Nahrung. Sie beobachteten seit 1918 bei der gemischten Kost mit Fleisch 16 Nephritiden auf 540 Fälle gleich 3%, im Gegensatz zu 154 Nierenentzündungen auf 1876 Fälle gleich 8%, bei der früher üblichen 3wöchigen salzarmen vorwiegenden Milch- und Milchbreidiät. Dagegen ist eine besondere familiäre Disposition im Sinne einer gewissen Nierenschwäche als prädisponierendes Moment erwiesen. Man hat beobachtet, daß 2, ja sogar 4 Kinder der gleichen Familie gleichzeitig Nephritis nach Scharlach bekommen (HEUBNER).

Die hämorrhagische Nephritis setzt am häufigsten im Rahmen des zweiten Krankseins nach ein- bis mehrtägigem Fieber und Drüsenschwellungen plötzlich mit Allgemeinerscheinungen ein. Es tritt hohes Fieber auf, manchmal mit Schüttelfrost, 39—40°, selbst bis 41°, verbunden mit ausgesprochenem Krankheitsgefühl, Kopfschmerz, unruhigem Schlaf, Appetitlosigkeit und häufig Erbrechen. Charakteristisch ist auch ein auffallendes Erblassen der Gesichtsfarbe, verbunden mit einer leichten Gedunsenheit des Gesichtes. Der Puls steigt manchmal dem Fieber entsprechend, häufiger ist jedoch eine auffallende Verlangsamung und leichte Arrhythmie verbunden mit einer vermehrten Spannung entsprechend einer evidenten Blutdruckerhöhung maximal bis etwa 160 mm Hg. Vereinzelt findet man früh schon eine leichte Verbreiterung der Herzdämpfung, scharf abklappende Aortentöne, deutlichen Galopprhythmus, Erscheinungen, die gewöhnlich mit der Hypertension parallel gehen. Andererseits wird eine Hypertension in vielen Fällen vermißt. Das markanteste Symptom von seiten der Nieren ist die Hämaturie. Nachdem der Urin meist schon einige Tage vorher eine gewisse Erhöhung des spezifischen Gewichts gezeigt hatte (DEMOHN), setzt gewöhnlich schlagartig die Nephritis mit braunroter blutiger Verfärbung des Urins mit starker Reduktion der Ausscheidung, mäßiger Erhöhung des spezifischen Gewichts, mehr oder minder hohem Eiweißgehalt und typischem Sedimentbefund ein. Die Urinmenge sinkt von 1000—1200 bis auf 600, 500 und noch weniger je Tag. Der spärliche Urin ist stark trübe, rötlich-braun oder dunkelrot und setzt beim Stehen ein mehr oder weniger dunkles wolkiges Sediment ab. Das spezifische Gewicht ist entsprechend der Verminderung der Harnmenge gesteigert auf 1023—1038 nach DEMOHN.

Der Eiweißgehalt beträgt im Anfang durchschnittlich 4‰. Er kann jedoch auch nur Spuren bis 2‰ betragen; als maximale Werte werden von DEMOHN 16‰ Esbach gefunden.

Diagnostisch und prognostisch am bedeutsamsten neben der Hämaturie ist die *Abnahme der Wasserausscheidung*, die durch tägliche Messung durch Zusammenschütten der Einzelharnportionen im Meßzylinder kontrolliert werden muß. In leichten Fällen sinkt die Ausscheidung nicht unter 400—600 cm^3 je Tag. Erscheinungen von Wassersucht können völlig fehlen oder sich auf eine leichte Gedunsenheit im Gesicht beschränken.

In schwereren Fällen klagen die Kinder lebhafter über Schmerzen in der Lendengegend. Die Nieren sind druckempfindlich, der Appetit liegt ganz danieder und nicht selten besteht Durchfall. Das Gesicht wird zuweilen ganz wachsbleich, wie durchsichtig. Hier sinkt dann die Urinabscheidung auf 150, 100, 50, ja sogar bis auf 0 und diese Anurie kann tagelang anhalten. In einem Falle HEUBNERs 9 Tage lang, bis der Exitus eintrat.

Infolge der Wasser- und Chlorretention entsteht zunächst eine Hydrämie oder eine Plethora vera; diese besteht jedoch nicht lange, weil das Blut das überflüssige Wasser sehr schnell an die Gewebe abschiebt. Das Unterhautzellgewebe hält dieses Wasser um so lieber zurück, als es schon vorher durch den Scharlachprozeß geschädigt war; namentlich zeigen auch jetzt noch die Capillaren der Haut eine vermehrte Durchlässigkeit. Es kommt zu Ödemen zunächst im Gesicht, die Augenlider werden aufgedunsen, Füße und Unterschenkel und Hände, Scrotum und Labien zeigen wassersüchtige Anschwellung, dazu gesellt sich nun noch am häufigsten Ascites, seltener Hydrothorax mit wachsender Dyspnoe. Die Ödeme sind meist flüchtiger Natur und halten nur wenige Tage an.

Chlorurämie. Bedeutungsvoller als dieses Hydrops ist die Auswirkung der Wasser- und Kochsalzretention auf die Vermehrung des Liquor cerebrospinalis. Die Folgen sind Hirnödem und Steigerung des intrakraniellen Druckes. Mit diesen Erscheinungen hat man die sog. pseudourämischen Anfälle in Zusammenhang gebracht (Chlorurämie). Es treten Kopfschmerzen und Erbrechen auf, verbunden mit Pulsverlangsamung, eine gewisse Nackensteife, die Reflexe werden gesteigert, Babinski und Kernig oft positiv. Nach anfänglicher Aufgeregtheit werden die Kinder mehr und mehr benommen und apathisch, zuletzt ganz komatös. Zuckungen treten zunächst nur lokal, z. B. in einem Arm oder in einer Gesichtshälfte auf, bald aber folgt ein großer Anfall, eingeleitet durch einen tonischen Krampf eines großen Teils der Körpermuskulatur, mit Atemstillstand, allgemeiner Cyanose, blutigem Schaum vor dem Mund infolge von Zungenbiß. Nach ein paar Sekunden folgen gewaltige motorische Entladungen in klonischen Zuckungen der verschiedensten Körpermuskeln. Schlag auf Schlag können sich diese folgen bis zu rasch herzukommenden tödlichen Erschöpfungen. Während des Anfalls sind die Pupillen starr, die Sensibilität ist erloschen, die Atmung ist frequent, der Puls stark beschleunigt, die Blutdrucksteigerung erreicht höchste Grade, 180—190 mm Hg, häufig verbunden mit Herzerweiterung. Am Schluß des Anfalls lassen die Zuckungen nach, die Cyanose verschwindet, die Atmung wird tief und schnarchend! Der Blutdruck sinkt wieder auf 130, 110 bis 100. Solche Anfälle können sich in kurzen Zeitabständen wiederholen und unter ständiger Pulsverschlechterung erfolgt gelegentlich in einem Krampfanfall der Tod an Herzschwäche oder auch Atemstillstand. Öfter jedoch tritt selbst nach 5 oder mehr solchen pseudourämischen Krampfanfällen fast kritische Besserung ein, indem nun die Diurese mit einer wahren Harnflut wieder einsetzt.

Schon vor einem solchen Anfall oder nach derartigen Krisen erschreckt eine neue Erscheinung die besorgte Umgebung; das Kind ist blind und kann selbst hell und dunkel nicht unterscheiden. Diese Amaurose ist corticaler Natur, geht oft bei der Abheilung zunächst in Hemianopsie über, bevor sie ganz verschwindet. Prompten Rückgang der Amaurose wie der anderen pseudourämischen Hirnsymptome erlebt man in der Regel durch die Lumbalpunktion. Unter hohem Druck entleert sich ein klarer Liquor. Demohn fand in einem solchen Fall von urämischem Koma Pandy ++, Nonne-Apelt +, Zellen 20/3. Mastix und Goldsolreaktion lieferten Ausfällungen vom Typus der Lues cerebri-Kurve.

Wichtig ist es zu wissen, daß die Nephritis gleich mit dem Sturm der tonisch-klonischen pseudourämischen Krämpfe losbrechen und zu einem plötzlichen Exitus führen kann. Ist in einem solchen Fall der 3 Wochen zurückliegende Scharlach seiner rudimentären Entwicklung wegen gar nicht erkannt worden und fehlt die Schuppung, so kann die richtige Diagnose die größten Schwierigkeiten bereiten, ja ganz unmöglich sein. Bei günstigem Ausgang erlaubt die nach einigen Stunden wieder einsetzende Harnflut mit ihrem starken Blut- und Eiweißgehalt die richtige Deutung der Krampfanfälle (Jochmann).

Von dieser Chlorurämie zu unterscheiden ist die **echte Urämie oder Azotämie,** die mit einer Vermehrung des Reststickstoffes einhergeht. Statt normal 30 bis 40 mg in 100 cm^3 Blut steigt der Reststickstoff auf 50—120 mg. Das Serumeiweiß schwankt zwischen 7—8,5% (Demohn). Diese azotämische Vergiftung bewirkt alle Zeichen chronischer Urämie, Appetitlosigkeit, Widerwille gegen Fleisch, quälende Kopfschmerzen, Schlaflosigkeit, wiederholtes Erbrechen, urinösen Geruch der Ausatmungsluft, Stomatitis ulcerosa, Koma mit engen reaktionslosen Pupillen, schwere Atemnot, Herzbeklemmung und zuletzt allgemeine Krämpfe. Nicht in jedem Falle von schwerer Scharlachnephritis kommt es zu dieser echten Urämie, viel häufiger sind die pseudourämischen Anfälle.

Zuweilen können urämische Erscheinungen bei starker plötzlicher Ödemausschwemmung ausbrechen.

Die urämischen Krampfanfälle können meist vorübergehende Lähmungen z. B. einzelner Augenmuskeln (Abducens), Hemiplegie, Ataxie, Aphasie infolge Schädigung des Nervensystems zurücklassen. Auch geistige Schwäche, besonders Gedächtnisschwäche und psychische Störungen mit dem Zeichen akuter Demenz sind nach HENOCH beschrieben worden.

Verzweifelt schwer sind diejenigen Fälle, bei denen im zweiten Kranksein fast gleichzeitig mit der Nephritis und schweren Krampfanfällen nun auch noch eine meist in einem Unterlappen lokalisierte, massive Pneumonie mit lautem Bronchialatmen einsetzt. POSPISCHILL hat auch auf die Häufigkeit kleiner pleuritischer Exsudate bei dieser Komplikation hingewiesen.

Die Nephritis mit der oft schlagartig bei den eklamptischen Anfällen einsetzenden Blutdruckerhöhung wird auch dem sonst unverbrauchten, aber schon durch die primäre Scharlachtoxikose geschwächten, kindlichen Herzen gefährlich. Auch wenn die Nieren nach einem urämischen Anfall wieder funktionsfähig wären, will die Diurese nicht recht in Gang kommen, weil das Herz versagt. Neben der Herzerweiterung zeigt sich in diesen Fällen frühzeitig eine enorme Leberschwellung (Stauungsleber, HEUBNER). Es kommt zu stärksten Ödemen am ganzen Körper, zu Ascites, Hydrothorax, anfallsweise tritt Lungenödem auf. Die Kinder sind leichenblaß, unruhig und ängstlich, haben starke Dyspnoe und Orthopnoe, sehr frequenten, kleinen Puls. Diese Herz- und Kreislaufinsuffizienz führt nach qualvollem Leiden nach etwa 2 Wochen oder nach noch längerer Zeit zum Tode.

Wir haben bisher das Auftreten der hämorrhagischen Nephritis im Verein mit anderen Erscheinungen des zweiten Krankseins besprochen. Die Nephritis kann jedoch auch nach freiem Intervall etwa um den 19. Tag als völlig isoliertes Symptom des zweiten Krankseins plötzlich mit einem Temperaturanstieg auf 39 und 40^0 einsetzen, welche am nächsten Tag bereits wieder zur Norm zurückkehrt, wobei der Urin Blut und wechselnde Mengen von Eiweiß enthält. In anderen Fällen zeigen sich mehrere solche Fieberzacken, ohne daß andere Nachkrankheiten außer der Nephritis nachweisbar sind.

Es gibt auch formes frustes von Nephritis, bei denen nach gut verlaufender, fieberfreier Rekonvaleszenz aus der kritischen Zeit ohne Fieber, ohne Drüsenschwellungen oder Störungen des Allgemeinbefindens während etwa 14 Tagen ein fleisch wasserfarbener Urin mit etwa $^1/_4{}^0/_{00}$ Eiweiß entleert wird.

POSPISCHILL und WEISS haben auch Fälle berichtet, bei denen die hämorrhagische Nephritis den Scharlachkindern nur einen eintägigen Besuch machte mit plötzlich einsetzender und ebenso rasch wieder verschwindender Hämaturie.

Glücklicherweise sind eben die schwersten Fälle von Nephritis die Ausnahme. POSPISCHILL und WEISS sahen Urämie in 7,9%, HOTTINGER und SCHLOSSMANN sogar nur in 4,1% der Nephritiden. In den leichten Fällen von Nephritis zeigen die Kinder oft sogar eine merkwürdige Euphorie. Die Hämaturie verhält sich sehr wechselnd, sie kann vorübergehend verschwinden, um dann bei irgendeiner kleinen Fieberzacke wieder zu erscheinen. Bei den günstig verlaufenden Fällen steigt die Harnmenge ziemlich rasch wieder bedeutend an und das Eiweiß vermindert sich noch mehr, als der stärkeren Verdünnung durch die einsetzende Diurese entspricht. Am längsten sind noch geringe Sedimentbefunde, vereinzelte rote Blutkörperchen, Leukocyten, hyaline Cylinder nachweisbar. Schon nach 2—3 Wochen ist die Nephritis ausgeheilt.

Diesen leichtesten Fällen gegenüber stehen solche, bei denen ein geringer Restbefund von Albuminurie und Cylindern wochen-, monate- und jahrelang bestehen bleibt. Auch diese Nephritis, die dann häufig den Charakter einer orthostatischen Albuminurie annimmt, kann schließlich nach der Pubertät noch ausheilen. Aber andererseits sind Fälle bekannt, bei denen die Scharlachnephritis zu einer Schrumpfniere geführt hat, die dann noch nach Jahren im blühendsten Erwachsenenalter den Tribut für die tückischste der Kinderkrankheiten fordert (SALGE).

Auch in denjenigen Fällen von Scharlach, bei denen es zu keiner eigentlichen Glomerulonephritis gekommen ist, kann nach mehreren eigenen Beobachtungen eine gewisse Nierenschwäche zurückbleiben. Diese äußert sich darin, daß solche Kinder nach Monaten oder Jahren nach überstandenem Scharlach im Anschluß an eine unbedeutende Angina oder eine leichte Grippe an hämorrhagischer Nephritis erkranken.

Die Glomerulonephritis ist nicht nur für Scharlach pathognomonisch, sondern sie folgt auch der einfachen Angina, dem Erysipel, der Impetigo, den Varicellen, der Grippe und anderen Infektionen. Sie ist der Typus der infektiös-toxischen oder Ausscheidungsnephritis, ist aber trotzdem mit dem langen symptomfreien Intervall zwischen Initialtoxikose und

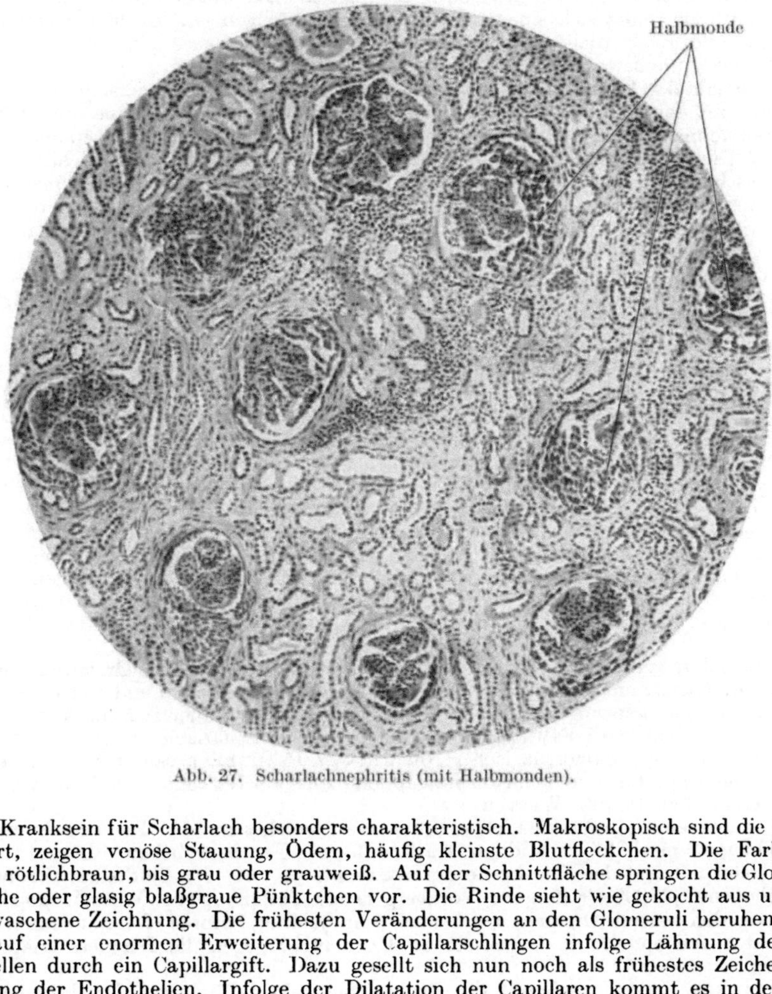

Abb. 27. Scharlachnephritis (mit Halbmonden).

zweitem Kranksein für Scharlach besonders charakteristisch. Makroskopisch sind die Nieren vergrößert, zeigen venöse Stauung, Ödem, häufig kleinste Blutfleckchen. Die Farbe der Niere ist rötlichbraun, bis grau oder grauweiß. Auf der Schnittfläche springen die Glomeruli als rötliche oder glasig blaßgraue Pünktchen vor. Die Rinde sieht wie gekocht aus und hat eine verwaschene Zeichnung. Die frühesten Veränderungen an den Glomeruli beruhen histologisch auf einer enormen Erweiterung der Capillarschlingen infolge Lähmung der sog. Rougetzellen durch ein Capillargift. Dazu gesellt sich nun noch als frühestes Zeichen eine Schwellung der Endothelien. Infolge der Dilatation der Capillaren kommt es in den Glomerulusschlingen zu umschriebenen Nekrosen, zu Blutaustritten in den Kapselraum, zu Vermehrung der Leukocyten und infolge der Blutstauung zu vereinzelten Fibrinpfröpfen (HÜCKEL, zit. bei E. KYLIN). Die Glomeruli sind vergrößert und die geblähten, trüben, plumpen, blutreichen Schlingen füllen den Kapselraum aus. Die Veränderungen der Capillaren lösen einen Krampf der zuführenden Arteriolen aus. Die nächste Veränderung besteht darin, daß die Endothelien der Capillaren infolge Quellung mächtig anschwellen, so daß das Lumen der Schlingen entweder vollständig leer oder mit einer feinkörnigen protoplasmareichen, zum Teil fettig degenerierten Substanz aus Endothelzellen und Leukocyten gefüllt ist. Auffallend ist selbst die Blutleere der Schlingen infolge der mächtigen Schwellung der Endothelzellen. Beim Tode tritt eine Entquellung dieser Endothelien ein, so daß die im Leben blutleeren Schlingen nach dem Tode wieder ein weit klaffendes Lumen zeigen können.

An die Endothelschwellung schließt sich eine produktive Wucherung der Endothelien an. In der Bowmanschen Kapsel findet man in diesem Stadium noch einzelne rote Blutkörperchen, abgestoßene Zellen, sowohl vom visceralen wie vom parietalen Blatt der Kapsel, einzelne eingewanderte Leukocyten und halbmondförmige Fibrinklumpen. Die Nierenkanälchen erleiden degenerative Veränderungen, trübe Schwellung, hyaline Entartung und Verfettung. Im Lumen findet sich frisches Blut, blutiger Detritus und geronnenes Eiweiß. Geht der Krankheitsprozeß in den Nieren nicht unter resorptiver, regenerativer oder reparativer Veränderung zur vollständigen Gesundung über, so zeigen die Glomerulusschlingen eine fortschreitende Hyalinisierung und Verödung. Die Halbmondformen in der Bowmanschen Kapsel werden immer mehr in Bindegewebe verwandelt. Die Harnkanälchen sind häufig fettig degeneriert, ihr Epithel ist niedrig atrophisch. Die Blutgefäße sind meist intakt, in ihrer Umgebung findet sich eine zellige Infiltration mäßigen Grades, häufig verbunden mit Wucherung des interstitiellen Bindegewebes. Schrumpft dieses, so kommt es zur sekundären glatten oder granulierten Schrumpfniere.

Anaphylaktoide Purpura, Purpura fulminans. In seltenen Fällen spielen sich beim Scharlach auch an den Hautcapillaren ähnlich Vorgänge ab, wie wir sie bei den Glomeruluscapillaren kennen gelernt haben. Infolge der Lähmung der Rougetzellen kommt es zu einer enormen Dilatation der Capillaren, zunächst zu Diapedesisblutungen, schließlich infolge Endothelschädigung zur Rhexis und damit zur Purpura. Wie bei den Glomerulusgefäßen kann durch die toxische Veränderung der Capillaren ein reflektorischer Krampf der Arteriolen ausgeöst werden, wodurch offenbar im Verein mit der starken Blutdurchtränkung der Gewebe, die Grundlage für nekrotische Veränderungen der Haut gegeben wird.

Wie wir in seltenen Fällen hämorrhagische Nephritis schon bei der Initialtoxikose antreffen, so kann auch die Purpura schon zu dieser Zeit auftreten. Es handelt sich um den sog. *blutigen* oder *hämorrhagischen* Scharlach. Bei demselben kommt es außer zu schweren cerebralen Erscheinungen noch zu Blutungen in Haut, Unterhautzellgewebe, Schleimhäuten und inneren Organen. Der blutige Scharlach verläuft in den ersten 2—3 Tagen meist wie ein schwerer oder mittelschwerer unkomplizierter Scharlach. Plötzlich kommt es in der Regel schubweise zu punktförmigen Blutungen an verschiedenen Körperteilen, die Blutungen vergrößern sich, es entstehen größere Flecke und schließlich gelegentlich auch größere flächenförmige Sugillate. Weitere Blutungen erscheinen auf der Mundschleimhaut, in den Nieren und Harnwegen, Genitalien, Darm usw. und der Exitus letalis läßt nicht lange auf sich warten. Nach Rollys Erfahrung scheinen jedoch derartige Fälle außerordentlich selten zu sein.

Nicht selten sind jedoch kleine Petechien in den Gelenkfalten (Pastiaszeichen). Daß auch bei mittelschwerem und leichtem Scharlach leichte Endothelschädigungen infolge von Capillargiftwirkungen latent bestehen, beweist der positive Ausfall des Rumpel-Leedeschen Versuches. Potentiell sind also die Vorbedingungen für das Auftreten von Purpura bei der Initialtoxikose gegeben, aber sie wird in Wirklichkeit nur bei den schwersten Vergiftungen manifest.

Ganz anders verhält sich die Purpura infolge der Umstimmung des Organismus im zweiten Kranksein. Hier kann sie in leichter Form vorübergehend auftreten und andererseits als Purpura fulminans in ursprünglich leichten und unkomplizierten Fällen zu schnellem Tode führen.

Zuerst hat Henoch 8 Fälle in der 3.—4. Woche nach Scharlach beschrieben, in der Mehrzahl verbunden mit hämorrhagischer Nephritis. v. Pfaundler sah orthostatische Purpura und anschließende Darmkoliken (Purpura abdominalis) am 19. Tage nach Scharlach. Ähnliche Fälle beschreiben Osler, West u. a.

Baar hat ein 7jähriges Mädchen beobachtet, welches am 15. Tag eine Lymphadenitis und ein zuerst morbilliformes, dann scarlatiniformes Erythem bekam. Darauf traten zahlreiche Petechien auf der Streckseite der Extremitäten auf. Im Blut kurz, vorübergehende Thrombopenie (25000 Plättchen). Vorübergehende Thrombopenie, Verschiebung der Plättchen nach den inneren Organen wurde auch von anderen Autoren (Landsberger, Fanconi) beobachtet und spricht im Gegensatz zu Baar nicht gegen die Diagnose anaphylaktoide Purpura.

Johannes Kretz beschreibt die Beobachtung eines 17jährigen Drechslergehilfen, der am 27. 1. 29 an Scharlach erkrankte. Am 6. Krankheitstag entfiebert, bekam er am 14. 2. neuerdings 38,1° Fieber, starkes Nasenbluten, schmerzhafte Schwellung der Halsdrüsen und Nephritis. Am 16. 2. an Ellenbogen und Kniegelenken hellrote, linsengroße, infolge entzündlichen Ödems über das Hautniveau hervorragende Blutflecken, die sich am nächsten Tag über den ganzen Körper ausdehnten und zum Teil flächenhaft konfluierten. Auch Zahnfleisch und Wangenschleimhaut zeigten größere Blutungen. Blutbefund 90% Hämoglobin Sahli, Rote 4,3 Millionen, Leukocyten 20800, Stabkernige 12%, Segmentkernige 76%, Lymphocyten 6%, Monocyten 4%, Basophile 1%, Plasmazellen 1%, Blutplättchen 170000, Blutungszeit nicht verlängert, Gerinnungszeit 7 min. Obschon aus dem Blut ein Streptococcus haemolyticus gezüchtet werden konnte, so spricht doch der morphologische Blutbefund gegen Sepsis, was auch mit dem raschen günstigen Verlauf übereinstimmt. Trotzdem die Einzelefflorescenzen am Rücken zu großen flächenhaften Blutungen (Druck der Unterlage) zusammenflossen und dadurch an eine thrombopenische Purpura erinnerten, dürfte auch dieser Fall als anaphylaktoide Purpura im Rahmen des zweiten Krankseins aufzufassen sein.

BISS schildert einen Fall bei einem $3^1/_2$jährigen Knaben, der irrtümlicherweise mit Diphtherieserum gespritzt wurde. Am 6. Tag nach Scharlach Serumkrankheit, am 9. Tag anaphylaktoide Purpura, am 19. Tag schwerste, in 2 Tagen tödlich endende Purpura mit äußerst dicht stehenden Petechien, Blutbrechen und Melaena.

ROLLESTON und MCCRIRICK fanden von 64 Fällen von *Purpura fulminans* in der Literatur 24 in der Rekonvaleszenz von Scharlach in der 2., 3. oder 4. Woche. Klinisch entspricht das Bild der Schilderung der Purpura fulminans durch HENOCH. Bei Fehlen von Blutungen aus den Schleimhäuten kommen mit enormer Schnelligkeit ausgedehnte Ekchymosen zustande, die binnen weniger Stunden ganze Extremitäten blau und schwarzrot färben. Auch Blasen mit blutig gefärbten Inhalt können auftreten. Bei einem Fall von BERTLING trat der Tod schon nach 17 Std ein, in anderen Fällen nach 1—4 Tagen. Autoptisch außer Anämie negativer Befund. Kulturen aus Herzblut und Ekchymosen steril. Mitunter werden außer den Hautblutungen auch Hämatemese, Melaena, Hämaturie und Genitalblutungen beobachtet. Derartige Fälle wurden beschrieben von DAVIS MCCONNELL und WEAVER u. a. Von einem von RIESEL beobachteten Fall wissen wir, daß die Blutplättchen nicht vermindert werden.

FRÖDIN (1947) beschreibt eine Purpura fulminans bei einem 5jährigen Knaben nach 9 Wochen einer prolongierten Scharlachinfektion. Zuerst erythematöse Herde, dann ausgedehnte Ekchymosen und Hämaturie. Blutungs-, Gerinnungs- und Prothrombinzeit maximal verlängert, Plättchenzahl nicht vermindert. Sie führte in 3 Tagen zum Exitus. Wahrscheinlich liegt eine toxisch-allergische Ätiologie zugrunde. Der Unterschied zwischen der Purpura fulminans und der Purpura von SCHÖNLEIN-HENOCH scheint auch FRÖDIN nur ein gradueller zu sein.

Bei einem $3^1/_2$jährigen Knaben DYGGVETs trat eine Purpura fulminans 27 Tage nach einem milden typischen Scharlach auf. Das Blut war wegen ausgesprochener Fibrinopenie fast ungerinnbar (Plasmafibrin 0,057% statt normal 0,2—0,38%). Vier große Bluttransfusionen führten zur Heilung, auch *Vitamin K* kann empfohlen werden.

Die Hautveränderungen der Purpura können schließlich zu Nekrosen führen. Solche wurden beschrieben von SOUTHEY, WILSON, NETZ, HEUBNER, SILBERSTEIN u. a. Neuerdings hat FEDDERS einen Fall von *symmetrischen Hautnekrosen* bei Scharlach publiziert, der ein 4jähriges Mädchen betraf, das 8 Tage nach leichtem Scharlach plötzlich dunkelblaue, symmetrische, handtellergroße Blutergüsse in die Haut an der Außenseite beider Waden und beider Schenkel bekam. Blutbild: 0,5% Stabkernige, 88,5% Segmentkernige und 10% Lymphocyten spricht gegen Sepsis. Blutungszeit 1 min, Gerinnungszeit 4 min, Hämoglobin 40%, viele Thrombocyten. Im Bereich einzelner Blutergüsse zeigt sich eine schwarze Nekrose mit blasig abgehobener Epidermis. Diese Nekrosen stoßen sich in der Folge allmählich ab, tiefe Hautdefekte entstehen, die sich wieder überhäuten, so daß Patient als genesen entlassen werden konnte.

Ähnlich wie wir an den Glomerulusschlingen bei der hämorrhagischen Nephritis Endothelschädigung, thrombotische Vorgänge, Nekrosen, Krampf der Arteriolen beobachten können, so bilden gleiche Vorgänge an den Hautgefäßen wohl die Ursache für die symmetrischen Blutungen und anschließenden Hautnekrosen. Die Entstehung der Hautblutungen im Rahmen des zweiten Krankseins bei ganz leichtem Scharlach ohne Sepsis spricht für eine Überempfindlichkeit der Capillaren in dieser Zeit und somit für die anaphylaktoide Natur der Purpura, sowohl der leichten Formen, wie der Purpura fulminans.

Läsionen des Endothels durch Toxine mit folgender Thrombose, Gefäßverstopfungen, die noch durch Angiospasmen begünstigt werden, bilden wohl die Grundlage für den lokalen Gewebstod symmetrisch gelegener Partien des Körpers, z. B. einzelner Zehen oder Finger oder beider Füße und Hände, der Nasenspitze usw. nach Art der RAYNAUDschen Gangrän, die somit im Gegensatz zu den vorhin erwähnten Fällen von Purpura ohne voraufgehende Blutergüsse eintritt.

Zellnekrosen im Knochenmark können zu Schädigungen der Megakaryocytenapparates und damit zu Werlhoferscheinungen führen (KLOSE, GLANZMANN).

Periarteriitis nodosa. PEALE, GILDERSLEEVE und LUCCHESI beobachteten einen 11jährigen Knaben, der an Allergie gegen Tomaten gelitten hatte. In der 3. Woche nach Scharlach heftige Kopfschmerzen, Schwindel, Parese des rechten Armes, generalisierte Konvulsionen, Strabismus, Leber- und Milztumor, Hämaturie und Albuminurie. Reststickstoff 191 mg-%. Tod an Lungenödem bei einem Blutdruck von 150/110. Autoptisch Blutungen in Pleuren, Lungen, Dünndarm, im Gehirn. Histologisch zeigen fast alle Organe eine Periarteriitis nodosa. Es handelt sich wahrscheinlich auch um einen allergischen Zustand unter dem Einfluß von hämolytischen Streptokokken und ihren Produkten.

Spät-Rheumatoide. Auch die bei der Initialtoxikose beschriebene Synovitis scarlatinosa oder das Scharlachrheumatoid kann sich im zweiten Kranksein unter starkem Fieber oder auch fieberlos in der 3.—4. Woche wiederholen. Selbst in der 5.—6. Woche habe ich noch Spät-Rheumatoide beobachtet.

ROLLY beschreibt den Fall eines 18jährigen Patienten, bei welchem erst am 22. Krankheitstage nach einem verhältnismäßig leichten Scharlach ein Rheumatoid auftrat, wobei fast die meisten Gelenke befallen waren. Am Herzen konnte während der ganzen Beobachtungszeit niemals etwas Pathologisches nachgewiesen werden. Patient wurde schließlich auch völlig geheilt entlassen.

Bei einem Fall meiner Beobachtung trat bei einem 6jährigen Mädchen in der 3. Woche nach leichtem Scharlach eine sehr heftige Synovitis beider Kniegelenke auf, mit serösem, aber völlig sterilem Gelenkerguß. Die Affektion war außerordentlich schmerzhaft. 8 Tage nach Erscheinen dieser Komplikation trat eine Wiederholung des Exanthems auf, das einen masernähnlichen Charakter hatte, in einem Tag sich von oben über den ganzen Körper ausbreitete und schon am nächsten Tag wieder abblaßte. Es handelte sich sicher nicht um Masern, denn das Kind erkrankte 2 Jahre später an typischen Morbillen.

Auch DEMOHN beobachtete Rheumatoid 7 Tage nach dem Auftreten eines 2. Ausschlages, und zwar am spätesten Termin, am 53. Tage.

Auch die Spät-Rheumatoide unterscheiden sich vom Gelenkrheumatismus dadurch, daß sie regelmäßiger verlaufen, gewöhnlich keine Exacerbationen und Schübe zeigen, ungefähr eine Woche und darunter, selten länger dauern und gewöhnlich keine Endokarditis der Klappen nach sich ziehen. Die auch beim Spät-Rheumatoid häufig nachweisbaren Erscheinungen des Scharlachherzens dürfen nicht mit einer echten Endokarditis verwechselt werden. Tritt eine echte Endokarditis auf, so ist daran zu denken, daß durch den Scharlachprozeß eine Disposition zur Komplikation mit richtigem Gelenkrheumatismus geschaffen werden konnte. Auch das Auftreten von Chorea in derartigen Fällen ist wohl in diesem Sinne zu deuten.

WALLGREN beobachtete während einer Scharlachepidemie in 3 Fällen ein Rezidiv einer rheumatischen Infektion in Zusammenhang mit dem Scharlach. In einem 4. Fall trat ein Endokarditisrezidiv 1 Jahr nach einer Attacke von Scharlach auf. Bei diesen Rückfällen war der Scharlach das beschleunigende Agens. Die rheumatische Endokarditis zeigt scharlachfremde Züge, z. B. Erythema annulare und rheumatische Knötchen. Chorea ist beim Scharlach selten. Eine Endokarditis, welche sich im Verlaufe eines Scharlachs entwickelt, ist rheumatischen Ursprungs, wenn sie Zeichen einer Exacerbation mit nachfolgender Polyarthritis und besonders eine Tendenz zu Rezidiven zeigt. Nach WATSON, ROTHBARD und SWIFT sprechen vorbestehende Klappenfehler (z. B. Mitralstenose), Myokarditis mit EKG-Abnormitäten, frühere Polyarthritis für das rheumatische Fieber.

Das Scharlachherz. Unter Scharlachherz verstehen wir eine analog wie bei der Diptherie meist erst in der Rekonvaleszenz auftretende eigentümliche und gutartige Herzstörung, die ohne subjektive Wahrnehmungen verläuft und von einer akuten Endokarditis streng zu unterscheiden ist. Nach SCHICK ist das Scharlachherz nach der Lymphadenitis und der Nephritis die dritthäufigste Komplikation des Scharlachs, und auch POSPISCHILL und WEISS zählen das Scharlachherz zu den ordentlichen Mitgliedern des zweiten Krankseins.

POSPISCHILL und WEISS haben einen ganz sonderbaren Auskultationsbefund am Scharlachherzen beschrieben, der sogar die Initialtoxikose prodromal einleiten kann. Der gleiche Befund, je nach der Epidemie häufiger oder seltener, wurde von ihnen auch im Beginn des zweiten Krankseins erhoben und sogar als Nephritissignal gewertet. Man hört über der Herzbasis, über dem Sternum oder links von diesem (Ansatz der 3. Rippe) neben dem ersten Herztone oder diesen deckend ein rauhes, schabendes oder ein kratzendes oder knirschendes Geräusch, ähnlich wie bei einer trockenen Perikarditis. Im Scharlachbeginn ist mir dieser Herzbefund bisher nicht begegnet, dagegen erinnere ich mich an Beispiele von zweitem Kranksein, bei denen auch ohne nachfolgende Nephritis die in der Tat außerordentlich auffallenden auskultatorischen Erscheinungen, die von einer trockenen Perikarditis nicht zu unterscheiden waren, ganz der Beschreibung von POSPISCHILL entsprachen.

Die Initialtoxikose zieht schon das Herz in Mitleidenschaft durch die auffällige Tachykardie, die oft weit über die Höhe des Fiebers hinausgeht. Die

Erscheinungen des Scharlachherzens melden sich jedoch gewöhnlich erst, wenn Fieber und Puls zu sinken beginnen, d. h. wenn ursprüngliche Sympathicotonie in die Vagotonie umzuschlagen beginnt. Zu dieser Zeit treten sehr häufig systolische Geräusche am Herzen auf, die meist einen leisen, weichen, oft hauchenden Charakter haben. Diese Geräusche sind gewöhnlich verbunden mit einer Akzentuation oder Spaltung der zweiten Töne, insbesondere des zweiten Pulmonaltons. MASSINI glaubt, daß es sich nur um eine relative Verstärkung des zweiten Pulmonaltons handle, bedingt durch eine Abschwächung des zweiten Aortentons, entstanden infolge einer relativen Insuffizienz des linken Ventrikels. In der Tat findet man ab und zu eine leichte Verbreiterung der Dämpfung nach links (REINHARD, MASSINI), die man wohl auf eine Dilatation des linken Ventrikels infolge muskulärer Insuffizienz zurückführen muß. MASSINI hält mit Recht die große Variabilität der Herzsymptome für charakteristisch für das Scharlachherz. So schwankt die Intensität der Geräusche außerordentlich, und zwar abhängig von der Körperlage. Im Liegen sind sie oft gut zu hören, beim Sitzen und Stehen werden sie leise oder verschwinden. Ein Geräusch kann an einem Morgen da sein und abends wieder verschwinden und umgekehrt. Ja selbst innerhalb einer Stunde kann es an Intensität wechseln. Das gleiche gilt auch für die relative Akzentuation und Spaltung des zweiten Pulmonaltons. Die Geräusche werden am häufigsten über der Spitze, selten über der Basis oder dem Sternum wahrgenommen. Ein diastolisches Geräusch fehlt (REINHARD). Solche Geräusche am Herzen fanden LEDERER und STOLTE in 70%, REINHARD in 52%, DEMOHN in über 54% der Fälle. Demgegenüber sahen SCHICK den genannten Symptomenkomplex nur in 5%, ROSENBAUM in 6% der Fälle.

Der Puls zeigt häufig eine leichte Bradykardie, die jedoch schon bei geringer körperlicher Anstrengung in eine Tachykardie umschlagen kann. Sehr häufig besteht eine respiratorische Arrhythmie. Der ASCHNERsche Versuch ist häufig positiv.

Die Erscheinungen des Scharlachherzens dauern nach SCHLOSSMANN und MEYER etwa 2—3 Wochen. REINHARD sah nur bei 24 von 84 Kindern völliges Verschwinden in 6 Wochen. LEDERER und STOLTE geben 8 Wochen an. In anderen Fällen kann das Geräusch monatelang, ja 1—2 Jahre bestehen (HECHT), um schließlich dann doch noch zu verschwinden. Während einzelne Autoren, wie NOBÉCOURT, FRÄNKEL, leichte Blutdrucksenkung fanden, sahen HIRSCH, REINHARD und andere den Blutdruck kaum beeinflußt.

Das Fieber sowohl wie die Scharlachrheumatoide haben keinen sicheren Zusammenhang mit dem Scharlachherzen.

Die rasche Veränderlichkeit der Herzbefunde weist schon darauf hin, daß dem Scharlachherzen keine schweren Schädigungen des Herzmuskels oder des Klappenapparates zugrunde liegen können. Wegen der Gutartigkeit liegen auch keine Sektionsbefunde vor.

Am wahrscheinlichsten handelt es sich um toxische Einwirkungen, die sowohl am peripheren (Capillargift), als am zentralen Vasomotorensystem angreifen und zu einer allgemeinen Tonusverminderung führen, die sich auch auf das Herz erstreckt, so daß ein schlaffes Vagusherz, eine Myasthenia cordis zustande kommt. Die Tonusverminderung führt dazu, daß der Kreislaufapparat für seinen Inhalt zu weit wird, wodurch am Herzen leicht abnorme Strömungsgeräusche zustande kommen. LEDERER und STOLTE fanden eine auffällige Abhängigkeit der Erscheinungen des Scharlachherzens von der Körpergewichtskurve. Sie sollen mit dem Sinken des Körpergewichtes erscheinen, ihr Maximum an dem Tiefpunkt der Gewichtskurve erreichen und bei erneutem Anstieg des Körpergewichts verschwinden. Es hängt dies offenbar mit entsprechenden Schwankungen des Blutdrucks zusammen.

Die Autoren konnten in der Tat durch experimentelle Steigerung des peripheren Blutdrucks (Hochheben der Extremitäten, Faradisation) systolische Herzgeräusche zum Verschwinden bringen. DEMOHN konnte jedoch nur etwa in $^1/_5$ der Fälle den von LEDERER und STOLTE beschriebenen Zusammenhang mit den Körpergewichtsschwankungen bestätigen.

STEINMANN will das Scharlachherz in dem allgemeineren Begriff eines „kindlichen Rekonvaleszentenherzens“ aufgehen lassen. Die vagotonischen Einflüsse treten allerdings in der Rekonvaleszenz des Scharlachs besonders deutlich hervor. Das Herz kann normal sein oder Zeichen einer Myokarditis aufweisen (EKG).

Mit der Gutartigkeit des Scharlachherzens hängt es auch zusammen, daß akute Herzlähmungen, ähnlich wie bei Diphtherie, bei Scharlach unvergleichlich viel seltener vorkommen. Immerhin sind solche **plötzliche Todesfälle** beschrieben worden von NOTHNAGEL, GOUGET und DECHAUD, WEILL und MOURIQUAND, KRAUSS u. a. Es handelt sich meist um jugendliche Erwachsene, welche selbst nach leichtem Scharlach nach 6—13 Tagen ohne oder nur mit leichten prämonitorischen Symptomen plötzlich und unerwartet verscheiden. Manchmal werden die Patienten einfach tot im Bett gefunden, ohne daß sie ihre Lage verändert hätten. In anderen Fällen zeigt sich eine plötzliche Veränderung, indem der Patient von einem verhältnismäßig befriedigenden Gesundheitszustand in eine äußerst ernste Lage kommt. Die Temperatur steigt plötzlich an, der Puls kann nicht mehr gefühlt werden, der Patient wird stark cyanotisch, die Pupillen erweitern sich und nach wenigen Minuten bis zu 2—4 Std. stirbt er unter verlangsamter schnappender Atmung.

Es scheinen also die Scharlachtoxine in glücklicher Weise seltenen Fällen einen stark zerstörenden Einfluß auf das Herz auszuüben. Man fand in solchen Fällen autoptisch Herzdilatation und Myokarditis mit vielen Petechien, ausgesprochener Fragmentierung in der Bündelregion, besonders in der Nähe der Spitze, Verlust der Querstreifung, schwache Färbung der Kerne ohne oder mit Rundzelleninfiltraten (KRAUSS). In anderen Fällen ist der pathologisch-anatomische Befund nicht imstande, den plötzlichen Tod zu erklären. BROADBENT denkt an eine Vergiftung der Herzganglien. STEGMANN macht besonders auf die Verfettung und Nekrose der Nervenzellen des Myokards aufmerksam, welche bereits vom ersten Krankheitstage an gefunden werden. Auch er sieht die Ursache einer Herzlähmung bei Scharlach in der pathologischen Veränderung der Herzganglien. Wie in anderen Organen findet man auch im Myokard eine reichliche Rundzelleninfiltration, mit zahlreichen Eosinophilen, die zwischen den Muskelfibrillen zerstreut sind (M. v. AMBRUS). Die interstitielle Myokarditis kann auf das Endokard übergreifen, dabei ist charakteristisch, daß im Gegensatz zur rheumatischen Endokarditis nicht in erster Linie der Klappenapparat, sondern die Endokardwand ergriffen wird (Wandendokarditis, FAHR), wobei stellenweise kleine knötchenförmige Wucherungen auftreten.

Namentlich französische Autoren, wie SERGENT, LESAGE u. a., haben darauf hingewiesen, daß die Ursache gewisser plötzlicher Todesfälle beim Scharlach in Veränderungen der **Nebennieren** zu suchen ist. Die Patienten werden im Verlauf der initialen Scharlachtoxikose plötzlich niedergeschlagen, unbeweglich, antworten auf keine Frage und interessieren sich für nichts. Es besteht eine außerordentliche Asthenie, welche jede Anstrengung verbietet. Diese Asthenie ist mit dem Sinken des Blutdrucks auf sehr niedrige Werte 110—70 mmHg verbunden. Der Puls ist schwach und weich, die Extremitäten kühl, cyanotisch, weißer Dermographismus läßt sich nicht mehr erzeugen. Der Patient verfällt mehr und mehr und stirbt nach wenigen Stunden. Bei der Autopsie findet man eine größere Blutung in den Nebennieren. Auf die interstitielle Infiltration der Nebennieren beim Scharlach haben wir bereits früher hingewiesen. Im Mark kommt es zu Kongestion mit interstitiellen capillären Blutungen. Aus solchen entwickelt sich gelegentlich ein größeres Hämatom mit brüsker Zerstörung des Organs und plötzlichem Tod.

Immunität. Die Immunität nach Scharlach, welche gewöhnlich das ganze Leben dauert, ist bei einer angeblichen Streptokokkenerkrankung eine sehr auffällige Erscheinung. Auch die Annahme einer antitoxischen Immunität, ähnlich wie bei der Diphtherie, hilft nicht über alle Schwierigkeiten hinweg. Denn gerade bei der Diphtherie sind 2 und mehrmalige Erkrankungen des gleichen Individuums nach monate- und jahrelangen Intervallen unvergleichlich häufiger als beim Scharlach. Der berühmte amerikanische Pädiater EMMET HOLT sah in seinem Leben nur einmal 2malige Erkrankung an Scharlach, wie JOHNSEN erwähnt, der selber eine Beobachtung beschreibt, bei der innerhalb 18 Monaten 2mal typischer Scharlach beim gleichen Kinde beobachtet wurde. Der zweite Scharlach verlief schwerer als der erste. Persönlich erinnere ich mich an 2 Fälle von zweitem Scharlach. Bei einem Kinde sah ich sogar einen zweiten und dritten Scharlach. Der zweite verlief schwerer als der erste und der dritte leichter als die beiden ersten Erkrankungen. Die Immunität gegen Scharlach ist also keine absolute.

Nach den Untersuchungen von FREUDENBERG und BARTH bleiben in den ersten 6 Jahren etwa $^2/_3$ der Kinder nach Scharlach Dick-positiv, sie immunisieren sich also nicht. Je älter die Scharlachkinder sind, um so häufiger wird das Überstehen der Krankheit zu einer negativen Dickreaktion führen.

Wir bezeichnen als zweiten Scharlach diejenigen Erkrankungen, die durch Monate oder Jahre nach der völlig abgeklungenen Ersterkrankung wieder neu auftreten. Demgegenüber bezeichnen neuerdings GABRIEL und ZISCHINSKY als zweiten Scharlach auch Superinfektionen, welche bei der Ersterkrankung vor der Ausbildung der Immunität angehen können. Zweiten Scharlach in diesem Sinne fanden sie in 1,9% der Fälle. Der Verlauf des zweiten Scharlachs im Sinne dieser Autoren ist dem Grade der Erkrankung nach meist schwerer bzw. komplikationsreicher, als der des ersten. Das Zustandekommen des zweiten Scharlachs wird begünstigt durch Wunden der verschiedensten Art, Brandwunden, Masern und Varicellen, Serumkrankheit, vor allem aber durch das zweite Kranksein des ersten Scharlachs selber. Doch dürfte in den meisten Fällen wohl nicht mit Sicherheit zu entscheiden sein, ob es sich um eine Superinfektion oder um ein sog. Rezidiv, d. h. ein Wiederaufflackern des noch nicht erloschenen ersten Scharlachprozesses handelt. Auch GABRIEL und ZISCHINSKY sagen: „Wir sind der Überzeugung, daß weitaus die Mehrzahl der mehrmaligen Scharlacherkrankungen auf einer Neuinfektion beruhen, echte Rezidive sicherlich aber auch vorkommen.“

LICHTENSTEIN hat nach HOTTINGER nachgewiesen, daß Komplikationen, Rezidive und Heimkehrfälle um so häufiger sind, je mehr die Kranken untereinander dem Kontakt ausgesetzt sind. Man sollte deshalb die Scharlachkranken isoliert in Zimmern zu 1—2 Betten unterbringen und es namentlich vermeiden, Scharlachrekonvaleszenten wieder mit frischen Fällen in Kontakt zu bringen. EHINGER, FOLEY, WHEELER und AYCOCK haben die Bakteriologie des Scharlachfiebers nach der Typisierungsmethode von GRIFFITH studiert und haben besondere Aufmerksamkeit den Krankenhausinfektionen[1] mit Streptokokken während des Verlaufes gewidmet. Bei Scharlachrezidiven ergab sich nun häufig eine Änderung des Typus. Ähnliches wurde auch bei Komplikationen beobachtet, z. B. bei Spätotitis. Von 323 Komplikationen waren 69,3 durch den primären Typus verursacht, während 30,7% mit einer Änderung des Typus in Zusammenhang erschienen (EHINGER).

2. Vorwiegend komplizierte und septische Scharlachformen. Die Streptokokkeninvasion.

Die den reinen Scharlachfällen der ersten Gruppe zugrunde liegende Toxikose ist relativ gutartig. Abgesehen von den seltenen Fällen von Scarlatina fulminans machen bei den mittelschweren Fällen die eigentümlichen anaphylaktoiden Gewebsreaktionen in den verschiedenen Organen klinisch fast keine Erscheinungen. Den reinen Scharlacherkrankungen eignet, wie wir gesehen haben, eine eigentümliche Periodizität in dem Sinne, daß Perioden der Manifestation und der Latenz in einigermaßen gesetzmäßigen Intervallen abwechseln.

Ganz anders werden die Verhältnisse, wenn sich an die Toxikose nun auch eine septische Invasion der Streptokokken anschließt. Die chemische Kriegführung, die Vergiftung des Organismus durch die Toxine hat ja die Aufgabe, den Streptokokken die Invasion zu erleichtern. Man sollte demnach annehmen, daß eine besonders starke Toxikose auch entsprechend das Eindringen der Streptokokken in den Organismus fördere. Dies ist jedoch nicht immer der Fall; man hat vielmehr die Beobachtung gemacht, daß schwerste Toxikosen, wenn sie das initiale Stadium überwinden, im weiteren Verlauf oft fast keine Komplikationen mehr zeigen. Die septische Invasion kann in Fällen erfolgen, welche ursprünglich mit einer mittelschweren Toxikose einhergingen.

[1] „Cross infections.“

Übernehmen nun die Streptokokken selber im Krankheitsgeschehen die klare Führung, so ist das wichtigste Zeichen das, daß die eigentümliche Periodizität, die die reinen Scharlachfälle auszeichnet, mehr oder weniger verwischt wird oder gänzlich verlorengeht. So ist es verständlich, wenn v. BORMANN die Periodenlehre leugnet, indem er eben nicht die reinen, sondern die mit der Streptokokkeninvasion behafteten Fälle im Auge hat.

Wir wissen, daß das Fieber beim reinen Scharlach relativ kurz dauert. Nach einem rasch erreichten Maximum beginnt die Temperaturkurve nach dem 3. Tag kritisch oder lytisch zu sinken, um in kurzer Zeit wieder annähernd normale Werte zu erreichen. Die Streptokokkeninvasion verrät sich in erster Linie dadurch, daß das Fieber hoch bleibt oder, wenn es schon eine Neigung zum Fallen gezeigt hatte, von neuem ansteigt. Der Puls folgt diesen Veränderungen der Fieberkurve. Der Kranke fiebert zwischen 39,5, 40, 40,5° fortdauernd während mehreren Tagen. Dabei zeigt die Temperaturkurve einen sehr variablen Verlauf; am häufigsten bleibt sie auf einem kontinuierlichen Fastigium mit geringen Oszillationen. Der Puls schwankt zwischen 130, 140, 160, ist regelmäßig. Der Blutdruck ist eher etwas erhöht und das Herz zeigt keinen besonderen Befund.

Der Kranke ist aufgeregt, schläft schlecht, die Farbe des Exanthems ist kaum verändert; nur macht sich an exanthemfreien Stellen eine stärkere blaßgelbe Verfärbung geltend.

Es besteht Appetitlosigkeit. Der Leib ist etwas aufgetrieben. Die Leber ist häufig vergrößert und überragt deutlich den Rippenbogen. Häufig kann man auch die Milz tasten oder ihre Vergrößerung perkussorisch nachweisen. Oft besteht etwas Durchfall. Der Urin hellt sich nicht auf, sondern bleibt bräunlich-gelb, wird in regelmäßigen Mengen entleert und enthält häufig etwas Eiweiß.

HUTINEL hat darauf hingewiesen, daß bei der Invasion mit Streptokokken sich noch besondere septische Erytheme auf das Scharlachexanthem aufpfropfen können. Es sind dies maculo-papulöse Efflorescenzen verschiedener Größe, besonders an den Ellenbogen, am Gesäß und an den Knien, manchmal verbunden mit Petechien.

Auch im Blut wird die für die reinen Scharlacherkrankungen so charakteristische Eosinophilie ausgelöscht. Es zeigt sich eine starke Leukocytose, meist über 30000 mit einer Neutrophilie zwischen 72—91%. Die Kernverschiebung nach ARNETH schwankt zwischen 20 und 40% (EDELMANN). Prognostisch ungünstig ist eine starke Neutrophilie und Kernverschiebung bei normalen oder verminderten Leukocytenzahlen (SONDERsche Resistenzlinie). Auch die Senkungsgeschwindigkeit der roten Blutkörperchen bleibt groß.

Der Scharlachschnupfen. Beim reinen unkomplizierten Scharlach fehlt gewöhnlich eine stärkere Rhinitis. Die Invasion mit Streptokokken erstreckt sich nun mit Vorliebe zuerst auf den Nasen-Rachenraum. Es setzt nun eine reichliche Sekretion von den Schleimhäuten ein. Das Sekret füllt den Pharynx aus, die Atmung wird schnarchend, der Mund muß beständig offengehalten werden und das schleimig-eitrige Sekret gelangt durch die Nasenlöcher, ja selbst durch den Mund beständig nach außen. Das Sekret des Scharlachschnupfens ist häufig wäßrig, serös, leicht blutig oder giftig-gelb, schleimig-eitrig. Es reizt die Nasenflügel und die Oberlippe, macht sie wund, ödematös und ist so reichlich, daß die Kinder mit dem Sekret das Kopfkissen verschmieren. Die Nasen-Rachenschleimhaut ist stark entzündlich gerötet und geschwollen und mit eitrigem Schleim austapeziert. Der Atem bekommt einen mehr weniger starken Foetor. Im Nasenschleim findet man reichlich Streptokokken in Ketten- und Diploform, daneben Staphylokokken. Dieser Scharlachschnupfen bildet eine wichtige und gefährliche Lokalisation der Streptokokkeninfektion beim Scharlach, welche sich von der Nase aus weiterverbreiten kann.

Conjunctivitis, Dakryocystitis. Durch den Tränenkanal oder auch direkt durch verschmiertes Nasensekret wird leicht die Conjunctiva infiziert; es kommt zur Rötung und Schwellung der Augenlider, die sich mit weißlich schmutzigen Membranen überziehen und über Nacht mit gelblichen Borken zusammenkleben. Die Gegend des Tränensacks erscheint oft leicht geschwollen und auf Druck entleert sich reichlich Eiter (Dakryocystitis). Die Cornea kann sich trüben und geschwürig zerfallen, so daß sich eine *Panophthalmie* anschließt. ROLLY hat einen derartigen Fall beschrieben, der schließlich noch mit Mastoiditis kompliziert war und doch noch nach Verlust des Auges zur Heilung kam.

Nebenhöhlenerkrankungen. Von der Nase aus setzen sich die heftigen Entzündungsprozesse leicht auf die Stirnhöhle, die Siebbeinzellen, die Kieferhöhle und seltener auf die Keilbeinhöhle fort. Leichte Nebenhöhlenentzündungen sind beim Scharlach nicht selten, werden aber häufig übersehen. Sie verraten sich vor allem durch ein Ödem der Haut über der befallenen Nebenhöhle. So deutet eine Schwellung des Oberlides, manchmal verbunden mit Ödem der Stirnhaut auf die Erkrankung der Stirnhöhle hin. Bei Entzündung der Siebbeinzellen findet man das Ödem wenigstens am Anfang hauptsächlich am inneren Augenwinkel. Ödematöse Schwellung des Unterlides ist pathognomonisch für Kieferhöhlenvereiterung. Die Lidödeme sind manchmal flüchtig und bilden sich in 2 Tagen wieder zurück, ohne Beschwerden gemacht zu haben (MANDELBAUM). Ist die Erkrankung schwerer, so verrät sie sich durch stärkere subjektive Schmerzen und hochgradige Druckempfindlichkeit der betroffenen Gegend. Man findet profuse Eiterabsonderung aus der Nase auf der kranken Seite, ausgesprochenen Exophthalmus mit erhöhtem intraocularem Druck, starker Schwellung des Oberlides bei Stirnhöhlenkatarrh, so daß das Auge mehrere Tage ganz geschlossen gehalten werden muß. Bei Operationen oder Sektionen findet man Rötung, Schwellung und Ödem der Nebenhöhlenschleimhaut oft verbunden mit kleinen Petechien. Die ganze Höhle ist häufig mit einem serösen, schleimig eitrigen oder rein eitrigen Sekret ausgefüllt. Diese Nebenhöhlenerkrankungen sind oft der Grund, daß der Scharlachschnupfen nicht heilen will, so daß wochen- und monatelang oft nur auf einer Seite Eiter aus der Nase fließt.

Sind die Streptokokken sehr virulent, so kann es zu Nekrose der knöchernen Wandungen der Nebenhöhlen mit Bildung subperiostaler Abscesse und von da aus zu Orbitalphlegmone oder besonders von der Stirnhöhle und den Siebbeinzellen aus zu Meningitis serosa oder eitriger Leptomeningitis (KILIAN, PAUNZ) kommen. Eine eitrige Thrombose des Sinus longitudinalis kann vom Stirnhöhlenempyem ausgehen und schließlich zur eitrigen Meningitis führen. Auch Hirnabscesse sind als Folge einer Sinusitis frontalis beschrieben (HOTTINGER und SCHLOSSMANN).

Otitis media. Durch Vermittlung der Tuba Eustachii dringen die Streptokokken vom Nasen-Rachenraum leicht in das Mittelohr vor. Es entsteht die Otitis media. Auch für diese Komplikation gilt, daß für den Zeitpunkt ihres Auftretens sich ein gesetzmäßiger Termin nicht angeben läßt. Im allgemeinen ist die Otitis eher eine Frühkomplikation, eine Weiterentwicklung des Primäraffektes. Aber auch späterhin, auch zur Zeit des zweiten Krankseins bis etwa zum 26. Tag kann Otitis auftreten. Die schweren nekrotisierenden Formen bevorzugen die Zeit vom 5.—11. Krankheitstag, d. h. denselben Zeitraum, in welchem sich auch die Angina necroticans entwickelt.

Die Otitis ist eine der häufigsten Komplikationen des Scharlachs, besonders, wenn man die leichteren Formen mit berücksichtigt. So gibt HENOCH bis zu 50% Otitiden an, MEYER 23%, HEUBNER 27,4%, SCHICK 15—20% an; HOTTINGER und SCHLOSSMANN beobachteten beim zweiten Kranksein in 10,7% Otitis media.

Man unterscheidet 1. *eine gewöhnliche Otitis media acuta* bei Scharlach und 2. die sehr gefürchtete *Otitis media necroticans scarlatinosa.*

In den ersten Tagen der Erkrankung findet man sehr häufig ganz leichte katarrhalische Mittelohrentzündungen, die sich klinisch nicht einmal durch Schmerzen bemerkbar machen und im Bilde der Gesamterkrankung untertauchen; nur bei systematischer Otoskopie wird die mehr weniger starke Rötung des Trommelfelles wahrgenommen. In anderen Fällen machen sich dagegen außerordentlich heftige Schmerzen geltend, die der üblichen Therapie trotzen, mit einem Schlage aber aufhören, sobald das Trommelfell perforiert ist. Bei diesen leichteren Formen ist das Trommelfell vor der Perforation stark gerötet und vorgewölbt. Diese leichten und mittelschweren Otitiden heilen auch nach meinen Erfahrungen gewöhnlich restlos aus, indem die Perforationsstelle vernarbt. Hörstörungen bleiben nicht zurück. Die Heilungsdauer beträgt in $^2/_3$ der Fälle 12—21 Tage, in $^1/_3$ der Fälle 30—45 Tage, und nur in einem kleinen Prozentsatz besteht eine hartnäckige Ohreiterung etwa während 3 Monaten (DEMOHN). Im Anfang der Otitis ist der Processus mastoideus manchmal etwas druckempfindlich, es zeigt sich jedoch keine Schwellung und die Empfindlichkeit verschwindet nach der Perforation. Es gibt fieberlos verlaufende Fälle, die keine subjektiven Symptome gemacht haben, so daß man eines Tages durch den Ohrenfluß überrascht wird. Eine stärkere Schwellung des Gehörgangs wird bei diesen leichten Formen nicht beobachtet.

Ganz anders verhält sich die *Otitis media necroticans scarlatinosa.* MANASSE hat betont, daß sie bisher stets nur im Zusammenhang mit anatomisch gleichartigen Erkrankungen in Rachen und Nase beobachtet wurde. Sie kompliziert also schon an und für sich schwere nekrotische Rachenprozesse im Scharlach. Gleichwohl setzt sie gewöhnlich mit alarmierenden Erscheinungen ein. Fiebersteigerung bis 41°, Klagen über heftige Ohrenschmerzen, ausgesprochene schwere Prostration, die sich mitunter bis zu leichter Trübung des Sensoriums steigert (DEMOHN). Bei hochfiebernden delirierenden Kindern können bei schnell fortschreitender Nekrose Schmerzen fehlen, so daß die Ohrerkrankung übersehen

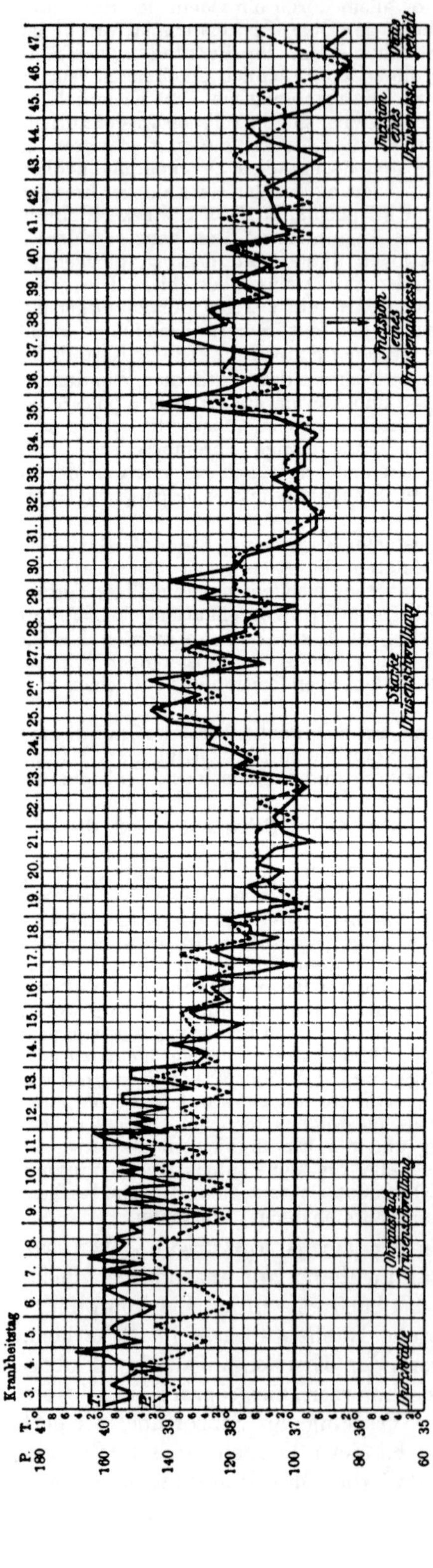

Abb. 28. Scharlach mit Otitis media und Drüsenabscessen. (Med. Klinik Leipzig.) (Aus Beitrag ROLLY: Handbuch der inneren Medizin, 2. Aufl., Bd. I, 1.)

werden kann (MAX MEYER). Das Trommelfell kann wie bei gewöhnlicher Otitis media stärkste Injektion und Blutungen und Vorwölbung zeigen, meist ist es jedoch blaßweiß und welk (nekrotisch). Der äußere Gehörgang ist meist durch Schwellung verengt. Das Trommelfell wird in der Regel erstaunlich schnell eingeschmolzen und es entstehen die gefürchteten randständigen oder Totalperforationen. Der Eiter wird schnell fötid; nekrotische Massen, Knochensequester und Gewebsbröckel sind ihm beigemengt. In diesem Stadium tritt nicht selten eine nekrotisierende Mastoiditis in Erscheinung mit ausgesprochener Druckschmerzhaftigkeit und Schwellung der Haut über dem Warzenfortsatz, welche allmählich die Ohrmuschel abhebt. Es kann zur Nekrose der Schnecke und der ganzen Felsenbeinpyramide kommen. Die Erkrankung ist häufig doppelseitig, kann jedoch auf beiden Seiten verschieden schwer verlaufen.

Bei dieser schwersten, knochenzerstörenden Mittelohrerkrankung kommt es leicht zu Facialislähmung, zu Labyrinthitis und damit Panotitis, zu Sinusthrombose mit nachfolgender Pyämie, Blutungen durch Sinuswandzerstörung, endokraniellen Komplikationen, wie Meningitis und Hirnabsceß. Bei der Lumbalpunktion trifft man bei den meningitischen Symptomen, wie Nackensteifigkeit, Kernig, Steigerung der Reflexe, Hauthyperästhesie, Dermographismus, im günstigsten Fall einen klaren, sterilen Liquor (Meningitis serosa). Der Liquor kann aber auch eitrig getrübt sein, ohne Bakterien zu enthalten. Meist jedoch enthält der Liquor Streptokokken und andere zum Teil ungewöhnliche Bakterienarten, welche auf den otogenen Ursprung der Meningitis hindeuten.

Die destruierende Scharlachotitis, die die Gehörknöchelchen bald vollständig einschmilzt, kann das Labyrinth zerstören und zu völliger Taubheit führen. Unabhängig von der Mittelohreiterung kann es zu einer degenerativen Neuritis acustica mit ebenfalls irreparabler Schwerhörigkeit kommen. Bei jungen Kindern geht die Taubheit in Taubstummheit über. Etwa $^1/_3$ aller Taubstummen ist durch den Scharlach des Hörvermögens beraubt worden.

Fehlen diese Komplikationen von seiten des Innenrohres, so bleibt doch häufig eine Mittelohrschwerhörigkeit mehr oder weniger hohen Grades bestehen. Es resultiert nach Versiegen der monatelangen Eiterung eine trockene Perforation. Nach MEYER bleibt nach etwa $^1/_5$ der Scharlachotitiden eine chronische Eiterung bestehen, mit der Gefahr der Cholesteatombildung.

Nicht mit der Otitis media zu verwechseln ist die *Otitis externa* (BOHN, HENOCH). Ich habe dieselbe ebenfalls im Desquamationsstadium angetroffen. Infolge der Hautläsion entwickeln sich oft mehrere kleine Abscesse oder Furunkel, die recht schmerzhaft sind und zu ödematöser Schwellung der Umgebung des Gehörganges führen und schließlich in diesen perforieren.

Rasch tödlich verlaufende septische Form. Auch die septische Form des Scharlachs kann ähnlich wie die Scarlatina fulminans in kurzer Zeit zum Tode führen. So habe ich am 29. 3. 26

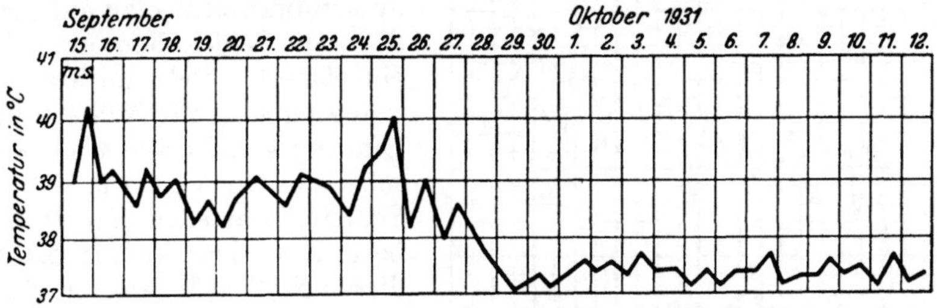

Abb. 29. Scharlachdiphtheroid.

ein konstitutionell minderwertiges Mädchen im Alter von 4 Jahren mit rachitischem Zwergwuchs und epileptiformen Anfällen beobachtet, das ein sehr intensiv rotes Scharlachexanthem zeigte, das auch im weiteren Verlaufe niemals an den blauen Scharlach erinnerte. Aus der Nase quoll fortwährend goldgelber Eiter. Die Conjunctiven waren durch eitrige Krusten verklebt. Schon am 2. Tag kam es zu doppelseitiger Otitis perforativa. Atmung stark schnarchend. Tonsillen mächtig gerötet und geschwollen, berühren sich in der Mittellinie. Mächtige Lymphadenitis beidseitig am Halse. Bewußtsein erhalten, keine Delirien. Am Nachmittag des 3. Tages plötzlich schwerste Konvulsionen und Exitus im eklamptischen Anfall.

Das Scharlachdiphtheroid. Im Gegensatz zum toxischen Scharlach, bei dem entweder nur eine katarrhalische Angina oder nur eine leichte oberflächliche Nekrose beobachtet wird, zeichnet sich die sekundäre Streptokokkeninfektion durch eine umfangreiche oder tiefgehende Nekrose der Rachenorgane aus. Es zeigt sich auf den Tonsillen ein Belag, welcher anfangs gelblich schmutzig-grau ist und an Diphtherie erinnert. Bald nimmt er eine schmierig-eitrige Konsistenz an, greift auf Gaumenbögen, Uvula, Rachenwand über, ja kann sich sogar auf Wangenschleimhaut, Nase und Lippen fortsetzen, gewöhnlich macht er jedoch am Kehlkopfeingang halt. Entfernt man den Belag, so tritt eine blutige Oberfläche zutage und der Belag bildet sich bald wieder. Da diese Pseudomembranen lebhaft an Diphtherie erinnern, hat man diese Form der Angina necroticans als Scharlachdiphtheroid bezeichnet, obschon sie mit Diphtherie nichts zu tun hat, sondern allein durch den Streptokokkeninfekt ausgelöst wird. Die Erkrankung setzt bei dieser Angina scarlatinosa maligna gewöhnlich wie jeder andere mittelschwere Scharlach ein. Aber am 3.—5. Krankheitstage wird die Temperatur und der Puls höher als an den Vortagen: mit mehr oder minder großen morgendlichen Remissionen steigt die erstere auf exzessiv hohe Grade an und hält sich so hoch bis zum Exitus letalis.

Von den Tonsillen aus greift die Entzündung gerne zuerst auf der einen, dann häufig auch auf der anderen Seite auf das peritonsilläre Gewebe über, wölbt den zugehörigen Gaumenbogen vor und verschiebt die gewöhnlich stark ödematöse Uvula nach dere anderen

Seite. Nach wenigen Tagen führt die peritonsilläre Entzündung zur eitrigen Einschmelzung, zum *Peritonsillärabsceß*, mit dessen Entwicklung eine starke Kieferklemme verbunden ist. Diese Abscesse werden entweder eröffnet oder können spontan perforieren.

Zum Glück verlaufen nicht alle Scharlachdiphtheroide ungünstig, sondern die Beläge können sich ohne beträchtliche Defekte abstoßen und dadurch die Heilung einleiten.

Die diphtheroide Angina greift viel seltener wie die echte Diphtherie auf den Kehlkopf über und führt dann rasch zur Stenose. Taschenbänder und subglottische Schleimhautfalten werden dabei stark infiltriert, die Epiglottis wird häufig ödematös. Die Tracheotomie wirkt hier selten lebensrettend und kann sogar gefährlich sein, wegen anschließender Nekrose der Trachealknorpel, die in einem Fall Jochmanns sich bis auf die Anonyma fortsetzte und zu tödlicher Blutung führte.

Angina necroticans. Vom Scharlachdiphtheroid zu unterscheiden ist die Angina und Stomatitis ulcero-necroticans, die sich allerdings unter Umständen an ein Scharlachdiphtheroid anschließen kann. An Stelle der Pseudomembran sieht man auf der Oberfläche der Schleimhaut graue Flecken eingelagert, welche ihr fest anhaften und sich nur mit Mühe und unter Blutung von ihr ablösen lassen. Sie sehen aus, wie wenn die betreffenden Schleimhautstellen mit Höllenstein betupft worden wären (Lesage). An diesen Stellen findet sich eine oberflächliche Nekrose der Schleimhaut. Diese nekrotischen Stellen lösen sich langsam ab und hinterlassen runde oder ovale Geschwürchen mit einem gräulich-bräunlichen, weichen, nicht indurierten Grund, der von einer lebhaft roten und geschwollenen Schleimhaut umgeben ist.

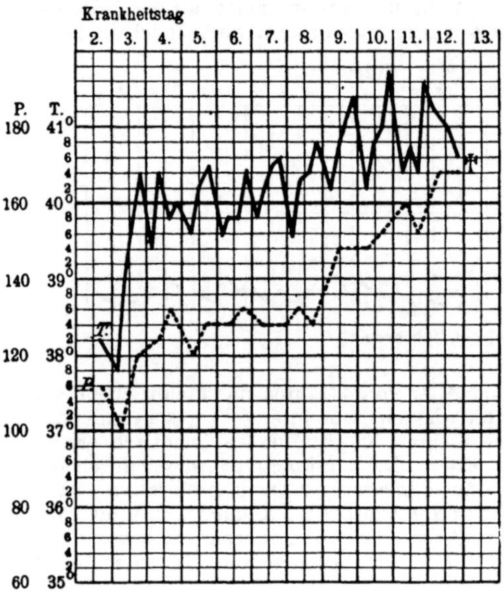

Abb. 30. Scharlach mit Angina maligna. (Med. Klinik Leipzig.) Sektionsbefund: Otitis media purulenta, Streptokokken im Herzblut. (Aus Beitrag Rolly: Handbuch der inneren Medizin, 2. Aufl., Bd. I, 1.)

Diese Geschwüre können auf den Mandeln sitzen, an den Gaumensegeln, an der Uvula und am weichen Gaumen. Sie dehnen sich nicht oberflächlich aus, sondern sie haben eine Neigung, sich in die Tiefe zu bohren und zu Perforationen der Weichteile zu führen, besonders wenn die nekrotischen Massen sich abstoßen. Bei diesem Vorgang erlebte Jochmann einmal tödliche Blutung aus einem arrodierten Rachengefäß.

Stomatitis und Glossitis ulcero-necroticans. Dieser ulcero-nekrotische Prozeß kann sich auch auf die Mundschleimhaut und die Zunge ausdehnen. Die Nahrungsaufnahme wird dadurch außerordentlich erschwert und vermehrt durch den erzwungenen Hunger die Schwäche des Kindes, so daß diese ulcero-nekrotische Stomatitis die Prognose verdüstert (Henoch, Hetzer). Berger hat neuerdings einen Fall bei einem $11^1/_2$jährigen Mädchen beschrieben, bei dem sich die Geschwüre vom Rande aus beginnend besonders auf der Zunge ausbreiteten. Der Prozeß dauerte 3 Wochen lang unter beständigem Fieber zwischen 39 und 40°, kam dann aber doch zur Ausheilung. Die Stomatitis ulcero-necroticans kann ferner das Zahnfleisch lockern, das Periost angreifen und den Knochen zerstören (Henoch). Selbst schwere Schäden wie kraterförmige Substanzverluste der Tonsillen, unregelmäßige oder scharf begrenzte Löcher am weichen Gaumen, Risse im Gaumensegel können überraschend wieder ausheilen, allerdings oft unter narbigen Verziehungen der Weichteile.

Selbst auf den Ösophagus kann der ulcero-nekrotische Prozeß übergreifen (Henoch, Schick) und bei der Ausheilung zu Strikturen führen.

Während bei der Angina ulcero-necroticans die Nekrose oberflächlich ist, verfärbt sich bei der *Tonsillitis gangraenosa* ein ganzer Teil der Mandel schwärzlich. Dieser gangränöse Kern demarkiert sich allmählich, fällt heraus und hinterläßt ein tiefes Geschwür. Gingen schon die diphtheroide, die ulcero-nekrotische Angina mit einem starken Foetor ex ore einher, so wird bei der Gangrän der übelriechende Foetor fast unerträglich. Fast immer schließt sich eine tödliche Sepsis an.

Eitrige Lymphadenitis. Von den erkrankten Rachenorganen aus kriechen die Streptokokken auf dem Lymphwege besonders in die Kieferwinkeldrüsen oder auch in die retropharyngealen Drüsen. Während bei den reinen Scharlacherkrankungen die Drüsen im allgemeinen keinerlei Neigung zu eitriger Erweichung zeigen, so ändert sich das Bild mit dem Moment der stärkeren Streptokokkeninvasion. Es entsteht an einer oder beiden Seiten des Halses eine umschriebene, schmerzhafte Geschwulst am Unterkieferwinkel. Die Entzündung greift auf das periglanduläre Gewebe über, die Umgebung wird ödematös und bretthart infiltriert. Die Haut wird über dem Drüsentumor nicht mehr verschieblich, sie rötet und verdünnt sich, indem sich eine zuerst sehr tief liegende eitrige Erweichung der Drüsen allmählich den Weg an die Oberfläche bahnt und schließlich die Haut durchbricht, falls nicht schon vorher der Eiter durch eine Incision entleert wurde. Oft dauert es unter septischen Temperaturen 2—3 Wochen, bis man einen solchen guten Eiter entleeren kann. Viel rascher erfolgt gewöhnlich die eitrige Einschmelzung bei den retropharyngealen Drüsen *(Retropharyngealabsceß)*.

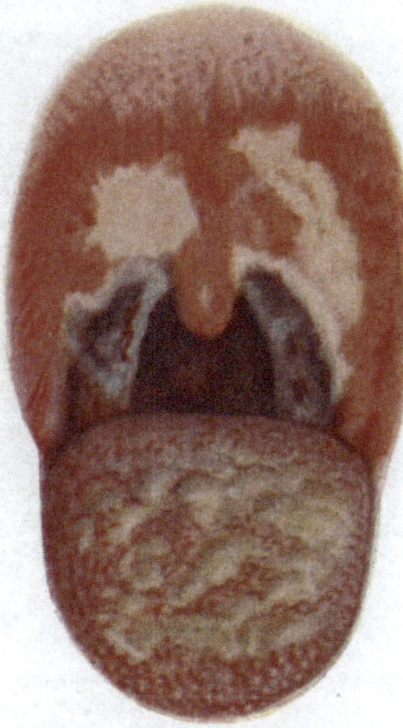

Abb. 31. Angina necroticans. (Aus JOCHMANN-HEGLER: Lehrbuch der Infektionskrankheiten, 2. Aufl., Berlin: Julius Springer 1924.)

MASSINI hat neuerdings wieder, wie schon früher CZERNY, betont, daß besonders skrofulotuberkulöse Drüsen unter dem Einfluß der Scharlachstreptokokkeninfektion gerne zur Vereiterung kommen, obschon im allgemeinen der Scharlach nach ROLLY eine bestehende Tuberkulose im Gegensatz zu den Masern nicht verschlimmert. Eine positive Tuberkulinreaktion wird allerdings auch beim Scharlach vorübergehend negativ.

Nekrotisierende Lymphadenitis. Viel bedrohlicher wie die gutartige, eitrige Einschmelzung ist die nekrotisierende Lymphadenitis. Von der Angina necroticans aus dringen Streptokokken von einer solchen Virulenz in die Drüsen ein, daß es zu einer trockenen Nekrose derselben kommt. In der Umgebung der nekrotischen Drüsen breitet sich nämlich sehr rasch eine Phlegmone des gesamten Halsbindegewebes aus, die rapid beidseitig nach oben bis zu den Warzenfortsätzen und zum Hinterhaupt, nach unten bis zum Jugulum hinunter fortschreitet und schließlich den ganzen Hals mit einem würgenden Kragen umschnürt. Diese *pestähnliche Form* des Scharlachs, auch *Angina Ludovici* genannt, mit ihren sich rapid entwickelnden, nekrotisierenden Halsbubonen und anschließender Phlegmone führt unter allgemeiner Streptokokkensepsis gewöhnlich in wenigen Tagen zum Tode. Eine Incision kann keinerlei Hilfe bringen, denn sie stößt nur auf mumifiziertes Gewebe, das wohl einige Tropfen streptokokkenhaltiges Brandwasser, aber keinen richtigen Eiter enthält.

Bleiben die Kinder etwas länger am Leben, so sieht man die außerordentlich gespannte Haut auf einer oder auf beiden Halsseiten eine dunkelbläuliche Verfärbung annehmen. Erstaunlich rasch wird diese abgestorbene Haut vollständig eingeschmolzen, so daß tiefe ausgedehnte Hautdefekte entstehen, die bis auf die Muskulatur und auf die Gefäße gehen und den Eindruck erwecken, als hätte der Scharlach hier am lebenden Kind ein anatomisches Muskel- und Gefäßpräparat demonstrieren wollen, was einen unheimlichen grausigen Eindruck macht, da radikal die deckende Hülle und alles Bindegewebe entfernt worden ist. Selbst tödliche Blutungen wurden durch Arrosion der Carotis in solchen Fällen beobachtet. Aber auch ohnedies geht schließlich das Leben an septischem Fieber und Erschöpfung zu Ende.

Darminfektion, das Scharlachtyphoid. Die Streptokokken können auch den Darm infizieren. Es treten Diarrhoen von grünlich-gelber Farbe auf, verbunden mit etwas schmerzhaftem Meteorismus. Es kommt zu markiger Schwellung der PEYERschen Plaques und der Mesenterialdrüsen. Das Fieber bleibt auch nach der initialen Toxikose hoch zwischen 39 und 40° und kann eine bis mehrere Wochen dauern. Das Krankheitsbild sieht einem

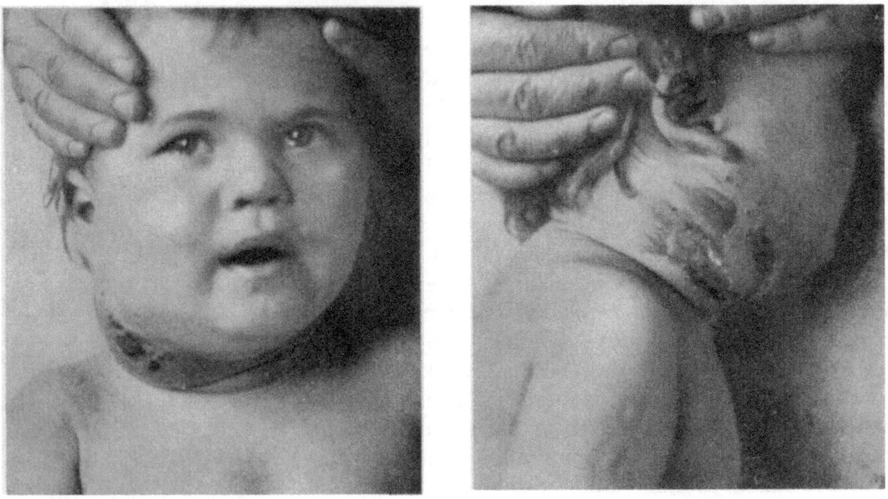

Abb. 32. Nekrotisierende Lymphadenitis bei Scharlach (Düsseldorfer Kinderklinik). (Aus Handbuch der Kinderheilkunde, 4. Aufl., Bd. II. Beitrag HOTTINGER und SCHLOSSMANN.)

Typhus sehr ähnlich und kann nach einer eigenen Beobachtung auch mit Leukopenie einhergehen. Mitunter kommt es ähnlich wie bei Typhus sogar zu Darmblutungen. Im Gegensatz zur Typhusbradykardie ist der Puls frequent. Dieses Scharlachtyphoid geht gewöhnlich in Genesung aus.

Akute Appendicitis. Sie ist wohl infolge Streptokokkeninfektion, allerdings verhältnismäßig selten, im Anschluß an das erste Kranksein beobachtet worden (CANELLI 1920, THENEBE 1924 u. a.). Bis jetzt sind etwa 15 Fälle bekannt.

Vereiterung von Mesenterialdrüsen. Mit Streptokokken infizierte Mesenterialdrüsen können spät in der Rekonvaleszenz noch vereitern und dadurch eine Peritonitis verursachen. So hat ROLLY einen Fall beschrieben, bei dem noch am 71. Krankheitstag infolge Vereiterung einer vereinzelten Mesenterialdrüse eine Perforation in den Darm erfolgte, wobei es zum Austritt von Darminhalt in die Peritonealhöhle, Peritonitis und Exitus letalis kam.

Komplikationen von seiten der Respirationsorgane. Sie sind beim Scharlach im Vergleich zu Masern als selten zu bezeichnen. Wie oben schon bemerkt, geht bei Scharlach die Halsentzündung sehr selten auf den Kehlkopf und die Bronchien herab. Seit der Grippeepidemie von 1918 beobachtete ich in Übereinstimmung mit MASSINI Bronchitiden auch bei leichteren Scharlachfällen häufiger wie früher. Selten wandern die Streptokokken bis in die Lungen hinunter und erzeugen Bronchopneumonien. Im Anschluß an Nekrose und Gangrän im Rachen kann es auch zu Schluckpneumonie und sekundärer Lungengangrän kommen. In einem Falle sah ich eine lobäre Pneumonie ganz im Anfang des Scharlachs kurz vor dem Erscheinen der Eruption.

Pleuritis. Die Streptokokken können auf dem Lymphwege im retropharyngealen und retrotrachealen Bindegewebe in das hintere Mediastinum wandern und hier im günstigsten Falle eine Pleuritis sicca (ROLLY) erzeugen. Noch häufiger schließt sich eine serofibrinöse oder eitrige Pleuritis an sehr leichte Lungenläsionen an. Es kann auch zu serofibrinöser und eitriger Perikarditis kommen. In den Ergüssen findet man am häufigsten Streptokokken und Pneumokokken. Schließlich kommt noch in der Rekonvaleszenz eine serofibrinöse Pleuritis vor mit Erguß, welche von einer tuberkulösen Pleuritis nicht zu unterscheiden ist.

Die Streptokokken können selbst das Zwerchfell durchwandern, so daß ein subphrenischer Absceß oder eine eitrige Peritonitis auf diesem Wege per continuitatem entsteht. Welch verschlungene Bahnen die Streptokokken einschlagen können, um schließlich noch den Tod herbeizuführen, zeigen zwei Beobachtungen von HEUBNER. Es war, wie oben geschildert, zunächst zu einer Mediastinitis posterior gekommen; es entstand eine abgesackte eitrige Peripleuritis dextra und dann war die Eiterung längs eines Intercostalnerven durch das betreffende Formanen intervertebrale in die Rückenmarkhöhle gelangt und hatte schließlich zu tödlicher, eitriger Meningitis geführt.

Septico-Pyämie. Einen noch weiteren Spielraum für die Infektion verschiedenster Organe erreichen die Streptokokken, wenn es ihnen gelingt, in die Blutbahn einzubrechen. Dies geschieht meist dadurch, daß im Bereiche der Krankheitsherde z. B. besonders am Hals oder im Bereich der Otitis in einzelnen Venen septische Thrombosen entstehen, die dann zerfallen. Das Blut wird so mit Streptokokken überschwemmt und pyämische Krankheitszustände infolge Verschleppung der Streptokokken in die verschiedensten Organe sind die Folge. Es besteht entweder hohes, kontinuierliches Fieber oder aber es treten tiefe Remissionen auf, von denen aus das Fieber, ab und zu unter einem Schüttelfrost, wieder steil ansteigt.

Auf diesem metastatischen Wege können *Abscesse im Unterhautzellgewebe* an den verschiedensten Stellen entstehen. Es bilden sich rote und schmerzhafte Schwellungen aus, die rasch zu Vereiterung und Fluktuation kommen. Manchmal treten die Abscesse auch in den Muskeln auf.

Gelenkmetastasen. Eine besondere Affinität haben die Streptokokken zu den Synovialmembranen der Gelenke. Unter heftiger schmerzhafter Schwellung und Rötung der deckenden Hüllen kommt es bald in diesem, bald in jenem Gelenk zu einem eitrigen Erguß. Hat die Kapselspannung maximale Grade erreicht, so kann die Gelenkkapsel einreißen und der Eiter sich weit in das periartikuläre Gewebe ergießen.

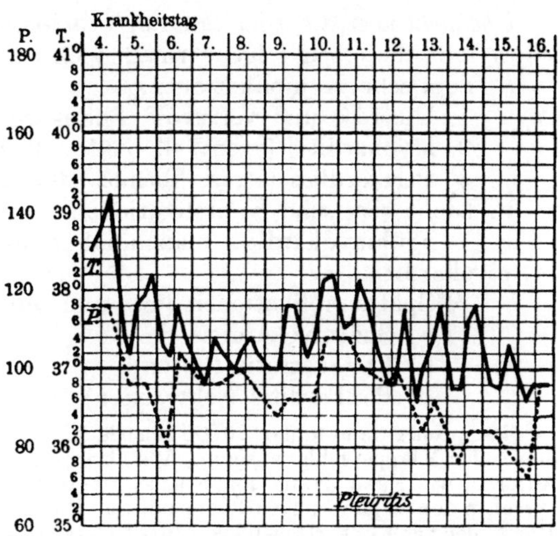

Abb. 33. Scharlach mit Pleuritis. (Med. Klinik Leipzig.) (Aus Beitrag ROLLY: Handbuch der inneren Medizin, 2. Aufl., Bd. I, 1.)

Außer an den Synovialmembranen der Gelenke neigen die Streptokokken besonders dazu, auch *Entzündungen an den serösen Häuten* auszulösen. So kommt es auf metastatischem Wege zu *eitriger Perikarditis.* In kurzer Zeit können sich größere Eiterergüsse im Perikard entwickeln, die man durch die zeltartige Dämpfung nachweisen kann. Das Allgemeinbefinden zeigt rasch eine auffällige Verschlechterung, auffallende Blässe, hochgradige Dyspnoe. Puls sehr frequent, klein und infolge zunehmender Tamponade des Herzens kaum mehr fühlbar.

Auf metastatischem Wege kann es auch zu einer *Peritonitis* kommen, besonders wenn gleichzeitig eine Nephritis bestanden hatte (HENOCH). RUPPANNER hat einen Fall von metastatischer, eitriger Peritonitis bei einem 15jährigen Mädchen beschrieben nach Erkrankung an Angina und Pharyngitis, die jedoch epidemiologisch im Zusammenhang mit einer Scharlachepidemie aufgetreten war. Ein Exanthem wurde allerdings nicht beobachtet. Irgendeine andere Eintrittspforte als die Angina konnte bei der Autopsie nicht nachgewiesen werden.

Aber die Peritonitis kann sich auch aus einer Appendicitis entwickeln, welche metastatisch von einer Scharlachangina aus entstanden ist. In einem Fall SCHOTTMÜLLERS ging die Peritonitis von Milzinfarkten aus.

Die Peritonitis ist eine seltene Komplikation des Scharlachs. So konnte PLATON 1924 nur 11 Fälle aus der Literatur zusammenstellen. Man unterscheidet Frühfälle, die eine frühzeitige Sepsis begleiten, und Spätfälle, die sich von irgendeinem anderen infektiösen Herd aus entwickeln.

ZISCHINSKY hat in letzter Zeit 8 Fälle von metastatischer eitriger *Meningitis* bei Scharlachpyämie beschrieben, die ohne ursächlichen Zusammenhang mit einer häufig gleichzeitig bestehenden Otitis media auftraten. Auch diese eitrige Meningitis ist beim Scharlach glücklicherweise selten. Die meningeale Komplikation tritt manchmal schon Anfang oder Ende der 2. Woche auf, manchmal aber auch sehr viel später, nach 6—8 Wochen. Das lehrbuchmäßige volle Bild der eitrigen Meningitis liegt kaum jemals vor. Einige diagnostische Wichtigkeit kommt anscheinend Konvulsionen zu, sofern für dieselben eine Urämie als Erklärung nicht in Betracht kommt. Die Lumbalpunktion ergibt einen getrübten Liquor, indem sich Streptokokken mikroskopisch und kulturell nachweisen lassen. Die Prognose ist ungünstig, doch sah ZISCHINSKY einen Fall mit stark getrübtem eitrigem Liquor, aber mit negativem bakteriellem Befund zur Ausheilung kommen. Nach ZISCHINSKY ist die sekundäre, vom Felsenbein fortgeleitete Meningitis beim Scharlach noch bedeutend seltener wie die primäre metastatische Meningitis.

Die *Prognose* der eitrigen metastatischen Streptokokkenmeningitis erscheint heute bei der Möglichkeit der intralumbalen Penicillinbehandlung (10000 OE) neben der systematischen intramuskulären Verabreichung hoher Penicillindosen und der peroralen Gabe von ausreichenden Sulfonamiden bedeutend gebessert.

Übersicht über die beim Scharlach vorkommenden Herzkomplikationen. STEINMANN teilt dieselben folgendermaßen ein:

A. Septische Komplikationen.
   1. Ulceröse und verrucöse Endokarditis.
   2. Myokarditis (eventuell bakteriell-embolisch).
   3. Perikarditis (serös, fibrinös, fibrinös-eitrig).

B. Nicht septische Komplikationen.
   1. Frühmyokarditis, manchmal persistierend mit Übergang in eine Spätmyokarditis.
   2. Spätkomplikationen (mit und ohne andere Komplikationen).
      a) Spätmyokarditis.
      b) Endokarditis (selten).
      c) Perikarditis (sehr selten).

ZISCHINSKY fand unter 20000 Scharlachfällen eine einzige Endokarditis, die in einen dauernden Klappenfehler ausging. Alle übrigen Fälle blieben auf dem Sektionstisch. Andere Autoren, wie FEER, HEUBNER, ROLLY, HENOCH, FISCHL, SCHICK, GIGON, PREISICH, widersprechen den Behauptungen POSPISCHILLS. Diese Autoren haben häufiger sichere, bleibende Herzfehler nach Scharlachendokarditis feststellen können. Wenn man sich auch sehr wegen des sog. Scharlachherzens vor Fehldiagnosen hüten muß, so begegnen einem doch in der Praxis, wenn auch relativ selten, sichere Herzfehler, die auf einen Scharlach zurückzuführen sind.

Myokarditis mit ausgedehnter interstitieller Infiltration zwischen den Muskelfasern, kleine Knötchen im Myokard, ähnlich den rheumatischen Knötchen, aber kleiner als jene und ohne Riesenzellen (FAHR), kommen auch bei septischem Scharlach vor.

Elektrokardiogrammveränderungen. a) Frühmyokarditis (nach STEINMANN). Relativ oft abnorm hohes P II und P III (P pulmonale infolge funktioneller Überlastung des rechten Vorhofes). Geringfügige Änderungen der T-Zacken, selten in der ersten, meist in der zweiten Ableitung, zusammen mit einer Abflachung oder Negativität von T_3. Selten T-Veränderungen in allen Ableitungen oder Deformationen des S-T-Stückes.

b) Spätmyokarditis. Auch hier kommt es zu Veränderungen der Nachschwankung in einer oder mehreren Ableitungen. Daneben öfters Störungen der Erregungsleitung mit Verlängerungen der Überleitungszeit bis zum Auftreten von WENCKEBACHschen Perioden, partiellem oder totalem Block.

So beobachteten PAUL, RHOMBERG und COLE bei einem 20jährigen Mann am 21. Krankheitstage des Scharlachs einen vorübergehenden atrioventrikulären Block. Temperaturanstieg, plötzlich Klagen über Schwäche, Blässe, profuse Schweiße, Erbrechen, aber keine Herzbeschwerden, keine Dyspnoe oder Cyanose. Herz normale Größe, keine Geräusche. Herz und Radialpuls 26, leicht unregelmäßiger Rhythmus. Ein EKG zeigte zu dieser Zeit völligen atrioventrikulären Block mit einem Vorhofrhythmus von 107 und einem Ventrikelrhythmus von 25 mit Ventrikelstillstand bis zu 5 sec. Dieses EKG persistierte für 3 Tage; während der nächsten 7 Tage fand sich eine einfache Verlängerung des P-R-Intervalles, dann wurde das EKG wieder normal.

Die Dauer der Spätmyokarditis kann kurz sein, oft aber kann sie sich über Wochen und Monate hinziehen und öfters rezidivieren.

Endlich findet sich bei der Scharlachstreptokokkensepsis auch eine *Nephritis*, aber diese nimmt, trotzdem die Niere von Streptokokken durchsetzt wird, niemals den Charakter der Glomerulonephritis an, wie bei den reinen Scharlachfällen. Die Nierenentzündung unterscheidet sich nicht von derjenigen anderer septischer Zustände, obschon man gerade in diesen Fällen fast immer im Verlauf der Krankheit Streptokokken im Urin und selbst auch in den Nieren nachweisen kann. MUNK fand in derartigen Fällen klinisch wie anatomisch stets nur die Bilder der Fiebernephrose oder der Infektnephritis, genau so wie bei den übrigen Infektionskrankheiten, sofern es sich nicht um eitrige Nephritiden mit multiplen Abscessen handelte. Das klinische und anatomische Bild der direkten Streptokokkenwirkung ist sowohl von der Glomerulonephritis als von der eigentlichen interstitiellen Scharlachnephritis verschieden. Es kommt nämlich bei der Scharlachpyämie in den Nieren häufig zu zahlreichen Herdchen, die zum Teil sowohl makroskopisch als auch mikroskopisch als miliare Abscesse zu erkennen sind. Ein Teil dieser Herdchen gruppierte sich um deutlich nachweisbare Bakterienhaufen. Bei der größeren Zahl der Herde waren jedoch Bakterien nicht nachzuweisen, und ihre teils periglomeruläre, teils perivasculäre Anordnung verhinderten, sie als Absceßchen anzusprechen. In diesen Nieren herrschten die Lymphocyten lange nicht in dem Maße vor wie in der Scharlachniere. Auch die im Anschluß an Angina auftretenden zelligen Infiltrate in der Niere sind ebensowenig wie die bei anderen Infektionskrankheiten und chemischen Vergiftungen beobachteten Rundzellenherde den lymphomatösen Proliferationen in der Scharlachniere gleichzusetzen. In 3 Fällen von Erysipel, also einer Streptokokkeninfektion erster Ordnung, bei der sie doch ganz ähnliche Gifte erzeugten wie die Scharlachstreptokokken, fand MUNK anatomisch überhaupt keine Zellenherde, trotz klinisch ähnlichem Harnbefund wie bei der interstitiellen Scharlachnephritis. MUNK schreibt deshalb: Die anatomischen Erfahrungen sprechen vielmehr für die Wirkung eines dem Scharlachinfekt eigenen Giftes beim Zustandekommen der interstitiellen lymphocytären Nephritis als für die eines Streptokokkentoxins.

Orchitis und *Epididymitis* bilden eine sehr seltene Komplikation des Scharlachs (HENOCH, ACUNA). In einem Fall MEDIS kam es zur Vereiterung.

Bisher haben wir die Komplikationen durch Streptokokkeninfektion geschildert, wie sie sich im Anschluß an das erste Kranksein entwickeln können. Nicht so selten kommt es nun vor, daß die Initialtoxikose leicht und komplikationslos verläuft, während sich erst beim zweiten Kranksein im Anschluß an das erneute Aufflackern des Rachenprozesses die ganze Skala von Komplikationen mit nekrotischer Angina, Otitis media, im Anschluß an schwere Rhinitis, eitrige Lymphadenitis bis zu den pestähnlichen Bubonen usw. unter Umständen gleichzeitig mit der hämorrhagischen Nephritis zeigt und spät noch durch Septicopyämie zum Exitus führt.

ZISCHINSKY hat darauf hingewiesen, daß die sog. Superinfektion, die er als zweiten Scharlach bezeichnet, im allgemeinen komplikationsreicher und gefährlicher verläuft wie der erste Scharlach.

In der Praxis erleben wir häufig Mischformen zwischen den vorwiegend toxischen und vorwiegend septischen Fällen. So kann sich eine im übrigen reine Scharlacherkrankung einzig mit einer leichten Form von Otitis media purulenta komplizieren, oder mit einer gutartigen eitrigen Lymphadenitis usw. Die Fälle von reinem Scharlach mit vereinzelten relativ gutartigen, septischen Komplikationen bildeten wohl in den letzten Jahren die Regel.

Die schweren letalen septischen Fälle machen einen relativ geringen Prozentsatz aus So geben z. B. SCHLOSSMANN und HOTTINGER 1,15% für die rein septischen, 3% für die pyämischen Fälle an. MAGGINI sah Sepsis in 1,1% der Komplikationen und nur 0,2% vom Total der Fälle. Von 1918—1928 habe ich 3 Kinder an Scharlach mit Sepsis und pyämischen Erscheinungen verloren.

Komplikationen des Scharlachs mit anderen spezifischen Infektionskrankheiten. *1. Scharlach und Diphtherie.* Die Diphtherie kann von Anfang an den Scharlach komplizieren oder aber es tritt in irgendeiner Phase des Verlaufes früher oder später eine Sekundärinfektion mit Diphtheriebacillen auf.

VON RANKE beobachtete diese Komplikation in über 50% der Scharlachfälle. ROLLY verzeichnet 5,6% mit einer Mortalität von 33%. HOTTINGER und SCHLOSSMANN geben 6,17% an. Es schwanken offenbar die Zahlen je nachdem neben der Scharlachepidemie noch gleichzeitig eine Diphtherieepidemie besteht oder nicht.

Klinisch zeichnen sich diese Scharlach-Diphtheriefälle durch einen Belag von mehr weißlich glänzender Farbe aus; die Membranen sind derb, fest zusammenhängend und mit der Unterlage fest verwachsen, so daß sie nur mit Mühe unter gleichzeitig stattfindender Blutung abgezogen werden können. Dagegen sind die Membranen beim Scharlach-Diphtheroid weit schwieriger und haben eine mehr gelblich schmutzige Farbe, als die echten Diphtheriemembranen. Auch der eigentümliche fötide Geruch kann den Verdacht auf Diphtherie lenken. Ferner zeigt die Drüsenschwellung bei der komplizierenden Diphtherie infolge periadenitischen Ödems einen weicheren Charakter wie die harten Scharlachlymphadeniten.

Manchmal fehlen klinisch sichere Unterscheidungsmerkmale und die Differentialdiagnose zwischen diphtherischer und diphtheroider Angina kann nur durch den Nachweis von Diphtheriebacillen im gefärbten Präparat oder in der Kultur von Ausstrichen des Belages auf dem LÖFFLERschen Blutserum gestellt werden. Aber auch die bakteriologische Untersuchung kann selbst, wenn sie wiederholt wird, versagen, obschon später auftretende typische diphtherische Lähmungen, die dem Scharlach fremd sind, beweisen, daß eine Diphtherie-Mischinfektion vorgelegen hat.

Andererseits findet man bei etwa 6% aller Scharlachkranken Diphtheriebacillen, ohne daß sie klinisch diphtherieverdächtige Erscheinungen erzeugt hätten (Pseudodiphtheriebacillen). Virulenzversuche am Meerschweinchen müssen zur Entscheidung der Diagnose echte Diphtherie- oder Pseudodiphtheriebacillen herangezogen werden. Leider ist auch das Tierexperiment in dieser Hinsicht nicht immer ganz zuverlässig.

Die echten Scharlach-Diphtheriefälle können besonders bei rechtzeitiger Therapie mit Diphtherieserum rasch und günstig verlaufen, wie etwa ein mittelschwerer Scharlach, wobei sich unter der Serumwirkung die Beläge rasch abstoßen, ohne daß weitere Komplikationen erfolgen (eigene Beobachtung). Häufig dauert das fieberhafte Stadium etwas länger (Rolly). Sehr charakteristisch für Diphtherie ist das Übergreifen der Beläge auf den Kehlkopf und die Luftwege, was sich durch zunehmende Heiserkeit, bellenden Husten, aphonische Stimme und rasch einsetzende Stenose verrät. Der Scharlach dagegen meidet den Kehlkopf (Bretonneau). Diese Fälle sind oft trotz Tracheotomie und Serumtherapie nicht mehr zu retten. Das Auftreten von Lähmungen in der Rekonvaleszenz einer echten Scharlach-Diphtherie scheint nach den Erfahrungen Rollys und Glanzmanns sehr selten zu sein.

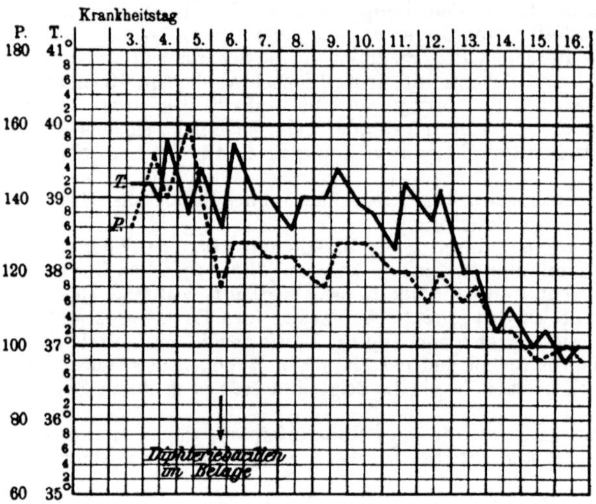

Abb. 34. Scharlach und Diphtherie. (Med. Klinik Leipzig.) (Aus Beitrag Rolly: Handbuch der inneren Medizin, 2. Aufl., Bd. I, 1.)

Die Prognose der Scharlach-Diphtheriemischinfektion ist starken Schwankungen unterworfen. Rolly sah die Mortalität auf 33% hinaufschnellen. v. Bormann gibt ebenfalls eine Letalität von 34% für Scharlach-Diphtheriemischinfektionen in Tallin-Reval in den Jahren 1926—1927 an. In den nächsten Jahren jedoch nur noch 5%.

Nun kann aber auch die Diphtherie dadurch, daß sie beim Abstoßen der Beläge Schleimhautwunden setzt, oder im Anschluß an die Tracheotomie dem Scharlacherreger eine Pforte eröffnen. Manchmal verläuft dieser Scharlach auffallend leicht, das Fieber dauert kürzer und kann schon am 2. Tag nach Ausbruch des Exanthems absinken (Uffenheimer). Benjamin und Witzinger haben diesen auffallend milden Verlauf auf die Serumvorbehandlung der Diphtheriekranken und eine Konkurrenz der Antigene zurückgeführt. Andere Autoren, wie Heubner, Schabad, Escherich und Schick, Rolly, Meyer und Schlossmann u. a., sahen dagegen keinen abschwächenden Einfluß der vorhergehenden Diphtherieserumbehandlung auf den Scharlach. Sie beobachteten, daß Streptokokken die Diphtheriebacillen rasch verdrängten und unter septischen Erscheinungen zum Tode führen konnten.

2. *Scharlach und Varicellen.* In der Praxis sieht man diese Kombination zweier Exantheme noch am häufigsten. Es handelt sich eigentlich um eine Art Wundscharlach, indem der Scharlacherreger einen Epitheldefekt der Haut oder der Schleimhaut, der bei der Eruption von Varicellenbläschen zustande kommt, als Eingangspforte benutzt. Es zeigt sich zuerst eine stärkere Rötung und Infiltration um ein Varicellenbläschen, das vereitert und nach Abstoßung des Schorfes ein tieferes, schmierig belegtes Geschwürchen zeigt. Unterdessen hat sich das Scharlachexanthem sehr rasch über den ganzen Körper ausgebreitet. Schwerere Komplikationen habe ich bei dieser Mischinfektion bisher nicht gesehen. Pospischill sieht im Scharlach den Vermittler der Streptokokkenallgemeininfektion bei Varicellen, doch dürfte es zu einer solchen nur verhältnismäßig selten kommen.

Varicellenbläschen können auch sekundär auf einer Scharlachhaut zur Eruption gelangen und neigen dann meist auffällig zur Vereiterung.

3. *Scharlach und Masern.* Es ist sehr interessant, daß Scharlach und Masern gleichzeitig beim gleichen Individuum vorkommen können, wobei die charakteristischen Erscheinungen gerade so auftreten, als ob jede Krankheit für sich allein bestände. Zahlreiche, einwandfreie Beobachtungen haben das Zusammentreffen der beiden akuten Exantheme, Masern und Scharlach erwiesen (Monti, Steiner, Stiller, Lange, Riesek, Hukiewicz, Hottinger

u. a.). Dies ist um so auffallender, als bekanntlich die Masernhaut für das Dicktoxin eine starke Abschwächung oder ein Erlöschen der Empfindlichkeit zeigt.

Die gleichzeitige Eruption des Masern- und des Scharlachexanthems gibt ein eigentümliches Bild, das große diagnostische Schwierigkeiten machen kann. Man sieht auf der diffusen klein-papulösen Scharlachrötung entsprechend den Masernflecken groß-papulöse Erhebungen. An denjenigen Hautstellen, welche nicht gleichzeitig von beiden Exanthemen befallen werden, kommt entweder der Scharlach oder dann der Maserncharakter des Exanthems rein zum Ausdruck. So kann man am Rücken und am Bauch Masern haben, oder es kann z. B. an einem Arm das Scharlachexanthem vorübergehend abblassen, so daß die großmaculopapulösen Masernefflorescenzen deutlich zum Vorschein kommen.

Hottinger konnte in einem solchen Fall das Scharlachexanthem durch Serum auslöschen, so daß in dem ausgelöschten Bezirk die Masernefflorescenzen deutlich zum Vorschein kamen.

Besonders zu fürchten ist nach meinen Beobachtungen das Hinzutreten von Masern zu einer oft bereits im Abklingen begriffenen Scharlachtoxikose. Die Eruption des Exanthems nach dem Erscheinen der Kopliks ist oft auffallend verzögert (5—7 Tage). Am Anschluß an die Eruption des Masernexanthems nach dem Scharlachexanthem beobachtete ich zweimal schwerste, septische Komplikationen. In einem Falle kam es bei einem mittelschweren Scharlach dabei zu nekrotischer Angina mit dem anschließenden schrecklichen Bilde der Scharlachpest (Angina Ludovici). Bei dem anderen Fall kam es zu einer ausgedehnten Nekrose des gesamten Halsbindegewebes auf der rechten Halsseite, infolge nekrotisierender Lymphadenitis. Bronchopneumonie und allgemeine Sepsis führten zum Exitus. Offenbar haben die zu einem a priori nicht bösartigen Scharlach hinzutretenden Masern den Organismus vollends der Resistenz gegen die Streptokokkeninfektionen beraubt.

Weniger ungünstig ist es, wenn umgekehrt Scharlach nach den Masern auftritt. Auch hier können sich die beiden Exantheme in der Hauteruption verstärken, so daß die Masernefflorescenzen über dem diffusen Scharlachexanthem beetartig emporgehoben werden und eine ziegelrote Farbe annehmen. Tritt das Scharlachexanthem in der späteren Rekonvaleszenz der Masern auf, so ist es häufig abgeschwächt, undeutlich blaßrot (Doebert, Fleischmann, Unruh), als hätte die durch das Masernexanthem in Anspruch genommene Haut für kurze Zeit die Reaktionsfähigkeit auf einen exanthemfordernden Reiz eingebüßt (Hottinger).

4. Scharlach und Erysipel. Die beiden Krankheiten schließen einander nicht aus, ohne daß man daraus einen Beweis gegen die Streptokokkenätiologie des Scharlachs ziehen könnte, wie dies vielfach versucht worden ist. Rolly beschreibt einen Fall, bei welchem am 7. Krankheitstag ein Gesichtserysipel zu der Scharlacherkrankung hinzu kam. Die Erysipelstreptokokken hatten in diesem Falle infolge Rhagaden am Naseneingang Eintritt gefunden und die Infektion hervorgerufen. Auch von Ohreiterungen, Mastoiditis usw. bei Scharlach ausgehend hat man sekundär Erysipel auftreten sehen.

5. Scharlach und Tuberkulose. Obschon während des Scharlachexanthems eine vorher positive Tuberkulinreaktion verschwindet oder abgeschwächt wird, so übt der Scharlach im Gegensatz zu Masern oder auch Varicellen im allgemeinen keinen aktivierenden Einfluß auf eine latente Tuberkulose aus. Eine Ausnahme bilden die skrofulo-tuberkulösen Drüsen am Halse, die unter dem Einfluß des sekundären Streptokokkeninfektes zu raschem Einschmelzen gebracht werden können. Selten entwickelt sich in der Scharlachrekonvaleszenz eine tuberkulöse Pleuritis exsudativa. Gelegentlich können im Anschluß an Scharlach z. B. im zweiten Kranksein skrofulöse Erscheinungen wie Ophthalmie mit Phlyktänen, unter Umständen auch disseminierte, klein-papulöse Tuberkulide auftreten (Philippson, L. Tobler, Hottinger).

6. Scharlach und nervöse Komplikationen. Friedemann hat bei der Initialtoxikose eine Meningitis serosa mit völlig klarem Liquor beobachtet. Paessler hat einen mit schweren meningitischen Erscheinungen einhergehenden Scharlachanfall beschrieben, bei welchem mikroskopisch um die feinsten Gefäße der Pia Infiltrationen festgestellt wurden. Nach Neurath überwiegen beim Scharlach Meningitis und Encephalitis die myelitischen Formen stark. Häufiger als in der 1. Woche findet man Encephaliten in der 3. und 4. Woche. Sie können entweder der Nephritis koordiniert sein oder auch eine Folge der Urämie darstellen. Hemiplegien, mit und ohne Aphasie, sind beschrieben, meist infolge von Hirnembolie, Thrombose, Hämorrhagie oder Urämie. Viel seltener sind die rein encephalitischen Formen. Striäre Symptomenkomplexe, Akinese und Hypokinese und Pallidumrigor sind beobachtet (Reimold und Schädrich). Nahe verwandt ist die Athetose und Chorea nach Scharlach. Schilder erwähnt einen Fall von Encephalitis cerebelli nach Scharlach mit Ataxie. Boenheim sah unter 2440 Fällen eine einzige Encephalitis, die unter cerebralen Symptomen in der 3. Woche einsetzte und deren Hauptsymptom eine Ataxie ohne Pyramidenzeichen darstellte. Auch ich sah bei einem 3jährigen Kind eine Ataxie, welche sich schleichend in der Rekonvaleszenz von Scharlach entwickelte und im Verlauf von 3—4 Wochen wieder verschwand. Chronische epileptische Zustände nach Scharlach sind wohl sehr selten.

Es sind ferner Psychosen, sowohl febrile als im Rekonvaleszentenstadium auftretende, bekannt, mit Erregungs- und Depressionszuständen, Kollapssymptomen, Stupor, Negativismus, Amentia usw.

Auch schmerzhafte Mono- und Polyneuritis z. B. im Ischiadicusgebiet kommt vor und kann zu schlaffen Lähmungen führen. Neuritis optica ist sehr selten nach Scharlach beschrieben worden (HAKEN). Sie heilt gewöhnlich aus, nur ausnahmsweise geht sie in Opticusatrophie über.

Diagnose und Differentialdiagnose. Bei voll ausgeprägtem Krankheitsbilde ist die Diagnose des Scharlachs im allgemeinen leicht. Die Schwierigkeiten zeigen sich dann, wenn nur einzelne Symptome vorhanden sind, wie z. B. nur eine verdächtige Angina ohne Exanthem oder wenn das Exanthem nur rudimentär oder atypisch entwickelt ist. Da gilt es dann vielfach ex ungue leonem zu erkennen oder man findet sich in der Lage eines Archäologen, der die Aufgabe hat, aus einzelnen Buchstaben die ganze Inschrift zu entziffern.

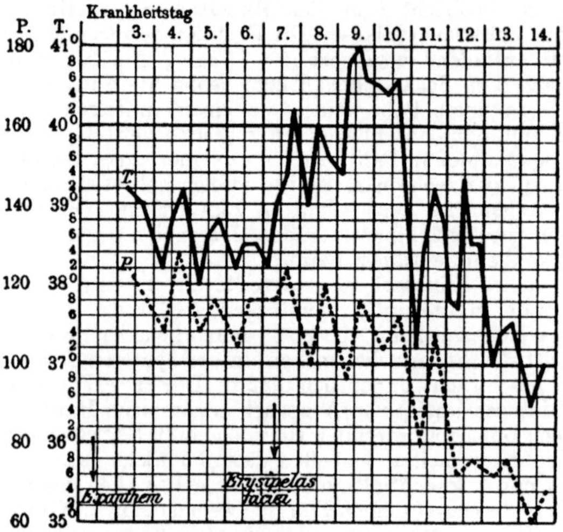

Abb. 35. Scharlach mit Erysipelas faciei (Rhagaden am Naseneingang hatten die Eintrittspforte gebildet). (Med. Klinik Leipzig.) (Aus Beitrag ROLLY: Handbuch der inneren Medizin, 2. Aufl., Bd. I, 1.)

Für Scharlach spricht:

1. *Plötzlicher Beginn mit Erbrechen*, unter Umständen Schüttelfrost, hohe Temperatur bei hohem Puls, frühzeitiges Erscheinen des Exanthems.

2. Aussehen, Art und Verteilung des *Exanthems*, welches am Halse beginnt und von da an innerhalb von 2 Tagen den ganzen Körper überzieht. Charakteristisch ist die circumorale Blässe, ferner bei näherer Betrachtung feine, punktförmige Zeichnung, die Vorliebe der Lokalisation z. B. in den Inguinalfalten und am inneren Schenkeldreieck, an der Innenseite der Oberarme.

3. *Angina*, bei welcher es sich um eine intensive Rötung und Schwellung der Tonsillen, der Rachenschleimhaut, der Uvula und des weichen Gaumens handelt. Besonders charakteristisch ist, wenn sich diese Rötung aus lauter kleinen Tüpfeln zusammensetzt. Auch die gelblich schmierigen Beläge auf den Tonsillen sind zu beachten. Diphtherische Membranen sehen mehr weiß und glänzend aus, sind schwerer abziehbar. Sichere Differentialdiagnose zwischen Scharlach- und diphtherischer Angina ist jedoch oft nur durch bakteriologische Untersuchung möglich.

4. Frühzeitige, oft erhebliche Schwellung der *Halslymphdrüsen*, welche bei gewöhnlichen Anginen nicht in dem Maße wie bei Scharlach ausgebildet ist. Besonders bei jüngeren Kindern ist auf die geradezu generalisierte Drüsenschwellung hinzuweisen.

5. Die charakteristische Beschaffenheit der Zunge, weißer Belag auf rotem Grunde mit Entwicklung der *Himbeerzunge* am 3.—5. Krankheitstag.

6. Der weitere Verlauf der Krankheit, *lytische Entfieberung*, charakteristische lamellöse Abschuppung, typische Komplikationen und Nachkrankheiten, Spätexantheme, Nephritis in der 3. Woche, FEERsche Nagellinie usw.

Um die Diagnose Scharlach noch weiter sicherzustellen, erzeugen wir zunächst am Krankenbett das RUMPEL-LEEDE*sche Phänomen*. Eine Staubinde wird 10—15 min um den Oberarm gelegt, dann treten in der Ellenbeuge infolge der Capillarschädigung durch das Scharlachgift punktförmige Blutungen auf. Sie sind bei Scharlach recht konstant und dieses Endothelsymptom läßt sich bis zur 5.—6. Woche nachweisen. Der positive Rumpel-Leede ist jedoch an und für sich kein sicher für Scharlach pathognomonisches Zeichen, da es auch bei Masern, Tuberkulose, Sepsis, Influenza, chronischer Nephritis usw. hervorgerufen werden kann.

Ferner mache man auf 2 Objektträgern oder Deckgläschen einen Blutausstrich und lasse sich den Urin des Scharlachkranken geben.

Den einen Blutausstrich färbe man nach Fixation mit Methylalkohol (3—5 min), nachdem die Präparate lufttrocken geworden sind, mit Borax-Methylenblau, während 3 min, und untersuche auf DÖHLEsche *Körperchen*. Finden sie sich in großer Zahl, in den meisten polynucleären Leukocyten, so vermögen sie die Scharlachdiagnose wohl zustützen.

Den anderen Blutausstrich färbe man nach Giemsa und zähle die Zellen aus. Die Durchsicht ergibt sofort das Vorliegen einer deutlichen Leukocytose mit Überwiegen der Neutrophilen, und gewöhnlich deutlich ausgesprochener Lymphopenie. Besonders charakteristisch für Scharlach ist im Unterschied zu den meisten anderen Infektionskrankheiten, daß trotz hochgradiger Neutrophilie und Kernverschiebung die Eosinophilen nicht fehlen. Bei fortlaufender Untersuchung zeigt sich eine *Eosinophilie*, die gewöhnlich schon am5. Tag ihren Höhepunkt erreicht. Charakteristisch ist ferner im Unterschied zu anderen Infektionskrankheiten, daß die Blutplättchen am 1. Tag manchmal vermehrt, zum mindesten jedoch in normaler Zahl vorhanden sind.

Die Untersuchung des *Urins* ergibt beim Scharlach in den meisten Fällen auf Zusatz von einigen Tropfen Paradimethylaminobenzaldehyd (EHRLICHS Reagens) eine deutliche Rotfärbung in der Kälte. Die Reaktion wird häufig erst am 3. Scharlachtage positiv und erreicht ihre größte Intensität am 5. Krankheitstage. Differentialdiagnostisch läßt sich der positive Ausfall besonders gegen scharlachähnliches Serumexanthem verwerten. Der Wert der Probe wird beeinträchtigt, weil man bei verschiedenen fieberhaften Affektionen, Influenza und Gelenk-, ja sogar Muskelrheumatismus, auch bei Masern positive Reaktionen erhält.

Charakteristisch für Scharlach ist auch das frühzeitige Auftreten von *Aceton* im Urin (LANGEsche Probe). Beim Scharlach bleibt die Reaktion 5—6 Tage lang positiv, auch bei reichlicher Kohlenhydratzufuhr, und selbst bei afebrilem oder subfebrilem Verlauf (FANCONI).

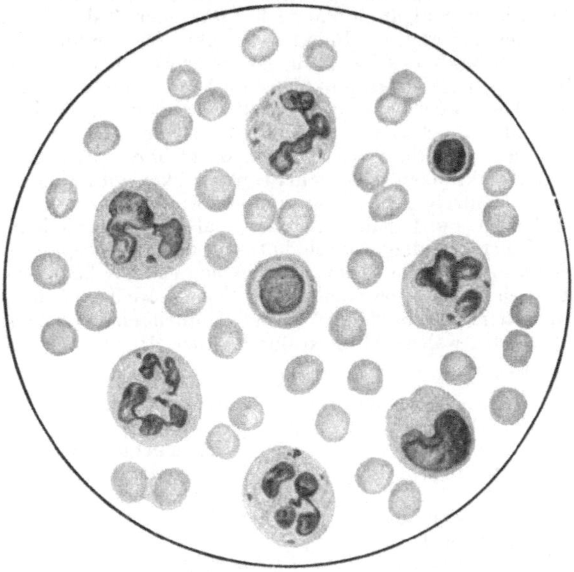

Abb. 36. DÖHLE-Körperchen.

Alle diese Symptome können positiv sein und doch liegt kein wahrer Scharlach vor, wie weitere Untersuchungen und der Verlauf der Krankheit zeigen.

In derartig zweifelhaften Fällen kann das *direkte Auslöschphänomen* die Entscheidung bringen. Man wird heutzutage das DICKsche antitoxische Scharlachserum dazu verwenden, indem man 0,1—0,5 cm³ an einer Stelle mit besonders intensivem Exanthem einspritzt und beobachtet, ob ein positives Auslöschphänomen auftritt. Dies ist in etwa 91% der Fälle von richtigem Scharlach zu erwarten, kann jedoch gelegentlich auch bei einem Exanthem positiv sein, das sicher nicht Scharlach ist (Grippe-Scarlatinoid).

Indirektes Auslöschphänomen. Das vom Scharlachkranken gewonnene Serum darf dagegen ein sicheres Scharlachexanthem nicht auslöschen, falls es sich wirklich um Scharlach handelt. Es läßt sich jedoch nur so verwenden, daß es gegen Scharlach spricht, wenn es positiv, d. h. ein sicheres Scharlachexanthem auszulöschen vermag. Das negative indirekte Auslöschphänomen sagt gar nichts aus und findet sich naturgemäß sehr häufig bei vielen Dick-positiven Individuen und bei verschiedensten Krankheiten, z. B. Masern.

Die *Streptoreaktion* (FANCONI) spricht, wenn sie stark positiv ausfällt, gegen Scharlach. So fand FANCONI beim Grippe-Scarlatinoid im Gegensatz zum echten Scharlach gewöhnlich eine positive Streptoreaktion.

Der *Dicktest* hat insofern nur einen beschränkten diagnostischen Wert, als er beim Scharlach schon in den ersten Tagen, also sehr rasch negativ werden kann, noch bevor richtige Antikörper gebildet sind. Natürlich kann ein deutlich positiver Dick in der ersten Krankheitswoche, der in der Rekonvlaeszenz und später negativ wird, retrospektiv für die Scharlachdiagnose verwertet werden.

Der kombinierte Ausfall der verschiedenen Reaktionen, z. B. direktes Auslöschphänomen, Streptoreaktion und Dick kann wertvolle Dienste leisten. Negativer Auslösch, positiver Strepto und negativer Dick in den ersten Krankheitstagen erlauben den gewöhnlichen infektiösen Scharlach auszuschließen.

Oft ist es wichtig, noch in der Rekonvaleszenz feststellen zu können, ob ein Scharlach vorgelegen hat. Hier können die Spätexantheme und die Schuppung mit Vorsicht diagnostisch verwertet werden, ebenso die FEERsche Nagellinie, die ich jedoch in typischer Form auch nach Ernährungsstörungen bei Säuglingen habe auftreten sehen. Nun sind aber Säuglinge für Scharlach nicht empfänglich. Störender ist der Umstand, daß das Phänomen, wenn auch seltener, bei anderen Infektionskrankheiten vorkommen kann.

VON NAUMANN hat nach der ersten Woche eine *Komplementbindungsreaktion* mit spezifischen Scharlach-Streptokokkenantigenen beschrieben, welcher er bereits in der zweiten Krankheitswoche eine große praktische diagnostische Bedeutung zuschreibt. Sie ist vorübergehend und schwindet gelegentlich von der 4. Woche an. Die Reaktion unterscheidet sich von dem Scharlach-Wassermann durch ihre spezifische Einstellung. Die Mehrzahl der bei Scharlachkranken isolierten Streptokokken gibt brauchbare Extrakte mit Kochsalzlösung. Nur vereinzelt geben auch andere Streptokokken brauchbare Extrakte. Bei anderen Exanthemen und banalen Anginen fand v. NAUMANN keine positive Komplementbindung.

Differentialdiagnostisch hat seit der Grippeepidemie 1918 vor allem das sog. *Grippe-Scarlatinoid* große Bedeutung bekommen. Es kann, wie ich beobachtet habe, ähnlich wie der Scharlach schon nach kurzer Zeit (in wenigen Stunden) nach der möglichen Ansteckung auftreten und täuschend Scharlach ähnlich sein. REGAN gibt folgende differentialdiagnostische Merkmale, welche ich noch durch einige Angaben ergänze:

	Scharlach:	Grippe-Scarlatinoid:
1. Exanthem:		
Zeit des Erscheinens	durchschnittlich 2. Tag	unregelmäßig.
Charakter	punktförmig	mehr diffus.
Farbe	tiefer, leuchtend rot	mehr rosarot.
Verteilung	meist generalisiert	kann partiell sein (nur am Rumpf).
Glätte der Haut	rauh	weich.
Pastiaszeichen	positiv	negativ.
Rumpel-Leede	positiv	negativ.
Auslöschphänomen (direktes)	positiv	negativ (zum Teil auch positiv).
Streptoreaktion	negativ	positiv.
Raye blanche	gewöhnlich deutlich	weniger deutlich.
2. Zungenbelag:	vorhanden, dick	weniger deutlich.
Papillen	vergrößert	in der Regel nicht.
Desquamation des Belages (Himbeerzunge)	vorhanden	in der Regel nicht.
3. Angina:	mäßig bis sehr stark (mit Belägen)	weniger ausgesprochen (gelegentlich Beläge).
4. Circumorale Blässe:	ausgesprochen	gelegentlich auch.
5. Temperatur und Puls:	Puls abnorm hoch	Puls verhältnismäßig langsam.
6. Respirationssymptome:	Laryngitis, Tracheitis, Bronchitis ungewöhnlich	gewöhnlich.
7. Blutbefund:	Polynucleäre Leukocytose gewöhnlich über 12000	häufig Leukopenie, normale Leukocytenzahl, mitunter relative Lymphocytose, seltener Leukocytose.
8. Schuppung:	gewöhnlich lamellär	fehlt.
9. Nierenkomplikationen:	relativ häufig	seltener.
10. Anamnese:	Erbrechen und Halsschmerzen gewöhnlich vorhanden	Kopfschmerzen, Rückenschmerzen, generalisierte Muskelschmerzen, Husten stehen im Vordergrund.

Daß es sich bei den Grippe-Scarlatinoiden trotz der klinischen Ähnlichkeit um etwas anderes als den echten Scharlach handelt, geht daraus hervor, daß diese Kinder bald an einem richtigen Scharlach erkranken, wenn sie irrtümlicherweise auf eine Scharlachabteilung verlegt werden.

Auch viele andere Krankheiten gehen mit einem scarlatiniformen Rash einher, z. B. die Varicellen, Pocken (Schenkeldreieck und Axillen), Typhus, Meningitis cerebrospinalis, Poliomyelitis, Recurrens, Parotitis usw. Selbst im Prodromalstadium der Masern kann es zu einem scarlatiniformen Rash kommen (Wieland).

Diese Rashs sind morphologisch variabler wie das Scharlachexanthem. So habe ich ein zunächst scarlatiniformes Grippeerythem am nächsten Tag morbilliformen Charakter annehmen sehen. Ähnliches gilt auch vom Rash bei Poliomyelitis und Genickstarre und anderen. Manchmal sind die Efflorescenzen auch mehr urticariell, können auch Sudamina vortäuschen oder sie sind petechial. Septische und toxische Erytheme z. B. bei Streptokokkenallgemeininfektion sind nicht immer deutlich von Scharlach zu unterscheiden.

Sehr schwierig wird mitunter die Differentialdiagnose gegenüber einem *scarlatiniformen Serumexanthem*. Gegen Scharlach spricht das Fehlen einer deutlichen Angina, dann die negative Urobilinogenreaktion im Harn und der Blutbefund: Leukopenie mit relativer Lymphocytose und Eosinophilie. Interessanterweise kann das Auslöschphänomen auch beim Serumexanthem positiv sein (Bessau). Die Tatsache der Seruminjektion läßt ein solches Exanthem nicht ohne weiteres als ein Serumexanthem auffassen, da ja durch die Seruminjektion als solche dem Scharlach eine Eintrittspforte geschaffen werden konnte (Wundscharlach).

Häufig sind in der Praxis wenigstens im Beginn des Scharlachs Verwechslungen mit *Arzneiexanthem*. So habe ich bei Überempfindlichkeit gegen Chinin Exantheme mit hohem Fieber auftreten sehen, die von einem Scharlach nicht zu unterscheiden waren und später auch grob lamellöse Schuppung zeigten. Im Blutbild dagegen bestand Leukopenie mit relativer Lymphocytose mit vereinzelt pathologischen Lymphocyten und Plasmazellen und Eosinophilie. Ganz ähnlich verhält sich auch das Nirvanolscarlatinoid. Bei einem solchen Fall fand Fanconi, daß ein vorher positives indirektes Auslöschphänomen negativ wurde, ebenso wurde der vorher stark positive Dick mehrere Wochen nach dem Exanthem nur ganz schwach positiv.

Scharlachähnliche Ausschläge wurden ferner beobachtet beim Luminal, Strychnin, Quecksilberpräparaten, Atropin, Pyramidon, Atophan, Jodoform, Chrysarobin, Aspirin, Tuberkulinexantheme, z. B. nach Ektebin zeigen sie nur Rötung und Schwellung der Hautfollikel ohne diffuses Erythem. Ich habe sie rasch entstehen, aber längere Zeit andauern sehen.

Von den übrigen exanthematischen Krankheiten führt das *Erythema scarlatiniforme desquamativum recidivans* zu Verwechslungen. Auf diese Diagnose werden wir jedoch gelenkt, wenn der Patient mit Fieber und stark juckendem scharlachähnlichem Exanthem erklärt, er habe diese Krankheit anfallsweise schon öfters 7, 9—20mal gehabt. Angina und Himbeerzunge fehlen, dagegen hinterläßt das Exanthem eine ungewöhnlich starke Schuppung. Nach Zappert disponiert ein vorangegangener Scharlach für das Erythema scarlatiniforme recidivans. Wahrscheinlich handelt es sich um eine idiosynkrasische Reaktion gegen Arznei und Nahrungsmittel (Quecksilberpräparate, Feérol, Austern- und Hummergenuß, Heubner).

Masern führen nur dann zu Verwechslung mit Scharlach, wenn das Exanthem stark konfluiert ist. Die Vorgeschichte, schleichend einsetzender Katarrh mit Niesen, Husten, Conjunctivitis, das Befallensein des circumoralen Dreieckes sprechen für Masern, ebenso wie das Blutbild mit Leukopenie, mit Eosinopenie und Aneosinophilie. Es kann auch vorkommen, daß ein Scharlachexanthem für Masern gehalten wird, besonders, wenn die einzelnen Fleckchen etwas größer und stärker papulös sind, im Sinne der Scarlatina variegata. Plötzlicher Beginn mit Fieber, Erbrechen, Halsweh, ein Blutbild mit neutrophiler Leukocytose und Eosinophilie lassen jedoch Masern ausschließen.

Verwechslungen von Scharlach und *Röteln* kommen nicht so selten vor, zumal es eine Rubeola scarlatinosa gibt, welche nach eigener Beobachtung sogar mit Himbeerzunge einhergehen kann. Die generalisierten Drüsenschwellungen beim Scharlach können ebenfalls zur Diagnose Röteln verleiten. Großer Wert kommt wieder dem morphologischen Blutbefund zu; auch die Rubeola scarlatinosa zeigt nach eigener Beobachtung ein typisches Rötelnblutbild, Leukocyten meist unter 12000, relative Lymphocytose mit vielen pathologischen Lymphocyten und Plasmazellen, mitunter bis 25%.

Licht- und Sonnenerytheme können zu Verwechslungen mit Scharlach führen, zumal sie mitunter mit hohem Fieber einhergehen können. Doch fehlt gewöhnlich der kleinsprüßlige Charakter des Exanthems und die Angina. Die bedeckten Körperstellen z. B. am Schenkeldreieck bleiben frei.

Eine *luische Angina* kann gelegentlich mit einem scarlatiniformen Exanthem einhergehen. Sie verursacht jedoch nur geringes oder gar kein Fieber und ist sehr hartnäckig.

Ein positiver Wassermann kann auch bei Scharlach vorkommen und läßt sich nur, wenn er dauernd positiv bleibt, für die Diagnose Lues verwerten.

Prognose. Auch in anscheinend primär leichten Scharlacherkrankungen ist die Prognose mit Zurückhaltung zu stellen. Denn es ist unmöglich, vorauszusehen, was für Komplikationen das zweite Kranksein mit sich bringen wird. Immerhin kann sich die Prognose einigermaßen nach dem Charakter der vorliegenden Epidemie richten. Gegenwärtig ist der Scharlach in West- und Zentraleuropa so leicht, daß man für die überwiegende Mehrzahl der Fälle eine günstige Prognose stellen kann.

Schlecht ist die Prognose bei den mit schwerer Vergiftung des Zentralnervensystems und des Kreislaufapparates einsetzenden hypertoxischen Fällen von Scarlatina fulminans.

Bedenklich wird die Prognose, wenn statt der lytischen Entfieberung das Fieber wieder anzusteigen beginnt und sich eine Angina maligna entwickelt. Die scharlachpestartige Form der Lymphadenitis necroticans endet fast immer tödlich. Ähnliches gilt von der Mastoiditis necroticans. Zu Besorgnissen geben ferner die Beteiligung der Nase an den nekrotisierenden Prozessen und die Komplikationen mit Sinusitis, besonders frontalis, Anlaß, da letztere stürmisch verlaufen, zu Sinusthrombose und rascher Metastasierung Anlaß geben kann. Viel günstiger ist die Prognose der Sinusitis maxillaris. Infaust ist die Prognose der septico-pyämischen Fälle mit mehreren eitrigen Metastasen, z. B. in den Gelenken oder gar bei eitriger Meningitis. Tödlich endet auch gewöhnlich die septische Endokarditis. Für die Prognose der hämorrhagischen Nephritis ist weder der Blut- noch der Eiweißgehalt des Urins maßgebend, vielmehr die Behinderung der Wasser- und Salzausscheidung. Bedenklich ist eine längerdauernde Anurie mit oder ohne urämische Erscheinungen. Sehr ernst wird die Prognose, wenn sie zu Nephritis und Urämie gleichzeitig wie so häufig eine massive Pneumonie hinzugesellt.

Ein sehr intensiv entwickeltes Exanthem mit miliaren Bläschen gibt anscheinend wegen der Esophylaxie der Haut eine günstigere Prognose. Die Krankheit wird eher auch bei hohem Fieber im ersten Ansturm überwunden. Ein schwach entwickeltes, oft mehr masernähnliches Exanthem im Sinne der Scarlatina variegata kann zu Besorgnissen Anlaß geben. Ungünstig erscheint eine frühzeitige cyanotische Verfärbung nach Art des blauen Scharlachs.

Bei der Prognosestellung ist auch das Lebensalter zu berücksichtigen. Kinder bis zu 2 Jahren, ältere Kinder und jugendliche Erwachsene sind weniger gefährdet wie Kinder im Alter von 2—5 Lebensjahren.

Nach unserer Auffassung verrät die Erkrankung an Scharlach einen gewissen Defekt der Konstitution, ein Unvermögen, sich durch Abgabe von Antikörpern die Toxine vom Leibe zu halten. Infolge dieser Schutzlosigkeit fallen bestimmte konstitutionell als lymphatisch, pastös, abnorm vasolabil und nervös stigmatisierte Individuen immer wieder dem Scharlach zum Opfer. Die Scharlachepidemie nimmt wieder bösartigen Charakter an, wenn sie auf eine größere Zahl derart stigmatisierter Individuen trifft.

Therapie. Sie richtet sich je nach dem Charakter der vorliegenden Scharlacherkrankung.

1. Toxische Formen: Spezifische Therapie. Bei den schwersten und mittelschweren toxischen Formen ist die Serumtherapie unbedingt angezeigt. Bei den weniger schweren und leichten toxischen Fällen ist von der Serumtherapie abzuraten, da dann unter Umständen das Serum eine schlimmere und unangenehmere Krankheit erzeugt als der ursprüngliche Scharlach selber war. Andererseits kann die Anwendung des Serums das zweite Kranksein und andere Komplikationen doch nicht mit Sicherheit verhüten.

Bei der Scarlatina gravissima mit der schwersten Vergiftung des zentralen Nervensystems (mehr oder weniger vollständige Benommenheit, Verwirrtheit, Delirien, körperliche Unruhe usw.) und dem raschen Versagen des Zirkulationsapparates (frequentester, kleiner, namentlich unregelmäßiger Puls, schwere Cyanose) ist das Leben schwer bedroht.

Scharlachrekonvaleszentenserum. Nach früheren, mehr oder weniger verunglückten Versuchen (WEISSBECKER) zeigten 1912 REISS und JUNGMANN, daß es gelingt, durch intravenöse Injektion großer Dosen von Scharlachrekonvaleszentenserum bei schwersten toxischen Scharlachfällen lebensrettend einzugreifen. Die Infusion muß möglichst frühzeitig vorgenommen werden, nur dann verspricht sie einen Erfolg. Ferner sind große Serumdosen 50—60 cm^3, nach Möglichkeit Mischserum von Rekonvaleszenten vom 18.—25. Krankheitstage erforderlich (1—2 cm^3 je Kilogramm Körpergewicht). In der Regel wird die Injektion intravenös empfohlen. Bei ausgesprochener Kreislaufschwäche mit kollabierten Venen hat DE RUDDER intramuskuläre Injektionen wegen der drohenden Kollapsgefahr vorgezogen, und auch davon gute Erfolge gesehen. Jedenfalls muß eine intravenöse Injektion sehr langsam mit angewärmten Serum, welches kein Gerinnsel enthalten darf, vorgenommen werden.

Bei dieser Indikation und sorgfältiger Technik sind die Erfolge oft geradezu frappierend und nicht selten lebensrettend. Die schweren Vergiftungserscheinungen des Zentralnervensystems schwinden und weichen einem ruhigen Schlaf. Ohne jedes Herzmittel bessert sich die Kreislaufschwäche erstaunlich und der blaue Scharlach wird wieder rosig. CANTACUZÈNE gibt auch heute noch dem Rekonvaleszentenserum den Vorzug, da es ihm gelang, $^4/_5$ der Kranken mit malignem hypertoxischem Scharlach damit zu retten, welche sonst eine Mortalität von 90% hatten, indem sie in 24—48 Std tödlich verliefen. Bei dem sog. antitoxischen Scharlachstreptokokkenserum fand er dagegen einen viel mäßigeren Heilwert und er nimmt deshalb an, daß bei der Erzeugung des künstlichen Immunserums entsprechend seiner Ablehnung der reinen Streptokokkentheorie ein Antigen gefehlt hat, das bei der Entstehung der Heilwirkung des Rekonvaleszentenserums kräftig mitwirkt.

Als Spender von Rekonvaleszentenserum müssen nach CH. KRAUSE und BODE solche Personen ausgeschlossen werden, die selber mit Scharlachrekonvaleszentenserum behandelt worden waren, denn in ihrem Serum finden sich Antikörper, welche mit zellständigen Receptoren des Empfängers reagieren und zu Erscheinungen inverser Anaphylaxie mit kollapsartigen Zuständen bei oder kurz nach der Injektion führen können.

Eine seltenere Indikation für das Rekonvaleszentenserum sieht DE RUDDER in gewissen Fieberzuständen beim zweiten Kranksein, bei denen irgendwelche nachweisbare Krankheitszeichen fehlen. Es gelang ihm, dieses Fieber durch Injektion von 20—30 cm^3 Serum intravenös oft prompt zu coupieren.

An Stelle des Scharlachrekonvaleszentenserums tritt heutzutage mehr und mehr *das antitoxische Scharlachheilserum* (vom Pferde).

Das MOSER-Serum. Die ersten Versuche, Scharlach mit einem Serum von Pferden zu behandeln, die mit hämolytischen Scharlachstreptokokken immunisiert worden waren, stammen von MARMOREK, ARONSON und besonders MOSER. Nach dem Herstellungsverfahren sollte das Scharlachserum nach MOSER eigentlich bactericid sein, tatsächlich aber wirkte es vorwiegend antitoxisch. Von großem Nachteil waren die großen erforderlichen Dosen bis 200 cm^3, welche zu schwerer Serumkrankheit führen konnten. Auch war die Wirkung unzuverlässig, indem eine Serie von Serumproben wirksam war, eine andere dagegen wiederum nicht. Dies war wohl darauf zurückzuführen, daß MOSER nicht immer mit Scharlachstreptokokken arbeitete und noch nicht wissen konnte, worauf es bei der Serumgewinnung hauptsächlich ankam. Ferner fehlten die experimentellen Grundlagen für eine Wertbestimmung des Serums. Deshalb geriet das MOSER-Serum in Vergessenheit.

Antitoxische Sera nach DICK und DOCHEZ. Nachdem die DICKs fanden, daß die Scharlachstreptokokokken ein spezifisches Toxin bildeten, gingen sie daran, Pferde direkt mit einer solchen Toxinlösung subcutan zu immunisieren, um ein Serum mit stets zuverlässigem Antitoxingehalt zu gewinnen.

DOCHEZ und SHERMAN gingen auf etwas anderem Wege vor. Sie injizierten Pferden zunächst eine größere Menge Agar unter die Haut und spritzten dann die Scharlachstreptokokken in die erstarrte Agarmasse ein. Eine Streptokokkenallgemeininfektion der Pferde wird so verhütet, während die Toxine ungehindert aus dem Agar heraus diffundieren und die Bildung spezifischer Antitoxine anregen.

Wertbestimmung der antitoxischen Sera. Man kann auf 2 Arten vorgehen:

1. Man bestimmt diejenige Verdünnung des Serums, welche eine Hauttestdose von Dicktoxin bei Dick-positiven Menschen oder weißen Ziegen gerade zu neutralisieren vermag. (Unter einer Hauttestdose versteht man diejenige Toxinverdünnung, welche in 0,1 cm^3 injiziert bei Dick-positiven Menschen eine Reaktion von 1,5 cm Durchmesser erzeugt.)

2. Nach der deutschen Methode bestimmt man diejenige Verdünnung, bei welcher das Serum eben noch ein positives Auslöschphänomen gibt. Während das beste Rekonvaleszentenserum nach FRIEDEMANN und DEICHER höchstens in einer Verdünnung von 1:100 deutlich auslöschte, war bei dem DOCHEZ-Serum die Auslöschung noch bei einer Verdünnung 1:1000 nachweisbar.

Nach derartigen Prüfungen sind nach den Angaben von DICK die amerikanischen Sera den europäischen noch weit überlegen. Während das beste amerikanische Serum im Kubikzentimeter 30000 Hauttestdosen neutralisierende Einheiten enthält, fanden die DICKS in europäischen Heilseren nur Spuren bis 5000 neutralisierende Einheiten.

Verschiedene Scharlachheilsera. Es stehen heute zur Verfügung Scharlachsera von Eli Lilly & Co., Parke Davis und Ruete-Enoch. Das Serum von Parke Davis & Co. neutralisiert mit einem Kubikzentimeter 10000 Hauttestdosen. Benson & Maciver erzielten mit einer Heildosis von 10 cm^3 intramuskulär gute Wirkung. Es sind ferner zu erwähnen das Scharlachserum Schering, das einfache, konzentrierte oder polyvalente Scharlachheilserum der Behring-Werke Marburg a. d. Lahn. Das Höchster Streptokokkenserum wird ohne Scharlachgifte hergestellt. Das kombinierte Scharlachserum Höchst (das Scarla-Streptoserin) wird hergestellt durch Immunisierung von Pferden mit Scharlachstreptokokken und Scharlachtoxin.

ZIKOWSKY hat neuerdings das von KRAUS durch Konzentration mit Ammoniumsulfat gewonnene konzentrierte Moser-Serum in die Therapie eingeführt.

In der Schweiz haben wir das Berner Scharlachserum des Schweizerischen Serum- und Impfinstitutes (SOBERNHEIM), das ebenfalls prompt das Auslöschphänomen gibt, wie ich feststellen konnte.

Anwendungsart und Dosierung. Gewöhnlich werden die Sera *intramuskulär* injiziert, z. B. in die Muskulatur des Oberschenkels oder intraglutäal im äußeren Drittel zwischen Tuber ischiadicum und Spina iliaca ant. sup. Die intramuskuläre Injektion hat den Nachteil, daß ein Teil des Antitoxins lokal gebunden wird und nicht in die Zirkulation gelangt, wie man an dem sog. Aussparphänomen erkennen kann (FRIEDEMANN).

In sehr schweren Fällen z. B. von Scarlatina fulminans, wo eine sehr rasche, nach Stunden bemessene Wirkung erzielt werden soll, wird man die *intravenöse* Injektion anwenden müssen. Um üble Zufälle zu vermeiden, z. B. bei früherer Anwendung von Pferdeserum, muß man jeder intravenösen Seruminjektion eine intracutane Injektion von 1 cm^3 Serum vorausschicken. Überempfindliche Menschen reagieren darauf innerhalb 10 min mit einer urticariellen Rötung. In diesem Fall injiziert man vor der Reinjektion zwecks Desensibilisierung nach BESREDKA, FRIEDBERGER u. a. 0,5—1 cm^3 subcutan (die Höchster Werke geben deshalb den großen Ampullen stets kleine Ampullen mit 1 cm^3 Serum bei). Erst 2—4 Std nach dieser Vorinjektion fraktionierte Einspritzung der Hauptmenge in stündlichen Intervallen und steigenden Einzeldosen. Es darf nur carbol- und trikresolfreies Serum benutzt werden (FRIEDEMANN).

Russische Autoren wie IWATCHENSEW, KOTOW und KOTLJARENKO haben Gedankengängen SPERANSKYS folgend besonders die *intralumbale* Serumtherapie propagiert. SPERANSKY erklärte nämlich den Symptomenkomplex des akuten Infektes einschließlich Exantheme und Anginen durch einen zentralen Angriff der Bakteriengifte am Gehirn. Antitoxine dringen nicht durch die Bluthirnschranke und man müsse deshalb das Antitoxin irgendwie direkt in Kontakt mit dem vergifteten Gehirn bringen. In der Tat erzielten die Russen mit 4—12 cm^3 Heilserum denselben Effekt, für den bei intramuskulärer Gabe 100—200 cm^3 notwendig waren. FRIEDEMANN und ELKELES lehnen die Theorie SPERANSKY ab, aber sie bestätigen, daß man bei intralumbaler Serumanwendung nur $^1/_{10}$ soviel Serum braucht, wie bei intramuskulärer Injektion. Es beruht dies jedoch nur auf der rascheren Resorption, denn durch intravenöse Injektion kann man dasselbe erreichen.

Die *Dosierung* richtet sich nach dem Alter des Patienten, nach der Wertigkeit des Serums und nach der Applikationsart, sowie nach der Schwere des Falles.

Das DICK-DOCHEZ-Serum wird bei Kindern in mittelschweren Fällen in Mengen von 30—40 cm^3, in schweren Fällen 40—60 cm^3, in sehr schweren 80—100 cm^3 intramuskulär injiziert. Bei Erwachsenen 40 cm³ bzw. 60—80 cm³ bzw. 80—120 cm³ Serum. Ist der Erfolg nicht prompt, so soll die Injektion am nächsten Tage wiederholt werden (BLACKE und TRASK).

Vom Marburger Scharlachheilserum der Behring-Werke werden 25, in schweren Fällen 50—75 cm³ Serum gespritzt (HUSLER, v. BORMANN u. a.), vom konzentrierten genügen 10 cm³.

Gleich ist die Dosierung auch bei dem Höchster Streptokokkenserum und dem Scarlastreptoserin, und dem Berner Scharlachserum.

Das konzentrierte Scharlachheilserum nach MOSER-DICK wird bei Kindern unter 10 Jahren gewöhnlich in der Dosis von 10 cm³, bei Kindern über 10 Jahren und Erwachsenen in der Dosis von 20 cm³ intramuskulär injiziert.

Für die *intravenöse* Injektion geben FRIEDEMANN, SCHMEREL und LUKAS für die konzentrierten Scharlachsera der Behring-Werke, auch SCHERING, KAHLBAUM, folgende Serummengen:

	Kinder	Erwachsene
Mittelschwere Fälle	2—3 cm³	3 cm³
Schwere Fälle	3—5 cm³	5 cm³.

Klinische Wirkungsart und Erfolge mit den antitoxischen Seren. Viele Autoren haben bereits über ausgezeichnete Erfolge mit der neuen Serumtherapie berichtet, z. B. FRIEDEMANN und DEICHER, SZIRMAI, v. BOKAY, HUSLER, SCHOTTMÜLLER, v. BORMANN, FEER, BUSCHMANN u. v. a. Auch ich habe mich von der Wirkung des DOCHEZ- und BERNER-Serums, sowie des Scharlachstreptoserin Höchst überzeugen können.

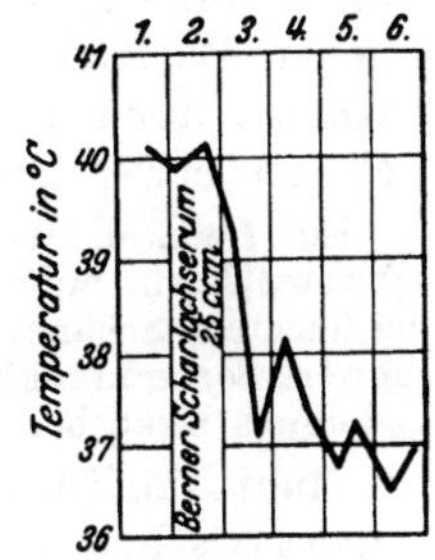

Abb. 37. Wirkung des Berner Scharlachserums.

Der kritische Abfall der Temperatur läßt sich zur Beurteilung der Serumwirkung nicht immer eindeutig verwerten, da er nicht so selten auch spontan vorkommt. Dagegen ist erstaunlich die gewöhnlich rasche Besserung des Allgemeinbefindens, der gestörten Zirkulationsverhältnisse und das schnelle Abblassen des Exanthems. So habe ich ein Kind gesehen, das am Vormittag noch ein intensives Exanthem hatte, nach der Seruminjektion war der Ausschlag schon am gleichen Abend fast kaum mehr wahrzunehmen. Das rasche Abblassen des Ausschlags nach 6, 12—24 Std gibt einen besseren Maßstab für die Wirksamkeit des Serums, als das Verhalten der Temperatur. Übrigens differieren die verschiedenen Seren untereinander in ihrer Wirkung. Die einen wirken besser auf die Temperatur, weniger auf den Ausschlag, andere wieder zeichnen sich durch die Verkürzung der Exanthemdauer aus.

Bei weniger prompt wirksamem Serum habe ich einmal eine eigentümliche Beobachtung gemacht. Es zeigten sich am Stamm von oben nach unten allmählich zunehmend in dem dunkelroten Scharlachausschlag helle weiße Flecken, so daß das ganze schließlich aussah wie das Negativ eines Masernexanthems auf dunkelrotem Grunde. Dies ist wohl so zu erklären, daß überall da, wo das Serum in genügender Konzentration hingelangte, es zunächst ein lokales Auslöschphänomen erzeugte, dessen Durchmesser jedoch jeweilen nicht groß genug war, das ganze Scharlachexanthem auszulöschen.

Vorbedingung für eine günstige Serumwirkung ist die möglichst frühzeitige Anwendung desselben. Deshalb sind Spitalpatienten, die oft erst einige Tage nach der Sicherstellung der Diagnose eingeliefert werden, für die Beurteilung der Serumwirkung weniger geeignet als Privatpatienten. Die DICKS konnten feststellen, daß ihr Serum auch das Vorkommen und die Schwere der Komplikationen reduziert. Mastoiditis z. B. kam bei Nichtbehandelten dreimal so häufig vor, Scharlachnephritis viermal so häufig. Trotzdem nur diejenigen Fälle, die klinisch mild erschienen, nicht mit Serum behandelt wurden, so war die Zahl der Todesfälle gleichwohl doppelt so groß wie bei den mit Serum behandelten Fällen.

Demgegenüber berichten europäische Autoren, die offenbar schwächer wirksame Sera in Händen hatten, daß das Serum im allgemeinen nicht imstande ist, Komplikationen und das zweite Kranksein zu verhüten. Das Serum versagt vollständig bei frühzeitigen Komplikationen und schwer septischen Fällen.

GABRIEL, welcher wahllos zum Vergleich eine große Serie von Scharlachfällen mit und eine gleiche Anzahl ohne Serum behandelt hat, gibt an, daß der kritische Temperaturabfall in beiden Gruppen zur Beobachtung kam. Merkwürdig ist die Angabe, daß das Exanthem ohne Serumbehandlung 4,9 Tage, mit Serumbehandlung 4,8 Tage dauerte. Dies weist wohl darauf hin, daß GABRIEL ein zu wenig wirksames Serum in den Händen hatte. Gleichwohl beobachtete er bei der mit Serum behandelten Gruppe 6,7% weniger Komplikationen. Bei Scarlastreptoserin 8% weniger.

Nach den Erfahrungen der FINKELSTEINschen Klinik wirkt das antitoxische Serum der Behring-Werke besonders gut auf die Exanthemdauer und die Primärintoxikation, das Streptokokkenserum Höchst wenig auf den Ausschlag, mäßig auf das Fieber, dagegen mehr auf die Komplikationen. Es verhinderte sie zum Teil und ließ sie in einem anderen Teil außerordentlich milde verlaufen. Das mit antitoxischer Wirkung kombinierte Streptokokkenserum (Scarlastreptoserin) beeinflußte gleichmäßig günstig Fieber, Exanthem und Komplikationen (KÖNIGSBERGER und MUSSLINER). Demgegenüber sah SCHOTTMÜLLER von Scarlastreptoserin nur einen geringen Einfluß auf Verhütung von Komplikationen, was er auf den noch zu geringen Antitoxingehalt zurückführt. Nach meinen eigenen Beobachtungen scheinen bei mit Serum behandelten Fällen Komplikationen auch weniger häufig zu sein und wenn sie eintreten, ist doch ihre Schwere etwas gemildert.

Ein Nachteil der Serumtherapie ist die in etwa 25% der Fälle unter Umständen in schwerer Form auftretende Serumkrankheit. So sah FEER einen kräftigen Jüngling, der bei leichtem Scharlach mit 100 cm^3 Serum (Behring) gespritzt wurde und darauf eine ganz schwere Serumkrankheit bekam, eine Woche lang Fieber bis 40°, schwere Prostration, ausgedehntes Exanthem und heftige Gelenkschmerzen zeigte.

Indikation für die Serumtherapie. Sie ist vor allem gegeben bei den bösartigen hypertoxischen Scharlachfällen. Nach TODOROVIC (Belgrad) und auch nach russischen Autoren hatte das Behring-Serum bei bösartigen Scharlachepidemien ausgezeichnete Erfolge. Ähnliches berichtet auch v. BORMANN aus Tallin-Reval. Er konnte die Mortalität der Fälle von Scarlatina fulminans von 100% immerhin bis auf 64,3% herabdrücken.

Ich möchte jedoch nicht raten, die Anwendung des Scharlachheilserums auf diese schwersten Fälle zu beschränken, sondern auch für mittelschwere Fälle ist das Serum oft von großem Vorteil, lindert unangenehme Symptome, kürzt die Initialtoxikose ab und hat doch wohl auch eine gewisse, wenn auch nicht durchschlagende Wirkung, zur Verhütung der Komplikationen.

Dagegen ist wegen der unangenehmen Serumkrankheit dringend davon abzuraten, nun alle, auch leichte und leichteste Scharlachfälle mit Serum zu behandeln.

Biochemotherapie. *Sulfanilamidbehandlung der Angina und Lymphadenitis der Initialtoxikose.* In diesem Stadium geben wir gerne 2—4mal $^1/_2$ Tablette Prontosil rubrum und erlebten dabei meist einen raschen Rückgang des Fiebers, der Angina, der Drüsenschwellungen usw., ohne daß sich dies irgendwie nachteilig auf die Scharlachimmunisierung ausgewirkt hätte. FANCONI und WOLFENSBERGER glaubten dagegen, daß die Cibazolbehandlung des Initialkomplexes die immunisatorischen Vorgänge im Verlaufe der Scharlacherkrankung hemme, so daß viel mehr bakterielle Komplikationen, wie Otitis, Lymphadenitis, eventuell auch hämorrhagische Nephritis im 2. Stadium des Scharlachs auftraten.

Penicillinbehandlung des Scharlachs. TORBEN JERSILD (Hôpital de Blegdam, Copenhague) behandelte seit 1945 1000 Scharlachfälle mit Penicillin. Eine 2mal täglich vorgenommene intramuskuläre Injektion von 90000—150000 E Penicillin je nach dem Alter genügte, um in 48 Std den Nasenrachenraum der Kranken von hämolytischen Streptokokken freizumachen. Die Behandlung muß 6 Tage lang fortgesetzt werden. Unter dieser Behandlung heilt die Angina rasch, die febrile Periode dauert im Mittel nur 4—5 Tage, im Gegensatz zu 7 Tagen bei den mit Sulfonamiden behandelten Kontrollen. Es wurde keine Komplikation mit Otitis oder Nephritis beobachtet. Schon nach 8 Tagen konnten im Mittel die Patienten aus dem Spital entlassen werden. Die Eruption und die toxischen Manifestationen des Scharlachs wurden durch Penicillin nicht beeinflußt.

In der Schweiz berichteten PULVER und HÖCHLI, GAUTIER, GUINAND-DONIOL und THÉLIN, neuerdings GAUTIER und Vogt bei der großen Genfer Epidemie von 1947 über ihre Erfahrungen mit Penicillin. Sie gaben während 5 aufeinanderfolgenden Tagen 150000—200000 E Penicillin je Tag, Kindern jeden Alters bis zu 15 Jahren. Es besteht ein gewisses praktisches Interesse, Penicillin mit Spätwirkung zu verabreichen, d. h. in Wachs oder Öl, damit man nur eine Injektion zu machen braucht. Ein großer Vorteil des Penicillins liegt darin, die Kranken rasch von ihren Streptokokken zu befreien und auf diese Weise die Dauer der Isolierung abzukürzen, welche so lange obligatorisch bleibt, als die 3 Abstriche am 7., 8. und 9. Krankheitstag nicht alle negativ ausgefallen sind. Das Kind verläßt das Spital, wenn alle 3 Abstriche negativ waren, um den 12. Krankheitstag. Das Kind muß sich aber nach der Desinfektion noch 3 Wochen ruhig verhalten. Urinanalysen sind noch wenigstens 3mal auszuführen und der Zustand des Herzens ist weiter zu überwachen. Wir sehen somit, daß die ganze Krankheitsdauer für die günstigsten Fälle auf 4—5 Wochen abgekürzt wird, was gestattet, die gesetzlichen Bestimmungen etwas geschmeidiger zu machen, vor allem was die Isolierung anbetrifft, welche auf 2 Wochen in der Mehrzahl der Fälle beschränkt werden kann. Auch bei der großen Baslerepidemie 1948 wirkte sich das Penicillin günstig aus, indem nur in 19% statt in 39% Komplikationen auftraten, aber trotz hoher Dosierung auf 1—1,5 Mill. E kam es mehrfach vor, daß die Streptokokken nach anfänglichem Verschwinden wieder erschienen (P. ZÜRCHER). FANCONI mit seinen Schülern STAMMBACH und LARCHER hat bei 100 Kindern die geraden Nummern mit Penicillin, die ungeraden ohne Penicillin unter gleichen Bedingungen beobachtet. Die Senkungsreaktion ging bei den Penicillinkindern, wie das auch JERSILD betont, in den ersten 3 Wochen schneller zurück. Dagegen traten nach Weglassen des Penicillins bei den Behandelten häufigere und schwerere Komplikationen auf als bei den Kontrollkindern, und der Spitalaufenthalt wurde dadurch verlängert. Dreimal wurde eine Zweiterkrankung längere Zeit nach dem Scharlach bei Kindern beobachtet, die mit Penicillin behandelt worden waren.

Auch nach den Arbeiten von JENNINGS, DE LAMATER, HIRSCH und Mitarbeitern, HOYNE und BROWN fällt der Vergleich mit der Sulfonamidbehandlung oder Antitoxintherapie sehr zugunsten des Penicillins aus. Von großer Wichtigkeit ist die genügende, täglich verwendete Penicillindose.

ALDER erzielte mit Dosen von 300000 E Penicillin täglich während 5 Tagen eine glänzende Beeinflussung. Die im Kantonsspital Aarau behandelten Patienten standen am 11. Tag auf und wurden am 23. Tage entlassen. Komplikationen waren selten. Penicillin soll möglichst früh in genügenden Dosen verabreicht werden.

Auch HOTTINGER empfiehlt auf Grund der Basler Erfahrungen frühzeitig viel Penicillin während 5—6 Tagen zu geben, bei Kindern täglich 300000 E, bei Erwachsenen 600000 E.

Von großer Wichtigkeit ist jedenfalls die genügende Menge des täglich zu verwendenden Penicillins 300000—600000 E eventuell noch mehr während 5—8 Tagen entweder in Einzeldosen verteilt oder in 1—2 Depotdosen. Die Zahl der Komplikationen, die von einem Wiedererscheinen der Streptokokken abhängig sind, kann dadurch stark herabgedrückt werden. Bei ungenügender Dosierung erscheinen in den nächsten Wochen die Streptokokken bald wieder. Man ist vielfach dazu übergegangen, nach 3 negativen Rachenabstrichen die Patienten aus der Spitalbehandlung schon nach 1—3 Wochen zu entlassen. Eine Nachkontrolle während 3 und mehr weiteren Wochen erscheint mir jedoch dringend geboten. Sie hat sich auch auf das Erscheinen von „return cases" zu erstrecken.

Auf Grund der Erfahrungen bei der Aarauer Epidemie hat der Kanton Aargau auf Anregung seines obersten Amtsarztes, Dr. REBMANN, folgende Vorschriften nach ALDER erlassen (die am 4. 5. 49 erlassenen Anordnungen lauten):

1. Isolierung von Scharlachkranken: a) Erwachsene (ausgenommen Schulpersonal) mindestens 3 Wochen. b) Schulpersonal, Lehrer und Abwarte 3 Wochen plus eine 4. Woche im Familienverband, d. h. total 4 Wochen. c) Jugendliche (Mittelschulen, Berufsschulen, Lehrlinge usw. mindestens 4 Wochen. d) Vorschulpflichtige und schulpflichtige Kinder 3 Wochen Einzelisolierung und 3 weitere Wochen im Familienverband. Schulbesuch frühestens nach 6 Wochen.

2. Schulausschluß für Gesunde aus einer von Scharlach befallenen Familie (Schulpersonal, Kinder und Jugendliche): 2 Wochen, wenn der Kranke hospitalisiert wurde; 2 Wochen seit Domizilwechsel, wenn ein Nichterkrankter seine Wohnung in eine scharlachfreie Umgebung verlegt; 4 Wochen, wenn der Kranke daheim mit Penicillin behandelt wird.

3. Maßnahmen gegen andere gesunde Erwachsene aus Scharlachfamilien sind dem Fall und dem Charakter der Epidemie anzupassen. Unnötige Beeinträchtigungen sind zu vermeiden. Wo Verschleppungsgefahr besteht, genügt 10—14tägige Isolierung im Familienverband.

4. Neben der gesetzlich vorgeschriebenen Meldung ist der Gemeinderat zu benachrichtigen, wenn Schulausschluß oder eine andere Maßnahme notwendig sind.

5. Auf die chemische Desinfektion wird verzichtet außer in besonderen, ärztlich oder amtsärztlich bezeichneten Fällen.

6. Für alle nicht mit Penicillin behandelten Fälle gelten die bisherigen Vorschriften weiter (Isolierung der Kranken bis zur vollendeten Abschuppung, gleich lange Isolierung gesunder Kinder. Chemische und mechanische Schlußdesinfektion usw.).

Symptomatische Therapie. Jeder Scharlachkranke soll das Bett hüten. Früher hat man an einer 3—4wöchentlichen Bettruhe strikte festgehalten. Doch habe ich nach Abklingen der Initialtoxikose Kinder mit normalem Herz- und Harnbefund ohne Schaden in der 2. Woche zunächst $^1/_2$—1 Std, dann jeden Tag 1—2 Std mehr aufstehen lassen. Zur Zeit der kritischen Tage (um den 19. Tag) kann man dann wieder vollständige Bettruhe einschalten.

Früher beschränkte man die **Diät** *der Scharlachkranken* strenge auf Milch, Milchbreie oder salzarme Kost, in der Annahme, man könne dadurch einer Nephritis vorbeugen. Um bei einem solchen Regime genügend Calorien zufügen zu können, muß so viel Milch getrunken werden, daß die Bewältigung dieser Milchmengen geradezu eine Überlastung des Herzens und der Nieren bedeutet. Werden doch je Liter Milch bis zu 32 g Eiweiß und 1,6 g Kochsalz zugeführt, was bei einer Schädigung der Kochsalz- und Stickstoffausscheidung zu bedenken ist. Bei dieser einseitigen Milchdiät kamen die Kinder arg herunter, wurden blaß und blutarm, verloren den Appetit und gleichwohl trat eine Nephritis sogar etwas häufiger auf, als bei gemischter Kost. POSPISCHILL und WEISS haben zuerst eindrucksvoll gezeigt, daß die Diät ohne Einfluß auf die Entstehung der Nephritis ist, indem sie 1000 Fälle mit vorwiegender Milchdiät, ebenso viele Fälle mit gemischter Kost und Fleisch ernährten und in beiden Gruppen annähernd gleichviel Nephritisfälle fanden.

Nur in den ersten Tagen ist man bei stärkeren Schluckbeschwerden genötigt nur flüssige oder dünnbreiige Kost zu verabreichen. Man gibt dann Milch mit Malzkaffee, gezuckert, bei Durchfall mit Kakao, mittags Bouillon mit Einlagen von Grieß, Tapioka usw. oder Gemüsesuppen (1—2 Kartoffeln, eine große gelbe Rübe, 3 Karotten, 1 Teelöffel Reis und etwas Salz werden mit Wasser gut gekocht, abfiltriert und der Saft als Suppe gegeben). Ferner Schleimsuppen, Hafer-Gersten-Reisschleim. Bei stärkerem Erbrechen verzichtet man lieber in den ersten Tagen ganz auf die Darreichung von Milch. Man bekämpft die Acidose und Ketonurie durch reichliche Zufuhr von Vichywasser mit 20% Zucker. Bei jüngeren Kindern, die noch nicht gurgeln können, aber auch sonst ist es gut, reichlich Zuckerwasser mit frischen Vitamin C-reichen Fruchtsäften wie Citronen-, Orangen-, Himbeersaft darzureichen. Lassen das Fieber und die Schluckbeschwerden nach, so erweitert man die Kost durch Darreichung von Breien, Kartoffelpüree, Grießbrei, Apfelmus, Spinat, etwas Fleisch in Püreeform und täglich 1—2 Eigelb, entweder roh, leicht gekocht à la coque oder in Suppen verquirlt. Zweckmäßig ist es auch, wenn Kinder wieder essen können, täglich frische Früchte wie Bananen, Orangen, Trauben, Himbeeren usw. zu verabreichen. Durch vitaminreiche, gemischte Kost streben wir ja möglichst rasche Wiedererwerbung der verlorenen, natürlichen Immunität an. Der Unterschied der nach modernen Prinzipien ernährten Scharlachkinder zu den nach der früheren Methode behandelten ist ein ganz eklatanter. Statt der schlaffen, blassen Scharlachrekonvaleszenten sieht man den mit gemischter Kost zweckmäßig ernährten Kindern häufig überhaupt nicht mehr an, daß sie einen Scharlach durchgemacht haben. Sie haben ihr Gewicht behalten, sehen frisch und rosig aus.

Zur Behandlung der *Angina* läßt man junge Kinder reichlich Citronenwasser oder auch Salbeitee trinken. Kinder, die gurgeln können und Erwachsene verwenden dazu alle 1 bis 2 Std ein Glas Wasser mit einem Teelöffel 3%igem Wasserstoffsuperoxyd. Zwischen 2 Gurgelungen mit Wasserstoff schiebt man gerne eine solche mit Salbeitee und einen Teelöffel Glycerin ein, damit die Schleimhäute nicht zu sehr angegriffen werden und sich wieder erholen können. Rissige Lippen werden mit 5%igem Boraxglycerin gepinselt.

Besonderer Überwachung bedarf auch die *Nase* und der *Nasen-Rachenraum*. 2—3mal täglich lasse ich einen Tropfen 3%iges Kollargol oder 3—5%iges Protargol oder 5% Argyrol bei nach hinten geneigtem Kopf in die Nase instillieren. Bei starker Schleimhautschwellung und röchelnder Atmung bewährt sich das Einstreichen von 3% Ephetoninsalbe Merck. Bei stärkerem Sekret und bei Wundwerden in der Umgebung der Nasenlöcher, ebenso bei Borkenbildung empfiehlt sich 3—5%ige weiße Präcipitatsalbe.

Um den Hals werden alle 2 Std Prießnitzumschläge mit Essigwasser gemacht. Starke Drüsenschwellungen gehen oft auf Antiphlogistinanwendung auffallend rasch zurück.

Bei Scharlachrheumatoid werden die befallenen Gelenke mit Salenal oder Mesotan eingerieben und in Watte eingepackt.

Die medikamentöse Therapie macht im allgemeinen weitergehende hydrotherapeutische Maßnahmen überflüssig. Nur bei exzessiv hohen Temperaturen wird man häufig kühle Waschungen unter Zusatz von Kölnischwasser, kühle Packungen, Abkühlungsbäder, warme Bäder mit kühlen Übergießungen anwenden.

Das Scharlachherz bedarf außer strenger Bettruhe keiner besonderen medikamentösen Behandlung. Bei Herzklopfen, Tachykardie, Oppression wird ein aufgehängter Eisbeutel oft angenehm empfunden. Bei Myokarditis werden empfohlen Vitaminpräparate wie Becozym Redoxon, Vinicotyl. Zur hyperämisierenden Therapie adenylhaltige Extrakte wie Lacarnol oder Embran in Dosen von 3mal 10—20 Tropfen und Coffein ($^{4,0}/_{200}$). Sehr beliebt ist das Sympatol in einer Dosierung von 3mal 15—30 Tropfen. In schwereren Fällen Veritol 3mal 5—10—15 Tropfen (W. FREY, STEINMANN). Strophanthin wird nur ausnahmsweise notwendig.

Besondere Maßnahmen im zweiten Kranksein erfordert die *Nephritis*. Beim ersten Erscheinen nephritischer Zeichen schalte man sofort 1—2 Zuckertage ein. An diesen Tagen gibt man nichts wie Zucker, und zwar 12,5 g etwa 50 Calorien je Kilogramm Körpergewicht, also je Tag 200—400 g Zucker in 750—1000 g Flüssigkeit, entweder in 4 Portionen oder fortlaufend je nach Durstgefühl zu trinken. Es ist zweckmäßig, die Verdünnungsflüssigkeit häufig zu wechseln, einmal reines Zuckerwasser zu geben, das andere Mal Zuckerwasser mit Citronen-, Orangen- oder Himbeersaft, das dritte Mal stark gezuckerten Malzkaffee usw. Der Erfolg dieser Zuckertage auf Allgemeinbefinden und den Harnbefund ist oft ein auffallend guter. Kopfschmerzen schwinden, die Hämaturie läßt von einem Tag zum andern nach und die Diurese mit einem hellen und eiweißärmeren Urin setzt ein.

Nach 1—2 Zuckertagen macht sich gewöhnlich ein lebhaftes Hungergefühl geltend. Als erste Nahrung gebe ich Reis, der in verschiedensten Formen abwechslungsreich dargeboten werden kann, und zwar zunächst als Brühreis, als Apfelreis, Tomatenreis und Milchreis. Von Kartoffelpüree, in mäßigen Mengen zwischen den Reismahlzeiten eingeschaltet, habe ich keinen Schaden, im Gegenteil, infolge des Kalireichtums eine gewisse Anregung der Diurese beobachtet. Allmählich mit fortschreitender Besserung des Urinbefindens wird die Kost erweitert durch Darreichung von Milch, Butterbrot, bei starken Ödemen salzfreies Brot, beim Bäcker besonders zu bestellen. Als Ersatz für das Kochsalz wird ameisensaures Natrium oder Natrium bromatum empfohlen. Bei gemüse-

und obstreicher Kost erübrigt sich jedoch der Zusatz des Kochsalzersatzes. Sehr gut entwässernd wirken einige Rohobsttage (Äpfel).

Scharfe Gewürze wie Senf, Pfeffer, Paprika, Knoblauch, Rettich, Meerrettich, Sellerie, Petersilie, Radieschen sind ebenso wie dunkle Fleischsorten, Fleischextrakte, pikante Käsesorten und Tunken zu verbieten.

Zur medikamentösen Therapie und zur Anregung der Diurese lasse ich kleine Dosen Digalen oder Digifolin etwa 3×5 Tropfen verabreichen. Bei zögernder Diurese und starken Ödemen wirkt oft Calcium-Diuretin $3 \times 0{,}5$ bis $6 \times 1{,}0$ recht gut.

Ich verwende mit Vorteil als chemotherapeutisches Mittel im Beginn der Scharlachnephritis das leicht wasserlösliche Prontosil rubrum, 2—$4 \times {}^1/_2$ Tablette oder $^1/_2$—1 Ampulle Prontosil rubrum solubile. Mit Rücksicht auf die allergische Genese der Glomerulonephritis ist auch an Antistin zu denken, $2 \times {}^1/_2$—1 Tablette, oder $^1/_2$—1 Ampulle.

Verstopfung ist zu bekämpfen und eine milde Ableitung auf den Darm wünschenswert. Brustpulver erfüllt diesen Zweck gewöhnlich genügend. Vor drastischen und salinischen Abführmitteln ist dagegen zu warnen, insbesondere vor Phenolphthaleingaben.

Die Diurese kann auch durch Species diuretica, Equisetum arvense, Birkenblättertee angeregt werden.

Die Urämie gibt Anlaß zu 2 operativen Maßnahmen.

1. *Dem Aderlaß.* Durch die Venenpunktion gelingt es selten, die notwendige Blutmenge 100—130 cm³ Blut zu entziehen, meist muß eine Venalsectio vorgenommen werden. Der Aderlaß wirkt meist prompt und auch die Diurese setzt nach einem solchen gewöhnlich rasch wieder ein. Scheut man sich wegen technischer Schwierigkeit z. B. bei Kindern mit im Fettgewebe verborgenen und engen Venen vor dem Aderlaß, so kann man Blutegel in der Nierengegend ansetzen. Nach dem Abfall der Blutegel läßt man einige Zeit nachbluten. Der Nachteil dieser Methode gegenüber dem Aderlaß ist die ungenaue Dosierung des Blutentzuges, weniger die Infektionsgefahr an den Bißstellen.

2. Bei Amaurose, Krämpfen, heftigen Kopfschmerzen ist die *Lumbalpunktion* mit Ablassen von 20—40 cm³ Liquor oft von zauberhafter Wirkung.

Urämische Durchfälle sollen im allgemeinen nicht unterdrückt werden, nur bei sehr geschwächten Patienten ist oft eine diätetische und medikamentöse Behandlung mit Sauermilchpräparaten, Kakao, Mondamin, Kartoffelbreien mit dem Saft getrockneter Heidelbeeren versetzt und Tannalbin und ähnlichen Präparaten angezeigt.

Bei der Nephritis ist außer lang dauernder Diätkur, so lange Bettruhe einzuhalten, als noch Eiweiß und Formelemente mit dem Harn ausgeschieden werden, also oft viele Wochen lang. Zu frühes Aufstehen führt oft zu einer Verschlimmerung des Harnbefundes. Erst wenn die Nephritis ausgeheilt ist, oder bei längerer Beobachtung eine weitere Besserung nicht zu erreichen ist, darf vorsichtig wieder aufgestanden werden. Bei lang dauernden Nephritiden sind nach HOTTINGER und SCHLOSSMANN Schwitzkuren oft von verblüffendem Erfolg. Sie lassen solche Patienten, deren Nephritis sich nicht weiter bessern will, 1—2 Wochen täglich $^1/_2$—1 Std im Lichtbogen und nachher in guter Trockenpackung noch weitere 2 Std schwitzen.

2. Septische Formen. Hier ist die Serumtherapie nutzlos.

1. Bei der *Angina necroticans* verzichtet man am besten auf lokale Eingriffe. Auch mir hat sich in derartigen Fällen, wie LENZMANN und KLEMPERER und SCHLOSSMANN, die intravenöse oder auch intramuskuläre Injektion von 0,075—0,1—0,3 Neosalvarsan je nach dem Alter sehr bewährt. Ich beobachtete nach der Injektion mehrmals kritischen Temperaturabfall, rasche Reinigung der Tonsillen und Nachbargebiete von den anhaftenden Belägen unter Verschwinden des fötiden Geruches. Bei frühzeitiger Anwendung gelingt es mitunter durch Neosalvarsan oder auch Altsalvarsan die Entwicklung eines septischen Scharlachs zu coupieren und komplikationslose Heilung zu erzielen.

2. Zeigt die Kieferklemme an, daß sich ein *Peritonsillärabsceß* bilden will, so sorgen wir durch Applikation von Kataplasmen für möglichst rasche Erweichung. Nur wenn der

Absceß das vordere Gaumensegel vorwölbt und dem Messer gut zugänglich ist, eröffne ich ihn operativ, vom weichen Gaumen aus. Unmittelbar nach der Incision muß der Kopf nach vorn gehalten werden, damit der Eiter nach außen fließt und nicht in die Lungen aspiriert wird. Noch mehr ist dies bei der Incision von Retropharyngealabscessen zu beachten, welche ebenfalls gewöhnlich von der Mundhöhle aus vorgenommen wird.

3. Die *Lymphadenitis* wird, sobald sich Zeichen von Einschmelzung und Verklebung mit der äußeren Haut infolge von Periadenitis zeigen, mit heißen Breiumschlägen behandelt. Man warte mit der Incision möglichst lange zu, bis das ganze Drüsenpaket schön erweicht ist und ausgedehnte Fluktuation einen guten Eiter verspricht. Die bösartige nekrotisierende Lymphadenitis mit der starren Phlegmone des gesamten Halsbindegewebes haben GLUCK und der englische Chirurg BARRELET mit dem Messer anzugehen versucht. Letzterer habe nach LITTON bei diesen starren Halsinfiltraten die Halswirbelsäule völlig freigelegt. Heute wird man eher bei den Röntgenstrahlen Zuflucht suchen. Leider versagt jedoch auch die Strahlenbehandlung öfters. Bei der äußerst schlechten Prognose sei man mit chirurgischen Eingriffen zurückhaltend. Bei konservativerem Vorgehen kann gelegentlich einmal ein Kind noch oft langsam, sicher aber den schweren Prozeß überwinden.

4. Die *Sinusitis frontalis* im ersten Kranksein kann, wie wir gesehen haben, in seltenen Fällen rasch gefährlich werden. Nach PAUNTZ kann nur rechtzeitige, von außen vorgenommene Operation bei Stirnhöhlenempyem die drohende Gefahr abwenden. Im zweiten Kranksein verläuft die Sinusitis milder und heilt oft auch ohne Operation. Zeigt sich aber ein subperiostaler Absceß und verzögert sich die Heilung trotz Incision um 3—4 Wochen oder zeigen sich intrakranielle Komplikationen, weil ein Ast des Sinus longitudinalis in der Schleimhaut der Stirnhöhle beginnt, so ist Radikaloperation angezeigt. Bei *Sinusitis ethmoidalis* ist nach KAISIG die Prognose bei richtiger Behandlung günstig, der Verlauf recht leicht, so daß Heilung unter konservativen Maßnahmen möglich ist. Operation wird erforderlich bei schlechtem Allgemeinbefinden, andauernd septischen Temperaturen und eventuell Hirnsymptomen, bei 3wöchigem Bestehen der Entzündung, bei Durchbruch des Eiters durch die Orbita und bei Rezidiven. Die *Sinusitis maxillaris* hat die günstigste Prognose. Behandlung mit Wärme und Yatrencasein genügen meist. Radikaloperation überflüssig. Punktionen und Spülung vom unteren Nasengang aus.

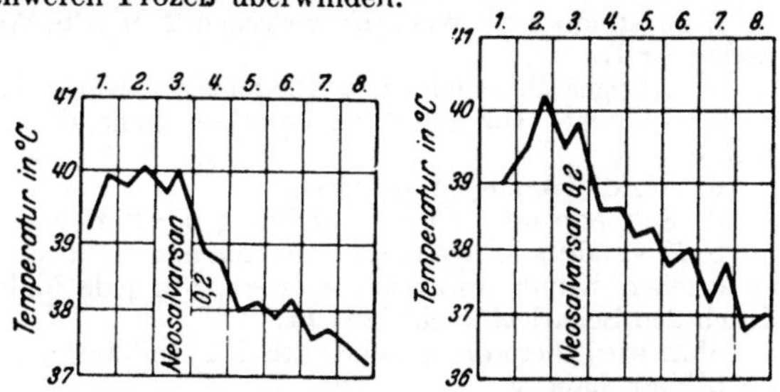

Abb. 38 u. 39. Neosalvarsan bei Angina necroticans.

5. Die *Otitis media* wird durch Einträufelung von erwärmter 5—10%iger Carbolglycerinlösung behandelt. Statt dessen kann man auch den Gehörgang stündlich mit Otalgan füllen. Schwitzprozeduren mit Kalmopyrin oder Pyramidon, die auch zur Schmerzstillung verabreicht werden müssen, sowie Ableitungen auf den Darm durch Abführmittel sind angezeigt. Erfolgt keine spontane Perforation, bleibt das Fieber hoch, sind die Schmerzen unerträglich und ist das Trommelfell stark vorgewölbt, so ist Paracentese angezeigt. Nach der Perforation spült man das Ohr 3—4mal täglich mit warmer Borsäurelösung gut aus oder man träufelt Wasserstoffsuperoxyd mit Zusatz von etwas Alkohol, z. B. H^2O^2 20, Spiritus vini diluti ad 25 so lange ein, bis nach wiederholtem Austupfen die eingeträufelte Lösung nicht mehr schäumt. Die Ohrmuschel wird durch weiße Präcipitatsalbe gegen Maceration geschützt. Um schädliche Tamponadewirkung zu vermeiden, wird heute vielfach vom Einlegen von Gazestreifen oder Wattebäuschchen in den Gehörgang abgesehen. Leider kann auch frühzeitig vorgenommene Paracentese das Übergreifen der Entzündung auf den Warzenfortsatz nicht verhüten.

Ausgesprochene Schmerzhaftigkeit, Schwellung und Rötung über dem Warzenfortsatz verdient sofortige Beachtung und wird am besten zunächst durch Auflegen von Eisblasen behandelt. Man ziehe einen Ohrenarzt bei zur Beratung eines rechtzeitigen, eventuell notwendigen operativen Eingriffs. Die *Mastoiditis necroticans,* die im Anschluß an entsprechende nekrotische Rachenprozesse oft schon recht frühzeitig auftritt, hat mit und ohne chirurgischen Eingriff eine schlechte Prognose, so daß E. KAISIG nach den Erfahrungen der FINKELSTEINschen Klinik das Unterlassen der Operation für besser hält, als einen doch erfolglosen chirurgischen Eingriff. Da man aber diesen ungünstigen Ausgang nicht immer voraussagen kann und es andererseits nach JOCHMANN gelang, mitunter solche schwere Mastoiditen durch Operation zu retten, so wird man eine solche in nicht zum vornherein ganz aussichtlosen Fällen wagen müssen.

Das souveräne Mittel zur Bekämpfung jeder Art von Scharlachotitis und zur Verhütung der Mastoiditis ist heutzutage die Kombination von hohen Penicillindosen, z. B. 8mal 30 bis

100000 E und hohen Sulfonamiddosen, je nach dem Alter 6mal $^1/_4$ Tablette Cibazol für Säuglinge, 6mal $^1/_2$—1 Tablette für Kleinkinder, 6mal 1—$1^1/_2$ Tabletten für Schulkinder, 6mal 2 und mehr Tabletten für Erwachsene mit allmählichem Abbau nach eingetretener Besserung. Diese Behandlung gilt auch für Komplikationen mit Mastoiditis oder Nasennebenhöhlenerkrankungen (Sinusitis).

6. Die *gewöhnliche Mastoiditis*, wie sie auch nach anderen Infektionskrankheiten auftritt, ist demgegenüber bedeutend gutartiger. E. KAISIG unterscheidet 3 Formen dieser Mastoiditis.

1. Mastoiditis 1. Wenn die Entzündung des Warzenfortsatzes in den ersten 2 Wochen der Otitis media auftritt. Es handelt sich hier in 50% der Fälle um eine harmlose Begleitungsmastoiditis, welche auf konservative Maßnahmen gleichzeitig mit der Otitis wieder zurückgeht. Operationsindikation für Mastoiditis 1 ist:

a) 5—7tägiges Bestehen ohne Tendenz zur Besserung bei richtiger Behandlung und guter Otorrhöe.

b) Zeichen der Abszedierung, Schwellung hinter dem Ohr, Senkung der hinteren Gehörgangswand.

c) Septische oder intrakranielle Symptome nach anfänglich gutem Verlauf.

2. Mastoiditis 2. Wenn sie zwischen 2. und 6. Woche entsteht. Indikationen zur Operation sind:

a) 5tägiges Bestehen ohne Tendenz zur Rückbildung.

b) 3 Wochen Ohrenfluß bei korrekter Behandlung, aber andauernd subfebrilen Temperaturen.

c) Rezidivierende Mastoiditis.

d) Subperiostaler Absceß, Senkung der hinteren Gehörgangswand.

3. Mastoiditis 3. Wenn sie sich nach der 6. Woche entwickelt. Sie wird nach der FINKELSTEINschen Klinik prinzipiell operiert, wie jede andere Mastoiditis, da keine Gefährdung durch den Scharlach mehr besteht.

Man wird diese etwas schematischen Indikationen natürlich von Fall zu Fall zu individualisieren haben.

7. *Pleuritis und Empyem.* Seröse Exsudate werden konservativ behandelt. Punktionen dürfen gemacht werden.

Empyeme beim Scharlach werden punktiert und man gibt jeweils 1—2mal täglich 15000 bis 30000 E Penicillin 10—20 cm³ intrapleural. Das Empyem wird rasch sterilisiert und kann dann der chirurgischen Behandlung, durch Bülaudrainage mit oder ohne Rippenresektion mit gutem Erfolg zugeführt werden. Nicht so selten kann heutzutage die lokale intrapleurale Penicillintherapie einen chirurgischen Eingriff selbst beim Streptokokkenempyem des Scharlachs entbehrlich machen.

Vor zu früher Thorakotomie ist zu warnen, da dann das Exsudat übelriechend wird und nekrotische Prozesse sich auf der Pleura abspielen (POSPISCHILL und WEISS). Allzulange soll allerdings mit dem chirurgischen Eingriff auch nicht zugewartet werden.

8. *Erkrankung der Bauchorgane.* Eine richtige Appendicitis, wie sie im ersten Kranksein vorkommt, ist wie auch sonst rechtzeitig, wenn möglich vor der Perforation zu operieren, eventuell muß ein abgesackter perityphlitischer Absceß eröffnet werden.

Bei der Pseudoappendicitis des zweiten Krankseins ist dagegen abwartende Behandlung angezeigt.

Selbst eine allgemeine Peritonitis bei Scharlach kann nach DUNHAM noch durch Operation zur Heilung kommen. Die Erfolgsaussichten können durch lokale Behandlung der Peritonitis mit Cibazol, Penicillin oder Streptomycin im Verein mit Allgemeinbehandlung durch Antibiotica noch gesteigert werden.

Auch Gallenblasen- (Hydrops) und Lebererkrankung (Absceß) wurden durch chirurgischen Eingriff geheilt (GOUGET und DUAGRIER, MASTRANGELI).

9. *Gelenkempyeme.* Einfache, oft einzige pyämische Metastasen können durch chirurgische Behandlung mittels Punktionen, Incision zur Heilung kommen. Wegen der Gelenkkontraktur ist eine anschließende Extensionsbehandlung notwendig.

Multiple Gelenkempyeme mit schwerer Septicopyämie und stets letalem Ausgang lassen die Nutzlosigkeit jedes chirurgischen Eingriffes erkennen.

Selten schließt sich an eine meist seröse Scharlacharthritis ein chronischer Tumor albus an, infolge der Lokalisation von Tuberkelbacillen an dem geschwächten Gelenk (ASHBY).

Bei septischem Scharlach ist die Serumbehandlung aussichtslos. Es kann aber heutzutage die Behandlung mit höchsten intramuskulären Penicillindosen z.B. 8mal 100000—120000 E intramuskulär noch Erfolg bringen. Die Gelenkempyeme werden punktiert und man spritzt 10000—20000 OE Penicillin aufgelöst in 10 cm³ isotonischer Kochsalzlösung direkt in das Gelenk ein (1mal täglich). Die Kombination des Penicillins zur Allgemeinbehandlung mit entsprechenden Sulfonamiddosen (Diazil, Elkosin, Cibazol usw.) steigert oft noch die Wirksamkeit des Penicillins.

Prophylaxe. Bei Masern kommen wir mit der Isolierung des Patienten stets zu spät und können auf diese Weise eine Übertragung nicht mehr verhüten, da die Ansteckung schon im Prodromalstadium erfolgt ist. Ganz anders bei Scharlachkranken. Entfernen wir das scharlachkranke Kind sofort von den Geschwistern dadurch, daß wir es in ein Krankenhaus schicken, so ist in der Regel zu erwarten, daß die übrigen Geschwister vom Scharlach verschont bleiben. Vorsichtshalber wird man die Geschwister 8—14 Tage von der Schule fernhalten und sie ärztlich überwachen. Die Absonderung des Kranken durch Versorgung in einem Krankenhaus ist besonders da dringlich, wo in dem betreffenden Hause ein starker Verkehr stattfindet, z. B. Lebensmittelgeschäften, Wirtschaften usw., ebenso in Lehrers- oder Pfarrersfamilien. Alles, womit der Kranke in den letzten Tagen in Berührung gekommen ist, wird desinfiziert, das Schlafzimmer des Patienten für einige Zeit gemieden und dasselbe während dieser Zeit Tag und Nacht gelüftet.

Spezifische Prophylaxe. Heutzutage wird der Arzt häufig vor die Frage gestellt, ob er ähnlich wie bei der Diphtherie infolge der Scharlachgefahr eine *passive Immunisierung* mit 10 cm³ Scharlachheilserum vornehmen solle. Dieses Verfahren hat sich nicht eingebürgert und ich möchte davon abraten, da bei rechtzeitiger Isolierung in den beiden ersten Krankheitstagen bei der geringen Empfänglichkeit für Scharlach, Zweiterkrankungen in der Regel nicht zu befürchten sind. Es ist zu vermeiden, daß die Kinder nutzlos gegen das Serum sensibilisiert werden.

Aktive Immunisierungen wurden zuerst von GABRITSCHEWSKY[1] durch Vaccination mit abgetöteten Scharlachstreptokokken versucht. Diese sollen einen leichten Scharlach und dadurch einen Impfschutz von 2 Jahren erzeugen.

In neuester Zeit hat die Frage der aktiven Immunisierung durch die Forschungen der DICKS erneut eine große Aktualität erlangt.

In größtem Maßstab an Hunderttausenden von Kindern wurden die Schutzimpfungen gegen Scharlach bisher in Rußland durchgeführt, und zwar verwendeten die russischen Autoren (KORSCHUN und SPIRINA u. a.) teils Formolvaccine, teils Formolvaccine mit Toxin kombiniert. Das aktive Element bei der Scharlachvaccine ist jedoch wohl das Toxin, dem die Hauptrolle im Immunisierungsvorgang zukommt.

Die Amerikaner verwenden deshalb ausschließlich Toxin und sie bemessen die Toxine nach Hauttestdosen. Die amerikanische Scharlachkonferenz empfiehlt 5 Injektionen zu 500, 1500, 5000, 15000 und 20000 Hauttestdosen. BLACKE und TRASK schlagen eine 3malige Impfung mit 2wöchentlichen Intervallen mit 500, 5000 und 30000 Hauttestdosen vor.

Noch weiter gehen neuestens die DICKS. Sie empfehlen folgendes Vorgehen: Zuerst wird der Dicktest angestellt. Reagieren die Geprüften negativ, so ist eine Immunisierung unnötig. Bei positivem Dicktest machen sie während 5 Wochen jede Woche eine subcutane Injektion, indem sie mit 500 Hauttestdosen beginnen und allmählich bis auf 80000—100000 Hauttestdosen ansteigen. 2 Wochen nach der letzten Injektion wird ein erneuter Dicktest mit 1—2 Hauttestdosen vorgenommen. Ist die Reaktion noch positiv, so wird die 5. Dosis nochmals wiederholt. Wird die Immunisierung nicht so weit getrieben, daß der Dicktest nach der Immunisierung vollständig negativ wird, so kann ein vollständiger Schutz gegen Scharlach nicht erwartet werden.

Impfreaktionen. Die DICKS sahen nur in etwa 10% Reaktionen bei der Impfung, hauptsächlich nach den ersten Injektionen. Andere Impflinge reagieren erst bei der 4.—5. Impfung.

---

[1] Nachtrag: Anmerkung. GABRITSCHEWSKYS Scharlachschutzimpfstoff (Igepha) 1 cm³ = 500 Mill. abgetötete Scharlachstreptokokken + 10000 Hauttestdosen Anatoxin. Immunovaccination nach SCHOTTMÜLLER 1 cm³ Scharlachserum + 1 cm³ S-Schutzimpfstoff bei der 1. Injektion. 2. und 3. je 8 Tage später. Münch. med. Wschr. **1930**, 1693.

Andere Autoren, wie R. HOOBLER und W. W. MURPHY, erlebten jedoch bis zu 50% schwerere Lokal- und Allgemeinreaktionen, obschon z. B. HOOBLER von einem Standard-Dicktoxin nur 500, 3000, 10000, 15000 und 30000 Hauttestdosen in 1 cm^3 injizierte. Bei Kleinkindern jeweilen sogar nur die Hälfte. Ein Teil des Toxins wurde subcutan in der Schultergegend, der andere Teil intramuskulär wöchentlich in den Deltoides injiziert. Nur in 10% sah HOOBLER weder lokale, noch allgemeine Reaktionen. In 40% kam es zu lokaler Rötung und Schwellung. In 50% Fieber, Erbrechen, Durchfall, roter Hals, Ausschlag etwa 6 Tage nach der Injektion. In 3 Fällen typisches Scharlachfieber mit 39° Fieber, Angina, Himbeerzunge und Exanthem, 6 Tage nach der Injektion. Im Urin oft eine Spur Albumen. Nach der zweiten Injektion konnte sich dieses Krankheitsbild wiederholen. In vielen Fällen wurde der Dick schon nach 15000 Hauttestdosen negativ, in anderen genügten 30000 nicht dazu. HOOBLER meint, daß ihm die Besorgnis in der Überwachung der geimpften Kinder während dieser Reaktionen größer war, als wenn er es mit wirklichem Scharlach zu tun gehabt hätte. Bei den Schutzimpfungen empfiehlt es sich stets, eine Harnuntersuchung vorzunehmen.

Derartige Berichte sind nicht ermutigend und die Durchführung solcher Impfungen dürfte besonders in der Schweiz auf den allergrößten Widerstand stoßen.

Diese Übelstände dürften durch die Einführung des *Anatoxins* behoben werden, indem man ähnlich wie bei dem Diphtherietoxin mit Formalin Toxoide darzustellen versucht. Es wurden bereits von verschiedenen Autoren ermutigende Erfolge mit den Impfungen mit Anatoxin und auch mit dem Natrium-Ricinolat-Toxin (LARSON und COLBY) mitgeteilt.

Resultate der Schutzimpfung. Die DICKS sahen in 90% den Dicktest 1, 2 bis 3 Jahre nach der Impfung negativ bleiben. Bei 5—9% wurde er wieder positiv, so daß eine erneute Immunisierung notwendig wurde.

Die Resultate der Impfungen sind sehr bemerkenswert. So sahen russische und polnische Autoren 3—4mal weniger Erkrankungen bei den Immunisierten. Kam es gleichwohl zu Scharlach, so war der Verlauf häufig abortiv.

In Amerika beobachtete NESBIT bei Schulkindern mit Schutzimpfung eine Verminderung der Zahl der Scharlachfälle um 29% und der Scharlachtodesfälle um 55%. Während in einem Spital vor der Schutzimpfung durchschnittlich jedes Jahr 11 Schwestern an Scharlach erkrankten, kam nach der Schutzimpfung in 2 Jahren ein einziger Fall vor bei einer Schwester, die sich durch eine besonders starke Dickreaktion auszeichnete (BENSON).

Die Schutzimpfungen gegen Scharlach sind, wie ja auch E. FEER und E. WIELAND betont haben, bei dem gegenwärtigen Stande unseres Wissens und bei dem vorwiegend leichten Charakter des Scharlachs in den letzten Jahren vorläufig noch nicht reif, in Zentraleuropa in größerem Maßstabe durchgeführt zu werden.

Literatur.

A. Zusammenfassende Arbeiten.

ESCHERICH u. SCHICK: Scharlach. In NOTHNAGELS Handbuch. 1912.

FANCONI: Abhandlung aus der Kinderheilkunde, H. 13. 1926. — FEER: Lehrbuch der Kinderheilkunde. 1930.

JOCHMANN: Lehrbuch der Infektionskrankheiten. 1914. — JOCHMANN u. HEGLER: Lehrbuch der Infektionskrankheiten. 1924. — JÜRGENSEN: NOTHNAGELS spezielle Pathologie und Therapie. Wien.

KLEINSCHMIDT, H.: Scharlach. In M. GUNDEL, 4. Aufl., S. 714. Stuttgart: Georg Thieme 1950. — KRETZ, JOHANNES: Hämorrhagische Diathesen. Leipzig-Wien: Franz Deuticke 1930.

MUNK: Nierenerkrankungen, 2. Aufl. 1925.

POSPISCHILL u. WEISS: Scharlacherkrankung, 2. Teil. Berlin 1911.

LE SAGE: La scarlatine, Masson & Co. — SCHLOSSMANN u. S. MEYER, SCHLOSSMANN u. HOTTINGER: PFAUNDLER-SCHLOSSMANNS Handbuch, 3. u. 4. Aufl. 1924 u. 1931. — STEINMANN, B.: Das Herz beim Scharlach. Bern: Hans Huber 1945.

TOOMEY, J. A.: Scarlet fever. In BRENNEMANNS Pediatrics, Bd. 2, Kap. 23. 1948.

Weitere ausführliche Literaturverzeichnisse finden sich in den Verhandlungen des deutsch-russischen Scharlachkongresses in Königsberg 1928, herausgeg. von T.J.BÜRGERS, Professor für Hygiene. — Annals of the PICKETT-THOMSON Research Laboratory. The Pathogenic Streptococci. The Rôle of the Streptococci in Scarlet Fever, Bd. 6. London: Baillière Tindall & Cox 1930. — Scharlachätiologie, antitoxische Serumtherapie und Schutzimpfung, von KRAUS, G. MORAWETZ, J. ZIKOWSKY und TEICHMANN. Wien u. Berlin: Urban & Schwarzenberg 1931.

B. Einzelarbeiten.

ABDERHALDEN, R.: Münch. med. Wschr. **1941 I**, 226. — ABT, A. F., L. M. HARDY, C. F. FARMER and JESSIE D. MAASKE: Amer. J. Dis. Childr. **64**, 426 (1942). — ALDER, A.: Ärztl. Mh. **5**, 453 (1949/50). — AMATO: Sperimentale **67**, 75 (1913). — AMBRUS, J. v.: Jb. Kinderheilk. **101**, 81 (1923). — ANDO: J. of Immun. **17**, 561 (1929); **18**, 223 (1930). — ARONSON: Berl. klin. Wschr. **1902**, 39. — Zbl. Bakter. **34**, 444 (1903).

BAAR: Z. Kinderheilk. **48**, 384 (1929). — BAIZE, P., et M. MEYER: Presse méd. **1929**, 1007. BERGER: Mschr. Kinderheilk. **1928**, 289. — BESSAU: Jb. Kinderheilk. **81**, 183 (1915). — BINGEL, K. F.: Z. Hyg. **127**, 216, 280, 434 (1947). — BIRKHAUG: Hopkins Hosp. Bull. **36**, 134, 171 (1925). — Brit. med. J. **1926**, 516, 517. — BLACK, W. C.: Amer. J. Dis. Childr. **56**, 126 (1938). — BLAKE and TRASK: J. Amer. med. Assoc. **82**, 712 (1924). — BLISS and DOCHEZ: J. Amer. med. Assoc. **74**, 1600 (1920). — BODE: Jb. Kinderheilk. **114**, 31 (1926); **119**, 29 (1928). — BOISVERT, P. L.: Amer. J. Dis. Childr. **3**, 64 505 (1942). — BOISVERT, P. L. u. Mitarb.: Amer. J. Dis. Childr. **3**, 64, 516 (1942). — BOKAY, v.: Dtsch. med. Wschr. **1926**, 23. — Wien. med. Wschr. **1927**, 47. — BONCIU, O.: C. r. Soc. Biol. Paris **722**, 1453 (1925). — BONELL: Z. Kinderheilk. **64** (1944). — BORMANN, v.: Z. Kinderheilk. **48**, 313 (1929). — BOYKSEN: Z. Hyg. **120**, 466 (1938). — BROADBENT: Lancet **1916**, 121. — BROWN, E. E.: Arch. of Pediatr. **57**, 553 (1940). — BÜCHLER: Z. Kinderheilk. **39**, 29 (1925). — BÜRGERS, T. J.: Dtsch. med. Wschr. **1925**, 388. — BUSCHMANN: Arch. Kinderheilk. **80**, 280 (1927).

CANTACUZÈNE: Presse méd. **1929**. — CARONIA: Pediatria **31**, 745 (1923); **33**, 337 (1925). — CASPARI, ELIASBERG u. FIEGEL: Klin. Wschr. **1923**, 390. — DI CHRISTINA: Pediatria **1921**, **1923**. — COOK: Amer. J. Dis. Childr. **35**, 784 (1928). — COOKE, J. V.: Amer. J. Dis. Childr. **34**, 969 (1927).

DAVIS: J. Amer. med. Assoc. 88, 1004 (1927). — DEICHER: Z. Hyg. **108**, 167 (1927). — DEMOHN: Mschr. Kinderheilk. **38**, 344 (1928). — DICK: J. Amer. med. Assoc. **77**, 782 (1921); **31**, 1166 (1923); **82**, 265 (1924). — J. of Dis. Childr. **38**, 5 (1929). — DOCHEZ: J. Amer. med. Assoc. **74**, 1600 (1920); **82**, 542 (1924). — DUVAL and HIBBARD: J. Amer. med. Assoc. **87**, 898 (1926). — J. of exper. Med. **44**, 567 (1928). — DYGGVET, H.: Acta med. scand. (Stockh.) **127**, 382 (1947).

EDELMANN: Jb. Kinderheilk. **167**, 322 (1929). — EHINGER, A.: Acta med. scand. (Stockh.) Suppl. **156** (1945). — EVANS, A.: J. inf. Dis. **78**, 18 (1946). — J. of Bacter. **53**, 489 (1947).

FAHR: Klin. Wschr. **1931**, H. 1. — FANCONI, G., u. A. PRADER: Helvet. paediatr. Acta **3**, 417 (1948). — FOLEY, G. E., S. M. WHEELER and W. L. AYCOCK: Amer. J. Publ. Health **34**, 1083 (1944). — FRÄNREL u. MARGULIS: Z. Kinderheilk. **41**, 302 (1926). — FREUDENBERG, E.: Schweiz. med. Wschr. **1941**, 1371. — FREUDENBERG, E., u. F. BARTH: Ann. Paediatr. **157**, 369 (1941). — FREY, W.: Schweiz. med. Wschr. **1938**, 546. — FRIEDEMANN u. DEICHER: Dtsch. med. Wschr. **51**, 1893 (1925); **52**, 2147. — Klin. Wschr. **1928**, 22. — Dtsch. med. Wschr. **1929**, 1496. — FRÖDIN, H.: Acta paediatr. (Stockh.) **34**, 217 (1947).

GABRIEL: Jb. Kinderheilk. **125**, 1 (1929). — GABRIEL u. ZISCHINSKY: Jb. Kinderheilk. **127**, 253 (1930). — GABRITSCHEWSKY: Berl. klin. Wschr. **1907**, 556. — GAUTIER, P., J. GUINAND-DONIOL u. F. THÉLIN: Helvet. pediatr. Acta **3**, 404 (1948). — Ann. Paediatr. **171**, 368 (1948). — GAUTIER, P., u. A. VOGT: Ärztl. Mh. **5**, 435 (1949/50). — GREEN, C. A.: J. of Hyg. **37**, 318 (1937). — GRIFFITH, F.: J. of Hyg. **26**, 363 (1927); **34**, 4, 542 (1935). — GURWITZ: Med. Klin. **1930**, 893.

HEGLER: Z. Hyg. **1938**. — HEKTOËN: J. Amer. med. Assoc. **80**, 84 (1923). — HIRSH, H. L., GEORGINE TOTMAN-KAVKA, H. F. DOWLING and L. K. SWEET: J. Amer. med. Assoc. **133**, 657 (1947). — HODES, H. L., F. F. SCHWENTKER, B. M. CHENOWETH, jr., and L. J. PECK: Amer. J. med. Sci. **209**, 64 (1945). — HOOBLER: Arch. of Pediatr. **44**, 513 (1927). — HOTTINGER, A.: Ann. Paediatr. **172**, 232 (1949). — Ärztl. Mh. **5**, 465 (1949/50). — HOYNE, A. L., and R. H. BROWN: J. Amer. med. Assoc. **133**, 661 (1947). — HUNT, L. W.: J. Amer. med. Assoc. **101**, 1444 (1933).

JENNINGS, R., and E. D. DELAMATER: Amer. J. Med. **2**, 1 (1947). — JERSILD TORBEN: Presse méd. **56**, 93 (1948). — JOE, A.: Edinburgh med. **31**, 341 (1924). Abstr. J. Amer. med. Assoc. **83**, 717 (1924). — JOHNSON: Arch. of Pediatr. **46**, 262 (1929). — JUNDELL: Acta paediatr. (Stockh.) **6**, 463 (1927).

Kanveskaya, M. I.: Mikrobiol. J. **4**, 209 (1927). Abstr. J. Amer. med. Assoc. **89**, 1011 (1927). — Kobrak: Z. Kinderheilk. **25**, 137 (1920). — Kretschmer: Jb. Kinderheilk. **78**, 278 (1913). — Kundratitz: Z. Kinderheilk. **40**, 573 (1925—1926).

Lade: Arch. Kinderheilk. **70**, 184 (1921). — Lancefield, R. C.: J. of exper. Med. **47**, 469 (1928); **71**, 521 539 (1940). — Lichtenstein: Acta paediatr. (Stockh.) **16**, 326 (1926); **1928**, 721. — Lorenz: Z. Kinderheilk. **43**, 108 (1927).

MacDonald, K.: Amer. J. Hyg., B **31**, 38 (1940). — MacKaye, L. G., and E. H. Watson: Amer. J. Dis. Childr. **74**, 6, 711 (1947). — McLachlan, D. G. S., and T. J. Mackie: J. of Hyg. **27**, 225 (1928). — Manchot, E.: Jb. Kinderheilk. **150**, 332 (1938). Abstr. Bull. Hyg. **13**, 436 (1938). — Markos: Arch. Kinderheilk. **90**, 95 (1930). — Massini: Schweiz. med. Wschr. **1931**, 121. — Meyer, S.: Z. Kinderheilk. **43**, 258 (1927). — Moriwaki, G.: Amer. J. Publ. Health **19**, 1280 (1929). — Moro, E.: Z. Kinderheilk. **57**, 321 (1925). Abstr. Amer. J. Dis. Childr. **54**, 665 (1937). — Murphy: Arch. of Pediatr. **44**, 727 (1927).

Newman: Arch. of Pediatr. **40**, 153 (1923). — Nobel: Z. Kinderheilk. **41**, 294 (1925).

Paul, W. D., C. Rhomberg and J. Cole: Amer. Heart J. **31**, 138 (1946). — Peale, A. R., N. Gildersleeve and P. F. Lucchesi: Amer. J. Dis. Childr. **72**, 310 (1946). — Percival, G. H., and C. P. Stewart: Edinburgh med. J. **33**, 53 (1926). Abstr. Amer. J. Dis. Childr. **31**, 734 (1926). — J. Amer. med. Assoc. **86**, 1166 (1926). — Peschle: Pediatria **35**, 309 (1927). Platou: Arch. of Pediatr. **41**, 535 (1924); **43**, 707 (1926). — Poste, F.: Presse méd. **37**, 1405 (1929). — Powers, G. F., and P. L. Boisvert: J. of Pediatr. **25**, 6, 481 (1944). — Pulver, W., u. M. Hoechli: Ärztl. Mh. **9**, 917 (1947).

Reinhard, F.: Arch. Kinderheilk. **84**, 210 (1928). — Rhodin: Acta paediatr. (Stockh). **16**, Suppl., 336 (1926). — Rubenstein, A. D., and G. E. Foley: Amer. J. Publ. Health **35**, 905 (1945).

Schiff: Mschr. Kinderheilk. **14**, 273 (1918); **15**, 7 (1919). — Schlieps: Jb. Kinderheilk. **120**, 127 (1928). — Schmeiser, A., G. Rössler u. W. Finkes: Dtsch. Gsdh.wes. **5**, 43, 1350 (1950). — Schoechli: Schweiz. Arch. Tierheilk. **91**, H. 12 (1949). — Snorrason, E.: Acta med. scand. (Stockh.) **124**, 67 (1946). — Stammbach, H., u. F. Larcher: Helvet. paediatr. Acta **3**, 5, 412 (1948). — Steinkopf, C. H.: Z. Kinderheilk. **31**, 132 (1921). — Stern: Z. Kinderheilk. **25**, 129 (1920). — Szirmai: Jb. Kinderheilk. **100**, 317 (1925). — Szontagh, v.: Jb. Kinderheilk. **76**, 654, 661 (1912); **78**, 497 (1913); **80**, 263 (1914); **107**, 45 (1924).

Toomey, J. A., and R. A. Keller: Amer. J. Dis. Childr. **73**, 53 (1947). — Türk, M.: Mschr. Kinderheilk. **15**, 156 (1918).

Wallgren, A.: Acta med. scand. (Stockh.) Suppl. **170**, 124, 220 (1946). — Watson, R. F., S. Rothbard and H. F. Swift: J. Amer. med. Assoc. **128**, 1145 (1945). — Weaver: J. Amer. med. Assoc. **77**, 1480 (1921). — Wolfensberger: Mschr. Kinderheilk. **92**, 10 (1943). — Wolff-Eisner, A.: Z. Kinderheilk. **48**, 344 (1929).

Zingher: J. Amer. med. Assoc. **83**, 4321 (1924). — Zöller: C. r. Soc. Biol. Paris **92**, 337 (1925). — Zürcher, P.: Ann. Paediatr. **172**, 4, 250 (1949).

Röteln (Rubeolen).

Von

Eduard Glanzmann.

Mit 5 Abbildungen.

Synonyma. Lateinisch: Rubeolae; französisch: la rubéole; englisch: german measles; italienisch: rosolio.

Definition. Röteln sind eine selbständige übertragbare Krankheit, welche Kinder und jugendliche Erwachsene befällt. Die Inkubationszeit ist lang, 17—23 Tage, die Prodrome sind kurz. Charakteristisch ist eine generalisierte Lymphdrüsenschwellung, mitunter verbunden mit Milztumor. Dazu gesellt sich schon früh ein sich rasch ausbreitendes, aus kleinen rosaroten, ziemlich weit voneinander abstehenden Flecken charakterisiertes Exanthem. In den Rahmen der Affektion des lymphatischen Systems spannt sich ein sog. buntes Blutbild mit allen Übergängen von Lymphocyten zu typischen Radkernplasmazellen. Die Krankheit ist gutartig, wird aber dem keimenden Leben gefährlich, wenn sie Frauen in den ersten 2—3 Monaten der Schwangerschaft befällt. Dadurch haben die Röteln in neuester Zeit ein ganz besonderes Interesse gewonnen.

Historisches. Nach den Angaben von RIETSCHEL und DIRRIGL findet sich die erste präzise Abtrennung unserer heutigen Röteln bei FRITSCH (1786). Mit der älteren Geschichte ist es insofern übel bestellt, als das, was unter dem Namen Röteln ging, meist keine Röteln waren, sondern etwas atypische Fälle von Masern und Scharlach. Auch SCHÖNLEIN, HENKE (zit. bei STOOSS), HUFELAND, HEIM betrachteten die Röteln als eine hybride Form, bald von Scharlach, bald von Masern. Der erste, welcher für die Spezifität der Röteln eintrat, war WAGNER (1834). THOMAS entwarf 1874 in ZIEMSSENS Handbuch zuerst ein klares Bild von den Röteln. Noch HENOCH enthält sich jedoch einer entschiedenen Stellungnahme. So wurde lange Zeit um ihre Abgrenzung von Masern und Scharlach und ihre nosologische Sonderstellung gekämpft. Namentlich haben die großen Wiener Dermatologen HEBRA und KAPOSI an dem Unitarismus von Masern und Röteln oder Scharlach und Röteln festgehalten und damit einen ähnlichen Standpunkt eingenommen wie in der Variola-Varicellenfrage. Erst auf dem Londoner Kongreß im Jahre 1881 entschieden sich alle Autoritäten Englands und Amerikas zu einer Anerkennung der Röteln als einer selbständigen Krankheit und man bezeichnete von dieser Zeit an die Röteln als „German measles“ im Gegensatz zu den echten Masern als „english measles“.

Ätiologie und Epidemiologie. Der Erreger der Röteln ist noch gänzlich unbekannt. Nach den Angaben von CARONIA soll es sich, ähnlich wie bei den anderen exanthematischen Krankheiten, um ein filtrierbares Virus handeln, das sich auf besonderen Nährböden von TAROVZI-NOGUCHI züchten lasse, Untersuchungen, die jedoch noch stark umstritten sind. Dasselbe gilt auch von den neuesten Versuchen von HIRO und TASAKA, HABEL, STEINMAURER.

Die Selbständigkeit der Röteln geht klar aus der Tatsache hervor, daß die Krankheit eine dauerhafte, spezifische Immunität hinterläßt (zweite Röteln kommen nur ganz ausnahmsweise vor) (SPIELER), welche nur gegen Röteln, nicht aber gegen Scharlach oder Masern schützt. Besonders eindringlich zeigt dies die Epidemiologie von Masern und Röteln. Entweder können die Rötelnepidemien vorausgehen oder noch häufiger folgen Rötelnepidemien Masernepidemien auf dem Fuße nach, wobei die gleichen Kinder kurz aufeinanderfolgend zuerst Masern und nach 2—4 Wochen oder noch später typische Rubeolen bekommen. Das konnte ich bei einer Epidemie im Winter 1927—1928, wo eine abflauende Masernepidemie mit einer aufsteigenden Rubeolenepidemie sich kreuzte, an zahlreichen Fällen beobachten. Auch STOOSS sah früher in einem Berner Landstädtchen wenige Wochen nach Abschluß einer Masernepidemie eine Rötelnepidemie, wobei der dortige Arzt ein Wiederaufflackern der Masern angenommen hatte und dann nicht wenig überrascht war, daß manche schon durchmaserte Kinder wieder erkrankten. STOOSS überzeugte sich, daß es sich bei der zweiten Krankheit um typische Rubeolen handelte. Heutzutage liegen nun auch bereits serologische Beweise vor. DEBRÉ hat beobachtet, daß mitunter ein angebliches Masernrekonvaleszentenserum absolut keine Schutzwirkung entfaltet. Forschte man dann nach, so ergab es sich, daß es von einem erwachsenen Patienten stammte, dessen Rubeolen irrtümlicherweise für Masern gehalten worden waren.

Die Röteln treten meist nur nach jahre- ja jahrzehntelangen Pausen in Form größerer Epidemien auf. So hatte z. B. Genf Epidemien in den Jahren 1881, 1889, 1898, 1905. Während diesen Pausen kommen nur ab und zu sporadische Fälle vor, welche sich zeitweise in kleineren Ortschaften häufen können, ohne daß es zu einer größeren Epidemie käme. Eine solche Häufung in engen Bezirken habe ich wiederholt, besonders im Frühling und Herbst gesehen.

Disposition. Sie ist lange nicht so groß wie bei den Masern. Es gibt auch kongenitale Rubeolen, durch Übertragung von seiten der erkrankten Mutter (FEER). Bei den jahre- und jahrzehntelangen Zwischenräumen zwischen den Epidemien haben die Kinder weniger Gelegenheit mit Röteln in Berührung zu kommen und sich zu immunisieren. So kommt es, daß von dieser Krankheit sehr häufig Erwachsene befallen werden, viel häufiger wie bei den Masern. Eine Immunität der Säuglinge in den ersten Lebensmonaten besteht deshalb auch viel seltener wie bei den Masern. Doch bedarf die Frage der Säuglingsrubeolen, seitdem wir das Exanthema subitum kennen, noch einer Revision, da früher offenbar leicht Verwechslungen mit Rubeolen vorkommen konnten. Eine stille Feiung gegen Rubeolen halte ich im Hinblick auf die Fälle sine exanthemate wohl für möglich.

Kontagiosität. Die Rubeolen sind zweifellos kontagiös. Die Übertragung ist nach SCHICK, STOOSS u. a. eine direkte; indirekte Übertragung wurde von EDWARDS, FEER beschrieben. Auch soll keine Ansteckung im Freien stattfinden können; daraus erklärt auch HASSELMANN-KAHLERT die relative Seltenheit größerer Rötelnepidemien. Es bedarf offenbar der Ansteckung eines engeren und wiederholten Kontaktes, wie er in geschlossenen Anstalten, Kinderheimen, Krippen, Kliniken möglich ist. So kommt es, daß die Röteln mit Vorliebe in Form von engbegrenzten Haus- und Anstaltsepidemien auftreten. Die Kontagiosität kann schon 2 Tage vor der Eruption beginnen, sie erlischt bald nach derselben.

Inkubation. Aus dem Verhalten der Kontagiosität sind wahrscheinlich auch die Schwankungen der Inkubationszeit zu erklären. Sie ist in der Regel deutlich länger wie diejenige der Masern, 17—23 Tage. CHEADLE hat auf dem berühmten Londoner Kongreß 1881 auf Grund sehr genauer Beobachtungen, bei denen die Kinder der Ansteckung nur einmal, für kürzeste Zeit ausgesetzt waren, eine Inkubationsdauer von 11—12 Tagen angenommen. POSPISCHILL hat Infektionszeiten von 13—19 Tagen gesehen, hält aber dafür, daß die Inkubation 14 Tage dauert. Die längeren Zeiten seien darauf zurückzuführen, daß der Erreger oft nicht gleich bei der ersten Ansteckung haftet, so daß es zur Ansteckung wiederholter Kontakte bedarf. Auch SCHICK erinnert, wie POSPISCHILL an die „schlafenden Keime".

Aussparphänomen (STEINMAURER, GILSE). Injiziert man während der Inkubationszeit 0,2—0,3 cm^3 Serum eines Röteln-Rekonvaleszenten intracutan, so kommt es bei Ausbruch des Exanthems zur Aussparung desselben im Bereich der Einspritzungsstelle.

Klinisches Bild. Das Merkmal, das die Rubeolen von den übrigen akuten Exanthemen unterscheidet, ist das THEODOR*sche Zeichen*, die systematische Schwellung fast sämtlicher peripherer Lymphdrüsen. Dieses Symptom ist dermaßen charakteristisch, daß man mit KLAATSCH zu Epidemiezeiten, wenn man weiß, daß ein akutes Exanthem vorliegt, die Diagnose selbst im Dunkeln stellen kann. Zwar kommen generalisierte Drüsenschwellungen auch beim Scharlach und bei den Masern vor, sie haben aber dort doch im allgemeinen einen von den Rubeolen etwas verschiedenen Charakter und zeigen sich mehr von dem Enanthem (Angina) und Exanthem abhängig, wie bei den Rubeolen. Bei den Röteln tastet man über dem Hinterhauptbein meist zwei erbsen- bis haselnußgroße symmetrische Drüsen, ebenso findet man über den Warzenfortsätzen geschwollene und etwas druckempfindliche Drüsen. Hinter dem Sternocleidomastoideus gewahrt man eine ganze Perlenkette von vergrößerten, hinteren cervicalen Drüsen. Manchmal sind die Drüsenschwellungen erst bei sorgfältiger Untersuchung zu finden, manchmal wölben die geschwollenen hinteren Cervicaldrüsen die Haut am Halse buckelförmig vor. In der letzten Epidemie sah ich auch walnuß- und gänseeigroße Tumoren der Kieferwinkeldrüsen. Die schönen Linien des kindlichen Halses erschienen dann dem Auge arg verunstaltet. Wie schon KOPLIK bemerkte, erscheint die linke Halsseite häufig früher und stärker befallen wie die rechte (Beziehungen zum Ductus thoracicus). Auch die axillaren und inguinalen Lymphdrüsen, selbst die Cubitaldrüsen sind fast regelmäßig vergrößert. Über die Mitbeteiligung der intrathorakalen Drüsen ist nichts bekannt, doch dürfte ein auffälliger pertussoider Reizhusten im Verein mit einem positiven D'ESPINEschen Zeichen, eventuell radiographisch nachweisbare Drüsenschatten für eine solche Mitbeteiligung sprechen. Über die Mesenterialdrüsen wissen wir nichts Sicheres.

Die Drüsenschwellungen sind besonders im Beginn spontan etwas schmerzhaft. Wiederholt sah ich schmerzhafte Nackendrüsen als prämonitorisches Symptom. Die Konsistenz der Drüsen ist wechselnd, hart bei den kleinen, weich und schwammig bei den größeren. Druckempfindlichkeit besteht gewöhnlich nur in den ersten Tagen. Erweichung und Vereiterung der Drüsen wird in der Regel nicht beobachtet.

Die *Milz* ist meist perkussorisch vergrößert, in mehreren Fällen konnte ich einen derben Milztumor bei tiefer Inspiration tasten.

Die Schwellung des gesamten lymphatischen Apparates ist ein dermaßen führendes Symptom, daß ihm gegenüber das exanthematische Stadium der Röteln fast nur wie eine Episode erscheint. Recht häufig geht die Schwellung der Lymphdrüsen dem Exanthem 2—4, mitunter sogar 8 Tage voraus und kann umgekehrt das Exanthem um 3—6 Wochen überdauern (LEITNER, GLANZMANN). Die Drüsenschwellungen bilden also das erste und das letzte Krankheitszeichen.

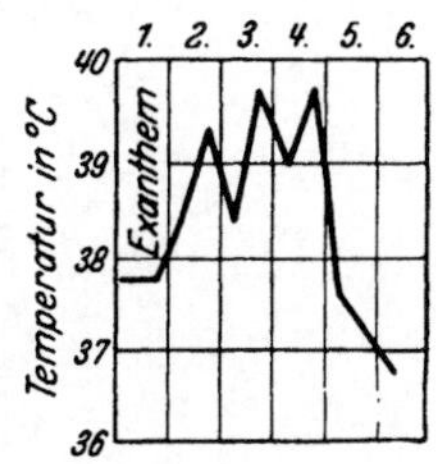

Abb. 1. Fieber bei Röteln. Ascendierender Typus.

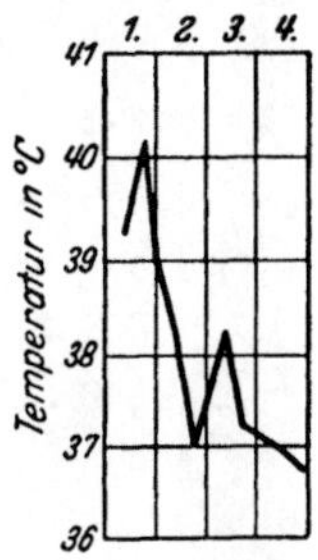

Abb. 2. Fieber bei Röteln. Descendierender Typus.

KOPLIK hat zuerst darauf hingewiesen, daß an Individuen, welche der Rötelnansteckungsgefahr nachgewiesenermaßen ausgesetzt waren, tage- oder wochenlang geschwollene Drüsenketten beobachtet werden können, ganz genau wie in den Fällen, in denen das Exanthem zum Ausbruch gekommen war. In diesen Fällen wurde trotz täglicher Kontrolle nie ein Hautausschlag bemerkt und die Lymphknoten kehrten nach und nach ohne Temperatursteigerung zu ihrem normalen Umfang zurück. Auch STOOSS hat sich überzeugt, daß es *Rubeolen sine exanthemate* gibt. Durch den Nachweis des typischen Blutbildes mit Vermehrung der Plasmazellen in derartigen Fällen konnte GLANZMANN den einwandfreien Beweis sicherstellen. Es kann somit die Erkrankung des lymphatischen Apparates, die sich in dem eigentümlichen Blutbild widerspiegelt, als die wesentliche Grundlage des klinischen Bildes der Rubeolen angesehen werden.

Das Fieber. Manche Rubeolenfälle mit oder ohne Exanthem verlaufen fieberlos und werden ohne Schaden auf der Straße durchgemacht. Tritt Fieber auf, so kann man 2 Fiebertypen unterscheiden. 1. Einen descendierenden Typ, bei dem die Temperatur am 1. Tag 39°, seltener 40° erreichen kann, um dann rasch abzufallen. 2. Einen ascendierenden Typus, bei dem die Temperatur von 37° bis 38° in den folgenden Tagen steigt bis mitunter 39 und 40°, um dann fast kritisch abzufallen. LEITNER beschrieb Fälle mit länger dauerndem (bis zu 9 Tage) hohem Fieber zwischen 39 und 40°. Die meisten Fälle zeigen nur geringes Fieber, 38—38,5°.

Prodrome und Eruptionsstadium sind meist so zusammengedrängt, daß sie nicht so klar wie bei den Masern auseinandergehalten werden können. Es zeigen sich katarrhalische Erscheinungen von seiten der Schleimhäute, leichte Conjunctivitis mit Lichtscheu, Niesen, zuweilen Nasenbluten, Schlingbeschwerden und Halsschmerzen und manchmal auch stärkeres Kopfweh. Häufig sieht man ein sehr kleinfleckiges Enanthem am weichen Gaumen, gelegentlich feine Blutpunkte in der Gegend über der Uvula (FEER). KOPLIK und GLANZMANN sahen in seltenen Fällen den weichen und den hinteren Teil des harten Gaumens ganz übersät mit linsengroßen, kreisrunden roten Flecken, die durch unveränderte Schleimhaut deutlich voneinander abgegrenzt waren.

Im Gegensatz zu Masern fehlen KOPLIKsche Flecken.

Das Exanthem. Abgesehen von den prodromalen Drüsenschwellungen ist oft eine flammende Gesichtsröte das erste Krankheitszeichen (EMMINGHAUS und KOPLIK, STOOSS). Diese Röte geht manchmal unmerklich in den eigentlichen Rötelnausschlag über. Dieser erscheint zuerst hinter den Ohren, auf Stirne, auf den Nasenrücken, Wangen und behaartem Kopf und breitet sich gewöhnlich sehr rasch, oft schon in einem halben Tag über den ganzen Körper aus. Im Gegensatz zu Scharlach wird die Gegend um den Mund nicht verschont.

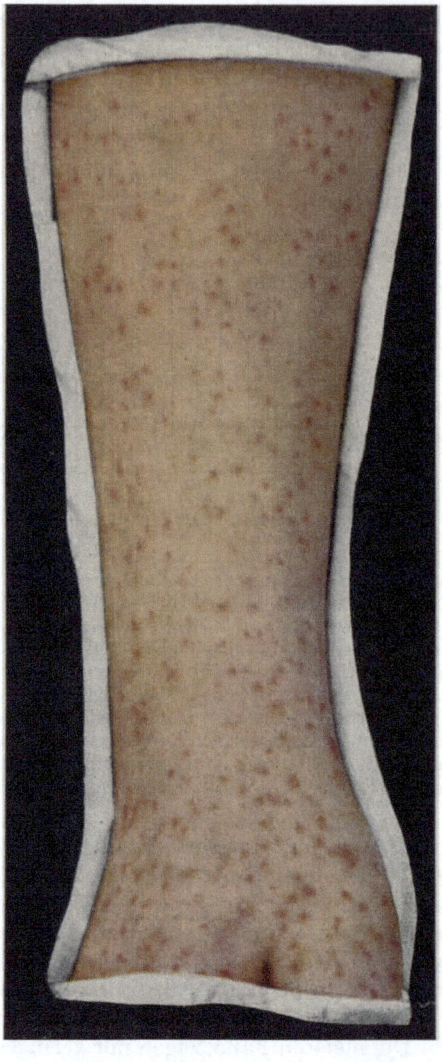

Abb. 3. Röteln: Kleinfleckige Form. (Aus ROST: Hautkrankheiten.)

Der Ausschlag erinnert meistens an leichte Masern. Er besteht aus rundlichen oder ovalen rosenroten Flecken, die mehr oder weniger reichlich unveränderte Haut zwischen sich lassen. Die Flecken sind häufig sichelförmig gruppiert (KOPLIK). In einzelnen Fällen können in späteren Stadien die einzelnen Efflorescenzen am Rumpf, nie im Gesicht, zu größeren Flächen zusammenfließen, so daß stellenweise ein scharlachähnliches Aussehen zustande kommen kann.

Seltener ist ein mehr *scarlatinöser Typus* des Exanthems mit sehr dichtstehenden, kleinen einzelnen Efflorescenzen. In einem solchen Fall, der stark an Scharlach erinnerte, sogar deutliche Himbeerzunge zeigte, fand ich gleichwohl das ganz typische Blutbild der Röteln, sogar mit 25% Plasmazellen bei einer Mononucleose von 68%. Damit ist die Zugehörigkeit der Rubeola scarlatinosa zu den Rubeolen und nicht zum Scharlach bewiesen. Auch FEER sah bei einem 14jährigen Mädchen allgemeines typisches Scharlachexanthem ohne Angina, Blut aber wie bei Röteln. Eine Schwester erkrankte nach 16 Tagen an sicheren Röteln.

Ausnahmsweise kann der Ausschlag an Unterschenkeln und Vorderarmen beginnen und sich von da auf den übrigen Körper ausbreiten (HEUBNER, GLANZMANN).

Im Gegensatz zu Masern kann manchmal das Gesicht vom Ausschlag verschont bleiben (STOOSS).

Eine für Röteln in manchen Fällen charakteristische Erscheinung ist das Auftreten des Exanthems in einzelnen Schüben (HEUBNER, FEER, GLANZMANN). Der Kopf kann bereits abgeblaßt sein, wenn der Rumpf ergriffen wird. Am

Rumpf kann das Exanthem bereits erbleichen, wenn die unteren Extremitäten frischen Ausschlag zeigen.

Nicht so selten gibt es Fälle mit rudimentärem Exanthem. Der Ausschlag kann im Gesicht beginnen wie in den typischen Fällen, auf den Hals und die Brust herabsteigen, dann aber plötzlich Halt machen in einer halbmondförmig begrenzten kragenartigen Linie. Ganz selten tritt der Ausschlag nur im Gesicht auf. Diese Fälle mit rudimentärem Exanthem bilden einen Übergang zu den Rubeolen sine exanthemate. Drüsenschwellungen und Blutbefund sind gleichwohl ganz typisch.

Der Ausschlag ist manchmal von Brennen und Jucken begleitet.

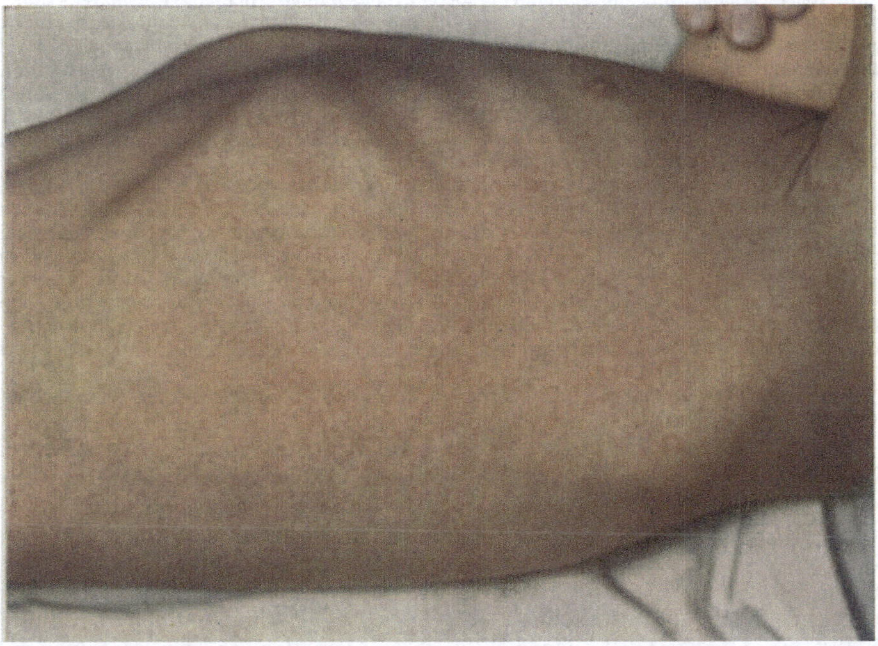

Abb. 4. Röteln, feinfleckige Form (Rubeola scarlatinosa) im Gegensatz zur gröberfleckigen Rubeola morbillosa. Die Fleckchen stehen immer einzeln, haben einen kleinen weißen Hof und sind weniger rot als Masernflecken. (Aus Tabulae exanthematicae, F. HOFFMANN-LA ROCHE, Basel.)

Die ganze Dauer des Blütestadiums beträgt kaum 2—3 Tage. Ausnahmsweise kommen Nachschübe bis in die 2. Woche vor. In einzelnen Epidemien kann das Exanthem infolge dieser Nachschübe sogar 2—3 Wochen lang sichtbar sein (LEITNER, GLANZMANN).

Interessant ist, daß nach einem provokatorischen Eingriff Vaccine, Seruminjektion usw. ein längst abgeblaßtes Rötelnexanthem wieder zum Vorschein kommen kann (MILIAN, GLANZMANN).

Manchmal hinterlassen die Roseolen bräunliche Flecken. Stets ist die staubförmige Abschilferung sehr gering (RIETSCHEL).

Urin. STOOSS hat die bei Masern fast stets positive Diazoreaktion auch bei einigen sicheren Rubeolen gefunden. Im allgemeinen ist sie jedoch negativ. Im übrigen zeigte der Urin keinen besonderen Befund.

Blutbild. HILDEBRAND und THOMAS haben 1906 den für Röteln überaus charakteristischen Blutbefund entdeckt. Die Zahl der Leukocyten ist vermindert oder normal. Mitunter habe ich jedoch am ersten Tag eine leichte Leukocytose gefunden (bis 13000). Dann sinkt die Leukocytenzahl ab, um am dritten Tag ein Minimum von 3000—4000 zu erreichen. Die Linksverschiebung der Neutrophilen ist nur mäßig. Die Eosinophilen verschwinden im Gegensatz zu den meisten akuten Infektionen nicht aus dem Blutbild, oder zeigen nur eine ganz geringe Abnahme. Während der Röteln beobachtete NAEGELI vereinzelt 17%, GLANZMANN sogar 29% Eosinophilie. Es kommt demnach auch bei den Röteln gelegentlich zu beträchtlicher Eosinophilie. Zu der Zeit, wo die Neutrophilen absinken und ihre Linksverschiebung verschwindet, zeigt sich nun eine ansteigende relative Lymphocytose von etwa 40 bis über 55%, verbunden mit einer außerordentlich interessanten und für Rubeolen charakteristischen Linksverschiebung in der Reihe der Lymphocyten. Es treten viele große Lymphocyten auf mit breitem, hellblauem Protoplasmaleib, welche alle Übergänge bis zu den jüngsten Vorstufen, den Lymphoblasten, zeigen. Charakteristisch für die Röteln ist nun eine weitere Umwandlung der Lymphocyten, nämlich diejenige zu typischen Plasmazellen (früher TÜRKsche Reizungsformen genannt). NAEGELI versteht unter Plasmazellen lymphatische Zellen mit einer abnorm starken, basophilen (blauen) Plasmareaktion. Er unterscheidet lymphocytäre Plasmazellen, lymphoblastische Plasmazellen mit Lymphoblastenkern und als häufigste Form bei den Rubeolen Radkern-Plasmazellen mit einer eigenartigen Felderung des Chromatins, die an einen Radkern erinnert. In allen Fällen von Rubeolen fand ich solche Plasmazellen, mitunter mit vielen Vakuolen im Protoplasma in 5—20%, in einem Fall sogar bis 40%. Im allgemeinen geht die Zahl der Lymphocyten und Plasmazellen der Stärke der Drüsenschwellungen parallel, doch gibt es viele Ausnahmen. In den Lymphocyten finden sich oft sehr viel Azurgranula.

Die Zahl der Plasmazellen ist gewöhnlich am größten am 4.—5. Tag der Erkrankung. Doch fand ich schon am ersten Tag des Exanthems in einzelnen Fällen 6—9%. Mit dem Ende der ersten Woche können sie wieder aus dem Blute verschwinden, doch habe ich in mehreren Fällen noch nach 2—3 Wochen 13—14% nachweisen können. Im Mittel beträgt die Zahl der Plasmazellen bei den Röteln 5—10%, Werte bis 20% sind jedoch nicht ungewöhnlich. Nach MOESCHLIN entstehen die Plasmazellen aus Plasmoblasten in den Lymphdrüsen. VAN GILSE konnte in den Gaumentonsillen eines Kindes, bei dem gerade nach der Tonsillektomie ein Rötelnexanthem aufgetreten war, unter dem Epithel ein kräftiges Lager von Plasmazellen nachweisen.

Die Monocyten bewegen sich in normalen Werten 6—8%, gelegentlich kommen jedoch Vermehrungen bis 14 und 24% vor.

Das bunte Blutbild bei den Röteln sieht demnach einer sog. lymphatischen Reaktion sehr ähnlich (HOLLER). Während es bei anderen Infektionskrankheiten wie Masern, vielleicht auch Scharlach nur gelegentlich beobachtet wird, ist dieses Blutbild bei den Röteln obligat und spannt sich offenbar in den Rahmen einer eigenartigen Infektion des lymphatischen Systems. Die Röteln zeigen, besonders wenn man die Formen von Rubeolen sine exanthemata berücksichtigt, eine große Ähnlichkeit mit dem sog. lymphämoiden Drüsenfieber (PFEIFFER, GLANZMANN), das sich auch epidemiologisch den Röteln ähnlich verhält. In Bern war es sehr interessant, wie sich nach Abklingen einer größeren Rötelnepidemie eine ausgedehnte Epidemie von Drüsenfieber anschloß. GLANZMANN hat deshalb vorgeschlagen, Röteln und Drüsenfieber unter dem übergeordneten Begriff der benignen (im Gegensatz zu den malignen leukämischen Lymphoblastosen) infektiösen Lymphoblastosen zusammenzufassen, wobei natürlich jeder dieser beiden Infektionskrankheiten die nosologische Sonderstellung gewahrt bleiben muß.

Komplikationen. Gelegentlich findet sich eine Angina mit lacunären Belägen, ferner ab und zu Otitis media. In einem Fall sah ich im Anschluß daran Mastoiditis, welche die Antrotomie notwendig machte. Bronchitis ist viel seltener als bei Masern. Bei einem 2jährigen Kinde sah ich Bronchopneumonie. Rötelrheumatismus fand ich nur bei Erwachsenen. Eine Appendicitis haemorrhagica am 5. Tag des Rubeolenexanthems wurde durch Operation beseitigt, nachher traten unter wiederholten Fieberregungen erneut mächtige Halsdrüsenschwellungen auf, die sich jedoch ohne zu vereitern zurückbildeten. Gelegentlich kann auch nach Rubeolen eine latente Bronchialdrüsentuberkulose aktiviert werden (LEITNER, GLANZMANN). Komplikationen von seiten des Nervensystems, Polyneuritis wurden von REVILLIOD und LONG, meningeales Syndrom von BÉNARD, Encephalitis von DEBRÉ und BROCA beschrieben. In einem Fall sah ich leichte Nackensteifigkeit und Akoasmen. MARGOLIS, WILSON und TOP berichten über 15 eigene Fälle von *Encephalomyelitis* nach Röteln und stellen 34 Fälle aus der Literatur zusammen mit einer Letalität von 20,8% innerhalb 3 Tagen nach Einsetzen der Encephalitis. Die ersten Zeichen mit Kopfschmerzen,

Erbrechen und Nackensteife zeigten sich 4—6 Tage nach dem Auftreten des Ausschlags. Bei den fatalen Fällen traten andauernde Konvulsionen, CHEYNE-STOKESsches Atmen und schwere Cyanose auf. Liquordruck 120—180 mm, Blutzucker 67—100 mg-%, Zellzahl 8—500, im Durchschnitt 91, vorwiegend Mononucleäre. Autoptisch deutliche Hirnschwellung, perivasculäre Infiltration mit plasmazellenähnlichen Mononucleären. Keine Demyelinisation um die Gefäße herum im Gegensatz zur Masern- und Vaccineencephalomyelitis. Es sind nur 3 Autospiebefunde in der Literatur publiziert.

Auch nach BRADFORD kamen in der amerikanischen Armee während des 2. Weltkrieges einige schwere Fälle von Encephalitis nach Röteln vor, wovon einzelne tödlich verliefen.

Die Rubeolenembryopathie. Der australische Augenarzt GREGG beobachtete während einer Rubeolenepidemie, daß die Kinder von Müttern, welche Rubeolen in den ersten 3 Monaten der Schwangerschaft durchgemacht hatten, kongenitale Katarakte und andere Anomalien zeigten (1942). Eine Sammelforschung von SWAN und Mitarbeitern führte zu dem Schluß, daß, wenn eine Frau Rubeolen innerhalb der ersten 2 Monate der Schwangerschaft bekommt, die Wahrscheinlichkeit ein kongenital defektes Kind zu gebären nahezu 100% beträgt.

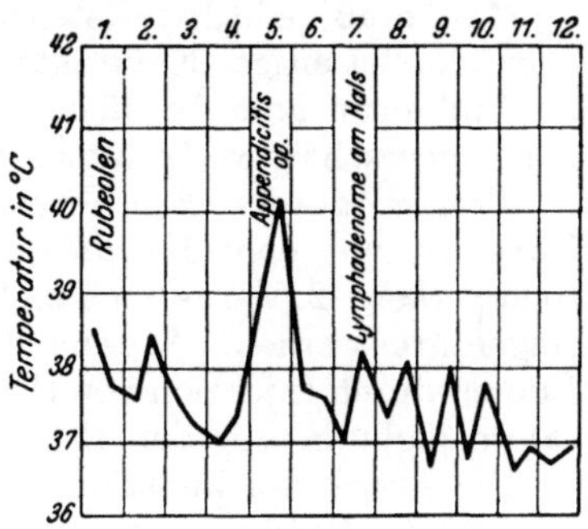

Abb. 5. Rubeolen, Appendicitis, Lymphadenitis.

Die 3 Hauptsymptome der Rubeolenembryopathie sind nach WERTHEMANN Katarakt, Taubheit und Herzfehler.

1. Katarakt. Ein- oder doppelseitig, sehr häufig verbunden mit Mikrophthalmie (in der Regel Kataraкta centralis). Die gegenüber dem Rubeolenvirus kritische Entwicklungsphase der Linse liegt in der Zeit der Differenzierung der primären Linsenfasern, die etwa in der 4. Woche den Kern der Linse bilden, und den sekundären Linsenfasern, die von der 7. Woche an erscheinen und sich bis zur 8.—9. Woche um den Linsenkern herumlegen. Auch Pigmentepithelveränderungen der Netzhaut kommen vor.

2. Taubheit. Die Ohranlage in Form des Ohrbläschens erscheint in der 3.—4. Woche schon beim Embryo bei einer Länge von 4 mm. Die kritische Phase für das CORTIsche Organ ist die 7.—10. Woche. Infolge der Schädigung durch das Rubeolenvirus kommt es zu einem Fehlen der Differenzierung der primitiven Zellen des CORTIschen Organs, sowie einem Ausfall der REISSNERschen Membran (Membrana vestibularis).

3. Kongenitale Herzfehler. Die kritischen Phasen der Herzentwicklung beginnen bereits in der 3. Woche und erreichen ihren Höhepunkt im 2. Monat. Infolge Störungen der Entwicklungsmechanismus des Herzens kommt es nach WERTHEMANN am häufigsten zu einem Offenbleiben des Ductus Botalli, meist verbunden mit einem offenen Formen ovale, seltener mit einem Ventrikelseptumdefekt.

Weitere Befunde sind: Mikrocephalie und Hypoplasie der Zähne, deren erste Anlage am Ende der 7. fetalen Woche beginnt.

Zu den Kardinalsymptomen gesellen sich noch nicht obligate mannigfache begleitende Mißbildungen wie Hypospadie, Kryptorchismus, Hernien, Wolfsrachen, Pylorushypertrophie, Nierenanomalien, Pes valgus et varus, Fragilitas ossium (BOURQUIN). Interessanterweise werden vereinzelt sogar Fälle von Mongolismus in dem Formenkreis der Rubeolenembryopathie gefunden (GRÖNWALL und SELANDER, INGALLS u. a.).

Anscheinend kann die Mutter, auch wenn sie sich in den frühen Monaten der Schwangerschaft gegen Rubeolen immunisiert hat, noch Trägerin des Virus bleiben, und den Fetus noch kurz vor der Geburt infizieren. So fand FEHMERs Fälle von Purpura und Thrombopenie des Kindes bei der Geburt nach Röteln der Mutter früh in der Gravidität. Ich selbst beobachtete in einem analogen Fall beim Neugeborenen noch deutliche Reste eines Rubeolenexanthems verbunden mit einem Milztumor; im Blutbild noch 14,3% Plasmazellen und ähnliche Formen, vereinzelt noch typische Radkernplasmazellen.

Eine stets wachsende Zahl von Arbeiten bestätigen diese Befunde der Rubeolenembryopathie (A. HOPKINS, WINTERBOTHAM, PATRICK, ADAMS, GREENTHAL, CONTE und Mitarbeiter, FOX und BORTIN, McCAMMON und CHRISTIE, in der Schweiz FRANCESCHETTI, BOURQUIN und BAMATTER, HOTTINGER, GASSER und SCHWARZ u. a.). Die reichhaltigste Monographie mit ausführlicher Literatur stammt aus der Clinique ophtalmologique FRANCESCHETTIS, Genf und ist verfaßt von J. B. BOURQUIN (Embryopathie Rubéoleuse) 1948.

Man muß jedoch feststellen, daß es ganz ähnliche Symptomenbilder, ein- oder doppelseitige Katarakte, kongenitale Taubheit, Herzfehler und andere Mißbildungen gibt, bei denen die Rubeolenanamnese der Mutter in der frühen Schwangerschaft vollkommen im Stiche läßt.

Prophylaxe der Rubeolenembryopathie. 1. Die Mädchen sollen womöglich Rubeolen vor dem Heiratsalter durchmachen, um eine dauernde Immunität zu erwerben. 2. Wo es noch nicht der Fall ist, soll die Anzeigepflicht für Rubeolen eingeführt werden. 3. Zur Zeit einer Rubeolenepidemie sollen schwangere Frauen durch Injektion von Rekonvaleszentenserum oder von Rekonvaleszentengammaglobulin vor der Erkrankung an Rubeolen geschützt werden.

Die Frage des künstlichen therapeutischen Abortus im Falle einer zu befürchtenden Rubeolenembryopathie ist noch umstritten; selbst, wenn eine 100%ige Rubeolenembryopathie zu erwarten wäre, was mir durchaus nicht über jeden Zweifel erhaben erscheint, müßte ich mich doch aus ethischen und religiösen Gegengründen an VAN GILSE anschließen, der diese Indikation zum therapeutischen Abort ablehnt. Auch ein irgendwie abnormales Kind kann für die Eltern einen Wert bedeuten und braucht sich selbst durchaus nicht unglücklich zu fühlen.

Diagnose. Am wichtigsten für die Diagnose sind die Drüsenschwellungen und das eigenartige Blutbild, ferner das Exanthem und der leichte, meist komplikationslose Verlauf.

Die angeblichen atypischen Röteln, welche FINKELSTEIN (Kiew) beschreibt, bei denen Drüsenschwellungen und Blutbild fehlten, scheinen mir überhaupt nicht hierher zu gehören und ich bin geneigt, sie nach der Beschreibung als Fälle von Erythema infectiosum anzusehen, trotzdem die Inkubationszeit die gleiche war wie bei den Röteln. Aber gerade beim Erythema infectiosum verhält sich die Inkubationszeit sehr wechselnd und ist zum Teil auch nicht genügend bekannt. Bei der letzteren Krankheit habe ich recht häufig auch am Rumpf ein rötelnähnliches Exanthem, wie es FINKELSTEIN in seinen Fällen beschreibt, gesehen.

Die wichtige Differentialdiagnose zwischen Masern und Röteln ist bereits bei den Masern besprochen. Es ist hier nur noch zu erwähnen, daß ein vorher positiver Pirquet im Gegensatz zu den Masern nicht abgeschwächt oder negativ wird (SCHICK). Die Differentialdiagnose gegen Scharlach wurde ebenfalls im Abschnitt Scharlach erörtert. Das Auslöschphänomen ist bei Röteln immer negativ. Die Differentialdiagnose gegenüber Erythema infectiosum, Dreitagefieberexanthem siehe bei diesen Krankheiten. Im Säuglingsalter ist oft die Trennung von dyspeptischen Exanthemen mit Polymikroadenie schwierig. Nur das Blutbild klärt solche Fälle auf (RIETSCHEL).

Röteln müssen unter Umständen auch abgegrenzt werden von Vaccine-, Serum- und Arzneiexanthemen. Auch bei Grippe können, wenn auch selten, morbilliforme und rubeoliforme Exantheme vorkommen.

Prophylaxe und Therapie. Isolierung ist nur angezeigt bei zweifelhaften Fällen und in Heimen oder Krippen. Die Kinder sollen etwa 8 Tage der Schule fern bleiben. Eine Behandlung erfordern manchmal starke Drüsenschwellungen. Hier haben sich mir vor allem Quarzlampenbestrahlungen bewährt.

Literatur.

A. Zusammenfassende Arbeiten.

BAMATTER, F.: Répercussions sur l'enfant des maladies infectieuses de la mère pendant la grossesse. (Toxoplasmose et embryopathie rubéoleuse en particulier. Bibliotheca Paed. Basel: S. Karger 1949, H. 48. — BOKAY, v.: PFAUNDLER-SCHLOSSMANN, 1. Aufl. 1910. — BOURQUIN, JEAN, B.: Les malformations du nouveau-né causées par les viroses de la grossesse et plus particulièrement par la rubéole. (Embryopathie rubéoleuse). Paris: Librairie E. Le François 1948. — BRADFORD, W. L.: German Measles. BRENNEMANNS Pediatrics, Kap. XII.

COMBY: Traité des maladies de l'enfance. 1920.

FEER: Lehrbuch der Kinderheilkunde, 9. Aufl., u. Diagnostik der Kinderkrankheiten, 4. Aufl. 1931. — FINKELSTEIN u. STOJANOWSKAJA: Bd. 90, S. 181.

SCHICK: Erg. inn. Med. 5. — STOOSS: PFAUNDLER-SCHLOSSMANN, 3. Aufl., Bd. 2.

THOMAS: ZIEMSSENS Handbuch. Leipzig 1874.

B. Einzelarbeiten.

ALBAUGH, C. H.: J. Amer. med. Assoc. **129**, 719 (1945).

BENARD: Presse méd. **1921**, 897.

Committee Report: Amer. J. Dis. Childr. **2**, 122 (1945). — CONTE, W. R., C. S. MCCAMMON and AMOS CHRISTIE: Amer. J. Dis. Childr. **70**, 301 (1945).

DEBRÉ, TURQUETY et BROCA: Presse méd. **1930**, 948. — DIRRIGL: Arch. Kinderheilk. **91**.

DOGRAMACI, I.: Ann. Paediatr. **173**, 2, 85 (1949).

EMMINGHAUS: Jb. Kinderheilk. **4**. — ERICKSON, C. A.: J. of Pediatr. **25**, 281 (1944).

FOX, M. J., and M. M. BORTIN: J. Amer. med. Assoc. **130**, 568 (1946). — FRANCESCHETTI, A., F. BAMATTER u. J. B. BOURQUIN: Helvet. paediatr. Acta **2**, 339 (1947). — FRIEDMAN, M., and P. COHEN: Amer. J. Dis. Childr. **73** (1947).

GASSER, C., u. E. SCHWARZ: Helvet. paediatr. Acta. **2**, 351 (1947). — GILSE, VAN: Bull. der Schweiz. Akad. der Med. Wiss. Tagg vom Okt. 1947. — GLANZMANN, E.: Schweiz. med. Wschr. **1929**, 17, 445. — GOLDFINGER, D. u. Mitarb.: Amer. J. Med. **2**, 320 (1947). — GREENTHAL, R. M.: Arch. of Pediatr. **63**, 53 (1945). — GREGG, N. C.: Med. J. Austral. **1**, 313 (1945).

GRÖNWALL, H., u. P. SELANDER: Nord. Med. **37**, 409 (1948).

HILDEBRAND u. THOMAS: Z. klin. Med. **59** (1906). — HASSELMANN, KAHLERT: Mschr. Kinderheilk. **34**, 35. — HIRO, Y., u. S. TASAKA: Mschr. Kinderheilk. **76**, 328 (1938). — HOPKINS, L. A.: Amer. J. Dis. Childr. **72**, 377 (1946). — HOTTINGER, A.: Ann. Paediatr. **171**, 257 (1948).

INGALLS, TH., and J. A. V. DAVIS: New England J. Med. **236**, 437 (1947).

KOPLIK: Arch. Kinderheilk. **29**.

LEITNER: Jb. Kinderheilk. **114**, 209 (1926).

MARGOLIS, F. J., and J. L. WILSON and F. H. TOP: J. of Pediatr. **23**, 2, 158 (1943).

PATRICK, P. R.: Med. J. Austral. **1**, 421 (1948).

REVILLIOD et LONG: Arch. Méd. Enf. **1906**, 160.

STEINMAURER, H.: Mschr. Kinderheilk. **75**, 98 (1938). — STOLTE: Mschr. Kinderheilk. **45**, 206 (1929). — SWAN, C., u. Mitarb.: Med. J. Austral. **1**, 409 (1944); **2**, 889 (1946). — SWAN, C. H., and L. H. TOSTEVIN: Med. J. Austral. **1**, 645 (1946).

THEODOR: Arch. Kinderheilk. **27**.

WEBER: Diss. Zürich 1920. — WERTHEMANN, A.: Ann. Paediatr. **171**, 4, 187 (1948). — WINTERBOTHAM, L. P.: Med. J. Austral. **1946**, 16.

Vierte Krankheit.

Von

Eduard Glanzmann.

Synonyma. Fourth disease (FILATOW-DUKESsche Erkrankung).

Historisches. Nachdem in der Literatur verschiedentlich von scharlachähnlichen Röteln die Rede war, führte THOMAS im Jahre 1877 folgendes aus: „Nach meinen Beobachtungen besitzt das Exanthem der Röteln nur Ähnlichkeit mit dem der Masern, nicht die geringste nähere Verwandschaft mit dem des normalen Scharlachs. Ich stehe nicht an, die Möglichkeit zuzugeben, daß eine ebenbürtige, spezifische Affektion mit scharlachähnlicher Hauterkrankung existiert, obgleich mir eine derartige Form trotz aller Aufmerksamkeit bis jetzt noch niemals vorgekommen ist. Ältere Beobachtungen, die auf eine solche hindeuten, sind vielleicht nichts als leichte Scharlachfälle." Heute können wir ermessen, wie richtig THOMAS damals schon die Situation erfaßte.

FILATOW trat im Jahre 1886 für die Selbständigkeit einer Rubeola scarlatinosa als spezifischer Erkrankung ein, und zwar aus folgenden Gründen: Im Jahre 1884 erkrankten in einer Familie 6 Familienmitglieder und die Gouvernante an einer anscheinend leichten Scarlatina. Im Jahre darauf trat nun Scarlatina in derselben Familie wieder auf, und zwar erkrankten 4 Familienmitglieder, wovon eines starb; die anderen 3 Erkrankten hatten im Jahre vorher die anscheinend scarlatinöse Erkrankung durchgemacht. FILATOW schloß aus diesen Beobachtungen, daß die leichte Erkrankung der 3 Patienten im Vorjahr wohl einem leichten Scharlach sehr ähnlich gewesen sei, aber von einem anderen Kontagium herrühren müsse, weil die daran Erkrankten nicht gegen eine Neuinfektion des Scharlachs immun geworden waren. FILATOW folgerte daraus, daß gerade so wie leichte Masern und die ihnen sehr ähnlichen Röteln, Rubeola morbillosa, zwei spezifische und verschiedene Erkrankungen sind, auch die Selbständigkeit der Rubeola scarlatinosa angenommen werden müsse, wenn abortive scharlachähnliche Erkrankungen bei Personen vorkommen, welche den Scharlach schon früher gehabt haben und wenn durch das Überstehen einer derartigen Erkrankung die Patienten in Zukunft nicht gegen Scharlach immun geworden sind.

Nach FILATOW sind dann DUKES und WEAVERS im Jahre 1891 bzw. 1892 auf Grund von Beobachtungen, die jedoch heute der Kritik (STOOSS, RIETSCHEL) nicht mehr standhalten, zu dem Resultat gekommen, daß die Rubeola scarlatinosa oder die Vierte Krankheit, wie sie zuerst DUKES nannte, als eine selbständige und von Scharlach und Röteln abzusondernde Erkrankung zu betrachten sei.

Trotz ausgedehnter Erfahrung über exanthematische Krankheiten bin ich wie andere Autoren bisher niemals einem Krankheitsbild begegnet, bei dem ich die Diagnose einer Vierten Krankheit hätten stellen können. Es soll damit ja nicht gesagt sein, daß sich nicht unter den zahlreichen bei Kindern beobachteten Exanthemen unter Umständen noch andere klinische Einheiten werden herausschälen lassen. Die bisher von FILATOW und DUKES u. a., z. B. HOCHSINGER (Scarlatinella, im Vergleich zu Variola-Varicella) beigebrachten Kriterien genügen jedenfalls unseren heutigen Ansprüchen nicht mehr, um die Selbständigkeit einer Vierten Krankheit anerkennen zu können. Wir wissen ja heute, wie außerordentlich variabel das Bild des Scharlachs von den schwersten toxischen Formen bis zu den allerleichtesten Fällen ist, die kaum mehr den Namen einer Krankheit verdienen und sogar noch unter der Schwelle klinischer Wahrnehmbarkeit verlaufen können. Auch der Scharlachimmunität stehen wir viel problematischer wie früher gegenüber und es ist uns verständlich, daß ein leichter Scharlach geradezu für eine zweite Erkrankung, dazu noch besonders bei massiver Infektion, sensibilisieren kann. Auch müßte die Diagnose einer Vierten Krankheit sich irgendwie durch besondere Blutveränderungen stützen lassen. Bei Fällen von sog. Rubeola scarlatinosa fand ich jedoch ganz für Röteln typische Blutbefunde, bis 25% Plasmazellen. Nachdem wir heute wissen, daß Masern und Röteln absolut nichts miteinander zu tun haben, indem wir den Röteln wahrscheinlich eine ganz andere nosologische Stellung unter den Erkrankungen des lymphatischen Systems zuweisen müssen, haben wir nun auch nicht mehr das Bedürfnis, dem früheren Dioskurenpaar Masern und Röteln ein entsprechendes Pendant Scharlach und Vierte Krankheit (Scarlatinella) an die Seite zu stellen.

Rietschel kommt nach einer außerordentlich eingehenden Kritik der gesamten vorliegenden Literatur zu dem bestimmten Schluß: Was unter dem Namen Vierte Krankheit beschrieben ist, sind meist leichte Scharlachfälle, vielleicht auch andere Exantheme, besonders Röteln. Jedenfalls haben wir keine Berechtigung, eine besondere, exanthematische Infektionskrankheit als sog. Vierte Krankheit anzunehmen. Eine weitere Folgerung von Rietschel ist die, daß die Namen Vierte, Fünfte, Sechste Krankheit aus der Literatur verschwinden müßten.

Erythema infectiosum.

Von

Eduard Glanzmann.

Mit 2 Abbildungen.

Synonyma. Deutsch: Ringelröteln, Kinderrotlauf; lateinisch: Megalerythema epidemicum; französisch: Mégalerythème epidémique, cinquième maladie; englisch: fifth disease; italienisch: Quinta malattia.

Definition. Es handelt sich um eine in längeren Intervallen epidemisch auftretende exanthematische Krankheit. Das Exanthem zeigt sich in einer schmetterlingsförmigen, leicht cyanotischen Rötung im Gesicht („le papillon") und ringelförmigen, stark variierenden Exanthemen besonders an den Extremitäten, seltener am Rumpf („Ringelröteln").

Historisches. 1889 berichtet TSCHAMER in Graz über 30 Fälle einer epidemischen Erkrankung, die er als örtliche Röteln bezeichnet. 1889/90 beobachteten GUMPLOWITZ und TOBEITZ Fälle derselben Erkrankung aus der ESCHERICHschen Klinik. Die betreffenden Autoren sprechen die Erkrankung noch als eine Abart der Röteln an und ESCHERICH war dann der erste, der sich für ein selbständiges Krankheitsbild aussprach und die neue Erkrankung von den Röteln abtrennte.

In Deutschland beschrieben STICKER und auf dessen Veranlassung hin BERBERICH dieselbe Infektionskrankheit in ausgezeichneter Weise. Sie legten ihrer Arbeit das Material einer Epidemie in der Umgebung von Gießen zugrunde, und bezeichneten die neue Krankheit erstmals mit dem Namen Erythema infectiosum acutum. Zu gleicher Zeit berichtet ADOLF SCHMID über eine neue Epidemie von 50 Fällen aus der ESCHERICHschen Klinik. Es folgten dann Arbeiten von FEILCHENFELD 1902, der die Krankheit Erythema simplex marginatum nennt, HEIMAN 1903, der die Bezeichnung Erythema infectiosum morbilliforme gibt, PLACHTE, der sie als Megalerythema epidemicum oder Großflecken bezeichnet, POSPISCHILL, der vom Erythema variabile spricht, ESCHERICH 1904, FLEISCHER 1905, TRUMPP 1906, HEISLER 1914. Die bedeutendste und die gesamte bisherige Literatur zusammenfassende Arbeit ist diejenige von L. TOBLER. Er legte derselben ein Beobachtungsmaterial von 65 Fällen einer Epidemie in Breslau zugrunde. Es wären noch zu erwähnen, die Arbeiten von HOFFMANN 1916, WEBER 1916, OCHSENIUS 1917.

In Frankreich haben MOUSOTES und CHEINISSE schon 1905 Epidemien als Mégalerythème epidémique oder cinquième maladie beschrieben.

In der Schweiz ist die Krankheit wiederholt beobachtet worden (1903 von FEER in Basel, 1905 in der französischen Schweiz von DE LA HARPE, 1904 von STOOSS in Bern). Ich entdeckte im Frühjahr 1918 eine größere Epidemie, welche auch von STOOSS beobachtet wurde. Dann sah ich ferner im Frühjahr 1925 ein stärkeres epidemisches Auftreten in Bern und habe in 25 Fällen zur Feststellung des qualitativen Blutbildes Differentialzählungen vorgenommen. Zwischen der epidemischen Häufung wurden von mir immer etwa gelegentlich sporadische Fälle beobachtet.

Aus dem übrigen Ausland (Italien, Rußland) sind die Nachrichten sehr spärlich. Aus Amerika berichtet neuerdings (1926) T. P. HERRICK (Cleveland) über Beobachtungen von 52 Fällen, nachdem schon ZAHORSKY 1914 und 1924 gehäuftes Auftreten in Amerika beobachtet hatte. LAWTON-SMITH sahen 1929/30 in einer Epidemie von Branford (Conn.) 97 Fälle. FOX und CLARK beobachteten in Milwaukee vom Februar bis Mitte Juli 1944 eine Epidemie mit 22 Fällen. Hauptsächlich befallen war das Alter von 9—11 Jahren. Ein rosaroter morbilliformer Ausschlag breitete sich rasch vom Gesicht auf die Extremitäten aus.

Ätiologie. Französische Autoren, wie COMBY und LESAGE, bezweifeln noch, daß es sich um eine spezifische Infektionskrankheit handle. Der letztere Autor möchte die Affektion unter die toxischen Erytheme intestinalen Ursprungs zählen. Diese Meinung wurde etwa auch noch von anderen Ärzten vertreten, die die Milch anschuldigten. Doch spricht eigentlich nichts für diese Auffassung und das klinische Bild ist so scharf umschrieben, und kehrt in den einzelnen Fällen mit solcher Regelmäßigkeit wieder, daß wir nicht daran zweifeln können, daß es sich um eine besondere Infektionskrankheit handelt. Der Krankheitserreger ist allerdings noch völlig unbekannt und wir können deshalb über seine Biologie noch nichts Bestimmtes aussagen.

Die Krankheit wird auch bei Kindern beobachtet, die bereits Scharlach, Masern oder Röteln gehabt haben. Das weist entschieden darauf hin, daß das Erythema infectiosum zu keiner der vorerwähnten Krankheiten in näherer Beziehung steht.

Kontagiosität. Die Fälle, die im gleichen Schulzimmer auftreten, oder das sukzessive Befallenwerden von Mitgliedern der gleichen Familie weisen unzweifelhaft darauf hin, daß die Krankheit kontagiös ist. Auch SEPP berichtet, daß in der PFAUNDLERschen Klinik ein dort aufgenommener Patient den Assistenten und dieser wieder einen anderen Patienten infizierte. Die Kontagiosität ist jedoch sicherlich viel geringer als bei anderen Erkrankungen, wie z. B. bei den Masern. So sahen ESCHERICH und POSPISCHILL, als sie Kinder mit Erythema infectiosum auf die allgemeine Krankenabteilung legten, keine einzige Hausinfektion. HERRICK beobachtete in 24 Familien mit 2 oder mehr Kindern, daß in 13 Familien mehr wie ein Kind Erythema infectiosum hatte.

Disposition. Zu der Erkrankung ist offenbar das Kindesalter bis etwa zu 12 Jahren besonders disponiert. Erwachsene werden selten betroffen, doch sah ich eine junge Mutter erkranken, welche darauf ihr 5 Monate altes Kind infizierte. Männliche und weibliche Personen scheinen ungefähr in gleicher Weise von der Erkrankung befallen zu werden. Am häufigsten kommt das Erythema infectiosum bei Schulkindern im Alter von 6—15 Jahren vor, gelegentlich auch bei jüngeren Kindern.

Epidemiologie. Die Krankheit wird meist in kleinen Epidemien bei Geschwistern, in Schulen, Kindergärten usw. beobachtet, andererseits sind aber auch ganze Familien mit 9 Kindern (FLEISCHER) erkrankt. Von TSCHAMER ist berichtet worden, daß besonders auf dem Lande ganze Ortschaften von der Krankheit in ganz kurzer Zeit befallen wurden. Sehr viele Fälle kommen wegen der leichten, meist sogar fieberfreien Natur der Erkrankung sowohl in Europa wie in Amerika nicht zur Kenntnis der Ärzte, woraus sich wohl der Mangel an klinischen Berichten erklärt (L. TOBLER, HERRICK). Aus diesem Grunde kann man aus den vorliegenden Literaturberichten sich kein rechtes Bild über die wahre Ausdehnung der Epidemien machen.

Immerhin sah HERRICK 1925 bei 5000 genau beobachteten Schulkindern, daß die Verbreitung trotz des Bestehens einer Epidemie nicht besonders groß war. Interessant ist die Beziehung zur Jahreszeit und zum Wetter. Das Erythema infectiosum tritt besonders gern im Frühjahr auf, und zwar bei sonnigem, warmem Wetter. HERRICK sah in einer Schule in der letzten Aprilwoche bei warmer Witterung 10 Fälle. Der Mai war ein sehr kalter Monat und die Krankheit war wie ausgestorben während eines vollen Monats. Als dann Ende Mai wieder warmes Wetter kam, trat die Epidemie in mehreren anderen Schulen von neuem auf, ja, das Exanthem konnte sogar bei einem früheren Patienten nach einem monatelangen Intervall wieder stark aufflackern. Merkwürdig ist, daß das Erythema infectiosum vor oder gleichzeitig mit anderen exanthematischen Krankheiten, wie besonders Masern oder zu Beginn einer Rötelnepidemie auftreten kann.

Die Krankheit hinterläßt eine spezifische Immunität, so daß die von einer ersten Epidemie befallenen Kinder bei einer zweiten verschont bleiben (HERRICK).

Krankheitsbild. Im allgemeinen verläuft die Krankheit sehr leicht, fast oder ganz fieberlos.

1. Inkubation. Sie dauert im allgemeinen 6—14 Tage, es sind aber auch 17 als höchste Zeitspanne angegeben worden, somit ähnlich wie bei Röteln.

2. Prodromalstadium. Häufig fehlen Prodromalsymptome ganz, und der Ausschlag im Gesicht ist das erste Krankheitszeichen. Manchmal klagen besonders größere Kinder und auch Erwachsene über Unwohlsein, Mattigkeit, Appetitlosigkeit, Kältegefühl, leichte Magendarmstörungen, Ohrenstechen, Lichtscheu und Schnupfen. Besonders werden auch leichte Gelenkschmerzen z. B. in den Armen angegeben. HEISLER und SEPP berichten über Drüsenschwellungen in diesem Stadium.

3. Stadium exanthematicum. Ohne Prodrome oder doch von Unbehagen, Mattigkeit, Kopfschmerzen begleitet, tritt der Ausschlag zuerst und fast regelmäßig im Gesicht auf. Es erscheinen rote, leicht erhabene Fleckchen von der Größe eines Hirsekorns auf der Wangenhaut, die meist rund sind und auf Druck völlig verschwinden, gewöhnlich rasch größer werden und manchmal schon innerhalb einiger Stunden zu einer erysipelartigen Röte konfluieren. Die Mütter bringen dann die Kinder zum Arzt und fragen ängstlich, ob es sich um

Gesichtsrose handle. Die Eruption im Gesicht wird von Brennen, Hitzegefühl und abnormer Spannung begleitet. Das ganze Gesicht sieht gewöhnlich auffallend gedunsen aus.

Die Lokalisation und Entwicklung des Exanthems ist bei fast allen Fällen die gleiche, auch wenn es öfters im allgemeinen sehr vielgestaltig auftritt. Es erscheint, wie erwähnt, meist zuerst auf der Wangenhaut, schneidet scharf an der Nasolabialfalte ab und ist nach unten zu öfter wallartig, rotlaufähnlich (TSCHAMER) abgegrenzt, während es medial und nach oben in etwas undeutlicher Weise sich über die Nasenwurzel fortsetzt und auf dem Nasenrücken sich dann allmählich verliert. Nach dem Ohr zu ist die Abgrenzung des Exanthems gegenüber der normalgefärbten Haut undeutlich, verwaschen, zeigt manchmal daselbst zackige Ausläufer. Das Exanthem nimmt demnach im Gesicht die Figur eines Schmetterlings an (BERBERICH). Welsche Familien in Bern nannten deshalb die Krankheit „le Papillon“ (STOOSS). Die Lippen und die knorpelige Nase bleiben frei. Wie bei Scharlach erkennt man in der Mitte des Gesichts ein blasses Dreieck, dessen Basis am Kinn und dessen Spitze auf dem Nasenrücken liegt. Zu dieser Zeit sieht man gewöhnlich einige wenige blaßrote Flecken im Nacken, an der Haargrenze, an der Stirn und etwa noch am Kinn. Beim Betasten fühlt sich die gerötete Haut auffallend heiß, prall gespannt, von vermehrter Konsistenz und gegenüber der übrigen Haut leicht erhaben an. Mitunter wird das Exanthem im Gesicht übersehen oder falsch gedeutet. So rühmte mir einst eine Mutter, daß ihr sonst so blasses Kind jetzt so auffallend gut aussehe. In Wirklichkeit hatte es aber ein Erythema infectiosum.

Während des Höhestadiums ist das Exanthem intensiv rot, wird beim Abblassen auf den Wangen auffallend cyanotisch und dann meistenteils etwas undeutlich, jedoch der geringste Reiz auf der Haut, Aufregung usw. können das Exanthem wieder zum Aufflackern bringen.

Kreis- oder girlandenförmige Gestaltungen des Ausschlages kommen im Gesicht weit seltener als an den Extremitäten, und zwar nur in leichter Andeutung am Rande des Exanthems zur Ausbildung. Gelegentlich treten Nachschübe am 2.—3. Tag in Form von zartroten Flecken am Kinn, an der Stirn, an den Ohren und im Nacken auf, die sehr bald abblassen und rasch ganz verschwinden.

Bei einem von mir beobachteten Fall bildete ähnlich, wie das auch SEPP beschrieben hat, der Ausschlag im Gesicht die einzige Lokalisation. Er war hier unter wiederholtem Abblassen etwa 14 Tage lang sichtbar. Die Extremitäten und der Rumpf blieben vollständig vom Ausschlag verschont. Dagegen klagte die junge Tochter während der ganzen Zeit über leichte rheumatoide Schmerzen, besonders in den Armen.

Meist 1—3 Tage nach dem Erscheinen im Gesicht befällt der Ausschlag die Streckseiten der Arme, und zwar gewöhnlich zuerst in der Schultergegend und an den Oberarmen und allmählich an den Vorderarmen und an den Handrücken bis zu den proximalen Phalangen der Finger. An den Fingern selber wird der Ausschlag immer blasser und fast kaum mehr wahrnehmbar. Nach 24—48 Std zeigen sich auch einzelne Ausläufer des Ausschlages auf der Beugeseite der Arme, während sich auf den Streckseiten bereits die bekannten Rückbildungsfiguren geltend machen.

Die Beine und der Stamm werden annähernd gleichzeitig wie die Arme oder einige Stunden später mitbeteiligt. Der Ausschlag an den Beinen ist demjenigen an den Armen sehr ähnlich und zeigt sich besonders an den seitlichen Partien der Oberschenkel mit einzelnen Ausläufern nach der Adductorengegend. Die Kniegegend wird mehr oder weniger verschont. Die Unterschenkel sind meist in geringem Grad und in wenig typischer Weise verändert, ebenfalls mit Bevorzugung der Streckseite; doch finden sich häufig einzelne Ausläufer in der Waden-

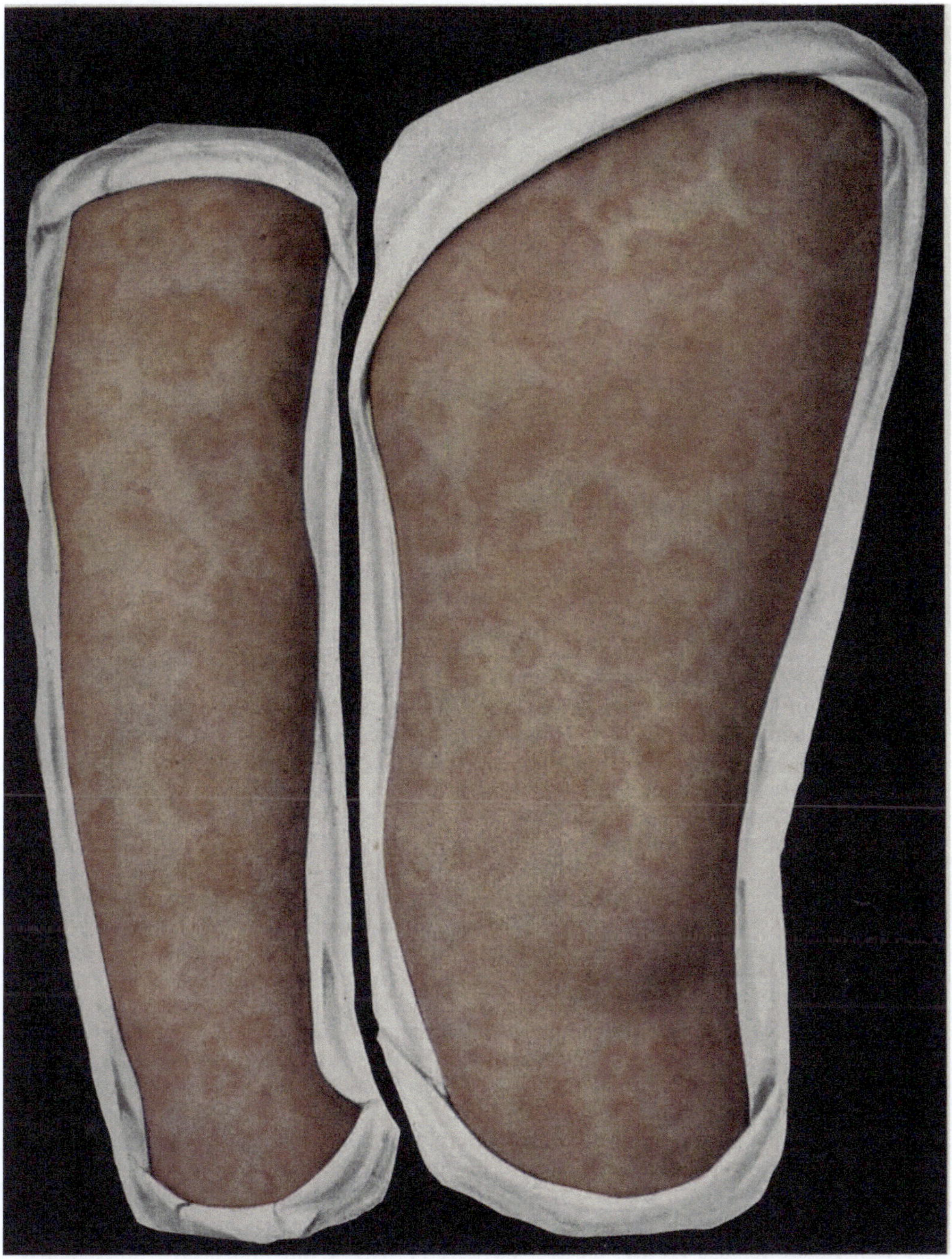

Abb. 1. Erythema infectiosum. $3^1/_2$ Jahre alt. Vorderarm und Oberschenkel am 3. und 4. Tage der Krankheit. Ungewöhnlich starkes Exanthem. (Aus TOBLER: Erg. inn. Med. 15.)

gegend. Selten erstreckt sich der Ausschlag auf die Dorsalfläche der Füße. Handteller und Fußsohlen bleiben meist frei.

An den Handgelenken und Ellenbogen zeigt der Ausschlag häufig ein glänzenderes Rot, das auch länger bestehen bleibt, wenn an den übrigen Stellen des Körpers der Ausschlag bereits abgeblaßt ist (LAWTON-SMITH).

Eine Prädilektionsstelle für das Exanthem ist meist auch die Glutäalgegend. Sie ist meist intensiv rot und gefleckt und diese fleckige Röte erstreckt sich von da langsam abnehmend auf die Beugeseite der Oberscheknel. Am Rumpf sieht man gar nicht selten ziemlich weit auseinanderstehende zartrosarote masernähnliche Flecken. Das Exanthem am Rumpf ist jedoch lange nicht so ausgeprägt wie im Gesicht, an den Nates und an den Extremitäten. Nicht so selten wird es übersehen oder kann auch bei genauer Beobachtung dauernd fehlen. Es erscheint auch meist erst später, nachdem Extremitäten und Gesäß zuerst intensiver befallen worden waren. Die eigentümlichen Rückbildungsfiguren, wie an den Extremitäten, sieht man am Rumpf nicht.

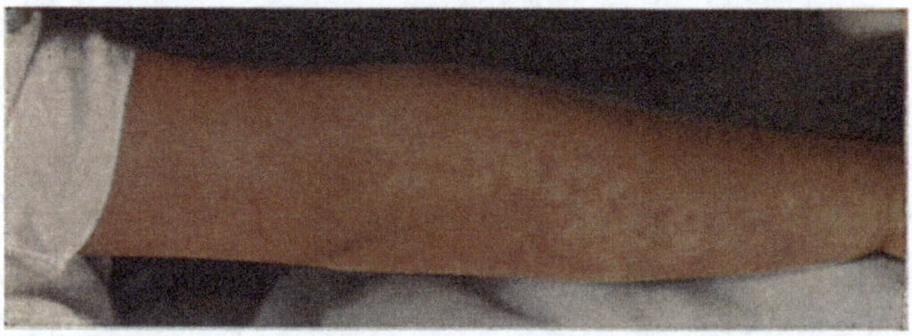

Abb. 2. Ringelröteln (Megalerythema infectiosum). Girlandenartig begrenzte Rötung auf den Streckseiten der Arme. (Aus Tabulae exanthematicae, F. HOFFMANN-LA ROCHE, Basel.)

Ganz im Anfang sieht man wie im Gesicht, so auch an den Extremitäten kleine, leicht papulöse, stecknadelkopfgroße bis linsengroße Erythemherde, welche sich sehr rasch ausdehnen und große Neigung zu Konfluenz haben. Infolge der verschiedenen Art der Konfluenz kommt es nun hier sehr oft zu eigentümlichen masernähnlichen, größeren und kleineren Flecken. Bei weiterem Fortschreiten des Exanthems blaßt es gewöhnlich zuerst immer im Zentrum ab, wobei es hier eine blaßlivide, manchmal etwas gelblich bis bläulichrote cyanotische Verfärbung annimmt. Die Ränder der Flecken dagegen sind leuchtend rot gefärbt und in beständiger Veränderung begriffen. Es entstehen auf diese Weise eigentümliche, kreisförmige, schlangenartige, girlandenähnliche, gezackte, band- und netzförmige Figuren (Erythema gyratum, marginatum, figuratum, variabile usw.). Am besten ist noch der Vergleich der roten, oft etwas wallartigen Zone des Exanthems mit einer durch vorgeschobene Landzungen und Inseln vielgestaltigen Küste, während die freigebliebenen hellen Hautflächen dem Meer entsprechen würden. Auch HERRICK erzählt, daß eine Mutter den Ausschlag treffend beschrieb wie eine Landkarte mit Seen und Flüssen.

Das Exanthem ist in diesem Stadium so charakteristisch, daß man allein schon aus der eigentümlichen Konfiguration desselben die Diagnose stellen kann. Der Ausschlag dauert 3—21 Tage, im Durchschnitt etwa 11 Tage. Zeitweise verblaßt er unter gelblich-blasser Verfärbung der Haut, aber spontan oder auch durch kleine leichte Hautreizmittel flackert er wieder auf und zeigt von neuem sein reizvolles Figuren- und Farbenspiel, das ihn zum schönsten und kunstvollsten Exanthem stempelt, das die Natur noch je auf die Menschenhaut gemalt hat.

Wie einerseits in seltenen Fällen das Exanthem nur im Gesicht auftritt, so gibt es andererseits Fälle, bei denen anscheinend das Gesicht verschont bleibt und das Exanthem sich nur an den Extremitäten zeigt. Doch ist man in derartigen

Fällen, wenn man die Patienten nicht von Anfang an beobachtet hat, nie ganz sicher, ob nicht doch vorher ein sehr flüchtiges Gesichtsexanthem vorhanden war, das von der Umgebung nicht gesehen wurde. Der Haarboden, in der Regel auch der Hals, die Dammgegend, die Finger und die Zehen sind frei von Ausschlag.

Im allgemeinen tritt nach dem Verschwinden des Exanthems keine Schuppung der Haut ein. Nur in seltenen Fällen ist sie angedeutet kleienförmig, ähnlich wie bei Masern. HEISLER sah bei seinen Fällen mehrere Male Schuppung auch im Gesicht. Eine Pigmentierung hinterläßt der Ausschlag nicht.

In meinen Fällen wurde bei der Eruption und auch späterhin nur selten über Jucken geklagt.

Die Temperatur ist meist gar nicht oder nur 1—2 Tage lang leicht erhöht bis gegen 38°. In 2 Fällen sah ich ephemeres Fieber, bis 39 und 40°. Auch TRIPKE berichtet über höheres Fieber. ROLLY erwähnt ein 6jähriges Kind, das im Anfang mit dem Auftreten des Exanthems unter Frösteln einen Fieberanstieg bis auf 40,2° zeigte, wobei aber das Fieber nur $2^1/_2$ Std anhielt.

Eine leichte Conjunctivitis, etwas Schupfen, selten Bronchitis tritt mitunter im Verlauf des Erythema infectiosum auf. Herpes labialis habe ich fast nie gesehen. In Übereinstimmung mit STICKER, POSPISCHILL und HEIMAN habe ich auf der Mundschleimhaut öfters ein zartes Enanthem in fleckiger Form beobachtet. Mitunter kleine Petechien am harten Gaumen (v. PFAUNDLER und SEPP). Lymphdrüsenschwellungen habe ich in Übereinstimmung mit ROLLY u. a. vermißt. Nur NAEGELI sah Drüsenschwellungen in beiden Axillae und am Halse. Im Gegensatz zu den Rubeolen waren dagegen die Nackendrüsen frei. Über starke Schweiße, Nasenbluten, beträchtliche Schwächezustände usw. wird verschiedentlich berichtet.

Ein Milztumor konnte vor mir nie nachgewiesen werden. Er soll aber gelegentlich vorkommen.

Ab und zu klagen größere Kinder über leichtere rheumatoide Schmerzen in den Hand-, Ellenenbogen und Kniegelenken, besonders bei längerer Dauer des Exanthems. BERBERICH sah als Nachkrankheit schmerzhafte Anschwellungen der Knie- und Fußgelenke. Einmal beobachtete ich eine leichte Pleuritis sicca; STOOSS erwähnt als Komplikation eine Pneumonie des linken Unterlappens und eine Perkarditis. TRIPKE beschreibt hämorrhagische und katarrhalische Nephritis als Nachkrankheit, auch Cystitis und Ikterus wird gelegentlich erwähnt. Der engere Zusammenhang mit dem Erythema infectiosum erscheint manchmal zweifelhaft.

Blutbild. Nach meinen Untersuchungen an 25 Fällen[1] gibt es leider beim Erythema infectiosum kein besonders charakteristisches Blutbild. Die Leukocytenzahlen schwanken zwischen 5000—21000. In 8 von 25 Fällen fand ich eine Eosinophilie von 5—15%. Die Neutrophilen sind etwas vermindert, zeigen mitunter starke, mitunter keine Kernverschiebung. Es besteht meist eine relative oder absolute mäßige Lymphocytose, 40—70% mit Überwiegen der kleineren Formen. Die Monocyten sind entweder leicht vermindert oder normal. TÜRKsche Reizungsformen oder Plasmazellen finden sich entweder gar nicht oder höchstens bis 0,5—1—2%. In Übereinstimmung mit NAEGELI unterscheidet sich somit das Blutbild deutlich von dem der Rubeolen mit seinen vielen Plasmazellen. LAWTON-SMITH fanden in 35 untersuchten Fällen keine Leukocytose, ebenfalls eine gewisse Tendenz zur Eosinophilie und relativer Lymphocytose.

Scarlatinois, eine besondere Varietät des Erythema infectiosum. Während der Epidemien von Erythema infectiosum gibt es nun vereinzelt oder gehäuft Fälle, die durch ihre Schwere von dem gewohnten Bilde abweichen. Es kommt zu höherem, 6 Tage dauerndem Fieber, zu Angina mit Belägen. Das Exanthem hat mehr scarlatiniformen Charakter und zeigt eine stärkere Schuppung in der Rekonvaleszenz wie die gewöhnlichen Fälle von Erythema infectiosum. Derartige Fälle wurden zuerst von TRAMMER in Gacko (Herzegowina) als Scarlatinois beschrieben. Auch STOOSS machte in der Epidemie von 1904 in Bern ähnliche Beobachtungen. Bei dem von ihm mitgeteilten Fall bestand Angina mit weißlichemBelag, 6tägiges Fieber, am 7. Tag Schmerzen in beiden Handgelenken und in den kleinen Fingergelenken. In einem anderen Fall ebenfalls Angina follicularis und Fieber, erst nach 3 Tagen juckender Ausschlag auf der Brust, am 4. Tag im Gesicht. Patient hatte früher Scharlach durchgemacht.

In der Berner Epidemie vom Frühjahr 1925 (man beachte die Koinzidenz mit den Beobachtungen von HERRICK in Amerika) sah ich ein 7jähriges Mädchen plötzlich mit

[1] Siehe Erg. inn. Med. **29**, 87.

40° Fieber und wiederholten schweren Konvulsionen erkranken. Am folgenden Tag starke Angina mit diphtheroiden Belägen auf beiden Tonsillen. Erst am 3. Tag Eruption des Exanthems von typischem Erythema infectiosum zuerst im Gesicht, am nächsten Tag auch an den Extremitäten. Am Rumpf stellenweise mehr scarlatiniformes Erythem, stark juckend. Ausgesprochene Himbeerzunge. Sowohl an den Armen als ganz besonders an den Oberschenkeln zeigten sich die typischen Rückbildungsfiguren des Erythema infectiosum. Das Exanthem hinterließ eine deutliche kleienförmige Schuppung am Rücken und an den Beinen. Das hohe Fieber sank erst am 6. Tag fast kritisch ab. Zu dieser Zeit fand ich auch im Blute eine Eosinophilie von 22%. Die Scharlachähnlichkeit zeigte sich somit auch im Blutbild. Weiterer Verlauf o. B.

Prognose ist günstig. Todesfälle, wie 2 von TRIPKE beschriebene, an Pneumonie, fallen wohl nicht dem Erythema infectiosum als solchem zur Last.

Diagnose. Während einer Epidemie steht die Diagnose gewöhnlich auf dem Gesicht geschrieben und ist ohne weiteres zu stellen, wenn ein Arzt diese Fälle einmal kennengelernt hat. Die eigentümliche schmetterlingsförmige Gestaltung des Ausschlags im Gesicht, die auffallend cyanotische Farbe desselben im Abblassungsstadium, die besonders an den Extremitäten gut sichtbare und auffallend kreis- und girlandenförmige Anordnung des Ausschlags, die Lokalisation desselben besonders an Vorderarmen, Oberarmen, Oberschenkeln und Gesäßgegend, das Fehlen schwerer Krankheitssymptome und des Fiebers oder die nur ephemeren Temperatursteigerungen sind für die Krankheit doch recht charakteristisch.

Differentialdiagnose. *Röteln.* Während bei den Röteln der Ausschlag rasch innerhalb 1—2 Tagen und typisch sich vom Gesicht aus nach dem Hals, Rumpf und Extremitäten ausbreitet und dann gleichmäßig in gleicher Weise abblaßt, klammert sich das Erythema infectiosum an bestimmten Körperstellen, an den Extremitäten, am Gesäß fest und hält sich hier auffallend lange, wobei sich die merkwürdigen Metamorphosen des Exanthems mit Gitterfiguren, Girlandenbildungen und cyanotisch opaker Verfärbung der Zentren (L. TOBLER) zeigen. Deshalb wurden sie auch als örtliche Röteln bezeichnet. Der Rumpf wird in der Regel viel schwächer befallen wie bei den Röteln. Das Exanthem der Röteln ist kleinfleckiger und zeigt sehr geringe Neigung zur Konfluenz. Die charakteristische cyanotische Verfärbung im Gesicht fehlt bei den Röteln. Das Rötelnexanthem dauert meist nur 2—4 Tage und zeigt nicht das auffällige zeitweise Abblassen und zeitweise Wiederaufflammen des Exanthems besonders unter dem Einfluß äußerer Reize. Es fehlen ferner die für Röteln so charakteristischen generalisierten Drüsenschwellungen, insbesondere die schmerzhaften hinteren Nacken- und Halsdrüsen. Nur abortive Fälle von Erythema infectiosum sind mitunter von Röteln schwer abzutrennen. Hier kann längere Beobachtung und vor allem das Blutbild auf die richtige Fährte führen. (Uncharakteristische Lymphocytose bei Erythema infectiosum, typische Plasmazellenlymphocytose bei den Röteln.)

Masern. Masern unterscheiden sich durch das 3—4tägige ausgeprägte Prodromalstadium mit Enanthem und Kopliks, und beträchtlichen Krankheitssymptomen. Die Lokalisation des Exanthems ist bei den Masern eine ganz andere, indem hier das ganze Gesicht und auch die behaarte Kopfhaut befallen ist. Eine Bevorzugung der Streckseiten der Extremitäten, die kreis- und girlandenförmigen Rückbildungsfiguren finden sich nicht.

Scharlach. Scharlach ist nur bei oberflächlicher Betrachtung des Exanthems, und zwar nur bei der sog. Scarlatina variegata mit dem Erythema infectiosum zu verwechseln. Bei beiden Krankheiten findet sich zwar das sog. blasse Kinndreieck, aber der Scharlach zeigt nicht bald im Gesicht die eigentümliche cyanotische Verfärbung. Beim Scharlach werden Hals und Rumpf ganz besonders befallen. Die Farbe des Ausschlags ist verschieden. Petechien und Bläschenbildungen kommen bei Erythema infectiosum nicht vor.

Sehr viel schwieriger kann die Abgrenzung der *Scarlatinois* vom Scharlach sein. Angina mit Belägen, Konvulsionen, sogar Himbeerzunge und scarlatiniformes Erythem mit Schuppung, Eosinophilie machen das Krankheitsbild außerordentlich scharlachähnlich. Es läßt sich vom Scharlach unterscheiden durch das charakteristische Exanthem im Gesicht, durch die späte Zeit der Eruption am Rumpf und an den Extremitäten erst am 3.—4. Tag, was zwar bei Scharlach auch vorkommt, aber doch ungewöhnlich ist. Das Hauptmerkmal bilden die charakteristischen Rückbildungsfiguren an den Extremitäten. Auch das 6tägige Fieber mit kritischem Temperaturabfall kann zur Differentialdiagnose verwertet werden, ebenso wie der spätere meist komplikationslose Verlauf. Die Schuppung ist eine kleienförmige im Gegensatz zur groblamellösen beim Scharlach.

Erythema exsudativum multiforme. Das Exanthem beginnt bei dieser Krankheit gleichzeitig und symmetrisch an beiden Hand- und Fußrücken und den angrenzenden Partien. Mit stecknadelkopfgroßen disseminierten Flecken, welche sich rasch vergrößern. Die Flecken sind viel stärker papulös wie beim Erythema infectiosum und neigen mitunter zu Bläschenbildung und heilen unter Pigmentierung ab. Ähnliche Efflorescenzen zeigen sich an den Vorderarmen, im Gesicht, an Hals, Nacken, Brust. Sie neigen weniger zu Konfluenz, wie diejenigen des Erythema infectiosum. Doch gibt es sehr erythematöse Formen mit polycyclischen, roten Rändern, die zu ähnlichen roten Linien und Bändern zusammenfließen unter zentraler Abheilung wie beim Erythema infectiosum. Doch finden sich dann diese figurierten Erytheme mehr am Rumpf, an dem sie sich beim Erythema infectiosum nicht in dieser Form zeigen. Das Erythema exsudativum verläuft ab und zu unter schweren Krankheitserscheinungen mit hohem Fieber, starkem Juckreiz und Komplikationen. Es tritt nicht epidemisch auf.

Urticaria. Das Erythema infectiosum ist leicht von den unregelmäßigen, an allen möglichen Körperstellen auftretenden, großen, stärker erhabenen, stark juckenden und flüchtigen Quaddeln der Urticaria zu unterscheiden.

Arzneiexantheme. Die Erkrankung kann schon durch die Anamnese gesichert werden, z. B. bei Serumexanthemen. Die Lokalisation ist meist anders und die Figuren an den Extremitäten, die auffallende cyanotische Verfärbung im Gesicht fehlen, ebenso wie die epidemische Ausbreitung und der cyclische Verlauf. Außerordentlich Erythema infectiosumähnlich sollen nach JENNY Calomelexantheme bei Kindern aussehen, welche solches in Form von Wurmschokolade in sich aufgenommen haben. Fieber kann dabei auch beobachtet werden.

Behandlung. Eine eigentliche Behandlung bedarf die Krankheit nicht. Es wird sich jedoch empfehlen, einige Tage Bettruhe anzuordnen. Eine milde abführende Behandlung und leichte Diät sind wohl angebracht. Man sorgt für Reinlichkeit der Haut durch Bäder; der Juckreiz wird, wenn er stark ist, mit Essigabwaschungen, eventuell Mentholspiritus (1%) und nachfolgendes Einpudern gelindert.

Literatur.

A. Zusammenfassende Arbeiten.

STOOSS, M.: Handbuch PFAUNDLER-SCHLOSSMANN, 3. Aufl., Bd. 2, S. 235. 1923.

TOBLER: Erg. inn. Med. **14**, 60 (1915).

B. Einzelarbeiten.

BERBERICH: Diss. Gießen 1900.

CATHALA, J., et CAMBESSEDÈS: Bull. Soc. Hôp. Paris **52**, 205 (1928).

ESCHERICH: (1) 11. internat. med. Kongr. 1896, Mschr. Kinderheilk. **3**, 285 (1904). — (2) Wien. klin. Wschr. **1904**, 631.

FEELEY: Atlantic med. J. **31**, 752 (1928). — FEILCHENFELD: Dtsch. med. Wschr. **1902**, 596.

GUMPLOVICZ: Jb. Kinderheilk. **32**, 266 (1891).

HANNEMAN: Nederl. Tijdschr. Geneesk. **70**, 1984 (1926). — HEIMAN: Jb. Kinderheilk. **60**, 421 (1904). — HEISLER: Münch. med. Wschr. **1914**, 1684. — HERRICK: Amer. J. Dis. Childr. **31**, 486 (1926).

KISSINGER: Münch. med. Wschr. **1927**, 1381.

LAWTON-SMITH: Arch. int. Med. **1931**, 47.

OCHSENIUS: Münch. med. Wschr. **1917**, 838.

PLACHTE: Berl. klin. Wschr. **1904**, 223. — POSPISCHILL: Wien. klin. Wschr. **1904**, 701.

SCHMIDT: Wien. klin. Wschr. **1899**, 1169. — SHAW: (1) Amer. J. med. Sci. **1905**, 1629. — (2) Abt. Pédiatrics **5**, 660 (1924). — SMITH: Arch. of Pediatr. **46**, 456 (1929). — STICKER: Z. prakt. Ärzte **40**, 211 (1899).

TACCONE: Riv. Clin. pediatr. **25**, 145 (1927). — TOBEITZ: Arch. Kinderheilk. **25**, 17 (1898). — TRAMMER: Wien. klin. Wschr. **1901**, 610. — TSCHAMER: Jb. Kinderheilk. **29**, 372 (1889).

WEBER: Korresp.bl. Schweiz. Ärzte **46**, 1453 (1916).

ZAHORSKY: Amer. J. Dis. Childr. **31**, 486 (1926).

Das kritische Dreitagefieberexanthem der kleinen Kinder (Exanthema subitum).

Von

Eduard Glanzmann.

Mit 5 Abbildungen.

Synonyma. Lateinisch: Exanthema criticum, postfebrile, Roseola infantum; französisch: Sixième maladie; englisch: Exanthem subitum; italienisch: Esanthema subitanio, Sesta malattia.

Definition. Es handelt sich namentlich um eine Krankheit der Säuglinge, welche meist mit einem 3tägigen hohen Fieber beginnt, das kritisch absinkt. In diesem Zeitpunkt erscheint ein masern- oder rötelnähnliches Exanthem, das schon nach 1—2 Tagen verschwindet. Charakteristisch ist zur Zeit der Krise ein Blutbild mit Leukopenie und 80—90% Lymphocyten.

Historisches. Die ersten Mitteilungen über dieses eigenartige, neue Krankheitsbild finden wir in der amerikanischen Literatur. 1910 hat ZAHORSKY unter dem Namen Roseola infantilis, 3 Jahre später unter dem Namen Roseola infantum eine neue exanthematische Krankheit beschrieben, welche fast ausschließlich das früheste Kindesalter befällt und dadurch gekennzeichnet ist, daß nach einem 3—4-, höchstens 5tägigen Stadium hohen Fiebers beim kritischen Temperaturabfall ein morbilliformes Exanthem erscheint. Erst in den letzten Jahren fand dieses Exanthem zunächst in Amerika steigende Beachtung (LEVY, VEEDER und HEMPELMANN 1921, WESTCOTT 1921, GREENTHAL, PARK und MICHAEL 1922, L. FISHER, RUH und GARVIN 1923). In Europa hat v. BOKAY in Budapest 1923 die beiden ersten Fälle beschrieben, 1925 berichtet er über 11 Fälle.

Seit 1918 habe ich diese Krankheit in Bern zuerst sporadisch, 1923/24 in Form kleinerer Epidemien gesehen und meine seit Jahren gesammelten Beobachtungen 1924 zuerst unter dem Namen „kritisches Dreitagefieberexanthem der kleinen Kinder" in der Schweizerischen Medizinischen Wochenschrift veröffentlicht. 1925 brachte ich die erste zusammenfassende Darstellung in der 2. Auflage dieses Handbuches. Im gleichen Jahr berichtet LEINER über einen Fall, ebenso v. PFAUNDLER. Es erscheint ein Referat in der Presse médicale von MOUZON. Es sind ferner die Arbeiten des Japaners KAICHIRO IKEDA und des Italieners A. GISMONDI zu nennen. In Deutschland ist die Krankheit noch auffallend wenig beschrieben worden (SALOMON 1925 4 Fälle, MITTELSTÄDT 1926 3 Fälle, ST. ENGEL 1 Fall, ebenso RIETSCHEL). 1926 faßte ich meine Beobachtungen von 52 Fällen in den Ergebnissen der inneren Medizin und Kinderheilkunde unter Verwertung der gesamten Literatur zusammen. 1927 berichten FABER und DICKEY über 26 neue Fälle in Amerika. Sie fanden bis jetzt bereits in der Weltliteratur etwa 550 Fälle beschrieben. 1928 berichtet BRAUNSTEIN aus Charkow über 5 Fälle. Die letzte Mitteilung stammt von H. WILLI aus der FEERschen Klinik 1929 mit 20 Fällen. ROSENBUSCH und ZIEGLER haben in ihrer Praxis Hunderte von Fällen beobachten können. Weitere Arbeiten stammen von CLEMENS, CONTE, UZMANN und WARE aus Amerika, MOORE aus England u. a.

VEEDER und HEMPELMANN haben den Namen Exanthema subitum geprägt und damit 2 Besonderheiten des klinischen Bildes gut getroffen: Das unvermutete plötzliche Erscheinen des Exanthems und sein rasches Verschwinden.

Das neue **Krankheitsbild** bietet ein mehrfaches Interesse. Es kann mit alarmierenden Erscheinungen einsetzen, erlaubt jedoch, sobald die Diagnose gestellt werden kann, eine absolut günstige Prognose. Eine Frühdiagnose wird ermöglicht durch die eigenartigen und charakteristischen Blutveränderungen, welche die Krankheit begleiten. Schließlich ist es wichtig, das Exanthem von anderen ähnlichen infektiösen Erythemen, wie Scharlach, Masern, Rubeolen, Erythema infectiosum zu unterscheiden.

GLANZMANN hat den Namen ,,kritisches Dreitagefieberexanthem der kleinen Kinder" gewählt, um die Krankheit in ihrem typischen Verlauf und Vorkommen kurz zu charakterisieren. Es handelt sich, wie der Name sagt, um 3 Tage Fieber mit kritischem Exanthem.

Es besteht, wie obige Bezeichnung andeutet, eine ausgesprochene **Disposition** des Säuglings- und Kleinkindesalters für diese Krankheit. Von 52 von mir beobachteten Fällen erkrankten 36 im 1. Lebensjahr, davon 15 in der ersten und 21 in der zweiten Hälfte, wobei der 9.—10. Lebensmonat die größte Frequenz zeigte. Im ganzen 2. Lebensjahr sank dagegen die Zahl der Fälle auf 12 mit einem Maximum im 16. Monat. Mein jüngster Fall war ein Säugling im Alter von 6 Wochen mit typischem Exanthem und charakteristischem Blutbild. Im Gegensatz zu ZAHORSKY werden auch ausschließlich an der Brust ernährte Kinder nicht verschont (GLANZMANN, FABER und DICKEY). Jenseits des 2. Lebensjahres kommt das Exanthema subitum nur noch ganz ausnahmsweise zur Beobachtung. ZAHORSKY berichtet von einem 14jährigen Jungen, VEEDER und HEMPELMANN von einem 10jährigen Knaben, die von der Krankheit befallen waren. Ich selbst habe sie bei einem $3^1/_2$- und 6jährigen Mädchen, einem 8- und 13jährigen Knaben beobachtet. Von der Beteiligung Erwachsener wissen wir im Gegensatz zu den Rubeolen nichts. 1949 haben URSULA JAMES und A. FREIER einen Ausbruch von Roseola infantum in einem Londoner Frauenspital beschrieben, bei welchem sowohl Mütter, wie Pflegerinnen und Neugeborene erkrankten. Es handelte sich um ein 3tägiges Fieber mit Rash nach der Krise. Ob es sich wirklich um Roseola infantum gehandelt hat, erscheint mir nach den vorliegenden Blutbefunden noch nicht absolut sicher. Nur in einem Fall 80% Lymphocyten und 4 große Monocyten. Die Pflegerinnen zeigten Fieber, starke retroorbitale Kopfschmerzen, Photophobie, allgemeines Unwohlsein, deutliche Nackensteife, zweifelhaftes Kernigzeichen. Liquor normal. Kritische Entfieberung und Ausschlag.

Die Krankheit tritt entweder sporadisch oder in kleineren Epidemien gehäuft besonders in den Frühlings- und Herbstmonaten auf. Merkwürdigerweise bestehen in der Literatur bisher nur wenig Hinweise, daß die Krankheit kontagiös sei. Gewöhnlich erkrankt immer das jüngste Kind einer Familie und die älteren Geschwister werden verschont, vielleicht jedoch nur, weil sie die Grenze der Altersdisposition bereits überschritten haben. WESTCOTT sah 2 Brüder gleichzeitig von Exanthema subitum befallen. 1924 sah ich 2 Geschwister im Alter von 13 Monaten und $3^1/_2$ Jahren kurz nacheinander erkranken.

Der 13 Monate alte Knabe Philippe E. bekam am 5. 10. 24 abends plötzlich Fieber, er war sehr matt und niedergeschlagen. Das Fieber dauerte bis zum 9. 10. Nachts war das Kind sehr unruhig, weinerlich, schlug sich häufig mit den Ärmchen gegen den Kopf. Tagsüber entleerte er 3mal dünne, grüne, schleimige Stühle. Objektiv war im Fieberstadium nur eine kleinfleckige Rötung des Gaumens, ähnlich wie bei Grippe, nachzuweisen. Am 9. 10. kritischer Temperaturabfall auf 37,1 morgens, gleichzeitig masernähnliches Exanthem am Rumpf, behaarten Kopf, Gesicht frei. Extremitäten nur sehr diskret befallen. Leichte Schwellung der Nackendrüsen über dem Hinterhauptbein. Blutbild am 11. 10.: Neutrophile —, Myelocyten —, Jugendformen —, Stabkernige 2, Segmentkernige —, Eosinophile —, Basophile —, große Lymphocyten 8, kleine Lymphocyten 81, große Monocyten 6, Türk 3.

Seine $3^1/_2$ Jahre alte Schwester Denise E. erkrankte am 13. 10. mit Fieber und gastrointestinalen Störungen. Kritischer Temperaturabfall am 16. 10. Ausbruch eines sehr intensiven masernähnlichen Exanthems am Rumpf und an den Extremitäten bis in Finger- und Zehenspitzen hinaus bei einer Temperatur von 36,5. Gesicht frei, Blutbild am 16. 10. 24: Neutrophile —, Myelocyten —, Jugendformen —, Stabkernige 16, Segmentkernige 2, Eosinophile —, Basophile —, große Lymphocyten 9, kleine Lymphocyten 66, große Monocyten 6, Türk 1. Es bestand in diesem Fall somit eine Inkubationszeit von maximal etwa 7 Tagen. Die Exantheme hatten ein Intervall von 7 Tagen.

ZAHORSKY hat 2 Kinder in einer Familie beobachtet, welche die Eruption mit einem Intervall von 3 Tagen hatten. FABER und DICKEY sahen ebenfalls 2 Kinder nacheinander an Exanthema subitum im Spital erkranken. Das eine am 26. 6., das andere am 30. 6.

Nach diesen allerdings noch spärlichen Beobachtungen müssen wir eine *Inkubationszeit* von 3—7 Tagen annehmen.

Interessant sind Beobachtungen, daß in der gleichen Familie nach monate- und jahrelangen Intervallen immer das jeweilen jüngste Kind an Exanthema subitum erkrankt. So habe ich im Jahre 1921 in einer Familie ein 7 Monate altes Kind an dieser Krankheit behandelt und 1923 einen jüngeren Bruder fast im gleichen Alter von 6 Monaten. Derartige Beispiele habe ich eine ganze Reihe erlebt. FABER und DICKEY sahen ein Mädchen im Januar mit Exanthema subitum, ihr Bruder erkrankte im folgenden Dezember des gleichen Jahres.

Symptomatologie. Das *Fieber* dauert mit großer Regelmäßigkeit 3 Tage, wie die beiliegende typische Kurve zeigt. Es kommen jedoch Ausnahmen vor. So kann die Temperatur schon am 3. Tag oder erst am 6. Tag kritisch abfallen. Die am spätesten von mir beobachtete Krise erfolgte am 8. statt am 4. Tag. Das Fieber ist gewöhnlich recht hoch und bewegt sich zwischen 39 und 40°. Selten kommen hyperpyretische Temperaturen vor. So fanden RUH und GARVIN sogar Temperaturen bis 42° C. Ich selber habe bei einem Kind einmal am Tage vor der Krise 41,6° rectal gemessen.

Allgemeinbefinden und nervöse Erscheinungen. Es gibt sehr leichte Fälle, bei denen die kleinen Kinder nur etwas weinerlich und unleidig sind. Andere Kinder

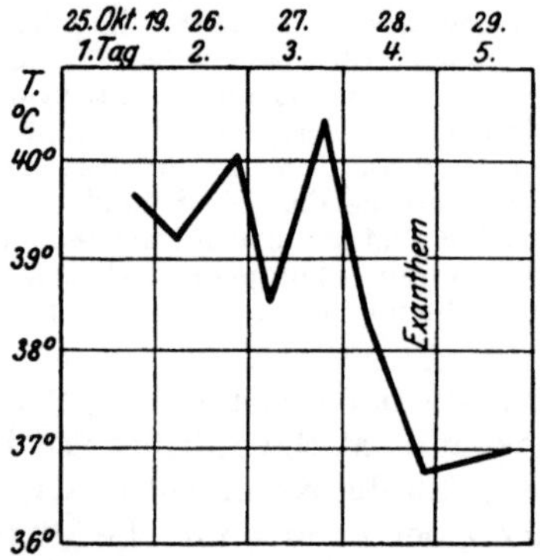

Abb. 1. Fieber bei Dreitagefieberexanthem. Kritische Entfieberung (17 Monate alter Knabe).

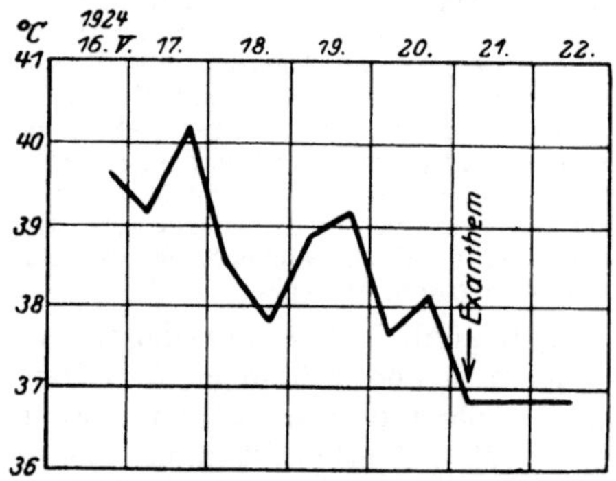

Abb. 2. Mehr lytische Entfieberung. Exanthem am 6. Tag. (Nach v. BOKAY.)

sind tagsüber schläfrig, nachts jedoch schlaflos, äußerst reizbar, weinen und wimmern die ganze Zeit, wälzen sich mit dem Kopf hin und her. Sie haben offenbar heftige Schmerzen. Von den älteren Kindern wissen wir, daß es Kopfschmerzen, unter Umständen, wie mir ein 8jähriger Knabe angab, auch Gliederschmerzen sind. Ab und zu ist auch der Tragus deutlich druckempfindlich und es bestehen offenbar manchmal Ohrenschmerzen, welche jedoch trotz gleicher Unruhe fehlen können. Wiederholt sah ich die nervösen Erscheinungen fast zum Bilde einer serösen Meningitis gesteigert mit erhöhtem intrakraniellem Druck, wie die starke Vorwölbung der großen Fontanelle und die Lumbalpunktion ergab. In einer Reihe von Fällen beobachtete ich wie LEVY, FABER und DICKEY, v. PFAUNDLER, schwere allgemeine Konvulsionen. FABER und DICKEY sahen solche in 8 von ihren 26 Fällen. In einem Falle wiederholten sich die Konvulsionen 3mal hintereinander im Verlauf von 4 Std. Die einzelnen eklamptischen Anfälle dauerten $^1/_2$—$^3/_4$ Std. Während der ganzen Zeit war der Patient bewußtlos.

ROSENBLUM beschrieb 1945 eine Komplikation mit *Encephalitis*. Ein 19 Monate altes Mädchen erkrankte plötzlich mit wiederholten Konvulsionen. Im Blut nur 1800 Leukocyten mit einer Lymphocytose von 97%. Kritische Entfieberung am 4. Tag mit charakteristischem Ausschlag. Gleichzeitig linksseitge Hemiparese. Patellarreflexe vorhanden, Babinski auf beiden Seiten positiv, Abdominalreflexe erloschen. Die Hemiparese verschwand vollständig nach 10 Wochen. Wir haben an unserer Klinik eine ganz ähnliche Beobachtung von Hemiparese infolge leichter Encephalitis beim Dreitagefieberexanthem machen können.

Mit dem Fieberabfall wird oft eine auffallende Schlafsucht beobachtet.

Katarrhalische Erscheinungen. Manche Autoren, wie VEDER und HEMPELMANN, BRAUNSTEIN, heben das gänzliche Fehlen von Symptomen trotz des hohen Fiebers als charakteristisch hervor. Im Fieberstadium beobachtete ich, wie seither besonders auch von Faber und Dickey bestätigt wurde, häufig eine deutliche Hyperämie im Rachen, auf den Tonsillen und im Pharynx. Häufig sind auch die Conjunctiven etwas gerötet, Schnupfen ist nicht selten, gelegentlich sieht man stark dünnschleimig, eitrige Sekretion aus der Nase. Die Rötung kann am weichen Gaumen die Gestalt eines deutlich kleinfleckigen Enanthems annehmen. Ausnahmsweise habe ich seither wie Sperling, Faber und Dickey auch ein leichtes Exsudat auf den Tonsillen gesehen. Kopliks habe ich in keinem einzigen meiner Fälle beobachtet und kann deshalb die Angabe von Petényi nicht bestätigen. Wahrscheinlich hat es sich um eine Verwechslung mit Pseudokopliks (s. Differentialdiagnose bei Masern) gehandelt.

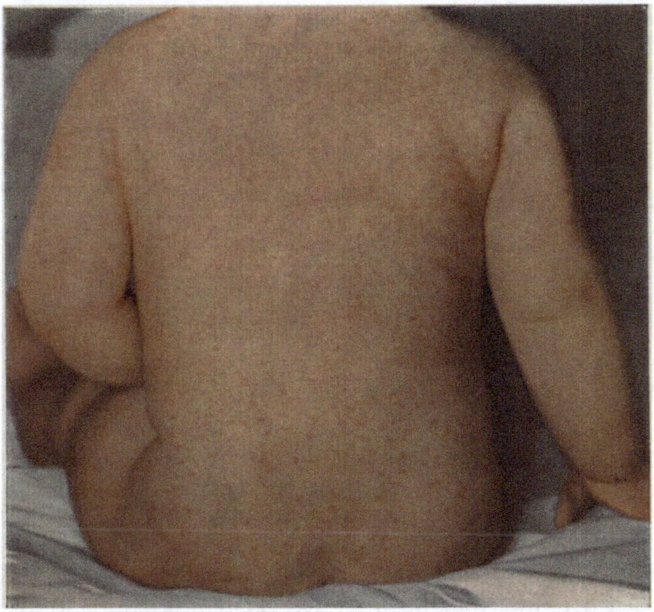

Abb. 3. Dreitagefieber-Exanthem. Exanthema subitum. (Aus Tabulae exanthematicae, F. Hoffmann-La Roche, Basel.)

Von der Rhinopharyngitis aus kommt es ab und zu zu einer Tubotympanitis mit leichter katarrhalischer Otitis. Bei der Otoskopie sieht man die Trommelfelle deutlich gerötet. Selten kommt es, wie ich in einigen Fällen beobachtet habe, zu eitriger Mittelohrentzündung und Perforation oft erst in der Rekonvaleszenz.

Husten fehlt gewöhnlich, häufig etwas Räuspern und pharyngealer Stridor. Bei ihren 26 Fällen notierten Faber und Dickey nur 2mal leichten Husten.

Bronchitis ist selten, Lungenkomplikationen fehlen.

Lymphdrüsen und Milz. Drüsenschwellungen, die an Röteln hätten erinnern können, wie Levy angibt, fehlten wie bei v. Bokay und anderen Autoren auch in meinen Beobachtungen fast immer. Gelegentlich fand ich wie Westcott, Faber und Dickey etwas vergrößerte, mitunter empfindliche Nackendrüsen, offenbar im Zusammenhang mit der Rhinopharyngitis. Generalisierte Drüsenschwellungen wie bei Röteln oder lymphämoiden Drüsenfieber konnte ich nicht finden.

In einem Fall fand ich während der Attacke einen deutlich palpablen Milztumor. Ein solcher wurde gelegentlich auch von Faber und Dickey und neuerdings von Willi gefunden.

Gastrointestinale Formen im eigentlichen Sinne, wobei es sich nicht, wie Leiner vermutet, um ein bloß zufälliges Zusammentreffen handelt, kommen vor. Levy hat eine solche bei seinem eigenen Kind beobachtet. Ich sah sie in einigen Fällen. Erbrechen und Durchfall können das Bild beherrschen. Die Stuhlentleerungen erfolgen 3—7mal und öfters, sind dünn, grün und schleimig. Die Zugehörigkeit solcher Fälle wird durch das charakteristische Blutbild bewiesen. So fand ich bei einem 4 Monate alten Säugling mit der gastrointestinalen Form den folgenden Blutbefund: Myelocyten 1, Neutrophile 1, Eosinophile 1, Mastzellen 0, große Lymphocyten 10, kleine Lymphocyten 77, große Monocyten 7, Türk 3.

Das Exanthem tritt entweder mit oder in den ersten Stunden nach dem Fieberabfall auf. Gelegentlich habe ich auch wie WILLI selbst 1—2 Tage nach dem Fieberabfall verstreichen sehen, bis das Exanthem auftrat. Manchmal können bereits am 3. Tage wenige rote Flecken an der Stirn, am Rücken oder am Bauch die Vorläufer darstellen. Der Ausschlag erscheint meist zuerst am Stamm, besonders am Rücken in Form von 2 mm bis zu $^1/_2$ cm großen, zart rosafarbenen

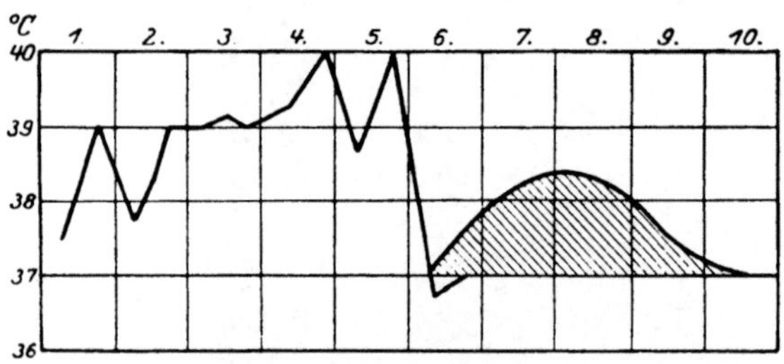

Abb. 4. Kurve von RUH und GARVIN (mit eingezeichnetem Verlauf des Exanthems).

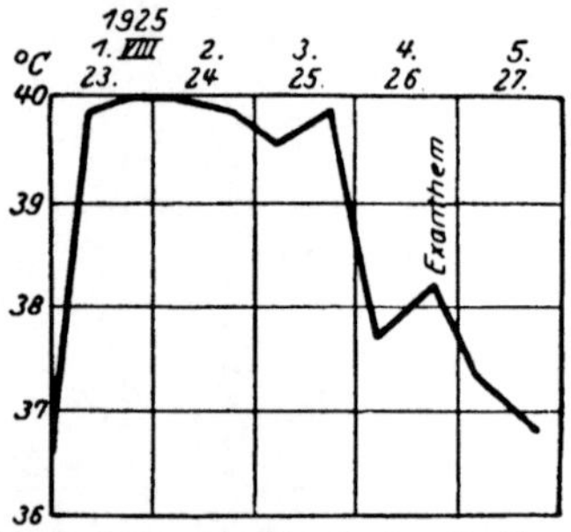

Abb. 5. 16 Monate alter Knabe. Continua continens. Krise in 2 Etappen.

Flecken und breitet sich in etwa 12 Std auf den Nacken, die behaarte Kopfhaut, die Schläfen, Brust, Bauch und Extremitäten aus. Im Gesicht sind die Flecken sehr spärlich, öfters noch zu beiden Seiten der Nasenflügel, oder in der seitlichen Wangengegend, unmittelbar vor den Ohren kommen vereinzelte rote Flecken vor. Während im allgemeinen der Stamm am stärksten befallen ist, so gibt es doch Fälle, bei denen der Ausschlag auch an den Extremitäten bis in die Finger- und Zehenspitzen hinaus sichtbar ist. Eine Bevorzugung der Streckseiten ist nicht wahrnehmbar. Gerade in den Kniekehlen kann das Exanthem reichlich rote Flecken hinstreuen. Die Flecken sind häufig von einem blaßweißen Areola umgeben und durch unveränderte Haut voneinander getrennt. Das Exanthem kann morphologisch Masern ganz zum Verwechseln ähnlich sein, ist jedoch in der Regel weniger papulös und zarter rosa gefärbt. Am Rücken kommt es bei starker Eruption häufig zu einer konfluierenden Rötung, so daß Scharlach vorgetäuscht werden kann. Aber auch da finden sich gewöhnlich auffallend blaßweiße ausgesparte Stellen. Der maculöse Charakter herrscht vor. Nur ab und zu können etwas papulöse Flecken auftreten, die an Urticaria erinnern.

Urin. Öfters wird ein auffallend scharfer Geruch des Urins angegeben. GISMONDI fand nach längerem Zentrifugieren im Urin spärliche, zum Teil degenerierte Leukocyten und einige seltene Zellen der unteren Harnwege. Wiederholt fand ich im Fieberstadium den Urin leicht eiweißhaltig und etwas getrübt wie bei Pyelitis. Im Sediment einige Leukocyten und Lymphocyten. Bakteriologisch fand TOMARKIN Diplokokken, die auf Agar in kleinen Kolonien wie Streptokokken wuchsen. Keine Kettenbildung in flüssigen Nährmedien. Ferner coliforme Bakterien, die sich kulturelll in mehreren Eigenschaften von den gewöhnlichen Coli unterscheiden. Diese Ausscheidungspyelitis klingt gewöhnlich ohne weitere Folgen ab. Urobilinogenreaktion positiv. Diazoreaktion negativ.

Blutbild. Schon der erste Blick auf das gefärbte Präparat macht sofort einen eigenartigen Eindruck. Es ist auffallend, daß diese kurzdauernde und gutartige Krankheit so tiefgreifende charakteristische Blutveränderungen erzeugt im Sinne einer hochgradigen

Leukopenie mit oft extremer Verminderung der Granuolocyten, so daß die Lymphocyten fast ausschließlich das Blutbild beherrschen. Noch merkwürdiger ist, daß die Blutveränderungen, trotzdem sie fast einer Aleukie nahekommen können, so schadlos vom Organismus ertragen werden. FABER und DICKEY fanden am 1. Tag noch 13000 Leukocyten mit durchschnittlich 47% Lymphocyten. Am 2. Tag finden sich durchschnittlich etwa 4500 Leukocyten mit 45—63% Lymphocyten. Am 3. Tag sinken die Leukocyten häufig bis 3000 und darunter. In anderen Fällen nicht so extrem tief, etwa 6000—7000, mit 70—80% Lymphocyten (GLANZMANN). Am Tag des Exanthems (4.—5. Krankheitstag) bewegen sich die Leukocyten noch in Werten von 4000—8000 mit einer Lymphocytose von 80% bis über 90%. Ich habe in einzelnen Fällen die polynucleären Neutrophilen bis auf 1—2% absinken sehen. Die noch vorhandenen zeigen entweder ausschließlich oder vorwiegend Stabkernformen, ähnlich wie bei Pappatacifieber. Eosinophile und Mastzellen sind, wenn überhaupt vorhanden, in 1 bis höchstens 4—6% vertreten. Vereinzelt kommen Jugendformen und Myelocyten vor. Die Lymphocyten dagegen sind relativ vermehrt. Charakteristisch sind Werte von 80—90%. Die kleinen Lymphocyten herrschen vor. Unter den Lymphocyten finden sich manchmal einzelne pathologische, auch Riederformen mit leicht gelappten Kernen. Ferner findet man mitunter zahlreiche GUMPRECHTsche Schollen. Die großen Mononucleären sind manchmal normal, manchmal deutlich vermehrt. TÜRKsche Reizungsformen oder Plasmazellen wurden von mir ebenfalls gesehen. Sie sind jedoch nicht so zahlreich wie bei Röteln (1—4%). Nur in einem sonst typischen Falle beobachtete ich in der Rekonvaleszenz bis 10% Plasmazellen. Blutplättchen sind während des Fiebers etwas vermindert. Der Blutbefund erinnert an eine sog. lymphatische Reaktion. Er unterscheidet sich von derselben durch die bloß relative Vermehrung der Lymphocyten, sowie durch die geringere Zahl ausgesprochen pathologischer Lymphocyten. Auch hier steht das Blutbild nicht mit besonderen konstitutionellen Eigentümlichkeiten, sondern mit der Eigenart des Infektes in Beziehung.

VEEDER und HEMPELMANN haben angegeben, daß in einem Fall schon am 5. Krankheitstag das Blutbild wieder normal war. Dies stimmt jedoch mit meinen Beobachtungen nicht überein. Es geht vielmehr nach dem Auftreten des Exanthems etwa 7—9 Tage, bis das Blutbild wieder annähernd normal wird. Die Besserung zeigt sich zuerst darin, daß die Stabkerne der Neutrophilen sich vermindern und dafür wieder mehr Segmentkerne auftreten. Dann vermehren sich die Segmentkernformen allmählich unter entsprechender Rückbildung der hochgradigen Lymphocytose.

Die Veränderungen des Blutbildes möge folgender Fall illustrieren: 9 Monate alter Knabe.

	Basophile	Eosinophile	Neutrophile	Myelocyten	Jugendformen	Stabkernige	Segmentkernige	Große Lymphocyten	Kleine Lymphocyten	Große Monocyten	Türk	Gesamte Mononucleäre
3. Krankheitstag 14. 3. 25, 40° Fieber, Leukocyten 4000	0	0	20	0	0	11	9	12	62	5	1	80
4. Krankheitstag 15.3.25 Krise, Exanthem, Leukocyten 3400 . . .	0	0	17	0	2	11	4	14	60	8	1	83
5. Krankheitstag 16.3.25 Leukocyten 3700 .	0	1	22	0	0	9	12	9	66	2	1	78
Am 24. 3. 25 Leukocyten 7500	0	1	29	0	1	6	22	15	48	6	1	70

Die Ätiologie ist noch ungeklärt. ZAHORSKY hat eine intestinale Infektion angenommen. Es handelt sich wohl zweifellos um eine Infektionskrankheit mit noch unbekanntem Erreger.

WILLI und RIETSCHEL haben neuerdings versucht, die Krankheit ätiologisch mit der *Influenza* in Beziehung zu setzen. Nach meinen ausgedehnten klinischen und vor allem auch epidemiologischen Beobachtungen spricht jedoch gar nichts für einen ätiologischen Zusammenhang mit der Influenza. Auch RUH und GARVIN und andere amerikanische Autoren sind dieser Ansicht. Ich habe das Exanthema subitum zu Zeiten im Hochsommer beobachtet, wo sonst gar keine Fälle von Influenza vorkamen. Andererseits habe ich zur Zeit von Influenzanachzüglerepidemien besonders auf einen Parallelismus zwischen Influenza und Exanthema subitum geachtet, aber einen solchen durchwegs vermißt, besonders in den Epidemien 1929 und 1931. Gerade in Familien, welche von der Influenza verschont worden waren, habe ich bei Säuglingen Exanthema subitum auftreten sehen. Kardinalsymptome der Influenza mit Ausnahme von hohem Fieber und leichten katarrhalischen Erscheinungen fehlen ja beim Exanthema subitum. So steht vor allem die hochgradige Kontagiosität der Influenza in scharfem Kontrast zu der Seltenheit der Geschwistererkrankungen beim Dreitagefieberexanthem. Man kann die bisher mitgeteilten Fälle an den Fingern abzählen. Im Gegensatz zur Influenza findet sich Husten beim Exanthema subitum nur in etwa 4—8% der Fälle. Bronchitis ist ebenfalls sehr selten und bei den bisher in der Literatur beschriebenen über 550 Fällen wurde keine einzige Bronchopneumonie beobachtet, was ganz undenkbar wäre, wenn es sich um Influenza gehandelt hätte. Im Gegensatz zu Influenza ist demnach die Prognose, ähnlich wie bei den Rubeolen, dem Drüsenfieber absolut günstig. Todesfälle wurden bis jetzt überhaupt nicht beobachtet. Die Resistenz des Organismus gegenüber Sekundärinfektionen wird eben beim Exanthema subitum trotz der hochgradigen Leukopenie nicht herabgesetzt. Man vergleiche damit das Morbilloid der Neugeborenen von ROSENBAUM, das wirklich mit Grippeerkrankungen der Erwachsenen zusammenhängt und eine Letalität bis zu 30% infolge begleitender oder nachfolgender septischer Infektion besitzt. Dazu kommt noch, daß die Grippeexantheme viel häufiger und ganz überwiegend scarlatiniform sind; sie verhalten sich überhaupt viel variabler wie der fast immer morbilliforme Ausschlag beim Dreitagefieberexanthem. Dazu tritt noch die außerordentliche Konstanz der Blutbefunde, wie ich sie bei Grippeexanthemen älterer Säuglinge niemals in dieser Weise gefunden habe. Auch nach ROSENBAUM ist das Blutbild sogar oft ohne Besonderheiten, während man beim Dreitagefieber geradezu gesetzmäßig einen so auffallenden Blutbefund hat, mit meist hochgradiger Leukopenie und einer Lymphocytose von 80—90%, daß man daraus die Diagnose des Exanthema subitum sicherstellen kann.

CH. SAAL hat an der Kinderklinik FANCONI, Zürich, an Hand von 50 Fällen das Blutbild bei Exanthema subitum in der ersten Krankheitsphase studiert. Es zeigt sich, daß während der 3 Fiebertage eine leichte Leukopenie, ausgesprochene Neutrophilie, Lymphopenie und Monocytose bestehen. Erst am 4. Tag entwickelt sich das charakteristische Blutbild.

WILLI will sich hauptsächlich auf die Ähnlichkeit des Blutbildes in einem Falle von Exanthema subitum und Influenza stützen. Wohl sinken die Leukocyten bei beiden Krankheiten zu einer Leukopenie ab, aber die Polynucleären bleiben bei Influenza selbst zur Zeit der Leukopenie relativ an erster Stelle. Beim Exanthema subitum dagegen sinken die Polynucleären relativ rascher ab, so daß sich ihre Kurve mit derjenigen der Lymphocyten kreuzt (relative Lymphocytose von Anfang an). Bei Influenza überwiegen, oft erst im späteren Verlauf der Erkrankung, die Lymphocyten. Wir sind nicht sicher, ob es sich nicht bei den von WILLI zum Vergleich herangezogenen Fällen von Influenza um Erkrankungen von Exanthema subitum sine exanthemate gehandelt hat, wie dieser Autor ja auch selber zuerst vermutete.

Es muß mit der Möglichkeit gerechnet werden, daß es eben auch Fälle von Exanthema subitum *sine exanthemate* gibt. Denn ich habe Fälle mit rudimentärem Exanthem beobachtet, das so flüchtig war, daß es unter Umständen leicht übersehen werden konnte.

Hauptsächlich bei solchen Fällen, bei denen das erste Exanthem nur schwach entwickelt war, habe ich einige Monate später in seltenen Beispielen *zweite Erkrankungen* an Dreitagefieberexanthem gesehen. Normalerweise scheint die erste Attacke eine dauernde Immunität zu hinterlassen.

Diagnose und Differentialdiagnose. Die Diagnose im Fieberstadium begegnet erheblichen Schwierigkeiten. Bei unklaren Fieberzuständen bei Kleinkindern ist auch an das Dreitagefieberexanthem zu denken. Man muß eine zentrale

Pneumonie und besonders eine Pyelocystitis auszuschließen versuchen. Das Blutbild kann schon früh auf die richtige Fährte führen (Leukopenie und zunehmende Lymphocytose trotz hohen Fiebers).

Bei einfachen Pharyngiten sinkt das Fieber bei antipyretischer Behandlung gewöhnlich schon am folgenden Tage ab, bei Exanthema subitum bleibt es dagegen 3 Tage hoch.

Ist das Exanthem erschienen, wird man erst zu diesem Zeitpunkt hinzugezogen, kann man ja ohne weiteres eine anaphylaktische oder medikamentöse Reaktion ausschließen, da ja eine Behandlung gar nicht stattgefunden hatte. Es erwächst uns die Aufgabe, das Exanthem von anderen infektiösen Erythemen zu unterscheiden.

Am häufigsten ist wohl die Krankheit mit *leichten Masern* verwechselt worden. Das vorhergehende Fieberstadium wurde dann als Prodromalstadium der Masern angesehen. Bei Masern beobachtet man jedoch den Ausbruch des Exanthems in der Regel unter starkem Fieberanstieg auf der Höhe aller Krankheitserscheinungen. Das Exanthema subitum zeigt sich nach vorhergehendem, kritischem Temperaturabfall als Morgenröte der Genesung. Der Ausschlag ist wohl masernähnlich, jedoch weniger papulös und zarter rot. Das Fehlen von Kopliks und großfleckigem Enanthem der Mundschleimhaut, der Beginn des Exanthems am Stamm, das Freibleiben des Gesichtes sprechen gegen Masern.

Letzteres gilt auch für die Abgrenzung gegenüber dem *Morbilloid* der Neugeborenen von Rosenbaum. Zudem ist bei der letzteren Erkrankung im Gegensatz zum Dreitagefieberexanthem der Verlauf der Temperaturkurve sehr schwankend und uncharakteristisch. Wie bereits oben erwähnt, kontrastiert der stets günstige Verlauf beim Exanthema subitum mit einer Letalität von 30% beim Morbilloid. Für letzteres gibt Rosenbaum bei unkomplizierten Fällen und bei Leukocytenwerten von 5000—15000 folgende Prozentzahlen der Lymphocyten an:

	25	26—50	51—75	75%	Lymphocyten
in	1	5	8	2	Fällen

Die Lymphocytose verhält sich demnach viel weniger konstant und erreicht nicht die hohen Grade, wie sie bei Exanthema subitum fast gesetzmäßig vorkommen.

Die Abgrenzung gegen *Scharlach* kommt nur bei stärkerer Konfluenz der Einzeleffloreszenzen in Frage. Das Erscheinen des Ausschlags erst am 4. Tag, sowie das dem Scharlach völlig entgegengesetzte Blutbild lassen Scharlach leicht ausschließen.

In der amerikanischen Literatur wird vielfach eine nahe Verwandtschaft mit *Rubeolen* angenommen („Pseudo-Rubella"). Gegen Röteln spricht der Fieberverlauf, die ausgesprochene Disposition des Frühkindesalters, das Fehlen generalisierter Drüsenschwellungen sowie das Blutbild.

Ähnliches gilt auch für die Abgrenzung gegenüber dem *lymphämoiden Drüsenfieber* (Pfeiffer, Glanzmann), das im Gegensatz zum Dreitagefieberexanthem nur gelegentlich mit Hauteruptionen einhergeht und im Blute meist eine absolute Vermehrung der Lymphocyten mit sehr vielen großen pathologischen plasmazelligen Formen zeigt.

Auch das *Erythema infectiosum* mit seiner charakteristischen schmetterlingsförmigen Lokalisation im Gesicht, dem Verschontbleiben des behaarten Kopfes, der Bevorzugung der Streckseiten der Extremitäten, wo es lebhaft rote, zu Konfluenz- und Girlandenbildung neigende Efflorescenzen bildet, läßt sich leicht ausschließen.

Das *Erythema exsudativum multiforme* tritt zuerst an Hand- und Fußrücken auf und geht häufig mit Gliederschmerzen einher.

Gegen infektiös-toxische Exantheme spricht der charakteristische Fieberverlauf, sowie die große Konstanz in der Morphologie des Exanthems und des eigentümlichen Blutbildes. Dies gilt besonders auch für die Abgrenzung gegenüber der Influenza. Der Influenza-Rash ist häufiger ausgesprochen scarlatiniform, manchmal morbilliform, urticariell, sudaminös oder petechial. Die Differentialdiagnose kann manchmal allerdings schwierig sein.

Rosenbusch verteidigt gegenüber verschiedentlichen Versuchen, das Exanthema subitum auf Grund des Blutbildes mit der Influenza oder banalen grippalen Infekten zu identifizieren die Glanzmannsche Auffassung eines Morbus sui generis. Epidemiologisch sind schon keine Zusammenhänge festzustellen, indem die monatliche Verteilung der Fälle eine ziemlich gleichmäßige mit nur unwesentlichen Anstiegen ist; ein typischer Winter-Frühjahrsgipfel fehlt und zur Zeit von Grippeepidemien tritt das Exanthema subitum keineswegs gehäuft auf. Nach meinen Beobachtungen tritt es bei echten Influenzaepidemien eher zurück. Das kritische Dreitagefieberexanthem ist mit dem Auftreten des Ausschlages abgeschlossen, Komplikationen treten nicht auf. ROSENBUSCH schreibt: „Das von GLANZMANN betonte Fehlen der Pneumotropie des Erregers ist einwandfrei". Die während der Fiebertage oft vorkommende katarrhalische Otitis heilt nach ROSENBUSCH raschestens ab, Myringitis bullosa, die bei Grippe nicht selten ist, wurde von ihm beim Dreitagefieberexanthem nicht gesehen.

Behandlung. Während des Fieberstadiums empfehlen sich in schweren Fällen warme bis heiße Bäder zur Bekämpfung der Unruhe und Schlaflosigkeit. Der zögernde Ausbruch des Exanthems kann ähnlich wie bei Masern durch ein heißes Bad beschleunigt und sehr intensiv gestaltet werden. Bei den Konvulsionen ist die Lumbalpunktion unter Umständen angezeigt. Klysmen mit 1,0 Chloralhydrat in 10 cm^3 Mucilago Salep. Antipyretica. wie besonders Pyrenol, Pyramidon, Kalmopyrin müssen zur Linderung der hyperpyretischen Temperaturen und der Schmerzen herangezogen werden.

Literatur.

A. Zusammenfassende Arbeiten.

GLANZMANN: Erg. inn. Med. **29**, 65.

B. Einzelarbeiten.

ABB, M.: Z. Kinderheilk. **55**, 339 (1933).

BARENBERG, L. H., and L. GREESPAN: Amer. J. Dis. Childr. **58**, 983 (1939). — BASSI: Wien. med. Wschr. **1925**, 1687. — BEAVEN: Arch. of Pediatr. **41**, 686 (1924). — BOKAY, J. v.: Wien. klin. Wschr. **1923**, 570. — Dtsch. med. Wschr. **1925**, 1687. — BRAUNSTEIN, A. P.: Jb. Kinderheilk. **118**, 387 (1928). — BUSCHMANN: Med. Klin. **1926**, 1146.

CLEMENS, H. H.: J. of Pediatr. **26**, 66 (1945). — COMBY: Arch. Méd. Enf. **30**, 356 (1927). — CONTE, A. H., J. W. UZMANN and G. W. WARE: Arch. of Pediatr. **61**, 559 (1944).

ENGEL: Dtsch. med. Wschr. **1926**, 410.

FABER, H. K., and L. B. DICKEY: Arch. of Pediatr. **44**, 491 (1927).

GISMONDI: Pediatria **33**, 80 (1925). — GLANZMANN: Schweiz. med. Wschr. **1924**, 589. — GREENTHAL: Amer. J. Dis. Childr. **23**, 63 (1922).

HEIMAN, H.: Arch. of Pediatr. **42**, 447 (1925).

JAMES, U., and A. FREIER: Arch. Dis. Childr. **24**, 117 (1949).

KAICHIRO IKEDA: J. of Pediatr. Tokyo **1925**.

LEVY: J. Amer. med. Assoc. **77**, 1785 (1921).

MITTELSTÄDT, W.: Klin. Wschr. **1926**, 20. — MOORE, O. M.: Lancet **1945**, **65**, 243.

NAESSENS: Nederl. Tijdschr. Geneesk. **66**, 1, 393 (1922).

PARK and MICHAEL: Amer. J. Dis. Childr. **23**, 521 (1933). — PFAUNDLER, v.: Münch. med. Wschr. **1926**, 1016.

ROSENBAUM, J.: Das Morbilloid der Neugeborenen. Jb. Kinderheilk. **1931**, 131. — ROSENBLUM, J.: Amer. J. Dis. Childr. **69**, 234 (1945). — ROSENBUSCH, H.: Schweiz. med. Wschr. **1939**, Nr 46, 1173. — Schweiz. Ges. für Paediatr. Jahresverslg in Genf, 17./18. Juni 1939. — Schweiz. med. Wschr. **1940**, Nr 12. — RUH et GARVIN: Pediatrics **1923**.

SAAL, CH.: Helvet. paediatr. Acta **5**, 291 (1950). — SALOMON: Dtsch. med. Wschr. **1925**, 2152.

TAYLOR: Wisconsin med. J. **21**, 146 (1922—1923). — TSO, E.: China med. J. **36**, 130 (1922).

VEEDER and HEMPELMANN: J. Amer. med. Assoc. **77**, 1787 (1921).

WESTCOTT: Amer. J. med. Sci. **162**, 1787 (1921). — WILLI, H.: Schweiz. med. Wschr. **1929**, 953.

ZAHORSKY, J.: Pediatrics **1910**. — J. Amer. med. Assoc. **1923**, 1446. — Arch. of Pediatr. **42**, 610 (1925); **57**, 405 (1940).

Windpocken
(Spitze Blattern, Varicellen).

Von

Eduard Glanzmann.

Mit 8 Abbildungen.

Synonyma. Französisch: Petite vérole volante; englisch: Chicken pox; italienisch: Cristall und Ravaglioni.

Definition. Windpocken sind eine akute, außerordentlich kontagiöse Infektionskrankheit, welche gewöhnlich mit Allgemeinerscheinungen milderer Art beginnt, denen dann rasch eine Eruption von sternförmig disseminierten Efflorescenzen, in Form von Makeln, Papeln, Vesikeln folgt, die schließlich zu Krusten eintrocknen.

Historisches. Die Varicellen waren schon im 16. Jahrhundert unter dem Namen Ravaglioni oder Cristalli bekannt und wurden schon damals von den echten Pocken abgetrennt. Der Name Varicellen stammt von R. A. Vogel 1772. Heberden (1767) und später ganz besonders Heim betonten die Abtrennung der Varicellen von den echten Pocken und erklärten sie für eine besondere Erkrankung. Demgegenüber vertraten die berühmten Wiener Dermatologen Hebra und Kaposi in der Mitte des 19. Jahrhunderts die ätiologische Einheit von Variola und Varicellen. Diese Lehre verlor ihre Geltung, wenn man beobachtet, daß die Erkrankung an Variola keine Immunität gegen Varicellen hinterließ und umgekehrt Varicellen nicht vor Variola schützen. Ganz besonders aber sprach gegen einen Zusammenhang, daß die Pockenimpfung wohl gegen Pocken, nicht aber gegen Varicellen schützte. So kam es, daß man in die Spezifität der Varicellenerkrankungen nicht mehr den geringsten Zweifel setzte und erklärte, die Varicellen haben mit der Variola trotz der klinischen Ähnlichkeit absolut nichts zu tun, sondern stellen eine ganz für sich stehende Erkrankung dar.

In diese Lehre hat kein geringerer als Sahli 1925/26 eine Bresche geschlagen und einen Neounitarismus in geistevoller Weise begründet, der viele Tatsachen für sich hat. Sahli nimmt an, daß Variola, Vaccine und Varicellen wohl auf einen gemeinsamen Stammbaum zurückzuführen sind, wobei es sich aber bei diesen 3 kontagiösen Blatternkrankheiten nicht bloß um quantitativ, sondern auch um qualitativ fixierte Differenzen der Virulenz handelt, welche auch die Arten der Immunitäten beeinflussen und sie zu spezifischen zu gestalten imstande sind. Sahli wurde zu seiner neuen Lehre, vor allem durch klinische Beobachtungen, bei den merkwürdig leichten Pockenepidemien in der Schweiz geführt. Wie es Sahli schildert, habe ich auch beobachtet, daß Varicellen und Variola gleichzeitig in epidemischer Form auftraten, so daß es oft ganz unmöglich war, eine Differentialdiagnose zu stellen. Varicelliforme Pocken und variolaartige Varicellen kamen promiscue vor. Bei vielen Varicellenfällen fand ich damals, daß die Vaccine nicht haftete, während sie bei echten Pocken wieder anging. Es gab damals Pockenfälle mit ganz rudimentärem Exanthem mit nur 1—2 Pusteln, welche leichter verliefen wie Varicellen. In einer Krippe beobachtete ich, daß 4 Kinder gleichzeitig, offenbar von einer gemeinsamen, aber leider nicht mehr eruierbaren Infektionsquelle angesteckt, 3 typische Varicellen, das 4. aber ein deutliches Variolaexanthem darbot. Nach der Auffassung von Sahli sind sowohl die klinischen Charaktere als auch die Immunitäten der Blatternkrankheiten im allgemeinen fixiert und nicht austauschbar. Es ist jedoch nicht ausgeschlossen, daß wieder Umzüchtungen von der einen in die andere Form vorkommen können. Sehr interessant in dieser Hinsicht sind auch die Impfungsergebnisse von Kundratitz, dem es gelang, durch Überimpfung des Herpeszoster-Inhaltes auf die Haut von Kleinkindern typische Varicellen bei denselben zu erzeugen. Andererseits habe ich auch bei den genannten Schweizer Epidemien leichte Variolafälle gesehen, deren Bläschen eine ganz zosterartige Anordnung zeigten. Eine innere Verwandtschaft dieser Blattern-Bläschenkrankheiten läßt sich wohl heute nach den Sahlischen Ausführungen nicht mehr leugnen, wenn sie auch zu revolutionär waren, um nicht auf erhebliche Opposition zu stoßen (Jaksch, v. Wartenhorst, Tièche).

Ätiologie. Der Erreger der Varicellen ist noch unbekannt. Die verschiedenartigen bakteriologischen Befunde von Pfeiffer, Tyzzer (Einschlußgebilde), die Bertarelli-

SWELLENGREBELschen Körperchen (1911) haben sich nicht durchsetzen können. Es ist nicht einmal sicher, ob es sich um spezifische Reaktionsprodukte zwischen Epithelzellen und Erreger handelt.

Italienische Autoren, wie NASSO und LAURINSICH (Neapel), AURICCHIO (Neapel), SINDONI (Rom), haben auf den bekannten bereits mehrfach erwähnten katalysatorischen Nährböden nach DI CHRISTINA und TAROZZI NOGUCHI anaerob 0,4—0,5 μ große Berkefeldfilter passierende ovoide, oft gepaarte, gram-positive kokkenähnliche Gebilde zu züchten vermocht. Komplementablenkung, Agglutination und opsonischer Index im Blute von Varicellenkranken verhielten sich gegenüber diesem Virus streng spezifisch. Es würde sich also nach diesen Autoren um ein ähnliches filtrierbares Virus handeln, wie sie bereits bei Scharlach, Masern, Röteln usw. gefunden hatten. Bestätigungen oder Widerlegungen all dieser Befunde sind noch abzuwarten.

Nur soviel können wir wohl als richtig annehmen, daß das Varicellenvirus zu den ultravisiblen filtrierbaren Virusarten gehört, die mit den von LEVADITI als „ektodermoses neurotropes" bekannten Krankheiten in Beziehung stehen, sich also einerseits besonders gerne in der Haut, andererseits im Zentralnervensystem ansiedeln und dort Encephalitis usw. erzeugen. Die Kleinheit der Erreger bewirkt eine außerordentliche Flüchtigkeit, so daß sie sich sehr lange in der Luft schwebend erhalten können, während z. B. Bakterien, Streptokokken, bald einmal der Schwere folgend, zu Boden sinken.

Experimentelle Varicellen. ROLLY hat noch in der 2. Auflage dieses Handbuches die Tatsache hervorgehoben, daß eine Impfung mit dem Bläscheninhalt der Varicellen auf die Haut Gesunder meist einen negativen Erfolg habe, im Gegensatz zur Impfung eines Pockenpustelinhaltes, der auf der Haut Gesunder, früher nicht geimpfter Individuen stets eine Pockenerkrankung auslöse, d. h. also, bei Varicellen sei das Krankheitsvirus mit größter Wahrscheinlichkeit nicht in den Varicellenbläschen enthalten, bei Variola dagegen berge die Pockenpustel dasselbe. Wie wir bei dem Kapitel Varicellisation noch sehen werden, läßt sich dieser Satz nach den neuen Erfahrungen nicht mehr aufrechterhalten, sondern wir müssen annehmen, daß das Varicellenvirus in den Varicellenbläschen vorhanden ist, wie das Variolavirus in den echten Pockenblattern.

Eine Verschiedenheit des Pockenpustel- und Varicellenbläscheninhaltes läßt sich auch dadurch leicht zeigen, daß man die Cornea von Kaninchen mit dem Pustelinhalt impft und nachher die Hornhautzellen einer mikroskopischen Untersuchung unterwirft. Nach Überimpfung von Pockenbläscheninhalt auf Kaninchenhornhaut im sog. PAULschen Versuch sieht man schon nach 36—48 Std nach Härten der Hornhaut in Sublimat-Alkohol weiße Punkte als Quellungserscheinungen der infizierten Epithelzellen. In den Hornhautzellen findet man mikroskopisch die GUARNIERIschen Körperchen, während nach Inoculation von Varicellenbläscheninhalt solche nicht zu finden sind. Nach den Erfahrungen von SAHLI an den Berner Pocken- und Varicellenepidemien kann jedoch auch der PAULsche Versuch versagen.

Obschon nach HOTTINGER Menschenaffen z. B. im Düsseldorfer Zoologischen Garten gelegentlich spontan an Varicellen erkranken, ist eine systematische Inoculation von keimfreiem Bläscheninhalt auf Affen mißglückt (PARK). Ebenso resultatlos verliefen Versuche mit Hunden, Meerschweinchen usw. ZURUKZOGLU hat sich auf meine Veranlassung mit der Überimpfung von Varicellen auf Kaninchen beschäftigt, aber auch keine einwandfreien Resultate erzielen können.

Das Varicellenvirus läßt sich offenbar nur von Mensch zu Mensch überimpfen, und dabei zeigt sich bei künstlicher Inoculation, ähnlich, wie das HOME schon bei der Morbillisation gefunden hatte, eine verkürzte Inkubationszeit von 6—10 Tagen. Außerhalb des menschlichen Körpers geht das Virus offenbar sehr rasch zugrunde und haftet nur sehr kurze Zeit etwa 1—2 Std an Gegenständen.

Kontagiosität. Neben den Masern gehören die Varicellen zu den ansteckendsten Krankheiten, die es gibt. Es genügt der leiseste Kontakt, sehr häufig das bloße Zusammensein im gleichen Raum mit einem Varicellenpatienten, um die Krankheit zu übertragen. Mein eigenes Kind bekam Varicellen, als es kurze Zeit, nachdem ein varicellenkrankes Kind den Korridor passiert hatte, ebenfalls durch denselben ging, ohne mit dem kranken Kind überhaupt in Berührung gekommen zu sein. So haben FEER und UFFENHEIMER Übertragungen von Varicellen durch das offene Fenster, durch Luftschächte usw. beobachtet. Die Methode der Isolierung nach GRANCHER mittels der Drahtgeflechte, diejenige von LESAGE mit halboffenen Boxen versagen gegenüber der außerordentlich leichten Übertragbarkeit der Varicellen.

Die gegenüber der Inoculation deutlich verlängerte Inkubationszeit von 14 Tagen bei natürlicher Infektion spricht dafür, daß die Infektionserreger nicht durch die Haut, sondern durch die Schleimhäute der oberen Luftwege, ähnlich wie die Masernerrger in den menschlichen Körper eindringen.

Disposition. Sie ist namentlich im Kindesalter bis zum 15. Jahre sehr groß. Wohl ebenso groß wie diejenige für die Masern, so daß die meisten Menschen in ihrer Kindheit die Krankheit durchmachen. Im Gegensatz zu HOTTINGER scheint nach meinen Beobachtungen eine kongenitale, von der Mutter übertragene passive Immunität bei den Varicellen wenigstens niemals in dem Maße zu bestehen wie bei den Masern. Denn man sieht doch oft Säuglinge schon im 3., 4. Lebensmonat an sehr schweren Varicellen erkranken. Pränatale Varicellen sind im Gegensatz zu Variola noch niemals beobachtet worden. Es liegen Beobachtungen von kongenitalen Varicellen (MISCHELL und FLETCHER) vor, bei gleichzeitiger Erkrankung der Mutter. Neuerdings beschreiben LUCCHELI, BOCCETTA und PEALE Varicellenerkrankungen bei zwei Negermüttern gegen Ende der Schwangerschaft. Das eine Neugeborene erkrankte am 9., das andere am 8. Tag nach der Geburt an klinisch sicheren Varicellen. Das frühgeborene Negerkind starb. Neben den üblichen Hautveränderungen wurden multiple Nekroseherde und intranucleäre Einschlußkörperchen in den Lungen, in der Leber und im Magen-Darmkanal gefunden. Bei Varicellenepidemien in geschlossenen Räumen beobachtet man sehr häufig, daß einzelne Kinder einer 1., 2., selten einer 3. Ansteckungsgelegenheit entgehen, so daß sich das Kontagium erst in etwa 3—4 Schüben erschöpft. Es ist möglich, daß es auch eine stille Feiung gibt, d. h. ein Erwerb der Immunität ohne manifeste Erkrankung, namentlich Erfahrungen bei der Varicellisation sprechen in diesem Sinne. Man hat nämlich Immunität auch dann entstehen sehen, wenn es an der Inoculationsstelle und auch auf der übrigen Haut zu keinerlei Manifestation kam. In diesem Sinne spricht auch die Tatsache, daß Erwachsene eine erhebliche Immunität gegenüber Varicellen besitzen, auch wenn sie in ihrer Jugend niemals manifest erkrankt waren. Manchmal ist diese Immunität keine absolute, aber sie genügt, um den Verlauf der Varicellen äußerst milde und rudimentär zu gestalten. Kam jedoch ausnahmsweise weder eine Varicelleninfektion, noch eine stille Feiung infolge mangelnder Expositionsgelegenheit zustande, so können auch Erwachsene an sehr schweren Varicellen erkranken, welche dann erfahrungsgemäß in der differentialdiagnostischen Abgrenzung gegen Pocken sehr große Schwierigkeiten bereiten können.

Epidemiologie. Die epidemische Ausbreitung der Varicellen wird durch die außerordentliche Kontagiosität und die allgemeine Empfänglichkeit der Kinder sehr begünstigt. Es kommt immer dann zu einer größeren Epidemie, wenn ein größeres Angebot an empfänglichem Menschenmaterial mit dem Virus zusammentrifft. Die Verbreitung der Krankheit wird dadurch erleichtert, daß sie nach einigen Autoren schon im Inkubationsstadium, ganz sicher aber hauptäschlich im Prodromalstadium die Ansteckung vermitteln kann. Auch gesunde Zwischenträger können Varicellen übertragen. Die Kontagiosität läßt sich in ihrer Dauer nicht ganz sicher bestimmen. Doch ist es sehr wahrscheinlich, daß Übertragungen während der ganzen Dauer des Ausschlages bis zum Abfallen der Borken vorkommen können. Ähnlich wie bei den Masern erfolgt die Infektion hauptsächlich in Kinderkrippen, Kindergärten und Schulen.

Die Epidemien treten etwas häufiger in den Wintermonaten auf (MISCHELL). Einmaliges Überstehen von Varicellen verschafft in der Regel eine lebenslängliche Immunität. Ausnahmen von zweiten Varicellen nach jahrelangen Intervallen kommen vor, sie machen jedoch nach ROLLY kaum 1% aus. Die Immunität schützt nur gegen Varicellen, nicht aber gegen Variola. Auch die stille Feiung gegen Varicellen schützt Erwachsene bekanntlich nicht gegen die Pocken wie gegen Varicellen. Auch können Varicellen und Variola nebeneinander bei dem gleichen Individuum zu gleicher Zeit vorhanden sein.

In den Großstädten sind die Varicellen endemisch. Es kommen jederzeit sporadische Fälle vor, von denen aus bei genügendem Angebot undurchseuchter Individuen in der Umgebung sich jederzeit kleinere und größere Epidemien entwickeln können. Die Schwankungen in der Virulenz der Varicellen scheinen nicht sehr erheblich zu sein.

Krankheitsbild. Die Dauer der Inkubationszeit beträgt nach meinen Erfahrungen ähnlich wie bei den Masern mit größter Regelmäßigkeit 14 Tage. Nur ausnahmsweise kommen Inkubationszeiten von etwa 3 Wochen oder sogar bis 4 Wochen vor. Die letztere Inkubationszeit ist immer verdächtig, daß sie durch einen unbekannten Zwischenträger bedingt ist, der die Infektion in Wirklichkeit vor 14 Tagen vermittelt hat.

Prodrome. Ausnahmsweise bestehen 1—2 Tage lang vor dem Ausbruch des Exanthems Abgeschlagenheit, Mattigkeit, Appetitlosigkeit, Kreuz-, Glieder- und besonders Kopfschmerzen. Einmal habe ich auch deutliche Nackensteifigkeit schon im Prodromalstadium bei einem Kinde beobachtet, das dann erst 10 Tage später an einer Meningitis varicellosa erkrankte. Erbrechen oder gastrische Störungen sind nicht häufig. Die Temperaturerhöhung kann gering sein, etwa bis 38°, mitunter habe ich jedoch besonders bei Säuglingen und Kleinkindern 39—40° Fieber gemessen. Bei einem 1jährigen Kinde waren die Prodromalerscheinungen sehr schwer mit Benommenheit, Delirien und wiederholten eklamptischen Anfällen. Das Fieber erreichte am 1. Tag 41°. In der Regel setzt jedoch die Krankheit fast ohne jegliche Prodromalsymptome mit dem Hervorbrechen des Ausschlages ein. Sehr oft ist der Verlauf derart, daß die Kinder abends keinen rechten Appetit haben, nachts unruhig schlafen und sich heiß anfühlen, wobei man dann am folgenden Morgen den Varicellenausschlag bemerkt.

Das Exanthem erscheint zuweilen mit starkem Juckgefühl, meist zuerst im Gesicht und auf der behaarten Kopfhaut oder auch zuerst am Rumpf und verbreitet sich gewöhnlich von oben nach unten über einen großen Teil des Körpers, jedoch immer so, daß der Stamm im Gegensatz zu Variola immer stärker befallen erscheint, wie die Extremitäten. (Zentripetale Anordnung im Gegensatz zu der zentrifugalen bei den Pocken.) Es besteht anfangs aus stecknadelkopf- bis linsengroßen, roten Flecken, die teils rund, teils oval oder elliptisch sind, wobei der größere Durchmesser jeweilen in die Spaltrichtung der Haut zu liegen kommt. Die Flecken werden zum Teil sehr bald ein wenig erhaben, bilden sich also zu Knötchen und Papeln um und alsdann innerhalb weniger Stunden bis zu einem Tag erscheinen in der Mitte der Papeln Bläschen, welche anfangs mit einer wasserhellen Flüssigkeit gefüllt sind. Die Zahl dieser einzelnen Efflorescenzen ist je nach dem Fall sehr verschieden. Es gibt Kinder, die nur einzelne bis 10 Efflorescenzen haben, bei anderen wieder stehen die Efflorescenzen sehr dicht und ihre Zahl beträgt bis 200 und darüber.

Sieht man ein Kind in diesem Stadium, so ist die Haut des Kopfes und des Stammes, weniger diejenige der Extremitäten mit einer Anzahl dieser roten Flecken und Knötchen regellos bestreut und ein großer Teil derselben weist bereits in seinem Zentrum ein wasserhelles Bläschen auf, welches gewöhnlich von einem verschieden stark entwickelten, leicht geröteten Hof umgeben ist. Sticht man ein Bläschen mit einer Nadel an, so läuft nur ein Teil des Inhaltes aus, da dasselbe mehrfächerig ist; der Inhalt stellt eine klare, alkalisch reagierende Flüssigkeit dar, in welcher nur ganz spärlich Leukocyten enthalten sind. Verschiedentlich, im allgemeinen jedoch bedeutend seltener wie bei den Pocken, sieht man in der Mitte des Bläschens eine Delle, meist jedoch nur eine Andeutung einer solchen. Man bezeichnet diese Stelle in Analogie mit dem sog. Pockennabel als den Nabel des Bläschens.

Die Bläschen sitzen ganz oberflächlich, ihre Wandung ist äußerst dünn. An gereizten Körperstellen können sie in größeren Haufen dicht nebeneinander stehen. Auch sonst bemerkt man seltener an den Extremitäten, häufiger am Rumpf eine Anordnung in Gruppen nach Art eines Herpes zosters. Ein paar Stunden bis 1—2 Tage bleiben die Bläschen in voller Entwicklung bestehen, alsdann bilden sie sich zurück, der Inhalt wird resorbiert oder trocknet von der Mitte her ein; es bildet sich an der Stelle des Bläschens in 1—2 Tagen eine gelblich-bräunliche Kruste, welche im Verlauf der nächsten Tage abfällt.

Sehr selten kommt es allerdings auch bei den Varicellen vor, daß sich das Exanthem in einem einzigen Schube entwickelt. In der Regel treten in den nächsten Tagen nach der ersten Eruption, besonders nachts immer wieder neue derartige Papelchen und Bläschen auf, so daß bei einer Besichtigung der Haut

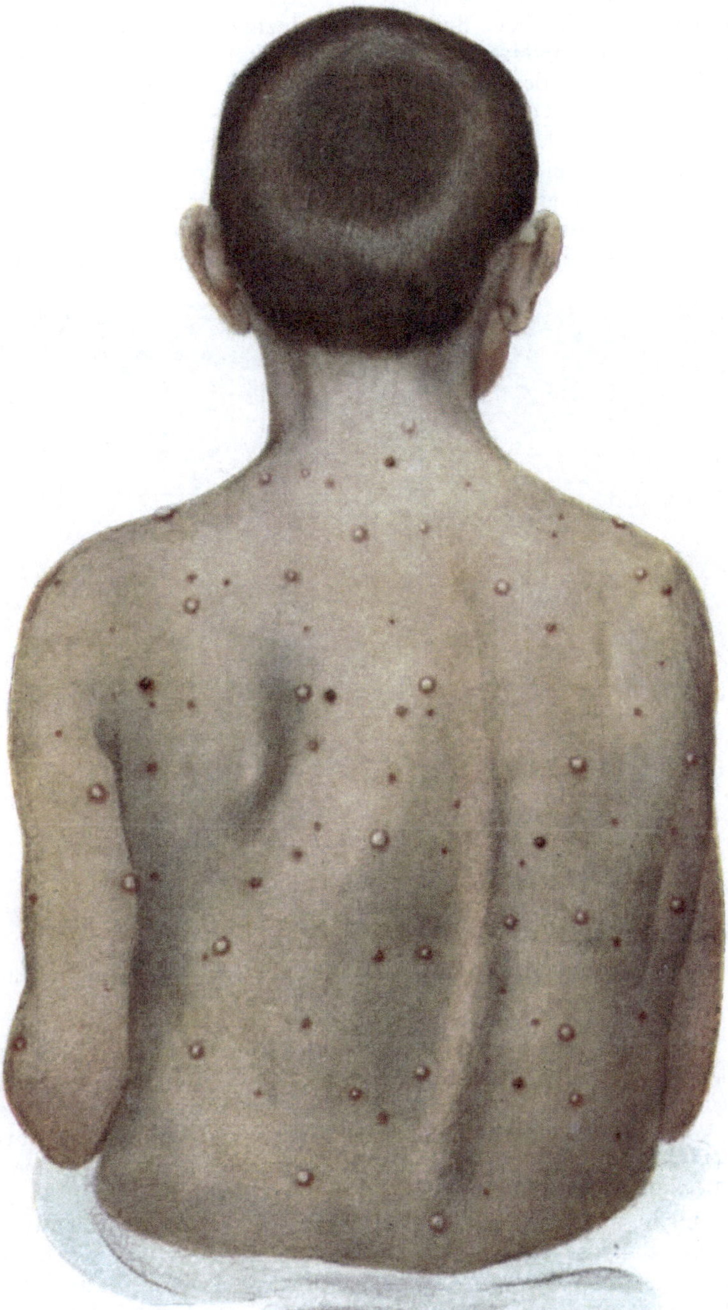

Abb. 1. Varicellenexanthem.

des Patienten am 3. oder 4. Erkrankungstag Efflorescenzen von verschiedenen Entwicklungsstadien wahrgenommen werden. Es entwickelt sich so nach

HEUBNER das Bild einer Sternkarte mit Sternen 1., 2., 3. usw. Größe. Neben vollentwickelten Bläschen finden sich winzige, eben beginnende Fleckchen und Knötchen und andererseits sieht man bereits, wie einzelne Bläschen ihren Entwicklungsgang vollendet haben und zu bräunlichen Borken eingetrocknet sind. Das Auftreten von solchen Nachschüben des Exanthems ist für die Varicellen charakteristisch, im Gegensatz zu der Variola, bei der sich sämtliche Efflorescenzen im gleichen Entwicklungsstadium befinden.

Wird der Inhalt eines Bläschens trübe und eitrig, so entsteht eine Pustel. die sich nicht so rasch durch Eintrocknung zurückbilden kann. Der Hof derselben ist stärker infiltriert und gerötet. Krustenbildung und Abstoßen der

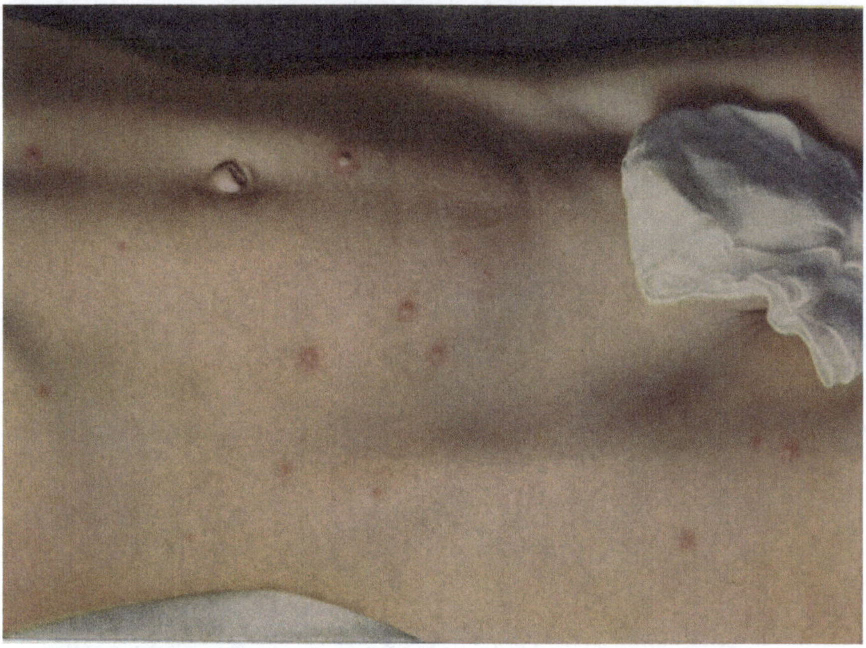

Abb. 2. Varicellenexanthem (Vorderansicht). Früheruption. (Aus Tabulae exanthematicae, F. HOFFMANN-LA ROCHE, Basel.)

Kruste bedarf dann gewöhnlich ebenfalls längerer Zeit. Da die gewöhnlichen Varicellenbläschen sehr oberflächlich sitzen, läßt die Abstoßung der Krusten Narben in der Regel nicht zurück. Ganz anders dagegen, wenn es zur Pustelbildung kommt und auch der Grund der Pustel eine stärkere Infiltration gezeigt hat. Dann entsteht eine gerippte, narbige, strahlige, runde, haarlose Vertiefung an der betreffenden Hautstelle, welche unter Umständen für das ganze Leben bestehen bleibt und sich in nichts von einer echten Pockennarbe unterscheidet, es sei denn, daß der Narbengrund bedeutend seichter ist, wie bei den echten Pocken. So ist man häufig in der Lage, noch nach Jahren auf der Haut abzulesen, daß ein Kind Varicellen gehabt hat, was unter Umständen für eine sichere Feststellung einer Zweiterkrankung an Varicellen von Wichtigkeit sein kann. Die Zahl derartiger Narben ist bei den Varicellen sehr viel geringer, wie bei den Pocken.

Pathologische Anatomie des Exanthems. Anatomisch unterscheiden sich die Varicellenbläschen absolut nicht von den Efflorescenzen der Variola. Beide sind mehrfächerig, haben ein mehr oder weniger ausgebildetes, papulöses Stadium und zeigen einen ähnlichen Heilungsprozeß. Der Inhalt der Varicellenpustel ist nicht so häufig eitriger Natur als bei den Pocken.

Die Zahl der Leukocyten ist nicht so groß und niemals werden GUARNIERIsche Körperchen gefunden. Die Histologie des Hautausschlages der Pocken und der Varicellen ergibt nur graduelle Unterschiede. Im Zentrum des Bläschens, wo das Virus am intensivsten wirkt, erscheinen die Kerne pyknotisch. Im Gegensatz dazu sind die Epithelzellkerne der Peripherie bedeutend vergrößert bei beträchtlicher Chromatinarmut. Die Nucleolen sind stark vergrößert und liegen als runde, oder unregelmäßige Körperchen im blassen, bläschenförmigen Kern. Die pyknotischen Kerne im Zentrum des Bläschens teilen sich amitotisch, ohne daß ihnen das Plasma in der Zellteilung nachzufolgen vermag. Auf diese Weise entstehen Riesenzellen, und zwar mit 2—20 und mehr Kernen. Diese Riesenzellen verfallen frühzeitig der Nekrose. Der Zusammenhang der einzelnen nekrotischen Zellen lockert sich, so daß kleine Hohlräume entstehen. Durch Einströmen von Flüssigkeit entstehen kleine

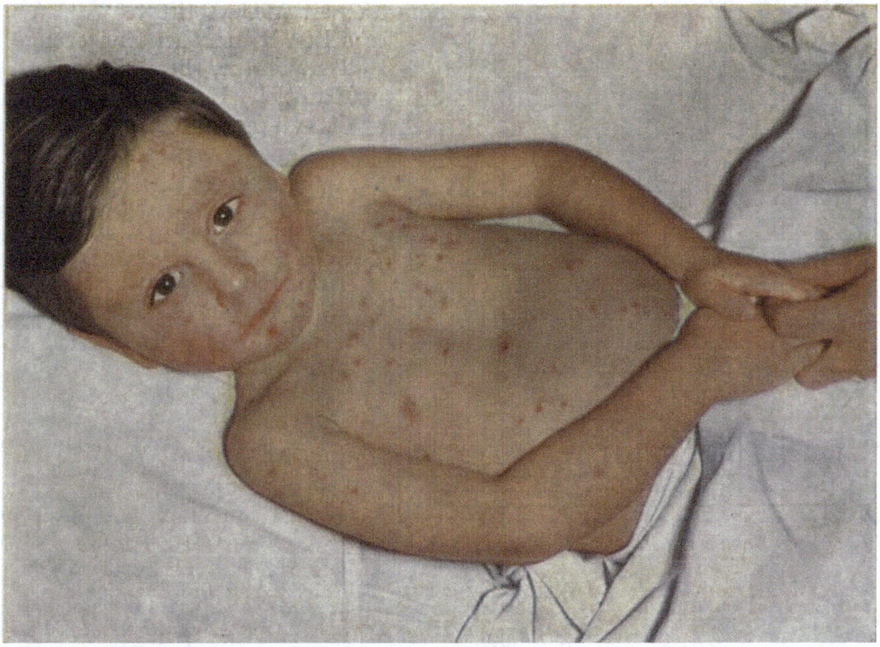

Abb. 3. Varicellen. Späteres Stadium mit HEUBNERscher Sternkarte. (Aus Tabulae exanthematicae. F. HOFFMANN-LA ROCHE, Basel.)

Bläschen, die noch durch feine Septen voneinander geschieden sind. Auch diese Septen reißen stellenweise ein, so daß die Bläschen zusammenfließen und schließlich, wenn die Resorption der Septen noch weiter geht, einen einzigen Hohlraum bilden (PASCHEN). Für Varicellen ist die reichliche Riesenzellbildung und das Fehlen von GUARNIERIschen Körperchen charakteristisch.

Mit Luft gefüllte Bläschen, Windpocken, kommen anscheinend selten bei den Varicellen vor, bei Variola überhaupt nicht.

Enanthem. Untersucht man zur Zeit der beginnenden Eruption auch die Mundhöhle, so sieht man am häufigsten am weichen Gaumen, dann auch an der hinteren Rachenwand, mitunter auf der übrigen Mundschleimhaut, den Lippen, der Zunge meist nur vereinzelte Bläschen, die jedoch hier sehr bald maceriert werden und in oberflächliche Erosionen übergehen. Glücklicherweise sehr selten entwickeln sich Bläschen im Larynx, sie können hier infolge Glottisödem rasch zu bedrohlichen Stenosesymptomen, Heiserkeit, Crouphusten Anlaß geben. Auf den Conjunctiven werden ebenfalls nicht so selten Bläschen beobachtet, und führen mitunter zu starkem Lidödem. Unangenehm ist die Lokalisation von Bläschen auf der Cornea. Auch auf der Genitalschleimhaut können sich

Bläschen in sehr großer Zahl entwickeln und sehr lästiges Brennen und Jucken verursachen.

Das Fieber. Eine charakteristische Temperaturkurve zeigen die Varicellen im allgemeinen nicht. Direkt vor und zugleich mit dem Ausbruch des Exanthems tritt häufig ein re- bzw. intermittierendes, mäßiges Fieber auf, das jedoch oft schon in 2—3 Tagen zu Ende ist. Manchmal wird aber jeder Nachschub des Exanthems von einer neuen leichten Fieberwelle begleitet. Selten kommt es vor, daß bei dem ersten Schub Fieber vermißt wird, während es bei den Nachschüben vorhanden ist. Dies tritt namentlich dann ein, wenn sich Komplikationen vorbereiten oder bereits im Anzuge sind. Gelegentlich besteht während der Varicelleneruption überhaupt gar kein Fieber. Schüttelfröste werden nur selten bei rascher Steigerung der Temperatur, besonders vor der Eruption beobachtet und sind dann öfters mit allgemeinen Konvulsionen begleitet.

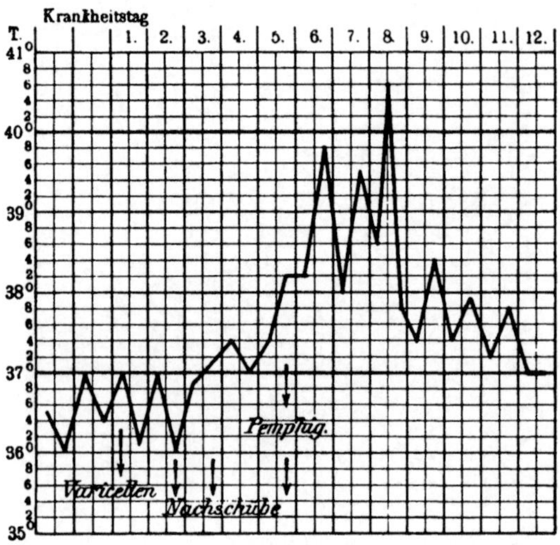

Abb. 4. Varicella bullosa. (Med. Klinik Leipzig.) (Aus Beitrag ROLLY: Handbuch der inneren Medizin, 2. Aufl., Bd. I, 1.)

Blutbild. In der Inkubation wird nicht selten bei Kindern unter 2 Jahren eine relative Lymphocytose beobachtet. Nach Ausbruch des Exanthems sieht man bei Windpocken normale oder häufiger erniedrigte Gesamtleukocytenzahl, mit relativer Lymphocytose, Myelocyten bis 4% und einer starken Verminderung der Eosinophilen. Die großen Monocyten und auch die Plasmazellen habe ich bei Varicellen häufig auffällig vermehrt gefunden (12% und darüber, BAER, ZIUKA, NELKEN, VITTETI). Sehr rasch tritt häufig eine postinfektiöse Eosinophilie auf und es entwickelt sich ein buntes Blutbild mit beträchtlicher Lymphocytose und Vermehrung der Monocyten und Plasmazellen. VAN WESTRIEMEN beschrieb einen Fall von sog. lymphatischer Reaktion nach Varicellen 2 Wochen nach der Eruption (22000 Leukocyten mit 80—85% Lymphocyten, mit Drüsenschwellung, Milztumor und Hepatomegalie, lymphämoides Drüsenfieber?). D. GOLDMAN erwähnt einen Fall von Varicellen bei einem 3jährigen Knaben, bei dem während des Verlaufes der Varicellen ein leukämieähnliches Blutbild mit 76750 Weißen und einer Lymphocytose bis 89% gefunden wurde, ohne deutliche Adenopathie und Milztumor.

Anomalien des Verlaufs. Rash. In seltenen Fällen erscheint vor Ausbruch des Varicellenexanthems ein scharlachähnliches, flüchtiges Exanthem, gewöhnlich mehrere Stunden vor der Bläscheneruption, seltener zu gleicher Zeit mit ihr und ist mehrere Stunden bis zu einem Tag, höchstens 2 Tage sichtbar. Ein solcher Rash wird viel häufiger, was hier ganz besonders erwähnt werden soll, als bei den Varicellen, bei Variola bzw. Variolois gesehen. Dieser Rash bedingt manchmal, daß die Fälle auf Scharlachabteilungen geschickt werden und dort Varicellen einschleppen (HOTTINGER).

Einzelne Epidemien wie diejenige, welche ich 1931 in Bern zu beobachten Gelegenheit hatte, zeichnen sich dadurch aus, daß bei der Mehrzahl der Efflorescenzen es überhaupt nicht zur Bläschenbildung kommt, sondern die einzelnen Varicelleneffflorescenzen stellen stecknadelkopf- bis linsengroße, manchmal leicht papulöse Roseolen dar, welche sehr bald wieder verschwinden *(Roseola varicellosa)*.

Hämorrhagische Varicellen. Der Verlauf derselben ist meist derart, daß im Anfang sich die Bläschen von anderen gewöhnlichen Varicellenbläschen nicht unterscheiden. Erst am 2. oder 3. Tag wird der Inhalt der Bläschen blutig. Solche Blutungen in die Varicellenbläschen sieht man mitunter bei bereits vorher vorhandener hämorrhagischer Diathese, Werlhof oder Thrombasthenie (GLANZMANN). Sie sind dann nicht der Ausdruck einer bösartigen hämorrhagischen Form der Windpocken, welche wir später besprechen werden.

Varicellae bullosae oder pemphigosae. Bei anderen Kranken erreichen die Bläschen eine beträchtliche Größe. Entweder besitzen sie diese Ausdehnung schon bei ihrem ersten

Auftreten oder aber die anfangs kleinen und normal großen Bläschen vergrößern sich erst, wenn andere zu gleicher Zeit aufgetretene sich bereits mit einer Kruste bedeckt haben. Auch durch Konfluenz verschiedener kleiner Varicellenbläschen können derartige größere Pemphigusblasen entstehen.

Lokalisierte und larvierte Varicellen. Bei einem Kinde, das wegen operierter Hüftgelenkluxation lange Zeit in einem Gipsverband lag und mit Varicellen angesteckt wurde, entwickelten sich die Varicellenbläschen fast ausschließlich unter dem Gipsverband. Der übrige Körper blieb verschont. Auch ROLLIER hat ähnliche Beobachtungen gemacht. WIELAND (1922) beobachtete in seiner Säuglingsstation eine Epidemie, bei der sich die Varicellen wohl infolge ekzematöser Reizung fast ausschließlich am Kopf lokalisierten und klinisch unter dem Bilde eines Pemphigus verliefen. Erst die Kontagiosität und das vereinzelte Auftreten generalisierter, typischer Varicellen ermöglichte die Diagnose. WIELAND spricht deshalb von larvierten Varicellen.

Äußere Reize haben überhaupt einen großen Einfluß auf die Lokalisation und den Verlauf der Varicellen. Nach Quarzlampenbestrahlung wurde die Hauteruption häufig sehr profus gefunden. Die Bläschen bildeten sich jedoch erheblich schneller zurück wie bei den nichtbestrahlten Kindern (GREENTHAL).

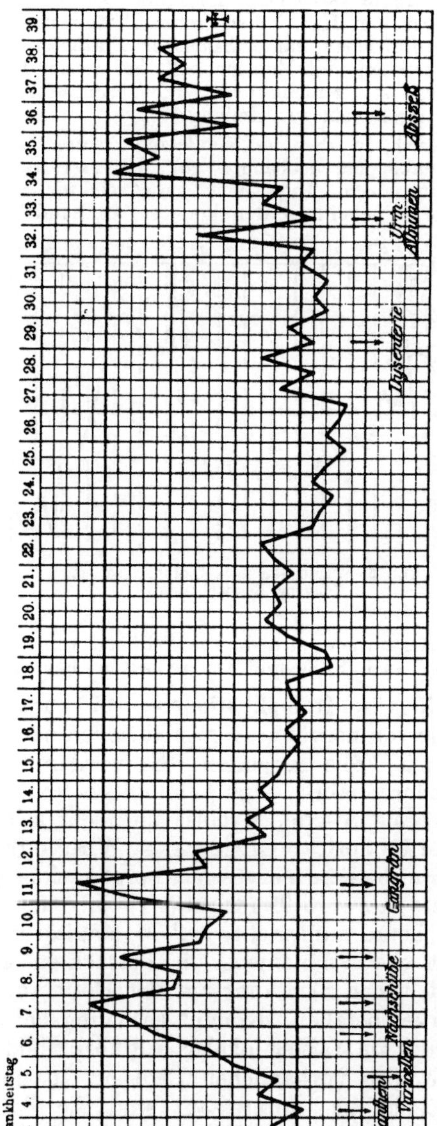

Abb. 5. Varicellen mit Gangrän und Absceß der Haut und dysenterischer Enteritis. (Med. Klinik Leipzig.) (Aus Beitrag ROLLY: Handbuch der inneren Medizin, 2. Aufl., Bd. I, 1.)

Varicellae pustulosae. Verschiedentlich kommt es hauptsächlich bei Säuglingen zu einer stärkeren Vereiterung des Varicellenbläschens, wobei sich Komplikationen durch Sekundärinfektionen leicht ereignen, wenn sich der Eiter in die Tiefe frißt. Dann bilden sich gewöhnlich an mehreren Stellen Furunkel, Abscesse, Phlegmonen. Bei einem 3 Monate alten Säugling sah ich im Anschluß an derartige Phlegmonen eine mächtige Osteomyelitis am linken Oberschenkel, welche unter allgemeiner Septicopyämie mit septisch embolischen Pneumonieherden zum Exitus führte. In einem anderen Fall bei einem 5 Monate alten Säugling entstand an mehreren Stellen gleichzeitig oder kurz nacheinander von Varicellenpusteln aus ein Wandererysipel, das schließlich über den ganzen Körper wanderte, aber unter Höhensonnenbehandlung und nach Injektion von 2mal 20 Scharlachstreptokokkenserum Höchst ohne weitere Komplikation zur Heilung kam. Statt des Erysipels kann man auch unter den gleichen Umständen nicht selten eine Scharlachinfektion erleben.

Varicellae gangraenosae. Die Varicellenblasen füllen sich zuerst mit blutig seröser Flüssigkeit und wachsen rasch bis etwa zu Frankenstückgröße aus, der Blasengrund wird gangränös und nach dem Platzen der Blase liegt ein wie mit dem Locheisen ausgestanztes Geschwür mit nekrotischem Grund vor. Ich beobachtete solche gangränöse Geschwüre in größerer Zahl bei einem durch schwere Keuchhustenanfälle stark heruntergekommenen Kinde hauptsächlich in der Haut des behaarten Kopfes. Das Kind ging an Sepsis zugrunde. KONDO hat gangränöse Varicellen an der Haut des Rückens bei einer Mischinfektion von Masern und Varicellen beobachtet. Diese gangränöse Form wird somit meist bei marantischen, durch andere Krankheiten geschwächten, insbesondere auch ernährungsgestörten

Kindern gesehen. Nur gelegentlich werden auch ganz gesunde Individuen in einzelnen Epidemien befallen, welche sich durch gehäuftes Auftreten der gangränösen Form auszeichnen (HEIM 1909).

Purpura varicellosa. Es kommt zu Blutungen nicht nur in die Bläschen, sondern auch an gesunden Hautstellen treten Petechien und Ekchymosen auf, dazu kommen oft noch andere Zeichen hämorrhagischer Diathese, nämlich Schleimhautblutungen, Nasenbluten, Blutbrechen und Melaena. Ob bei diesen Fällen immer eine akute Thrombopenie nachweisbar ist, ist nicht sicher. Die Prognose ist manchmal ungünstig. Manche Fälle kommen aber gleichwohl zur Heilung.

Auch in der Rekonvaleszenz wurde hämorrhagische Diathese mit kurzdauernder Thrombopenie beobachtet (W. HOFFMANN). KNAUER hat einen Fall von Purpura fulminans am 5. Tage nach ganz leichten Varicellen beschrieben, der durch Bluttransfusionen geheilt werden konnte. Es handelte sich um eine anaphylaktoide Form (Blutplättchen 200000 und Ungerinnbarkeit des Blutes infolge vorübergehenden Fibrinogenmangels, ähnlich wie bei anaphylaktischem Shock).

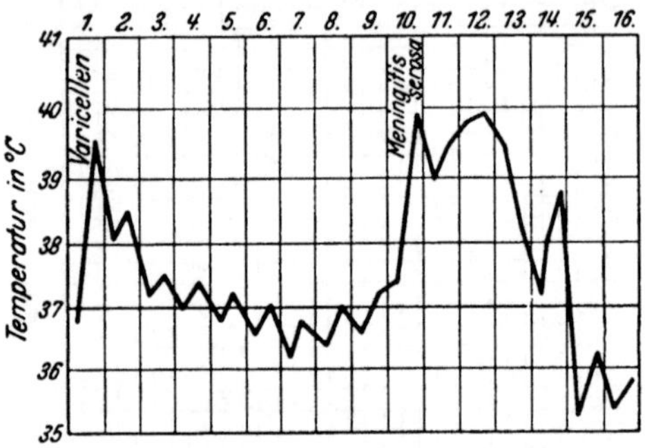

Abb. 6. Varicellen mit Meningiti serosa. (Eigene Beobachtung.)

Von diesen hämorrhagischen Diathesen sind zu unterscheiden die Blutungen, welche bei Keuchhusten in und neben den Bläschen im Gebiete der oberen Hohlvene auftreten können (KNÖPFELMACHER).

Unterbrechung der Eruption. Bei einem 9 Monate alten Kind sah ich zuerst einen Schub eines regelrecht entwickelten Varicellenexanthems. Die Varicellenbläschen dorrten jedoch sofort ab, während sich eine Bronchopneumonie entwickelte. Nach 3wöchentlichem Verlauf heilte die Bronchopneumonie und nun kam das Varicellenexanthem in mehreren Schüben von neuem zum Vorschein. Ähnliche Beobachtungen haben auch FEER und andere beschrieben, z. B. auch bei interkurrenter Gastroenteritis.

Nervöse Komplikationen. 1927 hat GLANZMANN die bis dahin bekannten Fälle von nervösen Komplikationen nach Varicellen zusammengestellt und selber 3 neue Fälle mitgeteilt. Es werden beobachtet Meningitis varicellosa, Großhirnencephalitis, Ophthalmoplegia externa, Chorea, akuter cerebraler Tremor, cerebrale Ataxie, Myelitis und sehr selten Polyneuritis, multiple Sklerose und Neuritis optica. GLANZMANN, WINNICOTT und GIBBS haben darauf hingewiesen, daß sich diese nervösen Komplikationen in einer ganz bestimmten Reaktionszeit von 5—15 Tagen entwickeln. GLANZMANN hat auf Grund dieser Tatsache die Lehre aufgestellt, daß Meningitis und Encephalitis varicellosa als anaphylaktische Phänomene zu betrachten sind. Das ultravisible Varicellenvirus siedelt sich nicht nur auf der Haut an, sondern kann auch das Nervensystem stärker befallen. Kommt es häufig bei einer schwachen Hauteruption nachher wieder zu starker lokaler Antikörperbildung im Gehirn und trifft diese mit den hier noch vorhandenen Erregern zusammen, so kommt es zu Meningitis und Encephalitis. Interessant sind die Parallelen zu der Vaccinemeningitis und Encephalitis, für welche die gleiche Reaktionszeit gilt. Der Einwand von DÖRR, daß man dann häufiger bei diesem Entstehungsmechanismus Meningitis und Encephalitis sehen müßte als es tatsächlich der Fall ist, ist wohl nicht stichhaltig. Denn es ist denkbar, daß sich solche Reaktionen zwischen Antigen- und Antikörper unter der Schwelle der klinischen Wahrnehmbarkeit entwickeln können, weil die Apotoxinbildung nur gering ist. Andererseits können nur leichte Symptome wie Kopfschmerzen usw. vorhanden sein und eben nur die schwersten Fälle, sei es mit stärkerer Infektion des Zentralnervensystems oder mit intensiverer Produktion ungünstig wirkender Antikörper führen zu ausgesprochener Meningitis und Encephalitis.

Varicellen und Herpes zoster. Auf die neurotrope Wirkung des Varicellenvirus hätte eigentlich schon die eigentümliche Beziehung zwischen Varicellen und Herpes zoster hinweisen sollen, auf welche v. BOKAY bereits 1892 aufmerksam gemacht hat. Das Varicellenvirus kann sich primär in den Spinalganglien festsetzen und von hier aus lokalisierte Herpes zoster-Eruption an Stelle des generalisierten Exanthems erzeugen. Wir beobachten hier ähnlich wie bei den übrigen nervösen Komplikationen der Varicellen eine gewisse Gegensätzlichkeit zwischen Dermotropie und Neurotropie.

Beim Herpes zoster varicellosus wurden hämorrhagische und nekrotische Veränderungen, auch intracelluläre Körperchen, die an Negri erinnerten (FREEMAN), in den Spinalganglien gefunden. Die Veränderungen pflanzen sich auch auf die hinteren Wurzeln fort und können eine Art Poliomyelitis posterior erzeugen (McCORMICK). Ferner wird darauf hingewiesen, daß man bei Varicellen Herpes zoster, Herpes simplex-ähnliche acidophile intranucleäre Einschlußkörperchen in den Epithelzellen der Hautbläschen findet. Herpes zoster und Varicellen sind eben „ectodermoses neurotropes", d. h. sie greifen Haut und Zentralnervensystem an. McDONALD berichtet über einen Fall von Herpes zoster, auf den eine epidemische Encephalitis folgte und auf diese Varicellen. Es zeigen sich hier merkwürdige verwandtschaftliche Beziehungen zwischen Krankheiten, die durch ultravisible Vira erzeugt werden: Schafpocken und Pferdepocken, Kuhpocken, Variola, Variolois, Alastrim, Windpocken, Herpes zoster, symptomatischer Herpes und epidemische Encephalitis.

Während die Varicellen hauptsächlich bei Kindern unter 10 Jahren vorkommen, findet man den Herpes zoster mehr bei Erwachsenen. Am häufigsten kommt es deshalb vor, daß in einer Familie zuerst ein Erwachsener an Herpes zoster erkrankt, worauf dann nach einer mittleren Inkubationszeit von 14—15 Tagen mit einer Streuung von 7—24 Tagen ein Kind Varicellen bekommt, das dann diese Infektion wieder weiter übertragen kann. In den letzten Jahren habe ich selber zwei derartige Beispiele erlebt.

Bei dem einen zeigte der Vater des Kindes vom 18. 10. 27 an zuerst Schmerzen in der linken Lendengegend. Vom 25. 10. an zeigten sich Herpesbläschen links vom 4. Lendenwirbel, die sich bis in die Leistengegend und die Innenseite des linken Oberschenkels ausbreiteten (typischer Herpes zoster). Der Vater ist nicht sicher, ob er in der Jugend Varicellen gehabt hat. Sein 4jähriges Kind erkrankte am 6. 11. 27 mit allgemeinem Unwohlsein und am 8. 11. 27 zeigte es ein typisches Varicellenexanthem.

Bei dem anderen Falle klagte der Vater seit dem 7. 1. 30 über Müdigkeit und Schmerzen im Kreuz. Am 10. traten leichtes Fieber und Kopfschmerzen auf. Am 11. 1. fand ich einen typischen Herpes zoster mit vielen gruppierten Bläschen in der rechten Lendengegend, welche sich in die rechte untere Bauchseite und Leistengegend ausbreiteten. 14 Tage später bekam sein 4jähriger Knabe am 25. 1. 30, 19 Tage später, am 29. 1. 30, sein 7jähriges Mädchen Varicellen. Es wurden also nacheinander beide Kinder von Herpes zoster des Vaters mit Varicellen infiziert.

Seltener ist der umgekehrte Vorgang, daß infolge einer Infektion an einem Varicellenkranken der Infizierte statt Varicellen, Herpes zoster bekommt.

In der ganzen Weltliteratur liegen jetzt so zahlreiche Beobachtungen vor, daß an einem Zusammenhang zwischen Zoster und Varicellen nicht mehr zu zweifeln ist. v. BOKAY hat 1928 im ganzen 122 Fälle sammeln können. NETTER fand in der französischen Literatur und nach eigenen Beobachtungen 72 Fälle von Varicellen als Folge von Zoster und 14 Fälle von Zoster als Folge von Varicellen.

Mitunter tritt beim gleichen Individuum zuerst ein Herpes zoster auf, dem dann nach einer gewissen Zeit z. B. nach 12 Tagen eine generalisierte Eruption folgt, welche derartig Varicellen ähnlich ist, daß sie von den Varicellen nicht unterschieden werden kann. Dabei gibt es zwischen Zoster mit aberrierenden Bläschen, sog. Herpes zoster generalisatus und typischen Varicellen alle Übergänge.

Gegenseitige Immunitäten zwischen Varicellen und Zoster und umgekehrt brauchen nicht zu bestehen. So können Erwachsene, die an Zoster varicellosus erkranken, in der Jugend bereits Varicellen gehabt haben, und umgekehrt können Kinder nach einem Herpes zoster noch an Varicellen erkranken (SCHEER, COZZOLINO u. a.).

Interessant sind die experimentellen Untersuchungen von KUNDRATITZ. Es gelang ihm Herpes zoster auf junge Kinder zu überimpfen, und zwar in 5 Fällen. Es entwickelten sich 9—12 Tage nach der Inoculation ein Herd klarer Bläschen, auf erythematöser Basis. Kinder mit positiver Reaktion erwiesen sich nachher gegenüber Varicellen immun. Kinder, welche bereits Varicellen gehabt hatten, reagierten nicht auf die Inoculation mit Zostermaterial. Kundratitz gelang es auch, durch Überimpfen von Zosterblasenflüssigkeit experimentell Varicellen zu erzeugen, die wiederum ansteckend waren. Auch Lauda und Stöhr gelang es durch Übertragung von Zosterflüssigkeit von Erwachsenen auf Kinder in 14—18 Tagen Varicellen zu erzeugen.

Cornella de Lange wies nach, daß im Serum von Zoster- und Varicellenpatienten die Komplementablenkung mit Varicellenkrustenextrakten spezifisch ausfällt. Es werden also gegen beide Infektionen gemeinsame spezifische Antikörper gebildet.

Das Problem Herpes zoster und Varicellen birgt noch manche Unklarheiten. Es ist möglich, daß es einen Herpes zoster gibt, der mit dem Varicellenvirus nichts zu tun hat. Immerhin ist es vorsichtiger, den Herpes zoster als varicellenverdächtig zu behandeln und von ihm befallene Erwachsene oder größere Kinder vom Verkehr mit jüngeren Kindern fernzuhalten.

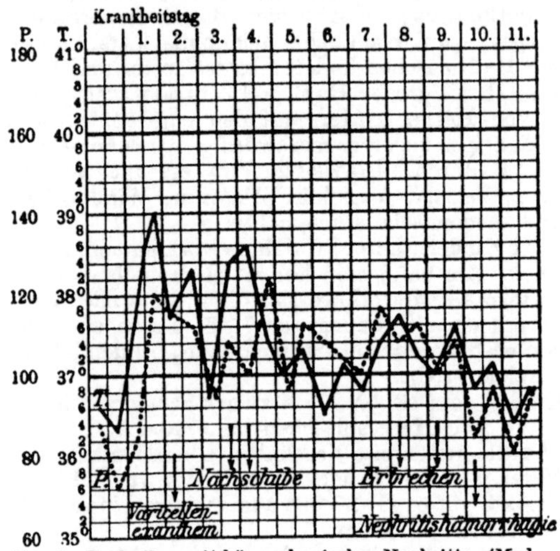

Abb. 7. Varicellen mit hämorrhagischer Nephritis. (Med. Klinik Leipzig.) (Aus Beitrag Rolly: Handbuch der inneren Medizin, 2. Aufl., Bd. I, 1.)

Vom Schleimhautenanthem ausgehende Komplikationen. Als solche wären zunächst zu nennen stärkere Stomatitis und Rhinitis.

Otitis media und externa. Nicht so selten kommt es im Anschluß an Varicellen zu Otitis media, welche lebhafte Schmerzen und Temperatursteigerungen bedingt. Sie muß durch die Inspektion unterschieden werden von der Otitis externa, die dann entsteht, wenn sich Bläschen im äußeren Gehörgang entwickeln. Sie führen dann zu Ohrensausen und erheblichen Schmerzen. Die Otitis media mit oder ohne Perforation verläuft bei den Varicellen meist gutartig. Bei einem Säugling sah ich jedoch Komplikationen mit Mastoiditis und subperiostalem Absceß. Trotz frühzeitiger Operation kam es zu eitriger Streptokokkenmeningitis und rasch tödlichem Ausgang unter schweren Konvulsionen.

Laryngitis. Infolge des Sitzes einer Varicellenblase im Kehlkopf kann es zu Croup-erscheinungen mit schweren Erstickungsanfällen kommen, die eine Intubation oder Tracheotomie notwendig machen. Durch akut einsetzendes Glottisödem kann der Tod sehr rasch erfolgen. Auch sonst ist die Sterblichkeit derartiger Fälle groß, mitunter kann es sogar zu Gangrän des Kehlkopfes kommen. Verwechslung mit diphtherischem Croup liegt besonders dann nahe, wenn der Varicellencroup vor der Hauteruption auftritt.

Bronchopneumonie. Bei Säuglingen, seltener bei größeren Kindern entwickeln sich auf der Höhe der Varicelleneruption, wie ich mehrfach beobachtet habe, Bronchopneumonien mit meist gutartigem Verlauf. Grenet und Delarue sahen jedoch Haut-, Larynx- und Lungengangrän bei einem Fall mit tödlichem Ausgang. Selten kommt es zu eitriger Pleuritis, Perikarditis, Lymphdrüsenvereiterung, Mediastinalabscessen usw.

Magendarmkanal. Komplikationen von dieser Seite sind selten. Doch kommt es namentlich bei Säuglingen im Anschluß an Varicellen zu Erosionen der Magenschleimhaut und zu hartnäckigen Dyspepsien. Mitunter wird durch Varicellen bei dyspeptischen Säuglingen eine Toxikose ausgelöst (Langstein).

Urogenitalorgane. Eine Komplikation, welche direkt auf eine Einwirkung des Varicellenvirus bzw. dessen Toxin zu beziehen ist, ist die akute, meist hämorrhagische Nephritis. Diese tritt gelegentlich 2—3 Tage nach der Varicelleneruption oder aber erst später nach 8, seltener 14 Tagen auf. Rolly beobachtete mehrere Fälle vorübergehender, leichter, akuter Nephritis. In 2% seiner Fälle kam es zu einer ausgesprochenen hämorrhagischen Nephritis, welche die Prognose vorübergehend ernst gestaltete und mehrere Wochen bis zur Heilung währte. Der Verlauf der varicellösen oder postvaricellösen Nephritis ist demjenigen der Scharlachnephritis sehr ähnlich, insofern Ödeme, Herzerscheinungen, Urämie auftreten können. Im allgemeinen ist jedoch der Verlauf ein leichterer.

Sabrazès beobachtete bei einem 20jährigen Mann eine mit mehreren Schüben verlaufende *Orchitis* und *Epididymitis* varicellosa.

Gelenkaffektionen gehören zu den sehr seltenen Komplikationen der Varicellen. Sie sind meist seröser, seltener eitriger Natur und gewöhnlich auf mehrere Gelenke ausgedehnt. ROLLY sah derartige Gelenkschwellungen und Schmerzen selten. Sie verliefen ganz leicht und kurz und nur einmal trat ganz nach Art des akuten Gelenkrheumatismus die Affektion sehr heftig auf und ging erst nach wochenlangem Bestand in Heilung über. Diese gutartige, seröse Poly- oder Monarthritis ist wohl zu unterscheiden von der eitrigen Synovitis, welche im Gefolge auch anderer pyämischer Metastasen auftreten kann.

Komplikationen mit anderen Krankheiten. *1. Diphtherie.* Mehrmals sah ich Rachendiphtherie entweder im Anfang der Varicellen oder nach den ersten Tagen. Der Verlauf war in meinen Fällen bei sofortiger Serumbehandlung günstig. Es sind jedoch auch maligne Formen mit sekundären, diphtherischen Hautinfektionen beschrieben (JOE).

2. Scharlach. Diese Kombination habe ich ebenfalls mehrfach gesehen. Die Eintrittspforte bilden meist eine oder mehrere Varicellenpusteln. Beide Krankheiten verliefen nebeneinander, ohne sich wesentlich zu beeinflussen, höchstens wurden fast alle Varicellenbläschen eitrig. Die Prognose war günstig.

3. Masern. Bei gleichzeitiger Infektion von Masern und Varicellen wird die Inkubationszeit der Varicellen oft verlängert und bei bestehendem Masernexanthem trocknen die Varicellenbläschen auffallend rasch ein. Zu fürchten ist bei dieser Doppelinfektion Bildung größerer Blasen und Gangrän (HENOCH, CERF, KONDO).

4. Keuchhusten. Bei Keuchhusten kommt es oft zu Blutungen in die Bläschen im Bereich des Versorgungsgebietes der oberen Hohlvene. Über ein Nachlassen der schweren Hustenanfälle während des Bestehens des Varicellenexanthems wird mehrfach berichtet.

5. Tuberkulose. Es gibt eine postvaricellöse, anergische Phase, bei der die Haut auf Tuberkulin, ähnlich wie bei Masern, Scharlach nicht mehr reagiert (SCHÖNFELD). Nach klinischen Beobachtungen nahm man an, daß die Varicellen ganz ähnlich wie die Masern einen besonders ungünstigen Einfluß auf eine tuberkulöse Erkrankung ausüben. Bei einem Teil dieser Patienten wird die tuberkulöse Erkrankung überhaupt erst in der Rekonvaleszenz der Varicellen bemerkt, bei dem anderen Teil hatten bereits vorher scheinbar gutartige Symptome von Hilusbronchitis und Bronchialdrüsentuberkulose bestanden. Die Tuberkulose kann unter Umständen durch Varicellen dermaßen aktiviert werden, daß die Patienten in der Folgezeit bald daran sterben.

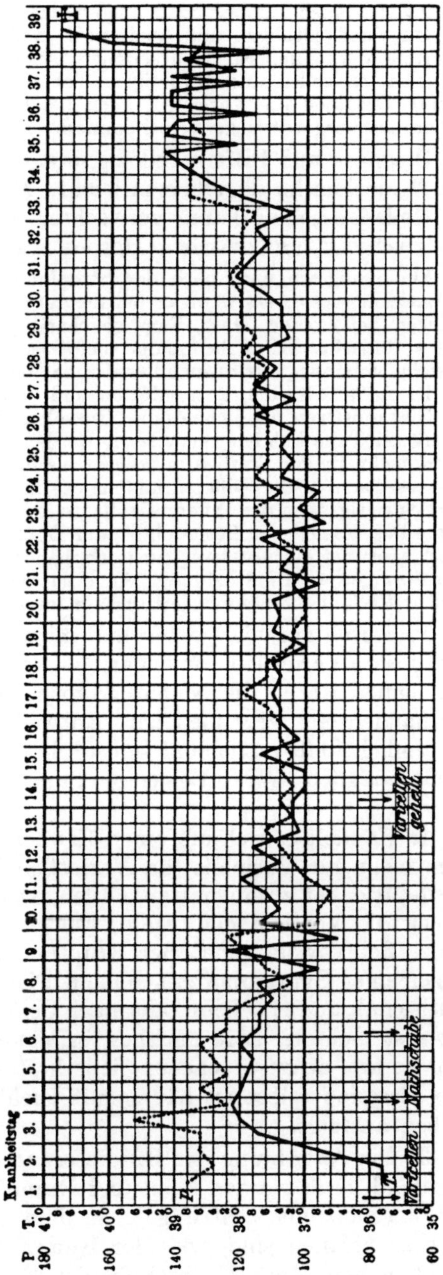

Abb. 8. Varicellen mit käsiger Pneumonie. (Med. Klinik Leipzig.) (Aus Beitrag ROLLY: Handbuch der inneren Medizin, 2. Aufl., Bd. I, 1.)

ROLLY erwähnt einen Fall (Abb. 8), der mit typischen Varicellenbläschen aufgenommen wurde und früher stets gesund gewesen sein soll. Am 4. und 6. Krankheitstag traten Nachschübe des Ausschlags auf, am 14. Krankheitstag war alles abgeheilt. Nun setzte aber eine anfangs harmlos erscheinende Bronchitis ein. Am 23. Krankheitstag trat Dyspnoe hinzu.

Infiltration beider Oberlappen und am 39. Krankheitstag Exitus. Die Sektion ergab eine tuberkulöse, käsige Pneumonie beider Oberlappen und der oberen Partien der Unterlappen.

Einen ähnlichen Krankheitsverlauf nahmen nach ROLLY 3% seiner Varicellenfälle. Es scheint sich aber um besonders ungünstige Verhältnisse gehandelt zu haben. Denn nach meinen Beobachtungen und auch nach anderen Autoren (ECKSTEIN, GOEBEL) scheinen derartige Vorkommnisse doch seltenere Ausnahmen darzustellen, so daß der Kausalnexus zwischen Varicellen und bösartigem Tuberkuloseverlauf kein allzu enger zu sein scheint. Häufig verlaufen die Varicellen auch bei tuberkulösen Kindern ganz gutartig, ohne die Tuberkulose irgendwie zu verschlimmern.

Diagnose und Differentialdiagnose. In den typischen Fällen ist die Diagnose der Varicellen im allgemeinen leicht. Mit Pemphigus, Herpes, Miliaria kann der Varicellenausschlag kaum verwechselt werden. Schwierig oder unmöglich wird die Diagnose nur zwischen Herpes zoster generalisatus und Varicellen.

Am häufigsten wird noch der Strophulus infantum (Lichen urticatus) mit Varicellen verwechselt, besonders wenn er bei mehreren Geschwistern infolge des gleichen Diätfehlers (Zucker, Schokolade, Obst, Eier) gleichzeitig auftritt und damit eine epidemische Krankheit vortäuscht. Beim Strophulus bleibt jedoch vor allem die behaarte Kopfhaut frei, das Gesicht wird nur ganz ausnahmsweise befallen, er zeigt sich hauptsächlich am Rumpf und an der Außenseite der Extremitäten und verursacht starken Juckreiz.

Die abortiven Knötchen und Roseolen der Roseolae varicellosae können mit kleinpapulösen Tuberkuliden verwechselt werden, die jedoch einen weniger frischroten, sondern einen mehr lividen Farbenton zeigen. Außerdem kommen Typhus, Paratyphus, seltener Luesroseolen für die Differentialdiagnose in Betracht.

Schwierig kann die Differentialdiagnose zwischen Varicellen-Rash und echtem Scharlach sein. Das Fehlen der Eosinophilie, der DOEHLE-Körperchen, der Urobilinogenreaktion mitunter aber erst ein negatives Auslöschphänomen oder das auffallend rasche Verblassen des Rash bringen die Entscheidung. Auch hat der Rash den Charakter eines diffusen Erythems und es fehlt die Zusammensetzung aus lauter kleinen Tüpfelchen wie beim Scharlach.

Praktisch am wichtigsten und mitunter am schwierigsten ist die Differentialdiagnose: Varicellen und Variola bzw. Variolois. Während der Schweizer Epidemien waren die beiden Exantheme, auch was Nachschübe, gleichzeitiges Vorhandensein verschiedener Entwicklungsstufen usw. anbelangt, einander so ähnlich, daß manchmal selbst für den Geübten eine sichere Unterscheidung nicht möglich war. Folgende Punkte müssen hauptsächlich berücksichtigt werden:

1. Handelt es sich um einen Erwachsenen, so spricht die vorliegende Krankheit mehr für Variolois, da Varicellen bei Erwachsenen selten sind. Man ergreife also bei zweifelhaften Fällen, wenn es sich nicht um ein Kind handelt, lieber alle Vorsichtsmaßregeln, welche bei Variola geboten sind.

2. Bei Variola gehen der Eruption des Ausschlages mehrere Tage schwerer allgemeiner Symptome mit hohem Fieber voraus. Dann sinkt das Fieber fast kritisch ab und erst beim oder nach dem Fieberabfall, in der Schweizer Epidemie oft erst mehrere Tage nachher, erfolgt die Eruption. Bei den Varicellen fehlt ein derart ausgesprochenes fieberhaftes mehrtägiges Prodromalstadium, und die Eruption selbst ist häufig mit leichtem Fieber begleitet, das während derselben ansteigt.

3. Die Anordnung der Efflorescenzen ist bei den Varicellen eine sehr zentripetale, d. h. es werden Kopf und Rumpf stärker befallen wie die Extremitäten; bei Variolois eine zentrifugale, in dem die Extremitäten, z. B. die Handrücken stärker befallen sind wie der Rumpf (TIÈCHE). Bei der Variolois entstehen nicht in dem Maße Nachschübe des Exanthems, wie bei den Varicellen, so daß an einer Körperregion alle Bläschen gleichaltrig sind und deshalb fast genau gleich aussehen, während wir bei den Varicellen die verschiedensten Entwicklungsstadien nebeneinander in der gleichen Körperregion beobachten (Sternkarte). Es finden sich nebeneinander Roseolen, Papelchen, Vesikel, Pusteln, Krusten usw.

4. Die Dauer der Entwicklung der Papeln zu Bläschen dauert bei Variola ein paar Tage, bei den Varicellen in der Regel nur ein paar Stunden.

5. Die Epidermisdecke der Varicellenbläschen ist dünner als diejenige der Variolabläschen; infolgedessen haben die Varicellenbläschen ein fast anderes Aussehen als die viel solideren Variolabläschen, die oft einen perlmutterartigen Glanz zeigen und nicht so durchsichtig sind wie die Varicellenbläschen, die ihren gelblichen Inhalt klar durchschimmern lassen.

6. Man forsche in der Anamnese nach, ob bei dem Erkrankten in den letzten Jahren eine erfolgreiche Pockenimpfung vorgenommen worden war, auch, ob derselbe schon Varicellen gehabt hat. Handelt es sich um ein vor wenigen Jahren mit Erfolg geimpftes Kind, das Varicellen noch nicht gehabt hat, so spricht dies zum vornherein für Varicellen. Man kann auch bei bestehendem Exanthem zur Differentialdiagnose die Vaccination versuchen. Haftet die Vaccine, so spricht dies für Varicellen, im anderen Fall für Variola. Gerade bei den Schweizer Epidemien hat jedoch diese Unterscheidung sehr häufig im Stich gelassen, indem die Varicellenfälle vielfach eine Anergie gegen die Pockenimpfung zeigten, während sie trotz eines Variolaexanthems angehen konnte (SAHLI).

7. Es ist zweckmäßig, im Zweifelsfalle den PAULschen Versuch anzustellen, indem man den verdächtigen Bläscheninhalt auf die Hornhaut von Kaninchenaugen überimpft und dann nach den GUARNIERIschen Körperchen in den Hornhautzellen sucht. Ihr Vorhandensein spricht für Pocken.

Ferner ist zu betonen, daß Ausstriche von jungen Varicellenbläschen stets zahlreiche Riesenzellen enthalten. In der echten Pocke sind die PASCHENschen Körperchen zu finden.

8. DOLD konnte zeigen, daß das Serum von Varicellenkranken eine positive Komplementbindungsreaktion ergibt, wenn als Antigen eine Aufschwemmung von Varicellenkrusten zur Verwendung kam, dagegen stets eine negative Reaktion, wenn das Antigen aus Variolakrusten hergestellt war.

9. Die Allergieprobe von TIÈCHE ist positiv bei Variola, negativ bei Varicellen. Bei cutaner Überimpfung von Bläscheninhalt bildet sich bei Variola eine Frühreaktion.

Das Blutbild läßt sich nicht sicher zur Differentialdiagnose verwerten.

Prognose. Sie ist im allgemeinen günstig zu stellen. Nur bei Säuglingen, schwächlichen, hautkranken, oder mit anderen Leiden behafteten, gewissen tuberkulösen Kindern ist sie vorsichtig zu stellen. Im Verhältnis zu der großen Zahl der Erkrankungen ist die Letalität sehr gering, durchschnittlich 0,01—0,05% (HOTTINGER).

Prophylaxe. Mit einer Isolierung der Patienten kommt man bei den Varicellen ähnlich wie bei den Masern bei der außerordentlichen Kontagiosität unmittelbar vor Ausbruch des Exanthems fast regelmäßig zu spät. Der Patient muß so lange isoliert werden, bis die Borken abgefallen sind (2—3 Wochen). Kinder in der Periode der Inkubation sind während 10 Tagen in der Regel nicht ansteckend und brauchen auch noch nicht isoliert zu werden, nur macht die Bestimmung des ersten Tages der Inkubation oft Schwierigkeiten, so daß es vorsichtig ist, die Isolierung etwa in der zweiten Hälfte der mutmaßlichen Inkubationszeit einige Tage früher anzusetzen.

Aktive Immunisierung, Varicellisation. Die Varicellisation ist leider noch ein umstrittenes Verfahren, das keinen absolut sicheren Schutz gewähren kann. Immerhin gelang es doch schon einer ganzen Reihe von Autoren, Kinder vor Varicellen zu schützen, gleichgültig, ob sich bei der Überimpfung von Bläscheninhalt eine Lokalreaktion zeigte oder nicht.

Technik. 1. Das Naheliegendste war Lymphe aus möglichst frischen Blasen mit nur ganz geringer entzündlicher Reaktion der Umgebung direkt mit der Impflanzette zu entnehmen und auf den Impfling mittels Scarifikationen zu übertragen. Diesen Weg hat 1913 KLING beschritten. WADDLE-ELEY und auch GREENTHAL reinigen das Bläschen mit Alkohol und physiologischer Kochsalzlösung, trocknen mit Watte auf und lassen den Inhalt eines frischen Bläschens in eine Glascapillare aufsteigen. Beim Impfling wird nun der Inhalt der Capillare am Vorderarm ausgeschüttet und man macht durch die Flüssigkeit hindurch mit einer sterilen Nadel 40—50 feine Stiche, ohne daß es blutet (GREENTHAL). FEDDERS bringt auf der gereinigten Haut des Oberarms 10 oberflächliche Scarifikationen nach Art der PONNDORF- oder der PAULschen Rheumaimpfung an, nachdem der Inhalt eines klaren, wasserhellen, mittels einer Lanzette angestochenen Bläschens auf die betreffende Hautstelle übertragen worden war. Man läßt die Flüssigkeit eintrocknen und legt einen kleinen Verband an.

Bei einigen Impflingen gibt es am 2.—3. Tag eine unspezifische Frühreaktion, in Form einer lokalen Rötung.

Die spezifische Reaktion zeigt sich in der Regel erst zwischen dem 8. und 13. Tag, in Form einer Papel an der Impfstelle. Diese Papel verbleibt in diesem Stadium oder aber es bildet sich sehr rasch ein Bläschen, das zu einer Kruste eintrocknet, die später abfällt und manchmal eine Narbe, ähnlich einer solchen bei Verwendung mit Pockenimpfstoff hinterläßt. Die Impfung selber macht gewöhnlich weder Fieber noch Beschwerden (GREENTHAL).

Bei starker Lokalreaktion kommt es nicht so selten zu vereinzelten oder mehreren Efflorescenzen, die sich auch besonders in der Area der Lokalreaktion zeigen können. Sie verhalten sich ähnlich wie die Vaccina generalisata bei der Pockenimpfung. Sie bilden sich auch gewöhnlich sehr rasch zurück. FEDDERS sieht daher diese Bläschen als Impfmetastasen an. Es zeigt sich somit nach einer Woche eine lokale Reaktion an der Impfstelle, knapp eine Woche später bei starker lokaler Impfreaktion, Impfmetastasen. Ob diese Deutung für alle Fälle zutrifft, erscheint zweifelhaft, denn es könnte sich auch um die trotz der Impfung angehende, aber abgeschwächte, natürliche Infektion mit Varicellen handeln. Hie und da treten auch milde Varicellen ohne lokale Reaktion auf (KNÖPFELMACHER, FINKELSTEIN, HOTZEN u. v. a.). Der Nachteil liegt darin, daß auch die abgeschwächten Varicellen infektiös sind.

2. HESS und UNGER haben den sterilen Blaseninhalt intravenös eingespritzt und dadurch eine gute Immunität erzeugen können.

3. KESMARSKY injizierte statt Bläscheninhalt 0,1 cm³ Citratblut von frisch erkrankten Patienten (36stündiges Exanthem) intracutan. FRICK und STRUVE sowie BÄUMLER u. a. erlebten mit dieser Methode jedoch ausgesprochene Mißerfolge.

Passive Immunisierung mit Rekonvaleszentenserum. 3—6 cm³ Varicellenrekonvaleszentenserum vom 1.—8. Tag nach der Deferveszenz entnommen intramuskulär oder subcutan am 1.—4. Inkubationstag injiziert, gibt in einem großen Teil der Fälle befriedigenden Schutz (BLACKFAN und WEECH, WALLGREN u. a.). Aber auch der Wert dieser Methode ist umstritten.

Bei den Spendern ist natürlich immer vor der Verwendung Tuberkulose auszuschließen und die WASSERMANNsche Reaktion muß völlig negativ sein. Blaseninhalt und Serum müssen vor der Verwendung durch Plattenaussaat auf Sterilität geprüft werden.

Therapie. Bettruhe ist bei leichteren und unkomplizierten Fällen nur bis zur Deferveszenz, dem Ausbleiben neuer Nachschübe und dem Eintrocknen der Bläschen erforderlich. Von frühzeitigem Aufstehen habe ich keinen Schaden gesehen. Vor dem Aufstehen ist der Urin auf Eiweiß zu untersuchen und wenn sich auch nur Spuren finden, so muß weiter Bettruhe eingehalten werden.

Sehr große Sorgfalt ist auf eine gute Haut- und sorgsame Mundflege zu legen. Bäder verwerfe ich gänzlich, da sie nur die Eruption fördern und die Bläschen leicht zur Maceration bringen. Eine Salbenbehandlung ist ebenfalls nicht angezeigt, da sie die Eintrocknung der Bläschen hindert. Feuchte Packungen wirken nur reizend und erzeugen eine unerwünscht starke Eruption. Am besten hat sich mir das folgende Vorgehen bewährt: Die Haut wird 3mal täglich mit lauwarmem Essigwasser ganz leicht abgewaschen und wenn sie noch feucht ist, ergiebig mit dem folgenden Puder bestreut:

Menthol	0,05—1,0
Zinc. oxyd.	
Talc. ana	50,0

Das Menthol lindert den Juckreiz, wirkt leicht desinfizierend und hemmt deutlich die Bläschenbildung, so daß nach der Behandlung viele Bläschen sich gar nicht entwickeln und die Efflorescenzen im papulösen Stadium bleiben. Schon vorhandene Bläschen trocknen rasch ein.

Besteht höheres Fieber und neigen die Bläschen zur Vereiterung, so gebe ich als internes Desinfiziens, das unter Umständen in die Bläschen ausgeschieden wird, unter Abspaltung von Formaldehyd Urotropin in der folgenden Mixtur:

Acid. muriat. dilut.	1,0
Urotropin	5,0
Pyramidon	1,0
Aquae dest.	80,0
Sirup. Rubi Idaei ad	100,0

M.D.S. 4—5×1 Teelöffel.

Zur Mundpflege empfiehlt sich häufiges Spülen mit Kamillentee oder Salbeitee mit Zusatz von 1 Teelöffel Glycerin auf 1 Glas.

Bei stärkeren schmerzhaften Erosionen auf der Mundschleimhaut empfiehlt sich Pinselung mit 1%iger Kaliumpermanganat oder 3%ige Chromsäurelösung Nachher Einstäuben von Zucker oder Vioform.

In gleicher Weise werden auch Erosionen an der Innenseite der Labien und am After behandelt. Hier muß man zur Linderung der Beschwerden oft Borsalben, Eulenin oder 5%ige Dermatolsalbe auflegen.

Finden sich vereiterte Bläschen mit starkem Ödem an den Augenlidern, so wirken 3%ige Borsäurelösungkompressen lindernd. Für die Nacht werden Läppchen mit Borsalbe aufgelegt.

Kommt es zu Infektionen, so müssen alle Bläschen prophylaktisch mit Jodtinktur oder Leukolid täglich bepinselt werden. Furunkel, Abscesse, Phlegmonen werden gespalten und am besten mit Kamillenbädern oder mit Bädern unter Kaliumpermanganatzusatz bis zur Rosafärbung behandelt. Außerdem wirken besonders bei sekundärem Erysipel tägliche Quarzlampenbestrahlungen günstig. Bei Wandererysipel habe ich von Scharlachstreptokokkenserum günstige Wirkung gesehen.

Bei Bildung größerer Geschwüre werden bis zur Reinigung feuchte Umschläge mit Kamillen oder Alsol usw. gemacht. Ist dies erreicht, so wird die Überhäutung durch Anwendung von 2% Pellidolsalbe mit Zusatz von etwas Perubalsam gefördert.

Literatur.

A. Zusammenfassende Arbeiten.

McDonald: Zit. v. Ibotson, Partnerships combin. and Antagon. in diseases A. Davis Co. 1929.

Eckstein: Erg. inn. Med. **36**, 494 (1929).

Feer: Lehrbuch der Kinderheilkunde. 1930.

Henoch: Vorlesungen über Kinderkrankheiten. — Heubner: Lehrbuch der Kinderheilkunde. 1912. — Hottinger: Pfaundler-Schlossmanns Handbuch, 4. Aufl.

Lauda u. Luger: Erg. inn. Med. **1926**, 30.

Mettenheim v.: Pfaundler-Schlossmanns Handbuch, Bd. 2. 1923.

Paschen: Jochmanns Lehrbuch der Infektionskrankheiten. 1924.

Rolly: Handbuch der inneren Medizin, 2. Aufl.

Tezner: Erg. inn. Med. **41**, 363 (1931).

B. Einzelarbeiten.

Auricchio: Pediatria **32**, 1305 (1924).

Baer: Arch. Kinderheilk. **69**, 198 (1921). — Bäumler: Arch. Kinderheilk. **85**, H. 1. — Bokay, v.: Jb. Kinderheilk. **119**, 127 (1918); **105** (1924).

Cerf: Gaz. Hôp. **1901**, 74. — McCormick: J. Amer. med. Assoc. **96**, 766 (1931). — Cozzolino: Pediatria **33**, 561 (1925); **34**, 809 (1926).

DÖRR: Zbl. Hautkrkh. **16**, H. 8/9, 481.

FEDDERS: Jb. Kinderheilk. **125**, 308 (1929). — FINKELSTEIN: Mschr. Kinderheilk. **40**, 489 (1928). — FREEMAN: J. Amer. med. Assoc. **96**, 770 (1931). — FRICK u. STRUVE: Mschr. Kinderheilk. **1929**, **44**.

GLANZMANN: Schweiz. med. Wschr. **1927**, 145. — GOLDMAN: Amer. J. Dis. Childr. **40**, 128 (1930). — GREENTHAL: Amer. J. Dis. Childr. **31**, 851 (1926).

HOFFMANN: Schweiz. med. Wschr. **1925**, 716.

JACKSCH-WARTENHORST: Med. Klin. **1925**, 497.

KESMARSKY: Arch. Kinderheilk. 85, 1. — KLING: Pract. of Med. **3**, 228. — KNAUER: Jb. Kinderheilk. **118**, 1 (1928). — KNÖPFELMACHER: Mschr. Kinderheilk. **25**, 367 (1923). — KONDO: Arch. Kinderheilk. **69**, 198 (1921). — KUNDRATITZ: Mschr. Kinderheilk. **29**, 516 (1925). — Z. Kinderheilk. **39**, 379 (1925).

LAUDA u. STÖHR: Mschr. Kinderheilk. **34**, 97 (1926). — LANGE, CORNELIA DE: Klin. Wschr. **1923**, 879.

MITCHELL and GORDON: J. Amer. med. Assoc. **89**, 297.

NASSO u. LAURINSICH: Z. Kinderheilk. **39**, 516 (1925). — NELKEN: Mschr. Kinderheilk. **32**, 128 (1926). — NETTER: (1) Paris méd. **14**, 521 (1924). — Bull. Soc. Pédiatr. **1925**. — (2) Arch. Kinderheilk. **23**, 430 (1901).

SAHLI: Schweiz. med. Wschr. **1925**, 1; **1926**, 1047. — SCHEER: Jb. Kinderheilk. **117**, 343 (1927). — SCHÖNFELD: Mschr. Kinderheilk. **27**, 602 (1924). — SINDONI e VIDETTI: Rinasc. med. **1**, 491 (1924).

TIÈCHE: Schweiz. med. Wschr. **1923**, 448. — TYZZER: Philippine J. Sci. **1906**. — TONI, DE: Policlinico **31**, **1434** (1924).

WADDLE, ELLY: Amer. J. Dis. Childr. **34**, 540 (1927). — WALLGREN: Acta paediatr. (Stockh.) **82**, 1245 (1928). — WESTRIEMEN, v.: Nederl. Tijdschr. Geneesk. **1928**, 72. — WIELAND: Jb. Kinderheilk. **105**, 367 (1924). — WINNICOTT and GIBBS: Brit. J. Childr. Dis. **1926**, 23.

Der Schweißfriesel (febris miliaris).

Von

Eduard Glanzmann.

Mit 1 Abbildung.

Synonyma. Französisch: Suette miliaire; englisch: sweating sickness; italienisch: febbre migliare.

Definition. Der Schweißfriesel ist ein eruptives Fieber, welches gegenüber früheren Zeiten nur noch selten in kleinen endemischen Herden oder Epidemien vorkommt. Die Inkubationszeit beträgt nur 1—2 Tage. Nach ganz plötzlichem Krankheitsbeginn mit starken Herzbeklemmungen und Frösteln treten abundante Schweiße auf, gelegentlich verbunden mit cerebralen Erscheinungen und hohem Fieber. Am 3.—4. Tag nach diesen Prodromi erscheint ein hauptsächlich am Stamm lokalisiertes Exanthem, bestehend aus miliariaartigen kleinen, wasserhellen Bläschen. Ihr Untergrund ist polymorph, masern-scharlachartig oder petechial. Nach 3 Tagen sinkt das Fieber lytisch ab. Die Bläschen bleiben 1—3 Tage bestehen, bersten dann, trocknen ein. Es kommt zu einer kleienförmigen Desquamation.

Historisches. Die ersten gründlichen und verwertbaren Berichte über Schweißfrieselepidemien Ende des 15. und Anfang des 16. Jahrhunderts stammen aus England (daher auch die Bezeichnung als Sudor anglicus).

Die 1. Epidemie brach im Jahre 1486 unter den Soldaten Heinrich des VII. Ende August nach einem sehr nassen Sommer aus, griff Mitte September auf London über und wütete daselbst bis Ende Oktober. Die 2. und 3. Epidemie (1507 und 1518) gingen von London aus. Die Mortalität der letzteren war sehr hoch (50—90%) und viele Patienten starben schon ein paar Stunden nach dem Auftreten des initialen Schüttelfrostes.

Im Jahre 1529 griff zum ersten Male eine Schweißfrieselepidemie zuerst auf Hamburg und die angrenzenden Städte über, und da sie ungezählte Menschenopfer forderte, verbreitete sie überall Furcht und Schrecken. Scheinbar ganz isoliert brach auch eine Epidemie in Zwickau aus. Einige Wochen später wurden die verschiedensten Städte Nord-, West- und Süddeutschlands ergriffen, aber auch die Niederlande, die nordischen Staaten, Polen und das angrenzende Rußland blieben nicht verschont.

Erst fast 2 Jahrhunderte später, im Sommer des Jahres 1718, wird erneut von Schweißfrieselepidemien in Frankreich (Pikardie, pikardisches Schweißfieber [Ballot] und in Flandern berichtet. Seit dieser Zeit sind in Frankreich bis jetzt über 200 Schweißfrieselepidemien bekannt geworden. Dazwischen finden sich in gewissen Gegenden Frankreichs immer wieder vereinzelte Fälle. Hauptsitze der Suette miliare sind nach Hontong und Renault, die Pikardie, Poitu, Languedoc, Var, der Norden Frankreichs und das Elsaß.

In der Schweiz wird eine Frieselepidemie in Chur (Graubünden) 1744 von Balthasar Walthieri ausführlich beschrieben 1746 herrschte eine gutartige Epidemie in Zürich.

Auch Italien, Belgien, Österreich (Adelsberg 1873) wurden in den letzten Jahrhunderten von verschiedenen Epidemien heimgesucht. In der Krain kommt die Krankheit auch endemisch vor (W. Schultz 1906).

In Deutschland traten Schweißfrieselepidemien besonders im Süden (Bayern, Württemberg, Baden) auf, während Mitteldeutschland und der Osten verschont blieben. Ganz besondere Erwähnung verdient die Epidemie, die 1802 in dem Ackerbürgerstädtchen Röttingen an der Tauber auftrat und sich nirgends außerhalb seiner Tore zeigte. Diese Epidemie erreichte die ganz enorme Letalität der englischen Epidemien.

In den letzten Jahrzehnten ist wenigstens in Deutschland und der Schweiz diese merkwürdige Krankheit nicht mehr gesehen worden, so daß auch erfahrene Autoren der gegenwärtigen Ärztegeneration über persönliche Beobachtungen nicht verfügen können.

Epidemiologie. In Gegenden, wo der Schweißfriesel noch endemisch ist, flackern namentlich im Frühling und der heißen Jahreszeit von Zeit zu Zeit Epidemien auf. Mit erstaunlicher Schnelligkeit werden in einer Gemeinschaft sehr zahlreiche Individuen ergriffen, ähnlich wie bei Grippe oder Dengue. Nach Comby erkrankten von 63 Schülern innerhalb 4 Tagen 46. Die Epidemien beginnen explosiv, bleiben auf bestimmte Krankheitsherde begrenzt und dauern nur kurze Zeit (7—22 Tage).

Der Schweißfriesel ist ganz vorwiegend eine ländliche Krankheit (Bauernböfe, Weiler, Dörfer), während die Bewohner der Städte nur ganz ausnahmsweise befallen werden.

Relapse und Rezidive. Sie kommen in der 1., 2., 3. Woche oder noch später vor und können weitere Ansteckungen vermitteln. Sie können gleich verlaufen wie der erste Anfall, leichter oder bedeutend schwerer, so daß das Rezidiv sogar gelegentlich den Tod zur Folge haben kann.

Immunität. Ob eine Immunität durch das Überstehen des Schweißfriesels für spätere Zeit erworben werden kann, ist ungewiß.

Disposition. Sie ist, ähnlich wie bei den Masern, eine fast allgemeine. In einzelnen Epidemien werden vorwiegend Erwachsene, ganz besonders kräftige Menschen im Alter von 20—40 Jahren betroffen. In anderen Epidemien erkranken vorwiegend Kinder (BROUARDEL, HONTANG, SCHAFFER, STOEVESANDT und HOCHE u. a.).

Kontagiosität. BROUARDEL u. a. nehmen an, daß die Erkrankung direkt kontagiös sei und durch Kranke auf Gesunde auch nach entfernten Gegenden verschleppt werden könne. Da Personen, die nur kurze Zeit sich im Krankenzimmer aufgehalten haben, von der Krankheit befallen werden, so erscheint es nicht unmöglich, daß das Virus eingeatmet wird. Die Mehrzahl der französischen Autoren leugnet allerdings nach HUTINEL und DARRÉ eine direkte Kontagiosität.

Ätiologie. Der Erreger der Krankheit ist noch gänzlich unbekannt. Impfversuche mit dem Inhalt der Frieselbläschen sind mißlungen (ROLLY). HUTINEL und DARRÉ nehmen Übertragung durch Insekten an, ähnlich wie bei Malaria, womit das Vorkommen des Schweißfriesels in gewissen ländlichen Gegenden und zur warmen Jahreszeit in gutem Einklang stehe. Andere Autoren, z. B. CHANTEMESSE haben Übertragung durch Flöhe von Landratten angenommen, ohne jedoch sichere Beweise zu bringen.

Krankheitsbild. Die *Inkubationszeit* beträgt meist nur 1—2 Tage, mitunter sogar weniger wie 24 Std. Die Kürze der Inkubation bedingt den explosionsartigen Beginn der Epidemien. Meist verläuft die Inkubation symptomlos, ausnahmsweise zeigen sich Prodrome in Form von allgemeinem Unwohlsein, Abgeschlagenheit, Appetitlosigkeit, Kopfschmerz oder Schwindel, ziehenden Schmerzen in Muskeln und Gelenken.

Invasion. Der eigentliche Krankheitsbeginn ist meist ganz plötzlich in der Nacht. Kranke, die abends noch vollständig gesund waren, erwachen nachts mit starken Herzbeklemmungen, Frösteln, manchmal auch mit einem stärkeren Schüttelfrost. Unter einem Gefühl von Prickeln und Stechen in der Haut bricht ein starker Schweiß aus. Alle Decken und das Bett des Patienten sind bald von unaufhörlich rinnendem Schweiß durchnäßt. Der Schweiß hat große Neigung, sich rasch zu zersetzen und die Kranken verbreiten deshalb in der Umgebung einen widerlichen Geruch nach Fettsäuren.

Die Schweiße dauern unaufhörlich an. Dabei klagen die Patienten über Kopfschmerzen, Schwindel, Atemnot, beklemmendes und zusammenschnürendes Gefühl in der Kehle, auf der Brust und besonders im Epigastrium (barre epigastrique der Franzosen). Das Herz geht stürmisch. Diese Erscheinungen können sich zu so heftigen Paroxysmen steigern, daß die Patienten von Todesängsten geplagt sind und sich in größter Unruhe im Bett hin und her werfen. Die Atmung wird keuchend, das angstverzerrte Gesicht wird fahl und cyanotisch. Durch den starken Wasserverlust, infolge des heftigen Schwitzens, kommt es zu quälendem Durst, zu Brechneigung und Wadenkrämpfen. Häufig wird überhaupt über heftige ziehende, reißende und bohrende Schmerzen im Nacken, Rücken und in den Gliedern, prickelnde Betäubung in den Fingern geklagt. Bei Kindern treten nicht selten allgemeine Konvulsionen auf. Ab und zu kommt hämorrhagische Diathese mit Nasenbluten, Zahnfleischblutungen, Genitalblutungen usw. zum Vorschein. In einem solchen heftigen Paroxysmus kann der Exitus eintreten.

Manche Kranke werden vollständig benommen und zeigen rasche Delirien.

Vom Beginn der Krankheit an ist gewöhnlich hohes Fieber 39—40^0 vorhanden, welches auch in den nächsten Tagen bis zum Ausbruch des Exanthems mit remittierendem unregelmäßigem Charakter anhält. Pulsfrequenz ist gewöhnlich in höherem Maße gesteigert als der Temperatur entspricht (über 120 in der Minute). Trotz der Tachykardie, welche zur Zeit der Paroxysmen 140 Pulse übersteigt, ist der Puls hart und gespannt. Häufig besteht ein leichter Nasen-Rachenkatarrh, eine Injektion der Conjunctiven. Die Zunge ist stark belegt und trocken. Trotz der heftigen Lungen- und Herzerscheinungen wird nur eine geringe Bronchitis wahrgenommen. Die Gegend des Epigastriums ist druckempfindlich. Die Urinsekretion erlischt fast ganz. Der Urin ist dunkel, hochgestellt und enthält ein reichliches Uratsediment. Sehr selten Eiweiß.

Ein Milztumor ist gewöhnlich von Anfang an zu tasten.

Tagsüber kann der Zustand relativ befriedigend sein, um sich gegen Abend und in der Nacht anfallsweise zu verschlimmern.

Die Symptome nehmen beständig zu, bis am 3.—4. Tag das Exanthem erscheint.

Eruption. Unter Zunahme aller bereits genannten Krankheitssymptome tritt der Ausschlag unter Prickeln, Stechen und taubem Gefühl auf der Haut zuerst in der seitlichen Halsgegend und der oberen Brustregion auf und überzieht alsdann verschiedentlich in wenigen Stunden den ganzen Körper. Öfter jedoch breitet er sich mehr schubweise aus, wobei mit jedem neuen Schub sich jedesmal auch die Krankheitssymptome steigern. Gesicht und Kopf bleiben in der Regel frei; ab und zu befällt jedoch die Eruption die Wangen, seltener die Stirn.

Das charakteristische Element des Ausschlags ist das miliäre Bläschen. Dieses erhebt sich jedoch auf dem Untergrunde eines wechselnd polymorphen Erythems.

Je nach dem Untergrund des Bläschenausschlags kann man 3 Arten von Erythemen unterscheiden: 1. einen masernartigen, 2. einen scharlachartigen, und 3. einen hämorrhagischen Frieselausschlag. Bei dem masernartigen Frieselausschlag sehen wir als Untergrund kleine, knötchenförmige, gerötete Erhebungen der Haut, bei dem scharlachartigen Konfluieren diese Erhebungen, so daß eine diffuse Röte auf der Haut erscheint; bei der hämorrhagischen Abart finden sich zum Teil in den Efflorescenzen, zum Teil in der unveränderten Haut Petechien. Beim petechialen Friesel finden sich oft auch noch andere Zeichen hämorrhagischer Diathese, wie Nasenbluten, Stomatorrhagie, blutiger Auswurf, blutige Stühle, Genitalblutungen. Diese als *Purpura miliaris* bezeichnete Krankheitsform hat keine ganz so schlechte Prognose, wenn sie auch meist etwas schwererer Natur zu sein pflegt.

Entweder liegt bei einem Patienten nur eine der 3 Abarten des Erythems vor, oder aber es kann beim gleichen Kranken der Ausschlag an gewissen Körperstellen masernartig, an anderen scharlachartig oder petechial sein.

Verfolgt man die Eruption des Exanthems genauer, so kann man ein *Stadium papulosum* unterscheiden, das aber nur ein paar Stunden dauert und auf welches sofort ein *Stadium vesiculosum* folgt, indem auf der Höhe der Papeln sich mit einer hellen Flüssigkeit gefüllte Bläschen abheben. Diese Bläschen erreichen meist die Größe eines Hirsekorns, manchmal sind sie auch etwas größer, zum Teil durch Konfluenz mehrerer kleiner Bläschen und haben in diesem Fall im Anfang Ähnlichkeit mit einem Varicellenbläschen. Der Inhalt der Bläschen ist im Anfang krystallklar (daher der Name: Miliaria crystallina). Nach 1—2 Tagen trübt sich die Flüssigkeit, so daß die Bläschen weiß aussehen (Miliaria alba). Sind die Efflorescenzen vorwiegend rot, so spricht man von Miliaria rubra.

Enanthem. Zuweilen kommt ein bläschenförmiger Ausschlag auch auf den Schleimhäuten des Mundes, der Zunge, Nase und auf der Conjunctiva zum Vorschein. Die Bläschen auf den Schleimhäuten werden rasch größer und nehmen aphthenähnlichen Charakter an. Es kommt zu äußerst schmerzhaften Excoriationen.

Desquamation. Die Bläschen bleiben 2—3 Tage bestehen, bersten dann meist und trocknen ein, es entstehen kleine Krusten und Schuppen, welche sich ziemlich rasch kleienförmig oder lamellös abstoßen. Die lamellöse Abschuppung findet sich besonders auch an Handtellern und Fußsohlen, ähnlich wie bei Scharlach. Die Abschuppung kann sich nach

HUTINEL und DARRÉ 3—4 Wochen ausdehnen. Eine ähnliche Desquamation erfolgt auch beim Zungenbelag, so daß die Zunge einer Landkartenzunge ähnelt. Das Exanthem hinterläßt besonders an den petechialen Stellen Pigmentierungen.

Deferveszenz und Rekonvaleszenz. Sofort nach der vollständigen Entwicklung des Exanthems lassen alle anderen Krankheitserscheinungen nach; in 2—4 Tagen ist die Temperatur gewöhnlich staffelförmig wieder bis zur Norm herabgesunken. Ebenso verschwinden langsam die Schweiße, der Milztumor, die verschiedenen subjektiven Beschwerden und Ende der ersten oder im Beginn der zweiten Krankheitswoche setzt die Rekonvaleszenz ein. Im Beginn derselben fühlen sich die Patienten noch sehr matt, schwach und hinfällig, nehmen an Körpergewicht noch ab. Bei den geringsten Anstrengungen geraten sie wiederum in Schweiß, haben Atemnot und Herzpalpationen. Im Bett liegen sie über ihre Knie gebeugt da (RENAULT). Es liegt noch eine schwere Intoxikation des Nervensystems vor mit allgemeiner Atonie, Schlaflosigkeit, Appetitlosigkeit, Zungenzittern, ataktischen Phänomen (BROUARDEL), Intercostalneuralgien, tonischen Krämpfen in der Hand- und Fingermuskulatur, gelegentlichen Psychosen. In der Mehrzahl der Fälle dauert die Rekonvaleszenz gelegentlich von Relapsen und Rezidiven unterbrochen 4—6 Wochen. Öfter wird in der 1. oder 2. Woche der Rekonvaleszenz eine Polyurie beobachtet. Mitunter zeigt sich eine hartnäckige Furunkulose.

Verschiedene klinische Formen. Die schweren malignen Formen sind zum Teil schon von Beginn des Invasionsstadiums an als solche gekennzeichnet, indem sie mit enormer Hyperthermie 42—43° Fieber, frequentestem Puls, starken Delirien und Erstickungsanfällen einsetzen und bereits am 1. oder 2. Tag zum Tode führen. In anderen Fällen kommt es gleich zu einem mehr weniger schweren Koma.

In einer anderen Reihe von malignen Fällen beginnt die Erkrankung wie gewöhnlich, aber am 3. Tag direkt vor dem Ausbruch des Exanthems werden ziemlich plötzlich die Krankheitssymptome viel schwerer und ernster, da das Beklemmungsgefühl und die Erstickungsanfälle sich häufen und sehr bald noch am 3.—4. Tag tritt auch hier der Tod ein.

Zuweilen schließt sich an das Erscheinen des Exanthems ein typhöses Stadium mit Somnolenz und Koma an, welches unter Erscheinungen von hämorrhagischer Diathese zum Tode führen kann. Alle diese schweren Erkrankungen sind gegenwärtig viel seltener geworden.

Die leichten Fälle überwiegen jetzt mehr-weniger. Diese zeichnen sich vielfach durch ein rudimentäres Exanthem aus, bei dem es oft nur im Gesicht und am Kopf, in selteneren Fällen auch auf dem übrigen Körper zu verstreuten Papelchen kommt, auf denen sich kleine Bläschen zeigen. Bei der Febris miliaris sine exanthemate tritt überhaupt keine Eruption auf; die Krankheit verläuft sehr rasch und leicht und wird oft ambulant durchgemacht.

Atypische Epidemien bei Kindern (morbilloide Form). BROUARDEL THOINOT und HONTONG haben 1887 bei Kindern eine Epidemie beobachtet, bei der die Krankheit ähnlich wie Masern mit Coryza, Conjunctivitis, Laryngitis, Bronchitis, Enanthem im Rachen einsetzte. Dabei jedoch besonders Nachtschweiße, Palpitationen, Andeutung von Barre epigastrique. Meist am 3. Tag tritt zuerst im Gesicht morbilliformes Exanthem auf, das sich über den Rumpf und die Extremitäten ausbreitet und stellenweise zu Scharlachröte konfluiert. Im Verlauf von 48 Std bedeckt sich das Exanthem schubweise mit Miliariabläschen. Nach 4—5 Tagen blaßt der Ausschlag ab und es folgt eine abundante Schuppung.

Hierher gehört wahrscheinlich auch eine von STROÉ im Winter 1923 und im Frühjahr 1924 in Bukarest beobachtete eigentümliche Epidemie, welche in einer Krippe $^2/_3$ aller Säuglinge und Kleinkinder befiel. Inkubation 6—10—15 Tage. Invasionsstadium 2—5 Tage, Starke Schweiße, Fieber. Dann Exanthem, bestehend aus stecknadelkopf- bis linsengroßen, wein- bis purpurroten Fleckchen und Papelchen, die teils an Masern erinnern, teils zu Scharlachröte konfluieren. Auf diesem Exanthem erheben sich nadelspitz- bis hirsekorngroße Miliariabläschen. Der Ausschlag dauert 3—7 Tage in der Mehrzahl der Fälle Desquamation, nie lamellös, nie an Handtellern und Fußsohlen. In mehr als der Hälfte der Fälle Relaps, nach 10—15 Tagen. Komplikationen: Rhinitis, Pharyngitis, selten Laryngitis, Lungenkongestionen und Bronchopneumonien. Ab und zu gesteigerter intrakranieller Druck mit bombierter großer Fontanelle. Lumbalpunktion wirkt sehr günstig. Mitunter Myalgien und Arthralgien, häufig Pyodermien.

Exitus in 6 Fällen. Autoptisch broncho-pneumonische Herde, reichlich sanguinolenter Liquor, starkes Ödem der Meningen, Hyperämie der Hirnrinde.

Nach STROÉ unterscheidet sich dieses Krankheitsbild vom Schweißfriesel durch die bedeutend längere Inkubation, das stärkere Befallensein des Gesichts, das Fehlen lamellöser Abschuppung an Händen und Füßen, das Vorkommen bei Säuglingen usw. Gleichwohl ercheint mir jedoch dieses Krankheitsbild mit dem Schweißfriesel nahe verwandt zu sein.

Komplikationen. Mitunter begleitet eine Angina die Krankheit. Häufig sind konkomitierende Bronchitiden und Diarrhoen, hämorrhagische Diathese wurde bereits mehrfach erwähnt.

Diagnose und Differentialdiagnose. Es ist nicht angängig, allein auf Grund eines Frieselausschlages die Diagnose Schweißfriesel zu stellen, da auch noch bei anderen Erkrankungen wie Scharlach, Masern, Pyämie, Miliartuberkulose, Puerperalfieber, Rheumatismus während des Verlaufes ein Frieselausschlag auftreten kann. Die Beobachtung des ganzen Krankheitsbildes wird jedoch mit Leichtigkeit, besonders zu Epidemiezeiten die richtige Diagnose stellen lassen. Dagegen werden rudimentäre, atypische und sporadische Fälle oft schwer zu erkennen sein.

Die morbilloide Form bei Kindern kann leicht mit *Masern* verwechselt werden, doch fehlen die Kopliks und die Krankheit beginnt gleich mit abundanten Schweißen. Die Miliariaeruption ist konstant, während sie bei Masern ungewöhnlich ist. Ferner kommen Relapse und Rezidive beim Schweißfriesel viel häufiger vor wie bei den Masern.

Gegen *Scharlach* spricht der profuse Schweiß von Anfang an; das Fehlen einer scarlatinösen Angina und Himbeerzunge und der circumoralen Blässe. Das direkte Auslöschphänomen ist negativ, die Miliariaeruption konstant. STROÉ hat in seinen allerdings atypischen Fällen im Gegensatz zur Polynucleose beim Scharlach eine Mononucleose feststellen können.

Bei *Varicellen* fehlen von dem Ausbruch des Exanthems die Schweiße und das charakteristische Beklemmungsgefühl auf der Brust, die einzelnen Varicellenbläschen sind größer als die Schweißfrieselbläschen, ihr erythematöser Hof geringer.

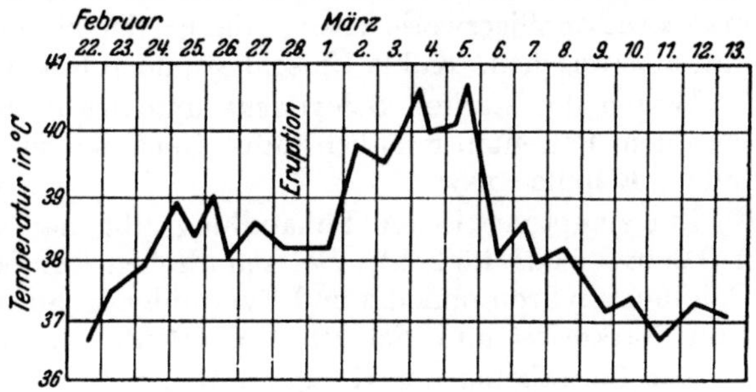

Abb. 1. Fieber bei Schweißfriesel nach STROÉ.

Bei *Typhus exanthematicus*, welcher im Anfang infolge seines plötzlichen und stürmischen Beginnes eine gewisse Ähnlichkeit mit dem Schweißfriesel hat, fehlen die initialen Schweiße. Der Status typhosus ist ausgesprochener.

Mit dem Fleckfieber nahe verwandt ist die Fièvre exanthématique de Marseille oder Fièvre boutonneuse de Tunis, welche durch eine vermittels Hundezecken übertragene Rickettsia verursacht wird. Zuerst Muskel- und Gelenkschmerzen, dann erscheint am 2. bis 4. Tag eine zuerst maculöse, dann papulöse Eruption mitunter im Gesicht, konstant an Handtellern und Fußsohlen. Die Krankheit dauert 10—14 Tage und endet lytisch. Am 6.—13. Tage entsteht an Stelle des Primäraffektes ein braunschwarzer nekrotischer Fleck von 5—8 mm Durchmesser. Die WEIL-FELIXsche Reaktion ist positiv (P. DURAND).

Verläuft der Schweißfriesel etwas irregulär, und tritt das Exanthem in Schüben auf, so muß die Krankheit gegenüber *Intermittens* und *Malaria* durch negative Blutbefunde abgegrenzt werden.

In neuester Zeit hat ZECHLIN auf nahe Beziehungen zwischen dem epidemischen Schweißfriesel und der SELTER-SWIFT-FEER*schen Krankheit* hingewiesen. Beide haben eine große Reihe von Krankheitssymptomen, Schweiße, Miliariaeruptionen, scharlach- und masernartige Erytheme, Tachykardie, Blutdrucksteigerung, Muskelatonie usw. gemeinsam. Ferner stimmt das Auftreten in ländlichen Bezirken in West- und Süddeutschland, im Elsaß und in der Schweiz bei den von ZECHLIN gesammelten 111 Fällen von FEERscher Krankheit mit früheren Epidemieherden von Schweißfrieseln überein. ZECHLIN rechnet beide Krankheiten zu den neurotropen Ektodermosen, welche frühzeitig ein Befallensein der vegetativen Zentren und des Sympathicus in übereinstimmender Weise zeigen. Meines Erachtens sprechen jedoch schon die epidemiologischen Tatsachen des explosiven Auftretens großer Schweißfrieselepidemien gegen eine solche Identifizierung. Bei der FEERschen Krankheit handelt es sich immer nur um vereinzelte oder zu ganz kleinen Gruppen gehäufte Fälle. Sie entwickeln sich im Gegensatz zum stürmischen Beginn des Schweißfriesels meist schleichend und das auffallende Schwitzen tritt in der Regel nicht als erstes Symptom, sondern erst später und ohne obligates Fieber auf. Die für die FEERsche Krankheit so charakteristischen „raw beaf hands and feet“ (Akrodynie, Erythrödem) sind beim Schweißfriesel nicht in gleicher Weise bekannt.

Prognose. Die durchschnittliche Letalität des Schweißfriesels betrug nach IMMERMANN im 19. Jahrhundert etwa 8% mit Schwankungen von 0—50%. Sie hängt sehr von dem allgemeinen Charakter der Epidemie ab. Die Prognose muß wegen der manchmal unvermuteten, schlimmen Wendungen mit Vorsicht gestellt werden.

Pathologische Anatomie. Nach den Untersuchungen von WEICHSELBAUM handelt es sich bei dem Frieselausschlag nicht um Schweißcysten, sondern der Inhalt der Frieselbläschen besteht aus einem entzündlichen, eiweißreichen, serösen Exsudat in der Hornschicht der Epidermis. Durch Einwanderung von Leukocyten entsteht aus der Miliaria crystallina die Miliaria alba.

Auffallend ist, daß die Leichen von Schweißfrieselkranken unglaublich rasch in Fäulnis übergehen, so daß wenige Stunden nach dem Tode schon Totenflecken, Hautemphysem und sonstige Fäulniserscheinungen wahrgenommen werden. Das Leichenblut erscheint auffallend dunkel und dünnflüssig, die inneren Organe sind sämtlich stark hyperämisch; die Schleimhaut der Trachea und Bronchien öfters injiziert und mit einem rötlichen Schleim bedeckt. Ekchymosen am Epikard und auf der Pleura. Herz schlaff dilatiert. Magen- und Darmschleimhaut gerötet, im Dünndarm mit Bläschen besetzt, analog dem Frieselausschlag auf der Haut. Oberflächliche Ulcerationen der Follikel in der Magen- und Darmschleimhaut. Schwellung der Mesenterialdrüsen, akuter Milztumor.

Das Substrat der schweren nervösen Erscheinungen sind starke Hyperämie und Ödem der Meningen und des Gehirns. Auch in den Scheiden einzelner Halsnerven und den Ganglien des Halssympathicus wurde ähnlich wie bei der FEERschen Krankheit ödematöse Schwellung nachgewiesen. Histologische Befunde stehen leider noch aus.

Therapie. Der Kranke ist möglichst zu isolieren. Fortlaufende Desinfektion am Krankenbett und Schlußdesinfektion sind angezeigt.

Schwitzprozeduren, wie sie unverständlicherweise früher angewendet wurden, sind zu verwerfen. Die Haut ist mehrmals täglich mit kühlem Wasser, welchem man zweckmäßigerweise Essig, Alaun oder besonders Eau de Cologne zugesetzt hat, abzuwaschen. Kühle Umschläge, noch besser kühle Bäder, sind von Nutzen.

Wegen des starken Schwitzens und des großen Flüssigkeitsverlustes reiche man dem Patienten reichlich kühle Getränke wie Selters, Limonade, eisgekühlte Milch, Eispillen usw.

Zur symptomatischen Behandlung gibt man vorsichtig Atropin (2—3 Pillen à 0,0005—0,001 täglich). Bei sehr hohen Temperaturen und nervöser Unruhe Chininum hydrobromicum und Pyramidon in Form von Suppositorien. Zeitweilig sind Narkotica und Schlafmittel (Pantopon, Morphium usw.) unentbehrlich.

Zur Beruhigung der Herzpalpationen lasse man eine Eisblase auf das Herz auflegen. Bei Herzschwäche gebe man frühzeitig Champagner, Digitalispräparate, Campher und Coffein subcutan, Strophanthin intramuskulär oder intravenös.

Bei starker Brustbeklemmung sind Senfteige oft nützlich.

In der Rekonvaleszenz suche man durch lauwarme Bäder mit nachfolgender Einpuderung den Abschilferungsvorgang zu erleichtern. Vorsichtshalber muß der Patient wegen der Gefahr von Rezidiven nach der Entfieberung noch 2 Wochen das Bett hüten. Während dieser Zeit verabreiche man eine kräftige, leicht verdauliche Kost. Bei Appetitlosigkeit ist eine Salzsäure- oder Phosphorsäuremixtur, eventuell mit Pepsin kombiniert, oder ein Chinadekokt indiziert (ROLLY).

Literatur.

A. Zusammenfassende Arbeiten.

COMBY: Traité Maladies de l'Enfance, 1920, S. 109.

FEER, E.: PFAUNDLER-SCHLOSSMANN, 4. Aufl., Bd. 2, S. 528.

HIRSCH, A.: Handbuch der historisch-geographischen Pathologie, Bd. 1. 1881. — HUTINEL et DARRÉ: Les Maladies des Enfants, Bd. 1, S. 791. Paris 1909.

IMMERMANN: NOTHNAGELS spezielle Pathologie und Therapie, Bd. 5.

RENAULT: Nouveau Traité de Médicine, Bd. 2, S. 246. 1908. — ROLLY, F.: Handbuch der inneren Medizin, 2. Aufl.

ZÜLZER: ZIEMSSENS Handbuch der speziellen Pathologie und Therapie, Bd. 2, S. 2.

B. Einzelarbeiten.

BROUARDEL: Arch. gén. Méd. **2** (1887).

COMBY: La fièvre boutonneuse. Arch. Méd. Enf. **34**, No 8 (1931).

DANILU, P., A. STROÉ usw.: C. r. Soc. Biol. Paris **1923**, 645.

STROÉ: Arch. Méd. Enf. **29**, No 5 (1926). — STROVESANDT u. HOCHE: Berl. klin. Wschr. **1898**, Nr 31.

WEICHSELBAUM: Z. klin. Med. **62**.

ZECHLIN: Jb. Kinderheilk. **124**, 195 (1929). Literatur.

Pocken
(Blattern, Variola).

Von

F. O. Höring.

Mit 11 Abbildungen.

Synonyma. Lateinisch: Variola minor, englisch: smallpox, französisch; petite vérole, italienisch: vajuolo, spanisch: viruela. Der Beiname minor (small, petite) stammt aus der Zeit der seuchenhaften Ausbreitung der Syphilis (um 1500) in Europa, als man diese als „große Blattern“ bezeichnete; neuerdings werden im angloamerikanischen Schrifttum als Variola minor die Alastrim und als Variola major die echten Pocken bezeichnet.

Geschichtliches. Nach indischen Schriften sollen die Pocken schon mehr als 1000 Jahre vor Christi Geburt von Äthiopien nach Indien und China eingeschleppt worden sein. Und dort war auch die Variolation, d. h. die künstliche Übertragung zum Schutz vor natürlicher Ansteckung, schon damals bekannt. Im sog. Elefantenkrieg (572 n. Chr.) brachte sie das Heer der Abessinier nach Arabien, wo sie seither heimisch blieben. Von hier aus dürften sie fast gleichzeitig auch nach Europa gekommen sein (nach anderer Meinung schon viel früher, zur römischen Blütezeit: Galen 80 n. Chr.). Der Name Variola wird schon 570 in französischen Schriften erwähnt. Mit den Kreuzzügen und den Normannenfahrten erfolgte ihre Verbreitung, so 1241/42 auch nach England, Dänemark und Island. Offenbar blieb jedoch Deutschland bis zum Jahre 1493 im wesentlichen verschont. Im 16. Jahrhundert überzogen schwere Epidemien Ost- und Westeuropa. Nach Amerika (Mexiko) gelangte die Krankheit 1520 mit den Truppen und Sklaven von Cortez. In Australien ist sie erst seit 1838 bekannt. Überall nahm sie aber die Ausmaße einer schweren und die Völker dezimierenden Seuche erst mit der zunehmenden Bevölkerungsdichte, d. h. in Europa im 17. Jahrhundert, an.

Eine hervorragende Beschreibung lieferte schon RHAZES (860—932) aus Arabien. Ihr ansteckender Charakter wurde auch schon von dem Normannen GILBERT im 13. Jahrhundert erkannt. Aber noch SYDENHAM (gest, 1689) bezweifelte ihn und glaubte an ein aus der Erde kommendes Miasma, er trennte auch die Pocken wohl von den Masern, aber noch nicht scharf von manchen anderen Krankheiten. Dies ist um so auffallender, als ihm deshalb auch die Kenntnis der Möglichkeit künstlichen Schutzes bzw. die spezifische Immunität entgangen sein muß, die außer im fernen Osten auch schon im 13. Jahrhundert in Europa bekannt gewesen ist, wie DE RENZIS Regimen Salernitanum beweist. Allgemein bekannt wurde die Variolation in Europa freilich erst durch Lady MONTAGUE, die 1717 ihren 3jährigen Sohn in der Türkei hatte impfen lassen und dies dann in England 1721 bei ihrer 5jährigen Tochter wiederholte, woraufhin die Variolation nach Bewährung innerhalb der königlichen Familie breite Anwendung fand. 1719 und 1723 waren schwere Pockenjahre für ganz Europa und ihre Ausbrüche kehrten nun lange in 4—6jährigen Intervallen immer wieder, wobei sie infolge der Durchimmunisierung der älteren Jahrgänge immer mehr in den zivilisierten Ländern den Charakter einer Kinderkrankheit annahmen.

Die Erkenntnis der Kontagiosität, schon durch VAN HELMONT (gest. 1644) vertreten, brach sich erst durch BOERHAAVE (gest. 1738) endgültig Bahn und damit auch der Versuch einer Einengung der Pocken durch Isolierung, in Deutschland besonders durch B. C. FAUST befürwortet. Dieser schätzte die jährlichen Pockentodesfälle in Deutschland (damals etwa 24 Millionen Einwohner) auf etwa 70000 (1796 nach JUNKER allein in Preußen 65220).

Wie schon angedeutet, ist die Erkenntnis von der durch Infektionskrankheiten hinterlassenen Immunität eng mit der Geschichte der Pocken verknüpft, ebenso wie diejenige der Möglichkeit künstlicher Schutzimpfung. Die Sitte des „Pockenkaufens“, wobei Kinder in Blatternhäuser geschickt wurden, um dort gegen Entgelt etwas Blatternschorf zu erhalten, den sie in der Hand zerdrücken mußten, wird schon 1671 von VOLLGNAD aus Warschau beschrieben. Aber sowohl diese Methode wie auch die vom fernen Osten übernommene

Variolation (Inokulation), die übrigens schon kurz vor Lady MONTAGUE von TUNONI und PILAIMI der Royal Society in einem Bericht mitgeteilt (1713) und auch von SLOANE 1717 in England schon praktiziert worden war, hatten den Nachteil, daß sich schwere, ja tödliche Verläufe nicht vermeiden ließen und jeder „Impfling“ zur Ansteckungsquelle für seine Umgebung werden konnte. So bedeutete EDWARD JENNERS bewußter Übergang zur Benützung der Kuhpocken zu Impfzwecken (Vaccination) einen unschätzbaren Fortschritt (1796). Er kam dazu bekanntlich durch die Erzählung einer Kuhmagd, daß sie durch Überstehen der Kuhpocken (Melkerknoten!) vor den Blattern geschützt sei. Bis dahin waren die regelmäßigen Pockenepidemien eine Hauptursache dafür, daß trotz hoher Geburtenzahl die Bevölkerung nicht zunahm.

Seit dem Anfang des 19. Jahrhunderts nahmen die Pocken in Europa unter dem Einfluß der Vaccination immer mehr ab. Infolge Nachlassens der Wirksamkeit der gebrauchten Lymphen kam es aber auch in Deutschland in der 2. Hälfte, besonders im 70er Krieg, nochmals zu größeren Pockenausbrüchen, bei denen auch sehr viele Geimpfte schwer miterkrankten (1871 85000 gemeldete Fälle in Deutschland, 1872 77000, 1873 noch 13000 und 1871/73 über 100000 Todesfälle, danach mit Inkrafttreten des Impfgesetzes am 8. 4. 1874 jäher Abfall). Der gesetzliche Impfzwang (Erst- und Wiederimpfung) hat die Seuche praktisch zum Erlöschen gebracht. Wo er nicht durchgeführt wurde, zeigt sie sich aber immer wieder (Schweiz, England, Holland, auch USA.) Wo seine Durchführung an praktischen Hindernissen scheitert, d. h. in den nicht hoch zivilisierten Ländern, treten immer wieder auch heute noch Epidemien auf (z. B. in Indien 1929/30 über 350000 Fälle).

Als Kriegsseuche haben die Pocken stets große Bedeutung gehabt, zuletzt noch besonders in Frankreich 1870/71. Im 1. Weltkrieg blieben sie dann auch dort infolge des 1902 durchgeführten Impfzwangs aus, spielten aber besonders bei der Bevölkerung Polens eine bedeutende Rolle, die erst mit der allgemeinen Durchimpfung 1916 endete; von dort drangen sie damals auch mehrfach nach Deutschland. Im 2. Weltkrieg kam es im Bereich der deutschen Wehrmacht nur auf dem Balkan (Ostmazedonien) 1943/44 zu einer Epidemie bei der Zivilbevölkerung, die das Heer fast ganz verschonte. Bei britischen Truppen kam es zu kleineren Ausbrüchen (vgl. LEISHMAN 1944, ILLINGWORTH und OLIVER 1944), auch bei der angloamerikanischen Zivilbevölkerung (MC GREGOR und PETERS 1942, HAMPTON 1943, TOP und PECK 1943).

Größere Epidemien sind im Übrigen seit 1939 vor allem aufgetreten in mehreren Teilen Afrikas, in Mexiko, China (1947), Japan (1946/47), Indien (1944/45), Irak und Türkei (1940 bis 1947, FABRE 1948). In Deutschland kam es in der Nachkriegszeit nur zu vereinzelten Einschleppungen.

Epidemiologie und Hygienisches. Wie aus dem oben Gesagten hervorgeht, sind die Pocken über die ganze Erde verbreitet und alle Menschenrassen werden befallen. Sie scheinen bei der schwarzen Rasse oft schwerer zu verlaufen (sozialer Faktor?). Mehrfach wurde aber beobachtet, daß Ausbrüche, die von Nordamerika nach Westeuropa eingeschleppt waren, milder verliefen als solche aus Osteuropa oder Asien. Die Seuchenkurve pflegt unter en- und epidemischen Verhältnissen mit deutlichem Frühjahrsgipfel einherzugehen und größere 6—10jährige Wellen aufzuweisen. Eine gewisse Abhängigkeit von der Luftfeuchtigkeit scheint dabei mitzuspielen: die Epidemien pflegen bei größeren Regengüssen abzuklingen (ROGERS 1925, RUSSEL und SUNDARARAJAN 1929).

Die *Letalität* der Pocken ist sehr schwankend, durchschnittlich 30%, bei Bösartigkeit bis zu 50% und darüber. Je endemischer, um so mehr werden sie zur „Kinderkrankheit“, um im Falle ungeschützter Bevölkerungen alle Jahrgänge zu befallen. Wenn es bei geimpften Bevölkerungen heute zu einem Ausbruch kommt, dann sind allerdings vorwiegend alte Menschen befallen, bei denen der Impfschutz nachgelassen hat.

Verbreitung und Bösartigkeit sind — abgesehen vom Einfluß der Intensität des eventuell gegebenen Impfschutzes — stark von *sozialen Faktoren* abhängig, woraus sich auch erklärt, daß die Pocken unter primitiven, Notzeits- und Kriegsverhältnissen stets eine besondere Gefahr darstellen, während andererseits die Pocken in nur teilweise impfgeschützten Ländern wie England oder Holland in Friedenszeiten trotz der Unzulänglichkeit ihrer Bekämpfung durch *Isolierung* (die Kontagiosität geht der manifesten Erkrankung um mehrere Tage voraus!) nie zu einer größeren Katastrophe führen konnten. Gute Körperpflege und

Wohnverhältnisse, ausreichender Einlaß von Licht und Luft verhindern die Ausbreitung, ein guter Ernährungszustand setzt die Verlaufsschwere und Letalität herab.

Die *Übertragung* erfolgt meist direkt von Mensch zu Mensch, und zwar durch Tröpfcheninfektion, also per inhalationem (vgl. HIJMANS v. d. BERGH 1940, MILLARD 1944). Ansteckend sind schon Kranke im Stadium prodromale, wo das Virus sich auf den katarrhalisch veränderten Schleimhäuten aufhalten kann. Sind die Schleimhäute der oberen Luftwege die Eintrittspforte, so resultiert daraus der Normalverlauf. Da das Virus gegen Eintrocknung resistent ist (vgl. DOWNIE und DUMBELL 1947), kann es aber auch durch Wäsche, Nahrungsmittel u. a., auch Insekten (Wanzen EPSTEIN und Mitarbeiter 1936, Krätzemilben GARRET 1923, Fliegen) indirekt übertragen werden. Fliegenschutz ist also bei der Absonderung zu beachten. Ist die Haut Eintrittspforte (z. B. Variolation), so pflegt der Verlauf durchschnittlich leichter zu sein; auch ist dann die Inkubationszeit von 12 auf 7 Tage verkürzt. Die *Kontagiosität des Pockenkranken* ist, wie gesagt, schon im Prodromalstadium auf der Höhe, nimmt mit der Eintrocknung des Ausschlages langsam ab und kann ausnahmsweise auch die Krankheit einschließlich der Abheilung des Exanthems überdauern. Echte Dauerausscheider gibt es aber nicht. Pockenleichen sind als hoch infektiös anzusehen. Für die Ausbreitung der Infektion sind die leichten Fälle (Variola sine exanthemate) besonders gefährlich infolge der „Pharyngitis variolosa" (DE JONGH 1929), die sie als einzige Krankheitsmanifestation aufweisen. Die Übertragung durch den Pockenschorf spielt epidemiologisch gegenüber der Tröpfcheninfektion kaum eine Rolle. Für die Praxis gilt, daß nach Abfallen aller Schorfe, besonders an Händen und Füßen, die Kontagiosität als erloschen angesehen werden kann. Über die Virusausscheidung vgl. auch im Abschnitt „Pathogenese"!

Bezüglich der *Einflüsse der „Virulenz" des Erregers* auf die Epidemiologie (Alastrim-Problem, Letalität unter 1%) sei auf später verwiesen. Auch innerhalb der gleichen Epidemie sind die Verläufe sehr verschieden schwer, was auf die individuelle Resistenz hinweist.

Die Pocken zählen in Deutschland zu den „*gemeingefährlichen Seuchen*", deren Bekämpfung durch das *Gesetz vom* 30. 6. 1900 und die Verordnung vom 1. 12. 1938 geregelt ist (Anzeigepflicht auch im Verdachtsfall, Vorschriften für die Bestattung von Leichen usw.). Heute bestehen wohl in allen Ländern ähnliche Gesetze sowie internationale Vereinbarungen über gegenseitige Benachrichtigung bei Seuchenausbrüchen und den Nachweis stattgehabter Impfung bei der Einreise (*Konventionen von* 1926 *und* 1944, Artikel 42). Das für die Pocken wichtigste Gesetz ist in Deutschland das *Reichsimpfgesetz vom 8. 4. 1874*, mit der *Ausführungsverordnung* des Reichsinnenministers *vom 22. 1. 1940*, deren Kenntnis bei allen Ärzten vorausgesetzt werden muß (daher obligate Teilnahme an „Impfkursen" während und am Abschluß des Studiums).

Variola- und Vaccinevirus. Unsere Kenntnisse über die Eigenschaften des Virus sind fast ausschließlich an Hand des Vaccinevirus gewonnen, das sich bei der Forschungsarbeit viel leichter handhaben läßt als das Variolavirus. Obgleich zwar weitgehende Übereinstimmung angenommen werden darf, sind doch so große Pathogenitätsunterschiede vorhanden, daß man sich besonders bei Züchtungs- und allen Tierversuchen stets vor voreiligen Analogieschlüssen hüten muß; morphologisch und chemisch darf mit weitgehender Übereinstimmung gerechnet werden.

Morphologie. Es ist heute gesichert, daß die 1906 von E. PASCHEN entdeckten sog. *Elementarkörperchen* die Erreger sind. Sie sind nicht nur in der Impflymphe, sondern auch im Bläscheninhalt echter Pocken (PASCHEN 1907) und in der mit ihnen beimpften Hornhaut reichlich enthalten, und man kann sie aus Flüssigkeiten und Geweben kataphoretisch infolge ihrer negativen Ladung konzentrieren. Sie sind leicht durch Kaolin und Tierkohle adsorbierbar, was ihre Ultrafiltration nicht unerheblich erschwert.

Elektronenmikroskopisch stellen sie sich quaderförmig dar (Ruska, Borries und Ruska 1939, Nagler und Rahe 1948), scheinen jedoch in frischem Zustand kuglig zu sein (Barnard 1933). Ihre zuerst angenommene strukturelle Homogenität im Sinne chemisch einheitlicher Makromoleküle wird auf Grund von Wahrnehmungen angeblicher Membranen (Sharp und Mitarbeiter 1946), ja sogar von Innenstrukturen (Smadel und Mitarbeiter 1942) bezweifelt. Die *Größenangaben* schwanken erheblich mit der jeweils angewandten Meßtechnik: Ultrafiltration mit Kollodiumfiltern 140—160 μ (Elford und Andrewes 1932), Ultrazentrifugation 240 μ (Lépine, Levaditi und Giuntini 1942), Messung mit α-Strahlen 250 μ (Bonnet-Maury und Pérault 1941), Elektronenmikroskop 260 μ (Ruska und Mitarbeiter 1939). — Zu ihrer *färberischen Darstellung* im Lichtmikroskop sind verschiedene Methoden geläufig: Löfflersche Fuchsinfärbung (Paschen), Viktoriablau (Herzberg 1934), Versilberung (Morosow 1941), Primulin (Hagemann 1937) unter Benützung der dadurch auftretenden Fluorescenz, die auch mit Ultraviolettlicht infolge des Gehalts an Flavin-Adenin-Dinucleotid auftritt (Levaditi und Mitarbeiter 1939/40).

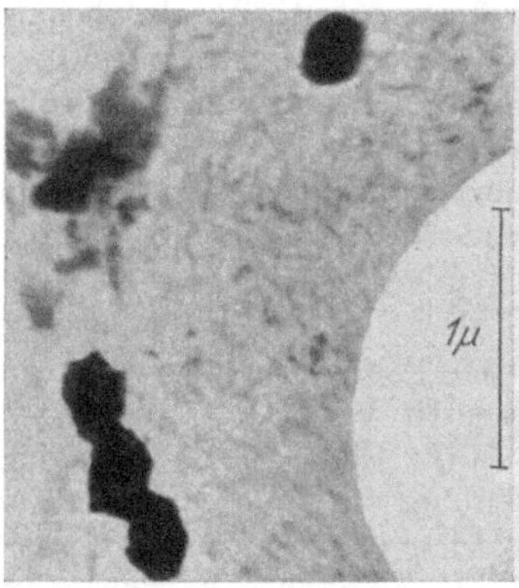

Abb. 1. Vaccinevirus elektronenmikroskopisch (nach Ruska, v. Borries und Ruska 1939.)

Chemisch bestehen sie aus Nucleoproteiden (mit Nucleinsäure auf Grundlage von Desoxyribose) mit kleinen Anteilen von Lipoid und Glucoid. Ihr Phosphorgehalt entspricht der Anwesenheit von Nucleinen. Ihre enzymatische Wirkung ist geringfügig: sie enthalten nur Spuren von Phosphatase und Flavin, d. h. sie sind unfähig, auf organisches Material einzuwirken und daher auf strikten Parasitismus angewiesen (Mc Farlane 1939, Smadel, Hoagland und Rivers 1942, Hoagland und Mitarbeiter 1940—1942, Rivers 1943 u. a.). Trotzdem zeigen sie nach älteren Untersuchungen (Parker und Smythe 1937) im Warburg-Apparat einen gut meßbaren O_2-Verbrauch bzw. anaerob Säurebildung.

Resistenz gegen physikalische und chemische Einflüsse. Die Elementarkörperchen werden von Trypsin, Kalilauge oder Äther im Gegensatz zu leblosen Eiweiß- oder Fettkügelchen, nicht aufgelöst; ihre Infektiosität nimmt aber mit steigender Acidität des Milieus ab (günstigstes Milieu 7,5—8,5 p_H, vgl. auch Dunham und Mc Neal 1943). Unter Formol und Alkohol tritt eine Zersetzung ein, die zwar die Pathogenität, nicht aber die antigenen Eigenschaften unterdrückt (Weill und Galli 1940, Mc Clean 1945); der Vorgang ist im Eiweißmilieu reversibel, nicht im gereinigten Zustand (Galli und Vieuchange 1939). Gegen Phenol sind sie dagegen ziemlich widerstandsfähig. 50%iges Glycerin und Sepsotinktur (Kaiser 1940) schädigen das Virus bei kühler Aufbewahrung nicht. — Es ist außerordentlich kälteresistent, ebenso gegen Eintrocknung (Downie und Dumbell 1947. Aufbewahrung: eingetrocknet unter Tiefkühlung, Schartner 1939). Dagegen inaktiviert Hitze seine Aufschwemmung schnell (z. B. 55° in wenigen Minuten). Auch Radiumstrahlen (Lea und Salaman 1942), Röntgenstrahlen (Gowen und Lucas 1939), Ultraviolettstrahlen Levaditi 1940) und Ultraschall inaktivieren rasch (Hopwood und Mitarbeiter 1939, Kasahara und Ogata 1938 und 1939). Antibiotica sind bislang unwirksam befunden (Kolmer und Rule 1946) und eignen sich daher gut zur Sterilisierung und Aufbewahrung der Lymphe (Rivarola 1944, Diaz 1945, Main und Turcotte 1946, Ducer 1947, Ramon und Richou 1947). Sulfonamide scheinen es nicht zu hemmen (Osberghaus 1942), dagegen DDT (Henig 1947).

Züchtung. Sehen wir hier von der Züchtung im lebenden Ganztier ab (s. unten), so sind vor allem in Gebrauch diejenige in Gewebskultur, besonders Hühnerembryonalgewebe (Carrel und Rivers 1927, Maitland 1928) und diejenige im Hühnerei (Chorioallantoiskultur) (Goodpasture, Woodruff 1931 u. a.). Wie bei allen Viren ist Anwesenheit lebender Zellen Voraussetzung des Wachstums, die freilich vielleicht auch durch Hefen und Bakterien ersetzt werden können (Silber und Mitarbeiter 1935). Rapaport 1938 sowie Falkowitsch und Janusewitsch 1936 behaupten sogar, daß Bakterien, die das Virus adsorbiert haben, die Pocken noch nach mehreren Kulturpassagen (!) übertragen können. Mit diesen Züchtungsverfahren kann das Virus in beliebig hohen Passagezahlen voll virulent gezüchtet und vermehrt werden (Lazarus, Eddie und Meyer 1937, Irons und Mitarbeiter 1940 u. a.). Trotzdem tritt dabei offenbar eine gewisse Veränderung ein (z. B. Neigung zur Generalisierung), die es bisher noch nicht zu einer Verdrängung der Kälberlymphe durch die (einwandfrei sterile) „Kulturlymphe" kommen ließ (Lehmann 1941). Letztere scheint auch schlechter haltbar zu sein.

Auf den Eihäuten kommt es zu charakteristischen Verdickungen, ja zur Bildung von Vaccinepusteln, in denen massenhaft Elementarkörperchen enthalten sind. Wie Downie und Dumbell 1947 gezeigt haben, unterscheiden sich diese Veränderungen auf den Eihäuten in charakteristischer Weise bei Variola- und Vaccinevirus. Es erfolgt auch hierbei keinerlei Übergang von einem zum andern (NELSON 1943, IRONS und BOHLS 1947).

Serologisches Verhalten. Die Eigenschaft der Elementarkörperchen, spezifisch antigen zu wirken, hat schon frühzeitig dazu geführt, das Verhalten von spezifischen Antikörpern zu studieren. Sie lassen sich mit Agglutination (PASCHEN 1906, LEDINGHAM 1931 u. a.), Präzipitation (GORDON 1935, CRAIGIE und Mitarbeiter 1931—1936) und Komplementbindung (CRAIGIE 1934, FINLAYSON 1935, KUNERT und WENCKEBACH 1936) nachweisen (Lit. s. Handbuch der Viruskrankheiten). Auch Schutzstoffe (virusneutralisierende Antikörper) sind nachweisbar (PARKER 1939, VERBINDE 1940, BRARSON und PARKER 1941, BLATTNER und Mitarbeiter 1943, LUBITZ 1943, RAMON 1942, LOUTIT und MCCLEAN 1945). Es lassen sich mehrere antigene Substanzen nachweisen (SMADEL und Mitarbeiter 1943).

Das Vaccinevirus aus Eikultur besitzt, wie die Forschungen der letzten Jahre gezeigt haben, aber ferner die Eigenschaft, Hühnerblutkörperchen zu agglutinieren nach derselben Technik, wie der HIRST-Test bei der Grippe ausgeführt wird. Auf diese Weise lassen sich sogar die spezifischen Antikörper in Menschen- oder Tierseren gegen einen Vaccinestamm titrieren; man vergleicht die Stärke dieser Fähigkeit mit Standard-Immunseren von Kaninchen, die die Agglutinationskraft des Vaccinevirus gegenüber Hühnerblutkörperchen ebenfalls aufheben (NAGLER 1944, NORTH 1944, BURNET und STONE 1946/47, TOMPSON 1947, STONE und BURNET 1947). Diese Methode hat für zukünftige Forschungen wohl noch größere Bedeutung (COLLIER u. SCHÖNFELD 1950).

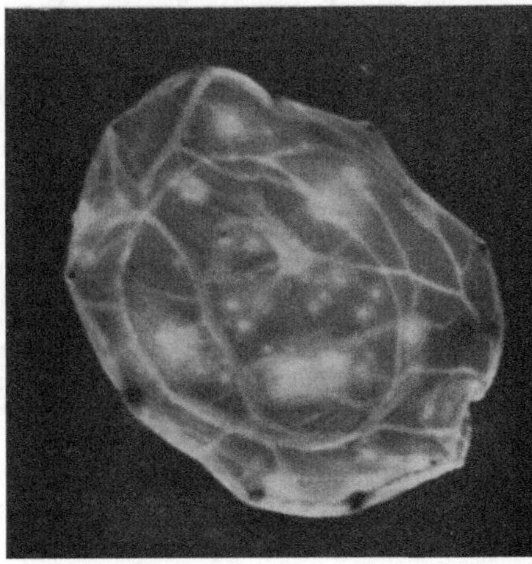

Abb. 2. Vaccinale Pusteln auf der ödematös veränderten Chorioallantoismembran eines am 10. Bebrütungstag infizierten und 4 Tage später bei lebendem Embryo eröffneten Hühnereies. (Mit freundlicher Erlaubnis von Dr. STILLMUNKÈS-Toulose.)

Zu beachten ist, daß Vaccinierung vorübergehend zu positiven Luesreaktionen im Serum führen kann (LYNCH und Mitarbeiter 1941, FAVORITE 1944, REIN und ELSBERG 1945, ABAZA 1946, MAROTTA und JENGO 1947, PERROT 1948).

Einschlußkörperchen. Wie bei einer großen Anzahl von Viruskrankheiten, so findet man solche auch bei den Pocken. Sie sind seit PFEIFFER 1890, später (1892) unter dem Namen GUARNIERI-*Körperchen* bekannt. Ihre Natur war lange Zeit strittig, und besonders über diese Frage ist ein außerordentlich umfangreiches Schrifttum entstanden. Für die Diagnostik sind sie von großer praktischer Wichtigkeit (s. unten). Sie werden heute als Reaktionsprodukte befallener Zellen, eventuell mit Einschluß des Erregers selbst, angesehen (RIVERS, NAUCK, HAAGEN u. v. a., Literatur s. Handbuch der Viruskrankheiten). MERLING (1943 und 1944) hat ihre Entstehung unterm Deckglas in der Gewebskultur der Kaninchencornea fortlaufend verfolgen und genau beschreiben können. Man stellt sie durch fluorescierende Farbstoffe, im Ultraviolettlicht oder in Gewebsfärbungen dar. (Weiteres über GUARNIERI-Körperchen vgl. auch FINDLAY 1939, ferner TUREWITSCH 1939, ferner BLAND und ROBINOW 1939, MARRASSINI 1939, SUGITA 1940, EBERT und OTSUKA 1943, V. ROOYEN und ILLINGWORTH 1944.)

Verhalten des Virus im Tierversuch. Bezüglich der verschiedenen *Versuchstierarten* bestehen zwischen Variola- und Vaccinevirus erhebliche Unterschiede. Für das echte Pockenvirus erweist sich der Affe als sehr empfänglich, sowohl bei Infektion durch Hautscarifikation, die zu typischen Eruptionen führt, als bei intravenöser Infektion, die zu Immunität führt. Bei intratestikulärer Infektion erfolgt am Ort selbst eine starke Virusvermehrung mit Orchitis. Auch am Hund läßt sich noch nach Epilation der Haut eine typische Hauteruption erzeugen, während die Haut der Katze kaum empfänglich ist, sich aber an ihr wohl noch eine Orchitis erzeugen läßt. Auch das Kaninchen ist hautrefraktär, ergibt auch keine Orchitis, weist aber nach intratestikulärer Infektion infolge einer inapparenten Infektion Immunität auf. Ratte und Maus reagieren nicht sichtbar; in der Ratte ließ sich aber ein Überleben des injizierten Virus bis zu 40 Tagen nachweisen. Kurz, aus diesen Versuchen geht hervor, daß in bezug auf die Empfänglichkeit der Laboratoriumstiere für das Pockenvirus sich eine charakteristische Stufenleiter aufstellen läßt (vgl. bei GASTINEL 1948).

Für das Vaccinevirus dagegen ist das Versuchstier der Wahl das Kaninchen, das auf der Haut typisch reagiert *(Lapine)*. Auch der Affe ist gut empfänglich, ebenso wie natürlich das Rind bzw. Kalb.

Der Infektionsmodus kann mannigfach variiert werden: die gebräuchlichste Technik ist die intracutane und die intracorneale, die zur Vaccine-Keratitis führt. Enteral und peritoneal läßt sich leicht wenigstens ein für Zweitinfektion refraktärer Zustand herbeiführen, während intravenöse Infektion in einem Teil der Versuche auch zur Hauteruption führen kann, besonders an verletzten Hautstellen. Die intratestikuläre Infektion, die zu Orchitis führt, eignet sich besonders zur Gewinnung großer Virusmengen. Intracerebrale Injektion beim Kaninchen führt bei gewöhnlichen Vaccinestämmen nur selten zu Encephalitis, wohl aber, wenn man ein mehrfach durch Testikel passiertes Virus nimmt. Dann erhält man regelmäßig eine tödliche Encephalitis (sog. *Neurovaccine* im Gegensatz zur klassischen Dermovaccine), dabei behält das Virus auch seine Haut- und Hornhautaffinität, erzeugt aber hier hämorrhagisch-nekrotische Ulcerationen.

Eine *Generalisation* des Virus im Blute findet bei allen gut empfänglichen Versuchstieren regelmäßig statt und läßt sich durch Rückübertragung von Blut und Organgeweben auf die Kaninchenhornhaut nachweisen. Auch im Gehirn findet sich das Vaccinevirus beim Kaninchen vom 5., beim Kalb vom 13. Tag an. Man kann durch Traumatisation seine Lokalisation vom Blut aus hervorrufen, so an der Haut, der Hornhaut oder im Gehirn, und durch Passagen läßt sich die Organotropie willkürlich im Sinne der Neurotropie oder der Mesodermotropie erzwingen. Bemerkenswert ist, daß die Chorio-Allantois-Vaccine ebenfalls eine solche (Knochenmark, seröse Häute, vor allem Blut) aufweist wie sie die ursprüngliche Dermovaccine nicht besitzt. Sogar auf die Trachealschleimhaut läßt sich die Neurovaccine anpassen und erzeugt dann Pneumonien.

Die genaue Untersuchung dieser Verhältnisse verdanken wir vor allem französischen Autoren (Levaditi, Teissier, Camus, Gastinel u. a., vgl. Gastinel 1948).

Virusausscheidung erfolgt außer auf den Schleimhäuten beim Enanthem und der Haut bei Exanthemen zum Teil aber nicht regelmäßig auch schon auf den Tonsillen bzw. im Schleimhautsekret. Ausscheidung auf den Tonsillen schon vom 3. Tag nach der Impfung an erfolgt nicht, wie Gins, Hackenthal und Kamenzeva (1929) annahmen, regelmäßig, sondern muß als Ausnahme gelten. Mit Ausscheidung auch im Stuhl und Urin ist zu rechnen, da sich das Virus in Darmwand und Nieren ebenfalls nachweisen läßt; für die Übertragung dürfte dies aber ohne praktische Bedeutung sein.

Variabilität des Pockenvirus. Schon in der menschlichen Pathologie stehen wir rein klinisch-morphologisch gesehen vor einer Vielzahl virusbedingter mit Bläschenbildung einhergehender Infektionskrankheiten, der Gruppe der sog. Bläschenkrankheiten (Pocken, Windpocken-Zoster, Herpes-simplex-Stomatitis aphthosa, um hier nur die wichtigsten und unbestritten als virusbedingt angesehenen zu nennen), bei denen trotz ihrer klinischen Unterschiede zum Teil enge Beziehungen ihrer Erreger zu einander bestehen. Unter der ätiologischen Zusammenfassung als „Pocken", d. h. mit sicher nahen Erregerbeziehungen zeigt die menschliche Pathologie heute ferner eine Reihe von klinisch recht verschiedenen spontan auftretenden Krankheiten: Variola vera, Alastrim und Negerpocken, Variolois, Variola sine exanthemate, Melkerknoten. Dazu kommen als „künstliche" Krankheiten die Kuhpocken des Menschen (Impfpocken) mit ihren verschiedenen Verläufen, von denen sich, wiederum künstlich erzeugt, fest gewordene veränderte Stämme wie die oben erwähnten der neurotestikulären Vaccine, die zur Lapine wird, der Gewebskulturvaccine u. a. (s. bei Findlay 1938) ableiten. Nimmt man hierzu die als Spontankrankheiten beobachteten Pocken bei Tieren, so vergrößert sich die Zahl der Pockenviren noch um ein Erkleckliches; denn außer den spontan als (meist leichte) Seuche bei Rinderbeständen auftretenden Kuhpocken gibt es bei Haustieren die Pferde-, Kamel-, Schaf-, Ziegen- und Schweinepocken als gesicherte Spontankrankheiten, Büffel-, Hunde- und Kaninchenpocken als zwar spontan beobachtete, aber wahrscheinlich vom Menschen zufällig übertragene Erkrankungen. Eine Sonderstellung haben die Mäusepocken (Ektromelia), die als Stallseuche recht unangenehm sind und deren Erreger sicher nahe Beziehungen zur Pockenvirusgruppe hat (Burnet 1945), die aber doch wohl von dieser abzutrennen sind (Burnet und Stone 1946, Fenner 1947). Und gleiches gilt für die Geflügelpocken, deren es bei großen und kleinen Hausvögeln auch eine Anzahl gibt (vgl. hierzu auch Handbuch der Viruskrankheiten 1939). Burnet (1946) weist mit Recht darauf hin, daß sich unsere Kenntnisse hier fast ausschließlich auf Pocken der Haustiere beziehen und daß über Vorkommen bei Tieren in freier Wildbahn bislang abgesehen von einzelnen Mitteilungen über Seuchenausbrüche bei wilden Affen, die aber auch von Menschen ausgegangen sein könnten, nichts Sicheres bekannt ist. Sind Pocken vielleicht überhaupt eine Domestikationserscheinung?

Überblickt man diese große Gruppe von Krankheiten, so gewinnt man zunächst den Eindruck einer erstaunlichen Plastizität der Pocken als klinisches Phänomen, da wir ja Anhaltspunkte genug dafür haben, daß noch verschiedenartige Beziehungen über eine rein morphologische Ähnlichkeit hinaus bestehen. Die experimentelle Erregerforschung hat naturgemäß diese Fragestellung aufgenommen und die Beziehungen aller dieser Erreger zueinander haben vielfache Bearbeitung gefunden. Dabei ließ sich zunächst feststellen, daß sich Beziehungen im Sinne von künstlicher Überführung in oder Annäherung an einander oder von serologischer Ähnlichkeit für Geflügel- und Mäusepocken einer- und Menschenpocken andererseits mit gegenwärtigen Mitteln nicht nachweisen lassen, ebensowenig wie zwischen Variola- und Varicellen-Zoster. Eher schon lassen sich solche in der Gruppe der Haus-Säugetierpocken nachweisen (s. bei FINDLAY 1939). Das Problem hat sich zugespitzt besonders auf die Fragestellung der Beziehungen von Variola- und Vaccinevirus einer-, Variola- und Alastrimvirus andererseits, ohne daß man in der experimentellen Forschung bislang dabei zu einem einheitlichen Urteil kommen konnte; der Behauptung von gegenseitiger Überführung ineinander (HORGAN 1938) stehen solche von grundlegend verschiedenen Eigenschaften voneinander gegenüber, so daß man den Eindruck gewinnt, daß die Beurteilung der Experimentatoren oft mehr von der Strenge der von ihnen angelegten Maßstäbe bezüglich „Umwandlung“ abhängt als von den Fakten selbst (LEDINGHAM 1935). Bezüglich der Herkunft der Impfvaccine wird dabei überwiegend der Standpunkt vertreten, daß sie sich nicht von den spontanen Kuhpocken, sondern auf dem Umweg über künstliche Rinderimpfung von dem Menschenpockenvirus ableite (vgl. auch DOWNIE 1939).

BURNET hat 1946 unter anderem diese Pockenfrage einer entwicklungsgeschichtlichen bzw. ökologischen Betrachtung unterzogen und betont, daß man unmöglich die Pocken nur unter dem Gesichtswinkel einer menschlichen Infektion betrachten könne, sondern irgendwelche, vielleicht weit zurückliegenden Zusammenhänge mit den tierischen Pocken annehmen müsse, daß unser gegenwärtiges experimentelles Wissen aber noch nicht ausreicht, um über Spekulationen hinauszukommen, daß man von den modernen Kultur- und serologischen Methoden vielleicht einen Fortschritt erwarten dürfe. Als ursprüngliche Wirte kämen in erster Linie entweder die Huftiere oder die Affen in Frage. Bezüglich des Vaccinestamms meint er, daß dieser zwar fast erschöpfend durchuntersucht sei, daß all diese Kenntnisse gegenwärtig aber „merkwürdig irrelevant für die menschlichen Probleme und für irgendein Verständnis der biologischen Beziehung von Vaccinekrankheit und natürlichen Pocken“ seien, während man für wahrscheinlich halten dürfe, „daß administrative und psychologische Ungenauigkeiten beim Gebrauch der Vaccination für ihren Ersatz durch Alastrim verantwortlich seien“. Im ganzen genommen vertritt er den Standpunkt, daß sich bei den Viren fortlaufend echte Mutationen ereignen, die dann unter entsprechend abgeänderten Umweltsbedingungen durch Selektion zum Überwiegen und schließlich so zur Ausbildung „neuer“ Stämme und „Arten“ führen.

Diagnostischer Virusnachweis. In praxi meist angewandt war früher der PAUL*sche Cornealversuch*, der sich die Empfänglichkeit der Kaninchenhornhaut für Pockenvirus zunutze macht, wo es wie bei anderen Tieren (Hunden usw.) nur zu lokaler Erkrankung ohne Generalisation kommt.

Die mit variolaverdächtigem Material beimpfte Kaninchenhornhaut zeigt 48 Std nach der Beimpfung nach Fixierung in Sublimatalkohol oder Zenckerscher Flüssigkeit schon makroskopisch oder bei Lupenvergrößerung sichtbare weiße Pünktchen oder Knötchen, welche Epithelwucherungen entsprechen und als beweisend für Variola angesehen werden können. Die histologische Untersuchung bildet durch den Nachweis von Guarnierischen Körperchen eine weitere Stütze der Diagnose.

Der Paulsche Versuch ist allerdings nur im positiven Falle verwertbar, da bei negativem Ausfall Pocken nicht sicher und noch weniger Alastrim ausgeschlossen werden können. Bei Varicellen ist er stets negativ.

Technisch einfacher ist die Sichtbarmachung der spezifischen Epitheliosen in vivo durch Verwendung von Fluoresceinnatrium. Man gibt nach Herzberg 24 Std nach der Beimpfung der Kaninchenhornhaut 1—2 Tropfen einer 1%igen Fluoresceinnatriumlösung in den Konjunktivalsack, wartet nicht länger als 20—30 sec und spült das Fluorescein mit einem kräftigen Wasserstrahl heraus, bis das abfließende Wasser nicht mehr grün gefärbt ist. Die spezifischen Herde erscheinen als scharf begrenzte leuchtend grüne Pünktchen von etwa $^1/_2$ mm Durchmesser.

Als praktisch wichtige Ergänzung kommt der Nachweis von Guarnierischen Körperchen in Klatschpräparaten von der infizierten Kaninchenhornhaut in Betracht. Man macht die Klatschpräparate am lebenden Tier oder nach Herausnahme des Bulbus und mehrstündiger Aufbewahrung in der feuchten Kammer; Färbung nach Pappenheim.

Der *direkte Erregernachweis* gewinnt, wenn entsprechende Laboratoriumseinrichtungen zur Verfügung stehen, neuerdings immer mehr Bedeutung. Dabei genügt freilich der bloß mikroskopische Nachweis der Elementarkörperchen nicht, sondern ist die Allantoiskultur heranzuziehen, wie es besonders Downie 1946 gezeigt hat.

Serologische Methoden spielen eine zunehmende Rolle (Agglutination, Präcipitation, Komplementbindung), obgleich die spezifischen Antikörper erst relativ spät auftreten (Literatur siehe Handbuch der Viruskrankheiten). Besonders mag hier die von Nagler 1942 eingeführte Hämagglutination (in Form der Hemmung der agglutinierenden Kraft eines Laborvirusstammes durch das Patientenserum) in Zukunft auch für die diagnostische Praxis — ähnlich wie der Hirst-Test bei Grippe — größere Bedeutung gewinnen.

Bei der Allergieprobe nach Tièche injiziert man entweder bei 56° abgetötete Vaccine in die Haut des Patienten oder Pustelinhalt von diesem in die Haut eines vaccinierten Kaninchens. Obgleich beide Methoden ziemlich gut arbeiten, haben sie sich nur wenig eingebürgert.

Empfänglichkeit (Disposition) des Menschen. Der Anteil pockenunempfänglicher Menschen ist sicher nur gering, wie schon daraus hervorgeht, daß nach L. Pfeiffer die Zahl der 3mal erfolglos Vaccinierten nur 0,08% beträgt. Bei natürlicher Infektion liegt er wohl höher, und genaue Angaben über den *Kontagionsindex* im Verlauf von Epidemien fehlen. Ein altes Sprichwort sagt aber: „Von Pocken und Liebe bleiben nur wenige frei!“

Es gibt eine vorübergehende (unspezifische) Hemmung der Empfänglichkeit unter der Einwirkung anderer Infektionskrankheiten; so zeigen sich Typhus-, Masern- und Scharlachkranke meist refraktär, können dann aber nach Abklingen der Ersterkrankung oft erst recht schwer an Pocken erkranken.

Der Einfluß der *Rasse* ist umstritten (vgl. oben); jedoch soll die Einschleppung von einer fremden Rasse her meist zu schwereren Epidemien führen als von der gleichen.

Geschlecht und *Lebensalter* beeinflussen zwar nicht die Empfänglichkeit, wohl aber die Schwere des Verlaufs. So ist insbesondere der schwere Verlauf bei Frauen zur Zeit von Gravidität und Menstruation bekannt. — Das Greisenalter neigt zu schwereren Verläufen wie das Kleinkind. Im 1. Lebensjahr dagegen steigt die Neigung zu schwerem Verlauf erst allmählich an: sie ist in den 3 ersten Lebenswochen — auch bei nicht-immuner Mutter — noch sehr gering; es treten höchstens abortive Formen auf; zunehmend mehr und schwere Erkrankungen finden sich dann im 2. und 3. Monat, noch mehr im 2. Viertel-, und wieder noch mehr im 2. Halbjahr (Kisskalt und Stoppenbrink, zitiert nach Jochmann-Hegler 1924).

„Selbst im Mutterleib ist der Mensch vor den Pocken nicht sicher“. Dieser alte Satz trifft insofern in neuer Betrachtung nicht zu, als mindestens über Mißbildungen wie bei den Röteln nach Erkrankung der Mutter während der ersten Schwangerschaftsmonate bislang weder von den Pocken noch von der Vaccination etwas bekannt ist (Greenberg 1948, Bass 1948, Bellows und Mitarbeiter 1949). Freilich kommt es in mindestens 30% der Fälle von *Pocken in der Gravidität* zum Abort (vgl. Mustard 1947), wobei auch bei den Früchten manchmal Pockeneruptionen gefunden werden, schon vom 4. Schwangerschaftsmonat an. Selten werden die Pocken von Mutter und Fet gut überstanden, so daß dieser mit abgeheilten Pockennarben zur Welt kommt (Fälle bei Grätzer 1837). Die Kinder können bei mütterlicher Erkrankung am Ende der Schwangerschaft auch mit einem Exanthem geboren werden oder dieses kurz danach bekommen (Fälle vom 2. und 4. Lebenstag), auch kann offenbar die Infektion vom Fet erst intra partum erworben werden. Sehr selten ist die Mutter solcher Kinder scheinbar gesund (Variola sine exanthemate!), wobei aber ihr Kontakt immer nachzuweisen ist. Bei Zwillingen und Drillingen ist beobachtet, daß nur einer der Feten erkrankt war (näheres siehe bei May 1950). Vaccination in der Schwangerschaft hinterläßt keinen sicheren Schutz beim Kinde (Vignes 1942).

Immunitätsverhältnisse beim Menschen. Die uralte klinische Beobachtung zeigt, daß das Überstehen einer Pockenerkrankung auch nur leichten Grades fast regelmäßig eine lebenslänglich dauernde Krankheitsimmunität hinterläßt. Zweiterkrankungen kommen besonders dann bei alten Leuten (selten) vor, wenn die 1. Krankheit in früher Jugend durchgemacht war. Bei Negern sollen Zweit-, ja Dritterkrankungen häufiger vorkommen.

Davon streng zu unterscheiden sind *Rezidive*, die — wie bei Typhus, seltener auch Masern, Scharlach und anderen Infektionskrankheiten — ohne exogene Reinfektion in kurzem Abstand nach der Ersterkrankung (6—14 Tage) auftreten können und ebenfalls bei Negern häufiger vorkommen sollen.

Im Gegensatz zur echten, wenn auch noch so leichten Pockenerkrankung hinterlassen weder die Vaccine- noch die Alastrimerkrankung sichere Krankheitsimmunität gegen Pocken, wohl aber im allgemeinen die Pocken gegenüber späterer Ansteckung mit Vaccine- oder Alastrimvirus. Zwar ist der Pockenschutz in den ersten Jahren nach Vaccination gewöhnlich (aber nicht immer!) ausreichend, um Variolaerkrankung zu verhindern; nach 8—10 Jahren ist er aber in hohem Prozentsatz so weit abgeklungen, daß es 1. bei Pockeninfektion zu abgeschwächter Erkrankung, *Variolois*, 2. bei Revaccination wieder zum Angehen in der beschleunigten, aber abgeschwächten Form kommt. Und Pockenerkrankung nach Alastrim, auch Angehen der Vaccine nach dieser sind nicht selten. Vaccine und Alastrim hinterlassen also nur einen zeitlich und in der Stärke der Wirksamkeit beschränkten Schutz 1. gegen Pocken, 2. auch gegen Reinfektion mit dem gleichen Virus. So ist es auch verständlich, daß Vaccination nicht immer gegen Alastrim, vor allem aber Alastrim nicht vor Angehen der Vaccination schützt. In diesem Immunitätsverhalten steht also Alastrim der Vaccine näher als der Variola (vgl. auch Horgan und Haseeb 1939).

Über die *theoretischen Grundlagen* der Immunität, vor allem der Vaccineimmunität liegt wiederum ein reiches Schrifttum, besonders von französischen Experimentatoren, vor. Beim Erstimpfling beginnt die Immunität am 6. Tag und ist am 10. komplett (so daß Vaccination noch 4—7 Tage nach Pockeninfektion deren Verlauf hindern oder abschwächen kann). Zur Erlangung dieses Schutzes ist eine manifeste Hauteruption nicht Voraussetzung (intramuskuläre und -venöse Vaccination!!); ist er eingetreten, so ist das gesamte Integument mit Ausnahme der Hornhaut refraktär. Es kann aber bei intracutaner Wiederimpfung trotz vorhandenen Allgemeinschutzes ein örtlicher Prozeß haften, der dann in Form der beschleunigten oder allergischen Reaktion verläuft. Im Serum sind virusneutralisierende Schutzstoffe vom 14. Tag an mehrere Jahre lang nachweisbar, komplementbindende schon vom 8. Tag an, aber nur bis etwa zum 20. Schon Paschen hat aber betont, daß man die Immunität nicht allein auf diese beziehen dürfe, daß es sich vielmehr um eine *histogene Immunität* handle, die nach seiner Meinung besonders im Integument zu lokalisieren sei. Neuere Untersucher haben gezeigt, daß die Krankheitsimmunität tatsächlich die Anwesenheit von Antikörpern erheblich überdauert, daß völliger Blutersatz beim vaccinierten Tier mit antikörperfreiem Blut die Immunität nicht schwächt und daß vor allem im nicht immunen Tier mit abgetöteter Vaccine wohl Antikörper in hoher Konzentration erzeugt werden können, die trotzdem nicht das Angehen einer intradermalen Vaccination verhindern. „Es ist deshalb nötig, einen strengen Unterschied zwischen den antigenen und den immunisatorischen

Eigenschaften des Virus zu machen; wenn erstere auch noch einem abgetöteten Virus zukommen, so sind letztere doch ausschließliches Attribut einer lebenden Vaccine" (GASTINEL 1948). Auch GINS (1936 und 1942) betont schon, daß der refraktäre Zustand eine Eigenschaft des Gewebes und nicht humoraler Natur ist und sich im Laufe der Zellteilung durch eine Art von plasmatischer Vererbung fortpflanzt. Mit abgetötetem Virus lassen sich alle allergischen Phänomene (beschleunigte und Sofortreaktion) der Haut auslösen, so daß auf diese Weise Allergie getrennt von der Immunität demonstriert werden kann.

Pathogenese der Pockenerkrankung. Die Pocken sind eine typische akute cyclische Allgemeininfektionskrankheit mit zeitlich normierten Stadien und dermatotroper Organmanifestation.

Die *Inkubationszeit* der Variola vera beträgt, gut normiert, 12—13 Tage. Gelegentlich wird über Schwankungen bis zu 8—18 Tagen berichtet, die aber meines Erachtens sehr skeptisch betrachtet werden müssen. Auch die Inkubation der Alastrim soll 12—13 Tage betragen, wobei freilich Angaben zu erwähnen sind, daß leichte Pockenfälle eine verlängerte (?) Inkubationszeit hätten. Dagegen berichten die kritischen Beobachter übereinstimmend, daß die Inkubation der Variolois gegenüber Variola vera verkürzt sei bis zu nur 8 Tagen, und dies paßt gut zur verkürzten Inkubation bei Revaccination.

Verkürzt ist ferner die Inkubationszeit bei der Variolisation, wo die künstliche Infektion schon nach 3—4 Tagen zum Primäraffekt an der Impfstelle führt, während das Fieber erst nach 8 Tagen beginnt. Bei der natürlichen Übertragung fehlt im Gegensatz hierzu und zur Vaccination ein solcher Primäraffekt; bei beiden Inkubationen folgt die Generalisation (Impffieber) der Primärpustel erst nach, ebenso das generalisierte Exanthem, wenn es überhaupt zu einem solchen kommt. Dagegen ist schon seit v. PIRQUET bekannt, daß — analog wie beim syphilitischen Primäraffekt — täglich durch 10 Tage vorgenommene Impfungen alle gleichzeitig am 10. Tag nach der Erstimpfung ihr Höhestadium erreichen und dann abheilen, wobei die zuletzt vorgenommenen rudimentär bleiben. — Im Verlauf der Inkubationszeit tritt bekanntlich die spezifische Sensibilisierung des Organismus ein, die beim Menschen 12—13 Tage dauert. Ist schon von einer vorausgegangenen Impfung eine gewisse Allergisierung vorhanden, so verkürzt sich die Inkubationszeit (wie oben angeführt). Wir wissen auch, daß bei extrem hyperergischem Verlauf der Variolois (in Form der Purpura variolosa) die Inkubationszeit verkürzt zu sein pflegt. Es ist anzunehmen, daß (entsprechend dem Vossschen Phänomen bei der Serumkrankheit) eine Inkubationszeitverkürzung durch zeitgerechte Zufuhr eines Immunserums auszulösen wäre. Die Menge des infizierenden Virus dürfte nur dann für die Inkubationszeit von Bedeutung sein, wenn so minimale Mengen des Kontaktstoffs übergehen, daß es erst nach einer gewissen Frist (2—3 Tagen) zur Haftung und damit zum Beginn der Sensibilisierung des Organismus kommt. Übergroße Mengen des Infektionsstoffes (Vaccine) beeinflussen die Inkubationszeit beim normal Empfänglichen nicht, sondern nur beim bereits sensibilisierten (bzw. teilimmunen) Individuum, wo sich unter Umständen sogar eine Sofortreaktion auslösen läßt. Diese aber ist nur eine lokale Hautreaktion, keine echte cyclische Erkrankung, d. h. ein Kunstprodukt. Bei natürlicher Übertragung pflegt die Menge des übertragenen Kontaktstoffes in solchen Grenzen zu liegen, daß sie die Inkubationszeit weder verlängert noch verkürzt. Über die Einzelheiten der Virushaftung sind wir bei Variola noch nicht orientiert. Da die natürliche Infektion aber eine Inhalationsinfektion zu sein pflegt, dürften sich die von BURNET bei der Grippevirushaftung auf der Trachealschleimhaut gefundenen Verhältnisse auf die Haftung des Pockenvirus übertragen lassen (vgl. auch NELSON 1940).

In der Inkubationszeit treten meist keine, höchstens gegen ihr Ende zu gewisse unklare Allgemeinsymptome, dann auch schon eventuell die Pharyngitis variolosa auf, auf die auch die Tatsache zu beziehen ist, daß Pocken-Inkubierende gelegentlich schon ansteckend sind.

Generalisation. Diese bringt den Beginn der klinischen Manifestation (Prodromalstadium) und zwar in Form von Allgemeinsymptomen, besonders des Fiebers, dazu der Reaktion des mesenchymalen Apparats, kenntlich einerseits an Milzschwellung und Blutbildveränderungen, andererseits an „katarrhalischer" Schleimhaut- und erythematöser Hautreaktion, zusammengefaßt also an einer „ergotropen" (W. R. HESS) bzw. sympathicotonen (F. HOFF) Phase unter dem morphologischen Bilde der Hyperergie (RÖSSLE). Die Dauer des Generalisationsstadiums beträgt 3—5 Tage. Das Virus kann dabei schon kurz zuvor, d. h. in den letzten Tagen der Inkubationszeit, sowie auch noch zuweilen im 3. Stadium im strömenden Blut nachweisbar sein, was aber nicht der Regel entspricht (s. DOWNIE et al. 1950, MAC CALLUM et al 1950). Es wird besonders in dieser Zeit der Generalisation zuweilen auch in den Sekreten der katarrhalischen Schleimhäute, besonders im Rachen durch die Pharyngitis variolosa ausgeschieden.

Die Heftigkeit der Allgemeinsymptome dieses Stadiums hängt ausschließlich von der individuellen Allergisierbarkeit (nicht etwa der Menge des Infektionsstoffs, seiner „Virulenz" oder dgl.) ab. Sie ist prinzipiell ganz ohne Beziehung zur Schwere des gesamten Krankheitsverlaufs und erlaubt daher auch nur in sehr beschränktem Umfang eine Prognose bezüglich desselben: so kann das Generalisationsstadium (unter dem Bild der Grippe oder fieberhaften Pharyngitis) mehr oder weniger heftig verlaufen, ohne daß es überhaupt zur Organmanifestation, d. h. zum Exanthemausbruch kommt, was zur sog. *Variola sine exanthemate* führt. Es ist ferner durch die klinische Erfahrung immer wieder bestätigt worden, daß die Variolois durchaus mit dem Vollbild eines schweren Prodromalstadiums einsetzen kann, auf das dann nur ein rudimentäres Exanthem folgt; ja gerade die foudroyanteste Verlaufsform, die schon im Generalisationsstadium, d. h. am 2.—4. Krankheitstag zum Tode führt, die *Purpura variolosa*, wird besonders bei Geimpften (und daher auch nach verkürzter Inkubationszeit von nur 5—8 Tagen) getroffen. Sie ist typischer Ausdruck einer übermäßigen Hyperergisierung (hämorrhagische Entzündung, vielleicht im Sinne des SHWARTZMAN-SANARELLI-Phänomens). Andererseits kann die Variolois auch nur mit rudimentärem Generalisationsstadium, also fast ohne Allgemeinsymptome, verlaufen, und von der Alastrim ist bekannt, daß dies für sie die Regel ist. Augenscheinlich überwiegt bei solchem Varioloisverlauf die vorhandene Immunität (Anergie) gegenüber der Allergie (Hyperergie) bzw. wirkt das Virus der Alastrim überhaupt weniger stark allergisierend bzw. antigen, als das Variola vera- und das Vaccinevirus. Wie oben angeführt, beruht die sog. Pockenallergie offenbar auf der Anwesenheit spezifischer humoraler Antikörper, wie sie für wechselnd lange Zeit durch die Vaccinierung hinterlassen werden, sie wird besonders als artifizielles Syndrom bei Inokulationen wirksam. Die Immunität dagegen ist von ihr unabhängig und vielmehr eine celluläre Eigenschaft. Entsprechend ist auch das Generalisationsstadium als spontanes hyperergisches Phänomen in seiner Stärke prinzipiell unabhängig von dem tertiären Lokalprozeß (Exanthem), der durch celluläre Eigenschaften maßgebend bestimmt ist. Während schwere Prodromalien oft nur von leichtem Exanthem gefolgt sind, trifft man allerdings in der Regel nach leichten Prodromalien kein schweres Exanthem, sondern meist nur einen leichten Verlauf der Eruption.

Organmanifestation. Die eingetretene Desensibilisierung (Anergisierung, Immunisierung) führt nach dem Prodromalstadium zur Fieberremission und zugleich damit zum Exanthemausbruch als Ausdruck der Fixation des Virus in denjenigen Organen, für die es organotrop ist (vgl. FENNER 1948), also den Schleimhäuten und der Haut.

Hier kommt es von einer Capillarstase im Papillarkörper ausgehend, zu charakteristischen morphologischen Veränderungen am Stratum germinativum und im Epithel, deren durchschnittliche Schwere und Ausdehung einerseits von Erregereigenschaften (Alastrim!), andererseits vom Immunitätsgrad des Individuums abhängt. Daß die Entwicklung auch der einzelnen Pustel vom Gesamtorganismus her und nicht so sehr lokal reguliert ist, zeigt unter anderem die Tatsache, daß bei dem sich über 1—2 Tage erstreckenden apikocaudal fortschreitenden Exanthemausbruch der Variola vera schließlich doch alle Blasen zugleich das Blütestadium erreichen (ähnlich wie bei täglich vorgenommener Vaccination, vgl. oben). Hier ist auch hinzuweisen auf die Tatsache, daß auch der Zustand der Unempfänglichkeit für eine Allgemeinerkrankung an Pocken (also das Vorliegen von Krankheitsimmunität, wie es während der Spontanerkrankung am Ende der Generalisation erreicht ist) nicht das Angehen einer örtlichen Reaktion durch Inokulation absolut verhindert (Knötchenreaktion bei den Melkerknoten und bei Revaccination), ebenso wie es beim Herpesimmunen zum rezidivierenden Herpes, beim Typhusimmunen zur eitrigen Lokalentzündung mit Typhusbacillen in der Gallenblase, den Wirbeln, beim Tularämie-Genesenen bei Reinfektion wieder zu lokalen Tularämiegeschwüren kommen kann.

Für den Weiterverlauf der Organmanifestation besonders wichtig ist die *bakterielle Sekundärinfektion*, die zur Variola vera infolge parallergischer durch das Virus gesetzter Reaktionsbereitschaft gegenüber Eiterkokken (KELLER 1928, HÖRING 1948) regelmäßig hinzutritt, während sie bei Alastrim und Variolois zu fehlen pflegt.

Findlay 1939 wirft sogar die Frage auf, ob der Unterschied zwischen Variola vera und Alastrim vielleicht weniger im eigentlichen Erreger als vielmehr in den sekundärinfizierenden Erregern bakterieller Art zu suchen sei, wie man es ähnlich auch bei der Grippe und beim Scharlach diskutiert hat, und Burnet 1946 fragt, ob die Variola vera vielleicht die Wirkung des Virus + einem „spezifisch assoziierten hämolysierenden Streptococcus", die Alastrim die des Virus allein sei. Gegen diese Auffassung spricht aber, daß bei der Variolois trotz Infektion mit echtem Variolavirus die parallergische Neigung zur Streptokokkeneiterung ebenfalls fehlt. Dagegen ist die Frage, ob lokale Heilung mit oder ohne Narbenbildung erfolgt, zweifellos nur von der Intensität der bakteriellen Eiterung abhängig bzw. von der Ausdehnung dieses Prozesses in die Tiefe des Unterhautgewebes. Dem steht freilich auch die Meinung gegenüber, daß die bakterielle Sekundärinfektion für die Eiterung überhaupt nicht notwendig sei, diese vielmehr auf Grund der Einwirkung des Virus allein erfolge; vereitern doch auch uneröffnet gebliebene Blasen, und zahlreiche kulturelle Proben von eitrigen Variola- oder Vaccinepusteln bleiben überhaupt steril (Frosch). Hier sind weitere Untersuchungen, besonders auch in bezug auf die Frage eines einheitlichen Typs der Sekundärinfektionserreger dringend erwünscht.

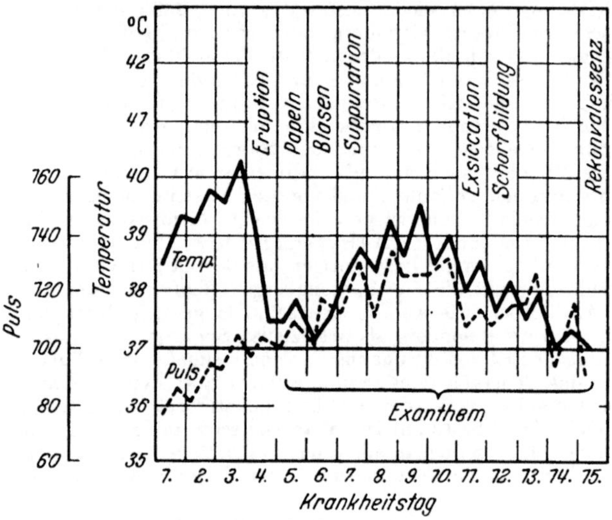

Abb. 3. Typische Pocken-Fieberkurve.

Krankheitsbild. *Das Prodromal- oder Initialstadium*, das 3—4 Tage dauert, setzt gewöhnlich ganz plötzlich mehr oder weniger stark ein. Nicht selten ist Frösteln, echter Schüttelfrost ist ungewöhnlich; aber die Temperatur erreicht in einigen Tagen schon hohe Werte (bis 40, später oft über 41°), das Krankheitsgefühl ist von vornherein stark, oft mit Übelkeit und Erbrechen verbunden, dazu heftige Kopf- und Gliederschmerzen. Sehr bezeichnend sind vor allem die starken Kreuzschmerzen, die nicht selten zu der Fehldiagnose eines Muskelrheumatismus, einer Neuralgie oder Gelenkerkrankung führen können. Neben Klagen über Schwindelgefühl und Schlaflosigkeit findet man eine Trübung des Sensoriums, die sich bis zur völligen Benommenheit steigern kann. Kopf- und Nackenschmerzen, ferner eine sehr häufig zu beobachtende Schlaflosigkeit deuten nebst Brechreiz und Erbrechen auf eine Mitbeteiligung des Zentralnervensystems hin. Der *Puls* zeigt, entsprechend dem hohen Fieber, eine Steigerung der Frequenz, die *Atmung* ist stark beschleunigt, oft auch mühsam, so daß man an eine Pneumonie denken kann. Man beobachtet jedoch außer einer geringen Bronchitis keinerlei pneumonischen Befund. Die *Milz* ist nur in schweren Fällen palpabel, aber regelmäßig perkutorisch vergrößert. Die Haut zeigt eine ausgesprochene Fieberrötung. Die Schleimhäute des Rachens und Mundes sind ebenfalls lebhaft gerötet, die Zunge dick belegt, gelegentlich besteht eine Angina. Nasenbluten sowie starker Schnupfen vervollständigen das Bild des Schleimhautkatarrhs. Der Stuhl ist meist angehalten. Als charakteristisch wird das vom regelmäßigen Verlauf unabhängige frühzeitige Auftreten der Menses betrachtet. Bei graviden Frauen kommt es zu Abort und Blutungen. Kinder erkranken besonders häufig mit initialen Krämpfen.

In der Mehrzahl der Fälle beobachtet man am 2. oder 3. Tage das sog. *Initial- oder Prodromalexanthem* auf der Haut, das als ein „Rash" aufzufassen ist. Man unterscheidet dabei eine erythematös-roseolöse (rose rash) und eine petechiale, scharlachähnliche Form. Die *erythematöse Form des Initialexanthems* beginnt im Gesicht und verbreitet sich dann über den ganzen Körper und die Extremitäten, verhältnismäßig selten an den Streckseiten. Es handelt sich dabei um ein makulöses, morbilliformes Exanthem, das bereits in den ersten 12—24 Std wieder abklingt. Prognostisch deuten diese Fälle auf eine leichte Pockenerkrankung hin. Die *petechiale Form* des „Rash" zeigt schon durch ihre Lokalisation eine weitgehende Ähnlichkeit mit dem Scharlachexanthem, da sie in erster Linie das Schenkel- und Oberarmdreieck (SIMON) befällt. Die Hautpartie um die Petechien herum zeigt Scharlachröte. Das Exanthem blaßt erst im Verlauf der nächsten Tage ab, dabei bleiben die befallenen Partien meist von dem eigentlichen Pockenausschlag verschont. Das petechiale Exanthem spricht im allgemeinen für einen

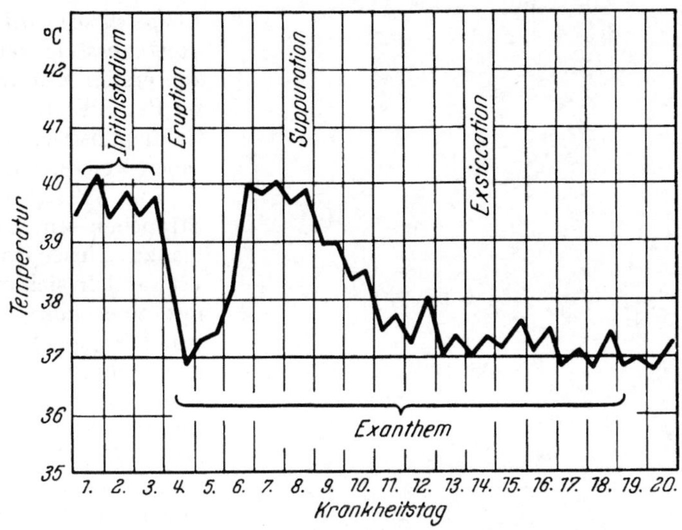

Abb. 4. Fieberkurve bei mittelschwerer Variola discreta bei einem 17jährigen Mann. (Nach H. SCHMITZ.)

schweren Pockenverlauf. Verhältnismäßig selten kommen auch *Mischformen* beider Exantheme vor.

Als besonders schwere Verlaufsform des Prodromalstadiums ist im Allgemeinen die sog. *Purpura variolosa* anzusehen. Sie tritt bevorzugt bei Schutzgeimpften auf. Das petechiale Initialexanthem geht direkt in die Purpura über. Es kommt dabei zu Hämorrhagien mit mehr oder weniger großer Ausdehnung in die Haut, aber auch in die inneren Organe und infolgedessen zu akuten Darm- und Nierenblutungen, Metrorrhagien, Hämoptysen, die unmittelbar ad exitum führen. Die Inkubation beträgt in diesen Fällen nur 5—8 Tage. Tritt der Tod schon im Initialfieber vor Ausbruch des Exanthems auf, so bezeichnet man diese Form als *Variola fulminans*. Die Überempfindlichkeit des Organismus, als deren Ausdruck die hämorrhagische Diathese im Verlauf der Pocken zu bewerten ist, äußert sich auch darin, daß die Temperatur häufig subfebril bleibt (Kollapstemperatur).

Das Initialstadium geht unter staffelförmigem Rückgang des Fiebers über in das *Eruptionsstadium*, das am Abend des 3. bzw. Morgen des 4. Tages mit der gesetzmäßigen Ausbreitung des Exanthems beginnt (*Stadium papulosum*). Zuerst findet man im Gesicht, dann am Rumpf und nach 2—3 Tagen auch an den Extremitäten papulöse Efflorescenzen von Hirsekorngröße, blaßroter Farbe und großer Härte. Dabei klagen die Patienten über starkes Brennen und Jucken.

Die Papeln verbreiten sich rasch in folgender Reihenfolge: Stirn, Nasenflügel, Oberlippe, behaarter Kopf, dann Rücken, Brust, Arme, nachher Leib und zuletzt Füße und Unterschenkel. Sie finden sich am dichtesten im Gesicht, am behaarten Kopf und an den distalen Enden der Extremitäten. Körperstellen, die einem Druck ausgesetzt sind (Hosenträger, Strumpfband, Verbände) zeigen ebenfalls eine besondere Dichte des Exanthems, wie das ja auch von den Varicellen bekannt ist. Charakteristisch für den normalen Verlauf der Variola vera ist das gesteigerte Wachstum der später aufschießenden Efflorescenzen, so daß das *Pockenexanthem auch an den zuletzt befallenen Körperstellen dieselbe Entwicklungsstufe* zeigt wie bei den ersten Eruptionen. Dieser Befund läßt sich differentialdiagnostisch gegen Varicellen verwerten.

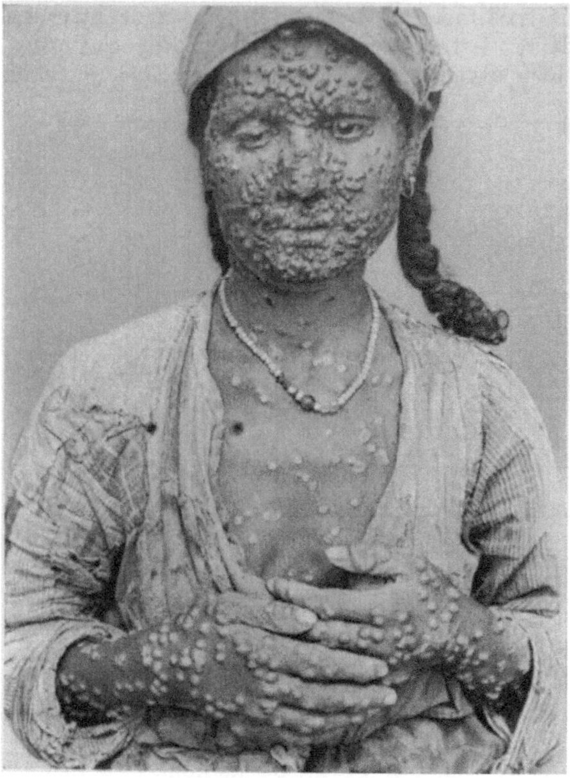

Abb. 5. Mädchen mit Exanthem von Variola discreta im Pustelstadium (Fall von H. Schmitz.)

Am 5. Tage nehmen die Stippchen an Durchmesser bis zu Linsengröße zu und verwandeln sich in Knötchen mit einer konischen Spitze. Am 6. Tage gehen sie in perlartig schimmernde Bläschen über, die mit einer hellen, klaren Flüssigkeit gefüllt sind. Am 7. bzw. 8. Tage findet man erbsengroße, halbkugelige Blasen mit einer verhältnismäßig derben Wand, die auf der Höhe eingezogen ist, was den sog. Pockennabel ergibt (*Stadium vesiculosum*). Sticht man eine derartige Blase an, so entleert sie sich nicht vollständig, da sie mehrkammerig ist. An den Handtellern und Fußsohlen, ebenso an den Fingern und den Zehen verhindert die Straffheit der Haut die Entwicklung der Blasen, so daß zunächst nur scharf abgesetzte, blaßrote Flecken entstehen, die sich dann in perlgraue, durchscheinende und mit einem roten Hof umgebene Stellen verwandeln.

Auch auf der Zunge, der Wangenschleimhaut und auf dem Gaumen sowie in der Nase entwickeln sich Pocken, und zwar in einzelnen Fällen schon bevor es auf der Haut zu richtiger Blasenbildung kommt *(Enanthem)*. Sie zerfallen bald in Erosionen, die brennen und sehr schmerzhaft sind und einen quälenden Speichelfluß hervorrufen. Das Bild erinnert dann an eine Stomatitis ulcerosa. Auch an anderen Schleimhautstellen (Rectum, Vulva, Urethra, ebenso auf den Bindehäuten, im Larynx und der Trachea) werden gelegentlich Pockenbläschen beobachtet, die auch zu entsprechenden klinischen Folgen führen.

Die saumartige Rötung und Entzündung der Haut um die Pockenblase (sog. *Halo*) ist bedingt durch eine ödematöse Schwellung. Je nach der Menge der

Pockenblasen kommt es zu einem konfluierenden Ödem, das besonders stark im Gesicht und auf dem behaarten Kopfe ist. Die Augenlider sind häufig so stark verschwollen, daß sie nicht geöffnet werden können. Die wulstförmige Schwellung der Lippen ist schmerzhaft und erschwert die Ernährung. Die Schwellung der Nase beeinträchtigt die Atmung. Infolge des Ödems wird das Gesicht unförmig verändert, so daß man die Patienten nur schwer erkennen kann. Besonders schmerzhaft und unangenehm wirkt sich die Schwellung am Hinterkopf aus und macht das Liegen zur Qual. Auch die Hände und Füße mit der verhältnismäßig geringen Ausdehnungsfähigkeit und dem Nervenreichtum der Haut sind bei starken Ödemen sehr schmerzhaft und in ihren Bewegungen gehemmt. Die Zunge ist dick belegt und stark geschwollen, so daß Sprechen und Schlucken manchmal unmöglich wird.

Die Zahl der Pusteln ist wechselnd. Von nur vereinzelt oder gruppiert auftretenden Pockenpusteln über die mittlere Verlaufsschwere, wo die Pockenblasen alle noch isoliert auf der Haut stehen *(Variola discreta)*, gibt es fließende Übergänge bis zu dem Bilde der Variola confluens. Die Schwere des Krankheitsbildes und der Verlauf hängen weitgehend von der Entwicklung des Exanthems ab. Das gilt auch vom Temperaturverlauf, der nur in den schweren, prognostisch ungünstigen Fällen dauernd mehr oder weniger hoch bleibt.

Etwa am 6. Tage der eigentlichen Pustelbildung beginnt das *Suppurationsstadium (Stad. pustulosum)*, das ebenfalls wieder einen Fieberanstieg hervorruft. Unter unregelmäßigen Remissionen fällt das Fieber nach einer Woche lytisch ab. Der Inhalt der Pockenpustel trübt sich und nimmt eine gelbliche Farbe an. Die Rötung um die Pusteln nimmt zu *(Area)*, ebenso das Ödem der Haut. Endlich platzen die Blasen, das Sekret ergießt sich auf die Haut. Bei ungenügender Pflege kommt es infolge des sich zersetzenden und eintrocknenden Sekretes zu einem quälenden Gestank. Im Gegensatz zum Eruptionsstadium, in dem sich die Patienten, abgesehen von den schweren Fällen, häufig ganz wohl fühlen, tritt im Suppurationsstadium eine Verschlechterung des subjektiven Befindens ein. Die Kranken sind meist sehr unruhig und leiden an Schlaflosigkeit. Es kann zu Delirien kommen und infolge Erschöpfung zum plötzlichen Herztod. Auch treten während dieser Periode gewisse Komplikationen auf, die durch Mischinfektion bedingt sind und zu Phlegmonen und Metastasen in den übrigen Organen führen. Der Verlauf dieses Stadiums und damit das Schicksal der Pockenkranken hängt weitgehend von den Pflegebedingungen ab.

Im weiteren Verlauf entwickelt sich das *Abheilungsstadium* (Involutionsperiode, *Stadium exsiccationis s. crustosum*). Die Pockenblasen trocknen ein, die Sekretion verschwindet, es entstehen Borken, die sich abstoßen. Die Abheilung verläuft in derselben Folge wie die Eruption, d. h. sie beginnt im Gesicht und endet mit den Extremitäten. Am spätesten, etwa erst nach 2—3 Wochen, wird die Innenfläche der Hand- und Fußsohlen abgestoßen. Mit dem Beginn der Abheilung gehen die Ödeme zurück, der Patient entfiebert. Auf dem behaarten Kopfe fallen die Haare aus („brechen ab"), sie werden aber später wieder ersetzt. Die Rekonvaleszenz wird ungünstig beeinflußt durch einen quälenden Juckreiz, der das Wohlbefinden (Schlaf usw.) außerordentlich stört und therapeutisch nur schwer beeinflußbar ist. Bei den leichten Fällen sieht man noch lange Zeit eine Pigmentierung an der Stelle der Bläschen. Bei den schweren, namentlich den Fällen mit Sekundärinfektionen, bei denen der Papillarkörper eingeschmolzen ist, bleiben Narben zurück, die den Patienten für das ganze Leben entstellen *(Pockengesicht)*.

Besonders *schwere Formen* des Exanthems sind die *hämorrhagischen Pocken*, als „schwarze Blattern" seit alters bekannt, bei denen sich die Pusteln schon frühzeitig hämorrhagisch umwandeln, und die *Variola confluens*, bei denen schon das Prodromalstadium sehr schwer zu verlaufen und das Exanthem schon am 3. Tag aufzutreten pflegt, um sich so stürmisch auszubreiten, daß man den Schub an Kopf und Extremitäten häufig gleichzeitig beobachten kann. Zwischen den ersten Pusteln schießen immer wieder neue auf, solange überhaupt noch Platz ist (HUGUENIN). Schon die roseolaähnlichen Eruptionen zu Beginn des Exanthems konfluieren. Gleichzeitig treten rasch ödematöse Schwellungen auf, so daß das Bild einem Erysipel gleicht (JOCHMANN). Die Knötchen stehen so dicht, daß sie sich in ihrer Ausbreitung hemmen und infolgedessen häufig kleiner sind als sonst bei Variola. Ebenso kommt es rasch zur Verflüssigung und Vereiterung, im weiteren Verlauf konfluieren die einzelnen Bläschen, so daß das Gesicht eine einzige Eiterblase ist (JOCHMANN). Auf den Vorderarmen, Händen, Unterschenkeln und Füßen entwickelt sich das Exanthem entsprechend rasch und konfluierend, seltener am Rumpf, an dem die Aussaat weniger dicht ist. Die Patienten sind, namentlich im Gesicht und an den Extremitäten, unförmig entstellt und klagen über starke Schmerzen. Auch die Pockenblasen auf den Schleimhäuten zeigen Neigung untereinander zu verschmelzen. Es kommt zu schweren Veränderungen des umgebenden Gewebes (Keratitis, Perichondritis). Der ganze Krankheitsverlauf steht unter dem Bilde dieser stürmischen Entwicklung. Das Fieber sinkt nicht in der Eruptionsperiode, in den desolaten Fällen findet man ante mortem eine Hyperpyrexie. Die toxischen und cerebralen Erscheinungen fehlen in keinem Falle (Delirien, Koma). Die Möglichkeit zur Sekundärmischinfektion ist bei der enormen Wundfläche eine besonders große, dementsprechend auch die Neigung zu Komplikationen. Fast regelmäßig findet man im strömenden Blut Bakterien, besonders hämolysierende Streptokokken (KANO 1928). Die Prognose ist ungünstig. Bei den wenigen Patienten, die diese schwere Krankheit überstehen, bleiben schwere Verunstaltungen durch Narben (Ectropium, Verlust der Augenwimpern und Haare, Contracturen) für das weitere Leben bestehen.

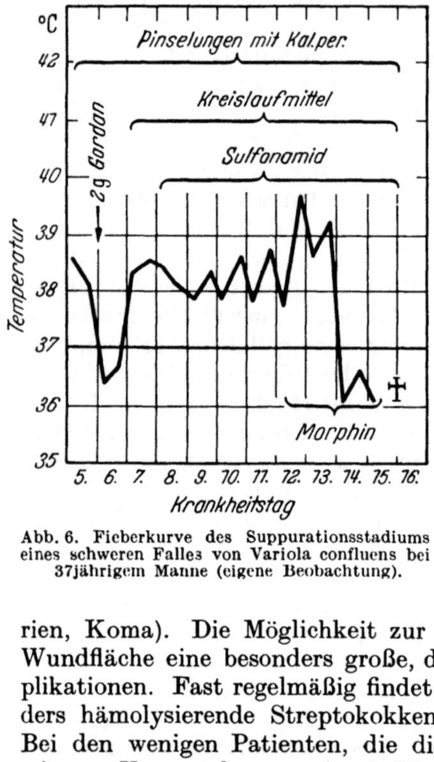

Abb. 6. Fieberkurve des Suppurationsstadiums eines schweren Falles von Variola confluens bei 37jährigem Manne (eigene Beobachtung).

Von den *leichten Formen* der Variola discreta (vgl. auch unter Alastrim und Variolois) mit spärlichem Exanthem ist nur noch ein kleiner Schritt zu den *Variola sine exanthemate*. Über solche „febrile Reaktionen bei Kontakten“, d. h. Personen, die der Ansteckung ausgesetzt waren, wurde mehrfach berichtet (NAPIER und JUSH 1942, TYRREL 1942, BOWE 1942).

Das *Blutbild* bei den Pocken bietet an sich nichts Typisches und gestaltet sich wechselnd je nach Verlaufsschwere und Komplikationen. Wie bei allen akuten Viruskrankheiten pflegt einleitend eine kurze Phase einer Leukopenie mit relativer Polynucleose durchlaufen zu werden (HOFMANN 1923); dann aber tritt die Leukocytose mit Linksverschiebung in den Vordergrund, die sich mit zunehmender Suppuration zu hohen Werten mit toxischer Granulation und Myelocytose steigert. Nur bei den hämorrhagischen Formen kommt meist eine Knochenmarkshemmung zustande, die zu Leuko- bzw. Neutropenie mit relativer Lympho-Monocytose führt. Ein Teil der Fälle zeigt besonders in späteren Stadien (3.—4. Woche) hohe Eosinophilien (bis 30%), dazu nicht selten Mono-, später Lymphocytosen (HINOJAR und CORVACHO 1940, SCHRETZENMAYR 1939). Bei den leichten Verläufen kann auch schon im akuten Stadium die Leukocytose ganz fehlen und so nur eine mäßige Lympho-Monocytose in den Vordergrund treten. — Die Veränderungen am roten Blutbild entsprechen ebenfalls der Schwere der Krankheit. Besonders bei hämorrhagischen Formen kommt es zu stärkeren Knochenmarksreizungen mit Auftreten typischer oder unreifer Jugendformen im strömenden Blut. Ebenso ist für sie ein Absturz der Thrombocytenzahlen oft sehr typisch und kann einen gewissen prognostischen Wert besitzen (KANO 1928). Entsprechend verhält sich das Knochenmark im Punktat (SCHRETZENMAYR 1939). Eine mehr oder weniger starke postinfektiöse Anämie findet sich regelmäßig.

Im *Urin* wird eine febrile Albuminurie, meist auch Erythrocyturie beobachtet, die bei schweren Fällen in das komplette Bild einer hämorrhagischen Nephritis übergehen kann (s. unten).

Komplikationen. *Haut.* Die bakterielle Sekundärinfektion der Pusteln führt bei schweren Fällen nicht selten zu tieferen Absceß- und Furunkelbildungen, auch Phlegmonen und Erysipel, was zu langwierigen Verzögerungen der Heilung beiträgt. Auch kommt es häufig zu Decubitus mit allen unangenehmen Folgen. Bei Variola confluens können größere Hautbezirke, z. B. am Augenlid, Scrotum, Vulva u. a. der Gangrän verfallen, was später zu schweren narbigen Verziehungen führt. Langwierige Acne als Nachkrankheit ist beobachtet.

Schleimhäute. Besonders verhängnisvoll wegen der Spätfolgen ist das Übergreifen von *Conjunctivalprozessen* aufs Auge, wo es zu keratitischen Prozessen, zu Iritis, Chorioiditis, ja zur Panophthalmie kommen kann. Davon bleiben Hornhauttrübungen, Irisverwachsungen, Colobome usw. mit Beeinträchtigung des Sehvermögens bis zur Erblindung zurück (LOEWENSTEIN 1934, CAPOLONGO 1946/47).

Von der *Nasenschleimhaut* ausgehend entsteht oft Tubenkatarrh mit anschließender *Otitis media*, die rasch zu Knochen-, Hirnhaut- und Sinuskomplikationen führen kann. Schwerhörigkeit bis zur Taubheit können folgen.

Von der Affektion der *Mund- und Rachenschleimhaut* aus kommen tiefgreifende Nekrosen und Perforationen meist mit starker Beteiligung der regionären Lymphdrüsen vor. Rachenphlegmonen, Parotitiden, am Kehlkopf Perichondritis mit Glottisödem, sogar Knorpelnekrosen können hinzutreten. Der Befall der *Trachea* führt absteigend zur Bronchitis. Leicht schließt sich eine Bronchopneumonie, unter Umständen abscedierend oder zu Pleuraempyem führend, an. Auch andere seröse Häute (Perikard, Gelenke) neigen dann zu bakterieller Vereiterung.

Die *Darmschleimhaut* reagiert weniger; doch kommen perianale Infiltrate und Abscesse vor. Der Stuhl bleibt gewöhnlich während der ganzen Krankheit verstopft. — Das Exanthem an *Vulva* und *Urethra* (gewöhnlich nur in der Nähe der Glans) führt nur selten zu stärkeren Nekrosen.

Herz und Gefäße. Eine Myokardaffektion ist bei schweren Fällen auch ohne bakterielle Sepsis sicher häufiger als früher angenommen. Endokarditis und Perikarditis dagegen scheinen im wesentlichen nur auf die bakterielle Sekundäraffektion zu beziehen zu sein. Peripher ist ebenso eine Thrombophlebitis, besonders an den Beinvenen, nicht selten. Wie weit an dem tödlichen Kreislaufversagen solche entzündlichen Prozesse, wie weit nur die schwere Regulationsstörung verantwortlich zu machen sind, ist klinisch meist nicht zu entscheiden.

Urogenitalapparat. Die febrile Nephrose kann sich bis zur hämorrhagischen Nephritis steigern, die besonders bei hämorrhagischen Verläufen beobachtet wird. — *Orchitis* ist eine Komplikation, die, nach den häufigen pathologischen Befunden zu schließen, klinisch wohl leicht übersehen wird. Vielleicht ist die Neigung zu starken Genitalblutungen bei Frauen, vor allem aber zum Abort bei Graviden, der in mindestens 25—30% zu erwarten ist, auch als Ausdruck einer virusbedingten *Oophoritis* anzusehen.

Nervensystem. Periphere Polyneuritiden, auch Gaumensegellähmungen sind selten, dagegen *Myelitiden* unter dem Bild der Querschnittslähmung mit

Beteiligung von Blase und Mastdarm, ja auch der LANDRYchen Paralyse, schon in relativ frühem Krankheitsstadium, häufiger. Am meisten interessieren aber die *Encephalitiden* nach Variola vera wegen ihrer Beziehung zur Vaccine-Encephalitis, die in neuerer Zeit mehrfach festgestellt sind (Literatur bei ECKSTEIN 1934). Daß es bei den echten Pocken auch ohne vorausgegangene Vaccinierung genau wie bei dieser zum Bilde der Meningomyeloencephalitis kommen kann, ist damit erwiesen. Sie braucht nicht immer tödlich auszugehen. Auf die Pathogenese kommen wir bei der Impfencephalitis zurück.

Pathologische Anatomie. Die *histologische Untersuchung der Pockenefflorescenz* zeigt eine in den tieferen Schichten der Epidermis auftretende Koagulationsnekrose (WEIGERT) sowie eine ballonierende Degeneration und reticulierende Colliquation (UNNA). Im früheren Stadium sieht man in den Epithelien kleine Vacuolen, die später confluieren, wobei ein Netzwerk dazwischen bestehen bleibt. Im weiteren Verlauf entsteht durch Flüssigkeitsaufnahme und Zerreißung einzelner Zellwände ein Maschenwerk. In den zugrunde gehenden Basalzellen findet man, manchmal innerhalb des Kernes, ovale Körperchen, die schon von COUNCILMAN als Parasiten gedeutet wurden, nach JOCHMANN mit den PASCHENschen Elementarkörperchen identisch und in ihrer Pathogenese auch heute noch nicht ganz geklärt sind. An der Peripherie der Pockenefflorescenz tritt eine lebhafte Zellwucherung auf, so daß um das Zentrum herum ein Epithelwall und außerdem eine Dellenbildung entsteht. Die zunächst klare Lymphe in dem Bläschen zeigt eine Einwanderung der Leukocyten. Unter dem zunehmenden Flüssigkeitsdruck reißt dann die Pockenhaut ein. Beim Eintrocknungsprozeß schiebt sich von der Peripherie her eine neue Hornschicht über den Pockengrund.

Sonstige Organbefunde. Die Milz ist stark vergrößert und weich, Leber und Niere sind trübe geschwollen. Histologisch lassen sich in Leber, Milz, Niere und Lymphdrüsen, auch im Hoden zahlreiche herdförmige Nekrosen feststellen, meist besonders stark im Knochenmark. Bei den hämorrhagischen Formen treten noch Blutungen (Petechien), flächenhafte Blutungen, Exsudate von hämorrhagischem Charakter hinzu. Veränderungen im Zentralnervensystem sind wie gesagt in mehreren Fällen beschrieben.

Alastrim.

(Auch Variola minor oder weiße Pocken genannt, s. oben.) Die lange diskutierte Frage, ob Alastrim eine Krankheit sui generis sei oder nur eine abgeschwächte Form der Variola ist heute, vor allem durch die Erreger- und Immunitätsforschung (s. oben) einwandfrei in letzterem Sinne entschieden. Es bleibt aber die Tatsache, daß die Alastrim epidemiologisch einheitlich als leichte Krankheit verläuft mit einer Letalität um (oder unter) 1—5%, und es liegen nur wenige davon abweichende Beobachtungen vor derart, daß sich dieser leichte Genius epidemicus im Verlauf einer Epidemie verwandelt und so zu schweren Erkrankungen geführt habe (DAVIES 1905, BROWN 1921, NETTER 1925, REH 1927). Daneben berichten einige Autoren über Epidemien mit höherer Sterblichkeit: 8% (LEAK und FORCE 1923), 10% (TANNON und CAMBESSÉDES 1942).

Gleiches gilt wohl auch für die meisten Fälle pockenähnlicher leichter Seuchen, wie sie unter verschiedenen Namen: *Kaffern- oder Negerpocken, Amaas, Sanagapocken* (PLEHN 1903), *Samoapocken* (v. PROWAZEK 1901) beschrieben wurden. Daneben sollen freilich auch Epidemien von Bläschenkrankheiten vorkommen, die weder mit Variola noch mit Varicellen identisch sind, über die aber nichts Näheres bekannt ist.

In *seuchenhygienischer* Beziehung sind alle diese leichten Pockenarten prinzipiell wie die Variola vera zu behandeln, wenn auch bei der Alastrimepidemie in Holland 1929 gemilderte Quarantänevorschriften und Aufhebung des Isolierungszwanges für Verdächtige doch die Eindämmung der Seuche ermöglichten (vgl. ECKSTEIN 1934). Außer in warmen Ländern haben sich Alastrimepidemien in den letzten Jahrzehnten in England, Holland, Schweiz, Südafrika (SEGAL 1942) und USA. abgespielt.

Klinisch besteht keineswegs eine scharfe Grenze zwischen leichten Fällen von Variola discreta und Alastrim (VAN CAMPENHOUT 1935, PIERCE 1935).

Jedoch verläuft das Initialstadium der Alastrim gewöhnlich etwas leichter, und dauert mit mäßigem Fieber nur 1—2 Tage. Ein Rash tritt nur in einem Teil der Fälle auf, und das nie in der schwereren petechialen Form (LESCHKE 1929). Die Eruption zeigt bei einem Teil der Fälle zwar das Auftreten reichlicher Pockenblasen, deren Anfangsstadium aber oft schon durch sein weißes kalkspritzerartiges Aussehen von Variola vera abweicht und deren Tendenz zur Vereiterung gering ist, so daß ein eigentliches Suppurationsstadium fehlt und das Allgemeinbefinden rasch nach 6—8 Tagen wiederhergestellt ist. Ein anderer Teil zeigt Exantheme vom Typ der Variolois, d. h. typische genabelte Pockenblasen neben atypischen, die oberflächlicher sind und sich kaum von denen der Varicellen unterscheiden lassen, also eine Polymorphie mit verschiedenartigen Entwicklungsstufen der Efflorescenzen, wie man sie bei Variola vera nie sieht. Dementsprechend bleiben kaum dauernde Pockennarben zurück. Das Enanthem tritt ganz in den Hintergrund, Augenkomplikationen sind aber nicht ganz selten. Im Blutbild findet sich die Leukocytose vom 2. oder 3. Krankheitstag an mehr oder weniger deutlich ausgeprägt, dazu oft Zeichen der Reizung des lymphatischen Systems (PANTASIS 1924) und eine oft starke Monocytose (bis 40%). Auch sollen bei Alastrim etwas häufiger ein Rezidiv oder wenigstens Verlauf des Exanthems in Schüben beobachtet werden (HANNEMA 1929).

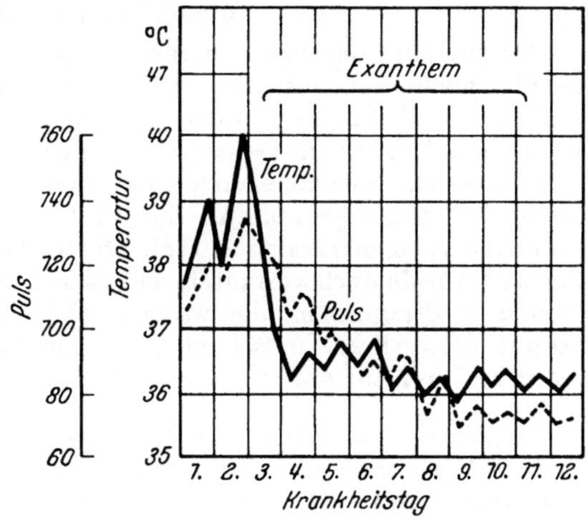

Abb. 7. Fieberkurve einer typischen Variolois.

Variolois.

Sie gilt seit v. PIRQUET als „eine allergische Modifikation des Blatternprozesses" auf Grund vorausgegangener Vaccination. Daraus erklärt sich vor allem auch das Abweichen und viel größere Variieren des Zeitschemas der Variolois, was alle Stadien betrifft, und zwar sowohl im Sinne der Verkürzung, eines „überstürzten" Verlaufs, als auch gelegentlich in dem einer Verlängerung, eines larvierten torpideren Ablaufs. Das *Initialstadium* setzt in einem großen Teil der Fälle heftig ein, um dann rasch abzuklingen, bei anderen ist es nur schwach. Fieberausbruch vor dem Exanthem (im Gegensatz zu Varicellen!!) ist aber doch fast immer deutlich nachweisbar, in einem hohen Prozentsatz auch der morbilli- oder scarlatiniforme (nie aber der petechiale) Rash.

Im *Exanthem* lassen sich schematisch 3 Typen unterscheiden, die freilich ineinander übergehen können: 1. es kommt zur Entwicklung typischer Pockenblasen, aber nur in geringer Zahl, oft im Ganzen nur 5—20, und das vorwiegend an den typischen Prädilektionsstellen, Stirn, Unterarme und -schenkel. — 2. es kommt zu atypischem mehr oder weniger reichlichem „unreifem" Exanthem. Das ist der Typus, der so häufig zu Verwechslungen mit Varicellen führt (vgl. Differentialdiagnose!), besonders auch deshalb weil auch bei der Variolois Exanthemausbruch in Schüben beobachtet wird und die einzelnen Blasen daher verschiedene Reifungsstadien aufweisen können. Am zuverlässigsten für die Diagnose ist dabei noch die Anordnung der Eruption, die meist die „zentrifugale" Verteilung (im Gegensatz zu den Varicellen mit ihrer den Stamm bevorzugenden.

„zentripetalen“ Anordnung) erkennen läßt. — 3. Eine eigenartige Form des Variolois-Exanthems stellt schließlich das Auftreten massenhafter, dicht stehender Miliaria-cristallina-ähnlicher Bläschen mit fast wasserklarem Inhalt besonders an Unterarmen und -schenkeln dar, das ich in Griechenland beobachtete und von dem mir auch aus Afrika bei Negern berichtet wurde. Es kann mit einzelnen typischen Efflorescenzen kombiniert auftreten.

Bezüglich *Prognose* (Letalität), *Enanthem*, *Narbenheilung*, *Blutbild* und *Komplikationen* gilt auch hier das bei Alastrim Gesagte. Es versteht sich aber von selbst, daß sich Nicht-immune beim Varioloiskranken mit der vollvirulenten Blatternkrankheit anzustecken pflegen (im Gegensatz zu Alastrim!), es sei denn, daß es sich um eine Alastriminfektion beim Geimpften dabei handelt.

Melkerknoten (Cow-pox).

Als eine Art der Spontanerkrankung des Menschen mit einem Pockenvirus sei hier auch noch auf die meist an den Händen sitzenden Inokulationen der natürlichen Kuhpocken (nicht des Vaccine-Impfvirus!) hingewiesen, die in Deutschland selten, in Osteuropa häufiger und 1940 auch in Frankreich mehrfach auftraten. Sie entstehen auch als eine lokale Immunitätsreaktion (vgl. unten) gerade bei Schutzgeimpften. Zur Pustelbildung kommt es dabei kaum, auch fehlt eine Allgemeinreaktion (vgl. Delmuth 1940, Nagell 1941). Wegen ihrer Eigenart wurde auch vermutet, daß es sich hier um ein besonderes Virus, *Paravaccina* (v. Pirquet) handle, was aber bisher unentschieden blieb. Kaiser (1949) widmet dieser Frage in seinem Leitfaden eine kritische Studie (dort auch die spärliche Literatur darüber vorwiegend aus der Zeit vor 1934).

Diagnose. Die rechtzeitige Diagnose von Pockenfällen ist weniger für den Verlauf des betreffenden Einzelfalls als im Hinblick auf die Seuchenausbreitung von überragender Bedeutung. Die meisten Erkrankungen in Ländern mit fakultativer oder auch obligatorischer Schutzimpfung gehen auf verkannte Varioloisfälle zurück, die unabsehbares Unglück anrichten können, und durch seine diagnostische Aufmerksamkeit ist der Arzt hier unter Umständen in der Lage, große Menschenmengen vor Unheil zu bewahren.

Die *klinische Diagnose* stützt sich, außer auf die Epidemielage bzw. die Anamnese, im Initialstadium im wesentlichen auf den plötzlichen Beginn, die charakteristischen Kreuzschmerzen, das Vorexanthem und den meist remittierenden Fieberverlauf, der mit Ausbruch des Exanthems im Gegensatz zu allen anderen Exanthemkrankheiten zunächst deutlich abfällt. Die Laboratoriumsbefunde geben zu dieser Zeit nur wenig Unterstützung (vgl. Blutbild). Nach Exanthemausbruch kommen in typischen Fällen kaum mehr Zweifel vor, um so mehr bei abgeschwächten Verläufen (s. Differentialdiagnose). Befall der Vola manus ist bei Zweifelsfällen einer der besten Hinweise auf das Vorliegen von Pocken.

Wegen der *Laboratoriumsdiagnose* durch Paulschen Versuch, Erregernachweis oder Seroreaktionen sei auf S. 299f. verwiesen.

Differentialdiagnose. Am 1. und 2. Tag ist es bei sporadischen Fällen noch kaum möglich, die Pocken von einer großen Anzahl anderer akuter Infektionskrankheiten wie *zentraler Pneumonie*, *Sepsis*, vor allem *Viruskrankheiten* zu unterscheiden. Insbesondere in warmen Ländern verläuft der Beginn des *Pappataci-*, *Dengue-* und *Gelbfiebers* genau so, oft auch der einer *Malaria*. Bei echter *Grippe* und *Masern* pflegen die Temperaturen nicht so hoch und katarrhalische Symptome schon frühzeitig stärker ausgeprägt zu sein. Mit dem Erscheinen des Vorexanthems am 3. oder 4. Tag treten Abgrenzungsschwierigkeiten gegenüber Masern (Koplikscher Flecken!), *Scharlach* (Auslöschphänomen positiv!), auch *Fleckfieber*, ja sogar *Typhus abdominalis* auf. Im Gegensatz zu all diesen fällt bei den Pocken die Temperatur nun schon ab, und oft gibt auch schon das Pockenenanthem besonders des Gaumens Klarheit. Der petechiale Rash kann an *Purpura Werlhoff*, *Sepsis* u. a. denken lassen; hier gibt die ungleiche Größe der Petechien einen Hinweis auf Variola. Die Purpura variolosa freilich läßt sich vor dem rasch eintretenden Exitus oft nur im Zusammenhang mit anderen Pockenfällen erkennen. Ähnliches gilt natürlich auch für die Variola sine exanthemate.

Ist erst am 4.—6. Tag das Pockenexanthem aufgetreten, so kommen Zweifel eigentlich nur noch bei den mitigierten Formen in Betracht, hier freilich um so mehr. Das gilt vor allem für die Abgrenzung gegenüber den *Windpocken*, manchmal auch gegen *Erythema exsudativum multiforme*, das zu Beginn gelegentlich Pockenverdacht erweckt hat, selten auch gegenüber *allergisch-idiosynkrasischen bullösen Exanthemen.* Sieht man manche Pockenfälle an späteren Krankheitstagen, so kann auch auf den ersten Blick eine Verwechslung mit *Syphiliden*, schwerer *Acne* bzw. *Pyodermie* oder *Pemphigus* möglich sein, die genauere Untersuchung (Exanthem!) und Verlauf aber immer rasch aufklären werden.

Über die so wichtige differentialdiagnostische Abgrenzung von Pocken, insbesondere der Variolois gegenüber Windpocken gibt die nachstehende Tabelle Auskunft. Stets wird man die epidemiologischen Zusammenhänge zu Hilfe ziehen. Varicellen sind zwar beim Erwachsenen recht selten und sollen daher immer Aufmerksamkeit erregen; sie kommen aber zweifellos auch bei diesen vor.

Ist die fragliche Erkrankung bereits zu weit fortgeschritten, um noch klinisch erkennbar zu sein, so kann der *Versuch einer nachträglichen Pockenschutzimpfung* manchmal noch retrospektiv Klarheit bringen, da diese nur „angehen" wird, wenn es sich *nicht* um Variolois gehandelt hatte.

Tabelle.

	Variola bzw. Variolois	Varicellen
Inkubationszeit	8—13 Tage	14—21 Tage
Initialfieber	geht dem Exanthem voraus, Fieberabfall mit Exanthemausbruch	fehlt, Fieberausbruch erst bei Exanthemausbruch
Initialexanthem	meist vorhanden, bei Variolois oft nicht	sehr selten
Bildung deutlicher Bläschen	meist erst nach 2—3 Tagen nach vorausgegangenem Knötchenstadium	in wenigen Stunden
Beschaffenheit der Blasen	hart, dicke Decke, mehrkammerig, tiefgreifend, Pockennabel	weich, dünne Decke, vorwiegend einkammerig, oberflächlich
Prädilektionssitz des Exanthems	„zentrifugal" (Gesicht, Unterarme und -schenkel, Hände und Füße)	„zentripetal" (vorwiegend am Stamm)
Entstehung und Reifung der Blasen	selten in Schüben (kommt aber bei Variolois vor), gleiches Alter aller Bläschen (nicht immer bei Variolois)	Entstehung in Schüben über 5—14 Tage, stets verschiedene Reifungsstadien
Enanthem	stärker	schwächer
Leukocytenzahl	Leukocytose	Leukopenie

Prognose. Daß schwere Initialsymptome keine schlechte Prognose zu geben brauchen, wurde oben angeführt; leichte erlauben sie günstig zu stellen. Roseolaartiges, morbilli- und scarlatiniformes Vorexanthem erlauben eine gute, das petechiale ergibt meist eine schlechte Prognose. Im Exanthemstadium ist sie weitgehend an die Zahl der Efflorescenzen geknüpft.

Das Lebensalter beeinflußt die Prognose in ungünstigem Sinne besonders in der 2. Hälfte des ersten und im 2. Lebensjahr sowie im Senium. Schlechter Allgemeinzustand, chronische Organleiden und bakterielle Infektionen, Potatorium, Schwangerschaft und Wochenbett trüben die Prognose stark.

Der Tod tritt meist in der 2. Krankheitswoche, besonders um den 11. Tag herum ein.

An bleibenden Restzuständen wurden Erblindung, Ertaubung und neurologische Ausfälle bereits erwähnt. Die übrigen Komplikationen pflegen auszuheilen, die Hauteiterung freilich unter Pockennarbenbildung.

Therapie. So zuverlässig die Vaccinierung vor der Infektion, also als Prophylaxe gegen die Pocken schützt, wenigstens vor schwerer Erkrankung, so wenig läßt sich nach Krankheitsbeginn, also therapeutisch auf spezifischem Weg — aktiv oder passiv — ein Erfolg erreichen. Den Grenzfall bildet die *Vaccinierung nach der Infektion*, aber vor Krankheitsbeginn, also im Inkubationsstadium. Ein gewisser Schutz ist bekanntlich schon mit Angehen der Impfpustel, also am 6.—8. Tag nach der Impfung erreicht. Ist diese also in den ersten 5—7 Tagen der Inkubationszeit vorgenommen, so kann im allgemeinen noch eine wenigstens abschwächende Wirkung erhofft werden; in den späteren Inkubationstagen dagegen kommt es, wie vielfache Erfahrung gezeigt hat, mindestens zu einer besonders starken mit dem Krankheitsexanthem zusammenfallenden Reaktion an der Impfstelle, während andererseits eine Verschlimmerung des Krankheitsverlaufs durch die gleichzeitige Vaccinereaktion nicht sicher, aber wahrscheinlich ist. Da letzteres aber nicht eindeutig ist, so folgt für die Praxis, daß man einen Pockeninkubierenden Menschen im Zweifelsfall immer noch schutzimpfen oder wiederimpfen soll, wie es schon Hanna (zitiert nach Jochmann-Hegler 1924) vor langem anempfahl (s. auch bei Eckstein 1934).

Trotz immer wieder unternommener Versuche hat eine *Rekonvaleszentenserumtherapie* im ganzen versagt. Sie wäre theoretisch aber zweifellos in jenen letzten Tagen der Inkubationszeit, wo die Schutzimpfung bereits versagt, vielleicht auch noch im Beginn des Initialstadiums, als wirkungsvoll anzuraten. Geklärt ist diese Frage in der Praxis auch in neueren Untersuchungen (Cowci und Kircher 1943) nicht restlos. Es mag damit zusammenhängen, daß manche Autoren doch günstige Wirkungen gesehen haben wollen (de Santosh 1937, Patel 1938).

Im Initialstadium muß man meist zu Antineuralgica greifen, Delirien erfordern stärkere Sedativa (Chloralhydrat, Morphium), auch lauwarme Bäder können zweckmäßig sein. Bei schweren Formen einschließlich der meist tödlichen Purpura ist sicher zentrale Sedierung bis zum Dauerschlaf noch der aussichtsreichste Weg. Erbrechen und Austrocknung können auch durch Zufuhr iso- oder hypertonischer Traubenzuckerlösungen angegangen werden.

Auf die Durchführung der allgemein-hygienischen Maßnahmen wie der Isolierung, Desinfektion der Gebrauchsgegenstände, Lüftung (wegen des starken Geruchs des Pockenkranken), Schutz vor Besonnung und Helligkeit (Conjunctivitis!), Sauberkeit ist größter Wert zu legen. Leichte Diät mit reichlicher Flüssigkeitszufuhr ist bis zur Entfieberung notwendig. Der Kreislauf ist sorgfältig zu überwachen.

Ältere und zumeist wieder verlassene Maßnahmen gegen das Exanthem sind die Rotlichtbestrahlung nach Finsen (vgl. Würtzen 1930, Hey 1934) und die Ultraviolettbehandlung (vgl. Bénard und Mitarbeiter 1926). — Bewährt sind die lokalen antiseptischen Maßnahmen: Umschläge mit Glycerin oder Sublimat 1:1000 oder Kaliumpermanganat 1:10000, von Morawetz sogar konzentriert (1:10) empfohlen, bei starkem Juckreiz auch Magnesiumsulfatlösungen als mildes

Hautanaestheticum. Das Bindehautenanthem wird mit Borwasserspülungen und gelber Präcipitatsalbe (2%) behandelt, das Mundenanthem wie jede andere Stomatitis. Die Nase ist mit Borvaseline, Ephetoninsalbe u. a. möglichst durchgängig zu halten. Kühle Umschläge, auch Eisbeutel sind besonders bei starkem Hautödem am Kopf zu empfehlen. Im Eintrocknungsstadium treten milde Puder und Salbenbehandlung der Haut anstelle der feuchten. Sie können durch prolongierte Bäder unterbrochen werden. Kratzen und Jucken müssen wegen der Narbenbildung besonders bei Kindern verhindert werden.

Über die *Sulfonamidbehandlung* des Exanthems, besonders des Suppurationsstadiums liegt bereits größere Literatur vor. Die Meinungen sind nach anfänglich sehr vielversprechenden Urteilen (McCannon 1939, Hinojar und Corvacho 1940, Patel und Naidur 1940) späterhin sehr viel zurückhaltender geworden (Wilkinson 1942, Cottrel und Knight 1943, Jen 1943, Sen Gupta 1944, Leishman 1944 u. a.). Ihre Wirkung ist höchstens auf Hemmung der bakteriellen Sekundärinfektion zu beziehen (Osberghaus 1942); aber auch diese ist beschränkt. Möglichst frühzeitiger Behandlungsbeginn, d. h. noch vor der eigentlichen Suppuration, und kräftige Dosierung ist nötig; man gibt heute nicht mehr wie anfangs Prontosil, sondern meist Sulfadiazin. Noch wirksamer gegen die Sekundärinfektion dürfte *Penicillinbehandlung* sein, worüber aber erst spärliche Berichte vorliegen (Jeans und Mitarbeiter 1944, Foulis 1945, Weeks und Clelland 1947). Abschließendes über Herabsetzung der Letalität, Krankheitsverkürzung usw. durch diese Mittel ist noch nicht zu sagen.

Vaccination und Impfschäden.

Das internationale Schrifttum über die Vaccine in ihren experimentellen Eigenschaften und die Vaccineimmunität übertrifft dasjenige über die Variola an Umfang etwa um das 10—20fache und hat seit der Zeit der intensiven Virusforschung enorm zugenommen, da sich die Vaccine in vieler Hinsicht als ein im Laboratorium leicht zu handhabendes Schulbeispiel bearbeiten ließ. So wichtig diese Forschungen gerade für die Viruslehre geworden sind, so wenig haben sie sich bisher in der Praxis der Pockenschutzimpfung, auf die es in diesem klinischen Handbuch ja in erster Linie ankommt, ausgewirkt. Soweit sie nicht schon im einleitenden Teil berücksichtigt sind, soll daher in diesem Abschnitt die Auswahl unter dem Gesichtspunkt dieser Praxis getroffen werden.

Der Impfstoff. Unter einer *animalen Vaccine* versteht man eine ursprünglich von humanisierter Vaccine abstammende Retrovaccine, die meist durch mehrere Tiergenerationen hindurchgeführt wurde und so eine „potenzierte Retrovaccine" darstellt (Paschen). Die methodische Ausbildung des Retrovaccinationsverfahrens für Impfzwecke erfolgte durch den bayrischen Zentralimpfarzt Reiter in München (1830). Die Auffrischung animaler, in ihrer Virulenz gesunkener Lymphen durch Einschaltung einer Kaninchenpassage geht auf L. Pfeiffer und Vogt zurück (sog. Lapine), entsprechend auch Pferde- und Eselpassagen (1882).

Die animale Lymphe zeigt fast nie eine absolute Sterilität. Die häufigsten *Begleitkeime* sind: Staphylokokken, Sarcinen, Milchsäurestreptokokken, gramnegative Bakterien, Corynebakterien, Aktinomyceten u. a. Es findet aber eine weitgehende *Entkeimung* durch den zur Lymphbereitung schon seit Jahren verwendeten Glycerinzusatz statt, so daß nach einer Lagerung von 3—4 Wochen im Kühlen die Lymphe praktisch keimfrei ist. Gins empfiehlt einen Zusatz von 0,25% Phenol. Die Höchstzahl der Begleitkeime der Lymphe, die außerdem apathogen sein müssen, darf nicht über 20000—30000 Keime in 1 cm^3 Lymphe betragen. Neuerdings hat man zum Zwecke der Sterilisierung auch mit Zusätzen von Antibiotica, besonders Penicillin zur Lymphe gute Erfahrungen gemacht (Rivarola 1944, Diaz Romero 1945, Ramon und Richou 1947, Mevin und Turcotte 1947, Ducer 1947), ebenso mit Ultrafiltration (Petterson 1943) und Ultrazentrifugierung (Lépine, Levaditi und Giuntini 1942). Über Sepsotinktur berichtet Kaiser 1940, über Unterkühlung Schartner 1939. Gekochtes Penicillin soll das Vaccinevirus inaktivieren (Fust und Grünig 1949).

Besondere Arten der animalen Vaccine, bei denen das Sterilitätsproblem keine Rolle spielt, sind die Hodenvaccine vom Stier oder Kaninchen (Noguchi 1915) und die Neurovaccine aus dem Gehirn des Kaninchens (A. Marie 1920). Trotz guter Ergebnisse haben diese Vaccinearten die Kälberlymphe nicht verdrängen können.

Unter *humanisierter Lymphe* versteht man dagegen den von Arm zu Arm weitergegebenen Impfstoff. Wegen der Gefahr der Mitübertragung anderer Krankheiten wurde sie in Deutschland verboten (1885). Dabei spielte auch die Annahme von Gins u. a. mit, daß das Sinken des Pockenschutzes bei Geimpften, vor allem in der Mitte des 19. Jahrhunderts auf die Degeneration der humanisierten Lymphe zurückzuführen sei und damit die Beurteilung des Impfschutzes bei solchen Impflingen zweifelhaft bleibe. Die Beobachtungen von Eckstein, Herzberg-Kremmer und Herzberg (1930) lassen diese Erklärung allerdings als äußerst fraglich erscheinen (vgl. auch Eckstein 1934).

In neuerer Zeit spielt die Frage einer *Kulturlymphe* für die Praxis eine immer größere Rolle, ohne in den geltenden Impfvorschriften bislang Berücksichtigung gefunden zu haben (Goodpasture, Herzberg, Sukegava). Vorläufig scheint aber noch ihre Virulenz zu schwankend und die Dauer der erreichbaren Immunität zu unsicher bestimmt (Rivers und

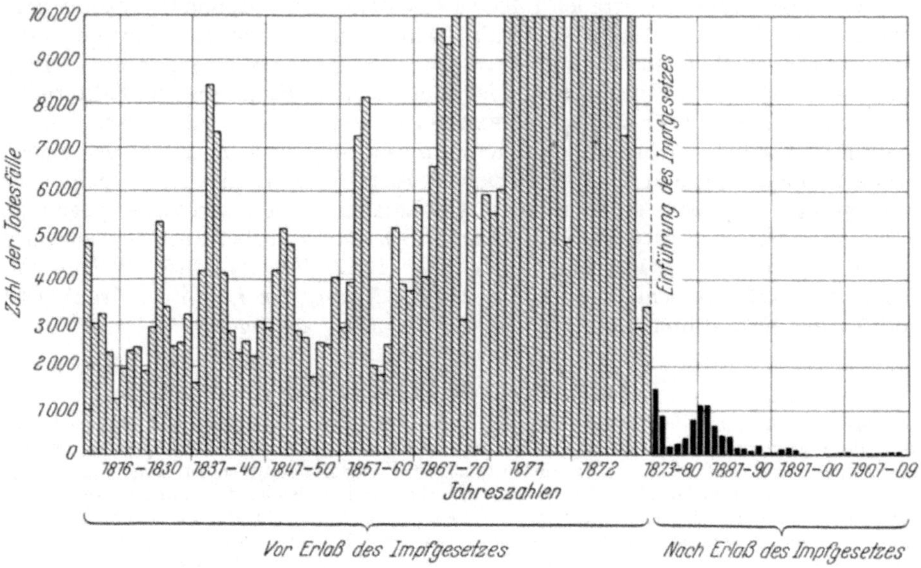

Abb. 8. Pockentodesfälle im Deutschen Reich 1816—1909.

Ward 1935, Haagen 1939, Kaiser 1939, Donnally 1939, Okuwada 1940, Robinson 1940, Lehmann 1941, Nelson 1943, Ducer 1947).

Auch wurde die Frage angegangen, ob man die Pockenimpfung simultan mit Impfstoffen gegen andere Krankheiten durchführen kann, z. B. gegen Gelbfieber (Peltier und Mitarbeiter 1940, Lépine und Mitarbeiter 1947), Typhus (Yaoi 1939), Tuberkulose (Montestruc 1940), Diphtherie (Reh 1941).

Die Frage der Haltbarmachung des Impfstoffes besonders für tropische Länder ist heute durch die im Vacuum getrocknete und pulverisierte Lymphe, die in Eisboxen befördert wird, als gelöst anzusehen, so daß frühere Methoden wie das Mitführen frisch geimpfter Tiere (Pferde, Kamele usw.) auf Expeditionen in Wegfall gekommen sind.

Sterilitäts- und vor allem auch Virulenzprüfungen werden in Deutschland nach den geltenden staatlichen Verordnungen (Reichsinnenminister vom 22. 1. und 19. 4. 40, vgl. Schläger 1941) in den staatlichen Impfanstalten durchgeführt. Auf diesbezügliche Einzelheiten wird hier nicht eingegangen.

Technik der Impfung. Die Impfung wird im allgemeinen auf der Außenseite des Oberarmes, am besten nicht zu nahe an dem Schultergelenk vorgenommen, wobei zunächst das Operationsfeld mit 70%igem Alkohol abgerieben wird. Nach der Verdunstung werden in der Längsrichtung 4 seichte Schnitte von höchstens 1 cm Länge im Abstand von mindestens 2 cm angelegt, wobei stärkere Blutungen zu vermeiden sind. Entweder wird das Impfmesser vor der Incision in die Lymphe getaucht oder die Lymphe bei angespannter Haut in den Schnitt eingestrichen. Erlaubt und verschiedentlich üblich sind auch Impfungen an anderen Körperstellen (Oberschenkel oder nach Schlossmann etwa 2—3 cm unterhalb der

Mamilla, was eine bessere kosmetische Narbenbildung ermöglicht). Man läßt dann die Lymphe eintrocknen und macht bei Bedarf einen sterilen trocknen Schutzverband.

Mehrfach wurde angeregt, die Anzahl der Impfschnitte herabzusetzen, um so einen milderen Verlauf des Lokalprozesses zu gewährleisten. Dem wird entgegengehalten, daß die Letalität an Pocken bei Geimpften umgekehrt der Größe und Zahl der Impfnarben ist. Da es sich aber nach unseren heutigen Anschauungen bei der Vaccination um eine allgemeine Infektion handelt, so fehlt dieser Theorie die Beweiskraft. Wenngleich eine Änderung der Bestimmung, wonach 4 Impfschnitte anzulegen sind, bisher noch nicht erfolgte, so wird in praxi nicht selten nur 1 Impfschnitt angelegt, da nach den Bestimmungen des Impfgesetzes das Angehen einer Pustel als Impferfolg gilt. Bemerkenswerterweise hat man in England 1929 die Technik der Impfung, die bisher ebenfalls 4 Impfschnitte verlangte, in der Weise geändert, daß man nur noch eine Einschnittimpfung vorschreibt.

Subcutanimpfung. Knöpfelmacher injizierte subcutan 1 cm^3 verdünnter Lymphe, ebenso Nobl kleinste Mengen konzentrierter Lymphe. Nach 10—14 Tagen entsteht ein stark gerötetes Infiltrat, das sich erst nach Wochen wieder zurückbildet. Fieber tritt vom 8.—10. Tag auf. Während Nobl bei seinen Patienten in allen Fällen eine Immunität erhielt, war dieses bei den 17 auf diese Weise geimpften Kindern Knöpfelmachers nur bei 10 der Fall. Weitere Sub- bzw. Intracutanimpfungen wurden in der Zwischenzeit mit wechselndem Erfolg von zahlreichen Kinder- und Impfärzten ausgeführt, wobei Verdünnungen der Lymphe von 1:10—1:100 benutzt wurden (vgl. Kaiser 1948). Der Vorteil dieser Technik wurde darin erwartet, daß ein Weitergreifen der Virusinfektion von der Impfstelle aus auf die Haut vermieden wird, was besonders für die Impfung von Kindern mit Hautausschlägen als ein großer Vorteil betrachtet werden könnte. Diese Hoffnung läßt aber zuweilen in Stich, z. B. kommt generalisierte Vaccine auch hierbei vor. Die subcutane Impfung wurde durch einen Erlaß des preußischen Ministers zugelassen (Erlaß vom 11. 5. 28) im Gegensatz zu der bisherigen Bestimmung, nach der dem Impfarzte die Verdünnung der Lymphe verboten war. Leider zeigt die subcutane Impfung aber auch noch weitere Mißstände. Die Infiltrate bleiben wochenlang in einer Ausdehung von manchmal Fünfmarkstückgröße bestehen, sind schmerzhaft und schmelzen auch gelegentlich nekrotisierend ein, so daß es dann doch zu einer Narbe kommt. Aber auch ohne Einschmelzung kommt es durch Veränderungen im subcutanen Fett- und Bindegewebe nicht selten zu narbigen Einziehungen. Da nun außerdem Kirsch in sehr sorgfältigen Untersuchungen den Nachweis erbrachte, daß die Dauer des Impfschutzes bei subcutaner Impfung rasch wieder abklingt, so daß eine Zweitimpfung nach spätestens 5 Jahren gefordert werden müßte, so wird man die subcutane Vaccination nur in besonderen Einzelfällen anwenden (vgl. auch Gherardini und Mitarbeiter 1939, Zederbauer 1939, Kaiser 1948).

Neben der Schnittmethode und der subcutanen Injektion von Lymphe sind noch zu erwähnen die „multiple Punktiermethode", bei der man mit einer Nadel 6—8 feinste Nadelstiche in die Hautoberfläche macht (Parish 1944, Mole 1947), ferner die Bohrmethode mit dem Pirquet-Meissel. Beide Methoden werden in Amerika viel angewandt.

Klinik der Schutzimpfung. Erstimpfung. Im direkten Anschluß an die Impfung sieht man oft eine traumatische Reaktion, die aber schon nach Stunden wieder abklingt. Bis zum Ende des 3. oder Anfang des 4. Tages befindet sich das Impffeld in einem „lethargischen Zustand", dann beginnt der Rand des Schnittes sich zu röten. Am folgenden Tage entwickelt sich eine Erhebung auf dem Impfschnitt, die zunächst spitz, sich rasch in eine kegelstumpfartige, mit einem schmalen roten Hof (Aula) umgebene Papel verwandelt. Gegen Ende des 5. Tages entsteht aus der Papel ein Bläschen, das bald Linsengröße erreicht und mit durchsichtiger Flüssigkeit (Lymphe) angefüllt ist. Entsprechend dem Verlaufe des Impfschnittes ist dieses Bläschen eingedellt (Pockennabel). Auch sonst zeigt es im Aufbau eine weitgehende Ähnlichkeit mit einer echten Pocke. Am Ende des 8. Tages entwickelt sich aus der Aula eine mehr oder weniger stark infiltrierte, zuweilen an Erysipel erinnernde und auch häufig scharf begrenzte Rötung *(Area)*, die ihren Höhepunkt am 11. Tage erreicht. Inzwischen ist die Impfpocke in das Stadium der Vereiterung und Austrocknung eingetreten; dieser Prozeß ist etwa am 14. Tage vollendet. Die Krusten stoßen sich nach weiteren 10—14 Tagen unter Narbenbildung ab.

Das *Vaccinationsfieber* zeigt bei „typischem" Verlauf ein Inkubations-, Initial- und Floritionsstadium, bei letzterem steigen die Temperaturen nicht selten bis

40° an. Andererseits sind Schwankungen im Auftreten des Fiebers außerordentlich häufig, ja es kann sogar zu einem völlig fieberlosen Verlauf der Impfung kommen. Die Stärke der Lokalreaktion zeigt keine direkten Beziehungen zu der Temperaturhöhe; trotz starker Impfreaktion kann das Fieber völlig fehlen, andererseits bei geringer Reaktion erhebliche Grade annehmen. Auch das *Blutbild* ist wechselnd, zeigt aber meist eine Vermehrung von Monocyten und Plasmazellen.

Als wesentlich für die Beurteilung des Impfvorganges betonen wir nochmals, daß *auch bei normalen Impflingen das Vaccinevirus mit großer Regelmäßigkeit im Blute nachzuweisen ist. Die Vaccination bedeutet also eine Allgemeininfektion mit Vaccinevirus!*

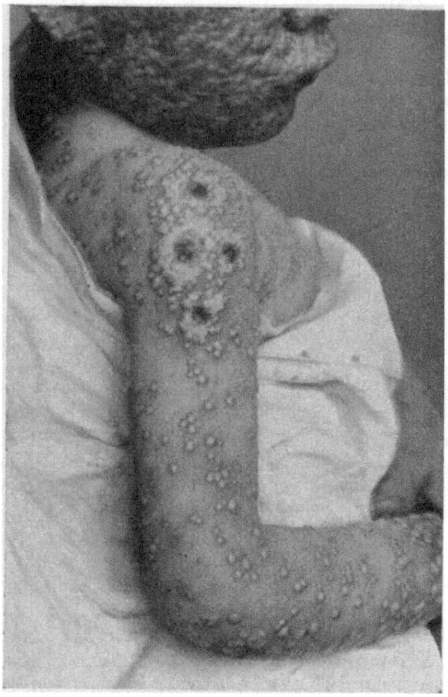

Abb. 9. Vaccina und Variola vera gleichzeitig. (Nach Paschen 1924.)

Im Zusammenhang damit sei an die ebenfalls nicht selten zu beobachtenden *Anginen* erinnert, die durch den Nachweis des Vaccinevirus aus den Tonsillenabstrichen (Gins und Mitarbeiter) wenigstens teilweise als Ausscheidungsreaktion zu bewerten sein dürfen (Roth 1939).

Charakteristisch ist ferner die *regionäre Lymphdrüsenschwellung*, die auch nach den Befunden im Tierversuch im direkten Zusammenhang mit der Infektion durch das Vaccinevirus steht.

Der *abortive Verlauf der Lokalreaktion* bei Erstimpfungen, bei dem es nur zur Papelbildung kommt, wurde von v. Pirquet als „kachektische Reaktion“ bezeichnet, da er in erster Linie bei geschwächten Kindern aufzutreten pflegt. Gleiche Beobachtungen bei durchaus kräftigen Kindern sprechen aber gegen diese Anschauung.

Worauf ist das *Nichtangehen der Impfung* zu beziehen? Wenngleich in einem Teil der Fälle eine mangelhafte Impftechnik (ungenügende oder zu heftige Schnittführung, die eine stärkere Blutung verursacht, ferner nicht virulente Lymphe) dafür verantwortlich gemacht werden darf, so wird auch gelegentlich der erfahrene Impfarzt mit zuverlässiger Lymphe Versager beobachten. Bei einigen Kindern kommt es auch bei lege artis mit vorsichtiger Technik durchgeführter Impfung zu einer starken Exsudation von Gewebslymphe, ja unter Umständen zu richtigen Tropfen, wodurch die Impflymphe verdünnt und unwirksam gemacht wird (Eckstein). Ein besonderes Problem bilden diejenigen Patienten, die auch bei mehrfacher und sorgfältiger Impfung nicht reagieren. Bisher nahm man an, daß der Organismus derartiger Menschen auf die Impfung nicht anspricht. Möglicherweise geht diesen Individuen die Fähigkeit ab, Antikörper gegen das Virus zu bilden. Dieses gilt z. B. auch für einen Teil der Neugeborenen, bei denen vielleicht eine mangelnde Reaktionsfähigkeit der Haut besteht und so das Angehen der Virusinfektion verhindert.

Die Zweitimpfung. Der klinische Verlauf zeigt eine außerordentliche Mannigfaltigkeit an Erscheinungsformen; er ist weitgehend abhängig von dem Vorrat an spezifischen Schutzstoffen bzw. dem Grade der Allergie, der durch die Erstimpfung gewonnen wurde, und damit auch bis zu einem gewissen Grade von dem zeitlichen Intervall der beiden Impftermine. Die Reaktionszeit ist abgekürzt, die Reaktionsstärke vermindert und der ganze Verlauf mehr oder weniger abortiv.

v. PIRQUET hat zwei Gruppen von Reaktionsformen aufgestellt, die er nach dem Verhalten der Area einteilt. Er unterscheidet eine *beschleunigte Areareaktion* und eine *Frühreaktion*. Bei der ersteren entwickelt sich am 2.—3. Tage eine Papel, die rasch wächst. Die Aula entsteht mit einem zackigen roten Hof, ohne daß es vorher zu einem schmalen Saum gekommen ist. Im weiteren Verlauf entwickelt sich eine Area von verschieden großer Ausdehnung. Die allgemeine Impfreaktion ist meistens schwach und verläuft unter geringer Temperaturerhöhung. Unter Umständen wächst die Papel bis zum 12. Tage, trocknet dann aber rasch ein und heilt mit minimaler Narbenbildung aus. Bei manchen Fällen spielt sich die Reaktion ohne Areabildung ab („Frühreaktion"). Die Papel wird ebenfalls nur mangelhaft entwickelt und bildet sich schon nach wenigen Tagen zurück. Je nach der Einwirkung der vorausgegangenen Impfung auf den Organismus und je nach der spezifischen Reaktion des Organismus auf das frisch eingebrachte Virus nähert sich der Verlauf dem der Erstimpfung. Er gleicht ihm völlig, wenn der vermeintliche Zweitimpfling re vera ein Erstimpfling ist (Fehlen der Narben!). Es kann dabei sogar zu besonders schweren Impfreaktionen kommen.

Es ist verschiedentlich angezweifelt worden, ob man die beschleunigten Reaktionen als Beweis vorhandener Teilimmunität oder nur als Überempfindlichkeitssymptom (das theoretisch auch ohne Immunität möglich ist) ansehen darf (MC KINNON und DEFRIES 1931, CRAIGIE und WISHART 1943, MARSDEN 1944). Dies darf jedoch als Regel angenommen werden (ILLINGWORTH und OLIVER 1944), wenn die Wiederimpfung einwandfrei durchgeführt war. Dem widerspricht auch nicht die Tatsache, daß wir 1943/44 mehrere Varioloisfälle nach nur kurz vorausgegangener, teilpositiver Wiederimpfung erlebten (SCHMITZ 1943). Wir sahen nämlich Gleiches auch nach positiver Pustelreaktion (vgl. auch ECKSTEIN 1944, BECKMANN 1948). ENENSON (1950) gibt auf Grund von Wiederimpfungen an Freiwilligen allerdings an, daß nur Spätreaktionen nach Wiederimpfung für erfolgte Immunisierung beweisend seien, und Frühreaktionen, sogar bis zur Pustelbildung, auch mit inaktiviertem Virus erzielt werden können. Er hat Frühreaktionen auch starker Ausprägung bei Soldaten in Korea gesehen, die kurz darauf an Pocken erkrankten. Fehlen jeglicher Lokalreaktion bei Wiederimpfung deutet er stets als technischen Fehler.

In bezug auf die Gründe für die *Zurückstellung von Kindern* von der Erst- und Wiederimpfung und auf Organisation und Ausführung der staatlich vorgeschriebenen Impftermine muß hier auf die bestehenden Richtlinien bzw. Merkblätter verwiesen werden.

Impfschäden. Zunächst sollen die Impfschäden betrachtet werden, bei denen die *Impfung nur eine mittelbare Ursache* darstellt. Es sind dies vor allem jene Fälle, bei denen es infolge von Verunreinigung der Lymphe bzw. der Impfwunde (Kratzen, unzweckmäßige Verbände) zu einer bakteriellen Sekundärinfektion kommt, die gegebenenfalls zu *Phlegmonen* und echten *Erysipelen*, ja auch zu *Sepsis* führt. In den Jahren 1924—1929 gelangten 72 Fälle mit 32 Todesfällen in Deutschland zur Kenntnis des Reichsgesundheitsamtes. Derartige Impfschäden sind bei vorschriftsmäßiger Impftechnik und entsprechender Behandlung des Impflings zu vermeiden. Eine weitere Form von ebenfalls vermeidbaren Impfschäden ist die *unfreiwillige Impfung Ungeimpfter*, so beispielsweise diejenige von wegen Krankheit von der Impfung befreiten Kindern durch andere Impflinge.

Ein Übergang zu den Impfschäden, die im Wesen des Impfverlaufes selbst liegen und bei denen ein unmittelbares Verschulden des Impflings oder anderer Personen an ihrer Entstehung nicht besteht, bietet das *Eczema vaccinatum*, d.h. die Vaccineinfektion vorhandener Ekzeme. Wenn auch die Impfung derartiger Kinder in den meisten Staaten nach den gesetzlichen Bestimmungen verboten ist, so erfolgt sie doch immer noch gelegentlich. Dazu kommt, daß manchmal geheilte Ekzeme im Zusammenhang mit der Impfung wieder auftreten. Wenn auch eine direkte Infektion derartiger Ekzemflächen durch Übertragung von der Impfwunde aus gelegentlich vorkommen mag, so spricht doch vieles dafür, daß wir hier eine hämatogene Infektion vor uns haben. Das Eczema vaccinatum ist eine außerordentlich gefährliche Erkrankung, bei der nicht selten Todesfälle zu beobachten sind (vgl. Asperger 1939, Schmid 1940, Bergmann und Lindahl 1941, Weber 1943, Hershey und Smith 1943).

Die *Nebenpocken* (Nebenvaccine), akzidentelle oder akzessorische Vaccinen (Vaccinolae), entwickeln sich in unmittelbarer Umgebung des Impffeldes, meist erst, wenn die Impfpocke auf dem Höhepunkt ihrer Entwicklung ist. Vielfach sieht man eine radiäre Anordnung der selten über Stecknadelkopfgröße wachsenden Nebenpocken. Schon seit langem nimmt man an, daß die Entstehung dieser Nebenpocken auf dem Lymphwege erfolgt (Groth). Sie machen derartig geringe Erscheinungen, daß sie überhaupt nur bei genauer Beobachtung des Impffeldes festzustellen sind. Der Verlauf ist stets gutartig. Eine besondere Form ist die *Vaccina serpiginosa*, bei der akzessorische Vaccinebläschen in großer Menge und verhältnismäßig groß schubweise auftreten.

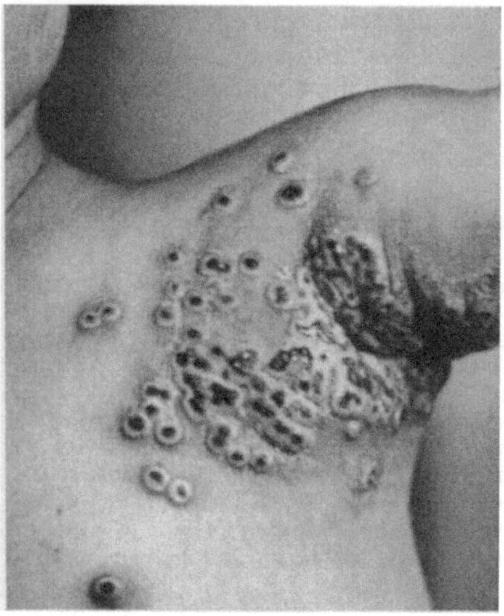

Abb. 10. Vaccina serpiginosa an Schulter und Achsel (nach Eckstein 1934).

Es sind wenige Fälle beschrieben, wo es nach 3—6 Wochen an der Impfstelle zu einem echten *Rezidiv*, also zum nochmaligen Auftreten einer neuen Pustel kam.

Lästig, aber ungefährlich ist die Entstehung eines *Keloids* als Späterscheinung auf der Impfstelle.

Bei der *generalisierten Vaccine* kommt es zu einer allgemeinen Eruption von mehr oder weniger großer Ausdehnung im Anschluß an die Impfung. So gibt es Fälle, bei denen nur einige wenige Bläschen an irgendeiner Stelle des Körpers auftreten, andererseits auch solche, wo das Krankheitsbild eine gewisse Ähnlichkeit mit dem der Variolois bietet. Auch die Schleimhaut kann ähnliche Erscheinungen zeigen. In den Bläschen findet sich bei geeigneter Untersuchungstechnik nicht selten das Vaccinevirus. Im allgemeinen heilt die generalisierte Vaccine ohne Narbenbildung ab. Der Krankheitsverlauf ist meist günstig, doch sind auch Todesfälle beschrieben.

Als *Impfexantheme* bezeichnet man im Anschluß an die Impfung auftretende morbilliforme, gelegentlich auch scarlatiniforme oder urticarielle Exantheme. Als Frühexantheme unterscheidet man dabei die in den ersten 2—6 Tagen nach der Impfung auftretenden von denen, die erst in der 2. Woche erscheinen. Möglicherweise bestehen bei ersteren gewisse Beziehungen zu dem sog. Pockenrash. Der Verlauf ist stets günstig.

Die *Vaccinenephritis* (Herbert 1944), ebenso die *Vaccinelymphadenitis*, die recht beträchtliche Ausdehnung annehmen kann, sind ebenfalls seltene Komplikationen.

In seltenen Fällen kommt es an den Impfstellen zu *Nekrosen* des Unterhautzellgewebes, wobei lochförmig ausgestanzte, bis auf die Muskulatur reichende Substanzdefekte entstehen können.

Wie jede Infektionskrankheit, so *kann auch die Impfung unter besonderen Bedingungen eine andere Krankheit aktivieren.* Naturgemäß wird es schwierig sein, bei der progressiven Tendenz vieler Krankheiten in jedem einzelnen Falle eine sichere Entscheidung darüber zu treffen, ob in der Tat eine Aktivierung stattgefunden hat. Hier kommt in erster Linie die *Tuberkulose* in Betracht, bei

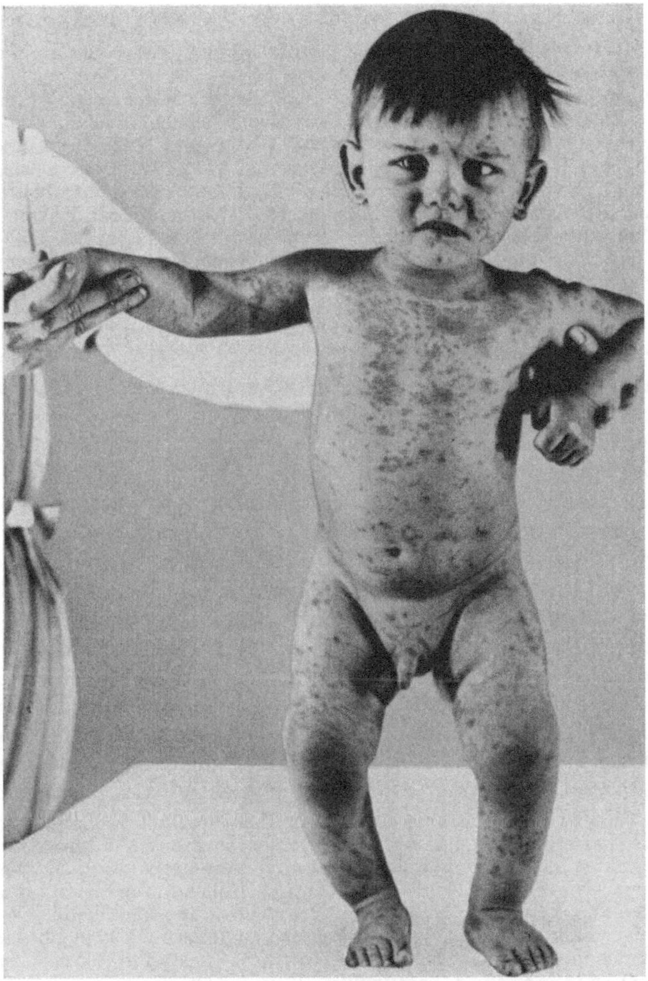

Abb. 11. Generalisiertes vaccinales Exanthem. (Nach ECKSTEIN 1934.)

der aber wohl nur besonders geartete, frische Fälle beeinflußt werden könnten (KEERS und STEEN 1943). Gelegentlich hat man den Eindruck, daß die *allgemeine Widerstandsfähigkeit* im Anschluß an die Impfung herabgesetzt ist, was sich z. B. im Auftreten von Cystitiden, katarrhalischen Affektionen der Luftwege und anderem äußert. Gerade diese Einzelfälle dürften aber wohl kaum je mit Sicherheit in diesem Sinne bewertet werden. Eine latente *Spasmophilie* dagegen kann, wie durch jede Noxe, so auch durch die Impfung aktiviert werden, ebenso wohl auch einmal eine *Poliomyelitis* (VERZAAL 1947). Irgendwelche gesetzmäßige Beziehungen der Schädigung eines Individiums zu der Impfung, wie dieses von Impfgegnern häufig betont wird, lassen sich aber mit größter Wahrscheinlichkeit ausschließen.

Augenkomplikationen. Vermehrte Beachtung haben in den letzten Jahren verschiedenartige, wenn auch seltene *Augenkomplikationen* gefunden, von der Schmierübertragung der Impfinfektion in den Bindehautsack bis zur Opticusneuritis, die schon pathologisch zur Impfencephalitis in enger Beziehung steht (SCHEYHING 1939, HERRENSCHWAND 1939, BRAUN 1940, FRANCESCHETTI 1945).

Eine besonders eingehende Darstellung der klinischen Verläufe der Impfkomplikationen findet sich im Leitfaden von M. KAISER (1949).

Neuere Arbeiten über Impfkomplikationen und ihre Pathogenese haben ferner veröffentlicht: WERNER 1939 (allgemein), RÖSGEN 1940 (bei eineiigen Zwillingen), REGAMEY 1940 und WEINGÄRTNER 1941 (Purpura), KOSSLER 1940 (Prontosileinfluß), COPE und KAPNIK 1940 (endokrine Einflüsse), KRANTZ 1941 (Impfdermatosen), GYÜSE 1940 (Reaktionslage des Organismus und Impfung), SPRUNT 1942 (Ernährungseinfluß), GAVRILA und Mitarbeiter 1941 (schwere Allgemeinreaktion), WALTHARD 1942 und ANGER 1943 (Narbenkrebs), DRESEL und WEINECK 1943 (Erblichkeit der Widerstandsfähigkeit von Kaninchen gegen Lapine), HORGAN und HASEEB 1944 (zufällige Vaccination an den Händen beim Umgang mit Lymphe), OXENIUS 1943 (Besserung eines Ekzems durch Impfung), PITTMAN und Mitarbeiter 1947 (Röntgenstrahlen), BOULIN und Mitarbeiter 1947 (Impfung beim Diabetiker), KAISER 1948 (allgemein), GRAY 1948 (Familienausbreitung), FRIES und Mitarbeiter 1948 (varicelliforme Eruption nach Impfung), FASAL 1950 (erfolgreiche Chloromycetinbehandlung bei Eczema vaccinatum) u. a.

Impfencephalitis. Diese zweifellos schwerstwiegende Impfkomplikation hat längere Zeit stark das Interesse auf sich gezogen und spielte neben ihrer theoretischen Bedeutung insbesondere auch als Propagandawaffe in der Hand der Impfgegnerbewegung eine bedeutende Rolle. Seit dem Erscheinen der letzten Auflage dieses Handbuches 1934, in der ECKSTEIN als besonderer Kenner des Problems dieses abhandelte, hat sich die Lage in praxi dadurch geändert, daß die Impfencephalitis seit diesem Jahr aus unbekannten Gründen wieder seltener geworden ist, und theoretisch dadurch, daß heute wohl Einigkeit darüber besteht, daß die Frage nach der Entstehungsweise der Impfencephalitis nur eine Teilfrage aus dem größeren Problem der post- oder parainfektiösen Encephalitiden darstellt, über die einwandfreie Klärung allerdings auch noch keineswegs erreicht ist. Das Impfencephalitisproblem ist aber dadurch seines spezifischen Charakters weitgehend entkleidet. Hier muß deshalb auch weitgehend auf die Behandlung des Gesamtproblems an anderer Stelle dieses Handbuches verwiesen werden, wobei die neueren hirnpathologischen Studien eine wichtige Rolle spielen.

Epidemiologie. Seidem MCINTOSH 1922 und TURNBULL in England (1924) die ersten Fälle beobachtet hatten und 1924 LUKSCH aus Deutschland und 1925 BOURDIJK aus Holland über solche berichtet hatten, ist in allen mittel- und westeuropäischen Staaten stark darauf geachtet worden. Die größten Vorkommen hatten Holland, Österreich, England, weniger Schweiz, Schweden, Norwegen. In anderen Erdteilen sind einschließlich USA. stets nur relativ viel weniger Fälle zur Beobachtung gekommen. GREENBERG 1948 gibt eine Zusammenstellung und errechnet für Holland auf etwa 5000, für England auf 50000, für Deutschland auf etwa 100000 Impflinge einen Encephalitisfall. Über Österreich geben KAISER und ZAPPERT 1938 genaue Zahlen. Auch hier setzte seit 1934 ein starker Rückgang, wenigstens in bezug auf Todesfälle, ein. 1944/45 kam es im Kanton Basel zuletzt zu einer kleinen Häufung, 1946 wieder in Holland (KEYRER und NIEUVENHUIS 1947), 1947 in New York (GREENBERG 1948).

Aufgefallen ist immer wieder die regionäre Häufung innerhalb kleinerer Bezirke vorwiegend ländlichen, weniger städtischen Milieus.

Ein zeitliches und örtliches Zusammenfallen der Häufungen mit anderen Encephalitisformen konnte bislang nie in überzeugender Weise nachgewiesen werden (vgl. auch MÖLLER 1941).

Über jahreszeitliche Häufung läßt sich natürlich aus den Ländern, wo nur in festgesetzten Monaten Impftermine abgehalten werden, nichts erschließen. In anderen Ländern scheinen die Frühjahrsmonate bevorzugt.

Disposition. Hier kommt dem *Lebensalter* insofern große Bedeutung zu, als das Kleinkind zweifellos weniger empfänglich ist als das Kindesalter von 6—15 Jahren. Aus diesem Grunde empfiehlt sich Erstimpfung im 1. Lebensjahr, da Encephalitis nach Wiederimpfung überhaupt wesentlich seltener ist. — Die *Geschlechter* sind gleichmäßig befallen. — Eine gewisse *familiäre* Disposition scheint zu bestehen, da mehrfach Geschwistererkrankungen beobachtet wurden (Terburg 1927, Kaiser 1947). — Vor allem scheinen überhaupt irgendwie cerebral *geschädigte* Individuen, z. B. Kinder mit Krämpfen u. a., disponierter.

Das Auftreten der Encephalitis ist, wie übereinstimmend anerkannt, unabhängig von der Art der verwandten Lymphe (nicht einmal die „Neurovaccine" ist beim Menschen besonders gefährlich), ihrer Konzentration und der angewandten Impftechnik.

Die *Inkubationszeit*, gerechnet vom Tage der Impfung an, beträgt in der Mehrzahl der Fälle um 10—12 (5—14) Tage; doch kommen Früherscheinungen schon vom 2. Tag an vor (Fanconis Frühform). Auch kann sich der Beginn bis zu 30 und mehr Tagen hinziehen.

Der *klinische Verlauf* der Vaccinationsencephalitis kann ebenso vielseitig sein wie der der anderen Encephalitisformen. Darüber hinaus gibt es außerdem Fälle, bei denen die meningealen Erscheinungen im Vordergrunde stehen, oder vielleicht sogar ausschließlich das Krankheitsbild beherrschen. Charakteristisch ist die akute Erkrankung des bisher gesunden Impflings im Anschluß an die Impfung. Die Krankheit setzt fast stets aus vollem Wohlbefinden heraus unter stürmischen Krankheitserscheinungen ein. Kopfschmerzen, Erbrechen, gelegentlich auch Durchfälle leiten bald zu dem Bilde der unter den verschiedensten Symptomen verlaufenden nervösen Erscheinungen über. Krämpfe, Spasmen, Lähmungen, leichte Benommenheit, Sopor geben dem weiteren Verlauf ihr Gepräge. Nur bei einem verhältnismäßig kleinen Teil findet sich eine Nackensteifigkeit, ebenso das Kernigsche Symptom, bei der Mehrzahl der Patienten ist der Körper schlaff. Die Temperatur kann über 40^0 ansteigen, so daß man, namentlich bei jungen Kindern, an initiale Fieberkrämpfe denken könnte; doch haben wiederholt schwerste Fälle nur eine geringe Temperatursteigerung gezeigt. Die Lumbalpunktion ergibt nur gelegentlich, vor allem bei den meningealen Formen, einen erhöhten Druck. Der Liquor ist klar, keine bis leichte Zellvermehrung, die Eiweißreaktionen sind negativ bis schwach positiv, vereinzelt findet sich ein Fibringerinnsel bei längerem Stehenlassen des Liquors. Der Liquorzucker ist normal oder erhöht, namentlich bei den mit Krämpfen einhergehenden Formen.

Differentialdiagnostisch muß vor allem stets an Meningitis tuberculosa gedacht werden. Die klinischen Untersuchungen (Lumbalpunktion mit Tierversuch), der Verlauf und eventuell die Obduktion, die stets zu fordern ist, geben Aufklärung. Zu denken ist auch an alle anderen Formen der Encephalomyelitiden einschließlich Poliomyelitis, wobei oft hauptsächlich eine genaue Anamnese entscheidend sein wird.

Die *Prognose* ist immer dubiös. Die Dauer der akuten Erkrankung bewegt sich zwischen 1 und 3 Wochen, die *Letalität* um 30—50%. Über die Häufigkeit bleibender neurologisch-psychischer Defekte gehen die Meinungen auseinander: Kaiser und Zappert halten sie für selten und sind der Ansicht, daß nach 1 bis 2 Jahren die meisten Rekonvaleszenten praktisch geheilt sind; andere sehen in bis zu 30% der Fälle mehr oder weniger schwere Ausfälle.

In der *Therapie* haben Versuche mit Seren (oder Vollblut) von frisch geimpften Menschen oder vaccinierten Tieren keine deutlichen Erfolge gehabt, ebensowenig wie andere Serum- oder Blut-, einschließlich Eigenblutinjektionen. Eine Bluttransfusion wird aber auch weiterhin meist des Versuchs wert sein. Auch Chemotherapeutica haben keine Wirkung. Bei Druckerscheinungen (selten!) muß mehrfach punktiert, im übrigen nach allgemeinen Grundsätzen behandelt werden (Sedativa, Kreislaufmittel, Bekämpfung drohender Atemlähmung usw.).

In bezug auf die *pathologische Anatomie* sei hier einerseits auf die ältere bei Eckstein 1934 aufgeführte Literatur, andererseits auf Pettes Übersicht in seinem grundlegenden Werk „Die akut entzündlichen Erkrankungen des Zentralnervensystems" 1940 hingewiesen.

Im Vordergrund stehen Gliawucherungen, welche nicht geschlossen herdförmig, sondern mehr aufgelockert und streifig die Gefäße und vornehmlich die kleinen Venen begleiten. Das Hauptkennzeichen im Bereich der Gefäßmäntel ist der Zerfall der parenchymalen Elemente; in einem Teil der Fälle sind Markscheiden und Achsencylinder gleichzeitig ergriffen, in anderen Fällen bleibt ein großer Teil der Achsencylinder verschont. Die weiße Substanz wird bevorzugt befallen, doch wird auch die graue Substanz einschließlich der Hirnrinde in Mitleidenschaft gezogen, manchmal sogar stärker als die weiße. Hirn und Rückenmark sind nur selten gleichmäßig diffus von den Veränderungen durchsetzt. Auch subependymal in der Ventrikelwand und an der Rückenmarksperipherie finden sich häufig saumartige Herde, die histologisch den gleichen Charakter wie die perivasculären Herde aufweisen.

Die *ätiologische Problematik* der Impf- wie der postinfektiösen Encephalitiden überhaupt läßt sich im wesentlichen durch 3 Hypothesen kennzeichnen, die in verschiedenen Modifikationen immer wieder vertreten werden.

1. LUKSCH, ECKSTEIN u. a. vertreten die Meinung, daß das Vaccinevirus selbst der Erreger der Encephalitis sei, dies besonders deshalb, weil in einigen Fällen der Virusnachweis im Liquor Erkrankter gelungen ist. Diese Tatsache allein genügt aber keineswegs, um den ätiologischen Zusammenhang zu beweisen. Im Tierexperiment ist es nicht gelungen, mit Vaccinevirus eine Encephalitis zu erzeugen, die eine histologische Ähnlichkeit mit der menschlichen Impfencephalitis hatte. So wird diese Ansicht heute meist abgelehnt, es sei denn für Frühformen, wie sie weniger nach Vaccination als nach Infektionskrankheiten (Masern, Röteln, Varicellen, Mumps u. a.) vorkommen, für die FANCONI 1947 diese direkte Virusentstehung bejaht. Als in diesem Sinne sprechend werden auch die 2 Fälle der Kombination einer Impfencephalitis mit generalisierter Vaccine angeführt (WEICHSEL, BASCH), zu denen neuerdings ein 3. getreten ist (FACEY 1942); auch diese sind aber natürlich keinerlei strenger Beweis.

2. Eine auch heute noch stark diskutierte Annahme ist die, daß es zwar ein spezifisches Virus der postinfektiösen Encephalitis gebe, das aber wenig infektiös sei und daher einer „Vorkrankheit“ bedürfe, die es provoziere und so den encephalitischen Prozeß in Gang setze. Dabei — so nehmen manche an — handle es sich um ein parallergisches Geschehen im Sinne von MORO und KELLER. Es ist aber bisher trotz intensiver Bemühungen immer noch nicht gelungen, bei den postinfektiösen Encephalitiden ein übertragbares Virus nachzuweisen, so daß bei der Subtilität der heute entwickelten Virustechnik es immer zweifelhafter wird, daß ein solches überhaupt existiert. Damit ist die Wahrscheinlichkeit auch dieser 2. Hypothese heute gering geworden.

3. Die Mehrzahl der Autoren dürfte sich daher heute der in den letzten Jahren von PETTE vertretenen Ansicht anschließen, daß es sich bei den postinfektiösen (im Gegensatz zu allen anderen) Encephalitiden gar nicht um eine Viruskrankheit, sondern um einen durch Allergene, die im Verlauf der Vorkrankheit im Organismus entstanden sind, ausgelösten Prozeß allergischer Art handelt, gewissermaßen also im Sinne einer „Selbstverdauung“ des Hirngewebes. Für diese Genese kann vor allem die regelmäßige „Inkubationszeit“ (wenigstens der Spätformen im Sinne FANCONIS), sodann die so merkwürdige „Epidemiologie“ des Krankheitsbildes angeführt werden. Wir verweisen im Einzelnen wiederum auf die Behandlung des Problems an anderer Stelle dieses Handbuches (bzw. auf PETTE 1940, VAN BOGAERT 1948, neueres Schrifttum s. auch bei SCHWÄGERL 1950).

Literatur.

A. Zusammenfassende Arbeiten.

ECKSTEIN, A.: Pocken. In Handbuch der inneren Medizin, 3. Aufl. Bd. I, S. 467. Berlin: Springer 1934.

GASTINEL, P., et FASQUELLE: Virus vaccinal. In: Traité des ultravirus. Maloine édit. 1948. — Vaccine. In: Traité de Médecine, Bd. I, Masson et Cie, Paris 1948. — GINS, H. A.:

Neuere Ergebnisse der Virusforschung unter besonderer Berücksichtigung der Schutzimpfung. Erg. Hyg. **21**, 103 (1938). — Pockenschutzimpfung (Literaturübersicht). Mschr. Kinderheilk. 88, 363 (1948); **91**, 236 (1942).

HAAGEN, E.: Die Züchtung des Variola-Vaccinevirus. Erg. Hyg. 18, 193 (1936).

KAISER, M.: Pocken und Pockenschutzimpfung. Ein Leitfaden für Amtsärzte, Impfärzte und Studierende. Wien: Springer 1949.

LEHMANN, W.: Pocken des Menschen. In: Handbuch der Viruskrankheiten. Jena: Gustav Fischer 1939.

PASCHEN, E.: Die Pocken (Variola). In: JOCHMANN-HEGLER, Lehrbuch der Infektionskrankheiten. 2. Aufl. Berlin: Springer 1924.

B. Einzelarbeiten.

ABAZA, A.: Fälschlich positive Syphilisreaktionen nach Vaccination. Presse méd, **54**, 751 (1946). — ANGER, C.: Ein Fall von Krebsentstehung in Impfnarbe. Laval méd. 8, 300 (1943). — ASPERGER, H.: Todesfall eines Kindes durch Impfekzem. Wien. klin. Wschr. **1939**, 826.

BASS, N. H.: Fetal defects resulting from illness of the pregnant mother with special reference to virus diseases. N. Y. State J. Med. 48, 1807 (1948). — BECKMANN, K.: In: „Naturforschung und Medizin in Deutschland 1939—1946", Bd. 74. Innere Medizin, S. 135. — BELLOWS, M. T., M. S. HYMAN and K. K. MERRITT: Effect of smallpox vaccination on the outcome of pregnancy. Publ. Health Rep. **64**, 319 (1949). — BÉNARD, H., L. CAMUS, P. CARNOT, P. TEISSIER: Actions des rayons ultra-violets sur l'éruption variolique. C. r. Soc. Biol. Paris **95**, 1546 (1926). — BERGMANN, R., u. LINDAHL, L.: 12 Fälle von Eczema vaccinatum. Nord. hyg. Tidsskr. **22**, 257 (1941). — BLAND, I. O. W., u. ROBINOW, C. F.: Guarnieri bodies, inclusion bodies in vaccinia and their relationship to elementary bodies studied in cultures of rabbit's cornea. J. of Path. **48**, 381 (1939). Vgl. Arch. exper. Zellforschg. **22**, 453 (1939). — BLATTNER, R. J., HEYS, F. M., GOLLUP, S. W.: Vaccination antibody response to cutaneous inoculation with vaccinal virus in human subjects utilizing egg-protection technic; serum-virus neutralisation; protection by passive transfer. J. of Immun. **46**, 207 (1943). — VAN BOGAERT, L.: Encephalitis following Jennerian vaccination compared to that following exanthems. Act. clin. belg. **3**, 461 (1948). — BONNET-MAURY, P.: Impfeffekt von bestrahltem Pockenimpfstoff; Toxicität von bestrahltem Wasser. C. r. Soc. Biol. Paris **135**, 941 (1945). — BONNET-MAURY et R. PÉRAULT: Bestrahlungswirkungen auf Pockenvirus; Vermehrung des Durchmessers der Korpuskeln. C. r. Soc. Biol. Paris **135**, 1117 (1941). — BOWE, J. L.: Transmission, illness in contacts. Lancet **2**, 38 (1942). — BOULIN, R., P. UHRY, M. GUÉNIOT: Pockenimpfung von Diabetikern. Bull. Soc. méd. Hôp. Paris **63**, 291 (1947). — BRASSON, L. H., and R. F. PARKER: Neutralisation of vaccine virus by immune serum; titration by means of intracerebral inoculation of mice. J. of Immun. **41**, 269 (1941). — BRAUN, R.: Retinitis und Neuritis optica als Impffolge. Dtsch. med. Wschr. **1940**, 527. — BURNET, F. M.: The production of antibodies. Monographs from Walter & Eliza Hall Institute, No 1, Melbourne 1940. — Unsuspected relationship between viruses of vaccinia and infectious ectromelia of mice. Nature (Lond.) **155**, 543 (1945). — Virus as organism. Harvard Univ. Press 1946. — BURNET, F. M., and J. D. STONE: Haemagglutinins of vaccinia and ectromelia viruses. Austral. J. exper. Biol. a med. Sci. **24**, 1 (1946). — Production of vaccinia haemagglutinin in rabbit skin. Austral. J. exper. Biol. a. med. Sci. **24**, 9 (1946).

VAN CAMPENHOUT, E.: Die Diagnose von Variola und Variolois. Bull. Office internat. Hyg. **27**, 1738 (1935). — CAPOLONGO, G.: Augenerscheinungen bei Pocken. Riv. oftal. **1**, 578 (1946). — Ätiologische Betrachtung über Augenkomplikationen bei Pocken. Giorn. ital. oftal. **1**, 119 (1948). — COLLIER, W. A., and J. K. SCHÖNFELD: Med. J. Austral. **2**, 363 (1950). — COPE, O., and J. KAPNICK: Relation of endocrine function to resistance and immunity in smallpox; changes in complement and response to vaccinia following alterations in thyroid, adrenal and pituitary function in rabbit and dog. Endocrinology **27**, 553 (1940). — COTTREL, J. D., and H. T. KNIGHT: Notes on cases of smallpox treated with sulfanilamid. J. Army med. Corps 81, 995 (1943). — COWCI, G., and I. P. KIRCHER: Immunotherapie bei Pocken. Bull. hyg. **18**, 616 (1943). — CRAIGIE, J., and F. O. WISHART: Skin sensitivity to the elementary bodies of vaccinia. Canad. pub. Health J. **24**, 72 (1943).

DAVIES, D. S.: Annual report Med. Off. Health City and County of Bristol for 1904, p. 43 (1905). — DELMUTH, F.: Über knotenförmige Kuhpocken beim Menschen und ihre Behandlung mit Sulfonamidpräparaten. Dermat. Wschr. **1940**, 111. — DIÁZ ROMERO, C.: Penicillin zur Reinigung der Vaccine. Arch. Soc. biol. Montevideo **12**, 152 (1945). — DONALLY, H. H.: Vaccination of infants; revaccinations after 2 to 3 years in children primarily vaccinated with culture virus, compared with those primarily vaccinated with calf lymph virus. J. Amer. med. Assoc. **113**, 1796 (1939). — DOWNIE, A. W.: Immunologic relationship of virus of spontaneous cowpox to vaccinia virus. Brit. J. exper. Path. **20**, 158 (1939). — Laboratory diagnosis in smallpox. Monthly. Bull. Min. Health & Emerg. Pub. Health Lab. Serv. **5**, 114 (1943). — DOWNIE, A. W., and K. R. DUMBELL: Virus survival of variola virus in dried exndate and crusts from patients. Lancet 1, 550 (1947). — Virus isolation and cultivation on chorioallantois of chick embryos. J. Path. Bact. 59, 189 (1947). — DOWNIE, A. W., K. MCCARTHY and A. MACDONALD: Lancet II, 593 (1950). — DRESEL, E. O., u. E. WEINECK: Über die genetische Bedingtheit der Resistenz von Kaninchen gegen Lapinevirusinfektionen. Z. Immunforschg. 102, 466 (1943). — DUCER, D. H.: Improved method of producing vaccine of low bacterial content. Pub. Health Rep. 62, 565 (1947). — DUNHAM, W. B., and W. J. MAC NEAL: Inactivation of vaccinia virus by mild antiseptics. J. Labor. a. clin. Med. 28, 947 (1943).

EBERT, M. H., u. M. OTSUKA: Viruskrankheiten der Haut mit besonderer Berücksichtigung von Elementar- und Einschlußkörperchen bei Pockenvaccine. Arch. Dermat. Syph. 48, 635 (1943). — ECKSTEIN, A.: Variolois bei pockengeimpften Kindern. Ann. paediat. 163, 158 (1945). — ELFORD, W. I. A., and C. H. ANDREWES: Filtration of vaccinia virus through gradocol membranes. Brit. J. exper. Path. 13, 36 (1932). — ENENSON, A. S.: Immediate (so-called „immune") reaction to smallpox vaccination. J. Amer. med. Assoc. 143, 1238 (1950). — EPSTEIN, G. V., M. A. MOROSOW, E. V. EXEMPLARSKAYA: Wanzen als Überträger von Variolavaccine. Giorn. Batter. 17, 475 (1936).

FABRE, J.: Évolution de la variole au cour des dix dernières années. Rapp. épid. démogr. 1, 262 (1948). — Chron. l'Org. mond. santé 2, 297 (1948). — FACEY, R. V.: Encephalitis with skin eruption (generalized vaccinia) after vaccination. Lancet 2, 669 (1942). — FANCONI, A.: Die Poliomyelitis und ihre Grenzgebiete. Zürich 1947. — FALKOWITSCH, L., u. N. JANUSEWITSCH: Über Pockenvirusträgertum bei Mikroben unter natürlichen Verhältnissen. Z. Mikrobiol. 16 (1936). — FASAL, P.: J. Amer. med. Assoc. 144, 759 (1950). — FAVORITE, G. O.: Factas influencing false positive serologic reactions for syphilis due to vaccination (vaccinia). Amer. J. med. Sci. 208, 216 (1944). — FENNER, F.: Immunisation of mice against infectious ectromelia with living vaccinia virus. Austral. J. exper. Biol. a. med. Sci. 25, 257 (1947). — The pathogenesis of the acute exanthemes, an interpretation bared on experimental investigations with mouse-pox. Lancet 6537, 915 (1948). — FINDLAY, G. M.: Inclusion bodies and their relationship to viruses. In: Handbuch der Virusforschung, Bd. I. Wien: Springer 1939. — Variation in viruses. In: Handbuch der Virusforschung, Bd. II. Wien: Springer 1939. — FOULIS, M. A.: Confluent smallpox treated with penicillin. Brit. Med. J. 1, 910 (1945). — FRANCESCHETTI, A.: Retinitis pigmentosa nach Vaccination. Ann. paediat. 163, 200 (1945). — FUST, B., u. P. GRÜNIG: Kann das Vaccinevirus durch gekochtes Penicillin in vitro und in vivo inaktiviert werden? Z. Hyg. 130, 269 (1949).

GALLI, F., et VIEUCHANGE, J.: Wirkung von Trypsin auf Formalin-Neurovaccine. C. r. Soc. Biol. Paris 13, 715 (1939). — GARRET, J. H.: Mild smallpox. Lancet 1923, Nr 25, S. 1254. — GAVRILA, J., P. CISLEA, P. NEGROS: Generalisierte Impfreaktion. Wien. klin. Wschr. 1941, 807. — GHERADINI, M., K. HASSMANN, M. KAISER, E. TÜRK: Ergebnisse von subcutaner Vaccination bei Erwachsenen. Med. Klinik 1939, 636. — GOWEN, J. W., and A. M. LUCAS: Reaction of variola vaccine virus to roentgen rays. Science (Lancaster, Pa.) 90, 621 (1939). — GRAY, F. H.: Familial spread of vaccinia with one death; isolation and identification of virus. Bull. Hopkins Hosp. 82, 609 (1947). — GRAETZER, J.: Zit. nach MAY, R.: Die diaplacentare Übertragung der Infektionskrankheiten. Dissertation, Tübingen 1950. — GREENBERG, M.: Complications of vaccination against smallpox. Amer. J. Dis. Childr. 76, 492 (1948). — GUPTA, K. C. SEN: Treatment amongst „destitutes" with sulfonamides and liver extract. Med. J. (India) 41, 141 (1944). — GYÜSE, D.: Über die Rolle der Reaktionsfähigkeit des Organismus bei der Vaccination. Mschr. Kinderheilk. 82, 304 (1940).

HAAGEN, E.: Weitere Erfahrungen über die Züchtung und Konservierung des Vaccinevirus. Zbl. Bakter. 143, 283 (1939). — HAMPTON, B. C.: Smallpox in relation to State vaccination laws and regulations. Publ. Health Rep. 58, 1771 (1943). — HANNEMA, L. S.: Einige praktische Besonderheiten über Alastrimfälle in Rotterdam. Tijdschr. Geneesk. 1929 II, 3539. — HENIG, E.: Über den Einfluß des insecticiden Lauseto auf das Vaccinevirus. Dtsch. Gesdh.wes. 1947, 1. — HERBERT, P. A.: Diffuse glomerulonephritis following revaccination. Amer. J. Path. 20, 1011 (1944). — HERRENSCHWAND, F. v.: Lokale passive Immunität und vaccinale Infektion infolge von intravenöser Virusinoculation. Klin. Mbl. Augenhk. 102, 815 (1939). — HERSKEY, F. B., and W. E. SMITH: Generalizing vaccinia in eccematous child; demonstration of virus and comment on Káposi's varicelliform eruption. Amer. J. Dis. Childr. 69, 33 (1945). — HEY, G.: Pocken und Rotlicht. Dissertation Wismar, 1934. — HINOJAR, G., u. A. CORVACHO: Prontosil, das Mittel der Wahl bei Pocken. Arch. Schiffs- u. Trophyg. 44, 343 (1940). — HIJMANS VAN DEN BERGH: La transmission du virus variole. Schweiz. med. Wschr. 1940 I, 529. — HOAGLAND, C. L., S. M. WARD, J. E. SMADEL, T. M. RIVERS: Constituents of elementary bodies of vaccinia; nature of encymes associated with purified virus. J. of exper. Med. 76, 163 (1942). — Constituents of elementary bodies of vaccinia; flavin associated with purified virus. J. of exper. Med. 74, 133 (1941). — Biotin in elementary bodies of vaccinia. Proc. Soc. exper. Biol. a. Med. 45, 669 (1940). — Constituents of elementary bodies of vaccinia; effect of purified encymes on elementary bodies of vaccinia. J. exper. Med. 72, 685 (1940). — HOAGLAND, C. L., S. M. WARD, G. J. LAVIN, J. E. SMADEL, T. M. RIVERS: Constituents of elementary bodies of vaccinia; properties of nucleic acid obtained from vaccine virus. J. of exper. Med. 72, 139 (1940). — HÖRING, F. O.: Parallergische Reaktion als auslösender Faktor bei Viruskrankheiten. Dtsch. Arch. klin. Med. 195, 269 (1949). — HOFMANN, W. H.: Über die Blutveränderungen bei Pockenkranken. Münch. med. Wschr. 1923, 428. — HOPWOOD, F. L., M. H. SALAMAN, A. S. MC FARLANE: Effect of ultrasonic vibration on vaccinia virus. Nature (Lond.) 144, 377 (1939). — HORGAN, E. S.: The experimental transformation of variola to vaccinia. J. of Hyg. 38, 702 (1938). — HORGAN, E. S., and M. A. HASEEB: Cross immunity experiments in monkeys between variola, alastrim and vaccinia. J. of Hyg. 39, 615 (1939). — Accidental vaccinations on hands of workers in a vaccine lymph institute. J. of Hyg. 43, 273 (1944).

ILLINGWORTH, R. S., and W. A. OLIVER: Smallpox in the Middle East, Lessons from 100 cases. Lancet 2, 681 (1944). — IRONS, I. V., S. W. BOHLS, E. B. M. COOK, I. N. MURPHY: Chick membrane as differential culture medium in suspected case of smallpox and varicella. Amer. J. Hyg. 33 B, 50 (1940).

JEANS, W. D., J. S. JEFFREY, K. GUNDERS: Penicillin and smallpox, 4 cases (with pustules containing staphylococcus aureus). Lancet 2, 44 (1944). — JEN, K. T.: Sulfanilamid in smallpox. China Med. J. 62, 26 (1943). — JONGH, C. L.: Über leichte Pockenfälle. Klin. Wschr. 1930, 2021.

KAISER, M.: Wertbestimmung von Wiener Pockenvaccine. Wien med. Wschr. 1939. 379. — Über die Wirkung von Sepso-Tinktur auf Vaccinevirus. Wien. med. Wschr. 1940, 619. — Die Basler Fälle von Impfencephalitis, vom österreichischen Standpunkt aus gesehen, Schweiz. med. Wschr. 1947, 1338. — Die Encephalitis post vaccinationem in Österreich. Arch. Kinderhk. 93, 1 (1931). — Die subcutane Blatternschutzimpfung mit standardisierten Impfstoffen. Z. Hyg. 128, 1 (1948). — Über Impfkomplikationen. Wien. klin. Wschr. 1948, 137. — KAISER, M., u. J. ZAPPERT: Die „postvaccinale Encephalitis". Wien: Springer 1938. — KANO, I.: Purpuric smallpox, Review of recent studies. J. Laborat. a. clin. Med. 13, 440 (1928). — KASAHARA, M., u. Mitarb.: Über die Wirkung von Ultraschallwellen auf Vaccinevirus. Mschr. Kinderhk. 76, 179 (1938). — KASAHARA, M., u. S. J. OGATA: Über die Wirksamkeit von Ultraschall-behandelter Pockenlymphe. Klin. Wschr. 1939, 753. — KEERS, M. J., and P. STEEN: Vaccination and pulmonary tuberculosis. Brit. J. Tbc. 37, 111 (1943). — KELLER, W.: Über Erkrankungen des Zentralnervensystems im Anschluß an die Kuhpockenimpfung. Nervenarzt 1, 729 (1928). — KEYRER, J. L.., and P. P. M. NIEUVENHUIS: „Epidemic" of postvaccinal meningomyeloencephalitis; study of 27 cases. Maandschr. Kindergeneesk. 15, 403 (1947). — KOLMER, J. A., and A. M. RUHE: Failure of penicillin and streptomycin in prophylaxis and treatment of experimental vaccinia of rabbits. Proc. Soc. exper. Biol. a. Med. 63, 376 (1946). — KOSSLER, V.: Über den Einfluß von Prontosil auf den Vaccinationsverlauf. Arch. Kinderhk. 120, 113 (1940). — KRANTZ, W.: Über die Möglichkeiten einer passiven Immunisierung bei Impfdermatosen. Med. Welt 1941, 220.

LAZARUS, A. S., B. EDDIE, K. F. MEYER: Propagation of variola virus in the developing egg. Proc. Soc. exper. Biol. a. Med. 36, 7 (1937). — LEA, D. E.., and M. H. SALAMAN: Inactivation of vaccinia virus by radiations. Brit. J. exper. Path. 23, 27 (1942). — LEAKE, J. P., and I. M. FORCE: Smallpox and vaccination. J. Amer. med. Assoc. 81, 1072 (1923). — LEDINGHAM, J. C. G.: The comparative study of clinically allied viruses: some unsolved problems of EDWARD JENNER. Proc. roy. Soc. Med. 29, 73 (1935/36). — LEHMANN, W.: Kälber- oder Kulturlymphe? Med. Klin. 1941, 1033. — LEIGHMAN, A. W. D..: Outbreak of smallpox in British troops with note on use of sulfathiazole in treatment. J. Army med. Corps 82, 58 (1944). — LÉPINE, P., J. C. LEVADITI et J. GIUNTINI: La rate de sédimentation relative des corpuscules élémentaires de vaccine et des granulations isolées d'organes normaux. C. r. Soc. Biol. Paris 136, 285 (1942). — LÉPINE, P., et J. C. LEVADITI and V. SAUTTER: L'association des souches neurotropes de la fièvre jaune et du virus vaccin. Bull. Soc. Path. exot. Paris 40, 340 (1947). — LESCHKE, E.: Alastrim, Variola und Pockenschutzimpfung. Münch. med. Wschr. 1929 II, 2079. — LEVADITI, C.: Ultravirus et fluorescence; virus vaccinal. Ann. Inst. Pasteur 64, 359 (1940). — LOEWENSTEIN, A.: Über umschriebene Narbenbildung im Irisvorderblatt nach Blattern, Schafblattern, Impfiritis durch Herpes febrilis und Scharlach. Zbl. Bakt. 133, 246 (1934/35). — LOUTIT, J. F., and D. MC CLEAN: Virus neutralising power of serum from recently vaccinated persons. J. Path. and. Bact. 57, 485 (1945). — LUBITZ, J. M.: Serologic reactions following vaccinations. Amer. J. clin. Path. 13, 139 (1943). LYNCH, F. W., R. E. BOYNTON, A. C. KIMBALL: Herpes simplex following artificial fever therapy; vaccination as factor in its prevention. J. Amer. med. Assoc. 117, 591 (1941).

MACCALLUM, F. O., C. A. MCPHERSON and D. F. JOHNSTON: Lancet II, 513 (1950). — MAROTTA, G., et G. JENGO: Nonspecific behaviour of Wassermann reaction in smallpox. Acta med. ital. 2, 165 (1947). — MARRASSINI, A.: Guarnieri-Körperchen, Kuhpockenelementarkörperchen und biologische Diagnose der Pocken. Zbl. Bakter. 145, 54 (1940). — MARSDEN, I. P.: Smallpox and vaccination. Lancet 2, 805 (1944). — MAY, R.: Die diaplacentare Übertragung der Infektionskrankheiten. Dissertation, Tübingen 1950. — MC CANNON, W. O.: Sulfonamids in treatment of smallpox. J. Amer. med. Assoc. 1939, 112. — MC CLEAN, D.: Antigenicity of vaccine virus inactivated with alcohol. J. Path. and Bact. 57, 261 (1945). — MC FARLANE, A. S., and M. G. MC FARLANE: Effect of lipoid solvents on vaccinia virus. Nature (London) **144**, 376 (1939). — Mc Gregor, A. S. M., and R. J. Peters: Outbreak of smallpox in Glasgow 1942. Brit. med. J. **2**, 627 (1942). — Mc Kinnon, N. E., and R. D. Defries: Interpretation of reactions following revaccination. Canad. Publ. Health J. **22**, 33 (1931). — Merling, K. B. E.: Ultramicroscopic observations on morphology and development of vaccinia virus in vitro. Brit. J. exper. Path. **24**, 240 (1943). — Phagocytosis of vaccinia virus in vitro. J. Path. and Bact. **57**, 21 (1945). — Mevin, E., et H. Turcotte: Purification biologique de vaccine par pénicilline. Ann. Inst. Pasteur **73**, 591 (1947). — Millard, C. K.: Aerial convection of smallpox in hospitals. Brit. med. J. **1**, 628 (1944). — Möller, F.: Multiple cases of nonpurulent inflammation in central nervous system, occurring in gouvernment districts of Angermanland, Sweden, with special regard to simultaneous occurrence of postinfectious and postvaccinal nervous complications. Acta med. scand. (Stockh.) **123**, 216 (1941). — Mole, R. H.: Multiple pressure vaccination. Lancet **1**, 364 (1947). — Montestruc, E.: De l'allergie contre le tuberculin produit par Calmette-Guérin (BCG) vaccine donné par scarification cutanée; l'épreuve d'une immunisation associée contre les varioles et la tuberculose. Bull. Soc. Path. exot. **33**, 366 (1940). — Morosow, M. A., u. G. S. Kasatkewitsch: Methode zur Selektion des Pockenvaccinevirus. Zbl. Bakter. **147**, 236 (1941). — Mustard: Variola; clinical-pathological conference. Arch. Pediatr. **64**, 431 (1947).

Nagell, H.: Über das Vorkommen von Melkerknoten und ihre günstige Beeinflussung durch Sulfonamidverbindungen. Dtsch. Mil.arzt **1941**, **428**. — Nagler, F. P. O.: Application of Hirsts phenomenen to titration of smallpox immune serum. Med. J. Austral. **1**, 281 (1942). — Red cell agglutination by vaccinia virus. Austral. J. exper. Biol. a. med. Sci. **22**, 29 (1944). — Nagler, F. P. O., and G. Rahe: Use of electron microscope in diagnosis of variola, vaccinia and varicella. J. Bakter. **55**, 45 (1948). — Napier, W., and A. M. Insh: Febrile reactions among smallpox contacts. Lancet **2**, 483 (1942). — Nelson, I. B.: Experimental behaviour of pox viruses in respiratory tract; survival of variola and vaccinia viruses in lungs of mice previously infected with variola. J. exper. Med. **71**, 653 (1940). — The stability of variola virus propagated in embryonated eggs. J. exper. Med. **78**, 231 (1943). — Netter, A.: Variole atténuée. Variole-alastrim. Bull. Acad. Méd. **93**, 723 (1925). — North, E. A.: A study of the immunological reactions of the variola and vaccinia viruses grown in the developing egg. Austral. J. exper. Biol. a. med. Sci. **22**, 105 (1944).

Okuwada, M.: Artificial cultivation of vaccinia virus (Sukegawa method). Kitasato Arch. of exper. Med. **17**, 203 (1940). — Osberghaus, F.: Über den Einfluß der Sulfonamide auf die Infektion mit Variola-Vaccinevirus. Z. Immun.forschg. **102**, 214 (1942). — Oxenius, K.: Eine ungewöhnliche Impfreaktion. Dtsch. med. Wschr. **1943**, 257.

Pantasis, P.: Über das Blutbild bei Variola mit besonderer Berücksichtigung der jetzt herrschenden milden Berner Epidemie und seine diagnostische Bedeutung. Schweiz. med. Wschr. **1924**, 1189. — Parish, H. J.: Vaccination by multiple pressure method. Brit. med. J. **2**, 781 (1944). — Parker, R. F.: Neutralisation of vaccine virus by serum of vaccine-immune animals. J. of Immun. **36**, 147 (1939). — Parker, R. F., and C. V. Smythe. Immunological and chemical investigations of vaccine virus. J. exper. Med. **65**, 109 (1937). — Patel, P. T.: Serum and other specific treatment of smallpox. J. Indian med. Assoc. **1938**, 7. — Patel, P. T., and B. P. B. Naidu: Smallpox and Sulfonamide. Indian Med. Gaz. **75**, 730 (1940). Cited Bull. Hyg. **17**, 170 (1942). — Peltier, M., C. Durieux, H. Jonchèse, E. Arquié: Vaccination mixte contre la fièvre jaune et les varioles des indigènes de Sénégal. Bull. Acad. Méd. Paris **123**, 137 (1940). — Perrot, H.: L'importance pratique des séroréactions de syphilis positives paraissant au cour de la vaccination. Bull. Soc. méd. Hôp. Paris **64**, 124 (1948). — Petterson, A.: Über die Möglichkeit der Entfernung der Begleitkeime aus der Pockenlymphe durch Filtration. Z. Imm.forschg. **104**, 209 (1943). — Pierce, C. C.: De la différence entre la variole et les varicelles. Bull. intern. Hyg. publ. **27**, 1742 (1935). — Pittman, H. W., L. B. Holt, G. T. Harell: Effect of irradiation, immunity and other factors on vaccinal infection; review illustrated by report of secundary ocular infection treated with roentgen rays. Arch. internat. Méd. expér. **80**, 61 (1947).

Ramon, G., et al.: Sérum avec des qualitées antiinfectieuses obtenu du cheval, gagné ou par virus vaccin ou par virus faites avirulent par l'action de formol et du chaleur. Bull. Acad. Méd. Paris **126**, 314 (1942). — Ramon, G., et R. Richou: Complexes antagonistiques des filtrats de Penicillium notatum, Actinomyces griseus, Bacillus subtilis et leur action sur virus vaccin in vitro. C. r. Acad. Sci. Paris **224**, 1407 (1947). — Ramon, G., et R. Richou: Mixtures antagonistiques des filtrats de cultures de Bacillus subtilis, Penicillium notatum et Actinomyces griseus; l'effect sur virus vaccin in vitro. Rev. Immunol. **11**, 133 (1947). —. Rappaport, E.: Über Bakterien als Pockenvirusüberträger unter normalen Verhältnissen. Z. Mikrobiol. **1938**, 21. — Regamey, E.: Über eine akute Krise von thrombopenischer Purpura nach einer Impf-Spätgeneralisation. Schweiz. med. Wschr. **70**, 697 (1940). — Reh, Th.: L'épidemie de variole à Genève en 1926. Schweiz. med. Wschr. **1927**, **744**. — Rein, C. R., and E. G. Elsberg: False positive serologic reactions for syphilis with special reference to those due to vaccinations (vaccinia). Amer. J. Syph. **29**, 303 (1945). — Rivarola, J. B.: Penicillin in purification of vaccinal lymph. Rev. Brasil. Biol. **4**, 483 (1944). — Rivers, T. M.:

Virus diseases, with particular reference to vaccinia. Virus Dis. **1943**, 3. — RIVERS, T. M., and S. M. WARD: Jennerian prophylaxis by means of intradermal injections of cultured vaccine virus. J. of exper. Med. **62**, 549 (1935). — ROBINSON, E. S.: Methods of preparation and use of smallpox vaccine virus. In: Virus and rickettsial diseases. Cambridge 1940, Harvard University Press. — RÖSGEN, W.: Identische Impfreaktion bei eineiigen Zwillingen. Dtsch. med. Wschr. **1940**, 179. — ROGERS, L.: Climate and diseases incidence in India, with special reference to leprosy, phtisis, pneumonia and smallpox. J. State Med. **33**, 501 (1925). — VAN ROOYEN, C. E., and R. S. ILLINGWORTH: Laboratory test in smallpox (staining inclusion bodies). Brit. med. J. **2**, 526 (1944). — ROTH, P.: Versuche über die Vaccinevirusausscheidung durch die lymphatischen Organe des Darmes beim Kaninchen, insbesondere des Appendix, im Zusammenhang mit dem Problem der biologischen Funktion der Tonsillen. Z. Hyg. **122**, 159 (1939). — RUSKA, M., v. BORRIES, B., u. E. RUSKA: Bakterien und Virus in übermikroskopischer Aufnahme. Klin. Wschr. **1938**, 921. — Die Bedeutung der Übermikroskopie für die Virusforschung. Arch. Virusforschg. **1**, 155 (1939). — RUSSEL, A. J. H., and E. R. SUNDARARAJAN: The epidemiology of smallpox. Ind. J. med. Res. **16**, 559 (1929).

DE SANTOSH, K.: Possibilities of serum treatment of smallpox. J. Indian med. Assoc. **5**, 670 (1936). — SCHARTNER, R.: Untersuchungen über den Keimgehalt von lang dauernd tiefgekühlten Pockenimpfstoffen. Zbl. Bakter. **143**, 168 (1939). — SCHEYHING, H.: Neuritis optica mit zeitweiliger Erblindung und Meningoencephalitis nach Vaccination. Klin. Mbl. Augenhk. **102**, 223 (1939). — SCHLÄGER, K.: Neue Verordnungen für die Pockenimpfung. Z. ärztl. Fortbildg. **38**, 46 (1941). — SCHMID, E.: Postvaccinales Ekzem bei einem 20 Monate alten Knaben. Schweiz. med. Wschr. **1940**, 372. — SCHMITZ, H.: Unveröffentlichter Bericht über die Pockenepidemie in Demotika 1943/44: vgl. BECKMANN 1948. — SCHRETZENMAYR, A.: Erfahrungen über Kriegsseuchen im chinesisch-japanischen Konflikt. Münch. med. Wschr. **1939 II**, 1687. — SCHWÄGERL, J.: Die postinfektiösen Encephalitiden (Literaturübersicht). Dissertation, Tübingen 1950. — SEGAL, M.: Amaas (Variola minor, Alastrim, Kaffir-Pox): Notes on a prolonged outbreak, 1940—1942. S.-afr. med. J. **16**, 333 (1942). — SHARP, D. G., A. R. TAYLOR, A. E. HOOH, J. W. BEARD: Vaccinia virus in „shadow" electron micrographs. Proc. Soc. exper. Biol. a. Med. **61**, 259 (1946). — SILBER, L. A., W. D. TIMAKOW: Über Züchtung der filtrierbaren Virusarten auf nichtpathogenen Mikroben. Zbl. Bakter. **133**, 242 (1935). — SMADEL, J. E., and C. L. HOAGLAND: Elementary bodies of vaccinia. Bact. Rev. **6**, 79 (1942). — SMADEL, J. E., T. F. ANDERSEN, R. H. GREEN: Morphologic structure of virus of vaccinia. Proc. Soc. exper. Biol. a. Med. **49**, 686 (1942). — SMADEL, J. E., T. M. RIVERS and C. L. HOAGLAND: Nucleoprotein antigen of vaccin virus; new antigen from elementary bodies of vaccinia. Arch. Path. **34**, 275 (1942). — SMADEL J. E., C. L. HOAGLAND, T. SHEDLOVSKY: L. S. antigen of vaccinia; chemical analysis of L. S. and effect of chymotrypsin on L. S. J. exper. Med. **77**, 165 (1943). — SPRUNT, D. H.: Effect of undernourishment on susceptibility of rabbits to infection with vaccinia. J. exper. Med. **75**, 297 (1942). — STONE, J. D., and F. M. BURNET: Production of vaccinia haemagglutinin in rabbit skin. Austral. J. exper. Biol. a. med. Sci. **24**, 9 (1946). — SUGITA, A., u. Mitarb.: Weitere Untersuchungen über die Natur von Prowazek- und anderen Einschlußkörperchen, besonders über durch Pockenimpfstoff erzeugte Korpuskeln. Arch. Ophthalm. **142**, 428 (1940).

TANNON, L., et H. CAMBESSÉDES: Épidemie de variole de l'hiver 1040/41. Bull. Acad. Méd. Paris **3**, 442 (1942). — TOMPSON, R. L.: Effect of metabolites, metabolite antagonists and enzyme inhibitors on growth of vaccinia virus in Maitland type of tissue cultures. J. of Immun. **55**, 354 (1947). — TOP, F. H., and L. E. PECK: A small outbreak of smallpox in Detroit. Amer. J. Publ. Health **33**, 490 (1943). — TUREWITSCH, E. J.: Beobachtungen über PASCHEN-Körperchen im Hornhautepithel. Zbl. Bakter. **129**, 381 (1939). — TYRELL, W. F.: Febrile illness in smallpox contacts. Lancet **2**, 697 (1942).

VERLINDE, J. D.: Die Bestimmung der humoralen Pockenimmunität und ihr Wert für eine eventuelle Revaccination. Zbl. Bakter. **146**, 181 (1940). — VERZAAL, A.: Poliomyelitis following vaccination and trauma; 2 cases. Nederl. Tijdschr. Geneesk. **91**, 3137 (1947).

WALTHARD, B.: Über ein ausgedehntes postvaccinales atypisches Cancroid, epitheliale Proliferation der Haut. Schweiz. med. Wschr. **1942**, 1078. — WEBER, G.: Schutzpockenimpfung und Ekzem. Dtsch. med. Wschr. **1943**, 577. — WEEKS, K. D., and W. S. MC CLELLAND: Therapy of hemorrhagic smallpox; report of case with recovery; treatment with massive doses of penicillin. U. S. Nav. Med. Bull. **46**, 707 (1947). — WEILL, A. J., and L. S. GALLI: Immunisation of rabbits with formalinized vaccine virus. J. Immunol. **38**, 1 (1940). — WEINGÄRTNER, L.: Purpura SCHÖNLEIN-HENOCH als Folge einer Erstimpfung. Kinderärztl. Praxis **12**, 39 (1941). — WERNER, S.: Beitrag zur Frage der nach Pockenimpfungen auftretenden Störungen. Münch. med. Wschr. **1939**, 136. — WILKINSON, P. B.: Sulfanilamid in treatment of smallpox. Lancet **2**, 67 (1942). — WÜRTZEN, C. H.: Die Finsenbehandlung der Pocken. Strahlenther. **36**, 311 (1930).

YAOI, H.: Combined active immunisation against smallpox and typhoid fever. Jap. J. exper. Med. **17**, 295 (1939).

ZEDERBAUER, O.: Subcutane Pockenimpfung. Münch. med. Wschr. **1939**, 930.

Parotitis epidemica (Mumps).

Von

Hans Kleinschmidt.

Als Parotitis epidemica bezeichnet man eine epidemisch auftretende, akute entzündliche Anschwellung der *Ohrspeichel*drüse. Doch werden auch die anderen Speicheldrüsen, in erster Linie die *Unterkiefer-*, seltener die *Unterzungen*-Drüsen betroffen, weshalb vorgeschlagen wurde, von *Salivitis epidemica* zu sprechen. Aber auch diese Bezeichnung ist noch zu eng, denn es kommt des öfteren zur Mitbeteiligung *weiterer Drüsen* (vor allem der Hoden) und des *Zentralnervensystems*, ja die Anschwellung der Speicheldrüsen kann völlig ausbleiben. Die Hervorhebung der Parotitis kann demgemäß zu Mißverständnissen führen. Man hat deshalb nicht zu Unrecht die Krankheit *Pluriglandularis epidemica* oder einfach *Mumpsviruskrankheit* benannt, ohne daß sich jedoch diese Bezeichnungen bis heute eingebürgert hätten. Vom Volksmund sind der Krankheit eigentümliche Namen gegeben worden, die sich darauf beziehen, daß die Krankheit gewöhnlich nur in komischer Weise entstellt, aber ungefährlich ist, wie Bauerntölpel, Bauernwetzel, Ziegenpeter, Wochentölpel. Der Name Mumps stammt aus dem Englischen (to mump = Gesichterschneiden, übler Laune sein).

Geschichtliches. Schon HIPPOKRATES hat eine Mumpsepidemie mit Hodenentzündung auf der Insel Thasos klar beschrieben. Auch im Mittelalter wird von Mumpsepidemien berichtet. HAMILTON stellte in Edinburgh 1759 erstmals die Kontagiosität fest. Er beschrieb auch bereits cerebrale Begleiterscheinungen. Eine chronologische Darstellung der Epidemien des 18. und 19. Jahrhunderts hat HIRSCH gegeben.

Ätiologie. Nachdem man zuerst das infektiöse Agens unter den Schizomyceten (Kokken oder Bakterien) gesucht, auch eine Spirochaete beschuldigt hatte, die sich als banaler Saprophyt der Mundhöhle herausstellte, wissen wir heute, daß der Erreger ein *Virus* ist. Die Speicheldrüsen spielen bei vielen Viruskrankheiten eine wichtige Rolle als Ausscheidungsorgan, aber nur das Mumpsvirus führt zu dem charakteristischen Entzündungsprozeß der Speicheldrüsen. Als man durch BERKEFELD-Filter filtrierten Speichel von frischen Mumpsfällen direkt in den STENSENschen Gang von *Rhesusaffen* und *Katzen* injizierte, erkrankten diese nach 6—9 Tagen unter Fieber mit Parotisschwellung. Weiterimpfung von Affe zu Affe gelang in vielen Passagen, und als man die Drüsenemulsion auf die Wangenschleimhaut von Menschen spritzte, erkrankten von 13 Freiwilligen 6 zwischen dem 18. und 33. Tag an typischer Parotitis (JOHNSON und GOODPASTURE 1935). Bei Einspritzung von Speichelfiltrat in die Tunica vaginalis entwickelt sich bei Affen eine Orchitis, ebenso ließ sich durch intracerebrale Injektion eine Meningoencephalitis hervorrufen (GORDON). Das Virus bleibt in 50%iger Glycerin-Kochsalzlösung 5 Wochen infektiös (FINDLAY und CLARK) und läßt sich auf der Chorioallantois des Hühnereis *züchten* (ROCCHI).

Die *Technik des Virusnachweises* gestaltet sich nach LEYMASTER und WARD folgendermaßen: Der Speichel der Patienten wird mit der gleichen Menge Fleischbrühe versetzt, zentrifugiert und mit Penicillin und Streptomycin vermischt, so daß in 1 cm^3 der Flüssigkeit

250 Einheiten des ersten und 2500 Einheiten des letzteren vorhanden sind. Diese Flüssigkeit wird dann sofort in die Amnionhöhle von Hühnereiern übertragen, welche bereits 8 Tage bei ungefähr 38° bebrütet sind. Nach der Beimpfung werden die Eier 7 Tage lang bei 35—36° bebrütet, dann wieder geöffnet und die Amnionflüssigkeit mit einer Capillarpipette abgesaugt, 0,5 cm^3 werden mit der gleichen Menge 0,5%iger Aufschwemmung gewaschener Hühnerblutkörperchen auf die Anwesenheit des agglutinierenden Mumpsvirus geprüft. Außerdem wird die Amnionflüssigkeit auch als Antigen bei der Komplementbindungsreaktion mit einem bekannten Rekonvaleszentenserum benutzt.

Die Isolierung des Virus ist auch aus *Liquor* gelungen (Technik bei KILHAM). Mit Virus aus der 5. Amnionpassage konnten HENLE und MC. DOUGALL bei 2 von 4 mumpsempfindlichen Kindern eine leichte Parotitis erzeugen. Alle 4 Kinder entwickelten Antikörper. Die aus Liquor isolierten Stämme stammten von Meningo-Encephalitis, die nicht mit Parotitis einhergegangen, aber in Kontakt mit Mumpsfällen aufgetreten war. Bemerkenswerterweise konnte STEINMAURER schon 1938 im Speichel der erkrankten Parotis bei Anwendung des Fluorescenzmikroskops mit Viktoriablau färbbare *Elementarkörperchen* nachweisen, und zwar am besten am 1.—2. Tag nach dem Auftreten der sichtbaren Schwellung, aber in einigen Fällen auch noch am 6.—8., ja selbst am 10. Tag bei kaum mehr merklicher Schwellung der Drüse. Bei experimenteller Exposition wurde das Virus 2—6 Tage vor und bis zu 4 Tagen nach dem Auftreten der Anschwellung aus dem Speichel gezüchtet.

Zur Feststellung überstandener Mumpserkrankung dient die *Komplementbindungsreaktion*, wobei aus der Drüse herausgeschnittenes Material oder auch Amnionflüssigkeit als Antigen dient. Bei vergleichender Prüfung am 1.—6. Krankheitstage mit solchem vom 12.—23. Tag nach dem Krankheitsbeginn wurde z. B. ein Anstieg von unter 1:4—1:16 auf 1:64—1:256 beobachtet. (Maximum in der 3. Woche).

Pathologische Anatomie. Während das Drüsenparenchym nur geringe Färbbarkeit der Zellkerne erkennen läßt, finden sich im interstitiellen, peritubulär gelegenen Gewebe seröse und hämorrhagisch-exsudative Veränderungen mit kleinzelliger Infiltration um die Ausführungsgänge (ROCCHI). Im *Hoden* sieht man herdförmige serofibrinöse interstitielle Entzündung mit Leukocytenansammlung vorwiegend im Innern der Tubuli, die jedoch stellenweise von nekrotisch-degenerativen Parenchymveränderungen begleitet ist. Am Nebenhoden gibt es lymphocytäre Infiltrationen im Bereich des Interstitiums ohne Beteiligung des Epithels (GALL). Bei einem an Herzschwäche gestorbenen 21jährigen Soldaten zeigten sich bemerkenswerterweise ähnliche Veränderungen am *Herzmuskel* (MANCA).

Das anatomische Substrat der *Meningoencephalomyelitis* gleicht nach WEGELIN demjenigen entsprechender Affektionen nach Masern und Vaccination: umschriebene perivasculäre Infiltrate überwiegend aus Lymphocyten und syncytialer Gliawucherung, Zerfall der parenchymalen Elemente mit Bevorzugung der weißen Substanz, weitgehende Verschonung der Ganglienzellen, serofibrinöses Exsudat in den Meningen (Literatur bei BONELL).

Epidemiologie. Die *Übertragung* der über die ganze Erde verbreiteten Krankheit erfolgt von Mensch zu Mensch, und zwar durch Tröpfcheninfektion, wobei freilich das muskuläre Auspressen der Speicheldrüsen keine günstigen Ausbreitungs- bzw. Ansteckungsbedingungen für das Virus schafft (Sprech- und Speicheltröpfcheninfektion). Übertragung durch gesunde Zwischenträger kommt auf kurze Entfernung in Betracht. Weiterverbreitung durch leblose Gegenstände ist ungewiß. Der Erreger hält sich offenbar kaum außerhalb des menschlichen Körpers.

Die optimale Exposition ist sehr wesentlich. Der Kontakt muß ein intimerer sein als bei Masern und Varicellen. Deshalb ist die Wahrscheinlichkeit der

Infektion im Freien sehr gering. Die Erkrankung tritt meist als Kleinraumepidemie in Anstalten, Schulen, Internaten, Waisenhäusern, Kasernen, Strafanstalten oder auf Schiffen auf. Sie kann hier in 3—5 Generationen ablaufen (Weicker), läßt sich aber verhältnismäßig leicht lokalisieren (Meyer und Reifenberg). Kommt es zu weiterer Ausbreitung, so schreitet diese verhältnismäßig langsam fort. Immerhin kam es z. B. in Kopenhagen im Winter 1941/42 zu 13106 Erkrankungen innerhalb von 43 Wochen (Heiberg und Petersen).

Weicker bringt Material für die Möglichkeit einer Inkubationsfrühinfektiosität. Im übrigen besteht *Ansteckungsfähigkeit* bereits 1 Tag vor Auftreten der Drüsenschwellung; sie soll bis zu 14 Tagen nach ihrem Auftreten bleiben, ja vereinzelt bis zu 6 Wochen. Intrauterine Übertragung wurde ein paarmal gesehen.

Die *Empfänglichkeit* ist am größten bei Kindern im Alter von 6—15 Jahren, was jedoch wohl mit den besonderen Bedingungen der Weiterverbreitung zusammenhängt. Krankheitsfälle unter 2 Jahren sind selten, ganz besonders aber im Säuglingsalter (Beispiele bei Meyer und Reifenberg). Aber auch später erkranken keineswegs alle der Infektion ausgesetzten Menschen; z. B. blieb in einer grönländischen Siedlung, wo seit 200 Jahren kein Mumps mehr aufgetreten war, $^1/_3$ der Bevölkerung trotz engen Zusammenwohnens verschont. Allerdings muß man mit abortiven und inapparenten, wegen Fehlens der Speicheldrüsenschwellung (s. oben) falsch gedeuteten Krankheitsfällen rechnen. Enders konnte durch die Komplementbindungsreaktion, Henle und Mitarbeiter durch Isolierung des Virus aus dem Speichel nach experimenteller Exposition nachweisen, daß die Durchseuchung eine größere ist, als man bisher angenommen hat. Andererseits gibt es nicht selten Epidemien bei Erwachsenen, die dartun, daß stumme Infektionen im Kindesalter keine so erhebliche Rolle spielen können. Insgesamt scheinen 50% der Menschen manifest mit Erscheinungen an den Speicheldrüsen zu erkranken. Die wiederholt behauptete besondere Disposition des männlichen Geschlechts erklärt Weicker durch den erst verhältnismäßig spät liegenden Morbiditätsgipfel. Nach dem 18. Lebensjahr werden Frauen nur ausnahmsweise von der Krankheit ergriffen (Dahl).

Die *Inkubationszeit* beträgt zumeist 18 (17—20) Tage; doch muß man mit 15—23 Tagen rechnen. Gundersen, der das Vorkommen von Mumps während 100 Jahren in Norwegen verfolgte, behauptet, daß es auf der Höhe der Epidemie zu einer Verkürzung der Inkubationsdauer bis auf 6 Tage unter Zunahme der Schwere der Krankheit komme, während der Verlauf nach dem Kulminationspunkt wieder milder werde und die Inkubationszeit zunehme.

Die Krankheit hinterläßt im allgemeinen eine absolute *Immunität.* Doch kommen vereinzelt Rezidive und Zweiterkrankungen vor, letztere zumal im Erwachsenenalter (Bonell, Laurence und McGavin, Klemm).

Der *Genius epidemicus* unterliegt starkem Wechsel, es gibt Unterschiede in der Morbidität, den Komplikationen und der Schwere der Erkrankung. Die meisten Epidemien beginnen im Herbst und haben ihr Maximum im Dezember oder Januar, wo ein besonders enger Kontakt die Regel ist. Doch gibt es auch Sommerepidemien. Mumpsinfektionen ohne Beteiligung der Speicheldrüsen sollen im Sommer häufiger sein als zu anderen Jahreszeiten (Kilham). In Norwegen wiederholte sich die Ausbreitung mit 8—10jährigen Zwischenräumen, in letzter Zeit aber schon nach 6—7 Jahren, so daß von einer Abstandsverkürzung zwischen 2 Epidemien gesprochen werden kann.

Krankheitsbild. *Prodromalerscheinungen* können völlig fehlen. Andere Male gehen solche einen oder mehrere Tage der Parotisschwellung in uncharakteristischer Weise voraus. Wir hören Klagen über Kopf-, Hals-, Ohr-, Nackenschmerzen und Mattigkeit, die Kinder haben keine rechte Lust am Spiel; zuweilen treten Erbrechen und Durchfälle auf, auch Nasenbluten. Dabei bestehen geringe Temperatursteigerungen. Wie jeder beliebige Infekt, so kann auch dieser einmal beim Kinde mit Krämpfen eingeleitet werden. Auffälliger ist, daß die Krankheit mit meningitischen Reizsymptomen beginnen kann, denen erst nach Tagen die Parotisschwellung folgt (s. unten). Diese zeigt sich gewöhnlich zuerst in der dem aufsteigenden Unterkiefer aufsitzenden Partie, befällt aber schnell das ganze Organ. Aus differentialdiagnostischen Gründen ist es wichtig festzustellen, daß die *Schwellung genau dem anatomischen Sitz der Ohrspeicheldrüse entspricht*, also vor dem Ohre auf dem M. masseter und unter dem Ohr in der Grube zwischen Unterkieferast und Proc. mastoideus gelegen ist. Der Grad der Parotisschwellung wechselt stark. Ist sie geringfügig, so wird sie sogar leicht übersehen, zum mindesten ist es notwendig, sie genau abzutasten. Ist sie ausgeprägter, so fällt sie bereits auf die Entfernung auf, das Ohrläppchen wird nach außen abgedrängt, der Kranke sieht ganz entstellt aus und pflegt den Kopf in reflektorischer Ruhigstellung zu halten. Vielfach wird die Schwellung durch ein kollaterales Ödem verstärkt, das sich geradezu über die ganze Wange erstrecken, die Augenlider erreichen und den Kieferwinkel vollständig ausfüllen kann. Immerhin gelingt es doch zumeist noch in dieser Schwellung, die Drüse infolge ihrer härteren Konsistenz abzugrenzen. Die Haut ist über der teigigen Schwellung blaß, straff gespannt, daher vielfach leicht glänzend. Das Betasten wird unangenehm empfunden. Druckpunkte am Kiefergelenk, unter dem Proc. mastoideus und in der Gegend der Submaxillaris werden von RILLIET als charakteristisch bezeichnet. Ältere Kinder und Erwachsene klagen neben Spannungsgefühl in der Wange über Behinderung beim Kauen, seltener beim Schlucken oder Sprechen, jüngere berichten am ehesten von Ohrschmerzen. Die Einengung des äußeren Gehörgangs kann eine gewisse Beeinträchtigung der Hörfähigkeit mit sich bringen. Bei der Besichtigung der Mundhöhle und des Rachens, die regelmäßig vorgenommen werden muß, fällt bei stärkerer Ausprägung der Schwellung auf, daß das Öffnen des Mundes erschwert ist. Beachtenswert ist, daß die Umgebung der Mündungsstelle des Ductus Stenonianus leicht geschwollen und hyperämisch ist; doch fehlt dieses Speichelgangzeichen manchmal und soll gelegentlich auch bei Gesunden vorkommen. Die Mund- und Rachenhöhle ist zuweilen leicht gerötet, bei Behinderung der Mundpflege tritt Foetor ex ore auf. Die Speichelabsonderung ist gewöhnlich vermindert, selten vermehrt. Die Lymphknoten am Halse, insbesonderere die cervicales laterales sind manchmal leicht geschwollen, seltener die Milz.

Die Erkrankung tritt *einseitig* und *doppelseitig* auf; die linke Seite ist nach vielen Angaben etwas häufiger ergriffen als die rechte. Die doppelseitige Erkrankung ist in mehr als der Hälfte der Fälle, ja in 75% zu erwarten; sie kann gleichzeitig auftreten oder die zweite Seite folgt nach 1 oder 2 Tagen. Doch kann auch die Erkrankung der einen Seite erst vollständig abklingen und anschließend die zweite Seite ergriffen werden. Selten ist ein längerer Zwischenraum (bis zu 3 oder gar 6 Wochen). Die einseitige Erkrankung dauert im allgemeinen 6 Tage, die doppelseitige 8—14 Tage.

Wie eingangs erwähnt, beschränkt sich die Erkrankung nicht immer auf die Parotis. Auch die *submaxillare* und — wenn auch wesentlich seltener — die *sublinguale Speicheldrüse* kann betroffen werden. Gleichzeitiges Erkranken wird ebenso beobachtet wie ein Aufeinanderfolgen, gelegentlich wie oben erst nach 11 oder 14 Tagen. Am wichtigsten aber ist, daß es eine *isolierte* ein- oder doppelseitige Mumpserkrankung der *Unterkieferdrüse* gibt. Sie wird dann sehr gewöhnlich als Lymphknotenschwellung aufgefaßt, weshalb ausdrücklich darauf hingewiesen sei, daß die Speicheldrüse unter dem Unterkiefer vor dem Lymphknoten des Kieferwinkels liegt. Auch in der Form besteht ein Unterschied, insofern die Gl. submaxillaris abgeplattete Eiform hat. Die Gl. sublingualis findet man an der medialen Fläche des Corpus mandibulae unmittelbar unter der Schleimhaut des Mundes, die bei Anschwellung der Drüse in der Plica sublingualis vorgewölbt wird, ein Befund, der sicherlich oft der Beobachtung entgeht. Dementsprechend schwanken die statistischen Angaben über das Befallensein dieser Drüsen. Die Submaxillaris ist bis zu 50% betroffen gefunden worden. Übrigens geht auch diese Entzündung vielfach mit starkem Ödem einher, so daß sich unter dem Kinn ein dicker, breiter Wulst vorwölbt. In seltenen Fällen, nach EAGLES allerdings bei Erwachsenen in 1,2%, erstreckt sich das Ödem auch über das Brustbein, ja der Kehlkopf, insbesondere die Gegend der Aryknorpel kann mitbetroffen werden, so daß Tracheotomie notwendig wird (WALKER und GAUN).

Wie die äußeren Erscheinungen und die subjektiven Beschwerden sehr verschieden stark ausgeprägt sind, so ist auch das begleitende *Fieber* sehr wechselnd. Es gibt Krankheitsfälle mit subfebrilen Temperaturen und andererseits Fieber, das 39 und 40° erreicht. Wenn die Erkrankung der zweiten Seite oder der Submaxillaris nachfolgt, gibt es eine neue Fieberzacke. Das meist remittierende Fieber dauert im allgemeinen nicht länger als 3—4 Tage, klingt demgemäß schneller ab als die Drüsenschwellung. Anschließende Erkrankungen und Komplikationen verlängern das Fieber. Manche Fälle verlaufen völlig fieberlos, z. B. berichtet WIESE über 58 Erkrankungen mit ausgesprochenem Fieber, 22 mit subfebrilen Steigerungen, 35 ohne Fieber (Anstaltsbeobachtungen).

Zu Beginn der Erkrankung zeigt die überwiegende Mehrzahl der Kranken ein Absinken der *Leukocytenzahlen*, gelegentlich bis zu deutlicher Leukopenie. Doch kommt es schon bald wieder zum Anstieg, ja zu leichter Leukocytose. Die Lymphocyten und Monocyten sind vermehrt. Die eosinophilen Zellen bleiben, ja steigen im weiteren Verlauf bis auf 6—13% an. Hämoglobin und Erythrocyten zeigen keine Änderung. Die Senkungsgeschwindigkeit der roten Blutkörperchen wird auffallend wenig beeinflußt; nur vereinzelt kommt es zu mäßiger Beschleunigung (WIESE). Wichtig ist die Tatsache, daß mit großer Regelmäßigkeit eine zum Teil sogar recht beträchtliche *Erhöhung des Blutdiastasespiegels* gefunden wird. Denn sie kann in zweifelhaften Fällen mit Vorteil zur Klärung der Diagnose herangezogen werden. Die Bestimmung der Urindiastase ist derjenigen der Blutdiastase unterlegen (LOESCHKE).

Zahlreiche Drüsen können beim Mumps *miterkranken*, am häufigsten die *Hoden*, diese jedoch nur selten im Kindesalter (Beispiele bei WIESE), ganz überwiegend erst nach der Geschlechtsreife, hier jedoch in 10—30% der Krankheitsfälle. Daß es sich nicht um eine Komplikation handelt, ergibt sich aus der Tatsache, daß die Orchitis auch als *einzige Manifestation* der Mumpserkrankung auftreten oder der Erkrankung der Speicheldrüsen vorausgehen kann. Gewöhnlich entwickelt sie sich mit Abklingen oder gar erst nach Abklingen der Parotisschwellung. Das Fieber dauert dann fort, oder es kommt im zweiten Falle zu neuem, gewöhnlich hohem Temperaturanstieg. Einseitige Erkrankung ist häufiger als doppelseitige. Der Hoden vergrößert sich unter Spannungsgefühl und Schmerzen im Verlauf von wenigen Tagen um das doppelte und mehr, um sich dann unter lytischem Temperaturabfall allmählich wieder zu verkleinern. Die Erkrankung geht meist mit erheblichen Allgemeinerscheinungen einher und dauert 8—14 Tage. Eine entsprechende Beteiligung der *Eierstöcke* ist ganz wesentlich seltener und gibt sich durch Druckempfindlichkeit und Schwellung kund. Die *Mastitis* bevorzugt das weibliche Geschlecht und kommt schon bei Mädchen in der Pubertät und Präpubertät vor, wo sich dann eine geringfügige schmerzhafte Schwellung der Brustdrüse mit bläulichroter Verfärbung des Warzenhofes entwickelt (HEIM). Beteiligung der *Tränendrüsen* führt zu einseitiger oder doppelseitiger Anschwellung des oberen Augenlides, Entzündung der BARTHOLINI*schen Drüsen* bewirkt eine Schwellung der großen Labien. Bei Miterkrankung der *Schilddrüse* ist die Vergrößerung des Organs leicht festzustellen. In die Brustbeingegend lokalisierte heftige, aber flüchtige Schmerzen lassen an eine *Thymusaffektion* denken. Relativ häufig ist die *Pankreatitis.* Sie kann wiederum die einzige Manifestation der Erkrankung sein und ebenfalls der Parotitis vorausgehen (z. B. BLAND), in der Regel tritt sie jedoch zwischen dem 2. und 8. Tage der Mumpserkrankung auf. Sie kündigt sich durch Erbrechen, Appetitlosigkeit und Leibschmerzen, auch Druckschmerz im Epigastrium an. (Man denke aber auch an Appendicitis!). Obstipation oder Durchfälle, auch Fettdiarrhoen, transitorische Glykosurie und Acetonurie werden beobachtet. Ohne entsprechende Krankheitserscheinungen hat man am 5.—6. Tag des Mumps auf perorale Zuckergabe verzögerten Anstieg der Blutzuckerkurve zu einem höheren Maximum als üblich gefunden und daraus auf Pankreasmitbeteiligung geschlossen (MOMMSEN und MAYER). Bei röntgenologischen Untersuchungen fand man Unverträglichkeit gegenüber Barium im Duodenum mit oder ohne Vergrößerung oder Verlängerung der Duodenalschleife sowie unregelmäßiges Relief der Duodenalschleimhaut durch Ödem (POPPEL und BERCOW).

Sämtliche Drüsenreaktionen des Mumpses werden von MAYERHOFER als sekundäre, allergische Folgen eines durch die primäre Infektionskrankheit hyperergisierten Organismus (analog der Scharlachnephritis) gedeutet. Die sehr wechselnden zeitlichen Verhältnisse im Auftreten dieser Krankheitserscheinungen und ihr isoliertes Vorkommen sprechen jedoch nicht in diesem Sinne.

Häufiger als die geschilderten Drüsenerkrankungen ist eine Beteiligung des *Zentralnervensystems* am Mumps, und zwar kann auch diese sich vor der Parotitis, gleichzeitig oder im Anschluß daran zeigen und genau so wie die Orchitis (und Pankreatitis), wenngleich noch häufiger isoliert — jedoch in epidemiologischem Zusammenhang mit der Mumpserkrankung — auftreten. Der längste Zwischenraum zwischen dem Auftreten der cerebralen Erscheinungen und der Parotitis beträgt 8 Tage, sie können andererseits bis zu 4 Wochen der Erkrankung nachfolgen. Meningitisrezidive wurden von WEICKER am 21. bzw. 30. Tage beobachtet. Die Häufigkeit der cerebralen Erscheinungen ist unabhängig von konstitutionellen Dispositionen, sie wechselt in verschiedenen Epidemien — man spricht von 0,1—30% der Krankheitsfälle — was sich wohl größtenteils daraus erklärt, daß sie nur vollzählig erkannt werden durch systematische Lumbalpunktion, da klinische Erscheinungen völlig fehlen können. Solche latenten Liquorveränderungen werden von einigen Autoren im Stadium der Speicheldrüsenschwellung bei etwa 25% der Kranken, von manchen (z. B. FANCONI) noch häufiger gefunden. Man unterscheidet folgende Krankheitsformen:

1. *Meningitis serosa.* Diese zeigt sich, soweit überhaupt, gewöhnlich in Fieber, Kopfschmerzen und Erbrechen an, gelegentlich in Schwindel und Bradykardie, selten in Delirien, Koma oder Krämpfen. Dabei finden sich meningitische Zeichen in allen Abstufungen, jedoch vielfach nur angedeutet bei ausgesprochenem Liquorbefund, so daß der Allgemeineindruck (Interesselosigkeit, Spielunlust, Schläfrigkeit und Schlaffheit) bereits Anlaß zur Punktion geben muß. Der Liquor steht unter erhöhtem Druck, er ist zumeist ganz leicht, selten stärker getrübt. Die Zellzahl wechselt dementsprechend zwischen 27/3—5585/3, in der Regel handelt es sich aber um einige hundert überwiegend mononucleäre Zellen. Ein Spinngewebsgerinnsel bildet sich nicht (KREPLER). Die Eiweißreaktionen sind meist schwach positiv, der Eiweißgehalt aber meist höher als 40 mg-%, es tritt

eine Verschiebung des Eiweißquotienten zugunsten der Globulinfraktion ein. Der Liquorzucker bleibt an der unteren oder oberen Grenze der Norm. Die Erscheinungen dauern 2—8 Tage; doch können sich Blässe, Kopfschmerzen und Appetitlosigkeit noch wochenlang halten (BÄUMLER), und Liquorveränderungen sind bis zu 50 Tagen nach Auftreten der Parotisschwellung festgestellt worden (SILWER, WEICKER). Andererseits ist auch Tod unter Konvulsionen und Koma am 12. Tag beschrieben worden (VOLPE). Es ist zweifelhaft, ob dieser Fall nicht gerechnet werden muß zu

2. *Encephalitis* bzw. *Encephalomyelitis*. Hierbei kommt es, abgesehen von Bewußtseinsstörungen und meningealen Reizerscheinungen zu starkem Tremor und vor allem Lähmungen verschiedener Art, sei es nun einzelner Hirnnerven (Facialis, Augenmuskelnerven, Neuritis optica), sei es hemiplegischer oder tetraplegischer Art, auch typischen Erscheinungen der Querschnittsläsion. Rasch fortschreitende Lähmungen nach Art der LANDRYschen Paralyse mit den Symptomen der Radiculopolyneuritis kommen ebenfalls vor (CATHALA). Neuerdings wird von STUTTE auch auf mononeuritische Erkrankungen hingewiesen.

3. *Corticale Reizerscheinungen* mit psychotischen Veränderungen im Sinne von Verwirrtheit und Schlafsucht mit Amnesie oder motorischer Aphasie (HEUBNER, HOLZMANN). Rückbildung nach Verlauf von Wochen oder Monaten.

4. *Hör- und Gleichgewichtsstörungen*. Diese werden von VOSS in Analogie zu den Erfahrungen bei Lues als Meningitisfolgen angesprochen; meningeale Beteiligung wurde auch mehrfach nachgewiesen. In einem Teil der Fälle handelt es sich um akut-entzündliche, rückbildungsfähige Veränderungen vom Typ der Otitis interna serosa, oder aber es entwickeln sich degenerative Prozesse im Innenohr oder im Octavus mit Beeinträchtigung oder Vernichtung der physiologischen Funktionen des inneren Ohres. In der Mehrzahl der Fälle tritt die Ohrerkrankung einseitig auf und wird daher bei Kindern des öfteren erst nach Wochen bemerkt. Taubheit, Schwindelanfälle, Gleichgewichtsstörungen, Nystagmus und Erbrechen können die Folge sein. Dabei ist der Trommelfellbefund normal. Die Prognose ist abhängig von den anatomischen Grundlagen.

FANCONI bezeichnet die reine Meningitis als Frühform — sie tritt durchschnittlich um den 5. Tag der Erkrankung auf (LAURENCE und MC. GAVIN, KREPLER) —, die Encephalomyeloneuritis als neuroallergische Spätform der Erkrankung, da letztere erst 9 Tage oder später nach der Parotisschwellung aufzutreten und nicht mit starker Pleocytose verbunden zu sein pflege. Demgegenüber vertritt KLEINSCHMIDT die Auffassung, daß es keine prinzipiellen Unterschiede zwischen den verschiedenen Formen der zentral-nervösen Erkrankung gibt und bei der Meningitis parenchymale Schädigungen, wenn auch vielfach unter der Schwelle der klinischen Wahrnehmbarkeit bestehen (ähnlich RIETSCHEL, PETTE). In der Tat gibt es auch einzelne Encephalitisfälle vor und kurz nach der Parotitis (JASINSKI, VOLPE, STUTTE) und hochgradige Pleocytose in Spätfällen (BRODTMANN).

Die zuerst von GLANZMANN begründete Lehre, daß die postinfektiösen Meningo-Encephalitiden als anaphylaktische Vorgänge zu deuten sind, wird gestützt durch die früher erwähnten pathologisch-anatomischen Untersuchungen. Sie stimmen bei den verschiedenen Infektionskrankheiten weitgehend überein im Sinne einer Entmarkungsencephalomyelitis ganz im Gegensatz zu den Befunden etwa bei der Encephalitis epidemica. Jedenfalls muß angenommen werden, daß der Mumpserreger die Ursache der Erkrankungen ist und nicht ein anderes, etwa aktiviertes Encephalitisvirus (GLANZMANN, KLEINSCHMIDT).

Folgezustände der Erkrankung. Selten bleiben chronische, sich über mehrere Monate erstreckende Schwellungszustände der Parotis zurück, ebenso selten kommt es durch Sekundärinfektion zur Vereiterung. Vereinzelt ist erneute Anschwellung unter hohem Fieber mit eitrigem Sekret beobachtet worden, die unter Penicillin rasch zur Abheilung gelangte (Rossi). Bei extremer Schwellung können sich stellenweise Drucknekrosen einstellen, die zur Demarkation der betroffenen Gewebsteile Anlaß geben (Moro). Die Vermutung, daß sich der Mumps wegen Beteiligung des Pankreas beim Diabetiker ungünstig auswirken müsse, hat sich nicht bestätigt. Hirsch-Kaufmann fand keine wesentliche oder gar dauernde Toleranzverschlechterung bei diabetischen Kindern; auch kommt es nach Mumps nicht häufiger zur Manifestation eines Diabetes als nach anderen Infektionskrankheiten. Tuberkulose wird nach Wiese ebenfalls nicht ungünstig beeinflußt; die Tuberkulinempfindlichkeit bleibt unverändert.

Das zweite Kranksein, das Lederer in Analogie zum Scharlach 6—8 Tage nach der Primärerkrankung mit Kopfschmerzen, Übelkeit und kurzdauerndem Fieber annahm, deutet Mommsen wohl mit Recht als leichte Form einer Mumpsmeningitis (leider fehlt der Liquorbefund), Mayerhofer aber nimmt es für seine Theorie von der Allergie in Anspruch. Auch Glanzmann spricht von multiformen Erythemen, Gelenkschmerzen, Purpura und hämorrhagischer Nephritis als Überempfindlichkeitserscheinungen im Sinne eines zweiten Krankseins. Ähnliche Erscheinungen — auch mit Urticaria — wurden von Dahl beobachtet.

Von *Komplikationen* sehen wir am ehesten Otitis media, selten, aber noch nach 4—5 Wochen, Nephritis, Myokarditis, Endokarditis, Pericarditis. Bei Herzveränderungen fahnde man nach Gelenkerscheinungen, da eine sich an die Erkrankung anschließende Polyarthritis die Ursache sein kann. In der 2.—3. Krankheitswoche wird nicht selten Bradykardie gefunden (Laurence und McGavin). Ein paarmal wurde eine einseitige Keratitis mit diffuser Trübung des Hornhautparenchyms gesehen, die nach 1—2 Wochen wieder völlig abheilte. Die Parotitis wird gelegentlich auch als Ursache einer Iridocyclitis beschuldigt, doch wird diese Ätiologie von Gilbert unter 500 Fällen nicht angeführt. Mikulowski beschreibt metastatische Ophthalmie. Vereinzelt wurde eine eigenartige Zungenveränderung mit umschriebener Exfoliation und Nekrose gesehen.

Greeberg und Bailly führen Ohrmißbildungen eines Kindes auf eine Mumpserkrankung zurück, die die Mutter in den ersten Schwangerschaftswochen durchmachte.

Differentialdiagnose. Nicht selten erlebt man, daß die toxische *Diphtherie* mit ihrem charakteristischen Ödem um die Kieferwinkeldrüsen für Parotitis gehalten wird, ein bedenklicher Irrtum, der leicht vermieden werden kann, wenn man auf die zur Diagnose der Parotitis unbedingt notwendige Schwellung vor dem Ohre auf dem M. masseter achtet und die Mundinspektion nicht unterläßt. Allerdings kann eine begleitende Angina tonsillaris ausnahmsweise den Irrtum noch fördern. Nächst der Parotitis epidemica ist am ehesten mit der *Parotitis purulenta* zu rechnen. Wir kennen sie bei Neugeborenen, aber auch bei schwerkranken älteren Kindern und Erwachsenen mit Typhus, Fleckfieber, Dysenterie, eitriger Peritonitis, Scharlach, Pneumonie, Sepsis, auch postoperativ, besonders bei Kachektischen. Sie entsteht zumeist durch aufsteigende Infektion mit Staphylokokken, seltener hämatogen. Gelegentlich kann sich auch, besonders im Säuglingsalter, ein Eiterungsprozeß vom Mittelohr durch die Fissura petro-tympanica auf die Parotis fortsetzen. In allen diesen Fällen macht sich bald Rötung der Haut und stärkere Berührungsempfindlichkeit bemerkbar, durch Druck auf das kranke Organ läßt sich Eiter aus dem Ausführungsgang auspressen, und allmählich entwickelt sich ein fluktuierender Absceß, der Incision erforderlich macht. Von der eitrigen Parotitis abzutrennen ist die Vereiterung der in der Parotis gelegenen Lymphdrüse. Ein Ödem der Parotisgegend kann durch ein *Erysipel*, eine *Impetigo*, *Osteomyelitis*, einen *Gehörgangsfurunkel* u. a. hervorgerufen werden.

Zweifelhaft ist die Deutung einer Parotitis im Verlaufe des Scharlachs als einer spezifischen Manifestation des zweiten Krankseins (Meyer und Reifenberg). Von Parotisschwellung beim lymphämoiden *Drüsenfieber* berichtet Glanzmann. Bekannter ist die frühzeitige Beteiligung der Speicheldrüsen bei der *Leukämie*, der Lymphogranulomatose und der epitheloidzelligen Granulomatose (Besnier-Boeck-Schaumann). Die beiden erstgenannten Erkrankungen bieten des öfteren auch Tränendrüsenbeteiligung, wohl zu unterscheiden von der beim Erwachsenen sich sehr allmählich entwickelnden eigentlichen Mikuliczschen Erkrankung, die leicht durch Röntgenbestrahlung endgültig zu heilen ist. Differentialdiagnostisch kommen gelegentlich auch benigne und maligne *Tumoren* (Hämangiome, Lymphangiome, Sarkome und Mischgeschwülste), Tuberkulose, Lues und Aktinomykose in Betracht. Selten bewirkt Jod-, Blei- und Quecksilberintoxikation eine Anschwellung der Parotis. Allison berichtet neuerdings über schmerzhafte Parotisschwellung nach Anwendung von Thiouracil.

Besonderes Interesse beanspruchen plötzlich auftretende, *rekurrierende Parotisschwellungen* infolge Sekretstauung durch Krampf des Ausführungsganges, wie sie schon beim jungen Säugling vorkommen, um Stunden, aber auch Wochen anzuhalten (Steinitz). Sie können in chronische Schwellungen mit gelegentlichen Exacerbationen übergehen (Reuss). In ähnlich gelagerten Fällen ergibt die Kontrastmittelfüllung vom Stensenschen Gang aus Erweiterungen des Kanalsystems in der Drüse als Folge erblicher anatomischer Abweichung (Gorter), auch gibt es fibrinöse Ausschwitzungen als Folge einer Sekretionsneurose und Speichelsteine mit attackenweise unter Schmerzen auftretenden Schwellungen. Neuerdings wurde wiederholt berichtet über Ohrspeicheldrüsenschwellungen bei Inanitionsdystrophie infolge interstitiellen oder parenchymatösen Ödems (Otto), bei Fettleibigkeit und Diabetes als Ausdruck einer hypophysär-diencephal ausgelösten Reaktion (Mellinghoff). Auch Wachstumshemmung und partieller Ausfall der äußeren Sekretion des Pankreas wurde gleichzeitig bei Diabetikern beobachtet. Freudenberg erklärt die rezidivierenden Schwellungen der Speicheldrüsen durch kompensatorische Anstrengungen des Organismus, um den Defekt der inneren Pankreassekretion auszugleichen. Bei Frauen im Klimakterium kennt man Speicheldrüsenschwellungen in Verbindung mit einem eigenartigen Syndrom (primär chronische Polyarthritis, Keratoconjunctivitis sicca, Achylie, Fettstühle, Anämie), Dakryo-Sialoadenitis atrophicans (Sjögren). Als Febris uveo-parotidea subchronica hat Heerfordt eine doppelseitige Iridocyclitis mit monatelang andauerndem Fieber, mit Parotisschwellung und Parese cerebrospinaler Nerven, insbesondere des Nervus facialis beschrieben, die auf Tuberkulose, gelegentlich auch Lues zurückgeführt wird (Haferkorn).

Die *Submaxillaritis* wird leicht übersehen oder aber — besonders bei isoliertem Vorkommen — mit Lymphadenitis verwechselt (s. oben), bei einseitiger Erkrankung auch mit Parulis, bei der jedoch die Schwellung in der Tiefe stets derb und stark druckempfindlich ist. In Verkennung der Sachlage ist hier schon Punktion und Zahnextraktion vorgenommen worden. Eitrige Submaxillaritis kennen wir unter den gleichen Bedingungen wie eitrige Parotitis.

Die *Sublingualitis* wird, weil die Schwellung an einer so verborgenen Stelle unter der Zunge liegt, erst recht gerne übersehen. Hegler und Bauer glaubten eine vom Mumps abzutrennende Sublingualitis epidemica beobachtet zu haben; doch handelt es sich bei der gehäuft beobachteten Druckschmerzhaftigkeit und Schwellung in der Unterkinngegend offenbar um eine durch starke Kälte hervorgerufene Veränderung der Haut und des Unterhautzellgewebes (Induratio congelativa submentalis nach Hochsinger).

Die Symptome von seiten des *Zentralnervensystems* machen besonders dann differentialdiagnostische Schwierigkeiten, wenn sie *vor* dem Auftreten der Speicheldrüsenanschwellung in Erscheinung treten. Die primäre oder prodromale Mumpsmeningitis ist vielfach für eine tuberkulöse oder epidemische Meningitis gehalten worden (JASINSKI); doch erfolgt ja bald Aufklärung, wenn sich die Parotisschwellung zeigt. Bleibt diese aber aus, so liegt noch die Möglichkeit einer meningitischen Form der Poliomyelitis oder der idiopathischen gutartigen mononucleären Meningitis, schließlich einer Leptospireninfektion vor. Man wird deshalb auf die Feststellung von Mumpskranken in der Umgebung besonderes Gewicht legen müssen. In der Familie oder Anstalt ist das Auftreten der Erkrankung in dem üblichen Abstand von einer Mumpserkrankung der Geschwister oder Anstaltsgenossen nachzuweisen. Untersuchungen mittels Hämagglutination und Komplementbindungsreaktion (s. oben) haben wahrscheinlich gemacht, daß Meningoencephalitiden viel häufiger, als man früher geglaubt hat, durch das Mumpsvirus hervorgerufen werden, ja durch Züchtung des Mumpsvirus aus dem Liquor ist es wiederholt gelungen, die Fehldiagnose nichtparalytische Poliomyelitis richtig zu stellen (KILHAM). Gegen Poliomyelitis spricht im übrigen das Vorhandensein einer von vornherein ausgeprägten mononucleären Pleocytose.

OLDFELT berichtet z. B. über 31 sichere Fälle von Mumps-Meningoencephalitis (mit Drüsenbeteiligung) und 10 verdächtige Fälle (während einer Mumpsepidemie, jedoch ohne Drüsenbeteiligung). In allen sicheren Fällen fiel die Komplementbindungsreaktion positiv aus, von den 10 verdächtigen Fällen erwiesen sich 8 als ebenfalls positiv.

Bei einer primären oder isolierten *Orchitis* wird es darauf ankommen, andere Ursachen der Entzündung auszuschließen, also vor allem Gonorrhoe, Syphilis und Tuberkulose. Im übrigen ist daran zu denken, daß die primäre Lokalisation der Erkrankung in den Speicheldrüsen bereits abgeklungen oder nicht recht beachtet worden ist.

Die **Prognose** ist trotz der geschilderten Möglichkeit einer Mitbeteiligung vieler Organe und trotz der Schwere mancher Krankheitsformen im allgemeinen eine durchaus günstige. Immerhin sind etwa 20 Todesfälle durch die Beteiligung des Zentralnervensystems bekannt geworden. Es gibt zurückbleibende Facialisschwäche, Dauerlähmungen, Epilepsie und Erblindungen durch Neuritis optica! Auch ein-, seltener doppelseitige Taubheit kann zurückbleiben. 3—5% der Ertaubungen werden auf Mumps zurückgefuhrt. Die Orchitis kann von einem mehr oder weniger starken Hodenschwund gefolgt sein (bis zu 63% der Fälle), wobei das Organ auffällig klein, derb und indolent erscheint. Doppelseitiger Hodenschwund bedingt Sterilität. Diese soll, beurteilt nach der Untersuchung der Samenflüssigkeit, in 13% der Orchitisfälle zustande kommen (WERNER). Im ganzen verläuft die Krankheit bei Kindern leichter als bei Erwachsenen.

Prophylaxe ist nur in beschränktem Maße möglich, aber doch anzustreben mit Rücksicht auf die ernsten Begleit- und Folgeerscheinungen, die möglich sind, und auch, weil sonst eine Anstaltsepidemie sich über lange Zeit erstreckt. Isolierung der Kranken wenigstens bis eine Woche nach Verschwinden der Schwellung und gegebenenfalls der mutmaßlich Infizierten ist deshalb am Platze. Darüber hinaus hat man Rekonvaleszentenserum angewandt, wozu beim Knaben in der Pubertät und Erwachsenen wegen der Gefahr der Orchitis noch eher Veranlassung ist als beim Kinde (KUTSCHER, SMITH). Entnahme 7—18 Tage nach Abklingen der Erkrankung, Einspritzung am 4.—8. Tage nach der Gelegenheit zur Infektion in einer Menge von 5—10—20—40 cm^3, oder 10—20 cm^3 Blut intramuskulär. Der Erfolg ist wiederholt an Hand einer nicht gespritzten Kontrollserie bezüglich Orchitis, nicht dagegen Encephalitis deutlich gemacht worden.

Neuerdings bemüht man sich auch um die Herstellung einer Vaccine zur aktiven Immunisierung, wozu am ehesten beim Militär Anlaß gegeben ist. Das Mumpsvirus wird zu diesem Zweck durch wiederholte Hühnereipassage bedeutend abgeschwächt.

Therapie. Eine spezifische Therapie wurde insofern versucht, als man Rekonvaleszentenserum auch zu Behandlungszwecken herangezogen hat, in erster Linie zur Verhütung der Orchitis. Nach TEISSIER z. B. bekamen von 172 mit Rekonvaleszentenserum behandelten Männern 14 Orchitis, von 176 nichtbehandelten 41. Bei Verwendung des besonders antikörperreichen, aus menschlichem Blutserum gewonnenen Globulins trat sie unter US-Truppen in 7,8%, bei den übrigen in 27,4% auf. Von den Sulfonamiden (Prontosil) wurde behauptet, daß sie zu schneller Entfieberung und Verhütung von Komplikationen führen (KAESTLE). Auch Röntgenbestrahlung soll die Krankheitsdauer abkürzen. Selbstverständlich wird man, solange Fieber, Schwellung der Drüsen und überhaup gestörtes Allgemeinbefinden bestehen, Bettruhe einhalten lassen. Wegen des erschwerten Kauens ist flüssig-breiige Nahrung am Platze. Citronensaft, (Lutschen einer Citronenscheibe) soll Schmerzen in der Parotisregion machen, was sogar differentialdiagnostisch herangezogen worden ist. Lokal wendet man gerne warmes Öl mit Watteverband an. Das Spannungsgefühl wird aber wohl besser durch Umschläge mit essigsaurer Tonerde beeinflußt. Mundpflege mit Salbeitee unter Zusatz von 1 Teelöffel Glycerin oder Wasserstoffsuperoxydlösung, Silargetten oder Panflavintabletten ist angebracht. Zur Milderung der allgemeinen Beschwerden kann Pyramidon oder Novalgin beitragen. Salicyl- und Chininpräparate vermeidet man lieber bei einer Krankheit, die sich durch Acusticusaffektion komplizieren kann. Bei Orchitis muß das erkrankte Organ hochgelagert werden (Suspensorium). Kühle Umschläge werden meist nicht angenehm empfunden. Incision der Tunica albuginea wurde vorgeschlagen, um der Druckatrophie vorzubeugen, sobald der zweite Hoden die ersten Anzeichen der Miterkrankung zeigt. Analgetica sind in jedem Falle angezeigt.

Cerebrale Erscheinungen geben zu alsbaldiger, eventuell wiederholter Lumbalpunktion Anlaß. Bei encephalomyelitischen Erscheinungen wird die intravenöse Injektion von 40%iger Urotropinlösung bzw. hypertonischer Traubenzuckerlösung und Euphyllin empfohlen. Bettruhe ist bis zur Normalisierung des Liquors und Beschwerdefreiheit zu empfehlen. Zeigen sich Erscheinungen von seiten der Ohren, so kann man eine Schwitzkur einleiten. Verzögert sich die Rückbildung der Parotisschwellung nach Ablauf des akuten Stadiums, so kann man Einreibungen mit Ung. Kali jodati und leichte Massage vornehmen lassen.

Literatur.

A. Zusammenfassende Arbeiten.

CITRON: Spezielle Pathologie und Therapie innerer Krankheiten von KRAUS-BRUGSCH, Bd. II/2. 1919.

EYER: Handbuch der Viruskrankheiten von GILDEMEISTER, HAAGEN u. WALDMANN, Bd. II. Jena 1939.

FANCONI, ZELLWEGER u. BOOSZTEJN: Die Poliomyelitis und ihre Grenzgebiete. Basel 1944.

KLOTZ: Handbuch der inneren Medizin von BERGMANN und STAEHELIN, 3. Aufl., Bd. I. Berlin 1934.

PETTE: Die akut entzündlichen Erkrankungen des Nervensystems. Leipzig 1942.

RIVERS: Viral and Rickettsial infections of Man. Philadelphia a. London; Montreal 1948. — ROMMEL: Handbuch der Kinderheilkunde, von PFAUNDLER u. SCHLOSSMANN, 4. Aufl., Bd. II. Leipzig 1931.

SCHOTTMÜLLER: Spezielle Pathologie und Therapie von NOTHNAGEL, Bd. III/4. 1904. — STOKES: Textbook of Pediatrics von MITSCHELL-NELSON, 4. Aufl. 1947.

B. Einzelarbeiten.

ALLISON: Akute Parotitis: eine toxische Thiouracilwirkung. Glasgow. med. J. **30** (1949). BÄUMLER: Komplikationen bei Mumps. Mschr. Kinderheilk. **63** (1935). — BAUER: Sublingualitis epidemica. Klin. Wschr. **1930**, 117. — BLAND: Mumps complicated by myocarditis, meningoencephalitis and pancreatitis. New England J. Med. **240**, 417 (1949). — BONELL: Über Mumpsencephalomeningitis. Z. Kinderheilk. **62** (1941). — BRODTMANN: Restbefunde und Spätschädigungen bei postinfektiöser und postvaccinaler Encephalitis. Mschr. Kinderheilk. **78** (1939).

CATHALA: Polyradiculonévrites généralisées après les oreillons. Paris méd. **1940 I**, 279. — Zbl. Kinderheilk. **39**, 174.

DAHL: Etwas über die Parotitis epidemica. Dtsch. med. Wschr. **1950**, 1647.

EAGLES: Analysis of a four year epidemic of mumps. Arch. int. Med. **80**, 374 (1947). — ENDERS u. Mitarb.: Immunity in Mumps. J. of exper. Med. **81**, 93 (1945); **84**, 541 (1946).

FANCONI: Die abakteriellen Meningitiden. Erg. inn. Med. **57** (1939). — FINDLAY and CLARKE: The experimental production of mumps in monkeys. Brit. J. exper. Path. **15** (1934). — FREUDENBERG: Über eine Sondergruppe jugendlicher Diabetiker. Ann. Paediatr. **164** (1945).

GALL: The histopathology of acute mumps orchitis. Amer. J. Path. **23**, 637 (1947). — GLANZMANN: Einführung in die Kinderheilkunde, 3. Aufl. 1949. — GORDON: Experimental productions of the meningo-encephalitis of mumps. Lancet **1927 II**, 652. — GORDON and KILHAM: Zehn Jahre Forschung über die Epidemiologie des Mumps. Amer. J. med. Sci. **218**, 338 (1949). — GORTER: Recidivierende Parotitis. Nederl. Tijdschr. Geneesk. **1941**, 3811. — GREEBERG and BEILLY: Amer. J. Obstetr. **57**, 805 (1949). — GUNDERSEN: Parotitis epidemica (Mumps), deren Auftreten in Norwegen 1834—1934. Eine epidemiologische Studie. Norsk Mag. Laegevidensk. **1934**, Nr 12 Beilageh. Ref. Zbl. Kinderheilk. **31**, 230 (1936).

HAFERKORN: Zur Kenntnis des HEERFORDTschen Symptomenkomplexes. Mschr. Kinderheilk. **63** (1935). — HEERFORDT: Über eine „Febris uveo-parotidea subchronica" usw. Graefes Arch. **70** (1909). — HEIBERG u. PETERSEN: Epidemiekurve für epidemische Parotitis. Ugeskr. Laeg. (dän.) **1942**, 817. Ref. Zbl. Kinderheilk. **41**, 304. — HEIM: Quelques formes atypiques de parotide épidémique. Rev. méd. Suisse rom. **62**, 653 (1942). Ref. Zbl. Kinderheilk **41**, 163 (1943). — HENLE, G., W. HENLE, KATHERINE, K. WENDEL and PH. ROSENBERG: Isolation of Mumpsvirus from human beings with induced apparent or inapparent infections J. of exper. Med. 88, 223 (1948). — HENLE and MC. DOUGALL: Mumps meningo-encephalitis Isolation in chiek embryos of virus from spinal fluid of a patient. Proc. Soc. exper. Biol a. Med. **66**, 209 (1947). — HEUBNER: Lehrbuch der Kinderheilkunde, 2. Aufl., Bd. I. 1906. — HIRSCH-KAUFMANN: Mumps und Diabetes. Jb. Kinderheilk. **139** (1933). — HOLZMANN: Beitrag zur Klinik der parainfektiösen Encephalitis nach Parotitis. Kinderärztl. Prax. **13**, 150 (1942).

JASINSKI: Mumpsmeningitis und -meningoencephalitis bei Kindern. Z. Kinderheilk. **57** (1936). — JERSILD: Parotitis meningitis with special reference to case without swelling of the parotid gland. Acta med. scand. (Stockh.) **111** (1942). — JOHNSON and GOODPASTURE: The etiology of mumps. Amer. J. Hyg. **21**, 46 (1935).

KAESTLE: Zur Behandlung der Parotitis epidemica. Münch. med. Wschr. **1940 I**, 454. — KILHAM: Mumps Meningo-Encephalitis with and without Parotitis. Amer. J. Dis. Childr. **78**, 324 (1949). — KLEINSCHMIDT: Viruskrankheiten und Zentralnervensystem. Mschr. Kinderheilk. **87**, 272 (1941). — KLEMM: Beobachtungen von Zweiterkrankungen und Rezidiven von Perotitis epidemica. Kinderärztl. Prax. **18**, 1 (1950). — KREPLER: Mumpsmeningitis. Österr. Z. Kinderheilk. **1**, 190. — KUTSCHER: The use of convalescent mumps serum. J. Pediatr. **16**, 166 (1940).

LAURENCE and MCGAVIN: The complications of mumps. Brit. med. J. **1948**, No 4541, 94. — LEDERER: Über „zweites Kranksein" bei Mumps. Z. Kinderheilk. **53**, 699. — LEMASTER and WARD: Direct isolation of mumpsvirus in chiek embryos. Proc. Soc. exper. Biol. a. Med. **65**, 346 (1947). — LINDE: Nervous complications in mumps. Acta paediatr. (Stockh.) **26**, 268 (1939). — LOESCHKE: Das diastatische Ferment des Blutes, seine Physiologie und seine klinische Bedeutung im Kindesalter. Jb. Kinderheilk. **146**, 133 (1936).

MAYERHOFER: PIRQUETS Allergiebegriff und seine Entwicklung bis 1929. Erg. inn. Med. **36** (1929). — Allergie bei Mumps. Z. Kinderheilk. **54**, 263 (1933). — MELLINGHOFF: Parotishypertrophie und Zuckerkrankheit. Klin. Wschr. **1948**, 652. — MEYER u. REIFENBERG: Klinische Beobachtungen bei epidemischer Parotitis. Z. Kinderheilk. **42**, 163 (1926). — MIKULOWSKI: Beitrag zum Problem der Mumpskomplikationen bei Kindern. Mschr. Kinderheilk. **64** (1936). — MOMMSEN u. MAYER: Störungen des intermediären Kohlenhydratstoffwechsels im Verlauf der Parotitis epidemica. Z. Kinderheilk. **51**, 786 (1931).

OLDFELT: Complement fixation tests for diagnosis of mumps applied to typical and suspect cases of mumps meningo-encephalitis. Acta med. scand. (Stockh.) **133**, 98 (1949). —

OTTO: Ein Fall von alimentärer Dystrophie mit Parotisschwellung im Kindesalter. Kinderärztl. Prax. **17**, 396 (1949).

POPPEL and BERCOW: The roentgen manifestations of pancreatitis complicating mumps. Amer. J. Roentgenol. **61**, 219 (1949).

REUSS: Über chronische Erkrankungen der Parotis im Kindesalter. Jb. Kinderheilk. **70**, 161, 650 (1909). — ROCCHI: Anatomia patologica della parotite epidemica. Pathologice (Genova) **25** (1933). Ref. Zbl. Kinderheilk. **28**, 663 (1934). — Züchtung des Virus der Parotitis epidemica auf der Chorioallantois des Hühnerembryos. Arch. Virusforschg **2**, 499 (1943). — ROHLEDER: Einige Beobachtungen während einer Parotitisepidemie auf der Insel Sand (Faröer). Ugeskr. Laeg. (dän.) **89**, 294 (1927). Ref. Zbl. Kinderheilk. **20**, 882. — ROSSI: Su di una rara complicatione della parotite epidemica. Helvet. paediatr. Acta **2**, 103 (1947).

SILWER: Meningitis in mumps. Acta med. scand. (Stockh.) **88**, 355 (1936). — SMITH: Mumps. Guy's Hosp. Rep. **87**, 447 (1937). Ref. Zbl. Kinderheilk. **34**, 327. — STEINITZ: Über rezidivierende Parotisschwellung. Mschr. Kinderheilk. **42**, 432 (1929). — STEINMAURER: Virusnachweis bei Rubeolen, Parotitis epidemica usw. Mschr. Kinderheilk. **75** (1938). — STUTTE: Beitrag zur Pathogenese neuraler Mumps-Komplikationen. Med. Klin. **1950**, 432.

TEISSIER: De la contagiosité et de l'épidémiologie de la fiévre ourlienne. La prophylaxie générale et sa prophylaxie sérique. Bull. méd. **39**, 349 (1925). Ref. Zbl. Kinderheilk. **18**, 507 (1925).

VOLPE: Tödliche Meningo-Encephalitis bei Mumps. Arch. Pediatr. **10** (1939). Ref. Zbl. Kinderheilk. **37**, 684 (1940). — VOSS: Neue Beiträge zur Genese der Hör- und Gleichgewichtsstörungen bei Parotitis epidemica. Erg. inn. Med. **25**, 695 (1924).

WALKER and GAUN: Kehlkopfödeme bei Mumps. Ann. Ot. ect. **57**, 163 (1948). Ref. Schweiz. med. Wschr. **1949**, 208. — WEGELIN: Über Meningoencephalitis bei Mumps. Schweiz. med. Wschr. **1935 I**, 249. — WEICKER: Mumps. Ein Beitrag zur Epidemiologie, Klinik und Pathogenese. Z. Kinderheilk. **66**, 74 (1948). — WERNER: Mumpsorchitis und Hodenatrophie. Ann. int. Med. **32**, 1075 (1950). — WIESE: Beobachtungen bei Parotitis epidemica unter besonderer Berücksichtigung des Blutbefundes. Arch. Kinderheilk. **80**, 253 (1927).

Grippe (Influenza).

Von

Rudolf Massini und **Hermann Baur.**

Mit 19 Abbildungen.

I. Begriff, Definition.

Synonyma. Französisch: la grippe. Italienisch, englisch: Influenza. Englisch auch: grip. Ferner: Epidemische Influenza, epidemischer Katarrh.

Definition. Influenza ist eine akute Infektionskrankheit des Menschen, welche durch einen der verschiedenen Stämme des epitheliotropen Influenzavirus verursacht wird und ein charakteristisches epidemiologisches Verhalten zeigt: Sie führte häufig in der kalten Jahreszeit zu epidemischer, in Abständen von 25—40 Jahren zu pandemischer Ausbreitung mit sehr großer Mortalität. Das unkomplizierte, mehr oder weniger hoch fieberhafte Krankheitsbild weist eine Reihe von allgemeinen Symptomen und solchen des oberen Respirationstractus auf, von welchen aber keines obligat pathognomonisch ist. Komplikation durch bakterielle Sekundärinfektion ist häufig und kann zu „komplexen Epidemien" führen (Virus + Bakterien vgl. S. 374).

II. Epidemiologie.

1. Epidemieverlauf bis 1918/19. Wahrscheinlich kamen schon im Altertum grippeähnliche Seuchen vor. So haben bei Hippokrates (H. II, 460, 377 v. Chr.) und Diodor (395 v. Chr.) einige Seuchen den Charakter der Influenza. Auch im Mittelalter sind Epidemien beschrieben, deren Symptome mit einiger Wahrscheinlichkeit auf Influenza passen, z. B. 1173, 1239, 1323, 1387 (Neuberger-Pagel 1903). Erst von 1510—1580 an haben wir sichere Nachrichten über „Catarrhus epidemicus, Tussis epidemica, Cephalalgia contagiosa" und anders genannte Erkrankungen. Vom 17. Jahrhundert an werden die Nachrichten über solche Epidemien häufiger; über Ausdehnung und Verlauf ist wenig bekannt. Im 19. Jahrhundert wurden schon Pandemien beschrieben. Eine Weltseuche ging 1830 von China aus und zog während des Jahres 1831 nach Westen durch Rußland, Deutschland, Dänemark, Schweden und Frankreich. Einige kleinere Epidemien folgten bis 1836 nach.

Die zweite größere Pandemie des 19. Jahrhunderts durchzog in den Jahren 1847/48 die Erde. Kleinere Epidemien waren 1850, 1855, 1857/58, 1874—78, eine größere Pandemie 1889/90. Sie ging wahrscheinlich von China aus, durchzog auf dem Landweg Asien und kam nach dem europäischen Rußland. Von hier zog sie weiter nach Westen, Süden und Norden. Die Häufung der Erkrankungen trat an den großen Verkehrszentren zuerst auf: Die ersten Fälle in Paris und Berlin wurden Mitte November 1889, im übrigen Deutschland und Frankreich erst Ende November, anfangs Dezember und noch später gemeldet. An manchen Orten zeigten die Pandemiegipfel eine überraschende zeitliche Koinzidenz (vgl. Abb. 1 und 2). Von Europa aus wurde Nordamerika infiziert. Anschließend folgten noch einige kleinere Epidemien (besonders in Amerika 1890), eine etwas größere im Winter 1891/92 fast auf der ganzen Erde, eine kleine Nachepidemie 1893/94.

Im ganzen Zeitverlauf zwischen den großen Pandemien kamen immer wieder kleinere örtliche Epidemien vor (z. B. 1900 in Berlin und Freiburg i. Br., 1901 in Paris, 1903 in Berlin 1905/06 in Königsberg, 1910 in Dresden). Von 1915 an wurden die Epidemien häufiger. Unstreitig die größte und verheerendste Pandemie war diejenige von 1918/19. Ihr Ausgangspunk- kann nicht mit Sicherheit angegeben werden. Kleinere Epidemien kamen schon 1917 an verschiedenen Orten in Nordamerika, in Deutschland, in der Schweiz und in der Türkei vor, und anfangs 1918 an verschiedenen Orten in Italien (z. B. Neapel). Den bösartigen

Charakter der schweren Pandemie zeigte die Grippe im Mai 1918 in Spanien, speziell in Madrid (daher der Name „spanische Grippe“). Von hier dehnte sie sich mit der Schnelligkeit des Verkehrs (vgl. S. 352) nach allen Seiten aus, verbreitete sich über alle Länder Europas und hatte ihr erstes Maximum im Juli. In Nordamerika trat, nachdem schon im März kleinere Epidemien beobachtet worden waren, Ende August 1918 im Nordosten die erste größere Welle auf und zog von hier im September in das Innere und nach dem Süden. Eine Reihe großer

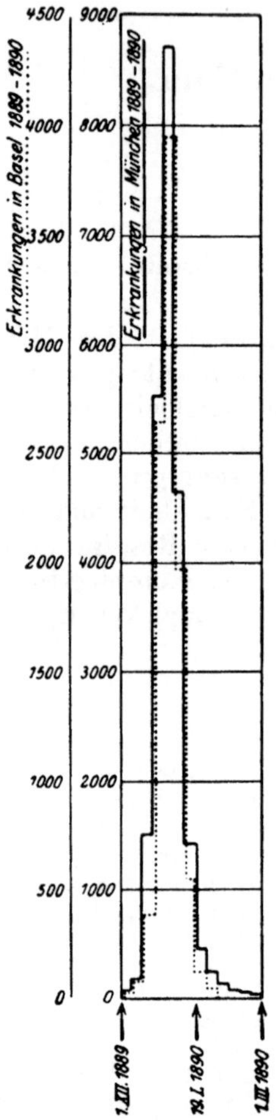

Abb. 1. Erkrankungen in Basel und München 1889/90.

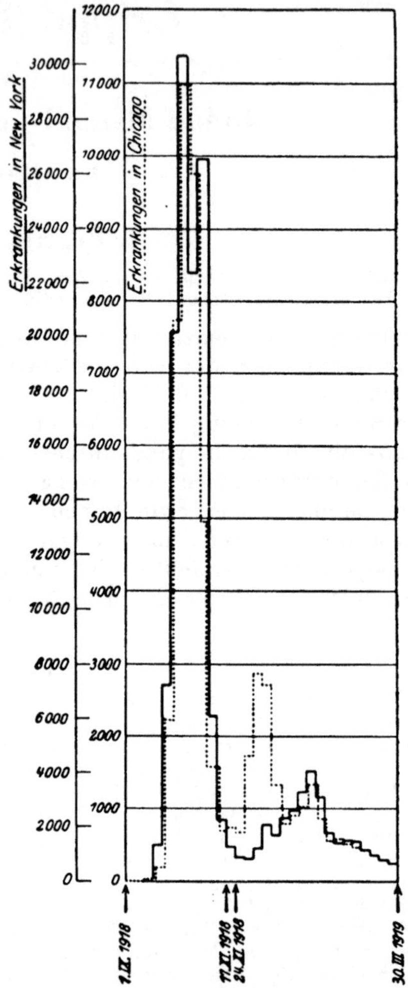

Abb. 2. Erkrankungen an Influenza in Chicago und New York 1918.

Epidemien wurden Ende 1918 auch in Südamerika, Australien und Nord- und Südafrika beobachtet. In Asien trat die erste größere, aber leichtere Epidemie im Juli in Indien in Erscheinung. Im Oktober wütete sie dort in verheerender Weise, so daß Ende September in Indien allein etwa 5 Millionen Menschen starben (auf etwa 240 Millionen Einwohner). Ebenfalls Ende Juli begann sich die Grippe in China und an anderen Orten Asiens auszubreiten.

2. Pandemische Influenza. Sie ist neben ihrer weltweiten Ausbreitung durch eine enorme Morbidität und Mortalität gekennzeichnet. 1889 variierte nach den Erhebungen von FRIEDRICH (1894) die Morbidität in verschiedenen kleinen Städten Badens von 15—70%, nach der Statistik von SYDENSTRICKER (1918, 1931), FROST und SYDENSTRICKER (1919) und FROST (1920) in verschiedenen Städten Nordamerikas von 15—60% (Mittel 28%). 1918/19 ergab sich bei Hausepidemien, Umfragen usw. eine Morbiditätszahl von 50—90%. Eine Hausenquete in Amerika ergab 15—53% (Mittel 28%). Dies sind Minimalzahlen. Nach der

Statistik von FROST stieg die Morbidität proportional der Anzahl Personen, welche in einem Raum zusammen wohnen (vgl. VAUGHAN 1921, 1922/23. SYDENSTRICKER 1931). Im Gegensatz zur Wohndichte zeigte der Ernährungszustand keinen Einfluß auf die Morbidität: Diese war in den USA. gleich wie in den blockierten europäischen Zentralstaaten. Das schweizerische Gesundheitsamt rechnete für 1918/19 eine Morbidität von 56% ; die Mortalität betrug 0,546$^0/_{00}$ (1 Todesfall auf 1832 Lebende), die Letalität 1,1% (1 Todesfall auf 91 Erkrankte). Die Zahl der Todesfälle für die ganze Erde wurde auf 20 Millionen geschätzt (etwa 1% Mortalität je Erdbevölkerung; in England allein 548000). Über die epidemiologische Bewertung dieser Zahlen vgl. S. 349. Die Mortalität wurde katastrophal, wenn die Pandemie in tropische oder stark isolierte Gebiete eingeschleppt wurde. Hier überschritt die Letalität 50% und führte zum Aussterben ganzer Dörfer, z. B. in Labrador, im Amazonasgebiet usw. (SMILLIE 1943). Offenbar beruhte dies auf dem völligen Fehlen einer Gruppenimmunität (vgl. S. 404) in den tropischen im Gegensatz zu den gemäßigten Zonen (vgl. S. 351).

Während der Pandemien zeigten statistisch auch die Erkrankungen des Respirationstractus, des Kreislaufs, des Nervensystems usw. einen Anstieg der Mortalität. Dabei zeigte die Pandemie 1918/19 quantitative und qualitative Unterschiede gegenüber den nachfolgenden Epidemien (vgl. S. 349).

Die Pandemien 1889 und 1918 waren auch in anderer Hinsicht von den nachfolgenden Epidemien verschieden. Neben den rein quantitativen Unterschieden bestanden Besonderheiten der epidemiologischen Erscheinung, der Altersverteilung und der sekundären bakteriellen Infektionen.

Die Pandemien 1889 und 1918 führten nicht wie die späteren A- und B-Influenza-Epidemien, während 2—4 Monaten an- und abschwellend, zu einem einmaligen Ausbruch. Es gingen ihnen als kurzfristige Vorläufer an verschiedenen Orten kleinere Epidemien voraus (vgl. S. 343). Die Pandemien selber verliefen in *Wellen*, welche sich im Abstand einiger Monate folgten. Auch die Gipfel dieser Wellen kamen an verschiedenen Orten desselben Kontinentes zur gleichen Zeit (vgl. Abb. 3). Die Erkrankungen der ersten europäischen Welle im Juni/Juli 1918 waren leicht bis mittelschwer. Die zweite, größte Welle hatte ihren Höhepunkt im September und Oktober 1918. Die Erkrankungen dieser Zeit forderten ungeheure Zahlen von Menschenleben, hauptsächlich durch die große Zahl von Pneumonien. Die Erkrankungen der dritten Welle im Januar und Februar 1919 waren wieder leichter. Dem wellenförmigen Ablauf der Pandemie wurde von BROWNLEE (1919) und STALLYBRASS (1920, 1946) ein 33-Wochen-Cyclus zugrunde gelegt, welcher namentlich für 1918/19 Gültigkeit hatte. Die Koinzidenz der pandemischen Wellengipfel und der nachfolgenden Epidemien (1920, 1921/22, 1924, 1926/27, 1928/29, 1931) findet sich im Diagramm der Morbiditäts- und Mortalitätsstatistik von Basel und Kopenhagen dargestellt (vgl. Abb. 3 und MASSINI 1934 Abb. 4b der 3. Aufl. dieses Handbuches). Eine weitere epidemiologische Besonderheit der Pandemien ist ihre Wiederkehr in einem Cyclus von durchschnittlich 25—30 (10—47) Jahren seit 1830 (1830—1837, 1847—1848, 1889—1894, 1918/1919).

Im Gegensatz zu den Epidemien seit 1920, welche ausnahmslos während der Wintermonate auftraten, begann die Pandemie 1918 im Juni/Juli. Die außergewöhnliche Jahreszeit ist zwar auch kein ausschließliches Privileg der Pandemien. Mehr als 1 Dutzend der kleineren historischen Epidemien, deren Influenzagenese allerdings nur sehr wahrscheinlich ist, haben im Sommer ihren Anfang genommen (HIRSCH 1881). Von 11 Epidemien zwischen 1889—1922 in Kopenhagen fielen 2 nicht in den Winter (MYGGE 1930). Das Auftreten der 2. und 3. pandemischen Welle im September/Oktober 1918 bzw. Januar/Februar 1919 läßt vermuten, daß es sich dabei um typische Winterepidemien handelte, welche sich der im Sommer 1918 begonnenen Pandemie superponierten und zu deren erneuten Ausbreitung führten.

Die Pandemien zeichneten sich ferner vor den früheren und späteren Epidemien durch eine besondere Häufung der Mortalität bei jungen Individuen aus. 1889 wurden nach LEICHTENSTERN und STICKER (1912) in der überwiegenden Mehrzahl 21—31jährige befallen. 1918/19 lag das Mortalitätsmaximum bei den 30jährigen. Ältere über 50 Jahren wurden auffällig verschont (Abb. 4). Die Altersverteilung der Mortalität der nachfolgenden Epidemien 1920 und 1922 ist ähnlich, nur relativ niedriger, zeigt aber daneben bereits die für die späteren Epidemien typischen Mortalitätsspitzen der jüngsten und ältesten Individuen (COLLINS 1945). Nach FRANCIS (1943) lag das Maximum der Morbidität 1918/19 sogar unter 15 Jahren. Erklärungsversuche durch verschiedene natürliche Disposition, Ansteckungsmöglichkeit (Kriegsdienst usw.) oder verschiedenen erworbenen Immunitätsgrad der Altersklassen lassen sich nicht beweisen. Dasselbe gilt für die bevorzugte Morbidität der 1—5- und 20—40jährigen Grippekranken 1918/19 durch sekundäre bakterielle Pneumonie. Im Vergleich dazu ließ z. B. die typische A-Epidemie 1943/44 eine besondere Pneumonieanfälligkeit dieser Altersklassen vermissen (Abb. 5).

Die Besonderheit der Pandemien 1889 und 1918 hinsichtlich der Häufung der Pneumonien und anderer bakterieller Sekundärinfektionen, namentlich mit Haem. infl., wird im Kap. X erörtert (vgl. S. 408 ff.).

Eingehende Besprechungen der Geschichte der Influenza und ihrer Epidemiologie finden sich bei HIRSCH (1883), CREIGHTON (1891, 1894) und TOWNSEND (1933).

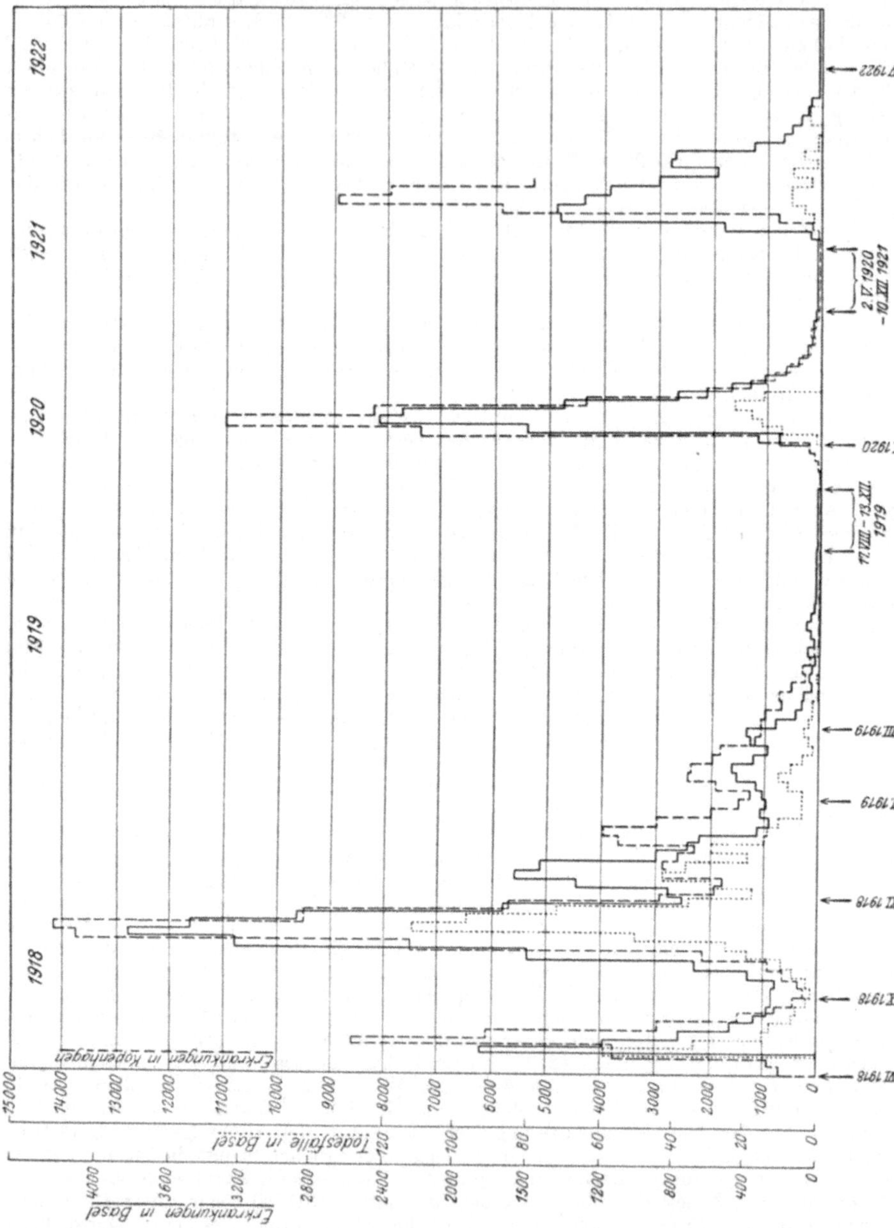

Abb. 3. Erkrankungen und Todesfälle an Influenza in Basel und Kopenhagen.

3. Entstehung der Pandemie. Mit nasaler Applikation von Sputum- und Serumfiltrat von Grippekranken konnte 1918 wiederholt an Affen und Menschen typische Influenza erzeugt werden (SELTER 1918; GIBSON, BOWMAN und CONNOR 1918, 1919; DUJARRIC DE LA RIVIÈRE 1918; DACUNHA und Mitarbeiter 1918; YAMANOUCHI und Mitarbeiter 1918; BRADFORD und Mitarbeiter 1918; NICOLLE und LEBAILLY 1919; FEJÈS 1919; SCHOFIELD und CYNN 1919 u. a.). Eine große Zahl negativer Inoculationsversuche mit Filtraten von Nasopharyngealsekret sprechen nicht gegen die Virusgenese der Pandemien (MCINTOSH 1918; KRUGE 1918;

KEEGAN 1918; FRIEDBERGER und KONITZER 1919; ROSENAU 1919; ROSENAU und Mitarbeiter 1921; LISTER und TAYLOR 1919; MCCOY und RICHEY 1921). Denn auch heute gelingt mit dieser Versuchsanordnung die künstliche Übertragung auf den Menschen nicht leicht, selbst wenn das applizierte Virus noch 72 Stunden später auf der Nasenschleimhaut des Empfängers nachweisbar ist (DOCHEZ, MILLS und KNEELAND 1936; HENLE und Mitarbeiter 1946a).

Die Annahme, daß die Pandemie durch einen Virusstamm von besonderem Antigentyp (-mosaik) verursacht wurde, und daß A und B vielleicht nur „interpandemische" Virusstämme sind (VAN BRUGGEN u. a. 1947), findet eine Stütze in der wechselnden Virulenz (Infektiosität und Pathogenität) des A-Virus verschiedener Epidemien für Versuchstiere: Bei großen A-Epidemien geht das Virus auf Frettchen mit Leichtigkeit an und gestattet lange Passagen. Bei kleineren Epidemien (z. B. 1939 und 1941, vgl. Abb. 6) gelingt die Übertragung auf das

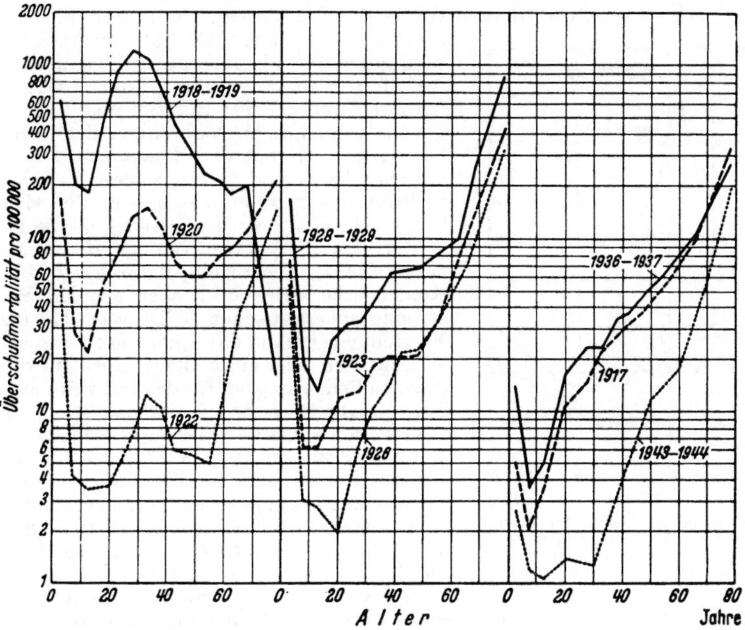

Abb. 4. Vergleich der Alterskurven der Überschußmortalität an Influenza und Pneumonie in den USA. von 1917—1944. Die Überschußmortalität ist berechnet gegenüber der Mortalität epidemiefreier Jahre. (Nach COLLINS 1945.)

Tier selten, das Krankheitsbild des Frettchens ist wenig ausgeprägt, und Passagen reißen bald ab (vgl. Kap. IV). Auch die Veränderungen, welche experimentell an dem vom Menschen isolierten Virus erzielt werden können, sprechen für die relative Instabilität, biologische Plastizität und Modifikationsfähigkeit des Virus (BURNET und BULL 1943; BURNET 1945; STUART-HARRIS 1945). Diese Eigenschaften erleichtern die Vorstellung von der allmählichen Entstehung eines neuen „pandemischen" Virus. BURNET und CLARK (1942) messen dem Pandemievirus gleichartigen Antigencharakter wie dem A-Virus zu, jedoch einzigartige biologische Eigenschaften in bezug auf seine Affinität zum Alveolar- und Gefäßgewebe.

Das Auftreten der Schweineinfluenza 1918 legte seinerzeit die Erklärung nahe, daß diese Erkrankung vom pandemischen Virus des Menschen ausgehe (KOEN, zit. nach STUART-HARRIS 1945). Die Verwandtschaft des menschlichen mit dem Schweinevirus resultiert aus folgenden Tatsachen: Im Serum von Erwachsenen, nicht aber von Kindern unter 10—12 Jahren, findet sich fast allgemein Antikörper gegen S (Virustyp der Schweineinfluenza); bei beiden wird aber fast gleich häufig A-Antikörper (WS-Stamm) gefunden. Diese Tatsache wurde zum Teil so interpretiert, daß die Kinder nicht mehr mit dem Pandemievirus in Kontakt gekommen sind. Die gegenwärtigen menschlichen Virusstämme wären demnach Varianten des Pandemievirus von 1918, dessen Virulenz für den Menschen infolge zahlreicher Passagen durch teilimmune Personen geschwächt wurde. Diese Hypothese wird gestützt durch das Fehlen von Antikörper gegen S bei Kindern, durch das „Aussterben" des supponierten, für den Menschen infektiösen Pandemievirus von 1918, durch das gleichzeitige Auftreten der Schweineinfluenza mit der Pandemie 1918 und durch die serologische Ähnlichkeit von

A und S (LAIDLAW 1935; ANDREWES, LAIDLAW und SMITH 1935; SHOPE 1936a; RICKARD, THIGPEN und ADAMS 1945).

Folgende Tatsachen erklären jedoch heute den S-Antikörpergehalt im Serum des Erwachsenen als Folge einer A-Infektion: Gemeinsamer Antigencharakter von A und S, Bildung von A- und S-Antikörper durch A-Hyperimmunisation im Tierversuch (Gruppenantikörper), gleichmäßige Wirkung von A-Pferdeantiserum gegen A- und S-Virus, Adsorbierbarkeit der Antikörper des Erwachsenen an S-Virus. Die serologische Verwandtschaft zeigt sich auch im isolierten Anstieg des S-Antikörpertiters des Menschen vor einer A-Epidemie (KALTER, CHAPMAN und FEELEY 1947). Einen besonders triftigen Einwand gegen den Zusammenhang zwischen Pandemievirus und S-Virus lieferten STUART-HARRIS und FRANCIS (1938) durch den Nachweis von S-Antikörpern im Serum von A-Rekonvaleszenten an Orten, welche 1918 von der Pandemie verschont blieben. Das Serum von Eingeborenen auf St. Helena, welche vor 1918 geboren waren, war frei von WS- und S-Antikörpern. Nach einer kleinen Influenzaepidemie kurz nach 1937 war der Antikörpertiter sowohl gegen WS als auch gegen S signifikant gestiegen (vgl. ferner FRANCIS und SHOPE 1936; SMITH und STUART-HARRIS 1936; BURNET und LUSH 1938 a).

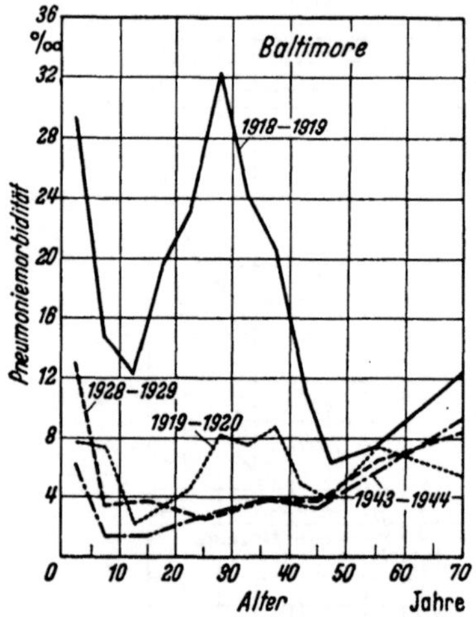

Abb. 5. Pneumoniemortalität der Altersklassen während der Influenzapandemie 1918 und der Epidemien bis 1944 in Baltimore. (Nach COLLINS 1944.)

Die pandemische Ausbreitung der Influenza hängt besonders auch mit dem Phänomen des Synergismus zwischen Virus und Bakterien oder zwischen zwei verschiedenen Virusarten zusammen. Es wird nachträglich nie bewiesen werden können, ob die Häufung von bakteriellen Infektionen während der Pandemien nur eine Folge der Schädigungen durch das hochpathogene pandemische Virus oder aber an der Pandemieentstehung synergistisch beteiligt war. Mit dieser letzten Vorstellung erhält das „komplexe Virus“ (= Virus + Bakterien oder ein anderes Virus) für die Pandemie dieselbe Bedeutung wir für das Individuum (vgl. Kap. V, S. 374). Die Polymorphie der bakteriellen Infektionen 1918/19 sowie die tierexperimentellen Erfahrungen mit Doppelinfektionen (vgl. S. 378) weisen eher auf das Vorliegen einer mehr zufälligen Misch- oder Sekundärinfektion. Für ein nicht nur zufälliges Zusammentreffen des Virusstamms mit einer beliebigen Art und Anzahl von Bakterien spricht die Beobachtung, daß sich sowohl die Pandemien als auch viele Epidemien neben der Spezifität des herrschenden Virusstammes durch eine auffällige Konstanz der aufgefundenen Bakterien auszeichneten, welche die Komplikationen verursachten (Haem. infl., hämolytische Streptokokken usw.; MASSINI 1934). Die beiden Agentien verstärken sich also nicht nur auf dem Individuum gegenseitig in ihrer Wirkung, sondern sie werden auch gleichzeitig in Passagen übertragen und erfahren eventuell dadurch beide eine Pathogenitätssteigerung (vgl. KAIRIES 1941). Mit oder ohne Annahme einer gegenseitigen Pathogenitätssteigerung ist es zweckmäßig, für das epidemiologische Zusammenwirken von Virus und Bakterien unvoreingenommen den Begriff der „komplexen Epidemie“ zu verwenden.

Früher wurde dem Phänomen der 25—30jährigen Wiederkehr der Pandemien die Hypothese einer unwahrscheinlich lange dauernden, erst nach Jahrzehnten erlöschenden Immunität zugrunde gelegt. Dagegen sprechen die klinischen Beobachtungen einer höchstens einjährigen aktiven Teilimmunität nach überstandener Influenza 1918—1920 (SCOCCIA 1918; MALONE und MCKENDRICK 1919/20; HAMILTON und LEONARD 1919; SPEARES 1919; WATERS 1920; JORDAN 1927) sowie der Vergleich mit der auf längstens ein Jahr begrenzten partiellen A- oder B-Immunitätsdauer. Heute überwiegt die Vorstellung, wonach die Pandemie durch das Auftreten eines neuen Virusstammes (Antigenvariante) verursacht wird, welcher durch Hochzüchtung eine Virulenzsteigerung erfährt und eine immunologisch gegen den neuen Stamm unvorbereitete Bevölkerung trifft. Weiter führt dann die Mischinfektion mit Bakterien, deren Pathogenität durch das Virus gesteigert wird, zu einer „komplexen Epidemie“ und durch weitere Virulenzsteigerung zwischen Virus und Bakterien zur Pandemie (vgl. S. 374).

Für die mögliche Mitwirkung einer Teil- oder Gruppenimmunität spricht die verheerende Wirkung der in halbisolierte, tropische Gebiete eingeschleppten Pandemie 1918/19 (vgl. S. 345). MYGGE (1930) beobachtete während der Winter-Influenzaepidemien eine Häufung von Wetterstörungen und der Oscillationen des OSTWALDschen Capillarelektrometers als Ausdruck vermehrter elektrischer Convexionsströme zwischen Luft und Erde. Daraus schloß er auf die Möglichkeit kosmischer Einwirkungen (Sonnenflecken usw.) bei der Entstehung einer Pandemie.

Alle Erklärungen für die Entstehung der Pandemien werden solange hypothetisch bleiben, bis der gefürchtete Wiederausbruch einer Pandemie die Virusisolierung und serologische Vergleiche mit den bisher bekannten epidemischen Virusstämmen ermöglicht.

4. Die Epidemien seit 1920. Epidemiecyclus. Der von Brownlee (1919, 1920) und Stallybrass (1920, 1946) für die Epidemien und Pandemien von 1889—1920 postulierte 33-Wochen-Cyclus paßte ungefähr auf die Wellen der Pandemie 1918/19, deren Genese unerklärt geblieben ist. Nach dieser letzten Pandemie folgten größere Epidemien 1920, 1922, 1926/27, 1928/29 und 1930/31 in verschiedenen Gebieten der Erde. Die Auswertung dieser Epidemien führte zur Aufstellung von weiteren Periodogrammen (Spear 1934; Jäschok 1938; Webster 1939; Ehrismann 1940). Sie bekamen allerdings erst von der Entdeckung des Influenzavirus an ein sicheres Fundament.

Es erschien für die A-Influenza ein 2jähriger und für die B-Influenza ein 4jähriger Cyclus wahrscheinlich (Francis 1941, 1943; Stokes und Henley 1942; Horsfall 1942). Dreimal 33 Wochen nach Brownlee ergeben nahezu 2 Jahre. Damit paßt auch der alte Cyclus von 1889—1920 angenähert in den 2jährigen A-Cyclus hinein. Von der *Commission on ac. Resp. Dis.* (1946) wurde für den A-Cyclus ein beschränkter Variationsgrad von 2—3 Jahren, für den B-Cyclus von 4—6 Jahren postuliert (vgl. Abb. 6). Die Extrapolierung des Cyclus von der Entdeckung des A-Virus 1932 rückwärts bis zum Jahre 1920 ergab Übereinstimmung mit dem aufgestellten A-Periodogramm. Nach der Entdeckung des B-Virus (1940) konnten in aufbewahrten Seren nachträglich für 1936 hohe B-Antikörpertiter festgestellt werden. Das retrospektive Postulat einer B-Epidemie 1936 wurde damit wahrscheinlich. Limitierte Voraussagen auf Grund dieses Periodogramms sind bisher nur in seltenen Fällen eingetroffen und haben nur beschränkten praktischen Nutzen.

Die Morbidität wechselte erheblich je nach Epidemie und Ort. In allen Epidemien seit 1920 produzierten nie mehr als 50%, gewöhnlich jedoch unter 20% der Bevölkerung klinische Grippefälle (Burnet 1944). Während der großen A-Epidemie 1943/44 war z. B. die Morbidität in England 25% (Hoyle 1944). Die Zahlen der Gesamtmortalität für größere Gebiete waren immer noch beträchtlich. 1920 erfolgten in den USA noch 100000 Todesfälle, als Überschußmortalität berechnet, infolge Influenza und Pneumonie (Collins 1930), 1922, 1923, 1926 und 1928 150000, 1928/29 50000 (Collins 1944, 1945). Unter der statistischen Überschußmortalität versteht man den Überschuß über die Mortalität des entsprechenden Monats des Vorjahres oder über das entsprechende Monatsmittel im vorangehenden und folgenden Jahr. Die Größe der Überschußmortalität während einer Influenzaepidemie ist nach den Erhebungen von Collins (1932) über die Zeitperiode von 1918—1929 in 35 amerikanischen Großstädten auch noch durch *andere* Ursachen bedingt, als durch die Influenza bzw. Influenzapneumonie selber. Diese sind organische Herzkrankheiten, Nephritis, Apoplexien, Lungentuberkulose, Diabetes, Bronchitis und puerperale Komplikationen (exklusive Puerperalsepsis). Die Größe ihres Anteils an der gesamten Überschußmortalität wechselt bei den verschiedenen Epidemien beträchtlich: 1918/19 betrug die allgemeine Überschußmortalität, welche nicht auf Influenza bzw. Influenzapneumonie beruhte, 8%; 1920 23%; bei den kleineren Epidemien von 1920—1929 40%. Außerdem variierte bei den verschiedenen Epidemien der Anteil der verschiedenen Erkrankungen signifikant. So waren 1918/19 und 1920 Lungentuberkulose und puerperale Komplikationen statistisch bedeutend häufiger an der Nichtinfluenza-Überschußmortalität beteiligt als während der kleineren Epidemien von 1920 bis 1929. Dagegen waren während der letzteren die organischen Herzerkrankungen weit mehr an der Nichtinfluenza-Überschußmortalität beteiligt (46%). Ähnlich sind die statistischen Erhebungen bezüglich die „Übersterblichkeit" von Kreislauferkrankungen und Tuberkulose im Gefolge der Grippeepidemien 1921—1934 in England und 1926—1939 in Deutschland; nach den Winterepidemien konnte bis in den Sommer hinein auch eine „Sterblichkeitsnachwirkung" festgestellt werden (Koller 1941).

Für einen Vergleich zwischen den verschiedenen epidemiologischen Größen der Influenza ist zu bedenken, daß die Morbidität alle Erkrankungen durch das Influenzavirus bedeutet (mit oder ohne Mischinfektion), während die Mortalität und Letalität sich fast ausschließlich auf Erkrankungen durch das komplexe Virus (Influenzavirus + Bakterien) beziehen (vgl. S. 374).

Der epidemiologische Vergleich auf Abb. 6 zwischen England (Stuart-Harris 1945, 1946), USA. (*Commission* 1946; Collins 1930, 1935, 1945; Gover 1943) und Basel von 1933 bis 1946 hat für jedes Land andere statistische Grundlagen. Dies ist bei der Auswertung zu berücksichtigen (vgl. Legende von Abb. 6). Nach den Erfahrungen in Basel und Kopenhagen (Massini 1934) geht das epidemiologische Morbiditätsmaximum dem Mortalitätsmaximum um etwa eine Woche voraus, nach Stocks (1944) um 2—3 Wochen. Aus der Gegenüberstellung auf Abb. 6 geht eine weitgehende zeitliche Übereinstimmung der Epidemien in den 3 Ländern hervor. Die Koinzidenz ist namentlich in den Wintermonaten der Jahre 1933, 1935, 1937, 1939, 1940, 1943/44 und 1946 auffällig. Häufig geht die entsprechende Winterepidemie in den USA. um 1—2 Monate voraus (1933, 1935, 1937, 1939—1941) und erscheint in Basel zuletzt (1944). Dies entspricht einem Wandern der Epidemie in Richtung West-Ost.

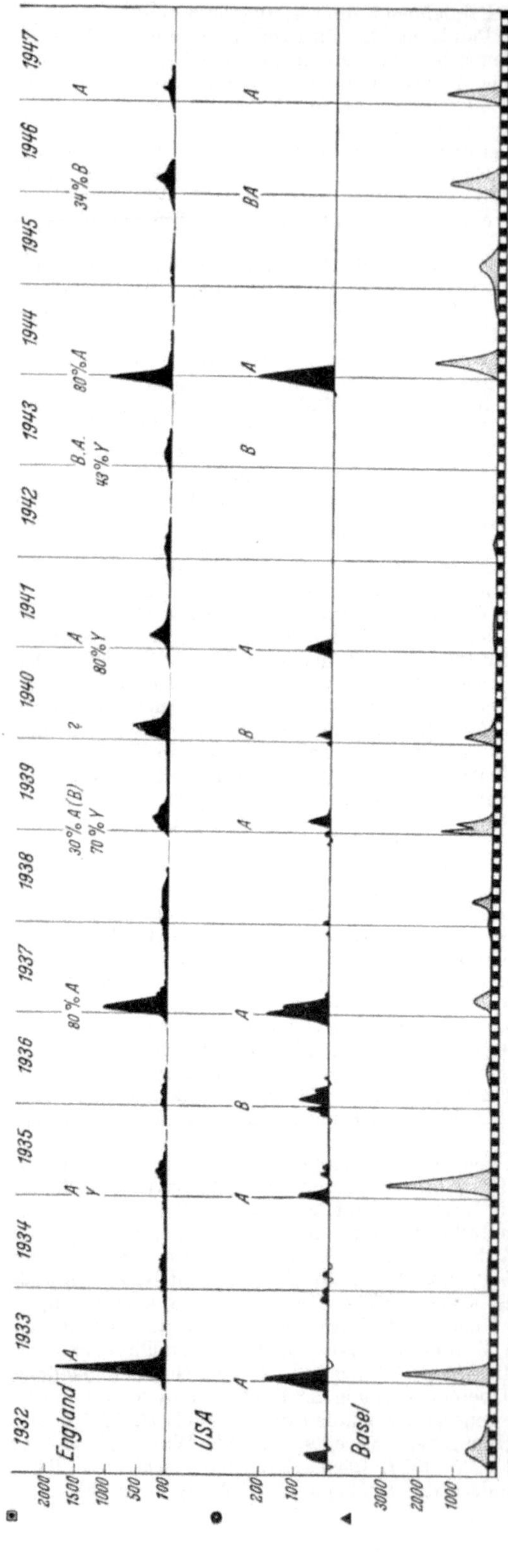

Abb. 6. Vergleichendes Periodogramm der Influenzaepidemien von 1932—1947, unter Benützung der Abbildungen von STUART-HARRIS (1945, 1946, 1947), von COLLINS und GOVER (1945) und der *Commission on ac. Resp. Dis.* (1946). ■ Influenzamortalität (Todesfälle je Woche) in den 120 großen Städten Englands. ● monatliche Überschußmortalität an Influenza und Pneumonie in den großen Städten der USA. je 100000 (vgl. COLLINS 1944, 1945). ▲ Influenzamorbidität in Basel in absoluten Zahlen.

Auffällig ist ferner die *Saisonbedingtheit* der Epidemien. Das Maximum der Epidemien fällt seit 1920 in der Regel auf den Februar oder März (SPEAR 1934; POHLEN 1937). Außer der Pandemie 1918/19 sind nur wenige Abweichungen von dieser Regel bekannt. Diese betreffen zudem Epidemien, deren Influenzagenese serologisch oder durch Virusisolierung noch nicht erwiesen werden konnte (vgl. S. 345). Die Grippetodesfälle in England (maximal 1100—1900 Tote je Woche) zeigen bei den A-Epidemien der Jahre 1933, 1937 und 1943 die Maxima im Februar, Januar bzw. Dezember. Die A-Viruszüchtung aus dem Rachen der Patienten auf Frettchen und Maus gelingt fast immer nur im Winter oder Frühjahr. Auf der südlichen Hemisphäre fallen die Influenzaepidemien in den dortigen „Winter“ zwischen Juni und September. Die möglichen Gründe für die Saisonbedingtheit werden auf S. 353 erörtert.

Der Vergleich des Periodogramms der Abb. 6 mit den serologischen Untersuchungen der verschiedenen englischen und amerikanischen Autoren ergibt folgendes: In den Jahren mit den höchsten Mortalitätsmaxima an Influenza und Pneumonie wurde klinisch und im Laboratorium gleichzeitig eine A-Epidemie festgestellt, mit serologisch positiven Befunden bis zu 80% der untersuchten Fälle. In den Jahren mit geringeren, aber noch deutlichen Maxima, wurden parallel A- oder B-Fälle beobachtet. In den Jahren ohne signifikantes Maximum gelang der Nachweis von A oder B nicht oder nur selten (vgl. S. 347 u. 352).

Die **A-Epidemien** haben eine bedeutend höhere Erkrankungs- und Mortalitätsziffer als die B-Epidemien und verursachten seit der Virusentdeckung in der Hauptsache die größeren Epidemien. Sie zeigen einen hohen, symmetrischen Kurvenverlauf mit einem eindeutigen Maximum im (Dezember)-Januar-Februar und gehen gewöhnlich mit einem markanten Überschuß der Pneumoniemortalität einher. Die epidemiologischen Beobachtungen in Holland von 1933—1943 entsprechen durchaus dem Periodogramm der Abb. 6 in Übereinstimmung mit dem A- und B-Cyclus (VAN BRUGGEN u. a. 1947). A-Epidemien in Ungarn 1937 und 1939 decken sich ebenfalls mit dem Periodogramm der Abb. 6; die Epidemie 1939 war jedoch größer als diejenige von 1937. Die zeitliche Koinzidenz der Epidemien gilt aber nicht für den ganzen Erdball. Eine größere A-Epidemie 1936 in Rußland fällt mit der Überschuß-Pneumonie-Mortalität in den USA. zusammen, welche retrospektiv serologisch als Folge einer B-Epidemie diagnostiziert wurde. A-Epidemien 1935 und 1939 in Melbourne und 1940 in Argentinien passen in das Periodogramm der Abb. 6 (Melbourne-Stamm), nicht aber eine A-Epidemie im Mai 1942 in Melbourne. Dabei fielen diese Epidemien der südlichen Hemisphäre in den dortigen klimatischen „Winter" vom Juni bis September und koinzidierten schon aus diesem Grunde nicht mit den Epidemien der nördlichen Hemisphäre (BURNET und CLARK 1942). Vollständige Literatur über die bisher untersuchten A-Epidemien findet sich bei V. ROOYEN und RHODES (1948). Der Winter 1947/48 war frei von größeren Epidemien. Die Influenzamortalität war noch nie so klein. Im Winter 1948/49 trat, in Übereinstimmung mit dem 2-Jahre-Cyclus, wieder eine größere A-Epidemie auf. Sie nahm ihren Weg von Süden nach Norden, begann im Oktober 1948 in Sardinien, erreichte im November Sizilien und Italien, im Dezember Savoyen und im Januar-Februar Frankreich (Paris), die Schweiz und Deutschland (LÉPINE u. Mitarb. 1949; BAUR und EYBAND 1949; CATEIGNE und Mitarbeiter 1949; HERZBERG und URBACH 1950; CHASSAGNE und GAIGNOUX 1950; SHERIS und KAUSCHE 1951). Auch diese Epidemie war gutartig. (Für Basel betrug die Morbidität etwa 1%, die Mortalität 0,05‰, die Letalität 0,5%.) Die isolierten Virusstämme waren verwandt mit dem FM (A')-Stamm des A-Typus, welcher 1947 in Europa und USA. isoliert worden war (CHU, DAWSON und ELFORD 1949; LÉPINE und Mitarbeiter 1949; WIRTH 1950; HERZBERG und URBACH 1950).

Wiederum in Übereinstimmung mit dem zweijährigen Cyclus trat erst im Winter 1950/51 wieder eine größere A-Epidemie auf (FM 1). Sie zeichnete sich durch beträchtliche Morbidität, aber benignen Verlauf aus. Im Gegensatz zum Seuchenweg vor 2 Jahren begann diese letzte A-Epidemie im November/Dezember 1950 im Norden (Skandinavien) und wanderte ziemlich langsam von Norden nach Süden (Januar/Februar 1951 in Basel).

Die **B-Epidemien** unterscheiden sich von den A-Epidemien durch den mehr flachen und protrahierten Kurvenverlauf. Sie erreichen kaum die Hälfte der Morbidität und Mortalität der großen A-Epidemien, haben ihr Maximum eher im Februar-März und zeigen keine bedeutende Zunahme der Pneumoniemortalität. Im allgemeinen gilt, daß das B-Virus häufiger bei sporadischen und subklinischen Fällen entdeckt und nur selten im Verlauf mittelgroßer oder kleiner Epidemien bei einem Teil der Erkrankten gefunden wird. Der dafür aufgestellte hypothetische 4—6-Jahre-Cyclus ist infolge der ungenügenden Anzahl Beobachtungen (Entdeckung des B-Virus erst 1940) weniger sicher als der A-Cyclus. Die erste B-Epidemie wird retrospektiv an Hand von serologischen Testen mit aufbewahrten Seren in den USA. 1936 angenommen, in England 1939. Der ersten sicheren B-Epidemie (Isolierung des LEE-Stammes) 1940 (FRANCIS 1940b, d; 1941b MAGILL 1940) folgte in den USA. und in England eine Häufung von B-Fällen 1943 und 1945/46 (Lit. bei STUART-HARRIS 1945 und v. ROOYEN und RHODES 1948). Die zeitliche Koinzidenz der B-Epidemien in verschiedenen Kontinenten ist geringer als diejenige der A-Epidemien und entspricht mehr einem langsamen Wandern. Die leichte B-Epidemie von 1945/46 zeigte ein derartiges Wandern über die ganze westliche Hemisphäre (DUDGEON 1946; vgl. Abb. 6).

Während der interepidemischen Periode finden sich immer wieder sporadische B-Fälle und kleine lokale B-Epidemien in halbisolierten Wohngemeinschaften (DUDGEON und Mitarbeiter 1946; JACKSON 1946). Dies gilt namentlich für Australien für die Zeit von 1941—1945, wo die B-Infektion beinahe endemischen Charakter hatte (BEVERIDGE und BURNET 1944; HORSFALL 1942; BURNET, STONE und ANDERSON 1946). Das Vorkommen von B-Epidemien 1940 in Westindien, 1941 in Argentinien und die langsam wandernde B-Epidemie 1945/46 im Gebiet der pazifischen Inseln, der USA. und 1947/48 in Deutschland zeigt die weltweite Verbreitung auch dieses Virustyps (MILSTONE und Mitarbeiter 1946; ANDREWES 1946; BIELING 1949; BIELING und HEINLEIN 1949; HENNEBERG und ORTMANN 1949). JACKSON (1946) beobachtete während der B-Epidemie 1945/46, gleichzeitig in England und auf den Bahamas, eine besonders hohe Morbidität (34%) und Pneumonieanfälligkeit von westindischen farbigen Soldaten. Auf einer Ozeaninsel der Gilbert-Gruppe war die Morbidität der Eingeborenen 100%, der Weißen 15%, dagegen diejenige der chinesischen Arbeiter, welche die Grippe als subklinische Infektion eingeschleppt hatten (Virusträger), Null (ISAACS und Mitarbeiter 1950). Wahrscheinlich äußert sich in diesen Beobachtungen neben verschiedener Gruppenimmunität (vgl. S. 404) eine besonderes Disposition der Rasse, wie sie schon 1918 beschrieben wurde (s. S. 345).

B-Epidemien sind selten rein. Häufig finden sich gleichzeitig auch A-Fälle. Und zwar können A- und B-Infektionen nebeneinander auf verschiedenen Individuen oder hintereinander auf demselben Individuum vorkommen (LENETTE und Mitarbeiter 1941; HARE, HAMILTON und FEASBY 1943; VILCHES und Mitarbeiter 1943a; BURNET und Mitarbeiter 1946). Über eine

Verschleierung von örtlich gebundenen Herden von Q-Fieber („Balkangrippe") durch eine langsam sich ausbreitende B-Epidemie in Deutschland (Hessen) berichtet BIELING (1949).

Es sind keine Anzeichen dafür vorhanden, daß seit der Entdeckung des A- und B- vielleicht C-Virus ein anderer Grippevirusstamm eine größere Epidemie verursacht hat. Der Nachweis von A- oder B-Virus gelingt aber während einer typischen Influenzaepidemie serologisch oder durch Virusisolierung aus dem Rachen der Patienten keineswegs immer. Der Virusnachweis kann in 20—70% der untersuchten Fälle versagen. Diese werden per exclusionem als Influenza Y bezeichnet. Manche Autoren postulierten dafür auch die Mitbeteiligung eines bisher unbekannten Grippevirusstammes, z. B. bei den kleineren Epidemien 1935, 1939 und 1941 (MARTIN und FAIRBROTHER 1939; HORSFALL und Mitarbeiter 1940; LENNETTE und Mitarbeiter 1941; RICKARD und Mitarbeiter 1941; HORSFALL 1942; TAYLOR und Mitarbeiter 1942/43; BURNET 1943c; SALK, MENKE und FRANCIS 1944; STUART-HARRIS 1945a, 1947; SIGEL und DAVIS 1947). Erklärungsversuche für dieses Phänomen finden sich auf S. 393. Es ist unzweckmäßig und verwirrend, wie z. B. nach REIMANN (1946) auf Grund dieser Tatsachen (endemische Influenza, Y-Fälle) eine sporadische bzw. endemische „Grippe" klinisch von der epidemischen „Influenza" (A, B und C) abzugrenzen; ebenso die Y-Fälle summarisch als „Bakteriengrippe" zu bezeichnen (wie HERZBERG 1949b).

5. Ursachen der Epidemieentstehung und des Epidemiecyclus. Den durchschnittlichen Antikörpergehalt einer Bevölkerungsgruppe in einem epidemiefreien Zeitintervall charakterisieren die Befunde, welche RAETTIG (1947/48) während eines Jahres an 3000 beliebigen Seren mit dem HIRST-Test erhob. Bezüglich Lebensalter ergab sich eine Kurve des Antikörpertiters (AKT) mit Maximum (1:32—1:64) beim Neonatus und in der Pubertätszeit und mit Minimum (bis 1:4) im ersten Lebensjahr und im Senium. Geschlecht und Gravidität haben auf den Antikörpertiter keinen Einfluß; Typhus, Fleckfieber und Tuberkulose senken ihn; andere Infektionskrankheiten, namentlich chronische Lungenerkrankungen erhöhen ihn. (Über den Einfluß von Haem. infl. auf den AKT vgl. S. 378.)

Der zeitliche Ablauf einer Epidemie ist bedingt durch die Zunahme der Zahl der resistenten Individuen, welche durch manifeste oder subklinische Infektion immun wurden. Da im allgemeinen im Verlauf der 2. Woche nach der Infektion der Antikörpertiter des Serums auf wirksame Höhe ansteigt, nimmt die Zahl der empfänglichen Individuen innerhalb einer Bevölkerungsgruppe, welche in häufigem und engem Kontakt lebt, ziemlich rasch ab. Daher erreicht eine Epidemie, namentlich von Typus A, in der Regel nach $1^1/_2$ Monaten ihr Maximum und erlischt nach rund 3 Monaten.

Das Zustandekommen einer Epidemie hängt von einer Reihe von Umständen ab. Die cyclische Wiederkehr erklärt sich am besten durch die nachweislich progrediente Abnahme der Gruppenimmunität (vgl. S. 404) in der Bevölkerung nach einer Epidemie: In der interepidemischen Periode verschiebt sich das Gleichgewicht zwischen immunen und empfänglichen Individuen mit erloschener Immunität zugunsten der letzteren. Diese Annahme findet in den Messungen der steigenden und fallenden Antikörperkonzentration großer Bevölkerungskreise in Abhängigkeit vom Epidemiecyclus eine gute Stütze (FRANCIS 1938; STUART-HARRIS und Mitarbeiter 1938; RICKARD und Mitarbeiter 1940; MARTIN 1940; SIEGEL und Mitarbeiter 1942; BURNET und CLARK 1942; GREENWOOD 1944; ENDERS 1944; SALK und Mitarbeiter 1945; *Commission on ac. Resp. Dis.* 1945).

Serumpools von ganzen Bevölkerungsgruppen weisen nach einer Epidemie hohen Antikörpertiter auf, welcher im Verlauf der nachfolgenden Monate wieder zur Norm abfällt (SCHWARTZ und Mitarbeiter 1946). Individuen, welche in eine halbisolierte, postepidemische Gemeinschaft eintreten (z. B. Militär) haben dementsprechend eine erhöhte Morbidität (STUART-HARRIS und Mitarbeiter 1938; SCHAFFER und SHAPIRO 1941; BURNET und CLARK 1942; PICKLES, BURNET und MCARTHUR 1948). Andererseits liegen sichere Beobachtungen vor über das Einschleppen einer Epidemie in eine Bevölkerung mit abgeklungener Gruppenimmunität durch den Verkehr. Das fast gleichzeitige Auftreten der Epidemien in Europa und in den USA. (Abb. 6) spricht in Anrechnung der modernen Verkehrsschnelligkeit und -dichte und der kurzen Inkubationszeit der Influenza nicht dagegen. In Alaska gaben die isolierten Eskimowohngemeinschaften Gelegenheit, den Weg zu verfolgen, welchen eine A-Epidemie im Winter 1934/35 nahm. Er ging vom Januar bis April entlang den Fluglinien (über mehr als etwa 2mal 400 km) und den Hundeschlittentrakten. Die Einschleppung erfolgte einmal durch 3 klinisch gesunde Flugpassagiere (Virusträger?), welche aus einem grippeverseuchten Ort kamen (PETTIT, MUDD und PEPPER 1936). Die Ausbreitung der Epidemien kann maximal der Verkehrsschnelligkeit entsprechen. Häufig aber erleidet sie durch mangelnde Disposition der Empfänger und durch zu geringe Expositionsmöglichkeiten längere Verzögerungen.

In einem gewissen Gegensatz zu den meisten bakteriellen Infektionen bedeutet ein guter Ernährungszustand bei der Influenza keine Verminderung der *Disposition* (vgl. S. 345). Überhitzung, Abkühlung, Ermüdung oder intraperitoneale Alkoholapplikation setzt die Resistenz der Maus gegen die Influenzainfektion nicht wesentlich herab (SARRACINO und SOULE 1941). Nach DE RITIS und GRANATI (1949; zit. nach FRUGONI u. Mitarb. 1949) ist die

Letalität von unterernährten hypoproteinämischen Mäusen geringer als bei normaler Kost. Andererseits wird die Krankheitsintensität durch Methionin, Arginin, Na-Nucleinat oder Uracil vermindert. Methionin- und proteinarme Kost macht Mäuse gegen S-Virus empfindlicher (SPRUNT 1948, ACKERMANN 1951). Ermüdung durch 5stündiges Bewegen auf dem Laufband vermindert die Morbidität, im Gegensatz zu Poliomyelitis und den meisten bakteriellen Erkrankungen (GRANATI und FRATONI 1949). Die Erfahrungen nach dem ersten Weltkrieg (S. 345), die Saisonbedingtheit der Epidemien (S. 350) und die tierexperimentellen Erfahrungen deuten alle darauf hin, daß die Disposition für Grippe durch calorisch-quantitative Unterernährung nicht beeinflußt wird, jedoch durch qualitative Mangelernährung infolge Fehlens von Stoffen mit besonderer biologischer Wertigkeit (Vitamine, essentielle Aminosäuren usw.) beeinflußt werden kann.

Es ergaben sich keine einfachen und sicheren Zusammenhänge zwischen dem Seuchengang der Influenza und der Oberflächenform der Landschaft (ECKARDT, FLOHN und JUSATZ 1936) oder zwischen dem Epidemieausbruch und unmittelbaren *meteorologischen Faktoren* (Lufttemperatur, Luftdruck, Niederschläge, Windstärke, Wetterfronten usw. MYGGE 1930, vgl. S. 348; BAUER 1938; JÄSCHOK 1938; JUSATZ 1938; FLOHN 1938; PETERSEN 1940; MEISSNER 1940). Die namentlich für A- (weniger für B-) Influenza in den letzten 30 Jahre vorherrschende Saisonbedingtheit (vgl. S. 350) kann durch mittelbare Änderung der Disposition oder der Exposition durch Klimafaktoren verursacht sein: z. B. Abnahme der UV-Bestrahlung im Winter, relative Hypovitaminose usw. Nach RAETTIG (1948) ist der durchschnittliche Antikörpertiter im Februar am niedrigsten (1:25). Ein mittelbarer Klimaeinfluß ist sicher das Auftreten von Erkältungskrankheiten als Schrittmacher für die Grippevirusübertragung (Husten, Niesen) oder als möglicherweise pathogenitätssteigernde Faktoren für das Grippevirus (vgl. S. 378 und 354). Eine Erhöhung der Exposition während der Wintermonate kommt als zusätzlicher Faktor in Frage (engeres Zusammenleben der Bevölkerung in geheizten Räumen, welche nur selten oder nie gelüftet werden). Die Bedeutung mittelbarer Klimafaktoren wird unterstützt durch das Auftreten der Influenzaepidemien auf der südlichen Erdhälfte im dortigen „Winter", jedoch vermindert durch das, wenn auch seltenere, Vorkommen von Epidemien und Pandemien im Sommer der nördlichen Erdhälfte (S. 345 u. 350).

Für das Fortleben des Virus während der interepidemischen Perioden werden die häufig nachgewiesenen sporadischen oder subklinischen Influenzafälle verantwortlich gemacht. Während einer Epidemie konnte aktives Virus öfters von anscheinend gesunden Personen aus der Rachenspülflüssigkeit gewonnen werden (z. B. CROWLEY, THIGPEN und RICKARD 1944). Dies gelang auch während sicher interepidemischen Perioden, vor allem in Australien. Diese Befunde führten zum Postulat eines endemischen Charakters der B-Influenza für Australien (BEVERIDGE und WILLIAMS 1944 u. a.). BIELING und HEINLEIN (1949) gelang in einer seuchenfreien Zeit auch in Deutschland der Nachweis von A-Viren in der Lunge eines an Tetanus verstorbenen Patienten. Sporadische A-Fälle fanden sich im Frühjahr 1943 auch in Kanada (HARE, HAMILTON und FEASBY 1943) und in den USA. (SALK, MENKE und FRANCIS 1944). Entsprechend dem Periodogramm der Abb. 6 können diese Virusträger nicht als Frühfälle einer kommenden oder als Nachläufer einer vergangenen Epidemie gelten. Nach BURNET (1946) bleibt in ungefähr 1‰ der Bevölkerung das Virus in minimaler Konzentration latent vorhanden. Für dessen Nachweis sind offenbar die bisher gebräuchlichen Methoden zu wenig empfindlich.

Ein mögliches Virusreservoir in einem Zwischenwirt außerhalb des Menschen — in Analogie zur Schweineinfluenza und dem Lungenwurm (vgl. S. 355) — ist auch in Erwägung zu ziehen. Auf diese Möglichkeit weisen folgende Tatsachen: 1. Das Phänomen der Schweineinfluenza (SHOPE 1938, 1941) und der europäischen Ferkelgrippe (KÖBE und FERTIG 1938). 2. Nach FRANCIS und MAGILL (1935/36) sowie MOTE und JONES (1939) sind gewisse Frettchenstämme gegen Infektion mit menschlichen Influenzavirusstämmen immun, da sie a priori hohen Antikörpertiter im Serum aufweisen s. a. MULDER und Mitarbeiter 1949b. Dies macht wahrscheinlich, daß die Erkrankung bei Frettchen auch unter natürlichen Bedingungen vorkommen kann. 3. HORSFALL und HAHN (1939) wiesen in Mäusen ein natürlich vorkommendes pneumotropes Virus nach, welches eine der menschlichen Influenza nahe verwandte Antigenstruktur hat. Auch für den Igel ist das Grippevirus pathogen.

Die plötzliche Steigerung der Pathogenität beim Zustandekommen einer Epidemie kann erklärt werden durch Mutation eines vordem latenten Virusstammes oder durch quantitative Verdrängung der apathogenen interepidemischen Stämme (Y) durch Vermehrung eines pathogenen Stammes in der an Antikörper verarmten Bevölkerung. Die Verdrängung eines pathogenen durch einen hochpathogenen Virusstamm im großen findet ihr experimentelles Modell im Interferenzeffekt verschiedener Stämme in der Gewebskultur (ANDREWES 1942 a) und im Ei (HENLE und HENLE 1943, 1944 a, b; ZIEGLER und HORSFALL 1944 u. a.). In einer Skala, welche die verschiedene Infektiosität und Pathogenität gegenüber Mensch, Frettchen und Maus zum Maßstab nimmt, unterscheidet demgemäß ANDREWES (1942 c) zwischen einem apathogenen „basischen" und dem hochpathogenen pneumotropen Pandemievirus 7 verschiedene Grade.

Außerdem ist es möglich, daß ein Synergismus zwischen Grippevirus und Bakterien oder einem anderen Virus (Schnupfen, primär-atypische Pneumonie, Coxsackie, vgl. S. 394 usw.) bei der Entstehung einer Epidemie mitwirkt. Die auf S. 348, 374 ff. und 383 gegebenen Überlegungen über das „komplexe Virus" können auch hier Gültigkeit bekommen, sofern eine A- oder B-Epidemie mit vielen bakteriellen Sekundärinfektionen einhergeht. Die Kombination Influenza + akuter Schnupfen (welcher nicht zur Symptomatologie der unkomplizierten Grippe gehört) war bei manchen Epidemien so häufig, daß man sie auch infolge dieser Viruskombination als komplexe Epidemie bezeichnen konnte (vgl. S. 444).

III. Übertragungsmodus und Lebensfähigkeit des Virus in der Umwelt.

Die epidemiologischen Erfahrungen und die Tierversuche gestatten die Annahme, daß während einer Epidemie und allgemein zu Beginn des Winters das Influenzavirus durch Tröpfchen- und Staubinfektion verbreitet wird. Je kleiner die, namentlich durch Niesen produzierten Tröpfchen sind, desto schneller trocknen sie aus und bleiben in der Luft suspendiert (s. unten). Sind die Tröpfchen größer (Husten), so fallen sie nach dem Versprayen in etwa 2 m Distanz zu Boden und kommen als Infektionserreger nicht mehr wesentlich in Betracht. Infektiöses Influenzavirus wurde im Staub nachgewiesen, welcher aus der Umgebung von infizierten Frettchen entnommen wurde (EDWARD 1941). Der Unterschied zwischen den schnell abwärts fallenden, größeren Tröpfchen und den in der Schwebe bleibenden kleinen, wurde durch Blitzlichtphotographie sichtbar gemacht (BOURDILLON und LIDWELL 1941; JENNISON 1942). Nicht unwesentlich ist ferner die Übertragung durch feste Gegenstände. Angetrocknetes Influenzavirus kann unter Ausschluß von UV-Bestrahlung über mehrere Wochen infektiös bleiben, sofern es in die Respirationswege gelangt.

ANDREWES (1942) postulierte, daß die Verbreitung des Influenzavirus in erster Linie eine Folge der saisonmäßigen Erkältungskrankheiten mit Husten und Niesen ist, ohne daß dadurch zunächst eine Influenzaerkrankung klinisch manifest wird. Die nicht seltene Kombination von Grippeepidemien mit akutem Schnupfen macht es wahrscheinlich, daß das Schnupfenvirus (vgl. S. 444) auch für die Übertragung des Grippevirus als Schrittmacher wirken kann. Die Blindpassagen des Grippevirus verursachen eine progrediente Virulenzsteigerung, bis es zur manifesten Erkrankung kommt, und die weitere Verbreitung des nunmehr pathogenen Virus zur Epidemie führt (vgl. S. 348 und 352).

Experimentelle Untersuchungen mit verspraytem aktivem Virus aus Mäuselungen und Allantois an Tier und Mensch erwiesen die Infektionsmöglichkeit durch die Luft. In einem geschlossenen Raum bleibt das Virus längere Zeit in der Luft suspendiert, ohne dabei an Virulenz zu verlieren. Es konnte nach 30 min wieder aus der Luft zurückgewonnen werden und war für die Maus noch infektiös (WELLS und BROWN 1936). Die Infektiosität des Virus bleibt bei einer relativen Luftfeuchtigkeit von 17—24% 24 Std lang erhalten; in trockener Luft noch länger (LOOSLI und Mitarbeiter 1943). In trockenem Zustand bleibt sie im Kühlschrank bis zu 6 Wochen unverändert, bei — 10 bis — 60° C noch länger (SCHERP, FLOSDORF und SHAW 1938; weitere Lit. bei VAN ROOYEN und RHODES 1948, S. 625). Auf Stoff (z. B. Bettzeug) eingetrocknetes A-Virus (z. B. Melbourne-Stamm) kann bei Zimmertemperatur bis zu 2 Wochen infektiös bleiben, auf Glas oder in Haushaltungsstaub bis zu 5 Wochen (EDWARD 1941), auf der Handfläche 10—45 min lang (KRUEGER 1942; PARKER und MACNEAL 1944). Die Infektiosität wurde an Mäusen und Eiern getestet. Die Haftfestigkeit des Virus an Glas zeigt ferner der einfache Versuch, wonach die fortlaufende Virusverdünnung ohne Wechsel der Pipette kleiner wird, als bei Gebrauch einer neuen Pipette für jede Verdünnung (BIELING und OELRICHS 1946). Virushaltige Allantoisflüssigkeit, auf Glas angetrocknet, bleibt für mehrere Tage für das Ei infektiös, zusammen mit Schleim bis 7 Wochen (PARKER, DUNHAM und MACNEAL 1944). B-Virus ist labiler als A und wird nach Eintrocknen auf Glas, Gummiunterlage oder Handfläche rasch inaktiviert (*U.S. Nav. Med. Lab.* 1942 b). Die Dauer der Haltbarkeit in trockenem Zustand ist ferner durch den Virulenzgrad bedingt (PARKER und Mitarbeiter 1944).

IV. Das Influenzavirus.

1. Geschichte der Entdeckung des Influenzavirus und erste Resultate der Experimente mit demselben. Während früher um die Ätiologie der Grippe ein erbitterter Streit ausgefochten wurde, nämlich ob der Influenzabacillus allein oder in Verbindung mit anderen Bakterien oder einem unbekannten Virus oder dieses allein die Ursache der Grippe sei (s. MASSINI, Influenza im Handbuch 3. Auflage 1934), ist seit dem Jahre 1933 eindeutig festgelegt, daß die Ursache der Grippe ein Virus ist. 1931 war die Situation die folgende: Der Influenzabacillus war wahrscheinlich nicht der Erreger der Grippe, sondern ein Virus, aber die wenigen positiven Versuche, mit filtriertem Sekret von Grippepatienten am Menschen Grippe zu erzeugen (s. S. 346), waren nicht genügend beweisend für das Vorhandensein eines Virus. Man konnte in diesen Fällen eine zufällige natürliche Grippeinfektion nicht ausschließen. Außerdem standen den positiven Ergebnissen ebensoviel negative Resultate gegenüber. Eine entscheidende Wendung brachte nun die Entdeckung des Schweineinfluenzavirus durch SHOPE (1931 a und b, 1932, 1934, 1935, 1936 a und b, 1937 a und b, 1938) bei der Schweineinfluenza (Hogflu, Tromp).

In Amerika (JOWA) gibt es seit 1918 unter den Schweinen eine epidemische Krankheit, welche weitgehende Ähnlichkeit mit der menschlichen Influenza zeigt. Inkubationszeit 2—7, meist 4 Tage, bei experimenteller intranasaler Infektion 24—48 Std. Plötzlicher Beginn, Fieber bis 40°, starke Abgeschlagenheit, Freßunlust, Schmerzen bei jeder Berührung, anfallsweiser Husten, Bronchitis, Atelektase bis Pneumonie der cephalen, kardialen Lungenlappen, Leukopenie (1000—7000, normal = 15000—29000), Schwellung der cervicalen, mediastinalen, mesenterialen Lymphdrüsen, eventuell Delirien, Exitus. Die Epidemien sind verschieden schwer, z. B. 1928 schwer: Mortalität 4%, 1929 leicht: Mortalität unter 1%. Bei dieser Krankheit fand SHOPE nun regelmäßig in Bronchien, Lungen, eventuell Blut ein Stäbchen, das sich vom Influenzabacillus Pfeiffer nicht unterscheiden läßt. Dieser „Haemophilus influenzae suis" ist aber für Schweine nicht pathogen und macht keine Epidemie. Daneben konnte SHOPE ein filtrierbares Virus nachweisen. Dieses Virus machte nur eine leichteste Krankheit, „Filtratkrankheit". Wurde aber Virus + Haemophilus auf Schweine intranasal geimpft, so entstand typische Schweineinfluenza, wie wenn unfiltriertes, virulentes Material verimpft wurde. Auch Stallinfektionen gelangen wie bei der natürlichen Epizootie. Gegen das Virus lassen sich die Schweine immunisieren, gegen die Influenzabacillen nicht. Mit Influenzabacillen allein lassen sich die Schweine nicht infizieren, es entsteht nur durch sehr große Massen Bakterien eine Intoxikation. Die Analogie zu den Verhältnissen bei der Menscheninfluenza liegt nahe und wurde von SHOPE und Mitarbeiter schon betont. Das bestimmende Agens ist das Virus.

SHOPE (1939, 1941, 1942) hat nun weiter nachgewiesen, daß das Virus während der epizootie-freien Zeit in Lungenwürmern, Metastrongylus elongatus und Choerostrongylus putendo tectus, regelmäßig vorhandenen Parasiten der Schweine, leben bleibt. Die Lungenwürmer leben in den unteren Partien der Schweinelunge. Die Eier mit Embryo werden ausgeschieden und von den Regenwürmern aufgenommen. In den Regenwürmern machen die mit dem Virus infizierten Larven 3 Stadien durch, bis sie invasionsfähig werden. Die Regenwürmer werden nun von den Schweinen gefressen. Die Larven werden im Darm frei und gelangen in die Lungen und damit auch das Virus. Die Larven des Lungenwurmes bleiben in den Regenwürmern 16 Monate und im Respirationstractus der Schweine weitere 3 Monate lebend. Experimentell genügt es nun nicht, die Schweine mit Regenwürmern, die virushaltige Larven beherbergen, zu füttern, sondern es muß noch eine weitere Bedingung, eine unspezifische Provokation dazu kommen, z. B. eine intramuskuläre Einspritzung mit Haemophilus oder eine intrapleurale mit Calciumchlorid. Auch diese Provokation gelingt nur im Winter und im Frühjahr, im Sommer nie. Außerdem ist es nicht gelungen, das Virus in den Larven oder in den Lungenwürmern nachzuweisen, das Virus ist maskiert (SHOPE). Die Infektionskette ist also für Schweineinfluenza nicht ganz geschlossen (SHOPE 1937a, 1948). Bemerkenswert ist, daß

1. das Schweineinfluenzavirus im Regenwurm, eine Spezies, die zu Menschen und Schweinen keine Verwandtschaft zeigt, fortleben und sich vermehren kann,

2. nur im Herbst/Winter eine Epizootie entsteht, beim Menschen zur Zeit wenigstens eine Epidemie im Februar/März.

3. daß in den Sommermonaten bei der Schweineinfluenza eine absolute Latenz besteht, die ihr Analogon in der Latenz des humanen Virus beim Entwicklungscyclus im Hühnerembryo hat.

Auf diese schönen Untersuchungen von SHOPE hin wurden die Arbeiten über die Ätiologie der Grippe beim Menschen wieder aufgenommen, und es gelang dann SMITH, ANDREWES und LAIDLAW (1933), bei einer Epidemie am Anfang des Jahres 1933 in London, ein Virus durch Übertragung auf das Frettchen zu isolieren.

Das Einträufeln von bakterienfrei filtriertem Nasen-Rachen-Waschwasser in die Nasen von Frettchen erzeugte in 5 von 8 Untersuchungen eine fieberhafte Krankheit mit den Symptomen wie die der unkomplizierten Grippe beim Menschen, ebenso einmal die Impfung mit Lungenemulsion. Die Inkubation betrug 2 Tage. Nach dieser Zeit folgte ein rascher Fieberanstieg bis 204/205° F (40°/40,6° C), oft diphasisch, am 3. oder 4. Tag Fieberabfall und Wiederanstieg bis am 4. und 5. Tag. Nach 2 weiteren Tagen definitive Entfieberung.

Die Tiere waren sehr krank, apathisch, hatten Schnupfen, Muskelschwäche, Conjunctivitis. Aus der Nase floß ein mucopurulentes Sekret, wobei die Nasenöffnung oft verstopft war, so daß die Tiere durch das Maul atmen müssen (dieser Schnupfen ist ein Symptom, das bei der Grippe des Menschen nicht oder nur in sehr geringem Maße vorkommt). Nach 10 Tagen oder etwas später waren alle Tiere geheilt. Die einzelnen Symptome konnten gering ausgebildet sein oder ganz fehlen. Todesfälle traten keine ein, selten wurde ein Rückfall beobachtet. Schädigungen in der Mucosa der Nasenmuscheln, Verlust der Ciliarzellen, Hyperämie und Nekrosen durch die ganze Schleimhaut hindurch (STUART-HARRIS und FRANCIS 1938); Lunge und andere Organe blieben ohne Schaden. Das Virus fand sich in oder auf der Mucosa der Nasenmuscheln. Es konnte in Passagen weiter gezüchtet werden. Da die Tiere durch Niesen das Virus verspritzten, entstanden auch Stallinfektionen. Es wurde auch eine Laborinfektion beim Menschen beobachtet (vgl. S. 366), der Influenzavirusstamm wurde auf Frettchen zurückgezüchtet (SMITH und STUART-HARRIS 1936).

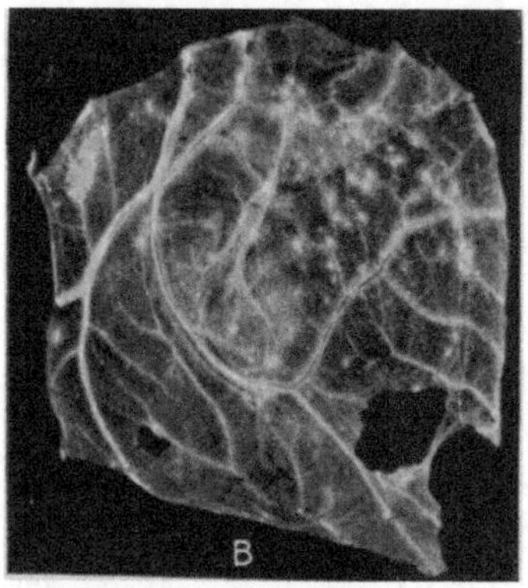

Abb. 7. Chorio-Allantoismembran. 59. Eipassage, typische Foci. (Aus BURNET 1936.)

Diese geheilten Tiere waren nun gegen eine zweite intranasale Infektion während 5 bis 6 Wochen vollständig immun. Nach 3 Monaten nahm die Immunität ab. Einzelne Tiere wurden leicht krank (SMITH, ANDREWES und LAIDLAW 1935).

Andere (subcutane oder intravenöse) als intranasale Applikationen ergaben negative Resultate. Ebenso die Verimpfung von Milz, Lymphknotensubstanz und von Blut der kranken Tiere. Das Virus von Mensch und Frettchen ließ sich durch Gradocoll-Membranen mit durchschnittlicher Porengröße von 0,6 μ filtrieren.

Gleichzeitige Verimpfung von Virus und von Haem. infl. suis oder humani gibt keine wesentliche Veränderung des Krankheitsbildes.

Eine gleiche Krankheit entstand durch Einimpfung von Schweineinfluenzavirus, das von SHOPE zur Verfügung gestellt wurde. Kreuzversuche ergaben, daß das menschliche und das Schweinevirus zwar verwandt, aber nicht identisch sind, indem gegen das homogene Virus eine komplette, gegen das heterologe Virus aber nur eine unvollständige Immunität entstand. Das Serum geheilter Frettchen enthielt, das Virus neutralisierende, Antikörper mit höherem Titer gegenüber dem homologen Stamm.

Die Autoren kommen zum Schluß: Der ätiologische Faktor für die menschliche Influenza ist ein Virus. Gewisse Bakterien erleichtern die Invasion oder erzeugen Komplikationen (s. a. LAIDLAW 1935).

SHOPE (1934) zeigte, daß wenn die Frettchen vor der Infektion anästhesiert wurden, nicht nur Veränderungen in der Nasenmucosa, sondern auch Lungeninfiltrate entstehen konnten. Die Anästhesierung hat noch den Vorteil, daß die Infektion leichter haftet.

Das Frettchenvirus läßt sich durch intranasale Impfung auf weiße Mäuse übertragen (ANDREWES, LAIDLAW und SMITH 1934; FRANCIS 1934). Bei diesen Tieren entstehen Entzündungen in den tieferen Teilen des Respirationstractus und in den Lungen.

Erster Nachweis des Virusvorkommens in anderen Ländern.

Im Jahre 1934 konnte dann FRANCIS (Science 1934) im Rockefeller Hospital New York nach mehreren erfolglosen Übertragungsversuchen aus einem Sputum, das von Patienten während einer Epidemie von Puerto Rico eingesandt wurde, in 3 von 5 Untersuchungen das Virus durch den Frettchenversuch nachweisen (PR 8). Der amerikanische Stamm schien für Frettchen und Mäuse pathogener zu sein als der englische, es entstanden leichter Pneumonien und Exitus bei den Frettchen. Er zeigte bei Vergleichen ähnliche Eigenschaften, wie das ebenfalls pathogenere Schweinevirus. Die einzelnen Mäusestämme waren ungleich empfindlich.

1940 isolierte FRANCIS bei einer leichten Epidemie in einem Kinderheim in Irvington House on Hudson den biologisch von den bekannten Stämmen verschiedenen Stamm Lee, nachdem in USA. bei 2 großen Epidemien von klinisch typischer Influenza 1936 und 1940 aus Rachenwaschungen kein Virus gezüchtet werden konnte, und nachdem zahlreiche Untersuchungen zum biologischen Nachweis (Neutralisierungsversuche, Komplementfixation) von dem bekannten Standardstamm PR 8 und von anderen Stämmen negative Resultate ergeben hatten. Unabhängig von Francis isolierte Magill 1940 den gleichen Typus.

Die alten Stämme wurden mit „Typus A", die neuen mit „Typus B" bezeichnet (Horsfall und Mitarbeiter 1940).

2. Isolierung des Influenzavirus. Die Influenzavira wachsen, wie andere Vira, nur auf lebendem Gewebe. Am einfachsten und am sichersten gelingt die Isolierung aus dem Respirationstrakt der Menschen und Tiere durch intranasale

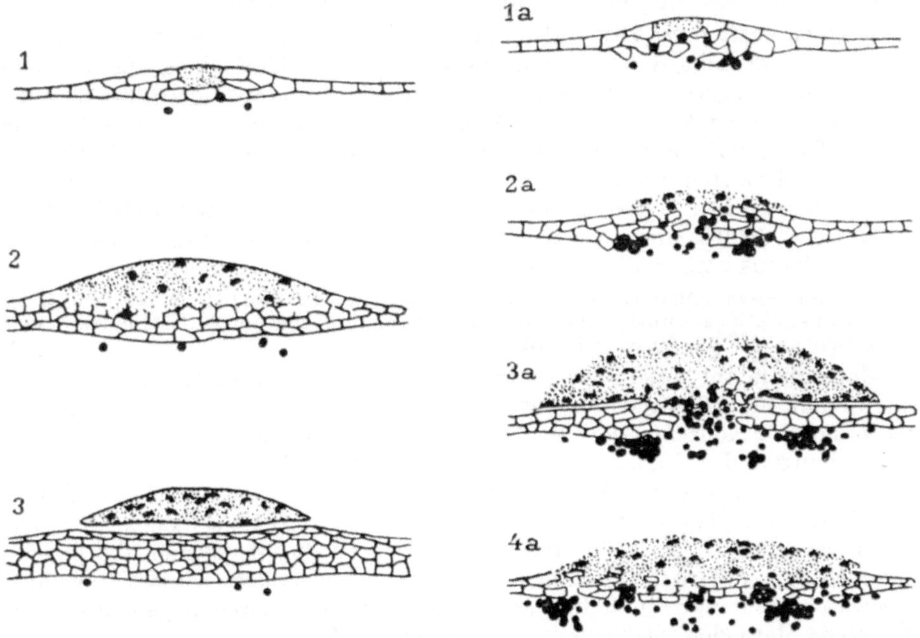

Abb. 8. Schematische Zeichnung der Entwicklung der ektodermalen Veränderungen in der Chorioallantois. 1—3 aufeinanderfolgende Stadien eines Virus von 30—40 Passagen. 1a—4a gleiche Stadien eines aktiveren Virus (65—70 Passagen); 3a und 4a Endstadien. Nekrotisches Material ist punktiert. Eosinophile Leukocyten: schwarze Flecken (rund: normale, verzogen: nekrotisch). Mononucleäre Zellen: Kreise mit dickem Rand. Ektodermzellen weiß. (Aus Burnet 1936.)

Infektion des mit Äther narkotisierten Frettchens (starke Stammdifferenzen). Im ganzen recht häufig gelingt die direkte Isolierung auf (9—11—14 Tage alte) Hühnerembryonen, und zwar besser mit der etwas schwierigeren Amnionkultur (Burnet, Beveridge und Bull 1944; Burnet 1940; Beveridge und Burnet 1944) als mit der leichteren Chorioallantoiskultur (zuerst Smith 1935; Burnet 1935; Beveridge und Burnet 1946) (Abb. 7 und 8). Schon früh wurden auch Kulturmedien mit lebenden Geweben (Explantate) gemacht (Hühnerembryo, Lunge von Hühner- oder humanem Embryo; Francis und Magill 1935b; Wirth 1950). Dabei ist es nötig, die eventuellen Begleitbakterien zu entfernen. Das geschieht durch Abfiltrierung der Bakterien durch Ultrafilter (wobei aber auch das Virus zum Teil zurückgehalten wird) oder durch Abtöten derselben mit Antibioticis, Penicillin, Sulfonamiden usw., mit mehr positivem Resultat.

Es ist aber zu bemerken, daß die einzelnen Stämme sehr verschiedene Ansprüche an die Nährböden stellen. Am leichtesten läßt sich das typische A-Virus isolieren, schwer oder nicht das B-Virus und gewisse interepidemische Stämme, trotz Anwendung der manchmal noch erfolgreichen Blindpassagen (Burnet und Lush 1940a; Lennette und Mitarbeiter 1941; R. M. Taylor und Dreguss 1941; Eaton und Beck 1941; Andrewes und Glover 1944; Hirst 1947, b). Es genügen 10 Partikel PR 8 zur Infektion der Allantois und der Maus, 10 Partikel Lee zur Infektion der Allantois, aber erst 10000 Partikel Lee infizieren die Maus (FRIEDEWALD und PICKELS 1944). Die Weiterimpfung, Adaptation, auf andere als die empfindlichsten Tiere gelingt dann meist leichter, eventuell mit Blindpassagen. Einzelne Mäuserassen sind empfänglicher als andere. Nach einigen Passagen entsteht ein für das neue Tier gleichmäßig pathogener Stamm (s. auch bei Variation und Tropismus). Die Verimpfung und die Adaptation auf andere Tiere weist die Entstehung von mehr oder weniger stabilen Varianten (s. S. 364 ff.) von seiten des Virus und das Vorhandensein von speziellen Empfänglichkeiten (s. S. 362 und 363) von seiten des Wirtes nach.

Weitere empfängliche Tiere (s. Zusammenstellung bei VAN ROOYEN und RHODES 1948, S. 606). Bemerkenswert ist, daß das Küchlein 5 Tage nach dem Ausschlüpfen nicht mehr empfänglich ist (hohe Körpertemperatur) (ENDERS und PEARSON 1941).

3. Eigenschaften des Virus. Das Influenzavirus (A, B, Schweinetyp [S]) konnte weitgehend gereinigt, d. h. von den Bestandteilen des Nährbodens, auf dem es gewachsen war, abgetrennt werden. Meist wurde das Virus aus den Hühnerallantois verwendet, gelegentlich auch aus Mäuselungen oder aus anderen Nährböden.

Zur Reinigung wurde eine oder mehrmalige Adsorption an und Elution von Hühnererythrocyten (FRANCIS und SALK 1942) und fraktionierte Zentrifugierung (3000—4000 Touren je Minute zur Entfernung der gröberen Bestandteile, 13000 bis 30000—90000 Touren und mehr zur Sedimentierung der Partikel, Elementarkörper, FRIEDEWALD und PICKELS 1944, KNIGHT 1946 a, b u. a.) verwendet.

Eine interessante Methode wurde durch ZWART und VOORSPUIJ (1949) angegeben. Das Virus wird an $CaCO_3$ adsorbiert und dieses durch Permutit in eine lösliche Natriumverbindung übergeführt, wobei das Virus frei wird.

Man erhält auf diese Weise Aufschwemmungen von Partikeln, welche die Infektivität und alle anderen antigenen Eigenschaften des Virus unverändert und in höherer Konzentration besitzen und welche wahrscheinlich nur sehr wenig Beimengungen der Nährböden enthalten (KNIGHT 1946 a, b; LAUFFER und MILLER 1944; SHARP und Mitarbeiter 1943, 1944, 1945; TAYLOR 1946; TAYLOR und Mitarbeiter 1943, 1944 a; WIENER und Mitarbeiter 1946; s. dazu auch S. 399).

Die einzelnen Typen des Virus A, B, S zeigen im allgemeinen die gleichen Eigenschaften, differieren aber doch signifikant voneinander. Diese Unterschiede lassen sich nicht nur durch biologische, sondern auch durch physikalische und chemische Methoden nachweisen (s. Tabellen 1—4).

a) Physikalische Eigenschaften.

Tabelle 1. *Physikalische Eigenschaften der Influenzaviren.*
Nach SHARP u. a. 1943, 1944, 1945.

	Sedimentationskonstante $\times 10^{13}$	Dichte in wäßriger Suspension	Größe aus der Sedimentationsgeschwindigkeit $m\mu$	Größe aus der Elektronenmikrographie $m\mu$	Partial spezifisches Volumen	Wassergehalt in % des Volumens	Isoelektrischer Punkt[1]
Influenza A (PR 8-Stamm)	742	1,104	116	101	0,822	52,0	5,4
Influenza B (Lee-Stamm)	840	1,104	124	123	0,863	34,5	
Schweineinfluenza	727	1,100	117	96,5	0,850	43,3	

[1] KNIGHT 1946 a.
Siehe auch LAUFFER und STANLEY 1944.

Tabelle 2.

Weitere Befunde (Elektronenmikrographie, Abb. 9). Nach Adsorption an Hühnererythrocyten sind die Durchmesser etwas kleiner (DAWSON und ELFORD 1949).

Virus A (PR 8):	$90 \pm 11{,}5$ mμ rund, scharfe Grenzen
Virus B (Lee)	103 ± 8 mμ rund, scharfe Grenzen, daneben lange Formen, bis zu 4 μ lang

Die Viruspartikel, Elementarkörper der Influenza (und anderer Virusarten dieser Gruppe: Mumps, Newcastle Disease und Hühnerpest) sind kugelförmig, deformierbar und besitzen wahrscheinlich eine dünne Haut. Das Innere ist ungleichmäßig, es besteht zwar kein Kern, aber mehr oder weniger dichte Stellen (Abb. 9).

Je größer die Partikel, Elementarkörper sind, desto leichter sind sie deformierbar. Zum Beispiel zeigen Mumps-Elementarkörper (180—190 mμ) mehr Unregelmäßigkeiten, unschärferen Rand, Pseudopodien-ähnliche Bildungen als die Influenzavirus-Elementarkörper mit rund 100 mμ Durchmesser (DAWSON und ELFORD 1949; WEIL u. a. 1948).

Außer den runden, ovalen und bohnenartigen Formen sind besonders bei frisch isolierten Stämmen in der letzten Zeit noch perlschnurähnliche, knospenartige Formen oder mehr oder weniger dicke Stäbchen, Fäden und Knäuel beschrieben worden (MOSLEY und WYCKOFF 1946; HEINMETS 1948; CHU und Mitarbeiter 1949; DAWSON und ELFORD 1949, 1950). Diese

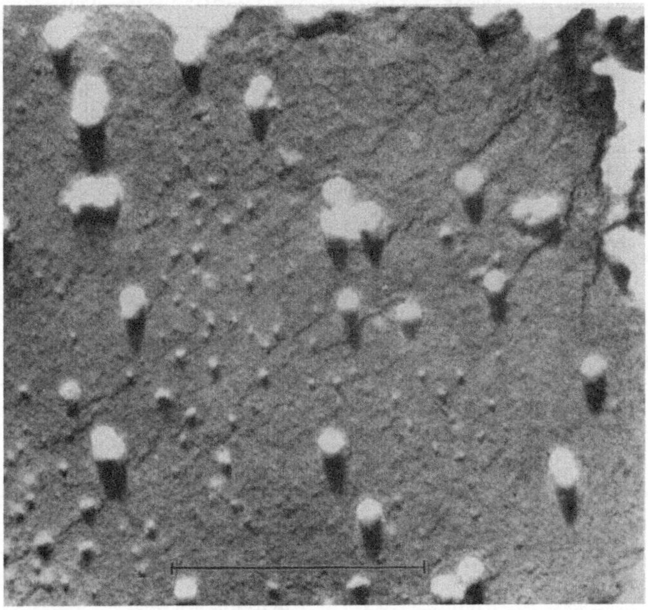

Abb. 9. Influenzavirus. Schattenmethode. Elektronenmikrographie. (Aus WILLIAMS und WYCKOFF 1945.)

„Langformen", filamentösen Partikel wurden als Entwicklungsstufen oder Degenerationsformen gedeutet.

Die meisten dieser Bilder, sofern sie nicht aneinander gereihte Kugeln darstellen, sehen aus wie Kunstprodukte und haben oft keine Übergänge zu den meist ziemlich einförmig aussehenden bekannten runden Formen. Ein sicherer Entscheid kann erst getroffen werden, wenn wesentlich mehr Photographien, unter verschiedenen Bedingungen aufgenommen, vorliegen. Solche abnormen Formen wurden auch beim Newcastle Diseasevirus (BANG 1948) und bei Coliphagen Tetanusbacillen-artige, gleichmäßige Formen (WYCKOFF 1950; HERČÍK 1950) beobachtet (s. a. WOLPERS 1941).

Bei anderen, ebenfalls frisch isolierten Stämmen (Geneva III) fehlen solche filamentöse Formen so gut wie ganz (WIRTH 1950).

Bei der Influenza kommen keine Einschlußkörper vor. Die Angaben einzelner Autoren über das Vorhandensein derselben haben sich nicht bestätigt (VAN ROOYEN und RHODES S. 610, 588).

b) Chemische Eigenschaften. Die Befunde der einzelnen Autoren über die chemische Zusammensetzung der Partikel stimmen recht gut überein. Differenzen erklären sich durch folgende Schwierigkeiten der Untersuchung: Die einzelnen Bestandteile konnten, hauptsächlich wegen Mangel an Ausgangsmaterial, meistens nicht alle quantitativ bestimmt werden. Sie wurden zum Teil aus den Differenzen zwischen den direkt nachgewiesenen Bestandteilen und dem Gesamtgehalt berechnet.

Es bestehen auch vielfach sehr große Komplexe aus verschiedenen Komponenten, z. B. Lipoid-Protein-Kohlenhydratkomplexe, wie bei den Bakterien. Je nach dem Grade der Aufspaltung dieser großen Komplexe erhält man andere Mengenverhältnisse ihrer Teile.

Endlich ist es möglich, daß auch bei den „gereinigten“ Viruspartikeln noch Reste von den Nährsubstraten (Allantois, Mäuselunge usw.) mitbestimmt wurden, welche zufällig die gleichen chemisch-physikalischen Eigenschaften besitzen, wie die Partikel selbst und somit als Verunreinigung anzusehen sind (die Ansicht der meisten Autoren). Jedenfalls sind solche biologisch nachgewiesen worden, bei PR 8 20%, bei Lee 30% für Allantoisflüssigkeit (KNIGHT 1946 b). Dieser Autor nimmt aber an, daß diese Nährbodenantigene in die Viruspartikel als Komponente eingebaut werden.

Trotz aller Kritik in der Beurteilung der Analysen ist anzunehmen, daß die einzelnen Typen und Stämme chemisch-physikalisch verschieden zusammengesetzt sind. Diese Resultate werden durch die biologischen Experimente bestätigt (s. Tabelle 3).

Tabelle 3. *Chemische Zusammensetzung der Viruspartikel* (TAYLOR 1944; SHARP u. a. 1945.) INA = Desoxypentosetyp. RNA = Ribopentosetyp.

	Ganzer Komplex				Lipoid				Nicht Lipoid				
	C	N	P	Kohlenhydrate	Total	Phospholipoid	Cholesterol	Neutralfett	Total	Protein	Kohlenhydrate	Nucleinsäuren INA	Nucleinsäuren RNA
Influenza A (PR 8 Stamm)	53,2	10,0	0,97	12,5	23,4	11,3	7,0	5,1	77,5	65,0	7,3	1,5	?
Influenza B (Lee Stamm)	52,7	9,7	0,94	13,1	22,4	11,2	3,7	7,2	76,4	63,6	9,4	1,2	?
Schweineinfluenza	51,4	9,0	0,87	10,0	24,0	10,7	5,7	7,7	77,6	67,6	10,0	+	?

Die Gesamtlipoide sind bei den 3 Typen praktisch in gleicher Menge vorhanden, dagegen finden sich bei Influenza B nur etwa $^1/_2$ soviel Cholesterin wie bei A und S-Influenza.

Tabelle 4. *Gehalt von Virus A, PR 8 und B, Lee an Aminosäuren* (KNIGHT 1947 c).

Aminosäuren	PR 8 %	Lee %	Aminosäuren	PR 8 %	Lee %
Alanin	2,5	2,6	Methionin	2,3	2,1
Arginin	5,0	4,0	Phenylalanin	3,7	3,4
Asparaginsäure	7,4	7,3	Prolin	2,6	2,7
Glutaminsäure	7,7	6,2	Serin	2,2	2,2
Glycin	2,5	2,9	Threonin	3,7	4,0
Histidin	1,4	1,5	Tryptophan	1,1	0,7
Isoleucin	5,2	5,4	Tyrosin	3,1	2,1
Leucin	5,3	5,5	Valin	3,4	3,2
Lysin	3,6	4,7			

Signifikante Unterschiede zeigen 5 Aminosäuren: Arginin, Glutaminsäure, Tryptophan, Tyrosin waren in größerer Menge bei Influenza A als bei B und S vorhanden, Lysin fand sich bei B in besonders großen Mengen.

Es ist wahrscheinlich, daß diese Differenzen in der chemischen Zusammensetzung auch die biologischen Differenzen zwischen PR 8 und Lee bedingen, wenigstens zum Teil.

Die Influenzaviren enthalten relativ zu anderen Viren wenig Nucleinsäure, davon sicher solche vom Desoxypentosetyp, wahrscheinlich auch vom Ribopentosetyp (KNIGHT 1946 a und b; 1947 b).

Die Gesamtmenge von Kohlenhydraten ist nach den Untersuchungen aller Autoren wesentlich größer, als der Verbindung derselben in Nucleinsäure entsprechen kann.

KNIGHT (1947 b) fand Mannose, Galaktose und Glucosamin an größere Komplexe gebunden.

Radioaktiver Phosphor 32, in die Allantoishöhle des Hühnerembryo eingebracht, wird von 3 Std später inoculiertem Virus sehr wahrscheinlich eingebaut, und zwar in Phosphorlipoide und in die Pentosenucleinsäure Fraktion (GRAHAM und MCCLELLAND 1949).

4. Aufbewahrung und Reaktionen des Virus. *a) Aufbewahrung.* Die beste Methode zur Konservierung des Virus mit Erhaltung der Virulenz und der Vermehrungsfähigkeit besteht in Aufbewahren bei —78 bis —60° C in zugeschmolzenen Ampullen (Luftabschluß) (TURNER 1938; HIRST 1941; HORSFALL 1939).

Gewisse B-Stämme werden aber doch durch diese tiefe Temperatur geschädigt (KNIGHT 1947 b).

Auch in getrocknetem Zustande, eventuell mit Gefrieren, läßt sich das Virus längere Zeit unverändert erhalten (SCHERP u. a. 1938) s. S. 354.

Ein Zusatz von 50% Glycerin und Aufbewahrung im Eisschrank gestattet eine Konservierung bis zu maximal 1 Jahr (SHOPE 1931, 1934; BURNET und CLARK 1942 u. v. a.)

Haltbarkeit in der Umwelt, bei Versprayungen s. S. 354; Tageslicht s. S. 358.

b) Reaktion auf physikalische Einwirkung. Sorgfältige quantitativ und zeitlich abgestufte Experimente zeigten, daß die einzelnen Funktionen der Viruspartikel gegen physikalische und chemische Einwirkungen verschieden empfindlich sind. Die Reihenfolge der Empfindlichkeit gegenüber den Einflüssen ist bei allen Arten derselben ziemlich die gleiche.

Es geht verloren die Fähigkeit

1. der Infektion und der Vermehrung;
2. der Toxinbildung;
3. zur Interferenz;
4. zur Hämagglutination, Adsorption und Elution (HIRST 1948 b); zum Refraktärmachen der Erythrocyten gegen Agglutination durch Zugeben von frischem Virus; zur Adsorption an die Allantoiszelle; zu Immunisieren; der Komplementfixation mit den Antigenen, die nur in großen Partikeln vorhanden sind.
5. der Komplementfixation mit dem soluble antigen (HENLE und HENLE 1947; HIRST 1942 b; HENLE, HENLE und KIRBER 1947, Ultraviolettbestrahlung; BURNET und Mitarbeiter 1945, Hitze; KNIGHT 1946 a; SVEDMYR 1948 b; MCKEE und HALE 1946· JONES 1945).

Die Vermehrungsfähigkeit und Infektiosität ist also an das ungeschädigte Vollvirus gebunden.

Hitze. Die Infektivität wird zerstört durch Erhitzen des Virus auf 56° für 20—30 min (HIRST 1942 b, 1948 b). Die übrigen Fähigkeiten werden in 70 min 57° zerstört (MCKEE und HALE 1946). Schon leichte Temperaturerhöhungen auf 39—40° schädigen das Virus (MCLEAN und Mitarbeiter 1944; SIGURDSSON 1944; BURNET 1936 c). Einzelne Stämme adaptieren sich an höhere Temperaturen (JONES 1945).

Ultraviolettbestrahlung. Mit Ultraviolettbestrahlung kann sehr schonend inaktiviert werden (HENLE und HENLE 1944 a). Infektivität bleibt in Allantoisflüssigkeit 1 Std erhalten, wird zerstört in 30 sec in der dialysierten Allantoisflüssigkeit (HENLE und HENLE 1946 b, 1947). Am wirksamsten sind Strahlen von 2650 Å (HOLLAENDER und OLIPHANT 1944), vgl. auch S. 358.

Ultraschall zerstört die Zelle, stufenweise Abnahme der Funktion (SCHERP und CHAMBERS 1936/37; WIENER und HENLE 1946).

c) Reaktion auf chemische Einwirkung. Das Virus wird zerstört durch Formalin (0,08% in einer Woche, MCLEAN u. a. 1945 d; s. S. 398 Vaccine). Auch in stärkerer Verdünnung durch oxydierende Substanzen (DUNHAM und MCNEAL 1944, KNIGHT und STANLEY 1944; STONE und BURNET 1945); durch Schwermetallsalze (KNIGHT und STANLEY 1944); durch Seifen und Detergentien (STOCK und FRANCIS 1940, 1943; KLEIN und STEVENS 1945; KRUEGER und Mitarbeiter 1942, s. a. S. 398). — Phenol 0,5—3 n (KNIGHT 1944 a, b). — Wenig wirksam sind reduzierende Substanzen außer Ascorbinsäure (KNIGHT und STANLEY 1944; KLEIN 1945 s. S. 399). Chemotherapie s. S. 356.

5. Toxinbildung. Das Influenzavirus bildet ein spezifisches Toxin. Dieses ist experimentell nachweisbar 1. bei Injektionen großer Dosen in Tieren, die durch das Virus nicht infiziert werden oder bei Injektionen in Organe, die auch bei empfindlichen Tieren nicht zur Infektion führen, z. B. intravenöse, intrakranielle, intraperitoneale und intramuskuläre Injektion bei Mäusen. Es entsteht dabei eine Immunität; diese Toxinwirkung zeigt sich lokal in dem infizierten, empfänglichen Respirationstractus: Verlust der Ciliarbewegung und Nekrosen, bei neurotropen Stämmen als hämorrhagische Encephalitis. Toxinwirkung beim Menschen s. S. 385.

EVANS und RICKARD (1945) zeigten, daß sich das Influenzavirus im Kaninchenauge nicht vermehrt und nach 3—4 Tagen verschwindet. Große Dosen erzeugen aber in 3 Tagen eine zunehmende Trübung der Cornea als Toxinwirkung.

G. HENLE, und W. HENLE, haben in verschiedenen Arbeiten (1945 b, 1946, 1947, 1948) durch zahlreiche Methoden das Vorhandensein von Toxin im Tierversuch nachgewiesen.

G. HENLE, und W. HENLE 1946: Virus A und B kann 4 Tage nach intracerebraler Injektion bei Mäusen nicht mehr nachgewiesen werden, Gehirnpassagen gelingen nicht. Es entstehen aber klonisch-tonische Krämpfe, besonders leicht auslösbar beim Aufhängen der Tiere am Schwanz und Drehen derselben, aber auch, seltener, ohne diese Provokation. Homologes Antiserum schützt. Siehe auch HALE und McKEE (1945): Versuche mit neurotropem Stamm.

Beim Hamster, Meerschweinchen und der weißen Ratte entstehen Schlafsucht, Gleichgewichtsstörungen und spastischer Gang (W. HENLE, und G. HENLE 1946; Fieber: WAGNER und BENNET 1950).

Bei intravenöser und intraperitonealer Impfung traten bei allen Virusarten als toxische Frühsymptome in den ersten 2—4 Tagen fast immer Lebernekrosen und Milzschwellungen mit Zerstörung der MALPIGHIschen Körper auf. Beim A-Virus fanden sich daneben noch Magendarmblutungen, subperitoneale Hämorrhagien, Ascites, Conjunctivitis, Krämpfe wie bei cerebraler Impfung. In späterer Zeit, 4.—8. Tag, entstanden pulmonale Veränderungen wie bei der intranasalen Infektion. Bei B-Virus wurde pleuritisches Exsudat mit Lymphocyten beobachtet, auch Gelbsucht kam vor. Die verschiedenen Stämme zeigten die einzelnen Symptome in verschiedener Stärke und Zusammensetzung. Einzelne Stämme zeigten besondere Affinität der Toxine zu der Leber, zu den Lungen (W. HENLE und G. HENLE 1945 a), zu den Nebennieren (DADDI und PANA 1937; STOLFI und DE RITIS 1937). Inaktivierung des Virus verhindert nach den Untersuchungen verschiedener Autoren (HALE und McKEE 1945) die Toxinbildung. Toxinbildung und Infektion beruhen zum Teil wenigstens auf gleichem Mechanismus. Die einzelnen Stämme zeigen starke Differenzen in der Toxinbildung (W. HENLE und G. HENLE 1945 a, 1948).

Die Stämme Geneva I—IV waren kurz nach der Isolierung stark toxisch für Hühnerembryonen und Lungenepithelexplantate (WIRTH 1950).

Zur Toxinwirkung gehört auch die bei Tier und Mensch regelmäßig nachgewiesene Granulopenie und die Verhinderung einer Leukocytose durch eine 15—17 Tage nach Virusinfektion gemachte Streptokokkeninfektion (MERINO und Mitarbeiter 1941; WOOLPERT und Mitarbeiter 1941) (vgl. S. 387.)

6. Tropismus. Alle Typen des Influenzavirus zeigen bei allen bekannten Wirten ausgesprochene Affinität zum respiratorischen Epithel, bei Menschen, Tieren und am Ei. Dies wurde schon 1931 durch SHOPE nachgewiesen. Infektion und Vermehrung kommen nur zustande, wenn das Virus mit respiratorischem Epithel direkt in Berührung kommt, d. h. durch intranasale oder intrapulmonale Infektion. Die einzelnen Tierarten zeigen außer der allgemeinen Disposition des Respirationstractus noch spezielle Dispositionen einzelner Teile desselben (Epithelien der Nase, Rachen, großen und kleinen Bronchien, Bronchiolen, Lungen). Bei Passage können sich diese speziellen Verhältnisse ändern (s. Tabelle 5). Bei subcutaner, intraperitonealer, intracutaner, intratestaler und intracerebraler Injektion wird keine Infektion und kein Wachstum erzielt. Auf diesem Wege angestellte Passagen reißen ab.

Ausnahmen sind sehr selten beobachtet worden (SMORODINTSEFF, OSTROVSKAYA 1937): Nachweis von Influenzavirus in der Leber, Milz, Gehirn, Galle, Blut von nasal geimpften Mäusen; CERRUTI (1937) bei Mäusen; CERRUTI und DI AICHELBURG (1937) bei Kaninchen, 3 Gehirnpassagen. RICKARD und FRANCIS (1938): Infektion von Mäusen intraperitoneal mit großen Dosen. WOOLPERT und Mitarbeiter (1938): Virus beim infizierten Meerschweinchenfoetus in Leber, Gehirn, Blut, Lungen, Placenta. VIEUCHANGE (1939): Bei Mac. rhesus Virus WS (A) im Blut, intranasal 7. und 16. Tag nach der Infektion. HENLE und HENLE (1945 a): Lungenerkrankung bei massiver extrapulmonaler Infektion. Dagegen wächst das Virus leicht in den Allantoiszellen auf beiden Seiten der Membran (NIGG und Mitarbeiter 1940; BURNET 1941 b).

Bei vereinzelten Stämmen war es möglich, aus dem Pneumotropismus einen mehr oder weniger starken Neurotropismus herauszuzüchten.

BURNET (1936) fiel es auf, daß nach 63 Passagen im Ei Virus außer in der Lunge auch im Blut und Gehirn nachzuweisen war. Im Gehirn wahrscheinlich mehr infolge des vorhandenen Blutes als im Nervengewebe.

STUART-HARRIS (1939) konnte aus dem A-Stamm WS eine neurotrope Virante herauszüchten. Der Stamm wurde in 166 Frettchen-, 196 Mäuse-, 15 Chorion-Allantois- und 22 Hühnerembryo-Gehirnpassagen fortgezüchtet. Nach der 14. Allantoispassage entstand hämorrhagische Encephalitis beim Embryo. Von der 21. Passage wurden junge Mäuse intracerebral geimpft. Die Mäuse der 1.—11. Passage blieben gesund, wurden nicht immun. Intranasale Übertragung auf Frettchen machte keine Krankheit. Von der 12. Passage an starben aber die Mäuse zum Teil an Encephalitis. Die Mäuse, welche die Krankheit überstanden hatten, wurden immun. Dieses Encephalitisvirus erzeugte beim Frettchen eine

Tabelle 5.

Tier	Krankheit	Literatur
Schwein[1]	Infiltrate in den cephalen Partien der Lunge	SHOPE 1931
Frettchen	Rhinitis, nach Passagen Lungeninfiltrate; auch subklinisch.	SMITH, ANDREWES, LAIDLAW 1933; FRANCIS 1934; FRANCIS u. STUART-HARRIS 1938 a, b; STUART-HARRIS 1938; BURNET 1937 a.
Maus	Subklinisch, Bronchiolitis- bronchopneumonische Infiltrate, nach Passagen zuerst kleinere, später fast totale Konsolidation. Primärpneumotroper A-Stamm.	ANDREWES, LAIDLAW und SMITH 1934; LAIDLAW 1935; FRANCIS 1934; FRANCIS u. MAGILL 1937 a (auch direkt Rachen-Maus); STRAUB 1937; BURNET 1937 a; R. M. TAYLOR 1941; WARD und EDDY 1950.
Hamster	A, PR 8. Latente Vermehrung bis 6 Passagen, von 7 Passagen plötzlich Lungeninfiltrate. B, Lee von Anfang an Lungeninfiltrate.	FRIEDEWALD u. HOOK 1948; R. M. TAYLOR u. DREGUSS 1940;
Syrischer Hamster	Keine Symptome	R. M. TAYLOR, 1940.
Ratte	Subklinische Infektion, Lungeninfiltrate ohne Epithelschädigung	HARFORD u. a. 1946; STUART-HARRIS 1937b; VALLS CONFORTO 1938.
Meerschweinchen	Subklinische Infektion	STUART-HARRIS 1937 b; BIJLA VON GELDEREN 1939; MCINTOSH und SELBIE 1937 b; HYDE 1942.
Kaninchen	Subklinische Infektion der Lunge. Entzündungen.	CERRUTI u. DI AICHELBURG 1937; DADDI u. PANÀ 1937; MCINTOSH u. SELBIE 1937 a.
Igel	Leichte Krankheit, kontagiös	STUART-HARRIS 1936.
Cynomolgus	Epithelien der Bronchiolen bis Pneumonie, interstitielle Infiltrate	BURNET 1941 a.
Macacus mulatta	Subklinische Infektion mit Leukopenie. Bei Schädigung (Kälte)-Pneumonie, sowohl nach Injektion von Virus allein als auch gleichzeitig mit Streptokokken. Diese 4—17 Tage nach jenem injiziert erzeugt Sepsis, Nephritis.	MERINO u. a. 1941; WOOLPERT und Mitarbeiter 1941; SASLAW und Mitarbeiter 1946; WILSON und Mitarbeiter 1947; SCHWAB und Mitarbeiter 1941; DOAN u. a. 1941.
Macacus rhesus	Inapparente Infektion (mit AK-Bildung) bis Lungeninfiltrate	VIEUCHANGE 1939.
Känguruhratte	Bronchitis, Bronchiolitis, peribronchiale Infiltrate	EATON und Mitarbeiter 1941.
Andere Nager		Literatur bei VAN ROOYEN u. RHODES 1948, S. 606.

[1] Die einzelnen Tiere zeigen innerhalb des Respirationstraktes eine spezielle Lokalisation (hochspezifische Lokalisation, DOERR).

„normale“ Influenza. FRANCIS und MOORE (1940) konnten die Befunde von STUART-HARRIS bestätigen und fanden nach vielen Versuchen einen A-Stamm (Melbourne), der neurotrope Eigenschaften besaß. FRANCIS und MOORE nehmen an, daß der Neurotropismus in einzelnen

Stämmen angelegt ist und durch die Gehirnpassagen herausgezüchtet wird, nicht aber durch eine Neubildung oder Mutation entsteht.

7. Typen, Stämme, Varianten, Variation, Dissoziation. Im Verlaufe der Entdeckungen sind 4 Typen des Virus auseinandergehalten worden:

Das Virus der Schweineinfluenza S (Shope 1931) in Jova USA. Die humanen Typen A (Smith und Mitarbeiter 1933) in England, B (Francis 1940) in USA., C (R. M. Taylor 1949, Stamm 1233 und Francis und Mitarbeiter 1950, Stamm JJ) in USA.

Die Typen 1—3 unterscheiden sich physikalisch in Größe und Form, Sedimentationskonstante, chemischer Zusammensetzung der Aminosäuren und Lipoide, in der Empfindlichkeit gegen Temperaturen und Desinfizientien, in Infektivität und Toxicität für Tiere, in der primären Züchtbarkeit und sekundären Adaptation auf Ei, Frettchen, Maus usw. signifikant, sehr stark in biologischer (Komplementfixation und Hämagglutination (Hirst-Test) und Hemmung derselben durch Immunkörper und andere Hemmer, Interferenzvermögen, Antigenmosaik, Antikörperbildungsvermögen, Spektrum d. A. K.), wahrscheinlich auch in epidemiologischer und klinischer Beziehung voneinander (vgl. S. 350 und 391)). Der Typus C ist biologisch stark verschieden von A und B, so daß die Influenzavirus-Natur angezweifelt wurde (Hirst 1950, Stamm 1233). Die zwei erst 1949 und 1950 isolierten C-Stämme sind in ihren übrigen Eigenschaften noch ungenügend untersucht. Reine C-Epidemien sind bis jetzt nicht bekannt. Der Stamm 1233 wurde bei einer A'-Epidemie, der Stamm JJ bei einer Mischepidemie vom A'- und C-Typ isoliert.

Die Schweineinfluenza ist näher verwandt mit dem Typus A. Es besteht die Möglichkeit, daß das Schweineinfluenzavirus aus dem humanen A-Typus entstanden ist (vgl. Kap. II, S. 347).

Zwischen einzelnen Epidemien der A-Stämme sind ziemliche Differenzen in der Antigenzusammensetzung vorhanden (Smith und Andrewes 1938): Bei 28 A-Stämmen verschiedene Antigene, „epidemiologisches Puzzle". Die B-Stämme sind etwas einheitlicher zusammengesetzt, zeigen aber auch Differenzen (Hirst 1947 a, b.). Sogar innerhalb der einzelnen Epidemien finden sich Verschiedenheiten.

In letzter Zeit sind noch innerhalb des Typus A zwei antigen stark verschiedene Untertypen geschaffen worden, die mit A (meist die alten Stämme) und mit A' (A prime) bezeichnet werden und eigene Epidemien bilden.

Der A'-Typus läßt sich schwerer durch Frettchenimpfung isolieren und ist schwerer an die Maus zu adaptieren. Diese A'-Stämme besitzen zum Teil A- und A'-Antigene, wobei aber oft mehr A- als A'-Antikörper entstehen (A-Stämme bilden nur A-Antikörper). Der A'-Typ bildet wenig Antikörper (Cateigne und Mitarbeiter 1949).

Endlich gibt es einzelne Epidemien und in den Epidemien einzelne Fälle, deren Antigenmosaik sich mehr oder weniger schwer oder gar nicht als Varianten des Typus A oder B einreihen lassen. Diese Varianten wurden unter „Y", „M" und anderen Bezeichnungen aufgeführt (vgl. S. 352, 393 u. 395).

Diese biologischen Differenzen zeigen sich je nach der angewandten Methode verschieden deutlich. Die Bestimmung des mehr oder weniger nahen Verwandtschaftsgrades gewinnt Bedeutung für die Stellung der Diagnose (s. S. 393) und für die Bereitung einer wirksamen Vaccine (s. S. 399).

Zusammenstellung einiger häufig vorkommender Stämme aus der Literatur:

Standardstämme des A-Typus: PR 8, Weiss, WS, SS, Melbourne. — Andere Stämme: BEL, Leningrad, Philadelphia, F 12, F 99, I. C., JAN, BH, MM, JC usw., A', Rhodes, Baratt, CAM, FM 1. D 48, Geneva I—IV. — Standardstämme des B-Typus: Lee, FM. — Andere Stämme: BON, HAW, MIL, ELI, HUT, GUN, C s. o. — Unbestimmt: RKJ (Henneberg 1949) usw.

Literatur bei Magill und Francis (1936 b, 1938); Burnet (1937, 1938, 1946); Magill (1940); Magill und Sugg (1944); Hirst (1947, 1950 a, b): Gruppierung in A, B und S; Burnet, Beveridge (1944); Wirth (1950) u. v. a.

Bei jedem Experiment, das mit einem oder mehr als einem Stamm eines Influenzavirus oder unter verschiedenen Bedingungen angestellt wird, stößt man auf Varianten, Variationsbildung und Dissoziationen. Aus einzelnen „Pocken" (entsprechen den Kolonien der Bakterien) auf der Allantois lassen sich differente Stämme züchten (Burnet 1936 d). Hier ist zu sagen, daß auch gegenüber einem „reinen" Stamm bei Tier und Mensch individuelle Differenzen in der Empfänglichkeit des Wirts vorhanden sind (s. a. bei Toxin, S. 361; Experimente beim Menschen, S. 366).

Die Komplementfixation weist die allen Influenzatypen (A, B, Schweine) gemeinsamen Antigene nach, in den Partikeln und bei den „löslichen" Antigenen, sowie im menschlichen Serum (Horsfall 1941).

Bei besonderer Austitrierung gelingt auch der typenspezifische und stammspezifische Nachweis im menschlichen Serum (Friedewald 1943).

Eine sehr spezifische Differenzierung läßt sich durch die Infektions- und Neutralisierungsversuche machen und durch Hirst-Hämagglutinations-Hemmungsuntersuchungen mit spezifischem Immunserum kurvenmäßig bis zur Endaustitrierung (HIRST 1947 a). Komplementfixation, Infektions- und Neutralisierungsversuche, Hämagglutinations- und Hemmungsversuche laufen nicht ganz parallel (BURNET und Mitarbeiter 1945 a).

Eine besonders interessante Eigenschaftsänderung bei der Übertragung von Mensch auf das Tier zeigen einzelne A-Stämme, z. B. Stamm BEL, verwandt mit dem Stamm Melbourne und PR 8, bei der Verimpfung vom Frettchen oder Eiamnion auf die Maus oder Allantois (Original und Derivative (O-D)-Phase; BURNET und BULL 1944; BURNET und STONE 1945a, b, c, 1946 b; BURNET u. a. 1945; BURNET und McCREA 1946; HIRST 1947 b). Die O-Phase unterscheidet sich von der D-Phase in folgenden wesentlichen Punkten: Die O-Phase wird nicht adsorbiert und agglutiniert Hühnererythrocyten nicht, wohl aber menschliche und Meerschweinchenerythrocyten, der Fowl-Guineapig (F-G)-Titer ist bei der O-Phase gering, z. B. 1:10 oder weniger, bei der D-Phase groß, 1:1 oder mehr (BURNET und STONE 1945b). Die O-Phase vermehrt sich in der Allantoisflüssigkeit nicht oder nur bei großer Einimpfung, wohl aber in der Amnionflüssigkeit und im Dottersack. Bei der Überimpfung in das Amnion wandert das O-Virus rasch in die Lunge des Embryo ein und läßt sich darin leicht weiter züchten (ausgeprägte Organspezifität, MAGILL and SUGG 1948; s. a. BRIODY 1948a, b, c).

Durch Erhitzen bei gewisser Ionenkonzentration und Lagerung bei $+4^0$ C bekommen diese O-Phasen die Eigenschaften der D-Phasen. Sie werden adsorbiert und agglutinieren Hühnererythrocyten, ohne daß bei Passagen die O-Phaseeigenschaften verlorengehen. Diese Veränderung ist also nur phänotypisch (BRIODY 1948 a). BRIODY nimmt eine sterische Modifikation an. Diese Unterschiede sind wichtig, 1. weil das Vorhandensein eines O-Virus, praktisch die Form, in der das Virus wahrscheinlich beim Menschen vorkommt, bei der meist geübten und leichten Allantoisübertragung oder bei der Übertragung direkt auf die Maus nicht nachgewiesen werden kann; 2. weil die Hühnererythrocytenagglutination zum Nachweis eines in O-Phase vorliegenden Virus untauglich ist, 3. weil auch Neutralisationsversuche ein fälschlicherweise negatives Resultat geben können; 4. theoretisch, weil sichtbar wird, wie aus der gleichen Quelle in kürzester Zeit verschiedene Varianten entstehen.

Über das Auftreten einer neurotropen Variante s. bei Tropismus, S. 362.

Typen und Varianten, welche bei den Virusarten in reicher Vielfältigkeit vorkommen, sind entweder schon bei der Isolierung vorhanden, oder zeigen sich erst bei der Übertragung von einem Wirt auf den anderen (am wenigsten auf das Ei; HIRST 1947 a, b) oder nach Passagen oder bei Änderung von experimentellen Bedingungen, wobei das Auftreten der Variationen beobachtet werden kann.

Die Varianten sind wohl alle durch Mutation in weitestem Sinne einmal entstanden. Im einzelnen Falle kann es sich aber auch nur um eine Herauszüchtung, eine Selektion von einer schon vorhandenen Variante aus einem Gemisch von solchen handeln, wobei die Bedingungen des Experimentes dieser oder jener Variante geringere oder größere Vermehrungsmöglichkeiten bieten (oder bei einer Epidemie die schwächer oder stärker immune Bevölkerung; dabei können relativ einheitliche Stämme herausgezüchtet werden, Analogie: Sulfonamid-, streptomycinresistente Bakterien).

Es kommen Varianten vor, die erklärlich sind. So nimmt die Virulenz bei Ammnionpassage im Hühnerembryo zu (Anpassung), für das Frettchen bleibt sie gleich oder nimmt ab. (BURNET 1938; HIRST 1947, s. a. WANG, J. CHENG 1948; Maus, Ei-Adaption).

Aber auch ohne Änderung der Bedingungen finden Änderungen statt. Die Virulenz nimmt bei Mäusen bis zur 30. Passage zu, bleibt hoch bis zur 40. Passage und nimmt dann wieder ab (BURNET und FOLEY 1941, s. a. FRIEDEWALD und HOOK 1948; Übertragung auf Hamster, S. 363). In solchen Fällen ist entweder keine Ursache sichtbar oder wenn dies der Fall ist, kann keine plausible Erklärung gegeben werden; es waltet scheinbar der Zufall. In neuester Zeit sind experimentell Variantenbildungen induziert worden.

SAENZ und KERR haben im Laboratorium von TAYLOR (1949) bei 1947 isolierten A-Stämmen bemerkt, daß bei Eipassagen mit Zugabe von homologem Antiserum neue Antigenzusammensetzungen gebildet werden.

Eine solche Neubildung könnte praktisch bei Viruspassagen in partiell immuner Bevölkerung vorkommen, wobei neue Epidemien entstehen könnten (TAYLOR 1949), vgl. S. 353.

Ferner erhielten ARCHETTI und HORSFALL (1950) dauernde Variantenbildung bei alten (PR8) und neuen A-Stämmen durch unvollständige Neutralisierung mit verwandtem heterologem Immunserum im Hühnerembryo. Weiterimpfung ohne Immunserum ergab keine Variantenbildung.

Eine solche induzierte Variantenbildung kann, wenn sie unter verschiedenen Bedingungen weiter untersucht wird, den Mechanismus der Variantenbildung und der Immunisierung erklären.

Interessant ist, daß diese Variantenbildung bis jetzt nur bei A-Stämmen beobachtet worden ist, die auch natürlicherweise eine fast unbegrenzte Zahl von biologisch verschiedenen Stämmen bildet.

8. Laboratoriumsinfektionen und experimentelle Infektion des Menschen. 1934 berichtet FRANCIS über eine Laborinfektion von Frettchen auf den Menschen. 1936 wurde STUART-HARRIS in seinem Laboratorium von einem Frettchen (196. Passage des 1933 isolierten Virus, stark pathogen für Frettchen, Infektion möglich ohne Äthernarkose) durch Niesen infiziert (SMITH und STUART-HARRIS 1936). 45 Std später bekommt STUART-HARRIS eine typische Influenza: 3 Tage Fieber, 38,3—38,9°, mit langer Rekonvaleszenzzeit (vgl. S. 384). Im Blut Antikörperanstieg. Aus dem Rachen von STUART-HARRIS konnte das Virus wieder gezüchtet werden. Die Prüfung ergab die gleiche, von anderen Stämmen abweichende Antigenzusammensetzung wie der Frettchenstamm, ein Beweis, daß die Influenza vom Frettchen stammte und nicht durch eine zufällige Infektion zustande gekommen war.

Interessant ist, daß die bekannt gewordenen Laboratoriumsinfektionen von den niesenden Frettchen (Rhinitis) stammen, während keine von den Mäusen mit Pneumonie ausgehenden Infektionen bekannt wurden.

1936 gaben SMORODINZEW u. a. bekannt, daß sie einen Spray von A Virus auf 5 Volontäre übertragen konnten: Temperatur bis 38,5°, Stirnkopfweh, virusneutralisierende Antikörper in der Rekonvaleszenz.

FRANCIS u. a. (1944 a, b) machte Übertragungen mit einem feinen Nebel von Lee-Virus (Frettchen-Maus-Eipassage) auf meist ältere Männer. Es wurden 3 Gruppen gebildet: Infektion mit 1. Original-Allantoisvirus; 2. doppelt konzentriertes Virus; 3. 10fach konzentriertes Virus. Nach 24 Std entstand bei 27 von 30 Infizierten eine typische Grippe, im ganzen etwas stärkere Erkrankung bei denjenigen mit konzentriertem Virus.

Die Autoren ziehen folgende Schlüsse:

1. Inhalation von Influenzavirusnebel erzeugt bei einer großen Zahl von Probanden eine typische Grippe.
2. Das Virus konnte schon 24 Std nach der Einatmung im Rachen nicht mehr nachgewiesen werden.
3. Nach 4 Monaten besteht keine wesentliche Immunität. Die bis zum zweitenmal Erkrankten bekommen nur eine etwas leichtere Influenza. Es entsteht ein Antikörperanstieg 2 Wochen nach Infektion, und zwar bei den schwereren oder leichteren Kranken und bei nicht nachweisbar kranken Kontaktfällen.
4. Die Schwere der Krankheit geht im allgemeinen reziprok dem Antikörpertiter, aber durchaus nicht immer.
5. Es bestehen sehr große individuelle Verschiedenheiten.

W. HENLE, G. HENLE, STOKES und MARIS (1946) infizierten mehr als 200 Fälle mit Influenzavirus A, PR 8, F 99, F 12, B, Lee Allantois und machten folgende Beobachtungen:

1. Inhalation von zerstäubtem Virus macht mehr Fieber als Einträufeln in die Nase.
2. Es entsteht Leukopenie mit relativer Lymphocytose (F 99 und F 12 keine Veränderung im Blut).
3. Das Virus läßt sich von den Kranken zurückgewinnen.
4. Der Antikörpertiteranstieg nach der Infektion, nur für homologes Virus, zeigt nur unregelmäßige Beziehungen zu dem Fieber.
5. Bei subcutaner Immunisierung erhält man gleich gut Antikörperbildung wie durch nasale Infektion und durch inhaliertes Virus.
6. Die klinischen Symptome setzen sich zusammen aus: a) Infektion, Vermehrung des Virus; b) Intoxikation; c) Allergie, beschleunigte Reaktion bei partiell Immunen.

Weitere Mitteilungen über Experimente mit A-Virus (BURNET und LUSH 1938; BURNET und FOLEY 1940, starke individuelle Unterschiede in der Reaktion). (BURNET and BULL 1943, 1944; HENLE, HENLE, STOKES 1943; U.S. Nav. Med. Lab. 1944 b; HENLE und Mitarbeiter 1946 a, WIENER, HENLE, HENLE 1946; MAWSON und SWAN 1943.) B-Virus (BULL und BURNET 1943; BURNET 1942 b, 1943 b; SALK u. Mitarb. 1945 a; MAWSON und SWAN 1943; WIENER, HENLE und HENLE 1946).

Die experimentellen Infektionen beim Menschen sind wichtig, weil bei diesen ziemlich alle Bedingungen bekannt und gleich sind, mit Ausnahme der individuellen Empfindlichkeit, und weil, wenigstens im einzelnen, die Tierpathologie nicht ohne weiteres auf die des Menschen übertragen werden kann.

9. Immunität. Schon bei den ersten Tierversuchen (SHOPE 1931; SMITH, ANDREWES und LAIDLAW 1933, 1935; s. Geschichte des Virus) wurde festgestellt, daß beim Schwein bzw. Frettchen in der Rekonvaleszenz eine Immunität auftritt. Auch beim Menschen lassen sich nach experimenteller oder natürlicher Infektion Immunitätserscheinungen nachweisen. Die Höhe der Immunitätstiter ist sehr verschieden groß.

Bei den weiteren Untersuchungen zeigte sich diese Immunität bei den übrigen infizierbaren (ANDREWES und SMITH 1937; MCLEAN und Mitarbeiter 1945 b, c, d) und nicht infizierbaren Tieren und beim Menschen nach Injektion von lebendem und mehr oder weniger inaktivem Virus (FAIRBROTHER und HOYLE 1937 u. v. a.). Die durch aktive Immunisierung erworbene Immunität beruht a) auf dem Antikörpergehalt des Blutes (humorale Immunität), die Resistenz geht im ganzen diesem parallel (SMORODINZEW und SHISHKINA 1943a). b) Daneben besteht noch eine lokale Immunität der Schleimhaut, des Respirationstractus, welche mehr oder weniger von der humoralen Immunität abhängig ist.

Damit eine Immunisierung auftritt, ist eine Infektion (eventuell nur eine stumme, BURNET 1941 u. Mitarb.; FRANCIS 1944 a) oder subklinische Infektion oder wenigstens eine Intoxikation (s. bei Toxin) nötig, dagegen nicht das Überstehen einer Krankheit „der Schleimhaut, der Lungen oder des Gehirns".

Der Antikörpergehalt wird bei Infektion im allgemeinen höher als bei Vaccination, besonders hoch wird er nach Inhalation (SMORODINZEW und SHISHKINA 1936). Bei letzterer geht die Titererhöhung im Bereich von mittleren Dosen diesen parallel (HIRST und Mitarbeiter 1943; McLEAN und Mitarbeiter 1945 b, c, d). Damit überhaupt eine Antikörperbildung entsteht, braucht es eine minimale Dosierung (z. B. 10 bzw. 100 intranasal tödliche Dosen bei Maus bzw. Frettchen). Bei wiederholter Impfung steigt der Titer, nur bei vollimmunen Tieren wird er dabei nicht weiter erhöht (FRANCIS 1939; s. a. HIRST 1942; McLEAN und Mitarbeiter 1945 b, c, d). Bei immunen Mäusen verschwindet in die Respirationsorgane gebrachtes Virus in 1—2 Tagen. Bei nichtimmunen vermehrt es sich in dieser Zeit rapid (Größenordnung 10^4 mal). Ante mortem nimmt die Virusmenge wieder ab (SMORODINZEW und SHISHKINA 1943a).

Demnach führt zur Immunität natürliche oder experimentelle Infektion (Instillation in die Nase und Trachea, Inhalation von Spray, intrathorakale Injektion), subcutane, intraperitoneale, intracerebrale Inoculation des Virus = mehr Intoxikation (seltener Infektion; vgl. S. 361).

Bei allen Tieren und bei Menschen entstehen bei einmaliger Krankheit oder Vaccination Antikörper nur gegen den homologen Stamm, in individuell verschiedener Menge. Bei starker (SMITH und STUART-HARRIS 1936) und mehrfacher Immunisierung (Hyperimmunisierung) wird das Antikörperspektrum breiter (SHOPE 1935, FRANCIS und MAGILL 1935; FRANCIS und SHOPE 1936; SMITH und STUART-HARRIS 1936; BURNET, KEOGH und LUSH 1937; BURNET und LUSH 1938 a (A, WS/SW), TAYLOR und DREGUSS 1941; FRIEDEWALD 1941 (s. a. bei Vaccination).

Die Immunität zeigt sich vom 7. Tage an (BURNET 1937a), nimmt zu bis zur 2. oder 3. Woche, nimmt rasch ab und erlischt im Verlauf von Monaten, selten in einem bis einigen Jahren. In dieser Beziehung bestehen große individuelle und Artdifferenzen.

Die Antikörper wirken:

a) gegen die Infektion durch Virus neutralisierend, inaktivierend und virulicid (FRANCIS und SHOPE 1936; SMORODINZEW und SHISHKINA 1938, 1943 a, b; SMORODINZEW, DROBYSHEVSKAYA und SHISHKINA 1936; HORSFALL 1939; HORSFALL und LENNETTE 1941; BURNET 1936 a, d; BURNET 1943 a, b, BURNET, KEOGH und LUSH 1937; BURNET und BEVERIDGE 1943; HIRST 1942 a; HENLE und Mitarbeiter 1946 b; s. a. WALKER und HORSFALL 1950; McKEE and HALE 1946).

b) Gegen die Toxine (HENLE und HENLE 1946 a, b).

c) Gegen die Adsorption und Hämagglutination (s. HIRST-Test).

d) Als Präcipitine (KNIGHT 1944 c, 1946 b; HENLE und CHAMBERS 1941; MAGILL und FRANCIS 1938 b).

e) Komplementfixierend (HOYLE und Mitarbeiter 1937; SMITH 1936; HOYLE und FAIRBROTHER 1937 a, c; FAIRBROTHER und HOYLE 1937 a; LUSH und BURNET 1937; FRANCIS und Mitarbeiter 1937a, b; TULLOCH 1939; FINLAND und Mitarbeiter 1945; LENNETTE und HORSFALL 1941; FRIEDEWALD 1943; FOLEY und BURNET 1941; HENLE und HENLE 1947; WIENER, HENLE, HENLE 1946 [600 S 30 S Komponente, vgl. S. 373].

f) Als allergische Reaktion (BULL und BURNET 1943). Schwerere Symptome bei höheren AK-Titer (W. HENLE, G. HENLE, STOKES und MARIS 1946 a; HENLE und HENLE 1946 b — kürzere Inkubation, BEVERIDGE und BURNET 1944; — Hauttest, s. a. fulminante Grippe S. 407.).

Die Verbindung Virus-Antikörper verläuft in 2 Phasen:

1. Sofortige reversible Verbindung gemäß dem Massenwirkungsgesetz.
2. Langsamere, unregelmäßige, unreversible Verbindung (BURNET 1936 d; TAYLOR 1941a).

Stark überneutralisiertes, auch in Mäusepassagen nicht mehr infektives, durch Papain nicht mehr dissoziierbares Virus kann durch große Dosen von inaktivem Virus wieder reaktiviert werden (McKEE und HALE 1946).

Wirklich neutrale Gemische erzeugen bei Injektion keine Immunität (BEVERIDGE und STONE 1944 e).

Generell geht der Schutz gegen Infektion dem Gehalt des Serums an Antikörpern parallel (Salk u. a. 1945 a und nach den meisten Autoren). Jedoch besteht 1. keine genaue quantitative Beziehung; 2. kommen im einzelnen viele Ausnahmen vor, d. h. Infektionen bei hohem Antikörpertiter und Resistenz gegen Infektion bei niederem Titer (Francis und Mitarbeiter 1937 b; Francis und Stuart 1938 b; J. exp. Med. 68, 813; Burnet 1941 b). Kein Parallelismus zwischen Titerhöhe im Blut und Resistenz des Epithels. Die neutralisierende Fähigkeit vom Serum ist quantitativ nicht gleich bei Testierung durch Infektion vom Tier, der Allantois und durch Hämagglutination (Burnet 1943 a). Die AK finden sich in der Pseudoglobulinfraktion.

Neutralisierende Antikörper sind auch im Nasensekret nachgewiesen worden, sie stehen in mehr oder weniger starker quantitativer Beziehung zu den Blutantikörpern (Francis und Brightman 1941; Francis und Mitarbeiter 1943, 1944; Burnet 1941 b; Burnet, Lush und Jackson 1939, Enzymwirkung; Soloviev und Parnes 1946).

Die *passive Übertragung* der humoralen Immunität ist therapeutisch und prophylaktisch wenig wirksam.

Bei schon eingetretener Infektion wird die Krankheit etwas vermindert (Maus, Laidlaw und Mitarbeiter 1935).

Durch wiederholte intravenöse Injektionen von Antiserum (von Pferden) bei der Maus kann ein hoher Antikörpertiter im Blut für längere Zeit, 7 Tage, aufrechterhalten werden. Intravenös injiziertes Virus verschwindet rasch aus der Blutbahn. Bei intranasaler Infektion erkranken aber die Tiere fast gleich wie die normalen Kontrollen.

Die passiv in das Blut gebrachten Antikörper gelangen also nicht oder nur in ungenügender Menge oder Konzentration an oder in das Epithel der Respirationsorgane, während dieses Epithel durch aktive Immunisierung resistent wird.

Dagegen hat Inhalation oder noch besser intranasale Applikation von Immunserum von Pferden eine deutliche Schutzwirkung auch bei nicht sehr starker Konzentration (1:2000) (Smorodinzew und Shishkina 1938, 1943 a; R. M. Taylor 1941).

Diese Immunitätserscheinungen bilden eine vollkommene Analogie zu den bekannten bakteriellen Antikörpern und Antikörperantigenreaktionen. Phagocytose durch Histiocyten und Leukocyten spielt bei der Immunität keine Rolle (Smorodinzew und Shishkina 1943 b).

Außer dieser allgemeinen, humoralen Immunität gibt es nun beim Virus eine von dieser vollständig unabhängige lokale, celluläre, histiocytäre, in ihrem Mechanismus noch nicht vollständig erklärte Immunität, die Interferenz.

10. Interferenzphänomen (Infr.), Konkurrenzphänomen. Definition: Mit dem Ausdruck Interferenz wird die antagonistische Einwirkung zwischen 2 Viren in der Wirtszelle bezeichnet. Das eine interferierende Virus überwiegt und verleiht der Zelle eine rasche oder sofortige partielle oder totale Resistenz gegen die Infektion mit einem anderen, interferierten Virus (Doerr und Seidenberg 1937, s. a. bei Herpes; Ziegler und Horsfall 1944 a; Frugoni u. a. 1948). Der Mechanismus der Interferenz ist identisch mit dem Konkurrenzphänomen von Magrassi bei Herpes (vgl. S. 455). Die Interferenz wurde zuerst bei Pflanzenviren beobachtet (Übersicht bei Price 1940 und Vivell 1951) und neuerdings bei Bakteriophagen (Luria und Delbrück 1942), dann aber bald bei animalen Viren (Findlay und McCallum 1937), und zwar in ausgedehntem Maße bei dem Influenzavirus (Andrewes 1942; Ziegler und Horsfall 1944 a; Ziegler, Lavin und Horsfall 1944).

Die Interferenz ist nachweisbar bei Impfungen mit 2 Viren:

a) des gleichen Stammes Influenza,

b) verschiedener Stämme des gleichen Typus (Andrewes 1942),

c) verschiedener Typen: A, B, S. Gewisse Stämme haben stärker interferierende Eigenschaften als andere, z. B. interferiert PR 8 gegen Lee stärker als umgekehrt (Ziegler und Horsfall 1944; s. a. Henle und Henle 1944 a, b).

d) Zwischen aktivem und mehr oder weniger inaktivem nicht infektiösem Influenzavirus (Henle und Henle 1944). Es braucht bei inaktivem Virus meist große Dosen, damit Interferenz entsteht, gelegentlich auch bei aktivem Virus.

e) Zwischen Influenza und anderen Virusarten (Andrewes, 1948; Henle und Henle 1945), z. B. Gelbfieber- oder Westnilevirus gegen Influenza A, nicht umgekehrt (Lennette und Koprowski 1946). Manchmal sind auch besondere Bedingungen nötig: Influenza A, WS, PR 8 und B. Lee interferiert gegen Western equine Encephalomyelitis nur im Mäusegehirn, nicht in der Allantois (Vilches und Hirst 1947).

f) Auch bei Injektion von einer einzigen, meist großen Dosis Influenzavirus können Interferenzerscheinungen auftreten (Autointerferenz). Man nimmt an, daß bei diesen großen Dosen die mehr oder weniger inaktiven Partikel mit den aktiven interferieren (HENLE und HENLE 1943 ZIEGLER, LAVIN und HORSFALL 1944; VON MAGNUS 1947). Große Mengen Virus intraperitoneal kommen in die Lunge, vermehren sich in 48—72 Std bis zu 100000 D. L. ohne klinische Symptome und mit Resistenz (INFR) gegen intranasal 100000 D. L. RICKARD a. FRANCIS 1938.

Eine Zusammenstellung der Interferenz zwischen Influenzastämmen unter sich und anderen Virusarten findet sich bei FINDLAY 1948; \ IVELL 1951. Interferenzerscheinungen spielen auch mit bei den quantitativen Experimenten von R. M. TAYLOR (1941): Bei Infektion mit hohen Dosen erreicht die Virusmenge in der Lunge ihr Maximum in 24 Std, bei subletalen Dosen in 48 Std, und zwar im letzteren Falle, trotzdem die Tiere lebend bleiben, bis zu einer Totalmenge von 70000 D. L.

Das interferierende Vermögen ist an das aktive oder partiell inaktive Partikel gebunden. Mit vollständig inaktivem Virus entsteht wahrscheinlich keine Interferierung (HENLE und HENLE 1944 a, b, 1947). Interferierung wurde aber noch beobachtet bei kleinen Partikeln von S 380, welche nicht mehr infizieren (GARD und VON MAGNUS 1947).

Es braucht nur eine partiell gleiche antigene Struktur vorhanden zu sein, damit Interferenz eintritt (ZIEGLER und Mitarbeiter 1944).

Die Interferenz läßt sich nachweisen in Gewebskulturen (ANDREWES 1942a, LENNETTE und KOPROWSKI 1946). Die meisten Versuche zur Feststellung der Bedingungen wurden mit Hühnerembryonen gemacht, seltener mit Mäusen (ZIEGLER, LAVIN, HORSFALL 1944) und anderen Tieren mit Injektionen an den gleichen oder an verschiedenen Stellen (ANDREWES und ELFORD 1947).

Die Interferenz tritt auf:

a) bei gleichzeitiger Impfung,

b) am leichtesten bei einem Intervall zwischen interferierender und interferierter Impfung von 5—12 Std (bis zu 96 Std.),

c) selten bis zu 3 Std *nach* der interferierten Testimpfung (HENLE und HENLE 1944 a, b).

Die Interferenz entsteht in 1 min oder weniger und dauert mindestens 6 Tage. Die Wirtszelle wird dabei geschädigt (HENLE, HENLE und KIRBER 1944). Die Interferenz ist eine lokale Immunität und entsteht durch den direkten Kontakt des Virus mit der Zelle. Schutz der Allantoiszelle hat keinen Schutz des ganzen Eies zur Folge (W. HENLE, G. HENLE und KIRBER 1947; s. a. W. HENLE, G. HENLE und ROSENBERG 1947). Sie hat also mit den bekannten gewöhnlichen Immunitätserscheinungen nichts zu tun (ZIEGLER und HORSFALL 1944). Das Vorhandensein von Antikörpern ist nicht nötig, aber neutralisierendes Serum neutralisiert auch typenspezifisch das Interferenzvermögen (ZIEGLER und Mitarbeiter 1944; G. HENLE, und W. HENLE 1945). Bei längerem Intervall zwischen erster und Testimpfung sinkt der Effekt ab, im Gegensatz zu den Immunisierungsvorgängen, wobei die Antikörperbildung mit der Zeit zunimmt.

Damit Interferenz entsteht, müssen ganz bestimmte quantitative, zeitliche und örtliche Bedingungen eingehalten werden (ZIEGLER und HORSFALL 1944; ZIEGLER, LAVIN und HORSFALL 1944; GOLUB und WAGNER 1948). Siehe auch HENLE und Mitarbeiter und S. 374.

Die Interferenz läßt sich am leichtesten nachweisen bei Verwendung von homologen Stämmen, besonders leicht bei Verwendung von mäßig inaktivierten und aktiven homologen Stämmen. In weitaus den meisten Fällen zeigt sich die Interferenz nur in einer mehr oder weniger starken Behinderung der zweiten Impfung, in langsamerem Wachstum, in weniger starken pathologischen Zeichen. Die Interferenz ist aber gelegentlich sehr wirksam; so verhindert die Injektion von 100000 infektiven Dosen Newcastle-Diseasevirus das Wachstum von 24 Std später inoculierten 500000 infektiven Dosen Influenza PR 8 vollständig, während das Newcastle-Diseasevirus weiterwächst (FLORMAN 1948).

Die Fähigkeiten, die Hämagglutination zu verhindern, oder die Infektion zu blockieren, sind nicht voneinander abhängig (FLORMAN 1948: Experimente an Hühnerembryonen, VON MAGNUS 1947: Experimente an Mäusen). Die interferierende Fähigkeit des Virus geht schneller verloren, als die Fähigkeit adsorbiert zu werden und zu agglutinieren (W. HENLE, G. HENLE und KIRBER 1947; s. a. ZIEGLER und HORSFALL 1944). Die Interferenz verhindert die Adsorption nicht (W. HENLE, G. HENLE und KIRBER 1947).

Es gibt 5 Stadien der Abnahme der Interferenz (ZIEGLER, LAVIN und HORSFALL 1944):

1. Das aktive Virus nimmt ab. Vermehrung des Virus und Interferenz noch möglich.
2. Die verhältnismäßige Menge des nicht infektiösen zum infektiösen Virus ist so groß, daß aktives Virus sich nicht vermehrt (Autointerferenz).
3. Verlust der Wachstumsfähigkeit. Virus läßt sich nicht mehr weiterimpfen in Ei oder Maus (Interferenzfähigkeit noch erhalten).
4. Kein Wachstum. Interferenz von PR 8 gegen Lee vorhanden, fehlt gegen PR 8.
5. Interferenz ganz verloren (ZIEGLER, LAVIN und HORSFALL 1944).

Zur Erklärung des Mechanismus der Interferenz sind eine ganze Anzahl von Hypothesen aufgestellt worden, von denen aber keine vollständig befriedigt und dieses Phänomen restlos erklärt (ZIEGLER u. a. 1944; HENLE und HENLE 1944 b; W. HENLE, G. HENLE und KIRBER 1947):

a) Erschöpfung von für das 2. Virus nötigen Stoffwechselprodukten durch das 1. Virus (ANDREWES 1942).

b) Größere Avidität des einen Virus zu den Nährstoffen (HENLE und HENLE 1944 b).

c) Entstehung pathologischer Veränderungen in den Zellen nach Adsorption des Virus, welche zur Verminderung von Wachstum und Vermehrung des 2. Virus führen (HENLE und HENLE 1944 b).

d) Produktion antiviraler Substanzen vom erst vorhandenen Virus geliefert oder von der Zelle infolge abnormen Stoffwechsels derselben (HENLE und HENLE 1944 b; W. HENLE, G. HENLE und KIRBER 1947).

e) Zerstörung oder Blockierung einer vermittelnden Zellreceptorensubstanz (HIRST 1943; ZIEGLER, LAVIN, HORSFALL 1944). Quantitative Sättigung dieser Substanz durch kleine Dosen mit Vermehrung oder durch große Dosen aktiver oder partiell inaktiver Viren.

f) Blockierung oder Zerstörung für das Virus und die Zelle wichtiger Enzyme, die Schlüsselstellung einnehmen (LURIA und DELBRÜCK 1942; HENLE und HENLE 1944 b; HENLE, HENLE und KIRBER 1947).

g) Veränderungen der Funktion der Zelle, welche andere Viren ausschließt (VAN ROOYEN 1948, S. 623) ist ähnlich wie c).

h) Durch Eindringen des 1. Virus in die Wirtszellen entstehen Veränderungen an der Oberfläche der Zelle und in derselben, welche die ganze Zellwand undurchlässig machen für das 2. Virus (Analogie Ei-Sperma. HENLE, HENLE und KIRBER 1947; GINSBERG und HORSFALL 1949).

Die Theorien f), g), h) werden den vielen Experimenten am ehesten gerecht, so daß sie einzeln oder zusammen eine brauchbare Erklärung für den Mechanismus der Interferenz abgeben. Er findet ein vereinfachtes Analogon in dem bekannten Phänomen der Konkurrenz (competition) zweier verwandter Substrate um ein Enzym oder umgekehrt zweier Enzyme um dasselbe Substrat. Ein entsprechendes Modell ist die Blockierung der Spaltung des optisch natürlichen Substrates bei Gegenwart hoher Konzentrationen von optisch unnatürlichem, antipodischem Substrat am Beispiel der Histidase und Dipeptidase: Der optisch unnatürliche Antipode wird ans Enzym gebunden, ohne gespalten zu werden (antipodische Hemmung; EDLBACHER, BAUR und BECKER 1940; EDLBACHER und BAUR 1941). Es ist eine Frage der Nomenklatur, ob man diese Phänomene als Blockierung, Konkurrenz oder Interferenz bezeichnen will.

Das außerordentlich interessante Interferenzphänomen kann einstweilen praktisch noch nicht verwendet werden, da die vielen örtlichen, zeitlichen, qualitativen und quantitativen Bedingungen, die zur Entstehung derselben nötig sind, im einzelnen Falle nicht angewendet werden können. Dagegen spielen Interferenzphänomene sehr wahrscheinlich eine bedeutende Rolle bei der individuellen Resistenz der Zellen des Respirationstractus gegen die Influenza und damit auch gegen die Sekundärinfektion (evtl. auch bei der Kinderlähmung).

Die gegenseitige Wechselwirkung humoraler zu zellulärer Immunität (Interferenz) ist noch nicht erklärt.

Eine Art von umgekehrter Interferenz ist auch bekannt geworden. Neutrale, bis 100fach überneutralisierte, auch in Passagen Mäuse nicht mehr infizierende Gemische von PR 8-Virus und Immunantiserum können reaktiviert werden (10%) durch Zusatz von homologem, inaktiviertem, konzentriertem Virus (MCKEE und HALE 1946; s. a. ISAAKS 1948). Provokation s. S. 355 und 378.

11. HIRST-Test. Im Jahre 1941 entdeckte HIRST die Eigenschaft des Influenzavirus, Hühnererythrocyten zu agglutinieren (unabhängig von ihm MCCLELLA und HARA). Der Titer der Agglutination geht der Menge des Virus parallel.

Das Virus wird an die roten Blutkörperchen (Stroma) adsorbiert, darauf tritt die Agglutination ein (schon bei 0° C). Nach einiger Zeit erfolgt wieder spontan eine Lösung, Elution der Viruspartikel von den Erythrocyten bei 37° (HIRST 1942, 1943). HEINMETS (1948) und DAWSON und ELFORD (1948 und 1950) zeigten mit der Elektronenmikrographie, daß das Influenzavirus A und B auf Hühnererythrocyten oder auf dem Stroma adsorbiert wird. Die eluierten Partikel können wieder an neue Erythrocyten adsorbiert werden. Praktisch können so durch das gleiche Virus unbeschränkte Mengen Erythrocyten agglutiniert und nach Elution inagglutinabel gemacht werden, eine Wirkung, wie sie den Enzymen eigen ist (HIRST 1942).

Die Oberfläche der Erythrocyten kann aber nach erfolgter Adsorption keine oder nur wenig neue Partikel aufnehmen (HIRST 1942, 1943), die Erythrocyten werden inagglutinabel also verändert, und zwar für homologes oder heterologes Virus auf die Dauer von mindestens 21 Tagen (FLORMANN 1948).

Zur Agglutination werden außer den Hühnererythrocyten auch solche von Menschen und Meerschweinchen verwendet, wobei der Titer bei verschiedenen Erythrocyten nicht parallel verläuft, siehe O-D-Formen S. 365. Außer diesen drei angeführten Erythrocytenarten werden die Erythrocyten vieler anderer Tiere agglutiniert (BURNET und Mitarbeiter 1945; TWYBLE und MASON 1944), darunter auch solche von Reptilien und Amphibien.

Außer durch das Influenzavirus werden die Erythrocyten noch von anderen Viren agglutiniert, nämlich:

1. Newcastle-Diseasevirus (BURNET 1942),
2. Hühnerpest (LUSH 1943),
3. Mumps (LEWENS und ENDERS 1945).
4. Stamm 1233 (. nfluenzavirustyp C) (HIRST 1950 b).
5. Vaccine (NAGLER 1942, BURNET 1948).
6. Mäusepneumonitis (MILES und DOCHEZ 1944),
7. Ectromelie der Mäuse, Mäusepocken (BURNET 1948);

Nr. 5—7 sind Viren, welche nicht zur Influenzagruppe gehören.

Die Hämagglutination ist also nicht spezifisch für Influenza.

Die elektrophoretische Wanderung von humanen Erythrocyten nimmt ab, wenn sie mit PR8-Virus beladen sind (HARING 1948).

In den Jahren 1942 und 1943 zeigten nun HIRST und auch andere Autoren, daß die Hämagglutination quantitativ gehemmt wird durch für die einzelnen Typen und Stämme spezifische Antikörper des immunisierten Tieres oder des Menschen nach Überstehen der Influenza oder nach Vaccination. Die Antikörper sind wahrscheinlich im γ-Globulin (ANDERSON 1948). Dabei besteht allerdings eine gewisse Hemmungswirkung — in geringerem Grade — auch gegen biologisch nicht homologe Stämme, je nach der antigenen Verwandtschaft.

Durch Adsorption von Influenzavirus verschiedener Stämme und Typen und anderen Viren inagglutinabel gemachte Erythrocyten sind für andere Viren noch mehr oder weniger agglutinabel.

Diese Viren konnten in eine Reihe gebracht werden („Gradient“ von BURNET 1946; BURNET, MCCREA und STONE 1946), so daß die vor einem bestimmten Virus liegenden nicht agglutiniert, die nach ihm liegenden aber agglutiniert wurden. Die Reihe ist Mumps, Newcastle Diseasevirus (NDV), Influenza A (Melbourne), A (WS), B (Lee), A (BEL), Hühnerpest, Schweineinfluenza (15), B (MIL). Mit Vorbehandlung durch Cholera-Vibrionen-Extrakt und Testieren mit verschiedenen Viren bekommt man eine ähnliche, aber nicht ganz gleiche Reihe (s. FLORMAN 1948; s. a. HIRST 1950a).

Die HIRST-Hämagglutination weist das Vorhandensein von Influenzavirus quantitativ nach, z. B. in Allantoisflüssigkeit. Die Hemmung der Hämagglutination durch typus- oder stammspezifische Immunseren bestimmt bei quantitativer Austitrierung die Zugehörigkeit eines Virus zu einem bestimmten Typus oder Stamm.

Der Agglutinations- und Agglutinationshemmungstest wird daher wegen seiner einfachen Technik in vitro sehr viel verwendet zu Titrierung von Virus bzw. Antikörper oder Agglutinationshemmungssubstanzen. Es ist aber zu sagen, daß es viele unspezifische Hemmungssubstanzen gibt, s. unten. Die Versuche müssen mit der gleichen Methode gemacht werden (z. B. die Eier verschiedener Hühnerrassen geben beim Züchtungsversuch nicht die gleichen Resultate), mit allen Kontrollen und immer in Serien wegen „individueller“ Differenzen.

Endlich dient die Adsorption und Elution als physikalische Methode zur Reindarstellung (s. S. 358 und 400).

Die weitere Untersuchung betraf nun 1. die Natur des „Enzyms“ des Virus, 2. die Natur der „Receptorsubstanz“ der Erythrocyten.

Es wurden „Modellversuche“ angestellt mit 1. ähnlich oder gleichwirkenden, womöglich nicht organisierten Enzymen, wie sie bei den Influenzapartikeln vorkommen, 2. Substraten (Receptoren), zum Teil rein dargestellt, an welche die Influenzapartikel adsorbiert werden, so daß sie keine Hämagglutination mehr machen können (inhibitors, Hemmer der Hämagglutination), oder welche durch die Enzyme der Influenzapartikel zerstört werden.

Das Resultat zahlloser Experimente war: Das Substrat, die Receptorensubstanz ist ein Polysaccharidprotein, ein Mucin oder ein Mucoid. Das Enzym ist eine Mucinase.

Enzyme wurden gefunden: a) in verschiedenen Bakterien und Bakterienprodukten, Panagglutination von THOMSEN (1927) und FRIEDENREICH (1928); b) in Ultrafiltraten gewisser Choleravibrionenstämme, ein bakterienfreies Enzym, das den Receptor auf den Erythrocyten zerstört (R.D.E., Receptor Destroying Enzyme, BURNET 1945a, b, 1948; BURNET, MCCREA und STONE 1946; HIRST 1948).

Gewisse Toxine aus Clostridium Welchii enthalten Lecithinase, Collagenase, Gelatinase, β-Hämolysine und ein Enzym, das den Receptor der roten Blutkörperchen blockiert, modifiziert. Das letztere Enzym ist mit den übrigen Substanzen nicht identisch (MCCREA 1947).

Das Vibriocholerae-Enzym wird adsorbiert an (in der Kälte) und eluiert von (bei 37^0) den Erythrocyten wie das Influenzavirus infolge einer Mucinasé. Daneben besteht ein anderes Enzym, welches die Kittsubstanz zwischen den Zellen zerstört (BURNET und STONE 1947a und b).

Dieses Enzym ist nicht dialysierbar, fällt aus in halbgesättigte Ammoniumsulfatlösung, wird inaktiv bei Erwärmung bis 50—60°, erzeugt als Antigen ein spezifisches Immunserum, hat die gleichen Eigenschaften in bezug auf Hämagglutination wie das Influenzavirus (STONE 1947a).

Nicht erklärt ist ein Befund von STONE (1947), daß Erythrocyten, mit wenig Vibrio-Choleraextrakt behandelt, stärker agglutinieren als normale.

Unspezifische, die Hämagglutination verhindernde Substanzen sind weit verbreitet. Es wurden gefunden und deren Natur zum Teil bestimmt:

a) Im Normalserum des Menschen und der Tiere (FRANCIS Inhibitor, FRANCIS 1947; BURNET und McCREA 1946; BURNET 1948a; McCREA 1948; HIRST 1942 a, 1948 a, b, 1949 a, b; MULDER und Mitarbeiter 1948; VAN DER VEEN und MULDER 1950).

b) In den Erythrocyten (DE BURGH und Mitarbeiter 1948).

c) In der Tränenflüssigkeit.

d) Im Schleim von Mageninhalt, Cervix uteri, Ovarialcysten (BURNET 1947, 1948 a, b, c).

e) In Organextrakten.

f) In Apfelpectin (GREEN und WOOLLEY 1947; WOOLLEY, Aufhebung der Hemmung oder des Pectineffektes 1949).

g) Im Eiereiweiß (Allantoisflüssigkeit, SVEDMYR 1948 a; LANNI 1948).

HIRST (1949 a) konnte durch Alkoholfraktionierung nach Enteiweißen in der β-Globulinfraktion eine Hemmungssubstanz 100mal anreichern. Diese Hemmungssubstanz im menschlichen Serum ist kein Immunkörper und ist relativ thermostabil. Die Hemmung kommt dadurch zustande, daß Virus oder die Enzyme des Virus oder andere ähnliche Enzyme, z. B. aus Choleravibrionen an dieses Substrat an der Erythrocytenoberfläche gebunden wird. Die Enzyme zerstören diese Substrat-Hemmungssubstanz.

Bei der Hemmung der Agglutination wird zum Teil das Wachstum des Virus verhindert (GREEN und WOOLLEY 1947), zum Teil nicht (SVEDMYR 1948 b).

Je ausgedehnter und variierter die Versuche wurden, desto mehr zeigte sich, daß es verschiedene Receptoren und spezifisch dagegen eingestellte Enzyme gibt (HIRST 1950 a; Mc CREA 1946 b; SVEDMYR 1948 a).

12. Infektion der Wirtszelle. Schon kurz nach seinen ersten Versuchen hielt HIRST eine Adsorption der Partikel an die Wirtszellen für nötig, damit eine Infektion entstehen kann. Die genauere Untersuchung der HIRST-Phänomene, der Hemmung derselben und der Aufhebung der Hemmung (HIRST 1950), ferner der wenigstens teilweise Parallelismus zwischen Hämagglutination und Infektion haben Licht in diese ersten Vorgänge gebracht.

Die Klärung der Viruserythrocytenreaktion als Mucinase-Mucinreaktion, ein Parallelismus zwischen Adsorption des Virus an und Elution desselben von Erythrocyten und Zellen des Respirationstractus bzw. der Allantoisblase, stützen diese Ansicht. (HIRST 1943, Frettchenlunge; STONE 1947 b, 1948 a, Hühnerembryo; BURNET 1948, Mäuselunge; HIRST 1948, 1949).

Die Zelle muß lebend sein oder wenigstens funktionelle Integrität besitzen (FAZEKAS DE ST. GROTH 1948; STONE 1947 b).

Mit der Verhinderung der Adsorption des Virus durch Zerstörung des Receptors mit dem Enzym aus Vibriocholerae-Filtraten wird auch die Infektion durch Influenzavirus, Newcastle Diseasevirus und Mumpsvirus verhindert (STONE 1948 a, Allantois 1948 b, Mäuse; FAZEKAS DE ST. GROTH 1948 b, Maus).

Durch einen Antikörper gegen das Enzym wird die Regeneration beschleunigt (FAZEKAS DE ST. GROTH 1948 b).

Auf die Adsorption folgt die Zerstörung des Receptors in der Oberflächensubstanz, Mucin, durch die Mucinase des Virus, worauf der Eintritt in die Zelle erfolgt und die Vermehrung in der Zelle. Die Vermeidung der Infektion beim Menschen infolge der Verhinderung der Adsorption durch konkurrierende Receptoren oder durch den Receptor zerstörende Enzyme ist theoretisch möglich, läßt sich aber praktisch nicht auswerten wegen der kurzen Dauer der Wirkung (FAZEKAS DE ST. GROTH 1948 b).

Praktisch wichtig ist aber wahrscheinlich die Abwehr durch den natürlichen Schleim im Respirationstractus (ANDERSON, BURNET, FAZEKAS, McCREA und STONE 1948).

Das Enzym (Mucinase) spielt eine analoge Rolle wie die gut untersuchte Hyaluronidase bei der Infektion durch Bakterien (BURNET 1948). Ob das Virus aktiv in die Zelle eindringt oder passiv, wie die Nahrung durch die Zelle aufgenommen wird, ist noch nicht entschieden.

Die Infektion hängt aber nicht nur von einer Absorption durch eine Receptorensubstanz an der Oberfläche der Zellen ab, sondern auch von intracellulären Stoffwechselvorgängen in der Wirtszelle, die das Virus braucht, und zwar scheinen verschiedene Virusarten verschiedene

Stoffwechselprodukte der gleichen Zelle zu benötigen (GINSBERG und HORSFALL 1949). Es besteht ferner kein absoluter Parallelismus zwischen Adsorptions-, Hämagglutinations- und Infektionsfähigkeit. Die Infektions- und Invasionsfähigkeit besitzen nur die größten Partikel mit einem Durchmesser von etwa 70 mμ und mehr. Adsorption und Hämagglutination kommt auch bei kleineren Partikeln vor.

Die folgenden neueren und neuesten Arbeiten zeigen deutlich, daß bei fraktioniertem Zentrifugieren verschiedene Fraktionen erhalten werden, welche Antigencharakter besitzen. Die Spezifität der Antigene ist der Größe umgekehrt proportional. Die größten zeigen Stammspezifität, die mittleren Typenspezifität, das lösliche Antigen ist allen Influenzatypen gemeinsam (durch Komplementfixationsmethode nachweisbar).

HOYLE und FAIRBROTHER (1937): Infizierte Mäuselungen: a) große Partikel (Elementarkörper), 80—120 mμ, agglutinieren Erythrocyten und dringen in die Zellwand ein, sind stammspezifisch (HOYLE 1945); b) kleine Partikel, die sich durch die Ultrazentrifuge nicht absetzen ließen „soluble antigen", allen Influenzavirusarten gemeinsam, hauptsächliches Antigen für die Komplementfixation.

STANLEY (1944 a, b): Differentialzentrifugierung der hochmolekularen Proteine: a) Sedimentationskonstante S 600, entsprechend einem Kugeldurchmesser von 70 mμ und b) mit der Sedimentationskonstante S 30, entsprechend 10 mμ. a) hat 100—10000mal mehr infektive Aktivität als b).

Eine geringe Infektiosität der kleineren und kleinsten Partikel wurde als Verunreinigung, mangelhafte Abgrenzung von dem größeren Partikel angesehen.

FRIEDEWALD und PICKELS (1944). Große Partikel, etwa 70—120 mμ Durchmesser, hämagglutinieren, werden adsorbiert und infizieren.

Partikel mit etwa der halben Größe, etwa 460 S, infizieren nicht mehr, werden aber noch adsorbiert. Kleine Partikel, 10 mμ, etwa 30 S und kleiner (soluble antigen), infizieren nicht mehr und werden nicht adsorbiert.

W. HENLE, und WIENER (1944), W. HENLE, G. HENLE, GROUPÉ und CHAMBERS (1944) fanden in der infizierten Allantoisflüssigkeit zwei verschiedene Antigene und im Immunserum mittels Komplementfixation und Adsorptionsversuchen 2 Antikörper: Fraktion 600 S (etwa 100 mμ), infektiv, das Antigen A und B, Fraktion 30 S (etwa 10 mμ) nicht infektiv, sedimentierbar bei 90000 Touren, nur Antigen B. $<$ 30 S, soluble antigen, auch bei 90000 Touren zentrifugiert nicht absetzbar, nur Antigen B.

Fraktion 600 S hat ein stammspezifisches Antigen neben gemeinsamem Antigen für mehrere Stämme. 30 S und $<$ 30 S haben nur das gemeinsame Antigen, nachweisbar durch Komplementfixation. Das Verhältnis von sedimentierbaren zu nicht sedimentierbaren Antigenen nimmt während der Inkubation zu.

GARD und VON MAGNUS (1947). Ultrazentrifuge: a) das bekannte Virus 120 mμ infizierend und hämagglutinierend, „komplettes Virus"; b) Partikel halber Größe, 70 mμ, nicht infizierend, aber hämagglutinierend — „precursor".

HOYLE (1948) hat sich folgende Vorstellung von dem Mechanismus der Infektion gemacht: Es besteht ein cyclischer Verlauf. Das infektive Partikel „Virus" kann durch die Zellwand eindringen oder wird von den Zellen aufgenommen.

In diesen Zellen geht das Virus über in eine nicht infektive, nicht agglutinierende intracelluläre Form, diese vermehrt sich in der Zelle. Diese Form ist wahrscheinlich identisch mit dem unlöslichen Antigen. Der Cyclus verläuft in 4 Phasen:

1. Phase. Latenz. In den Zellen: „gelöstes Antigen", kein Virus in den Zellen nachweisbar.

2. Phase. Das Virus neben dem gelösten Antigen in der Membran nachweisbar, beide Formen nehmen bis zu 24 Std rasch an Menge zu. In der Allantoisflüssigkeit ist wenig Virus nachzuweisen.

3. Phase. Das Wachstum von Virus und gelöstem Antigen hört auf. Virus und gelöstes Antigen werden aus der Zelle frei gemacht und erscheinen nach 24 Std in der Allantoisflüssigkeit.

4. Phase. Das Virus wird wieder zerstört, nimmt nach 40 Std in der Allantoisflüssigkeit ab, während das gelöste Antigen 4 Tage lang gleich bleibt. Große Inoculationsdosen bilden wenig Virus, aber viel gelöste Antigene. Die Wirtszelle kann nicht genügend Material liefern, um das gelöste Antigen zum vollen infektiven Virus auswachsen zu lassen — Interferenz.

Genaue quantitative und zeitliche Bestimmungen der einzelnen Antigene im Verlaufe der Infektion der Allantois durch W. HENLE, (1949 a, b, c) ergaben Folgendes: 70% des großen Virus wird adsorbiert und ist zurücktitrierbar.

Von den 30% des berechneten Restes ist nur 1—5% in den Zellsuspensionen nachweisbar. 29—25% sind also entweder in den nicht zerstörten Zellen versteckt oder sie werden durch die Zellen zerstört.

Während 4 Std (PR 8) bzw. 6 Std (Lee) ist keinerlei Vermehrung des infektiösen Virus nachweisbar. Während 2 Std besteht zunächst in den Zellen lösliches Antigen, nach 3 Std kleine Partikel (S 30 durch Komplementfixation nachzuweisen) und größere agglutinierende Partikel (S 600) und endlich nach 4 Std infizierende große Partikel.

In der Allantoisflüssigkeit lassen sich diese Antigene etwa 1 Std später in der gleichen Reihenfolge nachweisen. Eine Interferenz mit homologem inaktivem Virus ist nur gegen das unreife Virus wirksam.

Die Infektion verläuft in 4 Stadien: 1. Adsorption. 2. Veränderung der Funktion der Zellen (eventuell schon durch ein Partikel), welche ein Eindringen weiterer Partikel verhindert (Interferenz). 3. Intracelluläre Proliferation. 4. Freiwerden des Virus (W. Henle und G. Henle 1947).

Aus allen diesen Untersuchungen ist so viel zu entnehmen, daß aus dem infektiösen Vollvirus in der Zelle ein Stadium durch Teilung, Aufbrechen, Verdauung entsteht, maskiert, dann sich gewaltig vermehrt, zunächst nicht infiziert, endlich durch Auswachsen zum infizierenden Vollvirus wird und aus der zerstörten Zelle austritt, Entwicklungscyclus des Virus. Der erste Beginn dieses Cyclus kann als fermentativer Vorgang (Mucinase-Mucin) erklärt werden. Der Rest ist zunächst für die Vorstellung noch dunkel.

Eine Analogie kann man in der Aufspaltung und Synthese der Proteine in der Leberzelle sehen.

Die Enzyme der Wirtszelle würden dann für die Zwecke der Vermehrung des Virus gebraucht. Das Vollvirus dient nur zur Besiedlung neuer Zellen, zum Transport (Tröpfchen, Staub).

Es besteht hier ein Übergang von einem „Virus" — in ein belebtes „Enzym" — und zurück zum „Virusstadium".

V. Bakterielle Sekundärinfektion. Synergismus Virus-Bakterien.

Vor der Entdeckung des Influenzavirus wurden vielfach Bakterien als primäre Erreger der Grippeinfektion angesehen. Diese Anschauung hat nur noch historischen Wert. Die Bedeutung, welche früher verschiedenen Bakterien bei der Grippeätiologie beigemessen wurde (Haem. influ. oder „Influenzabacillen", Bact. pneumosintes etc.), findet sich in der III. Auflage dieses Handbuches eingehend erörtert (Massini 1934). Nach der heutigen Erkenntnis kommen die Bakterien bei der Grippe aber als Erreger der Misch- oder Sekundärinfektionen in Frage, ohne dadurch für den klinischen und epidemiologischen Verlauf der komplexen Erkrankung an Bedeutung zu verlieren. Neben der Virulenz des Influenzavirus entscheidet die Pathogenität der Bakterien synergistisch über die Entstehung der sekundären Grippekomplikationen und deren Verlauf.

Für das gleichzeitige Vorkommen von Virusinfektion und bakterieller Infektion auf demselben Individuum kann man sich verschiedene theoretische Vorstellungen machen. Sie unterscheiden sich zum Teil nur graduell und gehen ineinander über:

1. Reine *Symbiose*, wobei jeder Symbiont vom anderen einen Nutzen hat.

2. *Komplexes Virus* (*kombiniertes Contagium*). a) Das Modell des *obligaten* Zusammenwirkens bildet der Fall des S-Virus, welches nur zusammen mit Haem. infl. suis zum manifesten Krankheitsbild der Schweineinfluenza führt (vgl. S. 355). Virus und Bakterien erleichtern sich gegenseitig die Invasion und Infektion durch Schädigung der Abwehrkräfte der Zellen. b) Beim Menschen ist dieses Zusammenwirken für das Zustandekommen der Influenzaerkrankung nicht obligat, bestimmt aber *fakultativ* die Schwere ihres Verlaufs (vgl. 408/09). Dann addieren sich nicht nur die Wirkungen der beiden Agentien, sondern sie verstärken sich gegenseitig.

3. *Ätiologische Assoziation, gekoppelte Infektion* (nach Doerr 1939, 1944). Das Virus und die Bakterien (z. B. Pneumokokken, Haem. infl.) treffen, als in gleicher Richtung krank machende Agentien, zufällig aufeinander und wirken wiederum gegenseitig wegbereitend oder provozierend (entspricht ungefähr 2 b).

4. Bloße *Mischinfektion* zufälliger Koinzidenz, welche mit oder ohne — mehr oder weniger gleich gerichtetem — Schaden verläuft. Bei dem Begriff der *Sekundärinfektion* wird die Koinzidenz zu einer zeitlichen Aufeinanderfolge der beiden Agentien. Dabei ist die häufige Reihenfolge Grippevirusinfektion — bakterielle Sekundärinfektion klinisch am bekanntesten

(s. a. Sahli 1919) und im Tierversuch geprüft. Weniger geklärt ist die umgekehrte Reihenfolge: Primäre bakterielle Infektion — Grippevirusinfektion (vgl. S. 378).

5. Eine scheinbare Pathogenitätssteigerung von Bakterien, welche z. B. die Luftwege Gesunder besiedeln, durch die Grippevirusinfektion kann auch mit der Entstehung einer *Parallergie* durch das Virus im Sinne von Moro und Keller (1935) zusammenhängen (Höring 1949).

An Stelle von Bakterien kann auch ein anderes Virus die Rolle des komplizierenden Agens der Influenza übernehmen (z. B. das Virus des Schnupfens, der primär-atypischen Pneumonie usw., vgl. S. 354 und 394). Die epidemiologische Bedeutung des Synergismus Influenzavirus + Bakterien oder Influenzavirus + ein zweites Virus wird auf S. 348 und 354 erörtert.

1. Haemophilus influenza. Pfeiffer (1893) isolierte den Bacillus, welcher seinen Namen bekam, oder Bacterium influenzae und heute Haem. infl. genannt wird, und postulierte dessen Erregerrolle für die Influenzainfektion. Schon 1897 wurde aber dieses Postulat in Zweifel gezogen, da viele Untersucher bei den Grippekranken den Haem. infl. nicht regelmäßig finden konnten. Bei Mote (1941) findet sich eine vollständige Zusammenstellung der vielen Befunde von Bakterien der Haemophilusgruppe durch verschiedene Autoren während der Pandemien und in interepidemischen Perioden. Daraus geht hervor, daß der Haem. infl. keineswegs nur ein integraler Bestandteil der Pandemien und Epidemien war und von

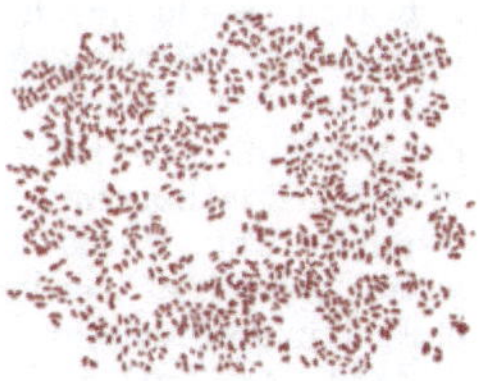

Abb. 10. Influenzabacillen. Reinkultur. Färbung mit Carbol-Fuchsin.

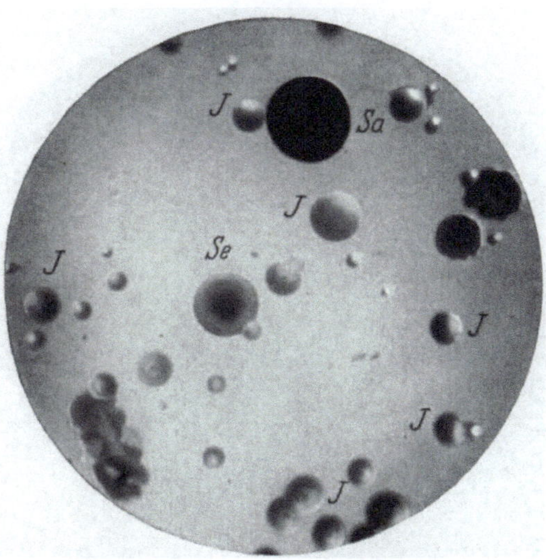

Abb. 11. Influenzabacillenkolonien (*J*) neben Streptokokken (*Se*) und Staphylokokkenkolonien (*Sa*) gezüchtet aus Sputum. 3 Tage 37°. Levinthalplatte.

verschiedenen Untersuchern im Sputum und Nasopharynx in 0—100% der Fälle gefunden wurde — andere Autoren fanden denselben Bacillus in Nichtinfluenzafällen ebenfalls in 5 bis 85%. Nicht zuletzt unter dem Einfluß dieser Erkenntnis trat 1918 die Theorie in den Vordergrund, daß ein Virus der Grippeerreger sein müsse. Es ist auffällig, daß der Haem. infl. in den vergangenen 2 Jahrzehnten bei Influenzaepidemien viel seltener, manchmal gar nicht und fast nie mehr in Reinkultur gefunden wurde. Es ist möglich, daß außer einem besonderen Virusstamm der Haem. infl. zum Teil am Zustandekommen der besonderen Gesamtvirulenz jener „komplexen Epidemien" beteiligt war, welche zu pandemischer Ausbreitung führten. Die Schweineinfluenza zeigt eine gewisse Analogie (vgl. S. 355).

Der Haem. infl. wurde im Nasopharynx, im Sputum, in allen durch Komplikationen erkrankten Organen (vgl. Kap. X; ausnahmsweise auch auf den Herzklappen, bei Panophthalmie im Bulbus), im Blut, in Empyemen und im Stuhl gefunden. Über das häufige (40 bis 90%) Vorkommen von Haem. infl. im Nasopharynx Gesunder und über künstliche Infektion am Menschen, vgl. Kap. XI, S. 420).

Der Bacillus ist ein feines 0,2—0,3μ (maximal 0,5μ) langes, gramnegatives Stäbchen. Er ist unbeweglich, bildet keine Sporen und ist streng aerob (s. Abb. 10). Er färbt sich mit allen gebräuchlichen Farbstoffen, oft an den Polen stärker. Wachstumsoptimum 37° (22 bis 45°). Auf gewöhnlichen Nährböden (Agar, Glycerinagar, Traubenzucker-, Milchzuckeragar, Loefflerserum) wächst er nicht, dagegen ist er auf Hämoglobinagar leicht züchtbar. Darin wächst er in 24 Std zu großen, wasserklaren Kolonien von 2—3 mm Durchmesser aus (s. Abb. 11). Das Vorhandensein anderer Bakterien, besonders von Staphylokokken (aureus oder albus), Bacillus prodigiosus, Xerosebacillen usw. kann seinem Wachstum förderlich sein, ja er kann mit Hilfsbakterien („Ammen") sogar ohne Hämoglobin wachsen. Dies hat vielleicht biologische und pathologische Bedeutung. Auf dem sterilisierbaren Lewinthal-Agar wächst der Haem. infl. besonders gut.

Der Haem. infl. ist gegen äußere Einflüsse wenig widerstandsfähig. In Leitungswasser, bei Austrocknen, in der Zimmerluft, auch im Sputum stirbt er in spätestens 1—2 Tagen ab, im Sonnenlicht in 3—4 Std. Erwärmen auf 60° tötet ihn in wenigen Minuten. Ein Weiterleben außerhalb des Körpers ist daher nur für kurze Zeit, eine Vermehrung gar nicht möglich.

Die Züchtung aus dem Sputum geschieht am besten auf folgende Weise: Frisch ausgehustetes Sputum, mit möglichst wenig Rachen- oder Nasensekret vermischt, wird in destilliertem Wasser gewaschen, und von einer lösgelösten Eiterflocke ein Ausstrich auf dem Nährboden gemacht. So kann man die Bacillen in Reinkultur erhalten (s. Abb. 12). Auch durch Anhustenlassen von geeigneten Nährböden in Petrischalen und Bebrütung gelingt der Nachweis (Hustenplatten).

Es kommen verschiedene Modifikationen und Variationen der Haemophilusbacillen vor (vgl. Tabelle 6). Unterschiede zeigen sich in der Form der Bakterien: Lange, kurze Bakterien, Fadenbildungen, Keulenform, kokkoide Formen. In der Kolonieform unterscheidet man eine R- (= rough) von einer S- (= smooth) -Form. Die S-Form kann mit spezifischen Antiseren in 6 verschiedene Typen eingeteilt werden (a—f oder A—F, PITTMAN 1931; PLATT 1937). DOCHEZ, MILLS und KNEELAND (1932) beobachteten im Verlauf der experimentellen Schnupfeninfektion im Rachen des Schimpansen Übergang der normalen R- in die S-Form. Auch durch Mäusehirnpassagen lassen sich Kulturstämme von R- in S-Stämme umwandeln. Damit können mäusehirnpathogene Stämme erhalten und durch Passagen weiter gezüchtet werden. Manche Stämme werden dadurch äußerst virulent und können zur Auswertung der Schutzwirkung von Anti-Haem. infl.-Serum dienen (TORREGROSA und FRANCIS 1941). Haem. infl. bedarf im Gegensatz zu anderen Varietäten zum Wachstum sowohl eines X- wie eines V-Faktors (vgl. Tabelle 6). ZINSSER und BAYNE-JONES (1939) postulierten, daß beide Faktoren im Blut vorhanden und daß V mit Vitamin C identisch sei. Nach LWOFF und LWOFF ist der X-Faktor (autoklavierte LEWINTHAL-Bouillon) hitzestabil und mit dem eisenhaltigen Teil des Hämoglobinmoleküls verbunden, dagegen ist der V-Faktor hitzelabil und identisch mit WARBURGS Co-Zymase (Coenzym). SNYDER und BROH-KAHN (1938) gaben an, daß der X-Faktor durch Cystein ersetzt werden kann. BASS und Mitarbeiter (1941) konnten dies nicht bestätigen, fanden jedoch, daß X durch Hämin, V durch Coenzym I oder II und daß beide (X und V) durch Ochsen- oder Pferdekatalase ersetzt werden können. Die wachstumsfördernde Wirkung von Coenzym I und II (V-Faktor) für den Haem. parainfl. wird auch umgekehrt dazu benützt, um die Konzentration dieser Codehydrasen in biologischen Flüssigkeiten zu bestimmen (VILTER, VILTER und SPIESS 1939; SCHEER 1940). Unterschiede zwischen den verschiedenen Varietäten finden sich außerdem in biologischer Beziehung (Hämolyse, Agglutinin- und Präcipitinogenbildung, Phagocytierbarkeit). Eine Zusammenstellung der verschiedenen Verhalten zwischen Haem. infl. und parainfluenzae findet sich in Tabelle 6. Die bakteriologischen Eigenschaften und die klinische Bedeutung des Haem. parainfl. finden sich bei BERGEY und Mitarbeiter (1939), CRAVEN und Mitarbeiter (1940), TOPLEY und WILSON (1947), MCGEE und Mitarbeiter (1948) u. a. erörtert. Über die Rolle des Haem. infl. und parainfl. bei reiner bakterieller Infektion ohne Influenzavirusbeteiligung (vgl. Kap. XI, S. 420).

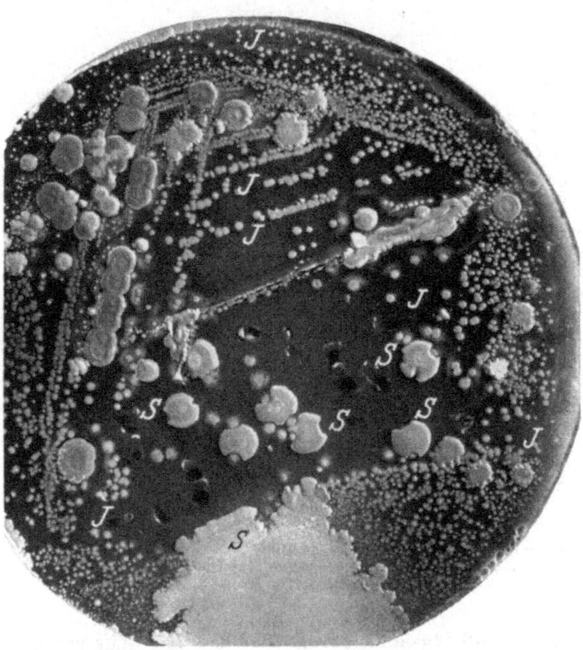

Abb. 12. Massenhafte Influenzabacillen (J) neben Staphylokokkenkolonien (S) auf Levinthalplatte. Gezüchtet aus Sputum. 3 Tage 37°. Etwa 3/4 natürliche Größe.

2. Andere Bakterien. Inkonstant wie der Haem. infl., aber im ganzen seltener, wurden während der Pandemien folgende Bakterien gefunden: Pneumokokken, hämolytische und

Tabelle 6. *Klassifikation der Haemophilusgruppe.*

	Wachstums-faktor	Charakteristika
1. Haemophilus influenzae a) nicht hämolytisch b) hämolytisch	X und V	Cocco-Bacillus mit gelegentlicher Stäbchen- und Fadenform; Fermentwirkung gering, produziert in Lactose und Mannitol nie Säure. Bildet aus Tryptophan meist Indol. Mucoide Stämme sind für Maus und Kaninchen pathogen. Sie bilden Kapseln, welche spezifisch lösliche Substanzen enthalten und darnach als Typ a—f unterschieden werden.
2. Haemophilus parainfluenzae a) nicht hämolytisch b) hämolytisch	V	Markanter Pleomorphismus: Stäbchen und Fadenform überwiegt. Größerer Bereich von fermentativer Energie, gewisse Stämme bilden Säure, aber kein Gas. Aus Tryptophan meist kein Indol. Läßt Lackmusmolke unverändert. Reduziert Nitrate. Fast apathogen für Maus, Kaninchen und Mee. Bezüglich Antigencharakter heterogen. Keine Kapselbildung.
3. Haemophilus suis	X und V	Apathogen für das Schwein. Erzeugt zusammen mit dem Influenza-S-Virus die Schweineinfluenza (vg . S. 355).
4. Haemophilus ducreyi	X	Erreger des Ulcus molle.
5. Haemophilus canis = haemoglobinophilus	X	Pathogen für den Hund.
6. Haemophilus pertussis	—	Erreger des Keuchhustens.
7. Haemophilus duplex, moraxella lacunata, Diplobacillus Morax-Axenfeld	—	Erreger der subakuten Conjunctivitis angularis.

anhämolytische Streptokokken, Staphylococcus aureus, Diplokokken zum Teil vom Typ der Meningokokken, Friedländersche Kapselbacillen, gramnegative Kokken vom Typ des Microc. catarrhalis und flavus, seltener E. coli, Proteus, Microc. tetragenus, Pseudomonas fluorescens, Corynebact. diphtheriae.

Sie spielen bei den Sekundärinfektionen eine große Rolle; bei den Pneumonien und Empyemen sogar die Hauptrolle. Bei Empyemen fanden sich häufig Streptokokken und Pneumokokken als einzige Erreger.

Die ersten drei der aufgezählten Bakterienarten kamen in unterschiedlicher Häufigkeit auch bei den Epidemien der letzten 2 Jahrzehnte vor. Jede der 3 Arten dominierte gelegentlich bei einzelnen Epidemien, je nach Ort verschieden, und verursachte namentlich die Pneumonien. So kamen im Gefolge von Influenzaepidemien nicht selten lokalisierte Epidemien von *Pneumokokken*-Pneumonien vor, namentlich in halbisolierten Wohngemeinschaften. Smillie und Mitarbeiter (1938) beobachteten das Umsichgreifen einer solchen Epidemie in einem Spital, nachdem eine A-Influenzaepidemie vorangegangen war. Einem Bericht der *Commission* zufolge (1945) zeigte sich eine Häufung von Pneumokokkenpneumonien vom Typ I auch während einer B-Epidemie. Wätjen (1937) beschrieb eine Anzahl von Influenzapneumonien mit hämolytischen *Streptokokken*, welche zu ähnlichen hämorrhagischen Lungenentzündungen führten, wie sie während der großen Pandemien die Regel waren. Auch der *Staphylococcus aureus* kann in Kombination mit einer Influenzaepidemie eine Häufung von Pneumonien verursachen. Die komplexe Infektion kann dabei verschieden schwer verlaufen, von einfacher Tracheobronchitis bis zu letaler hämorrhagischer Pneumonie (Finland und Mitarbeiter 1942; Bieling 1949). Der Staphylococcus aureus führte in den letzten 2 Jahrzehnten als häufigster Erreger zu schweren, glücklicherweise seltenen Lungenkomplikationen (vgl. S. 409).

Eigene Untersuchungen während der A'-Epidemie 1948/49 ergaben auf mit Sputum bestrichenen oder angehusteten Blutagarplatten bei fast allen Fällen eine Mischflora von anhämolytischen Streptokokken, Micrococcus catarrhalis, Staphylococcus albus, und in etwa $^1/_4$ der Sputa gleichzeitig Staphylococcus aureus haemolyticus. Daneben fanden sich vereinzelt diphtheroide Stäbchen, Entero-, Pneumokokken und nur ganz ausnahmsweise Haem. infl. Bezüglich der Qualität und Quantität dieser Mischflora bestand kein Unterschied zwischen unkomplizierter Influenza und bakterieller Influenzapneumonie (Baur und Eyband 1950).

3. Synergismus-Virus-Bakterien im Tierversuch. Auch das Tierexperiment hat den Synergismus zwischen Influenzavirus und Bakterien erwiesen: Bakterien, welche gewöhnlich im Respirationstractus nicht allein überleben, vermehren sich bei bestehender Influenzainfektion und führen zur Verschlimmerung der komplexen Erkrankung.

ORTICONI und BARBIE beschrieben schon 1919 die zum Tod der Versuchstiere führende Kombination von filtriertem Nasensekret Influenzakranker mit Haem. infl. Die beiden Inocula waren, einzeln appliziert, nicht tödlich. Später erwiesen ELKELES (1934), SHOPE (1935, 1937) und SHOPE und FRANCIS (1936) die synergistische Wirkung von Haem. infl. suis und S- oder A-Virus beim Schwein. Dasselbe Phänomen beobachtete BANG (1943) am Hühnerembryo. Meerschweinchen und Kaninchen weisen nach intravenöser oder intraperitonealer Impfung mit Haem. infl., nicht aber mit anderen Bakterien, im Serum mit dem HIRST-Test eine Erhöhung des Antikörpertiters gegen Grippevirus von 1:4 auf 1:16 — 1:34 auf, gesunde Versuchspersonen nach analoger subcutaner Impfung nicht (RAETTIG 1947/48). Dieser Befund ist bemerkenswert im Hinblick auf die häufige Mischinfektion mit Haem. infl. bei den Pandemien, sowie auf den Grippeantikörperanstieg im Serum von Patienten mit chronischer Lungenerkrankung (Mischinfektion mit Haem. infl. in Kavernen, Bronchiektasen; vgl. S. 352).

Doppelinfektion des Frettchens und der Maus mit hämolytischen Streptokokken (Typ C) zusammen mit Influenzavirus macht eine wesentlich schwerere Erkrankung und höhere Mortalität als das Virus allein (BRIGHTMAN 1935; GLOVER 1941 b; SCHWAB, BLUBAUGH und WOOLPERT 1941). Haem. infl. suis zeigt diesen synergistischen Effekt nicht (SMITH, ANDREWES und LAIDLAW 1933). An der Maus läßt sich die Doppelinfektion Influenza + Pneumococcus (Typ 3) durch mehrere Passagen unverändert weiter züchten. Durch die Schleppertätigkeit der Bakterien kann dabei die Virulenz des Virus erhöht bzw. das Virus an die Maus angepaßt werden. Denn nach Aufhebung der Bakterienwirkung durch Bakterienfiltration, durch Sulfonamide oder durch Überimpfen des kombinierten Kontagiums auf pneumokokkenimmune Mäuse kann das Virus allein übertragen werden (HERZBERG und GROSS 1940; GROSS 1943). Doppelinfektion mit zerstäubten Pneumokokken (Typ I) + A-Virus erhöht die Morbidität und Mortalität beträchtlich (WELLS und HENLE 1941).

Der Haem. infl. des Menschen vermehrt sich in der Maus gewöhnlich nur bei intracerebraler, nicht aber bei intranasaler Applikation (DE TORREGROSA und FRANCIS 1941). Auch bei gleichzeitiger intranasaler Inoculation von PR 8-Virus (nach 400 Mäusepassagen) gelingt die Infektion mit Haem. infl. nicht. Erst bei intranasaler Applikation einer subletalen Dosis von PR 8 (10^{-7} bis 10^{-8}), welche immer zu Lungenläsionen führt, vermehrt sich Haem. infl., 1—5 Tage später appliziert, nachweislich in der Mäuselunge und führt zum Tode des Versuchstieres. Derselbe Effekt, etwas geringer, wurde mit Staphylococcus und Streptococcus haemolyticus erzielt (FRANCIS und DE TORREGROSA 1945). Ähnliche Beobachtungen machten HARFORD u. a. (1946) an Ratten. Mit subletalen Influenzavirusdosen (PR 8, Weiss und Lee) infizierte Tiere entwickeln nach Inhalation einer Bakteriensuspension von Pneumo- oder Streptokokken Pneumonien, Tiere ohne Influenzainfektion dagegen nicht. Die intranasale Reinstillation von Bouillon oder physiologischer Kochsalzlösung macht die 1—7 Tage vorher gesetzte, intrabronchiale, subletale PR 8-Infektion letal, bei kürzerem oder längerem Intervall ist die Schädigung geringer (R. M. TAYLOR 1941). Die verstärkende Wirkung dieser Flüssigkeitsapplikation in die Bronchien (Provokation) läßt vermuten, daß sie neben der Schädigung durch Bakterien auch für die Verschlechterung des Verlaufes der natürlichen Influenzainfektion von Bedeutung ist. Es ist möglich, daß die Ödembildung bei Lungenstauung oder Pneumonie sich ähnlich ungünstig auf den Verlauf der Influenzaerkrankung des Menschen auswirkt (TAYLOR 1941; HARFORD und Mitarbeiter 1946).

Die normale Mäuselunge hat die Fähigkeit, die Zahl eingeatmeter Pneumokokken in kurzer Zeit zu vermindern. Eine vorher gesetzte Influenzavirusinfektion hebt diese Fähigkeit nicht nur auf, sondern erleichtert das Wachstum der Pneumokokken in der Lunge. Diese Wachstumserleichterung kommt erst 24 Std nach der Influenzavirusinfektion zustande, wenn im respiratorischen Epithel Nekrosen vorhanden sind. Es ist aber wahrscheinlich, daß die Pneumokokkeninfektion durch vorgängige Influenzavirusinfektion schon vor dem Sichtbarwerden der Veränderungen durch Schädigung des Ciliarapparates erleichtert wird (HARFORD, LEIDLER und HARA 1949).

Doppelinfektion mit Influenzavirus verstärkt auch die Infektiosität und Streuung von Paratyphus- und Tuberkelbacillen (BALLOWITZ 1940 b, 1944; VOLKERT und Mitarbeiter 1947). Kombinierte PR 8-Virus- und Paratyphus B-Infektion in Grenzdosen führt an der Maus zu einer Speicherung von Vitalfarbstoffen oder Tierkohle in den KUPFFERschen Sternzellen der Leber, reine PR 8-Infektion dagegen nicht (BALLOWITZ 1949). Am Affen (Macaca mulatta) verursacht gleichzeitige intranasale Infektion mit Streptococcus haemolyticus (C) und A-Virus nur Leukocytose und Granulopenie. Nasale A-Inoculation, welcher 4—17 Tage später die Streptokokkeninfektion folgt, führt dagegen in der Hälfte der Fälle zu manifester Erkrankung mit Leukopenie und in seltenen Fällen zu tödlicher Streptokokkensepsis. Infektion in umgekehrter Reihenfolge, gefolgt von Reinfektion mit Streptokokken, macht akute Glomerulonephritis

(WILSON, SASLAW u. a. 1947). Damit bestätigt auch die experimentelle Doppelinfektion die klinische Erfahrung, daß die Influenzainfektion zu bakterieller Sekundärinfektion prädisponiert, und daß unter ungünstigen Umständen die Symptome der letzteren überwiegen und das Krankheitsbild und seine Letalität bedingen.

VI. Pathologische Anatomie.

Die Grippe forderte nicht darum so viele Menschenleben, weil sie selbst eine schwere Krankheit ist, sondern weil das Influenzavirus die Abwehrmechanismen des Körpers schwächt (Epithelschädigung usw.), und so die Entstehung von bakteriellen Infektionen, besonders von Pneumonien, begünstigt. Diese sekundären Pneumonien verlaufen viel schwerer als gewöhnliche Pneumonien gleicher Art und enden, namentlich zu Pandemiezeiten, sehr häufig letal (Hämorrhagien in allen Organen; typische „bunte" Lunge). Menschliche Sektionen von unkomplizierter Grippevirusinfektion sind jedoch außerordentlich selten. Dagegen liegen viele pathologisch-anatomische Befunde bei experimenteller Influenza am Tier vor.

1. Unkomplizierte Influenza. Da beim Frettchen die Grippe am ähnlichsten wie beim Menschen verläuft, seien die Befunde bei dieser Tierart als Analogiefall vorangestellt. Bei Menschen entsteht durch die reine Influenzainfektion ungefähr das Krankheitsbild wie die Infektion beim Frettchen mit einem an dieses Tier frisch adaptiertem Stamm von nur wenigen Passagen. Grippeinfektion plus bakterielle Infektion macht das schwere Bild der Schweineinfluenza bei Infektion mit Schweineinfluenzavirus plus Haemophilus influenzae suis. Allgemein zeigen die Epithelzellen des Respirationstractus eine spezifische Adsorptionsfähigkeit bzw. Affinität für das Influenzavirus, analog zu demjenigen der Erythrocyten. HIRST (1943 a) machte dies experimentell durch Perfusionsversuche an der isolierten Trachea und Lunge des Frettchens evident (vgl. S. 362 und 406).

24 Std nach PR 8-Inoculation am gesunden Frettchen ist die Nasenschleimhaut entzündlich geschwollen, die Nase mit purulentem Exsudat gefüllt. Das Epithel des Respirationstractus erscheint kongestioniert und zeigt herdförmige Infiltration durch polymorphkernige Leukocyten und Lymphocyten, deren Zahl nach 48 Std beträchtlich zunimmt. Etwa die Hälfte der Oberfläche des Ciliarepithels nekrotisiert im Verlauf der ersten beiden Wochen. Es bleibt nur eine einfache Basalschicht von abgeflachten Zellen übrig. Diese Veränderung fällt zeitlich mit dem Höhepunkt der Immunität zusammen. Das veränderte Epithel hat in diesem Zeitpunkt keine Empfänglichkeit mehr für eine Virusreinoculation. Schon am Ende der 1. Woche beginnt die Wiederherstellung durch ein „pseudogeschichtetes" Übergangsepithel. Von der 4. Woche an ist der Defekt des Ciliarepithels wieder vollständig hergestellt. Frettchen der ersten Viruspassage entwickeln keine Lungenveränderungen. Solche erscheinen erst in der 2. oder 3. Passage und kommen in den folgenden regelmäßig vor: Am 1. Tag nach der Inoculation entsteht Bronchitis, Kongestion und entzündliche Zellenfiltration der Lungen. Am 2.—3. Tag wird die Bronchitis purulent. Es finden sich fleckförmige oder konfluierende pneumonische Konsolidierungen von purpurroter Farbe. Das respiratorische Epithel nekrotisiert. In den Alveolen findet sich Exsudat mit polymorphkernigen Leukocyten und speicherfähigen histiocytären Monocyten. Es zeigen sich perivasculäre und peribronchiale Infiltrate. Nach dem 6. Tag gehen die pneumonischen Veränderungen zurück, nach 2 Wochen sind sie bedeutend verkleinert (SMITH, ANDREWES und LAIDLAW 1933; BRIGHTMAN 1936; MCINTOSH und SELBIE 1937 a, b; FRANCIS und STUART-HARRIS 1938 a, b; PERRIN und OLIPHANT 1940; BALLOWITZ 1949 u. a.).

Beim *Menschen* finden sich analoge Veränderungen im Respirationstractus: Hyperämie der Schleimhaut der Nase bis in die feinsten Bronchien mit Zunahme von den oberen zu den mittleren Partien. Nicht selten sind Blutungen in die Schleimhaut des Larynx und der Bronchien, auch dann, wenn die übrige Schleimhaut nicht besonders gerötet ist. Schon ASKANAZY (1919) machte auf die häufig vorkommende Schleimhautmetaplasie in den größeren Luftwegen aufmerksam. Tracheitis ist ein hervorragendes Symptom. Die Trachea zeigt intensive Schwellung im submukösen Gewebe und Nekrosen der Schleimhaut. Häufig finden sich pseudomembranöse Auflagerungen (Sekundärinfektion?). Die feinsten Bronchien sind oft durch Fibringerinnsel verstopft.

Auch in der Lunge finden sich die, fast als pathognomonisch anzusehenden, Hämorrhagien. Bei fulminanten Influenzafällen, welche seltenerweise perakut vor der Entstehung von manifesten Komplikationen zum Exitus kamen, waren die Lungen sehr voluminös. Auf Schnitt trat Ödemflüssigkeit aus. Es bestanden auch hier die typischen parenchymalen und subpleuralen Hämorrhagien. Möglicherweise war schon bei diesen fulminanten Fällen eine bakterielle Sekundärinfektion mitbeteiligt. Die wenigen Fälle von reiner Influenzaviruspneumonie, welche genau untersucht wurden, zeigten außer den charakteristischen alveolären Hämorrhagien interstitielle pneumonische Zellinfiltration, hämorrhagische und ödematöse lobuläre Konsolidierung, Nekrosen des Tracheal-, Bronchial- und Alveolarepithels und der Alveolarsepten, sowie Bildung von Fibrin und hyalinen Membranen in den erweiterten Alveolengängen (MCCORDOCK und MUCKENFUSS 1933; GRAY, bei SCADDING 1937; PARKER und Mitarbeiter 1946; vgl. S. 407).

2. Bakterielle Komplikationen. Die gleichzeitige Infektion von Mäusen mit Grippevirus und Haem. infl., Strepto-, Staphylo-, Pneumokokken allein oder kombiniert führte zu schweren Schädigungen der Trachea und Bronchien bis zu nekrotisierender Tracheobronchitis, konfluierenden Bronchopneumonien mit Abszedierung und Nekrosen, Pleuritiden, Hämorrhagien — einem pathologisch-anatomischem Bild, welches bedeutend besser mit dem am Menschen beschriebenen übereinstimmt als die reine Virusinfektion an der Maus und am Frettchen (BIELING und HEINLEIN 1949).

Das pathologisch-anatomische Bild am Menschen kommt ebenfalls durch die komplexe Infektion Virus + Bakterien zustande, da der Tod in der Regel infolge einer bakteriellen Komplikation erfolgt. Bei den meisten Sektionen ist die Todesursache eine sekundäre bakterielle Pneumonie von für Grippe typischer Beschaffenheit. Die bedeutende Rolle der bakteriellen Sekundärinfektion zeigt sich an den zahlreichen Fällen, wo die Isolierung von Bakterien aus der pneumonischen Lunge gelang. An manchen Orten wurde im Verlauf einer Pandemiewelle oder einer großen Epidemie fast regelmäßig dieselbe Bakterienflora isoliert, in welcher häufig ein Erreger dominierte. Gewisse Charakteristica des pathologisch-anatomischen Lungenbefundes im Zusammenhang mit den Erregern führten geradezu zur Aufstellung einer Klassifizierung von verschiedenen bakteriellen Influenzapneumonietypen (Lit. bei ROOYEN und RHODES 1948, s. S. 563, 565, 576). Am häufigsten fanden sich Haem. infl., Pneumokokken, hämolytische Streptokokken und Staphylococcus aureus (vgl. S. 377).

Bei den meisten tödlichen Fällen besteht akutes hämorrhagisches Lungenödem. Solche Patienten haben profuses, wäßriges Sputum. Die Pneumonie hat zuerst herdförmigen Charakter, wird aber bald pseudolobär. Gewöhnlich ist die Konsolidierung unregelmäßig und mehrheitlich bronchopneumonisch. Auf Schnitt präsentiert sich ein buntes Bild von pneumonischen Prozessen verschiedenen Alters (große bunte Lunge; GLAUS und FRITZSCHE 1918). Die hämorrhagischen, infarktähnlichen Partien herrschen besonders in frischen Fällen vor. Daneben finden sich gelbe Stellen mit Verfettung des Exsudates in den Alveolen und bräunliche Verfärbungen mit Trübungen. Die grauen Töne der Hepatisation treten eher zurück. Namentlich bei Haem. infl.-Pneumonien läßt sich eine blutige, schleimige, fadenziehende Flüssigkeit abstreifen, ähnlich wie bei der FRIEDLÄNDER-Pneumonie. Häufig sind kleinere und größere Abscesse. Bronchien und Bronchiolen weisen gewöhnlich in der ganzen Lunge extreme entzündliche Veränderungen auf mit Hämorrhagien und selbst Schleimhautnekrosen. In der Mehrzahl der Fälle finden sich die schwersten Veränderungen in den capillaren Bronchiolen. Es besteht intensive Peribronchitis, gelegentlich mit Hämorrhagien und Ödem. Der Prozeß ist auf beide Lungen verteilt, selten wird eine Lunge ganz verschont. Ausnahmsweise sieht man eine lobäre Pneumonie, die sich weder makro- noch mikroskopisch von einer gewöhnlichen lobären Pneumonie unterscheiden läßt.

Die mikroskopische Untersuchung zeigt ein wechselvolles Bild. Starke Hyperämie der Capillaren mit Blutungen. In den Alveolen neben Blutungen Desquamationen, eitrige und fibrinöse Prozesse. STRAUB, MULDER u. a. (1948) untersuchten Lungenpräparate von 12 Grippepneumonien von 1939—1947, welche mit einer besonders epithelschonenden Technik fixiert waren. Es fand sich auch hier allgemein Nekrose und Desquamation aller Epithelzellen mit Ausnahme der basalen Keimschicht und stellenweise Regeneration eines 2- bis 6 schichtigen Plattenepithels. Auch hier zeigte sich also die direkte Wirkung des Influenzavirus in der Epithelschädigung (vgl. S. 379 und MULDER und VERDONK 1949). Das ganze Gewebe ist durchsetzt von polynucleären Leukocyten und Plasmazellen. In älteren Fällen finden sich Herzfehlerzellen. Die Alveolenpfröpfe setzen sich in die kleinen Bronchien fort. Bei der Ausheilung entsteht oft eine Bronchiolitis obliterans. In den Wänden mittelgroßer Arterien kommen lymphocytäre, seltener leukocytäre Infiltrate vor.

Die interlobären Septen und die Pleura sind am Entzündungsprozeß beteiligt: Trübungen, fibrinöse und fibröse Auflagerungen, Nekrosen, bis fingerdicke Schwarten. Fast regelmäßig finden sich auch in der Pleura Blutungen. Exsudate können serös, eitrig und fibrinös-blutig (lehmwasserähnlich mit relativ wenig Leukocyten) sein. Die cervicalen, bronchialen (seltener axillaren) Lymphdrüsen sind markig geschwellt und zeigen Blutungen.

Die Milz ist in der Regel infolge Blutüberfüllung der Pulpa vergrößert (septischer Milztumor). Ab und zu bestehen kleine Hämorrhagien in Pulpa oder Follikel (HEDINGER 1919).

Die Leber ist meist vergrößert. Es findet sich parenchymatöse Hepatitis oder trübe Schwellung und Verfettung. Im Magendarmtractus finden sich im ganzen wenig Veränderungen: Selten Gastritis und Colitis necroticans; häufiger Erosionen im Magen, welche zu Nekrose und Blutung führen können (GLAUS und FRITZSCHE 1918; BUSSE 1919).

Auch die Nieren zeigen fast regelmäßig trübe Schwellung und Verfettung. Im Nierenbecken sind kleine Blutungen häufig. Im Interstitium finden sich gelegentlich Lymphocyten-, Plasmazellanhäufungen oder kleine Nekrosen. Glomerulusveränderungen sind selten, punktförmige Blutungen dagegen ziemlich häufig. Die Nebennieren sind meist hyperämisch, oft von Blutungen durchsetzt, manchmal lipoidarm.

Am Herzen finden sich ebenfalls die Zeichen der hämorrhagischen Diathese. Meist punktförmige Blutungen im Endokard, entlang dem HISschen Bündel und auf dem Perikard. Der Herzmuskel zeigt makro- und mikroskopisch meist auffallend wenig Veränderungen. Er ist hellbraunrot, manchmal verfettet, selten getrübt oder getigert. Ausnahmsweise finden sich herdförmige Trübungen und Hämorrhagien oder das Bild der ZENKERschen Degeneration, hämorrhagische Myokarditis oder frische Endokarditis (SCHMORL 1919; ROULET 1935). Die Intima der Coronararterien ist oft verfettet. Gelegentlich wurde Herzerweiterung konstatiert. Auch reine Influenza-A-Virus-Myokarditis wurde beschrieben: Sie zeigte Nekrosen und Schwund von Muskelfasern mit interstitieller, cellulärer Infiltration (FINLAND und Mitarbeiter 1945). Die Arterien weisen Verfettung des Endothels, Zerreißungen der Elastica, Nekrosen und Verkalkungen auf. Arterien- und Venenthrombosen sind häufig. Das Knochenmark ist manchmal unverändert, manchmal finden sich im Knochenmark der oberen Femurhälfte Hämorrhagien, in demjenigen der Wirbelkörper Nekrosen.

Das Gehirn ist stark hyperämisch, punktförmige perivasculäre Blutungen (Purpura) mit oder ohne Encephalitis sind häufig. Auch in der Retina kommen Blutungen vor (FRÄNKEL 1920). Nicht selten findet sich wachsartige Degeneration der Muskeln (vgl. KORTH 1941), oft mit Blutungen, meistens im M. rectus abdominis. Auch einfache Nekrosen und große Blutungen in die Bauchmuskulatur kommen vor. Auf der Haut finden sich Exantheme aller Art. Nicht selten sind perivasculäre Hämorrhagien in der Cutis, ebenso kleine perivasculäre Lymphocyteninfiltrate. Veränderungen an Ohren und Nase und deren Nebenhöhlen waren 1918 gegenüber 1889 relativ selten. Häufig finden sich allgemeine septische Prozesse: Abscesse in Gehirn, Leber, Milz, Nieren usw., purulente Leptomeningitis.

Eingehende Darstellungen der pathologisch-anatomischen Befunde beim Menschen und in der Literatur finden sich bei FRENCH (1920), OPIE (1928), LUKSCH (1928) und VAN ROOYEN und RHODES (1948), sowie der Befunde bei der experimentellen Tiergrippe bei MULDER und Mitarbeiter [s. Zusammenstellung bei BIELING und HEINLEIN (1949)].

VII. Pathogenese. Pathologische Physiologie.

Die Vorstellungen über die Pathogenese und pathologische Physiologie der einfachen und komplizierten Influenza können folgendermaßen zusammengefaßt werden:

Durch Tröpfchen-, Staub-, selten Kontaktinfektion wird das Grippevirus vom Menschen oder vom Tier bei geeigneter Exposition auf das respiratorische Epithel des Empfängers übertragen (S. 354).

Für das Zustandekommen der Erkrankung wirken 1. die Konstitution des Empfängers, 2. seine spezifische Immunitätslage, 3. die Menge und Virulenz des aufgenommenen Virus sowie 4. eine Reihe von zusätzlichen Faktoren, welche die Disposition des Empfängers verändern, zusammen. 1. Es besteht eine konstitutionelle, natürliche Resistenz von individuell verschiedenem Maß gegen die Grippeinfektion, welche nicht mit einer der bekannten Formen der Immunisierung, wohl aber mit Erbfaktoren zusammenhängen kann (S. 362/63). 2. Je nach der verstrichenen Frist seit der letzten Grippeinfektion, deren Typus bzw. Virusstamm und dessen Virulenz besteht eine mehr oder weniger große spezifische Immunität gegen eine Reinfektion (S. 366). Die Fähigkeit zur Antikörperbildung überhaupt ist wiederum zum Teil konstitutionell bedingt und daher ceteris paribus individuell verschieden. Dies gilt für die Bildung von humoralen und von auf der respiratorischen Schleimhaut lokalisierten Antikörpern (S. 368). 3. Morbidität bzw. Letalität sind direkt abhängig von der Menge des Virus (S. 358, 366) vom Ort der Invasion (Trachea ist empfindlicher als Nase, vgl. S. 362/63) und vom

Infektiositäts- und Pathogenitätsgrad des Virus (S. 363/64). 4. Zu den zusätzlichen Faktoren, die für vermehrte Disposition zur Grippeinfektion verantwortlich sind, gehören Schädigungen, welche den Zustand des Epithels im Nasen-Rachenraum und in der Trachea verändern, oder die physiologische Schutzwirkung des Nasensekretes herabsetzen (S. 368). Diese lokalen Schädigungen können physikalischer oder chemischer Art sein (z. B. Erkältung; Äther im Tierversuch; vgl. S. 356) oder durch vorbestehende bakterielle oder Viruserkrankung (z. B. Schnupfen) bedingt sein (S. 354 und 393). Auf die mögliche Beteiligung von allergischen Faktoren weisen folgende Beobachtungen: Verkürzung der Inkubationszeit nach wiederholter Infektion durch Virusinhalation (HENLE und Mitarbeiter 1946a) vgl. S. 367; seltenerer Virusnachweis im Nasensekret nach künstlicher Reinoculation, 3 bis 6 Monate nach der ersten Inoculation (BULL und BURNET 1943); Unabhängigkeit des Ausfalls der Hautreaktion von der Höhe des Serum-AK-Titers bei intracutanem Test mit A- oder B-Allantoisvirus (BEVERIDGE und BURNET 1944). Auch vorbestehende Allgemeinerkrankungen oder Rekonvaleszenz sowie qualitative Mangelernährung (z. B. Vitaminmangel, vgl. S. 353) können die Disposition in positivem oder negativem Sinne beeinflussen. Interferenzerscheinungen können lokal am Invasionsort oder allgemein für den Verlauf der Infektion von Bedeutung sein (S. 368).

Das Virus wird primär an die Epithelzellen des Respirationstractus adsorbiert und vermehrt sich in diesen. Die pathologisch-anatomischen Befunde (S. 379 ff.) zeigen eine fortschreitende Ausbreitung des Virus von der Nase über den Rachen und die Trachea in den Bronchialbaum. Dabei beschränkt sich bei unkomplizierten Fällen der degenerative und entzündliche Prozeß auf das oberflächliche Ciliar- und Cylinderepithel (S. 379). Über den Wirkungsmechanismus bzw. den Tropismus des Grippevirus besteht die Vorstellung, daß sich dieses mit einer Mucinase an die Receptorsubstanz der Oberfläche der grippevirusempfindlichen Zellen bindet. Diese Receptorsubstanz, ein Mucin (Glykoprotein), wird durch die Virusmucinase zerstört, wodurch die intracelluläre Infektion und Virusvermehrung möglich wird (S. 371 und 373). Neben dieser lokalen Wirkung des Grippevirus können durch eine toxische, vom Elementarkörperchen in vitro bisher nicht abtrennbare Komponente alle übrigen Organe geschädigt werden (S. 361), vor allem Nervensystem, Pankreas, Leber, Milz, Myokard, Blutgefäße, Pleura usw. Direkte Folgen dieser Toxinwirkung, deren Maß je nach Virusstamm variiert, sind die Kreislaufstörungen (S. 385) und die Hämorrhagien bei schwerer Grippe (S. 379), die tonisch-klonischen Krämpfe bei intracerebraler Virusinjektion am Tier usw. (S. 362). Die Stoffwechselveränderungen bei Grippe weisen, auch bei leichter unkomplizierter Erkrankung, auf eine Störung der Pankreasparenchymzellen hin (S. 390). Diese Befunde geben einen Einblick in die pathologische Physiologie der toxischen Schädigungen durch das Grippevirus. Im gesunden Gewebe geht das injizierte Virus rasch zugrunde (S. 362). Die allgemeine, toxische Gewebsschädigung zeigt sich in der Widerstandslosigkeit und mangelnden Reaktion des Reticuloendothels (S. 388), in dem großen Krankheitsgefühl, in der Erleichterung von Misch- bzw. Sekundärinfektionen, in der langen Rekonvaleszenz, in Veränderungen des Menstruationscyclus, in der Möglichkeit intrauteriner Keimschädigung (S. 388 und 391) usw.

Die Abwehr des Organismus gegen die reine Grippevirusinfektion führt zur Bildung von humoralen, lokalen oder cellulären Antikörpern (S. 366 ff.). Sie können durch das Überstehen einer manifesten Grippeerkrankung, durch stumme Feiung oder durch aktive oder passive Immunisierung entstehen (S. 399). Ihre Konzentration ist individuell sehr verschieden und ist kein sicheres Maß für den Schutz (S. 368). Von größter Bedeutung ist die Lokalisation der Immunisierung bzw. der

Immunität im Epithel des Respirationstractus (S. 367/68), ferner die Art und Vielzahl der Virusstämme, welche zu Interferenzerscheinungen führen kann (S. 368).

Die Pathogenese reiner Grippevirusinfektion ist infolge des ubiquitären Vorkommens von Bakterien im oberen Respirationstractus kaum vom Synergismus (ätiologische Assoziation) des Grippevirus mit Bakterien und deren assoziierter Pathogenese zu trennen. Die Schweineinfluenza (S. 355) dient als Modell für die Vorstellung, wie das Grippevirus durch bakterielle oder eine zweite Virusinfektion eine Pathogenitätssteigerung erfahren kann, oder umgekehrt. In den Kapiteln II und V sind die klinischen und epidemiologischen Erfahrungen und die tierexperimentellen Grundlagen für diesen Synergismus erörtert (komplexe Infektion, komplexe Epidemie S. 374). Für eine Bevölkerung oder das Individuum ist damit nicht nur der Immunitätszustand gegen das Influenzavirus, sondern auch gegen die Sekundär- bzw. Mischerreger von entscheidender Bedeutung. Da bisher eine klinische Unterscheidung von A-, B-, C- oder Y-Influenzainfektion nicht möglich war, ist anzunehmen, daß die Schwere des Krankheitsbildes, die Morbidität und Letalität im wesentlichen durch die Sekundärerreger bedingt sind. Die vorerwähnten allgemeinen Schädigungen aller Organe und des RES durch das Grippevirus fördern die Sekundärinfektion durch Bakterien oder ein anderes Virus und erschweren deren Abwehr. Über den Mechanismus, mit welchem die Misch- oder Sekundärinfektion dem Grippevirus „den Weg bahnt“, oder umgekehrt, sind fast keine experimentellen Grundlagen bekannt.

VIII. Die einfache Grippe. Das Grippefieber.

1. Symptomatologie. Die Inkubationszeit ist sehr kurz, sie beträgt meist einen Tag (18 Std bis höchstens 4 Tage). Die Krankheit tritt plötzlich in Erscheinung. Oft kann der Patient die Stunde angeben, bis zu welcher er sich noch wohl und nach welcher er sich krank fühlte. Mit Beginn des Fiebers besteht häufig Frösteln, nicht selten Schüttelfrost. Dazu kommt ein starkes allgemeines Krankheits- und Prostrationsgefühl. „Man weiß, daß man die Grippe hat.“ In schweren Fällen kann die Krankheit auch mit Kollaps, Ohnmacht oder Erbrechen beginnen.

Alle Glieder tun weh, Rücken- und Kreuzschmerzen treten auf, seltener Wadenschmerzen. Häufig wird das Gefühl von Wundsein an der Halsmuskulatur und fast stets Schmerzen hinter dem Sternum angegeben. Dieser Retrosternalschmerz hatte bei gewissen Epidemien fast pathognomonischen Charakter. Frieren und Schwitzen wechseln ab. Die Nasenschleimhaut ist injiziert und häufig etwas geschwollen. Nicht selten beginnt die Erkrankung mit Nasenbluten (Eichhorst 1919). Ein echter Schnupfen gehört nicht zum Bild der unkomplizierten Influenza, ist aber bei manchen Epidemien häufig mit ihm vergesellschaftet (das Schnupfenvirus als Schrittmacher für das Influenzavirus, vgl. S. 354).

Fast regelmäßig findet sich eine geringe Bronchitis. Sie wird in der Regel erst vom 3.—4. Krankheitstag an nachweisbar. Dann bestehen trockene Nebengeräusche (Rhonchi sonores) oder vereinzelte feuchte Rasselgeräusche, vornehmlich über der Lungenbasis. Zu Beginn besteht meist nur ein unangenehmes Kratzen im Hals, das zu fortgesetztem Räuspern nötigt und manchmal zu Heiserkeit führt. Bei manchen Epidemien (Stuart-Harris 1938 und Mitarbeiter) ist trockener Husten ein fast regelmäßiges Symptom. Bei stärkerer Erkrankung kann dieser Reizhusten sehr unangenehm werden und sich zu pertussisartigen Hustenanfällen steigern (Druck von geschwollenen Drüsen an der Bifurkation). Bei leichter Grippe wird dabei kein Sputum gefördert; bei schwereren Fällen kann aber mucopurulentes oder sogar blutiges Sputum exspektoriert werden, ohne daß eine Pneumonie besteht. Das Röntgenbild zeigt verstärkten Bronchialbaum (Hyperämie). Im Sputum können degenerierte Epithelzellen aus Trachea und Bronchien gefunden werden, welche nach VAN BRUGGEN u. a. (1947) diagnostischen Wert haben. Mäßiges Kopfweh oder Kopfdruck, besonders über den Augen, ist ein häufiges Symptom. Bei manchen Epidemien bestand in mehr als der Hälfte der Fälle Schwindel im Stehen, namentlich aber beim Aufsitzen.

Das Fieber steigt meist rasch auf 38—39—40 °C an, bleibt 1—2 Tage auf der Höhe und fällt in 1—2—3 Tagen lytisch wieder zur Norm ab (vgl. Abb. 13 und 14). Zum Vergleich sei die Fieberkurve von STUART-HARRIS nach seiner Laboratoriumsinfektion durch ein niesendes, grippekrankes Frettchen angeführt (Abb. 15; vgl. Kapitel IV, S. 366). Verschiedene Autoren

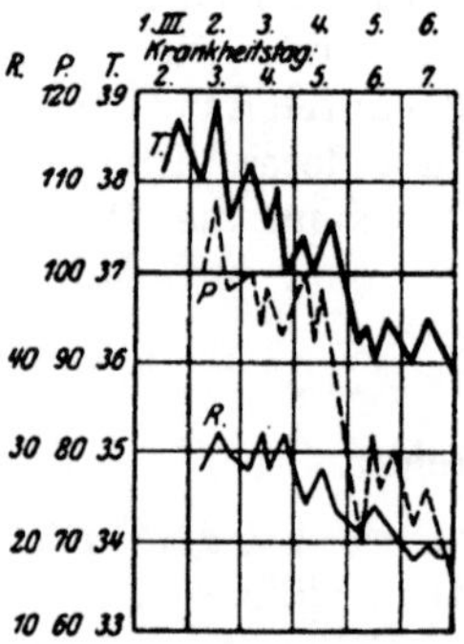

Abb. 13.

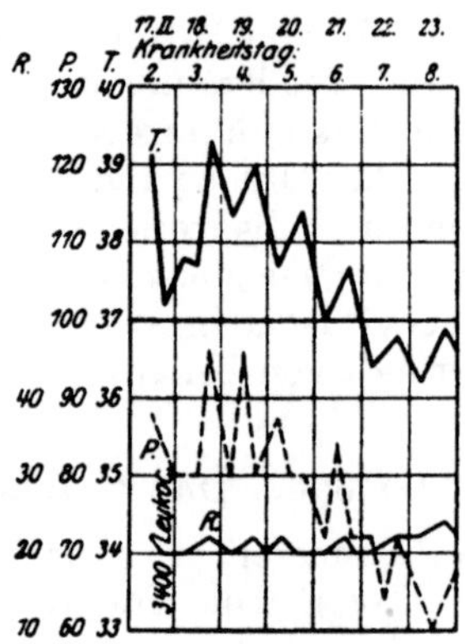

Abb. 14.

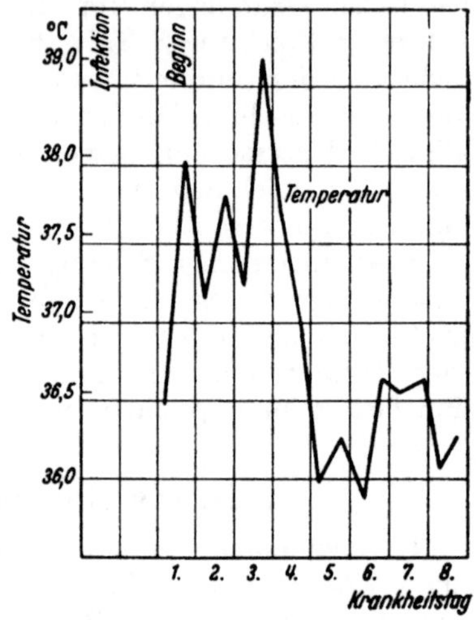

Abb. 15.

Abb. 13. M. E. 24jährige Frau. Einfache mittelschwere Grippe ohne Komplikation. Heilung (1923). Gewöhnlicher Typus des Fiebers.

Abb. 14. B. J. 23jähriger Mann. Ziemlich leichte Grippe ohne Komplikation. Heilung (1923). Zweigipflige Fieberkurve.

Abb. 15. Laboratoriumsinfektion von STUART-HARRIS.

(MUNRO 1930) wollen in einer Absenkung der Temperatur am 2. oder 3. Tag, gefolgt von einem Wiederanstieg, einen typischen Befund für Grippe annehmen. STUART-HARRIS (1945) bestätigt diese Beobachtung bei einer Reihe von Epidemien. Diese zweigipfligen Kurven haben wir gelegentlich auch selber beobachtet, es ist aber jeder andere Fiebertyphus möglich. Zweigipfligkeit ist wahrscheinlich schon das Zeichen einer Sekundärinfektion.

Die Patienten liegen ruhig, müde, teilnahmslos im Bett. Nachdem zu Beginn der Erkrankung häufig Schlafstörungen bestehen, zeigt sich nach den ersten Tagen oft eine ausgesprochene Schläfrigkeit mit dem Wunsch des Patienten, nicht gestört zu werden. Das Gesicht ist gerötet und leicht geschwollen, mit einer leichten Blässe um den Mund. Die Lippen sind oft etwas cyanotisch. Typisch ist bei schweren Fällen mit Pneumonie eine eigentümliche blaßblaurote (lila) Verfärbung des Gesichtes (heliotropic cyanosis), welche die Diagnose Grippe z. B. während der Pandemie 1918/19 auf den ersten Blick erlaubte. Die Augen glänzen, die Conjunctiven sind injiziert. Manchmal ist eine eigentliche Conjunctivitis mit starker Sekretion vorhanden, meist verbunden mit Photophobie. Die Lider sind leicht geschlossen, manchmal besteht Tränenfluß oder leichtes supraorbitales Ödem, häufig schmerzen die Bulbi, namentlich bei Augenbewegungen, vor allem beim Blick nach oben. Diese Schmerzen haben rheumatoiden Charakter. Von den

Ophthalmologen wird dieses Symptom zu der rheumatoiden Skleritis und Episkleritis gezählt. Auch Druckschmerz an den Bulbi kommt vor. Von verschiedenen Autoren wird diesen Augenschmerzen fast pathognomonische Bedeutung für die Influenza zugemessen. Nach BRÜCKNER und MEISNER (1929) liegt der Sitz der Läsion vielleicht in den Augenmuskeln. Die Schmerzhaftigkeit kann noch Wochen nach überstandener Grippe vorhanden sein.

Relativ selten tritt ein Herpes labialis auf. Bei manchen Epidemien war er häufiger. Er hängt wahrscheinlich vom Vorhandensein bakterieller Mischinfektionen ab. Die Zunge ist trocken und zeigt oft einen, allerdings auch bei anderen Krankheiten vorkommenden, ziemlich typischen Befund (SCHINZ 1918; FRANKE 1928, 1930). Die Mitte ist grauweiß belegt, die Ränder sind gerötet, häufig sind die Papillen etwas geschwollen. Der Pharynx, besonders die Gaumensegel, sind gerötet und anfänglich trocken. Relativ typisch sind scharf abgegrenzte Rötungsbezirke am Rand der Gaumensegel, manchmal an der Uvula; diese entsprechen erweiterten Capillaren. In späteren Krankheitstagen können unzusammenhängende mucopurulente Beläge auftreten.

Während der Epidemien nach 1920 und später kamen unregelmäßig feine, bis 2 mm große, wasserklare Bläschen am weichen Gaumen zur Beobachtung (MASSINI, Abb. 16). Diesen Befund bestätigten LAPP und WICKE (1935) sowie VAN BRUGGEN und Mitarbeiter (1947) während der A-Epidemie 1941 in Holland. Diesem nicht pathognomonischen Grippeenanthem liegt möglicherweise eine direkte Wirkung des epitheliotropen Virus zugrunde (vgl. S. 362).

Eine eigentliche Pharyngitis kommt namentlich bei A-Infektion ziemlich regelmäßig vor; Pharyngealabstriche zeigen Epitheldestruktion und mononucleäre Exsudation (ADAMS, PENNOYER und WHITING 1946). MAWSON (1942) beschrieb eine lokalisierte Pharyngitis (woodside throat), welche wahrscheinlich auf reiner Influenzainfektion beruht. Die Tonsillen sind ohne Besonderheit, gelegentlich etwas gerötet. Die Patienten klagen manchmal über Schluckweh. Nackendrüsen und Drüsen unter dem Kieferwinkel sind selten vergrößert (wohl in der Regel infolge Sekundärinfektion).

Lungen und Herz zeigen meistens keine Veränderung. Manchmal hört man, auch ohne eigentliche Lungenkomplikation, über den Lungenbasen stellenweise etwas verschärftes Atemgeräusch und Knisterrasseln. Die Perkussion ergibt jedoch nichts Abnormes. Das Röntgenbild zeigt außer der Verstärkung des Bronchialbaumes nichts besonderes. Auffallend ist manchmal der bei unkomplizierten Fällen im Verhältnis zur Temperatur niedrige Puls (Bradykardie). Seltener sind Extrasystolen und Arrhythmien. Manchmal ist der Puls auch leicht erhöht. Man muß annehmen, daß trotz der geringen klinisch nachweisbaren Veränderungen der Herzmuskel- oder Herznervenapparat durch das Virus geschädigt wird. Bei den pandemischen Fällen 1918/19 wurde häufig schwerste Kreislaufinsuffizienz festgestellt, in der Regel allerdings bei Grippepneumonie. Die meisten Autoren führten diese nicht allein auf eine Herzmuskelschädigung, sondern auf die allgemeine toxische Wirkung der Infektion zurück. Es ist allerdings nicht abzugrenzen, wieviel der Schädigung durch das Virus und dessen Toxin oder durch sekundäre bakterielle Infektion verursacht ist (vgl. Kap. X/5, S. 416). Reine akute Influenzavirusmyokarditis ist jedoch sicher möglich: FINLAND und Mitarbeiter (1945) beschrieben zwei solche Fälle, bei welchen PR 8-Virus aus den Lungen isoliert werden konnte.

Die Leber ist nicht vergrößert und nicht palpabel. Die Milz kann manchmal am 3. oder 4. Tag gefühlt werden, meist ist aber der Palpations- und Perkussionsbefund unverändert. Es besteht teilweise oder vollständige Anorexie. Die Patienten klagen über Durst. Das Abdomen zeigt keine Veränderungen. Ziemlich häufig werden aber schon zu Beginn Schmerzen in der Lebergegend oder seltener in anderen Partien des Abdomens angegeben, für welche kein objektives Zeichen vorliegt. Diese Schmerzen können z. B. eine Perityphlitis vortäuschen. Der Stuhl ist normal, häufig besteht Obstipation, was den Verdacht auf Perityphlitis vermehren kann (s. S. 417, Perityphlitis als Sekundärinfektion). Viel seltener sind Durchfälle.

Serologische Befunde. In der akuten Erkrankungsphase ist der Antikörpertiter gewöhnlich niedrig, steigt ungefähr eine Woche nach Krankheitsbeginn mehr oder weniger steil an und erreicht das Maximum am Ende der 2. Woche (10.—14. Tag). Im allgemeinen ist der Anstieg um so höher, je niedriger der Ausgangstiter war. Der Wiederabfall beginnt zwischen dem 11. und 25. Tag, um so schneller, je höher das Maximum des Titers war. 2—5 Monate nach der Erkrankung ist ungefähr die Hälfte des Maximums erreicht, nach 10—12 Monaten der präinfektiöse Ausgangswert (FRANCIS, MAGILL und Mitarbeiter 1937 a, b; FAIRBROTHER und MARTIN 1938; TULLOCH 1939; HORSFALL, HAHN und RICKARD 1940; EATON und RICHARD 1941; LÉPINE und Mitarbeiter 1949). Die Methoden und die Bewertung der Antikörperbestimmung finden sich auf S. 392/93 erörtert. Während einer Epidemie zeigt die Mehrzahl der Patienten serologisch Zeichen der Influenzavirusinfektion, obwohl häufig das typische klinische Bild der Erkrankung vermißt wird. Es finden sich in der Regel 2—3mal mehr serologisch positive als klinisch sichere Influenzafälle (*Commission*, zit. nach BURNET, CADE und LUSH 1940). Zwischen großen Epidemien trifft oft das Umgekehrte zu, und zwar für A- und B-Influenza. Die Erscheinungsform der unkomplizierten Influenza kann also nach den heutigen Kenntnissen von symptomloser Infektion bis zu schwerer und, allerdings selten, rasch zum Tode führender Form variieren.

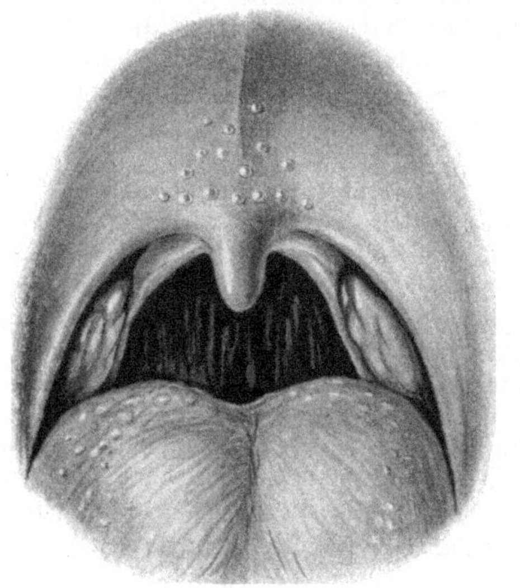

Abb. 16. Bläschenausschlag am weichen Gaumen.

Blutbefund. Bei der pandemischen Influenza 1918/19 wurden mit großer Regelmäßigkeit charakteristische Veränderungen des weißen Blutbildes beobachtet (RÜTIMEYER 1921; W. H. HOFFMANN 1923; HILDEBRANDT 1920): Bei den unkomplizierten Fällen entstand in etwa $^1/_3$ der Fälle am ersten Tag eine leichte Leukocytose von etwa 12000—18000, seltener mehr (bis 32000) Leukocyten. Sie war prognostisch ein gutes Zeichen. Vom 2. Tag an fielen bei weitaus den meisten Fällen die Leukocytenwerte ab. Es entstand eine ausgesprochene Leukopenie mit einem Minimum am 5.—7. Krankheitstag, oft bis unter 2000. Im Verlauf der 2. Woche kehrten die Leukocytenzahlen meist zur Norm zurück. Oft bestand aber die Leukopenie wochenlang weiter.

Die initiale Leukocytose wurde bei den meisten Epidemien des letzten Jahrzehnts vermißt. Es besteht bei schwereren Fällen von Anfang an eine Leukopenie als Ausdruck einer Hemmung der Hämatopoese (BURDEN 1933; SCHNETZ und GREIF 1937/38). Auch bei der künstlichen Infektion des Menschen mit einem Nebel von B-Virus (Lee-Stamm) konnte diese Leukopenie reproduziert werden

(FRANCIS u. a. 1944). REYERSBACH, LENERT und KUTTNER (1941) fanden mäßige Leukopenie (3000—7000, im Mittel 5600) auch bei einer leichten B-Epidemie in einem Kinderspital. Bei einigen Fällen von PARKER und Mitarbeiter (1946) war die Leukopenie besonders ausgeprägt, wenn ein Sekundärinfekt die Hämatopoese hemmte. Bei verschiedenen Epidemien war jedoch die Leukocytenzahl nicht signifikant verändert (STUART-HARRIS und Mitarbeiter 1938; STUART-HARRIS 1945a; ADAMS, THIGPEN und RICKARD 1944). Bei manchen anscheinend nicht bakteriell komplizierten Fällen bestand sogar von Anfang an Leukocytose (SCADDING 1937; PARKER und Mitarbeiter 1946). In diesen seltenen Fällen ist allerdings eine bakterielle Sekundärinfektion nicht leicht auszuschließen. Eigene Beobachtungen während einer leichten A'-Epidemie (FM 1) vom Januar bis März 1949 in Basel ergaben in der Mehrzahl der umkomplizierten Fälle eine Verminderung der granulierten und ungranulierten Leukocyten, die in $^1/_4$ der Fälle sogar absolut war (unter 2000 Granulocyten bzw. 1400 Ungranulierten). Demgegenüber wiesen alle mit Pneumonie komplizierten Fälle eindeutig Leukocytose auf (BAUR und EYBAND 1949).

Die *Differenzierung des weißen Blutbildes* ergab bei der pandemischen Influenza in etwa $^1/_3$ der Fälle eine relative (90—95%) und absolute Vermehrung der Neutrophilen als Ursache für die initiale Leukocytose. Nach dem ersten oder zweiten Tag fielen die absoluten Zahlen ab, blieben aber relativ während des ganzen Verlaufs an erster Stelle. In der Rekonvaleszenz zeigte sich wieder ein langsamer Anstieg. Die Eosinophilen fielen gleich zu Beginn der Erkrankung ab, in etwa der Hälfte der Fälle bis auf 0. In $^1/_3$ der Fälle fehlten die Eosinophilen während der ganzen Fieberperiode. In der Rekonvaleszenz erschienen sie wieder regelmäßig, zuweilen kam es sogar zu einer leichten Eosinophilie (8—9%); (vgl. auch ENGEL 1935). Oft fehlten die Mastzellen. Die Monocyten machten meist die Schwankungen der Polynucleären mit, also zunächst Vermehrung, dann Verminderung. Die Lymphocyten waren schon am ersten Fiebertage meist vermindert. $^4/_5$ der Fälle hatten schon am ersten Tag unter 1000 Lymphocyten (Minimum 320). In etwa $^2/_3$ der Fälle blieben die Lymphocyten dauernd vermindert (bis 110). Im späteren Verlauf vermehrten sich die Lymphocyten wieder. In den ersten Tagen der Rekonvaleszenz kreuzte die Kurve der Lymphocyten nicht selten diejenige der Neutrophilen. Die Lymphocytose dauerte in über der Hälfte der Fälle länger als 2 Wochen. Die Kreuzung der Kurven der Neutrophilen und Lymphocyten und der Verlauf der Eosinophilen war bei der pandemischen Grippe demnach ähnlich, wie beim Typhus. Bis zum 7. Tag entstand ferner eine deutliche Linksverschiebung. Pathologische Blutformen waren nicht selten, erreichten aber nie höhere Werte: Neutrophile Myelocyten, Plasmazellen, monocytoide Lymphocyten (TÜRKsche Reizungsformen). Als Seltenheit wurde ein Blutbild wie bei der Agranulocytose beschrieben (PFEIFFER 1922). Von verschiedenen Autoren wurde endlich in der Rekonvaleszenz eine Leukocytose beobachtet (Komplikationen?).

Auch beim Rezidiv fand sich die Leukopenie nach einer kurzdauernden Leukocytose wieder. Die Lymphocyten waren dagegen normal oder vermehrt.

Die Lymphopenie war 1918/19 ein typisches Symptom. Ihr Ausmaß scheint von der Virulenz und vom Stamm des Virus abzuhängen. Sie war analog der Leukopenie in den Epidemien nach 1920, welche nicht zu pandemischer Ausbreitung führten, nicht mehr so ausgeprägt. Während der leichten FM 1-Epidemie 1948/49 in Basel wiesen immerhin die Hälfte der unkomplizierten Fälle absolute Lymphopenie auf (unter 1300), in $^1/_3$ der Fälle auch atypische Lymphocytenformen (monocytoider Kern). Die Monocyten zeigten im Verlauf Tendenz zu relativer Vermehrung, überschritten aber nur selten die obere Grenze der absoluten Norm (Baur und Eyband 1949). Mit der zum Teil absoluten Lymphopenie unterscheidet sich das Grippeblutbild wesentlich von der ausgesprochen lymphatischen Reaktion der sog. „lymphotropen Virusarten“ (Masern, Rubeolen, Hepatitis epidemica, Mononucleosis infectiosa, Viruspneumonie usw.). Die Leukopenie, welche Granulocyten und ungranulierte Leukocyten in gleichem Maß betrifft, weist auf die allgemeine toxische Schädigung des Reticuloendothels durch das Grippevirus. Den Veränderungen des peripheren Blutbildes entsprechen diejenigen des Knochenmarkes: Markleukopenie, -linksverschiebung und unausgereifte Monocytose (Schnetz und Greif 1937/38).

Die Hämoglobinwerte sind im allgemeinen unverändert oder an der unteren Grenze der Norm. Zu Beginn besteht beträchtliche Hyposiderinämie, in der Rekonvaleszenz ist die Serumeisenkonzentration labil (Büchmann und Heyl 1939).

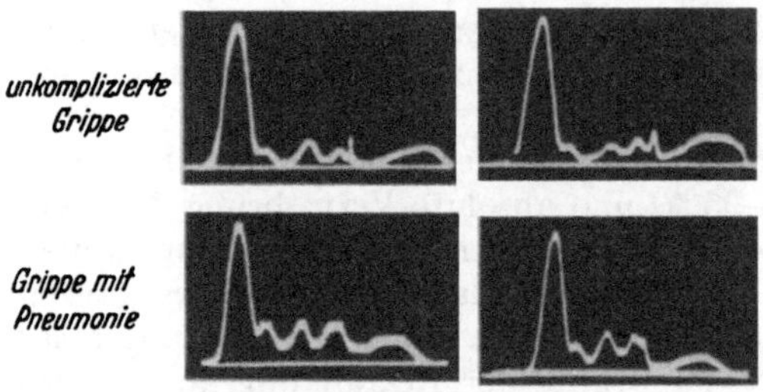

% Mittelwerte

	Alb./Glob.	Albumin	Globulin	α_1	α_2	β	γ
normale Werte	1,34	61,3	38,7	4,3	7,7	15,9	10,8
5 unkomplizierte	1,4	58,5	41,5	4,5	11,9	17,3	14,4
5 mit Pneumonie	0,9	48,0	52,1	9,0	15,9	16,1	12,9

Abb. 17. Elektrophorese des Serums.

Die Blutkörperchensenkungsreaktion ist vom 2.—4. bis zum 20., seltener bis zum 40. Tag gesteigert, bei leichten Epidemien oft nur wenig (vgl. Tabelle 7).

Die *Miktion* ist meistens nicht gestört. Vereinzelt kommen Fälle von Urinretention vor, bei welchen katheterisiert werden muß, meist in den ersten Tagen. Objektiv kann dabei kein Befund erhoben werden. Im *Urin* findet sich dem Fieber entsprechend manchmal etwas Eiweiß. Oft ist die Uroroseinprobe, und bei schweren Fällen manchmal die Diazoreaktion positiv.

Bei schweren Formen von Grippe treten Störungen des *Menstruationscyclus* auf: Meist treten die Menses frühzeitig auf (kurz nach Krankheitsbeginn), seltener zu spät. 1918/19 kamen Metrorrhagien, Umwandlungen von 4wöchentlichem in 3wöchentlichem Cyclus und Verschiebungen des Cyclus vor. Nach den Beobachtungen während der leichten A-Epidemie 1949 in Basel zeigte $^1/_5$ der Frauen ante- oder postponierenden Cyclus.

2. Stoffwechselstörungen. Es sind Kohlenhydratstoffwechselstörungen bei Influenza bekannt, welche bisher ganz allgemein zur herabgesetzten Dextrosetoleranz bei akuten Infektionskrankheiten gerechnet wurden. Diabetiker können bei Influenza vermehrte Glucosurie zeigen oder sogar komatös werden (Hirschfeld 1900; Gigon und Massini 1909). Schwere Influenza kann auch bei Patienten ohne Diabetes mellitus zu vorübergehender Glucosurie und Hyperglykämie führen (Cammidge 1921; Oppel und Chulkov 1936) oder einen latenten Diabetes mellitus manifest werden lassen (White 1927). Williams und Dick (1932) fanden bei 5 nicht näher beschriebenen Influenzakranken vorübergehend leichte Glykosurie und bei 2 davon Abnahme der Glucosetoleranz nach oraler Belastung mit 100 g Glucose. 13 Fälle mit schwerer Grippepneumonie von Bierry und Mitarbeiter (1935) wiesen mäßige Hyperglykämie auf, davon 11 letale ein Maximum der Blutzuckerkonzentration ante mortem. d-Glucosaminbestimmung ergab auch einen nachhinkenden Anstieg des Serumaminozuckers.

Während der Pandemie 1918/19 hatten wir Gelegenheit, bei unkomplizierten und pneumonischen Influenzafällen häufig etwas erhöhte Harnstoff- und Rest-N-Werte im Serum zu beobachten. Sie persistierten während der Rekonvaleszenz oft wochenlang (Massini). Die Untersuchungsbefunde bei unkomplizierter

Influenza während der leichten A-Epidemie 1948/49 in Basel finden sich in Tabelle 7. Die Zeichen einer Veränderung des Eiweißstoffwechsels bei den einfachen Grippefällen sind gering. Durch den teilweise pathologischen Ausfall der unspezifischen Flockungsreaktionen, die leichte Tendenz zur Harnstoffvermehrung und die Albuminurie unterscheidet sich die Influenza nicht von anderen fieberhaften Erkrankungen. Die geringe γ-Globulinvermehrung stimmt bei den einzelnen Fällen nicht mit dem immunologischen Antikörpertiter überein und kann wohl nur als leichte Zunahme von unspezifischen Antikörperglobulinen betrachtet werden. Es ist auch theoretisch nicht zu erwarten, daß eine Vermehrung des Antikörpertiters, mit dem HIRST-Test bestimmt (dessen Mechanismus offenbar ein enzymatischer Prozeß zugrunde liegt), eine im Elektrophoresediagramm makroskopisch sichtbare Vermehrung der γ-Globuline zur Folge hat. Im Gegensatz zur geringfügigen α_2- und γ-Globulinvermehrung bei einfacher Grippe zeigen die Grippepneumonien mit der primären Albuminabnahme und der sekundären γ-Globulin- und Fibrinogenzunahme die bekannten Charakteristica der infektiös-toxischen Schädigung (Abb. 17; Tabelle 7).

Tabelle 7.
Stoffwechseluntersuchungen bei einer A (FM 1)-Influenzaepidemie Januar 1949 in Basel.

Laboratoriumsuntersuchung	Unkomplizierte Influenza			Influenza mit bakterieller Komplikation		
	Anzahl	Mittel	min. max.	Anzahl	Mittel	min. max.
Blutsenkungsreaktion (Wert nach 1 Std)	20	10—20 mm		11	20—50 mm	
Blutzucker (HAGEDORN-JENSEN)	17	94 mg-%	80—110	6	101 mg-%	99—105
Bluthar nstoff (Ureasemethode)	21	24 mg-%	16—37	12	30 mg-%	21—58
Rest-N im Serum (KJELDAHL)	20	23 mg-%	17—34	12	32 mg-%	22—50
Serumeiweiß (KJELDAHL)	20	7,1 g/100 cm³	6,0—7,9	12	6,4 g/100 cm³	5,4—7,6
Albumin-Globulinquotient (Kal. Phosphatfällung)	20	1,6	1,0—2,3	11	1,4	0,8—1,8
Albumin-Globulinquotient (elektrophoretisch)	5	1,4	1,0—1,9	5	0,9	0,6—1,1
Fibrinogen (nach BAUMANN 1929b)	18	390 mg-%	290—490	11	560 mg-%	370—1050
		pathologisch			pathologisch	
TAKATA-Reaktion	21	2		12	1	
WELTMANNsches Koagulationsband verkürzt	22	4		12	8	
WELTMANNsches Koagulationsband verlängert		6				
Cephalin-Cholesterin-Flockungsreaktion (HANGER)	22	7		12	5	
Thymolturbidität und Flockung (MACLAGAN, SHANK, NEEFE)	22	11		12	4	
Galaktoseprobe	16	10		4	4	
Glucosedoppelbeslatung (STAUB)	15	12		4	1	
Urindiastase (WOHLGEMUTH, BAUMANN)	23	22		10	6	

Dagegen besteht eine Störung des Kohlenhydratstoffwechsels, welche mit ihrer Regelmäßigkeit bei dieser leichten A-Epidemie fast pathognomonischen Charakter hatte und häufiger war als bei bakteriellen Infektionskrankheiten. Die Glucosedoppelbelastung nach STAUB (1921, 1922, 1926) war bei fast allen unkomplizierten Fällen pathologisch und zeigte das Phänomen der fehlenden Bahnung durch die erste Glucoseapplikation (pathologischer STAUB-Effekt). Die Werte des Nüchternblutzuckers waren normal. Bei 2 Fällen bestand vorübergehende Glucosurie. In $^2/_3$ ist die Galaktoseprobe pathologisch. Dies deutet aber nicht auf eine erhebliche Leberschädigung. Denn die kombinierte orale Belastung mit Galaktose und Glucose normalisiert die Galaktoseausscheidung wieder vollständig; die normale Galaktosetoleranzverbesserung durch Glucose ist erhalten (Baur 1949). Die Urindiastase zeigt im Verlauf der einfachen Fälle immer pathologisch erhöhte Werte. Die Diastasurie ist bei diesen leichten Fällen wesentlich häufiger und protrahierter als bei anderen schweren Infektionskrankheiten wie Erysipel, Typhus, akute Exantheme usw. (in etwa 70% Diastasurie nach Germer 1931). Die pathologische Glucosedoppelbelastung und die Diastasurie überdauern das Fieberstadium von 2—4 Tagen durchschnittlich um 4 bzw. 2 Wochen. Sie sind ein objektiv meßbarer Ausdruck der lang dauernden Rekonvaleszenz.

Es besteht keine Übereinstimmung zwischen dem Antikörpertiter, dem Grad der Kohlenhydratstoffwechselstörung und der Größe des elektrophoretischen γ-Globulinanteils. Die Zeichen der Stoffwechselstörung sind bei den Grippepneumoniefällen nicht häufiger pathologisch als bei der einfachen Grippe (Tabelle 7). Der Stoffwechselstörung liegt wohl primär eine Schädigung der inkretorischen und exkretorischen Funktion des Pankreas und eventuell extrainsularer Regulationen des Kohlenhydratstoffwechsels (Leber) durch das Virus zugrunde. Das epitheliotrope Virus oder seine toxische, in vitro davon nicht abtrennbare Komponente (Henle und Henle, 1946 a, b), zeigt damit neben seiner Affinität zum Epithel der Atemwege auch eine solche zum Pankreas- und eventuell zum Leberepithel. Es schädigt offenbar die Insulinproduktion und -regulation oder führt eine toxisch oder enzymatisch bedingte erhöhte Insulinzerstörung herbei (Baur und Eyband 1949). Es sei in diesem Zusammenhang an die Leber- und Abdominalschmerzen bei der abdominellen Form der unkomplizierten und der komplizierten Grippe erinnert (S. 417). Die Pankreas- und Leberschädigung durch das Influenzavirus findet ein experimentelles Analogon in den toxischen Schädigungen durch hohe Influenzavirusmengen im Tierversuch (vgl. S. 361/62).

Es bleibt weiteren Untersuchungen vorbehalten, ob auch beim Menschen das Ausmaß der Stoffwechselstörungen je nach dem vorliegenden Virusstamm und dessen Virulenz variiert. Es ist fraglich, ob die Diastasurie bei jedem Influenzavirusstamm so regelmäßig vorkommt. Möglicherweise hat aber die Diastasurie und die Kohlenhydratstoffwechselstörung der Grippe gegenüber dem „febrilen Katarrh“ und anderen influenzaähnlichen Krankheitsbildern differentialdiagnostische Bedeutung.

3. Verlauf. Bei einfacher Grippe fällt die Temperatur meist nach 2—4 Tagen, die subjektiven und objektiven Symptome verschwinden. In der Regel bleibt aber noch ziemlich lange ein Krankheitsgefühl, eine Schwächung zurück. Die Patienten fühlen sich, manchmal bis zu 4 Wochen lang, abgeschlagen, leicht ermüdbar und schwitzen leicht. Lokalisierte Beschwerden fehlen. Man hat das Gefühl, wie wenn man eine schwere, lang dauernde Krankheit durchgemacht hätte. Dies kommt auch bei Fällen mit nur geringer Temperatursteigerung (bis 38° C) vor. Auch die oben erwähnten Stoffwechselstörungen und die Bradykardie lassen sich oft lange in der Rekonvaleszenz nachweisen.

4. Besondere Formen (Lebensalter, Gravidität, Keimschädigung). Das geschilderte klinische Bild der unkomplizierten Influenza zeigt alle Übergänge von leichtesten Fällen mit etwas Unwohlsein ohne Fieber bis zu perakut verlaufenden Formen, welche innerhalb von 24 Std oder noch weniger unter dem Bild einer akuten Intoxikation mit hyperpyretischen Temperaturen ad exitum kommen. Diese letzteren Fälle sind aber selten. Sehr vereinzelt sind auch Beobachtungen von ungewöhnlichen Symptomen bei schweren pandemischen oder epidemischen Fällen wie intestinale Hämorrhagien, Hämatemesis, Acidose, toxisches Erbrechen, akute Nephritis und Anurie (Greenberg 1920; May und Mitarbeiter 1940). Wahrscheinlich handelte es sich um bakteriell komplizierte Fälle.

Morbidität und Letalität der *alten Leute* verhalten sich bei verschiedenen Pandemien und Epidemien verschieden. Vgl. die epidemiologischen Angaben in Kap. II. Zu allen Epidemiezeiten ist die Letalität der alten Leute, wenn sie erkranken, groß. Allgemeine Dispositionsfragen werden auf S. 352 erörtert.

Bei *schwangeren Frauen* verläuft die Grippe schwerer als bei nicht graviden. Auch die Gefahr zu Komplikation mit Pneumonie ist größer, der die Gravide eher erliegt als eine nichtschwangere Frau. Dieser schwerere Verlauf kann nicht nur durch das Heraufdrängen des Zwerchfells durch den graviden Uterus erklärt werden, es muß eine besondere Disposition vorliegen.

Der *keimschädigende Effekt* des Influenzavirus wird bereits evident am bebrüteten Hühnerei: A-Virus (PR 8) produziert in der frühesten Embryonalentwicklung ein spezifisches Syndrom mit Mikrocephalie und Mikrencephalie, Achsendrehung, Schädigung des Amnionwachstums und wirkt 3 Tage nach der Infektion letal. Damit kann das A-Virus wie das Rubeolenvirus als teratogenetisches Agens betrachtet werden (HAMBURGER und HABEL 1947). Nach BIRCHER und Mitarbeiter waren 1918/19 Aborte und Fehlgeburten nach Grippe häufig, nach GEYMÜLLER (1919) jedoch nicht häufiger als ohne Influenza (20%). SWAN (1948), der die keimschädigende Wirkung des Rubeolenvirus bei der menschlichen Gravidität eingehend studiert hat, wertete eine Statistik von 760 Totgeburten in Südaustralien von 1939—1945 auch für die Influenza aus. Davon betreffen 21 Fälle klinisch intra graviditatem diagnostizierte Influenza gegenüber 16 Rubeolen. Die Totgeburten nach Influenza sind aber nicht nur auf die Frühgravidität (Mens I—IV) beschränkt wie nach Rubeolen. Dagegen sind kongenitale Mißbildungen lebensfähiger Neonati, durch Grippeerkrankung der Mutter intra graviditatem, bisher nur ausnahmsweise beschrieben worden (NIEDERER 1949; MARANZANA 1950).

Kinder sind für die Grippe besonders empfänglich. Glücklicherweise erkranken sie aber meist leicht. Neugeborene werden eher verschont. Dies beruht wohl auf dem angeborenen Antikörpergehalt des Serums, der demjenigen der Mutter entspricht. Es geht also nicht nur das Influenzavirus diaplacentar auf den Fetus über, sondern auch die Antikörper. Dieser natürliche Antikörpergehalt fällt in der Regel schnell ab. 4—12 Monate alte Kleinkinder haben gewöhnlich keinen signifikanten Antikörpertiter mehr, sofern in der Zwischenzeit keine Grippeinfektion stattfand (FRANCIS und MAGILL 1936; BURNET und LUSH 1938; RICKARD und HORSFALL 1941; RAETTIG 1948).

5. Pandemische und epidemische Influenza. Der klinische Verlauf der epidemischen Form der Influenza ist ziemlich ähnlich wie bei der pandemischen Form, jedoch in der Regel viel leichter. Die zahlreichen für die pandemische Form charakteristischen Symptome sind weniger vollständig und wechseln je nach Epidemie (A oder B) und Ort. Die Komplikationen der Atmungswege und die toxischen Kreislaufschädigungen sind seltener, das Fieber, das allgemeine Krankheitsgefühl, die Muskelschmerzen und die Leukopenie sind weniger ausgeprägt (DOULL und BAHLKE 1933; STUART-HARRIS und Mitarbeiter 1938; STUART-HARRIS 1945a; ADAMS und Mitarbeiter 1944). Aus diesen Gründen wird die epidemische Influenza heute mit Recht als klinisch „ungenau definierter Symptomenkomplex" bezeichnet (HORSFALL 1943). Solange der glückliche Umstand fortbesteht, daß keine neue Pandemie auftritt und die Abklärung deren Genese (Virusmutation ?) unmöglich ist, kann der Unterschied in der klinischen Erscheinungsform zwischen pandemischer und epidemischer Influenza nur als graduell betrachtet werden. Über die epidemiologischen Besonderheiten der beiden Formen vgl. S. 343 ff.

6. A- und B-Influenza. Im allgemeinen ist das klinische Bild der A- von der B-Influenzainfektion nicht zu unterscheiden (STANSFELD und STUART-HARRIS 1943; SALK 1947). A-Influenza macht in der Regel etwas markantere und besser definierbare Symptome als B. Die Symptomatologie der B-Influenza ist weniger einheitlich und kann während derselben Epidemie vom einfachen Schnupfen bis zur schweren Erkrankung mit Nausea und Erbrechen variieren. B zeigt meistens einen mehr schleichenden Beginn und leichteren Verlauf als A. Öfter geht bei B eine banale Erkältungskrankheit (Schnupfen) voraus oder nebenher (TAYLOR, PARODI und CHIALVO 1942/43; BEVERIDGE und WILLIAMS 1944; STUART-HARRIS 1945a; JACKSON 1946; HIRST, VILCHES u. a. 1947). Bemerkenswert ist ferner das seltenere Vorkommen von Lungenkomplikationen bei B (STANSFELD und STUART-HARRIS 1943). Doch wurden ausnahmsweise auch bei B komplizierende Pneumonien mit Pneumokokken und Staphylococcus aureus beschrieben (NIGG, EKLUND, WILSON und CROWLEY 1942; HIMMELWEIT 1943). Subklinische, afebrile Infektion im Verlauf von Epidemien kommt bei beiden Virustypen vor. Für B wurde sie auch durch die Übertragungsversuche am Menschen erwiesen (FRANCIS, SALK u. a. 1944). Die klinische Unterscheidung der beiden Typen ist weiter erschwert durch das gleichzeitige Vorkommen von A und B während derselben Epidemie. Dabei können beide Virustypen nebeneinander auf verschiedenen Individuen gefunden werden, oder dasselbe Individuum erlebt hintereinander eine A- und B-Infektion und zeigt dementsprechend auch Antikörperanstieg für beide Virustypen (BURNET, STONE und ANDERSON 1946). Epidemiologische Besonderheiten der beiden Virustypen wurden in Kap. II (S. 350/51) erörtert. Klinische und epidemiologische Besonderheiten der C-Influenza sind bisher nicht bekannt (s. S. 364).

7. Prognose. Sie ist bei der einfachen Grippe ohne jegliche Komplikation im ganzen sehr gut. Mit den ganz seltenen, oben genannten Ausnahmen geht die unkomplizierte Grippe in Heilung aus. Dagegen verschlechtert sich die Prognose beträchtlich mit den Komplikationen. Solche können auch sehr spät auftreten; noch nach 2—4 Wochen kann eine Pneumonie zum Exitus führen (Prognose der Grippekomplikationen s. Kapitel X, S. 414). Nicht ganz selten geht die Rekonvaleszenz der Grippe in eine beginnende Tuberkulose über (vgl. Kapitel X/13).

Noch stärker als bei anderen Epidemien zeigt sich bei der Grippe ein *Genius epidemicus*. Es gibt Epidemien mit sehr wenig und solche mit sehr vielen Pneumonien. Entsprechend ist die Prognose im ersten Fall generell besser als im zweiten. Die Mortalität geht bei der Pandemie der Morbidität ziemlich parallel, die Letalität schwankt mehr. Daher ist, namentlich bei großen Epidemien und gegenüber gefährdeten Individuen (Schwangere, Greise), die Prognose stets vorsichtig zu stellen. Die Fälle in den späteren Epidemien, 1930 und später, waren im ganzen leichter, daneben auch weniger typisch.

8. Diagnose. Die Diagnose „Influenza, Grippe" wird wie bei anderen Infektionskrankheiten durch den Nachweis des Erregers, des Influenzavirus, gestellt. Das gilt für die pandemischen, epidemischen, endemischen und sporadischen Fälle.

a) Klinische Diagnose. Die klinische Diagnose der Grippe wird bei weitaus den meisten Fällen, welche im Verlauf einer Epidemie vorkommen, richtig gestellt. Klinisch kann sie überhaupt nur epidemiologisch gestellt werden. Der akute Beginn, das Fieber, starkes Krankheitsgefühl, Retrosternalschmerz, Reizung der oberen Luftwege, Kopf-, Kreuz- oder Augenschmerzen ohne objektiven Befund, blaß-blaurotes Gesicht, Rötung des Rachens, keine oder nur geringe Bronchitis sprechen für Influenza. Bei unkomplizierten Fällen besteht keine oder am ersten Tage nur eine geringe Leukocytose, in der Regel Leukopenie, manchmal vom zweiten Tage an Lymphopenie. Bei ausgesprochener Leukocytose ist die Diagnose Grippe unwahrscheinlich. „Sporadische", d. h. interepidemische Fälle bzw. Vorläufer oder Nachzügler einer Epidemie können klinisch überhaupt nur mit Wahrscheinlichkeit diagnostiziert werden.

b) Laboratoriumsdiagnose. Zu der epidemiologischen und klinischen Diagnose tritt die Laboratoriumsdiagnose mit Virusisolierung oder serologischer Bestimmung des Antikörpertiters. Ihr Nachteil für den Einzelfall ist der Zeitaufwand, welcher auch mit einem gut eingerichteten Viruslaboratorium meistens nur eine retrospektive Bestätigung oder Korrektur der klinischen Diagnose erlaubt. Die Laboratoriumsdiagnose allein gestattet jedoch sowohl epidemiologisch als auch vor allem bei vereinzelten Fällen eine sichere Diagnose.

Die *Virusisolierung* ist schwierig und braucht größeren Aufwand als die Antikörperbestimmung. Das Untersuchungsmaterial muß vor dem 4. Krankheitstag durch Spülen der Nase und des Rachens und durch Gurgeln mit physiologischer Salzlösung oder Bouillon oder aus dem Sputum gewonnen werden. Die Spülflüssigkeit (0,5—1,5 cm^3) wird intranasal an Frettchen in leichter Äthernarkose appliziert. Für die Beimpfung des bebrüteten Hühnereies wird das Material zur Verhütung von bakterieller Überwucherung mit Vorteil vorher mit Sulfonamiden oder Antibiotica versetzt oder durch ein Bakterienfilter filtriert (HIRST 1945; BURNET und STONE 1945; FLORMAN, WEISS und COUNCIL 1946; MCKEE und HALE 1947; LÉPINE und Mitarbeiter 1949). Im positiven Falle entwickelt sich im Frettchen innerhalb 48 Std eine fieberhafte Erkrankung mit Rhinitis, für welche das Niesen außerordentlich charakteristisch ist. Viruspassagen an narkotisierten Frettchen hat Pneumonien zur Folge, welche oft letal verlaufen. Im bebrüteten Ei kann das Virus durch seine Fähigkeit zur Agglutination von Hühnererythrocyten nachgewiesen werden. Die Identifizierung einer der bekannten Stämme des A- oder B-Typs kann durch immunologische Methoden mit bekanntem Antiserum der beiden Virustypen erfolgen. Die Virusidentifizierung aus dem Ei dauert im günstigsten Fall 2—3 Tage, unter ungünstigen Umständen aber 1—3 Wochen (vgl. S. 404).

Für die Bestimmung des *Antikörpertiters* des Patienten werden 2 Serumproben benötigt; die erste während der akuten Erkrankung, womöglich vor dem 5. Krankheitstag, und die zweite nach dem 14. Krankheitstag während der Rekonvaleszenz, frühestens aber 5 Tage nach der ersten Serumprobe (FLORMAN und CRAWFORD 1944). Im allgemeinen sollten die beiden Blutentnahmen mindestens 10 Tage auseinanderliegen.

Die Titerbestimmung der beiden Seren soll am selben Tag und mit denselben Reagentien stattfinden. Die erste Serumprobe wird bis zur Gewinnung der zweiten im Kühlschrank aufbewahrt. Die Titerbestimmung hat gegen möglichst verschiedene Virusstämme zu erfolgen, sowohl gegen bekannte A- und B- als auch gegen Stämme, welche während der herrschenden Epidemie isoliert wurden. Es eignen sich folgende Verfahren: 1. Hemmung der Erythrocytenagglutination durch das Virus (HIRST-Test). 2. Komplementbindungsreaktion. 3. Neutralisationstest durch Verhinderung der Virusinfektion am Ei, Frettchen oder an der Maus. Der erste Test ist am einfachsten und gebräuchlichsten, obwohl er nicht so spezifisch ist wie der dritte (BIELING und HEINLEIN 1947; HENNEBERG, MARCUSE und BRANDENBURG 1948). Die Antikörperbildung ist im allgemeinen typen-, aber nicht stammspezifisch (TAYLOR und DREGUSS 1941; HORSFALL und RICKARD 1941; MAGILL und SUGG 1944). Ausnahmsweise gekreuzte Antikörperbildung bezüglich der beiden Typen A und B wird als anamnestische Reaktion auf früher erfolgte Infektionen gedeutet (BODILY und EATON 1942; DUDGEON und Mitarbeiter 1946). Nur ein mindestens 4facher Titeranstieg im Rekonvaleszentenserum gegenüber einem der bekannten Virusstämme ist als signifikant positiv zu bewerten. Nach BEVERIDGE und WILLIAMS (1944) und BURNET, STONE und ANDERSON (1946) ist mit dem Hämagglutinationstest auch ein reproduzierbarer zweifacher Titeranstieg signifikant. Der Zeitaufwand für diese Untersuchungen beträgt im günstigsten Fall in einem gut eingerichteten Laboratorium 9 Tage (vgl. S. 357, 366 ff. und 370/71).

Der Wert der Laboratoriumsdiagnose ist durch die Antigenvarianten der Virusstämme beschränkt. Namentlich bei kleineren Epidemien gelingt in wechselndem Ausmaß (20—80% der untersuchten Fälle) der serologische oder der Virusnachweis nicht (Y-Typ, vgl. S. 352). Die Anzahl der A- und B-negativen Influenzafälle wechselt bei verschiedenen Epidemien. Sie ist während großer A-Epidemien am kleinsten, am größten bei begrenzten B-Epidemien oder bei gemischter A- und B-Infektion (vgl. S. 347). Y-Fälle unterscheiden sich klinisch nicht von A- oder B-Fällen (STANSFELD und STUART-HARRIS 1943). Sie können durch folgende Umstände erklärt werden: Methodische Mängel des Virus- oder Antikörpernachweises. Als Form einer undifferenzierten Urgrippe ohne erfolgte Spezifizierung der Antigene (ANDREWES 1942). Infektion mit einem bisher unbekannten Virusstamm (Y; Antigenvariante). Fehlen der Antikörperbildung nach effektiver A-, B- oder C-Infektion. Für eine Erklärung in diesem oder jenem Sinne sprechen folgende Tatsachen: Es gelang, aus den Lungen von Grippepneumonien PR 8-Virus zu isolieren, ohne daß ante mortem im Serum entsprechende Antikörpererhöhung vorhanden war (PARKER und Mitarbeiter 1946). Die Sera der Y-Fälle weisen in der Regel im akuten Erkrankungsstadium einen höheren A- oder B-Antikörpertiter auf als diejenigen der sicheren A- und B-Fälle. Nur zeigen jene im Gegensatz zu diesen in der Rekonvaleszenz keinen signifikanten Titeranstieg (RICKARD und Mitarbeiter 1941; STUART-HARRIS, GLOVER und MILLS 1943). Künstliche B-Infektion des Menschen kann zwar öfter einwandfreie klinische Erkrankung verursachen, jedoch ohne nachfolgende positive Resultate des serologischen oder des Virusnachweises (FRANCIS, PEARSON u. a. 1944). Es gelingen desto mehr positive serologische Nachweise, je mehr verschiedene Virusstämme zur Untersuchung kommen — namentlich solche, welche während der herrschenden Epidemie isoliert wurden. Ferner ist dem Umstand Rechnung zu tragen, daß bei positiven Virus- oder Antikörperbefunden der Frühfälle einer Epidemie die Laboratoriumsuntersuchungen in zunehmendem Maße verlangt werden, während bei anfänglich negativen Befunden der Entrain für weitere Untersuchungen bald erlahmt. Interessanter Zufallsbefund: R. M. TAYLOR (1949) isolierte aus dem Rachen von Gesunden ein A′-Virus einen Monat vor dem Auftreten einer Epidemie durch dieses Virus.

c) Differentialdiagnose der einfachen Grippe. In den ersten Tagen sind *alle* akuten Infektionskrankheiten in Betracht zu ziehen. Es würde zu weit führen, diese einzeln zu besprechen. Am wichtigsten sind diejenigen, welche eine eventuelle Isolierung oder eine spezifische Therapie erfordern: Bei Kindern namentlich Diphtherie, Scharlach, Masern, Poliomyelitis im präparalytischen Stadium, akute Tonsillitis. Der weitere Verlauf und die Laboratoriumsuntersuchungen auf Influenzavirus und Bakterien entscheiden die Diagnose. Nur genaue wiederholte Untersuchung schützt vor Verwechslungen.

Sowohl A- wie B-Influenza kann, in vereinzelten Fällen oder während einer Epidemie, unter dem Bild des gewöhnlichen Schnupfens verlaufen (vgl. S. 391). In Kombination beider Viruserkrankungen kann der Schnupfen geradezu als Schrittmacher zur Verbreitung des Influenzavirus führen (komplexe Epidemie, vgl. S. 374). Eine Reihe anderer Erkrankungen der Respirationsorgane mit unsicherer Ätiologie können zu Beginn von der Influenza kaum unterschieden werden und machen namentlich gegenüber vereinzelten Frühfällen einer Epidemie die klinische Differentialdiagnose unmöglich. Diese Erkrankungen werden unter dem Sammelbegriff *febrile Katarrhe* zusammengefaßt (WAUCHOPE 1935; STUART-HARRIS 1937 a; u. a. 1938; 1945 a). Sie sind teils durch Haem. infl., Strepto- oder Pneumokokken (THOMSON und THOMSON 1935; HERZBERG 1949), teils durch das Schnupfenvirus (ohne manifeste Rhinitis), teils durch das Virus der primär atypischen Pneumonie verursacht (apneumonische Form, vgl. S. 413) oder entsprechen dem sog. „catarrhal fever" amerikanischer Autoren (*U.S. Nav. Lab. Res. Unit.*, 1944 c). Diese febrilen Katarrhe unterscheiden sich im allgemeinen von der Influenza durch einen mehr schleichenden Beginn, das Überwiegen von Symptomen des Respirationstractus mit Pharyngitis und Tonsillitis und dem anfallsweisen, schmerzhafteren Husten mit oft reichlichem Sputum (vgl. REIMANN 1946; HÖRING 1932, 1948). Der epidemische Verlauf ist eher lang hingezogen, ohne markantes Maximum wie bei der Influenza (vgl. S. 350).

Während einer Epidemie und namentlich bei interepidemisch auftretenden Grippefällen kann erhöhter Influenza-Antikörpertiter zusammen mit einer der Formen des febrilen Katarrhs auftreten. In solchen gemischten Fällen ist die Rolle des Influenzavirus unklar, da der Anteil der pathogenen Virusarten oder Bakterien am Zustandekommen der manifesten Erkrankung nicht unterscheidbar ist. Während eines Winters ohne markante, sichere Influenzaepidemie können kleinere Epidemien von febrilem Katarrh vorkommen. Dabei wird in manchen Fällen serologisch A- oder B-Antikörper im Serum nachweisbar, in anderen wieder nicht, obgleich sie klinisch identisch verlaufen (STUART-HARRIS, GLOVER und MILLS 1943). Es erscheint daher eine komplexe Natur solcher Epidemien wahrscheinlich. Dementsprechend fanden auch ZIEGLER u. a. (1947) bei den daraus entstandenen Pneumonien häufig eine komplexe Ätiologie (Influenza-A- oder B-Antikörper; primär atypische Pneumonie mit positiver Kälteagglutination; Pneumo- oder Streptokokken).

Differentialdiagnostisch oder als komplizierende Infektion kommt auch die als „Coxsackie disease" bezeichnete Viruserkrankung in Frage. Es sind bisher 2 differente Typen des Coxsackie-Virus mit verschiedenen Stämmen bekannt, welche aus der Nase, aus dem Blut, aus dem Stuhl von Kranken und aus Kloakenwasser oder von Fliegen isoliert wurden (DALLDORF und SICKLES 1948; MELNICK und Mitarbeiter 1949; HOWITT 1950 und Mitarbeiter). Sie sind pathogen für säugende Mäuse und rufen Myositis, Paralysen und cystische Encephalopathie hervor. Das Krankheitsbild des Menschen kann ähnlich sein demjenigen unkomplizierter Influenza, paralytischer oder nichtparalytischer Poliomyelitis mit abakterieller Meningitis, oder kann sich (auch bei künstlichen Infektionen) durch Fieber mit Myalgien oder Pleurodynie äußern (HUEBNER und Mitarbeiter 1950). Es besteht nahe klinische und virologische Verwandtschaft mit der Bornholmschen Krankheit (Myalgia epidemica; FINDLAY und HOWARD 1950; HOPKINS 1950 HOPKINS, FINDLAY und HOWARD 1950; WIRTH und THÉLIN 1950 u. a.).

Besonders gefährlich, und leider ziemlich häufig, ist die Verkennung einer beginnenden Lungentuberkulose als „Grippe"! Das Anfangsstadium der Pneumonie, namentlich der primär atypischen Pneumonie, sieht oft ähnlich aus wie die seltene Influenzaviruspneumonie (vgl. S. 406). Die Prodrome der Variola zeigen das Bild der Grippe, bei der Variola sind die Rückenschmerzen und das Übelsein meist stärker, bei der Grippe überwiegen die Erscheinungen im oberen Respirationstractus. Auch die Krankheitsbilder der Dengue und des Pappatacifiebers gleichen der Grippe. Beide Krankheiten bilden Epidemien und gehen mit Leukopenie einher. Auch Leptospirosen, Q-Fieber bzw. „Balkangrippe" (vgl. S. 351/52), die Psittakose sowie abortive anikterische Fälle von Gelbfieber können mit Grippe verwechselt werden, sogar länger dauernde Infektionskrankheiten (Typhus).

Von chirurgischen Krankheiten kommt hauptsächlich die Appendicitis zur Differentialdiagnose. Besonders im Beginn einer Epidemie werden zur Seltenheit Grippekranke wegen Verdacht auf Appendicitis operiert, während umgekehrt im Verlauf von Epidemien eher eine Appendicitis übersehen und als Grippe verkannt wird. Bei beiden Krankheiten kommen Obstipation und Schmerzen im Abdomen vor, und zwar mehr rechts als links. Die Blutuntersuchung kann entscheidend sein: Leukocytose bei Appendicitis, bei Influenza normale Leukocytenzahl oder Leukopenie. Bei Grippe sind die Beschwerden und die Druckempfindlichkeit in der Regel mehr diffus. Bei der Palpation von außen, per rectum oder per vaginam vermißt man bei Grippe einen Tumor oder eine lokalisierte Resistenz, während eine diffuse Spannung, welche rechts besonders in der Lebergegend stärker ist, auch bei Grippe vorkommt (Leberschwellung?). Es ist daran zu erinnern, daß Appendicitis während und nach Grippe vorkommen kann, dann oft ohne Leukocytose oder mit Leukopenie (vgl. Kap. X/8, S. 417).

Schwer wird die Grippediagnose bei vereinzelten Fällen, wenn eine Epidemie nach längerem Intervall wieder auftritt, und zu allen Zeiten bei atypischen oder komplizierten Fällen. Dann ist die Diagnose nur mit Wahrscheinlichkeit zu stellen, oft sogar trotz der Hilfsmittel des Laboratoriums zur Virusisolierung oder zur Antikörperbestimmung im Serum (Y-Fälle, vgl. S. 352). Trotzdem ist es sicher das richtige Prinzip, die Differentialdiagnose entsprechend den zur Verfügung stehenden Mitteln möglichst weit zu treiben (vgl. Dingle 1948). Umgekehrt sind Erweiterungen des Grippebegriffes irgendwelcher Art unzweckmäßig und sowohl heuristisch als auch praktisch wertlos. Es stiftet nur Verwirrung, auf Grund des endemischen Vorkommens der B-Influenza (S. 351) und der serologisch negativen Y-Fälle (S. 352) eine sporadische bzw. endemische „Grippe" klinisch von einer epidemischen „Influenza" (A und B) abzugrenzen (wie Reimann 1946), oder die Y-Fälle summarisch als „Bakteriengrippe" zu bezeichnen (wie Herzberg 1949 b). Scharf abzulehnen ist der unsystematisch erweiterte Begriff einer „chronischen Grippevirusinfektion" (Hildebrandt 1920; Franke 1928; Hegler 1934; Nölke 1948), da kein experimenteller Beweis oder Grippevirusnachweis vorliegt (Mäusepneumonie allein ist kein Beweis für das Influenzavirus). Es gibt Grippevirusträger, welche das Virus zwischen den Epidemien beherbergen (S. 353); sie sind aber nicht als manifest chronisch Kranke zu erkennen. Die Verwendung von Wortbildungen wie „Grippetonsillitis", „Darmgrippe", „Grippeurticaria", „grippaler Infekt" usw. zeugt von vollständiger Unkenntnis des heutigen Standes der Influenzavirusforschung. Als Grippe darf nur die Infektion mit einem Grippevirus angesehen werden. Alles andere sind, zwar differentialdiagnostisch schwierig abzutrennende, grippe*ähnliche* Erkrankungen.

d) Sporadische Grippe. Interepidemisch auftretende, vereinzelte Grippefälle werden häufig als „sporadische Grippe" bezeichnet. Dieser Begriff ist zweckmäßig, wenn damit nur das interepidemische Auftreten charakterisiert werden soll. Er ist aber falsch, wenn darunter eine ätiologisch besondere Influenzaform verstanden wird, welche von der epidemischen Influenza A, B oder C verschieden wäre. Sporadisch auftretende A-Fälle sind meist Vorläufer oder Nachzügler einer Epidemie. Vereinzelte B-Fälle kommen häufiger ohne Beziehung zu einer Epidemie vor, besonders in Gegenden, wo die B-Form zeitweise fast endemischen Charakter aufweist (z. B. Australien, vgl. S. 351).

Da die klinische Grippediagnose praktisch-klinisch epidemiologisch gestellt werden muß, kann die Diagnose solcher interepidemischer Fälle überhaupt nur per exclusionem und mit Wahrscheinlichkeit gestellt werden. Es ist dabei außerordentliche Vorsicht am Platz. Bei eingehender Untersuchung entlarven sich solche Fälle häufig als andere symptomarme, fieberhafte Erkrankungen (febriler Katarrh, Tbc., Fokalinfekt, Helminthiasis usw.). Der

Begriff einer „sporadischen Grippe" im Sinne einer besonderen ätiologischen Influenzaform ist demnach zu verwerfen. Entweder liegt ein echter, interepidemischer Influenzafall vor, oder die Diagnose ist unrichtig (vgl. Höring 1932, 1948). Nur die Laboratoriumsuntersuchung kann die Diagnose von interepidemischen Grippefällen sicherstellen (vgl. S. 392). Da interepidemisch die Virusisolierung aber nur selten gelingt, und der Antikörperanstieg auf A oder B oft vermißt wird (Y-Fälle, vgl. S. 352), können bei solchen vereinzelten Fällen negative Laboratoriumsbefunde nicht mit Sicherheit gegen die Grippediagnose verwendet werden.

9. Therapie der unkomplizierten Influenza. Die einfache, unkomplizierte Grippe braucht außer der Pflege keine besondere Therapie. Sofortige Bettruhe vermindert die Gefahr für Komplikationen, vor allem für die gefürchtete Pneumonie. Auch bei Leichtkranken ist daher Bettruhe zu empfehlen. Diese ist auch nach Entfieberung noch einige Tage fortzusetzen, da die Pneumonie noch relativ spät auftreten kann. Jede Schädigung des Allgemeinzustandes, namentlich der Respirationsorgane, ist zu vermeiden (Erkältung, Feuchtigkeit, Transporte, Staub usw.). Es ist für Wärmezufuhr zu sorgen, da die Grippekranken leicht frieren (heiße Getränke, warme Umschläge).

Eine leichte Diät soll die Verdauungsorgane schonen. Sie braucht für die kurze Dauer der Erkrankung nicht besonders calorienreich zu sein. Dagegen ist genügende Flüssigkeitszufuhr notwendig, weil der Wasserverlust durch die Haut in der Regel groß ist. Die Urinmenge soll 1—$1^1/_2$ Liter betragen.

Starke subjektive Beschwerden wie Kopfweh, Gliederschmerzen usw. sind symptomatisch mit Salicylpräparaten, Pyramidon, Phenacetin, Chinin, Sedativa usw. zu behandeln. Dadurch wird aber der Ablauf der Erkrankung kaum beeinflußt. Dampfinhalationen lindern die subjektiv unangenehmen Sensationen im Respirationstractus.

Regelmäßige Verwendung von Chemotherapeutica und Antibiotica bei leichten Epidemien zur Prophylaxe von eventuellen Komplikationen ist unnötig, da Sensibilisierungen oder toxische Reaktionen möglich sind und die Heranzüchtung resistenter Bakterienstämme gefördert werden kann. Diese Medikamente sind aber angezeigt bei schweren Influenzaepidemien, bei welchen im Sputum pathogene Bakterien auftreten (Komplexe Epidemien, vgl. S. 374). Es fand sich z. B. während der A-Epidemie 1940/41 in den USA. im Sputum ungewöhnlich häufig Staphylococcus aureus, der oft zu Pneumonie führte (Pearson, Eppinger u. a. 1941; Finland, Peterson und Strauss 1942). Van Bruggen und Mitarbeiter (1947) wandten während dieser Epidemie in Holland prophylaktisch Sulfonamide und Penicillin an, wenn im Sputum häufig Pneumokokken, Streptococcus haemolyticus, Staphylococcus aureus haem. und Neisseria catarrhalis gefunden wurden. Während der A-Epidemie im Januar 1949 in Basel kamen relativ häufig Infektionen der Nebenhöhlen zur Beobachtung. Sie traten bei prophylaktischer Chemotherapie viel weniger auf. Ein Teil der ungeheuren Mortalität der pandemischen Grippe 1918/19 infolge bakterieller Pneumonie ist dem Fehlen wirksamer Chemotherapeutica zuzuschreiben.

Es ist kein spezifisches Heilmittel gegen die Grippe bekannt. Spezifisches Antiserum oder -plasma beeinflußt in Analogie zu anderen Viruserkrankungen nach Ausbruch der klinischen Symptome den Gang der Erkrankung nicht mehr wesentlich (vgl. S. 406). Frühzeitige Inhalation eines Aerosols von Grippeantiserum des Pferdes soll namentlich prophylaktisch die Pneumoniemorbidität herabsetzen (von 10 auf 0%; Smorodinzew und Mitarbeiter 1940; vgl. S. 406). Sulfonamide und Penicillin sind ohne Effekt auf Virus und Verlauf der unkomplizierten Influenza, desgleichen Tyrothricin, Tyrocidin, Gramicidin, Streptomycin, Chloromycetin, Aerosporin bzw. Polymyxin. Berichte über Verkürzung der Fieberdauer bei A-Influenza durch Aureomycin und Terramycin (Blocker und Numainville 1951; Finland 1950; Kass 1950) verlangen Bestätigung (Effekt auf Begleitbakterien?).

Der Verlauf der Influenzainfektion an Mäusen wird durch perorale *Chinin*applikation zwar wenig, aber signifikant gemildert (SEELER, GRAESSLE und OTT 1946). Die therapeutische Verwendung von Chininpräparaten bei Grippe wirkt daher vielleicht nicht nur antipyretisch. Der Nutzen von hohen Dosen Ascorbinsäure, deren virucide Wirkung experimentell nachgewiesen wurde, ist therapeutisch bei Influenza noch nicht geprüft worden (über prophylaktischen Wert vgl. S. 399). Ascorbinsäureapplikation in hohen Dosen zusammen mit anderen Vitaminen (namentlich A und D) ist bei schweren Influenzafällen mit Anorexie auch im Hinblick auf ihre allgemeinen Wirkungen auf den Stoffwechsel angezeigt.

Die Prüfung der Chemotherapeutica und Antibiotica führte neben vielen resultatlosen Untersuchungen (COGGESHALL und MAIER 1942; KRUEGER und Mitarbeiter 1943; ANDREWES, KING und VAN DEN ENDE 1943) zu einigen Substanzen, welche eine beschränkte Wirksamkeit gegen das Influenzavirus zeigen: 0,5—1,0 mg Nitroacridin 3582 verhindern oder verzögern das Wachstum von 1—10 MLD B-Virus (LEE) im bebrüteten Hühnerei (GREEN, RASMUSSEN und SMADEL 1946), ähnlich, aber weniger deutlich von A-Virus (PR 8). Bei beiden ist die virucide Wirkung in vivo größer als in vitro. Nitroacridin 3582 hat keinen Effekt auf die Hämagglutination im HIRST-Test. In gleicher Weise wirkt Hexamidin (4,4'-Diamidino-diphenoxyhexandiisothionat) (MCCLELLAND und VAN ROOYEN, 1948). Rutenol und Mepakrin wirken ähnlich, aber weniger virucid (RASMUSSEN und Mitarbeiter 1947). Atropinsulfat soll in vivo günstig wirken (WHEELER und NUNGESTER 1944).

Komplexe Polysaccharide wie Äpfel- und Citronenpectin, Flachssamenschleim, Akazien- und Myrrhengummi sowie die Blutgruppensubstanz A hemmen, offenbar durch Wirkung auf das Virus und auf die Erythrocyten, die Hämagglutination im HIRST-Test mit A-Virus. Der Wirkungsmechanismus wird als biologische Kompetition (Konkurrenz) zwischen dem Pectin und der Receptorsubstanz (einem Polysaccharid) in den Erythrocyten gegenüber der Enzymwirkung des Virus erklärt (s. S. 371). Pectin hemmt aber auch in vivo die A-Vermehrung im bebrüteten Hühnerei (GREEN und WOOLEY 1947). In Analogie dazu hemmen Polysaccharidpräparate aus verschiedenen Bakterien (z. B. Kapselpolysaccharide aus Streptokokken und Friedländer-Bacillen), sowie Agar-Agar und die Blutgruppensubstanz A die Vermehrung des Pneumonievirus der Maus (PVM) in der Mäuselunge, schützen die Maus vor der letalen Virusdosis und verhindern die Bildung von Lungeninfiltraten (HORSFALL und MCCARTY 1947). Ferner setzen eine Reihe von Lactonen und analoger Stoffe die Morbidität und Mortalität der Maus gegen PR 8-Virus herab, sowie folgende analoge Verbindungen: γ-Butyrolacton; 6-Methoxy-8-(2,5-dimethyl-pyrryl-1)-chinolin; 3-Phenyl-2-buten-1,4-olid; 3-Methyl-5-carboxy-2-penten-1,4-olid; Parascorbinsäure; Isoclavicin. Diese Stoffe bieten besonderes Interesse, da sie auch nach der manifesten Virusinfektion noch therapeutisch wirken (RUBIN und GIARMEN 1947). Es liegen jedoch bisher keine Erfahrungen über die klinische Verwendungsmöglichkeit dieser Stoffe vor. Auch das Chemotherapeuticum Dibromdioxybenzil (Dibenzil 3065), welches nach BIELING und HEINLEIN (1948) an der Maus gegen einen in seiner Virulenz abgeschwächten Virusstamm einen gewissen Schutz oder Heilwirkung verursachte, eignet sich nicht für die klinische Anwendung.

Die Wirkung aller dieser Chemotherapeutica wird vermutlich infolge des intracellulären Sitzes des Virus nach erfolgter Infektion beschränkt sein. Auch die Interferenzwirkung zwischen den verschiedenen Influenzavirusstämmen untereinander und mit anderen Virusarten, welche nicht antigenverwandt sind, hat bisher nur akademiche Bedeutung (ANDREWES 1942; HENLE und HENLE 1943, 1944; ZIEGLER und Mitarbeiter 1944 a, b; LENNETTE und KOPROWSKI 1946; vgl. S. 368). Dasselbe gilt für die therapeutischen Möglichkeiten mit einem Mucinasepräparat (z. B. aus Choleravibrionen, BURNET 1948), welches die mucinöse Virusreceptorsubstanz auf der Oberfläche der Epithelzellen zerstört (vgl. S. 371) und damit die Infektion verhindert (ANDERSON, BURNET u. a. 1948).

10. Allgemeine Grippeprophylaxe. Die zur Verfügung stehenden Methoden sind die Impfung, Isolierung, Verhütung von Massenversammlungen, Desinfektion und eventuell medikamentöse Prophylaxe. Die Erfahrungen und Aussichten einer zweckmäßigen aktiven Vaccinierung werden auf S. 399 ff. besprochen.

Infolge vollständiger Isolierung sind bei Pandemien größere Wohngemeinschaften in geschlossenen Anstalten (Spitäler, Klöster, Strafanstalten) grippefrei geblieben. Die Isolierung einer Bevölkerungsgruppe, welche nicht zwangsläufig vom Verkehr abgeschnitten ist, gestaltet sich außerordentlich schwierig. Es ist zu bedenken, daß ganz Leichtkranke infektiös sein können. Für den Überseeverkehr erwies sich eine 5tägige Quarantäne als zweckmäßig (ANDREWES 1939).

Theater und Kino sind zu meiden, nötigenfalls behördlich zu schließen. Schulschluß ist namentlich dort angezeigt, wo die Kinder weit verstreut wohnen, damit das Risiko der Kontaktnahme und Verschleppung herabgesetzt wird. Auch leicht erkrankte Kinder sind sofort vom Schulbesuch auszuschließen. In Spitälern sind die Grippekranken in besonderen Sälen unterzubringen. Kleine Säle mit wenigen, weit auseinanderstehenden Betten sind zur Vermeidung von Sekundärinfektionen zweckmäßig, ebenso Besuchsverbot, vor allem von Angehörigen mit Schnupfen. Pflegepersonen, welche verdächtige Symptome aufweisen, müssen sofort aus dem Dienst entfernt werden. Dadurch wird das Ansteckungsrisiko für die anderen Kranken wenigstens vermindert.

Die individuelle Isolierung kann besonders gefährdete Menschen, wie z. B. Schwangere, vor Ansteckung schützen. Masken mit einem staub- und virusdichten Filter lassen für einen körperlich Arbeitenden zu wenig Luft durch und sind unbequem. Es wurden jodgetränkte Masken empfohlen (STONE und BURNET 1945). Nasen- und Mundschutz durch ein vorgebundenes Tuch ist zu wenig dicht für die versprayten Viruspartikel; immerhin gibt es dem Pflegepersonal einen beschränkten Schutz gegen direktes Anhusten oder Anniesen undisziplinierter Patienten (vgl. S. 354).

Die Virusabtötung in vitro gelingt mit einer Reihe von Substanzen: Propylenglykol, Phenol ($^1/_3$—3%), Jod (LUGOLsche Lösung), Chlor, Brom, Sublimat Kaliumpermanganat (DUNHAM und MACNEAL 1944), Schwermetallsalze, Mercurochrom, (KNIGHT und STANLEY 1944), desoxycholsaures Natrium und Saponin (BURNET, LUSH und JACKSON 1939).

Das Versprayen von verschiedenen Substanzen inaktiviert schwebende Influenzavirus-tröpfchen, so z. B. von ungiftigem Propylenglykol (HENLE und ZELLAT 1941; STOKES und HENLE 1942) oder Jod (STONE und BURNET 1945). Natriumhypochlorit (NaClO 1%) bzw. unterchlorige Säure (1 Vol. HClO auf 2 Mill. Luft) zerstört innerhalb $^1/_4$ Std 90% eines A-Aerosols (EDWARD und LIDWELL 1943). Von noch größerer Wirksamkeit sind Dämpfe von den giftigeren Substanzen Naphthylisocyanat (α oder β), Phenylisocyanat und p-Nitrobenzoylchlorid, welches die Schleimhäute reizt (GRUBB, MIESSE und PUETZER 1947; vgl. ANDREWES 1940 und MUDD 1945).

Alle Influenzavirustypen werden innerhalb etwa 1 Std durch UV-Strahlen zerstört (WELLS und BROWN 1946; HENLE und HENLE 1944 a, 1947). Sie bleiben daher im Tageslicht nur wenige Stunden lebensfähig, dagegen im Dunkeln wochenlang (EDWARD 1941). Die Infektiosität des Grippevirus wird durch Ultraschall nicht verändert (SHERP und CHAMBERS 1936/37), obwohl dabei lösliche Substanz aus den Elementarkörperchen austritt (WIENER, HENLE und HENLE 1946, vgl. S. 361). Bei genauem quantitativem Arbeiten sind unter dem Einfluß der chemischen und physikalischen Agentien Differenzen in der Empfindlichkeit der verschiedenen Eigenschaften des Virus festzustellen. Die verschiedenen Aktivitäten gehen nicht gleich schnell verloren (vgl. S. 361). Die Zweckmäßigkeit des Händewaschens mit Seife wurde experimentell erwiesen: Öl-, Linol- und Linolensäuren inaktivieren verschiedene Influenzavirusstämme bei p_H 7,5 (STOCK und FRANCIS 1940, 1943). Auf die Handfläche aufgespraytes Virus wird durch Seifenlösung rasch zerstört (PARKER und MACNEAL 1944). l-Methoxinin und dl-Äthionin hemmen das Wachstum von PR 8 im Explantat (Hühnerembryo) wahrscheinlich durch Verdrängen des zum Wachstum nötigen Methionins (Analogie: Paraminobenzoesäure-Sulfonamide. ACKERMANN 1951).

Die experimentellen Befunde lassen es als möglich erscheinen, mit entsprechendem Kostenaufwand und zweckmäßiger Organisation in Gemeinschaftsräumen (Kasernen, Spitäler, Eisenbahnen, Theater, Kino usw.) wenigstens das Infektionsrisiko etwas zu vermindern. Wahrscheinlich ist das Versprayen des ungiftigen Propylenglykols oder Triäthylenglykols am zweckmäßigsten (ROBERTSON und Mitarbeiter 1941, 1943; HARRIS und STOKES 1942, 1945), ferner das Festkleben des Staubes auf Fußböden und Gegenständen durch Versprayen von Wasser- oder von Ölen (VAN DEN ENDE und Mitarbeiter 1940, 1941), sowie die UV-Bestrahlung der Luft bei air conditioning (WELLS und WELLS 1936). Die Wirksamkeit von häufigem Lüften ist nicht zu vergessen.

Mit diesen physikalischen und chemischen Methoden sowie mit der mechanischen Luftfiltration wurde in Spitälern schon nachweislich erfolgreiche Prophylaxe getrieben und das Risiko der Kontaktinfektion signifikant herabgesetzt (HARRIS und STOKES 1945; WRIGHT und Mitarbeiter 1944). Als prophylaktische Unternehmung sind auch öffentliche Aufrufe durch die Gesundheitsbehörden nicht unwesentlich, welche zu Beginn einer Epidemie jedem, der Fieber mit Kopf- und Gliederschmerzen hat, Bettruhe empfehlen und vor dem Kontakt mit anderen warnen. Vorsichtige Formulierung des Textes schützt vor Panik. Schon mäßige

Verminderung der Morbidität kann Erfolg haben, da die Virulenz einer (komplexen) Epidemie meist parallel der Zahl der Infektionen geht (vgl. S. 404).

Versuche zum Nachweis einer prophylaktischen oder therapeutischen Wirkung der Ascorbinsäure gegen Grippevirus an der Maus fielen zum Teil negativ aus (DE RITIS und STOLFI 1939; PRINCI 1941; CORFINI 1942). Dagegen inaktiviert 0,05 N Ascorbinsäure in 0,1 m Phosphatpuffer p_H 7 PR 8-Virus beim Inoculationsversuch an der Maus und im Hühnerembryo (KNIGHT und STANLEY 1944). Ascorbinsäure wirkt in vitro gegen das Virus der Rabies, Pocken, Poliomyelitis und des Herpes simplex ähnlich (vgl. S. 450). KLEIN (1945) führt den Wirkungsmechanismus auf das Freiwerden von H_2O_2 zurück, welcher bei der kupferkatalysierten Ascorbinsäureoxydation gebildet wird (0,1% H_2O_2 inaktiviert 10 MLD PR 8-Virus). Gegenwart von Katalase hemmt den viruciden Effekt von 0,1% H_2O_2 und von Ascorbinsäure total. Die prophylaktische Wirksamkeit von Ascorbinsäure in hoher Dosierung wurde aber bisher bei Grippe statistisch nicht sicher erwiesen, da die Diagnose in der Regel nicht sichergestellt war (OSKAM 1942; SCHEUNERT 1949). Auch der therapeutische Erfolg von 1 g Ascorbinsäure pro die bei Viruspneumonie (KLENNER 1948) wurde bisher nicht bestätigt. Die virucide Wirkung der Ascorbinsäure für A-Virus in vitro und deren nachgewiesener Nutzen für die Schnupfenprophylaxe rechtfertigt aber ihre Verwendung in hoher Dosierung auch für die Grippeprophylaxe und -therapie (vgl. S. 446); besonders in den häufigen Fällen, welche zu Beginn die Differentialdiagnose zwischen Influenza und Schnupfen noch nicht sicher erlauben. Die tierexperimentelle Grundlage für eine prophylaktische Anwendung von Chininpräparaten (0,2—0,3 g Chinin. mur. täglich) ist noch weniger signifikant (vgl. S. 397). Die klinische Beurteilung ist verschieden, ablehnende Urteile überwiegen (MARTINI 1937; ANKEMA 1938; WIESE 1941; DENNIG 1947).

11. Vaccinierung. Vor der Entdeckung des Grippevirus wurden verschiedene Vaccinen verwendet, welche abgetötete Influenzabacillen, verschiedene Typen von Pneumokokken, Streptokokken, Staphylokokken oder Mikrococcus catarrhalis enthielten. Im günstigsten Fall wurde damit laut größeren Statistiken eine Herabsetzung der Morbidität und Mortalität an Pneumonie und Erkrankungen der oberen Luftwege erzielt, nie aber an unkomplizierter Influenzainfektion (BRADY 1942). Mäuse zeigten nach Immunisierung gegen verschiedene pneumotrope Bakterien keinen Schutz gegen intranasale A-Infektion (UNGAR und HUNWICKE 1941). Heute ist die Bezeichnung „polyvalente Grippevaccine" für ein Gemisch von abgetöteten Bakterien, welches subcutan injiziert oder zusammen mit unspezifischen Eiweißantigenen oral genommen werden kann, irreführend. Eine solche Prophylaxe oder Therapie richtet sich nicht gegen den eigentlichen Grippeerreger, die verschiedenen Grippevirustypen. Sie kann als unspezifische Proteinkörpertherapie betrachtet werden, zu welcher bei passender bakterieller Sekundinfektion noch bestenfalls ein spezifischer immunisierender Schutz von den dem Impfstoff einverleibten Bakterienantigenen hinzutritt.

a) Vaccineherstellung. Nach der Entdeckung des Grippevirus wurden mit verschiedenen Methoden Vaccinen zur aktiven Immunisierung hergestellt. Die Versuche waren anfänglich neben methodischen Schwierigkeiten begrenzt durch die Unmöglichkeit zur Beschaffung genügend großer Virusmengen, welche von Organeiweiß frei sind. Eine formol-inaktivierte Vaccine aus Frettchen und Mäuselungen erwies sich geeignet zur Immunisierung der betreffenden Tiere, versagte aber bei der ersten klinischen Anwendung 1937 in England und Ungarn (ANDREWES und SMITH 1937, 1939; STUART-HARRIS, SMITH und ANDREWES 1940; TAYLOR und DREGUSS 1940b; EATON 1940a; OAKLEY und WARRACK 1940; BIELING und OELRICHS 1946). Der prophylaktische Nutzen der Impfung am Menschen erwies sich erstmals 1936 in den USA. bei Verwendung eines aktiven PR 8- und S-Virus aus Mäuselungen. Das erste zeigte klinisch mehr Erfolg wie das zweite (CHENOWETH, WALT, STOKES und GLADEN 1936; STOKES, CHENOWETH, WALTZ u. a. 1937; STOKES, MCGUINNESS u. a. 1937). Nach HERZBERG (1946, 1949) ist ein $Al(OH)_3$ adsorbierter Mäuselungenimpfstoff länger haltbar als die Allantoisvaccine und macht am Menschen keinerlei Nebenwirkungen.

Die Viruszüchtung in der Gewebskultur aus zerkleinerten Hühnerembryonen in Tyrodelösung führte zu einer Vaccine, welche wiederholt bei Epidemien 1937—1940 die Morbidität der Vaccinierten gegenüber den Kontrollgruppen um $^1/_3$—$^1/_2$ reduzierte (FRANCIS und MAGILL 1935b, 1937a; FRANCIS 1937; STOKES und Mitarbeiter 1937b; MARTIN und EATON 1941; SIEGEL und MUCKENFUSS 1941; EATON und MARTIN 1942; SIEGEL, MUCKENFUSS u. a. 1942a). Mittels Differentialzentrifugierung aus infizierten Lungen angereicherte Elementarkörperchen, durch Erhitzen auf 57° C inaktiviert, immunisierten Frettchen und Mäuse (FAIRBROTHER 1938; FAIRBROTHER und MARTIN 1939).

Die überstandene Infektion mit Influenza- und Staupevirus verursachte beim Frettchen eine breite heterologe Immunität gegen verschiedene A-Stämme. Die Applikation einer entsprechenden Vaccine hatte am Menschen einen prolongierten Antikörperanstieg zur Folge (HORSFALL und LENNETTE 1940 a, b). Größere erfolgreiche Impfungen am Menschen wurden ausgeführt mit einer entsprechenden komplexen Eiervaccine (Allantois) aus A-Virus und Kaninchenstaupevirus (HORSFALL, LENNETTE und RICKARD 1941; HORSFALL, LENNETTE, RICKARD und HIRST 1941; BROWN und Mitarbeiter 1941; DALLDORF und Mitarbeiter 1941; MARTIN und EATON 1941; EATON und MARTIN 1942). Mißerfolge blieben aber nicht aus.

Seit der Entdeckung des B Virus werden den Vaccinen gewöhnlich ein oder mehrere A und B-Stämme einverleibt. Für A z. B. der PR 8-, Weiss- oder FM 1-Stamm; für B der Lee-Stamm. Zur Herstellung großer Vaccinemengen wird heute meistens die Viruszüchtung im bebrüteten Hühnerei angewendet (SMITH 1935; BEVERIDGE und BURNET 1946; HERZBERG 1944, 1946; SCHÄFER und TRAUB 1946; BIELING und HEINLEIN 1947). Es gibt verschiedene zweckmäßige Verfahren zur Anreicherung des Virus: Fällung durch Aluminium oder Calciumphosphat (BODILY, COREY und EATON 1943; SALK 1945; STANLEY 1945; Vaccine der Firma Lederle); Adsorption an gepuffertes $Al(OH)_3$ (HERZBERG 1946; HERZBERG und HEINLEIN 1947, Vaccine der Behringwerke); Frieren und Auftauen des Virus (HIRST, RICKARD und WHITMAN 1942; HIRST, RICKARD und FRIEDEWALD 1944); Fällung mit Protamin oder Ausdialysieren (CHAMBERS und HENLE 1941; HENLE und Mitarbeiter 1946 b); Adsorption an und Elution von Erythrocyten (FRANCIS und SALK 1942; BEVERIDGE und BURNET 1946; HARE, CURL und McCLELLAND 1946; Vaccine der Firma Lilly); Ultrazentrifugieren, zweckmäßig mit der SHARPLES-Zentrifuge mit 32000 Touren p. m. Dieses Verfahren liefert eine sehr reine Vaccine und gibt die größte Ausbeute (STANLEY 1945 b, 1946; SCHÄFER und TRAUB 1946; Vaccine der Firma Parke, Davis). Die Inaktivierung des Virus wird am bequemsten mit UV-Bestrahlung (SALK, LEVIN und FRANCIS 1940) Formol- oder Phenolbehandlung erreicht.

Nach HERZBERG (1947, 1949) verursacht ein A-Impfstoff aus Lungen von Mäusen, welche 48 Std nach der Infektion getötet werden, eine doppelt so lange Immunität (6 Monate an der Maus) als die Allantoisimpfstoffe. Zudem ist er für eiereiweißempfindliche Personen zweckmäßiger. In jüngster Zeit gelingt es auch, eine Mäuselungen-B-Vaccine zu gewinnen. In Deutschland werden an $Al(OH)_3$ adsorbierte Vaccinen hergestellt, welche verschiedene Virusstämme sowohl aus Mäuselungen (A) als auch aus Allantois (B) gemischt enthalten (Vaccine der Firma Schering und der Impfstoffwerke Schöneweide).

Zusatz von abgetöteten Tuberkelbacillen oder Mycobact. butyric. in Paraffinöl oder „Falba“-Base (lanolinartiger Emulgator Wasser-Öl) als Adjuvans zur PR 8-Influenzavaccine erhöhte den Antikörperanstieg und den Impfschutz im Tierversuch (FRIEDEWALD 1944 a). Im selben Sinne wirkt Zusatz von Adsorbentien wie $Al(OH)_3$ (TRAUB 1943; HERZBERG 1944, 1947). Impfungen mit solchen Depotvaccinen sind aber bisher in großem Maßstab nicht durchgeführt worden.

b) Aktive Immunisierung. Inaktiviertes Influenzavirus verursacht Anstieg derselben spezifischen Antikörper wie lebendes Virus. Nach subcutaner Injektion von 1 cm^3 einer der handelsüblichen Vaccinen steigt der Antikörpertiter im Serum, nach einer kurzen negativen Phase von wenigen Tagen, rasch an, erreicht nach 2—3 Wochen den etwa 4—9fachen Wert und fällt dann wieder langsam ab bis zu $^1/_4$—$^1/_2$ des erreichten Maximums nach 6—9 Monaten. Ungefähr nach einem Jahr ist wieder der Ausgangswert vorhanden (EATON und MARTIN 1942; HIRST und Mitarbeiter 1942; KESTERMANN und SCHLEGEL 1944; HENLE und HENLE 1945 a; MAGILL und Mitarbeiter 1945; SALK, MENKE und FRANCIS 1945; SALK u. a. 1945 b; RAETTIG 1945; HARE u. a. 1947). Heute ist die gebräuchlichste Methode zur Messung des Antikörpertiters der Hämagglutinationstest (vgl. S. 370).

Die Größe des Antikörperanstieges nach Vaccinierung ist individuell sehr verschieden. Sie ist im günstigsten Falle so groß wie nach natürlicher Infektion (HIRST und Mitarbeiter 1942; HARE und Mitarbeiter 1943; RICKARD, THIGPEN und CROWLEY 1945), hängt aber einerseits ab vom vorbestehenden Antikörpertiter, andererseits von der Menge der applizierten Vaccine. Ihr geometrisches Mittel geht in der Regel der Menge des injizierten Virus parallel (HIRST und Mitarbeiter 1942; HENLE und Mitarbeiter 1946 b). Es ist dabei ohne Einfluß, ob das Virus durch Formol, Hitze oder Austrocknen inaktiviert wurde (HIRST und Mitarbeiter 1942). Bei Erwachsenen ist mehr als zweimalige Wiederholung der Vaccinierung innerhalb einiger Tage unzweckmäßig, da der Antikörperanstieg dadurch nicht größer wird (HARE und Mitarbeiter 1943; HENLE und Mitarbeiter 1946 b). Anders verhält es sich bei Kleinkindern. Entsprechend dem Abfall des angeborenen Antikörpergehaltes des Neugeborenen (vgl. S. 391) ergibt wiederholte Vaccinierung (z. B. mit PR 8-Vaccine) bei Kindern unter 3 Jahren in der Regel einen noch höheren Antikörperanstieg als nur einmalige Vaccinierung. Kinder, welche bereits eine Grippeepidemie miterlebten, im allgemeinen solche über 4 Jahre, verhalten sich demgegenüber wie Erwachsene (QUILLIGAN, MINUSE und FRANCIS 1948). Auch bei Wahl eines größeren Intervalls von 2—3 Wochen führt eine Revaccinierung bei Erwachsenen nicht zu entsprechendem Mehranstieg der Antikörper, weil vielleicht die infolge der ersten Impfung entstandene Antikörperkonzentration den Effekt der Revaccinierung verhindert (BEVERIDGE 1944 b; SALK und Mitarbeiter 1945 a; BEVERIDGE, STONE und LIDN 1944). Verlängerung des Revaccinationsintervalls auf 5—6 Wochen ergab beim Schwein höheren und prolongierteren Antikörpertiter als eine 10mal höhere Einzeldosis (MCLEAN, BEARD u. a. 1945). Während der Periode des wieder abfallenden Antikörpertiters, 2—3 Monate nach der ersten Impfung, erhöht eine Revaccinierung auch beim Menschen von neuem die Antikörperkonzentration und ist dazu geeignet, bei entsprechender Wiederholung beliebig langen Schutz zu verleihen.

In der Regel wird die Vaccine subcutan appliziert. Es liegen Beobachtungen vor, wonach intradermale Injektion von 0,1 cm³ Vaccine zu demselben, ja sogar zu höherem Titeranstieg führen kann als subcutane Injektion von 1 cm³ Vaccine (MCLEAN und Mitarbeiter 1945; VAN GELDER, GREENSPAN und DUFRESNE 1947; WELLER, CHEEVER und ENDERS 1948). Es liegen auch gegenteilige Beobachtungen vor, zudem soll die Schmerzhaftigkeit der lokalen Reaktion bei intradermaler Injektion größer sein, obwohl die Allgemeinreaktion geringer ist (DIGNAM 1947). Eine bessere Wirksamkeit intradermaler Vaccineapplikation wird damit erklärt, daß der Kontakt der Vaccine mit präexistenten humoralen Antikörpern vermindert ist. WIRTH (1950) sieht in geringerem Antikörperanstieg nach subcutaner Revaccinierung bei hohem präexistentem Antikörpertiter (s. oben) einen Beweis für diese Hypothese. Auch die Revaccinierungsresultate sind bei intracutaner Applikation anders als bei subcutaner: WIRTH erhielt den höchsten (10fachen) Antikörperanstieg mit zweimaliger intracutaner Vaccinierung, mit 2mal 0,1 cm³ Vaccine eigener Herstellung (FM 1) an beiden Oberarmen gleichzeitig, im Abstand von 5 Tagen.

Emulgierung der Vaccine in Mineralöl oder „Falba"-Base (lanolinartiger Emulgator) verzögert zwar den Titeranstieg, erhöht ihn aber gegenüber gewöhnlicher Vaccine ums 5fache und erhält ihn 1 Jahr lang auf wirksamer Höhe (HENLE und Mitarbeiter 1946 b).

Die Vaccination führt bei einem vorbestehenden niedrigen Antikörpertiter zu einem ungleich höheren Titeranstieg als bei primär hohem Titer, bei welchem ein Anstieg meistens ausbleibt (EATON und MARTIN 1942; MAGILL und Mitarbeiter 1945; RICKARD, THIGPEN und CROWLEY 1945; SALK, MENKE und FRANCIS 1945). Der Impfschutz ist im allgemeinen um so größer, je höher der Antikörpertiter im Augenblick der Infektion ist. Von ausschlaggebender Bedeutung ist der Zeitfaktor bzw. der in der Zeiteinheit später wieder absinkende Antikörpertiter. Es können unter natürlichen Bedingungen wiederholte Influenzainfektionen vorkommen. Über die nur geringe Herabsetzung der Morbidität bei wiederholter künstlicher B-Infektion vgl. Kap. IV, S. 366 (FRANCIS und Mitarbeiter 1944). Es resultiert selbst nach einer überstandenen Erkrankung gegen denselben Virustyp nur eine vorübergehende Teilimmunität, um so weniger nach einer Impfung.

Es bestehen Anhaltspunkte dafür, daß die Immunität nach Vaccinierung stammspezifischer ist als nach natürlicher Infektion (BODILY und EATON 1942).

Damit erscheint es um so schwieriger, durch Vaccinierung einen Schutz gegen zahlreiche verschiedene Antigenvarianten zu erreichen.

Tabelle 8. *Erfolg der Influenzavaccinierung.*

No	Intervall 17	% Morbidität Vacc.	% Morbidität Kontr.	Anzahl Vacc.	Anzahl Kontr.	Autoren
			A-Epidemien 1941			
1	4 Monate	3,3	6,6	7900	9680	HORSFALL, LENNETTE, RICKARD und HIRST (1941).
			1943/44			
2	1—12 Wochen	2,2	7,1	etwa 12500	alternierend	6 Arbeitsgruppen der Commission on Infl. (1944/45).
3	1 Jahr	1,9	12,4	3900	3900	SALK, PEARSON, BROWN, SMYTHE und FRANCIS (1945).
4	8—12 Wochen	ohne Erfolg		796	773	EATON und MEIKLEJOHN (1945).
5	1 Jahr	Morbidität etwa 35% herabgesetzt		3000	8000	HIRST, RICKARD und FRIEDEWALD (1944).
			1947			
6	2 Wochen bis 5 Monate	ohne Erfolg				SMADEL (1947) Armee.
7		7,2	8,1	10328	7615	FRANCIS, SALK und QUILLIGAN (1947).
8		7,05	7,3			FOWLE und WEIGHTMAN (1947).
9		Erfolgreich, aber nur Umfrage				TRIMBLE (1948).
10		20,2	27,8	234	287	VAN RAVENSWAAY (1948).
11		54 36	49 a 30 b			SIGEL, SHAFFER, KIRBER, LIGHT und HENLE (1948).
12		34	28			WELLER, CHEEVER und ENDERS (1948) 18.
13		46,5 9,5	41,5 c 9,5 d	790	1210	LOOSLI, SCHOENBERGER und BARNETT (1948).
			B-Epidemien 1945			
14	4 Wochen	1,15	9,91	600	1000 separat	FRANCIS, SALK und BRACE (1946).
15		0,5	12,5	550	1050 separat	HIRST, VILCHES, ROGERS und ROBBINS (1947).
16	1 Woche und mehr	1,94	8,23	366	4280	NORWOOD und SACHS (1947).

a Schwere Erkrankungen. b Leichte Erkrankungen. c Umfrage. d Klinisch untersucht.

1 komplexe Vaccine aus A- und Kaninchenstaupevirus.
2—16 A + B-Allantoisvaccine.
17 Zeitintervall zwischen Impfung und Ausbruch der Epidemie.
18 intradermal 0,02 cm³ Vaccine.

c) Resultate der Vaccinierung. Die vor dem zweiten Weltkrieg angewandten Vaccinen bestanden aus Hühnerembryoemulsionen mit relativ geringer A-Viruskonzentration, in Kombination mit Staupevirusstämmen vom Kaninchen oder Frettchen. Damit wurden bis 50%ige Reduktionen der Morbidität erzielt (HORSFALL, LENNETTE, RICKARD und HIRST 1941; DALLDORF, WHITNEY und RUSTEIN 1941; HIRST, RICKARD, WHITMAN und HORSFALL 1942; EATON und MARTIN 1942; vgl. S. 399).

Nach Verbesserung der Anreicherungsverfahren für die Vaccineherstellung beobachteten 6 Arbeitsgruppen der *Commission on Infl.* (1944/45) während der A-Epidemie 1943/44 an großem Untersuchungsmaterial in Kalifornien, Jowa, Michigan, Minnesota und New York einen etwa 70%igen Vaccinationserfolg (SALK, PEARSON, BROWN, SMYTHE und FRANCIS 1945; FRANCIS und Mitarbeiter 1945; HALE und McKEE 1945). Mißerfolge waren die Ausnahme (EATON und MEIKLEJOHN 1945). Während der B-Epidemie 1945/46 betrug der Vaccinationserfolg sogar bis 95% (FRANCIS, SALK und BRACE 1946; HIRST, VILCHES, ROGERS und ROBBINS 1947). Die *Tabelle 8* gibt eine Übersicht über die Erfolge der Vaccinierungen bei verschiedenen Epidemien.

Der Vaccinationserfolg von 1943/44 ließ sich jedoch mit derselben Mischvaccine aus Allantois (A + B) bei der A-Epidemie 1946/47 nicht mehr reproduzieren. Es kamen in der Regel dieselben Vaccinen zur Anwendung wie in den früheren Jahren mit 50% A-Virus ($^1/_2$ PR 8; $^1/_2$ Weiß-Stamm) und 50% B-Virus (Lee-Stamm), nach dem Modell von FRANCIS und Mitarbeiter (1945). Dieser Mißerfolg läßt sich nicht auf die verschiedene Zeitdauer zwischen der Impfung und dem Epidemiebeginn zurückführen. Diese betrug in der Versuchsanordnung der verschiedenen Autoren 2 Wochen bis 5 Monate (vgl. Tabelle 8). Dagegen war 1946/47 im Gegensatz zu 1943/44 häufig im Serum der Rekonvaleszenten kein wirksamer Anstieg des Antikörpertiters (weniger als 4mal) gegen die bisher bekannten Virusstämme nachweisbar, welche den verwendeten Vaccinen zugrunde lagen (z. B. PR 8, Weiß usw.). Gegen Influenzastämme, welche während der Epidemie aus der Rachenflüssigkeit von Patienten auf Eiern gezüchtet worden waren, bestand jedoch in der Regel im Rekonvaleszentenserum ein 4—10facher Titeranstieg der Antikörper. Es lag demnach fast immer ein Virus mit einer neuen Antigenstruktur vor, auf welches die verwendete Vaccine nicht paßte. Neue A-Stämme konnten häufig isoliert und auf Frettchen, Mäusen oder Eiern gezüchtet werden (FRANCIS, SALK und QUILLIGAN 1947; SMADEL 1947; FOWLE und WEIGHTMAN 1947; DIGNAM 1947; TRIMBLE 1948; VAN RAVENSWAAY 1948; SIGEL und Mitarbeiter 1947, 1948; WELLER und Mitarbeiter 1948; LOOSLI und Mitarbeiter 1948). Diese Autoren finden sich alle auch auf Tabelle 8. Die Ergänzung der Mischvaccine durch einen der neuen, isolierten A-Stämme (FM 1; DINGLE 1947) führte nicht zu besseren Resultaten.

Die Wirksamkeit einer Influenzavaccine hängt demnach von folgenden 3 Bedingungen ab: 1. Übereinstimmung der Antigenstruktur zwischen den Vaccine- und den Epidemievirusstämmen. 2. Vermögen, eine genügende Antikörperbildung hervorzurufen (mehr als 4facher Anstieg). 3. Rechtzeitige Applikation, optimal 4—6 Wochen vor einer Epidemie.

Das Auftreten einer Antigenvariante kann auch fernerhin den Erfolg einer bereitgestellten Vaccine zunichte machen. Ohne vorherige Typenspezifizierung bleibt jede Vaccinierung, auch mit einer Mischvaccine (A + B), nach wie vor ein Spiel mit dem Zufall. Ein entsprechendes Beispiel bildete die Organisation der amerikanischen Armee in Erwartung der cyclusmäßig zu erwartenden A-Epidemie für den Winter 1946/47. Alle Waffenplätze hatten den Vaccinebedarf zu melden. Der Impfstoff (PR 8 und Weiß) wurde bereitgestellt. Die Epidemie trat aber nicht nur später (Februar 1947), sondern auch viel milder auf als erwartet und war durch einen von PR 8 und Weiß verschiedenem A-Stamm verursacht. Infolge der geringen Ausdehnung der Epidemie war der Impferfolg nicht sicher zu beurteilen (SARTWELL und LONG 1948; vgl. RADKE 1949).

Es besteht immerhin mit jeder Vaccine die Möglichkeit, daß infolge gekreuzter Immunität auch gegen nur antigenverwandte Virusstämme ein partieller Schutz zustande kommt. Das Verschwinden der Stammspezifität bei Mäusen hängt stark von der Intensität der Impfung und von deren Wiederholung ab (SHOPE 1935; FRANCIS und MAGILL 1935). Auch beim rekonvaleszenten Patienten kann der Antikörpertiter außer gegen den infizierenden Stamm auch gegen alle anderen Stämme ansteigen (MAGILL und SUGG 1940; HORSFALL 1940). Andererseits erzielt die Impfung mit einer Mischvaccine zwar in der Mehrzahl der Fälle einen 4fach und größeren Antikörperanstieg gegen einen der Vaccinestämme, gewöhnlich aber gegen die anderen Stämme nicht im selben Ausmaß (FLORMAN, POINDEXTER und COUNCIL 1946).

Kann im Serum der ersten Kranken einer Epidemie (z. B. mit dem HIRST-Test) signifikanter Antikörperanstieg gegen einen der bekannten A- oder B-Stämme festgestellt werden, so besteht die Schwierigkeit in der Beschaffung einer genügenden Menge der entsprechenden Vaccine mit dem passenden Virusstamm innerhalb nützlicher Frist. Fast alle vorrätigen Vaccinen enthalten mindestens 3 verschiedene Virusstämme (z. B. 50% PR 8 + je 25% Weiß, FM 1 oder Lee). Der Idealfall ist frühzeitige Erfassung der ersten Fälle vor der Ausbreitung der Epidemie, von welchem das herrschende Virus isoliert, gezüchtet und der Vaccine einverleibt werden kann. Ob das glückt oder nicht, hängt ab vom Vorhandensein eines rasch arbeitenden Viruslaboratoriums und von dem Wettlauf zwischen der Leistungsfähigkeit der Vaccinefabriken und der Geschwindigkeit der Ausbreitung der Epidemie. Eine Modifikation der Vaccinebereitung durch Adsorption des frisch gezüchteten formolisierten Allantoisvirus an Aluminiumphosphat nach HIMMELWEIT (zit. bei WIRTH 1950) soll es ermöglichen, schon 8 Tage nach der Virusisolierung über die stammspezifische Vaccine zu verfügen. Da mit einer solchen, epidemieeigenen Vaccine 1—2 Wochen nach der Vaccination der spezifische Antikörperanstieg gegen das Epidemievirus auftritt, wird eine Herabsetzung der Morbidität erfolgen, selbst wenn die Impfung zu spät begonnen wurde, um den Fällen der ersten 2—3 Wochen der Epidemie Schutz zu geben (vgl. auch HIRST, RICKARD und FRIEDEWALD 1944). Reicht die verfügbare Vaccinemenge nur für einen Teil der Bevölkerung, so ist es zweckmäßig, zuerst die Impfung der Ärzte und des Personals der Spitäler, der Elektrizitäts-, Gas- und Wasserwerke, der Verkehrsbetriebe usw. vorzunehmen.

Es ist auffällig, daß der Vaccinationserfolg in jenen Versuchen besonders gut war, bei welchen die Gruppen der Vaccinierten und der Kontrollen separiert waren und sich nicht mischen konnten (FRANCIS, SALK und BRACE 1946; HIRST, VILCHES u. a. 1947, Tabelle 8, Ziffer 14 u. 15; STUART-HARRIS 1947). Zwei separierte Gruppen sind bezüglich Lebensbedingungen und Zusammensetzung zwar statistisch nicht sicher vergleichbar. Bei dieser Versuchsanordnung ist die Möglichkeit der Ausbildung von ungleicher Gruppenimmunität größer als bei der alternierenden Impfung innerhalb einer Gruppe. Die Gruppenimmunität entspricht dem mittleren Immunitätsgrad einer Bevölkerungsgruppe bzw. dem Infektionsrisiko, welches durch das Verhältnis der empfänglichen zu den immunen Individuen bedingt ist. Dieses Risiko wird bei einer großen Zahl Immuner bzw. mit Erfolg Vaccinierter für die Ungeimpften verringert. Die Ungeimpften in der Umgebung der Geimpften sind also keine wahren Kontrollpersonen, da auch für sie das Infektionsrisiko herabgesetzt ist, verglichen mit einer Bevölkerung, welche nicht mit Geimpften gemischt ist (SALK und FRANCIS 1946). Dementsprechend war die Morbidität der Kontrollpersonen im Umkreis der Vaccinierten z. B. 5—6%, gleichzeitig aber in einer benachbarten Bevölkerungsgruppe, in welcher keine alternierende Impfung vorgenommen worden war, 20—30% (RICKARD, THIGPEN und CROWLEY 1945; SALK, MENKE und FRANCIS 1945). Daher ist wohl im allgemeinen der Impferfolg absolut größer, als der relative Vergleich der Vaccinierten mit den Kontrollpersonen *derselben* Bevölkerungsgruppe scheinbar ergibt. Es ist unmöglich, bei der Massenvaccinierung zu berechnen, wie groß der Anteil der zunehmenden Gruppenimmunität am Vaccinationserfolg ist. Nur die experimentelle Virusinoculation nach aktiver Immunisierung ergibt ein klares Bild über den individuellen Impfschutz (FRANCIS, SALK u. a. 1945; SALK, PEARSON u. a. 1945 a).

Vielleicht liegen weitere Entwicklungsmöglichkeiten in der Vorstellung, an Stelle der Allgemeinimmunisierung mit subcutaner Vaccineapplikation durch nasale Applikation bzw. Inhalation einer geeigneten, abgeschwächten Vaccine per vias naturales eine mehr *lokale* aktive Gewebsimmunisierung zu erreichen (BURNET 1943; MAWSON und SWAN 1943). In Analogie dazu machte parenterale Vaccinierung mit abgeschwächter Formolvaccine bei der Schweineinfluenza 37% der Tiere, dagegen intranasale Aerosolapplikation von aktivem Virus, ohne Rücksicht auf den Grad der Reaktion, 82% der Tiere gegen nachfolgende Infektion immun. Die Größe des Antikörpertiters war unabhängig von der Wiederholung der Vaccinierung, jedoch proportional der Anzahl der intranasalen Inhalationen von aktivem Virus (McLEAN, BEARD und BEARD 1947). Dieser Unterschied deutet auf einen Immunitätsmechanismus, welcher sich von demjenigen nach parenteraler Virusapplikation unterscheidet. Wahrscheinlich spielen, entsprechend der besseren Immunisierungsmöglichkeit mit aktivem Virus, für den Mechanismus der Resistenz gegen die Infektion die virusinaktivierenden Substanzen im Nasensekret (BURNET, LUSH und JACKSON 1939; FRANCIS 1940) und die postinfektiösen Gewebsveränderungen im Respirationstrakt eine wesentliche Rolle (FRANCIS und STUART-HARRIS 1938; STUART-HARRIS und FRANCIS 1938); vgl. S. 367/68, 372, 379). Die ersten Versuche einer intranasalen Applikation von abgeschwächter Vaccine am Menschen hatten aber bisher für künstliche Grippeinfektionen keinen sicheren Impfschutz zur Folge, wohl aber allergische Erscheinungen wie Rhinitis (FRANCIS 1940 c; BULL und BURNET 1943). Über passive Immunisierung mit Inhalation von Antiserum vgl. S. 406.

Die *Impfreaktion* besteht bei subcutaner Applikation von 1 cm³ Vaccine am Oberarm oder über dem Pectoralisgebiet gewöhnlich nur in einem lokalen, vorübergehenden Erythem. Manchmal besteht während der ersten 24 Std Unwohlsein mit leichten Kreuz- oder Kopfschmerzen. Bei mittelstarker Reaktion bildet sich unter dem geröteten Bezirk eine geringe Infiltration; das Unwohlsein und die Schmerzen können stärker sein. Bei starker Reaktion bildet sich an der Injektionsstelle ein schmerzhafter Knoten, manchmal besteht Unfähigkeit, den Arm zu heben. Zu den oben erwähnten Erscheinungen gesellt sich erhöhte Temperatur über 38° C, manchmal mit leichtem Schüttelfrost. Die Symptome dauern längstens 2 Tage. Etwa 1% der Geimpften muß durchschnittlich für maximal 2 Tage die Arbeit aussetzen (BEVERIDGE und BURNET 1944; BRESLER 1947).

Der Applikation von konzentrierter Influenza-Eiervaccine sind Grenzen gesetzt. Die Möglichkeit von Zwischenfällen ist zwar sehr gering, aber nicht auszuschließen. Allergische Reaktionen, namentlich in bezug auf das Eiereiweiß und die Virusproteine, sind trotz ihrer Seltenheit vor allem bei Kindern, zu befürchten (RATNER und UNTRACHT 1946). CURPHEY (1947) beschreibt den Tod eines 3jährigen Mädchens mit Schock und allgemeiner hämorrhagischer Reaktion nach 0,5 cm³ A-B-Vaccine subcutan, verursacht durch das Eierprotein oder durch das Virus selber (vgl. SALK 1947).

Vor der Vaccinierung sollen die zu impfenden Personen nach dem Vorliegen einer allergischen Disposition im allgemeinen (etwa 10%) und nach Überempfindlichkeit auf Eiereiweiß im besonderen (etwa 1%) gefragt werden. RATNER und UNTRACHT (1946) empfehlen einen intradermalen Test mit 0,02 cm³ Vaccine. Bei mäßiger lokaler Reaktion soll gleichzeitig mit, bei starker Reaktion kurz vor der Vaccination 0,15 cm³ Adrenalin (1:1000) appliziert werden. Die Vaccination ist zudem in 1-, 2- oder 3tägigem Abstand refracta dosi vorzunehmen. Besser ist aber völliger Verzicht auf die Vaccination in solchen Fällen. Bei heftiger Allgemeinreaktion sind Antihistaminica zweckmäßig, sofern die Reaktion auf einer Überempfindlichkeit auf das Eiereiweiß beruht und nicht durch das Virus selber verursacht wird.

d) Passive Immunisierung (prophylaktisch und therapeutisch). Durch wiederholte Virusapplikation können von Pferden, Kaninchen, Frettchen, Meerschweinchen, Ratten und Mäusen Antisera gewonnen werden, welche im Tierversuch prophylaktisch und kurativ wirksam sind (Francis und Magill 1935 b; Laidlaw und Mitarbeiter 1935; Hyde 1942). Intranasale Applikation bzw. Inhalation des Antiserums ist anderen Applikationsarten überlegen. Die wirksamen Antikörper sind an die Globulinfraktion des Plasmas gebunden. Die Wirksamkeit ist spezifisch für A- oder B-Antiserum und proportional der Inhalationsdauer. Die passive Immunisierung gelingt an der Maus bedeutend besser als am Frettchen (Hare 1939; Zellat und Henle 1941; Henle, Stokes und Shaw 1941; Lyons und Mitarbeiter 1944). Die Inhalation schützt die Maus prophylaktisch gegen mehr als die 100fache MLD und zeigt geringen kurativen Effekt nach der Infektion bis zu 1 MLD (Vieuchange 1940; Henle, Stokes und Shaw 1941; Taylor 1941 b; Klein und Stevens 1945).

Verschiedene Autoren beschrieben 1918/20 günstigen klinischen Effekt bei Applikation von menschlichem Rekonvaleszentenserum. Am signifikantesten waren die Resultate von McGuire und Redden (1918, 1919): 6—7 Tage nach der Entfieberung wurde Gripperekonvaleszenten 2mal je 500 cm³ Blut entnommen. Davon wurden nach Absitzen im Kühlschrank während 6 Std etwa je 200 cm³ Serum gewonnen, welches durch Zentrifugieren gereinigt und mit 0,3% Trikresol versetzt wurde. 151 Patienten mit Grippepneumonie wurden alle 8—16 Std 100—200 cm³ Serum intravenös injiziert, bis zu 300—600 cm³ total; davon starben nur drei. Die subjektive und objektive klinische Besserung war in vielen Fällen, wenige Stunden nach der ersten Injektion, eklatant. Die Mortalität der Kontrollfälle war 15mal höher. Gute Resultate mit Rekonvaleszentenserum verzeichneten ferner Gould (1919), Francis, Hall und Gaines (1920) und Sanborn (1920). Grigaud und Moutier (1918) erzielten mit frühzeitiger intravenöser Injektion von Rekonvaleszenten-Citratplasma einige weniger sichere Resultate. Nach Lesné, Brodin und Saint-Girons (1919) u. a. ist Rekonvaleszentenplasma nicht wirksamer als Normalplasma.

Intensive Hyperimmunisierung des Pferdes, das gegen intratracheale A-Infektion resistent ist, mit wiederholter subcutaner Applikation von Virus aus der Frettchennase und -lunge liefert ein virus-neutralisierendes Antiserum. Auf intravenöse Injektion von 25—50 cm³ eines solchen 8fach konzentrierten Pferdeantiserums folgte in manchen Fällen unmittelbar ein subjektives Gefühl der Besserung und eine Abnahme der Gesichtsrötung. Der Effekt kann aber nicht mit Sicherheit als spezifisch betrachtet werden. Zudem erwies sich das Serumkonzentrat eines der Pferde als hochtoxisch (Laidlaw, Smith, Andrewes und Dunkin 1935; Stuart-Harris, Andrewes u. a. 1938).

Um eine Anreicherung der viruciden Antikörper auf der Schleimhaut des Respirationstractus, also am Ort der Infektion und der Vermehrung des Grippevirus, zu erzielen, wurde auch die Inhalation von Tierantiserum versucht. Smorodinzew, Gulamow und Tschalkina (1940) geben dafür einen Serumzerstäuberapparat an, an welchem gleichzeitig 15 Personen inhalieren können. Durch dieses Verfahren soll für einige Tage eine lokale passive Immunisierung der Schleimhaut der Atemwege entstehen, welche stärker ist als bei parenteraler Vaccinierung. Bei einer Epidemie wurde damit die Morbidität von 82‰ auf 8‰ herabgesetzt. Nachfolgende parenterale Applikation von Tierserum ist wegen der erfolgten Sensibilisierung zu vermeiden. Mäuse waren nach intranasaler Applikation von Meerschweinchenantiserum mehrere Tage lang gegen Grippeinfektion geschützt (Herzberg 1949 a). Siehe auch passive Immunisierung (S. 396).

IX. Grippeviruspneumonie.

Versuche mit der isolierten und durchströmten Frettchenlunge sowie nach intranasaler Inoculation in vivo erwiesen eine spezifische Adsorptionsfähigkeit des Respirationsgewebes (Trachea und Lungen) für das epitheliotrope Influenzavirus, welche derjenigen der Erythrocyten gleichkommt (Hirst 1943 a). Bei gleichzeitiger oder vorangehender Ätherapplikation führt die nasale Virusinoculation am Frettchen gewöhnlich zu abakterieller Pneumonie (Francis 1935). Hier wirkt offenbar die zusätzliche Schädigung durch den Äther, ähnlich wie die Sekundärinfektion bei der bakteriellen Grippepneumonie (vgl. Kap. V und S. 409). Nach häufigen Passagen verursacht das Virus am Tier auch ohne Äther Pneumonien (Laidlaw 1935

s. S. 366). Die pathologische Schädigung besteht im wesentlichen in einer Epithelnekrose der feineren Bronchiolen, peribronchialer und perivasculärer, leukocytärer und mononucleärer Infiltration, entzündlicher Verdickung der Alveolarsepten und Füllung der Alveolen mit nicht hämorrhagischem Ödem (STRAUB 1937; BIELING und OELRICHS 1938; AUFDERMAUR 1945 vgl. S. 379). BALLOWITZ (1949) fand nach nasaler PR 8-Infektion der Maus mit in ravitaler Trypanblaufärbung als Ausdruck einer RES-Reaktion histiocytäre Monocyten mit hoher Speicherfähigkeit nicht nur im Granulationsgewebe der Pneumonien, sondern auch im peripheren Blut.

In Analogie zu diesen Tierversuchen ist beim Menschen die Möglichkeit einer reinen Grippeviruspneumonie ohne bakterielle Beteiligung durchaus gegeben. Ihre sichere Diagnose ist aber außerordentlich schwer. Sie gelingt nur durch den Nachweis des Influenzavirus und des Fehlens von Bakterien oder von anderen Virusarten. Dementsprechend kann mit einiger Sicherheit nur kasuistisches Material verwertet werden, welches nach 1933—1940 beschrieben wurde (Nachweismöglichkeit des Influenzavirus).

Es kamen im Herbst 1918 selten und noch seltener bei späteren Epidemien foudroyant verlaufende Grippefälle vor, welche ein durchaus toxisches Bild zeigten. Pathologisch-anatomisch fand sich Zerstörung der Alveolarwände, Hämorrhagien, Ödem, wenig Fibrin- und Zellexsudation in die Alveoli und Bildung von hyalinen Membranen in den erweiterten Alveolengängen, ferner Veränderungen im Sinne der Tracheitis, Pharyngitis, Bronchitis, Bronchiolitis und interstitielle Pneumonie (OPIE und Mitarbeiter 1921; GRAY 1937; PARKER und Mitarbeiter 1946; vgl. S. 379/80). Der Befund ist nicht identisch mit demjenigen der experimentellen Grippeviruspneumonie am Tier. Nach MCCORDOCK und MUCKENFUSS (1933), welche keine Virusuntersuchungen anstellten, gleicht die interstitielle Influenza-Bronchopneumonie der Viruspneumonie, welche im Tierversuch mittels Pockenvaccine erzeugt werden kann.

Die Analogie mit dem Tierversuch und der eminent rasche letale Verlauf innerhalb weniger Tage führte zur Vermutung, daß das Grippevirus hier eine fulminante Intoxikation verursache, bei welcher eine sekundäre bakterielle Infektion höchstens untergeordnete Bedeutung habe. Der mikroskopische und kulturelle Beweis für das Fehlen von bakterieller Sekundärinfektion wurde autoptisch aber nur in ganz vereinzelten Fällen erbracht (GOODPASTURE 1919 a). Es ist nicht richtig, allein aus dem foudroyanten Verlauf auf reine Virusintoxikation zu schließen. Auch Pneumokokkenpneumonien können so verlaufen. Die fulminante Grippe ist möglicherweise als eine Überempfindlichkeitsreaktion bei unvollständig Immunen zu deuten, analog der Purpura variolosa bei Geimpften mit kürzerer Inkubationszeit (ROLLY 1925), vgl. S. 367.

Seitdem die Möglichkeit besteht, mit dem Nachweis des Influenzavirus eine exaktere ätiologische Diagnose zu stellen, wurden einige Fälle von reiner Grippeviruspneumonie genauer untersucht. FINLAND, BARNES und SAMPER (1945 b) beobachteten während der A-Epidemie 1943/44 eine Reihe von Pneumonien, bei welchen kein bakterieller Erreger nachgewiesen werden konnte. Aus der Lunge eines Verstorbenen konnte PR 8-Virus isoliert, jedoch in Sputum und Lunge nur eine kleine Zahl α-hämolytischer Streptokokken gefunden werden. Zwei letal verlaufende Influenzapneumonien mit Isolierung von PR 8-Virus und negativem autoptisch-bakteriellem Befund in der Lunge wurden ferner von PARKER und Mitarbeiter (1946), ein ähnlicher Fall mit Influenzapneumonie und Myokarditis von FINLAND und Mitarbeiter (1945 a) beschrieben. Bei den Fällen von PARKER und Mitarbeiter war das Bronchialepithel intakt. Trotz der Virusisolierung aus der Lunge war ante mortem der Antikörpertiter im Serum nicht erhöht. Merkwürdigerweise bestand im Gegensatz zu 3 letalen bakteriellen Grippepneumonien mit Leukopenie eher Leukocytose. Es wurden auch röntgenologisch atypische

„Viruspneumonien" („Pneumonitis") beschrieben, deren Influenzaätiologie nicht beweisbar ist (BOWEN 1935; HARE, HAMILTON und FEASBY 1943; HARE, STAMATIS und JACKSON 1943). Das Röntgenbild der Influenzaviruspneumonie kann ähnlich aussehen wie dasjenige der primär atypischen Pneumonie: Wenig dichte, zarte, homogene Verschattung, meist rundlich, parakardial, oder fächerförmig vom Hilus ausgehend (BOWEN 1935; HAEMIG und HEYDEN 1942). Es sind auch miliare Bilder von Viruspneumonien beschrieben worden (GSELL; LÖFFLER und MOESCHLIN 1946). Es ist aber nicht möglich, allein aus dem mehr oder weniger atypischen Röntgenbild einer Grippepneumonie eine reine Grippeviruspneumonie zu diagnostizieren (ähnlich wie bei den übrigen Viruspneumonien).

Differentialdiagnostisch kommen vor allem die häufige sekundäre bakterielle Grippepneumonie, ferner die primär bakterielle Pneumonie (z. B. Pneumokokkenpneumonie) sowie andere Viruspneumonien oder Kombinationsformen in Frage (vgl. Kap. X/2). Von der bakteriellen Grippepneumonie ist die Grippeviruspneumonie allein mit klinischen Mitteln nicht sicher zu unterscheiden. Wahrscheinliche Hinweise auf das Vorliegen einer reinen oder doch überwiegenden Influenzaviruspneumonie geben die Bakterienarmut des Sputums, der Verlauf (Resistenz gegen Chemotherapie) und eventuell das Röntgenbild. Für die weitere Differentialdiagnose vgl. Kap. X/2, S. 413.

Da die Diagnose der reinen Influenzaviruspneumonie innert nützlicher Frist kaum sicher gestellt werden kann, wird die Therapie dieselbe sein wie bei der bakteriellen Grippepneumonie (S. 414). Die experimentellen Grundlagen für die viruscide Wirkung der Ascorbinsäure (vgl. S. 399) rechtfertigen deren Anwendung in hoher Dosierung. Resultate sind bisher bei Grippeviruspneumonie nicht bekannt, wohl aber bei primär atypischer Pneumonie, bei welcher 6—12stündliche intravenöse Injektion von 1 g Ascorbinsäure gute Wirkung haben soll (KLENNER 1948).

X. Komplikationen.

Als Grippe, Influenza, Grippepneumonie usw. dürfen nur diejenigen Krankheiten bzw. Symptome bezeichnet werden, für welche die Grippevirusarten die kausale Infektionsquelle sind (vgl. S. 355).

So einfach und selbstverständlich diese Definition ist, so schwer ist bei Epidemien und noch mehr im Einzelfall auseinanderzulesen, welche von den vielen vorkommenden Symptomen dem Grippevirus, der Grippeinfektion zuzuschreiben sind und welche als Komplikationen (Misch- bzw. Sekundärinfektion) anzusehen sind. Dieses „Verlesen" wird dadurch sehr erschwert, daß beim Zusammentreffen von Grippe mit einer anderen Krankheit nicht nur eine einfache Summation entsteht, sondern daß durch die Grippe der Verlauf fast jeder Krankheit verschlechtert und zum Teil spezifisch modifiziert wird, oft sehr stark, so daß die Sekundärinfektion die Hauptsache der Erkrankung wird. So können die einzelnen Komponenten, aus welchen das Gesamtbild zusammengesetzt ist, klinisch kaum mehr erkannt werden (s. z. B. bakterielle Pneumonie).

Auch die an sich mögliche Laboratoriumsdiagnose ist praktisch kaum (nur in einzelnen Fällen und in speziell eingerichteten Laboratorien) ausführbar, müßte doch nicht nur auf alle bekannten Viren (Grippe und andere z. B. Psittakosegruppe) und auf alle Bakterienarten einschließlich die Anaeroben untersucht werden, und eine Reihe von für die einzelnen Krankheiten typische andere Untersuchungen angestellt werden.

Die ätiologische Diagnose ist aber eminent wichtig für die Therapie, kann doch ein großer Teil der Komplikationen mit Erfolg behandelt werden.

Die Resultate der eingeleiteten Behandlung erlauben eventuell eine Diagnose ex juvantibus zu stellen.

1. Bronchitis, Bronchiolitis. Schon nicht mehr zur unkomplizierten Grippe gehört die klinisch oft und bei den Sektionen fast regelmäßig gefundene eitrige Bronchitis und Bronchiolitis. Diese Komplikationen sind ein typischer Ausdruck der Epithelschädigung durch das Virus, zu welcher sich die sekundäre bakterielle Infektion hinzugesellt. Die Bronchitis ist meist erst vom 3.—4. Tag an nachweisbar, oft erst nach dem Temperaturabfall. Der physikalische bronchitische Befund überdauert das fieberhafte Initialstadium während einer bis mehreren Wochen. Aus diesen Komplikationen entsteht oft durch Weiterschreiten in die tieferen Teile der Lungen und unter allmählicher Verschlechterung des Krankheitsbildes die Bronchopneumonie. Die feinsten Bronchien werden durch Eiter, manchmal mit Fibrin gemischt, durch abgestoßene Epithelien und die Zerfallsprodukte dieser Zellen verstopft. Dadurch entstehen Cyanose und in gewissen Fällen Zustände wie bei der Larynxstenose (Bergmann 1918, 1919). Der Tod kann schon in diesem Stadium durch Erstickung eintreten, besonders bei kleinen Kindern.

Während die Bronchitis gewöhnlich in einigen Tagen zur Heilung gelangt, dauert die Bronchiolitis oft sehr lange und führt zu kleineren oder größeren pneumonischen Herden. Bronchiolitis obliterans vgl. Kap. X/4, S. 415.

2. Bakterielle Pneumonie bei Grippe. *a) Allgemeines.* Im Gegensatz zur seltenen Grippeviruspneumonie (S. 406) ist die sekundäre bakterielle Pneumonie bei Grippe deren häufigste Komplikation. Sie war die Ursache für die ungeheuren Verheerungen an Menschenleben, welche die Influenzapandemien mit sich brachten. Die Pneumonietodesfälle betrugen in den Epidemien 1918—1929 in Basel meist 80—85% aller Grippetodesfälle (Hunziker und Jenny 1918; Schön). Die Grippemortalität geht ungefähr parallel mit der Zahl der Pneumonien. Das Verhältnis zwischen der Zahl der Influenzafälle und der Pneumonien wechselte bei den einzelnen Epidemien. Oft war diese Verhältniszahl an nahe beieinanderliegenden Orten sehr verschieden.

Während der Pandemien 1889 und 1918 war einer der häufigsten Erreger für die Grippepneumonie der Haem. infl. Er wurde in Rachenabstrichen, -spülflüssigkeit oder Sputum oft in Reinkultur oder zusammen mit der gewöhnlichen Rachenflora gefunden (vgl. Kap. V). Autoptisch konnte aus den Lungen häufig derselbe Erreger isoliert werden, aber auch Pneumo-, hämolytische Streptokokken und Staphylococcus aureus. Nichthämolytische Streptokokken wurden selten gefunden, ebenso Neisseria-Arten. Während der Epidemien der zwei letzten Jahrzehnte scheint die Mehrzahl der tödlichen Grippepneumonien durch Staphylococcus aureus hervorgerufen worden zu sein. Häufung von solchen Fällen im Verlauf von A-Epidemien beschrieben Stokes und Wolman 1940; Wollenman und Finland 1943; Parker und Mitarbeiter 1946. Grippepneumokokkenpneumonien zeigen am ehesten das Bild der Lobärpneumonie. Die Beobachtung von A- oder B-Influenzainfektion als Schrittmacher für eine Pneumokokkenpneumonie-Epidemie ist nicht selten (Smillie u. a. 1938; *Commission* 1945). Grippepneumonien mit hämolytischen Streptokokken führten auch später zu ähnlichen hämorrhagischen Pneumonien wie 1918 (Wätjen 1937). Im allgemeinen waren während des letzten Jahrzehnts der pathologische Befund, der klinische Verlauf und der Erfolg der Chemotherapie charakteristisch für die im Sputum oder in der Lunge vorherrschenden Bakterien. Eigene bakteriologische Beobachtungen vgl. S. 377.

Im Gegensatz zu der Häufigkeit und Malignität der komplizierenden Pneumonien 1918 sind die bakteriellen Grippepneumonien der letzten Jahrzehnte wesentlich seltener und eher gutartig. Die Häufung der Pneumonien bei jungen Individuen ist verschwunden (vgl. Abb. 5, S. 348). Immerhin erreichte die Grippepneumonieletalität z. B. während der Epidemie 1928/29 in den USA. noch 10—23% (Collins 1934).

Direkte Beweise für den Zusammenhang zwischen Influenza und der Häufigkeit und Schwere der komplizierenden Pneumonien sind bisher eher selten. Die höchsten Gipfelwerte an Grippepneumonietodesfällen der Statistik für England und Wales von 1940—1946 koincidierten mit jenen Wintermonaten, während welchen der Nachweis von A- oder B-Virus erbracht wurde (Stuart-Harris 1947). Das Studium einer 3jährigen Periode von 1942 bis

1945 in einer amerikanischen Stadt ergab, daß Influenza A und B relativ im selben Ausmaß (etwa 10%) zu Pneumokokkenpneumonie prädisponiert wie andere abakterielle Infektionen des Respirationstractus (Virus des Schnupfens, der primär atypischen Pneumonie usw.). Die absolute Zahl der Pneumokokkenpneumonien vergrößert sich natürlich während einer Influenzaepidemie beträchtlich (Hodges und MacLeod 1946). In der Regel steigt die Mortalität an Grippepneumonien während A Epidemien viel markanter an als bei B-Epidemien (vgl. S. 350).

Der direkte Eintritt des Influenzavirus in den oberen Respirationstractus, die spezifische Affinität des epitheliotropen Influenzavirus zum Epithel der Atemwege und das ubiquitäre Vorkommen von pathogenen Bakterien im Nasopharynx erklären die Häufigkeit der bakteriellen Lungenkomplikationen im Gegensatz zu Komplikationen anderer Organe. Der direkte Beweis für das Vorliegen einer Doppelinfektion (Virus + Bakterien) konnte mehrfach erbracht werden. Den Zusammenhang zwischen Influenza-A-Virus mit Pneumokokken- und vor allem mit Staphylokokkenpneumonien zeigt der häufige Nachweis von erhöhtem A-Antikörpertiter im Serum von Pneumonien während der Epidemien 1940/41 und 1943/44

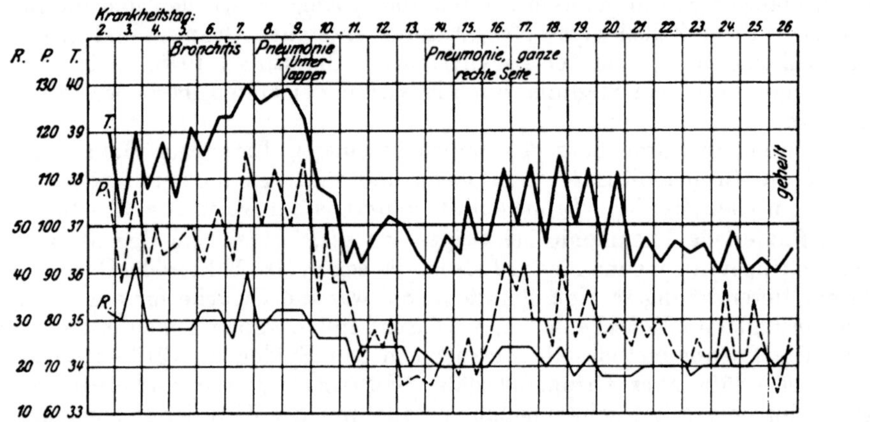

Abb. 18. L. C. 23jährige Frau. Grippe mit Pneumonie. Langsame Entwicklung der Pneumonie aus einer Bronchitis. Nachschub, Ausbreitung der Pneumonie in der 3. Krankheitswoche. Heilung (1918). Relativ niedere Pulsfrequenz.

(Pearson und Mitarbeiter 1941; Finland und Mitarbeiter 1942, 1945 b; Wollenman und Finland 1943). In einer Reihe von Fällen gelang die Isolierung von A-Virus aus den Lungen von Patienten, welche während einer Epidemie oder interepidemisch an Staphylo- oder Streptokokkenpneumonie oder Bronchiolitis gestorben waren (Scadding 1937; Stuart-Harris und Mitarbeiter 1938; Stokes und Wolman 1940; Pearson und Mitarbeiter 1941; Finland und Mitarbeiter 1945 b; Parker und Mitarbeiter 1946; van Bruggen, Mulder und Mitarbeiter 1947; Mulder und Verdonk 1949; Mulder und Mitarbeiter 1948). Auch der serologische Nachweis von B-Antikörpern bei Grippepneumonien mit den verschiedensten Erregern im Gefolge von B-Epidemien wurde erbracht (Nigg und Mitarbeiter 1942; *Commission* 1945; Jackson 1946; Finland und Mitarbeiter 1948 b). Das Vorhandensein von B-Virus bei Staphylokokkenpneumonien wurde durch Isolierung aus der Lunge oder aus dem Bronchialsekret bei der Autopsie und aus Sputum oder Rachenspülflüssigkeit in vivo bewiesen (Himmelweit 1943; Burnet und Mitarbeiter 1946; Dudgeon und Mitarbeiter 1946; Finland und Mitarbeiter 1948 a).

Bakterielle Grippepneumonien treten nicht nur im Gefolge von manifesten, großen Influenzaepidemien auf. Auch subklinische Influenzainfektion kann offenbar der Schrittmacher dafür sein: Während einer kleineren A-Epidemie in England im Februar 1947, welche nur einige halbisolierte Wohngemeinschaften betraf (z. B. Gefangenenlager), kamen an epidemiefreien Orten 40 Pneumonien zur Beobachtung, welche klinisch keine Grippesymptome und im Sputum Pneumokokken vom Typ I, II, VII oder VIII aufwiesen. Virusisolierung aus dem Sputum gelang nicht, dagegen war bei einer Reihe der Fälle der A-Antikörpergehalt im Serum signifikant erhöht (Dudgeon und Mitarbeiter 1947; Stuart-Harris 1947).

Die verschiedene klinische Erscheinungsform der bakteriellen Grippepneumonie ist einerseits bedingt durch das verschieden große Ausmaß der Schädigungen durch das Virus (Virulenz) und andererseits durch die Verschiedenartigkeit der bakteriellen Sekundärinfektion bezüglich Pathogenität der Mikroorganismen und deren zeitlichem Auftreten. Dementsprechend kann die klinische Form variieren von Fällen, bei welchen die Influenzainfektion nur wenig spezifischen Einfluß hat und das Krankheitsbild sich kaum von der gewöhnlichen bakteriellen Pneumonie unterscheidet bis zu den schweren, selten sogar fulminanten Formen, welche innerhalb wenigen Tagen zum Exitus führen. Bei diesen scheint eine massive und rapide Virusvermehrung kombiniert zu sein mit einer gleichzeitigen Mischinfektion durch hochpathogene Bakterien (vgl. SCADDING 1937, 1948).

b) Symptomatologie. In der Regel tritt die Grippepneumonie einige Tage (4—6) nach Beginn der Grippeinfektion auf. Oft ist das Fieber schon zur Norm zurückgegangen, manchmal besteht noch subfebrile Temperatur. Die Pneumonie kann aber auch nach 2—3 Wochen auftreten, wenn die Patienten sich schon außer Bett befinden. Selten sind Frühpneumonien, bei welchen Influenzaerkrankung und Pneumonie zusammenfällt, oder bei denen die Influenza so leicht verlief, daß sie unbemerkt blieb. Ihr Beginn ist meist akut. Das Fieber steigt im Lauf von 1—3 Tagen in die Höhe (s. Abb. 18 u. 19). Die Patienten fühlen sich schwerkrank. Ein Schüttelfrost kann auftreten, ist aber nicht typisch. Schmerzen, Stechen sind seltener als bei der croupösen Pneumonie und können fehlen. Oft tritt sehr quälender Husten auf. Das Sputum ist eitrig geballt und wird oft in großer Menge entleert (200—400 cm³ pro die). Häufig ist Blut beigemengt, nicht selten ist das Sputum rein blutig. Rostfarbenes Sputum und Fibringerinnsel wie bei der croupösen Pneumonie sind eher selten. Das mikroskopische Bild des Sputums ist sehr verschieden und wechselt je nach Epidemie und Ort. Es finden sich in wechselnder Menge Haem. infl., hämolytische Streptokokken, Pneumokokken, gramnegative Kokken (Typ Micrococcus catarrhalis), Staphylococcus aureus, Proteusarten, Diplostreptokokken, FRIEDLÄNDER-Bacillen usw.

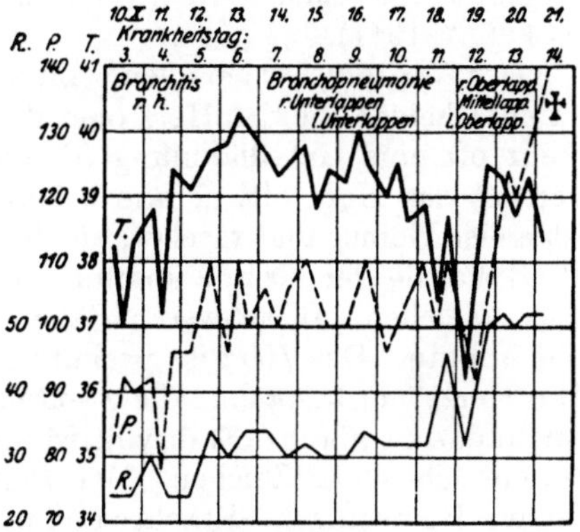

Abb. 19. P. R. 28jährige Frau. Grippe. Lobuläre Pneumonie sämtlicher Lungenlappen. Schubweise Ausdehnung der Lungenentzündung. Pleuritis fibrinosa beiderseits, Endocarditis Valv. mitralis und leichte Endocarditis Valv. Aortae. Exitus (1918). Relativ niedere Pulsfrequenz bis kurz vor dem Tode.

Bei der voll ausgebildeten Pneumonie liegen die Patienten, wenn sie nicht husten müssen, apathisch im Bett. Der Ausdruck des Gesichtes läßt häufig schon auf den ersten Blick das Bestehen der Grippepneumonie erkennen. Das Antlitz ist oft mit Schweiß bedeckt und hat eine graublaue, livide, stark cyanotische Verfärbung (heliotropic cyanosis). Blasse Gesichtsfarbe ist ein schlechtes Zeichen.

Lungen. Dämpfung, Knistern, Bronchialatmen entstehen bei der Grippepneumonie nicht einheitlich und lappenweise wie bei der croupösen Pneumonie. An irgendeiner Stelle der Lunge, häufig hinten unten oder an der Scapulaspitze rechts oder links, hört man zuerst ein Knistern, welches meist etwas gröber ist als die Crepitatio indux bei der croupösen Pneumonie. Das Knistern dehnt sich rapid aus. Von Stunde zu Stunde wird der Bezirk größer. Die Lappengrenzen werden nicht berücksichtigt. Bald tritt Dämpfung und Bronchialatmen hinzu. Es entstehen fein- bis mittelblasige Rasselgeräusche. Im Verlaufe eines halben Tages kann so eine ganze Seite befallen werden. Die Massivität der Pneumoniedämpfung, das Resistenzgefühl, Bronchialatmen und Bronchophonie sind oft kolossal. Gelegentlich entsteht nach einigen Tagen typischer Grippe genau das klinische Bild der croupösen Pneumonie. Fast regelmäßig ist die Pleura mitbeteiligt (Reiben). Vielleicht ist der grobe Charakter des Knisterns zum Teil oder ganz durch Reiben bedingt.

Röntgenbild. Mannigfach wie die sekundäre bakterielle Infektion ist bei der Grippepneumonie auch das Röntgenbild. Diffuse parahiläre Verschattungen vom Typus der zentralen Pneumonie; multiple Gruppen von unregelmäßig verteilten, mehr oder weniger scharf begrenzten Flecken von verschiedener Größe, zum Teil mit vom Hilus ausgehenden bandartigen Strängen (hyperämische Gefäße, peribronchitische Infiltrate). Bilder wie bei Miliartuberkulose mit eingestreuten gröberen Herden oder wie bei grobknotiger Tuberkulose. (Die Abb. 7—14 der 3. Auflage dieses Handbuches [Bd. 1] geben eine Illustration der Mannigfaltigkeit der röntgenologischen Erscheinung der Grippepneumonie). Außer diesen häufigsten kommen alle Bilder vor, wie sie bei irgendeiner bakteriellen oder abakteriellen Pneumonie gesehen werden (vgl. auch Burnand und Babel 1940; Dittmar und Ruppert 1941).

Der *Kreislauf* ist bei allen schweren Fällen stark geschädigt. Dabei ist schwer zu entscheiden, ob das Herz oder die Gefäße mehr leiden. Gleich zu Beginn entsteht oft eine Gefäßlähmung (Cyanose und Rötung der Haut). Vor dem Tod versagt das Herz oft, gerade bei kräftigen jungen Leuten, plötzlich. Der *Puls* ist meist kleiner und rascher, als der Temperatur entspricht. Die oben erwähnte Bradykardie der Grippe kommt selten auch bei der Pneumonie vor und ist ein gutes Zeichen. In schweren Fällen steigt der Puls bis 160 und 200 Schläge in der Minute. Das *Herz* ist perkutorisch und röntgenologisch meist normal groß. Die Herztöne, besonders die zweiten, werden in schweren Fällen leiser und sind oft kaum zu hören. Embryokardie und starke relative Verkürzung der Systole ist ein schlechtes Zeichen. Der *Blutdruck* kann bei schweren Fällen um 10 bis 15 mm Hg absinken. Rasches und noch größeres Absinken sind schlechte Zeichen. Während der Erkrankung treten selten deutlichere Stauungszeichen auf. Die Dauer der Stauung ist im allgemeinen zu kurz, vielleicht bestehen auch Veränderungen der Blutmenge (Eindickung). Charakteristisch ist das prämortale Stauungslungenödem.

Das *Abdomen* ist wie bei der gewöhnlichen Pneumonie oft aufgetrieben. Starker Meteorismus ist ein schlechtes Zeichen. Manifester Ikterus ist selten. Die Milz ist häufig vergrößert. Der *Urin* ist konzentriert und hat häufig eine dunkelrote Farbe. Fast bei allen schweren Fällen besteht Albuminurie. Weniger häufig finden sich granulierte Cylinder oder Blutzellen. Positive Diazoreaktion ist nicht selten. Der Kochsalzgehalt ist meist gering wie bei der gewöhnlichen Pneumonie. Bezüglich weiterer Stoffwechselstörungen vgl. Tabelle 7 und S. 388.

Das *Blutbild* ist dasjenige der Grippe, kombiniert mit dem einer Pneumonie. Doch scheint in den meisten besonders schweren Fällen die Lähmung des Knochenmarkes durch die Grippe über die Reizung desselben durch den pneumonischen Prozeß die Oberhand zu haben. Tritt die Pneumonie spät auf, so besteht fast stets Leukopenie, entsteht sie in den ersten Tagen, so findet sich gewöhnlich eine initiale Leukocytose. Auch im weiteren Verlauf der Pneumonie macht sich noch die Leukopenie der Grippe geltend, oft wird diese sogar noch verstärkt. Es kommen Leukocytenzahlen unter 500 vor. Letal verlaufende Fälle können bis zum Exitus Leukopenie aufweisen (Parker und Mitarbeiter 1946). Dauert aber die Pneumonie längere Zeit, so entsteht allmählich eine Leukocytose (bis 40000). Diese erscheint zuweilen erst, nachdem das Fieber schon abgelaufen ist. Die Zahl der Neutrophilen entspricht im allgemeinen der Gesamtleukocytenkurve. Sie herrschen prozentual vor bis 90%. Die Eosinophilen verschwinden oder sind herabgesetzt, wie häufig auch bei der unkomplizierten Grippe. Die Lymphocytenwerte sind meist absolut und relativ niedrig, oft sogar sehr niedrig (absolut z. B. 88 Zellen auf 500 Leukocyten). Mit der Zeit steigen die Lymphocyten meist wieder an. Die Neutrophilen zeigen Linksverschiebung, toxische

Veränderungen, Schollenbildung. Ante mortem treten manchmal starke Schwankungen im Blutbild auf (Ausschwemmung von Polynucleären und Lymphocyten).

c) Verlauf. Er ist individuell sehr verschieden. Ohne Chemotherapie ist das Fieber meist unregelmäßig, oft septisch, seltener besteht Kontinua. Die Temperatur kann bis zur Norm abfallen, um nach 1—2 Tagen wieder anzusteigen. Dem entspricht objektiv meist ein Fortschreiten der Pneumonie (s. Abb. 18). Der Exitus kann in den ersten Tagen der Pneumonie auftreten oder erst später, nach Wochen, selbst wenn man glaubt, den Kranken bereits gerettet zu haben. Das Herz kann lange Zeit keine Insuffizienz zeigen und plötzlich versagen. Die Krankheit kann zu jeder Zeit eine Wendung zum Schlechten nehmen. Dem Exitus geht fast regelmäßig Lungenödem voraus. Eine Besserung kommt meist langsam, das Fieber sinkt lytisch ab. Die Rekonvaleszenz ist häufig von Fiebersteigerungen und Rezidiven unterbrochen. Dieses klassische Bild der Grippepneumonie und deren Verlauf wird durch Chemotherapie und Antibiotica in der Regel sehr günstig beeinflußt und abgekürzt, solange nicht gegen die Therapie resistente Stämme herausgezüchtet worden sind.

Nachkrankheiten der Lungen und der Pleura waren während der großen Pandemien sehr häufig (chronische Pneumonie, Empyeme usw. s. Kap. X/4). Subfebrilität und Zeichen einer Infiltration blieben oft monatelang bestehen. Die starken Zerstörungen im Gewebe (Nekrosen, Blutungen usw.) brauchten lange Zeit zur Vernarbung. Der Narbenzug löste wiederum bronchiektatische Prozesse aus. Oft gingen die chronischen parenchymatösen Prozesse in das Bild der Lungencirrhose über. Es entstanden Lungenabscesse, Gangrän, Pneumothorax, Pyopneumothorax, Mediastinal- und Hautemphysem. Oft war auch der Grund für mangelhafte Erholung das Auftreten einer Tuberkulose (s. Kap. X/13, S. 419).

d) Diagnose. Die Feststellung, daß zu einer Grippe eine Pneumonie getreten ist, ist in typischen Fällen leicht. Das Auftreten der höheren Temperaturen gibt meist den Hinweis. Das Knistern, die Dämpfung und die übrigen Symptome vervollständigen das Bild, wobei stechende Schmerzen relativ selten angegeben werden. Von diesen typischen Fällen gibt es aber zahlreiche Abweichungen und Übergänge zu den kleinsten bronchopneumonischen, einzelnen oder mehrfachen, aber weit verteilten Herden, welche oft nur die Symptome einer schweren Bronchitis oder Bronchiolitis machen. Wenn die für Pneumonie bezeichnenden Symptome fehlen, führt manchmal das typische Knisterrasseln zusammen mit dem Röntgenbild zur Diagnose. Sie wird von verschiedenen Untersuchern je nach der Strenge des Maßstabes verschieden häufig gestellt. Dies ist beim Vergleich von Statistiken, z. B. über therapeutische Erfolge, zu berücksichtigen.

Differentialdiagnostisch kommen in Frage

1. Die reine Grippeviruspneumonie ohne bakterielle Sekundärinfektion (vgl. Kap. IX).

2. Andere Viruspneumonien (vgl. LOEFFLER und Mitarbeiter Band IV dieses Handbuches). Von diesen kann in unseren Breitengraden namentlich die primär atypische Pneumonie (Viruspneumonie, Pneumonitis) kleine Epi- oder Endemien verursachen (GSELL und ENGEL 1942; HAEMIG und HEYDEN 1942). Der Influenza-Antikörpertiter im Serum steigt dabei aber nicht an. Die Inkubationszeit beträgt 1—2 Wochen. Charakteristisch ist für diese Erkrankung neben der fehlenden Leukocytose in etwa 80% der Fälle die Kältehämagglutination (TURNER und JACKSON 1943; PETERSON, HAM und FINLAND 1943), die Agglutination auf den nicht hämolytischen Streptococcus MG (THOMAS, MIRICK u. a. 1945; DINGLE und Mitarbeiter 1944; CURNEN und Mitarbeiter 1945; MORGAN und FINLAND 1948; SCADDING 1948 u. a.) und eventuell die Wa.R.

3. Primär bakterielle Pneumonie ohne Influenzainfektion, verursacht durch Staphylo-, Pneumo-, Streptokokken, Haem. infl. usw. Auch hier ist der negative Nachweis des Influenzavirus oder eines Antikörperanstieges ausschlaggebend.

4. Kombinationsformen zwischen 1., 2. und 3. Es ist jede Kombination möglich. ZIEGLER u. a. (1947) haben die gleichzeitige Infektion mit Influenza und primär atypischer Pneumonie beschrieben.

e) Prognose. Sie war vor der Einführung der Chemotherapie schlecht. Die Letalität wechselte bei den einzelnen Epidemien stark (20—50%). Jede Pneumonie bei Influenza ist als schwere Krankheit mit zumindest unsicherer Prognose anzusehen. Auch bei anfänglich leichtem Fieber und geringen objektiven Zeichen kann ohne frühzeitige Chemotherapie der Exitus in kurzer Zeit eintreten. Es sind hauptsächlich die große Ausdehnung der Pneumonie und das Versagen des Kreislaufs, welche die Prognose verschlechtern. Sie ist besonders ungünstig, wenn die Pneumonien im Verlauf der ersten Tage beiderseits in verschiedenen Lungenpartien auftreten, oder wenn sich eine größere Pneumonie über zwei oder mehr Lappen einer Seite hinzieht. Leukopenie ist prognostisch ungünstig. Leukocytose als Zeichen der bakteriellen Komplikation ist dagegen ein günstiges Prognostikum zur Anwendung von Chemotherapie oder Antibiotica.

f) Therapie. Seit der Einführung der *Chemotherapeutica* und *Antibiotica* hat die Erkrankung viel von ihrem Schrecken verloren. Diese Heilmittel wirken zwar sicher nicht auf das Influenzavirus. Doch kann in der Regel mit ihrer Hilfe die sekundäre bakterielle Infektion unter Kontrolle gebracht werden. Es konnte an Rattenversuchen gezeigt werden, daß die Sulfonamide selbst im Stadium des sich rasch vermehrenden Influenzavirus bactericid wirken (TAYLOR 1941; HARFORD und Mitarbeiter 1946). Ist jedoch bei der Grippepneumonie die Virusinfektion allein schon so schwer, daß sie letal wirkt, dann versagen auch die bakteriostatischen und antibiotischen Mittel. Bei Grippepneumonie mit Pneumo-, Staphylo- oder hämolytischen Streptokokken sind Sulfonamide oder Penicillin die Mittel der Wahl, mit gramnegativen Organismen, wie Haem. infl. Streptomycin (HARRIS u. a. 1947), Aureomycin, Chloromycetin, Terramycin (vgl. S. 396). Diese Medikamente werden in der für die primär bakteriellen Pneumonien angegebenen Dosierung verwendet (vgl. Bd. IV dieses Handbuches, LÖFFLER und Mitarbeiter).

Rekonvaleszentenserum oder *-plasma* können gegen Grippe und Pneumonie gute Wirkung haben. Über die Resultate vgl. das Kap. „Passive Immunisierung" S. 406.

Expectorantien und Resolventien. Mixtura solvens, Liquor Ammonii anisatus, Ipecacuanha, Benzoesäure, Jodkali in kleinen Dosen bis 0,5 g pro die usw. Bronchitiskessel: Er soll bei Atemnot nicht zu nahe ans Bett gestellt werden. Bei zu starkem unablässigem Hustenreiz müssen Morphin oder dessen Derivate und Barbiturate (z. B. Allonal) verordnet werden.

Hydrotherapeutische Prozeduren (Wickel, Packungen) werden wie bei der gewöhnlichen Pneumonie angewendet. Auch warme Vollbäder empfinden einzelne Kranke angenehm. Die hautreizenden Mittel (Senfwickel, Senfpapier, Schröpfen usw.) vermehren häufig das Krankheitsgefühl der Patienten ohne zu nützen. Nur bei Kindern wirken Senfbäder und Senfwickel manchmal gut auf den Kreislauf. Alle Anwendungen mit großer Sorgfalt.

Besonders sorgfältiger Behandlung bedarf das *Herz:* Die Kreislaufschwäche ist das Symptom, unter dem die meisten Patienten schließlich sterben. Sie muß verhindert werden. Als zweckmäßig hat sich die andauernde Verabreichung von Digitalis in kleinen Dosen erwiesen (Infus. Digitalis 1,5:200 1—3mal 20 cm^3 pro die oder entsprechend Digilanid, Digifolin, Digalen usw.). Bei schwereren Fällen Strophanthin in kleinen Dosen, eventuell mehrmals täglich (0,1—0,25 mg intravenös). Auch Campher (20% 4—8 cm^3 mehrmals täglich) wirkt oft vorzüglich und schadet nie. Coffein, Sympatol, Strychnin kann allein oder neben den Präparaten der Digitalisgruppe mit Erfolg gegeben werden. Der Ernährung dienen Infusionen von Frucht- oder Traubenzucker zusammen mit den wasserlöslichen Vitaminen (intravenös oder subcutan). Fällt der Blutdruck stark, so ist sehr vorsichtige Anwendung von Adrenalin (1:1000 0,2—0,3 cm³ 4—5mal täglich subcutan), Ephetonin (0,025 = $^1/_2$ Amp. 2mal täglich) oder ähnlich wirkende Präparate am Platze. Gegen die hämorrhagische Diathese dient Calcium, Vitamin C und K, Coagulen usw. Bei manchen Patienten wirkt ein Aderlaß, namentlich vor dem drohenden Lungenödem, vorzüglich (200—500 cm³ mit oder ohne Ringer-Infusion). Nur darf er nicht zu spät gemacht werden. Wenn der Kreislauf bereits stark geschädigt ist, nützt und gelingt er sehr oft nicht mehr. Zufuhr von Sauerstoff, nach Bedarf mit oder ohne Kohlensäure ist zweckmäßig.

Die Sorge für Reinhaltung der Haut und für täglichen Stuhl ist wichtig. Von großem Wert ist Ruhe und zusammenhängender Schlaf. Wenn Barbitursäure nicht genügt, so leistet Morphin oder ein ähnliches Präparat gute Dienste. Die Dosierung von Morphin und Morphinpräparaten muß aber für den einzelnen Patienten äußerst vorsichtig ausprobiert werden. Denn es wirkt nur in relativ großer Dosierung. Dabei besteht aber wieder die Gefahr der Atemlähmung. Da die Rekonvaleszenz meist lange dauert, darf die Behandlung nicht zu früh abgebrochen werden.

3. Grippeempyem. Parapneumonische Exsudate und Empyeme waren vor der Einführung der Chemotherapie häufig. Das Entstehen eines Exsudates bei einer schweren Pneumonie wurde eher als ein prognostisch gutes Zeichen angesehen (GLAESSNER 1919). Der Erguß entsteht sehr rasch. Typisch sind starke fibrinöse Beläge, welche bis zu 1 cm dick werden und als fester Belag die Wand überziehen können. Es besteht große Neigung zu Verwachsungen, so daß man oft abgesackte, manchmal mehrkammerige Empyeme antrifft. Aus demselben Grunde sind interlobäre Empyeme häufiger als nach gewöhnlichen Pneumonien. Häufig fanden sich, je nach Ort verschieden, Pneumokokken, verschiedene Streptokokken, seltener tetragenusartige und andere Bakterien (relativ selten der Haem. infl.). Das Exsudat ist in den meisten Fällen eitrig, seltener dünnflüssig, eitrig-serös, oft lehmwasserartig (Blutbeimischung), selten putrid.

Die Pleuritiden sind entsprechend den Pneumonien oft doppelseitig. Es kann Perikarditis und via Zwerchfell Peritonitis auftreten. Die Multiplizität der Eiterungen kann per continuitatem oder septisch-metastatisch zustande kommen. Selten tritt Spontanpneumothorax auf (WOLLENWEBER).

Die Prognose hängt im wesentlichen vom Lungenbefund ab und ist seit der Chemotherapie bedeutend besser als früher. Die intrapleurale Applikation von Chemotherapeutica oder Antibiotica richtet sich nach dem vorgefundenen Erreger. Die allgemeine Therapie ist die beim gewöhnlichen bakteriellen Empyem übliche.

4. Chronische Lungenveränderungen nach komplizierter Grippe. Die in Kap. X/2 beschriebenen Nachkrankheiten führten namentlich in Pandemiezeiten zu chronischen Lungenveränderungen, welche klinisch und röntgenologisch von der Lungentuberkulose oft schwer abzugrenzen waren. Um so mehr, als diese entzündlichen Zustände eine latente Tuberkulose aktivieren oder einen neuen tuberkulösen Herd fixieren können (vgl. S. 419). Es handelt sich um lang dauernde bakterielle Sekundärinfektionen nach Influenza. Der obsolete Begriff chronische Grippe ist irreführend (vgl. S. 395). Die Erreger sind dieselben wie bei den anderen Komplikationen (S. 376/77), selten auch Spirochäten.

Pathologisch-anatomisch entstehen Bilder der chronischen Bronchitis, der eitrigen Bronchiolitis, der verschiedenen Formen von größeren und kleineren Lungenabscessen, von Lungengangrän, von Bronchiektasien, Indurationen, interstitielle Pneumonien, Schwartenbildungen, Schrumpfung, mehr oder weniger lokalisiertes Emphysem.

Nach Abklingen der akuten Influenza beginnen die Symptome nach einer sub- oder afebrilen Periode von Tagen oder Wochen schleichend: Allgemeines Krankheitsgefühl, Husten, Dyspnoe, Stirnkopfschmerz. Objektiv bestehen die Zeichen einer Allgemeininfektion oder Intoxikation: Fieber, Abmagerung, Nachtschweiße, Cyanose, Tachykardie; Auswurf, meist eitrig, manchmal mit Blut oder mit elastischen Fasern; Dämpfungen über ganzen Lungenlappen oder circumscript, verschärftes Atemgeräusch bis Bronchialatmen, klingende oder nichtklingende, meist feinblasige Rasselgeräusche oder Knistern, tiefe Lungengrenzen oder im Gegenteil Schrumpfungen. Das Röntgenbild zeigt die mannigfaltigsten Formen von meist grobfleckigen, die Lappengrenzen nicht respektierenden, auf größere oder kleinere Bezirke lokalisierten Schatten und später Absceßhöhlen (Gangrän). Absceßbildung findet sich namentlich bei Staphylokokken und β-hämolytischen Streptokokken. Kleine Abszedierungen zwischen den Lappen, in den Septen oder im übrigen Lungengewebe bleiben oft monatelang abgeschlossen. Im Blut findet sich meist erhebliche Leukocytose (15000—20000). Auf diese Weise entstehen chronische Bronchitis, Bronchiolitis (obliterans), Infiltrate, chronisches Emphysem, Abscesse, Gangrän, Bronchiektasien. Diese Folgezustände wurden hauptsächlich nach den großen Pandemien beobachtet. Während der letzten 2 Jahrzehnte traten, mit Ausnahme einer kleinen Zahl von Staphylokokkenpneumonien, auch bei größeren A- oder B-Epidemien mit der Abnahme der akuten nur sehr selten schwere chronische Komplikationen auf. Die Kombination von A-Influenza mit Staphylococcus aureus führte noch am häufigsten dazu (WOLLENMAN und FINLAND 1943).

5. Erkrankungen des Kreislaufsystems. Die Todesursache bei der Grippe ist fast ausschließlich das Versagen des Kreislaufs. Das Grippevirus und dessen toxische Komponente schädigen allein schon Herz und Gefäße (vgl. Kap. VI und VIII). Die Schädigung der Kreislauforgane wird aber bei bakteriellen Sekundärinfektionen noch wesentlich verstärkt (vgl. Kap. VI und X/2). Sie sind der vermehrten Arbeit häufig nicht mehr gewachsen und werden, oft überraschend, insuffizient. Herzkranke Patienten erliegen sehr leicht einer Grippeinfektion. Der Anteil der organischen Herzerkrankungen an der Gesamtüberschußmortalität wechselt bei verschiedenen Epidemien (vgl. S. 349; COLLINS 1932). Eine früher durchgemachte Endokarditis kann während der Grippe rezidivieren. Nicht selten fanden sich bei der pandemischen Grippe außerdem frische bakterielle Auflagerungen auf den Klappen mit Strepto-, Pneumo-, Diplokokken und selten Haem. infl. Schwere Herzmuskelveränderungen fanden sich autoptisch selten, waren aber wahrscheinlich häufiger vorhanden, jedoch klinisch nur elektrokardiographisch nachweisbar (DRESSLER und KISS 1929; HYMAN 1930; KLEWITZ 1941). Von einem Pleuraempyem fortgeleitete Endokarditis verschlechterte die Prognose stark.

Die schwere pandemische Form der Influenza verursachte, gelegentlich auch bei jungen Individuen, Thrombosen der Venen, selbst der Arterien, Embolien, RAYNAUDsches Syndrom und damit Gangrän, manchmal multipel und symmetrisch, vornehmlich an der unteren Extremität. In manchen Fällen (auch von einfacher Grippe) kam es bei alten Herzpatienten, aber auch bei Herzgesunden, zu Angina pectoris (HYMAN 1930). Umgekehrt wurde auch temporäres Aufhören von Angina pectoris-Anfällen beschrieben (HUBERT 1928). Eigene Beobachtungen lassen vermuten, daß dies durch die erzwungene Ruhe oder durch Gefäßdilatation im Fieber zustande kommt.

Nach der Abheilung einfacher und komplizierter Grippefälle bleibt nicht selten eine funktionelle Kreislaufschwäche zurück mit Herzklopfen und präkordialen Sensationen, Arbeitsdyspnoe und Extrasystolie. Sie verschwindet in der Regel nach einigen Monaten.

6. Otorhinolaryngologische Komplikationen. Über Schnupfen als Influenzakomplikation vgl. S. 354. Otitis war während der Pandemie 1889/90 sehr häufig, 1918/20 sowohl in Europa (3,5% der Grippekranken, FAHRNER 1919) als auch in Amerika eher selten, bei späteren Epidemien eher wieder häufiger. Es fanden sich in dem oft blutigen Eiter alle die auf S. 376/77 beschriebenen Erreger. Nicht selten kam es zu nekrotisierender Entzündung und Sequesterbildung im Mastoid, mit raschem Übergreifen auf Antrum, Labyrinth, Knochen und Nebenhöhlen. Die Prognose war oft schlechter als bei Otitis ohne Influenza. Es kam bullöse, selten hämorrhagische Myringitis zur Beobachtung.

Neuritis des Nervus acusticus verursachte manchmal Schwerhörigkeit bis zu nahezu völliger Taubheit.

Als Komplikation im Pharynx sind beschrieben: Angina simplex, lacunaris, phlegmonosa, membranacea, Herpes, Soor oder soorähnliche Auflagerungen durch Streptotricheen (MASSINI). Echte Tonsillitis wurde nicht regelmäßig beobachtet. An den Gaumenbögen kamen manchmal ovale, bis bohnengroße Ulcerationen vor, welche denjenigen bei Angina *Plaut-Vincent* gleichen (REICHE 1920). Betreffend das Bläschenenanthem, wie es auch bei unkomplizierter Grippe auftreten kann, vgl. S. 385/86.

Beteiligung der Nebenhöhlen, Katarrh und Empyem der Highmorshöhle, der Stirnhöhle und der Siebbeinzellen waren bei den verschiedenen Epidemien und lokal verschieden häufig. Während der Pandemie 1918/19 kam es, vor allem bei Kindern, aber auch bei Erwachsenen, 2—10 Tage nach Beginn der Influenza nicht selten zu einem Pseudocroup (Laryngotracheitis ohne oder mit Glottisödem und Bronchitis; „Influenzacroup"). Manchmal war Intubation oder Tracheotomie nötig. Die Prognose war nur bei gleichzeitiger Pneumonie schlecht. Kombination mit echter Diphtherie war nicht selten, da der Diphtheriebacillus die durch das epitheliotrope Virus beschädigte Schleimhaut wohl leichter angreifen kann. Die Differentialdiagnose zwischen „Influenzacroup" und Influenza kombiniert mit diphtherischem Croup ist klinisch kaum zu stellen, da beide gleich aussehen können. Im Zweifelsfall soll daher, vorgängig der bakteriologischen Sicherstellung der Diagnose, Diphtherieserum injiziert werden.

7. Augenerkrankungen. Folgende Komplikationen können vorkommen: Akute und chronische Conjunctivitis, ulceröse Blepharitis, kleinere Lidabscesse, superfizielle und interstitielle Keratitis mit Ulcera, Herpes corneae mit oder ohne Trigeminusneuralgie. Neuroretinitis (Amaurose) war bei der pandemischen Grippe relativ häufig, zum Teil im Gefolge einer Meningitis oder hämorrhagischen Encephalitis. Von FRÄNKEL (1920) wurden bei systematischer Augenspiegeluntersuchung als häufiges Symptom kleine Netzhautblutungen beobachtet, welche subjektiv keine Beschwerden machten und ohne bleibende Veränderungen abheilten. Als Zeichen der hämorrhagischen Diathese kommen auch Blutungen in Glaskörper und Conjunctiva vor. Ferner wurden beschrieben Glaukom, Augenmuskellähmungen, Abscesse und Orbitalphlegmone. Ältere Prozesse (z. B. Phlyktänen, Keratitis tuberculosa) zeigen Neigung zu Rückfällen.

8. Erkrankungen des Darmtractus, der Leber und des Peritoneum. Obschon die Symptome von seiten des Respirationstractus durchaus im Vordergrund stehen, so sind (wie auf S. 386 erwähnt) leichte Darmstörungen, hauptsächlich Bauchschmerzen, ziemlich häufig. Manchmal kann das Krankheitsbild ganz von diesen Symptomen beherrscht werden. Sie sind durch bakterielle Komplikationen verursacht. „Darmgrippe" ist eine obsolete Verlegenheitsdiagnose (vgl. S. 395). Am häufigsten bietet sich das Bild der *Perityphlitis*. Leukopenie spricht für Grippe; Leukocytose, lokalisierter Druckschmerz und défense musculaire für Appendicitis. Seltener besteht das Bild der akuten *Enteritis* mit Erbrechen, Durchfall und Meteorismus. Der Stuhl ist dünnflüssig, hellbraun, selten mit Blut vermischt oder dysenterieartig. Als anatomische Veränderungen sind Gastritis, Rötung und Hämorrhagien der Mucosa gefunden worden. PREUSS (1925) beobachtete ileusartige Zustände. Das Erbrechen kann aber auch zentral bedingt sein (Encephalitis).

Schmerzen in der Lebergegend sind recht häufig, ohne daß bereits eine nachweisbare Komplikation vorliegt. Die Leber ist dabei meist nicht vergrößert. Bei Grippepneumonie kommt es selten zu Ikterus (Sektion: Leberschwellung, septische Milzvergrößerung). Bei manchen Epidemien kamen Fälle von Cholangitis und Hepatitis mit Ikterus zur Beobachtung (VIEGENER 1929; POSSELT 1931; vgl. S. 390). Noch häufiger ist die Komplikation mit Grippecholecystitis, welche chirurgische Behandlung nötig machen kann (VON BERGMANN 1918; ROHDE 1919; VON HABERER 1920; HELD-GRAY 1923; REIMANN 1929 u. a.). Dabei gelang in einer Reihe von Fällen bakteriologisch der Nachweis von Haem. infl. in der Galle (Literatur bei POSSELT 1931). Es liegt dabei immer eine komplexe Infektion mit Virus und Bakterien vor. Über Virushepatitis bei Grippe liegen keine Beobachtungen vor.

Über gehäuftes Auftreten von Mundbodenphlegmonen 1928/29 berichtet WASSMUND (1930). Appendicitis bei und nach Grippe ist nicht selten, besonders bei alten Leuten und Kindern. Dabei kann die Grippeleukopenie über die Leukocytose der Appendicitis überwiegen, so daß Leukopenie eine Appendicitis nicht sicher ausschließt (SEEMEN 1928). Peritonitis nach Grippe ist wohl kaum eine primäre Komplikation. Sie entsteht in der Regel per continuitatem von einem Empyem oder septisch-metastatisch. Die von ÜBERMUTH (1938, 1941) beschriebenen Fälle von sog. „seltenen abdominalen Grippeformen" bzw. von „Grippeperitonitis" waren bakterieller Genese (zum Teil hämolytische Streptokokken), möglicherweise als Komplikationen vorbestehender Influenza, die nur epidemiologisch-klinisch diagnostiziert war.

9. Urogenitalsystem. Die Nieren sind gewöhnlich beteiligt: Febrile Albuminurie, oft vereinzelte granulierte und hyaline Zylinder, seltener Erythrocyten. Die häufig dunkelrote Farbe des Urins ist weder auf Blut noch auf vermehrtes Porphyrin (oder Porphobilin) zurückzuführen. Es kommen eigentliche sekundäre bakterielle Nierenentzündungen vor, und zwar sowohl parenchymatöse Formen mit Ödem, als auch selten Glomerulonephritis oder hämorrhagische Nephritis ähnlich wie beim Scharlach, mit Ausgang in akute Urämie. Außer den diffusen Entzündungen sind herdförmige bakterielle Eiterungen in den Nieren und Perinephritis beobachtet worden (Sepsis).

Pyelitis und Cystitis sind selten. Schon bestehende Erkrankung wird durch Grippe meist verschlimmert. Die bei der Sektion häufig vorhandenen Blutungen in die Nierenbeckenschleimhaut machen klinisch kaum Erscheinungen, können aber Anlaß zu Hämaturie geben, so daß Verwechslungen mit hämorrhagischer Nephritis möglich sind. Wassermann-negative Lues kann in positive umschlagen, unspezifische positive Wa.R. kommt bei Grippe vor.

An den Genitalorganen kamen zur Seltenheit vor: Abszedierende Prostatitis, Epididymitis, Orchitis, Gangrän des Penis und des Scrotums, Hämorrhagien, Metrorrhagien, bei Kindern Vulvovaginitis. Schon bestehende Veränderungen, z. B. Gonorrhoe, werden durch Grippe verschlimmert.

10. Nervensystem. Das Nervensystem ist bei schwerer unkomplizierter Grippe häufig beteiligt. Dies hängt mit Toxinbildung und dem Neurotropismus gewisser Grippevirusstämme zusammen, der experimentell untersucht worden ist (FRANCIS und MOORE 1940; vgl. S. 362). Die Patienten können apathisch werden, wie bei einem Typhus, und delirieren. Als eigentliche Komplikationen, in der Regel bakterieller Genese, lassen sich 4 Gruppen krankhafter Zustände des Nervensystems aufstellen.

1. Periphere Neuritiden. Die Hirnnerven werden oft affiziert. Nach pandemischer Grippe kam häufig Anosmie vor. Es ist nicht entschieden, ob deren Ursache in Schleimhautdefekten oder im N. olfactorius zu suchen ist. Über die N. II, III, IV und VI s. Kap. X/7, S. 417. Ferner kamen schwere Trigeminusneuralgien und Facialisparesen zur Beobachtung, seltener Dysgeusie (vgl. SCHWANKE 1936), Recurrens- und Gaumensegellähmungen. Von den spinalen Nerven ist an einigen Orten besonders häufig der N. ulnaris betroffen worden, aber auch die NN. medianus, thoracicus longus, ischiadicus, peroneus, tibialis. Polyneuritis kam bei der pandemischen Grippe vor. LEIGH (1946) beobachtete in Koinzidenz mit dem Maximum der B-Epidemie 1946 das Auftreten von akuten Rückenmarks- und Hirnerkrankungen ohne Pleocytose im Liquor. Fünf seiner Fälle verliefen unter dem Bild einer akuten toxischen Polyneuritis vom Typ *Guillain-Barré*. Häufig rezidiviert eine alte Ischias nach der Grippe.

2. Myelitis und Meningomyelitis. Diese Komplikation wurde während der Pandemien mehrfach beobachtet, manchmal unter dem Bild der LANDRYschen Paralyse. Auch 2 Fälle bei der B-Epidemie 1946 verliefen unter dem Bild einer akuten Myelitis mit leichter Parese und Parästhesien der Beine sowie Miktionsstörungen (LEIGH 1946).

3. Encephalitis, Encephalomyelitis, Meningitis. Selten war das Vorkommen von disseminierter Encephalomyelitis nach Influenza unter dem klinischen Bild schwerster Paraplegie mit Urin- und Stuhlinkontinenz. Histologisch fand sich perivasculäre Demyelinisation und celluläre Infiltration wie bei Masern- und Vaccine-Encephalitis (GREENFIELD 1930; *Report Vacc. Committee* 1930). Die Grippediagnose wurde allerdings in diesen vereinzelten Fällen nur klinisch und mit Wahrscheinlichkeit gestellt. BROUN und Mitarbeiter (1945) gelang jedoch die Isolierung von Influenzavirus aus der Hirn-Rückenmarkssubstanz eines Patienten mit Encephalitis nach klinisch wahrscheinlicher Influenza. Zwei Fälle der B-Epidemie 1946 wiesen Hirnstammsymptome auf wie eine atypische Encephalitis lethargica mit Somnolenz, Diplopie, Ptose, Anisokorie, Ophthalmoplegie, Schwindel, Parästhesien in den Armen und vorübergehender Arreflexie (LEIGH 1946). Die Encephalitis lethargica ist eine Krankheit sui generis und nicht zur Influenza zu zählen. Die Hirnhyperämie bei Grippe begünstigt das Entstehen von Apoplexien.

Meningitis als Komplikation einer Grippe, besonders nach Pneumonie, hervorgerufen durch Strepto- oder Pneumokokken oder relativ häufig Haem. infl., ist nicht selten. Als Zeichen der herabgesetzten Abwehrkraft der Gewebe kam es oft zu sehr rascher Durchwanderung von Infekten der Nebenhöhlen zu den Meningen. Die bei gewissen Epidemien beschriebene hämorrhagische Form der Influenzaencephalitis oder -meningitis wurde in der Regel durch Haem. infl. oder andere Erreger hervorgerufen (LEICHTENSTERN 1890; JUHL 1921; PETTE 1934). Die Influenzabacillenmeningitis ohne Influenzavirusinfektion wird in Kap. XI (S. 420) erörtert. Leichter Meningismus mit oder ohne geringe Drucksteigerung oder Liquorveränderung war bei den Pandemien ziemlich häufig. WOLFF (1948) sah Meningismus bei serologisch sicheren B-Fällen.

Außer diesen relativ gut differenzierten Erkrankungen kommen Beschwerden ohne objektiven Befund vor, deren periphere oder zentrale Genese schwer zu entscheiden ist: Schmerzen in den Extremitäten, in Gelenken, im Abdomen, auf der Brust usw. Gelegentlich sind wohl entzündliche Veränderungen oder Blutungen in den Muskeln schuld. In seltenen Fällen kamen vorübergehend fibrilläre Muskelzuckungen vor. Häufig treten, namentlich während der charakteristisch lang dauernden Rekonvaleszenz, Störungen des vegetativen Nervensystems auf (vgl. Kap. VIII/3, S. 390; MEERLOO 1935; SACHS 1938).

4. Psychotische Zustände. Im Gefolge von Delirium, akuter Verwirrtheit und Bewegungsdrang im Fieberstadium kamen nach pandemischer Grippe, namentlich nach Pneumonie, psychotische Zustände vor: Depression, manische Zustände, Katatonie, Epilepsie, Suicidversuche (vgl. WALTHER 1923). Bei bestehender Epilepsie können die Anfälle durch Grippe vermehrt, aber auch vermindert werden. Allgemein können bestehende Psychosen durch das Überstehen einer Grippe auch günstig beeinflußt werden.

11. Muskeln, Knochen, Gelenke usw. Geringe Veränderungen an den Muskeln sind häufig, Muskelschmerzen fast regelmäßig vorhanden. Der Entstehungsmechanismus dieser „rheumatischen" Beschwerden (Rheumatoide) ist nicht bekannt. Nicht selten wurden bei der Autopsie pandemischer Grippefälle Muskelblutungen gefunden, seltener wachsartige Degeneration wie beim Typhus. Muskelabscesse waren 1889/90 häufiger als 1918/23. Sie entstanden spontan bei Sepsis oder als Injektionsabsceß.

Periostitis, Ostitis und Osteomyelitis waren sehr seltene bakterielle Komplikationen. Die Gelenke sind ähnlich wie die Muskeln häufig in leichtem Grade beteiligt. Für die Gelenkschmerzen fand sich meist kein objektiver Befund. Selten waren eitrige Gelenkentzündungen bei septischen Prozessen. Nach Influenzaepidemien nahmen häufig „rheumatische" Erkrankungen zu: Nach MUNRO (1930) echter akuter Gelenkrheumatismus; meist aber atypische Schmerzhaftigkeit in der Nachbarschaft der Gelenke, Druckempfindlichkeit der Muskelansätze und des Periosts. Zahncaries und Granulome können nach Grippe vermehrt auftreten.

12. Haut. Herpes labialis und Herpes anderer Lokalisation gehört nicht zur unkomplizierten Influenza, kommt aber im Gefolge bakterieller Sekundärinfekte manchmal vor, je nach Epidemie verschieden häufig. Während der Pandemie 1889/90 wurde auch hämorrhagischer Herpes beobachtet.

Es kamen Exantheme verschiedener Art zur Beobachtung, meist diffuse Rötung, bisweilen scharlachähnlich, viel seltener masernähnlich. Bei starkem Schwitzen kommen Sudamina und Miliaria crystallina vor. Nach der Grippe tritt oft mehr oder weniger ausgebreitete, meist feine lamellöse oder kleienförmige, selten grobe Schuppung auf, auch wenn kein Exanthem voranging.

Selten treten als toxische oder septische Folge der sekundären, bakteriellen Komplikationen andere Dermatosen auf: Erythema multiforme-, nodosum-, windpocken-, scorbutähnliche Formen, lokale oder generalisierte Urticaria, Roseola, Pupura; Sklerödem (E. HOFFMANN 1923).

Oft fallen einige Monate nach der Grippe, wie bei Typhus und anderen Erkrankungen, die Haare aus (Alopecia diffusa oder seltener areata). Es kann fast vollständige Kahlheit entstehen. Die Haare wachsen später wieder nach. Als Zeichen der überstandenen Grippe treten relativ oft an den Nägeln des Daumens oder an allen Nägeln Querrillen und andere Wachstumsstörungen auf.

13. Grippe und Tuberkulose. Die Ansichten über die Beeinflussung der Tuberkulose durch die Grippe und umgekehrt sind verschieden. Ohne den Virusnachweis ist schwer zu entscheiden, ob Phthisiker seltener oder häufiger an Grippe erkranken als Gesunde, oder ob die Grippe bei Phthisikern leichter oder schwerer verläuft. Außerdem unterliegen sie in Spitälern als halbisolierte Wohngemeinschaft mit besonderer Hygiene und Pflege anderen Bedingungen als Gesunde. Jedenfalls kommt Ansteckung von Patienten auch auf Tuberkuloseabteilungen vor. Phthisiker II. und III. Grades überstehen die Grippe meistens nicht schlechter als Gesunde. Manchmal kommt es aber zu Verschlechterung der Phthise. Während der Pandemien und Epidemien 1918—1920 war der statistische Anteil der Tuberkulose an der Nichtinfluenzamortalität in USA. signifikant erhöht. Er war bei späteren Epidemien bedeutend geringer (COLLINS 1932; KAYSER-PETERSEN 1938; KOLLER 1941; vgl. S. 349).

Sicher kann die Grippe eine *inaktive Tuberkulose aktivieren.* Diese tritt dann wie nach einer Gravidität meistens schleichend in Erscheinung. Miliartuberkulose entsteht selten. Gelegentlich findet sich frische, miliare, diskrete Aussaat bei Patienten, welche an Grippe oder deren Komplikationen starben. Häufig entwickelt sich die Tuberkulose über ein Zwischenstadium, das dem auf S. 413 und 415 beschriebenen gleicht. Die wiederholte Untersuchung des Sputums auf Tuberkelbacillen ist daher bei solchen Zuständen äußerst wichtig. Nach erfolgter Aktivierung ist der Tuberkuloseverlauf in der Regel akut, da die Krankheit auch „kräftige", nicht zu Phthise disponierte Menschen trifft. Die Tuberkulose tritt dort auf, wo starke Veränderungen durch das Influenzavirus oder durch Sekundärinfektionen das Gewebe geschädigt hatten, und kann daher zu abnormen Lokalisationen führen.

Zur Zeit von Grippeepidemien kommt eine vermehrte Zahl von akuten Tuberkulosefällen zur Beobachtung, welche nicht das Bild der gewöhnlichen Tuberkulose zeigen: Zum Beispiel Pykniker, welchen man ihre Phthise nicht ansehen würde, Fälle mit dem Bild der Herzinsuffizienz, Stauungslunge in den unteren Partien usw., Patienten mit einer croupösen oder einer Bronchopneumonie, bei welchen aber oft im Sputum schon in der zweiten Woche Tuberkelbacillen nachweisbar werden. Auch diese Beobachtungen führen zur Vermutung, daß bei solchen Patienten eine vorbestehende, fast inaktive Phthise durch eine Influenza mit oder ohne bakterielle Lungenkomplikation aktiviert wird. Der Beweis, ob eine solche Aktivierung oder ob ein spontaner akuter Schub vorliegt, ist nur möglich durch rechtzeitige Influenzavirusisolierung oder serologischen Antikörpernachweis. Mit der epidemiologisch-klinischen Diagnose der Influenza allein ist eine sichere Unterscheidung nicht zu treffen.

Ein differentialdiagnostischer Hinweis besteht darin, daß bei Tuberkulose im Gegensatz zu den chronisch bakteriellen Sekundärinfektionen nach Influenza keine oder nur eine mäßige Leukocytose besteht. Auch ist das Herz bei Tuberkulose meist weniger stark und weniger früh in Mitleidenschaft gezogen als nach Grippe (TREUPEL 1920).

14. Andere Krankheiten. Schlechte Prognose hat das Zusammentreffen von Grippe mit Scharlach, Masern, Pertussis, Ruhr und Malaria. Bei latenter Malaria können durch Grippe wieder Anfälle hervorgerufen werden. Bei Diphtherie entstehen zwar häufiger Komplikationen, jedoch erscheint die Widerstandskraft gegen Grippe nicht besonders geschwächt. Typhusrekonvaleszente sollen gegenüber Grippe eine gewisse Resistenz zeigen. Von nicht infektiösen Krankheiten bedingen hauptsächlich Lungenkrankheiten eine Resistenzverminderung gegen Grippekomplikationen und werden durch diese verschlimmert (chronische abgelaufene Pleuritis, Emphysem, Bronchitis, Pneumonokoniosen, Bronchiektasen). Nach Grippe können bei vordem Gesunden Gichtanfälle und Erythema nodosum auftreten.

Über die Komplikation der einfachen Grippe durch andere Virusinfektionen (Schnupfen, primär atypische Pneumonie usw.) vgl. S. 393, 394 und 414.

XI. Erkrankungen durch Haemophilus influenzae.

Es finden sich in der Literatur eine größere Zahl von eitrigen Erkrankungen verzeichnet, bei welchen Haem. infl. und parainfl. (vgl. Kap. $V/_1$) in Reinkultur vorgefunden wurden, welche aber nie das Bild der vorstehend geschilderten Virusinfluenza boten. Diese Erkrankungen sind keineswegs besonders gehäuft zu Zeiten von Pandemien oder Epidemien der Grippe. Wie bei den Eiterungen durch Strepto- und Staphylokokken findet sich eine Leukocytose.

Haem. infl. findet sich sehr häufig (40—90%) im Nasopharynx von gesunden Individuen (WILLIAMS u. a. 1921; LEWINTHAL 1928; SIEGEL 1947). Inhalation von mehr als 10^8 lebenden, virulenten Keimen einer mausadaptierten Kultur von Haem. infl. produziert am Menschen innert weniger Stunden eine febrile Reaktion mit Katarrh der oberen Luftwege, Kopfschmerz, Gelenkschmerzen und gelegentlich Herpes labialis. Die Erkrankung ist aber weniger schwer wie eine natürliche Virusinfluenza, dauert nur 1—2 Tage und unterscheidet sich davon durch eine polymorphkernige Leukocytose (12000—15000, SMORODINZEW u. a. 1936).

Haemophilus influenzae-Meningitis. Haem. infl. steht als Erreger der akuten Leptomeningitis, der Häufigkeit nach, hinter Tuberkelbacillen und Meningokokken an 3. Stelle. Kinder zeigen für alle 3 Erreger eine ganz besondere Disposition. Die Haem. infl.-Meningitis hat in der Regel keine Beziehung zu Grippeepidemien. Sie kommt hauptsächlich bei Kindern von 1—2 Jahren vor, seltener ist sie bei solchen von 3—5 Jahren, ganz selten bei noch älteren. Oft geht eine Infektion der Nase, des Ohrs, des Rachens oder eine Bronchopneumonie voraus. Klinisch verläuft sie ganz unter dem Bild einer epidemischen Cerebrospinalmeningitis (Meningokokken). Im Eiter, welcher durch Lumbalpunktion gewonnen wird, und im Meningealeiter bei der Sektion findet sich Haem. infl. in Reinkultur, meist extracellulär, seltener intracellulär in den polynucleären Leukocyten, in 95% der Fälle Typ b (ZINNEMANN 1946). Es kommen auch Infektionen mit atypischen Species vor, welche z. B. Eigenschaften des Haem. canis aufweisen (vgl. Tabelle 6) und zum Wachstum mehr CO_2 benötigen (Haem. aphrophilus; KHAIRAT 1940). Die Prognose war vor der Ära der Chemotherapeutica und Antibiotica sehr schlecht (85—97% Letalität nach COHOE 1909; BATTEN 1910; RIVERS 1922; LINDSAY u. a. 1940). Nach BLOOR und Mitarbeiter (1950) heilen auch die mit Antibiotica behandelten Fälle nur in 20—40% ohne Folgen aus (epileptoide Krämpfe, elektroencephalographische Veränderungen). Selten kamen auch Fälle von eitriger Haem. infl.-Encephalitis mit cerebralen Abscessen (GIBB 1922) und von chronischer Encephalitis zur Beobachtung (STEWART und EVANS 1930).

Haemophilus influenzae-Endokarditis. Weniger häufig sind die Fälle mit Haem. infl.-Endokarditis. In der Anamnese findet sich zum Teil Gelenkrheumatismus. Der Verlauf ist der einer akuten bis subakuten Sepsis mit septischen Temperaturen, Schüttelfrösten, Anämie. Ohne Chemotherapie führt die Sepsis in 2—4 Monaten zum Tode. Es besteht starke Leukocytose (15—22000). Seltener sind normale Leukocytenwerte (SMITH 1931). Die Erkrankung ist hauptsächlich bei Erwachsenen beobachtet worden. Vollständige kasuistische Zusammenstellungen finden sich bei CRAVEN und Mitarbeiter (1940), ROSE (1941) und MCGEE und Mitarbeiter (1948). Es lagen in der Mehrzahl der Fälle Infektionen mit dem Haem. parainfl. vor (MILES und GRAY 1938). Doch sind auch autoptisch verifizierte Fälle von Infektionen mit Haem. infl. Typ b mit bakteriellen Vegetationen auf den Bi- oder Tricuspitalklappen beschrieben worden (MARTIN und SPINK 1947).

Haemophilus influenzae-Otitis. Sie ist von ähnlicher Häufigkeit wie die Endokarditis und verläuft mit oder ohne Mastoiditis (NAGER, HIRSCH, REISS und GINS). Sie kommt wie die Meningitis meist bei kleinen Kindern vor, relativ häufig nach Masern und Pertussis.

Verlauf und Prognose ist ähnlich wie die Erkrankungen durch Pneumo-, Strepto- oder Diplostreptokokken.

Haem. infl.-Erkrankungen anderer Organe sind seltener verzeichnet. Über den Befund von Haem. infl. in der Galle bei Cholecystitis als Komplikation von Grippe, vgl. S. 417. SINCLAIR (1941) und DAVIES (1947) beschrieben Fälle von schwerer obstruktiver *Laryngitis* (*Croup*), welche durch Haem. infl. Typ b verursacht waren und Tracheotomie nötig machten. Reinkulturen von Haem. infl. wurden ferner nachgewiesen bei *Gelenkeiterungen*, bei *Phlegmone*, bei *Cholecystitis* und bei *Sepsis*, ohne daß eine grippeartige Erkrankung vorausgegangen wäre.

Therapie. Die Behandlung der meningitischen Infektion mit Antiserum allein war ohne Effekt (WOLLSTEIN 1911; RIVERS und KOHN 1921; WARD und FOTHERGILL 1932). Die Chemotherapie mit Sulfonamiden allein kann erfolgreich sein (JACOBSEN und NETER 1940; GERNEZ und HURIEZ 1940; GROB 1941; HAROLD 1941; JACOBY 1941; DAVIES 1947). Es sind aber ziemlich viele Mißerfolge beschrieben worden (DOWDS 1940; MACKENZIE, PAGE und WARD 1940; MUTCH 1941; RAETTIG 1940). SINCLAIR (1941) und DAVIES (1947) kombinierten bei Haem. infl.-Laryngitis mit Erfolg Sulfonamide mit Kaninchenantiserum (Typ b).

Obwohl Haem. infl. in vitro gegen Penicillin verhältnismäßig unempfindlich ist, wirkt die Kombination Sulfonamid + Penicillin bei Meningitis und Endokarditis günstiger als Sulfonamid allein (GEWARD 1947; GOTTLIEB und Mitarbeiter 1947). Dabei scheint die Fähigkeit des Penicillins, im Gegensatz zum Sulfonamid mit Leichtigkeit in Fibrin hinein zu diffundieren, von Bedeutung zu sein (NATHANSON und LIEBHOLD 1946). McGEE und Mitarbeiter (1948) brachten auch einen Fall von Haem. parainfl.-Endokarditis mit der Kombination Penicillin + Sulfapyrimidin zur Abheilung. Sulfonamid allein war ohne Erfolg (ROSE 1941). Die bakteriostatische Wirksamkeit von Streptomcyin in vitro gegen Haem. infl. ist im Vergleich zu anderen Gramnegativen Keimen sehr groß (MORGAN und Mitarbeiter 1947). Die kombinierte intramuskuläre und intralumbale Applikation von Streptomycin führt in der Regel bei mittelschweren Meningitisfällen zu Heilung (PALMA 1946; BURMINGHAM und Mitarbeiter 1946). Nach der Statistik von BRUINS SLOT und Mitarbeiter (1948) wurden mit Sulfonamid + Penicillin + Antiserum nur 9,5% der Fälle am Leben erhalten, in Kombination mit Streptomycin dagegen 74% geheilt. Ein Drittel der Fälle wird aber streptomycinresistent (ALEXANDER und LEIDY 1947). SMYTHE (1948) und LEVINSON (1948) empfehlen daher die Kombination von Streptomycin mit einem Sulfonamid. Primäre Penicillinresistenz ist häufig, und die Sulfonamidresistenz nimmt im Verlauf der Behandlung regelmäßig zu (SIEGEL 1947). Daher wurde bei schweren Fällen die Kombination Streptomycin + Sulfonamid + Kaninchenantiserum (Typ b) vorgezogen (ZINNEMANN 1946; ALEXANDER und Mitarbeiter 1946; HOYNE und Mitarbeiter 1946; DOWLING und Mitarbeiter 1949; GOETZ und PETERSON 1949). Nach BLOOR und Mitarbeiter (1950) ist bei Meningitis keine der vorstehend erwähnten einfachen oder kombinierten Behandlungsmethoden der anderen klar überlegen.

Von den neueren Antibiotica ist vor allem das wenig toxische Chloromycetin in vitro, im Tierversuch und am Menschen gegen Haem. infl. wirksam (ALEXANDER und Mitarbeiter 1949), ferner Aureomycin (BRYER und Mitarbeiter 1948; LONG und Mitarbeiter 1949; DRAKE und Mitarbeiter 1950), Polymyxin (SCHOENBACH und Mitarbeiter 1948), Aerosporin (BROWNLEE und BOUSSBY 1948), Neomycin (WAKSMAN und Mitarbeiter 1949) und Terramycin (FINLAY und Mitarbeiter 1950). In einem Fall eigener Beobachtung einer Haemophilus-Meningitis (Typ b) erwies sich Aureomycin dem Chloromycetin, Sulfonamid und dem auch in vitro vollkommen unwirksamen Penicillin deutlich überlegen und führte zur Heilung.

Literatur.

Zusammenfassende Arbeiten.

ANDREWES, C. H., W. SMITH and C. H. STUART-HARRIS: Spec. Rep. Ser. med. Res. Counc., No 228. London 1938. — ANDRUS, E. C., D. W. BRONK, G. A. CARDEN jr., M. C. WINTERNITZ, J. S. LOCKWOOD, J. T. WEARN and C. S. KEEFER: Influenza. Adv. military Med. 1, 17.

BEARD, J. W.: The chemical, physical and morphological properties of animal viruses. Physiologic. Rev. 28, 349 (1948). — BEVERIDGE, W. I. B., and F. M. BURNET: Cultivation of viruses and Rickettsiae in the chick embryo. Med. Res. Counc., Spec. Rep. Ser., No 256. London 1946. — BIELING, R., u. H. HEINLEIN: Viruskrankheiten des Menschen. Naturforschung und Medizin in Deutschland 1939—1946. Wiesbaden: Dieterich 1947. — Fiat Rev. German Sci., Office military fort. for Germany, Field inform. agencies 1947. — Die Grippe. Ergebnisse experimenteller Untersuchungen. Leipzig: Johann Ambrosius Barth 1949. — BURNET, F. M.: Virus as organism. Cambridge, Mass.: Harward University Press 1945/46. — Variation in influenza viruses. In Handbuch der Virusforschung, Erg.-Bd. 2. 1950/51. — BURNET, F. M., and E. CLARK: Influenza. A survey of the last 50 years. Melbourne: Macmillan & Co. Ltd. 1942.

CREIGHTON, C.: A history of epidemics in Britain 2 Vols. Cambridge: Univ. Press. 1891 bis 1894.

DINGLE, J. H.: Influenza. New England J. Med. **237**, 845 (1947).

EATON, M. D.: Virus pneumonia and pneumonitis viruses of man and animals. In Handbuch der Virusforschung, Erg.-Bd. 2. 1950.

FRANCIS, TH. jr.: Factors conditioning resistance to epid. influ. Harvey Lectures **37**, 69 (1941/42). — Immunity and vaccination in Influ. In Handbuch der Virusforschung, Erg.-Bd. 2. 1950. — FRENCH, C.: Report on the pandemic of influ. 1918/19. Rep. on publ. Health and medical subjects, No 4. London: Ministry of Health 1920.

GUNDEL, M.: Die ansteckenden Krankheiten. Leipzig: Georg Thieme 1935.

HAAGEN u. G. MAURER: Die epidemische Influenza des Menschen. In Handbuch der Viruskrankheiten. Jena: Georg Fischer 1939. — HÖRING, F. O.: Grippe und grippeartige Krankheiten. Stuttgart: Ferdinand Enke 1948. — HORSFALL, F. L. jr.: Present status of Influ. problem. J. Amer. med. Assoc. **120**, 284 (1942). — Virus diseases. Ithaca, N. Y.: Cornell University Press 1943. — Influenza. In "Viral and Rickettsial infections of man" (Rivers, T. G. M.). Philadelphia: Lippincott 1948.

JORDAN, E.: Epidemische Influenza Amer. med. Assoc. Bull. 1927.

LEICHTENSTERN, O., u. G. STICKER: Influenza. Wien u. Leipzig: A. Holder 1912. — LEVADITI, S.: Précis de virologie médicale. Paris: Masson & Co. 1945. — LEYDEN, E., u. S. GUTTMANN: Die Influenzaepidemie 1889/90. Wiesbaden: J. F. Bergmann 1892.

MASSINI, R.: Influenza, Grippe. In Handbuch der inneren Medizin, 3. Aufl., Bd. 1. Berlin: Springer 1934. — MOTE, J. R.: Virus and Rickettsial Diseases, S. 429. Cambridge, Mass.: Harvard Univ. Press. 1941.

ROOYEN, C. E. VAN, and A. J. RHODES: Virus diseases of man (Influenza), S. 563 ff. New York: Th. Nelson and Sons 1948.

SCHMIDT, H.: Bakteriologie und Immunitätsforschung. Wiesbaden: Dietrich 1947. — STOKES, J. jr., and W. HENLE: Studies on methods of prevention of epid. Influ. J. Amer. med. Assoc. **120**, 16 (1942). — STUART-HARRIS, C. H.: Influ. epid. and the Influ. viruses. Brit. med. J. **1945 I**, 209, 251. — STUART-HARRIS, C. H., C. H. ANDREWES, W. SMITH, D. K. M. CHALMERS, E. G. H. COWEN and D. L. HUGHES: A study of epid. influ. with special reference to the 1936/37 epid. Med. Res. Counc., Spec. Rep. Ser. No 228. London 1928.

THOMPSON, S. E.: Influenza or epidemic catarrhal fever. London: Percival 1890.

Einzelarbeiten.

ABDERHALDEN, R., u. A. KIARIES: Antigenolytische Studien mit der ABDERHALDENschen Reaktion bei Grippefällen, Bacillenträgern und mischinfizierten Tuberkulösen. Z. Immun.-forsch. **95**, 318 (1939). — ABRAHAMS, A., N. F. HALLOWS, J. W. H. EYRE and H. FRENCH: Purulent Bronchitis: Its influenzal and pneumococcal bacteriology. Lancet **1917 II**, 377. — ACKERMANN, W. W. J. of exper. Med. **93**, 337 (1951) — ADAMS, J. M., M. M. PENNOYER and A. M. WHITNEY: Pathologic study of the acutely inflamed human pharynx in influenza A infection. Amer. J. Dis. Childr. **71**, 162 (1946). — ADAMS, J. M., M. P. THIGPEN and E. R. RICKARD: An epidemic of influenza A in infants and children. Clinical and Laboratory investigations. J. Amer. med. Assoc. **125**, 473 (1944). — ALEXANDER, H. E., and G. LEIDY: Action of streptomycin on type B of Haemophilus influ. I. Origine of resistent organisms. J. of exper. Med. **85**, 329 (1947). — II. Nature of resistant variants. J. of exper. Med. **85**, 607 (1947). — ALEXANDER, H. E., G. LEIDY, G. RAKE and R. DONOVICK: Behandlung der Meningitis, verursacht durch Haemophilus influ., mit Streptomycin. J. Amer. med. Assoc. **132**, 434 (1946). — ALEXANDER, H. E., G. LEIDY and W. REDMAN: Comparison of the action of streptomycin, polymyxin B and chloromycetin on Haemophilus influ. etc. J. clin. Invest. **28**, 867 (1949). — ANDERSON, S. G.: Sporadic and minor epidemic incidence of influenza A in Victoria 1945/46 II. The breadth of antibody response following influenza A infection. Austral. J. exper. Biol. a. Med. Sci. **25**, 243 (1947). — Mucins and mucoids in relation to influenza virus action. I. Inactivation by RDE and by viruses of the influenza group etc. Austral. J. exper. Biol. a. med. Sci. **26**, 347 (1948). — Practitioner **160**, 82 (1948). — ANDERSON, S. G., and F. M. BURNET: Sporadic and minor epidemic incidence of influenza A in Victoria 1945/46 I. Phase behavior of influenza A strains in relation to epidemic characteristics. Austral. J. exper. Biol. a. med. Sci. **25**, 235 (1947). — ANDERSON, S. G., F. M. BURNET, S. FAZEKAS DE ST. GROTH, J. F. MCCREA and J. D. STONE: Mucins and mucoids in relation to influenza virus action. Austral. J. exper. Biol. a. med. Sci. **26**, 403 (1948). — ANDERSON, S. G., F. M. BURNET and J. D. STONE: A modified Salk test for in vitro titration of influenza antibodies. Austral. J. exper. Biol. a. med. Sci. **24**, 269 (1946). — ANDREWES, C. H.: Epidemic influenza. Lancet, **1939 I**, 589; Austral. J. exper. Biol. a. med. Sci. **1940 II**, 770. — (a) Interference by one virus with the growth of another in tissue culture. Brit. J. exper. Path. **23**, 214 (1942 a). — (b) Control of common fevers. London: Lancet Ltd. 1942 b. — (c) Thoughts on the origine of influenza epidemics. Proc. roy. Soc. Med. **36**, 1 (1942 c). — Spread of influenza. Brit. med. J. **1946 II**, 61. — Viruses and disease in man. Practitioner **160**, 82 (1948). — ANDREWES, C. H., and W. J. ELFORD: Infections ectromelia interference: Experiments on interference and immunization. Brit. J. exper. Path. **28**, 278 (1947). — ANDREWES, C. H., and R. E. GLOVER: The influenza A outbreak of october-december 1943. Lancet **1944 II**, 104. — ANDREWES, C. H., H. KING and M. VAN DEN ENDE: J. of Path. **55**, 173 (1943). — ANDREWES, C. H., P. P. LAIDLAW and W. SMITH: The susceptibility of mice to the viruses of human and swine influenza. Lancet **1934 II**, 859. — Influenza virus: A further advance. Lancet **1934 II**, 879. — Influenza: Observations on the recovery of virus from man and on the antibody content of human sera. Brit. J. exper. Path. **16**, 566 (1935). — ANDREWES, C. H., and W. SMITH: Influenza: Further experiments on the active immunization of mice. Brit. J. exper. Path. **18**, 43 (1937); **20**, 305 (1939). — ANDREWES, C. H., W. SMITH and C. H. STUART-HARRIS: Spec. Rep. Ser. med. Res. Counc., No 228. London 1938. — ANDRUS, E. C., D. W. BRONK, G. A. CARDEN jr., M. C. WINTERNITZ, J. S. LOCKWOOD, J. T. WEARN and C. S. KEEFER: Influenza. Adv. military Med. **1**, 17. — ARCHETTI, J., and F. L. HORSFALL jr.: Persistent auntigenic variation of influenza A virus after incomplete neutralisation in ovo with heterologous immune serum. J. of exper. Med. **92**, 441 (1950). — ARKEMA, N. H.: Der Wert von Chinin als Prophylacticum gegen Grippe. Nederl. Tijdschr. Geneesk. **1938**, 4789. — ASKANAZY, M.: Über die Veränderungen der großen Luftwege, besonders ihre Epithel-Metaplasie bei der Influenza. Corresp.bl. Schweiz. Ärzte **1919**, 465. — AUFDERMAUER, M.: Über die Viruspneumonie der weißen Maus und ihre Beziehungen zu den übrigen bakt. Pneumonieformen (Fleckfieber, Grippe). Schweiz. Z. Path. usw. 8, 2, 119 (1945).

BÄR, FR.: Chemotherapie der Virusinfektionen. Pharmazie **2**, 49 (1947). — BALLOWITZ, K.: Z. Hyg. **125**, 175, 468 (1944 a); **125**, 559 (1944 b). — Untersuchungsergebnisse über die Abwehrreaktionen des Organismus bei der Infektion mit Influenzavirus. Dtsch. Arch. klin. Med. **195**, 287 (1949). — BANG, F. B.: J. of exper. Med. **77**, 7 (1943). — Studies on Newcastle disease virus. III. Characters of the virus itself with particular reference to electron microscopie. J. of exper. Med. 88, 251 (1948). — BARNES, M. W., H. R. MORGAN and M. FINLAND: Isolation and identification of influenza viruses during the epidemic of december 1945. J. Labor. a. clin. Med. **33**, 309 (1948). — BASS, A., S. BERKMAN, F. SAUNDERS and S. A. KOSER: Growth factors for Haemophilus influ. and parainflu. J. inf. Dis. **68**, 175 (1941). — BATTEN: Influenzabacillen-Meningitis bei Kindern. Lancet **1910 I**. — BAUER, J.: Grippe und Wetter. Z. klin. Med. **134**, 778 (1938). — BAUMANN, J.: Z. exper. Med. **68**, 707 (1929). — BAUR, H.: Der diagnostische Wert der oralen Galactose + Glucosebelastung. Helvet. med. Acta **16**, 248 (1949). — BAUR, H., u. M. EYBAND: Stoffwechselstörungen bei Influenza. Schweiz. med. Wschr. **1950**, 72. — BAMATTER: Bibl. paediatr. Suppl. Ann. paediatr. **48**, 1 (1949). — BEARD, J. W.: The chemical, physical and morphological properties of animal virus. Physiologic. Rev. 28, 349 (1948). — BEARD, J. W., D. G. SHARP, A. R. TAYLOR, I. W. MCLEAN jr., D. BEARD, A. E. FELLER and J. H. DINGLE: Influenzavirusstämme. South. med. J. **37**, 313 (1944). — BÉCLÈRE, A.: Influenza. Revue générale de la sérumthérapie antigrippale. Presse méd. **1938**, 1385. — BERGER, W., u. H. SCHNETZ: Möglichkeiten der Grippeprophylaxe. Ther. Gegenw. **76**, 481 (1935). — BERGEY, D. H., u. Mitarb.: BERGEYS Manual of determinative bacteriology, 5. Aufl., S. 306 ff. Baltimore: Williams u. Wilkins Comp. 1939. — BERGMANN, v.: Klinisches zur Influenzaepidemie. Münch. med. Wschr. **1919**, 140. — BEVERIDGE, W. J. B.: Austral. J. exper. Biol. a. med. Sci. **22**, 301 (1944). — BEVERIDGE, W. J. B., and F. M. BURNET: B-Influenza in Australien 1943/44. Med. J. Austral. **1**, 85 (1944). — BEVERIDGE, W. J. B., F. M. BURNET and S. E. WILLIAMS: The isolation of influenza A and B viruses by chick embryo inoculations. Austral. J. exper. Biol. a. med. Sci. **22**, 1 (1944). — BEVERIDGE, W. J. B., F. D. STONE and P. E. LIND: Suppression of antigenicity of influenza virus by admixture with homologous antiserum. Austral. J. exper. Biol. a. med. Sci. **22**, 307 (1944 c). — BEVERIDGE, W. J. B., and S. E. WILLIAMS: Med. J. Austral. **2**, 77 (1944). — BIELING, R.: 1944 vgl. BIELING und HEINLEIN 1947, Monographie unter „Zusammenfassende Arbeiten". — Balkangrippe und Virusgrippe. Dtsch. Arch. klin. Med. **195**, 309 (1949). — BIELING, R., u. L. OELRICHS: Behringwerk-Mitteilungen, H. 9, S. 28. 1938. — 1946 vgl. Monographie BIELING und HEINLEIN 1947. — BIERRY, H., F. RATHERY et LEVINA: Les variations des sucres libres et protéidiques au cours des localisations pulmonaires de la grippe. C. r. Soc. Biol. Paris **113**, 2, 547 (1933). — BIRMINGHAM, J. R., R. KAYE and M. H. D. SMITH: J. of Pediatr. **29**, 1 (1946). — BLOOR, B. M., N. C. DURHAM, R. S. GRANT and J. A. TABRIS: Sequelae of meningitis due to hemophilus influ. J. Amer. med. Assoc. **142**, 241 (1950). — BODILY, H. L., M. COREY and M. D. EATON: Proc. Soc. exper. Biol. a. Med. **52**, 165 (1943). — BODILY, H. L., and M. D. EATON: Specificity on the antibody response of human beings to strains of influenza virus. J. of Immun. **45**, 193 (1942). — BOURDILLON, R. B., and O. M. LIDWELL: Lancet **1941 II**, 365. — BOWEN, A.: Ac. influenza pneumonitis. Amer. J. Roentgenol. **34**, 168 (1935). BRATFORD, J. R., E. F. BASHFORD and J. A. WILSON: J. of Med. **12**, 259 (1918). — BRADY, M. R.: Amer. J. med. Sci. **203**, 469 (1942). — BRESLER, R. R.: Industr. Med. **16**, 301 (1947). — BRIGHTMAN, I. Y.: Yale J. Biol. a. Med. 8, 127 (1935). — Amer. J. Dis. Childr. **52**, 78 (1936). — BRIODY, B. A.: Hemagglutination by influenza virus. I. Modification of the O-phase of influenza A virus. J. inf. Dis. **83**, 283 (1948 a). — II. The existence of two phases of influenza

B-Virus. J. inf. Dis. 83, 288 (1948 b). — III. The X O-phase of influenza A-Virus. J. inf. Dis. 83, 293 (1948 c). — BROUN, G. O., R. O. MUETHER, H. PINKERTON and M. LE GEIER: J. Labor. a. clin. Med. 30, 392 (1945). — BROWN, J. W., M. D. EATON, G. MEIKLEJOHN, J. B. LAGEN and W. J. KERR: An epidemic of influenza. Results of prophylactic inoculation of a complex influenza A-distemper vaccine. J. clin. Invest. 20, 663 (1941). — BROWNLEE, J.: The next epidemic of Influenza. Lancet 1919, 856. — Vgl. Ministry of Health 1920. — BROWNLEE, G., and S. R. M. BUSSBY: Chemotherapy and pharmacology of Aerosporin. Lancet 1948 I, 127. — BRUCE, R. A., and H. B. SLAVIN: Influenza B epidemic in Rochester. Amer. J. med. Sci. 213, 129 (1947). — BRÜCKNER, A., and W. MEISNER: Grundriß der Augenheilkunde, S. 189. Leipzig: S. Thieme 1929. — BRUGGEN, J. A. R. VAN, L. BIJLMER, W. A. HOEK, J. MULDER and L. J. ZIELSTRA: Studies on the influ. A-epidemic of january-march 1941 at Groningen (Hol.). Proceed. Institut of preventive Medicine; Stenfert Kroese, Leyden, Bd. VII. 1947. — BRUINS SLOT, W. J., L. A. HULST u. H. W. STENVERS: Uitkomsten van de streptomycinbehandeling bij 19 lijders aan influenza meningitis, vergeleken met vroegere uitkomsten. Nederl. Tijdschr. Geneesk. 1948, 39, 2973. — BRYER, M. S., E. B. SCHOENBACH, C. A. CHANDLER, E. A. BLISS and P. H. LONG: Aureomycin. Exper. and clin. investig. J. Amer. med. Assoc. 138, 117 (1948). — BÜCHMANN, P., u. E. HEYL: Die Bewegungen des Serumeisens bei der Grippe. Klin. Wschr. 1939 II, 990. — BÜRGERS: Studien zum Erkältungsproblem. Schr. Königsberg. gelehrte Ges., Naturwiss. Kl. 6, 81 (1929). — BULL, D. R., and F. M. BURNET: Experimental immunization of volunteers against influenza virus B. Med. J. Austral. 1, 389 (1943). — BURDEN, N. J.: Amer. J. med. Sci. 186, 61 (1933). — BURGH, P. M. DE, Y. PEN-CHUNG, C. HOWE and M. BOVARNICK: Preparation from human red cells of a substance inhibiting virus hemagglutination. J. of exper. Med. 87, 1 (1948). — BURNAND, R., et J. BABEL: Les aspects radiologiques du thorax dans la grippe. Rev. méd. Suisse rom. 60, 843 (1940). — BURNET, F. M.: Propagation of the virus of epidemical influenza on the developing egg. Med. J. Austral. 2, 687 (1935). — Influenza virus on the developing egg. I. Changes associated with the development of an egg-passage strain of virus. Brit. J. exper. Path. 17, 282 (1936). — II. Titration of egg-passage virus by pock-counting method. Austral. J. exper. Biol. a. med. Sci. 14, 241 (1936 c). — III. The neutralization of egg-virus by immune sera. Austral. J. exper. Biol. a. med. Sci. 14, 247 (1936 d). — IV. The pathogenicity and immuniz. power of egg virus for ferrets and mice. Brit. J. exper. Path. 18, 37 (1937 a). — V. Differentiation of two antigenic types of human influenzavirus. Austral. J. exper. Biol. a. med. Sci. 15, 369 (1937 b). — Specifity of active immunity in mice against influ. virus. Brit. J. exper. Path. 19, 388 (1938). — Influenza virus infections of the chick embryo by the amniotic route. 1. General character of the infections. Austral. J. exper. Biol. a. med. Sci. 18, 353 (1940 b). — 2. Titrations and serum neutralization tests. Austral. J. exper. Biol. a. med. Sci. 19, 39 (1941). — Influenza virus A-infections of Cynomologus monkeys. Austral. J. exper. Biol. a. med. Sci. 19, 281 (1941). Growth of influenza virus in the allantoic cavity of the chick embryo. Austral. J. exper. Biol. a. med. Sci. 19, 291 (1941 b). — The affinity of Newcastle Disease Virus to the Influenza virus group. Austral. J. exper. Biol. a. med. Sci. 20, 81 (1942 a). — Influenza virus B: II. Immunization of human volunteers with living attenuated virus. Med. J. Austral. 1, 673 (1942 b). — Immunization against epidemic Influenza with living attenuated virus. Med. J. Austral. 1, 385 (1943 b). — Human infection with the virus of Newcastle Disease of fowls. Med. J. Austral. 2, 313 (1943). — Characteristics of the Influenzavirus antibody A reaction as tested by the method of allantoic inoculation. Austral. J. exper. Biol. med. Sci. 21, 231 (1943 a). — Med. J. Austral. 2, 1 (1944). — Haemagglutination by Mumps virus: Relationship to Newcastle Disease and Influenza viruses. Austral. J. Sci. 8, 81 (1945); 10, 21 (1947). — Mucins and Mucoids in relation to Influenza virus action. III. Inhibition of virus haemagglutination by glandular mucins. Austral. J. exper. Biol. a. med. Sci. 26, 371 (1948 b). — IV. Inhibition by purified mucoid of infection and haemagglutination with the virus strain W.S.E. Austral. J. exper. Biol. a. med. Sci. 26, 381 (1948 c). — V. The destruction of a „Francis inhibitor" activity in a purified mucoid by virus action. Austral. J. exper. Biol. a. med. Sci. 26, 389 (1948 d). — The initiation of cellular infection by influenza and related viruses. Lancet 1948 a/1, 7. — BURNET, F. M., and W. J. B. BEVERIDGE: Titration of antibody against Influenza viruses by allantoic inoculation of the developing chick embryo. Austral. J. exper. Biol. a. med. Sci. 21, 71 (1943). — BURNET, F. M., W. J. B. BEVERIDGE and D. R. BULL: Study of a strain of influ. B virus isolated by chick embryo inoculation. Austral. J. exper. Biol. a. med. Sci. 22, 9 (1944). — BURNET, F. M., W. J. B. BEVERIDGE, J. MCEWIN and W. BOAKE: Studies on the Hirst haemagglutination reaction with influenza and Newcastle disease viruses. I. Partial dissociation of Haemagglutinin and infective activity of Newcastle diesase virus. Austral. J. exper. Biol. a. med. Sci. 23, 177 (1945). II. Experiments on the elution of Newcastle disease virus and influ. virus from fowl cells. Austral. J. exper. Biol. a. med. Sci. 23, 180 (1945). III. The process of virus neutralization as observed with the Hirst Haemagglutination method. Austral. J. exper. Biol. a. med. Sci. 23, 183 (1945). — IV. The action of human tears on influ. virus. Austral. J. exper.

Biol. a. med. Sci. 23, 186 (1945). — V. Agglutination of pigeon erythrocytes by influ. virus A in the O-phase. Austral. J. exper. Biol. a. med. Sci. 23, 190 (1945). — BURNET, F. M., and D. R. BULL: Changes in influ. virus associated with adaption to passage in chick embryos. Austral. J. exper. Biol. a. med. Sci. 21, 55 (1943). — Re-examination of the influ. virus strain "Melbourne egg". Austral. J. exper. Biol. a. med. Sci. 22, 173 (1944). — BURNET, F. M., J. F. C. CADE and D. LUSH: The serological response to influ. virus infection during an epidemic, with particular reference to the clinical infection. Med. J. Austral. 1, 397 (1940). — BURNET, F. M., and M. FOLEY: The results of intranasal inoculation of modified and unmodified influ. virus strains in human volunteers. Med. J. Austral. 2, 655 (1940). — Influ. virus infections of the chick embryo by the amniotic route. III. Changes in the activity of influ. virus on continued amniotic passage. Austral. J. exper. Biol. a. med. Sci. 19, 101 (1941). — BURNET, F. M., E. V. KEOGH and D. LUSH: The immunological reactions of the filterable viruses. Austral. J. exper. Biol. a. med. Sci. 15, 231 (1937). — Influenza virus. Austral. J. exper. Biol. a. med. Sci. 15, 315 (1937). — BURNET, F. M., and D. LUSH: Influ. virus on the developing egg: 8. A comparison of two antigenically dissimilar strains of human influ. virus after full adaptation to the egg membrane. Austral. J. exper. Biol. a. med. Sci. 16, 261 (1938). — 7. The antibodies of exper. and human sera. Brit. J. exper. Path. 19, 17 (1938 a); 19, 293 (1938 b). — Influ. virus strains isolated from the Melbourne 1939 epidemic. Austral. J. exper. Biol. a. med. Sci. 18, 49 (1940 a). — BURNET, F. M., D. LUSH and Q. V. JACKSON: A virus inactivating agent from human nasal secretion. Brit. J. exper. Path. 20, 377 (1949). — BURNET, F. M., and J. F. MCCREA: Inhibitory and inactivating action of normal ferret sera against an influ. virus strain. Austral. J. exper. Biol. a. med. Sci. 24, 277 (1946). — BURNET, F. M., J. F. MCCREA and J. D. STONE: Modification of human red cells by virus action. I. The receptor gradient for virus action in human red cells. Brit. J. exper. Path. 27, 228 (1946). — BURNET, F. M., and J. D. STONE: The significance of primary isolation of influ. virus by inoculation of mice or of the allantoic cavity of chick embryos. Austral. J. exper. Biol. a. med. Sci. 23, 147 (1945 a). — Further studies on the O—D change in influ. Austral. J. exper. Biol. a. med. Sci. 23, 151 (1945 b). — A method for the isolation of influ. virus from the throat washings without filtration. Austral. J. exper. Biol. a. med. Sci. 23, 161 (1945 c). — Serologic response to influ. B infection in human beings: Differentiation of specific and non specific type reaction. Austral. J. exper. Biol. a. med. Sci. 24, 159 (1946 a); 24, 207 (1946 b). — Desquamation of intestinal epithelium in vitro by V. cholerae filtrates: Characterization of mucinase and tissue desintegrating enzymes. Austral. J. exper. Biol. a. med. Sci. 25, 219 (1947 a). — The receptor-destroying enzyme of V. cholerae. Austral. J. exper. Biol. a. med. Sci. 25, 227 (1947 b). — BURNET, F. M., J. D. STONE and S. G. ANDERSON: An epidemic of influ. B. in Australia (Oct. 1945 Victoria). Lancet 1946 I, 807. — BUSSE, O.: Pathologische Anatomie der Grippe. Münch. med. Wschr. 1919, 119.

CAMMIDGE, P.: Sapraemic glycosuria. Brit. med. J. 1921 I, 511. — CATEIGNE, G., CL. HANNOUN et R. PANTHIER: Etude des caractères antigéniques du virus grippal de l'épidémie 1948/1949. C. r. Soc. Biol. Paris 143, 812 (1949). — CERRUTI, C. F.: La distribution du virus de la grippe chez la souris infectée. C. r. Soc. Biol. Paris 126, 500 (1937). — CERRUTI, C. F., et U. DI AICHELBURG: La réceptivité du lapin au virus de la grippe humaine. C. r. Soc. Biol. Paris 216, 501 (1937). — CHAMBERS, L. A., and W. HENLE: Precipitation of active influ.: A virus from extraembryonic fluids by protamine. Proc. Soc. exper. Biol. a. Med. 48, 481 (1941). — CHAMBERS, L. A., W. HENLE, M. A. LAUFFER and T. F. ANDERSON: Studies on the nature of the virus of influ. II. The size of the infectious unit in influ. A. J. of exper. Med. 77, 265 (1943). — CHENOWETH, A., A. D. WALTZ, J. JR. STOKES and R. G. GLADEN: Active immunization with the viruses of human and swine influ. Amer. J. Dis. Childr. 52, 757 (1936). — CHU, C. M., J. M. DAWSON and W. J. ELFORD: Filamentous forms associated with newly isolated influ. virus. Lancet 1949 I, 602. — COGGESHALL, L. T., and J. MAIER: J. of Pharmacol. 76, 161 (1942). — COHEN, PH., and H. SCHNECK: Influ.-Vaccination bei Säuglingen und Kleinkindern. J. of Pediatr. 32, 161 (1948). — COHOE: Amer. J. med. Sci. 137 (1909). — COLLINS, S. D.: Influ. pneumonia mortality in a group of about 95 cities in the USA. 1920—1929. Publ. Health Rep. 45, 361 (1930). — Excess mortality from causes other than influ. and pneumonia during influ. epidemics. Publ. Health Rep. 47, 2159 (1932). — Publ. Health Rep. 49, 1 (1934). — Age and sex incidence of influ. in the epidemic of 1943—1944 (A), with comparative data for preceding outbreaks. Publ. Health Rep. 59, 1483 (1944). — Influ. and pneumonia excess mortality at spec. ages in the epidemic 1943—1944, with comparative data for preceding epidemics. Publ. Health Rep. 60, 821, 853 (1945). — COLLINS, S. D., and M. GOVER: Influ. and pneumonia mortality in USA., 1930—1935. Publ. Health Rep. 50, 1668 (1935). — *Commission on Influenza:* A clinical evaluation of vaccination against influ. Preliminary report. J. Amer. med. Assoc. 124, 982 (1944). — The 1943 studies of vaccination against influ. A series of 7 papers. Amer. J. Hyg. 42, 1 (1945). — *Commission on acute respiratory diseases:* The relation between epidemic of ac. bact. pneumonia and influ. Science (Lancaster, Pa.) 102, 561 (1945). — The Periodicity of Influenza. Amer. J. Hyg. **43**, 29 (1946). — COX, H. R., J. VAN DER SCHEER ST. AISTON and E. BOHUEL: The purification and concentration of influ. virus by means of alcohol precipitation. Publ. Health Rep. **61**, 1683 (1946). — J. of Immun. **56**, 149 (1947). — CRAVEN, E. B., M. A. POSTON and E. S. ORGAIN: Hemophilus parainflu. endocarditis. Amer. Heart J. **19**, 434 (1940).— CROWLEY, J. B., M. P. THIGPEN and E. R. RICKARD: Isolation of influ. A-Virus from normal human contacts during an ep. influ. A. Proc. Soc. exper. Biol. a. Med. **58**, 345 (1944). — CUNHA, A. M. DA, O. DE MACALHAES y O. DA FONSECA: Mem. Inst. Cruz (port.) **10**, **174** (1918). — Brasil.-Medico **32**, 377 (1918). — CURNEN, E. C., G. S. MIRICK, J. E. ZIEGLER jr., L. THOMAS and F. L. HORSFALL jr.: Studies on primary atypical pneumonia. J. clin. Invest. **24**, 208 (1940). — CURPHEY, TH. J.: Tödliche allergische Reaktion auf Influ. Vaccine. J. Amer. med. Assoc. **133**, 1062 (1947).

DADDI, G., e C. PANA: Le emorragie da virus influ. nelle surrenali del topolino. Pathologica (Genova) **29**, 181 (1937 d). — DALLDORF, G., and G. M. SICKLES: Coxsackie. Science (Lancaster, Pa.) **108**, 61 (1948). — DALLDORF, G., E. WHITNEY and A. RUSKIN: Controlled clin. test of influ. A-vaccine. J. Amer. med. Assoc. **116**, 2574 (1941). — DAVIES, M. D.: A slide rule for determining chicken red cell agglutination titre. Science (Lancaster, Pa.) **106**, 273 (1947). — DAVIS, H. V.: Obstructive laryngitis („croup") caused by hemophilus influ. bac. type B. Kansas Med. Soc. J. (Topeka) **48**, 57 (1947). — DAWSON, J. M., and W. J. ELFORD: The investigation of influ. and related viruses in the electron microscope, by a new technique. J. gen. Microbiol. **3**, 298 (1949). — Electron microscope studies on the interaction of certain viruses with fowl red cell membranes. Nature (Lond.) **163**, 63 (1949). — DINGLE, J. H.: Influenza. Medical-Progress: Influ. New England J. Med. **237**, 845 (1947). — Common virus infections on the respiratory tract. Diagnosis and etiology. J. Amer. med. Assoc. **136**, 1084 (1948). — DINGLE, J. H., T. J. ABERNETHY, G. F. BADGER, C. J. BUDDING, A. E. FELLER, A. D. LANGMUIR, J. M. RUEGSEGGER and W. B. WOOD: Primary atypical pneumonia. Amer. J. Hyg. **39**, 67, 197, 269 (1944). — DITTMAR, F., u. V. RUPPERT: Über charakteristische Röntgenbilder bei Grippepneumonie (Grippedreieck in „Schwammstruktur" bei Gr."). Dtsch. Arch. klin. Med. **187**, 577 (1941). — DOAN, C. A., S. SASLAW, M. BEARD, O. C. WOOLPERT and J. L. SCHWAB: Reactions of monkeys to exper. respir. infections. IV. Response to reinoculation with streptococc. hemolyticus. Proc. Soc. exper. Biol. a. Med. **48**, 566 (1941). — DOCHEZ, A. R., K. C. MILLS and Y. KNEELAND: Proc. Soc. exper. Biol. a. Med. **30**, 314 (1932). — Studies on the virus of influ. J. of exper. Med. **63**, 581 (1936). — DOERR, R.: Ätiologische Assoziationen (Virus plus Bakterien, Virus plus Virus). In Handbuch der Virusforschung von DOERR und HALLAUER, Bd. 1, S. 587. 1939. — Mensch und Tier als Virusträger und Virusausscheider. In Handbuch der Virusforschung von DOERR und HALLAUER, Erg.-Bd. 1, S. 177. 1944. — DOERR, R., u. S. SEIDENBERG: Die Konkurrenz von Virusinfektionen im Zentralnervensystem (Phänomen von MAGRASSI). J. of Hyg. **119**, 135 (1937). — DOULL, J. A., and A. M. BAHLKE: Amer. J. Hyg. **17**, 562 (1933). — DOWDS, J. H.: Lancet **1940 II**, 100. — DOWLING, H. F., L. K. SWEET, H. L. HIRSH and M. H. LEPPER: Infections of central nervous system. J. Amer. med. Assoc. **139**, 755 (1949). — DRAKE, M. E., J. E. BRADLEY, J. IMBURG, F. R. MCCRUMB and T. E. WOODWARD: Aureomycin in the treatment of influenzal meningitis. J. Amer. med. Assoc. **142**, 463 (1950). — DRESSLER, W., and A. KISS: Elektrokardiographische Beobachtungen über den Ablauf einer akuten Myokarditis nach Grippe. Klin. Wschr. **1929**, 1664. — DUDGEON, J. A., C. H. STUART-HARRIS, R. E. GLOVER, C. H. ANDREWES and W. A. BRADLEY: Influ. B. in 1945/46. Lancet **1946 II**, 2, 627. — DUJARRIC DE LA RIVIÈRE, R.: C. r. Acad. Sci. **167**, 606 (1918). — Etiologie et prophylaxie de la grippe, bacille de Pfeiffer, virus filtrant. Paris 1929. Vgl. Béclère, Presse méd. **1937**, 72. — DUNCAN, G. G.: Diabetes insipidus. Dis. of metabolism. Philadelphia: W. B. Saunders Company 1947, S. 680. — DUNHAM, W. W., and W. J. MACNEAL: Inactivation of influ. virus by mild antiseptics. J. of Immun. **49**, 123 (1944).

EATON, M. D.: J. of Immun. **39**, 43 (1940 a). — EATON, M. D., and D. BECK: A new strain of virus of influ. isolated during an epidemic in Californien. Proc. Soc. exper. Biol. a. Med. **48**, 177 (1941). — EATON, M. D., and W. P. MARTIN: Analyses of serolog. reactions. after vaccination and infection with virus of influ. A: Amer. J. Hyg. **36**, 255 (1942). — EATON, M. D., W. P. MARTIN and J. C. TALBOT: Susceptibility of Kangaroo rats to strains of human influ. virus. Proc. Soc. exper. Biol. a. Med. **48**, 181 (1941). — EATON, M. D., and G. MEIKLEJOHN: Vaccination against influ. A study in California during the epidemic of 1943/44. Amer. J. Hyg. **42**, 28 (1945). — EATON, M. D., and C. R. NICEWONGER: Development of influ. complement fixing antigen and antibody in mice. Proc. Soc. exper. Biol. a. Med. **45**, 439 (1940/41). — EATON, M. D., and E. R. RICKARD: Application of the complement-fixation test to the study of epidemic influ. Amer. J. Hyg., B. **33**, 23 (1941). — ECKHARDT, E., H. FLOHN and H. J. JUSATZ: Ausbreitung und Verlauf der Grippe-Epidemie 1933 in Abhängigkeit von meteorologischen und geographischen Faktoren. Z. Hyg. **118**, 64 (1936). — EDWARD, D. G. F.: Resistance of influ. virus to drying and its demonstration on dust. Lancet **1941 II**, 664. — EDWARD, D. G. F., and O. M. LIDWELL: J. of Hyg. **43**, 196 (1943). —

Ehrismann, O.: Die Periodizität der Grippe. Z. ärztl. Fortbildg 37, 669 (1940). — Eichhorst, H.: Autoreferat über eine Grippeepidemie. Korresp.bl. Schweiz. Ärzte 1919, 624, 1131, 1137. — Elford, W. J., and C. H. Andrewes: Centrifugation studies. II. The viruses of vaccinia, influ. and Rous sarcoma. Brit. J. exper. Path. 17, 422 (1936 b). — Elford, W. J., C. H. Andrewes and F. F. Tang: The sizes of the viruses of human and swine influ. as determined by ultrafiltration. Brit. J. exper. Path. 17, 51 (1936 a). — Elford, W. J., C. M. Chu, J. M. Dawson, J. A. Dudgeon, F. Fulton and J. Smiles: Physical properties of the viruses of Newcastle disease, fowl plague and mumps. Brit. J. exper. Path. 29, 590 (1948). — Elkeles, G.: Med. Inst. Praev. Geneskde 1934, 60. — Ende, M. van den, D. G. Edward u. Mitarb. and D. Lush: Lancet 1940 II, 133; 1941 I, 716. — Enders, J. F.: The concentrations of certain antibodies in globulinfractions derived from human plasma. J. clin. Invest. 23, 510 (1944). — Enders, J. F., and H. E. Pearson: Resistance of chicks to infection with influ. A-virus. Proc. Soc. exper. Biol. a. Med. 48, 143 (1941). — Engel, E.: Über den Wert fortlaufender Hämogrammuntersuchungen bei der Beurteilung von Grippekranken. Med. Welt 1935, 1627. — Evans, C. A., and E. R. Rickard: The toxic effect of influ. virus in the rabbit eye. Proc. Soc. exper. Biol. a. Med. 58, 73 (1945).

Fairbrother, R. W.: Lancet 1938 I, 1269. — Fairbrother, R. W., and L. Hoyle: Observations of the aetiology of influ. J. of Path. 44, 213 (1937 a). — Active immunization against exper. influ.: The use of heat-killed elementary body suspensions. J. of Path. 44, 413 (1937 b). — Fairbrother, R. W., and A. E. Martin: Lancet 1938 I, 718. — Arch. Virusforschg 1, 114 (1939). — Fazekas, S. de St. Groth: Destruction of influ. virus receptors in the mouse lung by an enzyma from V. cholerae. Austral. J. exper. Biol. a. Med. Sci. 26, 29 (1948 a). — Regeneration of virus receptors in mouse lungs after artificial destruction. J. exper. Biol. a. Med. Sci. 26, 271 (1948 b). — Viropexis, the mechanism of influ. virus infection. Nature (Lond.) 162, 294 (1948 c). — Fejès, L.: Dtsch. med. Wschr. 45, 653 (1919). Feller, A. E.: Influ. B. J. Labor. a. clin. Med. 32, 332 (1947). — Findlay, C. B. E.: The chemotherapy of virus infections. Practitioner 160, 108 (1948). — Findlay, G. M., and E. M. Howard: Coxsackie viruses and Bornholm disease. Brit. med. J. 1950, 1233. — Findlay, G. M., and F. O. MacCallum: An interference phenomenom in relation to yellow fever and other viruses. J. of Path. 44, 405 (1937). — Finland, M., W. M. Barnes, M. Meads and E. M. Ory: Serologic studies of influ. made in Boston during the winter of 1945/46. J. Labor a. clin. Med. 33, 15 (1948 a). — Finland, M., M. W. Barnes, M. Meads, E. M. Ory and A. D. Rubenstein: Influ. B in Needham, Mass. Dec. 1945. J. Labor a. clin. Med. 32, 367 (1947). — Finland, M., M. W. Barnes and D. A. Samper: Influ. virus isolations and serological studies made in Boston during the winter of 1943/44. J. clin. Invest. 24, 193 (1945 b). — Finland, M., and J. H. Dingle: Virus pneumonias. I. Pneumonia associated with known nonbacterial agents: Influ., Psittacosis and Q-fever. New England J. Med. 227, 342 (1942). — Finland, M., E. M. Ory, M. Meads, M. W. Barnes: Influ. and Pneumonia. J. Labor a. clin. Med. 33, 32 (1948 b). — Finland, M., F. Parker, M. W. Barnes and L. S. Joliffe: Ac. myocarditis in influ. A infections, 2 cases of nonbacterial myocarditis, with isolation of virus from the lungs. Amer. J. med. Sci. 209, 455 (1945 a). — Finland, M., O. L. Peterson and E. Strauss: Staphylococcic pneumoniae occuring during an ep. of influ. Arch. int. Med. 70, 183 (1942). — Finlay, A. C., G. L. Hobby, S. Y. P'an and P. P. Regna u. a.: Terramycin. Science (Lancaster, Pa.) 1950 (im Druck). — Flohn, H.: Zur Geomedizin der Grippe (1928/29). Z. Hyg. 121, 588 (1939). — Florman, A. L.: Some alterations in chicken erythrocytes which follow treatment with influ. and Newcastle disease virus. J. of Bacter. 55, 183 (1948). — Florman, A. L., and J. P. Crawford: Amer. J. med. Sci. 208, 494 (1944). — Florman, A. L., A. Poindexter and F. E. Council: Use of an agglutination inhibition test in studying the effects of vaccination against influ. Amer. J. med. Sci. 212, 409 (1946). — Florman, A. L., A. B. Weiss and F. E. Council: Proc. Soc. exper. Biol. a. Med. 1946, 16. — Foley, M., and F. M. Burnet: Complement fixation in influ. with embryo fluid as antigen. Med. J. Austral. 2, 468 (1941). — Fowle, L. P., and J. Weightman: Report of effectiveness of influ. virus vaccine A and B at Bucknell University 1946/47. J. Lancet 67, 388 (1947). — Fraenkel, E.: Dtsch. med. Wschr. 1920, 671, 1182. — Francis, F. D., M. D. Hall and A. R. Gaines: Mil. Surgeon 47, 177 (1920). — Francis, Th., jr.: Transmission of influ. by a filterable virus. Science (Lancaster, Pa.) 80, 457 (1934). — Immunological relationships of strains of filterable virus recovered from cases of human influenza. Proc. Soc. exper. Biol. a Med. 32, 1172 (1935). — Pennsylvania med. J. 40, 249 (1937). — The immunology of epidemic influ. Amer. J. Hyg. 28, 63 (1938). — Quantitative relationship between the immunizing dose of epidemic influ. virus and the resultant immunity. J. of exper. Med. 69, 283 (1939). — Intranasal inocul. of human individuals with the virus of epid. influ. Proc. Soc. exper. Biol. a. Med. 43, 337 (1940). — Inactivation of ep. influ. virus by nasal secretions of human individuals. Science (Lancaster, Pa.) 91, 198 (1940). — A new type of virus from ep. influ. Science (Lancaster, Pa.) 92, 405 (1940 b). — Proc. Soc. exper. Biol. a. Med. 45, 861 (1940 d). — The problem of epidemic influ. Trans. Coll. Physicians Philad. 8, 218 (1940/41). — Harvey Lectures. Lancaster, Pa.: Science Press Printing Co. 1941/42. — A rational for studies in the control of epidemic influ. Science (Lancaster, Pa.) **97**, 229 (1943). — Epidemiology of influ. J. Amer. med. Assoc. **122**, 4 (1943). — Dissociation of hemagglutination and antibody-measuring capacities of influ. virus. J. of exper. Med. **85**, 1 (1947). — FRANCIS, TH., jr. u. Mitarb.: The development of "the 1943 vaccination study" of the commission on influ. Amer. J. Hyg. **42**, 1 (1945). — FRANCIS, TH., jr., and J. BRIGHTMAN: Virus-inactivating capacity of nasal secretions in the acute and convalescent states of influ. Proc. Soc. exper. Biol. a. Med. **48**, 116 (1941). — FRANCIS, TH., jr., and T. P. MAGILL: Cultivation of human Influenzavirus in an artificial medium. Science **82**, 353 (1935 b). Immunological studies with the virus of influ. J. of exper. Med. **62**, 505 (1935); **63**, 655 (1936). — Direct transmission of human influ. virus to mice. Proc. Soc. exper. Biol. a. Med. **36**, 132 (1937). — Antigenic differences in strains of ep. influ. virus. II. Cross-immunization tests in mice. Brit. J. exper. Path. **19**, 284 (1938). — FRANCIS, TH., jr., T. P. MAGILL, M. D. BECK and E. R. RICKARD: Studies with human influ. virus, during the influ. ep. of 1936/37. J. Amer. med. Assoc. **109**, 566 (1937 a). — Etiological and serological studies in ep. influ. Amer. J. publ. Health **27**, 1141 (1937 b). — FRANCIS, TH., jr., and A. E. MOORE: A study of neurotropic tendency in strains of ep. influ. J. of exper. Med. **72**, 717 (1940). — FRANCIS, TH., jr., H. E. PEARSON, J. E. SALK and P. N. BROWN: Immunity in human subjects artificially infected with influ. virus, type B. Amer. J. publ. Health. **34**, 317 (1944). — FRANCIS, TH., jr., H. E. PEARSON, E. R. SULLIVAN and P. N. BROWN: The effect of subcutaneous vaccination with influ. virus upon the virus-inactivation capacity of nasal secretions. Amer. J. Hyg. **37**, 294 (1943). — FRANCIS, TH., jr., J. J. QUILLIGAN and E. MINUSE: Identification of another epidemic respiratory disease. Science (Lancaster, Pa.) **112**, 495 (1950). — FRANCIS, TH., jr., and J. E. SALK: A simplified procedure for the concentration of purification of influ. virus. Science (Lancaster, Pa.) **96**, 499 (1942). FRANCIS, TH., jr., J. E. SALK and W. M. BRACE: The protective effect of vaccination against ep. influ. B. J. Amer. med. Assoc. **131**, 275 (1946). — FRANCIS, TH., jr., J. E. SALK, H. E. PEARSON and P. N. BROWN: Protective effect of vaccination against induced influ. A. Proc. Soc. exper. Biol. a. Med. **55**, 104 (1944). — J. clin. Invest. **24**, 536 (1945). — FRANCIS, TH. jr., J. E. SALK and J. J. QUILLIGAN: Exper. with vaccination against influ. in the spring of 1947. Amer. J. publ. Health **37**, 1013 (1947). — FRANCIS, TH., jr. and R. E. SHOPE: Neutralization tests with sera of convalescent or immunized animals and the viruses of swine and human influ. J. of exper. Med. **63**, 645 (1936). — FRANCIS, TH., jr., and C. H. STUART-HARRIS: Studies on nasal histology of ep. influ. virus infection in the ferret. I. Development and repair of nasal lesion. J. of exper. Med. **68**, 789 (1938). — II. J. of exper. Med. **68**, 813 (1938). III. Histological and serological observations on ferrets receiving repeated inoculations of ep. influ. virus. J. of exper. Med. **68**, 813 (1938 b). — FRANCIS, TH., jr., and M. V. DE TORREGROSA: Combined infection of mice with Haemophilus influ. and influ. virus by the intranasal route. J. inf. Dis. **76**, 70 (1945). — FRANKE, F.: Die chronische Influenza. München: O. Gmelin 1928. — Münch. med. Wschr. **32**, 1347 (1930). — FRENCH, C.: Report on the pandemic of influ. 1918/19. Rep. Publ. Health a. med. Subjects, No 4. London: Ministry of Health 1920. — FRIEDBERGER, E., and P. KONITZER: Med. Klin. **1919**, 108. — FRIEDENREICH, V.: Vibrion provoquant le phénomène d'agglutination sanguine de Thomson. C. r. Soc. Biol. Paris **98**, 894 (1928). — Recherches sur le phénomène de l'hémoagglutination de Thomson. Nature de la substance transformante. C. r. Soc. Biol. Paris **98**, 1267 (1928 b). — FRIEDEWALD, W. F.: The immunological responseto influ. virus infection as measured by the complement fixation test. J. of exper. Med. **78**, 347 (1943). — Qualitative differences in the antigenic composition of influ. A virus-strains J. of exper. Med. **79**, 633 (1944). — Science (Lancaster, Pa.) **99**, 453 (1944 a). — FRIEDEWALD, W. F., and E. W. HOOK: Influ. virus infection in the hamster. A study of inapparent virus infection and virus adaption. J. of exper. Med. **88**, 343 (1948). — FRIEDEWALD, W. F., and E. G. PICKELS: Centrifugation and ultrafiltration studies on allantoic fluid preparations of influ. virus. J. of exper. Med. **79**, 301 (1944). — FRIEDRICH, P. L.: Die Influ.-Epidemie des Winters 1889/90 im deutschen Reiche. Arb.ksl. Gesdh. amt **9**, 139 (1894). — FROST, W. H.: Statistics of influ. morbidity, with special reference to certain factors in case incidence and case fatality. Publ. Health. Rep. **35 I**, 584 (1920). — FROST, W. H., and E. SYDENSTRICKER: Influ. in Maryland. Preliminary statistics of certain localities. Publ. Health Rep. **34 I**, 491 (1919). — FRUGONI, C., F. MAGRASSI e G. BIUNCHI: Le malattie dell'apparato respiratorio da virus e da Rickettsie. Relaz. al L Congr. Società Ital. Med. interna Roma, Oktober 1949. Rom: Luigi Pozzi 1949. A. Il concetto clinico d'influenza. — FULTON, F., and K. R. DUMBELL: The serological comparison of strains of influ. virus. J. gen. Microbiol. **3**, 97 (1949). — FUST, B.: Die unspezifische Provokation manifester Virusinfektionen u. a.: In Handbuch der Virusforschung, DOERR-HALLAUER, Erg.-Bd. 1, S. 195. 1944. — Die Provokation manifester Virusinfektionen durch Einverleibung an und für sich harmloser oder weniger toxischer Substanzen. In Handbuch der Virusforschung, DOERR-HALLAUER, Erg.-Bd. 1, S. 201. — Die Eruierung latenter Virusinfektionen durch Überimpfung von Organemulsionen auf hochempfindliche Gewebe. In Handbuch der Virusforschung, DOERR-HALLAUER, Erg.-Bd. 1, S. 203. — Grippeschutzimpfung. Bull. eidgen. Gesdh.amt, Beil. B **1948**, 25. — Grippe-Epidemiologie. Bull. eidgen. Gesdh.amt, Beil. B **1948**, 25.

GARD, S., u. P. VON MAGNUS: Studies on interference in exper. Influ. II. Purification and centrifugation experiment. Ark. Kem. Mineral. Geol., B, **24**, 1 (1947). — GELNER, D. W. VAN, F. S. GREENSPAN and N. E. DUFRESNE: Nav. med. Bull. Washington **47**, 197 (1947). — GERMER, K.: Untersuchungen über das Vorkommen von Diastase bei akuten Infektionskrankheiten. Bibl. Laeg. (dän.) **123**, 405, 437 (1931). Vgl. Kongreßzbl. **67**, 651 (1932). — GERNEZ, CH., et CL. HURIEZ: Presse méd. **1940**, 740. — GEWARD, J.: Haemophilus influ.-Meningitis mit Heilung. Lancet **1947 II**, 167. — GEYMÜLLER, E.: Einfluß der Influ. auf Schwangerschaft und Wochenbett. Korresp.bl. Schweiz. Ärzte **2**, 1198 (1919). — GIBB: Lancet **1922 II**. — GIBSON, H. G., F. B. BOWMAN and J. I. CONNOR: A filterable virus as the cause of the early stage of the present epid. of Influ. Brit. med. J. **2**, 645 (1918). — Medical Res. Committee, Great Brit., Rep. Ser. No 36, S. 19. London 1919. — GIGON, A., u. R. MASSINI: Über den Einfluß der Nahrung und des Fiebers auf die Zucker- und Säureausscheidung beim Diabetes mellitus. Dtsch. Arch. klin. Med. **96**, 531 (1909). — GINSBERG, H. S., and F. L. HORSFALL jr.: Concurrend infection with influ. and mumps virus or pneumonia virus of mice (PVM) as bearing on the inhibition of virus multiplication by bacterial polysaccharides. J. of exper. Med. **89**, 37 (1949). — GLAESSNER, K.: Wien. klin. Wschr. **1919**, 200. — GLAUS, A., u. R. FRITZSCHE: Über den Sektionsbefund bei der gegenwärtigen Grippeepidemie. Corresp.bl. Schweiz. Ärzte **1918**, 1121. — GLOVER, R. E.: Brit. J. exper. Path. **22**, 98 (1941). — GOETZ, F. C., and E. N. PETERSON: Endocarditis due to Hemophilus influ. Amer. J. Med. **7**, 274 (1949). — GOLUB, O. J., and J. C. WAGNER: Studies on the interference phenomenom with certain members of the psittacose-lymphogranuloma group of viruses. J. of Immunol. **59**, 59 (1948). — GOODPASTURE, E. W.: The significance of certain pulmonary lesions in relation to the etiology of influ. Amer. J. med. Sci. **158**, 863 (1919). — GOTTLIEB, R., C. C. FORSYTH and E. N. ALLOTT: Haem. influ-Meningitis bei Kindern. Lancet **1947 II**, 164 (Bd. 253). — GOULD, E. W.: N. Y. med. J. **109**, 666 (1919). — GOVER, M.: Influ. and pneumonia mortality in a group of 90 cities in the USA. (August 1935 — März 1943). Publ. Health Rep. **58**, 1033 (1943). — GRAHAM, Q. F., and L. MCCLELLAND: Uptake of radioactive phosphorus by influ. virus. Nature, (Lond.) **163**, 949 (1949). — GRANATI, A., e A. FRATTONI: Communicazione al XV congresso naz. di Medizina del lavoro. Genova 22. Sept. 1949. — GRAY: Zit. nach J. G. SCADDING 1937. — GREEN, R. H., A. F. RASMUSSEN jr., and J. E. SMADEL: Chemoprophyl. of exper. influ. infections in eggs. Publ. Health Rep. **61**, 1401 (1946). — GREEN, R. H., and D. W. WOOLLEY: Inhibition by certain polysaccharides of hemagglutination and of multiplication of influ. virus. J. of exper. Med. **86**, 55 (1947). — GREENBERG: Ungewöhnliche Symptome bei Influ. Med. Rec., No 5. New York 1920. — GREENFIELD, J. G.: Acute disseminated encephalomyelitis as a sequel to influ. J. of Path. **33 I**, 453 (1930). — GREENWOOD, M.: Discussion on influ. (Gen. Reports). Proc. roy. Soc. Med. **11**, 21 (1919). — Practitioner **153**, 323 (1944). — GRIGAUT et MOUTIER: Essai de traitement de la grippe par la plasmotherapie. C. r. Acad. Sci. Paris **1918**, 18. Nov. — GORP, W.: Arch. Kinderheilk. **124**, 59 (1941). — Z. Bakter. **1**, 149, 396 (1943). — GRUBB, T. C., M. L. MIESSE and B. PUETZER: J. of Bakter. **53**, 61 (1947). — GSELL, O.: Klin. Charakteristika von Virus- und Pseudoviruskrankheiten. 54. Internat. Kongr. Dtsch. Arch. klin. Med. **195**, 249 (1949). — GSELL, O., u. M. ENGEL: Sulfonamidresistente Pneumonien. Schweiz. med. Wschr. **1942**, 35.

HABERER, VON: Über chirurgische Erkrankungen bei Grippe. Mitt. Grenzgeb. Med. u. Chir. **32**, 73, 78 (1920). — HAEMIG, E., u. W. HEYDEN: Influenzaartige Epidemie mit gehäuften Lungeninfiltraten (Viruspneum.) in einem Füs.-Bat. Schweiz. med. Wschr. **1942**, 1113. — HALE, W. M., and A. P. MCKEE: The value of influ-vaccination when done at the beginning of an epidemic. Amer. J. Hyg. **42**, 21 (1945). — The intracranial toxicity of influ. virus for mice. Proc. Soc. exper. Biol. a. Med. **59**, 81 (1945). — HAMBURGER, V., and K. HABEL: Teratogenetic and letal effects of influ. A. and mumps viruses on early chick embryos. Proc. Soc. exper. Biol. a. Med. **66**, 660 (1947). — HAMILTON, J. H., and A. H. LEONARD: J. Amer. med. Assoc. **72**, 854 (1919). — HARE, R.: J. of Path. **49**, 411 (1939). — HARE, R., M. CURL and L. MCCLELLAND: Canad. J. publ. Health **37**, 284 (1946). — HARE, R., J. HAMILTON and W. R. FEASBY: Canad. J. publ. Health **34**, 453 (1943). — HARE, R., D. M. MACKENZIE, L. MCCLELLAND and M. CURL: Brit. J. exper. Path. **28**, 141 (1947). — HARE, R., D. M. STAMATIS and J. JACKSON: Influ. amongst immunized and unimmunized pop. in 1943. Canad. J. publ. Health **34**, 442 (1943). — HARFORD, C. G., and H. V. LEIDLER: Pathogenesis of pneumonia secundary to influ. J. clin. Invest. **26**, 1183 (1947). — HARFORD, C. G., H. V. LEIDLER and M. HARA: J. of exper. Med. **89**, 53 (1949). — HARFORD, C. G., M. R. SMITH, C. H. MCLEOD and W. B. WOOD: Infection of rats with the virus of influ. J. of Immun. **53**, 163 (1946). — HARFORD, C. G., M. R. SMITH and W. D. WOOD: Sulfonamide chemotherapy of combined infection with influ. virus and bacteria. J. of exper. Med. **83**, 505 (1946). — HARING, M.: Electrokinetic change in human erythrocytes during adsorption and elution of PR 8 influ. virus. Proc. Soc. exper. Biol. a. Med. **68**, 385 (1948). — Harold, J. T.: Lancet **1941**, 308. — Harries and Mitman: Interference, S. 9, 543. Baltimore: Williams and Wilkins, Cy. 1947. — Harris, T. N., u. J. Stokes jr.: Summary of a three-year study of the clinical applications of the desinfection of air by glycol vapors. Amer. J. med. Sci. **204**, 430 (1942); **209**, 152 (1945). — Harris, H. W., R. Murray, T. F. Paine and M. Finland: Streptomycin treatment of pulmon. infect.; clinical and bacteriological study on 6 cases. New England J. med. **236**, 611 (1947). — Hedinger, E.: Zur Pathologie und Bakteriologie der Grippe. Korresp.bl. Schweiz. Ärzte **1919**, 554. — Hegglin, R.: Zur Klinik der Viruserkrankungen. 54. Kongr. Dtsch. Ges. inn. Med. Dtsch. Arch. klin. Med. **195**, 231 (1949). — Hegler, C.: Postgrippöse Schäden. Dtsch. med. Wschr. **1934 II**, 1578. — Heinmets, F.: Studies with the electron microscope on the interaction of red cells and influ. virus. J. of Bacter. **55**, 823 (1948). — Held, u. Gray: Die Krankheiten der Gallenblase. Erg. Med. **10**, 281 (1923). Zit. nach Posselt 1931. — Henle, W.: Studies on host-virus interactions in the chick embryo-influ. virus system. I. Adsorption and recovery of seed virus. J. of. exper. Med. **90**, 1 (1949 a). — II. The propagation of virus in conjunction with the host cells J. of exper. Med. **90**, 13 (1949 a). — Henle, G., and W. Henle: Neurological signs in mice following intercerebral inoculation of influ. viruses. Science (Lancaster, Pa.) **100**, 410 (1944). — Interference between inactive and active viruses of influ. IV. The nature of the interfering agent. Amer. J. med. Sci. **210**, 369 (1945). — Studies on the toxicity of influ. viruses. I. The effect if intracerebral injection of influ. viruses. J. of exper. Med. **84**, 623 (1946 a). — Henle, W., and L. A. Chambers: Proc. Soc. exper. Biol. a. Med. **46**, 713 (1941). — Henle, W., and G. Henle: Interference of inactive virus with the propagation of virus of influ. Science (Lancaster, Pa.) **98**, 87 (1943). — Interference between inactive and ative viruses of influ. I. The incidental occurence and artificial induction of the phenomenom. Amer. J. med. Sci. **207**, 705 (1944 a). — II. Factors influenzing the phenomenom. Amer. J. med. Sci. **207**, 717 (1944 b). — The toxicity of influ. viruses. Science (Lancaster, Pa.) **102**, 398 (1945). — Interference between various related and unrelated viruses. III. Cross-interference between various related a. unrelated viruses. Amer. J. med. Sci. **210**, 362 (1945 b). — Proc. Soc. exper. Biol. a. Med. **59**, 179 (1945 a). — Studies on the toxicity of influ. viruses. II. The effect of intra-abdominal and intra-venous injection of influ. virus. J. of exper. Med. **84**, 639 (1946 b). — The effect of ultraviolet irradiation on various properties of influ. viruses. J. of exper. Med. **85**, 347 (1947). — III. Immunization of mice against the toxic activity of influenca. viruses. New potency test for the assay of vaccines of influ. virus. J. of Immun. **59**, 45 (1948). — Studies on host-virus interactions etc. III. Development of infectivity, hemagglutination and complement fixation activities during the first infections cycle. J. of exper. Med. **90**, 23 (1949). Henle, W., G. Henle, V. Groupé and L. A. Chambers: Studies on complement fixation with the viruses of influ. J. of Immun. **48**, 163 (1944). — Henle, W., G. Henle, B. Hampil. E. P. Maris and J. Stokes jr.: Experiments on vaccination of human beings against epid. influ. J. of Immun. **53**, 75 (1946). — Henle, W., G. Henle and W. M. Kirber: Interference between inactive and active viruses of influ. V. Effect of irradiated virus on the host-cells. Amer. J. med. Sci. **214**, 529 (1947). — Henle, W., G. Henle and E. B. Rosenberg: The demonstration of onestep growth curves of influ. viruses through the blocking effect of irradiated virus on further infection. J. of exper. Med. **86**, 423 (1947). — Henle, W., G. Henle and J. Stokes jr.: Demonstration of the efficacy of vaccination against influ. type A by exper. Infection of human beings. J. of Immun. **46**, 163 (1943). — Henle, W., G. Henle, J. Stokes jr. and E. P. Maris: Exper. exposure of human subjects to viruses of influ. J. of Immun. **52**, 145 (1946 a). — Henle, W., J. Stokes jr. and D. R. Shaw: Passive immunization of mice against human influ. virus by the intranasal route. J. of Immun. **40**, 201 (1941). — Henle, W., and M. Wiener: Complement fixation antigens of influ. viruses typ A and B. Proc. Soc. exper. Biol. a. Med. **57**, 176 (1944). — Henle, W., and J. Zellat: Effect of propylene glycol aerosol on airborne virus of influ. A. Proc. Soc. exper. Biol. a. Med. **48**, 544 (1941). — Henneberg, G., K. Marcuse and H. Brandenburg: Untersuchungen über Immunitätsfragen bei Grippe. I. Methodik. Zbl. Bakter. **152**, 529 (1948). — II. Ergebnisse der Sero-Diagnostik der Grippe. Zbl. Bakter. **152**, 540 (1948). — Henneberg, G., u. A. Ortmann: Anzüchtung eines Grippevirusstammes. Zbl. Bakter. **154**, 178 (1949). — Herčík, F.: Some observations about the morphology of bacteriophage. Experientia **6**, 64 (1950). — Herzberg, K.: Z. Immun.forschg **1944**. — Zbl. Bakter. **152**, 2 (1945/46). — Virusgrippe-Adsorbatimpfstoff. Dtsch. Gesdh.wes. **1**, 697 (1946). — Kritik des Experimentes bei Viruskrankheiten. Z. inn. Med. **2**, 129 (1947). — Neuere Ergebnisse und Auffassungen aus dem Virusgebiet. Dtsch. Arch. klin. Med. **195**, 200 (1949 a). — Virus-Grippe, Bakterien-Grippe, Viruspneumonie. Zbl. Bakter. **153**, 125 (1949 b). — Herzberg, K., u. W. Gross: Zb. Bakter. **146**, 129 (1940). — Herzberg, K., u. H. Urbach: Über Beginn und Verlauf der Grippe 1948/49 in Ostmecklenburg. Z. Immun.forschg **107**, 152 (1950). — Hildebrandt, W.: Über chronische Grippe (Influ.). Münch. med. Wschr. **1920 I**, 1008. — Himmelweit, F.: Influ. virus B isolated from a fatal case of pneumonia. Lancet **1943 II**, 793. — Hirsch, A.: Historisch geographische Pathologie, 2 A. S. 5. 1881. — Handbook of geographical and historical pathology, Bd. I. London: The new Sydenham Soc. 1883. — HIRSCHFELD, F.: Zur Prognose der Glykosurie und des Diabetes. Berl. klin. Wschr. **1900**, 550, 575. — HIRST, G. K.: The agglutination of red cells by allantoic fluid of chick embryos infected with influ. virus. Science (Lancaster, Pa.) **94**, 22 (1941). — The quantitative determination of influ. virus and antibodies by means of red cell agglutination. J. of exper. Med. **75**, 49 (1942 a). — Adsorption of influ. Hemagglutinins and virus by red blood cells. J. of exper. Med. **76**, 195 (1942 b). — In vivo titrations of influ-virus and of neutralizing antibodies in chick embryos. J. of Immun. **45**, 285 (1942 c). — Direct isolation of human influ. virus in chick embryos J. of Immun. **45**, 293 (1942 d). — Adsorption of influ. virus on cells of the respiratory tract. J. of exper. Med. **78**, 99 (1943 a); J. of exper. Med. **45**, 407 (1943 b). — Direct isolation of influ. virus in chick embryos. Proc. Soc. exper. Biol. a. Med. **58**, 155 (1945). — Comparisons of influ. virus strains from three epidem. J. of exper. Med. **86**, 367 (1947 b). — Studies on the mechanism of adaptation of influ. virus to mice. J. of exper. Med. **86**, 357 (1947 a). — The nature of the virus receptors of red cells. I. Evidence on the chemical nature of the virus receptors of red cells and of the existence of a closely analogous substance in normal serum. J. of exper. Med. **87**, 301 (1948 a). — II. The effect of partial heat inactivation of influ. virus on the destruction of red cells receptors and the use of inactivated virus in the measurement of serum inhibition. J. of exper. Med. **87**, 315 (1948 b). — III. Partial purification of the virus agglutination inhibitor in human plasma. J. of exper. Med. **89**, 223 (1949 a). — IV. Effect of sodium periodate on the elution of influ. virus from red cells. J. of exper. Med. **89**, 233 (1949 b). — Receptor destruction by viruses of the mumps-UDV-influ group. J. of exper. Med. **91**, 161 (1950 a). — The relationship of the receptors of a new strain of virus to those of the mumps-UDV-influ. group. J. of exper. Med. **91**, 177 (1950 b). — HIRST, G. K., N. PLUMMER and W. F. FRIEDEWALD: Human immunity following vaccination with formalinized influ. virus (winter 1943—44). Amer. J. Hyg. **42**, 45 (1945). — HIRST, G. K., E. R. RICKARD and W. F. FRIEDEWALD: Studies in human immunization against influ. J. of exper. Med. **80**, 265 (1944). — HIRST, G. K., E. R. RICKARD and L. WHITMAN: A new method for concentrating influ. virus from allantoic fluid. Proc. Soc. exper. Biol. a. Med. **50**, 129 (1942). — HIRST, G. K., E. R. RICKARD, L. WHITMAN and F. L. HORSFALL jr.: Antibody response of human beings following vaccination with influ. viruses. J. of exper. Med. **75**, 495 (1942). — HIRST, G. K., A. VILCHES, O. ROGERS and C. L. ROBBINS: The effect of vaccination on the incidence of influ. B. Amer. J. Hyg. **45**, 96 (1947). — HODGES, R. G., and C. M. MACLEOD: Epidemic pneumococcal pneumonia. IV. Relationship of nonbact. respirat. dis. to pneumococc. pneumonia. Amer. J. Hyg. **44**, 231 (1946). — HÖRING, F. O.: Die Systematik uncharakteristischer Infektionen und deren Stellung im nosologischen System. Z. klin. Med. **121**, 231 (1932). — Parallergische Reaktion als auslösender Faktor bei Viruskrankheiten. Dtsch. Arch. klin. Med. **195**, 268 (1949). — HOFFMANN, E.: Über Skleroedema adultorum nach Grippe mit Gewebsveränderungen an den cutanen Nerven. Klin. Wschr. **1923/1**, 963. — HOFFMANN, W. H.: Das Blutbild der Influenza in den Tropen. Münch. med. Wschr. **1923**, 1199. — HOLLÄNDER, A., and J. W. OLIPHANT: The inactivating effect of monochromatic ultraviolet radiation on influ. virus. J. of Bacter. **48**, 447 (1944). — HOPKINS, J. H. S.: Bornholm disease. Brit. med. J. **1950**, 1230. — HORSFALL, F. L., jr.: Neutralization of epidemic influ. virus. The linear relationship between the quantity, of serum and the quantity of virus neutralized. J. of exper. Med. **70**, 209 (1939). — Amer. J. publ. Health **30**, 1302 (1940). — The present status of the influ. problem. J. Amer. med. Assoc. **120**, 284 (1942). — HORSFALL, F. L., jr., and R. G. HAHN: A pneumonia virus of Swiss mice. Proc. Soc. exper. Biol. a. Med. **40**, 684 (1939). — HORSFALL, F. L., jr., R. G. HAHN and E. R. RICKARD: J. clin. Invest. **19**, 379 (1940). — HORSFALL, F. L., jr., and E. H. LENNETTE: Science (Lancaster, Pa.) **91**, 492 (1940 a). — J. of exper. Med. **72**, 247 (1940 b). — Neutralization of influ. virus by human serum. J. of exper. Med. **73**, 327 (1941). — HORSFALL, F. L., jr., E. H. LENNETTE and E. R. RICKARD: J. of exper. Med. **73**, 335 (1941). — HORSFALL, F. L., jr., E. H. LENNETTE, E. R. RICKARD, C. H. ANDREWES, W. SMITH and C. H. STUART-HARRIS: The nomenclature of influ. Lancet **1940 II**, 413. — HORSFALL, F. L., jr., E. H. LENNETTE, E. R. RICKARD and G. K. HIRST: Studies on efficacy of complex vaccine against influ. A. Publ. Health Rep. **56**, 1863 (1941). — HORSFALL, F. L., jr., and M. MCCARTY: Modifying effects of certain subst. of bact. origin on course of infection with pneumonia virus of mice (PVM). J. of exper. Med. **85**, 623 (1947). — HORSFALL, F. L., jr., and E. R. RICKARD: Neutralizing antibodies in human serum after influ. A. The lack of strain specificity in the immunological response. J. of exper. Med. **74**, 433 (1941). — HOSKINS, M.: A protectiv action of neurotropic against viscerotropic yellov fever virus in Macacus rhesus. Amer. J. trop. Med. **15**, 675 (1935). — HOWITT, B. F.: Proc. Soc. exper. Biol. a. Med. **73**, 443 (1950). — HOYLE, L.: Grippemorbidität. Monthly Bull. Min. Health etc. (Med. Res. Counc.) **3**, 58 (1944). — Analyses of the complement-fixation reaction in influ. J. of Hyg. **44**, 170 (1945). — The growth cycle of influ. virus A. A study in the relations between virus, soluble antigen on host cell in fertile eggs inoculated with influ. virus.

Brit. J. exper. Path. **29**, 390 (1948). — HOYLE, L., and R. W. FAIRBROTHER: Further studies of complement-fixation in influ.: Antigen production in egg-membrane culture and the occurrence of a zone phenomenom. Brit. J. exper. Path. **18**, 425 (1937). — Antigenic structure of influ. viruses; the preparation of elementary body suspensions and the nature of the complement-fixing antigen. J. of Hyg. **37**, 512 (1937). — Isolation of the influ. virus and the relation of antibodies to infection and immunity. Brit. med. J. **1937 I**, 655. — HOYNE, A. L., R. H. BROWN and A. P. DRUCKER: Influ. meningitis treated with streptomycin. 3 cases with recoveries. Arch. of Pediatr. **63**, 559 (1946). — HUBERT, G.: Münch. med. Wschr. **75**, 1202 (1928). — HUEBNER, R. J., C. ARMSTRONG, E. A. BEEMAN and R. M. COLE: Studies of Coxsackie viruses. Prel. report occurr. of Coxs. virus in a southern Meryland Community. J. Amer. med. Assoc. **144**, 609 (1950). — HUNZIKER, J.: Statistische Jahresübersicht über Bevölkerungsbewegung usw., Jg. 1920. Basel 1918. — HYDE, R. A.: Amer. J. Hyg. **36**, 338 (1942). — HYDE, R. A., and J. CHAPMAN: The behavior of certain filterable agents from cases of colds and influ. isolated directly from man to chick membranes. Amer. J. Hyg. **26**, 116 (1937). — HYMAN, A. S.: Postinfluenzal angina pectoris. J. Amer. med. Assoc. **94**, 1125 (1930).

ISAACS, A.: Reactivation of neutral mixtures of influ. virus and serum by virus inactivated by heat. Brit. J. exper. Path. **29**, 529 (1948). — ISAACS, A., M. EDNEY, N. DONNELLEY u. H. W. INGRAM: Influ. in an isolated community (A). Lancet **1950 I**, 64.

JACKSON, W. P. U.: Influ. B. among west Indians outbreaks in the Bahamas and in England. Lancet **1946 II**, 631. — (Epidemiologie der B-Influ.) Epidemiol. Inform. Bull. of the UNRRA, Health Div. 1945. — US-Army Med. Depart. Bull., 1945. — JACOBSEN, A. W., and E. NETER: Amer. J. Dis. Childr. **60**, **363** (1904). — JACOBY, N. M.: Lancet **1941 II**, 753. — JASLAW, S., H. E. WILSON, CH. A. DOAN, O. C. WOOLPERT and J. L. SCHWAB: Reactions of monkeys to exper. induced streptococcus haemolyticus, group C, infection. An analyses of the relative rôles of humoral and cellular immunity under conditions of optimal or deficient nutrition. J. of exper. Med. **84**, 263 (1946). — JÄSCHOK, H.: Das epidemische Auftreten der Grippe im Winter 1932/33 und 1936/37. Geomed. Untersuchg. Niederschlesiens. Z. Hyg. **121**, 276 (1938). — JENNISON, M. W.: Aerobiology **1942**, 106. — JONES, M.: Adaptation of influ. virus to heat. Proc. Soc. exper. Biol. a. Med. **58**, 315 (1945). — JORDAN, E.: Epid. influ. Amer. med. Assoc., Chicago **1927**. — JUHL, D.: Beiträge zur pathologischen Anatomie der Grippe. Virchows Arch. **232**, 58 (1921). — JUSATZ, H. J.: Über das rhythmische Auftreten von Grippeepidemien und Möglichkeiten einer epidemiologischen Prognose Z. Hyg. **121**, 185 (1938).

KAIRIES, A.: Studien zur Grippeätiologie unter dem Gesichtspunkt der Provokation. Münch. med. Wschr. 88, 606 (1941). — KALTER, S. S., and O. D. CHAPMAN: Serologic studies on influ. during a 9-month-period (B-epidemic in Syracuse N. Y.). J. clin. Invest. **26**, 420 (1947). — KALTER, S. S., O. D. CHAPMAN and D. A. FEELEY: A serological study of influenzal antibodies (A, B a. Swine). Science (Lancaster, Pa.) **105**, 499 (1947). — KAYSER-PETERSON, J. E.: Grippe und Tuberkulose. Münch. med. Wschr. **1938 II**, 2009. — KEEGAN, J. J.: J. Amer. med. Assoc. **71**, 1051 (1918). — KESTERMANN u. SCHLEGEL: Unveröffentlicht. Zit. nach BIELING-HEINLEIN, S. 66. 1947. — KHAIRAT, O.: Endocarditis due to a new species of Hemophilus. J. Path. a. Bacter. **50**, 497 (1940). — KLEIN, M.: The mechanism of the virucidal action of ascorbic acid. Science (Lancaster, Pa.) **101**, 587 (1945). — KLEIN, M., and D. A. STEVANS: In vitro and in vivo activity of synthetic detergents against influ. virus. J. of Immun. **50**, 265 (1945). — KLENNER, F. R.: Virus pneumonia and its treatment with vitamin C. South. Med. a. Surg. **110**, 36 (1948). — KLEWITZ, F.: Über gehäufte Myokardschäden bei der diesjährigen Grippe. Med. Welt **1941**, 587. — KNIGHT, C. A.: The stability of influ. virus in the presence of salts. J. of exper. Med. **79**, 285 (1944 a). — A sedimentable component of allantoic fluid andits relationship to Influenza viruses. J. of exper. Med. **80**, 83 (1944 c). — Precipitin reactions of highly purified influ. viruses and related materials. J. of exper. Med. **83**, 281 (1946 b). — The preparation of highly purified PR 8 influ. virus from infected mouse lungs. J. of exper. Med. **83**, 11 (1946 a). — The nucleic acid and carbohydrate of influ. virus. J. of exper. Med. **85**, 99 (1947 a). — Amino acid composition of highly purified viral particles of influ. A and B. J. of exper. Med. **86**, 125 (1947 b). — Biochemical studies on highly purified prep. of influ. A and B-viruses. Fed. Proc. **6**, 268 (1947). — KNIGHT, C. A., and W. M. STANLEY: The effect of some chemicals on purified influ. virus. J. of exper. Med. **79**, 291 (1944). — KÖBE, K., and H. FERTIG: Die Züchtung des Ferkelgrippe- und Swine-Influenza-Virus. Zbl. Bakter. I Orig. **141**, 1 (1938). — KOLLER, S.: Der jahreszeitliche Gang der Sterblichkeit an Krankheiten des Kreislaufs und der Atmungsorgane. 2. Der Verlauf in Jahren mit oder ohne Grippeepidemien. Arch. Kreisl.forschg 8, 296 (1941). — KORTH, J.: Beitrag zur Grippe-Myositis. Münch. med. Wschr. **1941 I**, 339. — KRONER, R.: Über die akute und chronische Intestinal-Influenza mit pseudothyreotoxischem Symptomenkomplex. Dtsch. med. Wschr. **1939**, 1825. — Über die chronische Grippe-Virus-Infektion und ihre klinischen Bilder. Hamburg: H. H. Nölke 1948. —

KRUEGER, A. P., and unit. personnel: Effects of certain detergents on influ. virus (types A and B). U.S. Naval Med. Bul. **40**, 622 (1942). — The inactivation of influ. viruses by the human skin. U.S. Naval. Med. Bul. **40**, 839 (1942). — Science (Lancaster, Pa.) **98**, 348 (1943). KRUGE, W.: Münch. med. Wschr. **65**, 1228 (1918).

LAIDLAW, P. P.: Epid. influ.: A virus disease. Lancet **1935 I**, 1118. — LAIDLAW, P. P., W. SMITH, C. H. ANDREWES and G. W. DUNKIN: Influenza: the preparation of immune sera in horses. Brit. J. exper. Path. **16**, 275 (1935). — LANNI, F., and J. W. BEARD: Inhibition by egg-white of hemagglutination by swine influ. virus. Proc. Soc. exper. Biol. a. Med. **68**, 312 (1948).— LAPP, F. W., u. M. WICKE: Zur Grippewelle 1935. Dtsch. med. Wschr. **1935 II**, 1722. — LAUFFER, M. A., and G. L. MILLER: The sedimentation rate of the biological activities of influ.-A-Virus. J. of exper. Med. **80**, 521 (1944). — LAUFFER, M. A., and W. M. STANLEY: Biophysical properties of preparations of PR 8 influ. virus. J. of exper. Med. **80**, 531 (1944). — LEICHTENSTERN, M. H.: Dtsch. med. Wschr. **1890**, 212, 388. — LEICHTENSTERN, O., u. G. STICKER: Influenza. Wien u. Leipzig: A. Halder 1912. — LEIGH, A. D.: Infections of the nervous system accurring during an epid. of influ. B. Brit. med. J. **1946 II**, 936. — LENNETTE, E. H., and F. L. HORSFALL jr.: Studies on influ. virus. The complement-fixing antigen of influ. A. and swine influ.-viruses. J. of exper. Med. **73**, 581 (1941). — LENNETTE, E. H., and H. KOPROWSKI: Interference between viruses in tissue culture. J. of exper. Med. **83**, 195 (1946). — LENNETTE, E. H., E. R. RICKARD, G. K. HIRST and F. L. HORSFALL: The diverse etiology of epidem. influ. Publ. Health Rep. **56**, 1777 (1941). — LÉPINE, P., V. SAUTTER, L. REINIÉ and J. MAURIN: Epidémie de Grippe 1948/49. Ann. Inst. Pasteur **77**, 108 (1949). — LESNÉ, BRODIN et SAINT-GIRONS: Effets des injections de plasma humain au cours de la grippe. Presse méd. **1919**, 181. — LEVENS, J. H., and J. F. ENDERS: The hemoagglutinative properties of amniotic fluid from embryonated eggs infected with mumps virus. Science (Lancaster, Pa.) **102**, 117 (1945). — LEVINSON, A.: Treatment of influenzal meningitis. Illinois med. J. **94**, 227 (1948). — LEWINTHAL: Z. Hyg. **109**, 93 (1928). — LINDSAY, J. E. C. RICE and M. A. SELINGER: The treatment of meningitis due to hem. influ. 108 cases. J. of Pediatr. **17**, 220 (1940). — LISTER, F. S., and E. TAYLOR: Exper. investigation of ep. influ. at Durban. Publ. S. afric. Inst. med. Res. **1919**, No 12, 9. — LÖFFLER, W., u. S. MOESCHLIN: Über miliare Pneumonie von eigenartig schwerem Verlauf („Miliare Viruspneumonie"). Schweiz. med. Wschr. **1946**, 815. — LOEFFLER, W., u. Mitarb.: Dieses Handbuch, Bd. 4. — LONG, P. H., C. A. CHANDLER, E. A. BLISS, M. S. BRYER and E. B. SCHOENBACH: The use of antibiotics. J. Amer. med. Assoc. **141**, 315 (1949). — LOOSLI, C. G., O. H. ROBERTSON and T. T. PUCK: J. inf. Dis. **72**, 142 (1943). — LOOSLI, C. G., J. SCHOENBERGER and G. BARNETT: Results of vaccination against epid. influ. during the spring 1947. J. Labor. a. clin. Med. **32**, 1410 (1947). — Results of vaccination against influ. during epid. of 1947. J. Labor a. clin. Med. **33**, 789 (1948). — LUCIANI, P.: Virus influenzale e diffesa immunitaria nel bambino. Riv. Clin. pediatr. **41**, 280 (1943). — LUDWIG, H.: Z. klin. Med. **141**, 758 (1942). LUKSCH, F.: Arch. of Path. **5**, 448 (1928). — LURIA, S. E., and M. DELBRÜCK: Interference between inactivated bacterial virus and active virus of the same strain and of different strains. Arch. of Biochem. **1**, 207 (1942). — LUSH, D., and F. M. BURNET: Influ. virus on the developing egg. 6. Complement fixation with egg membrane antigens. Austral. J. exper. Biol. a. med. Sci. **15**, 375 (1937). — LWOFF u. LWOFF: Vgl. Ann. Inst. Pasteur **62**, 173 (1939). — LYONS, W. R., and personel of U.S. Nav. Lab. Res. Unit. No. 1.: Amer. J. med. Sci. **207**, 40 (1944).

MACKENZIE, J. C. H., A. P. M. PAGE und E. M. WARD: Lancet **1940 I**, 785. — MACLAGAN, N. F.: Nature (Lond.) **154**, 670 (1944). — Brit. J. exper. Path. **25**, 234 (1944). — MAGILL, TH. P.: A virus from cases of influ. like upper-respiratory infection. Proc. Soc. exper. Biol. a. Med. **45**, 162 (1940). — MAGILL, T. P., and T. FRANCIS jr.: Studies with human influ. virus cultivated in artificial medium. J. of exper. Med. **63**, 803 (1936 a). — Antigenic differences in strains of human influ. virus. Proc. Soc. exper. Biol. a. Med. **35**, 463 (1936 b). — I. Cross-neutralization tests in mice. Brit. J. exper. Path. **19**, 273 (1938). — II. Cross-immunization tests in mice. Brit. J. exper. Path. 284. — Proc. Soc. exper. Biol. a. Med. **39**, 81 (1938b). — MAGILL, T. P., N. PLUMMER, W. G. SMILLIE and J. Y. SUGG: An evaluation of vaccination against influ. Amer. J. Hyg. **42**, 94 (1945). — MAGILL, T. P., and J. Y. SUGG: Proc. 3. Int. Congr. Microbiol. **1940**, 379. — The significance of antigenic differences among strains of the "A group" of influ. viruses. J. of exper. Med. **80**, 1 (1944). — Proc. Soc. exper. Biol. a. Med. **53**, 104 (1944). — The reversibility of the O—D type of influ. virus variation. J. of exper. Med. **87**, 535 (1948). — MAGNUS, P. v.: Studies on interference in experimental influenza. I. Biological observations. Ark. Kem. Mineral. Geol. **24**, 1 (1947). — MALONE, R. H., und A. G. MCKENDRICK: Indian J. med. Res. **7**, 372 (1919/20). — MANIRE, G. P., S. E. SULKIN and J. W. FARMER: Proc. Soc. exper. Biol. a. Med. **73**, 341 (1950). — MARTIN, A. E.: A serological investigation into the epidemiology of influ. with particular reference to sporadic cases. J. of Hyg. **40**, 104 (1940). — MARTIN, A. E., and M. D. EATON: Proc. Soc. exper. Biol. a. Med. **47**, 405 (1941). — MARTIN, A. E., and R. W. FAIRBROTHER: Lancet

1939 II, 1313. — Martin, W. B., and W. W. Spink: Endocarditis due to type B hemophilus influ. involving only the tricuspid valve. Amer. J. med. Sci. **214**, 139 (1947). — Massini, R.: Influenza, Grippe. In Handbuch der inneren Medizin, 3. Aufl. Bd. **I**, S. 216. Berlin: Springer 1934. — Maeson, J.: Med. J. Austral. **1942/2**,168. — Mawson, J., and C. Swan: Intranasal vaccination of humans with living attenuated influ. virus strains. Med. J. Austral. **1**, 394 (1943). — May, E., P. Mozziconacci et M. Wetzlar: Grippe à forme vasculoplégique pulmonaire et rénale avec azotémie aigue. Bull. Soc. méd. Hôp. Paris III **56**, 498 (1940). — McClelland, L., and R. Hare: The adsorption of influ. virus by red cells and a new in vitro method of measuring antibodies for influ. virus. Canad. publ. Health J. **32**, 530 (1941). — McClelland, L., and C. E. van Rooyen: (Soc. Amer. Bacteriologists) Abstr. J. Bacter. in press. **1948**. — McCordock, H. A., and R. S. Muckenfuss: Amer. J. Path. **9**, 221 (1933). — McCoy, G. W., and De, W. Richey: U.S. publ. Health Serv. Bull. **1921**, No 123. — McCrea, J. F.: Modification of red-cell agglutinability by C. Welchii toxins. Austral. J. exper. Biol. a. Med. Sci. **25**, 127 (1947). — Mucins and mucoids in relatioton influ. virus action. II. Isolation and characterization of the serum mucoid, inhibitor of heated influ. virus. Austral. J. exper. Biol. a. Med. Sci. **26**, 355 (1948). — McGee, Ch. J., W. S. Priest and D. Kenney: Subac. bacterial endocarditis due to Hemophilus parainflu. J. Amer. med. Assoc. **137**, 1316 (1948). — McGuire, L. W., and W. R. Redden: Treatment of influ. pneumonia by the use of convalescent immune serum. J. Amer. med. Assoc. **71**, 1311 (1918); **72**, 709 (1919). — McIntosh, J.: The incidence of bacillus influ. (Pfeiffer) in the present influ. ep. Lancet **1918 II**, 695. — McIntosh, J., and F. R. Selbie: Lung lesions in exper. influ. J. Path. a. Bacter. **45**, 475 (1937 a). — The pathogenicity to animals of viruses isolated from cases of human influ. Brit. J. exper. Path. **18**, 334 (1937 b). — McKee, A. P., and W. M. Hale: Reactivation of overneutralized mixtures of influ. virus and antibody. J. of Immunol. **54**, 233 (1946). — Streptomycin as an aid in isolating influ. virus Science (Lancaster, Pa.) **105**, 41 (1947). — McLean, I. W. jr., D. Beard and J. W. Beard: Studies on the immunization of swine against infection with swine influ. virus. I. Resistance following subcut. administration of formalized purified influ. virus. Fed. Proc. **6**, 430 (1947). — J. of Immun. **56**, 109 (1947). — McLean, I. W. jr., D. Beard, A. R. Taylor, D. G. Sharp and J. W. Beard: The relation of antibody response in swine to dose of the swine influ. virus inactivated with formalin and with ultraviolet light. J. of Immunol. **51**, 65 (1945 a). — The antibody response of swine to vaccination with inactivated swine influ. virus. Science (Lancaster, Pa.) **101**, 544 (1945 c). — Antibody response of swine to repeated vaccination with formalin-inactivated, purified swine influ. virus. Proc. Soc. exper. Biol. a. Med. **59**, 192 (1945 b); **60**, 152, 538, 558 (1945 b). — McLean, I. W. jr., D. Beard, A. R. Taylor, D. G. Sharp, J. W. Beard, A. E. Feller and J. H. Dingle: Influence of temperature of incubation of the increase of influenzal virus B (Lee strain) in the chorioallantoic fluid of chick embryos. J. of Immunol. **48**, 305 (1944). — Meerloo, A. M.: Vegetative Syndrome während und nach Grippe. Nederl. Tijdschr. Geneesk. **1935**, 3863. — Meissner, O.: Die Grippeepidemie 1939 und das Wetter. Meteor. Z. Bioklim. Beibl. **7**, 42 (1940). — Melnick, J. L., E. V. Shaw and E. C. Curnen: Proc. Soc. exper. Biol. a. Med. **71**, 344 (1949). — Merino, C., C. A. Doan, O. C. Woolpert, J. L. Schwab and S. Saslaw: Reactions of monkeys to exper. respiratory infections. III. Response to mixtures of influ. virus and streptococcus. Proc. Soc. exper. Biol. a. Med. **48**, 563 (1941). — Miles, A. A., and J. Gray: (Hemophilus parainflu.-endocarditis). J. of Path. **47**, 257 (1938). — Miller, G. L.: Influence of p_H and of certain other conditions of the stability of the infectivity and red cell agglutinating activity of influ. virus. J. of exper. Med. **80**, 507 (1944). — Miller, G. L., M. A. Lauffer and W. M. Stanley: Electrophoretic studies on PR 8 influ. virus. J. of exper. Med. **80**, 549 (1944). — Mills, C., and A. R. Dochez: Specific agglutination of murine erythrocytes by a pneumonitis virus in mice. Proc. Soc. exper. Biol. a. Med. **57**, 140 (1944). — Miloslavich, E.: Frankf. Z. Path. **22**, 422 (1919/20). — Milstone, J. H., R. B. Lindberg, M. Bayliss u. Mitarb. : 1945 influ. B epidemic in the pacific. area. Mil. Surgeon **99**, 777 (1946). — Moeschlin, S.: Die lymphatische Reaktion der Viruspneumonie. Schweiz. med. Wschr. **1943**, 1540. — Morgan, H. J., J. S. Hunt, R. Kent and J. M. Carlisle: Streptomycin exhibit. Ann. Meeting Med. Soc. New Jersey (Atlantic City), 1947, April. — Morgan, H. R., and M. Finland: Serologic findings in patients with primary atypic pneumonia. Amer. J. clin. Path. **18**, 593 (1948). — Moro, E., u. W. Keller: Über die Parallergie. Klin. Wschr. **1935**, 1. — Mosley, V. M., R. W. G. Wyckoff: Electron micrography of virus of influ. Nature (Lond.) **157**, 263 (1946). — Mote, J. R., u. T. D. Jones: 1939 zit. nach Mote, 1941 (Monographie). — Moutier: La grippe, ses formes, leur traitement. Rev. générale. Gaz. Hôp. Paris **1919**, 165. — Mudd, S.: Luftentkeimung. Bull. N. Y. Acad. Med. **21**, 393 (1945). — Mulder, J., van der Veen, J. J. Brans and S. W. Enserink: Neutralization of the non-specific serum inhibitor in influ. immune titrations after Hirst with an enzyme of V. cholerae. Acta Brevia Neerlandica **16**, 57 (1948). — Mulder, J., J. van der Veen, L. M. Brans and Miss S. W. Enserink: Antibody response against strains of influenza A virus in ferrets with basic immunity. Antonie van

Leeuwenhoek **15**, 161 (1949b). — Mulder, J., J. van der Veen, S. W. Enserink and J. J. Brans: Isolation of a strain of influ-A-virus from the trachea in a case of influ. pneumonia in the winter 1947. Antonie van Leeuwenhoek **14**, 184 (1948). — Mulder, J., and G. J. Verdonk: Studies on the pathogenesis of a case of influ. — A pneumonia of three days' duration. J. of Path. **61**, 55 (1949). — Munro: Münch. med. Wschr. **1930**, 1750. — Mutch, N.: Lancet **1941 II**, 751. — Mygge, J.: Etude sur l'éclosion épid. de l'influenza. Acta med. scand. (Stockh.) **1930** Suppl. 32.

Nagler, F. P. O.: Application of Hirts phenomenom to the titration of vaccinia virus and vaccinia immune serum. Med. J. Austral. **1**, 281 (1942). — Nagler, F. P. O., and G. Rake: The use of the electron microscope in diagnoses of variola, vaccinia and varicella. J. of Bacter. **55**, 45 (1948). — Nathanson, M. H., and R. A. Liebhold: Diffusion of sulfonamides and penicillin into fibrin. Proc. Soc. exper. Biol. a. Med. **62**, 83 (1946). — Neefe, J. R.: Gastroenterology **7**, 1 (1946). — Nicolle, C., et C. Lebailly: Recherches expér. sur la grippe. Ann. Inst. Pasteur **33**, 395 (1919). — Niederer, K. W.: Laurence-Moon-Biedl-Bardet-Syndrom nach Grippeerkrankung der Mutter während der Schwangerschaft. Schweiz. med. Wschr. **1949**, 1061. — Nigg, C., J. H. Crowley and D. E. Wilson: On use of chick embryo cultures of influ. virus in complement fixation tests. Science (Lancaster, Pa.) **91**, 603 (1940). — Norwood, W. D., and R. R. Sachs: The protective effect of vaccination against epid. influ. B. in an industrial plant. Industr. Med. **16**, 1 (1947). — Oakley, C. L., and G. H. Warrack: Immunity and antibody to influ. in mice. J. Path. a. Bacter. **50**, 37 (1940). — Opie, E. L.: Arch. of Path. **5**, 285 (1928). — Opie, E. L., F. G. Blake J. C. Small and T. M. Rivers: Epid. respir. Dis. St. Louis: C. V. Mosby Co. 1921. — Oppel, V. V., u. P. S. Chulkov: Über den Kohlehydratstoffwechsel bei Grippe. Trudy voenno-med. Akad. Kirova **5**, 65 (1936). — Orticoni, A., and Barbie: Presse méd. **27**, 247 (1919). — Oskam, J.: Vitamin C- und Chinin-Prophylaxe. Diss. Amsterdam 1942.

Palma, J.: Proc. Staff Meet. Clin., Honolulu **12**, 173 (1946). — Parker, E. R., W. B. Dunham and W. J. MacNeal: Resistance of the Melbourne strain of influ. virus to desiccation. J. Labor. a. clin. Med. **29**, 37 (1944). — Parker, E. R., and W. J. MacNeal: Persistence of influ. virus on the human hand. J. Labor. a. clin. Med. **29**, 121 (1944). — Parker, F. jr., L. S. Jolliffe, M. W. Barnes and M. Finland: Pathologic findings in the lungs of 5 cases from which influ. virus was isolated. Amer. J. Path. **22**, 2,797 (1946). — Paul, J. H., and H. L. Freese: An epid. and bacter. study on the „common cold" in an isolated arctic community (Spitsbergen) Amer. J. Hyg. **17**, 517 (1933). — Pearson, H. E., E. C. Eppinger, J. H. Dingle and J. F. Enders: A study of influ. in Boston during the winter 1940/41. New England J. Med. **225**, 763 (1941). — Perrin, T. L., and J. W. Oliphant: Publ. Health Rep. **55**, 1077 (1940). — *Personnel of U.S. Naval Labor. Research Unit. No 1.*: A method for the removal of bacter. contaminants from suspensions of influ. virus. Science (Lancaster, Pa.) **96**, 543 (1942). — Peterson, H.: Über einige Eigentümlichkeiten bei Epidemiewellen von Masern und Influenza. Nord. Med. **1940**, 2646. — Peterson, O. L., T. H. Ham and M. Finland: Cold agglutinins (Autohemagglutinins) in primary atypic. pneumonia. Science (Lancaster, Pa.) **97**, 167 (1943). — Pette, H.: Grippe und Nervensystem. Dtsch. med. Wschr. **1934 II**, 1583. — Pettit, H., St. Mudd and D. Pepper: The Philadelphia and Alaska strains of influ. virus. J. Amer. med. Assoc. **106**, 890 (1936). — Pfeiffer: Z. Hyg. **13**. — Pickles, W. N., F. M. Burnet and H. McArthur: J. of Hyg. **45**, 469 (1948). — Pittman, M.: J. of exper. Med. **53**, 471 (1931). — Platt, A. E.: J. of Hyg. **37**, 98 (1937). — Pohlen, K.: Dtsch. med. Wschr. **1937**, 192. — Posselt, A.: Cholangitis and Cholecystitis bei Grippe. Erg. Path. **25**, 508 (1931). — Prather, G. W., and M. Schmith: Chloramphenicol in the treatment of Hemophilus influenzae meningitis. J. Amer. med. Assoc. **143**, 1405 (1950). — Preuss, J.: Dtsch. med. Wschr. **1925**, Nr. 29. — Price, W. C.: Acquired immunity from plant virus-diseases. Quart. Rev. Biol. **15**, 338 (1940).

Quilligan, J. J. jr., and Th. Francis jr.: Serolog. response to intranasal administr. of inactive influ. virus in children. J. clin. Invest. **26**, 1079 (1947). — Quilligan, J. J. jr., E. Minuse and Th. Francis jr.: Homologous and heterologous antibody response of infants and children to multiple injections of a single strain of influ. virus. J. clin. Invest. **27**, 572 (1948).

Radke, R. A.: Mil. Surgeon **10**, 211 (1949). — Raettig, H.: Z. Bakter. usw. **145**, 386 (1940). Z. Immun.forschg **1945**. Zit. nach Bieling und Heinlein 1947. — Untersuchungen zur Immunität und Serologie der Influ. I—III. Z. Bakter. usw. **152**, 159, 186, 381 (1947/48). — Rasmussen, A. F., u. Mitarb.: J. of Bacter. **54**, 64 (1947). — Rasmussen, A. F., jr., J. C. Stokes and J. E. Smadel: The army experience with influenza, 1946/47. II Laboratory aspects. Amer. J. Hyg. **47**, 142 (1948). — Ratner, Br., and S. Untracht: Allergy to virus and rickettsial vaccines: I. Allergy to influ. A and B vaccines in children. J. Amer. med. Assoc. **132**, 899 (1946). — Ravenswaay, A. C. van: Prophylactic use of influ. virus vaccine. An instance of inadequate protection against influ A. J. Amer. med. Assoc. **136**, 435 (1948). — Reiche, F.: Med. Klin. **1920**, 1126, 1160. — Reimann, H. A.: Die Erkrankungen der Gallenwege. Wien. med. Wschr. **1929**, 1324. — Viral infections of respir.

tract. J. Amer. med. Assoc. **132**, 487 (1946). — The viral pneumonias and pneumonias of probable viral origin. Medicine **26**, 167 (1947). — REIMANN, H. A., and J. STOKES jr.: Trans. Assoc. Amer. Physicians **54**, 123 (1939). — REPORT: Further report of the comittee on vaccination. London: Ministry of Health H. M. stationery office 1930. — REYERSBACH, G., T. F. LENERT and A. G. KUTTNER: An epid. of influ. B. occurring in a group of rheumatic children, concurrent with an outbreak of streptococcal pharyngitis. J. clin. Invest. **20**, 289 (1941). — RICKARD, E. R., and TH. FRANCIS jr.: The demonstration of lesions and virus in the lungs of mice receiving large intraperitoneal inoculations of epid. influ. virus. J. of exper. Med. **67**, 953 (1938). — RICKARD, E. R., and F. L. HORSFALL: J. of Immunol. **42**, 267 (1941). RICKARD, E. R., F. L. HORSFALL, G. K. HIRST and E. H. LENNETTE: The correlation between neutralizing antibodies in serum against influ. viruses and susceptibility to influ. in man. Publ. Health. Rep. **56**, 1819 (1941). — RICKARD, E. R., M. P. THIGPEN and J. M. ADAMS: Antibody response to strains of influ. A and S influ. viruses in the serum of infants experiencing their first infection with A. J. inf. Dis. **76**, 203 (1945). — RICKARD, E. R., M. P. THIGPEN and J. H. CROWLEY: Isolation of influ.-A-virus by the intraallantoic inoculation of chick embryos with untreated throat-washings. J. of Immunol. **49**, 263 (1944. — Science (Lancaster, Pa.) **98**, 516 (1943). — Vaccination against influ. at the University of Minnesota. Amer. J. Hyg. **42**, 12 (1945). — RITIS, F. DE, u. A. GRANATI: Zit. nach FRUGONI u. Mitarb. S. 55. DIGNAM, B. S.: Industr. Med. **16**, 200 (1947). — RIVERS, T. M.: Amer. J. Dis. Childr. **24** (1922). — RIVERS and KOHN: J. of exper. Med. **34** (1921). — ROBERTSON: Zit. nach W. G. SMILLIE bei TH. FRANCIS jr.: J. Amer. med. Assoc. **122**, 4 (1943). — ROBERTSON, O. H., C. G. LOOSLI, TH. T. PUCK, E. BIGG and W. F. MILLER: Protection of mice against infection with airborne influ.-virus by means of propylene glycol vapor. Science (Lancaster, Pa.) **94**, 612 (1941). — ROBERTSON, O. H., TH. T. PUCK, H. F. LEOMON and C. G. LOOSLI: The letal effect of triethylene glycol vapor on air-borne bacteria and influ. virus. Science (Lancaster, Pa.) **97**, 142 (1943). — ROHDE, C.: Zur Pathologie und Chirurgie der Steinkrankheit usw. Arch. klin. Chir. **112**, 707, 746 (1919). — ROLLY: Pocken. In Handbuch der inneren Medizin von MOHR und STAEHELIN, II. Aufl., Bd. 1, S. 135. 1925. — ROSE, H. M.: Hemophilus influ. type A endocarditis. Amer. J. med. Sci. **202**, 187 (1941). — ROSENAU, M. J., W. J. KEEGAN, J. GOLDBERGER and G. C. LAKE: 1. Series of exper. at Boston, Nov. and Dec. **1918**. U.S. Publ. Health Serv. Bull., No 123. 1921. — ROULET, FR.: Über Myokarditis bei Grippe. Virchows Arch. **295**, 438 (1935). — RUBIN, B. A., and N. J. GIARMEN: Yale J. Biol. a. Med. **19**, 1017 (1947). — RÜTIMEYER, W.: Blutuntersuchungen bei der pandemischen Influ. 1918/19. Schweiz. med. Wschr. **1921**, 784.

SACHS, P.: Über Störungen des vegetativen Nervensystems (Vegetative Ataxie) als Grippefolge. Münch. med. Wschr. **1938 I**, 313. — SAHLI, H.: Korresp. bl. Schweiz. Ärzte **1919**, **193**. — SALK, J. E.: The immunizing effect of calcium phosphat adsorbed influ. virus. Science (Lancaster, Pa.) **101**, 124 (1945). — Variation in influ. viruses. A study of heat stability of the red cell agglutinating factor. Proc. Soc. exper. Biol. a. Med. **63**, 134 (1946 a). — Effect of formalin in increasing heat stability of influ. virus hemagglutinine. Proc. Soc. exper. Biol. a. Med. **63**, **140** (1946 b). — J. Lancet **67**, 18 (1947). — Reactions to influ. virus vaccines. J. Amer. med. Assoc. **134**, 393 (1947). — SALK, J. E., and TH. FRANCIS jr.: Ann. int. Med. **25**, 443 (1946). — SALK, J. E., G. J. LAVIN and TH. FRANCIS jr.: The antigenic potency of epid. influ. virus following in activation by ultraviolet radiation. J. of exper. Med. **72**, 729 (1940). — SALK, J. E., W. J. MENKE and TH. FRANCIS jr.: Identification of influ. virus type A in current outbreak of respiratory disease. J. Amer. med. Assoc. **124**, 93 (1944). — A clinical, epidemiological and immunological evaluation of vaccination against epid. influ. Amer. J. Hyg. **42**, 57 (1945). — SALK, J. E., H. E. PEARSON, P. N. BROWN and TH. FRANCIS jr.: Protective effect of vaccination against induced influ. B. J. clin. Invest. **24**, 547 (1945 a). — SALK, J. E., H. E. PEARSON, P. N. BROWN, C. J. SMYTHE and TH. FRANCIS jr.: Immunization against influ. with observations during an epid. of influ.-A one year after vaccination. Amer. J. Hyg. **42**, 307 (1945 b). — SARRACINO, J. B., and M. H. SOULE: Effect of heat, cold, fatigue and alcohol on resistance of mice to human influ. virus. Proc. Soc. exper. Biol. a. Med. **48**, 183 (1941). — SARTWELL, P. E., and A. P. LONG: The army experience with influ. 1946/47. Amer. J. Hyg. **47**, 135, 142 (1948). — SASLAW, S., H. E. WILSON, C. C. DOAN, O. C. WOOLPERT and J. L. SCHWAB: Reactions of monkeys to exper. induced influ. virus A infection. An analysis of the relative rôles of humoral and cellular immunity under conditions of optimal and deficient nutrition. J. of exper. Med. **84**, 113 (1946). — SCADDING, J. G.: Lung changes in influ. Quart. J. Med. **6**, 425 (1937). — The pneumonias associated with. Quart. J. Med. respiratory infections. Lancet **1948 I**, 89. — SCOCCIA, O.: Policlinico **25**, 1247 (1918). — SCHÄFER, W., and E. TRAUB: Immunisierung von Mäusen gegen Influ. mit Adsorbatimpfstoffen von Viruskonzentraten. Dtsch. Gesundh.wes. **1**, 369 (1946). — SCHAFFER, R., and B. G. SHAPIRO: S. afr. med. J. **15**, 83 (1941). — SCHEER, C.: J. of Immun. **38**, 301 (1940). — SCHERP, H. W., and L. A. CHAMBERS: Resistance of the viruses of poliomyelitis, human influ. and swine influ. to intense vibration. Proc. Soc. exper. Biol. a. Med. **35**, 495 (1936/37). — SCHERP, H. W., E. W. FLOSDORF and D. R. SHAW: J. of Immun. **34**, 447 (1938). — SCHEUNERT, A.: Der

Tagesbedarf des Erwachsenen an Vitamin C. Z. Vitaminforschg **20**, 374 (1949). — SCHINZ, H.R.: Die Influ.-Epidemie bei der Guiden-Abt. 5. Korresp.bl. Schweiz. Ärzte **1918**, 2, 1329, 40. — SCHMORL: Pathologisch-anatomische Mitteilungen über Befunde bei Grippe. Münch. med. Wschr. **1919 I**, 394. — SCHNETZ, H., u. ST. GREIF: Das Verhalten der weißen Blutzellen im Sternalmark und im peripheren Blut bei Grippe. Fol. Haemat. **59**, 93 (1938). — SCHOENBACH, E. B., M. S. BRYER, E. A. BLISS and P. H. LONG: Polymyxin. J. Amer. med. Assoc. **136**, 1096 (1948). — SCHOFFIELD, F. W., and N. C. CYNN: Pandemic influ. in Korea, with special reference to its etiology. J. Amer. med. Assoc. **72**, 981 (1919). — China med. J. **33**, 20 (1919). — SCHWAB, J. L., F. C. BLUBAUGH and O. C. WOOLPERT: J. of Bacter. **41**, 59 (1941). — SCHWAB, J.L., S. SASLAW, O. C. WOOLPERT, C. MERINO and C. A. DOAN: Reactions of monkeys to exper. respiratory infections. II. Response to streptococcus hemolyticus group C. Proc. Soc. exper. Biol. a. Med. **48**, 560 (1941). — SCHWANKE, W.: Geschmacksstörungen bei Grippe. Klin. Wschr. **1936 I**, 93. — SCHWARTZ, B. S., J. H. MILSTONE, M. BAYLISS and E. DECOURSEY: An influ. index on periodic determination of average antibody titers of population samples. J. of Immun. **54**, 225 (1946). — SEELER, A. O., O. GRAESSLE and W. H. OTT: J. inf. Dis. **79**, 156 (1946). — SEEMEN, O.: Münch. med. Wschr. **1928**, 221. — SELTER, H.: Dtsch. med. Wschr. **1918**, 932. — SHANK, R. E., and C. L. HOAGLAND: J. of biol. Chem. **162**, 133 (1946). — SHARP, D. G., A. R. TAYLOR, I. W. MCLEAN jr., D. BEARD and J. W. BEARD: Densities and sizes of the Influenza viruses A (PR 8 strain) and B (Lee strain) and a swine Influenza virus. J. of biol. Chem. **159**, 29 (1945). — SHARP, D. G., A. R. TAYLOR, I. W. MCLEAN jur., D. BEARD, J. W. BEARD, A. E. FELLER and J. H. DINGLE: Science (Lancaster, Pa.) **98**, 307 (1943). — Isolation and characterisation of Influenza Virus B (Lee Strain). J. of Immun. **48**, 129 (1944). — SHERIS, E., u. G. A. KAUSCHE: Influenza in the european command in 1948/49. 1951 (im Druck). — SHOPE, R. E.: Swine Influenza I. I. Experimental transmission and pathology. J. of exper. Med. **54**, 349 (1931a). — Swine Influenza. III. Filtration experiments and etiology. J. of exper. Med. **54**, 373 (1931b). — Studies on immunity to swine influenza. J. of exper. Med. **56**, 575 (1932). — Infection of ferrets with Swine influenza virus. J. of exper. Med. **60**, 49 (1934). — J. of exper. Med. **62**, 561 (1935). — J. of exper. Med. **63**, 669 (1936). — Immunisation experiments with Swine influenza virus. J. of exper. Med. **64**, 47 (1936b). — Immunological relationship between the swine and human influenza viruses in Swine. J. of exper. Med. **66**, 151 (1937a). — J. of exper. Med. **66**, 151, 169 (1937 a und b). — Ann. int. Med. **11**, 1 (1937 c). — Serological evidence for the occurence of infection with human influ. virus in swine. J. of exper. Med. **67**, 739 (1938). — An intermediate host for the Swine influenza virus. Science (Lancaster, Pa.) **89**, 441 (1939). — The swine lungworm as a reservoir and intermediate host for swine influ. virus. I. The presence of swine influ. virus in healthy and susceptible pigs. J. of exper. Med. **74**, 41 (1941 a); II. The transmission of swine influ. virus by the swine lungworm. J. of exper. Med. 49 (1941 b). — The Influenza of host and intermediate reservoir hoste in determining the epidemiologic pattern of bovine pseudorabies and swine influenza. Arch. Virusforschg **2**, 397 (1942). — SHOPE, R. E., and TH. FRANCIS jr.: J. of exper. Med. **64**, 791 (1936). — SIEDE, W.: Zum Blutbild der Viruskrankheiten. Dtsch. Arch. klin. Med. **195**, 272 (1949). — SIEGEL, M.: The epidemiology of acute respiratory infections conditioned by sulfonamides. VIII: Effect of sulfadiazine on nasopharyngeal carriers of Hemophilus influ., II. hemolyticus and neisseria. Amer. J. Hyg. **46**, 149 (1947). — SIEGEL, M., R. S. MUCKENFUSS, M. SCHAEFFER, H. L. WILCOX and A. G. LEIDER: Study in active immunization against ep. influ. and pneumococc. pneumonia at Letchworth Village (1937—1940). Amer. J. Hyg. **35**, 55 (1942). — SIGEL, M. M., and W. A. DAVIS: Amer. J. Med. Sci. **214**, 132 (1947). — SIGEL, M. M., F. W. SHAFFER and W. HENLE: Epid. of influ. A among recently vaccinated population: Isolation of new strain of influ A-virus. J. of Bacter. **54**, 277 (1947). — SIGEL, M. M., F. W. SHAFFER, M. W. KIRBER, A. B. LIGHT and W. HENLE: Influ. A in a vaccinated population. J. Amer. med. Assoc. **136**, 437 (1948). — SIGURDSSON, B.: Studies on Influenzal infections in the chickembryo. J. of Immun. **48**, 39 (1944). — SINCLAIR, S. E.: Hemophilus influ. type B in acute laryngitis with bacteriemia. J. Amer. med. Assoc. **117**, 170 (1941). — SMADEL, J. E.: Research in virus dis. Bull. U.S. Army med. Dept. **7**, 795 (1947). — SMILLIE, W. G.: Vgl. Diskussion bei FRANCIS. J. Amer. med. Assoc. **122**, 8 (1943). — SMILLIE, W. G., G. H. WARNCOCK and H. J. WHITE: Amer. J. publ. Health **28**, 293 (1938). — SMITH, M. M.: Observations on bacillus (Hemophilus) influ. with special reference to morphology and colonial characters. J. of Hyg. **31**, 321 (1931). — SMITH, W.: Cultivation of the virus of influ. Brit. J. exper. Path. **16**, 508 (1935). — The complement-fixation reaction in influenza. Lancet **1936 II**, 1256. — Action of bile salts on viruses. J. Path. a. Bacter. **48**, 557 (1939). — SMITH, W., and C. H. ANDREWES: Serological races of Influenza Virus. Brit. J. exper. Path. **19**, 293 (1938). — SMITH, W., C. H. ANDREWES and P. P. LAIDLAW: A virus obtained from influ. patients. Lancet **1933 II**, 66. — Influenza: Experiments on their immunisation of ferrets and mice. — Brit. J. exper. Path. **16**, 291 (1935). — SMITH, W., and C. H. STUART-HARRIS: Influ. infection of man from the ferret. Lancet **1936 II**, 121. — SMORODINZEW, A. A., A. J. DROBYSHEVSKAYA and O. J.

Schiskina: On the etiology of the 1936 Influenza epidemic in Leningrad. Lancet **1936 I**, 1383. — Smorodinzew, A. A., A. J. Drobyshevskaya, S. M. Ostrovskaya and O. I. Schiskina: Lancet **1936 II**, 1381. — Smorodinzew, A. A., and S. M. Ostrovskaya: The distribution of influenza virus in experimentally infected mice. J. of Path. **44**, 559 (1937a). — Smorodinzew, A. A., A. G. Gulamow u. O. M. Tschalkina: Über die spez. Prophylaxe der epid. Grippe durch Inhalation antigrippösen Serums. Z. klin. Med. **138**, 756 (1940). — Smorodinzew, A. A., u. O. J. Schiskina: An experimental analysis of the preventive and curative actions of an influenza immune serum. Arch. des Sci. biol. **52**, 132 (1938). — Smorodinzew, A. A., M. D. Tuskinsky, A. J. Drobishevskaya, A. A. Korovin and A. J. Osetroff: Investigation on volunteers infected with the influenza virus. Amer. J. med. Sci. **194**, 159 (1937a). — Smythe, P. M.: Hemophilus influ. meningitis treated with streptomycin. Lancet **1948 II**, 485. — Snyder, T. L., and R. H. Broh-Kahn: Substitution of cystein for protohemin as X-factor for growth of Hemophilus influ. Nature (Lond.) **142**, 153 (1938). — Soloviev, V. D., i V. A. Parues: Zit. nach van Rooyen S. 629. Cr. Akad. Sci. URSS **51**, 159 (1946). — Spear, B. G.: Lancet **1934 II**, 1331. — Speares, J.: Boston med. J. **180**, 212 (1919). — Sprunt, D. H.: Increased suspectibility of mice to swine influenza as a result of methionine infections. Proc. Soc. exper. Biol. a Med. **67**, 319 (1948). — Stallybrass, C. O.: The periodicity of influ. Lancet **1920 I**, 372. — Periodicity in influ. Lancet **1946 I**, 631. — Stanley, W. M.: An evaluation of methods for the concentration and purification of influenza virus. J. of exper. Med. **79**, 255 (1944a). — The size of influenza virus. J. of exper. Med. **79**, 267 (1944b). — Preparation and properties of influ. virus vaccines concentrated and purified by differencial centrifugation. J. of exper. Med. **81**, 193 (1945). — The precipitation of purified concentrated influ. virus and vaccine on calcium phosphat. Science (Lancaster, Pa.) **101**, 332 (1945 b). — The efficiency of different Sharples centrifuge bowls in the concentration of tobacco mosaic and influ. viruses. J. of Immunol. **53**, 179 (1946). — Stanley, W. M., and M. A. Lauffer: Sedimentation constants of purified preparations of strains of influenza virus. J. physic. a. colloid Chem. **51**, 148 (1947). — Stansfeld, J. M., and C. H. Stuart-Harris: Clinical study of an outbreak of influ. B.: Lancet **1943 II**, 789. — Staub, H.: Untersuchungen über den Zuckerstoffwechsel des Menschen. Z. klin. Med. **91**, 59 (1921); **93**, 99 (1922). — Stewart and Evans: Amer. J. med. Sci. **129** (1930). — Stock, C. C., and Th. Francis jr.: J. of exper. Med. **71**, 661 (1940). — J. of Immunol. **47**, 303 (1943). Stocks, P.: Proc. roy. Soc. Med. **37**, 43 (1944). — Stokes, J., jr., A. Chenoweth, A. D. Waltz, R. G. Gladen and D. R. Shaw: Results of immunization by means of active virus of human influ. J. clin. Invest. **16**, 237 (1937). — Stokes, J., jr., and W. Henle: J. Amer. med. Assoc. **120**, 16 (1942). — Stokes, J., jr., A. C. McGuinness, P. H. Languer and D. R. Shaw: Vaccination against epid. influ. with active virus of human influ. Amer. J. med. Sci. **194**, 757 (1937 b). — Stokes, J., jr., and T. J. Wolman: The probable synergism of human influ. virus and staphylococc. aureus in a rapidly fatal respiratory infection. Internat. Clin. **1**, 115 (1940). — Stolfi, G., e F. de Ritis: Virus influenzale e ghiandole surrenali. Bull. Soc. ital. Biol. sper. **14**, 116 (1939). — Stone, J. D.: Comparison of the action of V. cholerae encym and viruses on the red cells surface. Austral. J. exper. Biol. a. med. Sci. **25**, 137 (1947). — Prevention of virus infection with encyme of V. chol. I. Studies with viruses of mumps-influenza group in chick-embryos. Austral. J. exper. Biol. a. med. Sci. **26**, 49 (1948). — Prevention of virus infection with encyme of V. cholerae. II. Studies with influenza virus in mice. Austral. J. exper. Biol. a. med. Sci. **26**, 287 (1948b). — Stone, J. D., and F. M. Burnet: Austral. J. exper. Biol. med. Sci. **23**, 205 (1945). — The action of halogens on influenza virus with special reference to the action of jodine vapour on virus mists. Austral. J. exper. Biol. a. med. Sci. **23**, 206 (1945). — Straub, M.: J. Path. a. Bacter. **45**, 75 (1937). — Straub, M., J. Mulder, A. Arends, J. A. R. van Bruggen and L. Bijlmer: Epithelial lesions in the respiratory tract in human influenzal pneumonia. J. Path. a. Bacter. **60**, 429 (1948). — Ned. Tschr. Geneesk. **1948**, 34, 2563. — Stuart-Harris, C. H.: Brit. J. exper. Path. **17**, 324 (1936/37). — Influ.-infection of rats an guinea pigs. Brit. J. exper. Path. **18**, 485 (1937). — Brit. med. J. **1937 II**, 516. — Influ. epidemics and the influ. viruses. Brit. med. J. **1945 I**, 209, 251. The general practitioner and the influ.-problem. Brit. med. J. **1947 II**, 994. — Practitioner **1949**, 481. — Stuart-Harris, C. H., and Th. Francis jr.: Resistance of regenerating respirat. epithelium to reinfection and to physicochemical injury. J. of exper. Med. **68**, 803 (1938). — Stuart-Harris, C. H., R. E. Glover and K. C. Mills: Influ. in Britain, 1942/43. Lancet **1943 II**, 790. — Stuart-Harris, C. H., W. Smith and C. H. Andrewes: The influ. epid. of January-March 1939. Lancet **1940 I**, 205. — Svedmyr, A.: Studies on a factor in normal allantoic fluid inhibiting influenza virus haemagglutination occurence, physico-chemical properties and mode of action. Brit. J. exper. Path. **29**, 295 (1948a). — Studies on a factor in normal allantoic fluid inhibiting influenza virus haemagglutinatin. Virus inhibitors interaction. Brit. J. exper. Path. **29**, 309 (1948b). — Swan, Ch.: Rubella in pregnancy as an etiological factor in stillbirth. Lancet **1948 I**, 744. — Sydenstricker, E.: Preliminary statistics of the influ. epidemics. Publ. Health. Rep. **33 II**, 2, 2305 (1918). — The incidence of influ. among persons of different economic status during the epid. of 1918. Publ. Health. Rep. **46**, I, 154 (1931).

TAYLOR, A. R.: Chemical analysis of the influenza viruses A (PR 8 strain) and B (Lee strain) and the swine influenza virus. J. of biol. Chem. **153**, 675 (1944). — TAYLOR, A. R., D. G. SHARP. D. BEARD, J. W. BEARD, J. H. DINGLE and A. E. FELLER: Isolation and characterisation of influenza A virus (PR 8 strain). J. of Immun. **47**, 261 (1943a). — TAYLOR, A. R., D. G. SHARP, J. W. MCLEAN jr., D. BEARD, J. W. BEARD, J. H. DINGLE and A. E. FELLER: Relation of viral concentration to the infectivity for chick-embryos of influenza virus B (Lee strain). J. of Immun. **48**, 191 (1944a). — Purification and character of the swine influenza vir. Science (Lancaster, Pa.) **98**, 587 (1943b). — J. of Immun. **48**, 361 (1944b). — TAYLOR, R. M.: Detection of human influenza virus in throat washings by immuniting response in syrian hamster. (Crosetus auratus.) Proc. Soc. exper. Biol. a. Med. **43**, 541 (1940). — Experimental infection with influenza A virus in mice. The increase in intrapulmonary virus after inoculation and the influence of various factors thereon. J. of exper. Med. **73**, 43 (1941). — J. of exper. Med. **73**, 43 (1941 a). — Studies an survival of influenza virus between epidemics and antigenic variants of the virus. Amer. J. publ. Health **39**, 171 (1949). — J. of Immun. **41**, 453 (1941 b). — TAYLOR, R. M., and M. DREGUSS: Experiments in immunization against influ. with formal-dehyde-inactivated virus. Amer. J. Hyg., Sect. B **31**, 31 (1940). — Serial passage of the human influenza virus in the european hamster. Proc. Soc. exper. Biol. a. Med. **43**, 100 (1940). — J. inf. Dis. **68**, 79 (1941). — TAYLOR, R. M., A. S. PARODI and R. J. CHIALVO: Rev. Inst. bacter. Buenos-Aires **11**, 466 (1942/43). — THOMAS, L., G. S. MIRIK, E. C. CURNEN, J. E. ZIEGLER jr. and F. L. HORSFALL jr.: Studies on primary atypical pneumonia. II. Observations concerning the relation ship of a non hemolytic streptococcus to the dis. J. clin. Invest. **24**, 227 (1945). — THOMPSON, O.: Ein vermehrungsfähiges Agens als Veränderer des isoagglutinatorischen Verhaltens der roten Blutkörperchen, eine bisher unbekannte Quelle der Fehlbestimmung. Z. Immun.forschg **52**, 85 (1927). — THOMSEN, D., and R. THOMSEN: Brit. med. J. **1935 II**, 62. — TOPLEY and WILSON: Hemophilus influ. Principles of bacter. and immunol., Bd. 1, S. 786. London: E. Arnold & Co. 1947. — DE TORREGROSA, V. M., and TH. FRANCIS jr.: J. inf. Dis. **68**, 59 (1941). — TOWNSEND, J. F.: Ann. med. History **5**, 533 (1933). — TRAUB: Berl. u. Münch. tierärztl. Wschr. **1943**. Zit. nach BIELING und HEINELIN, S. 66. 1947. — TREUPEL, G.: Dtsch. med. Wschr. **1920**, 1159. — TRIMBLE, G. X.: Rep. of an influ. type A epidemic. J. Lancet **68**, 50 (1948). — TULLOCH, W. J.: Edinbourgh med. J. **46**, 117, 200, 278, 340, 415 (1939). — TURNER, T. B.: The preservation of virulent treponema pallidum and treponema pertenue in the frozen state; with a note on the preservation of filterable viruses. J. of exper. Med. **67**, 61 (1938). — TURNER u. JACKSON: Brit. J. exper. Path. **24**, 121 (1943). — TWYBLE, E., and H. MASON: Hemagglutination by products of influenzal virus using infected mouse-lung and chick-embryo as the source of virus. J. of immun. **49**, 73 (1944).

ÜBERMUTH, H.: Grippe und Bauchfellentzündung. Dtsch. Z. Chir. **250**, 149 (1938). — UNGAR, J., and R. F. HUNWICKE: Brit. med. J. **1941 II**, 12. — *U.S. Nav. Med. Lab.:* Experimental human influenza. Amer. J. med. Sci. **207**, 306 (1944b). — *U.S. Naval Laboratory Research Unit. No 1:* Nav. med. Bull. Washington **40**, 839 (1942 b); **42**, 27 (1944 c).

VADEN, E. B. u. Mitarb.: Meningitis due to double Infections. J. Amer. med. Assoc. **143**, 1402 (1950). — VALENTINE, F. C. O., and T. M. RIVERS: J. of exper. Med. **45**, 993 (1927). — VALLS, C. A.: Inoculation du virus grippal. C. r. Soc. biol. Paris **126**, 1230 (1938). — VAN DER VEEN J., u. J. MULDER: Studies on the antigenic composition of human influenza virus strains with the aid of the haemagglutination inhibition technic. Onderzoekingen en mededelingen uit het instituut voor praeventieve geneeskunde, Leiden, H. E. STENFERT KROESE's Uitgevers-Mij N. V. H. 6. 1950. — VAUGHAN, B. T.: Influenza: An epidemiologic study. Amer. J. Hyg. Monograph No 1, 1921. — VAUGHAN, V. C.: Epidemiology and Publ. Health. 1. Respiratory infections. St. Louis: C. V. Mosby, Co. 1922/23. — VIEGENER, TH.: Eine seltene Grippekomplikation (Leberparenchymerkrankung). Med. Welt **3**, 647 (1929). — VIEUCHANGE, J.: Sur la sensibilité de certaines espèces simiennes (Macacus rhesus en particulier) en virus grippal. Bull. Acad. Méd., Par. **121**, 100 (1939). — C. r. Soc. Biol. Paris **134**, 391 (1940). — VILCHES, A. M., F. E. AGUIVAGA, A. S. PARODI u. R. J. CHIALVO: Rev. Inst. Bact. Buenos Aires **12**, 15 (1943). — VILCHESA, A., and G. HIRST: Interference between neurotropic and other unrelated viruses. J. of Immun. **57**, 125 (1947). — VILTER, R. W., S. P. VILTER and T. D. SPIES: Determination of the codehydrogenases I and II (Cozymase) in the blood of diabetics in severe acidosis. Amer. J. med. Sci. **197**, 322 (1939). — VIVELL, OSKAR: Über Interferenzerscheinungen bei Infektionskrankheiten. Erg. inn. Med. **2**, 680 (1951). — VOLKERT, M., C. PIERCE, F. L. HORSFALL and R. DUBOS: The enhancing effect of concurrent infection with pneumotropic viruses on pulmonary tuberculosis in mice. J. of exper. Med. **86**, 203 (1947).

WÄTJEN, J.: Dtsch. med. Wschr. **1937**, 993. — WAGNER, R. R., and J. L. BENETT jr.: The production of fever by influenzal viruses. III. Effect of receptor destroying substances. J. of exper. Med. **91**, 135 (1950). — WAKSMAN, S. A., H. A. LECHEVALIER and D. A. HARRIS: Neomycin-production and antibiotic properties. J. clin. Invest. **28**, 934 (1949). — WALKER, D. L., and F. L. HORSFALL jr.: Lack of identity in neutralising and haemagglutination inhibiting antibodies against influenza viruses. J. of exper. Med. **91**, 65 (1950). —

Walther, F.: Über Grippepsychosen. Bern: E. Bircher A. G. 1923. — Wang, C. J.: The relation of infection and haemagglutination titers to the adaption of influenza virus to mice. J. of exper. Med. **88**, 515 (1948). — Ward and Fothergill: Amer. J. Dis. Childr. **13** (1932). — Ward, Thomas G., and E. Bernice: An antigenically distinct subtype of influenza virus A which is virulent for mice in primary passage of allantoic fluid. Science (Lancaster, Pa.) **112**, 501 (1950). — Wassmund: Münch. med. Wschr. **1930**, 892. — Waters, H. G.: Brit. med. J. **1920 II**, 591. — Wauchope, G. M.: Lancet **1935 I**, 879, 949. — Webster, J. H. D.: The periodicity of influenza. Edinburghs med. J. **104**, 348 (1940). — Weil, M. L., J. W. Beard, D. Beard and D. G. Sharp: The purification and sedimentation and electron micrographic characters of the mumps virus. Proc. Soc. exper. Biol. a. Med. **68**, 309 (1948). — Weit, J. M.: The incidence of protective antibodies against influ.-viruses A and B among Cubillo Indians of the Vaupés territory Colombia. Amer. J. Hyg. **41**, 137 (1945). — Weisflog, G.: Expériences faites lors de l'épidemie de l'hiver 1948/49. Bull. eidgen. Gesundh.amt, Beil. B **1949**, 125. — Weller, T. H., F. S. Cheever and J. F. Enders: Immunol. reaction following the intradermal inoculation of influ. A and B vaccine. Proc. Soc. exper. Biol. a. Med. **67**, 96 (1948). — Wells, W. F.: Zit. nach W. G. Smillie 1943. — Wells, W. F., and H. W. Brown: Amer. J. Hyg. **24**, 407 (1936). — Wells, W. F., and W. Henle: Proc. Soc. exper. Biol. a. Med. **48**, 298 (1941). — Wells, W. F., and M. W. Wells: Air borne infections. J. Amer. med. Assoc. **107**, 1698, 1805 (1936). — Wheeler, A. H., and W. J. Nungester: Science (Lancaster, Pa.) **100**, 523 (1944). — White, P.: The potential diabetic child. J. Amer. med. Assoc. **88**, 170 (1927). — Wiener, M., W. Henle and G. Henle: J. of exper. Med. **83**, 259 (1946). — Wickoff, R. W. G.: Filaments in cultures of bacteriophag. Experientia **6**, 66 (1950). — Wiese, E.: Erfahrungen mit der Chininprophylaxe der Grippe. Dtsch. med. Wschr. **1941 I**, 713. — Williams, J. L., and G. F. Dick: Decreased dextrose tolerance in ac. infect dis. Arch. int. Med. **50**, 801 (1932). — Williams, A. W., M. Nevin and C. P. Gurley: Studies on ac. respir. infections. J. of Immun. **6**, 5 (1921). — Wilson, H. E., S. Saslaw, Ch. A. Doan, O. C. Woolpert and J. L. Schwab: Reaction of monkeys to exper. mixed influ. and Streptococc. infections. J. of exper. Med. **85**, 199 (1947). — Wirth, J.: Etude et utilisation pour la vaccination des souches de virus grippal isolées a Genève en 1949. Praxis **1950**, 290, 1307. — Wirth, J., et Barsky: Cultures épithéliales pures sur membranes plastiques: Préparations rapides de cultures colorables comme des frottis. Ann. Inst. Pasteur **73**, 987 (1947). — Wirth, J., et Fr. Thélin: Isolement d'un agent apparenté au virus de Coxsackie: Application au diagnostic clinique au moyen de la réaction de fixation du complément. Praxis **1950**, H. 44, 949. — Wolff, H. L.: Een influ. B-infectie met meningismus. Nederl. Tijdschr. Geneesk. **1948**, 23, 1678. — Wollenman, O. J., jr., and M. Finland: Pathology of staphylococcal pneumonia complicating clinical influ. Amer. J. Path. **19**, 23 (1943). — Wollenweber, M.: Arch. Kinderheilk. **90**, 3. — Wollstein: J. of exper. Med. **14** (1911). — Wolpers, C.: Zur Feinstruktur der Erythrocytenmembran. Naturwiss. **29**, 416 (1941). — Woolley, D. W.: Purification of an influenza virus substrate and demonstration of its competition antagonism to apple pectin. J. exper. Med. **89**, 11 (1949). — Woolpert, F. C., F. W. Gallagher, L. Rubinstein and N. P. Hudson: Propagation of the virus of human influenza in the guinea pig fetus. Amer. J. Path. **16**, 636 (1938). — J. of exper. Med. **68**, 313 (1938). — Wright, J., R. Cruickshank and W. Gunn: Brit. med. J. **1944 I**, 611.

Yamanouchi, T., K. Sakakami and S. Iwashima: The infecting agent of influ.; an exper. research. Lancet **1919 I**, 971. — C. r. Acad. Sci. Paris **168**, 1346 (1919).

Zellat, J., and W. Henle: J. of Immun. **42**, 239 (1941). — Ziegler, J. E., E. C. Curnen, G. S. Mirik und F. L. Horsfall jr.: Diagnosis of ac. respir. tract infections. Amer. J. med. Sci. **213**, 268 (1947). — Ziegler, J. E., and F. L. Horsfall: J. of exper. Med. **79**, 361 (1944 a). — Ziegler, J. E., G. J. Lavin u. F. L. Horsfall jr.: J. of exper. Med. **79**, 371 (1944 b). — Zinnemann, K.: Survey of outcome of 20 cases of Hemophilus influ. meningitis related to bacter. type. Brit. med. J. **1946 II**, 1931. — Zinsser, H., u. S. Bayne-Jones: A textbook of bacteriology, 8. Aufl. S. 357. New York: D. Appleton-Century Comp. Inc. 1939. Zwart Voorspnij, A. J.: A new and simple method for the purification and concentration of influenza virus. Experientia **5**, 474 (1949).

Nachtrag zu Influenzavirus S. 353, 370 und 372.

Nach Versuchen an der überlebenden Chorioallantoismembran und an Mäusen hemmen Inhibitoren der Succinodehydrase (Malonat oder Fluoracetat) durch Unterbrechung des Citronensäurecyclus die Vermehrung von PR 8-Virus, ebenso dl-Methoxinin und dl-Äthionin als Konkurrenzsubstrate der essentiellen Aminosäure l-Methionin (Ackermann 1951 a—c).

Literatur. Ackermann, W. W.: Concerning the Relation of the Krebs cycle to virus propagation. J. of biol. Chem. **189**, 421 (1951 a). — The relation of the Krebs cycle to viral synthesis. II. The effect of sodium fluoracetate on the propagation of Influ. virus in mice. J. of exper. Med. **93**, 635 (1951 b). — The role of l-Methionin in virus propagation. J. of exper. Med. **93**, 337 (1951 c).

Schnupfen.

Von

Hermann Baur.

Synonyma. Virusschnupfen, akuter Nasenkatarrh, akute Rhinitis, akute Coryza, Erkältungskrankheit, common cold, head cold, snuffles, rhume de cerveau, romadizo, la monga.

Der akute Schnupfen besteht in einer Entzündung der Schleimhaut des obersten Respirationstractus, vor allem der Nase und des Pharynx. Die unkomplizierte Erkrankung ist an sich harmlos, hat aber infolge ihrer Häufigkeit große sozialökonomische Bedeutung.

Ätiologie. Kruse gelang schon 1914 mit filtriertem Nasensekret von Schnupfenkranken die experimentelle Übertragung von Mensch zu Mensch. Er postulierte ein *Virus* (Aphanozoon) als Erreger. Spätere Untersuchungen bestätigten dies (Foster 1916, 1917; Dold 1917; Olitsky und McCartney 1923; Andrewes und Oakley 1931/32; Long und Mitarbeiter, 1930/31; Walker 1931/32; Andrewes und Mitarbeiter, 1947). Nach den Versuchen der *Commission on ac. Resp. Dis.* (1947 a, b) und von Dingle (1947) auf gekreuzte Resistenz ist das Schnupfenvirus von einem ARD-Virus (= undifferentiated acute respiratory disease mit Pharyngitis) und vom Virus der primär atypischen Pneumonie verschieden (vgl. S. 413). Dochez und Mitarbeiter (1928/9; 1930) und Shibley, Mills und Dochez (1930) gelang mit bakterienfreien Seitzfiltraten der Nasenspülflüssigkeit von Schnupfenkranken die experimentelle Erzeugung von Schnupfen an Schimpansen, welche auch häufig durch natürliche Infektion Schnupfen bekommen. Das Virus wächst in der Gewebskultur mit Hühnerembryogewebe (Powell und Clowes, 1931/2; Dochez u. a., 1931) und anaerob in der Chorioallantois des Hühnerembryo und bleibt infektiös (Kneeland und Mitarbeiter 1936; Pollard und Caplovitz 1947; Ward und Procton 1950). Es ist nicht sicher, ob alle Untersucher wirklich unverändertes Schnupfenvirus und nur dieses in Händen hatten. Denn es ist bekannt, daß auch das Virus der primär atypischen Pneumonie außer der typischen Lungeninfiltration experimentell eine leichte Form der Erkrankung produziert, welche dem Schnupfen sehr ähnlich ist, sich aber davon durch eine 14tägige Inkubationszeit unterscheidet (*Commission on Ac. Resp. Dis.* 1946). Einige Eigenschaften der durch Eipassagen gewonnenen Schnupfenvirusstämme sind von nativem Virus verschieden: Die Inkubationszeit kann sich z. B. von 36—48 Std auf 7—24 Std verkürzen. Nach einzelnen Passagen war das Virus nicht mehr nachweisbar, es ging auf menschlichen Individuen nicht mehr an. Nach anderen Passagen konnten von 60 Menschen 57 infiziert werden. Dies steht wiederum in Gegensatz zu den in der Regel nur 50%igen Inoculationserfolgen mit frischem Nasenwaschwasser von Schnupfenkranken. Die Symptome des experimentellen Schnupfens nach Eipassage waren oft milder als diejenigen des Virusspenders. So trat z. B. die charakteristische wäßrig-seröse Exsudation nicht mehr auf (Topping und Atlas 1947; Pollard und Caplovitz 1947). Differenzen in der Infektiosität von nativem Schnupfenvirus verschiedener Provenienz oder nach Eipassagen sowie Analogieschlüsse zu andern Virusarten (z. B. Influenza, vgl. S. 364) lassen vermuten, daß es verschiedene

Stämme des Schnupfenvirus gibt. Dies läßt sich aber mangels spezifischer Serumantikörper vorderhand nicht beweisen.

Der durch Eipassagen gezüchtete Virusstamm von TOPPING und ATLAS (1947) (MR 1) ist nicht pathogen für die gebräuchlichen Laboratoriumstiere und agglutiniert Hühnererythrocyten nicht. Er verursacht am Menschen keinen Antikörperanstieg gegen Influenza A- oder B-Virus. Auch nach CHAPMAN und HYDE (1940) unterscheidet sich die Schnupfen- von der Grippeinfektion des Menschen immunologisch. Ein experimentell erzeugter Schnupfen schützt den Affen nicht gegen Grippeinfektion (SHIBLEY und Mitarbeiter 1930).

Das Schnupfenvirus ist bei —70 bis —50° C wochenlang haltbar. Nach WYCKOFF (1947) zeigt es im Elektronenmikroskop Viruspartikel von derselben Größenordnung wie das Influenzavirus, die aber davon leicht zu unterscheiden sind (vgl. dazu KAUSCHE und SHERIS S. 444).

Beim Menschen gelang es bisher nicht, nach der natürlichen Erkrankung spezifische Antikörper im Serum nachzuweisen. Schimpansen sind nach natürlicher und experimenteller Infektion während 3—4 Monaten gegen eine Reinfektion resistent (DOCHEZ und Mitarbeiter 1938). Nach klinischen Beobachtungen ist beim Menschen nach der Erkrankung eine vorübergehende Resistenz von höchstens einigen Wochen vorhanden, nach PAUL und FREESE (1933) im Mittel 7 Wochen. 10 Versuchspersonen waren, eine Woche nach zweimaliger subcutaner Injektion von infizierter Chorioallantoisflüssigkeit im Abstand von einer Woche, gegen intranasale Inoculation mit Seitz-Filtraten der Nasenspülflüssigkeit von frischen spontanen Schnupfenfällen anscheinend immun, im Gegensatz zu Kontrollpersonen (POLLARD und CAPLOVITZ 1947).

Über die Inkubationszeit bei der experimentellen Übertragung am Menschen besteht keine Einigkeit, da offenbar verschiedene Stämme des Schnupfenvirus mit unterschiedlichen Eigenschaften zur Untersuchung gelangten: Eine eintägige Inkubationszeit beschrieben DOCHEZ und Mitarbeiter (1930) und LONG und Mitarbeiter (1931), während die *Common cold Research Unit.* (1947) eine solche von 2—3 Tagen angibt, in einem Teil der Fälle sogar von 4—9 Tagen (vgl. WARD und PROCTOR 1950). Bei den Viruszüchtungsversuchen auf Eiern verkürzte sich die ursprüngliche Inkubationszeit von 36—48 Std des nativen Virus nach Eipassagen auf 7—24 Std (TOPPING und ATLAS 1947).

Bisher stand zur Identifizierung des Schnupfenvirus nur der zeitraubende Inoculationsversuch am Menschen oder Menschenaffen zur Verfügung. ATLAS und HOTTLE (1948) geben eine empirisch gefundene Titration des Virus (MR 1) mit einem Tryptophan-Perchlorsäurereagens an, deren photometrisch meßbare Färbung der Infektiosität am Menschen parallel geht, deren Spezifität aber noch geprüft werden muß.

Epidemiologie und konditionelle Faktoren. Der Schnupfen gehört zu den häufigsten Erkrankungen überhaupt. An großem statistischem Material wurde errechnet, daß je 1000 Individuen im Jahr in verschiedenen untersuchten Gruppen 300—4000 Erkältungskrankheiten vorkommen, wovon wohl der größte Teil auf Schnupfenvirusinfektion beruht (TOWNSEND und SYDENSTRICKER 1927; SMILEY 1929/1944; KEEFER 1943; GREENSPAN 1943). Der Schnupfen wird wie die Influenza durch Tröpfchen- oder Kontaktinfektion übertragen (vgl. S. 354). Die Infektiosität erstreckt sich über den Zeitraum von 6 Std vor bis 2 Tage nach dem Beginn der Symptome, mit Maximum am 1. Tag. Über Virusträger ohne manifeste Erkrankung ist nichts Sicheres bekannt; deren Existenz ist aber sehr wahrscheinlich. In einer isolierten Wohngemeinschaft kann *ein* Schnupfenkranker nachweislich der Ausgangspunkt für eine große Infektionskette und Durchseuchung sein (PAUL und FREESE 1933; DOCHEZ und Mitarbeiter 1938; SMILLIE 1940).

Abkühlung steigert die Anfälligkeit. Aber auch Rauchen, schlechte Lüftung, Nahrungsmittelallergie, chronische Infekte, die Menstruation usw. können zur Auslösung beitragen (Literatur bei BROWN und Mitarbeiter 1945). Namentlich zu Beginn der naßkalten Jahreszeit, im Frühjahr und bei jedem plötzlichen Temperatursturz können Epidemien auftreten. Epidemiologische Maxima finden sich in der Regel im Januar-Februar, April-Mai und September-Oktober. Im Januar-Februar ist die Schwere der Infektion und die Anzahl bakterieller Komplikationen am größten (DIEHL 1933; KEEFER 1943; HILDING 1944). Ausführliche Darstellungen der Geschichte und der Theorien der Erkältungslehre, sowie der älteren experimentellen Befunde und der Literatur finden sich bei RUHEMANN (1898), STICKER (1916), SCHADE (1919/20), STAEHELIN (1927), LUCKE (1941) und in diesem Handbuch Bd. VI (GROSSE-BROCKHOFF). Eine bis 4fache Zunahme an Erkältungskrankheiten bei Abkühlung, namentlich durch Wind, Feuchtigkeit und Temperatursturz mit Regen, wurde sowohl für „abgehärtete" Frontsoldaten als auch für nicht wetterexponierte Stadtmenschen statistisch erwiesen (SCHADE 1919/20; GÄHWYLER 1922; LOGHEM 1928/30; BROWN und Mitarbeiter 1945). Abkühlung spielt auch für das Manifestwerden der von KAUSCHE und SHERIS beschriebenen Schnupfenkrankheit (s. S. 444) beim Menschen und im Tierversuch eine hervorragende Rolle.

Beobachtungen an isolierten Wohngemeinschaften (Spitzbergen, Schiffsbesatzungen) haben aber ergeben, daß das Einschleppen des Virus von außen von größerer Bedeutung ist als die Klimafaktoren (PAUL und FREESE 1933). Eine plötzliche Abkühlung bzw. Erkältung kann dann die manifeste Erkrankung hervorrufen, wenn kurz vorher eine Infektion stattfand, welche zunächst latent blieb. Trockene Kälte unter 0^0 C scheint weniger schädlich zu sein als regnerisches, nebliges Wetter bei Temperaturen über 0^0 C (vgl. AMELUNG 1940). Experimentelle Abkühlung der Körperoberfläche kann zu einer Temperaturabnahme der Nasenschleimhaut um 6^0 C führen (MUDD und Mitarbeiter 1921). Nach SCHMIDT und KAIRIES (1931) und SPIESMAN (1941) zeigen dabei Versuchspersonen mit Neigung zu häufiger Schnupfeninfektion in der Nasenschleimhaut verzögerte Temperaturabnahme und -rückkehr zur Norm. Bei gewissen Individuen antwortet die Nasenschleimhaut auf Abkühlung aber auch mit Temperaturanstieg. MUNK (1934) beobachtete nach Abkühlung auch eine Erhöhung der elektrischen Potentialdifferenz zwischen der Nasenschleimhaut und der Haut der Hand. In den tropischen Zonen ist der Schnupfen seltener und verläuft milder (MILAN und SMILLIE 1931). Bei dazu disponierten Personen tritt der Schnupfen immer wieder auf. Die Disposition kann allgemein sein (Konstitution, Lebensweise) oder lokal (Nasenpolypen, Muschelhyperplasie, Deviatio septi).

Die gemischte Bakterienflora des Nasopharynx spielt wohl genetisch eine ähnliche Rolle wie bei der Influenza (vgl. S. 374): α-, γ- und β-hämolytische Streptokokken, Staphylococcus albus und aureus, Pneumokokken, Haemophilus influenzae, Micrococcus catarrhalis, diphtheroide Stäbchen usw. kommen zum Teil nebeneinander vor. Die Mischflora ist an weit auseinanderliegenden geographischen Orten nicht wesentlich verschieden (BLOOMFIELD 1921; BURKY und SMILLIE 1929). In der isolierten Bevölkerung von Spitzbergen waren Pneumokokken und hämolytische Streptokokken selten (PAUL und FREESE 1933). In verschiedenen Jahren und Jahreszeiten kann eine Bakterienart überwiegen (WALKER 1929). Im mucopurulenten Stadium des Schnupfens nimmt die Zahl der verschiedenen Bakterien der Mischflora zu. Ätiologisch sind die Bakterien für das Zustandekommen der Schnupfeninfektion wohl nicht von Bedeutung. Dagegen können sie durch die befördernde und wegbereitende Wirkung des Schnupfenvirus für das Individuum pathogen werden und auch epidemiologisch im Verlauf einer Schnupfenepidemie für die Verbreitung von bakteriellen Erkrankungen des Respirationstractus bedeutsam werden. Die wachstumsfördernde

Wirkung des Schnupfenvirus auf die Nasen- und Rachenbakterien wurde am Menschen und am Affen erwiesen (BLOOMFIELD 1921; SHIBLEY und Mitarbeiter 1926/30; DOCHEZ und Mitarbeiter 1932/33). Auch Untersuchungen an Kleinkindern weisen darauf hin, daß das Virus allein nur zu leichter Erkrankung führt, jedoch die Empfänglichkeit der Schleimhaut für die Bakterien erhöht. Diese sind verantwortlich für einen schweren Verlauf und für die Komplikationen (KNEELAND 1930; KNEELAND und DAWES 1932; SMILLIE 1940). Der Schnupfen kann auch die Pathogenität eines anderen Virus oder dessen epidemiologische Verbreitung fördern. Am bekanntesten ist der Schnupfen als Schrittmacher für das Influenzavirus (vgl. S. 354). Es ist nicht zu entscheiden, ob die pathogenitätsfördernde Wirkung des Schnupfenvirus für das Wachstum der Bakterien und anderer Virusarten auf direkter Stimulation der letzteren beruht, auf der Schaffung von besseren Wachstumsbedingungen oder auf Herabsetzung der Widerstandsfähigkeit der Zellen.

Symptomatologie. Der Schnupfen beginnt mit den *Symptomen* der katarrhalischen Rhinopharyngitis, zuerst mit kitzelndem, kratzendem oder brennendem Gefühl in Rachen und Nase, häufig mit Niesen. Das anfänglich wäßrige Nasensekret verursacht Rötung der Naseneingänge und der Oberlippe, oft auch Ekzem- und Rhagadenbildung. Schleimhautschwellung behindert oder verunmöglicht die Nasenatmung. Die Geruchs- und Geschmacksemfindung ist gestört. Es können vorhanden sein: Leichtes und kurzdauerndes Fieber, Frösteln, allgemeines Krankheitsgefühl mit leichter Benommenheit und Anorexie, Kopf- und Halsschmerzen, Schwerhörigkeit durch Tubenverschluß oder Conjunctivitis mit Tränenfluß. Nach 2—3 Tagen wird das Nasensekret mucopurulent. Die einfache Erkrankung dauert einige Tage bis etwa 2 Wochen. Mögliche bakterielle Komplikationen sind: Akute Bronchitis, Tonsillitis, Otitis media und Sinusitis mit deren Folgezuständen.

Differentialdiagnostisch ist der Virusschnupfen von folgenden Erkrankungen zu unterscheiden: Rhinitis allergica (Rhinopathia vasomotorica, angioneurotica, anaphylactica, nervosa; am häufigsten Heuschnupfen), Irritationsrhinitis durch direkte Einwirkung chemischer Agentien (Säure-, Bromdämpfe usw.), chronische Rhinitis hyperplastica, chronische Rhinitis atrophicans, chronische Rhinitis atrophicans foetida (Ozaena), Rhinitis sicca anterior, bei Säuglingen der symptomatische Schnupfen infolge Diphtherie, Gonorrhoe und Syphilis. Alle diese Rhinitiden treten im Unterschied zum Virusschnupfen nicht epidemisch und nicht offensichtlich im Zusammenhang mit einer Erkältung auf. Die Differentialdiagnose macht infolge ihrer besonderen Ursachen oder ihres chronischen Verlaufes meist keine besonderen Schwierigkeiten (Einzelheiten in der otorhinolaryngologischen Literatur). Rhinitis gehört nicht zum Krankheitsbild der unkomplizierten Influenza, kann aber bei gleichzeitiger Infektion durch beide Virusarten das Krankheitsbild der Grippe verschleiern, namentlich zu Beginn einer Grippeepidemie (vgl. S. 351, 353). Die Viruspneumonie kann zu Beginn ebenfalls mit einer ausgeprägten Rhinitis einhergehen (vgl. S. 413), unterscheidet sich aber vom Virusschnupfen durch hohes Fieber und die Lungensymptome.

Über eine besondere, in Mitteldeutschland beobachtete Schnupfenform berichten KAUSCHE und SHERIS in bisher unveröffentlichten Versuchen (Heidelberg). Die Erkrankung geht einher mit schwerem, lang dauerndem Schnupfen und bronchitischen Erscheinungen (Brustschmerzen, blutiger Nasenschleim, eosinophile Infiltration der Nasenschleimhaut, Kopf- und Gelenkschmerzen). Rachenspülwasser erzeugt auf der Allantoismembran große Blasen. Das Membranmaterial verursachte nach nasaler Instillation bei Meerschweinchen und Ratten (6 Passagen) ein ähnliches Krankheitsbild wie beim Menschen. Elektronenmikroskopisch fanden sich 8—12 mμ große Partikel.

Pathologisch-anatomisch ist die Nasenschleimhaut bei Schnupfen gerötet, geschwollen und mit Sekret bedeckt. HILDING (1930, 1944) machte an Hand von Biopsien aus der Nasenschleimhaut von Schnupfenkranken folgende Angaben über den Verlauf der histologischen pathologisch-anatomischen Befunde: Zu Beginn besteht intercelluläres Ödem in der Submucosa und zwischen den Epithelzellen, welche aufgelockert, vacuolisiert oder schaumig erscheinen und oberflächlich abschilfern. Die Ciliarepithelzellen lösen sich unter lebhafter Flimmerbewegung ihrer Cilien aus dem Verband, namentlich bei leicht alkalischem p_H. Nahe der Epitheloberfläche bildet sich eine nekrotische Zone von oft beträchtlicher Tiefe. Zuletzt löst sich das ganze Epithel auf. Viele oder gar alle Cylinderzellen sind am 3. Tag verschwunden, sogar ein Teil der Basalzellen, oft bleibt nur eine einzige Zellschicht über der Basalmembran übrig. In diesem Stadium enthält das Nasensekret viele Epithelzellen. Die celluläre Infiltration der Submucosa setzt sich aus verschieden geformten mononucleären, polymorphkernigen und einigen eosinophilen Zellen zusammen. Sie nimmt auch nach Rückbildung des Submucosaödems noch zu. Am 2. und 3. Tag finden sich im Epithel, auf dem Weg zur Oberfläche, Granulocyten und Makrophagen. Ihre Zahl nimmt während des mucopurulenten Stadiums noch zu. Indessen beginnt bereits die Restitution des Epithels. Die übriggebliebenen Epithelzellen proliferieren an der Oberfläche und bilden ein Syncytium. Am 8. Tag bildet sich wieder ein mehrschichtiges Epithel mit granulocytärer Infiltration, am 10. Tag strecken sich die oberflächlichen Zellen in die Länge und haben am 14. Tag die Cylinderzellform wieder erreicht. Bakterien finden sich nur im Sekret, nicht im Epithel oder in der Submucosa. Es sind keine Einschlußkörper vorhanden.

Das pathologisch-anatomische Bild der Epithelschädigung bei Schnupfen ist im zeitlichen Ablauf und in vielen Einzelheiten ähnlich demjenigen der Schädigung des Bronchialepithels bei Influenza (vgl. S. 379).

Das p_H des Nasensekretes, in situ normalerweise nahezu neutral (Nungester und Atkinson 1949), wird während des wäßrigen Stadiums eher etwas alkalisch, während des mucopurulenten Stadiums oft leicht sauer (Hilding 1930, 1944; Mittermaier 1930; Buhrmester 1933; Fabricant 1941). Der Lysozymgehalt des Sekretes ist bei Beginn des Schnupfens herabgesetzt und steigt kurz vor der Heilung wieder an (Hilding 1934; Cahn-Bronner 1942). Der Anstieg des Eiweißgehaltes im Nasen- und Mundsekret, der zu Beginn einer Erkältungskrankheit nachweisbar ist, kann in Parallele zur Kältealbuminurie gesetzt werden und verbessert den Nährboden für die Bakterien (Haag 1928). Im normalen schleimigen Nasensekret, nicht aber im wäßrigen, findet sich ein thermolabiles Inhibin, welches sowohl gegen das unbeschränkte Wachstum der Eigenkeime wie auch gegen von außen zugeführte Bakterien wirksam ist (Ignatius 1936). Troescher-Elam und Mitarbeiter (1945) wiesen im Nasensekret bei akutem Schnupfen histaminähnliche Substanzen nach, und zwar in ähnlicher Konzentration wie im „allergischen" Sekret von Heuschnupfenpatienten Gordon (1948) bewirkte durch Verstäuben einer Histaminlösung in die Nase Anschwellen der Schleimhaut und Zunahme der Sekretion. Das Histamin oder histaminähnliche Substanzen als capillarerweiternde und permeabilitätssteigernde Stoffe scheinen demnach nicht nur beim allergischen Heuschnupfen, sondern auch beim Virusschnupfen eine Rolle zu spielen.

Prophylaxe. Es kommen dieselben allgemeinen und individuellen prophylaktischen Maßnahmen wie bei der Influenza in Betracht (vgl. S. 397). Zur Prophylaxe der meist bagatellisierten Erkrankung gehört ferner, daß Arzt und Arbeitgeber im Interesse des Erkrankten und der Allgemeinheit dem Patienten für 1—2 Tage Zimmerruhe, bei Fieber Bettruhe anraten. Allgemein seuchenhygienisch (vgl. Grippe S. 398) und betriebsökonomisch ist es klüger, den ersten Schnupfenkranken möglichst zu isolieren, als das Risiko einer weit kostspieligeren Infektkette einzugehen, bei welcher die Möglichkeit bakterieller Komplikationen zunimmt. Eine schon in der Schule gelehrte Husten- und Niesdisziplin (die *linke* Hand vor dem Mund), möglichst seltenes, vorsichtiges Schneuzen einer Seite nach der anderen (Verhütung von tubarer Otitis media und Epistaxis) sowie die Verwendung von verbrennbaren Papierschnupftüchern sind zweckmäßig. Nasenmißbildungen müssen von Rhinologen korrigiert werden. Eine sichere Wirksamkeit prophylaktisch empfohlener Medikamente ist schwer zu beweisen (Vitamin- Chininpräparate, Antihistaminica, verdünnte Jod- oder KJ-Lösung per os usw.). Am besten untersucht ist die prophylaktische

Wirksamkeit von Vitamin C, dessen virucider Effekt in hoher Dosierung für verschiedene Virustypen in vitro erwiesen ist (Influenza, Poliomyelitis usw., vgl. S. 399). Niedrige Dosierung unter 0,3 g pro die ist statistisch ohne signifikanten Effekt auf Erkältungskrankheiten (COWAN und Mitarbeiter 1942; DAHLBERG und Mitarbeiter 1944; SCHEUNERT 1949). Nach den günstigen statistischen Resultaten von BROWN u. a. (1945) und MARKWELL (1947) (Verhütung der Erkältungskrankheiten in etwa 60%) ist aber die prophylaktische Anwendung von 1 g Ascorbinsäure per os, wenn nötig nach 4 Std und an den folgenden Tagen wiederholt, angezeigt; eventuell in Kombination mit A- und D-Vitamin. Die latente Winterhypovitaminose und die Unschädlichkeit dieser Vitaminpräparate erhöhen ihren Wert als Prophylacticum. Eine sichere Wirksamkeit von Lebertran allein konnte gegen Erkältungskrankheiten nicht erwiesen werden (SHIBLEY und SPIES 1934).

Die kostspielige und unbequeme Injektion von γ-Globulin nützt nicht sicher (ADAMS und SMITH 1946; JANNET und DEUTSCH 1946). Die angeblich günstigen Resultate von Vaccinierungsversuchen mit bakteriellen Mischvaccinen, oral, nasal oder parenteral appliziert, halten einer strengen Kritik nicht stand (*Council on Pharm. a. Chem.* 1944; Literatur bei DIEHL, BAKER und COWAN 1940 und HILDING 1944). Statistische Auswertung der subcutan unwirksamen Schnupfenvirusvaccine (DOCHEZ und Mitarbeiter 1938) bei nasaler Applikation fehlt. Von den Methoden zur prophylaktischen Reinigung der Luft geschlossener Räume mit „air conditioning", Propylenglykol-Spray und UV-Bestrahlung scheint die letztere am meisten Aussicht auf Erfolg zu versprechen (vgl. S. 398). „Abhärtung" gegen die Erkältung, z. B. durch regelmäßige kalte Duschen oder Sport im Freien, hat nach den vergleichenden Untersuchungen von GAFAFER (1932) keine signifikante Verminderung der Schnupfeninfektionen zur Folge. Wegen der Temperaturempfindlichkeit der Schleimhaut ist im Winter für die Nasentoilette warmes Wasser zweckmäßig.

Therapie. Zu Beginn verabreichte Salicylate, Pyramidon oder Chinin können den Ausbruch verhindern. In leichten Fällen ist eine Behandlung unnötig. Eine Schwitzkur mit heißen Getränken, heißen Packungen und Salicyl kürzt manchmal den Verlauf ab, nach DIEHL (1933) auch Codein und Papaverin. Dampfinhalationen und Kopflichtbäder (Infrarotbestrahlung) erleichtern symptomatisch. Lokale Anwendung von $1^0/_{00}$iger Adrenalinlösung und ähnlich wirkender Stoffe (Adrenalon, Adrianol, Ephedrin, Privin, ätherische Öle, Campher usw.) bringt die Schleimhaut zum Abschwellen und verschafft Luft, kürzt aber nicht ab. Vasoconstrictorische Stoffe sollten möglichst selten und nur bei verhinderter Nasenatmung gerade bis zum gewünschten Effekt angewendet werden, da ihre protrahierte und übermäßige Applikation die protektive Hyperämie der Mucosa verhindert und damit mehr schadet als nützt (BOCK 1938; GOODMAN und GILMAN 1941; KULLY 1945 und Mitarbeiter). Die Instillationsflüssigkeiten sollten leicht alkalisch sein (p_H 8) und statt Na Mg- und Ca-Salze enthalten, da p_H unter 6,5 und Na die Tätigkeit der Flimmerhaare lähmt (NEGUS 1934). Sulfonamide und Antibiotica beeinflussen den Verlauf durch Verhinderung von bakteriellen Sekundärinfektionen und damit von Komplikationen (DOLOWITZ nnd Mitarbeiter 1943; CECIL und Mitarbeiter 1944). Sie haben keinen spezifischen Effekt gegen die Infektion mit dem Schnupfenvirus. Auch eine angeblich spezifische Wirkung des gegen Gram + und — Bakterien statisch wirkenden Patulins (aus Penicillium patulum), welche von RAISTRICK u. a. (1943) bei akutem Schnupfen in 57% beobachtet worden war, konnte von STUART-HARRIS und Mitarbeiter (1943) nicht bestätigt werden.

Die Berichte über prophylaktische und therapeutische Wirksamkeit von Antihistaminica lauteten anfänglich recht enthusiastisch. Die Indikation schien durch die erhöhte Histaminkonzentration im Nasensekret Schnupfenkranker gegeben (vgl. S. 445; Thiers 1943; Brewster 1947, 1949; Gordon 1948; Murray 1949; Arminio und Sweet 1949; Philips und Fishbein 1949). Fast allen diesen Untersuchungen liegen Statistiken zugrunde, welche auf unkontrollierten Angaben der Patienten über den subjektiv beobachteten Effekt der oral verabreichten Antihistaminica basieren. Die Wertlosigkeit solcher Angaben über Zahl und Dauer der Schnupfenerkrankungen nach Behandlung erwiesen aber die Statistiken von therapeutischen Versuchen, bei welchen den Versuchspersonen entweder die zu untersuchende Probe oder, als Scheinbehandlung, eine täuschend nachgemachte Leerprobe mit inertem Material (Placebo) verabreicht wurde (Diehl 1933; Diehl, Baker und Cowan 1938). Mit der Scheinbehandlung resultierte an großem Material meist dieselbe Zahl von „Heilungen" oder „Besserungen" wie nach Applikation von Antihistaminica (Lorriman und Martin 1950; Hoagland und Mitarbeiter 1950; Cowan und Diehl 1950). Das *Special Committee of the Medical Research Council* (1950) kam zu denselben Resultaten sowohl mit Versuchspersonen, welche mit Schnupfenvirus künstlich infiziert wurden als auch mit therapeutischen Versuchen bei 1100 Schnupfenkranken, wobei weder der Patient noch der kontrollierende Arzt wußten, ob Antihistaminicum oder Placebo verabreicht wurde. Solche stastistischen Versuche, in verschiedenen Jahren oder Jahreszeiten durchgeführt, können außerdem getrübt werden durch die Möglichkeit spontaner Immunitätsänderungen, welche die Zahl oder Dauer der Schnupfenerkrankung beeinflussen (Diehl 1933; Andrewes 1949), durch verschiedenartige bakterielle Sekundärinfektion usw. Der Wert der Antihistaminica für die Schnupfenbehandlung ist daher in Frage gestellt. Er besteht bestenfalls in einem Teil der Fälle in einer Abschwellung der Nasenschleimhaut und Verminderung der Sekretion. Er wird durch die nicht unerheblichen Nebenwirkungen mancher Präparate auf empfindliche Patienten (Schläfrigkeit, Schwindel, Brechreiz usw.) noch weiter herabgesetzt.

Literatur.

Zusammenfassende Arbeiten.

Andrewes, C. H.: The natural history of the common cold. Lancet **1949 I**, 7.

Hilding, A. C.: Summary of some known facts concerning the common cold., Ann. of Otol. **53**, **444** (1944). — Horsfall, Fr. L. jr.: Vgl. Rivers.

Keefer, C. S.: Control of Common Resp. Infections. J. Amer. med. Assoc. **121**, 802 (1943). — Kerr, W. J., and J. B. Lagen: The Common Cold, Bd. 4, S. 939. 1938. In H. A. Christian, The Oxford Medicine, New York: Oxford Univ. Press 1921.

Mote, J. R.: General Considerations of Virus Diseases of the Resp. Tract. etc. Symposium of Harward School of Public Health, Cambridge, Mass., Harward Univ. Press 1940, S. 409—428.

Rivers, Th. M.: Viral a. Rickettsial Infections of Man, S. 284. Fr. L. Horsfall, Common Cold. Philadelphia-London-Montreal: J. B. Lippincott Comp. 1948. — Rooyen, C. E., van and A. J. Rhodes: Virus Diseases of Man. New York: Thomas Nelson a. Sons 1948.

Smillie, W. G.: The Common Cold. New York: Funk. a. Wagnalls-Co. 1937.

Thomson, D., and R. Thomson: Common Cold. Ann. Pickett-Thomson Res. Labor., 8, 1 (1932).

Einzelarbeiten.

Adams, J. M., and N. Smith: Proc. Soc. exper. Biol. a. Med. **63**, 446 (1946). — Andrewes C. H. u. Mitarb.: Proc. roy. Soc. Med. **40**, 632 (1947). — Andrewes, C. H., and W. G. Oakley: Rep. med. Res. Counc. London **1931/32**. — Amelung, W.: Abhängigkeit der Erkältungskrankheiten von Klima und Wetter. Dtsch. med. Wschr. **1940 I**, 85. — Arminio, J. J., and C. C. Sweet: (Neobetramin) Industr. Med. 18,509 (1949). — Atlas, L. T., and G. A. Hottle: The Common Cold, Titration of MR-1 Virus in embryonated Eggs. Science (Lancaster, Pa.) **108**, 743 (1948).

Bloomfield, A. L.: The significance of the Bacteria Found in the Throath of Healthy People. Bull. Hopkins Hosp. **32**, 33 (1921). — Bock, A. V.: Clinical observations, Complic. and Treatment of ac. Upper Resp. Tract. Infections. Ann. int. Med. **12**, 317 (1938). —

BREWSTER, J. M.: Benadryl in treatm. of common cold. U.S. Nav. med. Bull. **47**, 810 (1947). — Antihistaminic Drugs in the Therapy of the Common Cold. **49**, 1 (1949). — U. S. nav. med. Bull. Industr. Med. **18**, 217 (1949). — Illinois med. J. **96**, 302 (1949). — BROWN, W. B., F. MAHONNEY, A. NIEDRINGHAUS and A. LOCKE: Weathre and Susceptibility in Relation to the Spread of Common Cold; Effect of Ascorbic Acid in Massiv Dosage. J. of Immun. **50**, **161** (1945). — BUHRMESTER, C. C.: A Study of the Hydrogenion Concentr., Nitrogen Content and Viscosity of Nasal Secretions. Ann. Otol. **42**, 1041 (1933).

CAHN-BRONNER, C. E.: Presence a. Action of Lysozyme in Nasal Mucus. Ann. Otol. **51**, 250 (1942). — CECIL, R. L., N. PLUMMER and W. G. SMILLIE: Sulphadiazine in Treatment of Common Colds. J. Amer. med. Assoc. **124**, 8 (1944). — CHAPMAN, J., and R. R. HYDE: Antigenic Differences in Viruses from Cases of Influ. and Colds. Amer. J. Hyg. B **31**, 46 (1940). — *Commission on Acute Resp. Dis.*: Severe Common Cold (S—CC), Common Cold (CC). J. clin. Invest. **26**, 957, 974 (1947 a, b). — *Common Cold Research Unit.*: Interim Report on a Transmission Experiment. Brit. med. J. **1947 I**, 650. — *Council on Pharmacy and Chemistry*: The Use of Vaccines for the Common Cold. J. Amer. med. Assoc. **126**, 895 (1944). (A. SMITH u. C. M. PETERSON.) — COWAN, D. W., and H. S. DIEHL: Antihistamin und Ascorbinsäure. J. Amer. med. Assoc. **143**, 421 (1950). — COWAN, D. W., H. S. DIEHL and A. B. BAKER: Vitamines for the Prevention of Colds. J. Amer. med. Assoc. **120**, 1268 (1942).

DAHLBERG, G., A. ENGEL u. H. RYDIN: Value of Ascorbic Acid as a Prophylactic against „Common Colds“. Acta med. scand. (Stockh.) **119**, 540 (1944). — DIEHL, H. S.: Medicinal Treatment of the Common Cold. J. Amer. med. Assoc. **101**, 2042 (1933). — DIEHL, H. S., A. B. BAKER and D. W. COWAN: Cold Vaccines. J. Amer. med. Assoc. **111**, 1168 (1938); **115**, 593 (1940). — DINGLE, J. H.: Trans Studies Coll. Phys. Philad. **15**, 113 (1947). — DOCHEZ, A. R.: Limited Consideration of certain Aspects of ac. Infection of Resp. Tract. Medicine **12**, 245 (1933). — DOCHEZ, A. R., K. C. MILLS and J. KNEELAND jr.: Study of the virus of the common cold and its cultivation in tissue medium. Proc. Soc. exper. Biol. a. Med. **28**, 513 (1931); **29**, **64** (1931). — Variation of Haemophilus influ. during ac. Resp. Infection in the chimpanzee. Proc. Soc. exper. Biol. a. Med. **30**, **314** (1932). — Filterable Viruses in Infection of the upper respir. Tract. J. Amer. med. Assoc. **110**, 177 (1938). — DOCHEZ, A. R., G. S. SHIBLEY and K. C. MILLS: A Study of ac. Infection of the Respir. Tract in the Apc. Proc. Soc. exper. Biol. a. Med. **26**, 562 (1928/29). — Studies in the Common Cold IV: Exper. Transmission of the Common Cold to antropoides Apes and human Beings bei means of a filterable agent. J. of exper. Med. **52**, 701 (1930). — DOLD, H.: Beiträge zur Ätiologie des Schnupfens. Münch. med. Wschr. **1917**, 143. — DOLOWITZ, D. A., W. E. LOCH, H. L. HAINES, A. T. WARD jr. and K. L. PICKRELL: The Prevention of Ear and Nasal Sinus Complications of the Common Cold. J. amer. med. Assoc. **123**, 534 (1943).

FABRICANT, N. D.: Significance of p_H of Nasal Secretions in situ. Arch. of Otolaryng. **33**, 150 (1941). — FOSTER, G. B.: J. Amer. med. Assoc. **66**, 1180 (1916). — The etiology of common cold; the probable role of a filterable virus . . . J. inf. Dis. **21**, 451 (1917).

GÄHWYLER, M.: Der heutige Stand der Erkältungsfrage. Schweiz. med. Wschr. **1922**, 648. — GAFAFER, W. M.: Hardening processes and upper Respir. disease (Common Cold). Amer. J. Hyg. **16**, 233 (1932). — GOODMAN, L., and A. GILMAN: The pharmacol. Basis of Therapeutics, S. 234. New York: The MacMillan Comp. 1941. — GORDON, J. S.: Antihistaminic drugs in the Treatment of upper Respir. Tract Infection. The Laryngoscope **58**, 1265 (1948). — GREENSPAN, F. R.: An Essay on the Common Cold. Arch. of Pediatr. **60**, **90** (1943).

HAAG, FR. E.: Einige Beobachtungen zum Erkältungsproblem. Zbl. Gewerbehyg., N. F. **5**, 261 (1928). — HILDING, A. C.: The Common Cold. Arch. of Otolaryng. **12**, 133 (1930). Changes in the Lysozyme Content of the Nasal Mucus during Colds. Arch. of Otolaryng. **20**, 38 (1934). — HOAGLAND, R. J., E. N. DEITZ, P. W. MYERS and H. C. COSAND: Antihistaminic drugs for colds. J. Amer. med. Assoc. **143**, 157 (1950).

IGNATIUS, A.: Über antibakterielle Hemmungsstoffe (Inhibine) in schleimigem Nasensekret. Z. Hyg. **118**, 445 (1936).

KAUSCHE, G. A., u. E. SHERIS, 1951 (im Druck). — KNEELAND, Y.: J. of exper. Med. **51**, 617 (1930). — KNEELAND, Y. jr., and C. F. DAWES: J. of exper. Med. **55**, 735 (1932). — KNEELAND, Y., jr., K. C. MILLS and A. R. DOCHEZ: Cultivation of the virus of the common cold in the chorio-allantoic membrane of the chick embryo. Proc. Soc. exper. Biol. a. Med. **35**, 214 (1936/37). — KRUSE, W.: Die Erreger von Husten und Schnupfen. Münch. med. Wschr. **1914**, 1547. — KULLY, B. M.: The Use a. Abuse of Nasal vasoconstrictor Medication. J. Amer. med. Assoc. **127**, 307 (1945).

LOGHEM, J. J. VAN: Ein epidemiologischer Beitrag zur Kenntnis der Krankheiten der Atmungsorgane. J. of. Hyg. **28**, 33 (1928). — Seuchenbekämpfg **7**, 85 (1930). — LONG, P. H., and J. A. DOULL: Proc. Soc. exper. Biol. a. Med. **28**, 53 (1930/31). — LONG, P. H., J. A. DOULL u. Mitarb.: J. of exper. Med. **53**, 447 (1931). — LORRIMAN. G., and W. J.

MARTIN: Trial of Antistin in the common cold. Brit. med. J. **1950 II**, 430. — LUCKE, H.: Erkältung und Erkältungskrankheiten. In Handbuch der inneren Medizin, 3. Aufl., Bd. VI/1, S. 822. Berlin: Springer 1941.

MARKWELL, N. W.: Vitamin C in the Prevention of Colds. Med. J. Austral. **1947**, 777. — MILAN, D. F., and W. G. SMILLIE: A bacter. Study of "Colds" on a isolated tropical Island (St. John, U.S. Virgin Islands, West Indies). J. of exper. Med. **53**, 733 (1931). — MITTERMAIER, R.: Untersuchungen über die Wasserstoffionenkonzentration an Sekreten und Schleimhäuten, im besonderen bei chronischen Nebenhöhlenerkrankungen. Arch. Ohr.- usw. Heilk. u. Z. Hals- usw. Heilk. **127**, 1 (1930). — MUDD, S., S. B. GRANT and A. GOLDMAN: Reaction of Nasal Cavities and Post-nasal spaces to Chilling of body Surfaces. J. of exper. Med. **34**, 11 (1921). — MUNK, F. R.: Elektrische Funktionsvorgänge in der Haut bei der Erkältung. Dtsch. med. Wschr. **1934 II**, 1619. — MURRAY, H. G.: The treatment of Head Colds with an antihist.-Drug. Industr. Med. **18**, 215 (1949).

NEGUS, V. F.: Action of Cilia a. Effect of Drugs on their activity. J. Laryng. a. Otol. **49**, 571 (1934). — NUNGESTER, W. J., and A. K. ATKINSON: p_H of the Nasal Mucosa measured in situ. Arch. of Otolaryng. **39**, 342 (1943).

OLITSKY, P. K., and J. E. MACCARTNEY: Studies on the Nasopharyngeal Secretion from Pat. with Common Colds. J. of exper. Med. **38**, 427 (1923).

PAUL, J. H., and H. L. FREESE: Epid. and Bacteriol. Study of the Common Cold in a Isolated Arctic Community (Spitzbergen). Amer. J. Hyg. **17**, 517 (1933). — PHILIPS, W. F. P., and W. I. FISHBEIN: Antihistam. therapy. Industr. Med. **18**, 526 (1949). — POLLARD, M., and C. D. CAPLOVITZ: Exper. Studies with the Agent of the Common Cold. Science (Lancaster, Pa.) **106**, 243 (1947). Amer. J. Hyg. **47**, 106 (1948). — POLLARD, M., C. V. DERREHL and C. D. CAPLOVITZ: Survival of the virus of common coles collected from naturally acquired cases. Amer. J. Hyg. **47**, 103 (1948). — POWEL, H. M., A. L. SPARKS and G. H. A. CLOWES: Further Inoculations-Experiments with the Common-Cold Virus. J. of Immun. **38**, 309 (1940).

RAISTRICK, H., J. H. BIRKINSHAW, S. F. MICHAEL u. Mitarb.: Patulin in the Common Cold. Collaborat. Res. on a Derivation of Penicillium Patulum. Lancet **1943 II**, 625. — RUHEMANN: Ist die Erkältung eine Krankheitsursache und inwiefern? Leipzig: Georg Thieme 1898.

SCHADE, H.: (1) Untersuchungen in der Erkältungsfrage. Münch. med. Wschr. **1919**, 1021; **1920**, 449. — (2) Beiträge zur Umgrenzung und Klärung einer Lehre von der Erkältung. Z. exper. Med. **7**, 275 (1919). — SCHMIDT, P., u. A. KAIRIES: Experimentelle Studien zur Genese der „Erkältungs"-Katarrhe. Dtsch. med. Wschr. **1931 II**, 1361. — SHIBLEY, G. S., F. M. HANGER and A. R. DOCHEZ: Studies in the Common Cold I: Observ. on the normal bacterial flora of nose a. throat with variationsoccur, during Colds. Proc. Soc. exper. Biol. a. Med. **23**, 258 (1925). — J. of exper. Med. **43**, 415 (1926). — SHIBLEY, G. S., K. C. MILLS and A. R. DOCHEZ: Studies on the Etiology of the Common Cold. J. Amer. med. Assoc. **95**, 1553 (1930). — SHIBLEY, G. S., and T. D. SPIES: The Effect of Vitamin A on the Common Cold. J. Amer. med. Assoc. **103**, 2021 (1934). — SMILEY, D. F.: A Study of weekly Incidence of Colds in Normal and in Cold susceptible groups throughout a Winter. Amer. J. Hyg. **9**, 477 (1929). — Incidence of ac. Respir. Infections. U.S. nav. med. Bull. **42**, 17 (1944). — SMILLIE, W. G.: Observations on Epidemiology of Common Cold. New England J. Med. **223**, 651 (1940). — *Special Committee of the Medical Res. Council*: Clin. trials of antihistaminic drugs in the prevention and treatment of the common cold. Brit. med. J. **1950** II, 425. — SPIESMAN, I. G.: Exper. and Clin. Study of the Common Cold. Ann. of Otol. **50**, 1204 (1941). — STAEHELIN, R.: Erkältung und Erkältungskrankheiten. In Handbuch der inneren Medizin, 2. Aufl., Bd. IV/2, S. 1412. Berlin: Springer 1924. — STICKER: Erkältungskrankheiten und Kälteschäden. Berlin: Springer 1916. — STUART-HARRIS, C. H., A. E. FRANCIS and J. M. STANSFELD: Patulin in Common Cold. Lancet **1943 II**, 684.

THIERS, M.: Soc. med. Hôp. de Lyon, Juin 1943. — TOPPING, N. H., and L. T. ATLAS: The Common Cold. A note regarding Isolation of an Agent. Science (Lancaster, Pa.) **106**, 636 (1947). — TOWNSEND, J. G., and E. SYDENSTRICKER: Epidem. Study of Minor Respir. Diseases. Publ. Health. Rep. **42**, 99 (1927). — TROESCHER-ELAM, E., G. R. ANCONA and W. J. KERR: Histamin-like Substance present in Nasal Secretions of Common-Cold and Allergic Rhinitis. Amer. J. Physiol. **144**, 711 (1945).

WALKER, J. CH.: Colds a. Asthma assoc. with Colds. Preventive treatment with Vaccines. Arch. int. Med. **43**, 429 (1929). — WALKER, J. E.: Ann. int. Med. **5**, 1526 (1931/32). — WALSH, T. E.: Prophylaxis of Common Cold. Arch. of Otolaryng. **34**, 1093 (1941). — WARD, T. G.: The use of radioactive P^{32} for the detection of a common cold virus in the chick-embryo. Amer. J. Hyg. **52**, 107 (1950). — WARD, T. G., and D. F. PROCTOR: Isolation of a common cold virus in chick-embryos and the clinical manifestations it products in human volunteers. Amer. J. Hyg. **52**, 91 (1950). — WYCKOFF, R. W. G.: Zit. nach TOPPING und ATLAS 1947.

YANNET, H., and J. V. DEUTSCH: Gamma-Globulin not effective in Prophylaxis of epidem. Respir. Dis. J. Amer. med. Assoc. **131**, 593 (1946).

Herpes simplex (Febris herpetica).

Von

Hermann Baur und **Rudolf Massini.**

Synonyma. Herpes febrilis (ερπειν = gehen, kommen, heranschleichen), Febris ephemera, Synocha, Febricula, Febris catarrhalis, Fieberbläschen, Entzündungsfieber, Französisch: herpès, fièvre herpétique, fièvre synoc. Englisch: cold sores. Italienisch: la febbre.

Begriffsbestimmung. Früher wurden alle möglichen leichten, fieberhaften Krankheiten, welche mit oder ohne Herpes verliefen, unter dem Namen Febris herpetica oder einem der obgenannten Synonyma zusammengefaßt. Je nachdem kürzeres (eintägiges) oder länger dauerndes Fieber bestand, wurde die Krankheit Ephemera oder Synocha (= Continua) genannt. Die Abgrenzung des Krankheitsbildes gegenüber anderen Krankheiten „typhusartiger Natur" oder Pneumonien, Cerebrospinalmeningitis, Recurrens, Typhus exanthematicus usw. war unmöglich. Wesentlich war nur, daß keine Lokalisation einer Krankheit nachgewiesen werden konnte. Die Erkrankung wurde von einigen Autoren den typhösen, von anderen den Erkältungskrankheiten zugerechnet. Noch vor Erkennung seiner besonderen Virusätiologie wurden später der Herpes simplex und seine besonderen Formen von den begleitenden Infektionskrankheiten abgetrennt und als besondere Erkrankung aufgefaßt.

Ätiologie und experimentelle Grundlagen. Das ätiologische Agens der herpetischen Krankheiten ist das Herpesvirus. Es wächst, wie alle Virusarten, nur auf lebendem Gewebe. Die Eigenschaften müssen also mit wenigen Ausnahmen am Menschen (Klinik und Experiment) und am Tiere bestimmt werden.

Im Jahre 1920 berichtete GRÜTER, daß es ihm bei Versuchen von 1912 bis 1914 gelungen sei, den Erreger des Herpes corneae (= Keratitis dendritica) auf die Kaninchencornea zu übertragen (GRÜTER 1920, 1921, 1924, KRAUPA 1920). Es entstand eine typische Keratitis mit leichter Mitbeteiligung der Iris. Rückimpfung auf erblindete Augen des Menschen ergab wieder typischen Herpes corneae. Das Virus ließ sich in Passagen weiter impfen, wobei eine Zunahme der Virulenz vorkam. An der Cornea bestand eine Anästhesie. Nach Heilung, die meist nach 6—8 Tagen anfing und bald vollständig wurde (also schneller eintrat als beim Menschen), blieb eine relative Immunität.

LÖWENSTEIN (1919, 1920a, b und 1921) bestätigte die Angaben von GRÜTER. Er zeigte, daß die Verimpfung von Blaseninhalt von Herpes febrilis und Febris herpetica auf die Kaninchencornea die gleichen Erscheinungen hervorruft wie bei Herpes corneae.

Bei Verimpfung des Inhaltes von Pemphigusblasen, Ekzempusteln, Brandblasen und Zosterblasen war das Resultat negativ. BERKEFELD-Filtrat ergab keine Keratitis, ebensowenig Blut von an Herpes febrilis Erkrankten. Mikroskopisch wurden Elementarkörperchen gesehen. Nach der Heilung entstand eine lokale, auf das geimpfte Auge beschränkte Immunität.

DOERR (1920) und DOERR und VÖCHTING (1920) wiesen bei ihren Versuchen die Neurotropie (Neuroprobasie, LEVADITI 1926) des Herpesvirus, das Auftreten einer Encephalitis nach cornealer Impfung, nach.

Damit war nun eine verläßliche, bequeme, ziemlich spezifische und relativ billige Methode gefunden, welche es erlaubt, das Herpesvirus nachzuweisen und seine Eigenschaften experimentell zu untersuchen. Das Virus wurde in den Jahren 1920—1935 in rascher Folge von einer großen Zahl von Forschern bestimmt (besonders von DOERR und seiner Schule und LEVADITI und seinen Mitarbeitern) und Resultate erzielt, welche nicht nur für die Biologie des Herpesvirus und für die Physiopathogenese der Herpeskrankheiten, sondern auch für die Biologie anderer Viren sowie für die allgemeine Biologie größte Bedeutung haben. Der Herpes ist wahrscheinlich die einzige humane Viruskrankheit, die genügend lange im menschlichen Organismus weiterlebt, um von Generation zu Generation weitergegeben zu werden ohne „Reservoir" bei Tieren (BURNET 1938).

Die Resultate der Experimente sind so zahlreich, und die Literatur über das Herpesvirus ist so groß geworden, daß es unmöglich ist, sie auch nur einigermaßen vollständig darzustellen. Es soll aber im Folgenden, soviel als bei dem kleinen Platz möglich ist, ein Überblick, zum Teil nur beispielsweise, auf die vielen verschiedenen „Möglichkeiten" dieses Virus gegeben werden.

Alle die nachfolgend beschriebenen klinischen Herpesformen werden durch dasselbe Virus hervorgerufen.

Das Virus läßt sich nachweisen bei experimentell infizierten Tieren in den pathologisch veränderten Organen, im Vesicator-Blaseninhalt und im Urin (MARIANI), nicht im Speichel oder in den Speicheldrüsen (LEVADITI und HARVIER 1920 b u. a.). Außer

a) auf die Cornea mit oder ohne Scarifikation oder Stich läßt sich das Herpesvirus noch verimpfen

b) auf die Haut (bei Meerschweinchen besonders Planta pedis, dermal, intradermal),

c) auf die Schleimhaut der Nase (LEVADITI und HABER 1935; LEVADITI, HORNUS und HABER 1935) durch Einträufeln mit und ohne Schleimhautschädigung, durch häufiges, längeres Einlegen von mit Virus getränktem Tampon, oder durch Verletzung der Trachea, durch den äußeren Gehörgang (mit Otitis media, VIEUCHANGE 1936),

d) auf die Hoden (LEVADITI und HARVIER 1920 a, u. a.).

e) intrakraniell: intracerebral, subdural,

f) intraneural,

g) in die vordere Augenkammer,

h) intravenös, intracarotal (DOERR und VÖCHTING 1920; DOERR und HALLAUER 1936; dabei Virus im Peritonealraum nachweisbar),

i) in die Leber, Pankreas, Nebennieren (TEISSIER, GASTINEL und REILLY 1923, 1924; GOODPASTURE und TEAGUE 1923),

k) unsichere Infektionen: subcutan, intramuskulär, intraperitoneal, in Gland. submaxillaris; peroral, wenn vorher Galle gegeben wurde (REMLINGER und BAILLY 1925; LEVADITI, HORNUS und HABER 1935; Magen).

Bei Kaninchen kommen auch, wahrscheinlich durch die Schleimhaut des Mundes, der Nase oder des Rachens, Kontaktinfektionen mit Encephalitis vor (GOODPASTURE 1925 a).

Zum *Nachweis* dient die sehr empfindliche, aber relativ wenig spezifische (oft spontane Encephalitiden des Kaninchens, Encephalitozoon cuniculi u. a.) intracerebrale Infektion, welche durch die 100—100000mal weniger erfolgreiche (MAGRASSI 1936 a) aber spezifischere intracorneale Infektion ergänzt werden kann.

Außer dem Kaninchen sind noch eine ganze Anzahl von Tieren bei dieser oder jener Infektionsart mehr oder weniger leicht infizierbar:

1. Das Meerschweinchen ist für corneale Impfung weniger empfänglich und bekommt selten schwere, meist nur leichte Keratitis und meist keine Conjunctivitis (DOERR 1920; DOERR und VÖCHTING 1920; DOERR und SCHNABEL 1926; BLANC und CAMINOPETROS 1921 c). Corneale Passagen reißen oft ab (DOERR und SCHNABEL). Bei intracerebraler Impfung entsteht oft eine Encephalitis. Cutane Impfung geht schwer an, erst nach Schädigung der Haut des Tieres (GOODPASTURE), nur die Infektion der Planta pedis haftet ziemlich regelmäßig (GRÜTER, GILDEMEISTER und HERZBERG 1925 a; ROSE und WALTHARD 1926).

2. Weiße Mäuse.

Bei der Impfung auf die Mauscornea entsteht sehr unregelmäßig eine abortive Form von Keratitis mit oder ohne Encephalitis. Auch subcutane und intraperitoneale Impfung ist häufig erfolgreich (DOERR und SCHNABEL; BLANC et CAMINOPETROS 1921 c). Bei mäuseadaptierten Stämmen entsteht bei leichter Keratitis fast regelmäßig eine Encephalitis (DOERR und BERGER s. S. 1423). Rückimpfung auf die Cornea des Kaninchens macht schwere Keratitis, oft mit Meningitis und Encephalitis.

Die weiße Ratte bekommt leichte Keratitis, häufiger jedoch corneale Encephalitis, auch ohne Keratitis (TEISSIER, GASTINEL und REILLY 1922 b).

Affen (Macacus sinicus und cynomolgus) sind bei cornealer Impfung relativ resistent. Sie bekommen nur leichte Conjunctivitis oder erkranken nicht (BLANC und CAMINOPETROS 1921 a; LEVADITI und NICOLAU 1924; LÉPINE 1929). Macacus callithrix kann intradermal infiziert werden.

Bei intracerebraler Impfung entsteht bei den oben erwähnten Affen eine Encephalitis, andere Affen, z. B. Rhesus, sind nicht empfänglich.

Empfänglich sind ferner Hunde, Füchse, Murmeltiere, Igel, Katzen, Baumwollratten (FLORMAN und TRADER 1947), Tauben und Gänse (DOERR und BERGER, S.14 22).

Nicht empfänglich sind Rinder (HERZBERG 1926), Ziegen, Pferde, Maultiere, Esel, eine große Zahl von Vögeln, unter anderem Hühner und die Kaltblüter (Details siehe bei DOERR und BERGER, S. 1422; BLANC und CAMINOPETROS 1921 a, c). Die Schildkröte erkrankt nicht bei Infektion mit Herpesvirus, dieses bleibt aber in der Schildkröte einige Zeit lebend (REMLINGER und BAILLY 1929).

In dem bebrüteten Ei (9.—17. Tag, am besten 12.—13. Tag) entstehen bei der Impfung in die Chorio-Allantois herdförmige, ziemlich typische Läsionen, mit nekrotischem Krater, mit acidophilen Kernveränderungen und Einschlußkörperchen. Frische Stämme töten den Embryo nicht ab, wohl aber Eipassagestämme. Die Chorio-Allantois-Flüssigkeit kann als Antigen bei Immunisierungsversuchen dienen. Auch Verimpfung in Amnion und Gehirn des Embryo gibt positive Resultate (BEVERIDGE und BURNET 1946; FLORMAN and TRADER 1947). LEVADITI und NICOLAU (1922) konnten das Virus im Mausepitheliom weiterzüchten.

Beim Kaninchen entsteht nach 6—12—36 Std eine schwere Keratoconjunctivitis mit Iritis, eventuell Hypopyon, oft mit Pannus. Sie nimmt bis zum 6.—8. Tag zu und heilt in einigen Tagen (selten bis zu einem Monat) mit oder ohne Narbenbildung ab. Eine Keratoconjunctivitis kann auch nach einseitiger Impfung am nichtgeimpften Auge auftreten (15. bis 18. Tag nach der ersten Keratoconjunctivitis) und bei intravenöser Impfung mit und ohne Scarifikation der Cornea (DOERR und SCHNABEL 1921 a).

Ein Rezidiv beim Kaninchen gehört zur Seltenheit. Pathologisch-histologisch zeigen sich in der Cornea nach 7 Std, später zunehmend, ballonierende Degenerationen des Epithels mit oxyphilen Kerneinschlüssen (LIPSCHÜTZ u. a. vgl. S. 453 und 458).

Die experimentelle Herpes-Encephalo-Myelo-Meningitis beim Kaninchen. (DOERR und VÖCHTING 1920; SCHNABEL 1923; ZDANSKY 1923; LAUDA und LUGER 1926; DOERR und BERGER 1930; KOPPISCH 1935 b; DOERR und HALLAUER 1936; DOERR 1939; LE FÈVRE DE ARRIC 1922 a, b, c; 1923 a, b, c).

Die Encephalitis und Myelitis kann, bei Inoculation geeigneter encephalogener bzw. myelogener Stämme, nach cornealer, cutaner, muköser, intravenöser (hier eher primäre Myelitis der unteren Thorakal- und Lumbalsegmente), intracarotaler, subduraler, intracerebraler, intraneuraler und fast allen anderen Impfungen auftreten. Sie zeigt sich nach subduraler Infektion fast regelmäßig, nach den anderen je nach der Virulenz des Stammes in größerem oder kleinerem Prozentsatz.

Inkubation bei subduraler, intracerebraler Infektion: 2—4 Tage (DOERR und VÖCHTING 1920), bei cornealer Infektion 6—12 Tage oder auch 7—14 Tage (LUGER und Mitarbeiter), bei intravenöser Zufuhr 2, 6, 7, 14 Tage (LUGER, LAUDA und SILBERSTERN 1921), DOERR und HALLAUER 1936: nach 2 Tagen Virus nachweisbar im Lumbalmark, später weiter oben.

Die verschieden lange Inkubationszeit entspricht dem verschieden langen Weg, den das Virus von der Peripherie in das Zentralnervensystem zurücklegen muß, wobei vom Eintreffen des Virus bis zum Auftreten der Encephalitis eine Latenz von 1—2 Tagen besteht. Auf diesem Weg entsteht gelegentlich eine mehr oder weniger starke Virulenzabschwächung (Verlängerung des Latenzstadiums im Gehirn).

Die (typischen) Symptome sind bei allen Tieren ziemlich gleich, und zwar sind es die einer akuten, in 1—2 Tagen zum Tode führenden Encephalitis (DOERR und VÖCHTING u. v. a.).

Das *pathologisch-anatomische Bild* gleicht demjenigen der herpetischen Meningoencephalitis des Menschen (S. 462), bei chronischen Fällen dem der Encephalitis lethargica (ZDANSKY 1923). Die entzündlichen Veränderungen entstehen wahrscheinlich zu gleicher Zeit wie die degenerativen (DOERR und BERGER, S. 1443).

Der Ort, wo die erste und oft auch die stärkste Veränderung zu finden ist, hängt ab:

1. Von dem Ort des Eintreffens des Virus, also z. B. die Gehirnbasis bei cornealer Impfung, Hinterstränge und -hörner bei Impfung in den Ischiadicus oder in die Planta pedis (ROSE und WALTHARD 1926);

2. wahrscheinlich von einer speziellen Affinität: „Zones électives“ (LEVADITI, HARVIER und NICOLAU 1921 a, LEVADITI 1926), „hoch spezifizierte Organotropie“ (DOERR und SCHNABEL 1921 c; DOERR 1925 b, 1939, S. 77).

3. Von der Virulenz.

Im übrigen besteht keine genauere Übereinstimmung zwischen klinischem Bild und pathologisch-anatomischem Befund, sowohl was die Schwere, als auch was die Verteilung der Veränderung im Gehirn betrifft (DOERR 1925 b; DOERR und BERGER 1930, S. 1441; LAUDA 1924; GILDEMEISTER und HERZBERG 1927 a).

Es sind eine ganze Anzahl von Veränderungen an den Zellen der Cornea, des Gehirns und der Nerven beschrieben, Körnchen bis zu größeren und sehr großen Einschlüssen, oxyphil oder nicht, im Kern oder im Protoplasma, rund, polygon oder stäbchenförmig, und als

„Elementarkörper“, Virus oder Virusaggregate gedeutet worden. Zum Teil sind es Degenerationsprodukte des Kernes oder des Protoplasmas, phagocytierte Zellen, Trümmer, meist nicht spezifisch für Herpes (wie das z. B. die Negrikörper bei Lyssa sind). Cowdry and Nicholson 1923, kommen zum Schlusse, daß keine der beschriebenen Einschlußkörper als Mikroorganismen im eigentlichen Sinne gedeutet werden können. Am ehesten sind als wenigstens charakteristische Reaktionsprodukte die oxyphilen, von Lipschütz und anderen beschriebenen Körper im Kern anzusehen. (Doerr und Berger 1930; Lipschütz 1921, 1923, 1930, 1937; Levaditi, Harvier und Nicolau 1922; Nicolau 1937; Nicolau und Kopciowska 1938).

Außer im Epithel und im Nervengewebe ist das Virus auch in dem *Reticuloendothelialsystem* (Nervenscheiden, Meningen, Gefäßscheiden-Hodogenese) als Entzündung nachweisbar und vermehrt sich vielleicht auch etwas, macht aber keine isolierten, größeren, entzündlichen Veränderungen oder Degenerationen. Größere Veränderungen sind im RES nur dort zu sehen, wo erkranktes Nervengewebe in der Nähe ist. Das Virus benützt bei der Ausbreitung von der Peripherie zum Zentralnervensystem besonders die Nerven, auch autonome als Schienen (Doerr und Kon 1937; Doerr und Seidenberg 1937; Levaditi und Haber 1935; Doerr 1939, 690 742; Koppisch 1935 a; Burnet und Lush 1939 b).

Es ist bis jetzt noch nicht entschieden, ob das Weiterwachsen gegen das Gehirn im Achsenzylinder (axonal spread Goodpasture und Teague 1923; Goodpasture 1925 a) oder in den Lymphspalten der Nerven oder anderer nervöser Organe (Marinesco und Draganesco 1923) vor sich geht. Wahrscheinlich werden beide Wege benützt (Doerr 1939).

Autor	Methode	Größe
Elford, Perdrau u. Smith 1933	Filtration durch graduierten Kollodium-Membranfilter	0,1 —0,15 mμ
Bechhold und Schlesinger 1933	Zentrifugieren	0,18—0,22 mμ
Nicolau und Kopciowska 1937	Mikroskopisch	0,1 —0,2 u. 0,3 —0,5 mμ

Das Virus läßt sich auf dieser Wanderung verfolgen (Doerr 1936 a): 1. Durch Nachweis desselben mit Tierversuchen (Doerr und Hallauer 1936; Doerr und Kon 1937). 2. Durch Wegspuren entzündlicher Natur in und um den Nerven (Nicolau und Kopciowska 1938; Marinesco und Draganesco 1923).

Die Größe der Viruspartikel wurde von verschiedenen Autoren auf verschiedene Weise bestimmt. Die Resultate stimmen ziemlich gut überein, s. Tabelle.

Das spezifische Gewicht ist 1,15 (Bechhold und Schlesinger 1933). Das Virus wird durch Austrocknen nicht geschädigt. Es wird zerstört durch Erhitzen auf 100° in 5 min (Luger und Lauda), auf 56° während $^1/_2$ Std und in 24 Std oder weniger bei 37° in NaCl-Lösung (Löwenstein 1919). Einige Stämme halten etwas höhere Temperaturen aus. Kälte, Gefrieren schadet nicht, das Virus bleibt aktiv bei p_H 4,6—8,4 (Nicolau und Kopciowska 1930 b). Sauerstoff zerstört das Virus rasch. Gegen Antiseptica, Sublimat, Phenol usw. ist das Herpesvirus wenig widerstandsfähig. Sulfonamide haben keinen Einfluß (Flexner, Chassin und Wright 1940), ebensowenig Penicillin, Streptomycin und andere Antibiotica (Cutting und Mitarbeiter 1947), über Aureomycin vgl. S. 466.

Das Herpesvirus läßt sich, wie fast alle Virusarten in 50% oder konzentriertem Glycerin virulent konservieren; am besten so, daß Kaninchengehirn in großen Stücken bei wenig O_2-Zufuhr und bei niederer Temperatur aufbewahrt wird (5 Jahre, nach Seidenberg 1931; 8 Jahre nach Perdrau 1938; 1 Jahr Levaditi und Harvier 1920).

Ein aus frischem Gehirn gewonnenes oder während kurzer Zeit in Glycerin aufbewahrtes Virus, welches durch den intracerebralen Test nicht nachweisbar ist, kann durch Konservierung in Glycerin während Wochen in der Kälte wieder aktive Eigenschaften erlangen.

(Levaditi und Harvier 1920 a, b; W. Berger 1922; Perdrau 1925 b; da Fano und Perdrau 1927; Nicolau und Kopciowska 1930 a).

Varianten, Variation, Dissoziation. Die einzelnen Herpesstämme zeigten bei den ersten und allen folgenden experimentellen Prüfungen ganz *außerordentlich zahlreiche und starke Varianten*, und zwar gleichgültig, von welcher Krankheit des Menschen (Herpes, Encephalitis, „Zoster“ u. a.) oder aus welchem Material (Herpesblase, Liquor, Gehirn, Speichel; Blanc und Caminopetros 1929) sie gezüchtet wurden. Es bestehen also keine Typen, sondern alle Übergänge zwischen den einzelnen Eigenschaften.

Es bestehen keine gesetzmäßigen Beziehungen zur Provenienz der Stämme (Doerr und Schnabel 1921 b). Nicht einmal der „Tropismus“ weist auf die Herkunft hin.

Die Variation betrifft:

a) die Überimpfbarkeit allgemein oder bei bestimmter Methode (Cornea, Haut, intravenös, intracerebral usw.),

b) den Tropismus (zur Cornea, Haut, Zentralnervensystem usw.; Doerr 1925; Goodpasture 1925 c),

c) das experimentelle klinische Bild,

d) die pathologische Anatomie und Histologie,

e) die Überimpfbarkeit auf bestimmte Tiere,

f) die Virulenz allgemein oder speziell (Goodpasture, Levaditi und Nicolau 1922 b),

g) (mit f im Zusammenhang) die Ausbreitungsgeschwindigkeit, die Weglänge und die Immunisierungsvorgänge.

h) Die Größe: sie ist abhängig von der Herkunft des Virus: Vom Kaninchen 145 mμ, vom Meerschweinchen 210 mμ (Levaditi 1941 a).

Als Ursache für die Variationen müssen Differenzen der Virulenz, Produktivität, Infektiosität angenommen werden (Doerr; Goodpasture 1925 c).

Zu dieser Variation der Stämme kommt nun noch eine verschiedene Disposition der Wirtstiere, Rassen und des Individuums gegen verschiedene Stämme (Goodpasture 1925 c, Hallauer 1937).

Die einzelnen Eigenschaften sind sehr wenig konstant. Sie können im Verlauf der Experimente *variieren* — scheinbar spontan — ohne daß etwas an der Versuchsanordnung oder den Versuchsbedingungen geändert wird; manchmal genügen nur geringe Änderungen (starke „Labilität" des Virus). So hatte z. B. die Verlängerung des Intervalles für die Abimpfung von der Cornea um 1—2 Tage die Folge, daß ein vorher virulenter Stamm so schwach virulent wurde, daß die Corneapassage abriß, trotzdem später wieder richtig weiter verimpft wurde (Doerr und Schnabel 1921 b) s. auch Nicolau und Poincloux 1922; Levaditi, Sanchis-Bayarri und Reinié 1927; Hallauer 1937).

Die Eigenschaften, z. B. die Encephalotropie, die für ein Tier gelten, gelten unter Umständen auch für eine andere Spezies. Aber auch umgekehrt kommt vor, daß eine Eigenschaft nur so lange beibehalten wird, als das Virus im gleichen Tier wächst.

Die Richtung, in welcher die Änderung vor sich geht, läßt sich nicht voraussagen. So kann die Corneapassage die Affinität zur Cornea beim einen Stamme steigern; bei einem anderen reißen aber die Passagen ab; oder die Gehirnpassage vermehrt die Virulenz bis zu einem Virus fixe, oder schwächt sie (Blanc und Caminopetros 1921 a, b; Levaditi, Sanchis-Bayarri und Reinie 1927; Hallauer 1937).

Die Virulenzverstärkung für Kaninchengehirn oder für die Haut der Meerschweinchenplanta durch Gehirn- bzw. Plantapassagen ist als Anpassungsvorgang relativ leicht zu erklären. In anderen Fällen ist das nicht möglich. So wurde durch 7 Meerschweinchenplanta-Passagen die Neurotropie für Kaninchen so vermehrt, daß aus einem nicht encephalogenen Stamm ein encephalogener entstand (Gildemeister und Herzberg 1925 a) und durch Affenpassagen (Cercopithecus callithrix) wurde eine Virulenzzunahme für Kaninchen erreicht ohne Virulenzzunahme für die Affen (Lépine 1929; s. a. Doerr und Berger, S. 1475 u. a. O.).

Die Veränderung im Stamm kann auf einer richtigen *Variation*, *Mutation*, *Dauermodifikation* beruhen oder auf *Herauszüchtung* solcher Stämme, die bei veränderten Bedingungen besser wachsen.

Immunität. Wie bei anderen viralen und bakteriellen Krankheiten entstehen, im ganzen selten nachweisbar, auch bei der herpetischen Infektion sowie durch Formol-Virusinjektionen langsam, inaktivierende (Flexner und Amoss 1925 a; Burnet und Lush 1939 a), *virulicide* (Levaditi, Harvier, Nicolau 1921; Burnet und Lush 1939 b und c; und andere Autoren) *humorale Antikörper*. Sie wirken wie Antitoxine ohne Komplement (Doerr und Berger 1930, S. 1493).

Sie werden am 7. Tag nachweisbar und haben die größte Wirkung vom 10.—14. Tag (Burnet und Lush 1939 b, Untersuchung an Mäusen). Diese Autoren nehmen an, daß bei der Entstehung des immunen Zustandes die humorale Immunität der Hauptfaktor ist.

Komplementfixation kann durch Hyperimmunisierung erhalten werden, ist aber, zum Teil wenigstens, eine unspezifische Reaktion gegen das zur Immunisierung verwendete Kaninchengehirn (Doerr und Berger 1930, S. 1494; s. a. Craigie 1939, Bedson und Gland 1929 b; Antikörper beim Menschen, vgl. S. 460 und 464).

Außer der erwähnten humoralen besteht aber noch eine *lokale histiogene, celluläre, totale oder partielle Immunität* (Doerr und Vöchting 1920; Doerr und Schnabel 1921 a; Levaditi und Nicolau 1922 a). Diese tritt rasch auf, ist schon am 3. Tag nachweisbar (Burnet und Lush 1939 a) und in 2 Wochen komplett, so daß sich z. B. das Zentralnervensystem während 2—3 Wochen gegen stärkste Dosen refraktär verhält, ohne daß humorale Antikörper nachweisbar sind.

Es kann daher im gleichen Tier ein Organ immun, ein anderes experimentell empfänglich sein.

Die Immunität ist von einer vorgängigen (eventuell auch latenten: Goodpasture 1925 c; Doerr und Kon 1937; Hallauer 1937) Infektion abhängig (Doerr 1924, 1939, S. 770). Wenn die Infektion auf einer Nervenschiene wandert, z. B. Cornea-Trigeminus-Gehirn, so folgt auch die Immunisierung einige Tage später diesem Weg, wobei die Schiene auch immun wird (DOERR und KON 1937). Die Dosierung des von der Peripherie zufließenden bzw. direkt in das Zentralnervensystem inoculierten Virus spielt eine wesentliche Rolle (DOERR, PERDRAU 1925 a; GOODPASTURE 1925 c).

PERDRAU (1925 a) 1. Intradermal geimpfte Kaninchen erhalten eine Immunität des Gehirns in 86%. 2. Nach schwacher Scarifikation der Haut in 77%. 3. Starke Scarifikation: Tod an Encephalitis. 4. Ohne Reaktion auf der Haut keine Immunität.

Prinzipiell kann von allen Infektionsorten aus wie die Infektion auch die Immunität, speziell auch des Gehirns erhalten werden (GOODPASTURE 1925 d).

Die Immunität des Gehirns wird leicht von der Cornea und von der Haut aus erreicht. Bei cornealer Impfung bekommt man aber selten eine Immunität der Haut, häufig eine Immunität der geimpften und später der kontralateralen Cornea (DOERR und VÖCHTING 1920; DOERR und SCHNABEL 1921 a). Bei Hautimpfung wird die Haut, welche außerhalb des Impfungsgebietes liegt, selten und wenig oder nicht, die Cornea meist nicht immunisiert. Bei Impfung der Planta pedis des Meerschweinchens wird nicht einmal immer die geimpfte Planta total immun, es tritt aber gewöhnlich eine partielle Immunität auf (GILDEMEISTER und HERZBERG 1925 a; ROSE und WALTHARD 1926; DOERR und BERGER 1930, S. 1491).

Eine einmal vorhandene Immunität kann nach kürzerer oder längerer Zeit (1—7 Monate, durchschnittlich 3 Monate) wieder einer Empfänglichkeit weichen (PERDRAU 1925; DOERR und SCHNABEL 1921 b).

Der Mechanismus dieser lokalen Immunität ist nicht erklärt, er ist ähnlich, eventuell identisch mit der „blockade immunity", Interferenz von FINDLAY und MACCALLUM (1937, s. „Influenza" S. 368) und mit dem MAGRASSI-Phänomen.

In das Kapitel der lokalen Immunität gehören auch das „MAGRASSI-Phänomen", die „Autosterilisation", die „Latenz" und die „chronischen Krankheiten".

Phänomen von MAGRASSI, bzw. Konkurrenzphänomen von DOERR (MAGRASSI 1935, 1936a, b; DOERR und SEIDENBERG 1937b; DOERR und KON 1937; HALLAUER 1939a, b, d).

Wenn ein encephalitogener Herpesvirusstamm peripher (Kaninchenhaut [Flanke] oder Cornea) geimpft wird, so entsteht nach einigen Tagen durch Fortleitung der Infektion in der Nervenschiene eine Encephalitis. Wird nun bei solchen Kaninchen 7—8 Tage nach cutaner Impfung, oder 4—5 Tage nach Corneaimpfung, aktives Herpesvirus intracerebral geimpft, so entsteht durch diese cerebrale Superinfektion 1. keine tödliche Encephalitis (wie sonst in 3—4 Tagen) und 2. wird auch die erste periphere Impfung abgebremst und führt nicht bis zur Encephalitis.

Diese Annullierung, Auslöschung der ersten peripheren und zweiten cerebralen Impfung zeigt sich nur bei Einhaltung der oben erwähnten Intervalle. Kürzere oder längere Intervalle führen zum Tode der Tiere an Encephalitis infolge der 2. oder 1. Impfung.

Zwei periphere Impfungen ergeben dieses Phänomen nicht. Bei den überlebenden Tieren entsteht eine solide Immunität. CIANCARELLI (1941) zeigte das MAGRASSI-Phänomen am Meerschweinchenversuch.

Autosterilisation. Die Autosterilisation besteht darin, daß Kaninchen, Affen und Meerschweinchen, die mit virulenten Stämmen geimpft wurden, an Encephalitis erkranken und sterben, daß aber im Gehirn dieser Tiere der Nachweis des aktiven Virus durch die intracerebrale Impfung auf neue Kaninchen nicht gelingt (LEVADITI und NICOLAU 1924; LOEWENTHAL 1927; GILDEMEISTER und HERZBERG 1927a; LEVADITI, SANCHIS-BAYARRI und SCHOEN 1928; LEVADITI, LEPINE und SCHOEN 1929; NICOLAU und KOPCIOWSKA 1930a; BURNET und LUSH 1939b).

LEVADITI und seine Mitarbeiter nehmen an, daß bei den Tieren, welche dieses Phänomen der „neuro-infections mortelles autostérilisables" zeigen, eine starke Abwehrreaktion im Gehirn entsteht, so daß das Virus vernichtet wird. Die Abwehrreaktionen führen aber zu einem Zustand, der mit dem Leben des Tieres nicht mehr vereinbar ist. Es ist wahrscheinlich, daß es sich bei diesem Phänomen nicht immer um eine wirkliche Sterilisation handelt, sondern um das Vorhandensein von nur sehr wenig Virus (Latenz; GILDEMEISTER und HERZBERG, 1927a).

Latenz. Bei dem Herpesvirus konnte in zahlreichen Fällen eine *latente Infektion* festgestellt werden. Das Vorhandensein einer latenten, cerebralen Infektion ist durch Virusnachweis und durch histologische Befunde, manchmal auch nur durch letztere, bewiesen worden, in Fällen, bei denen auch nicht die geringsten Zeichen einer Krankheit vorangingen (DOERR und SCHNABEL 1921a; LEVADITI, HARVIER und NICOLAU 1922a; ROSE und WALTHARD 1926; LOEWENTHAL 1927; HALLAUER 1937; PERDRAU 1938; DOERR 1939; s.a. BURNET und LUSH 1939b; DA FANO und PERDRAU 1927; OLITSKY, LONG und PERRIN 1928; GOOD und CAMPBELL 1948).

Diese latente Hirninfektion kann jederzeit apparent werden ohne oder mit sichtbarer Ursache, „Provokation“ (z. B. anaphylaktischer Schock, Good und Campbell 1945, 1948). Perdrau (1938) beobachtete eine Latenz bis zu $6^1/_2$ Monaten, während welcher die intratesticulär geimpften Kaninchen gegen cerebrale Reinfektion refraktär blieben.

Analog einer latenten Gehirninfektion gibt es eine latente Rückenmarksinfektion. Doerr und Berger (1930, s. S. 1449) stellen folgendes fest: Bei intracerebraler Infektion der Kaninchen ist das Virus 1—2 Tage latent. Das Gehirn wird in der Regel kurz nach Einsetzen der Encephalitissymptome virushaltig. Ausnahmsweise ist Virus nicht nachweisbar. Bei chronischer Encephalitis ist das Virus in der Regel nicht nachweisbar, *ausnahmsweise* aber wird der Test positiv. Bei cornealer Impfung verschwindet das Virus in wenigen Tagen. Ausnahmen von dieser Regel sind selten.

Chronische Krankheiten. Bei gewissen Stämmen entsteht bei peripherer Impfung, die zu partieller Immunität führt, oder bei Impfung mit Stämmen mit abgeschwächter Virulenz, statt der gewöhnlichen, akuten, eine *subakute* oder *chronische Encephalitis.*

Dabei lassen sich verschiedene Formen mit Übergängen unterscheiden:

a) Milde, akute Keratitis-Encephalitis, scheinbare Heilung. Plötzlicher Exitus an akuter Encephalitis (Le Fèvre de Arric 1924a).

b) Wellenförmiger, subakuter Verlauf bis zum Tod; Dauer bis zu 8 Monaten. Klinisches Bild der menschlichen Encephalitis lethargica (da Fano und Perdrau 1927).

c) Nur eine zunehmende Kachexie (Le Fèvre de Arric 1924a; Lauda 1924; Loewenthal 1927).

d) Selten wirkliche Heilung z. B. nach Keratitis (Le Fèvre de Arric 1924a; Rose und Walthard 1926; Loewenthal 1927; Remlinger und Bailly 1929; zu a) bis d) s. a. Good und Campbell 1948).

Bei diesen Formen der chronischen Erkrankungen läßt sich zum Teil keine Immunität nachweisen (da Fano und Perdrau 1927), zum Teil erfolgt aber Autosterilisation (Le Fèvre de Arric 1924a).

„Magrassi-Phänomen“, Autosterilisation“, „chronische Krankheiten“, „Latent-apparent“ — werden mit oder ohne Provokation, „Trägertum“ hängen eng mit der lokalen Immunität (mehr oder weniger komplett, mehr oder weniger lange Zeitdauer) zusammen.

Der Magrassi-Versuch läßt sich bei Einhalten der Bedingungen reproduzieren. Dabei fallen einzelne Versuche aus der Reihe. Die anderen Vorkommnisse (Autosterilisation usw.) sind fast immer Ausnahmen von Versuchsreihen mit anderen Resultaten.

Es sind zeitliche, quantitative, qualitative (Varianten, Tropismus, Virulenzänderung) örtliche (mehr oder weniger zahlreiche, größere, kleinere, zentripetale, zentrifugale Nervenschienen, elektive Zonen) Bedingungen, welche in ihrer Gesamtheit durch die Versuchsanordnung nicht genügend beherrscht werden.

Beziehungen des Herpesvirus zu anderen Krankheiten des Menschen. Das häufige Vorkommen der Encephalitis bei der peripheren Infektion des Kaninchens und anderer Tiere mit zum Teil sehr ähnlichem pathologisch-anatomischem Bild, wie die *Encephalitis lethargica* des Menschen, hat die Frage aufgeworfen, ob diese auch eine Infektion durch das Herpesvirus oder wenigstens ein verwandtes Virus sei, welches sich durch intracerebrale oder andere Tests am Kaninchen und anderen Tieren nachweisen lasse.

Tatsächlich sind nun schon bei den ersten Herpesversuchen aus dem Gehirn von Encephalitikern oder seltener aus dem Liquor oder Speichel solcher Patienten Virus gezüchtet worden, welche identisch mit dem Herpesvirus sind (Levaditi und Harvier 1920; Levaditi Harvier, Nicolau 1921; Doerr und Schnabel 1921a; Doerr und Berger 1922; W. Berger 1922 u. a.).

Die positiven Befunde sind aber im Verhältnis zu den negativen außerordentlich selten. Von der Matheson-Kommission sind bis 1929 nur 9 Fälle anerkannt. Dazu rechnen Doerr und Berger (1930, S. 1523) noch 8 weitere Fälle.

Gegen diese Theorie spricht ferner, daß Encephalitis lethargica und Herpes klinisch, pathologisch-anatomisch und epidemiologisch ganz verschiedene Krankheiten sind. Herpes: leichte, häufige Krankheit, nur selten in kleineren Epidemien auftretend; Encephalitis lethargica: schwere, seltene Krankheit, in verbreiteten Epidemien auftretend. Außerdem kommt bei der Encephalitis cutaner Herpes eher selten vor. Encephalitis lethargica ist bei und nach dem häufig vorkommenden Herpes nicht sicher oder jedenfalls sehr selten beobachtet worden (Doerr 1925c). Es ist daher als richtig anzusehen, daß in den seltenen Fällen, wo Herpesvirus bei Encephalitis lethargica gefunden wird (im Liquor, Speichel usw.), dieses ein gewöhnliches Herpesvirus als Beimischung, Mischinfektion bei einer Encephalitis ist und nicht ein herpesähnlicher Encephalitis lethargica-Erreger.

Zoster und Herpes simplex zeigen beim Menschen gewöhnlich keine differentialdiagnostischen Schwierigkeiten. Nur gelegentlich, besonders im Gesicht oder am Stamm, wenn sehr wenig Bläschen vorhanden sind, ist die Unterscheidung nicht leicht. Es ist bei Zoster durch den Tierversuch in der Regel kein Virus nachgewiesen worden, wohl aber bei Versuchen an Menschen, und nur selten hat sich bei der Übertragung auf Tiere Herpesvirus nachweisen lassen. Bei diesen seltenen Fällen, wo bei einem Herpes mit segmentärer Lokalisation ein Herpesvirus gefunden wurde, muß angenommen werden, daß dies ein Herpes febrilis mit zosteriformer Ausbreitung war (Doerr in Doerr und Berger, S. 1458, 1509, 1510).

Eine segmentäre Anordnung kommt auch bei der Herpesvirusinfektion bei Tieren vor (Rose und Walthard 1926). Immunologisch bestehen keine Beziehungen zwischen Herpes simplex und Zoster.

Symptomatologie. Dem Aufschießen der Herpeseruptionen geht an der entsprechenden Hautstelle eine umschriebene entzündliche Rötung mit leichter Infiltration und Spannungsgefühl voraus. Die Efflorescenz des Herpes simplex besteht in oberflächlichen, epidermoidalen, stecknadelkopf- bis maximal linsengroßen Bläschen, welche selten vereinzelt, meist aber in Gruppen von 3—10 dicht beieinanderliegen. Manchmal befinden sich mehrere solcher Bläschengruppen im Abstand einiger Zentimeter nebeneinander. Die Bläschen können konfluieren. Sie stehen auf gerötetem und leicht infiltriertem Grund, der das Bläschenareal nur um weniges überschreitet. Der Bläscheninhalt ist serös, trübt sich rasch und kann durch bakterielle Sekundärinfektion eitrig werden.

In der Regel entstehen die verschiedenen Bläschen gleichzeitig, manchmal hinken am 2. und 3. Tag noch einige nach. Nach 2—4 Tagen trocknen sie ein und bilden Krusten, welche sich abstoßen und eine leicht gerötete, neugebildete Haut freigeben. Die Krusten können, namentlich bei bakterieller Sekundärinfektion, fest haften und eventuell bis zu 2—3 Wochen zur spontanen Abstoßung brauchen. Die ganze Affektion kann 5, in hartnäckigen Fällen aber bis zu 20 und mehr Tagen dauern, namentlich bei rezidivierenden Fällen. Abortiver Verlauf ist selten. Da 70—90% der untersuchten Bevölkerung im Serum erhöhten Antikörpertiter gegen das Herpesvirus haben, sind ziemlich häufige subklinische Infektionen anzunehmen.

Der Herpes kann praktisch überall auf der Haut auftreten. Prädilektionsstellen sind die Umgebung des Mundes, die Nasenflügel, die Haut des äußeren Genitale, seltener Wange, Ohr, Hals, Brust, Kreuzbeingegend oder die Extremitäten (hier wiederum eher auf der Hand, an den Fingern oder am Thenar oder auf der Glutäalgegend). Eine besondere Disposition zeigen die Übergangsstellen von Haut zu Schleimhaut: Lippen, Glans penis, Praeputium, Vulva, Anus. Auch die Schleimhaut selber kann Sitz der Herpesbläschen sein: Cornea, Mundschleimhaut, harter oder weicher Gaumen, Zunge, Tonsillen (Angina herpetica), Uvula, Larynx, Nasenschleimhaut, Vagina (Slavin und Gavett 1946) usw. Der Schleimhautherpes hat meistens geringere Ausdehnung. Die Bläschendecke löst sich in dem feuchten Milieu schnell auf. Es bleiben kleine, bei Konfluieren verschiedener Bläschen polycyclisch begrenzte, seichte, scharfrandige Erosionen mit weißlich gelbem Belag, welche sich innerhalb weniger Tage reinigen und abheilen. Die regionären Lymphdrüsen sind in der Regel entzündlich verändert, vergrößert und mäßig druckdolent, oft schon vor dem Aufschießen der Efflorescenzen.

Außer dem lokalen Gefühl von Spannung, Brennen oder Jucken der Haut vor dem und während des Aufschießens der Bläschen besteht nicht selten ein allgemeines Krankheitsgefühl mit Unlust, Mattigkeit, Verstimmung, Reizbarkeit oder vermehrtem Schlafbedürfnis. Während der Krustenbildung verstärkt sich oft der lokale Pruritus, welcher, namentlich bei Kindern, zu Kratzen und damit eventuell zu bakteriellen Sekundärinfektionen führt. Selten ist, vor allem beim

Herpes genitalis, das Auftreten von Parästhesien oder neuralgiformen Schmerzen, welche beträchtlich über das Eruptionsgebiet hinaus reichen können (Perineum, Testes, Anus, Sacrum. — MAURIAC 1877; RAVAUT und DARRÉ 1903/04; HOWARD 1905; SCHERBER 1910; LEVADITI 1922, 1926, 1945).

Pathologische Anatomie. Vor der Bläscheneruption proliferieren die Epidermiszellen, von welchen einzelne bereits intranucleäre Einschlußkörperchen enthalten. Das Bläschen bildet sich tief in der Epidermis. Seine Decke besteht aus degenerierten Stachelzellen und unvollständig keratinisierten Hornzellen. Den Bläschenboden bilden die tieferen Epidermisschichten, manchmal die entblößten Papillen des Coriums. Da das Bläschen nicht über die Grenze der Coriums hinausgeht, hinterläßt es auch keine Narbe. Im Corium zeigt sich Capillardilatation und leukocytäre Infiltration. Das Herpesbläschen der Haut ist während mehrerer Tage mit einer koagulierenden Flüssigkeit und Fibrinfasern prall gefüllt, in deren Maschen Leukocyten und Epithelzellen liegen (zum Teil als mehrkernige Riesenzellen). Das Bläschen auf der Schleimhaut enthält nur wenig Flüssigkeit und rupturiert bald. Vielfach sind die Epidermiszellen am Rand des Bläschens wie geschwollen oder aufgeblasen (Ballondegeneration) und enthalten intranucleäre Einschlußkörperchen. Diese, als LIPSCHÜTZ-Körperchen bezeichneten Massen (LIPSCHÜTZ 1921, 1925; COWDRY 1934; BAUMGARTNER 1935 u. a.), erscheinen vor der Kernzerstörung als kleine, runde, granulierte oder amorphe eosinophile Gebilde, welche zwischen dem Kernchromatin liegen. Sie zeigen bald die Neigung zu Kondensation, sammeln sich an der Kernwand an und pressen oft den Nucleolus gegen diese. Unter fortschreitendem Kernzerfall formen sich die Einschlußkörperchen zu einer homogenen, unregelmäßig oval geformten, eosinophilen Masse, welche im Zentrum des degenerierten Kernes liegt.

Über die pathologisch-anatomischen Veränderungen bei der herpetischen Meningoencephalitis vgl. S. 462.

Fieber und andere auslösende Faktoren. Übertragung. Der Ausdruck „Herpes febrilis" oder „Febris herpetica" bezeichnet keinen ätiologischen Zusammenhang. Das Fieber ist keine conditio sine qua non und ätiologisch nicht ausschlaggebend. Der Herpes tritt zwar häufig sekundär im Gefolge der verschiedenartigsten fieberhaften Krankheiten auf, verläuft aber auch sehr oft primär ohne Temperatursteigerung (Herpes simplex). Die Existenz einer Febris herpetica sine herpete ist unbewiesen, aber nicht unwahrscheinlich.

Bei der Pneumonie ist der Herpes häufig (10—40%). Eine sichere prognostische Bedeutung kommt ihm dabei nicht zu, da seine Häufigkeit je nach der Pneumonie-Epidemie oder dem Pneumokokkentypus wechselt (vgl. LAUDA und LUGER 1926; MONTGOMERY 1939). Die Häufigkeit des Herpes wechselt auch nach einfacher und komplizierter Grippe je nach der Epidemie, ebenso nach Meningitis epidemica. Die außerordentliche Seltenheit des Herpes bei Meningitis tuberculosa hat daher einen nur relativen diagnostischen Wert, desgleichen seine Seltenheit bei Typhus abdominalis, Poliomyelitis und Diphtherie. SMORODINZEW und Mitarbeiter (1936) sahen gelegentlich Herpes labialis nach artefizieller Infektion mit Haemophilus influenzae.

Die Beziehung des Herpes zum Fieber zeigt seine Häufigkeit bei der *Fiebertherapie* (Malaria, Proteine oder Metallkolloide, Vaccine. LAUDA und LUGER 1926; FISCHER 1927; v. ROOYEN, RHODES und EWING 1941). Künstlich erzeugtes Fieber verursachte proportional zur Fieberhöhe in 70% der Fälle Herpes, in 80% nach dem 1. Fieber, in 14% nach dem 2., in 3% nach dem 3., später nicht mehr. In 29% traten während des Fiebers Rezidive auf. Bei Patienten mit Herpesanamnese und bei Luetikern war dabei die Erkrankung signifikant häufiger (KEDDIE und Mitarbeiter 1941). Der Virusnachweis aus den Herpesbläschen gelang mit gekreuzten Immunitätsversuchen und dem Cornealtest (WARREN und Mitarbeiter 1940).

Bei gewissen Individuen besteht für die Herpeserkrankung eine *Disposition*, welche wohl zum Teil den Herpes recidivans erklärt. Der „herpétisme" französischer Autoren drückt allerdings nicht mehr bloß die Neigung zu rezidivierendem Herpes aus, sondern wird als allgemeine Disposition dem „arthritisme" und der „exsudativen Diathese" übergeordnet. Selten sind Mitteilungen über hereditär-familiäre Disposition, welche sich sogar auf die Lokalisation der Herpeseruption erstrecken kann (KESTENBAUM 1922; REZEK 1925; zit. nach LAUDA und LUGER 1926). Der Herpes wird mit zunehmendem Alter immer seltener. Das bevorzugte Alter ist 20—40 Jahre.

Häufung der Herpesfälle im Herbst und Winter erklärt sich zum Teil mit der Zunahme fieberhafter Erkrankungen überhaupt (Pneumonie, Influenza usw.). Die Erkrankung wird nicht selten, namentlich bei Herpetikern mit Neigung zu Rezidiven, durch Insolation oder große Kälte hervorgerufen, individuell verschieden durch gewisse Nahrungsmittel oder nach Magendarmerkrankungen. Nach HIRSCH (1902) soll das weibliche Geschlecht etwas häufiger befallen werden als das männliche. Damit steht wohl in Zusammenhang der *Herpes menstrualis*, bei welchem die zeitliche Aufeinanderfolge von Menstruation und Herpes verschieden sein kann. Er äußert sich als Herpes genitalis, Glutäal-, Finger- oder Lippenherpes („Herpès indiscret"). Auch *Medikamente* und *Intoxikationen* können auslösend wirken (As, CO, J, Hg, Bakteriengifte, Tuberkulin usw.). Bei Intoxikation durch einen unzweckmäßigen Narkoseapparat (mußmaßlich mit Dichloracetylen) entstand in 9 von 13 Fällen mit Hirnnervenparesen circumoraler Herpes febrilis (HUMPHREY und MCCLELLAND 1944; vgl. Meningo-Encephalitis herpetica). Auslösung des Herpes durch Emotionen ist schwer zu beweisen, da die psychischen Veränderungen, welche für manche Herpesfälle charakteristisch sind, der Eruption vorausgehen können. Rezidivierender Herpes am Ort eines mechanischen *Trauma* wurde mehrfach beobachtet (EPPENSTEIN 1918; STOCKER 1920; FINDLAY und MACCALLUM 1940). Experimentell erwies sich die Hautverletzung (Scarifikation, Abschaben, Reiben) als wesentlicher Faktor für das Angehen der lokalen Herpesinfektion. Intradermal bzw. intraepidermal injiziertes Virus wird offenbar durch die anaeroben Bedingungen abgeschwächt oder abgetötet (HRŮSZEK 1934). Bei rezidivierendem Herpes kann aber die Eruption nach Trauma auch am Ort ihres früheren Standortes wieder auftreten. Über parallergische Faktoren vgl. S. 465.

Die *Übertragung* geschieht wohl ausnahmslos durch Kontaktinfektion (z. B. Küssen, Trinkgläser) oder Tröpfcheninfektion. Die Übertragungsmöglichkeit des Herpes genitalis durch die Kohabitation wurde von LEVADITI und NICOLAU (1923 a) durch Versuche an Kaninchen experimentell bewiesen. Sichere Übertragungsfälle bei Ehepartnern sind aber selten beobachtet worden. SIMMONS und Mitarbeiter (1933; 1934) gelang die Übertragung von Herpesvirus durch Aedes aegypti. Die Bedeutung der Hygiene und Sauberkeit wird evident aus der Häufigkeit der Antikörperträger in ärmeren Volksschichten (bis 90%) gegenüber wohlhabenden (40%; ANDREWES und CARMICHAEL 1930; BURNET 1946; SCOTT 1948).

Besondere Formen und Lokalisationen. In halbisolierten Wohngemeinschaften (Spitäler, Militär usw.) kamen nicht selten kleinere *Epidemien* von *Herpes febrilis* vor (LAGOUT 1873; SAVAGE 1883; ZIMMERLIN 1883; PLESSING 1884; BRAUNE 1897; BREUER 1891; STEINER 1899; ZLOCISTI 1920; MAYER 1921). Diese Epidemien traten in den Jahren 1882/83 gehäuft auf, wiederholten sich in geringerem Umfange 1920/21 und sind seither nicht mehr beschrieben worden. Sie erstreckten sich maximal auf etwa 50—100 Personen jeden Alters und verliefen auf verschiedenen Individuen als Herpes labialis, linguae, faciei, genitalis usw. Die allgemeinen Krankheitserscheinungen waren schwerer als beim sporadischen Herpes simplex. Das Fieber stieg bis 39—40^0, um am 3.—4. Tag, häufig zusammen mit der Bläscheneruption, meist kritisch wieder zur Norm abzufallen. Der Puls ging parallel der Temperatur. Typische Fieberkurven finden sich in der 3. Aufl. (Bd. I) dieses Handbuches. Selten bestand leichte Leukocytose (9200), sonst war das Blutbild unverändert. Gelegentlich wurde Milztumor und Albuminurie beobachtet. Die Lungen waren frei. Nicht selten traten Rezidive auf.

Glas (1906) beobachtete auch eine Häufung von 14 Fällen mit Herpes laryngis et pharyngis. Diese gehören wohl in das Gebiet der epidemischen Stomatitis herpetica (vgl. unten). Scott und Mitarbeiter (1941) postulierten, daß der Herpes febrilis allgemein primär eine orale Infektion darstelle.

Der *Herpes recidivans* wird gewöhnlich als chronische Herpesinfektion bei besonderer Disposition betrachtet, welche auf Grund der oben erwähnten auslösenden Ursachen häufig exacerbiert. Eine wiederkehrende Empfänglichkeit des Gewebes für das Virus ist möglich. Die Eruptionen erscheinen nach Intervallen von Wochen bis Monaten in derselben Nervenregion wieder, aber nicht notwendigerweise an genau derselben Stelle. Es können aber auch verschiedene Lokalisationen alternierend abwechseln. Die allgemeinen Krankheitserscheinungen sind in der Regel wesentlich geringer wie bei der Primärinfektion. Die stets wiederkehrenden Bläscheneruptionen bilden aber wegen ihrer Hartnäckigkeit, der lokalen Beschwerden und der Behinderung ein sehr unangenehmes Leiden. Im Gegensatz zu vielen Fällen von sporadischem Herpes simplex und namentlich zur Stomatitis herpetica ist der Antikörpertiter im Serum von Personen mit rezidivierendem Herpes in der Regel dauernd hoch. Es findet sich also hier ein zu anderen Infektionskrankheiten gegensätzliches Verhalten. Wiederholte Antikörperbestimmungen brachten keine Abklärung des Problems (Hudson und Mitarbeiter 1936). Findlay und MacCallum (1940) fanden bei traumatisch ausgelöstem rezidivierendem Herpes während der freien Intervalle in der Haut kein Herpesvirus und vermuteten, daß es latent anderswo verweilt (Spinalganglien?). Bei den Heteroinoculationsversuchen von Nicolau und Banciu (1924) am Menschen gelang in seltenen Fällen die Übertragung eines rezidivierenden Herpes. Dies ist ein Hinweis auf eventuelle Virulenzunterschiede verschiedener Virusstämme.

Die primäre akute *Stomatitis herpetica* (Stomatis aphthosa, akute infektiöse Gingivo-Stomatitis, ulcerative Stomatitis nach Mikulicz oder Vincent, Periadenitis mucosa necroticans) verläuft nach einer Inkubation von 3—5 Tagen mit Fieber, Reizbarkeit, roter, schmerzhafter Schwellung von Zahnfleisch und Gaumen, rasch ulcerierenden Bläschen auf Zunge und Mundschleimhaut, Foetor ex ore und regionären Drüsenschwellungen. Gleichzeitig können auch Herpeseruptionen an den üblichen Prädilektionsstellen auftreten. Bei Kindern kommen gleichzeitig schwere Diarrhoen vor (Budding 1946). Die Erkrankung ist häufig bei Kindern von 1—6 Jahren, kommt aber auch bei Erwachsenen vor. Sie dauert 10—16 Tage. Auch diese Form der herpetischen Erkrankung kann zu kleinen Epidemien führen (Familie, Kindergarten, Spital). Die Herpesgenese wurde durch Virusisolierung mittels Inoculation am Tier (Cornealtest und Encephalitis am Kaninchen) und durch den Nachweis des Antikörperanstieges im Serum während der Rekonvaleszenz sichergestellt (Bijl und van der Schaaf, 1934; Dodd und Mitarbeiter 1938; Gottron 1938; Burnet und Lush 1939 b; Burnet und Williams 1939; Scott und Mitarbeiter 1941; Black 1942; Ziskin und Holden 1943; Scott 1944 u. a.). Es finden sich neben der üblichen Bakterienflora des Mundes und des Pharynx manchmal auch Vincents fusiforme Stäbchen und Spirillen. Eine seltene spätere Zweiterkrankung verläuft wesentlich milder. Häufig bleibt ein rezidivierender Herpes labialis. Eine primär rezidivierende Form zeigt lokal und allgemein einen wesentlich milderen Verlauf; trotz eines konstant hohen Antikörpertiters kommt es immer wieder zu Rezidiven.

Herpes cornealis. Akute herpetische Keratoconjunctivitis ist häufiger als reine herpetische Conjunctivitis. Charakteristisch sind die wasserklaren Herpesbläschen, welche unter meist erheblichen Schmerzen auf der Cornea aufschießen, indem die umschriebenen Exsudationen das Epithel von der BOWMANschen Membran abheben. Die Bläschen platzen bald und hinterlassen oberflächliche Hornhauterosionen. Die Sensibilität der ganzen Cornea ist charakteristisch herabgesetzt. In der Regel heilt der Herpes corneae in 1—2 Tagen vollständig ab, manchmal kommt es aber durch Sekundärinfektion zu schweren Zuständen mit Hinterlassung von Hornhautnarben. Unaufhörliche Neubildung von Bläschen in der Nachbarschaft von abgeheilten führt zum Bild der *Keratitis dendritica*. Manchmal bildet sich auch eine Keratitis disciformis. Gleichzeitig kann ein Herpes der Lider oder des Gesichtes bestehen. Symptomatologische und differentialdiagnostische Einzelheiten finden sich in ophthalmologischen Handbüchern. Die Erkrankung entsteht aus denselben Ursachen wie der Herpes simplex und kann auch rezidivieren. Mitwirkung einer allergischen Komponente (auf Schokolade) wurde von LEMOINE (1925, 1929) beschrieben.

Die *Pustulosis vacciniformis sive varioliformis acuta* (varicelle Eruption nach KAPOSI (1893), Pustulosis varioliformis ac. nach JULIUSBERG (1898), Eczema herpeticum nach LYNCH (1945) wird heute von der Mehrzahl der Dermatologen und Virusforscher als vaccini- oder varioliforme Herpesinfektion der Kinder und Erwachsenen angesehen. Für die Symptomatologie der Erkrankung, welche auch kleine Epidemien verursachen kann (Spital), sei auf die dermatologischen Handbücher und auf die Arbeiten der nachstehend erwähnten Autoren hingewiesen. Die oft konfluierenden Blasen und Pusteln mit der charakteristischen zentralen Delle (wie bei Variola oder Vaccinepusteln) überziehen hauptsächlich Gesicht, Kopf, Nacken, Ellbogen und Handgelenke. Sie entwickeln sich meistens als Komplikation eines vorbestehenden Ekzems, in selteneren Fällen aber auch auf völlig normaler Haut (LUTZ 1942). Häufig besteht bakterielle Sekundärinfektion. In manchen Fällen findet sich gleichzeitig eine Stomatitis herpetica. Die Krankheit nimmt manchmal einen schweren Verlauf und endet unter encephalitischen Symptomen tödlich. Es gelang in einer Reihe von Fällen, das Virus aus den Effloreszencen zu isolieren. Gekreuzte Immunisierungsversuche mit dem Corneatest am Kaninchen charakterisierten unter Ausschluß des Pockenvirus den Erreger als das Herpesvirus (SEIDENBERG 1941; WENNER 1943; ESSER 1941; LUTZ 1942; BARTON und BRUNSTING 1944; BLATTNER und Mitarbeiter 1944; LANE und HEROLD 1944; RUCHMAN und Mitarbeiter 1947; BARKER und HALLINGER 1947 u.a. Im Gegensatz zu dieser Dermatose sind die Befunde von Herpesvirus bei Pemphigus und bei Dermatitis herpetiformis nur vereinzelt und zweifelhaft.

Der *Neurotropismus* des Herpesvirus, welcher nächst dem Dermatotropismus von Wichtigkeit ist, wurde im Tierversuch durch die Erzeugung der herpetischen Encephalitis erwiesen (DOERR und Mitarbeiter, LEVADITI und Mitarbeiter; MARINESCU und DRAGANESCO 1922—1923; GOODPASTURE und TEAGE 1923; vgl. S. 450). Klinische Hinweise für diesen Neurotropismus sind ferner die Reizbarkeit, Verstimmung oder Schläfrigkeit vor oder im Verlauf von Herpeseruptionen, welche oft ganz charakteristisch über das Maß der Abgeschlagenheit bei anderen Infektionskrankheiten hinausgeht. Weiter sind in diesem Zusammenhang die nicht seltenen ausstrahlenden neuralgiformen Schmerzen, vor allem bei Herpes genitalis, zu erwähnen, die pathologischen Befunde im Liquor cerebrospinalis bei Hautherpes (RAVAUT und DARRÉ 1904), usw. vgl. S. 458 und 465.

Von großer Bedeutung sind die Krankheitsbilder von Meningismus, Meningitis und Encephalitis, welche zum Hautherpes in Beziehung stehen.

Die akute *herpetische Meningoencephalitis* unterscheidet sich mit Ausnahme des fakultativ begleitenden Haut- oder Schleimhautherpes klinisch kaum von anderen abakteriellen Meningoencephalitiden. Der Herpes kann jede der vorstehend beschriebenen Formen haben (auch z. B. Herpes menstrualis, genitalis usw.). Er tritt vor, gleichzeitig mit oder nach der manifesten Meningoencephalitis auf, kann in seltenen Fällen aber auch fehlen.

Die Erkrankung beginnt plötzlich mit Fieber, manchmal mit Schüttelfrost. Hirndruck- und meningeale Symptome, Desorientiertheit oder Somnolenz sind in verschiedenem Grade ausgeprägt, ebenso die Symptome von seiten der Hirn- oder Spinalnerven: Reflex- und Sensibilitätsstörungen, Paresen oder Paralysen von Muskelgruppen. Im Blut zeigt sich eine Leukocytose (bis 15000). Der Liquor cerebrospinalis weist Eiweißerhöhung bei normalem Zuckerwert auf; es kann eine lymphocytäre Pleocytose bis 1000 mm^3 vorkommen. Die Erkrankung ist nicht immer benigne. Mehrere Fälle endeten nach 1—2 Wochen tödlich.

Natürlich darf nicht jede abakterielle Meningoencephalitis, welche mit Herpes verläuft, als herpetische Erkrankung betrachtet werden, da ja der Herpes auch bei anderen abakteriellen Meningitiden oder Encephalitiden vorkommen kann (z. B. bei Mumps, Schweinehüterkrankheit, sehr selten bei Polioencephalitis usw.; vgl. FANCONI 1939). Die Diagnose einer herpetischen Erkrankung des zentralen Nervensystems darf nur unter folgenden Bedingungen mit Sicherheit gestellt werden: Virusnachweis aus Liquor cerebrospinalis oder autoptisch aus Nervensubstanz, Nachweis eines Antikörperanstieges im Serum während der Rekonvaleszenz, autoptisch intranucleäre Einschlußkörperchen im Zentralnervensystem, negativer Bakteriennachweis (vgl. unter Diagnose S.463). Einer Reihe von Autoren gelang so die Diagnose einer sicheren herpetischen Meningoencephalitis bis zur Identifizierung des Herpesvirus aus Liquor oder Hirnsubstanz durch gekreuzte Immunitätsversuche (SMITH, LENNETTE und REAMES 1941; JANBON, CHAPTAL und LABRAQUE-BORDENAVE 1942; ARMSTRONG 1943; ZARAFONETIS und Mitarbeiter 1944; WHITMAN und WARREN 1946; FISHER und PATRICK 1947; vgl. Diagnose S. 463).

Bei JANBON u. a. (1942) finden sich mehrere Literaturangaben französischer Autoren mit klinischer Beobachtung bloßer Koinzidenz von Hautherpes und Meningismus oder Meningitis, manchmal beide rezidivierend (ABITEBOUL 1936; MORSIERI 1938; vgl. PETTE 1936; FANCONI 1939 u. a.). Nach Fiebertherapie mit schwerem Herpes facialis kamen Fälle mit kurzdauerndem, encephalitisähnlichem Syndrom vor (WARREN, CARPENTER und BOAK 1940). Es folgten auch wiederholt auf Lumbalpunktionen oder -injektionen, manchmal gehäuft auf derselben Spitalabteilung, Meningismus oder Meningitis mit gleichzeitigem oder nachfolgendem Herpes facialis, buccalis oder cornealis (ROGER und Mitarbeiter 1938; TOURAINE und BARTON 1940; JACCHIA 1934; LAVERGNE und Mitarbeiter 1934 u. a.). Wahrscheinlich spielt die Lumbalpunktion die Rolle eines aseptischen Reizes, welcher eine latente Herpesinfektion aktiviert. Einen ähnlichen Mechanismus nahmen HUMPHREY und McCLELLAND (1944) an für die Fälle von Hirnnervenparesen (hauptsächlich von V und VII) mit Herpes facialis nach Intoxikation bei Narkosezwischenfällen (Dichloracetylen?).

Pathologisch-anatomisch sind die Hirnhäute hyperämisch und gequollen, die Hirnwindungen etwas abgeplattet. Vor allem in der Gehirnrinde und in der subcorticalen weißen Substanz, manchmal auch in der Medulla, zeigen sich petechiale Hämorrhagien und kleinere oder ausgedehnte erweichte Bezirke. Mikroskopisch besteht mononucleäre Infiltration der weichen Hirnhaut, vor allem im Bereich der erweichten Rindenpartien, und perivasculäre Zellinfiltration. In den Erweichungsherden sind die Ganglienzellen zum größten Teil verschwunden und durch fetthaltige Zellen und Leukocyten ersetzt. In der Nachbarschaft sind die Gliazellen vermehrt. In diesen sowie in Nervenzellen können die typischen herpetischen intranucleären Einschlußkörperchen auftreten.

Kombinationsformen und Grenzfälle. Manche Befunde von Herpesvirus bei anderen Erkrankungen scheinen wegen ihrer Seltenheit auf zufälliger Koinzidenz oder Mischinfektion zu beruhen.

LEVADITI und Mitarbeiter (1924, 1926, 1945) postulierten, daß das Herpesvirus mit dem Virus der Encephalitis epidemica sive lethargica von ECONOMO verwandt sei. Sie betrachten die beiden Virusarten als „herpetico-encephalitische" Gruppe, deren eines Extrem das vorwiegend dermatotrope Herpesvirus, deren anderes das obligat neurotrope Encephalitisvirus sei. KREIS (1938) fand nur in 3 von 34 Fällen von postencephalitischem Parkinsonismus Herpesvirus im Speichel (vgl. S. 456).

Ein Laborant, welcher von einem Affen in die Hand gebissen wurde, starb nach 2 Wochen unter den Zeichen einer ascendierenden Myelitis. GAY und HOLDEN (1932—1933, 1933 a, b) und SABIN und WRIGHT (1934) isolierten aus der Nervensubstanz des Verstorbenen ein „W“- bzw. „B“-Virus, welches dem Herpesvirus sehr ähnlich, aber damit nicht identisch erschien. Auf Grund ausgedehnter Tierversuche kam HABER (1935) zur Annahme, daß dieses „B“-Virus wahrscheinlich ein „genuiner“ Herpesvirusstamm sei.

FLEMING (1939) fand Varicellen und Herpes gleichzeitig auf demselben Patienten. KIPPING und DOWNIE (1948) beschrieben einen Fall von generalisierter Herpeserkrankung unter dem Bild von Varicellen mit Virusnachweis aus den Efflorescenzen und Antikörpernachweis im Serum. VERLINDE und WENSINEK (1942) gelang durch gekreuzte Infektions- und Immunisierungsversuche der Herpesvirusnachweis im Liquor cerebrospinalis eines Patienten mit multipler Sklerose, welcher zugleich an einem rezidivierenden Herpes litt. Ein sicherer genetischer Zusammenhang des Herpesvirus mit dem Erythema exsudativum multiforme konnte von verschiedenen Autoren mehrheitlich nicht festgestellt werden (Lit. bei MORGAN und FINDLAND 1949). Diese Autoren isolierten auch Herpesvirus bei einem Fall von primär atypischer Pneumonie. Diese Einzelbefunde sind nicht beweisend, da es sich immer um zufällige Koinzidenz von Herpesvirusträgern mit einer anderen Erkrankung handeln könnte.

Prognose. Die Prognose ist beim unkomplizierten Herpes simplex und bei der Febris herpetica ausnahmslos günstig. Der rezidivierende Herpes kann aber der Therapie jahrelang widerstehen und sehr lästig sein. In höherem Alter hören die häufigen Rezidive in der Regel auf. Von den besonderen Herpesformen ist die Prognose auch bei der Stomatitis herpetica und beim Herpes corneae in der Regel gut; die Bildung von Narben und Rezidive sind selten. Dagegen ist die Prognose der Pustulosis vacciniformis und der herpetischen Meningoencephalitis zweifelhaft. Es sind bei beiden Formen Todesfälle beschrieben (bei der Pustulosis meist ebenfalls durch komplizierende Meningitis verursacht).

Diagnose. Die klinische Diagnose des einfachen Herpes simplex ist bei typischer Lokalisation der charakteristischen Bläschengruppen leicht, namentlich bei Rezidiven. Schwieriger wird sie bei atypischen und selteneren Lokalisationen (Mundschleimhaut, Vulva usw.). Bei Lokalisation am Stamm und auf den Extremitäten ist die Abgrenzung gegen Herpes zoster nicht immer leicht. Dessen größere Schmerzhaftigkeit weist oft auf die richtige Spur (vgl. S. 457). Die besonderen Herpesformen bieten diagnostisch größere Schwierigkeiten: Besondere Vorsicht ist bei der Diagnose Febris herpetica geboten. Sie wird wohl stets erst nach einigen Tagen und per exclusionem gestellt werden können, wenn bei einer fieberhaften Erkrankung am 3. oder 4. Tage Herpes auftritt, andere organische Erkrankungen aber ausgeschlossen werden können (Pneumonie, Meningitis cerebrospinalis, Encephalitis mit Herpes). In den ersten Tagen der Krankheit vor Ausbruch des Herpes zeigen fast alle akut beginnenden Infektionskrankheiten (Scharlach, Influenza, Angina usw.) die gleichen Symptome wie die Febris herpetica.

Die ophthalmologische Differentialdiagnose des einfachen und komplizierten Herpes cornealis findet sich in den speziellen Handbüchern. Die Stomatitis herpetica kann mit bakterieller unspezifischer Stomatitis, Varicellen, Aphthen oder Maul- und Klauenseuche verwechselt werden. Die Diagnose der Stomatitis herpetica, der Pustulosis vacciniformis und einer Meningoencephalitis als Herpesviruserkrankung kann mit Sicherheit nur durch den *Laboratoriumsnachweis des Virus* gestellt werden. Er ist möglich durch den Neutralisations-, den gekreuzten Immunisierungsversuch am Tier mit dem Corneatest oder durch Komplementbindung. Die sicherste Antwort gibt der gekreuzte Immunisierungsversuch am Tier. Denn bei Laboratoriumstieren kommen eine Anzahl verschiedener, herpesverwandter Meningoencephalitiden vor, welche zu Täuschung Anlaß geben können. Die

Diagnose wird ferner gesichert durch den Nachweis eines Anstieges spezifischer Antikörper im Serum während der Rekonvaleszenz (Lit. bei van Rooyen und Rhodes 1948). An Stelle des letzteren eignet sich auch ein Hauttest mit einem hitzeabgeschwächten Viruspräparat aus Amnionflüssigkeit, welcher bei Antikörperträgern in der Regel positiv ausfällt. Ein negativer Befund ist nicht sicher zu verwerten (Nagler 1944, 1946; Rose und Molloy 1947). Über die Bewertung des Verlaufs der Antikörperuntersuchungen vgl. S. 454 und 460. Der histologische Befund kann die Differentialdiagnose über die Haut- oder Schleimhauteruption entscheiden (eosinophile Lipschützsche Einschlußkörperchen in den Zellkernen der Epidermis, Ballondegeneration der Zellen, vgl. S. 458). Mit allen diesen Untersuchungen ist aber nicht bewiesen, daß eine gleichzeitig bestehende Meningoencephalitis oder andere Krankheit durch das Herpesvirus auch tatsächlich verursacht wurde (vgl. S. 462).

Pathogenese. In Analogie zu anderen Infektionskrankheiten erklären die meisten Autoren die Entstehung der herpetischen Erkrankung mit einer Infektion in der Jugend (Stomatitis, S. 460), welche während der Rekonvaleszenz einen Antikörperanstieg im Blut zur Folge hat (Burnet und Lush 1939 b, Burnet, Lush und Jackson 1939a; Dodd und Mitarbeiter 1939; Burnet und Williams 1939; Burnet 1946). Der erste Kontakt mit dem Herpesvirus würde also bei den meisten Individuen in der Jugend in der Form einer, eventuell sehr leichten, Stomatitis eine typische Infektionskrankheit hervorrufen. Die Primärinfektion kann jedoch auch auf der Haut (als Hautherpes oder Pustulosis varioliformis), auf der Genitalschleimhaut oder am Auge erfolgen, bei Individuen in guten hygienischen Verhältnissen erst im Erwachsenenalter (S. 459; Gallardo 1943; Slavin und Gavett 1946; Nagler 1946; Burnet 1946). Die Übertragung geschieht durch Tröpfchen- oder Kontaktinfektion (S. 459). Nach Burnet (1946) erfolgt die Stomatitis als Primärinfektion in der Regel zwischen dem 1.—5. Jahr. Das Virus persistiert dann während des ganzen Lebens als latente Infektion; infolgedessen besteht die häufige Neigung zu Rezidiven („Virusträger").

Diese Konzeption der Pathogenese wird durch serologische Untersuchungen und Hautteste unterstützt: Die Sera der meisten Kleinkinder weisen keine Antikörper auf, dagegen geben die Sera der meisten Erwachsenen positive Reaktion. Herpetiker haben erhöhten Antikörpertiter und geben mit einem entsprechenden Viruspräparat positive Hautteste, Personen ohne Herpesanamnese nicht (Nagler 1944, 1946). Bei rezidivierendem Herpes ist merkwürdigerweise der Antikörpertiter dauernd gleichmäßig hoch. Beliebige Seren weisen entweder dauernd hohen Antikörpertiter oder gar keine Antikörper auf. Vor oder nach der Herpeseruption erfolgt kein entsprechender Anstieg bzw. Abfall des Titers. Dieser „Alles-oder-nichts"-Charakter der Bildung der Herpesantikörper wird damit erklärt, daß die Dauerinfektion durch das Virus gleichmäßige und fortwährende Antikörperproduktion hervorruft (Burnet und Lush 1939 c; Burnet 1946). Diese Tatsachen fügen sich nicht in die allgemeine Vorstellung der Immunitätslehre (S. 454). Die Höhe des Antikörpertiters ist damit bei dieser Krankheit kein Maßstab für die Immunität. Nach Analogien zu Tierversuchen und nach der Häufigkeit der klinischen Lokalisation scheint eine begrenzte lokale Immunität vorzukommen (Hautbezirke, Gehirn, meso- und entodermales Gewebe).

Neben einer allgemeinen *Disposition* für die Herpesinfektion und für das Herpesrezidiv, welche selten sogar familiär sein kann und in der Regel mit dem Alter abnimmt (S. 460), ist auch eine lokale Disposition (und umgekehrt eine lokale Immunität) anzunehmen: Denn die Lippen, die Mundschleimhaut, das Genitale und die Cornea sind so hervorragende Prädilektionsorte, daß eine Lokalisation auf anderen Hautbezirken fast Seltenheitswert hat.

Es ist nicht sicher zu entscheiden, wo das Virus zwischen den rezidivierenden Hauteruptionen verweilt. Der Virusnachweis in der Haut am Orte der Eruptionen gelang im herpesfreien Intervall nicht (S. 460). Folgende Gründe lassen es möglich erscheinen, daß das Virus oder seine apathogene Vorstufe (maskiert) während des eruptionsfreien Intervalls im Nervengewebe verweilt: Der allgemeine Neurotropismus des Herpesvirus; der Virusnachweis im Zentralnervensystem des Kaninchens während des Latenzstadiums, bis 9 Monate nach der Infektion (GOOD 1947; GOOD und CAMPBELL 1948); der Nachweis von Herpesvirus im Liquor cerebrospinalis des Menschen; die häufige Lokalisation der Eruption von Rezidiven im Versorgungsgebiet des gleichen peripheren Nerven; die Cornea-anästhesie bei Herpes corneae; die neuralgiformen Schmerzen bei Herpes genitalis und die allgemeine nervöse Reizbarkeit vor und zu Beginn der Eruption. Intralumbal geimpftes Virus von Kaninchen bleibt monatelang im Liquor nachweisbar. Intracutan geimpftes Virus geht in den Liquor über (BASTAI und BUSACCA 1924). Diese Angaben sind vereinzelt geblieben (siehe dazu DOERR 1925d, DOERR und ZDANSKY). Es ist aber auch möglich, daß das Virus oder seine Vorstufe im Gewebe des RES (z. B. Lymphknoten) lokalisiert bleibt (Virusnachweis im Speichel). Die Virulenz des Virus scheint in Analogie zum Tierversuch (S. 454) durch die Dauer des Aufenthaltes im Wirtsgewebe zu- oder abnehmen zu können.

Sowohl für die dermatotropen als auch für die neurotropen Formen des Herpes sind eine Reihe von auslösenden, provokatorischen oder *konditionellen Faktoren* bekannt: Hygienische Verhältnisse, Fieber, thermische und mechanische Reize (Hitze, Insolation, Kälte, Hautkrankheiten, Trauma), exogene oder endogene Intoxikation (Chemikalien, Nahrungsmittel, vgl. S. 459 und 462), Menses, Emotion (vgl. FUST 1944). Das Zusammenwirken von Virus und konditionellen Faktoren paßt auch zum Begriff der *Parallergie* von MORO und KELLER (1935). Der Organismus wäre durch die dauernde Anwesenheit der Virus in dem Sinne als allergisiert zu betrachten, daß auch unspezifische Allergene (= konditionelle Faktoren) die allergische Reaktion auslösen können (vgl. TEISSIER und REILLY 1923 a). Ein Modell dafür sind die Versuche von GOOD und CAMPBELL (1948) an eiereiweiß-sensibilisierten Kaninchen: Während der Latenzperiode, 1 bis 3 Monate nach einer artefiziellen, abgeheilten Herpesencephalitis, rief wiederholt der anaphylaktische Schock etwa 5 Tage später wieder eine manifeste Herpesencephalitis hervor. Das gelegentliche epidemische Vorkommen von Herpesinfektionen und die Häufigkeit von „Virusträgern" (bis 70% der Bevölkerung mit hohem Antikörpertiter im Serum, bis 70% Herpesprovokation durch künstliches Fieber, S. 458/59) weisen neben der provokatorischen (parallergischen) Rezidivbildung durch auslösende Faktoren auch auf die Möglichkeit von Superinfektionen durch Spray oder Kontakt.

Zu den Besonderheiten der Herpespathogenese gehört neben der Rezidivbildung trotz hohem Antikörpertiter der *Neurotropismus*, welcher mit oder ohne manifesten Haut- oder Schleimhautherpes zu einer herpetischen Meningoencephalitis führen kann (S. 461). Das Herpesvirus hat demnach eine besondere Affinität zu den Geweben des ektodermalen Keimblattes. Für das Zustandekommen der Meningoencephalitis beim Menschen sind Intoxikationen und Lumbalpunktionen als konditionelle Faktoren bekannt (S. 462). Der Neurotropismus und das Unvermögen, das Herpesvirus zwischen den Eruptionen in der Haut nachzuweisen (S. 460), stützen die Vorstellung, daß das Virus auch beim rezidivierenden Hautherpes im Nervengewebe verweilt. Zum Verständnis der Pathogenese der herpetischen Meningoencephalitis dienen die Modellversuche am Kaninchen. Das in die Cornea, in einen Nervenstamm oder auf eine verletzte Nervenendigung inoculierte Virus führt zu einer Myeloencephalitis mit massiver

Virusvermehrung im Gehirn. Nervendurchtrennung, Virusnachweis und anatomische Veränderungen in den Nervenstämmen erweisen, daß die Nerven als Infektionsschiene funktionieren (Neuroprobasie, S. 453, 461). Das Zustandekommen von herpetischer Meningoencephalitis beim Menschen setzt entweder Infektion mit besonders neurotropen Virusstämmen voraus; oder es kann quantitativ durch Infektion mit besonders großen Virusmengen erklärt werden (Perdrau, 1925a). Auch der rezidivierende Hautherpes wurde zum Teil mit einem besonderen Virusstamm zu erklären versucht.

Neben diesen pathogenetischen Vorstellungen besteht die von Doerr (1938, s. S. 41ff., 1944, s. S. 150) erwogene Hypothese einer Generatio spontanea des Herpesvirus. Mit dieser Annahme erklären sich fast alle Widersprüche der Theorie einer Primär- und latenten Dauerinfektion, mit Rezidivprovokation trotz hohem Antikörpertiter, einfach und zwanglos. Gegen diese Annahme sprechen die Einzigartigkeit eines solchen Phänomens in der Biologie (auch der Analogiefall beim Roux-Sarkom ist umstritten) und das Unvermögen, bisher eine Generatio spontanea experimentell zu erzeugen.

Therapie und Prophylaxe. *a) Therapie und Prophylaxe des Herpes simplex und recidivans.* Für die analgetische *Lokalbehandlung* des unkomplizierten Herpes an leicht zugänglichen Stellen (Lippen, Haut) eignen sich Zink-, Borcold- oder Anästhesinsalbe. Der Herpes genitalis (Penis, Vulva) reinigt sich am schnellsten mit feuchten Kompressen mit physiologischer Kochsalzlösung. Denn in vitro wirken Salzlösungen bei 37° innerhalb 4—5 Std inaktivierend auf das Herpesvirus (van Rooyen und Rhodes, 1948, S. 188), nicht aber destilliertes Wasser (Gay und Holden 1929). Auch Auftragen von frischem (sterilem) Eiklar aus Hühnereiern ist zur lokalen Behandlung geeignet. Häufige heiße Vollbäder können den Verlauf abkürzen. Nach dem Abtrocknen der Erosionen ist steriler Talkpuder mit 10% Borsäure zweckmäßig.

Die bis heute gebräuchlichen Antibiotica und Antiseptica sind gegen das Herpesvirus nicht wirksam. Doch eignen sich damit versetzte Puder und Salben zur Verhütung und Behandlung von bakteriellen Sekundärinfektionen (z. B. Aureomycin, Kalz und Mitarbeiter 1949, Hollander und Hardy 1950; Zephirol usw.). Manchmal können solche Stoffe auch reizen.

Zur *Prophylaxe des rezidivierenden Herpes* sind verschiedene Methoden in Gebrauch. Ihr Erfolg ist oft signifikant. Doch können sie in hartnäckigen Fällen alle versagen. Sie sollen in der Reihenfolge der Erfolgsaussichten und der Zweckmäßigkeit aufgezählt werden:

1. An erster Stelle ist die Vermeidung der auslösenden Faktoren zu erstreben (vgl. S. 458/59 und 465), soweit das praktisch möglich ist. Für den rezidivierenden Herpes genitalis ist peinliche *Sauberkeit* von größter Bedeutung: Tägliche Waschungen mit kaltem Wasser und nicht reizender Seife, nachher vollständiges Abtrocknen unter regelmäßiger Verwendung von Talkpuder mit 10% Borsäure.

2. Lokale Röntgenbestrahlung der Prädilektionsstelle wirkt im allgemeinen besser prophylaktisch, nach Abheilung der Eruption angewendet, als zur Abkürzung eines manifesten Schubes. Nach Robert (1940) werden mit zweiwöchentlichem Intervall 2mal 155 r oder weniger appliziert. Vor einer Strapaze, welche gewöhnlich auslösend wirken kann (z. B. Insolation), genügen prophylaktisch 75 r.

3. Nach Beobachtungen von Jenner geht die *Pockenvaccinierung* auf Herpetikern weniger gut an (zit. nach Roxburgh 1927). Freund (1928) konnte bei Meerschweinchen nach Pockenvaccinierung vermehrte Resistenz gegen das Herpesvirus und am Menschen entsprechenden therapeutischen Effekt nachweisen. Es besteht offenbar eine gekreuzte Relation zwischen den beiden Virusarten

(GILDEMEISTER und HERZBERG 1925). Die Vaccinierung wird je nach Schwere des Falles und je nach Erfolg 4—10mal in 1—3wöchentlichen Abständen wiederholt (FOSTER und ABSHIER 1937; WOODBURNE 1941 u. a.). Einmalige Vaccinierung genügt nach den Beobachtungen von KEDDIE und Mitarbeiter (1941) bei Herpes nach Fiebertherapie nicht.

4. *Vaccinierung* mit vom Menschen oder Tier gewonnenem *Herpesvirus* soll bei rezidivierender Erkrankung manchmal gute Erfolge geben (TEISSIER und Mitarbeiter 1926 a). HRUSZEK (1933) verwendete dazu den Bläscheninhalt des Patienten selber, BRAIN (1936) eine 10%ige Formolsuspension von Herpesefflorescenzen von infizierten Meerschweinchenpfoten und FRANK (1938) formolabgeschwächtes Virus aus Gehirnemulsion.

5. Zur *Prophylaxe mit Eigenserum* wird während des manifesten Herpesschubes Serum des Patienten an 3 verschiedenen Tagen steril entnommen und aufbewahrt. Davon werden 2mal wöchentlich 0,2 cm³ intradermal injiziert, 4mal an derselben Stelle. Die Behandlung wird mit den 3 verschiedenen Serumproben abwechselnd 10 Wochen lang fortgesetzt (THOMAS 1941).

6. Bei Versagen der erwähnten Methoden kann eventuell noch das „Moccasin"-Schlangengift wirksam sein. Eine Verdünnung von 1:3000 wird in steigenden Dosen (0,1—0,4 cm³) wöchentlich oder zweitäglich subcutan appliziert, total 6—7mal (KELLEY 1938; FISHER 1941; BARKER und HALLINGER 1947).

7. Unter der Annahme eines allergischen Mechanismus (vgl. S. 465) bei der Herpesentstehung wurde auch die Behandlung mit Antihistaminica in Vorschlag gebracht. Nach BREWSTER (1947) soll z. B. Benadryl (3—4mal 50 mg pro die) einen Herpes labialis coupieren, wenn es früh genug, d. h. sofort nach dem initialen lokalen Brennen und Kitzeln, genommen wird. Daneben kann auch die allgemein sedative Wirkung mancher Antihistaminica günstig wirken.

b) Therapie der besonderen Herpesformen. Bei der *epidemischen Febris herpetica* sind Bettruhe und Antipyretica angezeigt, vor allem Salicylate, welche wie auch Ascorbinsäure in vitro das Herpesvirus inaktivieren (COOKE und BEST 1941; HOLDEN und RESNICK 1936; HOLDEN und MOLLOY 1937). Die *Stomatitis herpetica* verlangt oft die Anwendung von Analgetica und Lokalanaesthetica, um die Ernährung mit eisgekühlten Flüssigkeiten und Breien zu ermöglichen. Zur Verhütung von bakteriellen Sekundärinfektionen (Spirillen, fusiforme Stäbchen) sind Spülungen und Spray mit Antiseptica (Zephirol 1:1000) oder Antibiotica erforderlich. Rezidivierende Stomatitis verlangt die prophylaktische Anwendung der für den Herpes recidivans angegebenen Vaccinebehandlung.

Die Behandlung des *Herpes corneae* gehört in die Hand des Ophthalmologen (Dionin, vorsichtige Lokalbehandlung mit Jodtinktur, Curettage, prophylaktische Anwendung von Chemotherapeutica usw.). BIRKHÄUSER (1946, 1947) verabreichte wegen der beobachteten Zeichen von Sympathicotonie bei Patienten mit Herpes corneae per os und lokal Dihydroergotamin (3mal 10—20 Tropfen 2%ige Lösung per os; 2mal täglich 1 mg DHE 1:5 lokal). Dabei heilte der Cornealherpes meist binnen weniger Tage. BIRKHÄUSER bezeichnete das Gynergen bzw. DHE wegen seiner biologischen Verwandtschaft mit Pilzantibiotica (Penicillin, Euascomycetin) und wegen seiner auch im Tierversuch therapeutischen Wirksamkeit euphemistisch als „Herpes-Antibioticum". Auch die enthusiastischen Berichte über Therapieerfolge mit Aureomycin verlangen kritische Überprüfung.

Die *Pustulosis vacciniformis* verlangt dermatologische Spezialbehandlung (physiologische Salzwasserkompressen, Antibiotica, Moccasingift usw.). Die Therapie der *Meningoencephalitis herpetica* ist symptomatisch wie bei anderen abakteriellen Meningoencephalitiden. In der Regel kann wegen der Langwierigkeit von Neutralisierungs- und Immunitätsversuchen eine sichere Diagnose innerhalb nützlicher Frist nicht gestellt werden. Bei gleichzeitig vorhandenem Haut- oder Schleimhautherpes sind die bei Herpes und anderen Viruserkrankungen als wirksam erkannten Salicylate, Ascorbinsäure oder DHE sicher nicht schädlich.

Literatur.

Zusammenfassende Arbeiten.

Burnet, F. M.: Virus as organism. Evolutionary a. ecological aspects of some human virus diseases. Cambridge, Mass.: Harvard Univ. Press. 1946.

Doerr, R.: Ergebnisse der neueren experimentellen Forschungen über die Ätiologie des Herpes simplex und des Zoster. 1. Forts. Zbl. Hautkrkh. **15**, 1 (1925 a). 2. Forts. Zbl. Hautkrkh. 129 (1925 b); **15** 289, (1925 c). Zbl. Hautkrkh. **16**, 481 (1925 d).

Lauda, E., u. A. Luger: Klinik und Ätiologie der herpetischen Manifestationen. Erg. inn. Med. **30**, 377 (1926). — Levaditi, S.: Ectodermoses Neurotropes (Poliomyelite, encéphalite, herpès). Paris: Masson & Co. 1926. — Précis de virologie médicale, S. 45 ff. Paris: Masson & Co. 1945.

Mauriac, P.: Aus Traité de médecine (A. Lemierre u. Mitarb.), Bd. 2, S. 230 „L'Herpès". Paris: Masson & Co. 1948.

Rivers, T. M.: Vgl. T. F. M. Scott. — van Rooyen, C. E., and A. J. Rhodes: Viru diseases of man, S. 169. Herpes febrilis. New York: Th. Nelson and sons 1948.

Scott, T. F. M.: Diseases caused by the virus of herpes simplex. Aus viral and rickettsial infections of man (Rivers T. M.), S. 391. Philadelphia-London-Montreal: J. B. Lippincott Comp. 1948.

Einzelarbeiten.

Abiteboul, J.: Contributions à l'étude des „Méningitis herpétiques". Thèse Doct. Méd. Paris 1936. — Andrewes, C. H., and A. Carmichael: A note on the presence of antibodies to herpes virus in post-encephalitic and other human sera. Lancet **1930**, 857. — Armstrong, C.: Herpes simplex virus recovered from the spinal fluid of a suspected case of lymphocytic choriomeningitis. Publ. Health Rep. **58**, 16 (1943).

Barker, L. P., u. E. S. Hallinger: „Systemic Herpes simplex" (Kaposis varicelliform eruption). J. Amer. med. Assoc. **135**, 149 (1947). — Barton, R. L., and L. A. Brunsting: Kaposis varicelliform eruption: Revue of the Lit. a. Report of 2 cases. Arch. of Dermat. **50**, 99 (1944). — Bastai, P., u. A. Busacca: Über die Pathogenese des Herpes febrilis etc. Klin. Wschr. **1924**, 147. — Baumgartner, G.: Infektionsversuche mit isolierten oxychromatischen Einschlüssen bei Herpes. Schweiz. med. Wschr. **1935 II**, 759. — Bechhold, H., u. M. Schlesinger: Die Größenbestimmung von Herpesvirus durch Zentrifugierversuche. Z. Hyg. **115**, 342, 353 (1933). — Berger, W.: Zur ätiologischen und pathogenetischen Klassifizierung der Encephalitis epidemica. Wien. klin. Wschr. **1922**, 801. — Beveridge, W. J. B., and F. M. Burnet: The cultivation of viruses and Rickettsiae in the Chick embryo. London: His Majesty's Stationary Office 1946. — Bijl, J. P., u. A. T. van der Schaf: Herpes-Encephalitis-Virus als Erreger von Stomatitis. Meded. Inst. prävent. Geneesk. **1934**, 51. — Birkhäuser, R.: Behandlung der Herpes-simplex-Erkrankung der Hornhaut mit Gynergen und DHE 45. Experientia **2**, 222 (1946). — Schweiz. med. Wschr. **1947**, 102. — Black, W. C.: The Etiology of acute infections gingivostomatitis (Vincents stomatitis). J. of Pediatr. **20**, 145 (1942). — Blanc, G., et J. Caminopetros: Recherches expér. sur l'hérpès. C. r. Soc. Biol. Paris **84**, 629, 767, 859 (1921 a, b, c). — Quelques considérations sur l'herpès. Etudes expér. de l'herpès génitale. Ann. Inst. Pasteur **38**, 152 (1924). — Blattner, R. J., F. M. Heys and M. L. K. Harrison: A filterable virus isolated from a case of Kaposis varicelliform eruption. Science (Lancaster, Pa.) **99**, 432 (1944). — Brain, R. T.: Brit. J. Dermat. **48**, 21 (1936). — Braune: Febris herp. Diss. Leipzig 1897. — Breuer: Das epidemische Auftreten der verschiedenen Herpesarten. Diss. Breslau 1891. — Brewster, J. M.: U.S. nav. med. Bull. **47**, 810 (1947). — Budding, G. J.: South. med. J. **39**, 382 (1946). — Burnet, F. M., and D. Lush: The inactivation of Herpes virus by immune sera: Exper. using the chorioallantoic membrane technique. J. of Path. **48**, 257 (1939). — Studies on exper. Herpes infection in mice using the chorioallantoic technique. J. of Path. **49**, 241, 259 (1939 b). — Herpes simplex. Studies on the antibody content of human sera. Lancet **1939 I**, 629. — Burnet, F. M., D. Lush, and A. O. Jackson: The relationship of herpes and B viruses: Immunological and epidemiological considerations. Austral. J. exper. Biol. a. med. Sci. **17**, 35, 41 (1939). — Burnet, F. M., and S. W. Williams: Med. J. Austr. **1939**, 1, 637.

Ciancarelli, V.: Sulla concorenza di successive infezioni da virus erpetico nel sistema nervoso centrale (Fenomeno di Magrassi). Boll. Ist. sieroter. milan. **20**, 250 (1941). — Cooke, B. T., and R. J. Best: Austral. J. exper. Biol. a. med. Sci. **19**, 93 (1941). — Cooke, B. T., E. W. Hurst and C. Swan: Austral. J. exper. Biol. a. med. Sci. **20**, 129 (1942). —

Cowdry, E. V.: The problem of intranuclear inclusions in virus diseases. Arch. of Path. 18, 527 (1934). — Cowdry, E. V., and F. M. Nicholson: Inclusion bodies in exper. herpetic infection of rabbits. J. of exper. Med. 38, 695 (1923). — Craigie, J.: The aggregation and complement fixation reactions of viruses. In Handbuch der Virusforschung, Berlin: Springer 2. Hälfte, S. 1118. 1939. — Cutting, W. C., R. H. Dreisbach, R. M. Halpern, E. A. Irvin, D. W. Jenkins, F. Proescher and H. Tripi: Chemotherapie of virus infections. J. of Immun. 57, 379 (1947).

da Fano, C., and J. R. Perdrau: Chronic or subacute herpetic meningoencephalitis in the rabbit with some observations on calcification. J. of Path. 30, 67 (1927). — Dawson, J. R.: Amer. J. Path. 9, 1 (1933). — Dodd, K., G. J. Budding and L. M. Johnston: Herpetic stomatitis. Amer. J. Dis. Childr. 58, 907 (1939). — J. of Pediatr. 12, 95 (1938). — Doerr, R.: Herpes corneae. Klin. Mbl. Augenheilk. 65, 104 (1920). — Möglichkeit der endogenen Virusentstehung. In Handbuch der Virusforschung, 1. Hälfte, S. 41. Berlin: Springer 1938. — Die Virusarten als infektiöse Agentien. In Handbuch der Virusforschung, 2. Hälfte, S. 547. Berlin: Springer 1939. — Die Tropismen und speziellen Lokalisationen der Virusarten. Im Handbuch der Virusforschung, 2. Hälfte, S. 826. Berlin: Springer 1939. Die Ausbreitung der Virusarten im Wirtsorganismus. In Handbuch der Virusforschung, S. 690. Berlin: Springer 1939. — Die Ausbreitung in den Geweben der nervösen Zentralorgane (Herpes). In Handbuch der Virusforschung. S. 770 ff. Berlin: Springer 1939. — System des Trägertums tierpathogener Virusarten. In Handbuch der Virusforschung, 1. Ergänzung, S. 150. Berlin: Springer 1944. — Doerr, R., u. W. Berger: Die Beziehungen der Encephalitis ep. zum Herpes febrilis und zur Influenza. Schweiz. med. Wschr. 1922, 862, 866. — Herpes, Zoster und Encephalitis. In Handbuch der pathogenen Mikroorganismen, Bd. VIII/2, S. 1417—1562. Berlin u. Wien: Urban und Schwarzenberg 1930. — Doerr, R., u. C. Hallauer: Die primäre Herpesmyelitis und ihre Beziehungen zum Infektionsmodus sowie zur Wirtsspezies. Z. Hyg. 118, 474 (1936). — Doerr, R., u. M. Kon: Schieneninfektion, Schienenimmunisierung und Konkurrenz der Infektionen im ZNS beim Herpesvirus. Z. Hyg. 119, 679 (1937). — Doerr, R., u. A. Schnabel: Das Virus des Herpes febrilis und seine Beziehungen zum Virus der Encephalitis ep. Schweiz. med. Wschr. 1921 (a) 469. — Weitere experimentelle Beiträge zur Ätiologie und Verbreitungsart des Herpes feb. beim Menschen. Schweiz. med. Wschr. 1921 II (b), 563. — Das Virus des Herpes febrilis. Z. Hyg. 94, 29 (1921 c). — Doerr, R., u. S. Seidenberg: Die Konkurrenz von Virusinfektionen im ZNS (Phänomen von Magrassi). Z. Hyg. 119, 135 (1937 b). — Doerr, R., et Vöchting: Etudas sur le virus de l' herpès febril. Rev. gén. Ophtalm. 34, 409 (1920). — Doerr, R., u. E. Zdansky: Bemerkungen zur epizootischen Encephalitis des Kaninchens. Schweiz. med. Wschr. 1924 (a), 151. — Kritisches und Experimentelles zur ätiologischen Erforschung des Herpes febrilis und der Encephalitis lethargica. Z. Hyg. 102, 1 (1924 b). — Parasitologische Befunde im Gehirn von Kaninchen, welche zu Encephalitisversuchen gedient hatten. Z. Hyg. 101, 239 (1923).

Elford, W. J.: The principles of Ultrafiltration as applied in biological studies. Proc. roy. Soc. B 112, 384 (1933 a). — Elford, W. J., J. R. Perdrau and W. Smith: The filtration of Herpes virus through graded collodion membranes. J. of Path. 36, 49 (1933 b). — Eppenstein: Zur Frage der traumatischen Ätiologie des Herpes corneae. Klin. Mbl. Augenheilk. 61, 323 (1918). — Esser, M.: Über eine kleine Ep. von Pustulosis varioliformis ac. Ann. Paediatrica 157, 156 (1941).

Fanconi, G.: Die abakteriellen Meningitiden. Erg. inn. Med. 57, 299 (1943). — Findlay, G. M., and F. O. MacCallum: An interference phenomenom in relation to yellow fever and other viruses. J. of Path. 44, 405 (1937). — Recurrent traumatic Herpes. Lancet 1940 I, 259. — Fischer, M.: Z. Hyg. 107, 102 (1927). — Fisher, J. W.: Arch. of Dermatol. 43, 444 (1941). — Fisher, J. W., and J. W. Patrick: Canad. med. Assoc. J. 57, 260 (1947). — Fleming, J.: Herpes a. Varicella, simultaneously in the same patient. Glasgow med. J. 132, 72 (1939). — Flexner, S., and H. L. Amoss: Contributions to the pathology of experimental virus encephalitis. II. Herpetic strains of encephalitogenic virus. J. of exper. Med. 41, 233 (1925 a). III. Varieties and properties of the Herpes virus. J. of exper. Med. 41, 357 (1925 b). — Flexner, J., M. Chassin and J. S. Wright: Studies on Herpes simplex encephalitis in rabbits I. The therapeutic effect of vitamin C, Sulfonamide and Pitressin. J. inf. Dis. 66, 30 (1940). — Florman, A. L., and F. W. Trader: A comparative study of pathogenicity and antigenicity of four strains of Herpes simplex. J. of Immun. 55, 263 (1947). — Fontana, A.: Contributo allo studio del Virus dell' Herpes febrilis. Pathologica (Genova) 13, 321 (1921 a). — Nuovo contributo allo studio del Virus dell' Herpes febrilis e progenitalis. Pathologica (Genova) 13, 406 (1921 b). — Foster, P. D., and A. B. Abshier: Arch. of Dermat. 36, 294 (1937). — Frank, S. B.: J. Invest. Dermat. 1, 267 (1938). — Freund, H.: Die Behandlung des rezidivierenden Herpes mit Kuhpockenlymphe. Dtsch. med. Wschr. 1928, 356. Fust, B.: Die Provokation manifester Virusinfektionen durch Einverleibung an und für sich harmloser oder wenig toxischer Substanzen. In Handbuch der Virusforschung, Suppl. 1, S. 201. 1944.

GALLARDO, E.: Arch. Ophthalm. **30**, 217 (1943). — GAY, F. P., and M. HOLDEN: The Herpes-encephalitis problem. J. inf. Dis. **45**, 415 (1929); **53**, 287 (1933 a). — Proc. Soc. exper. Biol. a. Med. **30**, 1051 (1932/33). — Trans. Assoc. Amer. Physiol. **48**, 16 (1933 b). — GILDEMEISTER, E., u. K. HERZBERG: Experimentelle Untersuchungen über Herpes. Dtsch. med. Wschr. **1925**, 97. — Klin. Wschr. **1927 I**, 603. — GLAS: Über Herpes laryngis et pharyngis etc. Klin. Wschr. **1906**, 194. — GOOD, R. A.: Proc. Soc. exper. Biol. a. Med. **64**, 360 (1947). — GOOD, R. A., and B. CAMPBELL: Potentiating effect of anaphylactic and Histamine Shock upon Herpes simplex virus infection in rabbits. Proc. Soc. exper. Biol. a. Med. **59**, 305 (1945). The precipitation of latent Herpes simplex encephalitis by anaphylactic Shock. Proc. Soc. exper. Biol. a. Med. **68**, 82 (1948). — GOODPASTURE, E. W.: The axon-cylinders of periferal nerves as portals of entry to the central nervous system for the virus of Herpes simplex, in exper. infected rabbits. Amer. J. Path. **1**, 11 (1925 a). — The pathways of infection of the ZNS in the herpetic encephalitis of rabbits etc. Amer. J. Path. **1**, 29 (1925 b). Certain factors determining the incidence and severity of herpetic encephalitis in rabbits. Amer. J. Path. **1**, 47 (1925). — GOODPASTURE, E. W., and O. TEAGUE: The transmission of the virus of Herpes febrilis along sensory nerves with resulting unilateral lesions in the ZNS in the rabbit. Proc. Soc. exper. Biol. a. Med. **20**, **544** (1923). — J. med. Res. **44**, 121, 139 (1923/24 a, b). — GOTTRON, H.: Mschr. Kinderheilk. **74**, 82 (1938). — GRÜTER, W.: Experimentelle und klinische Untersuchungen über den sog. Herpes corneae. Klin. Mbl. Augenheilk. **65**, 398 (1920). — Berl. Verslg Ophthalm. Ges. **42**, 162 (1921). — Das Herpesvirus, seine ätiologische und klinische Bedeutung. Münch. med. Wschr. **1924**, 1058.

HABER, P.: C. r. soc. Biol. Paris **119**, 136 (1935). — HALLAUER, C.: Über die Immunisierung des ZNS mit einem nicht encephalogenen Herpesstamm. Z. Hyg. **119**, 213 (1937). — Schicksal des Virus im immunen Organismus (Schieneninfektion und -immunität). In Handbuch der Virusforschung, 2. Hälfte, S. 1202, 1213. Wien: Springer 1935 (b). — Viruspersistenz im immunen Organismus. In Handbuch der Virusforschung, S. 1219. Wien: Springer 1935. MAGRASSI-Phänomen etc. In Handbuch der Virusforschung, S. 1232. Wien: Springer 1935. — HERZBERG, K.: Zur Frage der postvaccinalen Encephalitis. Kuhpockenimpfstoff, Herpesvirus und postvaccinale Encephalitis. Arb.Reichsgesdh.amt **57**, 725 (1926). — HIRSCH, C.: Febris herpetica. In Nothnagels spezieller Pathologie und Therapie, Bd. III/1. 1902. — HOLDEN, M., and E. MOLLOY: J. of Immun. **33**, 251 (1937). — HOLDEN, M., and R. RESNICK: J. of Immun. **31**, 455 (1936). — HOLLANDER, L., u. S. M. HARDY: Or. Hyg. **40, 44** (1950). — HOWARD, W. T.: Amer. J. med. Sci. **130**, 1012 (1905). — HØYGAARD, A.: Acute epidemic diseases among Eskimos in Angmagssalik. Lancet **1939 I**, 245. — HRUSZEK, H.: Der Impfherpes. Technik und Klinik. Beitrag zum Gewebsinfektionsmechanismus des Menschen. Z. exper. Med. **93**, 195 (1934). — Vgl. Dermat. Z. **68**, 27 (1933). — Dermat. Wschr. **1937**, 1150. — HUDSON, N. P., E. A. COOK and F. L. ADAIR: J. inf. Dis. **59**, 60 (1936). — HUMPHREY, J. H., and M. MCCLELLAND: Cranial-nerve palsies with Herpes following general anaesthesia. Brit. med. J. **1944**, 315.

JACCHIA, L.: Sulla riproduzione sperimentale dell' eruzione erpetica nell' uomo e sulla cosidetta „meningite erpetica". Riv. Neur. **7**, 507 (1934). — JANBON, M., J. CHAPTAL et M. LABRAQUE-BORDENAVE: Le problème de la méningite herpétique. Presse méd. **1942**, 145. ISAICU, L., et L. TELIA: Etude sur l'herpès grippal. C. r. Soc. Biol. Paris **87**, 57 (1922). — JULIUSBERG: Arch. f. Dermat. **46**, 21 (1898).

KALZ, F., H. PRICHARD u. S. Z. SURKIS: Canad. med. Assoc. J. **61**, 171 (1949). — KAPOSI: Lehrbuch der Hautkrankheiten, 4. Aufl., S. 486. 1893. — KEDDIE, FR. M., R. B. REES jr. and N. N. EPPSTEIN: Herpes simplex following artificial fever therapy. Smallpox vaccination as a factor in its prevention. J. Amer. med. Assoc. **117**, 1327 (1941). — KELLEY, R. J.: Treatment of Herpes simplex with Moccasin venom. Arch. of Dermat. **38**, 599 (1938). — KESTENBAUM: Wien. klin. Wschr. **1922**, 778. — KIPPING, R. H., and A. W. DOWNIE: Generalized infection with the virus of Herpes simplex. Brit. med. J. **1948**, 247. — KLING, C., H. DAVIDE et F. LILJENQUIST: Considération gén. sur l'encéphalite épidém. expér. chez. le lapin. C. r. Soc. Biol. Paris **87**, 77 (1922 a). — Virus herpétique et virus encéphalitique. C. r. Soc. Biol. Paris **87**, 79 (1922 b). — Affinité cornéenne du virus encéphalitique. C. r. Soc. Biol. Paris **87**, 486 (1922 c). — Nouvelle invest. sur la prétendue relation entre le virus encéphalitique et le virus herpétique. C. r. Soc. Biol. Paris **87**, 1079 (1922 d). — KOPPISCH, E.: Zur Wanderungsgeschwindigkeit neurotroper Virusarten in peripheren Nerven. Z. Hyg. **117**, 386 (1935 a). — Die Erzeugung einer primären Myelitis des Lendenmarkes durch intravenöse Injektion von Herpesvirus. Z. Hyg. **117**, 635 (1935 b). — KRAUPA, E.: Zu GRÜTERS ätiologischen Untersuchungen über den fieberhaften Herpes. Münch. med. Wschr. **1920**, 1236, 1398. — KREIS, B.: Présence du virus herpétique dans la salive de parcinsoniens postencéphalitiques. C. r. Soc. Biol. Paris **127**, 108 (1938).

LAGOUT: Observations et considérations sur l'herpès labial. Bull. Soc. méd. Hôp. Paris, II. s. **1873**, 198. — LANE, C. W., and W. C. HEROLD: Kaposis varicell. erupt.: 5 cases. Arch. of Dermatol. **50**, 396 (1944). — LAUDA, E.: Zur Histopathologie der herpetischen Meningoencephalitis des Kaninchens. Zbl. Bakter. I. Orig. **91**, 159 (1923/24). — DE LAVERGNE, V., P. KISSEL et SIMONIN: Ep. hôspitalière d'infection herpétique, s'étant révélée a l'occasion de ponctions lombaires. Bull. Soc. méd. Hôp. Paris **58**, 200 (1934). — LE FÈVRE de ARRIC, M.: Sur l'exaltation du virus herpétique et l'évolution concommittantes des symptomes. C. r. Soc. Biol. Paris **87**, 785 (1922 a). — Sur l'exaltation du virus herpétique et l'évolution concommittantes des lésions histo-pathologiques. C. r. Soc. Biol. Paris **87**, 787 (1922 b). — Sur les troubles humoraux dans l'encéphalite herpétique. C. r. Soc. Biol. Paris **88**, 137 (1923 a). — Sur l'existence des lésions ganglionnaire. C. r. Soc. Biol. Paris **88**, 992 (1923 b). — Dégénéressances et inclusions cellulaires dans les ganglions au cours de l'encéphalite herpétique. C. r. Soc. Biol. Paris **88**, 1230 (1923 c). — L'herpès chronique du lapin. C. r. Soc. Biol. Paris **90**, 651 (1924). — LEMOINE, A. N.: Allergies in ophthalmology. Trans. Amer. Acad. Ophthalm. a. Otol. **30**, 198 (1925). — LÉPINE, P.: Exaltation de la virulence pour de lapin d'une souche herpéto-encéphalique ayant passé dans le cerveau du singe. C. r. Soc. Biol. Paris **100**, 801 (1929). — LEVADITI, C.: A propos de l'étiologie de l'encephalite postvacc. C. r. Soc. Biol. Paris **94**, 114 (1926). — Ultrafiltrabilité du virus herpétique en fonction de l'origine de ce virus. C. r. Soc. Biol. Paris **135**, 622 (1941). — LEVADITI, C., et P. HABER: La neuroprobasie du virus herpétique administré au lapin par voie nasale. C. r. Soc. Biol. Paris **119**, 21 (1935). — LEVADITI, C., et P. HARVIER: Recherches sur le virus de l'encéphalite épidémique. C. r. Soc. Biol. Paris **83**, 1140 (1920 a). — Etude expér. de l'encéphalite dite léthargique. Ann. Inst. Pasteur **34**, 911 (1920 b). — LEVADITI, C., P. HARVIER et S. NICOLAU: Recherches expér. sur le virus de l'encéphalite ép. C. r. Soc. Biol. Paris **84**, 524 (1921 a). — Sur la présence dans la salive des sujets sains d'un virus produisant la kérato-conjonctivite et l'encéphalite chez le lapin. C. r. Soc. Biol. Paris **84**, 817 (1921 b). — Etude expér. de l'encéphalite dite „léthargique". Ann. Inst. Pasteur **36**, 63 (1922 a). — Suite. Ann. Inst. Pasteur **36**, 105 (1922 b). LEVADITI, C., G. HORNUS et P. HABER: Virulence de l'ultravirus herpétique administré par voies nasale et digestive. Mécanisme de sa neuroprobasie centripète. Ann. Inst. Pasteur **54**, 389 (1935). — LEVADITI, C., P. LÉPINE et R. SCHOEN: Au sujet des neuroinfections mortelles autostérilisables. L'encéphalite herpétique du renard. C. r. Soc. Biol. Paris **100**, 1166 (1929). — LEVADITI, C., et S. NICOLAU: L'immunité dans les ectodermoses neurotropes herpès et encéphalite. C. r. Soc. Biol. Paris **86**, 228 (1922 a). — Herpès et encéphalite. C. r. Soc. Biol. Paris **87**, 496 (1922 b). — Affinité du virus herpétique pour les néoplasmes épiteliaux. C. r. Soc. Biol. Paris **87**, 498 (1922 c). — C. r. Acad. Sci. Paris **176**, 146 (1923). — L'étiologie de l'encéphalite épidémique. C. r. Soc. Biol. Paris **90**, 1372 (1924). — LEVADITI, C., S. NICOLAU et P. POINCLOUX: C. r. Soc. Biol. Paris **90**, 1376 (1924). — LEVADITI, C., V. SANCHIS-BAYARRI et L. REINIÉ: Le mécanisme des variations de la virulence des viruses herpétiques et herpéto-encéphaliques. Ann. Inst. Pasteur **41**, 1292 (1927). — LEVADITI, C., V. SANCHIS-BAYARRI et R. SCHOEN: Neuroinfections autostérilisables. C. r. Soc. Biol. Paris **98**, 911 (1928). LEVINE, H. D., S. O. HOERR and J. C. ALLANSON: Vesicular pharyngitis and stomatitis: An unusual epidemic of possible herpetic origin. J. Amer. med. Assoc. **112**, 2020 (1939). — LIPSCHÜTZ, B.: Untersuchungen über die Ätiologie der Krankheiten der Herpesgruppe. Arch. f. Dermat. **136**, 428 (1921). — Die Einschlußkrankheiten der Haut. Wien. med. Wschr. **1923**, 1663. — Kritik und Diagnose der Zelleinschlußbildung. Zbl. Bakter. I. Orig. **96**, 222 (1925). — Handbuch der mikrobiologischen Technik von KRAUS und UHLENHUTH, Bd. 1, S. 402. — Chlamydozoen-Strongyloplasmenbefunde bei Infektionen mit filtrierbaren Erregern. In Handbuch der mikrobiologischen Technik von KRAUS und UHLENHUTH, 3. Aufl., Bd. VIII/1, S. 310, 374. Jena: Gustav Fischer; Berlin u. Wien: Urban & Schwarzenberg 1930. — LÖWENSTEIN, A.: Herpes febrilis. Münch. med. Wschr. **1919**, 769. — Übertragungsversuche mit dem Virus des fieberhaften Herpes. Klin. Mbl. Augenheilk. **64**, 15 (1920 a). — Ergebnisse neuer Forschung über den fieberhaften Herpes. Klin. Mbl. Augenheilk. **65**, 389 (1920 b). — Neuere Ergebnisse der Herpesforschung. Ber. dtsch. ophthalm. Ges. **42**, 167 (1921). — LOEWENTHAL, W.: Einige Herpesbeobachtungen. Klin. Wschr. **1927**, 1899. — LUGER, A., E. LAUDA u. SILBERSTERN: Das Krankheitsbild der exper. herpetischen Allgemeininfektion des Kaninchens. Z. Hyg. **94**, 200 (1921). — LUTZ, W.: Über Pustulosis vacciniformis sive varioliformis acuta. Dermatologica **86**, 138 (1942). — LYNCH, F. W.: Kaposis varicelliform eruption, Extensive Herpes simplex as a complication of eczema. Arch. of Dermat. **51**, 129 (1945).

MAGRASSI, F.: Studii sull' infezione e sull' immunità da virus erpetico. I. Immunità locale e tissurale. Boll. Ist. sieroter. milan. **14**, 773 (1935). — II. Sul contenuto in virus del cervello in rapporto a diversi ceppi di virus, a diverse vie d'infezione, a diversi fasi del processo infettivo. Z. Hyg. **117**, 501 (1936 a). — III. Rapporti tra infezione e superinfezione di fronte ai processi immunitari: Sulla possibilità di profondamente modificare il decorso e gli esiti del processo infettivo gia i atto. Z. Hyg. **117**, 573 (1936 b). — MAURIAC: Leçons sur l'herpès névralgique des organes génitaux. Paris 1877. — MARINESCO, G., et S. DRAGANESCO: Contributo alla patogenesi e fisiologia della zona zoster. Riforma med. **51** (1922). — Recherches expér. sur le neurotropisme du virus herpétique. Ann. Inst. Pasteur **37**, 753 (1923). —

Recherches expér. sur la névraxite herpétique du lapin. C. r. Soc. Biol. Paris 88, 894 (1923). — *Matheson commission, Report of the*: Epidemic encephalitis, S. 1514. New York: Columbia Univ. Press. 1929. — Mayer, K.: Herpes labialis epidemicus. Schweiz. med. Wschr. **1921**, 703. — Montgomery, J. A.: Herpes febrilis in lobar pneumonia. Lancet **1939 I**, 1041. — Morgan, H. R., and M. Finland: Isolation of herpes virus from a case of atyp. pneum. and erythema multiforma exsud. Amer. J. med. Sci. **217**, 92 (1949). — Moro, E., u. W. Keller: Über die Parallergie. Klin. Wschr. **1935**, 1. — de Morsieri, G.: Les encéphalitides herpétiques, forme apoplectique, forme convulsive et hallucinatoire, contagion par le virus herpétique. Presse méd. **1938 II**, 1611.

Naegeli, O.: Zur Biologie des Herpes simplex. Münch. med. Wschr. **1936 I**, 339. — Nagler, F. P. O.: J. of Immun. **48**, 213 (1944). — Austral. J. exper. Biol. a. med. Sci. **24**, 103 (1946). — Nicolau, S.: Le mécanisme de la formation des inclusions dans le système nerveux des lapins infectés expérimentalement avec le virus herpétique. C. r. Soc. Biol. Paris **126**, 326 (1937). — Nicolau, S., et L. Kopciowska: Réactivation, a l'aide de la glycérine, du virus herpétique dans le cerveau de certains lapins mort de neuro-infection autostérilisable. C. r. Soc. Biol. Paris **104**, 965 (1930 a). — Virus herpétique et p_H. C. r. Soc. Biol. Paris **104**, 967 (1930 b). — Données sur la coloration et la morphologie de quelques virus dans le tissu des animaux. C. r. Soc. Biol. Paris **204**, 1276 (1937). — La morphologie de l'inframicrobe herpétique dans le tissu des animaux infectés expér. et le mécanisme de la formation des inclusions. Ann. Inst. Pasteur **60**, 401 (1938). — Nicolau, S., et A. Banciu: C. r. Soc. Biol. Paris **90**, 138 (1924). — Nicolau, S., et P. Poincloux: Herpès récidivant; caractères du virus herpétique. C. r. Soc. Biol. Paris **87**, 451 (1922).

Olitsky, P., and P. Long: The action of the Levaditi strain of Herpes virus and of vaccine virus in the guinea pig. Single and combined effects. J. of exper. Med. **48**, 379 (1928).

Perdrau, J. R.: The virus of Herpes: Its immune reactions and its relation to that of encephalitis lethargica. Brit. J. exper. Path. **6**, 41 (1925 a). — Results of simple intracerebral inoculation into laboratory animals. Brit. J. exper. Path. **6**, 123 (1925 b). — Persistence of the virus of Herpes in rabbits immunised with living virus. J. of Path. **47**, 447 (1938). — Pette: Pachy- und Leptomeningitis. In Handbuch der Neurologie von Bumke-Foerster. Berlin: Springer 1936. — Plessing: Dtsch. Arch. klin. Med. **34**, 159 (1884).

Ravaut et Darré: Contributions a l'étude des herpès génitaux. Gaz. Hôp. **1903**, 1173. — Les réactions nerveuses au cours des herpès génitaux. Ann. Dermat. **1904**, 481. — Remlinger et Bailly: Contamination du virus herpétique par voie digestive après ou sans absorption de bile. C. r. Soc. Biol. Paris **93**, 1604 (1925). — Sur le fléchissement de la virulence du virus marocain. C. r. Soc. Biol. Paris **101**, 349 (1929). — Rezek: Herpesstudien an Hand einer Eigenbeobachtung. Med. Klin. **1925**. — Festschrift Ortner **22**, 95 (1926). — Robert, P.: Dermatologica **82**, 108 (1940). — Roger, Paillas et Fornarier: Concours Méd. **1938**. — van Rooyen, C. E., A. J. Rhodes and A. C. Ewing: Brit. med. J. **1941**, 298. — Rose, H. M., and E. Molloy: J. of Immun. **56**, 287 (1947). — Roxburgh, A. C.: Brit. J. Dermat. **39**, 13 (1927). — Ruchman, I., A. L. Welsh and K. Dodd: Kaposis varicelliform eruption; isolation of virus of herpes simplex. Arch. of Dermat. **56**, 858 (1947).

Sabin, A. B.: Studies on the B virus. I. The immunological identity of a virus isolated from a human case of ascending myelitis. Brit. J. exper. Path. **15**, 248 (1934). — Sabin, A. B., and A. M. Wright: Acute ascending myelitis following a monkey bite, with the isolation of a virus capable of reproducing the disease. J. of exper. Med. **59**, 115 (1934). — Savage: Lancet **1883 I**, 95. — Schnabel, A.: Weitere Beiträge zu der von Doerr und Schnabel experimentell gestützten Identität des Herpes- und Encephalitis ep.-Virus. Wien. klin. Wschr. **1923**, 84. — Schreber: Handbuch Finger-Jadasohn, Bd. 1, S. 141. 1910. — Scott, T. F. M.: Proc. Soc. Med. **37**, 310 (1944). — Scott, T. F. M., A. J. Steigman and J. H. Convey: Acute infections Gingivo-stomatitis, Etiology, Epidemiology etc. caused by the virus of herpes simplex. J. Amer. med. Assoc. **117**, 999 (1941). — Seidenberg, S.: Untersuchungen über das Herpes und Zoster virus. Z. Hyg. **112**, 134 (1931). — Zur Ätiologie der Pustulosis vacciniformis ak. Schweiz. Z. Path. usw. **4**, 398 (1941). — Shaffer, M. F., and J. F. Enders: Quantitative studies on the infectivity of the virus of herpes simplex for the chorio-allantoic membrane of the chick embryo together with observations on the inactivation of the virus by its specific antiserum. J. of Immun. **37**, 383 (1939). — Shope, R. E.: Exper. on the epidemiology of pseudorabies. J. of exper. Med. **62**, 85, 101 (1935). — Simmons, J. S., R. A. Kelser and V. H. Cornell: Science (Lancaster, Pa.) **78**, 243 (1933); **79**, 540 (1934). — Slavin and Gavett: Proc. Soc. exper. Biol. a. Med. **63**, 343 (1946). — Smith, M. G., E. H. Lennette and H. R. Reames: Isolation of the virus of Herpes simplex and the demonstration of intranuclear inclusions in a case of ac. encephalitis. Amer. J. Path. **17**, 55 (1941). — Smorodinzew, A. A., A. J. Dorbyshevskaya, S. M. Ostrovskaya and O. I. Shiskina: Lancet **1936 II**, 1381. — Steiner: Zur Kenntnis kurzdauernder croup. Pneumonien. Dtsch. Arch. klin. Med. **64**, 525 (1899). — Stocker,: Zur Frage der infektiösen Natur des Herpes corneae febrilis. Klin. Mbl. Augenheilk. **65**, 298 (1920). — v. Szily, A. v.:

Exper. endogene Infektionsübertragung von Bulbus zu Bulbus (Sympathische Ophthalmie). Klin. Mbl. Augenheilk. **1924**, 593.

TEISSIER, P., P. GASTINEL et J. REILLY: Présence d'un virus kératogène dans les herpès symptomatiques. L'unité des herpès. C. r. Soc. Biol. Paris **86**, 73 (1922 a). — La transmission du virus herpétique au rats blancs. C. r. Soc. Biol. Paris **86**, 75 (1922 b). — L'inoculabilité de l'herpès. Présence du virus kératogène dans les lésions. C. r. Soc. Biol. Paris **87**, 648 (1922 c). — Des effets observés a la suite de l'inoculation du virus herpétique dans la glande surrénale. S. r. Soc. Biol. Paris **89**, 931 (1923). — Sur l'infection herpétique expér. du lapin. Etude comparative dés diverses voies d'inoculation. C. r. Soc. Biol. Paris **91**, 171 (1924). — L'herpès expér. humain. L'inoculabilité du virus herpétique. J. Physiol. et Path. gén. **24**, 271 (1926). — C. r. Soc. Biol. Paris **94**, 377 (1926 a). — THOMAS, C. C.: Arch. of Dermat. **43**, 817 (1941). — TOURAINE et BERTON: Soc. franç. Dermat. **1940**.

VERLINDE, J. D., u. F. WENSINEK: Herpesvirus im Liquor cerebrosp. eines Kranken mit multipler Sklerose. Nederl. Tijdschr. Geneesk. **1942**, 3209. — VIEUCHANGE, J.: Voies de propagation des virus herpétiques et poliomyelitiques inoculés dans le conduit auditif externe. C. r. Soc. Biol. Paris **122**, 359 (1936).

WARREN, S. L., CH. M. CARPENTER and R. A. BOAK: Symptomatic herpes, a sequela of arteficially induced fever etc. J. of exper. Med. **71**, 155 (1940). — WHITMAN, L., and J. WARREN: Herpes simplex encephalitis. J. Amer. med. Assoc. **131**, 1408 (1946). — WOODBURNE, A. C.: Arch. of Dermat. **43**, 543 (1941).

ZARAFONETIS, C. J. D., J. E. SMADEL, J. W. ADAMS and W. HAYMAKER: Fatal herpes simplex encephalitis in man. Amer. J. Path. **20**, 429 (1944). — ZDANSKY, E.: Zur pathologischen Anatomie der durch das Herpes-Encephalitisvirus erzeugten Kaninchenencephalitis. Frankf. Z. Path. **29**, 207 (1923). — ZIMMERLIN, F.: Korresp.bl. Schweiz. Ärzte **1883**, 137. — ZINSSER, H., and F. F. TANG: Immunological studies with herpes virus with a consideration of the Herpes-encephalitis problem. J. of exper. Med. **44**, 21 (1926). — ZISKIN, D. E., and M. HOLDEN: Acute herpetic Gingivostomatitis. J. Amer. dent. Assoc. **30**, 1697 (1943). — ZLOCISTI: Über die Febris herpetica. Beitr. Klin. Inf.krkh. 8, 157 (1920). — ZURUKZOGLU, ST., u. H. HRUSZEK: Die Übertragbarkeit des Herpesvirus von Mensch zu Mensch. Zbl. Bakter. **128**, 1 (1933).

Encephalitis.

(Selbständige Formen.)

Von

Wilhelm Löffler und Fritz Lüthy.

In der letzten, 1935 erschienenen Auflage des Infektionsbandes dieses Handbuches war unter dem Titel Encephalitis nur über die *Encephalitis epidemica* (*lethargica*) und in einem Anhang über den Singultus epidemicus zu berichten. In den seither verflossenen 15 Jahren änderten sich die Verhältnisse von Grund auf. *Wieder einmal verschwand die lethargische Gehirnentzündung vom Antlitz der Erde:* nur noch eine Reihe Opfer früherer Zeiten zeugen in allen Ländern von der verheerenden Wirkung, welche die Epidemie am einzelnen Individuum hinterläßt. Indessen tauchten neue Krankheitseinheiten in größerer Zahl auf und zwar charakteristischerweise so gut wie ausschließlich in *außereuropäischen Ländern:* teilweise schon früher bekannt und auch in der früheren Auflage erwähnt, haben sie wegen des 2. Weltkrieges mit seiner Durcheinandermischung aller Völker größere Bedeutung erlangt. Neues, schwer zu klassifizierendes Material ist dazugetreten. Endlich hat die ätiologische Forschung, besonders die amerikanische, wesentliche Erfolge zu verzeichnen. Sie wirkt sich für das vorliegende Kapitel vorwiegend auf dem Gebiete der *Viren* aus.

Eine zusammenfassende Darstellung der Viruslehre zu geben, verbietet der Raum. Wir verweisen auf Topley und Wilson (1947).

Ebensowenig wird beabsichtigt, alle Lokalisationen von Viren und anderen Erregern im ZNS (Zentralnervensystem) zu behandeln, die als Nebenbefunde anzusprechen sind. Sie sind unter den betreffenden Hauptkrankheiten nachzulesen.

Encephalitis lethargica (v. Economo).

In der früheren Auflage wurde die Krankheit als Encephalitis epidemica bezeichnet. Da unterdessen eine Reihe anderer epidemisch auftretender Gehirnentzündungen bekannt geworden sind, so benennen wir sie wieder mit dem *ursprünglichen* Namen, der auch der deutschen Bezeichnung Schlafkrankheit zugrunde liegt.

Die *Encephalitis lethargica* ist eine epidemische übertragbare Krankheit, die klinisch und epidemiologisch als Krankheitseinheit aufzufassen ist. Es ist mit größter Wahrscheinlichkeit anzunehmen, daß sie durch ein einheitliches, spezifisches, allerdings noch nicht mit Sicherheit identifiziertes Virus hervorgerufen wird.

Geschichtliches. Für die jetzige Ärztegeneration ist die Krankheit, im Winter 1916/17 in Wien erstmals epidemisch auftretend, beobachtet und beschrieben worden (v. Economo). Die erste Beschreibung umfaßt eine Endemie von 7 wohl charakterisierten Fällen zusammen mit einer Reihe leichterer Verlaufsformen. Etwas früher, Winter 1915/16, trat die Krankheit unter den französischen Truppen von Verdun auf (Cruchet und Lépine). Verstärkter Schub Winter 1916/17 (Cruchet, Moutier, Calmette 1917, 40 Fälle). Die Krankheit wurde als *Encephalomyelitis diffusa subacuta* beschrieben. Ebenfalls 1916 wurde die Krankheit in

Belgien gemeldet (BOECKEL, BESSEMANS und NÉLIS 1923). Das nahezu gleichzeitige Auftreten in zwei damals voneinander sozusagen vollständig isolierten Orten ist epidemiologisch von Interesse.

Nachträglich und *retrospektiv* wurden Fälle aus der gleichen Zeit von PRIBRAM in *Prag* gemeldet, ebenso aus *Ungarn* (v. ECONOMO), sogar Fälle von 1915 aus Rumänien (URECHIA), 1917 ein Einzelfall in *Basel* (BING und STAEHELIN 1922). 1918 tritt sie in Australien auf, fast gleichzeitig in England, woselbst sie zunächst als *Botulismus* aufgefaßt, aber bald auf die richtige Formel gebracht wurde.

Die Encephalitis erreicht im Juni 1918 die atlantische Küste Amerikas und wandert sowohl in Nord-, wie in Südamerika im Verlauf einiger Monate zur pazifischen Küste.

In wesentlich verstärkter Welle folgt ein Seuchenzug im Frühjahr 1918, der im März Frankreich (NETTER 1920) und im April England erreicht, mit deutlichem *Ansteigen bei Beginn der kalten Jahreszeit* in beiden Ländern. Im Herbst 1918 vermehrte Erkrankungen in Deutschland, der Schweiz; Portugal, Griechenland werden befallen, schließlich ganz Europa. In den europäischen Ländern läßt sich für die Wanderung der Encephalitisepidemie kaum eine Gesetzmäßigkeit ableiten, dagegen ist in den weiten Gebieten Amerikas die Wanderung von Ost nach West deutlich.

Im Sommer 1916 sind wohl Fälle überhaupt nicht zur Anzeige gelangt. In den Sommermonaten 1917—19 sind an manchen Orten Einzelfälle gemeldet worden.

Die größte Intensität erreichte die Encephalitis im *Winter 1919/20*. Von da an ein langsames Abflauen. 1924 wird aus England nochmals eine größere Epidemie gemeldet. Seither sind an verschiedenen Orten zu verschiedenen Zeiten mehr oder weniger bedeutende Nachschübe und Einzelerkrankungen erfolgt, anscheinend mit immer abnehmender Erkrankungszahl.

Morbidität. Die *Zahl* der Erkrankungen während der Hauptepidemie berechnet NETTER für Frankreich auf mindestens 10000 Fälle, in Italien wurden bis April 1920 3900 Fälle mit 1013 Todesfällen gemeldet, in der Schweiz im Jahre 1920 984 Erkrankungen oder 2,5 Fälle auf 10000 Einwohner (regionäres Maximum im Kanton Baselland mit 5,5 Fällen auf 10000 Einwohner). In England wurden im Jahre 1918 230, 1919 541, 1920 890 und 1921 1470 Fälle gemeldet, also im Maximum 0,4 auf 10000 Einwohner.

In Deutschland ist die Anzeigepflicht erst spät eingeführt worden. Für Preußen findet DEICHER für 1919—1924 11317 Fälle. STERN 1928 gibt bei sehr vorsichtiger Schätzung die Zahl der Fälle in ganz Deutschland bis 1928 mit 60000 an.

Die Morbidität ist wohl ziemlich verschieden. STERN berechnet auf die Provinz Hannover nicht viel unter 1:1000.

In Wirklichkeit ist die Zahl der Fälle sicher überall größer gewesen, da selbstverständlich nicht alle leichteren Fälle gemeldet wurden, und zwar offenbar in verschiedenen Ländern verschieden häufig, worauf vielleicht auch die verschieden hohe Letalität der gemeldeten Fälle hinweist (in der Schweiz 29,4%, in England 48,3%).

Zur Geschichte. Die Encephalitis ist keine „Neue Krankheit". Sie war nur neu für unsere Generation. Von HIPPOKRATES werden Krankheitsbeschreibungen gegeben, die auf die Encephalitis epidemica zutreffen, so die „Paraplegia in Thasos", die in einem *Winter* aufgetreten war, zusammen mit einer Krankheit, deren Beschreibung an Influenza denken läßt. CELSUS hat ähnliche Fälle beschrieben. Im Laufe der folgenden Jahrhunderte, besonders in den letzten 450 Jahren sind manche Endemien schwerer akuter Krankheiten des Zentralnervensystems beschrieben worden, deren Symptomatologie an die epidemische Encephalitis denken läßt. CROOKSHANK hat dieselben in einer umfassenden Monographie zusammengestellt, auf die ausdrücklich verwiesen sei, wobei aber bemerkt sei, daß CROOKSHANK wohl oft einen allzu relativen Maßstab anlegt in der Agnoszierung gewisser Endemien als Encephalitis. 1673—75 beobachtete SYDENHAM eine Epidemie (Febris comatosa), die als Encephalitis epidemica angesprochen werden kann.

Fast jede Epidemie ist als neue Krankheit angesprochen und mit neuem Namen belegt worden. So z. B. von den neueren Epidemien diejenige in Oberitalien aus dem Jahre 1837 und 1845, die von DUBINI als *Chorea electrica* bezeichnet wurde. 36 von 38 Fällen sind gestorben, darunter finden sich allerdings, nach den Beschreibungen zu schließen, auch eitrige Meningitiden. Ähnliche Beschreibungen gab PIGNACCA 1848—54, die stuporöse Form beschrieb GROCCO 1884.

Eine Epidemie, die unverkennbar einer Encephalitis epidemica entspricht, ist in Oberitalien 1890 aufgetreten und wurde auch in den damaligen Tagesblättern erwähnt. Sie ist mit dem Namen „*Nona*" belegt worden. Diese Epidemie erreichte eine erhebliche Ausdehnung. Die Krankheit wurde schon damals als *Polioencephalitis haemorrhagica acuta* aufgefaßt (MAUTHNER 1890, auf Grund von Beschreibungen!). Es ist nicht ohne Interesse, daß die gleichen Gegenden wie 1890 beim ersten Wiederauftreten der Encephalitis in Italien 1920 wieder besonders heimgesucht worden sind (Oberitalien und Tirol).

Es unterliegt heute keinem Zweifel mehr, daß die Chorea electrica del DUBINI nichts anderes darstellt als die myoklonische Form der Encephalitis. Die Kenntnis dieser Krankheitsbilder war nicht Allgemeingut der Ärzte geworden, so daß vor der gegenwärtigen Epidemie namhafte Autoren[1] die Existenz der Chorea electrica DUBINI überhaupt in Abrede gestellt haben, trotz der eingehenden unverkennbaren Beschreibung der italienischen Ärzte. Die Abgrenzung gegenüber Meningitiden der verschiedensten Art und gegenüber anderen akuten Hirnerkrankungen war gemäß dem Stand der Kenntnisse bis vor relativ kurzer Zeit nicht durchführbar.

Jahrhundertelang hatte die Tendenz bestanden, Krankheiten, deren Beschreibung auf die Encephalitis paßt, den verschiedensten Lebensmittelvergiftungen zuzuschreiben, und tatsächlich sind auch bei der gegenwärtigen Epidemie die ersten Fälle in England als *Botulismus* angesprochen worden. Diese Verwechslung steht in der Geschichte nicht einzig da. 1820 hat z. B. JUSTINUS KERNER von Weinsberg eine klinisch als Poliomyelitis beschriebene Krankheit dem Genuß von Würsten zugeschrieben. In Deutschland sind derartige Krankheiten vielfach als Mutterkornvergiftungen angesprochen worden. Eine ähnliche Krankheit wurde in Schweden auf den Genuß von Rettichen zurückgeführt und von LINNÉ mit dem Namen „Raphania" belegt. Der Glaube an eine akute epidemische, proteusartige, febrile, mit Paralysen und Spasmen einhergehende, nicht gangränöse Form des Ergotismus hat die Geschichte der Encephalitis verwirrt (CROOKSHANK).

Ätiologie. Der mutmaßlich einheitliche Erreger der Encephalitis ist noch nicht identifiziert. Vorerst wurde eine große Zahl Mikroorganismen beschrieben; die Irrwege, welche die Forschung beschritt, besonders auch derjenige, der durch die Spontanencephalitis des Kaninchens, verursacht durch das Encephalitozoon cuniculi, gebahnt wurde, sind in der 3. Auflage dieses Handbuches (S. 670f) nachzulesen. Die letztere Tierkrankheit ist als Warnungstafel für Experimentatoren lehrreich.

Encephalitisvirus und Herpesvirus. Eine Wendung nahm die ätiologische Forschung, als DOERR 1921 und LEVADITI 1920, unabhängig voneinander, das *Virus des Herpes simplex* in einer Anzahl *Encephalitisfällen* nachweisen konnten. Das Material stammte aus den Gehirnen verstorbener Menschen oder aus dem Nasenrachensekret (PERDRAU 1925). Allerdings gelang der Nachweis nur in einer sehr beschränkten Anzahl von Krankheitsfällen (bei DOERR in vieren), trotzdem das Kaninchenauge und das Kaninchengehirn ein bequemes Testobjekt darstellt. Man erklärte dies durch die Annahme einer raschen Vernichtung des Virus im menschlichen Körper, die „Autosterilisation", für welche mannigfache Analogien vorhanden sind, nicht zuletzt die Lyssa-Encephalitis des Kaninchens und die herpetische Encephalitis der verschiedenen Versuchstiere. Indessen, die Mehrzahl der Virusforscher lehnt heute eine Identität des Herpes simplex-Virus mit dem Erreger der Encephalitis lethargica ab (SABIN 1949, HAMMON 1949, PETTE 1942 u. a.). In der Tat käme man nicht ohne mannigfache Hilfshypothesen aus, wenn man Tatsachen, wie das Verschwinden der Encephalitis trotz unverändert ubiquitärem Vorkommen des Herpes simplex, oder das Fehlen einer Encephalitis bei Herpesträgern oder ihrer Umgebung auch während der Epidemie erklären wollte. Dagegen kommt zweifellos eine durch den Herpes erzeugte Encephalitis nicht nur bei den Versuchstieren, sondern auch beim Menschen vor (s. u.).

Die lethargische Encephalitis stellt somit eine epidemische Krankheit ohne bekannten Erreger dar. Es ist u. E. müßig, darüber zu diskutieren, ob sie unter die Viruskrankheiten eingereiht werden kann oder nicht; die Anhaltspunkte für die eine oder andere Ansicht sind zu spärlich.

Beziehungen zur Influenza bzw. Grippepandemie. Das nahe zeitliche Zusammenfallen der Encephalitisepidemie mit der Influenzapandemie 1918 ließ an einen inneren Zusammenhang der Erkrankungen denken. Aus der Geschichte geht zwar die häufige Koinzidenz von encephalitis*artigen* Erkrankungen und influenza*artigen* Erkrankungen deutlich hervor, und diese Feststellung hat im Hinblick auf eine ähnliche Konstellation für die Epidemie

[1] Vgl. LEWANDOWSKYS Handbuch der Neurologie 1911.

von 1918—1920 etwas Bestechendes für die Annahme eines Zusammenhanges der beiden Erkrankungen. Es können aber doch die vielfach *recht zweifelhaften* historischen Belege sowohl bezüglich Influenza wie bezüglich Encephalitis nicht mehr Gewicht beanspruchen, als die Beobachtungen im Laufe der Epidemien der letzten Jahre, und es wird zweckmäßiger sein, die Vergangenheit durch die Kenntnisse der Gegenwart zu beleuchten, als umgekehrt. Dabei ergibt sich eine weitgehende Unabhängigkeit der beiden Erkrankungen.

In den letzten Epidemien ist nie ein Zusammentreffen der Kulminationspunkte beider Erkrankungen beobachtet worden. Der maßgebende ätiologische Gesichtspunkt ist heute immerhin soweit geklärt, daß er entscheidend gegen einen *inneren ätiologischen Zusammenhang* der beiden Krankheiten spricht. Daß bei der Häufigkeit der Influenza in den in Frage kommenden Jahren eine ganze Reihe von Individuen *gleichzeitig* von beiden Erkrankungen ergriffen worden ist, spricht natürlich noch nicht für die Identität der Erreger, sondern nur für einen gewissen pathogenetischen Synergismus, der bestehen *kann*, aber nicht zu bestehen braucht. Die Influenzaencephalitiden aus den 90er Jahren, übrigens in recht geringer Zahl beschrieben, sind pathologisch-anatomisch ausgezeichnet durch wesentlich gröbere, vorwiegend hämorrhagische Herde. Während die Disposition für Influenza sozusagen allgemein ist, Momente der Umwelt für das Zustandekommen der Erkrankung praktisch keine Rolle spielen und die Inkubation sehr kurz ist, bedarf es zur Entwicklung einer Encephalitis lethargica besonderer Vorbedingungen, von denen allerdings die Influenza eine sein kann. Es sind aber auch Fälle von Encephalitis beobachtet worden, während weit und breit keine Influenza zu finden war. Die Inkubation der Encephalitis ist länger als diejenige der Influenza. Beide Krankheiten bevorzugen die kalte Jahreszeit. Dies gilt aber nur mit Einschränkung für die Influenza, die in Zentral- und Westeuropa im Frühsommer 1918 aufgetreten ist und ihren Höhepunkt in den Sommer- und Herbstmonaten erreicht hatte. Wenn auch ein häufiges ungefähres Zusammentreffen von Encephalitis und Influenza nicht bestritten werden kann, so besteht doch keinerlei gesetzmäßige Reihenfolge. Während der Influenzaepidemie von 1889/90 die „Nona"-Epidemie in Oberitalien 1890 folgte, ist die hier besprochene Encephalitisepidemie an manchen Orten mit Sicherheit *vor* der Influenza festgestellt worden, so 1915 in Rumänien, 1916 in der Gegend von Verdun (CRUCHET 1917), 1917 in Wien; im Februar 1918 waren in Frankreich und England schon zahlreiche Fälle zur Beobachtung gekommen, während die ersten Influenzafälle erst im Mai verzeichnet worden sind.

Ein Grund zu Mißdeutungen liegt auch darin, daß im Beginn der Encephaltis nicht so selten katarrhalische, influenzaähnliche Erscheinungen beobachtet werden, die dann im Rahmen der Influenzaepidemie ohne weiteres zunächst als Influenza gedeutet werden, welches Schicksal sie mit beginnenden Tuberkulosen, Anginen und selbst Appendicitiden teilen.

Das interessante Problem des Zustandekommens einer Encephalitis nach Allgemeininfektion steht für die Dementia paralytica schon seit Jahren zur Diskussion. Die Dementia paralytica kann als Encephalitis bestimmter Lokalisation und bestimmter Ätiologie aufgefaßt werden (ECONOMO 1929, GOTTSTEIN 1922). Die eine Richtung nimmt für das Zustandekommen der progressiven Paralyse eine neurotrope Spirochätenart an (besonders LEVADITI), die andere ein zum vornherein empfindlicheres Nervensystem für die spezifische Noxe, ohne allerdings sagen zu können, in was die erhöhte Disposition besteht. Es ist vielleicht kein Zufall, daß einer unserer Fälle von Encephalitis 2 Monate vor Beginn der Erkrankung eine medikamentöse Dialvergiftung mit mehrtägigen cerebralen Störungen durchgemacht hatte. Es werden aber auch anscheinend durchaus nervengesunde Individuen von der Krankheit befallen.

Infektiosität. Für die Übertragung durch Gegenstände, Lebensmittel, Haustiere oder durch Insekten bestehen keine Anhaltspunkte. Die Infektiosität der Encephalitis ist gering zu veranschlagen. Es liegen allerdings eine ganze Reihe von Mitteilungen vor, in denen eine Übertragung einer klinisch sicheren

Encephalitis auf die Umgebung stattgefunden hat. Netter vor allem bringt eine größere Zahl einschlägiger Beobachtungen. Dabei schwankt die Inkubation zwischen 4 Tagen und mehreren Monaten. Das wohl ausgesprochenste Beispiel von direkter Infektion ist das von McNalty mitgeteilte von 12 Erkrankungen in einem Institut, wo 12 Insassen innerhalb von 13 Tagen erkrankten. Kling und Lindequist haben in Nordschweden die Wanderung der Encephalitis von Ort zu Ort verfolgen können, wobei allerdings ein ganz auffallend hoher Prozentsatz der Bevölkerung ergriffen worden ist (7—45%).

Inkubation. Dadei kommen die schwedischen Autoren auf eine Inkubation von 2—10 Tagen, später genau 10 Tagen.

In der überwiegenden Mehrzahl der Fälle läßt sich aber ein Zusammenhang unter den einzelnen Erkrankten nicht nachweisen, während doch heute für die Poliomyelitis die Rekonstruktion des Weges, den das Virus genommen hat, in Epidemiezeiten den meisten Beobachtern ohne große Schwierigkeiten gelingt.

Infektionen von Ärzten und Pflegepersonal in den Spitälern sind außerordentlich selten; ebenso Infektionen von anderen Patienten, die bei Unmöglichkeit der Isolierung mit Encephalitiskranken in dem gleichen Raum untergebracht worden sind.

Tritt die Krankheit in einem Distrikt oder in einer Stadt auf, so handelt es sich in der Regel um Fälle, die weit auseinander wohnen und für die kein Kontakt und keine gemeinsame Betätigung nachgewiesen werden kann. So beobachtet Netter innerhalb weniger Monate das Auftreten von Fällen in fast allen Bezirken von Paris. Häuser oder Straßen mit gehäufter Infektion konnte er nicht nachweisen.

Andererseits ist eine ganze Reihe von Übertragungen durch gesunde Individuen, die in Berührung mit Encephalitispatienten gestanden haben, bekannt. Dies führt auch für diese Erkrankung zur Annahme von Virusträgern.

Virusträger. Will man das jeweilige autochthone Entstehen des Virus nicht anerkennen, so bleibt in einer großen Zahl von Fällen nur die Annahme der Übertragung durch Virusträger. In epidemiefreien Zeiten wären diese gesunden Virusträger die eigentlichen Reservoirs, in denen sich das Virus hält. Den *sporadischen* Fällen käme in epidemiologischer Hinsicht die Bedeutung von Zeugen zu, die in epidemiefreien Zeiten die Fortexistenz des Virus erwahren würden.

Daneben wird von einzelnen Autoren angenommen, daß das Virus im einmal erkrankten menschlichen Organismus auch lange nach Ablauf der akuten Krankheitserscheinungen fortlebt, wahrscheinlich nicht im Zentralnervensystem, sondern in den oberen Luftwegen. Mit dieser Annahme würde einerseits das stetige Fortschreiten in einzelnen, und besonders der schubweis-rezidivierende Verlauf in anderen Fällen erklärt, andererseits eine Möglichkeit der Übertragung gegeben sein (vgl. später).

Wegen der Bedeutung dieser sporadischen Fälle sei eine derartige Erkrankung, vom Ophthalmologen A. Vogt (1915), damals in Aarau, im Dezember 1911 beobachtet, und als Unikum, als Poliomesencephalitis acuta genau beschrieben, kurz mitgeteilt: Ein 12jähriger Knabe erkrankte plötzlich mit hohem Fieber. Am 2.—3. Krankheitstage entwickelten sich Lähmungen fast aller äußeren Augenmuskeln, die sich nach Monaten wieder wesentlich zurückbildeten. Die inneren Augenmuskeln und die übrigen Hirnnerven blieben ohne Störungen. Es wird als besonders auffallend hervorgehoben: der Patient „schläft fast Tag und Nacht“. Das Sensorium war aber frei, wenn der Kranke geweckt wurde.

Im Rahmen der späteren Epidemie sind dann manche durchaus übereinstimmende Beobachtungen gemacht worden, so daß retrospektiv der Fall mit Sicherheit als Encephalitis angesprochen werden muß.

Nach unseren gegenwärtigen Anschauungen setzen derartige sporadische Fälle das Vorhandensein gesunder Virusträger voraus, sei es, daß es sich um Träger im eigentlichen Sinne handelt, sei es um Menschen, die eine Encephalitis durchgemacht haben, die mit oder ohne Hinterlassung von Residuen ausgeheilt ist. Immerhin bleibt bemerkenswert, daß die Epidemie zur Zeit sozusagen erloschen erscheint, während in allen Ländern noch Hunderte von Menschen mit postencephalitischen Zuständen in engster Gemeinschaft mit ihren Mitmenschen leben. Es müßte entweder angenommen werden, daß ein Mensch gemäß dem Prinzip der „Autosterilisation" vom Virus befreit ist, dann stößt man auf eine gewisse Schwierigkeit der Erklärung des schubweisen Fortschreitens der Erkrankung, oder aber, daß eine starke Durchseuchung stattgefunden hat und sozusagen alle empfänglichen Individuen erkrankt gewesen sind, zum Teil allerdings unter Formen, die gar nicht mehr an Encephalitis denken lassen. Außer den monosymptomatischen Formen (Monoplegien, Singultus epidemicus usw.) müßte dann eine rein katarrhalische Form der „Encephalitis" angenommen werden. Einer solchen Auffassung neigt DOPTER (1921) zu. Nach diesem Autor wäre weniger von Encephalitisepidemien zu sprechen als von Epidemien einer Rhinopharyngitis (klinisch oder nur bakteriologisch), bedingt durch ein *spezifisches Virus*, die unter bestimmten Bedingungen, bei bestimmten Personen zu Encephalitis als einer *spezifischen Komplikation führen würde*. Diese Auffassung wird einerseits der *pandemischen* Verbreitung, andererseits der geringen Morbidität an eigentlicher Encephalitis gerecht (*Auslesekrankheit* nach LENZ). Der Umstand, daß die Epidemien mit ausgesprochenen Fällen beginnen, scheint seinen Grund wohl darin zu haben, daß die abortiven Fälle zunächst übersehen werden und erst sicher erkannt werden, nachdem sich der Blick an den typischen Fällen geschult hat. Da die Kenntnis der Erkrankung mindestens einer, in den meisten Ländern mehreren Ärztegenerationen gefehlt hat, unterliegt es keinem Zweifel, daß derartige Fälle der richtigen Diagnose entgangen sind, indem entweder keine Diagnose gestellt wurde, oder die Fälle in irgendeine verwandte Krankheitsgruppe eingereiht worden sind.

Epidemiologische Bedeutung der sog. Prodrome. Ob in den schweren Fällen geringfügige Prodrome, wie Halsschmerzen, Schnupfen, Angina usw. bestanden haben, läßt sich oft kaum entscheiden, indem der schwere Zustand etwaige Prodrome in den Hintergrund drängt, so daß vom Kranken keine deutliche Auskunft mehr erhalten wird. Jedenfalls sind derartige Prodrome oft so geringfügig und überschreiten kaum die Grenzen ganz leichter katarrhalischer Erscheinungen, daß sie vom Kranken auch auf Befragen nicht mehr mit Sicherheit bejaht werden können.

DOPTER erwähnt in diesem Zusammenhang folgende anamnestische Daten:

Encephalitis

in 18 Fällen ausgesprochen	*in 11 Fällen leicht*
2 ausgesprochene Angina mit leichtem Schnupfen	1 Rötung des Rachens
1 Rötung des Rachens	1 ausgesprochener Schnupfen mit Schleimabfluß aus der Nase
2 Schnupfen mit Schleimabfluß aus der Nase	6 Kratzen in der Nase und den Choanen
7 Kratzgefühl in der Nase und Niesen	3 keinerlei Erscheinungen
4 keinerlei Zeichen einer Nasenrachenerkrankung	
2 keine Angaben	

Derartige Erwägungen würden es auch verständlich machen, daß in einer nicht unerheblichen Zahl von Fällen ein akutes cerebrales Initialstadium vermißt wird und die Krankheit zum vornherein als progredienter Parkinsonismus in Erscheinung tritt. Dabei ist hervorzuheben, daß ein akutes Stadium sowohl vom Patienten selbst, wie von seiner Umgebung in solchen Fällen des bestimmtesten in Abrede gestellt wird. (Die Häufigkeit des Auftretens solcher Fälle im

Rahmen der Epidemie und der Beginn des Parkinsonismus in jungen Jahren lassen diese Formen von der eigentlichen Paralysis agitans abgrenzen.)

Altersdisposition. Eine deutliche Altersdisposition wie für die Poliomyelitis, die das jugendliche Alter bei weitem bevorzugt, besteht für die Encephalitis nicht. Die Mehrzahl der Kranken steht im Alter von 21—40 Jahren. Gelegentlich wird das Neugeborene, gelegentlich der Greis im höchsten Alter betroffen.

Auch für den Verlauf der Krankheit lassen sich keine bestimmten Unterschiede der einzelnen Altersklassen erkennen, indem sowohl in der Jugend schwerer Verlauf mit tödlichem Ausgang und ausgiebigen Residuen beobachtet wird als auch bei älteren Individuen die Krankheit mit relativ geringen Defekten ausheilen kann.

Das kindliche Gehirn scheint vor allen Dingen mit auffallender Schlaflosigkeit zu reagieren, während diese Beobachtung mit zunehmenden Alter immer seltener wird.

Geschlecht. Das männliche Geschlecht wird häufiger befallen, doch ist wohl auch die Exposition bei Männern größer; dagegen wird von vielen Autoren schwerer Verlauf und damit größere Letalität für Frauen angegeben. Die Gravidität erhöht die Disposition zur Erkrankung nicht, wohl aber beeinflußt sie den Verlauf ungünstig.

Konstitution. Eine konstitutionelle Disposition scheint in der Hinsicht gegeben zu sein, daß unter den an Encephalitis Erkrankten neuropathische Individuen sich besonders häufig finden oder solche mit neuropathischer Belastung (etwa $^1/_4$ der Fälle). Die Krankheit ist von uns nicht selten bei sehr intelligenten und zum Teil hervorragend begabten Individuen mit allerdings labilem Nervensystem beobachtet worden. Inwieweit die seelischen Erschütterungen der Kriegs- und Nachkriegszeit der Encephalitis den Boden geebnet haben, muß dahingestellt bleiben.

Daß die Veranlagung des Individuums für den *Verlauf* und wohl auch für die spezifische Form der Encephalitis richtunggebend sein kann, geht schon daraus hervor, daß verschiedene Nervensysteme auf dieselbe toxische oder infektiös-toxische Schädigung gleicher Art sehr verschieden reagieren, wie dies ja am deutlichsten gegenüber der Einwirkung von Alkohol und der Narkotica bekannt ist: „Der eine wird still und schlafsüchtig, der andere gerät in lebhafte Agitation“ (Hirsch).

Rasse und Bevölkerungsschicht. Die größere Morbidität der unteren Volksschichten und der Juden, wie sie Pecori für Rom beschreibt (347 Fälle), stimmt für unsere Fälle nicht. Vielleicht mag für die Form und die Verlaufsart der Encephalitis auch eine gewisse Rassendisposition maßgebend sein, indem in südlichen Ländern die myoklone Form anscheinend häufiger vorkommt, als in den nördlichen Ländern. Doch besteht auch hierin durchaus keine Gesetzmäßigkeit, und außerdem sind deutlich verschiedene Verlaufsarten in den einzelnen Epidemieschüben der gleichen Gegend beobachtet worden, so anfänglich ein Überwiegen der rein lethargischen Form, später ein gehäufteres Auftreten der hyperkinetischen Krankheitsbilder.

So berichtet Netter (1920)

im November	4	lethargische Formen	0	myoklonische
„ Dezember	18	„ „	1	„
„ Januar	12	„ „	4	„
„ Februar	4	„ „	18	„
„ März	1	„ „	5	„

Daß Hunger und Unterernährung kein wesentliches Moment für das Zustandekommen der Erkrankung darstellen, geht aus der Häufigkeit der Fälle in der Schweiz, Skandinavien, Italien und Frankreich, sowie in den angelsächsischen Ländern hervor.

Einfluß der Jahreszeit. Aus den Seuchenzügen der Encephalitis läßt sich deutlich der jahreszeitliche Einfluß erkennen: Beginn der Epidemie jeweils mit Einsetzen der kalten Witterung und in der Regel Maximum in den Frühjahrsmonaten; ausgesprochenes Abflauen im Verlauf des Sommers. Dieses Verhalten steht in schroffem Gegensatz zu demjenigen der Poliomyelitis.

So betrug z. B. die Häufigkeit der Fälle in den einzelnen Monaten des Jahres 1920 für die Schweiz

Jan.	Febr.	März	April	Mai	Juni	Juli	Aug.	Sept.	Okt.	Nov.	Dez.
88	440	348	78	25	11	12	6	8	4	7	7

Wenn auch die Maxima der Erkrankungsziffern um 1 oder 2 Monate differieren, so zeigt sich doch ein analoger jahreszeitlicher Verlauf der Zahl der Krankheitsfälle auch in Statistiken anderer Länder der nördlichen Halbkugel, indem die Zahl der Fälle jeweils mit Beginn der warmen Jahreszeit stark abnimmt.

In diesem Verhalten, das sich seither überall wieder gefunden hat, liegt ein gegensätzliches Verhalten gegenüber der Poliomyelitis, deren Morbiditätsmaximum in die Monate Juli, August und September zu fallen pflegt.

Der Einfluß der Jahreszeit kommt auch darin zum Ausdruck, daß bei Individuen mit Encephalitisresiduen mit Eintritt der kalten Witterung nicht so selten ein Nachschub der Krankheit eintritt, oder daß bei solchen, die die Krankheit in leichter Form durchgemacht haben, bei Eintritt kalter Witterung ein Krankheitsbild klassischer Ausprägung sich ausbilden kann (Roger).

Pathologische Anatomie (Spatz 1930). Wir verweisen auf den Nervenband für Einzelheiten.

In *akuten* Fällen zeigt die *makroskopische* Besichtigung des Gehirns immer nur einen *geringfügigen oder gar keinen* krankhaften Befund. Die Veränderungen der Hirnhäute sind unbedeutend und inkonstant. Die Hirnsubstanz ist oft ödematös oder hyperämisch; die Hyperämie ist bisweilen in der Regio subthalamica und am Boden des 4. Ventrikels besonders ausgesprochen.

Mikroskopisch zeigen die Veränderungen an sich keine charakteristischen oder gar pathognomonischen Eigenschaften. In ganz akuten Fällen können nur Ganglienzelldegenerationen nachweisbar sein, in allen möglichen, vorwiegend natürlich schweren und rasch verlaufenden Formen bis zum völligen Untergang, bisweilen mit Neuronophagie. Oft mischen sich gliöse Reaktionen hinein, vorwiegend der Mikro- und Oligodendroglia; in späteren Stadien wird die gliöse Reaktion recht aufdringlich. Die mesodermalen Erscheinungen, nämlich die perivasculäre Infiltration mit Lymphocyten und Histiocyten, können ganz zu Anfang fehlen; später ist sie meist ausgesprochen. Bisweilen kommen Polynucleäre dazu. Eine leichte Meningitis fehlt selten, besonders an der Basis.

Die *Lokalisation* ist allerdings viel typischer. Befallen ist der Hirnstamm, und hier die Gebiete um den basalen Teil des 3. Ventrikels, um den Aquaedukt, die ventrikelnahen Teile der Medulla oblongata. Schon im akuten Stadium zeigt sich die Prädilektion für die Zona compacta des Nucleus niger; ein großer Teil der schwarzen Zellen wird schon in der ersten Phase zerstört. Striatum, Pallidum, Corpus subthalamicum (Luysii), Nucleus ruber, Hirnschenkel, Ponsfuß, Pyramiden leiden viel weniger. Der Nucleus dentatus und die Vestibulariskerne werden mit ergriffen. Frei bleiben bis auf wenige Ausnahmen die ganze Großhirn- und Kleinhirnrinde. Im Rückenmark kommt gelegentlich eine mesodermal (-perivasculär) -gliöse Reaktion fleckweise in den Vorderhörnern vor.

Schon die ersten pathologisch-anatomischen Befunde ließen die Wesensverschiedenheit von der Influenza-Encephalitis klar erkennen.

Die *übrigen Organe* zeigen auffallend wenig Veränderungen. Pneumonien oder auch nur nennenswerte Bronchitiden sind selten, wenn nicht etwa eine Kombination mit Grippe vorliegt (vgl. S. 476/77. Das Herz zeigt keine krankhaften Befunde. Die Leber ist bisweilen geringgradig verfettet, aber nach unseren Erfahrungen weniger als bei anderen Infektionskrankheiten. Die Milz ist gar nicht oder wenig vergrößert (Höchstgewicht in unseren unkomplizierten Fällen 205 g). Bei einigen Sektionen wurde Stauung der Organe, einigemal auch Blutungen in den Pleuren, im Epikard, in die Schleimhaut des Magens, des Nierenbeckens oder der Harnblase notiert.

In chronischen Fällen und bei den *Folgezuständen* der Encephalitis lethargica treten die entzündlichen Anzeichen mehr und mehr zurück. Schon 6 Monate nach der akuten Phase können sie fehlen: jedoch halten sie sich bisweilen noch, wenigstens fleckweise, über Jahre. Die *Narbe* ist wiederum im Nucleus niger am auffälligsten. Schon makroskopisch ist er mehr oder weniger, häufig aber völlig *depigmentiert*, und mikroskopisch sind die großen pigmentführenden Ganglienzellen bis auf wenige intakte Exemplare verschwunden, das Pigment abgeführt oder seine Reste in Gliazellen eingelagert; eine makrogliöse fleckige Narbe mit Gliafibrillen deckt den Ausfall. In großem Abstand folgen die übrigen primär befallenen Kerngebiete, vorab der Boden des 3. Ventrikels; jedoch sind die Ausfälle oft schwer zu sehen; gelegentlich zeigt sich etwas gliöse Reaktion. Im Pallidum und Striatum ist nichts Sicheres zu sehen (McKinley und McAlpine; Klaue 1940); Jakob (1923) fand einige Lichtungen, Környey (1939) spärliche Zellveränderungen. Die Hirnrindenveränderungen sind umstritten; nach Spatz (1930) darf man sich durch Veränderungen, die von der Encephalitis unabhängig sind, nicht täuschen lassen.

Das *Problem des Fortschreitens der Krankheit* nach Ablauf der akuten Phase, ist immer noch nicht gelöst. Merkwürdigerweise schreitet nur der Parkinsonismus mit seinen Grenz- und Randsymptomen weiter, nicht etwa die übrigen Manifestationen der akuten Episode[1]. Die pathologische Anatomie der Spätstadien ergibt keine Anhaltspunkte für eine fortschreitende Entzündung, also einer Erregerpersistenz. Hallervorden (1934) glaubt in der *Alzheimerschen Fibrillenveränderung*, welche in den ürsprünglich ergriffenen Gebieten später zu finden sei, des Rätsels Lösung zu sehen: physiko-chemische Veränderungen würden weiterschreiten. Jedoch fehlen Bestätigungen. Pette (1928) spricht, weniger präzis, von frühzeitigem „Aufbrauch" des einmal geschädigten, aber vorerst erholten nervösen Parenchyms. Mehr als eine Umschreibung des Tatbestandes vermögen wir nicht darin zu erblicken. Engere Analogien für dieses merkwürdige Geschehen sind im ZNS sonst nicht bekannt. Die Röntgenbestrahlung setzt, wie auch sonst im Körper, Schäden mit sehr langer Latenz (Pennybacker und Russell 1948) ohne Bevorzugung des Extrapyramidiums. Natürlich liegt ein ähnliches Problem in allen Erbkrankheiten verborgen, die in späteren Lebensaltern einsetzen.

Von allen andern jetzt bekannten, zahlreichen Encephalitisarten zieht keine einen fortschreitenden Parkinsonismus nach sich, so daß dieser als sicherstes differentialdiagnostisches Kriterium zu gelten hat.

Das Bild der Paralysis agitans, des genuinen *Parkinson*, weist sowohl symptomatologisch wie anatomisch, wie auch in vielen Fällen bezüglich des Verlaufes soviele ähnliche Züge auf, daß Klaue sich kurzerhand entschlossen hat, beide Krankheiten als identisch zu erklären; nach ihm wäre jede Parkinsonsche Krankheit die Folge einer encephalitischen Infektion. Die Gegenargumente liegen auf der Hand; sie bestimmen die meisten Autoren zur Ablehnung dieser Theorie

Pathologische Physiologie. Die Encephalitis epidemica ist eine Infektionskrankheit, die sozusagen ausschließlich im Zentralnervensystem lokalisiert ist. Im Frühstadium besteht allerdings eine Allgemeinintoxikation des Körpers, die sogar den Tod herbeiführen kann. Die Kranken bieten mit ihrem Fieber, ihren vasomotorischen Störungen und ihrer Herzschwäche so ausgesprochen das Bild einer schweren Infektion, daß es gezwungen

[1] Wenn man die Rezidive ausnimmt, die aber auf Monate bis wenige Jahre nach dem Ausbruch der Ersterkrankung beschränkt sind.

schiene, alle Symptome auf Herdläsionen im Gehirn (Wärme- und Vasomotorenzentren) zurückzuführen, um so mehr, als die histologischen Veränderungen außerordentlich gering sein können, so daß wir in manchen tödlichen Fällen selbst die neurologischen Symptome kaum ohne die Annahme einer Giftwirkung in der Nähe der Entzündungsherde erklären können. Allerdings zeigt die Sektion wenig Zeichen der Giftwirkung in den Körperorganen. Alle Versuche, im akuten oder chronischen Stadium Leberstörungen nachzuweisen, die man wie bei der WILSONschen Krankheit mit der Erkrankung des Striatum in Beziehung bringen könnte, müssen wir als gescheitert betrachten.

Anatomisch-histologisch zeigt die Encephalitis lethargica ein typisches Bild, das sich von dem der Grippeencephalitis scharf unterscheidet und, abgesehen von einer Reihe von Tierkrankheiten, am meisten der cerebralen Form der HEINE-MEDINschen Krankheit ähnelt. Von diesen Erkrankungen unterscheidet sich die Encephalitis lethargica dadurch, daß sie nicht nur akut, sondern auch chronisch verlaufen kann, zu Rezidiven neigt und selbst nach jahrelangem Verlauf noch frische Entzündungsherde im Gehirn aufweisen kann. Das hat dazu geführt, sie auf die gleiche Linie wie andere chronische Infektionen des Zentralnervensystems zu stellen, wie die Lues und die afrikanische Schlafkrankheit (die eine oberflächliche Ähnlichkeit einzelner Symptome zeigt). Es besteht aber ein ganz wesentlicher Unterschied, indem die Encephalitis epidemica eben in den meisten Fällen doch akut mit hohem Fieber beginnt, das nach 10—14 Tagen zu verschwinden pflegt. Wenn STERN sagt, daß „wir sonst eigentlich keine epidemische Seuche kennen, welche ebensogut ganz akut, wie ganz chronisch verlaufen kann“, so ist das nicht ganz richtig. Die Bacillenruhr kann z. B. ganz ähnliche Verlaufsvariationen zeigen. Übrigens ist der Verlauf vieler Fälle nur scheinbar von Anfang an chronisch, und man kommt zu falschen Schlüssen, wenn man jeden Patienten, der erzählt, er sei nach einer Grippe oder ohne solche allmählich erkrankt, als chronisch beginnenden Fall registriert, während diese „Grippe“ das akute Stadium der Encephalitis epidemica war oder die Erinnerung an das akute Stadium verloren sein konnte.

Wir müssen also die Encephalitis lethargica als akute Infektionskrankheit betrachten, die in seltenen Fällen auch chronisch beginnen kann. Ein großer Teil der Fälle heilt nicht aus. Es ist aber die Frage, wie viele der chronischen Erkrankungen wirklich auf einer nicht ausgeheilten, chronisch fortschreitenden Infektion beruhen. Stationäre Symptome können natürlich durch Narben ausgeheilter Prozesse bedingt sein, wie ja auch autoptisch festgestellt wurde. Nun hat man aber auch schon in progredienten amyostatischen Fällen alle Zeichen von Entzündung vermißt und nur Narbengewebe oder rein degenerative Veränderungen an den Ganglienzellen mit reparativer Gliawucherung („Abraumvorgänge“, „blander Hirnabbau“) gefunden. Das führte zu der Vermutung, die Infektion könne teils in Form von Entzündung, teils in Form einfacher Degeneration fortschreiten (vgl. STERN). Die HALLERVORDENsche Entdeckung von ALZHEIMERscher Fibrillendegeneration beim Spätparkinsonismus scheint diese Ansicht zu stützen. Die in solchen Fällen beobachteten Temperatursteigerungen könnten cerebral bedingt sein. Es ist aber ebensogut möglich, daß der fortschreitende amyostatische Symptomenkomplex auf einer noch nicht abgeheilten Infektion beruht. Schwach ausgebildeter und rudimentärer Parkinsonismus und andere geringfügige Spätfolgen können dagegen ganz wohl reine Narbensymptome darstellen. Leider können wir im einzelnen Fall nicht entscheiden, ob die Infektion geheilt ist, was prognostisch natürlich sehr wichtig wäre.

Für die Erklärung der einzelnen Symptome durch die Lokalisation des Hirnprozesses sei auf den Band Nervenkrankheiten verwiesen. Nur das sei betont, daß die innersekretorischen Störungen nicht unbedingt auf die Lokalisation des Virus in den Drüsen zurückgeführt werden müssen, sondern auch durch Herde im Infundibulum oder sonstwo im Hypothalamus erklärt werden können.

Symptomatologie. Als v. ECONOMO die Krankheit beschrieb, glaubte er, daß sie immer akut abläuft, und zwar in der Regel mit den drei Hauptsymptomen von Fieber, Schlafsucht und Lähmung von Hirnnerven, besonders von Augenmuskelnerven. Erst später hat man das chronische Stadium und die zahlreichen atypischen Fälle kennengelernt. Es hat sich gezeigt, daß in den meisten Fällen nach scheinbarer Abheilung des akuten Stadiums eine chronisch progressive Krankheit entsteht, die zu schwerem Siechtum führen kann. In zahlreichen Fällen beginnt die Krankheit scheinbar chronisch mit den Symptomen des Spätstadiums, aber auch dann läßt sich recht oft nachweisen, daß doch früher eine Erkrankung durchgemacht wurde, die man nachträglich als akutes Stadium auffassen muß. Von den Symptomen der verschiedenen Stadien brauchen die neurologischen mit Rücksicht auf die Darstellung im Nervenband dieses Handbuches nur kurz behandelt zu werden.

A. Symptome des akuten Stadiums. Die v. ECONOMOsche Trias (Fieber, Schlafsucht und Hirnnervenlähmung) bildet immer noch das wichtigste Charakteristikum des akuten Stadiums. Sie ist aber nicht in allen Fällen vorhanden. Dafür kennen wir eine Reihe von anderen Symptomen, die neben Schlafsucht und Hirnnervenstörungen oder an ihrer Stelle auftreten.

1. Fieber. Das Fieber setzt selten plötzlich mit einem Schüttelfrost ein, häufiger steigt die Temperatur im Laufe eines oder mehrerer Tage staffelförmig in die Höhe.

In der Mehrzahl der Fälle wird 39° erreicht oder überschritten. Die Temperatur kann aber auch niedriger bleiben. Unter 41 Fällen mit genau bekanntem Temperaturverlauf hatten wir einen mit Höchsttemperatur von 36,9°, 7 mit 37,0—37,9°, 9 mit 38,0—38,9°, 19 mit 39—39,9°, 5 mit 40° oder mehr.

Die Dauer des Fiebers ist verschieden. Meistens bleibt es etwa 1 Woche oder etwas länger hoch, um dann mehr oder weniger rasch abzusinken. Nicht selten bleibt die Temperatur noch einige Zeit, selbst bis über 1 Monat lang oder noch länger subfebril oder zeigt immer von neuem wieder einzelne Erhebungen. Eine über einen Monat dauernde Temperatursteigerung sahen wir in 6 von 41 Fällen.

Das Fieber kann aber auch nur wenige Tage anhalten. In 15 von unseren Fällen wurde die Temperatur von 38° nur an 1—5 Tagen erreicht, in 3 Fällen stieg sie überhaupt nur an 1 Tag auf 37,1, 37,2 und 37,5°. In tödlichen Fällen steigt das Fieber gegen das Ende oft sehr hoch; wir haben eine Steigerung bis 42,2° gesehen. Doch gibt es auch tödliche Fälle, bei denen das Fieber gering bleibt und mehrere Tage vor dem Tode wieder absinken kann.

2. Schlafsucht. Das typische Symptom der Erkrankung ist die *Lethargie*, die kaum bei einer anderen Krankheit in dieser Form beobachtet wird. Die Kranken empfinden eine unüberwindliche Schlafsucht, schlafen den ganzen Tag, schlafen beim Sprechen und beim Essen ein, können aber verhältnismäßig leicht geweckt werden. Auch durch die Bedürfnisse der Miktion und Defäkation werden sie geweckt, so daß sie selten unter sich gehen lassen. Nur in sehr schweren Fällen geht die Schlafsucht in ein richtiges Koma über.

Die Schlafsucht kann Tag und Nacht andauern, nicht selten besteht sie aber nur bei Tage, während die Patienten nachts unruhig sind und delirieren. Bisweilen tritt überhaupt keine Schlafsucht, sondern nur Schlaflosigkeit auf.

Die Dauer der Lethargie schwankt zwischen wenig Tagen oder selbst Stunden bis zu Wochen und selbst Monaten. In den meisten Fällen entwickelt sich die Schlafsucht erst nach einigen Tagen allgemeinen Unwohlseins und nach dem Auftreten von Augenmuskellähmungen. Nicht selten bildet sie aber das erste Symptom oder folgt der Augenmuskellähmung erst später nach.

3. Hirnnervenlähmungen. Zu dem Fieber gesellt sich gewöhnlich noch vor der Lethargie die Lähmung von einzelnen Hirnnerven, namentlich *Augenmuskelnerven.* Es kann auch vorkommen, daß das Doppeltsehen das erste ist, was dem Kranken auffällt. CORDS, auf dessen Sammelreferat verwiesen sei, schätzt die Beteiligung der Augen auf 85—90% der Gesamtfälle, doch haben sie andere Autoren etwas seltener beobachtet. Freilich werden leichte Störungen, namentlich der Pupilleninnervation, nur bei sehr genauer Untersuchung erkannt.

Charakteristisch ist die Dissoziation der Lähmungserscheinungen; am häufigsten ist die ein- oder doppelseitige Ptosis, dann kommen Lähmungen einzelner Recti, auch Abducenslähmungen. Auch Blickparesen nach oben und unten sind nicht selten, etwas seltener Konvergenzlähmungen. Recht häufig, aber leicht zu übersehen, ist Störung der Akkommodation. Auch Pupillenstörungen sind bei genauer Untersuchung nicht selten, und zwar finden sich sowohl reflektorische Starre als auch leichtere Veränderungen, Anisokorie usw.

Die übrigen Hirnnerven sind sehr viel seltener gelähmt. Am häufigsten ist die ein- oder doppelseitige Facialislähmung (in unserem Material etwa 4%), die, wie die Augenmuskellähmungen, meistens rasch vorübergeht, aber auch dauernd bleiben kann. Weniger häufig kommt es durch Erkrankung der Nervenkerne in der Medulla oblongata zum Bild der Bulbärparalyse.

4. *Hyperkinesien.* Besonders während der Epidemiewelle des Winter 1919 bis 1920 sind hyperkinetische Störungen recht häufig beobachtet worden, so daß sie als typisches Merkmal der Encephalitis epidemica betrachtet werden müssen und selbst beim Fehlen von Lethargie und Augenmuskellähmungen die Diagnose leicht machen. Wir unterscheiden:

a) *Choreatische Bewegungen*, meistens weniger intensiv, kürzer dauernd und weniger ausgebreitet als bei Chorea minor, mit Übergängen zu einfacher Jaktation und vermehrtem Bewegungsdrang. b) *Myoklonische* („galvanoide") Zuckungen, bisweilen rhythmisch, bisweilen ganz ungeordnet, oft nur an einer einzelnen Stelle. Es kommen auch rudimentäre Fälle vor, in denen myoklonische Zuckungen sozusagen das einzige Symptom darstellen (über Singultus epidemica vgl. den Anhang). c) Seltener sind vorübergehende *tonische*, tetanieähnliche Krämpfe.

5. *Tonusstörungen.* Mehrere Autoren, vor allem STERN, betonen, daß *Hypotonie* in der großen Mehrzahl der Fälle im Frühstadium vorkommt, aber häufig übersehen wird. Mit dieser Hypotonie hängt die *Schwäche* zusammen, über die die Patienten recht häufig klagen. Diese Hypotonie und Asthenie kann das fieberhafte Stadium längere Zeit überdauern. Andererseits kommen auch schon im Frühstadium *Hypertonien* vor, die entweder wieder verschwinden oder in Parkinsonismus übergehen. Zu den Tonusstörungen sind auch die *kataleptischen* Zustände zu rechnen, die sich bisweilen bis zur ausgesprochenen Flexibilitas cerea steigern.

6. *Schmerzen.* Schmerzen sind eines der häufigsten Symptome, namentlich im Beginn der Erkrankung, so daß man das erste Stadium der Erkrankung auch schon das neuralgische genannt hat. Wir müssen aber zweierlei Arten von Schmerzen unterscheiden:

a) Zentrale Schmerzen. Am häufigsten ist mehr oder weniger diffuser Kopfschmerz (in unserem Material etwas in der Hälfte der Fälle); dann kommen Schmerzen im Nacken, im Rücken, auf der Brust und in den Extremitäten, die ebenso heftig sind wie die Schmerzen bei der Grippe. Auch Bauchschmerzen sind nicht selten.

b) Neuralgische Schmerzen. Ausgesprochene Neuralgien im Gebiet des Trigeminus, der Arme und der Beine usw. sind recht häufig. Sie können äußerst heftig werden.

Ein Patient unserer Beobachtung suchte wegen heftiger Hodenneuralgien die chirurgische Klinik auf, mit dem Wunsch, sich den Hoden entfernen zu lassen, fiel aber dort nach kurzer Zeit in tiefe Lethargie.

Zu erwähnen ist noch, daß nicht selten durch die Bauchschmerzen eine Appendicitis vorgetäuscht wird. Zwei Fälle, die mit dieser Diagnose auf die chirurgische Klinik kamen, wurden uns von dieser überwiesen.

Die Schmerzen verschwinden meistens, noch während das Fieber andauert, können aber selbst das lethargische Stadium und das Fieber überdauern und noch jahrelang bestehen bleiben.

7. *Andere cerebrale Symptome.* Im Gegensatz zu Encephalitis anderer Ätiologie sind Läsionen der *Pyramidenbahnen* selten, äußern sich aber gelegentlich doch in vorübergehenden Lähmungen oder im Auftreten eines rasch wieder verschwindenden BABINSKIschen Reflexes.

Wieweit der *Schwindel*, über den viele Patienten im Beginn der Erkrankung klagen, und das nicht so seltene Taumeln beim Gehen auf *Kleinhirn-* oder

Labyrinthaffektion zurückzuführen sind, sei hier nicht erörtert. Zweifellos kommen bisweilen Kleinhirnsymptome vor, die schon zur Diagnose eines Kleinhirntumors und zur Operation geführt haben (NAEF 1919). Auch das häufige (und diagnostisch wichtige!) Auftreten von *Nystagmus* ist zu erwähnen.

Die Beteiligung der *Hirnrinde* zeigt sich in seltenen Fällen im Auftreten von JACKSONscher Epilepsie. Noch seltener sind gnostisch-apraktische Störungen. *Neuritis optica* ist selten. Doch kommt sogar Stauungspapille vor.

8. Spinale Symptome. Obschon die anatomische Untersuchung recht häufig Entzündungsherde im Rückenmark aufdeckt, sind spinale Symptome verhältnismäßig selten. Am häufigsten ist vorübergehendes Verschwinden der Patellar- oder Achillessehnenreflexe. Aber auch Lähmungen, Sensibilitätsstörungen und Verschwinden der Reflexe können als Teilerscheinung einer mehr oder weniger schweren lethargischen oder hyperkinetischen Erkrankung gefunden werden. Selbst tabische Symptomenkomplexe sind beschrieben worden.

In der Basler Klinik kamen 2 Fälle von typischer LANDRYscher Paralyse zum Exitus, bei denen die Sektion eine Encephalitis epidemica ergab. Hier kamen zur Zeit der Encephalitisepidemie noch 5 andere Fälle von LANDRYscher Paralyse zur Beobachtung, bei denen, weil sie ausheilten, die Zugehörigkeit zur epidemischen Encephalitis nicht nachgewiesen ist.

9. Meningeale Symptome. Die Beteiligung der Meningen wird durch die Ergebnisse der *Liquoruntersuchung* in manchen Fällen bewiesen, während diese in anderen Fällen ein vollständig normales Resultat ergeben kann. Die Angaben der Literatur über die Häufigkeit der Liquorveränderungen sind recht verschieden. Wir fanden sie in zwei Drittel der untersuchten Fälle.

Der Druck ist meistens normal, kann aber auch erhöht sein. Die Flüssigkeit ist fast immer klar, ein Gerinnsel bildet sich nicht, Xanthochromie haben wir einmal gefunden. Globulinvermehrung wird von verschiedenen Untersuchern verschieden häufig angegeben, von den meisten als auffallend selten.

Zellvermehrung (meistens Lymphocyten) fanden wir wie die meisten Beobachter in etwas mehr als der Hälfte unserer untersuchten Fälle. Selten erreicht sie hohe Grade, nur einmal fanden wir 3000 Zellen, viermal 100—300. Die Wa.R. wurde in seltenen Fällen vorübergehend positiv gefunden. Die Kolloidreaktionen fallen bisweilen ganz normal aus, häufiger ist eine Goldsolreaktion im Sinne der Lues. Zuckervermehrung ist das regelmäßigste Symptom. Nach ESKUCHEN sind in einem Drittel der Fälle alle 4 Reaktionen (Pleocytose, Globulinvermehrung, Glucorhachie und Goldsolreaktion) positiv, in mehr als 90% mindestens eine derselben.

Die Liquorveränderungen entstehen allmählich, erreichen in der 2.—3. Woche ihren Höhepunkt und nehmen dann wieder ab.

Die *klinischen* Zeichen der Meningealbeteiligung sind in der Regel gering und beschränken sich auf leichte Nackenstarre im Beginn der Krankheit bei manchen Fällen. Doch können sie auch stärker hervortreten, so daß das ausgesprochene Bild einer Meningitis entsteht. Diese meningeale Form ist aber recht selten.

10. Psychische Symptome. Delirien sind recht häufig und können, wie schon erwähnt, mit Schlafsucht abwechseln. Sie können ihr auch vorausgehen oder sie überdauern oder ohne sie auftreten.

Apathie, Depression oder Euphorie, Wahnideen, manische Zustände und andere psychische Störungen können vorkommen; doch fehlt in vielen Fällen jedes Zeichen einer psychischen Alteration.

11. Zirkulationsapparat. In schweren Fällen ist es die toxische Zirkulationsstörung, die (abgesehen von den Bulbärlähmungen) die Lebensgefahr darstellt und den Tod herbeiführt. Aber im Vergleich zu anderen Infektionskrankheiten sind die Symptome von seiten des Kreislaufs verhältnismäßig gering. Herzerweiterung konnten wir nie feststellen, systolische Geräusche auf der Höhe des Fiebers nur ein- oder zweimal; einige Male fielen dumpfe oder unreine Herztöne auf. In einem tödlichen Fall fanden wir Überleitungsstörungen; in einem anderen, ebenfalls tödlichen, fiel Wechsel von Blässe und Rötung der Haut auf.

Der Puls entspricht oft der Höhe des Fiebers; doch fanden wir mehrere Male auffallend geringe Pulsfrequenz (90 bei 39,9°), aber auch auffallend frequenten Puls (104 bei 37,6°, 120 bei 36,8°). Auch anfallsweise Tachykardien kommen vor.

Der *Blutdruck* ist nach BARRÉ und REYS während des Fiebers fast immer vermindert, was aber mit unseren Erfahrungen nicht stimmt. Wir fanden im Gegenteil mehrere Male während des Fiebers eine leichte Erhöhung (z. B. 140 mm nach RIVA-ROCCI, nach der Entfieberung 100).

12. Blut. Während Hämoglobin und rote Blutkörperchen keine nennenswerte Veränderung zu zeigen pflegen, ergibt die Untersuchung der Leukocyten wechselnde Resultate. Normale Leukocytenwerte werden ebenso oft gefunden wie erhöhte und verminderte. Sowohl bei Leukocytose als auch bei Leukopenie kann der Prozentgehalt der Lymphocyten vermehrt oder vermindert sein. Wir fanden häufiger relative Lymphocytose (bis 47%) als Lymphopenie (bis unter 5%). Nach Analogie mit anderen Infektionskrankheiten wäre anzunehmen, daß zuerst eine neutrophile Leukocytose, später eine relative Lymphocytose auftritt. Wir sahen aber auch Fälle, in denen die Lymphocytose in Lymphopenie überging, ohne daß ein neuer Schub der Krankheit nachweisbar gewesen wäre. Unsere Erfahrungen stimmen mit den Angaben der Literatur in dieser Beziehung überein. Die eosinophilen Zellen pflegen verhältnismäßig wenig vermindert zu sein. Die Monocyten folgen im ganzen den Schwankungen der polynucleären Neutrophilen. In seltenen Fällen haben wir Myelocyten, Myeloblasten und Plasmazellen gesehen.

Von sonstigen Veränderungen sind abnorm leichte Gerinnbarkeit, schokoladeähnliche Verfärbung des Blutes beschrieben, ferner Vermehrung des Harnstoffes und Reststickstoffs, des Indicans, des Kochsalzes und des Gefrierpunktes (UMBER, FALTA). Hyperglykämie wird von einzelnen Autoren behauptet, von anderen bestritten.

13. Respirationsapparat. Im Beginn besteht oft eine unspezifische Rötung des Mundes und Rachens, oft mit Conjunctivitis (vgl. S. 479). In den Fällen, in denen die Encephalitis mit einer Grippe kombiniert ist, können natürlich die Bronchial- und Lungenkomplikationen dieser Krankheit auftreten und sogar das Krankheitsbild beherrschen. Bei unkomplizierter Encephalitis sind aber die Respirationsorgane im Vergleich zu anderen Infektionskrankheiten auffallend wenig beteiligt. Wir fanden nur in einem Fünftel der Fälle Bronchitis, die mit Ausnahme eines einzigen Falles nur ganz geringfügig war. In einem Fall vom Typus der Bulbärparalyse wurde bei der Sektion eine Bronchopneumonie gefunden, bei der es nicht sicher war, ob sie als Grippepneumonie aufzufassen sei.

Nicht selten kommen Störungen der Atmung infolge von Läsionen der nervösen Zentren vor. Stimmbandlähmungen und -krämpfe und Anfälle von Tachypnoe sind auch im Frühstadium beschrieben.

14. Verdauungsorgane. Ziemlich häufig (in einem Viertel unserer Fälle) tritt im Beginn der Erkrankung Erbrechen auf. In anderen Fällen besteht Übelkeit oder Appetitlosigkeit. Auch Druck im Magen, Druckempfindlichkeit im Abdomen, Leibschmerzen kommen vor, doch spielen alle diese Symptome eine geringe Rolle und gehen rasch vorüber.

Ein regelmäßiges Symptom ist dagegen die *Obstipation*, die wenigstens in den ersten Tagen der Krankheit vorhanden zu sein pflegt. Einmal haben wir auffallenden Meteorismus notiert, ein anderes Mal trat eine ziemlich ausgedehnte Darmblutung im Beginn der Erkrankung auf. Daß die Encephalitis unter dem Bilde einer akuten Appendicitis beginnen kann, wurde bereits erwähnt.

Die *Leber* zeigt weder eine Veränderung der Größe noch der Funktion. Der Befund von Urobilin und Urobilinogen ist seltener als bei anderen Fieberkrankheiten. Selten wird Ikterus erwähnt. In einem Fall fanden wir Gallenfarbstoff im Harn ohne sichtbaren Ikterus.

Die *Milz* ist selten vergrößert (in 70 eigenen Fällen nur zweimal fühlbar, einmal nur perkussorisch vergrößert).

15. Urogenitalsystem. Recht häufig ist hartnäckige Urinretention, die das Kathetisieren notwendig macht (in einem Zehntel unserer Fälle.

Der Urin ist häufig entsprechend dem Fieber konzentriert, aber im Verhältnis zu anderen Infektionskrankheiten meistens in geringem Grade. Spuren von Eiweiß fanden wir in der Hälfte unserer Fälle, Cylinder nur dreimal, außerdem einzelne rote Blutkörperchen. In einem einzigen Falle, der tödlich endigte, fanden wir $14^1/_2$‰ Eiweiß mit vielen Cylindern. Urobilin und Urobilinogen konnten wir in den meisten Fällen in Spuren nachweisen, aber nur in wenigen Fällen in nennenswerten Mengen. Die Diazoreaktion ist immer negativ. Glucosurie wird beschrieben, wir fanden nur in einem Fall 0,2% Zucker und nur an einem einzigen Tage.

In seltenen Fällen beginnt die Krankheit mit Nierenkolik, so daß die Diagnose auf Nephrolithiasis gestellt wird. In einem Fall stellte sich kurz nach Beginn der Harnretention eine Cystitis ein, so daß die Diagnose auf Pyelitis acuta gestellt wurde, bis nach einigen Tagen die immer deutlicher werdende Schlafsucht zur richtigen Diagnose führte.

In einigen Fällen konnten wir vorzeitiges Eintreten der Menses beobachten.

16. Haut. Recht häufig fällt im Beginn der Erkrankung, selbst bei Fehlen von Fieber, auffallend starkes Schwitzen auf. Herpes, scarlatiniforme, urticarielle und andere Exantheme sind beschrieben, namentlich bei einzelnen Epidemien mit Vorwiegen der hyperkinetischen Form, sind aber im ganzen recht selten.

17. Stoffwechsel und Organe mit innerer Sekretion. Als infektiöse Stoffwechselschädigung ist die rasche Abmagerung, die man oft schon nach wenigen Fiebertagen beobachten kann, aufzufassen. Das CHVOSTEKsche Phänomen haben wir zweimal gesehen. In einem Falle trat außerdem in der ersten Zeit der Erkrankung ein typischer Anfall von Tetanie auf

B. Verlauf und Ausgang des akuten Stadiums. Über die Inkubation vgl. S. 478.

Prodromale Erscheinungen sind oft vorhanden und bestehen in allgemeiner Müdigkeit und unbestimmten Beschwerden, seltener in katarrhalischen Erscheinungen (vgl. S. 479). Sie dauern oft nur einige Stunden, bisweilen Tage oder selbst einige Wochen und gehen mehr oder weniger plötzlich in die Symptome des akuten Stadiums über.

Das *akute Stadium* selbst kann in verschiedener Weise beginnen und verlaufen.

1. In der *Mehrzahl der Fälle* beginnt die Krankheit mit Fieber, das nur selten mit Schüttelfrost einsetzt, sondern meistens allmählich zunimmt, und an das sich die neurologischen Symptome anschließen. Heftige Schmerzen im Kopf, Nacken und Rücken oder in einzelnen Nervenbezirken bestehen meistens von Anfang an und nehmen zu, bis die Höhe des Fiebers erreicht ist. Dann treten oft Delirien auf, die Kranken beginnen doppelt zu sehen, und choreatische und myoklonische Zuckungen können auftreten. Dieses Stadium geht in das lethargische über, und wenn nicht der Tod eintritt, so können die Lethargie und andere cerebrale Symptome noch einige Tage weiter bestehen, während die Temperatur sinkt. Allmählich gehen alle Erscheinungen zurück, und 2—3 Wochen nach Beginn des Fiebers oder auch etwas später, beginnt die Rekonvaleszenz, die oft durch langsames Zurückgehen einzelner Symptome gestört ist.

Je nach dem Vorwiegen des Fiebers oder einzelner neurologischer Symptome gestaltet sich das Krankheitsbild verschieden. Bisweilen stehen die Fiebererscheinungen durchaus im Vordergrund, und die cerebralen Lokalsymptome beschränken sich auf einzelne Augenmuskellähmungen, Pupillenstörungen, myoklonische Zuckungen einzelner Muskeln oder dgl.

Dieser Verlauf findet sich nach STERN, mit dem unsere eigenen Erfahrungen übereinstimmen, in etwa drei Viertel der im akuten Stadium diagnostizierbaren Fälle.

2. *Stürmischer Beginn* mit Schüttelfrost und bald einsetzenden Cerebralsymptomen, Delirien, oft auch Koma, ist seltener. In diesen Fällen beobachtet man besonders häufig choreatische und myoklonische Zuckungen. Viele Fälle endigen mit dem Tod, bisweilen sogar in weniger als 24 Stunden. Diese perakuten Fälle können unter dem Bild der LANDRYschen Paralyse verlaufen. Der Tod erfolgt im Koma an Lungenödem, Herz- oder Atemlähmung. Wenn nach mehrtägigem hohem Fieber mit schweren Cerebralsymptomen die Temperatur anfängt herunterzugehen, kann noch Heilung eintreten, doch dauert es viele Wochen.

3. Noch seltener beginnt die Krankheit mit *cerebralen Herdsymptomen ohne Temperatursteigerung.* Diese Fälle verlaufen meistens subakut. Die Krankheit beginnt mit unmotivierter Schlafsucht, Neuralgien, Augenmuskellähmungen oder dgl., und einige Tage später entwickeln sich, bisweilen unter allmählich einsetzendem, hoch werdendem Fieber, die übrigen Symptome einer mehr oder

weniger starken typischen Encephalitis. Es kann auch vorkommen, daß das Fieber überhaupt fehlt, oder daß geringe Temperatursteigerungen übersehen werden und der Patient die Krankheit ambulant übersteht.

Beispiel: 32jähriger Grenzwächter fühlt sich Weihnachten 1919 unwohl, müde, wird allmählich schläfrig. Nach 2 Wochen Doppelbilder; schläft während der Arbeit oft ein, versieht aber seinen Dienst weiter. Nach weiteren 3 Wochen verschwinden die Doppelbilder. Im Frühjahr 1920 vollständiges Wohlbefinden. Herbst 1920 Zittern und Schwäche in den Beinen, deprimierte Stimmung. Allmählich Besserung; vom Frühjahr 1921 an fühlt sich Patient so wohl und leistungsfähig wie früher, aber die Untersuchung ergibt heute noch deutliche mimische Starre und Verlangsamung der Bewegungen, was weder dem Patienten noch seiner Frau aufgefallen war, obschon der Vergleich mit einer früheren Photographie die Veränderung des Gesichts in die Augen springen läßt.

Selten ist der Beginn mit einer hyperkinetischen Initialpsychose. Die beschriebenen Fälle von apoplektiformem Beginn sind selten.

4. Während die bisher erwähnten Verlaufsarten typische Krankheitsbilder darstellen und in der Regel die Diagnose leicht stellen lassen, gibt es auch *atypische Erkrankungen*, bei denen die Diagnose schwierig ist oder erst nachträglich gestellt werden kann.

a) Das akute Stadium verläuft unter unbestimmten *grippeähnlichen* Erscheinungen. In der Anamnese von Kranken mit chronischer Encephalitis fehlt oft der Hinweis auf eine sichere akute Encephalitis, dagegen erhält man Angaben, daß sich das Leiden mehr oder weniger direkt an eine „Grippe" angeschlossen habe. Wenn man eine Krankengeschichte dieser „Grippe" findet, so kann man oft konstatieren, daß es sich um eine fieberhafte Krankheit ohne Lokalsymptome gehandelt hat, vielleicht mit auffallenden Delirien, Kopfschmerzen, Neuralgien oder mit leichter, rasch vorübergehender Psychose. In anderen Fällen fehlt jede Andeutung einer besonderen Beteiligung des Nervensystems, oder das Fieber war nur gering. Man kann sogar die Angabe bekommen, daß die Krankheit ambulant durchgemacht wurde.

Nach Stern, mit dem sich unsere eigenen Erfahrungen decken, erhält man diese Angabe in etwa einem Viertel aller Fälle von chronischer Encephalitis. Wie groß der Prozentsatz ist, bezogen auf die akute Encephalitis, kann man nicht sagen, weil wir nicht wissen, wie viele von ihnen ausheilen.

b) Eine atypische Form stellen die *oligosymptomatischen* Erkrankungen dar, bei denen sich das Leiden auf vorübergehendes Doppeltsehen, eine isolierte Facialislähmung, eine heftige Neuralgie oder vorübergehende umschriebene Myoklonie beschränkt. In seltenen Fällen kann diese rudimentäre Erkrankung dadurch als Encephalitis erkannt werden, daß sich später ein Parkinsonismus entwickelt, in anderen dadurch, daß sie in Epidemiezeiten auftreten.

Ein 59jähriger Herr, der bei der Sitzung einer Sanitätsbehörde einer Besprechung über die Schlafkrankheit beigewohnt hatte, suchte nachher einen von uns auf, weil er den Eindruck bekommen hatte, er habe selbst vor einigen Tagen die Schlafkrankheit durchgemacht. An einem Sonntagnachmittag hatte er sich so müde gefühlt, daß er den ganzen Nachmittag schlief. Am Montag sah er die Personen auf der Straße doppelt und ging deshalb zum Augenarzt, der eine Augenmuskellähmung fand. Nach einer Woche war nichts Krankhaftes mehr nachzuweisen.

Je nachdem einzelne Partien des Zentralnervensystems isoliert oder vorwiegend befallen sind, kann man im akuten Stadium folgende Formen unterscheiden, deren Häufigkeit nach unserem, in der 2. Auflage ausführlicher mitgeteilten Material das Folgende ist:

1. Mesencephale Formen (Lethargie oder Hirnnervenlähmung, meistens beides zusammen) . . . . 60—65%
2. Hyperkinetische (myoklonisch-choreatische) Formen mit oder ohne Lethargie und Hirnnervenlähmung 25%
3. Andere (bulbäre, corticale, spinale und meningitische) Lokalisationen 10%
4. Rudimentäre Formen . . . . 3—5%

Stern gibt ähnliche Zahlen an, nur weniger atypische Lokalisationen. Die Zahlenverhältnisse sind aber je nach dem Charakter der Epidemie örtlich und zeitlich verschieden.

In den letzten Jahren sind die myoklonischen und choreatischen Formen wieder stark zurückgetreten und die rudimentären Formen anscheinend häufiger geworden.

Der *Ausgang* des akuten Stadiums ist verschieden.

α) Tod. Von den Fällen, die wir im akuten Stadium beobachtet haben, endete fast ein Viertel tödlich. Die Statistik des Schweizer Gesundheitsamtes ergab für das Jahr 1920 eine Mortalität von 24,9, die englische Sammelstatistik (Parsons 1922) 48,3%. Alle diese Zahlen sind wohl zu hoch, weil leichtere Fälle nicht erfaßt wurden. In den letzten Jahren der Epidemie nahmen die schweren, tödlich endigenden Fälle offenbar überall ab, doch können jederzeit wieder schwere Epidemien auftreten.

Der Tod erfolgt am häufigsten 1—2 Wochen nach Beginn des Fiebers, kann aber auch schon in weniger als 24 Stunden oder aber erst nach mehreren Wochen eintreten. Besonders gefährdet sind Patienten mit plötzlich eintretendem hohem Fieber, mit starker Bewußtseinstrübung und mit hyperkinetischen Symptomen.

β) Heilung. Wenn man von den rudimentären Formen absieht, die meistens nach wenigen Tagen restlos ausheilen, so ist eine vollkommene und dauernde Heilung recht selten. Bing und Staehelin (1922) haben seinerzeit nach mehr als einjähriger Beobachtung Heilung in einem Viertel der Fälle gefunden, aber ein Teil dieser Fälle ist später doch noch an mehr oder weniger schwerem Parkinsonismus erkrankt. Von den ausgesprochenen Fällen akuter Encephalitis heilen wohl kaum mehr als 10% wirklich restlos aus. Holt (1937) fand nach längstens 16 Jahren noch 11,5% Geheilte, Sauter (1934) in Zürich nach längstens 13 Jahren ca. 7%, wobei aber alle noch einzelne neurologische Abweichungen verrieten.

γ) Heilung mit Defekt. Einzelne neurologische Symptome, wie Pupillenstörungen, Augenmuskel- und Blicklähmungen, leichte amyostatische, schon während des akuten Stadiums aufgetretene Störungen bleiben bisweilen dauernd bestehen und müssen als Narbensymptome aufgefaßt werden. Auch Zustände, die ähnlich wie Syringomyelie oder Friedreichsche Krankheit aussehen, sind beschrieben. Oft handelt es sich freilich nicht um die Folgen einer mit Defekt ausgeheilten Entzündung, sondern nachträglich stellt sich doch noch ein progressiver Parkinsonismus ein. Häufiger beobachtet man vegetative Störungen als reines Narbensymptom, namentlich Fettsucht mit Rückbildung der Genitalfunktionen, Diabetes insipidus, bisweilen auch komplizierte pluriglanduläre Symptomenkomplexe.

ϑ) Rezidive. In verhältnismäßig seltenen Fällen tritt nach scheinbarer Heilung ein Rezidiv auf, das sich auch wiederholen kann. Meistens schließt sich ein progressiver amyostatischer Symptomenkomplex an.

ε) Direkter Übergang in Parkinsonismus. Amyostatische Symptome, die schon während des akuten Stadiums bemerkbar waren, bleiben auch in der Rekonvaleszenz bestehen und nehmen nach kürzerer oder längerer Zeit zu.

ζ) Übergang in ein pseudoneurasthenisches Stadium. Alle cerebralen Lokalsymptome verschwinden wieder, und der objektive Befund wird vollkommen negativ, aber der Patient bleibt leicht ermüdbar, erregbar und klagt über alle möglichen Beschwerden, die den Eindruck der Neurasthenie machen. Nach Monaten oder nach Jahren treten meistens doch noch amyostatische Symptome auf, und nun kann sich allmählich das Bild eines schweren Parkinsonismus entwickeln. Dieser Ausgang ist der häufigste.

η) Spätparkinsonismus. Die Entwicklung eines Parkinsonismus erst nach Jahren nach dem Ablauf des akuten Stadiums war eine der größten Überraschungen, die die Encephalitisepidemie brachte. Später hat sich allerdings gezeigt, daß das Intervall nicht immer wirklich symptomlos ist, sondern durch mehr oder weniger starke pseudoneurasthenische Erscheinungen ausgefüllt wird. Nach

STERN lassen sich bei 60% des Spätparkinsonismus pseudoneurasthenische Symptome nachweisen. Der Spätparkinsonismus kann selbst nach rudimentären Formen auftreten. Oft zeichnet er sich durch besonders rasch progredienten Verlauf aus. Das Intervall kann viele Jahre dauern. HAEGE (1940) gibt als längste beobachtete Zwischenzeit 20 Jahre an. Bis heute ist kein früherer Encephalitiker vor dem Spätparkinsonismus sicher. Allerdings zählt der Ausbruch des letzteren im jetzigen Zeitpunkt zu den großen Seltenheiten, eine Tatsache, die gutachterlich häufig nicht beachtet wird.

C. Symptome des Spätstadiums. Sie können sich direkt im Anschluß an das akute Stadium entwickeln, aber auch nach einem wirklich oder scheinbar symptomlosen Intervall, nach dem „pseudoneurasthenischen" Stadium auftreten. Seltener (nach STERN in etwa 5% der chronischen Fälle) beginnt das Leiden chronisch, ohne daß sich ein akutes Stadium anamnestisch nachweisen läßt.

1. Der amyostatische Symptomenkomplex. Der Parkinsonismus. Weitaus am häufigsten, nach unseren Erfahrungen in mehr als der Hälfte der nicht akut zum Tode führenden Fälle, entwickelt sich ein Krankheitsbild, das mit der Paralysis agitans, auch mit der WILSONschen Krankheit, mehr oder weniger große Ähnlichkeit hat und das bisher als Folge einer akuten Encephalitis unbekannt war.

Auf die Einzelheiten dieses Symptomenkomplexes und auf die Erklärung aus der Lokalisation der Krankheitsprozesse kann hier nicht eingegangen werden, da diese Dinge im Band „Nervenkrankheiten" ausführlich besprochen werden. Hier sind nur die wichtigsten Symptome zu erwähnen.

Die auffallendsten Erscheinungen sind *Bewegungsarmut*, *Bewegungsverlangsamung*, *Hypertonie* und *Rigidität* der Muskulatur, maskenartig starres Gesicht und die vornübergebeugte Körperhaltung. In den fortgeschrittenen Fällen liegen oder sitzen die Patienten tagelang regungslos da, antworten auf Fragen kaum und dann nur langsam, mit monotoner Stimme, oder geben unverständliche Laute von sich. Jede Bewegung, auch das Essen (wenn sie nicht gefüttert werden müssen), scheint ihnen die größte Mühe zu verursachen; oft bleiben sie mitten in einer Bewegung plötzlich stecken. Nicht selten sind kataleptische Zustände. Bisweilen können scheinbar gelähmte Patienten einzelne Bewegungen überraschend gut ausführen, auf Kommando hin wird Militärschritt stramm ausgeführt, ein gereizter Patient springt plötzlich aus dem Bett usw. Dabei fällt das Fehlen von Mitbewegungen auf, z. B. das Mitgehen der Arme beim Marschieren. Charakteristisch ist die Schwierigkeit der automatischen Bewegungen, und bei vielen Patienten fällt es auf, daß sie beim Gehen, beim Kauen usw. plötzlich innehalten und sich bewußt zur Fortsetzung der Bewegung zwingen müssen. Auf Antagonistenkontraktion beruht das ruckweise Ausführen von Bewegungen (Zahnradphänomen). Mikrographie und Palilalie sind zu erwähnen.

Zum amyostatischen Symptomenkomplex gehört der *Tremor*, der in etwa der Hälfte der Fälle beobachtet wird, allerdings meistens nicht so typisch wie bei der Paralysis agitans. Es gibt aber Kranke, die durch das Zittern mehr belästigt werden als durch die Bewegungshemmung. Häufig besteht nur eine Tremor*bereitschaft*. Tremor kann auch als einziges Restsymptom nach Heilung des akuten Stadiums zurückbleiben.

2. Hyperkinetische Symptome.. Choreatische, athetotische, myoklonische und tikartige Bewegungen werden bei ausgesprochenem oder rudimentärem Parkinsonismus, aber auch gelegentlich als einziges Restsymptom beobachtet. Spastischer Torticollis, Torsionsdystonie, Blinzel- und Blickkrämpfe, Gähn- und Schlingkrämpfe, anfallsweise Polypnoe, seltener Bradypnoe, zwangsweises

Husten, rhythmische Bewegungen einzelner Glieder kommen vor. Besonders auffallend sind die anfallsweise auftretenden „oralen Iterativbewegungen", schnüffelnde, leckende, kauende, rhythmische Bewegungen, an denen die Muskeln des Mundes, der Kiefer und der Zunge in verschiedenem Ausmaß beteiligt sind.

3. Schmerzen. Auch im chronischen Stadium kommen sowohl hartnäckige Neuralgien als auch solche Schmerzen vor, die durch ihre Lokalisation (bisweilen eine ganze Körperhälfte), wie durch den Mangel anderer peripherischer Symptome ihren zentralen Ursprung beweisen. Auch Ameisenkribbeln und andere Parästhesien sind nicht selten. Isolierte Neuralgien können als einziges Restsymptom jahrelang bestehen.

4. Andere organisch-neurologische Symptome. Während das Fehlen von Lähmungen und Paresen und von Reflexstörungen, die durch Pyramidonläsion bedingt sind, die Regel ist, bleiben in seltenen Fällen (auch ohne Parkinsonismus) Ausfallserscheinungen zurück, die auf Zerstörungen im Gebiet der Pyramidenbahnen oder anderen Stellen des Zentralnervensystems beruhen. Wir beobachteten eine leichte Hemiparese, eine Atrophie der Armmuskulatur und eine Cochlearisatrophie. Etwas häufiger sind Augenmuskellähmungen, isoliert oder kombiniert mit anderen Störungen, besonders Konvergenzschwäche, die allerdings auch durch die amyostatische Starre der Augen vorgetäuscht sein kann.

5. Nervös-psychische Störungen. Neurasthenische Symptome kommen nicht nur im „pseudoneurasthenischen" Stadium vor, sondern auch bei Parkinsonismus, ebenso hysteriforme Störungen. Bei leichten amyostatischen Zuständen kann das Krankheitsbild dadurch beherrscht werden.

Besonders häufig sind *Schlafstörungen*, namentlich Schlaflosigkeit, aber auch vermehrtes Schlafbedürfnis, oft kombiniert, so daß die Patienten tagsüber von Schläfrigkeit geplagt werden und doch nachts keine Ruhe finden. Besonders ausgeprägt ist die nächtliche Schlaflosigkeit, mit oder ohne Schlafsucht am Tag, bei *Kindern* (PFAUNDLER, HOFSTADT 1920, RÜTIMEYER u. a.). Oft ist sie mit starker motorischer Unruhe verbunden. Sie ist schon im akuten Stadium sehr ausgesprochen, kann aber noch lange weiterdauern und dann das einzige Symptom darstellen. Bisweilen treten mit der Zeit amyostatische Symptome oder psychische Störungen hervor, bisweilen kann aber Heilung eintreten.

Psychische Veränderungen sind, wie sich immer mehr herausstellt, mit dem amyostatischen Symptomenkomplex fast immer verbunden, aber meistens geringfügig; sie können aber auch schwere Formen annehmen.

Freilich trügt der erste Eindruck, den die scheinbar psychisch gehemmten, verblödeten oder melancholischen Kranken machen. Bei der Unterhaltung, namentlich mit gebildeten Kranken, merkt man aber oft, daß die Hemmung nur durch die motorische Störung bedingt ist, daß die scheinbare Interesselosigkeit durch die Schwierigkeit bedingt ist, die das Bewegen der Augen beim Lesen, das Bewegen des Kopfes beim Hinblicken verursacht usw. Wenn die Kranken für die geringste Bewegung eine große Willensenergie aufwenden müssen, so werden sie schließlich müde und verzichten auf alle Bewegungen. Die depressive Stimmung ist gerade wegen der geistigen Klarheit dem trostlosen Zustand angemessen, und die Aufraffung aller Energie zu einem Selbstmordversuch ist eigentlich die natürliche Folge der Einsicht in die Situation. Selbstmordversuche und Selbstmorde sind deshalb bei Parkinsonismus nach Encephalitis viel häufiger als bei Paralysis agitans, bei der die geistige Klarheit viel mehr zu leiden scheint. Auch gelegentliche Wutausbrüche von amyostatischen Kranken in Krankensälen sind psychologisch recht verständlich.

Recht oft ist aber neben der rein neuromuskulären Hemmung noch eine Hemmung der Entschlußfähigkeit und des Wollens. Diese Störung kann höhere Grade erreichen, es kommen aber auch psychomotorische Reizungen, Zwangszustände, Automatismen, Brüllkrämpfe usw. vor. Dazu gesellen sich oft Störungen des Affektlebens, Stubor, Euphorie, Verlust des Taktgefühls, selbst amente und schizophrenieähnliche Symptome. Die Intelligenz wird dagegen in der Regel nicht beeinträchtigt.

Eine besondere Färbung nehmen die psychischen Störungen bei *Kindern* und *Jugendichen* an. Im Vordergrund stehen Affektanomalien, namentlich eine läppische Euphorie.

Psychomotorische Drangzustände werden beobachtet. Das Triebleben kann schwer affiziert werden, unsoziale Tendenzen, bis zu kriminellen Handlungen, hervortreten. Die Intelligenz bleibt meistens zurück, aber eigentliche Demenz kommt nur zustande, wenn die akute Encephalitis im Säuglingsalter durchgemacht wurde. Die Störungen können sich bei geringfügigen oder selbst fehlenden myastatischen Symptomen entwickeln. In leichteren Fällen ist Besserung und sogar Heilung möglich.

6. *Liquor cerebrospinalis.* Auch im chronischen Stadium findet man oft Liquorveränderungen. Während andere Autoren zu widersprechenden Resultaten kommen, fand ESKUCHEN bei systematischen Untersuchungen an Patienten mit stationären Restsymptomen oder mit chronischem Verlauf in keinem einzigen Fall einen ganz normalen Liquor. In $^3/_4$—$^4/_5$ war die Globulinvermehrung (besonders nach PANDY), wenn auch schwach, so doch deutlich, in $^2/_3$ bestand Zuckervermehrung, etwas seltener eine Goldsolreaktion im Sinne der Lues, am seltensten Pleocytose. Alle vier Reaktionen waren nur einmal gleichzeitig positiv. Prognostische Schlüsse ließen sich daraus nicht ziehen.

7. *Vegetativ-nervöse und endokrine Störungen.* Vasomotorische Störungen, Cyanose und Kälte der Extremitäten, Fehlen des Pilomotorenreflexes, Gedunsenheit des Gesichtes, plötzliche Rötung, Hitzegefühl kommen vor. Die Schweißsekretion ist oft gesteigert.

Ein regelmäßiges Symptom bei Parkinsonismus ist der Speichelfluß, der meistens auf Schädigung des autonomen Nervensystems zurückgeführt wird.

Auch eine direkte infektiös-toxische Erkrankung der Speicheldrüsen wird angenommen. In manchen Fällen ist aber die Salivation sicher nur die Folge des erschwerten Schluckens und des Offenbleibens des Mundes. Wir konnten in einer Stunde von Gesunden, die den Mund offen hielten und den Speichel herauslaufen ließen, genau so viel Speichel gewinnen wie von den Kranken, und seine chemische Zusammensetzung war genau die gleiche. Auch Pilocarpin hatte genau den gleichen Einfluß. Doch sind auch Fälle mit Überempfindlichkeit gegen Pilocarpin und sogar mit Hyposekretion beschrieben (BING).

Ein Patient, bei dem keine Zeichen von Parkinsonismus entdeckt werden konnten, klagte über Speichelfluß, der einige Zeit nach dem Abflauen des Fiebers aufgetreten, später aber wieder verschwunden war.

Eine Sekretionsstörung, und zwar eine Hypersekretion, ist sicher vorhanden bei den Talgdrüsen. Die Haut ist abnorm fett, namentlich im Gesicht *(Salbengesicht).*

Als Störungen endokriner Funktionen sehen wir Herabsetzung der *Genitalfunktion.* Impotenz ist häufig, seltener Aufhören der Menses. In einzelnen Fällen entwickelt sich im Anschluß an eine akute Encephalitis mit oder ohne amyostatische Symptome eine *Dystrophia adiposogenitalis,* die wohl nicht auf eine Lokalisation der Krankheit im drüsigen Anteil der Hypophyse, sondern auf einen Ausfall vegetativer Zentren im Gehirn zurückzuführen ist, ebenso wie die bisweilen beobachtete Polyurie. Auch frühzeitige Geschlechtsreife bei Knaben ist beschrieben. In mehreren Fällen wird Steigerung der Libido erwähnt.

8. *Verdauungsorgane und Stoffwechsel.* Nahrungsaufnahme und Verdauung sind durch die Erschwerung des Kauens und Schluckens, den Mangel an Bewegung usw. oft gestört. Obstipation ist häufig. Mit der Zeit kommt es immer zu einer hochgradigen Abmagerung.

Zahlreiche Untersuchungen sind angestellt worden, um Veränderungen des Stoffwechsels nachzuweisen. Sie können hier unmöglich im einzelnen erwähnt werden, und wir müssen auf die ausführliche Zusammenstellung bei STERN hinweisen. Besonderes Interesse beanspruchten die Leberfunktionen, weil die Analogie mit der WILSONschen Krankheit den Gedanken an Leberveränderungen nahelegte. Allerdings fehlt die für die WILSONsche Krankheit charakteristische Veränderung und Vergrößerung der Leber. Nur wenige Autoren geben an, bei einem Teil der Kranken eine Lebervergrößerung festgestellt zu haben. Einzelne Untersucher fanden Urobilinogenausscheidung, alimentäre Galaktosurie, Erhöhung oder Herabsetzung des Blutzuckers und der alimentären Glucosurie, Bilirubinämie, Anomalien des Ammoniak-, Harnstoff- und Harnsäurestoffwechsels, abnormen Gehalt von Fermenten im Blut, usw. Andere konnten keine Veränderung feststellen. Vielfach sind die gefundenen Abweichungen von der Norm recht gering. Es ist selbstverständlich, daß eine Krankheit, die Temperatursteigerungen verursacht, auch zu Stoffwechselstörungen führt, wie wir sie im Fieber zu sehen gewöhnt sind. Auch Symptome eines gestörten Gleichgewichtes im vegetativen Nervensystem, Veränderungen des Blutzuckers, die Ionenverschiebungen im Blut, positive WIDALsche hämoklastische Krise können nicht überraschen. Irgendeine Regelmäßigkeit solcher Symptome konnte aber nicht festgestellt werden, ebensowenig regelmäßige Veränderungen irgendeines Stoffwechselvorganges, der auf eine Beteiligung eines bestimmten Organs, wie der Leber, an dem Krankheitsprozeß hinweist.

Die Rigidität und der Tremor der Muskeln ließen an Veränderungen des Muskelstoffwechsels denken. Die Untersuchungen auf Kreatin und Kreatinin ergaben aber keine Abweichung von der Norm. Der Grundumsatz, dessen Steigerung durch die Muskeltätigkeit als möglich erschien, wurde von einigen Autoren tatsächlich erhöht gefunden, andere fanden ihn im allgemeinen normal. Auch wir konnten in einzelnen Fällen trotz Muskelstarre keine Erhöhung feststellen.

9. Blut. Eigentümlicherweise finden sich auch im chronischen Zustand recht häufig Veränderungen des Blutes, und zwar der Leukocyten.

STERN fand in der Mehrzahl der Fälle eine meist leichte, bisweilen erhebliche Leukocytose (bis 16500 bei unkomplizierten Fällen), häufig eine relative Lymphocytose, seltener Lymphopenie, erhöhte Werte der Monocyten und Veränderungen in der Zahl der Eosinophilen, die oft stark vermehrt (bis $18^1/_2$%), seltener vermindert waren. Bisweilen wurde eine Vermehrung der stabkernigen Neutrophilen und Linksverschiebung der ARNETHschen Formel gefunden. Auffallend ist der scheinbar spontane Wechsel aller Werte beim gleichen Kranken. Wir können diese Resultate bestätigen, nur fanden wir mehrmals Leukopenie (4100—5300) und viel öfter relative *Lymphopenie* (bis unter 5%) als Lymphocytose. In einem Fall sahen wir vorübergehend Polycythämie.

Die *Senkungsgeschwindigkeit* der roten Blutkörperchen ist im allgemeinen normal, abgesehen von akuten Schüben. Im ersten halben Jahr der Erkrankung soll häufig eine gewisse Beschleunigung, später oft eine gewisse Verlangsamung bestehen.

10. Zirkulations- und Respirationsorgane. Der Puls ist meistens normal, häufig aber auch auffallend frequent, in der Ruhe 90—100. Anfallsweise Tachykardien sind beschrieben. Den Blutdruck fanden wir meistens niedrig, aber noch in normalen Grenzen. Die Respirationsorgane sind nicht verändert, dagegen kommen bei amyostatischen Kranken mancherlei nervöse Störungen der Atmung vor, wie bereits erwähnt wurde.

11. Fieber. Temperatursteigerungen haben bei amyostatischen Kranken schon lange Beachtung gefunden, weil sie die Fortdauer des infektiösen Prozesses zu beweisen schienen. Ausgesprochenes Fieber kommt aber nur bei eigentlichen Rezidiven vor, die wie eine frische Krankheit verlaufen, aber ziemlich selten sind. Sonst steigt die Temperatur selten bis 38°. In 7 von 19 Fällen mit langer Krankenhausbeobachtung sahen wir Steigerungen über 37° (bei axillärer Messung), entweder vereinzelt oder alle paar Tage oder periodenweise mehrere Tage hintereinander, ohne daß sie auf eine interkurrente Krankheit zurückgeführt werden konnten.

Die Temperaturerhöhungen beweisen aber nicht sicher einen infektiösen Prozeß. O. FISCHER, der in einem Fall eine dauernde Differenz zwischen beiden Körperhälften feststellen konnte, ist geneigt, sie als Ausdruck einer herdförmigen Erkrankung im Gehirn, also möglicherweise als Folge einer Narbe aufzufassen.

D. Verlauf und Prognose des chronischen Stadiums. Daß manche Symptome des chronischen Stadiums schon während der akuten Encephalitis nachzuweisen sind und als Narbensymptome unverändert weiter bestehen, sich auch später bessern können, wurde schon erwähnt, ebenso, daß das „pseudoneurasthenische" Stadium jahrelang weiterbestehen, aber auch zurückgehen und ausheilen kann. In den anderen Fällen entwickeln sich die Symptome des chronischen Stadiums allmählich, entweder direkt im Anschluß an die akute Erkrankung oder erst später nach einem freien oder pseudoneurasthenischen Intervall, das nur wenige Wochen oder Monate oder viele Jahre betragen kann. Endlich läßt sich in einem Teil der Fälle (nach STERN, mit dem unsere Erfahrungen übereinstimmen in etwa 5%) keine vorhergehende akute Erkrankung nachweisen.

Wenn sich das chronische Stadium *direkt* an das akute anschließt, so sieht man, daß einzelne Symptome wie Steifigkeit oder Zittern schon während der fieberhaften Erkrankung auftreten und nach vorübergehender Besserung, bisweilen auch nach monate- oder jahrelangem Stillstand sich allmählich verschlimmern. Neue Muskelgruppen werden ergriffen, neue Störungen kommen hinzu und im Laufe von Monaten oder Jahren wird der Höhepunkt der Störungen erreicht.

Wenn ein freies oder pseudoneurasthenisches *Intervall* vorausgegangen ist, so zeigt sich gewöhnlich allmählich eine gewisse Steifigkeit und Ermüdbarkeit, und es dauert oft recht lange, bis die Krankheit richtig erkannt wird. Die weitere Entwicklung ist auch hier meistens langsam und ziemlich gleichmäßig, seltener schubweise.

Erheblich seltener ist das Auftreten richtiger *Rezidive* der akuten Krankheit, an die sich jedesmal eine Verschlimmerung anschließt.

Die Krankheit kann jederzeit zum *Stillstand* kommen. In der Mehrzahl der Fälle entwickelt sich ein mehr oder weniger ausgesprochener Parkinsonismus. In den meisten Fällen ist der definitiv erreichte Zustand so schwer, daß vollkommene Invalidität eintritt. Ein großer Teil der Kranken wird hilflos und pflegebedürftig, und es hängt von der Sorgfalt der Pflege ab, wie lange sie in diesem traurigen Zustand am Leben erhalten werden können. Viele Patienten können sich selbständig bewegen und sind nur für einzelne Hilfen beim Ankleiden und Essen auf andere angewiesen. Ein kleinerer Teil (nach Stern 20%, nach unserer Erfahrung eher mehr) bewahrt einen mehr oder weniger großen Rest von Erwerbsfähigkeit.

Erheblich besser ist natürlich die Erwerbsfähigkeit mit *rudimentärem* Parkinsonismus oder mit einzelnen anderen *Narbensymptomen*. Zum *Tode* führt die chronische Encephalitis an sich nur, wenn ein akutes Rezidiv hinzutritt. Dagegen sind die kachektischen Patienten gegen andere Krankheiten, wie Pneumonien wenig widerstandsfähig. Auch Decubitus kann zu tödlicher Infektion führen. Verhältnismäßig häufig ist der Tod durch Selbstmord, und zwar ohne wesentliche geistige Störungen, als Reaktion auf den dem Patienten bewußten traurigen Zustand.

Komplikationen. Die Encephalitis epidemica zeichnet sich dadurch aus, daß die krankhaften Störungen fast ausschließlich auf das Nervensystem beschränkt bleiben, deshalb kommen Komplikationen kaum vor, mit Ausnahme der *Grippe*, die nicht selten mit Encephalitis kombiniert ist.

Diagnose. Die Diagnose der *akuten* Encephalitis epidemica ist leicht, wenn Erkrankungen mit Fieber, Lethargie und Augenmuskellähmungen oder Hyperkinesien gehäuft auftreten. Auch atypische Fälle kann man zu Epidemiezeiten leicht erkennen. Schwieriger wird die Diagnose sporadischer Fälle, namentlich wenn die Economosche Trias nicht ausgebildet ist. Eine genaue Untersuchung des Nervensystems kann dann oft zum Ziele führen. Namentlich ist es wichtig, auf leichte Paresen der Augenmuskeln, Pupillenstörungen und Akkommodationslähmungen zu fahnden. Der Nachweis einer, wenn auch noch so geringfügigen, Augenmuskellähmung macht eine fieberhafte Erkrankung der Encephalitis epidemica dringend verdächtig, ebenso wie der Nachweis choreatischer oder myoklonischer Zuckungen, selbst wenn sie noch so rudimentär ausgebildet sind. Wichtig ist auch das Ergebnis der *Lumbalpunktion*. Obschon die Veränderungen nichts Spezifisches an sich haben, so kann unter Umständen der Nachweis einer Lymphocytose oder einer Glucorrhachie dadurch, daß er eine Infektion des zentralen Nervensystems beweist, auf die richtige Fährte führen, ganz abgesehen von der Differentialdiagnose gegenüber epidemischer oder tuberkulöser Meningitis.

Weniger Bedeutung haben im ganzen die *Bluntuntersuchungen*, wenn auch die Veränderung des Prozentgehaltes an Lymphocyten gelegentlich einen wichtigen Hinweis geben kann. Die Diagnose durch *Übertragung des Virus auf Versuchstiere* ist bisher noch nicht gelungen.

Aber selbst bei genauester Untersuchung wird es vorkommen, daß ein Fall als Grippe aufgefaßt wird oder unklar bleibt, bis das Auftreten von Parkinsonismus nachträglich die Diagnose gestattet.

Die Diagnose der *chronischen* Encephalitis ist leicht, wenn das Krankheitsbild des Parkinsonismus ausgeprägt ist. In leichteren und rudimentären Fällen kann sie recht schwierig sein, doch kann darauf nicht eingegangen werden, sondern es ist auf das Kapitel im Band der Erkrankungen des Nervensystems zu verweisen.

Differentialdiagnose. Bei der akuten Encephalitis epidemica kommt in erster Linie die *Influenzaencephalitis* in Betracht, die schon während der Pandemie von 1889 beschrieben wurde und auch jetzt noch gelegentlich beobachtet wird (vgl. STERN). Sie unterscheidet sich anatomisch von unserer Krankheit durch das Auftreten lokalisierter, meist scharf begrenzter Herde, bisweilen mit Absceßbildung und ihre Vorliebe für die Lokalisation in der Großhirnrinde, klinisch durch die Häufigkeit von Hirnrindensymptomen (Epilepsie, Lähmungen) oder anderen isolierten Herdsymptomen.

Daß es schwierig, bisweilen sogar unmöglich ist, die Encephalitis epidemica von der einfachen *Grippe* zu trennen, wurde schon erwähnt. Wenn bei Grippe schwere Neuralgien oder auffallende Schlafstörungen auftreten, ist der Verdacht einer Encephalitis epidemica berechtigt. Erlaubt ist die Diagnose erst, wenn charakteristische Herdläsionen wie Augenmuskellähmungen, myoklonische Zukkungen oder dgl. (selbst nur in geringem Maße) nachzuweisen sind. Es muß dringend davor gewarnt werden, jede Grippe oder grippeähnliche Erkrankung, die mit etwas Schlafsucht, Aufregung oder motorischer Unruhe verbunden ist, als Encephalitis epidemica, „Schlafkrankheit" oder „Kopfgrippe" zu bezeichnen. Zur Diagnose der Encephalitis epidemica gehören Symptome, die nicht nur als Folge einer allgemeinen Intoxikation bei jeder Infektionskrankheit vorkommen können.

Schwieriger, ja unmöglich kann die Differentialdiagnose gegenüber der encephalitischen Form der HEINE-MEDINschen Krankheit sein, um so mehr, als von den drei Kardinalsymptomen des Frühstadiums der HEINE-MEDINschen Krankheit zwei, nämlich die Neigung zum Schwitzen und die spontanen Zuckungen, auch bei der Encephalitis epidemica vorkommen können, während die allgemeine Hyperästhesie hier fehlt. Neurologisch und in Beziehung auf den Fieberverlauf können beide Krankheiten genau gleich aussehen. Beim Herrschen einer Epidemie wird die Diagnose leicht sein. Bei sporadischen Fällen oder beim gleichzeitigen Vorkommen von Fällen beider Krankheiten wird man oft im Zweifel sein. Hier kann nur die Serodiagnose oder das Tierexperiment zum Ziele führen, eventuell die experimentelle Übertragung auf Affen (vgl. hierüber die Bearbeitung der HEINE-MEDINschen Krankheit in diesem Band). Ob die Goldsolreaktion die Differentialdiagnose ermöglicht, läßt sich noch nicht entscheiden (vgl. ESKUCHEN).

Weniger schwierig ist die Differentialdiagnose gegenüber der *epidemischen Genickstarre*, dagegen bereiten die Fälle vom Typus der LANDRYschen *Paralyse* besondere differentialdiagnostische Schwierigkeiten. Dieser Symptomenkomplex kommt durch sehr verschiedene Ursachen zustande, und solange wir keine einfache und sichere bakteriologische oder serologische Methode für die Diagnose der Encephalitis epidemica besitzen, wird man in den Fällen, die nicht tödlich endigen und durch die Sektion Aufklärung finden, meistens im Zweifel bleiben.

Einzig ihr Vorkommen während der Encephalitisepidemie läßt ihre Zugehörigkeit zu dieser Krankheit vermuten. Fälle dieses Typus mit Übergang in Parkinsonismus sind nicht bekannt.

In England wurden die ersten Fälle von Encephalitis epidemica als *Botulismus* aufgefaßt, und auch wir haben bei dem ersten Patienten der ersten Epidemiewelle diese Fehldiagnose gestellt. In der Regel wird das Fehlen stärkerer Gastrointestinalsymptome und das Fieber (das bei Botulismus nur als Folge von Komplikationen auftritt) zur richtigen Erklärung der Augenmuskellähmungen führen. Ähnliches gilt von der *Methylalkoholvergiftung.*

Therapie. Wie sich heute die Behandlung gestalten würde, wenn man wieder Fälle in größerer Zahl zu behandeln hätte, können wir nicht wissen. Antibiotica und Sulfokörper sind erst nach dem Erlöschen der Seuche gefunden worden. *Rekonvaleszentenserum* in akuten Fällen, intramuskulär 20—80 ccm, wurde besonders von STERN (1928) gerühmt, eventuell wiederholt. Das Serum verschiedener Spender war verschieden wirksam, so daß der Spender bei Mißerfolg gewechselt wurde. *Urotropin* intravenös oder per os wurde viel angewandt, auch kombiniert mit wiederholtem Liquorentzug, um das freiwerdende Formaldehyd in den Liquorraum zu dirigieren. Die übrigen antiinfektiösen Medikamente verdienen nur noch historisches Interesse. Antineuralgica und Narkotica wird man immer noch anwenden müssen.

Aktive Immunisierung war mangels Antigen nicht möglich.

Das *chronische* Stadium kommt aber auch heute noch vielfach zur Behandlung. Nachdem ROEMER (1931) und KLEEMANN (1929) die wohltätige Wirkung der *Solaneen-Alkaloide* in großen Dosen, weit über die Maximaldosis, erkannt hatten, wandte man gegen die extrapyramidale Symptomatik Atropin 3 mal 20 mg bis 3 mal 60 mg in steigender Dosierung an. Später fand der bulgarische „Naturarzt" RAEFF, daß die Droge aus der *Wurzel* von Atropa Belladonna noch wirksamer war als diejenige aus den Blättern. In Italien unter Führung von PANEGROSSI (ab 1935), in Deutschland von v. WITZLEBEN (1938) wandte man das Mittel in größerem Maßstab an; es liegt in Form der „Bulgakur" Homburg 680 als flüssiges Extrakt vor. Man gibt bis 3 mal 6—10 Tropfen im Tag, beginnt aber mit weit weniger, am besten mit 3 mal 1 Tropfen und steigt ganz langsam bis zur Toleranzgrenze. Die Nebenerscheinungen, wie Akkommodationsschwäche und Trockenheit im Mund werden meist toleriert, nicht aber der Schwindel, der zur sofortigen Reduktion der Dosis zwingt. Auch gastrointestinale Intoxikationszeichen müssen vermieden werden, kommen aber seltener vor.

Die Erfolge der Alkaloidbehandlung waren früher größer, weil die Patienten als jüngere Individuen bedeutend höhere Mengen ertrugen. Rigor und Tremor werden gleichlaufend gebessert, natürlich auch der Speichelfluß. Viele Patienten gebrauchen das Mittel nur dann, wenn sie in Gesellschaft weniger auffallen wollen.

Chemisch ganz anders zusammengesetzt ist das *Parpanit* (Geigy): 1-Phenylcyclopentan-1-carbonsäurediäthylaminoäthylester-hydrochlorid.

Der anfängliche Enthusiasmus hat bald einer nüchternen Beurteilung Platz gemacht. Er zeigt nur, was schon den älteren Therapeuten wohlbekannt war, welch, gewaltigen Einfluß die *Suggestion* und der *Optimismus des Arztes* auf den Parkinsonkranken ausübt. Zweifellos wirkt das Parpanit auf den Rigor; es frägt sich nur bei jedem einzelnen Patienten, ob sich bei Steigerung der Dosis, die auch hier notwendig ist, zuerst die günstige Beeinflussung oder die unerträgliche Nebenwirkung, nämlich der Schwindel, einstellt. Das Mittel ist in zwei Stärkegraden erhältlich, Parpanit schwach zu 0,00625 und stark zu 0,05. Am ehesten empfiehlt sich eine Kombination der optimalen oder suboptimalen Dosis Bulgakur mit einigen Tabletten Parpanit schwach.

Die *Weckamine* vom Typus des Ephedrins (Amphaetamin, Ortédrine [Spécia], Pervitin, Aktedron [Chinoin]) sind öfters geeignet, morgendliche Lahmheit und Depressionen zu vertreiben.

Die *Antihistaminica* (Benadryl [Parke Davis & Co.], Diparcol [Spécia] u. a.) sollen ebenfalls Rigor und Tremor mildern können (SIGWALD, DUREL und PELLERAT 1948). Das Diparcol gibt man in der mittleren Dosis von 0,5 bis maximal 2,0 g pro die, verteilt auf 3—5mal; auch mit diesem Mittel schleicht man sich in steigernder Dosierung ein. Schläfrigkeit und Schwäche in den Beinen zwingen zur Reduktion[1]. *Artane* (Lederle) ist 3-(1-Piperidyl)-1-phenyl-1-cyclohexyl-1-propanol-hydrochlorid. Es ist noch wenig erprobt. Man gibt steigend 2—10 mg 3mal täglich, Tabletten zu 2 mg und zu 5 mg. Auch Antihistaminica und Artane werden am besten kombiniert, sei es mit den Alkaloiden oder mit Parpanit.

Bei der Behandlung des postencephalitischen Parkinsonismus kann man bis heute niemals den Prozess selbst beeinflussen, sondern nur rein symptomatisch wirken. Fortschreitende Zerstörungen lassen sich nicht aufhalten. Stationäre Zustände dagegen sind einer Dauermedikation zugänglich, wenn man auch oft genug Mißerfolge erlebt. *Tatkräftige, optimistische Führung des Kranken, Vermeidung starker körperlicher und seelischer Belastung, aber möglichst lange Belassung in Beruf oder sonstiger geeigneter Beschäftigung und leichtere angepaßte Gymnastik stellen wertvolle Adjuvantien dar.*

Anhang.

Der Singultus epidemicus.

Im Jahre 1919 hat zuerst v. ECONOMO in Wien Fälle von Singultus beobachtet und in Zusammenhang mit der Encephalitis epidemica gebracht. Im Jahre 1920 traten solche kleinere Epidemien auch anderswo, in Deutschland, in Frankreich, in der Schweiz usw. auf. Die Fälle häuften sich besonders Ende 1920 und im ersten Vierteljahr 1921 während eines neuen Anschwellens der Encephalitisepidemie. In den Monaten Januar und Februar 1921 wurden in der Schweiz 63 Fälle amtlich gemeldet, die aber sicher nur einen kleinen Bruchteil der wirklich vorgekommenen Erkrankungen darstellen. Seither sind kleinere Epidemien und vereinzelte Fälle an vielen Orten wiederholt aufgetreten, besonders während Encephalitisepidemien, z. B. in England 1924 und 1929 (MACNALTY). Die Krankheit wird deshalb als Singultus epidemicus (Hoquet épidémique, epidemic hiccough oder hiccup) bezeichnet. Die Krankheit scheint nur männliche Individuen, namentlich im Alter von 20—55 Jahren zu befallen.

Symptomatologie. Nach einigen Stunden oder selbst Tagen allgemeinen Unwohlseins, bisweilen verbunden mit leichter Temperatursteigerung und katarrhalischen Symptomen, oder aus voller Gesundheit heraus beginnt mehr oder weniger plötzlich ein Singultus aufzutreten, der sich meistens rhytmisch wiederholt. Stunden- und tagelang wiederholt sich immer wieder der Singultus, meistens in Zwischenräumen von 1—4 sec.

Der Singultus zeigt recht häufig Abweichungen von dem Typus, den wir von nervösem, gastrischem oder durch andere Ursache bedingtem Singultus her kennen. Wenn man genauer beobachtet, kann man bisweilen erkennen, daß die Bauchdecken nicht eine plötzliche Vorwölbung, sondern eine Einziehung zeigen. Der gewöhnliche Singultus besteht nur in einer plötzlichen Kontraktion des Zwerchfells, die mit Stimmritzenverengerung verbunden ist und dadurch das schluchzende Geräusch erzeugt. Dabei werden die Bauchdecken entsprechend der Zwerchfellkontraktion passiv vorgewölbt. Ihre Einziehung in manchen Fällen von Singultus epidemicus beweist, daß sie sich ebenfalls an dem Krampf beteiligen. Auch Zuckungen anderer Muskeln, im Nacken, im Rücken und an den Extremitäten können vorkommen, so daß die Patienten bei jedem Singultusstoß sich ruckartig beugen oder strecken. Arme oder Beine anziehen. Auch ein auf eine Zwerchfellhälfte beschränkter Singultus ist beschrieben.

Während bisweilen mit dem Singultus die ganze Symptomatologie erschöpft ist, sind in vielen Fällen auch noch andere Störungen vorhanden. Nicht selten sind Temperatur-

[1] Benadryl: BUDNITZ (1948) gibt 50 mg 4mal täglich, dazu etwas Atropin oder Scopolamin.

steigerungen, selbst über 38°, noch häufiger sind Magenbeschwerden, Appetitlosigkeit, belegte Zunge und Meteorismus. Dieser Meteorismus wird von einzelnen Autoren als regelmäßiges Symptom betrachtet.

Das Allgemeinbefinden ist in verschiedenem Grade gestört. Es gibt Patienten, die ihre Arbeit fortsetzen und sich nur bei ihrer Umgebung wegen ihrer lächerlichen Krankheit entschuldigen zu müssen glauben. Meistens belästigt aber der Singultus die Kranken bei der Arbeit und beim Essen und stört ihren Schlaf. Wenn es ihnen allerdings gelingt, trotzdem einzuschlafen, so verschwindet der Singultus im Schlaf fast ausnahmslos. Es ist begreiflich, daß manche Menschen durch ihr Leiden in eine unangenehme Stimmung versetzt und deprimiert werden. Es kommen aber auch psychische Veränderungen vor, die durch die einfache Belästigung nicht mehr erklärt werden können, z. B. motorische Unruhe, Aufregungszustände und schwere psychische Depressionen.

Der krankhafte Zustand kann schon nach einigen Stunden verschwinden, meistens dauert er etwa 3—4 Tage, selten bis zu 1 Woche. Dann sind die Erkrankten so gesund wie vorher. In einzelnen Fällen ist es aber auch vorgekommen, daß nach 2—3 Wochen Wohlbefinden eine typische Encephalitis lethargica aufgetreten ist. In einem von DUCAMP, CARRIEU, BLOQUIER DE CLARET und TZÉLÉPOGLOU mitgeteilten Falle verlief der Singultus mit myoklonischen Zuckungen des ganzen Körpers und führte zum Tode.

Pathologische Anatomie. Reine Fälle von Singultus epidemicus sind begreiflicherweise bisher nicht zur Sektion gekommen, sondern nur solche, die, wie der oben erwähnte myoklonische Fall, mit andern, an Encephalitis erinnernden Symptomen verbunden waren, oder die in typische Encephalitis epidemica übergingen. Es wurden die gleichen Veränderungen wie bei dieser Krankheit gefunden, nur teilweise mit atypischer Lokalisation (vorwiegend im Halsmark, Freibleiben der Substantia nigra usw.).

Ätiologie und Pathogenese. Es herrscht keine vollständige Einigkeit darüber, ob der Singultus epidemicus als eine rudimentäre Form der *Encephalitis epidemica* oder als eine besondere Krankheit aufzufassen ist. Für Autoren, die die Encephalitis epidemica auf eine besondere Modifikation des Grippevirus zurückführen, liegt es am nächsten, beim Singultus epidemicus eine wieder etwas andere Modifikation dieses Virus als Ursache anzunehmen. Meist stellt man sich vor, daß das abgeschwächte Encephalitisvirus oder der modifizierte Grippeerreger eine besondere Affinität zu gewissen Stellen im Halsmark oder in der Medulla oblongata habe und daß der Singultus durch eine Reizung des Phrenicuszentrums zustande komme. Es gibt aber auch Autoren (P. BLUM), die gar kein neurotropes Virus annehmen, sondern die Krankheit als Infektion des Verdauungskanals betrachten, von dem aus der Singultus ausgelöst werde. Eine Stütze dieser Annahme bildet das häufige Vorkommen von Verdauungsstörungen beim Singultus epidemicus, das aber auch als Folge der Einwirkung der Zwerchfellkrämpfe auf den Inhalt des Abdomens erklärt werden kann. Es wird auch darauf hingewiesen, daß Epidemien von Singultus schon früher beobachtet, aber als Hysterie erklärt woden seien, so daß erst die Epidemien der letzten Jahre eine andere Erklärung nahegelegt hätten, weil unsere Betrachtungsweise infolge der Encephalitis epidemica anders eingestellt sei.

Gegen die Identität mit der Encephalitis epidemica wird angeführt, daß der Singultus viel infektiöser sei als diese (plötzliches Auftreten vieler Fälle unter Angestellten eines Geschäftes, in Pensionaten und Familien ist beschrieben), daß die bei der Encephalitis fehlenden Verdauungsstörungen hier hervortreten und daß die Singultusepidemien sich mit den Encephalitisepidemien zeitlich und örtlich nur teilweise decken.

Für die Identität wird geltend gemacht, daß der Singultus epidemicus eben doch zur Zeit der Encephalitisepidemie so häufig auftrat, daß er allgemeines Aufsehen erregte. Wenn die Wellen der Singultusepidemie mit denen der Encephalitis nicht übereinstimmen, so ist das nicht befremdlich, weil die Encephalitis selbst zu verschiedenen Zeiten einen verschiedenen Charakter gezeigt hat. Die Häufung der Singultusfälle fällt in die Zeit, in der die Myoklonien im Krankheitsbild der Encephalitis hervorzutreten begannen. Auffallend sind auch Beobachtungen, wie die uns von Dr. O. WYSS mitgeteilten, der in Gerlafingen (Kanton Solothurn) anfangs 1920 zuerst eine Epidemie von Singultus und einige Wochen später eine solche von Encephalitis auftreten sah. An vielen Orten wurden auch zur Zeit der Singultusepidemie andere rudimentäre Formen von Encephalitis in auffallender Menge beobachtet (z. B. auch in Basel). Das, was von Anfang an den Gedanken an eine Identität nahelegte, war die Tatsache, daß der Singultus ein zur Zeit jener Epidemie besonders häufiges Symptom der Encephalitis epidemica darstellte. Auf der anderen Seite sehen wir bei Fällen von Singultus epidemicus Zuckungen in anderen Muskelgebieten und es besteht ein lückenloser Übergang vom reinen Singultus epidemicus bis zur myoklonischen Form der Encephalitis epidemica. Entscheidend für die Identität scheinen uns aber die Fälle, in denen der Singultus epidemicus in eine typische Encephalitis übergegangen ist, besonders aber die Obduktionsbefunde dieser Fälle und der Übergangsformen.

Prognose. Die Krankheit heilt fast immer in längstens 1 Woche ohne Residuen ab. Reiner Singultus scheint nie in Parkinsonismus überzugehen. Die Fälle, in denen im Anschluß an einen Singultus eine Encephalitis auftritt, sind äußerst selten.

Diagnose. Wenn gehäufte Fälle auftreten, ist die Diagnose ohne weiteres zu stellen. Schwieriger wird diese bei den ersten Fällen einer Epidemie oder bei sporadischen Fällen. Hier ist genau auf Zuckungen der Bauchmuskeln oder anderer Körperteile synchron mit dem Singultus zu achten, die Temperatur zu messen und eine genaue Anamnese aufzunehmen. Der Nachweis von prodromalen Symptomen spricht für einen epidemischen Singultus und läßt einen nervösen Singultus ausschließen. Dagegen kann die Differentialdiagnose gegenüber einem Singultus infolge Magenkatarrhs oder einer anderen Affektion des Abdomens schwierig werden. Deshalb ist in jedem Falle eine genaue Untersuchung vorzunehmen, damit nicht etwa ein Carcinom der Kardia, ein subphrenischer Absceß oder sonst eine wichtige Krankheit übersehen wird.

Therapie. Die Aufgabe der Behandlung besteht darin, das quälende Symptom des Singultus mindestens zeitweise zu beseitigen oder zu mildern. Die Mittel, die wir gewöhnlich gegen den Singultus anwenden, greifen teilweise den Nervus phrenicus oder sein Zentrum direkt an, teilweise wirken sie reflektorisch. Durch peripherische Reizung wirken die bekannten Hausmittelchen auf den Reflex, wie Luftschlucken, Anhalten des Atems, Einnehmen von einigen Tropfen Essig auf einem Stück Zucker, flaches Liegen, Druck oder Klopfen auf die Wirbelsäule, Zusammendrücken der Arme oder Beine, festes Anziehen der Knie an den Bauch usw. Sie können gelegentlich auch bei Singultus epidemicus die Krämpfe unterdrücken oder wenigstens mildern und z. B. das Einschlafen erleichtern. Etwas besseren Erfolg hat kräftiger Druck auf die Augäpfel oder auf den Halsvagus oder Einführen einer Schlundsonde. Von direkten Einwirkungen auf den Phrenicus wird Kompression des Nervs direkt oberhalb der Clavicula am äußeren Rand des Sternocleidomastoideus oder Faradisation empfohlen.

Von Medikamenten kommen in erster Linie solche in Betracht, die die allgemeine Reflexerregbarkeit herabsetzen, wie Brom, Morphiumpräparate in kleinen Dosen, ferner Cocain, Atropin, Campher. In hartnäckigen Fällen sind Injektionen von Morphiumpräparaten oder Scopolamin notwendig, die dem Patienten Schlaf verschaffen, wobei der Singultus meistens verschwindet, um allerdings beim Erwachen wieder aufzutreten. Bei der kurzen Dauer der Erkrankung genügt das aber in der Regel, und eingreifendere Maßnahmen, wie Injektionen von Novocain in den Phrenicus oder Vereisung des Nervs sind kaum jemals nötig.

Andere selbständige Encephalitiden.

Allgemeine Vorbemerkungen.

Mit dem Fortschreiten der Virusforschung sind eine Reihe von Gehirnentzündungen differenziert worden. Bei einigen gelang es, die Erreger nachzuweisen, bei einigen die engen Beziehungen zu Haus- oder wildlebenden Tieren zu klären. Die Forschung ist in vollem Fluß. Leider sind die entscheidenden Laboratoriumsuntersuchungen mühsam und kostspielig, sodaß auch heute noch zuverlässige Resultate nur in den USA. erreicht werden. Dagegen wäre es unseres Erachtens falsch zu glauben, daß die Virusepidemien größeren oder kleineren Maßstabes nur in außereuropäischen Ländern vorkommen. Einzelfälle oder lokale Häufungen werden jetzt öfters auch in Europa gemeldet, aber meist wegen der erwähnten Schwierigkeiten ohne Laboratoriumsbefunde. Die Errichtung von zentralen Virusarbeitsstätten stellt ein dringendes Postulat dar.

Der *Virusnachweis* geschieht durch *Übertragung* infektiösen Materials auf geeignete Versuchstiere, besonders Mäuse; durch *Kultivierung* im bebrüteten Hühnerei, unter Umständen unter Zufügung von anderem geeignetem lebendem Gewebsmaterial; durch *Komplementablenkungsreaktion*, welche die Gewinnung des Antigens voraussetzt und durch den *Neutralisationstest*, wodurch auch der Titer der Antikörper im Blut der Kranken bestimmt werden kann.

Der Neutralisationstest erweist sich als notwendig bei weitverbreiteten Viren wie z. B. beim Herpes simplex; nur dann ist die fragliche Encephalitis herpetischer Natur, wenn im späteren Verlauf der Antikörper signifikant ansteigt und schließlich wieder abfällt. Man braucht also mindestens 2 Blutentnahmen.

Die Eintrittspforten der Viren sind sehr verschieden. Neurotrope Viren gelangen sowohl auf dem Wege der peripheren Nerven (durch den Achsencylinder und nicht durch die Lymphbahnen, wie man jetzt weiß), als auch durch den Blutstrom ins Zentralnervensystem.

Das gleiche Virus kann bei verschiedenen Versuchstieren andere Wege einschlagen; z. B. geht das Virus der *östlichen Pferdeencephalitis* bei Mäusen durch die Neurone, beim Meerschweinchen und Affen durch das Blut (Hurst 1936; Sabin und Olitsky 1938). Auch die vom gleichen Virus schlußendlich befallenen Organe können je nach der Tierart variieren; so befällt das *Gelbfieber* bei Mäusen nur das Nervensystem, beim Menschen die Bauchorgane. *Dengue* ist streng neurotrop für Mäuse und fast streng neurotrop für Rhesus, aber viscerotrop für den Menschen (Sabin 1948). Der Schluß von Versuchstieren auf den Menschen, auch nur schon vom Affen auf den Menschen, ist also nicht ohne weiteres gestattet. Auch die nervösen Schienen können von der Eintrittspforte aus verschieden verlaufen. Einige Erreger benützen, in die Nase gebracht, die fila olfactoria, andere vom gleichen Ort aus den Trigeminus oder die sympathischen Nerven (Sabin 1938).

Längst bekannt ist der Übergang der Erreger von Tieren auf Menschen. Wir erinnern an die Lyssa. Eine große Gruppe läuft durch Arthropoden, besonders Stechmücken. Andere benützen eine ganze Kette von Tieren; eine Art dient dann als Reservoir.

Wir nennen als Beispiel die westliche Pferdeencephalitis. Das Virus wurde bei Pferden, Vögeln, Menschen und Milben gefunden. Die Milben übertragen das Virus auf ihre Nachkommen durch kongenitale Infektion und stellen wahrscheinlich das Reservoir dar.

Die Gruppe der durch Arthropoden übertragenen Encephalitiden umfaßt heute:

St. Louis-Encephalitis
Japanische Encephalitis
Westliche Pferdeencephalitis
Östliche Pferdeencephalitis
Venezuela-Pferdeencephalitis
Russische Zeckenencephalitis.

Alle Viren aus dieser Gruppe sind erfaßt; für alle konnte man standardisierte Antigene ausarbeiten, so daß Komplementbindung die Diagnose gestattet[1]. Gemeinsam ist auch der akute Ausbruch der Krankheit beim Menschen, die kurze Dauer, eine verhältnismäßig hohe Letalität, die Heilung bei den Überlebenden entweder völlig oder mit Defekt, aber ohne fortschreitende Nachkrankheit.

Die *australische X-Krankheit*, eine Encephalitis, welche in Australien 1917 und 1918 im Sommer ausbrach und noch 1922, 1925 und 1926 in milderer Form erschien, ist seither erloschen. Das Virus konnte eine Zeitlang in Affenpassagen gehalten werden; dann ging es aus. Weitere Studien waren nicht möglich. Man glaubt heute, daß es sich um die Japonica gehandelt hat. Louping-ill der Schafe war es höchstwahrscheinlich nicht (Rivers 1948).

Kurz sei noch eine weitere Gruppe von Viren erwähnt, die für Laboratoriumstiere neurotrop sind, aber bis jetzt beim Menschen keine Nervenkrankheiten erzeugte. *Westliches Nil- und Bwambafiebervirus* stammt von fiebernden Eingeborenen, *Semlikiwald-* und *Bunyamweravirus* von eingefangenen afrikanischen, *Ilheus-* und *Columbien-Moskitovirus* von südamerikanischen, *kalifornisches*

[1] Ebenso wie für Mumps, Lymphogranuloma venereum und Choriomeningitis lymphocytaria, von denen sich die ersten zwei fakultativ, die dritte obligat im ZNS lokalisieren.

Moskitovirus von nordamerikanischen Stechmücken. Inwieweit alle diese Viren jetzt schon oder in Zukunft Bedeutung für die menschliche Neuropathologie gewinnen, steht dahin. Die Gruppe, deren sich besonders die Poliomyelitisforschung annimmt, soll hier nicht weiter erwähnt werden, ebensowenig die vielfachen und oft überraschenden Beziehungen der Viren über die Kontinente hinweg.

Die Japanische und die St. Louis-Encephalitis.

Die *Encephalitis japonica* (auch Encephalitis B genannt, zum Unterschied von der lethargischen, welcher man die Bezeichnung A vindiziert hat) ist in Japan seit 1871 bekannt. Damals trat eine Epidemie auf, welche bis 1873 dauerte. 1901 trat die Krankheit wieder auf; seither ereignen sich alle paar Jahre kleinere und größere Seuchenzüge. Ein großer kam 1912 vor, ein noch umfangreicherer 1924, welcher 7000 Opfer forderte mit einer Letalität von fast 60%. 1935 zählte man über 5000 Kranke. Nach kleineren Häufungen erschien 1948 wieder eine Epidemie mit 8000 Fällen (Sabin 1949). Daneben herrscht die Krankheit endemisch. Sie ist auf die heiße Jahreszeit beschränkt. Kontaktinfektion kommt nicht vor; der Übertragungsmodus ist unbekannt, wenn auch eine größere Wahrscheinlichkeit dafür besteht, daß Stechmücken das Vehikel bilden. Japanische (T. Mitamura, M. Kitaoka) und russische (P. A. Petrischewa[1]) Forscher wollen das Virus in freilebenden Stechmücken nachgewiesen haben; die leistungsfähigen amerikanischen Laboratorien in Japan konnten dies aber bis jetzt nicht bestätigen, im Gegensatz zur St. Louis-Encephalitis; dagegen gelang es Hodes (1946), das Virus auf japanische Mücken im Laboratorium zu übertragen und durch deren Stich junge Mäuse zu infizieren. Außerdem konnten Reeves und Hammon (1946) 7 Spezies nordamerikanischer Moskitos infektionstüchtig machen. 1934 gelang Hayashi die Inokulation auf Affen, 1936 die Kultur des Erregers durch Taniguchi u. a. Auch Mäuse sind empfänglich und viele Haustiere, Vögel, ganz besonders aber Pferde. Diese enthalten in Japan in einem hohen Prozentsatz Antikörper, so daß sie möglicherweise das Virusreservoir darstellen. Das Virus kann in Passage gehalten werden. Es hinterläßt bei Mensch und Tiere eine Immunität.

In Okinawa griff die Krankheit 1945 auf amerikanische Militärpersonen über (11 serologisch bewiesene Fälle). Neutralisationstest und, noch besser, Komplementablenkungsreaktion dienten zum Nachweis. Antikörper zeigten sich bei 90% der über 20jährigen Eingeborenen. Auch bei Haustieren, besonders Pferden, ließen sie sich finden. Eine formolisierte Mäusegehirnvaccine wurde 1946 und 1947 bei 320000 Soldaten aus USA. angewandt. Kein Geimpfter wurde befallen (Sabin 1947).

Aber auch in Schanghai, Tientsin und Korea fand sich ein hoher Prozentsatz, 80—100% von über 10jährigen Eingeborenen mit Antikörpern, ungefähr gleichviel wie in Tokio; merkwürdigerweise war aber die manifeste Krankheit in China und Korea so gut wie unbekannt. Dagegen befiel sie vereinzelt wiederum amerikanisches Heerespersonal (Deuel, Bawell, Matumoto und Sabin 1946; Sabin, Schlesinger und Ginder 1947).

Die Krankheit ist also im fernen Osten ubiquitär: aus unbekannten Gründen bleibt sie bei den Chinesen und Koreanern unterschwellig und wird manifest bei Japanern und Amerikanern. Eine Parallele dazu findet sich in den Laboratoriumsexperimenten von Webster (1936, 1941) bei zwei genetisch geringfügig abweichenden Mäusestämmen: Im resistenten Stamm, der nach Infektion mit St. Louis-Virus

[1] Zit. nach Surgeons circular letter III, No 10, S. 7 (1948).

nicht krank wurde, vermehrte sich zwar das Virus, aber tausendmal weniger als im widerstandslosen, welcher der Krankheit erlag.

Kinder von 0—10 Jahren sind am empfänglichsten. In Tokio betrug der Prozentsatz dieser Altersklasse in den beiden Epidemien von 1935 und 1948 57,5 bzw. 59% (Surgeons circular letter). Die Prognose ist um so schlechter, je älter der Kranke. Männer werden häufiger befallen als Frauen.

In *St. Louis USA.* brach Ende Juli 1933 eine Encephalitisepidemie aus, die im Oktober wieder erlosch. Es wurden 1100 Fälle gezählt, von denen 197 starben. Kontaktinfektion ließ sich nicht nachweisen; der Ansteckungsmodus blieb unbekannt. In der ländlichen Umgebung der Stadt häufte sich die Zahl der Kranken verhältnismäßig mehr als in der Stadt selbst. Eine Übertragung durch Stechmücken blieb hypothetisch, obschon viele Fakta dafür sprechen: Bei frei lebenden Stechmücken wurde das Virus gefunden. Sie können auch experimentell infiziert werden und ihrerseits wieder Vögel anstecken, die aber nicht manifest erkranken, sondern das Virus über lange Zeit im Blut beherbergen und dabei Antikörper entwickeln. Auch bei frei lebenden Vögeln gelang der Antikörpernachweis (HAMMON und REEVES 1943; HAMMON 1945). SMITH, BLATTNER und HAYS (1944) fanden das Virus in Hühnermilben im St. Louis-Bezirk während einer nichtepidemischen Periode. Auf dem Wege über das Ovarium kann das Virus eine ganze Reihe von Milbengenerationen befallen. Seither kamen teils sporadische, teils gehäufte Fälle auch in anderen Orten der USA. vor, und zwar immer im Sommer, aber nicht häufig.

Die enge klinische Verwandtschaft mit der Encephalitis japonica wurde bald erkannt. MUCKENFUSS, ARMSTRONG und MCCORDOCK (1933) gewannen das Virus durch Übertragung menschlichen infizierten Gehirnes auf Affen, WEBSTER und FITE (1933) auf Mäuse. Jedoch verhält sich das Virus serologisch verschieden. Es besteht auch bei den Versuchstieren (Maus und Affe) eine spezifische, aber nicht gekreuzte Immunität. Auch bei dieser Krankheit entwickeln sich bei Mensch und Tier Antikörper, die durch den Neutralisationstest und die Komplementablenkungsreaktion nachgewiesen werden können. Der erstere hält sich über viele Jahre, vielleicht durch das ganze Leben, die zweite mindestens 1—3 Jahre. Beide Reaktionen werden beim Menschen um den 7. Tag nach Ausbruch der Krankheit positiv.

Zur Diagnose beim Lebenden außerhalb der Epidemien sind diese Laboratoriumsmethoden unerläßlich, ebenso der Anstieg des Antikörpertiters im Verlauf der Krankheit (siehe oben). Der direkte Virusnachweis gelingt nur durch Übertragung von Gehirn und Rückenmark ins Gehirn von Mäusen. Der Liquor enthält das Virus nicht, das Blut nur ganz ausnahmsweise.

Pathologische Anatomie. Im Gegensatz zur ECONOMOschen Encephalitis wird das ganze Gehirn ungefähr gleichmäßig ergriffen, aber unter Bevorzugung der grauen Substanz. Die Meningen sind mäßig entzündlich infiltriert, meist an der Basis. In der Substanz leiden die Ganglienzellen fleckweise oder diffus; sie schwellen an, zeigen Chromatolyse, auch Schrumpfung und gehen schließlich unter. Neuronophagien kommen vor. Überall erscheinen perivasculäre Infiltrate mit Lymphocyten, Plasmazellen, Histiocyten, in sehr akuten Fällen auch Polynucleäre. Außerdem nekrotisiert die graue Substanz in kleineren Herdchen im Grau und gering im angrenzenden Weiß; dort proliferiert die Mikroglia. Die Schäden schwanken quantitativ sehr.

Die St. Louis-Encephalitis läßt sich histologisch von der Japonica nicht unterscheiden (ZIMMERMAN 1946). PETTE hebt die Ähnlichkeit mit der Fleckfieberencephalitis hervor.

Klinik. (Rivers 1943) Ebensowenig wie bezüglich der pathologischen Anatomie sind auch aus den klinischen Beschreibungen wesentliche oder nur irgendwie faßbare Unterschiede zwischen beiden Krankheitsformen herauszulesen, außer daß in Japan vielleicht häufiger schwerere Formen zur Beobachtung kamen; die Letalität betrug dort nämlich 30—60%, in St. Louis im Mittel 20%. Hier wie dort sind alte Leute am meisten gefährdet; es starben dort 84% der 71—78jährigen, in der großen japanischen Epidemie 1948 allerdings nur etwa 20%.

Es werden gewöhnlich drei Formen mitgeteilt, die sich aber nur durch das Einsetzen und die Schwere unterscheiden. Die eine kann als abortiv bezeichnet werden. Es findet sich nur Kopfweh und Fieber, dazu Liquoranomalien; da sie oft in der Umgebung sicherer Fälle auftritt, wird sie dazu gezählt. Die zweite Form beginnt mit Prodromen, nämlich Kopfweh, Angina, allgemeine Muskelschmerzen, leichter Conjunctivitis und ansteigenden Temperaturen; nach 1 bis 4 Tagen setzt das Vollbild ein. Die dritte Form beginnt plötzlich, ohne Vorläufer. Das Bild ist enorm variabel, wegen ganz differenter Schwere und wechselnder Lokalisation im Zentralnervensystem. Das *Fieber* kann schon zu Anfang ganz hoch sein, dann kritisch oder lytisch abfallen. *Meningeale Reizung* erscheint ohne schwere meningitische Zeichen. Meist ist das *Bewußtsein* von Anfang an getrübt, mit Verwirrung, Delirien, oft schwerer Erregtheit oder auch mit katatonem Stupor. Neurologisch mischen sich *extrapyramidale* und *pyramidale* Symptome. Dysarthrie, Tremor der Glieder, der Lippen, der Zunge, Myoklonien und Tics, Trismus, Schluckstörungen, Opisthotonus, Tonussteigerungen, vertrackte Haltungen leiten sich von der einen Reihe ab, Steigerung der Sehnenreflexe, Verschwinden der Bauchdeckenreflexe, von der andern. Eigentliche Hemi- oder Paraplegien sind nicht häufig. Die Hirnnervenparesen treten eher zurück, Augenmuskellähmungen sind selten; die Opticuspapille ist nicht gestaut, nur hyperämisch. Schwindel und Ataxie zeigen die Mitbeteiligung des Kleinhirns an. Die Sphincteren sind bei schweren Fällen regelmäßig gestört. Schlafsucht ist selten. *Vegetative* Hyper- und Hypofunktionen auf dem Gebiet der Schweiß- und Speichelsekretion, der Vasomotoren, der Atmung kommen regelmäßig zum Ausdruck. Sie dauern nach Abklingen der akuten Phase als neurasthenisches Zustandsbild mehrere Monate an.

Im Liquor ist die Eiweißmenge oft, aber nicht regelmäßig vermehrt, die Zellzahl mäßig gesteigert, aber sehr wechselnd und ohne Zusammenhang mit der Schwere der Affektion, der Zucker und die Chloride normal oder nur leicht vermehrt. Die Leukocyten sind im *Blut* nur in schwereren Fällen vermehrt.

Die *Dauer* beträgt im Mittel 8—12 Tage; sie kann sich auch über mehrere Wochen verlängern. Die *Heilung* der das akute Stadium überlebenden Kranken ist meist vollständig. Immerhin waren in St. Louis bei einer Nachuntersuchung (Bredeck, Broun, Hempelmann, McFadden und Spector 1938) 6,3% arbeitsunfähig. Progressive Nachkrankheiten sind nicht bekannt.

Die Pferde-Encephalitis.

Seit mehr als 75 Jahren kennt man in USA. Pferdeencephalitiden. 1936 wurden in Kalifornien Pferde und Maultiere von einer Epidemie befallen; 1938 brach eine weitere Epidemie in östlichen Staaten der USA. aus. Wiederum waren es Sommerepidemien. Die Viren ließen sich auf Mäuse übertragen, waren aber unter sich serologisch verschieden. Man unterscheidet seither die westliche und die östliche Form der Pferdeencephalitis. Vom Mai bis Oktober 1947 wütete die Epidemie der östlichen Form im Südwesten des Staates Louisiana und tötete

3000 Tiere (HOWITT, BISHOP, GORRIE, KISSLING, HAUSER und TRUETING 1948). Sehr wahrscheinlich übertrugen Stechmücken die Erreger.

In den befallenen Distrikten sprang die Krankheit auch auf den Menschen über. Die größte menschliche Epidemie ereignete sich 1941 in North Dakota, Minnesota und den angrenzenden kanadischen Provinzen mit 3000 Kranken und 8—15% Letalität (Westform). Meist waren es Kinder; in Louisiana 10 Kinder und 1 Erwachsener. Kontakt mit Pferden kam nicht vor. Auch beim Menschen erzeugte also das Virus eine Encephalitis, auch hier wurde es durch die schon genannten Methoden nachgewiesen. Man entdeckte, daß die gleiche Mücke beide Virusarten beherbergen und übertragen kann.

Klinisch beginnt die Krankheit plötzlich, verläuft sehr rasch, kann schon nach einigen Stunden bis wenigen Tagen letal enden. Fieber, Kopfweh, Erbrechen Stupor, Koma, Krämpfe, Hemiplegien, Augenmuskellähmungen sind die Hauptsymptome. Einige Patienten heilten mit Defekten, wie Geistesschwäche oder Hemiplegien. Der Liquor stand unter erhöhtem Druck; Eiweiß war vermehrt, die Zellzahl bewegte sich um 1500, oft herrschten zu Beginn die Polynucleären vor,

Pathologisch-anatomisch werden zerstreute Herde im Gehirn und Rückenmark beschrieben, welche Hyperämie, perivasculäre und parenchymatöse Lympho- und Leukocyteninfiltrate mit Ganglienzelluntergang aufweisen. Qualitativ lehnen sich diese Veränderungen eng an diejenigen bei der St. Louis-Encephalitis an; sie übertreffen sie aber an Intensität. Dazu kommen aber noch Endothelschwellungen Endothelnekrosen, Thrombosen und herdförmige Myelinausfälle. Einschlußkörperchen wurden nicht gefunden (FARBER, HILL, CONNERLY und DINGLE 1940).

Ein dritter Typus von Pferdeencephalitis fand sich in *Venezuela*.

Unter allen durch Arthropoden übertragenen Virusencephalitiden scheint die Pferdeencephalitis, wenn sie beim Menschen ausbricht, die deletärsten Wirkungen zu entfalten. Von 34 Personen, welche während der Epidemie von 1936 in Massachusetts (östliche Form) erkrankten, waren 1949 noch einer gesund und 6 lebten, aber mit Residuen (AYRES und FEEMSTER 1949).

Anhang.

Die russische Frühlings-Sommer-Encephalitis.

Sie wird durch die Zecke Ixodes persulcatus übertragen. Klinisch verhält sich die Krankheit wie die Japonica. Affen und Mäuse sind empfänglich; ein Neutralisationstest mit Rekonvaleszentenserum ist ausgearbeitet (SILBER und SOLOVIEV 1946; BERTA 1947).

Die Herpes simplex-Encephalitis.

Das Herpes simplex-Virus ist beim Menschen so gut wie ubiquitär. Seine Manifestation wird bekanntlich begünstigt durch mannigfache unspezifische Einflüsse, ganz besonders Fieber. Es findet sich nicht bei Tieren, außer nach artefiziellen Inoculationen.

Nachdem es fast einmütig als Erreger der Lethargica abgelehnt worden war, sind aber mit dem Fortschritt der Virusforschung einige Fälle von Herpesencephalitis und -myelitis bekannt geworden, die auch einer strengen Kritik standhalten. Das Virus läßt sich aus dem menschlichen Gehirn auf das Mäusegehirn übertragen, wie alle hier besprochenen Erreger; der Neutralisationstest mit Serum ist positiv, dagegen fehlt noch ein zuverlässiges Antigen für die Komplementbindungsreaktion. Erschwert wird die serologische Diagnostik durch die Tatsache, daß viele gesunde Menschen Antikörper enthalten.

Dagegen besteht eine größere Wahrscheinlichkeit dafür, daß die Herpesencephalitiden alle in Ganglienzellen und Gliazellen der Hirnrinde intranucleäre acidophile *Einschlußkörperchen* beherbergen. Umkehren darf man den Satz aber vorläufig nicht. Die übrigen anatomischen Befunde reihen sich der Japonica und St. Louis-Encephalitis an, weisen also nichts Charakteristisches auf.

Die Berichte über die *Klinik* der Krankheit lauten merkwürdig divergent. Zwar sind sie sich einig darüber, daß *Kinder* in jedem Lebensalter, auch Säuglinge vorzugsweise befallen werden, dann auch junge Erwachsene. Aber Sabin (1949) anerkennt nur die 6 Fälle, die akut, im Verlauf von 5—13 Tagen mit Koma, Krämpfen, fokalen Muskelzuckungen letal verliefen, dazu noch einen von Armstrong (1943), der ausheilte. Keiner zeigte Herpeseruptionen auf der Haut oder den Schleimhäuten. Dem gegenüber referieren Adams und Weinstein (1948), ferner Russell Brain und Strauss (1945) über Fälle, welche allmählich einsetzten und mit Charakterveränderungen, Ataxie, Hemiparesen, Hemiklonien, Trismus, Dystonien, Facialisspasmen, Athetose und Koma in 2—4 Monaten zum Tode führten. Der Liquor war unverändert oder enthielt eine ganz leichte Pleocytose.

Selbstverständlich können Herpesencephalitiden überall vorkommen, auch in Europa. Daß aber unklare Encephalitisfälle etwa Herpeseruptionen aufweisen, genügt nicht zur Diagnose. Umgekehrt kann sich der Herpes ausschließlich im Gehirn manifestieren (siehe oben). Ohne Laboratoriumsarbeit hängt die Diagnose dieser Fälle in der Luft. Sie wird an der Leiche gestellt durch Überimpfung ins Mäusegehirn, ins Hühnerei und auf die Kaninchencornea, am Lebenden durch den Anstieg des Neutralisationstiters.

Affen-B-Virus. Bis heute sind seit 1932 drei Laboratoriumsinfektionen publiziert worden. Alle drei Ärzte wurden von Rhesusaffen gebissen oder verunreinigten kleine Wunden mit Affenspeichel. Sie starben an Encephalomyelitis. Die Affen waren anscheinend gesund. Das Virus ist serologisch mit Herpes simplex eng verwandt und lebt offenbar symbiotisch auf den Affen wie dieses auf den Menschen (Sabin 1949; Burnet, Lust und Jackson 1939).

Europäische Encephalitisformen.

Die Folgen der zwei Weltkriege haben die Encephalitisforschung in Europa stark in Rückstand gebracht. Es wurden und werden zwar manche Einzelbeobachtungen und kleine Epidemien veröffentlicht, aber ohne den Anschluß an die moderne amerikanische Virusforschung bleiben sie unzusammenhängend. Die pathologische Anatomie allein genügt — wie wir oben gesehen haben — nicht zur regelrechten Klassifizierung. Immerhin erweisen sich einige mit europäischen Mitteln durchgeführte Studien als recht wertvoll.

1. Die schwedische Westküstenencephalitis (Alm 1946; Alm und Lindquist 1946; zit. nach Möller 1949).

Kleine Encephalitisepidemien brachen unter verschiedenen klinischen Formen an umschriebenen Orten der schwedischen Küste aus. Die Inkubation wird auf 4—7 Tage geschätzt, die Letalität im Spital betrug 20%. Pathologisch-anatomisch fand sich eine hämorrhagische Leukencephalitis mit perivasculären Infiltraten, zuweilen aber überhaupt kein Substrat. Es gelang, das Virus sowohl aus dem Liquor von Lebenden wie aus dem Gehirn von Verstorbenen auf Versuchstiere zu übertragen und eine positive Komplementablenkungsreaktion im Serum von Rekonvaleszenten nachzuweisen.

2. Die Panencephalitis von Pette. Pette hat 1940 die Encephalitis japonica, St. Louis- und die Fleckfieberencephalitis zur Gruppe „Panencephalitis“ zusammengefaßt, auf Grund pathologisch-anatomischer Kriterien. Nachdem seither auf Grund neuer Erkenntnisse soviele ätiologisch verschiedene Formen aufgetaucht sind, ist dieser Ausdruck nur als Sammelname zu verstehen. Die von ihm beschriebenen 8 Hamburger Fälle, wovon 4 autoptische, reihen sich in den „Typus B", also Japonica-St. Louis ein, sowohl klinisch, als pathologisch-anatomisch. Serologische Differenzierungen wurden nicht vorgenommen und die Ätiologie bleibt unklar.

Einen weiteren Fall von Panencephalitis gab W. MÜLLER (1942) bekannt. H. JACOB (1942) opponiert gegen die Aufstellung der „Panencephalitis" als Gruppe. 1935 fanden sich gehäufte Fälle in Schlesien. Einzelerkrankungen wurden aus Ungarn, Königsberg, Frankfurt, München, Würzburg, Wien und aus der Schweiz gemeldet. In Wien erkrankten 1936 25—28 Personen mit raschem ungünstigem Verlauf (SILBERMANN und ZAPPERT 1936; zit nach PETTE).

1943/44 erfaßte eine Encephalitisepidemie im Konzentrationslager Theresienstadt bei Wien 978 Gefangene. Sie war milde; es erlagen ihr weniger als 1%. Im Mittel dauerte das Leiden vier Wochen, Rückfälle kamen vor, aber selten Dauerzustände. Schlafsucht, Ophthalmologie neben anderen Hirnnervenlähmungen, ferner cerebelläre Erscheinungen standen im Vordergrund. Im Liquor waren Zellen und Eiweiß vermehrt (KRAL 1947).

3. Die Leukencephalitiden. Im allgemeinen greifen die *Viren* ganz vorwiegend die *graue Substanz* an. Encephalitiden, welche sich in erster Linie in der weißen Substanz lokalisieren, sind also wahrscheinlich, bis zum Beweis des Gegenteils, nicht durch ein Virus verursacht; jedenfalls sind bis jetzt keine bekannt geworden (mit Ausnahme der schwedischen Westküstenencephalitis, die aber noch nicht vollständig durchgearbeitet erscheint).

Es ist eine sehr heterogene Gruppe. Bekannte und unbekannte Erreger verursachen sie. Die parainfektiösen (postexanthematischen), die sicher und fraglichen allergischen (nach aktiver und passiver Immunisierung und experimentell nach Injektion von homologem und heterologem Gehirnmaterial), die rein toxischen gehören meist hierher. Ihre Beschreibung ist bei den Grundkrankheiten und im Nervenband nachzulesen. Nur zwei selbständige Formen seien hier erwähnt:

a) Die akute hämorrhagische Leukencephalitis. In diese Untergruppe reiht sich am besten die alte STRÜMPELL-LEICHTENSTERNsche Encephalitis ein. LEICHTENSTERN hatte sie bekanntlich während und als Folge der Grippepandemie 1892/93 beschrieben. Anatomisch wie klinisch war sie allerdings uneinheitlich, sehr oft aber hämorrhagisch, zum Teil als reine Purpura cerebri, zum Teil mit größeren blutenden Einzelherden.

Neuerdings wird von amerikanischer Seite versucht, aus ihr eine nosologische Einheit herauszulösen, deren Ätiologie aber keineswegs geklärt ist. BAKER (1935) sammelte 20 Autopsiefälle, meist jugendliche unter 25 Jahren. Ein unspezifischer Infekt vor Ausbruch der Gehirnkrankheit konnte nur in wenigen Fällen nachgewiesen werden. Das Leiden verlief akut unter cerebralen Allgemeinerscheinungen und führte in wenigen Tagen zum Tode. ADAMS, CAMMERMEYER und DENNY-BROWN (1948) haben vor kurzem 10 weitere autopsierte Fälle publiziert. Nach influenzaähnlichen Prodromen oder einem Infekt der oberen Luftwege setzten Fieber, Verwirrtheit, Koma, Krämpfe und Hemi- oder Paraplegie ein. Anatomisch findet sich eine große oder mehrere kleinere Totalnekrosen in der weißen Substanz des Großhirns oder des Hirnstammes, mit Blutungen, Fibrin- und Leukocytenbesetzung der geschädigten Bezirke und der angrenzenden weichen Häute. Die Krankheit verläuft meist rasch tödlich, obschon auch subakute und chronische Verläufe beschrieben sind.

Ein zweiter Typus erweist sich autoptisch als Hirnpurpura ohne entzündliche Erscheinungen.

b) Die subakute sklerosierende Leukencephalitis. (VAN BOGAERT 1949). Der erste Fall wurde von BODECHTEL und GUTTMANN (1931) bekannt gegeben,

12 weitere Fälle von VAN BOGAERT, wovon 9 autopsiert sind. Befallen werden Kinder im Spiel- und Schulalter. Die Krankheit führt innerhalb von 3 bis 6 Monaten, selten noch länger, zum Tode. Fieber fehlt öfters. Symptomatologisch stehen vorerst motorische Äußerungen im Vordergrund, nämlich Myoklonien, epileptische Anfälle, Chorea, Ballismen, oder auch posturale Anfälle mit und ohne Kloni. Oft kommt es zur Andeutung von Rotationen um die Körperachse. Bald zerfällt die Psyche weitgehend, wobei Apraxien, Agnosien und Aphasien vorherrschen. Dann erscheint eine Steifigkeit in Extensions-, schließlich in Flexionsstellung, mit Stellungen an den oberen Extremitäten, welche an Enthirnungsstarre erinnern. Eine rasche fortschreitende Kachexie kündet das Ende an. Häufig beginnt das Leiden in der linken Hemisphäre und ergreift erst später die rechte. Stauungspapille oder Neuritis optica wurde gelegentlich beobachtet. Der Liquor ist wenig verändert.

Anatomisch findet sich eine primäre Entzündung mit Demyelinisation im Marklager der Großhirnhemisphären; die graue Substanz ist weit weniger befallen. Auffällig ist ferner der starke gliös-sklerosierende Charakter der reparativen Prozesse. Die Ätiologie bleibt dunkel.

Therapie und Prophylaxe der Virusencephalitiden. Über die *Behandlung* sind leider nur wenige Worte zu verlieren. Wenn auch selbstverständlich alle modernen Sulfokörper und Antibiotica angewendet wurden, so ist niemals ein überzeugender Einfluß auf die Encephalitis selbst gesehen worden. Dagegen kommen bei der Japonica als sekundäre oder Nachkrankheiten lebensgefährliche Pneumonien und Mittelohrentzündungen vor, die mit den neueren Methoden niedergehalten werden können. Es gelingt auf diese Weise, die Letalität deutlich zu verringern.

Die *Vorbeugung* hat unter bestimmten Umständen größere Erfolge zu verzeichnen. Aktive Immunisation kann einmal bei Besatzungstruppen angezeigt sein (s. S. 502). Die Mückenbekämpfung durch DDT (GEIGY) drängt sich auf und wurde in Japan in größerem Maßstab ausgeführt. SAMS (1948) und TURNER (1948) glauben, daß die große Epidemie der Japonica im Jahre 1948 durch ein Nachlassen der Mückenvertilgung bedingt wurde.

Zur bequemeren Übersicht lassen wir eine Tabelle über alle Viruskrankheiten des menschlichen Nervensystems folgen, worunter auch einige, die im Vorhergehenden nicht besprochen wurden, weil sie nicht das Zentralnervensystem betreffen oder weil sie es nur sekundär befallen (nach SABIN 1949, etwas modifiziert).

Tabelle 1. *Virusinfektionen des menschlichen Nervensystems.*

A. Bekannte Viren
- I. Reservoir im Menschen. Über die ganze Welt verbreitet.
  - 1. Sporadisch und epidemisch
    - Poliomyelitis
  - 2. Sporadisch
    - Parotitis
    - Herpes simplex
    - Lymphogranuloma venereum
- II. Reservoir außerhalb des Menschen; wenig weit verbreitet, die meisten lokal begrenzt.
  - 1. Von Arthropoden stammende Encephalitiden
    - St. Louis
    - Westliche Pferdeencephalitis
    - Östliche Pferdeencephalitis
    - Venezuela-Pferdeencephalitis
    - Japanische Encephalitis (und Australische X ?)
    - Russische Zeckenencephalitis
  - 2. Übertragung durch tierische Sekrete oder Exkrete
    - Lyssa
    - Choriomeningitis lymphocytaria

B. Virusätiologie möglich, aber unsicher
 Encephalitis lethargica
 Herpes zoster
 B-Virus vom Affen
C. Neurotrope Viren bekannt, aber entsprechende Krankheiten des menschlichen Nervensystems unbekannt.
 Aus Afrika: Westliches Nil-Virus, Bwambafieber, Semlikiwald-Virus, Bunyamwera-Virus.
 Aus Südamerika: Ilheus-Virus, Columbien-Moskitovirus.
 Aus Nordamerika: Kalifornisches Moskito-Virus.
D. Krankheiten, welche mit Virusinfektionen öfters in Verbindung gebracht werden, aber ohne Beweis:
 Parainfektiöse und postvaccinale Encephalitiden, nach Masern, Varicellen, Rubeolen, Variola, Pockenimpfung, Influenza, Rheumatismus verus, akute hämorrhagische Encephalitis.

Eine zweite Tabelle soll die Übersicht über die Laboratoriumsdiagnose erleichtern (nach ADAMS und WEINSTEIN 1948 modifiziert).

Tabelle 2. *Laboratoriumsdiagnose der menschlichen virusbedingten Encephalitiden.*

Krankheit	Virus anwesend in: Blut	Liquor	Substanz des ZNS	Methoden des Virusnachweises	Neutralisationstest	Komplementbindung
Lyssa	⌀	⌀	+	Verimpfung ins Mäusegehirn	⌀	?
Poliomyelitis	⌀	⌀	+	Verimpfung auf Affen	+	⌀
St. Louis	⌀	⌀	+	Verimpfung ins Mäusegehirn oder in die Chorio-Allantois des befruchteten Hühnereies	+	+
Westliche Pferdeencephalitis	⌀	⌀	+	Verimpfung ins Mäusegehirn	+	+
Östliche Pferdeencephalitis	⌀	⌀	+	Verimpfung ins Mäusegehirn	+	+
Meningoencephalitis bei Parotitis	+	+	+	Verimpfung in die Chorio-Allantois des befruchteten Hühnereies	+	+
Meningoencephalitis bei Lymphogranuloma venereum	⌀	+	+	Verimpfung ins Mäusegehirn	(kompliziert) + FREIsche Reaktion	+
Herpes simplex	?	?	+	Scarifizierung der Kaninchencornea. Verimpfung ins Mäusegehirn. Verimpfung in die Chorio-Allantois des befruchteten Hühnereies	+	unsicher
Mononucleosis infectiosa	⌀	⌀	⌀	keine	⌀ PAUL-BUNNELLsche Reaktion	⌀
Choriomeningitis lymphocytaria	+	+	+	Verimpfung auf befruchtetes Hühnerei. Verimpfung ins Gehirn von Mäusen oder Meerschweinchen	+	+

Die selbständigen Encephalitiden widersetzten sich bis zum Erscheinen der Lethargicaepidemie jeder Klassifikation und wurden von der Forschung wenig beachtet. Nur die Japonica bildete eine geschlossene Einheit, von der im westlichen Kulturkreis nicht viel mehr als ihre Existenz (wenn überhaupt) bekannt war. Nachdem die ECONOMOsche Krankheit die ganze Erde überzogen hatte, setzten vielfache Bemühungen zur Erhellung der sporadischen Gehirnentzündung ein, die zunächst wenig fruchteten. Erst den Fortschritten der Virusforschung ist es zu verdanken, daß Gruppierungen und Abgrenzungen vorgenommen werden können, die auf soliden Grundlagen beruhen. Sie lehren uns auch, in welch ungeahntem Maße Zoonosen für menschliche Krankheiten verantwortlich sind. Sie lehren schließlich uns Europäern die Bedeutung von Krankheiten und Epidemien ferner Länder auch für uns.

„Heute ist die Welt zu klein, als daß der Kliniker, besonders der Spezialist, seine medizinischen Kenntnisse auf sein eigenes Land oder auch nur auf seinen eigenen Kontinent beschränken dürfte" (HAMMON 1949).

Literatur.

A. Zusammenfassende Arbeiten.

VAN BOECKEL, L., A. BESSEMANS et NÉLIS: L'encéphalite epidémique. Bruxelles 1923.

CRUCHET, MOUTIER et CALMETTE: Soc. méd. Hôp. Paris **1917**. (Zit. nach LÖFFLER und STAEHELIN.)

DOERR, R., u. E. BERGER: Herpes, Zoster und Encephalitis. Mit Einschluß der Encephalitis postvaccinalis. In Handbuch der pathogenen Mikroorganismen, 3. Aufl., Bd. 8, Liefg. 45. 1930. — DOERR, R., ECKSTEIN u. SPIELMEYER: Die nichteitrigen Encephalitiden des Kindesalters. Verh. Wiesbaden, Kongr. Kinderheilk. Mschr. Kinderheilk. **44**, 150 (1929).

ECONOMO, C. V.: Die Encephalitis lethargica. Leipzig 1917. — Epidemic Encephalitis, Report of the Matheson Commission. New York: Columbia University Preß 1929. (Zit. nach LÖFFLER und STAEHELIN.)

GOLDSTEIN, K.: Encephalitis epidemica. In Handbuch der inneren Medizin, 2. Aufl., Bd. V/1, S. 202f. Berlin: Springer 1925. — GOTTSTEIN, W.: Die Encephalitis lethargica. Erg. Hyg. **5**, 394 (1922).

KANEKO, R., u. Y. AOKI: Über die Encephalitis epidemica in Japan. Erg. inn. Med. **34**, 342 (1928).

LANGE, J.: Encephalitis epidemica (ECONOMOsche Krankheit). In Handbuch der inneren Medizin, 3. Aufl., Bd. V/1, S. 523f. Berlin: Springer 1939. — LEVADITI, C.: Les ectodermoses neurotropes. Paris: Masson & Co. 1922. — L'herpès et le zona. Paris: Masson & Co. 1926. — LÖFFLER, W., u. R. STAEHELIN: Encephalitis epidemica (lethargica). Mit einem Anhang: Singultus epidemicus. In Handbuch der inneren Medizin, 3. Aufl., Bd. I, S. 669f. Berlin: Springer 1934.

MAY: Encéphalite léthargique. Nouveau traité de méd. von ROGER, WIDAL und TEISSIER, Bd. 4. Paris 1922. — MÖLLER, F.: On postinfectious nervous involvement. Acta med. scand. (Stockh.) Suppl. **232** (1949).

NETTER, A.: L'encéphalite léthargique. Conférence faite le 15 fevrier 1920. Paris: Masson & Co. 1920. — L'encéphalite léthargique épidémique. Paris: Masson & Co. 1920. — Encéphalite léthargique, typhus exanthématique varicelle et zona. Paris: Masson & Co. 1920. — Rapport sur l'Etiologie et la Prophylaxie de l'encéphalite léthargique. Paris: Masson & Co. 1921. — NONNE, M.: Encephalitis lethargica. (35. Kongr. Wien, Sitzg vom 9.—12. April 1923.) Verh. dtsch. Ges. inn. Med. **1923**, 45.

PARSONS, MCNALTY and PERDRAU: Report on Encephalitis lethargica. Reports on Public Health and med. Subjects, No 11. London 1922. (Literatur.) — PETTE, H.: Die akut-entzündlichen Erkrankungen des Nervensystems. Leipzig: Georg Thieme 1942.

REINHART, A.: Die endemische Enzephalitis. Erg. inn. Med. **22**, 245 (1922). (Literatur.) — REYS: L'Encéphalite léthargique. Pairs 1922. — RIVERS, TH. M.: Virus diseases. In R. L. CECIL Textbook in Medecine, 6. Aufl. Philadelphia: W. B. Saunders Company 1943. — Viral and rickettsial infections of man. Philadelphia: Lippincott 1948. — ROGER, H.: Soc. méd. Hôp. Paris, **1920**. (Zit. nach LÖFFLER und STAEHELIN.)

SABIN, A. B.: Viral infections of the human nervous system. IV. Congrès neurologique international, Bd. 1, S. 85, 1949. — SPATZ, H.: Encephalitis. In Handbuch Geisteskrankheiten, Bd. XI. Berlin: Springer 1930. — STAEHELIN, R., u. W. LÖFFLER: Encephalitis epidemica s. lethargica. Mit einem Anhang: Singultus epidemicus. In Handbuch der inneren Medizin 2. Aufl., Bd. I/1, S. 506f. Berlin: Springer 1925. — STERN, F.: Die epidemische Encephalitis, 2. Aufl. Berlin: Springer 1928. (Literatur.) — Epidemische Encephalitis (ECONOMOsche

Krankheit). In Handbuch der Neurologie von BUMKE und FOERSTER, Bd. XIII. Berlin: Springer 1936.

TOPLEY and WILSON: Principles of Bacteriology and Immunity, 3. Aufl. London: Edward Arnold & Co. 1947.

WALTHARD, B.: Die pathologische Anatomie der Viruskrankheiten des Zentralnervensystems. Schweiz. Arch. Neur. 53, 202 (1944).

B. Einzelarbeiten.

ADAMS, R. D., CAMMERMEYER and DENNY-BROWN: Acute necrotizing hemorrhagic encephalopathy. J. Neuropath. a. exper. Neur. **8**, 1 (1949). (Zit. nach ADAMS and WEINSTEIN.) — ADAMS, R. D., and WEINSTEIN: Clinical and pathological aspects of encephalitis. New Engld. J. Med. **239**, 865 (1948). — ARMSTRONG, C.: Herpes simplex virus recovered from the spinal fluid of a suspected case of lymphocytic choriomeningitis. Publ. Health Rep. **58**, 16 (1943). — AYRES, J. C., and FEEMSTER: The sequelae of eastern equine encephalomyelitis. New Engld. J. Med. **240**, 960 (1949).

BAKER, A. B.: Hemorrhagic encephalitis. Amer. J. Path. **11**, 185 (1935). — BARKER, L. F.: Diagnostic criteria in epidemic encephalitis and encephalomyelitis. Arch of Neur. **6**, 173 (1921). — BERGER, E.: Experimentelle Beiträge zur Frage der postvaccinalen Encephalitis. (13. Tagg dtsch. Ver.igg Mikrobiol. 30. Aug. bis 1. Sept. 1928 in Bern.) Zbl. Bakter. **110**, 138 (1928). — BERTA, L.: Spring-summer, tick-borne, Tajga-Far eastern encephalitis. Paediatria Danubiana (Budapest) **2**, 351 (1947). — BING, R.: Zur Frage des „Parkinsonismus" als Folgezustand der Encephalitis lethargica. Schweiz. med. Wschr. **1921**, **4**. — BING, R., u. R. STAEHELIN: Katamnestische Erhebungen zur Prognose der verschiedenen Formen von Encephalitis epidemica. Schweiz. med. Wschr. **1922**, 142. — BODECHTEL, G., u. GUTTMANN: Z. Neur. **133**, 601 (1931). — VAN BOGAERT, L.: La Leucoencéphalite sclerosante subaigue. IV. Congrès neurologique international, Bd. 2, S. 29. 1949. — Rev. neurol. **81**, 77 (1949). — BREDECK, J. F., G. O. BROUN, T. C. HEMPELMANN, J. F. MCFADDEN and H. J. SPECTOR: Follow-up studies of the 1933 St. Louis epidemic of encephalitis. J. Amer. med. Assoc. **111**, 15 (1938). — BUDNITZ: The use of benadryl in Parkinsons disease. New Engld. J. Med. **239**, 874 (1948). — BURNET, F. M., LUST and JACKSON: The relationsship of herpes and B viruses: immunological and epidemiological considerations. Austral. J. exper. Biol. a. med. Sci. **17**, 41 (1939). — BYCHOWSKI, Z.: Zur Pathogenese der eigenartigen Schlafstörungen nach Encephalitis lethargica. Z. Neur. **76**, 508 (1922).

CLELAND and CAMPBELL: J. nerv. Dis. **51**, 137. (Zit. nach LÖFFLER und STAEHELIN.) — CROOKSHANK, F. G.: Proc. roy. Soc. Med., sect. hist. med. **12**, 1. (Zit. nach LÖFFLER und STAEHELIN.)

DENNIG, H., u. R. VOELLM: Untersuchungen über die Prognose der chronischen Encephalitis epidemica. Dtsch. Arch. klin. Med. **155**, 257 (1927). — DEUEL, R. E., BAWELL, MATUMOTO and A. B. SABIN: Antibodies for Japanese B encephalitis in human beings and domestic animals in Korea and Okinawa in 1946. Nicht publiziert. (Zit. nach SABIN 1949.) — DOERR R.: Ergebnisse der neueren experimentellen Forschungen über die Ätiologie des Herpes simplex und des Zoster. Zbl. Hautkrh. **13**, 417 (1924); **15**, 120, 289 (1925); **16**, 481 (1925). — Herpes und Encephalitis. (11. Tagg dtsch. Ver.igg Mikrobiol. 24.—26. Sept. 1925 in Frankfurt.) Zbl. Bakter. **97**, 76, 164 (1926). — DOERR, R., u. A. SCHNABEL: Das Virus des Herpes febrilis und seine Beziehungen zum Virus der Encephalitis epidemica (lethargica). Schweiz. med. Wschr. **1921**, **469**. — Das Virus des Herpes febrilis und seine Beziehungen zum Virus der Encephalitis epidemica (lethargica). Z. Hyg. **94**, 29 (1921).— DOERR, R., u. E. ZDANSKY: Zur Ätiologie der Encephalitis epidemica. Schweiz. med. Wschr. **1923**, 349. — Kritisches und Experimentelles zur ätiologischen Erforschung des Herpes febrilis und der Encephalitis lethargica. Z. Hyg. **102**, 1 (1924). — DOPTER: Ann. Hyg. publ. Oct. **1921**. (Zit. nach LÖFFLER und STAEHELIN.)

ECKSTEIN, A.: Encephalitis im Kindesalter. Erg. inn. Med. **36**, 494 (1929). — ECONOMO, C. v.: Ein Fall von chronischer schubweise verlaufender Encephalitis lethargica. (Bemerkungen zur Frage Grippeencephalitis und Encephalitis lethargica.) Münch. med Wschr. **1919**, 1311. — Encephalitis lethargica subchronica. Wien. Arch. inn. Med. **1**, 371 (1920). — Die Encephalitis lethargica-Epidemie von 1920. (Hyperkinetisch-myelitische Form.) Wien. klin. Wschr. **1920**, 330, 361. — ESKUCHEN, K.: Der Liquor cerebrospinalis bei Encephalitis epidemica. Z. Neur. **76**, 568 (1922).

FARBER S., A. HILL, M. L. CONNERLY and J. H. DINGLE: Encephalitis in infants and children, caused by the virus of the eastern variety of equine encephalitis. J. Amer. med. Assoc. **114**, 1725 (1940). — FISCHER, M.: Die Beziehungen des Herpesvirus zum Blut und zum Liquor cerebrospinalis. Z. Hyg. **107**, 102 (1927). — FLECK, U.: Über Erfahrungen mit der Behandlung chronischer Encephalitiker auf der Göttinger Encephalitisstation. Dtsch. med. Wschr. **1933** I, 55.

Goldstein, K.: Über anatomische Veränderungen (Atrophie der Substantia nigra) bei postencephalitischem Parkinsonismus. Z. Neur. **76**, 627 (1922). — Grünewald: Encephalitis epidemica (Sammelreferat). Zbl. Neur. **25**, 153 (1921).

Haege, E.: Zur Frage des Intervalls zwischen akutem und chronischem Stadium der Encephalitis. Allg. Z. Psychiatr. **115**, 291 (1940). — Hallervorden, J.: Anatomische Untersuchungen zur Pathogenese des postencephalitischen Parkinsonismus. Verh. Ges. dtsch. Nervenärzte **1934**, 188. — Hammon, W. M.: The encephalitides of virus origin with special reference to those of North America. Clinics **4**, 485 (1945). — The etiology, epidemiology and diagnosis of virus encephalitis. IV. Congrès neurologique international, Bd. I, S. 95. 1949. — Hammon, W. M., and W. C. Reeves: Laboratory transmission of St. Louis encephalitis virus by three genera of mosquitoes. J. of exper. Med. **78**, 241 (1943). — Hayashi, M.: Übertragung des Virus von Encephalitis epidemica auf Affen. Proc. imp. Acad. Tokyo **10**, 62 (1934). — Hodes, H. L.: Experimental transmission of Japanese B encephalitis by mosquitoes and mosquito larvae. Bull. Hopkins Hosp. **79**, 358 (1946). — Hofstadt, F.: Über eine eigenartige Form von Schlafstörung im Kindesalter als Spätschaden nach Encephalitis epidemica. Münch. med. Wschr. **1920** II, 1400. — Holt, W. jr.: Epidemic encephalitis. A follow-up study of two hundred and sixty-six cases. Arch. of Neur. **38**, 1135 (1937). — Howitt, F. B., Bishop, Gorrie, Kissling, Hauser and Trueting: An outbreak of equine encephalomyelitis, eastern type, in Southwestern Louisiana. Proc. Soc. exper. Biol. a. Med. **68**, 70 (1948). — Hurst, E. W.: Infection of the rhesus monkey (Macaca mulatta) and the guinea pigs with the virus of equine encephalomyelitis. J. of Path. **42**, 271 (1936).

Jacob, H.: Zur Gruppierung der entzündlichen Erkrankungen des Nervensystems. Allg. Z. Psychiatr. **121**, 83 (1942). — Jakob, A.: Die extrapyramidalen Erkrankungen. Berlin: Springer 1923.

Klaue, R.: Parkinsonsche Krankheit (Paralysis agitans) und postencephalitischer Parkinsonismus. Arch. f. Psychiatr. **111**, 251 (1940). — Kleemann, A.: Mitteilungen zur Therapie der chronischen Encephalitis. Dtsch. Z. Nervenheilk. **111**, 299 (1929). — König, O.: Beitrag zur Kenntnis der sog. Paralysis agitans sine agitatione auf dem pathologisch-anatomischen Boden der Encephalitis epidemica. Z. Neur. **75**, 221 (1922). — Környey, S.: Die primär neurotropen Infektionskrankheiten des Menschen. Fortschr. Neur. **11**, 82, 146 (1939). — Kral, A.: An epidemic of encephalitis in the concentration camp Terezin (Theresienstadt) during the winter 1943/44. J. nerv. Dis. **105**, 403 (1947).

Levaditi, C.: Comparaison entre les divers ultra-virus neurotropes (ectodermoses neurotropes). C r. Soc. Biol. Paris **85**, 425 (1921). — Levaditi, C., et P. Harvier: Recherches sur le virus de l'encéphalite léthargique. C r. Soc. Biol. Paris **83**, 385 (1920). — Recherches experimentales sur l'encéphalite léthargique. Bull. Acad. Méd. 20. April **1920**.

Mauthner, L.: Pathologie und Physiologie des Schlafes. Vortrag i. d. k.-k. Ges. d. Ärzte in Wien 30. Mai 1890. Wien. klin. Wschr. **1890**, 445. — McKinley and McAlpine: Proc. Soc. exper. Biol. a. Med. **31**, 797. (Zit. nach Pette). — Meggendorfer, Fr.: Chronische Encephalitis epidemica. Z. Neur. **75**, 189 (1922). — Mercio, X.: La recherche de l'hémoclasie digestive dans les séquelles d'encéphalite léthargique. Schweiz. med. Wschr. **1923**, 709. — Muckenfuss, R. S., C. Armstrong and McCordock: Encephalitis: Studies on experimental transmission. Publ. Health Rep. **48**, 1341 (1933). — Müller, W.: Zur Frage der Panencephalitis. Z. Neur. **174**, 564 (1942).

Naef, E.: Klinisches über die endemische Encephalitis. Münch. med. Wschr. **1919**, 1019. — Naville, F.: Les séquelles de l'épidémie d'encéphalite de 1918 à 1921, à Genève. Etude de 54 cas. Rev. méd. Suisse rom **43**, 1 (1923).

Panegrossi, G.: Über die neue Heilmethode der chronischen epidemischen Enzephalitis mit Parkinson-Erscheinungen. Dtsch. med. Wschr. **1938** I, 669. — Pennybacker, J., and Russell: Necrosis of the brain due to radiation therapy. J. Neur,, Neurosurg. a. Psychiatr. (Lond.) **11**, 183 (1948). — Perdrau, J. R.: The virus of encephalitis lethargica. Brit. J. exper. Path. **6**, 123 (1925). — Pette, H.: Über die Beziehungen des Erregers der Encephalitis epidemica zum Virus des Herpes simplex vom klinischen, anatomischen und experimentellen Standpunkt aus. Med. Klin. **1926** I, 573. — Die Stellung der postvaccinalen Encephalitis in der Reihe infektiöser Erkrankungen des Zentralnervensystems. (13. Tagg dtsch. Ver.igg Mikrobiol. 30. Aug. bis 1. Sept. 1928 in Bern.) Zbl. Bakter. **110**, 134 (1928).

Reeves, W. C., and W. M. Hammon: Laboratory transmission of Japanese B encephalitis virus by seven species (three genera) of North American mosquitoes. J. of exper. Med. **83**, 185 (1946). — Roemer, C.: Die Atropinbehandlung der encephalitischen Folgezustände. Z. Neur. **132**, 724 (1931). — Römer: Med. Welt **1932** II, Nr. 32. (Zit. nach Löffler und Staehelin.) — Russell Brain, W., and Strauss: Recent advances in neurology and neuropsychiatry. London: Churchill 1945.

Sabin, A. B.: Progression of different nasally instilled viruses along different nervous pathways in the same host. Proc. Soc. exper. Biol. a. Med. **38**, 270 (1938). — Epidemic encephalitis in military personnel. Isolation of Japanese B virus on Okinawa in 1945, serologic diagnosis, clinical manifestations, epidemiologic aspects and use of mouse brain vaccine. J. Amer. med. Assoc. **133**, 281 (1947). — Dengue. In RIVERS, Viral and rickettsial infections of man. Philadelphia: Lippincott 1948. — SABIN, A. B., and OLITSKY: Variations in pathways by wich equine encephalomyelitic viruses invade the CNS of mice and guinea pigs. Proc. Soc. exper. Biol. a. Med. **38**, 595 (1938). — SABIN, A. B., SCHLESINGER and GINDER: Clinically apparent and inapparent infection with Japanese B encephalitis virus in Shanghai and Tientsin. Proc. Soc. exper. Biol. a. Med. **65**, 183 (1947). — SABRAZÈS et MASSIAS: Gaz. Sci. méd. Bordeaux **1920**. (Zit. nach LÖFFLER und STAEHELIN.) — SAMS, C. F.: Introduction. Surgeons circular letter (Am.) **3**, No 10 (1948). — SAUTER, E.: Zum Schicksal der Encephalitiker. Katamnestische Untersuchungen der an der akuten Encephalitis lethargica erkrankten und an der Zürcher medizinischen Klinik hospitalisierten Patienten. Schweiz. med. Wschr. **1934**, 464. — Inaug.-Diss. Zürich 1934. — SECRÉTAN, A., et E. HEDINGER: Parkinsonisme après encéphalite léthargique. Schweiz. med. Wschr. **1922**, 937. — SIGWALD, J. G., DUREL et PELLERAT: Congrès international d'Ostende, Sept. 1948. — SILBER and SOLOVIEV: Far eastern tick-borne spring-summer (spring) encephalitis. Amer. Rev. Soviet Med. (Special Suppl.) **1946**, 1. — SILBERMANN, M., u. J. ZAPPERT: Über das Vorkommen nichtepidemischer und epidemischer Encephalitiden in den letzten zehn Jahren. (Nach dem Material der Wiener Nervenklinik.) Wien. klin. Wschr. **1936** I, 268. — Klinische Studien über die akute primäre Encephalitis. Wien. klin. Wschr. **1936** II, 1577. — SMITH, M. G., BLATTNER and HAYS: The isolation of the St. Louis encephalitis virus from chicken mites in nature. Science (Lancaster, Pa.) **100**, 362 (1944). — STAEHELIN, J. E.: Zur Psychopathologie der Folgezustände der Encephalitis epidemica. Z. Neur. **77**, 171 (1922). — STAEHELIN, R.: Über die Encephalomyelitis epidemica (Encephalitis lethargica). Schweiz. med. Wschr. **1920**, 201. — Zur Frage der Encephalitis lethargica und verwandter Erkrankungen. Schweiz. Arch. Neur. **8**, 143 (1921). — STERN, F.: Herpes und Encephalitis. (11. Tagg dtsch. Ver.igg. Mikrobiol. 24.—26. Sept. 1925 in Frankfurt.) Zbl. Bakter. **97**, 94, 164 (1926). — STOOSS, M.: Akute Enzephalitis im Kindesalter. Schweiz. med. Wschr. **1926**, 758.

TAKAKI, J.: Über das Virus der Encephalitis japonica. I. Mitt. Z. Immun.forschg **47**, 441 (1926). — Über das Virus der Encephalitis japonica. II. Mitt. Z. Immun.forschg **47**, 456 (1926). — TAKAKI, J., A. BONIS u. O. KOREF: Die Komplementablenkung mittels Koktoantigen als Methode zur Identifizierung und Differenzierung des filtrierbaren Virus (Herpes, Encephalitis). III. Mitt. Z. Immun.forschg **47**, 431 (1926). — TANIGUCHI, T. u. Mitarb.: A virus isolated in 1935 epidemic of summer encephalitis of Japan. Jap. J. of exper. Med. **14**, 185 (1936). — TOBLER, TH.: Pathologische Beiträge zur Kenntnis der akuten, herdförmig disseminierten, nichteitrigen, vorwiegend lymphocytären, infektiös-toxischen, epidemischen Polioencephalomyelitis (Encephalitis lethargica). Schweiz. med. Wschr. **1920**, 446, 470. — Traité d'hygiène Martin Brouardel, Epidémiologie, Bd 9, S. 762. — TURNER, E. A.: Field control measures. Surgeons circular letter (Am.) **3**, No 10 (1948).

VOGT, A.: Eine akute Form der Ophthalmoplegie. (Poliomesencephalitis acuta.) Schweiz. Rdsch. Med. **15**, 482 (1915).

WALTHARD, B.: Die Einwanderung und Ausbreitung des Herpesvirus im Zentralnervensystem des Meerschweinchens. Krkh.forschg **4**, 471 (1927). — WEBSTER, L.T., and CLOW: Experimental encephalitis (St. Louis type) in mice with high inborne resistance — a chronic subclinical infection. J. of exper. Med. **63**, 827 (1936). — WEBSTER, L. T., and FITE: A virus encountered in the study of material from cases of encephalitis in the St. Louis and Kansas city epidemic of 1933. Science (Lancaster, Pa.) **78**, 463 (1933). — WEBSTER, L.T., and JOHNSON: Comparative virulence of St. Louis encephalitis virus cultured with brain tissue from innately susceptible and innately resistant mice. J. of exper. Med. **74**, 489 (1941). — WITZLEBEN, H. D. v.: Die Behandlung der chronischen Encephalitis epidemica (Parkinsonismus) mit der „Bulgarischen Kur". Klin. Wschr. **1938** I, 329, 369.

ZIMMERMAN, H. M.: The pathology of Japanese B encephalitis. Amer. J. Path. **22**, 965 (1946).

Poliomyelitis und verwandte neurotrope Viruskrankheiten.

Von

G. Fanconi.

Unsere Kenntnisse über die in diesem Kapitel zu beschreibenden Krankheiten haben manche Wandlungen durchgemacht. Zuerst wurden die am Krankenbette beobachteten Symptomenkomplexe für sich beschrieben, so die schlaffen spinalen Lähmungen (Heine), die Bulbärparalyse, die abakteriellen Meningitiden usw. Noch Ende der 20er Jahre unseres Jahrhunderts zögerte man, die aseptische Meningitis (Wallgren 1925) und die akute Bulbärparalyse als besondere Manifestationen der Poliomyelitis (P.) aufzufassen. Es folgte dann eine unitaristische Periode, in der man außer den eben erwähnten Krankheiten und einem Teil der Encephalitiden auch noch die Bornholmsche Krankheit (de Rudder 1940) und die Polyradikulitis als zur P. gehörend auffaßte. In den letzten Jahren, seitdem gut eingerichtete Laboratorien besonders in den Vereinigten Staaten ermöglicht haben, eine bunte Reihe von Einzelfällen genau zu analysieren, ist man zur Erkenntnis gekommen, daß eine Vielfalt von Vira im Spiel sind, daß sogar das klassische Bild der P. durch mehrere immunologisch voneinander abtrennbare Erreger ausgelöst werden kann (s. S. 516).

Die heutigen Kenntnisse über die Vira, die imstande sind, beim Menschen Encephalomyelomeningitiden zu erzeugen, lassen sich in Anlehnung an Sabin (1949) folgendermaßen einteilen:

A. Neurologische Krankheit und Virus bekannt:
- I. Vira, die den Menschen als Reservoir haben und in allen Erdteilen vorkommen:
  1. die Poliomyelitis-Vira (s. S. 516),
  2. das Coxsackie-Virus (vielleicht der Erreger der Bornholmschen Krankheit und mancher abakterieller Meningitiden, s. S. 516 und 562),
  3. das Mumpsvirus (Meningitis parotidea, s. S. 545),
  4. das Herpesvirus (Meningoencephalitiden),
  5. das Virus des Lymphogranuloma venereum (Meningitis).
- II. Vira aus extra-humanen Reservoiren, meist auf kleine Gebiete der Erde beschränkt:
  - a) Übertragung auf den Menschen durch Arthropoden:
    1. St. Louis-Encephalitis,
    2. Encephalitis durch Pferdevirusarten wie Western-, Eastern- oder Venezuelan-equine Virus,
    3. Encephalitis japonica oder B,
    4. Louping ill und die russische Frühling-Sommer-Encephalitis (s. S. 565).
  - b) Übertragung auf den Menschen durch tierische Sekrete oder Exkrete:
    1. Lyssa,
    2. Choriomeningitis lymphocytaria Armstrong.
- III. Virusätiologie wahrscheinlich, aber nicht bewiesen.
  1. Encephalitis lethargica von Economo oder A,
  2. Australian X-disease, vielleicht identisch mit der Encephalitis japonica.

Zu einer 4. Gruppe zählt Sabin auch die Polyradikuloneuritiden, die postinfektiösen Encephalomyelitiden (nach Masern, Vaccination usw.) und die akute hämorrhagische Encephalitis, deren Virusätiologie von einigen Autoren angenommen wird, aber keineswegs bewiesen sei. Wir sind mit Pette überzeugt, daß es sich hier nicht um direkte Viruswirkungen auf das Nervensystem, sondern um neuroallergische Prozesse handelt mit einer wesentlich andersartigen Pathogenese. Dementsprechend gelang es bisher noch nie, bei diesen Formen ein Virus im Nervengewebe nachzuweisen.

Vielfach haben die verschiedenen neurotropen Vira besondere Affinitäten zu einzelnen Elementen des Nervensystems, so z. B. das P-Virus zu den motorischen Vorderhornganglienzellen, das louping ill-Virus zu den PURKINJEschen Zellen des Kleinhirns, das hypothetische Virus der Encephalitis lethargica zum Hirnstamm, das Lyssavirus zum Ammonshorn usw. Ausnahmen von diesen Regeln sind aber recht häufig, so daß die rein klinische Differentialdiagnose, was die ursächliche Noxe anbetrifft, oft im Stiche läßt. Man vergegenwärtige sich etwa die mannigfaltigen Erscheinungsformen der P. Für das klinische Bild einer Nervenkrankheit ist eben weniger die Art der auslösenden Noxe als vielmehr die Lokalisation der Läsion ausschlaggebend.

Im folgenden sollen aus dieser großen Übersicht nur die Poliomyelitis, die Bornholmsche Krankheit, die louping ill oder Springseuche, sowie bei der Besprechung der Differentialdiagnose der meningitischen P. auch noch einige Virusmeningitiden besprochen werden.

Poliomyelitis.

Mit 13 Abbildungen.

I. Geschichte.

Lähmungen wohl poliomyelitischer Natur waren schon im Altertum bekannt. Auf einer Säule der 18. ägyptischen Dynastie (etwa 1500 Jahre v. Ch.) ist ein opfernder Priester dargestellt mit einer Atrophie und Verkürzung des Unterschenkels, wie sie nur bei einer im Kindesalter aquirierten poliomyelitischen Lähmung zustande kommen kann.

Die erste klinische Beschreibung der Poliomyelitis (P.) stammt von UNDERWOOD 1784, aber erst die genaue Darstellung des klinischen Bildes des paralytischen Zustandes durch den deutschen Orthopäden HEINE 1840 hat die imponierenden, je nach Lokalisation sehr wechselnden Symptome zu einer klinischen Einheit zusammengeschweißt. Der Name „Poliomyelitis" stammt von KUSSMAUL. 1884 hat STRÜMPELL und 1885 PIERRE MARIE die infektiöse Natur der P. vermutet; erst der Schwede MEDIN bewies diese 1887 durch die Beschreibung einer Epidemie. Es ist deswegen durchaus berechtigt, wenn im deutschen Schrifttum vielfach von der HEINE-MEDINschen *Krankheit* gesprochen wird. 1907 hat WICKMANN die große schwedische Epidemie von 1905 epidemiologisch genau analysiert und in erschöpfender Art und Weise die Klinik der Anfangsstadien studiert.

Im 20. Jahrhundert hat in der ganzen Welt die Zahl der P.-Fälle zugenommen; in den Gegenden, wo die P. häufig ist, ist der Intervall zwischen den Epidemien immer kleiner und kleiner geworden und schließlich ist die P. endemisch geworden (s. auch Abb. 2).

1908 gelang LANDSTEINER und POPPER die experimentelle Übertragung der P. auf Affen sowie der Nachweis, daß es sich um ein ultrafiltrierbares Virus handelt. Bis vor wenigen Jahren glaubte man, daß als Versuchstiere nur die Affen in Frage kämen. Heute kennt man P.-Stämme, die auch beim Frettchen, bei der Baumwollratte und bei der Maus Lähmungen hervorrufen (s. unten).

II. Die Erreger der Poliomyelitis.

Der Erreger der P. ist ein Virus, das zu den kleinsten bisher identifizierten gehört. Es ist ein Nucleoproteid, dessen Kohlenhydratanteil wahrscheinlich eine Ribose ist. Da die Retentionsgrenze im Ultrafiltrationsversuch durch Kollodiummembranen ungefähr bei 30 mμ liegt, haben Theiler und Gard auf eine Virusgröße von 15 mμ geschlossen. Demgegenüber wurde mit Hilfe der fraktionierten Ultrazentrifugierung ein so hohes Molekulargewicht errechnet, daß angesichts des sehr kleinen Durchmessers eine beträchtliche Länge (über 600 mμ) angenommen werden mußte. In der Tat gelang es Tiselius, Gard und Ruska mit dem Elektronenmikroskop fadenförmige „Riesenmoleküle" darzustellen, die aber wahrscheinlich nur einem besonderen Stamm von P.-Virus entsprechen, nämlich dem *Theiler-Stamm* (s. S. 517), der bei der Maus ein P.-ähnliches Bild erzeugt. Kausche sowie Bender nehmen demgegenüber für das Lansing-Virus eine sphäroide, leicht asymmetrische Form an; dessen Durchmesser betrüge 25 mμ und das Molekulargewicht 20 Mill. Man vermutet, daß das Virus sich in dieser hochmolekularen Zustandsform nur im Darm befindet, dann aber als kleinstes Teilchen im Bereich weniger Angström-Einheiten sich aktiv in den Achsencylindern fortbewegt und in den kernhaltigen Zellelementen neu gebildet wird. Burnet (1948) spricht sogar von einem Durchmesser des P.-Virus von nur 10 mμ.

Wie bereits erwähnt, gibt es mehrere Virusstämme mit verschiedener Tierpathogenität und verschiedenen antigenen Eigenschaften. 1939 entdeckte Armstrong, daß es neben den Affen-pathogenen auch noch Mäuse-pathogene P.-Stämme gibt. 1947 konnten Morgan, Howe und Bodian die menschlichen P.-Stämme auf Grund ihrer antigenen Eigenschaften in mindestens 3 Gruppen einteilen, die keine gegenseitige Immunität bedingen:

1. Die Brunhilde-Gruppe (nach dem Namen des Schimpansen, der zur Charakterisierung der Gruppe gedient hat); zu ihr gehören wohl die meisten klassischen P.-Vira.
2. Die Lansing-Gruppe, zu denen unter anderen die Nager-pathogenen Stämme gehören.
3. Die Leon-Gruppe.

Daneben gibt es eine Reihe von für Mäuse hochpathogene Virusarten, deren Stellung zur menschlichen P. noch unklar ist, ferner solche (z. B. das EMC-Virus), welche sich im Gegensatz zu den übrigen P.-Viren auf der Eihaut züchten lassen.

Dalldorf (1948) sowie Lawson (1950) haben in den USA. aus Stühlen von „P."-Patienten ein besonderes Virus (*Coxsackie-Virus*) isoliert, welches im Gegensatz zum gewöhnlichen P.-Virus bei saugenden Mäusen ausgedehnte Myositiden verursacht, für die ausgewachsenen Mäuse dagegen und für Affen nicht pathogen ist. Es erzeugt spezifisch neutralisierende und komplement-ablenkende Antikörper. Laboratoriumsinsassen, die angesteckt wurden, machten nur eine unspezifische fieberhafte Infektion durch. Das Virus wurde auch in Abwasser und auf Fliegen gefunden, gelegentlich zusammen mit dem P.-Virus. Es ist wahrscheinlich der Erreger von vorwiegend nicht paralytischen P.-Formen und wahrscheinlich auch der Myalgia epidemica (s. S. 561).

Noch komplizierter wird die Lehre der verschiedenen P.-Erreger, wenn es stimmt, daß durch wiederholte Tierpassagen die Tierpathogenität sich ändern kann. So ist es gelungen, durch die wiederholte Baumwollrattenpassage die Affenpathogenität eines P.-Virus zum Verschwinden zu bringen, dafür eine Mäusepathogenität zu erzeugen (Jungeblut und Sanders). Ja, nach 70 Mäusepassagen gelang sogar die Übertragung auf Meerschweinchen. Es wäre noch nachzuprüfen, ob nicht bei den vielen homologen und heterologen Tierpassagen irreführende Verunreinigungen mit anderen Viren stattgefunden haben.

Neueste Forschungen machen es wahrscheinlich, daß die P.-Vira verwandtschaftliche immunologische Beziehungen haben zu Erregern von Krankheiten, die symptomatologisch ganz anders verlaufen als die P. So hat man ein Virus der *Encephalomeningitis* beim Schimpansen isoliert, das bei vielen Nagern je nach der Eintrittspforte eine Encephalitis oder eine *Myokarditis* erzeugt. Ferner konnte DICK in Uganda das *Mengovirus* isolieren, das gewöhnlich eine septikämische Erkrankung macht, gelegentlich aber Paralysen erzeugt, die von poliomyelitischen kaum zu unterscheiden sind.

W. KELLER kommt 1949 zu dem vorläufigen Schluß, daß es eine große Gruppe von P.-Viren gibt, die man nach ihren Wirtsspektren einteilen kann in solche, a) die nur für den Affen pathogen sind (klassische Viren), b) die für den Affen und Nager pathogen sind, c) die nur für den Nager pathogen sind, aber zoonotischen Charakter tragen, d. h. vom Tier auf den Menschen übertragen werden können, jedoch zunächst noch nicht sicher von Mensch zu Mensch.

BURNET hat die Ansicht geäußert, daß das P.-Virus ursprünglich ein Darmparasit der Nager war und daß das klassische P.-Virus des Menschen und das klassische P.-Virus der Maus (*Theiler-Virus*) nur extreme Varianten eines gemeinsamen Ursprunges sind. Dazwischen stünden als Bastarden die Mausadaptierten von der einen (Menschen) Seite und die in der Menschenadaptation begriffenen zoonotischen Viren von der andern Seite.

Jedenfalls ist die Tatsache, daß es verschiedene P.-Stämme gibt, die keine gegenseitige Immunität bedingen, epidemiologisch von allergrößter Bedeutung; die etwa 50 in der Literatur (ZELLWEGER) beschriebenen Fälle von 2maliger P.-Erkrankung dürften wohl durch verschiedene Stämme bedingt sein.

Außer bei den Laboratoriumstieren kommt die P. auch bei den Nutztieren vor, so gibt es eine porcine P. (Schweinelähme), nach FRAUCHIGER und HOFMANN wahrscheinlich auch eine P. des Rindes.

Das P.-Virus ist relativ resistent gegen Kälte und viele chemische Desinfizien. In Wasser oder Glycerin kann es lange aufbewahrt werden, dagegen wird es bei $+ 50^0$ abgetötet. Da es aber eine Temperatur von 42^0 während 30 min aushält, frägt sich LÉPINE, ob die Pasteurisation der Milch mit Schnellmethoden (flash method) genüge, um es zu vernichten, besonders wenn die Sterilisationsapparate nicht ganz korrekt gehandhabt werden. Das P.-Virus ist — im Gegensatz zu den meisten Viren — sehr empfindlich gegen Eintrocknung und wird durch Oxydationsmittel wie Chlor, Kaliumpermanganat und H_2O_2 abgetötet.

Der Virusnachweis außerhalb des Menschen und der Säugetiere. Voraussetzung für die Vermehrung der Viren ist die lebende Wirtszelle, jedoch kann sich das P.-Virus sehr lange außerhalb des Säugetierwirtkörpers halten. Bereits KLING und Mitarbeitern gelang der P.-Virusnachweis in Abwässern. LEVADITI konnte zeigen, daß gewöhnliches nichtsterilisiertes Leitungswasser mit einer Emulsion von Rückenmarkssubstanz eines infizierten Affen noch nach 14 Tagen das P.-Virus lebend enthielt. TRASK und PAUL konnten mit 4 Liter Abwasser eines Stadtteiles von New York bei einer täglichen Abwassermenge von 60 Mill. Liter zu einer Zeit, wo die absolute P.-Mortalität in dem betreffenden Stadtteil 25 Patienten betrug, beim Rhesusaffen eine experimentelle P. erzeugen. KLING und Mitarbeiter fanden das Virus in den Abwässern Stockholms sogar 4 Monate nach Abklingen der P.-Epidemie. Durch Titration der täglichen ausgeschiedenen Virusmenge im Stuhl sowie des Virusgehaltes im Abwasser konnte MELNICK eine Virusträger- bzw. Ausscheiderquote von 6% der Bevölkerung von Manhattan errechnen. Die Morbiditätszahl daselbst schwankte jedoch zwischen 0,6 und 4,6 auf 100000, demnach müßte die Zahl der Virusträger 1000- bis 10000mal größer sein als die Zahl der gemeldeten P.-Kranken, allerdings unter der Voraussetzung, daß in den Abwässern keine Virusvermehrung stattfindet. Dies ist aber keineswegs bewiesen, KLING vermutet sogar, daß ein Protozoon (BODO) der Vektor sein könnte, der eine Vermehrung des P.-Virus in den Abwässern ermöglicht.

Schon 1911 konnten FLEXNER und CLARK mit *Fliegen*, die sich mit Rückenmark von an P. gestorbenen Affen abgesättigt hatten, beim Affen P. erzeugen. In den letzten Jahren ist in den USA. der Virusnachweis in Fliegen in der Umgebung von P.-Kranken mehrfach gelungen (PAUL und MELNIK, TOOMEY usw.), und zwar in der Musca domestica, in Wanzen, in der Phaenicia sericata usw., nicht aber in Moskitos.

Die Eintrittspforte des Poliomyelitisvirus und seine Ausbreitung im Organismus. Beim Affen gelingt es, sowohl intraperitoneal, wie intraneural, tonsillo-buccopharyngeal, cutan, nasotracheal, gastrointestinal, am sichersten jedoch intracerebral die P. zu übertragen: die intraneurale oder die intratonsilläre Virusinjektion erfordert eine 10fach größere Dosis als die intracerebrale. Die verschiedenen Affenspecies reagieren nicht in gleicher Weise auf die einzelnen Impfmodi. Bei den niedrigen Affen, etwa dem Macacus rhesus, spielt als Eintrittspforte für die experimentelle P. der Nasenraum, bei den Primaten der Intestinaltrakt die Hauptrolle. Auch beim Menschen scheint die nasale Eintrittspforte nur von geringer Bedeutung zu sein. Während beim Rhesusaffen im Bulbus olfactorius stets typische anatomische Veränderungen gefunden werden, wurden solche bei mehrfachen Untersuchungen an menschlichen P.-Leichen vermißt (SABIN, HOWE und BODIAN, BURNET usw.). Hingegen fanden diese und andere Autoren (TOOMEY, MACCLURE usw.) das P.-Virus fast regelmäßig im Coloninhalt, im Rachenspülwasser dagegen nur in den ersten 3 Tagen (HOWE, BODIAN usw.) und nie im Nasenspülwasser (KESSEL, STIMPERT, SABIN usw.). Dies beweist noch nicht, daß der Darm die Eintrittspforte ist, denn das anderswo aufgenommene Virus könnte in den Darmkanal ausgeschieden worden sein. SABIN und WARD konnten jedoch mehrfach zeigen, daß Affen, denen das P.-Virus in den Nervus ischiadicus injiziert worden war, es im Stuhl nicht ausschieden. Ferner fanden dieselben Autoren bei systematischen Untersuchungen vieler Organe von 7 an P. verstorbenen Menschen nur im Darm regelmäßig das P.-Virus, häufig im Rückenmark, im Hirnstamm und in der motorischen Rindenregion, sowie in den Tonsillen, und in den cervicalen und mesenterischen Lymphknoten, nie aber in der Nasenschleimhaut, im Bulbus olfactorius, in der Frontal- und Occipitalrinde und in den übrigen Organen.

Diese Befunde sprechen sehr für die *neurogene Ausbreitung* des P.-Virus im Organismus und gegen eine *hämatogene oder lymphogene*. Allerdings ist es in einzelnen Fällen gelungen, auf hämatogenem Wege eine P. zu erzeugen. PETTE war bis vor kurzem ein überzeugter Anhänger der neurogenen Ausbreitung, und zwar auf Grund des tierexperimentellen Befundes, daß das intraneural geimpfte Tier die ersten Zeichen einer parenchymalen Schädigung klinisch wie histologisch in den zu diesen Nerven gehörigen spinalen bzw. bulbären Zentren aufweist. Neuerdings nimmt PETTE auf Grund der histologischen Tatsache, daß in allen Teilen des menschlichen Zentralnervensystems ungefähr gleichzeitig pathologische Prozesse sich einstellen, wenigstens für den Menschen eine hämatogene Ausbreitungsweise an. Er nimmt ferner an, daß das P.-Virus sich bereits im Vorstadium und somit auch bei den abortiven Formen im Zentralnervensystem auswirkt. Dafür sprechen auch histologische Befunde an Affengehirnen von SABIN und WARD sowie von BODIAN und HOWE (1945), die überrascht waren, wie weit die

Läsionen über Gehirn und Rückenmark ausgebreitet waren, ohne daß klinische Symptome bestanden. KALM konnte regelmäßig und sehr frühzeitig Veränderungen im Zwischenhirn nachweisen, so daß die Annahme berechtigt ist, daß gewisse Symptome des Vorstadiums wie Fieber, Kopfschmerzen, Apathie und vegetative Regulationsstörungen bereits Ausdruck eines cerebralen Prozesses seien. Auch LARUELLE konnte mit Hilfe der longitudinalen Schnittuntersuchung am Hirnstamm zeigen, daß sehr diffuse anatomische Läsionen bereits in der „präklinischen Phase" nachweisbar sind. Es erhebt sich nunmehr die Frage, ob die meningitische Phase (s. S. 529) wirklich ein Vorstadium der Krankheit ist oder ob sie nicht vielmehr ein sekundäres auf die Meningen übergreifendes Begleitsymptom der diffusen Encephalitis ist.

Sei dem wie es wolle, Tatsache ist, daß das P.-Virus eine große Affinität für das Nervensystem hat und innerhalb desselben eine ganz besondere Vorliebe für die motorischen Ganglienzellen des peripheren Neurons. FANCONI prägte dafür den Satz: das P.-Virus beißt sich in die Ganglienzellen des peripheren motorischen Neurons fest, die übrigen Ganglienzellen beleckt es nur.

Außer dieser „*Querschnittsselektivität*" gibt es noch eine Segment- bzw. eine *Höhenselektivität*. Am häufigsten ist die Intumescentia lumbalis (Beinlähmung), am zweithäufigsten die Intumescentia cervicalis (Armlähmung) befallen. Wahrscheinlich ist die stärkere Beanspruchung der Bein- und Armmuskulatur gegenüber der Rumpfmuskulatur die Ursache der Höhenselektivität (s. auch S. 534 und 535 betreffs *funktionelle Selektivität*). GRULEE und PANOS fanden unter 243 P.-Formen mit Spinalparalyse, daß die Beine etwa 2mal häufiger befallen waren als die Arme, 4mal häufiger als die Intercostalmuskulatur und 11mal häufiger als das Zwerchfell. Für die Lokalisation des Virus ist sicher auch die Eintrittspforte von Bedeutung. Schon 1909 beobachteten LEINER und WIESNER, daß in den N. ischiadicus bzw. N. radialis geimpfte Affen zuerst Lähmungen an den Beinen bzw. an den Armen bekamen; von 16 Affen, die SABIN intratonsillär impfte, erkrankten 13 bulbär. LEAKE sah, daß in Fällen, wo eine prophylaktische P.-Vaccination zu Lähmungen führte, diese immer zuerst an der Extremität auftrat, wo geimpft worden war.

Im Zentralnervensystem verschwindet das P.-Virus rasch durch Autosterilisation als erste Folge der Immunität; nach spätestens 45 Tagen ist es daselbst nicht mehr nachzuweisen. Im Stuhl dagegen kann es viel länger erhalten bleiben. Nach HORSTMANN, MELNICK und WENNER gelang der P.-Virusnachweis im Stuhle in den 2 ersten Wochen in 70% der Fälle, in der 3. und 4. in 50%, in der 5. und 6. in 27%, in der 7. und 8. in 13% und in der 9.—12. Woche nur in 3% der Fälle.

III. Epidemiologie der Poliomyelitis.

Solange die Ansteckungsart und die Eintrittspforte der P. nicht bekannt sind, wird die epidemiologische Forschung nur mit Hypothesen arbeiten können. Verwirrend wirkt noch die Unsicherheit darüber, wie viele Fälle abortiv und inapparent verlaufen, ob das P.-Virus ubiquitär oder nur sporadisch vorkommt, wobei es aber dort, wo es sich einmal festgesetzt hat, zähe haftet und nur schwer wegzubringen ist (FANCONI, ZELLWEGER und BOTSZTEJN) usw. GARD geht sogar so weit, die Hypothese aufzustellen, daß es sich bei der P. um eine endogene Darminfektion handle.

SABIN, der 1948 die Kenntnisse über die Epidemiologie der P. in der ganzen Welt analysiert hat, kommt zum Schluß, daß die epidemiologischen Verhältnisse, was den Ausbruch von P.-Epidemien, die endemische Häufigkeit, die Altersdisposition usw. anbetrifft, sich fortwährend ändern und von Land zu Land auch bei ähnlich fortgeschrittener Zivilisation andere Aspekte aufweisen. Man meinte früher, daß die P. die nordischen Rassen (Skandinavier, Engländer, Nordamerikaner, Deutsche usw.) bevorzuge und die südlichen und tropischen Völker verschone. Es stimmt dies aber nicht. So glaubte man (CAMPOS), daß Brasilien

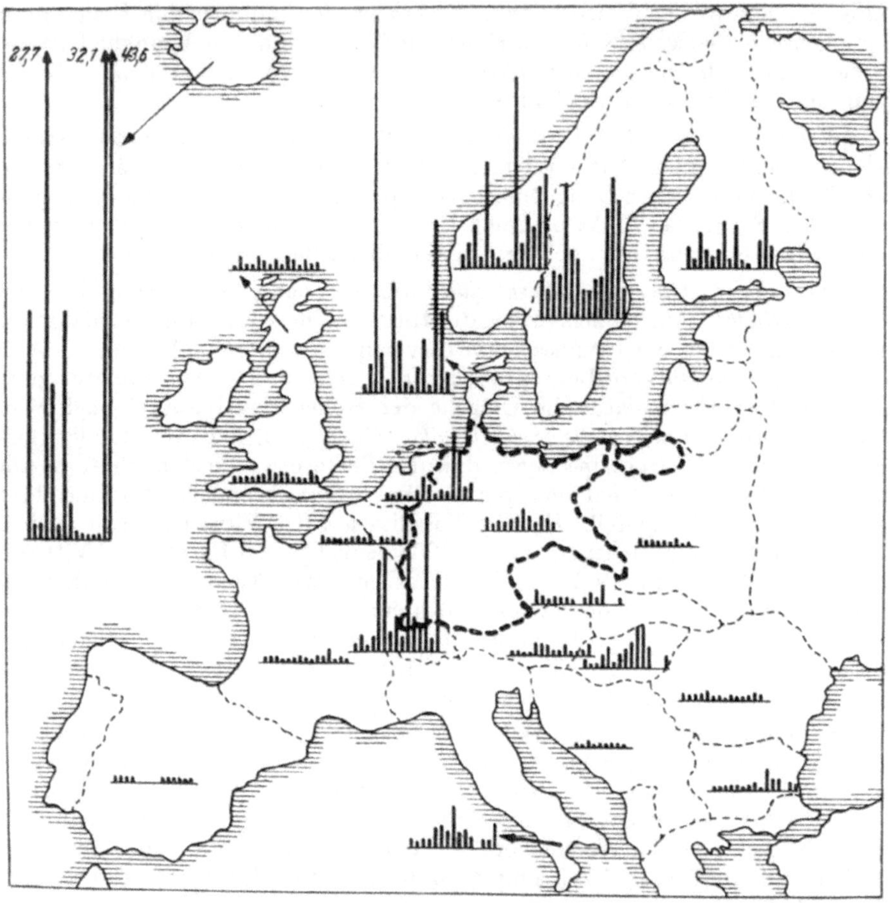

Abb. 1. Die Poliomyelitismorbidität der europäischen Länder von 1932—1946 nach WINDORFER. Die Höhe der Säulen gibt die Zahl der gemeldeten Poliomyelitisfälle auf 10000 Einwohner im betreffenden Jahr an.

von P. frei sei, bis in Rio de Janeiro zwei orthopädische Spitäler errichtet wurden, worauf sich bald zeigte, daß die P. in ganz Brasilien häufig vorkommt und die Hauptursache der Verkrüppelung im Kindesalter ist.

SABIN sagt sogar, daß auch die Hypothesen, die auf einer latenten Immunisation (stille Feiung) basieren und verschiedenen P.-Typen mit verschiedenen Antigeneigenschaften annehmen, keine befriedigende Erklärung für die Altersdisposition und die Gestaltung der Epidemien abgeben. Damit rückt der Mensch mit seiner Disposition, seiner Konstitution in den Vordergrund der epidemiologischen Forschung, worauf bereits DRAPER, v. PFAUNDLER, PETTE, DE RUDDER und in letzter Zeit besonders AYCOCK hingewiesen haben (s. jedoch S. 525).

Diese Eingeständnisse unserer Unwissenheit vorausgesetzt, mögen in aller Kürze einige epidemiologische Besonderheiten vor allem auf Grund persönlicher Erfahrung mitgeteilt werden.

Großraumepidemien sind erst im 20. Jahrhundert bekannt geworden. Auf Abb. 1 hat WINDORFER die P.-Morbiditätswerte im Großraum Europa für die einzelnen Länder in den Jahren 1932—1946 abgebildet. Man erkennt daraus, daß die Seuche in fast allen Ländern zugenommen hat, und zwar ganz besonders in der Schweiz, Schweden, Norwegen, Dänemark, Island. Den höchsten Jahresmorbiditätswert hat Island mit 43,6 je 10000 Einwohner erreicht. Es dürfte

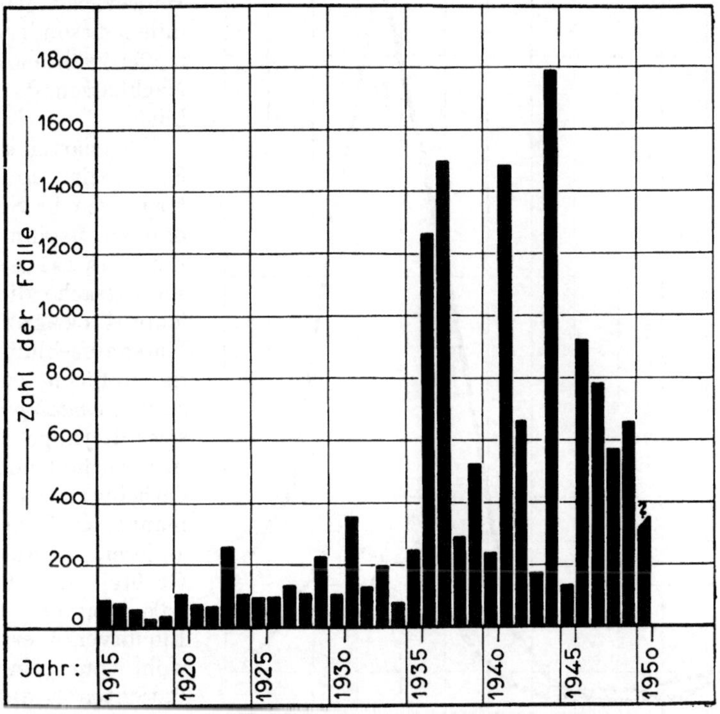

Abb. 2. Zahl der gemeldeten Poliomyelitisfälle der Schweiz.

wohl kein Zufall sein, daß die Länder mit hohem Lebensstandard die höchsten Säulen haben.

In der *Schweiz* besteht die Anmeldepflicht für die P. seit 1914. Allerdings werden die abortiven P.-Fälle erst seit den 30er Jahren in zunehmendem Maße statistisch erfaßt. Trotzdem ist aus der Abb. 2 mit Sicherheit zu entnehmen — was WINDORFER für Deutschland auch festgestellt hat —, daß erstens die Maxima der Morbiditätskurve im Laufe der Jahre größer werden und zweitens, daß auch die Morbidität zwischen den Maxima, von kleineren Schwankungen abgesehen, im Zunehmen begriffen ist. In den letzten Jahren scheint sogar die P. in der Schweiz den Charakter einer Endemie anzunehmen.

Bis zum Jahre 1928 traten in der deutschen Schweiz nur vereinzelte, ziemlich eng lokalisierte Herde auf mit einer mehr oder weniger ausgesprochenen amöboiden Ausbreitungstendenz. Seither ist die Zahl der Herde immer größer geworden und aus der Vereinigung dieser vielen Einzelherde ist die *Großraumepidemie* geworden, die sich also als die *Summe vieler Kleinraumepidemien* entpuppt. Daraus ergibt sich, daß die epidemiologische Analyse um so aufschlußreicher ist, je kleiner der Raum der Epidemie ist. ZELLWEGER konnte 1941 zwei Kleinraumepidemien in der Nähe Zürichs studieren: in den zwei abseits großer Verkehrswege gelegenen Dörfern betrug die Morbiditätsziffer 2,3% bzw. 20%, wobei mehrheitlich inapparente Formen beobachtet wurden. Verglichen mit der höchsten Morbiditätsziffer von Großraumepidemien, etwa 43,6 auf je 10000 Einwohner in Island 1946 (s. Abb. 1) haben wir also in diesen Kleinraumepidemien Ziffern, die etwa 40mal größer sind. Innerhalb der Kleinraumepidemien waren einzelne Häuser bzw. einzelne Familien besonders stark betroffen, während die nächste Nachbarschaft verschont blieb.

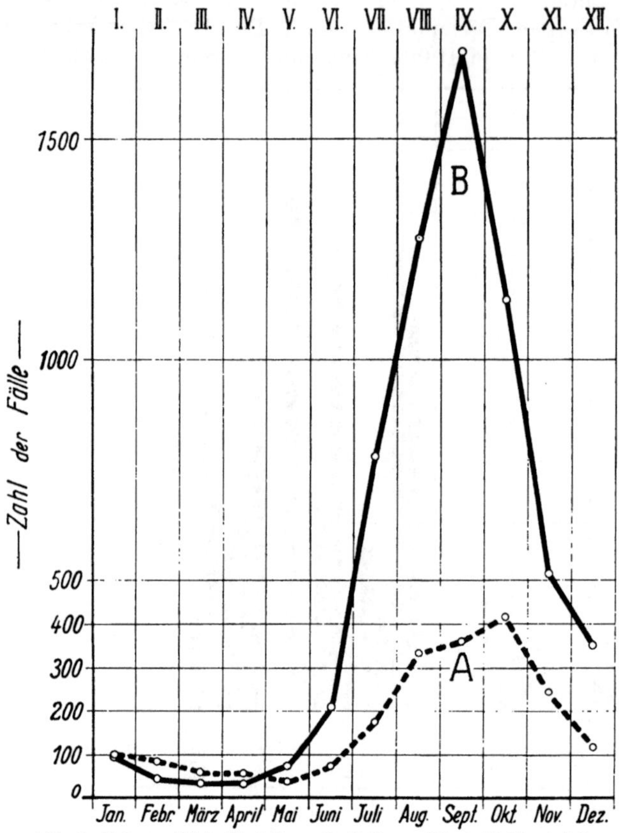

Abb. 3. Jahreszeitliche Verteilung der Poliomyelitis in Epidemiejahren (Kurve B) und in Nicht-Epidemiejahren (Kurve A) in der Schweiz. (Aus FANCONI, ZELLWEGER und BOTSZTEJN: Die Poliomyelitis und ihre Grenzgebiete.)

Eigenartig ist auch die Seltenheit von P.-Übertragungen in Spitälern, so daß zu Beginn des Jahrhunderts ZAPPERT aus dieser Tatsache die Kontaktlehre WICKMANNs ablehnte. Um so aufschlußreicher sind die wenigen genau analysierten *Spitalepidemien*, wie etwa diejenige von VISSER: in einem holländischen Kinderheim traten 2 Fälle von manifester P. auf, fast alle anderen Kinder und ein Großteil des Pflegepersonals zeigten P.-typische Liquorveränderungen, obwohl nur ein Teil der Patienten Krankheitssymptome, und zwar meist nur ganz leichte, aufwies. Im Kinderspital Zürich erlebten wir eine kleine Epidemie, die 19 Patienten im Alter von 2 Monaten bis $7^3/_4$ Jahren und 2 Pflegerinnen befiel. Ein Fall verlief encephalitisch, 3 Fälle mit schweren, 3 mit leichten passageren Lähmungen, 1 adynamisch und 13 Fälle rein meningitisch. Von diesen wiesen jedoch die meisten außer dem zweiphasischen Fieberverlauf und den Liquorveränderungen keine meningitischen Symptome auf. Es dürfte sich am ehesten um eine Übertragung durch erkranktes Pflegepersonal (mit Stuhl beschmutzten Händen!) gehandelt haben.

Unsere epidemiologische Analyse erlaubt den Schluß, daß der *Familienraum* eine viel größere Bedeutung für die Ausbreitung der P. hat als der *Schulraum*, daß *große Menschenansammlungen* (Turn-, Schießfeste usw.), auch wenn einzelne Teilnehmer bereits erkrankt sind, in der Regel nicht zur Ausbreitung der Seuche beitragen. Wenn ausnahmsweise nach einer großen Menschenansammlung Fälle gehäuft auftraten, so konnte meist gezeigt werden, daß die Infektion nicht durch direkten Kontakt von Mensch zu Mensch erfolgt war. So war in einer Marineoffizierschule in den USA. die Infektion wahrscheinlich durch den Genuß von Rahm erfolgt, der nach der Pasteurisation mit Fliegen beschmutzt worden war.

Wickmann (1905) und Wernstedt (1913) fanden, daß der Morbiditätsindex umgekehrt proportional der Größe der Städte sei und daß die Morbidität bei abnehmender Bevölkerungsdichte zunehme. Die Analyse der verschiedenen Schweizer Epidemien zeigte uns jedoch, daß keine Abhängigkeit von der Siedlungsdichte besteht. Auch Sabin kommt zum Schluß, daß von der Bevölkerungsdichte unabhängige Faktoren für die gelegentlich hohen Morbiditätsziffern in dünn besiedelten Gegenden verantwortlich sind.

Levaditi (1931), Zonder (1939) u. a. behaupten, daß die P. am Fuße der Berge haltmache. Leider stimmt diese Behauptung nach unseren Erfahrungen

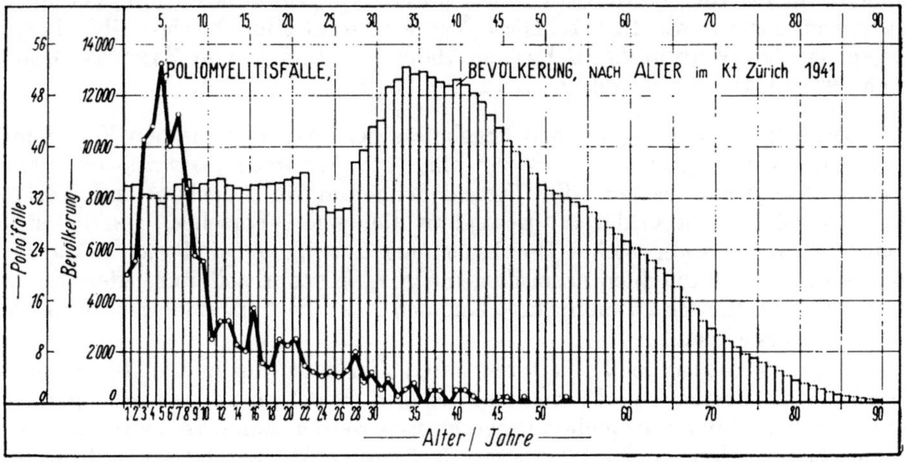

Abb. 4. Altersaufbau der Gesamtbevölkerung und der gemeldeten Poliomyelitisfälle im Kanton Zürich 1941, Schweiz. (Aus Fanconi, Zellweger und Botsztejn: Die Poliomyelitis und ihre Grenzgebiete.)

in der Schweiz nicht, wir erlebten Erkrankungen auch in der Höhe von 1800 m über Meer. Sabin lehnt auch eine Bevorzugung besonderer Rassen und Bevölkerungsschichten ab, so war der Morbiditätsindex in der Hawai Epidemie von 1940 in der kaukasischen Rasse 4,4, in der chinesischen 1,0, in der Epidemie von 1930 in San Francisco umgekehrt 3,5 bzw. 6,7.

Eine sichere Tatsache ist dagegen das *saisonbedingte Auftreten* der P., wie es eindrucksvoll aus Abb. 3 hervorgeht. Die Häufung in den Spätsommermonaten ist besonders in den Epidemiejahren deutlich. In den Ländern der südlichen Hemisphäre tritt dementsprechend die Mehrzahl der Fälle in den warmen Monaten Januar bis Juni auf, in äquatorialen Ländern sind die Fälle mehr oder weniger gleichmäßig über das ganze Jahr verteilt. In Gegenden, wo die P. sehr verbreitet und geradezu endemisch geworden ist, wie etwa in Kalifornien, wird die Bevorzugung bestimmter Jahreszeiten ähnlich wie in den Nichtepidemiejahren in der Schweiz immer undeutlicher.

Eingehende statistische Analysen, die wir gemeinsam mit dem Meteorologen Zingg durchführten, ließen keinen sicheren Zusammenhang mit der Witterung nachweisen. Nach Lépine soll die P. in trockenen Sommern, denen ein regenarmes Frühjahr vorausging, besonders häufig vorkommen.

Altersverteilung der Poliomyelitis. Wie schon der Name „Kinderlähmung" sagt, befällt die P. vorwiegend das Kindesalter. Sehr schön geht dies aus Abb. 4 hervor. Aber auch Erwachsene werden befallen, und zwar in 10—30% der Fälle.

Von großem Interesse ist die Alterspathomorphose der P. im Laufe des 20. Jahrhunderts, d. h. die Verschiebung des Krankheitsalters nach den älteren Jahrgängen. Dieses Älterwerden der P.-Kranken ist besonders deutlich in Kopenhagen, wo 1934 nur 20% der Erkrankten älter als 15 Jahre waren, 1937 27%, 1942 44% und 1944 53%, oder in Berlin, wo 1920—1929 16%, 1937—1943 21% und 1946 39% Erwachsene erkrankten. In der Schweiz und in den USA. ist diese Altersverschiebung lange nicht so deutlich. Auch nach unseren Befunden in der Schweiz ist das Durchschnittsalter der P.-Erkrankten auf dem Lande etwas höher als in den Städten, ebenso etwas höher in Nichtepidemiezeiten als in Epidemiezeiten.

Was die *Geschlechtsverteilung* anbetrifft, sind sich alle Autoren darin einig, daß Männer etwas häufiger erkranken als Frauen. Für den Kanton Zürich fanden wir für die Jahre 1915—1941 unter 1411 Erkrankten das Verhältnis Männer zu Frauen wie 1,31:1. Diese Verhältniszahl stimmt schön überein mit derjenigen von Wickmann (Schweden 1905) von 1,38:1, von Zappert (Österreich 1908) 1,34:1, von Wells (USA. für 30000 Fälle) 1,3:1.

Überblicken wir die bisherigen Ergebnisse der epidemiologischen Forschung, so müssen wir eingestehen, daß wir ohne die Annahme *dispositioneller Faktoren* größte Mühe hätten, die Verschiedenheiten im Angehen und Verlauf der P.-Infektion zu erklären. Besonders diejenigen Forscher, die die stille Feiung, d. h. eine allgemeine Durchseuchung annehmen, sind zur Erklärung, warum so wenig Individuen erkranken (nach W. Keller soll nur jeder 500. bis 1000. infizierte Mensch Lähmungen bekommen), auf die Annahme dispositioneller Faktoren angewiesen.

Endogene konstitutionelle Faktoren treten allerdings ganz in den Hintergrund. Familiäres Auftreten von P. in verschiedenen Epochen, so daß eine gemeinsame familiäre Infektionsquelle ausgeschlossen werden kann, ist zwar mehrfach beschrieben worden; so fand Dubois (1923) unter 310 paralytischen P.-Fällen 14mal die anamnestische Angabe früherer P.-Erkrankungen in der Familie. Wir fanden dies in unserem Krankengut 1936—1941 unter 716 Fällen nur 6mal. Diese allerdings kleinen Zahlen liegen noch innerhalb des mittleren Fehlers. Man kann daher mit ihnen eine familiäre Disposition kaum beweisen. Auch die übrigen Untersuchungen im Zürcher Kinderspital (Blutgruppe, allergische und neuroallergische Diathese usw.) ergaben keine sicheren Anhaltspunkte dafür, daß endogene Faktoren zur P. disponieren. Dieser Meinung ist auch Spence: seit Draper 1917 die Ansicht vertreten habe, schreibt er 1951, daß die Konstitution des Patienten von Bedeutung sei, sei kein einziger stichhaltiger Beweis (concrete proof) vorgebracht worden, um diese Hypothese zu stützen.

Dagegen ist die Bedeutung *exogener* Faktoren für den Verlauf der P. über alle Zweifel erhaben. Traumata, Überanstrengungen, Durchnässung, starke Besonnung, Reisen, vorangegangene Operationen, ja sogar an sich harmlose Impfungen, Infektionskrankheiten usw. schaffen eine Disposition für das Angehen der P. und vielfach auch für die Lokalisation der Lähmungen. Gefürchtet sind die Bulbärparalysen einige Tage bis Wochen nach einer Tonsillotomie. Nach verschiedenen amerikanischen Statistiken verliefen von 840 nicht tonsillotomierten Patienten nur 13,5% bulbär, von 533 früher einmal tonsillotomierten 30,6%. Von 128 innert eines Monats nach der Tonsillenoperation aufgetretenen Fällen verliefen sogar 84 = 69% bulbär. Die enorme Zunahme der Tonsillotomien in den letzten Dezennien könnte daher der Grund der „Kopfwanderung“ der P. sein (s. S. 534). Dagegen ließ sich kein Einfluß der Tonsillotomie auf die Häufigkeit der P. überhaupt nachweisen.

Großes Aufsehen haben die Mitteilungen von McCloskey in Australien und von Martin, London, hervorgerufen, daß Schutzimpfungen, ganz besonders gegen Keuchhusten, das Angehen der P. sehr fördere. Analysiert man die Zahlen genauer, so ist kein Grund, gegen diese Schutzimpfungen Sturm zu laufen, höchstens wird man in P.-Epidemiezeiten auf sie verzichten, genau wie man dann eine Tonsillotomie usw. unterlassen wird (s. auch S. 558).

Zur Erklärung der eigenartigen Epidemiologie der P. stehen heute 3 Hypothesen im Vordergrund.:

1. Die einen Autoren (de Rudder, W. Keller, Aycock usw.) nehmen an, daß das P.-Virus ubiquitär ist und daß die Häufung manifester Erkrankungen nicht die Folge einer größeren Verbreitung des P.-Virus ist, sondern einer Vermehrung oberschwelliger Infektbeantwortung (manifeste Erkrankungen) auf Kosten der unterschwelligen (stille Feiung) (s. auch S. 518). Eine experimentelle Stütze der Theorie der stillen Feiung glaubte man in der viel zitierten Untersuchung Aycocks und Kramers über den häufigeren Ausfall des Neutralisationstestes bei der Stadtbevölkerung (29 von 46 gesunden) gegenüber der Landbevölkerung (6 von 28) zu haben. Nach neueren Untersuchungen (Jungeblut, Hallauer, Lépine) darf man aber heute einen positiven Neutralisationstest nicht mehr als sicheren Ausdruck der Immunität ansehen. MacKinley fand 1931 häufig entsprechende Antikörper bei den Einwohnern von Porto Rico, wo nie eine P. bis dahin beobachtet worden war, ferner zeigte es sich mehrfach, daß nach dem Abflauen einer P.-Epidemie der Prozentsatz der Antikörperträger in einer Population nicht zunimmt.

2. Demgegenüber haben Fanconi, Zellweger und Botsztejn 1944 auf Grund eingehender epidemiologischer Analysen die Hypothese aufgestellt, daß das P.-Virus nur sporadisch vorkomme, daß es dort, wo es sich einmal festgesetzt habe, zähe hafte und daß die Übertragung auf den Menschen keineswegs leicht erfolge. Dementsprechend gehe die Ausbreitung einer P.-Epidemie langsam, schwerfällig vor sich. In der Tat brauchte die P.-Epidemie mehrere Jahre, um die kleine Schweiz von Osten nach Westen zu durchwandern, trat aber in derselben Gegend mehrere Jahre hintereinander immer wieder auf. Ferner führen große Menschenansammlungen auf der Höhe einer P.-Epidemie (wie das Knabenschießen in Zürich 1941 oder der Reichsparteitag in Nürnberg 1938) nicht zur Propagation der Krankheit. Dies spricht dafür, daß die Übertragung der P. viel schwerfälliger als etwa durch die Tröpfcheninfektion von Mensch zu Mensch erfolgt. Wahrscheinlich ist in der Regel der Darmtractus die Eintrittspforte; wie aber die Übertragung vor sich geht, ist heute noch ein Rätsel. Falls eine Übertragung von Mensch zu Mensch überhaupt vorkommt, dürfte sie am ehesten durch die mit Fäkalien beschmutzten Hände stattfinden.

3. Eine dritte Hypothese ist cum grano salis als die Kombination der Lehre der stillen Feiung mit der Lehre der schwerfälligen Ausbreitung eines keineswegs ubiquitären Virus anzusehen. Sie wurde bereits 1941 von Fanconi und Zellweger aufgestellt und neuerdings von Spence weiterentwickelt. Bis vor 50 Jahren, schreibt Spence, bestand ein Gleichgewicht zwischen P.-Virus und Mensch; das Virus war ubiquitär, so daß die Kinder vor dem 3. Jahr infiziert und still gefeit wurden. In den vergangenen 50 Jahren wurde dieses Gleichgewicht durch 3 Kräfte gebrochen: 1. hat die Möglichkeit, sich in den ersten Lebensjahren zu infizieren, infolge der Fortschritte der Hygiene abgenommen; 2. ist die Möglichkeit der intrafamiliären Infektion durch die Abnahme der Kinderzahl kleiner geworden; und 3. hat die gewaltige Zunahme des Reiseverkehrs den Transport neuer P.-Vira, gegen die noch keine Immunisation stattgefunden hat, in hohem Maße erleichtert. Diese 3. Hypothese wird den heute bekannten Tatsachen wohl am besten gerecht.

IV. Die pathologische Anatomie der Poliomyelitis.

Die ersten pathologisch-anatomischen Veränderungen finden sich in den motorischen Ganglienzellen der Vorderhörner, in deren nächster Umgebung bald eine Infiltration mit polynucleären und mononucleären Zellen erfolgt. Dafür, daß die Ganglienzellveränderung das Primäre ist, spricht die Tatsache, daß diese vielfach ohne zellige Infiltration der

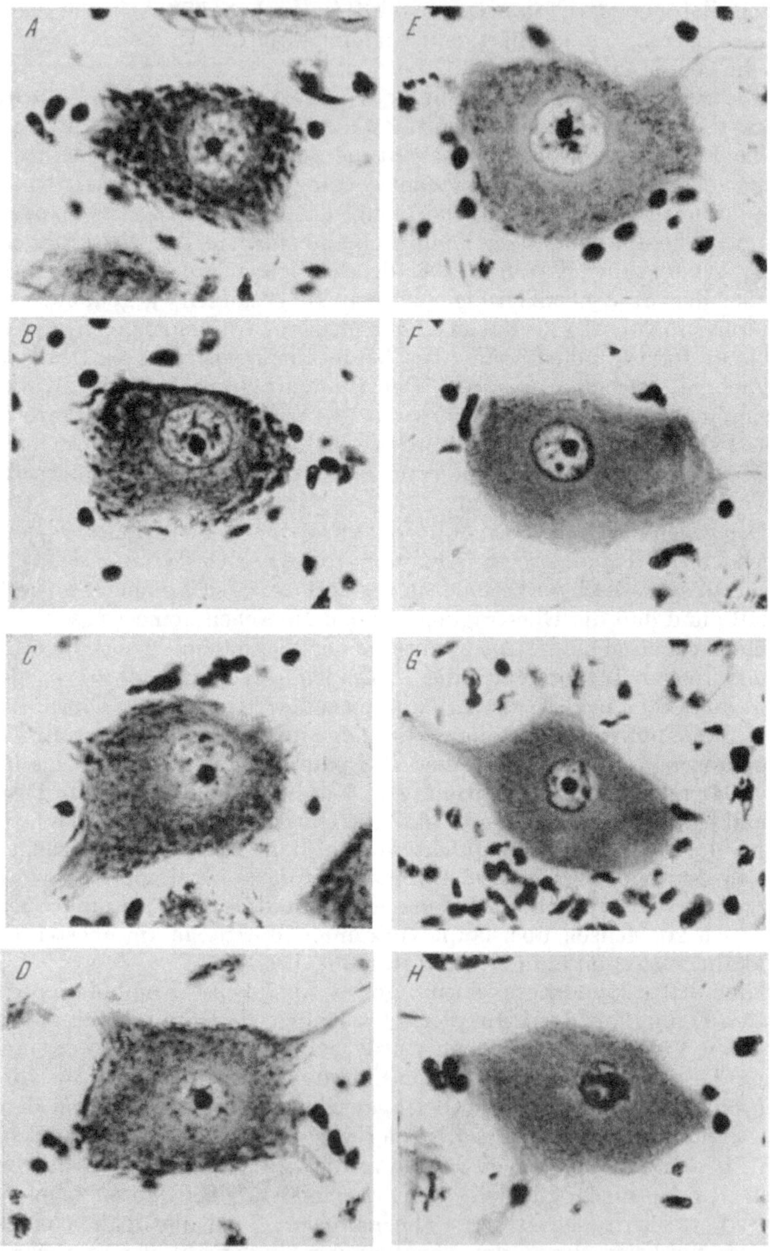

Abb. 5. Die verschiedenen regressiven Stadien in den motorischen Vorderhornganglienzellen beim Rhesusaffen. (Nach BODIAN.) *A* normale Ganglienzelle. *B—D* Erste Stadien der Regression. Die NISSLschen Tigroidschollen werden kleiner (Chromatolyse). *E* Fortgeschrittene Chromatolyse; nur noch in der Zellperipherie einige Reste von Tigroidschollen. Verklumpung des Kernchromatins. *F—H* Chromatolyse vollständig. Schrumpfung des Kernes, in welchem eosinophile Einschlüsse erscheinen. Im Bild *G* Anhäufung von Polyblasten um die Zelle.

Umgebung gefunden werden und daß in Gegenden ohne Ganglienzell-Läsionen wie etwa im Thalamus, infiltrative Vorgänge fehlen.

In den Ganglienzellen (Abb. 5) sieht man zuerst, wie in den mittleren perinucleären Partien die Tigroidschollen verschwinden *(Chromatolyse)*; in einem späteren Stadium kommt es zur Verklumpung des Kernchromatins. Schließlich verschwindet die Tigroidsubstanz vollständig, der ganze Kern schrumpft zusammen, eosinophile Körperchen treten in ihm auf. Nun stellen sich in nächster Umgebung der geschädigten Ganglienzellen polymorphkernige Leukocyten und Makrophagen ein, die allmählich die Zelle „auffressen" *(Neuronophagie)*. BODIAN nimmt an, daß die Ganglienzellschädigung erst jetzt, wenn die Neuronophagie eingesetzt hat, irreversibel wird.

Die zellige Infiltration, die zuerst perivasculär, dann auch sonst in der grauen Substanz sich einstellt, ist in den ersten Tagen vorwiegend polynucleär, geht aber rasch in eine mononucleäre über, wobei die Lymphocyten vorherrschen. Die Infiltration kann mehrere Wochen anhalten, die perivasculäre sogar mehrere Monate.

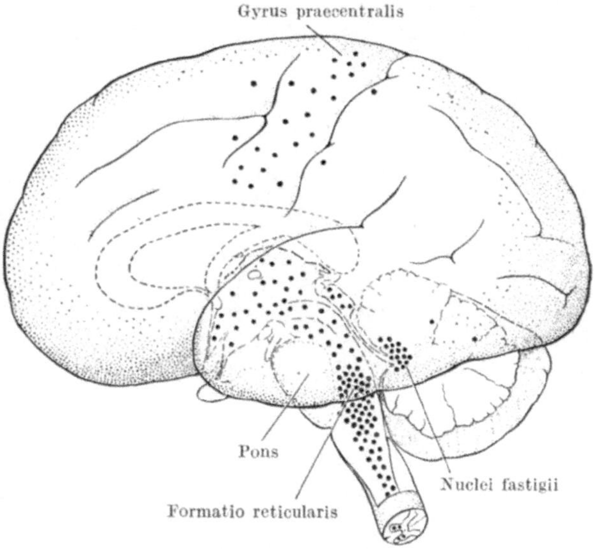

Abb. 6. Seitliche Ansicht des Gehirns mit Projektion des sagittalen Längsschnittes durch die Mitte des Hirnstammes. Die Dichte der schwarzen Punkte entspricht der Intensität der poliomyelitischen Läsion. (Nach BODIAN.)

Wenn die Zerstörung von Vorderhornganglienzellen großes Ausmaß angenommen hat, so kann es zu einem mäßigen, zum Teil ödematösen Exsudat im Bereich der Vorderhörner kommen. Jedoch ist weder die zellige Infiltration noch das Ödem proportional der Schwere des bleibenden Schadens, denn die mesenchymale Reaktion hängt nicht nur vom Ausmaß der parenchymalen Schädigung der Ganglienzellen, sondern auch von der Reaktionsfähigkeit (Hyperergie) des Makroorganismus ab.

Bei der experimentellen P., sowie bei Menschen, die nicht an den Folgen der P. ad exitum kommen, fand man ausgedehnte pathologische Veränderungen im ganzen Bereich der motorischen Bahnen bis hinauf zum Cortex und an vielen anderen Stellen des Zentralnervensystems, auch wenn keine klinischen Symptome bestanden. Dies rührt davon her, daß sehr viele Ganglienzellen zerstört sein müssen, bis eine Lähmung manifest wird. PETTE zieht daraus den Schluß, daß das P.-Virus sich auf dem Blutwege ausgebreitet haben müsse, denn nur so könne man sich erklären, daß die pathologisch-anatomischen Veränderungen ungefähr gleichzeitig in allen Teilen des Zentralnervensystems entstehen können. Dementsprechend führt PETTE die im Vorstadium auftretenden vegetativen Symptome (s. S. 537) auf eine frühzeitige Auswirkung des P.-Virus im Zwischenhirn zurück, denn hier fänden sich (KALM) die ältesten histologischen Veränderungen (s. auch S. 519).

Für den Anatomen ist also jeder Fall von P., auch die inapparente Form, wirklich „poliomyelitisch" in der eigentlichen Bedeutung des Wortes, ja sogar encephalitisch. Immerhin werden nur bestimmte Teile des Zentralnervensystems so intensiv betroffen, daß daraus klinische Symptome resultieren. BODIAN hat diese besonders befallenen Regionen schematisch dargestellt (Abb. 6). Es handelt sich um den Gyrus praecentralis, das Zwischenhirn, die Nuclei vestibulares, die Formatio reticularis und die Dachkerne des Kleinhirns (Nuclei fastigii), welche eng mit den Vestibulariskernen verbunden sind. Am intensivsten sind die bulbären motorischen Kerne und die Vorderhornganglienzellen befallen. Die Veränderungen in der motorischen Region des Cortex sind so wenig ausgedehnt, daß höchstens flüchtige Symptome die Folge sind (s. S. 536).

V. Symptomatologie.

Das Hauptsymptom der P. ist die Muskellähmung, aber nur ausnahmsweise stellt sie sich ohne Vorboten als „paralysis in the morning" ein. Die Analyse dieser Vorsymptome hat zur Stadieneinteilung der Krankheit geführt, die zwar allgemein anerkannt wird, ohne daß sich aber alle Autoren über die Deutung der einzelnen Stadien geeinigt hätten. Am klarsten gibt Abb. 7 diese Stadieneinteilung wieder, auf welcher wir eine plausible Deutung des in der Literatur überall gebrauchten Ausdruckes ,,Dromedartypus" für den zweiphasigen Verlauf der Fieberkurve gegeben haben. Die Bezeichnung Dromedartypus soll amerikanischen Ursprungs sein (DRAPER ?).

1. Die Inkubationszeit ist nicht normiert. Weder ist man sich einig über den Beginn derselben (Eindringen des P.-Virus in den menschlichen Körper oder Aktivwerden desselben) noch über das Ende (Beginn des Initial- oder des meningitischen Stadiums). Bei diesen Schwierigkeiten in der Berechnung ist es nicht

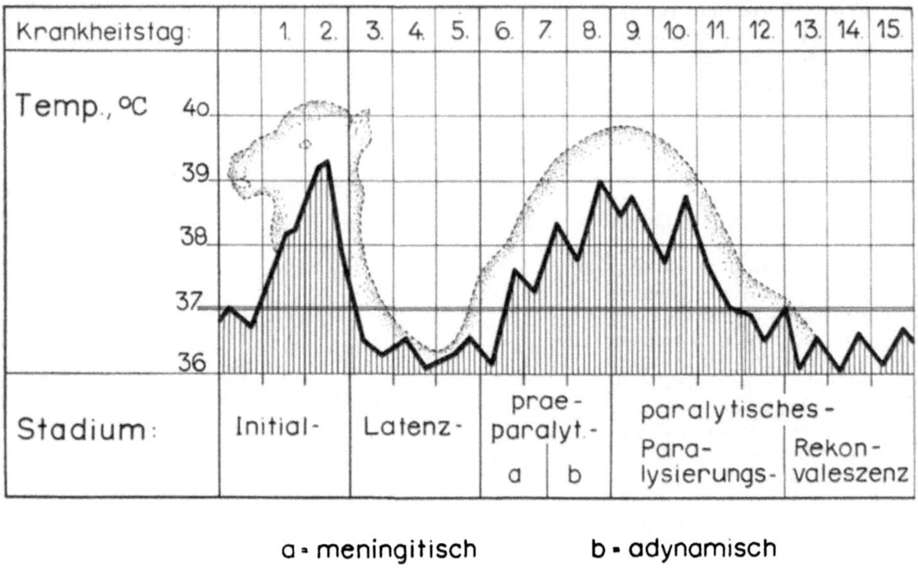

Abb. 7. Stadieneinteilung der Poliomyelitis (nach FANCONI). Biphasischer Fieberverlauf (Dromedartypus). In jedem Stadium kann die Krankheit Halt machen und je nachdem manifestiert sie sich als bloße ,,Sommergrippe" oder als ,,idiopathische" abakterielle Meningitis. Sowohl das Initialstadium als auch das präparalytische Stadium können subklinisch verlaufen bzw. unbeachtet bleiben, so daß die Krankheit sofort mit Lähmungen (paralysis in the morning) in Erscheinung tritt.

verwunderlich, daß die Angaben der Literatur so schwankend sind, und zwar zwischen 1—4 Tagen (WICKMANN) und 6—20 Tagen (AYCOCK und LUTHER). Nach THIEFFRY kann die Inkubationszeit sogar 40 Tage überschreiten. In praxi wird man nicht fehlgehen, wenn als häufigste Inkubationszeit 9—17 Tage angenommen werden. Bei der experimentellen P. schwankt die Inkubationszeit zwischen 2—46 Tagen (KLEINSCHMIDT). Die Unterschiede rühren hier hauptsächlich von den verschiedenen Impfmodi her. Wenn nach BODIAN und HOWE die Wanderungsgeschwindigkeit des P.-Virus im Nerven 2,4 mm in der Stunde beträgt, so ergibt sich allein aus der Weglängendifferenz von 10 cm ein Unterschied von etwa 2 Tagen für die Inkubationszeit.

2. Das Initialstadium. Ein durch eine Latenzperiode deutlich abgesetztes Initialstadium ist keineswegs konstant; die Literaturangaben über seine Häufigkeit weichen stark voneinander ab. Je sorgfältiger die Anamnese aufgenommen wird, desto häufiger ist es in den Krankengeschichten vermerkt; wir konnten es in 271 (44,3%) von 613 Fällen der Jahre 1937—1941 feststellen. In früheren Arbeiten sprachen wir von *Vorkrankheit.* Da aber die Akten über die Natur der Vorkrankheit noch nicht geschlossen sind, schließe ich mich der Nomenklatur von KELLER an, der von Initialstadium spricht. Die Symptome dieses Initialstadiums, welches zur P. gehört, wären Fieber, Kopfweh, Müdigkeit, Schwächegefühl, Schweiße und Appetitlosigkeit; dagegen hält KELLER die katarrhalischen und intestinalen Erscheinungen nicht als zur P. gehörend. Wir fanden jedoch in Zürich unter 271 genau analysierten Fällen nicht weniger als 40,9% katarrhalische Erscheinungen und in 24,4% Erscheinungen von seiten des Darmkanals (Erbrechen [12,9%], Bauchweh, Durchfall, Verstopfung); dies scheint mir dafür zu sprechen, daß wenigstens ein Teil dieser katarrhalischen und intestinalen Symptome P.-spezifisch sind.

DRAPER nahm an, daß es sich bei der Vorkrankheit um das Stadium der Allgemeininfektion (general systemic infection period) handle und stellte sie der Invasion des Zentralnervensystems (central nervous system period) gegenüber. Diese Gegenüberstellung würde dahinfallen, wenn es sich bestätigen sollte, daß bereits in der Vorkrankheit pathologisch-anatomische Veränderungen im Zentralnervensystem speziell im Bereich des Zwischenhirnes, der vegetativen Zentren sich finden (s. S. 519 und 527).

Ursprünglich teilte KELLER die Ansicht von PETTE, v. PFAUNDLER, H. MÜLLER usw., daß das Vorstadium eine selbständige Krankheit sei und als solche nur der Wegbereiter für die nachfolgende P. darstelle. Dafür sprechen die Tatsachen, daß bei der experimentellen Affen-P. die Vorkrankheit fehlt, ferner, daß an Stelle des üblichen Initialstadiums zuweilen spezifische Infektionskrankheiten wie Masern, Scharlach, Pertussis, sowie Traumata, Anstrengungen, Abkühlungen, operative Eingriffe usw. treten können. Demgegenüber haben FANCONI, ZELLWEGER und BOTSZTEJN das Vorstadium als P.-spezifisch betrachtet. Die Diskussion kam auf ein totes Geleise, weil man „entweder oder“ sagte. KELLER brachte die beiden Standpunkte näher, indem er 1949 „sowohl als auch“ sagte: Es gibt ein spezifisches, d. h. poliomyelitisches Initialstadium; es gibt außerdem auch eine Vorkrankheit nicht spezifischer Natur, welche in wechselndem Prozentsatz — rund 20% der Fälle — als Wegbereiter der eigentlichen P. vorausgeht. Das P.-spezifische Initialstadium dauert nur 36—42 Std (Hals des Dromedars); je länger das folgende Latenzstadium anhält, umso eher hat man es mit einer unspezifischen Vorkrankheit zu tun.

3. Die Latenzperiode. Die Latenzperiode ist das fieber- und symptomfreie Intervall zwischen dem Initialstadium und dem meningitischen Stadium. Ihre Dauer schwankt in der Regel zwischen 1—9 Tagen (s. Abb. 8). In den bulboencephalitischen und letal verlaufenden Fällen ist sie durchschnittlich am kürzesten, sie kann sogar verschwinden, indem das Vorstadium unmittelbar in das präparalytische übergeht. Bei den spinalen Formen ist sie etwas länger, am längsten ist sie bei den nicht paralytischen Formen.

4. Das präparalytische Stadium. Das präparalytische Stadium läßt sich in eine rein meningitische und eine adynamische Phase einteilen, allerdings sind viele Symptome, wie die Muskelschmerzen, der Tremor usw. beiden Phasen gemeinsam.

a) Meningitische Phase. Sie geht in der Regel mit einem erneuten Fieberanstieg einher. Es handelt sich um eine abakterielle Meningitis (s. S. 540), die zwar akut einsetzt, aber nur ganz ausnahmsweise das schwere dramatische Krankheitsbild der bakteriellen eitrigen Meningitis erreicht.

Die *subjektiven Symptome* sind *Kopf-*, *Glieder-*, *Nacken-* und *Rückenschmerzen.* Die Kopfschmerzen werden oft in die Stirne lokalisiert. Sehr häufig kommt es zu Schmerzen in den Extremitäten und anderen Körperpartien. Diese sog. prämonitorischen Schmerzen werden aber keineswegs nur in den später von

Lähmungen befallenen Körperteilen angetroffen, wie mancherseits behauptet wird. Kein Wunder daß besonders in Epidemiezeiten Kinder mit einem Rheumatismus verus incipiens unter der Diagnose P. eingewiesen werden. Wegen der Schmerzen liegen die Patienten möglichst bewegungslos auf dem Rücken, schreien auf bei jeder passiven oder aktiven Bewegung.

Verschiedene Autoren, wie SPENCE, trennen ein besonderes, dem meningitischen vorausgehendes Stadium als „stage of muscular discomforts" ab; es sei durch Muskelschmerzen und Muskelsteifigkeit charakterisiert. Für die Frühdiagnose einer P. ist es sehr wichtig, nach Muskelsteifigkeiten zu fahnden, die eventuell nur an einzelnen Muskeln wie Waden- oder Armmuskeln (Biceps) zu finden sind. Der betroffene Muskel fühlt sich steif an und man spürt einen deutlichen Widerstand, wenn man ihn streckt. Ein eigentlicher Spasmus besteht jedoch nicht. Da aber bereits entzündliche Liquorveränderungen bestehen, ist es wohl überflüssig, den muscular discomfort als ein besonderes Stadium vom meningitischen abzutrennen. Nach CAUGHEY und MALCOLM (1950) fanden sich Tonusänderungen einzelner Muskeln, die sich oft wie Spasmen anfühlen, in allen Fällen einer P.-Epidemie in New Zealand. Wenn die Muskelschmerzen am Thorax lokalisiert sind, können sie das Bild einer Bornholmschen Krankheit vortäuschen.

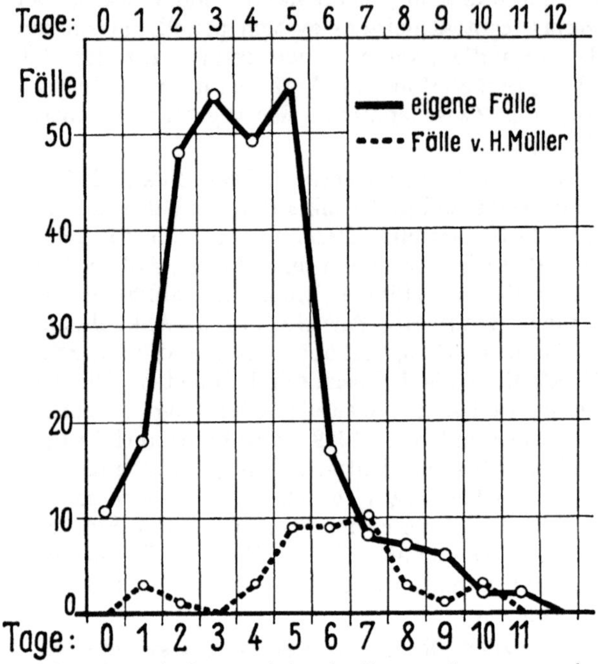

Abb. 8. Dauer der Latenzperiode. (Aus FANCONI, ZELLWEGER und BOTSZTEJN: Die Poliomyelitis und ihre Grenzgebiete.)

In 70% unserer Fälle bestanden im meningitischen Stadium *katarrhalische Symptome*, wie Pharyngitis, Tonsillitis usw.

Bei anderen Kindern geht das meningitische Stadium mit *abdominalen Symptomen* einher, die das klinische Bild manchmal so beherrschen, daß eine Appendicitis vorgetäuscht wird. Wir haben selber erlebt, daß in diesem Stadium eine Appendektomie vorgenommen wurde. Vereinzelt wurden Durchfälle beobachtet (GSELL und SCHÄFER). Das umgekehrte, daß eine Dysenterie die Poliomyelitismaske anzieht, kommt wohl häufiger vor, allerdings findet man bei der Dysenterie nur ausnahmsweise Liquorveränderungen, am ehesten noch eine Eiweißvermehrung und eine pathologische Goldsolreaktion (s. auch S. 543). *Erbrechen* dagegen kommt seltener vor als bei der tuberkulösen Meningitis und bei den eitrigen Meningitiden, wohl infolge der geringen Erhöhung des Liquordruckes.

Nicht so selten ist eine *Pollakisurie*, besonders in den ersten 3 Tagen des meningitischen Stadiums, wahrscheinlich handelt es sich um meningitische Reizsymptome. Besteht, wie wir es einige Male beobachtet haben, außerdem noch eine Pyurie, so ist es naheliegend, daß die Diagnose „akute Pyelitis" statt „Poliomyelitis" gestellt wird.

Verschiedenartige *Exantheme* wurden mehrfach im Beginn und Verlauf einer P. beobachtet. Unter 613 Fällen der Jahre 1937—1941 fanden wir nur 7mal solche Exantheme, und zwar sowohl im meningitischen als auch im paralytischen Stadium sowie in der Rekonvaleszenz.

Wir glauben, daß es sich hier nicht um P.-spezifische Exantheme, sondern um Zufallsbefunde gehandelt hat.

Der bei der Meningitis epidemica und der Pneumonie so häufige *Herpes febrilis* ist bei der P. so selten, daß sein Auftreten differentialdiagnostisch gegen P. spricht. Wir erlebten ihn unter 651 Fällen nur 9mal. Zweimal trat die Bläscheneruption im Vorstadium, 4mal im Verlauf der 2. Fieberphase und 3mal nach der Abfieberung auf. Drei unserer 9 Fälle blieben meningitisch, einer präparalytisch, einer bekam schwere Lähmungen, 3 verliefen encephalitisch und einer kam unter dem Bilde der bulbären Paralyse ad exitum. Ohne Virusnachweis ist es in allen diesen Fällen, besonders wenn Lähmungen fehlen, nicht mit absoluter Sicherheit möglich, eine selbständige Herpeserkrankung des Zentralnervensystems auszuschließen (s. auch S. 546).

Fieber fehlt sozusagen nie. Es erreicht innerhalb 1—2 Tagen die maximale Höhe, der Verlauf der Fieberkurve entspricht dem Buckel eines Dromedars; intermittierende oder gar septische Fieberverläufe gehören zu den Seltenheiten. Die Abfieberung geschieht lytisch. Weder die Fieberhöhe noch die Dauer des Fiebers lassen sichere prognostische Schlüsse zu. Immerhin wiesen alle über das präparalytische Stadium hinausgehenden Formen im Durchschnitt höheres Fieber auf, am höchsten war es bei den encephalitischen Formen. Während eine starke Fieberreaktion im Initialstadium eher ein günstiges Zeichen ist, ist sie während des zweiten Fieberschubes eher ungünstig. Ich habe ein einziges Mal einen völlig fieberfreien Verlauf einer paralytischen P. erlebt mit initialer Tachykardie, prämonitorischen Krämpfen am Bein und geringem Liquorbefund.

Der *Puls* ist in der Regel adäquat dem Fieber. In 14% unserer Fälle fanden wir eine ausgesprochene Bradykardie, so daß mehrmals die Fehldiagnose Meningitis tuberculosa gestellt wurde. Auch kommt es häufig zu einer Erhöhung des *Blutdruckes* schon im meningitischen Stadium. Beides, Bradykardie und Erhöhung des Blutdruckes, müssen wir als Zeichen einer Beteiligung der vegetativen Zentren deuten (s. auch S. 537).

Die *klassischen Meningitissymptome* gehören zu den Kardinalsymptomen des meningitischen Stadiums. Allerdings erreichen sie nie solche Grade wie bei der eitrigen oder der fortgeschrittenen tuberkulösen Meningitis. Bei der P. wie bei den Virusmeningitiden überhaupt muß man die meningitischen Zeichen suchen, bei den eitrigen Meningitiden drängen sie sich auf. Die schon lange bekannten Zeichen wie Nackenstarre, Opisthotonus, Kernig und LASSÈGUEsches Zeichen können fehlen oder nur angedeutet sein, deshalb ist das Suchen nach feineren meningitischen Zeichen, die erst beim Studium der P. entdeckt wurden, sehr wichtig. Es bleibe allerdings dahingestellt, ob diese Zeichen nur durch die Meningitis oder durch die Muskelschmerzen bedingt sind. Dazu gehört:

1. Das *Amoss-sign* oder *Dreifußphänomen*: es besteht in der Unmöglichkeit, im Bett zu sitzen ohne Zuhilfenehmen der Arme, die in charakteristischer Weise hinter dem Gesäß auf das Bett abgestützt werden.

2. Das *Spine-sign* oder *Knieküßphänomen*: es ist positiv, wenn der Patient beim besten Willen nicht imstande ist, bei leicht gebeugten Beinen die Knie mit dem Munde zu berühren.

3. Man kann dieses Zeichen auch so modifizieren, daß man die gestreckten Knie fixiert und schaut, ob und wie weit der Patient aufsitzen kann.

Der *Dermographismus ruber* ist häufig etwas verstärkt, aber nicht so wie bei der Meningitis purulenta und tuberculosa. Charakteristisch ist für das meningitische Stadium eine gewisse *Hyperreflexie*, die vielleicht auf einer Verminderung der pyramidalen und extrapyramidalen Hemmungen beruht. Die von vielen Autoren als sehr charakteristisch bezeichnete *Hauthyperästhesie* (E. MÜLLER, SCHÄFER usw.) war in unserem Krankengute nicht so auffällig, nur in 5,7% unserer 630 Fälle war sie stark ausgesprochen. Neben der Hauthyperästhesie ist der *Druck- und Dehnungsschmerz* der Muskeln und der großen Nervenstämme häufig. Das gleiche wie für die Hauthyperästhesie gilt für die *Schweiße*, wir haben sie bei weitem nicht so häufig gesehen, wie sie in der Literatur beschrieben werden. Nur selten, etwa bei einer encephalitischen Form oder bei hohem Fieber bei einem dysencephalen Kind, kommt es zu *Krämpfen.*

Das rein meningitische Stadium dauert bei den fortschreitenden Fällen im allgemeinen nur sehr kurze Zeit; schon nach wenigen Stunden bis höchstens 2—3 Tagen treten die ersten präparalytischen und paralytischen Zeichen auf, und zwar in der Regel noch auf der Höhe des Fiebers.

b) Das adynamische oder präparalytische Stadium im engeren Sinne des Wortes. Die von FANCONI vorgeschlagene Abgrenzung der adynamischen oder präparalytischen Phase im engeren Sinne von der meningitischen hat sich als diagnostisch sehr wertvoll erwiesen, denn der Nachweis adynamischer Symptome beim Vorliegen einer abakteriellen Meningitis spricht nahezu hundertprozentig für P. Das adynamische Stadium ist durch folgende Symptome charakterisiert:

α) Die *allgemeine Muskelschwäche*, die Herabsetzung der Kraft der aktiven und des Muskelwiderstandes bei passiven Bewegungen. Der Händedruck wird kraftlos. Läßt man das Kind sich aufsetzen, so klettert es mit Hilfe seiner Arme an den Stäben des Bettgeländers oder an der Bettdecke hoch. Ein eindrucksvolles Symptom der Adynamie ist die *Nackenschlaffheit.* Hebt man, ohne daß der Kranke die Absicht merkt, ihn an den Schultern hoch, so fällt der für die hypotonische Nackenmuskeln zu schwere Kopf vorübergehend schlaff zurück, wobei oft durch die Innervation des Platysmas die untere Gesichtshälfte angstvoll verzerrt wird.

β) *Geringfügige Innervationsstörungen.* Am augenfälligsten sind die klinisch noch nicht als Paresen imponierenden Störungen im Innervationsgebiet des Nervus facialis, weil die geringsten Störungen die Mimik auffallend verändern. Dazu gehört auch eine vorübergehende *Urinverhaltung* (nach THIEFFRY in 40% der Fälle), ferner das *Nabelwandern* (FANCONI): bei Aufforderung, den Kopf in Rückenlage zu heben, wird der Nabel nicht wie normalerweise fixiert, sondern er weicht nach oben oder unten oder nach der Seite ab, als Zeichen einer muskulären Korrelationsstörung beim Anspannen der Bauchdecken.

γ) *Reflexdifferenzen und Areflexie* bei erhaltener Motilität. Schon die älteren P.-Forscher (WICKMANN, E. MÜLLER) machten die Beobachtung, daß die Abschwächung und das Schwinden der zuerst gesteigerten (s. S. 531) Reflexe dem Auftreten der Lähmungen vorausgeht. Gelegentlich macht die Krankheit bei diesen Reflexstörungen halt. Ausnahmsweise können die Eigenreflexe der Beine auch während des paralytischen Stadiums gesteigert werden, wahrscheinlich weil die Pyramidenbahnen im Rückenmark oder weiter oben durch die gliösmesenchymalen Reaktionen vorübergehend geschädigt werden.

δ) *Der Tremor* ist ein häufiges präparalytisches Zeichen. Nach DRAPER ist ein ataktischer Tremor das erste klinische Zeichen des Befallenseins der Vorderhornganglienzellen, das vor der Muskelschlaffheit auftreten soll. Besonders der feinschlägige Tremor kann aber bloß ein meningitisches Zeichen sein, dementsprechend kam es in 48 von unseren 87 Fällen, wo der Tremor auffällig war, nicht zu Lähmungen.

ε) Wichtig ist die *Facies poliomyelitica* (kongestioniertes Aussehen mit leichter Cyanose der Wangen und Lippen mit blassem Munddreieck, die Augen glasig, leblos, die Gesichtszüge schlaff). Die Facies poliomyelitica ist die Resultante aus der vegetativen Störung (s. S. 537) und der Adynamie.

ζ) In schweren Fällen besteht eine merkwürdige verdrießliche Stimmung mit deutlicher *Apathie*, vor allem eine Abwehr gegen jede aktive oder passive Bewegung. Bei älteren Kindern ist eine gewisse *Euphorie* häufig und charakteristisch.

5. Das Paralysierungsstadium. In der Mehrzahl der Fälle beginnen die Lähmungen zwischen dem 2. und 4. Tag des zweiten Fieberschubes (nach unserer Zusammenstellung bei 83,4% von 144 Lähmungsfällen). Die Lähmungen werden manifest meist auf der Höhe des Fiebers oder während des Fieberabfalls; nur in 9,5% unserer Fälle nach erfolgter Abfieberung.

Die Lähmungen eines Muskels oder einer Muskelgruppe erfolgt nicht momentan schlagartig, sondern die Entwicklung von der ersten leichten Funktionsstörung (Adynamie) bis zur kompletten schlaffen Lähmung dauert meistens einige Stunden bis höchstens 2—3 Tage. Außerdem werden die einzelnen Muskelgruppen selten simultan, sondern meist sukzessive befallen, so daß es einige Tage dauert, bis das volle Lähmungsbild in Erscheinung tritt.

Immer wieder wird in der neueren Literatur besonders der USA. von Muskelspasmen im Verlauf des paralytischen Stadiums gesprochen. In der Tat fühlen sich gelegentlich gewisse Muskeln wie verhärtet an. THIEFFRY glaubt, daß es sich um die schmerzhafte Spannung gewisser gesunder oder nur wenig geschädigter Muskeln handelt, deren Antagonisten gelähmt sind. Wahrscheinlicher ist es, daß die auf S. 530 erwähnte Steifigkeit einzelner Muskeln während des präparalytischen Stadiums bis weit in die Rekonvaleszenz hinein andauern kann.

HOEN bezeichnet die Phase vom Lähmungsbeginn bis zur vollen Entwicklung des Lähmungsbildes das *Paralysierungsstadium*; in 84 seiner 134 Fälle dauerte das Paralysierungsstadium nur einen Tag, bei je 19 Fällen hatte es eine Dauer von 2 bis 3 Tagen, länger als 4 Tage dauerte es nur bei wenigen Fällen. Der Verlauf kann foudroyant sein; wir haben Fälle erlebt, wo vom Krankheitsbeginn bis zum Exitus nur einige Stunden vergingen.

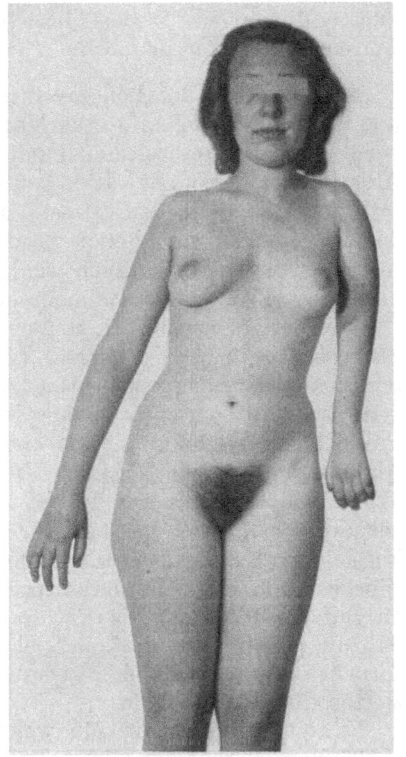

Abb. 9. Starke Wachstumshemmung des linken Armes infolge einer im Alter von $1^3/_4$ Jahren entstandenen poliomyelitischen Lähmung. (Aus FANCONI, ZELLWEGER und BOTSZTEJN: Die Poliomyelitis und ihre Grenzgebiete.)

Die Lähmungen sind nur selten symmetrisch. Wie in jedem Vorlähmungsstadium kann die P. in jeder Phase haltmachen, dementsprechend sehen wir alle Grade der Lähmungen, beginnend mit leichtesten partiellen Funktionsstörungen einzelner Muskeln bis zur vollständigen schlaffen Lähmung des ganzen Körpers.

Auch bei sorgfältiger Untersuchung können leichtere Lähmungen im akuten Stadium übersehen werden, ja gelegentlich werden sie erst nach Jahr und Tag entdeckt, wenn sich statische Störungen oder gar Deformierungen einstellen.

6. Die Rekonvaleszenz beginnt mit der Abfieberung bzw. mit dem Ende des Paralysierungsstadiums und dauert nicht nur Monate, sondern 2 Jahre und mehr, daher kann noch nach Jahren eine Besserung der Lähmungen erhofft werden. Die motorischen Folgen der verschiedenen Muskellähmungen interessieren mehr den Orthopäden als den Internisten. Neben den motorischen Ausfallserscheinungen kommen in der Rekonvaleszenz auch trophische Störungen vor, die sogar mit Geschwüren einhergehen können. Tritt die P. im frühen Kindesalter auf, so können gelähmte Extremitäten stark im Wachstum zurückbleiben (Abb. 9). Allerdings besteht zwischen dem Grad der Wachstumsstörung und der Lähmung keine genaue Parallelität (ZELLWEGER und MORF).

Die P. kann in jedem Stadium haltmachen, auch vor Eintritt der Lähmungen. Wir schlugen vor, als inapparente P. diejenigen Formen zu bezeichnen, die im Initialstadium haltmachen, noch bevor es zu Liquorveränderungen kommt, und als *abortive* P. die meningitischen und adynamischen Formen, die wohl Liquorveränderungen, aber keine Lähmungen machen. KELLER dagegen bezeichnet als abortiv diejenigen Formen, die wir inapparent nennen, und für unsere abortiven Formen schlägt er den Namen *rudimentär* vor (s. auch Abb. 7, S. 528).

Spinale Form der Poliomyelitis. Die spinale Form der P. ist die klassische und am besten bekannte Verlaufsform. Sie wird nur dann lebensbedrohlich, wenn sie die Intercostalmuskulatur und das Zwerchfell ergreift, so daß es zu Atemstörungen kommt. Hier kann die eiserne Lunge sehr Gutes leisten. Eigenartig ist, daß bleibende Blasen- und Mastdarmlähmungen gar nicht zum Bild der P. gehören; sie können zwar als vorübergehende Störungen vorkommen, wobei es sich wahrscheinlich weniger um Störungen der entsprechenden Vorderhornganglienzellen als vielmehr um solche der vegetativen Zentren handelt.

Wie bereits erwähnt (s. S. 519), besteht eine ausgesprochene *Höhenselektivität des poliomyelitischen Prozesses* (Abb. 10). An den Extremitäten werden die proximalen Muskelgruppen weit häufiger als die distalen befallen, und zwar werden innerhalb der proximalen Muskelgruppen wiederum mit einer gewissen Prädilektion folgende Muskel betroffen: *am Bein* Ileopsoas, Quadriceps und Abductoren häufiger als etwa die Beuger des Knies; *am Arm* Deltoides und Triceps häufiger als der Biceps. Die distalste Extremitätenmuskulatur wird ausgesprochen selten gelähmt. Dies hängt damit zusammen, daß in proximalen Muskeln wegen der weniger differenzierten Motorik eine viel größere Anzahl Fibrillen von einer Vorderhornganglienzelle innerviert werden (z. B. in einem M. glutaeus 165—180) als etwa in einem Muskel der Finger. Dazu kommt noch, daß die proximalen Muskeln viel stärker durch das Stehen, Gehen usw. beansprucht und deswegen eher überanstrengt (s. S. 524) werden als die hochdifferenzierten distalen Muskeln.

Es gibt zweifellos Muskeln, welche häufiger als andere isoliert gelähmt werden, so das vom Nervus facialis innervierte Gebiet, der Nervus rectus lateralis bulbi, die Peronäalmuskeln usw. Jedoch kommen als Seltenheiten isolierte Lähmungen aller möglichen Muskeln vor.

Die bulbopontine Form der Poliomyelitis. Prognostisch viel ungünstiger als die spinalen sind die bulbopontinen Formen der P., welche seit den 30er Jahren häufiger zu werden scheinen. BAMATTER hat für diese Änderung der Pathomorphose die Bezeichnung „Kopfwanderung" der P. geprägt. Die bulbären Formen sind ferner nach unseren Erfahrungen in Nichtepidemiejahren häufiger als in Epidemiejahren. In den Jahren 1936—1941 fanden wir bulbäre Symptome in 37,3% unserer 315 Lähmungsfälle; nur in 11,7% waren sie isoliert; häufiger waren sie mit spinalen oder encephalitischen Symptomen kombiniert. Die bulbären Formen scheinen bei älteren Patienten häufiger vorzukommen (WACKER).

BAKER teilt die bulbopontinen Formen in 4 Klassen ein: 1. The cranial nerve nuclei group, 2. The respiratory center group, 3. The circulatory center group, 4. The encephalitic group. Meistens handelt es sich um Mischformen.

Am häufigsten sind die Formen, wo einzelne oder mehrere Hirnnerven gelähmt sind. Die Prognose ist günstig, wenn nur *obere Hirnnerven* (III, V, VI, VII und VIII) betroffen sind; viel gefährlicher ist die Mitbeteiligung der *unteren Hirnnerven*, d. h. des 10., 11., und 12., weil damit der Schluckakt gestört wird. Ein Frühsymptom der Schlucklähmung ist das Gurgeln als Folge des erschwerten Schluckens des Speichels; besonders im fortgeschrittenen Stadium kommt es dann leicht zur Aspirationspneumonie; die Schlucklähmung gibt deswegen nach einigen amerikanischen Autoren (z. B. J. WILSON) eine absolute Indikation

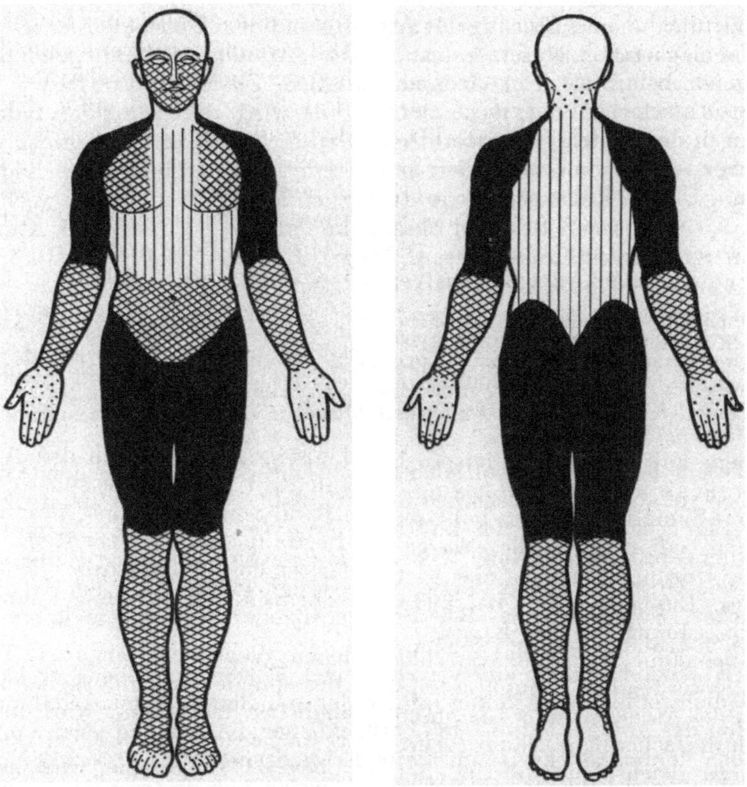

Abb. 10. Häufigkeit der Lokalisation der spinalen Lähmungen. (Nach FANCONI, ZELLWEGER und BOTSZTEJN: Die Poliomyelitis und ihre Grenzgebiete.) Je dunkler desto häufiger.

zur Tracheotomie (s. S. 553). Relativ günstig ist die isolierte Gaumensegelparese, die nur zu einer stark näselnden Sprache und Verschlucken durch die Nase führt.

Das Auseinanderhalten einer Lähmung des Nervus vagus und des Glossopharyngeus ist klinisch recht schwierig. Auch liegen diese Kerne in der Medulla dicht nebeneinander und werden deswegen anatomisch als Nucleus ambiguus zusammengefaßt. Obwohl die Ganglienzellen des motorischen Vaguskernes dicht benachbart liegen, werden seine verschiedenen Innervationsgebiete unabhängig voneinander befallen, so häufig die Schlucklähmung ist, so selten ist die Reccurenslähmung, die ich überhaupt nie zu Gesicht bekommen habe. Gerade beim Nervus vagus drängt sich das Problem auf, welche Bedeutung der Funktion einer Muskelgruppe für die Lokalisation der poliomyelitischen Lähmung unabhängig vom Sitz im Zentralnervensystem zukommt, mit anderen Worten das Problem, ob neben der Querschnitts- und Höhenselektivität (s. S. 519) noch eine *funktionelle Selektivität* besteht.

Am gefährlichsten sind die *bulbären Formen mit Beteiligung der vegetativen Zentren der Atmung und der Zirkulation.* Die Atembewegungen werden von einer ganzen Hierarchie von Neuronen reguliert, die untersten befinden sich im Rückenmark, die obersten im Cortex (willkürliche Regulation) und im Hypothalamus (Adaptation der Atmung an die Thermoregulation, an Gemütsbewegungen usw.); die für die Erhaltung des Lebens wichtigsten Zentren befinden sich jedoch im Bulbus und im Pons. Die Läsion letzterer und der benachbarten Kreislaufzentren durch das P.-Virus führt eine Störung der Atmung und des Kreislaufes herbei, die langsam oder schlagartig einsetzen kann. Die Atmung wird unregelmäßig, oberflächlich, auch bei intakter Atemmuskulatur. Zuweilen beobachtet man den CHEYNE-STOKESschen Atemtypus. Der Puls wird unregelmäßig, fadenförmig. Als Zeichen des zentralen Regulatorenkollapses kommt es zu enormen Schweißausbrüchen, zu kalten, marmorierten Extremitäten, Cyanose oder livider Hautverfärbung. Die Kollapszustände treten anfallsweise auf und wechseln mit Zeiten ab, wo während Stunden ohne Stimulation und Sauerstoff Atmung und Kreislauf ausreichend funktionieren. Diagnostische Schwierigkeiten können entstehen, wenn die Läsion der vegetativen Zentren isoliert auftritt.

So sahen wir bei einem 3jährigen Knaben 12 Tage nach einer Tonsillektomie eine perakut, fast afebril verlaufende P., mit isolierter Schädigung des Kreislaufes und des Schluckaktes. Autoptisch waren nur die Vaguskerne, besonders auf der rechten Seite lädiert, histologisch bestand daselbst eine etwa $^1/_2$ mm große Erweichung und um diesen Herd herum zahlreiche, teils perivasculäre Infiltrate und geringere Infiltrate in den übrigen Abschnitten des Hirnstammes und im oberen Halsmark.

In diesem Fall traten final leichte klonische Zuckungen in den Armen auf. Wir haben sie als hypoxämisch bedingt aufgefaßt. Überhaupt spielt die *Hypoxämie* in der Symptomatik der bulbären Paralysen, sowie der Atemmuskellähmungen eine bedeutende Rolle. Sie ist die Hauptursache einer Reihe von Symptomen wie Unruhe, Angstzustände, Schlaflosigkeit, Tachykardie, Erhöhung des Blutdruckes, Euphorie usw. Bei fortgeschrittener Hypoxämie kommt es zur Bewußtseinstrübung bis zum Koma.

Die Hypoxämie kann auf verschiedenen Wegen entstehen: 1. Durch das Oberflächlichwerden der Atmung infolge der spinalen Atemmuskellähmung bzw. der Läsion des Atemzentrums. Je oberflächlicher die Atmung wird, um so mehr macht sich der schädliche Raum (beim Erwachsenen etwa 150 cm³) bemerkbar, da er nahezu gleich bleibt, ob tief oder oberflächlich geatmet wird, und um so eher kommt es zur Hypoxämie. 2. Durch die Häufung von Speichel im Rachen, 3. durch die Zungenlähmung, 4. durch Aspiration, 5. durch Lungenkomplikationen, wie Lungenatelektasen, Pneumonien usw. Daß encephalitische Symptome vielfach anoxämisch bedingt sind, geht aus der verblüffenden Wirkung der Sauerstoffzufuhr hervor, sei es, indem man die Kinder in eine Eiserne Lunge bringt, sei es, daß man durch die Tracheotomie oder sonstwie Sauerstoff in reichlicher Menge zuführt.

Die Bulbärparalyse ist wohl die gefährlichste Form der P. Wenn aber ein Kind sie übersteht, so ist die Wahrscheinlichkeit einer Restitutio ad integrum viel größer als bei den spinalen Formen.

Die encephalitische Form der Poliomyelitis (Polioencephalitis). Die cerebrale Form der Kinderlähmung, wie sie von STRÜMPEL 1884 beschrieben worden ist, d. h. eine Encephalitis acuta, gefolgt von spastischen Dauerparesen, hat nach der Auffassung der heutigen Autoren nichts mit der P. zu tun. Es wäre aber falsch, das Vorkommen einer encephalitischen Form der P. abzulehnen, denn in 19% unserer 375 Lähmungsfälle der Jahre 1936—1941 kam es im akuten Stadium der P. zu flüchtigen encephalitischen Symptomen, welche, wie es für die P.

charakteristisch ist, fast nur die Motorik, sowohl die pyramidale wie die extrapyramidale, nicht aber die Sensibilität betrafen. Viele dieser flüchtigen Symptome sind allerdings nicht direkt durch das P.-Virus, sondern durch die Hypoxämie bedingt (s. oben).

Die encephalitischen Formen zeichnen sich durch höheres Fieber (bis 40° und darüber) aus. Häufig beginnt die Polioencephalitis mit Krämpfen und Zuckungen. Hyperpyrexie, Pulsbeschleunigung, profuse Schweiße, Schlafstörungen lassen an eine Läsion der vegetativen Zentren denken (s. S. 527). Bewußtseinsstörungen kommen ziemlich häufig vor, sind aber nur von kurzer Dauer, sie halten höchstens eine Woche an. Die Kinder sind entweder benommen, können aber auch psychotische Wahnideen, Affektausbrüche aufweisen. Häufig sind Sprachstörungen in Form einer motorischen Aphasie. Flüchtige Pyramidensymptome können auftreten, ebenso extrapyramidale Störungen, wie Rigor, Katalepsie, Hyperkinesen, Ataxie usw. Die encephalitischen Symptome dauern selten länger als 1 bis 2 Wochen. Bleibende Residuen, und zwar sowohl spastische Lähmungen als auch Parkinson-Symptome sprechen unseres Erachtens retrospektiv gegen die Diagnose P. Die Prognose ist trotz des eindrucksvollen Bildes quoad sanationem gut, quoad vitam hängt sie von der Mitbeteiligung der bulbären Zentren ab, denn, wie bereits gesagt, beleckt das P.-Virus die Ganglienzellen des Gehirns nur, während es sich in die motorischen Ganglienzellen des Vorderhornes und der Medulla festbeißt.

Die sog. **neuritische und polyneuritische Form der Poliomyelitis,** welche bereits von WICKMANN und WERNSTEDT erwähnt wird, dürfte jedenfalls sehr selten sein. Vielfach liegt nach meiner Erfahrung eine Verwechslung mit einer Polyradiculoneuritis vor, die meistens nichts mit P. zu tun hat (s. S. 549).

Die **vegetativ-nervösen Störungen der Poliomyelitis** sind in den letzten Jahren besonders eingehend studiert worden. Sie wurden zwar bereits vor 30 Jahren von WICKMANN, MÜLLER u. a. beobachtet, sie blieben aber zum Teil wohl unter dem erschütternden Eindruck der motorischen Ausfallserscheinungen wenig beachtet. Flüchtige vegetativ-nervöse Störungen kommen bereits im Initialstadium vor, so Schweiße, Pollakisurie, Obstipation; sie hängen vielleicht mit den von PETTE und KALM gefundenen, frühzeitigen Veränderungen im Zwischenhirn (s. S. 519) zusammen. Häufiger sind neurovegetative Störungen im meningitischen und präparalytischen Stadium, wie Schweiße, Pollakisurie, Tachykardie bzw. Bradykardie und, worauf wohl zuerst DE TONI aufmerksam gemacht hat, Blutdrucksteigerung. Massiv werden die vegetativ-nervösen Störungen erst bei den bulbären und encephalitischen Formen, wo profuse Schweiße, Cutis marmorata, Akrocyanose, stärkste Pulsschwankungen das klinische Bild beherrschen können. Zum Teil sind aber diese Symptome durch die Hypoxämie bedingt.

Nach neuesten Untersuchungen von ZELLWEGER ist die Blutdruckerhöhung ein recht häufiges Symptom der akut-entzündlichen Phase der P. und kommt sowohl bei leichtem meningitischen als auch bei schwerem spinalparalytischen oder bulbo-encephalitischem Verlauf vor. Die Blutdrucksteigerung verschwindet in der Regel nach wenigen Tagen wieder. Sie wird auf eine Beteiligung der blutdruckregulierenden Zentren am poliomyelitischen Prozeß zurückgeführt.

ZELLWEGER hat 2 Fälle beschrieben, wo eine paralytische P. mit einer Akrodynie kombiniert war; er glaubt, daß diese die Folge einer besonderen Lokalisation des P.-Virus im Zwischenhirn ist.

VI. Komplikationen der Poliomyelitis.

Unter den Komplikationen der P. spielen die *Lungenkomplikationen* weitaus die wichtigste Rolle; in erster Linie der massive **Lungenkollaps** eines ganzen Lungenflügels bzw. eines Lungenlappens. Grundbedingung für die Entstehung des Lungenkollapses sind Lähmungen der Atemmuskulatur; aber nach unseren Erfahrungen bedarf es noch anderer begünstigender bzw. auslösender Faktoren. Als solche seien erwähnt: 1. Eine Mehrproduktion von Bronchialsekret, das die Bronchien verlegt und infolge des kraftlosen Hustens nicht hinausbefördert wird, 2. ein pleuritischer Schmerz, 3. ein Krampf der Bronchialmuskulatur auf allergisch-asthmatischer Grundlage.

Der massive Lungenkollaps kommt besonders in der Altersstufe von 2 bis 4 Jahren vor. Die linke Lunge wird etwa 2mal häufiger befallen als die rechte. Die Neigung zu Rezidiven ist außerordentlich groß. Die beste *Behandlung* des einfachen Lungenkollapses ist das Verbringen des Kindes in die Eiserne Lunge; meistens ist innerhalb weniger Minuten der Lungenkollaps behoben. Bei Versagen dieser Therapie empfehlen amerikanische Autoren (STIMSON) die Bronchoskopie mit Absaugen des obturierenden Bronchialsekretes.

Leider kommt es recht häufig zu einer *atelektatischen Pneumonie*, die nicht ganz leicht vom einfachen Lungenkollaps zu differenzieren ist. Jedenfalls ist es angezeigt, bei jedem Lungenkollaps Antibiotica und Chemotherapeutica zu geben.

In den letzten Jahren hat man nachweisen können, daß die P.-Vira, wenigstens diejenigen der Lansing-Gruppe, auch das **Myokard** in Mitleidenschaft ziehen, beim Menschen in 26% der Fälle, wo das Myokard genau untersucht wurde (zit. nach LÉPINE). Man kann sich demnach mit Recht fragen, ob die Myokarditis als Komplikation oder als häufiges Symptom der P. betrachtet werden muß. Jedenfalls zeigt das Elektrokardiogramm häufig pathologische Veränderungen, nämlich in 40% von 52 eigenen daraufhin untersuchten Fällen (FRISCHKNECHT und ZELLWEGER).

VII. Die Diagnose der Poliomyelitis.

Das Initialstadium der P. ist so uncharakteristisch, daß man nur in Epidemiezeiten an eine P. denken wird. Verdächtig ist ein zweiphasischer Fieberverlauf (Dromedartypus). Man gewöhne sich daran, bei jedem zweiphasigen Fieberverlauf das Amoss-sign, das Spine-sign usw. zu prüfen sowie nach „Muskelspasmen" (s. S. 530) zu fahnden.

Das wichtigste diagnostische Mittel ist im meningitischen und in den folgenden Stadien die **Lumbalpunktion.** Fehlen Liquorveränderungen, insbesondere die Pleocytose, so kann man wohl im Zweifelsfalle eine P. ausschließen. Charakteristisch für die P. ist im Beginne eine Dissociation cyto-albuminique, nach der 2. Woche umgekehrt eine Dissociation albumino-cytologique. Schon am 1. Tag des meningitischen Stadiums findet man einen klaren oder leicht opalescenten Liquor mit normalem oder leicht erhöhtem Druck, *Eiweißwerte* zwischen 30 und 75 mg-% und Zellzahlen zwischen 50 und 500 je Kubikmillimeter. Die *Pleocytose* ist in der Regel in den ersten 2 Tagen vorwiegend polynucleär, später fast ausschließlich mononucleär. Ende der ersten und anfangs der zweiten Woche geht die Zellzahl zurück, dagegen steigt das Eiweiß auf Werte bis 100 mg-% und darüber an. Nur ganz ausnahmsweise kommen hohe Zellzahlen vor, die höchste, die wir fanden, betrug am 2. Tag des meningitischen Stadiums 2130, davon 215 Mononucleäre, 1960 Polynucleäre.

Leider hat sich die *Tryptophanreaktion* als differentialdiagnostisches Kriterium gegenüber der Meningitis tuberculosa nicht bewährt; einerseits fanden wir sie oft negativ im Beginn der Meningitis tuberculosa, andererseits bei 185 P.-Kranken (1941) in 23% der Fälle positiv. Wichtiger ist der *Liquorzucker*: 80% unserer Fälle hatten einen normalen Zuckergehalt, in 15% war der Wert erhöht und nur in 1—5% erniedrigt, während er bei der Meningitis tuberculosa außer in den Anfangsstadien regelmäßig erniedrigt ist. Leichte Veränderungen der *Goldsolreaktion* kommen regelmäßig vor, tiefe Zacken aber, sowie ausgesprochene Links- oder Rechtszacken sprechen gegen P.

Bei den paralytischen und letalen Fällen kommen höhere Zellzahl- und Eiweißwerte etwas häufiger als bei den nichtparalytischen vor, die Ausnahmen von dieser Regel sind aber so zahlreich, daß im konkreten Falle keine prognostischen Schlüsse gezogen werden dürfen. Besonders bei der bulbären oder bulboencephalitischen P. sprechen starke Liquorveränderungen für einen bösartigen Verlauf, denn gerade bei diesen Formen wird in der Regel der Liquor am wenigsten alteriert.

Diagnostisch weniger brauchbar sind die **hämatologischen Befunde.** Das P.-Virus vermehrt sich nur in den lebenden Zellen und nicht in der extracellulären Flüssigkeit; es bewirkt also, im Gegensatz zu den Bakterien, mehr Gewebs- als humorale Veränderungen. In der Tat findet man in den meisten Fällen von P., auch wenn sie ein recht schweres Krankheitsbild bieten, nahezu normale Werte der Senkungsgeschwindigkeit und der Leukocytenzahl und eine nahezu normale prozentuale Verteilung. Dies läßt sich differentialdiagnostisch sehr gut verwerten gegenüber bakteriellen Erkrankungen, die mit Meningismus oder Meningitis einhergehen. Bei der Differenzierung gegenüber anderen Viruskrankheiten hingegen läßt uns die Blutuntersuchung im Stich, da das Fehlen starker Blutveränderungen fast allen Viruskrankheiten gemeinsam ist. Gelegentlich findet man allerdings eine stärkere Beschleunigung der Senkungsgeschwindigkeit, eine Leukocytose, eine Linksverschiebung usw., was bei den spinalen und letalen Formen etwas häufiger ist als bei den nicht paralytischen, aber auch von dieser Regel gibt es zahllose Ausnahmen, so daß im konkreten Falle aus dem Blutbefund keine Prognose gestellt werden kann.

VIII. Prognose der Poliomyelitis.

Es gibt kaum eine Infektionskrankheit, bei der die Voraussage des späteren Verlaufes so große Schwierigkeiten macht wie die P. Steht die Diagnose einer P. im präparalytischen Stadium fest, so kann niemand voraussagen, ob der Patient die Krankheit überhaupt überstehen, ob er schwere Lähmungen davontragen oder ob die P. abortiv verlaufen wird. Weder der Habitus des Patienten, noch die Zahl und Schwere vorausgegangener Krankheiten, noch die erbliche Belastung, noch das Alter spielen in der Prognose eine nennenswerte Rolle. Über die prognostische Bedeutung des Fiebers s. S. 531, der Liquorveränderungen s. oben.

Bei der P. haben wir nicht nur die 2 Alternativen: Heilung oder Tod, sondern eine ganze Reihe von Verlaufsmöglichkeiten, denn die Krankheit kann in jedem Stadium haltmachen. Unsere Statistik von 758 Fällen der Jahre 1936—1942, die in großen Zügen mit den Angaben der Literatur übereinstimmt, lautet folgendermaßen:

Nichtparalytischer Verlauf	48,0%	76,4% Heilung
Leicht passagere Paresen	15,2%	
Benigne, bulbäre und encephalitische Formen	13,2%	
Schwere bleibende Lähmungen	15,4%	
Letaler Ausgang	8,2%	

Die Angaben über die **Letalität** in den verschiedenen Statistiken sind deswegen schwer zu vergleichen, weil es nicht leicht ist, die Gesamtzahl der P.-Kranken zu erfassen; in vielen Statistiken sind keine oder nur wenige meningitische und abortive Fälle berücksichtigt, in anderen sehr viele. Am meisten wird eine Letalität von 8—10% angegeben. Bezieht man die Letalität nur auf die paralytischen Formen, so kommt man auf höhere Zahlen, die je nach dem Jahrgang schwanken, z. B. im Kinderspital Zürich zwischen 14 und 18%. Erwachsene scheinen eine größere Letalität zu haben, so betrug sie im Krankengut der medizinischen Universitätsklinik Zürich 1941 15,6% aller Fälle und, nur auf die paralytischen Fälle bezogen, sogar 24,5%, das sind 6,8% mehr als im Kinderspital. Für die Prognose quoad vitam ist die Lokalisation von großer Bedeutung. Am gefährlichsten sind die bulbopontinen Formen, von denen nach unserer Erfahrung etwa $^1/_3$ sterben. Prognostisch ungünstig sind auch Vasomotorenstörungen. wie profuse Schweiße, Cutis marmorata, Akrocyanose, Pulsirregularitäten usw.

Sind Lähmungen aufgetreten, so ist es keineswegs leicht, die **Prognose quoad restitutionem** zu stellen. Es gibt Kinder, die nur eine ganz isolierte Lähmung aufweisen, die aber das ganze Leben bestehen bleibt; andere Patienten, die zuerst nahezu am ganzen Körper gelähmt erscheinen, können fast vollständig wieder hergestellt werden.

Die Prognose einer Lähmung hängt *erstens* vom zugrunde liegenden pathologisch-anatomischen Prozeß ab. Klinisch gleiche Lähmungen können bedingt sein: 1. nur von rasch reversiblen gliös-mesenchymalen Reaktionen, oder 2. von einer langsam reparablen Tigrolyse in den Ganglienzellen (s. Abb. 5, S. 526), oder schließlich 3. von einer irreparablen Neuronophagie. *Zweitens* hängt das Ausmaß der klinischen Heilung davon ab, in welchem Grade andere Muskeln oder Muskelgruppen für die gelähmten Muskeln einspringen können, und *drittens* wie weit durch eine zielgerichtete Therapie die Inaktivitätsatrophie schwer geschädigter und wenn sich selbst überlassen, nicht gebrauchter Muskeln aufgehalten werden kann. Für die Restitution der Lähmungen in der Rekonvaleszenz kommt *viertens* der psychischen Struktur des Patienten, seiner Energie, seinem Gesundungswillen usw., eine große Bedeutung zu.

IX. Differentialdiagnose.

Differentialdiagnose des präparalytischen Stadiums.

Im Initialstadium einer Poliomyelitis kann die Diagnose mit Sicherheit überhaupt nicht gestellt werden. Man wird an sie denken, wenn die epidemiologischen Bedingungen vorhanden sind, wenn etwa in der Umgebung des P.-Patienten auffallend viele „grippale“ Infekte (Sommer-Grippen!) auftreten.

Aber auch im präparalytischen Stadium ist die Diagnose keineswegs leicht. Die von Fanconi vorgeschlagene Unterteilung des präparalytischen Stadiums in ein meningitisches und adynamisches (s. Abb. 7 und S. 532) hat sich für die Abtrennung der poliomyelitischen von den übrigen abakteriellen Meningitiden als wertvoll erwiesen. Gelingt es uns nämlich, bei einer abakteriellen Meningitis präparalytische Symptome nachzuweisen, so gewinnt die Diagnose P. sehr an Wahrscheinlichkeit; fehlen sie, so kommt neben der Meningitis tuberculosa eine ganze Schar nichteitriger Formen in Frage.

Sowohl im Hinblick auf die Prognose als ganz besonders wegen der Notwendigkeit der Einleitung einer möglichst frühzeitigen Streptomycintherapie ist die rechtzeitige Erkennung einer **tuberkulösen Meningitis** von allergrößter Bedeutung. In den meisten Fällen wird die Anamnese — akuter Beginn bei der P., schleichend bei der Meningitis tuberculosa — die Differentialdiagnose zu stellen erlauben. Es gibt aber immer wieder Fälle, wo sogar Röntgenbild und Augenhintergrundsbefund (Chorioideatuberkeln!) im Stiche lassen und trotz genauer

Liquoranalyse der Nachweis der Tuberkelbacillen zunächst nicht gelingt. Das eine Mal täuscht eine Pulsverlangsamung und das psychische Verhalten bei einer P. eine Meningitis tuberculosa vor, das andere Mal läßt man sich umgekehrt durch die hochgradige Adynamie der Muskulatur mit Erlöschen aller Sehnenreflexe bereits im Beginn einer Meningitis tuberculosa zur Diagnose P. verleiten. Im Zweifelsfalle lasse ich immer Streptomycin intramuskulär und eventuell auch PAS (Paraaminosalicylsäure) per os geben, warte aber mit der intralumbalen Applikation von Streptomycin, bis die Diagnose einigermaßen gesichert ist, damit nicht eine sich aufpfropfende Streptomycinmeningitis die nachträgliche Stellung der Diagnose verunmögliche.

Leider sind einerseits die charakteristischen Liquorveränderungen der Meningitis tuberculosa, nämlich die Strumpfbildung, die stärkere Eiweißvermehrung, die positive Tryptophanreaktion und die Verminderung der Chloride und des Zuckers gerade in den differentialdiagnostisch wichtigen ersten Tagen noch nicht ausgesprochen. Andererseits kann ein Fibrinstrumpf, eine positive Tryptophanreaktion auch bei einer P. vorkommen. Einzig die frühzeitig vorhandene und progressive Verminderung des Liquorzuckers und Liquorchlors spricht eindeutig gegen die P. (s. auch S. 539).

Die diagnostischen Schwierigkeiten sind noch größer, wenn eine *Meningitis concomittans* bei einem tuberkulösen Herd in der Nähe der Meningen oder eine *Meningitis tuberculo-allergica* vorliegt. Mehrmals wurden uns Kinder mit der Diagnose P. eingeliefert, bei denen wir nachträglich die Diagnose einer Meningitis tuberculo-allergica bei Primärtuberkulose stellen mußten, bei denen wahrscheinlich infolge der rasch sich entwickelnden Allergie es auch im Bereich der Meningen zu unspezifischen entzündlichen Reaktionen kam. Die Prognose der Meningitis tuberculo-allergica ist auch ohne spezifische Behandlung gut; heute braucht es allerdings Mut, falls man an sie denkt, auf das Streptomycin intrathekal zu verzichten.

Außer der tuberkulösen Meningitis, wo der Erregernachweis nicht immer gelingt, gibt es eine große Schar „abakterieller Meningitiden“, die eine P. vortäuschen können (s. Tabelle 1, S. 542).

Quincke, der Erfinder der Lumbalpunktion, bezeichnete sie gesamthaft als *Meningitis serosa*, wobei er auch den Meningismus (ohne Liquorveränderungen) mit einbezog. Die Umgrenzung des Begriffes Meningitis serosa hat viele Wandlungen durchgemacht. So schränkt ihn W. Nelson („serous or aseptic meningitis“) auf die konkomittierende Meningitis ein. Um Mißverständnisse zu verhüten, werde ich im folgenden den Namen Meningitis serosa meiden und den von mir 1939 vorgeschlagenen Namen *„abakterielle“ Meningitis* gebrauchen.

Bakterienarme Meningitiden. Pyogene Bakterien, besonders *Meningokokken*, können ganz im Beginn nur diskrete Liquorveränderungen ähnlich wie die Vira machen. Solche atypischen Befunde wird man um so häufiger erleben, je mehr durch pyogene Erreger erzeugte Meningitiden schon im Anfangsstadium vor Stellung der Diagnose mit Sulfonamiden und Antibiotica behandelt werden (anbehandelte Meningitis!). Auch die Bang*sche Krankheit* kann, wenn auch selten, eine diskrete Meningitis erzeugen; nach Ohm kann mitunter eine subakute Hirnhautreizung mit Lymphocyten im Punktat die einzige Manifestation des Morbus Bang sein.

Die **Meningitiden bei Leptospirosen** sind von Gsell ausführlich beschrieben worden. Es genüge hier der Hinweis, daß man in jedem Fall von abakterieller Meningitis daran denke und nach Ablauf der Krankheit das Blut auf spezifische Agglutinine untersuchen lasse.

Auch eine **Meningitis concomittans** kann gelegentlich eine P. vortäuschen. Es handelt sich hier um Krankheitsformen, bei denen die Meningen durch einen

Tabelle 1. *Einteilung der abakteriellen Meningitiden (M.).*

I. *Bakterielle M., bei denen der Nachweis des Erregers nicht gelingt:*
1. Bakterienarme M.: Meningokokken, BANGsche Krankheit.
2. Rest-M. = Heilungsstadium bakterieller M. (Pneumo- und Streptokokken).

II. *M. bei Spirochaetosen und Leptospirosen:*
1. M. luica.
2. M. bei der WEILschen Krankheit.
3. Schweinehüterkrankheit (BOUCHER-GSELL).
4. Feldfieber-M.

III. *M. concomitans seu sympathica seu collateralis* bei
1. Extracerebralem eitrigem Prozesse in der Nähe der Meningen (Otitis, Sinusitis, Osteomyelitis des Schädels und der Wirbelsäule).
2. Intracerebralem Eiterherd (Hirnabsceß, Solitärtuberkel, Gumma).
3. M. circumscripta.
   a) purulenta: Pneumokokken-M. der Konvexität mit nicht oder kaum verändertem Lumballiquor.
   b) Chronisch-seröse M. = chronische Arachnoiditis = Pseudotumor (oft rezidivierend)
4. Zerfallenden Hirntumoren, leukämischer Infiltrate usw.

IV. *Toxische und allergische M.*
1. Bei der Serumkrankheit und nach intralumbaler Seruminjektion bei serum-überempfindlichen Individuen.
2. Nach Vergiftung mit Blei, Spirozid, CO usw.
3. Bei Auto-Intoxikation (Urämie, Coma diabeticum, acetonaemicum, hepaticum) oft mit Encephalosen kombiniert.
4. Bei Helminthiasis (méningite vermineuse, Ascariden-, Cysticercen-M.).
5. Bei nichtentzündlichen Hirntumoren und leukämischen Infiltraten, oft mit enormer albumino-cytologischer Dissoziation.
6. Meningismus bei akuten Infektionskrankheiten: Pneumonie, Pyelitis, Typhus, Dysenterie, Pertussis, Grippe, Hepatitis epidemica.
7. M. bei postinfektiösen Polyneuritiden (post-diphtherisch, post-dysenterisch) bis zum GUILLAIN-BARRÉschen Syndrom (s. S. 547).
8. M. tuberculotoxica, z. B. als Initialsymptom der Tuberkulose.
9. M. bei Rheumatismus verus?, benigner Granulomatose (BESNIER-BOECK usw.).

V. *Physikalisch bedingte M.* nach
1. einfacher Lumbalpunktion,
2. Lufteinblasung,
3. Schädeltrauma (Hydrocephalus traumaticus acutus, aseptische M. der Neugeborenen?),
4. Insolation.

Anhang. Akute meningitische Zustände bei Schädelmißbildungen, z. B. bei Hydrocephalus, bei verstärkten Impressiones digitatae (Neigung zu Fieberkrämpfen usw.).

VI. *Virus-M.*
1. Primäre Formen: die M. ist zur Diagnose obligat:
   a) M. bei Poliomyelitis.
   b) Choriomeningitis lymphocytaria Armstrong.
   c) Coxsackie-Virus-M. (s. S. 516).
   d) Idiopathische gutartige mononucleäre M.
      α) akute,
      β) subakute.
2. Sekundäre Formen:
   a) Bei Mumps (auch M. parotidea sine parotitide).
   b) Bei PFEIFFERschem Drüsenfieber.
   c) Bei Herpes (M. herpetica).
   d) Bei Stomatitis aphthosa.
   e) Bei Hepatitis epidemica.
   f) Bei Myalgia acuta epidemica (Coxsackie-Virus?).
   g) Bei Masern.
   h) Bei Röteln.
   i) Nach Vaccination.
   k) Bei Varicellen.
   l) Bei Lymphogranuloma inguinale.
   m) Nach Einschlußkörperchenconjunctivitis des Neugeborenen (BAMATTER).

bakteriellen, entzündlichen Herd oder einen zerfallenden Tumor usw. in der Nachbarschaft, etwa nach Art eines kollateralen Ödems, in Mitleidenschaft gezogen werden. Eine scharfe Abtrennung von den bakteriellen Formen gibt es allerdings nicht. Mehrere Fälle von Meningitis concomittans wurden uns als P. eingewiesen, besonders dann, wenn ein Eiterherd zunächst versteckt blieb, etwa bei einer *Lymphadenitis profunda colli abscedens*, bei *Hirnabsceß* oder bei einer *Meningitis circumscripta* (s. auch S. 547). Solange der Eiterherd sich noch in einer gewissen Entfernung von den Meningen befindet, zeigt sich vor allem eine Eiweißvermehrung, während die Pleocytose geringfügig und vorwiegend mononucleär bleibt. Bei zerfallenden Hirntumoren ist die Proteinorachie besonders hoch.

Toxische und allergische Meningitiden. Bei akuten, heftigen, d. h. toxischen oder allergischen Allgemeinreaktionen kommt es häufig zu einer kurzdauernden Begleitpleocytose im Liquor. So fanden Lavergne und Abel in Fällen von heftiger *Serumkrankheit* zugleich mit dem Ausbruch einer Urticaria eine mäßige Zellvermehrung. Hierher sind zweifelsohne zu rechnen die gelegentlichen Meningitiden nach *intralumbalen Seruminjektionen*, ferner die Meningitis bei der *Ectodermose érosive pluriorificielle* und wahrscheinlich auch die Meningitis bei gewissen *Vergiftungen* etwa mit Fleisch, Spirocid, Kohlenoxyd usw., ferner die „*méningite vermineuse*“, die besonders in der französischen Literatur eine gewisse Rolle spielt.

Häufiger kommen toxische und allergische Meningitiden im Verlauf von *bakteriellen Infektionen* vor. Es ist im konkreten Falle oft schwer zu unterscheiden, ob eine bakterienarme oder bakteriotoxische Reaktion vorliegt. Gelegentlich handelt es sich nur um einen Meningismus bzw. Encephalomeningismus, der mit einem *Meningealhydrops* (Zunahme des Druckes und des Zuckerwertes bei Abnahme des Eiweißgehaltes) einhergeht. Wir haben solche Zustände bei Pneumonien, beim Scharlach und vor allem im Verlauf der Dysenterie beobachtet.

Im Herbst 1941 wurde die Schweiz gleichzeitig von einer P.- und einer Dysenterieepidemie heimgesucht, so daß wir recht häufig vor die Differentialdiagnose der beiden Krankheiten gestellt wurden. Die neurologischen Komplikationen der *Dysenterie* stellen sich zwischen dem 1. und 4. Tag, gelegentlich sogar vor Beginn der Abdominalerkrankung ein. Auch wenn ein ausgesprochener Meningoencephalismus vorliegt, sind meistens keine Liquorveränderungen vorhanden. Was die Differentialdiagnose gegenüber der P. sehr erschwert, ist die Tatsache, daß gelegentlich, allerdings sehr selten, im Verlauf der Dysenterie schlaffe Lähmungen auftreten.

Über die *Meningitis tuberculo-allergica* s. S. 541.

Unter den **physikalisch bedingten Meningitiden** werden diejenigen nach *Schädeltrauma* nur selten differentialdiagnostische Schwierigkeiten gegenüber einer P. machen. Immerhin kann bei einem dyskranialen und dysencephalen Kind ein relativ geringfügiges Trauma, sei es einen Hydrocephalus traumaticus acutus ohne qualitative Liquorveränderungen, sei es gelegentlich das Bild einer abakteriellen Meningitis mit allerdings geringfügigen Liquorveränderungen, hauptsächlich einer Eiweißvermehrung, auslösen. Die Differentialdiagnose wird im konkreten Falle noch dadurch erschwert, daß zweifellos Beziehungen zwischen Kopftrauma und P. bestehen, indem das Trauma die Invasion des Zentralnervensystems durch das P.-Virus erleichtert.

Ferner kann die *Insolation* (Sonnenstich) wie ein Schädeltrauma sowohl eine meningeale Reizung erzeugen als auch die Invasion des Zentralnervensystems durch das P.-Virus fördern. Das Fehlen von Prodromi und sämtlicher präparalytischer und paralytischer Symptome spricht im Zweifelsfalle gegen P.

Die Frage, ob eine *lege artis durchgeführte Lumbalpunktion* eine abakterielle Meningitis erzeugen kann, so daß bei einer zweiten Punktion, etwa anläßlich eines erneuten Fieberanstieges, eine P. vorgetäuscht wird, ist noch nicht restlos geklärt. Meningismen nach einer Lumbalpunktion kommen bei stoffwechsellabilen Kindern gelegentlich vor, besonders wenn sich dem Meningismus ein acetonämisches Erbrechen beigesellt. Dagegen fanden wir kaum je Liquorveränderungen bei Kindern, die wegen P.-Verdacht eingewiesen wurden, wenn wir nach einigen Tagen erneut eine Punktion vornahmen. SCHÄFER aus der KLEINSCHMIDTschen Klinik hat bei 15 gesunden Kindern ohne Infekt 2 Tage hintereinander punktiert und bei allen Kindern im Alter von 6—12 Monaten bei der zweiten Punktion eine deutliche Lymphocytenvermehrung bis 27 Zellen je Kubikmillimeter bei unverändertem Eiweißgehalt festgestellt. Jenseits des 1. Lebensjahres dagegen war die Zellvermehrung, wenn überhaupt vorhanden, viel geringer und überstieg nur bei einem Jungen die Zahl 10 je Kubikzentimeter. Demnach sind wir berechtigt, wenigstens beim Kind jenseits des ersten Lebensjahres eine P. zu diagnostizieren, wenn bei P.-Verdacht die erste Lumbalpunktion einen normalen Liquorbefund ergibt, die zweite Punktion, die man etwa wegen eines erneuten Fieberanstieges einige Tage später ausführt, eine Zellvermehrung usw. zeigt.

Alle bisher besprochenen abakteriellen Meningitiden werden gelegentlich mit der Diagnose P. ins Spital eingeliefert, aber bei genauer Untersuchung lassen sie sich meist leicht von ihr unterscheiden. Schwieriger oder gar unmöglich wird die Differentialdiagnose, wenn es sich um **Virusmeningitiden** handelt, da diese ähnliche klinische Bilder wie die P. erzeugen. Für den klinischen Gebrauch haben wir die Virusmeningitiden unterteilt in *primäre* Formen, wo die Meningitis ein obligates Symptom ist und ohne welche die Diagnose dahinfällt, und in *sekundäre* Formen, wo die Meningitis eine mehr oder weniger ungewöhnliche Komplikation einer fakultativ neurotropen Viruskrankheit ist.

a) Primäre Formen der Virusmeningitiden. Prototyp und praktisch wichtigste Form der primären Virusmeningitiden ist die Meningitis bei der Poliomyelitis. Die scharfe Abtrennung derselben von anderen Virusmeningitiden ist heute recht problematisch geworden, seitdem wir wissen, daß es eine Reihe von P.-Erregern gibt, und daß unter den atypischen P.-Erregern sich solche befinden, die meistens nur eine Meningitis und nur selten Lähmungen machen, so etwa das *Coxsackie-Virus* (s. S. 516). Die erste idiopathische Meningitis, die 1939 ätiologisch geklärt wurde, ist die mäusepathogene *Choriomeningitis lymphocytaria Armstrong*.

Wenn man nicht über ein Viruslaboratorium verfügt, wird die Stellung einer ätiologischen Diagnose unmöglich sein; man wird sich, wenn keine sonstigen Zeichen einer P. vorliegen, mit der Diagnose einer *idiopathischen, gutartigen, mononucleären Meningitis begnügen* müssen. Die erste Mitteilung über eine Epidemie von heilbarer lymphocytärer Meningitis geht auf das Jahr 1910 zurück (LAUBRY, VIDAL und GUILLAIN). Es ist das Verdienst WALLGRENs 1925, das Krankheitsbild eingehend studiert und den Namen „gutartige aseptische Meningitis" vorgeschlagen zu haben. WALLGREN wollte damit hervorheben, daß man mit den üblichen bakteriologischen Untersuchungsmethoden im Liquor keine Erreger findet. Bald erhoben sich Stimmen, welche behaupteten, daß es sich in den WALLGRENschen Fällen von gutartiger, aseptischer Meningitis meist oder gar immer (COMBY 1938) um eine P. handle. Der Nachweis der zahlreichen Viren, welche solche Meningitiden auslösen können, hat die Frage zugunsten des pluritarischen Standpunktes endgültig entschieden. Immerhin schätzt SABIN (1951) auf Grund der Ergebnisse moderner Viruslaboratorien, daß ungefähr 75% der „aseptic meningitis" durch das P.-Virus ausgelöst werden.

Über den *Namen* ist man sich noch keineswegs einig. Je nach dem oder den Symptomen, die dem betreffenden Autor am charakteristischsten erscheinen, wurde jeweils der Name geprägt. Bald wurde der akute Verlauf, bald die Gutartigkeit, bald der Liquorbefund, etwa dessen Klarheit oder Lymphocytose oder Sterilität, bald das epidemische Auftreten besonders hervorgehoben. ECKSTEIN spricht von M. *serosa epidemica*, WALLGREN von M. *aseptica benigna* oder von M. *aseptica acuta*, MAURIAC von „*heilbarer Form der akuten M. mit Lymphocytose des Liquors*, ROCH von *M. lymphocytaria benigna acuta*. FANCONI hält den Namen *idiopathische gutartige mononucleäre M.* für den richtigsten. Mit idiopathisch soll nur die Unkenntnis über die Ursache betont werden, man könnte ebensogut von kryptogenetisch sprechen. Das Adjektiv „mononucleär“ ist „lymphocytär“ vorzuziehen, da sich im Meningogramm keineswegs alle Mononucleären als Lymphocyten entpuppen; die Monocytoiden (wahrscheinlich Histiocyten) können sogar gegenüber den Lymphocyten überwiegen. In den meisten Fällen kann man noch das Epitheton „akut“ hinzufügen; daneben gibt es subakut und auch chronisch verlaufende Formen (BANNWARTH, ZELLWEGER, s. S. 549), die sich nicht immer scharf von den akuten abtrennen lassen. Die meisten Fälle sind gutartig, und daher ist das Adjektiv „benign“ berechtigt.

Für die akute idiopathische gutartige mononucleäre Meningitis und gegen eine P. spricht:

1. Das Fehlen eines biphasischen Verlaufes, des Dromedartypus.
2. Das Fehlen der initialen polynucleären Pleocytose des Liquors.
3. Das Ausbleiben präparalytischer und paralytischer Symptome sowie von „Muskelspasmen“ (s. S. 530).

Im Herbst 1939 konnten wir eine *Grippe-Epidemie* mit Meningismus ohne Pleocytose, aber mit Vermehrung des Liquoreiweißes genau verfolgen (s. FANCONI, ZELLWEGER und BOTSZTEJN), welche ganz unabhängig von einer P.-Epidemie gehäuft auftrat und zweifellos etwas sui generis ist. „*Grippe*“ ist ein weites Sammelbecken, darin befinden sich zweifellos auch Viruskrankheiten, die gelegentlich meningotrop werden können. Die Virusforschung wird mit der Zeit mehrere ätiologisch verschiedene Krankheitsbilder aufstellen, die sich allerdings symptomatologisch nicht immer werden auseinanderhalten lassen.

b) Sekundäre Formen der Virusmeningitiden. Die Unterscheidung zwischen primärer und sekundärer Virusmeningitis will nur besagen, daß für die Diagnose der Krankheit bei den primären Formen die Meningitis unerläßlich, obligat ist, während sie bei den sekundären nur gelegentlich zu einer sonst wohl charakterisierten Krankheit hinzukommt. Wir wollen damit keineswegs sagen, daß sich bei den primären Formen die Meningitis jedesmal obligat einstellen müsse, sondern wir wollen nur betonen, daß die Diagnose beim Ausbleiben der Meningitis nicht gestellt werden kann, wie etwa bei der inapparenten P., welche im Initialstadium haltmacht.

Wie konventionell diese Unterscheidung ist, geht unter anderem aus der Tatsache hervor, daß man die *Meningitis parotidea* sine parotitide, die so häufig vorkommt, zu den primären rechnet, wenn man nicht durch Hauttests und Komplementbindungsreaktionen den Beweis erbringen kann, daß das Parotitisvirus im Spiele ist. Da mittels dieser spezifischen Reaktionen gezeigt werden kann, daß zirka 50% der Menschen die Parotitis epidemica inapparent durchmachen, dürfte unter der falschen Flagge einer gutartigen, mononucleären idiopathischen Meningitis manche Mumpsmeningitis segeln, was wir schon lange vermuteten. Die Meningitis parotidea macht meistens so geringfügige Symptome, daß man sie suchen muß. Gelegentlich wird man durch den positiven Liquorbefund bei vollständig fehlenden meningitischen Symptomen völlig überrascht. Man denke deswegen immer an Meningitis, wenn in der Rekonvaleszenz eines Mumpses erneut Fieber auftritt (zweiphasiger Verlauf); die Meningitis kann aber auch einige Tage vor der Parotisschwellung oder während derselben, ja sogar, wie wir eben sahen, ohne sie auftreten.

Viel seltener als der Mumps macht das PFEIFFERsche *Drüsenfieber* eine abakterielle Meningitis. GLANZMANN spricht zwar nur von einer pseudomeningitischen

Form des Drüsenfiebers. GSELL hat aber 1935 5 Fälle beschrieben, denen er 1938 einen weiteren hinzugefügt hat, die mit beträchtlicher Vermehrung der Zellzahl und des Eiweißes im Liquor einhergingen. Auch wir haben 1944 3 Fälle eingehend beschrieben; der eine Fall wurde mit der Diagnose P. eingewiesen.

Die Berechtigung, von einer *Meningitis herpetica* zu sprechen, leiten wir von der relativen Häufigkeit her, mit der eine idiopathische, mononucleäre, benigne Meningitis dem Ausbruch eines Herpes simplex oder zoster vorausgeht oder ihm nachfolgt. Mehrere typische Fälle der Meningitis herpetica haben wir 1939 und 1944 beschrieben. Gelegentlich kann die Herpesmeningitis mehrmals rezidivieren (PETTE). Allerdings kommt der Herpes febrilis bei so vielen fieberhaften Erkrankungen vor und ist die abakterielle Meningitis ein so häufiges Ereignis, daß das Zusammentreffen beider rein zufälliger Natur sein könnte. Es ist jedoch auffallend, daß sich bei vielen abakteriellen Meningitiden bekannter Ätiologie, etwa bei der Meningitis poliomyelitica oder parotidea sehr selten ein Herpes einstellt. Für die Praxis ist diese Tatsache von großer Bedeutung. Das Aufschießen eines Herpes bei einer abakteriellen Meningitis spricht demnach gegen eine P. und auch gegen eine Meningitis tuberculosa, eher für eine bakterienarme Meningokokkenmeningitis oder für eine Leptospirose (Schweinehüterkrankheit), denn diese Krankheiten gehen nicht selten mit einem Herpesausschlag einher (s. auch S. 531).

Daß auch die *Stomatitis aphthosa* und die *Hepatitis epidemica* eine Meningitis, zum mindesten Meningismen machen können, sei nebenbei erwähnt. Mehrmals wurden uns während einer P.-Epidemie Fälle von Hepatitis epidemica im Initialstadium als P. eingewiesen (MARKOFF, ZIEGLER).

Über die Meningitis bei der *Myalgia epidemica* s. S. 563.

Während es sich bei den von a bis f der Tabelle 1 aufgezählten Formen der sekundären Virusmeningitiden um direkte Wirkungen des Virus auf die Hirnhäute handelt, liegen wohl den meisten Encephalomyelomeningitiden bei *Masern, Röteln, Vaccination, Varicellen* usw. neuroallergische Prozesse zugrunde, jedenfalls ist es bis heute nur ausnahmsweise gelungen, bei diesen Formen Vira im Liquor oder in der Hirnsubstanz nachzuweisen.

Überblickt man die Tabelle 1, so wird es einem klar, daß die abakterielle Meningitis eine pathologische Reaktion ganz allgemeiner Natur ist; fast so allgemein, wie es das Fieber oder auf der Haut ein Exanthem ist. Kein Wunder, daß in manchem Falle auch die genaueste Liquoranalyse, die Blutbefunde, der klinische Verlauf, das epidemiologische Verhalten usw. nicht ausreichen, um eine sichere Diagnose zu stellen. Dies ist der Grund, warum der Begriff der benignen idiopathischen Meningitis (s. S. 544) immer noch eine klinische Notwendigkeit bleibt.

Differentialdiagnose des paralytischen Stadiums der Poliomyelitis.

Sind einmal schlaffe Lähmungen aufgetreten, so ist die Diagnose P. in den meisten Fällen so gut wie sicher. Doch gibt es eine Reihe von Krankheiten, die eine paralytische P. vortäuschen können, besonders wenn der Patient erst einige Zeit nach Abklingen des akuten Stadiums zur Untersuchung gelangt.

1. Schlaffe Lähmungen der Neugeborenenperiode und des frühen Säuglingsalters. Am schwersten ist die Differentialdiagnose gegenüber einer P. beim Säugling, denn in diesem Alter verläuft die P. oft atypisch: das eine Mal unter dem Bilde einer mehr oder weniger ausgesprochenen Toxikose, das andere Mal als symptomenarmer leichter Infekt, so daß man durch das Auftreten der Lähmungen, die gelegentlich erst nach einigen Tagen entdeckt werden, überrascht wird. In allen Fällen von Säuglings-P. fehlen stärkere meningitische Zeichen.

Tabelle 2. *Differentialdiagnose der nichteitrigen Meningitiden.*

Krankheit	Liquorbesonderheiten	Neurologische Besonderheiten	Anamnese und Klinik	Beweise
Meningitis tuberculosa	relativ starke Eiweißvermehrung, Strumpfbildung. Sinken des Liquorzuckers und der Chloride	stärkere meningitische und Hirndrucksymptome	langsamer Beginn, geringes Fieber, Bradykardie, positive Tuberkulinproben	1. Bacillen im Liquor, 2. miliare Herde in den Lungen 3. Chorioideatuberkel
„Bakterienarme", nichteitrige Meningitis	vorwiegend polynucleäre Pleocytose	meist akut und hochfebril	häufig Vorbehandlung mit Antibiotica	
Meningitis concomitans	gelegentlich Dissociation albumino-cytologique	Herdsymptome		prompte Heilung nach Beseitigung des Herdes.
Leptospirenmeningitis	mononucleäre Pleocytose, oft verspätet auftretend		meist zweigipflige Temperaturkurve, Herpes labialis, Enantheme, Conjunctivitis, Epidemiologie	spezifische Agglutinationsreaktion; Blut- oder Liquorkulturen.
Meningitis poliomyelitica	in den ersten 2 Tagen vorwiegend polynucleär, dann mononucleär	Zeichen der Adynamie (Abschwächung und Ungleichwerden der Reflexe usw.), „Muskelspasmen"	meist Dromedartypus der Fieberkurve, Epidemiologie	späteres Auftreten von Lähmungen
Meningitis parotidica	mononucleäre Pleocytose, geringe Eiweißvermehrung	auffallend geringe oder keine meningitische Zeichen	Ansteckungsquelle	Speicheldrüsenschwellung nach, während oder vor der Meningitis, Komplementbindungsreaktion
Benigne mononucleäre Meningitis	ausschließlich mononucleär ?	akut oder schleichend verlaufend	monosymptomatische Meningitis	nur per exclusionem

Andererseits gibt es im Säuglingsalter eine Reihe von Zuständen, die mit schlaffen Lähmungen einhergehen, so die Myatonia congenita (OPPENHEIM) und die mit ihr wohl identische progressive spinale Muskelatrophie (HOFFMANN-WERDNIG), die angeborenen Kern-, Nerven- und Muskeldefekte, die geburtstraumatischen Lähmungen, der atonisch-astatische Typus der cerebralen Kinderlähmung (FOERSTER), die PARROTsche luesche Epiphysenlösung usw.

2. Schlaffe Lähmungen im Verlauf von Meningitiden nichtpoliomyelitischer Natur. Die Meningitis tuberculosa sowie die Meningitis purulenta können gelegentlich mit schlaffen Lähmungen einzelner Muskeln verlaufen; erst der Liquorbefund klärt die Diagnose auf. Auch die Arachnoiditis circumscripta (Pseudotumor) kann an eine P. denken lassen; der meist schubweise, schleichende Verlauf spricht gegen P.

3. Polyradikulitische Lähmungen. Die weitaus wichtigste Differentialdiagnose im paralytischen Stadium der P. ist die polyradikulitische Lähmung. Es gibt Autoren, und dazu gehörten auch wir bis 1938, welche die Polyradikulitis als eine besondere, protrahiert verlaufende Form der P. auffaßten. Neuerdings haben SCHÄFER und DICK wiederum an der Berechtigung einer scharfen Trennung der

Tabelle 3. *Differentialdiagnose der Poliomyelitis und Polyradikulitis.*

	Polyradikulitis	Poliomyelitis
Vorgeschichte	oft allergische Diathese	völlige Gesundheit
Vorkrankheit	unspezifischer Infekt oder andere unspezifische Noxe	in 50% der Fälle typische Vorkrankheit
Intervall zwischen Vorkrankheit und Beginn der neurologischen Symptome	mehrere Tage bis Wochen	2—5 (1—10) Tage
Beginn der neurologischen Symptome	unmerklich, langsam zunehmend, afebril, gelegentlich in Schüben	akut, febril bis hochfebril
Neurologische Symptome:		
meningitische Zeichen	können fehlen, aber auch stark ausgesprochen sein;	+
Sensibilität	oft Parästhesien, Hyper- und Hypästhesien	gelegentlich Hyperästhesie im akuten Stadium
Lähmungen:		
Entwicklung	langsam zunehmend, selten akut einsetzend	nach 1—2 Tage dauerndem adynamischem Stadium folgt ein bis 3 Tage dauerndes Paralysierungsstadium (s. Abb. 7)
Intensität	selten über den schwersten Grad der Adynamie hinausgehend	alle Übergänge von leichter Adynamie bis zur kompletten schlaffen Lähmung
Ausbreitung, Lokalisation	symmetrisch, meist aszendierend, distal stärker	asymmetrisch, aszendierend, deszendierend oder plurifokal (nucleäre Lähmung), proximal stärker
Heilungstendenz	gut	wechselnd, 20—30% bleibende Residuen
Liquorpathologie	Dissociation albumino-cytologique	Dissociation cyto-albuminique
Verlaufsformen:		
schwer	Landrysche Paralyse	Bulbärparalyse und Atemmuskellähmung
mittelschwer	Guillain-Barrésches Syndrom	paralytische Form
leicht	Forme fruste mit Schwächegefühl, besonders der Beine	präparalytische und meningitische Form
Ätiologie	neurallergisch	Viruskrankheit
Ansteckungsfähigkeit	—	+
Isolierung	nicht notwendig	isolierungspflichtig
Jahreszeitliches Auftreten	vorwiegend im Frühjahr	Spätsommer und Frühherbst
Epidemisches Auftreten	—	+
Prognose	10% letale Formen 90% Heilung	10—20% letale Formen 20—30% Lähmungsresiduen 60—70% Heilung

beiden Krankheitsbilder gezweifelt. Mit Pette und seinen Schülern sind wir heute der Auffassung, daß die Polyradikulitis in ihren verschiedenen Erscheinungsformen (Landrysche Paralyse, Guillain-Barrésches Syndrom, forme fruste), ähnlich wie die serogenetische Neuritis und Polyneuritis eine neuroallergische Reaktion ist. Infektiöse oder andere Noxen (Schwermetalle usw. als

Haptene) übernehmen die Rolle des Allergens. Für die allergische Natur der Polyradikulitis spricht klinisch der afebrile Verlauf, das fast regelmäßige Fehlen der Pleocytose im Liquor bei starker Eiweißvermehrung (Dissociation albumino-cytologique), die leichte Eosinophilie, das häufige Vorausgehen allergischer Manifestationen, sowie eines Infektes, also einer sensibilisierenden Vorkrankheit, der gelegentlich fließende Übergang einerseits in die postinfektiöse, etwa in eine postdiphtherische Polyneuritis, andererseits in neuroallergische Spätencephalomyelitiden, schließlich die nicht seltene Kombination mit einer Akrodynie oder gar mit einer rheumatischen Endokarditis, also typischen allergischen Krankheiten.

Wir haben versucht, tabellarisch die Differentialdiagnose zwischen Polyradiculitis und P. festzuhalten (Tabelle 3).

4. Polyneuritische Lähmungen. Die postdiphtherische Polyneuritis hat so viele Berührungspunkte mit der eben geschilderten Polyradikulitis (beide können zu einer LANDRYschen Paralyse führen), daß man wohl berechtigt ist, an eine nahe pathogenetische Verwandtschaft zu glauben. Der Beginn ist noch schleichender als bei der Polyradikulitis, ferner kombiniert sie sich immer mit typischen Hirnnervenlähmungen (Gaumensegel-, Akkommodations-, Abducenslähmung usw.), so daß man nur selten an eine P. denken wird. Die Polyneuritis diabetica, bei Porphyrie usw. werden kaum mit einer P. verwechselt werden, weil sie mit neuralgiformen Schmerzen als Hauptsymptom einhergehen.

5. Dagegen kann bei den **isolierten neuritischen Lähmungen** die Differentialdiagnose gegenüber einer P. recht schwierig werden, besonders wenn die Lähmung akut mit Fieber einsetzt. Diagnostisch wichtig ist, daß neuritische Lähmungen in der Regel mit einem normalen Liquor einhergehen oder höchstens nur mit einer geringen Vermehrung des Gesamteiweißes. Einmal wurde uns ein 14jähriger Knabe mit einer *Überanstrengungsneuritis* im Gebiete des unteren Armplexus links nach forciertem Rudern mit konsekutiver Atrophie und Wachstumshemmung des Vorderarmes als P. eingewiesen. Dagegen werden Lähmungen infolge lokaler Schädigung des Nerven, etwa nach einer medikamentösen Injektion (Cibazol usw.) oder durch die Kompression bei hämophilen Blutungen kaum je zu einer Verwechslung mit P. Anlaß geben.

Eine besondere Betrachtung erfordert die *isolierte Facialisparese*, denn sie kann die einzige Manifestation einer bulbären P. sein. Die Differentialdiagnose gegenüber der isolierten Facialisparese anderer Genese ist um so schwieriger, als gerade die leicht verlaufenden bulbären P.-Formen gelegentlich mit sehr geringen Liquorveränderungen einhergehen. Entsteht eine Facialisparese plötzlich, aus voller Gesundheit und ohne Zeichen einer akuten Infektion, ohne Liquorveränderungen, so handelt es sich kaum um eine P. Hier kommt die sog. idiopathische oder rheumatische Facialisparese in Frage, die allerdings von manchen Autoren nicht anerkannt wird.

BANNWART, PETTE und neuerdings ZELLWEGER haben ein gar nicht so seltenes Krankheitsbild eingehend beschrieben unter dem Namen „*Allergische Meningitis*", welche häufig mit Paresen im Bereich der Kopfnerven, besonders des N. facialis, einhergeht. Der Beginn ist schleichend, der Verlauf kann sich über Monate, ja Jahre hinziehen, wobei der Liquor immer eine Zell- und Eiweißvermehrung aufweist. Die Lähmung der Gesichtsmuskeln kann monatelang anhalten. Die Krankheit ist durchaus gutartig und hat sicher mit der P. nichts zu tun.

6. Schlaffe Lähmungen bei spezifischen Infektionskrankheiten. Sie kommen selten vor und werden kaum mit einer P. verwechselt. Wir sahen mehrfach (MAHLER) im Verlauf einer Säuglingslues, welche mit hohen Spirociddosen behandelt wurde, Lähmungen beider Unterschenkel sich einstellen. Kennt man die Anamnese nicht genau, so können sie gelegentlich trotz der Symmetrie für poliomyelitisch gehalten werden. Nur ganz ausnahmsweise kommt es bei den neurologischen Komplikationen der Masern, Varicellen, Mumps, Keuchhusten, zu schlaffen Lähmungen. Auch die seltenen para- und postinfektiösen Myelitiden machen viel eher das leicht deutbare Bild der Querschnittsmyelitis als dasjenige der asymmetrischen, nur die peripheren motorischen Nerven lädierenden P.

7. **Schlaffe Lähmungen bei Rückenmarkstraumata** (Hämatomyelie), die gelegentlich erst Stunden oder Tage (Spätblutungen) nach dem Trauma sich einstellen, können gelegentlich eine P. vortäuschen. Sensibilitätsstörungen, Blasen- und Mastdarmlähmungen sprechen aber gegen die P.

8. **Pseudolähmungen** bei akuten Knochen- und Gelenkaffektionen können dagegen recht häufig eine P. vortäuschen. Wie häufig wird, besonders wenn eine P.-Epidemie besteht, der erste Schub eines *akuten Rheumatismus* falsch gedeutet, das Schonen der Extremitäten wird als Lähmung, die Schmerzen in den Gelenken als poliomyelitische Hyperästhesie gedeutet. Auch eine beginnende *Osteomyelitis*, die zur Schonung einer Extremität führt, wurde vielfach als P. ins Spital geschickt. In solchen Fällen ist die Lumbalpunktion entscheidend.

9. **Hysterische Lähmungen.** Die Angstpsychose, welche ältere Kinder und oft auch Ärzte auf der Höhe einer P.-Epidemie erfaßt, schafft einen überaus günstigen Boden, auf welchem hysterische Lähmungen gedeihen können. Kinder mit hysterischer Veranlagung werden dermaßen beeindruckt, daß sich bei geringfügigen äußeren Anlässen, wie Schwierigkeiten in der Schule oder zu Hause, sehr leicht psychogene Lähmungen einstellen. Die Anamnese, der normale neurologische Befund, vor allem aber das ganze Benehmen des Patienten läßt meist rasch die richtige Diagnose stellen, die dann durch die spektakuläre suggestive Heilung bestätigt wird.

X. Therapie der Poliomyelitis.

Therapie des Frühstadiums. Leider kennen wir noch kein Chemotherapeuticum und kein Antibioticum, das imstande wäre, dem P.-Virus in seinem Zerstörungswerk im Zentralnervensystem Einhalt zu gebieten. Die Vielheit und Mannigfaltigkeit der immer wieder vorgeschlagenen Behandlungsmethoden und Mittel beweisen, daß keine wirklich befriedigt. Da man in den Anfangsstadien der Krankheit keine Möglichkeit hat, vorauszusagen, in welchem Stadium die Krankheit haltmachen wird, und bei einmal ausgebrochenen Lähmungen, wie weit sie sich zurückbilden bzw. ausdehnen werden, sind wir nicht in der Lage, im Einzelfalle die Wirksamkeit einer Therapie zu beurteilen. Nur die statistische Methode kann uns weiterbringen, und zwar nur, wenn große Serien von Behandelten und Unbehandelten (alternierende Reihen) aus der gleichen Epidemie und unter sonst gleichen Bedingungen miteinander verglichen werden. Solche systematische Untersuchungen haben leider ergeben, daß das *Rekonvaleszentenserum*, *Bluttransfusionen*, *Heilsera tierischer Herkunft* (PETITsches Pferdeserum), die *Sulfonamide*, das *Penicillin*, das *Streptomycin*, das *Kalium chloricum*, das *Pyramidon* in großen Dosen usw. keinen meßbaren Einfluß auf den poliomyelitischen Prozeß haben.

Leider kennen wir auch keine Therapie, welche dahin zielt, sei es, die Entzündungsvorgänge im Nervensystem einzudämmen, sei es, die Regenerationsvorgänge zu fördern. 1910 empfahlen LEREBOUILLET und BEAUJARD in fortgeschrittenen Fällen die *Röntgentherapie* des Rückenmarkes. Neuerdings wurde diese Therapie auch in frischen Fällen angewandt. LEFEBURE konnte davon keinen Erfolg sehen. Eine Zeitlang wurde die *Diathermie* sowie die *Kurzwellenbehandlung* des Rückenmarks im akuten Stadium empfohlen. Wir sind davon ganz abgekommen, nachdem wir zweimal bei Kleinkindern langwierige Verbrennungen am Rücken erlebt haben.

Es lag nahe, *Vitamine*, von denen man eine Beeinflussung des Nervensystems erwarten konnte, in großen Dosen anzuwenden. Unsere Versuche mit *Vitamin* B_1 (Aneurin) haben nichts Sicheres gezeigt. Die in Philadelphia (STOKES) durchgeführten Experimente an der Maus, wonach mit B_1 ernährte Mäuse nach der Infektion mit P.-Virus viel eher Lähmungen bekamen als solche, die B_1-hypoavitaminotisch waren, mahnen jedoch zur Vorsicht. Das einzige Vitamin, das wir heute noch im Kinderspital Zürich geben, ist das *Vitamin C* in hohen Dosen, sei es per os, sei es intravenös, ohne daß wir überzeugt wären, damit den Heilungsprozeß zu fördern. In letzter Zeit haben wir, um die unangenehmen vegetativen Störungen im Verlauf der ersten Tage der P. einzudämmen, *Priscol*

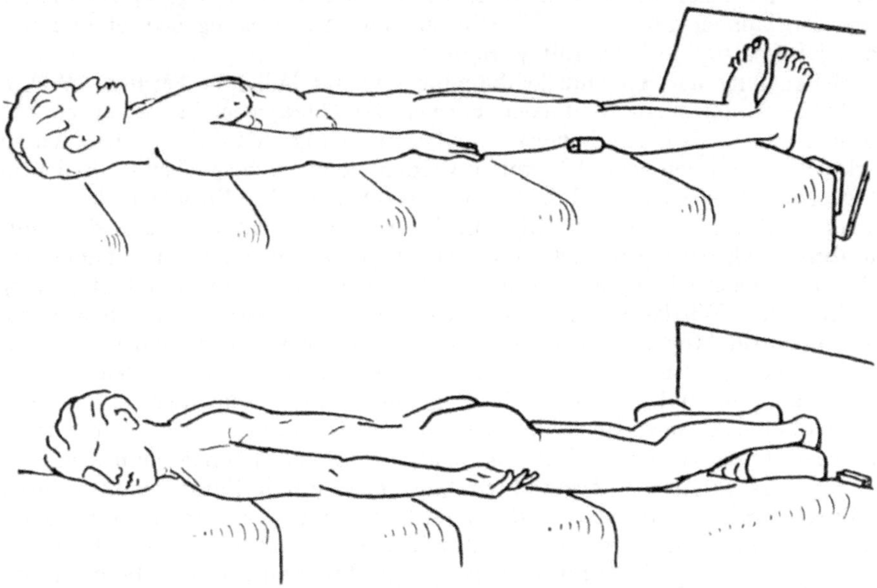

Abb. 11. Lagerung des gelähmten Poliomyelitikers zur Verhütung von Kontrakturen und von Decubitus. (Aus POL LE COEUR.)

versucht, und zwar entweder 1mal täglich 5—10 mg subcutan oder 2mal täglich $^1/_2$—1 Tablette zu 25 mg per os.

Angesichts des Versagens der ätiologischen Therapie in den Anfangsstadien der P. müssen wir unsere ganze Aufmerksamkeit auf die *symptomatische Therapie* werfen. In erster Linie bedarf der P.-Kranke einer absoluten Bettruhe, da jegliche Überanstrengung die Lähmungen fördert. Wichtig ist es, ihn so zu lagern, daß er einerseits möglichst wenig Schmerzen spürt, andererseits Kontrakturen vermieden werden, zwei Anforderungen, die sich nicht immer vereinigen lassen, denn die schmerzfreie *Lagerung* mit gebeugten Knien und Hüften ist leider sehr geeignet, um schwerwiegende Kontrakturen zu erzeugen. Man lagere deswegen den Patienten in Rückenlage und sobald wie möglich mit gestreckten Beinen und rechtwinklig gestützten Füßen (Abb. 11); nur die ersten Tage lege man unter die Knie, eventuell auch unter den Oberschenkel Kissen oder Sandsäcke. Die Kontrakturgefahr ist bei jungen Kindern besonders groß (SCHERB), gelegentlich muß man die Glieder in Schienen (eventuell angepaßte Gipsschienen) wenigstens stundenweise fixieren. Es ist sehr wichtig, von Zeit zu Zeit, um einen Decubitus zu vermeiden, den Patienten in Bauchlage zu bringen, wobei man durch Kissen unter den Sprunggelenken die Spitzfußstellung vermeidet (Abb. 11).

Wir pflegen gleich zu Beginn *heiße feuchte Wickel* nach der Methode der *Schwester Kenny* über die gelähmten Körperpartien zu legen. Die Gelenke werden frei gelassen, um so bald wie möglich aktive und passive Bewegungen ausführen zu können. Im Gegensatz zu den Vorschriften von Schwester Kenny, die die Wickel 2stündlich, in schweren Fällen sogar halbstündlich erneuern läßt, applizieren wir sie nur 3—4mal je 10 min täglich, um dem Kinde die nötige Ruhe zu lassen und um in Epidemiezeiten das Personal etwas zu entlasten. Lassen die Schmerzen nach, etwa nach 3—4 Wochen, und kann die aktive Bewegungstherapie einsetzen, so hören wir mit den zeitraubenden heißen Pakkungen auf (s. auch S. 555). Sobald der Patient abgefiebert ist, lassen wir ihn täglich längere Zeit in warmem Wasser *baden*, was er sehr angenehm empfindet; außerdem können im Wasser die Glieder ohne Anstrengung bewegt und so die Inaktivitätsatrophie bekämpft werden.

Behandlung der Atemmuskellähmung und der bulbären Formen. Während im Frühstadium der rein spinalen Formen die Therapie nicht viel auszurichten vermag, ist sie bei den Formen, wo lebenswichtige Funktionen wie Atmung, Zirkulation und Schluckakt betroffen werden, von ausschlaggebender Bedeutung. Deswegen ist es wichtig, daß der Arzt rechtzeitig das Einsetzen der Störung dieser Funktionen entdeckt. Obwohl die Atemmuskellähmung und die Bulbärparalysen sich pathogenetisch und auch prognostisch scharf voneinander unterscheiden, und es wichtig ist, sie soweit wie möglich auseinander zu halten, mögen sie hier, um Wiederholungen zu vermeiden, gemeinsam besprochen werden. Bei der reinen Atemzentrumstörung nützt die Eiserne Lunge nicht viel, sie kann sogar schädlich sein; es gibt jedoch Fälle, wo es nicht leicht ist, den Anteil der Muskellähmung und denjenigen der Zentrumstörung auseinander zu halten.

Liegt eine schwere Hypoxämie vor, so wird man immer einen Versuch mit der Eisernen Lunge machen. Bei Verdacht auf Atemzentrumlähmung wird man vorher versuchen, den Zustand zu bessern 1. durch Zufuhr von Sauerstoff, 2. durch kräftige Stimulation des Kreislaufes und der Atmung mit Coramin, Sympatol, Lobelin, Icoral usw. in stündlichen oder noch häufigeren Injektionen von großen Dosen; 3. durch eine ausgiebige Lumbalpunktion, die gelegentlich die Atemzentrumstörung prompt zu beheben vermag.

Man unterlasse nie, die Atmung genau zu kontrollieren, ob sie beschleunigt oder asymmetrisch oder paradox wird, ob Hilfsmuskeln wie der Sternocleidomastoideus, der M. platysma, die Scaleni usw. mitbenützt werden. Man achte darauf, wie kräftig der Patient hustet und phoniert; man lasse ihn möglichst laut sprechen, man achte, wie lange er zählen kann ohne zu inspirieren usw. Die beginnende Schlucklähmung erkennt man an der näselnden Sprache und am Verschlucken durch die Nase bei Gaumensegellähmung; ferner am ,,Gurgeln", wenn der Speichel nicht richtig verschluckt werden kann, bei Läsion des Constrictor pharyngis.

Die Läsion des Kreislaufzentrums verrät sich bei Lähmung durch Tachykardie, bei Reizung durch Brachykardie, wodurch eine Meningitis tuberculosa vorgetäuscht werden kann (s. S. 541), ferner durch die arterielle Hypertension, durch Schweißausbrüche usw.

Die Behandlung der Bulbärparalyse und der Atemmuskellähmung muß sofort einsetzen. Die nötigen Apparate und Utensilien, die je nach dem Fall in verschiedener Weise zur Anwendung kommen, müssen in einem Spital, wo Poliomyelitiskranke behandelt werden, stets zur Stelle sein. Sobald eine Schluckstörung erkennbar wird, soll man für ein ständiges *Absaugen* des sich in der Mundhöhle ansammelnden *Speichels* besorgt sein; am besten mittels eines Katheters, der an einer Wasserstrahlpumpe angeschlossen ist. Bei vollständiger Schlucklähmung muß der Speichel alle 10 min abgesogen werden. Ferner gebe man nichts mehr per os. Auch die *Ernährung durch die Sonde* gehe vorsichtig vor sich, damit der Patient ja nicht zum Erbrechen gereizt werde, denn dann ist die Gefahr der Schluckpneumonie sehr groß. In schweren akuten Fällen wird man gut tun, gänzlich auf die orale Ernährung zu verzichten und eine *intravenöse Dauertropfinfusion* anzulegen, vorausgesetzt, daß dadurch die übrige Behandlung des Patienten (Eiserne Lunge usw.) nicht zu sehr erschwert wird. In solchen Fällen empfehlen viele amerikanische Autoren die *Tracheotomie* (J. WILSON), wodurch die Gefahr der Schluckpneumonie ganz erheblich herabgesetzt wird.

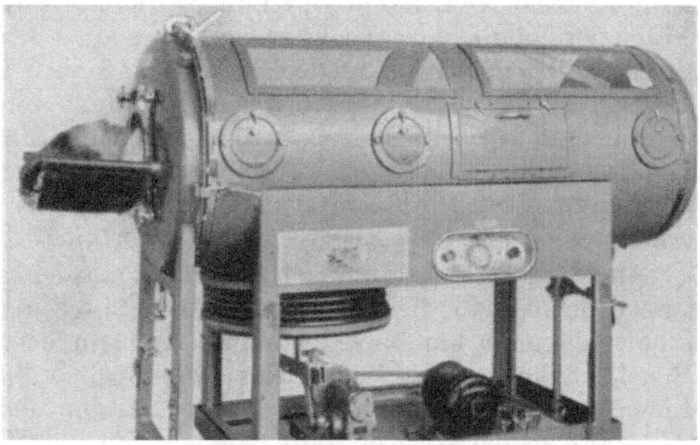

Abb. 12. Eiserne Lunge, Typus Drinker-Collins.

Sobald sich Zeichen der Hypoxämie einstellen, erkennbar außer an den oben erwähnten Störungen der Atmung und an der zunehmenden Cyanose auch an der Schlaflosigkeit und an einer gewissen Unruhe des Patienten, wobei jegliche größere Bewegung vermieden wird, soll man nicht zögern, besonders wenn bloß eine Atemmuskellähmung vorliegt, das Kind in die *Eiserne Lunge* zu tun, welche dem bis zu Ende des Krieges in Europa üblichen *Biomotor* weit überlegen ist. Wir gebrauchen im Kinderspital Zürich die Eiserne Lunge *Typus Drinker-Collins* (Abb. 12); sie hat sich glänzend bewährt. Ein Beweis für die Brauchbarkeit und Güte dieser Eisernen Lunge ist die Tatsache, daß Patienten jahrelang in ihr leben können, während nach unseren Erfahrungen eine langdauernde künstliche Beatmung mit dem Biomotor nicht möglich ist. In letzter Zeit wurden neue Apparate, z. B. die *Mullikin Iron Lung* (Abb. 13) konstruiert. Der Thorax des Patienten wird in einen Duraluminiumbrustpanzer gesteckt; Hals, Arme und Bauch werden mit Gummibinden umwickelt, um innerhalb des Brustpanzers einen nach außen abgeschlossenen Raum zu erhalten, in welchem der mit der Luftpumpe bewirkte Druckunterschied entsteht.

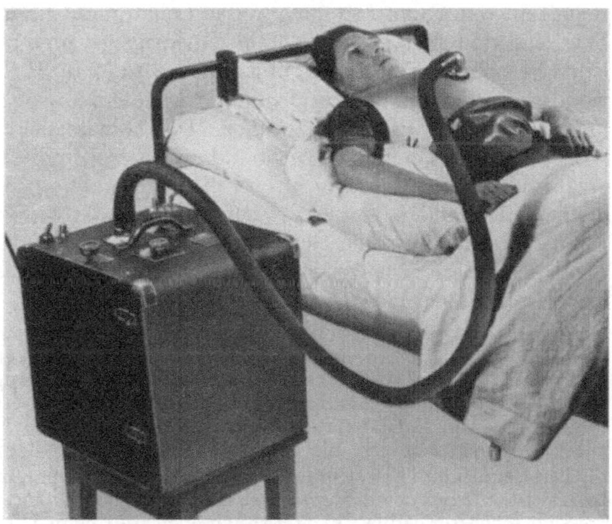

Abb. 13. Eiserne Lunge, Typus Mullikin.

Immer wieder wird die Frage aufgeworfen, ob die Anwendung der künstlichen Lungen letzten Endes berechtigt sei, ob es einen Sinn habe, so schwer gelähmte

Patienten mit Hilfe eines künstlichen Atmungsapparates am Leben zu erhalten; die Überlebenden müßten wegen der ausgedehnten Lähmungen ein Leben, das nicht mehr lebenswert sei, führen; ferner würden viele nach Jahr und Tag an Lungenkomplikationen, besonders an atelektatischer Pneumonie infolge der mangelhaften Ventilation der Lunge (fragilité pulmonaire!) dahinsterben. Die Frage der Nützlichkeit der Eisernen Lunge auf weite Sicht müssen wir heute eindeutig bejahen, denn häufig erlebt man, daß nach Überstehen der anoxämischen Periode die Patienten wieder völlig hergestellt werden oder nur so geringfügige Lähmungen zurückbehalten, daß die Atemfunktion kaum beeinträchtigt ist. Die Hypoxämie schafft einen Circulus vitiosus; je schwächer die Atemmuskulatur, desto intensiver wird die Hypoxämie, je intensiver diese ist, desto schlechter ernährt wird jene; die Eiserne Lunge unterbricht diesen Circulus.

Allerdings besteht eine Gefahr des zu ausgiebigen Gebrauches der Eisernen Lunge darin, daß die Atemmuskulatur infolge der Inaktivität sich schlechter erholt als ohne künstliche Atmung. Im Kinderspital Zürich befolgen wir die Regel, daß man sobald und solang wie möglich den Patienten aus der Eisernen Lunge herausnimmt, damit er gezwungen sei, mit den eigenen Muskeln zu atmen, und zwar an der frischen Luft bzw. am Sauerstoffapparat; jeden Tag wird die Zeitspanne außerhalb der Eisernen Lunge verlängert. Hauptsächlich während der Nacht wird der Patient darin belassen, weil die Hypoxämie den für die Gesundung so wichtigen Schlaf sehr stört. Dieses Vorgehen hat auch den Vorteil, daß man nach etwa 2 Wochen merkt, ob ein Patient überhaupt je aus der Eisernen Lunge herausgenommen werden kann. Ich stehe vorläufig auf dem Standpunkt, daß es wenig Sinn hat, einen Patienten sein Leben lang in der Eisernen Lunge zu behalten, denn dann ist für ihn das Leben nicht mehr lebenswert, für die Familie bzw. für den Staat bedeutet es eine riesige finanzielle Belastung und für ein Spital eine dauernde Belegung eines gerade in P.-Epidemiezeiten äußerst notwendigen Instrumentes und eine dauernde Beanspruchung des besten Personals und der besten Patientenzimmer. Der Gewissenskonflikt, in welchem sich der Arzt in einem solchen Falle befindet, ist groß. Ein Spitalarzt, der einen schwer gelähmten Patienten seit 4 Jahren durchschleppt, bedauerte, daß er seinerzeit meinen dringenden Rat nicht befolgte, damals wie wir über eine einzige Eiserne Lunge in der deutschen Schweiz verfügten, den Patienten mit dem viel weniger wirksamen Biomotor weiter zu behandeln, und die Eiserne Lunge für dringlichere Fälle freizugeben.

Beim Gebrauch der Eisernen Lunge muß man darauf achten, daß der Patient weder zu wenig, noch zu stark ventiliert wird. Bei zu geringer Ventilation bleibt die Hypoxämie weiter bestehen und Atelektasen können entstehen. Die Hyperventilation andererseits führt zu einer Erhöhung der Alkalireserve und gelegentlich zu tetanischen Zuständen, unter Umständen sogar zu einem verstärkten Kalkverlust durch den Urin. Nach L. Binet kann man folgende Regeln befolgen, die allerdings von Fall zu Fall zu variieren sind:

Rhythmus beim Erwachsenen 18, beim Kind 24, beim Säugling 30 (und darüber). Depression (tiefster Druck) beim Erwachsenen — 16 bis 20 mm Hg, beim Kind — 10 bis 15 mm Hg. Pression (höchster Druck) beim Erwachsenen und beim Kind Atmosphärendruck oder ganz wenig darüber hinaus.

Es ist wichtig, daß jeder Arzt, welcher eine Atemmuskellähmung oder gar eine Bulbärparalyse zu behandeln hat, sich vor folgenden Fehlern hüte:

1. Niemals Beruhigungsmittel geben. Barbiturpräparate, Opium usw. setzen die Erregbarkeit des Atemzentrums herab, die Anoxämie wird noch bedrohlicher. Auf jeden Fall darf man Beruhigungsmittel nur dann geben, wenn man über eine Eiserne Lunge verfügt. Übrigens ist es meist so, daß der unruhige und schlaflose Patient, sobald er in der Eisernen Lunge von der Hypoxämie befreit ist, in tiefen und ruhigen Schlaf verfällt, so daß Beruhigungsmittel überflüssig werden.

2. Man forciere nie die Ernährung durch den Mund. Man halte sich immer die Gefahr der Schluckpneumonie vor Augen.

Therapie der poliomyelitischen Lähmung. Ein Handbuch der inneren Medizin ist nicht der Ort, wo die Therapie der poliomyelitischen Lähmung behandelt werden soll; man lese in einem Buch über physikalische Therapie oder Orthopädie oder Chirurgie nach. Der Internist und der Pädiater, der seiner Vorbildung und seiner Einstellung gemäß eher gewohnt ist, den ganzen Menschen ins Auge zu fassen, soll aber den Gelähmten, wenn er ihn über das akute Stadium hinweggebracht hat, nicht ganz aus der Hand geben, denn zu groß ist die Gefahr, daß man ihn sich selbst in seiner körperlichen Hilflosigkeit überläßt und als Krüppel behandelt. Die Persönlichkeit des Poliomyelitikers ist keineswegs tangiert. Auch ein schwer körperlich Behinderter kann Vorzügliches leisten, wenn man ihm hilft, den richtigen Beruf zu wählen und ihn nicht körperlich und geistig verkümmern läßt. Bei der physikalischen Therapie und der orthopädischen Behandlung kommt es weniger darauf an, was man macht, als daß man überhaupt etwas macht, daß der Gelähmte weiß, daß man ihm hilft und daß man ferner seinen Genesungswillen anspornt. Dann wird man gelegentlich erleben, daß er gleichsam als Überkompensation der körperlichen Unzulänglichkeit Großartiges leistet, wozu er vielleicht bei gesundem Körper die Energie nicht aufgebracht hätte; man denke nur an den Präsidenten F. O. Roosevelt.

Die Frage, ob man einen gelähmten Patienten in den ersten 4—6 Wochen völlig immobilisieren oder ob man frühzeitig mit der Bewegungstherapie beginnen soll, ist erst in den letzten Jahren entschieden worden, und zwar zugunsten der frühzeitigen, zuerst rein passiven, später auch aktiven Bewegungstherapie (s. S. 552). Allerdings muß der Therapeut sehr genau darauf achten, daß die Muskeln nicht übermüdet werden. Diese Grundregel gilt auch später. Gar nicht so selten haben wir erlebt, daß das Aussetzen einer allzu ermüdenden Therapie paradoxerweise von einer wesentlichen Besserung der Motilität gefolgt war.

Folgende physikalisch-therapeutische Maßnahmen kommen in Betracht:

1. Die *Lagerung*, vor allem zur Vermeidung von Kontrakturen, falschen Stellungen usw. Wir bedienen uns schon frühzeitig zu diesem Zwecke selbstangefertigter und angepaßter Gipsschienen (s. auch S. 551).

2. Die *Hydrotherapie.* Feuchtwarme Packungen nach der Methode der Schwester Kenny kommen nicht nur in den ersten Wochen der Krankheit, solange Schmerzen bestehen, in Frage, sondern auch später, um Kontrakturen zu überwinden. Schon frühzeitig beginnen wir mit der Bädertherapie, die auch bei der späteren Dauerbehandlung des Poliomyelitikers Gutes leistet. Zwar sind nach den Untersuchungen von Scherb und Senn in der P.-Station der Thermen von Ragaz objektive Erfolge nach 6wöchiger Badekur bei der Nachprüfung der einzelnen gelähmten Muskeln kaum zu erfassen. Dagegen ist die psychologische Wirkung auf die gelähmten Kinder und ihre Eltern über alle Zweifel erhaben, so daß solche Badestationen mit Schwimmbad sich immer eines großen Zuspruches erfreuen. Bewegungsübungen im warmen Wasser von etwa Körpertemperatur treffen zwei Fliegen mit einem Schlag: erstens fördert die Wärme die Muskeltätigkeit, zweitens erlaubt das Wasser, alle Bewegungen fast ohne Kraftanwendung und mit großer Amplitude auszuführen, und so können Muskelbündel betätigt werden, die außerhalb des Wassers meist der Inaktivitätsatrophie anheimfallen.

3. Mit der *Massage* sowie mit der *Wärmelampenbestrahlung* bzw. mit dem *Heißluftkasten* usw. wird eine bessere Durchblutung sowohl der Haut als auch der Muskulatur erzielt. Mit der Massage warten wir gewöhnlich, bis das Kind abgefiebert ist und die Muskeln nicht mehr druckempfindlich sind. Die Bedeutung

der Massage wird meist überschätzt; falsch angewendet lockert sie in unliebsamer Weise die Gelenke und fördert das Entstehen von Schlottergelenken.

Als sehr wirksam hat sich die *Unterwassermassage* erwiesen, wobei das Kind in der Badewanne sitzt oder liegt und die Muskeln durch einen Wasserstrahl von 60° und einem Druck von $1^1/_2$—2 Atm. bearbeitet werden. Die hyperämisierende Wirkung der Unterwasserstrahlmassage ist unvergleichlich stärker als diejenige der gewöhnlichen Massage.

4. Die *Bewegungstherapie* ist weitaus die wichtigste Therapie der poliomyelitischen Lähmungen, und zwar in erster Linie die aktive Kinesetherapie. Glücklicherweise sind im gelähmten Muskel selten sämtliche Muskelfasern betroffen; es ist Aufgabe des Heilgymnasten, die oft nur spärlich erhaltenen noch innervierten Muskelfasern vor der Inaktivitätsatrophie zu bewahren. In der Regel reichen diese wenigen Fasern nicht aus, um eine Bewegung des dazugehörigen Gelenkes zustande zu bringen. Der Heilgymnast versuche das Gelenk so zu entlasten, daß er mit relativ geringer Muskelkraft bewegt werden kann. Dies erreicht man durch geeignete Haltung der Gliedmaßen, Stützen in Schlingen usw., oder am einfachsten, indem man das Glied unter Wasser bewegen läßt, da im Wasser die Wirkung der Schwerkraft weitgehend aufgehoben ist.

Besonders das Kind soll die aktive Bewegungstherapie als Spiel empfinden. Dazu sind Velos, Bälle, Springseile, kleine Leitern für die Finger und Arme, schwedische Sprossenwände, Schreibmaschinen und alle möglichen Gegenstände des täglichen Lebens von Nutzen. Der bettlägerige Patient soll zuerst lernen, sich selbst im Bette umzudrehen, dann soll er versuchen, sich in sitzende Stellung aufzurichten; er darf aber wegen der Gefahr unliebsamer Kontrakturen nicht zu lange in sitzender Stellung verweilen. Dann soll man ihn anhalten, am Boden Kriechübungen zu machen, die ihm das Gefühl geben, nicht mehr am gleichen Ort festgenagelt zu sein, und die außerdem den Kontrakturen entgegenwirken. Am wichtigsten ist, daß der Kranke in aufrechte Stellung gebracht und möglichst bald zu Gehversuchen angehalten wird. Wenn nötig, wird man ihn durch Gurten am Hals und unter den Schultern (Trolley) aufhängen, wobei sich die Hände an parallelen Barren oder noch besser an einem Eulenburgwagen aufstützen. Dann wird man Krücken, schließlich Stöcke zu Hilfe nehmen und auf das Ziel hinarbeiten, daß der Patient sich ohne jegliche Hilfsmittel fortbewegt. Die aufrechte Haltung ist die beste Korrektur von Kontrakturen. Der Heiltherapeut gebe acht, daß besonders allzu kräftige und energische Patienten sich nicht nur auf die Benützung einiger weniger besonders kräftiger Muskeln beschränken, sondern sich die Mühe nehmen, alle noch erhaltenen Muskeln zu beanspruchen, damit diese nicht der Inaktivitätsatrophie anheimfallen. Alle Möglichkeiten sollen ausgeschöpft werden. Auch in Orthopädiekreisen ist man weitgehend davon abgegangen, komplizierte Bewegungsapparate zu gebrauchen; je einfacher die Methode, desto besser. In vielen Spitälern sind die meisten mechanotherapeutischen Apparate, die in besonderen Zandersälen untergebracht waren, in den Speicher hinaufgewandert (POL LE COEUR, SCHERB).

5. Die *Elektrotherapie* mag in der Behandlung einzelner Muskeln und in einzelnen Fällen Gutes leisten. In einem Großbetrieb kann sie nicht individuell genug gestaltet werden, weswegen wir sie nur gelegentlich anwenden; am ehesten noch bei isolierten Lähmungen wie die des M. facialis, des Fibularis, des Tibialis anterior usw. Ihre Hauptaufgabe ist, die Inaktivitätsatrophie hintanzuhalten.

6. Die *orthopädische Behandlung im engeren Sinne* soll hier nur kurz gestreift werden. Man halte sich immer vor Augen, daß Muskeln sich noch nach Jahren erholen können, man meide deswegen zu frühe Operationen sowie die zu frühe Anschaffung komplizierter Gehapparate, die die Bewegung vieler Muskeln

behindern. Bei jedem operativen Eingriff halte man sich ferner vor Augen, daß man dadurch nur eine mangelhafte Funktion gegen eine andere austauscht (Pol le Coeur), daß unter Umständen das, was verlorengeht, wertvoller ist als das, was man gewinnt. Pol le Coeur teilt die orthopädischen Operationen in 5 Gruppen ein:

1. Operationen zur passiven Stabilisation des Knies und der Hüfte (Schaffung eines künstlichen Recurvatums).
2. Tonische Stabilisation: Der Rumpf wird so gedreht, daß ein Gleichgewicht zwischen den kontrahierten Muskeln der gesunden Seite und der Schwerkraft auf der gelähmten Seite zustande kommt.
3. Unterdrückung ungeeigneter Bewegungen, hauptsächlich durch Arthrodese.
4. Muskeltransplantationen: an den Beinen bleibt sehr häufig der Erfolg wegen des Automatismus des Gehaktes aus, weil der transplantierte Muskel sich in diesen Automatismus nicht einordnen kann.
5. Erhöhung der übriggebliebenen Kraft eines paretischen Muskels durch Verlängerung des Hebelarmes.

Soziale Aspekte der Poliomyelitis.

Aus dem eben Gesagten über die Therapie der P. ergibt sich, daß zweierlei P.-Zentren notwendig sind:

1. Eine mit Apparaten (Eiserne Lunge usw.) und mit geübtem Personal ausgestattete Station für die Akutkranken; diese Station wird am besten einer Abteilung für Infektionskranke (Zürich) oder einer neurologischen Klinik (Brüssel) oder einer orthopädischen Klinik (São Paolo) angegliedert werden.
2. Ein Rekonvaleszentenheim mit gut ausgebauter physikalischer Therapie (Übungssäle, Warmwasserbäder, Unterwassermassage usw.), zureichender psychologischer und pädagogischer Betreuung, Berufsberatung usw. In dieser Station soll der Internist bzw. der Pädiater mit dem Orthopäden, dem Physikotherapeuten, dem Psychologen bzw. Psychiater eng zusammenarbeiten. Wichtig ist, daß der Gelähmte irgendwie in den Arbeitsprozeß wieder eingegliedert wird; in England z. B. muß jeder Betrieb mit mehr als 20 Angestellten zum mindesten einen körperlich Behinderten (handicapped) anstellen. Interessanterweise sind nach einer Statistik der New Yorker Universität von 1947 die Betriebsunfälle bei den körperlich Behinderten erheblich niedriger als bei den Arbeitern in der Vollkraft ihrer Leistungsfähigkeit. Für die Kosten solcher langdauernden Kuren können nur ausnahmsweise die Angehörigen aufkommen. Krankenkassen, Fürsorgeorganisationen, letzten Endes der Staat müssen wacker mithelfen.

XI. Die Prophylaxe der Poliomyelitis.

Da die P. eine Dauerimmunität hinterläßt — Rezidive sind wohl durch Infektionen mit anderen P.-Stämmen bedingt, s. S. 517) — ist a priori eine *aktive und passive Immunoprophylaxe* denkbar. Leider sind bis heute keine brauchbaren Resultate erzielt worden. Das abgetötete Virus nützt nichts. Versuche mit abgeschwächten Vira (Leake 1935) hatten bei 12 Kindern schwere, zum Teil tödliche Erkrankungen zur Folge (s. auch S. 519). Bei der Pluralität der P.-Erreger ohne gekreuzte Immunität müßten Mischvaccinen zur Anwendung kommen.

Fast ebenso unsicher ist die passive Prophylaxe. Rekonvaleszentenserum und Vollblutinjektionen von Kontaktpersonen (Moro) haben fehlgeschlagen, weil wahrscheinlich das P.-Virus keine humorale Immunität erzeugt wie das Masernvirus oder weil der Antikörpergehalt des Blutes unterhalb der therapeutischen unteren Grenze liegt (Lewinson, persönliche Mitteilung).

Bei der Unzulänglichkeit der Immunisierung sind wir im Kampfe gegen die P. auf *hygienische Maßnahmen* angewiesen, welche leider angesichts unserer Unwissenheit über die Übertragung der P. sehr problematisch sind. Man kann sie folgendermaßen zusammenfassen:

1. Verhütung fäkaler Infektionen. Händewaschen nach der Defäkation und vor den Mahlzeiten.
2. In Epidemiezeiten besonders bei Unpäßlichkeit Vermeiden disponierender Faktoren wie Überanstrengung, übermäßige Besonnung, Tonsillotomien, Vaccinationen, Verdauungsstörungen, Infektionskrankheiten usw.
3. Hospitalisation des P.-Kranken, auch wegen der eventuell einzuschlagenden Therapie, und Fernhaltung der Kontaktpersonen, besonders Jugendlicher, vom Verkehr während etwa 14 Tagen.
4. Dagegen sind allgemeine Maßnahmen wie Verbot von Schul-, Kino-, Theaterbesuch usw., die das Wirtschaftsleben schwer schädigen, meist überflüssig (s. S. 522).
5. Desinfektion des Zimmers und der mit Fäkalien beschmutzten Wäsche des Erkrankten, Bekämpfung der Fliegen in der Umgebung des Patienten mit DDT (Neocid oder Gesarol) usw.

Leider erweisen sich alle diese Maßnahmen, sei es wegen der Ubiquität des P.-Virus (s. S. 525), sei es wegen seinem Festhalten an Ort und Stelle, als wenig wirksam.

Literatur.

Zusammenfassende Arbeiten.

FANCONI, G., H. ZELLWEGER u. A. BOTSZTEJN: Die Poliomyelitis und ihre Grenzgebiete. Basel: Benno Schwabe & Co. 1945. — Poliomyelitis. Papers and discussions presented at the First International Poliomyelitis Conference New York 1948. Philadelphia: J. B. Lippincott 1949. — Rapport Conférence Internationale de la Poliomyélite. Bruxelles 1948. — La Poliomyélite. Etudes médicales et sociales, herausgeg. von St. THIEFFRY u. a. Paris: Flammarion 1950. — SPENCE, J.: Poliomyelitis. In „Modern Trends in Paediatrics" von L. G. PARSONS, S. 298. London: Butterworth Ltd. 1951.

Einzelarbeiten.

ARMSTRONG: Sucéssful transfer of the lansing strain of poliomyelitis from the cotton rat to the white mouse. Publ. Health Rep. **54**, 2302 (1939). — AYCOCK, L., and J. FRANCIS: Amer. J. med. Sci. **214**, 128 (1947). Zit. bei KELLER. — AYCOCK, L., and KAGAN: J. of Immun. **14**, 85 (1927). — AYCOCK, L., and LUTHER: New England J. Med. **200**, 164 (1929).

BAMATTER, F.: L'encéphalite et l'hydrocéphalie consécutives à la conjonctivite à inclusions. Ann. Paediatr. **161**, 343 (1943). — BANNWARTH, A.: Chronische lymphocytäre Meningitis, entzündliche Polyneuritis und Rheumatismus. Arch. f. Psychiatr. **113**, 284 (1941). — BENDER, A.: Z. Hyg. **129**, 332 (1949). — BINET et JAULMES: Une expérience sur l'atélectasie pulmonaire. Bull. Soc. méd. Hôp. Paris **1936**, 1556. — BODIAN, D.: Poliomyelitis, Pathologic Anatomy. In First International Poliomyelitis Conference New York 1948, S. 62. — BODIAN, D., and H. A. HOWE: Experimental studies of intraneural spread of poliomyelitis virus. Bull. Hopkins Hosp. **68**, 248 (1941). — Neurotropism and the genesis of cerebral lesions in poliomyelitis. Bull. Hopkins Hosp. **68**, 58 (1941). — J. of exper. Med. **81**, 255 (1945). — BURNET, M.: Virus ad organism. Harvard University Press 1946.

CAMPOS, O. P.: Report 1st International Poliomyelitis Conference New York 1948. S. 328. CAUGHEY, J. E., and D. S. MALCOLM: Muscle spasm in Poliomyelitis. A study of a New Zealand Epidemic. Arch. Dis. Childh. **25**, 15 (1950).

DALLDORF, G., G. SICKLES, H. PLAGER and R. GIFFORD: J. exp. Med. **89**, 567 (1949). — DICK: Zit. bei P. LÉPINE, Biologie de la Poliomyélite. In La Poliomyélite, S. 29. Paris: Flamarion 1950. — DRAPER: Significant problems in acute anterior poliomyelitis. J. Amer. med. Assoc. **97**, 1139 (1931). — Acute Poliomyelitis. Philadelphia: Blakiston's Son & Co. 1917. — DUBOIS: Beitrag zur Kenntnis der HEINE-MEDINschen Krankheit. Schweiz. med. Wschr. **1923**, 1171, 1195.

FANCONI, G.: Beiträge zur Klinik, Epidemiologie und Differentialdiagnose der Poliomyelitis. Schweiz. Arch. Neur. **53**, 169 (1944). — Die nicht eitrigen entzündlichen Erkrankungen des Nervensystems im Kindesalter. Ärztl. Mh. 1, 1 (1945). — Orientierung über die Eiserne Lunge. Schweiz. med. Wschr. **1946**, 1301. — Die Behandlung der Poliomyelitisfolgen mit besonderer Berücksichtigung der Balneotherapie. Schweiz. med. Wschr. **1947**, 1293. — FANCONI, G., u. H. ZELLWEGER: Beiträge zur Epidemiologie der Kinderlähmung. Schweiz. med. Wschr. **1942**, 1025. — Die bleibenden Schädigungen des Zentralnervensystems infolge Erkrankungen des Foetus und des Kleinkindes. Schweiz. Arch. Neur. **63**, 193 (1949). — FANCONI, G., H. ZELLWEGER u. A. BOTSZTEJN: Die Poliomyelitis und ihre Grenzgebiete. Basel: Benno Schwabe & Co. 1945. — FLEXNER, S., and F. CLARK: Contamination of the fly with poliomyelitis virus. J. Amer. med. Assoc. **56**, 1717 (1911). Ref. Zbl. Kinderheilk. **2**, 440 (1912). — FRAUCHIGER, E., u. W. HOFMANN: Experimentelle Poliomyelitisübertragungen auf Rinder. Schweiz. med. Wschr. **1938**, 1140. — FRISCHKNECHT, W., u. H. ZELLWEGER: Elektrokardiogramm bei Poliomyelitis. Helvet. paediatr. Acta **5**, 448 (1950).

GARD, S.: Über mikroskopische Beobachtungen an gereinigten Poliomyelitisviruspräparaten. Klin. Wschr. **1943**, 315. — GRULEE, C. G., and T. C. PANOS: Epidemic Poliomyelitis in Children. Amer. J. Dis. Childr. **75**, 24 (1948). — GSELL, O.: Die heutige Diagnose der epidemischen Kinderlähmung. Schweiz. med. Wschr. **1937**, 509. — Klinische Charakteristica der neurotropen Viruskrankheiten. Z. Neur. **52** (1944). — Feldfieber-Meningitis in der Schweiz. Schweiz. med. Wschr. **1944**, 208. — Benigne Leptospirosen. Schweiz. med. Jb. **1945**.

HALLAUER, C., u. M. RENZ. Beitrag zur quantitativen Auswertung von Poliomyelitis-Rekonvaleszentenseren. Schweiz. med. Wschr. **1945**, 677. — HOEN, E.: Klinik des Lähmungsstadiums. In KLEINSCHMIDT, Übertragbare Kinderlähmung, S. 174. Leipzig: S. Hirzel 1939. — HORSTMANN, D. M., J. L. MELNIK and H. A. WENNER: Isolation of Poliomyelitis Virus from Human extraneural Sources. J. clin. Invest. **25**, 270 (1946). — HOWE, H. A., and D. BODIAN: Portals of entry of poliomyelitis virus in primates, with special reference to man. Amer. J. Dis. Childr. **62**, 445 (1941).

JOPPICH, G.: Poliomyelitis. Mschr. Kinderheilk. **98**, 89 (1950). — JUNGEBLUT, C. W.: Das Empfänglichkeitsproblem bei der Kinderlähmung. Schweiz. med. Wschr. **1935**, 560. — Newer Knowledge on the Pathogenesis of Poliomyelitis. J. of Pediatr. **37**, 109 (1950). — JUNGEBLUT, C. W., and SANDERS: Transmission of a murine strain of poliomyelitis virus to guinea-pigs. J. Amer. med. Assoc. **116**, 2146 (1941).

KALM, H.: Diskussionsbemerkungen zum Poliomyelitis-Referat. Verh. Dtsch. Ges. für Kinderheilk. Düsseldorf 1949. Mschr. Kinderheilk. **98**, 100, 104 (1950). — KAUSCHE, G. A.: Verh. dtsch. Ges. inn. Med. **1948**, 324. — KELLER, W.: Poliomyelitis. Mschr. Kinderheilk. **98**, 81 (1950). — KESSEL u. STIMPERT: J. Immun. **40**, 61 (1941). — KLEINSCHMIDT, H.: Die übertragbare Kinderlähmung. Leipzig: S. Hirzel 1939. — Viruskrankheit und Zentralnervensystem. Mschr. Kinderheilk. **87**, 272 (1941). — KLING u. Mitarb.: Nouvelles recherches sur l'élimination du virus poliomyélitique par les matières fécales. Acta med. scand (Stockh.) **102**, 629 (1939). — KRAMER; Proc. Soc. exper. Biol. a. Med. **48**, 287 (1941).

LANDSTEINER u. POPPER: Z. Immun.forschg **2**, 377 (1909). — LARUELLE, L.: La paralysie respiratoire de la Poliomyélite. Paris Médical 1947, Fasc. 28 Juin et 5 Juillet. — Application des constatations histopathologiques à la clinique et à la physiologie de la paralysie respiratoire bulbaire de la poliomyélite. In La Poliomyélite, S. 65. Paris: Flammarion 1950. — LAWSON, R. B.: Coxsackie Virus, a new virus isolated from patients with a „poliomyelitislike" disease. Ref. 6. Internat. Pädiaterkongr. Zürich 1950. — LEAKE: Poliomyelitis following vaccination against this disease. J. Amer. med. Assoc. **105**, 2152 (1935). — LEFEBVRE, J.: Les renseignements tirés de l'électrodiagnostic au cours de l'évolution de la Poliomyélite. In La Poliomyélite, S. 147. Paris: Flammarion 1950. — LEINER u. v. WIESNER: Wien. klin. Wschr. **1909**, 1698; **1910**, 91, 323, 817. — Wien. med. Wschr. **1910**, 2482. — LÉPINE, P.: Les anticorps tissulaires dans les infections à Virus. Arch. Virusforschg **2**, 406 (1942). — Biologie de la poliomyélite. In La Poliomyélite, S. 11. Paris: Flammarion 1950.

MAHLER, G.: Lähmungen der unteren Extremitäten nach Spirozidbehandlung. Jb. Kinderheilk. **151**, 351 (1938). — MARKOFF, N.: Hepatitis epidemica. Schweiz. med. Wschr. **1943**, 349. — Nach- und Begleiterkrankungen der Hepatitis epidemica. Schweiz. med. Wschr. **1944**, 2. — MARTIN, J. K.: Local Paralysis in children after injections. Arch. Dis. Childh. **25**, 1 (1950). — MCCLOSKY, B. P.: The relation of prophylactic inoculations to the onset of poliomyelitis. Lancet **1950 I**, 659. — MCCLURE, G.: High incidence of infective stools in a small outbreak of infantile paralysis. J. Labor. a. clin. Med. **26**, 1906 (1941). — MELNIK, J.: Amer. J. Hyg. **45**, 240 (1947); **49**, 8 (1949). — MORGAN, L., H. HOWE and D. BODIAN: Amer. J. Hyg. **45**, 379 (1947). — MÜLLER, E.: Die epidemische Kinderlähmung. In BERGMANN und STAEHELINS Handbuch der inneren Medizin, 2. Aufl., Bd. 1. Berlin: Springer 1925. — MÜLLER, H.: Poliomyelitis und Immunitätsschwankung. Z. Kinderheilk. **62**, 162 (1940).

NELSON, W. E.: In MITCHEL-NELSON, Textbook of Pediatrics, 5. Aufl. Philadelphia: W. B. Saunders Company 1950. — NOHLEN, A.: Aktuelle Fragestellungen bei der Poliomyelitis. Verh. Dtsch. Ges. für Kinderheilk., Düsseldorf 1949. Mschr. Kinderheilk. **98**, 96 (1950).

PAUL, J. R., and TRASK: The virus of Poliomyelitis in stools and sewage. J. Amer. med. Assoc. **116**, 493 (1941). — PETTE, H.: Die akut entzündlichen Erkrankungen des Nervensystems. Leipzig: Georg Thieme 1942. — Wandlung epidemiologischer und pathogenetischer Gedankengänge bei der Poliomyelitis. Klin. Wschr. **1949**, 321. — PFAUNDLER, M. v.: Erwägungen über Poliomyelitis. Münch. med. Wschr. **1938 I**, 425. — POL LE COEUR: L'orthopédie de la poliomyélite. In La Poliomyélite, S. 175 ff. Paris: Flammarion 1950.

ROCH, M.: Les méningites aiguës bénignes de l'adulte. 24. Congr. Franç. Méd. Paris: Masson & Co. 1936. — DE RUDDER, B.: Die akuten Zivilisationsseuchen. Leipzig: Georg Thieme 1934. — DE RUDDER, B., u. G. A. PETERSEN: Steigert körperliche Anstrengung die Disposition zur epidemischen Kinderlähmung? Klin. Wschr. **1938**, 699. — RUSCA: Der Erreger der spinalen Kinderlähmung. Umsch. **47**, 216 (1943).

SABIN, A. B.: Experimental poliomyelitis by the tonsillopharyngeal route. J. Amer. med. Assoc. **111**, 605 (1938). — The olfactory bulbs in human poliomyelitis. Amer. J. Dis. Child. **60**, 1313 (1940). — Epidemiologic patterns of poliomyelitis as a world problem. Transact. First Internat. Poliomyelitis Conference New York 1948, S. 3. Philadelphia: J. B. Lippincott 1949. — Viral infections of the human nervous system, classification and general considerations. Rapports IVe Congrès Neurologique international. Paris 1949, Bd. I, S. 85. Paris: Masson & Co. 1949. — SABIN, A. B., and A. J. STEIGMANN: Studies on local antibody formation in the nervous system of paralised poliomyelitis convalescent monkeys. J. of Immun. **63**, 211 (1949). Poliomyelitis virus of low virulence in patients with epidemic of summer grippe or sore throat. Amer. J. Hyg. **49**, 176 (1949). — SABIN, A. B., and R. WARD: Distribution of virus in nervous and non-nervous tissues. J. of exper. Med. **73**, 771 (1941). — SCHAEFER, K. H.: Klinik des Frühstadiums. In KLEINSCHMIDT: Übertragbare Kinderlähmung. Leipzig: S. Hirzel 1939. — SCHAEFER, K. H., u. C. U. WALTHER: Zur Frage der polyradikuloneuritischen Erscheinungsform der Poliomyelitis. Mschr. Kinderheilk. **98**, 267 (1950). — SCHERB, R.: Über Muskelkontrakturen bei epidemischer Kinderlähmung. Schweiz. med. Wschr. **1942**, 1009. — SCHERB, R., u. L. SENN: In Die Poliomyelitis und ihre Grenzgebiete von G. FANCONI, H. ZELLWEGER und A. BOTSZTEJN, S. 419. Basel: Benno Schwabe & Co. 1945. — SENN, L.: Resultate der Badebehandlung bei Poliomyelitis ant. acuta im chronischen Stadium. Schweiz. med. Wschr. **1948**, 1141. — STIMSON, P. M.: Outline of the use of respirators and of oxygen in Poliomyelitis. Bull. N. Y. Acad. Med. **26**, 495 (1950). — STOKES, L.: Poliomyelitis. In MITCHEL-NELSON, Textbook of Pediatrics, 5. Aufl., S. 631. Philadelphia 1950. — STRÜMPELL: Über akute Encephalitis des Kindes. Jb. Kinderheilk. **22** (1884).

THEILER u. GARD: Zit. bei G. FANCONI, H. ZELLLWEGER und A. BOTSZTEJN, Die Poliomyelitis und ihre Grenzgebiete, S. 1. Basel: Benno Schwabe & Co. 1950. — THIEFFRY, ST.: Les problèmes cliniques de la poliomyélite. In La Poliomyélite, herausgeg. von ST. THIEFFRY u. a. Paris: Flammarion 1950. — TISELIUS u. GARD: Über mikroskopische Beobachtungen an Poliomyelitis-Viruspräparaten. Naturwiss. **30**, 728 (1942). — TOOMEY, J. A., W. S. TAKACS and L. A. TISCHER: Poliomyelitis virus from flies. Proc. Soc. exper. Biol. a. Med. **48**, 637 (1941). — TRASK u. PAUL: Periodic examination of sewage for the virus of poliomyelitis. J. of exper. Med. **71**, 1 (1942).

VISSER: Poliomyelitis ant. acuta in a children's home. Nederl. Tijdschr. Geneesk. **84**, 395 (1940). Ref. Amer. J. Dis. Child. **63**, 176 (1942).

WALLGREN, A.: Une nouvelle maladie infectieuse du système nerveux central? Acta paediatr. scand. (Stockh.) **4**, 158 (1925). — WELLS: Zit. bei G. FANCONI, H. ZELLWEGER und A. BOTSZTEJN, Die Poliomyelitis und ihre Grenzgebiete, S. 145. Basel: Benno Schwabe & Co. 1945. — WERNSTEDT, W.: Besteht keine invisible Immunisierung und Präzisierung bei Poliomyelitis? Acta path. scand. (Københ.) **25**, 4 (1948). — WICKMANN, J.: Beiträge zur Kenntnis der HEINE-MEDINschen Krankheit. Berlin: S. Karger 1907. — WILSON, J. L.: Outline of essential treatment of bulbar poliomyelitis. Transact. First Internat. Poliomyelitis Conference New York 1948, S. 245. Philadelphia: J. B. Lippincott 1949. — WINDÖRFER, A.: Vergleichende Untersuchungen zur Poliomyelitis-Epidemie. Referat. Verh. Dtsch. Ges. für Kinderheilk., Düsseldorf 1949. Mschr. Kinderheilk. **98**, 97 (1950).

ZAPPERT, J.: Studien über die HEINE-MEDINsche Krankheit. Leipzig 1911. — Die Verbreitung der Poliomyelitis in Europa in den letzten 10 Jahren. Wien. klin. Wschr. **1937**, 463. ZELLWEGER, H.: Die Bedeutung der Tonsillenoperation für die Poliomyelitis. Annales Paediatr. **160**, 169 (1943). — Über eine Poliomyelitis-Kleinraumepidemie in Vals. Praxis **1944**, Nr 34. — Betrachtungen zur Poliomyelitisepidemie 1944. Schweiz. med. Wschr. **1945**, 673. — Über die chronische allergische Meningitis. Helvet. paediatr. Acta **1**, 417 (1946). — Zweimalige Poliomyelitis. Praxis **1947**, Nr 33. — Über die Kinderlähmung und ihre Behandlung. Schweiz. med. Wschr. **1948**, 176. — Neurovegetative Störungen bei Poliomyelitis. 1. Mitt. Helvet. paediatr. Acta **5**, 195 (1950). — ZELLWEGER, H., u. H. MORF: Neurovegetative Störungen bei Poliomyelitis. 2. Mitt. Helvet. paediatr. Acta **5**, 434 (1950). — ZIEGLER, E.: Erfahrungen aus der Praxis über die Hepatitis epidemica, ein Beitrag zur Pathogenese. Schweiz. med. Wschr. **1945**, Nr 11/12. — ZINGG, TH.: Poliomyelitis und Witterung. In FANCONI, ZELLWEGER und BOTSZTEJN, Die Poliomyelitis und ihre Grenzgebiete, S. 127. Basel 1945.

Myalgia epidemica (Pleurodynia, Bornholmsche Krankheit).

Geschichte. Die erste Beschreibung dieser eigenartigen Krankheit stammt wohl von FINSEN (1856 in Island); der von ihm vorgeschlagene Name „Pleurodynia“ ist in der angelsächsischen Literatur heute noch gebräuchlich. 1872 beobachteten in Norwegen DAAE und HOMANN einen epidemischen Muskelrheumatismus, dem sie den Namen „Febricula contagiosa“ gaben. 1879 wurden in der Schweiz mehrere tausend Fälle einer wohl hierher gehörigen Epidemie beobachtet, die man nach den Ortschaften, in welchen sie auftrat, „Wiggenthaler“, oder „Oltener“ oder „Wangener Krankheit“ bezeichnete.

Erst 1930 aber wurde das Krankheitsbild als Myalgia epidemica durch SYLVEST auf der Insel Bornholm eingehender beschrieben und als etwa sui generis hervorgehoben. Seither wird vielfach, besonders in der deutschen Literatur, auch von „Bornholmscher Krankheit“ gesprochen. In den folgenden Jahrzehnten wurden einschlägige Fälle man kann wohl sagen aus allen Ländern beschrieben, z. B. in der Schweiz durch JENNY 1937, GSELL, STADLER, WIESMANN, REHSTEINER 1940. In Amerika wurde 1936 von HARDER über eine Epidemie von 282 Fällen in Cincinnati und 1947 über eine kleinere in Boston von FINN, WELLER und MORGAN eingehend berichtet.

Der Erreger. Nach FINN, WELLER und MORGAN haben die üblichen bakteriologischen Untersuchungen zu keinem Ziele geführt: Hämokulturen, Rachenabstriche, Meerschweinchenversuche von heterophilen Antikörpern, Komplementbindungen usw. sind ergebnislos geblieben. Demgegenüber konnten THÉLIN und WIRTH mit Stuhl-, Blut- und Rachenspülwasser von an Bornholmscher Krankheit erkrankten Patienten bei inokulierten jungen Mäusen (suckling mice) mit der Coxsackie-Virustechnik (s. unten) nach 2—10 Tagen Lähmungen und Tod verursachen. Außerdem haben sie ein Antigen gewonnen, welches eine positive Komplementreaktion mit dem Serum der geheilten Patienten ergab. Diese Reaktion fiel auch mit dem Serum von etwa 20% der erwachsenen Menschen positiv aus.

DE RUDDER hat auf Grund des fast identischen epidemiologischen Verhaltens (Sommergipfel, herdförmiges Auftreten, ähnliche Kontagionsverhältnisse, ähnliche geographische Verbreitung), und, da auch die Myalgia epidemica gelegentlich eine abakterielle Meningitis erzeugt, die Hypothese aufgestellt, daß zwischen Poliomyelitis und Myalgia epidemica zum mindesten eine enge klinische und epidemiologische Verwandtschaft bestehe. Ja, es müsse die Frage aufgeworfen werden, ob die Myalgia nicht eine harmlose pathomorphe Variante der Poliomyelitis darstelle. LINDBERG lehnte aber diese Hypothese ab, weil der rein klinische Habitus beider Krankheiten für denjenigen, der sie kennt, wesentlich verschieden sei und weil in Nordköpping die Epidemien von Myalgia und Poliomyelitis sich ablösten, als ob sie nichts miteinander zu tun gehabt hätten.

Allerdings ist es im Lichte der neuen Erkenntnis von der Pluralität der Poliomyelitiserreger (s. S. 516) durchaus möglich, daß eine besondere Abart eines neurotropen Virus, das gelegentlich poliomyelitische schlaffe Lähmungen erzeugen kann, der Erreger der Myalgia epidemica ist, und damit erscheint DE RUDDERs Hypothese keineswegs abwegig. Neuerdings wird vermutet, daß das Coxsackie-Virus (s. S. 516), welches im Gegensatz zum gewöhnlichen Poliomyelitisvirus bei jungen Mäusen ausgedehnte Myositiden verursacht und gelegentlich auch Lähmungen erzeugen kann, nahe verwandt, wenn nicht identisch mit dem Virus der Myalgia epidemica sei. In der Tat gelang es DALLDORF und SICKLES 1948, mit dem Coxsackie-Virus beim gesunden Menschen durch Naseneinimpfung nach 24 bzw. 48 Std Inkubationszeit eine typische Pleurodynie hervorzurufen.

Epidemiologie. Die Epidemiologie der Myalgia epidemica hat viel Ähnlichkeit mit derjenigen der Poliomyelitis. Beide Krankheiten haben einen Spätsommer- und Herbstgipfel; bei beiden besteht eine sprunghafte Kontagiosität, ein herdförmiges Auftreten der Epidemien; beide Krankheiten haben, wenigstens in Europa, eine ähnliche maximale Verbreitung in den nordischen Ländern, dem Ostseebecken, der Schweiz usw. Interessant ist die Beobachtung von JENNY, der 1937 die ersten 2 Fälle in der Schweiz beschrieb, daß die Angehörigen dieser 2 Fälle nahen Kontakt mit Verwandten hatten, die in Dänemark wohnten. Seit JENNYs Beobachtungen wird die Myalgia epidemica in der ganzen Schweiz gar nicht so selten diagnostiziert. Allerdings sieht man die Krankheit viel mehr in der Praxis als in Spitälern, wohin sie sich nur gelegentlich mit der Fehldiagnose Pleuritis, Poliomyelitis, Appendicitis usw. verirrt.

Die pathologische Anatomie. In Anbetracht der Gutartigkeit der Krankheit verfügt man über keine Sektionsbefunde. LINDBERG 1936 führt die Muskelschmerzen auf eine Exsudation ins interstitielle Bindegewebe zurück, LEJEUNE vermutet wegen der Flüchtigkeit der Symptome, daß allergische Phänomene im Spiele seien, wofür allerdings sehr wenig Anhaltspunkte bestehen.

Symptomatologie. Die *Inkubationszeit* wird mit 2—14 Tagen angegeben. In Dreiviertel der Fälle (FINN und Mitarbeiter) beginnt die Krankheit plötzlich mit heftigen Schmerzen, Fieber, Frösteln, bei Kleinkindern öfters mit Konvulsionen. Nur in einem Viertel der Befallenen gehen *Prodromi* wie Kopfweh, Anorexie usw. voraus. Die heftigen *Schmerzen* sind im unteren vorderen Teil des Thorax und im Epigastrium, manchmal auch weiter unten im Abdomen (Verwechslung mit Appendicitis) lokalisiert. Die rechte Seite scheint bevorzugt zu sein. Die Schmerzen werden als stichartig und sehr intensiv, geradezu als „theatralisch" beschrieben; man hat die Krankheit auch als *Teufelsgriff* bezeichnet. Die Schmerzen werden bei jeder Atembewegung, beim Husten, Niesen usw. noch verstärkt, so daß die Verwechslung mit einer Pleuritis naheliegt. Ich habe mehrmals erlebt, daß Kinder als Notfälle mit der Diagnose Pleuropneumonie in die Klinik eingeliefert wurden, besonders wenn die Temperatur bis 40° und darüber angestiegen war; durchschnittlich fand FINN bei einer größeren Epidemie allerdings nur 38° als höchste Temperatur.

Nach 1—3 Tagen klingen alle Symptome ab, aber sie können, was durchaus charakteristisch, ja fast beweisend für die Diagnose ist, nach einigen Tagen *rezidivieren.*

Nicht obligate Symptome sind der *Schüttelfrost* zu Beginn der Erkrankung sowie beim Einsetzen der Rückfälle. Trockner *Husten* besteht etwa in einem Drittel der Fälle; *Kopfweh* findet sich in etwa zwei Fünftel der Fälle. *Schweißausbruch* bei Fieberabfall wird häufig beschrieben. Die ersten Tage besteht eine hartnäckige *Anorexie*; gelegentlich stellt sich *Erbrechen,* manchmal *Abdominalschmerzen* und *Durchfall* ein. Gegen Appendicitis spricht das Fehlen einer défense musculaire und des Entlastungsschmerzes. Nur ausnahmsweise ist die *Milz* vergrößert. Viele Autoren beschreiben *Schmerzen* bei den *Augenbewegungen,* Einschlafen von Händen und Füßen, Schmerzen in den Extremitäten. In 45 der 114 Fälle der Bostoner Epidemie bestand eine Lymphdrüsenvergrößerung. In seltenen Fällen kann man auf der Pleura ein *Reiben* hören, wodurch natürlich die Differentialdiagnose gegenüber einer Pleuritis sehr erschwert ist.

Eine eigene Beobachtung möge den typischen Ablauf der Krankheit illustrieren:

Ein $5^1/_2$jähriger Knabe (J. Nr. 1754/50) erwacht früh morgens am 10. Juli (6 Uhr) mit heftigen Schmerzen links unten in der Brust, die sich bei jedem Atemzug verstärken. Kurzatmigkeit, Nasenflügelatmen. Brechreiz. Wird als Notfall ins Spital gebracht. Um 10 Uhr 39,8° rectal, Atmung 60, Puls 110. Der Patient ist blaß, sieht schwerkrank aus. Lungen auskultatorisch, perkutorisch und röntgenologisch ohne Besonderheiten. Im Urin kein pathologischer Befund. Im Blut 13000 Leuko, 89,5% Neutrophile, davon 11,5 Stab, Eosin 0, Baso 0,5, Mono 3,0, Lympho 5,5, Plasmazellen 0,5%. Senkungsreaktion 15 mm nach einer Stunde.

Schon wenige Stunden nach Spitaleintritt wird der Kranke munter, spricht wieder normal, obwohl die Temperatur noch hoch bleibt.

Am folgenden Tag ist die Atmung auf 35, die Temperatur auf 37,8° zurückgegangen, gar keine Schmerzen mehr. Die angulären und cervicalen, axillaren und inguinalen Drüsen gut erbsengroß, indolent. Milz nicht zu fühlen. Am 3. Tag sind alle Symptome verschwunden, am 6. Tag Senkungsreaktion noch 18 Std, Leuko 5000, Neutrophile 58,5% (Stab 1,5%), Eosin 1%, Baso 0,5%, Mono 2,5%, Lympho 37, 5%. Die Diagnose Myalgia epidemica wird durch die Tatsache gesichert, daß wenige Tage vorher ein Kamerad genau die gleichen Symptome, wenn auch etwas schwächer, gezeigt hatte.

Die *Laboratoriumsuntersuchungen*: Im *Urin* findet man keine pathologischen Veränderungen. Im Blutbild besteht eine Tendenz zu Leukopenie und am 4. Tag zu einer mäßigen Eosinophilie. Gerade der nicht entzündliche Blutbefund hat uns in einigen Fällen im Gegensatz zum eben erwähnten Beispiel erlaubt, eine Pleuropneumonie oder eine ernstere bakterielle Erkrankung auszuschließen, noch bevor die intensiven Schmerzen nachgelassen hatten. Die Senkungsreaktion ist im allgemeinen leicht beschleunigt. Auch die röntgenologische Untersuchung fällt völlig normal aus, was differentialdiagnostisch sehr wichtig ist.

Unter den *Komplikationen* spielt zweifellos die *Meningitis myalgica* die wichtigste Rolle. Sie wurde zum erstenmal 1937 von LINDBERG beschrieben, der sie in 4% seiner Fälle fand. In der Schweiz hat GSELL ihr eine eingehende Studie gewidmet (7 Fälle). Die Prognose dieser abakteriellen Meningitis ist absolut gut. Sie dauert 1—3 Wochen und heilt ohne Restzustand aus. Öfters tritt sie erst beim 2. Krankheitsschub zwischen dem 3. und 6. Tag auf. Psychische oder encephalitische Symptome fehlen. Die Pleocytose schwankt zwischen 7 und etwa 140 Zellen. Wie bei der Poliomyelitis findet man zuerst eine Vermehrung der Neutrophilen, der aber bald eine mononucleäre Reaktion folgt. Die Eiweißvermehrung ist geringfügig, der Zuckerwert normal.

Seltene Komplikationen sind durchaus gutartige *Perikarditiden*, *Orchitiden*, trockene *Pleuritiden* (Reiben), *Peritonitiden* und *Nephritiden*.

FINN und Mitarbeiter sahen unter 114 Fällen nur einmal typisches perikardiales Reiben am 7. Tag, welches 6 Tage lang andauerte. In einem Falle trat am 14. Tag eine schmerzhafte Schwellung des einen Testikels auf, die 3 Tage anhielt; bei einem 2. Patienten trat die Schwellung 7 Tage nach Beginn der Erkrankung auf. Beide Männer hatten früher bereits einen Mumps durchgemacht.

Diagnose. Die Diagnose ist leicht, wenn folgende Bedingungen erfüllt sind:

1. Epidemisches Auftreten in den Sommer- und Herbstmonaten;

2. Plötzlicher Beginn mit Unwohlsein und stichartigen Schmerzen im Oberbauch und in der Brust, wozu oft Kopfweh und Augenbewegungsschmerzen kommen.

3. Parallel mit den Schmerzen ansteigende und abfallende Temperaturen, bald hochfebril, meist nur 1—2 Tage dauernd, bald aber auch subfebril.

4. Fehlen irgendeines objektiven Befundes an den Muskeln oder an den Pleuren.

5. Der gutartige Verlauf mit Neigung zu Rückfällen und mit der Komplikation der Meningitis serosa, Pleuritis sicca, Orchitis oder Nephritis.

Es ist zu hoffen, daß man, nachdem man aller Wahrscheinlichkeit nach im Coxsackie-Virus den Erreger der Myalgia epidemica gefunden hat, bald über serologische Untersuchungsmethoden verfügen wird, die eine schärfere Differentialdiagnose gestatten werden. Die Tatsache, daß 20% der Erwachsenen eine positive Komplementreaktion geben (THÉLIN und WIRTH), spricht entweder für die geringe Spezifität der Reaktion oder für das häufige inapparente Auftreten der Krankheit. Wahrscheinlich wird es mit der Myalgia epidemica ähnlich sein wie mit der Poliomyelitis, den Leptospirosen und vielen andern Krankheiten: Nachdem man die typischen Formen kennengelernt hat, und Tests (Erkennungsmarken) entdeckt haben wird, wird man erfahren, daß die Krankheit gar nicht so selten ist, daß sie aber in einer Großzahl der Fälle nur als akute fieberhafte „Sommergrippe" verläuft.

Differentialdiagnose. Am häufigsten wird wohl die Krankheit mit einer *Pleuritis sicca*, bzw. mit einer Pleuropneumonie verwechselt, besonders wenn das Fieber hoch ist. Das Blutbild und das rasche Verschwinden der Symptome sprechen gegen die ernste bakterielle Erkrankung. Sind die Schmerzen mehr abdominell lokalisiert, so wird häufig eine *Appendicitis* diagnostiziert.

Herrscht eine Poliomyelitisepidemie, so kommt es gar nicht so selten vor, daß die Kinder mit der Diagnose „*Poliomyelitis* im Initialstadium" eingeliefert werden. Findet man dazu noch eine Pleocytose im Liquor, so kann, wie ich dies selber erlebt habe, die Differentialdiagnose recht schwierig, ja unmöglich werden.

Die **Prognose,** auch der Komplikationen, ist absolut gut.

Eine **Therapie** ist angesichts der guten Prognose unnötig. Am ehesten wird man noch zu Antineuralgica greifen.

Literatur.

DAAE: Norsk Mag. Laegevidensk. **1872.** Zit. bei LINDBERG. — DALLDORF, G., and G. SICKLES: Science (Lancaster, Pa.) **108,** 61 (1948). Zit. bei THÉLIN u. WIRTH.

FINN, J. J., T. H. WELLER and H. R. MORGAN: Epidemic Pleurodynia: Clinical and etiologic studies based on one hundred and fourteen cases. Arch. int. Med. **83,** 305 (1949). — FINSEN, J.: Iagtagelser angaaende sygdomsforholdene i Island 1874. Zit. J. Amer. med. Assoc. **102,** 460 (1934).

GSELL, O.: Meningitis myalgica (Meningitis serosa bei Myalgia epidemica. Schweiz. med. Wschr. **1949,** 241. — GSELL, O., E. STADLER u. E. WIESMANN: Myalgia epidemica in der Schweiz 1940. Schweiz. med. Wschr. **1941,** 83.

HARDER, F. K.: Epidemic Myalgia or Pleurodynia in Southwestern Ohio. Amer. J. med. Sci. **191,** 678 (1936). — HOMANN: Norsk Mag. Laegevidensk. **1872.** Zit. bei LINDBERG.

JENNY, ED.: Über Myalgia epidemica. Schweiz. med. Wschr. **1938,** 1092.

LAWSON, R. B.: Coxsackie Virus a new virus isolated from patients with a „poliomyelitis like" disease. Ref. 6. Internat. Pädiaterkongr. Zürich 1950. — LEJEUNE, E.: Beobachtungen und Überlegungen anläßlich einer Epidemie von Bornholmscher Krankheit. Schweiz. med. Wschr. **1941,** 469. — LINDBERG, G.: Myalgia epidemica im Kindesalter. Acta paediatr. **19,** 1 (1936).

REHSTEINER, R.: Zur Epidemiologie der Myalgia acuta epidemica. Schweiz. med. Wschr. **1941,** 1476. — DE RUDDER, B.: Die akuten Zivilisationsseuchen. Leipzig: Georg Thieme 1934.

SYLVEST, E.: Epidemic Myalgia. London u. Kopenhagen: Humphry Milford 1934.

THÉLIN, F., et J. WIRTH: La myalgie épidémique (maladie de Bornholm). Isolement d'un virus au cours d'une épidemie récente. Rev. med. Suisse rom. **71, 44** (1951).

Die Springseuche (Louping-ill).

Geschichte. Die Springseuche der Schafe ist in Schottland seit über einem Jahrhundert bekannt und hat manchem Tier das Leben gekostet. Aber erst POOL (1930), MACLEOD und GORDON (1932), BROWNLEE und WILSON (1932) u. a. haben die Natur der Seuche als eine Viruskrankheit und den Übertragungsmodus von Schaf zu Schaf durch den Biß der Zecke Ixodes ricinus geklärt. Die Inkubation nach dem Biß dauert nur 1—2 Tage. Die 1. Phase der Krankheit beim Schafe ist durch Fieber von 3—4 Tagen gekennzeichnet, worauf eine kurze afebrile Periode folgt. Die 2. Phase ist charakterisiert durch erneuten Temperaturanstieg, Stumpfheit, Muskelzittern, Salivation und oft springende Bewegungen infolge einer cerebellaren Ataxie, daher der Name „Louping-ill" oder Springseuche. Schließlich kommt es zu Lähmungen einer oder mehrerer Gliedmaßen und der Tod tritt ein. Vielfach bleibt die Krankheit im 1. Fieberschub stecken und hinterläßt eine Immunität. Autoptisch findet man eine allgemeine Meningoencephalomyelitis, wobei besonders die PURKINJEschen Zellen des Kleinhirnes lädiert sind.

1934 konnten RIVERS und SCHWENDTKER zum ersten Mal zeigen, daß die Erkrankung auch auf den Menschen übergeht. Sie beschrieben 4 Fälle von Laboratoriumsinfektionen. Zwei weitere Beobachtungen stammen von WIEBEL 1937 und von WESENMEIER 1938. Einer von diesen 6 im Laboratorium angesteckten Patienten bot nur das Bild einer gewöhnlichen Influenza (forme fruste), die übrigen 5 dasjenige einer Meningoencephalitis; 3 mal verlief die Erkrankung biphasisch. Alle 6 Patienten erholten sich nach 1—3 Monaten vollständig.

DAVISON, NEUBAUER und HURST haben 1948 über 2 Fälle von Louping-ill beim Menschen berichtet, bei denen eine Laboratoriumsinfektion ausgeschlossen war; der eine dieser Patienten war in einer Gegend, wo die Springseuche der Schafe vorkam, von Zecken gebissen worden. HURST brachte mit Hilfe des Neutralisationstestes den Beweis, daß es sich um Louping-ill handelte.

Ebenfalls 1948 wurden in Böhmen sowohl natürliche Infektionen in einer landwirtschaftlichen Gegend — möglicherweise bei Arbeitern, die mit Schafen zu tun hatten — als auch eine Laboratoriumsübertragung beschrieben (GALLIA, HOLLÄNDER und Mitarbeiter). Da auf dem Kontinent die Louping-ill des Menschen unbekannt war, glaubten die Autoren, es handle sich entweder um eine Choriomeningitis Armstrong (obwohl diese keinen zweiphasigen Verlauf zeigt) oder um eine Polioencephalitis. Sie konnten aber später durch Vergleich ihrer Stämme mit Virusstämmen von LÉPINE in Paris und von EDWARD in Tunbridge den Nachweis erbringen, daß es sich um das Louping-ill-Virus handelte.

Eine ähnliche, wenn nicht identische Krankheit, ist die „*Russian spring-summer encephalitis*", welche von SOMORODINTSEV 1944 eingehend beschrieben worden ist. Auch das Virus dieser Krankheit wird durch eine Zecke, Ixodus persulcatus, übertragen, und zwar auf Affen, Ziegen, Schafe, Mäuse und andere Nager. Die russischen Autoren denken, daß Vögel und Nager die natürlichen Reservoire des Virus sind. Beim Menschen entsteht eine schwere Meningoencephalitis mit einer Letalität von 20—30% und häufigen Dauerlähmungen. Durch das Auftreten von Lähmungen scheint sich allerdings die Russian spring-summer encephalitis vom Louping-ill zu unterscheiden. HOLLÄNDER und Mitarbeiter haben aber in einem Falle von Louping-ill ebenfalls Lähmungen passagerer Natur der oberen Extremitäten und des Facialis beobachtet.

Der Erreger. Der Erreger der Springseuche ist ein ultrafiltrierbares, mäusepathogenes Virus, welches das Seitz-Filter und die Chamberland-Kerze L_3 passiert, aber nicht auf weiße Ratten, Kaninchen und Meerschweinchen übertragbar ist. Es ist gelungen, das Virus auf inkubierten Eiern zu züchten, ohne daß die Hühnerembryonen selbst eingehen. Wie die Poliomyelitis und andere Viruskrankheiten erzeugt es neutralisierende Antikörper, die für die Diagnose wichtig sind (Neutralisationstest). Der Übertragungsmodus auf den Menschen (Zeckenbiß!) ist noch nicht bekannt.

Symptomatologie der menschlichen Springseuche. Die Inkubation dauert nur wenige Tage. Die Krankheit verläuft zweiphasig, die 1. Phase von etwa einer Woche Dauer ist charakterisiert durch Kopfschmerzen, Übelkeit, Fieber. Nach einem fieberfreien Intervall von 1—2 Wochen beginnt die 2. Phase, wiederum mit Fieber, wozu sich Erbrechen, Bradykardie, Schläfrigkeit, Verwirrung, Tremor, Ataxie usw. hinzugesellen. Die Krankheit kann mehrere Wochen dauern, wobei die Symptome allmählich an Intensität abnehmen.

Objektiv findet man in dieser 2. Phase alle Zeichen der Meningoencephalitis, sowohl die gröberen Symptome wie Nackensteifigkeit, Kernig usw., als auch — und oft nur diese allein — die feineren wie spine-sign usw. (s. S. 531). Dazu kommen noch Ödeme der Papille, Hirnnervenlähmungen usw. Im 2. Fall DAVISONs und Mitarbeiter stellte sich Benommenheit, Rigor, Tremor, Incontinentia alvi et urinae ein, Symptome, die wochenlang anhielten und bei der Spitalentlassung nach 2 Monaten noch nicht restlos verschwunden waren (gebückter Gang mit fehlender Schwingung des rechten Armes).

Im Liquor findet man eine Pleocytose von 50—500 vorwiegend mononucleäre Zellen, der Eiweißgehalt ist normal oder leicht erhöht.

Charakteristisch für die Springseuche sowohl beim Menschen als auch beim Schaf sind der biphasische Verlauf, die meningeale Reaktion und die cerebellaren Symptome. Es gibt aber leichtere, abortive Formen, formes frustes, bei denen einzelne oder alle Kardinalsymptome fehlen können, die also wie ein grippaler Infekt verlaufen. Wir haben also die gleichen Verhältnisse wie bei der Poliomyelitis und den Leptospirosen. Es ist deshalb anzunehmen, daß die Krankheit häufiger ist als man sie diagnostiziert. Vielleicht verbirgt sich hinter mancher sog. idiopathischen mononucleären Meningitis (s. S. 544) eine forme fruste der Springseuche.

Prognose. Die in der englischen und amerikanischen Literatur beschriebenen Fälle beim Menschen sind alle geheilt. Von den 6 Fällen, die in Böhmen beobachtet wurden (GALLIA, HOLLÄNDER und Mitarbeiter), sind 2 gestorben. Auch bei der russischen Frühling-Sommer-Encephalitis beträgt, wie bereits gesagt, die Letalität 20—30%.

Therapie. Eine kausale Therapie ist wie bei der Poliomyelitis noch unbekannt.

Literatur.

BROWNLEE, A., and D. R. WILSON: J. comp. Path. a. Ther. **45**, 67 (1932).

DAVISON, G., CH. NEUBAUER and E. W. HURST: Meningoencephalitis in man due to the louping-ill virus. Lancet **1948 II**, 452.

GALLIA, F., u. L. HOLLÄNDER: Laboratoriumsinfektion mit einem Encephalitis-Virus-Erreger. Čas. lék. čes. **88**, 224 (1949).

MACLEOD, J., and W. S. GORDON: J. comp. Path. a. Ther. **45**, 240 (1932).

POOL, W. A., A. BROWNLEE and D. R. WILSON: J. comp. Path. a. Ther. **43**, 253 (1930).

RIVERS, T. M., and F. F. SCHWENTKER: J. of exper. Med. **59**, 669 (1934).

WESENMEIER, K.: Beobachtungen über Louping-ill beim Menschen. Dtsch. Arch. klin. Med. **182**, 451 (1938). – WIEBEL, H.: Klin. Wschr. **1937 I**, 632.

Tollwut (Lyssa oder Rabies).

Von

W. Mohr.

Veterinärmedizinischer Teil von **K. Enigk.**

Mit 5 Abbildungen.

Die Tollwut ist eine fast immer tödlich verlaufende Viruserkrankung, die in der Regel durch den Biß eines infizierten Tieres auf andere Tiere oder den Menschen übertragen wird und mit charakteristischen, psychischen und nervösen Erscheinungen, Erregungs- und Angstzuständen, Krämpfen und Lähmungen einhergeht. Der Erreger breitet sich entlang den Nervenbahnen aus und führt zu einer Myeloencephalitis.

Geschichtliches. Die Erkrankung wird schon von ARISTOTELES beschrieben. Eine regelrechte Lyssaepidemie schildert nach B. VON HAGENs Ansicht AGATHIAS, die im Jahre 553 n. Chr. in Oberitalien in dem Alamannenheer des Leutharis wütete. ZINCKE stellte 1804 die Infektiosität des Speichels kranker Tiere fest. GALLTIER immunisierte 1879 Schafe durch intravenöse Einspritzung von Speichel, aber erst 1880—1885 gelang dann PASTEUR der Nachweis, daß die Tollwut eine ausgesprochene Infektionskrankheit mit Lokalisation im Nervensystem ist. Gleichzeitig arbeitete er ein Immunisierungsverfahren aus und konnte 1885 die erste Behandlung vornehmen. 1903 entdeckte NEGRI die nach ihm genannten NEGRIschen Körperchen.

Ätiologie. Der Erreger ist ein filtrierbares Virus, 100—150 μ groß, das sehr empfindlich gegen Erwärmung ist. Das Tollwutvirus findet sich nicht nur im Zentralnervensystem und den Speicheldrüsen, sondern es ist in fast jedem Organ nachweisbar (REMLINGER und BAILLY). Schon bei 45^0 büßt es seine Virulenz ein und bei 52—58^0 geht es in $^1/_2$ Std zugrunde, bei 80^0 sogar in 2 min. Variationen in der Virulenz des Virus sind auch unter natürlichen Gegebenheiten möglich (GORET). Es ist aber resistent gegen Kälte und Fäulnis, die es wochenlang vertragen kann. Da Fäulnis nur sehr langsam auf das Virus einwirkt, ist es auch möglich, in bereits wochenlang vergrabenen Kadavern das Virus unter den entsprechenden Maßnahmen nachzuweisen. Bei Untersuchung solchen durch Fäulnis veränderten Materials empfiehlt sich der Zusatz von Streptomycin und Penicillin, um eine Mortalität der Versuchstiere durch andere Ursachen auszuschalten. Durch Sublimat-Chlorwasser, Bromwasser und Permanganat wird es rasch, durch wäßrige Carbolsäure langsam vernichtet. VEERARAGHAVAN beobachtete bei Zusatz bestimmter Substanzen wie Tryptophan, Thiamin, Pyridoxin und Pantothenatin zur Kultur, daß es zu einer stärkeren Vermehrung des Virus kam. Das Virus hat eine ausgesprochene Affinität zum Nervengewebe. Im Liquor ist es aber nur ausnahmsweise nachweisbar. Es findet sich aber im Speichel, den Speicheldrüsen, Tränendrüsen, Pankreas sowie in den peripheren Nerven. Studien über den Einfluß der Hyaluronidase auf das Virus wurden von BÉQUIGNON, LAMY und BUSSARD durchgeführt. Da die

Hyaluronidase sich, wie Untersuchungen von BUSSARD und Mitarbeitern gezeigt haben, auch im Speichel gesunder Hunde reichlich findet, wird angenommen, daß sie die Wirkung des Virus unterstützt, indem sie es befähigt, in ihrer Gegenwart besser in die Gewebe einzudringen und die Nervenendigungen zu erreichen. Nur zeitweise kann man das Virus im Blut in geringer Menge nachweisen, selten in der Milz. Die Infektiosität des Speichels ist am Anfang der Krankheit am größten. Vielfach ist der Speichel schon in den letzten Tagen der Inkubation infektiös. Nach einigen Untersuchern ist in manchen Fällen der Speichel tollwutinfizierter Hunde schon etwa 15 Tage vor Ausbruch der Erkrankung infektiös! Die Übertragung des Virus erfolgt zwar in der Regel durch den Biß eines wutkranken Tieres, in seltenen Fällen jedoch auch durch Lecken oder Einreiben infizierten Speichels in eine frische Wunde oder eine Hautabschürfung. Die Übertragung durch Milch oder den Genuß rohen Fleisches von tollwutkranken Tieren ist fraglich.

Tollwut bei Tieren. Empfänglich sind für das Tollwutvirus sämtliche Säugetiere und in geringerem Grade auch die Vögel. Für die Verbreitung der Tollwut kommen aber im wesentlichen nur solche Tierarten in Frage, die von Natur aus bissig sind. Bei der Übertragung auf den Menschen kommt deshalb dem als Haustier gehaltenen Hund die weitaus größte Bedeutung zu, und zwar spielen die Hirten- und Jagdhundrassen eine größere Rolle als die Schoßhundrassen. Seltener kommen Übertragungen durch Katzen zustande. Bei Wildcarnivoren bleibt die Tollwut in der Regel auf diese beschränkt, doch kommt gelegentlich auch durch sie eine Übertragung auf Mensch und Haustier zustande. Nach Ansicht von FIGUEROA stellen die wildlebenden Tiere in Mexiko das Reservoir der Infektion dar, von dem aus immer wieder Epizootie-Ausbrüche erfolgen. Auch für Alaska konnte WILLIAMS dies bestätigen. Dort sind es vorwiegend die Füchse, aber auch der Wolf. Besonders schwere Verluste unter den Haustieren rief eine durch infizierte Hunde aus Nordafrika nach Korsika eingeschleppte Epizootie hervor, die aber in den Jahren 1945/46 hauptsächlich durch Füchse verbreitet wurde (JAUJOU). In Europa sind es in erster Linie der Fuchs, ferner der Dachs, die Marderarten und in gewissen Gegenden der Wolf, in den warmen Ländern Hyäne, Hyänenhund, Schakal und die Schleichkatzen. Bei stärkerer Verseuchung eines Gebietes geht die Seuche auch auf die Nagetierbestände über. In solchen Gegenden kommen deshalb auch Übertragungen durch Nagetiere auf den Menschen zustande, insbesondere durch die Ratte und das Erdhörnchen. Aus der Türkei und Rumänien wird die Ratte als Infektionsquelle genannt. Ebenso liegt aus Madrid ein Bericht vor über den wiederholten Befund von NEGRI-Körperchen bei Ratten.

In Südamerika herrscht die Tollwut enzootisch unter Fledermäusen (Vampiren), die häufig Pferde und Rinder infizieren, während Übertragungen auf den Menschen seltener zustande kommen. Besonders aus Brasilien und Trinidad liegen hierüber Berichte vor, aber auch die aus Mexiko beschriebene paralytische Tierkrankheit „Derriengue“ ist hier zu erwähnen, denn nach Untersuchungen JOHNSONS ist diese Erkrankung, die hauptsächlich durch die Vampir-Fledermaus Desmodus rotundus murinus Wagner übertragen wird, mit der Tollwut identisch. Es scheint auch so, daß die früchteverzehrenden Fledermäuse und nicht nur die blutsaugenden als Tollwutüberträger in Betracht kommen (PAWAN 1948). Über die Rindertollwut liegen gerade in jüngster Zeit ausführliche Berichte von NOVICKY aus Venezuela vor.

Die ersten Krankheitserscheinungen treten bei den Tieren in den meisten Fällen 2 bis 8 Wochen nach der Infektion auf, vereinzelt aber bereits nach einer Woche oder erst nach mehreren Monaten bis zu 1—2 Jahren. Der Krankheitsverlauf ist bei allen Tierarten gleich. In den Symptomen treten aber Unterschiede auf, die durch die verschiedene Psyche und die Lebensgewohnheiten der einzelnen Tierarten bedingt werden. Bei Hunden macht sich der Beginn der Krankheit durch ein launenhaftes Benehmen bemerkbar. Sie sind abwechselnd lebhaft und scheu oder gar teilnahmslos. Auf schwache Geräusche und Lichtreize fahren die Hunde heftig zusammen. Die Pupillen sind ungleich weit und wechseln in ihrer Weite häufig. Manche Hunde kratzen oder beißen sich an der Bißstelle oder deren Narbe, an der die Infektion zustande gekommen ist, bis zur Selbstverstümmelung. Die gewohnte Nahrung wird verweigert. In manchen Fällen tritt blutiger Durchfall auf. Der Geschlechtstrieb ist gesteigert. Die Unruhe und Aufregung wachsen im Verlauf von 1—3 Tagen bis zur Raserei. Die Hunde versuchen zu entweichen und entwickeln einen starken Bewegungsdrang. Sie laufen dann oft große Strecken weit und durchschwimmen gelegentlich Flüsse. Bei dem Umherirren kommt es häufig zu wütenden Angriffen auf Menschen und Tiere oder auf leblose

Gegenstände. Dieses Krankheitsstadium der „*rasenden Wut*" ist insbesondere bei Schoßhunden nicht immer deutlich ausgeprägt. Es dauert 1—2 Tage. Dann treten in zunehmendem Maße Lähmungen auf. Infolge Lähmung der Stimmbandmuskeln geht das Bellen in ein heiseres Heulen über. Die Lähmung der Unterkiefer-, Schlund- und Kopfmuskulatur hat zur Folge, daß der Speichel aus dem Munde läuft und oft durch die krampfhaft ausgestoßene Atemluft zu Schaum verwandelt wird. Lähmung einzelner Augenmuskeln verursacht Schielen. Die Hunde schwanken beim Gehen. Späterhin sind die Hinterbeine vollständig gelähmt. Unter hochgradiger Abmagerung und Erschöpfung gehen die Tiere nach einer Krankheitsdauer von 2—6 Tagen zugrunde. Bei einem Teil der Tiere können die Erscheinungen der rasenden Wut fehlen. Im Verlauf dieser „stillen Wut" ist der Speichel ebenso ansteckend für den Menschen wie bei der rasenden Wut. In Einzelfällen fehlen auch die Lähmungen. Bei besonders schnellem Krankheitsverlauf treten oft nur unbestimmte Erscheinungen auf.

Katzen fauchen und kratzen am Boden während des Erregungsstadiums und springen Tiere und auch Menschen an. Füchse und Dachse verlieren ihre natürliche Scheu. Sie gehen im freien Gelände auf andere Tiere und Menschen los. Auch dringen sie besonders oft in menschliche Anwesen ein und lassen sich hier nicht durch Abwehrmaßnahmen vertreiben, vielmehr zeigen sie ein angriffslustiges Benehmen. Pferde sind äußerst schreckhaft, scharren häufig mit den Vorderfüßen und beißen und schlagen. Rinder lassen ein heiseres, langgezogenes Brüllen hören und nehmen andere Tiere und den Menschen mit den Hörnern an. Schafe und Ziegen verhalten sich ähnlich. Schweine wühlen aufgeregt im Boden und nehmen dabei alle möglichen Stoffe auf.

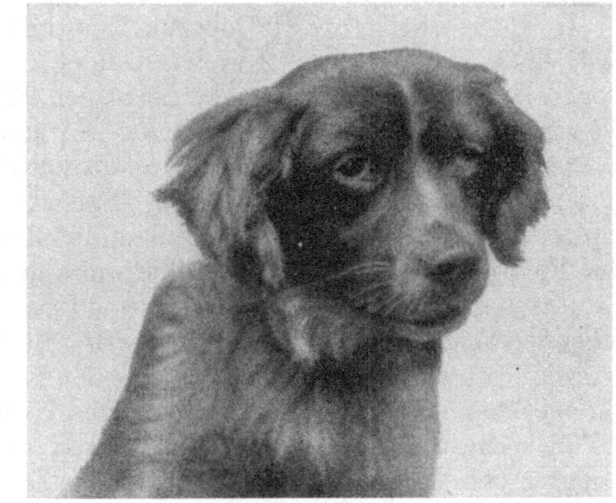

Abb. 1. Tollwütiger Hund, beginnende Lähmung der Augen- und Unterkiefermuskulatur. (Nach HUTYRA-MAREK-MANNINGER.)

Auch bei der weißen Maus, die von REMLINGER und BAILLY sehr eingehend auf ihre Verwertbarkeit als Testtier an Stelle des Kaninchens untersucht wurde, verläuft die Wut in verschiedenen Formen: 1. als rasende Wut mit pruriginösen und selbstverstümmelnden Verlaufsabarten, daneben aber auch 2. als paralytische, 3. hemiplegische, 4. spastisch-tetanische und 5. als forme fruste. Ratten, bei denen häufig eine Conjunctivitis beobachtet wird, und Meerschweinchen sind als Testtiere nicht so geeignet wie das Kaninchen.

Die Tollwut führt bei den Tieren in der Regel zum Tode. In seltenen Fällen kann jedoch eine Heilung zustande kommen. Beim Hund sind auch Fälle von stark protrahiertem Verlauf beobachtet worden, die eine rezidivierende Wut vortäuschen. Solche Fälle beschrieben HERRMANN, BABES, sowie BABES und BOBES bei Hunden und Katzen, die einen Tag hindurch das Bild der rasenden Wut boten, dann aber wieder für 10 und mehr Tage gesund schienen, ehe es zu einem neuerlichen Anfall kam, der dann mit Erregungsphase und Lähmungsstadium zum Tode führte. Vereinzelt folgte auch dem zweiten Anfall eine Phase scheinbarer Gesundheit, bis das Tier dann beim 3. Mal unter den üblichen Erscheinungen einging. Während des latenten Krankheitsstadiums sind solche Hunde Virusausscheider. Nach dem Überstehen der Infektion ist der Speichel der Hunde jedoch nur noch für wenige Tage infektiös (nach REMLINGER 5 Tage). Vampire überstehen in nicht geringem Prozentsatz die Tollwut und bleiben dann lange Zeit hindurch Virusträger (DOERR 1944). Bei erwachsenen Vögeln ist die Genesung von der Tollwut gar nicht selten (LIEOU). Federvieh ist, wie Untersuchungen von REMLINGER und BAILLY ergaben, für das Wutvirus Südamerikas empfänglich, nicht aber so leicht für das europäische Straßenvirus.

Eine natürliche Immunität gegen Tollwut scheint es nach JONNESCU zu geben (Beobachtungen an 2 Schäferhunden). Auch andere Autoren berichten über Fälle, in denen Hunde nach Infektion mit Tollwutvirus refraktär blieben und erst nach wiederholter (2., 3. oder 4.) Infektion erkrankten. Wahrscheinlich können auf diese Weise Virusträger entstehen. So berichten THIERRY und GONZALES von je einem Tollwutfall beim Menschen aus Südfrankreich und Spanien. Beide Patienten wurden von einem gesunden Hund gebissen. Sie erkrankten 54 Tage bzw. 4 Monate nach dem Biß unter dem typischen Bild der Tollwut. Auch von Fledermäusen ist bekannt, daß sie, ohne zu erkranken, Tollwutvirusträger sein können.

Verbreitung. Ost- und Südosteuropa ist von jeher verseucht. Von hier aus wird die Seuche in die mitteleuropäischen Nachbargebiete durch Überlaufen tollwütiger Hunde eingeschleppt. In Kriegszeiten und Zeiten politischer Unsicherheit kommt es regelmäßig zu stärkerem Tollwutauftreten in Mittel- und Westeuropa. Aus diesem Grunde ist auch gegenwärtig ein gehäuftes Vorkommen der Tollwut in Mitteleuropa zu verzeichnen. In Ostdeutschland mußten vom November 1949 bis November 1950 insgesamt 1864 Personen einer Tollwutschutzimpfung unterzogen werden. In dem gleichen Zeitraum wurden 14 Todesfälle an Tollwut beim Menschen beobachtet, von denen 8 nicht geimpft waren, 3 zu spät geimpft wurden und 3 als Versager der Impfung angesprochen werden müssen (Boecker). In Gesamt-Berlin (Ost- und Westsektor) wurden vom Juli 1950 bis 21. Januar 1951 53 sicher tollwütige Hunde und Katzen festgestellt (Boecker).

In einer Übersicht, die Düwer 1950 mitteilte, sind in der Zeit vom 1. Juni 1947 bis 1. November 1949 in dem Gebiet zwischen Oder und Elbe 532 Personen von tollwütigen oder tollwutverdächtigen Tieren gebissen worden. Unter diesen Tieren befanden sich 163 Hunde, 55 Katzen, 18 Füchse, 13 Dachse, 1 Marder, 2 Pferde und 2 Rinder. Die Tiere stammten vor allem aus Mecklenburg-Vorpommern, Sachsen, Brandenburg, Sachsen-Anhalt und Thüringen. Bei dieser Epizootie spielt, auch bei der augenblicklichen im Süden Schleswig-Holsteins, der Fuchs als Überträger der Infektion eine sehr große Rolle. Ähnlich liegt die Situation nach Piringer in Nieder- und Oberösterreich, wo 1948/49 unter den freilebenden Waldtieren, besonders unter den Füchsen, eine starke Epizootie gefunden wurde. Entsprechend diesem Anstieg der Tollwut führte Hell in Wien nach dem Kriege über 1500 Schutzimpfungen nach Hempt durch. Er sah in dieser Zeit nur 2 Todesfälle an Lyssa, einmal bei einem Tierarzt, der nicht geimpft war, und zum anderen bei einem Knaben, der verspätet zur Impfung kam und nach einer Inkubationszeit von 30 Tagen erkrankte und starb. Auch aus der Tschechoslowakei teilen Kaiser und Puntigam 1949 eine gleiche Seuchenlage unter den Füchsen mit, während nach Jugoslawien die Seuche meist durch Wölfe aus Rumänien eingeschleppt wird. Bulgarien und Ungarn, ebenso wie Jugoslawien, haben durch umfangreiche Hundeimpfungen die Verbreitung der Seuche wesentlich herabmindern können.

Der Ablauf der Tollwut in tropischen Gebieten, wie z. B. Westafrika und Äquatorialafrika, ist, worauf Remlinger und Bailly hinweisen, der gleiche wie in den gemäßigten Zonen.

In Asien, Afrika und Amerika ist in manchen Gegenden die Tollwut sehr stark verbreitet, was aus folgenden Zahlenangaben zu ersehen ist. In dem Pasteur-Institut in Conoor in Indien wurden im Jahre 1946 20000 Personen gegen Tollwut schutzgeimpft (Eberle 1948). In Iran starben in den Jahren 1925—1945 147 Menschen an Tollwut. Unter diesen befanden sich 36, die durch Wölfe schwere Bißwunden erhalten hatten (Ghodssi 1947). In Ägypten wurde im Jahre 1937 Tollwut amtlich festgestellt bei 4944 Hunden, 268 Katzen und 181 Schakalen. Die Zahl der nicht amtlich ermittelten Tollwutfälle ist erheblich höher.

Auch in den USA. ist die Tollwut ungewöhnlich stark verbreitet. Die Hauptursache hierfür liegt in der uneinheitlichen Bekämpfung in den einzelnen Staaten. Im Jahre 1946 wurde bei 8484 Hunden, 455 Katzen, 1055 Füchsen, Skunks, Wildkatzen, Berglöwen, Wiesel, Ratten und Zibetkatzen Tollwut festgestellt. Beim Menschen traten zwischen 22 und 56 Fälle jährlich während der Nachkriegsjahre auf. In der Zeit von 1903—1947 sind in den USA. 3000 Menschen an Tollwut gestorben (Verge 1948).

Bei einer Schilderung der Epizootie in den Jahren 1946/47 im Staate New York heben KORNS und ZEISSIG hervor, daß Hunde nur wenig befallen wurden, dagegen vorwiegend Füchse und Rinder, letztere häufig durch Fuchsbiß. Diese Tatsache wird mit der Massenschutzimpfung der Hunde in Zusammenhang gebracht.

Aus Kuba wird eine Zunahme der Tollwut berichtet, seit dort in bestimmten Gegenden zur Bekämpfung der Ratten Frettchen eingeführt worden sind, die die Infektion an Hunde und andere Tiere weitergegeben haben (CALVO FONSÉCA).

Pathologische Anatomie. Die ersten Veränderungen im Gehirn bei tollwutinfizierten Kaninchen ließen sich am 4. Tag nach der Infektion nachweisen. Es fand sich zu diesem Zeitpunkt eine allgemeine vasculäre Dilatation. Virusübertragung gelang aber erst vom 8. Tag an, als sich neben zelligen Infiltrationen erste Herde mit Neuronophagie im Ammonshorn und im Gebiet der Opticuskerne nachweisen ließen. Am 10. Tag ist die Diagnose eindeutig zu stellen. Aber erst um den 16. Tag treten die klinischen Symptome stärker in Erscheinung (Hyperthermie, Dilatation der Pupillen, Meningoencephalitis). Schon am 12. Tag können NEGRI-Körperchen nachweisbar sein, aber erst am 16. sind die Veränderungen typisch. Makroskopisch finden sich keine Besonderheiten. Die wichtigsten Veränderungen zeigen das Zentralnervensystem und die Speicheldrüsen.

Sowohl in der Submaxillardrüse als auch in den Sublingualdrüsen finden sich beim Menschen wie auch beim Hund starke Rundzelleninfiltrate im interstitiellen Bindegewebe, namentlich um die nervösen Ganglien herum. Außerdem treten Trübung, Kernvermehrung und -vergrößerung an den Epithelien auf (ELSENBERG).

Am Zentralnervensystem ist zwischen den Veränderungen an den peripheren Nerven und dem Zentralorgan zu unterscheiden. An den peripheren Nerven spielt sich eine interstitielle Neuritis ab, die am ausgeprägtesten in den der Verletzung entsprechenden Nerven lokalisiert ist. Schwere akute Zellnekrose der zugehörigen Spinalganglien wird hier gefunden. Über diese und die Sympathicusganglien dringt das Virus in den Boden des 4. Ventrikels und das Mittel- und Zwischenhirn ein. Es bilden sich auch Erweichungsherde und Nekrosen an verschiedenen Stellen des Rückenmarks sowohl in der grauen als auch in der weißen Substanz, die wohl als Folgen einer akuten Myelitis aufgefaßt werden müssen. BABES beschrieb als spezifisch und diagnostisch besonders bedeutungsvoll sog. Tollwutknötchen („BABESsche Knoten"), die „durch die Ansammlung kleiner pericellulärer Herde um die Nervenzellen zustande kommen". Diese letzteren weisen dabei eine Degeneration auf, die zum Schwund der chromatischen Elemente und zur Vacuolenbildung führt. GOLGIE stellte Atrophien an den Zellfortsätzen fest. NELIES und VAN GEHUCHTEN beschrieben spezifische Veränderungen der cerebrospinalen und sympathischen Ganglienzellen, bei denen ein Teil der Zellen zugrunde geht und durch eine Vielzahl kleinerer Zellen ersetzt wird, so daß im vorgeschrittenen Stadium das Bild einer kleinzelligen Infiltration entsteht. Die Ganglienzelle zieht sich dabei von der Epithelkapsel zurück, und diesen freiwerdenden Raum füllen wuchernde Endothelzellen oder einwandernde Leukocyten aus. Es handelt sich hier um außerordentlich konstante und als spezifisch zu bezeichnende Veränderungen. Diese Veränderungen lassen sich mittels der NISSLschen Färbemethode sehr gut herausarbeiten.

Diagnostisch noch wichtiger sind aber die *NEGRIschen Körperchen.* Sie finden sich in den Ganglienzellen des Gehirns, sind verschieden groß, rundlich bis oval, manchmal birnförmig oder elliptisch. Sie zeigen in ihrem Innern eine deutliche Vacuole oder ein Zentralkörperchen. Umgeben werden sie von einer membranartigen Hülle. Der Durchmesser der NEGRIschen Körperchen schwankt zwischen 1—27 μ. In den Ganglienzellen liegen sie stets im Zelleib oder in den Fortsätzen, niemals im Zellkern. Man kann sie durch verschiedene Färbemethoden zur Darstellung bringen. Die Färbemethode nach LENTZ scheint, wie auch BARTEL (1947) betont, immer noch die beste zu sein. Allerdings sind 1948 von TANAMAL und 1949 von VANNI variierte neue Färbemethoden angegeben worden. Das Material erhält am besten eine Fixierung in CARNOYscher Flüssigkeit mit anschließender Führung durch die Alkoholreihe und Xylol mit schließlicher Einbettung in Paraffin, denn die Schnelleinbettung in Aceton hat sich nicht unbedingt bewährt. In besonders großer Zahl sind diese Körperchen im Ammonshorn zu finden, seltener und spärlicher in den anderen Hirnteilen, praktisch gar

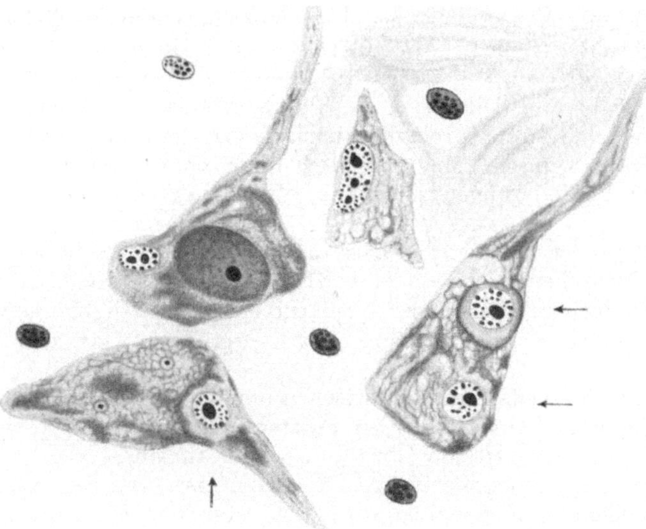

Abb. 2. NEGRIsche Körperchen (←) in den Ganglienzellen (nach HEGLER). Schnittpräparat aus dem Ammonshorn.

nicht im Rückenmark. NEGRI selbst hielt sie noch für Protozoen und Erreger der Lyssa, bei der sie ausschließlich vorkommen. Gegen diese Annahme aber spricht das Fehlen der Gebilde in sicher infektiösem Speichel und ihre Seltenheit im Rückenmark. Auch im Ammonshorn werden sie während der Inkubationszeit nicht beobachtet. Auch in den Speicheldrüsen des Mundes konnte MANUELIAN beim Hund sie nur in den Ganglienzellen, nicht in den Epithelien der Drüsen nachweisen.

In etwa 10—20% der Fälle treten NEGRIsche Körperchen nicht auf. Die NEGRIschen Körperchen sind von den Staupekörperchen zu unterscheiden, die bei der Staupe-Infektion des Hundes im Zentralnervensystem beobachtet werden können. Letztere sind strukturlose Chromatinbröckel und treten im Verlauf der Staupe weit weniger regelmäßig auf als die NEGRIschen Körperchen bei der Tollwut. Besonders große und gefleckte NEGRIsche Körperchen soll der von REMLINGER und BAILLY aus einer Katze isolierte Stamm Tanger C hervorbringen. 1950 beschrieben BARSKI und MAURIN negriforme Einschlüsse in Nervengewebskulturen, ohne daß Tollwutvirus nachweisbar gewesen wäre.

Menschliche Erkrankung. Klinik und Verlauf. *Inkubationszeit.* Die Inkubationszeit schwankt zwischen 10 Tagen und 7 Monaten, im Durchschnitt, wie aus der Tabelle 1 ersichtlich, liegt sie zwischen 1—3 Monaten. Die kürzeste beobachtete Inkubationszeit beträgt 6 Tage (SORIANO, Columbien), die längste 1 bis mehrere Jahre. Der Behauptung allerdings, daß nach solch langen Zeiträumen wie 2 und mehr Jahren noch Tollwut ausbrechen könne, stehen manche Autoren wie REMLINGER u. a. skeptisch gegenüber. Sie glauben vielmehr, daß es innerhalb dieses Zeitraumes zu einer erneuten Berührung mit infektiösem Material gekommen ist, nicht aber, daß eine von der alten Bißverletzung ausgehende Infektion die Ursache der Erkrankung sei. Selbstverständlich spielen bei der Dauer der Inkubation Menge und Virulenz des aufgenommenen Virus die Hauptrolle, daneben sind aber auch Lage, Ausdehnung und Tiefe der Bißverletzung sowie Alter und Allgemeinzustand des Gebissenen von wesentlicher Bedeutung. Die frühere Annahme, daß Verletzungen im Gesicht und an den oberen Extremitäten in *jedem* Fall wegen des kürzeren Weges zum Gehirn gefährlicher seien und wesentlich kürzere Inkubationszeiten hätten, muß heute als überholt gelten, da Tierversuche verschiedener Autoren selbst bei intracerebraler Tierimpfung je nach Virulenz der Stämme Inkubationszeiten bis zu 90 Tagen ergaben. Die Inkubationszeit wird um so länger dauern, je kleiner die Virusmenge, je geringer die Virulenz, je unempfänglicher die betreffende Person und je unbedeutender die Verletzung ist. Bei gleicher Virulenz und Virusmenge wird natürlich die Inkubationszeit bei Wunden am Kopf kürzer sein als bei solchen am Bein. Die Inkubationszeit ist bei Wolfsbissen kürzer als bei irgendwelchen anderen Bißverletzungen, sicher zum Teil deshalb, weil die Bisse dieser Tiere meist zu großen und tiefen Wunden führen (REMLINGER und BAILLY). Eine Statistik über den Sitz der Bißverletzungen in Mexiko von SUAREZ ergab, daß die meisten Menschen von Hunden gebissen wurden, und zwar saßen 13,28% der Verletzungen am Kopf oder Hals, 1,65% am Rumpf, 38,60% an den oberen Extremitäten, 37,75% an den unteren Extremitäten, 8,72% nicht lokalisiert.

Tabelle 1. *Übersicht über die Inkubationszeiten der Tollwut beim Menschen.*

	633 Todesfälle (BOECKER) %	224 Todesfälle (TARDIEU)
Im 1. Monat	14	40
Im 2. Monat	40	143
Im 3. Monat	19	
Im 4. Monat	10	
Im 5. Monat	5	30
Im 6. Monat und später	13	
Im 7.—12. Monat		11

Die 6 kürzesten Fristen vom Biß bis zum Tode: 8—15 Tage; die 10 längsten Fristen vom Biß bis zum Tode: 730 Tage bis einige Jahre. Kürzeste beobachtete Inkubationszeit: 6 Tage (SORIANO LLERAS, Columbien); mittlere Inkubationszeit: 1 bis 3 Monate.

Bei der Beurteilung der Krankheitssituation überhaupt und der Inkubationszeit ist aber wichtig, darauf aufmerksam zu machen, daß *nicht jeder von einem tollwütigen Tier Gebissene Tollwut bekommt. Nur etwa 16—20% erkranken wirklich an Lyssa*, wie Statistiken früherer Jahre, als noch nicht geimpft wurde, zeigen.

Andere seltenere Infektionswege. Neben den Bißwunden, die selbstverständlich immer mit dem infektiösen Speichel der erkrankten Tiere infiziert sind, kann die *Infektion auch über Kratzverletzungen* durch tollwütige Tiere oder Verletzungen an Gegenständen, die mit dem Speichel kranker Tiere beschmutzt sind, wie Maulkorb, Zaumzeug, Freßnapf, Kuhkette, splittriges Krippenholz, Hundehütte usw., erfolgen. Schon AURELIANUS beschrieb die Tollwuterkrankung einer Frau, die die von einem tollwütigen Hund zerfetzten Hosen ihres Sohnes ausgebessert hatte, und auch KRAUS, GERLACH und SCHWEINBURG sowie KOZEWALOFF schilderten in neuerer Zeit ähnliches. Eine Infektionsgefahr besteht auch dann, wenn die kranken Tiere beim Eingeben von Arznei oder Fressen die *Hände lecken* und auf diesem Wege infektiöser Speichel in Hautrisse und Schrunden kommt oder der Betreffende mit durch Speichel kranker Tiere verunreinigten Händen sich die Augen reibt. Auch Verspritzen ansteckenden Speichels in die Augen z. B. bei unruhigen Rindern mit starkem Speichelfluß, die den Kopf hin und her werfen, kann eine Ansteckung mit sich bringen.

Hier sei ein von DUFFY, WOLLEY und NOTLING berichteter Fall eines 13 Monate alten Kindes erwähnt. Dieses hatte sich im Laufstall beim Fall auf ein Spielzeug eine Oberlippenverletzung zugezogen. 5 Wochen später starb es nach einem Krankheitszustand, in dem Koma mit Überaktivität wechselten. Überimpfen von Speichel auf Mäuse führte dort zu Rabiessymptomen und zum Nachweis von NEGRI-Körperchen bei der weiteren Passage. Als Infektionsquelle wurde ein seltsam sich benehmender unbekannter junger Hund ermittelt, der mutmaßlich das Spielzeug des Kindes beleckt hatte.

Ein Bericht von REMLINGER und BAILLY über eine von Wölfen angefallene Bauerngruppe sei hier noch erwähnt. Von diesen Bauern wurden alle geimpft, die von den Wölfen gebissen waren. Nur zwei, die angaben, sie hätten nur den Hauch des tollen Tieres im Gesicht verspürt, ohne daß sie gebissen worden wären, wurden von der Impfung ausgenommen. Diese beiden starben nach 30- bzw. 40tägiger Inkubationszeit an typischer Tollwut.

Besonders *tollwutgefährdet* ist der Personenkreis, der beruflich viel mit Tieren zu tun hat, wie Tierärzte und Tierpfleger, dann aber auch Tierhalter, Förster, nicht zuletzt Metzger und Personen, die verendete Tiere zerlegen. Als Beispiel sei hier ein Fall von TUNCMAN zitiert. Drei Monate nach dem Zerlegen eines tollwütigen Kalbes trat bei dem Schlachter Tollwut auf, die durch eine Verletzung an der rechten Hand beim Schlachten erworben wurde.

Nach PIRINGER kommt eine *Ansteckung von Mensch zu Mensch praktisch nicht* vor, da der tollwutkranke Mensch außerordentlich selten beißt. Da aber der Speichel auch beim Menschen infektiös ist, kann man eine Infektionsgefahr für das Pflegepersonal nicht ganz negieren.

Die Frage des Eindringens des Virus durch die Schleimhaut ist noch umstritten. PIRINGER glaubt, daß ein Kontakt der Schleimhaut mit Virus zur Infektion führen kann. Hingegen REMLINGER ist der Ansicht, daß nur die Nasenschleimhaut einer solchen Absorption fähig ist. GAUCHER erklärt diese Ansicht damit, daß Cylinderepithel von der Flüssigkeit durchtränkt werden kann, während Plattenepithel keine Flüssigkeit resorbiert.

Aus der Heilungstendenz der Bißverletzungen durch tollwütige Tiere ist kein Schluß auf den Ablauf der Erkrankung zu ziehen. Sehr oft heilen diese Verletzungen ebensogut wie nicht mit Virus infizierte Wunden. Von einzelnen Autoren wird sogar behauptet, daß die Gefahr des Ausbruches einer Erkrankung bei glatter und rascher Wundheilung größer sei als bei einer lange eiternden mischinfizierten Wunde. Andererseits hat KÖHLE festgestellt, daß bei den von ihm beobachteten 2 Tollwuttodesfällen eine primär chirurgisch auffallend schlechte Wundversorgung stattgefunden hatte mit anschließender Eiterung. Auf Grund dieser Beobachtung weist er auf die möglichen Zusammenhänge einer schlechten Wundbehandlung und einer verkürzten Inkubationszeit hin.

Die *Prodromalerscheinungen* können sich über Tage und Wochen erstrecken, treten häufig, aber nicht immer 2—4 Tage vor dem Ausbruch der eigentlichen Erkrankung auf. Sie bestehen in allgemeiner Überempfindlichkeit gegen Sinneseindrücke, trauriger Verstimmtheit, Kopfschmerzen meist in der Hinterhauptsund Scheitelgegend. Oft kommen Unpäßlichkeit, Appetitlosigkeit, Übelkeit und wundes Gefühl in Mund und Kehle hinzu. Temperaturen fehlen meist, seltener sind sie leicht erhöht.

Ein *Frühsymptom* der beginnenden Tollwut von großer Wichtigkeit ist eine abnorme Empfindlichkeit der vom Biß betroffenen Körperseite. Diese tritt in 80% der Fälle auf und ermöglicht unter Umständen als erstes die Verdachtsdiagnose. Diese Sensibilitätsstörungen beginnen im Bereich der Wunde bzw. des zugehörigen Nerven und äußern sich in Form von Kribbeln, Ameisenlaufen, Brennen oder Kältegefühl, ziehenden Schmerzen in der Wunde und von dort nach distal. Auch werden gelegentlich ausstrahlende Schmerzen im Nacken, Rücken, Brust oder Bauch der betroffenen Seite beschrieben. Seltener sind urticarielle Erscheinungen und angioneurotische Hautreaktionen.

Gleichzeitig damit stellen sich in zunehmendem Maße Ängstlichkeit, Niedergeschlagenheit und Reizbarkeit ein. Der Schlaf ist sehr oft gestört. Eine gewisse Depression und eine Neigung zur Melancholie machten sich bemerkbar, auch wenn der Kranke nichts von den gefährlichen Folgen des Bisses weiß. Das Interesse für die Umwelt nimmt ab, daneben aber ergreift eine motorische Unruhe von dem Kranken Besitz.

Eine langsam sich steigernde Zunahme der allgemeinen Schmerzempfindlichkeit, eine Überempfindlichkeit gegen Gesichts- und Gehöreindrücke überhaupt stellt sich ein. Selbst leises Berühren mit einer Nadel, ein heller Lichtstrahl, ein lautes Geräusch lösen schon ein starkes körperliches Unbehagen, ja einen direkten Schmerz aus. Von den objektiven Zeichen ist zu diesem Zeitpunkt vor allem die *Steigerung der Muskelreflexe* und eine *Zunahme des gesamten Muskeltonus* zu verzeichnen. Der *Puls* ist *beschleunigt*. Langsam setzen Temperaturerhöhungen ein. Der Speichelfluß nimmt erheblich zu, ebenso in starkem Maße die Schweißsekretion. Es kommt zu völlig unmotivierten Tränenausbrüchen. Diesen können ebenso unmotivierte Heiterkeitsausbrüche folgen, die jäh wieder umschlagen in schwerste Melancholie, die sich bis zum Selbstmord steigern kann. Natürlich spielt die Furcht des Kranken vor der Erkrankung im Ablauf der Geschehnisse eine sehr wesentliche Rolle.

An dieses Prodromalstadium schließt sich je nach dem Verlauf entweder sofort die paralytische Phase an oder, was häufiger der Fall ist, es setzt die Erregungsphase ein.

Diese *Erregungsphase* tritt nicht schlagartig auf. Der Übergang aus dem Vorstadium ist allmählich, innerhalb von 2—8 Tagen. Die schon vorhandene Nervosität nimmt zu. Der Kranke springt vom Lager auf, läuft ruhelos umher, weite planlose Wege werden unternommen, unzusammenhängende Sätze hervorgesprudelt. Die psychische Stimmung ist verzweifelt und ängstlich, von Todesahnungen überschattet.

Zu diesem Zeitpunkt stellt sich sehr oft ein besonders eindrucksvolles Symptom ein, das sich meist schon, wie oben erwähnt, durch Brennen in Mund und Kehle angekündigt hatte, die schmerzhaft *spastische Kontraktion der Schluckmuskulatur* bei jedem Versuch zu trinken oder zu schlucken. Da dieser Krampf von außerordentlich starken Schmerzen begleitet wird, kann es soweit kommen, daß alleine schon der Anblick von Flüssigkeit oder das Geräusch fließenden Wassers oder der Gedanke an Trinken überhaupt einen solchen Schluckkrampf auslöst. Dadurch entsteht die starke *Hydrophobie* (Wasserscheu), die im weiteren Verlauf fortschreitende Wasserverarmung der Gewebe nach sich zieht.

Auch die *Atmung* verändert sich, wird unregelmäßig, schnappend, oft seufzend. Spasmen der Atemmuskulatur können sich an die Schluckkrämpfe anschließen. Sie führen zur Cyanose und keuchend gequältem Atemrhythmus.

Tremor, fibrilläre Muskelzuckungen und Konvulsionen sind nun häufig, letztere können sogar bis zum Opisthotonus führen. Jedes plötzliche Geräusch, eine schnelle unerwartete Berührung, blendendes Licht, Luftbewegung im

Zimmer, selbst leichtes Anblasen können die Krämpfe auslösen. Diese ergreifen in tonisch-klonischer Form schließlich die gesamte Körpermuskulatur.

Umherlaufen, Toben, Schreien, Spucken, Kratzen, seltener Beißen, Werfen mit Gegenständen und rasendes Umsichschlagen machen den Kranken von diesem Augenblick an für seine Umgebung gefährlich. Es besteht eine Neigung zum Entweichen, nur mit Hemd bekleidet rennt der Kranke auf die Straße hinaus. Die Zustände solch intensiver Erregung werden oft von Phasen relativer Ruhe unterbrochen, in denen der Patient gut orientiert ist und vernünftig antwortet. Bei meist klarem Bewußtsein ist er von sicherem Todesgefühl durchdrungen, nur vorübergehend kommt es zu Verwirrtheitszuständen. Meistens sterben die Kranken in diesem akuten Erregungszustand während einer Konvulsion. Tritt der Tod, meist am 3. Tag der Erregungsphase, nicht ein und wird sie überlebt, was seltener vorkommt, so schwindet die Wasserscheu, es kann sogar stundenweise der Eindruck einer gewissen Remission entstehen, aber dieser Remission folgt dann sehr schnell einsetzend das paralytische Stadium mit einer fortschreitenden, aufsteigenden Lähmung, gelegentlich ähnlich der Landry-Paralyse mit Blasen- und Mastdarmstörungen.

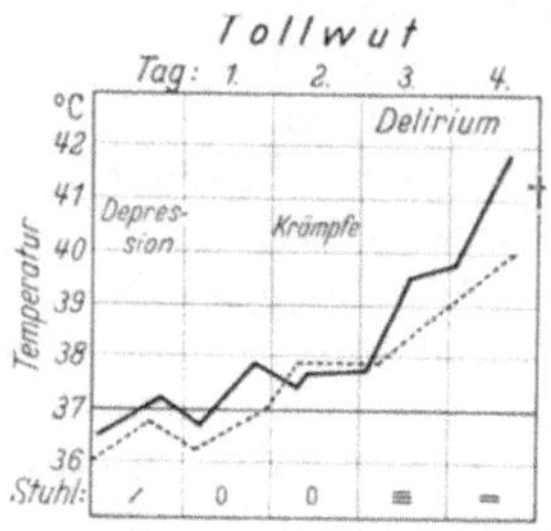

Abb. 3. Fieberkurve eines in der Erregungsphase Verstorbenen. (Nach Hegler.)

Die *paralytische Phase* wird durch Degeneration der motorischen Neurone verursacht. Ihr Erscheinungsbild ist weniger dramatisch. Ein Frühsymptom dieser Verlaufsform ist der Schwindel mit Übelkeit und Nystagmus. Als erstes Prodromalsymptom, wenn die Exzitationsphase fehlt, macht sich eine Schwäche der Muskelgruppen auf der vom Biß betroffenen Seite relativ rasch bemerkbar. Augenmuskellähmung mit Schielen, Lähmung der Gesichtsmuskulatur, der Zunge, Heiserkeit und Verlust der Stimme, Nystagmus und Doppeltsehen entwickeln sich in diesem Stadium gleichzeitig oder rasch nacheinander. Oft kommt es auch zu einer ausgesprochenen Hemiplegie oder Paraplegie. Der Cornealreflex wird zunehmend schwächer und verschwindet. Die Cornea wird trocken.

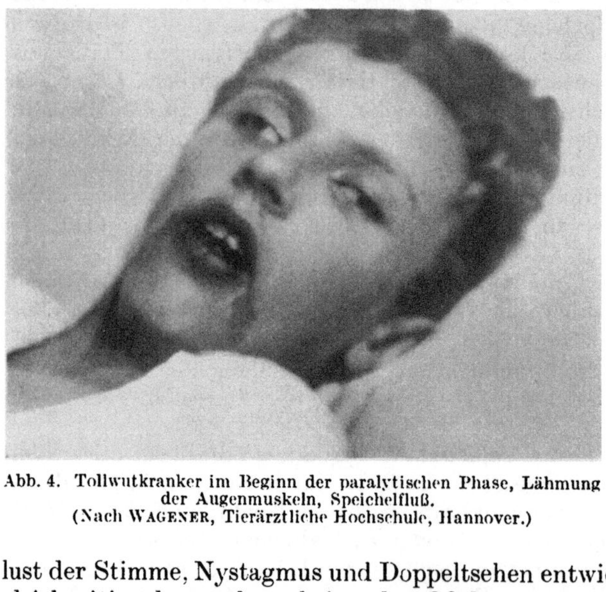

Abb. 4. Tollwutkranker im Beginn der paralytischen Phase, Lähmung der Augenmuskeln, Speichelfluß. (Nach Wagener, Tierärztliche Hochschule, Hannover.)

Der *Puls* ist beschleunigt, kann aber in einigen Fällen auch plötzlich zur Bradykardie umschlagen. Meist besteht Fieber. Meningitische Zeichen wie Nackensteifigkeit, positiver Kernig und Brudzinski treten auf.

Unter zunehmender Schwäche, dem völligen Verlust der Sehnenreflexe stellt sich dann die *schlaffe Lähmung* ein. Der Tod tritt meist bei völlig erhaltenem Bewußtsein an Atemlähmung zwischen dem 3. und 5. Krankheitstage ein.

Liegt von Anfang an die paralytische Form vor, so ist der Verlauf meist etwas *protrahierter*, im ganzen sonst aber gleich. Bei diesen Fällen kann die Angst fehlen. Eine eigenartige Empfindungslosigkeit stellt sich in der Umgebung der Bißwunde ein. Ein Gefühl der Schwere, das sich von dem gebissenen Glied immer mehr ausbreitet über den ganzen Körper, fibrilläre Muskelzuckungen, Zittern, Gefühllosigkeit und schließlich Lähmung können das Bild beherrschen. Immer weitere Muskelgruppen werden allmählich von der Lähmung ergriffen, bis schließlich nach mehreren Tagen der Tod an Atem- oder Herzlähmung eintritt.

Die *Leukocytenzahlen* sind immer stark erhöht. Sie liegen bei 20—30000 mit ausgesprochener Rechtsverschiebung und einer Vermehrung der mononucleären Zellen.

Im *Urin* finden sich leichte Albuminurie, hyaline Cylinder und häufig eine positive Zucker- und Acetonprobe.

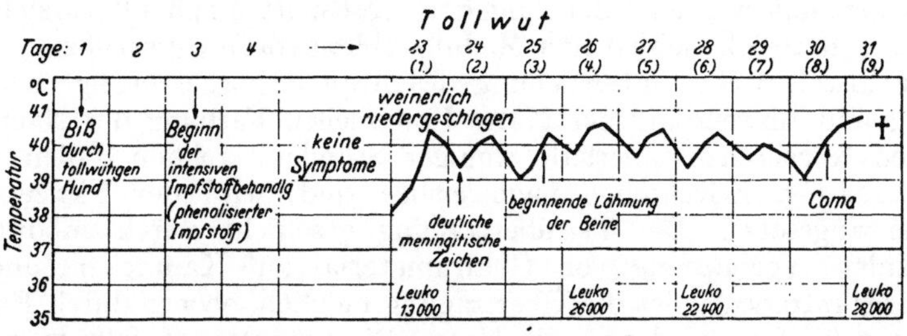

Abb. 5. Fieberkurve einer paralytischen Krankheitsform (nach UNGARI) mit meningitischen Zeichen, Leukocytose, Übergang in Lähmung und Koma. Tod am 9. Krankheitstag.

Der *Liquor* ist klar und zeigt nur eine geringe Eiweißvermehrung. Die Zellzahl ist selten über 100 Zellen erhöht (vorwiegend Mononucleäre).

Sog. *abortive Verlaufsformen* der Lyssa sind vereinzelt von Autoren beschrieben worden, so von FISCHL, HECKE u. a., es hat sich dabei aber immer um Personen gehandelt, die einer Impfung unterzogen worden waren. So trat bei dem einen Fall von FISCHL 6 Wochen nach dem Biß durch eine erkrankte Katze, der sofort mit einer Wutschutzimpfung behandelt worden war, ein laryngealer Spasmus, verstärkt durch den Anblick von Wasser, und eine äußerst starke Salivation ein. Alle diese Symptome verschwanden nach 2 Tagen wieder, und der Junge genas.

Diagnose. Es ist nicht möglich, eine Lyssa-Infektion vor dem Ausbruch sicher festzustellen. Von den Vorerscheinungen sind die *Sensibilitätsstörungen im Bereich der Verletzungsstelle* besonders wichtig. Die einmal ausgebrochene Erkrankung ist nicht zu verkennen: die schon durch schwache Reize hervorzurufenden *Wutanfälle*, der *Schlingkrampf*, der nicht wie beim traumatischen Tetanus mit Trismus verbunden ist, die *hydrophoben Krampfzustände* sind eindeutige Erscheinungen. Allerdings gibt es auch gelegentlich bei hysterischen Personen hydrophobe Krampfzustände, doch fehlt hier die charakteristische, reflektorische Erregbarkeit. Erregungszustände treten wohl auch beim Delirium tremens auf, aber hier fehlen die charakteristischen Schling- und Atemkrämpfe. Die obigen Symptome zusammen mit der Vorgeschichte (Biß durch krankes Tier) ergeben doch recht eindeutige und klare diagnostische Anhaltspunkte.

Wichtiger aber als diese Symptome der ausgebrochenen Wut ist die *möglichst schnelle Feststellung, ob das beißende Tier wirklich wutkrank war.* Die klinischen Erscheinungen ergeben nur den Verdacht. Die plötzliche Veränderung des Benehmens des Hundes ist ein Symptom, das auch bei der Staupeencephalitis auftritt. Lähmungen, Speichelfluß und Fieberkrämpfe stellen sich auch bei anderen Gehirn- und Rückenmarkserkrankungen ein. Zur Sicherung der Diagnose ist es notwendig, das wutverdächtige Tier zu isolieren und nach Möglichkeit bis zu dem natürlichen Tode zu beobachten. Beim Vorliegen von Tollwut tritt der Tod innerhalb weniger Tage ein. Auf diese Weise ist auch der Nachweis der Negrischen Körperchen weit sicherer zu führen, als wenn der Hund unmittelbar nach dem Biß getötet wird, denn die Negrischen Körperchen entwickeln sich erst im Spätstadium der Krankheit. Bei der Zerlegung der Tiere sind hochgradige Abmagerung und das Vorhandensein von Fremdkörpern im Magen Anhaltspunkte für das Vorliegen von Tollwut. Die Diagnose aber wird allein durch den Nachweis der Negrischen Körperchen im Ammonshorn und durch den Tierversuch gestellt. Zu diesem Zweck ist der Kopf oder das Gehirn des tollwutverdächtigen Tieres an das zuständige staatliche Veterinäruntersuchungsamt oder andere Institute einzusenden, die vom Staat für diese Untersuchungen besonders benannt werden. Bei längerem Transport empfiehlt es sich für den Tierversuch, ein Stück Gehirn oder Medulla oblongata in Glycerin zu verbringen. Durch die histologische Untersuchung des Ammonshornes erfolgt bei Schnelleinbettung und Anwendung der Mann-Lentzschen Färbung der Nachweis der Negrischen Körperchen innerhalb weniger Stunden. In den Fällen, in denen keine Negrischen Körperchen nachweisbar sind, wird der Tierversuch mit Kaninchen angesetzt. Die Tierübertragung geschieht durch subdurale oder intramuskuläre Verimpfung von Gehirnmaterial auf Kaninchen, auch intracerebral oder intraoculär ist die Übertragung möglich, ebenso durch Einträufeln in den Augenbindesack oder in die Nase. Die subcutane Infektion geht meist nicht an. Remlinger und Bailly hielten nach ausgedehnten Versuchen zunächst das Kaninchen für das beste Versuchstier für diesen Zweck. Hierbei wird eine geringe Menge einer Gehirnaufschwemmung subdural injiziert. Die Tiere erkranken in der Regel nach 4—6 Wochen an der paralytischen Form der Tollwut, doch kann der Ausbruch der Krankheit erst nach 8—12 Wochen zustande kommen. In negativen Fällen darf deshalb der Tierversuch erst nach 3 Monaten abgebrochen werden. Nach den Erfahrungen der letzten Zeit aber scheint die übereinstimmende Meinung von Remlinger und Bailly sowie Habel und Mitarbeitern u. a. dahin zu gehen, daß die Maus das geeignetste Versuchstier sei. Die Sicherheit des Versuches scheint größer zu sein, außerdem ist die Versuchsdauer wesentlich kürzer, denn die Mäuse sterben meist schon am 5. Tag nach der Infektion. So hat denn auch das *Rabies-Komitee der Weltgesundheitsorganisation* die *Maus als diagnostisches Versuchstier* empfohlen.

Prognose. Die Wut bricht auch ohne Behandlung nur bei 15—20% der von kranken Tieren Gebissenen aus. Verletzte mit großen, tiefen Wunden sind, wie schon erwähnt, gefährdeter als solche mit kleinen. Die einmal ausgebrochene Wut verläuft beim Menschen stets tödlich. Vereinzelt wurde allerdings beobachtet, daß nach Pasteurscher Schutzimpfung Einzelsymptome der beginnenden Wut wieder verschwanden. Spontanheilungen, die bei Tieren in seltenen Fällen gesehen wurden, sind von menschlichen Erkrankungen bisher nicht mitgeteilt worden.

Therapie. Eine wirksame Therapie, wenn die Wut einmal ausgebrochen ist, kennt man bis heute noch nicht. Alle früher angewandten Verfahren haben sich als wirkungslos erwiesen. Die Versuche mit Sulfonamiden (Hart und Evans, Goss und Mitarbeiter) verliefen ergebnislos.

Auch Antibiotica hat man in die Therapie einzuschalten versucht. Erst in jüngster Zeit haben Z. Berke und A. Cilesz in der Türkei im Tierversuch vom Aureomycin eine gewisse, wenn auch geringe Wirkung gesehen, nicht so deutlich bzw. gar nicht war eine solche beim Terramycin vorhanden. Das

Aureomycin führte zu einer Verzögerung des Ausbruchs der Lyssa bzw. zu einem protrahierten Verlauf. Sicher aber brachte es keine Rettung, wie man es sich von einem Heilmittel erhofft.

Erfolgversprechender scheinen Versuche mit Antiserum zu sein, die in der letzten Zeit von KOPROWSKI gemacht wurden. Er konnte vom Kaninchen ein wirksames Antirabiesserum gewinnen, denen wiederholt der ei-angepaßte FLURY-Stamm und Virus fixe vom Kaninchengehirn injiziert worden war. Dieses Serum vermochte Hamster gegen die gleichzeitige Infektion in die Masseteren zu schützen. Mit abnehmender Verdünnung wird der Schutz geringer. An Schutzkraft schien dieses Serum der Antirabiesvaccine überlegen. Das *Rabies-Komitee der Weltgesundheitsorganisation* hat in seinem letzten Sitzungsbericht Empfehlungen für eine Behandlung mit Immunserum erteilt. Diese Therapie darf aber nicht später als 72 Std nach dem Biß einsetzen. Als Dosierung wird empfohlen 1 ml je Kilogramm Körpergewicht intramuskulär. Zur Zeit empfiehlt es sich, diese Therapie noch mit einer Vaccinebehandlung zu kombinieren.

Ob der von FERRAN empfohlenen und von REMLINGER und BAILLY aufgegriffenen Methode der Behandlung mit einer Kombination von Vaccine und Quecksilberbichlorid mehr als ein literarisches Interesse zuzuwenden ist, bleibt noch abzuwarten.

Auch ein weiteres Experiment von BAILLY verdient hier der Erwähnung. Es wurde Virus mit Skorpiongift vorbehandelt und dann verimpft. Dabei zeigte sich, daß das Gift des Skorpion H. maurus zu den proteolytisch wirkenden Substanzen zu zählen ist und die Fähigkeit besitzt, das Virus zu hemmen, wenn nicht gar abzutöten. Behandlungsversuche beim Menschen liegen trotz der teilweise sehr günstigen Tierversuche (Ratten) noch nicht vor.

Eine sorgfältige chirurgische Wundbehandlung ist in jedem Falle zu fordern. RANTREE empfiehlt folgendes Vorgehen: 1. Ätzen der Wunde mit chemischen Substanzen (rauchende Salpetersäure oder ähnlichem), 2. sorgfältige Sterilisation der umgebenden Haut mit Alkohol und Jod, 3. chirurgische Excision der Wunde und 4. Kauterisation der chirurgischen Wunde. VEERARAGHAVAN äußerte allerdings Bedenken gegen die chirurgische Excision der Wunde, da er fürchtet, durch ein solches Vorgehen neue Wege für das Virus zu eröffnen. Er rät vielmehr zur alleinigen Elektrokauterisation, um damit gleichzeitig auch dem Virus nach Möglichkeit den Weg zu verlegen. Die in neuerer Zeit von JONNESCU und STAMATESCO an Hand von tierexperimentellen Untersuchungen vertretene Ansicht, daß die Tollwut nach schnell verheilenden Bißwunden in stärkerem Maße auftreten soll als nach schlecht heilenden Wunden, bedarf noch weiterer Bestätigungen. Die Untersucher fanden allerdings keine Wirkung von Kulturfiltraten von Staphylokokken, Streptokokken und B. pyocyaneus, wohl aber eine solche durch Filtrate von B. mesentericus auf das Tollwutvirus.

Bei der Pflege des Tollwutkranken ist größtmögliche Ruhe für das Krankenzimmer zu fordern. Jedes unnötige und vor allem laute Geräusch sollte vermieden werden. Auch beim Öffnen der Fenster sollte man es nicht zum Auftreten von Zugluft kommen lassen. Besondere Vorsicht muß beim Anbieten von Getränken walten. Das Geräusch fließenden Wassers sollte man dem Kranken ersparen, auch das Waschen nie ohne direkte Aufforderung vornehmen wegen der extremen Hydrophobie der Kranken.

Für das Pflegepersonal ist die Forderung dringend zu erheben, daß keinerlei Wunden oder Schrunden an den Händen bestehen sollten. Sind solche unter der Pflege aufgetreten, so muß unbedingt auch eine Wutschutzbehandlung des Pflegepersonals durchgeführt werden, da ja auch im Speichel des erkrankten

Menschen und unter Umständen auch in anderen Körperausscheidungen Tollwutvirus nachzuweisen ist. So konnte Campillo in einem Fall feststellen, daß das Sputum infektiös war. Nach Gewinnung des Sputums und bestimmter Zubereitung injizierte er es Kaninchen subcutan, die in typischer Weise erkrankten. Ein Übertragungsversuch auf Mäuse durch intracerebrale Impfung gelang nicht.

Außer diesen rein pflegerischen Maßnahmen ist selbstverständlich reichlich Gebrauch von Sedativa, Schlafmitteln und im Notfalle auch von Narkoticis zu machen. Auch die Anwendung einer Inhalationsnarkose ist in manchen Fällen angebracht. Die Ernährung kann bei dauernder Neigung zu Schluckkrämpfen per Klysma erfolgen, Flüssigkeitszufuhr durch subcutane oder intravenöse Infusionen, um der extremen Wasserverarmung entgegenzuwirken.

Da die einmal ausgebrochene Tollwut mit keinem Mittel bisher zu bekämpfen ist, muß sich alles auf die Vorbeugung, d. h. die Schutzimpfung konzentrieren. Der Ausbruch der Tollwut erfolgt in etwa 20% der Fälle innerhalb des 1. Monats und in weiteren 40% innerhalb des 2. Monats nach dem Biß, deshalb ist unbedingte Forderung, so schnell wie möglich mit der Impfung zu beginnen, damit der Impfschutz, der meist einige Zeit je nach der Art der Impfverfahren benötigt, bis er sein Maximum erreicht hat, auch noch rechtzeitig eintritt.

Schutzimpfung. Diese geht von der Entdeckung Pasteurs aus, daß durch abgeschwächtes Virus Hunde gegen nachfolgende Wutinfektion immun gemacht werden. Pasteur schwächte das Virus durch Trocknen über Ätzkali ab. Dieser Vorgang kommt aber dem Absterben eines Teiles der Vira gleich. Da aber durch den hohen Eiweißgehalt des Pasteurschen Impfstoffes im wesentlichen die Landrysche Paralyse im Anschluß an die Tollwutimpfung zustande kommen soll, ging Högyes dazu über, den Impfstoff zu verdünnen. Andere schwächten das Virus durch physikalische Methoden (Erhitzen, Bestrahlen mit ultraviolettem Licht) oder durch den Zusatz von Chemikalien (Phenol, Glycerin, Chloroform, Formalin u. a.) ab. Durch diese neueren Impfstoffe ließ sich die Behandlungsdauer von 20—26 Tagen bei der Pasteurschen Impfung auf 14 Tage (Semple) bzw. 6 Tage (Hempt) verkürzen.

Die Technik der Impfstoffherstellung beim Verfahren nach Semple. Von sog. „Passagegehirn" wird eine 1—5%ige Emulsion hergestellt. Das Virus dieses Passagegehirns ist durch 24stündige Einwirkung von 1% Phenol bei 37° abgetötet. Der Phenolgehalt des fertigen Impfstoffes beträgt 0,5%. Die Behandlungsdauer beträgt 14 Tage. Es werden in dieser Zeit relativ große Mengen abgetöteten Virus verabfolgt. Das Verfahren wurde im Wutschutzinstitut in Kasauli (Ostindien) erprobt und wird zur Zeit auch neben dem Hemptschen Verfahren am Robert-Koch-Institut in Berlin angewandt (Boecker).

Einen Überblick über die Wirkung der Schutzimpfung nach Semple gibt Piringer 1944. In den Jahren 1938—1941 wurden im Wiener Institut 1735 Personen behandelt. Von diesen erkrankte und starb nur einer am 23. Tag nach dem Biß, also vor Einsetzen des Impfschutzes. Ob diese guten Resultate wirklich nur auf die Impfung oder auf eine verminderte Virulenz des Straßenvirus zurückgeführt werden müssen, stellt Piringer allerdings zur Diskussion. Unter diesen Fällen sah er auch nur eine nicht tödlich endende postvaccinale Paralyse.

Das Impfverfahren nach Hempt. Die mit „Virus fixe" infizierten Kaninchen werden am 7. Tag, also noch vor der Agonie, getötet und ihr steril entnommenes Passagegehirn in Äther eingelegt und für 4 Tage im Eisschrank aufbewahrt. Nach der das Virus abtötenden Ätherbehandlung bildet sich ein Bodensatz aus Blut und Gehirnlipoiden, der bei der Herausnahme des Gehirns nicht aufgewirbelt werden darf, da er nicht in den Impfstoff gelangen soll. Die Gehirnsubstanz wird dann unter der Saugglocke in einem Vakuum von dem Äther befreit und dann für mindestens 40 Tage in 50% Glycerin mit 1% Phenol eingelegt. Danach wird die Gehirnsubstanz durch Spülung mit Kochsalzlösung vom Glycerin befreit, nochmals unter einer Saugglocke evapoiert und in eine Kugelmühle übertragen (Porzellantöpfe mit starken hermetisch abschließenden Deckeln, die bis zu einem Drittel mit Porzellankügelchen von

2 cm Durchmesser gefüllt sind). Etwa 250 g Hirnsubstanz werden in diesen Töpfen bei 80 Umdrehungen in der Minute binnen 1 Std zu einem feinen Brei zermahlen. Nach diesem Prozeß wird der Gehirnbrei sofort aufgesaugt und mit einer 1%igen Phenol-Kochsalzlösung versetzt (etwa 1 g Gehirn auf 13 cm³ Lösungsmittel). Durch Äther und Phenoleinwirkung ist das Virus fixe in diesem Impfstoff völlig abgetötet, so daß man, ohne Impfschäden befürchten zu müssen, hohe Dosen wie 5 cm³ je Injektion und pro die in die Bauchhaut einspritzen kann. Die Wutschutzbehandlung verkürzt sich so auf 5—6 Tage, bei besonders gefährdeten Fällen erfolgt noch eine Nachimpfung nach 30 Tagen mit 5 cm³. Der Impfschutz tritt auch hier 2—3 Wochen nach beendigter Impfung ein. Der Impfstoff hat eine 2jährige Verwendungsfrist und ist deshalb auch gut zur Versendung mit der Post geeignet.

Gegenüber den langdauernden und nicht ungefährlichen Verfahren stellt diese von HEMPT ausgearbeitete Methode, die auch auf sehr breiter Basis von NIKOLIC weiter fortgeführt wurde, eine wesentliche Verbesserung des Impfverfahrens dar. Die Zwischenfälle, insbesondere die postvaccinalen Neurokomplikationen sind sehr viel seltener, worauf HEMPT 1943 bei seiner Rückschau über die 20jährige Erfahrung mit seiner Impfmethode hinweist, und was sein Schüler NIKOLIC (schriftliche Mitteilung), der sein Werk weiterführte, auch für die Folgezeit in vollem Umfang bestätigen konnte.

Unsere eigenen Erfahrungen mit dem HEMPTschen Impfstoff waren bisher durchaus befriedigend. Unter den in den letzten Jahren in unserer Klinik durchgeführten Impfungen, besonders seit der Zunahme dieser Impfungen im Zuge der Epizootie von 1950/51 in Schleswig-Holstein, haben wir bisher keinen ernstlichen Zwischenfall beobachtet, lediglich einmal eine kurzdauernde, sehr heftige Lokalreaktion nach der 2. Impfung, die sich aber nach Einschaltung einer eintägigen Pause bei den folgenden Impfungen nicht wiederholte, und eine sehr heftig juckende und schmerzhafte Urticaria bei einem 11jährigen Mädchen mit der Anamnese einer ausgesprochenen Allergikerin. Da es sich um einen sehr bedrohlichen Fall handelte, wurde die Impfung mit kleineren Dosen über längere Zeit unter gleichzeitiger Gabe von Antistin zu Ende geführt. Ein ernstlicher Zwischenfall trat trotz der etwas schwierigen Situation nicht auf. Bei Verdacht auf allergische Disposition hat sich uns eine Vorprobe mit 0,2 cm³ bewährt, der wir bei bedrohlichen Fällen nach etwa $1^1/_2$—2 Std die ganze Dosis folgen lassen, bei weniger bedrohlichen Fällen erst am nächsten Tag. Die weitere Behandlung erfolgt dann in üblicher Weise mit 5 Impfungen zu je 4 cm³ der im Behring-Institut Marburg nach dem Verfahren von HEMPT hergestellten Vaccine. Nur bei sicher erwiesener Tollwut oder sehr begründetem Verdacht, der sich aus irgendwelchen Gründen nicht bestätigen ließ, führen wir entsprechend der Vorschrift von HEMPT nach 30 Tagen noch eine 6. Impfung mit 4 cm³ durch. Ein Vorteil des HEMPTschen Impfstoffes ist es auch, daß man bei seiner guten Verträglichkeit es durchaus wagen kann, die Impfungen ambulant durchzuführen und nicht wie früher die Gebissenen unter allen Umständen stationär aufzunehmen gezwungen ist. In irgendwie kritischen Fällen empfiehlt es sich selbstverständlich, die Impfung unter klinischer Beobachtung vorzunehmen.

In der letzten Zeit sind auch noch andere Verfahren zur Weiterzüchtung des Tollwutvirus und daraus zur Impfstoffbereitung mitgeteilt worden. So gelang VEERSRAGHARAN 1947 die Kultivierung des Tollwutvirus in Schafserum mit Zusatz von Schafgehirn und verschiedenen Aminosäuren. BELOVA arbeitete mit Ziegenhirn. KOPROWSKI und BLACK kultivierten das Virus auf dem Allantochorion des bebrüteten Hühnereies und stellten daraus eine Vaccine her. Der so gewonnene Impfstoff wurde bisher mit Erfolg bei Hunden angewandt. Hier sind sicher aussichtsreiche Ansätze für eine neue Technik der Impfstoffherstellung, worauf auch das *Rabies-Komitee der Weltgesundheitsorganisation* hinweist. Gegen diese Art der Impfstoffherstellung äußert NIKOLIC einige Bedenken, da man im Eierimpfstoff keinerlei Kontrolle über die Eigenschaften des Virus fixe mehr habe.

Statt der Abtötung des Virus durch Phenol und ähnliche Stoffe haben BOZEMAN, HABEL u. a. versucht, durch Bestrahlung mit ultraviolettem Licht das Virus zu inaktivieren und für eine Vaccine vorzubereiten. Man verwendet zu diesen Bestrahlungen Quarzlampen verschiedenen Typs. Diese sog. „*UV*"-*Vaccine* führt nach den Berichten der Untersucher zu einer sicheren Immunität. Auch dieses Verfahren wurde nach Prüfung von der Weltgesundheitsorganisation zur weiteren Erprobung empfohlen. Allerdings stehen die 1929 von PHISALIX und PASTEUR durch Bestrahlung mit ultraviolettem Licht erzielten Ergebnisse hierzu in einem gewissen Gegensatz. Die Forscher glaubten auf Grund ihrer Untersuchungen den Schluß ziehen zu müssen, daß das Virus fixe durch die Bestrahlung seine antigenbildende Kraft verliere.

Um die Wirksamkeit des Impfstoffes zu steigern, empfiehlt JACOTOT, Latex d'Hevea brasiliensis der formolisierten Tollwutvaccine hinzuzufügen oder ein Aluminiumgel als Adjuvans zu verwenden.

REMLINGER, der meist die nach FERMI hergestellte Vaccine verwendet, rät dazu überzugehen, für Menschen und Tiere einen einheitlichen Impfstoff herzustellen, und zwar eine 5%ige Kaninchenhirnemulsion in 1%iger Phenol-Kochsalzlösung.

JONNESCU stellte die Behauptung auf, daß von einem Wolf gewonnener Tollwutvirusstamm besonders virulent sei und die von ihm gewonnene Vaccine besonders wirksam.

Behandlungsversuche von BABES und BOBES mit einem Hyperimmunserum brachten keinen Erfolg.

Wenn auch der Wert der Wutschutzimpfung sehr schwer abzuschätzen ist, da man keinen absoluten Maßstab dafür hat, wieviel Personen gestorben wären, wenn man nicht geimpft hätte (BOECKER), so kann man doch im ganzen gesehen sagen, daß die Einführung der Schutzimpfung zu einer bedeutenden Herabminderung der Tollwuterkrankungen geführt hat. Allerdings darf die Tatsache, daß überhaupt nur 15—20% der Gebissenen erkranken und sterben, nicht unberücksichtigt bleiben. Bei einer Bewertung des Wutschutzverfahrens weist BOECKER darauf hin, daß die Zeitspanne bis zur voll einsetzenden Schutzwirkung relativ lange ist und andererseits die Inkubationszeit bei den trotz Schutzimpfung vorkommenden Todesfällen die gleiche oder ungefähr die gleiche ist, wie sie es gewesen wäre, wenn diese Personen nicht geimpft worden wären. Frühfälle rechnet BOECKER bis zum 27. Tag, entgegen anderen Autoren, die den 30. Tag als Grenze setzen. Bei einem Überblick über 633 Todesfälle, die er in 3 Gruppen je nach Sitz des Bisses einteilt, kommt er zu dem Schluß, daß die Spätfälle zugenommen haben sowohl bei Kindern wie bei Erwachsenen. Auch bei Berücksichtigung dieser kritischen Würdigung der Wutschutzimpfung hat diese Behandlung doch eine außerordentliche Bedeutung und vermag sehr viel zu leisten. So konnte beispielsweise 1931 das Institut Pasteur über 531 behandelte Personen berichten, von denen 49 von nachweislich lyssakranken Tieren gebissen wurden. *Kein einziger* erkrankte oder starb von diesen. Auch die 1949 von BÉQUIGNON und VIALAT gemachte Mitteilung über 150 Behandlungen weist keinen Todesfall und keine Impfkomplikation auf.

Immer wieder muß darauf hingewiesen werden, daß eine frühzeitige Impfung sehr wesentlich ist, da bei tiefen Wunden die Krankheit schon nach kurzer Inkubation zum Ausbruch kommen kann, der Impfschutz sich aber erst im Laufe von 15—20 Tagen entwickelt. Tritt die Krankheit vor diesem Zeitpunkt auf, so ist eine Rettung auch durch die eingeleitete Impfung nicht mehr möglich. Es darf deshalb auch in Fällen, in denen der Nachweis der NEGRIschen Körperchen bei den tollwutverdächtigen Tieren negativ verlief, *nicht* das Ergebnis des Tierversuches abgewartet werden, sondern *muß auf jeden Fall die Impfung sofort* vorgenommen werden. BABES hält alle Gebissenen, die 15 Tage nach dem Biß noch gesund sind, *bei intensiver Impfbehandlung* für gerettet.

Versuche, durch eine Intensivierung der Impfung rascher zu einer Immunität zu kommen, sind noch nicht abgeschlossen. Es ergab sich dabei im Tierversuch die auffallende Tatsache, daß große Virusmengen unschädlich sind und Immunität verleihen, kleine aber tödlich wirken können. Man suchte sich diesen Vorgang durch die Annahme zu erklären, daß mit der großen Menge auch Toxine zugeführt werden, die den Organismus zur Antitoxinbildung anregen, im anderen Fall aber ist die Menge des zugeführten Toxins nur klein und reicht nicht aus, den Anstoß zur Antikörperbildung zu geben. Das von HÖGYES im Schlußwort seiner Monographie geforderte Ziel einer innerhalb 1—2 Tagen durchzuführenden

Immunisierung, um auch die Fälle mit kurzer Inkubationszeit zu retten, ist leider noch nicht erreicht[1].

Es gibt aber leider bei der Tollwutschutzimpfung *Nebenerscheinungen*. Diese waren bei der von PASTEUR geübten Methode besonders ausgeprägt. Beobachtet wurden vor allem *Lähmungserscheinungen* wie *Hemiplegien*, *Paraplegien*, *Blasen- und Mastdarmlähmungen*, Bilder einer LANDRY*schen Paralyse* oder auch ausgesprochene *Encephalomyelitiden*. Die Prognose dieser Erscheinungen ist dubiös, im Falle des Auftretens der letztgenannten Bilder sogar sehr ernst. Die Häufigkeit des Auftretens solcher Komplikationen bei den heute verwandten Impfstoffen schwankt. Man findet Zahlen, die eine postvaccinale Komplikation auf 600 Impfungen angeben, und andere, die nur eine auf 2900 beschreiben. Nach SCHLESINGER trat bei 1200 Geimpften einmal eine solche Lähmung auf, und auf 5 solcher Lähmungsfälle kommt ein Impftodesfall, der meist als Encephalomyelitis verläuft. Solche Bilder sind von UNGARI, ANSELL (1948), SIEGLER, FISCHL, PAIT und PERSONS (1949), AUBRY, LAFFARGUE und PORTIER, KIRK und ECKER, PICKAR und KRAMER (1949), MCINTYRE und KROUSE (1949), BLOOD (1950), um nur die letzten Veröffentlichungen über dieses Problem zu erwähnen, aber auch schon früher sehr ausführlich beschrieben worden. FISCHL und BABES glauben dabei auf eine gewisse erhöhte Neigung der Juden zu solchen postvaccinalen Lähmungen hinweisen zu können (etwa 0,039%). Im übrigen aber werden diese Komplikationen der Wutschutzimpfung bei allen Rassen und in allen Ländern beobachtet.

VIEUCHANGE berichtet 1947 allerdings vom Institut Pasteur über Impfungen bei 228 Personen mit der 1779. Passage des Stammes, der seit der Gründung des Service des Vaccinations antirabiques verwendet wurde, ohne daß ernstere Zwischenfälle oder gar ein Todesfall aufgetreten wären. SELLERS sah in der Zeit von 1925—1948 unter 50000 geimpften Personen 7 Fälle von Impfparalyse gegenüber 32 Lyssatodesfällen *trotz* Impfungen. Fünf dieser Paralysen betrafen Menschen, bei denen die Impfung *nicht notwendig* gewesen wäre. Die Schwere der Zwischenfälle scheint von der individuellen Widerstandsfähigkeit abzuhängen und nicht von der verschiedenen Technik der Impfung oder Impfstoffherstellung, denn BEQUET und HORRENBERGER gaben 1940 einen Bericht über Versuche mit Vaccine zweier verschiedener Herstellungsmethoden bei 603 Personen. Bei beiden Vaccinearten kam es zweimal zu Todesfällen und weiteren 25 nicht tödlichen Zwischenfällen. Die *Hauptsymptome dieser Zwischenfälle* waren: heftiger Kopfschmerz, der 10 min nach der Injektion einsetzte, Angstgefühl, Bewußtseinsverlust, Verlangsamung oder kurzes Aussetzen von Puls und Atmung. Diese Erscheinungen traten vereinzelt schon nach 5 min ein und führten dann zu einem plötzlichen Zusammenstürzen des Patienten. Die Rückkehr zum Normalzustand erforderte in leichten Fällen 10—15 min, in schweren Fällen zog sie sich über 30—120 min hin. Blässe, kalter Schweiß, Schwindel, selbst Erbrechen und Spontanabgang von Urin können noch längere Zeit anhalten. Diese Zwischenfälle waren bei den Impfungen aufgetreten trotz größter Sorgfalt und Vermeidung des Anstechens von Venen. Auf Rundfragen bei 44 anderen Impfinstituten hatten BEQUET und HORRENBURGER dort allenthalben ähnlich lautende Berichte bekommen. Auch Menstruationsstörung bzw. Störung der Ovarialfunktion durch die Impfung sahen JONNESCU und OLARU.

Die Ursache der Zwischenfälle sehen JERVIS und KOPROWSKI nach ihren Untersuchungen an Mäusen in einer Überempfindlichkeit gegenüber dem Kaninchenhirn. Sie beobachteten bei den Mäusen mit postvaccinaler Lähmung

[1] NIKOLIC hält auf Grund der ungünstigen Impferfolge bei Wolfbissen auch für den Menschen eine einmalige Impfung großer Mengen einer Antitollwutvaccine für erstrebenswert.

multiple kleine demyelierte Herde in der weißen Substanz und perivasculäre Infiltrate in Rückenmark, Kleinhirn und Mittelhirn. ANSELL, MCINTYRE und KROUSE weisen auf die allergische Disposition der von solchen Bildern Befallenen hin und raten zu einem Vortest bei der Impfung. Auch KABAT, WOLF und BEZER (zitiert nach ANSELL) glauben experimentell nachgewiesen zu haben, daß das die Lähmungen verursachende Antigen an die Myelinfraktion der Gehirnsubstanz gebunden sei. KIRK und ECKER betonen, was schon lange bekannt ist, daß durch Impfung mit homologem oder heterologem Hirngewebe disseminierte Formen der Encephalomyelitis auszulösen wären. Sie konnten auch experimentell nachweisen, daß es bei Kaninchen nach Injektion von fremder Hirnsubstanz zur Bildung von Antikörpern gegen Hirngewebe kommt. Einen gleichgelagerten Vorgang nehmen sie auch bei der Tollwutschutzimpfung an. MCINTYRE und KROUSE, die über Liquorveränderungen (leicht erhöhte Zellzahlen, hohe Eiweißwerte) berichten, glauben aber auch darauf hinweisen zu müssen, daß Fehler in der Impftechnik mit verantwortlich zu machen sind. PICKAR und KRAMER gingen dem Gedankengang allergischer Genese dieses ganzen Geschehens nach und setzten die Antihistaminkörper in die Therapie dieser Zustände ein. Sie verwendeten die Präparate Benadryl und auch Pyribenzamin mit Erfolg. Ob der Beobachtung von SIEGLER, daß Kinder, die häufig gebissen werden, viel weniger leicht Lähmungserscheinungen aufweisen, trotz wiederholter Impfungen, als Erwachsene, in diesem Zusammenhang auch wesentliche Bedeutung zuzumessen ist, muß weiteren Nachprüfungen überlassen bleiben.

Hier ist auch die Beobachtung von LE BELL und Mitarbeitern noch zu erwähnen, die bei gegen Tollwut geimpften Personen komplementbindende und neutralisierende Antikörper feststellten.

Es scheinen aber keine ausgesprochen quantitativen Beziehungen zwischen dem Gehalt an neutralisierenden Antikörpern und dem Wutschutz zu bestehen, da auch Todesfälle bei solchen Personen vorkamen, die diese Antikörper im Blut aufwiesen. Nach NIKOLIC scheint überhaupt der Mechanismus des Schutzes gegen die Wut nicht wie bei anderen Infektionskrankheiten auf dem Vorgang der aktiven Immunität zu beruhen, sondern, wie auch BABES und HÖGYES glauben, andere Wege zu gehen.

Eine eigenartige Beobachtung von HECKE scheint hier noch erwähnenswert. Nach einer Wutschutzimpfung sah er eine postvaccinale Neuritis. Acht Monate später kam es erneut zu einer Wutinfektion. Abermals stellte sich eine Neuritis des der Viruswanderung entsprechenden Nervenstranges ein. Fünf Wochen post infectionem traten Tollwutprodromalerscheinungen auf. Die Injektion von 1 cm^3 Tollwutimpfstoff brachte nur vorübergehende Besserung und erst das vollständige Impfverfahren erwirkte rasch endgültige Heilung. HECKE glaubt auf Grund seiner Beobachtung, daß die postvaccinalen Neuritiden und Lähmungen auf eine *ungenügende Immunisierung* zurückzuführen seien, und zwar dadurch, daß noch vorhandenes aktives Virus eine entzündliche Virusantikörperreaktion ermögliche. Er empfiehlt deshalb weitere Gaben von spezifischem Impfstoff.

Bei Berücksichtigung dieser doch teilweise sehr ernsten Zwischenfälle ist SELLERS u. a. durchaus zuzustimmen, die eine strenge Indikation zur Impfung fordern und die darauf hinweisen, daß man *nicht* der ungleich häufigeren Tollwutfurcht der Menschen nachgeben solle, da die Zahl der wirklich Gefährdeten wesentlich niedriger sei. SELLERS will nur dort eine vollständige Impfung durchführen, wo die Wunde von den Zähnen eines verdächtigen Tieres herrührt oder von den Krallen erzeugte Läsionen mit infektiösem Speichel in Berührung kamen. Sollte eine Impfung aus psychologischen Gründen notwendig sein, so empfiehlt er ein abgekürztes Verfahren.

In den letzten Jahren wurde auch über erfolgreiche Anwendung von Lyssavaccine bei Epilepsie (SNITKIN) und Magen-Darmgeschwüren (KORWIN-

PISAREWSKI) an Hand kleinerer Fallgruppen berichtet. Welcher Wirkungsmechanismus hier vorliegen soll, erscheint noch unklar. Jedenfalls handelt es sich hier bisher nicht um ein klares Indikationsgebiet.

Mit BOECKER, BLOOD, NIKOLIC, SELLERS u. a. wird man für die Durchführung der Impfung beim Menschen in Zeiten erhöhter Tollwutgefahr folgende Gesichtspunkte als *Richtlinien* aufstellen können. Geimpft werden muß

1. wenn das beißende Tier sicher nachgewiesen tollwütig ist (NEGRIsche Körperchen im Gehirn);
2. wenn das beißende Tier klinisch tollwütig ist, selbst wenn die Diagnose noch nicht durch das Laboratorium gesichert werden konnte;
3. wenn das Tier, das gebissen hat, verdächtig erscheint und kurze Zeit nach dem Biß eingegangen ist (Fremdkörper im Magen des Tieres usw.);
4. wenn bei einem Tier, das mit Menschen in enger Berührung lebte, nach dem Tode trotz fehlender Tollwutsymptome NEGRIsche Körperchen festgestellt werden;
5. wenn das Tier unerkannt entkommen konnte und die Situation so war, daß der Gebissene das Tier nicht gereizt oder sonst durch sein Verhalten dem Tiere gegenüber den Biß ausgelöst hat;
6. wenn angenommen werden muß, daß der Speichel eines verdächtigen Tieres mit einer frischen Wunde oder Hautverletzung in Berührung gekommen ist;
7. wenn der Patient ein kleines Kind ist, das über die näheren Umstände des Bisses keine genauen Angaben machen kann.
8. Schließlich wird es noch eine Gruppe geben, bei der die Tollwutfurcht nach einem Tierbiß so stark ist, daß man aus suggestiv-psychotherapeutischen Gründen eine Impfung durchführen wird, doch dann nur mit der halben Dosis.

Daß eine Nachbeobachtung aller Geimpften und eine Überwachung notwendig ist, dürfte selbstverständlich sein.

Die *Dauer des Schutzes nach der Impfung* ist nicht sicher bekannt. SZEKELY teilt mit, daß ein Patient, der vor $1^1/_2$ Jahren nach einem Tierbiß geimpft worden war, sich bei einem erneuten Biß durch ein wutverdächtiges Tier nicht impfen ließ in der Annahme, daß noch ein Impfschutz bestehe. Er starb nach einigen Wochen an typischer Tollwut. Auch Tierversuche verschiedener Forscher, unter anderen HERRMANNS, in dieser Richtung brachten bisher keine Klarheit. Es muß also die Forderung erhoben werden, *bei jedem neuen Biß, der später als ein halbes Jahr nach der Impfung erfolgt, wieder zu impfen.*

Einen gewissen Eindruck über die Tollwutsituation in den einzelnen Ländern und die Wirkung der Impfung gibt die Tabelle 2. Es geht aber auch aus ihr hervor, daß die Impfung nicht in allen Fällen, auch bei rechtzeitigem Einsetzen, den Ausbruch der Erkrankung zu verhindern vermag. So zeigte auch die Zahl von 3 Erkrankungs- und Todesfällen 1950 in Berlin (BOECKER), daß hier noch Faktoren mitspielen, die auch durch fachkundige, rechtzeitige Impfung bisher nicht auszuschalten sind.

Ob die 1948 von REMLINGER und BAILLY aufgestellte Hypothese über die Gründe des Auftretens von Tollwutfällen trotz vollständiger und regelrechter Impfkur nach Traumen und heftigen seelischen Erregungen beim Menschen wie beim Tier in vollem Umfange gerechtfertigt ist, muß dahingestellt bleiben. Sie hat vieles für sich. In den Grundzügen besagt sie: Beim Eindringen des Virus, das als Nucleoproteinkörper angesehen wird, spielt sich eine Auseinandersetzung zwischen Virus und Neuron ab. Dabei kommt es, wenn sich das Krankheitsbild der Tollwut entwickelt, zu einer Vermehrung der Tollwutnucleoproteide, die als Kettenreaktion zu einer sehr raschen Invasion aller Hauptelemente des

Tabelle 2. *Übersicht über Todesfälle an Tollwut, Impfungen und Impfschäden in den verschiedenen Ländern.*

Jahr	Land bzw. Ort	Impfungen	Todesfälle	Impfschäden
1938—1941	Wien	1735	1	1 Paralyse
1947	Wien	1500	2	—
1903—1947	USA.	—	3000	—
1927—1936	Montevideo	1000 im Jahr	—	—
1931—1937	Chosen (Korea)	15365		0 Paralysen
1932	Jerusalem	1690 nach Semple	—	3 Paralysen, davon 2 gestorben
1932	Bombay	8036 nach Semple	—	0 Paralysen
1933—1946	Shanghai (Krankenhäuser)	—	151	—
1934	Beirut	90	—	3 Paralysen, davon 2 gestorben
1936—1945	Iran	—	36 allein nach Wolfsbissen	—
1936—1945	Nordafrika	—	262 darunter 142 geimpfte	—
1925—1948	USA.	50000	32 trotz Impfung	7 Todesfälle
1946	Paris	228	—	—
1907—1946	Indien (Inst. Pasteur in Conoor)	40241	402	?
1938—1947	Mexiko	—	410[1]	
1940—1945	Columbien	—	129 davon 43,2% geimpft mit Semple-Vaccine	—
1947—1949	Mexiko	10643	15 darunter 4 völlig durchgeimpft	?

[1] Im Jahresmittel 40, maximal 66 Fälle im Jahre 1946 (Ortiz).

Nervensystems führt. Unter bestimmten Umständen können sich die Neurone aber gegen das Virus verteidigen. Diese Verteidigung unterstützt die Schutzimpfung und schafft damit den Zustand eines labilen Gleichgewichtes, das aber durch Traumen jeglicher Art gestört werden kann, so daß dann die Tollwut zum Ausbruch kommt.

Prophylaxe. Der wirksamste Schutz des Menschen vor der Tollwut besteht in der Bekämpfung der Seuche unter den Tierbeständen. Sie ist in allen Ländern gesetzlich geregelt. In Deutschland erfolgt die Bekämpfung auf Grund des Reichsviehseuchengesetzes allein durch organisatorische Maßnahmen.

Für Tollwutverdacht besteht die Anzeigepflicht. Unter Tollwutverdacht erkrankte oder gestorbene Tiere müssen sichergestellt werden und dürfen nicht beseitigt werden. Alle an Tollwut erkrankten Tiere müssen sofort getötet werden, *ausgenommen diejenigen, die einen Menschen gebissen haben. Sie sind möglichst einzusperren, bis sie eines natürlichen Todes sterben.* Diese Maßnahme ist ungemein wichtig, denn in Gebieten, in denen nur vorübergehend die Tollwut herrscht, wird die Bevölkerung leicht von einer Psychose ergriffen, und jeder Hund, der einen Menschen beißt, wird für tollwütig gehalten. Wird ein Hund sofort nach dem Biß getötet, so verläuft die Untersuchung auf Negrische Körperchen in einem hohen Prozentsatz auch bei infizierten Hunden negativ, denn die Negrischen Körperchen entwickeln sich im wesentlichen erst im Endstadium der Krankheit. Es muß in solchen Fällen fast regelmäßig der Tierversuch durchgeführt werden. Wegen der langen Dauer des Tierversuches muß mit der Schutzimpfung sofort begonnen werden. Nach Beendigung des Tierversuches stellt sich dann häufig heraus, daß der Hund nicht infiziert war und die Schutzimpfung bei dem Patienten unnötig war. Werden die Hunde, die einen Menschen gebissen haben, in Quarantäne genommen, so stellt sich bereits nach wenigen Tagen heraus, ob der Hund tollwütig ist oder nicht, denn die Tollwut führt in der Regel innerhalb weniger Tage zum Tode. Über die *Zeitdauer der notwendigen Quarantäne* herrscht im Schrifttum keine Einigkeit. Das *Tollwutkomitee der Weltgesundheitsorganistaion* fordert für Tiere, die Verletzungen verursacht haben, 10 Tage. Da aber ZAGARIA, PAMPOUKIS, BABES, KONRADI u. a. noch nach 12—13, ja selbst nach 15 und 18 Tagen Wuterkrankungen ausbrechen sahen, glaubt NIKOLIC einen längeren Zeitraum fordern zu müssen.

Das Schlachten wutkranker oder der Seuche verdächtiger Tiere und jeder Verkauf oder Verbrauch einzelner Teile, der Milch, der Haut oder des Felles sowie sonstiger Erzeugnisse solcher Tiere sind verboten.

In einem Gebiet, in dem ein tollwutkranker Hund frei umhergelaufen ist, wird in einem Umkreis von etwa 10 km, möglichst in Anlehnung an natürliche oder geographische Grenzen, die „Hundesperre“ durchgeführt. In diesen Bezirken müssen sämtliche Hunde eingesperrt oder angekettet werden oder sie müssen mit einem Maulkorb versehen an der Leine geführt werden. In mindergefährdeten Bezirken kann das Führen an der Leine ohne Maulkorb oder das freie Umherlaufen mit Maulkorb erlaubt werden. Entgegen diesen Maßnahmen frei umherlaufende Hunde können getötet werden. Diese Maßnahmen sind bei der Bevölkerung sehr unbeliebt. Bei jeder Gelegenheit ist deshalb darauf hinzuweisen, daß die Durchführung der Hundesperre stets in relativ kurzer Zeit die Tollwut zum Erlöschen gebracht hat, wenn die Seuche nur unter den Haustieren herrscht, da der Hund der hauptsächlichste Träger und Verbreiter der Tollwut ist.

Wenn das Wild von der Tollwut ergriffen wird, ist die Bekämpfung wesentlich schwieriger. In diesem Falle herrscht die Tollwut vorwiegend in menschenarmen ländlichen Bezirken. Hier richten sich die Bekämpfungsmaßnahmen im wesentlichen auf die Wildcarnivoren, in Europa besonders gegen Fuchs, Dachs, die Marderarten und den Wolf. Durch verständnisvolle Mitarbeit der gesamten Jägerschaft des Seuchenbezirkes sind die Wildcarnivoren für die Dauer des Herrschens der Tollwut weitgehend auszurotten.

In stärker verseuchten Ländern ist neben obigen Maßnahmen die Schutzimpfung der Hunde durchzuführen. Sie hat sich z. B. in Ungarn (ausführlicher Bericht von SCHWANNER 1943), Portugal, Japan und USA. (einmalige Gabe von 5 cm^3 SEMPLE-Vaccine subcutan reicht aus, durch 3malige Impfung in wöchentlichen Abständen wird der Impfschutz erhöht) gut bewährt. Sie muß jährlich wiederholt werden. Der Public Health-Bericht 1947 der USA. weist darauf hin, daß von 19050 immunisierten Hunden nur einer Tollwut bekam. Auch aus Uruguay wird von LUSSICH berichtet, daß seit Einführung der Hundeimpfung die Tollwut in Montevideo erheblich zurückgegangen sei, so daß seit 1944 kein Tollwutfall mehr gemeldet wurde. Auf Grund dieser Erfahrungen fordern IRR, REMLINGER und BAILLY u. a. für Frankreich, das häufiger unter der Einschleppung der Tollwut aus Nordafrika zu leiden hat, eine intensivere Tollwutbekämpfung und eine Schutzimpfung der Hunde, da sich die Hundeschutzimpfung in einzelnen Ländern sehr bewährt hat. Die Schaffung von Virusausscheidern durch die Schutzimpfung ist bisher nicht beobachtet worden.

Literatur.

Zusammenfassende Arbeiten.

Boecker, E.: Tollwut. In Gundel, Die ansteckenden Krankheiten. Stuttgart: Georg Thieme 1950.

Hegler: Lehrbuch der Infektionskrankheiten. Berlin: Springer 1924.

Johnsen, H.: Rabies. In M. Thomas Rivers, Viral and Rickettial Inspections of Man. Philadelphia 1948.

Lommel: Tollwut. In Handbuch der inneren Medizin, Band Infektionskrankheiten. Berlin: Springer 1934.

Einzelarbeiten.

Aksel, J. S.: Türk. tib. cem. mec. **4**, 308 (1938). — *American Public Health* **38**, 1, 97 (1948). — Ansell, I.: Brit. med. J. **14**, 338 (1948). — Arenas, R.: Rev. med. Trop. y Parasitol., Bact., Clin. y Lab. **5**, 79 (1939). — Aubry, G., P. Laffargue et A. Portier: Algérie Med. **2**, 169, 173 (1947).

Babes u. Bobes: Zbl. Bakter. I Orig. **99**, 110 (1926). — Bailly, J.: Bull. Acad. vét. France **1946**, 5. — Arch. Inst. Pasteur Algérie **27**, 310 (1949). — Balozet, L.: Acta Convent. tert. trop. atque malar. morbis **1**, 590 (1938). — Arch. Inst. Pasteur Tunis **27**, 450 (1938). — Balteau, I., N. Constantinesco et A. Toma: Arch. roum. Path. expér. **15**, 1/2, 135 (1948). — Barski, G., et J. Maurin: Ann. Inst. Pasteur **78**, 3, **411** (1950). — Bartel, H.: Zbl. Bakter. I Orig. **152**, 3/4, 155 (1947). — Baumann, E. D.: Janus (Leyde) **42**, 129 (1938). — Baumwell, E., and R. Grossmann: Vet. Med. **34**, 177 (1939). — le Bell, I., C. J. de Boer, E. K. Hazz and H. R. Cox: Proc. Soc. exper. Biol. a. Med. **73**, 2, 225 (1950). — Bell, J. F., J. T. Wright and K. Habel: Proc. Soc. exper. Biol. a. Med. **70**, 3, 457 (1949). — Belvere, L.: Amministrazione San. **1**, 4, 113 (1948). — Bequet, M., et R. Horrenberger: Arch. Inst. Pasteur Algérie **18**, 179 (1940). — Béquignon, R., R. Lamy et Bussard: Ann. Inst. Pasteur **76**, 3, 283 (1949). — Béquignon, R., et C. Vialat: Ann. Inst. Pasteur **75**, 163 (1948); **77**, 6, 757 (1949). — Blood, B. D.: Bol. Oficina San. Panamer. **29**, 3, 293 (1950). — Boccalandro, C. A., y R. B. Exquivel: Rev. Asoc. méd. argent. **63**, 665, **544** (1949). — Boecker, E.: Z. Hyg. **122**, 387 (1940). — Zbl. Bakter. I Orig. **152**, 303 (1948). — de Boer, E.: Nederl. Tijdschr. ind. Bladen v. Diergeneesk. **55**, 3/4, 175 (1948). — *Bol. Oficina Sanitaria Panamericana* **29**, 3, 281, 290 (1950). — Briceno Rossi, A. L.: Rev. Grancolombiana Zoot. Hig. y Med. Vet. **3**, 1/3, 222 (1949). — Brooks, A. G., C. B. d'Silva, B. N. Lahiri and M. L. Ahuja: Indian J. med. Res. **38**, 1, 119 (1950). — Bussard, A., R. Béquignon et R. Lamy: Ann. Inst. Pasteur **77**, 2, 183 (1949).

Campell, T. C., and R. D. Defries: Canad. J. publ. Health **39**, 82 (1948). — Campillo, C.: Med. Mexico **30**, 595, 1 (1950). — Calvo Fonséca, R.: Rev. Cuba Med. Trop. y Parat. **5**, 9/10, 130 (1949). — Chen-Jen, C., and S. H. Zia: J. of Immun. **60**, 1, 17 (1948). — Collier (Sensburg): Berl. u. Münch. tierärztl. Wschr. **1943**, 411. — *Committee on Publ. Health Relations of the New York Academy of Medicine:* Publ. Health Rep. **1947**, 1215. — Cruveilhier, L., J. Rieryck et C. Viala: Ann. Inst. Pasteur **62**, 652 (1939).

Dodero, J.: Ann. Inst. Pasteur **62**, 121 (1939). — Doerr, R.: In R. Doerr und E. Hallauer, Handbuch der Viruskrankheiten, Bd. 1, S. 169—177. 1944. — Düwer, I.: Berl. u. Münch. tierärztl. Wschr. **3**, 43 (1950). — Duffy, C. E., P. V. Wolley and W. S. Notling: J. of Pediatr. **1947**, 440. — Dwivedi, J. K.: Indian med. Assoc. 18, 10, 393 (1949).

Eberle, K.: J. Amer. med. Assoc. **138**, 1042 (1948).

Feldmann, W. H.: Virgin. med. Mthl. **66**, 36 (1939). — Fendall, N. R. E.: East afr. med. J. **27**, 4, 167 (1950). — Figueroa, J.: Bol. Oficina San. Panamer. **29**, 3, 275 (1950). — Fischl, M.: Harefuah-Jerusalem **15**, 6 (1949) (hebräisch, engl. Summary). — Freund, J., M. M. Lipton and T. M. Psani: Proc. Soc. exper. Biol. a. Med. **68**, 3, 609 (1948).

Gerlach: Wien. tierärztl. Wschr. **1946**, 11. — Ghodssi, M.: Ann. Inst. Pasteur **1947**, 900. — Girard, G., et M. Milliau: Bull. Soc. Path. exot. Paris **33**, 137 (1940). — Goret, P., F. Mery, J. Brune et G. Yvore: C. r. Soc. Biol. Paris **1947**, 425. — Goret, P., et G. Yvore: C. r. Soc. Biol. Paris **1947**, 423. — Goss, P., F. B. Cooper and M. Lewis: Proc. Soc. exper. Biol. a. Med. **40**, 649 (1939). — Goyal, R. K.: Indian J. med. Res. **36**, 149 (1948). — Grycz, E.: Ann. Univ. Mariae-Curie-Sklodowska **4**, 49 (1949).

Habel, K.: Publ. Health Rep. **1947**, 791. — Habel, K., J. F. Bell and J. T. Wright: Proc. Soc. exper. Biol. a. Med. **70**, 455 (1949). — Habel, K., and J. T. Wright: Publ. Health Rep. **63**, 44 (1948). — Hagen, Benno v.: Lyssa, eine medizingeschichtliche Interpretation. Jena: Gustav Fischer 1940. — Hallauer, E.: In R. Doerr und E. Hallauer, Handbuch der Viruskrankheiten, Bd. 2, S. 401—458. 1944. — Hart, B. F., and E. Evans: J. Amer. med. Assoc. **112**, 731 (1939). — Hauck: Wien. tierärztl. Mschr. **1948**, 480. — Hecke, F.: Dtsch. tierärztl. Wschr. und tierärztl. Rdsch. **1943**, 305. — Zbl. Bakter. I Orig. **151**, 311 (1944). —

Hell, H.: Klin. Med. **2**, 1033 (1947). — Hempt, A.: Arch. f. Virusforschg **3**, 111 (1943). — Hermann: Zbl. Bakt. Bakter. I Orig. **95**, 72 (1925).

Irr, G.: Cahiers Méd. Union franç. **2**, 13, 615 (1947).

Jacotot, H.: Ann. Inst. Pasteur **73**, 1028 (1947); **74**, 53 (1948). — Jaujou: Bull. Acad. Nat. Méd. **132**, 7/8 (1948). — Jervis, G. A., R. L. Burkhart and H. Koprowski: Amer. J. Hyg. **50**, 1, 14 (1949). — Jervis, G. A., and H. Koprowski: Canad. J. Comp. Med. **13**, 5, 116 (1949). — Johnson, H. N.: Amer. J. Hyg. **47**, 2, 189 (1948). — Jones, W. E.: J. Amer. vet. med. Assoc. **113**, 567, 861 (1948). — Jonnescu, D.: Ann. Inst. Pasteur **61**,527 (1938). — Arch. roum. Path. expér. **11**, 199 (1938).; **14**, 186 (1945—1947). — Zbl. Bakt. I Orig. **151**, 254 (1944). — Rev. Ştiinţ. med. (rum.) **35**, 5/8, 424 (1946). — Jonnescu, D., u. C. Olaru: Arch. roum. Path. expér. **14**, 1/4, 189 (1945—1947). — Jonnescu, D., u. S. Stamatesco: Arch. roum. Path. expér. **15**, 302 (1948). — Jordan, J. H., H. Pedersen and S. Shu: Trans. roy. Soc. trop. Med. Lond. **33**, 233 (1939).

Kaiser, M., u. F. Puntigam: Wien. klin. Wschr. **1949**, 481. — Kanazawa, K.: Jap. J. of exper. Med. **19**, 129 (1941). — Kirk, R.: Nature (Lond.) **143**, 77 (1939). — Kirk, R., and E. E. Ecker: Proc. Soc. exper. Biol. a. Med. **70**, 4, 734 (1949). — Klimt, C.: Wien. med. Wschr. **1949**, 462. — Köhle, W.: Klin. Med. **4**, 281. — Konradi: Zit. nach Nikolic. — Kopeloff, L. M., and N. Kopeloff: J. of Immun. **57**, 3, 229 (1947). — Koprowski, H.: Canad. J. publ. Health **40**, 60 (1948). — Koprowski, H., and J. Black: J. of Immun. **64**, 3, 185 (1950). — Koprowski, H., and H. R. Cox: J. of Immun. **60**, 4, 533 (1948). — Proc. Soc. exper. Biol. a. Med. **68**, 3, 612 (1948). — Korns, R. F., and A. Zeissig: Amer. J. publ. Health **38**, 1, 50 (1948). — Korwin-Pisarewski, W. v., u. I. v. Korwin-Pisarewski: Ther. Umschau **6**, H. 5 (1949). — Kozewaloff: C. r. Soc. Biol. Paris **89** (1923). — Kraus-Gerlach-Schweinburg: Lyssa bei Menschen und Tieren. Wien 1926.

Lépine, P., et P. Athanasiu: Ann. Inst. Pasteur **73**, 8, 824, 827 (1947). — Lépine, P., et V. Sautter: C. r. Soc. Biol. Paris **127**, 193 (1938); **130**, 617 (1939). — Levaditi, C., A. Vaisman et M. Dunoyer: Bull. Acad. Nat. Méd. **131**, 30/31, 593 (1947). — Lieou, Y. C.: China med. J. **66**, 12, 694 (1948). — Lipton, M. M., and J. Freund: J. of Immun. **64**, 4, 297 (1950). — Löffler u. Schweinburg: Zbl. Bakter. I Orig. **130**, 329 (1933/34). — Lussich, J. J.: Bol. Oficina San. Panamer. **27**, 7, 624 (1948).

Mace, D. L.: J. Amer. vet. med. Assoc. **114**, 862 (1949). — Manninger, R.: Acta Convent. tert. trop. atque malar. morbis **1**, 583 (1938). — McIntyre, H. D., and H. Krouse: Arch. of Neur. **62**, 6, 802 (1949). — McKendrick, A. G.: Trop. Dis. Bull. **36**, 193 (1939). — Mohr, W.: Hamb. Ärztebl. **3**, 43 (1951).

Nikolic, Milan: Über die Resultate der Dezentralisation der Tollwutbekämpfung in Jugoslawien. Veterinarski arhiva, Zagreb **5**, 247 (1935). — Kritische Studie zu den Vorschlägen des ständigen Komitees für Tollwut bei der Welt-Gesundheits-Organisation. Veterinarski arhiva, Zagreb **21**, 1 (1951). — Nörr: Münch. tierärztl. Wschr. **1935**, 529. — Novicky, R.: Bol. Inst. Invest. vet. Caracas **3**, 13, 399 (1946). — Canad. J. Comp. Med. **11**, 11, 335 (1947).

Ortiz Mariotte, C.: Med. Mexico **29**, 583, 255 (1949). — Otten, L.: Antonie van Leeuwenhoek, J. Microbiol. a. Serol. **13**, 2/4, 101 (1947).

Pait, C. F., and H. E. Persons: Amer. J. publ. Health **7**, 875 (1949). — Pampoukis: Zit. nach Nikolic. — Pawan, J. L.: Ann. trop. Med. **42**, 2, 173 (1948). — Phisalix et F. Pasteur: C. r. Acad. Sci. Paris **188**, 767 (1929). — Pickar, D. N., and H. M. Kramer: South. med. J. **42**, 2, 127 (1949). — Piringer, W.: Wien. klin. Wschr. **1939**, 433. — Schweiz. Z. Path. u. Bakter. 8, 3/4, 245 (1945). — Z. Hyg. **126**, 12, 1/2 (1944). — Powell, H. M., and C. G. Culbertson: Publ. Health Rep. **65**, 400 (1950). — *Public Health Rep.* **62**, 34, 1215 (1947).

Ramirez Corria, F.: Rev. Sci. Méd. **1**, 53, 210 (1938). — Rao, R. S., and J. R. Dogra: Teil I: Indian med. J. Res. **36**, 271 (1948). Teil II: Indian med. J. Res. **36**, 291 (1948). — Ratcliffe, A. W.: J. Indiana med. State Assoc. **32**, 366 (1939). — Ratz, v.: Z. Inf.krkh. Haustiere **1913**, 1. — Recio, A.: Rev. med. Trop. y Parasitol., Bact., Clin. y Lab. **5**, 97 (1939). Relova, R. N.: J. Philippine med. Assoc. **24**, 129 (1948). — Remlinger et Bailly: Bull. Acad. Méd. Paris **119**, 720 (1939). — Remlinger, P.: Presse méd. **47**, 479 (1939). — Rev. d'Hyg. **61**, 241 (1939). — Bull. Acad. Nat. Méd. **134**, 9/10, 187 (1950). — Med. Col. Madrid **15**, 173 (1950). — Remlinger, P., et J. Bailly: La Rage (Bibliographie). Paris: Librairie Maloine 1947. — C. r. Soc. Biol. Paris **129**, 739 (1938). — Bull. Acad. Nat. Méd. **121**, 27 (1939); **131**, 597 (1947); **132**, 166, 598 (1948); **134**, 91 (1950). — Arch. Inst. Pasteur Algérie **20**, 1 (1942); **21**, 12 (1943); **24**, 289 (1946). — Med. Col. Madrid 11, 115 (1948). — Ann. Inst. Pasteur **78**, 544 (1950). — Remlinger, P., et Roumy: Bull. Acad. vét. France **10**, 356 (1937). — Rita, G.: Bol. Sec. Ital. d. Soc. Internaz. Microbiol. **11**, 20 (1939). — Roantree, W. B.: Brit. med. J. **21**, 900 (1949).

Sabban, M. S.: Proc. Soc. exper. Biol. a. Med. **71**, 423 (1949). — Sandhof, B. L.: Klin. Med. **16**, 1264 (1938). — Schadelbauer, K.: Wien. med. Wschr. **1938**, 1254. — Schwanner, E.: Dtsch. tierärztl. Wschr. u. tierärztl. Rdsch. **1943**, 221. — Seliger, J., and H. Bernkopf: Brit. J. exper. Path. **19**, 378 (1938). — Sellers, T. F.: Amer. J. trop. Med. **28**, 453 (1948). —

SIEGLER, A. M.: U.S. nav. med. Bull. **48**, 4, 620 (1948). — SLIMON, J. G.: J. roy. Navy med. Serv. **25**, 142 (1939). — SMITH, R. O. A., J. P. MCGUISE, E. D. STEPHENS and B. N. LAHIR: Indian med. Gaz. **73**, 736 (1938). — SNITKIN, P. v.: Dtsch. med. Wschr. **1950**, **467**. — SNYMAN, P., et A. D. THOMAS: Acta Convent. tert. trop. atque malar. morbis **1**, 616 (1938). SORIANO LLERAS, A.: Rep. Med. y Cirurgia **3**, 9, 677 (1948). — STANESCO, M., et S. D. ENACHESCO: Sang **13**, 700 (1939). — SUAREZ TORRES, G.: Bol. Oficina San. Panamer. **29**, 3, 267 (1950). — SULKIN, S. E., and J. C. WILLET: Amer. J. publ. Health **29**, 921 (1939). — SZEKELY: Jahresbericht des Pasteur-Instituts, Budapest 1915.

TANAMAL, S. J. W.: Nederl. Tijdschr. Geneesk. **92**, 48, 3949 (1948). — TAWAN, J. L.: Ann. trop. Med. **33**, 21 (1939). — TEM BROECK, C.: Proc. Soc. exper. Biol. a. Med. **73**, 297 (1950). — TRILLAT, A.: Bull. Acad. Méd. Paris **121**, 200 (1939). — TUNCMAN, Z. M.: Türk. tib. cem. mec. **12** (1946) (engl. Summary). — Mikrobiol. Dergisi **1950**, Nr 4 (engl. Summary).

UNGARI, C.: Pediatria **51**, 2, 52 (1943).

VAZ, E.: Rev. Hig. e Saude Publ. **6**, 159 (1948). — Folha Med. **30**, 20, 157 (1949). — VEERARAGHAVAN, N.: Nature (Lond.) **782**, (1947). — Indian J. med. Res. **35**, 4, 237 (1947). — VERGE, M. J.: Rev. Path. comp. et Hyg. gén. **602**, 583 (1948). — VERLINDE, J. D., and KRET: J. Microbiol. a. Serol. **15**, 1, 34 (1949). — VIEUCHANGE, J., et C. VIALAT: Ann. Inst. Pasteur **1947**, 1191. — VITTORIO VANNI, D.: Semana méd. **56**, 32, 263 (1949).

WILLIAMS, R. B.: Canad. J. Comp. Med. **13**, 6, 136 (1949). — WINKLE, S.: Hamb. Ärztebl. **2**, 21 (1951). — WIRTH: Wien. tierärztl. Wschr. **1946**, 127. — WISNIOWSKI, J.: Ann. Univ. Mariae Curie-Sklodowska **5**, 71 (1950). — *World Health Organization*: Technical Report Series, No 28, 1950. — WRIGHT, J. T., J. F. BELL and K. HABEL: Science (Lancaster, Pa.) **30**, 118 (1948). — WRIGHT, J. T., and K. HABEL: J. of Immun. **60**, 4, 503 (1948).

ZAGARIA: Giorn. Soc. Accad. vet. ital. **1903**, Nr 47.

Die Aujeszkysche Krankheit.

Von

W. Mohr.

Veterinärmedizinischer Teil von **K. Enigk.**

Synonyma: Pseudowut, Pseudorabies, infektiöse Bulbärparalyse, E Aujeszky Disease, mad itch.

Der Morbus Aujeszkyi ist eine akut verlaufende Infektionskrankheit der Haustiere, die durch ein Virus verursacht wird. Beim Menschen sind bisher nur einige Laboratoriumsinfektionen beobachtet worden.

Geschichtliches. Die Krankheit wurde früher mit der Tollwut verwechselt. Im Jahre 1902 wurde sie von AUJESZKY als selbständige Krankheit erkannt. Der Virusnachweis gelang zum ersten Male SCHMIEDHOFFER 1910. Eingehendere Untersuchungen über diese Krankheit wurden erst nach dem ersten Weltkriege durchgeführt.

Ätiologie. Das Virus hat eine durchschnittliche Größe von 200 μ. Im Organfiltrat bleibt es bei 0° C bis über 2 Jahre lang infektionstüchtig, in 50%igem Glycerin noch länger, in eingetrocknetem Zustand je nach Art des Eintrocknungsvorganges einige Tage bis zu einigen Monaten. Gegenüber den gebräuchlichen Desinfektionsmitteln ist es wenig widerstandsfähig. Es ist sicher in der Umgebung des Ansteckungsherdes vorhanden. Im Blut kann es am Beginn der Erkrankung nachgewiesen werden, später im Zentralnervensystem, in Leber, Milz, Niere, Lunge, Knochenmark, nicht regelmäßig in Harn und Speichel, niemals im Gallensekret oder im Kot.

JONNESCU glaubt neben der neurotropen auch eine dermatotrope Eigenschaft des Virus festgestellt zu haben. Solange es im Blut kreist, scheint das Virus sich vornehmlich im Plasma aufzuhalten (LAMONT: Infektionsversuche mit Blutplasma), aber auch die Erythrocyten scheinen nach der Ansicht von LAMONT zum Teil mit eingedrungenem Virus behaftet.

Die natürliche *Übertragung* ist noch nicht geklärt. Wahrscheinlich geht sie auf dem Fütterungswege vor sich durch Aufnahme von Organen kranker Tiere oder Futter und Trinkwasser, das mit virushaltigem Blut oder Harn verunreinigt ist. In manchen Fällen kommt die Ansteckung auch von einer Hautwunde aus zustande.

Veterinärmedizinisches. Die Krankheit befällt unter natürlichen Verhältnissen Hunde, Katzen, Rinder, Schafe, Ziegen und Schweine, seltener Einhufer. Unter den Wildtieren werden besonders Ratten, ferner Fuchs, Dachs und das Wildschwein infiziert. Die Krankheit äußert sich anfangs durch einen starken Juckreiz, bei Ansteckung durch die Haut besonders an der Hautwunde. Nach vorübergehendem Erregungsstadium treten Lähmungen auf. Von der Tollwut unterscheidet sich die AUJESZKYsche Krankheit durch das Fehlen eines aggressiven Benehmens gegenüber Menschen, durch den rascheren Verlauf und die kurze Inkubationszeit. Bei Schweinen verläuft die Infektion vielfach gutartig, auch beim Pferd kommen Heilungen vor. Sie endet bei Fleischfressern und Wiederkäuern innerhalb von 24—36 Stunden fast stets tödlich.

Pathologische Anatomie. Es handelt sich um eine Encephalomyelitis, die über das ganze Zentralnervensystem verbreitet ist. Besondere Lokalisationen bestehen aber ähnlich denen bei Rabies, also am Ammonshorn, der Vierhügelgegend und der grauen Substanz des Rückenmarks. NEGRI*sche Körperchen* sind aber *nicht nachweisbar.* Eine Abgrenzung gegenüber der echten Wut ist beim Tier auf Grund des anderen Verlaufs und des Fehlens NEGRIscher Körperchen möglich. Auch haben die Vira von Tollwut und AUJESZKYscher Krankheit *keine* Kreuzimmunität.

Verbreitung. Einzelne Krankheitsfälle sind in den meisten europäischen Ländern beobachtet worden. In größerer Zahl wurden sie jedoch nur in Ungarn ermittelt. Ferner wurde die Aujeszkysche Krankheit in Nordafrika, Sibirien, den USA. und in Südamerika festgestellt.

Menschliche Erkrankung. Beim Menschen ist die Erkrankung bisher lediglich als Laborinfektion aufgetreten. Eingehend wurden solche von Tuncmann und Ratz beschrieben.

Die Inkubationszeit scheint sehr kurz zu sein, doch ist die massive Infektion bei Laborarbeiten zur genauen Beurteilung der Inkubationszeit unter natürlichen Verhältnissen schwer zu verwerten. Auf Grund der vorliegenden Unterlagen kann man etwa 12—24 Std sagen.

Klinik und Verlauf. Als erstes stellt sich dann ein starker Pruritus an Hand, Arm und Schulter ein. Die auf der Höhe dieses Pruritus entnommene Blutprobe ergibt einen positiven Virusbefund, spätere Proben sind negativ. Der Pruritus verliert sich relativ rasch. Es bleibt aber noch eine Schwäche in den Beinen, auch besteht ein Bewegungsschmerz in den Knien, sowie Kopfweh. Nach etwa 3 Tagen klingen die Erscheinungen gänzlich ab.

Diagnose. Die Diagnose ist wohl nur im Zusammenhang mit tierischen Infektionen sicher zu stellen. Auf der Höhe der Erscheinungen ist der Nachweis des Virus im Blut möglich.

Prognose scheint im allgemeinen bei menschlichen Erkrankungen günstig.

Therapie. Eine spezifische Therapie gibt es nicht, die Behandlung wird also rein symptomatisch sein. Antibiotica wie Aureomycin und Chloromycetin wären bei schweren Fällen zu versuchen.

Prophylaxe. Das eigentliche Virusreservoir sind wahrscheinlich die Ratten, von denen aus die Infektion besonders in Schweinebeständen rasch um sich greifen kann. Auch Hunde und Katzen werden beim Fangen von Ratten infiziert. Wiederholt wurde beobachtet, daß auf einem Gehöft im Anschluß an die Erkrankung von Hunden Rinder, Schafe und Schweine erkrankten. Zur Vorbeuge ist deshalb eine Rattenvertilgung durchzuführen. Vor deren Ausführung sind sämtliche Räume mit Kontaktinsecticiden zu behandeln zur Vernichtung der Ektoparasiten der Ratten, von denen angenommen wird, daß sie eine Rolle bei der Übertragung spielen können. Infizierte Haustiere sind streng abzusondern, ihr Standort ist mit heißer 1%iger Natronlauge zu entseuchen.

Literatur.

Zusammenfassende Arbeiten.

Hutyra-Marek-Manninger: Spezielle Pathologie und Therapie der Haustiere, 8. Aufl. Jena 1941.

Einzelarbeiten.

Aujeszky: Zbl. Bakter. **32**, 353 (1902).

Badenski, G., et J. Bruckner: C. r. Soc. Biol. Paris **129**, 406, 408 (1938). — Burnet, F. M., B. Lush and A. W. Jackson: Austral. J. exper. Biol. a. med. Sci. **17**, 35 (1939).

Carneiro, V.: Arg. Inst. biol. São Paulo **9**, 223 (1938).

Glover, R. E.: Brit. J. exper. Path. **20**, 150 (1939).

Jonnescu, D.: Arch. roum. Path. expér. **15**, 122 (1948). — Jonnesco, D., et I. Zugravesco: C. R. Soc. Biol. Paris **130**, 581 (1939).

Köves: Verh. internat. tierärztl. Kongr. **1**, 467 (1939).

Lamont, H. G.: Vet. Rec. **58**, 621 (1946). — Landhoff, B. L.: Klin. Med. **16**, 1264 (1938).

Lieou, Y. C., et C. C. Kouo: Ann. Inst. Pasteur **74**, 130 (1948).

Remlinger, P., et J. Baily: C. r. Soc. Biol. Paris **129**, 460, 1057 (1938).

Shahan, M. S., R. L. Knudson, H. R. Seibold and C. N. Dale: N. Amer. Veterinarian **28**, 440 (1947).

Tuncman: Ann. Inst. Pasteur **60**, 99 (1938). — Tuncman, G. M.: Türk. tib. cem. ed. **4**, 378 (1938).

Wyssmann: Schweiz. Arch. Tierheilk. **1941**, 292.

Tropische Viruskrankheiten.

Von

E. G. Nauck.

Gelbfieber.

Mit 5 Abbildungen.

Definition. Das Gelbfieber ist eine in bestimmten Gebieten der Tropenzone heimische akute Infektionskrankheit, die durch Stechmücken übertragen wird. Die durch ein Virus hervorgerufene Erkrankung geht bei schwerem Verlauf mit Fieber, Gelbsucht, Albuminurie und Blutungen einher und ist von einer bleibenden Immunität gefolgt. Häufig verläuft die Infektion in milder Form oder ohne klinische Manifestationen.

Geschichte. Der Ursprung des Gelbfiebers ist nicht mit Sicherheit bekannt. Die Annahme scheint berechtigt, daß es im 17. Jahrhundert mit Schiffen von der westafrikanischen Küste durch infizierte Mücken oder erkrankte Personen nach Westindien eingeschleppt worden ist, von wo es sich auf Grund älterer Berichte in den Jahren 1647—1649 nach Guadeloupe, Yucatan und Cuba ausgebreitet hat (Carter 1931, Findlay 1941). Die ersten Berichte über das Auftreten in Afrika stammen aus dem Jahre 1778.

Während im 18. und 19. Jahrhundert in Mittel- und Südamerika schwere Epidemien auftraten und das Gelbfieber dem Seehandel folgend auch in nordamerikanische und europäische Hafenplätze eingeschleppt wurde, ist es seit Beginn des 20. Jahrhunderts und nach Einführung einer systematischen Gelbfieberbekämpfung in vielen schwer betroffenen Gebieten ganz erloschen, oder es beschränkte sich auf kleinere Epidemien und Einzelerkrankungen.

Erst seit etwas mehr als 10 Jahren weiß man, daß es epidemiologisch neben dem seit alters her bekannten „Stadtgelbfieber“ noch ein im wesentlichen bei Wildtieren vorkommendes und sekundär auf den Menschen übertragenes „Dschungel- oder Buschgelbfieber“ gibt. Ätiologisch sind beide Krankheiten identisch. Näheres s. S. 598 und 608.

Verbreitung. Die Anwendung des Schutzversuches (vgl. S. 603) hat es ermöglicht, die gegenwärtige Ausbreitung des Gelbfiebers auf Grund der Immunitätsverhältnisse festzulegen. Es ließ sich einwandfrei klären, daß die in früheren Zeiten aufgetretenen Epidemien mit dem heutigen Gelbfieber immunologisch übereinstimmen. Ebenso ließ sich nachweisen, daß die in Afrika und Amerika beobachteten Formen des Gelbfiebers und das sog. Busch- und Stadtgelbfieber identisch sind. Ausgedehnte Untersuchungen haben ergeben, daß das Gelbfieber nördlich des Panamakanals, in Mittelamerika, auf den Inseln des Karibischen Meeres und im Süden der USA. tatsächlich verschwunden ist.

Die Ausdehnung der Immunitätszone, die das gegenwärtige Ausbreitungsgebiet des Gelbfiebers in Afrika und Südamerika anzeigt, erwies sich als über Erwarten groß. In Südamerika umschließt die endemische Zone den größten Teil des Amazonas- und Orinocobeckens, Columbien und die Guajanas. In Afrika reicht es von den südlichen Randgebieten der Sahara bis Rhodesien und Nord-Betschuanaland und von der atlantischen Küste bis zum Roten Meer und dem Indischen Ozean. Das Hauptverbreitungsgebiet ist auch heute West- und Zentralafrika und das tropische Südamerika, während Asien, Mittel- und Nordamerika, Westindien, Europa und das Mittelmeergebiet gelbfieberfrei sind (s. Abb. 1 und 2).

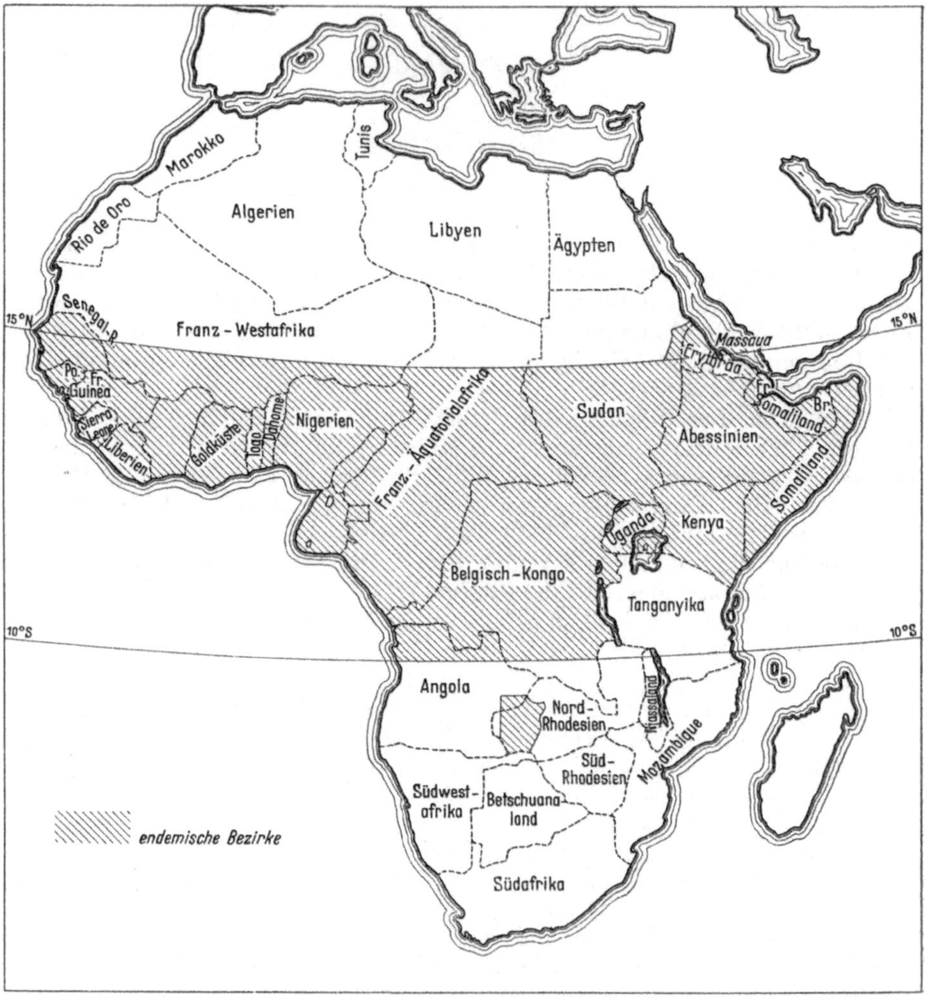

Abb. 1. Endemische Gelbfieberzonen in Afrika.

Seit der Entdeckung der Übertragungsweise des Gelbfiebers durch CARLOS FINLAY im Jahre 1881 (vgl. DOMINGUEZ 1938) und den Untersuchungen der amerikanischen Gelbfieberkommission in Havanna im Jahre 1900, welche die Übertragung des Gelbfiebers durch *Aëdes aegypti* endgültig bestätigten, sind in der Erforschung und Bekämpfung dieser gefährlichen Tropenseuche große Fortschritte erzielt worden. Besonderer Erwähnung bedarf die Tätigkeit der *Hygienekommission des Völkerbundes* und der International Health Division der *Rockefeller Foundation*, die sich dabei große Verdienste erworben haben. Durch internationale Abkommen für *Seefahrt* und *Luftverkehr* und ständige Überwachung des Gelbfiebers, vor allem durch Einführung wirksamer Methoden der *Gelbfieberschutzimpfung*, ist in neuerer Zeit die Gefahr einer seuchenhaften Ausbreitung erfolgreich eingeschränkt.

Ätiologie. Die genaue Erforschung des Gelbfiebervirus, die zuerst nur durch Beobachtungen am Menschen und durch Versuche an Freiwilligen möglich war, trat in ein neues Stadium nachdem es der 1925—1927 in Lagos arbeitenden Gelbfieberkommission gelungen war, ein für Gelbfieber empfindliches Versuchstier

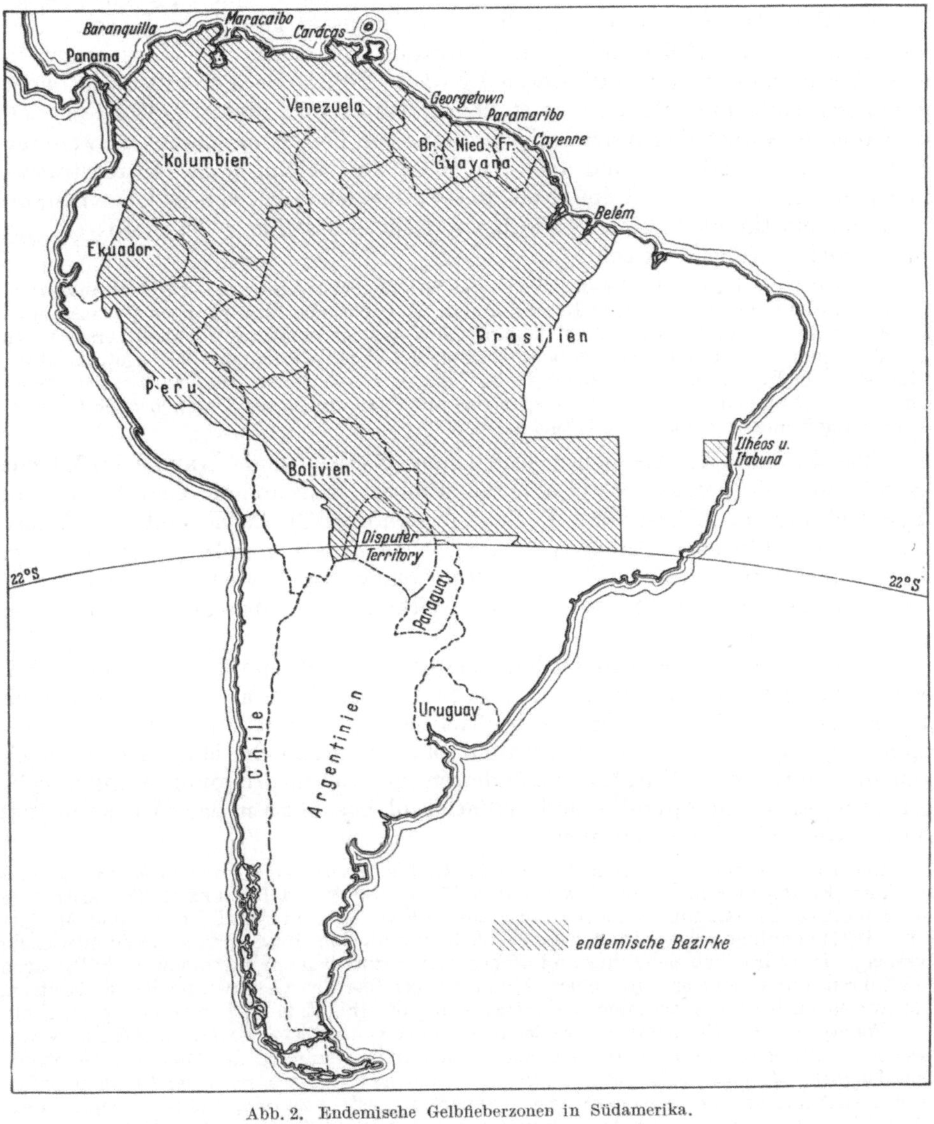

Abb. 2. Endemische Gelbfieberzonen in Südamerika.

zu finden. Stokes, Bauer und Hudson (1927) konnten Gelbfiebervirus vom Menschen auf Rhesusaffen übertragen und bei diesen ein dem menschlichen Gelbfieber entsprechendes Krankheitsbild erzeugen. Ein weiterer wesentlicher Fortschritt wurde durch Theiler (1930, 1933) erzielt, der das Virus durch intracerebrale Injektion auf Mäuse übertragen konnte. Damit ergab sich die Möglichkeit, Gelbfieberstämme auf Versuchstieren in Passagen fortzuimpfen und die Viruseigenschaften einer eingehenden Untersuchung zu unterziehen.

Die *Filtrierbarkeit* des Virus, die schon auf Grund der ersten Untersuchungen von READ und CARROL im Jahre 1900 festgestellt worden war, hat sich bei späteren Nachprüfungen bestätigt [bei der von NOGUCHI (1918) beschriebenen *Leptospira icteroides* handelte es sich um den Erreger der WEILschen Krankheit]. Aus Affenblut gewonnenes Virus passiert Berkefeld-Filter V und N, ebenso Seitz-Filter (EK). Die Filtration wird durch Serumzusatz gefördert. KOTTER und VAN DEN BERGHE (1935) gelang die Filtration von Virus aus Mäusegehirn in einer Verdünnung von 1:1000 durch EK-Seitz-Filter. Bei der Filtration durch graduierte Kollodium-Membranen stellten FINDLAY und BROOM (1935) fest, daß die Größe der Virusteilchen sich in der Ordnung von 17—28 $m\mu$ bewegt. In weiteren Untersuchungen (BAUER und HUGHES 1935) konnte durch die Ultrafiltration nachgewiesen werden, daß die Größe der Virusteilchen bei verschiedenen Stämmen übereinstimmte. Eine elektronenoptische Darstellung des Virus scheint bisher nicht gelungen zu sein.

Außerhalb des infizierten Organismus ist das Gelbfiebervirus sehr wenig widerstandsfähig. Es wird durch Hitze (55—65° C in 10 min) und durch chemische Einwirkungen (Formaldehyd 1:1000 in 48 Std, 6,7% Alkohol in 30 min, 0,3% Phenol in 30 min) schnell zerstört. In 50—60%igem Glycerin kann es sich bei 0° C längere Zeit aktiv erhalten (190 Tage), in Citratblut ist es im Eisschrank nicht länger als 35 Tage zu konservieren. Im Vakuum getrocknet und in eingefrorenem Zustand ist dagegen das aus Blut, infizierten Organen oder Gewebekulturen gewonnene Virus längere Zeit haltbar.

Eine *Züchtung* des Gelbfiebervirus gelang HAAGEN und THEILER (1932) mit Hilfe von Gewebekulturen (Hühnerembryonal- und andere Gewebsarten in Tyrodelösung und Affenserum). In Subkulturen blieb die Pathogenität für Mäuse auch nach zahlreichen Passagen erhalten. Ein Zusatz von Immunserum führt zur Neutralisierung des Virus in der Kultur, solange dieses noch nicht die Gewebszellen erreicht hat, bleibt dagegen ohne Wirkung gegenüber dem in den Zellen enthaltenen Virus.

Bei der Fortführung von Gelbfiebervirus (Asibi-Stamm) in Gewebekulturen wurde durch LLOYD, THEILER und RICCI (1936) in einem als 17 D bezeichneten Stamm eine Abnahme der Virulenz beobachtet. Die Feststellung, daß die immunisierenden Eigenschaften dabei erhalten blieben, ergab die Möglichkeit, diesen offenbar durch eine Mutation veränderten Stamm für Immunisierungszwecke zu verwenden. Sulfapyridin und Sulfathiazol beeinflussen das Wachstum des 17 D-Stammes in Kulturen nicht.

Ebenso wie andere Virusarten läßt sich das Gelbfiebervirus auch im *befruchteten Hühnerei* züchten (ELMENDORF und SMITH 1937, JADIN 1937). SMITH und THEILER (1937) berichteten über positive Übertragungsversuche auf Mäuseembryonen in utero. FINDLAY und MCCALLUM (1937) konnten nachweisen, daß das Gelbfiebervirus sich in *Mäusecarcinomen* zu entwickeln vermag. Das Virus ließ sich, ohne an Pathogenität einzubüßen, im Tumorgewebe in Passagen fortführen und scheint eine besondere Affinität gegenüber den Geschwulstzellen zu besitzen, da es sich auch nach subcutaner und intraperitonealer Injektion im Tumorgewebe ansiedelt.

Pathogenität für Versuchstiere. Außer dem zuerst von STOKES, BAUER und HUDSON verwendeten *Macacus rhesus* sind auch andere aus Indien stammende Affen für Gelbfieber empfänglich (*M. sinicus*, *M. cynomolgus*, *M. nemestrinus*) und erliegen einer Gelbfieberinfektion. Afrikanische Affen schienen dagegen zunächst resistent zu sein, und man neigte zu der Ansicht, daß sie eine natürliche Immunität besäßen. Erst durch weitere Untersuchungen konnte nachgewiesen werden, daß dies bei vielen afrikanischen Species nicht der Fall ist, sondern daß sie die Immunität unter natürlichen Bedingungen im Urwald erwerben (FINDLAY, STEPHANOPOULO, DAVEY, MAHAFFY 1936). Allerdings ist die Empfänglichkeit der einzelnen untersuchten Arten recht verschieden. So konnten bei *Cercopithecus*-Affen nur inapparente Infektionen erzeugt und das Vorhandensein von Virus nur durch Übertragung auf Mücken und empfängliche Affen erwiesen werden.

Bei den besonders empfänglichen *Rhesus*-Affen gelingt eine Infektion mit kleinsten Virusmengen. Es entwickelt sich eine fieberhafte Erkrankung, die in wenigen Tagen tödlich endet. Die auftretenden Organveränderungen (Leber, Niere) entsprechen denen des menschlichen Gelbfiebers.

THEILER stellte bei Untersuchungen an Affen über Ausbreitungsweg und Vermehrungsart des Gelbfiebervirus fest, daß es nach intradermaler Injektion sogleich nach den regionalen Lymphknoten abwandert. Hier kommt es zu einer Vermehrung des Virus und nach einigen Tagen zu einem Übergang in den Blutstrom mit nachfolgender Infektion von Leber, Milz, Niere, Knochenmark und Lymphknoten. Bei überlebenden Affen ließ sich Virus in Lymphknoten, Milz und Knochenmark nachweisen, während es aus dem Blut verschwunden war. Aber auch in den Organen ist der Virusgehalt sehr verschieden. Bei hochvirulenten Stämmen (Asibi) findet sich der höchste Titer in der Leber, der apathogene 17 D-Stamm scheint sich hauptsächlich in Milz, Lymphknoten und Knochenmark zu vermehren.

Für *Mäuse* ist das Gelbfieber nur pathogen, wenn es intracerebral eingespritzt wird. Durch fortgesetzte Hirnpassagen erwirbt es „neurotrope" Eigenschaften, die es von dem ursprünglichen „viscerotropen" oder „pantropen" Virus unterscheidet. Die im Zentralnervensystem auftretenden degenerativen und entzündlichen Veränderungen sind von FINDLAY und STERN (1935), MATHIS (1936) u. a. eingehend untersucht.

Während erwachsene Mäuse nur durch intracerebrale Injektion infiziert werden und bei intraperitonealer Einführung refraktär bleiben, sind junge Mäuse auch gegenüber parenteral verabfolgtem Virus empfindlich. Erst mit zunehmendem Alter steigt die Resistenz gegen das peripher eingespritzte Virus an (BUGHER 1941). Die Empfänglichkeit junger Mäuse ist unter anderem für den Nachweis von Virus in Stechmücken benutzt worden. Sowohl bei erwachsenen als bei jungen Mäusen ist das Virus nach tödlicher Infektion nur im Nervengewebe und in den Nebennieren nachweisbar.

FINDLAY und MAHAFFY versuchten den Ausbreitungsweg des Virus im Zentralnervensystem zu verfolgen und gelangten zu dem Schluß, daß intraperitoneal verabfolgtes Virus nicht auf zentripetalem Wege über die spinalen Ganglien in das Nervensystem gelangt, sondern daß es durch die periphere Zirkulation und über die nasale Schleimhaut und die Nervi olfactorii das Gehirn erreicht. Bei jungen Mäusen konnte die Ausbreitung des Virus im Zentralnervensystem nach intraperitonealer Injektion durch intranasale Instillation von Pikrinsäure verhindert werden. Auch durch Einbringung von neurotropem Gelbfiebervirus in den Conjunctivalsack können Mäuse infiziert werden (FINDLAY und CLARKE 1935).

Meerschweinchen erwiesen sich gegenüber der Infektion mit Affenvirus als refraktär. THEILER (1933) gelang es aber, neurotropes Mäusevirus auch auf Meerschweinchengehirn weiterzuführen, wobei die Pathogenität für die Maus nach fortgesetzten Passagen abnahm.

Viscerotropes Virus konnte durch FINDLAY, HEWER und CLARKE (1935) erfolgreich auf *Igel* übertragen werden, zunächst auf die im Sudan vorkommende Art *Atelorix albiventris*, später auch auf den europäischen Igel. Nach subcutaner, intraperitonealer oder intracerebraler Inoculation endet die Infektion bei diesen Tieren meist am 5.—8. Tag tödlich. Mikroskopisch finden sich typische Veränderungen in der Leber (SMITH 1936).

Experimentelle Infektionen bei einer ganzen Reihe anderer Versuchstiere, die im Hinblick auf mögliche Virusreservoire bei freilebenden Tieren von besonderem epidemiologischem Interesse sind, wurden im Laufe der Jahre in größerem Maßstabe durchgeführt. RODHAIN (1936) infizierte Fledermäuse *(Epomophorus wahlbergi haldemani)*. Verschiedene südamerikanische Opossumarten haben sich als empfänglich erwiesen (LAEMMERT 1946). Eichhörnchen *(Sciurus vulgaris)* und Wühlmäuse *(Microtus agrestis)* konnten mit neurotropem Virus intracerebral infiziert werden. STEPHANOPOULO, MOLLARET und DEMOS (1934) konnten nachweisen, daß auch das Schwein intracerebral mit Gelbfieber infiziert werden kann und eine Encephalomyelitis entwickelt. Von Interesse ist auch die Feststellung, daß Kücken mit dem in Hühnerembryonalgewebe gezüchteten Asibi-Stamm zu infizieren waren, und daß das Virus trotz des Fehlens einer Encephalitis in direkten Hirnpassagen weitergeführt werden konnte (LAEMMERT und MOUSSATCHÉ 1943). Erwachsene Hühner, Kanarienvögel, Tauben und andere Vogelarten sind dagegen unempfänglich. Ebensowenig hat sich Gelbfiebervirus bei zahlreichen, in Brasilien untersuchten Vögeln in der Natur nachweisen lassen (LAEMMERT, DE CASTRO-FERREIRA und TAYLOR 1946). Katzen, Kaninchen, Ratten, Frettchen, Goldhamster, Spitzmäuse konnten nicht infiziert werden. Pferde sind zwar unempfänglich, entwickeln aber nach wiederholten Injektionen von Gelbfiebervirus neutralisierende Antikörper. Auch Versuche, Gelbfiebervirus auf Kaltblüter zu übertragen, verliefen negativ.

Übertragung. Das Gelbfieber wird, wie schon von FINLAY erkannt und durch die amerikanische Kommission REED bestätigt wurde, durch *Aëdes aegypti L.* übertragen. Durch experimentelle Untersuchungen ist in der Folgezeit nachgewiesen worden, daß das Virus unter Laboratoriumsbedingungen außer durch *Aëdes aegypti* durch eine große Zahl verschiedener Stechmücken übertragen werden kann. Von besonderer epidemiologischer Bedeutung ist die Tatsache, daß — wie von SOPER (1936) nachgewiesen worden ist — Gelbfiebervirus in Südamerika durch *Haemagogus*-Arten von Affe zu Affe übertragen wird und diese und andere Stechmücken, ebenso wie in Afrika verschiedene Wald-*Aëdes*-Arten, für die Verbreitung des Gelbfiebers (Buschgelbfieber) in unbewohnten Urwaldgebieten unter wildlebenden Affen verantwortlich sind (vgl. S. 608).

Aëdes aegypti ist überall in den Tropen verbreitet, vor allem in Küstengebieten, und hält sich besonders gern in ländlichen Behausungen auf, kommt aber in großer Zahl selbst in den Großstädten vor. Die zu den Culicinen gehörende Mücke ist relativ klein, dunkel-graubraun und durch ihre kontrastreiche Schwarz-Weiß-Fleckung und die lyraförmige Zeichnung auf dem Thorax kenntlich. Die erwachsenen Mücken sind typische Hausmücken, die in nächster Nähe des Menschen leben. Nur die Weibchen saugen Blut und können, wenn sie hungrig sind, zu jeder Tageszeit stechen. In ihrer Nahrung sind sie nicht wählerisch, sie saugen außer am Menschen an verschiedenen kleinen und großen Tieren, auch an Kaltblütern. Die Eier werden meist über dem Wasserspiegel abgelegt. Sie bleiben in trockenem Zustand längere Zeit entwicklungsfähig. Die ausschlüpfenden Larven sind in kleinsten Wasseransammlungen und besonders in nächster Nähe der Häuser und in den Räumen selbst anzutreffen, in Wasserbehältern, Tonnen, Zisternen, Dachrinnen, Blumenvasen, Konservendosen usw., also vorwiegend in künstlichen kleinen Wasseransammlungen ohne Vegetation. Die Mücke gedeiht am besten bei einer Temperatur von 27—30° und hoher Luftfeuchtigkeit, also in tropischem oder subtropischem Klima. Bei dieser Temperatur dauert die Entwicklung vom Ei bis zur Mücke etwa 10 Tage. Besonders wichtig für die Ausbreitung des Gelbfiebers ist die Fähigkeit der Mücke, wiederholt Eier abzulegen. Vor jeder Eiablage muß sie Blut saugen und hat dadurch um so eher Gelegenheit, die Krankheit zu übertragen.

Das Virus macht in den übertragenden Insekten weder eine besondere Entwicklungsphase durch, noch scheint es im Insektenkörper regelmäßig zu einer starken Vermehrung zu kommen. Nach der Aufnahme des Virus ist die Mücke zunächst noch nicht ansteckungsfähig, sie wird es erst bei einer Durchschnittstemperatur von 24° nach einem Zeitraum von 12—14 Tagen, den man als „äußere Inkubation" bezeichnet. Während von DAVIS, FROBISHER und LLOYD (1933) angenommen wurde, daß das Virus sich nicht vermehrt, sondern innerhalb dieser Zeit in die Speicheldrüsen einwandert, ist SELLARDS (1935) der Ansicht, daß zunächst der größte Teil des Virus im Gewebe des Mückenkörpers zerstört wird und es erst am Ende der Inkubationsperiode zu einer Zunahme des überlebenden Virus kommt. Nach WITHMAN (1937) findet eine Virusvermehrung statt. Die in den einzelnen infizierten Mücken enthaltenen Virusmengen scheinen aber großen Schwankungen zu unterliegen (WITHMAN und ANTUNES 1938). Vielleicht verhalten sich auch die einzelnen Gelbfieberstämme in ihrer Infektiosität für Mücken unterschiedlich. Es ist anzunehmen, daß unter natürlichen Bedingungen nur ein geringer Prozentsatz der Mücken infiziert wird. In der Mücke findet sich das Virus nicht nur in den Speicheldrüsen, sondern in allen Geweben und auch in den Dejekten. WADELL (1947) fand das Virus in mit Äther abgetöteten *Haemagogus*-Mücken noch 24—27 Std nach dem Tode. Die Mücken scheinen nach Aufnahme des Virus dauernd infektiös zu bleiben, aber durch die Infektion nicht geschädigt zu werden. Es sind keine Anhaltspunkte dafür zu finden, daß das Virus unter natürlichen Bedingungen von infizierten auf gesunde Mücken übertragen wird. Ebensowenig hat sich die gelegentlich unter Laboratoriumsverhältnissen beobachtete Übertragung des Virus durch Eier oder Larven auf die nächste Mückengeneration bestätigen lassen.

Von großer Bedeutung für die Erhaltung oder Vermehrung des Virus in der Mücke ist jedenfalls die Außentemperatur, die die Dauer der äußeren Inkubation deutlich beeinflußt. Während die Inkubation bei 37° C nur 4 Tage beträgt, wird sie bei etwa 20° auf 2—3 Wochen verlängert. Infizierte Mücken, die 30 Tage lang bei 8° C gehalten wurden, waren nicht infektiös, wurden es aber nachträglich, wenn sie mehrere Tage in wärmere Temperatur kamen. Die für *Aëdes*-Mücken geltenden Verhältnisse ließen sich in neueren Untersuchungen auch für die Infektion von *Haemagogus* nachweisen (BATES und ROCA-GARCIA 1946).

Unter Laboratoriumsbedingungen läßt sich Gelbfiebervirus durch eine große Zahl verschiedener Stechmücken übertragen. Praktisch kommen nur Stechmücken als Überträger des Gelbfiebers in Betracht. Übertragungsversuche wurden aber auch mit den verschiedensten anderen Arthropoden ausgeführt, darunter mit Bettwanzen, Raubwanzen, Zecken, Läusen, Fliegen. ARAGÃO (1933) konnte Virus in den Eiern der Zecke *Amblyomma cayennense* nachweisen. Diese wurden von einem Weibchen 11 Tage nach Fütterung an einem infizierten Affen abgelegt. Auch Hundeflöhe (*Ctenocephalides canis*) und Stechfliegen (*Stomoxys calcitrans*) können für kurze Zeit das Virus beherbergen, kommen aber unter natürlichen Bedingungen als Überträger nicht in Frage. Unter den *afrikanischen* Stechmücken haben außer *Aëdes aegypti* die folgenden Arten Gelbfiebervirus durch den Stechakt experimentell übertragen: *Aëdes luteocephalus*, *A. albopictus*, *A. stokesi*, *A. vittatus*, *A. taeniorhynchus*, *A. africanus*, *A. simpsoni*, *A. taylori*, *A. metallicus*, *Eretmapodites chrysogaster*, *Mansonia africana*, *Culex thalassicus*. Unter den in Südamerika vertretenen Stechmücken sind folgende Arten als experimentelle Überträger bekannt: *Aëdes scapularis*, *A. fluviatilis*, *A. leucocelaenus* und verschiedene *Hämagogus*-Arten, darunter *H. spegazzinii* (syn. mit *capricornii*), *H. equinus* und *H. splendens*. Die epidemiologische Bedeutung dieser Mücken als tatsächliche Überträger des Gelbfiebers unter natürlichen Bedingungen ist nur für wenige Arten geklärt. In Südamerika konnte Gelbfieber verschiedentlich in wildgefangenen *Haemagogus spegazzinii* und in *Aëdes leucocelaenus* nachgewiesen werden, in Afrika fand sich eine natürliche Infektion nur bei *A. simpsoni* und *A. africanus*. Diese mit den Menschen praktisch überhaupt nicht oder nur ganz gelegentlich in Berührung kommenden Waldmücken übertragen das Gelbfieber unter Wildtieren, das sog. Busch- oder Dschungelgelbfieber (vgl. S. 608).

Eine direkte Übertragung des Gelbfiebers von Mensch zu Mensch kommt nicht vor, wenn auch bei Laboratoriumsuntersuchungen und bei Sektionen infizierter Tiere Virus durch die Haut eindringen und eine Infektion veranlassen kann. Die an freiwilligen Versuchspersonen ausgeführten Experimente der amerikanischen Kommission in Havanna hatten in eindrucksvoller Weise gezeigt, daß eine Übertragung durch verunreinigte Kleider, Bettzeug oder Gebrauchsgegenstände des Kranken nicht stattfindet.

Klinischer Verlauf und Krankheitserscheinungen. Verlauf und Krankheitserscheinungen sind sowohl bei dem klassischen epidemischen Gelbfieber als bei der im Inneren Südamerikas und Afrikas beobachteten Form des „Dschungelgelbfiebers" außerordentlich wechselnd. Die Krankheit kann abortiv verlaufen, so daß die subklinische Infektion nur durch das Auftreten spezifischer Antikörper im Serum nachweisbar wird, oder es kommt zu einer grippeähnlichen fieberhaften Infektion von 2—3tägiger Dauer. Bei schwererem Verlauf beginnt die Krankheit plötzlich mit Fieber, Kopf- und Gliederschmerzen, während die typischen Symptome der Gelbsucht ausbleiben können. Das klassische Gelbfieber ist durch bedrohliche Vergiftungserscheinungen, blutiges Erbrechen, schwere Schädigung von Leber und Niere mit ausgesprochener Gelbsucht und Störung der Nierenfunktion gekennzeichnet und führt häufig zum Tode.

Die Krankheit beginnt nach kurzer Inkubation von 3—6 Tagen und kann in 3 Perioden eingeteilt werden:

1. Das initiale Fieber oder die Infektionsperiode;
2. ein kurzes, nicht immer vorhandenes Stadium der Remission;
3. Periode der Reaktion und der Organschädigungen.

Das plötzlich und meist ohne Vorboten unter Frostgefühl auftretende *Fieber* hält sich in den ersten Tagen auf der gleichen Höhe von 39—40° C (vgl. Abb. 3). Außer den allgemeinen Begleiterscheinungen des Fiebers (Mattigkeit, Kopf- und

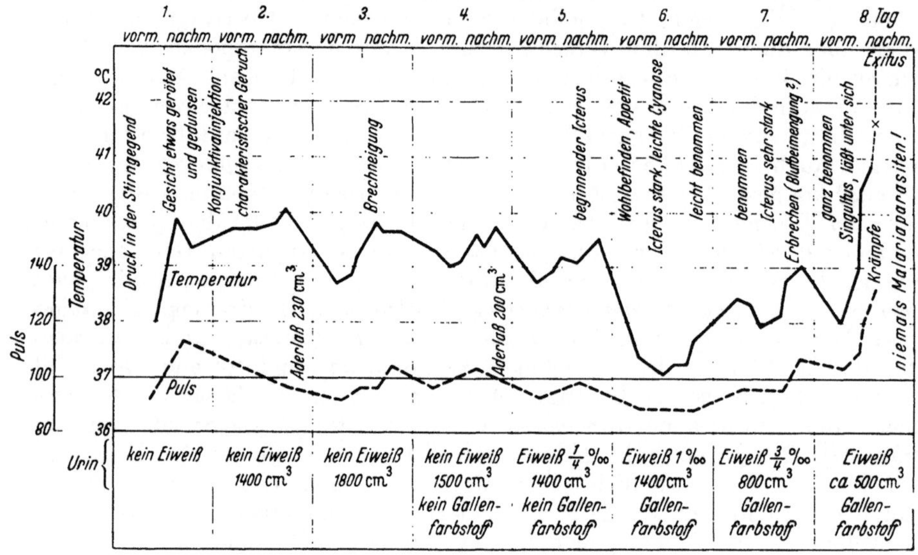

Abb. 3. Gelbfieber, Fieberkurve, tödlicher Verlauf. (Aus MIGUEL COUTO und H. DA ROCHA-LIMA: Gelbfieber, in MENSES Handbuch der Tropenkrankheiten, Bd. 5, 1. 1929.)

Gliederschmerzen, Appetitlosigkeit, Hitzegefühl, Trockenheit und Rötung der Haut, Conjunctivitis, Lichtscheu) fehlt in den ersten Tagen ein auffälliger Befund. Die besonders in der Stirn lokalisierten Kopfschmerzen und die Empfindlichkeit der Augen können recht erheblich sein. Rücken- und Kreuzschmerzen treten mit gleicher Heftigkeit auf wie im Beginn der Pocken, ebenso nach den Beinen ausstrahlende ziehende Schmerzen. Auffällig ist zuweilen ein epigastrischer Druckschmerz. Es besteht ein schweres Krankheitsgefühl, zuweilen auch starke Unruhe.

Der *Puls* ist zunächst beschleunigt, 100—120, kräftig gefüllt, erst mit dem weiteren Fortschreiten der Erkrankung wird er weicher und langsamer. Die relative Verlangsamung des Pulses bei ansteigender oder hochbleibender Temperatur ist diagnostisch verwertbar (FAGETsches Zeichen). Die zunehmende toxische Schädigung des *Herzens* ist im weiteren Verlauf auch elektrokardiographisch nachweisbar.

Die *Zunge* ist anfangs unverändert oder etwas gerötet, erst später wird sie trocken, belegt, klein und spitz, im Gegensatz zu der geschwollenen weichen Zunge bei Malaria (MANSON-BAHR). Das Durstgefühl ist quälend. Gaumen und Zahnfleisch sind gerötet und geschwollen und neigen zu Blutungen. Die Rötung des Gesichtes läßt nach, es bekommt eine cyanotische Färbung, die Züge verfallen, die Augen sinken ein. Meist bleibt die Haut heiß und trocken, doch kommt es gelegentlich — zumal bei drohendem Kollaps — zu Schweißausbrüchen.

Nach der ersten, etwa 3 Tage dauernden Fieberperiode sinkt die Temperatur ab (vgl. Abb. 3), das subjektive Befinden bessert sich und in manchen Fällen kann die Krankheit damit überstanden sein. Oder das Fieber steigt nach kurzer *Remission* wieder an, es tritt eine deutliche Verschlechterung des Allgemeinzustandes ein, und nun entwickelt sich das schwere, für Gelbfieber charakteristische Krankheitsbild. Das Fieber erreicht in der jetzt folgenden Periode nicht immer die gleiche Höhe wie in den ersten Tagen, es treten aber jetzt die Anzeichen schwerer Organschädigungen auf, die vor allem *Leber*, *Niere* und *Kreislauf* betreffen. Skleren und Haut nehmen eine gelbliche Färbung an, die sich zu einem intensiven *Ikterus* steigert, wenn auch die Gelbsucht nicht so stark ist wie nach Verschluß der Gallenwege und einen hellgelben oder schmutzig-gelben Farbton aufweist. Die Intensität der Gelbsucht ist recht verschieden, in manchen Fällen nur schwach angedeutet, bei schwerem tödlichem Verlauf fehlt sie nie. Die Haut strömt einen besonderen Geruch nach fauligem Fleisch oder „schlecht gelüftetem Fleischerladen" aus. Eine charakteristische Hauteruption fehlt, doch können gelegentlich erythematöse oder petechiale Veränderungen beobachtet werden.

Gleichzeitig mit der Gelbsucht entwickelt sich eine schwere toxische Schädigung der Nieren. Ein diagnostisch wie prognostisch wichtiges Zeichen ist Auftreten und Menge der Eiweißausscheidung. Zunächst wird noch reichlich Urin entleert, doch nimmt die Harnsekretion sehr bald ab, und es kommt in schweren Fällen zu einer ausgesprochenen Oligurie oder zu einer kompletten Anurie. Die Eiweißmenge nimmt rapide zu und steigert sich von 0,5‰ bis zu 2—12%, es treten Cylinder und Epithelien auf, die Chloride nehmen ab, die Reaktion ist sauer, der Harnstoffgehalt erhöht, Diazoreaktion negativ. Zuweilen ist spektrographisch Hämoglobin nachzuweisen. Während Urobilin frühzeitig vorhanden ist, tritt Bilirubin erst verhältnismäßig spät auf. Der Stuhl ist nur leicht entfärbt. Das Verhalten des Urins ist für die Prognose besonders wichtig. Schnelle Abnahme der Urinmenge bei hohem Eiweißgehalt ist ein bedrohliches Zeichen. Rückgang der Eiweißmenge, Auftreten von Gallenpigment und größere Mengen von Gallenfarbstoff sind dagegen günstig.

Ein charakteristisches und stets ernst zu nehmendes Symptom ist das sog. „*schwarze Erbrechen*" (Vomito negro), das Erbrechen von schwärzlichen „kaffeesatzartigen" Massen infolge von Blutaustritt in den Magen. Außer Magen- und Darmblutungen mit Entleerung schwarzer diarrhoischer Stühle können als Zeichen einer toxischen *Gefäßwandschädigung* oder *hämorrhagischen Diathese* auch an anderen Körperstellen Blutungen auftreten (Epistaxis, Zahnfleischblutungen, Petechien, Schleimhautblutungen in Blase, Uterus usw.).

Wesentlich sind auch Veränderungen des *Blutes*. Es ist eingedickt und zeigt hohe Hämoglobinwerte und Vermehrung der roten Blutkörper. Die Gerinnungszeit ist verlangsamt, das Komplement verringert. Es wird eine starke Bilirubinämie beobachtet bei normalem p_H, starker Abnahme von Calcium und Zunahme von Kalium. FINDLAY und HINDLE (1930) fanden bei Affen eine auffällige Zunahme des Blutguanidins. Meist kommt es zu einer deutlichen Veränderung des weißen Blutbildes, die auf eine Schädigung der Granulopoese hinweist. Gewöhnlich besteht eine Leukopenie bei relativer Monocytose, die am 5. bis 6. Tage ihr Maximum erreicht, und eine Lymphopenie. Als Zeichen der Besserung nimmt die Leukocytenzahl wieder zu.

Erscheinungen von seiten des *Nervensystems* stehen nicht im Vordergrunde. Das Bewußtsein ist meist erhalten, zuweilen treten Erregungszustände, Angstanfälle (epigastrisches Angstgefühl), Krämpfe auf, oder es kommt zu der Entwicklung eines komatösen Zustandes. Der Liquor ist vermehrt, zuweilen hämorrhagisch, und steht unter erhöhtem Druck. Der Eiweißgehalt im Liquor ist bei normalem Zellgehalt erhöht, die NONNE-APELTsche Reaktion ist positiv.

Der Tod tritt unter zunehmender Verschlechterung des Zustandes, unter den Erscheinungen der schweren Vergiftung, Versagen der Leber- und Nierenfunktion, Herzschwäche und Koma, meist zwischen dem 6. und 10. Krankheitstag ein. Bei den nicht tödlich verlaufenden Fällen tritt dagegen sehr bald ein Wechsel ein: Erbrechen und Blutungen hören auf, Eiweiß und Cylinder verschwinden aus dem Urin, die Gelbsucht läßt nach und es folgt selbst bei schweren Fällen eine auffallend rasche und vollständige Genesung. Nach Überstehen der Krankheit bleibt eine dauernde Immunität zurück. Rückfälle sind unbekannt, bleibende Schäden, insbesondere chronische Veränderungen der Leber, oder Nachkrankheiten treten in der Regel nicht auf.

Die durchschnittliche Letalität ist bei Gelbfieber schwer zu bestimmen, weil der Verlauf sehr stark wechselt und auf jeden diagnostizierten Fall sicherlich zahlreiche leicht verlaufende oder unerkannte Infektionen kommen. Bei typischem Verlauf mit Gelbsucht und schwarzem Erbrechen ist die Sterblichkeit hoch und erreicht 60 oder 70%. Im Gesamtdurchschnitt und unter Einbeziehung der nicht erfaßten Fälle würde sie kaum mehr als 5% betragen.

Es ist vielfach die Ansicht geäußert worden, daß das Gelbfieber bei Negern milder verläuft als bei den Angehörigen anderer Rassen. Neuere Erfahrungen haben aber erwiesen, daß auch unter der Negerbevölkerung schwere Epidemien mit zahlreichen Todesfällen auftreten können, wie die im Jahre 1941 im Sudan (Nuba Mountains) ausgebrochene Epidemie gezeigt hat. Auch die Ansichten über den Gelbfieberverlauf bei Kindern sind nicht einheitlich. Während früher angenommen wurde, daß Kinder nur in abortiver Form erkranken, weiß man jetzt, daß auch diese in schwerster Form erkranken können.

Diagnose und Differentialdiagnose. Der wechselnde Verlauf und die zuweilen wenig ausgesprochenen Krankheitserscheinungen erschweren, besonders im Beginn von Epidemien, die Diagnose. Gerade die leichteren Fälle werden häufig mit anderen fieberhaften Erkrankungen wie Grippe oder Denguefieber verwechselt. Im ikterischen Stadium ist eine in früheren Zeiten sicher nicht selten gewesene Verwechslung mit WEILscher Krankheit möglich, ebenso mit epidemischer Hepatitis oder akuter gelber Leberatrophie. Gegenüber Vergiftungen (Phosphor, Arsen, Tetrachlorkohlenstoff) entscheidet Vorgeschichte und Verlauf. Auch schwere Tropica und Schwarzwasserfieber müssen differentialdiagnostisch in Betracht gezogen werden, ebenso mit Ikterus einhergehende Recurrensinfektion.

Die Klärung der Diagnose durch Laboratoriumsuntersuchungen beruht auf:

1. Isolierung von Gelbfiebervirus,
2. Nachweis von spezifischen Antikörpern,
3. histopathologischen Untersuchungen bei tödlich verlaufenen Fällen.

Tierversuch. Die Isolierung von Virus aus dem Blut oder Serum des Patienten hat nur in den ersten Krankheitstagen Aussicht auf Erfolg. Nach dem 3. bis spätestens 5. Tage ist es nicht mehr nachweisbar. Man kann dazu nicht nur Affen benutzen, sondern auch Mäuse, denen vom Kranken gewonnenes Serum intracerebral eingespritzt wird. Nach einer je nach der Konzentration des Virus wechselnden Inkubation entwickeln sich bei den Mäusen Anzeichen einer Encephalitis, deren Spezifität im Neutralisationsversuch mit einem Gelbfieber-Immunserum geprüft werden muß. Durch serienweise Verdünnung des gewonnenen Virus, das mit gleichen Teilen des spezifischen Immunserums versetzt und nach Erwärmung auf 37° C (1 Std) wieder auf Mäusegehirn gebracht wird, läßt sich das Virus mit Sicherheit identifizieren. Auch bei einer Übertragung des Virus auf empfängliche Affen kommt es nicht nur auf typischen Verlauf und Sektionsbefund an, sondern auf eine Identifizierung des Virus mit Hilfe spezifischer Antikörper.

Nachweis spezifischer Antikörper (Mäuseschutzversuch). Das Auftreten spezifischer Antikörper nach Überstehen einer Gelbfieberinfektion läßt sich mit Hilfe des Schutzversuches an der Maus („protection test") nachweisen. Dabei wird Mäusen eine Mischung von neurotropem Virus und dem zu untersuchenden Serum eingespritzt. Bei Vorhandensein von Immunstoffen im Serum bleibt eine Infektion aus, fehlen diese, so kommt es zum Haften des Virus im Zentralnervensystem und zu tödlicher Infektion.

Das Auftreten von Immunkörpern und die neutralisierende Wirkung von Immunserum auf das Gelbfiebervirus waren schon seit den ersten Versuchen an Affen bekannt. Erst durch THEILER (1930) und durch SAWYER und LLOYD (1931) wurde der Schutzversuch an der Maus systematisch ausgebaut und in die Laboratoriumstechnik eingeführt. Der Wert des Schutzversuches für die Diagnostik und für epidemiologische Reihenuntersuchungen, seine Spezifität und Zuverlässigkeit ist allgemein anerkannt und durch umfangreiche Untersuchungen in der ganzen Welt bestätigt (SAWYER und WITHMAN 1936, SAWYER, BAUER und WITHMAN 1937, SOPER 1937, MAHAFFY, SMITHBURN und HUGHES 1946 u. a.).

Die Methodik des Schutzversuches hat im Laufe der Jahre gewisse Abwandlungen erfahren. Die direkte *intracerebrale* Einspritzung der Virus-Serummischung erwies sich als nicht empfindlich genug, da die Mäuse unregelmäßig und nach verschieden langer Zeit starben. Eine Verbesserung wurde durch SAWYER und LLOYD (1931) erreicht, indem die Mischung nicht intracerebral, sondern *intraperitoneal* eingespritzt wurde. Gleichzeitig oder kurz vorher erhielten die Tiere eine Stärkelösung intracerebral injiziert. Durch das Trauma und die Aufhebung der Blut-Hirnschranke kann das Virus aus der Zirkulation in das Hirngewebe eindringen. Ein Vorteil besteht darin, daß die Mäuse nicht so frühzeitig sterben und die etwa vorhandenen Immunkörper Gelegenheit haben, auf das Virus einzuwirken, bevor es im Nervengewebe haftet. Enthält das Serum keine neutralisierenden Antikörper, so tritt der Tod der Mäuse am 7. bis 11. Tage ein. (Experimentelle Untersuchungen haben ergeben, daß das Virus sich im Blut und Gehirn nach intraperitonealer Injektion wesentlich besser ausbreitet als nach subcutaner Injektion.) Eine weitere Modifikation der intraperitoneal angewendeten Schutzprobe wurde von WITHMAN (1943) eingeführt. Er verwendete junge Mäuse von 21 Tagen, die wesentlich empfindlicher sind und bei denen auf die intracerebrale Stärkeinjektion verzichtet werden kann. Diese Probe hat den Vorteil, daß auch geringe Mengen von Immunkörpern im Serum nachzuweisen sind, z. B. nach Schutzimpfungen oder bei wenig empfänglichen Tieren. Die hohe Spezifität des Schutzversuches wird nur dadurch eingeschränkt, daß man neuerdings bei manchen Tieren (Kühe, Schafe, Ziegen, Hunde) gelegentlich unspezifische Antikörper festgestellt hat, die offenbar mit Gelbfieber nichts zu tun haben (KOPROWSKI 1946). Die Diagnostik menschlicher Seren wird durch diese Feststellung nicht berührt. Sie besitzt aber eine gewisse Bedeutung für epidemiologische Untersuchungen zum Nachweis tierischer Virusreservoire.

Technik des *intraperitonealen Schutzversuches* nach SAWYER und LLOYD an erwachsenen Mäusen:

Intracerebrale Injektion von 0,03 cm^3 einer 2%igen Stärkelösung in 0,1% NaCl. Gleichzeitig intraperitoneale Injektion von 0,2 cm^3 einer 20%igen Virusaufschwemmung aus Mäusegehirn in physiologischer Kochsalzlösung gemischt mit 0,4 cm^3 des zu prüfenden Serums. Verwendet werden in jeder Serie 6 Mäuse, die bis 14 Tage beobachtet werden. Als Kontrolle dient je ein positives Immunserum und ein negatives Normalserum. Bleiben alle Mäuse am Leben, hat das Serum Schutzwirkung; sterben sie, so ist das Serum negativ. Je nach Zahl der überlebenden oder tödlich infizierten Mäuse ist das Ergebnis auch quantitativ auszuwerten oder als fraglich zu bezeichnen.

Für die Diagnose eines Gelbfiebers empfiehlt es sich, ebenso wie bei der serologischen Influenzadiagnostik, 2 Serumproben zu prüfen: eine unmittelbar nach Beginn der Erkrankung, eine weitere in der Rekonvaleszenz. Enthält die 2. Probe Immunkörper, während die erste negativ ausfiel, so ist die Diagnose Gelbfieber gesichert. Antikörper treten im Verlauf der Gelbfieberinfektion so schnell auf, daß unter Umständen beide Proben Schutzwirkung zeigen. In diesem Fall ist es notwendig, die neutralisierende Wirkung durch Titration zu bestimmen. Ein Anstieg des Titers spricht für Gelbfieber. Bleibt der Titer auf gleicher Höhe, so handelt es sich wahrscheinlich nicht um Gelbfieber, sondern das Vorhandensein der Immunkörper beruht auf einer früher überstandenen Gelbfieberinfektion. Der Nachweis spezifischer Antikörper gelingt nach überstandener Infektion noch nach Jahrzehnten.

Komplementbindung und Präcipitinreaktion. Es hat nicht an Versuchen gefehlt, einfachere diagnostische Laboratoriumsmethoden zu entwickeln, die den komplizierten Tierversuch ersetzen. DAVIS (1931), FROBISHER (1931, 1933), LENETTE und PERLOWAGORA (1943) berichteten über Antigengewinnung aus Plasma, Blut und Lebergewebe von infizierten Affen oder aus Mäusegehirn und über eingehende Untersuchungen mit der Komplementbindungsreaktion. Die komplementbindenden Antikörper sind nicht mit den neutralisierenden Antikörpern identisch und traten nicht so frühzeitig auf. (Nach SOPER und ANDRADE wurde die höchste Zahl positiver Seren 6—10 Wochen nach der Gelbfieberattacke erreicht.) Außerdem sind sie nach leichter Infektion und nach Impfung mit dem 17 D-Impfstoff nur selten nachzuweisen und verschwinden relativ schnell. Bei Reihenuntersuchungen in endemischen Gebieten werden deshalb mit Hilfe der Komplementbindung nur schwere und kürzlich überstandene Gelbfieberinfektionen erfaßt. Dagegen bleiben die neutralisierenden Antikörper sehr lange, wenn nicht lebenslänglich bestehen und ihr Nachweis gibt bei epidemiologischen Reihenuntersuchungen ein genaues Bild der gesamten Gelbfiebermorbidität einer Bevölkerungsgruppe.

Ein weiteres Antigen, das mit einer Albuminfraktion des Serumproteins übereinstimmt, wurde von HUGHES (1933) durch eine *Präcipitinreaktion* gefunden. Wahrscheinlich ist es mit dem komplementbindenden Antigen identisch. Diese Antigene entsprechen nicht etwa dem Virus selbst, sondern sie werden vermutlich durch Einwirkung des Virus auf das Gewebe gebildet.

Die Komplementbindung und die Präcipitinreaktion haben bisher keine wesentliche praktische Bedeutung gewonnen. Vielleicht erweisen sie sich aber bei weiteren Untersuchungen doch von einem gewissen Wert für die Diagnose des Gelbfiebers.

Pathologie. Für die Diagnose tödlich verlaufender Gelbfieberfälle ist die Kenntnis der pathologisch-anatomischen Organveränderungen, insbesondere die Histopathologie der Leber, von großer praktischer Bedeutung. Die histologischen Untersuchungen in Speziallaboratorien spielen in den endemischen Gebieten eine beträchtliche Rolle. In einzelnen Ländern, z. B. in Brasilien, wo Gelbfieber über große Gebiete weit verbreitet ist, wird die systematische Untersuchung der Leber bei allen Personen, die an einer akuten Krankheit von weniger als 10tägiger Dauer gestorben sind, gesetzlich vorgeschrieben und gehört zu den wesentlichsten Aufgaben des Yellow Fever Service (RICKARD 1937). Man bedient sich dabei eines einfachen Instrumentes, des *Viscerotoms*, mit dem kleine Leberstücke aus der Leiche entnommen werden. Die Entnahme kann durch Gesundheitsinspektoren, also Laien, und unter Verzicht auf eine Sektion erfolgen. Das Material wird in Formalin fixiert und an ein Laboratorium gesandt, in dem nach Einbettung in Paraffin die Diagnose in Hämatoxylin-Eosinschnitten gestellt wird.

Die exakte Diagnose erfordert Erfahrung, liefert aber den sicheren Beweis für das Vorhandensein des Gelbfiebers. Nach SOPER wurden bis 1936 über 65000 Viscerotomien in 1500 verschiedenen Orten in Brasilien, Bolivien, Paraguay, Ecuador, Columbien ausgeführt. Dabei gelang die Entdeckung von Gelbfieberfällen auch in Gebieten, wo es nicht vermutet wurde. Auch wiederholte negative

Ergebnisse haben einen gewissen Wert für die Beurteilung der Gelbfieberlage, zumal im Zusammenhang mit serologischen Reihenuntersuchungen mit Hilfe des Schutzversuches.

Meist findet sich an der Leiche eine ausgesprochene allgemeine *Gelbsucht.* An Magen- und Darmschleimhaut, den serösen Häuten und den verschiedensten Organen sind *Blutungen* vorhanden. Magen und Darm enthalten mehr oder weniger stark veränderte Blutreste. Das Blut in den Gefäßen ist unvollständig geronnen, es bleibt nach dem Tode noch längere Zeit flüssig und sammelt sich

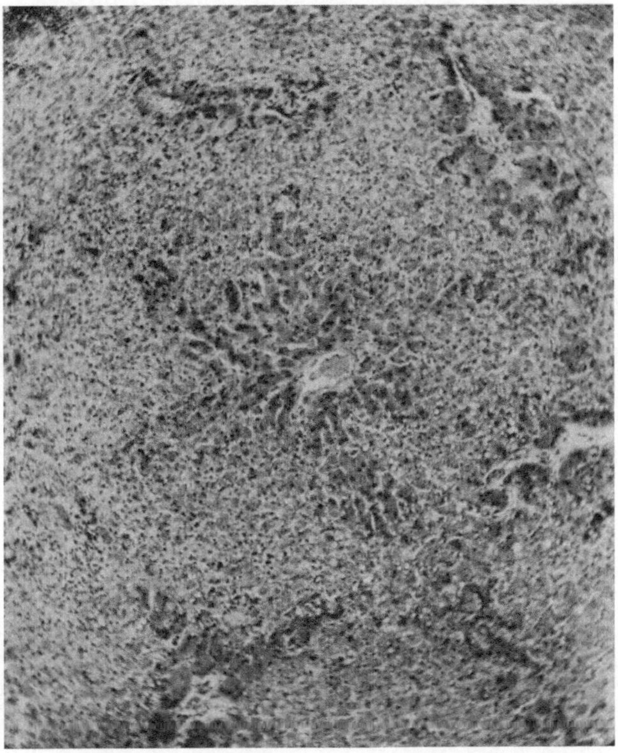

Abb. 4. Gelbfieberleber. Ausgedehnte „versprengte" Nekrosen und Verfettung. In der Umgebung der Zentralvene und an der Peripherie des Läppchens relativ gut erhaltene Leberzellen. (Sammlung Tropeninstitut Hamburg.)

in den abhängigen Teilen. Die Haut kann neben der Gelbfärbung infolge der venösen Stauung eine livide Tönung haben. Die Totenstarre ist kräftig ausgebildet. Neben den Blutungen ist eine abnorme Ablagerung von Fett in verschiedenen Organen auffällig, die als Folge einer schweren Störung des gesamten Stoffwechsels zu deuten ist. Fettige Degeneration und regressive Veränderungen betreffen vor allem Leber, Niere und Herzmuskel, sind aber auch an den Gefäßwandzellen nachweisbar.

Die wichtigsten Veränderungen finden sich in der *Leber.* Sie ist nicht verkleinert und schlaff wie bei akuter gelber Leberatrophie. Ihre Größe ist normal, oder sie ist etwas vergrößert, von weicher Konsistenz. Die Oberfläche ist glatt, die Farbe wechselt je nach Blut- und Fettgehalt und Grad der ikterischen Verfärbung zwischen gelb und braungelb. Die *mikroskopische* Untersuchung (Abb. 4) ergibt hochgradige *Verfettung* und *Nekrose* der Leberzellen. Im Gegensatz zu anderen nekrotisierenden Prozessen der Leber bestehen keine zusammenhängenden

Nekroseherde, sondern nekrotische Inseln liegen überall zwischen mehr oder weniger gut erhaltenen Zellen („versprengte“ Nekrosen). An den Kernen erkennt man pyknotische Veränderung, oder es kommt zu Kernschwund. Das Protoplasma bekommt ein hyalines Aussehen und färbt sich mit Eosin intensiv rot (COUNCILMAN-Körper). Die KUPFFERschen Sternzellen sind vergrößert, manchmal enthalten sie granuläre Bestandteile. Die Capillaren sind erweitert, stark mit Blut gefüllt, doch treten keine größeren Hämorrhagien auf. Gefäßsystem, Gallengänge und Stroma sind nicht betroffen. Die Zahl der nekrotischen Leber-

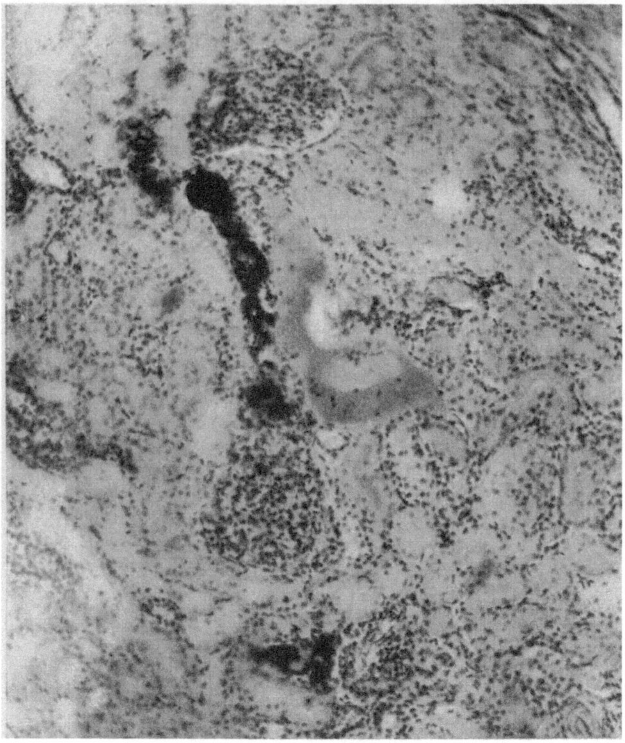

Abb. 5. Gelbfieberniere. Kalkcylinder. Degeneration der Epithelien der gewundenen Harnkanälchen. (Sammlung Tropeninstitut Hamburg.)

zellen erfährt in der intermediären Zone eine Zunahme, während an der Peripherie der Läppchen und in der Umgebung der Zentralvene unveränderte Leberzellen erhalten bleiben. Gerade das Nebeneinander von normalen, verfetteten und nekrotischen Zellen gibt dem histologischen Bau das charakteristische Gepräge, wobei die Gesamtarchitektur der Leber wenig gestört erscheint.

Die zuerst von DA ROCHA-LIMA (1912) beschriebenen und in ihrer Bedeutung erkannten Veränderungen der Leber sind von zahlreichen Autoren bestätigt worden und können wegen ihrer Eigenart als Beweis für Gelbfieber dienen (HOFFMANN 1928, 1937; HUDSON 1928; KLOTZ und BELT 1930; BABLET 1930, 1937 u.a.).

Von TORRES wurden 1928 zuerst bei experimentell infizierten Affen *acidophile Einschlüsse* in den Kernen der Leberzellen gefunden. Diese intranucleären Einschlüsse, die auch bei anderen Viruskrankheiten, z. B. Rift Valley Fever, gefunden wurden, sind körnig, unregelmäßig begrenzt und veränderlich in der Größe, meist um den Nucleolus gelagert und von einem ungefärbten Hof umgeben. Sie wurden gelegentlich auch in der menschlichen Leber festgestellt (COWDRY und KITCHEN 1930) und finden sich nach intracerebraler Infektion auch bei Mäusen in Nerven- und Gliazellen. Es handelt sich wohl nicht um eine Anhäufung von Viruselementen, sondern um eine Reaktion des Kernes auf das Eindringen des Virus (NICOLAU, KOPCIOWSKA und MATHIS 1934).

Außer der Schädigung der Leber finden sich schwere *Nierenveränderungen*. die häufig als unmittelbare Todesursache anzusprechen sind. Makroskopisch sind die Nieren geschwollen, blutreich. Die Rinde erscheint verbreitert und trübe. Es finden sich Blutungen im Gewebe und im Nierenbecken. Das histologische Bild (Abb. 5) entspricht dem einer schweren Nephrose. An den Harnkanälchen, insbesondere an den Tubuli contorti, erkennt man fettige Entartung, Nekrose, Zerfall und Abstoßung der Epithelien, während die Glomeruli kaum verändert sind und entzündliche Erscheinungen im Interstitium fehlen. Ein auffälliger Befund sind Kalkcylinder, die mit einer gewissen Häufigkeit zusammen mit der Bildung von granulierten und hyalinen Cylindern und der Anhäufung scholliger albuminöser Massen gefunden werden.

Die *Milz* ist blutreich, weich, nicht wesentlich vergrößert. Nach KLOTZ und BELT (1930) findet sich mikroskopisch ein deutlicher Gewebsumbau: Veränderungen an den MALPIGHIschen Körperchen, Auftreten undifferenzierter mononucleärer Zellen aus dem Reticulum bei Abnahme der Lymphocyten, degenerative Veränderungen an Cytoplasma und Zellkernen, Hyperplasie und wachsartige Degeneration des Bindegewebes in den Follikeln.

Am *Herzen* ist eine diffuse oder fleckförmige Trübung und Verfettung der Muskulatur zu erkennen, die sich auch mikroskopisch bestätigt (CANNEL 1928) (Anhäufung von Fetttropfen in der Nähe der Kerne, Dissoziation der Fasern, keine primären entzündlichen Veränderungen).

Untersuchungen an *Gehirn und Rückenmark* ergaben keine spezifischen Veränderungen (NICOLAU, MATHIS und BAFFET 1937). Die Meningen sind normal, es finden sich geringgradige mononucleäre Zellauslagerungen in der Umgebung der Capillaren und kleinen Gefäße, Proliferation der Gliazellen, degenerative Veränderungen und Fettablagerungen in Ganglien- bzw. Gliazellen. Zuweilen sieht man ebenso wie bei experimenteller Infektion von Affen, Mäusen und Meerschweinchen intranucleäre Einschlüsse sowohl in Nerven- als in Gliazellen.

Fettige Entartungen und Hämorrhagien sind zuweilen in *Nebennieren, Pankreas* und *Hoden* vorhanden.

Auffallend ist, wie auch von THEILER (1948) betont wurde, daß keine eingehenderen Untersuchungen über Veränderungen des *Knochenmarkes* bei Mensch oder Versuchstieren vorliegen, zumal der Blutbefund für eine schwere Schädigung der Myelogenese spricht. Es ist nach THEILER sogar als wahrscheinlich anzunehmen, daß sich das Virus zunächst im lymphatischen und hämatopoetischen System ausbreitet, während der Befall der inneren Organe später folgt. Der tödliche Ausgang wird von der Schwere des Leber- und Nierenschadens bestimmt, selbst nach Überwindung der Infektion durch die Abwehrmaßnahmen des Organismus. Von Interesse ist, daß das Virus aus menschlichen Leichen — im Gegensatz zu Tierexperimenten — nur ausnahmsweise isoliert werden kann.

Nach Überstehen der Infektion scheint sich das Gewebe zumal in Leber und Niere in sehr vollständiger Weise zu restituieren. Allerdings ist — ebenso wie bei der Hepatitis epidemica — meist nicht zu entscheiden, ob auf der Höhe der Erkrankung tatsächlich ausgedehntere Veränderungen des Leberparenchyms bestanden hatten, wenn nicht wiederholte bioptische Untersuchungen vorgenommen werden.

Epidemiologie. Im Gegensatz zu früheren Anschauungen weiß man heute, daß das Gelbfieber nicht nur durch die „Gelbfiebermücke" *Aëdes aegypti* und nicht nur von Mensch zu Mensch übertragen wird. Sowohl in Südamerika wie in Afrika ist es primär eine unter Tieren, insbesondere Affen, verbreitete Infektion, die durch Waldmücken von Tier zu Tier übertragen werden kann. Gelegentlich findet auch eine Übertragung durch diese Mückenarten auf den Menschen statt, oder aber infizierte Affen, die sich den menschlichen Behausungen nähern, werden zur Infektionsquelle für *Aëdes aegypti*. Auf diesem Wege kann es dann wieder zu typischen, durch *Aëdes aegypti* übertragenen Gelbfieberausbrüchen kommen, wenn nicht ein großer Teil der Bevölkerung durch vorausgegangene, vielleicht sogar unerkannt gebliebene Infektionen gelbfieberimmun ist.

So lassen sich 2 epidemiologisch verschiedene Formen des Gelbfiebers unterscheiden: das klassische, durch *Aëdes aegypti* übertragene *städtische Gelbfieber* und das im wesentlichen bei Tieren vorkommende und sekundär auf den Menschen übertragene *Dschungel- oder Buschgelbfieber*. Für das Auftreten größerer Epidemien bilden die städtischen Verhältnisse mit ihrem hohen Mückenindex, der großen Zahl und dem ständigen Zustrom empfänglicher Personen eine wesentliche Voraussetzung. Durch Bekämpfung der Mücken und zahlenmäßige Abnahme empfänglicher Individuen infolge zunehmender Durchseuchung wurde das Gelbfieber wesentlich eingeschränkt, zugleich aber kam es im Inneren zu einer Ausbreitung, wo es sich als *ländliches*, durch *Aëdes aegypti* übertragenes Gelbfieber halten konnte. Erst durch weitere Untersuchungen gelang die Feststellung, daß es auch in Gegenden vorkam, die frei von *Aëdes aegypti* waren, so z. B. in Columbien im Gebiet von Muzo (KERR und PATIÑO CAMARGO 1933) oder im Chanaan Tal in Brasilien im Staate Espiritu Santo (SOPER, PENNA CARDERO, SERAFIM, FROBISHER und PINHEIRO 1933) und daß die Ausbreitung auch ohne Vorkommen von *Aëdes aegypti* weite Gebiete umfaßt.

Das *südamerikanische Dschungelfieber*, das besonders von SOPER (1938), TAYLOR und DA CUNHA (1946), TAYLOR u. a. (1946) studiert worden ist, tritt sowohl *epidemisch* als *endemisch* auf. Es erkranken fast ausschließlich Männer, die in Waldgebieten arbeiten, während Frauen und Kinder (infolge Abwesenheit der Hausmücke *Aëdes aegypti*) verschont bleiben. Unter den Waldmücken sind es offenbar besonders *Haemagogus*-Arten, die als Überträger dienen (vgl. S. 599). Wiederholt konnte in diesen in Waldgebieten gefangenen Mücken *(Haemagogus spegazzinii)* Gelbfiebervirus nachgewiesen werden. Außer verschiedenen Affenspecies kommen nach neueren Untersuchungen von BUGHER u. a. (1944) auch Opossumarten *(Didelphis marsupialis)* als Virusreservoir in Frage. Über epidemische Ausbrüche des Dschungelfiebers, deren Zusammenhänge noch nicht genügend geklärt sind und die sich auf verschiedene Jahre ausdehnten, berichtete SOPER (1938). Sie nahmen offenbar im Amazonasbecken ihren Ausgang und breiteten sich in wiederholten Wellen quer durch Brasilien bis zur atlantischen Küste und dem Gebiet von Rio de Janeiro aus.

Die Verhältnisse in *Afrika* stimmen in vieler Hinsicht mit denen in Südamerika überein. Allerdings ist *Aëdes aegypti* in Afrika wesentlich weiter verbreitet und eine so scharfe Trennung zwischen den beiden epidemiologisch verschiedenen Gelbfieberformen daher nicht möglich. Auch die Rolle der Affen als Virusreservoir der Urwaldgebiete ist geklärt, wobei hier *Aëdes africanus* die wesentlichste Rolle als Überträger zu spielen scheint. Dagegen ist es unwahrscheinlich, daß *Aëdes africanus* die Infektion in den Waldgebieten auf den Menschen überträgt. Es ist vielmehr anzunehmen, daß bestimmte Affenarten *(Cercopithecus nicticans mpangae)*, die die Gewohnheit haben, Plantagen zu plündern und auf diese Weise in die Nähe menschlicher Behausungen gelangen, als Infektionsquelle für die in den Randgebieten des Urwaldes heimische Art *Aëdes simpsoni* werden. Durch diese wird die Infektion dann auf den Menschen übertragen. Sowohl *A. africanus* als *A. simpsoni* sind experimentell zu infizieren, und in beiden wurde das Virus auch unter natürlichen Bedingungen festgestellt (SMITHBURN und HADDOW 1946). Mit diesen Beobachtungen, die im Bwambagebiet in Uganda gemacht wurden, stimmt überein, daß die Immunitätsproben in der Nähe der Waldgebiete in weit höherem Prozentsatz positiv ausfielen als im Grasland. Auch *Aëdes aegypti* wird gelegentlich im Dschungel gefunden, doch in so geringen Mengen, daß sie als Überträger keine Rolle spielen dürfte.

Das klassische städtische, durch *Aëdes aegypti* übertragene Gelbfieber ist aber in Afrika relativ häufig und tritt vor allem in Westafrika auf. Ausgebreitete Epidemien können auch in ländlichen Distrikten vorkommen und werden hier offenbar nicht nur durch *Aëdes aegypti* verbreitet. Die schwerste Epidemie, die in den letzten Jahren bekannt geworden ist, brach 1940 in den Nuba Mountains (KIRK 1941) aus. Die Zahl der Erkrankungsfälle betrug über 15000, bei 1500 Todesfällen. Immunitätsproben, die nach der Epidemie angestellt wurden, ergaben, daß wohl über 40000 Fälle aufgetreten sein müssen. Nicht *Aëdes aegypti* war dabei der Hauptüberträger, sondern wahrscheinlich *A. vittatus*, *A. taylori* oder *A. metallicus*, die sämtlich auf experimentellem Wege infiziert werden können.

Trotz gewisser epidemiologischer Unterschiede und Variationen einzelner Stämme läßt sich sagen, daß die afrikanischen und amerikanischen Gelbfieberformen identisch sind. Sie unterscheiden sich weder durch antigene Eigenschaften des Virus und Immunitätsreaktionen, noch durch pathologische Veränderungen, die völlig miteinander übereinstimmen.

Behandlung. Ein ursächlich wirkendes Heilmittel ist nicht bekannt. Auch die Anwendung von spezifischem *Immunserum* scheint nach Ausbruch der Krankheit wertlos zu sein. Eine Neutralisierung des Virus durch Antikörper setzt bereits in der Infektionsperiode ein, so daß das Virus schon nach 3, spätestens nach 5 Tagen aus der Zirkulation verschwindet. Nur bei Anwendung von Immunserum in der Inkubationsperiode wäre eine vorbeugende oder mildernde Wirkung zu erwarten. Gegen die destruktiven Organveränderungen in Leber, Niere, Herz während der Reaktionsperiode lassen sich nur *symptomatische* Mittel anwenden.

Zu den wichtigsten Grundsätzen der Gelbfieberbehandlung gehören auch bei leichten Erkrankungen absolute Bettruhe und sorgfältige Pflege. Nur zu Beginn ist ein Abführmittel — Ricinus, Kalomel, salinische Abführmittel — zweckmäßig. Bei hohem Fieber können kalte oder lauwarme Abwaschungen oder Antipyretica versucht werden, bei sehr heftigen Kopf- und Gliederschmerzen ein Analgeticum (Codein), bei starker Unruhe Luminal. Wichtig ist die Ernährung mit leichter oder flüssiger Kost und reichlicher Zufuhr von Flüssigkeit (Fruchtsäfte, alkalisches Wasser oder Mineralwasser). Bei Erbrechen macht man Gebrauch von Einläufen oder Infusionen. Neben Kochsalzinfusionen sind wegen der eintretenden Zuckerverarmung Traubenzuckereinläufe oder -infusionen (5%ig) mit kleinen Insulingaben zu empfehlen. Die Brechneigung wird mit Eispillen oder kleinen Dosen Cocain bzw. Codein bekämpft. Zur Aufrechterhaltung der Nierentätigkeit bei trockener Haut und spärlichem Urin kann außer Flüssigkeitszufuhr Pilocarpin in kleinen Mengen gegeben werden. Bei schwarzem Erbrechen und erhöhter Blutungsneigung wird man von blutstillenden Mitteln — Adrenalin, Ergotin, Bleiacetat — Gebrauch machen. Wesentlichen Vorteil soll nach neueren Erfahrungen die Anwendung von Calciumlactat in wiederholten und hohen Dosen bringen, wobei eine Wirkung gegen die Guanidinvermehrung im Blut angenommen wird. Besonderer Beachtung bedürfen während des ganzen Verlaufes Herz und Kreislauf. Auch in der Rekonvaleszenz ist auf die Funktion von Herz, Leber und Niere zu achten und allmählich zunehmende leichte Kost zu verordnen.

Gelbfieberschutzimpfung. Als wirksamste Vorbeugungsmaßnahme kann heute die Gelbfieberschutzimpfung gelten. Ihre Wirksamkeit bezieht sich nicht nur auf einen Schutz gefährdeter Einzelpersonen, sondern sie ist auch als *Massenimpfung* in Gelbfiebergebieten mit Erfolg angewendet worden. Gerade in Afrika, wo die *Aëdes*-Bekämpfung besonders schwierig ist, ist die Massenimpfung die einzig wirksame Methode einer Gelbfiebervorbeugung und -bekämpfung. Während des Krieges blieben die alliierten Truppen von Gelbfieber verschont, obwohl Tausende von Soldaten aus Europa und Nordamerika in Freetown gelandet und von 1940 an in Gelbfiebergebieten stationiert waren. Zur Sicherung des Luftverkehrs und der Nachschubwege und für die Ausbildung afrikanischer Verbände waren etwa 50000 Briten, Franzosen und Amerikaner in gelbfieberbedrohten Gebieten eingesetzt. Unter diesen gegen Gelbfieber geimpften Truppen traten nur 3 oder 4 Erkrankungen auf (ELLIOT 1944).

Auch aus Südamerika liegen entsprechende Beobachtungen vor. Unter 600000 in Columbien geimpften Personen trat nur 1 Fall auf, während in der gleichen Zeit 345 erwiesene und 254 Verdachtsfälle bei Nichtgeimpften gemeldet wurden (BUGHER und GART-GALVIS 1944). Als Beweis für den Wert des Impfschutzes kann angeführt werden, daß seit der Einführung der Impfung keine Laboratoriumsinfektionen mehr beobachtet werden, während sich in früheren Jahren eine ganze Reihe von zum Teil tödlich verlaufenen Infektionen in den Gelbfieberlaboratorien ereigneten (unter den Opfern befanden sich Wissenschaftler von hohem Rang wie NOGUCHI, ADRIAN STOKES, WILLIAM YOUNG, P. A. LEWIS u. a.).

Die zuerst durch HINDLE (1928) aufgenommenen Versuche einer Gelbfieberprophylaxe mit Impfstoffen aus Leber und Milz von infizierten Affen führten zu dem Ergebnis, daß abgetötetes Virus für Immunisierungszwecke unbrauchbar ist. Eine ausreichende Schutzwirkung ist nur durch aktives Virus und durch das Überstehen einer subklinischen Infektionsphase zu erzielen. Deshalb wurde zunächst ein für Affen apathogen gewordenes oder abgeschwächtes Virus aus Mäusegehirn angewandt. Die Befürchtung, das neurotrope Virus könnte zu virulent sein oder sich in ein viscerotropes Virus zurückverwandeln, veranlaßte die Entwicklung einer Simultanimpfung von Virus + Immunserum, also einer Kombination von aktiver und passiver Schutzimpfung (SAWYER, KITCHEN und LLOYD 1932, FINDLAY 1934, LAIGRET u. a. 1937, SELLARDS 1937). Die Methode führte wohl zu positiven Ergebnissen, hat sich aber auch nach Ersatz des menschlichen Rekonvaleszentenserums durch von Tieren, insbesondere von Affen gewonnenes Hyperimmunserum praktisch nicht bewährt.

Heute werden für Impfzwecke 2 verschiedene Gelbfieberstämme verwendet, die in ihren pathogenen Eigenschaften weitgehend abgeändert oder abgeschwächt sind: ein *französischer neurotroper Stamm* und der *17 D-Stamm*.

Der *französische Stamm* wurde 1929 in Dakar isoliert und auf Mäusen intracerebral gehalten. Im Verlauf der Passagen erhöhte sich die Pathogenität für die Maus, während die viscerotropen Eigenschaften im Affenversuch zurückgingen. Dieses mausadaptierte Virus ist in großem Umfange in französisch West- und Zentralafrika für Impfzwecke verwendet worden. Der Impfstoff besteht aus getrocknetem Mäusegehirn in Gummi arabicum und wird percutan auf die scarifizierte Haut geimpft. Zum Teil wurde eine Mischung mit Vaccinevirus verwendet und gleichzeitig gegen Gelbfieber und Pocken geimpft. Über die Impferfolge mit dem Dakar-Stamm ist von französischen Autoren wiederholt zusammenfassend berichtet worden (SELLARDS und LAIGRET 1936, STEFANOPOULO 1937, MATHIS 1938). Gegen diese Methode sind allerdings auch Einwände gemacht worden, da man bei Verwendung von aktivem neurotropem Virus Nebenerscheinungen befürchtete, insbesondere Komplikationen von seiten des Zentralnervensystems. Tatsächlich sind Reaktionen häufiger als nach Impfungen mit dem 17 D-Stamm, doch scheinen ernstliche Komplikationen selten zu sein. Zu berücksichtigen ist dabei, daß es sich bei den Impflingen fast ausschließlich um Neger der französischen Kolonien handelte und daß bei diesen offenbar eine geringere Reaktionsbereitschaft vorliegt. Die Zahl der heftigen Reaktionen ist jedenfalls nicht so groß wie man auf Grund von Affenversuchen hätte annehmen können. Die Bildung spezifischer Antikörper ist, wie bei vergleichenden Untersuchungen bei Anwendung verschiedener Impfmethoden (Mäusevirus, Mäusevirus + Vaccine, 17 D) beobachtet werden konnte, sehr kräftig (PAULA SOUZA 1946).

Bei dem *17 D-Stamm* handelt es sich um ein im Verlauf von Züchtungsversuchen in Gewebekulturen gewonnenes Virus, das sich bei Erhaltung immunisatorischer Eigenschaften als so abgeschwächt erwies, daß seine Verwendung zu Impfzwecken ohne gleichzeitige Gaben von Immunserum möglich war (THEILER und SMITH 1937). Die Eigenschaften dieses Stammes und sein Verhalten in Gewebekulturen und bei Beimpfung von befruchteten Hühnereiern sind in langjährigen Untersuchungen eingehend studiert worden (FOX 1947). Als besonders wichtige Tatsache ist hervorzuheben, daß das 17 D-Virus nicht durch *Aëdes aegypti* übertragen wird und eine Gefahr der Rückverwandlung in virulente Form und Ausbreitung durch Mücken offenbar nicht besteht.

Die Methoden der *Impfstoffbereitung* sind in verschiedenen Instituten weiterentwickelt worden, insbesondere in New York — Laboratory of the International Health Division, Rockefeller Foundation; London — Wellcome Research Institute; Paris — Institut Pasteur; Rio de Janeiro, Bogotá — Yellow Fever Laboratory, National Yellow Fever Service (SMITH, PENNA und PAOLIELLO 1938, BUGHER und SMITH 1944, FOX u. a. 1943, PAULA SOUZA 1945). Man ist dabei zu standardisierten Methoden gelangt, die eine Gewinnung von großen Mengen eines zuverlässig wirkenden Impfstoffes gestatten.

Der aus Hühnerembryonalgewebe gewonnene 17 D-Impfstoff wird in Ampullen getrocknet und eingefroren. Auch die Aufbewahrung und der Transport muß bei Tiefkühlung (—5 bis —10° C) oder in geeisten Thermosgefäßen erfolgen. Die für eine Portion erforderliche Menge wird vor Gebrauch in 0,5 cm^3 gekühltem destilliertem Wasser aufgelöst und sofort subcutan injiziert (nach Auflösung darf die Suspension nicht länger als 1 Std aufbewahrt werden). Eine einzige Impfung genügt, um die Bildung ausreichender Mengen von Immunkörpern anzuregen. Die Reaktionen sind äußerst mild, nur bei etwa 5% der Impflinge tritt am 7. Tag ein leichter Kopfschmerz und geringe Temperatursteigerung ein, die kaum belästigen und nach einem Tag verschwinden. Der Impfschutz wird nach 10 Tagen wirksam, im Serum lassen sich bereits nach 7—9 Tagen spezifische Immunkörper nachweisen. Die Dauer des Impfschutzes erstreckt sich — ebenfalls auf Grund der Schutzprobe — auf mindestens 4—6 Jahre (FOX und CABRAL 1943).

Trotz der geringen Reaktionen nach der Impfung mit dem 17 D-Virus stellten sich wiederholt unangenehme *Nebenwirkungen* ein, die durch Verbesserung oder Abänderung der Herstellungstechnik beseitigt werden konnten. Als ernsteste Komplikation kam es, wie zuerst von FINDLAY und MCCALLUM (1937) berichtet wurde, zu einer Häufung von Gelbsuchtsfällen im Anschluß an die Impfung. Zweifellos hat es sich bei diesen 2—7 Monate nach der Impfung aufgetretenen Fällen von Gelbsucht nicht um eine Leberschädigung durch das Gelbfiebervirus, sondern um die gleichzeitige Verimpfung eines Hepatitisvirus gehandelt. Für die Bereitung des Impfstoffes wurde menschliches Serum verwendet, das Virus der menschlichen Serumhepatitis enthielt. Eingehende Schilderungen über das Auftreten dieser Serumhepatitis nach Gelbfieberimpfungen, die in zahlreichen Fällen tödlichen Ausgang hatte (etwa 3 auf 1000), finden sich in der amerikanischen Literatur (SAWYER u. a. 1944). Nach Fortlassen des menschlichen Serums bei der Impfstoffherstellung sind keine Zwischenfälle mehr beobachtet worden (FOX u. a. 1942).

In einer Serie traten ebenso wie bei Verwendung von neurotropem Virus Fälle von Encephalitis auf, für deren Entstehung eine Erklärung fehlt (FOX u. a. 1942). Auch diese Komplikationen lassen sich wahrscheinlich durch genaue Standardisierung und Überwachung der Impfstoffherstellung vermeiden. Nach neueren

Vorschriften soll zur Vermeidung etwaiger postvaccinaler Encephalitiden nicht gleichzeitig gegen Pocken und Gelbfieber geimpft werden, sondern es sollte zunächst die Gelbfieberimpfung und erst nach einem Zeitraum von 15 Tagen die Pockenimpfung vorgenommen werden. Muß aus unvermeidlichen Gründen zuerst gegen Pocken geimpft werden, so läßt man bis zur Vornahme der Gelbfieberimpfung 21 Tage verstreichen.

Zu denken ist schließlich an das Auftreten von *Überempfindlichkeitserscheinungen* bei Vorliegen einer Allergie gegen das im Impfstoff enthaltene Hühnereiweiß (SPARGUE und BARNARD 1945).

Bekämpfung und Prophylaxe. Vor Einführung der aktiven Schutzimpfung beschränkte sich die Abwehr auf frühzeitige Erkennung und mückensichere Isolierung von Gelbfieberfällen und auf allgemeine Quarantänemaßnahmen. Zugleich richtete sich die Bekämpfung gegen die übertragenden Mücken und ihre Brut. Durch Mückenschutz und Mückenvertilgung, deren Wirksamkeit sich erwiesen hat, gelang es, das Gelbfieber in vielen schwer verseuchten Plätzen, wie z. B. Havanna, New Orleans, Rio de Janeiro, Panama innerhalb kurzer Zeit vollständig zum Erlöschen zu bringen. Von ausschlaggebender Bedeutung war dabei die Verminderung der Mückendichte. Es hat sich gezeigt, daß durch *Aëdes aegypti* verbreitete Epidemien nur dann zum Ausbruch kommen, wenn der Mückenindex genügend hoch ist, während sie durch Herabsetzung der Überträgerzahl beherrscht werden können. Der kritische Hausindex ist erreicht, wenn bei sorgfältiger Durchsuchung der Häuser nur 5% der Gehöfte Larven enthalten. Erfahrungsgemäß besteht dann keine Gefährdung mehr.

Bei der in Mittel- und Südamerika in den Hauptzentren der Gelbfieberverbreitung systematisch aufgenommenen Bekämpfung wurde das Augenmerk vor allem auf die *Mückenbrut* gelenkt. Die Nachbarschaft eines jeden Hauses wurde durch geschulte Gesundheitsaufseher wöchentlich inspiziert und die bei den Kontrollen festgestellten Brutplätze beseitigt oder durch Versprühen von Öl oder Petroleum unschädlich gemacht. Mit Hilfe einer weitverzweigten Organisation, wie sie z. B. in Brasilien geschaffen wurde, und durch speziell ausgebildetes Personal läßt sich auf diese Weise die Verbreitung von *Aëdes aegypti* wesentlich einschränken, wenn es auch nicht gelingt, die Mücke ganz auszutilgen und versteckte Brutgelegenheiten immer wieder einer noch so sorgfältigen Kontrolle entgehen. Von allergrößter Bedeutung ist auch für die Bekämpfung von *Aëdes aegypti* die Einführung der neuen Insecticide auf der Basis von DDT oder Hexachlorcyclohexan geworden. Die Besprayung der Wände z. B. mit DDT ist gegenüber diesen Hausmücken ganz besonders wirksam, wenn sie in regelmäßigen Abständen wiederholt wird, und eine Maßnahme, die unter einem verhältnismäßig geringen Kostenaufwand durchführbar ist.

Besonders wichtig ist, wie bereits frühzeitig erkannt wurde, die *Vernichtung der Mücken* in Gelbfieberhäusern und in der Umgebung von Gelbfieberkranken. Eine Abnahme der erwachsenen Mücken tritt bei Anwendung von Insecticiden sofort ein, während die Larvenbekämpfung erfahrungsgemäß erst nach einigen Wochen wirksam wird. Auch aus diesem Grunde ist die Vertilgung der erwachsenen Mücken bei ausbrechenden Epidemien vorzuziehen oder mit der Bekämpfung der Brutplätze zu kombinieren. Unter afrikanischen Verhältnissen ist die Durchführung einer wirksamen Mückenbekämpfung schwieriger, weil *Aëdes aegypti* auch in ländlichen Distrikten und in den kleineren dörflichen Siedlungen der Eingeborenen weit verbreitet und nicht so stark an die menschlichen Behausungen gebunden ist. Bei den als Überträger in Frage kommenden Waldmücken sind die Bekämpfungsmaßnahmen natürlich nicht anwendbar.

Das Fortschreiten der modernen Verkehrstechnik und die Entwicklung des *Flugverkehrs* lassen beim Gelbfieber besondere Gefahrenmomente erkennen, auf die wiederholt aufmerksam gemacht worden ist. Von FINDLAY (1946) wurde auch in neuerer Zeit wieder auf die trotz aller Vorbeugungsmaßnahmen bestehenden Möglichkeiten einer Verschleppung des Gelbfiebervirus hingewiesen. Besondere Besorgnis wurde immer wieder bezüglich einer Übertragung des Gelbfiebers aus Afrika nach Indien geäußert, wo alle Voraussetzungen für eine weitere epidemische Ausbreitung gegeben wären (ubiquitäres Vorkommen der übertragenden Stechmücken, hohe Außentemperatur, empfängliche Bevölkerung).

Den verschiedenen Möglichkeiten einer Gelbfieberverschleppung mit Flugzeugen ist durch *internationale Sanitätsabkommen* (International Sanitary Convention for Aerial Navigation 1933 and 1944) Rechnung getragen. Diese Abkommen enthalten Vorschriften über zwischenstaatliche Bekanntgabe der endemisch verseuchten Gebiete; Maßnahmen zur Beseitigung von Brutstätten, Vernichtung von Mücken und Mückenschutz auf Flugplätzen gelbfiebergefährdeter Gebiete; Mückenvertilgung in Flugzeugen, Quarantänevorschriften, Bestimmungen über Vornahme von Impfungen und Ausstellung von Impfbescheini. gungen.

Die Möglichkeit eines Transportes von Mücken in *Flugzeugen* ist sowohl im Experiment als in der Praxis erwiesen. Ebenso besteht die Gefahr der Beförderung infizierter Personen im Inkubationsstadium. Die Flugzeuge werden ständig auf etwa vorhandene Mücken kontrolliert und das Mitführen von Stechmücken durch Anwendung insecticider Mittel (DDT oder Pyrethrum als Aerosol oder Spray) verhindert (MADDEN, LINDQUIST und KNIPLING 1946). Neben sorgfältig durchgeführtem Mückenschutz, Überwachung und Sanierung der Flugplätze, genauen Erhebungen über das Auftreten von Gelbfieber, wird das Hauptgewicht auf eine genaue Befolgung der Impfvorschriften gelegt.

Die *Impfbescheinigung* wird erst 10 Tage nach Vornahme der Impfung, also nach eingetretenem Impfschutz, gültig. Ihre Gültigkeitsdauer beträgt 4 Jahre. Die Impfung darf nur mit geprüften und von einer internationalen Kommission zugelassenen Impfstoffen vorgenommen werden. Über die von der Welt-Gesundheits-Organisation mit den Impfungen betrauten und für die Ausstellung von Impfattesten zuständigen Stellen werden Listen geführt und bekannt gegeben. Die Eintragung der Impfung muß in international vorgeschriebenen Impfheften erfolgen. Einem Impfzwang unterliegen alle Personen, die nach endemischen Zonen einreisen oder diese auf der Durchreise berühren.

Personen, die eine Gelbfieberinfektion durchgemacht haben, unterliegen keinem Impfzwang, es muß aber das Ergebnis der Schutzprobe zum Nachweis von Immunkörpern im Serum in das Impfheft eingetragen werden.

Während nach früheren Bestimmungen bei Gelbfieberverdacht eine Quarantäne von 6 Tagen vom letzten Tage der Ansteckungsmöglichkeit verhängt wurde, brauchen die Quarantänevorschriften bei geimpften Personen nicht angewendet zu werden. Auch darin drückt sich das große Vertrauen aus, das in die Schutzimpfung gegen Gelbfieber gesetzt wird. Wenn auch die Gefahr nicht gebannt ist und Nachlässigkeit in der Handhabung der Impftechnik oder Umgehung der Vorschriften zu Versagern führen kann, bleibt die bemerkenswerte Tatsache bestehen, daß es trotz des ungeheuer vermehrten und beschleunigten Flugverkehrs in keinem einzigen Fall zu einer nachweislichen Verschleppung von Gelbfieber auf dem Luftwege gekommen ist. Die Wahrscheinlichkeit, daß es wie in früherer Zeit zu einer Verschleppung von Gelbfieber auf dem Seewege kommen könnte, ist auf modernen Schiffen und bei dem gegenwärtigen Stand der Schiffs- und Hafenhygiene außerordentlich gering. Die internationalen Abkommen sehen aber auch für den Schiffsverkehr Bestimmungen vor, die das Gelbfieber betreffen (International Convention 1926 and 1944).

Denguefieber.

Mit 1 Abbildung.

Definition. Das Denguefieber (break-bone fever, dandy fever, denguero, Knöchel-, Fünf- oder Siebentagefieber) ist eine kurzfristige, durch Stechmücken *(Aëdes)* übertragene, gutartig verlaufende Viruskrankheit mit Fieber, Schmerzen, Exanthem und Leukopenie, die in den Tropen und Subtropen meist in epidemischer Form auftritt.

Geschichte und Verbreitung. Die ersten Beschreibungen stammen aus dem 18. Jahrhundert. So wurde z. B. von DAVID BYLON aus dem Jahre 1779 von einer in Batavia und auf Java beobachteten „joint fever"-Epidemie berichtet (PEPPER 1941), die mit Dengue identisch sein dürfte. Auch bei den Beschreibungen von GALBERTI aus Ägypten 1779 und von RUSH aus Philadelphia 1780 scheint es sich nach HIRSCH um Dengue gehandelt zu haben. Aus dem 19. und 20. Jahrhundert stammen zahlreiche Berichte über das Auftreten von Epidemien in tropischen und subtropischen Gebieten. Die Krankheit gewann damit ihre Anerkennung als klinische Einheit und die Bezeichnung Dengue wurde 1869 im Royal College of Physicians akzeptiert. Auch in neuerer Zeit sind immer wieder ausgedehnte Epidemien aufgetreten. 1912 erkrankten in Galveston 30000 Menschen, die Zahl der Erkrankungsfälle in Texas betrug 1922 500000, während im Süden der USA. 1—2 Mill. Menschen erkrankt gewesen sein sollen.

Von großen Epidemien wurde mehrfach Australien heimgesucht, eine 1925 bis 1926 in Queensland-New South Wales ausgebrochene Epidemie ergriff 560000 Menschen, eine weitere Epidemie trat 1942 auf (LUMLEY und TAYLOR 1943). Eine besonders schwere Epidemie erlebte Griechenland im Jahre 1928. Es erkrankten dabei innerhalb kurzer Zeit etwa 80% der Bevölkerung von Athen und Piräus, die Gesamtzahl der Erkrankungen bei dieser griechischen Epidemie betrug sicherlich über 1000000. — In Kairo wurde 1937 eine Epidemie mit 2594 Fällen beobachtet, von denen 50 infolge Herz- oder Lungenkomplikationen tödlich verliefen (WAKIL und HILMY 1938). — In den Hafenplätzen Japans traten 1942—1945 große, jedes Jahr wiederkehrende Epidemien auf mit 1—2 Mill. Erkrankungen. In Osaka war $^1/_2$—$^1/_3$ der Bevölkerung erkrankt (SABIN 1946). Auch im Pazifik hat das Denguefieber während des zweiten Weltkrieges eine recht erhebliche Rolle gespielt (CARANAGH 1943, HYMAN 1943, CARSON 1944, KISNER und LISANSKY 1944, STEWART 1944, JOHNSON, MARTIN und BRESLOW 1946, zitiert nach VAN ROOYEN und RHODES 1948). Während des Krieges wurden in der US.-Armee 84090 Denguefälle gemeldet. Die tatsächliche Erkrankungsziffer liegt wahrscheinlich wesentlich höher.

Dengue-ähnliche Erkrankungen wurden auch in neuerer Zeit aus Indien, Amerika und Afrika beschrieben und zum Teil mit besonderen örtlichen Namen bezeichnet (PURCELL 1937, CHANDHURY und GHOSH 1942, FINDLAY und BROOKFIELD 1943, FAIRCHILD 1945, PAUL, ANTES und SAHS 1945). Zu dieser Gruppe der kurzfristigen dengue- oder pappataci-ähnlichen Fieber gehört vielleicht auch das während des Krieges beschriebene russische Kopfschmerzfieber (GOLDECK und WALTHER 1944) und das Bessarabienfieber (BOENHARDT 1945). Vielfach waren Dengue-Epidemien nicht mit Sicherheit von Pappatacifieber (vgl. S. 621) zu unterscheiden. Vielleicht sind auch das aus Texas beschriebene *Bullis Fever*, das wahrscheinlich durch Zecken übertragen wird, und das sog. *Colorado tick fever* (LIVESAY u. a. 1946, FLORIO u. a. 1946, POLLARD u. a. 1946) nicht — wie ursprünglich angenommen — Rickettsiosen, sondern sie gehören gleichfalls zu der Denguegruppe. In den letzten Jahren ist die Kenntnis des Denguefiebers durch tierexperimentelle Untersuchungen, insbesondere durch die Adaptation von Denguevirus-Stämmen an die Maus wesentlich gefördert und die Möglichkeit einer spezifischen Diagnose geschaffen worden (SABIN 1944). Damit läßt es sich heute mit größerer Sicherheit von ähnlichen Krankheitsbildern abgrenzen.

Ätiologie. Die *Virusätiologie* des Denguefiebers wurde bereits 1907 durch ASHBURN und CRAIG auf den Philippinen erkannt, nachdem verschiedene Bakterien und Spirochäten fälschlich für den Erreger gehalten worden waren. Es gelang, durch Patientenblut, das sich mikroskopisch und kulturell als steril erwiesen hatte, die Infektion auf freiwillige Versuchspersonen zu übertragen. In späteren Untersuchungen (KOIZUMI u. a. 1917, BLANC und CAMINOPETROS 1927, MANONSSAKIS 1928, KLIGLER und ASHER, SIMMONS u. a. 1931; zitiert nach VAN ROOYEN und RHODES 1948) wurde bestätigt, daß es sich um Virus handelte, das bakteriendichte Filter passiert und auch im Serum enthalten ist.

Die Größe der Virusteilchen ist mit Hilfe der Filtration durch Gradokollmembranen auf etwa 20 mμ geschätzt (SABIN 1944). Das sehr kleine, mikroskopisch unsichtbare Virus entspricht also in seiner Größe dem Gelbfiebervirus. Wiederholt beschriebene rickettsienartige Organismen in den Überträgern (SELLARDS und SILER 1928) und Granula („*Maculae dengui*") in Blutelementen (COLES 1937) haben mit Virus offenbar nichts zu tun.

Das Virus läßt sich aus menschlichem Serum in der Ultrazentrifuge bei 24000 Umdrehungen je Minute in 90 min ausschleudern. Unter dem Elektronenmikroskop fanden SABIN, SCHLESINGER und STANLEY (1945) in hochinfektiösem Serum nach fraktionierter Zentrifugierung fragliche Strukturen, die aber nicht mit Sicherheit als Virus identifiziert wurden.

Im Blut bleibt das Virus im Eisschrank bei einer Temperatur von 0° C mehrere Wochen (bis zu 2 Monaten) erhalten. Auch in getrocknetem und gefrorenem Zustand (bei —70° C) kann es lange konserviert werden. Durch Hitze (50° C $^1/_2$ Std), Ultraviolett und Chemikalien wird es im Serum oder in Suspensionen aus Mücken inaktiviert und verliert dann seine immunisierenden Eigenschaften.

Die von SHORTT u. a. 1936 aus Indien mitgeteilte erfolgreiche *Züchtung* des Denguevirus auf der Chorio-Allantois-Membran befruchteter Hühnereier ist nach SABIN (1948) zweifelhaft, weil der sichere Nachweis durch Rückübertragung auf den Menschen fehlt. Die von SABIN und SCHLESINGER (1944,1945) unternommenen Zuchtungsversuche auf befruchteten Hühnereiern und in Gewebekulturen verliefen mit unmodifiziertem Virus negativ. Dagegen gelang es, das Virus im Hühnerei (5tägige Embryonen) 8—10 Tage bei 35° C zu halten, wenn es vorher durch Hirnpassagen an die Maus adaptiert wurde.

Experimentelle Infektion. Die intracutane Injektion von 0,1—0,2 cm^3 menschlichen Serums, das 10 oder mehr Minimal-Infektions-Dosen für den Menschen (M.I.D.) enthält, führt nach 3—5 Tagen zu einer lokalen Reaktion, die als örtliche Virusvermehrung aufgefaßt wird (SABIN 1944). 24 Std nach Beginn des Fiebers enthält das Serum experimentell infizierter Personen 1 Mill. M.I.D. je Kubikzentimeter. 10 M.I.D. können eine ebenso schwere Infektion verursachen wie 1 Mill. M.I.D. und selbst durch 1 M.I.D. kann ein typischer Denguefieberanfall ausgelöst werden. Bei der experimentellen Übertragung von 100000 oder 1 Mill. M.I.D. auf die Nasenschleimhaut wurde nur milder Fieberverlauf erzeugt, dagegen bei 10000 M.I.D. weder eine Erkrankung noch eine nachfolgende Immunität (Bindehaut 200000 M.I.D. — typische Erkrankung; 10000 M.I.D. — keine Erkrankung oder Immunität).

Tierpathogenität. Es bestehen keine Anzeichen dafür, daß Haustiere oder wild lebende Tiere mit Denguefieber infiziert werden können oder Virusreservoire sind. Das Virus läßt sich auch experimentell auf die Mehrzahl der im Laboratorium verwendeten Tiere nicht übertragen. Nach Übertragung von virushaltigem Menschenblut ließen sich bei Hunden, Kaninchen, Kücken, Meerschweinchen weder Krankheitszeichen noch das Vorhandensein „inapparenter" Infektionen feststellen (SILER u. a. 1926, BLANC und CAMINOPETROS 1930, SIMMONS u. a. 1931, SABIN 1944). Nur bei Meerschweinchen konnten gelegentlich inapparente, durch Rückimpfung auf den Menschen nachgewiesene Infektionen festgestellt werden. Die gleiche Beobachtung wurde von verschiedenen Untersuchern bei Affen gemacht: *Cynomolgus fascicularis, Cercopithecus callitrichus* (BLANC 1929), *Macacus furcatus* und *M. philippensis* (SIMMONS u. a. 1931), *M. rhesus* (FINDLAY 1932, SABIN und THEILER 1944). Die Tatsache, daß Affen Denguefieber beherbergen können, führte zu der Vermutung, daß diese auch unter natürlichen Bedingungen als Virusreservoir dienen könnten. Die Weiterführung von Denguevirus auf Affen in direkten Passagen scheint nicht zu gelingen.

Von besonderer Bedeutung ist die Feststellung von SABIN und SCHLESINGER (1945), daß Denguevirus auf Mäuse übertragen werden kann, wenn man es, ebenso wie Gelbfiebervirus, intracerebral injiziert und in Hirnpassagen weiterführt. Die Anpassung gelingt besser bei Verwendung junger Mäuse und besonders geeigneter Mäusestämme, in späteren Passagen sind auch ältere Mäuse zu verwenden. Im Laufe der Passagen nehmen die klinischen Zeichen einer Erkrankung (motorische Schwäche, schlaffe Lähmungen, Encephalitis) an Häufigkeit und Stärke zu. Der Infektionstiter von 10^{-1} bis 10^{-2} erreicht nach 5—10 Passagen 10^{-4} bis 10^{-5}. Auch histologisch läßt sich die Infektion nachweisen. Im Gegensatz zum Gelbfieber gelingt es auch nach zahlreichen Passagen nicht, 14 Tage alte Mäuse *intraperitoneal* zu infizieren.

Eine Übertragung des modifizierten Stammes auf andere Tiere ist nicht möglich, außer bei intracerebraler Infektion von Rhesusaffen, die fieberhaft erkranken und bei denen spezifische Immunkörper auftreten. Zugleich mit der zunehmenden Anpassung an die Maus tritt — auch dies in Übereinstimmung mit Gelbfieber — eine Änderung der pathogenen Eigenschaften auf. Schon nach 7 Passagen kommt es nach Rückimpfung auf den Menschen zu keiner typischen Dengue-Erkrankung mehr, dagegen entwickelt sich eine kräftige Immunität. *Aëdes*-Mücken lassen sich zunächst noch durch das modifizierte Virus infizieren und können es übertragen. Nach weiteren Passagen hört auch die Übertragbarkeit auf.

Die Anpassung von Denguevirus an das Mäusegehirn ermöglicht sowohl eine spezifische Laboratoriumsdiagnose menschlicher Denguefieberfälle, als auch eine genauere Bestimmung der antigenen Struktur der einzelnen isolierten Stämme. Durch Kreuzimmunitäts- und Neutralisationsproben im Mäuseschutzversuch oder im Hauttest bei Freiwilligen (Virus + menschliches Immunserum) läßt sich die Existenz immunologisch verschiedener Typen nachweisen. Untersuchungen an 10 Stämmen aus verschiedenen Gegenden (Hawai, Neu-Guinea, Indien, Japan) zeigten immunologische Unterschiede, besaßen aber ein gemeinsames Antigen, das wahrscheinlich für die nachweisbare partielle Immunität bei Reinfektion mit heterologen Stämmen verantwortlich ist (Dauer der Immunität gegenüber dem gleichen Typ etwa 2 Jahre). Eine Kreuzimmunität gegenüber Gelbfieber, Rift Valley Fever, Pappatacifieber konnte mit Hilfe des Mäuseversuches mit Sicherheit ausgeschlossen werden. Dagegen kommt es zwischen Dengue- und Gelbfieber bei Mensch, Affe und bis zu gewissem Grade in Mücken zu dem Phänomen der Interferenz (SABIN und THEILER 1944).

Übertragung und Epidemiologie. Als Überträger des Denguefiebers dient vor allem *Aëdes aegypti* (vgl. S. 598 und 608). Die Überträgerrolle wurde zuerst von BANCROFT (1906) behauptet und ist wiederholt durch andere Untersucher im Menschenversuch bestätigt worden (CLELAND u. a. 1916, SIMMONS u. a. 1931). Die Infektion wird durch Blutaufnahme 6—18 Std vor und mindestens 2—3 Tage nach Fieberbeginn erworben (SILER u. a. 1926). Die Mücke wird in Abhängigkeit von der Temperatur nach einer „äußeren" Inkubation von 2—8 Tagen infektiös und bleibt es bei genügend hoher Temperatur für den Rest ihres Lebens (1 bis 3 Monate). BLANC und CAMINOPETROS (1930) wiesen die Infektiosität noch nach 174 Tagen nach. Experimentell gelingt die Übertragung selbst nach dem Stich von 1 oder 2 Mücken. Eine Übertragung auf die nachfolgende Generation über die abgelegten Eier findet nicht statt. Auch gelang es SABIN (1944) nicht, Larven zu infizieren, die einige Zeit in hochinfektiösem menschlichen Blutserum gehalten wurden.

Außer *Aëdes aegypti* können auch *A. albopictus* und *A. scutellaris* Denguefieber nachweislich übertragen. Bei einer ganzen Reihe anderer *Aëdes*-Arten (*A. vexans, A. solicitans, A. taeniorrhynchus, A. cantatus*), ebenso bei Anophelinen (*A. pseudopunctipennis, A. quadrimaculatus*) und anderen Culicinen (*C. fatigans, C. pipiens*) gelang die experimentelle Übertragung nicht. Nach Untersuchungen von SNIJDERS, DINGER und SCHÜFFNER (1930) ist der Überträger von Dengue auf Sumatra *A. albopictus*. Infizierte Mücken, die nach Amsterdam transportiert wurden, konnten hier die Infektion auf Freiwillige übertragen. Auf Formosa wurde *Armigeres obturbans*, eine andere Culicine, verdächtigt. In Neu-Guinea und auf den neuen Hebriden gilt die in Waldgebieten heimische *A. scutellaris* als wichtigster Überträger. Exemplare dieser Art infizierten Versuchspersonen in Sydney (MACKERRAS 1946).

Es spricht manches dafür, daß das eigentliche *Reservoir* des Denguefiebers sich in äquatornahen Gegenden befindet, in denen sich die Infektion unter günstigsten Bedingungen das ganze Jahr über hält. Der Cyclus Mensch-Mücke-Mensch wird dabei vor allem bei Neugeborenen und Kleinkindern unterhalten. Neben der Hausmücke *Aëdes aegypti* beteiligen sich aber auch Freiland- und Waldmücken wie *A. albopictus* und *scutellaris* an der Verbreitung, und es erscheint nicht ausgeschlossen, daß es auch ein „Dschungel-Denguefieber" gibt, das in ähnlicher Weise wie das Gelbfieber im Cyclus Affe-Mücke-Mensch übertragen werden kann. — Über die Lebensweise von *A. aegypti* siehe S. 598.

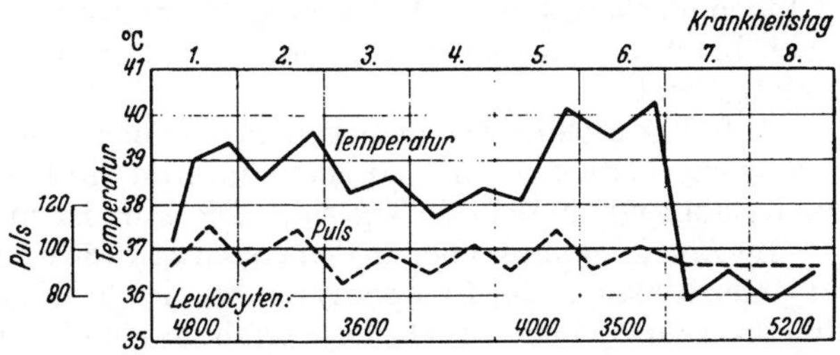

Abb. 1. Dengue, Fieberkurve. Mittelschwerer Fall. (Nach HEGLER.)

Bei den großen Epidemien, die überwiegend in subtropischen Gebieten auftreten und sich rapide ausbreiten, spielt sicherlich die *Mückendichte* und die *Empfänglichkeit* der Bevölkerung eine ausschlaggebende Rolle. Die Epidemien treten nur in den heißen Sommermonaten auf, also bei günstigsten Voraussetzungen für die Entwicklung der Überträger und des Virus. Es scheint aber, daß für die Unterhaltung einer Dengue-Epidemie keineswegs so zahlreiche Stechmücken erforderlich sind wie für Gelbfieber (HANSON 1936). Die Wiederholung größerer Epidemien in den gleichen Gebieten steht in engem Zusammenhang mit den Immunitätsverhältnissen, da der Schutz nach Überstehen einer Infektion sich — anders als bei Gelbfieber — auf einen kürzeren Zeitraum erstreckt.

Krankheitsbild. Die *Inkubation* schwankt nach klinischen Beobachtungen und Infektionsversuchen in Abhängigkeit von der Virusmenge und beträgt im Durchschnitt 5—8 Tage (maximal 2,5—15).

Während der Inkubation bestehen keine Krankheitserscheinungen; zuweilen treten vor dem Temperaturanstieg Kopfschmerzen, Appetitlosigkeit, Frösteln, Unbehagen auf. Auch ein flüchtiges Exanthem kann 6—12 Std vor dem Fieberbeginn beobachtet werden.

Bei aller Mannigfaltigkeit des Verlaufes überwiegt bei größeren Epidemien die Zahl der typischen Fälle. Unter Kopf-, Muskel- und Knochenschmerzen, vor allem rheumaähnlichen Schmerzen in den Gelenken, steigt die *Temperatur* meist plötzlich (vgl. Abb. 1). Sie erreicht zuweilen mit Schüttelfrost 39—40° C und bleibt 2—3 Tage auf dieser Höhe. Danach fällt das Fieber für 2—$2^1/_2$ Tage ab, jedoch nicht bis zur Norm; am 5. Tage erfolgt ein neuer Anstieg, meist bis 40° C, und am 6. bis 7. Tage kommt es zu kritischer Entfieberung (diphasischer Verlauf mit „Sattelkurve“). Durch Salicylpräparate kann die Fieberkurve stark beeinflußt und verändert werden.

An *allgemeinen Symptomen* stehen die Kopf- und Gliederschmerzen, Steifheit in den Gelenken und im Kreuz stark im Vordergrund. Trotz der heftigen, sich bei Bewegung steigernden Schmerzen ist ein objektiver Befund an den Gelenken nicht zu erheben. Es bestehen Augenschmerzen und Lichtscheu. Das Gesicht ist gerötet, die Haut trocken. Die Zunge ist weich, breit, stark „filzig“ belegt. Epigastrische Schmerzen und Koliken, Übelkeit, Erbrechen, Verstopfung treten auf, Schwäche und Schwindelgefühl beim Verlassen des Bettes. Zuweilen wird über Husten, Halsschmerzen, Hyperästhesie der Haut, Dysurie geklagt oder über Schmerzen in Leiste und Hoden. Manchmal kommt es zu stärkerem Nasenbluten, gelegentlich zu profusen Schweißausbrüchen.

Der *Puls* ist anfangs der Temperatur entsprechend beschleunigt; nach 1 bis 2 Tagen stellt sich eine Pulsverlangsamung ein, die als absolute Bradykardie auch bis in die Rekonvaleszenz hinein bestehen bleibt. Der Blutdruck ist stets herabgesetzt.

Auffällig scheint bei manchen Epidemien eine Häufung von *Lymphknotenschwellungen*, die aber nicht immer zum Bild des Denguefiebers gehören (FINDLAY und BROOKFIELD 1943 in Nigeria). Die Milz ist nicht geschwollen.

Im *Blut* kommt es schon in den ersten 24 Std zu einer Leukopenie, insbesondere zu einer Abnahme der Lymphocyten bei gleichzeitiger Zunahme der Jugendlichen in den Neutrophilen. Auch diese erfahren eine Verminderung, so daß die Leukocytenwerte 1500 und weniger erreichen. Zugleich mit der Abnahme der Neutrophilen kommt es zu einem zunehmenden Anstieg der Lymphocyten, die noch in der Rekonvaleszenz bestehenbleibt. Innerhalb 1—2 Wochen kehrt das Blutbild zur Norm zurück.

Das für Dengue charakteristische maculopapulöse *Exanthem* erscheint am 3. bis 5. Tag, ist flüchtig und hält selten länger als 2—3 Tage an. Meist tritt es zuerst an Brust, Rumpf, Abdomen, Extremitäten auf mit Juckreiz an Händen und Fußsohlen. Das Aussehen wird als „*masern- oder scharlachähnlich*“ beschrieben, Ausdehnung und Stärke variiert erheblich, manchmal ist es urticariell. Das Gesicht ist nicht immer beteiligt. Eine kleieförmige Schuppung ist nicht immer vorhanden. Im allgemeinen besteht keine Blutungsneigung. Bei manchen Stämmen scheint es aber häufig erst am letzten Fiebertag zu kleinen Petechien an Fuß- und Handrücken, Achseln, Mundschleimhaut und anderen Körperstellen zu kommen (Hawai-Stamm, SABIN 1944; Südpazifik, STEWART 1944). Auch in Beirut wurde während einer 1945 aufgetretenen Epidemie erhöhte Blutungsneigung beobachtet (HITTI und KHAIRALLAH 1946). WEYRAUCH und GASS (1946) sahen bei Komplikationen von seiten des urogenitalen Apparates in 5 Fällen Orchitis. Nach LAIGRET u. a. (1945; zitiert nach DINGER 1949) trat in Tunis unter mehreren hundert Denguefällen 8mal eine Hämatemesis auf.

Der *Urin* ist in vielen Fällen normal oder es tritt in den letzten Tagen eine Albuminurie auf, meist nicht über 1‰. Im Sediment finden sich Cylinder, selten kommt es zu Hämaturie, noch seltener zu Glomerulonephritis.

In manchen Fällen bestehen neben Kopfschmerzen stärkere Erscheinungen von seiten des Nervensystems: Angstgefühl, Erregung oder Somnolenz. Der Liquor ist im allgemeinen normal, gelegentlich kommt es zu Druckerhöhungen, Vermehrung von Eiweiß und Zucker bei normalem Zellgehalt. Über neurologische Komplikationen nach Dengue bei amerikanischen Soldaten wurde von KAPLAN und LINDGREN (1945) aus dem Südpazifik berichtet. Unter 1488 Fällen trat in der Rekonvaleszenz 13mal eine Neuritis auf.

Die *Rekonvaleszenz* nimmt nach schwererem Fieberverlauf meist recht lange Zeit in Anspruch und kann sich über einige Wochen hinziehen. Es besteht eine erhebliche Asthenie, depressive Stimmung, Anorexie, Schlafstörung, zuweilen treten Sehstörungen und Akkomodationsschwäche auf. Auch rheumatoide Schmerzen können noch längere Zeit anhalten oder lichenoide und urticarielle Schübe folgen.

Der Verlauf unterliegt erheblichen Schwankungen sowohl bei einzelnen Individuen als im gesamten *Epidemiecharakter*. Häufig kommt es nur zu einem 1—3tägigen Fieber ohne Exanthem. Bei experimentellen Infektionen an Versuchspersonen zeigte es sich, daß die Reinfektion mit einem anderen Virustyp 2—3 Monate nach Überstehen der Erstinfektion nur zu einer leichten Fieberattacke führte, bei der die Patienten aber Mücken infizierten. Das Auftreten dieser leichten atypischen Formen, deren Zugehörigkeit zum Denguefieber nur durch Virusnachweis zu klären ist, beruht offenbar auf einer partiellen oder Gruppenimmunität und der Reinfektion mit heterologen Virustypen im Verlauf einer Epidemie (SABIN 1944).

Der komplikationslose Verlauf führt nur in den seltensten Fällen zu tödlichem Ausgang (in Australien und Griechenland schätzungsweise 3 auf 10000). Es können aber auch schwerere *Komplikationen* auftreten und den Verlauf wesentlich beeinflussen: Magen-Darmblutungen, septische Infektionen, Meningitis und submeningeale Blutungen, Pneumonie, Thrombophlebitis, Herzinsuffizienz, Polyneuritiden, Parotitis, Orchitis.

Diagnose und Differentialdiagnose. Bei sporadischen, atypischen Fällen und in Zeiten, wo keine Epidemie herrscht, kann die Diagnose außerordentlich schwierig sein. Bei typischem Verlauf und in Epidemiezeiten ist die Krankheit leicht zu erkennen oder auch in weniger charakteristischen Fällen zu vermuten.

Einfache diagnostische Laboratoriumsmethoden stehen nicht zur Verfügung. Die *Isolierung* eines Stammes aus Blut oder Serum durch Adaptation an die Maus ist keineswegs leicht und erfordert Zeit. Ebenso schwierig ist die *Identifizierung* eines auf Mäuse gebrachten Stammes als Denguevirus, die nur mit Hilfe von Tierversuchen, Kreuzimmunität und Neutralisationsprobe mit spezifischen Antikörpern und schließlich durch Übertragungsversuche am Menschen einwandfrei gesichert werden kann. Auch der *serologische* Nachweis von spezifischen Immunkörpern im Patientenblut bzw. ihr Fehlen im Beginn der Erkrankung und ihre Zunahme im weiteren Verlauf oder in der Rekonvaleszenz wird bei Vorhandensein von in ihren antigenen Eigenschaften verschiedenen Stämmen recht kompliziert sein. Außer der *Neutralisationsprobe* im Mäuseschutzversuch wird neuerdings auch der Versuch gemacht, mit Hilfe von Antigenen aus infiziertem Mäusegehirn *Komplementbindungsreaktionen* auszuführen (SABIN 1948).

Die *klinische* Differentialdiagnose hat zumal im Beginn *Grippe*, *Pappatacifieber*, *Malaria*, eventuell *Fleckfieber* zu berücksichtigen. Ist das Exanthem stark ausgesprochen, so läßt es an Masern, Röteln, eventuell auch Scharlach denken. Auch gegenüber *Gelbfieber* kann im Beginn eine Unterscheidung in Betracht kommen, ebenso gegenüber *Typhus*, *Paratyphus*, *Maltafieber*. Die heftigen Muskel- und Gelenkschmerzen können an *Gelenkrheumatismus* erinnern, doch fehlen bei Dengue Anzeichen einer entzündlichen Schwellung und die Schmerzen werden hauptsächlich in Muskeln bzw. Sehnenansätzen sowie in den Knochen lokalisiert. Im allgemeinen werden die typischen Merkmale — Fieberkurve und Art des Verlaufs, Hauteruption und Gelenkschmerz ebenso wie die Neigung zu gehäuftem Auftreten und epidemischer Ausbreitung — die Diagnose erleichtern.

Pathologie. Die Gelegenheit, anatomische Befunde zu erheben, ist bei dem meist gutartigen Verlauf der Erkrankung sehr selten. Bei unkompliziertem Dengue werden hauptsächlich regressive Veränderungen an *Nieren*, *Leber* und *Herz* gefunden, ferner im Zusammenhang mit degenerativen Schäden des *Capillar-*

endothels hämorrhagische Diathese und mehr oder weniger ausgedehnte Blutungen im Endokard, Perikard, Pleura, Peritoneum, an den Schleimhäuten des Magen-Darmkanals, in Muskeln, Haut und Zentralnervensystem (Photakis 1929, Catsaras 1931, Melissinos 1937).

Histologische Veränderungen der *Haut* nach intracutaner Injektion von Denguevirus und beim Auftreten des Exanthems oder von petechialen Blutungen wurden von Sabin (1945) studiert. Dabei fanden sich weder Epithelveränderungen noch Einschlußkörper in den Epithelzellen. Dagegen bestand eine deutliche Gefäßreaktion mit Endothelschwellung, perivasculärem Ödem und Infiltration mit mononucleären Zellen. In der Umgebung der Petechien fanden sich keine wesentlichen entzündlichen Erscheinungen.

Behandlung. Ein *spezifisches* Mittel gegen Dengue gibt es nicht. Auch bei leichtem Verlauf kommt es auf *Bettruhe* und *Pflege* an. Wegen der Neigung zu pyogenen Infektionen ist sorgfältige Haut- und Mundpflege zu beachten. Die Diät soll überwiegend flüssig und kochsalzarm sein und aus Fruchtsäften, Schleimsuppen, Tee bestehen. Zu Beginn sind bei Verstopfung leichte *Abführmittel*, z. B. Karlsbader Salz, zu empfehlen oder reinigende Klistiere. Bei starken Glieder- und Muskelschmerzen oder Blutungsneigung sind sie besser zu vermeiden. Zur Erleichterung während des Fiebers und zur Linderung der Schmerzen Phenacetin, Pyramidon, Antipyrin oder stärker wirkende schmerzstillende Mittel. Bei unruhigen Kranken wirken Packungen oder lauwarme Vollbäder günstig. Schlaflosigkeit oder Brechneigung werden in üblicher Weise bekämpft. Bei Auftreten von Kreislaufschwäche wird Ephetonin, Sympatol oder Hexeton gegeben. Während der Rekonvaleszenz allmählich zunehmende Kost, bei Appetitlosigkeit eventuell Stomachica, roborierende Behandlung.

Bekämpfung und Prophylaxe. Die gegen die übertragenden Mücken und die Mückenbrut gerichteten Maßnahmen (vgl. S. 512, Bekämpfung von Gelbfieber) sind dort schwierig anzuwenden, wo sich die Überträger außerhalb der Städte ungehemmt vermehren können. *Aëdes aegypti* ist jedoch eine typische „Hausmücke“. In Epidemiezeiten kann man von DDT-Spritzungen in den Häusern, unter Umständen auch von Flugzeugbestäubungen Gebrauch machen. Die gegen die Überträger gerichteten Maßnahmen sind auch auf Schiffen und in Flugzeugen zu beachten zum Schutz von Passagieren und Besatzung und zur Vermeidung einer Verschleppung der Krankheit.

Versuche einer *passiven* Immunisierung mit menschlichem Rekonvaleszentenserum oder mit dem Serum dengue-immuner Tiere hatten negativen Erfolg. Ebensowenig gelang es, aus Leber oder Milz infizierter Affen einen brauchbaren Impfstoff zu gewinnen. Der von Sabin und Schlesinger (1947) verwendete *Impfstoff aus mäuseadaptierten Stämmen* hat sich dagegen nach den bisherigen Versuchen als wirksam, ungefährlich und haltbar erwiesen und könnte in Epidemiezeiten bei Reisenden oder Einwanderern aus nicht verseuchten Gebieten und bei Truppen von Nutzen sein.

Pappatacifieber.

Mit 1 Abbildung.

Pappatacifieber (Phlebotomus-Fieber, Sandfly Fever, 3-Tage-Fieber, Hundskrankheit, Sommerfieber) ist eine durch *Phlebotomus papatasii* übertragene Viruskrankheit von mehrtägiger Dauer mit Fieber, Kopfschmerz, Augendruck, Conjunctivitis und starker Störung des Allgemeinbefindens. Es verläuft stets gutartig und ist zuweilen von einer langdauernden Rekonvaleszenz begleitet.

Geschichtliches. Die in Italien und auf dem Balkan gebräuchliche, von DOERR, FRANZ und TAUSSIG (1909) eingeführte Bezeichnung „Pappatacifieber" ist nicht überall üblich. In der neueren anglo-amerikanischen Literatur scheint sich — neben „Sandfly Fever" — der 1911 von NEWSTEAD empfohlene Name „Phlebotomus-Fieber" einzubürgern. Die erste Beschreibung der „Hundskrankheit" stammt von PICK (1886). Erwähnt werden Berichte von Sir WILLIAM BURNETT über „Mittelmeerfieber" während des Napoleonischen Feldzuges 1799, eine Beschreibung von PYM eines 1864 in Gibraltar aufgetretenen Fiebers sowie Berichte andererbritischer Militärärzte einer „Sommer-Febricula" auf Malta (zit. nach SABIN 1949). Erst die klinischen Studien von TAUSSIG (1905) und die klassischen Versuche von ihm mit DOERR und FRANZ (1908) ergaben ein scharf umschriebenes, ätiologisch einheitliches Krankheitsbild mit klargestellter Epidemiologie. Die von dieser österreichischen Militärkommission vor allem in Dalmatien und in der Herzegowina durchgeführten Untersuchungen erwiesen die Virusätiologie und die Übertragungsweise durch *Phl. papatasii*, die bald darauf von BIRT (1910) und von anderen Autoren bestätigt wurden. WHITTINGHAM (1922, 1924) und COURY (1922) glaubten, Leptospiren gefunden zu haben. Untersuchungen von KLIGLER und ASHNER (1928) und von POOLE und SACHS (1934) haben aber einwandfrei ergeben, daß weder im Patientenblut noch in infizierten Überträgern Leptospiren nachweisbar waren, und daß es sich bei diesem Befund vermutlich um Erreger der WEILschen Krankheit gehandelt hat. Die von verschiedenen britischen Militärärzten unternommenen Studien (WHITTINGHAM und ROOK 1923; YOUNG, RICHMOND und BRENDISH 1926; SHORTT, POOLE und STEPHENS 1935) und die im 1. Weltkrieg an verschiedenen Fronten gesammelten Erfahrungen haben sich im 2. Weltkrieg ergänzen und erweitern lassen (HALLMANN 1941; VOIT 1943; SABIN 1943—1945; SABIN, PHILIP und PAUL 1944; HÜHNE 1944; HERTIG und FISHER 1945; MEYTHALER und SCHMID 1950).

Geographische Verbreitung. Die Ausbreitung des Pappatacifiebers beschränkt sich nur auf Gegenden, in denen *Phl. papatasii* zu Hause ist, insbesondere auf Gebiete zwischen 20—45° nördlicher Breite in Europa, Asien und Afrika. Bevorzugt sind *trockene und warme Gegenden mit günstigen Brutbedingungen*: die adriatische Küste von Jugoslawien, Griechenland, Kreta, Cypern, Malta, Italien von der Po-Ebene bis Sizilien, Korsika, Nordafrika, Südfrankreich, Palästina, Syrien, Ägypten, Iran, Irak, die Küste der Schwarzen Meeres und die Krim, Zentral-Asien, Nordwest- und Zentral-Indien. Dagegen fehlt das Pappatacifieber trotz Vorhandenseins verschiedener Phlebotomus-Arten auf dem amerikanischen Kontinent. In Afrika wurde es in Kenya und in Dar-es-Salam beobachtet, im Fernen Osten in Peking, Tientsin, Hongkong.

Krankheitsbild. Nach einer Inkubation von 3—6 Tagen setzt, meist ohne besondere Prodromalerscheinungen, unter leichtem Frösteln, seltener mit ausgeprägtem Schüttelfrost, ein plötzlicher Temperaturanstieg auf 39—40° C ein. (Nach intravenöser Infektion von freiwilligen Versuchspersonen betrug die Inkubation 42—44 Std.) Die Symptome des vollen Krankheitsbildes entwickeln sich meist innerhalb weniger Stunden. Es tritt ein ausgesprochenes Krankheitsgefühl mit starken subjektiven Störungen des Allgemeinbefindens auf: Stirnkopfschmerzen, Brennen und Druckschmerz in den Augen, Lichtscheu und Augenhöhlendruck, Steifheit in Nacken und Rücken, dumpfe oder ziehende Schmerzen in den Extremitäten. Objektiv findet sich ein stark gerötetes Gesicht, starke Injektion der Conjunctiva, zuweilen in Streifenform im Bereich der Lidspalte, typische Druckempfindlichkeit der Bulbi. Neben Frostgefühl, Schwindel, Appetitlosigkeit, Verstopfung und Übelkeit bestehen zuweilen — als Ausdruck einer Kongestion der Schleimhäute — Halsschmerzen mit starker Rötung des Rachens, Durchfall, auch mit Beimengung von Blut und Schleim, Nasenbluten oder Erscheinungen einer hämorrhagischen Diathese (Uterus, Niere, Neuroretinitis, Papillenödem).

Der *Fieberverlauf* (vgl. Abb. 1) ist wechselnd. Die plötzlich ansteigende Temperatur geht am 2. und 3. Tage etwas zurück, und meist kommt es bereits am 4. Tage zu einer Entfieberung. Das remittierende Absinken kann sich zuweilen etwas verzögern oder „Sattelungen" zeigen. Manchmal kommt es innerhalb der ersten 2 Wochen zu leichteren und kürzeren Fieberrückfällen. Der *Puls* ist charakteristischerweise verlangsamt und geht besonders am 2. und 3. Tage trotz des noch bestehenden Fiebers auf 50 und 40 Schläge in der Minute zurück, oder die Bradykardie tritt erst nach der Entfieberung und in der Rekonvaleszenz in Erscheinung. Die *Haut* ist trocken, heiß und zeigt neben fieberhafter Rötung oft die leicht gereizten Stichstellen der Phlebotomen. Erytheme und roseola-ähnliche Exantheme kommen nur ausnahmsweise vor, ebenso Urticaria, Petechien und Erythema multiforme. Niemals tritt ein so typisches Exanthem auf wie bei Denguefieber. Eine Milzschwellung fehlt, und die Prüfung der Leberfunktion ergibt normale Verhältnisse. Ebensowenig ergeben sich pathologische Befunde bei der Urinuntersuchung.

In Übereinstimmung mit Dengue, Hepatitis epidemica und anderen Virusinfektionen tritt eine ausgesprochene *Leukopenie* von 3500 und weniger auf. Am ersten Tage ist die Gesamtzahl der Leukocyten — bei relativer und absoluter Lymphocytose — normal. Es folgt eine relative und zuweilen absolute Zunahme der Neutrophilen mit Linksverschiebung und einer weiter zunehmenden Lymphocytose, die 40—45% erreicht, während die Neutrophilen besonders am Ende der Fieberperiode zurückgehen (Sabin 1949). Die Eosinophilen sind während des Fiebers vermindert oder sie fehlen. Die degenerative Linksverschiebung und die Monocytose sind diagnostisch unter Umständen wesentlicher als die absolute Leukocytenmenge. In manchen Fällen treten nervöse Symptome in den Vordergrund und können eine lymphocytäre Meningitis vortäuschen (Pearson 1941; Fleming, Bignal und Blades 1947). Auch die für die Erkrankung typische Pulsverlangsamung wurde als Folge eines erhöhten Hirndruckes aufgefaßt (Le Gac 1937) und die Schmerzen als Einwirkung des Virus auf die Hinterstränge des Rückenmarkes gedeutet (Trabaud 1930, 1931). Le Gac und Albrand (1937) untersuchten Liquor in 14 Fällen und fanden eine Erhöhung von Zell- und Eiweißgehalt (10—20 Zellen je Kubikzentimeter), während Farbe und Zuckergehalt normal und keine Bakterien nachzuweisen waren. Nach Sabin ist es fraglich, ob die auch von Fleming (1947) gefundene Pleocytose durch das Virus des Pappatacifiebers verursacht wird. Dagegen vermutet Gontaeva (1943) das Vorhandensein einer erhöhten Blut-Gewebspermeabilität, die sich besonders im Zentralnervensystem auswirkt.

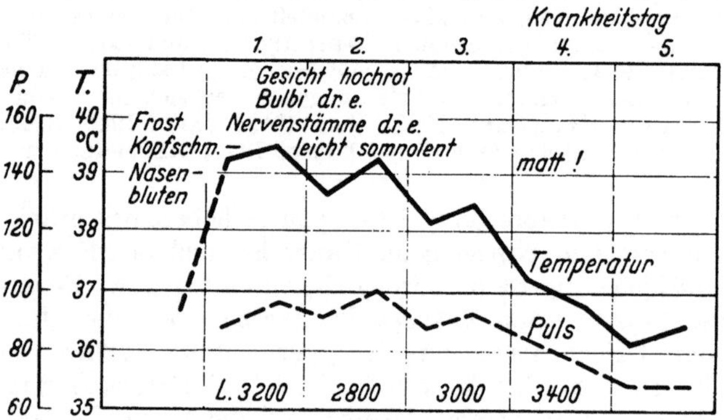

Abb. 1.

Die *Rekonvaleszenz* ist von sehr verschiedener Dauer. Sie verläuft schnell und glatt oder die Kranken fühlen sich noch lange „hundeelend“ und brauchen Tage oder Wochen bis zur völligen Wiederherstellung. Neben allgemeiner Schwäche, Müdigkeit, Schlafsucht kann es zu ausgesprochenen depressiven Phasen kommen. Schwere der Krankheit und Dauer der Rekonvaleszenz pflegen nicht nur nach Konstitution und Alter, sondern auch je nach Charakter der Epidemie zu wechseln. Epidemien von besonders mildem Verlauf scheinen in Nordwest-Indien aufzutreten (Anderson 1941).

Die **Prognose** der Erkrankung ist durchweg günstig und die Letalität praktisch gleich Null. Da bei unkompliziertem Verlauf keine Todesfälle auftreten, sind pathologisch-anatomische Veränderungen unbekannt.

Differentialdiagnostisch kommt vor allem das Denguefieber in Betracht. Bei diesem ist die Bradykardie nicht so ausgesprochen wie beim Pappatacifieber. Der Fieberverlauf ist länger und das Exanthem charakteristisch. Auch tritt Dengue meist später in der Jahreszeit auf.

Bei Grippe überwiegen katarrhalische Infektionen der oberen Luftwege. Malaria, an die stets zu denken ist, ebenso Rückfallfieber, läßt sich durch Blutuntersuchung und Parasitennachweis unterscheiden. Auch Fleckfieber oder andere Rickettsiosen und das präikterische Stadium einer Hepatitis infectiosa können im Beginn ähnliche Erscheinungen machen.

Wenn das Überstehen der Infektion auch zu Immunitätserscheinungen und zu dem Auftreten neutralisierender Antikörper führt, so gibt es doch keine spezifischen *diagnostischen Reaktionen*, die praktisch zu verwerten sind. Wahrscheinlich ist die Antikörpermenge gering und ein positiver Ausschlag nur bei Verwendung größerer Serum- und kleiner Virusquantitäten zu erwarten. Versuche einer Komplementbindungsreaktion mit Antigenen aus Serum (24 Std nach Fieberbeginn), Extrakt von infizierten Phlebotomen, Allantoisflüssigkeit oder Dottersackmembran nach Einbringen von Virus verliefen negativ. Ebensowenig waren Hautteste mit frischem oder inaktiviertem Serum zu verwenden. Hämagglutination mit Hühner-, Schaf- und menschlichen O-Erythrocyten ergab negatives Resultat.

Ätiologie. DOERR und seine Mitarbeiter konnten bereits nachweisen, daß das Blut von Pappatacifieberkranken im Frühstadium infektiös ist und ein filtrierbares Virus enthält. SABIN, PHILIP und PAUL (1949) stellten fest, daß das Virus je 24 Std vor und nach dem Fieberbeginn vorhanden dagegen nach 40 Std nicht mehr nachzuweisen ist. Nach SHORTT soll es sich wesentlich länger halten und bis zu 7, sogar bis zu 40 Tagen persistieren. Die von DOERR (1908) erwiesene und von anderen Autoren (BIRT 1910; TEDESCHI und NAPOLITANI 1911; GRAHAM 1915; KLIGLER und ASHNER 1928) bestätigte Filtrabilität ist auch mit Hilfe von Gradokollmembranen untersucht worden. Dabei ergab sich nach Untersuchungen von SABIN, PHILIP und PAUL (1944), daß die Virusteilchen nicht größer als 40—60 mμ sind, also dem Gelbfiebervirus in der Größenordnung nahestehen. Die von SHORTT, PANDIT und RAO (1938) bei einem auf der Chorio-Allantois gezüchteten Virus ermittelte Größe von 160 mμ entspricht nach SABIN nicht den Tatsachen und beruht auf einem Irrtum.

Das Virus ist gegenüber Hitzeeinwirkung wenig *resistent* und wird bei 55^0 C in 10 min abgetötet. Dagegen läßt es sich in 2%igem Natrium citricum und in 50%igem Glycerin bei niedriger Temperatur kurze Zeit konservieren (SHORTT u. a. 1936) und hält sich lange Zeit in getrocknetem und gefrorenem Zustand (DEMINA 1941, SABIN u. a. 1944). Auf Kohlensäureschnee blieb menschliches Serum bis zu 4 Jahren infektiös. Die Inaktivierung in ultraviolettem Licht hält SABIN für fraglich.

Die Frage der *Kultur* des Pappatacifiebervirus scheint noch nicht geklärt zu sein. SHORTT, RAO und SWAMINATH (1936) berichten über die Erzeugung von Läsionen auf der Chorio-Allantois infizierter, 14—15 Tage alter Hühnerembryonen. In den „positiven“ Kulturen fanden sich Verdickungen der Membran mit opakem Zentrum und histologischen Veränderungen (DEMINA und LEVITANSKAYA 1940). Eine Züchtung gelang auch in Gewebekulturen (Hühnerembryonalgewebe + Tyrode + menschliches Serum). Diese Ergebnisse sind wegen der negativen Rückübertragung bzw. Menschenpassagen und dem Fehlen eines

Nachweises von spezifischen Immunitätsreaktionen angezweifelt worden. Sabin und Mitarbeiter (1944) halten die beschriebenen Veränderungen auf der Chorio-Allantois für unspezifisch und fanden bei ihren Untersuchungen, daß ein Virus von bekannter Stärke in Ei- und Mäusepassagen verlorengeht und weder Erkrankung noch Immunität erzeugt.

Eine *experimentelle Übertragung* des Virus auf Menschen gelingt mit Blut, Serum und infizierten Phlebotomen, selbst mit sehr geringen Mengen (0,1 cm^3 Filtrat von Menschenblut). Nach neueren Versuchen an Freiwilligen (Anderson 1941; Gontaeva 1943; Sabin u. a. 1944; Fleming u. a. 1947) und bei künstlichen Infektionen zur Behandlung der Schizophrenie (Livschitz 1937; Khodukin u. a. 1943) läßt sich das Virus am besten intracutan oder intravenös, weniger sicher intramuskulär verimpfen und in Passagen fortführen. Im Gegensatz zu Dengue bleibt die Injektionsstelle reaktionslos. Die Virusmenge im Blut ist zeitlichen und individuellen Schwankungen unterworfen und erreicht ein Maximum von 1000 Infektionsdosen je Kubikzentimeter. Es ergab sich, daß etwa 5% der Erwachsenen in epidemiefreien Gebieten refraktär sind oder inapparent infiziert werden. Die Experimente an Freiwilligen zeigten, daß nach Überstehen einer einmaligen Attacke eine kräftige Immunität gegenüber dem gleichen Stamm zurückbleibt und noch nach 2 Jahren nachzuweisen ist (Sabin 1945). 1943/44 wurden bei den im Mittelmeer eingesetzten amerikanischen Truppen 3 verschiedene Stämme isoliert. Von diesen erwiesen sich 1 Stamm aus dem Orient und 1 Stamm von Sizilien bei Kreuz-Immunitätsversuchen nach 1 Monat, 4 Monaten, 2 Jahren nach der Ersterkrankung als identisch. Ein 3. Stamm aus Neapel besaß alle charakteristischen Eigenschaften des Pappatacifiebervirus, war aber immunologisch ganz verschieden. Freiwillige, die gegen den Neapel-Stamm immun waren, erkrankten typisch mit Sizilien-Virus und umgekehrt (Sabin 1945). Während die Beobachtung wiederholter Attacken während einer oder in aufeinanderfolgenden Epidemien zu der Annahme geführt hatte, daß das Pappatacifieber nur eine relativ schwache Immunität zurückläßt, scheinen diese Beobachtungen dafür zu sprechen, daß Zweitinfektionen mit anderen Virusstämmen möglich sind.

Der Mensch scheint nach den bisherigen Kenntnissen der einzige Wirt des Pappatacifiebervirus zu sein. Sämtliche Übertragungsversuche auf Affen und Mäuse, auch junge Tiere, ebenso auf andere Laboratoriumstiere, darunter Kaninchen, Meerschweinchen, Hamster, Baumwollratten, Feldmäuse usw., verliefen bei Anwendung der verschiedensten Infektionswege negativ. Während ältere Versuche zu der Annahme führten, daß Affen in geringem Maße empfänglich seien und mit flüchtigen Fieberreaktionen reagierten, ergaben spätere Untersuchungen an verschiedenen Affenarten, insbesondere auch bei Rhesusaffen, negative Resultate. Russische Autoren glauben Kaninchen durch suboccipitale Injektion von Virus infiziert zu haben (Khodukin und Sterngold 1943).

Übertragung. Als wichtigster Überträger dient unter natürlichen Verhältnissen *Phlebotomus papatasii*. Obwohl in den Hauptverbreitungsgebieten des Pappatacifiebers auch andere Phlebotomus-Arten gefunden werden (z. B. *Ph. perniciosus*, *sergenti* oder *caucasicus*), ist bisher kein experimenteller Beweis für ihre Überträgerrolle erbracht. Ebensowenig kommt eine Übertragung durch andere blutsaugende Insekten — Stechmücken, Fliegen, Flöhe — in Frage. Da die Krankheit jedoch auch in Gebieten auftritt, wo *Ph. papatasii* fehlt (China, Südafrika), ist damit zu rechnen, daß auch andere Arten das Virus übertragen können. Näheres hierüber ist noch nicht bekannt. Im Verbreitungsgebiet von *Ph. papatasii* handelt es sich offenbar lediglich um Infektionsketten von Mensch-*Ph. papatasii*-Mensch.

Ph. papatasii Scopoli ist eine etwa 2—2,5 mm lange Mücke von gelblich-grauer Farbe. Die Phlebotomen bilden systematisch eine Unterfamilie der *Psychodidae* (Schmetterlingsmücken) und sind unter anderem durch die starke Behaarung des ganzen Körpers einschließlich der Flügel und den Besitz eines kurzen Stechrüssels gegenüber anderen Mücken von ähnlichem Aussehen charakterisiert. Die Flügel sind an der Basis winklig abgeknickt und werden nicht dachförmig übereinandergelegt, sondern leicht erhoben getragen („Engelflügel"). Die Erkennung der lebenden Phlebotomen wird dadurch erleichtert, daß die an der Wand oder Decke sitzenden Tiere bei Beunruhigung kurze sprungartige Flüge in seitlicher Richtung ausführen. Infolge ihrer geringen Größe können zum mindesten nüchterne Tiere die Maschen der gewöhnlichen Moskitonetze ohne weiteres passieren. Die genaue Artdiagnose kann nur nach Untersuchung der Tiere im mikroskopischen Präparat gestellt werden.

Nur die Weibchen saugen Blut, vorwiegend nachts und besonders gern in geschlossenen Räumen, selten im Freien. *Ph. papatasii* ist ein ausgesprochener Hausbewohner. Als Blutspender können außer dem Menschen verschiedene Haus- und Wildtiere dienen. Doch ist für *Ph. papatasii* der Mensch ein bevorzugter Wirt. Tagsüber sitzen die Pappatacimücken ruhig in ähnlichen Verstecken wie die Stechmücken, in Höhlen, Spalten, Stallwinkeln, dunklen Zimmerecken, in Ritzen an der Wand und im Boden, wo sie vor Licht und Zug geschützt sind. Die Entwicklung ist indirekt und führt über 4 Larvenstadien und 1 Puppenstadium. Die Larven sehen wie kleine Raupen aus, haben jedoch keine Beine. Ausgewachsen messen sie etwa 5 mm. Die Puppe wird mit der letzten Larvenhaut auf einer Unterlage befestigt

Die Brutplätze liegen nicht im Wasser wie bei den Stechmücken, sondern in feuchtem Boden, Schutt, Mauerspalten, Fußbodenritzen, Abfallhaufen, Tierdung usw. Dunkelheit, Feuchtigkeit und zerfallende organische Substanz pflanzlicher Herkunft schaffen besonders günstige Brutbedingungen. Die Entwicklungsdauer schwankt je nach der Temperatur. Sie beträgt bei 23—25° rund 55 Tage, wovon 12—15 Tage auf das Ei-, 30—35 Tage auf das Larven- und 13—15 Tage auf das Puppenstadium entfallen. Bei Temperaturen unter 20° stockt gewöhnlich die Entwicklung. Gegen Trockenheit sind Larven und Puppen sehr empfindlich. Die aus den Puppen schlüpfenden Weibchen leben ungefähr 2—3 Wochen. Sie saugen in dieser Zeit wiederholt Blut und können auch mehrfach ablegen. Im Mittelmeerraum kann man mit 2 Mückengenerationen im Jahr rechnen. Die beiden Häufigkeitsgipfel liegen im Juni und Ende August. Die Überwinterung erfolgt im 4. Larvenstadium. Die Larven verpuppen sich erst im folgenden Frühjahr. Der Flugradius der Mücken ist gering. Gewöhnlich entfernen sie sich nicht weiter als 50 m von den Brutplätzen oder Verstecken. Die Häufigkeit der Mücken in den Häusern richtet sich daher in erster Linie nach der Nähe der Brutplätze.

Manche Personen reagieren auf den Phlebotomenstich mit starkem Jucken, Quaddeln und Infiltraten. Diese heftigen Erscheinungen — in Palästina unter dem Namen „Harara" bekannt — beruhen auf einer Sensibilisierung der Haut, die 2—3 Wochen nach den ersten Stichen auftritt.

Die *äußere Inkubation*, d. h. die Zeit, die vom Saugakt der Mücke am Kranken bis zur Ausbildung der Infektiosität vergeht, ist nicht genügend untersucht, beträgt aber schätzungsweise 7—10 Tage. Nicht geklärt ist die Frage der Erhaltung des Virus in epidemiefreien Zeiten und des Virusreservoirs im Spätherbst und Winter, wenn keine Phlebotomen vorhanden sind. Bei empfänglichen Personen verschwindet das Virus nach Überstehen der Infektion sehr schnell aus dem Blut. Für das Vorhandensein tierischer Reservoire sind keine Anhaltspunkte vorhanden. Deshalb hielten bereits DOERR und RUSS (1909) eine Übertragung von Virus von einer Phlebotomengeneration auf die andere für möglich. Von WHITTINGHAM (1929) wurde angenommen, daß Larven Virus mit Dejekten oder aus toten infizierten Phlebotomen durch Fressen aufnehmen. YOUNG u. a. (1926) hielten Milben für verantwortlich, die sich in Brutplätzen finden und mit denen die Phlebotomen behaftet sind. In umfangreichen und gut kontrollierten Versuchsreihen glaubten MOSHKOVSKY u. a. (1937), die Übertragung des Virus auf die nächste Generation bewiesen zu haben. Amerikanischen Untersuchern (SABIN u. a. 1944) ist es dagegen nicht gelungen, diese Beobachtungen zu bestätigen und sich von der Übertragung der Infektion auf die Nachkommenschaft infizierter Phlebotomen zu überzeugen. Auch Larven, die mit infektiösem Material (Patientenserum) gefüttert wurden, blieben negativ.

Behandlung. Die Therapie ist rein symptomatisch geblieben (Aspirin, Pyramidon). Die oft langsame Rekonvaleszenz erfordert Kräftigungsmittel.

Prophylaxe. Die Bekämpfung des Pappatacifiebers ist ausschließlich gegen den Überträger gerichtet und durch die Einführung DDT-haltiger Mittel wesentlich erfolgreicher geworden (Hertig und Fisher 1945). Besonders wirksam ist die Besprayung von Wänden und Decken und die Kombination von DDT mit anderen Insecticiden. Empfohlen wird auch die Imprägnierung von Moskitonetzen und die Verwendung von Repellants (z. B. Dimethylphthalat). Es ist dafür Sorge zu tragen, daß in einem Umkreis von 100—200 m um die Häuser oder Siedlungen keine Brutplätze durch Tierdung, Komposthaufen oder andere Abfälle entstehen. Bei Anlegen von Lagern oder Wohnhäusern ist es zweckmäßig, die Lage hoch, offen, trocken und entfernt von Tierställen zu wählen.

Rifttalfieber.

Mit 4 Abbildungen.

Unter dem Namen „Rift Valley fever“ wurde 1931 von Daubney, Hudson und Garnham eine bei Schafen auftretende *enzootische Hepatitis* beschrieben, die durch ein filtrierbares, zu der Gelbfieber-Dengue-Gruppe gehörendes Virus verursacht wird.

Schon in früheren Jahren wurde unter den Schafherden in Kenya das Vorkommen einer mit sehr hoher Sterblichkeit einhergehenden Epizootie beobachtet (Montgomery 1913). Durch experimentelle Übertragung auf eine freiwillige Versuchsperson (Garnham 1931) und durch das Auftreten von Laboratoriumsinfektionen konnte festgestellt werden, daß das Virus auch menschenpathogen ist und gelegentlich im Verlauf von Epizootien auch beim Menschen unter natürlichen Bedingungen auftritt (Findlay 1932, Schwentker und Rivers 1934, Kitchen 1934, Francis und Magill 1935, Sabin und Blumberg 1947, Smithburn u. a. 1949).

Bei *Schafen*, insbesondere bei den in schwerster Form erkrankenden Lämmern und Jungtieren kommt es zu einer sehr akut verlaufenden Erkrankung, die mit verminderter Freßlust, Erbrechen, blutigem Durchfall und schleimig-eitrigem Nasensekret einhergeht und manchmal schon nach 48 Std zum Tode führt. Bei der Sektion finden sich charakteristische Herdnekrosen in der Leber, die mit den für Gelbfieber beim Menschen typischen Leberveränderungen große Ähnlichkeit besitzen. Es finden sich außerdem eine hämorrhagische Enteritis, hämorrhagische Nekrosen in der Milz und Blutungsherde in der Niere. Beim *Menschen* verläuft die Infektion dagegen nach Art eines Denguefiebers mit kurzer Fieberperiode und Allgemeinerscheinungen, aber ohne ernste Organschäden, insbesondere ohne die für den Verlauf bei Tieren charakteristischen Veränderungen in der Leber.

Geographisch scheint die Krankheit nur auf bestimmte Gebiete in *Afrika* beschränkt zu sein, wo sie außer bei Schafen und Ziegen auch bei Rindern vorkommt und sich auch bei empfänglichen wildlebenden Nagern ausbreitet. Diese stellen nach Daubney und Hudson (1932) wahrscheinlich das eigentliche Virusreservoir dar. Außer in Kenya hat man auch in Uganda, im anglo-ägyptischen und im französischen Sudan positive Immunitätsreaktionen beim Menschen (Mäuseschutzversuch) festgestellt, die darauf hinweisen, daß die Verbreitung in Zentralafrika größer ist, als bisher bekannt war und daß manche kurzfristigen Fieber, die wie auch das Gelbfieber eigentlich tierischen Ursprungs sind, vielleicht zum Rifttalfieber gehören.

Ätiologie. Das Virus stimmt in vieler Hinsicht in seinen Eigenschaften mit dem Gelbfiebervirus überein, ist aber, wie umfangreiche tierexperimentelle Untersuchungen und Beobachtungen beim Menschen ergeben haben, weder mit dem Gelbfiebervirus noch mit dem Denguevirus identisch.

Es besteht weder in vitro noch im Tierversuch eine *Kreuzimmunität.* Affen sind nach Überstehen von Infektionen mit Rifttalvirus für Gelbfieber empfänglich und umgekehrt. Im gleichen Sinne sprechen Beobachtungen von Laboratoriumsinfektionen mit Rifttalfieber nach vorausgegangenem Gelbfieber. Ebenso wie das Gelbfieber zeichnet sich das Rifttalfieber durch eine langdauernde Immunität aus, die am Auftreten spezifischer *Antikörper* erkennbar ist. FINDLAY und MACCALLUM (1937) vermuten, daß beide Arten von einer gemeinsamen Virusform abstammen trotz ihrer geographisch verschiedenen Verbreitung. Die gleichen Autoren beschrieben eine als „Interferenzphänomen“ gedeutete antagonistische Wirkung von Rifttalfieber und Gelbfieber. Bei Übertragung einer Mischung beider Virusarten erwiesen sich 7 von 10 Tieren als geschützt. Die Schutzwirkung blieb dagegen aus, wenn das Rifttalvirus 24 Std vor dem Gelbfiebervirus eingespritzt wurde.

Das Virus erscheint während der Infektionsperiode im Blut, sowohl im Plasma als besonders auch an die Blutzellen gebunden. Es ist auch in Leber, Milz und in den inneren Organen nachzuweisen und kann durch placentare Übertragung auf den Fetus übergehen,

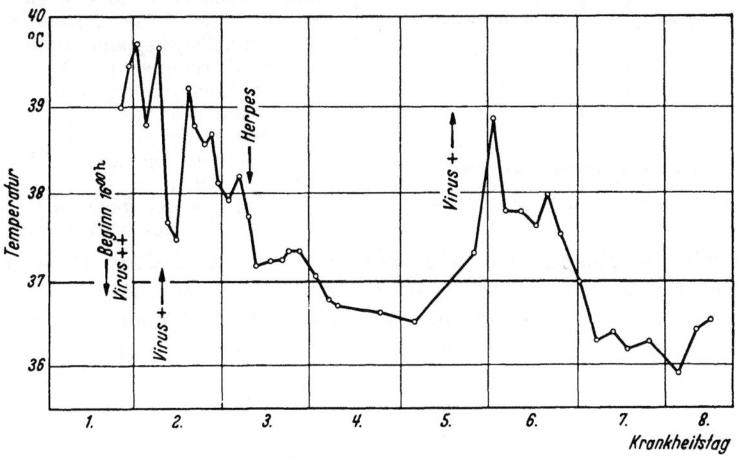

Abb. 1. Fieberverlauf bei Rifttalfieber mit zweigipfeliger Fieberkurve (Sattelkurve) bei Laboratoriumsinfektion. (Nach SMITHBURN u. Mitarb. 1949.)

erscheint aber nicht im Urin. Beim Menschen ist das Virus bis zu 6 Tagen nach Fieberbeginn im Blut vorhanden. Es verschwindet zu diesem Zeitpunkt, ebenso wie bei Gelbfieber, durch Neutralisation nach Auftreten spezifischer Immunkörper. Komplementbindende und neutralisierende Antikörper treten schon in der ersten Krankheitswoche auf und nehmen in der 2. Woche deutlich zu (BROOM und FINDLAY 1932, FINDLAY 1936, SCHWENTKER und RIVERS 1943). Neutralisierende Antikörper wurden noch 12 Jahre nach einer Laboratoriumsinfektion nachgewiesen (SABIN und BLUMBERG 1947).

Die Größe der Viruspartikel beträgt beim Rifttalvirus nach BROOM und FINDLAY (1932) 23—35 mμ. Dies entspricht in der Größenordnung etwa dem Gelbfiebervirus, dessen Größe mit 18—27 mμ angegeben wird (Filtration durch Gradokollmembranen). In Plasma oder physiologischer Kochsalzlösung (p_H 7,2) passiert es ohne Virulenzverlust durch bakteriendichte Filter. Im Eisschrank kann man es unter Zusatz von Oxalat-Carbol-Glycerin oder in getrocknetem Zustand monatelang konservieren, während es gegen Hitze, Desinfizientien, Änderung der Ionenkonzentration empfindlich ist. (Bei 56° wird es in 40 min zerstört.) Die Züchtung gelingt in der Gewebekultur (Hühnerembryonalgewebe, Tyrodelösung) oder auf der Chorio-Allantois-Membran befruchteter Hühnereier, ohne daß Verlust oder Veränderung des Grundcharakters eintritt (MACKENZIE 1933, FINDLAY 1936).

Eine Übertragung auf empfängliche Versuchstiere gelingt auf subcutanem, intraperitonealem, intratestalem oder intracerebralem Wege, durch die Mucosa der Nase und der Conjunctiva und durch Scarification der Haut. Außer *Schafen, Ziegen* und *Rindern*, die unter natürlichen Bedingungen erkranken und auf die das Virus auch experimentell leicht zu übertragen ist, sind *Affen* und zahlreiche *Nager* (Maus, Hamster, Ratte) empfänglich, insbesondere verläuft die Infektion bei *Mäusen* in akutester Form in nahezu 100% tödlich, während Meerschweinchen und Kaninchen resistent sind. Während indische und südamerikanische Affen (Macacus, Cebus) relativ empfänglich sind, zeigen afrikanische Affen (Cercopithecus, Cercocebus) keine Fieberreaktionen trotz Vorhandensein von Virus im Blut. Frettchen lassen sich intrapulmonal infizieren. Vögel erwiesen sich als unempfindlich.

MACKENZIE und FINDLAY (1936) gelang nach 30 Hirnpassagen (bei gleichzeitiger intraperitonealer Injektion von Immunserum) eine Adaptation des Virus an das Nervengewebe. Die Infektion mit dem *neurotropen Virus* verursacht eine Encephalomyelitis, während Leberveränderungen ausbleiben. Auch bei Affen und Lämmern gelang die Erzeugung einer Encephalomyelitis nach intracerebraler Infektion.

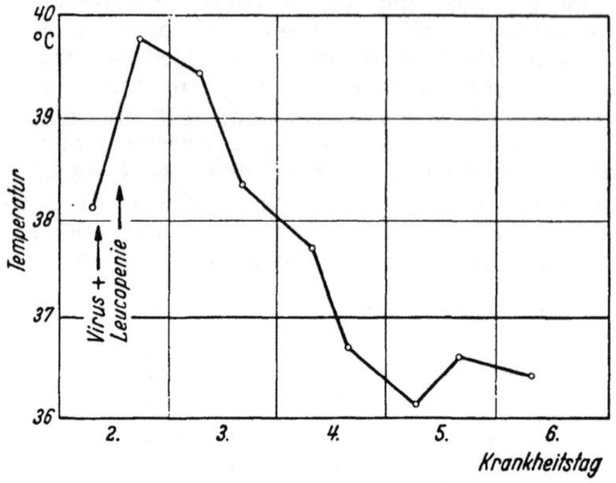

Abb. 2. Kurzfristiges Fieber und Leukopenie bei Rifttalfieber-Laboratoriumsinfektion. (Nach SMITHBURN u. Mitarb. 1949.)

Die *Übertragung* kommt, wie die Laboratoriumsinfektionen erwiesen haben, durch Kontakt mit kranken Tieren von der Haut oder der Schleimhaut zustande. Außerdem scheint eine Übertragung durch *Mücken* möglich zu sein, wobei vermutlich *Mansonia*-Arten, vielleicht auch andere blutsaugende Mücken *(Aëdes, Eretmapodides)* und Zecken eine Rolle spielen. In einem Fall blieb das Virus 7 Tage lang in Nymphen von *Rhipicephalus appendiculatus* erhalten. SMITHBURN und Mitarbeiter (1948) ist der Nachweis gelungen, daß Mücken, die in unbewohnten Gegenden im Freien gefangen wurden (Mongiro, Bwamba-Distrikt, West-Uganda) das Virus des Rifttalfiebers beherbergen. Untersuchungen an 72 Affen aus der gleichen Gegend (9 verschiedene Species) verliefen negativ.

Klinische Erscheinungen beim Menschen. Krankheitserscheinungen beim Menschen treten meist plötzlich nach einer Inkubation von 5—6 Tagen auf. Die Symptome sind wechselnd und uncharakteristisch, Unbehagen, Kopfschmerz, Frösteln, Muskel- oder Gelenkschmerzen, Schmerzen im Rücken und in der Schultergegend, Druckgefühl im Abdomen oder in der Lebergegend, Schlaf- und Appetitlosigkeit. Es bestehen Lichtscheu und Druck in den Augäpfeln, dagegen keine conjunctivale Rötung. Häufig kommt es schon nach 2—3 Tagen zur Entfieberung unter Schweißausbruch, oder es tritt ein erneuter Temperaturanstieg auf (Sattelkurve), dem meist ein schneller und endgültiger Fieberabfall folgt. In seltenen Fällen kann es zu einem Rückfall kommen. Der *Puls* ist dem Fieber entsprechend beschleunigt. Organschäden sind nicht nachweisbar. Ein Exanthem fehlt. Der *Urin* ist dunkel, aber frei von Eiweiß. Charakteristisch ist das Auftreten einer *Leukopenie*, insbesondere eine Verminderung der polymorphkernigen Leukocyten, in denen vacuolige Kerndegenerationen zu finden sind. Leukopenie und relative Monocytose bleiben auch in der Rekonvaleszenz bestehen. Diese ist meist relativ kurz, oder sie zieht sich wie bei Dengue- und Pappatacifieber über längere Zeit hin, zuweilen mit anhaltenden Glieder- und Gelenkschmerzen.

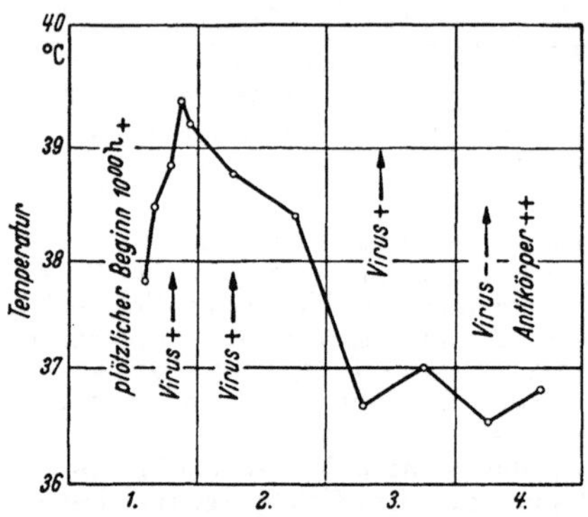

Abb. 3. Kurzfristiges Fieber, Virusnachweis und Auftreten von spezifischen Antikörpern bei Rifttalfieber-Laboratoriumsinfektion. (Nach SMITHBURN u. Mitarb. 1949.)

Die **Prognose** ist ausgesprochen günstig. Bei einem von SCHWENTKER und RIVERS (1934) beschriebenen Fall führte eine Laboratoriumsinfektion am 44. Krankheitstage zum Tode an einer komplizierenden Thrombophlebitis und Lungenembolie.

Über **pathologisch-anatomische Veränderungen** ist nichts bekannt, weil außer in dem erwähnten Fall ein tödlicher Ausgang der Krankheit im akuten Stadium bisher nicht beobachtet worden ist.

In dem erwähnten Sektionsfall beim Menschen fanden sich Gerinnsel in der Vena cava inferior, saphena und femoralis, Lungeninfarkt und Embolie in beiden Lungen, chronische Pleuritis. Die Leber ließ dagegen keinerlei Veränderungen erkennen. Ebensowenig konnte Virus im Gewebe nachgewiesen werden, da das akute Stadium längere Zeit vor dem Tode zurücklag.

Bei Schafen und empfänglichen Versuchstieren (Maus) sind die histologischen Veränderungen eingehend studiert worden. Diese betreffen in der Leber sowohl das Cytoplasma als auch den Zellkern der Leberzellen. Die initiale Läsion bevorzugt die zentralen Partien der Leberläppchen, breitet sich aber dann unregelmäßig aus, um schließlich das ganze Lebergewebe zu durchsetzen. Auffällig ist die hyaline Umwandlung der Leberzellen mit Bildung der auch beim Gelbfieber auftretenden acidophilen Körper (Councilman) sowie eine ausgesprochene fettige Degeneration. In den Zellkernen finden sich oxyphile Kerneinschlüsse,

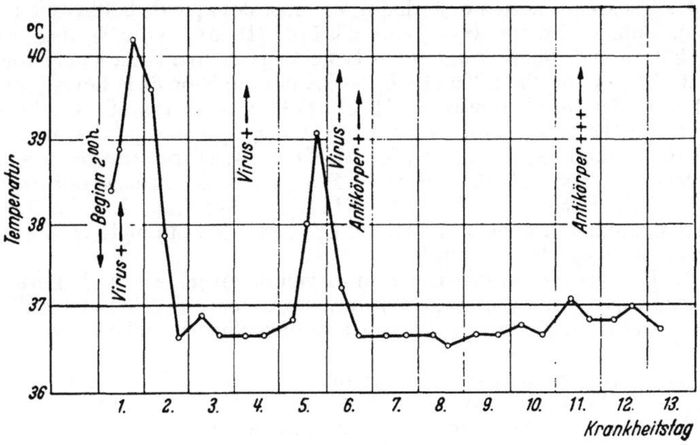

Abb. 4. Rifttalfieber mit Rückfall, Virus- und Antikörpernachweis bei Laboratoriumsinfektion. (Nach SMITHBURN u. Mitarb. 1949.)

die gleichfalls den bei Gelbfieber beschriebenen Veränderungen entsprechen, und alle möglichen Stadien eines Kernzerfalles. Durch Zusammenfließen können auch große diffuse Nekrosen ohne deutliche Demarkation des umgebenden Lebergewebes entstehen. Die Leber ist dabei im ganzen nicht vergrößert, meist sehr stark mit Blut gefüllt oder von hämorrhagischen Herden durchsetzt.

Diagnose. Die Vermutungsdiagnose Rifttalfieber wird gestellt, wenn Personen, die mit natürlich infizierten Tieren oder bei Laboratoriumsarbeiten mit infektiösem Material in Berührung kommen, an dengueartigem Fieber erkranken. Gesichert ist die Diagnose, wenn es gelingt, Virus im Blut durch Übertragung auf die Maus nachzuweisen. Identifiziert wird das übertragene Virus auf Grund typischer Leberveränderungen bei den infizierten Mäusen und im Neutralisationsversuch mit spezifischem Immunserum. Im Stadium der Rekonvaleszenz kommt es darauf an, die auftretenden spezifischen Antikörper im Mäuseschutzversuch nachzuweisen. Das Patientenserum wird zu gleichen Teilen mit einer tödlichen Menge einer Virussuspension gemischt und 0,2 cm^3 der Mischung in die Bauchhöhle von Mäusen eingespritzt, während gleichzeitig Virus- und Serenkontrollen angesetzt werden. Das Überleben der Versuchstiere zeigt das Vorhandensein spezifischer Immunkörper im Serum an, wenn die mit Virus infizierten Kontrollen in 2—3 Tagen sterben.

Behandlung und Prophylaxe. Eine spezifische Therapie gibt es beim Rifttalfieber ebensowenig wie bei den anderen Infektionen der Gelbfieber-Dengue-Gruppe. Von FINDLAY wurden Behandlungsversuche mit Immunserum unternommen, ohne überzeugende Wirkung zu zeigen. Sulfonamide erwiesen sich im Tierversuch als unwirksam. Wegen möglicher toxischer Schädigungen der Leber wurde die Anwendung von Traubenzucker per os empfohlen.

Die *Prophylaxe* besteht in persönlichem Schutz gefährdeter Personen beim Arbeiten mit infektiösem Material und bei Auftreten von Epizootien in endemischen Gebieten. Das neurotrope Virus, dessen subcutane Einspritzung keine Reaktionen macht, könnte vielleicht von Wert für eine Schutzimpfung von Schafherden in verseuchten Gebieten sein.

Literatur.

Gelbfieber.

Aragão, Henrique de Beaurepaire: Emploi de virus vivant dans la vaccination contre la fièvre jaune. C. r. Soc. Biol. Paris **112**, 1471 (1933).

Bablet, J.: Deuxième note sur le diagnostic histologique de la fièvre jaune (examen des coupes de foie). Bull. Office int. Hyg. publ. **28**, 1267 (1936). — Sur le diagnostic différentiel entre la spirochétose ictéro-hémorragique et la fièvre jaune par l'examen histologique du foie. Bull. Office int. Hyg. publ. **28**, 2329 (1936). — La prémunition de la fièvre jaune: réalisations et promesses? Rev. Hyg. et Méd. prévent. **59**, 321 (1937). — Bates, M., and M. Roca-Garcia: The development of the virus of yellow fever in Haemagogus mosquitoes. Amer. J. trop. Med. **26**, 5, 585 (1946). — Bauer, J. H., and Th. P. Hughes: Ultrafiltration studies with yellow fever virus. Amer. J. Hyg. **21**, 101 (1935). — Bugher, J. C.: The use of baby mice in yellow fever studies. Amer. J. trop. Med. **21**, 299 (1941). — Bugher, J. C. J., J. Boshell-Manrique, M. Roca-Garcia and E. Osormo-Mesa: Epidemiology of jungle yellow fever in Eastern Columbia. Amer. J. Hyg. **39**, 16 (1944).

Cannell, D. E.: Myocardial degeneration in yellow fever. Amer. J. Path. **4**, 431 (1928). Carter, H.: The early history of yellow fever. Baltimore: S. Williams & Wilkins 1931. — Cowdry, E. V., and S. F. Kitchen: Intranuclear inclusions in yellow fever. Amer. J. Hyg. **11**, 227 (1930).

Davis, G. E.: Complement fixation in yellow fever in monkey and man. Amer. J. Hyg. **13**, 79 (1931). — Davis, N. C., W. D. M. Lloyd and M. Frobisher: The transmission of neurotropic yellow fever virus by Stegomyia mosquitoes. J. of exper. Med. **56**, 853 (1932). — Dominguez, F.: Trois points importants dans l'histoire de la découverte de la transmission de la fièvre jaune par le moustique. Bull. Acad. Méd. Paris **120**, 303 (1938).

Elmendorf jr., J. E., and H. H. Smith: Multiplication of yellow fever virus in the developing chick embryo. Proc. Soc. exper. Biol. a. Med. **36**, 171 (1937).

Findlay, G. M.: Immunisation against yellow fever with attenuated neurotropic virus. Lancet **1934 I**, 983. — The spread of yellow fever. East afr. med. J. **18**, 2 (1941). — The internal combustion engine and the spread of disease. Brit. med. J. **1946**, 979. — Findlay, G. M., and L. P. Clarke: Reconversion of the neurotropic into the viscerotropic strain of yellow fever virus in Rhesus monkeys. Trans. roy. Soc. trop. Med. Lond. **28**, 579 (1935). — Infection with neurotropic yellow fever virus following instillation into the nares and conjunctival sac. J. of Path. **40**, 55 (1935). — Findlay, G. M., T. F. Hewer and L. P. Clarke: The susceptibility of Sudanese hedgehogs in yellow fever. Trans. roy. Soc. trop. Med. Lond. **28**, 413 (1935). — Findlay, G. M., and F. O. MacCallum: Attenuation of the yellow fever virus by growth in tumors in vivo. Trans roy. Soc. trop. Med. **30**, 507 (1937). — Yellow fever immune bodies in the blood of african primates. Trans. roy. Soc. trop. Med. Lond. **31**, 103 (1937). — Findlay, G. M., G. J. Stefanopoulo, T. H. Davey and A. F. Mahaffy: Yellow fever immune bodies in the blood of African animals. — Preliminary observations. Trans. roy. Soc. trop. Med. Lond. **29**, 419 (1936). — Findlay, G. M., and R. O. Stern: The essential neurotropism of the yellow fever virus. J. of Path. **41**, 431 (1935). — Findlay, G. M., and R. O. Stern: Encephalomyelitis produced by neurotropic yellow fever virus. J. of Path. **40**, 311 (1945). — Fox, J. P.: The cultivation of yellow fever virus. I. Factors influencing the multiplication of 17 D virus in tissue culture. Amer. J. Hyg. **46**, 1062 (1947). — Fox, J. P., and A. S. Cabral: The duration of immunity following vaccination with the 17 D strain of yellow fever virus. Amer. J. Hyg. **37**, 93 (1943). — Fox, J. P., E. H. Lennette, C. Manso and J. R. Souza Aguiar: Encephalitis in man following vaccination with 17 D yellow fever virus. Amer. J. Hyg. **36**, 117 (1942). — Frobisher jr., M.: Antigens and methods for performing the complement fixation test for yellow fever. Amer. J. Hyg. **13**, 585 (1931). — Complement fixation tests with yellow fever antigens. J. prevent. Med. **5**, 65 (1931). — Further observations on the filtrability of yellow fever virus. Amer. J. trop. Med. **11**, 127 (1931). — A comparison of certain properties of the neurotropic virus of yellow fever with those of the corresponding viscerotropic virus. Amer. J. Hyg. **18**, 354 (1933).

Haagen, E., u. M. Theiler: Untersuchungen über das Verhalten des Gelbfiebervirus in der Gewebekultur. Zbl. Bakter. I Orig. **125**, 145 (1932). — Hindle, E.: A yellow fever vaccine. Brit. med. J. **1928**, 976. — Hindle, E., and G. M. Findlay: The electrical charge of yellow fever virus. Brit. J. exper. Path. **11**, 134 (1930). — Hoffmann, W. H.: The anatomical diagnosis of yellow fever. J. trop. Med. **31**, 1 (1928). — The diagnosis of endemic yellow fever. Amer. J. trop. Med. **8**, 563 (1928). — Die Bedeutung der anatomischen Gelbfieberdiagnose. Arch. Schiffs- u. Tropenhyg. **41**, 195 (1937). — Hudson, N. P.: The pathology of experimental yellow fever in the Macacus rhesus. I. Gross pathology. II. Microscopic pathology. III. Comparison with the pathology of yellow fever in man. Amer. J. Path. **5**, 395, 407, 419 (1928). — Hughes, T. P.: A precipitin reaction in yellow fever. J. Immun. **25**, 275 (1933).

Jadin, J.: Culture du virus de la fièvre jaune sur la membrane chorio-allantoidienne de l'embryon de poulet. Ann. Soc. belge Méd. trop. **17**, 27 (1937).

Kerr, J. A., y L. Patiño Camargo: Investigaciones sobre fiebre amarella en Muzo y en la „region de Santander". Rev. Hig. y Tbc. **2**, 32 (1933). — Kirk, R.: An epidemic of yellow fever in the Nuba Mountains, Anglo-Egyptian Sudan. Amer. J. trop. Med. a. Parasit. **35**, 67 (1941). — Klotz, O., and T. H. Belt: The pathology of the liver in yellow fever. Amer. J. Path. **6**, 663 (1930). — Regeneration of liver and kidney following yellow fever. Amer. J. Path. **6**, 689 (1930). — Koprowski, H.: Occurrence of nonspecific virus neutralizing properties in sera of some neotropic mammals. J. Immun. **1946**, H. 4, 387. — Kotter, G. F., et L. van den Berghe: Filtratieproeven van neurotroop gele koorts virus door Seitzfilters. Ann. Soc. belge Méd. trop. **15**, 213 (1935).

Laemmert jr., H. W.: Studies on susceptibility of Marsupialia to different strains of yellow fever virus. Amer. J. trop. Med. **26**, 33 (1946). — Laemmert jr., H. W., and H. Moussatché: Adaptation of yellow fever virus to young chickens by serial brain to brain passages. J. inf. Dis. **72**, 228 (1943). — Laigret, J., G. Saleun et J. Ceccaldi: Enquête sérologique sur dixneuf sujets immunisés contre la fièvre jaune, les uns à l'aide de la vaccination, les autres à l'aide de la séro-vaccination. Bull. Soc. Path. exot. Paris **30**, 8 (1937). — Lennette, E. H., and A. Perlowagora: The complement fixation test in the diagnosis of yellow fever. Use of infectious mouse brain as antigen. Amer. J. trop. Med. **23**, 481 (1943). — Lloyd, W., M. Theiler and N. L. Ricci: Modification of the virulence of yellow fever virus by cultivation in tissues in vitro. Trans roy. Soc. trop. Med. Lond. **29**, 481 (1936).

Madden, A. H., A. W. Lindquist and Knipling: DDT treatment of airplanes to prevent introduction of noxious insects. J. econ. Entomol. **38**, 252 (1945). — Mahaffy, A. F., K. C. Smithburn and T. P. Hughes: The distribution of immunity to yellow fever in Central and East Africa. Trans. roy. Soc. trop. Med. Lond. **40**, 57 (1946). — Mathis, M.: Diagnostic de la fièvre jaune par inoculation intracérébrale du sang de malade à la souris blanche. C. r. Acad. Sci. Paris **203**, 547 (1936).

Nicolau, S., L. Kopciowska et M. Mathis: Etudes sur les inclusions de la fièvre jaune. Ann. Inst. Pasteur **53**, 455 (1934). — Nicolau, S., M. Mathis et O. Baffet: Altérations histologiques et présence d'inclusions amariles dans l'encéphale de l'homme mort de fièvre jaune. Bull. Soc. Path. exot. Paris **30**, 615 (1937).

de Paula Souza, G. H.: Yellow fever areas. Epidem Inform. Bull. (UNRRA Health Div. Wash.) **1**, 693 (1946). Fourth report of the expert commission on quarantine. Epidem. Inform. Bull. (UNRRA Health Div. Wash.) **2**, 380 (1946).

Rickard, E. R.: The organization of the viscerotome service of the Brazilian cooperative yellow fever service. Amer. J. trop. Med. **1**, 163 (1937). — da Rocha-Lima, H.: Zur pathologischen Anatomie des Gelbfiebers. Verh. dtsch. path. Ges. **15**, 163 (1912).

Sawyer, W. A., H. Bauer and L. Whitman: The distribution of yellow fever immunity in North America, Central America, the West Indies, Europe, Asia, and Australia, with special reference to the specificity of the protection test. Amer. J. trop. Med. **17**, 137 (1937). — Sawyer, W. A., S. F. Kitchen and W. Lloyd: Vaccination of humans against yellow fever with immune serum and virus fixed for mice. Proc. Soc. exper. Biol. a. Med. **29**, 62 (1931). — Sawyer, W. A., and W. Lloyd: The use of mice in tests of immunity against yellow fever. J. of exper. Med. **54**, 533 (1931). — Sawyer, W. A., K. F. Meyer, M. D. Eaton, J. H. Bauer, P. Putnam and F. F. Schwenker: Jaundice in army personnel in the Western region of the United States and its relation to vaccination against yellow fever. Parts I, II, III a. IV. Amer. J. Hyg. **39**, 337 (1944). — Sawyer, W. A., and L. Whitman: The yellow fever immunity survey of North, East and South Africa. Trans. roy. Soc. trop. Med. Lond. **29**, 397 (1936). — Sellards, A. W.: The interpretation of the incubation period of the virus of yellow fever in the mosquito (Aedes aegypti). Ann. trop. Med. **29**, 49 (1935). — Sellards, A. W., u. B. L. Bennet: Vaccination in yellow fever with non-infective virus. Ann. trop. Med. **31**, 373 (1937). — Sellards, A. W., et J. Laigret: Nouvelle démonstration de l'efficacité de la vaccination against yellow fever. C. r. Acad. Sci. Paris **202**, 1467 (1936). — Smith, E. C.: Nigerian insectivora (hedgehogs and shrews) — their reaction to neurotropic yellow fever virus. Trans. roy. Soc. trop. Med. Lond. **29**, 413 (1936). — Smith, H. H., H. A. Penna and A. Paoliello: Yellow fever vaccination with cultured virus (17 D) without immune serum. Amer. J. trop. Med. 18, 437 (1938). — SMITH, H. H., and M. THEILER: The adaptation of unmodified strains of yellow fever virus to cultivation in vitro. J. of exper. Med. 65, 801 (1937). — SMITHBURN, K. C., and A. J. HADDOW: Isolation of yellow fever virus from African mosquitoes. Amer. J. trop. Med. 26, 261 (1946). — SOPER, F. L.: Jungle yellow fever. A new epidemiological entity in South America. Rev. Hyg. e Saude Publ. 10, 107 (1936). — The geographical distribution of immunity to yellow fever in man in South America. Amer. J. trop. Med. 17, 457 (1937). — Situation de la fièvre jaune au Brasil. Bull. Off. internat. Hyg. publ. 30, 1205 (1938). — Yellow fever, the present situation (October 1938) with special reference to South America. Trans. roy. Soc. trop. Med. Lond. 32, 297 (1938). — SOPER, F. L., H. PENNA, E. CARDONO, J. SERAFIM jr., M. FROBISHER jr. and J. PINHEIRO: Yellow fever without Aedes aegypti. Study of a rural epidemic in the Valle de Chanaan, Espirito Santo, Brasil. Amer. J. Hyg. 18, 555 (1933). — SPRAGUE, H. B., and J. H. BARNARD: Egg allergy: Significance in typhus and yellow fever immunisation. U.S. nav. med. Bull. 45, 71 (1945). — STEFANOPOULO, G. J.: Résultats fournis par l'application du test de séroprotection contre la fièvre jaune, sur les indigènes de l'afrique équatoriale française. Ann. Méd. et Pharm. colon. 1937, H. 1, 74. — STEFANOPOULO, G., P. MOLLARET et E. DESNOS: Inoculation du virus de la fievre jaune au porc. Bull. Soc. Path. exot. Paris 27, 816 (1934). — STOKES, A., J. H. BAUER and N. P. HUDSON: The transmission of yellow fever to Macacus rhesus. Preliminary note. J. Amer. med. Assoc. 90, 253 (1928).

TAYLOR, R. M., J. F. DA CUNHA, H. W. LAEMMERT and L. C. DE FERREIRA: An epidemiological study of jungle yellow fever in an endemic aera in Brazil. Part. I. Epidemiology of human infections (TAYLOR and da CUNHA). Part II. Investigations of vertebrate hosts and arthropod vectors (LAEMMERT, FERREIRA and TAYLOR). Suppl. to Amer. J. trop. Med. 26, 69 (1946). — THEILER, M.: Studies on the action of yellow fever virus in mice. Amer. J. trop. Med. a. Parasit. 24, 249 (1930). — A yellow fever protection test in mice by intracerebral injection. Ann. trop. Med. 27, 57 (1933). — THEILER, M., et H. H. SMITH: L'emploi du sérum hyperimmun de singe dans la vaccination humaine contre la fièvre jaune. Bull. Off. internat. Hyg. publ. 28, 2354 (1936). — The effect of prolonged cultivation in vitro upon pathogenicity of yellow fever virus. J. of exper. Med. 65, 767 (1937).

WADDELL, M. B., and R. M. TAYLOR: Studies on cyclic passage of yellow fever virus in South American mammals (Callitrix penicillata and Leontocebus chrysomelas) in combination with Aedes aegypti. Amer. J. trop. Med. 1946, H. 4, 455. — WHITMAN, L.: The multiplication of the virus of yellow fever in Aedes aegypti. J. of exper. Med. 66, 133 (1937). — A modified intraperitoneal protection test for yellow fever based on the greater susceptibility of immature white mice to the extraneural injection of yellow fever virus. Amer. J. trop. Med. 23, 17 (1943). WHITMAN, L., and P. C. A. ANTUNES: Studies on Aedes aegypti infected in the larval stage with the virus of yellow fever. Proc. Soc. exper. Biol. a. Med. 37, 664 (1938).

Denguefieber.

BOCK, E.: Die Bedeutung von Dengueepidemien in der Schiffshygiene. Festschrift Bernhard Nocht. Hamburg 1937, S. 43, 45. — BOCTOR, K.: A Clinical Study of the Present Dengue Epidemic. J. egypt. publ. Health Assoc. 13, 2 (1938). — BOEHNHARDT, H.: Ist das Bessarabienfieber eine neue Krankheit? Med. Z. 1, 126 (1945).

CARSON, D. A.: Observations on Dengue. U.S. nav. med. Bull. 42, 1081 (1944). — CHAUDHURY, L. M., and S. M. GHOSH: A Fever of Seven Day's Duration at Patna. J. Indiana State med. Assoc. 11, 269 (1942). — COHEN, N. A.: Pretibial Fever. J. Amer. med. Assoc. 123, 927 (1943). — COLES, A.: A microscopical inquiry into the aetiology of dengue, sandfly, and yellow fever. J. trop. Med. 40, 209 (1937). — COLES, A. C.: An Inquiry into the Aetiology of Dengue Fever. J. trop. Med. 40, 53 (1937).

DANIELS, W. B., and H. A. GRENNAN: Pretibial Fever. An Obscure Disease. J. Amer. med. Assoc. 122, 361 (1943). — DIAZ-RIVERA, R. S.: A Bizarre Type of Seven Day's Fever Clinically Indistinguishable from Dengue. Bol. Assoc. Med. Puerto Rico 38, 75 (1946). — DINGER, J. E.: Studies in Dengue Fever. 4. Internat. Congr. Trop. Med. and Mal. Washington 1948, S. 526.

FAIRCHILD, L. M.: Dengue-like Fever on the Isthmus of Panama. Amer. J. trop. Med. 25, 397 (1945). — FINDLAY, G. M., and R. W. BROCKFIELD: A Fever of the Dengue Group occurring in West Africa. Trans. roy. Soc. trop. Med. Lond. 37, 95 (1943). — FLEMING, R.F., and J. M. FRENCH: Dengue in Iraq. Trans. roy. Soc. trop. Med. Lond. 40, 851 (1947). — FLORIO, L., W. MCD. HAMMON, ANGELA LAURENT and MABEL C. STEWART: Colorado Tick Fever and Dengue. An Experimental Immunological and Clinical Comparison. J. of exper. Med. 83, 295 (1946).

LE GAC, P.: La ponction lombaire: thérapeutique de blocage de la dengue. Bull. Soc. Path. exot. Paris 40, 336 (1947). — LE GAC, P., et J. SERVANT: Contribution à l'étude de la ponction lombaire et des modifications du liquide céphalo-rachidien au cours de la dengue. Bull. Soc. Path. exot. Paris **32**, 888 (1939). — GERGAWY, I. F.: The Epidemics of Dengue Fever in Egypt in 1927—1928 and 1937. J. egypt. med. Assoc. **21**, 796 (1938). — GILBERTSON, W. E.: Sanitary Aspects of the Control of the 1943-1944 Epidemic of Dengue Fever in Honolulu. Amer. J. publ. Health **35**, 261 (1945). — GOLDECK, H., u. R. WALTHER: Zur Frage des russischen Kopfschmerzfiebers. Klin. Wschr. **1944**, Nr 5/8, 59. — GRIFFITS, T. H. D., and H. HANSON: Significance of an Epidemic of Dengue. J. Amer. med. Assoc. **107**, 1107 (1936). — GRIZAUD, H.: Au sujet de quelques cas de „Fièvre rouge" à la Guadeloupe. Bull. Soc. Path. exot. Paris **27**, 475 (1934). — DI GUISEPPE, F.: Considerazioni su alcuni casi di febbre dengue. Policlinico sez. Prat. **44**, 610 (1937).

HANSON, H.: Some Observations on Dengue. Amer. J. trop. Med. **16**, 371 (1936). — HITTI, J. K., and A. A. KHAIRALLAH: A Report on the Recent Epidemic of Dengue in Beirut, Lebanon, and some of its Complications. J. Palestine Arab. med. Assoc. **1**, 150 (1946). — HOFFMAN, J. M., W. K. MERTENS and E. P. SNIJDERS: The Transport of the Javanese „Endemic Dengue" to Amsterdam. Proc. Acad. Sci. Amst. **35**, 909 (1932). — HUGHES, A. C. C.: The Leucocyte Count in Dengue. J. nav. med. Serv. **32**, 194 (1946).

Internationales Abkommen vom 25. Juli 1934 über den gegenseitigen Schutz gegen das Dengue-Fieber. Auszug aus Reichsgesdh.bl. **1936**, H. 37, 703. — *An International Convention* for Mutual Protection against Dengue Fever, signed at Athens on the 25th July, 1934; Ratification of Germany. Ratification of the U.S.S.R. Bull. Hyg. **10**, 287 (1935); **11**, 509, 801 (1936); **12**, 248, 399, 469 (1937). — *Internationales Gesundheitsamt.* Bericht über die Maitagung 1938. Denguefieber. Arch. Schiffs- u. Tropenhyg. **43**, 84 (1939).

JACK, W. A.: Sellar Fever. Trans. roy. Soc. trop. Med. Lond. **31**, 281 (1937). — JESIORAN, R.: La dengue dans le bassin méditerranéen. Thesis: Univeristy of Algiers. S. 116. 1933. — JOHNSON jr., J. A., W. B. MARTIN and L. BRESLOW: Dengue-like Fever on Okinawa. Bull. U.S. Army Med. Dept. **5**, 306 (1946).

KAPLAN, A., and A. LINDGREN: Neurologic Complications following Dengue. U.S. nav. med. Bull. **45**, 506 (1945). — KARAMCHANDANI, P. V.: Study of 110 Cases of Dengue Fever in the Madras Penitentiary. Indian med. Gaz. **72**, 532 (1937). — KISNER, P., and E. T. LISANSKY: Analysis of an Epidemic of Dengue Fever. Ann. int. Med. **20**, 41 (1944). — KNOWLES, R., u. B. C. BASU: Mosquito Prevalence and Mosquito-borne Diseases in Calcutta City. Rec. Malaria Surv. India **4**, 291 (1934).

LÉPINE, P.: Fièvre de trois jours, Dengue et Harara. Bull. Soc. Path. exot. Paris **34**, 198 (1941). — LIVESAY, H. R., D. J. WILSON, M. POLLARD and J. C. WOODLAND: Experimental Studies of Bullis Fever and Dengue Fever. Amer. J. trop. Med. **26**, 397 (1946). — LORANDO, N.: L'épidemie de Drapetsona et de Kokinia est une fièvre dengue. Rev. Med. trop. **28**, 265 (1936). — LUMLEY, G. F., and F. H. TAYLOR: Dengue. Service Publ. No 3, School of publ. Health a. Trop. Med. (Univ. of Sydney) 1943, S. 17.

MACKERRAS, I. M.: Transmission of Dengue Fever by Aedes (Stegomyia) scutellaris Walk, in New Guinea. Trans. roy. Soc. trop. Med. Lond. **40**, 295 (1946). — MADRAS: Report of the King Institute, Guindy, for the Year Ending 30. Sept. 1938, S. 38—39. VI. The Filterable Viruses Enquiry (C. G. PANDIT, a. H. E. SHORTT). — MAGLIANO, G., e E. AZZI: Epidemia de dengue sulle coste della Migiurtinia durante le operazioni per la conquista dell'Imporo. Ann. Med. nav. e colon. **44**, 337 (1938). — MANSON-BAHR, PH. H.: Dengue. In MANSON's Tropical Diseases, 12. Aufl. London: Cassell & Co. 1948. — MARTINI, E.: Die leichten Sommerfieber der warmen Länder. Tropenhyg. Schriftenreihe H. 4, S. 5, 1942. — MASSA, F., e A. VIVO: Episodio epidemico di dengue a Bender Cassim, nel golfo di Aden. Giorn. ital. Clin. Trop. **1**, 78 (1937). — MCCARTHY, D. D., and R. H. BRENT: An Account of an Outbraek of Dengue Fever in Dzaoudzi, Comero Islands, January 1943. East afr. med. J. **20**, 293 (1943). — MCCARTHY, D. D., and D. BAGSTER WILSON: Dengue in the East African Command. Incidence in Relation to Aedes Prevalence and some Clinical Features. Trans. roy. Soc. trop. Med. Lond. **42**, 83 (1948). — MELISSINOS, JOHANN: Pathologisch-anatomische Untersuchungen bei Denguefieber. Arch. Schiffs- u. Tropenhyg. **41**, 321 (1937). — MORRISON, R. J. G.: Some Cases of Relapsing Fever in Palestine. J. Army med. Corps **68**, 86 (1937).

O'MEARA, F. J.: Sellar Fever. Trans. roy. Soc. trop. Med. Lond. **31**, 571 (1938).

PAUL, W. D., E. H. ANTES and A. L. SAHS: A Dengue-like Fever occuring in Iowa during the Poliomyelitis Epidemic of 1943. Ann. int. Med. **75**, 184 (1945). — PELTIER, M.: Les fièvres de nature indéterminée dans les colonies françaises. Ann. Méd. et Pharm. colon. **34**, 215 (1936). — PEPPER, O. H. P.: A Note on David Bylon and Dengue. Ann. med. History **3**, 363 (1941). — PERRY, W. J.: The Dengue Vector on New Caledonia, the New Hebrides, and the Salomon Islands. Amer. J. trop. Med. **28**, 253 (1948). — PHILIP, C. B.: Infectivity of Dengue Serums transported in Ordinary Ice by Air. Bull. U.S. Army Med. Dept. **5**, 226 (1946). — PITTALUGA, G.: Sobre un brote de „Dengue" en la Habana. Rev. Med. trop. **11**, 1 (1945). — POLLARD, M., H. W. LIVESAY, D. J. WILSON and J. C. WOODLAND: Immunological Studies of Dengue Fever and Colorado Tick Fever. Proc. Soc. exper. Biol. a. Med. **61**,

396 (1946). — Purcell, F. M.: A Dengue-like Fever in the Gold Coast. Trans. roy. Soc. trop. Med. Lond. 30, 541 (1937).

Rooyen, C. E. van, and A. J. Rhodes: Dengue. In Virus Diseases of Man, 2. Aufl. New York: Thomas Nelson & Sons 1948. — Ross, S. G.: Dengue Fever at Fanning Island (Central Pacific). — Med. J. Australia 1948, 1, 3, 63. — le Roy, G. V., and H. A. Lindberg: The Diagnosis of Dengue. Bull. U.S. Army Med. Dept. 1944, No 79, 92.

Sabin, A. B.: Recent Advances in Phlebotome and Dengue Fevers. 4. Internat. Congr. Trop. Med. and Mal. Washington 1948, S. 520. — Dengue. Viral and Rickettsial Infection of Man. Philadelphia-London-Montreal: J. B. Lippincott Comp. 1948. — Sabin, A. B., and R. W. Schlesinger: Production of Immunity to Dengue with Virus modified by Propagation in Mice. Science (Lancaster) 1945, 640. — Sabin, A. B., and J. Young: A Complement Fixation Test for Dengue. Proc. Soc. exper. Biol. a. Med. 69, 478 (1948). — Shortt, H. E., R. Sanjiva Rao and C. S. Swaminath: Cultivation of the Viruses of Sandfly Fever and Dengue Fever on the Chorio-Allantoic Membrane of the Chick-Embryo. Indian. J. med. Res. 23, 865 (1936). — Snijders, E. P., S. Postmus and W. Schüffner: On the protective power of Yellow Fever and Dengue Sera against Yellow Fever Virus. Amer. J. trop. Med. 14, 519 (1934). — Soubigou, X.: Une épidémie de dengue à la Martinique. Bull. Soc. Path. exot. Paris 39, 270 (1946). — Spadaro, O.: Osservazioni sulla dengue. Boll. Soc. ital. Med. e Igiene Trop. 1, 65 (1942). — Stewart, F. H.: Dengue. Analysis of the Clinical Syndrome at a South Pacific Advance Base. U.S. nav. med. Bull. 42, 1233 (1944). — Stewart, M. A.: Dengue Fever. Proc. a. Papers 13. Ann. Conference California Mosquito Control Assoc. 1944, Feb. 28/29, Berkeley, Ca. 5—6. — Strong, R. P.: Dengue and Dengue-like Fevers. In Stitt's Diagnosis, Prevention and Treatment of Tropical Diseases, 7. Aufl. London: H. K. Lewis & Co. 1945.

Usinger, R. L.: Entomological Phases of the Recent Dengue Epidemic in Honolulu. Publ. Health Rep. 59, 423 (1944).

Pappatacifieber.

Alivisatos, G. P.: Sur l'épidémie de fièvre de trois jours de 1935 à Athènes et ses environs. Bull. Off. internat. Hyg. publ. 28, 11 2146 (1936). — Anderson, W. M. E.: Observations on P. papatasii in the Peshawar District. I. Indian J. med. Res. 27, 537 (1939). — Sandfly Fever (Correspondence). Lancet 1947, 613. — Anderson, W. M. E., C. G. Pandit, R. Sanjiva Rao and H. E. Shortt: Guindy Report of the King Institute for Year Ending 30. Sept. 1939, S. 34—37. — Sandfly Fever Enquiry under the Director, King Institute, Guindy. — Andreev, L. A.: Contribution to the Question of Sandflies and Sandfly Fever in the Province of Alma-Ata. Izv. kazakh. Fil. Akad. Nauk. Alma-Ata, Ser. zool. 2, 30 (1943). Summary in English taken from Rev. appl. Entomol., Ser. B 35, No 7, 111.

Birt, C.: Phlebotomus Fever and Dengue. Trans. roy. Soc. trop. Med. Lond. 6, 243 (1913). — Phlebotomus Fever (Sandfly Fever). Brit. med. J. 1915, 168.

Castellani, A.: Some little known clinical signs useful in the diagnosis of certain tropica diseases. J. trop. Med. 42, 261 (1939). — Pappatacifieber (klinische Diagnose). Archl Schiffs- u. Tropenhyg. 46, 163 (1942). — Cottrell, J. D., R. D. Stronach and J. J. G. Peddie: A Syndrome of Generalized Lymphadenitis with Neutrophil Leucopenia. J. Army med. Corps 83, 12 (1944). — Cullinan, E. R.: Immunity to Sandfly Fever (Memoranda). Brit. med. J. 5, 12 (1946). — Cullinan, E. R., and S. R. F. Whittaker: Outbreak of Sandfly Fever in Two General Hospitals in the Middle East. Brit. med. J. 30, 543 (1943).

Demina, N.: Studies on pappataci fever XI. Further investigations on the pappataci virus in culture (russisch). Med. Parasit. a. Parasitic. Dis. 10, 271 (1941). — Demina, N. A., and P. B. Levitanskaja: Studies on pappataci fever X. Attempts to cultivate the virus on the chorio-allantoic membrane of the chick embryo (russisch). Med. Parasit. a. Parasitic. Dis. 9, 172 (1940). — Doerr, R., K. Franz u. S. Taussig: Das Pappatacifieber. Leipzig u. Wien: Franz Deuticke 1909. — Doerr, R., u. V. K. Russ: Weitere Untersuchungen über das Pappatacifieber. Arch. Schiffs- u. Tropenhyg. 13, 693 (1909). — Dubarry, J., et Escher: Dermatose par hypersensibilité aux piquûres réitérées des phlébotomes. Ann. de Dermat. 10, 1041 (1940). — Dubarry, J., et Giraud-Costa: Sandfly Fever and Harara, an Eruption due to Repeated Bites of Phlebotomus. Bull. Soc. Path. exot. Paris 34, 142 (1941). — Duport, Maria and Ana-Maria Teodorescu: Contributiuni la studiul phlebotomilorin România. Rev. Ştiinţ. Med. (rum.) 35, 46 (1946).

Ferguson, R. L.: Sandfly Fever and the Rheumatic Series. Brit. med. J. 30, 545 (1943). Fleming, J., J. R. Bignall and A. N. Blades: Sand-Fly Fever. Review of 664 Cases. Lancet 1947 I, 443. — Francisco, R.: Is there Phlebotomus Fever in Puerto Rico? Bol. Asoc. Med. Puerto Rico 36, 506 (1944).

le Gac, P.: Etude de la bradycardie au cours de la fièvre à pappataci. Bull. Soc. Path. exot. Paris 30, 536 (1937). — Le Gac, P., et L. Albrand: Note sur les modifications du liquide céphalorachidien au cours de la fièvre à pappataci. Bull. Soc. Path. exot. Paris **30**, 354 (1937). — LE GAC, P., M. SAMARA et J. SERVANT: Nouvelle contribution à l'étude des modifications du liquide céphalo-rachidien au cours de la fièvre à pappataci. Hypertension méningée. Réaction de Guillain. Bull. Soc. Path. exot. Paris **32**, 473 (1939). — GONTAEVA, A. A.: Sand-Fly Fever and the Permeability Problem. Med. Parasit. a. Parasitic. Dis. **12**, 64 (1943).

HALLMANN: Beitrag zum Pappatacifieber 1941 auf der Balkanhalbinsel. Dtsch. Trop. Z. **47**, 64 (1943). — HERTIG, M., and R. A. FISHER: Control of Sandflies with DDT. Bull. U.S. Army Med. Dept. **88**, 97 (1945). — HÜHNE, W.: Phlebotomen und Pappatacifieber in Nordkaukasien. (Referat über Arbeiten russischer Autoren und eigene epidemiologische Beobachtungen.) Dtsch. Trop. Z. **48**, 182 (1944).

JACUSIEL, F.: Sandfly Control with DDT Residual Spray. Field Experiments in Palestine. Bull. entomol. Res. **38**, 479 (1947). — JUKOVA, N. N.: Employment of „K"-preparation for Sandfly Control. Med. Parasit. a. Parasitic. Dis. **13**, 93 (1944).

KHODUKIN, N. I., and E. J. STERNGOLD: Further Study of Experimental Sandfly Fever in Animals. Z. Mikrobiol. epidem. Immunibiol. (russ.) **1943**, Nr 10/11, 60. — KHODUKIN, N. I., M. N. SOSHNIKOVA i V. I. KEVORKOVA: On the Cultivation of the Virus of Sandfly Fever. Z. Mikrobiol. epidem. i Immunbiol. (russ.) **1943**, Nr 10/11, 54.

LATYSHEV, N. I.: Instructions for testing of Sandfly Repellents. Med. Parasit. a. Parasitic. Dis. **14**, 82 (1945).

MARCHIONINI, A.: Zur Klimatophysiologie und -pathologie der Haut. III. Mitteilung. Die Phlebotomenepizoonose (sog. Harara) in Anatolien. Arch. f. Dermat. **182**, 127 (1941). — Zur Klimatophysiologie und -pathologie der Haut. IV. Mitteilung. Haut- und Schleimhauterscheinungen beim Pappatacifieber in Anatolien. Arch. f. Dermat. **182**, 613 (1942). — MARIOTTI, M.: Febbre da pappataci e febbre delle macerie con eritema persistente facciale quale utile segno di diagnosi postuma. Acta med. Ital. **3**, 26 (1948). — MENK, W.: Bekämpfung, Vorbeugung, Diagnose und Behandlung des Pappatacifiebers. Med. Welt **1942**, 1235. — MEYTHALER, F., u. K. E. SCHMID: Das Pappatacifieber. Z. Tropen. Paras. **1950**. — MOSHKOVSKY, S. D.: Studies on Pappataci-Fever. I. Five Years Work of the Tropical Institute on the Study of Pappataci-Fever. Med. Parasit. a. Parasitic. Dis. **5**, 823 (1936). — Sur un symptôme retrospectif de la fièvre de trois jours (fièvre pappataci). Med. Parasit. a. Parasitic. Dis. **6**, 104 (1937). — MOSHKOVSKY, S. D., N. A. DEMINA, V. D. NOSSINA, E. F. EPSTEIN, M. L. MELIKHAN-SPENINA, B. S. BASINA, E. A. PAVLOVA and M. A. WUNDER: Studies on Pappataci-Fever. IV. The properties of Pappatacis-Virus. Med. Parasit. a. Parasitic. Dis. **5**, 838 (1936). — MOSHKOVSKY, S. D., N. A. DEMINA, V. D. NOSSINA, E. A. PAVLOVA, I. M. LIVSCHITZ and M. A. WUNDER: Studies on Pappataci-Fever. V. On the Immunology of Pappataci Fever and Attempts to produce Artificial Immunization. Med. Parasit. a. Parasitic. Dis. **5**, 844 (1936). — MOSHKOVSKY, S. D., N. A. DEMINA and E. A. PAVLOVA: Studies on Pappataci-Fever. II. On the Epidemiology of Pappataci-Fever. Med. Parasit. a. Parasitic. Dis. **5**, 827 (1936). — MOSHKOVSKY, S. D., N. A. DEMINA, B. J. MALAKHOV, E. A. PAVLOVA and J. M. LIVSCHITZ: Recherches sur la fièvre pappataci. Mémoire VII. Expérience del immunisation préventive contre la fièvre pappataci. Med. Parasit. a. Parasitic. Dis. **6**, 921 (1937). — MOSHKOVSKY, S. D., N. A. DEMINA, V. D. NOSSINA, E. A. PAVLOVA, J. M. LIVSCHITZ, H. J. PELZ and V. P. ROUBTZOVA: Researches on Sandfly Fever. Part. VIII. Transmission of Sandfly Fever Virus by Sandflies hatched from Eggs laid by Infected Females. Med. Parasit. a. Parasitic. Dis. **6**, 922 (1937). — MOSHKOVSKY, S. D., V. D. NOSSINA and N. J. LATISHEV: Studies on Pappataci-Fever. VI. Data on Phlebotomus pappatasii. Med. Parasit. a. Parasitic. Dis. **5**, 850 (1936). — MOSHKOVSKY, S. D., E. B. RUSSINKOVSKAYA, N. A. DEMINA, E. A. PAVLOVA: Studies on Pappataci-Fever. III. The Blood Changes in Pappataci-Fever. Med. Parasit. a. Parasitic. Dis. **5**, 832 (1936).

NAJERA ANGULO, L.: La fiebre de pappataci en España. Sem. Med. Española **9**, 87, 359 (1946). — NEWSTEAD, R.: The pappataciflies (Phlebotomus) of the Maltese Islands. Arch. trop. Med. Parasit. **5**, 139 (1911).

PAPANDONAKIS, E., et D. AVRILIONIS: Remarques sur une épidémie de fièvre de trois jours. Arch. Hyg. Athens. **2**, 163 (1938). — PAVLOVSKY, E. N.: Pappataci Fever and its Vector. State Med. Publ. **1947**, 90. — PEARSON, A. S.: Sand-Fly Fever and Benign Lymphocytic Meningitis. Brit. med. J. **1941**, 303. — PHILIP, C. B., J. R. PAUL u. A. B. SABIN: Dimethylphtalate in control of phlebotomus (pappataci or sandfly) fever. War Med. **6**, 27 (1944). — PICK, A.: Zur Pathologie und Therapie einer eigentümlichen Krankheitsform. Wien. med. Wschr. **1886**, 1141. — PIRUMOV, KH., N., and S. A. ANANJAN: Results of an Attempt of Immunization from Sand-Fly Fever. Med. Parasit. a. Parasitic. Dis. **8**, 242 (1939). POOLE, L. T., and A. SACHS: Preliminary Results of an Investigation into the Aetiology of Sandfly Fever. J. Army med. Corps **63**, 73 (1934).

ROOYEN, C. E. VAN, and A. J. RHODES: Virus Diseases of Man. New York: Thomas Nelson & Sons 1948.

Sabin, A. B.: Phlebotomus Fever. Viral and Rickettsial Infections of Man. Philadelphia-London-Montreal: Th. M. Rivers, J. B. Lippincott Comp. 1948. — Sabin, A. B., C. B. Philip and J. R. Paul: Phlebotomus (Pappataci or Sandfly) Fever: A Disease of Military Importance. Summary of existing Knowledge and Preliminary Report of Original Investigations. J. Amer. Med. Assoc. **125**, 603, 693 (1944). — Sandler, A.: The Clinical Picture of Pappataci Fever, esp. in Palestine. Med. J. Austr. **1**, 23, 789 (1946). — Sanner et Destribats: Contribution à l'étude de la fiévre à phlebotomes et des pseudo-dengues („Dengue Like Fevers" des auteurs anglais), observées à Diégo-Suarez. Ann. Méd. et Pharm. Colon. **36**, 609 (1938). — Schulten, H., u. Broglie: Über das russische Kopfschmerzfieber. (Eine neuartige Infektionskrankheit mit meningealen Reizerscheinungen.) Münch. med. Wschr. **1943**, 24/25, 369. — Semple, A. B.: The Control of Phlebotomus Fever. Med. Officer **79**, 35 (1948). — Shortt, H., C. G. Pandit and R. S. Rao: The Virus of Sandfly Fever in Culture and Certain of its Properties. Indian J. med. Res. **26**, 229 (1938). — Shortt, H., L. T. Poole and E. D. Stephens: Sandfly fever on the Indian frontier. Indian J. med. Res. **21**, 775 (1934). — Note on some experiments with sandfly fever blood and serum. J. Army med. Corps **67**, 246 (1936). — Smith, R. O. A., K. V. Krishnan and S. Mukerji: Identification of Larvae of the Genus Phlebotomus. Indian J. med. Res. **21**, 661 (1934). — Sylla, A.: Über eine eigentümliche, mit zentralnervösen Störungen einhergehende Infektionskrankheit. Dtsch. med. Wschr. **1943**, Nr 27/28, 503.

Taussig, S.: Die Hundskrankheit, endemischer Magenkatarrh in der Herzegowina. Wien. klin. Wschr. **1905**, 129, 163. — Theodor, O.: On the Relation of Phlebotomus papatasii to the Temperature and Humidity of the Environment. Bull. entomol. Res. **27** 653, (1936). — Observations on the Hibernation of Phlebotomus papatasii (Dipt.). Bull. entomol. Res. **25**, 459 (1934). — Torres Cañamares, F.: Nuevas localidades de „Phlebotomus" en España y algunas observaciones sobre los mismo. Rev. San. e Hig. publ. **18**, 38 (1944).

Voit, K.: Das Pappatacifieber. Klin. Wschr. **1943**, 182.

Walker, A. S., and L. Dods: Clinical Impression of an Epidemic of Sandfly Fever in Palestine during 1940. Med. J. Austral. **1**, 345 (1941). — Weyer, F.: Medizinisch wichtige Insekten. Merkblatt 5. Merkblätter des Instituts für Schiffs- und Tropenkrankheiten, Hamburg. Arch. Schiffs- u. Tropenhyg. **44**, 335 (1940). — Wittingham, H. E.: The etiology of phlebotomus fever. J. State Med. **32**, 461 (1924). — Whittingham, H. E., and A. F. Rook: The prevention of phlebotomus fever. Trans. roy. Soc. Trop. Med. Lond. **17**, 290 (1923). — Observations on the life History and bionomics of Phl. papatasii. Brit. med. J. **1923**, 1144.

Yang, Foo-Hai: Species of Phlebotomus in China; their Prevalence and Part played in the Aetiology of Sand-fly Fever. Trans. far east. Assoc. trop. Med. **1**, 495 (1934). — Yao, Y. T., and C. C. Wu: Notes on a species of phlebotomus newly found in Tsingkiangpu, North Kiangsu, China. China med. J. Suppl. **2**, 527 (1938). — Young, T. C. Mel, A. E. Richmond and G. R. Brendish: Sandflies and sandfly fever in the Peshawar district. Indian J. med. Res. **13**, 961 (1926).

Rifttalfieber.

Beller, K.: Afrikanische Viruskrankheiten. In Handbuch der Viruskrankheiten von Gildemeister-Haagen-Waldmann, S. 538. Jena: Gustav Fischer 1939. — Broom, J. C., and G. M. Findlay: The filtration of Rift Valley fever virus through graded Collodion membrans. Brit. J. exper. Path. **14**, 179 (1933). — Broquet, C.: La fièvre de la Vallée du Rift. Presse méd. **40**, 260 (1932).

Curasson, G.: La „fièvre de la Vallée du Rift" existe-t-elle au Soudan français ? Bull. Soc. Path. exot. Paris **27**, 599 (1934).

Daubney, R., and J. R. Hudson: Enzootic Hepatitis or Rift Valley Fever. An undescribed Virus Disease of Sheep, Cattle and Man from East Africa. J. of Path. **34**, 545 (1931). — Rift Valley Fever. Lancet **1932 I**, 611. — Rift Valley Fever. East afr. med. J. **10**, 2 (1933).

Findlay, G. M.: Rift Valley fever or enzootic hepatitis. Trans. roy. Soc. trop. Med. Lond. **25**, 229 (1932). — The Relation between Dengue and Rift Valley Fever. Trans. roy. Soc. trop. Med. Lond. **26**, 157 (1932). — Cytological changes in the liver in Rift Valley fever. Brit. J. exper. Path. **14**, 207 (1933). — The mechanism of immunity in Rift Valley fever. Brit. J. exper. Path. **17**, 89 (1936). — Findlay, G. M., and R. Daubney: The virus of Rift Valley fever or enzootic hepatitis. Lancet **1931**, 1350. — Findlay, G. M., and F. O. MacCallum: An interference phaenomenon in relation to yellow fever and other viruses. J. of Path. **44**, 405 (1937). — Findlay, G. M., and R. D. Mackenzie: Studies on neurotropic Rift Valley fever virus. Brit. J. exper. Path. **17**, 441 (1936). — Findlay, G. M., G. M. Stefanopoulo et F. O. MacCallum: La fièvre de la Vallée du Rift. Bull. Soc. Path. exot. Paris **29**, 986 (1936). — Findlay, G. M., and R. O. Stern: Studies on neurotropic Rift Valley fever virus. Brit. J. exper. Path. **17**, 431 (1936). — Francis, T., and T. P. Magill: Rift

Valley fever; report of three cases of laboratory infection and experimental transmission of the disease to ferrets. J. of exper. Med. **62**, 433 (1935).

KITCHEN, S. F.: Laboratory infections with the virus of Rift Valley fever. Amer. J. trop. Med. **14**, 547 (1934).

MACKENZIE, R. D.: The cultivation of the virus of Rift Valley fever. J. of Path. **37**, 75 (1933). — Immunisation of mice against Rift Valley fever virus. Brit. J. exper. Path. **17** 352 (1936). — MACKENZIE R. D., G. M. FINDLAY and R. O. STERN: Studies on neurotropic Rift Valley fever virus. Brit. J. exper. Path. **17**, 352 (1936).

ROOYEN, C. E. VAN, and A. J. RHODES: Virus diseases in man. New York: Th. Nelson & Sons 1948.

SABIN, A. B., and R. W. BLUMBERG: Human infection with Rift Valley fever virus and immunity 12 years after single attack. Proc. Soc. exper. Biol. a. Med. **64**, 385 (1947).— SADDINGTON, R. S.: In vitro and in vivo cultivation of the virus of Rift Valley fever. Proc. Soc. exper. Biol. a. Med. **31**, 693 (1934). — SCHWENTKER, F. F., and T. M. RIVERS: Rift Valley fever in man; report of fatal laboratory infection complicated by thrombophlebitis. J. of exper. Med. **59**, 305 (1934). — SMITHBURN, K. C., A. J. HADDOW and J. D. GILLETT: Rift Valley fever. Isolation of the virus from wild mosquitos. Brit. J. exper. Path. **29**, 107 (1948). — SMITHBURN, K. C., A. F. MAHAFFY, A. J. HADDOW, S. F. KITCHEN and J. F. SMITH: Rift Valley fever; accidental infections among laboratory workers. J. of Immun. **62**, 213 (1949).

THEILER, M.: Rift Valley fever. In TH. M. RIVERS, Viral and Rickettsial Infections of Man. Philadelphia: J. B. Lippincott 1948.

Rickettsiosen.

Von

R. Aschenbrenner und **H. Eyer.**

Allgemeines über Rickettsiosen.

Von

H. Eyer.

Mit 3 Abbildungen.

1. Allgemeines, Vorkommen und Verbreitung. ROCHA LIMA hat 1916 für den wichtigsten Vertreter einer in Kleiderläusen beobachteten Mikroorganismengruppe die Bezeichnung *Rickettsia prowazeki* vorgeschlagen,

„zu Ehren zweier hervorragender Forscher, HOWARD TAYLOR RICKETTS (1871—1910) und STANISLAUS VON PROWAZEK (1875—1915), die bei ihren denkwürdigen Untersuchungen über Fleckfieber der Krankheit zum Opfer fielen".

Von dieser *Rickettsia prowazeki* leitet sich die Bezeichnung der ganzen Erregergruppe ab, deren Stellung im bakteriologischen System noch nicht völlig geklärt ist.

GIESZCZYKIEWICZ reiht sie als VII. Ordnung der Schizomyceten ein, weil sie trotz ihres an die Virusarten erinnernden Verhaltens aus morphologischen Gründen den Bakterien nahestehen. Sie sind dem Leben im Organismus blutsaugender Arthropoden angepaßt und lassen sich auf den gebräuchlichen Bakteriennährböden mit wenigen Ausnahmen nicht züchten. Viele von ihnen sind befähigt, sich in zahlreichen, den Arthropoden als Blutspender dienenden, wildlebenden Nagerarten, gelegentlich aber auch in anderen Säugetieren, sowie unter bestimmten Voraussetzungen auch im menschlichen Organismus zu vermehren. Vor allem die Nager bilden das eigentliche Reservoir, aus dem die wirtangepaßten Gliederfüßer — Flöhe, Zecken und Milben — den Erreger aufnehmen und damit die epizootische Weiterverbreitung einleiten. Die auf diese Weise entstehenden Rickettsieninfektionen sind zunächst reine Tierseuchen, aus denen sich die endemischen oder sporadischen Rickettsiosen des Menschen erst dann entwickeln, wenn die tierspezifischen Arthropoden ihren eigentlichen Wirt aus irgendwelchen Gründen verlassen und vorübergehend auf den Menschen überwechseln.

Im Gegensatz zu den primär epizootischen fehlt bei den epidemischen Rickettsiosen ein zwischen Mensch und Insekt gestellter Säugetierwirt; die Erregerübertragung von Mensch zu Mensch geschieht ausschließlich durch die menschenspezifische Kleiderlaus.

Die meisten rickettsienbedingten Infektionskrankheiten sind neben einem charakteristischen Fieber durch eine mehr oder minder ausgeprägte Fleckenbildung in der Haut ausgezeichnet, die vielen in diese Gruppe gehörenden Erkrankungen den Namen *Fleckfieber* gegeben hat, eine Bezeichnung, der man in fast allen Sprachen begegnet. Das am längsten unter ihnen bekannte ist das *klassische Fleckfieber*, das durch Läuse übertragen wird, und bis in die neueste Zeit als einziger Vertreter der Gruppe angesehen wurde.

Die Forschung der letzten 30 Jahre hat aber eine ganze Reihe anderer Infektionskrankheiten als ebenfalls rickettsienbedingt aufgedeckt; sie können sich zwar klinisch recht ähnlich sein, unterscheiden sich aber epidemiologisch in wesentlichen Punkten vom klassischen Fleckfieber. Es sind die schon genannten Zoonosen, die durch Flöhe, Zecken und Milben übertragen werden und als menschliche Erkrankung eine lange Liste der mit den verschiedensten Bezeichnungen belegten sog. *endemischen Fleckfieber* ausfüllen. Hierher gehört auch das erst seit kurzem in seiner Epidemiologie aufgeklärte *Q-Fieber*, während das ebenfalls rickettsienbedingte *Wolhynische* oder *Fünftage Fieber* trotz größter klinischer Unterschiede epidemiologisch dem klassischen Fleckfieber am nächsten steht.

In sorgfältigen Untersuchungen (MOOSER c.s.) ist die Frage, ob die verschiedenen Rickettsiosen nur durch einen einzigen blutsaugenden Wirt übertragen werden können, zugunsten einer experimentell bewiesenen, zum Teil aber auch epidemiologisch sichergestellten Wirtspluralität entschieden worden. Dennoch empfiehlt sich zur Einteilung der Rickettsien noch immer das alte, seit fast 25 Jahren gebräuchliche System, wonach grundsätzlich die *epidemischen* von den *endemischen Rickettsiosen* zu unterscheiden sind. Diese Einteilung ist vor allem für den Kliniker bedeutsam, dem es, wie MEGAW mit Recht betont, in erster Linie darauf ankommt zu entscheiden, ob eine durch Läuse übertragene, also epidemische Form einer Rickettsienerkrankung vorliegt oder aber eine endemische, bei der eine Mensch-zu-Mensch-Übertragung nicht vorkommt. Das ist wesentlich, weil eine exakte Differenzierung zwischen endemischen und epidemischen Fleckfieberarten nur in sehr erfahrener Bakteriologenhand einigermaßen gewährleistet ist.

In der nachfolgenden tabellarischen Übersicht, die aus verschiedenen ähnlichen Darstellungen anderer Autoren zusammengestellt ist, sind die wesentlichen Unterschiede der einzelnen Rickettsieninfektionen zusammengefaßt. Eine beigegebene Karte (Abb. 1), die sich an die Feststellungen der Hygiene-Kommission des Völkerbundes aus dem Jahre 1936 anschließt, in einzelnen Punkten aber bis in die letzten Jahre ergänzt ist, zeigt das geographische Vorkommen der hier interessierenden Rickettsienerkrankungen.

2. Geschichtliche Entwicklung der Rickettsienforschung. Die ätiologische Rickettsienforschung beginnt Anfang dieses Jahrhunderts, als sich die Vermutungen verdichteten, daß die heute unter dem Begriff der Rickettsiosen zusammengefaßten Krankheiten an das Vorkommen bestimmter Tiere bzw. an die auf diesen parasitierenden Insektenarten geknüpft sind.

1903 hat CORTEZO in Madrid die Menschenlaus als den wahrscheinlichen Vektor des klassischen Fleckfiebers angesprochen, und 1904 haben WILSON und COWNING die Überträgerrolle von Zecken, die auf wilden Nagern gefunden wurden, für ein im Bitter-Root-Tal schon seit 1873 beobachtetes, sehr gefährliches Fleckfieber, das sog. Felsengebirgsfieber, nachgewiesen. 1909 hat RICKETTS die nach ihm benannten Erreger sowohl in diesen Zecken (*Dermacentor andersoni* und *variabilis*) als auch im Blut von Menschen und Laboratoriumstieren entdeckt. Es ist die heute unter der Bezeichnung *Rickettsia rickettsi* (BRUMPT 1927) geführte Erregerart. Ein Jahr später — 1910— haben RICKETTS und WILDER, wie auch ST. v. PROWAZEK ähnliche Organismen in der Laus beschrieben, aber erst ROCHA LIMA (1915/16) verdankt man exakte Untersuchungen über die *Rickettsia prowazeki*, den Erreger des klassischen Läusefleckfiebers der alten Welt. 1910 wird von CONOR und BRUGH als Krankheit besonderer Art das *fièvre boutonneuse de Tunisie* beschrieben. *Marseiller Fleckfieber*, *Mittelmeerfieber*,

Tabelle 1. *Die epidemischen Rickettsiosen.*

Bezeichnung	Klassisches Fleckfieber[1]	Wolhynienfieber
Synonyma	Fleck-, Kriegs-, Hunger-, Lagertyphus u. a. engl.: typhus frz.: typhus (exanthématique)	Fünftage-, Quintana-, Schützengrabenfieber. engl.: trench fever
Überträger	Kleiderlaus (Pediculus vestimenti)	Kleiderlaus
Natürlicher Wirt	Mensch	Mensch
Epidemiologie	Mensch-Laus-Mensch-Übertragung, durch Unhygiene begünstigt, bevorzugt kühle Klimate	Mensch-Laus-Mensch-Übertragung. Durch Verlausung begünstigt. Nur in kühlen Klimaten
Klassische Versuchstiere	Meerschweinchen (Maus, Kaninchen, Hühnerembryo)	Fehlt! Kaninchen?
Klinische Besonderheiten	Allgemein schwerer Verlauf	Leichter Verlauf, Neigung zur chronischen Manifestation; Rezidive!
Tierpathologische Besonderheiten	Scrotalschwellung beim Meerschweinchen selten, aber bei verschiedenen Rickettsienstämmen wechselnd. Dürftige Ricketsienbefunde im Gewebe, aber regelmäßig im Gehirn	Entwicklung im Kaninchenhoden?
Übergreifende Immunität	Alle Flohfleckfieber und südafrikanisches Zecken fieber	Keinerlei Kreuzimmunität, kaum eigene Immunität
Serologische Reaktionen	Weil-Felix (OX_{19}) ab 1:200 beweisend; Rick. Aggl. frühzeitig; Kompl. Bdg. möglich; Haut- u. Neutr. Test spezifisch	Keinerlei beweisende Reaktionen
Erreger	Rickettsia prowazeki	Rickettsia wolhynica

marokkanisches Sommerfieber, *Carduccifieber* sind Synonyma derselben, in zahlreichen warmen Ländern beobachteten Krankheit, bei der als Überträger die Hundezecke *Rhipicephalus sanguineus* erkannt wurde. Den Erreger nannte Brumpt 1932 *Rickettsia conori*. 1917 hat Megaw in Waldgebieten am Fuße des Himalaya Erkrankungen gesehen, die auf Zeckenbisse zurückzuführen waren und dem Felsengebirgsfieber des amerikanischen Kontinents ähnelten. Dieses indische Zeckenfleckfieber wird ebenfalls durch *Rhipicephalus*, vielleicht auch durch *Hyalomma aegyptium* übertragen. Die zugehörige Rickettsie ist eine Varietät der *Rickettsia conori*. 1918 wurde von den japanischen Forschern Kitashima und Hyiajima eine rote Milbe, die *Trombicula akamushi*, als Überträgerin der *Tsutsugamushikrankheit* gefunden (*Japanisches Flußfieber*, *Überschwemmungsfieber*, *Kedanifieber* u. a. sind Synonyma). Das *Milbenfieber von Sumatra*, der *Pseudotyphus* von Schüffner (1909) — im englischen Sprachgebrauch das „pseudo-typhoid fever" —, das *Buschfleckfieber* in Hinterindien *(scrub-*

[1] Brills *Disease* wird neuerdings als eine sporadische Form des klassischen Fleckfiebers aufgefaßt, durch leichten, im übrigen fleckfieberähnlichen Verlauf ausgezeichnet; ein Überträgertier ist unbekannt. Übertragung durch Effekten aus verseuchten Fleckfiebergebieten wurde erörtert. Die ältere Auffassung, daß es sich um murines Fleckfieber bei Menschen mit lange zurückliegender Infektion mit klassischem Fleckfieber handelt, wurde durch serologische Untersuchungen von Plotz widerlegt.

Tabelle 2. *Die primär epizootischen, sekundär endemischen Rickettsiosen.*

Bezeichnung	Floh-Fleckfieber	Zeckenfieber	Milbenfieber	Q-Fieber
Synonyma	Murines Fleckfieber, Tabardillo, shoptyphus, mandschurisches Fleckfieber, marokkanisches Fleckfieber u. v. a.	RMSF, (östl. u. westl. Typ), brasilianisches São Paulo-Fieber, fièvre bouton., südafrikanisches Zeckenfieber, ind. Zeckenfieber u. a.	Tsutsugamushi Kedani, Pseudotyphus, Scrubtyphus u. a.	Balkangrippe
Überträger	Meist Rattenfloh, aber auch andere Floharten	Dermacentor andersoni, — variabilis, Amblyommaarten, Rhipicephalus u. a.	Trombicula akamushi, delhiense, Hyalomma aegypt. u. a.	Verschiedene Zecken u. Milben. Haemaphys. humerosa, Trombicula hirsti u. a.?
Natürlicher Wirt	Ratten, Mäuse, andere Nager	Viele Nagerarten; Hunde; Schafe?	Feldmäuse	Bandicoot rat und andere Tiere?
Epidemiologie	In allen Klimaten vorkommend, durch örtliche Verhältnisse begünstigt. Erreger auch durch Läuse übertragbar, dann Epidemiegefahr	In allen Klimaten vorkommend, durch örtliche Verhältnisse begünstigt	Auf fernöstliche Gebiete beschränkt u. durch örtliche Verhältnisse begünstigt	Übertragung auf verschiedene Weise möglich, auch durch Blut. Wahrscheinlich sehr verbreitet
Klassische Versuchstiere; empfängliche Tiere	Ratten u. Mäuse (experimentell auf allen zur Rick.-Züchtung geeigneten Tieren)	Meerschweinchen	Verschiedene Affenarten (experimentell auf typischen Rick.-Zücht.-Medien, Meerschweinchen)	Zahlreiche Tiere
Klinische Besonderheiten	meist leichter Verlauf	sehr schwer bis leicht	meist schwer	selten tödlich
Tierpathogene Besonderheiten	Typischer Befund in der Tunica vaginal. Scrot. schwellg. reichl. Rick. befd. im Gewebe	Scrotalschwellung! Zeckenbißstelle! Schwellung reg. Lymphdrüsen, Endothelzellen im Peritonealausstrich mit Rick. beladen.	Peritonealausstrich enthält Rickettsien	
Übergreifende Immunität	Läusefleckfieber und südafrikanisches Zeckenfieber?	RMSF u. fièvre bout., wenigstens zum Teil	Nur innerhalb der Milbenfieber; mit Ausnahmen	Nur innerhalb der Gr.
Serologische Reaktionen	Weil-Felix(OX_{19}) u. Rick. Agglut. Kompl. Bdg. u. Haut- bzw. Neutr. Test	Weil-Felix (OX_{19}, OX_2) Rick. Aggl., Kompl. Bdg.	Weil-Felix (OXK)	Rick. Aggl. Kompl. Bdg.
Erreger	R. mooseri s. murina	R. rickettsi u. var. brasil., R. conori u. Var.	R. tsutsugamushi s. orientalis	R. burneti

typhus), das *indische XK-Fieber* und das *australische* MOSSMANN-*Fieber* sind mildverlaufende Abarten. Überträger sind ebenfalls Trombiculamilben, *Trombicula delhiensis* u. a. dort häufig vorkommende Parasiten von Ratten und anderen

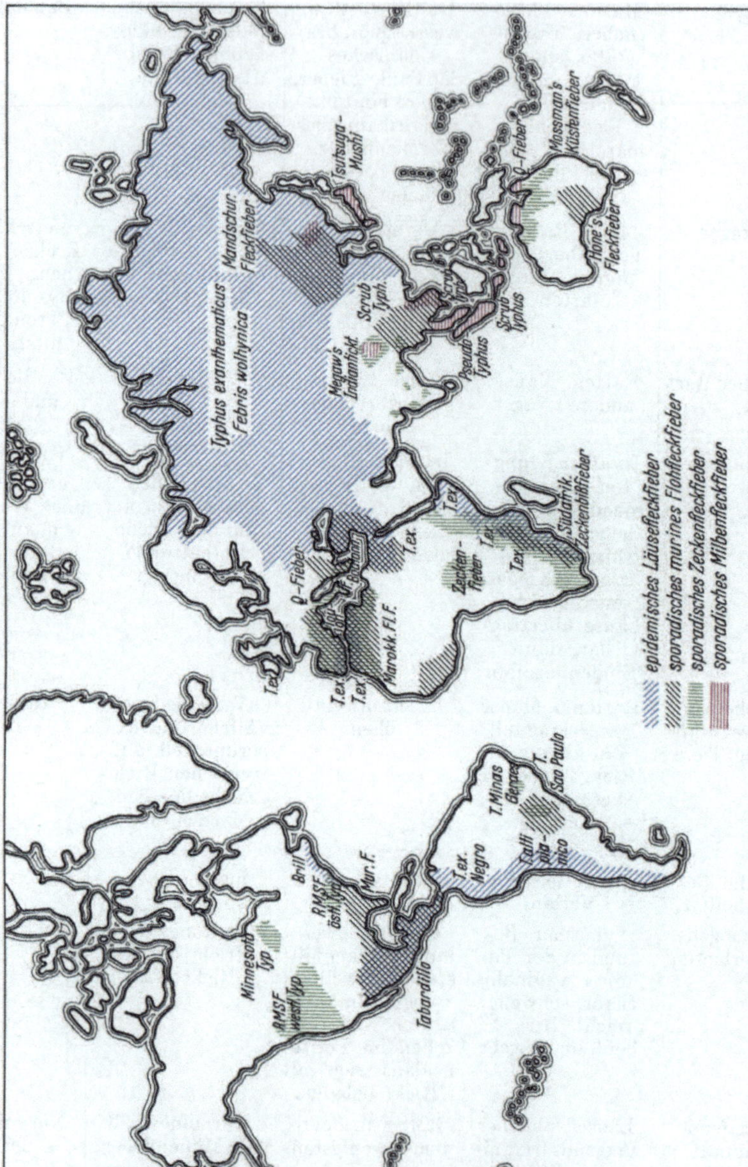

Abb. 1. Geographische Verbreitung der Rickettsiosen.

Nagern. Die das Milbenfieber erzeugende Rickettsie ist die 1912 von NAGAYO bzw. HAYASHI beschriebene *Rickettsia tsutsugamushi*, im Schrifttum auch als *Rickettsia orientalis* bzw. *Rickettsia akamushi* bezeichnet. 1926 beginnt die fast dramatisch anmutende Entdeckungsgeschichte der *Rickettsia mooseri s. murinamonteiro*, des Erregers des sog. *murinen Fleckfiebers*. NEILL, MAXCY, MOOSER,

Castañeda, Zinsser, Dyer, Nicolle u. a. sind hauptsächlich an diesen Forschungen beteiligt. Die hier interessierenden Ergebnisse sind kurz zusammengefaßt folgende:

Das murine Fleckfieber kommt häufig neben dem klassischen Fleckfieber vor. Es kann sowohl durch Flöhe als auch durch Läuse übertragen werden und daher auch epidemischen Charakter annehmen. Entscheidend dafür, ob ein murines Fleckfieber epidemisch oder endemisch auftritt, ist die Art der am jeweiligen Ort allein oder zumindest überwiegend vorkommenden Überträger. So bedingen die Läuse in Mexiko seinen epidemischen, die reichlichen Nagerflöhe im Südosten der USA. (z. B. in Wilmington) seinen endemischen Charakter.

Murines und klassisches Fleckfieber sind klinisch und serologisch eng verwandt; zwischen beiden besteht eine gekreuzte Immunität. Durch den kombinierten Meerschweinchen-Rattenversuch scheinen beide Arten pathologisch-anatomisch voneinander abgrenzbar zu sein, während die klinische Unterscheidung auf Schwierigkeiten stößt. Auf Grund experimenteller Ergebnisse sind alle bekannteren Floharten zur Übertragung des murinen Fleckfiebers geeignet; im Gegensatz zu Läusen erkranken Flöhe durch die Rickettsieninfektionen jedoch nicht; ein nicht unwichtiger Befund.

Der mexikanische Tabardillo ist nach Mooser identisch mit dem murinen Fleckfieber; vielleicht ist es richtiger, in dieser Bezeichnung einen Sammelbegriff für klinisch schwer verlaufende Fleckfiebererkrankungen in Mexiko zu erblicken. Das klinische Bild des Tabardillo ist von der Art des Überträgers abhängig; nur das flohbedingte verläuft gelegentlich auch leicht. Die Gefährlichkeit des durch Läuse übertragenen Tabardillo steht dem klassischen Läusefleckfieber kaum nach. Die wahllose Gleichsetzung des „endemischen Fleckfiebers" mit dem „murinen" ist irreführend; die mexikanische Krankheitsbezeichnung „Tabardillo" hat nur noch historische Bedeutung.

Die murinen Fleckfieber sind fast über die ganze Welt verbreitet und charakterisieren nach Mooser wahrscheinlich die eigentliche Urform des Fleckfiebers, von dem das für die Laus pathogene historische Fleckfieber der alten Welt nur eine durch besondere Umstände entstandene gefährliche Abart ist. *Toulonfieber*, *Schiffsfleckfieber*, *städtisches Tropenfieber*, *Ladenfleckfieber* (*shop-typhus*) und andere Bezeichnungen sind Synonyma für das klinisch relativ gutartige *murine Fleckfieber*.

Das von Kodama beschriebene *mandschurische Fleckfieber* mit seinem eigentümlichen Frühjahr-Sommer-Gipfel verläuft im allgemeinen schwer. Es gleicht in vielen Punkten dem alten Tabardillo und scheint, wie dieser, durch Rattenflöhe *und* Kleiderläuse übertragen zu werden.

Ganz allgemein dürften die durch Läuse übertragenen murinen Fleckfieber klinisch schwerer verlaufen; die Läusepassage steigert die Menschenpathogenität.

1937 wurde als Erreger des von Derrick in Brisbane (Australien) erstmalig beschriebenen *Q-Fiebers*[1] die *Rickettsia burneti* isoliert. Überträger ist wohl eine Trombiculaart (*Trombicula hirsti*) wie auch eine an Beuteldachsen (bandicoot-rat) gefundene Zecke (*Hämaphysalis humerosa*). Seit der Entdeckung der *Rickettsia burneti* sind mehrere Stämme bekannt geworden, die untereinander nicht ganz gleich zu sein scheinen. Die *Rickettsia burneti* ist identisch mit dem Erreger der in Athen während des zweiten Weltkrieges beobachteten *Balkangrippe*. Sie ist außerordentlich verbreitet und wird in letzter Zeit gehäuft als Ursache pneumonischer Infekte gefunden. Die Übertragung auf Nager gelingt leicht, auch zahlreiche Zeckenarten lassen sich experimentell infizieren. Viele

[1] Q = query = „Fragezeichen", nicht „Queensland"!

Großtiere sind empfänglich und bilden vielleicht eine Hauptinfektionsquelle in Europa.

In allerjüngster Zeit ist eine als „*rickettsialpox*" bezeichnete Krankheit entdeckt worden, die sich als identisch mit dem „*Kew Gardens spotted fever*" in New York herausgestellt hat. Die Überträgerin ist eine Mäusemilbe, *Allodermanyssus sanguineus*, die sich bei Hausmäusen findet. In diesen entwickelt sich die *Rickettsia akari*, deren ursächliche Bedeutung durch Laboratoriumsinfektionen und Rückübertragungen gesichert scheint. Verwandtschaftliche Beziehungen werden zum Felsengebirgsfieber angenommen; ob auch solche zum Mittelmeerfieber bestehen, ist unbekannt.

Das *Wolhynische Fieber* (*Fünftagefieber*, *Quintana*, *Schützengrabenfieber*, *trench fever* u. a. sind Synonyma) dürfte so alt sein wie das durch Läuse übertragene epidemische Fleckfieber der alten Welt. 1915 sind deutsche Truppen im Osten, sowie alliierte Truppen im Westen ausgiebig damit in Berührung gekommen. In Deutschland haben HIS und WERNER die Krankheit eingehend erforscht. TÖPFER hat 1916 die *Rickettsia wolhynica* entdeckt, ihre Übertragbarkeit auf gesunde Läuse festgestellt und die Diagnosestellung durch den Läusefütterungsversuch angeregt. In der Folgezeit haben sich WEIGL, HERZIG und MOSING mit dieser Rickettsie befaßt und 1939 den Übergang der harmlosen *Rickettsia pediculi* in die *Rickettsia wolhynica* erwogen.

Seit 1927 ist diese Rickettsie auch in Japan bekannt, wo ihre Züchtung im Kaninchenhoden gelungen sein soll. Auch in Abessinien scheint sie vorzukommen, wo WEIGL und MARIANI mit ihr in Berührung kamen. 1939/1945 haben EYER und MÜCKTER mit der Rickettsia wolhynica gearbeitet und sind auf Grund vielfältiger Untersuchungen von engen verwandtschaftlichen Beziehungen zwischen *Rickettsia pediculi* und *Rickettsia quintana* überzeugt; ähnliche, zum Teil noch weiter gehende Konsequenzen hat WEYER gezogen.

Eine ausschließlich läusepathogene Rickettsie hat ROCHA LIMA 1916 entdeckt; ihr histopathologisches Verhalten in der Laus — intra- und extracelluläres Wachstum —, erinnert einerseits an *Rickettsia pediculi*, andererseits an *Rickettsia prowazeki*. WEIGL hat sie später sowohl in seinem Institut in Lemberg wie auch bei MARIANI in Addis Abeba gesehen, sie von 1939 ab jedoch nicht mehr beobachtet. Auch EYER und Mitarbeiter sind ihr während 5jähriger Beschäftigung mit vielen Millionen Läusen nicht ein einziges Mal begegnet.

Nichtpathogene Rickettsien werden häufig im Darm von Gliederfüßern gefunden. Beispiele sind die *Rickettsia pediculi*, die bei der Kleiderlaus aus nicht erkennbarer Ursache auftritt und sehr infektiös für Läuse ist, ohne diese zu schädigen, ferner die *Rickettsia melophagi* im Darm der Schlaflaus, Melophagus ovinus; ein beliebtes Rickettsiendemonstrationsobjekt.

Die Erreger der zahlreichen rickettsienbedingten Endothel- und Monocyteninfektionen bei Tieren verschiedenster Art sind hier nicht abzuhandeln. Ebenso nicht die früher den Rickettsiosen zugerechneten Infektionen wie Psittakose, Trachom, Lymphogranuloma inguinale u. a.

3. Ätiologie, Morphologie und Darstellung. Die Anerkennung von Arthropodenparasiten als Erreger der verschiedenen exanthematischen Fieber ist nur langsam erfolgt. Für das klassische Fleckfieber wurden zahlreiche Bakterien als Erreger beschrieben, dann wieder abgelehnt und wieder andere fälschlicherweise als Rickettsien bezeichnet. Auch ein filtrierbares Virus wurde vorsichtshalber erörtert, obwohl lange bekannt war, daß bei Filtration von infektiösem Fleckfiebermaterial der Erreger das Filter nicht passiert. Die erste exakte Sichtung ist durch die klassischen Untersuchungen von ROCHA LIMA im ersten Weltkrieg erfolgt. Die von ihm gegebene Beschreibung mehrerer Rickettsienarten hat die Basis für alle späteren Forschungen geliefert; keiner seiner Befunde hat sich als irrig erwiesen. Die morphologische Ähnlichkeit der Rickettsien mit Bakterien, sowie ihre Nichtzüchtbarkeit auf gewöhnlichen Nährböden haben die Zweifel an der Erregerrolle der Rickettsien lange nicht zur Ruhe kommen lassen. Eine eigentümliche Pleomorphie, die sich in den letzten Jahren noch als viel umfänglicher erwiesen hat als ursprünglich angenommen, belastet auch heute noch manchen Befund mit besonderer Unsicherheit[1].

Erfahrene Kenner des Rickettsienproblems stimmen heute darin überein, daß die eigentliche Ausgangsform dieser Erregerklasse durch relative Kleinheit und einen rundlichen bis elliptischen Umriß gekennzeichnet ist. Pathologisch nicht veränderte Formen, wie sie aus den natürlichen Wirten isoliert werden können, zeigen im gefärbten Ausstrich 200—300 mμ in der Breite und 400—600 mμ in der Länge als häufigste Größenmaße. Jüngere Formen sind mehr kokkoid, ältere mehr länglich; häufig findet man je zwei Organismen zu Diploformen, teils zu hantelförmigen Gebilden, teils zu pneumokokkenartigen Doppellanzetten

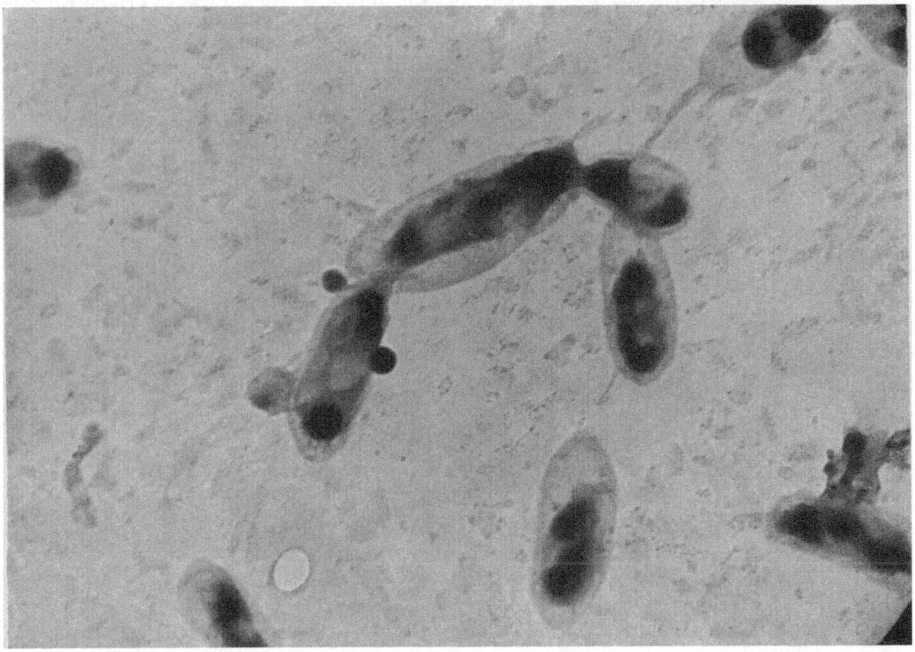

Abb. 2. Rickettsia prowazeki. (Präparat aus dem Läusedarm, elektronenmikroskopisch aufgenommen.)

vereinigt. Die stäbchenförmigen Gebilde können in gleicher Weise wie die kokkoiden zu Fäden oder Ketten aneinandergereiht sein, deren Einzelglieder oft nur bei sorgfältigem Mikroskopieren sichtbar werden. Die gegenseitige Lagerung der Rickettsien im gefärbten Ausstrich ähnelt am meisten derjenigen sehr kleiner Xerosebakterien.

Zu morphologischen Studien eignet sich die Negativuntersuchung in Cyanochin- oder Wasserblaupräparaten besonders gut. Hier stellen sich die Rickettsien nur schwach tingiert oder gänzlich ungefärbt auf violettem bis blauem Untergrund dar. Das Verfahren ermöglicht die Sichtbarmachung der Rickettsien unter Wahrung ihrer natürlichen Form und Größe. Die mehr stäbchenförmigen Elemente messen 600—2000 mμ in der Länge, die jugendlichen Kokkoide 200—500 mμ im Durchmesser. Das Bild erinnert an sehr kleine Bakterien aus der Pasteurellagruppe mit deutlich stärker lichtbrechenden Polkappen, ein Bild, das den Diploformen im gefärbten Positivpräparat entspricht.

Besonders eindrucksvoll sind elektronenoptische Abbildungen, die Barbudieri, sowie Eyer und Ruska angefertigt haben. Sie zeigen in einem von einer Membran umschlossenen Plasmaleib von rundlicher bis schlank elliptischer Form einen ebenso geformten, aber kleineren und dichteren Innenkörper, dessen Polenden besonders stark ausgeprägte rundliche Substanzverdichtungen aufweisen, die nach Gestalt und relativer Größe an kernähnliche Zellbestandteile erinnern. Die Innenkörper stellen sich bei vorsichtiger Färbung als die

[1] Näheres hierüber siehe Handbuch der pathogenen Mikroorganismen, Bd. VIII, 2, sowie Handbuch der Viruskrankheiten, Bd. II.

bekannten hantelförmigen Gebilde dar, während bei gewöhnlicher Giemsafärbung nur die kugeligen Polenden in Form kleiner Körnchen ohne deutliche Verbindungsbrücke herauskommen, so daß der Eindruck sehr kleiner Diplokokken entsteht. Demnach ist auch die in solchen Präparaten bestimmte Erregergröße nur $^1/_2$—$^2/_3$ der tatsächlichen.

Der normale Teilungsmechanismus der Rickettsien unterscheidet sich nicht von den bei Bakterien gewohnten Vorgängen. Primäre und sekundäre Zellformen, wie sie von Piekarski bei Bakterien beschrieben wurden, beobachtet man auch hier. Ein Entwicklungscyclus, wie er aus der Entwicklungsgeschichte der Protozoen geläufig ist, wurde auch bei den Rickettsien vermutet. In sorgfältigen Untersuchungen hat sich jedoch kein Anhaltspunkt dafür finden lassen. Wenn daran gedacht wurde, so deshalb, weil unter bestimmten Milieuverhältnissen die ohnehin sehr zur Pleomorphie neigenden Rickettsien oft abenteuerliche Formen annehmen, die kaum mehr an den ursprünglichen Erreger erinnern. Solche

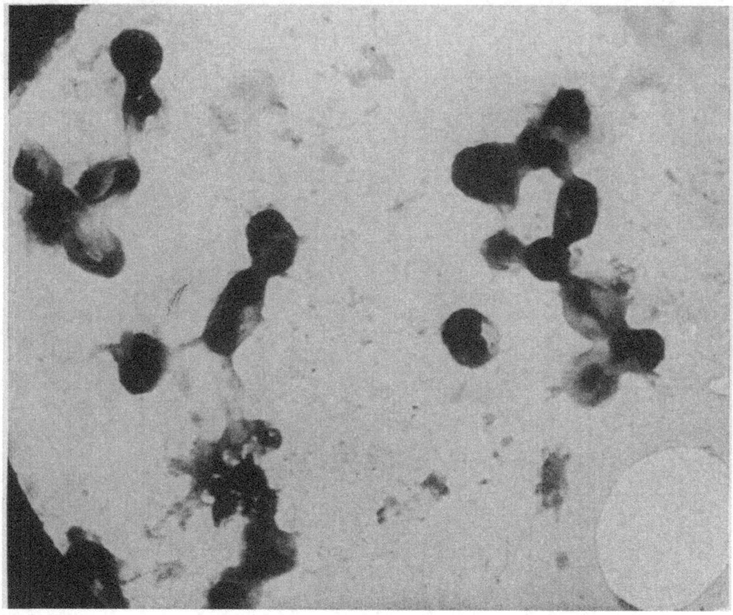

Abb. 3. Rickettsia wolhynica (Präparat aus dem Läusedarm, elektronenmikroskopisch aufgenommen).

abweichenden Wuchsformen sind bei künstlicher Züchtung auf Dottersackgewebe verhältnismäßig leicht zu gewinnen und manchmal passagenweise weiterzuführen. Hierbei auftretende fädige Gebilde, die das ganze Gesichtsfeld durchziehen können, ist man geneigt als Verunreinigung zu deuten. Bei Rückführung auf die Laus als dem am meisten adäquaten Wirtstier gelingt es aber häufig, zu den klassischen Formen zurückzugelangen, sofern nicht durch zu lange Fremdpassage diese Rückentwicklung unmöglich geworden ist. Auf dieses eigenartige Verhalten muß mit Nachdruck hingewiesen werden, da die ungenügende Beachtung der morphologischen Kriterien oft genug Ursache von Fehlspekulationen geworden ist.

Die hier für die *Rickettsia prowazeki* beschriebenen morphologischen Merkmale gelten prinzipiell für alle Rickettsien; die lanzettförmige bis kugelige Zelle mit polarem bzw. zentralem Verdichtungszentrum repräsentiert die klassische Rickettsienform. Es ist daher nur in seltenen Fällen möglich, auf Grund der morphologischen Struktur im Ausstrich die verschiedenen Rickettsienarten mit Sicherheit auseinanderzuhalten. (Hier hilft manchmal das histologische Bild des rickettsieninfizierten Läusedarms.)

Rickettsien, die von zelligen Bestandteilen des Wirtsgewebes weitgehend gereinigt sind, lassen sich mit allen in der Bakteriologie üblichen Farbstoffen und Färbungsmethoden darstellen. Nur nehmen sie die üblichen Anilinfarbstoffe in geringerer Dichte auf als Bakterien, sind gramnegativ und nicht säurefest. Für morphologische Studien eignet sich — wie bereits erwähnt — die Negativdarstellung mit Cyanochin bzw. Wasserblau besonders gut.

Für Rickettsienfärbungen im Gewebe ist das Giemsaprinzip noch immer unübertroffen; für manche Zwecke, z. B. Schmierpräparate aus Dottersack- oder Mäuselungenkulturen, hat sich die Färbung nach CASTAÑEDA gut bewährt. Andere Färbungen haben MACHIAVELLO, GRACIAN, DARZINS u. a. angegeben.

Der färberische Nachweis der Rickettsien im strömenden Blut ist oft versucht worden; RICKETTS scheint er als erstem gelungen zu sein. Dennoch muß auf Grund eingehender Untersuchungen der letzten Jahre der unmittelbare Nachweis als sehr unsicher gelten, wenn auch kein Zweifel daran besteht, daß sich Rickettsien im Blut fiebernder Menschen bzw. Tiere aufhalten. In keinem Falle erreicht die Rickettsienkonzentration im Blute diejenige von Protozoen, so daß auch in Anreicherungen (Leukocytenschicht des Blutsedimentes) und „Dicken-Tropfen-Präparaten" nur sehr ausnahmsweise überzeugende Bilder erhalten werden. Wie bei bakteriellen Blutinfektionen ist auch bei Rickettsienerkrankungen nur die kulturelle Anreicherung ergiebig. Da alle pathogenen und die meisten apathogenen Rickettsien auf Nährböden ohne Zusatz lebenden Gewebes nicht gedeihen, führt nur die Züchtung in geeignetem Wirtsgewebe zum Ziel. In eindrucksvoller Weise kann auch das Säugetierexperiment herangezogen werden, das bei Infektionen mit *Rickettsia mooseri*, *Rickettsia rickettsi* und einigen anderen Rickettsienarten besonders überzeugend ist und bei Meerschweinchen, Ratten und Mäusen neben einem sehr typischen pathologisch-anatomischen Befund auch den direkten Erregernachweis gestattet. (Näheres bei H. MOOSER.)

Versuche eines färberischen Rickettsiennachweises in menschlichen Organen haben im allgemeinen zu keinem eindeutigen Ergebnis geführt. In histologischen Schnitten der petechial veränderten Haut können gelegentlich agglomerierte Häufchen gefunden werden, deren Natur aber zweifelhaft ist.

4. Züchtung und biologisches Verhalten. Die Züchtung der hier interessierenden Rickettsien ist auch auf hochwertigsten Bakteriennährböden aussichtslos; es gelingt weder sie zu erhalten, noch sie zu vermehren. Nachdem durch die Untersuchungen von RICKETTS und v. PROWAZEK die im Darm von Fleckfieberläusen gefundenen Mikroorganismen als die wahrscheinlichen Fleckfiebererreger gelten durften, hat ROCHA LIMA das Verhalten der Rickettsien in der Laus eingehend untersucht und dabei eigenartige Beobachtungen hinsichtlich ihrer Vermehrung gemacht. SIKORA und vor allem WEIGL haben bald darauf ein neuartiges Züchtungsverfahren auf diesen Erkenntnissen aufgebaut.

ROCHA LIMA fand, daß im Darm gesunder Läuse, die an Fleckfieberkranken Blut gesogen hatten, sich sehr kleine Organismen ansiedeln. Im Gegensatz zu morphologisch völlig gleichartigen Keimen, die ebenfalls im Lausdarm vorkommen können, dem Magen-Darmepithel aber nur oberflächlich aufsitzen, dringen die Fleckfieberrickettsien aktiv in diese Zellen ein, um sich dort, und nur dort, stark zu vermehren. Dem extracellulären Wachstum der nur schmarotzenden *Rickettsia pediculi* steht das intracelluläre der pathogenen *Rickettsia prowazeki* gegenüber. Die *Rickettsia prowazeki* ist aber nicht nur der für das klassische Fleckfieber des Menschen typische Erreger, sondern auch wegen ihres destruierenden Wachstums im Läusedarmepithel der Erreger einer für die Laus tödlichen Darminfektion; keiner Allgemeininfektion der Laus, was zu betonen ist!

Das Magen-Darmepithel der Laus ist offenbar ein hervorragender Nährboden für die Rickettsien. Unter Beiseiteschieben des Zellkerns vermehren sie sich in abundanter Weise im Protoplasma dieser Epithelzellen, die schließlich platzen und enorme Rickettsienmengen in das Darmlumen entleeren. Die auf diese Weise freigewordenen Rickettsien befallen weitere Zellen, bis ein mehr oder minder großer Teil des gesamten Magen-Darmepithelbelags zerstört ist. Die Geschwindigkeit, mit der dieser fast stets tödlich endende Prozeß abläuft, ist in hohem Maße von der Massivität der Infektion, aber auch von den Eigentümlichkeiten des jeweiligen Rickettsienstammes abhängig. Diese dysenterieartige Infektion des Läusedarms wird wegen ihrer Bedeutung für die Epidemiologie des Fleckfiebers noch gesondert zu besprechen sein. Das Verfahren der Anzüchtung und Vermehrung der Fleckfieberrickettsien im Darmepithel der Laus ist mit einer Gewebekultur zu vergleichen; die Vermehrung erfolgt unschwer, sofern den Rickettsien der Weg in den Darm der Laus geöffnet wird. Die hierzu erforderliche künstliche Infektion hat SIKORA auf intracölomalem Wege mit Erfolg durchgeführt, während WEIGL den genialen Weg des peranalen Klistiers beschritten und damit erstmalig die Gewinnung großer Rickettsienernten ermöglicht hat. Das Verfahren setzt hohes manuelles Geschick und das Vorhandensein sorgfältig gepflegter Läusezuchten voraus.

In neuerer Zeit hat man die bei der Viruszüchtung bewährten Verfahren auch für die Rickettsienzüchtung herangezogen und gute Erfolge gehabt. Von mehr theoretischem Interesse ist die Tatsache, daß die Rickettsienzüchtung auch auf überlebendem Insektengewebe möglich ist, wie NAUCK und WEYER gezeigt haben. Unter den praktisch geübten Züchtungsmethoden steht die Züchtung in bebrüteten Hühnerembryonen bzw. im Dottersackgewebe im Vordergrund. COX hat diese Methode erstmalig angewandt, OTTO und WOHLRAB haben sie für die Züchtung der *Rickettsia prowazeki* und *mooseri* weiter ausgebaut. Sie hat sich im übrigen für die Züchtung der meisten Rickettsienarten als geeignet erwiesen und imponiert durch ihre Einfachheit. Darüber hinaus gewährleistet sie die Reinhaltung der erzielten Ernten, d. h. die Abwesenheit fremder und unerwünschter Keime. Bei der Rickettsienanzüchtung auf Dottersackgewebe (z. B. bei der R. prowazeki) benützt man als Infektionsmaterial mit Vorteil Gehirnemulsionen von Fleckfiebermeerschweinchenversuchen. Wie bei der Viruszüchtung ist auch hier eine Gewöhnung des Erregers an das neue Milieu erforderlich. Das zu erreichen ist nicht ganz einfach. Erschwerend kommt hinzu, daß viele Rickettsienstämme die Neigung haben, speziell auf Dottersackgewebe mehr oder minder schnell zu degenerieren, so daß z.B. der Schutzwert von Vaccinen, die aus solchen Kulturen bereitet sind, sehr schwanken kann. Es hat sich aber gezeigt, daß diesem Übelstand durch häufigen Wirtswechsel zu begegnen ist.

Eine weitere bewährte Züchtungsmethode gründet sich auf Versuche von Castañeda, Sparrow und Durand. Sie beruht auf der leichten Haftfähigkeit von Rickettsien im Lungengewebe von Mäusen; zum gleichen Zweck haben Giroud Kaninchen, Combiescu Ziesel und Hunde, andere auch Ratten verwendet. Die genannten Tiere werden in oberflächlicher Äthernarkose zur Aspiration einer Rickettsiensuspension durch Nase bzw. Trachea gezwungen. Die Narkose verhindert den Hustenreflex, so daß die Erreger in die tieferen Lungenschichten gelangen, wo sie eine spezifische Pneumonie auslösen mit enormer Erregervermehrung im Lungengewebe. Die Neigung der Rickettsien, auf der Mäuselunge zu degenerieren, ist wesentlich geringer als auf dem Dottersackgewebe des Hühnchens. Das mag damit zusammenhängen, daß Nagetierorganismus und Rickettsien, den natürlichen epidemiologischen Verhältnissen entsprechend, auch bei der künstlich herbeigeführten Begegnung besser aufeinander abgestimmt sind.

Die Züchtung von Rickettsien gelingt auch auf dem Peritoneum röntgengeschädigter Ratten. Das Verfahren eignet sich besonders gut für die Züchtung der *Rickettsia mooseri*. Züchtungen auf gewebehaltigem Agar haben nur noch theoretisches Interesse.

Von den bisher bekannten und hier interessierenden Rickettsienarten können außerhalb des natürlichen Wirtes noch nicht gezüchtet werden: *Rickettsia pediculi*, *Rickettsia wolhynica* und *Rickettsia rochalimae*. Sie sind sämtlich dem Organismus der Kleiderlaus angepaßt und können sich nur in deren Darmkanal vermehren.

Rickettsia pediculi ist ein häufiger Bewohner des Läusedarms, jedoch ohne Bedeutung für das Leben der Laus. Bei genügender Achtsamkeit kann man kleine Läusezuchten lange frei von dieser Rickettsie halten. Sie ist für Läuse hochinfektiös und, einmal eingeschleppt, kaum wieder zu beseitigen; Läuse, die an verlausten Menschen gesammelt werden, enthalten sie in hohem Prozentsatz. Wo sie herkommt, insbesondere, ob sie ein im Läusedarm umgewandeltes Bacterium darstellt, ist gänzlich unbekannt. Es wurde schon erwähnt, daß sie ausschließlich *auf*, nie *in* den Magen-Darmzellen der Läuse vegetiert. Sie ist für kein einziges Versuchstier pathogen. — Ihr nahe verwandt ist die *Rickettsia wolhynica*, die sich in ihrem morphologischen und biologischen Verhalten auf der Laus von der *Rickettsia pediculi* nicht unterscheidet; sie schädigt das Wirtsinsekt nicht und löst im Versuchstier keine Krankheit aus. Ihre Züchtung soll neuerdings auf dem Kaninchenhoden gelungen sein. Eine Bestätigung dieser von japanischen Autoren stammenden Mitteilung war bisher nicht zu erhalten. Die *Rickettsia wolhynica* ist menschenpathogen und vermag sich sehr lange nach erfolgter Infektion im menschlichen Organismus zu halten. Läßt man gesunde, mit Sicherheit rickettsienfreie Läuse an Wolhynicakranken Blut saugen, dann ist der Rickettsiennachweis schon sehr bald in Läusedarmschnitten, aber auch im Läusekot zu führen. Sie scheint die einzige Rickettsie zu sein, die beim Menschen chronische, zeitweise aber auch klinisch latent und symptomlos verlaufende Infektionen zu setzen vermag.

Eine dritte recht seltene Art ist die *Rickettsia rochalimae*. Sie vermehrt sich im Magen-Darmkanal der Laus sowohl *extra-* wie *intracellulär* und wurde bisher weder auf Versuchstiere noch auf den Menschen erfolgreich übertragen. Für Kleiderläuse ist sie außerordentlich infektiös und von mörderischer Pathogenität. Infolge der intracellulären Vermehrung ähnelt ihr pathologisch-anatomisches Verhalten im Darm der Kleiderlaus weitgehend dem der *Rickettsia prowazeki*. Sie unterscheidet sich insofern, als sie sich wegen ihres kombiniert intra- und extracellulären Wachstums im Schnittpräparat auch *auf* der Zelle als samtartiger Belag findet.

Über die durch Rickettsien hervorgerufenen pathologisch-anatomischen Veränderungen im Tierorganismus liegt aus jüngerer Zeit eine ausgezeichnete Darstellung von Mooser und Dummer vor. Diesen Untersuchungen verdankt man insbesondere einen Einblick in die Entwicklung der von Fränkel und Ceelen beschriebenen Fleckfieberknötchen im Bereich der Gefäße. Für derartige Experimente eignet sich am besten die intraperitoneale Infektion des Meerschweinchens, des südafrikanischen Gerbils oder röntgengeschädigter Nager. Fast gleich gute Ergebnisse erhält man im Lungengewebe von Mäusen nach intranasaler Rickettsienapplikation. Mit einer dieser Methoden gelingt es sicher, alle Rickettsien zur Vermehrung zu bringen, die irgend eine der verschiedenen Fleckfieberarten erzeugen.

Beim Meerschweinchen können murine Rickettsien nach intraperitonealer Infektion mit absoluter Regelmäßigkeit in den Endothelzellen der Tunica vaginalis nachgewiesen werden. Diese Endothelzellen verhalten sich in allen Punkten völlig gleich wie die Magen- und Darmzellen der Laus. Auch sie füllen sich mit den stetig sich vermehrenden Rickettsien bis zum Platzen und infizieren nach völliger Auflösung der Zellen die Nachbarschaft. Auf diese Weise gelangen Rickettsien in die Blutbahn, wo sie von Endothelzellen abgefangen werden und in diesen das gleiche Spiel beginnen. Kurze Zeit vor der zu erwartenden Auflösung der rickettsiengefüllten Endothelzelle beginnen sich in ihrer Umgebung Leukocyten anzusammeln, die den Austritt der ersten Rickettsien erwarten und diese phagocytieren, sobald sie ihrer habhaft werden können. Dabei gehen viele Leukocyten zugrunde. In ihrem Wirkungsbereich haben sich inzwischen zahlreiche Makrophagen eingefunden, die ihrerseits die Leukocytenleichen einschließlich noch vorhandener Rickettsienreste aufnehmen. Dieser von allen Seiten zentripetal auf die zerstörten Endothelzellen gerichtete Prozeß liefert im Endstadium das Fleckfieberknötchen, nur aus Makrophagen und sehr wenigen Lymphocyten bestehend.

Mit zunehmender Infektionsdauer laufen die geschilderten Prozesse mehr und mehr beschleunigt ab, wobei der von Leukocyten geleistete Anteil zusehends in den Hintergrund tritt und schließlich ganz verschwindet. Dann sind es nur noch die Makrophagen, die an der Knötchenbildung beteiligt sind. Zu diesem Zeitpunkt lassen sich niemals Rickettsien histologisch nachweisen, gleichgültig ob der Nachweis in den Zellen des Processus vaginalis oder im Gehirn versucht wird. Nur in den allerfrühesten Stadien kann der Rickettsiennachweis auch im Gewebe geführt werden; im Peritoneal- oder Lungenausstrich der oben genannten Tiere ist er spielend zu erbringen. Man darf annehmen, daß das Verhalten der Rickettsien im menschlichen Organismus prinzipiell dasselbe ist. Damit wäre auch erklärt, warum Rickettsien im strömenden Blut sich nicht anreichern.

Die Widerstandsfähigkeit der Rickettsien ist außerordentlich gering, sofern sie sich im flüssigen Medium befinden. Temperaturen über $+45^{0}$ C töten sie in kurzer Zeit ab. In verdünntem Serum ist die Beständigkeit nur unwesentlich erhöht. Viel größer ist die Resistenz angetrockneter Rickettsien, vor allem in Anwesenheit von Blut oder im Insektenkot. Darin eingehüllt überdauern sie unter Umständen monatelang, wenn nur der Feuchtigkeitsgrad der Umgebung nicht in breiteren Grenzen schwankt; Temperaturen bis zu 20^{0} C werden dann anstandslos ertragen. Die Beständigkeit der verschiedenen Rickettsienarten scheint unter den zuletzt genannten Bedingungen im übrigen verschieden zu sein. Wie zu erwarten, sind extracellulär wachsende Rickettsien erheblich resistenter als intracellulär wachsende, unter denen die *Rickettsia prowazeki* wieder besonders empfindlich ist. Die extracellulär wachsende *Rickettsia wolhynica* kann jahrelang infektiös bleiben, wenn sie sich im angetrockneten Läusekot befindet und keinen größeren Feuchtigkeitsschwankungen ausgesetzt wird. In ihrem Verhalten gegenüber Kälte unterscheiden sich Rickettsien, Virusarten und Bakterien praktisch nicht von einander. Die Abtötung von angetrockneten Rickettsien erfordert ganz allgemein höhere Temperaturen. 65^{0} töten in $^{1}/_{2}$ Std mit Sicherheit. Die Empfindlichkeit der Rickettsien gegenüber Desinfektionsmitteln unterscheidet sich in keiner Weise von derjenigen gramnegativer Bakterien. Konzentrationsverhältnisse und Abtötungszeiten können eher geringer bzw. kürzer gewählt werden.

Für die praktische Seuchenbekämpfung, bei der es sich stets um die gleichzeitige Vernichtung von Vektoren *und* Erregern handelt, sind die thermischen Verfahren besonders geeignet, wofern Temperaturen von mindestens 80^{0} C angewandt werden. Die meisten chemischen Läusebekämpfungsmittel — z. B. auch Blausäure — erfüllen diese doppelte Bedingung nicht. Über die rickettsicide Wirkung der neueren Mittel vom Typ des DDT, des Neocids u. ä. liegen sichere Erfahrungen, vor allem aus der Praxis, noch nicht vor.

5. Serologische Diagnostik. *a) Proteus-Agglutination* OX_{19}, OX_{2}, *OXK usw.* Zur gleichen Zeit, als ROCHA LIMA seine ersten Untersuchungen über Läuserickettsien durchführte, haben WEIL und FELIX im östlichen Galizien bei Fleckfieberkranken Proteuskeime isoliert, die später als sog. *X-Stämme,* insbesondere X_{2} und X_{19}, in die Literatur eingegangen sind. Diese Proteusstämme, die auf den üblichen Kulturplatten zunächst in bekannter Weise in Hauchform wuchsen, bildeten bei späteren Abimpfungen auch eine nichtschwärmende sog. O-Form. Dieser schwach oder überhaupt nicht begeißelte X-Stamm zeichnete sich durch die besondere Eigentümlichkeit aus, daß die daraus hergestellten Aufschwemmungen noch durch stärkste Verdünnungen von Fleckfieberkrankenserum feinkörnig agglutiniert wurden. Die Spezifität dieser Reaktion erwies sich als so hochgradig, daß damit eine bis heute kaum übertroffene Möglichkeit der Fleckfieberdiagnostik aus dem Serum gegeben war.

Es erhoben sich jedoch zwei Fragen grundsätzlicher Art:

1. Ist der Proteus OX_{19} der Fleckfiebererreger selbst, oder wenn nicht, in welchem Verhältnis steht er zu diesem?

2. Wie ist das Phänomen der OX_{19}-Agglutination zu erklären, wenn der Proteus OX_{19} nicht der Erreger des Fleckfiebers ist?

Gegen die Annahme, daß der Proteus OX_{19} mit dem Fleckfiebererreger identisch ist, sprechen gewichtige Gründe: Weder Tiere noch Menschen erkranken nach OX_{19}-Infektionen an Fleckfieber. In Läusen, die mit OX_{19}-Keimen infiziert werden, entstehen keine Rickettsien.

Weder Tiere noch Menschen, die mit Proteus OX_{19} infiziert werden, erwerben eine Fleckfieberimmunität.

Die Fleckfieberrickettsien sind also nicht identisch mit dem Proteus OX_{19}. Da aber X-Stämme nur bei Fleckfieberkranken gefunden werden, ist die Annahme naheliegend, daß das Antigengefüge der im menschlichen Darm vorkommenden gewöhnlichen Vulgariskeime unter dem Einfluß des Fleckfieberkontaktes Eigenschaften annimmt, die in Beziehung zu Teilbestandteilen des Rickettsienantigens stehen. Die Bakteriologie kennt Analogiebeispiele zu diesem Verhalten. Daher hat Otto die Weil-Felix-Reaktion als Folge einer sog. *Paragglutination* gedeutet, eine Erklärung, die auch heute noch befriedigt.

Interessanterweise bildet das so rickettsienempfindliche Meerschweinchen keine X-Agglutinine. Dem entspricht, daß Vulgariskeime in der normalen Darmflora dieses Tieres nur selten gefunden werden.

Seit der Entdeckung der Weil-Felix-Reaktion ist eine umfängliche Literatur über dieses eigenartige Phänomen entstanden. An seiner großen diagnostischen Bedeutung hat dies nichts geändert. Auch die von Otto und Dietrich schon 1917 versuchte *Rickettsienagglutination*, die später von Weigl zu einem minutiösen Verfahren ausgebaut wurde, hat ihr keinen Abbruch getan; sie hat jedoch einen gewissen Einblick in das gegenseitige Antigenverhältnis der beiden Keimarten vermittelt, das vom immunbiologischen Gesichtspunkt aus höchst bemerkenswert ist. Es konnte nämlich gezeigt werden, daß aus Fleckfieberseren die darin enthaltenen Agglutinine mit Hilfe von OX_{19}-Suspensionen auch nach erschöpfender Behandlung nur zum Teil entfernt werden können, und daß das Serum nach der OX_{19}-Absättigung Rickettsien noch in voller Stärke ausflockt. Wird dasselbe Serum zuerst mit Rickettsienaufschwemmungen erschöpfend absorbiert, dann enthält der Serumabguß keine OX_{19}-Agglutinine mehr. Das Rickettsienantigen enthält also mindestens zwei Anteile, von denen der auch in den X-Keimen vorkommende immunbiologisch als unspezifisch zu werten ist, serodiagnostisch dagegen eine beachtenswerte spezifische Bedeutung hat. Neuere ähnliche Untersuchungen machen es wahrscheinlich, daß der beiden Teilen gemeinsame Anteil nicht von vornherein den Rickettsien eigentümlich ist, sondern in diesen durch nicht näher bekannte denaturierende Einflüsse erst entsteht und daher keinerlei Bedeutung für die klinische Immunität besitzt.

Bei der Behandlung von Proteus OX_{19}-Keimen mit Trichloressigsäure oder bei der Verdauung mit krystallisiertem Trypsin werden zwei Faktoren erhalten, von denen der in der Ultrazentrifuge zuerst sedimentierende schwerere Anteil fleckfieber- und proteusspezifisch, der leichtere jedoch nur proteusspezifisch ist. Der fleckfieberspezifische Anteil ist ähnlich wie der gesamte O-Antikörper nicht sehr hitzebeständig und wird unwirksam, sobald die Lipoide daraus entfernt werden. Außer Lipoiden enthält der Komplex eine Protein- und eine Polysaccharidfraktion.

Methodik und Beurteilung der WEIL-FELIX-Reaktion haben sich seit dem ersten Weltkrieg kaum geändert. Insbesondere haben die reichlichen Erfahrungen in den zurückliegenden Kriegsjahren nichts grundsätzlich Neues gebracht. Dagegen ist auch heute die Frage noch ungeklärt, ob die in osteuropäischen Ländern bei gesunden Einheimischen oft beobachteten WEIL-FELIX-Titer, trotz fehlender Anhaltspunkte für eine mögliche R. prowazeki-Infektion nur als Folge einer irgendwann stattgehabten, klinisch aber latent gebliebenen Fleckfiebererkrankung zu deuten sind. KUDICKE und STEUER haben sich *für* eine solche Annahme ausgesprochen, EYER ist zurückhaltender und hält auf Grund seiner Erfahrungen Titerwerte unter 1:200 in fleckfiebergefährdeter Gegend für diagnostisch wertlos, zumal sich ganz allgemein gezeigt hat, daß zur Diagnose in Endemiegebieten, sowohl bei Einheimischen als auch bei kürzlich zugereisten Ortsfremden, höhere Titer zu fordern waren als im ersten Weltkrieg. Unberührt von dieser Feststellung bleiben die seit langem fleckfieberfreien Länder des mehr westlichen Europa, in denen Titerwerte über 1:100 bereits beweisend sein können. Der diagnostische Wert des Agglutinintiters gegen Proteus OX_{19} liegt weniger in seiner absoluten Höhe, als in seinem Verhalten bei mehrfacher Testung; am beweiskräftigsten ist der Anstieg. Die Titerhöhe steht im übrigen in keinem Zusammenhang mit der klinischen Immunität; eine Prognose kann weder aus der absoluten Titerhöhe, noch aus dem Verhalten während der Erkrankung hergeleitet werden.

Tabelle 3.

	OX_{19}	OX_2	OXK
Lausfleckfieber	+++	+	—
BRILLsche Krankheit .	+++	+	—
Murines Fleckfieber .	+++	+	—
Fieber vom RMSF-Typ	+	+	+
Andere Zeckenfieber .	(+)	(+)	(+)
Milbenfieber	—	—	+++
Wolhynisches Fieber .	±	—	—
Q-Fieber	—	—	—

Seit der Entdeckung der X-Stämme durch WEIL und FELIX sind des öfteren ähnliche Keime aus den Ausscheidungen von Fleckfieberkranken gezüchtet worden. Sie stehen in ihrem serologischen Verhalten meist zwischen den alten X_2- und X_{19}-Stämmen.

Die Agglutinabilität der X-Stämme, auch der alten aus der Zeit des ersten Weltkrieges, hat sich bei richtiger Pflege stets konstant erhalten.

Aus einem Proteusstamm des Lister-Instituts in London leitet sich eine Variante — OXK-Stamm Kingsbury — ab, die kein Indol bildet und ausschließlich bei den Milbenfleckfiebern anspricht.

Wolhynisches- und Q-Fieber geben keine oder nur unsicher verwertbare X-Stamm-Agglutinationen.

Tabelle 3 zeigt das durchschnittliche Verhalten der 3 X-Stämme bei den verschiedenen Fleckfieberarten.

Die während der Kriegsjahre geforderte schnelle und sichere Fleckfieberdiagnostik hat auf dem Gebiet der serologischen OX_{19}-Analyse einige Verbesserungen gebracht. Sie betreffen zunächst die Zuverlässigkeit der OX_{19}-Suspensionen, deren Standardisierung erst vor kurzem wieder von MEGAW als vordringlich gefordert wurde. EYER und ROHRMANN haben schon 1939 diesem Übelstand durch die Schaffung eines Trockendiagnosticums abgeholfen, das sich in der Folgezeit gut bewährt hat und die bis dahin üblichen flüssigen Konservierungen an Güte und Konstanz übertrifft.

Eine der CHEDIAK-Reaktion nachgebildete Trockenblutprobe haben KUDICKE und STEUER beschrieben. EYER und BRIX haben einen Folientest entwickelt, der ohne zusätzliche Laboratoriumsmittel unmittelbar am Krankenbett durchgeführt werden kann. Beide Methoden haben sich bewährt.

b) Rickettsienagglutination. Eine weitere Verbesserung der serologischen Fleckfieberdiagnostik hat die allgemeiner gewordene Anwendung der streng spezifischen Rickettsienagglutination mit sich gebracht, erstmalig von OTTO und DIETRICH angewandt, dann aber von WEIGL zu einer eleganten Methodik entwickelt. Sie war ursprünglich auf Läuserickettsien beschränkt, wird aber seit einigen Jahren mit den nach dem Verfahren von CRAIGIE, FULTON u. a. darstellbaren Suspensionen aus Dottersack- und Mäuselungen-Rickettsien mit großem Erfolg routinemäßig durchgeführt. Bei sorgfältiger Stammauswahl erlaubt die hohe Spezifität dieser Reaktion in geschulter Hand sogar eine Unterscheidung von murinem und klassischem Fleckfieber. WEIGL, EYER u. a. haben mit Hilfe der spezifischen Rickettsienagglutination die im Läuseversuch wiederholt festgestellten feineren Unterschiede im Verhalten verschiedener Prowazekistämme auch serologisch differenzieren können. KLIGLER hat neuerdings ähnliche Unterschiede bei Dottersackrickettsien auf gleiche Weise bestätigt.

Fleckfieberseren, bei denen eine X-Stamm-Agglutination positiv ausfällt, sprechen gegen Rickettsien mindestens in gleichen, meist aber höheren Serumverdünnungen deutlich an. Gegenüber den OX_{19}-Agglutinationen hat die Rickettsienagglutination neben dem Vorzug der höheren Spezifität den des früheren Eintritts. Unter geeigneten Bedingungen kann der Zeitgewinn mehrere Tage betragen. Näheres hierüber bei CASTAÑEDA, EYER u. a. Bei der Diagnostik des Q-Fiebers hat sich die Rickettsienagglutination ebenfalls gut bewährt und die Aufdeckung verschiedener Rickettsienstämme ermöglicht.

c) Komplementbindungsreaktion. Neben der klassischen Agglutininbestimmung ist bei fast allen Rickettsienerkrankungen auch die Komplementbindungsreaktion üblich geworden. Die in den letzten Jahren entwickelten, ertragreichen Rickettsienzüchtungsmethoden haben gute Grundlagen zur Antigengewinnung geschaffen. Aber nicht alle Züchtungsmethoden gewährleisten die Erhaltung des antigenen Feingefüges in gleicher Weise. So hat z. B. das Dottersackverfahren des öfteren enttäuscht. BENGTSON und Mitarbeiter haben 1941 mit solchen Dottersackrickettsien erste Versuche einer Komplementbindungsreaktion bei klassischem Fleckfieber angestellt, die nicht sehr befriedigt haben. Das bald darauf von FULTON aus Ratten- und Mäuselungen hergestellte Rickettsienantigen hat sich gut bewährt.

Bei Q-Fieberinfektionen ist die Komplementbindungsreaktion zusammen mit der Agglutininauswertung bereits zum diagnostischen Routineverfahren geworden. Von den verschiedenen, an weit voneinander entfernt liegenden Plätzen isolierten Burneti-Rickettsien haben sich der italienische Stamm „*Henzerling*", ferner ein Stamm von *Balkangrippe* sowie ein *australischer Stamm* als Antigen besonders bewährt; amerikanische Stämme schienen bisher weniger geeignet.

Die technische Durchführung der Komplementbindungsreaktion bei Rickettsiosen erfolgt in üblicher Weise. Wichtig ist lediglich, daß bei aus Lungen gewonnenen Antigenen eventuell vorhandene spezifische Hammelbluthämolysine entfernt sind.

d) Hauttest. Auch durch einen Hauttest ist versucht worden, die Diagnostik der Rickettsieninfektionen sowie die Wertbestimmung von Fleckfieberseren und Fleckfieberimpfstoffen zu verbessern bzw. zu ermöglichen.

Der von GIROUD und Mitarbeitern ausgearbeitete Test beruht darauf, daß bei Verimpfung einer Aufschwemmung von lebenden Rickettsien in die Kaninchenhaut im Laufe von 2—3 Tagen deutliche lokale Reaktionen als Folgen einer

Hautinfektion entstehen. Werden fallende Immunserumverdünnungen von Menschen oder Tieren mit Aufschwemmungen zugehöriger Rickettsien versetzt, dann kommt es zu einer mehr oder minder vollständigen Neutralisation, so daß bei Verimpfung dieser Serum-Rickettsien-Gemische in die Kaninchenhaut in ihrer Intensität abgestufte Rötungen bzw. Läsionen entstehen, aus deren Umfang ein Rückschluß auf den Serumantikörpergehalt gezogen werden kann. Zum gleichen Zweck haben englische Autoren die Lungen von Mäusen als Indikator herangezogen, auf deren Oberfläche die Infektionsherde ausgezählt werden, die sich nach intranasaler Applikation der beschriebenen Rickettsiengemische dort bilden. Beide Methoden sind von Interesse, weil sie die bisher einzigen sind, die eine wertmäßige Schätzung der Immunitätslage ermöglichen. Denn aus der Höhe des Agglutininspiegels kann diese nach heute ziemlich allgemein geltender Auffassung nicht abgelesen werden. BIELING und OELRICHS, ferner WEYER haben den Hauttest ebenfalls angewandt und im wesentlichen ähnliche und brauchbare Resultate erhalten.

e) Toxin-Neutralisationstest. Bei der Züchtung muriner wie klassischer Rickettsien auf Dottersäcken haben GILDEMEISTER und HAAGEN ein eigenartiges „Toxin" festgestellt, dessen Existenz durch die Untersuchungen von OTTO und BICKHARDT, HENDERSON, BENGTSON, SIEGERT u. a. eindeutig bestätigt wurde.

Bei der Rickettsienzüchtung auf Mäuselungen scheint diese Toxinbildung nicht so regelmäßig zu sein wie auf Dottersäcken, zumal nicht bei Verwendung der *Rickettsia prowazeki.* MOSING, sowie EYER und BRIX haben solche Versuche mit R. prowazeki-Suspensionen aus Läusedärmen gemacht und nur geringe toxische Effekte gesehen, deren Ausmaß sie nicht veranlaßt hat, von einem besonderen „Rickettsientoxin" zu sprechen. Man kann sich daher fragen, ob das Auftreten dieses Toxins, das sich bevorzugt in Dottersäcken zu bilden scheint, nicht lediglich als besondere Folge des Züchtungsmilieus anzusehen ist. Die vermuteten ursächlichen Beziehungen dieses „gezüchteten" Toxins zu den toxischen Symptomen im klinischen Ablauf zahlreicher menschlicher Fleckfieberinfektionen scheinen durch die bisherigen Versuche noch nicht völlig geklärt. Zugunsten der geäußerten Zweifel spricht die auffällige und prompte neutralisierende Wirkung, die das Homoseran, ein aus Retroplacentarblut gewonnenes Serum, auf dieses „Toxin" ausübt, während die Homoserananwendung bei Fleckfieberkranken ohne jede Wirkung ist.

Das beschriebene „Toxin" ist wenig beständig, bei intraperitonealer, noch mehr intravenöser Applikation höchst toxisch, aber sowohl durch Fleckfieberrekonvaleszentenserum wie auch durch das genannte Homoseran zu neutralisieren. GILDEMEISTER, SIEGERT, FULTON und vor allem HENDERSON sowie andere haben daher dieses „Toxin" zur Wertbestimmung von Vaccinen herangezogen. FULTON hält diesen Test für die Methode der Wahl, und auch COX benützt ihn zur Wirksamkeitsprüfung der nach seinem Verfahren hergestellten Dottersack-Vaccine.

Der *diagnostische Toxin-Neutralisationstest* beruht darauf, daß eine bestimmte Toxinmenge mit fallenden Verdünnungen von z. B. Seren Schutzgeimpfter vermengt, in mehr oder minder vollständiger Weise neutralisiert wird. Das Maß der Entgiftung wird an der weißen Maus geprüft, die bei fehlender Antikörperbildung die intravenöse Einverleibung des Gemisches nur wenige Stunden überlebt, während sie bei ausreichendem Antikörpergehalt in dem zu testenden Serum ohne Schaden bleibt.

6. Immunitätsfragen. Die Immunitätsverhältnisse bei Rickettsieninfektionen sind unterschiedlich. Fast alle Fleckfieberarten hinterlassen recht dauerhafte

Immunitäten gegen die homologen, die näher miteinander verwandten Arten sogar gegen die heterologen Erreger. Kreuzimmunitäten gelten als erwiesen zwischen den verschiedenen Floh- und Läusefleckfiebern; ferner für manche Zeckenfleckfieber untereinander, nicht aber zwischen diesen und den Floh- und Läusefiebern.

Die Milbenfieber bilden eine Klasse für sich, in der nur untereinander, aber nicht regelmäßig, Kreuzimmunitäten vorkommen. Das Q-Fieber unterscheidet sich in mehrfacher Hinsicht von den verschiedenen Fleckfiebern. Über Dauer und Umfang der nach Überstehen der Infektion eintretenden Immunität ist nur wenig Sicheres bekannt. Kreuzimmunität zwischen irgendeinem Fleckfieber und dem Q-Fieber scheint nicht vorzukommen. Bei den einzelnen Q-Fieber-Stämmen dürften die Verhältnisse ähnlich liegen wie etwa zwischen R. prowazeki und R. mooseri.

Beim Wolhynischen Fieber lassen sich bei dem eigenartigen Verhalten des Erregers echte Rezidive nie ausschließen; man darf annehmen, daß die Wolhynicaimmunität nur von kurzer Dauer und geringer Stärke ist. Wolhynicagenesene sind ebenso wie die latent Infizierten mit Sicherheit voll empfänglich für das klassische Fleckfieber, wahrscheinlich für alle übrigen Rickettsiosen.

Zweitinfektionen sind beim klassischen Fleckfieber mit Sicherheit vorgekommen, im allgemeinen aber nur unter besonderen Bedingungen. Weigl hat Jahre nach seinem ersten schweren Fleckfieber als Folge einer massiven Infektion durch Stich mit einer rickettsiengefüllten Capillare in die Hand eine zweite, ebenfalls nicht leichte Erkrankung durchgemacht. Das ist immunbiologisch verständlich, da jede Immunität durch überschwellige Infektionsdosen gebrochen werden kann. Ähnliche Überlegungen gelten für Menschen, die fortgesetzt übermäßig große Mengen hochinfektiöser Fleckfieberläuse füttern.

Eyer und Mitarbeiter haben aber bei vielen Hunderten ihrer sorgfältig beobachteten Blutspender im Laufe mehrerer Jahre nicht einen einzigen derartigen Fall erlebt. Dennoch können Menschen, die durch Hunger und Not in ihrer allgemeinen Widerstandskraft schwer geschädigt sind, ein zweites Mal an Fleckfieber erkranken und daran sterben. Auch dies steht mit immunbiologischen Vorstellungen nicht in Widerspruch. Es ist nicht ausgeschlossen, daß die von russischen Autoren angenommene, auffallend hohe Rate von 5% Zweiterkrankungen sich in erster Linie auf solche Fälle bezieht. Die Annahme einer unterschiedlichen Antigenbeschaffenheit der die Erst- und Zweitinfektion auslösenden Rickettsienstämme als Begründung für Zweitinfektionen hat wenig Wahrscheinlichkeit für sich, nachdem das recht vielseitige Antigengefüge der *Rickettsia prowazeki* sogar zu einer heterologen Immunität gegenüber murinen Rickettsien führt.

Die Empfänglichkeit des ungeschützten Menschen für Rickettsieninfektionen ist hochgradig; eine natürliche Resistenz scheint selten zu sein. Wo man zu ihrer Annahme neigt, können Grundimmunitäten fast nie ausgeschlossen werden. Klinisch unauffällige, vielleicht sogar stumme Infektionen kommen in endemisch verseuchten Gebieten bestimmt vor. Bei mehrfach und mit guten Vaccinen Schutzgeimpften, die häufiger Infektion mit Sicherheit ausgesetzt sind, sind sie gar nicht so selten. Eyer und Mitarbeiter haben in ihren eigenen Reihen mehrere Fälle gesehen, die nie erkrankt waren, obwohl sie fortlaufend große Mengen hochinfektiöser Läuse fütterten; sie waren lediglich mehrfach schutzgeimpft. Es ist bemerkenswert, daß sich im Serum solcher Menschen immer nur niedrige, zu einer Diagnosestellung meist nicht ausreichende Agglutinintiter sowohl gegen die homologen Rickettsienarten wie auch gegen den Proteus OX_{19} finden. Der Schutzwert des Serums solcher Blutspender ist meist nur angedeutet. Die

Immunität ist in diesen Fällen eine ausgesprochen celluläre und kann nur auf der Basis der latenten Infektion entstanden sein, wobei die Latenz durch die Schutzimpfung bedingt ist.

7. Allgemeine und spezifische Prophylaxe (Schutzimpfung). Die Bekämpfung von Rickettsieninfektionen richtet sich in erster Linie gegen die Träger (höhere Tiere oder Menschen), einschließlich der auf diesen parasitierenden Insekten, in zweiter Linie erst gegen die Erreger selbst. Von vornherein schwierig und kaum von dauerndem Erfolg wird die Bekämpfung der primären Epizootie bleiben, wenn das eigentliche Rickettsienreservoir von wildlebenden Tierarten gebildet wird. Wesentlich günstiger liegen die Voraussetzungen, wenn die Übertragung von Mensch zu Mensch geschieht, wie bei den Läuserickettsiosen. Hier bildet der rickettsieninfizierte Mensch das Erregerreservoir, so daß schon allgemein-hygienische Maßnahmen erfolgreich sind, wenn sie mit Konsequenz und Strenge durchgeführt werden. Dann gilt: wo keine Läuse, dort auch kein Fleckfieber.

Die alten, schon im ersten Weltkrieg angewandten Methoden der Dampf-, Heißluft-, SO_2- und Blausäureentlausungen sind bekannt, ebenso ihre Vor- und Nachteile. Neuartig, und auch zur Bekämpfung mancher epizootischer Rickettsiosen zu erwägen, sind die erst seit wenigen Jahren in ihrer außerordentlichen Wirkung erkannten Insecticida vom Typ des DDT und seine zahlreichen, zum Teil noch viel wirksameren Nachfolger. Diese für Warmblüter fast unschädlichen Stoffe sind ein unerhört wirksames Berührungsgift für alle Gliederfüßer und übertreffen in ihrer seuchenhygienischen Auswirkung alle bisher bekannten Mittel. Durch Bepudern, Bestäuben und Imprägnieren von Gegenständen, Kleidungsstücken und der Körperoberfläche selbst werden die angriffslustigen Blutsauger ferngehalten und die Infektketten an ihrer gefährlichsten Stelle durchbrochen. Die Läusebekämpfung, schon immer eine Frage der Organisation und der Disziplin, vermag mit den neuen Mitteln in einer aufgeschlossenen Bevölkerung das Problem des Läusefleckfiebers in durchaus übersehbarer Zeitspanne zu lösen. Wo die Mittel in ausreichender Menge vorhanden sind, kann die Fleckfiebergefahr als beseitigt gelten. Anders liegen die Verhältnisse, wenn die Erregerreservoire — räumlich zu weit zerstreut — einem umfassenden Zugriff ausweichen können. Dann steht die Erregerbekämpfung im Vordergrund, wie sie in der aktiven Schutzimpfung gegeben ist. Sie wird aber auch für die Bekämpfung der epidemischen Rickettsiosen noch immer ein wertvolles Hilfsmittel sein, weil im Blut des wirksam Vaccinierten die Rickettsienkonzentration so weit herabgedrückt ist, daß die Infektiosität für das übertragende Insekt nicht mehr ausreicht. Die Unterbrechung der Infektkette wird hier also in den Menschen selbst hinein verlegt.

Die Wirksamkeit eines Impfstoffes setzt voraus, daß die Infektion, deren Entstehung er vermeiden oder deren Erscheinungen er mildern soll, bei natürlichem Überstehen eine gute Immunität hinterläßt. Diese Bedingung ist bei den meisten Rickettsienerkrankungen erfüllt. Gelingt darüber hinaus die Züchtung und Präparation des Erregers in einer ausreichend konzentrierten, für den Menschen unschädlichen, hinsichtlich der antigenen Beschaffenheit aber vollbefriedigenden Form, dann ist auch dieses Problem gelöst. Die schwierige Züchtbarkeit der Rickettsien war lange ein böses Hindernis; im großen und ganzen kann es heute als überwunden gelten. Dennoch sind wichtige Teilprobleme noch nicht gelöst. Aus Erfahrungen bei der Viruszüchtung, die in vielem der modernen Rickettsienzüchtung Pate gestanden hat, weiß man, daß der lebende Impfstoff das Vaccin der Wahl ist. Seine Anwendbarkeit setzt aber völlige Apathogenität und eine maximale Erhaltung der entscheidenden Antigenteile voraus. Die Erreichung dieses Zieles ist bei manchen Virusarten befriedigend geglückt, bei den Rickettsien steht aber die Lösung noch aus. Alle bis heute existierenden und zum Teil auch schon erprobten lebenden Fleckfieberimpfstoffe sind gefährliche Mittel geblieben. Das gilt für die französischen, aus Flohkot oder Mäusegehirn hergestellten Fleckfieberimpfstoffe von BLANC in gleicher Weise wie für die durch Trocknung abgeschwächten Dottersackimpfstoffe von HAAGEN. Ob ein in Spanien gezüchteter, fast apathogener R. prowazeki-Stamm bessere Aussichten eröffnet, steht dahin. So bleibt als gangbarer Weg zunächst nur die Anwendung vorsichtig abgetöteter Rickettsien. Dieser Weg ist alt und stammt aus der Zeit der Rickettsienentdeckung. Er ist über 20 Jahre nur von dem Lemberger Biologen WEIGL beschritten worden, hat aber zu einem im Effekt bis heute nicht zu übertreffenden Impfstoff geführt. Außer WEIGL haben TSCHANG, MARIANI und zuletzt mit WEIGL zusammen EYER und seine Mitarbeiter in großem Maßstab R. prowazeki-Impfstoffe unmittelbar aus dem natürlichen Trägerinsekt, der Laus, hergestellt.

Die Methoden des Läuseklistiers und der Läusedarmpräparation sind nicht einfach; sie gestatten aber bei richtiger Organisation in durchaus wirtschaftlicher Weise die Gewinnung eines höchstwertigen, gleichmäßigen und multivalenten Vaccins, das wie kein anderes seine Bewährung in großem Umfang hinter sich hat. In den Jahren 1940—1944 sind auf diese Weise mehrere Millionen Einheiten dieses Impfstoffes hergestellt worden, von denen der größte Teil verimpft wurde und Tausenden das Leben gerettet hat. Für eine komplette Erstimpfung waren 30—50 hochrickettsienhaltige Läusedärme erforderlich; für die nach 6—9 Monaten erfolgende Zweitimpfung 25—40, für alle späteren Impfungen 15—25 Läusedärme.

Die Impfungen mit Läusevaccine haben eine Erkrankung — im Gegensatz zu der ursprünglichen Behauptung WEIGLS — häufig nicht verhüten können, einen leichten und ungefährlichen klinischen Verlauf aber ganz überwiegend erreichen lassen. Todesfälle trotz Impfungen waren selten; Abweichungen vom ursprünglich erwarteten Effekt konnten in vielen Fällen einer nicht sachgemäßen Behandlung (Gefrieren der Vaccinen in den kalten Wintern der Jahre 1940ff.) zur Last gelegt werden; denn unter vielen Fleckfieberfällen der Läuselaboratorien hat nicht ein einziger auch nur eine Stunde zu Besorgnis Anlaß gegeben.

Die *Rickettsienzüchtung auf dem Dottersack* bebrüteter Hühnerembryonen ist jetzt 10 Jahre alt. Bei der Züchtung der Virusarten hervorragend bewährt, hat die Methode auch für die Rickettsienzüchtung Entscheidendes geleistet.

R. prowazeki-Vaccinen aus Dottersäcken allein haben sich aber auf Grund deutscher Erfahrungen nicht ganz so wirksam erwiesen, als zunächst erwartet wurde. Deshalb hat WOHLRAB, einer der besten deutschen Kenner der R. prowazeki-Züchtung auf Dottersackgewebe, im Interesse hoher Wirksamkeit der von ihm hergestellten Impfstoffe seine Dottersackvaccinen häufig mit Läusevaccinen gemischt.

Eine äußerlich unschöne Begleiterscheinung der Dottersackvaccinen war ihr Gehalt an Eiweißstoffen und Eigelb sowie sonstiger Gewebeteile. CRAIGIE hat durch sein Ätherverfahren, FULTON durch eine Kieselgur-Absorption eine außerordentliche Reinigung erzielen können. Das Aussehen der nach diesen Methoden gereinigten Rickettsienaufschwemmungen unterscheidet sich nicht von dem einer sehr verdünnten Bakteriensuspension. Die weitgehende Beseitigung von Fremdeiweiß hat im übrigen auch zur Beseitigung von Impfreaktionen beigetragen.

Ein anderes, sehr erfolgreiches Rickettsiengewinnungsverfahren haben CASTAÑEDA, SPARROW und DURAND entwickelt. Es dürfte wegen der ihm eigentümlichen guten Konservierung von Antigeneigenschaften in Zukunft die Methode der Wahl werden. Die nach intranasaler Infektion in den Lungen von

Mäusen sich entwickelnden Rickettsien werden dabei so weit angereichert, daß aus *einer* Mäuselunge die für *einen* Menschen ausreichende Impfstoffmenge — wenigstens im Falle der *Rickettsia prowazeki* — gewonnen werden kann, eine Ausbeute, die etwa derjenigen bei Hühnerembryonen gleichkommt.

Diese Zahlen entsprechen der praktischen Durchschnittserfahrung und berücksichtigen den gesamten Tiereinsatz bei Großversuchen (Eyer und Mitarbeiter). Im Einzelfall ist es sehr wohl möglich, daß sowohl aus einem Dottersack wie aus einer Mäuselunge ein Vielfaches von Rickettsien gewonnen werden kann.

Die von Giroud bzw. Combiescu aus Lungen von Kaninchen bzw. jungen Hunden hergestellten Vaccinen haben nicht recht befriedigt.

Die nach dem einen oder anderen Verfahren gewonnenen Rickettsien müssen vorsichtig abgetötet werden, wenn sie für Impfstoffe geeignet sein sollen. Jegliche Hitzeinaktivierung ist ungeeignet, dagegen haben sich 0,5%iges Phenol, auch 0,1—0,2%iges Formalin gut bewährt. Phenol dürfte, wie auch sonst bei Impfstoffen, vorzuziehen sein. Je schonender die Abtötung erfolgt, mit um so größerer Sicherheit bleibt das zur Immunisierung erforderliche Antigen wirksam.

Nach ihrer Herstellung sind die Impfstoffe bei kühler Aufbewahrung 1 bis 2 Jahre brauchbar. Danach sinkt die Wirksamkeit langsam ab.

Als Impfmodus hat sich die dreizeitige Impfung, die Castañeda neuerdings zu einer fünfzeitigen zu erweitern vorschlägt, bewährt. Das Intervall von Impfung zu Impfung wird durch die Dauer der Impfreaktion bestimmt. Die zweite und nächste Impfung soll im allgemeinen nicht erfolgen, bevor die Reaktion der vorhergehenden abgelaufen ist und nicht vor Ablauf von jeweils einer Woche. Die Erfahrung hat gezeigt, daß häufige Impfungen mit kleinen Antigenmengen erheblich wirkungsvoller sind als solche mit konzentriertem Antigen (Eyer u. a.). Es steht außer jedem Zweifel, daß der sachgemäß Vaccinierte, der nicht zu früh einer Infektionsmöglichkeit ausgesetzt wird, im ungünstigsten Fall ein leichtes Fleckfieber durchmacht, insbesondere aber frei bleibt von allen cerebralen Erscheinungen und bei guter Allgemeinkonstitution ein fatales Ende nicht zu befürchten hat. Dieser Effekt wird von einem modernen Fleckfieberimpfstoff mit Recht verlangt. Eine weitere Wirkungssteigerung ist bei einem toten Impfstoff nicht zu erwarten.

Mit Hilfe der Züchtung auf dem Dottersack oder in der Mäuselunge konnten gegen alle wichtigeren Rickettsienerkrankungen brauchbare Impfstoffe hergestellt werden, ausgenommen das Wolhynische Fieber mit seinen fragwürdigen Immunitiätsverhältnissen. Versuche von Eyer und Mückter mit Wolhynica-Impfstoffen waren nicht überzeugend.

Über Beobachtungen bei Fleckfieberschutzimpfungen in der Inkubationszeit haben Eyer und Mitarbeiter berichtet. Sie fanden, daß Impfungen, die vor Ablauf der 1. Woche nach erfolgter Infektion appliziert werden, eine günstige Wirkung haben. Spätere Impfungen sind ohne Nutzen, vielleicht sogar schädlich.

Über den Wert der *passiven Immunisierung mit Rekonvaleszentenseren* bzw. Tierseren gehen die Meinungen auseinander Es haben sich vor allem noch keine einheitlichen Gesichtspunkte ergeben, unter denen Gewinnung und Anwendung solcher Seren erfolgen soll. Der Gehalt des Rekonvaleszentenserums an entgiftenden Stoffen scheint von Fall zu Fall sehr verschieden zu sein.

Die Herstellung hochwertiger Tierseren ist schwierig. Schafe scheinen sich für diesen Zweck immerhin zu eignen.

Sichere und überzeugende Methoden zur *Wirksamkeitsbestimmung von Fleckfieberimpfstoffen* existieren noch nicht, trotz zahlreicher Versuche auf diesem Gebiet. Es ist möglich, daß durch die beschriebenen Toxin-Neutralisationsteste ein Urteil über die Brauchbarkeit aktiver und passiver Immunisierungsmittel gewonnen werden kann. VAN DEN ENDE, FULTON u. a. haben dieses Problem in England, OTTO und Mitarbeiter in Deutschland methodisch zu erfassen versucht.

Es ist ein großer Vorteil der Rickettsienimpfstoffe aus Läusedärmen, daß bei der außerordentlichen Regelmäßigkeit, mit der Rickettsieninfektionen im Läusedarm erfolgen, unter gewissen Voraussetzungen die Anzahl der Läuse einen ausgezeichneten Maßstab des Rickettsiengehaltes der Vaccine abgibt. Bei Mäuselungen ist ein solcher Maßstab schwieriger zu erhalten, bei Rickettsienkulturen aus dem Dottersack mit ihrem schwankenden Antigengehalt ist die Beurteilung nach der Rickettsiendichte fast wertlos.

Über die praktische Bewährung der bisher verwendeten Rickettsienimpfstoffe ist ein Urteil nicht ganz leicht zu fällen, zumal nicht sicher ist, ob die in verschiedenen Teilen der Welt gemachten Erfahrungen untereinander vergleichbar sind. Die Ergebnisse von zum Teil groß angelegten Tierversuchen befriedigen nur bedingt; ihre Übertragung auf die Verhältnisse beim Menschen erscheint fragwürdig. Aber auch die Höhe des Risikos der Erkrankung unter natürlichen Bedingungen ist bei Schutzgeimpften nur schwer zu schätzen. Laboratoriumserkrankungen haben demgegenüber den Vorteil, daß die Infektionswahrscheinlichkeiten des Personals einigermaßen überschaut werden können. Danach besteht nach ausgiebigen Erfahrungen von EYER und Mitarbeitern für Läusedarmimpfstoffe kein Zweifel, daß die naheliegende Vorstellung, eine Züchtung hochwirksamer Rickettsien werde sich am besten im natürlichen Wirt vollziehen, zu Recht besteht. Die viel kritisierte Läusedarmvaccine von RUDOLF WEIGL dürfte unter den R. prowazeki-Impfstoffen deshalb die Spitze halten. Der Mäuselungenimpfstoff, hergestellt im alternierenden Wirtswechsel Maus-Laus, kommt ihm am nächsten.

8. Epidemiologie und Wirtsverhältnisse. Alle für den Menschen infektiösen Rickettsien werden von blutsaugenden Gliederfüßern übertragen. Die meisten menschenpathogenen Rickettsien verursachen bei kleineren Säugetieren sog. Epizootien. Die Übertragung von Tier zu Tier geschieht durch tierspezifische Flöhe, Milben und Zecken. Diese spielen bei den Tieren die gleiche Rolle wie bei den Menschen die Läuse, unterhalten also die seuchenhafte Verbreitung innerhalb der Species. Der nur gelegentliche Übergang der tierspezifischen Ektoparasiten auf den Menschen oder fremde Tierarten löst die sog. sporadischen Fälle aus.

Bei den Flöhen übertragen alle Entwicklungsstadien des Insekts den Erreger auf Mensch und Tier. Bei den Zecken unterhalten nur die Larven die Epizootie, während die erwachsenen Tiere die sporadischen Fälle beim Menschen verursachen.

Bei den Milben ist es umgekehrt. Hier unterhalten die erwachsenen Individuen die Epizootie, während die Larven die Infektion auf den Menschen übertragen.

Beim klassischen Fleckfieber ist die Kleiderlaus das einzige übertragende Insekt; sie unterhält den Erregerkreislauf in der Kette Mensch-Laus-Mensch und verursacht dadurch je nach sonstigen Umständen größere oder kleinere Epidemien. Kopfläuse scheinen als Rickettsienüberträger nur von untergeordneter Bedeutung zu sein, obwohl ihr Leben an dauernden Kontakt mit dem blutliefernden Menschen geknüpft ist. Menschenflöhe und Bettwanzen sind zwar befähigt, Fleckfieberrickettsien längere Zeit zu beherbergen, vielleicht auch eine geringgradige Vermehrung zuzulassen, als Fleckfieberverbreiter spielen sie jedoch, zumindest was die *Rickettsia prowazeki* betrifft, eine nur untergeordnete, wahrscheinlich sogar überhaupt keine Rolle.

Wo epizootische Rickettsienarten gleichzeitig neben der Menschenlaus vorkommen, können auch epizootische Infektionen epidemisch werden. Das murine

Fleckfieber in Mexiko und Nordafrika ist ein Beispiel dafür. Soweit bekannt, scheinen sich die Speicheldrüsen der verschiedenen rickettsienübertragenden Gliederfüßer während der Aufnahme infektiösen Blutes und auch später nicht zu infizieren. Dagegen gelangen die Rickettsien nicht selten aus der Darm- auch in die Cölomhöhle und können von dort aus die verschiedenen Organe befallen, unter anderem z. B. die Eierstöcke, so daß bei Zecken und Milben die Infektion von den erwachsenen Tieren auch auf die Brut übergeht. Bei den Zecken sind es ferner die Coxaldrüsen, die bei infizierten Tieren Rickettsien ausscheiden. Ganz allgemein scheint aber der Zellbesatz des Magendarmkanals der bevorzugte Ort der Rickettsienvermehrung zu sein, so daß dem Kot der verschiedenen Gliederfüßer eine besondere Bedeutung für die Infektion zukommt, die noch unterstrichen wird durch die hohe Beständigkeit der Rickettsien in eingetrocknetem frischem oder verdautem Blut. Eine Rickettsienaufnahme durch die intakte äußere Haut des Menschen ist möglich; beim Felsengebirgsfieber gilt sie für erwiesen. Die Infektion auf dem Wege über die Schleimhaut gelingt dagegen leicht; vor allem die Bindehäute des Auges sind häufige Eintrittspforten. Im allgemeinen dürfte die Infektion jedoch so erfolgen, daß durch den Stich des Stiletts eine Wunde gesetzt wird, in die juckreizerzeugender Speichel des Insekts gelangt, der gleichzeitig ein Verkleben der Wundränder für einige Zeit verhindert. Da blutsaugende Insekten während ihrer Mahlzeiten häufig Kot abzusetzen pflegen, werden durch Jucken an der Stichstelle die im Bereich des Stichkanals abgesetzten infektiösen Produkte wie Kot oder Drüsensekret in den Stichkanal oder andere äußere kleinste Hautverletzungen eingerieben, womit der Übergang der Rickettsien in das Capillargewebe zwanglos verständlich wird.

Ein besonderes Zweiwirteverhältnis wird bei dem *fièvre boutonneuse* sowie dem Q-Fieber beobachtet. Die in kleineren Nagetieren epizootisch vorkommenden Rickettsien werden durch die Ektoparasiten von Nagern zunächst auf andere Tiere übertragen, im Falle des *fièvre boutonneuse* bevorzugt auf Hunde, im Falle des *Q-Fiebers* z. B. auf Rinder. Die auf den Hunden parasitierenden Zecken schließen die Kette zwischen Hund und Mensch. Verbreitet sich die Infektion unter den Hunden, so kann durch ihr enges Zusammenleben mit den Menschen auch eine Epidemie entstehen.

Beim Q-Fieber kommt außer der Übertragung durch Ektoparasiten der Rinder offenbar auch eine Infektion durch Blut beim Schlachten und Präparieren der Tiere oder durch Milch und Milchprodukte in Frage.

Die saisonbedingte, aber auch durch bestimmte Örtlichkeiten begünstigte Ausbreitung von Rickettsienerkrankungen steht in strenger Parallele zu den Eigentümlichkeiten der Vektoren. So erklären sich bei den durch Läuse übertragbaren Rickettsienerkrankungen Vorkommen und Häufung aus der jahreszeitlich und örtlich stark schwankenden Verlausung. Da diese in der kühleren Jahreszeit durch dichtere Bekleidung und engeres Zusammenleben sich zu verstärken pflegt, nehmen in Seuchengebieten auch die Fleckfiebererkrankungen zu. Die Bekämpfung des klassischen Fleckfiebers steht und fällt daher mit der Beseitigung der Laus.

Beim *murinen* Fleckfieber ist das Maß der Verrattung ausschlaggebend, aber in gleicher Weise der Grad ihrer Verseuchung, so daß hier ähnliche Verhältnisse vorliegen wie bei der asiatischen Pest. Die epidemiologische Bekämpfung wird außergewöhnlich erschwert überall dort, wo die Bestände der wilden, nicht an menschliche Siedlungen geknüpften Nager verseucht sind, wie etwa beim Felsengebirgsfieber und dem Japanischen Flußfieber.

Für die Entstehung von Fleckfieber *ohne* direkte Vermittlung von Arthropoden gibt es mehrere Beispiele. Bei der Brillschen Krankheit, die wegen fehlender Verlausung nur sporadisch verläuft, wird die Möglichkeit der Rezidivbildung erwogen, zumal die Betroffenen fast stets aus Gegenden stammen, in denen das klassische Fleckfieber verbreitet ist, so daß die Möglichkeit einer irgendwann aquirierten Infektion nicht von der Hand gewiesen werden kann. Eine andere Annahme geht dahin, daß die Erkrankten durch postalischen Kontakt mit ihrer osteuropäischen Heimat oder auch durch mitgebrachte Gepäckstücke Kotstaubinfektionen erlitten haben. Schließlich könnte es sich um Fälle von murinem Fleckfieber bei vorhandenen alten Grundimmunitäten gegen klassisches Fleckfieber handeln. Der vergangene Krieg hat gezeigt, daß Kotstaubinfektionen tatsächlich vorkommen, die bei der hohen Beständigkeit der in angetrocknetem Läusekot eingehüllten Rickettsien unschwer verständlich sind. Eine besondere epidemiologische Bedeutung hat diese Art der Übertragung im allgemeinen zwar nicht, sie könnte aber erklären, auf welche Weise sich die Rickettsien in epidemiefreien Zeiten am Leben halten.

In abgelegenen Gebieten der Hochkarpathen, in denen das *klassische Fleckfieber* immer wieder aufflackert, haben WEIGL und seine Schüler durch serologischen Test festgestellt, daß die dort gehaltenen Schafe mit der *Rickettsia prowazeki* in Berührung gekommen sein müssen. Bei dem engen Zusammenleben der Bergbauern mit ihren Schafherden ist eine Rickettsienkonservierung auf diesem Weg nicht ausgeschlossen.

Ohne rechte Erklärung ist die Tatsache, daß trotz der nahen Verwandtschaft des *klassischen* mit dem *murinen Fleckfieber* das letztere in typischen Fleckfiebergegenden Osteuropas nur ausnahmsweise vorkommt, obwohl es hier nicht an Ratten fehlt und die Übertragung des klassischen Läusefleckfiebers auf Rattenflöhe ja experimentell gesichert ist. Man könnte annehmen, daß die *Rickettsia prowazeki* bei der natürlichen Infektion osteuropäischer Rattenflöhe schwieriger zum Haften kommt, wobei die andersgearteten klimatischen Bedingungen Osteuropas, verglichen mit afrikanischen und mexikanischen Verhältnissen, eine nicht unwesentliche Rolle spielen mögen.

Für die Übertragbarkeit der Fleckfieberrickettsien von Menschen auf die Laus ist eine bestimmte, nicht zu niedrige Rickettsienkonzentration im Blut des erkrankten Menschen eine notwendige Voraussetzung. An Menschen, die das Fleckfieber überstanden haben, infiziert sich keine Laus; Rickettsienausscheider gibt es nicht. An Menschen, die nur leicht an Fleckfieber erkrankt sind, aber auch an solchen, die eine wirksame Schutzimpfung hinter sich haben, infizieren sich Läuse ebenfalls nicht. Die Schutzimpfung ist also auch epidemiologisch eine außerordentliche Hilfe. Immune Menschen können aber zu gefährlichen Fleckfieberüberträgern werden, weil sie ohne eigene Gefährdung und somit unerkannt irgendwo aufgelesene Fleckfieberläuse weiterverbreiten können. Es gibt mehrere Beispiele derartiger Ketteninfektionen, deren Anstifter seit Jahren gesund waren.

Chronische Fleckfieberinfektionen wurden nie beobachtet, chronische Wolhynicainfektionen dagegen häufig. Wer ein Fleckfieber zum zweitenmal bekommt, infiziert auch wieder Läuse, wofern die zweite Infektion schwer genug verläuft; das ist zwar nur sehr ausnahmsweise der Fall, kommt aber vor, wenn der Betreffende durch Hunger und Entbehrungen in seiner allgemeinen Widerstandsfähigkeit schwer geschädigt ist.

In jungen Jahren erworbene Fleckfieberinfektionen pflegen leicht zu verlaufen. Jenseits des 50. Lebensjahres sind Fleckfieberinfektionen fast stets tödlich. Die Letalität bei Rickettsieninfektionen schwankt in weiten Grenzen und ist auch bei der gleichen Art jahreszeitlich und örtlich, aber auch aus anderen meist unbekannten Gründen sehr wechselnd.

Tödlich verlaufende *Wolhynicafälle* sind nie beobachtet worden.

Burneti-Infektionen können klinisch recht schwer sein, Todesfälle sind aber, soweit bisher bekannt, sehr selten.

Beim *klassischen Fleckfieber* schwankt die Todesrate zwischen 5 und 50%, im Durchschnitt dürften es 10—15% sein.

Bei den *flohbedingten Fleckfiebern* erreicht die Letalität im allgemeinen nicht mehr als 5%, wofern die Übertragung tatsächlich durch Flöhe erfolgt ist. Sobald Läuse bei der Übertragung muriner Rickettsien mitwirken, scheinen die Letalitätsziffern rapide anzusteigen und erreichen dann, wie z. B. in Mexiko, ebenfalls bis 40%.

Von den zahlreichen *Zeckenfiebern* sind die nordamerikanischen Felsengebirgsfieber sowie das brasilianische Zeckenfieber zweifellos am gefährlichsten. Zwar schwanken die Letalitätsziffern von Ort zu Ort und auch von Jahr zu Jahr in hohem Maße, doch sind Todesraten bis zu 70% erreicht worden. Viel leichter verläuft das verwandte Mittelmeerfieber mit nur selten tödlichem Ausgang.

Unter den *Milbenfleckfiebern* zeichnet sich das japanische Kedani-Fieber mit 20—60% Letalität besonders aus. Nur wenig steht der SCHÜFFNERsche *Pseudotyphus* nach mit 40% Letalität unter der weißen Bevölkerung, während die Eingeborenen infolge ihrer guten Grundimmunität nur $^1/_{10}$ davon erreichen. Alle übrigen Milbenfleckfieber zeigen Letalitätszahlen, die zwischen dem Durchschnitt des klassischen und des murinen Fleckfiebers liegen.

Literatur.

I. Allgemein-zusammenfassendes Schrifttum.

KOLLE-KRAUS-UHLENHUTH: Handbuch der pathogenen Mikroorganismen, Bd. VIII/2, S. 1107. R. OTTO u. H. MUNTER. 1930.

GILDEMEISTER-HAAGEN-WALDMANN: Handbuch der Viruskrankheiten, Bd. II, S. 528. R. OTTO u. R. WOHLRAB. 1939.

MOOSER, HERMANN: Die Beziehungen des murinen Fleckfiebers zum klassischen Fleckfieber. Acta tropica Suppl. **4** (1945). — Virus and rickettsial diseases. Havard University Press 1948. — MOULTON, F. R.: Rickettsial diseases of man. American Association for the Advancement of Science. 1948.

HORSFALL, F. L.: Diagnosis of viral and rickettsial infections. New York: Columbia University Press 1949.

II. Spezielles Schrifttum.

Die Literaturnachweise erfolgen getrennt für folgende Rickettsiosen:

A. Läuse- und Flohfleckfieber.
B. Zeckenfleckfieber (RMSF und sonstige Zeckenfleckfieber).
C. Milbenfleckfieber.
D. Q-Fieber.
E. Wolhynienfieber.
F. Rickettsialpox.

Innerhalb der Gruppen A—F entspricht die Unterteilung der Disposition im Text Ziffer 1—8.

A. Läuse- und Flohfleckfieber.

1.

AMBERSON, J. M.: Typhus in Egypt during World War II. U. S. nav. med. Bull. **1946**, Nr 9, 1482. — ANDERSON, J. F., and J. GOLDBERGER: Collected studies on typhus. Hygienic Lab. Bull. **1912**, 86. — ANIGSTEIN, L.: Problems of nomenclature of certain pathogenic rickettsiae and ricksettsial diseases. Texas Rep. on Biol. a. Med. **1946**, Nr 2, 111.

BARLOVATZ, A.: Typhus exanthématique de forêt au Congo. Ann. Soc. belge Méd. trop. **20**, 23 (1940). — BAYNE-JONES, S.: Epidemic typhus in North Africa, Italy and Jugoslavia. Symposium on Rickettsial Diseases, Dec. 1946, Boston, American Association for the Advancement of Science. 1948. — BELLER, K., u. K. BAUER: Vorkommen und Bedeutung von Rickettsien auf den Lidbindehäuten von Tieren. Zbl. Bakter. I Orig. **153**, 174 (1949). —

Bieling, R., and H. Heinlein: Fleckfieber. Fiat Reviews of Gen. Sci. **65**, 87 (1947). — Biraud, Y.: The present menace of typhus fever in Europe and the means of combating it. Bull. Health Organisat. League Nat. **10**, 1 (1943). — Biraud, Y., and S. Deutschman: Typhus and typhus-like rickettsia infections. Geneva, Epidemiological Reports, League of Nations, S. 181, 183. 1936. — Brill, N. E.: An acute infectious disease of unknown origin. A clinical study based on 221 cases. Amer. J. med. Sci. **139**, 484 (1910). — Bustamante, M. E.: Quelques cas atypiques de fièvre exanthématique à Istanbul. Bull. Soc. Path. exot. Paris **33**, 362 (1940). — Bustamante, M. E., ó G. Varela: Distribución de las Rickettsiasis en Mexico. (Tifo murino, tifo clásico y fiebre manchada.) Rev. Inst. Salubridad y Enfermedades Trop. Mexico **1947**, Nr 1, 3.

Celik, O. S.: Quelques cas atypiques de fièvre exanthématique à Istanbul. Bull. Soc. Path. exot. Paris **33**, 260 (1940). — Chalke, H. D.: Typhus: Experiences in the Central Mediterranean Force. Brit. med. J. **1946**, 977. — Colomey de la Villa, S.: Brote epidémico de tifus exantématico en la primavera y verano de 1942 en Segovia. Rev. San. e Hig. publ. **17**, 160 (1943).

Delbove, P.: Les fièvres typho-exanthématiques en Indochina méridionale. Bull. Off. internat. Hyg. publ., Par. **31**, 1220 (1939). — Dias, A. C.: Typhus fever in Portugal during the War Years. Bull. Off. internat. Hyg. publ., Par. **1946**, Nr 10—12, 878. — Dragotti, G.: Il tifo esantematico. Policlinico, sez. prat. **49**, 998 (1942). — Dyer, R. E.: Les maladies à Rickettsia aux Etats-Unis. Bull. Off. internat. Hyg. publ., Par. **30**, 2772 (1938).

Felix, A.: Note on a case of Brill's Disease in London. Lancet **1950**, 99. — Ferro-Luzzi, G.: Studio sulle malatti del gruppo del dermotifo in Eritrea. Boll. Soc. Ital. Med. e Igiene Trop. **1948**, Nr 3/4, 110. — Findlay, G. M., and B. G. T. Elmes: Typhus in Northern Nigeria. II. Laboratory Investigations. Trans. Roy. Soc. Trop. Med. Lond. **1947**, Nr 3, 339.

Hagen, W.: Erfahrungen mit Fleckfieber. Med. Klin. **1946**, 228. — Hawksley, J. C., and E. Joan Stokes: A case of Brill's Disease in London. Lancet **1950**, 97. — Hetsch, H.: Flecktyphus in Deutschland im 18. Jahrhundert. Z. Hyg. **124**, 241 (1942). — Hone, F. S.: A series of cases closely resembling typhus fever. Med. J. Austral. **1**, 1 (1922).

D'Ignazio, C.: Il problema del dermotifo e della lotta contro il dermotifo in Etiopia (1936—1946). Boll. Soc. Ital. Med. e Igiene Trop. **1947**, Nr 5/6, 423. — D'Ignazio, C., e E. Codeleoncini: L'opera dei Medici Italiani nella lotta contro il dermotifo in Etiopia (1937—1947). Acta med. italica **1948**, Nr 11, 295. — Lee, R. I.: Typhus fever (Brill's Disease) at the Massachusetts General Hospital in ten years (Oct. 1, 1902, to Oct. 1, 1912). Boston med. J. **168**, 122 (1913).

Mackenzie, M.: Typhus fever in England. Bull. Off. internat. Hyg. publ. **1946**, **Nr 10** bis 12, 873. — Maxcy, K. F.: Typhus fever in the United States. Publ. Health. Rep. **44**, 1735 (1929). — Mendoza, M. Lazaro: Typhus exanthematicus in El Salvador. Arch. Hosp. Rosales, Suppl., **1938**, Nr 5. — Meunier, R.: Quelques données numériques concernant le typhus exanthématique en Afrique du Nord et particulièrement en Algérie. Bull. Off. internat. Hyg. publ., Par. **30**, 2767 (1938). — Mooser, H.: Le typhus exanthématique. Cours de méd. et chir. de guerre. Genève, sept., Q. G. du ler corps d'armée. 1942. — Twenty years of research in typhus fever. Schweiz. med. Wschr. **1946**, Nr 37/38, 877. — Mooser, H., u. W. Löffler: Ein Fall sog. Brillscher Krankheit in Zürich. Ein Beitrag zur Hypothese der späten Rückfälle beim klassischen Fleckfieber. Schweiz. med. Wschr. **1946**, Nr 8, 150. — Morgan, H. R., F. A. Neva, R. J. Fahey and M. Finland: Brill's Disease. Report of two serologically proved Cases of Typhus fever in Irish-Born Residents of Boston. New England J. Med. **1948**, No 25, 871. — Mosing, H.: Le typhus exanthématique en Pologne. Off. internat. Hyg. publ., Par. **30**, 1715 (1938).

Olitsky, P. K.: Hans Zinsser and his studies on typhus fever. J. Amer. med. Assoc. **116**, 907 (1941).

Petzetakis, M.: Le typhus endémique bénin d'origine murine en Grèce. Bull. Soc. Path. exot. Paris **31**, 848 (1938). — Pijper, A., and G. C. Crocker: Rickettsioses of South Africa. S. afric. med. J. **1938**. — Pijper, A., u. H. Dau: Die fleckfieberartigen Krankheiten des südlichen Afrika. Z. Bakter. I Orig. **133**, 7 (1934/35).

de la Quintana, P.: Das Fleckfieber in Spanien. Z. Hyg. **123**, 649 (1942). — Das Fleckfieber in Spanien. Z. Hyg. **123**, 665 (1942).

Raynal, I. H., J. Fournier and E. Velliot: Research on typhus in Shanghai. China med. J. **56**, 11 (1939). — Raynal, J.: Le typhus murin à Chang-hai. Bull. Soc. Path. exot. Paris **33**, 168 (1940). — Raynal, J., et J. Fournier: Le typhus exanthématique de Chang-hai. Bull. Soc. Path. exot. Paris **32**, 636 (1939). — Reithmann, E.: Endemisches Fleckfieber im Mittelmeerraum. Beitr. Hyg. u. Epidemiol. **1944**, H. 2, 58. — Reitler, R., Simon Btesh and K. Marberg: Endemic typhus in Palestine. Trans. Roy. Soc. Trop. Med. Lond. **33**, **197** (**1939**). Riou, M.: Etat actuel des typhus dans les colonies francaises. Presse méd.

1939, 551. — ROBERTS, J. J.: Notes on typhus fevers in Kenya. J. of Hyg. 39, 345 (1939). — DA ROCHA-LIMA, H.: Rickettsien. In KOLLE, KRAUS und UHLENHUTH, Handbuch der pathogenen Mikroorganismen, Bd. 8/3, S. 1347. Jena: Gustav Fischer 1930. — ROY, B. C.: Typhus fever: with special reference to its incidence in India. J. Indiana State med. Assoc. 1946, Nr 5, 135. — VAN ROOYEN, C. E., J. H. BOWIE and K. S. KRIKORIAN: Typhus research in Egypt, Palestine, Iraq and Iran. Trans. Roy. Soc. Trop. Med. Lond. 38, 133 (1944).

THOMPSON, L. R.: Typhus exanthématique aux Etats-Unis. Bull. Off. internat. Hyg. publ., Par. 30, 1780 (1938).

URRA, A.: Fleckfieber in Spanien. Dtsch. med. Wschr. 1944, 60.

ZINSSER, H.: The rickettsia diseases. Varieties, epidemiology and geographical distribution. Amer. J. Hyg. 25, 430 (1937).

2.

GIESZCZYKIEWICZ, M.: Bakter. Acad. Pol. 33, 9 (1939).

MACCHIAVELLO, A.: Systematik der Gruppe der Rickettsien. Rev. chil. Hig. y Med. prev. 1938, 297. — MOOSER, H.: Essai sur l'histoire naturelle du typhus exanthématique. Arch. Inst. Pasteur Tunis 21, 1 (1932). — Die Beziehungen des murinen Fleckfiebers zum klassischen Fleckfieber. Acta tropica Suppl. 4 (1945). — Twenty years of research in typhus fever. Schweiz. med. Wschr. 1946, 877.

PINKERTON, H.: Criteria for the accurate classification of the rickettsial diseases (rickettsioses) and of their etiological agents. Parasitology 28, 172 (1936). — The pathogenic rickettsiae with particular reference to their nature, biologic properties and classification. Bacter. Rev. 6, 37 (1942). — PINKERTON, F., H. FRIEDRICH-FRESKA u. G. BERGHOLD: Die Beziehungen der Rickettsien zu Bakterien und Viren. Naturwiss. 1944, 361.

3.

BARTH, CONSTANTIN: Beitrag zur Frage des Bac. Proteus X_{19} beim experimentellen Fleckfieber. I. Mitt. Z. Immun.forschg 101, 397 (1942). — Weiterer Beitrag zur Frage des Bac. proteus X_{19} bei experimentellem Fleckfieber. Z. Immun.forschg 104, 227 (1943). — BREINL, F., u. E. CHOBROK: Die Erreger des Fleckfiebers und des Felsengebirgsfiebers. Z. Bakter. I Orig. 138, 129 (1937).

CASTAÑEDA, M. RUIZ and ROBERT SILVA: Varieties of Mexican typhus strains. Publ. Health Rep. 1939, 1337.

DARZINGS, E.: Rickettsienstudien. Zbl. Bakter. I Orig. 151, 18 (1944).

EYER, H., u. H. RUSKA: Über den Feinbau der Fleckfieber-Rickettsie. Z. Hyg. 125, 483 (1944).

FINDLAY, G. M.: Relationship of exanthematic and endemic typhus. Lancet 1941, 659.

GINTSCHEFF, P. Z.: Farbige Agglutination zur Schnelldiagnose des Fleckfiebers. Zbl. Bakter. I Orig. 151, 261 (1944). — GIROUD, P.: Démonstration faite au sujet des corps homogènes, inclusions du typhus exanthématique. Bull. Soc. Path. exot. Paris 1946, Nr 3/4, 83. — GÖNNERT, R.: Zur Morphologie der Fleckfieberrickettsie in der Laus. Z. Bakter. I Orig. 152, 203 (1947). — GRACIAN, M.: Ein einfaches Verfahren zur Färbung der Rickettsien. Z. Hyg. 124, 81 (1942).

HEIDE, E. A.: Der mikroskopische Nachweis der Rickettsia prowazeki im Blutausstrich von Fleckfieberkranken. Zbl. Bakter. I Orig. 151, 289 (1944). — HERZIG, ANNA: Eine neue Rickettsia-Spezies der Laus, der Erreger einer spontan aufgetretenen epidemischen Erkrankung des Menschen. Zbl. Bakter. I Orig. 143, 299 (1939).

LEVADITI, J. C., et R. Panthier: La microscopie en fluorescence de Rickettsia prowazeki. C. r. Soc. Biol. Paris 1945, Nr 19/20, 890. — LIU, W. T., H. L. CHUNG and S. H. ZIA: Experimental studies on typhus virus in Peiping with particular reference to an non-orchitic murine strain isolated from a patient. China med. J. Suppl. 3, 588 (1940). — LIU, W. T., and S. H. ZIA: Typhus Rickettsia isolated from mice and mouse-fleas during an epidemic in Peiping. Proc. Soc. exper. Biol. a. Med. 45, 823 (1940).

MACCHIAVELLO, A.: Studien über die Bakteriologie und Immunologie des Fleckfiebers. Soc. Imp. y Lito. Universo, Ahumado, Santiago 1938, 32. — MARIANI, G.: Rickettsie, corpi iniziali ed elementari. Riv. Parasitol. 7, 21 (1943). — MOOSER, H.: Experiments relating to the pathology and the etiology of Mexican typhus (tabardillo). J. inf. Dis. 43, 241 (1928). — MOOSER, H., and C. DUMMER: J. of exper. Med. 46, 170; 51, 189 (1930).

NEUJEAN, G.: Etudes sur les rickettsioses. III. Coloration et culture des rickettsias. Rec. Trav. Sci. Méd. Congo Belge 1946, H. 5, 142.

PLOTZ, H., J. E. SMADEL, T. F. ANDERSON and L. A. CHAMBERS: Morphological structure of rickettsiae. J. of exper. Med. 1943, 77, 355.

RAYNAL, J., et J. FOURNIER: Sur les virus de typhus exanthématique isolés à Changhai en 1938. Bull. Soc. Path. exot. Paris 32, 525 (1939). — Relationship of epidemic and endemic typhus. Lancet 1941, 289. — The Rickettsiasis. Lancet 1941, 433. — Ris, H., and J. P. Fox: The cytology of rickettsiae. J. of exper. Med. 89, 681 (1949). — da Rocha-Lima, H.: Zur Ätiologie des Fleckfiebers. Kriegspath. Tagg 26. April 1916, S. 45—50. Beih. zu Bd. 27, Zbl. Path. — Rogers and Meyer: Tropical Medicine, Febrile diseases caused by Rickettsia bodies, S. 176. London: J. and. A. Churchill 1942. — Rooyen, C. E. van, and G. D. Scott: Electron microscopy of typhus rickettsiae. Canadian J. Res. Sect. E. Med. Sci. 27, 250 (1949).

Sikora, H.: Zur Morphologie der Rickettsien. Z. Hyg. 124, 250 (1942).

Weiss, L. J.: Electronmicrographs of rickettsiae of typhus fever. J. of Immun. 47, 353 (1943). — Weyer, F.: Vergleichende Untersuchungen an Rickettsien. Z. Naturforschg. 2b, 349 (1947). — Laboratoriumsinfektionen in Beziehung zu ätiologischen und epidemiologischen Fragen beim Fleckfieber und Wolhynischen Fieber. Z. Tropenmed. u. Parasitol. 1, 2 (1949).

Zironi, Amilcare: Über die Bedeutung der Proteus-X-Infektionen bei Rickettsiosen Z. Immun.forschg 104, 107 (1943).

4.

Bieling, R., u. L. Oelrichs: Untersuchungen über die Fleckfieberinfektion beim Kaninchen. Z. Hyg. 127, 13 (1947). — Toxoidartige Antigene der R. prowazeki. Z. Hyg. 128, 250 (1948). — Blanc, G., et M. Baltazard: Longévitédu virus de typhus murin dans les déjections de puces infectées. Bull. Soc. Path. exot. Paris 33, 25 (1940). — Blanc, G., et M. Noury: Étude sur l'immunité cutanée du lapin vis-à-vis des virus de typhus murin et de fièvre boutonneuse. C. r. Soc. Biol. Paris 130, 234 (1939). — Brigham, George D.: Endemic typhus virus in mice. Publ. Health Rep. 1938, 1251.

Castañeda, M. R.: Experimental pneumonia produced by typhus rickettsiae. Amer. J. Path. 15, 467 (1939). — Clavero, G., and F. Perez Gallardo: Técnicas de laboratorio en el tifus exantemático. Madrid: Prensa española 1943. — Cohen, S. S., and E. Chargaff: Studies on the composition of Rickettsia prowazeki. J. of biol. Chem. 154, 691 (1944).

Dimitrijević-Speth, V.: Die Abschwächung des Flecktyphusvirus durch Gallebehandlung und Immunisierungsversuche mit gallegeschwächtem Hirnvirus. Z. Bakter. I Orig. 134, 67 (1935). — Durand, P., et H. Sparrow: Innocuité pour l'homme des Rickettsias du type R. rochalimae. Arch. Inst. Pasteur Tunis 28, 74 (1939). — Innocuité pour l'homme des Rickettsias du type R. rochalimae. Bull. Soc. Path. exot. Paris 32, 258 (1939).

Fitzpatrick, Florence K.: Studies on Cultivation of Rickettsia in Eggs. J. Labor. a. clin. Med. 1946, H. 1, 45. — Fox, J. P.: The relative infectibility of laboratory animals and chick embryos with rickettsiae of murine or of epidemic typhus. Amer. J. Hyg. 49, 313 (1949). — Fuller, H. S., E. S. Murray and J. C. Snyder: Studies of human body lice, Pediculus humanus corporis. I. A method for feeding lice through a membrane and experimental infection with Rickettsia prowazeki, R. mooseri and Borrelia novyi. Publ. Health Rep. 64, 1287 (1949). — Fulton, F., and A. M. Begg: Chemotherapeutic and other studies of typhus. V. The antigenic structure of typhus rickettsiae. Medical Research Council, Special Report Ser. Nr 255, S. 163—191. London: His Majesty's Stationery Office 1946.

Gallardo F. P., and J. P. Fox: Infection of Guinea Pigs with Massive Doses of Rickettsiae of Epidemic and Murine Typhus. J. of Immun. 1948, Nr 4, 455. — Gildemeister, E., u. E. Haagen: Fleckfieberstudien. I. Mitteilung: Nachweis eines Toxins in Rickettsien-Eikulturen. (Rickettsia mooseri.) Dtsch. med. Wschr. 1940, 878. — Fleckfieberstudien. II. Mitteilung: Über die Züchtung der Rickettsia mooseri und der Rickettsia prowazeki im Dottersack des Hühnereies und über die Herstellung von Kulturimpfstoffen. Zbl. Bakter. I Orig. 148, 257 (1942). — Gildemeister, E., u. H. Peter: Fleckfieberstudien. III. Mitteilung: Über das Vorkommen und den Nachweis der Rickettsia prowazeki im bebrüteten und infizierten Hühnerei. Zbl. Bakter. I Orig. 149, 425 (1943). — Giroud, P.: Essais de conservation des rickettsies des typhus historique et murin à l'état sec. C. r. Soc. Biol. Paris 135, 174 (1941). — Giroud, P., et A. Jezierski: Pouvoir toxique des rickettsies du typhus épidémique ou murin provenant de passages pulmonaires. Différenciation des souches. Bull. Soc. Path. exot. Paris 1948, Nr 5/6, 336. — Giroud, P., et R. Panthier: La gravité des infections exanthématiques varie expérimentalement suivant les modes des passages (passages continus ou discontinus au dépens d'organes conservés à très basse température). C. r. Soc. Biol. Paris 135, 228 (1941). — L'évolution des rickettsies des fièvres exanthématiques est fonction de leur végétabilité dans les tissus qu'elles parasitent. Bull. Soc. Path. exot Paris 35, 6 (1942). — Adaption au poumon de lapin des rickettsies du typhus historique. Ann. Inst. Pasteur 68, 381 (1942). — Comportement du cobaye à l'inoculation de doses massives de rickettsies du typhus historique issues de poumon de sourris ou de lapin. Ann. Inst. Pasteur 68, 95 (1942). — Adaption directe au poumon de souris d'une souche de typhus historique isolée et conservée sur cobaye comportement des rickettsies au cours de cette expérimentation. Ann. Inst. Pasteur 68, 137 (1942). — Giroud, P., et R. Vargues: Diminution du nombre de Rickettsie. virulentes par dessiccation. C. r. Soc. Biol. Paris 1948, Nr 7/8, 438. — Groenendijk, H. J.:

Die Rickettsia prowazeki im bebrüteten Hühnerei. Z. Hyg. **126**, 170 (1944). — GROUPÉ, V., and R. DONOVICK: Studies on toxicity complement-fixing and immunogenic activity of typhus-infected yolk-sacs. Proc. Soc. exper. Biol. a. Med. **1945**, Nr 3, 349.

HABIBI, M.: Étude des lésions anatomo-pathologiques du typhus exanthématique au cours de l'épidémie de 1942—43 en Iran. Arch. Inst. d'hessarek. Teheran **1946**, Nr 4, 63. — HAMILTON, H. L.: Specificity of the toxic factors associated with the epidemic and the murine strains of typhus rickettsiae. Amer. J. trop. Med. **25**, 391 (1945).

IONESCO-MIHAIESTI, C., et M. CIUCA: Contribution à l'étude histopathologique de la pneumonie expérimentale chez la souris par instillation nasale de Rickettsia prowazeki. Reprinted from Arch. roum. Path. expér. **1943**, Nr 1/2, 1. — ITOH, H., T. KUMANO, S. MASU and Y. SHIMADA: On the preservation of typhus infected yolk sacs and an attempt to cultivate typhus rickettsiae in dead chick embryos. Kitasato Arch. of exper. Med. **22**, 125 (1949).

KASAHARA, S. YOSHIDA u. Y. OKAMOTO: Nachweis der Rickettsien in verschiedenen Organen der mit mandschurischem und japanischem endemischen Fleckfieber infizierten Mäuse. Zbl. Bakter. I Orig. **133**, 406 (1934/35). — KRYŃSKI, S.: Forms of rickettsia prowazeki infection in lice, artificially infected by WEIGL's method. Bull. Inst. Marine a. Trop. Med., Med. Acad., Gdańsk, Poland **2**, 231 (1949). — KRYŃSKI, S. and S. CZUCZWAR: Badania nad działaniem fenolu na Rickettsje prowazeka. (Action of phenol solution on Rickettsia prowazeki.) Przegl. Epidem. (poln.) **2**, 86 (1948). — KUBICZ, J.: Techniques for Rickettsial and Virus Cultivation. Proc. Soc. exper. Biol. a. Med. **1947**, Nr 1, 186.

LOOS, W.: Die Kältekonservierung des Fleckfiebervirus. Dtsch. tropenmed. Z. **46**, 564 (1942).

MACCHIAVELLO, A.: Sobrevida y virulencia de los virus de los tifos mejicano y europeo congeladosy desecados. Rev. chil. Hig. y Med. prev. **1**, 63 (1937). — MAJEVSKIJ, M. M.: Über das Toxin der Rickettsien. Z. Mikrobiol. **5**, 69 (1946). — MOOSER, H., M. R. CASTAÑEDA and H. ZINSSER: The transmission of Mexican typhus from rat to rat by Polyplax spinulosus. J. of exper. Med. **54**, 567 (1931 b).

NAUCK, E. G., u. F. WEYER: Erfahrungen bei der Zucht von Kleiderläusen und der künstlichen Infektion von Läusen mit Fleckfieber. Zbl. Bakter. I Orig. **147**, 353 (1941). — Versuche zur Züchtung von Rickettsien in explantiertem Läusegewebe. Zbl. Bakter. I Orig. **147**, 365 (1941). — NAUCK, E. G., u. F. ZUMPT: Versuche zur Übertragung des murinen Fleckfiebers durch die Bettwanze. Zbl. Bakter. I Orig. **146**, 97 (1940). — Versuche zur Übertragung des epidemischen Fleckfiebers durch die Wanzen Cimex lectularius L. und Triatoma rubrofasciata de Geer. Zbl. Bakter. I Orig. **147**, 376, (1941). — NEILL, M. H.: Experimental typhus fever in guinea pigs. A description of a scrotal lesion in guinea pigs infected with Mexican typhus. Publ. Health Rep. **32**, 1105 (1917). — NICOLLE, C.: Reproduction expérimentale du typhus exanthématique chez le singe. C. r. Acad. Sci. Paris **149**, 157 (1909). — NYKA, W.: A histological study of the lungs of mice infected with typhus rickettsiae. J. of Path. **1945**, H. 3, 317. — Development of inflammatory lesions and of rickettsiae of murine typhus in the lungs of rats. Amer. J. Path. **1947**, Nr 5, 843. — NYKA, W.: Rickettsiae in the blood of mice and rats infected experimentally with typhus. J. inf. Dis. **86**, 81 (1950).

OTTO, R., u. R. BICKHARDT: Über das Gift der Fleckfieberrickettsien. Z. Hyg. **123**, 447 (1942).

PANG, K. H.: Distribution of murine typhus rickettsiae in developing chick embryo. Proc. Soc. exper. Biol. a. Med. **41**, 148 (1939).

RABINOWITZ, ESTHER, M. ASCHNER and N. GROSSOWICZ: Cultivation of Rickettsia prowazeki in dead chick embryos. Proc. Soc. exper. Biol. a. Med. **1948**, Nr 4, 469. — ROBBINS, M. L., A. R. BOURKE and P. K. SMITH: The effect of certain chemicals on Rickettsia typhi infections in chick embryos. J. of Immun. **64**, 431 (1950).

SANDOR, G., P. GIROUD et C. SKROBISZ: Études des anticorps antirickettsiae du sérum de lapin. Ann. Inst. Pasteur **1948**, Nr 6, 518. — SCHLOTE, A.: Abtötung von Fleckfieberrickettsien durch einige Wasch- und Desinfektionsmittel. Zbl. Bakter. I Orig. **152**, 414 (1948). SCHULER, E.: Direkte Anzüchtung der Rickettsia prowazeki auf Kaninchenlungen mit Meerschweinchenhirnsuspensionen. Z. Immun.forschg **105**, 460 (1945). — SHEPARD, C. C., and R. W. G. WYCKHOFF: The nature of the soluble antigen from typhus Rickettsiae. Publ. Health Rep. **1946**, H. 22, 761. — SIEGERT, R.: Das Rickettsientoxin als Ursache histopathologischer Organveränderungen. Z. Hyg. **128**, 477 (1948). — Gleichgerichtete Hemmwirkung von Sulfonamiden und p-Aminobenzoesäure auf das Toxin der R. prowazeki in vitro. Z. Hyg. **128**, 551 (1948). — Biologische Eigenschaften des Rickettsiengiftes. Zbl. Bakter. I Orig. **154**, 172 (1949). — SNYDER, J. C., E. S. MURRAY, A. YEOMANS, C. J. D. ZARAFONETIS and C. M. WHEELER: The effect of typhus vaccine on the numbers of rickettsiae in body lice of typhus patients. Amer. J. Hyg. **49**, 340 (1949). — SNYDER, J. C., and C. M. WHEELER: The experimental infection of the human body louse, Pediculus humanus corporis, with murine and epidemic louseborne typhus strains. J. of exper. Med. 82, 1 (1945). — SPARROW, H.: Infection spontanée des poux d'élévage par une Rickettsia du type Rocha-Lima. Bull. Soc. Path. exot. Paris **32**, 310 (1939). — STARZYK, J.: Vitalité, toxicité, pouvoir d'immunisation de rickettsia prowazeki conservées hors de l'organisme du pou, en milieu liquide et en milieu sec. C. r. Soc. biol. Paris **123**, 1221 (1936). — Vitalité, virulence et pouvoir immunisant de rickettsia prowazeki, conservée en dehors de l'organisme du pou. Arch. Inst. Pasteur Tunis **27**, 263 (1938). — O przetrwaniu zarazka duru wysypkowego w terenach endemicznych. (On endurance properties of Rickettsia prowazeki in endemic foci.) Przegl. Epidem. (poln.) **2**, 257 (1948). (English summary.)

Towarnitzki, W. J., M. K. Krontowskaja u. Tscheburkina: Über die chemische Zusammensetzung der Rickettsien (russisch). J. Mikrobiol. **1946**, H. 8/9, 35.

Wenckebach, G. K.: Die Züchtung der R. mooseri in dem Chorio-Allantoisgewebe von lebenden Hühnerembryonen. Z. Hyg. **117**, 358 (1937). — Weyer, F.: Die künstliche Infektion von Zecken mit Rickettsien und anderen Krankheitserregern. Zbl. Bakter. I Orig. **152**, 449 (1948). — Versuche zur Übertragung von Rickettsien auf Mäuseflöhe. Zbl. Bakter. I Orig. **153**, 116 (1949). — Über die Wirkung von „Tego 103" auf Rickettsien. (Zugleich ein Beitrag zur Frage der Empfindlichkeit von Rickettsien.) Z. Tropenmed. u. Parasitol. **1**, 586 (1950). — Wohlrab, R.: Die experimentelle Infektion weißer Mäuse mit murinem Fleckfiebervirus. Zbl. Bakter. I Orig. **140**, 193 (1937). — Wolbach, S. B.: The pathology of typhus fever. Symposium on Rickettsial diseases, Dec. 1946, Boston, American Association for the Advancement of Science. 1948. — Woolf, C. R.: Murine typhus: Its pathology. South. afr. med. J. **24**, 481 (1950).

Zinsser, H., H. Wei and F. Fitz Patrick: Further studies of agar-slant tissue cultures of typhus rickettsiae. Proc. Soc. exper. Biol. a. Med. **38**, 285 (1938).

5a.

Ahrens, W.: Verwendung von Trockenantigen bei der serologischen Schnellmethode zum Fleckfiebernachweis. Arch. f. Hyg. **128**, 281 (1942). — Über serologische Umgebungsuntersuchungen bei epidemischem und endemischem Fleckfiebervorkommen. Z. Immun.-forschg **101**, 101 (1942).

Babudieri, B.: Frequenza della reazione di Weil-Felix nei cani in alcune località italiane. Ist. Sanità publ. Rendiconti **3**, 653 (1940). — La reazione di Weil-Felix nei cani di alcune città italiane. Giorn. Batter. **24**, 677 (1940). — Bardhan, N. Prahatha, Nityanand Tyagi and Kamel Boutros: Dry blood test for typhus fever. Preliminary report. Brit. med. J. **1**, 253. — Barnes, A. C.: Proteus OX_{19} agglutination in Pregnancy. Amer. J. clin. Path. **1948**, Nr 8, 635. — Bendich, A., and E. Chargaff: The isolation and characterization of two antigenic fractions of proteus OX_{19}. J. of biol. Chem. **1946**, Nr 1, 283. — Bieling, R., u. L. Oelrichs: Untersuchungen über die Antigenbeziehungen zwischen Proteus X_{19} und Ricksettsia prowazeki. Z. Hyg. **128**, 586 (1948). — Bormann, v., u. Preuss: Zur Schnelldiagnose des Fleckfiebers aus dem Blutstropfen. Z. Immun.forschg **105**, 313 (1945). — Brumpt, L.: L'hémoagglutination rapide appliquée au dépistage du typhus exanthématique. Bull. Soc. path. exot. Paris **36**, 175 (1943). — Buchwald, H.: Untersuchungen über Normalagglutinine gegen Proteus-X-Stämme. Z. Immun.forschg **99**, 409 (1941).

Carlinfanti, E.: Un diagnostico somatico per la reazione di Weil-Felix. Boll. Soc. ital. Microbiol. **14**, 27 (1942). — Castañeda, M. R.: The antigenic relationship between proteus X_{19} and typhus rickettsia. II. A study of the common antigenic factor. J. of exper. Med. **60**, 119 (1934). — Chang, N. C.: Slide agglutination test for rapid diagnosis of typhus and typhoid fevers. Chin. med. J. **66**, 612 (1948). — Codeleoncini, E.: Le reazioni di Widal e Weil-Felix nella practica sull' altopiano Etiopico. Boll. Soc. ital. Med. e Igiene Trop. **1945**, Nr 5/6, 71.

Dick, J. C.: Notes on the Weil-Felix-Reaction in Typhus fever and other diseases. J. of Path. **1946**, Nr 1, 21. — Ding, E.: Zur serologischen und mikrobiologischen Diagnostik des Fleckfiebers. Z. Hyg. **124**, 546 (1942).

Ecke, W.: Proteus-OX_{19}-Agglutination und Rickettsien-Agglutination bei Fleckfieberschutzgeimpften. Dtsch. Mil.arzt **1944**, 188. — Eyer, H., u. W. Brix: Die orientierende Probeagglutination als diagnostischer Schnelltest. Die serologische Fleckfieberdiagnose unter Feldverhältnissen. Dtsch. Mil.arzt **1943**, 193. — Eyer, H., u. H. Dillenberg: Die Serodiagnostik des Fleckfiebers. Eine vergleichende Untersuchung. Z. Hyg. **125/126**, 308 (1944). — Eyer, H., u. L. Grützner: Die Agglutininanalyse nach Weil und Felix im Massenversuch. Z. Hyg. **122**, 589 (1940). — Eyer, H., u. A. Rohrmann: Zur Frage der Kälte-Hochvakuumtrocknung empfindlicher biologischer Substrate. Z. Hyg. **122**, 584 (1940).

Felix, A.: Weil-Felix reactions. Lancet **1942**, 335. — Technique and interpretation of the Weil-Felix test in typhus fever. Trans. Roy. Soc. Trop. Med. **37**, 321 (1944). — Frank, A.: Die Weil-Felixsche Reaktion nach Fleckfieberschutzimpfung. Klin. Wschr. **1947**, 746.

Gaase, A.: Über Ursachen der Titerschwankungen der Weil-Felix-Reaktion beim Fleckfieber. Dtsch. med. Wschr. **1948**, 575. — Die Thermostabilität der Agglutinine in der Differentialdiagnose von Fleckfieber und Proteusinfektion. Z. Hyg. **127**, 730 (1948). —

GINTSCHEFF, P.: Farbige Agglutination zur Schnelldiagnose des Fleckfiebers. Zbl. Bakter. I Orig. 151, 261 (1944). — GOETERS, W.: Serologische und tierexperimentelle Beobachtungen bei Fleckfieber. Z. Immun.forschg 102, 299 (1943).

HAMMARSTRÖM, E., H. HELLSTEIN u. J. FAHRAEUS: Serologiska och kliniska iakttagelser vid fall av epidemisk fläcktyfus i Sverige 1945. Nord. med. 1947, H. 11, 700. — HIRVONEN, M.: Clinical and serological observations during a typhus fever epidemic. Ann. Med. internat. Fenniae 1948, Nr 1, 51, 60. — HOMPESCH, H.: Die Spezifität der WEIL-FELIX-Reaktion für die Diagnose des Fleckfiebers. Jkurse ärztl. Fortbildg 1943, H. 9/10, 31. — Untersuchungen zur WEIL-FELIX-Reaktion. Dtsch. med. Wschr. 1948, 233.

KALRA, S. L., and C. G. J. SPEECHLY: WEIL-FELIX and complement-fixation test after typhus vaccine. Indian J. med. Res. 38, 1 (1950). — KUDICKE, R., u. W. STEUER: Die Verwendung getrockneter Blutstropfen für Zwecke der klinischen Probeagglutination. Arb. Inst. exper. Ther. Frankf. 1940, H. 40, 38. — KUNERT, H., u. E. BUCH: Erfahrungen mit der WEIL-FELIX-Reaktion. Z. Immun.forschg 102, 133 (1942).

LIU, WEI-T'UNG: WEIL-FELIX reaction in typhus and non-typhus fevers. Chin. med. J. 1948, Nr 6, 291. — LIU, P. Y., and S. H. ZIA: WEIL-FELIX reaction following typhus vaccination. Chin. med. J. Suppl. 3, 487 (1940). — LODENKÄMPER, H.: Beitrag zu Erfahrungen mit der WEIL-FELIX-Reaktion. Z. Immun.forschg 104, 1 (1943). — LORENTZ, F. H.: Der Trockenfolientest zur raschen Erkennung des Fleckfiebers. Med. Z. 1945, H. 4, 128.

MARIANI, G.: Presenza di agglutinine per i Proteus X_2, X_{19}, Kingsbury nel sangue dei cani randagi in Addis Abeba. Ann. Igiene 1939, 68. — Über einige serologische Fragen beim Fleckfieber. Z. Hyg. 125/126, 100 (1944). — MEYER, R.: Über das Verhalten von Citochol- und MEINICKE-Klärungsreaktion beim Fleckfieber. Z. Immun.forschg 102, 459 (1943). — Die OX_{19}-Agglutination bei Fleckfieberschutzgeimpften und ihre Bedeutung für die Fleckfieberdiagnostik. Z. Immun.forschg 103, 165 (1943). — Gibt es eine für die Fleckfieberdiagnose bedeutungsvolle Reifung der agglutinatorischen Kraft im Sinne SCHROERS. Zbl. Bakter. I Orig. 151, 302 (1944). — Zur Fehlergröße des serologischen Fleckfiebernachweisverfahrens. I und II. Z. Immun.forschg 106, 89, 212 (1949). — Über die Titerschwankungen bei fortlaufender Proteus X_{19} und OX_{19} Agglutination mittels menschlicher Fleckfieberseren. Z. Immun.forschg 106, 298 (1949). — MURRAY, E. S., G. BAEHR, G. SHWARTZMAN, R. A. MANDELBAUM, N. ROSENTHAL, J. C. DOANE, L. B. WEISS, S. COHEN and J. C. SNYDER: BRILL's Disease. I. Clinical and laboratory diagnosis. J. Amer. med. Assoc. 142, 1059 (1950).

PLOTZ, H., B. L. BENNETT, K. WERTMAN, M. J. SNYDER and R. L. GAULD: The serological pattern in Typhus fever. I. Epidemic. Amer. J. Hyg. 1948, Nr 2, 150.

RAETTIG, H., u. S. ORTEL: Serologische Erfahrungen während der Fleckfieberepidemie 1945/46. Dtsch. Gesdh.wes. 1946. H. 24, 755.

SANTO: Eine quantitative Schnellreaktionsmethode bei Fleckfieber. Z. Immun.forschg 103, 494 (1943). — SCHRÖER, W.: Über die Reifung der agglutinatorischen Kraft des Blutserums in vitro als diagnostisches Kriterium bei Fleckfieber. Zbl. Bakter. I Orig. 150, 236 (1943). — SCHÜTZ, F., u. TH. MESSERSCHMIDT: Eintritt und Verlauf der WEIL-FELIX-Reaktion während der ersten 10 Krankheitswochen beim Fleckfieber. Klin. Wschr. 1942, 772. — SEATON, D. R., and M. G. P. STOKER: A serological analysis of typhus cases in India by WEIL-FELIX, Rickettsial agglutination and complement-fixation tests. Ann. trop. Med. 1946, Nr 3/4, 347. — SFORZA, M.: Sul contenuto in agglutinine normali antiproteus OX_{19} e OX_2 in individui residenti in Eritrea. Boll. Soc. ital. Med. e Igiene Trop. 1947, Nr 5/6, 464. — SFORZA, M., e N. SOLINAS: La reazione di WEIL-FELIX sul siero di sangue dei cani di Asmara. Boll. Soc. ital. Med. e Igiene Trop. 1947, Nr 5/6 475. — SIEVERS, O.: The WEIL-FELIX-Reaction in Typhus fever. Acta path. scand. (København.) 1945, H. 3, 238. — SONNENSCHEIN, C.: Pseudo-WEIL-FELIX-Reaktion bei Proteusinfektionen. Dtsch. med. Wschr. 1943, 11. — SÜPFLE, K., u. H. FISCHER: Erfahrungen über die WEIL-FELIX-Reaktion. Arch. f. Hyg. 129, 158 (1949). — STEUER, W.: Über die Trockenblut-Probeagglutination bei Infektionskrankheiten und ihre Anwendung bei der Bekämpfung des epidemischen und endemischen Fleckfiebervorkommens. Münch. med. Wschr. 1942, 33. — Über serologische Umgebungsuntersuchungen bei epidemischem und endemischem Fleckfiebervorkommen. Z. Immun.-forschg 101, 102 (1942). — Über die serologische Diagnose und Schnelldiagnose bei Infektionskrankheiten. Z. Immun.forschg 103, 137 (1943).

TAMIYA, T., H. HAZATO, T. YAMAMOTO, T. IIDA, H. SHIMOJO, K. NISHIOKA, A. KAWAMURA, K. SUZUKI, M. ARAI, R. TSUKAMOTO and Y. SCHOBLE: Studies on the so-called X-factor common to proteus OX 19, Rickettsia prowazeki and Rickettsia mooseri, especially on the relation of the factor to blood group B specific substance. Jap. J. of exper. Med. 20, 1 (1949). — TAMIYA, T., H. HAZATO, T. YAMAMOTO, H. SHIMOJO and K. NISHIOKA: Studies on the antigenic substance common to proteus OX 19, Rickettsia prowazeki and Rickettsia mooseri (second report). Jap. J. of exper. Med. 20, 135 (1949).

WERTMAN, K.: The WEIL-FELIX reaction. Symposium on Rickettsial diseases. Dec. 1946, Boston, American Association for the Advancement of Science. 1948. — WINKLE, S.:

Untersuchungen zur WEIL-FELIX-Reaktion. II. Mitteilung. Zbl. Bakter. I Orig. **151**, 11 (**1943**). — Zur Typendifferenzierung in der Gattung Proteus Hauser. Zbl. Bakter. I Orig. **151**, 494 (**1943**). — Über die Isolierung von zwei Stämmen Proteus X_{19}. Zbl. Bakter. I Orig. **151**, 501 (**1943**). — Untersuchungen zur WEIL-FELIX-Reaktion. I. Mitteilung. Zbl. Bakter. I Orig. **151**, 3 (**1943**).

ZARAFONETIS, C. J. D.: Serologic studies in typhus-vaccinated individuals. I. The effect of a stimulating dose of typhus vaccine on the WEIL-FELIX and complement-fixing antibodies. J. of Immun. **1945**, Nr 5, 365. — Serologic studies in typhus-vaccinated individuals. II. The effect of non-typhus fevers on the WEIL-FELIX and complement-fixing antibodies. J. of Immun. **1945**, Nr 6, 375. — ZARAFONETIS, C. D. J., R. S. ECKE, A. YEOMANS, E. S. MURRAY and J. C. SNYDER: Serologic studies in typhus-vaccinated individuals. III. WEIL-FELIX and complement-fixation findings in epidemic typhus fever occuring in the vaccinated. J. of Immun. **53**, 15 (1946). — ZARAFONETIS, C. J. D., H. S. INGRAHAM and J. F. BERRY: WEIL-FELIX and typhus complement-fixation tests in relapsing fever, with special reference to B. proteus OX—K agglutination. J. of Immun. **52**, 189 (1946).

5b.

CASTAÑEDA, M. RUIZ: Differentiation of typhus strains by slide-agglutinative tests. J. of Immun. **1945**, Nr 3, 179.

FITZPATRICK, FLORENCE K.: Studies on Rickettsial agglutination in typhus. J. Labor. a. clin. Med. **1945**, Nr 7, 577.

GIROUD, P., et G. CIACCIO: Valeur de divers extraits pulmonaires de lapin infecté de Rickettsia prowazeki, jugée par l'agglutination des rickettsies. Bull. Soc. Path. exot. Paris **1948**, Nr 3/4, 117. — GIROUD, P., et M. L. GIROUD: Agglutination des rickettsies, test de séroprotection et réaction d'hypersensibilité cutanée. Bull. Soc. Path. exot. Paris **1944**, Nr 3/4, 84. — GIROUD, P., et J. JADIN: Diagnostic différentiel des typhus par l'agglutination des rickettsies. Bull. Soc. Path. exot. Paris **1948**, Nr 1/2, 20. — GIROUD, P., et A. JUDE: Conservation du pouvoir agglutinant vis-à-vis des rickettsies des sérums typhiques saturés par le Proteus OX_{19}. C. r. Soc. Biol. Paris **1947**, Nr 13/14, 721. — GIROUD, P., et R. VARGUES: Valeur et limites de la réaction d'agglutination des rickettsies. Bull. Soc. Path. exot. Paris **43**, 19 (1950).

HUDSON, N. P.: A microscopic agglutination test with typhus rickettsiae prepared from infected rodent lungs. J. inf. Dis. **67**, 227 (1940).

D'IGNAZIO, C., e E. CODELEONCINI: La reazione di WEIGL nel tifo esantematico. Boll. Soc. ital. Med. e Igiene Trop. **1945**, Nr 5/6, 199. — La reazione di WEIGL nella diagnosi precoce c precocissima del tifo esantematico. Acta med. Italica **1948**, Nr 8, 208.

PACKALÉN, T.: Rickettsial agglutination and complement fixation studies in epidemic typhus fever. Acta path. scand. (Stockh.) **1945**, H. 6, 573.

STUART-HARRIS, C. H., G. K. C. RETTIE and J. O. OLIVER: Rickettsial agglutination studies in typhus fever. Lancet **1943**, 537.

ZINSSER, H., and M. R. CASTAÑEDA: Studies on typhus fever. IX. On the serum reactions of Mexican and European typhus rickettsia. J. of exper. Med. **56**, 455 (1932b).

5c.

BADENSKI, G., et E. DROUHET: La réaction de fixation du complément dans 84 cas de typhus exanthématique épidémique, utilisant les rickettsies comme antigène. Bull. Soc. Path. exot. Paris **1947**, Nr 11/12, 417. — BENGTSON, IDA A.: Applications of the complement-fixation test in the study of Rickettsial diseases. Amer. J. publ. Health **1945**, Nr 7, 701. — Serological relationships in the epidemic-endemic typhus group as determined by complement fixation. Publ. Health Rep. **1946**, Nr 38, 1379. — BRISOU, J., et R. AUTHEMAN: Diagnostic du typhus par réaction de fixation du complément. Etude des divers antigènes. Bull. Soc. Path. exot. Paris **1948**, Nr 3/4, 112.

CASTAÑEDA, M. R.: Studies on the mechanism of immunity in typhus-fever. Complement-fixation in typhus-fever. J. of Immun. **31**, 285. — CRAIGIE, J., D. W. WATSON, EINA M. CLARK and M. ELIZABETH MALCOMSON: The serological relationships of the Rickettsiae of epidemic and murine typhus. Canad. J. Res. med. Sci. **1946**, Nr 2, 84.

DAMON, S. R., and MARY B. JOHNSON: The serological diagnosis of endemic typhus. I. The use of specially prepared Rickettsial suspensions and commercial typhus vaccines as antigens in the complement fixation test. J. Labor. a. clin. Med. **1945**, Nr 3, 233. — The serologic diagnosis of endemic typhus. II. A comparison of water-bath and icebox fixation in the complement fixation test. J. Labor. a. clin. Med. **1945**, Nr 5, 415. — DREGUSS, M., u. E. FARKAS: Complement-fixation test for serological studies in typhus fever. Arch. Virusforschg **1948**, H. 1, 47.

VAN DEN ENDE, ELFORD and MILLS: A quantitative test of neutralizing antibodies against typhus rickettsiae. Med. research council spec. Report series Nr 255, S. 130. London 1946.

FREEMAN, G., G. VARELA, H. PLOTZ and C. ORTIZ MARIOTTE: Typhus fever in Mexico: a study of epidemiology by means of complement-fixation. Amer. J. trop. Med. **1949**, Nr 1, 63.

GIROUD, P., et A. JUDE: Au sujet de la réaction de fixation du complément. Pouvoir antigène des constituants d'un vaccin antityphique. Résultats chez des vaccinés et des convalescents. Bull. Soc. Path. exot. Paris **1947**, Nr 5/6, 142. — GROUPÉ, V., and R. DONOVICK: On the specifity of epidemic and murine typhus. Science (Lancaster, Pa.) **1946**, 330.

LEÓN, A. P.: Fijación del complemento por el suero de enfermos de tifo exantemático al Proteus OX_{19}. Rev. Inst. Salubridad y Enfermedades Trop. Mexico **1945**, Nr 1, 15 (Engl. Zusammenfassung).

MALCOMSON, M. ELIZABETH, and F. O. WISHART: Studies of the serology of typhus fever. Canad. J. publ. Health **1946**, Nr 10, 411. — Studies of the serology of typhus fever. Canad. J. publ. Health **1946**, Nr 11, 461.

PLOTZ, H.: Complement fixation in rickettsial diseases. Science (Lancaster, Pa.) **97**, 20 (1943). — PLOTZ, H., and K. WERTMAN: Modification of serological response to infection with murine typhus by previous immunization with epidemic typhus vaccine. Proc. Soc. exper. Biol. a. Med. **59**, 248 (1945). — PLOTZ, H., K. WERTMAN and B. L. BENNETT: The serological pattern in epidemic typhus fever. I. The development of complement-fixing antibodies. Report to the Director, U. S. A. Typhus Commission, Washington 25, D. C., to be published. 1943. — Identification of Rickettsial agents isolated in Guinea Pigs by means of specific complement fixation. Proc. Soc. exper. Biol. a. Med. **1946**, Nr 1, 76. — POLLARD, M., D. E. DAVIS and T. A. OLSON: The serological detection of murine typhus in Flea Feces. Amer. J. Hyg. **1946**, Nr 2, 244.

VAN DER SCHEER, J., E. BOHNEL and H. R. COX: Diagnostic antigens for epidemic typhus, murine typhus and Rocky Mountain spotted fever. J. of Immun. **56**, 365 (1947). — SCOVILLE, A. B. jr., B. L. BENNETT, K. WERTMAN and R. L. GAULD: The serological pattern in Typhus fever. II. Murine. Amer. J. Hyg. **1948**, Nr 2, 166. — SMADEL, J. E.: The complement-fixation and agglutination reaction in rickettsial diseases. Symposium on rickettsial diseases. Dec. 1946, Boston, American Association for the Advancement of Science 1948.

VARLEY, FLORENCE M., and F. R. WEEDEN: Application of a quantitative complement-fixation test to the serum diagnosis of Typhus fever. J. of Immun. **1945**, Nr 3, 139. — Further study to the quantitative complement-fixation test as applied to the serum diagnosis of Typhus fever. J. of Immun. **1947**, Nr 2, 189.

ZIA, S. H., and N. C. CHANG: Studies of typhus fever in Peiping by the complement fixation test. Proc. Soc. exper. Biol. a. Med. **1948**, Nr 1, 22.

5d.

BISCHOFF, G.: Über Ergebnisse mit einer Hautprobe bei Fleckfieber. Klin. Wschr. **1943**, 227.

GIROUD, P.: Essai de mise en évidence des anticorps du typhus exanthématique par un test cutané. C. r. Soc. Biol. Paris **127**, 397 (1938). — Réactions cutanées du lapin inoculé par voie dermique avec le virus de la fièvre pourprée. C. r. Soc. Biol. Paris **133**, 346 (1940).— Pouvoir neutralisant de la streptomycine sur les Rickettsies du typhus épidémique mis en évidence dans la peau. C. r. Soc. Biol. Paris **1947**, Nr 21/22, 1117.

STEINER, F.: Hautproben mit Fleckfieberimpfstoffen. Klin. Wschr. **1944**, Nr 27/30, 277.

6.

BIELING, R.: Untersuchungen über die Wirkungsweise von Fleckfieber-Antikörpern. Z. Hyg. **130**, 106 (1949). — BIELING, R., u. LILLY OELRICHS: Untersuchungen über aktive und passive Fleckfieberimmunität bei Kaninchen. Z. Hyg. **127**, 29 (1947). — Untersuchungen über die antiinfektiöse Wirkung von Fleckfieber-Rekonvaleszentenserum am Kaninchen. Z. Hyg. 128, 624 (1948). — Untersuchungen über immunisatorische Beziehungen verschiedener Rickettsienstämme beim Kaninchen. Z. Hyg. 128, 649 (1948). — BLANC, G., et M. BALTAZARD: Recherches sur l'immunité dans les maladies exanthématiques humaines. I. Immunité conférée par l'infection apparente. Arch. Inst. Pasteur Maroc. **1944**, Nr 4, 611. II. Immunité conférée par l'infection „inapparente" ou l'infection „atténuée". Arch. Inst. Pasteur Maroc. **1944**, Nr 4, 625. III. Qualité de l'immunité. „Réinfection inapparente". Arch. Inst. Pasteur Maroc. **1944**, Nr 4, 633. IV. Immunité générale et immunité locale. Arch. Inst. Pasteur Maroc. **1944**, Nr 4, 651. — BORMANN, F. v.: Hinterläßt das Fleckfieber eine lebenslängliche Immunität? Dtsch. med. Wschr. **75**, 826 (1950).

FOX, J. P., E. R. RICKARD, J. VAN DER SCHEER and H. R. COX: Antibody response to vaccination against murine typhus. Amer. J. Hyg. **49**, 321 (1949).

HAMPTON, S. F.: Anaphylactic shock in egg-sensitive individuals following vaccination with typhus vaccine. A study of the antigenic relationship of egg and chicken meat antigens and typhus vaccine. J. Labor. a. clin. Med. **1947**, Nr 2, 109.

OLITZKI, L., J. W. CZACZKES and A. KUZENOK: Endotoxic factors of Rickettsia prowazeki and their immunological relationship to the endotoxins of other gram negative microorganisms. J. of Immun. **1946**, Nr 4, 365.

PARROT, L., et G. PARROT: Sur la prémunition dans les rickettsioses. Arch. Inst. Pasteur Algérie **27**, 257 (1949).

STURM: Immunität nach Fleckfieber. Dtsch. med. Wschr. **1943**, 341.

WALKER, R. H.: Fatal anaphylaxis following typhus vaccine injection. U. S. nav. med. Bull. **1948**, No 2, 303. — WESTPHAL, O., D. v. GONTARD, F. BRIESTER u. A. WINKLER: Die immunisatorischen Beziehungen von Bact. proteus X_{19} zu dem Erreger des Fleckfiebers. Z. Naturforschg **2** b, 25 (1947).

7.

BERKE, Z.: Inoculation experiments against Typhus in Afghanistan. Brit. med. J. **1946**, 944. — BERKOWITZ, A. P.: A method for increasing the infectivity of yolk sac cultures of the Rickettsiae of Epidemic and Murine typhus, and South African Tick-Bite fever. S. afric. J. med. Sci. **1946**, Nr 2/3, 69. — BLANC, G., et M. BALTAZARD: Vaccination contre le typhus exanthématique par virus sec de typhus murin provenant de puces infectées. C. r. Acad. Sci. Paris **207**, 547 (1938). — Vaccination contre le typhus exanthématique par virus vivant de typhus murin. Arch. Inst. Pasteur Maroc. **2**, 445 (1941). — BURNET, E.: Les vaccinations contre le typhus exanthématique. Presse méd. **1939**, 1026.

CLAVERO DEL CAMPO, G., y F. PEREZ GALLARDO: Immunización contra el tifus exantematico con vacuna viva, cepa E. (Immunization against exanthematic typhus by a living vaccine [Strain E].) Madrid: Escuela Nacional de Sanidad 1949. — CODELEONCINI, E.: Sulla vaccinazione con escrementi di pidocchio infetto di tifo epidemico. Boll. Soc. ital. Med. e Igiene Trop. **1945**, Nr 5/6, 221. — COMBIESCO, D., N. DUMITRESCO, NINA STURDZA et Mme. V. BOTEZ, avec collaboration de C. POPESCO, G. PANAITESCO et C. ZILISTEANO: Recherches sur le typhus exanthématique. Étude sur l'immunité acquise. Efficacité comparative de trois vaccins tués. Propriétés sérologiques des sujets vaccinés. Arch. roum. Path. expér. **15**, 68 (1948). — COMBIESCU, D., G. ZOTTA, E. MANCIULESCU, A. POP u. J. TASCAU: Die Schutzimpfung des Meerschweinchens gegen den klassischen Flecktyphus mit Hilfe formolgetöteter Rickettsien aus Mäuse- und Hundelunge. Z. Hyg. **123**, 612 (1942). — COX, H. R.: Method for the preparation and standardization of rickettsial vaccines. Symposium on Rickettsial diseases, Dec. 1946, Boston, American Association for the Advancement of Science 1948. — CRAIGIE, J.: Application and control of ethyl-ether-water interface effects to the separation of rickettsiae from yolk sac suspensions. Canad. J. Res. E **23**, 104 (1945).

DENT, J. E., H. B. MORLAN and E. L. HILL: Effects of DDT dusting on domestic rats under colony and field conditions. Publ. Health Rep. **64**, 666 (1949). — DING, E.: Über die die Schutzwirkung verschiedener Fleckfieberimpfstoffe beim Menschen und den Fleckfieberverlauf nach Schutzimpfung. Z. Hyg. **124**, 670 (1943). — DONOVICK, R., and R. W. G. WYCKOFF: Tests of epidemic Typhus vaccines. Publ. Health Rep. **1945**, Nr 20, 560. — The comparative potencies of several Typhus vaccines. Publ. Health Rep. **1945**, Nr 22, 605. — DREGUSS, M., and E. FARKAS: Estimation of the antigenic value of Typhus vaccines by complement-fixation tests. Arch. Virusforschg **1948**, Nr 1, 55. — DURAND, P., et P. GIROUD: Le lapin inoculé par voie respiratoire avec des rickettsies du typhus historique. Pouvoir antigène des suspensions. Ann. Inst. Pasteur **66**, 425 (1941). — Essais de vaccination contre le typhus historique au moyen de rickettsias tuées par le formol (souches pulmonaires). C. r. Acad. sci. Paris **210**, 493 (1940).

ECKE, R. S., A. G. GILLIAM, J. C. SNYDER, A. YEOMANS, C. J. ZARAFONETIS and E. S. MURRAY: The effect of Cox-type vaccine on louse-born typhus fever. An account of 61 cases of naturally occuring typhus fever in patients who had previously received one or more injections of Cox-type vaccine. Amer. J. trop. Med. **1945**, Nr 6, 447. — VAN DEN ENDE, M., C. H. STUART-HARRIS, F. FULTON, J. F. S. NIVEN, C. H. ANDREWES, A. M. BEGG, W. J. ELFORD, M. H. G. WHITE, W. L. HAWLAY, K. C. MILLS, F. HAMILTON and C. C. THOMAS: Chemotherapeutic and other studies of typhus. Series Medical Research Council Special Report, No 255. London: His Majesty's Stationery Office. 1946. — EYER, H.: Die durch Läuse übertragbaren Infektionskrankheiten und ihre Bekämpfung. Med. Welt **1940**, 261. — Die Fleckfieberprophylaxe beim deutschen Heer. Dtsch. Ärztebl. **1941**, 61. — Das Problem der Fleckfieberschutzimpfung und ihre Bedeutung für die Praxis. Öff. Gesdh.dienst **7** B, 97 (1941).

FAJERSTEIN, S. G., et K. V. BESDENJESZNICH: The efficacy of vaccination and revaccination against typhus. Hygiène et Service Sanitaire Moscow **1946**, Nr 6, 43 (Russisch). — FITZPATRICK, K. FLORENCE: Vaccination of mice against typhus. Proc. Soc. exper. Biol. a. Med. **1945**, Nr 3, 188. — FULTON, VAN DEN ENDE, ELFORD and MILLS: Comparison of typhus vaccines in the laboratory. Med. research council spec. Report series Nr 255, 1946, London. S. 146.

GILLIAM, A. G.: Efficacy of Cox-type vaccine in the prevention of naturally acquired louse-borne typhus fever. Amer. J. Hyg. **44**, 401 (1946). — GIMENO DE SANDE, A.: Campaña profiláctica contra el tifus exantemático en Motril durante el año 1947. Rev. San. e Hig. públ. **22**, 342 (1948). — Campaña profiláctica contra el tifus exantématico en Motril, Salobrena y Almuñécar durante el año 1948. Rev. San. e Hig. públ. **23**, 443 (1949). — GIROUD, P., G. CIACCIO et R. VARGUES: Valeur antigène et pathogène du précipitat desséché obtenu par l'alcool méthylique à basse température et provenant du poumon de lapin infecté par des rickettsies. C. r. Soc. Biol. Paris **142**, 1476 (1948). — GROUPÉ, V., CLARA NIGG and J. O. MACFARLANE: On increasing the yield and potency of typhus vaccine prepared from infected yolk sacs. J. of Immun. **1946**, Nr 4, 303.

HAAGEN, E., u. B. CRODEL: Versuche mit einem neuen getrockneten Fleckfieberimpfstoff. Zbl. Bakter. I Orig. **151**, 307 (1944). — HERZIG, A.: La prophylaxie contre le typhus exanthématique par la vaccination, d'après la méthode du R. WEIGL. Presse méd. **1939**, 571. — HETSCH, H.: Die Schutzimpfung gegen Flecktyphus und die zu ihr verwendeten Impfstoffe. Med. Klin. **1942**, 341.

D'IGNAZIO, C., e E. CODELEONCINI: Le vaccinazioni contro il tifo esantematico in Etiopia con il vaccino di WEIGL dal 1938—1945. Boll. Soc. ital. Med. e Igiene Trop. **1945**, Nr 5/6, 51.

KLIEWE, H., u. SCHEUERMANN: Kritische Betrachtungen über die im Kriege gebräuchlichen Entlausungsverfahren. Der prakt. Desinfektor **1941**, H. 2. — KLIGLER, I. J., and M. ASCHNER: Immunization of animals with formolized tissue cultures of rickettsia from European and Mediterranean typhus. Brit. J. exper. Path. **15**, 337 (1934).

LAIGRET, J., and R. DURAND: La vaccination contre le typhus exanthématique. Nouvelle technique de préparation du Vaccin: emploi des cerveaux de souris. Bull. Acad. méd. **122**, 84 (1939). — LAIGRET, J. et R. DURAND: La vaccination contre le typhus exanthématique en Tunisie. Modifications apportées à la technique de préparation et d'inoculation du vaccin. Bull. Soc. Path. exot. Paris **32**, 735 (1939). — Précisions techniques sur le vaccin vivant et enrobé contre le typhus exanthématique. Bull. Soc. Path. exot. Paris **34**, 193 (1941). — LAIGRET, J., R. DURAND, I. BELFORT, I. LEFANCHEUR, M. DIGNAT et R. PIETRINI: La vaccination contre le typhus en Tunisie au moyen du vaccin vivant de NICOLLE-LAIGRET modifié par LAIGRET et ROGER DURAND. Brit. Off. internat. Hyg. publ., Par. **33**, 183 (1941). — LAUER, F. J.: Fleckfieberimpfstoff. Z. Naturforschg **3**b, 171 (1948).

MARIANI, G.: Vaccinazioni contro il tifo esantematico eseguite nel 1938 sull' altipiano etiopico con il vaccino WEIGL. Ann. Igiene **1939**, 316. — MOOSER, H., u. A. LEEMANN: Versuche über Immunisierung gegen klassisches und murines Fleckfieber mit toten Impfstoffen. Schweiz. Z. Path. usw. **4**, 411 (1941). — MOSING, G. S.: Methoden zur Bestimmung der Antigeneigenschaften der Fleckfiebervaccine. Z. Mikrobiol. **5**, 64 (1946). — MOSING, H.: Methods of evaluation of typhus vaccine potency. Texas Rep. Biol. a. Med. **1947**, Nr 2, 173. — MURGATROID, F.: A review of immunisation against human rickettsial diseases. Trans. roy. Soc. trop. Med. **34**, 1 (1940).

OTTO u. BICKHARDT: Weitere experimentelle Untersuchungen über Schutzimpfstoffe gegen Flecktyphus. Impfstoffe aus rickettsienhaltigen Mäuselungen. Z. Hyg. **123**, 717 (1940/42). OTTO, R.: Weitere Beiträge zur Frage der Wertbestimmung der Fleckfieberimpfstoffe. (Feststellung des Agglut.-Titers gegen Rickettsien und Proteusbacillen.) Arch. Inst. exper. Ther. Frankf. **1947**, H. 45. — OTTO, R., u. K. H. MAY: Zur Frage der experimentellen Wertbestimmung von Fleckfieberimpfstoffen. Z. Hyg. **125/126**, 299 (1944). — OTTO, R., u. R. WOHLRAB: Über die Auswertung von R. mooseri-Impfstoffen im Mäuseversuch. (Vergleichende Untersuchungen mit Ri-Impfstoffen verschiedener Herstellungsart.) Z. Hyg. **122**, 220 (1940).

PSHENICHNOW, A. V., and B. I. RAIKHER: New type of vaccine from typhus lice. Amer. Rev. Soviet Med. **1947**, Nr 3, 231.

RAVIKOVICH, E. M., A. G. STAROVIEROVA, A. S. NEUMAN, M. M. MAIEVSKY et S. M. RATNER: A clinical study of the effects of antityphus vaccination. Zhur. Mikrobiol., Epidemiol. i Immunobiol. **1944**, Nr 7/8, 54 (Russisch). — DA ROCHA-LIMA, H.: Schutzimpfungsversuche gegen Fleckfieber. Münch. med. Wschr. **1918**, 1454. — RUIZ CASTAÑEDA, M.: Preparation and properties of purified rickettsial suspensions. J. of Immun. **1948**, Nr 3, 283. — ROTH, V. E.: Reactions to typhus vaccine. Bull. U. S. Army Med. Dept. **1945**, Nr 88, 111.

SADUSK, J. F. jr.: Typhus fever in the Unites States Army following immunization. Incidence, severity of the disease, modification of the clinical course and serologic d agnosis. J. Amer. med. Assoc. **133**, 1192 (1947). — The immunization of troops with typhus vaccine and the characteristics of typhus in immunized individuals. Yale J. Biol. a. Med. **21**, 211 (1949). — SADUSK, J. F. jr., and H. KUHLENBECK: Dangers associated with the use of living "attenuated" typhus vaccine. Amer. J. publ. Health **36**, 1027 (1946). — SERGENT, ED., M. BÉGUET, L. PARROT et R. HORRENBERGER: La prophylaxie du typhus exanthématique en temps d'épidémie et dans les périodes interépidémiques en Algérie. Arch. Inst. Pasteur Algérie **27**, 1 (1949). — SHEPARD, C. C., and N. H. TOPPING: Preparation of suspensions of rickettsiae from infected yolk sacs without the use of ether. J. of Immun. **1947**, Nr 1, 97. —

Siegert, R.: Fleckfieberimmunität und Schutzimpfung. Z. Hyg. **127**, 512 (1948). — Soper, F. L., W. A. Davis, F. S. Markham, L. A. Riehl and P. Buck: Louse powder studies in North Africa (1943). Arch. Inst. Pasteur Algérie **23**, 183 (1945).

Tomaszewski, L.: Ogólne odczny poszczepienne przy uodparnianiu szczepionka według Weigla w zakładzie produkcji Szczepionki przeciw durowi plamistemu im R. Weigla w Lublinie. (General reactions after Weigl's typhus-Vaccination.) Przegl. Epidem. (poln.) **2**, 98 (1948). — Topping, N. H., and C. C. Shepard: The preparation of antigens from yolk sacs infected with rickettsiae. Publ. Health Rep. **1946**, Nr 20, 701. — Topping, N. H., J. A. Bengtson, R. G. Henderson, C. C. Shepard, M. J. Shear: Studies of typhus fever. Nat. Inst. of Health Bull. **1945**, Nr 183. — Tschang, J., and G. B. Mathews: Anti-typhus vaccine prepared from Rickettsia prowazeki cultivated in the yolk sac of the developing chick embryo. China med. J. **58**, 440 (1940).

Veintemillas, F.: Vaccination against typhus fever with the Zinsser-Castañeda vaccine. J. of Immun. **36**, 339 (1939).

Weigl, R.: Immunization against typhus fever in Poland during World War II. Texas Rep. Biol. a. Med. **1947**, Nr 2, 177. — Wohlrab, R.: Immunisierungen gegen Flecktyphus. Med. Klin. **1941**, 532. — Flecktyphusbekämpfung im Generalgouvernement. Münch. med. Wschr. **1942**, 483. — Immunität und Schutzimpfungsverfahren bei den Erkrankungen der Fleckfiebergruppe. Schriftenreihe für Seuchenbekämpfung, Nr 1, S. 22. 1944. — Prüfung von Fleckfieberimpfstoffen durch Feststellung des Agg.-Titers. Schriftenreihe für Seuchenbekämpfung, Nr 1, S. 42. 1944.

8.

Bieling, R., u. Lilly Oelrichs: Untersuchungen über die Fleckfieberinfektion beim Kaninchen. Z. Hyg. **127**, 13 (1947). — Blanc, G., L. A. Martin et M. Baltazard: Étude du comportement des virus exanthématiques chez divers ectoparasites. I. Comportement du virus du typhus murin chez le pou de l'âne, Haematopinus asini (Blanc, Martin et Baltazard). Arch. Inst. Pasteur Maroc. **1944**, Nr 4, 578. II. Comportement du virus du typhus épidémique chez les puces, Xenopsylla cheopis et Pulex irritans (Blanc et Baltazard). Arch. Inst. Pasteur Maroc. **1944**, Nr 4, 586. III. Comportement des virus de la fièvre boutonneuse et de la fièvre pourprée chez les puces, Xenopsylla cheopis et Ctenocephalus canis (Blanc et Baltazard). Arch. Inst. Pasteur Maroc. **1944**, Nr 4, 602 (Bibliography). — Blanc, G. E., et M. Baltazard: Recherches sur le mode de transmission du typhus. I. Non-transmission du typhus exanthématique par piqûres de poux infectés. Arch. Inst. Pasteur Maroc. **1944**, Nr 4, 656. — Recherches sur le mode de transmission du typhus. II. Le réservoir de virus naturel des typhus dans les déjections d'ectoparasites infectés. Arch. Inst. Pasteur Maroc. **1944**, Nr 4, 658. — Transmission et conservation naturelles des typhus. Immunité, Epidémiologie, Prophylaxie. Arch. Inst. Pasteur Maroc. **1944**, Nr 4, 674. — Bovarnick, Marianna R., and J. C. Snyder: Respiration of typhus rickettsiae. J. of exper. Med. **89**, 561 (1949). — Boyer, J.: Epidemiological study of cases of Typhus fever found in the Paris area on the return of prisoners and deportees. Bull. Off. internat. Hyg. publ., Paris **1946**, Nr. 10, 11, 12, 865. — Bustamante, M. E., y G. Varela: IV. Estudios de fiebre manchada en Mexico. Papel del Rhipicephalus sanguineus en la transmissión de la fiebre manchada en la República Mexicana. Rev. Inst. Salubridad y Enfermedades Trop. Mexico **1947**, Nr 2, 139.

Combiesco, D., G. Zotta, E. Manciulesco et J. Tascau: Maladie expérimentale provoqué chez le cobaye par l'application de virus de typhus exanthématique épidémique sur la peau normale. Bull. Acad. Méd. roum. **11**, 16 (1941).

Davis, W.. A (U. S. A. Typhus-Commission): Typhus at Belsen. Field Headquarters APO 887, U. S. Army 1945. — Ding, E.: Beitrag zur Frage der Tröpfcheninfektion bei Fleckfieber. Z. Hyg. **125**, 431 (1944). — Dormanns, E., u. E. Emminger: Fleckfieberübertragung von Mensch zu Mensch. (Durch Bluttransfusion im Inkubationsstadium). Münch. med. Wschr. **1942**, 559. — Dresel, E. G.: Epidemiologie des Fleckfiebers. Med. Welt **1942**, 331.

Eyer, H.: Zur Epidemiologie des Fleckfiebers. Dtsch. Mil.arzt **1942**, 33.

Giroud, P.: La conservation des virus typhiques exanthématiques: les maladies inapparentes, les maladies latentes. Bull. Soc. Path. exot. Paris **1946**, Nr 11/12, 407.

Herzberg, K., u. S. Ortel: Seuchenhygienische Erfahrungen bei der Fleckfieberbekämpfung in Vorpommern 1945/46. Dtsch. Gesdh.wes. **3**, 40 (1946). — Hirszfeld, L.: Notes on new methods in the investigation of typhus fever. Texas Rep. Biol. a. Med. **1948**, Nr 1, 21. — Hormann, Hartwig: Beitrag zur Fleckfieberübertragung. Ärztl. Wschr. **1947**, Nr 27/28, 441.

Kemp, H. A.: Endemic typhus fever in Texas. An epidemiological and clinical comparison with forms of typhus seen elsewhere. Amer. J. trop. Med. **19**, 109 (1939). — Klose, H.: Zur Epidemiologie des Fleckfiebers. Klin. Wschr. **1942**, 498. — Kritschweski, I. L., u. N. N. Solowiow: Das Fleckfieber bei den wilden Ratten in Moskau. II. Mitteilung: Die

WEIL-FELIX-Reaktion als Methode zur Feststellung des Flecktyphus bei Ratten. Zbl. Bakter. I Orig. **131**, 232 (1934). — KRONTOWSKAJA, M. K., F. G. KROTKOW, T. W. BOTSCHAROWA u. A. P. GINDIN: Die oberen Atmungswege als Eingangspforte der Laboratoriumsinfektion mit Fleckfieber (russisch). Z. Mikrobiol. **8/9**, 38 (1946). — KUDICKE, R.: Die Bedeutung von Empfänglichkeit, natürlicher Resistenz und erworbener Immunität in der Epidemiologie des Fleckfiebers. Z. Immun.forschg **104**, 283 (1943). — Ausbreitung und Bekämpfung des Fleckfiebers. Schriftenreihe für Seuchenbekämpfung, Nr 1, S. 5. 1944.

LÖFFLER, W., u. H. MOOSER: Zum Übertragungsmodus des Fleckfiebers. Schweiz. med. Wschr. **1942**, 755.

MARIANI, G.: Particularités épidémiologiques du typhus exanthématique sur le Haut Plateau Ethiopien. Bull. Off. internat. Hyg. publ. **31**, 1225 (1939). — MARIANI, G., e E. BORRA: Particolarità epidemiologiche del tifo esantematico sull' altipiano etiopico. Ann. Igiene **1939**, 239. — McCONN, C. F.: Observations on a typhus epidemic. Lancet **1943**, 535. — MEUNIER, R.: L'évolution épidémiologique du typhus exanthématique observée au cours de l'année 1937. Bull. Off. internat. Hyg. publ., Par. **30**, 2759 (1938). — MILLER, E. S., and P. B. BEESON: Murine Typhus fever. Medicine **1946**, Nr 1, 1. — MOOSER, H.: Experimente zur Frage der epidemiologischen Bedeutung inapparenter Infektionen beim Fleckfieber. Schweiz. Z. Path. usw. **4**, 1 (1941). — MOOSER, H., M. R. CASTAÑEDA and H. ZINSSER: Rats as carriers of Mexican typhus fever. J. amer. med. Assoc. **97**, 231 (1931a).

NAUCK, E. G., u. F. ZUMPT: Versuche zur Übertragung des murinen Fleckfiebers durch die Bettwanze. Zbl. Bakter. I Orig. **146**, 97 (1940).

PHILIP, C. B.: The reservoirs of infection in rickettsial diseases. Symposium on rickettsial diseases, Dec. 1946, Boston, American Association for the Advancement of Science. 1948. — POLLARD, M., D. J. WILSON, H. R. LIVESAY and J. C. WOODLAND: The oral transmission of murine typhus in humans. Texas Rep. Biol. a. Med. **1946**, Nr 4, 446. — POLLARD, M., and G. F. AUGUSTSON: Serological and entomological survey of murine typhus. Amer. J. trop. Med. **1945**, Nr 1, 31. — PRAZMOWSKI, W.: Warunki meteorologiczne, towarzyszące nasilaniu się duru plamistego. (Meteorologic conditions in relation to typhus fever.) Przegl. Epidem. (poln.) **2**, 241 (1948). — PRICA, MILAN: Die Ratten als Träger des Fleckfiebervirus in Zagreb (Jugoslawien). Zbl. Bakter. I Orig. **134**, 63 (1935).

RAVIKOVICH, E. M., A. G. STAROVIEROVA, A. S. NEUMAN and M. M. MAIEVSKY: Epidemiological studies on the effects of anti-typhus vaccination. Zhur. Mikrobiol. Epidemiol. i Immunobiol. **1944**, Nr 7/8, 50 (Russisch). — RAYNAL, M. J. H.: Les rats et les puces du rat dans leurs rapports avec la pathologie humaine à Chang-hai. Bull. Soc. Path. exot. Paris **1947**, Nr 5/6, 212. — ROSE: Fleckfieberfragen bei der Umsiedlung der Volksdeutschen aus dem Ostraum 1939—1940. Dtsch. med. Wschr. **1941**, 1262.

SEIFFERT, G.: Ein Index für Fleckfieberverseuchung. Münch. med. Wschr. **1942**, 304. — SFORZA, M.: Dermotifo in Eritrea. (Identificazione dei virus storico, murino e da zeche.) Boll. Soc. ital. Med. e Igiene Trop. **1947**, Nr 5/6, 430. — SNYDER, J. C., and C. M. WHEELER: The experimental infection of the human body louse, Pediculus humanus corporis, with murine and epidemic louse-borne typhus strains. J. of exper. Med. **1945**, Nr 1, 1. — STUART-HARRIS, C. H. u. Mitarb.: Report of the Naples Typhus epidemic. Med. research council spec. Report series Nr 255, S. 12. London 1946. — SUZUKI, K.: Untersuchung über Rickettsia-Infektion (sog. Rattenfleckfiebervirus) und WEIL-FELIX-Reaktion bei Ratten in Hamburg. Zbl. Bakter. I Orig. **131**, 236 (1934).

TOPPING, N. H., I. A. BENGTSON, HENDERSON R. G., C. C. SHEPARD and M. J. SHEAR: Studies of typhus fever. National Institute of Health Bull. No 183, U. S. Govt. Printing Office, Washington, D. C. 1945.

WEYER, F.: Versuch zur Übertragung von Rickettsien auf Mäuseflöhe. Zbl. Bakter. Orig. **153**, 116 (1949). — Laboratoriumsinfektionen in Beziehung zu ätiologischen und epidemiologischen Fragen beim Fleckfieber und Wolhynischen Fieber. Z. Tropenmed. u. Parasitol. **1**, 2 (1949). — WOHLRAB, R. u. G. PATZER: Die Infektiosität geimpfter und ungeimpfter Flecktyphuskranker. Münch. med. Wschr. **1944**, 57.

ZIMMERMANN, E.: Zur Epidemiologie des Fleckfiebers im Generalgouvernement. Z. Hyg. **123**, 552 (1942). — ZINSSER, H.: Varieties of typhus virus and the epidemiology of the American form of European typhus fever (BRILLS disease). Amer. J. Hyg. **20**, 513 (1934).

B. Zeckenfleckfieber (Rocky Mountain spotted fever).

1.

DIAS, E., and A. V. MARTINS: Spotted fever in Brazil. Amer. J. trop. Med. **19**, 103 (1939).

HUTTON, J. G.: Rocky Mountain spotted fever. J. Amer. med. Assoc. **117**, 413 (1941).

JELLISON, W. L.: The geographical distribution of Rocky Mountain spotted fever and NUTTALS cottontail in the western Unit. States. Publ. Health Rep. **60**, 958 (1945).

Mason, J. H., and R. A. Aexander: Studies of the rickettsiae of the typhus-Rocky-Mountain-spotted-fever group in South Africa. IV. Discussion and classification. Onderstepoort J. Vet. Sci. Animal. Ind. **13**, 67 (1939). — Mazza, Salvador y Miguel E. Jörg: Estudio anatomo-patholόgico e histopatholόgico del miembro inferior izquierdo amputado por gangrena, en un caso de tifus exantemático de Tinogasta (1933). Novena reunión Soc. arg. Pat reg., Buenos Aires **1939**, 1734. — Mazza, Salvador y Alb. P. Ruchelli: El tifus exantemático en Tinogasta. Novena reunión Pat. reg., Buenos Aires **1939**, 1713.

Valero, A.: Rocky mountain spotted fever in Palestine. Harefuah, Jerusalem **36** 99 (1949). (Hebräisch. Englische Zusammenfassung 101.)

Welch, N., and P. J. Jakmauh: Rocky Mountain spotted fever. New England J. Med. **221**, 937 (1939).

2.

Bengtson, Ida A.: Classification of the Rickettsia of Rocky Mountain spotted fever and of endemic (murine) Typhus. J. Bacter. **1947**, Nr 3, 325.

3.

Alexander, R. A., and J. H. Mason: Studies of the rickettsias of the typhus-Rocky-Mountain-spotted-fever group in South Africa. II. Morphology and cultivation. Onderstepoort J. Vet. Sci. Animal Ind. **13**, 25 (1939).

Pinkerton, H., and G. M. Hass: Spotted fever. I. Intranuclear rickettsiae in spotted fever studied in tissue culture. J. of exper. Med. **56**, 151 (1932).

4.

Brumpt, E., et C. Desportes: Grand longévité du virus de la fièvre pourprée des montagnes rocheuses et de celui du typhus de São-Paulo. Ann. de Parasitol. **18**, 145 (1941).

Cox, H. R.: Use of yolk sac of developing chick embryo as medium for growing rickettsiae of Rocky Mountain spotted fever and typhus groups. Publ. Health Rep. **53**, 2241 (1938). — Cultivation of rickettsiae of the Rocky Mountain spotted fever, typhus and Q fever groups in the embryonic tissues of developing chicks. Science (Lancaster, Pa.) **94**, 399 (1941).

Davis, G. E., and R. R. Parker: Comparative experiments on spotted fever and boutonneuse fever (I). Publ. Health Rep. **49**, 423 (1934).

King, W. V.: Experimental transmission of the Rocky Mountain spotted fever by means of the tick. Preliminary report. Publ. Health Rep. **21**, 863 (1906).

Parker, R. R., G. M. Kohls and E. A. Steinhaus: Rocky Mountain spotted fever: spontaneous infection in the tick Amblyomma americanum. Publ. Health Rep. **58**, 721 (1943).

5.

Plotz, H.: The interpretation of the Weil-Felix agglutination test in Rocky Mountain spotted fever. J. Labor. a. clin. Med. **1946**, Nr 9, 982. — Plotz, H., R. L. Reagan and K. Wertman: Differentiation between fièvre boutonneuse and Rocky Mountain spotted fever by means of complement fixation. Proc. Soc. exper. Biol. a. Med. **55**, 173 (1944).

Shepard, C. C., and N. H. Topping: Rocky Mountain spotted fever. A study of complement fixation in the serum of certain Dogs. J. inf. Dis. **1946**, Nr 1, 63.

7.

Cox, Herald R.: Rocky Mountain spotted fever. Protective value for guinea pigs of vaccine prepared from Rickettsiae cultivated in embryonic chick tissues. Publ. Health Rep. **1939**, 1070.

Fitzpatrick, Fl. K.: Vaccination against spotted fever with agar tissue cultures. Proc. Soc. exper. Biol. a. Med. **42**, 219 (1939).

8.

Philip, C. B.: Rocky Mountain spotted fever: known and potential tick vectors in the United States. Proc. 6th Pacific Sci., Congr. **5**, 581 (1939).

Spencer, R. R., and R. R. Parker: Studies on Rocky Mountain spotted fever. Infection by other means than tick bite. Hyg. Lab. Bull. **154**, 60 (1930).

Topping, N. H.: Rocky Mountain spotted fever. A note on some aspects of its epidemiology. Publ. Health Rep. **56**, 1699 (1941).

Sonstige Zeckenfleckfieber.

1.

ANDREW, R., J. M. BONNIN and S. WILLIAMS: Tick typhus in North-Queensland. Med. J. Austral. **2**, 253 (1946).

CAMPAN, L.: Le fièvre boutonneuse à Toulouse. Sa répartition géographique en France. Du rôle de la tique Rhipicephalus sanguineus. Thèse de Toulouse. Ref. Presse méd. **1939**, 1212. — CHARTERS, A. D.: Tick-Typhus in Abyssinia. Trans. roy. Soc. trop. Med. Lond. **1946**, Nr 4, 335.

FUNDER, J. F., and A. V. JACKSON: North Queensland tick typhus: A comparative study of the rickettsia with that of murine typhus. Med. J. Austral. **2**, 258 (1946).

GAUD, M.: The rickettsioses in Equatorial Africa. „Congolese red fever." Bull. World Health Organization Geneva **2**, 257 (1949). — GEAR, J. H. S.: South African typhus. South African J. Med. Sci. **3**, 134 (1938).

MEGAW, J. W. D.: A typhus-like fever in India, possibly transmitted by ticks. Indian. med. Gaz. **56**, 361 (1921).

PARTELIDES, G.: A case of fièvre boutonneuse in Cyprus. Trans. roy. Soc. trop. Med. **1947**, Nr 3, 363. — PELLISSIER, A., et E. TRINQUIER: Études sur les rickettsioses humaines et animales en Afrique Équatoriale Française. I. La fièvre rouge congolaise, fièvre exanthématique africaine. Bull. Soc. Path. exot. Paris **42**, 565 (1949). — PELLISSIER, A., P. TROQUEREAU et E. TRINQUIER: Études sur les rickettsioses humaines et animales en Afrique Équatoriale Française. II. Une rickettsiose du chien, fièvre exanthématique animale. Bull. Soc. Path. exot. Paris **43**, 65 (1950). — PIJPER, A., and C. G. CROCKER: Rickettsioses of South Africa. S. afr. med. J. **12**, 613 (1938).

3.

PLOTZ, H., J. E. SMADEL, B. L. BENNETT, R. L. REAGAN and M. J. SNYDER: North Queensland tick typhus: Studies of the aetiological agent and its relations to other rickettsial diseases. Med. J. Austral. **2**, 263 (1946).

5.

DURAND, P.: La réaction de WEIL-FELIX dans la fièvre boutonneuse. Arch. Inst. Pasteur Tunis **20**, 395 (1932).

GIROUD, P., et P. LE GAC: Parenté sérologique de la fièvre boutonneuse et du typhus épidémique. C. r. Soc. Biol. Paris **1948**, Nr 7/8, 436.

LACKMAN, D., and R. R. PARKER: The serological characterization of North Queensland Tick Typhus. Publ. Health Rep. **1948**, Nr 50, 1624.

7.

ORTIZ MARIOTTE, C., y G. VARELA: Cultivo del Rhipicephalus sanguineus en el laboratorio y vacuna hecha con esta garrapata. (The preparation of a vaccine against tick typhus from Rhipicephalus sanguineus bred in the laboratory.) Medicina (Mex.) **29**, 323 (1949). (Englische Zusammenfassung.)

8.

BOCHAROWA, T. V.: On the epidemiology of tick spotted typhus. Zhur. Mikrobiol., Epidemiol. i Immunol. **1943**, Nr 1/2, 68 (in Russian).

CROCKER, T. T., B. L. BENNETT, E. B. JACKSON, M. J. SNYDER, J. E. SMADEL, R. L. GAULD and M. K. GORDON: Siberian tick typhus. Relation of the russian strains to Rickettsia prowazeki. Publ. Health Rep. **65**, 383 (1950).

FENNER, F.: The epidemiology of North Queensland Tick Typhus: Natural Mammalian Hosts. Med. J. Austral. **1946**, Nr 19, 666.

GEAR, J. H. S., and M. DOUTHWAITE: The dog tick Haemaphysalis leachi as a vector of tick typhus. S. afr. med. J. **12**, 53 (1938).

HASS, G. M., and H. PINKERTON: Spotted fever. II. Experimental study of fièvre boutonneuse. J. of exper. Med. **64**, 601 (1936).

KRONTOVSKAYA, M. K., and M. D. SHMATIKOW: On the epidemiology of the tick spotted typhus of central Siberia. Zhur. Mikrobiol., Epidemiol. i. Immunol. **1943**, Nr 1/2, 65 (Russisch).

WALSCH, N.: An Epidemic of Tick Typhus in East Africa. East afr. med. J. **1945**, Nr 1, 11.

C. Milbenfleckfieber.

1.

AHLM, C. E., and J. LIPSHUTZ: Tsutsugamushi fever in the Southwest Pacific Theater. J. amer. med. Assoc. **124**, 1095 (1944). — AUDY, J. R.: A summary topographical account of scrub typhus 1908—1946. Studies in the distribution and topography of scrub typhus. Bull. Inst. Med. Res. Federation of Malaya **1949**, Nr 1, 84.

Bruneau, J., et Nguyen-Dinh-Diep: Une épidémie de „Scrub Typhus“ à Sonla. Reprinted from Rev. Méd. franç. Extrême Orient **1942**, Nr 3, 293.

Davis, G. E., R. C. Austrian and E. J. Bell: Observations on Tsutsugamushi disease (Scrub typhus) in Assam and Burma. The recovery of strains of Rickettsia orientalis. Amer. J. Hyg. **1947**, Nr 2, 268.

Kawamura, R., and Ch. Yamamiya: On the Tsutsugamushi disease in the Pescadores. Kitasato Arch. of exper. Med. **16**, 79 (1939). — Kouwenaar, W., u. J. W. Wolff: Sumatranisches Milbenfieber: Eine Krankheit der Fleckfiebergruppe. Zbl. Bakter. I Orig. **135**, 427 (1935/36).

Mackie, Thomas, T.: Observations on Tsutsugamushi disease (scrub typhus) in Assam and Burma. Trans. roy. Soc. trop. Med. Lond. **40**, 15 (1946). — Mackie, T. T., G. E. Davis, H. S. Fuller, J. A. Knapp, M. L. Steinacker, K. E. Stager, R. Traub, W. L. Jellison, D. D. Millspaugh, R. C. Austrian, E. J. Bell, G. M. Kohls, H. Wei and J. A. V. Girsham: Observations on Tsutsugamushi disease (scrub typhus) in Assam and Burma. Preliminary report. Amer. J. Hyg. **43**, 195 (1946). — Megaw, J. W. D.: Scrub typhus as a war disease. Brit. med. J. **1945**, 109.

Plooij, M.: Scrubtyphus. Nederl. Tijdschr. Geneesk. **94**, 1490 (1950).

Reddy, D. J.: Scrub typhus in North Burma. Indian Med. Gaz. **1947**, Nr 6, 330.

Walker, W. T.: Scrub typhus vaccine. Brit. med. J. **1947**, 484. — Willcox, P. H. A.: Mite typhus fever in Assam and Burma. 1944—46. Trans. roy. Soc. trop. Med. Lond. **1948**, Nr 2, 171.

3.

Clancy, C. F., and D. M. Wolfe: A rapid staining method for Rickettsia orientalis. Science (Lancaster, Pa.) **1945**, 483.

Diercks, F. H., and R. O. Tibbs: A rapid method for the staining of Rickettsia orientalis. J. Bacter. **1947**, Nr 4, 479.

Fletcher, W., J. E. Lesslar and R. Lewthwaite: The etiology of the Tsutsugamushi disease and tropical typhus in the Federated Malay States. Part II. Trans. roy. Soc. trop. Med. Lond. **23**, 57 (1929).

Syverton, J. T., and L. Thomas: A method for staining Rickettsia orientalis in yolk sac and other smear preparations. Proc. Soc. exper. Biol. a. Med. **1945**, Nr 1, 87.

4.

Allen, A. C., and Sophie Spitz: A comparative study of the pathology of Scrub typhus (Tsutsugamushi disease) and other rickettsial diseases. Amer. J. Path. **1945**, Nr 4, 603.

Derrick, E. H., and H. E. Brown: Isolation of the Karp strain of Rickettsia tsutsugamushi. Lancet **1949**, 150.

Fox, J. P.: The long persistence of Rickettsia orientalis in the blood and tissues of infected animals. J. of Immun. **1948**, Nr 2, 109. — Fulton, F., and L. Joyner: Cultivation of Rickettsia tsutsugamushi in lungs of rodents. Preparation of a Scrub typhus vaccine. Lancet **1945**, 729.

Hamilton, H. L.: Growth of the Rickettsiae of Tsutsugamushi fever on the chorioallantoic membrane of the developing chick embryo. Amer. J. Path. **1946**, Nr 1, 89.

Lalouel, J.: Premier essai de culture sur oeufs des rickettsies du scrub typhus du Sud-Annam. Méd. Trop. Marseilles **9**, 979 (1949).

Rights, F. L., J. E. Smadel and E. B. Jackson: Differences in strains of Rickettsia orientalis as demonstrated by cross-vaccination studies (abstract). J. Bacter. **54**, 92 (1947).

Smadel, J. E., E. B. Jackson, B. L. Bennett and F. L. Rights: A toxic substance associated with the Gilliam strain of R. orientalis. Proc. Soc. exper. Biol. a. Med. **62**, 138 (1946).

Weil, A., and W. Haymaker: The distribution of the pathologic lesions of the central nervous system in Scrub typhus (Tsutsugamushi disease). J. Neuropath. **1946**, 271.

5.

Bell, E. J., B. L. Bennett and L. Whitman: Antigenic differences between strains of scrub typhus as demonstrated by cross-neutralization tests. Proc. Soc. exper. Biol. a. Med. **62**, 134 (1946). — Bengtson, Ida A.: Separation of the complement-fixing agent from suspensions of yolk sac of chick embryo infected with the Karp strain of Tsutsugamushi disease (Scrub typhus). Publ. Health Rep. **1946**, Nr 39, 1403. — Complement fixation in Tsutsugamushi disease (Scrub typhus). Publ. Health Rep. **1946**, Nr 24, 895. — Apparent serological heterogeneity among strains of Tsutsugamushi disease (Scrub typhus). Publ. Health Rep. **1945**, Nr 50, 1483. — A Serological study of 37 cases of Tsutsugamushi disease (Scrub typhus) occuring in Burma and the Philippine Islands. Publ. Health Rep. **1946**, Nr 24, 887. —

BENNETT, B. L., J. E. SMADEL and R. L. GAULD: Differences in strains of Rickettsia orientalis as demonstrated by cross-neutralization tests (abstract). J. Bacter. **54**, 93 (1947). BENNETT, B. L., J. E. SMADEL and R. L. GAULD: Studies on scrub typhus (Tsutsugamushi disease). IV. Heterogeneity of strains of R. tsutsugamushi as demonstrated by cross-neutralization tests. J. of Immun. **62**, 453 (1949).

FOX, J. P.: The neutralization technique in Tsutsugamushi disease (scrub typhus) and the antigenic differentiation of rickettsial strains. J. of Immun. **62**, 341 (1949).

KHAN, N.: Early diagnosis of Tsutsugamushi. Indian med. Gaz. **1947**, Nr 7, 381.

LACKMAN, D. B., R. R. PARKER and R. K. GERLOFF: Serological characteristics of a pathogenic rickettsia occuring in Amblyomma maculatum. Publ. Health Rep. **64**, 1342 (1949).

O'CONNOR, J. L., and J. M. MCDONALD: Excretion of specific antigen in the urine in Tsutsugamushi disease (scrub typhus). Brit. J. exper. Path. **31**, 51 (1950).

RIGHTS, F. L., and J. E. SMADEL, assisted by ELIZABETH B. JACKSON: Studies on Scrub typhus (Tsutsugamushi disease). III. Heterogeneity of strains of R. tsutsugamushi as demonstrated by cross-vaccination studies. J. of exper. med. **1948**, Nr 4, 339.

WOLFE, D. M., J. VAN DER SCHEER, C. F. CLANCY and H. R. COX: A method for the preparation of complement-fixing antigens in a study of experimental Tsutsugamushi disease (scrub typhus). J. Bacter. **51**, 247 (1946).

7.

BALLEY, C. A., F. H. DIERCKS and J. E. PROFFITT: Preparation of a serological antigen and a vaccine for experimental Tsutsugamushi disease (Scrub typhus). J. of Immun. **1948**, Nr 3, 431. — BROWNING, H. C., and S. L. KALRA: Srub typhus subsequent to Fulton-vaccine and investigation of the infected mite. Indian J. med. Res. **36**, 279 (1948). — BUCKLAND, F. E., A. DUDGEON, D. G. EDWARD, A. HENDERSON-BEGG, F. O. MACCALLUM, J. S. F. NIVEN, I. W. ROWLANDS and M. VAN DEN ENDE with H. E. BARGMANN, E. E. CURTIS and C. C. SHEPARD: Scrub typhus vaccine: Large scale production. Lancet **1945**, 734.

CARD, W. I., and J. M. WALKER: Scrub typhus vaccine: field trial in South-east Asia. Lancet **1948**, 481.

HENDERSON-BEGG, A., and F. FULTON: The standardization of a Scrub typhus vaccine. J. of Path. **1946**, Nr 3, 381.

LEWITHWAITE, R., J. L. O'CONNOR and S. E. WILLIAMS: The Tsutsugamushi disease: Attempted preparation of a prophylactic vaccine from fertile hens' eggs experimentally infected with the virus. Med. J. Austral. **1946**, Nr 2, 37.

PLOTZ, H., B. L. BENNETT and R. L. REAGAN: Preparation of an inactivated tissue culture scrub typhus vaccine. Proc. Soc. exper. Biol. a. Med. **61**, 313 (1946).

SMADEL, J. E., F. L. RIGHTS and E. B. JACKSON: Studies on scrub typhus. I. Soluble antigen in tissues and body fluids of infected mice and rats. J. of exper. Med. **83**, 133 (1946a). Studies on scrub typhus. II. Preparation of formalinized vaccines from tissues of infected mice and rats. Proc. Soc. exper. Biol. a. Med. **1946**, Nr 3, 308. — SMADEL, J. E., E. B. JACKSON, B. L. BENNETT and F. L. RIGHTS: A toxic substance associated with the Gilliam strain of R. orientalis. Proc. Soc. exper. Biol. a. Med. **1946**, Nr 2, 138.

TOPPING, N. H., and C. C. SHEPARD: A method for the preparation of Tsutsugamushi (scrub typhus) antigen from infected yolk sacs. Publ. Health Rep. **1946**, Nr **22**, 778.

8.

AUDY, J. R.: Practical notes on scrub typhus in the field. J. Army med. Corps **93**, 273 (1949).

BLAKE, F. G., K. F. MAXCY, J. F. SADUSK jr., G. M. KOHLS and E. J. BELL: Studies on Tsutsugamushi disease (scrub typhus, mite-borne typhus) in New Guinea and adjacent islands: Epidemiology, clinical observations, and etiology in the Dobadura area. Amer. J. Hyg. **41**, 243 (1945). — BROWNING, J. S., M. RAPHAEL, E. F. KLEIN and A. COBLENZ: Scrub typhus. Amer. J. trop. Med. **1945**, Nr 6, 481.

VAN DEN ENDE, M., S. LOCKET, W. H. HARGREAVES, J. NIVEN and L. LENNHOFF: Accidental laboratory infection with Tsutsugamushi rickettsia. Lancet **1946**, 4.

GISPEN, R.: The rôle of rats and mites in the transmission of epidemic scrub typhus in Batavia. Doc. neerl. indones. morb. trop. **2**, 23 (1950). — Het aandeel van ratten en mijten in de overbrenging van epidemische scrubtyphus in Batavia. Med. Maandblad, Djakarta **3**, 45 (1950). (Engl. Zusammenfassung.)

HEASLIP, W. G.: Observations on the epidemiology of Tsutsugamushi disease in North Queensland. Med. J. Austral. **1947**, Nr 18, 558.

JOHNSON, D. H., and G. W. WHARTON: Tsutsugamushi disease: Epidemiology and methods of survey and control. U. S. nav. med. Bull. **1946**, Nr 3, 459.

Klein, H. S.: An epidemic of scrub typhus. J. Army med. Corps **1945**, Nr 4, 187. — Kohls, G. M., C. A. Armbrust, E. N. Irons and C. B. Philip: Studies on Tsutsugamushi disease (scrub typhus, mite-borne typhus) in New Guinea and adjacent Islands: Further observations on epidemiology and etiology. Amer. J. Hyg. **1945**, Nr 3, 374.

Morehead, J. F.: Scrub typhus from an epidemiological viewpoint. Bull. U. S. Army Med. Dept. **1945**, Nr 88, 95.

Noury, M., Sensibilité du mérion (meriones shawi lataste) au virus du typhus tropical. Bull. Soc. Path. exot. Paris **1948**, Nr 3/4, 115.

Philip, C. B.: Observations on Tsutsugamushi disease (mite-borne or scrub typhus) in Northwest Honshu Island, Japan, in the Fall of 1945. I. Epidemiological and ecological data. Amer. J. Hyg. **1947**, Nr 1, 45. — Tsutsugamushi disease (scrub typhus) in World War II. J. of Parasitol. **1948**, Nr 3, 169. — Philip, C. B., and G. M. Kohls: Studies on Tsutsugamushi disease (scrub typhus, mite-borne typhus) in New Guinea and adjacent Islands. Tsutsugamushi disease with high endemicity on a small south sea Island. Amer. J. Hyg. **1945**, Nr 2, 195. — Philip, C. B., and T. E. Woodward: Tsutsugamushi disease (scrub or mite-borne typhus) in the Philippine Islands during American Reoccupation in 1944—45. II. Observations on Trombiculid Mites. J. of Parasitol. **1946**, Nr 5, 502.

Southcott, R. V.: Observations on the epidemiology of Tsutsugamushi disease in North Queensland. Med. J. Austral. **1947**, Nr 15, 441.

War Office: Scrub typhus investigations in South East Asia. A report on investigations by G. H. Q. (India). Field typhus research team and the medical research council field typhus team, based on the scrub typhus research laboratory South East Asia Command, Imphal. Part. I. General Account. Part. II. Illustrations. Part III. Appendices. London: War Office, AMD 7. 1947. — Wharton, G. W.: The vectors of Tsutsugamushi disease. Proc. Entom. Soc. Wash. **48**, 171 (1946).

D. Q-Fieber.

1.

Alonzo, P.: La febbre "Q". Arch. ital. Sci. med. colon. **23**, 162 (1942). — Amer. J. Hyg. **1946**, Nr. 1, 1. Q-fever: A Foreword. Introduction to a series of papers dealing with Q-fever.

Blanc, G., J. Bruneau, R. Poitrot et B. Delage: Quelques donées sur la Q-fever (maladie de Derrick-Burnet) expérimentale. Bull. Acad. nat. Méd. **1948**, Nr 13/14, 243. — Brown, D. C., L. A. Knight and W. L. Jellison: A fatal case of Q-fever in Southern California. Reprinted from California Med. **1948**, Nr 3, 3. — Brumpt, E.: Une importante endémie récemment découverte dans le bassin méditerranéen, la Q-fever. I. Teil. Presse méd. **1947**, 81. — Une importante endémie récemment découverte dans le bassin méditerranéen, la Q-fever. II. Teil. Presse méd. **1947**, 112.

Caughey, J. E.: A preliminary report of a search for Q fever in New Zealand. New Zeald med. J. **48**, 174 (1949). — Combiesco, D., Cornelia Combiesco, N. Dumitresco, C. Popesco et G. Zarnea: Diagnostic rétrospectif par la réaction de fixation du complément d'un nouveau foyer de la maladie provoquée par la nouvelle rickettsiose identifiée en Roumanie. Arch. roum. Path. expér. **15**, 264 (1948). — Combiesco, D., et N. Dumitresco: Survivance „in vitro" des rickettsias isolées chez les malades de la nouvelle rickettsiose identifiée chez l'homme en Roumanie. Arch. roum. Path. expér. **15**, 261 (1948). — Combiesco, D., V. Vasiliu et N. Dumitresco: Identification d'une nouvelle rickettsiose chez l'homme en Roumanie. Arch. roum. Path. expér. **15**, 230 (1948).

Eklund, C. M., R. R. Parker and D. B. Lackman: A case of Q-fever probably contracted by exposure to ticks in nature. Publ. Health Rep. **1947**, Nr 39, 1413.

Gsell, O.: Q-Fever (Queenslandfieber) in der Schweiz (endemische Pneumonien durch Rickettsia burneti). Schweiz. med. Wschr. **1948**, Nr 1, 1. — Gutscher, V., u. K. Nufer: Über eine Queenslandfieber-Endemie in Bremgarten (Kt. Aargau). Schweiz. med. Wschr. **1948**, Nr 43, 1064.

Harman, J. B.: Fever in Great Britain. Clinical account of eight cases. Lancet **1949**, 1028. — Heni, E., u. W. D. Germer: Queenslandfieber in Deutschland. Dtsch. med. Wschr. **1948**, Nr 39/40, 472. — Huebner, R. J., W. L. Jellison, M. D. Beck, R. R. Parker and C. C. Shepard: Q-fever studies in Southern California. I. Recovery of Rickettsia burneti from Raw Milk. Publ. Health Rep. **1948**, Nr 7, 214.

Mäkinen-Forel, M.: A propos d'une épidémie de fièvre „Q". Schweiz. med. Wschr. **1950**, 569. — Mayer, H.: Beobachtungen zu einer Q-Fieber-Schlachthausepidemie in Württemberg. Dtsch. med. Wschr. **1949**, 1476.

Nauck, E., u. F. Weyer: Laboratoriumsinfektionen bei Q-Fieber. Dtsch. med. Wschr. **1949**, 198.

Perez Gallardo, F., G. Clavero y S. Hernández Fernández: Hallazgo en España de la „Rickettsia burneti" agente etiólogico de la fiebre „Q". Rev. San. e Hig. publ. **23**, 489 (1949).

SHEPARD, C. C.: An outbreak of Q-fever in a Chicago Packing House. Amer. J. Hyg. **1947**, Nr 2, 185.

WEGMANN, T.: Über eine Q-Fieber-(Queenslandfieber-)Epidemie in Graubünden. Schweiz. med. Wschr. **1948**, Nr 22, 529.

2.

DYER, R. E.: Q fever. History and present status. Amer. J. publ. Health **39**, 471 (1949).

FONSECA, F., M. R. PINTO, J. F. DE AZEVEDO e M. T. LACERDA: Febre Q em Portugal. História: Observações clinicas: Diagnóstico. Clin. Contemporanea **3**, Nr 21, 22, 23, 1159, 1218, 1257 (1949).

3.

Amer. J. Hyg. **1946**, Nr 1, 103: Epidemics of Q-fever among troops returning from Italy in the spring of 1945. III. Etiological studies. By the commission on acute respiratory diseases (DINGLE, J. H., Director). — Amer. J. Hyg. **1946**, Nr 1, 110: Identification and characteristics of the Balkan Grippe strain of Rickettsia burneti. By the commission on acute respiratory diseases (DINGLE, J. H., Director).

DERRICK, E. H.: Rickettsia burneti: The cause of "Q"-fever. Med. J. Austral. **1**, **14** (1939). — DYER, R. E.: Similarity of Australian Q-fever and a disease caused by an infectious agent isolated from ticks in Montana. Publ. Health Rep. **1939**, 1229. — DYER, R. E., N. H. TOPPING and I. A. BENGTSON: An institutional outbreak of pneumonitis. II. Isolation and identification of causative agent. Publ. Health Rep. **55**, 1945 (1940).

JELLISON, W. L., R. J. HUEBNER, M. D. BECK, R. R. PARKER and E. J. BELL: Q-fever studies in Southern California. VIII. Recovery of Coxiella burneti from butter made from naturally infected and unpasteurized milk. Publ. Health Rep. **1948**, Nr 53, 1712.

LIEBERMEISTER, K., u. E. ZEHENDER: Zur Morphologie und systematischen Stellung des Q-Fieber-Erregers. Klin. Wschr. **1950**, 276.

MACCALLUM, F. O., B. P. MARMION and M. G. P. STOKER: Q fever in Great Britain. Isolation of Rickettsia burneti from an indigenous case. Lancet **1949**, 1026.

NAUCK u. WEYER: Der Erreger der „epidemischen Bronchopneumonie des Menschen" (HERZBERG) und seine Beziehung zur Rickettsia burneti (Q-fever). Z. Hyg. **128**, 529 (1948).

PERRIN, T. L.: Histopathologic observations in a fatal case of Q fever. Arch. of Path. **47**, 361 (1949).

ROBBINS, F. C., R. RUSTIGIAN, M. J. SNYDER and J. E. SMADEL: Q-fever in the mediterranean area: report of its occurence in Allied troops. III. The etiological agent. Amer. J. Hyg. **44**, 51 (1946).

STRAUSS, E., and S. E. SULKIN: Q fever. A note clarifying the identity of american strains of Coxiella burnetii. Amer. J. publ. Health **39**, 1041 (1949).

WHITTICK, J. W.: Necropsy findings in a case of Q fever in Britain. Brit. med. J. **1950**, 979.

4.

BURNET, F. M.: Tissue culture of the rickettsia of Q-fever. Austr. J. of exper. Biol. **16**, 219 (1938). — BURNET, F. M., and M. FREEMAN: Experimental studies on the virus of "Q"-fever. Med. J. Austral. **2**, 299 (1937). — The rickettsia of "Q"-fever: further experimental studies. Med. J. Austral. **1**, 296 (1938).

COMBIESCO, D., N. DUMITRESCO, Mme. V. BOTEZ, NINA STURDZA et G. ZARNEA: Infections de laboratoire avec la nouvelle rickettsiose isolée en Roumanie. Arch. roum. Path. expér. **15**, 244 (1948). — COMBIESCO, D., N. DUMITRESCO, NINA STURDZA, Mme. V. BOTEZ, V. CIUREA et G. ZARNEA: Recherches expérimentales sur la nouvelle rickettsiose isolée en Roumanie. Arch. roum. Path. expér. **15**, 242 (1948). — COX, H. R., and E. J. BELL: The cultivation of Rickettsia diaporica in tissue culture and in the tissues of developing chick embryos. Publ. Health Rep. **54**, 2171 (1939).

FINDLAY, G. M.: Pneumonitis in mice infected intranasally with Q-fever. Trans. roy. Soc. trop. Med. Lond. **35**, 213 (1941/42). — FONSECA, F. M., M. A. NUNES, M. R. PINTO e M. T. LACERDA: Febre Q em Portugal. Infecção experimental do macaco. Clin. Contemporanea **3**, Nr 29, 1640. — FONSECA, F. M., M. R. PINTO, G. GANDER, J. F. DE AZEVEDO e M. T. LACERDA: Febre Q em Portugal. Doença experimental em alguns dos animais de laboratório. Clin. Contemporanea **3**, Nr 27, 1511. — FONSECA, F. M., M. R. PINTO, J. OLIVEIRA, M. M. DA GAMA e M. T. LACERDA: Febre Q em Portugal. A doença experimental no homem. Clin. Contemporanea **3**, Nr 28, 1567.

HUEBNER, R. J., W. L. JELLISON, M. D. BECK and F. P. WILCOX: Q fever studies in Southern California. III. Effects of pasteurization on survival of C. burneti in naturally infected milk. Publ. Health Rep. **64**, 499 (1949).

LUOTO, L., and R. J. HUEBNER: Q fever studies in Southern California. IX. Isolation of Q fever organisms from parturient placentas of naturally infected dairy cows. Publ. Health Rep. **65**, 541 (1950).

PHILIP, C. B.: Observations on experimental Q-fever. J. of Parasitology **1948**, Nr 6, 457.

DE RODANICHE, ENID C.: Experimental transmission of Q fever by Amblyomma cajennense. Amer. J. trop. Med. **29**, 711 (1949).

5.

BENGTSON, I. A.: Complement fixation in "Q-"-fever. Proc. Soc. exper. Biol. a. Med. **46**, 665 (1941 b). — BURNET, F. M., and M. FREEMAN: A comparative study of rickettsial strains from an infection of ticks in Montana (United States of America) and from "Q"-fever. Med. J. Austral. **2**, 887 (1939).

CAUGHEY, J. E., and J. A. DUDGEON: Q-fever. A serological investigation of a group of cases previously reported as primary atypical pneumonia. Brit. med. J. **1947**, 684. — *The Commission on Acute Respiratory Diseases:* Identification and characteristics of the Balkan grippe strain of Rickettsia burneti. Amer. J. Hyg. **44**, 110 (1946 c) — COMBIESCO, D., CORNELIA COMBIESCO, N. DUMITRESCO, C. POPESCO et G. ZARNEA: Diagnostic rétrospectif par la réaction de fixation du complément d'un foyer roumain de fièvre Q. Ann. Inst. Pasteur **76**, 81 (1949).

DERRICK, E. H.: "Q"-fever, a new fever entity: clinical features, diagnosis and laboratory investigation. Med. J. Austral. **2**, 281 (1937).

FONSECA, F. M., M. R. PINTO, J. F. DE AZEVEDO, F. C. AMARO e M. T. LACERDA: Febre Q em Portugal. Diagnóstico diferencial. Clin. Contemporanea **3**, No 24, 1315.

GEAR, J. H. S., B. WOLSTENHOLME and A. CORT: Q fever. Serological evidence of the occurrence of a case in South Africa. South afr. med. J. **24**, 409 (1950). — GERMER, W. D., u. F. HENI: Die Komplementbindungsreaktion bei Q(ueensland)-Fieber. Z. Hyg. **130**, 166 (1949).

STOKER, M. G. P.: Serological evidence of Q-fever in Great Britain. Lancet **1949**, 178. — STRAUSS, E., and S. E. SULKIN: Studies on Q-fever: Complement-fixing antibodies in meat packers at Forth Worth, Texas. Proc. Soc. exper. Biol. a. Med. **1948**, Nr 2, 139. — SULKIN, S. E., and E. STRAUSS: Studies on Q-fever: Persistence of complement-fixing antibodies after naturally acquired infection. Proc. Soc. exper. Biol. a. Med. **1948**, Nr 2, 142.

WOLFE, D. M., and LOTTIE KORNFELD: The application of a quantitative complement-fixation method to a study of Q fever strain differentiation. J. of Immun. **61**, 297 (1949).

6.

BENGTSON, I. A.: Immunological relationships between the rickettsiae of Australia and American "Q"-fever. Publ. Health Rep. **56**, 272 (1941 a). — Studies on active and passive immunity in "Q"-fever infected and immunized guinea pigs. Publ. Health Rep. **56**, 327 (1941 b).

TOPPING, N. H., C. C. SHEPARD and R. J. HUEBNER: Q-fever: an immunological comparison of strains. Amer. J. Hyg. **44**, 173 (1946).

7.

SMADEL, J. E., M. J. SNYDER and F. C. ROBBINS: Vaccination against Q-fever. Amer. J. Hyg. **47**, 71 (1948).

8.

Amer. J. Hyg. **1946**, Nr 1, 88: Epidemics of Q-fever among troops returning from Italy in the spring of 1945, II. Epidemiological studies. By the commission on acute respiratory diseases (DINGLE, J. H., Director). — Amer. J. Hyg. **1946**, Nr 1, 123: A laboratory outbreak of Q-fever caused by the Balkan Grippe strain of R. burneti. By the commission on acute respiratory diseases (DINGLE, J. H., Director).

BECK, M. D., J. A. BELL, E. W. SHAW and R. J. HUEBNER: Q-fever studies in Southern California. II. An epidemiological study of 300 cases. Publ. Health Rep. **1949**, Nr 2, 41. — BEEMAN, E. A.: Q fever. An epidemiological note. Publ. Health Rep. **65**, 88 (1950). — BELL, J. A., M. D. BECK and R. J. HUEBNER: Epidemiologic studies of Q fever in Southern California. J. Amer. med. Assoc. **142**, 868 (1950). — BLANC, G., et J. BRUNEAU: Un réservoir de virus de la Q fever en Algérie, la tique bovine ,,Hyalomma mauritanicum". Bull. Acad. nat. Méd. **133**, 115 (1949).

CAMINOPETROS, J.: La broncho-pneumonia épidémique hiverno-printanière, humaine et animale (chèvre, mouton), fièvre Q ou grippe des Balkans, à Rickettsia burneti var. caprina, les caractères particuliers de l'infection animale. Ann. Inst. Pasteur **77**, 750 (1949).

DERRICK, E. H.: The epidemiology of Q-fever. J. of Hyg. **43**, 357 (1944). — DERRICK, E. H., W. D. JOHNSON, D. J. W. SMITH and H. E. BROWN: The suspectibility of the dog to Q-fever. Austral. J. exper. Path. **16**, 245 (1938). — DEUTSCH, D. L., and E. T. PETERSON:

Q fever: Transmission from one human being to others. Report of three cases. J. Amer. med. Assoc. **143**, 348 (1950).

FREYGANG, F.: Klinische, epidemiologische und serologische Beobachtungen bei Q-Fieber 1948/49 in Nord-Württemberg. Dtsch. med. Wschr. **1949**, 1457.

HUEBNER, R. J.: Report of an outbreak of Q-fever at the National Institute of Health. II. Epidemiological Features. Amer. J. publ. Health **1947**, Nr 4, 431.

JELLISON, W. L., R. ORMSBEE, M. D. BECK, R. J. HUEBNER, R. R. PARKER and E. J. BELL: Q-fever studies in Southern California. V. Natural infection in a dairy cow. Publ. Health Rep. **50**, 1611 (1948).

KIKUTH, W., u. MARIANNE BOCK: 23 Fälle von Laborinfektionen mit Q-Fieber. Med. Klin. **1949**, 1056.

NAUCK, E. G., u. F. WEYER: Laboratoriumsinfektionen bei Q-Fieber. Dtsch. med. Wschr. **1949**, 198.

OLIPHANT, J. W., and R. R. PARKER: Q-fever: Three cases of laboratory infection. Publ. Health Rep. **1948**, Nr 42, 1364.

PARKER, R. R., E. J. BELL and D. B. LACKMAN: Experimental studies of Q-fever in cattle. I. Observations on four heifers and two milk cows. Amer. J. Hyg. **1948**, Nr 2, 191. — PARKER, R. R., and G. M. KOHLS: American Q-fever: the occurence of Rickettsia diaporica in Amblyomma americanum in eastern Texas. Publ. Health Rep. **58**, 1510 (1943).

ROBBINS, F. C., and R. RUSTIGIAN: Q-fever in the mediterranean area: Report of its occurence in Allied troops. IV. A laboratory outbreak. Amer. J. Hyg. **44**, 64 (1946). — ROBBINS, F. C., R. L. GAULD and F. B. WARNER: Q-fever in the mediterranean area: report of its occurence in Allied troops. II. Epidemiology. Amer. J. Hyg. **44**, 23 (1946).

SHEPARD, C. C., and R. J. HUEBNER: Q-fever in Los Angeles County. Description of some of its epidemiological features. Amer. J. publ. Health **1948**, Nr 6, 781.

TOPPING, N. H., C. C. SHEPARD and J. V. IRONS: Q-fever in the United States. I. Epidemiologic studies of an outbreak among stock handlers and slaughterhouse workers. J. Amer. med. Assoc. **133**, 813 (1947).

WEYER, F.: Zur Übertragung des Q-Fiebers. Zbl. Bakter. I Orig. **154**, 165 (1949).

E. Wolhynienfieber.

1.

ASCHENBRENNER, R.: Pathogenetische und therapeutische Probleme beim Wolhynischen Fieber. Klin. Wschr. **1947**, Nr 31/32, 481.

BORMANN, F. v.: Febris neuralgica periodica (Wolhynisches Fieber, Fünftagefieber). Dtsch. med. Wschr. **1943**, 356.

CODELEONCINI, E.: Sulla presenza in Etiopia della "Rickettsia Weigli" considerazioni sul rapporto fra la Rickettsia Weigli, l'agente etiologico della „Febbre delle Trincee" e la Rickettsia pediculi. Bol. Soc. ital. Med. e Igiene Trop. **1946**, Nr 1/2, 129.

DRAGOTTI, G.: La febbre dei cinque giorni, febbre volinica o febbre delle trincee. Policlinico, sez. prat. **49**, 1131 (1942).

MOOSER, H., H. R. MARTI u. A. LEEMANN: Beobachtungen an Fünftagefieber. (2. Mitteilung.) Hautläsionen nach kutaner und intrakutaner Inokulation mit Rickettsia quintana. Schweiz. Z. Path. u. Bakter. **12**, 476 (1949).

SCHULTEN, H.: Über das Fünftage- oder Wolhynische Fieber. Med. Welt **1942**, 1107.

5.

WERNER, H.: Die Diagnose des Fünftagefiebers. Dtsch. med. Wschr. **1942**, 934. — WEYER, F.: Über Rickettsia wolhynica und die Diagnose des Wolhynischen Fiebers durch den Läuseversuch. Zbl. Bakter. I Orig. **152**, 403 (1948).

8.

BIELING, R.: Fünftagefieber, Läusefieber, kurz dauerndes Fieber. Dtsch. med. Wschr. **1947**, 479. — BIELING, R., u. L. OELRICHS: Beobachtungen über die Dauer der Infektion mit Rickettsia quintana (pediculi). Z. Hyg. **127**, 49 (1947). — Experimentelle Untersuchungen über die Infektion mit Rickettsia quintana (pediculi). Z. Hyg. **127**, 41 (1947).

HERZIG, ANNA: Untersuchungen über Rickettsia pediculi. Zbl. Bakter. I Orig **143**, 303 (1939).

KOSTRZEWSKI, J.: The epidemiology of trench fever. Bull. internat. Acad. pol. Sci., Cracovie, Cl. Méd. **1949**, Nr 7—10, 233.

F. Rickettsialpox.

1.

GREENBERG, M., and PELLITTERI O.: Rickettsialpox. Bull. N. Y. Acad. Med. **1947**, Nr 6, 338.

ROSE, H. M.: Rickettsialpox. N. Y. State Med. **48**, 2266 (1948).

SUSSMAN, L. N.: Kew Garden's spotted fever. N. Y. Med. **2**, Nr 15, 27.

3.

BARKER, L. P.: Rickettsialpox: Clinical and laboratory study of twelve hospitalized cases. J. Amer. med. Assoc. **141**, 1119 (1949).

HUEBNER, R. J., W. L. JELLISON and CH. ARMSTRONG: Rickettsialpox a newly recognised rickettsial disease. V. Recovery of Rickettsia akari from a house mouse (Mus musculus). Publ. Health Rep. **62**, 777 (1947). — HUEBNER, R. J., W. L. JELLISON and C. POMERANTZ: Rickettsialpox a newly recognized rickettsial disease. IV. Isolation of a rickettsia apparently identical with the causative agent of rickettsialpox from Allodermanyssus sanguineus, a rodent mite. Publ. Health Rep. **1946**, Nr 47, 16, 77. — HUEBNER, R. J., P. STAMPS and C. ARMSTRONG: Rickettsialpox a newly recognized rickettsial disease. I. Isolation of the etiological agent. Publ. Health Rep. **61**, 1605 (1946).

ROSE, H. M.: The clinical manifestations and laboratory diagnosis of rickettsialpox. Ann. int. Med. **31**, 871 (1949).

4.

DOLGOPOL, VERA B.: Histologic changes in Rickettsialpox. Amer. J. Path. **1948**, Nr 1, 119.

8.

GREENBERG, M., O. J. PELLITTERI and W. L. JELLISON: Rickettsialpox a newly recognized rickettsial disease. III. Epidemiology. Amer. J. publ. Health **·1947**, Nr. **7**, 860.

PHILIP, C. B., and L. E. HUGHES: The tropical rat mite, Liponyssus bacoti, as an experimental vector of rickettsialpox. Amer. J. trop. Med. **1948**, Nr 5, 697.

Klinik der Rickettsiosen.

Von

R. Aschenbrenner.

A. Krankheiten der Fleckfiebergruppe.

Mit 12 Abbildungen.

I. Das epidemische Fleckfieber (Läusefleckfieber).

1. Definition. Das epidemische Fleckfieber ist eine durch die Rickettsia prowazeki (ROCHA-LIMA 1916) verursachte akute, cyclische *Allgemeininfektion* mit weitgehend *normierter Fieberdauer* von etwa 14 Tagen, die bei günstigem Ausgang eine zuverlässige, langanhaltende Immunität hinterläßt. Das Krankheitsbild erhält durch das typische *Exanthem*, den *Fieberverlauf* (Kontinua) und besonders durch das *Hervortreten encephalitischer Erscheinungen* sein charakteristisches Gepräge. Die Übertragung erfolgt durch die Kleiderlaus von Mensch zu Mensch.

2. Historisches. Krankheitsbeschreibungen bei Thukydides, Hippokrates, Galen und in der Bibel lassen es als möglich erscheinen, daß das epidemische Fleckfieber, das klassische Fleckfieber der alten Welt, schon im *Altertum* vorgekommen ist; doch hat man es — wie später im Mittelalter — wohl häufig mit der Pest und anderen schweren Seuchenzügen verwechselt (ALBALADEJO, v. HILDENBRAND, MURCHISON, OZANAN, ZINSSER). Zuverlässige Angaben über sein Auftreten finden sich erst in den Schilderungen italienischer und spanischer Autoren, als das Fleckfieber zu *Beginn des 16. Jahrhunderts* von Kleinasien nach *Südeuropa* eingeschleppt worden war (FRACASTORO 1546, CORELLA 1574, CARMONA 1582 u. a.). Im 2. Buche seines

Werkes „De contagionibus et contagiosis morbis et eorum curatione libri tres" beschreibt der Veroneser Arzt und Humanist GIROLAMO FRACASTORO (1478—1553) das Fleckfieber sehr genau als eine kontagiöse Erkrankung mit Unruhe, Mattigkeit, Somnolenz und einem Exanthem, welches sich zwischen dem 4. und 7. Krankheitstage in Form von „lenticulae vel puncticulae aut peticulae" ausbilde. MERCADO bezeichnet es 1574 als „febris maligna, in qua maculae rubentes similes morsibus pulicum erumpunt per cutem".

In *Spanien*, wo sich das Fleckfieber schon seit 1490 nach der Belagerung von Granada im Kriege gegen die Mauren ausgebreitet hatte (VILLALBA), bürgerte sich bald die Vulgärbezeichnung „tabardillo" (nach MARISCAL von tabes ardens hergeleitet) ein. Eine der schwersten Epidemien ereignete sich dort im Jahre 1606, so daß man es „año de los tarbadillos" nannte (ALBALADEJO). Auch *Frankreich* und *Ungarn* wurden im 16. Jahrhundert mehrfach von Fleckfieberepidemien heimgesucht. In den Türkenkriegen 1566—68 sprach man vom Fleckfieber als dem „ungarischen Hauptweh" (wegen der starken Kopfschmerzen!), auch Morbus hungaricus oder Lues pannonica genannt (GYÖRY, FISCHER). Nach 1570 und besonders durch den 30jährigen Krieg war die *Ausdehnung* des Fleckfiebers *in Europa ganz allgemein* (PAGEL), so daß MURCHISON 1858 mit Recht schreiben konnte: „eine Geschichte des Fleckfiebers würde eine Geschichte Europas in den letzten 3—4 Jahrhunderten sein".

In *England* wurde das Fleckfieber im 16. Jahrhundert durch Gefängnisepidemien bekannt (HOLMES, RIES, ZINSSER) und im 17. Jahrhundert durch den Arzt THOMAS WILLIS in Oxford zum erstenmal beschrieben. Dort und besonders in Irland hat das Fleckfieber aber vor allem im 18. und 19. Jahrhundert zeitweise in verheerendem Umfange gewütet. Noch bei der großen Epidemie von 1846—48 sind in Irland über eine Million, in England über 300000 Krankheitsfälle vorgekommen (MURCHISON).

Die gefährlichsten endemischen Fleckfieberherde waren aber seit langen Zeiten *Rußland, Polen* und die *Balkanländer* mit ihren auf engem Raum lebenden Menschenmassen und der großen Winterkälte. Von dort aus entwickelten sich bei Hungersnöten und Mißernten, in Kriegs- und Revolutionszeiten mit ihrer großen Menschenfluktuation immer wieder schwere Seuchenzüge bis weit nach Mitteleuropa hinein. Das zeigte sich mit unheimlicher Deutlichkeit z. B. in den *napoleonischen Feldzügen.* Nach ROBERT KOCH hatte Napoleon 1812, als er nach Rußland zog, mehr als eine halbe Million Soldaten. Diese Armee war bei seinem Vorstoß nach Moskau auf etwa $^1/_5$ ihres Bestandes zusammengeschmolzen, und zwar fast ausschließlich infolge des Fleckfiebers. Die zurückflutende geschlagene Armee schleppte dann das Fleckfieber *nach Deutschland ein,* wo es nach PRINZING binnen Jahresfrist zu 200000 Todesfällen gekommen sein soll. In Danzig erlagen von 40000 Mann der Besatzung 13000 der Seuche, in Wilna war im Winter 1812/13 das Spital so vollgepfropft, daß die Kranken — ohne Heizung und ohne Nahrung — und die Toten durcheinander auf faulem Stroh lagen. Im Verlauf von 2 Monaten waren von 25000 Spitalinsassen nur noch 2500 am Leben (NIEDNER). Später breitete sich die Epidemie über Sachsen und Schlesien auch auf West- und Süddeutschland, sowie auf die Schweiz und auf Österreich und Frankreich aus.

Auch im Krimkrieg (1854/56) hat das Fleckfieber viele Opfer gefordert, besonders beim französischen Belagerungsheer (KISSKALT). Im russisch-türkischen Krieg 1877/78 starben in der russischen Donauarmee von 32451 Fleckfieberkranken über 10000 (NIEDNER), bei den erkrankten Ärzten soll die Letalität 60% betragen haben (CURSCHMANN). Die große *russische Fleckfieberpandemie* der Revolutionsjahre 1918—1921 nahm im Dezember 1917 von Petersburg ihren Ausgang. Nach einer Schätzung von TARASSEWITSCH muß angenommen werden, daß damals etwa 20—30 Millionen Menschen am Fleckfieber erkrankten, von welchen rund 10% verstorben sein dürften. Noch 1922 erkrankten nach amtlichen sowjetischen Berichten in Rußland 1467955 Menschen an Fleckfieber, 1923 242890, 1925 70415 (RIES).

In *Deutschland* ist das Fleckfieber — mit Ausnahme der beiden Weltkriege — in den letzten 100 Jahren nur noch in kleineren Einzelepidemien (Oberschlesien, Ostpreußen, Berlin, Breslau) sporadisch vorgekommen. Im deutsch-französischen Krieg 1870/71 soll bereits kein einziger Fleckfieberfall mehr beobachtet worden sein. Auch im 1. Weltkrieg 1914/18 wurden nach den Sanitätsberichten in allen 4 Kriegsjahren insgesamt nur 5982 Fleckfieberkranke in Lazaretten behandelt.

Dieser auffallende *Rückgang* des epidemischen Fleckfiebers *in Mitteleuropa* ist nicht nur der allgemeinen Verbesserung der hygienischen Verhältnisse um die Jahrhundertwende zu verdanken, sondern vor allem auch der Tatsache, daß man nun von den neuen Erkenntnissen über die *Fleckfieberätiologie* und die *Überträgerrolle der Kleiderlaus* praktischen Gebrauch machen konnte.

NICOLLE und seine Mitarbeiter in Tunis hatten 1909 die *Übertragbarkeit* des Fleckfiebererregers *auf Versuchstiere* entdeckt. Die schon 1903 von CORTEZO vermutete Bedeutung der Kleiderlaus als *Virusüberträger* wurde 1909/10 von NICOLLE und Mitarbeitern, sowie von RICKETTS und WILDER in Mexiko nachgewiesen. 1913 ging ST. v. PROWAZEK (seit 1907 Leiter des Protozoen-Laboratoriums am Hamburger Tropeninstitut) zusammen mit HEGLER zu Fleckfieberstudien nach Serbien und 1914 mit DA ROCHA-LIMA in die Türkei. Ende 1914 wurden v. Prowazek und da Rocha-Lima von Hamburg nach *Cottbus* entsandt, wo in einem Kriegsgefangenenlager Fleckfieber eingeschleppt worden war. Tragischerweise erkrankte v. Prowazek dort selbst an einem schweren Fleckfieber und *verstarb* im Februar 1915. Da Rocha-Lima, der ebenfalls erkrankt war, konnte erst 1916 in Warschau die unterbrochenen Fleckfieberuntersuchungen fortsetzen. Er hatte inzwischen festgestellt, daß die schon von dem 1910 in *Mexiko* an Fleckfieber verstorbenen *amerikanischen Pathologen* H. T. Ricketts und von v. Prowazek beobachteten Gebilde in Serienschnitten von Fleckfieberläusen in ungeheurer Menge zu finden sind und sich im Verdauungstrakt der Laus stark vermehren. Da er aber damals noch nicht sicher wußte, ob diese Mikroorganismen der wirkliche *Fleckfiebererreger* seien, gab er ihnen die nichts vorwegnehmende *Bezeichnung „Rickettsia prowazeki“* — zu Ehren der beiden als Opfer ihrer Forschungen verstorbenen Gelehrten.

Seither sind durch die rastlose Arbeit der modernen experimentellen Medizin in vielen Ländern der Welt *„Rickettsien“* als Erreger verschiedener Erkrankungen (vor allem der sog. Fleckfiebergruppe) sichergestellt, in ihrem serologischen Verhalten studiert und nach ihrem Übertragungsmodus klassifiziert worden (s. Allg. Abschnitt). Die Abgrenzung des *murinen* Fleckfiebers durch Mooser, Castañeda und Zinsser (1931), die Entwicklung wirksamer *Impfstoffe* seit 1919 durch Weigl, Blanc, Cox, Castañeda, Nicolle, Zinsser u. a., die Lösung des Problems der *Massenentlausung* mit Hilfe des hochwirksamen Insektenmittels D. D.T. durch den Schweizer Chemiker P. Müller (1942) und die in letzter Zeit geglückte Herstellung rickettsienwirksamer *Antibiotica* in Amerika sind Marksteine in der immer noch nicht abgeschlossenen Entwicklung der praktischen Fleckfieberbekämpfung.

Noch hat das epidemische Fleckfieber seine *unheimliche Bedeutung* auch für *Mitteleuropa* nicht ganz verloren. Allein im deutschen Heer wurden im 2. Weltkrieg von 1939—1943 über 76000 Fleckfieberkranke in Lazaretten behandelt, von welchen 8274 starben (Mikat). In vielen Gefangenen- und Konzentrationslagern hat das Fleckfieber, auch noch nach Kriegsende, eine unheilvolle Rolle gespielt (Davis). Für *Nordafrika* werden die Gesamterkrankungszahlen während des 2. Weltkrieges mit über 300000 angegeben (Jame und Jude). *Madrid* wurde 1941 von einer Fleckfieberepidemie mit 1775 Erkrankungsfällen heimgesucht (Ruge), in *Rumänien* sind die Erkrankungszahlen von 4835 (1942) auf 79137 (1945) angestiegen. In *Japan* und *Korea* breitete sich kurz nach Kriegsende eine Fleckfieberepidemie mit etwa 26000 Krankheitsfällen aus (Snyder). Nur die *wirksam organisierte Massenentlausung* kann uns in Zukunft auch in Zeiten der Unruhe der Völker trotz Menschenansammlung und Menschenfluktuation *vor größeren Epidemien* in fleckfiebergefährdeten Gebieten *bewahren*.

3. Synonyma. Die von Hippokrates stammende Bezeichnung „Typhus“ wurde noch im 18. Jahrhundert für die verschiedensten Fieberzustände *mit Beteiligung des Zentralnervensystems* verwandt. Rein klinisch erkannten schon Hufeland (1807) und v. Hildenbrand (1810), daß der in den damaligen Kriegswirren herrschende „ansteckende Typhus“ (Typhus ex calamitate) etwas *besonderes* und von den gewöhnlichen „Nervenfiebern“ der Friedenszeiten zu unterscheiden sei. Bald darauf wurden in Frankreich die Darmprozesse beim „Typhoidfieber“ bekannt (Bretonneau). Obwohl Schönlein bereits 1839 zwischen dem *„Abdominal-* oder Ganglientyphus“ und dem *„Cerebral-* oder Petechialtyphus“ unterschieden hatte, brach sich die These von der *„Nichtidentität von Flecktyphus und Ileotyphus“* erst ganz allmählich durch die Arbeiten von William Jenner, Murchison, Griesinger, Lebert, Liebermeister u. a. Bahn. Curschmann hat — um Verwechslungen zu vermeiden — die Bezeichnung „Fleck*fieber*“ (statt Fleck*typhus*) wieder eingeführt; dagegen nennt man im *Englischen* auch heute noch das Fleckfieber „typhus“, während man den Bauchtyphus dort als „typhoid fever“ bezeichnet. In der *französischen Literatur* hat sich die Benennung „typhus exanthématique historique“ (Sauvages) für das klassische Fleckfieber eingebürgert.

Die lange Geschichte des Typhus exanthematicus spiegelt sich in der *Unzahl von Namen* wider, die man ihm *im Laufe der Jahrhunderte* beigelegt hat (z. B. Typhus bellicus, febris maligna, typhus comatosus, febris ataxica, typhus carcerum, pestis bellica, Hospitaltyphus, Hungertyphus, Petechialfieber, Faulfieber usw.).

4. Pathogenese, Immunitätsverhältnisse. Das Fleckfieber zeigt eine sehr charakteristische *Rhythmik* im Ablauf des Krankheitsgeschehens („typhus de quinze jours“ — Danielopolu). Schon Hufeland hatte beobachtet, daß es „einen von der Natur des Ansteckungsstoffes vorgeschriebenen regelmäßigen Verlauf nimmt“. Nach der pathogenetischen Einteilung der Infektionskrankheiten von F. O. Höring gehört das Fleckfieber zu den *akuten cyclischen Infektionskrankheiten* mit vorwiegendem *Generalisationsstadium*, bei welchem also der Infektionsstoff bis zum Ende des Fiebers im Blute kreist. Anscheinend führt die Invasion mit der Rickettsia Prowazeki beim Menschen zu einem — vom Zwischenhirn her gesteuerten — sehr *intensiven Abwehrkampf*, bei welchem sich der *ganze*

Wirtsorganismus mit den körperfremden Mikroorganismen in einer verhältnismäßig kurzen Kampfphase auseinandersetzen muß. Neben der Fieberdauer ist auch die *Inkubationszeit* auffallend gut normiert (am häufigsten 11—12, sehr viel seltener bis 18 und 20 Tage). Die Kombination von Dermato-, Neuro- und Pneumotropie deutet auf gewisse Beziehungen der Rickettsiosen zu den Viruskrankheiten hin (HÖRING).

Ähnlich wie die echten Virusarten sind die Rickettsien typische *Zellschmarotzer*. Was nach ihrem Eindringen in den menschlichen Organismus zunächst geschieht, ist so gut wie unbekannt. Tierversuchen nach muß angenommen werden, daß es zuerst zu einer Vermehrung der Rickettsien in den *Endothelien* kommt. Doch spielen sich zweifellos während der symptomlosen Ausbrütungszeit auch im ganzen Wirtsorganismus eingreifende Wandlungen ab. Erst am Ende der Inkubationszeit kommt es zu einer massiven *Einschwemmung* der Erreger in die Blutbahn (BIELING und HEINLEIN). DORMANNS und EMMINGER haben anläßlich einer Bluttransfusion die Beobachtung gemacht, daß auch 2 Tage *vor* Beendigung der Inkubationszeit das Blut beim Menschen bereits infektionstüchtig sein kann. Aus Tierexperimenten mit Läusen und Meerschweinchen ist bekannt (WEIGL, DA ROCHA-LIMA), daß bei schweren Fleckfieberfällen das menschliche Blut auch noch einige Tage *nach* der Entfieberung Rickettsien enthalten kann. Ähnliche Beobachtungen wurden bei Rekonvaleszentenblutübertragungen gemacht, wenn das Blut zu früh, d. h. in den ersten 4 Tagen nach der Entfieberung entnommen worden war.

Sowohl das Exanthem als auch die Encephalitis, die Myokarditis, die Nephritis usw. fallen *zeitlich* beim Fleckfieber *in das Generalisationsstadium*. Echte tertiäre Organmanifestationen (wie beim Abdominaltyphus) fehlen. Daß es sich bei den nicht seltenen Pneumonien zu Beginn der 2. Krankheitswoche („Pneumonie als Frühkomplikation") zum Teil um spezifische *Rickettsienpneumonien* handelt, ist nach tierexperimentellen Erfahrungen sehr wahrscheinlich. Bei den *Spätkomplikationen* der Entfieberungsperiode (Pneumonie, Pleuritis, Empyem, Otitis, Parotitis, Angina usw.) werden *Eitererreger* als Mischinfektion *in die Pathogenese eingeschaltet.*

Klinisch lassen sich die influenzaartige *Initialphase* (BRAUER), die meist den weiteren Verlauf bestimmende *encephalitische Phase* (nach Ausbruch des Exanthems), die *Entfieberungsphase* mit der Gefahr der Sekundärkomplikationen und die *Phase der Rekonvaleszenz* mit ihrer auffälligen vegetativen Labilität meist gut unterscheiden. Immunitätsschwankungen in der Frührekonvaleszenz können gelegentlich am Ende der 1. Woche nach der Entfieberung zum Auftreten eines sog. „Nachfiebers" (ASCHENBRENNER und MARX, SCHITTENHELM) führen.

Im allgemeinen hinterläßt das *Überstehen* eines Fleckfiebers eine zuverlässige *Immunität*, die gleich im 1. Anlauf erworben wird und zu einer raschen *Autosterilisation* des Organismus bereits kurz nach Fieberabfall führt. Diese Immunität hängt aber nicht nur mit der Anwesenheit mikrobizider oder antiendotoxischer *Antikörper* im *Blute* zusammen (diese nehmen nämlich schon nach 8 Wochen allmählich wieder ab und verschwinden nach 8—12 Monaten ganz (WEIL und BREINL), sondern vielmehr mit einer geänderten Reaktivität bestimmter Körpergewebe. Die Hauptbedingungen der klinischen Immunität sind potentiell in der gesteigerten Reaktionsbereitschaft der *Gewebe* gegeben, im Sinne einer *histogenen Umstimmung* (DOERR, OTTO, EYER und DILLENBERG, SIEGERT). Im Gegensatz zum Abdominaltyphus wird beim Fleckfieber offensichtlich schon *im ersten Anlauf* ein so hoher Immunitätsgrad erreicht, daß das Auftreten von endogenen *Rezidiven* (d. h. neuen Generalisationsstadien) so gut wie immer *verhindert* wird (HÖRING). Wir selbst haben nur einen einzigen Fall beobachtet, der sich vielleicht als rudimentäres Rezidiv von 4tägiger Dauer in der Frührekonvaleszenz deuten läßt (ASCHENBRENNER und v. BAEYER); ähnliche Beobachtungen wurden von DING und von RAETTIG mitgeteilt und diskutiert.

Angebliche endogene *Rezidive* in der *Spätrekonvaleszenz* wurden von LUZ, HEIMBERGER u. a. erwogen, konnten aber serologisch und klinisch nicht einwandfrei bewiesen werden. In einem von uns beobachteten Falle lag eine Kombination mit einem echten Typhus abdominalis vor (ASCHENBRENNER und v. BAEYER), auch Doppelinfektionen mit Wolhynischem Fieber oder Rückfallfieber sind möglich und können Fleckfieberrezidive vortäuschen (ASCHENBRENNER und MARX, BOGENDÖRFER).

Exogene Neuerkrankungen an Fleckfieber sind in den nächsten Jahren nach der Ersterkrankung *ausgesprochen selten* (MURCHISON, JENNER, SCHITTENHELM, PLETNEW, OTTO und MUNTER, OTTO und WOHLRAB). MURCHISON erwähnt, daß unter 5000 Fleckfieberfällen, die in London im Fever-Hospital innerhalb von 14 Jahren behandelt wurden, *nur einmal* ein richtiges Rezidiv beobachtet worden sei. Nach OTTO und WOHLRAB kamen unter 600 in Rußland von MOROSKIN beobachteten Fällen im Verlaufe von 7—12 Jahren nach der Ersterkrankung nur 12 Reinfekte vor. Auch PLETNEW hat in seinem großen Moskauer Material 1917 bis 1920 nur 8 Zweiterkrankungen nach einem Intervall von 6—25 Jahren gesehen. Da das Fleckfieber zwar eine *gute*, aber doch nur eine *relative Immunität* hinterläßt, nimmt die Möglichkeit von Zweiterkrankungen mit der Länge des Intervalls zwischen Ersterkrankung und Neuerkrankung zu, vor allem wenn es sich bei letzterer um eine sehr massive Infektion handelt. Immerhin sind nach WOHLRAB *selbst in Fleckfieberlaboratorien* mit Gelegenheit zu massiven Infektionen sichere Zweiterkrankungen ein äußerst seltenes Ereignis; so hat WEIGL über einen Fall mit 2 Erkrankungen innerhalb von 3 Jahren berichtet. Im allgemeinen dürfte das Überstehen einer Fleckfiebererkrankung *einen sicheren Schutz für 1—2 Jahrzehnte* verleihen. In ausgesprochenen Fleckfiebergegenden sind viele Personen still gefeit, weil das Fleckfieber dort eine Kinderkrankheit ist. Nach EYER tritt die Hälfte aller Fleckfiebererkrankungen dort vor dem 14. Lebensjahre auf. Daß die nach einem längeren Intervall eventuell auftretenden Zweiterkrankungen infolge der vorhandenen *Grundimmunität* meist ausgesprochen *leicht* und oft *abgekürzt* verlaufen, ist uns seit den Erfahrungen mit den Fleckfiebererkrankungen *nach Schutzimpfung* besonders gut verständlich. Bei solchen abgeschwächten Fleckfiebererkrankungen sind cerebrale Beteiligung und Exanthementwicklung im allgemeinen besonders gering (v. BORMANN).

Als noch sehr *umstritten* muß die Frage bezeichnet werden, ob es ausnahmsweise auch beim klassischen Fleckfieber wirklich *ausgesprochene (endogene) Spätrezidive*, wie sie von WEYER auf Grund seiner interessanten Beobachtungen bei Laboratoriumsrickettsiosen und von ZINSSER und MOOSER bei der sog. BRILLschen Krankheit (s. dort) vermutet werden, gibt. Man müßte dann auch für das epidemische Fleckfieber die *Möglichkeit* einer unter Umständen langjährigen *Erregerpersistenz* im menschlichen Organismus annehmen (MOOSER und LÖFFLER, WEYER). Nach allem, was man bisher klinisch über die Immunitätsverhältnisse bei den Rickettsiosen weiß, ist zwar beim Wolhynischen Fieber eine lang dauernde *Symbiose* bzw. ein *Commensalismus* zwischen Rickettsien und Wirtsorganismus zweifellos möglich (ASCHENBRENNER, BIELING und OELRICHS, WEYER); dagegen scheint es bei dem viel *akuter* und stürmischer verlaufenden klassischen Fleckfieber so gut wie *immer* zu einer *raschen Autosterilisation* des Wirtsorganismus zu kommen. Solange für die Hypothese der Erregerpersistenz beim epidemischen Fleckfieber keine einwandfreien Beweise vorliegen, wird man von seiten der *Klinik* dem Problem der endogenen Spätrezidive gegenüber skeptisch eingestellt bleiben müssen.

5. Pathologische Anatomie. Schon aus der älteren Fleckfieberliteratur ist bekannt, daß der Sektionsbefund *makroskopisch* wenig Charakteristisches bietet. DORMANNS weist besonders auf die recht regelmäßige *Milzvergrößerung* hin (Durchschnittsgewicht 317 g), die sich vor allem in der 1. Krankheitswoche als Zeichen der Abwehrreaktion findet. Bei einem *milzlosen* Patienten verlief die Fleckfiebererkrankung besonders akut und stürmisch innerhalb von 18 Std tödlich (LÜBKE).

Die *Histopathologie* des Fleckfiebers ist seit den grundlegenden Untersuchungen EUGEN FRÄNKELs über die Fleckfieberroseola vielfach eingehend bearbeitet worden (FRÄNKEL 1913—14, KYRLE und MORAWETZ 1915, CEELEN, GG. B. GRUBER, BENDA u. a. 1916, WOLBACH, TODD und PALFREY 1922, DAWYDOWSKIE 1923, RANDERATH 1941, ROTH 1944, ESSBACH 1946, HEINLEIN 1947). Das histologische Substrat des Fleckfiebers besteht in einer *spezifischen, gefäßgebundenen, knötchenförmigen Entzündung*, die über den gesamten Organismus, besonders aber in *Haut* und *Gehirn* ausgebreitet ist (ROTH).

Bei den sog. *Fleckfieberknötchen* handelt es sich nach GRUBER um mehr oder minder geschlossene, im wesentlichen entzündlich-produktive, herdförmige Zellansammlungen, die an feine und feinste *Gefäße* angeschlossen sind. Diese *diskontinuierlichen Zellherde*, die aber nicht stets als Knötchen auffallen, sondern auch nach Art von Rohrmuffen flach ausgestreckt auftreten können, pflegen veränderte Endothelstellen, thrombosierten Gefäßinhalt, vermehrte peritheliale Zellelemente und infiltrierende Wanderzellen zu umschließen. Befunde, welche dem histologischen Bild bei der Periarteriitis nodosa entsprechen, scheinen beim Fleckfieber sehr viel seltener zu sein, als früher angenommen wurde. HUECK, ROTH, CHIARI, HEINLEIN u. a. machen besonders darauf aufmerksam, daß von der *klassischen* FRÄNKEL*schen Trias:* Nekrose, Thrombose, Knötchenbildung, gerade die nekrotische Vasculitis nur ausgesprochen *selten* gefunden werde, während rein adventitielle Zellwucherungen sehr viel häufiger zu beobachten seien.

Besonders in der *Haut* erweisen sich die *Wandnekrose* und die *Gefäßthrombose* als sehr inkonstante Komponenten im spezifischen histologischen Bild des Fleckfiebers, während die *Knötchenbildung* mit charakteristischer Zellzusammensetzung meist in *typischer Ausprägung* vorhanden ist. Außerdem finden sich aber auch noch lockere lymphocytoide Infiltrate an präcapillären und capillären Stellen des subpapillären Gefäßnetzes (GRUBER, KAHLAU, ROTH). Deshalb stößt die histologische Fleckfieberdiagnose *an vitalexcidierten Hautstückchen*, wie sie von FRÄNKEL und von DIETRICH empfohlen wurde, in der Praxis oft auf Schwierigkeiten (RÖSSLE, SIEGMUND, KOCH, GRUBER). Die *Aussaat* der Zellherdchen ist durchaus *keine gleichmäßige* und universelle, sondern sie kann an den einzelnen Gefäßabschnitten und in den einzelnen Organen sehr verschieden ausgeprägt und ganz regellos verteilt sein. Diese Besonderheit des Gewebsprozesses ist mit die Hauptursache für die erstaunliche *Vielfalt* der *klinischen Erscheinungen.* So kommen am Gefäßapparat des *Herzens* zwar — meist recht lockere — Knötchen vor, häufiger wird dort aber eine herdförmige oder mehr diffuse interstitielle Myokarditis gefunden. Schwere Schädigungen der Muskelfasern selbst scheinen dabei nur ausnahmsweise vorzukommen (GRUBER, CHIARI, SCHOPPER, HEINLEIN).

In den *Nieren* sind Fleckfieberknötchen ein sehr regelmäßiger Befund (CEELEN, DAWYDOWSKIE, ROTH). Vielfach sieht man im Bereich dieser Zellherdchen *Blutungen* in das Zwischengewebe, nicht selten mit Einbruch in die Kanälchen. Eigenartige Gebilde an den Nierenvenen hat GÜNTHER beschrieben. Sind die Zellknötchen am Gefäßstiel der Nierenkörperchen lokalisiert, so kommt es zum Bilde einer hämorrhagischen *Herdnephritis* (ROTH). Oft findet sich eine *interstitielle Nephritis.* Das Vorkommen akuter diffuser *Glomerulonephritiden* und *seröser Nephritiden* wird von DAWYDOWSKIE, E. HERZOG, RANDERATH, BÖHNE, SPONHOLZ, SCHOPPER, SCHULTZ, BÖHMIG, GÜNTHER, MUNK, HEINLEIN u. a. betont. Über die relative Häufigkeit dieser Nierenentzündungen gehen die Angaben allerdings auseinander. E. HERZOG sowie ALLEN und SPITZ sahen sie in etwa 70%, RANDERATH und BÖHNE in 25%, andere noch seltener.

Auch im *Hoden* können besonders häufig intensive spezifische Herdbildungen gefunden werden, gelegentlich sogar deutlicher als in der Haut und im Zentralnervensystem (CEELEN, DAWYDOWSKIE, DORMANNS, ROTH). Dabei ist auffallend, daß gerade im Hoden die Veränderungen nicht selten das vollausgeprägte Bild der FRÄNKELschen Trias bieten. Daneben wird oft eine interstitielle Orchitis, sowohl fleckiger als auch diffuser Natur, beobachtet (ROTH).

An den *innersekretorischen Organen* scheinen für gewöhnlich keine stärkeren morphologischen Veränderungen vorzukommen. Nicht ganz selten finden sich typische Fleckfieberknötchen in der Neurohypophyse; in den Nebennieren können gelegentlich fleckige und streifige Infiltrate, teils im Mark, teils in der Rinde, auftreten (GG. HERZOG, ROTH). Schwerere destruktive Prozesse in der Nebennierenrinde sind beim Fleckfieber nicht bekannt. Im Zusammenhang mit dem oft hochgradig reduzierten Ernährungszustand der Fleckfieberkranken fällt oft ein weitgehender Lipoidschwund der Rinde auf (SCHOPPER).

Erhebliche Veränderungen am *Leberparenchym* gehören nicht zum typischen Bild. CEELEN fand neben interstitiellen Infiltraten auch ausgesprochene Knötchen und weist, ebenso wie ASCHOFF, auf die besondere Neigung der KUPFFERschen Sternzellen zu Erythrophagocytose hin. ROTH fand unter 29 Fällen 9mal miliare Gewebsnekrosen in den Leberläppchen. Fälle mit Ikterus haben nach W. SCHMIDT meist eine schlechte Prognose.

Die Phagocytose von roten Blutkörperchen ist manchmal auch in der *Milz* sehr ausgeprägt (Pulpahämosiderose). Eine Milzvergrößerung auf das Doppelte der Norm wird meist nur in der 1. Krankheitswoche gefunden, sie bildet sich in der 2. Krankheitswoche wieder zurück, wenn nicht septische Prozesse eine länger dauernde Milzschwellung hervorrufen (Aschoff, Dawydowskie). Im Gegensatz zur Typhusmilz ist die gewöhnliche Fleckfiebermilz meist von festerer Konsistenz. Typische Fleckfieberknötchen kommen in der Milz, ebenso wie im Darm und in den Lungen, nur sehr selten vor. Die *Skeletmuskulatur* kann, ähnlich wie beim Abdominaltyphus, eine wachsartige oder hyaline Degeneration aufweisen.

Den Unterschied zwischen der *knötchenbildenden* und der *diffusen* interstitiellen Entzündungsform sucht Kalbfleisch vom Standpunkt der *Relationspathologie* aus zu erklären. Nach seiner Ansicht entstehen die Knötchen auf Grund einer *örtlichen* nervalen Kreislaufstörung; dabei wird die Lokalisation der Knötchen entweder zentral bestimmt oder durch die Rickettsienbesiedlung des Endothels bestimmter Arterienstrecken bedingt. Besonders auffallend ist das Gebundensein der Lokalisation an ein bestimmtes *Arterienkaliber*. Die diffusen interstitiellen Veränderungen werden von Kalbfleisch dagegen auf eine peristatische Kreislaufstörung in der *terminalen Strombahn* zurückgeführt. Essbach stellt die Bedeutung der *Infektionsdosis* für die verschiedenartige Ausprägung der Herdprozesse beim Fleckfieber ganz in den Vordergrund. Fraktionierte *Superinfektion* durch *mehrfache* Läusebisse soll zu einer rasch einsetzenden *Sensibilisierung* des gesamten Gefäßapparates führen, welche das Herdbild und die Schwere der Gewebsveränderung maßgeblich bestimmt. Aus Tierversuchen von Heinlein ergaben sich keine wesentlichen Stützen für diese Ansicht.

Von ganz besonderer Bedeutung für den klinischen Krankheitsablauf sind die *Gewebsveränderungen im Gehirn*, wie sie zuerst von Ceelen (1916) ausführlich studiert und beschrieben wurden. In tödlich verlaufenen Fällen kann das ganze Gehirn mit Fleckfieberknötchen förmlich übersät sein, ihr *Lieblingssitz* ist die *Medulla oblongata*. Es ist das besondere Verdienst von Ceelen, daß er in Gemeinschaft mit Munk die *Bedeutung der Encephalitis* für die *Klinik des Fleckfiebers* frühzeitig erkannt und betont hat. Diese Betrachtungsweise wurde seither für das tiefere Verständnis der Fleckfiebererkrankung von prinzipieller Bedeutung.

Knötchenförmige Zellansammlungen im *Gehirn* wurden beim Fleckfieber schon 1875 von Popoff entdeckt, in ihrem histologischen Aufbau allerdings noch nicht ganz richtig erkannt. Die *Gehirnknötchen* unterscheiden sich nach Ceelen im Bau entsprechend den Gewebsverhältnissen von denen der Haut und der inneren Organe. An die Capillaren und Präcapillaren angelagert, bestehen sie aus einer rundlichen oder ovalen Anhäufung von Gliazellen, einzelnen Plasmazellen, Lymphocyten und Erythrocyten. Manchmal weisen sie auch zahlreiche Leukocyten auf. Nekrotische Gefäßveränderungen im Bereiche der Knötchen sind manchmal, aber durchaus nicht regelmäßig, nachweisbar. *Ganglienzellen*, die im Bereiche der Herde liegen, bleiben für gewöhnlich *intakt*. Die Knötchen kommen im *Rückenmark* ebenso regelmäßig vor wie im Gehirn. Dort bevorzugen sie ganz ausgesprochen die graue Substanz, während sie im Rückenmark in der grauen und weißen Substanz gleich zahlreich sind. In besonders großer Zahl treten sie im *verlängerten Mark*, und zwar im Boden des 4. Ventrikels und in der Olivengegend auf. Hinsichtlich der Häufigkeit folgen dann die *Hirnrinde*, die *Stammganglien*, das *Höhlengrau*, das *Kleinhirn* (Abb. 1). Man findet sie ferner aber auch im Plexus chorioideus, im Nervus opticus und acusticus, in den peripheren Nerven und vor allem auch im *Sympathicus* und seinen Ganglien (Dawydowskie). Die *Entwicklung* des Knötchenprozesses im Gehirn nimmt nach den Untersuchungen von Dawydowskie *folgenden Verlauf*: Beginn in der 1. Krankheitswoche, Höhepunkt vom 16.—18. Tage, Abnahme in der 4. Woche. Der Prozeß dauert bis zur 5. und 6. Woche, manchmal auch noch länger, so daß die *morphologische Rekonvaleszenz* der klinischen wesentlich *nachhinkt*. In den meisten Fällen scheinen die Gliaherde spurlos zu verschwinden, ohne gliöse oder mesenchymale Wucherungen zu hinterlassen, auch ohne wesentliche Ausfälle an Zellen und Fasern.

Auch gewisse *diffuse* Veränderungen spielen im histologischen Bild der Fleckfieberencephalitis gelegentlich eine Rolle. Hallervorden erwähnt vereinzelte schwere Erkrankungen der Ganglienzellen, sekundäre Nekrosen bei erheblicher Gefäßschädigung, reaktive Anomalien der Glia (Spielmeyer). Jedoch treten solche diffusen Prozesse gegenüber den herdförmigen ganz in den Hintergrund. Ihre Kenntnis ist aber insofern von Wichtigkeit, als sie bei schwerer Ausprägung gelegentlich einmal das anatomische Substrat *bleibender zentralnervöser Ausfälle* abgeben können (v. Baeyer). In dieser Hinsicht scheint auch die nicht seltene *Erweiterung der Hirnkammern* eine Rolle zu spielen (v. Baeyer, Schmieder, Lemke, Mertens).

Während früher die Gliaknötchen als streng *spezifische*, nur dem Fleckfieber eigentümliche Bildungen galten, hat die moderne Gehirnhistologie gezeigt, daß sie auch bei *anderen* entzündlichen und gefäßbedingten Störungen vorkommen können; so bei der Encephalitis japonica, der St. Louis-Encephalitis, ferner bei einer einheimischen, von Pette und Döring beschriebenen Encephalitis und anderen Encephalitisformen, die Pette alle unter dem Begriff der *Panencephalitis* zusammengefaßt hat. Daher betont Hallervorden, daß die

Diagnose „Fleckfieber“ allein aus dem histologischen Präparat nicht mit absoluter Sicherheit zu stellen ist, sondern nur unter gleichzeitiger Berücksichtigung der Vorgeschichte und des klinischen Verlaufs.

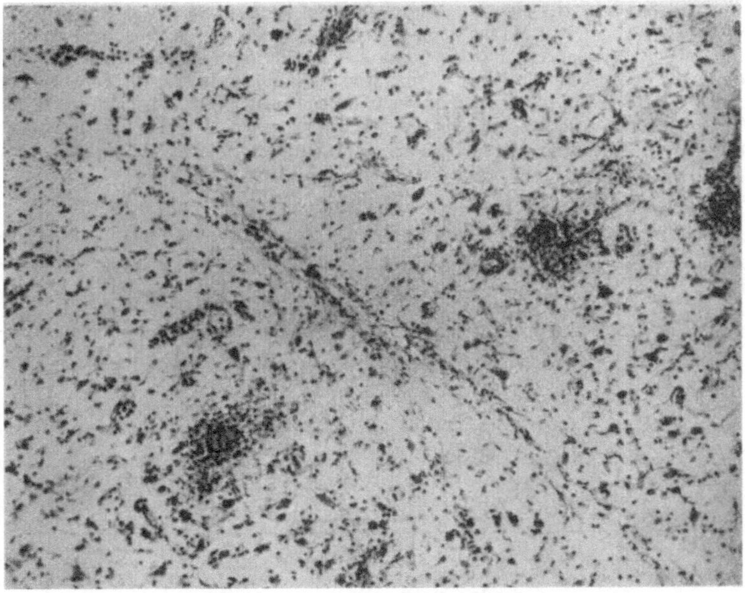

Abb. 1a. Knötchenbildende Encephalitis im Stammgangliengebiet bei epidemischem Fleckfieber. Nißl-Färbung (Präparat Prof. DÖRING, Neurologische Universitätsklinik Hamburg-Eppendorf.)

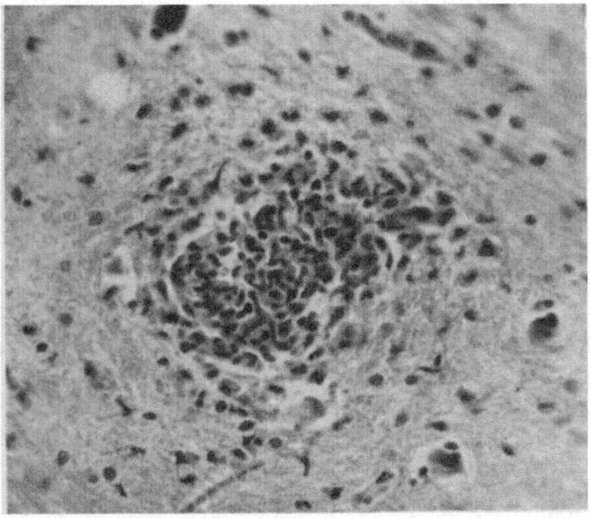

Abb. 1b. Voll ausgebildetes Fleckfieberknötchen im Gehirn bei stärkerer Vergrößerung. (Präparat Prof. CEELEN, Pathologisches Universitäts-Institut Bonn.)

Die *Anwesenheit* von *Rickettsien innerhalb von Gliaknötchen* ist mehrfach behauptet worden, kann allerdings bei der Schwierigkeit der morphologischen Differenzierung nicht als sicher bewiesen gelten (WOLBACH, TODD und PALFREY). Die Annahme, daß die an die Hirncapillaren angelagerten Herdchen etwas mit den im Blutkreislauf befindlichen Rickettsien zu tun haben und vielleicht *bei deren Verdrängung aus der Blutbahn* als reaktive Bildungen entstehen, entbehrt aber doch nicht einer gewissen Wahrscheinlichkeit. Eine *lokale* „toxische“ Wirkung auf bestimmte Hirngebiete gerade in der *Umgebung besonders zahlreicher Herdchen* wäre dann nichts Überraschendes (ASCHENBRENNER und v. BAEYER, HEINLEIN).

Für eine solche *zeitweise*, d. h. an die Anwesenheit oder den Zerfall von Rickettsien gebundene *Toxizität* der Knötchen und gegen deren ausschließlich anatomische Bedeutung sprechen auch Tatsachen, die sich aus dem *Vergleich des klinischen und anatomischen Krankheitsverlaufes* ergeben. Die vegetativen, neurologischen und psychischen Symptome verschwinden nämlich in der Regel rasch nach der Entfieberung; die Rückbildung der *Gliaknötchen* dauert jedoch, wie bereits erwähnt, *sehr viel länger* und ist für gewöhnlich erst nach 5—6 Wochen beendet. Ein — allerdings recht labiles — Rickettsien-Endotoxin wurde kürzlich von GILDEMEISTER und HAAGEN, OTTO und BICKHARDT, MOOSER und LEEMANN, BENGTSON, TOPPING und HENDERSON in Dottersack- und Lungenkulturen nachgewiesen und besonders von SIEGERT in pathogenetischer Hinsicht diskutiert.

So haben uns vor allem die Erkenntnisse der Hirnpathologie die spezifische *Eigenart* der Fleckfiebererkrankung verstehen gelehrt. Die merkwürdige *Verknüpfung* von *allgemein-infektiösen Vorgängen* mit einer *charakteristischen*

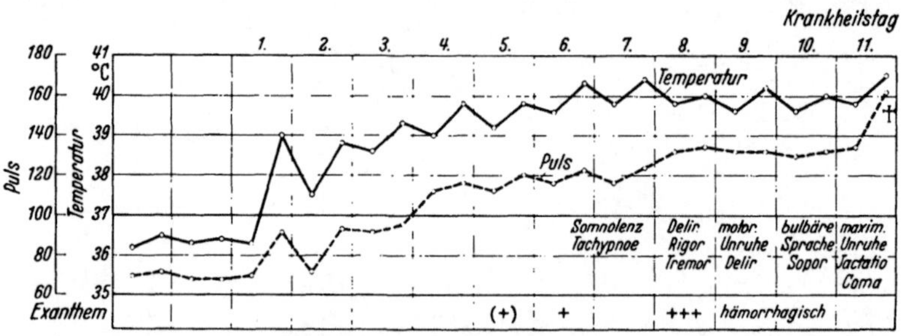

Abb. 2. Fleckfieber mit schwerem cerebralem Krankheitsbild bei einem 38jährigen Mann. Aufnahme während der Inkubationszeit wegen Gastritis.

Entzündung des Nervensystems — einer nichteitrigen Meningoencephalitis, wie HALLERVORDEN sich ausdrückt — verleiht dem Krankheitsbild seine besondere Prägung.

6. Der Krankheitsablauf. Die ersten Krankheitszeichen sind für gewöhnlich *Fiebergefühl* mit Frösteln, allgemeines *Unbehagen*, zunehmende *Kopfschmerzen*, Mattigkeit und Schwere der Glieder. Auch die Muskulatur kann manchmal schon frühzeitig ausgesprochen schmerzhaft sein (SCHITTENHELM, ROSENOW). Brüsker Beginn mit Schüttelfrost, Schwindelgefühl und Brechreiz kommt vor; im allgemeinen entwickelt sich aber das ausgesprochen schwere Krankheitsgefühl *erst innerhalb von 2—3 Tagen zur vollen Höhe*. Nicht selten gehen leichte Prodromalerscheinungen, vor allem Kopfschmerzen, bereits dem Fieberbeginn voraus.

Charakteristisch ist das *rasche Ansteigen des Fiebers zur Kontinua* (Abb. 2). Der Puls ist anfangs meist relativ bradykard, seine Qualität ist wenig verändert, nur selten beobachtet man Dikrotie. Auffallend sind etwa vom 3. Krankheitstage an die starken quälenden Kopfschmerzen, eine gewisse *Benommenheit* der Kranken, sowie oft recht typische *Veränderungen des Gesichts*: Gesicht und Hals sind hochrot, mit leicht cyanotischem Einschlag, häufig etwas gedunsen, die Augenbindehäute mehr oder minder gerötet (Kaninchenaugen). Nicht selten hört man auch Klagen über Lichtscheu oder über Schmerzhaftigkeit der Bulbi bei Augenbewegungen.

Die *Milz* ist in vielen Fällen schon am 3. und 4. Krankheitstag als vergrößert nachweisbar, zumal wenn man von sorgfältiger Perkussion Gebrauch macht (LYDTIN). Über den *Lungen* findet sich in etwa der Hälfte der Fälle ein deutlicher bronchitischer Befund. Die *Zunge* ist verschieden stark weiß oder grau belegt, häufig bleiben die Ränder frei und erscheinen später lackrot und glatt. Oft wird die Zunge rissig und trocken, der *Belag* in der Mitte bräunlich und klebrig. Die zähen Beläge an Zunge und Zahnfleisch und die starke Trockenheit im Munde (Versiegen der Speichelsekretion) werden oft sehr lästig empfunden. Ein sicheres *Enanthem* scheint nach den Angaben der meisten Autoren recht *selten* zu sein (SCHITTENHELM, REDER, BRAUER, BRINKMANN, GUBERGRITZ). Nur JACOBI und DÖRSCHEL geben an, daß sie in 70% ihrer Fälle eine diffuse Rötung des ganzen Rachens im Sinne eines ,,Gripperachens" beobachtet haben.

Die wirklich typischen Züge des Krankheitsbildes pflegen sich erst vom 5.—7. Krankheitstage an einzustellen. Jetzt beherrschen die ,,Flecken" und das hohe ,,Fieber" die Situation, auch zentralnervöse Erscheinungen beginnen sich nun allmählich abzuzeichnen.

Das *Exanthem* kann zwar schon am 3. Krankheitstage vorhanden sein, für gewöhnlich tritt es jedoch erst am 4.—7. Tage deutlich in Erscheinung. Die

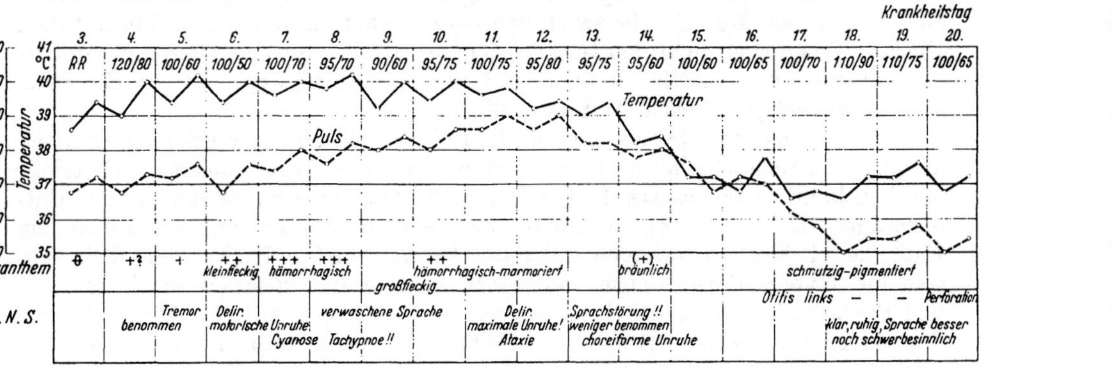

Abb. 3. Schweres Fleckfieber mit stark ausgeprägten cerebralen Erscheinungen und dichtem hämorrhagischem Exanthem. Erhebliche Tachykardie im Verlaufe der 2. Krankheitswoche. Nach der Entfieberung Otitis media. 22jähriger Mann.

ersten Efflorescenzen finden sich fast immer an den *seitlichen Partien des Thorax*. Anfangs lassen sich die blaß- oder hochroten, meist im Hautniveau gelegenen Fleckchen durch Spannen der Haut zwischen 2 Fingern zum Verschwinden bringen. Das Aufschießen der einzelnen *Roseolen* geschieht so gut wie nie explosionsartig, wohl aber *kontinuierlich*, ,,*in einem Zuge*", wie CURSCHMANN und BRAUER sich ausdrückten. Das Tempo der Exanthementwicklung kann allerdings ein sehr verschiedenes sein, auch Größe und Dichte der Roseolen wechseln von Fall zu Fall stark. Die *hämorrhagische Umwandlung* einzelner oder aller Fleckchen ist bei *schweren* Erkrankungen im allgemeinen häufiger. Die Fieberkurve zeigt beim voll ausgebildeten Fleckfieber vom 4.—5. Tage ab die charakteristische ,,*Continua continens*" mit ihren meist auffallend kleinen Tagesschwankungen (Abb. 3).

Für die Gestaltung des Krankheitsbildes zu Beginn der 2. Krankheitswoche ist das *Ausmaß der cerebralen Beteiligung* von entscheidender Bedeutung (MUNK). Meist beginnen die zentralnervösen Störungen ungefähr gleichzeitig mit der Entwicklung des Exanthems. Die *Benommenheit* nimmt zu, die Kranken finden trotz deutlich vorhandener *Somnolenz* und *Apathie* nachts keinen ruhigen und gleichmäßigen Schlaf. Eine gewisse innere Unruhe leitet zu *deliranten Zuständen* über, in den Abendstunden beginnen die Kranken zu phantasieren. Sie fühlen sich in eine andere Umgebung versetzt und stehen unter dem Einfluß traumhafter *Halluzinationen* und unlustvoller Erlebnisse. Viele Kranke murmeln stunden- und tageweise dauernd vor sich hin oder ,,nuscheln" kaum Verständliches, wenn die *Sprachstörung* stärker wird. Manche liegen dabei ruhig im Bett, andere decken sich ständig ab, sind heftig erregt oder irren im Krankensaal und auf den Gängen umher, wenn keine genügende Aufsicht vorhanden ist.

Schon frühzeitig fallen *Zittererscheinungen* an den Gliedmaßen sowie an der Mund- und Zungenmuskulatur auf (Tremor). Bei Bewegungsversuchen kann sich eine ausgesprochene *ataktische Unsicherheit* bemerkbar machen. Die Sprache ist verwaschen, die Zunge wird nur mit Mühe herausgestreckt und erreicht oft nur den Zahnrand oder die Lippen. Das Kauen und Schlingen ist erschwert und verlangsamt, ein quälender *Singultus* kann unter Umständen tagelang andauern.

Bei manchen Kranken überwiegt das Bild einer hochgradigen allgemeinen *Bewegungsarmut* mit maskenhaftem Gesichtsausdruck und Muskelstarre (Rigor). Der passiv erhobene Arm behält unter Umständen die ihm gegebene Stellung minutenlang bei, um dann langsam herabzusinken (Katalepsie). Solche Patienten sind meist auch sprechunfähig, aber weniger im Sinne einer Aphasie als vielmehr eines *Mutismus* (Munk). Sie sehen den Untersucher an und folgen ihm mit dem Blick, besitzen aber nicht den Impuls, sich näher mit ihrer Umgebung in Kontakt zu bringen. Offensichtlich handelt es sich um eine schwere *Störung der allgemeinen Antriebsfunktionen* (v. Baeyer).

Eine sehr häufige Erscheinung ist die *Schwerhörigkeit* der Fleckfieberkranken, die auf Acusticusschädigungen oder entzündlichen Veränderungen im Mittelohr beruhen kann (Mittermaier). Die Otitis ist meist eine Komplikation der Entfieberungszeit (s. Abb. 3), während die zentrale Schwerhörigkeit schon am Ende der 1. Krankheitswoche auftreten kann. Leichte Nackensteifigkeit, allgemeine Hyperästhesie deuten auf einen *meningealen Reizzustand*, Schmerzen und Parästhesien, gelegentlich auch schlaffe Lähmungen, auf eine Mitbeteiligung des *peripheren Nervensystems* hin. Alle diese Erscheinungen von seiten des gesamten zentralen und peripheren Nervensystems können sich beim einzelnen Kranken in sehr *verschiedener Ausprägung* und Kombination bemerkbar machen. In seltenen Fällen können sie auch fast ganz fehlen oder nur so geringfügig angedeutet sein, daß das Krankheitsbild dann nur als ein leichtes „typhöses“ Syndrom imponiert.

Klinisch besonders wichtig sind auch die *zentral ausgelösten Regulationsstörungen*, die sich ebenfalls meist gegen Ende der 1. Krankheitswoche ausbilden. Unter ihnen kommt den Störungen des Blutkreislaufes für das weitere Schicksal der Kranken die größte Bedeutung zu. Sehr charakteristisch ist die *Steigerung der Herzfrequenz*, die in der 2. Krankheitswoche oft zu einer ausgesprochenen *Dauertachykardie* von 120—140 Schlägen je Minute führt. Sie wird dem Herzen sozusagen von seinen gestörten zentralen Regulationsstätten her aufgezwungen. Auch die zentrale *Regulation des Blutdrucks* wird in den meisten Fällen mehr oder minder stark beeinträchtigt, so daß es bei Schwerkranken zu einer gefährlichen *Kollapsneigung* mit plötzlichen finalen Blutdruckstürzen kommen kann (Munk, Kroll, Aschenbrenner, Sturm). Diese schwere Schädigung des peripheren Blutumlaufes zeigt sich aber nicht nur in der mehr oder minder starken Hypotonie, sondern auch in der oft auffallenden Cyanose, in Blutverteilungsstörungen, überhaupt in einer geringen Vitalität des Gefäßsystems. So ist der *zentral* vom Rautenhirn aus bedingte *Zusammenbruch der Kreislauffunktionen* bei weitem die häufigste *Todesursache*. Die typische Tachypnoe der Fleckfieberkranken ist ebenfalls nicht nur durch das Fieber, sondern vor allem durch die Encephalitis selbst ausgelöst („cerebrale Respiration“ Murchisons). Auch ohne das Hinzutreten einer Pneumonie sind Atemfrequenzen von 40—50, ja sogar über 60 durchaus keine Seltenheit (Danielopolu).

Hat der Kranke das Stadium der mehr oder minder schweren Kreislaufbedrohung glücklich überwunden, so tritt er um den 10.—13. Tag herum in die

Entfieberungsperiode ein. Mit der meist lytischen Entfieberung sinkt dann auch die Pulszahl auf normale oder häufig sogar besonders niedrige Werte ab (Rekonvaleszentenbradykardie). Meist sind die Kranken in den ersten Tagen nach der Entfieberung sehr *matt* und *hinfällig, antriebslos,* nicht selten auch ausgesprochen depressiv. Andere wieder erholen sich auffallend rasch, werden zusehends frischer und lebhafter, verlangen nach Lektüre und zeigen einen erstaunlichen Appetit.

In manchen Fällen kann es während oder nach der Entfieberung auch noch zu einer Zunahme der cerebralen Erscheinungen, zu einem sog. „*encephalitischen Nachschub*" kommen. Die Kranken bleiben dann trotz normaler Temperatur benommen und verwirrt oder zeigen jetzt erst neurologische Ausfallserscheinungen. Dabei sind sie häufig sehr affektlabil, manchmal auch ausgesprochen verlangsamt und antriebsschwach. Extreme Auszehrung, Polyurie, Polydipsie usw. deuten gelegentlich auf vom *Zwischenhirn* ausgelöste *Stoffwechselstörungen* hin. Zuweilen verharren solche Kranke in einem eigenartigen stuporösen, starren Zustand und „verlöschen" allmählich unter den Zeichen eines reinen „Hirntodes" in einem *cerebralen Koma.*

Im allgemeinen kehren jedoch Lebensfreude, Wohlbefinden und Appetit auch bei schweren Fleckfieberfällen nach der Entfieberung sehr rasch wieder zurück. Die Kranken bedürfen allerdings noch langer *Schonung,* die geistige und körperliche *Ermüdbarkeit* ist anfangs noch eine sehr große. Die oft geradezu groteske *Abmagerung* macht sich besonders an den Beinen bemerkbar. Der Kranke ist wirklich nur mehr „Haut und Knochen", die eigentümlich spröde und schilfernde Haut schlottert und läßt sich infolge des Gewebeschwundes in Falten abheben.

Sehr auffällig und eindrucksvoll ist auch die enorme *vegetative Labilität* der *Fleckfieberrekonvaleszenten.* Vasomotorische Störungen verschiedenster Art, starke Pulsbeschleunigung beim Aufsitzen und Stehen, Neigung zu Schweißausbrüchen, trophische Störungen an Haaren und Nägeln (BOTKIN, PLETNEW, ALWENS) können noch lange Zeit bestehen bleiben. Gegenüber Infektionen mit banalen Eitererregern sind die eben Genesenen sehr empfindlich.

Dieses ohnehin schon sehr bunte Bild der Fleckfiebererkrankung kann vor allem in der 2. und 3. Krankheitswoche durch das *Hinzutreten von Komplikationen* noch weiter variiert werden. Die schwerstwiegende Komplikation ist wohl die *Pneumonie;* sie ist besonders gefürchtet, wenn sie von Pleuritis und Empyem gefolgt ist. Auch die zum Glück seltenen *arteriellen Thrombosen* mit nachfolgender Extremitätengangrän bedeuten eine ernste Gefahr. Recht häufig sind die *Nieren* vom Krankheitsgeschehen mitbetroffen, nephritische Syndrome können zu urämischen Zustandsbildern führen. In der Entfieberungszeit und Frührekonvaleszenz spielen *sekundäre Mischinfekte* (Otitis, Parotitis, Anginen, Abscesse usw.) eine nicht unbedeutende Rolle, verlaufen aber meist gutartig. Im ganzen kann man sagen, daß die Komplikationen beim Fleckfieber sowohl hinsichtlich ihrer Häufigkeit als auch ihrer klinischen Bedeutung hinter der fast obligaten Encephalitis und der Kreislaufgefährdung zweifellos *zurückstehen,* wenn nicht Unhygiene und Unterernährung den Genesungsprozeß stark beeinträchtigen.

7. Spezielle Symptomatologie. *a) Das Exanthem.* Die Ausprägung der Hauterscheinungen ist ebenso wie die des encephalitischen Syndroms großen quantitativen und qualitativen Schwankungen unterworfen. Meist erinnern die *ersten,* etwa stecknadelkopfgroßen *Efflorescenzen* zunächst an das Aussehen typischer *Typhusroseolen.* Im weiteren Verlauf unterscheiden sie sich aber von jenen dadurch, daß sie *nicht erhaben* sind, daß ihre Anzahl viel rascher zunimmt und daß sie die Neigung zeigen, nicht nur isoliert, sondern *in Gruppen beieinander* *zu liegen.* Als besonders typisch fällt beim vollentwickelten Fleckfieberexanthem seine ausgesprochene *Polymorphie* auf.

Sehr bald sind die einzelnen Fleckchen nicht mehr rundlich und scharf begrenzt, sondern von ganz unregelmäßiger Gestalt, einzelne bleiben klein, andere werden größer und gezackt und zeigen *Neigung zum Konfluieren.* Im Beginn der Eruption lassen sich die blaß- oder hochroten Fleckchen durch *Druck* oder durch Auseinanderziehen der Haut zwischen 2 Fingern noch zum *Verschwinden bringen.* Später blassen sie durch diese Maßnahme nur ab. Die Ausbreitung des Exanthems erfolgt — langsamer oder schneller — fast immer „in einem Zuge", zuerst an den seitlichen Thoraxpartien und in den Flanken, dann auf Bauch (Leistenbeugen), Brust, Schultern und Rücken, sowie an den Gliedmaßen. *Gesicht* und *Hals* bleiben so gut wie immer *frei.* Daß das Exanthem gelegentlich auch auf den Fußsohlen und Handflächen vorkommt, wird von manchen Autoren als differentialdiagnostisch wichtig betont. Ausgesprochen papulöse Exantheme sind beim epidemischen Fleckfieber sehr selten.

Die Ungleichmäßigkeit des Fleckfieberexanthems wird weiterhin noch dadurch verstärkt, daß sich auf dem Höhepunkt der Eruption in vielen Fällen einzelne, mehrere oder alle Fleckchen nicht nur in ihrer Gestalt, sondern auch *in ihrer Farbe umzuwandeln beginnen.* Die Fleckchen bekommen dann ein dunkleres, zunächst livides, später düsterrotes, purpurnes Aussehen (Abb. 4). Diese Farbveränderung ist nicht nur auf Hyperämie und Stase zurückzuführen, sondern die einzelnen Exanthemelemente sind beim Fleckfieber besonders zu Hämorrhagien prädisponiert (DAWYDOWSKIE, BRAUER). Man spricht dann von einer petechialen oder richtiger *„hämorrhagischen Umwandlung" des Exanthems.* Außer den oberflächlich gelegenen Efflorescenzen gibt es auch noch *tiefer gelegene,* subcuticuläre, welche der Haut ein eigentümlich *marmoriertes Aussehen* verleihen, zumal wenn sie sich hämorrhagisch umzuwandeln beginnen (MURCHISONsche Flecke).

Im weiteren Verlauf der Krankheit bilden sich die bordeauxroten hämorrhagisch umgewandelten Fleckchen langsamer zurück als die gewöhnlichen Roseolen. Sie bekommen allmählich ein schmutzig braunrotes Kolorit und hinterlassen vielfach noch für längere Dauer eine zart bräunliche *Pigmentierung.* Das gewöhnliche Fleckfieberexanthem blaßt dagegen sehr schnell wieder ab und ist bei der Entfieberung meist schon völlig verschwunden. Fast immer folgt dem Verschwinden des Exanthems eine feine, kleieförmige *Abschuppung* der oberen Epidermisschichten, die besonders in der Rekonvaleszenz sehr ausgesprochen sein kann. Nach BRAUER kann man die Haut schon einige Tage vor der spontanen Abschilferung zum Schuppen bringen, wenn man sie mit mäßiger Intensität *mit der Fingerkuppe reibt* (Radiergummiphänomen).

In klinischer Hinsicht ist ein gewisser *Parallelismus* zwischen dem Grad der Exanthembildung und der *Schwere des Krankheitsbildes* unverkennbar, wenn auch nicht streng obligat. Jedenfalls zeigen die ausgesprochen schwer verlaufenden Fälle eine größere Neigung zu hämorrhagischer Umwandlung des Exanthems. Im ganzen kann man nach den Angaben der Literatur sagen, daß etwa bei *20—30% der Fälle eine hämorrhagische Umwandlung* erfolgt (SYLLA). Verschiedene Methoden, sie künstlich hervorzurufen oder zu beschleunigen (Stauung wie beim RUMPEL-LEEDEschen Versuch = DIETSCHsches Phänomen, Quetschen von Hautfalten zwischen 2 Fingern, Scarifikation der Haut nach LIPSCHÜTZ usw.), haben sich als differentialdiagnostisch nicht verläßlich erwiesen. Ob es auch sichere *Fälle ohne Exanthementwicklung* gibt, ist lange Zeit, besonders vor der Kenntnis der WEIL-FELIX-Reaktion, eine Streitfrage gewesen. Man darf mit dieser Behauptung jedenfalls nicht zu freigebig sein. Gelegentlich ist das Exanthem sehr spärlich und *flüchtig,* oft nur für einige Stunden oder einen halben Tag zu sehen. Weiterhin kann die Erkennung schwach ausgeprägter oder flüchtiger Exantheme auch dann besondere Schwierigkeiten machen, wenn die Haut verschmutzt, zerkratzt oder durch Ekzeme, Pyodermien usw. verändert ist. Ebenso scheint bei Angehörigen *dunkelhäutiger Rassen* die Wahrnehmbarkeit des Exanthems sehr vermindert zu sein (MONTGOMERY und BUDDEN, MEGAW, DANIELOPOLU).

Anscheinend kommt bei *Kindern* häufiger ein exanthemloser Verlauf des Fleckfiebers vor, nicht nur in endemischen Gebieten (SCHITTENHELM, OCKLITZ). In Endemiegebieten muß man sich daran erinnern, daß leichter Verlauf bei guter *Grundimmunität* — wie jetzt auch durch die Beobachtungen von Fleckfiebererkrankungen bei Schutzgeimpften bekannt ist — offenbar relativ häufig zu fehlender oder geringer Exanthementwicklung führt. Für die russische Epidemie 1919/20 wird der Prozentsatz der exanthemlosen Fälle bei Erwachsenen mit 3,3% (DAWYDOWSKIE), bei Kindern mit 1,6% (KOLTYPIN) angegeben.

Ein Exanthem kann auch dann leicht übersehen werden, wenn es unerwartet *spät* auftritt. Das Häufigkeitsmaximum für den Exanthembeginn dürfte am 5. und 6. Krankheitstage liegen. Doch ist in seltenen Fällen auch ein verspäteter Ausbruch am 10. und sogar am 12. Krankheitstage beobachtet worden (ASCHENBRENNER und v. BAEYER, MRUGOWSKY).

b) Fieberverlauf. Im allgemeinen ist die *Fieberkurve* beim Fleckfieber so *charakteristisch,* daß man schon aus ihr allein mit großer Wahrscheinlichkeit

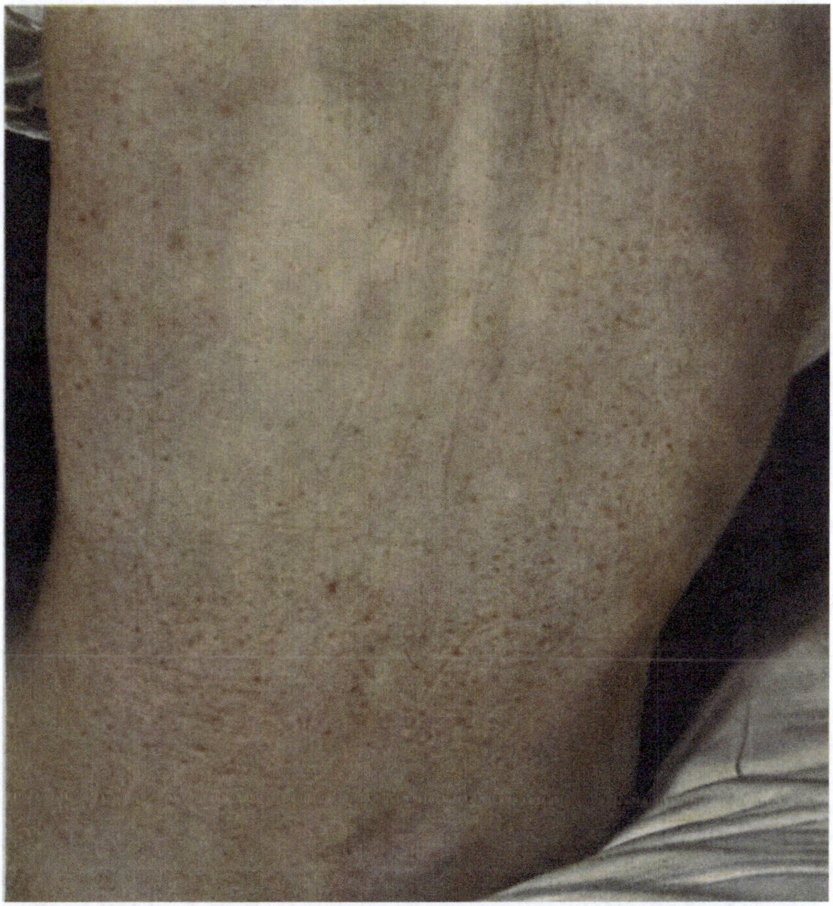

Abb. 4. Charakteristisches Fleckfieberexanthem bei einem Schwerkranken im Beginn der 2. Krankheitswoche. Die hämorrhagische Umwandlung ist besonders deutlich an den runden, roseolaartigen Efflorescenzen der unteren Rückenpartien zu erkennen. Die linke Thoraxseite zeigt auch hellere, blasse Fleckchen, die nicht hämorrhagisch umgewandelt sind, und größere, ganz unscharf begrenzte, sog. MURCHISONsche Flecke.

die retrospektive Diagnose stellen kann. Sie zeigt ein kurzes Stadium incrementi dann eine *ausgesprochene, etwa 10tägige Kontinua* und eine kürzere oder längere lytische Entfieberungsperiode (Abb. 2 und 3). Eine kritische Entfieberung ist sehr selten. Manchmal kommt es in den ersten Tagen der Rekonvaleszenz zu Untertemperaturen.

Der rasche Fieberanstieg wird häufig am 2. oder 3. Krankheitstage zunächst noch durch eine tiefe Intermission unterbrochen, nach GUBERGRITZ in 69% der Fälle („crochet", s. Abb. 2). Die Entfieberung pflegt mit recht großer Regelmäßigkeit zwischen dem 13. und 17. Krankheitstage beendet zu sein, längere Fieberdauer spricht für die Einschaltung von Komplikationen. Besonders die Pneumonien können die Fieberdauer oft ganz erheblich in die Länge ziehen und die Entfieberung verschleiern (Abb. 5), während die eitrigen Sekundärinfekte zumeist *nach* der Entfieberung in der Frührekonvaleszenz auftreten und dann auch in der Fieberkurve mehr oder minder deutlich in Erscheinung treten (Abb. 3). In Abb. 5 und 6 macht eine deutliche Incisur die Abtrennung des „Generalisationsfiebers“ von dem „Fieber aus lokaler Ursache“ (Höring) ohne weiteres möglich.

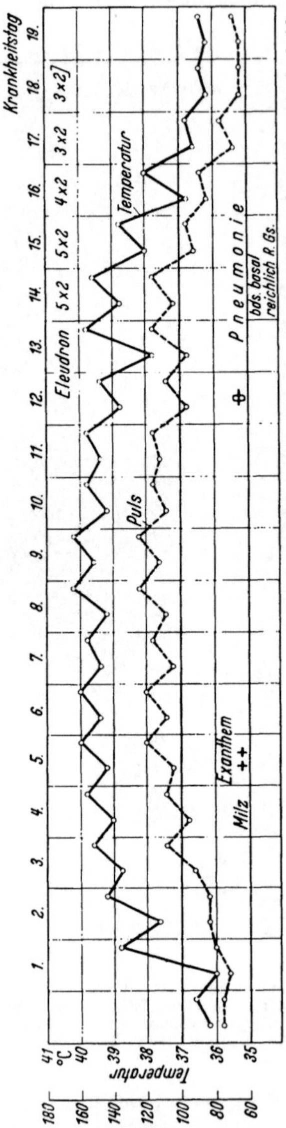

Abb. 5. Mittelschweres Fleckfieber, „stilles Bild“, bei einem 20jährigen Mann. Am 13. Krankheitstag Bronchopneumonie in beiden Unterlappen. Rasche Erholung.

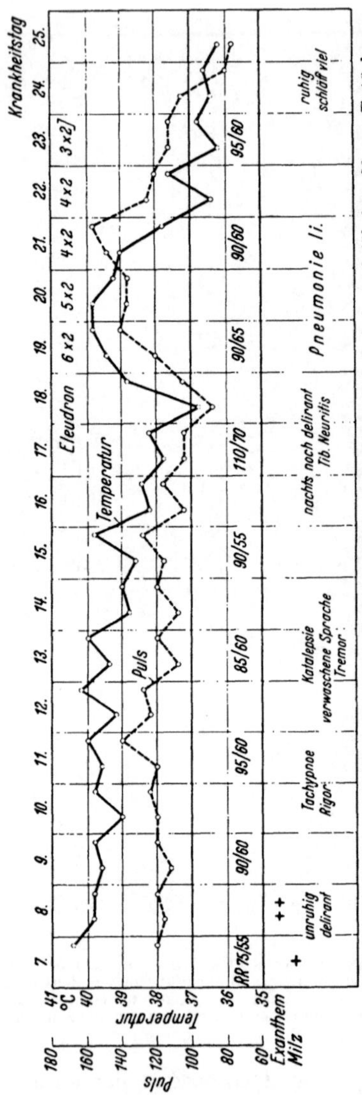

Abb. 6. Schweres Fleckfieber mit starker cerebraler Beteiligung und Tibialisneuritis bei einem 24jährigen Mann. Entfieberung erst am 18. Krankheitstag, anschließend lobäre Pneumonie links mit erheblicher Kreislaufgefährdung. Langsame Rekonvaleszenz.

Freilich ist die gleichmäßige, flache Kontinua im Fieberverlauf nicht immer so klassisch ausgeprägt wie in den Kurven der Abb. 2, 3 und 5. Abb. 6 und 7 zeigen, daß auch stärkere Remissionen bzw. Intermissionen möglich sind. Die Fieberdauer hält sich aber auch hier an die übliche Grenze. Die Fleckfieberencephalitis als solche nimmt nur dann Einfluß auf den Fieberverlauf, wenn es bei besonders foudroyanten Fällen zu einer direkten Schädigung der Wärmeregulationszentren kommt. Dann sieht man gelegentlich auf der Höhe des Krankheitsgeschehens unter schwersten encephalitischen Erscheinungen (z. B. im Status epilepticus) die Temperatur vorzeitig abfallen, was meist als prognostisch sehr ernstes Zeichen zu werten ist.

Seit der Mitte des vorigen Jahrhunderts wurde immer wieder heftig darüber diskutiert, ob es auch *abgekürzte, atypische Fleckfieberkurven* bzw. abortive Krankheitsverläufe gebe oder nicht.

Auf Grund sorgfältiger Beobachtungen vertrat JÜRGENS 1916 sehr energisch den Standpunkt, daß es sich beim Fleckfieber um eine streng *einheitliche* Krankheitsform handle. Die Möglichkeit rudimentärer Infektionen wurde von ihm strikte abgelehnt. BRAUER u. a. machten dagegen darauf aufmerksam, daß sie bei der Zivilbevölkerung *endemisch verseuchter Gebiete* doch auch sehr *leichte* und atypische Krankheitsfälle gesehen hätten, die sie mit Sicherheit als Fleckfieber hätten ansprechen müssen.

Man weiß heute auf Grund exakter serologischer Untersuchungen, daß beide Parteien bis zu einem gewissen Grade im Recht waren. Mit JÜRGENS muß daran festgehalten werden, daß das Fleckfieber bei *Erwachsenen*, die *vorher nie* mit ihm *in Berührung gekommen waren*, tatsächlich zu einer zeitlich sehr scharf begrenzten Erkrankung führt, die auch bei leichtem Verlauf *mindestens 10—13 Tage* dauert. Widersprechende Angaben in der Literatur beruhen vielfach darauf, daß der Termin des wirklichen Krankheitsbeginns nicht richtig festgestellt werden konnte, oder daß Verwechslungen mit Wolhynischem Fieber u. dgl. unterlaufen sind.

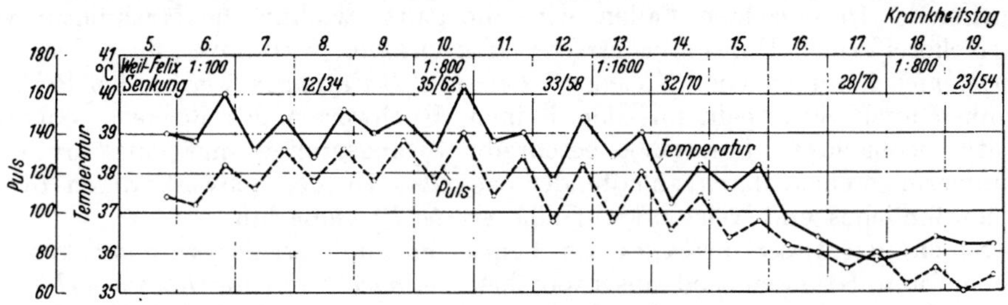

Abb. 7. Mittelschweres Fleckfieber mit auffallend unruhiger Fieberkurve bei einem 28jährigen Mann. Etwas verspätete Entfieberung am 16. Krankheitstag, starke Tracheobronchitis, keine sichere Pneumonie.

Ausgesprochen *leichte* Fleckfiebererkrankungen, die klinisch nur das Bild eines angedeuteten *Status typhosus* ohne gröbere Hirn- und Kreislaufstörungen zeigen, kommen zweifellos vor, besonders beim Abflauen von Epidemien. Sie lassen sich oft nur durch die *serologische Untersuchung* (ansteigender WEIL-FELIX-Titer) differentialdiagnostisch einwandfrei *sichern*. Dagegen haben wir so abgeschwächte und abgekürzte Erkrankungsformen, daß man klinisch von einer „*inapparenten Infektion*" (NICOLL, MOOSER, DANIELOPOLU, DORMANNS) sprechen könnte, bei mit epidemischem Fleckfieber *Erstinfizierten nie gesehen*. Auch die serologischen Untersuchungen von EYER und DILLENBERG bei gleichzeitiger Kontrolle der Proteus-OX-19 und der direkten Rickettsienagglutination haben keinen Anhalt dafür ergeben, daß man mit stummen bzw. subklinischen Fleckfieberinfektionen bei erstinfizierten Erwachsenen praktisch zu rechnen hätte.

Zeigt also die Fieberdauer bei neuerkrankten Erwachsenen — ziemlich unabhängig von der Schwere des Krankheitsbildes — eine bemerkenswerte Konstanz, so gibt es aber unter gewissen Umständen doch auch abgekürzte Fleckfiebererkrankungen. Solche *abgekürzten Verläufe* finden sich z. B. manchmal bei *Kindern*, die das Fleckfieber gelegentlich ziemlich leicht, „wie Masern" überstehen. Die Letalität soll bei ihnen nur 0,1—1% betragen (KOLTYPIN), obwohl auch ausgesprochen cerebrale Krankheitsfälle vorkommen (OCKLITZ). Nach den von KOLTYPIN auf Grund von genauen Erhebungen in Moskau angegebenen Zahlen hält sich die Fieberdauer allerdings auch bei Kindern in der überwiegenden Mehrzahl der Fälle zwischen 8 und 16 Tagen (87,5%). MUNK und OCKLITZ geben als Durchschnittsdauer 10—13 Tage an. Erkranken aber solche in der *Kinderzeit* Infizierte *später*, nach 15—20 Jahren, von neuem an Fleckfieber, so *verläuft die 2. Erkrankung* nicht nur *leicht*, sondern auch in deutlich *abgekürzter Form*. Seit es eine wirksame aktive Schutzimpfung gegen das Fleckfieber gibt, sind diese Zusammenhänge viel genauer bekannt geworden. Auch das Fleckfieber der *Schutzgeimpften* verläuft dank der vorhandenen *Grundimmunität* meist in dieser leichten, abgekürzten Form (s. S. 715).

Gelegentlich finden sich am Ende der 1. Woche *nach der Entfieberung* noch gröbere oder geringere *Temperaturschwankungen*, die teils auf einer Labilität der Wärmeregulation, teils auf Immunitätsschwankungen bei der endgültigen Rickettsienvernichtung beruhen können (Aschenbrenner und Marx). Walther denkt bei diesen Zuständen außerdem noch an allergische Mechanismen. Bei jedem solchen „Nachfieber" sollte man es aber nie unterlassen, auch sorgfältig nach *larvierten Komplikationen* durch eitrige Mischinfekte zu fahnden.

c) Neurologische Erscheinungen. Extrapyramidale Störungen sind bei Fleckfieberkranken häufig. Sie wurden z. B. von v. Baeyer bei 51% der von ihm zwischen dem 3. und 30. Krankheitstag untersuchten Fleckfieberkranken gefunden (1942). Unter ihnen fällt relativ *frühzeitig*, schon vom Ende der 1. Krankheitswoche an der *Tremor* auf, der vor allem an Händen und Fingern, nicht selten auch an Füßen und Zehen ausgeprägt ist. Er ist meistens fein- bis mittelschlägig, doch kommt auch ein grobes Wackeln oder Schütteln der ganzen Extremität vor. Nicht selten wird der Tremor durch intendierte Bewegungen *verstärkt*, er ist manchmal auch an Kopf, Unterkiefer, Zunge und Gesichtsmuskulatur wahrzunehmen. In einzelnen Fällen wird die ganze willkürliche Muskulatur von einer choreiformen Unruhe beherrscht (Hirschberg, Smirnow); auch *Tics* und *Myoklonien* kommen vor. Neben *athetotischen Bewegungen* werden bei Schwerkranken auch Strampeln mit den Beinen, Hochwerfen des Beckens, Jactatio capitis beobachtet. Scheller beschreibt Zwangsgreifen und eine Art Umklammerungsreflex. Lang anhaltender *Singultus* ist bei Schwerkranken nichts Ungewöhnliches und weist oft auf eine *ernste Prognose* hin.

Neben den *hyperkinetischen* Erscheinungen sind *akinetische* recht typisch. Die meisten Kranken sind ausgesprochen *amimisch* und *antriebsschwach*. Ein mehr oder minder starker *Muskelrigor* gehört zum durchschnittlichen Krankheitsbild, oft liegen die Kranken in besonderen Haltungen im Bett und zeigen eine *kataleptische Beharrungstendenz* (Munk, Kollert, Finger, Hirschberg). Betzendahl macht auf gewisse seltene Abbauformen der Gesamtmotorik aufmerksam, denen wahrscheinlich Störungen im Gebiet der Stammganglien zugrunde liegen. Neben den viel auffälligeren extrapyramidalen Erscheinungen kommen auch *vereinzelt Pyramidensymptome* vor. v. Baeyer fand bei seinen Untersuchungen in 36% der Fälle Reflexsteigerungen, Fehlen der Bauchdeckenreflexe usw. Tonische Zusammenziehungen der Gliedmaßenmuskulatur, die an Tetanie oder Tetanus erinnern, wurden von Betzendahl berichtet.

Bulbäre und pseudobulbäre Erscheinungen begleiten häufig die schwereren encephalitischen Verläufe, nach v. Baeyer in 45%. Die *Zunge* kann oft nur *mühsam*, zitternd und ruckweise vorgestreckt werden („signe de la langue" — Godelier 1851). Das *Kauen* ist erschwert, der Masseterreflex gesteigert (Scheller). Der eigentliche Schluckakt ist aber nur selten beeinträchtigt. Zuweilen löst Berühren der Lippen automatische Kau- und Schmatzbewegungen aus, auch Facialisspasmen sind beschrieben. Die häufige *Sprachstörung* wurde schon von Griesinger 1857 erwähnt. Nach v. Baeyer handelt es sich um eine *Dysarthrie*, bei welcher die Mischung bulbärer und pseudobulbärer Komponenten mit extrapyramidalen und cerebellären unverkennbar ist; die Kranken sprechen verwaschen, undeutlich, guttural, häufig fällt auch ein ausgesprochenes Silbenstolpern auf. Die *Aphonie* kann durch entzündliche Erscheinungen am Kehlkopf oder peripherneuritisch bedingt sein; durch gefäßbedingte Großhirnveränderungen können echte Aphasien hervorgerufen werden. Augenmuskellähmungen sind ausgesprochen selten (Scheller, Feldmann), über Konvergenzstörungen wurde von Fanta berichtet. Pupillenstörungen sind nach v. Baeyer ebenfalls sehr selten, er konnte selbst nie eine Pupillenstarre bei Fleckfieberkranken beobachten.

Schädigungen der *Seh- und Hörnerven* gehören zum Durchschnittsbild. Bei den Veränderungen an den Sehnervenpapillen handelt es sich wahrscheinlich seltener um eine echte

Neuritis optica, sondern vor allem um leichte *Stauungszustände*. Sie werden in 20—50% der Fälle gefunden (ARNOLD, MÜLLER, FANTA, MANUSLESKU, OCKLITZ). Die Prognose der Opticusveränderungen ist fast immer günstig. Ausgang in *Opticusatrophie* mit Erblindung scheint ausgesprochen selten zu sein (GOWERS, ARNOLD, HIRSCHBERG, SAUTTER, SCHULTE). Von nicht neurologischen Augenveränderungen wurden Conjunctivitis, leichte Glaskörpertrübungen, Netzhautinfiltrate, Netzhautblutungen, Hochdrucksymptome an den Netzhautarterien usw. festgestellt (FANTA, SAUTTER, FREUSBERG, MÜLLER, FANTA und SIEDEK). Die kleinen knötchenförmigen *Infiltrate der Netzhaut* und der Aderhaut, die MÜLLER bei 28% seiner Fälle fand, werden als für das Fleckfieber spezifische Fundusveränderungen angesehen. Die manchmal sehr hochgradige *Schwerhörigkeit* der Fleckfieberkranken hat nicht nur eine nervöse Ursache (v. BAEYER, MITTERMAIER), auch *Mittelohrentzündungen* und Tubenkatarrhe sind nichts Ungewöhnliches. Ihre Häufigkeit schwankt zwischen 17—80% (MITTERMAIER). Bei der *Innenohrschwerhörigkeit* ist der Nervus octavus, der neuritische Veränderungen erleidet, häufig der Sitz der Erkrankung. Die Gehörschädigungen haben im allgemeinen eine gute Prognose, sind aber therapeutisch schwer zu beeinflussen. Ein Nystagmus tritt gelegentlich, aber nicht allzu häufig auf.

Ataxie von cerebellarem Charakter ist ein häufig beschriebenes Symptom (SCHITTENHELM, SCHAMBUROW, MARGULIS, v. BAEYER). Die ataktischen Erscheinungen, vor allem die *Gangunsicherheit*, können die Entfieberung längere Zeit überdauern. Typische Herdsymptome von seiten des *Großhirns* sind ziemlich selten und wohl meist durch grobe Kreislaufstörungen bedingt. Hemiplegien, Aphasien, Hemianopsien, rindenepileptische Krämpfe wurden von HAMPEL, REDER, SMIRNOW, FELDMANN, HIRSCHBERG, v. BAEYER, MUNK u. a. in Einzelfällen beschrieben.

Bei den *peripheren Nervenstörungen* handelt es sich vielfach nur um Reizerscheinungen wie Schmerzen und Parästhesien, aber auch motorische und sensible Ausfallserscheinungen sind (sowohl an einzelnen Nerven wie in den verschiedensten Kombinationen) nicht ganz selten. SCHELLER sah *Ulnarisneuritiden* in 4—5%, *Peroneuslähmungen* in etwa 2—3%. Der Ausgang ist meist günstig, die Rückbildung allerdings langwierig. Ausgesprochene Rückenmarkserscheinungen sind beim Fleckfieber etwas Seltenes (HIRSCHBERG, SCHELLER, v. BAEYER). Ob die *Blasenstörungen* beim Fleckfieber — soweit sie bei klarem Bewußtsein auftreten — spinaler Herkunft sind oder mit einer Affektion der subthalamischen bzw. corticalen Zentren zusammenhängen, ist fraglich (v. BAEYER).

Nach HALLERVORDEN sind die *weichen Hirnhäute* beim Fleckfieber sehr regelmäßig von Entzündungsprozessen mitbefallen. Klinisch findet man daher die Erscheinungen einer meningitischen Reizung und entsprechende Veränderungen des *Liquors* (MUNK, HEGLER, SMIRNOW, HIRSCHBERG, SCHELLER, v. BAEYER, WAJNAPEL, OCKLITZ). Fast immer ist der Liquor klar, nur bei höherer Zellzahl besteht eine leichte Trübung, niemals ist er eitrig; der *Druck* ist häufig schon in den 1. Krankheitstagen *erhöht*, *Xanthochromie* kommt gelegentlich vor, nach WAJNAPEL sogar in 30%. Die *Zellzahl* ist oft *erhöht*, am meisten zwischen dem 8.—13. Krankheitstag (OCKLITZ). SCHELLER fand Werte etwa um 100/3 Zellen, v. BAEYER etwas höhere zwischen 100/3 und 200/3, einmal sogar 1150/3. Die Zellvermehrung scheint meistens durch lymphocytäre Elemente bedingt zu sein (DANIELOPOLU), jedoch sind auch Leukocyten und Makrophagen nachgewiesen. OCKLITZ betont das ständige Vorhandensein von kleinen Erythrocytenmengen. Auch untergehende Ependymzellen wurden beobachtet (SCHELLER, HEILIG, SLATINEANO und GALESESCO). Die *Eiweißwerte* sind häufig etwas *erhöht*, am meisten zur Zeit der Entfieberung (OCKLITZ). Über das Verhalten der *Kolloidkurven* im Fleckfieberliquor hat SCHELLER berichtet. Er fand mehr oder weniger ausgesprochene Ausflockungen, schon bei geringen Verdünnungsgraden. Die WEIL-FELIX-*Reaktion im Liquor* wird um den 8.—10. Tag herum positiv (OCKLITZ), und zwar in etwa 30% der Fälle (ROEMER, H. R. FRANK). DOERR nimmt an, daß neben der hämatogenen Entstehung eine lokale oder endogene Bildung von

Antikörpern innerhalb der Blutliquorschranke in Frage kommt. Nach seinen Untersuchungen wurde eine positive WEIL-FELIX-Reaktion im Liquor nur dann gefunden, wenn der Serumtiter 1:800 überschritt. Im allgemeinen sprechen die klinischen Erscheinungen beim Fleckfieber für das Vorhandensein einer *serösen Meningitis*, stärkere Pleocytose und Eiweißvermehrung wurde nur in Einzelfällen beobachtet (v. BAEYER). Ausnahmsweise wurde auch das Vorhandensein einer *Subarachnoidalblutung* festgestellt (HIRSCHBERG, SCHELLER, MERTENS).

d) Psychische Erscheinungen. Die psychopathologischen Symptome beim Fleckfieber können nach v. BAEYER auf *zweierlei Weise* entstehen: aus dem *allgemeinen*, infektiös-toxischen Geschehen und aus den *herdförmigen* Veränderungen des Gehirns. Es ist im allgemeinen schwer oder kaum möglich, innerhalb des psychischen Bildes diese beiden pathogenetischen Mechanismen auseinanderzuhalten. In einzelnen Fällen ragen jedoch Erscheinungen in das psychisch-cerebrale Bild hinein, die ihrer Herkunft nach eine herdförmige, encephalitische Grundlage sehr wahrscheinlich machen, nämlich vor allem gewisse stuporös-akinetische und bradyphene Zeichen, die bei klarem oder wenig getrübtem Bewußtsein hervortreten und mit sicheren neurologischen Herderscheinungen verknüpft sind (v. BAEYER). Man kann wohl mit gewissen Einschränkungen sagen, daß eine *psychische Störung* beim Fleckfieber *obligatorisch* ist. Ausnahmen bilden die an sich leichteren, „stillen" Verläufe bei Schutzgeimpften, bei Kindern und bei Zweiterkrankten. Die *Regelmäßigkeit* des Auftretens psychischer Störungen hängt zweifellos mit dem *encephalitischen Anteil* der Erkrankung zusammen.

Eine *sensorische Überempfindlichkeit* gegen Licht, Geräusche und Gerüche ist oft im Beginn der Erkrankung, zugleich mit Kopfschmerzen und allgemeiner Abgeschlagenheit, vorhanden (SCHELLER). Die *Bewußtseinstrübung* tritt bald danach, etwa in der Mitte der 1. Krankheitswoche, auf. Die Kranken werden zunehmend matt und dösig, langsam, sie haben Mühe, Fragen zu erfassen und sinngemäß zu beantworten, gleiten leicht ab, kümmern sich wenig um die Vorgänge in ihrer Umgebung. Die *Stimmungslage* ist in der Mehrzahl der Fälle ziemlich neutral, manchmal auch ausgesprochen ängstlich oder mißtrauisch. Gelegentlich treten in der akuten Phase *euphorische Zustände* mit Neigung zum Witzeln oder zu obszönen Reden auf. Ärzte und Pflegepersonal dürfen nie vergessen, daß die Stimmung der Fleckfieberkranken aber auch *rasch und sprunghaft wechseln kann*, sogar Selbstmorde und Selbstmordversuche kommen vor, sind aber allerdings selten (v. BAEYER).

Dagegen sind *delirante Erscheinungen* sehr häufig (HIRSCHBERG, FRANK, SCHELLER, v. STOCKERT). Sie bevorzugen die Abend- und *Nachtstunden* und zeigen eine gewisse Induzierbarkeit durch laute Delirien anderer Kranker, wodurch die Pflege von Fleckfieberkranken in großen Sälen oft erschwert wird. Was bei diesen Delirien erlebt wird, ist vielfach nicht genau zu ermitteln, zumal die deliranten Zustände nachträglich ganz der *Amnesie verfallen.* Sind die Kranken ansprechbar, so zeigt sich, daß sie ihre wirkliche *Umgebung verkennen*, den Krankensaal für eine Stube zu Hause, einen Unterhaltungsraum, ein Arrestlokal usw. halten. Neben indifferenten oder angenehmen Inhalten stehen aber auch sehr quälende.

Die *Halluzinationen* sind meist *optischer Natur*. Ein Kranker sieht die Pferde, die er in gesunden Tagen gepflegt hat, draußen vor dem Fenster vorüberziehen (v. BAEYER). Auch akustische Sinnestäuschungen kommen vor, sind aber seltener. Haptische Trugwahrnehmungen hat v. STOCKERT beschrieben. Auch *Störungen des Körperschemas* kommen vor. Den Kranken erscheinen dann die Glieder vom Rumpf getrennt, verdoppelt, vergrößert, ein zweiter Körper liegt neben den Kranken, der Kranke setzt sich selbst seinen neben ihm liegenden Kopf auf (GILJAROWSKY, v. BAEYER). *Veränderungen des Ich-Erlebens* wurden schon in den früheren russischen Epidemien beobachtet (HIRSCHBERG, SCHELLER). Ein Kranker v. BAEYERs bezeichnete sich in der akuten Erkrankungsphase als einen anderen Soldaten, seinen Freund, und nahm dieses Bewußtsein wahnhaft in die

Rekonvaleszenz hinüber, bis er nach einigen Tagen vor dem Rasierspiegel plötzlich wieder zu der Erkenntnis seiner wirklichen Persönlichkeit kam.

Amentielle Zustände sind beim Fleckfieber öfters mit motorischen und sprachlichen Entäußerungen verbunden, die als *kataton* bezeichnet werden. Die Kranken, die kaum ansprechbar sind oder überhaupt nicht mehr sprechen (Mutismus), lassen die passiv erhobenen Gliedmaßen minutenlang in unbequemer Stellung stehen, bis diese wackelnd und zitternd allmählich herabsinken. *Dämmerzustände* von kurzer, stunden- bis tagelanger Dauer, kommen ebenfalls vor. Es handelt sich um stark *affektgeladene Erregungen* mit plötzlichem Beginn und Abschluß, in welchen die Kranken bei nicht allzu tief getrübtem Bewußtsein wahnhafte Inhalte äußern, sich in phantastische Situationen versetzt glauben, laut reden oder schreien, unruhig und gewalttätig sind. Nachträglich besteht oft Amnesie (HIRSCHBERG, SCHELLER, V. BAEYER).

Während die bisher beschriebenen Störungen in allen Erkrankungsphasen und auch im Rekonvaleszenzstadium auftreten, sind folgende Erscheinungsbilder der *Rekonvaleszenz* fast spezifisch eigen: manchmal sehr langwierige *hyperästhetisch-emotionelle Schwächezustände, Residualwahn und Konfabulose* (V. BAEYER). Was die erstgenannten betrifft, so sind die Kranken manchmal noch wochen- und monatelang recht unfrisch und erschöpfbar, leistungsunfähig, nervös, reizbar, unkonzentriert. Andere Kranke kommen nach wiederhergestellter Bewußtseinsklarheit tage- oder wochenlang nicht von den abnormen Inhalten der akuten Phase los, halten wahnhaft an ihnen fest oder verarbeiten sie weiter: Residualwahn. Bei der 3. Gruppe handelt es sich um *Wahngebilde*, die in der *Rekonvaleszenz neu auftreten* und fast immer einen expansiven Charakter besitzen. Diese Kranken fangen bei klarem Bewußtsein und kaum gestörten intellektuellen Funktionen plötzlich an, von eingebildeten Heldentaten, Beförderungen, Auszeichnungen usw. zu berichten, die sie weiter ausschmücken und ausspinnen. Dabei scheint es sich gewöhnlich um *freie Phantasieeinfälle* zu handeln, die den Einfällen in Wachträumereien vergleichbar sind. Äußerlich sind die Kranken geordnet und ruhig, sie bemühen sich selten darum, durch ihre angeblichen Titel Vorteile oder eine bessere Behandlung zu erlangen. V. BAEYER hat diese Zustände eingehend beschrieben und sie den *Konfabulosen* zugerechnet, da das produktive Phantasiemoment, der phantastische Einfall bei ihrer Entstehung die Hauptrolle spielt. Diese Konfabulosen pflegen innerhalb weniger Wochen *abgebaut zu werden* und in *Genesung* überzugehen.

Psychische *Restzustände* schwerer Fleckfiebererkrankungen (postinfektiöse Reizbarkeit, Alkoholintoleranz, Wesensveränderungen) können gelegentlich von forensischer Bedeutung werden (V. BAEYER, V. STOCKERT, BETZENDAHL). Auf die Frage eventueller *Dauerschäden* wird im Abschnitt „Rekonvaleszenz" noch eingegangen werden.

e) Kreislauf. Schon aus den klinischen Erfahrungen des ersten Weltkrieges wurde bekannt, daß beim Fleckfieber ganz besonders häufig und ausgiebig *periphere Kreislaufstörungen* in Erscheinung treten. Diese periphere Gefäßschwäche ist aber nicht nur eine primäre, infektbedingte, sondern sie wird vor allem durch die *spezifische Miterkrankung des Gehirns erst ausgelöst*. MUNK und CEELEN haben das Verdienst, 1915/16 als erste durch vergleichende klinische und pathologisch-anatomische Studien eine weitgehende Parallelität zwischen den charakteristischen Fleckfieberveränderungen des Gehirns und den Störungen des Blutumlaufes aufgezeigt zu haben.

Bei der Fleckfieberencephalitis sind die *lebenswichtigen Zentren* im basalen Teil *des 4. Ventrikels* (Rautenhirn) ganz besonders bedroht. Wie aus Tabelle 1 hervorgeht, ist der *zentral bedingte Zusammenbruch der Kreislaufsteuerung* bei weitem die häufigste *Todesursache*. 93,4% der von ASCHENBRENNER unter

Frontverhältnissen beobachteten tödlichen Krankheitsfälle starben unter einem schweren encephalitischen Bild, bei 70,8% war das zentral bedingte Kreislaufversagen die hauptsächliche Todesursache. Die größere oder geringere Beteiligung des Zentralnervensystems am Krankheitsprozeß entscheidet also schicksalhaft fast immer über Leben oder Tod des Kranken.

Unter den Schädigungen der verschiedenen lebenswichtigen Hirnzentren sind diejenigen, welche die Regulationsstätten für Herz, Gefäße und Atmung in der Medulla oblongata betreffen, bei der Fleckfieberencephalitis sowohl die häufigsten als auch die klinisch bedeutungsvollsten. Schon Ceelen hat betont, daß der *Boden des 4. Ventrikels* geradezu ein *Lieblingssitz der Fleckfieberknötchen* im Gehirn sei. In schweren Fällen findet man dort nicht nur auffallend große Knötchen, sondern sie können auch so dicht liegen, daß *mehrere Tausend auf 1 cm³ Hirnsubstanz treffen* (Dawydowskie). Unter Berücksichtigung der Topographie ist es also bei den engen räumlichen Verhältnissen im Medulla oblongata-Gebiet nicht verwunderlich, daß außer den Kerngebieten der unteren 6 Hirnnervenpaare gerade die autonomen Zentren für die Herz- und Kreislaufregulation besonders häufig direkt oder indirekt betroffen werden.

Tabelle 1. *Todesursachen beim Fleckfieber.* (Deutsches Fleckfieberlazarett, Winter 1941/42).

Todesursache	Anzahl	%
Schweres cerebrales Krankheitsbild (zentral bedingter Kreislauftod)	75	70,8
Desgleichen mit Pneumonie	21	22,6
Desgleichen mit Myokarditis	3	
Myokarditis	1	6,6
Arterielle Thrombose (zweimal mit Gangrän)	3	
Empyem	2	
Phlegmonöse Entzündungen der Pharynxwand mit Glottisödem	1	
Gesamt-Todesfälle	106	100,0

Im klinischen Bild der zentral ausgelösten Kreislaufschwäche beim Fleckfieber finden wir als typisches und regelmäßiges Symptom eine auffallende *Tachykardie.* Der Beginn der Pulsfrequenzsteigerung fällt nicht etwa mit dem Fieberanstieg zusammen, es findet sich sogar im Gegenteil in den ersten Krankheitstagen meist eine relative Bradykardie (Arneth, Brinkmann, Dennig, Gubergritz, Lampert, Schittenhelm). Erst im späteren Verlauf der 1. Krankheitswoche steigt *gleichzeitig mit der Ausbildung der cerebralen Symptome* die Pulsfrequenz allmählich an und erreicht bei den schweren Fällen oft sehr hohe Werte von 120—140—160 Schlägen in der Minute. Diese *Dauertachykardie* kommt auch ohne entzündliche Myokardschädigung vor und wird dem Herzen wohl meistens von seinen geschädigten zentralen Regulationsstätten her sozusagen aufgezwungen. Sie stellt eine wesentliche, unökonomische Belastung für die Herzarbeit dar und kann besonders *bei zusätzlichen Schädigungen,* z. B. Pneumonien, verhängnisvoll werden.

Nicht minder wichtig ist die schon von Munk besonders hervorgehobene *Hypotonie* (Schittenhelm, Danielopolu, Laurentius, Lühr, Sturm, Wajnapel). In der 1. Krankheitswoche findet man zwar im allgemeinen Blutdruckwerte, die noch im Bereich der Norm liegen oder nur leicht erniedrigt sind. Auch später, wenn die cerebralen Symptome und die Tachykardie zunehmen, betragen die Blutdruckwerte in den meisten Fällen etwa zwischen 100/70 und 80/60, so daß immerhin noch eine ausreichende Blutzirkulation ermöglicht wird. Bedrohlich werden die Kreislaufverhältnisse aber dann, wenn es auf dem Höhepunkt schwerer cerebraler Krankheitsbilder plötzlich zu einer *massiven Schädigung* der Zentren im Rautenhirn kommt. Dann sinkt im zentral ausgelösten finalen Kollaps infolge der *Lähmung des Vasomotorenzentrums* der Blutdruck jäh auf oft kaum meßbare Werte ab. Neben diesen *akuten Kollapszuständen* gibt es aber auch ein mehr *allmähliches* „*Versiegen*“ der Kreislauftätigkeit, bei welchem nach zeitgerechter Entfieberung die Tachykardie, die Hypotonie und die Störungen der Blutverteilung bestehen bleiben, der Organismus seine

Reserven völlig erschöpft hat und schließlich in einer Art „cerebraler Kachexie“ langsam verlöscht. Hier handelt es sich offensichtlich um eine *Schädigung der großen vegetativen Zentren im Hypothalamusgebiet* (W. R. HESS, VAN BOGAERT, ASCHENBRENNER und V. BAEYER, STURM, VELASCO ALONSO).

Die ganze nervöse Kreislaufregulation kann also beim Fleckfieber in sehr mannigfaltiger Weise gestört werden. Die Blutdrucksenkung ist nur ein Teilsymptom, das sogar in schweren Fällen fehlen kann (WOLBACH, TODD und PALFREY); Gegenregulationen verschiedenster Art sind oft lange Zeit noch möglich. Versagt aber die Anpassungsfähigkeit des Gefäßsystems, bleibt die so wichtige Engerstellung funktionell nicht beanspruchter Gefäßgebiete aus, so entwickeln sich schwere Störungen der Blutverteilung. Allmählich kommt es zu einem Versacken des Blutes in die Kreislaufperipherie und zu einem Leerlauf des Herzens. Bei längerem Sauerstoffmangel werden dann auch noch die Capillaren durchlässig, zum „hämodynamischen“ Kollaps gesellt sich der „protoplasmatische“, Blutverteilungsstörungen und Plasmaaustritt vermindern die zirkulierende Blutmenge (EPPINGER, SCHWIEGK, DIECKHOFF).

Ein weiteres klinisch einprägsames Symptom ist die oft auffallende *Cyanose*. Das typische rote „Fleckfiebergesicht“ zeigt in vielen Fällen sehr bald schon einen cyanotischen Einschlag, später kann es bei schweren Fällen mit hämorrhagischem Exanthem zu einer allgemeinen Blausucht kommen. Ganz extreme Grade von Cyanose sieht man gelegentlich bei Komplikation durch ausgedehnte Pneumonien oder schwere Myokarditis, vor allem wenn sich dann auch noch ein Lungenödem einstellt. Die Acren können bei solchen Krankheitsfällen geradezu einen schwärzlichen Farbton annehmen.

Gangrän und *Hautnekrosen* wurden bei den Fleckfieberkranken des 2. Weltkrieges wesentlich *seltener* gesehen als bei früheren Epidemien (ASCHENBRENNER, DORMANNS, HORTOPANU, STARLINGER, SYLLA). Sicher ist nicht nur die Häufung von schweren cerebralen Fällen, sondern auch das Auftreten von Komplikationen beim Fleckfieber weitgehend von dem jeweiligen *„Genius epidemicus“ abhängig*. So wies z. B. schon DAWYDOWSKIE darauf hin, daß die russischen Ärzte in der Epidemie 1915/16 an der russischen Westfront nur vereinzelte Gangränfälle beobachtet haben, während diese bei der Pandemie 1918/20 sehr gehäuft aufgetreten seien. DANIELOPOLU hat bei der Epidemie von Jassy 1917/18 bei 608 Fleckfieberkranken nicht eine einzige Extremitätengangrän gesehen. Allerdings dürften beim Zustandekommen aller Sekundärkomplikationen auch die jeweiligen sozialen, klimatischen und hygienischen Verhältnisse und die Ernährungsbedingungen eine wesentliche Rolle spielen.

Die gangränösen Erkrankungen waren in früheren Jahrhunderten eine sehr gefürchtete Komplikation und haben dem Fleckfieber den Beinamen „*Faulfieber*“ eingetragen. Schon JÜRGENS machte darauf aufmerksam, daß diese Komplikation offensichtlich nicht nur auf der Blutdrucksenkung und deshalb mangelhaften Durchblutung des Körpers (MUNK) beruhe, sondern vor allem auf *Kälteeinwirkung* und *Unterernährung* (Hungertyphus). Bei den von SCHOPPER und SYLLA beobachteten Gangränfällen scheint längere Kälteeinwirkung ätiologisch ganz im Vordergrund gestanden zu haben. Das gleiche geht aus älteren Beobachtungen von HESSE, WIETING, DREYER, MEYER und KOHLSCHÜTTER, WELCKER u. a. hervor („gefäßparalytische Kältegangrän“).

Übereinstimmend wird in den neueren Beobachtungen hervorgehoben, daß die im ganzen recht seltene *Extremitätengangrän* meist als sekundäre Folgeerscheinung *arterieller Thrombosen* auftritt (HORTOPANU, ASCHENBRENNER und V. BAEYER, SCHOPPER, BIELING und HEINLEIN, GESENIUS). ROTH betont, daß der Thrombenbildung in den großen Gefäßen vielfach eine *spezifische Wandveränderung* zugrunde liegen dürfte. Neben den anatomischen und funktionellen Schädigungen des Gefäßrohres spielen bei der Thromboseentstehung während des Fleckfiebers aber auch die erhöhte Gerinnungsbereitschaft des Blutes und die schlechten peripheren Zirkulationsverhältnisse zweifellos eine Rolle (ASCHENBRENNER und MARX, SYLLA). Gelegentlich wurden multiple Thrombenbildungen in der Aorta und verschiedenen Becken- und Beinarterien festgestellt

(Aschenbrenner und v. Baeyer), wobei sich auch ein gestielt aufsitzender Thrombus im linken Herzmuskel fand. Bei solchen Situationen sind also auch arterielle Embolien möglich. In nicht allzu komplizierten Fällen können die Kranken durch rechtzeitige *Amputation* gerettet werden; auch Spontanheilung mit Defekt und allerdings meist unzureichender Kollateralenbildung kommt vor (Gesenius).

Nicht wesentlich häufiger sind die oberflächlichen *Hautnekrosen* („Fledermaushaut" nach Munk), schwarz verfärbte, lederartige Hautpartien mit hellroter, leicht eiternder Demarkationszone, die durch eine Kombination von lokalen Wandschädigungen kleinerer Arterien, Druckwirkung und peripheren Zirkulationsstörungen entstehen. Sie heilen meist unter konservativer Behandlung nach Abstoßung der mumifizierten Hautstellen ab. *Venenthrombosen* treten meist später, in der Frührekonvaleszenz, auf und können ausnahmsweise beim Hinzutreten von Mischinfektionen zu einer thrombophlebitischen Sepsis führen.

Bezüglich der klinischen Bedeutung der *Fleckfiebermyokarditis* sind die Ansichten in der Literatur geteilt. Garreton Silva, Hervé und del Solar, Dennig, Gg. B. Gruber, E. Herzog, Gg. Herzog, Hueck, Joyeux und Sicé, Liebau, Randerath, Walter, Bohn, Chiari, Bieling und Heinlein halten sie für eine oft doch recht ernste Komplikation, während Schittenhelm, Munk, Otto und Munter, Ceelen, Dawydowskie, Lutz, Schopper, Roth, Krause, Norviit u. a. den Standpunkt vertreten, daß die Fleckfiebermyokarditis in der überwiegenden Mehrzahl der Fälle *leicht verläuft* und die Herztätigkeit nur wenig beeinflußt. Die Ansicht Brauers, daß der Fleckfieberkranke häufiger an einem primären Versagen der Triebkraft des Herzmuskels als an einer primären Vasomotorenlähmung stürbe, wird heute jedenfalls von den meisten Autoren abgelehnt. Von pathologisch-anatomischer Seite wird darauf hingewiesen, daß die Beteiligung des Myokards sehr *unterschiedlich* und vielfach nur *recht geringfügig* sei (Gg. Herzog, Gruber, Schultz, Schopper, Roth) und daß bei der interstitiellen Fleckfiebermyokarditis eine *Schädigung des Muskelparenchyms selbst* (wie z. B. bei der Diphtherie) so gut wie *nie* in nennenswertem Ausmaße nachzuweisen sei.

Auch nach unseren eigenen klinischen und elektrokardiographischen Erfahrungen halten wir die Fleckfiebermyokarditis — von einzelnen ausgesprochen schweren Fällen abgesehen — für eine *meist verhältnismäßig harmlose* und *prognostisch gutartige* Komplikation, welche die contractilen Elemente des Herzmuskels weitgehend unversehrt läßt. Die besonders bei schweren Fleckfieberfällen häufig festzustellenden *EKG-Veränderungen* am Zwischenstück und an der Nachschwankung (Garreton Silva, Hervé und del Solar, Krause, Norviit, Bohn, Aschenbrenner, Laurentius) sind ja keineswegs immer Folge einer Myokarditis, sondern werden viel öfter durch Durchblutungsstörungen des Herzens (Dauertachykardie, Hypotonie, Überbelastung des rechten Herzens bei Pneumonie usw.) hervorgerufen. Auch bei den Rhythmusstörungen des Fleckfieberherzens spielen entzündliche Myokardveränderungen wohl eine geringere Rolle als die Durchblutungsstörungen und die rein zentralnervöse Auslösung (Aschenbrenner, Lühr, Norviit, Laurentius). Im allgemeinen bilden sich die *EKG-Veränderungen* in der Rekonvaleszenz *rasch wieder zurück*, während die *Regulationsstörungen* des peripheren Kreislaufes noch wochen- und monatelang *anhalten* können (Robbers). Die starke vegetative Labilität des Herznervenapparates kommt in der Fleckfieberrekonvaleszenz besonders deutlich zum Ausdruck (Siedeck, Kaspeczyk und Fanta, Lemke).

f) Stoffwechsel. Störungen des Intermediärstoffwechsels können beim Fleckfieber — wie bei anderen schweren Infektionskrankheiten — durch die intensive und stürmische *Allgemeininfektion* als solche hervorgerufen werden, darüber hinaus aber auch noch durch *encephalitisch* bedingte zentrale Dysregulationen. Doch dürften die letzteren beim Stoffwechsel eine geringere Rolle spielen als z. B. bei den Kreislauffunktionen, da die großen vegetativen Zentren des Zwischenhirns zahlenmäßig weit *seltener* vom Fleckfieberprozeß befallen werden als die der Medulla oblongata. So erscheint es uns etwas einseitig gesehen, wenn Sturm die „hypothalamische Planung" der Fleckfieberpathologie ganz in den Vordergrund rückt.

Unter den Veränderungen des *Mineralstoffwechsels* beim Fleckfieber ist die *Hypochlorurie* am längsten bekannt (Murchison 1858). Sie findet sich ebenso wie bei Pneumonien, Scharlach, WEILscher Krankheit, Rückfallfieber usw. nur während des akuten Fieberstadiums (s. Abb. 8), da zu dieser Zeit eine erhöhte Gewebsaffinität für Kochsalz besteht (GLATZEL, JULLIARD und HÉNAFF, DANIELOPOLU, ASCHENBRENNER, SCHÄFER, WAJNAPEL). Bei diesen *intermediären Kochsalzverschiebungen* spielen vermutlich Störungen der „gerichteten Permeabilität der Capillarwände“ eine maßgebliche Rolle (EPPINGER, GLATZEL, SCHÄFER, DIECKHOFF), wohingegen Kochsalzverluste *nach außen* (lang anhaltendes Erbrechen, profuse Durchfälle) beim Fleckfieber kaum vorkommen. Mit wirklichen *Salzmangelzuständen* hat man daher beim Fleckfieber im allgemeinen *nicht* zu rechnen, die *Hypochlorämie* hält sich in sehr mäßigen Grenzen. ASCHENBRENNER fand bei fortlaufenden Bestimmungen die tiefsten Senkungen des Kochsalzspiegels im Blute etwa zwischen dem 10. und 14. Krankheitstag (Werte zwischen 510 und 550 mg-% NaCl), nach der Entfieberung kam es *auch ohne Kochsalzzufuhr von außen* zu rascher und manchmal überschießender *Normalisierung*. Ähnliche Befunde wurden von SCHÄFER, RIGLER, BOHN, W. SCHMIDT, WAJNAPEL u. a. mitgeteilt. Sichere Beziehungen zwischen dem Ausmaß der Hypochlorämie und der Schwere des cerebralen Krankheitsbildes konnten nicht gefunden werden.

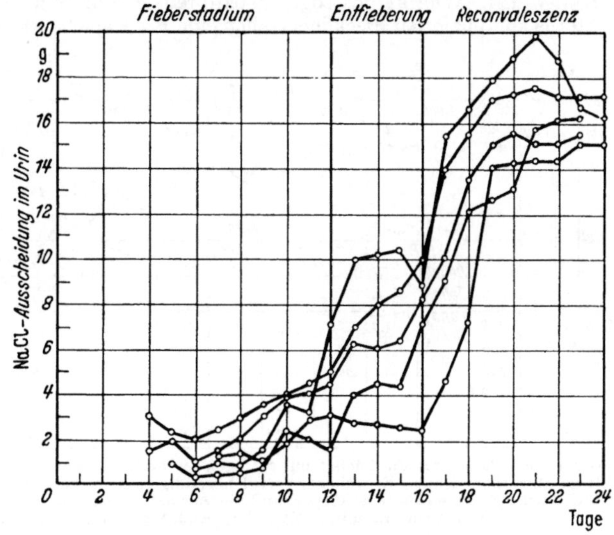

Abb. 8. Typische Hypochlorurie beim Fleckfieber. (Aus SCHÄFER, Dtsch. med. Wschr. 1944, 417.)

Besonderes Interesse fanden in der modernen Fleckfieberliteratur die gar nicht so seltenen *Azotämien* und ihre pathogenetische Deutung (WETZEL 1940, STURM 1942, ASCHENBRENNER 1943, K. H. SCHÄFER, WOLFG. SCHMIDT 1944, YEOMANS und Mitarbeiter 1945, WAJNAPEL 1947). Da die Hypochlorämien an und für sich meist recht *geringfügig* sind und keinen zuverlässig definierten Zusammenhang mit den erhöhten Rest-N-Werten erkennen lassen, dürfte es sich im Gegensatz zu der Ansicht von STURM *kaum um hypochlorämische Urämien handeln* (ASCHENBRENNER, SCHÄFER, DIECKHOFF). Ebenso muß das regelmäßige Vorkommen einer Nebennierenrindeninsuffizienz als Urämieursache beim Fleckfieber bezweifelt werden (Literatur bei ASCHENBRENNER und v. BAEYER, STURM, WAJNAPEL, DIECKHOFF, SCHÄFER). Aus den exakten Untersuchungen von YEOMANS und Mitarbeitern geht hervor, daß die Höhe der beobachteten Rest-N-Werte unter anderem abhängig ist von der Schwere des klinischen Krankheitsbildes, vom Grad der Oligurie, vom Eiweiß- und Sedimentbefund des Harns; bei 15 *tödlichen* Fällen erreichte der *Rest-N* einen Durchschnittswert von 120 (75—200 mg-%). Doch zeigt Abb. 9 aus unserem Beobachtungsgut, daß es auch bei verhältnismäßig leichten, stillen Fleckfieberverläufen ausnahmsweise zu erheblichen Urämien kommen kann, die ohne blutchemische Untersuchungen gar nicht diagnostiziert werden könnten. Auch Störungen der Blasenentleerung bei encephalitischen Kranken können gelegentlich durch Überdehnung und Rückstauung vorübergehend einen erheblichen Rest-N-Anstieg verursachen (ASCHENBRENNER).

Angesichts der Häufigkeit nephritischer Harnbefunde (SYLLA 10,8%, WAJNAPEL 45%) und pathologisch-anatomischer Nierenbefunde (s. S. 687) beim Fleckfieber muß daher für die *Genese der urämischen Zustandsbilder* angenommen werden, daß sie durch eine Kombination eines *vermehrten Angebotes an Eiweißschlacken* (Infektwirkung) mit einer *verminderten Ausscheidungsfähigkeit* der entzündlich oder funktionell geschädigten Niere zustande kommen. Diese *Nierenschädigung* kann durch eine Glomerulonephritis oder durch eine seröse Nephritis, ferner vor allem aber auch durch *Durchblutungsstörungen* der Nieren beim protrahierten Kollaps (DIECKHOFF, MULRHEAD und FROMM) hervorgerufen werden.

Eine rein cerebrale Genese der Urämien dürfte nur in Ausnahmefällen in Frage kommen (REINWEIN). Wie oft das sog. „hepato-renale Syndrom" (NONNENBRUCH) bei nicht durch Ikterus komplizierten Fleckfieberfällen eine Rolle spielt, ist noch nicht zu übersehen (KORANY

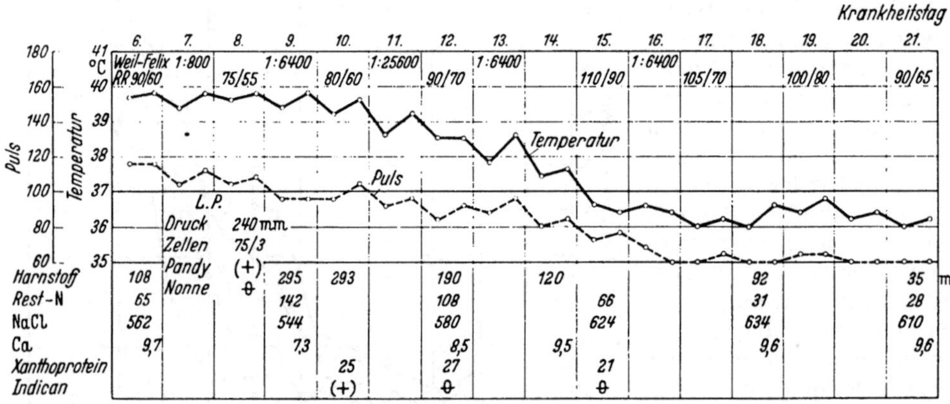

Abb. 9. Mittelschweres Fleckfieber mit geringen cerebralen Erscheinungen und guten Kreislaufverhältnissen bei einem 22jährigen Mann. Erhebliche, verhältnismäßig rasch abklingende Urämie ohne Blutdrucksteigerung und ohne Ödem. Keine wesentliche Hypochlorämie, normaler Residual-N. Im Urinsediment reichlich Erythrocyten, später auch granulierte Zylinder. Auffallend rasche Erholung nach der Entfieberung.

und VARGA). YEOMANS und Mitarbeiter fanden zwar bei ihren Fällen meist ein niedriges spezifisches Gewicht des Harns, jedoch scheint der Residual-N bei der Fleckfieberurämie nicht erhöht zu sein (ASCHENBRENNER). Auch die nicht selten positiven Takata-Ara-Reaktionen fallen zeitlich parallel mit dem steilsten Anstieg der Blutsenkungsgeschwindigkeit in die Entfieberungsperiode, während die Rest-N-Erhöhungen wesentlich früher aufzutreten pflegen (Tabelle 2).

Für die Ursache der beim Fleckfieber recht regelmäßig auftretenden *Hypocalcämien* (VAN MEERENDONK, VEIL und STURM) kann eine sichere Erklärung noch nicht gegeben werden. Die Calciumwerte sinken im allgemeinen erst am Ende der 1. Krankheitswoche stärker ab,

Tabelle 2. *Schweres cerebrales Krankheitsbild mit meningealen Erscheinungen und starker motorischer Unruhe, Intentionstremor, Ataxie bei einem 23jährigen Kranken. Großfleckiges, zum Teil hämorrhagisch umgewandeltes Exanthem. Entfieberung am 17. Krankheitstag. Verhältnismäßig rasche Erholung.*

Krankheitstag	8.	10.	11.	12.	15.	18.	20.	22.
Harnstoff . . .	—	52	—	55	51	47	40	—
Rest-N	—	48	—	38	33	28	28	—
NaCl	—	516	—	522	540	594	602	—
W. F.	1 : 200	—	1 : 25600	—	1 : 25600	—	1 : 25600	1 : 12800
Takata-Ara . . .	+	—	∅	+++	—		+++	+++
Lumbalpunktion.	—	—	Druck	250 mm	normal	—	—	—
	—	—	Zellen	183/3	172/3	—	—	—
	—	—	Pandy	(+)	++	—	—	—
	—	—		Xanthochromie		—	—	—

erreichen im Anfang der 2. Krankheitswoche ihren niedrigsten Punkt, um dann während oder nach der Entfieberung rasch wieder zur Norm zurückzukehren (s. Abb. 9). Es kann sich dabei sowohl um eine zentrale Regulationsstörung (HOFF, STURM, HESS, BERG und SHERMANN), als auch um eine Beteiligung der Nebenschilddrüsen am Fieberstoffwechsel handeln (SANFILIPPO, SANFILIPPO und RICCO). Vielleicht wandert das Calcium auch *im Rahmen der Transmineralisationsvorgänge* ebenso wie das Kochsalz vorübergehend *ins Gewebe ab* (SCHÄFER). Zu dieser Vorstellung würde passen, daß das Serumkalium meist vermehrt ist (SCHÄFER, VELASCO ALONSO), der Kalium-Calcium-Quotient steigt nicht selten auf das Doppelte des normalen Wertes an. Auffallend ist, daß die QT-Dauer im EKG bei der Fleckfieberhypocalcämie im allgemeinen *nicht* verlängert ist (ASCHENBRENNER) und daß die Prüfung der elektrischen Erregbarkeit keine latente Tetaniebereitschaft aufzeigt (v. BAEYER, SCHÄFER). Ebenso wie die Hypochlorämie bildet sich die Hypocalcämie nach der Entfieberung auch ohne besondere therapeutische Eingriffe *von selbst* sehr rasch wieder zurück.

Bezüglich des *Wasserhaushalts* ist darauf hinzuweisen, daß Polyurien, besonders in der Entfieberungsperiode, häufig beschrieben wurden (HUFELAND, MUNK, SCHITTENHELM, STURM, SCHELLER, LÜHR, SYLLA). Sie sind gelegentlich mit einer ausgesprochenen Polydipsie verknüpft, was auf Störungen im Hypophysenzwischenhirnsystem hinweist. STURM hat ein *Diabetesinsipidus*-artiges Syndrom bei einem schwer Fleckfieberkranken mitgeteilt, der 5 bis 7 Liter Tee je Tag trank. Später kam es noch für längere Zeit zu einer überschießenden Urinausscheidung bei niedrigem spezifischem Gewicht, schließlich sogar zur Entwicklung einer Hyperthyreose und einer Hypertonie. Über Störungen des *Kohlenhydratstoffwechsels*, vor allem im Sinne von Hyperglykämien, wurde von RÖMHELD, LÜHR, SCHMIDT, WAJNAPEL u. a. berichtet. KATSCH hat 2 Fälle von echtem *Diabetes mellitus* nach Fleckfieber gesehen. Das Serumeiweiß ist nach SCHÄFER nur leicht erniedrigt.

Eine ausgesprochene *Exsiccose* haben wir ebenso wie SCHÄFER *nie beobachtet* (sie scheint aber in heißen Klimaten vorzukommen). Die eigentümlich welke und spröde Haut der Fleckfieberkranken täuscht allerdings oft eine „Austrocknung" vor. Es handelt sich dabei aber nicht nur um einen Turgorverlust, sondern um einen Schwund des subcutanen Fettgewebes und der Muskulatur. Die stürmische und oft geradezu groteske *Abmagerung* der Fleckfieberkranken war schon den alten Klinikern bekannt, sie kann sich bei schweren encephalitischen Fällen geradezu zu einer „cerebralen Kachexie" steigern. Aber auch bei den unkomplizierten schweren Fällen geht der *Gewichtsverlust* „so rasch und intensiv vor sich, wie man es fast bei keiner anderen Krankheit zu sehen bekommt" (SCHITTENHELM).

g) Blut. Das Blutbild der Fleckfieberkranken kann nicht als besonders typisch bezeichnet werden (SYLLA, LAMPERT, BRIEGER und OCKLITZ). Die Anzahl der *Leukocyten* ist in der 1. Krankheitswoche nur sehr selten auffallend erhöht, meist schwankt sie in ziemlich engen Grenzen *um den Normalwert*, gelegentlich kommen auch ausgesprochene Leukopenien vor (SCHILLING, SCHITTENHELM, HEGLER). Später kann die Leukocytenzahl nicht nur beim Hinzutreten von Sekundärinfektionen, sondern auch ohne diese bei schweren cerebralen Fällen auf hohe Werte ansteigen. DANIELOPOLU hält eine Vermehrung der Leukocytenzahl auf Werte über 20000 während oder nach der Entfieberung für prognostisch besonders ungünstig. Eine vermutlich zentralnervös ausgelöste Agranulocytose wurde von HOFF einmal bei einer 16jährigen Patientin beobachtet. Die Zahl der roten Blutkörperchen nimmt bei schweren Erkrankungen in der Entfieberungszeit oft etwas ab, LIEBAU hat sogar bei der Mehrzahl seiner Fälle eine deutliche *Infektanämie* gesehen.

Das *Differentialblutbild* beim Fleckfieber ist seit den Untersuchungen SCHILLINGs als „buntes Blutbild" bekannt. Es zeichnet sich durch das Vorkommen von jugendlichen Neutrophilen, Plasmazellen und Reizformen, sowie von Lympho- und Monocyten von oft etwas abnormem Aussehen aus, ist aber nur im Zusammenhang mit dem ganzen klinischen Bild für die Diagnose verwertbar. Ähnliche Blutbilder können auch bei septischen Zuständen und schweren Pneumonien vorkommen. Die *Linksverschiebung* ist beim schweren Fleckfieber meist sehr deutlich ausgesprochen (LAMPERT, LÜHR, HOFF), die *Eosinophilen* fehlen während der Hauptfieberperiode in der Regel ganz.

Sehr deutlich ist bei schweren Krankheitsfällen oft die sog. *toxische Granulation* der Leukocyten (NAEGELI, GLOOR, STODTMEISTER). Über die Bedeutung der DÖHLE*schen Leukocyteneinschlüsse* für die Fleckfieberdiagnose sind die Ansichten in der Literatur geteilt. REHDER sieht in ihnen ein brauchbares Merkmal für die Frühdiagnose von Fleckfieber und Scharlach. DÖHLE hatte diese Gebilde zuerst 1912 bei 30 Scharlachfällen beschrieben und sie später für Scharlacherreger gehalten. Nachuntersucher fanden ähnliche Gebilde bei der Pneumonie, beim Typhus abdominalis, bei Masern, Sepsis, Tuberkulose usw. und lehnten eine Spezifität dieser Befunde ab (ROTHE). HEILMEYER beschreibt die Döhlekörperchen bei Pappenheimfärbung als „blaue, scharf umgrenzte Flecken innerhalb des rotvioletten Plasmas", und sieht in ihnen, ebenso wie SCHULTEN und STODTMEISTER, *Reste der Basophilie des unreifen Promyelocytenplasmas.* Die Beurteilung der Döhlekörperchen wird durch ihre ausgesprochene Polymorphie erschwert, so daß die Angaben über ihre Menge und die Regelmäßigkeit ihres Vorkommens recht widerspruchsvoll sind (MÜCKTER, ASCHENBRENNER und v. BAEYER). Da ähnlich aussehende und ähnlich zahlreiche Gebilde bei vielen schweren Infektionskrankheiten, vor allem im Jugendalter vorkommen können, hat der Nachweis der DÖHLEschen Körperchen für die Fleckfieberdiagnose nur einen *sehr begrenzten Wert.*

Die Untersuchung des Knochenmarks mit Hilfe der *Sternalpunktion* scheint beim Fleckfieber in differentialdiagnostischer und prognostischer Hinsicht wenig ergiebig zu sein (REVOL, COUDERT und MOREL). DE ROSNAY fand im Myelogramm ein deutliches Hervortreten reticuloendothelialer Elemente, in welchem bei Spezialfärbung mit heißer Giemsalösung oder nach GIROUD Zelleinschlüsse wahrnehmbar sind. Sie scheinen für Fleckfieber mehr oder weniger spezifisch zu sein.

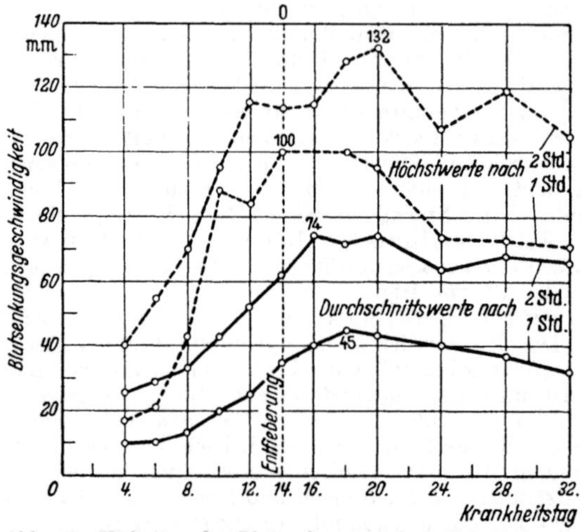

Abb. 10. Verhalten der Blutsenkungsgeschwindigkeit (nach WESTERGREEN) im Verlauf des Fleckfiebers. Durchschnittswerte und Höchstwerte nach 1 und 2 Std. Die unteren Kurven zeigen Durchschnittswerte von 75 Fällen; die oberen, gestrichelten Kurven zeigen die an den einzelnen Krankheitstagen gefundenen Höchstwerte (nach ENTRINGER).

Der Verlauf der *Blutsenkungsgeschwindigkeit* ist von ENTRINGER und von GOYTIA studiert worden. Die Blutsenkungsgeschwindigkeit ist in der 1. Krankheitswoche im allgemeinen *niedrig* und steigt nur langsam am Ende derselben an (Abb. 10). In der 2. Woche und vor allem *nach der Entfieberung* kann sie rasch *mittelhohe*, oft auch *sehr hohe Werte* erreichen und in der Rekonvaleszenz noch lange hoch bleiben, selbst wenn keine Komplikationen vorliegen. Daneben gibt es meist leichtere (z. B. nach Schutzimpfung), aber auch schwerste Krankheitsverläufe mit niedrig bleibenden Senkungswerten. Differentialdiagnostisch kann die Blutsenkungsgeschwindigkeit in der 1. Krankheitswoche gelegentlich für die *Abgrenzung gegenüber der Lobärpneumonie* von Wert sein, da sie bei dieser meist sehr schnell anzusteigen pflegt.

h) Komplikationen. Durch nasale Infektion gelingt es im Tierversuch, *Rickettsienpneumonien* zu erzeugen, bei denen massenhaft Rickettsien aus den erkrankten Lungen gewonnen werden können. Ob es auch beim Menschen während der Generalisation durch hämatogene Verbreitung zu einer ausgedehnten Rickettsienbesiedelung der Lungen kommen kann, ist noch nicht einwandfrei geklärt. Doch hat schon DAWYDOSWKIE den Verdacht ausgesprochen, daß die so häufigen katarrhalischen und zum Teil ausgesprochen hämorrhagischen Bronchial- und Lungenprozesse möglicherweise durch den Fleckfieberreger selbst hervorgerufen werden. Nach dem klinischen Eindruck ist es durchaus wahrscheinlich, daß die *Frühpneumonien* am Ende der 1. Krankheitswoche zum Teil *auf spezifischer Basis* entstehen. Später, in der *Deferveszenzperiode*, kommt es dann zu einer gewissen Wehrlosigkeit des Organismus, welche der Ansiedlung von Bakterien nicht nur in den Lungen, sondern auch in anderen Organen Vorschub leistet. In dieser Krankheitsphase sind schwere *Pneumonien durch sekundäre Mischinfektion* eine recht häufige Komplikation (12%, s. Tabelle 3).

WOLBACH, TODD und PALFREY geben eine Häufigkeit von 10% an. Bei den tödlich verlaufenden Fällen ist der Prozentsatz wesentlich höher, etwa zwischen 30 und 50%. BÖHNE fand unter 51 Sektionsfällen 11mal eine lobäre Pneumonie und 13mal eine bronchogene Herdpneumonie. Ähnliche Zahlen werden von CURSCHMANN und von SCHOPPER genannt.

Nicht ganz selten kommt es im Anschluß an solche Pneumonien zu *Pleuritiden* und *Empyemen*, wobei meist Pneumokokken im Punktat nachzuweisen sind.

Tabelle 3. *Komplikationen bei 691 Fleckfieberfällen (einschließlich 106 Verstorbenen). Beobachtungen aus einem deutschen Fleckfieberlazarett, Winter 1941/42.*

Bronchitis	348	„Nachfieber"	46
Pneumonie	83	Typhus abdominalis	1
Pleuritis exsudativa	5	Lungentuberkulose (offen)	1
Empyem	9	Wolhynisches Fieber	8
Angina	34	Thrombophlebtische Sepsis	1
Parotitis	6	Arterielle Thrombose	4
Erysipel	3	Venenthrombose	6
Otitis media	34	Hautnekrosen	4
Nebenhöhlenentzündung	3	Urticaria	3
Furunkel	21	Herpes labialis	2
Spritzenabsceß	10	Gelenkbeschwerden (davon 1mal typische Polyarthritis rheumatica)	4
Ikterus	10		
Durchfälle	35		

Während die Pleuritiden im allgemeinen durch konservative Therapie rasch zur Ausheilung kommen, bedürfen die Empyeme chirurgischer Intervention (Killian und Obertreis) bzw. lokaler und parenteraler Sulfonamid- oder Penicillintherapie (Tierney, Klein, Ravenel).

Nach den Sektionserfahrungen sind kleinere eitrige *Geschwüre* im Bereich der *oberen Luftwege* recht häufig vorhanden. Ulceröse, nekrotisierende und phlegmonöse Prozesse im Hypopharynx, an der Epiglottis, an den Kehlkopfknorpeln und in der Trachea sind seltener, gehören aber zu den gefährlichsten Komplikationen, weil sie *Glottisödem* herbeiführen können (Ceelen, Dawydowskie, Killian und Obertreis).

Das zum Teil zentralnervös bedingte Versiegen der Speichelsekretion ist sicher auch eine wesentliche Vorbedingung für die Entstehung der *Parotitiden* (Starlinger, Killian und Obertreis). Sie heilen vielfach unter konservativer Behandlung ab, doch muß bei eitriger Einschmelzung öfters operiert werden. Gelegentlich führt die Erkrankung der Drüse zu peripherer Facialislähmung (Hesse, v. Baeyer). Auch andere *eitrige Mischinfektionen* können den in seiner Abwehrkraft geschädigten Organismus in der Entfieberungszeit bis weit hinein in die Rekonvaleszenz befallen. Hämatogene Keimverschleppung kommt gelegentlich vor, doch dürften die *Furunkulosen, Karbunkel, Spritzenabscesse, Phlegmonen, Anginen, Erysipele* usw. häufiger durch das Eindringen der Erreger durch die Haut und die Schleimhäute verursacht werden. *Mechanische Schädigungen* durch Kratzen, Selbstverletzungen in der deliranten Unruhe, verschmutzte und unzweckmäßige Krankenlager, die fehlende Selbstreinigung der ausgetrockneten Mundhöhle bei benommenen Patienten und dergleichem mehr sind dabei unterstützende Momente.

Die eitrige *Otitis media* (s. Tabelle 3) führt zwar häufig zur Perforation, ist aber im allgemeinen gutartig und nicht durch Mastoiditis kompliziert. Die Fleckfieberschwerhörigkeit wird allerdings noch häufiger durch eine zentrale Schädigung des Nervus acusticus bzw. der Hörbahnen und -zentren hervorgerufen (Mittermaier). *Kombinationen mit anderen Infektionskrankheiten* sind nicht ganz selten (s. Tabelle 3), vor allem mit Wolhynischem Fieber. In früheren Jahrhunderten hat die Verquickung von Fleckfieber und Rückfallfieber eine große Rolle gespielt. Das Hinzutreten einer Diphtherie kann selbst bei einer leichten Fleckfieberepidemie die Letalität ganz wesentlich erhöhen.

Manchmal kommen bei schweren cerebralen Fleckfieberfällen offenbar zentral bedingte *Störungen der Darmmotilität* vor, die ileusartige Bilder verursachen und zu *unnötigen Operationen* führen können (v. Baeyer, Killian und Obertreis, Starlinger). Fälle von Darmgangrän nach Thrombose der Mesenterialarterien werden von Hesse erwähnt. Sowohl für die Obstipation als auch für die Durchfallsbereitschaft der Fleckfieberkranken wurden abdominelle Innervationsstörungen als Ursache angeschuldigt; Sturm hält sie für centrogener Natur. Nach den Erfahrungen von Aschenbrenner sind *Durchfälle* aber keineswegs sehr häufig, meist handelt es sich um ein Auflackern unspezifischer, postdysenterischer

Enterocolitiden. Ein besonderer „intestinaler Typ" des Fleckfiebers, wie ihn Lampert beschrieb, wird auch von Dormanns abgelehnt.

Das Vorkommen von *Ikterus* bei Fleckfieberkranken wird schon in der alten Fleckfieberliteratur erwähnt (Griesinger, Curschmann). Möglicherweise handelt es sich manchmal um Kombinationen mit *Hepatitis epidemica* (Gutzeit). Doch kommen auch spezifische Leberveränderungen vor (Dawydowskie, Schopper, Roth), die als Ursache für einen Parenchymikterus in Betracht zu ziehen sind. Böhne hat berichtet, daß er in 22 von 47 Sektionsfällen Zeichen eines *hämolytischen Ikterus* nachweisen konnte. Systematische klinische Untersuchungen darüber stehen jedoch noch aus. Ebenso ist vorläufig noch unklar, ob das im Abschnitt f) erwähnte Ansteigen der *Takata-Ara-Reaktion* in der Entfieberungszeit tatsächlich auf einer Leberparenchymschädigung beruht (Korany und Varga) oder auf anderweitig verursachte Änderungen des Bluteiweißspektrums zurückzuführen ist.

i) Rekonvaleszenz, Dauerschäden. Die auffallende *vegetative Labilität*, die rasche *Ermüdbarkeit*, die Neigung zu *trophischen Störungen*, die enorme *Abmagerung*, die Anfälligkeit gegen *Sekundärinfektionen* sind charakteristische Zeichen der Fleckfieberrekonvaleszenz. Die Mehrzahl der Kranken erholt sich zwar auffallend rasch und gründlich, doch vergehen bis zur völligen *Wiederherstellung* der alten Leistungsfähigkeit selbst bei den leichteren Fällen fast immer *mehrere Wochen bis Monate*. Im allgemeinen empfinden die Genesenden dankbar und oft geradezu euphorisch das Wiedererstarken der Lebenskräfte.

Nur bei einem Teil der Schwerkranken geht die *Rückbildung* der neurologischen und psychischen Krankheitserscheinungen allerdings *nicht mit der allgemeinen körperlichen Erholung parallel*. Eine Reihe von Erscheinungen können die *Fieberperiode*, in welcher sie sich entwickelt haben, *überdauern*, um schließlich nach mehr oder minder langer Zeit zu verschwinden: das extrapyramidal bedingte Zittern, Amimie und Rigor, die ataktische Unsicherheit, Hirnnervenstörungen, polyneuritische Erscheinungen (v. Baeyer, Lemke, Schulte). *Kopfschmerzen, Schwindel und Schlaflosigkeit*, sowie Neigung zu starkem *Schwitzen* halten manchmal *längere Zeit noch an*. Schon den älteren Klinikern war bekannt, daß zuweilen Bilder auftreten und die Fieberperiode überdauern, die an Basedow erinnern: Exophthalmus, Struma, Tachykardie, vermehrtes Schwitzen, Zittern. Hoff und Sturm haben je einen derartigen Fall beschrieben und ihn als stammhirnbedingte Regulationsstörung gedeutet. Andere Kranke sind in der Rekonvaleszenz *antriebsarm, entschlußlos und matt*, dabei kann eine starke Verlangsamung aller seelischen Reaktionen mit einsilbigem, kaum zugängigem Verhalten zustande kommen. Zuweilen sind die Genesenden auch noch recht *reizbar*, empfindsam und weinerlich, hochgradig *erschöpfbar, zerstreut*. „Die Fliege an der Wand" ärgert sie, zänkische und querulatorische Neigungen können hervortreten (v. Baeyer, Brinkmann, Schulte).

Die *Verzögerung der Rekonvaleszenz* durch psychische und nervöse Störungen ist aber keineswegs die Regel. Vielfach verlieren sich die Erscheinungen ebenso wie die übrigen Krankheitssymptome überraschend schnell, wenn der Gesamtzustand eine günstige Wendung genommen hat. Die pathologisch-anatomischen Voraussetzungen für *Dauerschäden* sind aber doch *ab und zu gegeben*: schwere Gefäßschädigungen und Kreislaufstörungen im Gehirn können *nekrotische Prozesse in der grauen Substanz* mit Zellausfällen verursachen (Hallervorden). In einzelnen Fällen beobachtete man: dauernde Gehörschädigung bis zur Taubheit (Stern, Hirschberg), Opticusatrophie mit Erblindung (Braunstein Schulte), dysarthrische Sprachstörungen, Muskelatrophie, jahrelang anhaltende Parästhesien (Hirschberg), langdauernde zentral bedingte Ataxie (Margulis). Ferner sind hemiplegische und aphasische Defektzustände nach groben Hirnschädigungen infolge cerebraler Thrombosen, Embolien und Blutungen zu erwähnen (Feldmann).

SCHMIEDER fand bei *Nachuntersuchungen* an 44 Männern, die 1—3 Jahre vorher ein Fleckfieber durchgemacht hatten, nur 15mal ein normales *Encephalogramm*. Bei der Hälfte der pathologischen Fälle zeigte besonders der *3. Ventrikel* bemerkenswerte *Vergrößerungen und Verformungen*. Da in seiner Nähe die Kerngebiete der vegetativen Zentren liegen, ergeben diese Befunde eine wichtige Erklärung für die oft beobachteten *vegetativen Dysregulationszustände*. Ähnliches wurde von SCHULTE beobachtet. LEMKE berichtet von seinen Nachuntersuchungen (4—12 Monate nach der Fleckfiebererkrankung), daß 50% der *Liquores* noch *pathologisch* gewesen seien (häufiger Eiweiß-, seltener Zellvermehrung). In einem von ESSBACH mitgeteilten Fall deckte die histologische Untersuchung eine latente, *chronische*, vermutlich *parallergische Encephalitis* und ein Hauptzellenadenom der Hypophyse auf. Bei diesem Kranken hatte sich in der Fleckfieberrekonvaleszenz zugleich mit psychischen Veränderungen eine schwere Fettsucht entwickelt und er verstarb nach dem Aufflackern seines alten Lungenprozesses an einer Darmtuberkulose. Die Entwicklung einer symptomatischen *Epilepsie* vom JACKSON-Typ 3 Jahre nach einer Fleckfiebererkrankung hat v. BAEYER beschrieben, die einer *Narkolepsie* v. STOCKERT. Das ungewöhnliche Bild einer in einen schweren *pseudoparalytischen Defektzustand* übergehenden Fleckfieberpsychose mit manisch-depressiv gefärbten Phasen hat H. G. MERTENS beobachtet. Bei einem 24jährigen Patienten war es noch 4 Jahre nach der Fleckfiebererkrankung auf dem Höhepunkt einer manischen Erregung zu einer bedrohlichen *Subarachnoidalblutung* gekommen. Nach einer später vorgenommenen Encephalographie trat eine auffällige Beruhigung seiner motorischen Antriebe ein.

Auf *psychischem Gebiete* sind wirkliche, schwere Dauerschäden offenbar etwas Seltenes, doch sieht man gelegentlich gewisse neurasthenisch-reizbare Zustände 1 Jahr und länger persistieren (SKLIAR). v. BAEYER hat ausführlich über einen Fall berichtet, bei welchem subthalamisch bedingte *vegetative Regulationsstörungen* mit einer *auffälligen organischen Wesensveränderung* verknüpft waren. Über die Prognose solcher seltenen, langanhaltenden psychisch-vegetativen Folgezustände nach Fleckfieber ist noch nichts Sicheres bekannt. Eine Rückbildung erscheint aber bei einem noch verhältnismäßig jugendlichen Gehirn durchaus möglich.

Wichtig ist in diesem Zusammenhang eine Einzelbeobachtung von KATSCH (1942): Nach einem recht schweren Fleckfieber trat bei einem Kranken ein *Diabetes* mit allen klinischen Zeichen auf, der eine längere Diätbehandlung, aber keine Insulinzufuhr notwendig machte. Sechs Monate nach der Entlassung berichtete der Kranke, daß sich die *Zuckerausscheidung*, die hier ja ganz offensichtlich als cerebrale Regulationsstörung aufgefaßt werden muß, inzwischen wieder *ganz verloren* hätte. Was im späteren Verlauf aus den Fällen von *zentrogenem Hochdruck* nach Fleckfieber wird, müssen erst weitere Nachuntersuchungen lehren. STURM hat 1, ROBBERS 7 diesbezügliche Beobachtungen mitgeteilt. Der Hochdruck hat sich in diesen Fällen 4—7 Wochen nach Krankheitsbeginn entwickelt und bestand bei 1 der Kranken bereits $1^1/_2$ Jahre seit der Fleckfiebererkrankung.

Nach Beobachtungen von DANIELOPOLU hat das Fleckfieber im ganzen gesehen eine sehr *geringe Tendenz*, Dauerschäden am Kreislaufapparat zu hinterlassen. DANIELOPOLU hatte mehrfach Gelegenheit, ehemalige Fleckfieberkranke, die ihm aus ihrer Krankheitszeit her bekannt waren, nach 20 Jahren nachzuuntersuchen und er hat dabei völlig *normale Verhältnisse an Herz und Kreislauf* gefunden.

Mit welcher *Dauer der Rekonvaleszentenperiode* man bei den einzelnen Kranken zu rechnen hat, unterliegt natürlich starken individuellen Schwankungen. Im allgemeinen kann man wohl sagen, daß bei leichteren Fällen mindestens 3—4, bei *schwereren* Fällen *mindestens 6 Monate vergehen*, bis der Genesende seine frühere Leistungsfähigkeit wieder zurückgewonnen hat.

8. Differentialdiagnose, Serodiagnostik. Ebenso wie bei manchen anderen akuten Infektionskrankheiten muß man sich auch beim Fleckfieber in den allerersten Krankheitstagen zunächst mit einer *Verdachtsdiagnose* begnügen. Neben den epidemiologischen Gegebenheiten sind der rasche *Anstieg des Fiebers* zur Kontinua, die starken *Kopfschmerzen*, das ausgesprochene *Krankheitsgefühl*, ferner das typische *Fleckfiebergesicht* und eine gewisse *Apathie* und Somnolenz wichtige Hinweise. Später, zwischen dem 5. und 7. Krankheitstage, wird der

Verdacht durch die charakteristische Beschaffenheit der Zunge, die *Conjunctivitis* und Lichtscheu, die Milzschwellung sowie durch Unruhe und beginnenden *Tremor* noch weiter verstärkt. In dieser Zeit pflegt dann auch das *Exanthem* aufzutreten, so daß *am Ende der 1. Krankheitswoche* eine einigermaßen deutlich ausgeprägte Fleckfiebererkrankung mit ihrem *charakteristischen zentralnervösen Erscheinungsbild* schon auf den ersten Blick kaum mehr zu verkennen ist.

Die differentialdiagnostischen Schwierigkeiten betreffen also in erster Linie den *wenig typischen Krankheitsbeginn* in den ersten 4 Tagen. Verwechslungen sind in dieser Zeit vor allem mit folgenden Krankheiten möglich: Lobärpneumonie, Wolhynisches Fieber, Tularämie, Virusgrippe und Abdominaltyphus. Auch schwere Fälle von Q-Fieber können gelegentlich ein fleckfieberähnliches Anfangsbild machen.

Eine beginnende *croupöse Pneumonie*, die noch keine physikalisch nachweisbaren Lokalerscheinungen macht, ist gelegentlich schwer „auf Anhieb" von einem beginnenden Fleckfieber zu unterscheiden. Bei letzterem können das hohe Fieber, das gerötete, leicht cyanotische Gesicht, die Bronchitis, die Benommenheit und Tachypnoe, eventuell auch ein Meningismus, zunächst täuschend an den klinischen Aspekt eines Pneumonikers erinnern. Ausgesprochene Leukocytose und hohe Blutsenkungsgeschwindigkeit bereits im Frühstadium, starker initialer Schüttelfrost, Herpes labialis sprechen für die Diagnose Pneumonie, die sich meist bald durch den physikalischen Lungenbefund oder röntgenologisch sichern läßt.

Zahlenmäßig am häufigsten dürften im Krankheitsbeginn *Verwechslungen mit Wolhynischem Fieber* sein, da ja epidemiologisch und jahreszeitlich sehr weitgehende Parallelen zwischen diesen beiden Rickettsiosen bestehen. Beim paroxysmalen oder undulierenden Typ des Wolhynischen Fiebers klärt sich der Sachverhalt in wenigen Tagen durch den Fieberabfall und das viel geringere Krankheitsgefühl, sowie durch das charakteristische rheumatisch-neuralgische Syndrom. Schwieriger liegen die Dinge bei dem sog. „*typhösen Typ*" des Wolhynischen Fiebers, der eine 4—6—8tägige *Kontinua* mit quälenden Kopfschmerzen, ausnahmsweise auch mit Exanthem aufweisen kann und häufig *erst im späteren Verlauf* die typischen *Fieberzacken* und die *Schienbeinschmerzen* hervortreten läßt. Nicht selten zeigen diese Kranken eine sehr ausgesprochene Linksverschiebung im Blutbild bei normalen Leukocytenwerten, doch sind Eosinophile so gut wie immer vorhanden, oft sogar etwas vermehrt. Differentialdiagnostisch ist wichtig, daß das Allgemeinbefinden — abgesehen von den manchmal sehr quälenden Kopfschmerzen — beim Wolhynischen Fieber nur wenig beeinträchtigt ist, daß das Fieber kürzer, niedriger und später meist unregelmäßig verläuft und daß schwere cerebrale Symptome fehlen. In Zweifelsfällen führt die *wiederholte* Anstellung der Weil-Felix-Reaktion, die beim Wolhynischen Fieber negativ ist, schließlich zur sicheren Entscheidung. Bei eingehendem Studium dieser Fälle in verlausten Gegenden gewinnt man aber die Überzeugung, daß gerade solche Krankheitsbilder früher häufig unter der falschen Flagge eines atypischen oder abgeschwächten Fleckfiebers gesegelt sind.

Bei der durch Nagetiere verbreiteten *Tularämie* ist es vor allem die sog. typhoide oder „innere Form" ohne Haut- und Schleimhautbeteiligung, die zu Verwechslungen mit Fleckfieber Anlaß geben kann (Schulten, Bogendörfer, Gutzeit, Sylla). Der Nachweis spezifischer Agglutinine sichert von der 2. Woche ab die Diagnose. Auch die echte *Virusgrippe* macht gelegentlich ein Anfangsbild, welches dem des Fleckfiebers sehr ähnlich sein kann. Für die Unterscheidung ist wesentlich, daß bei der Grippe die katarrhalischen Symptome meist stärker ausgeprägt sind, daß ein Milztumor selten und ein Herpes häufig ist und daß im Beginn oft eine sehr ausgesprochene Leukopenie besteht.

Im Gegensatz zu den bisher besprochenen Krankheiten macht die *Unterscheidung von Fleckfieber und Abdominaltyphus* — besonders ohne bakteriologische und serologische Hilfen — gelegentlich auch im späteren Krankheitsverlauf noch erhebliche *Schwierigkeiten.* Bei schwacher oder fehlender Entwicklung des Exanthems und der cerebralen Erscheinungen kann eine Fleckfiebererkrankung noch in der 2. Woche nur als ein leichter Status typhosus imponieren, während umgekehrt schwere Bauchtyphen vorkommen, welche die typischen Symptome des lehrbuchmäßigen Verlaufes zum Teil weitgehend vermissen lassen (Drigalski und Martin). Nur etwa 70% der Bauchtyphen weisen eine wirklich deutliche Leukopenie auf, andererseits sind niedrige Leukocytenwerte auch beim Fleckfieber durchaus keine Seltenheit. Bradykardie, Milzschwellung und Roseolen können beim Bauchtyphus fehlen, selbst der als sehr zuverlässig angesehene Nachweis der Typhusbacillen im Blute versagte in der Beobachtungsreihe von Drigalski in 47%. In uncharakteristischen, leichten Krankheitsfällen ohne sicheren epidemiologischen Zusammenhang kann daher die klinische Differentialdiagnose zwischen Fleck- und Bauchtyphus tatsächlich manchmal unmöglich sein. Gerade in diesen Fällen feiert dann die *Serodiagnostik* des Fleckfiebers wohlberechtigte Triumphe.

Bei allen rein klinisch nicht sicher abgrenzbaren Krankheitsbildern bietet uns die Fähigkeit des Krankenserums, den *Keim Proteus OX* 19 noch in hohen Verdünnungen zu *agglutinieren*, den besten Anhalt zur Sicherung der Fleckfieberdiagnose (s. Abschnitt A). Allerdings ist diese von WEIL und FELIX 1915/16 zufällig entdeckte Reaktion *nicht zur Frühdiagnose*, sondern erst vom 6. bis 10. Krankheitstage ab praktisch verwertbar. Nach neueren Untersuchungen von EYER, ENTRINGER, KUHNERT und BUCH, GOETERS, LYDTIN, LIEBAU, DENNIG, R. MEYER, SCHÜTZ und MESSERSCHMIDT, STEUER, DICK u. a. kann man als ziemlich sicher beweisenden *Grenzwert* den *Titer von* 1:400 festsetzen. Ein Titer von 1:200 ist bei einmaliger Bestimmung lediglich als verdächtig anzusprechen. Werte von 1:100 und 1:200 sind nicht so selten noch unspezifisch (z. B. in der Schwangerschaft — GIROUD, WHITE). Titer von 1:400 bis 1:800 werden dagegen nur ganz vereinzelt und meist nur vorübergehend auch bei anderen Krankheiten beobachtet, so z. B. bei der Hepatitis epidemica, wesentlich seltener beim Wolhynischen Fieber, Morbus Bang, Paratyphus usw. In Zweifelsfällen bringt mehrfache Wiederholung der Reaktion in mehrtägigen Abständen eine klare Entscheidung, da beim echten Fleckfieber fast immer *ansteigende* oder gleichbleibende *Titerwerte* gefunden werden. Bei genesenen Fleckfieberkranken kann die WEIL-FELIX-Reaktion noch monatelang positiv bleiben, meist mit niedrigem Titer (ENTRINGER, SEIFFERT, KUHNERT und BUCH). Nur bei 1% aller klinisch sicheren Fleckfieberfälle versagt sie (EYER).

Über das Verhalten der *Titerwerte* im *Verlauf der Fleckfiebererkrankung* hat ENTRINGER systematische Beobachtungen gesammelt. Bei der Mehrzahl der Kranken wurde die WEIL-FELIX-Reaktion am 6.—9. Krankheitstag mit einem Titer von 1:200 und darüber positiv. Unter 20 in der 1. Krankheitswoche fortlaufend untersuchten Fällen war die Agglutination am 6. Tage noch in 8, am 7. Tage in 7, am 8. und 9. Tage je in 2 Fällen negativ bzw. unspezifisch. Zur *einmaligen* Sicherung der bereits klinisch gestellten Fleckfieberdiagnose sollte daher das Krankenblut *nicht vor dem 10. Krankheitstage* abgenommen werden. Vereinzelt kommen natürlich auch schon vor dem 6. Krankheitstage eindeutig positive Reaktionen vor. Ein ausgesprochenes „Nachhinken" der WEIL-FELIX-Reaktion wird besonders bei *Schutzgeimpften*, die an und für sich *meist niedrige Titerwerte* haben, beobachtet (ASCHENBRENNER, BESTELMEYER, ZARAFONETIS). Bemerkenswert ist, daß klinisch ganz ähnliche Krankheitsbilder mit den verschiedensten Titerhöhen verlaufen können. Prognostische Schlüsse lassen sich daher aus dem Verhalten der WEIL-FELIX-Reaktion *nicht* ziehen, da Zusammenhänge zwischen der Titerhöhe und der allgemeinen Immunitätslage des Organismus mit Sicherheit nicht bestehen (EYER, ENTRINGER, SIEGERT).

Nähere Angaben über die zum Teil klinisch sehr brauchbaren *Schnellreaktionen* (z. B. Fleckfieberfolientest nach EYER und BRIX), sowie über die direkte Rickettsienagglutination und die modernen *Komplementbindungsmethoden* (SMADEL) finden sich im Abschnitt A. Die GRUBER-WIDALsche Reaktion auf Typhus und Paratyphus kann bei Fleckfieberkranken in den ersten Krankheitstagen positiv sein. Das gleiche gilt für die Luesreaktionen (GUTZEIT, SONNENSCHEIN, LANDSTEINER, ALWENS, H. R. FRANK, R. MEYER). Über „anamnestische Reaktionen" bei Schutzgeimpften siehe Abschnitt A. Die sicherste Abgrenzung der „Impftiter" wird durch die Rickettsienkomplementbindung ermöglicht. Sie spricht nur beim echten Fleckfieber an und kann noch viele Jahre nach der Erkrankung positiv bleiben (SADUSK, SMADEL).

Neben den serologischen Methoden treten die klinischen Hilfsverfahren in der Differentialdiagnostik des Fleckfiebers weit zurück. SYLLA und PANKOW, sowie EGGERT haben darauf aufmerksam gemacht, daß die Latenzzeit bei der Auslösung des *Dermographismus* an Fleckfieberkranken schon sehr frühzeitig deutlich verlängert ist (von 10 auf 30 sec). Nur als diagnostisches Verdachtsmoment verwertbar ist die diffuse *Gelbfärbung der Handflächen und Fußsohlen*, die von DENECKE mit der nach Prontosilgebrauch vorkommenden Hautverfärbung verglichen wird (HAUSMANN, RANDERATH, BRINKMANN, v. MEERENDONK).

TRAUTMANN hat 1942 angegeben, daß man mit Hilfe der WELTMANNschen Serumkoagulation (Modifikation von TEUFL) schwere Fleckfieberfälle schon vom 3. Krankheitstage ab erkennen und prognostisch beurteilen könne, was aber von ASCHENBRENNER nicht bestätigt werden konnte. Die Diazoreaktion im Harn wird bei den schweren Fällen meist schon zwischen dem 3. und 5. Tage positiv, erlaubt aber keine Abgrenzung gegen Abdominaltyphus, schwere Pneumonie, Masern usw. Auch die von WIENER 1917 angegebene und von R. MEYER 1943 als „Urochromogennachweis" modifizierte *Grünreaktion im Harn* hat sich wegen ihrer nicht genügenden Spezifität klinisch nicht durchsetzen können.

9. Prognose. Erkrankung der Schutzgeimpften. Das *Schicksal* der Fleckfieberkranken hängt sehr wesentlich von dem Ausmaß und der *Schwere der cerebralen Erscheinungen* ab, weit mehr jedenfalls als von der recht fraglichen allgemeinen Toxinwirkung. Die beste Prognose bieten die sog. *„stillen" Krankheitsbilder* bei denen die Kranken ruhig vor sich hindösen, keine stärkere motorische oder psychische Erregung zeigen oder ihr Fleckfieber sozusagen „verschlafen". Von Anfang an foudroyant verlaufende, ausgesprochen *hyperkinetische* Krankheitsbilder mit stark hämorrhagischem Exanthem und früh einsetzender Kreislaufschwäche sind stets als besonders *ernst* zu bewerten. Von den *Komplikationen* beeinträchtigen vor allem die relativ häufigen Pneumonien, die entzündlichen Nierenschädigungen und die allerdings seltenen arteriellen Gefäßverschlüsse die Heilungsaussichten. Die eitrigen Mischinfekte der Entfieberungszeit sind bei guter Pflege, Ernährung und Allgemeinverfassung nur selten lebensbedrohend. Bei ausgehungerten, frostgeschädigten, seelisch und körperlich heruntergekommenen Menschen spielen dagegen auch sie eine höchst verderbliche Rolle und können die Letalität bis auf 50 und 60% steigern (HORTOPANU). Von großer praktischer Bedeutung ist ferner das *Problem der Transportschäden.* Verspäteter und strapaziöser Abtransport der Kranken zum Krankenhaus oder Lazarett verschlechtert die Prognose bei schweren Fällen ganz eindeutig, so daß Verlegungen von Fleckfieberkranken nach dem 5. Krankheitstag (und vor der 3. Woche der Rekonvaleszenz) tunlichst vermieden werden sollten (HARTMANN, RENNER, DESHMUK, TATTERSALL).

Tabelle 4. *Letalität und Lebensalter bei 691 Fleckfieberfällen.*

Altersklasse	Anzahl	Verstorben	%
1. bis 29 Jahre	404	51	12,6
2. 30—39 Jahre	257	45	17,5
3. 40—50 Jahre	30	10	33,3
Insgesamt . .	691	106	15,3

Daß die Prognose des Fleckfiebers mit steigendem *Lebensalter* deutlich schlechter wird, ist seit langem bekannt. Tabelle 4 zeigt die diesbezüglichen Zahlen unserer Beobachtungsreihe aus einem deutschen Fleckfieberlazarett 1941/42. Im allgemeinen wird in der Literatur angenommen, daß die geringere Anpassungsfähigkeit des *Gefäßsystems* im höheren Lebensalter der Grund für die Zunahme der Letalität sei. „Die Prognose des Fleckfiebers ist auf die Arterien der Patienten eingraviert" (HORTOPANU). Kinder überstehen das Fleckfieber auffallend leicht. Nach KOLTYPIN beträgt bei ihnen die Letalität unter 1%, LEBERT gibt für die Altersklasse von 0—15 Jahren eine Letalität von 2,7% an (1868/69). MURCHISON hat aus seinem großen Fleckfiebermaterial berechnet, daß die 2753 Genesenen ein Durchschnittsalter von 26,2, die 705 Verstorbenen dagegen ein solches von 41,8 Jahren hatten.

Die Prognose des Fleckfiebers hängt aber nicht nur vom Alter und der allgemeinen Widerstandsfähigkeit der Kranken, von der Schwere der cerebralen Beteiligung, von der Güte der ärztlichen und pflegerischen Betreuung, von der Schädigung durch anstrengende Transporte usw. ab, sondern auch in sehr auffälliger Weise von *Virulenzschwankungen der Rickettsienstämme* bei den verschiedenen Epidemien. Spontane Letalitätsunterschiede zwischen den verschiedenen, und *auch im Verlauf einzelner Epidemien* sind daher schon seit langer Zeit aufgefallen. Hat man bei schweren, kriegsbedingten Epidemien in verseuchten Gebieten mit starker Menschenfluktuation auch heute noch mit einer

Letalität von 15—25% zu rechnen, so kann die Sterblichkeit unter ruhigeren und stabileren Verhältnissen in günstigen Fleckfieberjahren *auf 5—12% zurückgehen.*

Während LEBERT z. B. für die Walliser Epidemie 1839 eine Letalität von 6—7% berechnet hat, fand er in Breslau 1868/69 eine solche von 15,9%. CURSCHMANN gibt für seine Moabiter Fälle 1876/79 eine Letalität von 23,4% an, MURCHISON für 4787 Fälle der Jahre 1848—1862 in London 20,9%. Nach HORTOPANU ist die Fleckfieberletalität in Rumänien

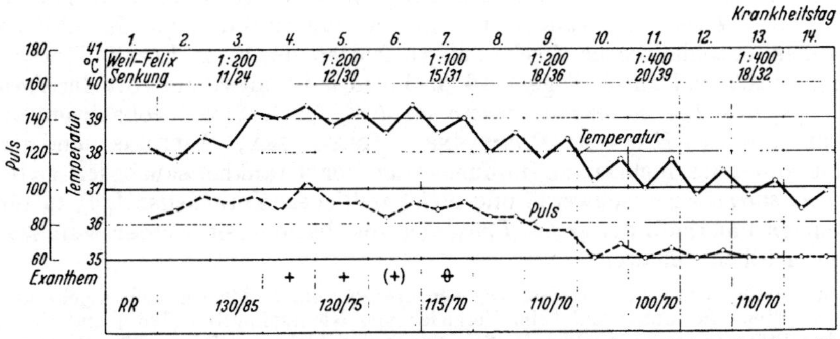

Abb. 11. Fleckfiebererkrankung bei einem schutzgeimpften 30jährigen Arzt. Impfschutz seit einigen Monaten, 1 Impfserie (WEIGL-Impfstoff).

von früher 20—50% auf 10% (1946) gefallen. Im *deutschen Heer* betrug die Durchschnittsletalität *im 1. Weltkrieg* 22,5%, *im 2. Weltkrieg* für die Jahre 1939—1943 12,3% (MIKAT), bei allerdings recht erheblichen lokalen Streuungen nach unten und oben. Gegen Ende des 2. Weltkrieges hatte die Letalität in fast allen Fleckfiebergebieten deutlich abgenommen.

Kleinere Epidemien in endemisch verseuchten *Städten* haben oft nur eine sehr geringe Sterblichkeit, weil es sich bei einem großen Teil der Erkrankten um relativ harmlose *Zweiterkrankungen* handelt (SCHITTENHELM, LIPSCHÜTZ). Über starke Letalitätsschwankungen,

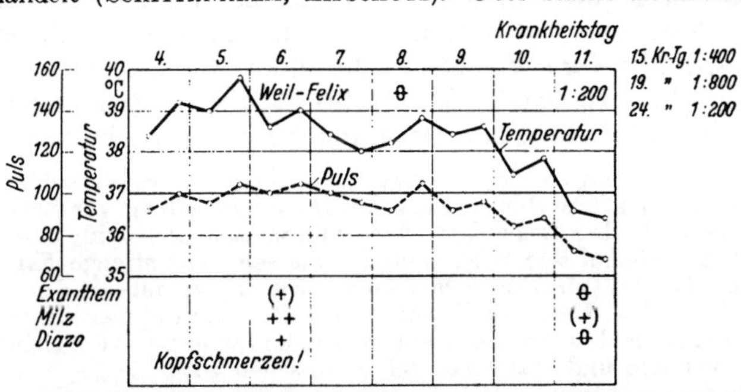

Abb. 12. Stark abgeschwächtes und abgekürztes Fleckfieber bei einem 28jährigen Arzt. 1 Impfserie (WEIGL-Impfstoff). Deutliches Nachhinken der WEIL-FELIX-Reaktion mit stärkstem Titeranstieg am 19. Kankheitstag.

welche im gleichen Epidemieraum *innerhalb kurzer Zeit* aufgetreten sind, liegen zahlreiche Beobachtungen vor [WILBRAND 1813/14, MURCHISON 1856 (9—24%), REDER 1915/16 (12—21%), SCHULZE 1941/42 (7—27%), RENNER 1943/44 (6—16%)]. Oft spielt dabei eine Virulenzabnahme der Erreger bei abklingenden Epidemien eine Rolle. Diese auffälligen *Letalitätsunterschiede* im Verlauf einer einzigen Epidemie sind von *großer praktischer Bedeutung,* da sie leicht zu *Trugschlüssen* bei der Bewertung *therapeutischer Maßnahmen* führen können.

Von unverkennbar günstigem Einfluß auf die Prognose ist die aktive *Schutzimpfung* mit den verschiedenen im Abschnitt A erwähnten Impfstoffen (EYER, SCHULTEN, ASCHENBRENNER, BESTELMEYER, JAME und JUDE, SADUSK, SIEGERT, BODART). Die Schutzimpfung vermag zwar bei später Infizierten den Krankheitsausbruch *nicht* ganz zu *verhindern,* die Erkrankung wird aber *deutlich abgebremst* (niedrigeres Fieber, geringe Senkungsbeschleunigung, schwache WEIL-FELIX-Titer) und in ihrer Dauer *verkürzt* (s. Abb. 11 und 12). Exanthem, encephalitische Erscheinungen und Sekundärkomplikationen sind nur angedeutet vorhanden oder fehlen ganz. Mit einem optimalen Impfschutz kann man ungefähr 4 Wochen nach der letzten (3.) Impfung der vorgeschriebenen Impfserie rechnen. Bei Wiederholung der Impfserie in den folgenden Jahren nimmt der Impfschutz weiterhin an Güte zu. So betrug z. B. die Fieberdauer bei einem 43jährigen Arzt, der *mit* 2 *Serien* nach WEIGL *geimpft worden war* und sich bei der Untersuchung noch verlauster Zugänge in einer Krankensammelstelle infizierte, *nur 7 Tage*. Ein Exanthem war nur für 10 Std am 5. Krankheitstage vorhanden, encephalitische Erscheinungen fehlten, der WEIL-FELIX-Titer war am 6. Tage 1:200 und am 9. Tage 1:1600. *Vorsicht* ist allerdings mit der *Impfung in die (späte) Inkubationszeit hinein geboten.* Nach Einzelbeobachtungen von ASCHENBRENNER, HAAGEN, DORMANNS, MRUGOWSKY, WILKENS und ECKE scheint ein- oder mehrfache Impfung kurz vor Krankheitsausbruch zu einem *besonders stürmischen*, schweren und meist tödlichen *Krankheitsablauf* zu führen. Impfungen innerhalb der *ersten Phase* der Inkubationszeit werden von WETZEL für unschädlich gehalten.

Zahlenmäßig kann die *Verringerung der Letalität* bei rechtzeitig Schutzgeimpften als *gesichert* gelten. SCHULZE fand beim Vergleich von Nichtgeimpften (1250) und Geimpften (250) Letalitätszahlen von 19,2 bzw. 1,6%, SCHULTEN solche von 7 bzw. 2%, BESTELMEYER 13,2 bzw. 2,4%. Epidemiologisch ergibt sich als weiterer Vorteil der Impfung, daß die erkrankten Schutzgeimpften für Läuse selbst auf der Höhe des Krankheitsbildes *nicht infektiös* sind (WOHLRAB und PATZER, MOOSER), da ihr Rickettsienspiegel im Blute zu gering ist (NAUCK und WEYER).

Vom klinischen Standpunkt aus sei noch besonders darauf hingewiesen, daß die rudimentären und zum Teil *atypischen Krankheitsverläufe bei Schutzgeimpften* unter Umständen erhebliche *diagnostische Schwierigkeiten* bereiten können und wohl nicht selten verkannt werden. Manchmal kommen erst bei mehrfacher Anstellung der WEIL-FELIX-Reaktion 8—14 Tage nach der Entfieberung verwertbare positive Ausfälle zum Vorschein, die dann wenigstens eine retrospektive Diagnose ermöglichen. In Zweifelsfällen sollte die direkte Rickettsienagglutination oder die Komplementbindung zur Sicherung der Diagnose herangezogen werden.

10. Therapie. Bei einem so vielgestaltigen und wechselvollen Krankheitsbild wie dem Fleckfieber sieht sich der Arzt hinsichtlich der *Erfolgsbeurteilung* vor ungewöhnlich große Schwierigkeiten gestellt. Die lange Liste von empfohlenen und dann bald wieder in Vergessenheit geratenen Heilmitteln zeigt deutlich, wie sehr eine strenge Kritik vonnöten ist Selbst auffallende Letalitätsunterschiede können, wie im vorangehenden Kapitel gezeigt, ebenso wie rein klinische „Eindrücke“ trügerisch sein. Nur die gleichzeitige Beobachtung eines genügend großen und homogenen Krankengutes im Sinne der „vergleichenden Therapie“ läßt wirklich brauchbare und statistisch echte Aussagen zu.

a) Spezifische Therapie. Wie bei allen Infektionskrankheiten mit bekanntem Erreger, so hat auch beim Fleckfieber der Wunsch nach einer Therapia magna sterilisans frühzeitig die *Chemotherapie* auf den Plan gerufen. Bereits im 1. Weltkrieg wurden zahlreiche Behandlungsversuche mit Salvarsan, Chinin, Trypaflavin, Nucleohexyl, Emetin, Jod-, Antimon- und Quecksilberpräparaten usw. durchgeführt, doch hat sich eine direkte Bekämpfung der Rickettsien mit diesen Mitteln als nicht möglich erwiesen. Das Gleiche ergab sich zu Beginn des 2. Weltkrieges, wo weder mit der von VAN MEERENDONK empfohlenen Atebrin-Plasmochinbehandlung, noch mit der Sulfonamidtherapie stichhaltige Erfolge erzielt werden konnten (WOHLRAB, BURY, MENK, RUGE, BRINKMANN, ALWENS, SCHULTZE, LIEBAU, LYDTIN, ASCHENBRENNER, FINDLAY). Die experimentelle Chemotherapie hat sich trotzdem unverdrossen in verschiedenen Ländern mit dem Fleckfieberproblem weiterbeschäftigt.

Allein in England wurden 238 verschiedene Präparate an Mäusen geprüft, von welchen 2 zwar im Tierversuch hochwirksam waren, aber bei der Anwendung am kranken Menschen versagten (v. D. ENDE). Ähnlich verhielt es sich mit den deutschen Präparaten *Nitroacridin*

3582 und *Rutenol* (BIELING und HEINLEIN, SMADEL, SNYDER, JACKSON, FOX und HAMILTON, FINDLAY), die sich ebenso wie *Toluidin- und Methylenblau* bei der Anwendung am Menschen als *zu toxisch* erwiesen (PETERSON und FOX, KIKUTH und SCHILLING, ANDREWES, KING und WALKER).

Ein neuer Weg wurde in Amerika beschritten, unter dessen Truppen zwar im 2. Weltkriege nur 64 Fälle von epidemischem Fleckfieber, dagegen 603 von murinem und 6685 von Buschfleckfieber vorgekommen sind (SADUSK). Da Sulfonamide die Vermehrung von Rickettsien im Tierversuch stimulieren können, erprobten SNYDER, MAYER und ANDERSON 1941 als Antagonisten die *Paraaminobenzoesäure* (PABS) und fanden dabei tatsächlich eine *Vermehrungshemmung der Rickettsien* bei infizierten Mäusen. Auch in Dottersackkulturen verhindert die PABS nach FINDLAY die Vermehrung von Rickettsia mooseri (GREIFF 1944, HAMILTON 1945), ebenso von Rickettsia prowazeki, orientalis und rickettsi (HAMILTON 1945, SNYDER 1947). Im Meerschweinchenversuch fanden ANIGSTEIN und BADER eine günstige Wirkung gegen Felsengebirgsfleckfieber (1945/46), die BOCK und KIKUTH bei murinem Fleckfieber an Mäusen allerdings nicht reproduzieren konnten. Eine Hemmwirkung der PABS auf Rickettsientoxine wurde von SIEGERT (1948) nachgewiesen.

Von klinischer Seite wurde über *günstige Wirkungen der Paraaminobenzoesäuretherapie* ausführlich zunächst beim Felsengebirgsfleckfieber (ROSE, DUANE, FISCHEL 1945: 1 Fall, FLINN 1946: 10 Fälle, RAVENEL 1947: 5 Fälle, TICHENOR und Mitarbeiter 1947: 8 Fälle) berichtet, ferner bei murinem Fleckfieber (SMITH 1946: 29 Fälle, DIAZ-RIVERA und Mitarbeiter 1946: 3 Fälle, 1949: 33 Fälle) und beim Buschfleckfieber (TIERNEY 1946: 18 Fälle). Übereinstimmend wird hervorgehoben, daß im Vergleich zu den Kontrollfällen bei den Behandelten die *Fieberdauer verkürzt*, die *Letalität gesenkt* und die Häufigkeit der Komplikationen vermindert wird, die Kopfschmerzen verschwinden und das Allgemeinbefinden hebt sich auffallend rasch. Für das epidemische Fleckfieber liegen bisher anscheinend nur Untersuchungen aus Ägypten (1944), Mexiko und Dachau (1945: 60 Fälle) vor, die einen ähnlich günstigen Eindruck ergaben, vor allem bei *möglichst frühzeitigem Behandlungsbeginn* innerhalb der ersten 7 Krankheitstage (YEOMANS und Mitarbeiter, FINDLAY, SNYDER). Nach den Erfahrungen von DIAZ-RIVERA, GUZMAN, ACOSTA, COLLAZO und LEBRON beim murinen Fleckfieber (1949) muß angenommen werden, daß die PABS die bereits in Gang gesetzten pathologischen Prozesse (z. B. das Exanthem) nicht mehr abzuändern vermag, sondern daß sie nur das Rickettsienwachstum beeinträchtigt und vielleicht auch toxische Erscheinungen hemmt.

Da die PABS schnell im Urin ausgeschieden wird, muß sie *per os* häufig mit kurzen Intervallen *tags und nachts* gegeben werden. Die Anfangsdosis beträgt bei Erwachsenen etwa 8 g, dann werden *alle 2 Std etwa 1 – 3 g weitergegeben* (SNYDER, FINDLAY). Die PABS soll chemisch rein, geruch- und farblos sein. Es wird empfohlen, für jedes Gramm 12,5 cm³ einer 5%igen Natriumbicarbonatlösung mit einnehmen zu lassen, außerdem sollte der Patient jeweils 100 cm³ Wasser dazu trinken. Die *Blutkonzentration* muß häufig festgestellt werden, vor allem bei urämischen Patienten. Sie soll am besten zwischen 30 und 60 mg-% betragen (FLINN) und kann leicht durch eine der für Sulfonamide gebräuchlichen Diazotierungsmethoden bestimmt werden[1]. Intramuskuläre Zufuhr hat sich nicht bewährt, intravenöse Tropfinfusion ist manchmal zweckmäßig, wobei 25—30 g in 24 Std zur Anwendung kommen. Die Behandlung muß bis 48 Std nach der Entfieberung fortgesetzt werden, *als Gesamtdosis werden 50 – 500 g genannt.* Gelegentlich kommt es zu einem Ausfall von PABS-Krystallen im Urin, dann soll das Mittel sofort abgesetzt werden, ebenso bei Abfall der Leukocyten unter 3000. Übelkeit und Erbrechen, sowie urämische Syndrome allein sind keine Gegenindikation. Doch ist bei benommenen Patienten Vorsicht geboten, da Aspiration des Mittels zu heftigen Tracheobronchitiden führt. Praktisch wichtig ist, daß zur *Bekämpfung von Sekundärinfektionen nie Sulfonamide* (Antagonismus!) verwandt werden dürfen, sondern nur Penicillin (FINDLAY, RAVENEL, TIERNEY).

Bei der Prüfung der modernen *Antibiotica* hat sich zunächst ergeben, daß *Penicillin und Streptomycin* bei der Behandlung menschlicher Rickettsiosen *keine* spezifische Wirkung zeigen (SAXEN, POND, FORRESTER und WOOD, KLEIN, YEOMANS,

---

[1] Zum Beispiel KREBS u. FRANKE: Klin. Wschr. **1939**, 1248 oder KIMMIG: Dtsch. med. Wschr. **1943**, 531.

FINDLAY, MORGAN, STEVENS und SNYDER), doch hat letzteres einen deutlich wachstumshemmenden Effekt im Tierversuch und auf Dottersackkulturen, der durch Zugabe von PABS noch verstärkt werden kann (SMADEL und Mitarbeiter, HUEBNER und Mitarbeiter, GIROUD).

Ein wirklich *einschneidender Fortschritt* in der praktischen Fleckfieberbehandlung wurde aber erst 1947/48 durch die *Einführung der neuen, oral wirksamen Antibiotica Chloromycetin und Aureomycin* auf Grund der Arbeiten amerikanischer Forschergruppen erreicht.

Chloramphenicol (Chloromycetin ist jetzt der Handelsname) hat eine relativ einfache Struktur und konnte daher bereits in größerem Maßstab *synthetisch* hergestellt werden. Ursprünglich wurde es auf fermentativem Wege aus dem von BURKHOLDER bei Caracas gefundenen *Streptomyces venezuelae* gewonnen (EHRLICH und Mitarbeiter 1947). Seine ausgezeichnete chemotherapeutische Wirksamkeit bei *experimentellen Rickettsieninfektionen* wurde bald darauf von SMADEL und JACKSON nachgewiesen. Nach orientierenden Vorversuchen an Fleckfieberkranken in Mexiko und Bolivien (PAYNE, KNAUDT und PALACIOS 1948, 21 Fälle) studierten SMADEL, WOODWARD, LEY, PHILIP, TRAUB, LEWTHWAITE und SAVOOR seine Wirksamkeit bei 30 Kranken mit *Buschfleckfieber in Malaya* (1948) und fanden Entfieberung nach durchschnittlich 31,8 Std und rasche Genesung auch Schwerkranker. Diese Beobachtungen konnten bald bei weiteren 70 Patienten bestätigt werden, ohne daß in beiden Gruppen auch nur ein einziger Todesfall aufgetreten wäre (SMADEL). Ähnlich eindeutige Erfolge wurden 1948 von PINCOFFS und Mitarbeitern beim *Felsengebirgsfleckfieber* (15 Fälle) beobachtet, ebenso von PARKER, BAUER, LISTER, WOODWARD und HALL (16 Fälle, 1950). LEY, WOODWARD und SMADEL berichteten 1950 über günstige Ergebnisse beim *murinen Fleckfieber*.

Da Chloramphenicol sehr bitter schmeckt, wird es in kleinen *Gelatinekapseln* zu 250 mg in den Handel gebracht. Das Präparat wird im Magen-Darmkanal *rasch resorbiert* und *gut vertragen*, nur hohe Dosen machen gelegentlich etwas Übelkeit und Erbrechen. Nach den ersten Erfahrungen SMADELS beim Buschfleckfieber schien es zweckmäßig zu sein, die Behandlung mit einer *massiven Initialdosis* von 3—4 g (für Erwachsene) einzuleiten und dann 0,25 g alle 2—3 Std bis zur Entfieberung weiterzugeben. Schonender und ebenso wirksam dürfte es jedoch sein, *von Anfang an* gleichmäßig nur *mittlere Tagesdosen* von 2—3,5 g (40—50 mg je Kilogramm Körpergewicht) zu verwenden und diese Dosierung 3—6 Tage lang nach der Entfieberung fortzusetzen, damit *Relapse* mit Sicherheit vermieden werden können. Das Antibioticum wirkt ja nur *keimhemmend* und es ist daher für die völlige Genesung von Wichtigkeit, daß dem *Wirtsorganismus Zeit für seine völlige Durchimmunisierung gelassen wird* (SMADEL, HÖRING). Die Tagesdosen werden zweckmäßigerweise in je 4—6 Einzelgaben regelmäßig über Tag und Nacht aufgeteilt verabfolgt.

Auch das von DUGGAR aus dem Kulturfiltrat des Pilzes *Streptomyces aureofaciens* isolierte Antibioticum **Aureomycin** hat sich bei menschlichen Rickettsiosen als hervorragend wirksam erwiesen. Es wird ebenfalls in Kapseln zu 250 mg *oral* gegeben, kann aber auch — was bei Schwerstkranken von Wichtigkeit sein kann — *intravenös* angewandt werden (Ampullen zu 100 mg). Neben verschiedenen sehr günstigen Einzelerfahrungen (COOKE 1948, KNIGHT, RUIZ-SANCHEZ, RUIZ-SANCHEZ und MCDERMOTT 1949, LONG, CHANDLER, BLISS, BRYER und SCHOENBACH 1949, FINLAND, COLLINS, GOCKE und WELLS 1949) liegen vergleichende Untersuchungen von F. RUIZ-SANCHEZ aus Mexiko vor (1950), der *80 Fälle von murinem und epidemischem Fleckfieber* genau studiert und 24 mit PABS, 42 mit Aureomycin und 14 mit Chloromycetin behandelt hat. Die *zuverlässigsten* und eindrucksvollsten *Erfolge* wurden von ihm in der *Aureomycingruppe* gesehen (50—75 mg je Kilogramm Körpergewicht täglich für wenige Tage), während es in der (kleineren) Chloromycetingruppe bei gleicher Dosierung in 6 Fällen (= 42,8%) zu Relapsen kam. Doch hält auch RUIZ-SANCHEZ die

Frage der optimalen und sicher ausreichenden *Dosierung* noch nicht für endgültig geklärt.

Die *Rekonvaleszentenserumtherapie* des Fleckfiebers scheint durch die eben geschilderten Fortschritte der chemischen und antibiotischen Behandlungsverfahren, darüber hinaus aber auch durch die meist negativen praktischen Erfahrungen des 2. Weltkrieges immer mehr *in den Hintergrund* gedrängt.

Die umfangreiche Literatur über dieses therapeutische Problem ist bei ASCHENBRENNER und v. BAEYER (1944) und in einer sehr gründlichen Studie von H. R. FRANK (1948) zusammengestellt. Schon im 1. Weltkrieg und in der großen russischen Fleckfieberpandemie 1917—1920 wurden die Erfolgsaussichten der Rekonvaleszentenserumbehandlung (RSB) sehr *skeptisch beurteilt*, ebenso von WEIL und BREINL 1923 auf Grund ihrer eingehenden tierexperimentellen Untersuchungen. Nach FRANK und MAY sind spezifische Schutzstoffe nur unmittelbar nach der Entfieberung der Kranken im Serum vorhanden, doch kann der Schutzstofftiter (der keinerlei gesetzmäßige Beziehungen zum WEIL-FELIX-Titer zeigt) zwischen dem 7. und 33. Tag nach der Entfieberung sehr erhebliche Schwankungen aufweisen. Eine brauchbare *Wertbestimmung* ist *nur durch den Tierversuch* möglich. Menschliches Rekonvaleszentenserum ist dem Serum schutzgeimpfter Tiere und hyperimmuner Menschen überlegen, nach neusten Berichten jedoch nicht dem Immunserum entsprechend vorbehandelter Großtiere (H. R. FRANK). Ein meßbarer Einfluß der spezifischen Serumtherapie scheint nur dann möglich, wenn das Serum (am besten als Mischserum verschiedener Rekonvaleszenten) in sehr hohen, möglichst wiederholten Dosen *unmittelbar nach Fieberausbruch* gegeben wird. FRANK hält allerdings auch bei späterer Anwendung noch „gewisse Erfolge für möglich". Immunserum von Pferden und Kaninchen ist sehr teuer und schwer zu beschaffen (SNYDER).

Aus deutschen Fleckfieberlazaretten wurden hin und wieder in den Jahren 1941/43 mehr oder minder beweiskräftige „Erfolge" mit der RSB mitgeteilt (RAETTIG täglich 20—40 cm^3 intravenös 10 Tage lang, ALWENS und FRANK, HOFER, v. LOBENSTEIN, BÜHLER, WETZEL), doch *überwiegen die ablehnenden Stimmen bei weitem* (v. FALKENHAUSEN, BRINKMANN, VOIT, BOGENDÖRFER, ASCHENBRENNER, DENNECKE, SCHULZE, RENNER, VALLEJO SIMON, beim Buschfieber SAXEN und Mitarbeiter). Am stichhaltigsten sind zweifellos die sorgfältigen vergleichenden Untersuchungen von LYDTIN und R. MEYER (1942), sowie von KUHLMANN und Mitarbeitern (1943), die trotz rationeller Organisation der Serumgewinnung und exakter statistischer Bearbeitung *keinen praktischen Erfolg* erkennen ließen, auch nicht bei relativer Frühbehandlung. Ähnliches gilt von der Übertragung von Rekonvaleszentenvollblut, die zwar unter Umständen kollapsbekämpfend und roborierend günstig wirkt, nicht aber in spezifischer Hinsicht (WIRZ, RENNER). Sehr zu Ungunsten der RSB spricht ferner noch die Tatsache, daß ihrer *Durchführung* unter Feld- und *Epidemieverhältnissen* große praktische *Schwierigkeiten* im Wege stehen (empfindlicher Blutverlust bei den stark geschwächten Rekonvaleszenten, Serumgewinnung und -konservierung, Wertbestimmung, rasche Verteilung zur Frühbehandlung usw.). Zu fast den gleichen Schlußfolgerungen kamen YEOMANS, SNYDER und GILLIAM, die bei ihren therapeutischen Untersuchungen an Fleckfieberkranken in Ägypten 1943 von der Anwendung konzentrierten, hyperimmunen Kaninchenserums *nach* dem 3. Krankheitstag keinen sicheren Nutzen sahen.

b) Symptomatische Therapie. Im Mittelpunkt der Hilfstherapie muß eine *zielbewußte Behandlung von Herz und Kreislauf* stehen. Vor allem die zentral, vom geschädigten Rauten- und Zwischenhirn her ausgelöste *periphere Kreislaufschwäche* ist für den Ausgang der Krankheit von großer Bedeutung. Dabei hat sich allerdings gezeigt, daß *unablässige* Gaben von *zentral* angreifenden *Analeptica* in hohen Dosen, wie sie z. B. STURM empfohlen hat, gerade bei encephalitischen Kranken *unzweckmäßig* und gefährlich sind (ASCHENBRENNER, LYDTIN, GUTZEIT, v. FALKENHAUSEN). RENNER hält sie sogar für einen Kunstfehler, weil sie „wie die Peitsche auf ein galoppierendes Pferd, welches noch sehr weit vom Ziel entfernt ist" wirken. Mehr zu empfehlen sind die *peripher* an der Gefäßwand angreifenden Adrenalinabkömmlinge (z. B. Sympatol) *in vorsichtiger Dosierung* und nur während der kritischen Zeit der stärksten Blutdrucksenkung und bei Kollapsgefahr. Zu gewaltsame Kreislaufankurbelungen, die außerdem die Herzfrequenz unnötig steigern, sollten unbedingt vermieden werden. Von einer sicheren Kreislaufwirkung der Nebennierenrindenpräparate haben wir uns, ebenso wie Liebau, nicht überzeugen können.

Zur Stützung der bedrohten *Herzkraft* (lang anhaltende Tachykardie, Myokarditis, vor allem Mehrbelastung des Herzens durch Pneumonien usw.) ist die intravenöse *Strophanthintherapie* beim Fleckfieber die Methode der Wahl und der oralen Digitalisierung weit überlegen (Aschenbrenner, Bodart, Renner). Da im Fieber ein vermehrter Glykosidaufbrauch erfolgt, sollten die Dosen auf der Höhe der Krankheit *nicht zu klein* gewählt werden (0,3—0,5 mg, eventuell 2mal täglich). Bei den akuten, präfinalen Kollapszuständen durch Ausschaltung der medulären Kreislaufzentren sind allen therapeutischen Bemühungen leider enge Grenzen gesetzt. Dagegen ist beim *protrahierten Kollaps* eine intensive periphere Kreislaufbehandlung zusammen mit Auffüllung der Gefäßbahn tunlichst durch *kolloidosmotisch wirksame Infusionsflüssigkeiten* (Blut, Plasma, Serum, Periston) sehr am Platze; reine Salzlösungen wandern dagegen zu rasch wieder aus der Blutbahn ab (Ravenel, Duesberg). Mehrmalige Infusionen kleinerer Mengen bzw. wiederholte *Bluttransfusionen* von 100—200 cm^3 sind wegen der notwendigen Schonung der Herzarbeit zweifellos zweckdienlicher als zu heroische Dosen. Solche wiederholten Bluttransfusionen führen nicht nur zu einer dauerhaften *Auffüllung* des Gefäßsystems, sondern sie stellen auch eine sehr wirksame parenterale *Eiweißsubstitution* für die hochfieberhaften Kranken dar.

Die *Kochsalzbehandlung* des Fleckfiebers war in England schon in der ersten Hälfte des vorigen Jahrhunderts sehr in Mode gekommen (Murchison), sie wird auch von französischen und arabischen Ärzten empfohlen (Chalke). Wie im Stoffwechselkapitel bereits auseinandergesetzt, ist die Hypochlorämie der Fleckfieberkranken allerdings im allgemeinen nur sehr gering und sie beruht auch nur auf einer regulatorischen Salzverschiebung in die Gewebe und nicht auf Salzverlusten nach außen. Mit einer ausgesprochenen chloropriven Situation wird man daher nur selten zu rechnen haben. Immerhin werden intravenöse Kochsalzinfusionen von Renner, Alwens, Vallejo Simon, Ravenel u. a. befürwortet. Die von Danielopolu vorgeschlagene intravenöse Chlorwasserbehandlung hat sich nur wenig Freunde erworben, vor allem weil ihre theoretischen Grundlagen (sterilisierende Wirkung? Antitoxische Wirkung? Salzmangelbekämpfung?) ganz ungeklärt blieben.

Daß eine *Calciumzufuhr* wegen der beim Fleckfieber vorkommenden Hypocalcämie direkt notwendig ist, kann man wohl nicht annehmen. Doch hat sich nach Höring das Calcium als unspezifisches Dämpfungsmittel mit teils zentralen, teils peripheren Angriffspunkten und durch seine entzündungshemmende Wirkung in der Therapie vieler Infektionskrankheiten gut bewährt. Michl u. a. haben eine Kombination von Calcium und *Pyramidon* empfohlen, auch die chronische Verabreichung von Pyramidon allein in kleinen oder mittleren Dosen wurde befürwortet (Holler, Renner). Da alle typischen Antipyretica Substanzen von narkotischem Charakter sind, dürfte die günstige Wirkung weniger auf die Fiebersenkung als auf die zentrale Dämpfung zurückzuführen sein. Eine *brüske Entfieberungstherapie* mit wiederholten hohen Dosen, wie sie von Lindemann (Novalgin) und Ferro-Luzzi (Aspirin, 4—8 g täglich) vorgeschlagen wurde, wird aber wegen der unter Umständen sehr gefährlichen Kreislaufbeeinträchtigung von Nachprüfern wie Renner, Schulze, Lydtin u. a. für absolut *kontraindiziert* gehalten.

Zustände von tagelanger motorischer Unruhe, starke psychische Erregung, Delir, Schlaflosigkeit, Tobsuchtsanfälle usw. sind verständlicherweise für Kreislauf und Stoffwechsel ausgesprochen schädlich. In solchen Fällen soll man von einer ausgiebigen *Sedativbehandlung*, die schon Hausmann als „wahre Schonungstherapie" vorgeschlagen hat, Gebrauch machen. Neben Brom oder Paraldehyd sind vor allem das Luminal und seine Verwandten gut geeignet (Luminaletten oder, bei ausgesprochener motorischer Unruhe, Luminaldosen von 0,05—0,1 g

4—5mal täglich). Bei stärker erregten Schwerkranken muß man neben Luminalinjektionen nicht selten auch noch kleine abendliche Opiatdosen einschalten. Doch ist eine schematische Anwendung der Sedativtherapie bei an und für sich schon ruhigen Fleckfieberkranken selbstverständlich zu vermeiden. *Lumbalpunktionen* wirken bei Kopfschmerzen und meningealen Erscheinungen oft günstig, wenn sie auch keineswegs immer schwere encephalitische Zustände zu bessern vermögen. Bei den *eitrigen Mischinfekten*, vor allem auch bei den sekundären Pneumonien, sind *Sulfonamide* und ganz besonders *Penicillin* von unzweifelhaftem Nutzen (FINDLAY).

Im großen und ganzen gesehen hängt das *Schicksal* der Fleckfieberkranken sehr *weitgehend von günstigen Pflegeverhältnissen ab*. Die größtmögliche *Schonung* der Patienten muß oberster Grundsatz sein. Es ist daher besonders wichtig, daß für Fleckfieberstationen erfahrenes, geschicktes und zuverlässiges *Pflegepersonal* für den Tag- und Nachtdienst ausgesucht wird, daß helle, luftige Krankenräume mit entsprechenden Heizmöglichkeiten zur Verfügung stehen und daß für eine abwechslungsreiche, eiweiß- und vitaminreiche *Krankenkost* gesorgt wird. Lange Antransporte sollten tunlichst vermieden werden. In pflegerischer Hinsicht muß ganz besonders auf gewissenhafte *Mund- und Hautpflege* (Sekundärinfekte), ausreichende Zuführung von Speisen und *vor allem von Getränken*, tadellose Lagerung und Säuberung der Schwerkranken, Schutz vor Auskühlung und Verletzung bei *Deliranten und Unruhigen* geachtet werden. Eine Hauptsorge muß auch sein, daß eine drohende Kreislauf- oder Herzschwäche rechtzeitig abgefangen wird, deshalb ist ständige *Überwachung von Puls und Atmung* und sofortige Verständigung des Arztes bei allen Zwischenfällen oder plötzlichen Verschlechterungen unbedingt vonnöten. Bei schweren cerebralen Krankheitsbildern ist neben der *Sedativbehandlung* die Anwendung von *physikalischen Heilmaßnahmen* häufig von gutem Einfluß. Die rechtzeitige Anwendung der modernen Antibiotica Chloramphenicol und Aureomycin (und neuerdings auch Terramycin) wird aber in Zukunft das gewohnte Bild des schwierigen Pflegebetriebes auf Fleckfieberstationen stark verändern und verspricht eine einschneidende Verbesserung und Vereinfachung unserer ganzen Fleckfiebertherapie.

II. Das endemische (murine) Fleckfieber (Flohfleckfieber).

Im Gegensatz zum klassischen (epidemischen) Fleckfieber ist das endemische Fleckfieber vor allem *in warmen Klimaten heimisch* und tritt beim *Menschen nur sporadisch* auf. Erreger ist die Rickettsia mooseri (MONTEIRO 1931) bzw. Rickettsia prowazeki var. mooseri (PINKERTON 1936), die für gewöhnlich durch Rattenflöhe und Rattenläuse von Ratte zu Ratte übertragen wird. Von infizierten Ratten kommen gelegentlich durch Rattenflöhe Übertragungen auf den Menschen vor; in verlaustem Milieu kann die Infektion unter Umständen auch durch Kleiderläuse von Mensch zu Mensch weitergegeben werden. Das Krankheitsbild ähnelt dem des epidemischen Fleckfiebers weitgehend, doch ist der Fieber- und Krankheitsverlauf *milder*, die cerebrale Beteiligung weit *schwächer*, die Letalität *geringer*.

Beim *mexikanischen Fleckfieber*, dem Tabardillo, ist zuerst aufgefallen, daß Läuse nicht die einzigen Überträger sein können und daß ein anderes *tierisches Virusreservoir* vorhanden sein müsse. Die experimentelle Abgrenzung des murinen Fleckfiebers in Mexiko und im Südosten der Vereinigten Staaten geht auf die Arbeiten von MAXCY (1926), MOOSER (1928), DYER und Mitarbeiter (1931), MOOSER, CASTANEDA und ZINSER (1931) und MOOSER (1932) zurück. In den *Vereinigten Staaten* findet sich das murine Fleckfieber vor allem in der Umgebung des Golfes von Mexiko (Texas, Georgia, Alabama), aber auch in nördlicheren Städten (WILEY). Während es früher überhaupt in den *Städten* (z. B. auch in Ostasien —

„shoptyphus") häufiger war, befällt es jetzt auch die ländlichen Gebiete, weil die *Lagerhäuser* dort die *Ratten anlocken* (ANIGSTEIN).

Das murine Fleckfieber ist vor allem eine Krankheit junger Männer, da diese beim Arbeiten in Lagerhäusern usw. der Infektion am meisten ausgesetzt sind. Die größte *jahreszeitliche* Erkrankungshäufung findet sich in den Monaten Juli bis September, in welchen die *Rattenpopulationen* und ihre Verseuchung mit *Flöhen* am *stärksten sind* (ANIGSTEIN). Jährliche Meldungen in den USA.: 1930: 510, 1933: 2069, 1942: 3725, 1944: 5337, doch wird der wahre Krankheitsbefall etwa 5mal höher geschätzt (WILEY, HILL, ANIGSTEIN). Außer in Nordamerika und Mexiko kommt das murine Fleckfieber auch in Südamerika, Palästina, Afrika, Griechenland, in verschiedenen Mittelmeerhäfen und in Ostasien (mandschurisches Fleckfieber, Stadtform des tropischen Fleckfiebers usw.) vor. Ein Fall von Flohfleckfieber in London, vermutlich mit dem Verpackungsmaterial einer Eierkiste aus Polen importiert, wurde kürzlich von DUNN beschrieben.

Auch beim murinen Fleckfieber beträgt die *Fieberdauer* für gewöhnlich etwa 14 Tage (in 86% — MAXCY). Genau wie bei der Erregerfrage (MOOSER, WEYER, VALLEJO DE SIMON) sind die *Unterschiede* zum epidemischen Fleckfieber auch bei der klinischen Symptomatologie *mehr quantitativer als qualitativer Natur*. Das Exanthem erscheint etwa am 5. Krankheitstag, wird aber nie hämorrhagisch (STRONG). Efflorescenzen an Handflächen und Fußsohlen kommen — wie beim epidemischen Fleckfieber — zwar ausnahmsweise vor, sind aber im Gegensatz zu der Ansicht NICOLLES keineswegs spezifisch (MOOSER). Stärkere *encephalitische* Erscheinungen *fehlen*, der Kreislauf ist meist wenig beeinträchtigt. Die Infektion verläuft im ganzen milder (BINFORD und ECKER).

Dementsprechend pflegt auch die *Letalität gering zu sein* (DEYER 1%, ANIGSTEIN 3—5%, SAVOOR, VAHIA und SOMANN 2,8%), wenn nicht Zwischenwirtwechsel (Laus), schlechte soziale Verhältnisse oder hohes Lebensalter besondere Bedingungen schaffen (STRONG). Unter der Armenbevölkerung Mexikos sterben auch heute noch viele Kranke am „Tabardillofieber" (SCHWEICKHARDT, ALBALADEJO); doch kommt in Mexiko das klassische und das murine Fleckfieber nebeneinander vor (FREEMAN, VARELA, PLOTZ, ORTIZ, MARIOTTE (1949). Seit etwa 10 Jahren scheint das epidemische Fleckfieber dort sogar zu überwiegen (CASTANEDA 1948).

Rein klinisch läßt sich ein murines Fleckfieber von einem leichten epidemischen Fleckfieber nicht sicher unterscheiden (MAXCY, MOOSER). *Proteus OX 19* wird bei beiden Krankheiten agglutiniert, dagegen scheint eine serologische *Differenzierung* durch die Rickettsienagglutination und besonders durch die *Komplementbindungsreaktion* „bis zu einem gewissen Grade möglich" (SADUSK, PLOTZ, MEGAW, ANIGSTEIN, SNYDER). Bei der Komplementbindungsreaktion können positive Titer noch viele Jahre nach der Erkrankung gefunden werden, doch pflegen die Titerwerte in dem Zeitraum von 1—3 Jahren nach Erkrankungsbeginn selten höher als 1:10 oder 1:20 zu sein. Ein sicherer Titeranstieg beginnt sich meist erst im Verlaufe der 2. Krankheitswoche abzuzeichnen (FREEMANN, SOLOGUREN und ESPINOSA). Soweit außer entsprechender Pflege besondere *Behandlung* nötig, gilt das im vorangehenden Kapitel über die modernen Antibiotica Gesagte.

Anhang. Die sog. Brillsche Krankheit. Die BRILLsche Krankheit ist mehr ein historischer Begriff als eine gesicherte Krankheitseinheit. Der New Yorker Kliniker NATHAN E. BRILL beschrieb 1898 bzw. 1910/11 sporadische *Fleckfieberfälle in angeblich läusefreiem Milieu*, die sich durch *milden Verlauf* und geringe Letalität auszeichneten. Später lag es natürlich nahe, diese Erkrankungen mit dem inzwischen von MAXCY im Südosten der Vereinigten Staaten festgestellten endemischen Fleckfieber zu identifizieren. Jedoch sprachen tierexperimentelle (ANDERSON, ZINSSER) und serologische (PLOTZ) Erfahrungen in Boston und New York dafür, daß die BRILLsche Krankheit auch eine *milde Abart des epidemischen Fleckfiebers* sein könnte. ZINSSER wies auf Grund der alten Krankengeschichten nach, daß 94,8% der Patienten im Ausland geboren waren, meist handelte es sich um *aus Rußland eingewanderte Juden*. Er stellte daher die Hypothese auf, daß die BRILLsche Krankheit nichts anderes als ein *endogenes Spätrezidiv* eines früher durchgemachten epidemischen Fleckfiebers wäre. MOOSER und LÖFFLER vertreten auf Grund eines einzigen 1945 in Zürich beobachteten Falles einen ähnlichen Standpunkt. BLANC und BALTAZARD denken mehr an eine exogene Zweiterkrankung, etwa durch importierte und mit Läusekot verunreinigte Kleidungsstücke, was von MOOSER abgelehnt wird.

Zweifellos muß man damit rechnen, daß ein Teil der eingewanderten jüdischen Patienten bereits über eine gewisse, wenn auch im Abklingen begriffene *Fleckfiebergrundimmunität* verfügte. Um so weniger läßt sich aus alten Krankengeschichtsangaben sagen, ob es sich bei der Neuerkrankung in Amerika um ein abgeschwächtes *epidemisches* oder *murines* Fleckfieber gehandelt hat. Murines Fleckfieber konnte auch in New York und Boston bei *Ratten* nachgewiesen werden (MOOSER); auch die *jahreszeitliche Häufigkeitskurve* der BRILLschen Krankheit entspricht, wie ZINSSER selbst zugibt, der des *murinen* und nicht der des epidemischen Fleckfiebers. Endogene Spätrezidive bei Erregerpersistenz sind nicht nur nach allen klinischen

Fleckfiebererfahrungen sehr unwahrscheinlich (MOSING), sondern auch bei Osteinwanderern in anderen Ländern nie gesehen worden (MOOSER, DUNN). So spricht doch vieles dafür, daß die BRILLsche Krankheit als ausgesprochene Stadtkrankheit — vielleicht von wenigen Ausnahmen abgesehen — *dem Formenkreis des murinen Fleckfiebers zugerechnet werden sollte.* Ob positive Komplementbindungsreaktionen mit Rickettsia prowazeki-Antigen eventuell auch als anamnestische Reaktion vorkommen können, bedarf noch der Klärung (s. bei SNYDER). Im übrigen haben die Fälle von BRILLscher Krankheit in Nordamerika in den letzten Jahrzehnten beträchtlich abgenommen[1]. Bei dem Züricher Fall von MOOSER und LÖFFLER im Juni 1945 (also kurz nach Kriegsende!) wird man eine *exogene Neuinfektion* (27 Jahre nach der Erstinfektion) mit Rickettsia prowazeki wohl nicht sicher ausschließen können, zumal es sich um ein ausgesprochen schweres Krankheitsbild gehandelt hatte. Ein klinisch ganz uncharakteristischer, aber serologisch bestätigter Fall von BRILLscher Krankheit wurde kürzlich aus London mitgeteilt[2].

III. Die Zeckenfleckfieber (Felsengebirgsfleckfieber, Mittelmeerfleckfieber, Bullisfieber).

Das *Felsengebirgsfleckfieber* (spotted fever of the Rocky Mountains) ist eine seit etwa 1890 genauer bekannte schwere fieberhafte Erkrankung der westlichen Gebirgsgegenden von *Nordamerika* (Montana, Idaho), hat sich aber seit 1930 auch auf die zentralen und westlichen Gebiete der USA. ausgebreitet. Auch im Innern Columbiens wurden Krankheitsherde festgestellt (PATIÑO-CAMARGO 1941), ebenso in Brasilien, Mexiko, Canada. In den Vereinigten Staaten wurden in den letzten 10 Jahren etwa 400—560 Fälle je Jahr gemeldet (RAVENEL, ANIGSTEIN).

Der *Erreger* — Dermacentroxenus rickettsi (WOLBACH 1919) bzw. Rickettsia rickettsi (BRUMPT 1927) — wurde bereits 1907 *von* RICKETTS *in infizierten Zecken* gesehen und wird durch Dermacentor andersoni sowie verschiedene andre Zeckenarten (D. variabilis, Amblyomma americanum, Rhipicephalus sanguineus usw.) durch Biß auf den Menschen übertragen (STRONG, HOLMES, COX, PARKER). Als natürliches Virusreservoir kommen im Westen verschiedene Haustiere und wilde Nager (Kaninchen, Eichhörnchen), im Osten, z. B. Texas, vor allem Hunde in Frage. Die Krankheit tritt meist nur *sporadisch in der Zeckensaison* auf und bevorzugt ländliche Gebiete. Die Inkubationszeit beträgt 3—7 Tage.

Das *Krankheitsbild* des Felsengebirgsfleckfiebers ist dem eines *schweren* epidemischen *Fleckfiebers* weitgehend *ähnlich*. Der kontinuierliche oder remittierende Fieberverlauf, oft durch Schüttelfröste eingeleitet, pflegt 14—20 Tage zu dauern, die Pulsfrequenz steigt allmählich auf Werte von 110—140 an, auch Tachypnoe wird häufig beobachtet (STRONG, PARKER, KELSEY und HARELL). Besonders charakteristisch ist das *großfleckige*, oft konfluierende *Exanthem*, das zwischen 4. und 7. Krankheitstag zuerst *an den Hand- und Fußgelenken* erscheint und sich rasch auf Stamm, Rücken und Gesicht, oft auch auf Handflächen und Fußsohlen ausbreitet. Es zeigt eine *ausgesprochene Neigung zu hämorrhagischer Umwandlung* („black measles"), an Druckstellen kommt es nicht selten auch zu diffusen *Hautblutungen* und Nekrosen. Leichter Ikterus, Myokarditis und Nephritis sind verhältnismäßig häufig (READING und KLINT, ALLEN und SPITZ), pneumonische Komplikationen und peripherer Kreislaufkollaps verschlechtern die Prognose (KELSEY und HARRELL). Die Milz ist meist

[1] Auf die Gefahr einer neuerlichen Zunahme nach dem 2. Weltkrieg wurde vor kurzem von MURRAY, BAEHR, SHWARTZMAN, MANDELBAUM, ROSENTHAL, DOANE, WEISS, COHEN und SNYDER [J. Amer. med. Assoc. **142**, 1059 (1950)] hingewiesen. Bei 7 der von ihnen beobachteten 14 Fälle von BRILLscher Krankheit konnten Rickettsienstämme des klassischen epidemischen Typs gewonnen werden, die Komplementbindungsreaktion ergab bei allen 14 Patienten höhere Titer gegen epidemisches als gegen murines Antigen. Es muß zugegeben werden, daß diese interessanten Befunde durchaus für die ZINSSERsche Hypothese sprechen können. Kaum verständlich bleibt allerdings — falls eine Neuinfektion tatsächlich nicht in Frage kommen sollte —, wie und wo die Rickettsien das zum Teil sehr lange Zeitintervall zwischen Erst- und Zweiterkrankung (30—45 Jahre und länger!) bei ihren menschlichen Wirten überlebt haben [s. a. MURRAY u. SNYDER: Amer. J. Hyg. **53**, 22 (1951)].

[2] HAWKSLEY and STOKES: Lancet **1950 II**, 97.

deutlich vergrößert, Lymphknotenschwellungen kommen vor; die *Stelle des Zeckenbisses* wird jedoch meist nur von etwa 50% der Erkrankten bemerkt. Das Blutbild entspricht dem des epidemischen Fleckfiebers, Kopf-, Muskel- und Gelenkschmerzen können sehr heftig sein, schwere Fälle zeigen durchweg eine ausgesprochene *cerebrale Beteiligung* (PARKER). Die *Letalität* ist verhältnismäßig *hoch*, im Durchschnitt etwa 12—25% (KELSEY und HARRELL, STRONG, ANIGSTEIN); früher betrug sie stellenweise sogar 60—70% (z. B. bei den bösartigeren Verlaufsformen in Montana und beim São Paulo-Fieber in Brasilien).

Die WEIL-FELIX-*Reaktion* kann etwa vom 6. Krankheitstage ab positiv werden, gibt im ganzen aber unregelmäßigere Resultate als beim epidemischen Fleckfieber: meist sind die OX 19-Titer höher als die OX 2-Titer, doch kommt auch das umgekehrte Verhalten vor oder beide Titer sind niedrig oder negativ. Die OX K-Agglutination ist dagegen stets negativ (PLOTZ, TICHENOR). Die *Komplementbindungsreaktion* scheint wesentlich *zuverlässiger* zu sein, aber gelegentlich verspätet aufzutreten. Die Therapie des Felsengebirgsfleckfiebers ist bereits beim epidemischen Fleckfieber mitbesprochen und konnte durch die Anwendung der modernen Antibiotica Chloramphenicol und Aureomycin so verbessert werden, daß eine unterstützende Kreislaufbehandlung (Plasmainfusionen, Kochsalz- und Traubenzuckerzufuhr) nur mehr in schwersten Fällen notwendig sein dürfte (PARKER und Mitarbeiter 1950). Die Schutzimpfung mit Zeckenimpfstoff nach R. R. PARKER scheint, wenn jährlich wiederholt, von guter Wirkung (HOLMES, COX).

Das *Mittelmeerfleckfieber* (fièvre boutonneuse, Marseillefieber) wurde zuerst von CONOR und BRUCH 1910 in Tunis beschrieben. Der Erreger wird daher als Rickettsia conori (BRUMPT 1932) bezeichnet, Virusreservoir ist der *Hund* (DURAND), Überträger die *Hundezecke* Rhipicephalus sanguineus (DURAND, CONSEILLE und BRUMPT 1930). Die Rickettsia conori hält sich lange in den Zecken und wird sowohl auf die Eier als auf die ausschlüpfenden Larven übertragen (NAUCK). Die Krankheit kommt im Mittelmeerbecken, Südfrankreich, Italien, Spanien, Portugal, Griechenland, auf Cypern, auf der Krim, in Rumänien, Palästina und Afrika vor. BENARD und KERBRAT haben 1947 von 4 eingeschleppten Krankheitsfällen in *Paris* berichtet.

Zwei besondere Kennzeichen erleichtern die klinische Diagnose: An der *Stelle des Zeckenbisses* entsteht bei etwa 30—40% der Fälle eine stecknadelkopf- bis erbsengroße, *erhabene*, später mit einem Schorf bedeckte *Primärläsion* („Knopffleckfieber"), die schließlich ulceriert und zu regionärer Lymphadenitis führt; das *Exanthem* ist *vielfach deutlich erhaben*, papulo-nodulös und erstreckt sich auch auf *Gesicht*, Handflächen und Fußsohlen (BETTINARDI, PARTELIDES, HOLMES).

Die Erkrankung beginnt plötzlich mit hohem Fieber, das durchschnittlich 12—16 Tage dauert, Kopf-, Muskel- und Gliederschmerzen, Brechreiz. Auffallend ist die langsame Zurückbildung des erhabenen Exanthems, das zwischen dem 3. und 5. Krankheitstage in Erscheinung tritt. Typhöse Benommenheit und Delirien kommen vor, doch ist eine stärkere cerebrale Beteiligung selten. Die Prognose ist fast durchweg gut. Differentialdiagnostisch ist die WEIL-FELIX-Reaktion mit Proteus OX 19 wenig zuverlässig, da sie häufig (verspätet) niedrige oder auch negative Titer ergibt. Nach PLOTZ ist die Komplementbindungsreaktion mit gereinigten Antigenen am besten brauchbar (STRONG, COX).

In *Camp Bullis*, einem Truppenlager in Texas, wurden in den Sommermonaten 1942/43 etwa 1000 Fälle einer akuten fieberhaften Erkrankung beobachtet, die bei einer Fieberdauer von 4—14 Tagen meist gutartig verlief (WOODLAND, McDOWELL und RICHARDS 1943, ANIGSTEIN und BADER 1943/44, LIVESAY und POLLARD 1943). Mehrfache *Zeckenbisse* durch *Amblyomma americanum* waren bei allen Erkrankten in der Vorgeschichte nachzuweisen. Dieses sog. *Bullisfieber* beginnt mit plötzlichem Fieberanstieg und Kopfschmerzen, zeigt frühzeitig *Leukopenie* und allgemeine *Lymphdrüsenschwellung* und bei den schweren Fällen ein maculo-papulöses *Exanthem*, das aber nur für etwa 48 Std, und zwar meist am Stamm auftritt.

Nach den experimentellen Untersuchungen von LIVESAY und POLLARD, ANIGSTEIN und BADER, BLARE und BADER (1945) u. a. ist anzunehmen, daß die aus dem Krankenblut und aus der Zecke Amblyomma americanum gezüchteten *Rickettsien* die Krankheitserreger sind. Übertragungsversuche auf menschliche Freiwillige führten allerdings nur zu sehr leichten Erkrankungen. Immunologische Beziehungen zum Q-Fieber scheinen zu bestehen (PARKER und STEINHAUS 1944), die WEIL-FELIX-Reaktion wurde stets negativ befunden.

Erkrankungen an Zeckenbißfieber wurden außerdem in Australien (Nord-Queensland) beobachtet (ANDREW, BONNIN und WILLIAMS 1946); sie zeigten einen milden Verlauf bei einer Fieberdauer von 2—12 Tagen, ein polymorphes Exanthem und positive WEIL-FELIX-Reaktion mit OX 19 und OX 2, nicht mit OX K. Weiterhin in Indien (MEGAW), Sibirien, Südafrika (KOHLS, COX), Ostafrika (DICK und LEWIS), Westafrika (FINDLAY und ARCHER), Südamerika (STRONG). Dagegen scheint das Colorado-Zeckenfieber nicht eine Rickettsiose, sondern eine Viruskrankheit zu sein (DE BOER, KUNZ, KOPROWSKI und COX 1947).

IV. Die Milbenfleckfieber (Tsutsugamushifieber, Buschfleckfieber, Rickettsienpocken).

Das *Tsutsugamushifieber*, eine in den Flußgebieten *Nordjapans* seit langem bekannte akute fieberhafte Krankheit, wurde bereits von KITASATO (1893) auf den *Biß kleiner roter Milben* (tsutsuga = Krankheit, Sorge; mushi = Wurm) zurückgeführt. Die Trombiculamilben (T. akamushi, T. deliensis usw.) kommen aber nicht nur in Japan, sondern auch in den Malaiischen Staaten, Burma, Indien, Korea, Formosa, Neuguinea, Sumatra, Borneo und auf den Philippinen usw. vor (PHILIP). Sie saugen nur einmal in ihrem Leben — als Leptuslarve — Säugetier- bzw. Menschenblut und leben sonst auf Pflanzen bzw. in *Gras- und Buschvegetation* und in der Erde, aus der sie besonders nach Regengüssen hervorkommen (BUXTEN, SAVOOR, DAS MENON und MERCHANT).

Der *Erreger* des japanischen Flußfiebers ist die *Rickettsia tsutsugamushi* (HAYASHI 1920 bzw. OGATA 1931), die auch als *Rickettsia orientalis* (NAGAYO 1930) bezeichnet wird. Die Milbenlarven infizieren sich mit ihr an verschiedenen wild lebenden Nagern (z. B. Microtus montebelloi in Japan, Rattus rattus in Sumatra und Malaya) und *vererben* die Infektion auf die nächste Generation weiter (SAVOOR, DAS MENON und MERCHANT). Mit dem *Tsutsugamushifieber identisch* ist das sog. *Buschfleckfieber* („*scrub typhus*" — FLETCHER und LESSLAR 1925), das in vielen Gegenden und Inseln des Fernen Ostens, vor allem auf Zucker-, Kokos- und Ölpalmenplantagen, im offenen Dschungelgrasgelände, auf Biwakplätzen usw. beobachtet wird (LEWTHWAITE und SAVOOR 1936 und 1940). Es hat besonders *im 2. Weltkrieg* sowohl bei den britischen und amerikanischen (etwa 25000 Krankenhausfälle(!), als auch bei den japanischen Truppen eine *gefürchtete Rolle* gespielt und z. B. bei *Dschungelmärschen* zu sehr großen Ausfällen geführt (PHILIP). Nur unter besonderen Umständen kommen infizierte Trombiculamilben auch einmal in Stadtrandgebieten (z. B. in Bombay) vor und können dann zu vereinzelten Erkrankungen führen (SOMAN und DAS MENON 1948).

Der *Milbenbiß* wird meist nicht bemerkt, erst nach Fieberbeginn wird die Stelle gelegentlich schmerzhaft, die *regionären Lymphdrüsen schwellen an.* Verschieden häufig (TATTERSALL 11%, SAXEN und Mitarbeiter 60%, REDDIG 40%) ist eine typische *ulcerierende Primärläsion* festzustellen, die zunächst mit einer *Kruste* bedeckt ist und erst in der 2. Krankheitswoche abzuheilen beginnt. Sie ist am häufigsten in der Axillar- oder Genitalregion zu finden. Auch eine *allgemeine Lymphdrüsenschwellung* kommt vor. Die Inkubationszeit beträgt im Durchschnitt etwa 8—9 Tage.

Das Tsutsugamushifieber beginnt meist ziemlich *plötzlich* mit Kopf- und Gliederschmerzen und rasch ansteigenden Temperaturen bis 40°. Die *Fieberkurve* verläuft in Form einer etwas unregelmäßigen *Kontinua* mit gelegentlichen Remissionen, die *Fieberdauer* ist nicht so streng normiert wie beim Läusefleckfieber und beträgt *etwa* 18—25 *Tage*. Ausgesprochene Tachykardie, Tachypnoe und Cyanose findet sich nur bei schweren Fällen (SAXEN und Mitarbeiter). Das Blutbild ist meist uncharakteristisch, in etwa 30% besteht eine deutliche *Leukopenie* (REDDY), in 50% ist die Milz palpabel (TATTERSALL). Das *maculo-papulöse Exanthem* entwickelt sich am Ende der 1. Krankheitswoche bei etwa 60—70% der Fälle am Stamm, auf der Innenseite der Extremitäten, gelegentlich auch im Gesicht und an der Mundschleimhaut, nie an Handflächen oder Fußsohlen. Es kann manchmal an Masern erinnern und ist bei Dunkelhäutigen schlecht zu erkennen. *Hämorrhagische Umwandlung* kommt vor, auch sonstige hämorrhagische Reaktionen werden beschrieben (Saxen und Mitarbeiter).

Die bei *schweren Fällen regelmäßig* in Erscheinung tretende *cerebrale Beteiligung* äußert sich in meningealen Zeichen, Verworrenheit, Delirien, Schwerhörigkeit, motorischer Unruhe, Krämpfen, Singultus, Inkontinenz, Koma (Ripley, Saxen und Mitarbeiter, Tattersall). Auch die pathologisch-anatomischen *Hirnbefunde* haben große *Ähnlichkeit* mit denen beim *epidemischen Fleckfieber*, wenn sie auch quantitativ meist etwas geringer ausgeprägt sind (Allen und Spitz, Lewine, Ripley). Nierenbeteiligung, Bronchopneumonie, Parotitiden, meist gutartige Myokarditiden, vegetative Kreislaufstörungen werden ebenso wie beim epidemischen Fleckfieber beobachtet; Dauerschäden scheinen sehr selten zu sein. Das Überstehen der Krankheit hinterläßt eine *Immunität*, die jedoch *nicht sehr zuverlässig* und langdauernd zu sein scheint, so daß exogene Zweiterkrankungen nichts ganz Ungewöhnliches sind (Kawamura). Die *Letalität* schwankt innerhalb weiter Grenzen: beim japanischen Tsutsugamushifieber 30—40%, in Indien und Sumatra 4—5%, auf Formosa 10%, bei amerikanischen Truppen 7—8% und 27—35% (Kawamura, Karla, Reddy, Tattersall, Ripley, Saxen, Philip).

Differentialdiagnostisch ist die Weil-Felix-*Reaktion* mit *Proteus OX K* von großem Nutzen; Titer von 1:100 (Saxen) bzw. 1:320 (Reddy) werden für beweisend gehalten, vielfach allerdings erst Ende der 2. Krankheitswoche erreicht. Von Sadusk wird besonders die Rickettsien-*Komplementbindungsreaktion* empfohlen. Ein sicheres Urteil über den klinischen Wert der *Schutzimpfung* gegen das Buschfleckfieber scheint noch nicht möglich (Card und Walker, Smadel). *Therapeutisch* hat sich Rekonvaleszentenserum nicht, Penicillin nur gegen eitrige Sekundärkomplikationen bewährt (Tattersall). Die Grundlagen der moderneren Behandlungsverfahren mit Paraaminobenzoesäure, Chloromycetin, Aureomycin usw. sind bereits beim epidemischen Fleckfieber dargelegt. Nach neueren Untersuchungen in Kuala Lumpur scheint sich vor allem das *Chloromycetin* praktisch sehr gut bewährt zu haben (Smadel 1948/50).

Eine *neue*, durch *Milben* übertragene *Rickettsienerkrankung* wurde 1946 *in New York entdeckt.* Sie war zunächst von Sussmann als „Kew-Gardens spotted fever" beschrieben worden, doch konnten Huebner, Stamps, Peggy und Armstrong bald aus dem *Blute* eines frisch Erkrankten durch Verimpfung auf die Maus eine bisher unbekannte Rickettsie züchten, die sie *Rickettsia akari* nannten. Die Krankheit selbst erhielt den Namen *Rickettsienpocken* und ist dadurch charakterisiert, daß zuerst an der Stelle des Insektenbisses eine *primäre Hautläsion* entsteht. Etwa 1 Woche später tritt Fieber mit Frösteln, Kopfschmerzen und Unbehagen auf und schließlich *ein generalisiertes Hautexanthem*, das *dem der Windpocken ähnelt.* Die Erkrankung ist gutartig, Todesfälle wurden bisher nicht beobachtet. Seit Frühjahr 1946 wurden in den verschiedensten Teilen New Yorks insgesamt etwa 350 Fälle zur Meldung gebracht, doch sind außerdem sicher auch leichte oder atypische Erkrankungen verkannt worden (Rose).

Die *Fieberdauer* beträgt im allgemeinen nur 2—10 Tage (Greenberg, Pelliteri, Klein und Huebner). Die Initialläsion erinnert manchmal an die bei Tsutsugamushi-Fieber und ist nie schmerzhaft. Das *Exanthem* verschwindet meist innerhalb von 6 Tagen, in seltenen Fällen kann es dem Fleckfieberexanthem ähnlich sein. Meist zeigt es jedoch eine *deutliche Bläschenbildung*, Vereiterung wurde nicht beobachtet. Die meisten Patienten zeigten eine mäßige *Leukopenie* mit Werten von 2500—4500 Leukocyten. Weil-Felix-Reaktion stets negativ, die *Komplementbindungsreaktion* wird meist erst in der 3.—4. Krankheitswoche positiv (Rose). Durch weitere Untersuchungen konnte geklärt werden, daß die Krankheit durch eine *Nagermilbe* — Allodermanyssus sanguineus — übertragen wird; diese wurde in verschiedenen Räumen der befallenen Vorstadt-Etagenhäuser und auf dort gefangenen *Hausmäusen* (mus musculus) gefunden (Greenberg, Pelliteri und Jellison). Ob und wo die Rickettsia akari außerhalb New Yorks noch vorkommt, ist noch nicht bekannt. Therapeutisch soll sich Aureomycin bei frühzeitiger Anwendung sehr gut bewährt haben (Rose, Kneeland und Gibson 1950).

B. Das Wolhynische Fieber.

Mit 9 Abbildungen.

1. Definition. Das Wolhynische Fieber ist eine mit steilen oder flachen *Fieberschüben* mehr oder minder deutlicher *Periodizität* verlaufende und verschieden rasch abklingende *Allgemeininfektion*, welche durch die Rickettsia wolhynica (TÖPFER 1916, JUNGMANN und KUCZYNSKI 1916/17) verursacht und durch die *Kleiderlaus* von Mensch zu Mensch übertragen wird. Klinisch ist die Erkrankung neben dem meist rhythmisch auftretenden Fieber vor allem durch *neuralgisch-rheumatische Schmerzzustände* verschiedener Ausprägung und Lokalisation charakterisiert. Das Wolhynische Fieber tritt in stark verlaustem Milieu hauptsächlich zu Kriegszeiten bei lebhafter Menschenfluktuation epidemisch auf; infolge *träger Immunisierung* sind protrahierte Verlaufsformen mit längerer Erregerpersistenz nicht ganz selten. Im Gegensatz zum Läusefleckfieber ist Exanthembildung ausgesprochen selten und die Prognose stets günstig.

2. Historisches. Genauere Kenntnisse über diese „neue Infektionskrankheit" wurden erst im 1. Weltkrieg 1914/18 in größerem Umfange gesammelt: WERNER beschrieb sie als „*Fünftagefieber*" (1916), HIS als „*Wolhynisches Fieber*" (1916), HUNT und RANKIN (1915) und MCNEE, RENSHAW und BRUNT (1916) als „*trench fever*". Merkwürdigerweise hat sich nie genau feststellen lassen, ob die Erkrankung damals im *Osten* oder im *Westen* zuerst aufgetreten ist. HIS hatte bereits im April 1915 Erkrankungen in Ostpreußen, später vor allem in Wolhynien, Weißrußland und Galizien gesehen, SCHITTENHELM im Dezember 1915 bei Baranowitschi, englische Ärzte seit Mai 1915 in Flandern (HERRINGHAM), GRAFE im Frühjahr 1915 in der Maasgegend.

Untersuchungen zur Ätiologie wurden vom Winter 1915/16 an sowohl auf deutscher als auch auf englischer Seite eifrig betrieben. Bald wurden *Übertragungsversuche* sowohl von MCNEE, RENSHAW und BRUNT mit Vollblut, als auch von WERNER und BENZLER, JUNGMANN und KUCZYNSKI u. a. durch Ansetzen von an Kranken infizierten Läusen durchgeführt. Der *zunächst umstrittene Erreger* — die Rickettsia wolhynica (JUNGMANN) bzw. quintana (SCHMINCKE) — wurde zuerst von TÖPFER in Wolhynien-Fieberläusen gefunden (1916) und wird mit dem Läusekot auf den Menschen übertragen. Er vermehrt sich nach DA ROCHA-LIMA im Läusedarm nicht wie die Rickettsia prowazeki intracellulär, sondern *extracellulär* mit charakteristischer Saumbildung auf den Magenepithelzellen (s. Abschnitt A). Nach neueren Untersuchungen von R. WEIGL, HERZIG, WEYER u. a. gehört die Rickettsia wolhynica zu der Gruppe der *Rickettsia pediculi* (DA ROCHA-LIMA), welche im allgemeinen sowohl für die Laus als auch für den Menschen apathogen ist. Doch scheinen in stark verlausten, eng beieinander lebenden Menschengemeinschaften diese normalerweise apathogenen Formen der Rickettsia pediculi bei Störungen des Gleichgewichts zwischen Wirt und Keim pathogene Eigenschaften erwerben zu können, so daß es dann durch Vermittlung der Laus in der Passage Laus-Mensch-Laus zu schnell sich verbreitenden Epidemien kommt (HERZIG, SCHULZE, WEYER).

Wichtige Aufschlüsse hinsichtlich des Übertragungsmodus, der Klinik und der protrahierten Verlaufsformen wurden weiterhin durch die amerikanische und englische Trench fever-Kommission erbracht. Beide arbeiteten mit Freiwilligen, die erstere unter STRONG in Flandern (1918), die letztere unter BRUCE in England (1918—1921). Der englischen Kommission gelang es schon damals, noch 443 Tage nach Krankheitsbeginn von einem alten, chronischen Wolhynienfieberfall durch den *Läusefütterungsversuch* und durch Einreiben des Läusekots in scarifizierte Hautstellen die Krankheit auf Gesunde zu übertragen und damit die Möglichkeit längerer *Erregerpersistenz* beim Menschen wahrscheinlich zu machen. Auf alliierter Seite wurden die Gesamterkrankungszahlen an Wolhynienfieber (Wof) während des 1. Weltkrieges auf 200000 (HERRINGHAM), ja sogar auf 800000 (BYAM) geschätzt.

Nach dem 1. Weltkrieg ist das Wof *schnell wieder aus Europa verschwunden*, Einzelfälle wurden später noch aus Hamburg, Berlin, Lemberg, ferner aus Kiew, Tiflis, Spanien, Japan und Abessinien berichtet (Literatur bei HIRTE). v. BORMANN meint, daß das Wof in Rußland — jedenfalls bei der ländlichen Bevölkerung — endemisch sei, aber von den russischen Ärzten meist als „Malaria" diagnostiziert würde. Auch vor dem 1. Weltkrieg ist das Wof vermutlich meist unter der Flagge „Malaria", „Grippe", „Rheuma" usw. gesegelt; doch finden sich in der alten Literatur vereinzelt Hinweise, daß neben Tertian- und Quartan-Wechselfiebern auch ein *Quintanfieber* bekannt war (WERNER, ZEISS, HIRTE). Nach FLEISCHMANN hat es sich auch bei dem 1878 von DEHIO in Bulgarien beobachteten „Moldauisch-Walazischen oder Dazischen Fieber" zweifellos um das Wof gehandelt. *Im 2. Weltkrieg* begann das Wof im *Spätwinter* 1941/42 rasch um sich zu greifen, als bei der Winteroffensive im *Osten* die Verlausung der deutschen Truppen immer mehr zunahm. Es hat dann bis Kriegsende in Rußland und auf dem Balkan zahlenmäßig eine sehr große Rolle gespielt, während die Truppen im *Westen* diesmal praktisch läusefrei und daher auch vom Wof verschont blieben. Nach den statistischen Angaben des zentralen Krankengeschichten-Archivs wurden vom September 1939 bis September 1943 allein *in den deutschen Heereslazaretten* 79635 Wolhynienfieberkranke behandelt (MIKAT). Die Gesamterkrankungszahl dürfte jedoch annähernd das 3—4fache betragen haben. Erkrankungen an Wof in Algier wurden 1945 von PARROT beschrieben („Rückfallfieber ohne Spirochäten").

3. Synonyma. Die Kenntnis von der *Mannigfaltigkeit der möglichen Fieberverläufe* hat im deutschen Sprachgebiet dazu geführt, daß der Ausdruck „Fünftagefieber" fast allgemein durch die „historische" Bezeichnung „*Wolhynisches Fieber*" ersetzt wurde. Das Wesen der Krankheit treffen am besten die Bezeichnungen „Febris neuralgica paroxysmalis s. undulans" (SCHITTENHELM und SCHLECHT 1918) bzw. „Febris neuralgica periodica" (v. BORMANN 1943), die aber den Nachteil der Länge haben und die typhösen Verlaufsformen nicht mit einschließen. Sowohl im 1. als im 2. Weltkrieg sind eine Reihe von *Lokalbezeichnungen* aufgetaucht (Ikwafieber, Influenza polonica, russisches Wechselfieber, Maasfieber, Bessarabienfieber, Polafieber, Okafieber, ukrainisches Fieber usw.), die sowohl für sichere Fälle von Wof als gelegentlich auch für andere nicht genau diagnostizierte Infektionskrankheiten gebraucht wurden (s. unter „russisches Kopfschmerzfieber"). In der englischen und französischen Literatur hat sich der Name „Schützengrabenfieber" (trench fever, fièvre des tranchées) erhalten. — MOOSER, LEEMANN, CHAO und GUBLER vertraten kürzlich die Ansicht, daß für die Kennzeichnung des *Erregers* der Benennung „Rickettsia quintana (SCHMINCKE 1917)" die Priorität gebühre, obwohl SCHMINCKE an der ätiologischen Klärung gar nicht beteiligt gewesen war und nur über die Hautveränderungen beim Wof berichtet hatte. JUNGMANN und KUCZYNSKI haben sich dagegen seit der Entdeckung des Wof sehr um die Aufklärung seiner Ätiologie verdient gemacht und für den Erreger bereits in einer im Mai 1917 abgeschlossenen Veröffentlichung den Namen „*Rickettsia wolhynica*" vorgeschlagen[1]. Diese letztere Bezeichnung erscheint uns daher als die am besten geeignete; sie wird auch von DA ROCHA-LIMA (1920) und in der neueren amerikanischen Literatur gebraucht.

4. Klinik. Die Inkubationszeit beträgt bei natürlicher Infektion durch Läusebiß bzw. Läusekot etwa 12—30, am häufigsten 16—22 Tage (JUNGMANN, STRONG, WERNER und BENZLER, MCNEE, RENSHAW und BRUNT, SCHITTENHELM, ASCHENBRENNER), — bei massiver künstlicher Infektion durch Einreiben infizierten Läusekots in scarifizierte Hautstellen wird sie auf etwa 7—9 Tage verkürzt (BYAM, DA ROCHA-LIMA).

Deutliche *Prodromalerscheinungen* fehlen meist (BYAM und Mitarbeiter, SCHITTENHELM). Der *Krankheitsbeginn* ist bei typischen Fällen fast immer ein plötzlicher, ja stürmischer: Aus voller Gesundheit steigt die Temperatur auf 39—40^0 an; Frösteln oder Schüttelfrost, Abgeschlagenheit, Schwindel, Kopfschmerzen, Augendruck, neuralgisch-myalgische Erscheinungen, Schienbeinschmerzen, Magenbeschwerden, Inappetenz usw. verursachen *zunächst ein schweres Krankheitsgefühl* (JUNGMANN, SCHITTENHELM, v. BORMANN). Das Aussehen der Kranken kann manchmal etwas an das typische Fleckfiebergesicht erinnern (gerötete, etwas gedunsene Gesichtshaut, Conjunctivitis). Katarrhalische Erscheinungen sind selten, der Kreislauf ist wenig in Mitleidenschaft gezogen, eine Milzschwellung findet sich meist erst nach mehreren Fieberschüben und auch da nicht regelmäßig (SCHITTENHELM und SCHLECHT 30%, RICHTER 16%, v. BORMANN 30%, SCHULTEN 50%, REUTER 50%, KERGER 50%); doch ist die Leber- und Milzgegend manchmal ausgesprochen druckschmerzhaft.

Die ausgesprochene *Mannigfaltigkeit* der möglichen *Fieberverläufe* ist vor allem von JUNGMANN schon frühzeitig betont worden. Am meisten fallen zunächst natürlich die deutlich *periodisch* verlaufenden (paroxysmalen oder undulierenden) Fieberschübe auf, die sich aber keineswegs nur alle 5 Tage, sondern fast ebenso häufig alle 4, 6, 7 oder mehr Tage wiederholen. Die Intervalle können auch bei ein und demselben Kranken im Verlaufe des Wof sehr variabel sein. Die WERNERsche Bezeichnung „*febris quintana*" lehnt sich zu stark an den (pathogenetisch nicht zutreffenden) Vergleich mit der Malaria an und ist daher *zu eng gefaßt* (SCHITTENHELM). Die Fieberanfälle haben beim Wof nichts mit einem „Entwicklungscyclus" des Erregers zu tun, wie WERNER ursprünglich meinte (s. später

[1] JUNGMANN u. KUCZYNSKI: Z. klin. Med. 85, 261 (1918).

unter 6). Außerdem kann der Fieberablauf aber auch — wenigstens zeitweise — mit so geringer oder so undeutlicher Periodizität erfolgen, daß es bei diesen Fällen überhaupt sinnlos ist, von einem „Fünftagefieber" zu sprechen. Es läßt sich darüber streiten, ob es gerechtfertigt ist, hier von atypischen Fällen zu sprechen. KERGER, BERNSDORF, SCHULTEN, REUTER, SCHULZE u. a. wiesen mit Recht darauf hin, daß dann die „atypischen" Fälle jedenfalls die häufigeren sind. Diese Erkenntnis hatte sich schon am Ende des 1. Weltkrieges schließlich allgemein durchgesetzt, als HIS und vor allem sein Schüler JUNGMANN auf Grund eingehender klinischer Beobachtungen festgestellt hatten, daß beim Wof *auch mehr kontinuierliche*, typhus- und sepsisartige, sowie uncharakteristische *rudimentäre* Fieberbewegungen vorkommen.

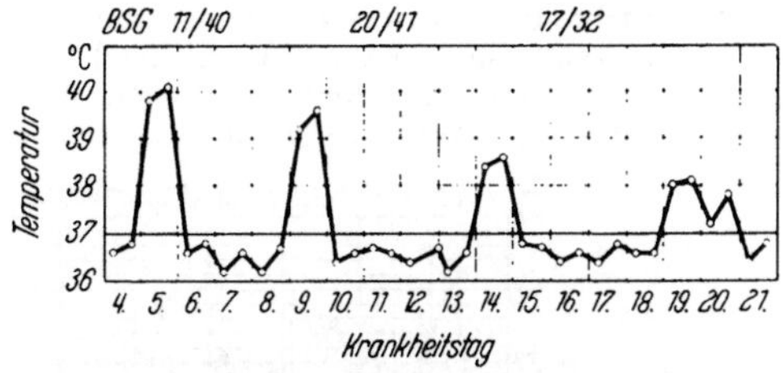

Abb. 1. Wolhynisches Fieber vom Typ der rhythmischen „Anfallskrankheit". Eingipflige Paroxysmen vom 5- bzw. 6-Tage-Rhythmus. Typische Schienbeinschmerzen.

Klinisch lassen sich die *Fiebertypen* der Wolhynischen Krankheit in Anlehnung an JUNGMANN (1917) am übersichtlichsten *in folgende Gruppen zusammenfassen*:

a) Periodisches Fieber von paroxysmalem oder undulierendem Verlauf mit mehr oder minder deutlichen Intervallen zwischen den einzelnen Fieberschüben.

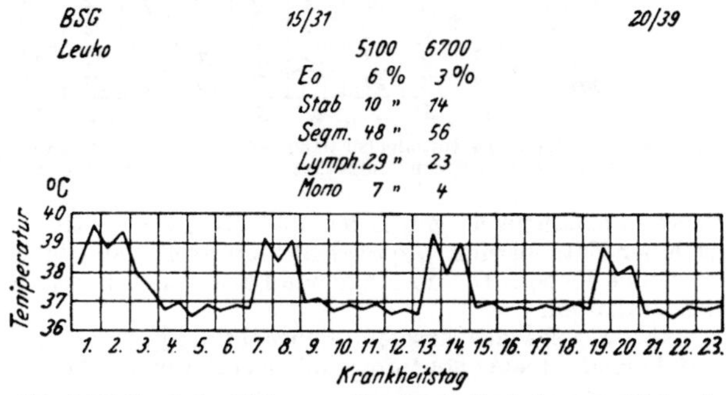

Abb. 2. Wolhynisches Fieber vom Typ der rhythmischen „Anfallskrankheit". Streng regelmäßige Doppelgipfel vom 7-Tage-Rhythmus. Eosinophile und Linksverschiebung im Blutbild.

Die einzelnen „*Anfälle*" können entweder *jäh* (paroxysmal) mit hohem Fieber beginnen und 24—48 Std anhalten (Abb. 1), oder *gedämpft* in Form von 2—4tägigen flacheren Fieberwellen (undulierend) verlaufen (Abb. 3). In den verschieden langen fieberfreien Intervallen pflegen das allgemeine Krankheitsgefühl und die neuralgisch-rheumatischen Symptome für gewöhnlich weitgehend zurückzugehen; manchmal verschwinden sie ganz, manchmal bleiben sie auch recht hartnäckig weiter bestehen. Bei der paroxysmalen Form gibt es eingipflige und zweigipflige Anfälle (Abb. 1 und 2) in regelmäßiger und unregelmäßiger Folge, die Entfieberung ist nicht selten von Schweißausbrüchen begleitet. Die *Anzahl der Fieberschübe* ist bei den einzelnen Kranken recht verschieden, v. BORMANN hat selten mehr als 5 Relapse beobachtet, es kommen aber auch 6—12, ja sogar 21 vor (SCHITTENHELM und SCHLECHT). Fieberhöhe und Heftigkeit der Allgemeinerscheinungen nehmen meist mit zunehmender Zahl der Relapse allmählich ab. Gelegentlich treten später nur mehr rhythmische „*Äquivalente*" (z. B. Schienbeinschmerzen ohne Fieber) auf oder die Erkrankung klingt in rudimentären, subfebrilen Temperaturbewegungen aus. Die „klassische" Form des ausgesprochen periodischen Fieberverlaufs fand SCHULTEN in etwa 25%, v. BORMANN in 31,5%, ROBERT in 45%, JUNGMANN und KUCZYNSKI in 47%, REIMER in 55%.

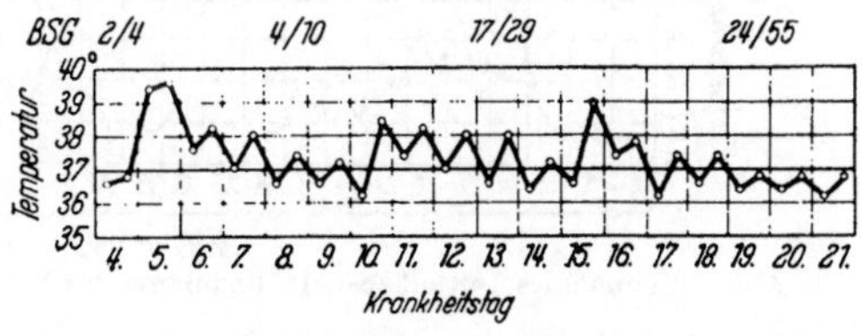

Abb. 3. Undulierende Form des Wolhynischen Fiebers mit noch deutlicher Periodizität (6-Tage-Rhythmus).

b) Typhoides Fieber von mehr kontinuierlichem Verlauf, gelegentlich auch von sepsisartigen Fieberbewegungen mit stärkeren morgendlichen Remissionen unterbrochen.

Eine mehrtägige Febris continua leitet gelegentlich als „typhoides Initialfieber" die Wolhynische Krankheit ein (Jungmann und Kuczynski, His, v. Bormann, Kerger, Aschenbrenner), um später dem periodischen Typ Platz zu machen; sie kann aber auch als selbständige Erscheinung vorkommen.

So beschreibt Jungmann in seiner Monographie (1919) die experimentelle Infektion von Dr. Kuczynski durch Läusebiß, die nach einer Inkubationszeit von 27 Tagen zu einem 6tägigen unregelmäßigen Fieber zwischen 38 und 40° ohne Fiebernachschwankung geführt hatte (Abb. 4). Krankheitsbeginn mit Schüttelfrost, Gliederschmerzen, Kopfschmerzen,

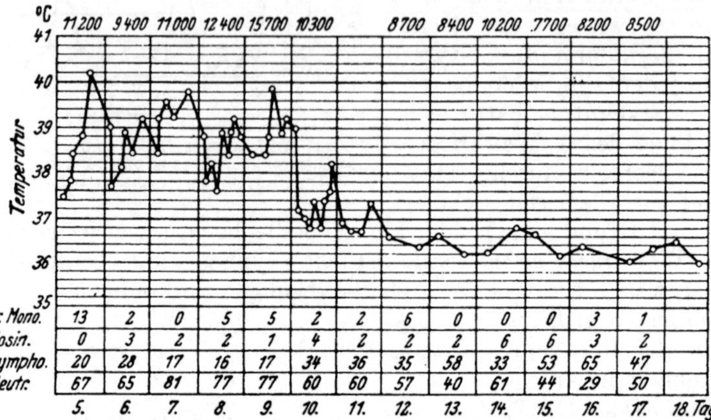

Abb. 4. Typhoides Initialfieber nach experimenteller Infektion durch Läusebiß (Dr. Kuczynski). Typ der cyclischen Allgemeininfektion. [Aus Jungmann und Kuczynski: Z. klin. Med. 85, 251 (1918).]

Druckempfindlichkeit von Leber und Milz, erst später auch Schienbeinschmerzen. 8 Tage nach der Entfieberung „Äquivalent" mit großer Mattigkeit, Milz- und Schienbeinschmerzen, aber ohne Fieber. Die übertragende Laus war seziert worden und hatte massenhaft Rickettsien enthalten.

Abb. 5 zeigt aus unserem Beobachtungsgut ein *typhoides Initialfieber*, welches in ein undulierendes Fieber von unregelmäßiger Periodizität auslief. Kopf- und Schienbeinschmerzen

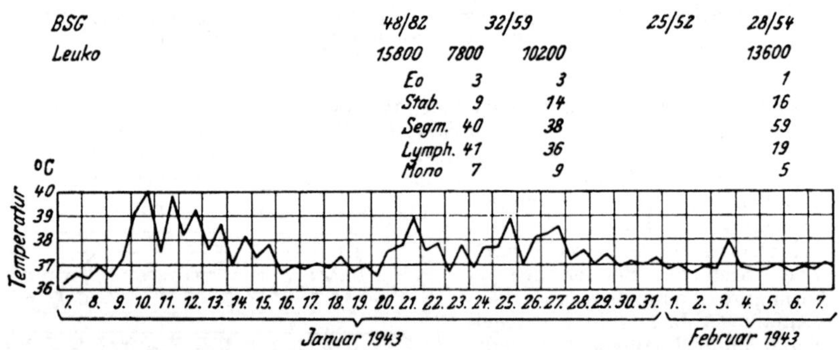

Abb. 5. Typhoides Initialfieber, in undulierendes Fieber von unregelmäßiger Periodizität auslaufend.

waren zunächst gering, um während des undulierenden Fiebers verstärkt wieder aufzutreten. Nach klinischen und experimentellen Erfahrungen ist anzunehmen, daß bei diesen typhoiden Verlaufsformen unter anderem auch die Massivität des Infekts bzw. der Superinfektion eine Rolle spielt (Bruce, Aschenbrenner, s. auch später unter 6). Jungmann sah diesen Fiebertyp in 20% der Fälle, Byam in 28%, Jacobi nur in 5,6%.

c) Rudimentäre Formen von uncharakteristischem, zum Teil subfebrilem Verlauf, manchmal abgekürzt, manchmal auch ausgesprochen protrahiert auftretend.

Zu den rudimentären Formen zählen wir sowohl die sog. „Abortivfälle" nach Arneth und v. Bormann, bei denen sich die Krankheit in einem einzigen Fieberanfall erschöpft, als auch die „steckengebliebenen" subfebrilen Infekte, die gelegentlich ausgesprochen protrahiert verlaufen, aber keine deutliche Periodizität erkennen lassen. Die Abortivfälle entgehen verständlicherweise meist der Lazarettbeobachtung und werden nur vom Truppenarzt im epidemiologischen Zusammenhang richtig erkannt; v. BORMANN studierte sie direkt unter Frontverhältnissen und fand sie in 39,8% seiner Fälle. Die übrigen rudimentären Fälle betrugen bei ihm nur 10%, treten dafür aber im Lazarettmaterial mit seiner Häufung von langwierigen und schwereren Erkrankungsformen wesentlich öfter in Erscheinung (JUNGMANN 33%, BYAM 35%, LINDEMANN 60%). Ganz flüchtige Temperaturerhöhungen bleiben nicht selten unbemerkt, wenn nicht von regelmäßiger (3stündlicher) Fiebermessung Gebrauch gemacht wird (BOGENDÖRFER).

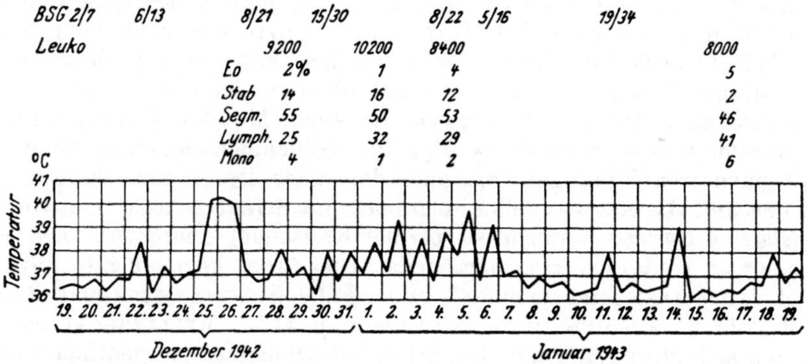

Abb. 6. Gemischter Fiebertyp mit eingestreutem „Sägefieber". Anfallfieber zu Beginn und am Ende der Krankheit bei wechselnden Intervallen (4—5 Tage).

d) Mischformen, bei welchen sich die Typen a) bis c) in wechselnder Kombination ablösen.

Auch bei dieser Gruppe handelt es sich meist um mehr oder minder *protrahiert verlaufende* und oft recht hartnäckige Erkrankungen, die gelegentlich besonders stark ausgeprägte Erscheinungen von seiten des Nervensystems in ihrem späteren Verlauf aufweisen. Wegen ihrer meist langen Krankheitsdauer werden sie nur dann richtig erkannt und bewertet, wenn

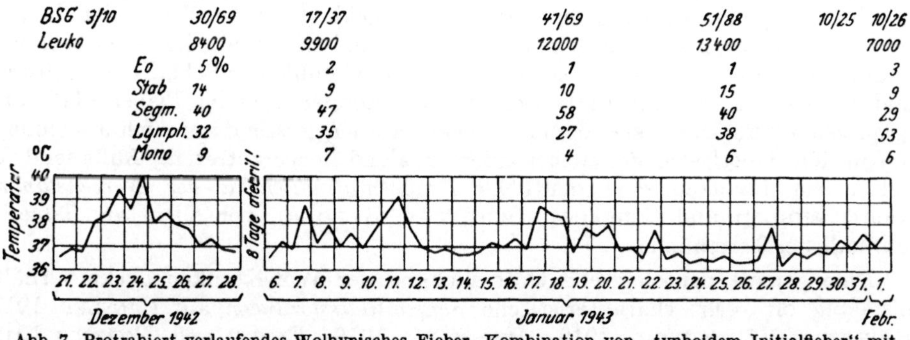

Abb. 7. Protrahiert verlaufendes Wolhynisches Fieber. Kombination von „typhoidem Initialfieber" mit paroxysmalem und undulierendem Typ. Deutliche cerebrale Symptome beim 3. Fieberschub.

alle Krankheitsphasen von einem Beobachter überblickt werden können, bzw. wenn von Anfang an genaue Temperaturmessungen vorliegen. BYAM und Mitarbeiter schätzen, daß diese mehr chronisch verlaufenden Fälle etwa 10% der Gesamterkrankungen ausmachen. Sie zeigen am deutlichsten, daß die verschiedenen Fiebertypen beim Wof tatsächlich *pathogenetisch zusammengehören* (JUNGMANN): Beim gleichen Kranken können die verschiedenen Verlaufsformen ineinander übergehen, aus zunächst typisch paroxysmalen können mehr undulierende oder rudimentäre Formen werden, — Fälle mit typhoidem Anfangsfieber können in ausgesprochene Paroxysmen auslaufen. Fieberverläufe vom septischen Typ („Sägefieber") finden sich gelegentlich sowohl zu Beginn der Krankheit als auch zwischen Perioden von paroxysmalem und undulierendem Charakter eingestreut (Abb. 6 und 7).

Neben den eigentümlichen Fieberverläufen spielen in der Klinik der Wolhynischen Krankheit *charakteristische Schmerzzustände* (neuralgisch-rheumatisches

Syndrom nach SCHITTENHELM und SCHLECHT) und *andere Krankheitserscheinungen* von seiten des *peripheren und zentralen Nervensystems* eine wichtige Rolle.

Für besonders typisch wurden zunächst die *Schienbeinschmerzen* gehalten, die als reißend, pochend, bohrend oder ziehend beschrieben werden. Sie treten häufig erst beim 2. oder 3. Fieberanfall oder noch später auf und pflegen *nachts* und *im Liegen* am heftigsten zu sein (SCHULTEN, REUTER, KÜMMERLING). Ursprünglich glaubte man vielfach, daß sie durch periostitische Veränderungen ausgelöst würden (Literatur bei HIRTE); doch setzte sich bald die Erkenntnis durch, daß sie *nicht lokal* bedingt sind, sondern *neurogen entstehen*. Während SCHITTENHELM, KERGER, REUTER u. a. vor allem an eine neuritisch-neuralgische Genese denken, wurde von JUNGMANN, RICHTER, MOSLER, GOLDSCHEIDER auf den *segmentären* bzw. *radikulären Typ* der Schienbeinschmerzen hingewiesen. Diese segmentären Störungen sind außerdem nach ERNST und PORTIUS, sowie v. BAEYER und BAUMER zweifellos auch noch mit Schmerzsensationen von seiten des *vegetativen Systems* (ähnlich wie bei der Kausalgie) kombiniert. Die Schienbeinschmerzen sind zwar ein charakteristisches, aber kein obligates Symptom des Wof. JUNGMANN fand sie in 80% seiner Fälle, SCHITTENHELM und SCHLECHT sowie JACOBI in 60—70%, v. BORMANN nur in 47%. MELLINGHOFF ist aufgefallen, daß sich gleichzeitig mit den Schienbeinschmerzen gelegentlich auch eine erhebliche Empfindlichkeit alter Narben einstellt. Sehr oft beschränken sich die Schmerzen nicht auf die Tibia, sondern werden auch in der Tiefe der Oberschenkel, in den Gelenkgegenden und in der Muskulatur empfunden.

Unter den sonstigen Schmerzsensationen stehen die sehr regelmäßig auftretenden und heftigen *Stirnkopfschmerzen* an erster Stelle; doch können auch andere Partien des Kopfes — Ober- und Unterkiefer, Zähne, Augenhöhlen usw. — hochgradig empfindlich sein. Vielfach wird ferner über *Schmerzen im Kreuz*, zwischen den Schulterblättern, im Nacken, im Bauch (Appendixgegend!), in der Blasengegend, an den Rippenbögen usw. geklagt; sie werden meist doppelseitig und symmetrisch angegeben (v. BAEYER und BAUMER). Daneben bestehen häufig quälende *Parästhesien*, sowie eigenartige Gefühle der Schlaffheit, Schwere und Kraftlosigkeit. Alle diese Beschwerden können sich im Fieberanfall ausgesprochen verstärken, sie können umgekehrt aber gerade dann auch abnehmen, um in den fieberfreien Zeiten besonders quälend hervorzutreten. Auffallend ist bei vielen Kranken eine deutliche *Druckempfindlichkeit der Nervenstämme* (SCHITTENHELM und SCHLECHT, SCHULTEN, KERGER), vor allem am Tibialis, Ischiadicus, Trigeminus.

Eine genaue neurologische Untersuchung der Wof-Kranken deckt verhältnismäßig oft recht charakteristische *Sensibilitätsstörungen* auf (MOSLER 1917, RICHTER 1917, STRONG 1918, JUNGMANN 1919, ERNST und PORTIUS 1943, ECKHARDT 1944, v. BAEYER und BAUMER 1944).

Im Anfang überwiegen lokalisierte Hyperästhesien (ECKARDT), während später die Ausfälle, die sich weder dem peripheren noch dem segmentären Verteilungstyp ganz einfügen, stärker hervortreten. Meist handelt es sich um eine *Abschwächung der Oberflächenqualitäten* mit dissoziierten Schmerz- und Temperaturstörungen (v. BAEYER und BAUMER), die Tiefensensibilität ist nur ganz selten betroffen. Die sensiblen *Ausfälle* pflegen vorwiegend *doppelseitig* und fast genau *symmetrisch* zu sein und bevorzugen den distalen Teil der Gliedmaßen, vor allem die Unterschenkel. Eigenartige, schild- oder fleckförmige Sensibilitätsdefekte sind öfters auch am Rumpf festzustellen (v. BAEYER und BAUMER). Die *Abgrenzung* der gestörten Zonen ist häufig *unscharf* und wechselnd. Ausnahmsweise wurden auch querschnittartige Bilder von einwandfrei segmentalem Charakter beobachtet. Auf *vegetative Störungen* (lokalisierte Hautrötung oder Hyperhydrosis, besonders lebhafter Dermographismus, Störungen der Pupilleninnervation, vermehrter Speichelfluß, Blasensymptome usw.) wurde von MUNK, BYAM, ERNST und PORTIUS, REUTER, v. BAEYER und BAUMER, BEIGLBÖCK u. a. hingewiesen.

Es kann keinem Zweifel unterliegen, daß beim Wof *vereinzelt* auch *encephalomyelitische Syndrome* vorkommen, und zwar vor allem bei späteren Schüben ausgesprochen protrahiert verlaufender Erkrankungsformen (JUNGMANN, REUTER, ERNST und PORTIUS, ASCHENBRENNER, v. BAEYER und BAUMER, KUGELMEIER).

Fälle mit cerebellarer Ataxie, Intentionstremor, articulatorischer Sprachstörung, Nystagmus, Hirnnervenstörungen, zentralen Sehstörungen, nicht selten kombiniert mit Pyramidenzeichen leichter bis mittelschwerer Art, sind beschrieben worden (v. BAEYER und BAUMER). Auch extrapyramidale Syndrome und thalamische Störungen kommen vor (ERNST und PORTIUS), sind aber anscheinend sehr selten. Vom Vorhandensein psychischer Störungen, die für das Wof charakteristisch sein sollen, konnten sich v. BAEYER und BAUMER im Gegensatz zu ERNST und PORTIUS nicht überzeugen; die gewisse Wehleidigkeit und Klagsamkeit mancher Wof-Kranker scheint, wie bei anderen langwierigen und schmerzhaften Erkrankungen, nur reaktiv bedingt zu sein. Die Meningen sind häufig, wenn auch meist nur gerinfügig beteiligt. ECKARDT fand bei der Lumbalpunktion „nur magere Befunde", REUTER nur 3mal eine Pleocytose von 27/3—67/3. v. BAEYER und BAUMER untersuchten den Liquor bei 26 Wolhynikern und stellten bei 11 Fällen Zellvermehrungen von 11/3—52/3 fest. Die Eiweißreaktionen nach PANDY und NONNE waren 16mal positiv, auch geringfügige Veränderungen der Mastixkurven kamen vor.

Nach den sehr subtilen Vergleichsuntersuchungen von v. BAEYER und BAUMER muß angenommen werden, daß *etwa* $^2/_3$ *der Wof-Kranken neurologische Störungen* zeigen und daß daher eine entzündliche Affektion des Nervensystems mit zum Wesen dieser Krankheit gehört. Da sowohl neuritische, als auch radikulomyelitische, meningitische und encephalitische Syndrome in verschiedenartiger Kombination vorkommen, scheint nicht selten *das ganze Nervensystem mehr oder minder in Mitleidenschaft gezogen zu sein* (s. auch später unter 6). Im Gegensatz zum Läusefleckfieber sind jedoch *schwere*, massive neurologische Krankheitsbilder ausgesprochen selten; meist handelt es sich *nur um leichte und mehr oder minder flüchtige Abweichungen.*

Auch eine *Exanthembildung* gehört beim Wof zu den *Ausnahmen* (JUNGMANN 2%, WERNER 5%). v. BORMANN hat, ebenso wie SCHULTEN, nie ein roseoläres Exanthem, sondern nur 3mal ein urticarielles, gesehen. REIMER beschreibt roseola-ähnliche Hauterscheinungen bei 17% seiner Kranken, JACOBI bei 6 von 71 Fällen. SCHITTENHELM hat 2mal spärliche Exantheme beobachtet, wir selbst an einem großen Beobachtungsgut mit vielen frischen Fällen nur 1mal; merkwürdigerweise bekam gerade dieser Patient 10 Tage später ein typisches Fleckfieber mit einem ausgedehnten hämorrhagischen Exanthem. SCHMINCKE hat 3 Roseolen von Wof-Kranken histologisch untersucht und fand keine Gefäßwandnekrosen oder Thrombenbildungen wie beim Fleckfieber, sondern vorwiegend entzündliche exsudative Veränderungen.

Kreislaufstörungen spielen im akuten Bild des Wof keine hervorstechende Rolle. Die Blutdruckverhältnisse sind nicht beeinträchtigt, die Pulsqualitäten zunächst kaum verändert. Erst im weiteren Verlauf der Krankheit und ganz besonders in der Rekonvaleszenz machen sich nicht selten lästige Tachykardien und andere vegetative Regulationsstörungen bemerkbar, die unter Umständen sehr hartnäckig sein können. Manchmal sind sie auch mit Herzklopfen und leichtem Oppressionsgefühl verbunden, auch Extrasystolien und tachykardische Anfälle von paroxysmellem Charakter kommen ab und zu vor (JUNGMANN, SCHITTENHELM, SCHULTEN). Die meisten Autoren sind sich darüber einig, daß diese Herzstörungen ausgesprochen gutartig sind, deutliche EKG-Veränderungen fehlen praktisch immer (ROBERT, ASCHENBRENNER). Nur RHEINDORF, FASSHAUER und WIDEMANN berichten von häufigen Myokardschädigungen. BYAM fand vegetative Kreislaufstörungen in 20%, ROBERT in 9%. Von DAVIDS wurde eine Netzhautblutung bei einem Wof-Kranken, bei dem allerdings eine erhebliche Belastung für Gefäßleiden vorlag, beschrieben.

Das *Blutbild* zeigt beim Wof einige charakteristische Züge. Die Leukocytenwerte sind im Anfang normal oder leicht erhöht, an den Fiebertagen und auch noch ziemlich lange im späteren Krankheitsverlauf finden sich Leukocytosen von 12000—15000 (JUNGMANN, SCHITTENHELM, BIELER). Auffallend ist dabei eine oft recht ausgeprägte Linksverschiebung (KERGER, ROBERT). Die oft, besonders bei jüngeren Kranken festzustellende Lymphocytose ist nach SCHULTEN nicht für das Wof typisch. Dagegen finden sich stets *Eosinophile* (SCHULTEN, JACOBI), besonders bei länger sich hinziehenden Fieberschüben ist ihre Zahl nicht selten vermehrt (JUNGMANN, ASCHENBRENNER).

Die *Blutsenkungsgeschwindigkeit* hat insofern differentialdiagnostischen Wert, als exzessive Senkungsbeschleunigungen wie bei der Malaria oder beim Gelenkrheumatismus (um oder über 100 in der 1. Std) beim Wof nicht vorkommen. Die Senkungswerte bewegen sich meist etwa zwischen 10/30 und 50/90, doch kann im späteren Krankheitsverlauf die Blutsenkungsgeschwindigkeit auch normal werden, obwohl noch subjektive Beschwerden bestehen oder weiterhin Erreger im Krankenorganismus persistieren (Schulten, Reuter). Man kann daher auch *bei bereits normaler Blutsenkungsgeschwindigkeit* nie mit Sicherheit *ausschließen*, daß nicht doch noch neue *Relapse* bzw. Spätrezidive auftreten (Aschenbrenner, Robert, s. auch Abb. 8).

Bei den mehrfach in der Literatur erwähnten *Diarrhoen* und *Miktionsbeschwerden* ist schwer zu entscheiden, ob sie im Sinne vegetativer Innervationsstörungen ursächlich mit dem Wof zusammenhängen, oder ob zufällige und jahreszeitlich bedingte Kombinationen (sog. Kälteblase, postdysenterische Durchfallsbereitschaft) vorliegen. Besonderes Interesse hat im letzten Kriege die Frage der *Nierenstörungen* beim Wof gewonnen. Leichte Albuminurien und Herdnephritiden waren seit langer Zeit bekannt (Schittenhelm, Assmann, Kerger, Schulten), ebenso gelegentliche Kombinationen von Glomerulonephritis (Feldnephritis) mit Wof (Jungmann, Stühmer). Reuter und Schäfer haben im 2. Weltkrieg besonders häufig differentialdiagnostisch schwer zu entwirrende Mischformen von olygo-symptomatischer *Feldnephritis* (Ödemtyp) mit rudimentären oder protrahierten Wof-Erkrankungen gesehen und die Frage zur Diskussion gestellt, ob nicht *vielleicht die Rickettsia wolhynica auch der Erreger der Feldnephritis sei.* Wenn auch zuzugeben ist, daß hinsichtlich des jahreszeitlichen Verteilungstyps eine auffällige Parallele zwischen dem Wof und der Feldnephritis besteht, so haben sich doch für eine direkte Übertragung der Feldnephritis durch Läuse (im Sinne einer spezifischen Rickettsieninfektion) bisher weder klinisch noch experimentell sichere Anhaltspunkte gewinnen lassen. Eine ätiologische Zusammengehörigkeit von Wof und Feldnephritis wird daher von den meisten Autoren *abgelehnt.* Das in der Tat nicht seltene *Zusammentreffen* dieser beiden Krankheiten dürfte vielmehr *milieubedingt* sein, da Kälte, Unhygiene und starke Verlausung sowohl der Verbreitung von *Rickettsieninfektionen*, als auch dem Umsichgreifen von *eitrigen Hautinfekten* (und damit einer bakteriellen Sensibilisierung im Sinne der allergischen Nephritisgenese) Vorschub leisten (Aschenbrenner).

Als besondere Eigenart des Wof sei schließlich noch die Tatsache hervorgehoben, daß die *Krankheitsdauer* innerhalb *sehr weiter Grenzen schwanken kann.* Von einer so genauen *Normierung* des Krankheitsablaufes wie beim Läusefleckfieber kann trotz der identischen Übertragungsweise beim Wof *nicht die Rede sein.* Anscheinend ist die Rickettsia wolhynica für den Menschen ein sehr viel schwächeres Antigen bzw. Allergen (Höring); eine Autosterilisation des menschlichen Organismus wird oft erst *nach mehreren oder sogar vielen Anläufen* erreicht, eine Symbiose bzw. ein Commensalismus von Keim und Wirt ist unter Umständen für längere Zeit möglich (Aschenbrenner, Weyer, Bieling). Bei guter Abwehrlage des Erkrankten kann bereits in 1—2 Wochen klinische Heilung erreicht sein (v. Bormann, Schulten). Bei trägerer Immunisierung werden 6—8 Wochen benötigt (Weber, Herringham, Reuter). Robert fand, daß 61% seiner Fälle nach 6—10 Wochen genesen waren, 27% benötigten noch längere Zeit, 7% sogar über $^1/_4$ Jahr. Die durchschnittliche Lazarettbehandlungsdauer betrug auf alliierter Seite im 1. Weltkrieg 6—7 Wochen (Herringham), auf deutscher Seite im 2. Weltkrieg 47,5 Tage (Mikat), also fast genau das gleiche. Byam schätzt die ausgesprochen hartnäckigen Fälle mit *chronischem Verlauf* auf etwa 10%; in Einzelfällen wurde eine Krankheitsdauer von 9—15 Monaten beobachtet (Strong, Weber). Doch bestehen während solch langer Verlaufszeiten nicht immer klinische Krankheitserscheinungen. Durch Läusefütterungsversuche ist bekannt geworden, daß auch bei klinisch mehr oder minder Erscheinungsfreien noch monatelang, ja vielleicht bis zu 3 Jahren, Wolhynicarickettsien zeitweise im Blute kreisen können (Byam, Strong, Weyer, Bieling, Mohr, Mooser und Mitarbeiter). Allerdings wird von Weyer mit Recht darauf hingewiesen, daß Fälle mit so *langer Erregerpersistenz* im großen und ganzen gesehen doch zu den *Ausnahmen* gehören, was sich auch mit den klinischen Erfahrungen deckt. Deswegen darf die Frage der (endogenen) *Rezidive* in der Praxis auch nicht überschätzt werden. Das Wof ist lange nicht so rezidivfreudig wie z. B. die Malaria. Frührezidive nach 2—3wöchiger Fieberfreiheit kommen zweifellos vor (s. Abb. 8), Spätrezidive sind sehr viel seltener, Byam fand insgesamt nur 8% Rezidive. Im *läusefreien Milieu* wird der Organismus über kurz oder lang stets mit den eingedrungenen Erregern fertig; bei anhaltender Verlausung sind allerdings immer wieder exogene Superinfektionen möglich (Schulze, Aschenbrenner). Aus klinischen Beobachtungen unter Sonderbedingungen, wie sie Bieling an Läusefütterern bei Laboratoriumsverhältnissen angestellt hat, dürfen daher für die Praxis keine zu weitgehenden Schlüsse gezogen werden.

Auch die Dauer der *Rekonvaleszenz* kann bei den einzelnen Kranken sehr verschieden sein. Im allgemeinen werden die „klassischen" paroxysmalen Verlaufsformen meist schneller beschwerdefrei als die rudimentären, subfebrilen, bei welchen nach Eckardt der *Allgemeinzustand* oft besonders stark *beeinträchtigt* ist. Diese letzteren Formen können sich auch nach endgültiger Entfieberung noch lange Zeit matt, elend und besonders leicht ermüdbar fühlen, *postinfektiöse*

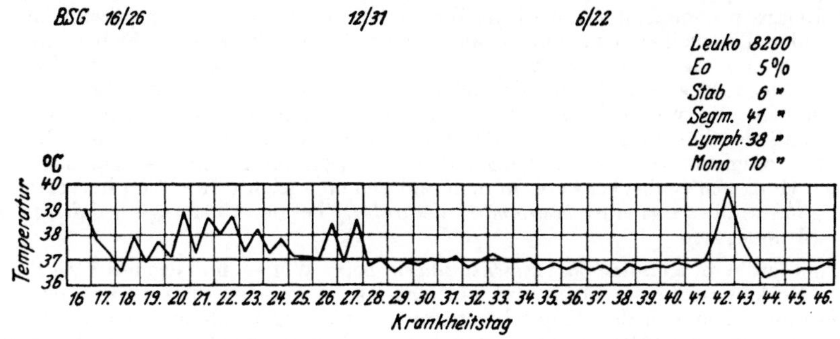

Abb. 8. Undulierende Form mit schwacher Periodizität. Frührezidiv (Relaps) nach 15 Tagen.

Tachykardie und *vegetative Regulationsstörungen* verschwinden bei ihnen gelegentlich nur sehr langsam. Nicht ganz selten bieten gerade diese Kranken als Reaktion auf ihre ausgesprochen langwierige Rekonvaleszenz „neurasthenische" Züge (Strong, Byam, Windorfer) mit Schlaflosigkeit, Inappetenz und starken Nachtschweißen. Auch Schmerzzustände können sich in Form von fieberfreien „Äquivalenten" manchmal noch längere Zeit wiederholen. Auf die Gesamterkrankungen bezogen sind diese *verzögert abklingenden Formen* aber doch stark in der *Minderzahl*.

5. Pathogenese. Pathologische Anatomie. Vergleicht man das *Wof* pathogenetisch mit dem *Läusefleckfieber*, so fällt vor allem auf, daß erhebliche *Unterschiede in immunbiologischer Hinsicht* bestehen müssen. Während die Auseinandersetzung mit der Rickettsia prowazeki stets in einem cyclisch verlaufenden, stürmischen Abwehrkampf von etwa 14 Tagen abläuft, der bei günstigem Ausgang zu einer zuverlässigen und langanhaltenden Krankheitsimmunität führt, schlägt der menschliche Organismus bei der wolhynischen Krankheit offenbar recht verschiedene Wege ein, um mit der Rickettsia wolhynica fertig zu werden.

Bei hoher Empfindlichkeit und guter Abwehr entwickelt sich unter dem Bild der „*Anfallskrankheit*" (Höring) der klassische paroxysmale Typ. Jede der in Abständen von etwa 5—8 Tagen auftretenden Fieberbewegungen stellt ein echtes *Generalisationsstadium* dar, in dem sich reichlich Rickettsien im Blute finden. Die Wiederholung der Anfälle beruht nach Höring wahrscheinlich auf einem rhythmischen Nachlassen der sehr *unstabilen Immunität*, die erst nach mehreren Anläufen — gleichsam als ob besondere Schwierigkeiten zu überwinden wären — erlangt werden kann. Ist der Kranke nach einer kürzeren oder längeren Reihe von Anfällen afebril und beschwerdefrei geworden, so können die Erreger entweder ganz vernichtet sein oder sich soweit an den menschlichen Organismus angepaßt haben, daß sie saprophytisch in ihm weiterleben. Ob auch eine Abdrängung der Rickettsien in bestimmte Gewebsverstecke vorkommt, läßt sich angesichts des Fehlens von pathologisch-anatomischen Befunden nicht erweisen. Jedenfalls kann es bei Störungen des neuen Gleichgewichtszustandes zwischen Wirt und Keim (z. B. bei interkurrenten Infekten oder dgl.) wieder zu

Relapsen bzw. endogenen *Rezidiven* mit neuen Generalisationen in der Blutbahn kommen, so lange nicht eine völlige Rickettsienfreiheit des Organismus erreicht ist.

Bei den *undulierenden* Formen sind die Verhältnisse ganz ähnlich, nur verlaufen hier die Immunitätsschwankungen offenbar träger. Wird die Rhythmik der Abwehrreaktionen noch weiter *gedämpft*, so entstehen niedrige Fieberbewegungen von deutlicher oder auch undeutlicher Periodizität, die schließlich in uncharakteristische Subfebrilitäten auslaufen können. Gelingt es dem Organismus nicht, einen *stabilen Gleichgewichtszustand* herzustellen, so entstehen protrahierte oder chronische Krankheitsformen, die gleichsam ein Mittelding zwischen Erkrankung und harmonischer Symbiose (Commensalismus nach Weyer) darstellen. Die endgültige *Rickettsienfreiheit* scheint bei diesen Fällen besonders langsam erreicht zu werden. Ob und wie lange noch eine „*Erregerpersistenz*" besteht, läßt sich nur durch den Läusefütterungsversuch ermitteln (Mohr, Mooser und Mitarbeiter).

Den mehr kontinuierlichen, *typhoiden Verlaufsformen* des Wof liegt offenbar der Versuch des Organismus zugrunde, im Sinne einer klassischen cyclischen Allgemeininfektion (Höring) *rasch und in einem Zuge* den Übergang von *Empfänglichkeit zur Immunität* herzustellen. Allerdings mißlingt dieser Versuch des Makroorganismus sehr häufig, so daß es dann doch noch zu Relapsen kommt, die nun wieder mit mehreren „Anläufen" den paroxysmalen oder undulierenden Typ nachahmen. Für die auffallende Vielgestaltigkeit des Fieber- und Krankheitsablaufes sind also bei der wolhynischen Erkrankung weit mehr *Reaktionsschwankungen* und -unterschiede des *menschlichen Organismus* als wechselnde Eigenschaften des Erregers anzuschuldigen. So war z. B. schon aus den Übertragungsversuchen des 1. Weltkrieges bekannt, daß der künstlich erzeugte Fiebertyp beim Infizierten nicht immer derselbe ist wie bei der ersterkrankten, übertragenden Person. „Derselbe Stamm des Parasiten kann in dem einen Organismus eine schwere, in dem anderen eine leichte Infektion hervorrufen, und es kann ganz wahllos *aus einer bestimmten Verlaufsart* bei der Übertragung *jede andere* entstehen" (Jungmann).

Warum gröbere *zentralnervöse Erscheinungen* beim Wof — im Gegensatz zu ihrem fast obligaten Vorkommen beim Fleckfieber — relativ so selten sind, und warum die Schmerzzustände (abgesehen von den Kopfschmerzen) meist die Lumbal- und Sacralsegmente bevorzugen, ist noch ungeklärt. Hier müssen noch viele pathogenetische Fragen offenbleiben, bis Näheres über das Verhalten der Rickettsia wolhynica in den Körpergeweben bekannt ist. Klinisch ist jedenfalls auffällig, daß ausgeprägte encephalo-myelitische Erscheinungen fast immer erst im *späteren* Krankheitsverlauf auftreten und daß überhaupt bei den mehr protrahiert verlaufenden Fällen zentrale neurologische Störungen häufiger sind als bei den akuten, paroxysmalen. Da allergische bzw. hyperergische Reaktionen nach H. Schmidt besonders immer da auftreten, wo ein infektiöser Prozeß öfters rezidiviert oder chronisch verläuft, scheint es durchaus erwägenswert ob nicht neuro-allergisch bedingte parainfektiöse Encephalomyelitiden im Sinne von Pette den schwereren zentralnervösen Störungen beim Wof zugrunde liegen. Danach wäre das Wof zwar keine allergische, aber eine gelegentlich *allergisierende Erkrankung.* Auch das Vorhandensein von normalen oder später sogar vielfach *erhöhten Eosinophilenwerten* im Blutbild — im Gegensatz zur Aneosinophilie des Fleckfiebers — könnte in diesem Sinne sprechen.

Leider gibt es beim Wof keine zuverlässigen experimentellen Methoden, um den momentanen *Immunitätsgrad* der Erkrankten bzw. der Rekonvaleszenten festzustellen. Auch der Kaninchenhauttest nach Bieling und Oelrichs hat sich nach Weyer anscheinend praktisch nicht bewährt. Da das Wof als solches nie zum tödlichen Ausgang führt, liegen auch kaum pathogenetisch aufschlußreiche *pathologisch-anatomische Befunde* vor. Die so wichtige Frage der entzündlichen Veränderungen im peripheren und zentralen *Nervensystem* ist morphologisch noch ganz ungeklärt. Reuter hat einen plötzlichen Todesfall nach intramuskulärer Prontosilinjektion bei einem Wof-Kranken mitgeteilt, wo bei der Sektion kleine und zahlreiche Zellinfiltrate in den Meningen, im Myokard, Endokard, in der Leber und in den Nieren, sowie im quergestreiften Muskel histologisch festgestellt wurden. Als Todesursache wurde die „spezifische" Myokarditis aufgefaßt, eine Vermutung, deren Richtigkeit allerdings von Doerr bestritten wird. Wir selbst haben 1942 bei einem 28jährigen Wof-Rekonvaleszenten (50 Tage nach Erkrankungsbeginn und 7 Tage nach der letzten Fieberzacke) *im Anschluß an eine Pyriferinjektion* einen plötzlichen *Exitus letalis* erlebt, der anscheinend im anaphylaktischen Schock erfolgt ist.

Die von Prof. A. SCHULTZ durchgeführte *Sektion* ergab histologisch keinerlei entzündliche Veränderungen an Gehirn, Herzmuskel, Niere, Lunge, Muskulatur, Kniegelenken; dagegen fanden sich in der *Leber* (die allerdings nach H. SCHMIDT beim Zustandekommen des anaphylaktischen Schocks eine besondere Rolle spielt) deutliche Veränderungen. Der Aufbau der Leberläppchen war nicht gestört. Nur stellenweise enthielt ein Teil der Leberzellen, besonders in den zentralen Läppchenabschnitten, größere und kleinere Fett-Tropfen. Auffallend war eine Auseinanderdrängung der Leberzellbalken. Die Capillaren waren weit und stark mit Blut gefüllt, nicht selten begegnete man innerhalb der Capillaren eosinophilen Leukocyten. Zwischen den auseinandergedrängten Leberzellbalken fanden sich an mehreren Stellen *entzündliche Infiltrate*, vorwiegend aus Lymphocyten bestehend, jedoch zeigten sie gelegentlich auch Neutrophile und *reichlich Eosinophile*. In den größeren entzündlichen Herden war auch Atrophie und Untergang von Leberzellen zu beobachten, die KUPFFERschen Sternzellen waren nicht geschwollen. In der *Milz* fanden sich zwischen den Pulpazellen reichlich Leukocyten, insbesondere Eosinophile. Auch innerhalb der Sinus war ein *auffälliger Reichtum an Eosinophilen* festzustellen.

Die interessanteste und zugleich problematischste Beobachtung wurde von DOERR 1944 publiziert. Ein 23jähriger Soldat erkrankte im Mai 1942 an einem serologisch gesicherten *Fleckfieber*, kehrte 6 Monate später zu seinem alten Truppenteil zurück, wurde im Januar 1943 *wegen eines Wof im Lazarett behandelt*. Ende Februar 1943 dort wieder entlassen und beging am 6. 3. 43 beim Postenstehen *Selbstmord* durch Gewehrschuß (Herzschuß). Die mikroskopische Untersuchung der inneren Organe zeigte eine knötchenförmige akute *Encephalitis* und *Myokarditis* sowie diffuse zellige Infiltrate in Leber und Nieren. Die vergrößerte Milz wog 200 g. Die histologischen Veränderungen im Gehirn waren so, daß sie nach Form und Lagerung durchaus einem Fleckfieber entsprechen konnten. Die von DOERR eingehend diskutierte Frage, ob diese morphologischen Veränderungen auf ein (auffallend frühes) Fleckfieberrezidiv oder auf das (anscheinend klinisch eben abgeklungene) Wof zu beziehen seien, konnte leider nicht eindeutig geklärt werden.

6. Differentialdiagnose. Bei den ausgesprochen periodisch verlaufenden Wof-Fällen mit ausgeprägtem neuralgisch-rheumatischem Syndrom bereitet die Diagnose kaum Schwierigkeiten, zumal wenn sich der ganze Krankheitsverlauf übersehen läßt und entsprechende epidemiologische Verhältnisse gegeben sind. Handelt es sich um die typische paroxysmale Form, so muß im Anfang auch an *Malaria* und *Recurrens* gedacht werden. Bei den mehr undulierenden und protrahierten Verlaufsarten hat man sich davor zu hüten, daß nicht gelegentlich Verwechslungen mit Morbus Bang, Endocarditis lenta, Tuberkulose, Lymphogranulomatose usw. unterlaufen (JACOBI, SCHULTEN) oder bei Verwundeten chronisch-eitrige Prozesse übersehen werden. Die *größten Abgrenzungsschwierigkeiten* tauchen bei den mehr *kontinuierlichen* Fiebertypen auf, besonders beim sog. typhoiden Initialfieber. Hier läßt sich im Krankheitsbeginn ein Fleckfieber, ein Typhus oder Paratyphus, das sog. russische Kopfschmerzfieber, eine echte Virusgrippe oder ein Q-Fieber nicht immer sicher ausschließen; unter Umständen kann auch einmal eine Meningitis epidemica, eine Trichinose, Tularämie oder Polyarthritis rheumatica acuta differentialdiagnostisch in Frage kommen. Meist klärt hier der weitere Krankheits- und Fieberverlauf die Sachlage, da beim Wof die Kontinua nicht lange anzuhalten pflegt und sich schließlich meist doch noch in periodische Fieberbewegungen auflöst.

Die *abortiven* Formen v. BORMANNs und die ganz uncharakteristischen, subfebrilen Fälle des *rudimentären Typs* können allerdings nur *per exclusionem* auf Grund epidemiologischer Zusammenhänge erschlossen werden. Hier vermißt der Arzt am Krankenbett besonders schmerzlich die Hilfe zuverlässiger serologischer Methoden, die beim Wof leider nicht zur Verfügung stehen. Die Weil-Felix-Reaktion ist beim Wof so gut wie nie in beweisenden Titerhöhen positiv; bei den seltenen Ausnahmefällen bleiben weitere Titeranstiege aus. Auch die direkte Rickettsienagglutination nach WEIGL und der Kaninchenhauttest nach BIELING und OELRICHS haben sich praktisch-klinisch nicht bewährt (EYER, WEYER, HIRTE). Das gleiche gilt für alle — sowohl im 1. wie im 2. Weltkrieg vergeblich angestellten — Versuche, die Rickettsia wolhynica mikroskopisch direkt im Krankenblut nachzuweisen (WEYER). Nur die *Xenodiagnose* durch Füttern gesunder Kleiderläuse an Krankheitsverdächtigen kann *bei positivem Ausfall* als beweisend angesehen werden (WERNER, SCHULZE, WEYER, BIELING, MOHR, MOOSER und Mitarbeiter). Mit ihrer Hilfe gelingt es gelegentlich auch, klinisch völlig inapparente Wolhynicainfektionen aufzudecken. Doch ist sie an besondere Laboratorien mit einwandfreien Läusezuchten gebunden und daher praktisch nur in sehr beschränktem Umfange anwendbar.

Im ganzen haben die Erfahrungen der beiden Weltkriege gezeigt, daß die Diagnose „Wolhynisches Fieber" im Anfang meist zu selten gestellt wurde, weil die Vielfalt der möglichen Fieberverläufe zunächst zu wenig bekannt war. Später trat dann eher das Gegenteil ein und es wurde wohl manchmal allzu viel in den „bequemen Sammeltopf" des Wof geworfen. Nur eine sorgfältige klinische Beobachtung kann vor beiden Extremen bewahren.

7. Therapie. Ähnlich wie beim epidemischen Fleckfieber hat sich während des 2. Weltkrieges auch beim Wof die Hoffnung nicht erfüllt, daß man durch ein geeignetes *Chemotherapeuticum* die Rickettsien im Körper des Kranken direkt beeinflussen oder gar völlig vernichten könnte.

Von den vielen alten und neuen Stoffen, die versucht wurden, haben sich weder die Sulfonamide (MAGGERL), noch die Antimonpräparate (PEÑA-YAÑEZ, EBERLIN), das Atebrin und Plasmochin (VAN MEERENDONK), das Aurodetoxin (HAUER) oder das Nitroacridin (BIELING, HOLLER) klinisch zuverlässig bewährt. Bei der für das Wof typischen schlechten Durchimmunisierung der Erkrankten scheidet auch die Rekonvaleszentenserumbehandlung (KERGER) von vornherein aus dem therapeutischen Programm aus, zumal da unter Umständen sogar die Gefahr der Rickettsienübertragung bei latenter Erregerpersistenz besteht. Über die *Wirksamkeit der neuen Rickettsienmittel* Paraaminobenzoesäure, Chloromycetin und Aureomycin (s. Abschnitt B I 10a) liegen beim Wof noch keine klinischen Erfahrungen vor. Wenn es mit ihrer Hilfe gelingen sollte, die Rickettsia wolhynica nicht nur im strömenden Blut, sondern auch in ihren Gewebsverstecken zu treffen, so würde endlich auch die Sanierung des „Trägerzustandes" bei den hartnäckigen protrahierten Fällen mit langer Erregerpersistenz möglich sein.

Bisher war man darauf angewiesen, den Kranken durch Schmerzlinderung, Hebung des Allgemeinzustandes und Anregung der Infektabwehr zu helfen. Zur *symptomatischen Behandlung* des Wof ist eine Unzahl von Mitteln angegeben worden. Strengste *Kritik* ist aber gerade bei dieser Krankheit dringend von Nöten, da sich bei der Vielfalt von Verlaufsmöglichkeiten und der von Fall zu Fall sehr verschiedenen Krankheitsdauer nie mit Sicherheit voraussagen läßt, wann die Erkrankung *spontan* zum Stillstand bzw. zur Ausheilung kommt, und ob andererseits bei genügend langer Beobachtungszeit nicht doch wieder Relapse auftreten.

Zur Linderung der neuralgisch-rheumatischen Symptome kann man mit den üblichen *Antineuralgica* in wechselnden Zuführungsarten so gut wie immer auskommen, ohne von Opiaten Gebrauch machen zu müssen. Neben dem Pyramidon (eventuell in Kombination mit kleinen Coffein- und Luminaldosen) wurde vor allem das Novalgin, auch intramuskulär oder intravenös empfohlen (SCHULTEN, POPPEK, KERGER, HOLLER). Stehen starke Schienbeinschmerzen im Vordergrund der Beschwerden, so werden von den Kranken oft kühle Wadenwickel angenehm empfunden. Manchmal werden die Schienbeinschmerzen leichter ertragen, wenn die Kranken die Beine aus dem Bett hängen lassen oder im Zimmer umhergehen.

Schwierige therapeutische Probleme ergeben sich bei einer im großen und ganzen doch harmlosen Erkrankung wie dem Wof eigentlich nur dann, wenn die *Infektabwehr nicht recht in Gang kommen will.* Bei diesen, oft mit längeren Intervallen subfebrilen oder undulierenden Fällen muß alles getan werden, um den manchmal recht stark beeinträchtigten Allgemeinzustand der Kranken zu heben und die unzureichenden Abwehrmaßnahmen des Organismus anzufachen und zu stützen.

WINDORFER hat zu diesem Zweck das *Omnadin* versucht, 10 Injektionen als Kur, und glaubt damit auch die Schmerzzustände günstig beeinflußt zu haben. Auch von verschiedenen *physikalischen Maßnahmen*, Saunabädern, Massage usw., ferner von Eigenblutinjektionen und wiederholten kleinen Bluttransfusionen wurde Günstiges berichtet (HOLLER, ASCHENBRENNER, SCHULTEN). HESSE und KREMSER empfahlen bei chronischen Verlaufsformen die Durchführung einer Röntgentiefenbestrahlung (5—8 Bestrahlungen auf Lenden- und Brustwirbelsäule, Schienbeine, Kopf, Milz innerhalb von 4—6 Wochen), von welcher K. SCHULZE bei seiner Nachprüfung allerdings keine eindeutigen Erfolge gesehen hat.

Sehr naheliegend war es schließlich, bei den steckengebliebenen protrahierten Wof-Infekten von einer *Pyriferbehandlung* im Sinne einer stimulierenden *Fiebertherapie* Gebrauch zu machen (ASCHENBRENNER, LANDMANN, RAETTIG). BEIGLBÖCK und LÖSCHER verwandten Pyriferstöße im Intervall zwischen 2 Fieberschüben, RHEINDORF, FASSHAUER und WIDEMANN zogen die Injektion im Temperaturanstieg eines Anfalls vor. Eine sichere Erfolgsbeurteilung ist aber bei den akuten periodischen Formen sehr schwierig, da ja die unbeeinflußte spontane Krankheitsdauer des jeweiligen Einzelfalles im voraus nicht bekannt ist. Nach Schätzung von RAETTIG werden *nur etwa ein Drittel* der mit Pyrifer behandelten Fälle

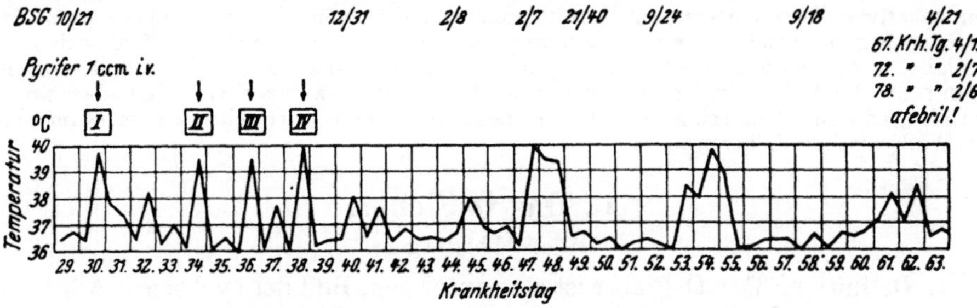

Abb. 9. Mißerfolg bei der Pyriferbehandlung eines protrahiert verlaufenden Wolhynischen Fiebers. Spontaner Relaps 9, 16 und 24 Tage nach der 4. Pyriferinjektion, trotz vorheriger Normalisierung der Blutsenkung.

wirklich günstig beeinflußt. Dazu kommt, daß gerade bei den chronischen rudimentären Verlaufsformen auch nach mehreren Pyriferstößen trotz Normalisierung der Blutsenkung wieder endogene Relapse auftreten können (ASCHENBRENNER), wie Abb. 9 zeigt. Vor allem darf aber nicht vergessen werden, daß nach H. SCHMIDT bei ausgesprochen chronisch-schubweise verlaufenden Infekten immer mit unspezifischen hyperergischen Reaktionen nach Einbringung einer neuen Keimart gerechnet werden muß. Der tragische *Todesfall* im anaphylaktischen Schock, den wir selbst 1942 bei einem kräftigen jungen Wof-Rekonvaleszenten 7 Std nach der ersten Pyriferinjektion (1 cm³ Stärke I) auf der Fieberhöhe erlebt haben (s. S. 736), bedeutet eine ernste *Warnung, das Risiko dieser Behandlungsmethode nicht zu gering einzuschätzen.* Man wird daher beim Wof besser nur von milderen Maßnahmen Gebrauch machen. Auch ECKARDT hat aus pathogenetischen Erwägungen heraus vor jeder brüsken Reiztherapie beim Wof gewarnt.

In der gelegentlich recht langwierigen *Rekonvaleszenz* sind mit Ausnahme von Roborantien Medikamente meist entbehrlich; nur die lästige postinfektiöse *Kreislauflabilität* macht manchmal eine Sedativbehandlung notwendig (z.B. Bellergal, Luminaletten). Nur ein kleinerer Teil der Kranken bedarf einer verhältnismäßig langen Schonung, sollte dabei aber durch eine systematische Ablenkungs- und Beschäftigungstherapie vor hypochondrischen Reaktionen geschützt werden. Durch sinnvolle körperliche Betätigung, langsam gesteigertes Training und physikalische Heilmethoden wird der Gesundungsprozeß zweifellos rascher gefördert als durch allzu lange Bettruhe.

Anhang: Das sog. Russische Kopfschmerzfieber. Für eine im Spätsommer und Herbst der Jahre 1942/44 vor allem im südlichen und mittleren Rußland beobachtete kurzdauernde fieberhafte Erkrankung mit *meningealen Reizerscheinungen* wurde von SCHULTEN und BROGLIE 1943 der Name „Russisches Kopfschmerzfieber" vorgeschlagen. Vermutlich handelte es sich um die gleiche Krankheit, die von SCHITTENHELM und SCHLECHT im 1. Weltkrieg als „Pseudogrippe" bezeichnet worden war. Charakteristisch waren ein meist *plötzlicher Beginn* mit Frösteln oder leichtem Schüttelfrost, eine *mittelhohe Fieberkurve* von 5—7tägiger Dauer mit gelegentlicher Sattelbildung und sehr heftige *Kopfschmerzen* mit *Schwindelgefühl.* Druckentlastende Lumbalpunktionen wurden von den meisten Patienten als deutlich erleichternd empfunden; der *Liquor* zeigte neben erhöhtem Druck vermehrte *Zellzahlen* (etwa 10/3—100/3 bei den leichten, 150/3—1000/3 bei den schweren Fällen, vorwiegend Lymphocyten) und erhöhte Eiweißwerte (Landsiedl, Goldeck und Walther). Außer mehr oder minder ausgeprägten meningealen Reizsymptomen fand sich kein auffälliger neurologischer Befund. Milzschwellung und Exanthem wurden nicht beobachtet, die Blutsenkungsgeschwindigkeit war nur mäßig erhöht, der Puls meist bradykard, das Blutbild zeigte normale oder etwas niedrige Leukocytenzahlen mit leichter Linksverschiebung und meist normalen Eosinophilenwerten. Von Goldeck wurde auf das häufige Vorkommen eines erdbraunen Zungenbelages und einer leichten Bronchitis aufmerksam gemacht. Die Prognose war stets günstig.

Differentialdiagnostisch machte die Abgrenzung gegen die innere Form der Tularämie (Schulten) und ganz besonders gegen die typhoide Form des wolhynischen Fiebers an einzelnen Frontabschnitten die meisten Schwierigkeiten. Eine sehr große Ähnlichkeit zeigte das von Westphal 1943 beschriebene „Ukrainische Fieber", doch sollen bei diesem in etwa 70% der Fälle ein flüchtiges Exanthem und in etwa 80% eine deutliche Milzvergrößerung bestanden haben. Typhus, Paratyphus, Fleckfieber, Pappataci, Dengue, Poliomyelitis usw. konnten ausgeschlossen werden. Daß es sich um atypische Fälle von Q-Fieber gehandelt hat, erscheint nach den negativen Lungenröntgenbefunden von Goldeck und Walther und den negativen Tierversuchen von Bieling ganz unwahrscheinlich. Die *Erregerfrage* ist demnach noch ganz *ungeklärt*; wie bei anderen Formen der lymphocytären „Meningitis serosa benigna" wird man wohl in erster Linie an eine *Leptospire* oder an ein *Virus* denken müssen (Hertel). Nach den Erfahrungen vieler im Osten tätig gewesener Ärzte hat aber ein Teil der als „russisches Kopfschmerzfieber" diagnostizierten Fälle offensichtlich zum Formenkreis des Wolhynischen Fiebers gehört.

C. Das Q-Fieber.

Mit 5 Abbildungen.

1. Definition. Das Q-Fieber ist eine unter dem Bild der cyclischen Allgemeininfektion verlaufende, vorwiegend *pneumotrope Rickettsiose*, die zunächst in Australien (1935), später auch in Nordamerika, Panama, auf dem Balkan, in verschiedenen Mittelmeerländern, auf der Krim, in der Schweiz und in Süddeutschland als besondere Krankheitseinheit erkannt wurde. Ihr Erreger, die *Rickettsia burneti* (Derrick 1939), wird unter Epidemieverhältnissen offenbar meist auf dem *Inhalationsweg* auf den Menschen übertragen; jedoch ist der Infektionsmodus, bei welchem neben Zecken (und vielleicht Milben) auch wilde Nager und vor allem Großtiere (Milchvieh) eine wichtige Rolle spielen, noch nicht in allen Einzelheiten geklärt. Klinisch imponiert die Erkrankung als ein *typhöses oder grippeähnliches Syndrom* mit kontinuierlichem bzw. remittierendem Fieber von etwa 4—12tägiger Dauer. Als besonderes Charakteristikum finden sich bei den meisten Kranken *Rickettsienpneumonien* in Form von umschriebenen bronchopneumonischen Lungenherden, die oft *nur röntgenologisch* nachgewiesen werden können. Exanthem und serologische Beziehungen zur Proteus-X-Gruppe sind nicht vorhanden, die Prognose ist fast immer günstig.

2. Historisches, Synonyma. Die ersten Krankheitsfälle wurden in *Australien* (in Brisbane, der Hauptstadt von Queensland) bei Arbeitern im Schlachthaus und in Fleischfabriken beobachtet. Die zunächst von Derrick gewählte (und provisorisch gedachte) Bezeichnung „Q"-Fieber bezog sich aber nicht auf „Queensland" sondern auf „query" (= Fragezeichen) wegen der damals noch ungeklärten Ätiologie. Burnet und Freeman konnten 1937 bei Übertragungsversuchen auf Meerschweinchen und Mäuse die *Rickettsienätiologie* dieser neuen Krankheit nachweisen. 1938 fanden Davis und Cox im Westen *Nordamerikas* (Montana) eine ähnliche Rickettsie in der amerikanischen Holzzecke, Dermacentor andersoni, die sich anläßlich einer Laboratoriumsinfektion ebenfalls als menschenpathogen erwies (Dyer 1938). Wegen seiner *Filtrierbarkeit* durch Berkefeld-N-Filter wurde der Erreger des amerikanischen Q-Fiebers zunächst von Cox „Rickettsia diaporica" genannt; doch wurde 1939 von Burnet wie auch von Dyer die Identität des australischen und amerikanischen Q-Fiebers festgestellt. Die 1948 von Philip vorgeschlagene Bezeichnung des Erregers als „Coxiella burneti" dürfte sich in der Rickettsiensystematik kaum durchsetzen (Megaw, Nauck und Weyer, Herzberg).

Während klinische Studien über die Symptomatologie des Q-Fiebers in Amerika zunächst nur bei Laboratoriumsinfektionen möglich waren („Pneumonitis"-Epidemie im Nationalen

Gesundheitsamt in Washington 1940 — HORNIBROOK und NELSON), traten merkwürdigerweise plötzlich in Europa (während des 2. Weltkrieges) natürliche Infektionen des Menschen in großer Zahl auf.

Vom Frühjahr 1941 ab wurden bei den *deutschen Truppen* in Serbien, Bulgarien und Rumänien, später vor allem in Griechenland und Italien kleinere und größere, meist *ortsgebundene Epidemien* einer eigenartigen *bronchopneumonischen Erkrankung* beobachtet (HIRT und BAUER 1941, WEILER 1941, DENNIG 1942, IMHÄUSER 1943, GUTZEIT 1944, HORSTER 1945, — zur gleichen Zeit auch Berichte von BECKMANN, BRÖSAMLEN, MEYTHALER, LUEG, VEIEL u. a.). Da damals unter den gegebenen Verhältnissen eine ätiologische Klärung zunächst nicht möglich war, wurden für die bald als neue Krankheitseinheit erkannten Fälle Namen wie *Balkangrippe*, Südostpneumonie, Olympkrankheit, Kretapneumonie, Euböafieber usw. gebraucht, bei deutschen Kriegsgefangenen in Ägypten wurden sie 1943 als Siebentagefieber oder Wüstenfieber bezeichnet (MARET). Dem klinischen Bild nach dachte man am meisten an eine *Viruspneumonie*; die australischen und amerikanischen Arbeiten über das Q-Fieber waren damals den deutschen Ärzten noch ganz unbekannt.

Anläßlich einer neuen, größeren Epidemie im März 1944 wurden von IMHÄUSER und CAMINOPETROS im Hellenischen Institut Pasteur in *Athen* systematische *Tierversuche* zur Aufklärung der Erregerfrage eingeleitet. Dabei gelang es CAMINOPETROS, mit Hilfe intrapulmonaler Übertragung (durch die Brustwand) von Blut fiebernder Kranker auf *Meerschweinchen*, bei diesen eine Fieberreaktion mit zum Teil biphasischem Verlauf zu erzeugen. Das angenommene infektiöse Agens ließ sich *in Passagen aus Blut und Organen fortführen*, erwies sich als filtrabel und im Kühlschrank konservierbar, während alle Kulturen auf bakterielle Erreger steril blieben. Die Pneumotropie des Erregers kam auch im Tierversuch zum Ausdruck. Die Infektion hinterließ beim Tier eine Immunität wie auch die Erkrankung beim Menschen.

HERZBERG, der von IMHÄUSER nach *Greifswald* übersandte infizierte Meerschweinchen der 6. und 10. Passage weiter untersuchte, gelang 1944 die Übertragung des Erregers auf das *Brutei* und auf die *Maus*. Er fand in *Lungentupfpräparaten* infizierter Mäuse *mikroskopisch* bei Viktoriablau- und Giemsafärbung *den Erreger* —„kleine Elementarkörperchenformen wie auch gestreckte Kokkoide, Doppelkokkoide bis zu Kurzstäbchenformen" — und reihte ihn als *zwischen den Virusarten und den Rickettsien stehend ein*. Die HERZBERGschen Befunde wurden später von NAUCK und WEYER am Hamburger Tropeninstitut bestätigt und erweitert. Auch aus einer mit Hilfe einer Fluoridvenüle durch HORSTER übersandten Patientenblutprobe aus einem Feldlazarett in Norditalien konnte HERZBERG im Februar 1945 den gleichen Erreger isolieren und damit die *Identität des Griechenland- und des Italienstammes* nachweisen.

In den Monaten Februar bis April 1945 machten nun auch *englische und amerikanische Truppen* in Italien, Griechenland, Korsika und auf Rücktransporten von dort Bekanntschaft mit der neuen epidemischen Erkrankung, die zunächst ebenfalls für eine Viruspneumonie (atypische genuine Pneumonie, Pneumonitis) gehalten wurde (ADAMS und Mitarbeiter in Neapel, ROBBINS und RAGAN in Florenz, Rom und Athen, FEINSTEIN und Mitarbeiter bei einem Truppentransport von Neapel nach Virginia, ebenso DINGLE und Mitarbeiter u. a.). Im ganzen wurden *über 1000 Fälle beobachtet* (SMADEL). Die experimentelle Bearbeitung der Erregerfrage wurde den amerikanischen Forschern durch eine Mitteilung von CAMINOPETROS an Zarafonetis (USA. Typhus Commission) im Februar 1945 erleichtert; ROBBINS, RUSTIGIAN, SNYDER und SMADEL gelang es sodann, aus Krankenblut über Meerschweinchenpassagen den *Erreger* zu isolieren und ihn *mit Hilfe serologischer Methoden* (Komplementbindungsreaktion, Rickettsienagglutination) als *Rickettsia burneti* zu *identifizieren*. Im Respiratory Diseases Laboratory in den USA. konnte später auch aus einer Blutprobe von einem Meerschweinchen der früheren Versuchsreihe von CAMINOPETROS die Rickettsia burneti gewonnen werden.

Auf Grund dieser Ergebnisse kann es heute als gesichert gelten, daß die 1941/45 in epidemischer Häufung beobachteten „*Viruspneumonien*" Südosteuropas *identisch* mit dem *Q-Fieber* sind, wenn sich auch in serologischer und vielleicht auch in klinischer Hinsicht einige kleinere Unterschiede zwischen den verschiedenen *Erregerstämmen* ergeben haben. Während die Stämme „HENZERLING" (Italien) und „HERZBERG" (Griechenland, Italien) serologisch gut übereinstimmen (LIPPELT und CASELITZ), ebenso wie der Stamm „HENZERLING" und ein australischer Stamm, gibt der amerikanische „NINE-MILE"-Stamm manchmal abweichende Resultate (ROBBINS und Mitarbeiter). Man muß daher bei diagnostischen Untersuchungen mit der Komplementbindungsreaktion damit rechnen, daß *Unterschiede* und Schwankungen in der Empfindlichkeit der verschiedenen *Antigene* vorkommen können (TOPPING, SHEPARD und HUEBNER).

In jüngster Zeit ist bekannt geworden, daß das Q-Fieber auch noch in *anderen Ländern* zur Beobachtung kommt: in *Panama* (CHENEY und GEIB 1946), in der *Türkei*, in *Spanien* (DE PRADA, GAY und LLORENTE 1950) und in *England* (STOKER 1949) wurden sporadische Fälle entdeckt; in *Texas* trat 1946 eine kleine Epidemie unter Viehhändlern und Schlachthofarbeitern auf (TOPPING und Mitarbeiter); in der *Schweiz* hat GSELL 1947/48 mehrere

Gruppenerkrankungen, sowie sporadische Fälle mit insgesamt 283 Q-Fiebererkrankungen ausführlich beschrieben. Über Q-Fieberepidemien in *Südwestdeutschland*, die allerdings wahrscheinlich mit Virusgrippe B vermengt abgelaufen sind, wurde von HENI und GERMER 1948 (aus der Umgebung von Tübingen) und IMHÄUSER 1949 (aus Hessen) berichtet, sowie aus Württemberg von FREYGANG und H. MAYER (1948/49). Gehäuftes Auftreten von Q-Fieber in einer Rekrutenschule des Tessins hat kürzlich W. A. VISCHER mitgeteilt, eine kleine Epidemie in einer Genfer Psychiatrischen Klinik (1947) beschrieb MÄKINEN-FOREL. Zahlreiche in den Jahren 1948/50 in Zürich und Genf zunächst als „atypische Pneumonien" angesehene Erkrankungsfälle haben sich später bei serologischer Nachkontrolle als Q-Fieberfälle entpuppt (RILLIET, MOESCHLIN und KOSZEWSKI). Bei Einzelerkrankungen in einer Hamburger Wollkämmerei wurde Neuseeländische Wolle als Infektionsquelle angeschuldigt (ASCHENBRENNER, MOHR).

3. Übertragung und Verbreitung der Krankheit. In Australien und den USA traten die Erkrankungen in strenger *Bindung an bestimmte Berufsgruppen* (Schlachthaus- und Fleischfabrikarbeiter, Laboratoriumspersonal) auf. Nach DERRICK ist das Q-Fieber in Australien eine natürliche Infektion verschiedener wilder Tiere, vor allem der Beuteldachse (bandicoots), auf die sie durch *bestimmte Zeckenarten* übertragen wird. Diese Zecken infizieren gelegentlich auch *Großvieh*, an dem sich dann weiterhin wieder dessen Zeckenpopulationen anstecken können. Die Rickettsia burneti ist ziemlich *resistent gegen Austrocknung* und wird in großen Mengen im *Zeckenkot* gefunden, der noch nach 586 Tagen infektiös sein kann (PHILIP). Eine künstliche Infektion gelingt auch bei Hausfliegen (PHILIP), Kleiderläusen, Mäuseflöhen und Mehlkäferlarven (NAUCK und WEYER). Die wichtigste Infektionsquelle dürfte in Australien der *staubförmige rickettsienbeladene Zeckenkot* an den *Tierhäuten* gewesen sein; andererseits wird in Amerika auch eine Infektion durch direkten Kontakt mit rickettsienhaltigem Fleisch und Blut erwogen (SMADEL).

Die wichtige, aber noch nicht in allen Einzelheiten geklärte Rolle des *Milchviehs* im *Infektionscyclus* des Q-Fiebers wurde vor allem in Kalifornien studiert. JELLISON, ORMBSBEE, BECK, HUEBNER, PARKER und BELL (1948) fanden, daß die Rickettsia burneti reichlich in der *rohen Milch* von vier weit auseinanderliegenden Molkereien in der Gegend von Los Angeles vorhanden war. Wurde solche Milch ohne Pasteurisierung zu *Butter* verarbeitet, so erwies auch diese sich im Tierversuch als infektiös (sogar noch nach 41 Tagen im Kühlschrank). Die Autopsie einer *Kuh*, in deren Milch Rickettsien gefunden worden waren, ergab keine spezifischen pathologischen Gewebsveränderungen; Rickettsien konnten außer in der Milch nur im *Eutergewebe* und in den supramammären Lymphknoten nachgewiesen werden. PARKER, BELL und LACKMANN konnten Kälber nicht experimentell infizieren, wohl aber 2 Kühe vom Euter bzw. von den Milchgängen aus. Sie halten es nicht für ausgeschlossen, daß auch bei der natürlichen Infektion der Kühe neben Zeckenbissen eine *Kontaktinfektion des Euters* (Verunreinigung beim Liegen der Tiere, entweder durch Zeckenkot oder durch andere rickettsienbeladene Tierexkremente) in Frage kommt.

Beim Q-Fieber der *Mittelmeerländer* fand CAMINOPETROS 1947 *Ziegen und Schafe* als hauptsächliches Virusreservoir; die Erkrankung soll sich bei ihnen im Respirationstrakt manifestieren, in ihrer Milch können lange Zeit Rickettsien gefunden werden. Ähnliches berichtete BLANC 1947 aus Marokko. Doch ist die Frage der Übertragung auf den Menschen noch nicht endgültig gelöst. Menschliche Infektionen durch *Milchgenuß* hält HUEBNER für *unwahrscheinlich*. Allerdings konnten BELL, BECK und HUEBNER kürzlich (1950) in einer sehr umfangreichen epidemiologischen Studie für Südkalifornien nachweisen, daß dort regelmäßige Rohmilchverbraucher in einem sehr viel höheren Prozentsatz positive Komplementbindungsreaktionen für Q-Fieber aufwiesen als die Durchschnittsbevölkerung. Nach ihren Untersuchungen sind die wichtigsten Infektionsquellen für menschliche Erkrankungen die örtlichen Bestände an Milchkühen und Jungkälbern, sowie die von ihnen gewonnenen Rohprodukte, besonders Rohmilch und Tierhäute.

Bei den explosiv aufgetretenen Epidemien in Griechenland und Italien scheint der *Inhalationsweg (Heu- und Strohstaub)* die größte Rolle gespielt zu haben (ROBBINS, GAULD und WARNER 1946). Ob Heu und Stroh durch Milben, Zeckenkot oder durch andere Tierexkremente (Tauben, Ratten, Mäuse usw.) oder durch Milch oder durch das Bronchialsekret der Milchtiere mit der Rickettsia burneti verseucht werden, bedarf noch weiterer Klärung. Im Kot und Urin infizierter Kühe konnten bisher keine Rickettsien nachgewiesen werden (HUEBNER und Mitarbeiter)[1]. Sichere Zecken- oder Milbenbisse wurden bei den in Griechenland und Italien an Q-Fieber Erkrankten nicht gefunden, wohl aber 1mal in Amerika bei einem in einer ausgesprochenen Zeckengegend der Rocky Mountains infizierten Landschaftsphotographen (EKLUND, PARKER und LACKMANN). Bei einer von WEGMANN beschriebenen Epidemie in *Graubünden* (1948) ist die Infektion der mit dem *Auspacken*

[1] Nach GSELL [Helvet. med. Acta Ser. A. **17**, 279 (1950)] gelang inzwischen der Nachweis im Urin.

einer aus Amerika stammenden Preßmaschine beschäftigten Arbeiter offenbar auch durch den *Staub* von Stroh- oder Holzwolle (Verpackungsmaterial) zustande gekommen.

Kontaktinfektionen *von Mensch zu Mensch* sind sowohl auf deutscher als auch auf alliierter Seite im 2. Weltkrieg praktisch *nie* vorgekommen (IMHÄUSER, HORSTER, DINGLE, SMADEL, GSELL). Auch die zahlreichen *Laboratoriumsinfektionen* (DYER 1938, HORNIBROOK und NELSON 1940, DINGLE 1946, ROBBINS und RUSTIGIAN 1946, HUEBNER 1947, NAUCK und WEYER 1949, KIKUTH und BOCK) dürften durchweg *aerogen* durch Rickettsienstaub entstanden sein, wobei nicht selten ein besonders schwerer Krankheitsverlauf (Virulenzsteigerung durch mehrfache Tierpassagen ?) aufgefallen ist.

Über die Ansteckung von *Wäschereiarbeitern* durch verschmutzte Laboratoriumswäsche wurde von OLIPHANT, GORDON, MEIS und PARKER (1949) berichtet. Bei der einzigen bisher beschriebenen *Krankenhausepidemie*, die von einem Laboranten eines Forschungslaboratoriums (mit *chronischer* Q-Fieberpneumonie) in Frankfurt a. M. ausging und bei der 55% des Stationspersonals erkrankten, scheint (ausnahmsweise ?) eine Tröpfchen- bzw. Schmierinfektion vorgelegen zu haben (STRÖDER, SIEGERT und SIMROCK). Bei der Ausgangsperson wurden Rickettsien im Sputum noch vom 81.—151. Krankheitstag nachgewiesen (Dauerausscheider!), während sonst der Rickettsiennachweis im Blut, Urin, Sputum und Gurgelwasser nur während des fieberhaften Stadiums gelang. Ebenso wurde in England 1 Fall von Übertragung im Krankenhaus (auf 1 Schwester, 2 Pathologen und 1 Sektionsraumwärter), vermutlich von einem 78jährigen und 11 Tage nach Krankheitsbeginn verstorbenen Q-Fieberpatienten ausgehend, beobachtet (MACCALLUM, MARMION und STOKER 1949, HARMAN 1949). Auch neuere amerikanische Berichte deuten auf die Möglichkeit hin, daß gelegentlich direkte Übertragungen von Mensch zu Mensch beim Pflegepersonal vorkommen können (DEUTSCH und PETERSON 1950).

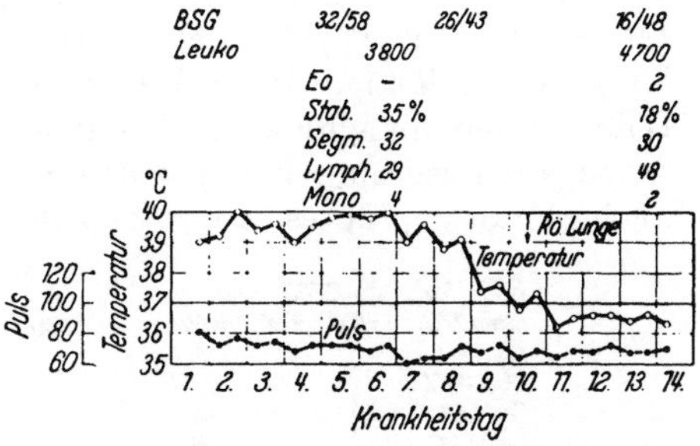

Abb. 1. Mittelschweres Q-Fieber („Viruspneumonie“) auf dem Balkan, Mai 1941. 28jähriger Patient aus einem Feldlazarett. Bei Röntgendurchleuchtung am 10. Krankheitstag ergab sich ein umschriebenes, dichtes, hilusnahes Infiltrat im linken Mittelfeld, welches am 19. Krankheitstag nur geringfügig verkleinert und bei Nachkontrolle am 30. Krankheitstag völlig verschwunden war.

Nach serologischen Untersuchungen bei Erwachsenen der Zivilbevölkerung von *Italien* (in den nördlichen Apenninen) ist anzunehmen, daß das Q-Fieber dort schon längere Zeit als sporadische und wohl bisher nicht richtig erkannte Krankheit vorkommt (ROBBINS, GAULD und WARNER). Ähnliches gilt für Südkalifornien, wo nach den Untersuchungen von BELL und Mitarbeitern in den letzten Jahren etwa 50000 Personen eine Q-Fieberinfektion durchgemacht haben dürften.

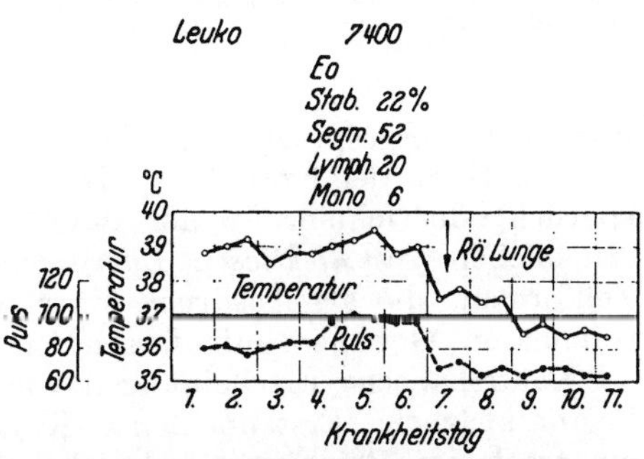

Abb. 2. Leichtes Q-Fieber („Viruspneumonie“) auf dem Balkan, Mai 1941. 27jähriger Patient aus einem Feldlazarett. Durch die Röntgendurchleuchtung am 7. Krankheitstag wurde ein walnußgroßes Infiltrat im rechten Unterlappen aufgedeckt. Physikalisch normaler Lungenbefund. Sehr rasche Erholung.

4. Klinik. Ein ausgesprochenes *Prodromalstadium* mit leichtem Fieber und Gliederschmerzen ist selten (HORSTER, VEIEL). Meist *beginnt* die Erkrankung nach einer Inkubationszeit von 10—11 (IMHÄUSER) bzw. 14—26 Tagen (SMADEL) *plötzlich* mit unangenehmen, heftigen Kopfschmerzen, ausgeprägtem Krankheitsgefühl, Frösteln oder Schüttelfrost, Rücken- und Gliederschmerzen.

Das *Fieber* steigt für gewöhnlich innerhalb von 2 Tagen auf 39—40° an, bleibt etwa 4—7 Tage auf dieser Höhe, um dann in wenigen Tagen lytisch abzusinken. Die Fieberkurve kann eine strenge *Kontinua* zeigen, sie kann aber auch mit stärkeren *Remissionen* oder mit einer gewissen Sattelbildung zwischen dem 4. und 6. Krankheitstag verlaufen (Abb. 1—3). Bei leichteren Fällen bewegt sich die Kontinua nur zwischen 38 und 39° (BOHLECKE). Die *Gesamtfieberdauer* beträgt im allgemeinen etwa 7—12 Tage (HORSTER), doch kommen auch abgekürzte Verläufe von nur 3—6tägiger Dauer nicht selten vor (FEINSTEIN und Mitarbeiter, SMADEL, KOLLMEIER, MARET). Der *Puls* zeigt eine deutliche relative Bradykardie, der *Blutdruck* ist normal oder nur leicht erniedrigt.

Im *Aussehen* der Kranken fällt oft eine geringe Lippencyanose und eine gewisse Gedunsenheit und *Rötung des Gesichts* mit konjunktivaler Reizung (ähnlich wie beim Fleckfieber) auf (VEIEL, HORSTER, KOLLMEIER, MARET, HENI und GERMER). Der Appetit liegt darnieder, die Kranken klagen häufig über *Schlaflosigkeit* und lästige *Schweißausbrüche*, auch Nasenbluten, Erbrechen und Durchfälle werden manchmal beobachtet. Bei *schweren* Krankheitsfällen kann tageweise ein ausgesprochener *status typhosus* mit Stupor und Delir, gelegentlich auch ein ausgeprägtes *cerebrales Bild* mit heftiger motorischer Unruhe, Verwirrtheit, Schwerbesinnlichkeit und Schwerhörigkeit, Halluzinationen usw. bestehen (GSELL, RUPP, HENI und GERMER, STRÖDER, SIEGERT und SIMROCK).

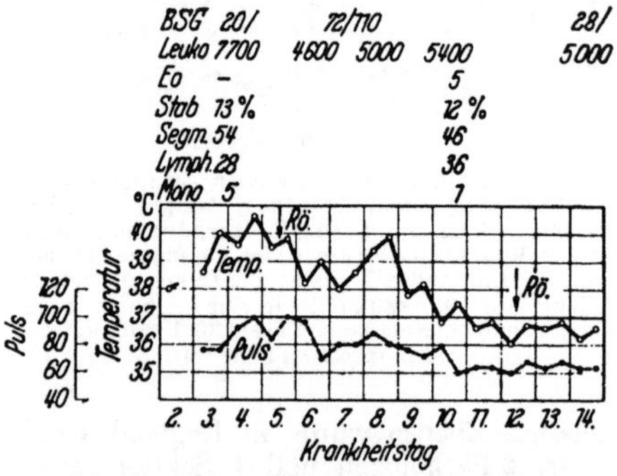

Abb. 3. Q-Fieber, Laboratoriumsinfektion, Februar 1948 (Dr. H. J., 38 Jahre alt, Bernhard-Nocht-Institut für Schiffs- und Tropenkrankheiten, Hamburg). Ziemlich schweres Krankheitsbild mit cerebralen Erscheinungen, Temperaturkurve vom remittierenden Typ. Röntgenbefunde der Lungen s. Abb. 4 a—c.

Ein *Exanthem* wird beim Q-Fieber *nie* beobachtet. Herpes labialis kommt nur sehr selten vor. Die *Milz* kann bei einem Teil der Kranken palpabel sein, doch schwanken die positiven Befunde bei verschiedenen Epidemien und Untersuchern (IMHÄUSER 10—20%, DENNIG 30%, KOLLMEIER 4%, HORSTER 10%, MARET 30%, RUPP 15%, VEIEL 0%, HENI und GERMER: „selten"). Dabei muß auch an eine latente Malariainfektion als Fehlermöglichkeit gedacht werden. Im *Blutbild* finden sich trotz des hohen Fiebers normale oder häufig auch *erniedrigte Leukocytenwerte* von 4000—7000 mit einer ausgesprochenen *Linksverschiebung* von 15—25—40% Stabkernigen auf der Höhe der Krankheit. Die Eosinophilen sind in der 1. Krankheitswoche spärlich oder fehlen. In der Rekonvaleszenz kommt es nicht selten zu einer erheblichen *postinfektiösen Lymphocytose* (50—80%) mit teilweise atypischen Zellformen, die als Ausdruck einer unspezifischen Reizung des lymphocytärreticulären Gewebes aufzufassen ist (GSELL, HORSTER).

Katarrhalische Erscheinungen von seiten der *Atemwege* sind im Krankheitsbeginn spärlich. Erst um den 4. Krankheitstag herum entwickelt sich vielfach ein trockener Reizhusten. Manche Kranke klagen über stechende *Schmerzen* hinter dem Brustbein und produzieren einen glasig-schleimigen, gelegentlich blutig tingierten *Auswurf*, der aber nie typisch rostbraun ist. Trotzdem ist der *physikalische Befund* über den Lungen häufig *normal* oder zeigt nur geringfügige Abweichungen: leichte Schallabschwächung mit etwas verschärftem Exspirium, feines Knisterrasseln, eben wahrnehmbares pleuritisches Reiben (HORSTER, SMADEL).

Diesem dürftigen *klinischen* Lungenbefund stehen meist, selbst bei den leichten Fällen, sehr *charakteristische und deutliche röntgenologische Veränderungen* gegenüber, die vom 3.—4. Krankheitstag ab nachweisbar sind (Abb. 4 a—c und 5 a und b). Es finden sich dann einzelne oder mehrere (bis zu 7!), markstück- bis faustgroße, nicht sehr dichte, ziemlich homogene, unscharf begrenzte *Verschattungen* von *runder oder ovaler Form*, die regellos in allen Lungenfeldern verstreut sein können (VEIEL). Auch mehr *keil-* oder *fächerförmige Herde* und unregelmäßig begrenzte Trübungen ganzer Lungenlappen kommen gelegentlich vor (HORSTER, SMADEL).

FEINSTEIN und Mitarbeiter haben auf die geringe Massivität der Verschattungen, die besonders bei der Durchleuchtung als „mattglasartig" imponieren, hingewiesen. *Interlobäre Prozesse* sind verhältnismäßig häufig (SCHUBERT). Die Zeitdauer bis zum Verschwinden der röntgenologischen Veränderungen hängt

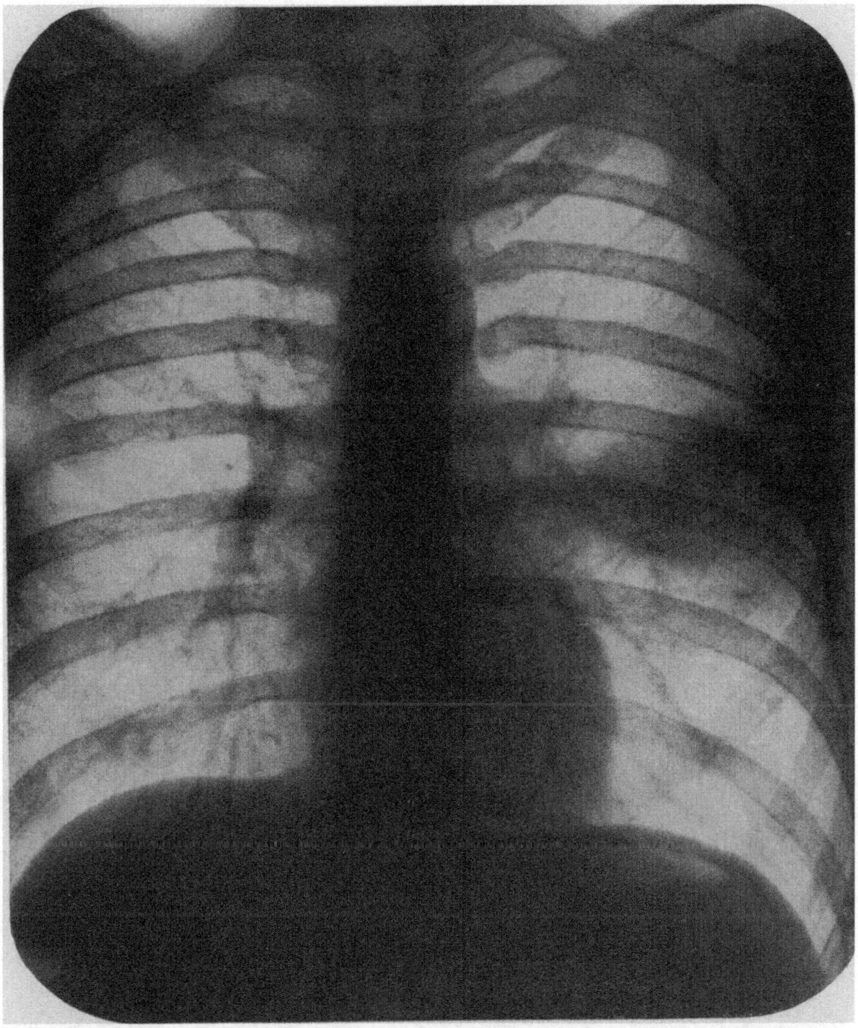

Abb. 4 a.

von der Größe der Infiltrate ab und schwankt für gewöhnlich zwischen 2 und 4 Wochen, kann aber auch bis zu 8 Wochen betragen (VEIEL, SCHUBERT).

Das Vorkommen dieser *Rickettsienpneumonien* scheint beim Q-Fieber ein recht *häufiges Ereignis* zu sein, doch können flüchtige Lungenveränderungen wohl nur bei *fortlaufender*, sorgfältiger Röntgenkontrolle ganz zuverlässig aufgedeckt werden. Die unter Feldverhältnissen gewonnenen Zahlen (z. B. HIRT und BAUER 20—25%, HORSTER 50%, KOLLMEIER 67%) dürften daher eher zu niedrig liegen. FEINSTEIN, YESNER und MARKS fanden im Frühjahr 1945 bei aus Italien nach Amerika zurückgekehrten Truppen *bei 90% der Q-Fieberkranken* röntgenologisch Lungenveränderungen, und außerdem noch 31 positive Röntgenbefunde bei anscheinend sonst symptomlos Erkrankten. Dabei waren 56% der 143 fieberhaften Erkrankungsfälle ausgesprochen leicht verlaufen.

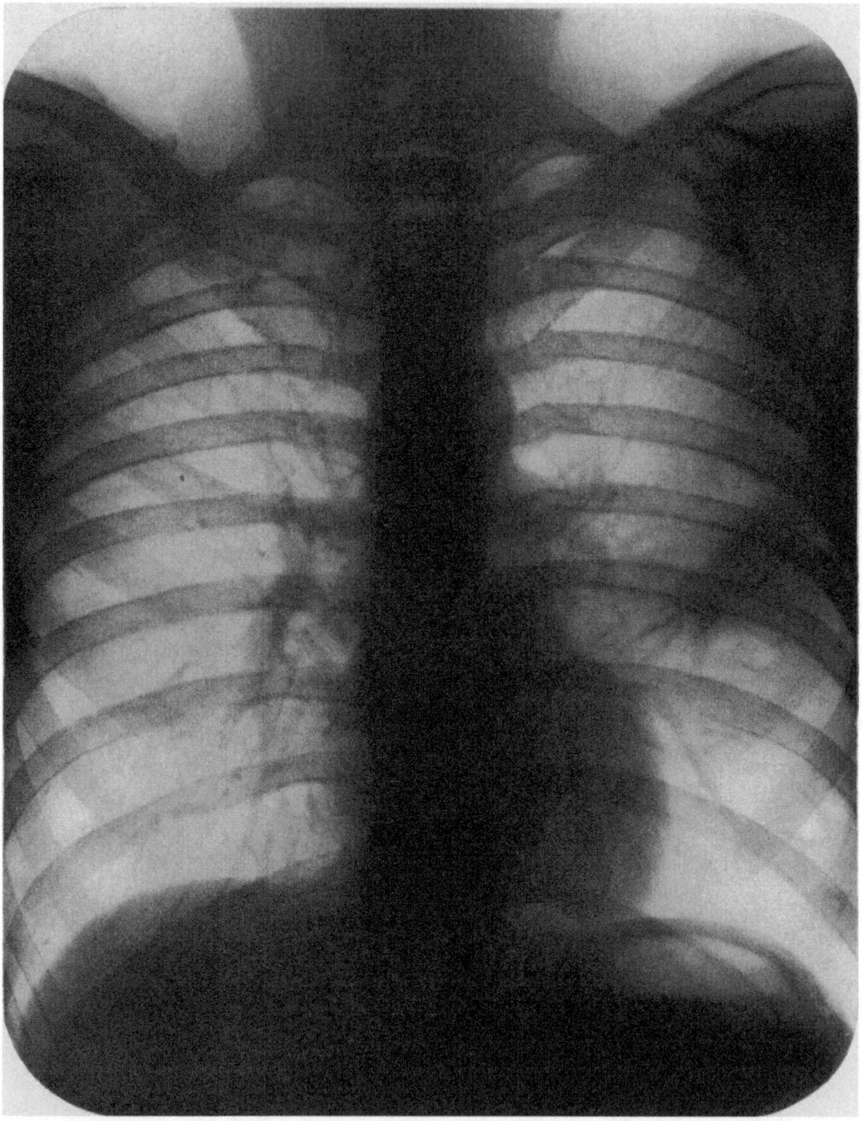

Abb. 4 b.

Die *Blutsenkungsgeschwindigkeit* ist anfangs nur mäßig beschleunigt, pflegt im Laufe der 1. Krankheitswoche auf Werte von etwa 20/45 bis 40/80 anzusteigen, um dann mit dem Rückgang der pneumonischen Prozesse allmählich wieder abzusinken (Horster, Veiel, Bohlecke). Eine länger bestehende, erhebliche Senkungsbeschleunigung spricht im allgemeinen für eine (oft interlobäre) *Pleurabeteiligung* mit protrahierter Resorption (Schubert). Eine entzündliche Beteiligung des *Herzmuskels* gehört zu den Ausnahmen. Die Untersuchung des

Harns ergibt für gewöhnlich eine leichte febrile Albuminurie, einige Erythrocyten und Cylinder können gelegentlich im Sediment vorhanden sein. Die Diazoreaktion ist nur ausnahmsweise und vorübergehend positiv. Bei einzelnen

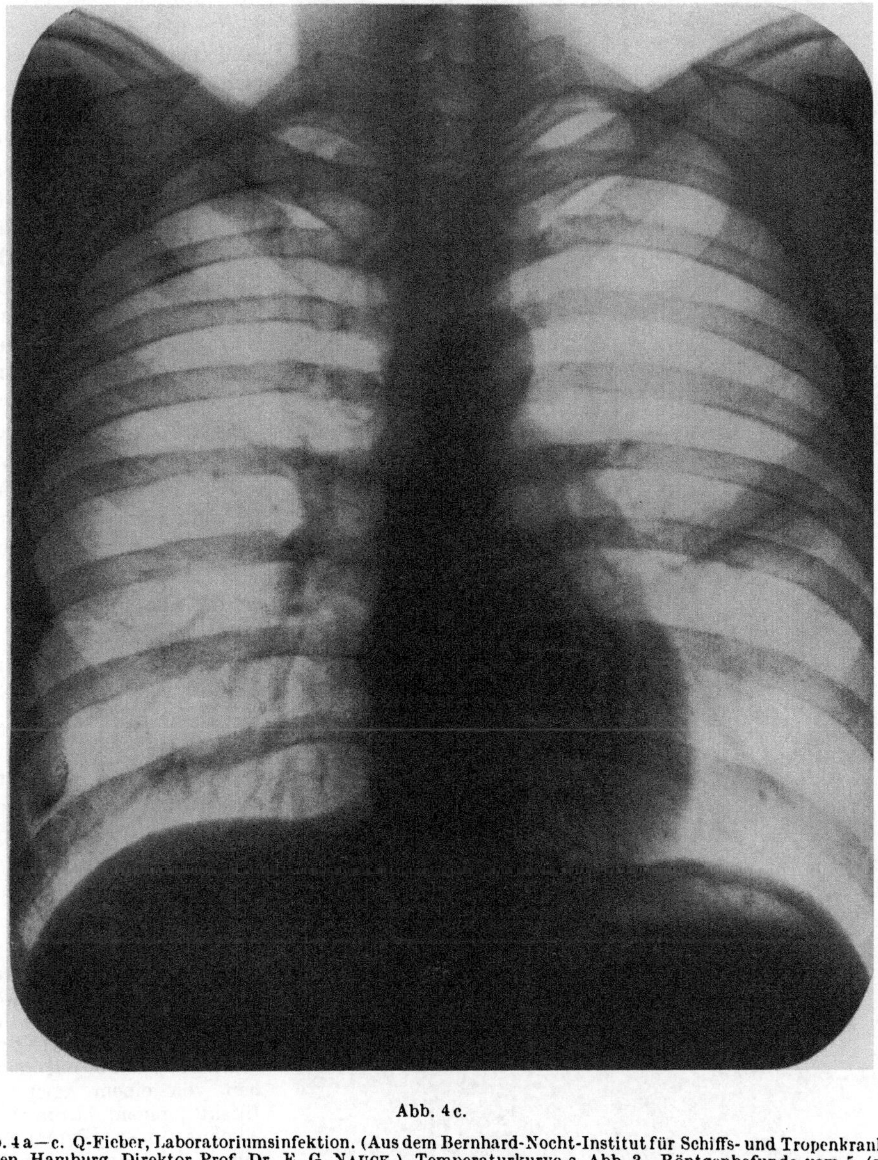

Abb. 4c.

Abb. 4a—c. Q-Fieber, Laboratoriumsinfektion. (Aus dem Bernhard-Nocht-Institut für Schiffs- und Tropenkrankheiten, Hamburg, Direktor Prof. Dr. E. G. NAUCK.) Temperaturkurve s. Abb. 3. Röntgenbefunde vom 5. (a), 12. (b) und 24. (c) Krankheitstag zeigen eine etwa apfelgroße, inhomogene Verschattung an der Basis des linken Oberlappens in langsamer Auflockerung und Rückbildung.

Lumbalpunktionen wurden außer mäßiger Druckerhöhung keine gröberen pathologischen Liquorbefunde erhoben (GSELL, HORSTER).

In der *Rekonvaleszenz*, die meist rasch und ungestört verläuft, macht sich manchmal eine gewisse Labilität des *peripheren Kreislaufs* bemerkbar. Von amerikanischen Autoren wird besonders auf den nicht seltenen erheblichen

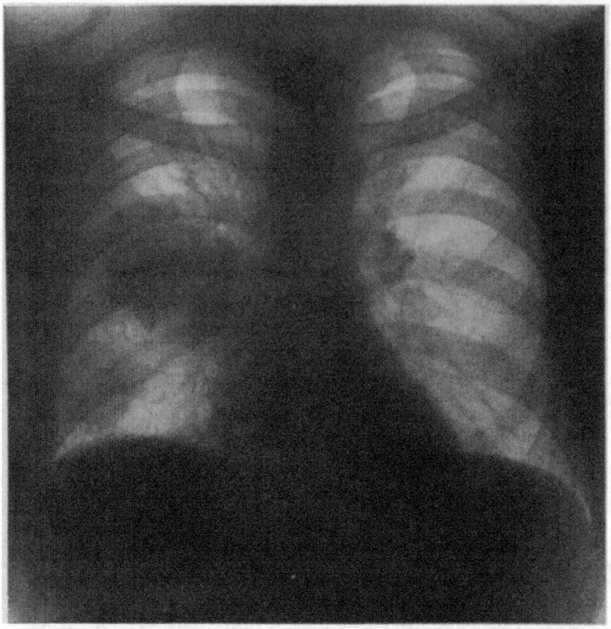

a

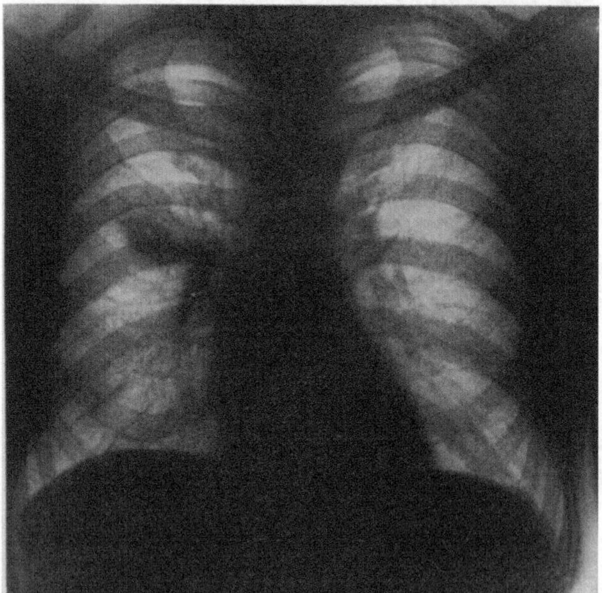

b

Abb. 5a u. b. Q-Fieber („Viruspneumonie") bei einem 39jährigen Patienten aus einem Lazarett bei Belgrad, April 1944. (Röntgenbilder aus der Arbeit von KONRAD VEIEL: Beitrag zur Klinik und Röntgendiagnose der Viruspneumonie, Klin. Wschr. **1949**, 188.) Am 5. Krankheitstag (a) großer, inhomogener Rundherd im rechten Mittelfeld, kleinerer Rundherd im rechten Unterfeld, mehr lateral. Am 17. Krankheitstag (b) weitgehende Rückbildung beider Infiltrate, rechts neben dem Hilus kleiner abgekapselter Interlobärerguß, besonders deutlich bei Durchleuchtung in Kreuzhohlstellung.

Gewichtsverlust (5—10 kg) hingewiesen; er wird im allgemeinen schnell wieder aufgeholt (SMADEL). Unter den an und für sich sehr seltenen *Komplikationen* steht die exsudative Pleuritis an erster Stelle; in Einzelfällen wurde außerdem das Vorkommen einer Orchitis, Epididymitis, Parotitis, Pankreatitis, Thrombophlebitis, Lungenembolie und Extremitätengangrän beobachtet (IRONS und HOOPER, HENI und GERNER, GSELL, VEIEL). MOESCHLIN und KOSZEWSKI machen darauf aufmerksam, daß sich gerade die seltenen extrapulmonalen Organkomplikationen meist erst in der Spätrekonvaleszenz entwikkeln und warnen vor zu frühzeitiger Entlassung bei schweren Fällen. Sie haben einmal sogar trotz Aureomycin-Behandlung das spätere Auftreten einer Phlebitis mit Lungeninfarkt und dann noch eine Epididymitis (am 43. Krankheitstag!) beobachtet.

5. Differentialdiagnose. Solange pulmonale Veränderungen *fehlen* oder klinisch weitgehend *stumm bleiben*, läßt sich ein Q-Fieber im *Krankheitsanfang* kaum mit Sicherheit von einem „grippalen Infekt", einem beginnenden Typhus oder Paratyphus, einem leichten Fleckfieber, einem Wolhynischen Fieber vom typhoiden Typ, einer Leptospirose oder dergleichen unterscheiden. Auch an eine Meningitis, Sinusitis, Malaria, Tularämie, an Pappataci oder Dengue muß in den allerersten Krankheitstagen gedacht werden, wenn nicht schon geographische oder epidemiologische Gegebenheiten von vornherein den richtigen Weg weisen. Durch die Trias Fieberkontinua-Bradykardie-Leukopenie wird der klinische Verdacht zunächst oft auf die *echte Grippe* oder auf die *typhösen Erkrankungen* hingelenkt. Doch fehlen die für die Virusgrippe so charakteristischen katarrhalischen Erscheinungen an den oberen Luftwegen und die schwere Kreislaufbeteiligung beim Q-Fieber völlig. Gegen Typhus und Fleckfieber sprechen der kurze, gutartige Krankheitsverlauf, das Fehlen eines Exanthems und schließlich die serologischen Reaktionen. Immerhin hat gerade bei den ersten Epidemien auf dem Balkan die Abgrenzung des Q-Fiebers gegen leichte Fälle von *Paratyphus* und *Fleckfieber* unter primitiven äußeren Verhältnissen manche Schwierigkeiten gemacht.

Gelingt klinisch und vor allem *röntgenologisch* rasch eine Aufdeckung der typischen *Lungenbefunde*, so stehen nur mehr die *verschiedenen Formen* der *atypischen Pneumonien* zur Diskussion (FÄHNDRICH, ASCHENBRENNER). Atypisch verlaufende Kokkenpneumonien (z. B. steckengebliebene zentrale Lappenpneumonien) werden nur ausnahmsweise einmal in differentialdiagnostische Konkurrenz treten. Dagegen muß bei unklaren epidemiologischen Verhältnissen und bei sporadischen Erkrankungsfällen *die ganze Skala* der verschiedenen (sulfonamidresistenten) *Viruspneumonien* in Erwägung gezogen werden. Sie spielen seit 1930 vor allem im anglo-amerikanischen, aber auch im schweizer und deutschen Schrifttum der letzten Jahre eine beträchtliche Rolle und zeigen in ihrem Erscheinungsbild eine große Ähnlichkeit mit der *Rickettsienpneumonie* des Q-Fiebers (ARRASMITH 1930, BOWEN 1935, ALLEN 1936/37, REIMANN 1938, SMILEY 1939, WEIR und HORSFALL 1940, HEGGLIN 1940, DINGLE und FINLAND 1942, GSELL und ENGEL 1942, HAEMIG und HEYDEN 1942, EATON und Mitarbeiter 1942, OWENS 1944, SCHMITZ 1945, LÖFFLER 1946, HERZBERG 1946, IMHÄUSER 1948/49, HENI und GERMER 1948, HORSFALL 1948). Allerdings ist die *ätiologische Diagnose* dieser *Viruspneumonien* für den Kliniker im Einzelfall immer noch mit recht großen Schwierigkeiten verbunden. Neben solchen mit *bekannter Ätiologie* (Psittakose, Ornithose, Virusgrippe, Pneumonitis) gibt es auch noch eine Gruppe mit bisher *unbekannter* oder *zweifelhafter Ätiologie* (Viruspneumonie der Neugeborenen, pseudoluische, WaR-positive Bronchopneumonie nach HEGGLIN, sog. primär atypische Pneumonie); trotz ausgedehnter experimenteller Untersuchungen bestehen bei verschiedenen Unterformen in der Erregerfrage noch weitgehende Unklarheiten (Literatur bei HORSFALL, REIMANN, IMHÄUSER, HEGGLIN, GSELL, HERZBERG u. a.). Bei dem in Amerika meist als akute (interstitielle) *Pneumonitis* oder als *primäre atypische Pneumonie* bezeichneten *Syndrom* wird im Krankenserum etwa bei 55% der Fälle (bis 90% bei den Schwerkranken!) eine positive *Kälteagglutinationsreaktion* gefunden (HORSFALL). Beim Q-Fieber ist diese Reaktion dagegen stets negativ. Eine sichere Differenzierung nach dem Röntgenbefund allein wird von den meisten Autoren für *nicht* möglich gehalten.

Neben den epidemiologischen Verdachtsmomenten und der klinischen Symptomatologie wird sich die einwandfreie Diagnose eines Q-Fiebers daher immer auch auf den *Tierversuch* bzw. Erregernachweis oder auf *serologische Hilfsmethoden* stützen müssen.

Der *Erregernachweis* kann während der fieberhaften Krankheitsperiode durch Verimpfung von Blut, Sputum, Liquor oder Urin von Patienten auf Meerschweinchen und entsprechende Weiterverarbeitung geführt werden (HERZBERG, NAUCK und WEYER, BIELING, SMADEL, SIEGERT), wobei allerdings — schon wegen der großen Infektionsgefahr — entsprechende Laboratoriumsverhältnisse Voraussetzung sind.

Im allgemeinen genügen zur Sicherung der klinischen Diagnose die sehr zuverlässigen *serologischen Methoden.* Während die WEIL-FELIX-Reaktion und die Kälteagglutination bei Q-Fieberkranken *stets negativ* bleiben, treten im Krankenserum zwischen dem 7. und 13. Krankheitstag mit großer Regelmäßigkeit *komplementbindende Antikörper* auf. Ein Titer von 1:20 gilt bereits als mehr oder minder beweisend, doch sollte stets durch eine spätere 2. Blutentnahme der (um den 21. Krankheitstag herum maximale) *Titeranstieg* kontrolliert werden. Die *Komplementbindungsreaktion* bleibt im allgemeinen für mehrere Monate mit hohen Titerwerten (etwa 1:160—1:320) positiv, niedrigere Titer können noch nach Jahren nachweisbar sein (SMADEL, HUEBNER). Antigene vom HERZBERG- oder HENZERLING-Stamm scheinen sich für die klinische Diagnostik (vor allem in Europa) am besten zu eignen (TOPPING, SHEPARD und HUEBNER, STOKER). Auch die direkte *Rickettsienagglutination* kann zur Diagnostik herangezogen werden. Die Agglutinine erscheinen jedoch erst später im Krankenserum (nur bei etwa 25% zwischen dem 9. und 14. Krankheitstag), am Ende der 4. Woche findet sich bei etwa 90% der Erkrankten eine positive Reaktion (Commission on acute Respiratory Diseases).

6. Prognose, Therapie. Die *Letalität* des unkomplizierten Q-Fiebers ist bei natürlicher Infektion meist sehr *gering*. Weder auf deutscher noch auf alliierter Seite wurden im 2. Weltkrieg bei den Truppen in Griechenland und Italien Todesfälle beobachtet. Ein tödlicher Fall in Australien war durch *Tuberkulose* kompliziert, ein 43jähriger Q-Fieberkranker in Californien kam an einer *Lungenembolie* ad exitum (BROWN, KNIGHT und JELLISON 1948). Bei der Schlachthausepidemie in Amarillo (Texas) 1946 starben von 55 Erkrankten 2, die ein ungewöhnlich schweres Krankheitsbild mit hohem Fieber und Tachykardie geboten hatten (IRONS und HOOPER). GSELL verlor im Dezember 1947 in Wil eine 41jährige Patientin am 10. Krankheitstag, die an einem fast fleckfieberähnlichen *schwersten Q-Fieber* mit *cerebralen Erscheinungen* erkrankt gewesen war. Bei der *Sektion* fand sich eine atypische pseudolobäre Pneumonie im rechten Mittellappen im Stadium der grau-roten Hepatisation mit Lungenödem, Hypostase und Emphysem; *histologisch* fiel die vorwiegend *monocytäre Infiltration* und eine Verbreiterung des Interstitiums ohne Gefäßläsion auf. Im *Gehirn* zeigten sich ein deutliches *perivasculäres Ödem*, besonders in der Olive, viele nicht abwischbare Blutpunkte, jedoch *keine Gliagranulome*, keine Infiltrate. Außer einer entzündlichen Milzschwellung und einer Erweiterung des rechten Herzens ergaben sich an den übrigen Organen keine Besonderheiten. HENI und GERMER geben für die 1947 von ihnen in der Umgebung von Tübingen beobachtete Q-Fieberepidemie (die allerdings wahrscheinlich mit Virusgrippe vermengt war) eine Letalität von 1,2% an; *2 Todesfälle* waren auch in ihrem Beobachtungsgut auf *Lungenembolien* zurückzuführen.

Auf den häufig recht *schweren* Verlauf von *Laboratoriumsinfektionen* wurde bereits hingewiesen. 1 Todesfall wurde schon 1941 von LILLIE, PERRIN und ARMSTRONG mitgeteilt. Auch hier war bei der histologischen Untersuchung der erkrankten Lungenpartien ein Reichtum an Lymphocyten, Plasmazellen und großen mononucleären Zellen aufgefallen. Über das Auftreten einer ausgesprochen *chronischen Q-Fieberpneumonie* bei einem Laboratoriumsangestellten, der dann *monatelang* Rickettsien im Sputum ausschied, haben STRÖDER, SIEGERT und SIMROCK 1949 berichtet.

Von solchen Ausnahmen abgesehen ist jedoch daran festzuhalten, daß die *Prognose* des Q-Fiebers im *allgemeinen sehr günstig* ist und daß mindestens die Hälfte der Erkrankungen unter Epidemieverhältnissen ausgesprochen leicht verläuft. Nach den Röntgen-Reihenuntersuchungen von FEINSTEIN, YESNER und MARKS, sowie von HENI und GERMER ist sogar anzunehmen, daß bei stärkeren Krankheitswellen auch klinisch ganz *inapparente* Rickettsienpneumonien vorkommen. Wie beim Meerschweinchen, hinterläßt das Q-Fieber auch beim Menschen eine *Immunität* (KOLLMEIER 1946), über deren Dauer und Stärke allerdings noch nichts Sicheres bekannt ist. Vereinzelt sollen Relapse, nie aber sichere Zweiterkrankungen vorgekommen sein (HUEBNER). Nach den erfolgreichen Tierversuchen von HERZBERG ist anzunehmen, daß *Schutzimpfungen* mit einem Rickettsien-Adsorbatimpfstoff sich in der Prophylaxe des Q-Fiebers (z. B. bei Laboratoriumspersonal) bewähren werden (BRUMPT).

In der *Therapie* menschlicher Q-Fiebererkrankungen haben *Sulfonamide* und *Penicillin* völlig *versagt*, über die Wirksamkeit der Paraaminobenzoesäure liegen noch keine ausgedehnteren Erfahrungen vor. Streptomycin hat offenbar nur im Tierversuch eine gewisse rickettsiostatische Wirkung. Die weitaus besten Erfolge scheinen nach vorläufigen Mitteilungen die neuen Antibiotica *Chloromycetin*, *Aureomycin* und *Terramycin* zu versprechen, die überdies den Vorteil der oralen Anwendbarkeit haben. Einzelheiten der Behandlung und Dosierung sind bereits im Kapitel Fleckfiebertherapie besprochen. Besonders das Aureomycin hat sich sowohl im Tierexperiment (WONG und COX) als auch beim Menschen (LENETTE, MEIKLEJOHN und THELEN 1948, HAUSS und SIMROCK 1949, MOHR 1950) als meist prompt wirksam erwiesen. ZARAFONETIS und BATES (1950) verwandten in 1 Fall Chloromycetin mit gutem Erfolg und empfahlen eine nicht zu niedrige Dosierung (3 g täglich für 8—10 Tage). Zweifellos stellen die neuen Antibiotica gerade für schwere Q-Fiebererkrankungen (z. B. Laboratoriumsinfektionen) einen wertvollen therapeutischen Fortschritt dar. Doch wird man bei dem größten Teil der Durchschnittserkrankungen wohl auch ohne eine spezifische medikamentöse Therapie auskommen können.

Literatur.

A. Krankheiten der Fleckfiebergruppe.

1. *Zusammenfassende Arbeiten.*

ALBALADEJO: Tifus exantematico y otras rickettsiosis exantematicas. Madrid: Morata 1941. — ASCHENBRENNER u. v. BAEYER: Epidemisches Fleckfieber. Stuttgart: Ferdinand Enke 1944.

BIELING u. HEINLEIN: Viruskrankheiten des Menschen. In Naturforschung und Medizin in Deutschland 1939—1946. Wiesbaden: Dieterich 1947.

CURSCHMANN: Handbuch der speziellen Pathologie und Therapie. Bd. 3. Wien: Alfred Hölder 1900.

DANIELOPOLU: Le typhus exanthématique ou historique et autres fièvres exanthématiques, 2. Aufl. Paris: Masson & Co. 1941. — DAWYDOWSKIE, J. W.: Ergebnisse der allgemeinen Pathologie 1923. 20 II. 1.

FRACASTORO, H.: 3 Bücher von den Contagien, den contagiösen Krankheiten und deren Behandlung. 1546. Klassiker der Medizin, Bd. 5. Leipzig: Johann Ambrosius Barth 1910.

GRIESINGER: Handbuch der speziellen Pathologie und Therapie, Bd. 2. Erlangen: Ferdinand Enke 1857.

HILDENBRAND, v.: Über den ansteckenden Typhus. Wien 1810. — HIRSCHBERG, N.: Fleckfieber und Nervensystem. Abhandlung aus der Neurologie, Psychiatrie, Psychologie und Grenzgebiete. Berlin: S. Karger 1932. — HOLMES, L. H.: Bacillary and Rickettsial infections. New York: Macmillan 1944.

LEBERT: Handbuch der speziellen Pathologie und Therapie, Bd. 2. Akute Infektionskrankheiten. Leipzig 1874. — LÜHR: Klinik des Fleckfiebers. Halle a. d. S.: Carl Marhold 1951.

MANSON-BAHR: Tropical diseases. London: Cassel & Co. 1948. — MURCHISON: Die typhoiden Krankheiten. Dtsch. Übersetzung v. ZUELZER. Braunschweig: Vieweg & Sohn 1867.

OTTO u. WOHLRAB: Fleckfiebergruppe. Im Handbuch der Viruskrankheiten von GILDEMEISTER, HAAGEN u. WALDMANN, Bd. 2, 1939.

RIVERS, TH.: Viral and Rickettsial infections of man. Philadelphia: Lippincott 1948. Beiträge von SMADEL (Serologie), SNYDER (Läuse- u. Flohfleckfieber), COX (Zeckenfieber), SMADEL (Buschfleckfieber).

STRONG: STITTS Diagnosis, prevention and treatment of tropical diseases, Bd. II. Philadelphia: Blakiston Co. 1945. — Symposium der menschlichen Rickettsienerkrankungen. Amer. Association for the Advancement of Science. Washington 1948. (Beiträge von PARKER, KOHLS, PHILIP.)

WAJNAPEL: Zur Pathologie des Fleckfiebers. Stuttgart: Wissenschaftliche Verlagsgesellschaft 1947.

ZINSSER, H.: Rats, lice and history. Boston: Little Brown & Co. 1947.

2. *Einzelarbeiten.*

ADAMSON and BEAMISH: Med. Assoc. J. **56**, 361 (1947). — AHLBORN: Z. klin. Med. **143**, 182 (1943). — ALBRECHT, H.: Österr. San.wes. **27**, 1194 (1915). — ALLEN and SPITZ: Vergleichende Studien der pathologischen Veränderungen beim Buschtyphus und anderen

Rickettsienerkrankungen. Amer. J. Path. **21**, 603 (1945). — ALWENS: Klin. Wschr. **1942**, 1135. — ALWENS u. FRANK: Klin. Wschr. **1943**, 639. — ANDERSON: J. med. Res. **25**, 467 (1914). — ANDERSON and GOLDBERGER: On the relations of rocky mountains spotted fever to the typhus fever of Mexico. Publ. Health. Rep. **24**, 1861 (1909). — J. Amer. med. Assoc. **1910**, 514. — ANDREW, BONNIN and WILLIAMS: Tick Typhus in North Queensland. Med. J. Austral. **2**, 253 (1946). — ANDREWES, KING, v. d. ENDE and WALKER: Substances chemotherapeutically active against typhus rickettsia. Lancet **1944 I**, 777. — ANDREWES, KING and WALKER: Chemotherapeutische Wirkung von Farbstoffen beim experimentellen Flecktyphus der Maus. Brit. J. Pharmacol. a. Chemother. **1**, 15 (1946). — ANIGSTEIN: Übersicht über die übertragbaren Erkrankungen (durch Arthropoden) in Texas. Texas Rep. Biol. a. Med. **2**, 267 (1944). — Probleme der Nomenklatur. Texas Rep. Biol. a. Med. **4**, 111 (1946). — ANIGSTEIN u. BADER: Untersuchungen über Rickettsienerkrankungen in Texas. 1.—4. Mitt. Texas Rep. Biol. a. Med. **1**, 105, 117, 389 (1943). — Vorläufiger Bericht von Untersuchungen über das Bullisfieber. Texas Rep. Biol. a. Med. **1**, 298 (1943). — Die Spezifität der Rickettsien des Bullisfiebers. Texas Rep. Biol. a. Med. **2**, 405 (1944). — Versuche an Meerschweinchen, die mit Felsengebirgsfleckfieber infiziert wurden (PABS). Texas Rep. Biol. a. Med. **3**, 256 (1945). — Die Wirkung der PABS gegen Rickettsien. Texas Rep. Biol. a. Med. **4**, 260 (1946). — ANIGSTEIN and WHITNEY: Bewertung und Bedeutung des Blutspiegels bei mit PABS behandelten Meerschweinchen. Texas Rep. Biol. a. Med. **4**, 338 (1946). — ARJEFF: Z. klin. Med. **112**, 641 (1930); **122**, 349 (1932). — ARNETH: Berl. klin. Wschr. **1916**, 1187. — ARNOLD: Wien. klin. Wschr. **1911**; **1919**. — ARZT: Neue Deutsche Klinik, Erg.-Bd. VII, 1941. — ASCHENBRENNER: Q-T-Dauer. Z. klin. Med. **132**, 537 (1937). Herz- und Kreislaufstörungen beim Fleckfieber. Klin. Wschr. **1943**, 1. — Urämische Zustände beim Fleckfieber. Klin. Wschr. **1944**, 8. — Wolhynisches Fieber. Klin. Wschr. **1947**, 481. — Feldnephritis. Klin. Wschr. **1948**, 161. — ASCHENBRENNER u. BODECHTEL: Klin. Wschr. **1938**, 298. — ASCHENBRENNER u. MARX: Klin. Wschr. **1943**, 159.

BAEYER, v.: Z. Neur. **175**, 225 (1942). — In ASCHENBRENNER u. v. BAEYER, Epidemisches Fleckfieber. Stuttgart: Ferdinand Enke 1944. — BARYKIN: Kongreßzbl. g. inn. Med. **75**, 384 (1934). — BÉNARD et KERBRAT: Ein Fall von Mittelmeerfleckfieber (CONORsche Erkrankung). Bull. Soc. méd. Hôp. Paris **63**, 29 (1947). — BENDA: Kriegspath. Tagg Berlin 1916. — BENEDICT: Kongreßzbl. inn. Med. **27**, 375 (1923). — BENGTSON: Nomenklatur. J. Pract. **53**, 325 (1947). — BERG, HESS and SHERMANN: J. of exper. Med. **47**, 105 (1928). — BESTELMEYER: Med. Mschr. **1**, 293 (1947). — BETTINARDI: La febbre esantematica mediterranea. Pediatria **50**, 343 (1942). — BETZENDAHL: Arch. f. Psychiatr. **1943**, 116. — Allg. Z. Psychiatr. **124**, 130 (1949). — BINFORD and ECKER: Endemic (murine) Typhus. Report of anytopsy findings in three cases. Amer. J. clin. Path. **17**, 797 (1947). — BISCHOFF: Klin. Wschr. **1943**, 227. — BLAER and BADER: Beobachtungen über experimentelles Bullisfieber beim Menschen. Texas Rep. Biol. a. Med. **3**, 105 (1945). — BLOHMKE: Handbuch der Hals-, Nasen-, Ohrenheilkunde von DENKER und KAHLER, Bd. VII, Berlin 1926. — BOCK u. KIKUTH: Klin. Wschr. **1948**, 691. — BODART: Klin. Med. **1947**, 16. — DE BOER, KUNZ, KOPROWSKI and COX: Spezielle komplementbindende Antigene für die Diagnose des Colorado-Zeckenfiebers. Proc. Soc. exper. Biol. a. Med. **64**, 202 (1947). — BOGENDÖRFER: Mil.arzt **1942**, 455. Ber. über die 1. Arb.tagg Ost der berat. Fachärzte, Mai 1942. Mil.ärztl. Akad. Berlin. — BOHN: Zbl. inn. Med. **1942**, 849. — BORMANN, v.: Z. klin. Med. **101**, 475 (1925). Ber. über die 2. Arb.-tagg Ost der berat. Fachärzte, Dez. 1942. Mil.ärztl. Akad. Berlin. — Dtsch. med. Wschr. **1950**, 826. — BOTKIN u. SIMNITZKI: Z. klin. Med. **72**, 271 (1911). — BRANDENBURGER: Dtsch. med. Wschr. **1944**, 329. — BRAUER: Verh. dtsch. Kongr. inn. Med. in Warschau. Wiesbaden: J. F. Bergmann **1916**. — BRAUER, L.: Münch. med. Wschr. **1914**, 1695. — BRIEGER u. OCKLITZ: Z. Kinderheilk. **1947**, 216. — BRINKMANN: Klinik des Fleckfiebers. Med. Welt **1942**, 971. — Rekonvaleszenz bei Fleckfieber. Med. Welt **1943**, 371. — BRUETSCH: Rheumatic brain disease. J. Amer. med. Assoc. **134**, 450 (1947). — BÜHLER: Münch. med. Wschr. **1944**, 5. — BURY: Klin. Wschr. **1942**, 709. — BUXTON: Natural history of scrub typhus. Nature (Lond.) **155**, 643 (1945).

CARD and WALKER: Impfung gegen Buschtyphus. Lancet **1947 I**, 481. — CARMONA: Zit. nach ALBALADEJO. — CASTANADA: On the mechanism of immunity in typhus fever. Amer. J. Path. **15**, 467 (1939). — J. of exper. Med. **64**, 689 (1936). — CEELEN: Erg. Path. **19**, 307 (1919). — Z. klin. Med. **82**, 505 (1916). — CHALKE: Fleckfieber: Erfahrungen bei der zentralen Mittelmeerstreitkraft. Brit. med. J. **1946**, No 4460, 877. — CHIARI: Wien. klin. Wschr. **1942**, 946. — CORELLA: Zit. nach ALBALADEJO. — MC CULLOCH: Studien über die Bekämpfung von Buschtyphus-Epidemie. Med. J. Austral. **1**, 717 (1946). — CURPHY: Fatal allergic reaction due to influenza vaccine. J. Amer. med. Assoc. **133**, 1062 (1947).

DANIELOPOLU, LUPU, CRACIUM et PETRESCO: Bull. Acad. Méd. Paris **123**, 56 (1940). Bull. Acad. Méd. Roum. **1**, 404 (1936). — DAVIS, D. E.: The use of DDT to control murine typhus fever in San Antonio, Texas. Publ. Health Rep. **63**, 449 (1947). — DAVIS, W. A.: Typhus at Belsen. Amer. J. Hyg. **46**, 66 (1947). — DENECKE: Ber. über die 2. Arb.tagg

Ost der berat. Fachärzte, Dez. 1942. Mil. ärztl. Akad. Berlin. — DENNIG: Z. ärztl. Fortbildg. 39, 193 (1942). — DESHMUCKH: Buschtyphus. East afr. med. J. 22, 360 (1945). — DETRE: Wien. klin. Wschr. 1915, 1049. — DETLEFSEN: Dtsch. Gesdh.wes. 1946, 111. — DEUSSING: Dtsch. Arch. klin. Med. 122, 453 (1917). — DIAZ, SANTOS et PEREZ-SANTIAGO: Treatment of murine typhus with PABS. Bol. Assoc. med. Puerto Rico 38, 189 (1946). — DIAZ, GUZMANN ACOSTA, COLLAZO and LEBRON: Wirksamkeit der PABS beim murinen Fleckfieber. Amer. J. med. Sci. 217, 13 (1949). — DICK and LEWIS: A Rickettsial disease in East Africa transmitted by ticks. Trans. roy. Soc. trop. Med. Lond. 41, 295 (1947). — DIECKHOFF: Stoffwechseluntersuchungen bei Diphtherie. Z. exper. Med. 105, 607 (1939). — I. Natrium- u. Chlorstoffwechsel. Z. exper. Med. 105, 622 (1939). — II. Eiweißstoffwechseluntersuchungen. Mschr. Kinderheilk. 90, 193 (1942). — DIMITRIEWA: Flecktyphuskongreß in Petrograd 1920. Zit. nach HIRSCHBERG. — DIMITRIEWA u. TUSCHINSKY: Flecktyphuskongreß in Petrograd 1920. Zit. nach HIRSCHBERG. — DOERR u. PICK: Wien. klin. Wschr. 1918, 829. — DOERR: Lehrbuch der inneren Medizin. Berlin: Springer 1942. — DOLGOPOL: Histologische Veränderungen bei Rickettsienpocken. Amer. J. Path. 1948, 119. — DORMANNS u. EMMINGER: Münch. med. Wschr. 1942, 559. — DREYER: Zbl. Chir. 40, 1628 (1913). — DRY, BUTT and SCHEIFLEY: The effect of oral administration of PABS on the concentration of salicylates in the Blood. Proc. Staff Meet. Mayo Clin. 21, 497 (1946). — DUDGEON u. Mitarb.: Influenza B in 1945/46. Lancet 1946 II, 627. — DUMANIS: A Fatal case of scrub typhus introduced into the United States. Ann. int. Med. 27, 137 (1947). — DUNN: Ein Fall von murinem Fleckfieber in London. Brit. med. J. 1948, 979. — DURAND et GIROUD: Le latin inoculé par voie respiratoire avec les rickettsies du typhus historique. Ann. Inst. Pasteur 66, 225 (1941). — DURAND et SPARROW: Arch. Inst. Pasteur Tunis 29, 1 (1940). — DUMESNIL: Histoire illust. Méd. Paris: Plon 1935. — DYCKERHOFF u. MARX: Z. exper. Med. 110, 390 (1941).

EGGERT, W.: Ärztl. Wschr. 1946, 73. — EHRLICH, BARTZ, SMITH, JOSLYN and BURKHOLDER: Chloromycetin, ein neues Antibioticum aus einem Boden-Actinomycetin. Science (Lancaster, Pa.) 106, 417 (1947). — ENDE, V. D.: Laboratoriumsaspekte einiger neuer Fortschritte in der Medizin. S. afr. med. J. 21, 225 (1947). — ENTRINGER: Med. Welt 1943, 663. — EPPINGER, KAUNITZ u. POPPER: Die seröse Entzündung. Wien: Springer 1935. — ESCLUSE: Presse méd. 1915, 55. — ESSBACH: Unterschiedliches Verhalten der histologischen Fleckfieberveränderungen zu verschiedenen Epidemiezeiten und Ursachen. Dtsch. Gesdh.wes. 1, 173 (1946). — Untersuchungen über die Wirkungskomponente des Fleckfieberprozesses. Z. inn. Med. 1948, 514; 1947, 1. — EYER: Med. Welt 1940, 261. — Öff. Gesdh.dienst 7, 97 (1941). — Prakt. Desinfektor 1941, H. 5. — Dtsch. Ärztebl. 1941, 61. — Hippokrates 13, 859 (1942). — Mil.-arzt 7, 333 (1942). — Ber. über die 3. Arb.tagg Ost der ber. Fachärzte, Juli 1943, Mil.ärztl. Akad. — EYER u. BRIX: Mil.arzt 8, 193 (1943). — EYER, PRZYBYLKIEWICZ u. DILLENBERG: Z. Hyg. 122, 702 (1940).

FAHR: Dtsch. med. Wschr. 1936, 1581; 1945. — FALKENHAUSEN, V.: Ber. über die 2. Arb.-tagg Ost der berat. Fachärzte, Dez. 1942, Mil.ärztl. Akad. Berlin. — FANTA: Dtsch. Mil.-arzt 8, 20 (1943). — FANTA u. SIEDECK: Klin. Wschr. 1942, Nr 40. — FELDMANN: Arch. f. Psychiatr. 1926, 77. — FERRO-LUZZI, G., e S. FERRO-LUZZI: Bol. Soc. ital. Med. e Igiene Trop. 7, 5 (1947). — FINDLAY: Chemotherapie der Rickettsiosen. Trop. Dis. Bull. 45, 553 (1948). — FLINN, HOWARD, TODD and SCOTT: PABS treatment of rocky mountain spotted fever. J. Amer. med. Assoc. 132, 911 (1946). — FREEMAN, SOLOGUREN and ESPINOSA: Epidemiologische Studie mit Hilfe der Komplementbindungsreaktion. Amer. J. trop. Med. 29, 71 (1949). — FREEMAN, VARELA, PLOTZ and ORTIZ MARIOTTE: Fleckfieber in Mexico: Epidemiologische Studie mit Hilfe der Komplementbindungsreaktion. Amer. J. trop. Med. 29, 63 (1949). — FREUSBERG: Klin. Mbl. Augenheilk. 108, 621 (1942). — FRÖLICH: Mil. Med. Braunschweig 1887. — FROMME u. GAASE: Münch. med. Wschr. 1943, 415.

GANTER: Münch. med. Wschr. 1919, 25. — GARRETON SILVA, HERVÉ et DEL SOLAR: Arch. Mal. Coeur 28, 265 (1935). — GAVINO y GIRARD: Univ. nat. Mexico 1911. — GERMER: Dtsch. med. Wschr. 1950, 1132. — GESENIUS: Z. inn. Med. 1, 16 (1946). — GILDEMEISTER u. HAAGEN: Dtsch. med. Wschr. 1940, 878. — Zbl. Bakter. 148, 257 (1942). — GILJAROWSKY: Bakt. u. Epidem.-Kongr., Moskau 1921. Zit. nach HIRSCHBERG. — GIROUD: Pouvoir neutralisant de la streptomycine sur les Rickettsies du typhus épidémique mis en évidence dans la peau. C. r. Soc. Biol. Paris 141, 1117 (1947). — Bull. Soc. Path. exot. Paris 39, 407 (1946). — GLATZEL: Klin. Wschr. 1938, 793. — Erg. inn Med. 53, 1 (1937). — GOEDEN, H. A.: J. prakt. Arzneykde 38, IV/9 (1814). — Geschichte des ansteckenden Typhus. Breslau 1816. — GOETERS: Z. Immun.forschg. 102, 299 (1943). — GOHR u. POTTHOFF: Z. inn. Med. 2, 306 (1947). — GOTSCHLICH: Med. Klin. 1915, Nr 13. — GOYTIA: Contribution al estudio de la sedimentacion globular en enfermos de tifo exantematica. Rev. Inst. Sal. y Enferm. Trop. Mexico 8, 97 (1947). — GREENBERG and PELLITTERI: Rickettsialpox. Bull. N. Y. Acad. Med. 23, 338 (1947). — GREENBERG, PELLITTERI and JELLISON: Rickettsialpox, a new recognized disease. Amer. J. publ. Health 37, 860 (1947). — GREENBERG, PELLITTERI, KLEIN and HUEBNER: Rickettsienpocken.

J. Amer. med. Assoc. 133, 901 (1947). — GREIFF and PINKERTON: Proc. Soc. exper. Biol. a. Med. 55, 116 (1944). — GRIFFITHS: Tsutsugamushifieber in Sansapor, holländisch Neu Guinea. J. of Parasitol. 33, 367 (1947). — GRUBER: Z. Kreislaufforschg. 34, 433 (1942). — Ber. über die 1. Arb.tagg Ost. der berat. Fachärzte, Mai 1942, Mil. ärztl. Akad. — GUBERGRITZ: Wien. Arch. inn. Med. 11, 159 (1925). — GÜNTHER: Z. klin. Med. 135, 247 (1938). — Frankf. Z. Path. 54, 550 (1940). — Virchows Arch. 314, 184 (1947). — GUTZEIT: Taschenbuch der ansteckenden Krankheiten des Menschen. Berlin u. Wien: Urban & Schwarzenberg 1943. — GYÖRY, F.: Morbus hungaricus, eine medico-historische Quellenstudie. Jena 1901.

HAAGEN: Viruskrankheiten des Menschen. Dresden: Theodor Steinkopff 1941. — HAAGEN, E.: Wien. med. Wschr. 1947, 329. — HAGEN, W.: Med. Klin. 1946, 228. — HALLERVORDEN: Mil. arzt 8, 26 (1943). — HAMDI: Z. Hyg. 82, 235 (1916). — HAMILTON: Proc. Soc. exper. Biol. a. Med. 59, 220 (1945). — HAMPELN: Dtsch. Arch. klin. Med. 26 (1880). — HAMPTON: Anaphylaktischer Schock bei Ei-überempfindlichen Personen nach Impfung mit Fleckfieberimpfstoff. J. Labor. a. clin. Med. 32, 109 (1947). — HARELL, VENNING and WOLFF: Behandlung des Rocky-Mountain-Fleckfiebers. J. Amer. med. Assoc. 126, 929 (1944). — HARMSEN u. SIEGLER: Dtsch. med. Wschr. 1944, 27. — HARRIS u. Mitarb.: Streptomycin treatment of Urinary tract infections, with special reference to the use of Alkali. Amer. J. Med. 2, 229 (1947). — HASE: Verh. dtsch. Kongr. inn. Med. in Warschau. Wiesbaden: J. F. Bergmann 1916. — HAUSMANN, TH.: Münch. med. Wschr. 1921, 1615. — HEGLER u. v. PROWAZEK: Berl. klin. Wschr. 1913, 2035. — HEILIG: Münch. med. Wschr. 1918, 51. — HEIMBERGER: Dtsch. med. Wschr. 1943, 775. — HELMKE: Virchows Arch. 302, 323 (1938). — HERZOG, E.: Zbl. Path. 68, 15 (1937). — HESS: Das Zwischenhirn und die Regulation von Kreislauf und Atmung. Leipzig: Georg Thieme 1938. — HILDEBRANDT: Arch. Kreislaufforschg. 8, 137 (1941). — HILL, INGRAHAN II: A study of murine typhus fever in Coffee-County Alabama. Publ. Health Rep. 1947, 875. — HIRST, VILCHES, ROGERS and ROBBINS: The effect of vaccination on the incidence of influenza B. Amer. J. Hyg. 45, 96 (1947). — HÖRING: Klinische Infektionslehre. Berlin: Springer 1938. — Klin. Wschr. 1940, 361; 1951, 49. — Arch. Schiffs- u. Tropenhyg. 44, 421 (1940). — Mil.arzt 1942, 275. — HOFER v. LOBENSTEIN: Münch. med. Wschr. 1943, 119. — HOFF, J.: Wien. klin. Wschr. 1943, 709. — HOLLER: Med. Klin. 1941, 459; 1944, 247. — Dtsch. med. Wschr. 1942, 697. — HOLTZ: Dtsch. med. Wschr. 1939, 750. — Med. Welt 1943, 82. — HORMANN: Ärztl. Wschr. 1947, 441. — HORTOPANU: The forms of gangrene exanthematic typhus. Rev. Stiintelor Med. Bucharest 1947. Zit. nach Trop. Dis. Bull. 45, 166 (1948). — Prognose des Fleckfiebers. Trop. Dis. Bull. 45, 698 (1948). — HUANG and CHU: Treatment of bubonic plague with sulfadiacine. Amer. J. trop. Med. 26, 831 (1946). — HUEBNER: Ber. über einen Q-Fieber-Ausbruch im Nation. Gesundheitsinstitut. Amer. J. publ. Health 37, 431 (1947). — HUEBNER, JELLISON and ARMSTRONG: Rickettsialpox, a newly recognized Rickettsial disease. Recovery of Rickettsia akari from a house mouse (mus musculus). Publ. Health Rep. 62, 777 (1947). — HUEBNER, JELLISON and POMERANTZ: Rickettsialpox, a newly recognized Rickettsia disease. Isolation of a Rickettsia apparently identical with the causative agent of Rickettsialpox from Allodermanyssus sanguineus, a Rodent Mite. Publ. Health Rep. 61, 1677 (1946). — HUEBNER, STAMPS, PEGGY and ARMSTRONG: Rickettsialpox, a newly recognized Rickettsial disease. Isolation of the Etiological Agent. Publ. Health Rep. 61, 1605 (1946). — HUFELAND, CHR. W.: Selbstbiographie. Berlin: Gg. Reimer 1863. — J. prakt. Arzneykde 27, IV/172 (1808); 38, V/1, VI/1 (1814). — Bemerkungen über die Nervenfieber, die im Winter 1806/07 in Preußen herrschten. Berlin: L. W. Wittich 1807.

D'IGNATIO e CODELEONCINI: Die WEIGL-Reaktion beim Fleckfieber. Bol. Soc. ital. Med. e Igiene Trop. 5, 199 (1945).

JACKSON and GAULD: J. of Immun. 57, 273 (1947). — JACOBI u. DÖRSCHEL: Münch. med. Wschr. 1942, 507. JACOBSGAARD: Med. Klin. 1944, 557. — JAME u. JUDE: La vaccination contre le typhus exanthématique au cours de l'épidémie d'Algérie de 1941/43. Schweiz. med. Wschr. 1947, 589. — JARISCH: Dtsch. Arch. klin. Med. 126, 270 (1918). — JELIM u. FRÄNKMANN: Arch. Schiffs- u. Tropenhyg. 37, 528 (1933). — JOYEUX et SICÉ: Précis d. Méd. Coloniale. Paris: Masson & Co. 1937. — JÜRGENS: Verh. dtsch. Kongr. inn. Med. Warschau. Wiesbaden: I. F. Bergmann 1916. — Neue Deutsche Klinik, Bd. 3, S. 373. 1929. — JULLIARD et HÉNAFF: Revue Serv. Santé Mil. 110, 197 (1939).

KABELIK: Wien. klin. Wschr. 1918, 47. — KAEWEL: Z. klin. Med. 100, 1 (1924). — KAHLAU: Klin. Wschr. 1942, 1135. — KALBFLEISCH: Dtsch. Gesdh.wes. 1, 134 (1946). — KALWEIT: Z. inn. Med. 1, 154 (1946). — KARLA: Scrub typhus: variations in clinical symptoms and strains. Indian med. Gaz. 82, 516 (1947). — KELSEY and HARRELL: Behandlung des Zecken-Fleckfiebers (Felsengebirgs-Fleckfieber) im Kindesalter. J. Amer. med. Assoc. 1948, 1356. — KIKUTH u. SCHILLING: Zbl. Bakter. I Orig. 151, 293 (1944). — KILLIAN u. OBERTREIS: Dtsch. Z. Chir. 1943. — KISSKALT: Dtsch. med. Wschr. 1915, 579. — KLEIN: Eine Buschfieber-Epidemie. J. Army med. Corps 85, 187 (1945). — KLODNITZKY: Zbl. Bakter. 67, 338 (1912). — KLOSE: Klin. Wschr. 1942, 498. — KOCH, ROBERT: Die

Bekämpfung der Infektionskrankheiten, insbesondere der Kriegsseuchen. Berlin: Otto Lange 1888. — KOLLERT u. FINGER: Wien. klin. Wschr. **1916**, Nr 23. — KOLTYPIN: Jb. Kinderheilk. **123**, 27 (1929). — KORANYI u. VARGA: Münch. med. Wschr. **1943**, 582. — KOSCHEWNIKOW: Z. Neur. **1925**, 99. — KRAMER: Med. Welt **1942**, 1196. — KRAUSE: Arch. Kreislaufforschg. **11**, 165 (1942). — KRITSCHEWSKY u. ANTONOMOW: Z. Neur. **1923**, 85. — KROLL: Handbuch der Neurologie, Bd. XII. Berlin: Springer 1935. — KUDICKE: Schriftenreihe für Seuchenbekämpfung. Stuttgart: Hippokrates-Verlag 1943. — KUDICKE u. STEUER: Arb. Staatsinst. exper. Ther. Frankf. **1940**, H. 40. — KUHLMANN: Neue Deutsche Klinik **1944**. — KUNERT u. BUCH: Z. Immun.forschg. **102**, 133 (1943). — KUTEISCHIKOW, DOSSER u. BERNHOFF: Zbl. Bakter. **129**, 262 (1933). — KYRLE u. MORAWETZ: Wien. klin. Wschr. **1915**, 1286.

LAMPERT: Dtsch. med. Wschr. **1942**, 521; **1943**, 12, 33. — Münch. med. Wschr. **1944**, 223. — LANDSTEINER: Wien. klin. Wschr. **1915**, 603. — LANDSTEINER u. HAUSMANN: Med. Klin. **1918**, 515. — LAUER, F. J.: Z. Naturforschg. **3b**, 171 (1948). — LAURENTIUS: Dtsch. med. Wschr. **1942**, 49, 1187. — LEGRAIN: Gaz. Hôp. **68**, 766 (1895). — LEIGH: Infections of the nervous system occuring during an epidemic of influenza B. Lancet **1946 II**, 936. — LEITINGER: Klin. Wschr. **1943**, 356. — LEMKE: Med. Klin. **1944**, 469. — LENHARTZ: Dtsch. Arch. klin. Med. **64**, 189 (1899). — LEPESCHKIN: Das EKG. Dresden: Theodor Steinkopff 1942. — LEVINE: Pathologic study of thirty-one cases of scrub typhus fever with especial reference to the cardiovascular system. Amer. Hearth J. **31**, 314 (1946). — LEY, WOODWARD and SMADEL: J. Amer. med. Assoc. **143**, 217 (1950). — LINDEMANN: Ärztl. Wschr. **1946**, 76. — LÖFFLER: Schweiz. med. Wschr. **1942**, 28. — LÖFFLER u. MOOSER: Murines Fleckfieber, übertragen durch Tröpfcheninfektion. Schweiz. med. Wschr. **1942**, 755. — LÜBKE: Med. Klin. **1947**, 459. — LÜHR: Dtsch. Gesdh.wes. **1946**, 225. — LUMMERZHEIM: Z. Immun.forschg **103**, 397 (1943). — LUZ: Münch. med. Wschr. **1942**, 207. — LYDTIN: Münch. med. Wschr. **1943**, 1.

MACCO: Biochimica e Ter. sper. **23**, 133 (1936). — MARGULIS: Z. Neur. **1924**, 90. — MARISCAL: Zit. nach ALBALADEJO. — MARTINI: Wege der Seuchen. Stuttgart: Ferdinand Enke 1943. — Lehrbuch der Medizinischen Entomologie. Jena: Gustav Fischer 1941. — MATTHES: Verh. dtsch. Kongr. inn. Med. in Warschau. Wiesbaden: J. F. Bergmann 1916. — McLIMANS and GRANT: Therapy of experimental tsutsugamushi disease (scrub typhus). Science (Lancaster, Pa.) **105**, 181 (1947). — VAN MEERENDONCK: Mil.arzt **1942**, 283, 541. — MEESEN: Beitr. path. Anat. **102**, 191 (1939). — MEGAW: Trop. Dis. Bull. **43**, 897 (1946). — MENK: Klin. Wschr. **1942**, 185. — MERCADO: Zit. nach ALBALADEJO. — MERKLEN et ADNOT: Bull. Soc. méd. Hôp. Paris **48**, 246 (1932). — MERTENS, H. G.: Nervenarzt **1948**, 464. — MEYER, R.: Dtsch. med. Wschr. **1943**, 477. — Z. Immun.forschg. **103**, 161 (1943). — Z. exper. Med. **113**, 203 (1943). — MEYER and EDDIE: The knowledge of human virus infections of animal origin. J. Amer. med. Assoc. **133**, 822 (1947). — MEYER u. KOHLSCHÜTTER: Dtsch. Z. Chir. **127**, 518 (1914). — MITTERMAIER: Dtsch. med. Wschr. **1948**, 109. — MONAKOW, v.: Dtsch. Arch. klin. Med. **122**, 241 (1917). — MONTGOMERY and BUDDEN: Typhus in Northern Nigeria. Trans. roy. Soc. trop. Med. Lond. **41**, 353 (1947). — MOOSER: Schweiz. Z. Path. **3**, 318 (1941); **4**, 1 (1941). — Beziehungen des murinen zum klassischen Fleckfieber. Acta Trop. Suppl. **4** (1945). — Nomenklatur. Amer. J. trop. Med. **28**, 841 (1948). — MOOSER u. LEEMANN: Schweiz. Z. Path. usw. **4**, 411 (1941). — MOOSER u. LÖFFLER: Ein Fall sog. BRILLscher Krankheit in Zürich. Schweiz. med. Wschr. **1946**, 150. — MORGAN, STEVENS and SNYDER: Wirkung von Streptomycin auf das Wachstum in Eiern. Proc. Soc. exper. Biol. a. Med. **64**, 342 (1947). — MORGENSTERN: Münch. med. Wschr. **1921**, Nr 46. — MOROZKIN: Kongreßzbl. inn. Med. **110**, 636 (1942). — MRUGOWSKY: Dtsch. med. Wschr. **1943**, 447; Med. Klin. **1942**, 193; **1943**, 353. — MÜCKTER: Münch. med. Wschr. **1943**, 11. — MÜHLENS: Dtsch. med. Wschr. **1943**, 832. — MÜLLER, v.: Dtsch. Mil.arzt **1943**, 3. — MÜLLER, H. K.: Dtsch. Mil.arzt **8**, 179 (1943). — MUNK: Z. klin. Med. **82**, 415 (1916). — Dtsch. med. Wschr. **1941**, 1256. — Med. Klin. **1940**, 452. — Verh. dtsch. Kongr. inn. Med. in Warschau. Wiesbaden: J. F. Bergmann 1916.

NAUCK: Aus RUGE, MÜHLENS, ZUR VERTH, Krankheiten und Hygiene der warmen Länder, 5. Aufl. Leipzig: Georg Thieme 1942. — NAUCK u. WEYER: Zbl. Bakter. **147**, 353 (1941). — NELKEN u. STEINITZ: Z. klin. Med. **103**, 317 (1926). — NEUKIRCH: Münch. med. Wschr. **1918**, 595. — NEUKIRCH u. ZLOCISTI: Med. Klin. **1916**, 256. — NICOLLE: Recherches expér. sur le typhus exanthém., entrepris à l'I nst. pasteur de tunis pendant l'année 1909. C. r. Acad. Sci. Paris **149**, 157 (1909). — Ann. Inst. Pasteur **24**, 243 (1910). — NICOLLE et CONSEIL: C. r. Soc. Biol. Paris **83**, 991 (1920). — NICOLLE, COMPTE et CONSEIL: C. r. Acad. Sci. **149**, 149 (1909). — NICOLLE, CONOR et CONSEIL: Ann. Inst. Pasteur **26**, 250 (1912). — NIEDNER: Die Kriegsepidemien des 19. Jahrhunderts. Berlin: August Hirschwald 1903. — NONNENBRUCH: Med. Welt **1934**, 1535. — Med. Klin. **1935**, 101. — Dtsch. med. Wschr. **1937**, 7. — NORVIIT: Z. Kreislaufforschg. **35**, 609 (1943). — NOTHMANN: Handbuch der Neurologie, Bd. XV. Berlin: Springer 1937.

OCKLITZ: Z. Kinderheilk. **65**, 18 (1947). — OTTO: Dtsch. med. Wschr. **1915**, 46. — OTTO u. BICKHARDT: Z. Hyg. **123**, 44, 717 (1941/42). — OTTO u. DIETRICH: Zbl. Bakter. **84**, 12 (1920). — OTTO u. MUNTER: Handbuch der pathologischen Mikroorganismen, Bd. VIII/2. Jena: Gustav Fischer; Wien u. Berlin: Urban & Schwarzenberg 1930. — OTTO, R.: Klin. Wschr. **1942**, 1135. — Über Immunität. Vorträge auf der BEHRING-Erinnerungsfeier der Universität Marburg 1940. — Forsch. u. Fortschr. **17**, 197 (1941).

PARKER, BAUER, LISTER, WOODWARD and HALL: Amer. J. Med. **9**, 308 (1950). — PARTELIDES: Ein Fall von Knopf-Fleckfieber (Mittelmeerfleckfieber) in Cypern. Trans. roy. Soc. trop. Med. **41**, 363 (1947). — PAYNE, KNAUDT and PALICIOS: J. trop. Med. **51**, 68 (1948). — PETRUSCHKY: Verh. dtsch. Kongr. inn. Med. in Warschau. Wiesbaden: J. F. Bergmann 1916. — PETTE: Münch. med. Wschr. **1938**, Nr 30. — Die akut entzündlichen Erkrankungen des Nervensystems. Leipzig 1942. — PFEFFER u. GAUWERKY: Klin. Wschr. **1943**, 481. — PHILIP: Observations on tsutsugamushi disease (mite-borne or scrub typhus) in Northwest Honshu Island, Japan, in the fall of 1945. Amer. J. Hyg. **46**, 45 (1947). — Tsutsugamushifieber (Scrub-Typhus) im 2. Weltkrieg. J. of Parasitol. **34**, 169 (1948). — PICKHAN: Dtsch. med. Wschr. **1943**, 158. — PINCOFFS u. Mitarb.: Ann. int. Med. **29**, 656 (1948). — PLETNEW: Z. klin. Med. **93**, 285 (1922). — PLOTZ: The interpretation of the WEIL-FELIX agglutination test in rocky mountain spotted fever. J. Labor. a. clin. Med. **31**, 982 (1946). PLOTZ and SMADEL: Proc. Soc. exper. Biol. a. Med. **58**, 225 (1945). — PLOTZ, SMADEL, BENNETT, REAGAN and SNYDER: North Queensland tick typhus: studies of the aetiological agent and its relations to other Rickettsial diseases. Med. J. Austral. **2**, 263 (1946). — POPOFF: Zbl. med. Wissensch. **1875**, 13. — PROWAZEK, v.: Beitr. Klin. Inf.krkh. **4**, 16 (1915).

RABINOWITSCH: Z. Neur. **115**, 34 (1928). — RAETTIG: Klin. Wschr. **1943**, 560. — Dtsch. med. Wschr. **1944**, 274. — Med. Z. **1944**, 59. — RAETTIG u. ORTEL: Dtsch. Gesdh.wes. **1946**, 755. — RANDERATH: Med. Klin. **1941**, 435. — Ber. über die 1. Arb.tagg Ost der berat. Fachärzte, Mai 1942, Mil.ärztl. Akad. Berlin. — Mil.arzt **8**, 376 (1943). — RATNER and UNTRACHT: Allergy to virus and Rickettsia vaccines. J. Amer. med. Assoc. **132**, 899 (1946). — RAVENEL: The treatment of rocky mountain spotted fever with PABS. South. med. J. **40**, 801 (1947). — READING and KLINT: Klinische Beobachtungen über Fleckfieber in der Gegend der Golfküste in Texas. Texas Rep. Biol. a. Med. **1943**, 97. — REDDY: Scrub typhus in North Burma. Indian med. Gaz. **82**, 330 (1947). — REHDER: Dtsch. Arch. klin. Med. **117**, 37 (1914); **124**, 240 (1917). — Münch. med. Wschr. **1942**, 495. — REIMANN: Viral infections of the respiratory tract: their treatment and prevention. J. Amer. med. Assoc. **132**, 487 (1946). — Viral pneumonias and pneumonias of probable viral origin. Medicine **26**, 167 (1947). — REIMANN u. Mitarb.: Asiatic Cholera: clin. study and experimental therapy with streptomycin. Amer. J. trop. Med. **26**, 631 (1946). — REINWEIN: Med. Klin. **1939**, 1368. — RENNER: Klin. Wschr. **1947**, 848. — REUTER: Z. Hyg. **82**, 463 (1916). — REVOL, COUDERT et MOREL: Étude de la moelle osseuse par ponction sternale de neuf cas de typhus exanthématique. Bull. Soc. Path. exot. Paris **40**, 479 (1947). — RICHTER, G. A.: Beschreibung der Epidemie in Torgau 1813/14. Berlin 1814. — RICKETTS and WILDER: J. Amer. med. Assoc. **1910**, 54, 55. — RIGLER: Dtsch. Mil.arzt **9**, 377 (1944). — RIPLEY: Neuropsychiatric observations on tsutsugamushi fever (scrub typhus). Arch. of Neur. **56**, 42 (1946). — ROBBERS: Klin. Wschr. **1943**, 116, 254. — DA ROCHA-LIMA: Erg. Path. **19**, 159 (1919). — Handbuch der pathogenen Mikroorganismen, Bd. VIII/2. Jena: Gustav Fischer; Wien u. Berlin: Urban & Schwarzenberg 1930. — Berl. Klin. **1919**, 1. — Verh. dtsch. Kongr. inn. Med. in Warschau. Wiesbaden: I. F. Bergmann 1916. — ROEMER: Ärztl. Wschr. **1947**, 1034. — ROMINGER: Med. Welt **1943**, 49. — ROSE, H. M.: Rickettsienpocken. N. Y. State J. Med. **48**, 2266 (1948). — ROSE, DUANE and FISCHEL: Behandlung von Fleckfieber mit PABS. J. Amer. med. Assoc. **129**, 1160 (1945). ROSE, KNEELAND and GIBSON: Amer. J. Med. **9**, 300 (1950). — ROSENOW: Z. inn. Med. **1948**, 310. — DE ROSNAY: Étude de la moelle osseuse dans le typhus exanthématique. J. Méd. Bordeaux **124**, 480 (1947). — ROSS u. Mitarb.: J. amer. med. Assoc. **138**, 1213 (1948). ROTENBURG: Prolonged attacks of fever of obscure origin. Med. Parasit. a. Parasitic. Dis. Moscow **15**, 37 (1946). — ROTH, F.: Veröff. Konstit. u. Wehrpath. **1943**. — ROTHE: Diss. Rostock 1942. — ROTHACKER: Münch. med. Wschr. **1917**, 1607; **1919**, 142. — RUGE: Med. Klin. **1942**, 714. — Dtsch. med. Wschr. **1943**, 797. — RUIZ-SANCHEZ, F.: Medicina (Mex.) **30**, 165 (1950).

SACHNOW: Med. Welt **1943**, 73. — SADUSK: Typhus fever in the United States, Army Following Immunization. J. Amer. med. Assoc. **133**, 1192 (1947). — SÄKER: Klin. Wschr. **1942**, 145. — SANFILIPPO: Rass. Ter. e Pat. clin. **7**, 465 (1935). — SANFILIPPO e RICCA: Biochimica e Ter. sper. **22**, 411 (1935). — SAUTTER, HANS: Klin. Mbl. Augenheilk. **109**, 24 (1943). — SAVOOR, DAS MENON and MERCHANT: Buschfleckfieber (Tsutsugamushi-Krankheit) in Bombay. Indian med. Gaz. **82**, 752 (1947). — SAVOOR, VAHIA and SOMAN: Fleckfieber in Bombay. Indian med. Gaz. **83**, 24 (1948). — SAYEN, POND, FORRESTER and WOOD: Scrub typhus in Assam and Burma. A clinical study of 616 Cases. Medicine **25**, 155 (1946). — SCHÄFER: Dtsch. med. Wschr. **1943**, 63; **1944**, 417. — SCHAMBUROW: Z. Neur. **1927**, 109. — v. D. SCHEER, BOHNEL and COX: Diagnostic antigens for epidemic typhus,

murine typhus and rocky mountain spotted fever. J. of Immun. **56**, 365 (1947). — Schell
Klin. Wschr. **1943**, 289. — Scheller, E.: Münch. med. Wschr. **1942**, 847. — Schillin
V.: Münch. med. Wschr. **1919**, 486. — Schittenhelm: Handbuch der inneren Medizin,
Bd. I. Berlin: Springer 1934. — Schmidt, H.: Frankf. Z. Path. **56**, 311 (1942). — Schmidt,
W.: Virchows Arch. **311**, 63, 173 (1944). — Schmieder: Klin. Wschr. **1948**, 14. — Schütz
u. Messerschmidt: Klin. Wschr. **1942**, 772. — Schulte: Ärztl. Wschr. **1947**, 550. —
Schulten: Klin. Wschr. **1944**, 12. — Schulten u. Scheppach: Münch. med. Wschr. **1943**,
464. — Schulze: Ber. über die 1. Arb.tagg Ost der berat. Fachärzte, Mai 1942, Mil.ärztl.
Akad. Berlin. — Schuster, J.: Studien zur Geschichte des Militär-Sanitätswesen. München:
Lindauer 1908. — Schweickhardt: Arch. Schiffs- u. Tropenhyg. **42**, 350 (1938). — Schwenkenbecher: Z. klin. Med. **1943**, 679. — Schwenkenbecher u. Spitta: Arch. exper. Path.
u. Pharmakol. **1907**, 56. — Schwiegk: Klin. Wschr. **1942**, 741. — Seiferth: Dtsch. med.
Wschr. **1944**, 23. — Seifert, G.: Münch. med. Wschr. **1941**, 513; **1942**, 209, 629. — Siedek,
Kaspeczyk u. Fanta: Klin. Wschr. **1943**, 179. — Siegert: Z. Hyg. **127**, 512 (1948). —
Paraaminobenzoesäure. Ärztl. Forschg **2**, 356 (1948). — Z. Hyg. **1948**, 477, 551. — Siegmund: Ber. über die 1. Arb.tagg Ost der berat. Fachärzte, Mai 1942, Mil.ärztl. Akad. Berlin. —
Sikora: Z. Hyg. **124**, 250 (1942). — Skliar: Mschr. Psychiatr. **1922**, 52. — Slatineano
u. Galesesco: Jber. Neur. **1906**. — Smadel: Amer. J. Med. **7**, 671 (1949). — J. Amer. med.
Assoc. **142**, 315 (1950). — Smadel and Jackson: Chloromycetin, ein Antibioticum mit
chemotherapeutischer Wirksamkeit bei experimenteller Rickettsien- und Virusinfektion.
Science (Lancaster, Pa.) **106**, 418 (1947). — Smadel, Jackson and Gauld: Factors Influencing the growth of Rickettsiae. Rickettsiostatic effect of streptomycin in Exper. Infections.
J. Immun.forschg. **57**, 273 (1947). — Smadel, Snyder, Jackson, Fox and Hamilton:
Chemotherapeutic effect of acridine compounds in experimental Rickettsial infections
in Embryonated Eggs. J. Immun.forschg. **57**, 155 (1947). — Smadel u. Mitarb.: Science
(Lancaster, Pa.) **108**, 160 (1948). — Smirnow: Zit. nach Hirschberg. — Smith, P. K.:
PABS beim endemischen Fleckfieber. J. Amer. med. Assoc. **131**, 1114 (1946). — Snyder,
Maier and Anderson: Rep. to the Div. Med. Sciences Nat. Research Council **1942**. —
Snyder u. Mitarb.: Further observations on the treatment of typhus fever with PABS
Ann. int. Med. **27**, 1 (1947). — Sokolow and Garland: Kreislaufveränderungen bei Buschtyphus. U. S. nav. med. Bull. **45**, 1054 (1945). — Sokolow and Snell: Atypical features
of rheumatic fever in Young Adults. J. Amer. med. Assoc. **133**, 981 (1947). — Soman and
Das Menon: Buschfleckfieber (Milbenfleckfieber) in Bombay, mit einem Bericht über die
Isolierung der die Krankheit verursachenden Rickettsien. Indian med. Gaz. **83**, 17 (1948). —
Sonnenschein: Das Fleckfieber in Gundel. Dtsch. med. Wschr. **1943**, 12. — Die ansteckenden Krankheiten. Leipzig: Georg Thieme 1942. — Soper, Davis, Markhan and Riehl:
Typhus fever in Italy. Amer. J. Hyg. **45**, 305 (1947). — Sparrow, H.: Arch. Inst. Pasteur,
Tunis **25**, 284 (1936); **26**, 21 (1937). — Spielmeyer: Z. Neur. **47**, 1 (1919). — Stanley:
Bacillus pyocyaneus infections: A review, report of cases and discussion of new therapy
including streptomycin. Amer. J. Med. **2**, 253, 347 (1947). — Starkenstein: Med. Klin.
1917, 779. — Starlinger: Zbl. Chir. **1943**, 6, 208. — Stern, W.: Neurologische Begutachtung. Berlin 1933. — Steuer: Münch. med. Wschr. **1942**, 33. — Stockert, v.: Dtsch.
med. Wschr. **1943**, 27. — Stodtmeister: Fol. haemat. (Lpz.) **61**, 155 (1938). — Straub,
H., u. Beckmann: Wasser- und Salzstoffwechsel. In Lehrbuch innere Medizin, 5. Aufl.,
Berlin: Springer 1942. — Sträussler: Wien. med. Wschr. **1931**, 1003. — Sturm: Klin. Wschr.
1942, 899; **1943**, 406. — Münch. med. Wschr. **1942**, 733. — Sylla: Dtsch. med. Wschr.
1942, 1185. — Mil.arzt **1944**, 263. — Sylla u. Pankow: Klin. Wschr. **1943**, 57.

Tarassevitch: League of Nation. Genf 1922. (Health Section.) — Tattersall: Tsutsugamushi-Fieber an der indo-burmesischen Grenze. Lancet **1945 II**, 392. — Taussig: Prag.
med. Wschr. **1900**, Nr 24. — Thaddea, S.: Die therapeutische Verwendung des Nebennierenrindenhormons. Stuttgart: Ferdinand Enke 1941. — Die Nebennierenrinde. Leipzig:
Georg Thieme 1936. — Themann: Dtsch. med. Wschr. **1947**, 168. — Tichenor, Ross and
McLendon: Rocky mountain spotted fever. A preliminary report on the use of PABS.
J. Pediatr. **31**, 1 (1947). — Tierney: PABS bei Tsutsugamushi-Fieber. J. Amer. med.
Assoc. **131**, 280 (1946). — Toepfer: Verh. dtsch. Kongr. inn. Med. in Warschau. Wiesbaden:
J. F. Bergmann 1916. — Dtsch. med. Wschr. **1916**. — Trautmann: Dtsch. med. Wschr.
1942, 1053. — Tuteur: Z. Biol. **53**, 374 (1910).

Urra, Andreu: Dtsch. med. Wschr. **1943**.

Vallejo de Simon: Die Therapie des Fleckfiebers. Medicina **11**, (1943); **12** (1944).
Varley and Weedon: Further study of the quantitive complement-fixation test as applied
to the serum diagnosis of typhus fever. J. of Immun. **1947**, 55. — Veil u. Sturm: Pathologie
des Stammhirns. Jena: Gustav Fischer 1942. — Velasco u. Mitarb.: Blutdruck, Kalium-Calcium-Quotient und Blutbild bei Fleckfieber. Rev. clin. españ. **11**, 107 (1943). — Virchow: Virchows Arch. **2**, 143 (1849); **3**, 154 (1851). — Voit: Ber. über die 1. Arb.tagg Ost
der berat. Fachärzte, Mai 1942, Mil.ärztl. Akad. Berlin.

Arch. inn. Med. **1**, 575 (1920). — WAJNAPEL: Beih. z. Med. Mschr. ...R: Klin. Wschr. **1942**, 988. — Münch. med. Wschr. **1942**, 299, 1053. — ... Klin. Wschr. **1942**, 726. — WEIGL, R.: Beitr. Klin. Inf.krkh. 8, ... of Immun. **55**, 363 (1947). — WEIL u. BREINL: Untersuchungen ...eckfieberinfektion u. Immunität. Jena: Gustav Fischer 1923. — ... klin. Wschr. **1916**. — WEIL, E., u. A. SONCEK: Dtsch. med. Wschr. ...ELCKER: Zbl. Chir. **40**, 1625 (1913). — WELT, LOUIS, G.: The use of DDT ...ine typhus fever in San Antonio, Texas. Amer. J. trop. Med. **27**, 221 (1947). — ...Dtsch. med. Wschr. **1942**, 984. — WERNER: Handbuch der pathogenen Mikro-...smen, Bd. VIII. Jena: Gustav Fischer; Wien u. Berlin: Urban & Schwarzenberg ...0. — Dtsch. med. Wschr. **1942**, 934. — WETZEL: Med. Klin. **1940**, 1312. — Z. klin. Med. **1944**, 646. — Schutzimpfung. Dtsch. Arch. klin. Med. **194**, 33 (1949). — WEYER: Z. Naturforschg. **1947**, 349. — Z. trop. Med. u. Parasitol. **1949**, 1. — WHEELER: Fleckfieberbekämpfung in Italien 1943—1944 mit DDT. Amer. J. publ. Health **36**, 119 (1946). — WHITE and MUDD: J. clin. Invest. **7**, 387 (1929). — WIENER: Wien. klin. Wschr. **1915**, 407. — Münch. med. Wschr. **1917**, 696. — WIETING: Zbl. Chir. **40**, 593 (1913). — WILBRAND: Kriegstyphus zu Frankfurt a. M. Frankfurt 1884. — WILCKENS: Med. Klin. **1943**, 671. — WILEY: Recent developments in murine typhus fever control. Amer. J. publ. Health **36**, 974 (1946). — WILLFÜHR: Veröff. Med.verw. **1921**. — WIRZ: Zbl. inn. Med. **25**, 473 (1942). — WÖHLISCH: Klin. Wschr. **1942**, 208. — WOHLBACH, TODD and PALFREY: Etiology and Pathology of typhus, league of red cross societies. Cambridge Mass. 1922. — WOHLRAB, R.: Med. Klin. **1941**, 21. — Klin. Wschr. **1942**, 455. — Münch. med. Wschr. **1942**, 483, 705. — Schriftenreihe für Seuchenbekämpfung. Stuttgart: Hippokrates-Verlag 1943. — Münch. med. Wschr. **1944**, 264, 292. — WOHLRAB u. PATZER: Münch. med. Wschr. **1943**; **1944**, 57. — WOLFF: Beitr. Klin. Inf.-krkh. **1916**. — WOLTER, F.: Über das Fleckfieber als Kriegsseuche. Mit besonderer Berücksichtigung der Prophylaxe. Berlin: Karl F. Haug 1943. — WUNDERLICH: Geschichte der Medizin. Stuttgart 1859.

YEOMANS, CLEMENT, MURRAY, ZARAFONETIS and TIERNEY: Ann. int. Med. **27**, 1 (1947). — YEOMANS, SNYDER and GILLIAM: J. Amer. med. Assoc. **129**, 19 (1945). — YEOMANS, SNYDER, MURRAY and ZARAFONETIS: Azotemia in typhus fever. Ann. int. Med. **23**, 711 (1945). — YEOMANS, SNYDER, MURRAY, ZARAFONETIS and ECKE: J. Amer. med. Assoc. **126**, 249 (1944).

ZEISS u. RODENWALDT: Einführung in die Hygiene und Seuchenlehre. Stuttgart: Ferdinand Enke 1942. — ZERBE: Dtsch. Gesdh.wes. **1946**, 331. — ZIMMERMANN: Z. Hyg. **123**, 552 (1942). — ZINSSER: Verschiedenheiten des Fleckfiebervirus und über die Epidemiologie der amerikanischen Form des europäischen Fleckfiebers (BRILLsche Krankheit). Amer. J. Hyg. **20**, 513 (1934). — ZINSSER and CASTANEDA: J. of exper. Med. **59**, 471 (1934); **1931**, 493; **1933**, 381.

B. Das Wolhynische Fieber.

Zusammenfassende Arbeiten.

BIELING u. HEINLEIN: Viruskrankheiten des Menschen (Fiat-Bericht). Wiesbaden: Dieterich 1947. — BRUCE: Trench fever. J. of Hyg. **20**, 258 (1921).

HIRTE, W.: Das Wolhynische Fieber. Ergebnisse der inneren Medizin und Kinderheilkunde, N. F., Bd. 4. 1951.

JUNGMANN: Das Wolhynische Fieber. Berlin: Springer 1919.

NAUCK: In RUGE, MÜHLENS, ZUR VERTH, Krankheiten und Hygiene der warmen Länder, 5. Aufl. Leipzig: Georg Thieme 1942.

DA ROCHA-LIMA: Wolhynisches Fieber. In Handbuch der pathogenen Protozoen, Bd. 2. Leipzig: Johann Ambrosius Barth 1920. — Handbuch der pathogenen Mikroorganismen, Bd. VIII, S. 1347, 1930.

SCHITTENHELM: Handbuch der inneren Medizin. Berlin: Springer 1934. — SCHITTENHELM u. SCHLECHT: Erg. inn. Med. **16**, 484 (1919). — STRONG: STITTS Diagnosis, prevention and treatment of tropical diseases, Bd. II. Philadelphia: The Blakiston C. 1945.

WERNER: Handbuch der pathogenen Mikroorganismen, Bd. VIII, S. 2. 1930.

Einzelarbeiten.

ASCHENBRENNER: Pathogenetische und therapeutische Probleme beim Wolhynischen Fieber. Klin. Wschr. **1947**, 481. — Pathogenetischer Rückblick auf das Thema Feldnephritis. Klin. Wschr. **1948**, 161. — ASSMANN: Verh. dtsch. Ges. inn. Med. **1943**.

BAEYER, v., u. BAUMER: Z. Neur. **178** (1944). — BEIGLBÖCK u. LÖSCHER: Med. Klin. **1944**, 503. — BERNSDORF: Dtsch. Mil.arzt **1943**, 254. — BIELER: Münch. med. Wschr. **1943**, 416. — BIELING: Dtsch. med. Wschr. **1947**, 479. — BOGENDÖRFER: 1. Arb.tagg. Ost berat. Fachärzte, Berlin 1942. — BORMANN, v.: Mil.arzt 8, 457 (1943). — BYAM, CARROL, CHURCHILL, DIAMOND, LLOYD, SORAPUCE and WILSON: J. amer. med. Assoc. **71**, 21 (1918).

DAVIDS: Dtsch. med. Wschr. **1944**, 451. — DOERR: Münch. med. Wschr. **1944**, 456.

EBERLIN: Dtsch. med. Wschr. **1944**, 306. — ECKARDT, P.: Dtsch. Arch. klin. Med. **192**, 54 (1944). — ERNST u. PORTIUS: Klin. Wschr. **1943**, 692.

FLEISCHMANN: Berl. klin. Wschr. **1917**, 148.

GOLDECK u. WALTHER: Klin. Wschr. **1944**, 59. — GOLDSCHEIDER: Berl. klin. Wschr. **1917**, 147, 789. — GRAFE: Berl. klin. Wschr. **1917**, 931.

HERRINGHAM: Presse méd. **1922**, 589. — HERTEL: Dtsch. med. Wschr. **1944**, 390. — HERZIG: Zbl. Bakter. **143**, 299, 303 (1938). — HESSE u. KREMSER: Dtsch. med. Wschr. **1944**, 96. — HIS: Berl. klin. Wschr. **1916**, 738; **1917 I**, 147. — HÖRING: Klin. Infektionslehre. Berlin: Springer 1938. — HOLLER: Med. Klin. **1944**, 374. — HUNT and RANKIN: Lancet **1915 II**, 1133.

JACOBI: Münch. med. Wschr. **1942**, 615. — JUNGMANN u. KUCZYNSKI: Z. klin. Med. **85**, 251 (1918).

KERGER: Dtsch. med. Wschr. **1942**, 814. — KÜMMERLING: Med. Klin. **1943**, 451. — KUGELMEIER: Med. Klin. **1944**, 372.

LANDMANN: Dtsch. med. Wschr. **1944**, 392. — LANDSIEDEL: Dtsch. Mil.arzt **1943**, 176. — LINDEMANN: Verh. dtsch. Ges. inn. Med. **1943**.

MAGGERL: Klin. Wschr. **1941**, 711. — MCNEE, RENSHAW and BRUNT: J. Army Med. Corps **26**, 490 (1916). — VAN MEERENDONK: Mil.arzt **1942**, 283, 541. — Klin. Wschr. **1943**, 38. — MELLINGHOFF: Dtsch. med. Wschr. **1944**, 475. — MIKAT: Persönliche Mitteilung. — MOHR: Verh. dtsch. Ges. inn. Med. **1948**. — MOOSER, LEEMANN, CHAO u. GUBLER: Schweiz. Z. Path. usw. **11**, 513 (1948). — MOOSER, MARTI u. LEEMANN: Schweiz. Z. Path. usw. **12**, 476 (1949). — MOSLER: Berl. klin. Wschr. **1917**, 1008. — MUNK: Spezielle Pathologie und Therapie von KRAUS-BRUGSCH. Berlin 1923. — MUNK u. DA ROCHA-LIMA: Münch. med. Wschr. **1917**, 1357.

PARROT: Arch. Inst. Pasteur Algérie **23**, 180 (1945). — PEÑA-YAÑEZ: Dtsch. med. Wschr. **1941**, 1267. — POPPEK: Ther. Gegenw. **1943**, H. 5.

RAETTIG: Med. Z. **1944**, 101. — REIMER: Münch. med. Wschr. **1943**, 645. — REUTER: Med. Klin. **1943**, 192. — REUTER u. SCHÄFER: Münch. med. Wschr. **1943**, 437. — RHEINDORF, FASSHAUER u. WIDENMANN: Med. Welt **1944**, 14. — RICHTER: Berl. klin. Wschr. **1917**, 526. — ROBERT, F.: Med. Klin. **1944**, 200.

SCHMIDT, H.: Die experimentellen Grundlagen der Allergie. In BERGER-HANSEN. Leipzig: Georg Thieme 1940. — SCHMINCKE: Münch. med. Wschr. **1917**, 961. — SCHULTEN: Wolhynisches Fieber. Med. Welt **1942**, 1107. — SCHULTEN u. BROGLIE: Russisches Kopfschmerzfieber. Münch. med. Wschr. **1943**, 369. — SCHULZE, K.: 3. Arb.tagg Ost berat. Fachärzte, Berlin 1943, S. 148 u. persönliche Mitteilung. — STÜHMER: Münch. med. Wschr. **1916**, 1172; **1917**, 368.

TÖPFER: Münch. med. Wschr. **1916**, 1495.

WEBER: Med. Klin. **1944**, 219. — WEIGL: Zbl. Bakter. **143**, 291 (1938). — WERNER: Münch. med. Wschr. **1916**, 411; **1917**, 133. — Dtsch. med. Wschr. **1942**, 935. — WERNER u. BENZLER: Münch. med. Wschr. **1917**, 695. — WESTPHAL: Dtsch. med. Wschr. **1943**, 97. — WEYER: Z. Tropenmed. u. Parasitol. **1**, 1 (1949). — Zbl. Bakter. I Orig. **152**, 403 (1948). — WINDORFER: Dtsch. med. Wschr. **1943**, 805.

C. Das Q-Fieber.

ADAMS, STAVELLEY, ROLLESTON, HENLEY and COUGHEY: Brit. med. J. **1946**, Nr 4441, 227. — ALLEN: Ann. int. Méd. **10**, 441 (1936). — ARRASMITH: U. S. nav. med. Bull. **28**, 769 (1930). — ASCHENBRENNER: Zur differentiellen Therapie der sogenannten atypischen Pneumonien. Ther. Gegenw. **1951**.

BECKMANN: Ber. der berat. Fachärzte, Berlin 1941. — BELL, BECK and HUEBNER: J. Amer. med. Assoc. **142**, 868 (1950). — BIELING: Verh. dtsch. Ges. inn. Med. **54**, 309 (1949). — BIELING u. HEINLEIN: Viruskrankheiten des Menschen. Fiat-Bericht. Aus Naturforschung und Medizin in Deutschland 1939—1946. Wiesbaden: Dieterich. — BLANC, MARTIN and MAURICE: C. r. Acad. Sci. Paris **224**, 1673 (1947). — BOHLECKE, H.: Diss. Hamburg 1947. — BOWEN: Amer. J. Roentgenol. **34**, 168 (1935). — BRÖSAMLEN: Ber. der berat. Fachärzte, Berlin 1941. — BROWN, KNIGHT and JELLISON: California Med. **69**, No 3 (1948). — BRUMPT, E.: Presse méd. **1947**, 112. — BURNET and FREEMANN: Experimental studies on the virus of „Q"-fever. Med. J. Austral. **2**, 299 (1937). — The rickettsia of „Q"-fever: further experimental studies. Med. J. Austral. **1**, 296 (1938).

CAMINOPETROS: Serological evidence of Q fever. Lancet **1949 I**, 887. — Q-Fieber-Studien. 4. internat. Kongr. für Tropenmed., Wash. 1948. — CAUGHEY and DUDGEON: Brit. med.

J. **1947**, 684. — Cheney and Geib: Amer. J. Hyg. **44**, 158 (1946). — Crysler: Amer. J. Roentgenol. **56**, 324 (1946).

Davis and Cox: Publ. Health Rep. **53**, 2259 (1938). — Dennig: Q-Fieber. (Balkangrippe). Dtsch. med. Wschr. **1947**, 369. — Über eine eigenartige Grippe-Epidemie auf dem Balkan. Wien. med. Wschr. **1942**, 335. — Derrick: Rickettsia burneti: the cause of „Q" fever. A new fever entity: clinical features, diagnosis and laboratory investigation. Med. J. Austral. **2**, 281 (1937). The epidemiology of „Q" fever. J. Hyg. **43**, 357 (1944). — Med. J. Austral. **1**, 14 (1939). — Deutsch and Peterson: J. Amer. med. Assoc. **143**, 348 (1950). — Dingle: Epidemies of Q fever among troops returning from Italy in the spring of 1945. Amer. J. Hyg. **44**, 88 (1946). — A laboratory outbreak of Q fever, caused by the Balkan Grippe strain of Rickettsia burneti. Amer. J. Hyg. **44**, 123 (1946). — Dingle and Finland: New England J. Med. **227**, 378 (1942). — Dyer: Publ. Health Rep. **54**, 1229 (1939).

Eaton, van Herick: J. inf. Dis. **81**, 116 (1947). — Eaton, Meiklejohn and van Herick: J. of exper. Med. **79**, 649 (1944). — Eaton, Meiklejohn, van Herick and Talbot: Science (Lancaster, Pa.) **96**, 518 (1942). — Eklund, Parker and Lackmann: Publ. Health Rep. **1947**, 1413.

Fähndrich: Dtsch. med. Wschr. **1946**, 169. — Feinstein, Yesner and Marks: Amer. J. Hyg. **44**, 72 (1946). — Freygang: Dtsch. med. Wschr. **1949**, 1457.

Gsell: Q-Fieber (Queensland-Fieber) in der Schweiz. Schweiz. med. Wschr. **1948**, 1. — Helvet. med. Acta **15**, 372 (1948). — Gsell u. Engel: Schweiz. med. Wschr. **1942**, 35. — Gutzeit: Ber. der berat. Fachärzte, Berlin 1944.

Haemig u. Heyden: Schweiz. med. Wschr. **1942**, Nr 41. — Harman: Lancet **1949 I**, 1928. — Hauss u. Somrock: Klin. Wschr. **1949**, 766. — Hegglin: Helvet. med. Acta **7**, 497 (1940). — Liquorveränderungen bei der pseudoluischen, Wa.R. pos. Bronchopneumonie. Schweiz. med. Wschr. **1947**, 588. — Heni u. Germer: Dtsch. med. Wschr. **1948**, 472. — Heilmeyer u. Schubothe: Med. Klin. **1947**, 577. — Herzberg: Virusgrippe — Adsorbatimpfstoff. Dtsch. Gesdh.wes. **1946**, 697. — Isolierung und Identifizierung eines 2. Stammes von epidemischer Bronchopneumonie („Viruspneumonie") des Menschen. Dtsch. Gesdh.wes. **1946**, 137. — Kritik des Experiments bei Viruskrankheiten. Z. inn. Med. **1947**, 129. — Neuere epidemiologische Ergebnisse aus dem Virusgebiet. Z. inn. Med. **1948**, 257. — Neuere Ergebnisse und Auffassungen aus dem Virusgebiet. Verh. dtsch. Ges. inn. Med. **1949**, 200. — Hirt u. Bauer: Dtsch. Mil.arzt **6**, 628 (1941). — Hornibrook and Nelson: Publ. Health Rep. **55**, 1936 (1940). — Horsfall: In Rivers Viral and Rickettsial infections of man. Philadelphia: Lippincott 1948. (Primary atypical pneumonia.) — Horster: 5. ärztl. Feldpostbrief Juni 1945. — Med. Z. **1945**, 164. — Huebner: Amer. J. publ. Health **37**, 431 (1947). — Huebner, Jellison and Beck: Ann. int. Med. **30**, 495 (1949). — Huebner, Jellison, Beck, Parker and Shepard: Publ. Health Rep. **63**, 214 (1948).

Imhäuser: Über das Auftreten von Bronchopneumonien im Südostraum. Z. klin. Med. **142**, 486 (1943). — Untersuchungen über den Erreger der Viruspneumonie. Klin. Wschr. **1948**, 337. — Viruspneumonien: Q-Fieber und Virusgrippe. Klin. Wschr. **1949**, 353. — Irons and Hooper: J. Amer. med. Assoc. **133**, 815 (1947). — Irons, Murphy and Wolfe: J. amer. med. Assoc. **133**, 819 (1947).

Jellison, Huebner, Beck, Parker and Bell: Q-Fieberstudien in Süd-Californien. Publ. Health Rep. **63**, 1611, 1712 (1948).

Kikuth u. Bock: Med. Klin. **1949**, 1056. — Knight, Ruiz-Sanchez, F., A. Ruiz-Sanchez, and McDermott: Amer. J. Med. **6**, 407 (1949). — Kollmeier: Ärztl. Wschr. **1946**, 334.

Lenette, Meiklejohn and Thelen: Ann. N Y. Acad. Sci. **51**, 331, (1948). — Lillie, Perrin and Armstrong: Publ. Health Rep. **56**, 149 (1941). — Lippelt u. Carelitz: Dtsch. med. Wschr. **1949**. — Löffler: Rec. Med. Suisse rom. **1946**, Nr 7. — Löffler u. Moeschlin: Schweiz. med. Wschr. **1946**, 815. — Lueg: Ber. der berat. Fachärzte, Berlin 1944.

MacCallum, Marmion and Stoker: Lancet **1949 II**, 1026. — Moeschlin, Sven: Schweiz. med. Wschr. **1943**, H. 52. — Mäkinen u. Forel: Schweiz. med. Wschr. **1950**, 569. — Maret: Ärztl. Wschr. **1947**, 777. — Mayer: Dtsch. med. Wschr. **1949**, 1476. — Megaw: Trop. Dis. Bull. **45**, 420 (1948). — Meythaler u. Schmid: Verh. dtsch. Ges. inn. Med. **1949**. — Moeschlin u. Koszewski: Schweiz. med. Wschr. **1950**, 929. — Mohr: Neue med. Welt **1951**. — Erg. inn. Med. **1951**.

Nauck u. Weyer: Der Erreger der „epidemischen Bronchopneumonie des Menschen" (Herzberg) und seine Beziehung zur Rickettsia burneti (Q-Fieber). Z. Hyg. **128**, 529 (1948). — Laboratoriumsinfektion bei Q-Fieber. Dtsch. med. Wschr. **1949**, 198.

Oliphant, Gordon, Meis and Parker: Amer. J. Hyg. **49**, 76 (1949). — Owen: Arch. int. Med. **73**, 217 (1944).

Payne and Knaudt: 4. internat. Kongr. Trop. Med., Wash. 1948. — Parker, R. F.: Ohio med. J. **41**, 1097 (1945). — Parker, Bell and Lackmann: Amer. J. Hyg. **48**, 191

(1948). — PHILIP: Observations on exp. Q-fever. J. of Parasitol. **34**, 457 (1948). — Comments on the name of the Q-fever organism. Publ. Health Rep. **63**, 58 (1948). — DE PRADA, GAY y LLORENTE: Med. Colonial **15**, 131 (1950).

REIMANN, H.: J. Amer. med. Assoc. **111**, 2377 (1938). — Medicine **26**, 167 (1947). — RILLIET: Praxis **1949**, 1065. — ROBBINS and RAGAN: Amer. J. Hyg. **44**, 6 (1946). — ROBBINS and RUSTIGIAN: Amer. J. Hyg. **44**, 64 (1946). — ROBBINS, GAULD and WARNER: Amer. J. Hyg. **44**, 23 (1946). — ROBBINS, RUSTIGIAN, SNYDER and SMADEL: Amer. J. Hyg. **44**, 55 (1946). — RUPP: Med. Klin. **1947**, Nr 4, 144.

SCHMTIZ: Arch. int. Med. **75**, 222 (1945). — SCHUBERT, RENÉ: Med. Klin. **1947**, 12. — SHEPARD: Amer. J. Hyg. **46**, 185 (1947). — SMADEL: Q-fever in rivers viral and Rickettsial infections of man. Philadelphia: Lippincott 1948. — SMADEL, SNYDER and ROBBINS: Amer. J. Hyg. **47**, 71 (1948). — SMADEL, WOODWARD, LEY, PHILIP and TRAUB: 4. internat. Kongr. Tropenmed., Wash. 1948. — SMILEY: J. Amer. med. Assoc. **112**, 1901 (1939). — STOKER, M. G. P.: Lancet **1949 I**, 178. — STRÖDER, SIEGERT u. SIMROCK: Verh. dtsch. Ges. inn. Med. **1949**.

TOPPING, SHEPARD and HUEBNER: Amer. J. Hyg. **44**, 173 (1946). — TOPPING, SHEPARD, IRONS, HOOPER, MURPHY, WOLFE, COX and TESAR: J. Amer. med. Assoc. **133**, 813 (1947).

VEIEL, K.: Klin. Wschr. **1949**, 188. — VISCHER: Schweiz. med. Wschr. **1949**, 137.

WEGMANN: Schweiz. med. Wschr. **1948**, 529. — WEILER: Dtsch. Mil.arzt **6**, 631 (1941). — WEIR and HORSFALL: J. of exper. Med. **72**, 595 (1940). — WILLIAMS: Lancet **1947 I**, 865. — WONG and COX: Ann. N. Y. Acad. Sci. **51**, 290 (1948). — WORMS: Bull. Soc. méd. Hôp. Paris **1950**, 1, 54.

ZARAFONETIS and BATES: Ann. int. Med. **32**, 982 (1950).

Seltene Infektionskrankheiten, vorwiegend Zoonosen.

Von

W. Mohr.

Veterinärmedizinischer Teil von **K. Enigk.**

Rotlauf.

(Schweinerotlauf, Erysipeloid, Erysipeloid Rosenbachi, Red Fever.)

Mit 1 Abbildung.

Der Rotlauf ist eine meist akut verlaufende, durch ein Exanthem charakterisierte Infektionskrankheit der Schweine. Beim Menschen führt sie meist nur zu lokalisierten Hauterkrankungen (Erysipeloid).

Geschichte. Die erste genauere Schilderung des Krankheitsbildes beim Menschen stammt von Tilbury Fox und Morrant Baker aus dem Jahre 1873. Sie bezeichneten das Krankheitsbild als Erythema serpens und fanden es vor allem bei Schlachtern. 1884 wurde es dann von Rosenbach genauer beschrieben und Erysipeloid benannt. 1882 hatten Pasteur und Thuillier im Verlauf einer Epizootie bei Schweinen einen Bacillus entdeckt, der mit dem später von Löffler gefundenen Erreger identisch war. Die Folgezeit brachte eine Fülle von Mitteilungen aus den europäischen und außereuropäischen Ländern.

Ätiologie. Der Erreger des Schweinerotlaufs ist der von Löffler 1885 entdeckte Bac. erysipelatis suis oder Bacterium rhusiopathiae suis. Er ist ein sehr dünnes, 1—$1^1/_2\,\mu$ langes, 0,2—0,4 μ dickes, unbewegliches, grampositives Stäbchen. Seine Züchtung gelingt auf allen Nährböden, allerdings entwickelt er sich nur langsam. In Gelatinestichkulturen wächst er typisch mit seitlichen Ausläufern (Gläserbürstenform). Bei chronischem Verlauf bildet er auch im Tierkörper, nicht nur in den Kulturen, lange Fäden. Die vergleichenden Untersuchungen haben ergeben, daß das Bact. rhusiopathiae, das Bact. murisepticum Koch und der von Rosenbach noch als besondere Art aufgefaßte Erreger des menschlichen Erysipeloids identisch sind. Gegenüber schädigenden Einflüssen ist das Rotlaufbacterium relativ widerstandsfähig. In faulem Fleisch leben die Erreger noch nach 4 Monaten. Salzen und Pökeln des Fleisches vermag sie nicht abzutöten. Auch im Erdboden kann sich das Rotlaufbacterium viele Monate lebend erhalten. Dagegen wird es von den gebräuchlichen Desinfektionsmitteln verhältnismäßig rasch vernichtet. Die Pathogenität dieses Bacteriums für verschiedene Tierarten ist sehr unterschiedlich, so gehen Mäuse und Tauben an einer schweren Septicämie zugrunde, Kaninchen bekommen ausgedehnte Hauterkrankungen, während Meerschweinchen, Hunde, Katzen und größere Tiere weniger empfänglich sind.

Rotlauferkrankung der Tiere. Am häufigsten erkranken Schweine an Rotlauf, und zwar meist im Alter von 3 Monaten bis zu einem Jahr. Die Infektion verläuft großenteils septicämisch und führt dann in 50—85% der Fälle zum Tode. Häufig geht die anfängliche Septicämie in eine lokale Erkrankung der Haut über, wobei erhabene, dunkelrote Stellen sich auf

GPSR Compliance

The European Union's (EU) General Product Safety Regulation (GPSR) is a set of rules that requires consumer products to be safe and our obligations to ensure this.

If you have any concerns about our products, you can contact us on ProductSafety@springernature.com

In case Publisher is established outside the EU, the EU authorized representative is:

Springer Nature Customer Service Center GmbH
Europaplatz 3
69115 Heidelberg, Germany

Batch number: 10683448

Printed by Printforce, the Netherlands

HANDBUCH
DER INNEREN MEDIZIN

BEGRÜNDET VON

L. MOHR UND R. STAEHELIN

VIERTE AUFLAGE

HERAUSGEGEBEN VON

G. v. BERGMANN
MÜNCHEN

W. FREY
BERN

H. SCHWIEGK
MARBURG/LAHN

ERSTER BAND / ZWEITER TEIL

INFEKTIONSKRANKHEITEN

SPRINGER-VERLAG
BERLIN HEIDELBERG GMBH
1952

INFEKTIONSKRANKHEITEN

ZWEITER TEIL

BEARBEITET VON

L. FISCHER · E. GLANZMANN · O. GSELL · H. HORMANN † · F. LINDER
H. LIPPELT · W. LÖFFLER · W. MINNING · W. MOHR · D. MORONI
E. G. NAUCK · E. REICHENOW · H. SCHULTEN · H. VOGEL
G. WALTHER · F. WEYER

MIT 293 ZUM TEIL FARBIGEN ABBILDUNGEN

SPRINGER-VERLAG
BERLIN HEIDELBERG GMBH
1952

ISBN 978-3-642-94594-6 ISBN 978-3-642-94593-9 (eBook)
DOI 10.1007/978-3-642-94593-9

USPRÜNGLICH ERSCHIENEN BEI SPRINGER-VERLAG OHG. IN BERLIN, GOTTINGEN AND HEIDELBERG 1952
SOFTCOVER REPRINT OF THE HARDCOVER 4TH EDITION 1952

Inhaltsverzeichnis.

Inhalt des ersten Teiles.

Folgende Infektionskrankheiten werden in anderen Bänden dieses Handbuches behandelt:

Hepatitis epidemica und homologe Serumhepatiden in Bd. III, „Verdauungsorgane“.

Pneumonien in Bd. IV, „Atmungsorgane“.

Tuberkulose einschließlich Miliartuberkulose in Bd. IV, „Atmungsorgane“.

Herpes zoster, Encephalitiden und Meningitiden in Bd. V, „Nervenkrankheiten“.

Bacillenruhr.

Von

Georg Walther.

Mit 19 Abbildungen.

Name. Der Name Ruhr, früher auch als rote Ruhr geläufig, hängt sprachlich mit Aufruhr (rühren) zusammen und bedeutet heftige Bewegung, schnelles Fließen. Hippokrates trennte bereits die Dysenterie *δυσεντερία*, die mit blutig-schleimigen Durchfällen einhergehende Darmerkrankung von der Diarrhoe (*ῥοή* von *ῥέω* fließe), ein Wissen, welches späterhin wieder verloren ging, so daß unter Dysenterie in den folgenden Jahrhunderten auch Darmerkrankungen verschiedenster Genese verstanden wurden.

Geschichtliches. Herodot berichtet, das Heer des Xerxes habe 480 v. Chr. durch Seuchen, insbesondere Dysenterie $^1/_2$ Mill. Krieger verloren. Auf die infektiöse Natur der Krankheit wies Fabricius Hildanus 1646 hin. Sydenham, Morton und Willis zeigten 1668 bis 1672 die Beziehung zur Arthritis. Im 19. Jahrhundert brachte zunächst die pathologische Anatomie weitere Klärung. Die Ruhr ließ sich als eine mit geschwürigen und diphtherischen Veränderungen des Dickdarmes einhergehende Erkrankung aus der großen Gruppe der Durchfallskrankheiten abtrennen. Virchow erkannte auch, daß ähnliche Veränderungen wie bei der infektiösen Ruhr durch andere Ursachen (Quecksilbervergiftung, Urämie) hervorgebracht werden können. Dann folgte 1875 durch Lösch, 1883 durch R. Koch, kurz darauf durch Kartulis die Entdeckung der Ruhramöbe und die Feststellung ihrer ätiologischen Bedeutung. 1898 entdeckte Shiga in Tokio, 1900 unabhängig von ihm Kruse in Laar bei Duisburg den Ruhrbacillus.

Ätiologie.

Die Ruhrerreger, Glieder der Gattung „Shigella“, sind 2—3 μ lange, 0,8—1 μ breite, sporenlose, gramnegative Stäbchen. In jungen Zellen lassen sich mit lichtoptischen Methoden und im UV-Mikroskop 2 Kernäquivalente nachweisen, in älteren Zellen 1 Kernäquivalent. Elektronenmikroskopisch sind junge Zellen häufig ganz homogen mit angedeuteten dichteren Teilen an den Zellenden. Zellen aus älteren Kulturen zeigen kleine umschriebene Verdichtungen an den Polen. Sie werden durch Elektronenstrahlen zerstört und bestehen zum größten Teile aus nucleinsaurem Calcium (Abb. 1). Im allgemeinen sind die Stäbchen unbeweglich, obwohl Kulturen einiger weniger bekannten Arten als beweglich beschrieben worden sind. Sie verflüssigen Gelatine nicht. Das Vermögen, verschiedene Zucker- und Alkoholarten unter Säurebildung zu vergären, bietet Unterscheidungsmerkmale für die Klassifikation der einzelnen Typen. Man verwendet dazu 1%ige Peptonlösungen, denen der betreffende Zucker oder Alkohol in 1%iger Konzentration zugesetzt ist. Ein Indicator, z. B. Lackmus, läßt durch Farbumschlag das Auftreten von Säure erkennen. Nur einige Typen von Shigella paradysenteriae bilden Gas aus Zuckerlösungen. Einige Arten reduzieren Trimethylaminoxyd zu Trimethylamin, andere nicht. Einige Arten wachsen bei 45,5° (Eijkman-Test). Bestimmte Typen bilden aus Trypsinbouillon Indol. Tabelle 1: „*Klassifikation der Ruhrerreger nach biochemischen Eigenschaften*“, kann als Richtweiser für die biochemische Differenzierung von Shigellatypen angesehen werden, welche im Zusammenhang mit menschlichen Erkrankungen beobachtet wurden. Bei einigen Typen

Tabelle 1. *Klassifikation der Ruhrerreger nach biochemischen Eigenschaften**.

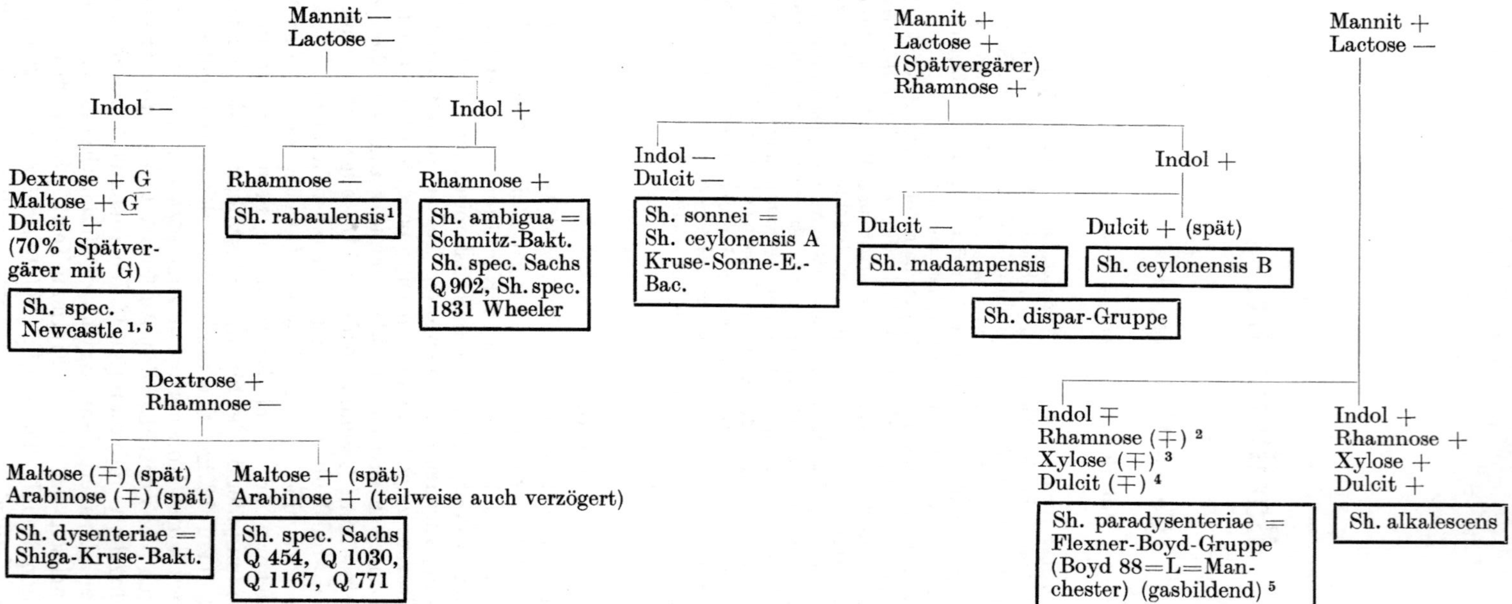

Zeichenerklärung:

+ Vergärung, Säuerung.
G Gasbildung.

* Unter Benutzung der Arbeiten und Angaben von H. Seeliger (1949).

[1] Serologisch gehören diese Typen zur Flexner-Gruppe.

[2] Eine Reihe von Z-Stämmen (= H nach Kruse) sowie Boyd 103-Stämme sind (teils verzögert) rhamnosepositiv.

[3] Sh. etousae (= N) ist xylosepositiv, Boyd 170, D 1, D 19, P 143 sind verzögert positiv.

[4] Wie die meisten Stämme von Boyd 88 bilden auch Boyd P 288, D 1, P 274, D 19 verzögert Säure.

[5] Boyd 88 = L ist serologisch identisch mit den gasbildenden Typen Newcastle und Manchester.

der Large-Sachs-Gruppe, der Boyd-Gruppe, der Dispar- und auch Alkaleszens-Gruppe steht die Frage echter Pathogenität noch zur Diskussion.

Die Fähigkeit, Kohlenhydrate zu spalten, ist nun keine unter allen Umständen gleichbleibende Eigenschaft der Ruhrerreger. Sie kann verlorengehen, auf besonderen Nährböden auch gewonnen werden und in ihrer Stärke wechseln. Mit IMELIK (1947) kann man von konstitutiven Enzymen sprechen, welche von den Zellen des Bakterienstammes konstant gebildet werden und von adaptiven Enzymen, welche bei Bedarf besonders reichlich produziert werden. Die Spätgärung, die erst nach 24 Std bis zu 28 Tagen auftritt, würde dann als eine

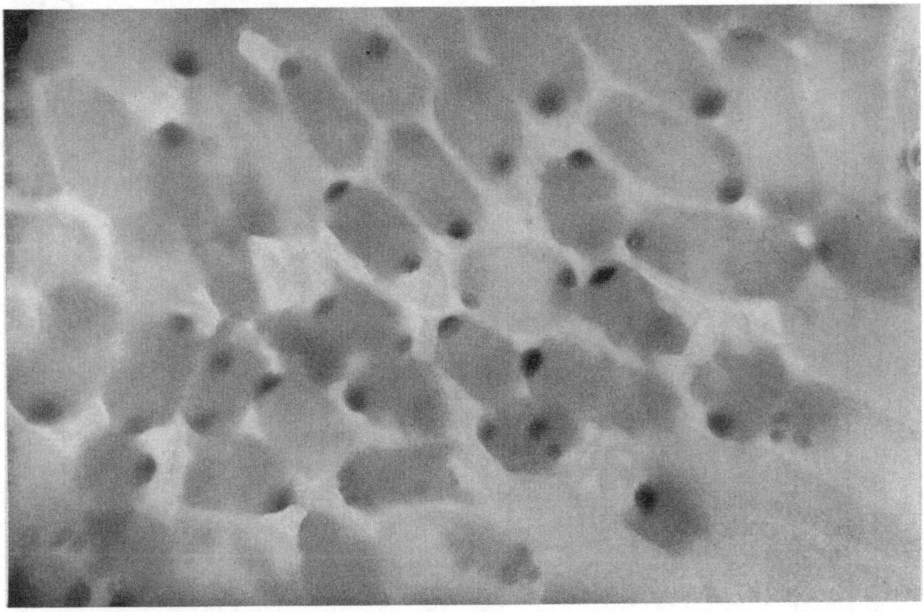

Abb. 1. Ruhrbakterien. 63stündige Agarkultur. Tertiäre Zellen mit strahlenempfindlicher, zum Teil beginnende Zerstörung zeigender Granulation (Elektronenoptisch 12000:1). [RUSKA, Arch. ges. Virusforsch. 2, 345 (1942).]

langsame enzymatische Adaption aufzufassen sein. Die enzymatischen Fähigkeiten hängen ab vom Nährboden. Die in hochwertigen Nährböden gewachsenen Bacillen sind enzymstärker. Züchtung in maltosehaltigen Nährböden bedeutet eine Auslese und einen Anreicherungsvorgang der maltosevergärenden Bakterien. So ist es auch zu erklären, daß manche Laboratoriumsstämme von Sh. alkalescens im Laufe von Jahren die Eigenschaft, Salicin und Xylose zu vergären, gewinnen, die sie vorher nicht besaßen (DE ASSIS 1946). Die Bacillen verändern also nach längerem Züchten auf künstlichen Nährböden ihre biochemischen Leistungen. Diese Variabilität erschwert die Eingruppierung. Deshalb ist heute die *serologische Typendifferenzierung* unerläßlich, auf die KRUSE bereits in seinen frühen Arbeiten nachdrücklich hinwies. Es werden hierbei aus dem Stuhl des Patienten reingezüchtete Ruhrbakterien mit einer Reihe von typenspezifischen Antiseren zusammengebracht und das Auftreten einer Agglutination auf dem Objektträger oder in Glasröhrchen beobachtet. Einige Stämme werden erst nach $^1/_2$stündigem Kochen von homologen Seren agglutiniert. Grundlegende Arbeiten auf diesem Gebiete verdanken wir SARTORIUS und REPLOH (1931), CLAUBERG (1932/33), BOYD (1932—1938), KAUFFMANN (1942, 1948), NETER (1942, 1948), RUSKA (1941, 1943), WEIL (1943, 1947), WHEELER (1944), MADSEN (1949). —

Tabelle 2. *Synonyma der Nomenklatur der Paradysenterie- (Flexner-) Untergruppen.*
(Nach H. SEELIGER, Z. Hyg. **1949**.)

Ursprüngliche Bezeichnung	BOYD	WEIL	WHEELER	NETER (1948)	Deutsche Bezeichnung	Japanische Bezeichnung
Sh. paradysenteriae V (Andrewes und Inman)	Flexner I	I	I (I 1.2.3.4.5.6.9.) (Antigene)	Sh. spec. Flexner I	BC	V } Sammelname für die meisten Typen: Futakielle
Sh. paradysenteriae VZ (Andrewes und Inman)		I, III		Sh. spec. Flexner I, III	A	V, II
Sh. paradysenteriae W (Andrewes und Inman)	Flexner II	II	IIa (II 1.3.4...)	Sh. spec. Flexner II	D	I
Sh. paradysenteriae WX (Andrewes und Inman)		II (VII)	IIb (II 1.7.8.9...)	Sh. spec. Flexner II, IX	DX	
Sh. paradysenteriae Z (Andrewes und Inman)	Flexner III	III III, IV [1]	III (III 1.6.7.8.9.)	Sh. spec. Flexner III	H	II
Sh. paradysenteriae Boyd 103	Flexner IV	IV	IV (IV 1.(3).(6) . . .	Sh. spec. Flexner IV		
Sh. paradysenteriae Boyd P 119	Flexner V	V V, VII [1]	V (V 1.5.7.9...)	Sh. spec. Flexner V	G	IV, XII
Sh. paradysenteriae Boyd 88 . . . . (Newcastle, Manchester)	Flexner VI	VI	VI (VI 1.2.4...)	Boyd 88-Newcastle-Group	L	Mitella
Sh. paradysenteriae X (Andrewes und Inman)		VII	— (—1.7.8.9...)	Sh. spec. Flexner IX	X	X
Sh. paradysenteriae Y (Andrewes und Inman)		VIII	— (— 1.3.4...)	Sh. spec. Flexner X	Y 1, Y 2 [2]	Y 1—III, Y 2—VI
Sh. paradysenteriae Boyd 170	Boyd I	IX	VII (verwandt mit P 274)	Sh. spec. Boyd I		

Sh. paradysenteriae Boyd P 288	Boyd II	X	VIII (. . . . .)	Sh. spec. Boyd II		
Sh. paradysenteriae Boyd D 1	Boyd III	XI	X (. . . . .)	Sh. spec. Boyd III		
Sh. paradysenteriae Boyd P 274	Boyd IV[4]	XIV	IX (verwandt mit Alkalescenz)	Sh. spec. Boyd IV	R	verwandt mit VII
Sh. paradysenteriae Boyd P 143	Boyd V[4]	XIII	XII	Sh. spec. Boyd V		
Sh. paradysenteriae Boyd D 19	Boyd VI[4]	XII	XI (verwandt mit Sh. sonnei)	Sh. spec. Boyd VI		
Sh. paradysenteriae Lavington I	Sh. etousae	Sh. etousae	Sh. etousae	Sh. etousae	N	
Typ 2—193 (Ewing) Sh. alk. Typ III Typ 953 (Neter). . . .	Flexner VII (Francis) prov.			Sh. spec. Flexner VII		
Typ 1296/7 — Typ T (Nr. 477) Gildemeister	Flexner VIII (Francis) prov.			Sh. spec. Flexner VIII	P	
					F[2]	III, VI
					K[3]	IX
Typ R (Nr. 479) Gildemeister					M	

[1] Die Stellung dieser Typen ist noch nicht sicher geklärt.
[2] Die Identität dieser Typen (s. auch japanische Bezeichnung) ist ungeklärt.
[3] Die Identität ist ungeklärt, da dieser Typ in Deutschland verlorengegangen ist.
[4] Boyd hat ursprünglich die Einreihung dieser Typen zurückgestellt, bis der Beweis der Pathogenität erbracht ist.

Auf Grund der Receptorenanalyse wurden verschiedene Einteilungsschema empfohlen, wodurch zunächst große Verwirrung entstand. Seeliger (1949) hat in jüngster Zeit die wichtigsten Klassifikationen miteinander verglichen und die Synonyma, insbesondere zu dem in Deutschland üblichen Nomenklatursystem, herausgearbeitet, so daß eine gegenseitige internationale Verständigung möglich geworden ist. Die bislang obwaltenden Schwierigkeiten, zugleich aber auch ihre Klärung werden aus der vorstehenden Tabelle 2 ersichtlich, welche die verschiedenen Nomenklaturen für die Paradysenterieuntergruppen (Flexner) angibt (vgl. S. 45).

Sh. dysenteriae (Shiga, Tokio 1898, Kruse, Laar bei Duisburg 1900). Greift von allen Ruhrerregertypen Kohlenhydrate am wenigsten an, bildet Säure, aber kein Gas aus Dextrose, Lävulose, Adonit, greift selten Arabinose und Maltose (verzögert), Xylose, Rhamnose, Lactose, Salicin, Mannit, Dulcit, Isodulcit nie an. Der Typ enthält eine β-h-Fructosidase = Hefesaccharase (Wohlfeil und Pena-Yanez 1944), gibt negative Katalasereaktion, reduziert Nitrate zu Nitriten, bildet kein Indol. Serologisch ist er homogen. Vorkommen: Osteuropa. In Mittel- und Westeuropa, Mittelmeergebiet, USA. in den letzten Jahren seltener beobachtet.

Sh. ambigua = Schmitz-Bakterien = Typ I der Kruseschen Pseudodysenterieerreger (Schmitz 1917). Bildet Säure aus Dextrose, Rhamnose, Isodulcit. Greift Xylose, Maltose, Lactose, Dextrin, Mannit, Dulcit nicht an. Bildet Indol. Besitzt einheitliche Antigenstruktur. Vorkommen: Über die ganze Welt, häufiger in Südamerika, der Pyrenäenhalbinsel, in Nordafrika und im nahen Osten.

Sh. spec. Sachs (Large-Sachs-Gruppe). (Large 1934, Sachs 1943.) Stämme mit Q bezeichnet: Fundort Quetta, Indien. Serologisch 5 verschiedene Typen. Vorkommen: Indien, mittlerer Osten, Mittelmeer, USA., Westafrika, Neuguinea.

Sh. paradysenteriae = Flexner-Boyd-Gruppe (Flexner 1900 New York, Hiss-Russell 1903, Strong 1906). Vergären Mannit, benötigen für ihren Stoffwechsel Nicotinsäureamid oder Nicotinsäure, einzelne Stämme auch Pantothensäure. Die Katalasereaktion ist positiv. Sh. etousae (von **E**uropean **T**heatre of **O**perations **US** Army) = Lavington I = Typ N reduziert wie auch Boyd P 143 im Gegensatz zu anderen Flexner-Typen Trimethylaminoxyd zu Trimethylamin. Serologisch kennt man zahlreiche Untergruppen. Weil (1943) sprach von primären Antigenen. In seinem Schema haben 15 Typen einfache primäre Antigene, 4 Typen 2 primäre Antigene. — Sh. rabaulensis (Teiltyp F) ist mannitnegativ, gehört serologisch aber zur Flexner-Gruppe. Die Boyd 88-L-Manchester-Newcastle-Untergruppe, ebenfalls hierher gehörig, ist serologisch einheitlich, kulturell-biochemisch verschieden: Newcastle (Clayton und Warren 1929) mannitnegativ, Manchester mannitpositiv, beide bilden Gas aus Dextrose, Maltose und häufig Säure und Gas aus Dulcit. Vorkommen: Die Flexner-Gruppe ist über die ganze Welt verbreitet. Der Newcastle-Typ wurde in England, Ungarn, Frankreich (Schmidt 1947), in Deutschland (Winkle 1949), Indien, Südamerika beobachtet.

Sh. Sonnei = E-Bacillus = Kruse-Sonne-E-Bacillus = Bac. Sonne-Duval = Bac. ceylonensis A = Ohara-Mita-Bac. (s. Roelcke 1943) (Kruse 1907, Baerthlein 1912, Sonne 1915). Säurebildung aus Lactose, Dextrose, Lävulose, Maltose, Galaktose, Mannit, Arabinose, Raffinose, nur gelegentlich aus Xylose. Keine Säure aus Dulcit, Inulin, Inosit, Adonit, Salicin. Schleimsäure wird gespalten, Amygdalin nicht. Die Katalasereaktion ist positiv. Bevorzugt für das Wachstum p_H von 7,5, kann auch anaerob gezüchtet werden. Das eigenartige Glänzen auf Schrägagarkulturen ist zum Teil durch Lactoflavinbildung bedingt. Serologisch im allgemeinen einheitlich, von verschiedenen Autoren (s. bei Felsen) wurden mehrere Serotypen angegeben. Wichtig ist die Aufspaltung in eine Rund- und Flachform, die serologisch verschieden sind (Roelcke 1943, Wheeler und Mickle 1945). Vorkommen: In allen 5 Erdteilen. In Japan Erreger des Ekiri, einer vorwiegend bei Kindern mit hoher Letalität einhergehenden Ruhr.

Sh. ceylonensis B (Castellani 1907) bildet zusammen mit Sh. madampensis die sog. Dispargruppe. Säurebildung aus Lactose, Dextrose, Lävulose, Rohrzucker, Mannit, Dulcit, Maltose, Xylose, Arabinose, Rhamnose, Sorbit, Dextrin. Nicht angegriffen werden Inulin Inosit, Adonit, Salicin. Serologisch einheitlich.

Sh. madampensis (Castellani 1912). Säurebildung aus Lactose, Maltose, Sucrose, Arabinose, Xylose, Mannit, Rhamnose, Dextrose, Lävulose, Galaktose, Dextrin. Greift Dulcit, Salicin, Inulin, Inosit, Adonit nicht an. Serologisch nach Castellani einheitlich, nach anderen Autoren uneinheitlich.

Sh. alkalescens (Andrewes 1918). Säurebildung aus Dextrose, Xylose, Rhamnose, Maltose, Mannit, Dulcit, Isodulcit, greift Lactose, Dextrin Salicin nicht an. Bildet Indol, entwickelt Trimethylamin aus Cholin. Serologisch 5 verschiedene Antigene und Verwandtschaft zu B. coli. Fließende Übergänge zu den coliformen Mikroorganismen. Findet sich im Darm häufiger als Kommensale. Weit verbreitet bei Kindern und in Irrenanstalten. Verursacht nicht selten Cystitis, Pyelitis. Vorkommen: Mittelmeergebiet, Nordamerika.

Mutationen, filtrierbare Formen, Beziehungen zu B. coli. AITOFF, DION und DOBKEVITCH (1937) erzielten durch Tierpassagen ein Ansteigen der Virulenz und Änderung fermentativer Eigenschaften, die sie als echte *Mutationen* ansehen, da sie auch nach Rückimpfen auf Nährböden nicht verlorengehen. Auch der Aufenthalt im Organismus der Fliege soll zu Mutationen führen können. HADLEY, DELVES und KLIMEK (zit. bei CLAUBERG) gelang es auf lithiumchloridhaltigen Nährböden aus Sh. dysenteriae- Kulturen äußerst kleine gramnegative kokkoide Gebilde zu erhalten, die bakteriendichte Filter passierten und in zugeschmolzenen Ampullen jahrelang haltbar waren. Sie unterschieden sich immunbiologisch und biochemisch deutlich von der Ausgangskultur, konnten aber wieder in typische Sh. dysenteriae-Bakterien zurückverwandelt werden. Weitere Forschungen über diese Formen sind nötig, ebenso über den von TAO (1940) beschriebenen *Formenkreis* des gleichen Bakterientyps. Aus den vegetativen Zellen sollen körnige Elemente (Gonidien) entstehen, die sich durch Sprossung oder Zellteilung vermehren können. Dann bilden sich *filtrierbare Elemente* (Mikrogonidien) aus diesen kokkoiden Formen, aus denen schließlich wieder normale vegetative Formen entstehen. Die filtrierbaren Formen sind am widerstandsfähigsten. CALALB (1939) erklärte die filtrierbaren Formen der Dysenteriebakterien einfach als Filterfehler. Trotz derartiger Berichte, trotz mancher Arbeiten die von *Übergängen zu B. coli* sprechen, muß man zunächst schon aus praktischen Gründen an der Konstanz der Arten und Typen festhalten.

Die *G-Form* von HADLEY (zit. bei ROELCKE), von WAALER (1935) als *Zwergkolonie* bezeichnet, mit einer Größe von 0,012—0,2 mm, findet sich bei allen Dysenterieerregern. Ihre Bedeutung ist unbekannt.

Glatt-(S)- und Rauh-(R)-Formen. In den Bakterienkulturen treten mit zunehmendem Alter der auf künstlichen Nährböden gezüchteten Keime Änderungen des gewöhnlich glatten, glänzenden, rundlich gewölbten Koloniebildes auf. Die Kolonien werden flacher, breiter, unregelmäßig konturiert, ihre Oberfläche wird rauh. Dieser Übergang der resistenzarmen Glatt-(S = smooth)-Formen in die degenerativen, resistenteren Rauh-(R = rough)-Formen konnte bei allen Dysenteriebakterientypen nachgewiesen werden. Ob dieser Vorgang unter bestimmten Bedingungen reversibel ist [z. B. Züchtung auf Nährböden mit Menschenserum, Ei, Milch (BONOPERA 1941)], ist noch umstritten. Die R-Formen zeigen körniges Wachstum in Nährbouillon, sie flocken spontan, d. h. ohne Einwirkung von spezifischen Agglutininen in 0,9—3,5%iger Kochsalzlösung oder nach 1stündigem Kochen in physiologischer Kochsalzlösung. Die Agglutination kann durch Entfernung der alkohollöslichen Substanzen verhütet werden (NETER 1948). Die S-Formen trüben die Nährbouillon durch diffuses Wachstum und werden durch die genannten Salzlösungen nicht agglutiniert. Meist bedeutet der Übergang von S und R den Verlust der Virulenz wie eine Änderung der Antigenstruktur. Es ist dann das thermostabile somatische Antigen, das die Oberfläche der normalen virulenten Bakterienzelle überzieht, verlorengegangen. Nach MORGAN (1937) fehlt bei den R-Formen nicht nur das die Spezifität bestimmende Polysaccharid, es ist auch der Proteinanteil des Antigens nur in Form eines amphoterischen Proteins vorhanden, welches lediglich leichte Antigenwirkung aufweist. Wuchsform und serologischer Begriff der R- und S-Form decken sich nicht völlig, was zu einiger Verwirrung im Schrifttum führte. Neben der echten S-R-Variation beobachtet man bei Dysenteriebakterien häufig einen Dissoziationstyp, der mit einer wesentlichen Veränderung des Antigengehaltes einhergeht und als Phasenvariation bezeichnet wird. Bei einigen Flexner-Typen spaltet die spezifische Phase A laufend Keime der unspezifischen Phase B ab, während die Phase B sich nicht mehr in die Phase A zurückverwandelt (WEIL, FARSETTA und KNAUB 1945). Die eben zitierten Befunde von MORGAN gelten auch für die unspezifische Phase B. — Bei Sh. sonnei unterscheidet man jetzt eine Phase I [= S-Form = Rundform nach ROELCKE (Abb. 2)]. Die Kolonien sind rund, scharf abgesetzt, durchsichtig, die Oberfläche konvex, feucht, spiegelnd. Ihr Durchmesser ist 2—3 mm. Sie spalten in der Kultur teilweise Kolonien der Phase II ab (früher mit echten R-Formen verwechselt). Deren Durchmesser ist etwa 5 mm, in der Mitte zeigen sie eine leichte kegelförmige Erhebung. Die Oberfläche ist fein granuliert, der Rand wellenförmig. Aus Kolonien der Phase II gehen immer nur solche der gleichen Phase hervor. Phase I und II trüben Nährbouillon bei ihrem Wachstum und werden durch physiologische Kochsalzlösung nicht gefällt. Die R-Kolonien sind 8—10 mm im Durchmesser, flach (Flachform von ROELCKE). Ihre Oberfläche ist trocken, stumpf, geriffelt, undurchsichtig, der Rand ist gefurcht, gelappt (Abb. 3). Die R-Form wächst in Nährbouillon als körniges Sediment und spaltet stets nur R-Kolonien ab. Klatschpräparate von R-(Flach)formkolonien zeigen zu Fäden ausgewachsene Bakterien, die in Strängen und Bündeln angeordnet liegen (Abb. 4).

Phase I und II zeigen serologisch unterschiedliches Verhalten. Beide sind pathogen. Diagnostische Sera sollen Antigene der Phase I und II enthalten. Die R-Form ist im Tierversuch (BINGEL 1943), bei Hühnerembryonen (WEIL und VOLENTINE 1940) und nach den Versuchen von ROELCKE auch beim Menschen apathogen.

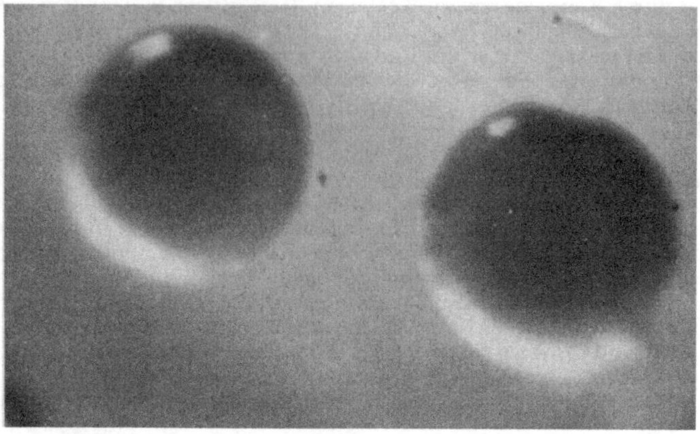

Abb. 2. Sh. sonnei. Phase I (S-Form = Rundform nach ROELCKE).

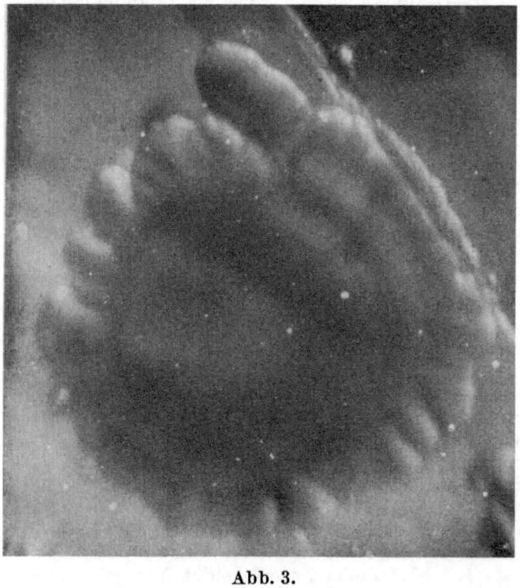

Abb. 3.

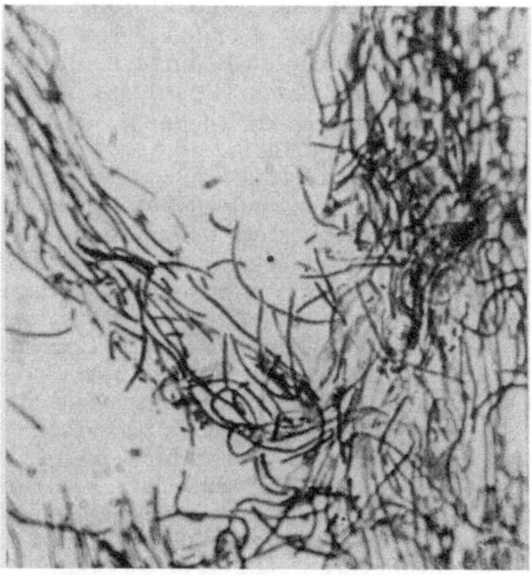

Abb. 4.

Abb. 3. Sh. sonnei. R-Form = Flachform nach ROELCKE.

Abb. 4. Sh. sonnei. R-(Flach)form. Klatschpräparat. Fadenförmig verlängerte Bakterien in Bündeln und Strängen angeordnet.

Abb. 2—4. Nach ROELCKE. Die KRUSE-SONNE-E-Ruhr 1943.

Das O-Antigen = Agglutinogen = Endotoxin ist an den Bakterienleib gebunden, thermostabil. Es widersteht einer Temperatur von 100° C. Bei der E-Ruhr findet es sich wohl nur in den S-Formen, für die anderen Ruhrtypen gilt dies aber nach PRIGGE (1939) nicht. Die endotoxinhaltigen O-Formen trüben die Nährbouillon diffus, während die endotoxinfreien o-Formen innerhalb von 48 Std zur Klärung unter Bildung von Bodensatz führen. Aus den o-Formen entstehen immer wieder nur o-Formen (Verlustvarianten), während die

O-Formen sich in O- und o-Formen spalten können. Die endotoxinfreien o-Sh. paradysenterie-Formen enthalten nun überhaupt kein giftiges Antigen, während die Sh. dysenteriae-Bakterien noch das Ektotoxin enthalten. Die O-Form der Sh. dysenteriae hat also Ektotoxin + Endotoxin, die o-Form nur Ektotoxin. Die o-Keime werden durch 0,2%ige Trypaflavinlösung agglutiniert, die O-Keime bleiben unbeeinflußt. Es ist möglich, unter Verwendung von o-Formen das Ektotoxin ohne Endotoxinbeimengung, also in reiner Form zu gewinnen und zur Herstellung hochwertiger antitoxischer Sera zu verwenden (PRIGGE 1939—1947). Außer der Sh. dysenteriae produziert noch die Sh. ambigua ein Ektotoxin. GÄRTNER (1941) behauptete, ein Ektotoxin aus der S-Form der E-Ruhrbakterien gewonnen zu haben. Das Ektotoxin der Sh. dysenteriae ist thermolabil und wird in 30—60 min durch Erhitzen auf 100° C zerstört. Es hat Proteincharakter, wird von Trichloressigsäure gefällt, durch Trypsin zerstört. Das Endotoxin stellt nach WAGNER-JAUREGG und HELMERT (1942) einen hochmolekularen eiweißfreien Phospholipoid-Kohlenhydrat-Polypeptidkomplex dar. MORGAN und PARTRIDGE (1940) stellten aber fest, daß ein Protein oder proteinartiger Körper einen wesentlichen Teil des typenspezifischen Antigenkomplexes ausmache. GOEBEL, BINKLEY und PERLMANN (1944) spalteten das Antigen von Stämmen der Flexner-Gruppe in einzelne Fraktionen auf. Es handelt sich hierbei um einen Protein-Phospholipoid-Kohlenhydratkomplex. Der toxische Anteil kann sowohl mit dem Kohlenhydrat wie mit dem Protein verbunden sein. Das Phospholipoid läßt sich entfernen, ohne daß die Antigennatur des Restmoleküls verschwindet. Die Spezifität des Antigens hängt von dem Polysaccharid ab, welches Haptencharakter trägt. Der toxische Anteil des Antigens ist thermostabil und wird von Pankreastrypsin nicht angegriffen. Gereinigtes Flexner-(Typ-V)-Antigen enthielt Tyrosin, Tryptophan, Arginin, Histidin, während Methionin und Cystin fehlten. Eigenartig ist die Beobachtung, daß das Endotoxin des Typs Z das Wachstum von B. coli steigert und geradezu als Wachstumsfaktor angesprochen werden kann. Mit dem gereinigten Antigen der Sh. paradysenteriae und sonnei lassen sich bei Kaninchen antitoxische, präcipitierende und agglutinierende Seren gewinnen (HAAS 1938).

Die *Resistenz* der Ruhrerreger gegen äußere Einflüsse ist nicht sehr erheblich. Sie sind empfindlich gegen höhere Temperaturen, gehen bei 70° C schon nach 10—15 min zugrunde. Kurzes Kochen der infizierten Wäsche entkeimt sicher. An Hemden und Kleidungsstücken Ruhrkranker konnten Ruhrbacillen über 3 Wochen hinweg nachgewiesen werden (SCHÄFER 1948). Unter den Verhältnissen der Außenwelt kann man rechnen, daß etwa $^1/_4$ aller Ruhrstühle noch 1 bis mehrere Wochen infektiös ist. In ausgetrockneten Stühlen ist die Lebensdauer offenbar noch höher (DOLD 1943). Direktes Sonnenlicht tötet nach etwa 30 min, UV-Strahlung nach 6—10 min ab. Auf Papiergeld bleiben die Keime 1—5 Tage lebensfähig. Bei Zimmertemperatur sind sie in Wasser, auch Seewasser bis 6 Monate lebensfähig, in Eis etwa 2 Monate. Säure, Alkalien, Formalin werden von den Erregern 10—20 min ertragen, Kaliumpermanganat, Sagrotan 2—6 min, Sublimat 10—20 sec. Die verschiedenen Typen verhalten sich etwas unterschiedlich: Sh. dysenteriae ist von allen Ruhrerregern am empfindlichsten, Sh. sonnei am widerstandsfähigsten. Hier ist es gerade die Flach-(R)-Form, die sich als besonders resistent erweist. Eine Ausnahme bildet das Verhalten gegenüber Seren (Hammel-, Kaninchen-, Meerschweinchen-, menschliche Normalseren), welche zwar die avirulenten R-Stämme abtöten, die virulenten S-Formen aber kaum angreifen (ROELCKE 1943).

Bakteriophagen. D'HÉRELLE entdeckte 1915 im keimfreien Filtrat von Stühlen Ruhrkranker ein Agens, das imstande war, Ruhrbacillen aufzulösen. Diese Bakeriophagen, deren Größe auf 20—30 mμ zu veranschlagen ist, vermehren sich auf Reinkulturen von Ruhrbacillen unbegrenzt. Eingetrocknet läßt ihre lytische Kraft nur wenig nach, so daß bereits Trockenphagenpräparate hergestellt wurden. Der Bakteriophage behält seine Wirksamkeit bei 37° C etwa 4 Jahre hindurch, wird bei 40—50° C inaktiv, bei 75° C binnen $^1/_2$ Std zerstört. Die Phagen besitzen aber die Fähigkeit, sich an Temperaturen zu gewöhnen, so daß manche sogar 100° C für 1 Std vertragen, ohne an lytischer Kraft zu verlieren. Gegen Druckerhöhung oder UV-Bestrahlung sind sie gleich empfindlich wie vegetative Bakterienformen oder Viren. Phagen werden inaktiviert durch: Glycerin, Chloroform, 1%iges Chininchlorid, Phenol, Metallsalze, n/5-Natronlauge, Blutserum, Leukocyten, Leukocytenextrakte, durch die KH-Fraktionen der Bakterienleiber (LEVINE und FRISCH 1933), Polysaccharide nicht bakterieller Herkunft (ASHENBURG, SANDHOLZER, SCHERP und BERRY 1940), Gewebsdetritus, kolloidale Suspensionen verschiedener Art, Galle, Magensaft. Die Widerstandsfähigkeit gegen Alkohol, Sublimat und Formalin ist verhältnismäßig hoch. Durch mehrere Passagen in steriler Bouillon erlischt die Wirksamkeit. Elektronenmikroskopisch können die Phagen als kleine rundliche Körperchen mit keulenartigem Fortsatz dargestellt werden (RUSKA, JAKOB und MAHL, s. Abb. 5 und 6). Chemisch bestehen sie aus Nucleinsäure, vorwiegend vom Desoxyribosetyp. Das Haften der Phagen auf der Bakterienmembran ist auf die chemotaktische Wirkung bestimmter chemischer Gruppen

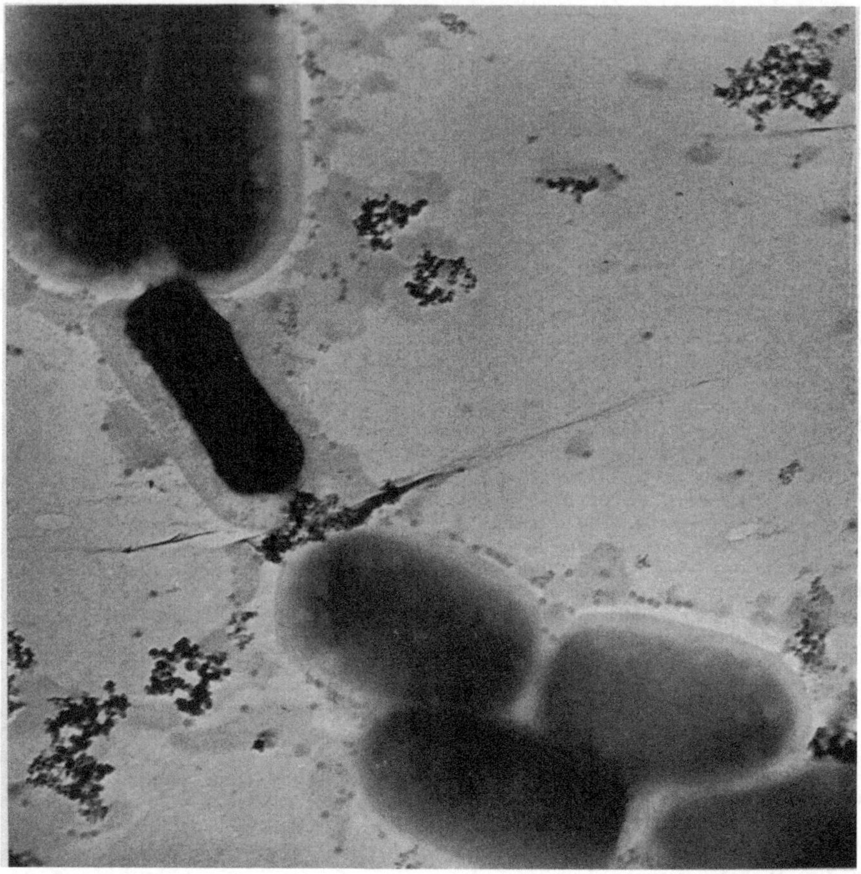

Abb. 5. Ruhrbakterien und kugelförmige Bakteriophagen. Phageneinwirkung auf 4stündigen Bakterienrasen $1^1/_2$ Std. (Elektronenoptisch 9000:1, Abb. 22000:1). [RUSKA: Arch. ges. Virusforsch. 2, 345 (1942).]

der Bakterienzelle einerseits und der Phagen andererseits zurückzuführen. Für die eigentliche Invasion des Phagen in das Bacterium ist Tryptophan als Co-Faktor nötig, das aber auch durch andere Substanzen ersetzt werden kann (DELBRÜCK 1947). Durch fortgesetzte Passage auf den gleichen Bakterienkulturen wird sowohl die Spezifität wie die lytische Kraft gesteigert. Hochwirksame typenspezifische Phagen kann man zur Identifikation der meisten Shigellatypen benützen (THOMEN und FROBISHER 1945, HAMMARSTRÖM 1949). Mitunter entwickeln sich lysoresistente Bakterienstämme, die sogar in konzentrierten Phagenlösungen zu wachsen vermögen. Unter der Einwirkung der Phagen können diese Stämme biochemische, serologische und pathogene Eigenschaften gewonnen haben, die von denen der Ausgangsstämme abweichen. Es sind aber auch Degenerationszeichen, Polymorphie, kokkoide Formen zu beobachten.

Epidemiologie.

Die Statistiken über Erkrankungshäufigkeit sind gerade bei der Ruhr unvollständig, die angegebenen Zahlen zu niedrig. Leicht Erkrankte gehen nicht zum Arzt und die Zahl der gemeldeten Fälle ist oft nur ein Bruchteil der wirklich Erkrankten. In Deutschland schwankte die Zahl der jährlich gemeldeten Ruhrfälle 1932—1938 zwischen 2500 und 7600, die Erkrankungshäufigkeit auf 100000 der Bevölkerung betrug 5,2—10,1. Die Letalität hielt sich zwischen 2,3 und 4,8%. In Polen betrug die Erkrankungshäufigkeit 1925—1938 durchschnittlich 16,2 auf 100000. Die Letalität (6,2—16,1%) erklärt sich durch das häufigere Vorkommen der Sh. dysenteriae in Polen. Der Krieg brachte für Deutschland ein Ansteigen der Erkrankungsziffern und der Letalität. In

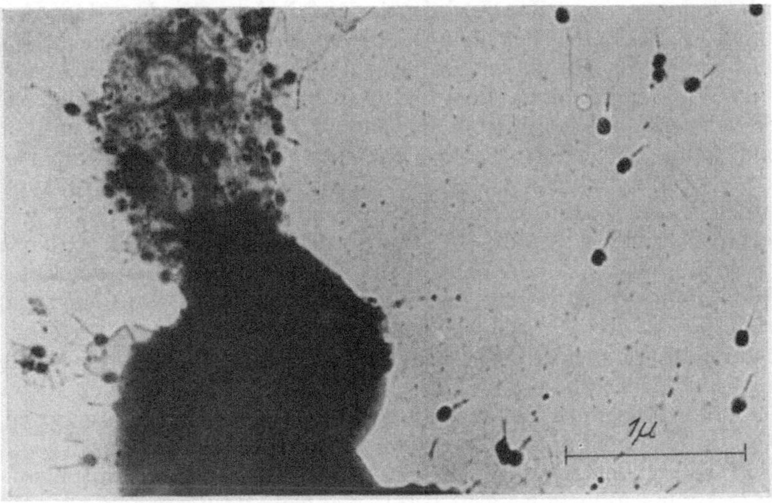

Abb. 6. Ruhrbakterien mit Bakteriophagen (Elektronenoptisch 24000:1). (Nach JAKOB und MAHL.)

den Jahren 1940—1943 betrugen die Zahlen der gemeldeten Krankheitsfälle 25500, 10000, 15000, 7400, die Letalität 5,9%, 6,5%, 12,4% 10,9% (SCHÄFER 1948). In USA. nahm die Zahl der Bacillenruhrfälle 1934—1943 von 2197 auf 30872 zu (Letalität 15,7—17,8%), die der Amöbenruhrkranken stieg von 1994 auf 3429 an, während im gleichen Zeitraum die Zahlen für Typhus und Paratyphus von 22217 auf 5482 absanken. In Indien nimmt seit 1920 die Amöbenruhr ab, die Bacillenruhr zu, so daß letztere 1930 schon 64,6% aller Ruhrfälle ausmachte. In den Teilen der britischen Armee, die im Fernost- und Mittelmeergebiet stationiert war, betrugen die Bacillendysenteriefälle 1933—1935 das 5—6fache der Erkrankungen an Amöbenruhr (FELSEN, MANSON-BAHR). Seit etwa 1930 zeigt sich nun eine deutliche Zunahme der E-Ruhr in Deutschland. Rund 85% der gezüchteten Stämme gehörten dem Typ Sh. sonnei an, 11—13% der Flexnergruppe, rund 1% dem Sh. dysenteriae-Typ. Ähnliches gilt für Schweden, Dänemark, Schottland, Holland, New York. Auch hier beherrscht die E-Ruhr mit rund 80% aller gezüchteten Stämme das Feld. In großen Linien gesehen läßt die epidemiologische Entwicklung in den letzten 2 Jahrzehnten eine Abnahme der Salmonellosen, eine Zunahme der Bacillenruhr erkennen. Letztere hat auch im Nahen und Fernen Osten die Amöbenruhr zahlenmäßig überflügelt. Unter den Ruhrbacillentypen ist während der letzten Jahrzente Sh. dysenteriae in Mittel- und Westeuropa, Mittelmeergebiet und USA. stark zurückgegangen

(STOCK, EISENSTADT, TRIPLETT, CATTO 1947). Zunächst gewannen die Flexner-Typen die Oberhand, in letzter Zeit ist Sh. sonnei wenigstens in Europa und Teilen der USA. stark in den Vordergrund gerückt. Dieser Typ beherrscht jetzt in den genannten Gegenden geradezu das Feld und verdankt dieses wohl seiner stärkeren Resistenz gegen äußere Einflüsse.

Die Ausbreitung der Bacillenruhr geschieht überwiegend durch *Kontaktinfektion*. Beschmutzte Hände, Wäsche, Gebrauchsgegenstände, infizierte Nahrungsmittel bewirken die Übertragung. Es ist nicht so sehr die Widerstandsfähigkeit der Erreger im Organismus oder in der Außenwelt, sondern die Massenhaftigkeit ihrer Ausstreuung, welche eine Epidemie aufflackern läßt. Die zahlreichen unter starkem Defäkationsdrang abgesetzten Stühle, der bald einsetzende Erschöpfungszustand des Kranken leisten der Verbreitung der Keime gewaltig Vorschub. Schmutz- und Schmierinfektion gefährdet besonders Kinder. IMELIK und IMELIK (1947) fanden bei einer Epidemie die Erkrankung eines 2. Familienmitgliedes in Familien mit Kindern in 91,6%, in kinderlosen Familien dagegen nur in 26,6%. In Irrenanstalten und Asylen ist das Moment der Schmutz- und Schmierinfektion natürlich bedeutend. Ruhrendemien sind dementsprechend keine Seltenheit und in manchen Häusern Jahrzehnte hindurch einfach nicht auszurotten. Unter der Voraussetzung guter Abwasseranlagen befällt in normalen Zeiten die Ruhr die Stadtbevölkerung viel weniger als die Landbewohner. Kleine Städte im Agrargebiet mit primitiver Abwässerbeseitigung zeigen umgekehrt gerade in dicht belegten Vierteln wesentlich höhere Morbiditätszahlen als in dünner besiedelten Stadtteilen. Zeiten wirtschaftlicher Depression lassen die Ruhrkurve ansteigen, während sie in wirtschaftlichen Blütejahren fällt (ERICHSON 1944). Ungleich stärker aber wirkt sich das Absinken der Wohn- und Körperhygiene in Kriegszeiten aus. Ruhr ist eine *Kriegsseuche* und die stete Begleiterin aller Feldzüge (amerikanischer Bürgerkrieg 1861: 1739135 akute und chronische Durchfallserkrankungen, vorwiegend Ruhr mit 44558 Toten, deutsche Wehrmacht 1870/71 38652 Fälle mit 2380 Toten, 1914—1918 155000 Ruhrfälle, 8646 Tote). Mangelhafte Beseitigung der Fäkalien, unzureichende körperliche Reinigung, Strapazen, viele andere dispositionsfördernde Umstände lassen innerhalb der Truppe die Seuche aufflackern. Der eigentlichen Ruhrepidemie geht gerade unter Feldverhältnissen ein sprunghaftes Ansteigen anscheinend einfacher Durchfallserkrankungen voraus (SCHITTENHELM). Ob dies unspezifische Enteritiden sind, die dispositionsfördernd wirken, ob die von mancher Seite geäußerte Vermutung einer Virusenteritis zu Recht besteht, oder ob es sich schließlich einfach um leichte Ruhrverläufe handelt, bedarf noch der Klärung. „Werden Durchfallskranke gründlich untersucht, erweist sich die Mehrzahl als Bacillenruhr“ (FELSEN). Die bevorzugte Jahreszeit für Ruhrepidemien ist der Spätsommer, selten und nur unter besonderen Umständen (Gefangenenlager) kommt es im Winter zu Seuchenausbrüchen. (Es brach z. B. bei Byrds Expedition in die Antarktis im Winter eine Flexnerruhr aus.) Im Spätsommer tragen die *Fliegen* sicher in erheblichem Maße zur Verbreitung der Krankheit bei. Sie transportieren die Keime an den Füßen, am Rüssel, beherbergen sie im Darm und scheiden sie mit dem Kote aus. Man hat Dysenteriebacillen bis zu 5 Tagen nach erfolgter Infektion in Fliegen nachgewiesen. Fliegenmaden, die auf ruhrbakterienhaltigen Nährsubstraten gezüchtet werden, nehmen sie als Symbionten in ihren Darmkanal auf. Die ausgeschlüpften Fliegen scheiden später infektionstüchtige Ruhrbacillen mit dem Kote aus (ROSE und EMMEL). Interessant ist bei den Versuchen EMMELs (1949) mit E-Ruhrbakterien, daß von den Larven nur die Rauhform, aus der Zerreibung der Imagines aber nur die Glattform gezüchtet wurde. Neben der Stubenfliege

(Musca domestica) kommt auch die Schmeißfliege (Chrysomia megacephala) als Überträgerin in Frage. Sie vermehrt sich fast nur in flüssigem Kot. Im Einzelfalle können auch Ameisen eine Überträgerrolle spielen (GRIFFITS 1942). Hunde und Affen (BERGMAN und HUSS 1935) können spontan an Ruhr erkranken und einige Zeit Bacillen ausscheiden. Auch Hausratten vermögen Dysenterieerreger auszustreuen. Fressen Kaninchen infiziertes Futter, so erkranken sie nicht, scheiden aber virulente Bacillen aus. Mit Ausnahme der Fliegen kommt Tieren als Krankheitsüberträger keine praktische Bedeutung zu. Infizierte *Nahrungsmittel* spielen für das Auftreten einer Ruhrepidemie bei weitem nicht die Rolle wie bei den Salmonellosen. Aber ihre Bedeutung ist nicht zu unterschätzen. Milch, Käse, Trinkwasser, Speiseeis, Backwaren, Fischrogen, Kartoffelsalat sind mehrfach als Ausgangsquelle eines Seuchenausbruches beschrieben. BACHMANN (1942) fand auf der Rinde vom Kommißbrot noch nach 2—3wöchigem Lagern lebensfähige Keime. Chlorierung des Trinkwassers soll nicht ausreichen, um die Ruhrbacillen sicher zu vernichten (FELSEN). Trinkwasser- und Nahrungsmittelepidemien zeigen zwar einen steilen Anstieg der Erkrankungsziffern, aber nur selten den explosiven Charakter der Paratyphus- und Enteritisepidemien. Handelt es sich — wie meist bei der Ruhr — um Kontaktinfektion, so klettert die *Seuchenwelle* langsam im Verlaufe mehrerer Tage bis zu ihrem Gipfel, um dann allmählich abzusinken. Wichtig ist es zu wissen, daß bei Epidemien in Truppenteilen, Lagern u. ä. ein großer Teil der klinisch Gesunden als infiziert gelten muß. Das läßt sich durch Stuhluntersuchungen ebenso wie durch die WIDALsche Probe nachweisen (SCHÄFER 1942). Diese latent Infizierten sind eine gefährliche Quelle der Keimverbreitung. Sie werden erst frei von Krankheitserregern, wenn man sie aus dem verseuchten Milieu herausnimmt. Das gilt auch für Krankenhaus- und Lazarettpersonal (STEUER 1940). Damit wird die Frage des *Bacillenträgers* und *Dauerausscheiders* angeschnitten. Eine scharfe Trennung beider Begriffe ist bei der Ruhr nicht in dem Maße möglich wie bei den Salmonellosen, da das Überstehen einer leichten Erkrankung kaum völlig ausgeschlossen werden kann. Sorgfältige Sigmoidoskopien oder Röntgenuntersuchungen ergeben auch, daß man gewöhnlich kranke Dauerausscheider vor sich hat, wobei chronische Ulcera, Retentionscysten, Restabscesse u. a. vorliegen. Ausscheider von Sh. dysenteriae sollen im allgemeinen kränker sein als solche von Sh. paradysenteriae (HURST und KNOTT 1936). In Fällen chronischer Dysenterie sind die Stuhluntersuchungen oft monatelang negativ, um dann doch wieder positiv zu werden (HOLMES 1940). Die Dauer der Ausscheidung beträgt bei Sh. dysenteriae-Ausscheidern gewöhnlich 4—6 Monate, nur in 4% länger als 1 Jahr. Bacillen der Flexner-Gruppe werden häufiger intermittierend, oft mit monatelangen negativen Intervallen ausgeschieden. 7% der Flexner-Ausscheider beherbergen die Keime über lange Zeit hinweg. Einzelfälle von $3^1/_2$ bis 13 Jahren Dauer sind bekannt. SHIGA gab an, daß 30% der Rekonvaleszenten monatelang Bacillen ausscheiden. Diese Zahl erscheint für europäische Verhältnisse etwas hoch, aber man muß doch damit rechnen, daß 3—10% aller Dysenteriekranken Dauerausscheider werden. Berücksichtigt man ferner, daß 13356 Stuhlkulturen von Anstaltsinsassen 6,6% Träger ergaben (WATT, HARDY und DECAPITO 1942) und daß man Ruhrbacillen leicht an Fingern und Fingernägeln von Dauerausscheidern nachweisen kann (HARDY und WATT 1944), so sind genügend Quellen für immer erneutes Aufflackern der Seuche gegeben.

Geomedizin. Im Bereich des Elbestromes (Dresden, Magdeburg, Hamburg) stellten PETER und WOHLFEIL (1939) eine Häufung der Ruhr fest. Die Erkrankungsziffer betrug für dieses Gebiet 56,5 auf 100000, gegenüber dem Reichsdurchschnitt von 5,0 auf 100000. Häufung von Dysenteriefällen fanden sich auch um andere große Stromgebiete (Oder, Mittellandkanal, Rhein, Jade, Unterweser, Donau). In Gegenden mit diluvialer Struktur (Rheinebene) schien besonders häufig E-Ruhr vorzukommen (ROELCKE und NEUBERGER 1941). ENGLESONS (1937) Dysenteriestudien in Schweden, die Jahre 1749—1830 umfassend, ließen keine deutliche Korrelation zwischen Morbidität und dem Abstand der Dörfer von Wegen und Gewässern erkennen. GÄNSSLEN (1941) sah Ruhr kaum in gebirgigen Gebieten, häufig dagegen in Flußniederungen mit hohem Grundwasserspiegel auftreten.

Klinisches Bild.

Inkubationszeit. Sie wird gewöhnlich mit 2—7 Tagen angegeben, kann aber auf Grund gesicherter Beobachtungen auch nur 8—12 Std betragen. Vor allem scheint dies für die E-Ruhr zuzutreffen. Mehrere Epidemien, die vorwiegend auf infizierte Milch zurückgeführt werden konnten, hatten eine Inkubation von 12—24 Std (BOWES 1938), Laboratoriumsinfektionen eine solche von 36—48 Std (WOOLPERT, MARSH und YAW 1939).

Disposition. Aus der Tabelle von PETER und WOHLFEIL (1939) geht eine besondere Anfälligkeit im Kleinkindesalter hervor.

Tabelle 3. *Ruhranfälligkeit und Lebensalter.*
Auf 10000 der Bevölkerung erkrankten im Jahre 1937 an Ruhr:

Unter 1 Jahr	1—5 Jahre	6—14 Jahre	15—19 Jahre	20—59 Jahre	60 Jahre und mehr
2,57 (2,17—3,05)	3,42 (3,18—3,67)	2,80 (2,65—3,67)	1,16 (1,01—1,32)	0,52 (0,48—0,56)	0,35 (0,31—0,43)

Sie erklärt sich aber wohl leicht aus der in diesem Alter stärkeren Exposition, d. h. durch Schmutz- und Schmierinfektion. Neugeborene und Säuglinge erkranken selten, genießen sie doch besonderen Schutz vor vielen Schäden der Außenwelt. Schutzstoffe, die von der Mutter herstammen, spielen für die Infektabwehr des Säuglings offenbar keine nennenswerte Rolle. FELSEN und OSOFSKY (1938) verglichen den Agglutinationstiter gegen verschiedene Ruhrstämme bei 100 Müttern und ihren Säuglingen, wobei die Mehrzahl der Kinder überhaupt keine Agglutination aufwies. Nur ein kleiner Teil zeigte Agglutinationen gegen die gleichen Ruhrstämme, die auch von der Mutter agglutiniert wurden, allerdings war der Titer bei den Kindern niedriger. — Die *Aciditätsverhältnisse des Magens* dürfen nicht außer acht gelassen werden: Ein p_H von 4,5 oder niedriger ist bactericid für Ruhrbakterien. FELSEN und OSOFSKY (1939) sprechen geradezu von einer Magenbarriere. Subacidität und Achylie, wie sie bei sommerlicher Hitze oder als Folge von Diätfehlern und Magen-Darmkatarrhen sich leicht einstellen, begünstigen das Zustandekommen einer Infektion. Ob der Ansiedlung der Bacillen auf der Darmmucosa ein *unspezifischer Schleimhautkatarrh* vorausgeht, gehört zu den noch offenen Fragen der Pathogenese. Mucin scheint die Invasionskraft der Keime zu verstärken (NUNGESTER, JOURDONNAIS und WOLF 1936). Ein weiterer Faktor ist das Nachlassen der antagonistischen Wirkung der *Colibakterien* gegenüber den Ruhrerregern (MANER 1939). Die Darmflora unterscheidet sich bei Kranken durch das Vorhandensein lactosedefekter Bakterien (B. paracoli, B. faecalis alkaligenes, typische Coli, Proteus vulgaris, Staph. haemolyticus) (DOBRINSKIJ 1939). *Vitamin-C*-Mangel läßt die Infektionsresistenz ganz allgemein absinken (DÖTZER und SCHÜLLER 1942), vitamin-M-freie Ernährung (M = Komponente des B_2-Komplexes = Folinsäure) begünstigt das Auftreten von Flexner-Ruhr bei Affen (JANOTA und DACK 1939). *Strapazen*, körperliche *Erschöpfungszustände*, vorangegangene Krankheiten, z. B. Malaria, fördern das Haften des Infektes, die Manifestation der Krankheit und können bei latent Infizierten die Krankheit überhaupt erst oder wenigstens beschleunigt ausbrechen lassen. Ein weiteres krankheitsförderndes Moment ist in *Witterungseinflüssen* zu erblicken. In Zeiten atmosphärischer Unruhe und besonders an Föhntagen kommt es zu Änderungen des p_H und des Mineralstoffwechsels, zu erhöhter vegetativer Labilität. Bei Wetterstürzen, insbesondere wenn nach längerer trockener Witterung das Barometer sank und starker Sturm auftrat, hat man explosionsartige Häufungen leichter Gastroenteritiden gesehen. Bereits bestehende Baucherkrankungen können durch Wetterstürze eine Verschlimmerung erfahren. Der Einbruch von Wetterfronten zeigt sich von Einfluß bei Choleraepidemien. Wir müssen Ähnliches für die Ruhr erwarten. Eigene unveröffentlichte Untersuchungen über Ruhrerkrankungen bei deutschen Truppen in Polen 1939 zeigten, daß der Einbruch einer Warmfront von schlagartigem Ansteigen der Erkrankungsziffern begleitet war. Natürlich ist die Witterung nur ein auslösender Faktor bei latent Infizierten. Sie kann die Inkubationszeit verkürzen und die Krankheit gewissermaßen vorzeitig manifestieren.

Allgemeiner Krankheitsverlauf. *Prodromalerscheinungen* sind nur in einem Teil der Fälle vorhanden. Mattigkeit, Appetitlosigkeit, Kopf- und Gliederschmerzen, Frösteln, leichtes Fieber gehen den Darmsymptomen voraus und können als „Grippe" mißdeutet werden. Nach 12—36 Std folgen dann Leibschmerzen und Durchfälle. Oft setzt die Krankheit aber auch plötzlich ohne Prodrome ein mit Erbrechen, Schüttelfrost, heftigen Leibschmerzen, Tenesmen, rasch sich häufenden Durchfällen, die anfangs noch fäkulent sind, bald aber schleimig und blutig werden. Der *Verlauf* ist außerordentlich wechselvoll. Von leichtesten Bildern, die praktisch von einem unspezifischen Darmkatarrh gar nicht zu trennen sind oder überhaupt symptomfrei bleiben, bis zu den schwersten, in wenigen Tagen, ja sogar innerhalb 24 Std tödlich verlaufenden Fällen sind alle Zwischenformen und Übergänge möglich. Eine Minderzahl beginnt atypisch und verleitet zu Fehldiagnosen, wie Appendicitis, Meningitis. Die Erscheinungen können von vornherein sehr schwer sein oder im Verlaufe einer Woche lebensbedrohlich werden oder auch nach wochen- und monatelangem Verlaufe zu stärkster Kachexie und Tod führen. Bei einem Teile der Fälle geht die Ruhr in ein chronisches Stadium über, in dem die Darmstörungen jahrelang andauern, mitunter auch Intervalle scheinbarer Gesundheit vom Wiederaufflackern nicht völlig abgeheilter Prozesse abgelöst werden.

Der Schwerruhrkranke ist benommen, hält den Kopf zurückgebogen, über den tiefliegenden, halonierten Augen sind die Lider nur halb geschlossen. Unter Kriegsverhältnissen konnte man in großen Krankensälen die Schwerstkranken daran erkennen, daß sich die Fliegen vorzugsweise bei ihnen sammelten. Die Atmung des Kranken ist flach, beschleunigt, Haut und Schleimhäute sind ausgetrocknet, die Haut in Falten abhebbar, welche lange Zeit stehenbleiben, die Lippen sind rissig, die Zunge belegt. Vegetativ-nervöse Störungen (Speichelfluß, Schweißausbrüche, Dermographismus, positives Graefesches, Stellwagsches Symptom), zentralnervöse Schäden (Singultus, Schnauftic u. a. m.) kommen hinzu. Toxische Schäden des Kreislaufes und des Stoffwechsels, schließlich völlig Entkräftung des Organismus führen dann meist auf der Höhe der Krankheitserscheinungen zum Tode.

Fieber. Es gibt keinen für die Ruhr charakteristischen Fiebertyp. In leichten Fällen herrschen subfebrile Temperaturen vor, aber auch völlig fieberfreier Verlauf wird beobachtet. Mittelschwerkranke zeigen Temperaturen zwischen 37,5—39° C, die unregelmäßig remittierend in etwa 5—7 Tagen abklingen. Komplikationen, Rezidive bedingen neue Fieberwellen. Klettert in manchen Fällen die Fieberkurve erst nach einigen Tagen bis zu einer Höhe von 39—40° C, so finden sich wieder andere, bei denen die Krankheit perakut mit Schüttelfrost und schlagartig einsetzendem hohen Fieber beginnt. Manchmal fällt dann das toxisch bedingte Fieber mit dem Einsetzen blutiger Durchfälle und damit wohl auch dem Ausscheiden der Giftstoffe rasch zur Norm. Roelcke fand bei 68 E-Ruhrfällen in 7% normale Temperaturen, in 16% Fieber über 40° C bis zu einem Maximum von 42° C. In manchen Epidemien kann die Hälfte der Kranken fieberfrei bleiben. Es liegt nahe, das auf das Ausmaß der Toxinbildung und der Toxinresorption zu beziehen. Macumber (1942) beschreibt ebenfalls bei 263 Patienten 10% afebrile Verläufe. Schwerste Fälle brauchen nicht von vornherein hohes Fieber zu haben. Die Krankheit verläuft in Schüben, die langsam oder rasch mit unregelmäßigen Intervallen aufeinanderfolgen können und den Organismus mit Toxinen überfluten. Jeder Schub wird von 1- oder mehrtägigem Fieber beantwortet. Der Tod kann auf dem Höhepunkt einer unaufhaltsamen, manchmal bis 42° C steigenden Fieberkurve eintreten, oder aber in toxischem Kreislaufkollaps mit Untertemperaturen und gleichzeitiger Tachykardie. Die Überkreuzung von Puls- und Temperaturkurve ist auch bei der Ruhr das signum pessimi ominis. Plötzlicher Temperatursturz verknüpft mit Kollapszeichen begleitet die Perforation von Darmgeschwüren. Die unregelmäßige Fieberkurve ist bei der Ruhr so sehr die Regel, daß das Auftreten irgendeines Rhythmus, z. B. ein Sägetypus, unbedingt Verdacht auf das Vorliegen einer Sekundärinfektion erwecken muß. Ist die Körperwärme normal geworden, so bedeutet das nicht etwa die Abheilung der Darmgeschwüre, wie durch Sigmoidoskopie unschwer nachgewiesen werden kann. Dem Absinken des Fiebers folgt als Zeichen überschießender Gegenregulation häufig ein kurzes Stadium von Untertemperaturen, ehe die Temperatur sich auf das individuelle normale Niveau einspielt. Fiebersteigerungen in der Rekonvaleszenz, das sog. Nachfieber, bedürfen einer gesonderten Besprechung in anderem Zusammenhange (S. 26).

Abdominales Syndrom. Neben den allgemeinen Erscheinungen wie Appetitlosigkeit, Übelkeit wird nicht selten *Erbrechen* im Beginn der Krankheit beobachtet. Eigene Untersuchungen an rund 9000 deutscher Wehrmachtsangehörigen zeigten in 7% Erbrechen als Erscheinung des ersten Krankheitstages. Roelcke fand es bei 76 Ruhrfällen sogar 54mal. Man ist zunächst geneigt, es einfach als Begleiterscheinung der intestinalen Erkrankung aufzufassen, muß aber auch eine zentrale Genese in Betracht ziehen, zumal wenn es ohne Übelkeit und Würgen einsetzt. Das tagelang anhaltende, kaum stillbare Erbrechen der Schwerkranken ist wahrscheinlich Ausdruck toxischer zentral angreifender Schädigung. Die charakteristischen Symptome der Ruhr sind aber die krampfhaften, kneifenden Leibschmerzen, die sich immer mehr steigernden *Tenesmen* und die blutigschleimigen Darmentleerungen. Der Leib ist diffus druckempfindlich, am stärksten im Bereiche der Flanken. Späterhin tritt mitunter auch eine kahnförmige Einziehung auf. Das Colon ist im ganzen Verlauf, vor allem aber im absteigenden Teil, als harter, walzenförmiger, schmerzhafter Strang zu tasten, eine Folge spastischer Kontraktion und entzündlicher Wandverdickung. Usener hat die Spasmen auf toxische Reizung des sacralen Vagus zurückgeführt. Der Kranke empfindet die spastischen Kontraktionen des entzündlich verdickten Darmes als kolikartige Schmerzen. Besonders wenn das Rectum mitbeteiligt ist, kommt es zu den außerordentlich quälenden Tenesmen. Die Entleerungen bringen dem Kranken keine Erleichterung mehr, ihre Zahl mag auf 50—100 am Tage steigen oder praktisch unzählbar sein und ihn geradezu an die Bettschüssel fesseln. Seltener ist *Meteorismus* zu beobachten. Er kann durch toxische Störung der Gasresorption aus dem Darm bedingt sein oder es liegt auch einmal ein sog. *Spannungspneumoperitoneum* vor, eine Gasansammlung in der freien Bauchhöhle, bakteriell und ohne peritoneale Reizerscheinung. KRISS fand sie bei schwerer Dysenterie mit bis in die Muscularis reichenden Geschwüren. Das geruchlose Gas gelangt durch mikroskopisch kleine Perforationsöffnungen, vielleicht mit Ventilverschluß in die Bauchhöhle, ohne daß Darminhalt mit durchtritt. Durchwandern der Toxine durch die Darmwand führt zu Ascites. Im Beginn ist der abgesetzte *Stuhl* noch fäkulent. Gelegentlich findet sich ein Gärungsstuhl. Bald werden die Durchfälle dünnflüssiger, enthalten Schleim, späterhin Blut und schließlich in schweren Fällen auch Eiter. Auf dem Höhepunkt der Erkrankung werden nur noch kleine Mengen blutigen Schleimes entleert. Ein Teil der Kranken hat von vornherein blutige Stühle. Ist der dysenterische Prozeß in der *Ileocöcalgegend* lokalisiert, so ähnelt das Bild einer Appendicitis mit Druckschmerz am McBurney. Operation ergibt dann einen normalen Appendix, intensive Rötung und Schwellung der letzten Ileumschlinge, vergrößerte und gerötete Mesenteriallymphdrüsen, vor allem im Ileocöcalwinkel und Injektion der Mesenterialgefäße. In seltenen Fällen kann sogar eine hämorrhagische Appendicitis vorliegen. Der Verlauf ist nun außerordentlich unterschiedlich. In leichtesten Fällen besteht die ganze Krankheit nur aus einigen wenigen diarrhoischen *Stühlen* und geht schon am nächsten Tage in Genesung über. Bei Kindern, besonders bei Säuglingen, fehlt häufiger das Blut im Stuhle. Es findet sich porzellanähnlicher Schleim — nach GÖPPERT kein günstiges Zeichen — oder ein Gallertstuhl, der aus zähen Schleimmassen besteht und dem nur gelegentlich Eiter oder Blut beigemischt ist. In einer Reihe von Fällen gelingt nicht einmal mit chemischen Methoden der Nachweis okkulten Blutes. In schweren Fällen ist der Stuhl blutig-schleimig-eitrig und kann Fetzen abgestoßener nekrotischer Mucosa enthalten. Das dauernde Pressen verursacht bei manchen Kranken mitunter *Rectalprolapse*. Die Perianalregion wird erythematös, exkoriiert. Der Kranke beklagt sich nun über die Schärfe der Abgänge, die ihm ätzende Schmerzen in der Afterumgebung verursachen. Tatsächlich zeigen die Entleerungen in diesen Fällen saure Reaktion. Schmerzen und dauernder Stuhldrang lassen den Kranken weder bei Tage noch bei Nacht zur Ruhe kommen und treiben ihn rasch in den Zustand hochgradiger Erschöpfung. Schließlich mag sogar eine *Inkontinenz* auftreten. Es fließt dann aus dem dauernd klaffenden After ständig blutiger Schleim und Eiter ab.

Wenn man von den schwersten perakut toxischen Fällen absieht, die tödlich enden können, bevor überhaupt Durchfälle auftreten, so entspricht im allgemeinen das *Aussehen der Stühle* der Schwere des Falles. Der typische schleimig-blutige Ruhrstuhl hat einen charakteristischen faden, mitunter süßlichen, häufig spermaartigen Geruch. In schweren Fällen wird er zuweilen aashaft stinkend und enthält Gewebsfetzen, mitunter sogar röhrenförmige Membranen, die abgestoßene nekrotische Mukosateile sind. Weitgehende Zerstörung und Gangrän der Darmwand sind wohl Folgen einer Mischinfektion. *Mikroskopisch* sieht man in *Stuhlausstrichen* neutrophile Leukocyten, die vom 4. bis 5. Krankheitstage ab regressive Veränderungen und Kernpyknose zeigen. Es treten Lymphocytosen auf, Eosinophile sind nicht selten, ferner sieht man geschwänzte Epithelien und Schleim in Fasern, Bündeln, Netzen (PFLUGFELDER 1944). Das *Aufhören der Durchfälle* bedeutet keineswegs gleichzeitig auch das Verschwinden der Bacillen aus dem Stuhl oder das Abheilen der Darmgeschwüre. Trotz völlig normaler Darmtätigkeit bestehen häufig die Darmveränderungen wie auch die Bacillenausscheidung noch einige Zeit weiter. Diese Tatsache erklärt die Häufigkeit der *Rezidive*, sei es bei Diätfehlern oder vorzeitiger körperlicher Belastung. An die Durchfallperiode schließt sich häufig eine mehrtägige Obstipation an.

FELSEN beschrieb einige Fälle, bei denen die ganze Krankheit nur in mehrtägiger *Obstipation* bestand. Sigmoidoskopie ergab die charakteristischen Veränderungen der Darmschleimhaut, Stuhluntersuchung den Nachweis von Ruhrerregern.

Zirkulationsorgane. Perakuter Beginn führt nicht selten zum *Kollaps*. Vorangegangene Strapazen mögen hierbei nicht ohne Belang sein, denn bei der Ruhrepidemie unter den deutschen Truppen während des Polenfeldzuges war in 0,5% bei rund 9000 Kranken Kollaps unter den ersten Krankheitszeichen. Dieser initiale Kollaps ist sonst im Schrifttum kaum erwähnt und geht in den angeführten Fällen auf das Zusammenwirken körperlicher Überbeanspruchung einerseits und plötzlich einsetzender Toxämie andererseits zurück. Im Verlauf der Krankheit ist der Puls meist der Temperatur entsprechend beschleunigt, klein, wenig gefüllt, fadenförmig. Ansteigen des Pulses auf 120—150 min bei absinkender, normaler oder gar subnormaler Temperatur ist Zeichen des Zusammenbruches der Regulationen und bedeutet äußerste Gefahr. Der Tod tritt bei der akuten Dysenterie meist unter den Zeichen *peripheren Kreislaufversagens* durch *toxische Lähmung des Vasomotorenzentrums.* ein. DIECKHOFF (1942) stellt demgegenüber den peripheren Kollaps als Folge toxischer Gefäßschädigung, gesteigerter Durchlässigkeit der Capillaren, Plasmaauswanderung und konsekutiver *Abnahme der zirkulierenden Blutmenge* in den Vordergrund.

Seine Untersuchungen zeigten eine Abnahme der zirkulierenden Blutmenge von 30—40%, einen Gesamteiweißgehalt des Dysenterikerserums von 7,39 g-%, des Cantharidenblaseninhaltes von 5,94 g-% gegenüber Normwerten von 7,14 bzw. 5,17 g-%. Bei Dysenterie kommt es somit nicht nur zu gesteigertem Flüssigkeitsverlust aus der Blutbahn, sondern auch zu vermehrter Eiweißdurchlässigkeit der Gefäßwände, wodurch der Eiweißgehalt des Filtrates steigt.

Der *Herzmuskel* selbst ist wenig beteiligt. Die Herzgrenzen sind nicht verbreitert, die Herztöne leise, aber rein, die Herzaktion regelmäßig. HABS (1947) fand allerdings bei 25 Ruhrkranken 18mal krankhafte Veränderungen im *EKG:*

Verlängerung der Überleitungszeit, pathologisch tiefes Q III, Wilson-Block, Verbreiterung des QRS-Komplexes, Veränderung der Finalschwankung in 2 oder 3 Ableitungen. Die Veränderungen waren meist flüchtig und gingen der Schwere der Darmerscheinungen nicht parallel. HABS denkt an toxisch-infektiöse Schäden, in Spätfällen degenerative Prozesse, interstitielle Myokarditiden und hyperergische Entzündungen.

Nervensystem. *Meningitische* Erscheinungen, begleitet von starken Kopfschmerzen, Druckpuls, Benommenheit, Erbrechen sind nicht selten zu beobachten. Sie bilden, insbesondere bei der E-Ruhr der Kinder mitunter einen dramatischen Beginn der Krankheit, der sich bis zu Krämpfen, Bewußtlosigkeit und lange anhaltendem Koma steigern kann. Die ersten blutig-schleimigen Entleerungen bedeuten dann geradezu eine Entgiftung, klingen doch nach ihrem Einsetzen die bedrohlichen Symptome rasch ab (BLOCK, TARNOWSKI und GREENE 1939, HÄSSLER 1931). Die Differentialdiagnose gegenüber Meningitis kann schwierig werden, zumal wenn Durchfälle ganz ausbleiben. FELSEN, RUNDLETT, SULLIVAN und GORENBERG fanden während einer Epidemie in New Jersey 1934 den meningitischen Erkrankungstyp bei 13% der Patienten. Liquoruntersuchungen ergeben Drucksteigerung, geringe Pleocytose oder normale Zellzahl, gelegentlich Eiweißvermehrung und positive Pandyreaktion, normalen Globulin- und Zuckerspiegel. *Encephalitische Symptome* sind mehrfach beschrieben: KRAMAR, MISKOLCZY und CZAJAGH sahen unter 1026 ruhrkranken Kindern (73% Flexner-, 20% E-, 6,7% Shiga-Kruse-Ruhr) 15mal ein meningeales Syndrom, 63mal encephalo- bzw. myelopathische Erscheinungen. Die zentralnervösen Symptome können in vielen Schattierungen auftreten: motorische Unruhe, Krämpfe, Schnauzkrämpfe, Schnauftics, choreatische Bewegungen, apoplektiforme zentrale Lähmungen, ängstliche Erregung, Delirien, ausnahmsweise Tobsuchtsanfälle. Halluzinationen und zeitlich-örtliche Desorientiertheit führen zu Fluchtversuchen, zu nächtlichem planlosen Umherirren. Letzteres ist gewiß bei Ruhr viel seltener als bei Typhus und Fleckfieber. Immerhin sind mir 2 Suicidversuche bekannt, ferner 2 Fälle akuter Amentia, 1 Fall von Koprophagie 1 Tag vor dem Exitus an schwerer Ruhr. Störungen des Sensoriums, Somnolenz, final in Koma übergehend, Apathie, Stupor, depressive Verstimmungen, auch paranoide oder katatonieartige Zustände kommen vor. Ausgesprochene Euphorie wird ab und zu im Fieber des Endstadiums beobachtet. Häufiger greift die toxische Schädigung an den *Regulationszentren* an. Trifft es das *Wärmeregulationszentrum*, so kommt es zu Temperatursturz, wie man es auch im Tierversuch nach Injektion von Dysenterietoxin beobachtet. Die Tiere verhalten sich dann poikilotherm. Das *Atemzentrum* reagiert in diesen Versuchen mit Tachypnoe, später Bradypnoe. Schließlich tritt Atemstillstand ein. Auch bei Menschen erfolgt mitunter der Tod unter den Zeichen toxischer Atemlähmung im Atemstillstand bei zunächst noch fühlbarem Puls. KARCZAG (1932), ALEXANDER (1934), HOFF (1940) beschreiben ein *Striasyndrom*, das sich bei mittelschweren wie schweren Fällen einstellen kann und dann durchaus an den postencephalitischen Parkinsonismus erinnert. Es besteht Rigor, katatonieartige Körperhaltung, Bewegungsarmut, Umkehrung des Schlaftypus, Tremor. Zentral bedingtes Erbrechen wie toxische Schädigung der *Vasomotorenzentren* wurden bereits erwähnt. *Bulbäre Symptome* wie auch hartnäckiger Singultus bedeuten in der Mehrzahl der Fälle das Todesurteil. Bei 10% von 312 Ruhrtodesfällen[1] war Singultus, oft tagelang anhaltend, vorhanden. Pyramidon wirkt günstig, vielleicht in seiner Eigenschaft als Hirnstammnarkoticum. Zentralnervöse Störungen sind bei Kindern etwas häufiger als bei Erwachsenen. ROELCKE beschreibt sie bei 38% E-Ruhrkranker, in unserem eigenen Beobachtungsgut[1] waren es mindestens 25% der schweren Erkrankungsfälle, bei KRAMAR, MISKOLCZY und CZAJAGH 16% von 1026 Kindern. Seltener kommen *Myelitis* (DRIFT 1941), *funikuläre Myelose* (MENZEL 1932) oder gar eine aufsteigende Paralyse vom LANDRY-Typ vor. BITTORF (1918) fand bei etwa 1% aller Kranken *Neuritis*, Ischias, auch Polyneuritis, symmetrische Parästhesien an Händen und Füßen, Hyper- und Hypästhesien, Analgesien. Die Tiefenempfindungen blieben ganz oder fast ganz erhalten. Bei 53 Fällen eigener Beobachtung lag in rund der Hälfte der Fälle Ischias, 2mal auch doppelseitig, vor. Von den übrigen Nerven wurden befallen: N. trigeminus 5mal, N. ulnaris 4mal, N. occipitalis maior 2mal, N. peronaeus, Nn. tibialis, cut. fem. lat., radialis, Armplexus je 1mal. Facialisparesen, Serratuslähmungen sind bekannt, Erlöschen des PSR und ASR ist in schweren Fällen öfters zu beobachten. Tetanische Symptome gehen wohl meist auf Störungen des Mineralhaushaltes zurück.

Erscheinungen von seiten der übrigen Organe. Nicht selten (in 1—14% der Fälle) sieht man einen *Herpes*, vielleicht ist er bei Beteiligung des Nervensystems häufiger. FELSEN (1934) dachte sogar an eine konstante Assoziation des Herpesvirus mit einem neurotropen Flexner-Stamm. Die Zunge ist oft stark belegt, bei schweren Fällen auch trocken und borkig. *Glossitis*, *Stomatitis* kommen vor. Die *Atmungsorgane* sind im allgemeinen unbeteiligt. Im älteren Schrifttum finden sich Einzelfälle von E-Ruhrerkrankungen, vor allem Kinder, bei denen eine Pneumonie den Darmerscheinungen vorausgeht. FELSEN beschreibt das gleiche bei Flexner-Ruhr Erwachsener. Die Anfangserscheinungen waren die einer Lobärpneumonie, die sich nach 24 Std unter Auftreten blutiger

[1] Ruhrepidemie bei den deutschen Truppen in Polen 1939.

Durchfälle rasch zurückbildete. *Lebererkrankungen* gehören nicht zum Bilde der Bacillenruhr. POSSELT (1924) gab zwar an, daß es wie beim Typhus, so auch bei der Ruhr primäre Gallenwegs- und Lebererkrankungen gäbe. Er fand aber nur in Einzelfällen Ruhrbacillen in Gallenblase, Gallenwegen, Leberblut. SCHÖNBRUNNER (1943), VAN DER SAR, POT und HARTZ (1948) weisen im neueren Schrifttum ebenfalls auf die Mitbeteiligung der Gallenblase hin. Die *Milz* ist bei der unkomplizierten Ruhr nicht geschwollen, ein differentialdiagnostisch wertvolles Moment. Hämatogene Infektion der *Nieren* ist bei den seltenen Fällen von dysenterischer Bacillämie möglich, echte Nierenentzündungen sind selten. Treten sie auf, so kann der Blutdruck dabei hypo-, normo- oder hypertonisch sein (ROEMHELD 1949). BITTORF, SCHITTENHELM sahen akute hämorrhagische Nephritiden bei in Abheilung begriffener Ruhr. Sie setzten mit Fieber ein und waren nach etwa 2 Wochen abgeklungen. Dysenterietoxininjektion führt im Tierexperiment zu Albuminurie, Leukocyturie, Ausscheidung granulierter Cylinder. Ähnliches sieht man beim ruhrkranken Menschen verhältnismäßig häufig. Die Urinmenge ist infolge der Wasserverarmung oft nur gering, die Urinkonzentration hoch, was die Grundlage für Nierensteinkoliken abgeben mag (ASSMANN 1940). Die Diazoreaktion ist öfters positiv. Infektionen des *Nierenbeckens* und der ableitenden Harnwege mit Dysenteriebacillen sind selten. Im Schrifttum sind kaum 40 Fälle beschrieben. Es handelt sich vorwiegend um Frauen, darunter einzelne Schwangere. Der Infektionsweg ist im allgemeinen ascendierend. Als Erreger wurden meist Flexner-Typen gefunden (FELSEN). *Cystitis* und *Urethritis* sind demgegenüber häufiger, bei 620 Kranken fand ich sie zu 1,5% bzw. 1%. Bei anderen Epidemien werden aber auch höhere Zahlen angegeben. Blasenkrämpfe, Pollakisurie, Harnverhaltung, auch Balanitis stellen sich ein. Blasentenesmen können durch Übergreifen der Irritabilität und Spasmen vom Darm her entstehen. ROEMHELD (1949) sah bei 10—15% seiner Kranken stärkere Miktionsbeschwerden.

Blutbild. Die Zahl der Leukocyten ist meist nur mäßig vermehrt, das Ausmaß der Leukocytose abhängig von der Schwere des Infektes. Von 381 Ruhrkranken [1] hatten 24% Werte über 10000, von 90 Fällen mit nachgewiesener schwerer Shiga-Kruse-Ruhr hatten 50% Leukocytosen über 10000, 8% über 20000. Stärkere Leukocytose muß unbedingt an das Mitwirken einer Sekundärinfektion denken lassen. BRIEGER (1946) gibt bei Kindern und Säuglingen Leukocytenzahlen bis 80000 und starke myeloische Reaktion an. Inwieweit Sekundär- und Mischinfekte oder Acidosen hier mitsprechen, ist aus seiner Mitteilung nicht recht ersichtlich. Wie alle schwertoxischen Infekte führt auch die Ruhr nicht selten zu Leukopenien (COOPER 1939). ROBERTS und DANIELS fanden sie bei 21,4% ihrer Kranken. Bei manchen Schwerkranken ist das Absinken der Leukocyten auf 1200 oder weniger, die Verminderung der Neutrophilen unter 10% so eindrucksvoll, daß FELSEN diese Verlaufsform als agranulocytotischen Typ besonders herausstellt. Es finden sich in den polymorphkernigen Zellen verschiedene Grade toxischer Degeneration, Vacuolenbildung, Pyknose. Die Ursache der Leukopenie ist wahrscheinlich eine toxisch bedingte Ausschwemmungshemmung, denn SSYSSOJEW (1924) fand im Knochenmark eine neutrophile und eosinophile Myelopoese. Das Ausmaß wie die Dauer der Leukocytose und der Linksverschiebung gehen der Schwere des Infektes parallel. Mehr als 20% Stabkernige (von mir in 15% von 409 Fällen beobachtet) bedeuten schwere Erkrankungen und sind verdächtig auf Mischinfekte. — Das Verhalten der Eosinophilen und Monocyten unterscheidet sich in nichts von demjenigen bei den meisten anderen Infekten. Die Lymphopenie erklärte SSYSSOJEW mit der

[1] Ruhrepidemie bei den deutschen Truppen in Polen 1939.

Toxinempfindlichkeit der kleinen Lymphocyten und ihrer raschen Zerstörung durch die Ruhrgifte. Die Veränderungen des Blutbildes gehen gleichlaufend mit dem klinischen Bild rascher oder langsamer zurück. Im ganzen gesehen löst die Ruhr keine ausgesprochen starke Reaktion im peripheren weißen Blutbild aus. Die *Thrombocytenzahl* sinkt während des Infektes durchschnittlich auf 100000 bis 200000 cmm. Die Spontanagglutination der Thrombocyten ist nur in seltenen schwer toxischen Fällen aufgehoben. Die Retraktion des Blutkuchens oder des aus Plasma mit $CaCl_2$ ausgeschiedenen Fibrins ist meist deutlich gestört, oft aufgehoben, was auf eine Schädigung des Retraktocyms in den Thrombocyten, vielleicht auch auf kolloidchemische Änderung des Fibrinmoleküls zurückgeht. Die erste Phase der Blutgerinnung, die Reaktionszeit bis zum Auftreten des 1. Fibrinfadens, ist häufig verkürzt, offenbar als Folge des im Infekt absinkenden Antithrombinspiegels. Die Blutungszeit ist etwas verkürzt, der Prothrombinspiegel normal (WALTHER und MÜLLER, unveröffentlicht). Seltenere Komplikationen sind Thrombopenien, denen wohl eine besondere Schwäche und Anfälligkeit des thrombopoetischen Apparates zugrunde liegt (RITTERSHAUSEN 1935). STEUER (1940) beschrieb vasculäre Purpura mit positivem RUMPEL-LEEDEschen Zeichen bei schwer toxischen Fällen. Das Verhalten der *Blutsenkung* bietet nichts Signifikantes: In den allerersten Krankheitstagen häufig normale Werte, in schweren Fällen stark beschleunigt, der klinischen Ausheilung lange nachhinkend und oft noch 2—3 Monate nach Abklingen der Ruhr erhöht. Man kann dieses Verhalten als ein Zeichen dafür nehmen, daß sich die Ruhr stärker auf das *Bluteiweißbild* als auf das leukopoetische System auswirkt. Im Bluteiweißbild ist zunächst die Erhöhung des Fibrinogenspiegels zu erwähnen, die um so stärker ausgesprochen ist, je toxischer die Erkrankung verläuft (KARCZAG und SZENDEY 1932). Eigene unveröffentlichte Untersuchungen des Bluteiweißbildesbei 103 Ruhrkranken zeigten mäßig erhöhte Fibrinogenwerte zwischen 0,35—0,6 g-%, selten darüberliegend, und eine Zunahme der Globuline mit starkem Absinken des Albumin-Globulin-Quotienten. Hierbei ist nicht nur an eine absolute Zunahme der Globulinmenge zu denken, sondern auch an ihre relative Vermehrung infolge teilweiser Abwanderung der kleinen Albuminmoleküle ins Gewebe durch die toxisch geschädigte, durchlässiger gewordene Capillarwand hindurch. — Die Eindickung des Blutes durch den Wasserverlust läßt die Gesamteiweißwerte bis auf 10 g-%, im Einzelfalle sogar darüber hochschnellen. Mit dieser *Exsiccose* geht eine Verringerung der zirkulierenden Plasmamenge, eine Zunahme des Trockensubstanzgehaltes des Blutes und ein Ansteigen des spezifischen Gewichtes des Blutes auf 1060 einher. Die Erythrocytenwerte sind auf 5—7 Mill., die des Hämoglobins auf 100—120% erhöht. Nicht selten sieht man den Färbeindex bei normalen Erythrocytenzahlen auf 0,7 heruntergehen, ein Hinweis auf eine durch Bluteindickung verdeckte sekundäre Anämie, deren Ursache in toxischer Schädigung des hämatopoetischen Systems, teils in den Blutverlusten aus den Darmgeschwüren zu erblicken ist (WALTHER 1942). RETZLAFF (1942) lehnte auf Grund von Wasserbestimmungen im Gewebe von Ruhrleichen das Vorkommen einer Exsiccose bei Dysenterie ab. Eigene Untersuchungen an Gewebsproben zeigten in der Haut ein Absinken des Wassergehaltes auf 40—60% gegenüber einer Norm von 70%, im Unterhautzellgewebe auf 9—14% (normal 26—30%). Die Flüssigkeitsverluste durch den Darm können zur Entstehung einer Exsiccose sicherlich ausreichen. SIEBECK (1937) fand bei Ruhrkranken täglich 1—2 Liter, KOSSEL (1915) sogar bis 4 Liter Wasserverlust auf intestinalem Wege. Daneben sind Wasserverluste auf pulmonalem Wege bei Tachypnoe, ferner bei kopiösem Erbrechen zu berücksichtigen. Schließlich muß daran gedacht werden, daß der Wasservorrat des Körpers im ganzen gesehen zwar ausreichend sein kann, daß aber schon partielle Exsiccosen schwerste Störungen im intermediären Stoffwechsel auszulösen vermögen. Bei ausgesprochener Exsiccose findet man fast stets eine positive Indican- oder Xanthoproteinprobe im Serum (REINWEIN 1939). Klinisch zeigen die exsiccotischen Ruhrkranken trockene, welke, gefältelte Haut, Wadenkrämpfe, ähnlich denen bei Cholera, sprechen für die Wasserverarmung der Muskulatur. Die Viscosität des Blutes ist erhöht, es tropft bei Venenpunktion selbst bei Benützung dicker Kanülen nur langsam und honigartig ab. — Die häufigen Darmentleerungen der Ruhrkranken bedingen beträchtliche *Chlorverluste*, täglich 3—5 g, statt normalerweise 0,1—0,2 g. Mit der zunehmenden Zahl der Durchfälle steigt auch ihr Chlorgehalt. Da die Darmsekrete alkalisch sind, übertrifft der Na-Verlust die Chlorausscheidung. Das würde zu einer Gewebsacidose führen, wohingegen bei häufigem Erbrechen mehr Chlor als Natrium verlorengeht mit dem Resultat einer *Hypochlorämie* und Gewebsalkalose. BOIDIN, GOUNELLE und BOHN (1940) konstatierten bei Ruhrkranken Herabsetzung des Chlorgehaltes in den Erythrocyten wie im Plasma und eine erhöhte Blutalkalescenz. Hypochlorämie kann bereits am 2. und 3. Krankheitstage vorhanden sein. Mitunter erfährt sie erst durch fortschreitende Verschlimmerung ihre volle Ausprägung. Mit MÜLLER gemeinsam durchgeführte Untersuchungen an Gewebsproben zeigten bei Ruhrleichen einen Chlorgehalt von 120—200 mg-% gegenüber einer Norm von 300 mg-%. Intravenöse Kochsalzzufuhr beeinflußt wie bei anderen Infektionskrankheiten, so auch bei Ruhr den Serumchlorspiegel nur kurzfristig, da während des fieberhaften Infektes das Chlor in das Gewebe abwandert (WALTHER 1942). Gelegentlich wurde chloroprive Tetanie beobachtet (HOFF 1940, OTTO 1940). In der Rekonvalescenz steigt der Chlorspiegel ziemlich rasch wieder an, es wird sogar gelegentlich eine vorübergehende Hyperchlorämie beobachtet, die von STROEDER (1942) zum Teil auf eine durch erhöhten Vagustonus bedingte verstärkte Abdichtung der Capillarwände bezogen wird. Hypochlorämie zieht verstärkten Eiweißzerfall und Verschlechterung der Harnstoffausscheidung durch die Niere nach sich, führt also häufig zu Rest-N-Steigerung, was zu der Bezeichnung „*chloroprive Azotämie*" Anlaß gab. Derartiges wird bei Ruhr beobachtet (GOUNELLE und MARCHE 1941). Kochsalzzufuhr senkt den erhöhten Rest-N-Spiegel. Der Grad der Azotämie hängt aber nicht direkt von der Schwere des Krankheitsbildes ab. Vielleicht spielt eine Hyposthenurie für Stickstoff, wie sie nach schweren Brechzuständen und Durchfällen häufig beobachtet worden ist, eine Rolle. Der Differenzstickstoff im Blutserum, normal bis 10 mg-%, steigt bis auf 30—40 mg-% an, was zur Annahme eines verstärkten Eiweißzerfalles berechtigt (WALTHER 1942). Die Störung des *Na- und K-Stoffwechsels* äußert sich in schweren Fällen im Urin durch Absinken der Na-Ausscheidung und des NaCl-Quotienten bis auf 0,02 (normal = 1) und im Anstieg der K-Ausscheidung (BRULÉ 1940). Hat der Körper starke Einbußen an Kochsalz und Kaliumsalzen erlitten, wie dies bei fortschreitender Exsiccose der Fall ist, dann bricht schließlich das Wasserbindungsvermögen der Gewebe überhaupt zusammen. Selbst subcutan oder intravenös zugeführte Kochsalzlösungen gehen dann rasch wieder durch den Darm verloren (SIEBECK). Alle diese Störungen im Na-, K-, Cl-Spiegel, in der Alkalireserve, im Wasserhaushalt und im Glutathionsystem werden von BLAZSÓ (1941) mit Nebennierenrindenschädigung in Verbindung gebracht. Bezüglich des *Kohlenhydratstoffwechsels* ist bei Kaninchen eine Verschlechterung der Glucoseassimilation nach Vergiftung mit Shiga-Kruse-Toxin zu sehen. Die künstlich durchströmte Leber vermag dann nicht mehr Glykogen aus Glucose und Traubenzucker aus Milchsäure zu bilden. Feingeweblich bestehen seröse Hepatitis, schwere degenerative Veränderungen der Leberzellen, Läppchennekrosen. Kinder mit schwer toxischer Ruhr zeigten proportional der Schwere des Krankheitsbildes Erhöhung des Nüchternblutzuckers, des Blutmilchsäurespiegels, nach peroraler Traubenzuckerbelastung hohe Blutzuckermaximale und stark protrahierte Hyperglykämie. Obduktionen ergaben in solchen Fällen schwere degenerative Veränderungen der Leberzellen (DIECKHOFF 1943). Der *Cholesterinspiegel* ist während des fieberhaften Infektes häufig gesenkt.

Komplikationen. Von seiten des Magen-Darmkanals werden an Komplikationen im Schrifttum erwähnt: dysenterische Ulcera im Ösophagus, Intussusception, Subileus, Perforationen dysenterischer Dickdarmulcera in die Bauchhöhle, Durchwanderungsperitonitis, periproktitische Abscesse, Ruhrgeschwüre im Appendix. Letztere führen kaum je zu Gangrän oder Perforation, offenbar weil die Kommunikation mit dem Coecum ungestört ist. Eitrige Appendicitis im Verlaufe einer Ruhr ist wahrscheinlich als Aufflackern älterer Prozesse zu deuten. Der abwehrschwache Organismus ist in vermehrtem Maße Sekundärinfekten ausgesetzt: Herpes labialis, Soor, Parotitis, Otitis, Angina tonsillaris, Noma, Furunkel, Abscesse, Sepsis, Cystitis, Vaginitis, Balanitis. Bronchopneumonien sind häufige und gefährliche Komplikationen. Colipyelitis und Colisepsis entstehen über die Eintrittspforten der Darmulcera hinweg. Nicht selten tritt im Verlaufe der Ruhr eine Hepatitis contagiosa auf, was COTRUFO (1942) auf eine Leberschädigung bezieht, welche das Ansiedeln des Hepatitisvirus erleichtert.

Doppelinfektionen. In den Tropen muß man an Kombination mit Amöbenruhr denken. Hierbei pfropft sich seltener eine Bacillendysenterie auf eine Amöbenruhr auf, die umgekehrte Reihenfolge ist häufiger (MANSON-BAHR). Trotz gleicher Organlokalisation überlagern sich die beiden Infektionen ohne größere gegenseitige Beeinflussung. Doppelinfektionen mit mehreren verschiedenen Ruhrbacillentypen sind bakteriologisch interessant, klinisch ohne Bedeutung (DENISON und DE HOLL 1935, HARRDY, WATT, DE CAPITO und KOLODNY 1939). Bei Mischinfektionen von Dysenterie und Typhus (FELSEN, BOJLEN 1934), Dysenterie und Paratyphus (BLACKLOCK und GUTHRIE 1937) erscheint der Krankheitsverlauf der Ruhr etwas abgemildert. Fällt der Ruhrinfekt in die Typhusinkubation, so wird die typhöse Erkrankung häufig provoziert. Bacillenruhr und Cholera scheinen sich wenig zu beeinflussen (HÖRING 1947). Die Prognose wird bei Kindern wesentlich verschlechtert, wenn während und kurz nach der Darminfektion Masern oder Grippe hinzukommen (BRIEGER 1946). ICKERT (1941) weist auf das syntrope Verhalten von Ruhr und Tuberkulose hin.

Diphtherie gefährdet den Ruhrkranken insofern besonders, als die diphtherische Myokarditis komplizierend hinzutritt. Wolhynisches Fieber im Verlaufe der Ruhr löst — wie jede andere Infektionskrankheit — leicht Rezidive aus. Dies gilt auch für die Virusmeningitis, für die eine Zeitlang die Bezeichnungen „Kopfschmerzfieber", „Donfieber" üblich waren und welche nicht nur eine sehr lästige Komplikation darstellt, sondern auch besonders häufig Ruhrrezidive auszulösen scheint (ROEMHELD 1949).

Nachkrankheiten. In der Rekonvaleszenz nach Bacillenruhr treten eine Reihe von Nachkrankheiten und Funktionsstörungen auf, deren gesonderte Besprechung im Hinblick auf ihre Pathogenese gerechtfertigt ist. Am eindrucksvollsten ist unter diesen der *Ruhrrheumatismus* oder das Ruhrrheumatoid (DORENDORF und KOLLE 1916, STETTNER 1917, SCHITTENHELM und SCHLECHT 1918). Die Häufigkeit des Vorkommens wird in den einzelnen Epidemien verschieden — zwischen 0,27—10% — angegeben, dürfte im allgemeinen 1—3% betragen. In der Mehrzahl der Fälle werden mindestens in leichtem Grade mehrere Gelenke befallen. Die Lokalisation wird von mechanischen und thermischen Einflüssen gesteuert. Stark in Anspruch genommene Gelenke werden bevorzugt, so besonders Knie, Fuß, Schulter, Hand. Die kleinen Gelenke treten etwas in den Hintergrund. Seltener kommen Arthritiden in den Kiefer-, Kehlkopf-, Sternocostal-,

Acromioclavicular- und Wirbelgelenken vor. Vereinzelt werden Bechterew-artige Bilder gesehen. Die Temperatur steigt häufig schon 1—2 Tage vor dem Auftreten der Gelenkerscheinungen an. Die meisten Fälle ausgeprägter dysenterischer Arthritis sind von Fieber wechselnder Dauer und Höhe, mitunter bis 39° C, begleitet. In schweren Fällen ist die Erkrankung exsudativ, rezidivierend, sehr hartnäckig und wochen- bis monatelang andauernd. Die Exsudation kann so stark sein, daß mehrfache Punktionen erforderlich werden. Hautrötung wird gelegentlich beobachtet. Die Schmerzen sind sehr störend und treten häufig nachts auf. Das Gelenkexsudat ist zähflüssig, schleim- und fibrinhaltig, enthält 3—4% Eiweiß. Sehr selten sind Ruhrbacillen darin nachzuweisen. Gelegentlich wird eine positive Gruber-Widal-Reaktion mit Titern von 1:400 bis 1:600 angegeben (POIRIER 1942, WORMS, LESTBE und SOURDILLE 1926). Mikroskopisch finden sich im Exsudat polymorphkernige Leukocyten, histologisch eine Zellinfiltration der Synovia, die aus Lympho- und Histiocyten besteht, während die Leukocyten zurücktreten. Das Bild ähnelt der Serumarthritis (WEPLER 1942). Nur selten kommt es zu Eiterung und Ankylose. Komplikationen seitens des Herzens sind nicht zu befürchten. Gegenüber der Polyarthritis rheumatica fehlt beim Ruhrrheumatismus die Neigung zu profusen Schweißen fast völlig. In leichteren Fällen sind es nur Arthralgien ohne nachweisbare Exsudation, die den Kranken belästigen. *Muskelrheumatismen* sind in rund 2% aller Kranken beschrieben. *Tendovaginitis*, *Periostitis*, *Erythema nodosum* sind weitere Begleiterscheinungen aus dem rheumatischen Formenkreis. Rund 75% der Ruhrrheumatismen tritt in der 3.—4. Krankheitswoche nach Abklingen des Fiebers und der Darmerscheinungen beim Rekonvaleszenten auf.

Es besteht keine Bindung an den Erregertyp. Shiga-Kruse-, Flexner- und E-Ruhr sind in ungefähr gleicher Weise am Zustandekommen der Arthritis beteiligt. Rheumatoide werden in der Rekonvaleszenz nach Scharlach, M. Bang, M. Weil und wenn auch seltener nach einer Anzahl weiterer Infektionskrankheiten beobachtet. Es liegt daher nahe, allergisch-hyperergische Reaktionen als Ursache des Ruhrrheumatismus anzuschuldigen. Diese These wird auch von den meisten Autoren angenommen. Hier ist zu erwähnen, daß wiederholte Injektionen von Sh. paradysenteriae-Extrakten bei Kaninchen Arthritis erzeugen. Rheumatismen während der ersten Krankheitstage sind gewöhnlich leicht und fast nur bei solchen Personen anzutreffen, die schon früher rheumatische Beschwerden durchgemacht haben oder an einer Fokalinfektion leiden, deren Gelenkapparat mithin sensibilisiert ist. Das Frührheumatoid kann als parallergische Frühreaktion des sensibilisierten Organismus angesehen werden (WALTHER 1940).

Häufig ist eine *Conjunctivitis* in der Rekonvaleszenz. Es werden Zahlen von 5—50% angegeben. Sie stellt sich gewöhnlich in der 2.—4. Krankheitswoche ein, um rasch und folgenlos abzuklingen (KEEFER 1940). Iritis und Iridocyclitis mit nachfolgender Synechie sind seltener. Im Tränensekret finden sich selten Agglutinine. Diese sind gelegentlich im Kammerwasser nachzuweisen. Unspezifische, mitunter eitrige *Urethritis* tritt bei rund 1% aller Kranken, bei 6—10% der Rheumatismusfälle auf. Die Kombination Arthritis-Conjunctivitis-Urethritis wird als REITER*sche Trias* bezeichnet. In der gesamten Weltliteratur sind zwar nur rund 600 derartiger Fälle beschrieben. Das Syndrom ist aber sicher viel häufiger. REITER glaubte als Erreger eine Spirochaeta forans gefunden zu haben, ein Befund, der nie wieder reproduziert werden konnte. Das Syndrom ist bisher fast nur bei Männern, und zwar vorzugsweise im Alter von 20—40 Jahren beschrieben worden. Die Symptomatologie ist aber so vielfältig, daß man besser von einer REITERschen Krankheit als von einer Trias sprechen sollte (SCHUERMANN und HAUSER 1949). Die Urethritis kann hämorrhagischen Charakter annehmen, es kann sich eine Cystitis, mitunter ebenfalls hämorrhagischer Natur hinzugesellen, wobei die Cystoskopie neben einer ödematösen Blasenschleimhaut multiple Ulcerationen aufdeckt (BAINES 1947). Selten sind Pyelitiden. Die

Conjunctivitis verläuft oft milde. Nach CIMBAL (1943) ist eine umschriebene episkleritische Schwellung typisch. Er empfiehlt die Bezeichnung „Skleroconjunctivitis". An anderweitigen Schleimhauterscheinungen sind Beteiligungen der Vaginal-, Mund- und Nasenschleimhaut bekannt. Die Gelenksymptome sind mono- oder polyarthritisch. Histologisch fand sich in Einzelfällen entzündliche Reaktion in den oberflächlichen Schichten der Synovia und lymphocytäre Infiltrate (HOLLANDER und Mitarbeiter 1945). YOUNG und McEWEN (1947) fanden bei Röntgenuntersuchungen keine destruktiven Gelenkveränderungen, höchstens gelegentlich Zeichen einer leichten Inaktivitätsatrophie. Selten sind Dauerschäden: Osteoporose, Knorpelzerstörungen, Ankylosen, Wulst- und Zackenbildungen an den Gelenken (SCHUERMANN und HAUSER 1949). Perichondrale Prozesse wurden an Brust-, Nasen -und Ohrknorpeln sowie an der Symphyse beobachtet. Auch die serösen Häute, Pleura, Meningen, Endokard wurden gelegentlich in das Krankheitsgeschehen mit eingezogen. WILKE (1943) beschrieb Polyneuritiden und fand im Liquor deutliche Eiweißvermehrung bei nur geringer Pleocytose. An typischen Hauterscheinungen schildern SCHUERMANN und HAUSER (1949) gruppierte lokalisierte pustulös-parakeratotische Exantheme vornehmlich über den befallenen Gelenken. Typisch ist auch die Balanitis circinata, fleckförmige Erytheme mit erhabenem, grauweißlichem Saum, der eine bogige Begrenzung bildet, so daß landkartenartige Bilder entstehen können (GOTTRON 1943). Die Einzelteile des Syndromes treten meist nicht gleichzeitig, sondern nacheinander in Erscheinung; Fieber, Blutsenkungsbeschleunigung, Leukocytose begleiten sie. Das RUMPEL-LEEDEsche Phänomen ist häufig positiv. Ein Großteil der Autoren betrachtet die REITERsche Trias als ein Nachkrankheitssyndrom der Ruhr. Man hat aber auch an andere Ätiologie, an Pneumokokken, nichthämolytische Streptokokken, Enterokokken, B. coli, Staphylococcus albus, Diphtheriebacillen, B. xerosis gedacht. In letzter Zeit wird auf ein Virus hingewiesen, das bei Ratten Arthritis erzeugt. WALLERSTEIN, VALLÉE und TURNER (1946) lenkten die Aufmerksamkeit auf das Virus der übertragbaren Pleuropneumonie der Rinder, welches bei Schafen Arthritis, Keratitis und Entzündung des Scrotums hervorruft. BEVERIDGE (1943) konnte den Pleuropneumonieerregern ähnliche Mikroorganismen bei Männern mit unspezifischer Urethritis nachweisen. WALLERSTEIN und Mitarbeiter fanden Agglutinationen von Pleuropneumonieerregern durch das Serum zweier Kranker mit REITERscher Krankheit. Wahrscheinlich handelt es sich bei dem Syndrom nicht um eine ätiologische Einheit. Bei den in Zusammenhang mit einer Ruhr auftretenden Fällen mag es sich um ein allergisch-hyperergisches Reaktionssyndrom handeln. In diesem Zusammenhang muß die günstige Wirkung von Antistin erwähnt werden, die BRUNS (1949) angibt. Daß die REITERsche Krankheit bei Ruhr schon nach den Gesetzen der Wahrscheinlichkeitsrechnung vorkommen muß, ist leicht einzusehen, wenn man sich vor Augen hält, daß 3—5% aller Ruhrkranken ein Rheumatoid, 2% eine Urethritis, 5 (—50)% eine Conjunctivitis in der Rekonvaleszenz bekommen. Es wird aber auch die Anschauung diskutiert, daß die Ruhr nur einer Virusinfektion den Weg bahnt. In einem Teil der Fälle tritt aber die REITERsche Krankheit offenbar ohne Zusammenhang mit einer Ruhr auf. Inwieweit sie dann auf Virusinfektion, inwieweit auf allergisch-hyperergische Reaktionen im Gefolge anderer Infekte zurückgeht, muß einstweilen offengelassen werden. — *Neuritiden*, vor allem des N. ischiadicus, Neuralgien und Parästhesien werden meist in der 2.—4. Krankheitswoche beobachtet. WILKE (1943) beschrieb Polyneuritiden. Analog zu den Verhältnissen bei anderen Infektionskrankheiten (vgl. PETTE, BANNWARTH) wird man auch hier allergisch-hyperergische Reaktionen annehmen dürfen. Das gleiche pathogenetische Prinzip wird von

Stockinger für postdysenterische *Cholecystopathien* vermutet. — Die häufigste Erscheinung der Rekonvaleszenz ist das sog. *Nachfieber*. Sorgfältige Temperaturkontrolle vorausgesetzt, ist es wohl bei 25% aller Kranken nachzuweisen. Es tritt nach Abklingen des Infektes nach einem fieberfreien Intervall vorwiegend in der 2.—4. Krankheitswoche auf, ohne daß gleichzeitige Organkomplikationen vorlägen oder äußere Ursachen dafür anzuschuldigen wären. Mitunter sind es nur 1—2 steile Fieberanstiege, manchmal ein mehrtägiges mäßiges Fieber oder auch längere Zeit sich hinziehende subfebrile Wellen (Abb. 7). Etwas seltener

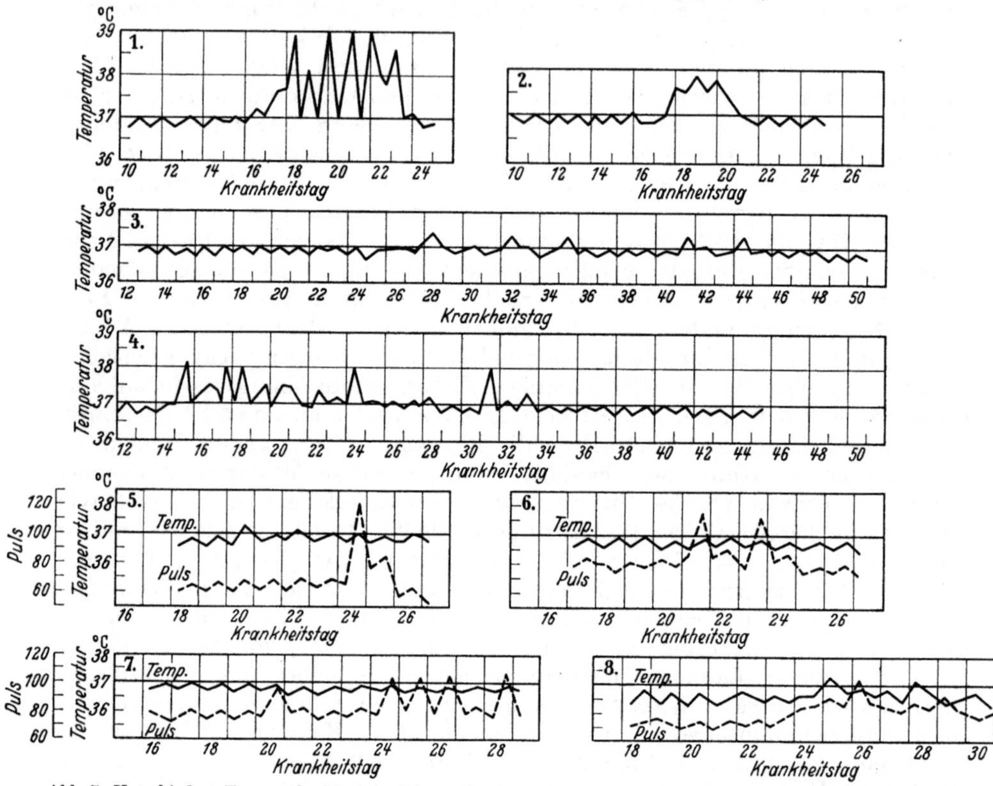

Abb. 7. Verschiedene Formen des Nachfiebers und der Tachykardie bzw. Pulslabilität in der Ruhrrekonvaleszenz.

finden sich *Tachykardien*, teils mit dem Nachfieber verknüpft, teils unabhängig davon. Es kann sich um regelrechte tachykardische Anfälle handeln. Subjektive Begleiterscheinungen sind Herzklopfen, Herzunruhe, Druckgefühl in der Herzgegend, weicher, schlecht gefüllter Puls, Schwächegefühl. *Blutdrucksenkungen*, *Kollaps*, seltener einmal vorübergehende Hypertonien sind weitere Hinweise auf die Mitbeteiligung des Kreislaufes an endogenen Reaktionsabläufen während der Rekonvaleszenz. *Urticaria*, *Asthma bronchiale*, *Migräne* (ohne daß eine Serumbehandlung vorausgegangen wäre), können als Fragmente eines anaphylaktischen Schockes gedeutet werden, zumal einzelne Fälle echten anaphylaktischen Schockes in der Ruhrrekonvaleszenz offenbar vorgekommen sind (Schittenhelm). Huebschmann (1925) fand bei 34 Obduktionen 8mal hochgradige Lungenblähung. Das Bild wies große Ähnlichkeit mit dem Lungenbefund beim *anaphylaktischen Schock* des Meerschweinchens auf. Goeppert (1917) beobachtete intra vitam bei Kindern in schwer toxischen Fällen auffällige Lungenblähung. Diese Feststellungen am Krankenbett werden ergänzt durch

Laboratoriumsbefunde: vorübergehende *Hemmung der Blutsenkungsgeschwindigkeit*, kurzdauernde *Leukopenie*, analog WIDALs hämoklasischer Krise in der 2. und 3. Krankheitswoche lassen sich leicht auf anaphylaktische Zustände beziehen. Vorübergehende *Stürze des Agglutinationstiters* deuten auf Antigen-Antikörperreaktionen, wissen wir doch, daß anaphylaktischer Schock und Schockfragmente zu kurzfristigem Absinken der mobilen Antikörper führen (KOURCHEVA 1910).

Die Summe dieser Beobachtungen gab Anlaß zu der These, daß in der Rekonvaleszenz nach Bacillenruhr ebenso wie nach vielen anderen Infektionskrankheiten eine Phase der Hyperergie auftritt, charakterisiert durch allergisch-hyperergische Reaktionslage, gesteigerte Reizempfindlichkeit und Reaktionsbereitschaft der Zellen und Gewebssysteme sowie einer Labilität des vegetativen Nervensystems. Die Rekonvaleszenz-Eosinophilie, der Höhepunkt des Agglutinintiters wie auch der Hautempfindlichkeit gegenüber Histamininjektionen während der 2.—4. Krankheitswoche sind nur einzelne Zeichen dafür. Es wurde angenommen, daß die Toxine während des Infektes an den Zellen des Organismus fixiert werden. Kommt es nun während der Phase der Hyperergie als Folge zentral- oder vegetativ-nervöser Reizung zu plötzlichen Antikörperschüben und gehen die Antikörper in großen Mengen mit den zellfixierten Antigenen eine Bindung ein, so führen die bei der Antigen-Antikörperbindung frei werdenden niedrigmolekularen Amine zu Zellschäden und zu der bunten Skala sog. Nachkrankheiten (WALTHER 1941, 1943).

Folgezustände. Zu den wichtigsten Folgezuständen gehören chronische oder rezidivierende *Magen-Darm*-Störungen. Vorübergehende oder dauernde Subacidität oder Achylie findet sich bei 12—75% der Kranken. Praktisch kann man rechnen, daß die Hälfte aller Ruhrkranken für Wochen und Monate eine Verminderung der Salzsäureausscheidung im Magensaft davon trägt, deren Ursache in einer Gastritis, toxischen oder neuroendokrinen Schäden erblickt wird (toxämische Gastrose von KATSCH). Die Achylie kann aber auch dauernd bestehenbleiben und ist dann die Ursache einer Dysbakterie des Dünndarmes und der häufigen Gärungs-, seltener auch Fäulnisdyspepsien, welche durch die gelegentlich sich hinzu gesellenden *Pankreashypocholien* und *Cholecystopathien* noch gefördert werden. Als Folgezustände können auch *Ulcus ventriculi* und *duodeni* angesprochen werden. KRIEGER (1941) fand bei 8,4% seiner Ruhrkranken später ein Ulcus, SCHEIDEL bei 18,3%, STÖRMER (1946) bei 33%. In der gutachtlichen Praxis wird man für die Anerkennung ursächlicher Beziehungen zwischen Ulcus und Ruhr Brückensymptome der Hyperacidität fordern wollen (OHLY 1934). Letztere werden bei 10—20% der Kranken gefunden (SCHLIERBACH 1941). Gastroskopisch sieht man in 40% eine hypertrophische Gastritis, der erst in späteren Zeiten Schleimhautatrophien folgen (STÖRMER 1946). Wenn die postdysenterischen *Darmstörungen* jetzt anscheinend seltener sind als nach dem 1. Weltkriege, so ist dies vielleicht auf die Sulfonamidtherapie zurückzuführen. Die Fettausscheidung ist bei $^1/_3$ der postdysenterischen Gastroenterocolitiden vermehrt. Der Grad der Fettresorptionsstörung und damit der Fettausscheidung geht der Stärke der Dünndarmschädigung parallel (SIEDECK 1942, BALZER 1948). Es finden sich sprueartige Bilder mit Fettausscheidung im Stuhl, Anämie, Zungenbrennen. Auch postdysenterische perniziöse Anämie ist in Einzelfällen bekannt. SCHLOTTER (1948) sah bei Röntgenuntersuchungen postdysenterischer chronischer Gastroenterocolitiden Schleimhautschwellung im Dick- und Dünndarm, Sekretvermehrung, Gasbildung, Passagebeschleunigung, die sich durch das Colon hin fortsetzen oder an der Ileocöcalklappe enden kann. In letztgenannten Fällen ist eine *Obstipation* möglich. Dauernde Schäden in der vegetativ-nervösen Versorgung des Dickdarmes dürften die Ursache für die manchmal zu beobachtende langanhaltende spastische Obstipation wie für atonische Zustände im Anschluß an Ruhr darstellen. LEWIN (1921) sah bei der letzten Form kontinuierliche oder auch partielle Dilatationen im Transversum oder Descendens. Selten entsteht eine *Colica mucosa.* Weitere postmorbide

Erscheinungen sind Analekzeme, Hämorrhoiden bei Kindern. STOCKINGER (1948) studierte 125 im Anschluß an eine Dysenterie frisch entstandene *Cholecystopathien.* Nur 12% davon hatten einen ausreichenden Gallenblasenreflex nach Duodenalspülung, nur 19% normale Schattendichte der Gallenblase bei Röntgenkontrastdarstellung. Die Hälfte der Gallenblasen war ausgesprochen tonusarm. Die Veränderung in der Mucosa gibt zusammen mit der Dyskinesie die Basis für sekundäre Infekte der Gallenblase ab. — Die Darmstörungen bedingen eine verschlechterte Resorption von *Vitaminen.* Vitamin C wird von den in den oberen Dünndarm aufgewanderten Colibakterien zerstört. Die schützenden Eigenschaften des normalen Magensaftes auf Vitamin B_1 sind bei der Achylie fortgefallen, es kann dann leichter durch die alkalischen Dünndarmsekrete zerstört werden. Beri-Beri ist ein häufiger Folgezustand nach Dysenterie in Japan. Seltener ist mit B_6- und B_2-Mangelerscheinungen zu rechnen. *Ödeme* sind gewöhnlich mehr bei chronischer Dysenterie als bei den akuten Formen zu sehen. Unter Kriegsverhältnissen treten sie aber häufiger auch in der Rekonvaleszenz nach akuter Ruhr auf. Kreislaufstörungen, vorangegangene Exsiccose, toxisch bedingter Capillarschaden werden zuvörderst angeschuldigt. Das Ödem erscheint, wenn der Wasserhaushalt beginnt sich zu normalisieren (CASTEN 1939). Die Ödeme sind um so stärker und hartnäckiger, je schwerer vorher die Austrocknung war. Schwerste Austrocknung und deutliche Ödeme können sich innerhalb weniger Stunden ablösen. Die Ödeme können in wellenförmigen Schüben auftreten, zwischen denen sich symptomenfreie Intervalle finden. Die Nierenfunktion ist dabei intakt. Am Kreislauf findet sich eine hypodyname Einstellung mit Absinken des Blutdruckes besonders im Stehen. Das Auftreten der Ödeme wird nicht selten von einer Verschlechterung des Allgemeinbefindens und vermehrten Durchfällen begleitet. Die Ursache ist wohl in einer komplexen Störung des Wasser-, Mineral- und Eiweißhaushaltes (Eiweißresorptionsstörung) und in einer Capillarschädigung zu erblicken (ROEMHELD 1949).

Ein latenter *Eiweißmangelschaden* wird durch eine Ruhr leicht manifest, da in Notzeiten die Eiweißverluste durch den Darm häufig wesentlich größer sind als die Eiweißzufuhr mit der Nahrung (BÜRGER 1946). Labilitäten der Kreislaufregulation finden sich noch monatelang nach überwundener Ruhr. Sie mögen die Ursache dafür sein, daß z. B. die Fähigkeit im Ertragen von Höhe und Beschleunigung bei fliegendem Personal nach überstandener Krankheit für einige Zeit erheblich gestört ist (HOFF 1942).

Chronische Ruhr. Die Zahl der Fälle, bei denen die Ruhr einen chronischen Charakter annimmt, wurde nach dem 1. Weltkriege auf 5—10% geschätzt. HOLLER (1941) fand in letzter Zeit 2,4% unter 4556 Fällen. Während man nach dem 1. Weltkriege chronisch-ulceröse und chronisch-dyspeptische Formen annähernd gleich häufig antraf, wurde später das Überwiegen der dyspeptischen Form festgestellt. Jetzt sind chronisch-ulceröse Formen seltene Vorkommnisse. Es ist eine Frage der Begriffsbestimmung, ob man von chronischen postdysenterischen Enterocolitiden oder von dyspeptischer chronischer Ruhr sprechen will. Eine Abgrenzung ist weder klinisch noch bakteriologisch noch serologisch mit Bestimmtheit möglich. Da der Bacillennachweis und die Agglutinationsprobe meist versagen, ist letzte Klärung lediglich durch rectoskopischen Befund oder Sektion zu erbringen. SCHMIDT und KAUFMANN unterschieden 1. die chronisch-dyspeptische, 2. die chronisch-ulceröse und 3. die (seltene) pericolitisch-spastische Form. Bei der *dyspeptischen Form* kommt es entweder unmittelbar im Anschluß an die akute Ruhr oder nach Perioden relativ normaler Darmfunktion zu Gärungs- oder Fäulnisstühlen mit reichlich unverdauten Nahrungsresten. Die häufigen flüssig-breiigen Entleerungen gehen ohne Tenesmen einher. Fieber besteht im

Gegensatz zur ulcerösen Form nicht, Eiter und Blut werden im Stuhl nicht ausgeschieden. Rectoskopisch finden sich keine Entzündungszeichen, keine Geschwüre. Diätfehler führen rasch zur Verschlimmerung. Allmählich kann sich Abmagerung und Anämie einstellen. Die *chronisch-ulceröse* Form zeigt demgegenüber fieberhafte Schübe, welche auf die Bildung intramuraler Abscesse zu beziehen sind und abklingen, sobald der Absceß in das Darmlumen durchgebrochen ist. Es treten Tenesmen auf und zahlreiche dünnflüssige Stühle mit unverdauten Speiseresten, glasigem Schleim, Eiter, Blut. FELSEN schildert 64 Fälle, bei denen nur das Colon beteiligt war, 14 mit Erkrankung des distalen Ileums und des Colons, 14 mit alleiniger Affektion des Ileums. Er postuliert nachdrücklich eine enge Verwandtschaft zwischen der Bacillenruhr und der chronischen Ileitis terminalis sowie der Colitis ulcerosa. Nach seiner Anschauung kommt es zu sekundärer intramuraler Invasion durch Enterokokken, hämolytische und nichthämolytische Colibacillen durch die Pforte der Ulcera, die ursprünglich von Ruhrbacillen hervorgerufen waren. In der Mehrzahl der Fälle verschwinden die Ruhrerreger überhaupt, was die geringe Infektiosität der chronisch-ulcerösen Prozesse erklärt (HURST und KNOTT 1936). WINKELSTEIN und HERSCHBERGER (1935) fanden in 7 von 60 Fällen chronisch-ulceröser Colitis Ruhrerreger und in 22 Fällen diagnostisch verwertbare Phagen. Ruhrerreger, meist vom Flexner-Typ, wurden bei chronisch-ulceröser Colitis in 10—24% festgestellt (PENNER 1936, MACKIE 1934, REED 1939, FELSEN). Es ist also festzuhalten, daß durch den Bacillennachweis rund $^1/_5$ aller Fälle von Colitis ulcerosa sich als chronische Bacillenruhr entpuppt. Wichtig ist der Hinweis von FELSEN, daß auch bei 15% sog. Ileitis terminalis (chronischer distaler Ileitis, regionaler Ileitis, CROHNscher Krankheit) positive Stuhlkulturen sich fanden. Der Autor geht aber nun weiter und erklärt auf Grund serologischer Untersuchungen das Gros der chronischen Ileitis terminalis und Colitis ulcerosa als chronische Ruhr oder Ruhrfolge. Titer über 1:100, bei Sh. sonnei über 1:50 wurden als diagnostisch beweisend angesehen und in 93% von 124 Fällen der genannten chronischen Darmaffektionen erhalten. Demgegenüber mahnen MACKIE, SCHWEIZER und GAILLARD (1938) zur Vorsicht, da scheinbar beweisende Agglutinationstiter auch durch unspezifische heterologe Reize entstehen können. *Sigmoidoskopie* (MORTON 1946, FELSEN) zeigt gerötete, geschwollene Mucosa, die außerordentlich leicht verletzlich ist und beim geringsten Trauma zu bluten anfängt, Schleimbelag, Proctitis granulosa, Ulcerationen, die isoliert sein können oder auch zu landkartenähnlichen Flächen zusammenfließen. Mitunter verdeckt das Ödem der Mucosa die Blutgefäße. Die Elastizität des Darmrohres geht verloren und macht einer Wandstarre oder einer teilweisen Stenose Platz. Die gelegentlich zu beobachtende Melanosis coli, eine Melaninpigmentation, die auf die Submucosa und die mesokolischen Lymphdrüsen übergreifen kann, wird auf Anthracenverbindungen in Laxantien, die über lange Zeit hin genommen wurden sowie auf Harzbeimengungen bezogen. Die *Röntgenuntersuchung* liefert Bilder, wie wir sie auch sonst bei Colitiden anderer Genese sehen: aufgehobene feinere Schleimhautstrukturen, plumpe Falten, unruhige Reliefzeichnung (Abb. 8), Schummerung, Doppelkonturierung als Zeichen von Reiz- und Schwellungszuständen der Schleimhaut und vermehrter Schleimsekretion. Geschwüre zeigen sich durch Zacken- und Zähnchenbildung an. Gelegentlich sind auch sog. „Kragenknopfulcera“ (Abb. 9) röntgenologisch nachzuweisen. Ausgedehntere Geschwürsbildungen lassen das Schleimhautbild wie „mottenzerfressen“ aussehen. Schließlich kommt es zu Haustren- und Strukturverlust des Dickdarmes (Abb. 10—12). Es resultiert ein starres, strukturloses Rohr, wie wir es von der Colitis ulcerosa her kennen. Die Pseudopolyposis verrät sich durch feinwabige Struktur (Abb. 10 und 13) (MOHR 1939, 1941). Diese *Pseudopolyposis*, eine polypoide Schwellung stehen gebliebener Schleimhautinseln ist wohl die häufigste Komplikation des lang anhaltenden chronisch-ulcerösen Dickdarmprozesses. BARGEN (1929) fand sie in 10% von 693 Fällen. Nekrotische Pseudopolypen werden gelegentlich mit dem Stuhl ausgeschieden. *Rectalstrikturen*, Stenosen kleinerer oder größerer Darmabschnitte, perianale und *periproctale Abscesse und Fistelbildungen* sind nicht selten. Perianale Hautatrophien beschreibt MANSON-BAHR. *Perforationen* in die freie Bauchhöhle sind sehr selten, da der chronische Prozeß bei seinem langsamen Vordringen in die Tiefe schon vor der Perforation zu peritonealen Verklebungen führt. Ausnahmsweise mag es auch zu regelrechten *Darmtumoren* dysenterischen Ursprungs kommen (SILVERMANN und LESLIE 1947). Von Erscheinungen an anderen Organsystemen werden beschrieben: Arthritis, Trommelschlegelfinger wie bei der Ostéoarthropathie hypertrophiante pneumique (FELSEN), Polyneuritiden vom proximalen motorischen Lähmungstyp. Sensible Störungen treten zurück. Der Liquor zeigt Veränderungen im Sinne des BARRÉ-GUILLAINschen Syndroms, die nach WILKE (1943) auf allergischer Grundlage beruhen. Es treten Bluteiweißkörper in den Liquorraum über. Folge einseitiger Diät bei der sich jahrelang hinziehenden Erkrankung ist die Erniedrigung der Blutwerte von Vitamin A und Carotin, schließlich Xerophthalmie. Die Faktoren des B-Komplexes spielen eine besondere Rolle. Der B_1-Spiegel ist im Blute häufig stark erniedrigt, Störungen des B_6-Haushaltes bedingen pellagroide Symptome. Der Vitamin-C-Spiegel ist ungleichmäßig stark herabgesetzt.

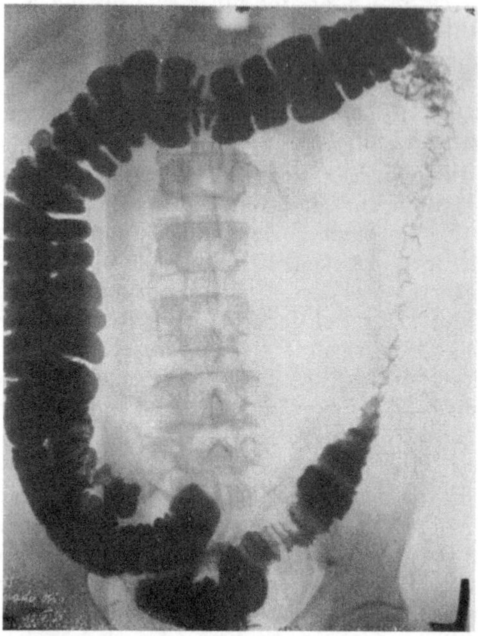

Abb. 8. Sechs Wochen alte Ruhr. Querstellung der Falten im Sigma und Descendens. Die Reliefzeichnung spricht für Schwellungszustände.

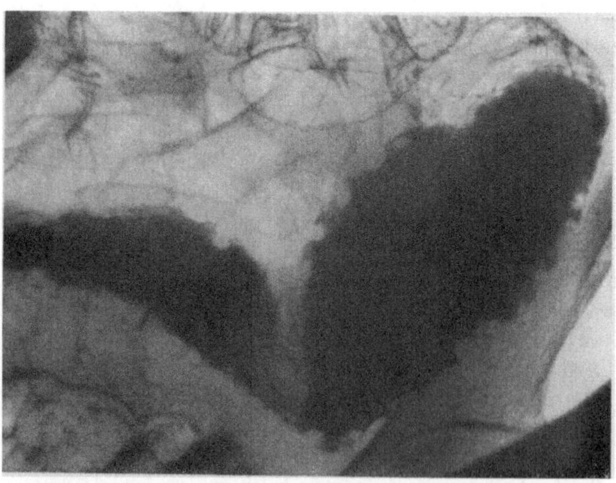

Abb. 9. Chronische Bacillenruhr im Sigma. Kragenknopfulcera.

Als *Komplikationen* werden Hauterscheinungen wie Erythema nodosum (BARGEN 1929), Lichen pilaris cachekticorum und nekrotisierende Hautläsionen am Stamm beschrieben, welche als rote Papeln beginnen, zentral nekrotisieren und in Eiterung übergehen (FELSEN). Fortschreitende phagedänische Ulcera können

Muskeln wie M. sternocleido-mastoideus, M. biceps, M. trapezius, M. glutaeus maximus zum Teil freilegen. Pluriglanduläre Störungen, Addisonismus, Thyreotoxikosen, tetanische Symptome, teils hypocalcämischer, teils chloropriver, teils endokriner Genese sind bekannt. Die fortschreitende Kachexie führt bei Frauen zur Amenorrhoe. Oft treten Ödeme auf. Man bezieht sie auf Toxinwirkung, zentral-nervöse Regulationsstörungen, schließlich auch auf Eiweißmangelzustände. HERRLICH (1947) beobachtete bei 19 derartigen Kranken Bluteiweißwerte von 3,24—5,75 g-%. Die Herabsetzung des Vitamin-B_1-Spiegels spielt bei der Genese der Ödeme keine entscheidende Rolle, da entsprechende Vitaminzufuhr die Ödeme nicht nachweisbar beeinflußt. Die Rest-N-Werte waren normal, Blutkochsalzwerte nur in einigen Fällen erniedrigt. Anämie, Bradykardie, Hypotonie sind weitere Begleiterscheinungen. Im Hintergrunde der jahrelang anhaltenden chronisch-ulcerösen Dysenterie erheben sich als lebensbedrohende Gefahren: fortschreitende Kachexie, in deren Gefolge eine braune Atrophie des Herzens mit entsprechender Funktionsstörung sich findet, Leberschäden, Vitaminmangelerscheinungen, Stoffwechselstörungen, Anämie durch den dauernden Blutverlust bei allmählich sich erschöpfender Erythropoese und Intoxikation des Organismus durch die chronisch-entzündlichen, eitrigen Prozesse, schließlich auch Amyloidose. Die Summe dieser Schäden läßt die Letalität an chronisch-ulceröser Ruhr auf 40—50% steigen.

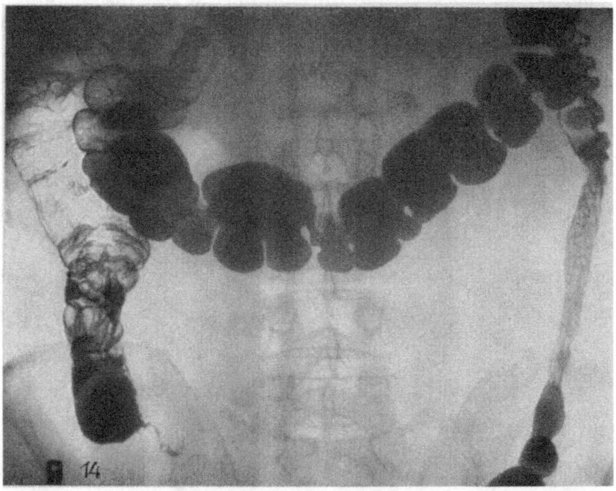

Abb. 10. Chronische Flexnerruhr. Einseitige Haustrierung des Transversums. Geringe Haustrierung im Descendens. Wabige Zeichnung im Schleimhautrelief.

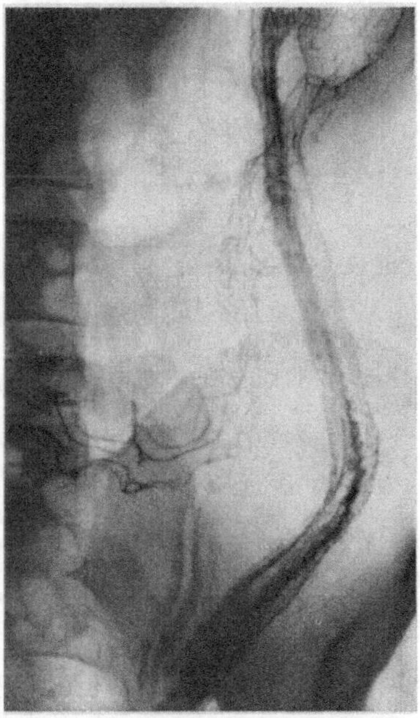

Abb. 11. Chronische Flexner-Ruhr. Doppelkonturierung, aufgehobene Schleimhautstruktur, kleine Zackenbildungen.

Pathogenese und pathologische Anatomie.

Pathogenetische Studien bedürfen weitgehend des Tierexperimentes. Da sieht man sich sofort der Schwierigkeit gegenüber, daß Ruhrerreger bei den gewöhnlichen Versuchstieren kein der menschlichen Erkrankung entsprechendes Bild hervorrufen. Hunde und Affen können — wenn auch selten — spontan an Ruhr erkranken. Affen läßt sich eine Fütterungsruhr beibringen. DACK und PETRAN (1934) konnten in isolierten Colonschlingen von Macacus mulatta eine experimentelle Dysenterie erzeugen. Kaninchen, Meerschweinchen, Mäuse müssen durch parenterale Injektion infiziert werden. Der Einspritzung der Erreger folgt zunächst einmal eine Kongestion im

Bereich der Mesenterialgefäße und ein Ödem des Darmes. Erliegt das Tier nicht frühzeitig der Toxinwirkung, so kommt es zu Darmveränderungen, die der menschlichen Ruhr in mancher Beziehung ähneln. Das thermolabile Ektotoxin der Sh. dysenteriae bewirkt intravenös, subcutan und intraperitoneal appliziert bei Kaninchen, Katzen, Hunden und Affen eine hämorrhagisch-nekrotisierende Entzündung der Darmschleimhaut infolge der Abscheidung des Giftes durch den Darm. Daneben finden sich aber konstant Veränderungen am Zentralnervensystem, von DOPTER (1905) als Poliomyelitis anterior acuta bezeichnet. Die Wurzeln und peripheren Nerven bleiben frei. Bei Kaninchen kommt es zu Lähmungen der Extremitäten. PRIGGE bezeichnet das Ektotoxin deshalb geradezu als „Nervengift", als neurotropes Toxin, und führt die zentralnervösen und Allgemeinerscheinungen hierauf, die Darmerscheinungen aber auf das

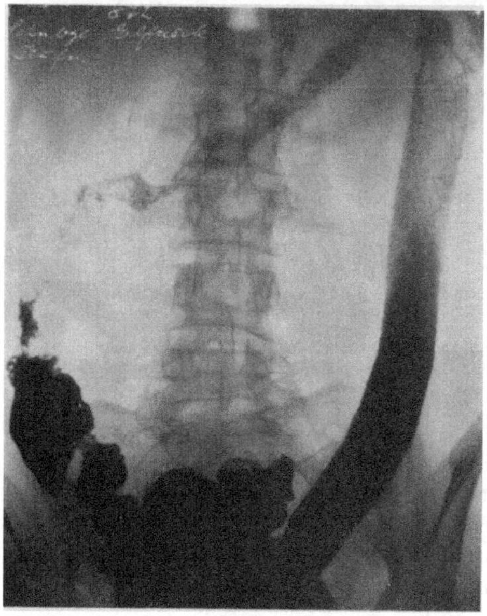

Abb. 12.

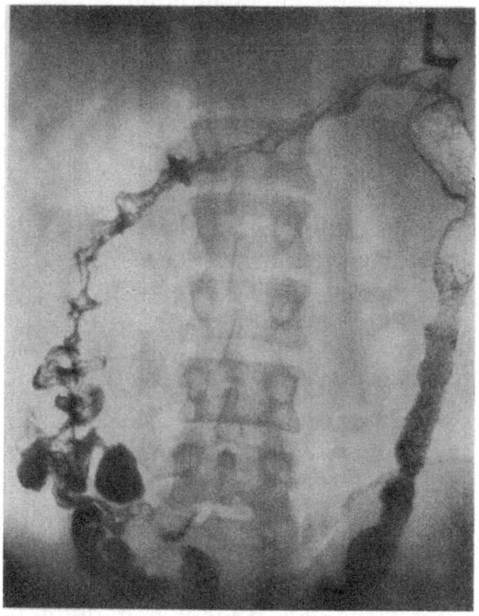

Abb. 13.

Abb. 12. Chronische Flexner-Ruhr. Atonischer, strukturloser Darm.

Abb. 13. Chronische Flexner-Ruhr. Feinwabige Struktur im Descendens. Entzündliche Pseudopolyposis (Fall von Abb. 12 nach 3monatiger Behandlung).

Abb. 8—13. Von W. MOHR, Hamburg, zum Teil aus Fortschr. Röntgenstr. **60**, 14 (1939).

enterotrope thermostabile Endotoxin zurück. Dieser scharfen Trennung des neurotropen Ektotoxins vom enterotropen Endotoxin kann vom klinischen Standpunkt aus nicht zugestimmt werden. Zudem sah PRIGGE mit seinen sicherlich reinen *Ektotoxin*-Präparaten Ödem und starke Gefäßinjektion am Coecum. DOERR und SEIDENBERG konstatierten neben neurotropen Wirkungen des Ektotoxins auch enterotrope, welche sogar stärker sein konnten als die des *Endotoxins*. HAAS (1938) arbeitete mit chemisch reinen Endotoxinpräparaten, die bei Mäusen außer starker hämorrhagischer Entzündung der unteren Darmabschnitte auch Lähmung der Hinterextremität herbeiführten. Die Wirkung mag — zum Teil abhängig von der Dosierung — eine komplexe sein. Ob das Toxin als Ferment fungiert (WAGNER-JAUREGG 1942), ob es nur mit normalen Enzymen des befallenen Organismus konkurriert, muß noch als offen betrachtet werden. In Gewebskulturen fällt nur eine Wachstumshemmung auf. Durch Fraktionierung gewannen OLITZKI, LEIBOWITZ und BEERMANN Substanzen, welche bei Kaninchen Hyperglykämie und Leukopenie erzeugten, OLITZKI und AVERNY einen Faktor, der bei Meerschweinchen Temperatursenkung herbeiführte. Die Pathogenese der Ruhr des Menschen bleibt trotz dieser wichtigen Kenntnisse umstritten. SEMERAU meinte, daß es zunächst zu einer katarrhalischen Entzündung des Dünndarmes mit Keimresorption und Allgemeininfektion, alsdann zur Wiederausscheidung der Bacillen in den Darm und sekundärer Ansiedlung im Dickdarm käme. In Widerspruch dazu steht die bei Ruhr fehlende Milzschwellung und das seltene Vorkommen von Ruhrbacillen im Blute [vgl. KERSTEN (1950)]. Allerdings bedürfen die Versuche von MERLIN und KELLER (1948) Beachtung, in denen nach Verfütterung von Dysenteriebacillen an Mäuse die Erreger 5—30 min später in Milz, Leber, Nieren, Mesenterialdrüsen, Lungen und Herz nachgewiesen werden konnten. Bislang ist aber noch offen zu lassen, ob dieser Infektionsweg auch bei Menschen beschritten wird. BRAUER (1922) glaubte an eine Resorption der Erregertoxine im Dünndarm nach Bakteriolyse, wobei die Toxine im Dickdarm, dem Exkretionsorgan für so viele körperfremde Stoffe, wieder ausgeschieden werden. Die sekundäre Schädigung der Dickdarmschleimhaut bereitet den im Darm verbliebenen Erregern nunmehr eine Ansiedlungsstätte. KRIEGER (1941) nimmt noch allergisch-hyperergische Reaktionsmechanismen auf Grund der inzwischen gebildeten zellständigen Antikörper als pathogenetisches Prinzip zu Hilfe. Im allgemeinen neigen die Morphologen zu der Ansicht, daß die Ruhrerreger die Schleimhaut von der Darmlichtung her angreifen, während die Bakteriologen die These verfechten, daß das Gift im Dickdarm wieder zur Ausscheidung kommt und dort Bacillen und Gewebe schädigt. Nach RICKER (1924) beginnt der Prozeß nicht mit einer Nekrose. Diese sei erst die Folge einer Stase, der Hyperämie und Ödem als prästatischer Zustand vorausgehe. Er läßt es unentschieden, ob den Dysenteriebacillen eine direkte oder indirekte Wirkung auf die Strombahnnerven zukomme. BINGEL (1943) betrachtet das Epithel als Träger der ersten Schadensmerkmale und spricht den Ruhrendotoxinen eine epithelotoxische Wirkung zu. Seiner Meinung nach besitzen die Keime — aber nur kurze Zeit — ein proteolytisches Ferment, welches die Epithelien auflöst. Nach Absterben der Erreger im Epithel würden die Endotoxine wirksam. Der Detritus gäbe dann den Nährboden für weiteres Wachstum und Vordringen der Erreger ins Gewebe ab. LETTERER (1942, 1949) argumentiert dagegen, daß Abtötung von Infektionserregern nicht Funktion des Epithels, sondern des Mesenchyms und der Leukocyten sei, ferner, daß der Beweis für das Vorhandensein eines proteolytischen Fermentes und Protoplasmagiftes bei Dysenteriebacillen noch nicht geliefert wäre. Er findet bei Mäusen und Meerschweinchen am Darm und in der Harnblase unter der Harnblase unter Benützung reiner Flexner-Endotoxine als erstes Symptom Ödem des submukösen Bindegewebes, Erweiterung der Venen, Engstellung der Arterien. Auch beim Menschen sind die frühesten Veränderungen die gleichen. Das bedeutet, daß die Frühveränderungen kein Charakteristikum für eine bestimmte Krankheitsursache zeigen und ebenso den Anfang einer Cholera, einer Ruhr oder anderer bakterieller oder toxischer Schäden bedeuten können. Auch bei der Sublimatvergiftung ist das Primäre nicht die Ätzwirkung am Epithel, sondern der Angriff am Gefäßsystem. Ist der allgemeintoxische Schaden groß, so geht der Mensch an toxischer Ruhr zugrunde, bevor nennenswerte Darmveränderungen zustande kamen. Ist der toxische Effekt an der terminalen Strombahn der Darmschleimhaut geringer, entsteht eine pseudomembranös-fibrinöse Entzündung. Die Epithelnekrose ist Folge eines primären Kreislaufschadens mit Exsudation, Bildung einer Pseudomembran und einer sekundär bedingten leukocytären Infiltration (Abb. 14—16). Bacillen sind zunächst im Stroma kaum nachzuweisen, sie finden sich erst, wenn die Nekrose und leukocytäre Demarkierung eingesetzt hat. Demnach muß das Ruhrgift parenteral angreifen, ist es doch eher geeignet, den mesodermalen Teil der Schleimhaut zu schädigen als den epithelialen. Im Tierversuch

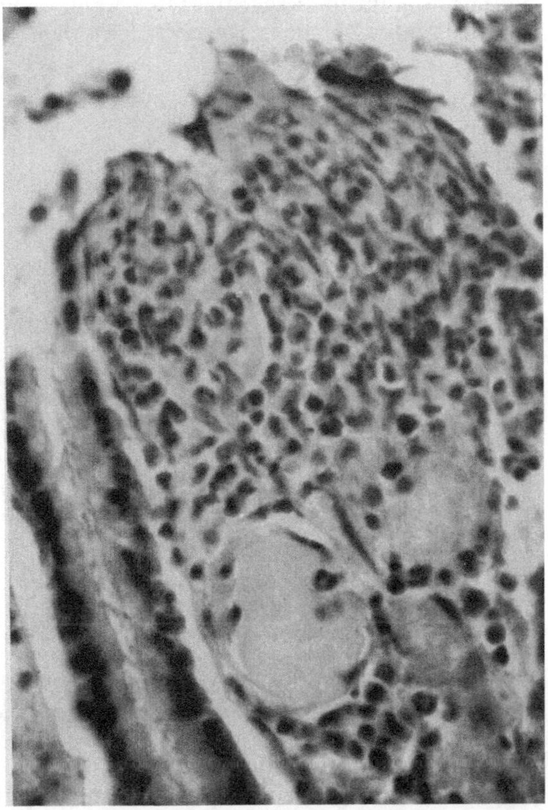

Abb. 14. Intaktes Epithel einer LIEBERKÜHNschen Drüse. Hyaline Thromben in den Zottencapillaren. Ödem und beginnende Spitzennekrose des Zottenstromas.

scheint die Leberpassage nötig zu erfolgreichen Wirkung. Nach LETTERER ist die erste Wirkung des Ruhrgiftes die Schädigung der Darmschleimhautgefäße. Es folgt Austritt von Eiweiß in den GRUENHAGEN-MINGAZZINIschen Raum der Darmzotten (Abb. 17 und 18), Verquellung des Zottenstromas, Stase in den Zottencapillaren, Hämorrhagien, schwere Störung des Stoffwechsels, dadurch schließlich Nekrose des Epithels. Die Pseudomembran kommt durch vermehrte Schleimsekretion und Zellabsonderung zustande. Es bleibt sich im wesentlichen gleich, ob man die ersten Veränderungen als Liquordiapedese infolge terminaler Strombahnschädigung (RICKER), als Albuminurie ins Gewebe (EPPINGER), seröse Entzündung (RÖSSLE) oder Dysorie (SCHÜRMANN) bezeichnet.

Im Anschluß an diese frühesten Veränderungen entwickelt sich das ausgeprägte Bild der Ruhr, bei dem BEITZKE 3 Stadien unterschied: 1. Die katarrhalische

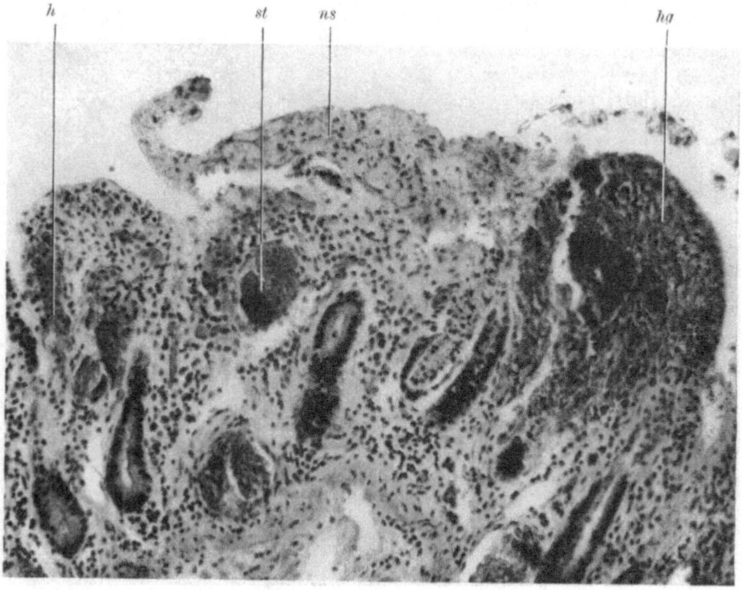

Abb. 15. Dünndarmschleimhaut (Ileum). Zottenschädigungen mit Hyperämie (*h*), Stase (*st*) und Hämorrhagien (*hg*). Rechts plump aufgetriebene, völlig hämorrhagische Zotte. Auf der Oberfläche locker aufliegende Schleimschicht (*ns*) mit nekrotischen Leukocyten (kein Fibrin, nur wenig Bakterien darin).

Entzündung mit Hyperämie und Infiltration. Die Stühle sind dünn, fäkulent. 2. Die Schwellung der Lymphfollikel mit Epithelnekrose. (Der Begriff der follikulären Ruhr ist in der Folgezeit recht umstritten gewesen.) Jetzt werden die Stühle schleimig und blutig. 3. Geschwürsbildung mit diphtherischen Auflagerungen, wobei die Stühle neben Schleim und Blut auch Eiter und Epithelfetzen enthalten. — Das *katarrhalische Stadium* dauert beim Erwachsenen kurz, wohl nur selten länger als 1—2 Tage, während es bei Kindern tagelang bestehenbleiben kann. Naturgemäß kommen die leichten, lediglich katarrhalischen Erkrankungsformen bei Erwachsenen kaum je zur Obduktion. Sie mögen also viel häufiger sein als dem pathologischen Anatom geläufig ist. In *perakut* verlaufenden, *schwer toxischen* Fällen ist der Dickdarm paralytisch dilatiert, die Mucosa gerötet, leicht verletzlich, man sieht Sickerblutungen, aber kaum eine Infiltration der Darmwand, geschweige denn Ulcerationen. Dünn- und Dickdarm sind von der diffusen Hyperämie ergriffen. Die Gefäße der Darmwandungen und des Gekröses sind stark hyperämisch, die Mesenterialdrüsen rot, weich, geschwollen. In der Bauchhöhle ist vermehrt seröse Flüssigkeit vorhanden. Der Exitus tritt in diesen stürmisch verlaufenden Krankheitsformen durch allgemeine Intoxikation ein, bevor es zu ausgeprägten Lokalveränderungen im

Darme kommen kann. In weniger akuten Fällen ist die Darmwand verdickt und weist submuköse Hämorrhagien auf. FELSEN legt besonderen Ton auf die Schwellung der solitären Lymphknoten, die er bei der Obduktion wie in vivo bei Sigmoidoskopien fand. Sie stehen als kleine punktförmige runde Erhebungen in einer geröteten Umgebung. Gelegentlich sind auch die PAYRschen Plaques mitbeteiligt und von einem Kranz dilatierter Blutgefäße umgeben. Die Mucosa

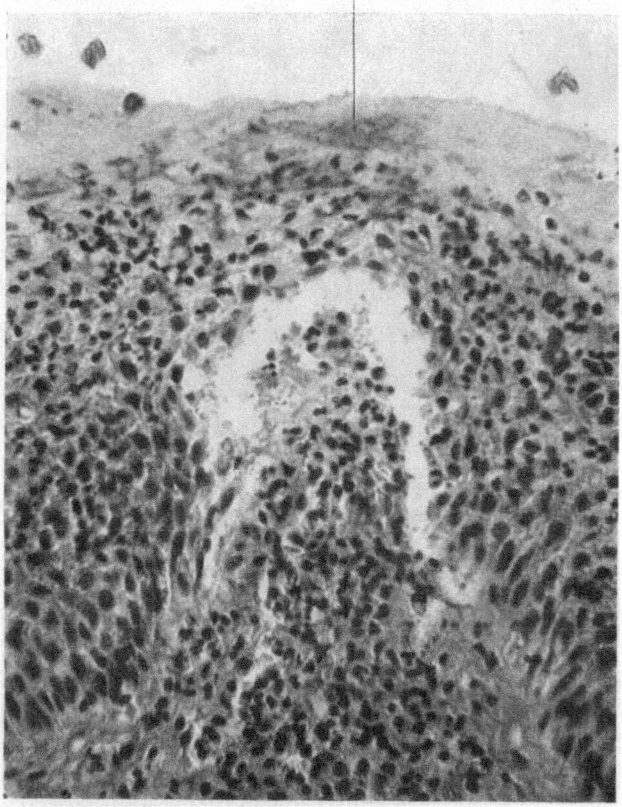

Abb. 16. Papillarnekrose im Plattenepithel mit Verquellung des Stromas und Kernuntergang. Ablösung der bindegewebigen Papille vom Epithel. Leukocyteneinwanderung in Papille und Epithel. Zerfall der Plattenepithelien, fortgeschrittene Oberflächennekrose (*n*) (Analring).

ist von reichlich Schleim überzogen. Frisches Blut scheint durch das relativ intakte Epithel zu dringen. Dann treten oberflächliche *Ulcerationen* auf, begleitet von Hämorrhagien. Die Lymphknoten werden größer und nekrotisieren zentral. Der Dickdarm ist jetzt spastisch verengt, die Darmwand ödematös, die Appendices epiploicae geschwollen, mißfarbig, ödematös. Allmählich überzieht sich die Mucosa mit einer olivgrünen, braunen oder auch schwarzen Substanz, deren Farbe auf die Durchtränkung des toten Gewebes mit Galle und Blutpigmenten zurückgeht. Die nekrotischen Membranen lassen sich mit Mühe abkratzen und geben dann eine Wundfläche frei, die an vielen Stellen kleine Blutungen aufweist. Die kleienförmigen Beläge bevorzugen die Höhe der Falten, die zunehmend gerötet und gewulstet erscheinen. Sie fließen zu kontinuierlichen, die ganzen Falten bedeckenden gelblichen oder mißfarbigen Schorfen zusammen. Die Geschwüre haben im allgemeinen nur geringe Tiefe und überschreiten die

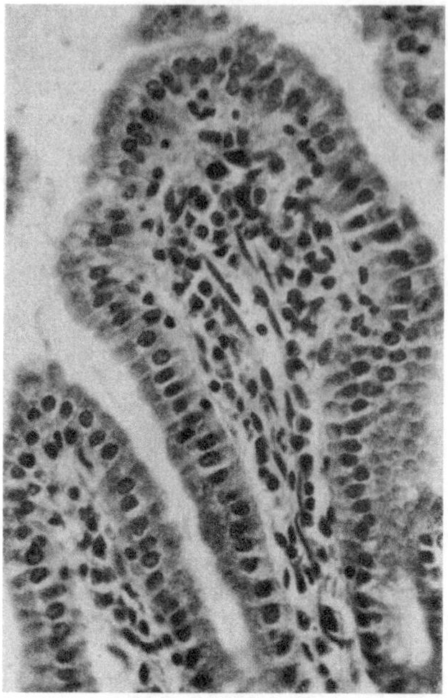

Abb. 17.

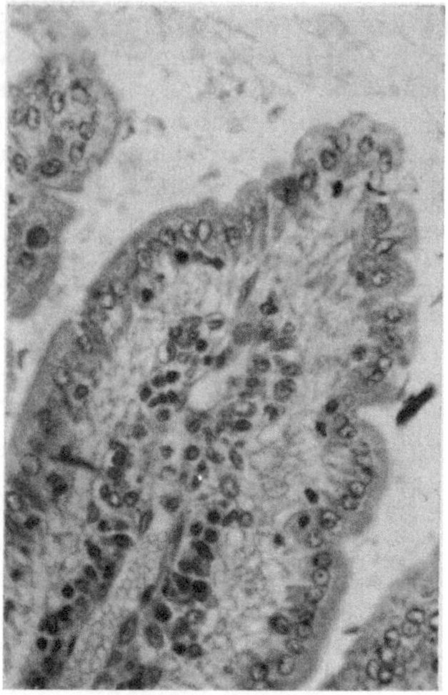

Abb. 18.

Abb. 17. Normale Zotte aus dem oberen Dünndarm der Maus. Intakter Epithelsaum, kein „GRUENHAGENscher Raum". Normales zellreiches Stroma. Im Innern das zentrale Lymphgefäß, an seinen Rändern längsgerichtete Muskelzellen, an ihrer Spindelform erkennbar. Blutcapillaren nicht zu erkennen.

Abb. 18. Dünndarmzotte nach FLEXNER-Endotoxinvergiftung. Starke Eiweißansammlung im GRUENHAGENschen Raum. Stase in der zentralen Capillare.

Abb. 14—18. Aus E. LETTERER: Virchows Arch. **312**, 673 (1944).

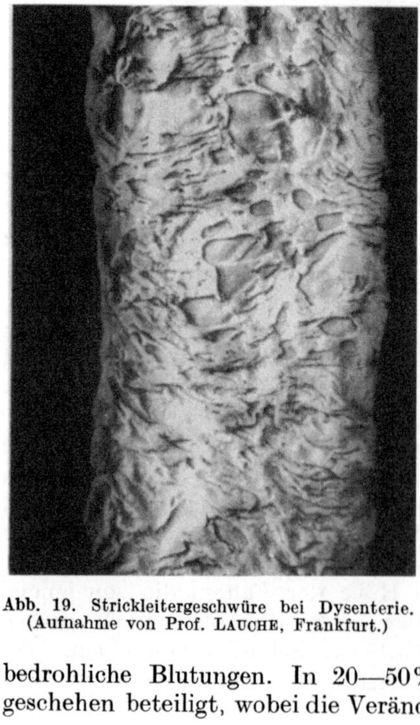

Abb. 19. Strickleitergeschwüre bei Dysenterie. (Aufnahme von Prof. LAUCHE, Frankfurt.)

Muscularis im Gegensatz zum Typhus nur selten. Das Bild der Strickleitergeschwüre (Abb. 19) entsteht, wenn vorzugsweise die Höhe der Falten von nekrotischen konfluierenden Prozessen ergriffen ist. Mitunter lokalisieren sich die Geschwüre entlang den Tänien. Der Prozeß nimmt an Intensität um so mehr zu, je distaler er sitzt, er ist im Rectum und Sigmoid am ausgeprägtesten. Hier können die Geschwüre zwischen Muskelbündel eindringen und submuköse Phlegmonen wie periproktitische Abscesse hervorrufen. Bei tiefgreifenden Geschwüren spielen wahrscheinlich Mischinfektionen die maßgebliche Rolle. Zwischen den Nekrosen bleiben Inseln intakter Schleimhaut stehen, es resultiert ein fast reibeisenartiges Aussehen des Darmes. Perforationen sind selten. Lokalperitonitische Prozesse bewirken rechtzeitig Überdeckung durch Verklebung und Verwachsung von Darmschlingen miteinander. Nur ausnahmsweise erlebt man bedrohliche Blutungen. In 20—50% ist der Dünndarm an dem Krankheitsgeschehen beteiligt, wobei die Veränderungen mehr oberflächlichen Charakter im

Sinne hämorrhagisch-katarrhalischer Zustände mit nur leichten Defektbildungen tragen. Intussuszeptionen des Dünndarmes sind meist als postmortale Erscheinung zu deuten. Selten sind pseudomembranöse Entzündungen der Magenwand mit Ödemen zwischen Serosa und Muscularis, ferner Ulcerationen im Ösophagus. Die *feingeweblichen Veränderungen* der Frühphase sind schon bei den pathogenetischen Betrachtungen abgehandelt worden: Stase in den Capillaren, Ödem im Zottengerüst, Diapedesisblutungen. Es schließen sich Epithelveränderungen an wie vacuoläre Degeneration, hydropische Schwellung. Die oberflächlichen Epithelzellen stoßen sich ab, die übrigen zeigen vermehrte Schleimbildung. Nun beginnen Leukocyteneinwanderung, vermehrte Mitosen epithelialer und mesenchymaler Zellen, Bildung feiner Fibrinschleier, schließlich fibrinöser Pseudomembranen. Der Schorf besteht aus einem Gemisch von Schleim und Leukocyten. Beim Zugrundegehen des Epithels schwinden Kern und Plasma fast gleichzeitig, so daß der Ausdruck Koagulationsnekrose nicht am Platze ist (LETTERER). Nochmals muß betont werden, daß sich in diesen Stadien Ruhrerreger überhaupt nicht oder nur ganz spärlich im geschädigten oder normalen Stroma finden lassen. Erst wenn die Nekrose vollzogen ist, die leukocytäre Demarkation eingesetzt hat, finden sich Rasen von Bakterien. Im Falle tiefgreifender Nekrose und Geschwürsbildung sowie bei Darmwandphlegmonen sind massenhaft Streptokokken nachweisbar. Der Verlust ausgedehnter Flächen von Dickdarmmucosa wird dem Organismus gefährlich. Ist der Frühtod der Toxinwirkung zuzuschreiben, so kann der Spättod als Folge des Schleimhautverlustes des Dickdarmes betrachtet werden (BÖHMIG 1943). Die Heilung beginnt mit regenerativen Vorgängen am Grunde der Geschwüre, es bildet sich capillarenreiches Granulationsgewebe, das gegen die Oberfläche aufsteigt, von den Seiten her schiebt sich Epithel vor, welches sich auch in die Tiefe senkt. Die Geschwüre heilen meist, ohne Narben zu hinterlassen. Die Regeneration der Mucosa, Drüsen und Lymphknoten ist komplett.

Von den übrigen Organen zeigen die regionären *Lymphknoten* eine deutliche Beteiligung in Form von Schwellung, Rötung, Ödem, auch punktförmigen Blutungen. FELSEN meint, daß das lymphoide Gewebe die hauptsächliche Schwere des Angriffes der Toxine zu tragen habe, daß die erste Barriere lymphoiden Gewebes in der Darmwand läge und die zweite Verteidigungslinie von den mesokolischen und Mesenteriallymphknoten dargestellt würde. Besondere Beachtung schenkt er hierbei dem Ileocöcalwinkel. — Die *Milz* weist in Einzelfällen degenerative Veränderungen und Nekrosen der MALPIGHIschen Körperchen auf. NEUHOLD (1947) fand in 13,5% von 210 obduzierten Ruhrfällen Blutungen in der Milzpulpa. Dysenteriebacillen wurden in den Mesenteriallymphknoten, in der Milz, in der Leber von einer Reihe von Autoren gefunden. In dem angegebenen Beobachtungsgut von NEUHOLD zeigte die *Leber* bei 23% trübe Schwellung, war in 40% atrophisch, erschien häufig durch Lipofuscin stark dunkelbraun. 45% zeigten Steatose. Die *Nieren* wiesen in 30% trübe Schwellung auf. Es finden sich mitunter Glomerulitis, Ausgüsse in den Tubuli, Epitheldestruktionen, fettige Degenerationen der Tubuli contorti (BLACKLOCK und GUTHRIE 1937, DODD und SWANSON 1938). Mesenterium, Pankreasbindegewebe, Nierenlager können Ödem aufweisen. *Nebennieren*schäden, Kongestionen, Koagulationsnekrosen, Hämorrhagien, Entartung der Lipoidzellen fanden REMLINGER und DUMAS (1915) in 4% ihres Beobachtungsgutes. NEUHOLD berichtet von 76,6% Lipoidverarmungen der Nebennieren, 1% Blutungen daselbst. Die cellulären Schäden bevorzugen die Mark-Rindengrenze, die sinuösen Bluträume im Mark sind erweitert. In mehr als $^1/_3$ von 97 obduzierten Ruhrfällen aus der Epidemie während des Polenfeldzuges 1939 zeigte die Nebennierenrinde ausgesprochene Lipoidverarmung, mitunter erwies sich das ganze Organ als ödematös durchtränkt, einmal wurde eine Nebennierenblutung gesehen. NEUHOLD (1947) fand *Hirn*ödem bei 42% von 210 Obduktionen.

Bei der *chronischen Ruhr* liegen unregelmäßige Ulcera in der Mucosa. Selten ist die Muscularis beteiligt. Die Geschwüre stehen quer zur Längsachse des Darmes, ihre Ränder sind meist nicht unterminiert. Zwischen kommunizierenden Geschwüren verblieben schmale Inseln oder Brücken intakten Epithels, die oft geschwollen sind, gesteigerte Sekretion, Ödem und celluläre Infiltration aufweisen, so daß schließlich das Bild von Pseudopolypen resultiert. Pseudopolypöse

Granulome können sogar einmal das Darmlumen fast verschließen. Sekundärinfektionen dringen tief in die Darmwand ein, sie folgen dabei den Lymphwegen und können in der Submucosa Abscesse verursachen. Diese intramuralen Abscesse brechen nur selten durch die Serosa in die Peritonealhöhle durch, gewöhnlich kommt es infolge frühzeitiger Verklebung und Abriegelung nicht zu generalisierter Peritonitis. Mitunter bahnen sich die submukösen Abscesse auch wieder einen Weg in das Darmlumen. Im Bereiche der Lymphknötchen oder auch an anderen Stellen der Darmwand bilden sich gelegentlich muköse Retentionscysten von Hanfkorn- bis Kirschgröße mit sagoähnlichem Inhalt. Sie können sowohl in das Darmlumen wie nach der Peritonealhöhle zu vorspringen und enthalten öfters einen klaren, geleeartigen Schleim, der mit Ruhr- und Colibacillen infiziert ist. Heilungs- und Vernarbungsvorgänge führen zu intramuraler Fibrose, welche die Darmwand auf das 5—15fache verdicken kann. An der Infiltration beteiligen sich mononucleäre Zellen, Plasmazellen und Polymorpnkernige. Die Lymphknötchen verschwinden, die Darmwand wird ein dickes starres Rohr. Hypertrophie des MEISSNERschen und AUERBACHschen Plexus wurde in diesen Stadien beobachtet. Riesenzellen im Granulationsgewebe, besonders im Ileocöcalbereich verleiten zur Fehldiagnose einer tuberkulösen Affektion. Chronisch degenerative Veränderungen in den inneren Organen, fettige Degeneration der Leber, braune Atrophie des Herzmuskels, Myokardschaden, Amyloidose sind Folgen des sich über Jahre hinziehenden chronischen Prozesses.

Prognose.

Der Verlauf der Ruhr mag von *konstitutionellen Faktoren* mit abhängig sein. Darüber ist aber wenig bekannt. Lediglich HART (1918) erwähnt, daß tödlich verlaufende Ruhrfälle häufiger bei sog. „kräftigen" Typen vorkommen als bei Asthenikern. Klarer ist der Einfluß des *Alters* auf die Schwere des Krankheitsbildes. Die Letalität ist im Säuglingsalter am größten, sinkt dann Schritt für Schritt ab, um im Greisenalter wieder stark anzusteigen.

Tabelle 4. *Beziehung zwischen Lebensalter und Letalität.*

KRIEGE Deutschland 1902		BERNSTEIN-KLING-ROSENBLATT Wien 1917—1919		PETER-WOHLFEIL Deutschland 1936		ENGLESON-HUSS Schweden		
männlich und weiblich		männlich und weiblich		männlich und weiblich		Alter Jahre	männlich	weiblich
Alter Jahre	Letalität %	Alter Jahre	Letalität %	Alter Jahre	Letalität %		Letalität %	Letalität %
0—5	25,2	—	—	0—1	8,65	0—1	48,3	56,7
—	—	—	—	1—5	2,36	1—5	16,9	12,3
6—15	8,2	—	—	6—14	0,59	6—10	17,1	20,3
16—30	3,4	15—30	2,8	15—19	1,87	11—20	13,0	10,8
31—50	5,7	30—40	5,2	20—59	2,83	21—40	7,4	10,2
51—60	14,4	40—50	13,5	—	—	41—60	16,3	26,6
älter als 60	26,1	50—60	24,0	älter als 60	8,78	älter als 60	61,0	68,8

In diesem Zusammenhange ist auf die geringere Agglutininbildung im vorgerückten Alter hinzuweisen. Bei 317 bis 24jährigen war in 40% ein Agglutinintiter von 1:300 und darüber nachzuweisen, bei 78 über 40jährigen nur in 24% (eigene Beobachtungen). Der *Erregertyp* ist nicht ohne weiteres ausschlaggebend. Shiga-Kruse-Epidemien gelten als schwerer. Das mag auch im großen Durchschnitt zutreffen. Bei der Ruhrepidemie unter den deutschen Truppen in Polen war die Letalität bei 423 Shiga-Kruse-Fällen 7,3%, bei 450 Flexner-Fällen 1,7%.

Es ist aber daran festzuhalten, daß eine Flexner- oder E-Epidemie einmal schwer, unter ungünstigen äußeren Bedingungen, z. B. in Gefangenenlagern sogar mit einer Letalität bis zu 70%, daß demgegenüber eine Shiga-Kruse-Epidemie verhältnismäßig leicht verlaufen kann. Die Ernährungslage der Bevölkerung, etwaige Immunitäten, die Pflegeverhältnisse sind ungleich wichtiger als der Erregertyp. Im Einzelfalle verschlechtern unzureichende Ernährung, vorangegangene erschöpfende Strapazen, langer Transport mit seinen wie unzählige Mikrotraumen wirkenden Erschütterungen von vornherein die Chancen des Kranken. Weiterhin ist die Prognose abhängig von dem Grade der Intoxikation, dem Ernährungszustand und der Widerstandsfähigkeit des betroffenen Organismus, der Ausdehnung und Dauer des Krankheitsprozesses sowie etwaigen Komplikationen. Parotitis, Sekundärinfekte, Soor verstärken die Gefahr beträchtlich, Auftreten von Singultus bedeutet häufig ungünstigen Verlauf. Zentralnervöse Symptome lassen die Prognose weit ernster erscheinen. Von 168 Kindern mit nervös geprägter Ruhr verloren KRAMAR, MISKOLCZY und CZAJAGH 100.

Diagnose.

Die Diagnose muß zunächst klinisch gestellt werden. Fieberhafte Darmkatarrhe mit Blut- und Schleimabsonderung, begleitet von Tenesmen lassen unter allen Umständen an Ruhr denken. Schwieriger wird die Beurteilung leichter Fälle, die wie einfache Darmkatarrhe aussehen. Vorkommen gleichartiger, typischer Erkrankungen in der Umgebung des Kranken erleichtert die Entscheidung. Die Diagnose bedarf aber bakteriologischer und serologischer Erhärtung.

Erregernachweis. Der beste Weg, die Erreger zu züchten, ist die direkte Entnahme des Schleims von der Mucosa mittels eines Aspirators, der unter Leitung des Auges bei der Sigmoidoskopie dirigiert wird und die sofortige Übertragung des Materials auf Nährböden (FELSEN). Unmittelbare Abstriche von der Darmschleimhaut ähnlich den Diphtherieabstrichen sind ebenfalls sehr zweckmäßig. Es empfiehlt sich auch, die schleimigen Partikel aus den Dejekten herauszusuchen, sie zur Entfernung anhaftender Stuhlteilchen kurz in physiologischer Kochsalzlösung abzuspülen und auf Nährböden zu übertragen. KUHN schlug ein Stuhlsedimentierungsverfahren mit Bolus und Tierkohle vor, wobei die Ruhrerreger im Bodensatz angereichert werden können. VAN DER WALLE arbeitete mit Calciumchloridtrocknung und Paraffineinbettung der Schleimflocken, ein in der Praxis schwer durchführbares Verfahren. KRUSE empfahl das Schleimmaterial auf Eis vor störender Zersetzung zu bewahren, andere Autoren setzen sich für den Versand der frisch entnommenen Proben bei Körpertemperatur, für den Transport durch Boten unter Benützung einer Thermosflasche ein. Oder man verschließt nach WINKLE (1949) die beimpfte Kulturplatte, deren Durchmesser 4,5 cm betragen soll, in eine entsprechende Blechkapsel und befestigt sie mit einem Band in der Achselhöhle des Patienten. Die Körperwärme ersetzt den Brutschrank. Die angebrütete Kultur wird dann am nächsten Tag der bakteriologischen Untersuchungsstelle zugesandt. CLAUBERG (1944) empfiehlt das Halothermverfahren von LAUTENSCHLÄGER, das eine Kombination des Thermosprinzipes mit einer zusätzlichen Wärmequelle darstellt, die mehrtägige Warmhaltung gewährleistet. DOLD (1943, 1947) rät, die Stuhlprobe am Rande eines Filtrierpapieres zu trocknen, dieses in eine Cellophanhülle zu stecken und als Brief zu verschicken. Die Ergebnisse in angetrocknetem Material sind wesentlich besser als in flüssigem. Zur Konservierung von Ruhrbakterien in Stuhlproben empfiehlt REDENBACHER (1947) besonders: 1. Glycerin-Kochsalzlösung, 2. Natriumcitrat-Desoxycholat nach LEIFSON bzw. BANGXANG-ELIOT, ohne oder mit Zusatz von Nicotinsäure nach DORFMANN-KOSER. 3. CLAUBERGS Phosphatpuffer. Er erwähnt ferner auch die Natriumtaurocholatlösung von KLEINSORGEN-JUSATZ und die Mandelsäure bzw. Natriummandelat nach HAAG. Die besten Ergebnisse sind da zu erwarten, wo die Aussaat auf geeignete Nährböden und die Bebrütung unmittelbar nach Materialentnahme erfolgt, die schlechtesten nach langem Versand. Die leicht überwuchernden Colibacillen stören den Nachweis der Ruhrerreger beträchtlich. Glycerin-Kochsalzlösung (30 Teile Glycerin + 70 Teile physiologische Kochsalzlösung) ist wegen des hohen Hemmungseffektes auf B. coli zur Abhilfe geeignet. Durch Änderung der Darmflora mittels längere Zeit dargereichter Bac. acidophilus-Kulturen will SILVERMANN (1937) bei chronischen Formen den Nachweis der Ruhrbacillen erleichtern. Die Gegenwart spezifischer Phagen erschwert die Züchtung von Ruhrerregern. PARVIS (1945) empfiehlt hiergegen die Anwendung spezifischen Antiphagenserums, KLIGLER, OLEINIK und CZAZKES (1943) den Zusatz von Formalin in einer Konzentration von 1:10000 zum Stuhl, 1:7500 zu Blutproben. Das Formalin inaktiviert den Phagen, ohne die Ruhrbacillen abzutöten. Schließlich ist auch der zunehmenden Anwendung von Sulfonamidpräparaten Rechnung zu tragen. Die Wachstumshemmung durch das teilweise im Stuhl ausgeschiedene Chemotherapeuticum kann durch Zusatz von 5 mg p-Aminobenzoesäure zu je 100 cm^3 Nährmasse abgefangen werden (FELSENFELD 1943). Über die Auswahl geeigneter Nährböden zur Kultur und Differenzierung der Ruhrerreger sind die speziellen bakteriologischen Werke einzusehen. Gebräuchlich sind: Endorindergalle, Desoxycholatcitratagar, Gallecitratnährböden, Tellurit-Eisen-Rosolsäure-Agar, Chinablauplatten, Eosin-Methylenblau-Agar, Bromthymolblaulactose-Agar, Bromthymolblau-Metachromgelb-Agar. Oft genug sind mehrfache Stuhluntersuchungen nötig, um zu einem positiven Erregernachweis zu kommen. Bei den akuten Ruhrfällen werden meist nur während der ersten 2 Wochen Bacillen im Stuhl gefunden. Am häufigsten sind positive Befunde in den ersten 5 Tagen. TOPLEY und WILSON (1936) hatten positive Resultate in 60,2% der blutig-schleimigen Stühle, 21,6% der schleimigen Stühle, 3,9% der einfachen diarrhoischen Entleerungen. In chronischen Fällen kann der Erreger lange Zeit in der Darmmucosa überleben, sich vielleicht in den LIEBERKÜHNschen Krypten verbergen.

Der *serologische* Nachweis, die GRUBER-WIDAL*sche Agglutination* verspricht kaum vor der 2. Krankheitswoche Erfolg. Das Maximum der positiven Reaktionen und die höchsten Titer finden sich in der 2. und 3. Krankheitswoche. Titeranstieg bei wiederholter Untersuchung während der Behandlung ist diagnostisch wertvoll. Für die Shiga-Kruse-Ruhr sind Titer von 1:100 und darüber als positiv zu werten. Die sog. natürlichen Antikörper scheinen auf Grund von Adsorptionsstudien Folge unterschwelliger Infekte mit homologen oder antigenverwandten Erregern zu sein (BENNETT, GORDON und BARNES 1949). Zu beachten ist, daß die leichter agglutinablen Flexner-Bacillen häufig Mitagglutinationen zeigen, die sogar höher sein können als der Shiga-Kruse-Titer. Bezüglich der E-Ruhr sind Titer von 1:50 schon diagnostisch brauchbar. 1:200 wird nur selten überschritten. Am besten arbeitet man mit S-Stämmen, da der Organismus gegen die apathogene R-Form wenig oder keine Agglutinine bildet. Bei Flexner-Ruhr sind Titer 1:100 noch nicht pathognomonisch, solche von wenigstens 1:200 zu fordern und auch dann noch mit Vorsicht zu betrachten. Heterologe Infekte, z. B. Typhus abdominalis, steigern den Agglutinintiter. Gegenüber Shiga-Kruse-Bacillen werden nur wenig Nebenagglutinine gebildet. Die Sachlage wird noch schwieriger dadurch, daß nur ein Teil der Erkrankten eine große Menge von Antikörpern bildet, die Hälfte einen Titer von 1:100 nicht erreicht. Bei größeren Epidemien ist die Verwendung epidemieeigener Stämme ratsam. ZIRKEL (1941) fand in 8% der Fälle mit positivem Bacillenbefund im Stuhl negative Agglutinationen und umgekehrt bei 3% der Gesunden Agglutinintiter bis zu 1:200. Aufschlußreiche Untersuchungen verdanken wir BENNETT, GORDON und BARNES (1949). Der durchschnittliche Titer von 1266 Serumproben von Menschen, welche während einer Ruhrepidemie wohl exponiert, aber nicht erkrankt waren, betrug gegenüber Sh. Flexneri III 6 Monate nach der Exposition noch 1:843 und fiel in den folgenden 18 Monaten auf 1:330. Der Einfluß einer Exposition ohne nachfolgende Erkrankung kann also nach Ablauf von 2 Jahren vernachlässigt werden. 688 Proben von Ruhrkranken hatten demgegenüber nach 6 Monaten einen Durchschnittstiter von 1:3291, der im Verlaufe von 2 Jahren auf 1:336 sank. SCHÄFER (1942, 1947) empfiehlt zur Feststellung der Durchseuchung größerer Bevölkerungskreise die Objektträgeragglutination nach KUDICKE und STEUER, bei der der Blutstropfen auf Objektträger oder Papierstreifen angetrocknet wird und eine variierte, abgemessene Menge von Bakteriensuspensionen zugefügt wird. Man kann auch die Testbakterien an Objektträger antrocknen und einen Tropfen Blut oder Serum damit verreiben. Ein anderes Verfahren stammt von BRUMPT (1941): 24 Std alte Kulturen, die in 10%iger Natriumcitratlösung emulgiert sind, werden mit 0,2% Formalin und einem Tropfen Methylenblaulösung versetzt in einer Verdünnung von 1:1000 angewendet. Diese Methode ermöglicht eine rasche, aber natürlich nur orientierende Untersuchung am Krankenbett insofern, als schon 4 min nach Mischung der Bakterienemulsion mit dem Blutstropfen randständige Agglutinationen auftreten, die einen blauen Randsaum unter Aufhellung der Mitte bilden. Auch FERGUSON und Mitarbeiter (1947) weisen auf die praktische Bedeutung der Objektträgerschnellagglutination sogar zur Typendiagnose hin. Paragglutinationen erschweren unter Umständen die serologische Beurteilung, sie können durch die Antigengemeinschaft zwischen Coli- und Ruhrbacillen, zwischen Paracolistämmen und dem Ruhrstamm Boyd P 143 bedingt sein (FERGUSON und WHEELER 1946). Wichtig ist die Frage, ob etwa eine Ruhrschutzimpfung einen Agglutininanstieg im Gefolge habe, der den diagnostischen Wert der Widalreaktion stört. SCHÄFER verneint dies. MEYER (1942, 1944, 1945) fand dagegen noch 5—$6^1/_2$ Monate nach der Impfung erhebliche Titer gegen die einzelnen Stämme, wie er dies auch bei früher an

Ruhr Erkrankten feststellte. Das Titermaximum bildete sich während des 1. Monats nach der letzten Injektion aus. BENNETT, GORDON und BARNES (1949) fanden den Gipfel der Agglutininproduktion nach 3 Injektionen einer Sh. Flexner III-Vaccine, die in einwöchigen Abständen erfolgten, am 20. und 21. Tag, nach 15 Tage hindurch fortgesetzter oraler Verabreichung am 30. und 31. Tag. Die serologische Diagnose muß den Titeranstieg während einer Erkrankung an Ruhr zu Hilfe nehmen, wenn auch dieser zur Typenspezifizierung nicht zuverlässig ist und bakteriologischer Sicherung bedarf.

Auch dem Nachweis der *Bakteriophagen* im Stuhl kommt ein gewisser diagnostischer Wert zu (POPOV 1939, WHEELER und BURGDORF 1941). Monovalente Phagen mit hohem Titer finden sich nur bei Kranken, nie bei Gesunden (STUTZER und FAIB 1939). Die *Sigmoidoskopie* wird in letzter Zeit in größerem Umfange zur Diagnose herangezogen (RACHET, BUSSON, LANGEVIN 1941, BLOCK und TARNOWSKI 1941, SMITH 1946). Schon in den ersten Stunden sieht man Hyperämie, Ödem, Schleimauflagerung und punktförmige Hämorrhagien in der Mucosa. Die Schleimhaut scheint Blut zu weinen. Nach FELSEN folgt innerhalb der ersten 24 Std eine punktförmige Hyperplasie der Solitärfollikel, die wie Sandkörnchen auf geröteter Unterlage erscheinen. Grünfilter läßt die erweiterte Mesenterialgefäße besser hervortreten. Am 2. und 3. Tag kommt es zur follikulären Nekrose, an die sich schließlich das 3. Stadium der Geschwürsbildung anschließt.

Differentialdiagnose.

Die Differentialdiagnose der akuten Bacillenruhr gegenüber der *Amöbenruhr* ist in unkomplizierten Fällen leicht. Erstere beginnt akut, der Kranke hat Fieber, ist bettlägerig, es bestehen Tenesmen. Der entleerte Schleim ist durch und durch hellrot gefärbt und haftet zäh am Boden der Bettschüssel. Der Stuhl ist geruchlos oder riecht fade, spermaartig. Demgegenüber beginnt die Amöbenruhr schleichend. Es handelt sich häufig um ambulante Patienten, die kaum Fieber haben. Tenesmen fehlen gewöhnlich, der entleerte Schleim ist flüssig, mit Kot untermischt, haftet nicht am Gefäß. Das dunkelrote Blut ist in Streifen und Klumpen beigemischt. Es besteht starker Fäkalgeruch. Mikroskopische Untersuchung von Stuhlausstrichen zeigen bei der Bacillenruhr selten Eosinophile, häufig Makrophagen, gallig verfärbte, in Zersetzung begriffene Epithelien, zahlreiche polymorphkernige Leukocyten, deren Kern nur in der Minderzahl pyknotisch ist. Die Makrophagen, Histiocyten sind 10—45 μ groß, sie machen rund 20% des Zellbildes aus, sind rund oder oval, zweilappig, enthalten Vacuolen, Granula, Fetttröpfchen, verdaute Erythrocyten und Leukocyten. Gegen die Verwechslung mit Entamoeba histolytica schützt ihre Unbeweglichkeit und das körnig getrübte Plasma, wohingegen das Endoplasma der Amöbe klar, grünlich durchscheinend ist. Die Amöbenruhr hat im Zellbild überwiegend Leukocyten mit pyknotischem Kern, selten Makrophagen, zahlreiche Eosinophile und CHARCOT-LEYDENsche Krystalle, zahlreiche unbeschädigte Epithelien. Zur Unterscheidung der *chronischen Bacillenruhr* von der *Amöbenruhr* hilft nächst dem Erregernachweis die Sigmoidoskopie weiter. Die Ulcera der chronischen Bacillenruhr stehen quer zur Längsachse des Darmes, können kommunizieren, zeigen unregelmäßige Gestalt, ihre Ränder sind meist nicht unterminiert. Die Ulcera der Amöbenruhr stehen demgegenüber in der Längsachse des Darmes, sind oval, reichen tief, oft bis zur Muskulatur, neigen zu Durchbrüchen und Fistelbildung. Ihre Ränder sind unterminiert, aufgeworfen. Es besteht eine größere Tendenz zur Mucosaverdickung. Submucosa und Muskelschicht sind mitbeteiligt. Auch röntgenologisch läßt sich dieses Verhalten nachweisen (ARENDT und COHEN 1948). Endlich kann differentialdiagnostisch die Diagnose ex iuvantibus, die Wirkung des Emetins bei der Amöbenruhr herangezogen werden. — Die Erreger der *Paratyphus*-Gruppe und der *Fleischvergifter*-Gruppe mögen in Einzelfällen akute ruhrähnliche Krankheitsbilder hervorrufen, die mit Blutstühlen einhergehen. Es sind aber die Tenesmen viel geringer ausgeprägt, auch tritt bei Enteritis das Erbrechen mehr in den Vordergrund als bei Ruhr. Bilder, die der chronischen Ruhr gleichen, können durch Sh. cholerae suis, Sh. enteritidis (SILVERMANN und LESLIE 1947), und durch Paracolibacillen (DARNALL 1948) hervorgerufen werden. Starke Leibschmerzen, gelegentlich auch blutige Durchfälle finden sich bei der in letzter Zeit häufiger beobachteten *Jejunitis necroticans*. Hier sind die Schmerzen weniger an den Flanken, sondern mehr im linken Ober- und Mittelbauch oder in Bauchmitte lokalisiert. Im Blutbild ist die Linksverschiebung schon früh und sehr viel stärker ausgeprägt als bei der Ruhr und differentialdiagnostisch verwertbar. Die Tenesmen fehlen meist. Dagegen finden sich Darmsteifungen, Subileuserscheinungen. Röntgenologisch sind starre Dünndarmschlingen, infiltrierte Schleimhautfalten im Jejunum nachweisbar. — Bei leichten *Cholera*fällen mit ruhrartigen Erscheinungen ist die Differentialdiagnose zunächst nur bakteriologisch möglich. In schweren Fällen ist das toxische Krankheitsbild außerordentlich rasch auf dem Höhepunkt angelangt. Exsiccose durch starke Wasserverluste, Cyanose, Wadenkrämpfe sind rascher und stärker ausgeprägt als bei der Ruhr. Auf Grund der neueren Erkenntnisse über *virusbedingte Enteritiden* (BIELING 1950) wird man künftighin auch in dieser Richtung differentialdiagnostische Erwägungen anzustellen haben. Blutstühle können auch Folge einer *Trichinose* sein. Hier leitet die starke Eosinophilie im Blutbild auf den richtigen diagnostischen Weg. Massenhafter Befall des Intestinaltraktes mit *Helminthen* (Ankylostomum duodenale, Trichocephalus dispar, Anguillula intestinalis, Anguillula stercoralis) können von ruhrähnlichen Durchfällen begleitet sein. Bei *Malaria* finden sich ebenfalls gelegentlich Blutstühle, die durch Mucosanekrosen auf Grund massiver Verstopfung der Mucosagefäße mit parasitierten Zellen zustande kommen. Kopfschmerzen und hohes Fieber treten eher bei der Malaria als bei der Bacillenruhr auf. Unkomplizierte Malariafälle mit blutigen Darmentleerungen zeigen nur wenige Eiterzellen in Stuhlausstrichen. In Ausstrichen des aus dem Darm entleerten Blutes sind die Malariaplasmodien unschwer zu erkennen (ROBERTS 1949). Die *Balantidiumcolitis* läßt sich weder klinisch noch rectoskopisch von chronischer Ruhr oder Colitis ulcerosa unterscheiden. Der mikroskopische Nachweis der Erreger im frischen Stuhl auf erwärmten Objektträger ist aber leicht. *Bilharziosis* des Rectums führt zu Blut- und Eiterabsonderungen. Rectoskopisch finden sich Adenomata papillata, mikroskopisch die charakteristischen Eier des Schistosomum haematobium im Stuhl bzw. Urin, im Blut eine Komplementbindungsreaktion. *Gärungsdyspepsie* nach längerer einseitiger Reisernährung läßt mitunter ruhrähnliche Stühle auftreten (HAUGHWOUT 1948). GIESE (1943) sah bei einer Anzahl an *Hungerkachexie* Verstorbener Geschwüre am Dickdarm, die sich weder makroskopisch noch mikroskopisch von Ruhr unterscheiden ließen, und hält sie für Folgen der Kachexie, da Ruhrerreger nicht nachzuweisen waren. *Lokale Unterkühlung des Abdomens* wird von KERSHAW (1947) als Ursache für akute unspezifische Diarrhoe mit blutig-schleimigen Durchfällen angeschuldigt, welche in warmen Ländern verbreitet und ätiologisch von der Bacillenruhr abzutrennen sei. Ob die Krankheitsbilder der *Ileitis terminalis* und *Colitis ulcerosa* Formen chronischer Ruhr oder chronische Sekundärinfekte nach Ruhr darstellen, wie FELSEN meint, oder ob sie Krankheiten sui generis sind, ist wohl noch nicht sicher entschieden. Die Befunde von FELSEN fordern aber auf, in jedem derartigen Falle besonders gründlich auf Ruhrerreger zu fahnden. Ruhrähnliche Bilder mit blutigen Stühlen werden auch durch *Quecksilbervergiftung*, *Urämie* als Folge der hierbei auftretenden hämorrhagischen Colitiden beobachtet. Schließlich sind noch als seltenere differentialdiagnostische Probleme *Polyposis intestini*, *Diverticulitis*, *Intussuszeption*, *Lymphogranuloma inguinale*, *Lues*, *Purpura Henoch*, *Carcinom*, *Darminfarkte*, *Porphyrie* zu erwähnen.

Therapie.

Oberste Grundsätze der Behandlung sind: Bettruhe, Wärme, Diät, Pflege. Was hieran gefehlt wird, ist durch kein Medikament gutzumachen. Je früher zielbewußte Therapie einsetzt, um so besser ist es für den Kranken. Selbst leicht erscheinende Fälle können plötzlich einen schwer toxischen Verlauf nehmen. Ruhrkranke sind empfindlich gegen Transport und Kälte. ASSMANN (1940) stellte deshalb unter Kriegsverhältnissen die Forderung auf, die Lazarette so nahe wie möglich an die Epidemiezentren zu legen, nicht aber die Kranken zu fernen Lazaretten zu transportieren. Absolute körperliche Ruhe, geheizte Räume, zusätzliche Wärmeapplikation sind unerläßliche Grundlagen jeder Behandlung. Im Hinblick auf den beständigen Stuhldrang des Kranken sind Stechbecken und Zimmerklosetts unbedingt erforderlich, um die häufigen Defäkationen mit dem geringsten Kräfteaufwand und ohne Wärmeverluste zu ermöglichen. Schwerkranke sind am besten in Zellstoffwindeln zu wickeln und mehrmals am Tage zu reinigen. Toilette des Anus, Einfettung der Analumgebung mit Borsalbe o. ä., Verhütung lästiger Ekzeme und Erosionen, ferner Vorbeugung eines Decubitus sind wichtig.

Abführbehandlung. Betrachtet man die Durchfälle als eine zweckmäßige Reaktion des Körpers mit dem Ziel möglichst gründlicher Entfernung der Erreger und ihrer Giftstoffe, so müssen Abführmittel im Beginn der Erkrankung eine nutzbringende Unterstützung darstellen. Das wird noch unterstrichen durch die demgegenüber nachteilige Wirkung frühzeitiger Verabreichung von Opiaten. Man gibt, möglichst früh und nur während der ersten Krankheitstage, bei Erwachsenen 1—2 Eßlöffel Ricinusöl oder Karlsbader Salz, bei Kindern dem Alter entsprechend weniger. Die Dosis kann unter Umständen nochmals wiederholt werden. Calomel kann nicht empfohlen werden, tritt doch besonders bei geschwächten Personen öfters schon nach 2—3mal 0,2 g Stomatitis auf. Geht man von der These aus, daß die Giftstoffe der Erreger im Dünndarm resorbiert werden, so erscheint einerseits das Ricinusöl gerade wegen seiner Dünndarmwirksamkeit zweckvoll, andererseits vermögen aber auch die salinischen Abführmittel auf osmotischem Wege der Giftresorption entgegenzuwirken. Beider Reizwirkung auf die Darmepithelien ist gering. Aus den Erfahrungen des vergangenen Krieges kann man folgern, daß nur die frühzeitige Gabe von Laxantien während der ersten Krankheitstage günstig ist, daß eine länger dauernde Verabfolgung nutzlos, wenn nicht gar schädlich ist.

Diät. Ein, auch zwei reine Teetage, an denen lediglich reichlich warmer Pfefferminztee, dünner schwarzer Tee oder Wasserkakao zugeführt wird, sind im Anfang der Krankheit von Nutzen. Längeres Fasten ist aber eher schädlich. Man geht rasch zu Schleimsuppen über, die aus Haferflocken, Gries, Reis oder Mehl hergestellt werden können und wegen des Salzverlustes der Kranken gut zu salzen sind. Der Geschmack läßt sich durch Zusatz von Karottensaft, Tomatenmark, Spargelbrühe o. ä. verbessern. Die in der Behandlung kindlicher Ernährungsstörungen bewährte Karottensuppe soll man nur wenige Tage anwenden. In leichten Fällen mag sie ausreichend sein. Im Ausland wird gern eine Reis-Bananen-Tee-Diät gegeben. Schleimdiät ist Unterernährung und sollte nur kurze Zeit gegeben werden. Mit Milchsuppen wird dem Organismus zwar schon etwas Eiweiß zugeführt, ein nicht kleiner Prozentsatz der Kranken verträgt aber Milch nicht gut, so daß manche Autoren Milch in akuten Stadien für kontraindiziert halten. Einen Schritt weiter im Kostaufbau kommen wir mit Puddingen, Zwiebäcken, Keks. Sie stellen eine kohlenhydratreiche Nahrung dar, die aber durch Zusatz von Eiern und Milch mit Eiweiß angereichert werden kann. Mitunter ist die reine Kohlenhydratdiät nicht vorteilhaft wegen der Begünstigung von Gärungszuständen. Nicht nur in diesen Fällen, sondern ganz allgemein ist bei unseren Kranken der rasche Aufbau der Kost mit Eiweiß in Form von Quark Milch, Eiern (Rührei, weich gekochtes Ei, Eierstich, Eiersuppen), Gelatinespeisen, Fleischpüree anzustreben. Es muß schon eine Besserung des Zustandes erfolgt sein, wenn man zu Breien aus jungen Gemüsen, Kartoffelbrei, Röst- und Weißbrot mit Butter übergehen will. Häufige Zufuhr warmer Getränke (Tee, eventuell mit Rotweinzusatz, Heidelbeerabkochungen) ist wünschenswert. Allzuhäufige Nahrungszufuhr wird wegen der gastrokolischen Reflexe mitunter störend empfunden. Erst nach Eintritt völliger Beschwerdefreiheit kann vorsichtig und tastend der Übergang zu Vollkost gewagt werden, wobei Schwarzbrot, Hülsenfrüchte und Kohlgemüse besonders gefährliche Klippen sind. Die *Apfeldiät* (bis zu 3 Tagen täglich 1000 g oder mehr geschabter roher Äpfel ohne Schale und Gehäuse, gegebenenfalls mit etwas Citronensaft, oder auch Apfelpräparate wie Aplona, Afrutan, Santuron, Malostip) hat sich bei Durchfällen der Kinder bewährt. Ihre Wirksamkeit bei der Dysenterie ist aber umstritten. Mir sind bei schweren Fällen eindeutige Verschlimmerungen mit vermehrten Durchfällen, verstärkten Leibschmerzen, Erbrechen, bei Genesenden mitunter regelrechte Rückfälle bekannt. Man wird der Apfeltherapie zunächst nur für Leicht- bis höchstens Mittelschwerkranke sowie für das enteritische Spätstadium das Wort reden können. Schwere Fälle stellen anscheinend eine Kontraindikation dar.

Die Wirkung der Apfeldiät wurde zum Teil auf den Gehalt an *Pektin* bezogen, sei es, daß es direkt bactericid wirkt (HAYNES 1937), sei es, daß es Toxine absorbiert (ZIEGELMAYER 1936) oder den p_H des Darminhaltes senkt und damit das Bakterienwachstum hemmt (PRICKETT und MILLER 1939). Vielleicht wirkt es auch über glucuronsäureähnliche Produkte hinweg. Glucuronsäure hat chemisch entgiftenden Effekt (MANVILLE, BRADWAY und McMINIS 1936). Im amerikanischen Schrifttum wird Pektinagar (6,3% Pektin, 4,3% Agar, 89,4% Dextromaltose) empfohlen (HOWARD und TOMPKINS 1940). STEINHAUS und GEORGI (1941) fanden allerdings keine keimhemmende Wirkung des Pektins und seiner Abbauprodukte, wohl aber einen Effekt des α-Methyl-δ-glakturonats. BLOCK, TARNOWSKI und GREENE (1939) vermißten ebenfalls die bactericide Wirkung des Pectins, fanden sie aber bei Nickelpektin, das auch antihämorrhagische Wirkung besitzen soll und sich klinisch bewährte.

Bei längerer Krankheitsdauer sind *Vitamin-C-Gaben*, auch *B-Komplex* und *Nicotinsäureamid* angezeigt.

GUY und YEH (1939) erprobten die sog. „Pekingdiät": Gemüsesuppe aus 250 g gehacktem Kohl oder Kohlrabi in 350 cm³ kochendem gesalzenem Wasser in irdenem Gefäß (Vermeidung der Oxydation der Ascorbinsäure in Metall-, besonders Kupfergefäßen!) höchstens 30 min gekocht, alle 3 Std frisch bereitet. Zu jeder Mahlzeit werden 0,5 g Calciumlactat hinzugefügt. Der Kranke erhält tagsüber alle 15—30 min kleine Mengen dieser Diät. Am 3. oder 4. Tage wird geröstete Sojabohnenmilch zugegeben (10 g geröstetes Sojabohnenmehl, 0,1 g Kochsalz, 0,3 g Calciumlactat in 100 cm³ Wasser). Später Zulage von Eidotter und Lebertran.

Biostatische Therapie. Die wirkungsvollste medikamentöse Therapie ist die Anwendung der *Sulfonamide*. Experimentelle Grundlagen gaben STICKL und GÄRTNER (1942), welche eine hemmende Wirkung der Sulfonamide auf gramnegative Darmbakterien ganz allgemein fanden. Die Toxinbildung erwies sich als eingeschränkt. Es wurde vermutet, daß auch eine Neutralisierung der Toxine im Kreislauf zustande käme. BINGEL und SPENGLER (1944) fanden dagegen keine Beeinflussung der Toxinproduktion, konnten auch eine einfache chemische Entgiftung nicht nachweisen und stellen fest, daß Sulfonamid-Toxin-Gemische die gleiche Agglutininbildung hervorriefen wie das Toxin allein. Die bakteriostatische Wirkung dagegen wurde von verschiedenen Autoren experimentell verifiziert, unter anderem bei der Flexner-Infektion von Hühnerembryonen (WEIL und GALL 1941). Das Schrifttum über die klinischen Erfolge der Sulfonamidpräparate ist umfangreich. Es ist dabei die Frage, ob man leicht oder schwer resorbierbare Präparate bevorzugen soll. Dabei muß man sich von vornherein vor Augen halten, daß am ulcerierten Darm beträchtliche Mengen der normalerweise nur wenig resorbierbaren Verbindungen aufgenommen werden. SMYTH, GOULD und FINKELSTEIN (1943) fanden nach 27 g Sulfaguanidin einen Blutspiegel von 6,6 mg-%. Man hat jetzt die Überzeugung gewonnen, daß gut wie schlecht resorbierbare Sulfonamide, letztere in höherer Dosis angewandt, heilende Wirkung bei Ruhr entfalten. Betrachtet man die Bacillenruhr als eine Systemerkrankung mit herdförmigen intestinalen Manifestationen, so müßte man gut resorbierbare Präparate vorziehen. Es gibt Hinweise, daß die Kombination beider Medikamentgruppen wünschenswert ist, sei es, daß man ein Gemisch gibt, sei es, daß man während der ersten Krankheitstage die leicht resorbierbaren, vom 3. Tage ab die schwer resorbierbaren anwendet. Als Anfangsdosis werden 0,25 g/kg Körpergewicht am 1. Tage, unterteilt in 4stündliche Gaben, gefordert, während der nächsten Tage soll die halbe Dosis gegeben werden, bis die klinischen Symptome sich bessern. Man hat auch massive Dosen, bis 28 g am 1. Tage, je 20 g während der folgenden 5—6 Tage angewandt (GSELL 1944). Bei Kindern dosiert BRIEGER (1946): Säuglinge bis 5 Monate 6mal 0,375 g Debenal bzw. Pyrimal täglich, bis 1 Jahr 6mal 0,5 g, bis 4 Jahre 8mal 0,5 g, bis 6 Jahre 10mal 0,5 g, später 6mal 1,0 g. Von Sulfonamidpräparaten wurden empfohlen: Wenig resorbierbar: S-Guanidin (Resulfon, Ruocid), S-Suxidin, S-Thalidin (Phthalylsulfathiazol), S-Xidin (Succinylsulfathiazol). Leichter resorbierbar: Sulfanilamid, S-Pyrazin, S-Methazin, S-Thiazol (Eleudron, Cibazol), Globucid, S-Thia-Diazol, S-Diazin, S-Merazin, S-Pyridin (Eubasinum), Ultraseptyl, S-Pyrimidin (Debenal, Pyrimal), Sulfanilylbenzamid, Badional. Die Wirkung genügend hoch dosierter S-Therapie ist: rasches Verschwinden der Erreger aus dem Stuhl, Abklingen der Darmerscheinungen und des Fiebers. Die Zahl der Komplikationen und Nachkrankheiten wie der späterhin übrigbleibenden Bacillenträger wird wesentlich herabgesetzt. Die heilende Wirkung ist auch rektoskopisch sehr eindrucksvoll und schon innerhalb 12—24 Std zu sehen (SMITH 1946). Wegen des unterschiedlich schweren Verlaufes ist es irreführend, die therapeutischen Ergebnisse verschiedener Jahre miteinander zu vergleichen. Brauchbare Ergebnisse liefert hier nur die „Vergleichende Therapie“ durch alternierende Behandlung, wie sie GUTZEIT (1940), auf früheren Arbeiten MARTINIs fußend, nachdrücklich forderte. Derartig vergleichend-therapeutische Untersuchungen sind bezüglich der Sulfonamide angestellt worden von SAILE (1943), der die erste Krankenreihe mit Diät allein behandelte, der 2. Reihe zusätzlich Tannalbin verabfolgte, der 3. Reihe Tannineinläufe, der 4. Eubasinum gab. NICKUSCH (1941) gab 1. Targesin, 2. Bakteriophagen, 3. polyvalentes Serum und 4. Eubasinum. ROEMHELD (1949) die Wirkung von 1. Diät allein, 2. Bakteriophagen, 3. Eubasinum, 4. Opium in 4 Behandlungsgruppen und fand die beste Wirkung auf die Darmsymptome und die geringste Zahl von Rezidiven bei Eubasinum, die schlechteste Wirkung und die meisten Rezidive bei Opiumtherapie. HOLLER und THÜMMEL (1942) berichten in einer methodisch vorbildlich angelegten Arbeit über 700 Fälle, von denen 100 Serum, 250 Eubasinum, 200 Bakteriophagen und 150 Diät allein bekamen. Alle Untersucher bestätigen übereinstimmend die überragende Wirkung der Sulfonamide, denen mit Abstand erst das Serum folgte. Noch weniger wirksam waren Phagen, die geringste Wirksamkeit hatte die alleinige Diätbehandlung. Einzelne Autoren wandten Sulfonamide auch rectal an (RADOVA 1944, BALS 1943). Über die Behandlung der Bacillenträger und über die prophylaktische Wirkung der Sulfonamide wird später berichtet. Zu betrachten bleibt noch die Kombination der Sulfonamidtherapie mit anderen therapeutischen Maßnahmen. Zunächst ist es interessant, daß die Anwesenheit von Colibacillen im Tierversuch infolge des Bakterienantagonismus die Wirkung der Sulfonamide auf die Ruhrerreger steigert, wobei dahingestellt bleiben muß, ob dies auf einen vermehrten Verbrauch antisulfonamidischer Wuchsstoffe seitens der Colibacillen zurückgeht (BINGEL und SPENGLER 1944). Eine Kombination mit spezifischem Serum erscheint besonders in schweren Fällen plausibel und empfehlenswert, können sich doch die bakteriostatische Wirkung der Sulfonamide und die antitoxische des Serums wirkungsvoll ergänzen (FAIRLEY und BOYD 1943). Umstritten ist die Kombination Phagen und Sulfonamide. NETER (1948) lobt sie und betont, daß die Entwicklung phagenresistenter Stämme gehemmt würde, TIETZE (1943) lehnt sie ab, da die Verschiebung des p_H des Darminhaltes in den sauren Bereich die Phagen schädige und ihre Wirkung illusorisch mache. MOLENKAMP (1946) rät zur Kombination Sulfaguanidin (5mal 1,5 g täglich) und Tinct. opii (5mal 15 Tropfen täglich), um auf diese Weise das Sulfonamid in wirksamer Dosis im Darm zurückzuhalten. Von anderen bakteriostatischen Mitteln ist *Penicillin* auf die gramnegativen Ruhrbacillen ohne Wirkung (FAUST 1946). *Streptomycin* ist auch oral wirkungsvoll, aber wohl Einzelfällen, vor allem mit Septicämie vorzubehalten (GELDER und Mitarbeiter 1947, ROSS und Mitarbeiter 1949). Neuere, gegen Ruhr sehr wirkungsvolle Antibiotica sind: Aureomycin, Chloramphenicol (Chloromycetin, 500 mg alle 4 Std), Polymixin B (Aerosporin) (ROSS, BURKE, RICE, WASHINGTON und STEVENS 1950, PULASKI, BAKER, ROSENBERGER und CONNELL 1949). Man wird ihnen künftighin Aufmerksamkeit schenken müssen, sind doch bereits sulfonamidresistente Shigellastämme nicht ganz selten. Auch ist die Sulfonamidtherapie bei ausgetrockneten Patienten besonders in tropischen Gebieten nicht ohne Risiko.

Serumtherapie. Mit dem Aufkommen der Sulfonamidbehandlung ist die Serumtherapie zweifellos in den Hintergrund getreten. Das bedeutet aber keinesfalls, daß sie nun ganz vernachlässigt werden soll. In leichten und mittelschweren Fällen sind die Sulfonamide die Therapie der Wahl. In schweren Fällen sollte man sich aber noch daneben der antitoxischen Wirkung des Serums bedienen.

Das monovalente Shiga-Kruse-Serum muß sowohl gegen Ekto- wie gegen Endotoxin hoch wirksam sein. Der antitoxische Wert des Serums, seine toxin-neutralisierende Fähigkeit wird im Mäusetodversuch durch Vergleich mit einem Standardserum gemessen und in internationalen Einheiten angegeben. Eine Einheit Antitoxin ist diejenige Menge, welche 0,2 mg eines Standardtoxins oder annähernd 10 letale Mäusedosen neutralisiert. Die im Handel befindlichen Seren haben im Kubikzentimeter 200, 400 oder auch 1000 AE. Zur Wertbemessung des Antitoxingehaltes dient auch die Flockulationsmethode. Die Neutralisierung der Toxine in vivo geschieht nach dem Gesetz der multiplen Proportionen. Die Absättigung einer gegebenen Toxinmenge durch homologes Antitoxin erfolgt nicht linear. Die Menge der gebundenen Toxinmoleküle steigt langsamer als die Menge der zugeführten Antitoxinmenge. Das erfordert eine höhere therapeutische Serumdosis als bei Diphtherie, darf doch außerdem noch der freie Toxinüberschuß bei Diphtherie zwar 20%, bei Dysenterie aber nur 5% nicht übersteigen (PRIGGE und KIKSCH 1941). Das Antiendotoxin läßt sich durch die Agglutinationsreaktion ermitteln, da das Endotoxin mit dem O-Antigen, d. h. mit dem Agglutinogen identisch ist. Da wir in unseren Breiten nur noch wenig mit der Shiga-Kruse-Ruhr, wesentlich mehr mit den Erregern der Flexner-Gruppe zu rechnen haben, hat das polyvalente Serum, welches Antiendotoxine gegen die hauptsächlichsten Flexner-Typen besitzen muß, weiterreichende Bedeutung als das monovalente Shiga-Kruse-Serum. Das Problem der Verbesserung der Serumwirkung liegt in der Anreicherung mit Antiendotoxinen. Die Endotoxin-Antiendotoxinbindung ist nicht so fest wie die Toxin-Antitoxinbindung, demzufolge ist die entgiftende Wirkung der Antitoxine groß, die der Antiendotoxine gering.

Wie bei jeder Serumanwendung ist der Zeitpunkt des Behandlungsbeginnes auch bei der Ruhr für den Erfolg ausschlaggebend: je früher, um so besser. Das bestmögliche Ergebnis wird wohl bei Erwachsenen durch intravenöse

Injektionen von 100 cm³ (nach vorheriger Verträglichkeitsprüfung), gefolgt von mehreren subcutanen oder intramuskulären Injektionen von 50 cm³ 1—2mal täglich, herausgeholt. GUTZEIT (1940) empfahl 10000—20000 AE täglich und steigerte bis 100000 AE insgesamt. KNAUER (1924) gab Kindern 100—300 cm³ täglich intraperitoneal. Rectal ist das Serum nach vorherigem Reinigungsklysma mit schwacher Natr. bicarb.-Lösung und $^1/_2$ Std nach einem Bleibeklysma von 60 cm³ Stärkeaufschwemmung mit 15 Tropfen Opiumtinktur in einer Menge von 30—80 cm³ applizierbar. Zweckmäßig ist aber hierbei die gleichzeitige intramuskuläre Anwendung. Die Erfolge der Serumbehandlung sind zwar nicht ganz unbestritten geblieben, aber in toxischen Fällen sicher nicht zu leugnen (BRÜNING und SCHLOSSBERGER 1940, MEYERINGH 1941, WETZEL und BOHLE 1941).

Unter Anwendung der von GUTZEIT propagierten Methode der vergleichenden Therapie fand MARK (1943) keine sehr überzeugenden Serumwirkungen. Trotz der wechselnden Beurteilung des Serums im Schrifttum ist an seiner Bedeutung in Kombination mit Sulfonamiden besonders in schwer toxischen Fällen festzuhalten. Die in 30—50% der Fälle bei großen Serumdosen zu erwartende Serumkrankheit braucht jetzt keinen Hinderungsgrund mehr darzustellen. Durch die Anwendung von Fermoserum wird einerseits diese Zahl sicher herabgesetzt, zum anderen hat man die Serumschäden mit den neuen Histamininhibitoren weitgehend in der Hand. Anwendung des Serums in späteren Stadien der Krankheit, etwa in der 2. und 3. Krankheitswoche ist zu widerraten, sie ist in diesem Zeitpunkt meist wirkungslos, mitunter durch Interferenz mit hyperergisch-allergischen Vorgängen im Organismus sogar schädlich.

Monovalentes, typenspezifisches Menschenserum von Rekonvaleszenten in Dosen von 50—100 cm³ subcutan oder nach Prüfung der Verträglichkeit intravenös kann in Epidemiezeiten leicht gewonnen werden und verspricht Erfolg. Das Serum oder Plasma läßt sich in gefrorenem Zustande aufbewahren und behält so seinen Antikörper- und Komplementgehalt. Getrocknet und unter Vakuum aufbewahrt, bleibt es für 3—5 Jahre stabil und wirkungsvoll. Bei Kindern kann man auch Erwachsenenblut mit hohem Ruhragglutinintiter anwenden. TURELL empfahl Bluttransfusionen mit Blut von künstlich immunisierten Spendern.

Bakteriophagen. Der Enthusiasmus über die therapeutischen Erfolge mit Phagen ist einer kühleren Betrachtung gewichen. Die bakteriostatischen Präparate haben sie vollends in den Hintergrund gedrückt. Zwar wurden gute Erfolge von KLIEWE, VAIL und MORTON 1937, KALINKE 1941, HELMREICH 1941, COMPTON 1942 und KARPISEK 1947 u. a. berichtet. Es fehlt aber nicht an widersprechenden Stimmen (RIDDING 1930, WHEELER und BURGDORF 1941). SEIFFERT (1941) war von polyvalenten Phagen enttäuscht und forderte artspezifische Phagen. GUTHOF (1941) dagegen lobte das Polyfagin, KLOSE und SCHRÖTER (1941) das polyvalente Phagenpräparat „Asid". Auch SARTORIUS (1940) fordert polyvalente Phagenpräparate und sieht das Problem in der Erfassung der lysoresistenten Erregertypen durch geeignete Hochzüchtung und Mischung sich in ihrer Wirkung überschneidender Phagentypen. In Epidemiezeiten versprechen epidemieeigene Phagen beste Wirksamkeit. Gemeinsame Untersuchungen mit VIERTHALER (unveröffentlicht) zeigten in großen Reihen eine therapeutische Wirkung epidemieeigener Phagen, die deutlich über der Wirkung der einfachen Abführ- und Diätbehandlung, aber ebenso deutlich unter dem Effekt der Sulfonamide lag. Bei der Anwendung der Phagen muß beachtet werden, daß die Magensäure durch vorherige Gabe von 1—2 Tabletten Natr. bicarb. neutralisiert wird. 20 min später und 1—2 Std vor dem Essen werden 3mal (bis 50) cm³ täglich genommen. Zweckmäßig ist auch die Zuführung mit der Duodenalsonde, um die Schädigung durch den Magensaft zu verhüten. Hat man die Behandlung 3—5 Tage durchgeführt, so sind erfahrungsgemäß genügend Phagen in den Dickdarm gelangt, um eine Wirkung zu entfalten. Sie können dann im Stuhl etwa 8 Tage lang nachgewiesen werden. Der Befund atypischer Ruhrbakterien wird nach dem Einsetzen der Phagenbehandlung häufiger. Man wird die Phagen aber höchstens bei mittelschweren Fällen anwenden. Bei schwerer Ruhr sind sie kontraindiziert, da ein Bacillenzerfall größeren Ausmaßes reichlich Toxine freiwerden läßt und somit eher eine Verschlimmerung des an sich schon toxischen Krankheitsbildes zu befürchten ist. Das legt die Kombination mit antitoxischem Serum nahe, von der Vishkovsky (1940) in großen Untersuchungsreihen Gutes sah.

Vaccinebehandlung. Ganz still geworden ist es um die Vaccinebehandlung, die während des 1. Weltkrieges in Form polyvalenter Vaccine, Autovaccine subcutan oder auch intravenös verabfolgt und auch mit Serum kombiniert wurde.

Bakterielle Antagonisten. Gegenstand weiterer Studien kann die antagonistische Wirksamkeit von B. coli gegen Dysenteriebacillen sein. Colibacillen können eine Symbiose mit spezifischer Shiga-Kruse-Bakteriophagen eingehen, denen gegenüber sie lysoresistent sind. Maner (1939) meinte, daß Colibacillen die natürliche Verteidigung gegen Darminfektionen darstellen. Die prophylaktische und therapeutische Besiedlung des Darmes mit lebenden biologisch vollwertigen Colibacillen mag also von Nutzen sein.

Lokalbehandlung der Darmveränderungen. Es scheint verlockend, die Leibschmerzen und Durchfälle mit Opium zu beheben. Oft genug bedeutet aber dieses Vorgehen einen folgenschweren Fehlschluß. Durch die Diarrhoe werden die noch im Darmlumen befindlichen Giftstoffe eliminiert, eine Unterbrechung dieses zweckmäßigen Vorganges beschwört nur die Gefahr stärkerer Intoxikation herauf. Systematische Behandlung mit großen *Opium*dosen zeigte in Reihenversuchen ein längeres Anhalten toxischer Symptome und blutiger Durchfälle, verglichen mit den frühzeitig mit Abführmitteln behandelten Kranken. Bei starken Tenesmen kann man aber des Opiums oder Pantopons nicht entraten, will man dem Kranken eine leidliche Nachtruhe verschaffen. Morphium-Atropin-, Dilaudid-Atropin-, Dolantin-Injektionen sind noch zweckmäßiger, um die Krämpfe und Leibschmerzen zu beseitigen. Ihre obstipierende Wirkung ist vergleichsweise gering. *Adsorbentien* und *Adstringentien*, wie Bolus alba (Bolusal), Tierkohle (30—50 g täglich), Tannalbin (5—10 g täglich), Bismut. subnitr. und subgall. (4—6mal täglich 0,5 g) oder *Desinfizientien*, wie Enterovioform, Rivanol (2mal 0,05 g täglich), Targesin, Condysen haben früher in der Ruhrbehandlung eine größere Rolle gespielt. Man wird sich ihrer nach Abklingen der akuten Erscheinungen, die ja Sulfonamidbehandluug erheischen, wie beim Bestehenbleiben von Durchfällen gern erinnern, ohne grundlegende oder schlagartige Wirkung von ihnen zu erhoffen. *Darmspülungen* wirken während der akuten Krankheitsphase eher reizend.

0,01% Silbernitrat, 2% Natriumsalicylat, Kaolin, Kaliumpermanganat, Kamillentee, 1%iges Formalin, 300 cm³ 2mal täglich, 0,2% Kupfersulfatlösung, 0,25% Tanninlösung mit 0,01% Methylenblau und Kochsalz, Stärke- oder Tanninklysmen (0,5—1—5%), Yatren (0,5—1%) sind empfohlen worden. Ihre Anwendung ist im allgemeinen späteren Stadien der Krankheit vorzubehalten. Auch die rectale Anwendung von Sulfonamiden, Phagen, Serum hat wenig Fürsprecher gefunden. Liebermeister (1940) empfahl nach Vorbehandlung mit Opium-Belladonnazäpfchen 5 cm³ einer 20%igen Collargol-Lösung zu instillieren und 30—40 cm³ warmes Wasser nachzugeben. Haus (1940) gibt ein Doppelklysma an, von dem das erste (Natr. bicarb. 15,0, Calc. carb. praec. 2,0—4,0, Aqu. ad. 500,0) der Reinigung dient, das zweite $^3/_4$ Std später gegebene (Acid. tann. 1,0, Extr. bellad. 0,03, Extr. opii 0,02) als Bleibeklysma gedacht ist. Vierhuff (1946) weist auf das subaquale Darmbad hin, dessen Bedeutung aber doch mehr auf dem Gebiet chronischer Prozesse liegt.

Sonstige Behandlung. Unspezifische Entgiftung schwebt Kramar, Miskolczy und Czajagh sowie Blazs (1940) vor bei ihrer Empfehlung hoher Einläufe mit

2—5% Tanninlösung, intravenösen Glutathion- bzw. Detoxingaben sowie Nebennierenrinden- und Kochsalzinjektionen. Das gleiche Ziel wird mit Bluttransfusionen angestrebt. Starke Wasser- und Salzverluste machen bei Schwerkranken subcutane oder intravenöse Infusion von 500—2000 cm³ physiologischer Kochsalzlösung, Ringerlösung, Tutofusin nötig. Der Verringerung der zirkulierenden Blutmenge ist mit Tropfinfusion der genannten Lösungen, besser mit menschlichem Plasma oder Serum (600—1000 cm³), auch in Form der Serumkonserve, zu begegnen. Man darf Schwerkranke nicht durch allzu rasche Flüssigkeitszufuhr in die Gefahr eines Lungenödems oder einer Herzinsuffizienz bringen. Vorteilhaft für Kreislauf- und Flüssigkeitsspeicherung in den Geweben ist die Anwendung von Hypophysenhinterlappenpräparaten (BARLA-SZABO 1935), welche gleichzeitig die Entzündungsvorgänge herabsetzen und Darmsekretion wie Peristaltik günstig beeinflussen. 20—40 cm³ 10—20%iger Kochsalzlösung langsam intravenös injiziert, wirken über den Chlorersatz hinaus günstig auf Durchfälle und Blutstühle (KABELITZ 1939). Gegen Singultus helfen Atropin, Chloroformwasser, Cocaintropfen, Pantocainpinselungen des Rachens. Zur Verhütung des Soors ist Mundpflege (Wasserstoffsuperoxyd, 3%iges Borglycerin) nötig. Brechreiz wird gelegentlich durch einige Tropfen Tinct. jodi in Tee gebessert. Drohende Herzinsuffizienz ist mit Strophanthin zu bekämpfen. Häufiger ist die Behandlung peripherer Zirkulationsstörungen erforderlich. Ephetonin, Ephedralin, Sympatol, Strychnin (mehrmals täglich bis insgesamt 10 mg), Movellan, Coffein, Veritol, Effortil, Coramin, Campher finden hier ihr Anwendungsgebiet. — Bei der Behandlung der *Nachkrankheiten* ist es wichtig zu wissen, daß der Ruhrrheumatismus häufig salicyl- und pyramidonrefraktär ist. Aus pathogenetischen Gesichtspunkten heraus wäre ein Versuch mit Histamininhibitoren (Antistin u. a.) angezeigt. Die Erfahrungen von BRUNS (1949) zeigen, daß dieser Weg gangbar ist. Gelenkbeschwerden sprechen auf Kurzwellen gut an. Serumbehandlung, unspezifische Reiz- und Fiebertherapie (Pyrifer) ist sowohl für den Ruhrrheumatismus wie für die REITERsche Trias empfohlen worden. Bei der Behandlung der REITERschen Krankheit blieben Penicillin, Sulfonamiden, Streptomycin und Salicylaten ein Erfolg versagt. FRANCESCHETTI, MAEDER empfahlen Antihistaminkörper, WILLCOX und Mitarbeiter 1947 Goldsalze (Myocrisin). — Die postdysenterischen Magendarmstörungen erfordern bei bestehender Achylie Salzsäure, bei Gärungsdyspepsie cellulosearme Diät, cellulasen- und hemicellulasenhaltige Präparate wie Combizym, Luizym, Festal, Arbuz, Gesanit u. a., Zusatz von galletreibenden Mitteln, Pankreaspräparaten. Stets ist an die Anwendung von Vitaminen der B-Komplexgruppe, vor allem Nicotinsäureamid zu denken. HOLLER (1941) empfahl Campolon bei bestehender Achylie. Mitunter ist eine Änderung der Darmflora durch Mutaflor, lebende Colibacillen angezeigt. STÖRMER (1946) weist auf die therapeutische Wirkung von Progynonstößen hin, die auch rectoskopisch erkennbar wurde.

Behandlung der chronischen Ruhr. Die Behandlung der dyspeptischen Form entspricht derjenigen chronisch-dyspeptisch-postdysenterischer Zustände: cellulosearme Kost, Salzsäure-, Pankreas-, Gallenpräparate, Luizym, Adstringentien, Adsorbentien, Umstimmung der Darmflora, Vitaminzufuhr, auch mono- oder polyvalente Vaccine in steigenden Dosen intradermal (PORTIS 1938). Die Therapie der chronisch-ulcerösen Form erfordert zusätzliche Maßnahmen: Diätetisch ist neben der schlackenarmen Kost drohender Eiweiß- und Vitaminverarmung Rechnung zu tragen: Fleisch (Leber, Hirn, Bries), Fisch, Muscheln, Ei, Quark. Zarte grüne Gemüse, am besten püriert, Tomaten, Obst, Obstsäfte. Zu beachten ist die nicht seltene Allergie gegen Milch und Eiklar als Ursache von Unverträglichkeitserscheinungen. Am ehesten mag man an kleine Mengen von Citrettenmilch denken. Medikamentös erfordern Darmkrämpfe, Schmerzen, Diarrhoen zeitweise Opium, Pantopon, Papaverin, Belladonna, seltener Morphin. Diarrhoen werden durch Calcium, Bismut. carbonat. oder salicylat. (nicht subnitrat., welches toxische Verbindungen freigeben kann), Aluminiumhydroxyd, Kaolin, Pektin, Tannin, Uzara, Allisatin gemildert. Nebenschilddrüsenpräparate kombiniert mit Kalk scheinen wenig Wirkung zu haben. Besseres wird von Leberpräparaten, Nebennierenrinde und oestrogenen Stoffen berichtet. Dem Vitamin-B-Komplex und dem Nicotinsäureamid kommen gute Wirkungen zu. Oft genug werden die Geschwüre durch Enterokokken, hämolytische und nichthämolytische Colibacillen sekundär infiziert. Sulfonamidstöße, gelegentlich auch Penicillin versprechen hierbei Hilfe. Die verlockend naheliegende Lokalbehandlung des Dickdarmes ist nur beschränkt von Nutzen und wird von namhaften Autoren abgelehnt. Die Erreger in der Tiefe der Ulcera, zwischen den Schichten der Darmwand, in den Lymphgefäßen werden von antiseptischen Lösungen gar nicht erreicht. Andererseits ist die lokalreizende Wirkung der applizierten Lösung und die Gefahr einer Vergiftung durch die unkontrollierbare Resorption der Medikamente vom Geschwürsgrunde aus zu bedenken.

Zu Spülungen wurden empfohlen: physiologische Kochsalzlösung, 10%ige Natr. bicarb.-Lösung, 20% Dakin-Lösung, Sulfonamid-Lösungen, 0,25%iges Targesin, Albargin, 0,5%iges Argyrol, 1%iges Mercurochrom, 0,2%iges Silbernitrat (Nachspülung mit hypertonischer Kochsalzlösung — Gefahr der Argyrie!), 5%iges Bismut. subgall. in Olivenöl, Kaolin, Dermatol, Yatren, Rivanol, Kaolin + Aluminiumhydroxyd, 1%ige Formalinlösung, 0,2%ige Kupfersulfatlösung, Äther in Olivenöl, 5%ige Dextrose, Kamillentee, Kamillosan, Leinsamendekokte, 0,5—1%ige Ichthyol in etwas Glycerin gelöst, 0,1—0,2%iges Kalium permangan. Gallenzusatz zu Einläufen soll die Flatulenz mildern. Bei isolierten Ulcera hat man auch rectoskopisch unter Leitung des Auges desinfizierende Mittel in Substanz direkt aufgestreut. In manchen Fällen mit nicht zu starken Reizerscheinungen sind subaquale Darmbäder von Nutzen.

FELSEN empfiehlt 250 cm³ Sauerstoff rectal regelmäßig längere Zeit hindurch zu applizieren. Wärmeanwendung, auch in Form der Kurzwellentherapie, wirkt günstig. Bekämpfung der Anämie zugleich mit Steigerung der Abwehr ist der Sinn wiederholter Bluttransfusionen von jeweils 300—400 cm³. Durch künstliche Immunisierung der Spender mag die Wirkung noch gesteigert werden. Der Spender erhält nach TURELL (1940) von der autogenen Vaccine des Empfängers 0,1 cm³ intracutan, 3 Tage später 0,1 cm³ intracutan + 0,1 cm³ subcutan, weiterhin jeweils 0,1 cm³ intracutan und bis zu 0,5 cm³ subcutan, insgesamt 5,0 cm³. Serumkonserve, gefrorenes oder getrocknetes Plasma muß hier erwähnt werden. Steigerung der Abwehrfunktionen des Organismus wird mit Autovaccine, Eigenblutinjektionen, kleinen Fremdbluttransfusionen, Pyrifer und Sufrogel erzielt. WINKELSTEIN und SCHWARTZMANN (1942) empfahlen antitoxisches B. coli-Serum. Vom Antidysenterieserum ist kein Nutzen zu erhoffen, läßt seine Wirksamkeit doch schon bei der akuten Ruhr wenige Tage nach Krankheitsbeginn nach. Rectale Anwendung von Bakteriophagen gibt keine eindeutigen Erfolge. Der *chirurgischen Behandlung* sind gewisse Grenzen dadurch gesteckt, daß es nicht immer gelingt, den über die Darmwand hinaus in das Lymphgefäßsystem vorgedrungenen Prozeß radikal zu eliminieren. Hier liegen die Quellen für Mißerfolge und Rückfälle. Der mildeste Eingriff ist die Appendikostomie, deren Bedeutung lediglich in der Möglichkeit beruht, anschließend von der neu geschaffenen Öffnung aus das Colon mit Spülungen zu behandeln (Kochsalz, Natr. bicarb., Natr. biborac., Desinfizientien). Coecostomie ermöglicht bessere Drainage, reicht aber nicht aus, um eine völlige Ableitung des Darminhaltes und Schonung des Colons zu gewährleisten. Dies wird zwar mit der Ileostomie erreicht. Das Verfahren ist aber mit hoher Letalität belastet (LAHEY 1941 22%, GARLOCK 1941 11,7%). Nachteilig ist ferner der starke Verlust an Flüssigkeit, Mineralien, Vitaminen. Außerdem ist der Anus praeternaturalis bei Ileostomie sehr belästigend für den Kranken. Erträglicher sind die Verhältnisse bei der Colostomie, die als Transversumcolostomie angelegt werden kann, wenn der Prozeß nur im Descendens und Rectum lokalisiert ist. Das radikalste Vorgehen stellt die Colektomie dar, der die Ileostomie oder Colostomie voranzugehen hat und die in 2—6 Sitzungen ausgeführt wird (Cave 1939). Lahey (1941) berichtet über 34 Colektomien mit 6% Todesfällen, demgegenüber waren bei 70 Ileostomien 22% Todesfälle. Die unmittelbare Letalität der Operation aber wird mit 25% anzusetzen sein. Diese Zahlen machen es zur Pflicht, die Indikation sehr sorgfältig nach Erschöpfung konservativer Maßnahmen zu stellen. ohne andererseits den Patienten in einen Entkräftungszustand abgleiten zu lassen, in dem die Operation nicht mehr vertragen wird und keinen Erfolg verspricht. Operationsindikationen sind: Perforation, unbeherrschbare Blutungen, Abscesse, Fisteln, Ileus, fortschreitende Intoxikation und Kachexie, Polyposis, maligne Degeneration, Versagen konservativer Behandlung (Rankin und Johnston 1941, Felsen).

Prophylaxe.

Die Verhütungsmaßnahmen ergeben sich aus der Epidemiologie der Ruhr: Händereinigung, Fliegenbekämpfung, Entdeckung und Behandlung von Dauerausscheidern und Bacillenträgern vor allem in Küchen und Nahrungsmittelgewerbe, Genuß von Obst und Rohgemüsen nur in zuverlässig gereinigtem Zustand, einwandfreie Getränke, in den Sommermonaten am besten abgekocht, Vermeidung von Magen-Darmstörungen durch unzweckmäßige Kost, vor allem in der warmen Jahreszeit. Das sind nur einzelne Programmpunkte. Unter Kriegsverhältnissen war vor allem die Beseitigung der Fäkalien durch tiefes Vergraben, Verwenden von Kalkmilch auf den Latrinen zur Bedeckung der Abfallstoffe, Isolierung der Durchfallskranken, andererseits Warmhalten des Leibes mittels Leibbinden von besonderer Wichtigkeit. Bei der Ruhr speziell ist die begriffliche Trennung von Bacillenträgern und Dauerausscheidern im Einzelfälle schwer möglich. Man wird praktisch das Richtige treffen, wenn man jeden derartigen Fall als einen, wenn auch latent, chronisch Kranken betrachtet. Die Sulfonamidbehandlung der Ruhr dürfte voraussichtlich den Prozentsatz derartiger chronischer Ausscheider verringern. Eine Sulfonamidbehandlung der Träger ist erfolgversprechend. Kirby und Rantz (1942) empfehlen 0,25 g Succinylsulfathiazol je Kilogramm Körpergewicht 5—14 Tage lang und sahen danach völliges, anhaltendes Verschwinden der Ruhrbacillen aus dem Stuhl. In besonderen Fällen mag man auch an Streptomycin denken (Gelder, Dames und Fischer 1947), vor allem dann, wenn Vaccinetherapie und Bakteriophagen versagten (Kliewe und Helmreich 1941) oder sulfonamidresistente Erregerstämme vorliegen. Einer systematischen Prophylaxe mit *Bakteriophagen* kommt zweifellos ein gewisser Wert zu. Im Experiment ist die Schutzwirkung der Phagen bei Mäusen (Morton und Engley 1944) und im Hühnerembryo (Rakieten und Rakieten 1943) erwiesen. Weinberg und Mitarbeiter fanden bei 1318 Kindern mit Phagenprophylaxe eine 4mal geringere Morbidität als bei 794 Kontrollen, Rutschko und Borissov bei 10611 phagenbehandelten Personen 16mal weniger Ruhrerkrankungen als bei 9560 unbehandelten. Eigene Untersuchungen mit Vierthaler während des Krieges, die die prophylaktische Wirkung epidemieeigener Phagen herausarbeiten sollten, zeigten teilweise günstige, teilweise unbefriedigende Ergebnisse. Unter Berücksichtigung aller niedergelegten Erfahrungen sind die Phagen von prophylaktischem Wert. In Epidemiezeiten wird man sich nach Möglichkeit der typenspezifischen, hochgezüchteten, epidemieeigenen Phagenstämme bedienen. Die prophylaktische Wirksamkeit der *Sulfonamide* ist im Tierversuch erhärtet (BINGEL 1943). In Epidemiezeiten sind sie durchaus zur persönlichen Prophylaxe zu empfehlen. Die Schutzwirkung des *Antidysenterieserums* ist im Tierversuch gesichert, sie findet sich z. B. auch in Versuchen an Hühnerembryonen (WEIL und MC FARLANE 1944). Der antitoxischen Serumwirkung ist für prophylaktische Zwecke die bakteriostatische Sulfonamidwirkung sicherlich vorzuziehen. — Viel diskutiert wurde vor allem während der Kriegszeit die Frage der *Schutzimpfung.* Voraussetzung für ihre Wirksamkeit ist zunächst Grad und Dauer der Immunität, die eine Infektionskrankheit hinterläßt. Bei der Ruhr resultiert nach allgemeiner Ansicht häufig eine lang andauernde, ausgesprochenen typenspezifische *Immunität.* Fraglich ist dies nach leichtem Krankheitsverlauf, bei dem spezifische Antikörper häufig nicht feststellbar sind. Es geht dabei aber nicht an, etwa die Agglutination allein als Test zu benützen. Das Verschwinden der Agglutinine aus dem Blute darf nicht als Zeichen des Aufhörens der Immunität betrachtet werden (ANINA-RADCHENKO 1939). Auch andere spezifische Antikörper sind im Serum Dysenteriekranker vorhanden (Präcipitine, bactericide Substanzen, Opsonine, komplementbindende Stoffe, Antitoxine). Aktive Seren gegen Ruhr schutzgeimpfter Personen zeigen bactericide Wirkung gegen Flexner- und Shiga-Stämme bis zu 200 Tagen. Die Bactericidie geht nicht der Agglutininbildung parallel (WARNECKE 1948). Vielleicht noch wichtiger als die humorale Immunität ist die celluläre. Sie mag auf zellständige, d. h. an die Zelle gebundene Antikörper zurückgehen. Es kann sich aber auch das Reaktionsvermögen der Zellen gegenüber der Noxe ändern. Und schließlich ist am Zustandekommen der Immunität sicherlich das vegetative und zentrale Nervensystem beteiligt, wobei an die Untersuchungen von SPERANSKY und MÉTALNIKOW erinnert sei. Epidemiologische Studien zeigten, daß nach Jahren hoher Morbidität und Letalität in den gleichen Distrikten niedrigere Morbidität und Letalität folgt (DUMITRESCU 1941). Invasion der Ruhr in bisher verschonte Gegenden führt zu schweren Erkrankungsformen und höherer Letalität. Während des 2. Weltkrieges betrug die Letalität bei deutschen Wehrmachtangehörigen 1939 in Polen etwa 5%, 1941 in Rußland 3—5‰. Daran mag zum Teil die Häufigkeit von Shiga-Kruse-Infektionen 1939, das Überwiegen der Flexner-Typen 1941 schuld sein. Eine weitreichende Durchseuchung der Truppe muß aber ebenfalls in Betracht gezogen werden. Diese Beobachtungen zusammen mit dem experimentellen Nachweis, daß es durch enterale wie parenterale Applikation abgetöteter Ruhrerreger oder von Bacillentoxinpräparaten leicht gelingt, einen nachweisbaren Schutz gegen eine nachfolgende Infektion zu erzielen, berechtigen zur aktiven Schutzimpfung. Ihr stehen aber bislang immer noch erhebliche Schwierigkeiten entgegen. Zunächst muß bei der Vielzahl der Ruhrerreger eine Polyvalenz der Impfstoffe angestrebt werden. Das bedeutet aber zwangsläufig eine unerwünschte Verringerung der Antigenquote für den einzelnen Erregertyp. Darüber hinaus ist die Injektion von Shiga-Kruse-Vaccinen von erheblichen Reaktionen begleitet. Deswegen versuchte man, durch Kombination mit Antitoxinen die Verträglichkeit zu steigern, injizierte also Ruhrserum und abgetötete Bacillen (SHIGA 1903). Das Gemisch gibt aber noch starke Reaktionen und kommt für praktische Zwecke nicht in Frage (SYLVESTER). BOEHNKE verwandte im 1. Weltkrieg Toxin-Antitoxingemische und abgetötete Bacillen (Dysbakta). Oder es wurde eine Entgiftung mittels Formalin angestrebt (OTTEN, KIRSCHNER, RODENWALDT). Nach PRIGGE (1937) wandelt aber Formalin das Shiga-Toxin nicht im Sinne eines Toxoids um, sondern zerstört es im Laufe der Zeit. Die Präparate verlieren ihre Wirksamkeit, sobald sie völlig entgiftet sind. Immunisierende Effekte wären somit nur auf unveränderte Reste des Ektotoxins zu beziehen. Das Endotoxin wird durch Formol allmählich auch geschädigt. — Weitere Versuche der Entgiftung sind: Behandlung mit weichen Röntgenstrahlen, UV-Strahlen (300—253 mμ). Aktiver Sauerstoff, Ozon, Wasserstoffperoxyd verstärken die entgiftende Wirkung. Ferner wurde vorgeschlagen: Behandlung mit Sublimat, Silbernitrat, Ultraschall (PATER 1943), Behandlung mit schwachem Alkohol bei 37—40° (BAHRAMI 1946), Adsorption der Gifte an Aluminiumhydroxyd (DEMNITZ), Fällung mit Alaun (PRIGGE 1940), Aufbewahrung in Trockeneis für 6—8 Monate (BARNES, DEVEY, HENRY und KUPFER 1947). Man kann die Bacillen mit Bakteriophagen aufschließen (KRUEGER und SCRIBNER 1941). Zur Erzielung kombinierter antiekto- wie antiendotoxischer Immunität arbeitete PRIGGE (1939, 1940, 1942) spezielle Impfstoffe aus. Der ETA-Impfstoff besteht aus Endotoxin + Toxin (Ektotoxin) + Antitoxin, der ETAL-Impfstoff besteht aus Endotoxin + Toxin in Aluminiumhydroxydadsorption. Zur Herstellung der Impfstoffe werden Shiga-Kruse-Bacillen, Flexner-Stämme A, D, H und Kruse-Sonne-Bacillen benutzt. Der Aldystox-Impfstoff der Behringwerke besteht aus Shiga-Kruse-Toxoid und Bakterienlysaten der einzelnen Bacillentypen, das Ganze an Aluminiumhydroxyd adsorbiert. SARTORIUS und CLAUBERG (1941) empfahlen zur Verstärkung der Antikörperbildung gleichzeitige Verabreichung von B-Tropon. Die Adsorbenskomplexe haben geringere Impfreaktionen, da im Organismus nur nach und nach kleine unschädliche Giftmengen freigemacht werden. Das Ektotoxin läßt sich in hochkonzentrierter Form aus den Reinkulturen der o-Varianten der Sh. dysenteriae gewinnen und kann an spezifisches Antiserum und unspezifische $Al(OH)_3$ = Adsorbentien gebunden werden. Es führt im Tierversuch wie bei Menschen zu antitoxischer Immunität. Dabei ist zu beachten, daß in den agglutinatorisch unwirksamen Seren ungeheure Mengen Antitoxin (mehr als 5000 AE) vorhanden sein können (PRIGGE und KIKSCH 1941). Für die Herstellung wirksamer Endotoxine müssen O-Keime benützt werden. Das gilt für Shiga-Kruse- wie für Flexner-Typen. Von den letzteren müssen in unseren Breiten vor allem die Stämme A, D, H Anwendung finden. Aus diesen Ausführungen geht schon hervor, daß Endotoxine und Toxine getrennt gewonnen werden müssen. Im Organismus löst die Zufuhr von Ektotoxin Antitoxine, von Endotoxinen die Bildung präcipitierender und agglutinierender Antikörper aus. Wenn man diese Antikörper nun auch nicht unbedingt als Maß der Immunität ansehen kann, so geben sie doch wertvolle Anhaltspunkte. Die höchsten Antitoxinwerte sind in der 3. Woche nach der Impfung nachweisbar und bleiben es über lange Zeit. Demgegenüber wird die Agglutininspitze bereits am Ende der 1. Woche nach der Impfung erreicht und ist nach 4 Wochen wieder zum Nullpunkt abgesunken (SCHRÖDER 1948). Das fordert zu getrennter Immunisierung gegen Endotoxine und Ektotoxine auf. CLAUBERG und SARTORIUS versuchten dies mit dem zweiteiligen Impfstoff der Behringwerke, der 1. aus Formoltoxoid des Shiga-Kruse-Ektotoxins ohne Adsorbens, 2. aus formolisierten Bakteriensuspensionen aller wesentlichen Ruhrbacillentypen und des Shiga-Kruse-Bacillus bestand und getrennt appliziert wurde. KESTERMANN und VOGT (1940) empfahlen getrennte Injektionen von Shiga-Formoltoxoid und E-Ruhrvaccine, was stärkere Lokalreaktionen vermeidet. SCHRÖER (1948) rät zu einem Ektotoxin-Impfstoff gegen das Toxin der Sh. dysenteriae, welcher zur Verringerung der Giftwirkung wie zur Verlängerung des Impfschutzes an unspezifische Adsorbentien gebunden, injiziert wird. Der Endotoxinimpfstoff, eine Vaccine gegen alle Ruhrerreger einschließlich Sh. dysenteriae soll in 4wöchigen Abständen peroral verabfolgt werden. Es läßt sich nämlich der Endotoxinschutz weitgehend peroral erreichen, was praktisch von Vorteil ist. Nötig ist dabei die Benützung sorgfältig ausgewählter O-Keime. Depotimpfstoffe verlängern die Antikörperbildung wesentlich. HALBERT, MUDD und SMOLENS (1946) zeigten dies bei Mäusen an Hand einer Flexner-Bacillenemulsion in einem Salzölgemisch. FREUNDS[1] emulgierte Vaccinen wirken ähnlich. Die praktischen Erfahrungen der Ruhrschutzimpfung sind unterschiedlich. SHIGA erzielte vor Jahren in Japan mit seiner Simultanmethode eine wesentliche Herabsetzung der Letalität, weniger der Morbidität. Die Beurteilung der BOEHNKEschen Impfstoffes war im 1. Weltkrieg teilweise günstig. RODENWALDT konnte in Niederländisch-Indien mit Shiga-Formolvaccine ruhrverseuchte Gebiete sanieren. Im 2. Weltkrieg fand HOFF keinen Unterschied im Krankheitsverlauf Geimpfter und Ungeimpfter, ROEMHELD (1949) häufiger schwere Erkrankungen bei Ungeimpften als bei Geimpften. Die prophylaktische Wirksamkeit verschiedener Ruhrimpfstoffe bei den deutschen Armeen im Osten 1941/42 war umstritten. Ein eindeutiger Erfolg ließ sich jedenfalls nicht feststellen. SHAUGHNESSEY und Mitarbeiter (1946) benützen in Hitze abgetötete, teils UV-bestrahlte, teils unbestrahlte Vaccinen als Impfschutz. Sie gaben dann einige Zeit einer größeren Anzahl geimpfter Versuchspersonen und ungeimpfter Kontrollpersonen lebende Dysenteriebacillen ein. Die Erkrankungshäufigkeit wie die Erkrankungsschwere war bei beiden Gruppen etwa gleich. Irgendeine charakteristische Immunität ließ sich nicht feststellen. Praktische Erfahrungen mit vorwiegend peroraler Impfung aus dem Kreise Bilgoraj, Polen, 1936—1938, zeigen immerhin einen günstigen Einfluß der Impfung auf Morbidität und Letalität (SCHÄFER).

Tabelle 5. *Ruhrerkrankungen im Kreise Bilgoraj in Polen, 1936—1938.* (Nach SCHÄFER.)

			Erkrankt	Todesfälle
1936	Geimpft	68428	97 = 0,14%	18
	Nicht geimpft	54778	395 = 0,72%	91
1937	Geimpft	71543	44 = 0,06%	2
	Nicht geimpft	50357	91 = 0,18%	20
1938	Geimpft	85798	56 = 0,065%	2
	Nicht geimpft	35202	35 = 0,099%	8

Im ganzen gesehen ist ein Schutzerfolg der Impfung nicht zu bestreiten. Das Problem der Zukunft wird sein, vor allem die antiendotoxische Immunität zu steigern und aufrecht zu erhalten. Die Kombination der Ruhrimpfstoffe mit Tetanusanatoxin ergibt schlechte Resultate (SARTORIUS und CLAUBERG 1941), diejenige mit Typhus-Paratyphus-Vaccinen ist nach PRIGGE (1942) noch nicht spruchreif, nach TSCHERNOZOUBOW (1935) eher unzweckmäßig.

Literatur.

Zusammenfassende Arbeiten.

BOECKER, E.: Die Typen der Typhus-, Paratyphus-, Enteritisgruppe und der Ruhrgruppe. Berlin 1941. — Praktische Diagnostik der Bacillen der Typhus-, Paratyphus-, Enteritisgruppe, der Ruhrgruppe und der Coligruppe. Jena 1948. — BRAUER: Die Ruhr, ihr Wesen und ihre Behandlung. Berlin 1922. — BOJLEN, K.: Dysentery in Denmark, Kopenhagen 1934.

CLAUBERG, K. W.: Infektionen durch Bakterien der Ruhrgruppe. In GUNDEL, Die ansteckenden Krankheiten, Leipzig 1944.

FELSEN, J.: Bacillary dysentery, Colitis and Enteritis. Philadelphia 1945.

GANTENBERG, R.: Ruhr aus dem Polenfeldzug. Stuttgart 1940. — GUTZEIT, K.: Taschenbuch der Infektionskrankheiten. Berlin 1944.

HAAS: Die Ruhrbakterien und ihre Gifte. Habil.-Schr. Marburg 1942. — HOLLER, G.: Erfahrungen über Bacillenruhr 1941.

[1] FREUND: J. Amer. med. Assoc. **130**, 789 (1946).

Jordan and Burrows: Textbook of bacteriology. 1947.

Kramar, J., D. Miskolczy u. M. Czajagh: Die kindliche Ruhr und das Nervensystem. Leipzig 1940.

Madsen, St.: On the classification of the Shigella types. With special reference to the Flexner group. Kopenhagen: Ejnar Munksgaard 1949. — Manson-Bahr: The dysenteric disorders. London 1944. — Mesrobéanu, L.: Les antigènes glucido-lipidiques des bactéries. Paris 1936. — Müller, R.: Medizinische Mikrobiologie. 1946.

Roelcke, K.: Die Kruse-Sonne-(E)-Ruhr. Stuttgart 1943. — Roemheld, Ludw.: Die Bacillenruhr. Stuttgart: Georg Thieme 1949.

Schäfer, W.: Bacillenruhr, ihre Erreger und ihre epidemiologische Verbreitung. Stuttgart 1948. — Ältere Literatur siehe Handbuch der inneren Medizin, 3. Aufl., Bd. 1. — Schittenhelm: Ruhr, Dysenterie.

Winkle, St.: Zur Diagnostik und Epidemiologie der Paradysenterie. Jena: Georg Fischer 1949.

Einzelarbeiten.

Aitoff, M., M. Dion et H. Dobkevitch: Transformations biologiques d'un bacille dysentérique par passage sur les animaux. C. r. Soc. Biol. Paris **125**, 928 (1937). — Alexander, L.: Symptomatische Beteiligung des Nervensystems bei den verschiedenen Formen der Dysenterie. China med. J. **48**, 1 (1934). Ref. Kongreßzbl. inn. Med. **77**, 302 (1934). — Anina-Radchenko, N.: Zur Frage der Agglutinine als Indikatoren der Immunität gegen Dysenterie. Ž. Mikrobiol. (russ.) **5**, 81 (1939). Ref. Kongreßzbl. inn. Med. **103**, 588. — Arendt, J., and J. Cohen: Mucosal studies in Colitis due to parasites. Amer. J. Roentgenol. **59**, 865 (1948). — Ashenburg, N. J., L. A. Sandholzer, H. W. Scherp and G. P. Berry: The influence of Bacterial and non-bacterial polysaccharides upon bacteriophagy. J. Bacter. **39**, 71 (1940). — Assis, A. del.: Late biochemical variation of Shig. alkalesc. Hosp. Riv. **1946**, 491. — Assmann, H.: Erfahrungen über Ruhr im polnischen Feldzug. Verh. dtsch. Ges. inn. Med. **1940**, 129.

Bachmann, W.: Epidemiologische Erfahrungen bei der Ruhr in einem Armeebereich während des Ostfeldzuges 1941. Arch. f. Hyg. **128**, 1 (1942). — Bahrami, A.: Detoxication of cultures of Shig. shigae. C. r. soc. Biol. Paris **140**, 725 (1946). — Baines, G. H.: Relation of abacterial pyuria to Reiters syndrome. Brit. med. J. **1947**, 605. — Bals, M.: Beitrag zur Behandlung der Ruhr und der ruhrähnlichen Colitis. Rev. Ştiinţ. med. (rum.) **32**, 352 (1943). Balzer: Folgezustände der Bacillenruhr am Magen-Darmkanal. Med. Klin. **1948**, Nr. 21, 618. — Bargen, J. A.: Complications and sequelae of chronic ulcerative colitis. Ann. int. Med. **4**, 335 (1929). — Barla-Szabó, E.: Die Behandlung der Dysenterie mit Hypophysenhinterlappenextrakt. Arch. Kinderheilk. **104**, 134 (1935). — Barnes, F. W., M. Devey, S. S. Henry and H. Kupfer: Chemical detoxification of Flexner dysentery antigen. J. of Immun. **56**, 255 (1947). — Bennett, I., R. S. Gordon and L. A. Barnes: A field trial of Shigella flexneri III vaccine. J. inf. Dis. **85**, 180 (1949). — Bergman, R., u. R. Huss: Einzigartiger Fall von Ruhr bei Menschen nach Ansteckung an einem Affen. Hygiea (Stockh.) **97**, 801 (1935). — Beveridge, W. I. B.: Isolation of pleuropneumonialike organisms from the male urethra. Med. J. Austral. **30**, 479 (1943). — Bieling: Zur Therapie virusbedingter Darminfektionen. Therapiewoche 1950, Karlsruhe. — Bingel, K.: Phasen und Pathogenität der Kruse-Sonne-Ruhr im Tierexperiment. Zbl. Bakter. I Orig. **150**, 225 (1943). — Bingel, K., u. H. Spengler: Experimentelle Untersuchungen über die Sulfonamidwirkung auf die Ruhr. Z. Hyg. **126**, 101 (1944). — Blazso, S.: Die Rolle der Nebenniere bei der toxischen Dysenterie. Klin. Wschr. **1940**, 595. — Ein neues Behandlungsverfahren bei toxischer Dysenterie. Klin. Wschr. **1941**, 245. — Block, L. H., and A. Tarnowski: Banana diet in bacillary dysentery. Amer. J. digest. Dis. a. Nutrit. **8**, 3 (1941). — Block, L. H., A. Tarnowski and B. L. Greene: Pectin and Nickel pectinate in acute and chronic bacillary dysentery. Amer. J. digest. Dis. a. Nutrit. **6**, 96 (1939). — Böhmig, R.: Zur Pathogenese der Dysenterie. Münch. med. Wschr. **1943**, 391. — Boidin, L. Gounelle et A. Bohn: Chlormangel und Erhöhung des Rest-N im Blut und Erhöhung der Blutalkaleszenz bei der Bacillenruhr. Bull. Soc. méd. Hôp. Paris, III. s. **56**, 466 (1940). — Bonopera, A.: Versuche über die Rückumwandlung der Rauhfarmen der Typhus- und Ruhrbacillen. Giorn. Batter. **27**, 65 (1941). — Weitere Beobachtungen über experimentelle Variationsphänomene an Dysenteriebacillen. Giorn. Batter. **29**, 412 (1942). — Boivin, A., et L. Mésrobeanu: Untersuchungen über die Gifte der Ruhrbakterien. C. r. Soc. Biol. Paris **124**, 442 (1937); **126**, 222, 323, 652 (1937). — Rév. d'Immunol. Teil I 6, 553 (1935); **2** 113 (1936); **3** 319 (1937). — Bowes, G. K.: Outbreak of Sonne-dysentery due to consumption of milk. Brit. med. J. **1938**, 1092. — Boyd, J. S. K.: The antigenic structure of mannital fermenting group of dysentery bacilli. J. of Hyg. **37**, 243 (1944). — Brieger, H.: Die Wirkung von Eubasinum auf die Ruhr im Säuglings- und Kindesalter. Kinderärztl. Prax. **14**, 113 (1943). — Der S-Diazin-Stoß bei Ruhr im Kindesalter. Z. inn. Med. **1946**, 160. — Brulé, M.: Störungen des Natrium- und Kaliumstoffwechsels bei schwerer Bacillenruhr. Bull. Soc. méd. Hôp. Paris, III. s. **56**, 561 (1940). — BRUNS, W.: Antistintest und Antistinschutz. Med. Klin. **1949**, Nr. 34, 1082. — BLACKLOCK, J. W. S., and K. J. GUTHRIE: A study of acute ileo-colitis (dysentery) in children. J. of Path. **45**, 79 (1937). — BRÜNING, E., u. H. SCHLOSSBERGER: Über die Behandlung der Flexner-Y-Ruhr mit polyvalentem Dysenterieserum. Dtsch. Mil.-arzt **5**, 52 (1940). — BRUMPT, L. CH.: L'hémodiagnostic rapide des affections typho-paratyphiques, du typhus exanthémique, des brucelloses et des dysenteries bacillaires. Presse méd. **1941**, 765. — BÜRGER, M.: Die Infektionskrankheiten und ihre Abwehr in Leipzig. Z. inn. Med. **1946**, 78.

CALALB, G.: Über filtrierbare Formen der Dysenteriebacillen. Hommage mém. Cantacuzène **87** (1934). — CASTEN, D.: Nutritional disturbances in regional enteritis. Surgery **6**, 708 (1939). — CAVE, H. W.: Chronic intractable ulcerative colitis- a surgical problem. J. Amer. med. Assoc. **113**, 549 (1939). — CAVE, H. W., and J. E. THOMPSON: Mortality factors in the surgical treatment of ulcerative colitis. Ann. Surg. **114**, 46 (1941). — CHRISTIANSEN, W.: Rhodanwasserstoffsäure und Prophylaxe der übertragbaren Darmkrankheiten. Dtsch. Gesdh.wes. **1946**, 399. — CLAUBERG, K. W.: Zur Receptorenanalyse der Flexner-Y-Ruhrbacillen. Zbl. Bakter. I Orig. **128**, 269 (1933). — CLAUBERG, K. W., u. F. SARTORIUS: Weitere experimentelle Untersuchungen über aktive Schutzimpfung gegen Ruhr und Typhus, zugleich ein Beitrag zur Frage der einzeitigen Typhusprophylaxe. Dtsch. Mil.arzt **7**, 310 (1942). — COMPTON, A.: Results of bacteriophage treatment of bacillary dysentery at Alexandria. Brit. med. J. **1942**, 719. — COTRUFO, P.: Über mögliche ätiologische Beziehungen zwischen epidemischer Hepatitis und bacillärer Ruhr. Giorn. Batter. **29**, 257 (1942). — CYMBAL, O.: Arch. f. Ophthalm. **145**, 142 (1943). Zit. bei SCHUERMANN-HAUSER.

DACK, G. M., und E. PETRAN: Experimental dysentery produced by introducing Bact. dys. (Flexner) into isolated segments of colon of monkeys. J. inf. Dis. **55**, 1 (1934). — DARNALL, C. R.: Paracolon bacilli as related to chronic dysentery syndrome. Gastroenterology **10**, 366 (1948). — DELBRÜCK, M.: Über Bakteriophagen. Naturwiss. **1947**, 301. — DENISON, G. A., and G. DE HOLL: Bacillary dysentery in infants and children. J. inf. Dis. **56**, 124 (1935). — DIECKHOFF, J.: Über die Ursache des Kollapses bei Diphtherie-, Scharlach- und Ruhrerkrankungen. Mschr. Kinderheilk. **90** 193 (1942). — Zur Störung des KH-Stoffwechsels bei Dysenterieinfektion und -intoxikation. Mschr. Kinderheilk. **89**, 171 (1943). — Über den Einfluß des Desoxycorticosteronacetats „Percorten" auf Kreislauf und Gasdiffusionsstörungen bei experimenteller Diphtherie- und Dysenterieintoxikation. Klin. Wschr. **1943**, 50. — DOBRINSKIJ I.: Die Dynamik der Mikroflora des Darmes bei Dysenterie und ihre Bedeutung für die Therapie der Krankheit. Z. Mikrobiol. (russ.) **5** 103 (1939). — DODD, K., and H. SWANSON: Dysenteric bacteriemia with a report of three cases. Amer. J. Dis. Childr. **56** 1082 (1938). — DÖTZER, W., u. A. SCHULLER: Tierexperimentelle Untersuchungen über den Einfluß von Unterernährung bzw. Viraamin-C-Mangel auf den Ablauf von Ruhrinfektionen. Klin. Wschr. **1942**, 405. — DOLD, H.: Ein neues Verfahren zum kulturellen Nachweis von Ruhrbacillen. Med. Welt **1943**, 387. — DOLD, H., u. M. KETTERER: Vergleichende Untersuchungen über die Nachweisbarkeit von Ruhrbacillen in flüssigem und getrocknetem Stuhlmaterial. Z. Hyg. **125**, 215, 444 (1943/44); **127**, 326 (1947). — DRIFT, H. VAN DER: Myelitis bei Dysenterie. Arch. f. Psychiatr. **114**, 256 (1941). — DUMITRESCO, N.: Epidemische Ruhrherde in Arges. Arch. roum. Path. expér. **12**, 187 (1942).

EMMEL, L.: Die Rolle der Fliegen als Krankheitsüberträger. Untersuchungen zur Frage der Bedeutung der Musca domestica bei der Übertragung der Bakterienruhr. Z. Hyg. **129**, 288 (1949). — ENGLESON, H.: Dysenteriestudien. Eine historisch-epidemiologische Untersuchung über die Dysenterie in Kronobargs Län und Blokinge, sowie in Teilen von Kristianstads und Hallands Län in Schweden in den Jahren 1749—1830 mit besonderer Berücksichtigung der Sterblichkeit und Verbreitungsweise. Acta med. scand. (Stockh.) **1937**. — ERICHSON, M.: Dissertation Hamburg 1944.

FAIRLEY, N. H., and J. S. K. BOYD: Dysentery in the Middle East with special reference to sulfaguanidine treatment. Trans. roy. soc. trop. med. Lond. **36**, 253 (1943). — FAUST, E. G.: Tropical medicine, J. Amer. med. Assoc. **1946**, 966. — FELSEN, J., and A. G. OSOFSKY: Susceptibility of the newborn to acute bacillary dysentery. Amer. J. Dis. Childr. **53**, 975 (1937). — Gastric barrier in bacillary dysentery. Arch. int. Med. **63**, 64 (1939). — FELSEN, J., E. V. RUNDLETT, J. SULLIVAN and H. GORENBERG: Atypical Flexner dysentery. J. Amer. med. Assoc. **103**, 1055 (1934). — FERGUSON, W. W., M. BRANSTON, G. L. MCCALLUM and M. J. CARLSON: Rapid identification of Shigella in a public health laboratory. J. Labor. a. clin. Med. **32**, 349 (1947).

GÄNSSLEN: Dtsch. med. Wschr. **1941**, 455. — GÄRTNER, H.: Vergleichende Untersuchungen an Glatt- und Rauhformen der E-Ruhr (Kruse-Sonne) mit ausführlicher Übersicht über das über diese Keime vorliegende Schrifttum. Arch. f. Hyg. **127**, 59 (1941). — GARLOCK, J. H.: The surgical treatment of intractable ulcerative colitis. Ann. Surg. **113**, 2 (1941). — GELDER, D. W. v., W. P. DAMES and G. L. FISCHER: Shigella carriers with special reference to their therapy, including the use of streptomycin. Amer. J. trop. Med. **27**, 225 (1947). — GOEBEL, W. F., F. BINKLEY and E. PERLMAN: Studies on the Flexner group of dysentery bacilli. J. of. exper. Med. **81**, 315 (1945); **84**, 223, 235 (1946); **85**, 499 (1947). — GOTTRON: Dermat. Wschr. **1943**, 338. Zit. bei SCHUERMANN-HAUSER. — GOUNELLE, H., et J. MARCHE: Le syndrome humorale de la dysenterie bacillaire. Presse méd. **1941**, 1206. — Bull. Soc. méd. Hôp. Paris **56**, 82 (1941). — GRIFFITS, S. D.: Ants as probable agents in the spread of Shigella infections. Science (Lancaster, Pa.) **96**, 271 (1942). — GSELL, O.: Klinische Ergebnisse der Chemotherapie durch Sulfonamide. Erg. inn. Med. **1944**, 406. — GUTHOF, O.: Die Behandlung der Ruhr bei der Truppe mit Bacteriophagen. Dtsch. med. Wschr. **1941**, 375. — GUTZEIT, K.: Kritische Betrachtungen zur Therapie der Bacillenruhr. Ther. Gegenw. **1940**, 161. — GUY, R. A., u. K. S. YEH: Peking diets during dysentery. China med. J. **56**, 225 (1939).

HAAS, R.: Über Exo- und Endotoxine von Dysenteriebacillen. Z. Immun.forschg **94**, 480 (1938). — HABS, H.: Herzmuskelschaden bei Ruhr. Dtsch. med. Wschr. **1947**, 477. — HÄSSLER, E.: Epidemiologische, bakteriologische und klinische Beobachtungen an 235 ruhrkranken Kindern der Klinik in den Jahren 1926—1929. Jb. Kinderheilk. **131**, 284 (1931). — HALBERT, S. P., S. MUDD and J. SMOLENS: The increased antigenicity of Sh. paradys. (Flexner) in saline and mineraloil-emulsion. J. of Immunol. **53**, 291 (1946). — HAMMARSTRÖM, E.: Phage typing of Shigella sonnei. Acta med. scand. Stockh. Suppl. **133**, 223 (1949). — HARDY, A. V., und J. WATT: Amer. J. publ. Health **34**, 503 (1944). Zit. bei NETER. — HARDY, A. V., J. WATT, T. M. DE CAPITO and T. KOLODNY: Studies of acute diarrheal diseases. Infections due to the „Newcastle dysentery bacillus". Amer. J. publ. Health **30**, 53 (1940). — HAUGHWOUT, F. G.: Dysentery, colitis and diarrhoea in jap. civil persons camps. Amer. J. digest. Dis. a. Nutrit. **15**, 7, 142, 176, 238 (1948). — HAUS, O.: Zur Dysenteriebehandlung, Wien. med. Wschr. **1940**, 822. — HAYNES, E., C. A. TOMPKINS, C. WASHBURN and M. WINTERS: Bactericidal action of pectin. Proc. Soc. exper. Biol. a. Med. **36**, 839 (1937). — HERRLICH, A.: Kachexie und Ödemzustände bei Ruhr. Med. Klin. **1947**, 403. — HÖRING, O.: Über das Zusammentreffen zweier Infektionskrankheiten beim gleichen Kranken. Med. Klin. **1947**, 661. — HOFF, F.: Mit- und Nachkrankheiten der Ruhr. Dtsch. Mil.arzt **1940**, 189. — Ruhrbehandlung im Kriegslazarett. Dtsch. Mil.arzt **1940**, 186. — Beobachtungen bei der Ruhr in Sowjetrußland 1941. Münch. med. Wschr. **1942**, 1049. — HOHN, J.: Die Ruhrerreger vom Typ L und Typ Newcastle. Zbl. Bakter. I Orig. **152** (1947). — HOLLANDER, J. L., C. W. FOGARTY, N. R. ABRAMS and D. M. KYDEL: Arthritis resembling Reiters syndrome. J. Amer. med. Assoc. **1945**, 593. — HOLLER, G.: Erfahrungen bei Ruhr-, Typhus- und Paratyphusbacillenausscheidern. Wien. med. Wschr. **1949**, 191, 215. — HOLLER, G., u. M. THÜMMEL: Ein Beitrag zur Chemotherapie der Bacillenruhr. Z. klin. Med. **141**, 590, 600 (1942). — HOLMES, W. H.: Bacillary and rickettsial infections, acute and chronic. New York 1940. — HOWARD, P. J., and C. A. TOMPKINS: Pectinagar for diarrhea in infants and the newborn. J. Amer. med. Assoc. **114**, 2355 (1940). — HÜBSCHMANN, P.: Beiträge zur Bakteriologie and pathologischen Anatomie der Ruhr. Virchows Arch. **254**, 811 (1925). — HURST, A. F., and F. A. KNOTT: British dysenteric infections. Lancet **1936** 2, 1197.

ICKERT, F.: Typhus, Ruhr und Appendicitis im Verhältnis zu Tuberkulose. Med. Welt **1941**, 637. — IMELIK, B.: Untersuchungen über das Wesen und die Bedeutung verzögerter Gärungen bei Shiga-Kruse und Kruse-Sonne Bacillen. Z. Hyg **127**, 58 (1947). — IMELIK, B., u. S. IMELIK: Über die Shiga-Kruse-Ruhrepidemie auf der Insel Oesel (Estland) im Sommer 1940. Z. Hyg. **127**, 93 (1947).

JANOTA, M., and G. M. DACK: Bacillary dysentery developing in monkeys on a „Vitamin M" deficient diet. J. inf. Dis. **65**, 219 (1939).

KABELITZ, G.: Therapeutischer Vorschlag zur Ruhrbehandlung. Dtsch. med. Wschr. **1939**, 1850. — KALINKE, M.: Die Ruhrbehandlung mit Bacteriophagen und Darmdesinfizientien. Med. Welt **1941**, 785. — KALK, H.: Beobachtungen über die Ruhr im Osten 1939. Dtsch. Mil.arzt. **1940**, 26. — KARCZAG, L.: Über das Striasyndrom bei Dysenterie. Dtsch. med. Wschr. **1932**, 249. — KARPISEK, J.: Contribution a l'emploi du bactériophage dans le traitement de la dysenterie bacillaire. Presse méd. **1947**, 422. — KAUFFMANN, F.: Zur Serologie der Dysenteriegruppe. Acta path. scand. (København.) **19**, 53 (1942). — KERSHAW, G. R.: Acute non-specific diarrhoea and dysentery. Local chilling of the abdomen as a causative factor. Brit. med. J. **1947**, No 4507, 717. — KESTERMANN, E., und K. E. VOGT: Beitrag zur Frage der aktiven Immunisierung gegen Dysenterie. Klin. Wschr. **1940**, 1061. — Neuere Untersuchungen über aktive Schutzimpfung gegen Ruhr mit getrennten Antigenen. Klin. Wschr. **1941**, 739. — KIRBY, W. M. M., and L. A. RANTZ: The treatment of typhoid and dysentery carriers with succinylsulfathiazole. J. Amer. med. Assoc. **119**, 615 (1942). — KLIEWE, H., und W. HELMREICH: Über Ruhrbacteriophagen, S. 617, **1941**. — KLIGLER, I. J., E. OLEINIK and I. CZAZKES: Improved technic for isolation of dysentery bacteria from stools by formaldehyde inactivation of bacteriophage. Amer. J. publ. Health **33**, 682 (1943). KLOSE, FR., u. W. SCHRÖER: Ein Beitrag zur Ruhrschutzbehandlung mit polyvalenten Ruhrbacteriophagen. Dtsch. Mil. arzt **6**, 265 (1941). — KRIEGER, H.: Die bacilläre Ruhr. Münch.

med. Wschr. **1941**, 1125. — Beitrag zum Problem der toxischen Ruhr. Med. Welt **1940**, 1137. — KRUEGER, A. P., and E. J. SCRIBNER: The bacteriophage. J. Amer. med. Assoc. **116**, 2160 (1941).

LAHEY, F. H.: Ulcerative colitis. N. Y. State J. Med. **41**, 475 (1941). — LETTERER, E.: Beiträge zur Pathogenese der Bacillenruhr. Virchows Arch. **312**, 673 (1944). — LETTERER, E., u. G. SEYBOLD: Untersuchungen mit dem BINGELschen Harnblasenversuch über den Angriffspunkt der Ruhr- und Diphtheriegiftstoffe am Gewebe. Z. Hyg. **129**, 466 (1949). — LEVINE, P., and A. W. FRISCH: Specific inhibition of bacteriophage of bacterial extracts. Proc. Soc. exper. Biol. a. Med. **30**, 993 (1933). — LIEBERMEISTER, G.: Behelfsmäßige Behandlung bei einer Ruhrepidemie. Dtsch. med. Wschr. **1940**, 432.

MACKIE, T. T., M. SCHWEIGER and M. S. B. GAILLARD: Specifity of the agglutininreactions for Shigella dys. Arch. int. Med. **62**, 783 (1938). — MACUMBER, H. H.: Acute bacillary dysentery. Clinico-pathologic study of 263 consecutive cases. Arch. int. Med. **69**, 624 (1942). — MANER, R.: Untersuchungen über die antagonistische Wirkung von Colibakterien gegenüber Ruhrbakterien. Z. Hyg. **122**, 249 (1939). — MANVILLE, J. A., E. M. BRADWAY and A. S. MCMINIS: Pectin as a detoxification mechanism. Amer. J. digest. Dis. a. Nutrit. **3**, 570 (1936). — MARK, R. E.: Ruhr in Gefangenenlagern eines Wehrkreises. Erg. inn. Med. **63**, 790 (1943). — MENZEL, W.: Über 2 Fälle von Polyneuritis und funikulärer Myelose nach Bacillenruhr. Dtsch. Z. Nervenheilk. **126**, 265 (1932). — MERLIN, L. G., and H. M. KELLER: Invasion by Shig. sonnei of tissues of mice following gavage with viable Shigella. Proc. Soc. Biol. a. Med. **68**, 1, 87 (1948). — MEYER, R.: Über die Bedeutung der Ruhrschutzimpfung 1943 für die serologische Ruhrdiagnose. Z. Immunforschg **103**, 463 (1943); **105**, 49, 349 (1944/45). — MEYERING, H.: Zur Serumbehandlung der Bacillenruhr. Dtsch. Mil.arzt **1941**, 358. — MOHR, W.: Röntgenuntersuchungen bei tropischen Dickdarmerkrankungen. Fortschr. Röntgenstr. **69**, 14 (1939). — Bedeutung und Möglichkeiten der Röntgenuntersuchung bei Amöbenruhr und ihren Folgezuständen. Dtsch. tropenmed. Z. **45**, 417 (1941). — MOLENKAMP, W. J. J.: Behandlung der akuten Bacillenruhr. Nederl. Tijdschr. Geneesk. **90**, 771 (1946). — MORGAN, W. T. J.: Studies in Immuno-chemistry. Isolation and properties of specific antigenic substance from B. dysenteriae (Shiga). Biochemic. J. **30**, 909 (1936). — MORGAN, W. T. J., and S. M. PARTRIDGE: Studies in Immunochemistry. Biochemic. J. **34**, 169 (1940); **35**, 1140 (1941). — MORTON, H. E., and F. B. ENGLEY: Protective action of dysentery bacteriophage in experimental infections in mice. J. Bacter. **47**, 475 (1944). — MORTON, T. C.: Diagnosis of chronic dysentery in service personnel. Analysis of 1000 sigmoidoscopies. Brit. med. J. **1946**, No 4484, 890.

NETER, E.: The genus Shigella. Bact. Reviews **6**, 1 (1942). — The genus Shigella and Shigellosis. Amer. J. digest. Dis. a. Nutrit. **15**, 7, 213 (1948). — NEUHOLD, R.: Untersuchungsergebnisse bei an Ruhr während der Epidemie von 1945 im Allg. Krankenhaus in Wien Verstorbenen. Klin. Med. (Wien) **2**, 116 (1947). — NICKUSCH, R.: Über vergleichende Behandlung der Bacillenruhr. Dtsch. Mil.arzt. **6**, 361 (1941). — NUNGESTER, W. J., L. F. JOURDONNAIS and A. A. WOLF: Effect of Mucin on infections by bacteria. J. inf. Dis. **59**, 11 (1936).

OHLY, A.: Über Spätfolgezustände am Magen und Darm nach Bacillenruhr. Arch. Verdgskrkh. **55**, 254 (1934). — Dtsch. med. Wschr. **1933**, 760. — OTTO, H.: Die Ruhr bei der Feldtruppe in Polen. Klin. Wschr. **1940**, 241, 272. — Flexnerruhr in der Bretagne und ihre Behandlung. Dtsch. med. Wschr. **1941**, 205, 233.

PARVIS, D.: The use of antibacteriophage-sera for isolating intestinal pathogens from contaminated water and faeces. Boll. Ist. sieroter. milan. **1945**, 200. — PATER, J.: Schutzimpfung gegen Dysenterie. Népegészségügy (ung.) **24**, 573 (1943). — PENNER, A.: Possible relation of bacillary dysentery to nonspecific ulcerative colitis. Amer. J. digest. Dis. a. Nutrit. **3**, 740 (1936). — PETER, A., u. T. WOHLFEIL: Zur Epidemiologie und Diagnose der Ruhr, insbesondere der E-Ruhr. Zbl. Bakter. I Orig. **144**, 38 (1939). — PFLUGFELDER, G.: Die Bedeutung der Stuhlausstriche bei bacillärer Ruhr. Schweiz. med. Wschr. **1944**, Nr 40, 1057. — POIRIER, M.: Ein Fall von Gelenkerguß im Knie, der eine leichte Ruhr komplizierte. Bull. Soc. Path. exot. Paris **35**, 390 (1942). — POPOV, A.: Zur Diagnose der Ruhr mittels polyvalenter Bacteriophagen. Ž. Mikrobiol. (russ.) **5**, 130 (1939). — PORTIS, S. A.: Recidivierende Diarrhoen nach Dysenterie. J. Amer. med. Assoc. **110**, 2138 (1938). — PRIGGE, R.: Aktive Schutzimpfung gegen Bacillenruhr. Zbl. Bakter. I Orig. **140**, Beih. 230 (1937). — Verh. dtsch. Ges. inn. Med. **1940**, 139. — Münch. med. Wschr. **1940**, 503. — Dtsch. med. Wschr. **1940**, 488. — Klin. Wschr. **1940**, 337. — Med. Welt **1942**, 1199. — Bakteriologie, Immunbiologie und Epidemiologie der Bacillenruhr. Zbl. Bakter. I Orig. **144**, Beih. 4, 45 (1939). — Das Ruhrtoxoid. Z. Hyg. **124**, 211 (1942). — PRIGGE, R., u. E. HELMERT: Experimentelle Untersuchungen über das Gift des Flexnerschen Ruhrbacillus. Z. Hyg. **127**, 54 (1947). — PRIGGE, R., u. L. KICKSCH: Experimentelle Untersuchungen über die giftigen Antigene des Ruhrbacillus Shiga-Kruse. Z. Hyg. **123**, 417. — PULASKI, E. J., H. J. BAKER, M. L. ROSENBERG and J. F. CONNELL jr.: Laboratory and clinical studies of polimixin B and E. J. clin. Invest. **28**, 1028 (1949).

RACHET, J., A. BUSSON et J. LANGEVIN: Die rektoskopische Untersuchung bei der Bacillenruhr. Presse méd. **1941**, 573. — RADOVA, P.: Hohe Einläufe alkalischer Lösungen von Chemotherapeutica in der Behandlung der bacillären Ruhr. Schweiz. med. Wschr. **1944**, Nr 25, 689. — RAKIETEN, T. L., and M. L. RAKIETEN: Bacteriophagy in developing chick embryo. J. Bacter. **45**, 477 (1943). — REDENBACHER, F. W.: Wie läßt sich die positive Ausbeute bei der bakteriologischen Ruhrdiagnose erhöhen? Zbl. Bakter. I Orig. **152**, 26 (1947). REED, A. C.: Chronic. ulcerative colitis. California Med. **50**, 402 (1939); **51**, 32 (1939). — REINWEIN: Extrarenale Azotämie. Med. Klin. **1939**, Nr 41—43. — RETZLAFF, K.: Die Austrocknung bei Ruhr. Med. Klin. **1942**, 700. — RITTERSHAUSEN, R. D.: Über den Zusammenhang von akuter Bacillenruhr und M. Werlhoff. Zbl. inn. Med. **1935**, 753. — ROBERTS, J. T.: Dysentery associated with malaria. J. trop. Med. **52**, 76 (1949). — ROBERTS, T. L., and W. B. DANIELS: Succinylsulfathiazol in the treatment of bacillary dysentery. J. Amer. med. Assoc. **122**, 651 (1943). — RODENWALDT, E.: Die Ruhr im Kriege. Dtsch. med. Wschr. **1939**, 1680. — ROSS, S. K., F. G. BURKE, E. C. RICE, L. A. WASHINGTON and S. STEVENS: Chloramphenicol therapy in Shigella enteritis. J. Amer. med. Assoc. **143**, 1459 (1950). — ROSS, S., F. G. BURKE, E. C. RICE, H. BISCHOFF and J. A. WASHINGTON: Treatment of Shigella enteritidis with oral Streptomycin. J. amer. med. Assoc. **141**, 183 (1949). — RUSKA, H.: Morphologische Befunde bei der bacteriophagen Lyse. Arch. Virusforschg **2**, 345 (1942). — Weichardts Erg. **1943**.

SAILE, W.: Behandlung der Bacillenruhr mit Eubasinum und Vergleich mit anderen Behandlungsmethoden. Dtsch. Mil.arzt. 8, 104 (1943). — SAR, A. VAN DER, A. W. POT and PH. P. HARTZ: Isolation of shigella from the gallbladder in bacillary dysentery. Amer. J. clin. Path. **18**, 509 (1948). — SARTORIUS, FR.: Probleme und Ergebnisse der Bakteriophagentherapie bei Ruhr. Ther. Gegenw. **1940**, 179. — SARTORIUS, F., u. K. W. CLAUBERG: Experimentelle Untersuchungen über aktive Schutzimpfungen gegen Typhus und Ruhr, zugleich ein Beitrag zur Frage der kombinierten Impfung unter Einschluß des Tetanusschutzes. Dtsch. Mil.arzt. **1941**, 90. — SARTORIUS, F., u. H. REPLOH: Über die weitere Entwicklung der Ruhrrassenforschung insbesondere in der Pseudodysenterie- bzw. Flexnergruppe. Zbl. Bakter. I Orig. **126**, 10 (1932). — SCHÄFER, W.: Über die Bedeutung der Widalreaktion für die Ermittlung des Durchseuchungsstandes bei Ruhrepidemien. Dtsch. med. Wschr. **1942**, 700. — Über die Bedeutung der Gruber-Widal-Reaktion bei der Ruhrdiagnostik. Münch. med. Wschr. **1942**, 675. — SCHLIERBACH, P.: Beobachtungen an polnischen Kriegsgefangenen mit Bacillenruhr. Dtsch. Mil.arzt **6**, 268 (1941). — SCHLOTTER, H.: Röntgenuntersuchung über die postdysenterische chronische Gastroenterocolitis. Röntgenprax. **1948**, 222. — SCHMIDT, B.: Eine Ruhrepidemie durch den Ruhrbacillentyp Newcastle. Dtsch. med. Wschr. **1947**, 451. — SCHÖNBRUNNER, E.: Klinische und therapeutische Erfahrungen bei Bakterienruhr. Wien. klin. Wschr. **1943** 692. — SCHRÖER, W.: Zur Frage der aktiven Ruhrschutzimpfung. Klin. Wschr. **1948**, 695. — SCHUERMANN, H., u. W. HAUSER: Reitersche Krankheit. Med. Klin. **1949**, 1269. — SEELIGER, H.: Z. Hyg. **1949**. — SEIFFERT, G.: Über die Verwendung von Bakteriophagen zur Ruhrbekämpfung. Münch. med. Wschr. **1941**, 641. — SHAUGHNESSY, H., R. C. OLSSON, K. BASS, F. FRIEWER and S. O. LEVINSON: J. Amer. med. Assoc. **132**, 362 (1946). — SIEBECK: Handbuch der normalen und pathologischen Physiologie, Bd. XVII, S. 161. — Med. Welt **1937**, 1620. — SIEBECK, H.: Über Dünndarmfunktionsstörungen nach Ruhr und ihre Behandlung. Wien. klin. Wschr. **1942**, 666. — SILVERMAN, D. N.: A new method of diagnosis in bacillary dysentery. J. Amer. med. Assoc. **109**, 1024 (1937). — SILVERMANN, D. N., and A. LESLIE: Salmonella a cause of chronic bacterial dysentery. Gastroenterology **9**, 562 (1947). — Darmtumoren dysenterischen Ursprunges. J. Amer. med. Assoc. **133**, 994 (1947). — SMITH, L. A.: Shiga-dysentery. J. Amer. med. Assoc. **130**, 18 (1946). — SMYTH, C. J., S. E. GOULD and M. B. FINKELSTEIN: Treatment of acute bacillary dysentery with Sulfaguanidine and Succinylsulfathiazole. J. Amer. med. Assoc. **121**, 1244 (1943). — STEINHAUS, J. E., and C. E. GEORGI: The effect of pectin and its hydrolytic products on dysentery and typhoid microorganisms. J. Bacter. **42**, 288 (1941). — STEUER, K.: Beobachtungen zur Ruhr in Polen. Dtsch. Arch. klin. Med. **187**, 64 (1940). — STICKL, O., u. K. GÄRTNER: Aussichten der Sulfonamidbehandlung der Ruhr auf Grund experimenteller Untersuchungen. Dtsch. med. Wschr. **1942**, 509. — STOCK, A. H., J. EISENSTADT, G. W. TRIPLETT and A. CATTO: Field studies in bacillary dysentery in US-military personnell and civilians in North Africa and Italy. I. Types of dysentery bacilli isolated from US-Army personnell and natives in french Marocco and Italy. J. inf. Dis. **81**, 59 (1947). — STOCKINGER, W.: Allergische Cholecystopathie und sekundäre Infektcholecystitis nach Dysenterie. Dtsch. med. Wschr. **1948**, 42. — STÖRMER, A.: Erfahrungen bei Ruhr. Med. Klin. **1946**, 342. — STRÖDER, J.: Das Verhalten des Serumchlors bei Flexnerruhr. Klin. Wschr. **1942**, 1018. — STUTZER, U., u. R. FAIB: Die Wirkung von Bakteriophagen bei Ruhr. I. Die Verbreitung der Dysenteriebakteriophagen. Ž. Mikrobiol. (russ.) **5**, 117 (1939). — SYLVESTER: Eta-Impfstoffe zur aktiven Schutzimpfung gegen Bacillenruhr. Klin. Wschr. **1941**, 929.

Tao, S. M.: Der Lebenskreis der Bakterien der Typhus- und Ruhrgruppe. China med. J. Suppl. 3, 374 (1940). — Turell, R.: Die Bluttransfusionen von künstlich immunisierten Spendern in der Behandlung der chronischen Bacillenruhr. J. Labor. a. clin. Med. **25**, 706 (1940).

Vail, S., u. G. L. Morton: Behandlung der Bacillenruhr mit Bakteriophagen. J. Labor. a. clin. Med. **22**, 594 (1937). — Vierhuff, W.: Die Bacillenruhr und ihre Behandlung. Dtsch. Gesdh.wes. **1946**, 314.

Waaler, E.: Studies on the dissociation of the dysentery bacilli. Skr. norske Vid.-Akad. Oslo **2**, 1 (1935). — Wagner-Jauregg, Th., u. E. Helmert: Angew. Chem. **55**, 21 (1942). — Walle, van der: Zit. bei Clauberg. — Walther, G.: Über das Nachfieber in der Ruhrrekonvaleszenz. Z. klin. Med. **138**, 310 (1940). — Pulsbeschleunigungen in der Ruhrrekonvaleszenz als Zeichen allergischer Vorgänge. Z. klin. Med. **138**, 654 (1940). — Über den Ruhrrheumatismus. Z. klin. Med. **138**, 663 (1940). — Anaphylaktischer Shock und andere allergische Vorgänge in der Ruhrrekonvaleszenz. Z. klin. Med. **138**, 674 (1940). — Zur Frage der Exsikkose bei Ruhr. Münch. med. Wschr. **1942**, 1053. — Über Azotämie bei Flexnerruhr. Klin. Wschr. **1942**, 988. — Nachkrankheiten in der Ruhrrekonvaleszenz als Ausdruck allergischer Vorgänge. Münch. med. Wschr. **1941**, 381. — Die Phase der Hyperergie in der Rekonvaleszenz nach Infektionskrankheiten, insbesondere nach Bacillenruhr. Dtsch. Arch. klin. Med. **191**, 267 (1943). — Walther, G., u. L. Günther: Das Verhalten des Serumchlors bei Flexnerruhr. Klin. Wschr. **1942**, 726. — Warnecke, B.: Die Typhus-Paratyphus-Ruhrschutzimpfung und die Serumbactericidie. Z. Hyg. **127**, 578 (1948). — Weil, A. J.: Progress in the study of bacillary dysentery. J. of Immun. **46**, 13 (1943). — Acta trop. **4**, 57 (1947). — Dysentery, a progress report for the years 1942—1946. J. of Immun. **55**, 363 (1947). — Weil, A. J., and L. S. Gall: Chemotherapeutic testing with Sodium Sulfathiazole in the developing chick embryo. J. inf. Dis. **69**, 97 (1941). — Weil, A. J., and J. A. Volentine: Infection of the developing chick embryo with dysentery bacilli. Proc. Soc. exper. Biol. a. Med. **44**, 160 (1940). — Wepler, W.: Zur Morphologie und Pathogenese der postdysenterischen Polyarthritis. Beitr. path. Anat. **106**, 289 (1942). — Wetzel, U., u. F. Bohle: Vergleichende Untersuchungen zur Serumbehandlung der Flexnerruhr. Dtsch. Arch. klin. Med. **188**, 199 (1941). — Wheeler, K. M., and A. L. Burgdorf: Value of Bacteriophage determinations as a supplemental procedure in the diagnosis of bacillary dysentery. Amer. J. publ. Health **31**, 325 (1941). — Wheeler, K. M., and F. L. Mickle: J. of Immun. **51**, 257 (1945). — Wilke, G.: Polyneuritiden nach chronischer Enterocolitis, insbesondere nach Ruhr. Dtsch. med. Wschr. **1943**, **443**. — Willcox, R., R. Findlay and A. Henderson-Abegg: Behandlung von Reiters Syndrom mit Goldsalzen. Brit. med. J. **1947 I**, 483. — Winkelstein, A., and C. Herschberger: Studies on relation of non-specific ulcerative colitis to bacillary dysentery, with particular reference to dysentery bacteriophage. Amer. J. digest. Dis. a. Nutrit. **2**, 408 (1935). — Winkelstein, A., and G. Schwartzman: Use of concentrated and purified antitoxic B. coli-serum in treatment of indeterminate ulcerative colitis. Amer. J. digest. Dis. a. Nutrit. **9**, 133 (1942). — Wohlfeil, T., u. J. Peña Yañez: Untersuchungen über den Kohlenhydratabbau durch pathogene Bakterien. Zbl. Bakter. I Orig. **151**, 237 (1944). — Woolpert, O. C., H. F. Marsh and O. F. Yaw: Bacillary dysentery resulting from an accidental laboratory infection. J. Amer. med. Assoc. **113**, 753 (1939).

Young, R., and E. McEwen: Bacillary Dysentery as the cause of Reiter's Syndrome. J. Amer. med. Assoc. **134**, 1456 (1947).

Zirkel: Flexnerruhr in der Bretagne und ihre Behandlung. Dtsch. med. Wschr. **1941**, 659.

Cholera asiatica.

Von

Ernst Georg Nauck.

Mit 6 Abbildungen.

Begriffsbestimmung. *Die Cholera ist eine akute Infektionskrankheit, die durch den Vibrio cholerae verursacht wird und den Magen-Darm-Trakt befällt. Sie herrscht endemisch in Ostasien (Indien, Südchina) und kann sich in Form größerer Epidemien ausbreiten. Die Infektion variiert in ihren Erscheinungen zwischen symptomlosem oder abortivem Verlauf, mittelschweren Choleradiarrhoen und schwerstem Brechdurchfall mit Wasserverlust, Anurie und tödlichem Kollaps.*

Geschichte und geographische Verbreitung. Die überlieferten Berichte aus dem Altertum lassen vermuten, daß die Cholera in ihren endemischen Herden, insbesondere in Indien, Südchina, Java, seit langer Zeit bestanden hat. Für die Annahme einer monozentrischen Entstehung der Krankheit in Vorderindien, im Flußgebiet des Ganges oder in Bengal, von wo die Verbreitung ihren Ausgang genommen haben soll, lassen sich keine sicheren Anhaltspunkte finden. Aus dem 16.—18. Jahrhundert stammen ausführliche Berichte über ein seuchenhaftes Auftreten der Cholera in Indien. Aber erst seit dem Jahre 1817 begann sich die Cholera in größeren Seuchenzügen auszudehnen und über die Grenzen ihrer ursprünglichen Heimat hinauszugreifen. Mesopothamien, Syrien, Persien, Kleinasien, Südrußland wurden im Westen in Mitleidenschaft gezogen. In östlicher Richtung griff die Cholera auf Ceylon, China, Japan und die Philippinen über.

In dem Zeitraum von 1817—1923 ereigneten sich 6 große Cholerapandemien, die ganze Erdteile ergriffen. Dabei wurde die Cholera über Südrußland oder über einzelne Hafenplätze wiederholt nach Europa eingeschleppt und ist auch auf dem amerikanischen Kontinent aufgetreten. Während der *ersten*, 1817 von Indien ausgegangenen Epidemie, die sich über ganz Asien ausbreitete, blieb Europa noch verschont. Die *zweite* große Pandemie, die ebenfalls von Indien ihren Ausgang nahm, erreichte 1826 Persien und brach über Astrachan nach Rußland ein. 1836—1838 trat sie in Kanada und den Vereinigten Staaten auf. Die *dritte* Pandemie, die etwa von 1846—1862 anhielt, folgte der gleichen Route und wurde 1868—1875 und 1883—1896 von der *vierten* und *fünften* großen pandemischen Welle abgelöst. Die *sechste* Pandemie begann etwa 1902 und griff wiederum über Indien nach China und den Philippinen über. 1908—1910 herrschte die Cholera mit hoher Sterblichkeit in Europa und verursachte besonders in Rußland Epidemien von großer Heftigkeit.

Das Wandern der Seuche und die epidemiologischen Zusammenhänge im Seuchengeschehen des 19. und zu Beginn des 20. Jahrhunderts sind in neuerer Zeit wiederholt nach historischen und geomedizinischen Gesichtspunkten studiert und für verschiedene europäische Länder klargestellt worden (Deutschland — Krehnke 1940; Großbritannien und Irland — Pertl 1940, Underwood 1948; Rußland — Olzscha 1938, 1940; Österreich-Ungarn — Krebs 1941; Schweiz — Teuber 1947; Frankreich — in der Beeck 1948).

Trotzdem der erste Weltkrieg in die Zeit der sechsten großen Cholerapandemie fiel, ist die Ausbreitung der Cholera durch die Kriegsereignisse nicht wesentlich beeinflußt worden, abgesehen von einer stärkeren Ausbreitung in Österreich und auf dem Balkan. Nach 1923 blieb die Cholera wieder auf die asiatischen Endemiegebiete beschränkt. Sie trat dort in wechselnder Stärke und mit periodischen Exacerbationen auf, während sie in Europa von diesem Zeitpunkt ab als erloschen gelten kann.

Schwere Cholera brachten für *Indien* die Jahre 1927—1930. Nach einem vorübergehenden Rückgang ist die Cholera seit 1935 im ostasiatischen Raum wieder in der Zunahme begriffen. Nach Jusatz (1940) betrug die Zahl der Erkrankungen für das Jahr 1938 in Indien 370760. Auch räumlich hat sich die Cholera in Ostasien wieder über ihre eigentliche Heimat ausgedehnt. Schwere Epidemien traten in Siam und in Indochina auf (Bernard 1936, Nguyen-Viem-Hai 1938). In *China* waren seit 1937 neben Shanghai (Raynal und Lieou 1938) die

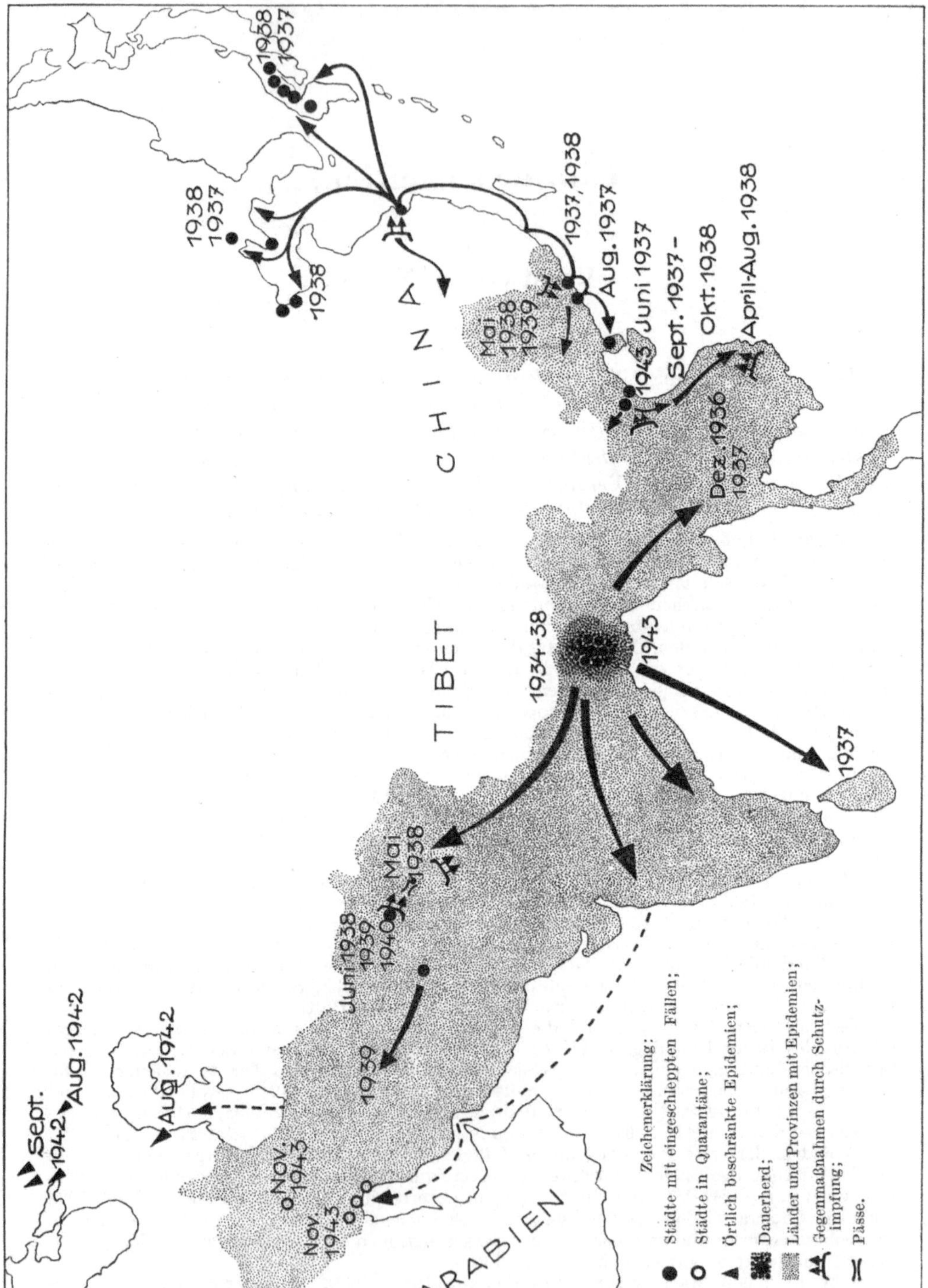

Abb. 1. Pandemische Ausbreitung der indischen Cholera 1934—1943. (Nach JUSATZ, Seuchenatlas, herausgeg. von H. ZEISS.)

südlichen Provinzen Kwantung, Kwangsi Hunan, Hupeh schwer betroffen (ROBERTSON und POLLITZER 1939). 1939 kam es in der Provinz Kweichow zu einem Ausbruch mit 3486 Erkrankungen und 2515 Todesfällen (POLLITZER u. a. 1941). Auch in *Japan* trat die Cholera in verschiedenen Hafenstädten auf. Von Nordwestindien griff sie nach Afghanistan und nach dem Iran über, zu einem weiteren Fortschreiten nach Westen ist es aber in den folgenden Jahren nicht mehr gekommen. Auch während des zweiten Weltkrieges trat die Cholera auf den europäischen Kriegsschauplätzen nicht in Erscheinung. Nur in Rußland scheint die Seuche beobachtet worden zu sein, wie aus Berichten über eine Choleraepidemie von unbedeutendem Umfange in einem Kriegsgefangenenlager in der Ukraine (August 1943) hervorgeht (HEILMEYER 1943). Unter britischen und holländischen Kriegsgefangenen in japanischer Hand, die an der Burma-Thailandbahn arbeiteten, brachen wiederholt schwere Epidemien aus (DE WARDENER 1946, MARKOWITZ 1946). In *Burma* trat im August 1945 eine vom Wasser des Irrawadi herrührende Epidemie auf (STEINITZ 1947). — Seit 1945 ist eine weitere Zunahme der Cholera in *Siam* verzeichnet worden mit kleineren Ausbrüchen in Malaya und Indochina, in Cochinchina und Cambodia. Die seit 1946 in *China* aufgetretene Epidemie gehört zu den größten, die in diesem Lande beobachtet wurden (STOWMAN 1946), wenn auch die Sterblichkeit nicht so hoch war, wie man hätte erwarten können. Die Ausdehnung erreichte im Norden die Mandschurei und die innere Mongolei, südlich die Grenze von Tonkin und ein Gebiet 100 Meilen westlich Tschunking, mit dem Hauptzentrum in Shanghai und Schwerpunkten am Yuanfluß in Hunan, im Jangtsegebiet und in der Provinz Kwantung.

Alarmierend wirkte der Ausbruch der Cholera in *Ägypten* im Herbst 1947. Ihre Einschleppung nach über 40 Jahren stand nicht — wie bei früheren Epidemien — im Zusammenhang mit Pilgerzügen aus Arabien, sondern muß wahrscheinlich auf dem See- oder auf dem Luftwege erfolgt sein, da westlich von Indien zu dieser Zeit keine Cholera aufgetreten war (TAYLOR 1948). Am 22. 9. 47 wurden die ersten Fälle im Nildelta im Dorfe El Korein (Provinz Sharkieh) festgestellt. Die Epidemie erreichte mit über 1000 Erkrankungen täglich und einer Sterblichkeit von 49% ihren Höhepunkt im Oktober, klang dann innerhalb kurzer Zeit ab und ist infolge der energischen Schutzmaßnahmen trotz aller Befürchtungen weder weiter verschleppt worden noch im folgenden Jahre (1948) wieder aufgeflackert. In der Zeit vom 22. 9—16. 11. 47 wurden insgesamt 20877 Erkrankungen und 10265 Todesfälle gezählt.

Das epidemiologische Verhalten der Cholera in den letzten 10 Jahren und ihre gegenwärtige Ausbreitung, die weit über die endemischen Herde hinausreicht, berechtigen dazu von einer etwa 1938 aufgetretenen, *siebenten* Cholerapandemie zu sprechen (BRANDIS 1948).

Ätiologie.

Der Choleraerreger, *Vibrio cholerae*, wurde 1883 von ROBERT KOCH in den Entleerungen von Cholerakranken und im Darminhalt von Choleraleichen gefunden.

Morphologie. In typischer Gestalt ist der Choleraerreger ein etwa 0,5 μ breites und 2μ langes, leicht gekrümmtes Stäbchen (Kommaform). Länge, Dicke und Krümmungsgrad variieren je nach Eigentümlichkeit des Stammes und Kulturbedingungen. Durch Aneinanderlagerung mehrerer Organismen entstehen S-Formen oder gewundene Spiralen. In älteren Kulturen oder bei Änderung der Reaktion des Nährbodens treten fädige oder schraubenartige Degenerations- und Involutionsformen auf. Die Vibrionen färben sich mit Anilin-Farbstoffen (am besten 10fach verdünntes Carbolfuchsin) und sind gramnegativ. Sie besitzen eine lange endständige Geißel und sind lebhaft beweglich. In Ausstrichpräparaten aus Schleim oder Zelldetritus erkennt man häufig eine „fischzugähnliche“ Anordnung. In Cholerastühlen können die Vibrionen nahezu in Reinkultur vorhanden sein, während die normale Darmflora zurücktritt, so daß Ausstrichpräparate ein charakteristisches, für die bakteriologische Diagnose verwertbares Bild liefern können.

Kultur. *Vibrio cholerae* wächst bei einer Temperatur von 30—40° C auf den gebräuchlichen festen und flüssigen Nährböden unter Bevorzugung *aerober* Kulturbedingungen und *alkalischer* Reaktion (p_H 8,0—9,0). In alkalischer Bouillon kommt es in 24 Std zu üppigem Wachstum unter gleichmäßiger Trübung und unter Bildung eines Häutchens an der Oberfläche. Auf Agar bilden sich charakteristische transparente oder leicht opalescierende Kolonien von blau-grauer oder gelblicher Färbung. Auf Kartoffeln entsteht ein weißlicher, graubrauner oder rötlicher Belag. Gelatine und Pferdeserum werden verflüssigt. In Milch wird ein gutes Wachstum ohne Koagulation beobachtet. Die normalerweise fakultativ anaeroben Vibrionen passen sich an aerobe Wachstumsbedingungen leicht an. Anaerobes Wachstum wird durch Glucosezusatz gefördert (BANERJEE 1939). Durch proteolytische Fermente vermag der Cholerakeim albuminoide Stoffe (Pepton) abzubauen. Mono-, Di- und Polysaccharide werden von ihm aufgespalten, gewisse Farbstoffe durch Reduktasen entfärbt, Nitrate in Nitrite umgesetzt. Die Resistenz gegenüber erhöhter Hydroxylionenkonzentration und die biochemischen fermentativen Eigenschaften erleichtern die Isolierung und Identifizierung.

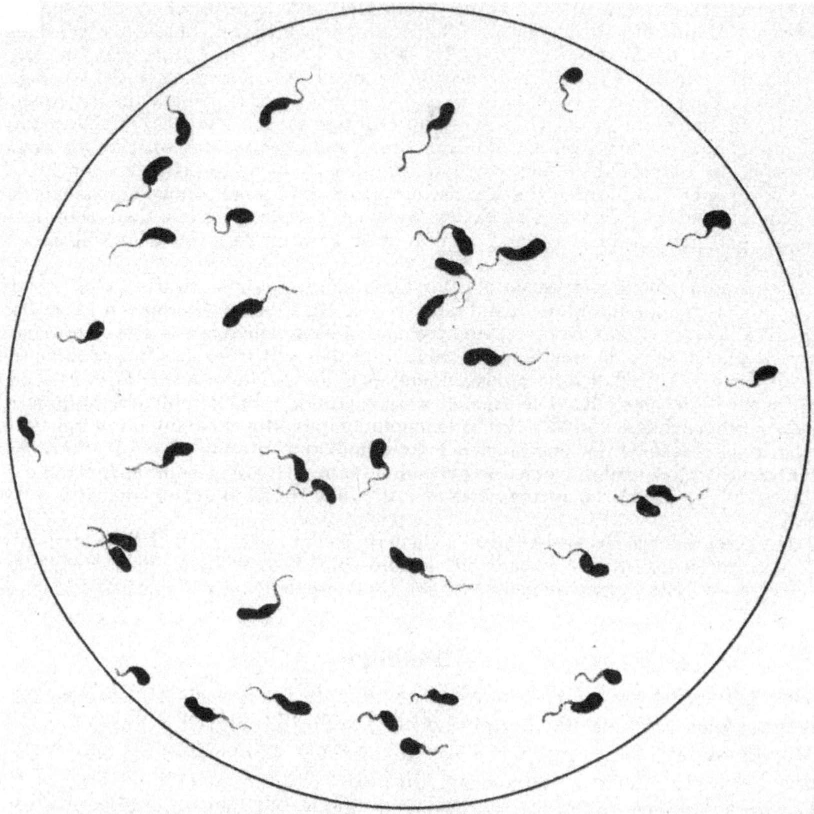

Abb. 2. Choleravibrionen mit Geißeln.

Zur Isolierung des *V. cholerae* dienen verschiedene *Anreicherungsverfahren auf elektiven Nährböden*, die eine Vermehrung der Choleravibrionen begünstigen und die Entwicklung von Begleitkeimen hemmen. Mit Hilfe der Anreicherung kann man zu einer raschen Herauszüchtung verdächtiger Vibrionen gelangen. Sehr schnell vermehren sich die Vibrionen in 1%igem Peptonwasser. Infolge ihrer Beweglichkeit und ihres Sauerstoffbedürfnisses erscheinen sie an der Oberfläche der Flüssigkeit, während sich andere Bakterien langsamer entwickeln. Durch Weiterimpfung nach 6 Std oder Anlegen von Peptonwasserpassagen gelangt man zu Reinkulturen.

Als fester Nährboden bewährte sich der von DIEUDONNÉ eingeführte Blutalkaliagar und seine Modifikationen. Die Alkalitoleranz und das Vergärungsvermögen wurden benutzt, um nicht nur ein elektives Wachstum der Vibrionen zu ermöglichen, sondern gleichzeitig zu einer differentialdiagnostischen Bestimmung zu gelangen, so z. B. durch den Fuchsin-Sulfit-Saccharose-Agar nach ARONSON. Der von WILSON und BLAIR angegebene Wismut-Sulfit-Agar, der sich auch für die Typhus- und Paratyphusdiagnose eignet, gibt besonders gute Resultate (READ 1939, SEAL 1939) und soll dem Peptonwasser, in dem auch andere Organismen zur Entwicklung gelangen, überlegen sein. Eine weitere Modifikation des Wismut-Sulfit-Agars, in der statt Mannose Mannit verwendet wird (Saccharose-Mannit-Sulfit-Wismut-Alkohol-Phenolrot-Agar), verhindert nicht nur das Wachstum der Coli aerogenes-Gruppe, sondern hemmt auch die Entwicklung choleraähnlicher Organismen (WILSON und REILLY 1947). Von GOHAR (1941, 1948) wurde ein Kalium-Tellurit-Nährboden empfohlen, der sich für Anreicherung und Untersuchung von Rekonvaleszenten, fraglichen Kontaktfällen, Wasser und anderem verdächtigem Material eignet. Das Kalium-Tellurit zeigt eine starke bakteriostatische Wirkung gegen Darmbakterien, während Choleravibrionen und Enterokokken unbeeinflußt bleiben. Kalium-Tellurit ist auch als Zusatz zum alkalischen Peptonwasser in einer Verdünnung von 1:50000 wirksam. YEN (1947) gab einen Phenol-Phthalein-Stärkenährboden an, der für eine schnelle Isolierung und Identifizierung von *V. cholerae* zu brauchen ist, während PANJA (1942, 1947) ein Verfahren entwickelte, bei dem eine kleine Menge Stuhl mit Peptonwasser gemischt und durch eine Filterkerze (L 3) in das umgebende Peptonwasser mittels Vakuum aspiriert wird. Dabei gelangen die Choleravibrionen schneller in das

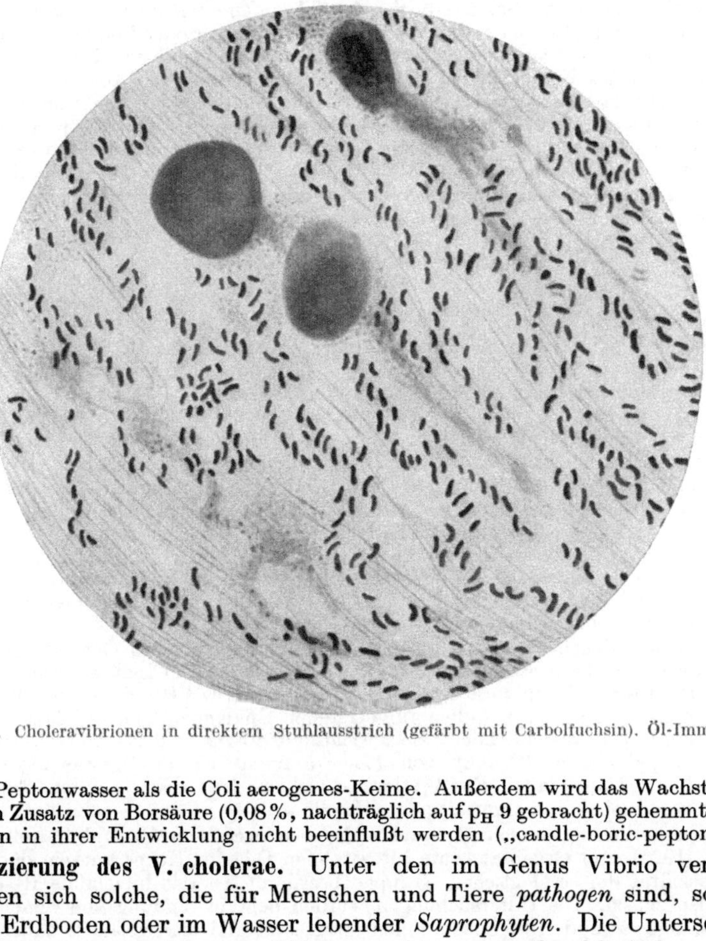

Abb. 3. Choleravibrionen in direktem Stuhlausstrich (gefärbt mit Carbolfuchsin). Öl-Immers.

umgebende Peptonwasser als die Coli aerogenes-Keime. Außerdem wird das Wachstum dieser Keime durch Zusatz von Borsäure (0,08%, nachträglich auf p_H 9 gebracht) gehemmt, während die Vibrionen in ihrer Entwicklung nicht beeinflußt werden („candle-boric-peptonewater").

Identifizierung des V. cholerae. Unter den im Genus Vibrio vertretenen Arten finden sich solche, die für Menschen und Tiere *pathogen* sind, sowie eine Anzahl im Erdboden oder im Wasser lebender *Saprophyten*. Die Unterscheidung des *V. cholerae* von apathogenen Vibrionen ist von großer klinischer und epidemiologischer Bedeutung. Immer wieder hat man sich auch mit der Frage einer möglichen Umwandlung in der Natur vorkommender saprophytischer Keime in Cholera-Vibrionen beschäftigt. In neuerer Zeit wurde den Eigenschaften bestimmter Stämme oder Typen, darunter besonders dem als El Tor bezeichneten Erreger, Beachtung geschenkt, wobei die biochemischen und serologischen Eigentümlichkeiten, die fermentativen Leistungen und hämolysierenden Fähigkeiten der verschiedenen Varianten als Grundlage der Unterscheidung dienten.

Biochemische Eigenschaften. Zu den *biochemischen Besonderheiten* des *V. cholerae* gehört die *Vergärung* verschiedener Zuckerarten. Diese werden auch zur Klassifizierung der

Vibrionen und zu einer Abgrenzung des echten *V. cholerae* von choleraähnlichen Organismen verwendet. Von HEIBERG (1936) wurden auf Grund der Fermentation von 3 Zuckerarten: Mannose, Saccharose und Arabinose 6 verschiedene Typen unterschieden. Der echte *V. cholerae* gehört nach dieser Klassifikation zum Typ I und reagiert: Mannose +, Saccharose +, Arabinose —. Auch Glucose und Maltose wird gewöhnlich fermentiert, dagegen Xylose nicht und ebensowenig Lactose während der ersten 48 Std. Das Gärungsvermögen stimmt nicht mit der antigenen Struktur überein und genügt deshalb — wie ausgedehnte Untersuchungen an zahlreichen Stämmen ergeben haben — nicht als Grundlage der Klassifizierung. Eine sichere Differenzierung zwischen agglutinablen und nichtagglutinablen Vibrionenstämmen ist mit Hilfe der Gärungsreaktionen nicht möglich, obwohl der Heiberg-Typ I im allgemeinen durch Antiserum der O-Gruppe I (GARDENER und VENKATRAMAN) agglutiniert wird und Vibrionen, die nicht dem Heiberg-Typ I angehören, auch kein O-Antigen besitzen (s. unten).

Cholera-Rotreaktionen. Bei Zusatz von 6—8 Tropfen einer konzentrierten Schwefelsäure zu 24—48 Std alten Kulturen des *V. cholerae* in Peptonwasser oder Bouillon nimmt die Kultur eine burgunderrote oder rotviolette Farbe an *(Cholera-Rotreaktion)*. Diese Reaktion beruht auf der Fähigkeit des *V. cholerae*, Nitrate umzuwandeln und beim Abbau des Peptons Indol zu bilden. Eine sichere Unterscheidung zwischen echten Choleravibrionen und choleraähnlichen Organismen ist allerdings mit dieser Methode nicht möglich. Sie unterstützt aber die Diagnose und kann durch verfeinerte Technik vervollkommnet werden (SEN u. a. 1946, GALLUT 1948). Reduzierende Agentien wie Glucose, Cystein und Ferrocyanid üben auf die Cholera-Rotreaktion eine hemmende Wirkung aus, während oxydierende Stoffe, die als Katalysatoren dienen, die Reaktion begünstigen.

Serologie.

Die mikrobiologische Diagnose wird durch die *serologische* Prüfung von Reinkulturen mit Hilfe der Agglutinationsproben mit Standardseren gesichert, die von Tieren (Kaninchen, Pferden) durch intravenöse Einspritzung von Cholerakulturen gewonnen werden. Die Agglutination als Mittel zur Identifizierung von Cholerakeimen wurde schon frühzeitig in die Diagnostik der Cholera eingeführt (GRUBER und DURHAM 1896, KOLLE und GOTTSCHLICH 1903). Die ursprüngliche Vorstellung von einer serologischen Homogenität der Choleraerreger hat sich nicht bestätigt. Neuere Untersuchungen haben gezeigt, daß die antigene Struktur der Vibrionen sehr komplexer Natur ist. Von dem japanischen Forscher HABESHIMA (1918) wurden zuerst serologisch unterscheidbare Typen beschrieben („Original" = Epidemie; „Varianten" = sporadische Fälle), die jetzt als „*Inaba*" und „*Ogawa*" bekannt sind. Diese beiden Typen geben gekreuzte Reaktionen, lassen sich aber im Adsorptionsversuch serologisch trennen. Spätere Untersuchungen an zahlreichen Stämmen bestätigten diese Befunde und 1923 wurde von NOBECHI noch ein dritter intermediärer Typ aufgestellt, der als „*Hikojima*" bezeichnet wird.

Es ist verschiedentlich die Vermutung geäußert worden, daß Ogawastämme nur eine im Laboratorium beobachtete Kulturphase seien, und daß sie in Inabastämme umzuwandeln wären (WHITE 1948). Gegen diese Annahme spricht aber, daß Hunderte von Ogawastämmen isoliert wurden, in manchen in Indien aufgetretenen Epidemien, auch solchen von schwerem Charakter, sogar fast ausschließlich. So berichteten SOMAN und NAIL (1945), daß während einer Choleraepidemie in Bombay von 174 Stämmen 161 als Ogawasubtyp klassifiziert wurden und nur 3 als Inaba. Für bestimmte Gebiete läßt sich sogar eine topographische Verteilung von Inaba- und Ogawatypen aufstellen.

Einen wesentlichen Fortschritt brachte der Nachweis von H- und O-Antigenen durch BALTEANU (1926). Im Gegensatz zum hitzestabilen O- oder Körperantigen des *V. cholerae*, das die Spezifität der serologischen Gruppen bestimmt, ist das hitzelabile H- oder Geißelantigen unspezifisch. Die Untersuchungen wurden bei Verwendung von reinem O-Antigen aus Inaba-, Ogawa- und Hikojimastämmen fortgesetzt und man gelangte dabei zu der Aufstellung von 6 serologisch definierbaren Typen des O-Antigens (GARDENER und VENKATRAMAN 1935). Das H-Antigen ist — wie von gleichen Autoren nachgewiesen wurde — von dem entsprechenden Antigen der Salmonellagruppe verschieden. Es wird nicht durch Formol inaktiviert und durch Hitze oder Alkohol unvollständig zerstört. VASSILIADIS (1936) gelang der Nachweis, daß Chloroform die O-Agglutinabilität hemmt, während diejenige für H sich steigerte.

An einem sehr großen Material hat man unter Benutzung der serologischen Gruppierung nach GARDENER und VENKATRAMAN eine Bestimmung der gewonnenen Stämme durchgeführt und fand, daß die überwiegende Mehrzahl der echten Cholerakeime zum Typ O I gehörten. Von 828 Stämmen, die von TAYLOR untersucht wurden, entfielen auf Typ O I 86,4%, andere Gruppen 9,5%, nicht klassifizierbar 4,1%. PASRICHA u. a. (1939) stellten bei Untersuchungen an 438 Stämmen von Cholerafällen fest, daß in 10,7% keine Agglutination durch

Inaba O, Ogawa O oder Inaba HO-Seren auftraten. Die Klassifizierung der Stämme lautete: Inaba O 60,7%, Ogawa O 2,8%, Inaba HO 36,5%. Außer den serologischen Typen von GARDENER und VENKATRAMAN wurden noch weitere Subtypen unterschieden (AOKI und ISHIRO, SCHOLTENS, MERTENS und MORTAR, DOORENBOS, COMBIESCO, PEPESCO und WIESNER). Eine Beziehung zwischen HEIBERGS Zuckerreaktionen und dem serologischen Verhalten konnte nicht festgestellt werden. Die chemische Struktur der Antigene wurde von verschiedenen Autoren untersucht (WHITE, LINTON, SHRISTAVA und SEAL, BOIVIN und MESROBEANU). Die wesentliche Komponente scheint ein hitzebeständiges Protein zu sein, das gegen proteolytische Verdauung resistent ist. Nach LINTON können 2 Proteine und 3 Arten von Polysacchariden (Glucose, Galaktose und Arabinose) unterschieden werden. WHITE isolierte Kohlenhydrate, die 4 antigene Komponenten einschließen. Nach der Technik von BOIVIN und MESROBEANU wurden Glucolipoide isoliert.

Bei einer Überprüfung der Serologie echter und verwandter Vibrionen gelangte BURROWS zu dem Schluß, daß im Antigen O wenigstens 5 Komponenten und weitere Nebenkomponenten enthalten sind. Sie gehören zu 4 serologischen Gruppen innerhalb der Gruppe O I, die als A, AB, AC und ABC bezeichnet werden, wobei AB dem Ogawa-, AC dem Inaba- und ABC dem Hikojima-Typ entspricht. Das H-Antigen ist noch komplexer und soll aus 10 Komponenten bestehen.

Aus dem Ergebnis der serologischen Forschung geht hervor, daß der *V. cholerae* heterogen ist und in seiner antigenen Struktur verschiedene Komponenten besitzt, die auch in anderen nicht cholerigenen Vibrionen enthalten sind. Diese Tatsachen sind bei der serologischen Identifizierung zu berücksichtigen. Praktisch wichtig ist, daß auch harmlose, im Wasser lebende Vibrionen im Stuhl von Cholerakranken und von Gesunden gefunden werden (TAYLOR und AHUJA 1935). Diese Vibrionen sind durch O-Serum nicht agglutinabel und werden in Nordindien auch dort im Wasser gefunden, wo Cholera nicht vorhanden ist. Die saprophytischen Vibrionen sind also serologisch nicht mit *V. cholerae* identisch. Andererseits kann das Auftreten von choleraähnlichen Vibrionen für eine Voraussage des Auftretens von Cholera zu verwerten sein (POLLITZER 1936).

Im Zusammenhang mit der Frage einer möglichen Umwandlung von choleraähnlichen Vibrionen in echte Typen ist die Beobachtung von Interesse, daß durch Behandlung eines typischen Choleravibrio mit verschiedenen Kombinationen von Choleraphagen Varianten hervorgebracht wurden, die durch biochemische und serologische Reaktionen unterscheidbar sind. Agglutinierbare Vibrionen können sich möglicherweise unter dem Einfluß von Phagen in nicht agglutinierbare verwandeln und bei Verschwinden der Phagen wieder in phagenfreie pathogene Vibrionen zurückverwandeln (VARDOU 1940). Auch nach Passagen durch Fliegen wurden gewisse Veränderungen der morphologischen und biochemischen Eigenschaften beobachtet, während die Vergärungsreaktionen und das serologische Verhalten unverändert blieben (LAL u. a. 1939). Die von verschiedenen Seiten angestellten Versuche einer Umwandlung von Choleravibrionen sind aber nicht gelungen, es muß deshalb im allgemeinen an der Tatsache festgehalten werden, daß die im Wasser nachgewiesenen, nicht agglutinablen Vibrionen ätiologisch nichts mit Cholera zu tun haben. Sie sind bei Cholerapatienten nicht stärker vertreten als bei der Durchschnittsbevölkerung.

Versuche einer Differenzierung der einzelnen Vibrionen wurden auch mit Hilfe der baktericiden Wirkung von normalem Meerschweinchenserum unternommen (GORDON und JOHNSTONE 1942). Bei Absorptionsversuchen stellte sich heraus, daß die bactericide Kraft des Serums gegenüber den einzelnen Organismen in verschiedenem Umfange abnahm. Damit ergibt sich eine weitere Möglichkeit, antigene Unterschiede zwischen V. cholerae und anderen Vibrionen aufzudecken.

PFEIFFERscher Versuch. Die spezifische *Bakteriolyse* in vivo (PFEIFFERscher Versuch) wird vielfach noch zur Identifizierung von *V. cholerae* ausgeführt, bietet aber gegenüber der Agglutination keinen Vorteil. Dabei wird eine Öse der verdächtigen Kultur in Kochsalzlösung aufgeschwemmt und in einer Verdünnung von 1:1000 mit Choleraimmunserum in die Peritonealhöhle eines Meerschweinchens eingeführt. Nach 15—20 min wird mit einer Capillare etwas Peritonealflüssigkeit entnommen und auf Bactericidie untersucht.

Tierpathogenität.

Die Verfütterung oder die subcutane Infektion von Choleravibrionen führt bei erwachsenen *Versuchstieren* nicht zu einer Infektion. Bei jungen *Kaninchen* oder *Meerschweinchen* läßt sich ein der Cholera ähnliches Krankheitsbild erzeugen, wenn man nach Alkalisierung des Magens und Ausschaltung der Peristaltik Choleravibrionen in den Darm einführt. Intraperitoneale Injektion virulenter Kulturen erzeugt dagegen eine tödliche Peritonitis, wenn es sich nicht um immunisierte Tiere handelt oder gleichzeitig Choleraimmunserum verabfolgt wird. *Kaninchen* werden durch intravenöse Einspritzung von virulenten Kulturen (2—4 mg) getötet. Auch *Mäuse* können mit *V. cholerae* intraperitoneal infiziert und die

Wirkung der Infektion gesteigert werden, wenn die Organismen nicht in physiologischer Kochsalzlösung, sondern im Mucin suspendiert werden. Durch Injektion von 500000 lebenden Vibrionen werden 90—100% Mäuse getötet. Die Methode der intraperitonealen Infektion im Mäuseversuch ist zur Prüfung des therapeutischen Effektes von Heilmitteln geeignet und zur Erprobung von Sulfonamiden verwendet worden (GRIFFITS 1942). Während Versuche, erwachsene *Katzen* mit *V. cholerae* zu infizieren, meist fehlschlagen, gelang es GOHAR und MAKKARI (1948), neugeborene Kätzchen dadurch zu infizieren, daß die Zitzen der Katzenmutter mit Kulturen bestrichen wurden. Als wesentlicher Faktor wird dabei die bei neugeborenen Tieren vorhandene Hypacidität betrachtet. Auch Versuche an *Fröschen,* die von den gleichen Forschern ausgeführt wurden, verliefen nach intramuskulärer Injektion von 200 Millionen *V. cholerae* positiv, ebenso bei Einspritzung von Toxinen, nach Auflösung der Bakterien in NaOH und nachträglicher Neutralisierung in HCl.

Toxinbildung. Die toxische Wirkung beruht bei *V. cholerae* im wesentlichen auf *Endotoxinen,* die durch Zerfall der Bakterienleiber frei werden, während lösliche Exotoxine offenbar nicht in nennenswertem Umfang gebildet werden. Eingehendere Untersuchungen über die Natur des Choleratoxins haben ergeben, daß es sowohl Glucolipoide als Proteinfraktionen enthält (GALLUT und GRABAR 1947). Das dem Endotoxin entsprechende O-Antigen liefert das spezifische Antiserum, während eine andere Hyperthermie erzeugende Fraktion von unbekanntem Charakter keine antigenen Eigenschaften besitzt und durch Immunserum unbeeinflußt bleibt. Das Toxin ist resistent gegen peptische und tryptische Verdauung, beständig gegen Säuren, unbeständig gegen Alkalien, löslich in Äthyl und Methylalkohol, Chloroform und Äther, leicht dialysierbar (BURROWS 1944).

Hämolysin. Typische Choleravibrionen bewirken auf bluthaltigen Nährböden *keine Hämolyse.* Aber auch unter den echten Choleravibrionen kommen hämolysinbildende Stämme vor. Zu diesen Stämmen gehört auch der Vibrio El Tor, der zuerst von GOTTSCHLICH in den Jahren 1905—1907 in einer Quarantänestation auf der Sinaihalbinsel bei zurückkehrenden Mekkapilgern ohne Cholerasymptome gefunden wurde. Serologisch gehört der El Tor-Vibrio zu dem Ogawatyp und läßt sich durch serologische Methoden allein nicht vom echten *V. cholerae* unterscheiden (MARRAS 1938). 1938 wurde auf Celebes eine Choleraepidemie beobachtet, bei der ausschließlich El Tor-Vibrionen nachgewiesen wurden (DE MOOR 1939, OTTEN 1939, VAN LOGHEM 1938). Die Erkrankungen verliefen mit schweren klinischen Symptomen und Todesfällen, so daß an der pathogenen Rolle dieser Keime nicht zu zweifeln ist.

Nach GOYLE (1939) sind die Hämolysine filtrierbare und thermolabile Exotoxine von antigenem Charakter, die von den zur Verflüssigung von Gelatine führenden Fermenten verschieden sind. Ihr Nachweis ist aber auch von den verwendeten Nährböden, Alter der Kultur und Art der roten Blutkörperchen abhängig. So gehen z. B. die hämolytischen Eigenschaften des Vibrio El Tor bei Züchtung auf Eiernährböden verloren (BEEUWKES 1939). Umgekehrt wurde ein Laboratoriumsstamm von *V. cholerae* nach 15 Passagen bei 20° C stark hämolysierend (DEL FAVERO 1938). Auch in gewöhnlichen Bouillonkulturen von echten Cholera-Vibrionen tritt nach 3—8 Tagen eine Hämolyse auf. Da die roten Blutkörperchen von verschiedenen Tieren im Hämolyseversuch sehr variieren, werden im allgemeinen Erythrocyten von Schafen oder von Ziegen verwendet. Für die Feststellung hämolysierender Eigenschaften eines Stammes ist demnach die Einhaltung von konstanten Prüfungsbedingungen von größter Wichtigkeit: Salzkonzentration, Waschen der Erythrocyten, Kultur, Verwendung junger Kulturen von 24 Std, Menge des zugesetzten Blutes und Zeitpunkt der Blutzugabe vor oder nach Beimpfung mit Vibrionen (MERTENS 1939, DOORENBOS 1936, 1938, BERTRAND u. a. 1942, READ u. a. 1941, 1942).

Offenbar handelt es sich bei den El Tor-Stämmen wohl um echte Choleravibrionen, die aber durch bestimmte Einflüsse in ihrer Pathogenität abgeschwächt oder umgewandelt und atypisch geworden sind. In Indien wurde der El Tor-Vibrio im Gegensatz zu Celebes auch ohne Erkrankung gefunden, gelegentlich in Gebieten, in denen Cholera seit längerer Zeit nicht aufgetreten war (READ und PANDIT 1941). Bei dem in Celebes gefundenen El Tor-Typ *(V. celebes)* war die Pathogenität insofern abgewandelt, als enteritische bzw. dysenterische Symptome im Vordergrund standen.

Von TANAMAL (1948) wurde die Einführung einer *kolloidchemischen Reaktion* zur Unterscheidung von echten Choleravibrionen und choleraähnlichen Organismen vorgeschlagen, bei der Natriumcarbonat als Elektrolyt dient.

Resistenz. Von besonderem epidemiologischem Interesse ist die Frage der *Resistenz* der Cholera-Vibrionen und ihrer Lebensdauer in der Außenwelt. Im allgemeinen ist der Cholera-Erreger nur wenig widerstandsfähig gegen Desinfizienzien, Eintrocknung und Einwirkung von Licht. Durch Fäulnisbakterien wird er schnell überwuchert und verschwindet bald aus dem mit Fäkalien verunreinigten Wasser. Im Stuhl sind die Keime im Sommer schon nach 1—2 Tagen, im Winter in etwa einer Woche abgetötet. Die Lebensdauer im Wasser ist recht variabel und von der Beschaffenheit des Wassers abhängig. Im Flußwasser wurde ein Überleben bis 1—2 Wochen festgestellt. In 2%igem Salzwasser konnten agglutinable Vibrionen noch nach 74 Tagen gefunden werden. Wesentlich für die Vermehrung und Erhaltung des *V. cholerae* ist das Vorhandensein von Salzen und organischen Substanzen. Nach Feststellung von READ u. a. (1939) können echte Cholera-Vibrionen bei Anwesenheit von nicht-agglutinierbaren Vibrionen 3 Wochen länger am Leben bleiben. In Seewasser lebt *V. cholerae* bei 18° nicht länger als 24 Std. Nach Angaben von GOHAR u. a. (1948) läßt sich im Seewasser eine antibakteriell wirkende Substanz nachweisen, die Seitzfilter passiert, aber im Autoklaven zerstört wird. Die Gefahr des Badens in verunreinigten Gewässern wird im allgemeinen überschätzt. Es wird aber angenommen, daß eine Übertragung durch Seefische stattfinden kann (SCHÖBL und NUKADA 1936). In Garnelen, die in Rangoon auf den Markt kamen, konnten KUNDU und PA HOW in 2 Fällen Cholera-Vibrionen mit typischen kulturellen und agglutinatorischen Eigenschaften finden. Sodawasser und Limonaden, die mit Cholera-Vibrionen infiziert sind, werden infolge der p_H-Verhältnisse oder durch Gaswirkung mit der Zeit von selbst ungefährlich (YACOB und CHANDRI 1945). Dagegen können sich Cholera-Vibrionen im Eiswasser am Leben erhalten. Eine Reihe von Untersuchungen bezieht sich auch auf das Überleben von Cholera-Vibrionen in verschiedenen Nahrungsmitteln, insbesondere in Früchten und Gemüsen, die durch Verunreinigung oder Düngung mit Menschenkot infiziert sind. Bei experimenteller Verunreinigung von verschiedenen Nahrungsmitteln mit infektiösem Material aus frischen Stühlen war es im allgemeinen nicht möglich, Vibrionen nach mehr als 3 Tagen nachzuweisen. Von Interesse ist die Annahme, daß bei der 1947 in Ägypten ausgebrochenen Epidemie eine Übertragung durch Datteln stattgefunden habe, an deren Oberfläche sich die Vibrionen einige Zeit lebend erhalten können. Ein ausgezeichneter Nährboden ist Milch, in der die Vibrionen aber nach eingetretener Säurung absterben. Ebenso stirbt *V. cholerae* nach Untersuchungen von PANJA und GHOSH (1946) in Quarg, einem in Indien gebräuchlichen Nahrungsmittel, in wenigen Minuten ab (p_H 4,2—4,7). Citronensaft wirkt bei p_H 4,4 noch schneller tödlich als Salzsäure. Gelangen Cholerakeime in sterilisierte Milch, so können sie sich in dieser längere Zeit halten. Auch durch Butter kann es gelegentlich zu Übertragungen kommen (GRATTAN 1939). Untersuchungen über die desinfizierende Wirkung verschiedener Substanzen bei verunreinigten Früchten und Gemüsen führten zu dem Ergebnis, daß Kalium permanganatum 1:5000—1:10000 in 5 min wirkt (GALLUT und GHOSH 1943). Kupfersulfat war für *V. cholerae* in Verdünnungen von 20—45:1000000 tödlich bei einer Konzentration von 10—1000 Mill. je Kubikzentimeter Nilwasser.

Wenn auch allgemein angenommen wird, daß Eintrocknung zumal bei höherer Temperatur und Sonnenbestrahlung sehr schnell zu einer Abtötung der Cholerakeime führt, zeigen einzelne Experimente, daß *V. cholerae* auch in getrocknetem Zustand virulent bleiben kann. LAIGRET und AUBERTIN (1938) geben an, daß Cholerakeime nach Austrocknung über Calciumchlorid (24 Std) bei Zimmertemperatur noch 5 Wochen am Leben bleiben. In Versuchen von CAMPBELL-RENTON (1943) wurden 24 Std alte Peptonwasserkulturen über P_2O_5 im Vakuum getrocknet, in 4—5 min durch Verdampfen eingefroren und im Vakuum konserviert. Einzelne lebende Organismen konnten in dem getrockneten Material noch nach 4 Jahren nachgewiesen werden. Die Mehrzahl der Vibrionen wird aber durch den Eintrocknungsprozeß getötet. Der hämolytische Faktor war bei El Tor-Vibrionen noch nach 4 Jahren erhalten, selbst in gesprungenen Gläschen, aus denen lebende Organismen nicht mehr gezüchtet wurden.

Fliegen können bei mechanischer Übertragung nach Kontakt mit infektiösem Material (Cholera-Stuhl, Hautoberfläche von Cholerakranken) bei der Verbreitung der Infektion und bei der Verunreinigung von Nahrungsmitteln eine Rolle spielen. Es wurden deshalb Untersuchungen darauf gerichtet, die Dauer des Überlebens und die Übertragungsmöglichkeiten durch die Fliege festzustellen. SOPARKAR (1938) konnte in einzelnen Fällen 8—24 Std nach Fütterung von Fliegen mit infektiösem Material virulente Vibrionen isolieren. Im allgemeinen werden die von Fliegen aufgenommenen Vibrionen schnell ausgeschieden oder im Fliegendarm zerstört. Während PASRICHA (1939) fand, daß die aus Fliegen und Küchenschaben isolierten Vibrionen durch Inaba-O-Serum nicht agglutiniert wurden, berichtete TAYLOR (1939) über Isolierung von agglutinierbaren Keimen. Auf Grund epidemiologischer Erfahrungen wurde den Fliegen immer wieder eine erhebliche Bedeutung zuerkannt, so z. B. bei der Übertragung der Cholera in den Sommermonaten in Mittelchina (POLLITZER und ROBERTSON 1939), vor allem durch Melonenscheiben, die durch Fliegen verunreinigt waren. Auch während der ägyptischen Epidemie von 1947 wurde der Fliegenübertragung und Fliegenbekämpfung besondere Beachtung geschenkt.

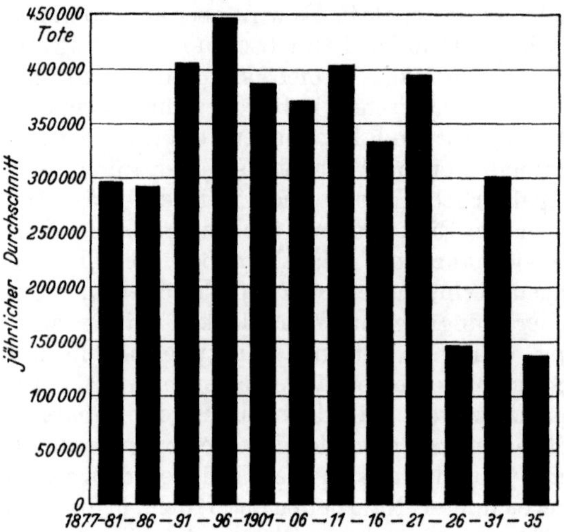

Abb. 4. Todesfälle an Cholera in Britisch-Indien 1877—1935.

Bei Untersuchungen in Ägypten (DAWSON und BLAGG 1948) wurde das Vorhandensein eines antibakteriellen Agens gegen V. cholerae im Speichel gesunder Personen nachgewiesen. Der Speichel von Cholerakranken hatte wenig oder keine Wirksamkeit. Das auch gegenüber anderen Bakterien wirksame Agens, das offenbar den von DOLD beschriebenen Inhibinen des Speichels entspricht, wurde als Enzym aufgefaßt.

Epidemiologie.

Die Cholera ist, wie aus ihrem Verhalten im Laufe des letzten Jahrhunderts hervorgeht, eine *Wanderseuche*, die sich von bestimmten endemischen Herden ausgehend, kontinuierlich ausbreitet. Ihr Fortschreiten zeigt eine Abhängigkeit von Land- und Seeverkehr. Von endemischen Bezirken Indiens und des Fernen Ostens breitet sich die Seuche in den weiten und stark bevölkerten Gebieten der angrenzenden Länder epidemisch aus. Gelegentlich greift sie auf dem Seewege, in neuerer Zeit vielleicht auch durch Verschleppung im Flugzeugverkehr, nach entfernteren Gebieten über. Ein wesentliches Gefahrenmoment stellen im Orient die religiösen Feste und Pilgerzüge dar, nicht nur in Indien, sondern auch bei den großen Pilgerfahrten vom Ganges nach Arabien und Mekka, von dort nach Ägypten und Algier. An den großen Knotenpunkten dieser Wanderungen, bei ständigem Austausch der fluktuierenden Massen und ihrer Zusammendrängung unter hygienisch primitiven Verhältnissen wird die Verschleppung der Cholera durch Kontaktinfektionen, Verunreinigung von Wasserquellen oder Nahrungsmitteln begünstigt.

Die Kenntnis der biologischen Eigenschaften des Cholera-Vibrio genügt nicht, um die Gesamtheit der epidemiologischen Phänomene zu erklären. Die Aufnahme von virulenten Cholerakeimen führt nicht bei jedem Individuum zur Erkrankung oder zum Trägertum. Ebensowenig kann die Cholera außerhalb ihrer endemischen Bezirke auf die Dauer Fuß fassen, während sie in den endemischen Gebieten bestimmten Gesetzmäßigkeiten folgt.

Art der Verbreitung und *Infektionsmodus* werden durch die Tatsache bestimmt, daß die Ansteckungsquelle der Mensch ist, und daß die Ansteckung durch Aufnahme von infektiösem Material durch den Mund erfolgt. Die pathogenen Vibrionen werden aus dem infizierten Organismus in erster Linie durch den Stuhl ausgeschieden, während das Erbrochene oder der Harn nur ausnahmsweise Erreger enthalten. Neben den Erkrankten oder im Inkubationsstadium

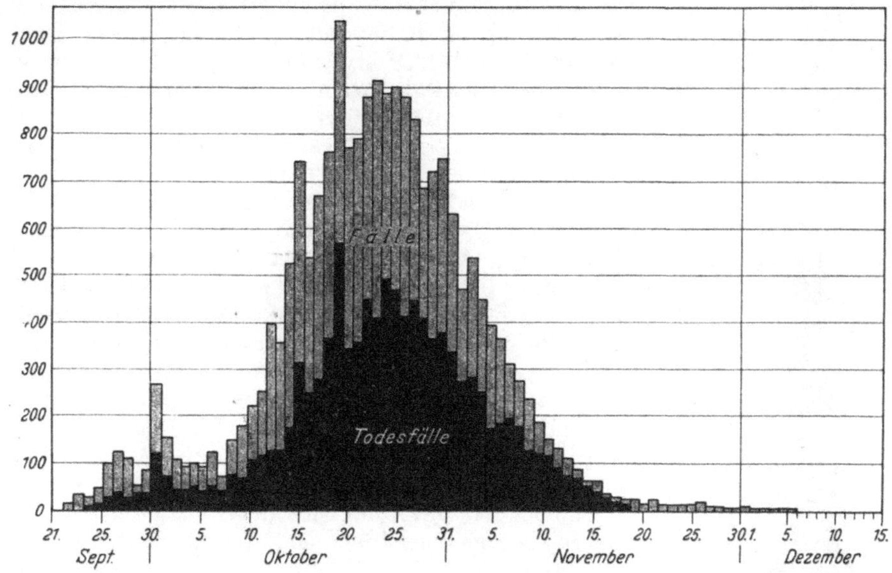

Abb. 5. Cholera in Ägypten 1947.

befindlichen Personen dienen auch Vibrionenträger als Infektionsquelle. Gerade die leichten oder atypischen Fälle, die einer Kontrolle entgehen, und die latenten Cholera-Infektionen ohne Krankheitserscheinungen können besonders gefährlich sein. Die Dauer der Ausscheidung ist aber im Vergleich zu anderen bakteriellen Infektionen des Darmes auf Tage oder Wochen begrenzt. Kontaktübertragungen können auch durch Gebrauchsgegenstände aus der Umgebung der Infizierten, durch Wäsche, Eß- und Trinkgeschirr zustande kommen, durch Kleidungsstücke und auch direkt von der Haut des Kranken, die bei mangelnder Pflege und schwerem Krankheitszustand von Cholerakeimen bedeckt sein kann (Engling 1938). Die Gefahr der Kontaktinfektion wird unter unhygienischen und primitiven Verhältnissen, Unsauberkeit, Enge, Zusammendrängung in Kasernen, Lagern, Gefängnissen, ebenso bei Unterernährung und Hungersnot gesteigert. Neben dem direkten Kontakt spielt bei der Verbreitung auch die Verunreinigung von Nahrungs- und Genußmitteln eine mehr oder weniger große Rolle, wobei auch Insekten (Hausfliegen) von Bedeutung sein können (s. oben).

Neben den für Bestehen und Ausbreitung der Cholera wichtigen unmittelbar vom Kranken ausgehenden *Kontaktübertragungen* ist bekannt, daß eine Infektion durch *Wasser* erfolgen kann, entweder durch Verunreinigung einzelner kleiner Wasserquellen, Brunnen oder Zisternen, oder aber durch eine Verseuchung zentraler Wasseranlagen. Dabei ist das epidemiologische Bild durchaus verschieden: Wechselndes, an bestimmte Distrikte oder Wasserquellen gebundenes Auftreten in kleineren Gruppen oder explosiver Ausbruch bei gleichzeitigem Auftreten zahlreicher Fälle mit plötzlichem Rückgang. Ein klassisches Beispiel für die Verseuchung der zentralen Wasserversorgung ist die Hamburger Cholera-Epidemie des Jahres 1892 (Deneke 1942). In 2 Monaten erkrankten damals 16856 Personen mit 8665 Todesfällen unter einer Bevölkerung von 600000 infolge einer Verunreinigung des Hafenwassers mit Cholerakeimen. Ganz vorwiegend betroffen war Hamburg, das direkt aus der Elbe mit Wasser versorgt wurde, während Altona, dessen Wasser weiter unterhalb aus der Elbe entnommen und durch Sandfilter gereinigt wurde, bei insgesamt 328 Toten (2,1$^0/_{00}$ der Bevölkerung in Altona gegen 14,2$^0/_{00}$ in Hamburg) nur Infektionen durch Kontakt und durch Eßwaren aufzuweisen hatte.

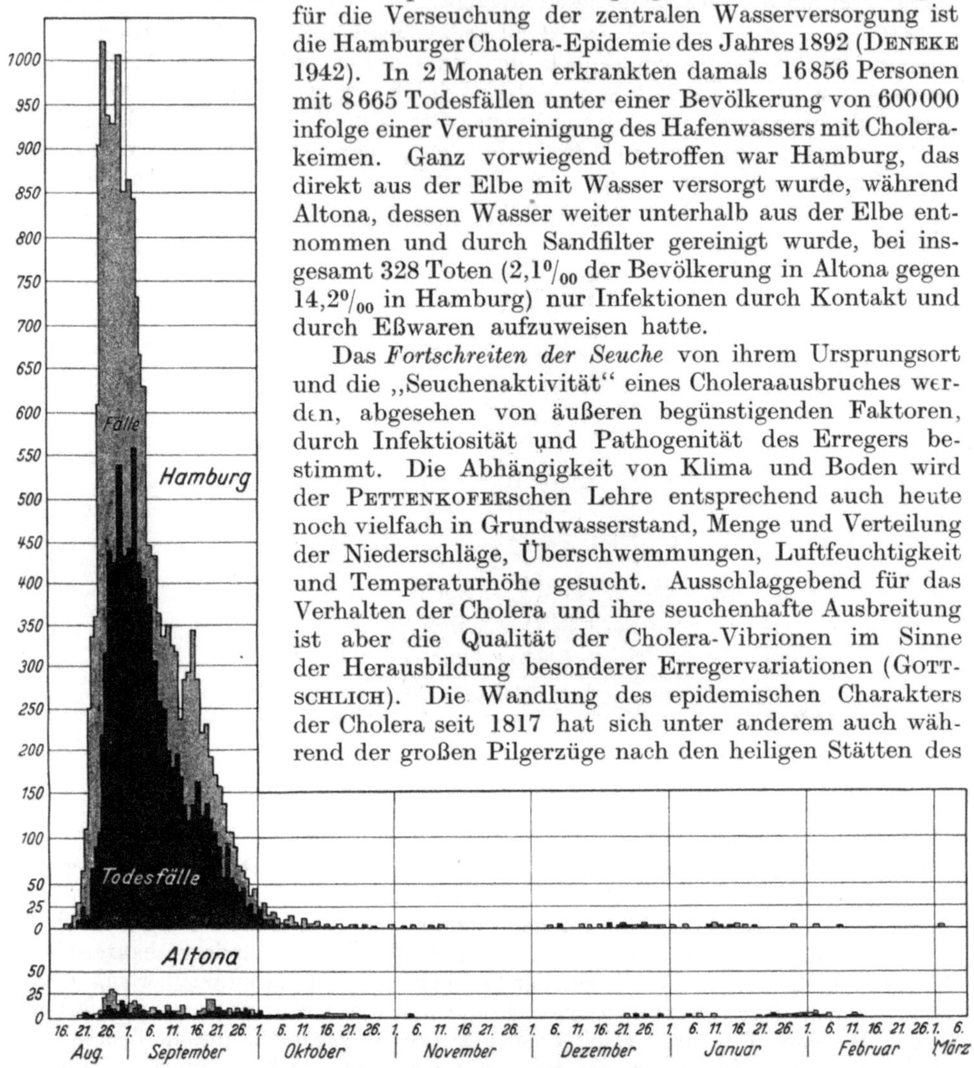

Abb. 6. Cholera in Hamburg-Altona 1892.

Das *Fortschreiten der Seuche* von ihrem Ursprungsort und die „Seuchenaktivität" eines Choleraausbruches werden, abgesehen von äußeren begünstigenden Faktoren, durch Infektiosität und Pathogenität des Erregers bestimmt. Die Abhängigkeit von Klima und Boden wird der Pettenkoferschen Lehre entsprechend auch heute noch vielfach in Grundwasserstand, Menge und Verteilung der Niederschläge, Überschwemmungen, Luftfeuchtigkeit und Temperaturhöhe gesucht. Ausschlaggebend für das Verhalten der Cholera und ihre seuchenhafte Ausbreitung ist aber die Qualität der Cholera-Vibrionen im Sinne der Herausbildung besonderer Erregervariationen (Gottschlich). Die Wandlung des epidemischen Charakters der Cholera seit 1817 hat sich unter anderem auch während der großen Pilgerzüge nach den heiligen Stätten des Islam gezeigt. Während sie früher nur selten der Anlaß einer zunehmenden Choleraverbreitung waren, entstanden im 19. Jahrhundert unter den Pilgern große Epidemien, die sich über Arabien nach Ägypten ausdehnten und große Opfer forderten. Bei der letzten Epidemie in Ägypten (1947) war ein Zusammenhang mit den Pilgerzügen nicht erkennbar. Ursprung und Art der Einschleppung blieben ungeklärt. Obwohl im allgemeinen der Verkehr ein kontinuierlich wirkender Faktor im Choleregeschehen ist, zeigt die Ausbreitung sowohl in den endemischen Herden als auch im Verlauf großer Seuchenzüge oder plötzlicher Ausbrüche erhebliche und unerklärliche Schwankungen. So hat jede örtliche Epidemie und jeder Seuchenzug seinen besonderen Charakter, der sich in Morbidität und Letalität ausdrückt. Geographisch-klimatische Einflüsse sind dabei ebenso von Bedeutung wie die Jahreszeit. Im allgemeinen erreicht die Cholera ihren Gipfel in den heißen Sommermonaten, zuweilen im Anschluß an große Regenfälle oder Überschwemmungen. Der zeitliche Faktor hat eine begünstigende oder hemmende Wirkung und spielt insofern eine Rolle, als die Seuche bei ihrem Fortschreiten sich von ihrem Ursprungsort entfernt und immer größere Gebiete ergreift. Durch Isodaten (OLZSCHA 1938), d. h. durch Linien, die zu annähernd gleicher Zeit von Cholera ergriffene Gebiete miteinander verbinden, können gewisse Gesetzmäßigkeiten im Fortschreiten der Epidemein aufgedeckt werden. Schnelles Erlöschen der Seuche oder geringe Ausbreitung gestatten es aber nicht, das Wandern der Cholera darzustellen und lassen auch nicht erkennen, welche epidemiologischen Faktoren verantwortlich sind. So ergab sich nach Untersuchungen von ILSE TEUBER aus der Schweiz (1947) als für Cholera bezeichnend, daß die Ausdehnung in einem verhältnismäßig kleinem Umkreis in der Umgebung der Stadt ohne Überschreitung der Kantongrenzen erfolgte. Die am stärksten befallenen Orte lagen an Flüssen und Seen im sog. Mittelland (300—400 m ü. d. M.) und wiesen übereinstimmende Bodenstruktur auf. Das Alpengebiet ist dagegen bei den wiederholt in der Schweiz aufgetretenen Ausbrüchen so gut wie vollständig frei geblieben. Auch bei der Ausbreitung der Cholera im ehemaligen Österreich-Ungarn in den Jahren 1831—1914 (KREBS 1941) trat die Cholera in dem damals verkehrsmäßig erschlossenen Mitteleuropa zuerst in den großen Orten und an den Haltepunkten des Durchgangsverkehrs auf, um sich von vielen kleinen und großen Herden in die Umgebung auszubreiten. Flußniederungen und feuchte Tiefebene begünstigen die Ausbreitung der im wesentlichen von Osten eindringenden Cholera. Die Gebirgslandschaften blieben verschont. In Frankreich (IN DER BEECK 1948) wurden bei jedem Einbruch zuerst die Hafenstädte befallen, dabei vorwiegend die südlichen, aber auch die nördlichen. Von hier zog die Cholera durch das gesamte Land, cholerafrei blieb lediglich Frankreichs Südwesten. Daß auch immunisatorische Vorgänge in das Seuchengeschehen eingreifen, geht daraus hervor, daß nach schweren Cholerajahren die Zahl der Fälle geringer wird. Die Dauer des cholerafreien Intervalles ist von Intensität und Dauer der vorausgegangenen Epidemien, also vom Durchseuchungsgrad, abhängig. Die Empfänglichkeit wird umgekehrt gesteigert durch längere Abwesenheit der Cholera sowie durch Hungersnot, Krieg, Flüchtlingselend, Notzeiten (China 1938), ebenso durch Vorherrschen anderer Krankheiten (z. B. Pellagra in Ägypten 1947).

Inwieweit das Vorhandensein von Bakteriophagen auf die Epidemiologie der Cholera in dem von D'HERELLE vermuteten Sinne Einfluß hat, ließ sich weder durch epidemiologische Erfahrungen noch auf experimentellem Wege klären.

Pathogenese und pathologische Anatomie.

Die Aufnahme von Vibrionen und ihre Passage durch den Magen in den Darm wird durch Anomalien der Magensaftsekretion begünstigt. Die sehr säureempfindlichen Keime werden durch die normale Salzsäure des Magens abgetötet. Nach dem Haften der Infektion im Dünndarm kommt es zu einer sehr schnellen Vermehrung der Cholera-Vibrionen, wobei durch Zerfall der Vibrionenleiber Toxine frei werden. Dagegen gelangen die Erreger nur selten durch die epitheliale Schicht der LIEBERKÜHNschen Drüsen in die tieferen Gewebsschichten. Die Veränderungen im Darm, insbesondere die Epitheldesquamation, sind Anzeichen einer lokalen Wirkung der Cholera-Toxine, während die auftretenden

Allgemeinerscheinungen und Organschädigungen als Folgen einer Toxämie gedeutet werden. Außerdem spielen wahrscheinlich bei der Auslösung des Choleraanfalles lokale Sensibilisierungsvorgänge in der Darmschleimhaut eine Rolle. Auf Grund von Tierversuchen wurde von Sanarelli die Ansicht vertreten, daß Erreger oder ihre Zerfallsprodukte auf dem Blutwege nach der Darmschleimhaut gelangen und diese sensibilisieren. Bei erneuter Einwirkung kann es dann zu plötzlich auftretenden anaphylaxieartigen Erscheinungen im Sinne einer Überempfindlichkeitsreaktion (Banerjee 1939) kommen.

Die klinischen Erscheinungen beruhen nicht nur auf einer „bakteriellen Toxikose". Sie sind vielmehr Folgen des Wasser- und Mineralverlustes, der Bluteindickung und der Veränderung des osmotischen und onkotischen Druckes im Blutplasma mit den sich daraus ergebenden Störungen des Gewebestoffwechsels.

Das Aussehen der *Choleraleichen* ist bis zu einem gewissen Grade typisch. Es besteht hochgradige Abmagerung, der Leib ist kahnförmig eingezogen, die Knochenvorsprünge treten stark hervor, die Haut ist eingesunken und gerunzelt. Die frühzeitig eintretende Totenstarre ist hochgradig, und infolge ungleichmäßiger Erstarrung der Muskulatur nimmt die Leiche zuweilen groteske Stellungen ein. Meist ist eine ausgesprochene bläuliche Verfärbung an Gesicht und Fingernägeln vorhanden. Die *Muskulatur* und das *subcutane* Gewebe sind von auffallender Trockenheit. In der *Bauchhöhle* fällt eine Hyperämie der serösen Oberfläche auf (Pfirsichblüten- oder Hortensienfarbe) mit deutlicher Erweiterung der Gefäße. Das Peritoneum ist klebrig, matt und trocken. Die Trockenheit des Bauchfelles ist nicht so auffällig, wenn der Patient nicht an Wasserverlust gestorben ist. Die Beschaffenheit des *Dünndarminhaltes* und das Aussehen der Schleimhaut variieren je nach dem Krankheitsstadium, in dem der Tod eingetreten ist. Die Dünndarmschlingen sind mit gelblich-weißer Flüssigkeit gefüllt, in der aus Schleim und desquamiertem Epithel bestehende Flöckchen sichtbar werden. Auch die Schleimhaut ist meist hyperämisch. Die Peyerschen Plaques und Solitärfollikel sind geschwollen, die mesenterialen Lymphknoten vergrößert. Bei längerer Krankheit ist die Mucosa ödematös, von Hämorrhagien durchsetzt, die Oberfläche mehr oder weniger stark nekrotisch. Der *Dickdarm* ist bis auf Schwellung der Lymphfollikel frei, ebensowenig sind Magen und Duodenum betroffen. Die *Milz* ist klein, mit faltiger Kapsel, derb, gelegentlich durch Stauung in geringem Grade vergrößert. Auch in der *Leber* können Anzeichen einer Stauung, zuweilen einer fettigen Degeneration, zu erkennen sein. Nicht selten ist die Gallenblase stark gefüllt. Eine deutliche Hyperämie ist auch an den *Nieren* zu erkennen. Häufig wird eine vergrößerte *Thymusdrüse* gefunden. Am Zentralnervensystem keine wesentlichen Veränderungen, abgesehen von einer gewissen Trockenheit der Meningen oder einer venösen Stauung.

Mikroskopisch ist die fast völlige Abwesenheit *entzündlicher* Reaktionen auffällig. Das Oberflächenepithel kann intakt sein oder es zeigt nekrotische Veränderungen. Die Hyperämie ist nicht entzündlich und mehr oder weniger auf Mucosa und Submucosa beschränkt. Die Erweiterung der Capillaren und das subepitheliale Ödem ist nach der Fixation des Darmes nicht immer deutlich. Die Vergrößerung der *Lymphfollikel* im Darm und in der Milz beruht sowohl auf vasculärer Dilatation als auf Hyperplasie. Auch in der *Niere* finden sich keine Veränderungen entzündlicher Natur. Im Vordergrunde des histologischen Bildes steht eine deutliche Erweiterung der Glomerulusschlingen und der interstitiellen Gefäße. Am Epithel der Tubuli sind degenerative Veränderungen erkennbar (hydropische Vacuolisierung, fettige Entartung, Abstoßung der Epithelzellen der Tubuli contorti, hyaline Verdichtung der Basalmembran), dagegen keine Anzeichen einer Glomerulonephritis. Im *Knochenmark* findet man kavernös erweiterte capilläre Bluträume und eine Anhäufung eosinophiler Zellen (CHATTERJEE 1947). An der *Nebenniere* können degenerative Veränderungen vorhanden sein. An anderen Organen sind wesentliche mikroskopische Veränderungen nicht nachzuweisen. Der Nachweis von Cholera-Vibrionen gelingt bei Sektionen außer aus dem Darminhalt gelegentlich auch im Blut und in inneren Organen (Leber—Niere—Milz—Galle).

Die im Verlauf der Cholera auftretenden Veränderungen lassen sich zusammenfassen als Kreislaufstörung mit Gefäßschock infolge Toxinwirkung, Wasserverlust und Bluteindickung. BANERJEE (1939, 1941) unterscheidet 2 Typen des tödlichen Cholera-Verlaufes:

1. Versagen der Niere (renaler Typ) mit Überwiegen der Hypochlorämie;

2. Versagen des Kreislaufs (vasomotorischer Typ) mit gesteigerter Permeabilität der Gefäße im Darm und Zerstörung des Darmepithels (profuse Durchfälle). Herabsetzung des Blutdruckes durch Entleerung des arteriellen Systems bei relativer Überfüllung des venösen Kreislaufes, besonders im Gebiet des Splanchnicus[1].

Die sehr plötzlich auftretenden Darmerscheinungen werden von BANERJEE (1939) in ihrem Wesen mit dem Zustand einer *gastro-intestinalen Allergie* verglichen, wobei möglicherweise ein Zusammenwirken von *V. cholerae* mit anderen Darmorganismen maßgebend ist. Vom gleichen Autor wird die Vermutung ausgesprochen, daß *Histamin* vom Darm resorbiert wird und infolge seiner bekannten gefäßerweiternden Wirkung zu einem Absinken des Blutdruckes führt. Auch die Veränderungen in der Niere sind Folgen einer Stauung im capillären Kreislauf und einer Blutdrucksenkung verbunden mit Flüssigkeitsverlust im interstitiellen Gewebe und Hypochlorämie. TOMB (1941) führt das Versagen der Nierenfunktion auf den durch Kollaps bedingten *Sauerstoffmangel* (*Gefäßasphyxie*) zurück. Der Cholera-Schock beruht demnach nicht allein auf dem Wasserverlust, sondern auf der. starken Capillarerweiterung in den Organen. Der Symptomenkomplex ist nicht allein Ergebnis der Toxämie oder einer akuten Entzündung, sondern eines allergischen Zustandes. Die Theorie der Histaminproduktion im Darm wird durch die Beobachtung gestützt, daß bei Züchtung von *V. cholerae* auf künstlichen Nährboden das im Medium enthaltene Histidin vollständig in Histamin umgewandelt wird, eine Erscheinung, die bei Züchtung anderer Organismen (Streptokokken, Staphylokokken, B. typhi) nicht auftritt (CHATTERJEE 1939).

Symptomatologie.

Die Inkubation beträgt bei Cholera 1—4 Tage, gelegentlich treten die ersten Erscheinungen schon wenige Stunden nach der Infektion auf, für die Mehrzahl der Fälle gilt als Mittel die Zeit von 24—48 Std.

Das *klinische Bild* und der *Krankheitsverlauf* sind außerordentlich wechselnd. Die Krankheit beginnt mit Magendrücken, Appetitlosigkeit, weichen Stühlen, zuweilen geht der eigentlichen Cholera eine prämonitorische, auf Diätfehler zurückgeführte Diarrhoe voraus. In anderen Fällen beginnt die Erkrankung von vornherein mit stürmischen Symptomen eines plötzlich einsetzenden Brechdurchfalls. Die zunächst fäkulenten Stühle werden wäßrig, ihre Zahl steigt bis

[1] Nach Injektion kleiner Dosen von Choleraendotoxin (0,05—0,1 cm^3) in die Nachbarschaft des Nervus splanchnicus treten beim Meerschweinchen Symptome auf, die mit Cholera übereinstimmen und von solchen nach subcutaner und intrakardialer Injektion auch höherer Dosen verschieden sind (PHAM 1935).

10 und 20 und mehr am Tage. Dabei kommt es zu der Entleerung von großen Mengen von Flüssigkeit ohne Auftreten von krampfhaften Tenesmen wie bei der Dysenterie. Die Allgemeinerscheinungen treten stärker in den Vordergrund: heftiger Kopfschmerz, peinigendes Durstgefühl, ziehende Schmerzen in den Schenkeln, die sich zu Krämpfen steigern. Die grau-belegte Zunge, die Wangenschleimhaut und die Lippen werden trocken und rissig, die Konjunktiven sind gerötet. Durch den Wasserverlust kommt es zu einem schnellen Verfall, die Haut ist graublau blaß, als erstes Zeichen der Kreislaufstörung tritt eine Cyanose auf. Trotz niedriger Temperaturen besteht ein quälendes Hitzegefühl und starke Unruhe. Die Stimme wird heiser, die Augen liegen tief in den Höhlen, der Puls ist klein und beschleunigt. Kalte Schweißausbrüche, besonders im Gesicht, sind häufig. Der Urin nimmt an Menge ab, wird konzentriert, sauer und enthält Eiweiß und hyaline Cylinder.

Die einzelnen Symptome lokaler und allgemeiner Art sind sehr verschieden ausgeprägt und können in jedem Stadium des Verlaufs zum Stillstand kommen oder sich zurückbilden. Nach Überschreitung des Höhepunktes kann die Erkrankung überraschend schnell zur Genesung führen oder zu einer langsamen Rekonvaleszenz überleiten. Andererseits kann sich die durch leichten Verlauf gekennzeichnete *Choleradiarrhoe* oder *Cholerine* oder die von vornherein schwere *Cholera gravis* zum *Stadium algidum* oder *asphycticum* steigern. Gerade die nach kurzer Inkubation mit großer Intensität plötzlich einsetzende Cholera gravis pflegt häufig fast unmittelbar in das Stadium algidum überzugehen. Dabei verändert sich das Aussehen der Kranken schon in wenigen Stunden. Dem fortgesetzten Erbrechen und Durchfall folgt eine zunehmende Erschöpfung. Die Eintrocknungserscheinungen nehmen rapide zu, die Temperatur sinkt auf 35° C und der Kreislauf verschlechtert sich. Die Muskelkrämpfe in Schenkeln und Waden steigern sich. Der stark beschleunigte Puls wird weich und unregelmäßig, die Nase ist blaß und kühl, die Wangen tief eingefallen, die cyanotische Haut welk und in Falten abhebbar. Das Erbrechen und die kopiösen Durchfälle lassen jetzt nach oder es werden kontinuierlich kleine Mengen entleert. Die Urinsekretion sistiert vollkommen. Der Blutdruck sinkt, die Herztöne werden schwach, die Atmung ist rasch und oberflächlich oder röchelnd und unregelmäßig. Der Puls wird schließlich unfühlbar, der Patient verfällt in einen komatösen Zustand, der mit dem Tode endet. Der ganze Verlauf kann sich auf einige Tage erstrecken, in schwersten Fällen (*Cholera siderans*) und solchen, die ohne Erbrechen und Durchfall einhergehen (*Cholera sicca*) kann er in einem Schockzustand schon nach wenigen Stunden zum Tode führen. Andererseits kann es aber auch trotz schwerster Symptome zu einer Besserung und Genesung kommen, wenn nicht der Tod im algiden Stadium durch Kreislaufkollaps und Versagen der Respiration eintritt.

Kommt es zu einer Besserung, so tritt ein *Stadium der Reaktion* ein. Die Kreislaufstörungen lassen nach, Blutdruck und Zirkulation werden gebessert, der Puls ist wieder fühlbar. Die Stühle werden konsistenter und gefärbt. Die Haut fühlt sich wärmer an und die Temperatur steigt, die Cyanose verschwindet und die Urinsekretion nimmt allmählich wieder zu. Während die Besserung in manchen Fällen schnell fortschreitet und in kurzer Zeit zu völliger Genesung führt, bleibt in anderen die Urinsekretion aus, der Puls wird voll und es kommt zu einer schnellen Blutdrucksteigerung als Zeichen einer bestehenden Urämie. Oder es folgt nach einer scheinbaren Besserung ein typhöser Zustand (Cholera-Typhoid) mit Temperaturerhöhung, beschleunigter und vertiefter Atmung, Unruhe, Delirien, Benommenheit. Es entwickelt sich eine Acidosis, die auch in späteren Stadien in Verbindung mit urämischen Erscheinungen und im Koma tödlich endet.

Besprechung einzelner Symptome.

Magen-Darmerscheinungen. Während die Krankheit stets mit ausgesprochener Appetitlosigkeit und quälendem Durstgefühl einhergeht, kann das *Erbrechen* bei jeder Art von Cholera fehlen. Bei leichten Fällen tritt es häufig gar nicht auf, aber auch bei schwererem Verlauf kann es stark zurücktreten. In anderen Fällen erscheint es gleichzeitig mit dem Durchfall oder später. Das Erbrochene wird nach Entleerung der Speisereste wäßrig oder enthält noch Spuren von Galle, hat einen rötlich gelben Schimmer, zuweilen auch geringe Blutbeimengungen. Das Erbrechen kann kopiös sein und sich häufig wiederholen. Manchmal ist es äußerst qualvoll, aber meist nicht mit Schmerzen verbunden. Trotz des Durstgefühles ist es dem Kranken unmöglich, das aufgenommene Wasser bei sich zu behalten. Auch kleine Mengen werden sofort wieder ausgebrochen. Neben dem Erbrechen oder nach seinem Aufhören kann es zu anhaltendem, nicht zu beeinflussendem *Singultus* kommen. Gegen Ende der Erkrankung versiegt das Erbrechen und ist manchmal auch bei schwersten Fällen nicht zu beobachten. Über Schmerzen und Druckempfindlichkeit in der Abdominalgegend, die stark eingezogen und gespannt ist, wird häufig geklagt.

Bei Rekonvaleszenten nach Cholera bleibt die *Acidität des Magensaftes* niedrig (Napier und Gupta 1942). Dabei ist nicht geklärt, ob die Anacidität eine Folgeerscheinung der Cholera ist, oder ob die Cholera vorzugsweise Personen mit niedrigen Säurewerten befällt. In Kulturen mit verschiedenen Magensaftproben werden Vibrionen bei normalen Werten schnell abgetötet, während sie ohne Säure bis zu 15 Tagen überleben. Daß Personen mit niedrigen Säurewerten stärker exponiert sind als bei normalen oder hyperacidem Magensaft, scheint auch aus den von Abdeou (1947) mitgeteilten Beobachtungen während der Epidemie in Ägypten hervorzugehen. Die Verminderung der Magensäure, wie sie als Folge parasitärer Krankheit und ganz besonders infolge der in Ägypten stark verbreiteten Pellagra aufzutreten pflegt, stellt offenbar eine wesentliche Voraussetzung für das Haften einer Cholera-Infektion dar. Bei zahlreichen Cholerakranken fiel in Ägypten das gleichzeitige Vorhandensein pellagröser Hautveränderungen auf, oder es bestand Verdacht auf latente Pellagra.

Panja, Malik und Paul (1942) untersuchten in 52 Fällen das Erbrochene auf Cholera-Vibrionen nach Provokation des Erbrechens durch Trinken von sterilem Wasser. In 26 Fällen wurden Cholera-Vibrionen nachgewiesen, wobei die p_H-Werte des Erbrochenen meist bei 6,0—7,5 lagen. Eine Isolierung gelang häufiger bei p_H über 6,0, während unter 5,0 keine positiven Resultate erzielt wurden. Die Menge an NaCl schwankte zwischen 66—821 mg je 100 cm^3 und hatte keine Beziehung zu der Wasserstoffionenkonzentration.

Die *Durchfälle* zeigen den Charakter der Dünndarmdiarrhoe. Zunächst erscheint noch fäkulenter Stuhl mit Dünndarmschleim. Der Stuhl wird dann dünnflüssig, verliert seine bräunliche Färbung, wird gelb oder grünlich (Galle) und schließlich „reiswasserähnlich". In Übereinstimmung mit der Alkali-Toleranz des *V. cholerae* sind die Cholera-Stühle stark alkalisch. Die Ausscheidung von Alkalien und Chloriden im Stuhl ist es ja insbesondere, die das Säure-Basen-Gleichgewicht stört und zur Acidose führt (Ghosh und Chakraborty 1940). Die Entleerungen werden häufiger, 10—20 am Tag, es werden in kürzeren Zwischenräumen geringe Mengen abgesetzt, meist ohne begleitende Schmerzen. Die mitunter differentialdiagnostisch wichtige Unterscheidung gegenüber Ruhrstühlen ist nicht schwer. *Mikroskopisch* findet man Zelldetritus, abgestoßene Darmepithelien, sargdeckelförmige Krystalle von phosphorsaurer Ammoniakmagnesia, zahlreiche Bakterien, unter denen die kommaförmigen Cholera-Vibrionen vorherrschen. Rote Blutkörperchen können in geringer Zahl vorhanden sein, Leukocyten und Endothelien sind selten.

Die Menge der vom Cholera-Kranken durch den Magen-Darm-Kanal entleerten Flüssigkeit beläuft sich auf 3—4 Liter je Tag, während eine Resorption im Darm vollständig gehemmt ist. Die Cholera-Entleerung, die im spezifischen Gewicht von 1005—1015 dem des normalen Urins entspricht, stimmt im Gehalt an organischen und anorganischen Stoffen nicht mit dem menschlichen Serum oder mit einem akut entzündlichen Exsudat überein, sondern mit dem im Darmlumen sezernierten Saft (Succus entericus aus Darmfisteln).

Kreislauf. Der Puls ist schon im Beginn der Erkrankung beschleunigt, weich und wird im algiden Stadium und bei Kollaps kaum fühlbar. Auch die Herztöne werden durch Schädigung des Herzmuskels und infolge starker Beeinträchtigung seiner Leistung leise oder kaum wahrnehmbar. Die Pulsfrequenz ist aber nicht allein maßgebend. Im Vordergrund der Kreislaufstörung steht ein Mißverhältnis zwischen *Gefäßinhalt* und *Gefäßtonus*. Das Blutvolumen ist infolge der Eindickung und des Flüssigkeitsverlustes verringert. Der Blutdruck sinkt dagegen in den erweiterten Gefäßen auf 50—60 mm. Die Gefäßweite, vor allem im Splanchnicusgebiet, der herabgesetzte Gefäßtonus und die verminderte Herzleistung erschweren den Transport des eingedickten viscösen Blutes. Die ungenügende Füllung läßt das Herz gewissermaßen ins Leere pumpen. Die Wirkung der bereits erwähnten, aus dem Darm stammenden histaminartigen Stoffe wird unter Umständen auch durch Schädigung der Nebennierenrinde gesteigert und der arterielle Blutdruck damit weiter herabgesetzt. Die Füllung der Gefäße ist so schlecht, daß bei ihrer Eröffnung oder bei Venenpunktionen nur wenige Tropfen dunkel gefärbten Blutes herausquellen. Die Herabsetzung des venösen Druckes ist der Schwere des Verlaufes proportional, während der arterielle Druck weniger abhängig von der klinischen Schwere ist. Je höher der diastolische Druck, desto besser die Prognose (TAKI und RAGAB 1948). Das Versagen des Kreislaufs ist im wesentlichen peripher bedingt.

Blut. In ausgeprägten Fällen zeigt das Blut alle Anzeichen einer *Eindickung*, die durch Anstieg des spezifischen Gewichtes und durch Vermehrung der Zahl der Formelemente erkennbar wird. Das spezifische Gewicht, das bereits vor dem Sinken des Blutdruckes erhöht ist, erfährt einen Anstieg von 1025 des Normalserums auf 1070 und mehr. Die Zahl der Erythrocyten erreicht 7—8 Millionen und die Leukocyten steigen auf 20—30000, in schweren Fällen noch höher. Dieser Anstieg geht offenbar über den durch den Wasserverlust zu erwartenden Grad hinaus und steht im Zusammenhang mit Knochenmarksveränderungen. Die Leukocytose bleibt auch nach dem akuten Stadium und in der Rekonvaleszenz bestehen. Es besteht eine Linksverschiebung, Lymphopenie und relative Monocytose, während eosinophile Zellen im Blute — im Gegensatz zu den erwähnten Befunden im Knochenmark — fehlen oder sehr spärlich sind. In der Rekonvaleszenz kommt es zu einem Anstieg der Eosinophilen. In neueren Untersuchungen in Ägypten fand AWNY (1948) ein spezifisches Gewicht zwischen 1056 und 1078, Hämoglobin 85—135%, höchste Ziffer für Erythrocyten 7,5 Millionen, Leukocyten 20—30000.

Die hämatologischen Daten geben ein ausreichendes Bild vom Grad der Hämokonzentration, besitzen aber keinen prognostischen Wert. Das Ausmaß des Flüssigkeitsverlustes läßt sich auch am Zustand des Plasmas erkennen, dessen spezifisches Gewicht auf 1030 steigt, ebenso an der 8-g-% und mehr betragenden Plasma-Proteinkonzentration. Da auch während des Schocks ein Verlust an Plasma aus dem strömendem Blute eintritt, ist das spezifische Gewicht des Plasmas und die Proteinkonzentration kein genügender Indikator für die Hämokonzentration (ASHWORTH und ADAMS 1941). Die Erythrocyten-Resistenz ist im Zusammenhang mit der Minderung des Capillarumlaufes, vermehrter Viscosität und toxischen Einwirkungen herabgesetzt.

Meist ist eine Verkürzung der Blutgerinnungszeit nachweisbar (Lahiri 1935). Mit zunehmender Besserung kommt es wieder zu einer Normalisierung der Werte. Die Änderung der Gerinnungszeit stimmt im allgemeinen mit der Erhöhung des spezifischen Gewichts überein, ist aber von diesem unabhängig und ein zuverlässiger Maßstab für die Beurteilung des Krankheitszustandes. Die Blutsenkungsgeschwindigkeit ist trotz Zunahme des spezifischen Gewichtes des Blutes, die an sich niedrigere Werte veranlassen müßte, erhöht und beschleunigt und würde ohne Bluteindickung noch höhere Werte zeigen (de Monte und Gupta 1941).

Außer einer Zunahme des Zellgehaltes, des Hämoglobins, des Gesamtplasmaproteins sowie des Globulins und des Fibrins wird auch eine Zunahme an Harnstoff, Stickstoff, organischen Phosphaten und Glucose festgestellt (Malik und Pasricha 1941). Auch der Gehalt an Kalium ist erhöht, während die Chloride, Natrium, Calcium abnehmen. Ein wesentlicher Faktor im Symptomenbild ist die im Schock auftretende Abnahme der Alkali-Reserve und die zunehmende Acidose (Chatterjee und Sarkar 1941). Die Änderung der Elektrolytzusammensetzung kann außerdem von einer Hypoglykämie begleitet sein. Untersuchungen über Phenolgehalt und Alkalireserve im Blute von Cholerakranken zeigten auch unabhängig von der erhöhten Blutkonzentration eine Zunahme des Phenolgehaltes. Die Abnahme der Alkalireserve bleibt länger bestehen als die Erhöhung des Blutphenols (Chatterjee 1946). Der Verlust an Chloriden durch Erbrechen (9,7 g in 24 Std) und Durchfall (34,6 g in 24 Std) und die entstehende Hypochlorämie sind nach Banerjee (1941) für die Entwicklung der Krankheit von ausschlaggebender Bedeutung und für das Auftreten der Acidose wichtiger als die Hämokonzentration. Wenn der Verlust an Chloriden nicht ersetzt wird, so ist die zunehmende Dehydration, Erhöhung des Rest-N und Versagen der Nierenfunktion unvermeidlich. Die klinische Besserung läuft parallel mit einer Normalisierung der chemischen Zusammensetzung des Blutes.

Niere. Eine Veränderung der Nierenfunktion ist auch in leichten Fällen zu beobachten. Die Urinmenge nimmt ab, es tritt Eiweiß auf und es lassen sich hyaline und granulierte Zylinder nachweisen. Bei schweren Fällen kommt es zu einer Anurie verbunden mit einem erheblichen Anstieg des Harnstoffes im Blut, die erst im Reaktionsstadium weicht. Ein prognostisch absolut ungünstiges Symptom ist auch eine länger bestehende Anurie nicht. Das Versagen der Nierenfunktion beruht nicht so sehr auf strukturellen Veränderungen der Niere als auf extrarenalen Ursachen. Eine wesentliche Rolle spielt dabei die Herabsetzung des Blutdruckes und die Veränderungen im Säurenbasengleichgewicht. In der Mehrzahl der Fälle tritt deshalb nach intravenöser Zufuhr von Kochsalzlösung eine schnelle und vollständige Besserung der Nierenfunktion ein. Handelt es sich dagegen um eine Schädigung des Nierenparenchyms durch Zirkulationsstörungen und toxische Einwirkungen, so bleibt die Funktionsstörung der Niere bestehen und hat eine Urämie zur Folge, die eine der gefürchtetsten Komplikationen der Cholera darstellt. In solchen Fällen bleibt der Puls hoch und wird gespannt, der Blutdruck steigt und die Atmung wird schnell und vertieft. Es treten Bewußtseinsstörungen und Krämpfe auf, und der Patient stirbt im urämischen Koma. In Übereinstimmung mit den pathologisch-anatomischen Befunden handelt es sich dabei um eine Nierenschädigung, die zu dem Bild der Nephrose gehört, während Anzeichen einer Glomerulonephritis fehlen.

Die Untersuchung des meist dunklen, trüben und spärlichen Urins ergibt auf der Höhe der Erkrankung ein sehr hohes spezifisches Gewicht, Eiweiß 0,03 bis 0,28%, wenig NaCl, wenig Calcium und Magnesium, dagegen normale

Phosphatmengen. Gelegentlich wird Dextrose nachgewiesen (in der reaktiven Phase), vermehrte Mengen Indikan und Ätherschwefelsäure. Der Vermehrung der Acetonkörper entsprechend steigen auch die Ammoniakwerte im Harn an. Im reichlichen Sediment finden sich außer hyalinen und granulierten Zellen gelegentlich Epithelzylinder und Nierenepithelien, rote und weiße Blutkörperchen, Detritus und Fetttröpfchen. Im Reaktionsstadium tritt eine Polyurie auf mit Ausscheidung eines hellen, niedrig gestellten, aber häufig noch eiweißhaltigen Harnes. Der Übergang der Oligurie in Polyurie tritt ein, selbst wenn der Blutharnstoff noch hoch ist. Die Albuminurie verschwindet zugleich mit der Wiederherstellung der Nierenfunktion und mit dem Sinken des Blutharnstoffes.

Leber. Die Gallenproduktion der Leber scheint im Beginn der Erkrankung gesteigert. Im weiteren Verlauf ist sie herabgesetzt, um erst in der Reaktionsperiode wieder gesteigert zu sein. Gelegentlich ist die Leber, zumal imReaktionsstadium, druckempfindlich, es können Symptome einer Cholecystitis oder Cholangitis auftreten mit Temperatursteigerung und leichtem Ikterus. Auch in Sektionsfällen wird gelegentlich eine starke Anfüllung der Gallenblase gefunden, oder es bestehen entzündliche Veränderungen in der Gallenblasenwand. Nach Untersuchungen verschiedener Autoren kann die Gallenblase noch längere Zeit Cholera-Vibrionen enthalten. Es wird angenommen, daß Kranke mit Symptomen einer Gallenblasenbeteiligung noch längere Zeit Vibrionen ausscheiden können, und daß die Gallenblase in Übereinstimmung mit einer Dauerausscheidung beim Typhus abdominalis auch bei Vibrionenträgern nach Cholera eine gewisse Rolle spielt.

Zentralnervensystem. Das Bewußtsein der Patienten ist auch bei schwerem Verlauf und im Stadium algidum vollkommen erhalten. Trotz zunehmender Apathie und Hinfälligkeit ist das Sensorium häufig bis zum Tode ungetrübt oder es kommt im Endstadium zu einer mehr oder weniger ausgesprochenen Benommenheit. Ebensowenig werden andere Erscheinungen von seiten des Zentralnervensystems oder an den peripheren Nerven und den Sinnesorganen beobachtet. Bei auftretendem Koma handelt es sich um Anzeichen einer Acidose und fortschreitender Urämie. Bei Cholera-Rekonvaleszenten wurden dagegen vielfach neuritische Erscheinungen festgestellt. Auch verschiedene Formen von Psychosen sind im Verlauf oder im Anschluß an Cholera beschrieben worden.

Stark hervortretende Symptome sind die früh einsetzende schwere *Adynamie* und die *Muskelkrämpfe*, die nur kurze Zeit (1—2 min) dauern, sich immer häufiger wiederholen und mit zunehmender Dauer der Erkrankung steigern. Sie sind außerordentlich schmerzhaft und werden schon durch ganz geringfügige Reize oder Bewegungen ausgelöst.

Komplikationen. Im akuten Stadium der Cholera sind Komplikationen nicht häufig, doch können sie in verschiedener Form im Reaktionsstadium auftreten. Bronchitiden, lobuläre, seltener lobäre Pneumonien werden beobachtet, bei älteren Patienten kann sich ein Lungenödem entwickeln. Seltenere Komplikationen sind septische Begleitinfektionen, Parotitiden, Phlegmonen, Gangrän, Thrombosen, Cystitis, Otitis media. Bei Frauen kann es zu Uterusblutungen und bei bestehender Schwangerschaft zum Abort kommen. Austrocknung der Cornea durch mangelhafte Sekretion und Lidschlag kann keratitische Veränderungen veranlassen. Ein ungünstiges Ereignis sind meist Mischinfektionen mit Typhus und Dysenterie, die nicht ganz selten beobachtet worden sind.

Aus China wurde von CHUAN und MAO (1948) über das Auftreten eines als *Pa-Pin* bezeichneten Krankheitsbildes im Verlauf der Cholera berichtet, das mit vorübergehenden Lähmungen einhergeht. Klinische und experimentelle Untersuchungen lenkten den Verdacht auf *Bariumvergiftung*, zumal durch

Kaliumzufuhr Heilwirkung erzielt wurde. Als Ursache wird eine Störung des Kaliumstoffwechsels angenommen, verbunden mit einer Mobilisierung von Barium aus dem Knochenreservoir als Folge von Dehydration und Acidose. Das Auftreten dieser besonderen Form von Paralyse wurde erst im Spätstadium nach Aufhören der gastrointestinalen Erscheinungen beobachtet.

Prognose.

Cholerafälle mit lokalen Erscheinungen und ohne schwere Allgemeinsymptome genesen häufig in wenigen Tagen. Die Prognose ist aber auch bei leichtem Beginn mit Vorsicht zu stellen, da sich innerhalb ganz kurzer Zeit ein schweres Krankheitsbild entwickeln kann. Im allgemeinen entspricht die Schwere des klinischen Verlaufes dem Ausmaß des Wasserverlustes und der Häufigkeit der Stühle. Aber selbst bei schwerer Cholera ist es auffallend, wie schnell sich die Kranken nach Überwindung des akuten Stadiums erholen. Wie bei anderen Infektionskrankheiten variiert der Verlauf je nach Schwere der Epidemie. Häufig sind die zu Beginn oder auf der Höhe beobachteten Fälle schwerer als beim Erlöschen einer Epidemie. Dementsprechend schwanken die Angaben über Letalität sehr beträchtlich. Bei unbehandelter Cholera, bei Kindern und Greisen werden mitunter 80—90% Todesfälle beobachtet. Im Durchschnitt scheint sich eine Sterblichkeit von etwa 50% zu ergeben, die aber je nach örtlichen Bedingungen und bei frühzeitiger und sachgemäßer Behandlung wesentlich niedriger liegt. Die meisten Todesfälle ereignen sich in den ersten Tagen, im Stadium algidum, während die Sterblichkeit im späteren Verlauf wesentlich geringer ist.

Diagnose.

Bei gehäuftem Auftreten und im Verlauf größerer Epidemien ist die klinische Diagnose einer Cholera bei typischen Erscheinungen nicht schwierig. Auch leichtere Fälle von Diarrhoen ohne Erbrechen müssen dabei den Verdacht auf Cholera erregen und bis zur Klärung der Diagnose isoliert werden. Schwieriger ist die Erkennung der ersten, eine Epidemie einleitenden Fälle oder eines sporadischen Auftretens. Eine Verwechslung der Cholera ist vor allem mit *Nahrungsmittelvergiftungen* durch die Paratyphus-Enteritisgruppe möglich. Manchmal ist auch eine Dysenterie nicht ohne weiteres von einer Cholera zu unterscheiden (Stitt, Manson-Bahr). Manson-Bahr erwähnt auch Trichinosefälle, die zu Beginn ein cholera-ähnliches Bild bieten können. Botulismus, Pilzvergiftungen, Vergiftungen mit Arsen oder Quecksilber werden differentialdiagnostisch in Betracht gezogen. Auch eine „choleriforme“ *Malaria*, die echte Cholera vortäuscht, aber durch Blutuntersuchung leicht als solche festgestellt werden kann, ist beschrieben worden. Schließlich kann es auch bei übermäßigem Schwitzen und starkem Kochsalzverlust in heißem Klima oder bei Heizern zu wäßrigen Durchfällen, Kollaps und Krämpfen kommen, die an Cholera erinnern. Zu erwähnen ist die unter Umständen schwierige Unterscheidung zwischen einer Choleraurämie und einer echten Urämie, die ja auch mit Diarrhoe, Erbrechen, Dehydration und Acidose verläuft und eine gewisse Übereinstimmung zwischen dem Cholera-Typhoid und dem Typhus abdominalis.

Ausschlaggebend ist in allen choleraverdächtigen Fällen die *bakteriologische Untersuchung*. Als Ausgangsmaterial dient dabei der Stuhl, in dem im akuten Stadium reichlich Cholera-Vibrionen vorhanden sind, während sie im weiteren Verlauf abnehmen und andere Darmkeime vorherrschen. Eine Isolierung aus Leichen gelingt am besten von der Schleimhaut des Dünndarmes, während die Vibrionen im Blut oder in anderen Organen meist nicht nachweisbar oder nur selten im Urin oder in der Gallenblase anzutreffen sind. Wichtig ist vor allem für die Erkennung erster Fälle eine möglichst schnelle Sicherung der Diagnose durch Nachweis und Identifizierung des Erregers in direkten Ausstrichen aus Reiswasserstühlen und durch Anreicherungsverfahren. Zweckmäßigerweise werden 50 cm³ Stuhl an ein bakteriologisches Speziallaboratorium eingesandt. Da es bei Übersendung von Stuhlproben mitunter schwierig ist, die Cholera-Vibrionen am Leben zu erhalten, wurde von VENKATRAMAN und RAMAKRISCHNAN (1941) ein konservierendes Medium empfohlen, das aus einer gezuckerten Salzlösung besteht und in dem sich der *V. cholerae* bis zu 92 Tagen halten kann. Von Choleraleichen entnimmt man am besten eine doppelt unterbundene Dünndarmschlinge von etwa 15 cm Länge aus dem mittleren Teil des Ileum. Der Versand, der unter besonderen Vorsichtsmaßregeln zu geschehen hat, erfolgt in sauberen, aber nicht mit Desinfizientien vorbehandelten, gut verschließbaren Gefäßen.

Nach Anreicherung und *Isolierung* der Erreger auf Spezialnährböden wird die morphologische und kulturelle Diagnose ergänzt durch eine genauere *Typenbestimmung* mit Hilfe des Tierversuches am Meerschweinchen oder an der Maus, durch den PFEIFFERschen Versuch, Cholera-Rot-Reaktion, Vergärungsprobe nach HEIBERG, Prüfung auf Hämolysine gegen Schaf- oder Ziegenblut, spezifische Agglutination mit H- und O-Antiseren. Erst bei typischem Befund läßt sich die bakterielle Zugehörigkeit des Erregers zu dem echten *V. cholerae* mit Sicherheit klarstellen.

Zur Beschleunigung der Diagnose sind verschiedene Verfahren in Vorschlag gebracht worden, darunter auch eine Methode, bei der agglutinierendes Serum direkt bei verdächtigen Stühlen angewandt wird (POLEFF 1939) oder den Anreicherungsmedien zugegeben werden kann.

Vom 4.—6. Tage sind bei Cholera spezifische *Agglutinine im Patientenserum* nachweisbar, deren Titer aber nicht sehr hoch ist (1:50—1:200). Nach PASRICHA u. a. (1939) sind es die H-Agglutinine, die frühzeitiger und kräftiger auftreten als die O-Agglutinine. Am stärksten wirksam sind sie gegen homologe Vibrionenstämme, aber auch im Laboratorium vorrätige Standardstämme (INABA) werden agglutiniert. Die serologischen Reaktionen sind für eine Frühdiagnose ungeeignet, sie können aber die klinische Diagnose im späteren Verlauf oder bei abgelaufenen Fällen wesentlich unterstützen. Auch epidemiologisch kann eine retrospektive Diagnose mit Hilfe der Agglutinationsprobe wertvoll sein. Wie lange die Agglutinine im Serum persistieren, ist nicht ganz sicher bekannt. Nach neueren Untersuchungen von YACOB und CHANDRI (1945) lassen sie sich noch nach $3^1/_2$ Monaten, vielleicht auch noch länger, im Serum nachweisen.

GALLUT und BRUMPT (1944) wandten die Hämoagglutination auf dem Objektträger als *Schnellreaktion* an. Als Antigen dienen bei dieser Reaktion, die bereits nach 4 Minuten bei Zimmertemperatur abgelesen wird, abgetötete und gefärbte Organismen.

Interessant ist, daß bei Cholera im alkalischen Darminhalt auch eine Autolyse von B. coli stattfindet. Die Produkte der Autolyse werden absorbiert und spielen vielleicht eine Rolle bei Agravierung der Symptome. Es konnte festgestellt werden, daß Sera von Cholerakranken im Gegensatz zu Kontrollen häufig Agglutinine gegen autogene B. coli aufweisen. Die Injektion von Filtraten aus Cholerastühlen bei Kaninchen führte zu der Bildung beträchtlicher Mengen von B. coli-Agglutininen im Serum (GHOSH und MUKERJEE 1941).

Von besonderer Wichtigkeit ist die bakteriologische Untersuchung nicht nur zu diagnostischen Zwecken, sondern auch für die Feststellung einer Vibrionenausscheidung nach Überstehen der Cholera oder für die Entdeckung von

Vibrionenträgern. Alle Beobachtungen stimmen darin überein, daß die Ausscheidung im allgemeinen nicht länger als einige Wochen anhält, meist nur 14—21 Tage. YING (1944) teilte Untersuchungsergebnisse über Persistenz des *V. cholerae* bei 200 Fällen mit. In 98% wurde die letzte positive Kultur 2 Wochen nach Beginn gewonnen, nur in einzelnen Fällen erstreckte sich der positive Nachweis auf 4 Wochen. In Ägypten waren am 5. Tage 50%, am 10 Tage 91,7% und am 15. Tage 100% frei von Vibrionen (EL-RAMLI 1948). Im allgemeinen sollten Cholerakranke 2 Wochen isoliert bleiben oder zum mindesten eine Woche nach Beginn der Rekonvaleszenz, bei einer durchschnittlichen Dauer der akuten klinischen Symptome von 4—5 Tagen. Es ist aber daran zu denken, daß die Ausscheidung intermittierend erfolgen kann. Vor der Entlassung sollten deshalb mehrfache Untersuchungen in je mehrtägigen Intervallen vorgenommen werden.

Personen, die Choleravibrionen aufnehmen, brauchen überhaupt nicht zu erkranken und können trotzdem einige Zeit lang als Vibrionenträger mit den Faeces infektionstüchtige Keime ausscheiden. Die Zahl der Keimträger wächst offenbar mit den Infektionsgelegenheiten und nimmt mit der Dauer einer Epidemie zu. Das Keimträgertum immunisiert nicht immer, die betreffenden Individuen können spontan oder infolge hinzutretender Schädigungen erkranken. In Ägypten wurden 1947 nach Untersuchungen von EL-RAMLI unter 2500 Kontaktpersonen aus der Umgebung von Cholerakranken 84 gesunde Ausscheider gefunden.

Therapie.

Die Therapie der Cholera hat folgende Ziele:

1. Vernichtung und Eliminierung der Choleravibrionen.
2. Neutralisierung der freiwerdenden Endotoxine.
3. Ausgleich der Bilanzstörungen im Wasser-, Salz- und Säurehaushalt und Vermeidung einer Urämie.
4. Symptomatische Therapie zur Behebung der Kreislaufstörung.
5. Verhütung sekundärer, vom Darm ausgehender Infektionen.

Zu einem der wichtigsten Grundsätze der Choleratherapie gehört die frühzeitige Behandlung auch leichter Formen, Beschränkung der Nahrungszufuhr auf Flüssigkeiten, Wärmeapplikation, absolute Ruhe und Vermeidung längerer Transporte. Nur im Beginn sind Opium-, Morphium- oderAtropingaben zu rechtfertigen. In späteren Stadien sind diese Mittel wegen der starken Vermehrung der Keime und der erhöhten Toxinbildung im ruhiggestellten Darm zu vermeiden. Die Verabfolgung von *Abführmitteln* (Ricinus, Salze oder das in früherer Zeit häufig verwendete Kalomel) hat meist keinen günstigen Einfluß auf den Krankheitsverlauf, es besteht vielmehr die Gefahr einer zusätzlichen Reizung und einer vermehrten Ausscheidung von Flüssigkeit in den Darm. Als Darmdesinfizienz wurde von ROGERS Kaliumpermanganat peroral empfohlen ($^1/_2$%ige Lösung 200 cm^3 oder in Pillen mit Kaolin oder Vaselin) in der Vorstellung, daß durch die oxydierende Wirkung die Toxine unschädlich gemacht würden. Eines der ältesten toxinbindenden und desinfizierenden Mittel ist *Bolus alba* (Kaolin), das in großen Mengen (100—150 g in Wasser aufgeschwemmt) verabfolgt wurde, ebenso die in ihrer Oberflächenwirkung noch wirksamere *Tierkohle*. Der Erfolg dieser Medikation ist aber sehr wechselnd und keineswegs zuverlässig. In Indien wurde von TOMB die Anwendung von *Ölmischungen* („essential oils"), die bei der eingeborenen Bevölkerung in Gebrauch sind (Sp. aether., Ol. anis, Ol. cajup., Ol. junip., Acid. sulf. aromat.), empfohlen.

Zahlreiche Bemühungen, ein therapeutisch wirksames *Heilserum* herzustellen, haben bisher nicht den gewünschten Erfolg gehabt. Die Serumtherapie der

Cholera dürfte nur in Verbindung mit anderen therapeutischen Maßnahmen als Unterstützungsmittel dienen. GHOSH (1935, 1936) gelang es, antitoxisches Serum von Pferden zu gewinnen, das im Kaninchenversuch hochwirksam war (Agglutinationstiter 1:12000 H und 1:6000 O). Beim Menschen war die intravenöse Verabfolgung nicht befriedigend. Günstigere Resultate wurden dagegen bei *intraperitonealer* Injektion von 70—80 cm³ Serum in 200 cm³ warmer Kochsalzlösung erzielt. Die Sterblichkeit war in den serumbehandelten Fällen niedriger als bei Kontrollen (10,63% gegen 20,5%). Urämie wurde bei den serumbehandelten Fällen nicht beobachtet.

In neuerer Zeit ist die Anwendung von *Sulfonamiden* bei Cholera von zunehmender praktischer Bedeutung geworden. Es liegen zahlreiche recht günstig lautende Berichte bei Prüfung der bactericiden und bakteriostatischen Wirkung verschiedener Präparate in vitro, im Tierversuch und bei klinischer Erprobung vor. In anderen Serien waren die Resultate weniger eindrucksvoll.

SADUSK und OSWALD (1943) stellten fest, daß Sulfathiazol in einer Konzentration von 0,1 mg in 100 cm³ wirksam und aktiver ist als Sulfadiazin, Sulfaguanidin und Sulfanilamid. Wahrscheinlich wird es aber zu schnell aus dem Darm resorbiert, um bei der Behandlung der Cholera von Nutzen zu sein. Vorzuziehen ist das *Sulfaguanidin*, das im Darm eine Konzentration von 200 mg je 100 cm³ erreicht. Verschiedene chemische Präparate, die auf Grund ihrer Wirksamkeit gegen *V. cholerae* in vitro ausgewählt worden waren, wurden von LITTLE und SUBBAROW (1948) im Schutzversuch an der Maus geprüft. Dabei konnte ein erhöhter Effekt bei 2-sulfanilamidopyridin und seinen 5-chlor- und 4-methyl-Derivaten festgestellt werden. Die behandelten Tiere erwiesen sich gegen Reinokulation als immun. Xanthene, Pyrolin Y, Thiazin, Methylenblau N hatten geringere Wirkung.

Die ersten Berichte über Behandlung von Cholerakranken stammen von PASRICHA u. a. (1939), die bei Verwendung von M und B 693 (2-sulfanilamidopyridin) gegenüber Bakteriophagen oder Ölbehandlung keine wesentlichen Vorteile sahen. 1941 berichteten CHOPRA u. a. über günstige Behandlungserfolge mit Sulfaguanidin. Das Mittel wurde zunächst in einer Dosierung von 1,0 und 0,5 alle 6 Std im Verlauf von 72 Std verabreicht und ergab bei 218 Patienten eine Senkung der Sterblichkeitsrate auf 3,21%. Die toxischen Erscheinungen waren geringer als bei Kontrollen, die Häufigkeit der Stühle ließ nach, weniger Kochsalzinfusionen waren erforderlich. Bessere Erfolge wurden bei höheren Dosen erzielt, die keinerlei toxische Erscheinungen auslösten. Weitere günstige Berichte bei Anwendung des Sulfaguanidins bei einer Dosierung bis zu 15 und 20 g je Tag stammen von CHU und HUANG (1946), LAHIRI (1945 und 1948), GUPTA u. a. (1945), CHU u. a. (1946), SEAL (1947), PASRICHA (1947), GHANEM und MIKHAIL (1949). Im Vergleich zum Sulfaguanidin, das nicht resorbiert wird und keinerlei toxische Nebenerscheinungen macht, sind die klinischen Erfolge mit Sulfathiazol, Sulfadiazin teils gleichwertig, teils weniger günstig. Sulfasuxidin schien sich nicht zu bewähren. Eine Sulfadiazin-Prophylaxe von täglich 1 g an 5 Tagen hatte kein sicheres Ergebnis (PETERSON 1946). Nach anderen Mitteilungen blieben Sulfonamide ohne Wirkung und haben insbesondere während der Epidemie in Ägypten enttäuscht (EL-RAMLI 1948, Bericht der Weltgesundheitsorganisation).

Von BHATNANGAR (1947) u. a. wurde ein neues Präparat („6257") erprobt, das eine Verbindung von Sulfathiazol (Cibazol) mit *Formaldehyd* darstellt. Es besitzt eine ausgesprochen bakterizide und wachstumshemmende Wirkung sowohl in vitro als im Tierversuch an der Maus. Bei der praktischen Anwendung des Mittels in Choleradörfern des Gebietes von Madras konnte die Sterblichkeit erheblich gesenkt werden. Epidemiologisch wichtig ist auch die Tatsache, daß nach 7tägiger Behandlung keine Vibrionen im Stuhl nachzuweisen waren. Besonders hervorgehoben wird die geringe Toxicität des Präparates und seine langsame Absorption und Ausscheidung. Insgesamt wurden 25—30 g in 7 Tagen verabfolgt, aber auch bei einer Dosierung bis 50 g wurden keine toxischen Nebenerscheinungen beobachtet. Vielleicht ist das Präparat, das einer weiteren Erprobung unterzogen werden muß, auch für eine vorbeugende Behandlung und zur Ausschaltung von Keimträgern geeignet.

Von Collier u. a. (1949) wurde die Beurteilung der bakteriostatischen Wirksamkeit nach folgenden Kriterien gefordert: vibriostatische Wirkung in vitro, Löslichkeit, Toxicität, Verweilen im Darm, Wirkung und Beständigkeit im Darminhalt. Vergleichende Prüfung von Sulfaguanidin und Formo-Cibazol ergab gute in vitro-Wirkung und Beständigkeit im Darm, bei etwas überlegener Wirkung des Formo-Cibazols. Die Wirksamkeit wird aber bei beiden Mitteln durch das Unvermögen, mit großen Erregermengen fertig zu werden, eingeschränkt.

Die Anwendung der *Sulfonamide* bedeutet insofern einen wichtigen Fortschritt, als es sich um eine *orale Therapie* handelt, die auch unter primitiven Bedingungen dörflicher Wohnstätten und ohne zusätzliche Behandlung durch andere nur in Krankenanstalten zur Verfügung stehende Mittel zum Erfolg führt. Die Beurteilung der Erfolgsaussichten und des therapeutischen Wertes der einzelnen Präparate ist allerdings wegen der großen Schwankungen im Verlauf und der sehr ungleichen äußeren Bedingungen schwierig. Die *statistische Auswertung* des Erfolges, die meist auf die Senkung der Sterblichkeitsquote gegenüber anderen Behandlungsverfahren oder unbehandelten Fällen bezogen wird und sich vielfach nur auf sehr begrenzte Behandlungsserien stützt, ist nicht möglich. Aus einem Bericht von Pasricha u. a. aus dem Jahre 1947 sind z. B. für das Sulfaguanidin folgende Zahlen zu entnehmen:

	Fälle		*Todesfälle*
I. im Hospital	1118	Sulfaguanidin	3,7%
	1117	Kontrollen	7,5%
II. im Dorf	60	Sulfaguanidin	18,3%
	59	Kontrollen	40,7%

Über besonders günstige Ergebnisse bei Behandlung mit Sulfaguanidin in ländlichen Distrikten wurde von Seal (1947) berichtet, der eine Sterblichkeit von 1,5% bei einer behandelten Gruppe gegenüber 45,5% bei Kontrollen fand. Die noch in Entwicklung begriffene Chemotherapie mit Hilfe der Sulfonamide wird vielleicht eine weitere Ergänzung und Erweiterung durch *antibiotische Mittel* erfahren.

Nach in vitro-Versuchen von Gauld und Mitarbeitern (1949) wurde das Wachstum von Inaba- und Ogawa-Stämmen in Konzentrationen von 0,005 mg/ml bei p_H 7,6 durch *Chloromycetin* (Chloramphenicol) vollständig gehemmt. Das Mittel wurde auch an weißen Mäusen erprobt und zu verschiedener Zeit vor und nach intraperitonealer Infektion mit einer mit Mucin versetzten Vibrionenkultur gegeben. In einer Serie starben — bei subcutaner Gabe 1 Std vor bis 2 Std nach der Infektion — 2 von 90 Mäusen, dagegen 50 von 60 unbehandelten Mäusen. Sechs Stunden nach der Infektion war das Mittel dagegen ohne Wirkung. In einer anderen Serie, bei oraler Verabfolgung durch Sonde 2—6 Std nach Infektion: *Chloramphenicol* — 3 tot von 120 Mäusen; Sulphadiazin — 25 von 60; Kontrollen — 22 von 30. Eine klinische Nachprüfung dieser Befunde scheint noch auszustehen. Da eine Wirksamkeit nach Eintritt des Wasserverlustes und bei Erbrechen nicht zu erwarten ist, käme es auch bei den antibiotischen Mitteln auf Frühbehandlung und vielleicht auch Verwendung als Prophylaktikum an.

Zu erwähnen ist noch die bakteriostatische Wirkung des *Atebrins* auf Choleravibrionen in Verdünnungen von 1:4000 (Panja 1948). In Tierversuchen blieben Meerschweinchen, die für Cholerainfektion durch Hungern, Verabreichung von Na-bi, Opium, Atropin empfänglich gemacht worden waren, nach Atebrinbehandlung am Leben, während Kontrolltiere starben. Atebrin wurde auch versuchsweise bei menschlicher Cholera angewandt, und zwar 1 Tablette zu 0,1 alle 15—30 min, bis zu 6 Tabletten an einem Tage. Von 20 Patienten überlebten 19 die Erkrankung.

Zur Behebung des *Wasserverlustes* im Gewebe dienen intravenöse, subcutane oder intraperitoneale Kochsalzinfusionen, die oft zu schlagartiger Besserung des Zustandes führen. Verwendet werden große Mengen ($1^1/_2$—2 Liter) einer gut angewärmten physiologischen Kochsalzlösung oder langsame Tropfinfusionen, eventuell mit 5%igem Glucosezusatz. Die Zufuhr von Kochsalz ist wegen der bestehenden Hypochlorämie ebenso wichtig wie der Ersatz der Flüssigkeit. Es ist daher vielfach statt der isotonischen 3—10%ige *hypertonische Kochsalzlösung* empfohlen worden[1]. BANERJEE (1942) machte den Versuch, verhältnismäßig kleine Gaben einer hochkonzentrierten Kochsalzlösung (50 cm^3 einer 20%igen Salzlösung) anzuwenden und konnte dabei eine schnelle Senkung des spezifischen Gewichtes im Blut feststellen, die auf Übertritt von interstitieller Flüssigkeit in die Zirkulation beruht. Von anderen Autoren (KAPUR 1935, WILKINSON 1943) wurde darauf hingewiesen, daß hypertonische Kochsalzlösungen nicht absolut wirksam seien, und daß sie zur Ursache akuter Toxämien durch Übertritt von Flüssigkeit aus dem Darm in die Zirkulation werden könnten. Große Mengen NaCl können bei intravenöser Verabfolgung schädlich sein und die Acidose und Urämie in späteren Krankheitsstadien verstärken. Von GLOH und TAI (1936) wurden aus diesem Grunde schwachprozentige Lösungen empfohlen (NaCl 0,6—0,7%, KaCl 0,03%, BaCl 0,025%, Glucose 2,5%).

Bekannt ist, daß Patienten nach Kochsalzinfusionen mit Fieber und Schüttelfrost reagieren können, die von manchen Autoren auf in der Lösung enthaltene Bakterienproteine zurückgeführt werden (Co TUI und WRIGHT 1942). Es wird deshalb die Filtration durch Asbestfilter und eine Prüfung der Lösungen an Versuchstieren empfohlen. BANERJEE (1938) glaubt, daß leichte Reaktionen eine günstige Prognose geben. Reaktionseintritt und Stärke hängt nach seiner Ansicht von der Temperatur der Infusionslösung und ihrem Verhältnis zur Rectaltemperatur ab. Bei der Anwendung von Infusionen ist es zweckmäßig, in jedem Einzelfall zu prüfen, ob eine Hypochlorämie oder der Wasserverlust im Vordergrunde steht. Bei vorherrschendem Wasserverlust sind die folgenden Symptome besonders betont: Durst, Verminderung der Urinmenge, keine Verminderung des Plasmavolumens, keine Verminderung der Blutchloride. Bei überwiegendem Salzverlust besteht dagegen kein Durst, keine Verminderung der Urinmenge, starke Verminderung des Plasmavolumens und der Blut- und Harnchloride. Als Maßstab für die Indikation kann die Prüfung der Hämokonzentration dienen, wobei für jeden Grad über 1060 spezifisches Gewicht 400 cm^3 physiologische Kochsalzlösung zu verabfolgen sind. Bei einfachem Wasserverlust genügt dagegen eine Wasserzufuhr per os.

Von großer Bedeutung ist die *Bekämpfung der Acidose* durch Zuführung von Alkalien in Form einer 4—5%igen Natrium-bicarbonatlösung intravenös oder durch Zusatz von Natrium-bicarbonat zu den Infusionsflüssigkeiten. Die Verwendung großer Dosen von Natrium-bicarbonat intravenös hat aber gewisse Nachteile. Es wurde deshalb vorgeschlagen, Na.bi durch Na.lact zu ersetzen. Das Milchsäure-Ion wird in Glucose umgesetzt und das freie Natrium-Ion verbindet sich mit der überschüssigen Kohlensäure zu Natrium-bicarbonat. Auf diese Weise wird die Acidose ohne überstürzte Alkalisierung beseitigt. Außer Kochsalzinfusionen wurde von ELIAS die intravenöse Infusion einer 4%igen Natrium-carbonicumlösung empfohlen. Nach neueren Versuchen ist bei Bestehen einer Hypoproteinämie die Injektion von Plasma oder Plasmazugabe zur Kochsalzlösung von Vorteil.

---

[1] Auch GHANEM und MIKHAIL (1949) ziehen isotonische Infusionen den hypertonischen Kochsalzlösungen vor, wobei das spez. Gewicht des Plasmas als Indicator für die Zufuhr dient.

Neben der Infusionstherapie werden zur Beseitigung der Kreislaufstörungen noch weitere *symptomatische Mittel* zur Anwendung gebracht. Durch Herz- und Gefäßmittel muß versucht werden, den Kreislauf in dem Sinne zu beeinflussen, daß das erweiterte Gefäßsystem des Splanchnicus wieder verengert, der Blutdruck gesteigert und dem Herzen mehr Blut zugeführt wird. Das wird insbesondere durch *Adrenalin*-Gaben erreicht, die entweder durch intravenöse Injektion oder durch Zugabe von Adrenalin zu den Infusionsflüssigkeiten zugeführt werden. Es empfiehlt sich insbesondere die Anwendung von Adrenalin bei Dauerinfusionen (1 mg Adrenalin auf $^1/_2$ Liter physiologisches NaCl), da die Wirkung bei intravenösen Einzelgaben nicht lange anhält. Auch Hypophysenextrakt wirkt tonisierend und zugleich diuretisch. Als Herzmittel werden Coffein, Campher, auch Strophanthin oder Digitalis gegeben.

Hautreize, Wärmeapplikation (Wärmflaschen, warme Tücher), warme Getränke, schweißtreibende Prozeduren, heiße Bäder können auf Kreislauf und subjektives Befinden, ebenso auf die Muskelkrämpfe wesentlich einwirken. Das Erbrechen kann dadurch bekämpft werden, daß nur ganz kleine Mengen Flüssigkeit oder Eisstückchen verabfolgt werden. Magenspülungen sind bei Schwerkranken weniger zu empfehlen. Eine Nahrungszufuhr ist bei dem immer wiederkehrenden Erbrechen kaum möglich. Man gibt schluckweise abgekochtes Wasser, Kognakwasser, Tee, wenn größere Mengen vertragen werden Rotwein, Grieß- oder Reisabkochungen, später Schleimsuppen. Bei eingetretener Besserung folgt der Übergang zu einer mageren Breikost, die auch einer Nierendiät entspricht und schließlich zu leichter Fleisch- und Gemüsekost. Bei chronischen Diarrhoen, die sich zuweilen auch ohne Mischinfektion anschließen, wird man diätetische Maßnahmen eventuell mit adstringierenden Mitteln (z. B. Bismutum subnitricum) kombinieren.

Bakteriophagen. Besondere Beachtung hat bei der Cholera die Phagentherapie und -prophylaxe gefunden. Nach anfänglichen ermutigenden Erfolgen ist die Beurteilung der Phagenwirkung im Laufe der Jahre zurückhaltender geworden. Es ist zu berücksichtigen, daß es eine große Zahl von Phagenrassen oder -typen gibt, die in ihrer Wirkung den jeweiligen Stämmen spezifisch angepaßt sind. Aussicht auf Erfolg besteht nur bei Auswahl geeigneter oder polyvalenter Phagen. Daraus erklären sich wohl die sehr widersprechenden Mitteilungen über den therapeutischen und prophylaktischen Wert der Phagenbehandlung. Nach MITRA (1938) ist eine Wirksamkeit der Phagen nur im Beginn der Krankheit zu erwarten, solange noch keine Dehydration besteht. Die Phagenbehandlung ist deshalb stets mit Infusionen zu kombinieren. Vielleicht besteht eine synergetische Wirkung von Phagen und Sulfonamiden, die therapeutisch ausgenutzt werden könnte (SEN und BASU 1945).

In einzelnen Behandlungsserien war ein gewisser Einfluß auf den klinischen Verlauf und auf die Sterblichkeitsquote unverkennbar (PANDIT u. a. 1936, PASRICHA u. a. 1939, MORISON 1935, SEIFFERT 1936). In anderen Versuchsreihen konnte dagegen kein wesentlicher Einfluß der Phagentherapie festgestellt werden (TAYLOR 1938). PASRICHA und Mitarbeiter (1938) berichteten über Behandlungsversuche im Campbell-Hospital in Kalkutta an 271 Cholerapatienten, die nach verschiedenen Methoden durchgeführt wurden und das folgende, zu Gunsten der Bakteriophagentherapie sprechende Ergebnis hatten:

	Sterblichkeit
1. Verteilte Dosen Calomel	18,9%
2. Kaliumpermanganat	15,0%
3. Ölgemisch	10,7%
4. Cholera-Bakteriophagen	4,5%
5. M und B 693 — Sulfapyridin	10,0%

In einer anderen, aus dem Jahre 1906 stammenden Behandlungsserie der gleichen Autoren war das Ergebnis weniger überzeugend: von 1569 Fällen wurden 684 mit Phagen, 885 ohne Phagen behandelt mit einer Sterblichkeitsquote von 13,5% gegen 16,6%.

Die Zugabe von Phagen zum Trinkwasser, die wiederholt in Epidemiegebieten zur Anwendung kam, kann unter bestimmten Voraussetzungen zu einer Einschränkung der Seuche beitragen, doch sind auch die bei dieser prophylaktischen Maßnahme gewonnenen Ergebnisse keineswegs eindeutig und überzeugend. Jedenfalls läßt sich nicht mit Gewißheit behaupten, daß das Erlöschen von Choleraepidemien mit dem Auftreten spezifischer Phagen ursächlich zusammenhängt.

Bekämpfung und Prophylaxe.

Die wesentlichste Voraussetzung für die Bekämpfung der Cholera ist die *frühzeitige Erkennung* von Verdachtsfällen und die Sicherung der Diagnose durch bakteriologische Untersuchungen. Die prophylaktischen Maßnahmen erstrecken sich auf Feststellung der Infektionswege und Quellen, Meldepflicht aller Kranken und krankheitsverdächtigen Personen, Umgebungsuntersuchungen und Beobachtung von Kontaktpersonen, Überwachung der Wasserversorgung und der Nahrungsmittel, Durchführung von Desinfektionen (siehe Reichsgesundheitsblatt 1941). Dem Staat fällt die Aufgabe zu, durch Isolierungs- und Quarantänemaßnahmen eine Ausbreitung und Verschleppung durch eine sanitäre Überwachung des Reiseverkehrs, insbesondere des Schiffs- und Flugzeugverkehrs, des Verkehrs auf Eisenbahnen, Landstraßen und Flüssen zu verhindern. Die neueren Erfahrungen der Choleraabwehr und -bekämpfung sind in einer Reihe von Berichten niedergelegt, die sich auf die jüngste Choleraepidemie in Ägypten beziehen und im wesentlichen die alten Grundsätze bestätigen (KHALIL BEY 1947, KOPANARIS 1947).

In endemischen Gebieten kommt es darauf an, kurzfristige temporäre Maßnahmen mit langfristigen dauernden Einrichtungen zu verbinden, die mit örtlichen Gegebenheiten und Erfordernissen in Einklang stehen (SEAL 1948). Zu den kurzfristigen Maßnahmen gehören Meldepflicht, Isolierung und Hospitalisierung, Quarantäne und Schutzimpfung, während sich die langfristigen Maßnahmen auf Einrichtung von Internierstationen, auch in ländlichen Bezirken, Überwachungstrupps oder fliegenden Laboratorien und eine ständige Aufklärung und Überwachung der Bevölkerung beziehen.

Das internationale Abkommen über Luftverkehr (Reichsgesetzblatt 1935) sieht bei Auftreten von Cholerafällen folgende sanitäre Maßnahmen vor: Ärztliche Untersuchung, Absonderung, 5tägige Quarantäne und Beobachtung von Besatzung und Reisenden, Desinfektion von Gebrauchsgegenständen und Wäsche, Desinfektion von Teilen der Flugzeuge und Erneuerung des Trinkwassers nach Desinfektion des Behälters. Geimpfte Personen werden nur einer Überwachung unterzogen, wobei der angenommene Impfschutz sich auf die Zeit vom 6. Tage nach der Impfung bis 6 Monate erstreckt. Die Beförderung von Fischen, Muscheln, Früchten, Gemüsen wird überwacht.

Desinfektionsmaßnahmen sind bei der Empfindlichkeit der Choleravibrionen im allgemeinen leicht durchzuführen, zumal die Ausscheidung von Cholerakeimen nur mit dem Stuhl und allenfalls mit dem Erbrochenen erfolgt. Die Säureempfindlichkeit des Choleravibrio kann dadurch ausgenutzt werden, daß man dem Wasser 1‰ Salzsäure oder Schwefelsäure zusetzt. Zur Desinfektion mit Kalkmilch müssen große Mengen dieser ganz frisch zu bereitenden Flüssigkeit zugesetzt werden. Cholerastuhl wird am besten mit Chlorkalk desinfiziert (etwa

1 Eßlöffel auf 100—200 cm³ Stuhl) oder mit Kresollösung bzw. anderen Desinfizientien. Eine Wohnungsdesinfektion ist bei Cholera nicht erforderlich. Im Hinblick auf die Möglichkeit der Zerstäubung infektiösen Materials ist aber das Aufwaschen der Fußböden mit desinfizierender Flüssigkeit zu empfehlen. Selbstredend muß sich das Pflegepersonal, das mit Cholerakranken in Berührung kommt, durch Desinfektion der Hände und durch Schutzkleidung besonders sorgfältig schützen. Ebenso müssen die Gebrauchsgegenstände, Bett- und Leibwäsche, Eß- und Trinkgeschirr, Badewasser und Badewanne einer Desinfektion unterzogen werden.

Die *persönliche Prophylaxe* ist gegenüber Cholera wirksamer als gegen Typhus abdominalis, dessen Erreger viel widerstandsfähiger ist. Deshalb werden vorwiegend die ärmsten Volksschichten befallen, während die besser situierten Kreise, vor allem die Europäer, sich durch einfache hygienische Maßnahmen schützen können. Es muß vermieden werden, daß Cholerakeime durch den Mund in den Magen-Darmkanal gelangen. Speisen und Getränke, vor allem Trinkwasser, sind nur in frisch gekochtem Zustande zu genießen. Vor jeder Mahlzeit sind die Hände zu waschen. Zur Verhütung einer erhöhten Krankheitsbereitschaft müssen Diätfehler oder Exzesse im Essen und Trinken vermieden werden. Um einen genügenden Säuregehalt des Magens zu sichern, kann man vor jeder Mahlzeit 10—20 Tropfen Acidum hydrochlor. abs. auf 1 Glas Wasser zu sich nehmen. Wichtig ist in den Tropen oder Subtropen die Überwachung und Belehrung der eingeborenen Dienerschaft und des Küchenpersonals. Eß- und Trinkgeschirr müssen mit einwandfreiem oder gekochtem Wasser gesäubert werden. Zu vermeiden ist auch die Verunreinigung von Nahrungsmitteln durch Hausfliegen.

Zu den gefährlichen Nahrungsmitteln gehören neben roh genossenen Früchten und Gemüsen Fische und Salate. Bananen oder Orangen können durch Eintauchen in kochendes Wasser für 2—3 min vor dem Schälen desinfiziert werden. Besonderer Überwachung bedarf in den Tropen der Eisschrank, der eine Infektionsquelle für die darin aufgehobenen Nahrungsmittel werden kann. Besteht keine Möglichkeit, Trinkwasser zu kochen, so kann es durch Chlorzusatz ungefährlich gemacht werden.

Aktive Schutzimpfung. Das Überstehen der Cholera hinterläßt eine langdauernde *Immunität*, die durch das Auftreten spezifischer Immunkörper (Agglutinine, Bakteriolysine) kenntlich ist. Die zunächst an Tieren gewonnenen Ergebnisse der Immunisierungsversuche legten frühzeitig den Gedanken nahe, den Menschen durch parenterale Einspritzung von Choleravibrionen zu immunisieren. Nach den ersten Impfversuchen mit lebendem oder abgeschwächtem Erreger (Ferran 1884, Haffkin 1895) wurde von Kolle die heute übliche Impfung mit abgetöteten Kulturen eingeführt. Gegenüber anderen Erkrankungen (Typhus-Paratyphus) besteht insofern ein Unterschied, als es bei Cholera nicht zu einer Generalisierung der Infektion und zu einer Vermehrung des Erregers im Blute oder in Geweben kommt. Es bleibt vielmehr bei einer lokalen Darminfektion und einer Absorption von Toxinen aus dem Darm, die zu den Erscheinungen einer Cholera führen. Aus theoretischen Erwägungen bleibt es deshalb fraglich, ob durch Einführung von geringen Bakterien- oder Toxinmengen Immunitätsreaktionen ausgelöst werden, die einen ausreichenden Schutz gegen die sich im Darm abspielende Infektion gewähren, da der Choleravibrio ja nicht in direkten Kontakt mit dem Blutserum kommt.

Über den *praktischen Wert* der Choleraschutzimpfung gehen die Meinungen trotz der umfangreichen, im Laufe vieler Jahre und unter verschiedenartigen Bedingungen gesammelten Erfahrungen immer noch auseinander. Die veröffentlichten

Erfahrungsberichte und das statistische Material sind nicht immer zuverlässig und schwer zu vergleichen. Sie gründen sich vor allem auf einer Gegenüberstellung der Morbidität und Letalität geimpfter und nichtgeimpfter Bevölkerungsgruppen. Es hat sich wohl ergeben, daß die Choleraschutzimpfung keinen sicheren Schutz vor der Erkrankung gewährt und daß die Cholera auch bei geimpften Personen tödlich verlaufen kann. In der Regel wird aber bei Geimpften eine niedrigere Erkrankungs- und Sterblichkeitsquote festgestellt als bei Kontrollgruppen, d. h. die Cholera verläuft bei Geimpften milder, der tödliche Ausgang ist seltener. Der verliehene Impfschutz ist nur relativ und von kurzer Dauer (3—6—12 Monate). Trotz aller Bemühungen um die Entwicklung wirksamer Impfstoffe ist das Problem der Choleraimpfung nicht befriedigend gelöst, und es bleibt fraglich, inwieweit die Schutzimpfung in der Lage ist, ohne Anwendung anderer prophylaktischer Maßnahmen eine epidemische Ausbreitung zu verhindern oder eine im Gang befindliche Epidemie zum Stillstand zu bringen. Unter Berücksichtigung aller Fehlerquellen und Einschränkungen muß zugegeben werden, daß das Auftreten von Cholera bei Nichtgeimpften im allgemeinen höher liegt als bei Geimpften, und daß die durchschnittliche Resistenz der Bevölkerung durch die Impfung gesteigert wird. Auch nach den neuesten, in Ägypten gesammelten Erfahrungen besteht wohl kein Zweifel, daß eine Durchimpfung größerer Bevölkerungsteile dazu beiträgt, eine Epidemie zu beherrschen.

Bei der von KOLLE eingeführten Impfmethode werden Agarkulturen in 0,85%iger NaCl-Lösung aufgeschwemmt und durch einstündiges Erhitzen auf 53—54° abgetötet. Von dem auf diese Weise gewonnenen Impfstoff wird bei der 1. Impfung 0,5 cm³, bei der 2. nach 5—7tägigem Zeitabstand 1,0 cm³ subkutan eingespritzt. Die Abtötung der Keime erfolgt bei anderen Verfahren durch chemische Substanzen, insbesondere durch Phenol und Formalin. Außer erhitzten Vibrionenaufschwemmungen benutzt man auch Extrakte aus aufgelösten Vibrionen oder Mischungen von Aufschwemmungen und Extrakten, um eine Steigerung der immunisierenden Wirkung zu erzielen. Nachprüfungen aus neuerer Zeit von RANTA und DOLMAN (1943) haben ergeben, daß aus phenolbehandelten Vibrionen gewonnene Impfstoffe bei Kaninchen höhere O- und OH-Agglutinintiter ergeben als nach Abtötung durch Hitze oder Formalin. Nach FELSENFELD und YOUNG (1945) wurden die besten Resultate mit Impfstoffen erzielt, die aus mit Formol und Hitze getöteten Stämmen + Formolfiltraten gewonnen wurden. Dieser Impfstoff behielt seine immunisierende Kraft weit länger als im Vakuum getrocknete Vaccine. Die Kombination von formolisierten Organismen mit Formolfiltraten führt nach Angabe dieser Autoren zu einer besonders kräftigen und anhaltenden Antikörperbildung. Auch nach Angaben von GOHAR und ISA (1948) haben sich bei Prüfung verschiedener Impfstoffe Mischungen von gleichen Teilen Toxoid und Vaccine besonders bewährt (Aluminiumpräcipitat einer Cholera-Endotoxoidvaccine in Phenolkochsalz aufgeschwemmt).

Für die Leistungsfähigkeit einer Vaccine ist die Art der verwendeten Stämme, die Konzentration der Aufschwemmung und die Dosierung wichtig. Die besten Erfolgsaussichten bieten wiederholte Injektionen. Die zweimalige Impfung gibt auch im Tierversuch wesentlich bessere Resultate als eine einmalige Impfung, während eine dritte Injektion keinen Unterschied gegenüber der zweiten erkennen läßt (RANTA und DOLMAN 1944). Vielleicht führt die 1. Impfung zu einer Sensibilisierung gegenüber der 2. schützenden Dosis. Bei Choleragefahr empfiehlt sich eine einmalige Wiederholungsimpfung (1 cm³) alle 4—6 Monate. Nach der Gebrauchsanweisung des Robert-Koch-Institutes (s. GUNDEL, S. 311) enthält der Impfstoff in 0,5 cm³ 1 Dosis gleich 1 Öse 24stündiger Agarkultur. Die meisten

Vaccinen, darunter auch die im amerikanischen Heer verwendete Choleravaccine, enthalten 8000 Mill. Vibrionen je Kubikzentimeter. In Epidemiezeiten und bei der Notwendigkeit, innerhalb kurzer Zeit Massenimpfungen durchzuführen, wird man sich auch mit der technisch und organisatorisch leichter durchführbaren *einmaligen* Impfung begnügen, um innerhalb kurzer Zeit einen möglichst großen Personenkreis zu erfassen. So wurden in Ägypten etwa 20 Mill. Personen mit einer Dosis von 8000 Mill. Keimen geimpft (GOHAR 1948). In Indien erhielten 1,18 Mill. in 2350 Dörfern eine einmalige Impfung mit der gleichen Dosis (ADISESHAN, PANDIT und VENKATRAMAN 1947). Über ermutigende Erfolge berichten PANJA und DAS (1947) bei *intradermaler* Inokulation der Choleravaccine sowohl im Tierversuch als auch beim Menschen, während sonst im allmeinen eine subcutane Einspritzung empfohlen wird. Besonders betont wird in neuerer Zeit die Notwendigkeit, eine sorgfältige Auswahl unter den zur Vaccineherstelluug verwendeten Stämmen zu treffen. Dabei ist sowohl „epidemieeigenen" als solchen Stämmen der Vorzug zu geben, die im Tierversuch hohe Virulenz zeigen, weil die immunisierenden Fähigkeiten mit der Virulenz parallel gehen. Ebenso wichtig ist die Prüfung der Schutzwirkung oder etwaiger abnormer Giftwirkung im Tierversuch an Meerschweinchen, Kaninchen, Mäusen und Affen (PASRICHA und CHATTERJEE 1938).

Eine sehr brauchbare Methode zum Nachweis des Antikörpertiters ist der von GRIFFITS (1942, 1944) entwickelte Mäuseschutzversuch. Dabei wird nach neueren Methoden nicht der Agglutinationstiter als Index für die Wirksamkeit einer Vaccine oder eines Serums angesehen, sondern der Immunitätsgrad, der sich durch das Verhältnis der überlebenden schutzgeimpften Tiere gegenüber Kontrollen ausdrückt. Zu berücksichtigen ist dabei allerdings, daß die einzelnen Mäusestämme sich in ihrer Empfänglichkeit verschieden verhalten, und daß der Ausfall auch vom Alter der Mäuse, der Virulenz des Stammes und dem Suspensionsmittel abhängt. Durch Zugabe von Mucin wird die Virulenz für Mäuse erhöht und die Prüfung vereinfacht. Die Schutzwirkung ist nach Untersuchungen von BURROWS und Mitarbeitern (1947) an Antikörper gegen das hitzebeständige Vibrionenantigen gebunden, die aber nicht mit O-Agglutininen identisch sind. Die Antikörperbildung gegen die hochgradige Bakteriämie bei der experimentellen Infektion gibt wohl einen guten Maßstab für die immunisierende Wirkung, ist aber nicht notwendigerweise mit den Immunitätsvorgängen gegenüber menschlicher Cholera als Darminfektion identisch.

Die allgemeinen und lokalen Reaktionen der Choleraschutzimpfung sind in der Regel nicht schwer und entsprechen denen nach Typhus- und Paratyphusimpfungen. 8—10 Std nach der Einspritzung kommt es manchmal zu Temperaturanstieg, Kopfschmerzen, Mattigkeit, Appetitlosigkeit, Erbrechen, zuweilen Durchfall. Die Erscheinungen gehen jedoch sehr bald wieder zurück. An der Injektionsstelle entsteht eine geringe Rötung, Schwellung und Druckempfindlichkeit. In vereinzelten Fällen treten heftigere Überempfindlichkeitsreaktionen auf: Schüttelfrost, hohes Fieber, scarlatiniforme oder varizellenartige Exantheme, Dermatitis, Albuminurie, Leukocytose, Anstieg der Eosinophilen (WENDEROTH 1943). Von WOODWARD (1946) wurden nach Choleraschutzimpfung appendicitisähnliche Erscheinungen beobachtet, die nach 2—5 Tagen auftraten und etwa eine Woche anhielten (unter 1000 Mann USN. Schiffsbesatzung traten nach der 1. Injektion 20, nach der 2. 18 Fälle auf, in 3 Fällen Appendektomie).

Bewährt hat sich die *Kombination der Cholera- und Typhusschutzimpfung* und die von den Behring-Werken hergestellte Tetravaccine gegen Cholera, Typhus, Paratyphus A und B (2000 Mill. Keime je Kubikzentimeter in 0,5% Phenol. Dosierung: Im Abstand von 8 Tagen je 0,5, 1,0 und 1,0 cm^3).

Die Tatsache, daß sich die Vibrionen nur im Darminhalt und auf der Darmschleimhaut vermehren, gab Veranlassung, Impfstoffe nicht nur parenteral, sondern auch per os anzuwenden. Die Methode der *oralen Immunisierung* ist besonders von BESREDKA empfohlen worden und in Rußland, Indochina, den Malaien-Staaten, Japan zur praktischen Anwendung gelangt. Die Resorptionsfähigkeit der Antigene wird durch Zusatz von Galle gesteigert (Bilivaccine) und die Einnahme der getrockneten Vaccine in Pillenform in ihrer Anwendung erleichtert (3 Dosen zu je 10—100 Milliarden Keimen oder 0,01—0,1 g Bakteriensubstand). Nach einigen Berichten und statistischen Auswertungen scheinen die Resultate der oralen Immunisierung denen der parenteralen etwa gleichwertig zu sein. Leistungsfähigkeit und praktischer Wert dieses Impfverfahrens sind auf Grund der schwer vergleichbaren Statistiken nicht eindeutig und bedürfen weiterer Überprüfung.

Literatur.

Zusammenfassende Arbeiten.

ASH, J. E., and S. SPITZ: Pathology of Tropical Diseases. An Atlas. Philadelphia a. London: W. B. Saunders Company 1947.

ELIAS, H., u. R. DOERR: Cholera asiatica. Handbuch der inneren Medizin, Bd. 1, 3. Aufl. Berlin: Springer 1934.

GUNDEL, M.: Die ansteckenden Krankheiten, ihre Epidemiologie, Bekämpfung und spezifische Therapie. Leipzig: Georg Thieme 1942.

JOCHMANN, G. u. C. HEGLER: Lehrbuch der Infektionskrankheiten für Ärzte und Studierende, 2. Aufl. Berlin: Springer 1924.

MANSON-BAHR, PHILIP H.: MANSON's Tropical Diseases. A Manual of the Diseases of Warm Climates. London, Toronto, Melbourne and Sydney: Cassel a. Company Ltd. 1948.

RUGE, R., P. MÜHLENS u. M. ZUR VERTH: Krankheiten und Hygiene der warmen Länder, 5. Aufl. Leipzig: Georg Thieme 1942.

STRONG, R. P.: STITT's Diagnosis, Prevention and Treatment of Tropical Diseases, 7. Aufl. London: Lewis a. Co. Ltd. 1945.

Einzelarbeiten.

ABDOU, S.: The Cholera Epidemic in Egypt. Mode of Spread. Lancet **1947**, 696. — Susceptibility to Cholera. Lancet **1948**, 903. — ADISESHAN, R., C. G. PANDIT and K. V. VENKATRAMAN: Statistical Evaluation of Anti-Cholera Inoculation as a Personal Prophylactic against Cholera and its Efficacy in the Prevention and Control of Cholera Epidemics. Indian J. med. Res. **35**, 131 (1947). — AHUJA, M. L., and G. SINGH: Observations on the „H“ Antigen of Vibrios. Indian J. med. Res. **27**, 287 (1939). — DE ALESSI, E.: Morfologia delle colonic, agglutinazione aspecifica e prove di agglutinazione crociata in alcuni stipiti di Vibrio cholerae e di vibrio El Tor. Giorn. Batter. **23**, 161 (1939). — ASHWORTH, CH. T., and G. ADAMS: Blood Specific Gravity Studies. Relationship of Specific Gravity of Whole Blood to Specific Gravity of Plasma, Red Blood Cell Count, Hematocrit and Hemoglobin as Indicators of Haemoconcentration. J. Labor. a. clin. Med. **26**, 1934 (1941). — AWNY, A.: Some Haematological Aspects of Cholera Infection. J. roy. Egypt. Med. Assoc. **31**, 351 (1948).

BALIGH, A.: Complications encountered among Cholera Cases treated in Ismailia Isolation Camp. J. roy. Egypt. Med. Assoc. **31**, 468 (1948). — BANERJEE, D. N.: Is Cholera Kidney a Form of Nephrosis? J. Indian med. Assoc. **5**, 160 (1936). — Reaktion nach Salzlösunginfusionen bei Cholera. Arch. Schiffs- u. Tropenhyg. **42**, 543 (1938). — Outlines in the Pathology of Cholera. J. Indian med. Assoc. 8, 391 (1939). — Hypochloraemia in Cholera. Indian med. Gaz. **76**, 345 (1941). — Capillary Reaction in the Cholera Kidney. J. Indian med. Assoc. **10**, 443 (1941). — Cholera Toxin. J. Indian med. Assoc. **11**, 95 (1942). — Concentrated Saline in the Treatment of Cholera (a Preliminary Report). J. Indian med. Assoc. **12**, 39 (1942). — BANERJEE, D. N., and S. K. DATTA: Cholera Kidney - a Histological Study. J. Indian med. Assoc. **4**, 441 (1935). — Sodium Lactate in the Prevention and Treatment of Cholera Acidosis. J. Indian med. Assoc. **5**, 168 (1936). — BASU, CH., A. CHANDHURY and R. BASU: Study of Fluid Diffusates obtained by cultivating V. cholerae. A Preliminary Note. Calcutta med. J. **37**, 571 (1940). — IN DER BEECK, M.: Die Epidemiographie der Cholera in Frankreich. Z. Hyg. **128**, 228 (1948). — BEEUWKES, H.: Über die proteolytischen Fermente des V. cholerae und des V. El Tor. Zbl. Bakter I Orig. **143**, 220 (1939). — BERNARD, N.: Le choléra dans les colonies françaises. Ann. Méd. et Pharm Colon. **34**, 177 (1936). —

Bernard, P. N.: Le choléra en Indochine et en Extrême Orient. Arch. Inst. Pasteur Indochine **6**, 21 (1935). — Bernard, P. N., et J. Gallut: Recherches sur la toxine du vibrion cholérique. Ann. Inst. Pasteur **71**, 65 (1945). — Bernard, P. N., J. Guillerm et J. Gallut: Extraction de l'hémolysine du vibrion d'El Tor. C. r. Soc. Biol. Paris **130**, 23 (1939). — Bhatnagar, S. S., J. de Sa, F. Fernandes and Divekar: Chemotherapy of Cholera with a New Sulphonamide Compound („6257"). Laboratory Investigations and Field Trials. Brit. med. J. **1948**, 719. — Bhatnagar, S. S., F. Fernandes, J. de Sa and P. V. Divekar: A New Sulpha Compound („6257") and its Use in Human Cholera Infection. Nature (Lond.) **1948**, 395. — Binson, G.: Etude des principaux caractères de 94 souches de vibrions et de quelques épreuves utilisées dans le diagnostic bactériologique du choléra. (Note préliminaire.) Med. trop. Marseille **4**, 32 (1944). — Biraud, Y., and P. M. Kaul: World Distribution and Prevalence of Cholera in Recent Years. Epid. a. Vital Statistics Rep. W.H.O. Interim Commission **1**, 140 (1947). — Borcar, P. A. S.: Epidemica de cólera em Gogolá de Diu. Bol. Geral Med. Nova Goa **22**, 68 (1940). — Bozman, C. A., and E. G. Lewis: An Enquiry into an Outbreak of Cholera in Burma with Special Reference to the Value of Preventive Inoculation. Indian med. Gaz. **71**, 647 (1936). — Brandis, H.: Über die Ausbreitung der Cholera in den letzten Jahren. Klin. Wschr. **1948**, Nr 37/38, 598. — Burrows, W.: The Endotoxin of the Cholera Vibrio. Proc. Soc. exper. Biol. a. Med. **57**, 306 (1944). — Burrows, W., Adeline N. Mather, Marian E. Elliott and Sylvia M. Wagner: Studies on Immunity to Asiatic Cholera. J. inf. Dis. **79**, 159 (1946); **81**, 157 (1947); **82**, 231 (1948).

Campbell-Renton, M. L.: The Recovery of Cholera Vibrios after Drying. J. of Path. **54**, 121 (1942). — Caro: L'épidémie de choléra de 1937 à Haiphong. Les enseignements de la campagne de vaccination. Ann. Med. et Pharm. Colon. **36**, 726 (1938). — Chandra Sekar, C.: Statistical Assessment of the Efficacy of Anti-Cholera Inoculation from the Data of 63 Cheris in South Arcot District. Indian J. med. Res. **35**, 153 (1947). — Chatterjee, H. N.: On the Capacity of Cholera Vibrio to convert Histidine into Histamine. Calcutta med. J. **36**, 179 (1939). — A Contribution to the Pathology of Cholera. J. Indian med. Assoc. 8, 449 (1939). — A Further Contribution to the Study of Cholera. Calcutta med. J. **6**, 165 (1939). — Histopathology of the Kidney in Cholera. Trans. roy. Soc. trop. med. Lond. **34**, 333 (1941). — A Further Biochemical Study of the Blood of Cholera Patients. Trans. roy. Soc. trop. Med. Lond. **39**, 321 (1946). — A Study of the postmortem Bone Marrow from Cholera Cases. Trans. roy. Soc. trop. Med. Lond. **40**, 905 (1947). — Chatterjee, H. N., and K. S. Malik: The Bacteriological Examination and the Hydrogen-Jon Concentration of the Urine of a Series of 122 Cholera Patients. Indian med. Gaz. **73**, 612 (1938). — Chatterjee, H. N., and J. Sarkar: Biochemical Study of the Blood of Cholera Patients. Trans. roy. Soc. trop. Med. Lond. **34**, 379 (1941). — Checcacci, L.: Ricerche sulla struttura antigene del vibrione colerigeno. Nota I. Studio del cosidetto antigene glucido-lipidico in rapporto alla classificazione di Gardener e Venkatraman. Boll. Istituto Sieroterap. Milanese **18**, 391 (1939). — *Cholera.* Disease Incidence. Cholera in Countries and Ports. League of Nations. Health Organisation, Eastern Bureau, Singapore. Annual Report for 1938, S. 27. — League of Nations. Health Organisation, Eastern Bureau, Singapore. Annual Report for 1940, S. 37. — Ratschläge an Ärzte zur Bekämpfung der Cholera. Reichsgesdh.bl. **1943**, 352. — Cholera Treatment Enquiry under the Director, School of Tropical Medicine, Calcutta. Ind. Res. Fund Assoc. Rep. Scient. Advisory Board for Year 1. Jan. to 31. Dec. 1943, 1—7 u. 1944, 1—4. — Cholera in Egypt. Chronicle World Health Organisation **1**, 157 (1947). — Bacteriological Examinations of Stools for Vibrio Cholerae. Monthly Bull. Ministry Health a. Publ. Health Lab. Serv. (Directed by Med. Res. Council) **6**, 215 (1947). — Epidemiology of Cholera. Lancet **1947**, 697. — *Cholera-Merkblatt*: Reichsgesdh.bl. **16**, 615 (1941). — Chopra, R. N., A. J. H. de Monte and B. C. Chatterjee: Sulphanilylguanidine in Cholera. Indian med. Gaz. **76**, 712 (1941). — Chu, L. W., and C. H. Huang: Effect of Sulfadiazine on Cholera. Amer. J. trop. Med. **26**, 821 (1946). — Chu, L. W., C. H. Huang, C. T. Chang and H. C. Kao: Sulfonamide Drugs in the Treatment of Cholera. Amer. J. trop. Med. **26**, 825 (1946). — Collier, H. O., I. F. Hall and P. D. Waterhouse: Studies in the Chemotherapy of Cholera. I. The Laboratory Evaluation of Remedies for Cholera. Ann. trop. Med. **43**, 155 (1949). — Combiesco-Popesco, C., et J. Cocioba: Sur les propriétés fermentatives des vibrions. C. r. Soc. Biol. Paris **124**, 151 (1937). — Co Tui and A. M. Wright: The Preparations of Nonpyrogenic Infusion and Other Intravenous Fluids by Adsorptive Filtration. Ann. Surg **116**, 412 (1942).

Dawson, C. E., and W. Blagg: The Effect of Human Saliva on the Cholera Vibrio in Vitro: a Pilot Study. J. dent. Res. **27**, 547 (1948). — Denecke, Th.: Die Hamburger Cholera-epidemie 1892. Dtsch. med. Wschr. **1942**, Nr 33, 821. — Doorenbos, W.: Le Choléra. Conceptions nouvelles sur les principes fondamentaux de l'épidémiologie et de la prophylaxie du choléra. Rev. Hyg. et Méd. prévent. **58**, 595; 675; 736 (1936); **59**, 22; 105 (1937). — Sur la présence d'hemolysines dans les jeunes cultures du vibrion cholérique. C. r. Soc. Biol. Paris

121, 128 (1936). — Dzen, M. Y. and H. Yu: The Optimum Dosage of Prophylactic Cholera Vaccine. Chin. med. J. Suppl. **1**, 198 (1936).

El-Ramli, A. H.: Clinical Study of 689 Cases of Cholera isolated in the Abassia Fever Hospital. J. roy. Egypt. Med. Assoc. **31**, 322 (1948). — Eugling, M.: Interessante Cholerafälle im Weltkrieg. Wien. klin. Wschr. **1938**, 984.

del Favero, E.: Influenza del fattore termico sul vibrione colerigeno e sua proprietà di fronte alla emolisi. Arch. ital. Sci. med. colon. e Parassitol. **19**, 430 (1938). — Felsenfeld, O.: Antigenic Relationship of Salmonellae to Inaba Strains of Vibrio comma isolated in Egypt. Proc. Soc. exper. Biol. a. Med. **69**, 95 (1948). — Felsenfeld, O., and Y. M. Young: Simultaneous Vaccination against Bacillary Dysentery and Cholera with Toxoid-Vaccine. Amer. J. trop. Med. **25**, 421 (1945). — Fournier, J.: Type sérologique des vibrions isolés à Changhai pendant l'épidémie 1938. Bull. Off. internat. Hyg. publ., Par. **31**, 1041 (1939). — Sur quelques caractères de vibrions cholérique, isolés à Changhai en temps d'épidémie. Chin. med. J. Suppl. **3**, 431 (1940).

Gallut, J.: Le complexe glucido-lipidique cholérique dans le vibrion et dans sa toxine. Ann. Inst. Pasteur **69**, 123 (1943). — Sur l'utilisation du glucose par le vibrion cholérique en aérobiose forcée. Ann. Inst. Pasteur **73**, 650 (1947). — Sur le méchanisme de la réaction du choléra-roth. Ann. Inst. Pasteur **74**, 27 (1948). — Gallut, J., et L. C. Brumpt: Application expérimentale de l'hémoagglutination rapide du vibrion cholérique. Ann. Inst. Pasteur **70**, 62 (1944). — Gallut, G., and S. K. Ghosh: Lethal Action of Potassium Permanganat on Vibrios. Indian med. Gaz. **78**, 288 (1943). — Gallut, G., et P. Grabar: Recherches immunochimiques sur la vibrion cholérique. I. Etude quantitative de la réaction de precipitation de l'antigène glucolipidique par l'immune sérum de lapin. Ann. Inst. Pasteur **69**, 250 (1943). — II. Sur les constituants de la toxine cholérique. Ann. Inst. Pasteur **69**, 307 (1943). — Gallut, G., et P. Grabar: Recherches immunochimiques sur le vibrion cholérique. Ann. Inst. Pasteur **71**, 83 (1945). — Gardener, A. D., u. K. V. Venkatraman: The Antigens of the Cholera Groups of Vibrios. J. of Hyg. **35**, 262 (1935). — Gardner, A. D., et P. B. White: Résumé des résultats obtenus dans l'Inde par l'emploi des sérums „O" agglutinant le vibrion cholérique préparés avec les antigènes „O" standard provisoires. Bull. Off. internat. Hyg. publ., Par. **29**, 1855 (1937). — Gauld, R. L., A. S. Schlingman, E. B. Jackson, M. C. Manning, H. C. Batson and Ch. C. Campbell: Chloramphenicol (Chloromycetin) in Experimental Cholera Infections. J. Bacter. **57**, 349 (1949). — Genervay, J., et J. Bruneau: Résistance du vibrion cholérique à l'action du sel. C. r. Soc. Biol. Paris **128**, 146 (1938). — Utilisation de leau peptonnée hypersalée comme milieu d'isolement du vibrion cholérique. C. r. Soc. Biol. Paris **129**, 165 (1938). — La Choléra en Indochine en 1937 bis 1938. Bull. Off. internat. Hyg. publ., Par. **31**, 1024 (1939). — Ghanem, M. H., and M. N. Mikhail: Clinical and Biochemical Studies in Cholera and the Rationale of Treatment. Trans. roy. Soc. trop. Med. Lond. **43**, 81 (1949). — Ghosh, H.: Treatment of Cholera with a New Anti-Cholera Serum. Preliminary Note. Brit. med. J. **1935**, 56. — Further Investigation of a New Anti-Cholera Serum. Brit. med. J. **1936**, 936. — Ghosh, H., and R. K. Chakraborty: Chemical Constituents of the Stool of Cholera Patients. Indian J. med. Res. **28**, 309 (1940). — Ghosh, H., and S. Mukerjee: Presence of B. coli Agglutinin in Serum of Cholera Cases and the Possible Role of B. coli in Cholera. Ann. Biochem. a. Exper. med. Calcutta **1**, 99 (1941). — Gispen, R.: Les différences entre le vibrion El Tor et le vibrion cholérique. Ann. Inst. Pasteur **63**, 293 (1939). — Gohar, M. A.: The Bacteriostatic, Bactericidal and Possible Chemotherapeutic Properties of Potassium Tellurite with Special Reference to a Method for the Isolation of the Cholera Vibrio. J. trop. Med. **44**, 96, 106 (1941). — Isolation of the Cholera Vibrio. J. trop. Med. **51**, 59 (1948). — Vaccination against Cholera by a One Dose Method. J. roy. Egypt. med. Assoc. **31**, 373 (1948). — Gohar, M. A., and A. A. Isa: Cholera Vaccines. J. trop. Med. **51**, 144 (1948). — Gohar, M. A., and M. Makkawi: Some Observations on the Cholera Vibrio isolated from the 1947 Egyptian Epidemic. J. roy. Egypt. med. Assoc. **30**, 525 (1947). — Potassium Tellurite in the Isolation of the Cholera Vibrio. J. roy. Egypt. med. Assoc. **30**, 556 (1947). — Cholera in Egypt. Laboratory Diagnosis and Protective Inoculation. J. trop. Med. **51**, 95 (1948). — Experimental Infection of Animals with the Cholera Vibrio. J. roy. Egypt. med. Assoc. **31**, 599 (1948). — Gohar, M. A., A. Elyan, M. Makkawi, A. Elissa and A. Bashatly: The Viability of Pathogenic Intestinal Organisms in Sea Water with Special Reference to V. cholerae. J. roy. Egypt. med. Assoc. **31**, 358 (1948). — Gordon, J., and K. I. Johnstone: Differentiation between Members of the Genus Vibrio by the Bactericidal Technique. J. of Path. **54**, 221 (1942). — Goyle, A. N.: Observations on Haemolysis by Vibrios. Indian J. med. Res. **26**, 611 (1939). — Grattan, H. W.: An Outbreak of Twenty-Eight Cases of Cholera among British Troops in Benares during September—October 1912. J. Roy. Army med. Corps **72**, 21 (1939). — Greppin, J.: Mission médicale suisse en Egypte. Bull. Internat. Serv. Santé Armées. Liège. **21**, 53 (1948). — Griffits, J. J.: The Use of Mucin in Experimental Infections of Mice with Vibrio cholerae. Publ. Health Rep. **57**, 707 (1942). — Laboratory Studieof the Effect of Sulfonamide Drugs on V. cholerae. Publ. Health. Rep. **57**, 814 (1942). — GROSSMANN, H.: Über den p_H-Verlauf bei der Vergärung von Kohlenhydraten (Alkoholen) durch Cholera- und El Tor-Vibrionen. Z. Hyg. **119**, 225 (1937). — GUPTA, S. K.: Prevalent Types of Cholera Vibrio. Indian med. Gaz. **78**, 464 (1943). — GUPTA, S. K., B. C. CHATTERJEE, B. M. PAUL u. R. N. GHOSE: Sulphanilylguanidine in Cholera. Indian med. Gaz. **80**, 288 (1945).

HALAWANI, A., and A. A. OMAR: Effect of Copper Sulphate on Vibrio cholerae. J. roy. Egypt. med. Assoc. **30**, 547 (1947). — HASSAN, A.: Differential Diagnosis of Cholera. J. roy. Egypt. med. Assoc. **31**, 471 (1948). — HASSETT, C. J.: A Cholera Epidemic in Swat State N.W.F. 1937. Indian med. Gaz. **73**, 602 (1938). — HEGGS, T. B.: Cholera in Iraq: an Epidemiological Survey. J. Egypt. med. Assoc. **21**, 269 (1938). — HEIBERG, B.: The Biochemical Reactions of Vibrios. J. of Hyg. **36**, 114 (1936). — HEILMEYER: Cholera. 53. Arbeitstagg. Dtsch. Ges. inn. Med. 11.—14. Okt. 1943 in Wien. — Klin. Wschr. **1943**, Nr 48/51, 761. — HIGGINS, A. R.: Cholera in Shanghai War Refugees. U.S. nav. med. Bull. **37**, 287 (1939). — HUANG, J.: Treatment of Asiatic Cholera with Sulfaguanidine. Clinical Study of Twenty-Two Cases. J. amer. med. Assoc. **125**, 23 (1944). — HUANG, K. W., and Y. C. MAO: Pa-Pin (Transient Paralysis) complicating Asiatic Cholera. Amer. J. med. Sci. **214**, 153 (1947).

JADIN, J.: Le bactériophage anti-cholérique. C. r. Soc. Biol. Paris **123**, 297 (1936). — JENNINGS, R. K.: Starch Digestion of Vibrio cholerae in strongly aerated Media. J. Bacter. **49**, 163 (1945). — JUSATZ, H. J.: Die gegenwärtige Verbreitung der indischen Cholera in der Welt. Med. Welt **1940**, 994. — Pandemische Ausbreitung der indischen Cholera. 1939—1943. Seuchenatlas, herausgeg. von H. Zeiss, Karte 1/3.

KAPUR, N. C.: A Plea for the Use of Concentrated Saline in Cholera (Correspondence). Indian med. Gaz. **70**, 479 (1935). — KEOSOEMADILAGA, R. M. R.: Experimenteele cholera-infectie bij witte muizen. Geneesk. Tijdschr. Nederl.-Indië **79**, 1602 (1939). — KHALIL BEY, M.: The Defense of Egypt against Cholera in the Past, Present and Future. J. roy. Egypt. med. Assoc. **30**, 608 (1947). — The Effect of the Absolute Humidity of the Atmosphere on the first Wave of the Cholera Epidemic in Egypt 1947. J. roy. Egypt. med. Assoc. **31**, 39 (1948). — KOPANARIS, P.: Cholera in Egypt and Preventive Measures taken in Greece. Arch. Hyg. Athens **1947**, No. 4—12, 89. — KORDI, A. H.: Some Observations on the Effect of Cholera Vaccine during the Recent Cholera Epidemic in Egypt. J. roy. Egypt. med. Assoc. **31**, 289 (1948). — KREBS, G.: Die geographische Verbreitung der Cholera im ehemaligen Österreich-Ungarn in den Jahren 1831—1916. Veröff. Volksgesdh.dienst **55**, 72 (1941). — KREHNKE, W.: Der Gang der Cholera in Deutschland seit ihrem ersten Auftreten bis heute. Veröff. Volksgesdh.dienst **1937**. — KUBOTA, K.: The 1939 Asiatic Cholera Epidemic in Kwang-chow Shih. Taiwan Igakkai Zassi **40**, 1070 (1941). — KUNDU, K. P., and U. PA HOW: Prawns as a Possible Vector of V. cholerae. Indian med. Gaz. **73**, 605 (1938).

LAHIRI, S. C.: A Preliminary Report on the Study of Coagulation Time of Blood in Cholera Cases. J. Indian med. Assoc. **5**, 89 (1935). — Sulphaguanidine, Sulphathiazole and Extract of Suprarenal Cortex in the Treatment of Cholera. J. Indian med. Assoc. **14**, 113 (1945). — Sulphadiazine und Sulphaguanidine in Cholera. Indian med. Gaz. **83**, 24 (1948). — LAHIRI, M. K., and P. C. DAS: Vibrios from Certain Non-human Sources. Indian med. Gaz. **73**, 670 (1938). — LAHIRI, M. K., P. C. DAS and K. S. MALIK: The Viability of Vibrio cholerae in Natural Waters. Indian med. Gaz. **74**, 742 (1939). — LAIGRET, J., et P. AUBURTIN: Sur la reviviscence du vibrion cholérique après sa dessiccation et sa conservation à l'état frais. Bull. Acad. Méd. Paris **120**, 50 (1938). — LAL, R. B., S. C. GHOSAL and B. MUKHERJI: Investigations on the Variation of Vibrios in the House Fly. Indian J. med. Res. **26**, 597 (1939). — LAL, R. B., K. C. E. E. RAJA, SWAROOP SATYA and K. C. BASAK: Statistical Inquiry into Epidemiology of Cholera in Bengal. Part I. A General Review of the Epidemiological Features of Cholera in Different Parts of Bengal. Part II. Formation of Homogenous Cholera Districts. Part III. Endemicity and Epidemicity of the Homogenous Cholera Districts. Indian J. med. Res. **29**, 425, 441, 465 (1941). — LIEB, F.: Typendifferenzierungsversuche am V. cholerae und seinen Verwandten. Zbl. Bakter. I Orig. **145**, 106 (1939). — LINTON, W. R.: The Chemistry and Serology of the Vibrios. Bacter. Reviews **4**, 261 (1940). — LINTON, W. R., B. N. MITRA and S. C. SEAL: Agglutination in the Vibrios. Indian J. med. Res. **24**, 19, 33 (1936). — LINTON, W. R., D. L. SHRIVASTAVA and S. C. SEAL: Studies on the Specific Polysaccharides of the Vibrios. Indian med. Res. **25**, 569 (1938). — LITTLE, P., and Y. SUBBAROW: The Mouse-Protective Test as a Means of Determining the Inhibitory Effect of Chemicals on Vibrio cholerae. J. of Immun. **60**, 299 (1948). — VAN LOGHEM: Un vibrion El Tor pathogène isolé aux Indes Néerlandaises. Bull. Off. internat. Hyg. publ., Par. **30**, 1520 (1938). — LOH, V. T., and T. Y. TAI: A Study of the Blood in Cholera with a Note on Urine Analysis. Chin. med. J. **50**, 651 (1936).

MAITRA, G. C., P. N. SEN GUPTA and U. THAUT: Cholera Epidemics in Burma and the Type of Vibrio associated with them. Indian med. Gaz. **73**, 406 (1938). — MAITRA, G. C. and U. THAUT: Cholera Epidemic in Burma and the Type of Vibrio associated with them

Indian med. Gaz. **73**, 406 (1938). — MAITRA, N. M.: On Inhibition of Individual Types of Cholera-Bactériophage by Vibrio Extracts. Indian J. med. Res. **27**, 41 (1939). — MALIK, K. S., and C. L. PASRICHA: The Blood in Cholera. Part I. Technical Methods. Part II. Certain Chemical Constituents. Indian J. med. Res. **28**, 291; 301 (1940). — MALVAL, J., et Y. PALUD: Le choléra de 1937 dans la concession française de Changhai. Bull. Soc. Path. exot. **31**, 205 (1938). — MARKOWITZ, J.: Experiences with Cholera in a Jungle Camp in Thailand. J. Roy. Army med. Corps **86**, 150 (1946). — MASSIAS, CH.: A propos du traitement du cholera. Les infections intraveineuses de solution chlorurée hypertonique à 20%. Rev. méd. franc. d'Extrème Orient **16**, 131 (1938). — MARRAS, F. M.: Studio comparativo fra i caratteri batteriologici del vibrione di El Tor isolato durante il pellegrinaggio del 1936 e i caratteri batteriologici del vibrione del colera. Ann. Med. nav. e colon. **1**, 407 (1937). — L'agglutinazione nell' identificazione del vibrione del colera non è specifica ed in molti casi non ha valore. Ann. Igiene **48**, 649 (1938). — MERTENS, W. K., Over verschillende factoren die de resultaten van het onderzoek naar het haemolyseerend vermogen van cholera vibrionen kunnen beinfloeden. Acta Leidensia **14**, 157 (1939). — MERTENS, W. K., and A. MOCHTAR: An Investigation of Vibrios in the Netherlands East Indies. Indian J. med. Res. **27**, 51 (1939). — MILLAR, G. M., and MOHI-UD-DIU: Cholera in Kashmir in 1935 with Special Reference to Certain Aspects of the Value of Protective Inoculation. Indian med. Gaz. **72**, 402 (1937). — MITRA, S. L.: Cholera. Amer. Publ. Health. Rep. **1938**. — Amer. Vaccination Report 1938/39, S. 31. — DE MONTE, A. S. H., and S. K. GUPTA: Erythrocyte Sedimentation Rate in Cholera. Indian med. Gaz. **76**, 213 (1941). — DE MOOR, C. E.: Un vibrion du type „El Tor" responsable dans la partie sud de l'île de Celebes (Indes Néerlandaises) d'une épidemie presentant les apparences complètes du choléra. Bull. Off. internat. Hyg. publ., Par. **30**, 1510 (1938). — Epidemische Cholera in Zuid-Celebes veroorzakt door vibrio El Tor. Geneesk. Tijdschr. Nederl.-Indië **79**, 4034 (1939). — DE MOOR, C. E.: Paracholera (el Tor): Enteritis choleriformis El Tor van Loghem. Bull. World Health Organization **2**, 5 (1949). — MORISON, J.: Bacteriophage in Cholera. Trans. roy. Soc. trop. Med. Lond. **28**, 563 (1935). — MUSTAPHA, A.: Action sur le lait et pouvoir cholerigène du vibrion cholérique. C. r. Acad. Sci. Paris **202**, 2188 (1936).

NAAME, M.: Le traitement du choléra par l'adrénaline. Rev. Med. Trop. **29**, 254 (1937). — NAPIER, L. E., and S. K. GUPTA: Survival of Vibrio cholera in Gastric Juice. Indian med. Gaz. **77**, 717 (1942). — NGUYEN-Viem-HAI: Rapport sur l'épidémie de choléra de 1937 dans la province de Kien-An. Rev. méd. franc. extrème Orient **17**, 426 (1938). — NISHIMURA, H.: On the Types of Cholera of Shanghai Epidemic of 1937. J. Shanghai Sci. Inst. **3**, 251 (1938).

OLZSCHA, R.: Die Epidemiologie und Epidemiographie der Cholera in Rußland. Ein Beitrag zur Geomedizin. Z. Hyg. **121**, 1 (1938). — Die Epidemiologie und Epidemiographie der Cholera in Rußland. Veröff. Volksgesdh.dienst **54**, 465 (1940). — OMAR, W.: Vibrio El Tor isolated from the Stools of an Egyptian who has never been to Hedjaz. J. Egypt. med. Assoc. **21**, 415 (1938). — The bacteriophage in the Treatment and Prophylaxis of Cholera. J. Egypt. med. Assoc. **21**, 40 (1938). — OMAR, W., and P. C. VASSILIADIS: Study of the Vibrios isolated at El-Tor Quarantine Camp during the Pilgrimages of 1941—1942 and 1942—1943. J. Egypt. med. Assoc. **26**, 348 (1943). — OTTEN, L.: Het cholera-El Tor-Problem. Geneesk. Tijdschr. Nederl.-Indië **79**, 642 (1939).

PANDIT, S. R., and N. M. MAITRA: Vibrios in Natural Water Sources in Assam. Indian J. med. Res. **26**, 39 (1938). — PANDIT, S. R., and E. M. RICE: An Epidemic of Cholera in Mondair Village (Hubiganj Subdivision) Assam. Indian J. med. Res. **24**, 65, **1936**. — PANDIT, S. R., E. M. RICE and W. J. L. NEAL: A Statistical and Bacteriological Analysis of a Cholera Epidemic in Manipur State, Assam. Indian J. med. Res. **24**, 37 (1936). — PANJA, G.: A New Method of Isolation of Vibrios from Cholera Stool. Indian J. med. Res. **30**, 391 (1942). — Treatment of Cholera with Atebrin. Indian med. Gaz. **80**, 133 (1945). — PANJA, G., u. N. N. DAS: Immunity after Intradermal Inoculation of Cholera. Indian J. med. Res. **35**, 3 (1947). — PANJA, G., and S. K. GHOSH: Isolation of Cholera Vibrios from Hooghly River Water at Calcutta. Indian J. med. Res. **35**, 1 (1947). — Viability of Dysentery, Enteric and Cholera Organisms in Milk Curd (Dahi). Indian med. Gaz. **80**, 390 (1945). — PANJA, G., K. S. MALIK and B. M. PAUL: Examination of Cholera Vomit. Indian med. Gaz. **77**, 347 (1942). — PANJA, G., and B. M. PAUL: A Study of Invasiveness and Toxicity of Cholera, Paracholera and Saprophytic Vibrios in Animals. Indian med. Gaz. **78**, 190 (1943). — PASRICHA, C. L., D. N. CHATTERJEE and P. C. DAS: The Distribution and Characteristics of Vibrios isolated from Certain Non-Human Sources in Calcutta. Indian J. med. Res. **26**, 33 (1938). — PASRICHA, C. L., D. N. CHATTERJEE and B. M. PAUL: Studies on the Potency of Prophylactic Vaccines. Indian med. Gaz. **73**, 463 (1938). — H- and O-Agglutinins in Cholera Patients. Indian med. Gaz. **74**, 330 (1939). — PASRICHA, C. L., M. N. LAHIRI, P. C. DAS and B. M. PAUL: The Serological Types of Vibrios isolated from Cholera Patients in Calcutta. Indian med. Gaz. **74**, 11, 680 (1939). — PASRICHA, C. L., A. J. H. DE MONTE and E. G. O'FLYNN: Bacteriophage in the Treatment of Cholera. Indian med. Gaz. **71**, 61

(1936). — PASRICHA, C. L., A. J. H. DE MONTE and B. C. CHATTERJEE: V. cholerae from material obtained by Liver Puncture during Life. Indian med. Gaz. **73**, 405 (1938). — PASRICHA, C. L., A. J. H. DE MONTE and B. C. CHATTERJEE: Treatment of Cholera (A Note on the Results of Treatment by Different Methods). Indian med. Gaz. **74**, 400 (1939). — PASRICHA, C. L., A. J. H. DE MONTE, B. C. CHATTERJEE and A. S. MIAN: Treatment of Cholera (A Note on the Results of Treatment by Different Methods). Indian med. Gaz. **74**, 400 (1939). — PASRICHA, C. L., B. M. PAUL, A. C. DAS GUPTA and A. K. DAS: Sulphaguanidine in the Treatment of Cholera. Indian med. Gaz. **82**, 518 (1947). — Sulphadiazine in the Treatment of Cholera. Indian med. Gaz. **82**, 518 (1947). — Phthalylsulphathiazole in the Treatment of Cholera. Indian med. Gaz. **82**, 656 (1947). — Sulphasuxidine in the Treatment of Cholera. Indian med. Gaz. **82**, 657 (1947). — PERTL, F.: Der Lebensweg der Cholera in Großbritannien und Irland. Ein Beitrag zur Geomedizin dieser Wanderseuche. Z. Hyg. **123**, 59 (1942). — PESCH, K. L., u. F. RAENTSCH: Die Bakteriophagentherapie. Erg. Hyg. **23**, 194 (1940). — PETERSON, J. S.: Epidemiological Studies in Cholera. I. Sulfadiazine Prophylaxis against Cholera. II. Duration of the Convalescent Carrier Period in Cholera. III. Secondary Attack Rate among Cholera Household Contacts China, 1946. IV. Occupation, Age, Sex, Secondary Cases, Vaccination, Case Fatality. Chin. med. J. **64**, 271, 276, 285, 289 (1946). — PHAM, H. C.: L'action de l'endotoxine cholérique sur le Système neurovégétatif abdominal. C. r. Soc. Biol. Paris **119**, 78 (1935). — POLEFF, L.: Le Diagnostic bactériologique rapide de Cholera. Bull. Soc. Path. exot. **32**, 595 (1939). — POLLITZER, R.: Antigenic Structure of V. cholerae. Rep. nat. Quarant. Serv. VI. s. **1935/36**, 57. — Further Observations on Cholera-like Vibrios. Rep. nat. Quarant. Serv. VI. s. **1935/36**, 70. — POLLITZER, R., H. Y. YAO, D. G. LAI and S. K. CHEN: The 1939 Cholera Epidemic in Yunnan Province with Special Reference to Kunming City. Chin. med. J. **59**, 457 (1941). — POPESCO-COMBIESCO, C., et B. WISNER: Contribution à l'étude du vibrions cholériques et paracholériques. Arch. roum. Path. expér. **10**, 111 (1937).

QUENARDEL: Vaccination anticholérique. Rev. méd. franc. d'Extrème Orient **17**, 416 (1938).

RANTA, L. E., and C. E. DOLMAN: Observations on Cholera Vaccine. Canad. J. publ. Health **34**, 26 (1943). — A Mouse Protection Test for Cholera Vaccine. Canad. J. publ. Health **35**, 473 (1944). — RAO, S. R.: Role of Palkies (Moving Religious Fairs) in the Epidemiology of Cholera with Special Reference to Sri Eknath Maharaj Palki. Indian med. Gaz. **82**, 746 (1947). — RAJA, K. C. K. E.: Note épidémiologique sur le choléra dans l'Inde en 1938. Bull. Off. internat. Hyg. publ., Par. **30**, 2552 (1938). — RAYNAL, J., and Y. LIEOU: Sur l'épidemie de choléra de Changhai en 1937 (Concession francaise). Bull. Soc. Path. exot. **31**, 201 (1938). — RAYNAL, J., Y. CH. LIEOU et L. FEISSOLLE: Propriétés biologiques d'un extrait trichloracétique (antigène complet) obtenu à partir du vibrion cholérique. Rev. Immunol. **5**, 317 (1939). — READ, W. D. B.: A Note on the Bacteriological Findings in Clinical Cholera in Calcutta in Relation to Epidemiology. Indian J. med. Res. **24**, 979 (1937). — Differential Isolation of V. cholerae. Indian J. med. Res. **26**, 851 (1939). — READ, W. D. B., J. G. SINGH, S. C. SEAL and S. BOSE: Growth and Survival of V. cholerae, with Special Reference to Growth and Survival in Water. Indian J. med. Res. **27**, 1 (1939). — READ, W. D. B., and S. R. PANDIT: Distribution of V. cholerae and El Tor Type Strains in Certain Rural Areas in India. Indian J. med. Res. **29**, 403 (1941). — READ, W. D. B., S. R. PANDIT and P. C. DAS: Action of V. cholerae and El Tor Type Strains on Goat's Red Corpuscles. Indian J. med. Res. **30**, 183 (1942). — REIMANN, H. A.: Further Note on the Classification of Vibrios of the 1945 Cholera Epidemic in Chungking. Amer. J. trop. Med. **27**, 503 (1947). — REIMANN, H. A., G. C. T. CHANG, L. W. CHU, P. Y. LIU and Y. OU: Asiatic Cholera. Clinical Study and Experimental Therapy with Streptomycin. Amer. J. trop. Med. **26**, 631 (1946). — ROBERTSON, R. C., and R. POLLITZER: Cholera in Central China during 1938 — its Epidemiology and Control. Trans. roy. Soc. trop. Med. **33**, 213 (1939). — RUSSELL, A. J. H.: Cholera in India. Far East Assoc. Trop. Med. Trans. Ninth Congr. Nanking, China 1934, S. 389. — Recherches sur le choléra dans l'Inde. Bull. Off. internat. Hyg. publ., Par. **28**, 58 (1936). — RUSSO, CARIO: Du Diagnostic des Vibrions cholériques. Bull. Off. internat. Hyg. publ., Par. **30**, 1455 (1938).

SADUSK, J. F., and ELIZABETH OSWALD: Comparative in vitro Effect of the various Sulfonamides on V. cholerae. Amer. J. trop. Med. **23**, 275 (1943). — SAFWAT, Y., and J. ADHAM: Fluid Balance in Cholera. J. roy. Egypt. med. Assoc. **31**, 300 (1948). — Uraemia in Cholera. J. roy. Egypt. med. Assoc. **31**, 309 (1948). — SCHÖBL, O., and M. NUKADA: Versuche über Fische als Choleraträger. Kitasato Arch. exper. Med. **12**, 313 (1935). — SCHOLTENS, R. TH.: Analyse des récepteurs du vibrion cholérique. Ann. Inst. Pasteur **56**, 710 (1936). — SEAL, S. C.: Difficulties in the Bacteriological Diagnosis of Cholera Vibrios. Indian med. Gaz. **70**, 614 (1935). — A Preliminary Note on the Relative Efficiency of Bismuth-Sulphite Medium and Peptone-Water Enrichment in the Isolation of V. cholerae from Human and Other Sources. Indian J. med. Res. **27**, 297 (1939). —

The Problem of Endemicity of Cholera in Bengal. Indian med. Gaz. 80, 414 (1945). — A Note on Cholera-Outbreaks (1944/45) in the Singur Health Centre Area, Bengal, with Special Reference to Control Measures. Indian med. Gaz. 81, 321 (1946). — Sulphaguanidine in the Treatment of Cholera under Rural Conditions. J. Indian med. Assoc. 17, 85 (1947). — On the Control and Prevention of Endemic Cholera in the Rural Areas of Bengal. J. Indian med. Assoc. 17, 319 (1948). — SEIFFERT, G.: Bakteriophagen als Schutz- und Heilmittel bei Cholera. Arch. Schiffs- u. Tropenhyg. 40, 460 (1936). — SEN, S. N., and P. N. BASU: Synergistic Effect of Sulphanilyl Benzamide on V. cholerae Bacteriophage. Indian med. Gaz. 80, 194 (1945). — SEN, S. N.: Studies on the Biochemistry of the „Cholera-Red" Reaction. Part I. Indian J. med. Res. 34, 151 (1946). — SEN, S. N., P. N. BASU and D. C. CHAKRABORTY: Studies on the Biochemistry of the „Cholera-Red" Reaction. Part II. Indian J. med. Res. 34, 157 (1946). — SHORTT, H. E.: Cholera Enquiry. Report of the King Institute of Preventive Medicine for Year ending 30. Sept. 1937. — SHOUSHA, A. T.: Cholera Epidemic in Egypt (1947). A Preliminary Rep. Bull. World Health Organisat. 1, 353 (1948). — SHRIVASTAVA, D. L., and P. B. WHITE: Note on the Relationship of the so-called Ogawa and Inaba Types of V. cholerae. Indian J. med. Res. 35, 117 (1947). — SHRIVASTAVA, D. L., GURKIRPAL SINGH and M. L. AHUJA: Immunochemical Studies of V. cholerae. A Preliminary Note. Indian J. med. Res. 36, 409 (1948). — SILBERSTEIN, W.: Preventive Inoculation against Cholera. Harefuah, Jerusalem 33, 174 (1947). — SINGER, E., S. H. WEI and S. H. HOA: Immunological Studies of Cholera Filtrates. J. of Immun. 59, 341 (1948). — Cholera Immunization. J. of Immun. 60, 181 (1948). — SMITH, H. F.: Revue des mesures adoptés pour empêcher l'introduction du cholera dans les îles Philippines en 1937. Bull. Off. internat. Hyg. publ., Par. 30, 1524 (1938). — SODA, Y. u. a.: Sur le délai dans lequel les celles doivent être examinées pour la recherche du vibrion cholérique. Bull. Off. internat. Hyg. publ., Par. 28, 64 (1936). — SOLARINO, G.: Sulla patogenesi del colera. Contributo alla conoscenza dell'evoluzione del colera sperimentale nel coniglio. Giorn. Batter. 23, 1 (1939). — SOLIMAN, N.: A Serological Classification of 22 Vibrios. J. Egypt. med. Assoc. 21, 603 (1938). — SOMAN, D. W., and S. K. NAIL: Sub-Types of Cholera Vibrio isolated from Cholera Patients in Bombay. Indian med. Gaz. 80, 512 (1945). SOPARKAR, M. B.: II Cholera (Fly) Transmission Enquiry. Rep. of the King Inst. Guindy for the Year ending 30. Sept. 1938, S. 29. — STEINER, J.: Zur Frage der Cholerabekämpfung in der österreichisch-ungarischen Armee zu Anfang des Weltkrieges 1914—1918. Wien. med. Wschr. 1940 II, 610. — STEINITZ, E.: Notes on a Cholera Epidemic in Burma. Harefuah, Jerusalem 33, 175 (1947). — STOWMAN, K.: Cholera Situation, Summer 1946. Epidem. Inform. Bull. 2, 674 (1946). — The 1946 Cholera Epidemic in China. Epidem. Inform. Bull. 2, 877 (1946). — STRAUSS, W.: The Cholera Epidemic in Egypt and its Potential Danger to Palestine. Harefuah, Jerusalem 33, 173 (1947). — SUGINO, R.: The Antigenic Properties of the Cholera Vaccine prepared by the Philippine Bureau of Science. Philippine J. Sci. 58, 153 (1935).

TAKITA, J.: Preparation of Toxin and Antitoxin of El Tor Cholera Vibrio. Kitasato Arch. of exper. Med. 16, 218 (1939). — TANAMAL, S. J. W.: Een serologische en een colloidchemische reactie ter onderscheiding van cholera en El Tor-vibrionen. Nederl. Tijdschr. Geneesk. 92, 1370 (1948). — TAO, S. C., M. O. WOO and W. P. LOH: Clinical Observations on 687 Cases of Cholera. Chin. med. J. 66, 377 (1948). — TAYLOR, J.: Recherches sur le choléra dans l'Inde. Bull. Off. internat. Hyg. publ., Par. 28, 1905 (1936). — Nouvelles observations sur la valeur de l'agglutination „O" pour le diagnostic du vibrion cholérique. Bull. Off. internat. Hyg. publ., Par. 30, 1442 (1938). — Cholera Research in India 1934—1940 under the Indian Research Fund Association. A Review. 1941. Cownpore: The Job Press. — Epidemiology of Cholera (Summary). Proc. roy. Soc. Med. 41, 174 (1948). — TAYLOR, J., and M. L. AHUJA: Serological Variations of Vibrios from Non-cholera Sources. Indian J. med. Res. 23, 531 (1935). — Incidence and Characters of Vibrios in Waters in Northern India. Indian J. med. Res. 26, 1 (1938). — TAYLOR, J., M. L. AHUJA and GURKIRPAL SINGH: Experimental Observations on Cholera Vaccine. Indian J. med. Res. 23, 609 (1936). — TEUBER, ILSE: Die Cholera in der Schweiz. Z. Hyg. 127, 166 (1947). — THOMAS, H., and LIH-CHENG TING: Innocuous Intravenous Infusion with an Appeal for the Establishment of Central Solution Laboratories for Cholera Relief. Chin. med. J. 54, 358 (1938). — TOMB, J. WALKER: A Study on the Epidemiology of Cholera. J. trop. Med. 42, 251 (1939). — Cholera and Uraemia. J. trop. Med. 44, 80 (1941). — TOMCSIK: Neuere Erfahrungen und Bestrebungen bei Cholera- und Pestimpfungen. Acta tropica 5, 85 (1948). — TURNBULL, T. A.: Some Aspects of Cholera in Kongmun, South China. J. Roy. nav. med. Sect. 24, 138 (1938).

UNDERWOOD, E. A.: The History of Cholera in Great Britain. Proc. roy. Soc. Med. 41, 165 (1948).

VARDON: Vibrio cholerae and Other Vibrios. Observations on „Water Vibrios" with Special Reference to their Variation during Storage in Culture Medium and Possible Relationship to Vibrio cholerae. Indian med. Gaz. 75, 522 (1940). — VARDON, A. C., and B. K. DATTA ROY:

A Papain-Caserin Culture Medium for the Preparation of Bacteriophage, and for General Laboratory Use. Indian J. med. Res. **26**, 379 (1938). — VASSILIADIS, P. CH.: Activité des hémolysines des vibrions cholérique et El Tor. C. r. Soc. Biol. Paris **119**, 332 (1935). — Action du chloroforme sur les agglutinations flagellaire „H" et somatique „O" des Vibrions, et mutations sérologiques de ces antigènes. J. Egypt. med. Assoc. **19**, 247 (1936). — VENKATRAMAN, K. V.: I Cholera Enquiry. Rep. of the King Inst. Guindy for the Year ending 30. Sept. 1938, S. 27. — VENKATRAMAN, K. V., A. K. KRISHNASWAMI and C. S. RAMAKRISHNAN: Occurrance of Vibrio El Tor in Natural Sources of Water in the Absence of Cholera. Indian J. med. Res. **29**, 419 (1941). — VENKATRAMAN, K. V., and C. G. PANDIT: An Epidemic of Cholera in a Rural Area in South India caused by the „Ogawa" Type of V. cholerae. Indian J. med. Res. **25**, 585 (1938). — VENKATRAMAN, K. V., and C. S. RAMAKRISHNAN: A Preserving Medium for the transmission of Specimens for the Isolation of Vibrio cholerae. Indian J. med. Res. **29**, 681 (1941). — VOGEL, E., et M. RIOU: Les maladies épidémiques, endémiques et sociales dans les colonies françaises pendant l'année 1937. Cholera. Ann. Méd. et. Pharm. Colon. **37**, 270 (1939).

WAHID, A. A.: A Short Note on Contacts of Cholera at Embaba Fever Hospital. J. roy. Egypt. med. Assoc. **31**, 487 (1948). — WAKAMIYA, S.: Über Wucherungszustände und Agglutination der Cholerabacillen im Peptonwasser. Taiwan Igakkai Zasshi **39**, 1492 (1940). — DE WARDENER, H. E.: Cholera Epidemic among Prisoners of War in Siam. Lancet **1946**, 637. — WENDEROTH, H.: Überempfindlichkeitsreaktionen nach Choleraschutzimpfung. Dtsch. med. Wschr. **1943**, Nr 23/24, 445. — WHITE, P. B.: The Q Proteins and Non-Specific O-Antigens of the Cholera-Vibrio. J. of Hyg. **35**, 498 (1935). — Observations on the Polysaccharide Complex and Variants of Vibrio cholerae. Brit. J. exper. Path. **17**, 229 (1936). — Regarding Alleged Transmutation in Vibrios. J. of Path. **44**, 490 (1937). — A Method of obtaining the Flagellar Fraction of Vibrios. J. of Path. **51**, 446 (1940). The R and ϱ-Agglutination Reactions and Agglutinating Antigens of V. cholerae. J. of Path. **51**, 447 (1940). — Bacteriological and Immunological Aspects of Cholera. Proc. roy. Soc. Med. **41**, 176 (1948). — WILKINSON, P. B.: Cholera in Hong-Kong. Lancet **1943**, **169**. — WILSON, W. J., and L. V. REILLY: Bismuth Sulphite Media for the Isolation of V. cholerae. J. of Hyg. **40**, 532 (1940). — WOODWARD, L. K.: Condition simulating Appendicitis following Cholera Vaccine Inoculation. U.S. nav. med. Bull. **46**, 1377 (1946).

YACOB, M., and J. R. CHAUDRI: A note on the Spread of Cholera Infection through Aerated Drinks. Indian med. Gaz. **80**, 634 (1945). — A Note on the Presence of „O" Agglutinins in the Blood of Cholera Patients. Indian med. Gaz. **80**, 291 (1945). — YEN, C. H.: A Differential Medium for the Isolation of V. Cholerae. Chin. med. J. **65**, 133 (1947). — YING, Y. Y.: The Persistence of Vibrios in Cholera Patients. A Study of Two Hundred Cases. Chin. med. J. **58**, 595 (1940). — YÜ, H.: The Virulence and Immunogenic Activities of V. cholerae in the Preparation of Cholera Vaccine. Chin. med. J. **54**, 255 (1938).

ZAKI, A., and M. M. RAGAB: Circulatory Dynamics in Cholera. Their Mechanism and Prognostic Significance. J. Roy. Egypt. med. Assoc. **31**, 770 (1948).

Die Brucellose.

Von

Wilhelm Löffler und D. L. Moroni.

Mit 54 Abbildungen.

I. Definition und Geschichtliches.

Verschiedene ätiologisch und epidemiologisch sehr nahe verwandte Infektionen septischen Charakters, die als *Tier*krankheiten wegen ihrer großen Verbreitung von eminenter Bedeutung, jedoch auch in der *menschlichen* Pathologie nicht weniger wichtig sind, werden heute zweckmäßigerweise als Brucellosen zusammengefaßt nach BRUCE, dem Erstentdecker der sehr kleinen Coccobacillen, die diesen Krankheiten zugrunde liegen.

Der *typische Fieberverlauf* der *akuten* Brucellainfektion gab dieser Krankheitsgruppe den sehr glücklichen klinischen Namen *Febris undulans* (F. u.), ergänzt durch geographische und Eigennamenhinweise, wie F. u. *Melitensis* Bruce (Brucellosis typo caprino s. ovino), F. u. *abortus Bang* (Brucellosis typo bovino) und F. u. suis TRAUM[1] (Brucellosis typo porcino).

Weitere Namen sind: Melitococcie, endemische Bacillococcie, Febris remittens simplex, F. continua simpl., F. typhoides atypica, F. typh. intermittens, F. typh. recurrens, Typhomalaria, Tuberculosis mediterranea usw. Die geographische Bezeichnung präjudiziert eine örtliche Gebundenheit der Infektion, die nur sehr bedingt besteht, der Hinweis „abortus" eine Tatsache, die dem Wesen der Brucellose des Menschen als Allgemeinkrankheit nicht gerecht wird.

Für die *klinische* Nomenklatur schlagen wir vor: *F. u. Bruce für die caprine, F. u. Bang für die bovine und F. u. Traum für die porcine Menschenbrucellose*.

Das klinische Bild der Brucellose als Krankheit des Menschen ist erst in neuerer Zeit ätiologisch und pathogenetisch scharf umrissen worden, im Gegensatz zu dem schon lange bekannten Krankheitsbild der tierischen Brucellose. Allerdings finden wir in den ältesten medizinischen Überlieferungen bereits Krankheitsbilder beschrieben, die retrospektiv recht gut als undulierendes Fieber von anderen fieberhaften Zuständen abgegrenzt werden könnten. Schon um 1800 wird ein remittierendes Fieber auf *Malta* beschrieben, wahrscheinlich eine mit dem heutigen Maltafieber identische Krankheit. MARSTON führt 1863 für dieses Krankheitsbild den Namen Mittelmeerfieber ein. BRUCE kommt jedoch das große Verdienst zu, die Krankheit 1887 durch Isolierung des Erregers — von ihm *Micrococcus Melitensis*[2] genannt — hinsichtlich der Ätiologie eindeutig erfaßt zu haben, ohne allerdings damals schon die epizootische Natur der Krankheit voll erkannt zu haben.

---

[1] Nomenklatur in USA. häufig, da TRAUM 1914 in USA. als erster Brucellaerreger im Fetus eines abortierenden Schweines nachgewiesen hat, deren Typendifferenzierung allerdings erst später HUDDLESON gelang.

[2] Die Bewohner der Insel haben Verwahrung eingelegt gegen die Verwendung des Namens Malta im Zusammenhang mit der Krankheit. *Geographisch* ist dies gewiß berechtigt.

Weitere bedeutende historische Daten in der Erkennung der Brucellose:

1896 Entdeckung des *Bact. abortus* als Erreger des seuchenhaften Verwerfens der Kühe durch BANG und STRIBOLT,

1897 Auffindung einer diagnostischen Agglutinationsprobe durch WRIGHT und SMITH,

1905—1907 Erkennung des Maltafiebers als Epizoonose (Maltaziege) durch umfassende Untersuchungen der britischen Kommission zur Erforschung des Mittelmeerfiebers,

1911 erstmaliger sicherer Nachweis von Bang-Bacillen in der Kuhmilch durch SCHROEDER und COTTON,

1914 Beschreibung eines seuchenhaften Verwerfens der *Schweine* mit Nachweis von Brucellen im toten Schweinefetus durch TRAUM,

1917 Entdeckung der weitgehenden morphologischen und serologischen Übereinstimmung des Micrococcus Melitensis und des Bac. abortus Bang durch Miss EVANS,

1924 Züchtung von Bang-Bacillen aus dem Blut von Menschen, die nach Genuß roher BANG-infizierter Milch erkrankt waren, durch KEEFER in USA. (1924) und DUNCAN in *Südafrika* (1924),

1927 Nachweis von 89 Fällen von Menschen-Bang in Dänemark durch KRISTENSEN mittels des Agglutinationstestes,

1930 erstmaliger Nachweis beim Menschen durch LÖFFLER zusammen mit v. ALBERTINI der typischen Bang-Granulome in der operativ entfernten Milz und in dem probeexcidierten Leberstück eines Landwirtes mit F. u. Bang.

Die Brucellosen, für ALESSANDRINI und PACELLI „*un pericolo sociale*", für CH. NICOLLE „*une maladie de l'avenir*", verdienen ohne Zweifel die volle Aufmerksamkeit des Arztes. Besonders zweckmäßig ist eine Zusammenarbeit zwischen Arzt und Tierarzt im Hinblick auf eine erfolgreiche Prophylaxe. Es handelt sich um eine Krankheit der Gegenwart, die aber bald der *Vergangenheit* angehören sollte.

II. Die Brucellosen der Haustiere.

1. Allgemeines. Naturgemäß müssen wir uns darauf beschränken, das Notwendigste anzuführen. Über Seuchen und Verwerfen von Schweinen, Rindern liegen alte Berichte vor; es sei nur an *Antonius den Einsiedler* (um 300 n. Chr.) als den Schutzpatron der Haustiere und der Schweinehirten erinnert (Abb. 1). Eingehende Mitteilungen über die ansteckende Verwerfungsseuche finden wir bei MOSCALL 1567, LAWRENCE 1805, HULL im „Complete Farmer" 1807, SKELETT 1808 (Lit. s. W. LÖFFLER). Schon damals erkannten die Beschreiber die *große Infektiosität* dieser Tierseuchen und gaben den Rat, den Abort sofort zu verscharren und die Kühe soweit wie möglich von der Herde entfernt zu halten und nicht zum Bullen zu bringen. Die sächsischen Tierärzte BRÄUER (1873) und LEHNERT (1878) konnten die Abortseuche von Rind zu Rind durch Einbringung von Sekreten von abortierenden Kühen in die Vaginalschleimhaut gesunder Tiere übertragen. NOCARD fand bei seinen Forschungen im Auftrage der französischen Regierung 1885 im Dépt. *Nièvre* über die Ursache des seuchenhaften Verwerfens zahlreiche Mikrokokken zwischen Uterusschleimhäuten und Ei, konnte jedoch mit den Kulturen die Krankheit beim Rind nicht erzeugen. Erst 1896 isolierte B. BANG den Erreger (s. oben).

Wirtschaftlich spielen diese Tierseuchen eine ungeheuer große Rolle, was am besten aus folgenden Verlustzahlen hervorgeht:

Schaden je Jahr etwa: 80 Millionen Dollar in USA; 200 Mill. Mark in Deutschland; 2 Mill. Franken in der Schweiz[1]; 3 Mill. Kronen in Schweden.

2. Ätiologie und Pathogenese. Die Brucelleninfektion befällt *Ziege* (und Schaf), *Rind, Schwein,* doch können auch andere Tierarten wie Pferd, Fleischfresser (Hund), Geflügel (HUDDLESON und EMMEL), und bei künstlicher Übertragung Kaninchen, Mäuse, Meerschweinchen und Affen infiziert werden (K. F. MEYER, FREI u. a.). Es ist zu bemerken, daß es sich bei den genannten drei ersten Tierarten um verschiedene Typen von Brucellen handelt, die kulturbiologisch und zum Teil serologisch getrennt werden können (vgl. bakteriologischer Teil).

Die Infektion mit Brucellen dürfte durch Aufnahme von infiziertem Futter via Verdauungstrakt und besonders durch Eindringen der Erreger durch leicht verletzte oder makroskopisch unverletzte Haut (Euter, Zitzen, Klauenspalten) in die Gewebe erfolgen, um dann über den Weg der Lymphbahnen in das Blut zu gelangen und eine Bakteriämie mit Ansiedlung der Keime in verschiedenen Organen (Lymphknoten, Milz, Leber, Zwerchfellpfeiler,

[1] Viehbestand in der Schweiz 1948: Rinder 1400000 (Kühe 800000), Schweine 765000, Schafe 200000, Ziegen 200000 (Statist. Jahrb. der Schweiz 1948).

Schilddrüse) zu erzeugen. Es kommt hierdurch zu Immunisierungsvorgängen mit Bildung von Agglutininen, Opsoninen, Präcipitinen, komplementbildenden Amboceptoren, sowie zu *Haut*allergien.

Die Mobilisierung der spezifischen Abwehrkräfte läßt die Bakterien aus den genannten Organen recht bald (meist 6—8 Wochen nach der Infektion) wieder verschwinden, doch werden sie häufiger noch *jahrelang in der Milchdrüse angetroffen*. Während der Trächtigkeit kann es dann von da aus zu einer neuen Ausschwemmung von Keimen kommen, die sich in den Chorionzotten festsetzen und vermehren, wodurch es dann zu dem bekannten Spätabort der Tiere kommt. Nach Involution verschwinden die Bakterien völlig aus dem Uterus, um bei der nächsten Trächtigkeit zu einer neuen Infektion aus den Erregerdepots (Euter, Lymphknoten) zu führen. Bei der Kuh gehört ein dritter Abort zu den Seltenheiten, doch werden selbst bei scheinbar normalen Geburten von Bang-infizierten Tieren zahlreiche Bakterien mit den Fruchthüllen ausgeschieden. Bei den Stieren findet man gelegentlich Brucellen in Hoden, Nebenhoden, Cowper-Drüsen, Prostata, Samenblase (Orchitis, Epididymitis brucellosa usw.), wobei ausgedehnte nekrotisierende Entzündungen entstehen können.

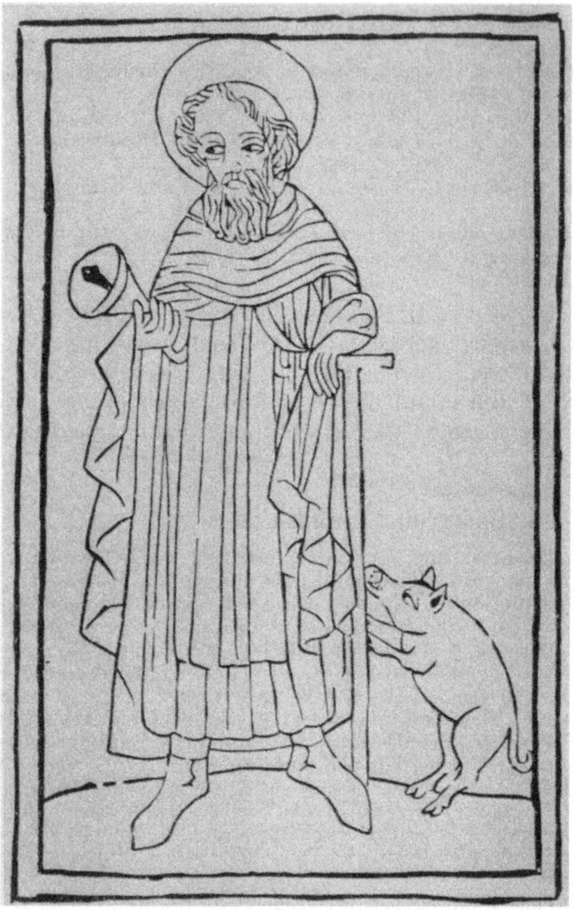

Abb. 1. Antonius der Einsiedler (um 250 bis um 356), nach dem die sich der Spitalpflege widmenden Antoniter benannt sind, als Schutzheiliger gegen Seuchen und Patron der Haustiere und Schweinehirten. Anonymer Holzschnitt, um 1450. Kupferstichkabinett, München. Klischee aus dem Archiv der Ciba-Zeitschrift.

Bemerkenswert ist noch das häufige Befallensein der Gelenke, Sehnenscheiden, Schleimbeutel durch Bang-Erreger. Es kommt zu typischen Entzündungen mit gelblichem, flockigem Sekret, aus dem man die Erreger züchten kann.

Die Erkrankung der Gelenke, Sehnen und Schleimbeutel ergibt klinisch wohlbekannte Bilder bei der Kuh, z. B. der sog. Knieschwamm als Bursitis praecarpalis brucellosa, während beim Pferd die Bursitis brucellosa an der Bugbeuge und der Genickbeuge sich manifestiert, oftmals mit langwierigen Fistelungen. Auch Augenentzündungen im Sinne einer Panuveitis, einer Iridocyclitis brucellosa wurden besonders beim Pferd als periodische Panophthalmie beobachtet (Burky, Thompson und Zepp). Brucellaerreger konnten bei den genannten entzündlichen Veränderungen morphologisch und kulturell nachgewiesen werden.

3. Klinik und Pathologie. Auch beim Tier ist die Brucellose nicht etwa eine Geschlechtskrankheit, sondern eine allgemeine Infektion im Sinne einer mild verlaufenden Sepsis, allerdings mit einer besonders ausgeprägten Affinität zu den Sexualorganen. *Die allgemeinen klinischen Symptome beim Tier sind verhältnismäßig geringfügig*, werden oft auch vom Tierhalter wenig beobachtet, so daß eigentlich erst der Abort die Diagnose der Krankheit stellen läßt.

Pathologisch-anatomisch lagen erstaunlicherweise bis zu den ersten Mitteilungen von Löffler im Jahre 1930 über spezifische Bang-Granulome in den verschiedenen Organen *beim Menschen* keine entsprechenden Mitteilungen bezüglich der Tiere vor. Man hatte nur beobachtet, daß die Placenta einen schmutzig-gelblich-sulzigen Überzug zeigte, die Kotyledonen verfallen, das Unterhautzellgewebe beim abortierten Kalb blutigserös durchtränkt, Lymphknoten sowie Milz geschwollen und mit kleinen nekrotischen Herden versehen waren. Nicht selten wurden fibrinöse Entzündungen mit Blutungen im Magen-Darmtrakt festgestellt. In der Folge sind dann einige sehr eingehende pathologisch-anatomische Arbeiten über BANG-infizierte Kühe erschienen, in denen die LÖFFLERschen pathologisch-anatomischen Befunde auch beim brucellakranken Haustier bestätigt werden konnten. Wir verweisen hier auf die große Monographie von V. RIDALA.

4. Diagnose und Differentialdiagnose. Die Diagnose ist nach Möglichkeit durch Kultur des Erregers zu beweisen und durch serologische Prüfungen zu ergänzen. Angewendet werden: Agglutination von Blut- und Milchsera (Langsam- und Schnellagglutination), die Abortus-BANG-Ringprobe der Vollmilch zur Feststellung der spezifischen Agglutinine, weniger häufig die Komplementfixation, die Flockungsreaktion nach MEINICKE oder den für die Tierheilkunde nicht geeigneten Cutantest (vgl. den bakteriologischen Teil).

Differentialdiagnostisch muß man beim Verwerfen nicht nur an Brucellose denken, sondern auch noch an andere Abortusseuchen, hervorgerufen durch das Vibrio fetus, Bacterium abortus ovis beim Schaf, durch Trichomonaden, pyogene Erreger (bekanntlich kann man durch intravenöse Injektionen mit dem B. pyogenes hochträchtige Rinder zum Verwerfen bringen), durch B. abortus equi beim Pferd (es sei an dieser Stelle bemerkt, daß die BANG-Infektion des Pferdes möglich ist, jedoch nur ganz selten zum Abort führt), durch die Schweinepest beim Schwein, durch die Rickettsia Burneti (Q-Fieber) bei der Ziege[1].

5. Prognose. Prognostisch ist die Tierbrucellose als benign zu betrachten, doch können chronische Endometriden zur Sterilität, die chronische Mastitis zur schweren Verseuchung der Milch und Verminderung der Milchproduktion, die Gelenkaffektionen, besonders die Gonitis, zu schweren Motilitätsstörungen führen, ähnlich der Gelenktuberkulose. Rezidivaborte 6—10 Jahre nach den Erstaborten sind beim Rinde nicht selten.

6. Therapie und Prophylaxe. Therapeutisch wird eine Vaccination mit *lebenden Erregern* durchgeführt, in letzter Zeit mit einem amerikanischen *Brucellenstamm Bug 19*, der weitgehend durch Züchtung atoxisch geworden ist, bei voller Erhaltung seiner antigenen Eigenschaften. Über den Erfolg bei erwachsenen trächtigen Tieren sind die Meinungen geteilt, wobei hinzukommt, daß die Tendenz der Selbstimmunisierung die Beurteilung sehr erschwert. Besonders kritisch wird die Lebendvaccination bei jungen, noch nicht infizierten Kälbern beurteilt, da manche Autoren glauben, hierdurch die Seuche nur zu verbreiten; sie ist deshalb nur in BANG-infizierten Rinderbeständen gestattet.

HUDDLESON (1947), HUDDLESON und BENNETT (1948) berichten über Immunisierungsversuche bei Meerschweinchen mit einer dissozierten Mukoidform von Brucella suis als Vaccin zur subcutanen Applikation zubereitet und als *Brucella-M-Vaccine* lieferbar, mit der eine Immunität gegen alle 3 Typen der Brucellen in weit höherem Grade als mit anderen Brucellavaccinen zu erzielen war.

Die Injektion mit lebenden Mucoidformen der Bruc. suis führte nicht zur Erkrankung der Versuchstiere, ebensowenig zur Bildung eines signifikanten Agglutinintiters im Blute (Titer meist 1:25 gegen die S-Formen der Brucellen 60 bis maximal 90 Tage nach der Injektion), was im Hinblick auf eine serologische Untersuchung zur Unterscheidung zwischen Vaccination und Infektion von aktiv immunisierten Viehherden von Bedeutung ist.

Umfangreiche Immunisierungsversuche mit der Brucella M-Vaccine bei Hornvieh scheinen bisher alle Erwartungen erfüllt zu haben, doch dürfte ein endgültiges Urteil über diese M-Vaccine noch nicht möglich sein. Weitere Untersuchungen an Viehherden mit dem neuen Vaccin wurden noch von KILLHAM, REED und CLARK durchgeführt.

Leider steht für die Tierheilkunde auch heute ein Chemotherapeuticum mit sicherer Wirkung und hoher Wirtschaftlichkeit nicht zur Verfügung.

Als weitere Therapeutica zur Bekämpfung der Tierbrucellose, d. h. praktisch des Rinder-BANGs, werden angegeben: Phenol (5 cm^3 einer 5%igen Lösung) oder 20—30 cm^3 von 2%igem Phenolwasser in Abständen von 14 Tagen subcutan bis zum 8. Graviditätsmonat, Merfen-Kohle (20 cm^3) intravenös, Syrgotral (Silberkolloid) per os, J. K.-Lösung in Dosen von 100 cm^3 per os, Abortex, Arg. coll., Benzoptol, Entol (cave!), Ferr. sulf., Kal.-chlor., Kalk, Jodipin, Jodkalium, Isaminblau, Methylenblau, Naganol, Neosalvarsan, Quecksilberjodid, Salicylsäure, Targesin, Tartarus stibiatus, Trypaflavin, Trypanblau, Mercurochrom usw. Die Erfolge waren wenig überzeugend. Im Reagensglasversuch zeigte es sich, daß Trypaflavin in einer Verdünnung 1:100 sogleich, in einer Verdünnung 1:100000 in etwa 2 Std BANG-Bacillen abtötet, während die anderen genannten Desinfizientien bedeutend schwächer oder gar nicht wirkten. Die von manchen Autoren empfohlenen Uterusspülungen mit Trypaflavinlösung 1:1000 bei BANG-infizierten Kühen ist wegen der Gelbfärbung des Fleisches im Hinblick auf den Schlachtwert nicht durchzuführen (Lit. bei KLIMMER).

[1] KILCHSPERGER, G., u. E. WIESMANN: Abortus-Epidemie bei Ziegen bedingt durch Rickettsia Burneti. Schweiz. Arch. Tierheilk. 9, 553 (1949).

Als allgemeine Maßnahme zur Hebung der Resistenz und speziell zur Verhütung des Abortes soll Vitamin E dienen (W. Frei, Joller, s. S. 181) in Form von Weizenkeimölen (Enoulan) oder synthetischem Tocopherol, z. B. Ephynalampullen zu 5 cm³ = 0,3 g Tocopherol tief intramuskulär, und zwar 2 Injektionen im Intervall von 6 Wochen vor der Geburt, die 3. Injektion nach der Geburt im Sinne des Schutzes.

Bei den erwähnten Schleimbeutelerkrankungen wird nach Punktion Kupfersulfat 4%ig instilliert und 8 Tage später die Bursa exstirpiert.

Die Ausmerzung der kranken Herden durch Schlachtung dürfte der wirtschaftlichen Folgen wegen kaum in großem Ausmaße möglich sein, doch sollte durch eine entsprechende Hygiene der Ställe (Bang-Abkalbställe, gründliche Bekämpfung der Fliegen, s. S. 124) und Ausschließung kranker Tiere von der Zucht, eventuell durch Schaffung von Reservatgebieten für Bang-infizierte Herden, die Seuche mit der Zeit eingedämmt und vielleicht zum Erlöschen gebracht werden können. (Siehe die gesetzlichen Maßnahmen zur Bekämpfung der Schweinebrucellose in Dänemark bei Thomsen mit vollständiger Sanierung der gesamten Tierbestände des Landes.)

7. Gesetzliches und Forensisches. Daß die Brucellosen als Tierseuchen in fast allen Kulturländern meldepflichtig sind, sei der Ordnung halber bemerkt und noch einiges Forensisches abschließend gesagt: In Dänemark und auch anderen Ländern gehört das seuchenhafte Verwerfen zu den Gewährsfehlern der Tiere, die zu rechtlichen Auseinandersetzungen führen können. Es ist deshalb dort vorgeschrieben, daß neben der serologischen Prüfung der Blutproben des verwerfenden Tieres (Möglichkeit eines Immuntiters ohne Krankheit durch Vaccination) auch noch das Nachgeburtsmaterial mikroskopisch und serologisch (Antigenreaktion mit Kochextrakt von verändertem Kotyledonengewebe im Kaninchenversuch — Blutserumtiter nach intravenöser Vorbehandlung mit vorgenanntem Kochextrakt) zu untersuchen ist (s. Klimmer). Weitere Autoren: Wirth und Diernhofer, Dahmen, Thomsen, Henricsson, W. Frei, Pfenninger, Pfenninger und Krupski, Riedmüller, Ridala, Hieronymi, Leuthold.

III. Bakteriologie und Serologie der Brucellen.

1. Material und Nomenklatur. Die nachher zu beschreibenden Brucellen werden in den Sekreten von infiziertem *Tier und Mensch* in oftmals reichlichem Ausmaß gefunden oder können daraus gezüchtet werden. Es seien genannt: Eihäute, Fruchtwasser, Gewebssaft von Euter und Milz, Urin (bei Melitensis), Kot (schwierig), Duodenalsaft, Absceßeiter, Gelenkpunktate, Blut, Liquor, Speichel, Sputum sowie Milch.

Die Nomenklatur hat im Laufe der Jahre sehr stark gewechselt, wie folgende Aufstellung zeigt:

Mikrococcus Melitensis (Bruce (1887),
Bacillus abortus (Bang 1897),
Corynebacterium abortus endemici (Preiss 1903),
Bact. abortus bzw. Bact. Melitense (Classif. Soc. of Am. Bact. 1918),
Alcaligenis Melitens. s. abortus (Castellani und Chalmers 1919).

Meyer und Shaw schlugen dann 1920 vor, diese Klasse von Bakterien als *Brucellae* zu bezeichnen.

Die verschiedenen Typen wären demzufolge zu bezeichnen als Brucella capro-ovina (= Br. Melitensis s. Bruce), Brucella bovina (= Br. abortus s. Bang), Brucella porcina (= Br. suis s. Traum) als S(smooth)-Formen. Im Gegensatz zu den S- sollen die R(rough)-Formen (Dissoziationsformen fraglich in vivo, sicher in vitro zu beobachten) mit der zusätzlichen Benennung „Para-" oder „Pseudo-" (weniger vorteilhaft) gekennzeichnet werden, also: Paramelitensis usw. Einige Bakteriologen lehnen diese Bezeichnungen als begriffsverwirrend ab. Im folgenden seien die wichtigsten färberischen, kulturellen und serologischen Methoden kurz dargestellt[1].

2. Morphologie und Färbung. Es handelt sich um pleomorphe Bakterien, deren Form durch Alter der Kultur, Untersuchungsmedien und durch die Färbung beeinflußt wird. Die Grundform ist ein sehr kurzer Bacillus mit

[1] Neuerdings werden noch eine Brucella bronchiseptica und Br. neurotropica als weitere Typen postuliert. Es sei auf die Ausführungen auf S. 107 und 135 hingewiesen.

zugespitzten Enden. In hängenden Tropfen sehen die Stäbchen wie Mikrokokken aus: sie tragen keine Geißeln und zeigen nur lebhafte Molekularbewegung, jedoch keine Eigenbewegung. Der Durchmesser beträgt 0,3—0,8 —1 μ. In frischen Kulturen und Organausstrichen liegen die Einzelexemplare isoliert, auch paarweise, seltener in Ketten von 3—4 Gliedern angeordnet. Sie nehmen die üblichen Anilinfarbstoffe leicht auf, sind gramnegativ und haben keine Sporen. Bei der Färbung zeigt der Bakterienleib den Anschein einer Körnelung. Die Brucellen sind *alkalifest*, d. h. durch verstärkten KOH-Zusatz zur Farbe (Safranin, Methylenblau) wird die Farbwirkung in erheblichem Maße gesteigert. Mit dieser KOH-Methode kann man die alkaliresistenten Brucellen im Untersuchungsmaterial gut zur Darstellung bringen, während die nicht alkaliresistenten Bakterien vernichtet werden.

Färbung nach HANSEN: 1. Alkalisches Methylenblau (0,04% KOH) 1 min, 2. abspülen; 3. 3%ige wäßerige Safraninlösung 15—20 sec; 4. abspülen. Ergebnis: Brucellen blau, Untergrund rot (bei DAHMEN).

Färbung nach KÖSTER: 1. Präparat über der Flamme trocknen und fixieren; 2. vorfärben mit alkalischer Safraninlösung 1 min (1,5 cm³ einer molaren Lösung von KOH + 5 Tropfen wäßriger 3%iger Safraninlösung). Das Färbegemisch muß unmittelbar vor jeder Färbung hergestellt werden. 3. Gut spülen mit Leitungswasser; 4. Differenzierung in 0,05%iger H_2SO_4-Lösung 15 sec; 5. gut spülen; 6. Nachfärben mit 3%iger wäßriger Methylenblaulösung 15 sec. Ergebnis: Brucellen rot, Begleitbakterien und Untergrund blau (bei DAHMEN). Reichlich Material ist für diese Färbungen Voraussetzung.

3. Nährböden, Zusätze und Biochemie der Erreger. Auf gewöhnlichen Nährböden wachsen die Brucellen nicht sehr üppig und frühzeitig beobachten wir die Bildung von Involutionsformen. Am besten gelingt die Kultur mit Agar in hoher Schicht, dem Blutserum oder Amnionflüssigkeit als Untersuchungsobjekt zugesetzt wird. Gute Ergebnisse werden auch mit Pepton und Leberbouillon erzielt, von denen die Kulturen nach einigen Tagen bis Wochen auf Agarplatten überimpft werden können. Die Züchtung ergibt besonders gute Resultate bei Veränderung der Sauerstoffspannung und bei Erhöhung der Kohlendioxydspannung auf 10% — je nach vorliegendem Typus. Erfolgreich ist auch das *symbiotische Verfahren mit Sauerstoffzehrern* im abgeschlossenen Raum. Das p_H der Nährböden soll 6,8—7,2 und die Temperatur 27° sein.

Neuere Untersuchungen von HUDDLESON, EVELYN SANDERS und HUDDLESON (1950) haben gezeigt, daß in einer strömenden 100%igen Sauerstoffatmosphäre die Bruc. suis am stärksten, die Bruc. Melitensis weniger stark und die Bruc. abortus am schwächsten wachsen in einem wäßrigen Tryptose (1—3%)-Glykose (1—2%)-NaCl (0,5%)-*Medium* mit 0,5 mg-%igem Thiamin-HCl-Zusatz bei einem p_H von 6,7 und einer Temperatur von 37° C, während bei Verwendung von *reinem* Stickstoff- oder Kohlendioxydgas das Wachstum aller Brucellen im obigen Medium unterdrückt wurde. In Fortsetzung dieser Versuche wurde die metabolische Aktivität der Brucellen bei obenbeschriebenen Bedingungen bestimmt. Die Glykose wird zu CO_2 oxydiert, am stärksten bei strömendem reinem Sauerstoff, wobei der porcine Typ im Vergleich zu den zwei anderen Typen weniger Glykose abbaut. Dagegen geht die Ammoniakbildung bei der Brucella suis rascher vonstatten als bei den capro-ovinen und bovinen Brucellen.

Diese Unterschiede im enzymatischen System der 3 Brucellatypen sind ein weiterer Beweis ihrer Verschiedenheit.

Methode des Hygiene-Instituts Zürich zur Züchtung von Bruc. abortus. Das Blut wird zentrifugiert, das Serum abpipettiert, das Coagulum in ein Leberbouillonkölbchen gebracht und in 10%iger CO_2-Atmosphäre eingeschlossen. Nach 8 Tagen wird aus dem Kölbchen ein Ascitesagar geimpft, ebenfalls in CO_2 eingeschlossen und nach 24 und 48 Std kontrolliert, ob Wachstum eingetreten ist. Bei negativem Ergebnis wird das Herausimpfen aus dem Kölbchen innerhalb eines Monats wöchentlich wiederholt.

Bei Wachstum wird durch einen Ausstrich und Färben nach Gram die Art der gewachsenen Bakterien festgestellt. Sind es gramnegative, feine Stäbchen, so werden dieselben durch Agglutination mit dem Bang-Immunserum verifiziert.

Die verschiedenen Typen von Brucellen lassen sich durch Huddleson-Farbplatten differenzieren. Es handelt sich um Methylviolett (1:100000), Fuchsin (1:25000), Thionin (1:30000), Pyronin (1:200000) als Zusatz zu Leberagar, wodurch es teils zur Hemmung, teils zur Förderung der caprinen, bovinen und porcinen Typen kommt.

Das verschiedene Vermögen der Bildung von H_2S im Leberbouillon ist eine weitere Möglichkeit der kulturellen Differenzierung.

Tabelle 1. *Differenzierung der Brucellen durch biochemische Methoden.*

Typ der Brucella	Aerophilie	Wachstum in 10% CO_2-Spannung	Vermögen der Bildung von H_2S			Wachstumsvermögen bei Farbstoffzusätzen von			
			nach 24 Std	nach 48 Std	nach 96 Std	Methylviolett 1:100000	Fuchsin-Base 1:25000	Thionin 1:30000	Pyronin 1:200000
Br. caprina	aerob	—	—	—	—	+	+	+	+
Br. bovina	semiaerob	+	+	+	—	+	+	+	+
Br. porcina	semiaerob	—	—	+	+	—	—	—	—

Der *Eiernährboden* nach Petragnani ist besonders geeignet zur Züchtung der Brucella Melitensis.

Glucosenährboden. Die verschiedene Fähigkeit der Ausnützung von Glucose (Fairchilds-Pepton) soll nach McAlpine und Slanetz (Lit. bei Kristensen) eine Unterscheidung der Brucellastämme ermöglichen. Die porcinen und caprinen Typen sollen am stärksten die Glucose zu Säure abbauen (Bestimmung des p_H des Nährbodens). Die Ergebnisse sind nach zahlreichen Nachuntersuchungen nicht genügend eindeutig, um diese Methode zur Differenzierung der Brucellen verwenden zu können.

Penicillinnährboden. Sie sind in einer Konzentration von 2—5 OE je Kubikzentimeter Kulturmedium zur selektiven Isolierung der Brucellen (Penicillinresistent) im Sinne einer Keimhemmung anderer unerwünschter Penicillinempfindlichen Bakterien mit Erfolg verwendet worden, analog der selektiven Züchtung der Pertussiserreger (T'ung-Tsun).

Zur selektiven Züchtung von Abortusbakterien aus der Milch bewährte sich noch der Leberagar nach Stafseth mit Gentianaviolett 1:250000 (Lit. bei Zeller)[1].

Weitere biochemische Reaktionen im allgemeinen sowie hinsichtlich Eignung zur Differenzierung der verschiedenen Br.-Typen (erhöhter Pepton- und Phosphatbedarf sowie vermehrte Sensibilität gegen höhere Salzkonzentrationen wie Chlorkalium der Br. caprina, Agglutination in vitro durch Trypaflavin seitens der Br. Paramelitensis, nicht jedoch der Br. abortus und Melitensis, Peroxydasereaktion, Reduktionsvermögen der Brucellen gegenüber verschiedenen Farbstoffklassen wie Thiazin-, Azin-, Oxyazin-, Azo-, Xanthon-, Di- und Triphenylmethangruppe) können in diesem Rahmen nicht weiter erörtert werden (Habs und andere Autoren).

Neben den bereits genannten Typen von Ziegen-, Rinder-, Schweinebrucellen werden noch Dissoziationsformen unterschieden, d. h. Umwandlung der Brucellen von der S-(smooth) Form in die R-(rough)Form, die als „Para-Melitensis", „Para-Bang" und „Para-Suis" bezeichnet werden. Letztere sollen nach einigen Autoren die gleichen, nach anderen quantitativ (Verminderung) und qualitativ (Partialantigene mit Typhus) veränderte antigene Eigenschaften haben gegenüber den S-Formen (Lit. bei A. Grumbach). Hinsichtlich der Pathogenität sollen diese Dissoziationsformen von Bedeutung sein.

---

[1] Zum diagnostischen Kulturnachweis aller Typen der Brucellen erwiesen sich 3—5 Tage alte Hühnerembryonen als sehr wertvoll, besonders bei Inokulation in den Dottersack (Damon und Gay, siehe Literatur-Nachtrag).

Auf Grund klinischer Beobachtungen von Brucellosen mit besonderer Affinität zum Nervensystem sollen auch neurotrope Brucellenstämme bestehen, doch konnte bakteriologisch eine solche Hypothese bisher nicht bewiesen werden.

Die Isolierung von Brucellabakteriophagen gelang bis jetzt nicht (s. Literatur A. GRUMBACH).

4. Resistenz. Die Virulenz geht durch die Züchtung nicht verloren, doch ist das Bacterium sehr empfindlich auf Licht und Erhitzung über 60°. Brucellakulturen, die eine Std der Julisonne in Puerto-Rico bei einer gleichmäßig gehaltenen Temperatur zwischen 20 und 30 C° oder 20 sec einer Ultraviolettbestrahlung ausgesetzt wurden, waren steril (MORALES-OTERO und Mitarbeiter).

Pasteurisieren von BANG-kontaminierter Milch (100000 Keime von Bruc. bovina im Kubikzentimeter) führte in 5 bis 10 min zur Keimfreiheit (HUDDLESON, BETTY BALLZER und TRONT).

Peptonbouillon hat nach WRIGHT (1933) inhibatorische Wirkung gegenüber Brucellen. Dies wurde neuerdings von SCHUHARDT, RODE und GLENDA OGLESBY (1949) bei in vitro-Versuchen über die Wirkung von Sulfonamiden bei Brucellen festgestellt.

Tabelle 2.
Verhalten der Brucellen gegenüber gebräuchlichen Antiseptica. (Aus „La Brucellosis humana" von A. PEDRO-PONS und P. FARRERRAS-VALENTÍ modifiziert.)

Desinfiziens	Konzentration der Lösung	Einwirkungszeit und Abtötung
Äthylalkohol	90 Vol. %	im Augenblick
Sublimat	1:1000	2—5 min
Kaliumpermanganat	1:5000	10 min
Acid. salicyl.	1:1000	10 min
Phenol	1:500	10 min
Acid. sulfur.	1:5000	10 min
Äthylalkohol	45 Vol.-%	10 min
Thymol	1:2500	20 min
Acid. hydrochlor.	1:1000	20 min
Chinin	1:1000	30 min
Kresolseife	1:100	5—10 Std
Formalin	2,5:100	40 Std
Chlorkalk	5:100	80 Std

Auch die üblichen Desinfektionsmittel wirken in verhältnismäßig kurzer Zeit.

Im normaciden Magensaft (in vitro) werden die Brucellen in kürzester Zeit abgetötet. Werden Brucellen allerdings vor Austrocknung bewahrt, so können sie außerhalb des lebenden Organismus sehr lange sich halten, z. B. Nachweis von Brucellen in Milch 6—7 Tage, in Butter bis zu 4 Monaten, in infizierten Bodenproben und in Wasser bis zu einigen Monaten (SIGNORELLI u. a.).

5. Serologie. *A. Allgemeines.* Vorwegnehmend sei gesagt, daß die Beurteilung der mit den serologischen Methoden erzielten Ergebnisse schwierig ist, schon weil hinsichtlich der angewandten Technik große Unterschiede bestehen, abgesehen von der Verschiedenheit der biologischen Reaktionen seitens der verschiedenen Brucellastämme und -typen, sowie der verwendeten Tiere. Widersprechende Resultate bei Versuchen der zahlreichen Autoren über die Phänomene der Agglutination, Präcipitation, Komplementfixation, Kreuzungsagglutination, Phagocytose usw. lassen es fast unmöglich erscheinen, *eine* der genannten immunbiologischen Reaktionen als allein ausschlaggebend für unsere Erkenntnis zu bezeichnen. Immerhin darf gesagt werden, daß die Agglutination, die Komplementfixation und mit gewissen Einschränkungen der Cutantest (s. später) für die Diagnose von großer Bedeutung sind, während die serologische Typendifferenzierung der Brucellen mit Vorsicht zu interpretieren ist.

Wir möchten die Ausführung von W. FREI (Zürich) besonders unterstreichen, der eine internationale Normierung der Agglutinationstechnik fordert hinsichtlich Antigen (Zubereitung, Konzentration, Alter), Bedingungen für Ablauf der Antigen-Antikörperreaktion in vitro, Ablesung, pathognomonische Titerwerte usw., um die Untersuchungsergebnisse der verschiedenen Laboratorien überhaupt vergleichen zu können.

Auf Grund der therapeutischen Vaccination, besonders der Rinderbestände, sowie der künstlichen Infektion der Laboratoriumstiere wissen wir, daß *immunbiologische Vorgänge*, wie Bildung von Agglutinen, Alexinen, Präcipitinen, Opsoninen usw. *rasch einsetzen und etwa 10 Tage nach Einverleibung des Brucella-Antigens bereits eindeutig nachzuweisen sind.* Über Relationen der Faktoren Antigendosis, Infektionsmodus einerseits, Maxima und Dauer des Immuntiters anderseits, wissen wir wenig Konkretes.

B. Brucellen-Antigene. Hinsichtlich der zu beobachtenden biologischen Phänomene müssen wir uns das Brucella-Antigen als eine komplexe Substanz vorstellen von Agglutinogenen, Alexinogenen, Präcipitogenen, Opsonogenen und Allergenen, die mit den entsprechenden Agglutininen, Alexinen, Präcipitinen. Opsoninen, Allerginen die bekannte Antigen-Antikörperreaktion hervorruft.

Die chemische Antigenanalyse der Brucellen ist bereits ziemlich weit durchgeführt worden und führte bei der chemischen Aufarbeitung der Melitensisbakterien (A. Miles und Mitarbeiter) sowie der Bang-Bakterien (W. Mosimann) zu einem nativen Antigen (SSS specific soluble substance oder PLAPS als Abkürzung der chemischen Substrate = Phosphor-Lipoid-Amino-Polyhydroxy-Substance), das nicht nur die M- (Melitensis) und A- (Abortus) Antigene einschließt, sondern auch die R-Antigene (Rough-Formen) der Brucellen. Der Antigenaufbau der Brucellen wäre nach den neueren Erkenntnissen folgendermaßen: UP-Antigene als unspezifische Partialantigene, verantwortlich für heterophile Agglutinationen mit Proteus OX^{19}, Cholera, Tularense, Typhus usw., G-Antigen als spezifisches Gruppenantigen, bestimmend für immunbiologische Gruppenreaktionen, ergänzt durch typenspezifische M- und A-Antigene. Darüber hinaus wird ein somatisches (im Bakterienleib vorhandenes) O-Antigen postuliert, nicht jedoch ein H-Antigen (Geißelantigen), nachdem die Brucellen unbeweglich sind. Ob ein Vi-(Virulenz) Antigen existiert, konnte experimentell noch nicht eindeutig abgeklärt werden[1].

Der erste heterogenetische (heterophile, heterologe) Antikörper wurde 1911 von Forssman entdeckt. Kaninchen werden mit Meerschweinchennierensuspensionen bis 6mal intravenös gespritzt, worauf nicht nur ein mit Meerschweinchennieren, sondern auch mit Hammelerythrocyten bei Anwesenheit von Komplement reagierender Antikörper (Heterohämolyse) entsteht. Das F-Antigen (F-Antikörperbildung als F-Hämolysin) ist heute von größter Bedeutung wegen seiner weiten Verbreitung in Tier- und Pflanzenwelt mit der daraus resultierenden Einteilung in F-positive und F-negative Lebewesen. F-positiv sind zum Beispiel: Meerschweinchen, Pferd, Hammel, Schaf, Hund, Wolf, Fuchs, die Menschenblutgruppe A, Pneumococcus I, III, Oedematiens Novy, Milzbrand-, Tuberkelbacillus, Gonococcus. *Unseres Wissens fehlen entsprechende Versuche mit den verschiedenen Typen der Brucella.* F-negativ sind z. B. Rind, Kaninchen usw., weshalb sie zur Gewinnung von F-Antikörper geeignet sind.

Die Hammelerythrocyten enthalten daneben noch andere heterophile Antigene: das Mononucleosis (M)-Antigen (darauf beruht die Serodiagnose beim Pfeifferschen Drüsenfieber des Menschen mit Bildung von M-Schafblutagglutinine, in der angloamerikanischen Literatur als Paul-Bunnel-Reaktion, bei uns nicht ganz korrekt als Hanganatziu-Deicher-Reaktion bezeichnet), das S-Antigen (bei der Serumkrankheit des Menschen Beobachtung des Auftretens von S-Schafblutagglutinine 8 Tage nach der Injektion von Pferdeserum durch Hanganutziu-Deicher) und wahrscheinlich noch weitere (Literatur bei J. Tomesik und H. Schwarzweiss[2]).

Die Aufklärung der chemischen Struktur des F-Antigens ist bereits weit fortgeschritten. Es handelt sich um relativ niedrig molekulare Körper (Polypeptide ?) mit sicher nachgewiesenen Acetylgruppen.

Der Vollständigkeit halber sei noch bemerkt, daß die isogenetischen (isophilen, homologen) artspezifischen Hammelblut(H)-Antikörper (Gewinnung dieser Hämolysine durch intravenöse

[1] Prof. H. Graf, Direktor des vet.-pharmak. Institutes in Zürich, hält die Möglichkeit der Bildung von uterusmotorischen Substanzen im Stoffwechsel der Brucellen (hysterotropes „Brucella-Abort-Toxin?“) als Ursache des seuchenhaften Verwerfens der Bang-infizierten Rinderbestände für nicht ausgeschlossen. Entsprechende Untersuchungen am Rinderuterus mit verschiedenen Brucella-Antigenaufarbeitungen sind im Gange.

[2] Tomesik, J., und H. Schwarzweiss: Schweiz. med. Wschr. **1950**, 1.

Injektion von Hammelerythrocyten beim Kaninchen) als Indicator bei den Komplementablenkungsreaktionen (Wa.R. usw.) bekanntlich eine große Rolle spielen.

In jüngster Zeit sind noch zahlreiche weitere heterogenetische Antigene bei ganz unterschiedlichen Tierarten und Mikroben entdeckt worden, so daß neuartige Gruppenbeziehungen zwischen den verschiedensten Mikro- und Makroorganismen aufzustellen sind, deren Bedeutung für die serologische Diagnostik sowie für die Deutung allgemein biologischer Phänomene zur Zeit noch gar nicht abzuschätzen ist.

Die verschiedenen Brucellatypen können auf Grund der Antigenanalyse nach ihrem verschiedenen quantitativen Gehalt an A- und M-Antigen (ein besonderes Suis-Antigen besteht offenbar nicht) strukturell dargestellt werden laut folgendem Schema (Abb. 2).

Es ist an dieser Stelle nicht möglich, näher auf die Technik der Gewinnung der verschiedenen Brucella-Antigene einzugehen. Prinzipiell sind folgende Gruppen von Antigenen zu unterscheiden und je nach Zweck anzuwenden:

1. Lebende vollvirulente oder abgeschwächte Brucellakulturen als streng typenspezifische oder typengemischte Antigene.

2. Durch physikalische oder chemische Einwirkung abgetötete Vollantigene der einzelnen Brucellatypen oder ihrer Mischung in Form von Kulturaufschwemmungen wie Abortin, Melitinin sowie Brucellin.

3. Chemisch durch verschiedene Extraktions- und Trennungsverfahren gewonnene Zubereitungen der Brucella-Antigene aus Kulturfiltraten als Vollextrakt, als Glyko-Lipoid-Polypeptidkomplex (Endotoxin), als Nucleoprotein-Fraktion (analog dem gereinigten Protein aus Tuberkulin nach der Methode von F. B. Seibert) und als Polysaccharidfraktion mit Haptencharakter (R. C. Huston, I. F. Huddleson und A. D. Hershey, Mosimann).

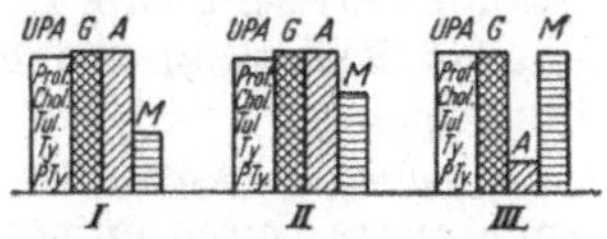

Abb. 2. Schematische Darstellung von Brucella abortus (I), Brucella suis (II), Brucella Melitensis (III) auf Grund ihrer Antigenstruktur. *G* Gruppenantigen, *A* und *M* Typenantigen. *UPA* unspezifische Partialantigene. (Kreuzungsagglutination mit Proteus OX^{19}, Cholera, Tularense, Typhus, Paratyphus in der Reihenfolge der Stärke der Mitagglutination, s. S. 108 ff.)

Diese „Rein-Antigene" liegen teilweise als wägbare, amorphe Trockensubstanzen vor[1].

Die mit chemischen Methoden gewonnenen Antigene wurden untersucht und verglichen: chemisch (Mikroanalyse, Chromatographie, Reaktionen auf Kohlenhydrate, Lipoide, Fette, Wachse, sowie Eiweiß und Aminosäuren), toxikologisch an Mäusen, außerdem immunbiologisch auf Antigen-Antikörperreaktionen mit Immunseren (Kaninchen) in Form von Antibrucella, Anti-Vollextrakt, Anti-Nucleoprotein, Anti-Glykolipoid und Anti-Polysaccharid bei Verwendung der Agglutination, Präcipitation, Komplementfixation und Cutanreaktion.

Das *Polysaccharidantigen* erwies sich im Tierversuch als praktisch atoxisch, nicht antikörperbildend (Haptencharakter), *jedoch geeignet zur Auslösung allergischer Hautreaktionen*, während die anderen Antigenzubereitungen prinzipiell, wenn auch mit gewissen Unterschieden, wie die natürlichen Brucella-Antigene sich verhielten.

C. Differenzierung der Brucellen mit serologischen Methoden. Baktericidie von Serum. Normale Menschen- und Kaninchenseren zeigen gegenüber Abortus Bang- und Melitensisbakterien *bactericide Wirkung* (P. Hofmann und E. Bartsch, Ninni, Weigmann, Grumbach).

Methode. Unverdünntes und verdünntes Serum (1:5 und 1:10) wurde mit einer bekannten Menge von Br. bovina et caprina versetzt und die geimpften Röhrchen bei 37° im Wasserbad

[1] Für den Mantoux verwenden die Angloamerikaner heute bereits in großem Umfange ein PPD (purified protein derivate) genanntes Tuberkulin zur Vermeidung unspezifischer Reaktionen. Sehr weit sind in allerjüngster Zeit die Forschungen über die Chemie des Tuberkelbacillus vorwärtsgetrieben worden. Das Antigen ist ein Lipo-Polysaccharid, die Aufklärung seiner Konstitutionsformel weitgehend, die Synthese teilweise bereits gelungen (Anderson in USA., Lederer in Frankreich [Institut de Biologie Physico-Chemique, Paris], Vortrag vor der Chemischen Gesellschaft in Zürich am 22. Nov. 1950).

aufbewahrt. Nach bestimmten Zeiten wurde eine Probe mittels Platinöse entnommen und durch Ausstreichen auf Glycerinagarplatten der Keimgehalt bestimmt. Kontrolle wurde in der gleichen Versuchsanordnung mit physiologischer Kochsalzlösung angestellt.

An Stelle der Normalseren wurden auch BANG- und Melitensis-*Immunseren* von Kaninchen verwendet. Die Immunseren zeigten wohl eine etwas höhere bactericide Wirkung, doch war diese gegenüber der homologen Bakterienart nicht größer als gegenüber der heterologen. Die Autoren kommen deshalb zu dem Schluß, daß mit den Bactericidieversuchen durch Normal- und Immunseren die Brucellen weder zu identifizieren noch zu differenzieren sind.

Agglutination. Durch Verwendung streng typenspezifischer Immunseren (Immunisieren von Kaninchen mit lebenden oder abgetöteten caprinen, bovinen und porcinen S-Formen von Brucellen sowie mit verschiedenen Stämmen von Menschen und Tieren) wollen EVANS, WILSON, MILES und andere Autoren mit Hilfe der Agglutination eine Trennung von Melitensis-Brucellen einerseits sowie Abortus- und Suis-Brucellen andererseits, wie sogar verschiedener pathogener Stämme erreicht haben. Nachprüfungen von KRISTENSEN, WEIGMANN, ZELLER u. a. (s. KLIMMER) können die Ergebnisse nicht mit beweisender Eindeutigkeit bestätigen.

Agglutininabsättigung nach CASTELLANI. Absorption der Agglutinine der Immunsera durch entsprechende Brucellentypen sollen die Differenzierung von 2 Typen der Br. Melitensis einerseits, abortus und suis andererseits sicher zulassen (EVANS u. a.). Auch diese Differenzierungsmethode wird als ungenügend abgelehnt (ZELLER, WEIGMANN), doch scheint bei subtiler Technik diese Methode nicht ganz aussichtlos zu sein, falls man von der Differenzierung der Stämme absieht. Wir erinnern an die Antigenformel, die die nahe Verwandtschaft der bovinen und porcinen Typen zeigt in guter Übereinstimmung mit der Agglutininabsättigung.

Weitere unspezifische Agglutinationsmethoden zur Typisierung der Brucellen. Thermoagglutination (BURNET 1925). Die auf 100° erhitzten BANG-Stämme sollen mit entsprechenden Immunseren keine, die ebenso behandelten Melitensisstämme so gut wie immer Flockung zeigen. Nachprüfungen von verschiedenen Seiten konnten diese Beobachtungen nicht bestätigen. Die Thermoagglutination soll nach KRISTENSEN nur der Ausdruck des Übergangs der Melitensisbakterien in Paramelitensis sein. Aus den Kulturversuchen wissen wir bereits, daß gerade die Melitensisbrucellen rasch Dissoziationsformen bilden (HUDDLESON, SCALES und SORENSON, DE ANTONI, BONCINELLI, FAVILLI, TUSENA, FRENDZEL und SKYMANOUSKY bei KRISTENSEN).

Thermoresistenz der Agglutinine (FICAI und ALESSANDRINI). Trennung der BANG- und Melitensisbakterien auf Grund der verschiedenen Thermoresistenz ihrer Agglutinine. Melitensisagglutinine sollen bei 65°, BANG-Agglutinine bei 75° in einer halben Stunde zerstört werden. Nachprüfungen durch FAVILLI, VIDAL und ARBELLA, SIMONETTI u. a. verliefen negativ.

Säureagglutination (DE KRUIF). Sowohl Brucella caprina wie bovina besitzen die gleiche optimale Agglutination bei einem p_H von 3,04—3,18. Eine Differenzierung der Typen mittels dieser Methode ist also nicht möglich. Im Gegenteil schließen ECKER und SIMON sogar daraus auf die nahe Verwandtschaft der beiden Brucellatypen.

Milchsäureagglutination (VERCELLANA und ZANZUCCHI). Die 1%ige Milchsäureagglutination erweist sich bei näherer Nachprüfung nicht zur Trennung der beiden Brucellatypen geeignet.

Salzagglutination. Auch durch Aussalzungsversuche der Immunseren der verschiedenen Brucellatypen konnte eine Differenzierung nicht erreicht werden.

Basische Fuchsinagglutination (DI AICHELBURG 1934). Zur Unterscheidung von Antigenvarianten der Brucellen werden die verschiedenen Stämme in eine wäßrige basische Fuchsinlösung (1:2000) gebracht und die Suspension 2 Std auf 37° C gehalten. Alle unstabilen Stämme agglutinieren innerhalb 2 Std, die stabilen dagegen bleiben einheitlich in Suspension.

Ähnlich agglutiniert eine Trypaflavinlösung die Para-(R)-Formen der Brucellen, nicht jedoch die S-Formen (s. S. 106).

Genannte Methoden haben sich zur Erkennung der Antigenvarianten nicht einbürgern können, was wohl gegen ihre Verläßlichkeit sprechen dürfte.

Weitere serologische Methoden zur Differenzierung der Brucellatypen. Vergleichende Versuche mit der *Komplementfixation* (unbefriedigende Resultate nach ZELLER, BIELING u. a.), Versuche der Differenzierung mittels *gekreuzter Immunität*, mit der *Präcipitationsreaktion*, sowie mit der *Cutanreaktion* und schließlich mit der *Phagocytose* verliefen ergebnislos.

Nach B. WISE soll die Opsonocytophagie für die Brucellen streng spezifisch sein, wie genannter Autor bei Vergleich mit Typhus-Proteusbakterien feststellte, ohne daß allerdings eine Differenzierung der Brucellatypen mit der Methode durchgeführt worden wäre. Auch der *Mäuseschutzversuch* nach der PFEIFFERschen Methode erwies sich zur Differenzierung der Brucellatypen als ungeeignet. Weitere Autoren: KLIMMER, HOFMANN und BARTSCH, GRUMBACH (mit weiteren zahlreichen Literaturangaben).

Anaphylaxieversuche nach SCHULTZ-DALE (JADASSOHN, RIEDMÜLLER und SCHAAF). Es handelt sich um die bekannten Anaphylaxieversuche an überlebendem sensibilisiertem Meerschweinchenuterus.

Methode. Meerschweinchen wurden etwa 45 Tage nach der subcutanen Brucella-Antigeninjektion getötet, die Kontrakturen des sensibilisierten Uterushornes in der Anordnung nach MAGNUS kymographiert.

Als Brucella-Antigene kamen besonders präparierte Trockenbrucelline von Abortus- und Melitensisbrucellen zur Anwendung, die von Mensch, Rind und Schwein stammten. Die Herstellung der Trockenantigene erfolgte ähnlich wie diejenige von „Trockentrichophytin“ und „Trockentuberkulin“ (Methode nach BLOCH, LABOUCHÈRE und SCHAAF). Näheres ist in den Originalarbeiten nachzulesen. Zur Prüfung wurden der Ringerlösung stets 1 cm^3 = 25 mg gelöstes Trockenbrucellin zugesetzt. Die Kontraktion des Uterushornes wurde zuerst mit Pituglandol geprüft.

Resultat. Streng spezifische Reaktionen ohne Überkreuzungen zwischen den verwendeten humanen und tierischen (Rind, Schwein) Abortus- und Melitensisbrucellen. Leider fehlen noch Versuche, ob durch Tierpassage der Stämme die Spezifität in dieser Versuchsanordnung erhalten bleibt.

Die Versuchsergebnisse der Autoren unter der Voraussetzung der Herstellung der gleichen Trockenantigene verdienten eine Nachprüfung auf breiterer Basis.

D. Sonstige immunbiologische Reaktionen. Spontanagglutination: KRISTENSEN und HOLM wie auch andere Autoren züchteten Brucellastämme, die spontan agglutinierten. An weiteren Stämmen konnten die Verfasser zeigen, daß durch wochen- bis monatelange Züchtung eine Spontanagglutinabilität zu erreichen war; sie sehen diesen Vorgang als Degenerationserscheinung an bei gleichzeitiger Abnahme der Virulenz der kulturgezüchteten Brucellen. Es ergibt sich daraus, daß für diagnostische Agglutinationen stets frische Stämme zu verwenden sind.

Kreuzungsagglutination. Nach amerikanischen Autoren sollen Immunseren von *Patienten mit Brucellose auch Typhus-, Paratyphus- sowie besonders die Tularensebakterien mitagglutinieren.* Nach KRISTENSEN muß bedacht werden, daß viele der Patienten Typhus und Paratyphus durchgemacht, bzw. gegen diese Infektionen immunisiert worden sind. Nach demselben Autor ist die Agglutination auf Brucellose ebenso spezifisch anzusehen wie der Widal bei der Typhus-Paratyphusgruppe.

Vergleichende Untersuchungen von CALDER über Agglutinine gegen Brucella bovina et caprina einerseits und gegen B. tularense und Proteus OX 19 andererseits bei Patienten mit chronischen Brucellosen und gesunden Versuchspersonen ergaben: sehr selten eine Reaktion der Brucellaimmunseren mit dem Tularensebacterium, dagegen häufig Agglutination mit dem Proteusbacterium. Gelegentlich wurde bei Patienten mit Brucellosen Titerwerte von 1:80 und höher gegen Proteus gefunden, so daß man an eine positive WEIL-FELIX-Reaktion denken konnte. Der Titer der Proteus-OX-Agglutinine war in etwa 65%, derjenige der

Proteus-H-Agglutinine in etwa 30% höher als derjenige der Brucella-Agglutinine. Es besteht offenbar eine starke Antigenverwandtschaft zwischen Brucella und Proteus. In diesem Zusammenhang sei auf die enge Antigengemeinschaft des Proteus mit den Rickettsien verwiesen, die ja die WEIL-FELIX-Reaktion beim Fleckfieber erlaubt. In praxi dürfte diese Reaktion nicht zu Unklarheiten führen, da bei wiederholten Prüfungen die Proteusagglutination bei der Brucellose keinen Titeranstieg zeigt im Gegensatz zum Fleckfieber, abgesehen davon, daß das klinische Bild uns die notwendige Klarheit schon gibt.

Sehr zu beachten ist die Feststellung von EISELE, MCCULLOUGH und BEAL, *die bei 20 Versuchspersonen mit negativem Agglutinationstest gegen Brucellose nach der Standardimmunisierung gegen Cholera bei allen Individuen einen positiven Brucellenagglutinationstest erhielten*, zum Teil Titer von 1:40, 1:160, 1:320. Interessanterweise war bei denselben Autoren der „Opsonocytophagie-Test" bei 80% der Versuchspersonen ebenfalls positiv, während der Hauttest mit Brucellergin negativ blieb. *Bei den gegen Cholera immunisierten Personen* (z. B. Heeresangehörige) *muß man also bei der Beurteilung der Serumteste zur Erkennung der Brucellose sehr zurückhaltend sein.*

Brucellenallergie. Bei Intracutaninjektionen von Brucellenantigen, sei es in Form von Bakterienaufschwemmungen oder Bakterienextrakten, wurde eine Hauthypersensibilität festgestellt, die nach der Anordnung von PRAUSNITZ und KUESTNER passiv auf andere Individuen übertragen werden konnte (PEDRO-PONS und FARRERAS VALENTI). Dies würde die Möglichkeit einer Hautsensibilisierung ohne Vorliegen einer Infektionskrankheit bedeuten, was im Hinblick auf den diagnostischen Wert der Hautteste der Brucellosen von großer Bedeutung wäre. Allerdings muß hier beachtet werden, daß mit Rohantigenen, bzw. nur zum Teil gereinigten Brucella-Antigenen (Proteinfraktionen) gearbeitet wurde, die durch ihre Verunreinigung möglicherweise sekundär diese Hautallergie bedingten. Diese Frage müßte noch geklärt werden durch Verwendung von hochgereinigten, eventuell nur die Kohlenhydratfraktion enthaltenden Antigene.

Im Tierversuch (Meerschweinchen) gelang die passive celluläre Übertragung der BANG-Allergie nach der von LANDSTEINER und CHASE (1942) entwickelten Technik [sterile Peritonitiszellen (Erzeugung durch intraperitoneale Injektion von Paraff. liquid.) von banginfizierten Meerschweinchen als Spender werden auf gesunde Versuchstiere der gleichen Art parenteral übertragen, letztere der Intracutanprobe mit Abortusantigen (Nucleoproteinfraktion) unterzogen], wobei eine strenge Spezifität dieser Infektionsallergie bei Verwendung von Tuberkulinantigen festgestellt werden konnte (M. METAXAS-BÜHLER, 1950 im Druck).

Reinfektionsversuche. Analog den Versuchen von KOCH bei der Tuberkulose wurden Meerschweinchen mit Brucellenaufschwemmungen subcutan inokuliert und nach einigen Wochen an der gleichen Stelle reinokuliert. *Das KOCH-Phänomen konnte auch mit den Brucellen produziert werden*: regionale Lymphdrüsenaffektion bei der Primoinfektion, Ulceration und Absceß mit Nekrose am Ort der Injektion bei der Reinfektion als Ausdruck der veränderten Reaktionslage (PEDRO-PONS und FARRERAS VALENTI).

Schutzwirkung von Brucella-Immunseren. KOLMER und BONDI erzielten in ihren Untersuchungen recht interessante Ergebnisse bei der Verwendung von Immunseren (Antiabortus und -typhus) im Mäuseschutzversuch. Immunseren (Kaninchen) gegen Abortus- und Typhusbakterien wurden Mäusen gleichzeitig mit der minimalen bis $2^1/_2$fachen Letaldosis von Typhus- bzw. Abortusbakterien intraperitoneal injiziert.

Von den mit Typhus-Immunserum behandelten Mäusen überlebten bei $2^1/_2$fach tödlicher Dosis von Abortusbakterien (etwa 4 Milliarden Keime in 0,5 cm³ Suspension — D. l. m.

Maus = etwa 1,6 Milliarden Keime — Konzentration: 8 Milliarden Keime im Kubikzentimeter) nur 2,5%, von den mit Abortus-Immunserum behandelten 20%, von den mit Typhus-Abortus-Antiserum behandelten 13,3% und von den mit Normalseren vorbehandelten Tieren 1,6%. Wesentlich günstiger waren die Erfolge bei Infektion mit Br. Melitensis; in derselben Versuchsanordnung überlebten bei Verwendung einer $2^1/_2$fachen Letaldosis von Melitensisbakterien (etwa 3 Milliarden Keime in 0,5 cm^3 Suspension — D. l. m. Maus = etwa 1,2 Milliarden Keime — Konzentration: 6 Milliarden Keime im Kubikzentimeter) 2,4% der mit Normalserum, 0% der mit Typhus-Immunserum, 90,4% der mit Abortus-Immunserum und 77,4% der mit Typhus-Abortus-Immunserum behandelten Tiere. Die hohe Schutzwirkung des Abortus-Immunserum für die Mäuse gegen $2^1/_2$fach tödliche Dosis von Br. Melitensis im Gegensatz zu den Br. abortus ist äußerst bemerkenswert. Eine Erklärung für diese gekreuzte Schutzwirkung wird nicht gegeben.

Hämoklasie wurde von Widal als Leberprobe eingeführt und besteht darin, daß nach Aufnahme von 200 g Milch bei Leberschädigung durch Übertreten unvollständig abgebauter Eiweißkörper in die Blutbahn eine hämoklasische Krise entsteht, nämlich: Leukopenie, Lymphocytose, Blutdrucksenkung und erhöhte Blutgerinnungsfähigkeit.

D'Amato konnte 1928 nachweisen, daß bei Patienten mit F. u. Bruce die Injektion homologer Vaccine in Mengen, die noch nicht Fieber erzeugen, eine hämoklasische Krise (Verminderung der Leukocyten bis zu 3000 $^1/_2$ Std nach der Injektion) hervorruft, ähnlich wie dies bei Typhus nach Injektion von Typhusvaccinen gefunden wird. Dasselbe Phänomen zeigte sich bei F. u. Bang nach Injektion von Abortusvaccine (Bossa).

Daß es sich hier um eine spezifische Reaktion auf Brucellen handelt, scheint uns unwahrscheinlich, vielmehr dürfte dies auf die allgemeine Wirkung von Bakterieneiweißkörpern zurückzuführen sein. Es wäre interessant, durch Versuche abzuklären, ob auch nach Injektion von eiweißfreien Brucellenantigenen — wir denken hier an die Kohlenhydratfraktion — dieses Hämoklasiephänomen beobachtet wird.

IV. Laboratoriumsdiagnostik.

1. Wichtige serologische Methoden. *Brucella-Agglutination* (Wright-Smith-Reaktion[1] im Jahre 1897).

Von näheren Angaben über Unterschiede in der Ausführung der Technik der Gruber-Widal-Reaktion als Langsam-Agglutinationsmethode sei hier abgesehen. Es sei nur bemerkt, daß die Verschiedenheit der Technik der einzelnen Laboratorien hinsichtlich der Herstellung der Antigene (Formalin-, Hitzeabtötung usw.), Einstellung der Dichtigkeit der Bakteriensuspension (Leseprobe, Photoreflektometer), Ablesung usw. zu sehr unterschiedlichen Ergebnissen führen in bezug auf die Höhe des pathognomonischen Titers.

Methode am Hygiene-Institut Zürich (Grumbach und Griliches).

10 gut agglutinable, an aerobes Wachstum angepaßte, von Menschen gezüchtete Brucellenstämme (bei unserem Material praktisch immer Typus bovinus) werden einzeln auf Schrägagar überimpft. Die 24stündigen Kulturen werden mit physiologischer Kochsalzlösung abgeschwemmt, vermischt und auf 4 Roux-Schalen verteilt, nochmals 48 Std auf Glycerinagar bebrütet, mit 1000 cm^3 physiologischer Kochsalzlösung abgeschwemmt, mit 0,5% Phenol versetzt, bei Zimmertemperatur bis zur Sterilität (10—14 Tage) aufbewahrt, sodann die Aufschwemmung austitriert. Die Suspensionen werden mit dem Nephelometer nach Gates auf einen Keimgehalt von 30 Milliarden je Kubikzentimeter standardisiert.

Die Verdünnung des Patientenserums zur Agglutination erfolgt nach dem Schema: 0,5 cm^3 Serumverdünnung von 1:10 + 0,5 cm^3 Antigen bis zum Titer von 2560.

Bei der in Zürich verwendeten Methode ist eine Agglutination von 1:80 als sicher beweisend für das Bestehen einer Brucellose anzusehen, während z. B. Kristensen bei seiner Technik einen Titer von 1:200 fordert. Vellisto glaubt die zur Zeit geltenden pathognomonischen Grenzwerte der Agglutinationsreaktion weiter herabsetzen zu können, indem er auch die Titerwerte unter

[1] Wright-Reaktion häufige Bezeichnung in USA.-Literatur.

1:80 als beweisend für eine Brucellose ansieht. Auf Grund umfangreicher Versuche kommt der Autor zu folgenden Agglutinationswerten von Normalserum gegen Bang-Antigen: Rind 1:20, Pferd 1:20, Schwein 1:20, Schaf 1:10, Mensch 1:10.

Zur Klärung der Frage, *wo* die Immunkörper entstehen, wurde von Rastelli die Agglutination gleichzeitig im Venen- und im Markblut durchgeführt, doch ergaben sich bei den untersuchten Fällen weder Unterschiede im zeitlichen Auftreten noch in den Titerwerten der Agglutination.

Schnell-Agglutinationstest (Huddleson und Carlson, 1926). Die Verfasser verwenden eine in 5 Felder abgeteilte Glasplatte, die bei Dunkelfeldbeleuchtung betrachtet werden kann. In jedes der 5 Felder wird folgende Menge des zu untersuchenden Patientenserums gebracht: 0,08 cm^3, 0,04 cm^3, 0,02 cm^3, 0,01 cm^3, 0,004 cm^3. Mit Hilfe eines standardisierten Tropfers wird 1 Tropfen eines Rapidantigens dem Serum beigefügt, darauf die Mischung mit einem sterilen Instrument (z. B. ausgezogener Glasfaden) gründlich gerührt. Nach 2 min wird über Dunkelfeldeinrichtung das Resultat abgelesen. Man kann derart Titerwerte von 1:25, 1:50, 1:100, 1:200 und 1:500 feststellen.

Von G. Schmid (1933) wurde diese Methode auch zur Untersuchung der Milchseren auf Brucella-Agglutinine mit Erfolg verwendet, nachdem sie von Torrey (1929) sowie Norton und Pless (1931) in USA. bereits in größerem Ausmaße zur Milchuntersuchung herangezogen worden war.

Sensibilisierter Schnelltest. Verdünnung des zu untersuchenden Patientenserums mit menschlichem AB-Plasma und Zuführung einer dichten Aufschwemmung von hämatoxylingefärbten Brucellen zur Prüfung auf Agglutination.

Hämo-Schnelldiagnostik (L. C. Brumpt, 1940). Unter Verzicht auf die Titerbestimmung läßt sich im Blutstropfen auf Objektträger oder Papierstreifen, analog der Blutgruppenbestimmung, eine Brucellose durch Agglutination nachweisen.

Methode. 72 Std alte Brucellakulturen werden mit 10%iger Natriumnitritlösung emulgiert und mit 0,2% Formalin sowie einer $1^0/_{00}$igen Methylenblaulösung (1 Tropfen je Kubikzentimeter Aufschwemmung) versetzt. Diese Aufschwemmung wird mit einem kleinen Blutstropfen, analog der Blutgruppenbestimmung, auf einem Objektträger verrührt. Eine randbeständige Agglutination, spätestens nach 4 min, mit einem blauen Randsaum gilt als positiv. Agglutinationen, die später als 4 min auftreten, sind nicht verwertbar.

Kritik. Bei niedrigem Serumtiter bleibt diese Methode hinter der üblichen Seroagglutination zurück.

Blockierende Antikörper. Die Rhesusforschung hat uns mit diesen Fragen bekanntlich besonders vertraut gemacht. Neben den spezifischen, bivalenten, die Rh^+-Erythrocyten zur sofortigen Agglutination bringenden Antikörpern existieren noch die blockierenden Antikörper, d. h. univalente Glutinine (Konglutinine, Partialagglutinine, inkomplette Agglutinine), die zur „Konglutination" ein X-Protein (hochmolekularer Eiweißkörper) als Zwischenbindeglied benötigen. Mittels des nichts über die Spezifität der univalenten Antikörper aussagenden Blocking-Testes, wie z. B. des Coombs-Testes (Aufschwemmung der blockierten Erythrocyten in ein gegen menschliches Globulin immunisiertes Kaninchenserum), können die sensibilisierten Erythrocyten zur Konglutination gebracht werden.

Auch bei den erworbenen hämolytischen Anämien konnten derartige blockierende Antikörper als Zeichen einer Sensibilisierung der Erythrocyten mit nachfolgender Antigen-Antikörperreaktion durch den analogen Coombs-Loutit-Test nachgewiesen werden.

R. SPENCER[1] beobachtete bereits 1930 bei einem BANG-Menschenserum die Bildung einer Zone im niedrigen Verdünnungsbereich, d. h. eine negative Agglutination bei einer Verdünnung von 1:320 bis 1:640, eine stark positive bei einer von 1:2560 unter Verwendung der Langsamagglutination. Offenbar waren die Brucellenantigene durch blockierende Antikörper (univalente Agglutinoide) besetzt worden, wodurch die Vollagglutination verhindert wurde. In den hohen Verdünnungen dagegen kann bei Vorhandensein einer genügenden Menge von nicht blockierten Brucellen die Vollagglutination eintreten. Die Tatsache, daß Sera mit Agglutinoidzonen bei der Schnellagglutination gewöhnlich keine Zonen zeigen (C. R. DONHAM und E. P. FITCH[2]), ist unseres Erachtens mit der größeren Dichtigkeit des verwendeten Brucellen-Antigens zu erklären, weil nach Blockierung der Testbrucellen durch die Agglutinoide (Glutinine usw.) immer noch genügende agglutinable Bakterien zur Agglutination vorhanden sind. J. J. GRIFFITS[3] konnte dann den Beweis von blockierenden Antikörpern im BANG-Serum von Menschen erbringen durch Anwendung des Blocking-Testes, indem das Antigen in einem kolloidalen Medium (Kaninchenserum, Rinderserum, Gelatine, Acacia) konglutinierte. Bei einer größeren Anzahl von Patienten mit positiver BANG-Anamnese und negativer Agglutination oder Bildung einer Zone konnte genannter Autor durch Aufschwemmen der Testbrucellen in Kaninchenserum statt in Carbol-NaCl-Lösung bereits in den niedrigen Serumverdünnungen eine positive Reaktion erzielen.

In sehr schöner Weise konnte G. RENOUX[4] neuerdings (1950) *blockierende Antikörper* im Serum von brucellainfizierten Patienten nachweisen, deren Seren bei der Langsamagglutination *nicht* agglutinierten oder das Phänomen der Zonen zeigten.

Versuche. Insgesamt 85 Seren von sicher nicht an einer Brucellose leidenden Personen (Patienten mit Tuberkulose, Typhus, Hodgkin, Rheumatismus) wurden mit einem hoch agglutinierenden Brucella-Immunserum versetzt, worauf die Agglutination mit einem Brucella abortus-Antigen angestellt wurde. Bei all diesen zur Kontrolle dienenden Seren fiel die WRIGHT-*Reaktion* in der Verdünnung von 1:10 bis 1:10240 stark positiv aus. Daraufhin wurden 43 Seren von Patienten mit sicherer Brucellose (Kultur und andere Teste), jedoch *negativer Langsamagglutination* der gleichen, oben erwähnten Prozedur unterworfen. Resultat: bis zu einer Verdünnung von 1:640 kam es nicht zur Agglutination in diesen „negativen" Seren als Ausdruck der Anwesenheit von blockierenden Antikörpern. Bei Suspension der Testbrucellen in menschlichem AB-Plasma an Stelle von physiologischer NaCl-Lösung (Objektträger) agglutinierten die blockierenden Brucella-Immunseren deutlich. Außerdem konnte gezeigt werden, daß durch Suspension der Testbrucellen in 5%iger NaCl-Lösung an Stelle der gebräuchlichen 0,85%igen die Wirkung der blockierenden Antikörper der Brucellose ausgeschaltet werden.

Beim Studium des Zonenphänomens (paradoxe Agglutination) der WRIGHT-Reaktion waren mit derselben Versuchsanordnung blockierende Antikörper in den Inhibitionszonen nachzuweisen, die durch 5%ige NaCl-Suspensionslösung ebenfalls eleminiert werden konnten. Durch Mischung von sicher agglutinierenden Anti-Brucellaseren mit blockierenden Brucellaseren konnte das Zonenphänomen künstlich erzeugt werden.

Die Frage, ob mit dem eleganten COOMBS-Test in Brucellenagglutinoid-Immunseren die blockierenden Antikörper nachzuweisen sind, was zu einer

[1] SPENCER, R.: The zone phenomenon in agglutination tests. J. inf. Dis. **46**, 138 (1930).

[2] DONHAM, C. R., und E. P. FITCH: Agglutination tests in the diagnosis of infections abortion in cattle (BANG's disease). J. inf. Dis. **53**, 98 (1933). — Rapid agglutination test for infections abortion in cattle. J. inf. Dis. **55**, 60 (1934).

[3] GRIFFITS, J. J.: Agglutination and an agglutinin-blocking property in serums from known cases of Brucellosis. Amer. Publ. Health Rep. **62**, 865 (1947).

[4] RENOUX, G.: Anticorps bloquants dans le sérum de sujets brucelliques I. Leur mise en évidence. Ann. Inst. Pasteur **78**, 798 (1950). — II. Leur role dans le phénomene d'agglutination paradoxale. Ann. Inst. Pasteur **79**, 232 (1950).

beachtlichen Verfeinerung der Laboratoriumsdiagnostik führen würde, wird zur Zeit geprüft[1].

Komplementfixation. Präzisierte Angaben über die verschiedenen Ausführungen dieser Reaktion erübrigen sich an dieser Stelle.

Nach KRISTENSEN bewährt sich eine Untersuchung der positiv reagierenden Sera in einem Totalvolumen von 0,4 cm³ und in Dosen von 1/50, 1/100, 1/200 usw. bis 1/1600 cm³ unter Verwendung von $1^1/_3$ Komplementeinheit und 2stündiger Bindung bei Zimmertemperatur.

Auf Grund vergleichender Untersuchungen der Agglutination und Komplementfixation betrachten K. SÜPFLE und P. HOFFMANN eine vollständige Hemmung der Hämolyse mit 0,02 cm³ Patientenserum ($^1/_2$ Std bei 56° C inaktiviert) — soll ungefähr einer Agglutination von 1:100 entsprechen — als pathognomonisch für eine Brucellose, während andere Autoren (quantitative Unterschiede hinsichtlich Antigene, Komplement usw.) als Minima 0,2 cm³ Patientenserum fordern.

Methode im Hygiene-Institut Zürich (GRUMBACH und GRILICHESS): In Abweichung der oben angegebenen Methode von KRISTENSEN wird folgendermaßen vorgegangen: Bei gleichbleibender Serummenge von 0,1 cm³ werden abgestufte Antigenmengen (Zubereitung und Standardisierung s. unter Agglutination) von 1,0—0,5—0,25 cm³ verwendet. Hämolytisches System und Vorgehen wie bei der Wa.R.

Kritik. Nach einigen Autoren sollen die Agglutination und Komplementreaktion zeitlich parallel verlaufen, nach KRISTENSEN u. a. sollen sie derart verschoben sein, daß der Agglutinationstiter bereits nach 10 Tagen sein Maximum erreicht, um dann in den nächsten 20—30 Tagen abzufallen, während die Komplementreaktion am 30. Tag Maximalwerte aufweist, um im Laufe von Monaten langsam zu sinken. Gewisse Autoren glauben deshalb, daß man mittels der Agglutination und Komplementfixation akute Fälle von Brucellosen von chronischen trennen kann. Wir stehen auf dem Standpunkt, daß dies nicht möglich ist.

Die Tabelle 3 zeigt einerseits, daß die höheren Titer sowohl bei der Agglutination wie auch bei der Komplementreaktion die häufigeren sind, andererseits, daß die Fähigkeit der Bildung von agglutinierenden und komplementbildenden Antikörpern keineswegs vom Alter der Patienten abhängt.

Flockungsreaktion nach MEINICKE. Von der technischen Ausführung dieser bekannten Reaktion kann hier abgesehen werden.

Tabelle 3. *Verteilung der Agglutination und Komplementfixation nach Stärke und Alter der Patienten.* (Aus KRISTENSEN und HOLM.)

Alter	Agglutination					Komplementbindung									
	100	200	400	800	1600[2]	>20	20	40	80	160	320	640	>=640	1280	2560
0—9			1	2	2						2				1
10—14		3	7	5	11			1	3	4	5	5	5	1	
15—19	3	7	17	17	23	2	1	2	4	14	16	8	6	7	1
20—29	7	21	38	37	44	9	6	8	13	20	42	19	8	9	1
30—39	3	19	27	32	28	21	7	8	18	21	18		9	1	1
40—49	3	19	21	10	15	1	2	7	10	18	16	3	5	2	
50—59	2	6	9	11	7	2		4	11	7	4		3		
60—69		5	3	2	2	2			3	2	1		1	1	
über 70			1	1						2					
Summe	18	80	124	117	132	37	16	30	62	88	104	35	37	21	4

[1] Herr Dr. HÄSSIG, Blutspendezentrale des Schweiz. Roten Kreuzes in Bern und Herr Dr. FEY vom vet.-bakt. Universitäts-Institut in Zürich in Zusammenarbeit mit uns.

[2] Höhere Titer wurden nicht mehr bestimmt.

Kritik. Diese Reaktion wird in der Tierheilkunde in bedeutend größerem Umfang angewendet als in der Menschenheilkunde. Zur Beurteilung der serologischen Untersuchungsergebnisse auf Brucellose (bei uns praktisch auf Bang) in der Tierheilkunde wird vorgeschrieben (DAHMEN):

1. Positives Ergebnis auf Brucellose, wenn Flockungsreaktion positiv ausfällt und das Blutserum in einer Verdünnung von 1:25 agglutiniert;
2. zweifelhaftes Ergebnis bei positiver Flockungsreaktion und unvollkommener Agglutination;
3. negatives Ergebnis, wenn die Flockungsreaktion einwandfrei negativ ausfällt und das Serum in der Verdünnung von 1:25 keine Agglutination zeigt.

JULLIEN und LAURENT berichten über gute diagnostische Ergebnisse (Mensch) mit der Serumausflockung beim Febris undulans Melitensis.

Opsonocytophagietest (HUDDLESON, 1934). Das *Prinzip* besteht darin, daß man Patientencitratblut mit einer frischen Brucellakultur versieht, diese Mischung dann 30 min in einem Wasserbad von 37° aufeinander einwirken läßt. Anschließend wird aus einem Tropfen der Suspension auf einen Objektträger ein Ausstrich gemacht und gefärbt wie ein gewöhnlicher Blutausstrich. Es werden mit der Ölimmersion 25 oder auch 50 segmentierte neutrophile Blutkörperchen untersucht auf ihre opsonische Kraft nach folgenden Gesichtspunkten: negativ = keine, leicht positiv = 1—20, mäßig positiv = 21—40, stark positiv = über 40 Brucellen im Leukocytenleib. Später wurde noch von FOSHAY und LE BLANC (1937) ein spezieller Phagocytoseindex angegeben. Weitere Arbeiten: GOULD und HUDDLESON, MYRTLE MUNGER und HUDDLESON.

Methode. 5 cm³ Blut wird in einer WASSERMANN-Röhre gesammelt, die 0,2 cm³ einer 20%igen Natriumcitratlösung enthält. Die Flüssigkeiten werden durch vorsichtiges Wenden der Röhre gemischt. $^1/_1$ cm³ dieses Citratblutes wird in eine zweite WASSERMANN-Röhre gebracht, zu der 0,1 cm³ Menge einer 48 Std alten Brucellakultur (Salzsuspension von 6 mm Dichtigkeit) hinzugefügt und 10 min geschüttelt wird. Das Gemisch kommt 30 min in ein Wasserbad von 37°. Versuche haben gezeigt, daß nach etwa 20 min das Maximum der Phagocytose erreicht ist. Danach Ausstrich des Gemisches auf Objektträger, Färbung nach WRIGHT, GIEMSA usw. (s. oben).

Die Autoren glauben, mit diesem „Opsonictest" eine Einteilung treffen zu können in: infizierte Personen — wenn bis 40% — infizierte Personen mit fraglicher Immunität — wenn 40—60% — Immunpersonen — wenn mehr als 60% der segmentierten Leukocyten eine stark positive Brucellaphagocytose zeigen. Spätere Autoren haben diese weitgehende Interpretierung auf Grund ihrer Versuche abgelehnt (K. F. MEYER und SHAW u. a.).

WISE untersuchte besonders die Spezifizität des „Opsonictestes" indem er Br. Melitensisstämme (eingekapselte und nicht eingekapselte) im Vergleich zu Typhus-, Suipestifer- und Proteusbakterien von Patientenimmunseren „Antibrucella" phagocytieren ließ. Die Überkreuzung war irrelevant, so daß er den Phagocytosetest als streng spezifisch ansieht. Es sei hier allerdings bemerkt, daß nach anderen Untersuchungen eine Typendifferenzierung der Brucellen mit dieser Methode nicht möglich ist.

Tropintest (VAN D. HOEDEN, 1941). Auch hier handelt es sich um eine Phagocytose analog dem Opsonictest von HUDDLESON, doch verwendet der Verfasser an Stelle der hitzeempfindlichen Opsonine (nach dem Autor angeblich unspezifisch) die hitzestabilen Tropine (angeblich spezifisch). Im Gegensatz zu HUDDLESONS Methode wird das Citratblut auf 56° erhitzt zwecks Zerstörung der Opsonine.

Methode. Zu untersuchendes Blutserum wird durch 30 min Erhitzen auf 56° inaktiviert, davon 0,1 cm³ zu 0,1 cm³ gewaschener Blutzellen + 0,2 cm³ einer Aufschwemmung von bis 48 Std alter Agarkultur von Brucellen (z. B. BANG) gebracht und die Mischung 30 min auf 37° im Wasserbad gehalten. Nach Aufschütteln der sedimentierten Zellen wird 1 Tropfen entnommen, auf dem Objektträger ein Ausstrich hergestellt, der nach der üblichen Methode der Blutausstriche fixiert und gefärbt wird. Es werden dann 20 neutrophile polynucleäre

Leukocyten mit der Ölimmersion auf Phagocytose untersucht. In Brucella-positiven Fällen kann bei dieser Versuchsanordnung maximale Phagocytose festgestellt werden.

Diese Tropinreaktion soll streng spezifisch und nach dem Verfasser eine empfindliche diagnostische Methode sein, besonders wertvoll bei Aufdeckung latenter Brucellainfektionen als Ergänzung der anderen serologischen Reaktionen, wie Agglutination, Komplementfixierung usw. Nachprüfungen auf breiterer Basis mit dieser Methode scheinen nicht vorzuliegen.

Intracutantest [Burnet-Test[1] (1922) analog dem Mantoux bei Tuberkulose]. Erstmalig von Burnet durchgeführt unter Verwendung von Kulturaufschwemmungen von abgetöteten Brucellen.

Methode. Patienten, die an einer Brucellose erkrankt sind, erhalten das Antigen intracutan an der Streckseite des Vorderarmes injiziert, worauf heftige Reaktionen in Form von Rötung, Blasenbildung, Induration und sogar Nekrose auftreten. Ablesung nach 48 Std.

Epicutantest [analog dem Pirquet bei Tuberkulose]. Das Brucellenantigen wird auf die scarifizierte Haut (sei es vor, mit oder nach Setzen der epidermalen Läsion) gebracht. Cutisreaktion wie oben erwähnt nach 48 Std abzulesen.

Transcutantest [Diehl und Roth (1935) analog dem Morotest bei Tuberkulose]. Brucella-Antigensalbe wird in die intakte Haut eingerieben und die Reaktion wie oben nach 48 Std abgelesen. Die Methode ist bei Kindern sicherlich sehr zu schätzen, doch müßten die Versuche auf breiterer Basis hinsichtlich Zuverlässigkeit nachgeprüft werden.

Spätere Autoren nahmen als Antigen für Cutantest statt der Brucellensuspensionen einen gereinigten Nucleoproteinkomplex — Brucellergin — (Huddleson, Morales-Otero, Griggs bei Urbach und Gottlieb) sowie in neuerer Zeit Kohlenhydratfraktionen (Mosimann u. a.).

Die Hautreaktion gilt als positiv, wenn 48 Std nach intracutaner Injektion des Protein- oder Kohlenhydratantigens eine Rötung auftritt mit einem Durchmesser von etwa 1—1,5 cm, eventuell begleitet von Induration, Ödem und Blasenbildung.

Es sei an dieser Stelle betont, daß man mit sehr großen Verdünnungen arbeiten muß, z. B. bei dem genannten Brucellergin mit Lösungen von 1:2000 (Menefee, Huddleson u. a.) bis 1:120000 und weniger (Griggs bei Urbach u. a.), von denen 0,1 cm^3 intracutan appliziert werden, um stürmische Hautreaktionen wie generalisiertes Erythem und Ödem sowie Hautnekrosen zu vermeiden.

Kritik. Der Hauttest sagt nichts darüber aus, ob es sich um eine Brucellainfektion oder -immunität handelt; er steht auch nicht in unbedingter Relation mit den anderen serologischen Testen. Nach Untersuchungen von Morales-Otero, Suzdaltseff und Kolobuhina u. a. soll der Hauttest in höherem Prozentsatz positive Ergebnisse zeitigen als Agglutination, Komplementfixation und Opsonictest. Unbedingt muß daran gedacht werden, daß durch den Cutantest eine Erhöhung der zirkulierenden Antikörper hervorgerufen werden kann, was zu Fehldeutungen der anderen serologischen Methoden führen würde. *Es ist deshalb wichtig daran festzuhalten, den Hauttest immer als letztes diagnostisches Hilfsmittel auszuführen.* Sollte es sich bewahrheiten, daß die Polysaccharidantigene nur Haptencharakter haben, d. h. keine Antikörper im Blutserum produzieren, so würde diese Einschränkung sich erübrigen. Die Spezifizität des Hauttestes ist umstritten. Außerdem kann er bei positivem Ausfall nur der Ausdruck einer Hypersensibilität, nicht jedoch einer Infektion mit Brucellen sein. Es sei auch daran erinnert, daß z. B. bei alten bangkranken Melkern Hautdesensibilisierungen beobachtet wurden, so daß trotz sicherem Bestehen der Krankheit der Hauttest negativ ausfiel.

[1] Häufige Bezeichnung in USA.-Literatur.

Ähnlich verhält es sich bei den entsprechenden Hauttesten der Tuberkulosekranken (PIRQUET, MANTOUX), wo auch anergische Phasen mit negativer Reaktion häufig zu sehen sind. Wir können sogar noch weitere Parallelen ziehen, indem wir feststellen, daß der positive „*Burnet*“ — es sei jetzt von der Frage der Hautsensibilisierung abgesehen — nichts aussagt über den Grad der Aktivität der Brucellosen. Interessanterweise ist der Hauttest auch bei ganz akuter Brucellose sehr oft negativ, wie wir dies ebenfalls von der Tuberkulose her gut kennen. Man könnte sich als Grund hierfür unter anderem vorstellen, daß die Überschwemmung des Organismus mit Brucellaerregern so stark ist, daß die künstliche Zugabe von Brucella-Antigen in Form der Intracutaninjektion den Körper zu einer neuen Reaktion nicht mehr veranlaßt.

2. Diagnostische Untersuchungen von Blut, Sekreten, Exkreten usw. *Kultur aus Blut.* Bei kulturellen Untersuchungen des Blutes bewährt sich folgendes Vorgehen: Man sät Blutmengen von 3—5 cm^3 in Kölbchen mit 10%iger Pepton- oder Leberbouillon ein, schüttelt die Kulturen alle 2—3 Tage und legt von ihnen Agarplatten an. Bei Züchtung aus dem Koagulum der zur Serumdiagnose eingesandten Blutproben geht man so vor, daß man den Blutkuchen in 50 cm^3 Bouillonkölbchen bringt und in den Raum oberhalb der Nährflüssigkeit *Kohlensäure einleitet,* sofern es sich um *bovine Brucellen* handelt. Auch Kulturversuche mit durch Punktion gewonnenem Milzsaft von infizierten Meerschweinchen ergeben gute Resultate, besonders bei Melitensisinfektionen (BRUCE, LISBONNE, KOLLE und HETSCH).

Penicillin-Nährmedium (vet.-bakt. Institut in Zürich). Zur Züchtung von Brucellen hat sich folgender Nährboden sehr bewährt: Bacto-Tryptose 20 g, Dextrose 2 g, NaCl 5 g, Na citric. 10 g, Thiamin-HCl 0,005 g in 1000 cm^3 Aqua dest. mit Zusatz von 1 OE Penicillin je Kubikzentimeter.

Es werden 20 cm^3 dieses Brucellenmediums in ERLENMEYER-Kölbchen frisch (begrenzte Haltbarkeit von Penicillin) zum Einsäen abgefüllt. Durchweg genügt das Einbringen von 5 cm^3 (selten 10 cm^3) Blut oder sonstigen Untersuchungsmaterials zur Kultur.

Kultur aus Urin. Vorwegnehmend sei bemerkt, daß praktisch nur bei F. u. Bruce Melitensiserreger im Urin gefunden werden, dazu nicht regelmäßig.

Technik. Katheterurin wird mit einem stark agglutinierenden Melitensis-Immunserum versehen, das Ganze 5—6 Std bei 37° C Temperatur gehalten, zentrifugiert und das Sediment auf Glycerinagar oder gewöhnlichen Agar überimpft.

Kultur aus Faeces (AMOSS und POSTON 1929). Die Züchtung von Brucellen aus dem Kot ist sehr schwierig. 50 cm^3 Kot werden in steriler physiologischer Kochsalzlösung aufgeschwemmt und zur Trennung der großen Partikel filtriert. Das Gemisch wird mit einem stark agglutinierenden Brucella-Immunserum zusammengebracht und im Thermostat auf 36° C 2—3 Std erhitzt, danach das Ganze zentrifugiert. Das Sediment wird mit physiologischer Lösung auf das 3—4fache verdünnt und auf HUDDLESON-STAFSETH-Platten überimpft zur Züchtung und Identifizierung der Brucellen.

Duodenalsaft. Der Nachweis der Brucellen im Duodenalsaft ist möglich durch Isolation der Erreger. DE LANGEN beschreibt 2 Fälle, bei denen BANG-Bakterien 5 bzw. 9 Jahre nach der Infektion nachgewiesen werden konnten (BANG-Bacillenträger). Nach Ansicht des Autors soll Duodenalsaft in schwierigen Fällen am besten geeignet sein zum Auffinden der Brucellen.

Lymphknoten. Aus Punktaten oder excidierten Geweben bei Lymphadenitis brucellosa ist häufig die Isolierung von Brucellen gelungen (POSTON und PARSONS).

Untersuchung des cerebrospinalen Liquors. Bei gewöhnlichen Brucellosen ohne zentralnervöse Störungen ist der Liquor normal, während bei Neurobrucellosen pathologische Werte zu finden sind, besonders bei meningealer Beteiligung. Es bestehen entzündliche Symptome im Sinne der Erhöhung des Eiweißes und einer ausgeprägten Zellvermehrung von 100—200—900/3 Leukocyten (überwiegend mononucleäre) in Frühfällen der meningitischen Brucellose. Die Erhöhung des Eiweißes (Werte von 40—80 bis maximal 200 mg-% Gesamteiweiß)[1] besteht nicht im selben Ausmaß wie die Vermehrung der Zellen, so daß man von einer „Dissociation cyto-albuminique“ *im Gegensatz* zur „Dissociation albumino-

[1] Hohe Eiweißwerte im Liquor (0,1—0,4—1,5 g-%) werden von PEDRO-PONS und FARRERAS VALENTI bei ihrem Material von Melitokokkenmeningitis angegeben, während wir bei unseren BANG-Fällen kaum jemals höhere Werte als von 0,2 g-% gefunden haben.

cytologique“ (hoher Eiweißwert bei niedriger Zellzahl) der Polyradikulitis Guillain-Barré sprechen könnte. In seltenen Fällen (Roger und Poursinnes, Werner) kann es zu meningealen Adhäsionen mit Sperrliquor und hohen Eiweißwerten kommen.

Untersuchungen auf breiter Basis über das Verhalten von Chlor und Traubenzucker im Liquor bei meningealer Brucellose haben wir nicht finden können, obwohl derartige Versuche im Hinblick auf die Bedeutung dieser Werte bei der Meningitis tbc. von großem Interesse wären.

Brucellakultur aus Liquor. In 50% der Fälle soll es bei Meningitis Melitococcia möglich sein, die Brucellen aus dem Liquor zu züchten.

Technik (Lemaire und Portier). Lang dauerndes Zentrifugieren des Liquors und Säen des Sediments auf Schrägagar oder in Petrischalen. Poston und Smith, Desage und Pellerin injizierten Meerschweinchen intraperitoneal mit dem zentrifugierten Liquor und beobachteten eine Melitensis-Peritonitis. Außerdem bestimmten sie die Agglutinine im Blutserum der Versuchstiere.

Liquoragglutination. Mit den entsprechenden Brucella-Antigenen sind die Agglutinine im Liquor relativ leicht nachzuweisen (Signorelli und Di Guglielmo). Gerade bei Verdacht auf chronische Neurobrucellose kann man dadurch die Ätiologie rasch entdecken. Bemerkenswert ist, daß nach den genannten Untersuchern die Blut- und Liquoragglutination übereinstimmen, allerdings ist der Titer im Liquor meist geringer als im Blut. Liquoragglutinationen von 1:40 sind schon als pathognomonisch anzusehen. Oftmals sind die Agglutinine im Liquor länger als im Blut nachweisbar (Introzzi und Baserga).

Augenkammerwasser. Unseres Wissens sind Brucellen im Kammerwasser noch nicht nachgewiesen worden, obwohl um die 100 Fälle von Iridocyclitis und Panuveitis brucellosa humana in der Literatur beschrieben worden sind (Übersicht von Wagener). Mit der von Amsler und Verrey in Zürich entwickelten Mikromethode der Punktion der Augenvorderkammer und Sedimentation des Kammerwassers wäre vielleicht die Kultur von Brucellen zu erreichen, analog der Technik bei Liquor. Wegen der äußerst geringen Menge des Materials käme eine Kammerwasseragglutination nicht in Frage.

Sialoagglutination. Pollaci und Ceraulo konnten im Speichel von Maltafieberkranken Agglutinine nachweisen.

Kultur aus Knochenmark (Signorelli). Analog der Technik bei Blutkulturen können auch Sternalmarkpunktate mit Erfolg auf Brucellen untersucht werden. Nach Erfahrung der Autoren sind die Ergebnisse früher und konstanter positiv als bei Blutkulturen.

In diesem Zusammenhang soll nicht unerwähnt bleiben, daß im histologischen Schnittpräparat aus Sternalmarkpunktat Brucellagranulome gefunden werden können (Stettbacher und Wegmann bei einem Fall von F. u. Bruce mit positiver Blutkultur). Selbstverständlich ist aus dem histologischen Befund allein die Diagnose nicht erlaubt.

Kultur aus Milzpunktat (Signorelli). Erstmals angewendet von der englischen Militärkommission zur Erforschung des Maltafiebers. Wird entsprechend den Blutkulturen verarbeitet. Verschiedene Untersucher wenden die Methode heute noch an in Fällen von F. u. Bruce, bei welchen die Blutkulturen wiederholt negativ waren.

Sputumkultur. In Fällen von Brucellose des Respirationstraktes (brucelläre Bronchopneumonien) konnten Erreger aus dem Sputum gezüchtet werden.

Genitaltrakt. In wenigen Fällen von menschlichen Aborten konnten auch Brucellen aus der Placenta gezüchtet werden (W. Frei). Auch aus dem Vaginalschleim von Frauen von Malta konnten Melitensisbakterien kultiviert werden.

Tierversuche (Smith, Kristensen). Bang-infizierte Milch wird Meerschweinchen intraperitoneal injiziert und vom 15.—30. Tag laufend der Bang-Agglutininspiegel im Blut bestimmt. Nach Tötung des Versuchstieres werden die Organe wie Milz, Lymphknoten kulturell auf BANG-Bacillen geprüft. Auch eine histologische Untersuchung auf „BANG-Granulome“ ist als diagnostisches Hilfsmittel wertvoll. Analoges Vorgehen bei den anderen Brucellen mit dem verdächtigen Material.

Spezialtechnik nach PAGNINI. Menschliches brucellaverdächtiges Material wie Sputum, Speichel, Urin, Kot usw., das wenig Keime enthält, wird Meerschweinchen in die rasierte und scarifizierte Haut inokuliert und dann wie oben vorgegangen.

Sonstige Punktate. Isolierung der Brucellen aus Punktaten von Abscessen, Gelenken, Pleurahöhlen, Ovarialcysten usw. ist in einschlägigen Fällen möglich gewesen.

Milch. Von einer eingehenden Darstellung der verschiedenen Methoden der Züchtung von Brucellen aus Milch, der Agglutination, Komplementfixation und Präcipitation im Milchserum sehen wir an dieser Stelle ab unter Verweis auf die einschlägigen veterinär-medizinischen Werke. Es sei nur erwähnt, daß in der Milch von Kühen mit Morbus Bang bis zu 30000 cm^3 Brucellen nachgewiesen werden konnten.

Ebenso sei die Abortus-BANG-Ringprobe (ABR) der Kuhmilch (FLEISCHHAUER 1937) als eine für die Veterinärmedizin wichtige Methode nur kurz genannt unter Hinweis auf eine vereinfachte technische Modifikation von HUDDLESON und CARILLO (1949) bei welcher an Stelle der einzelnen Testtuben ein „Tubenblock“ mit 20 Bohrungen aus durchsichtigem Plexiglas verwendet wird, was bei Massenuntersuchungen Material- und Zeitersparnis bedeutet.

3. Gesamtkritische Besprechung der bakteriologischen und serologischen Methoden für die Diagnostik. Der morphologische und kulturelle Nachweis der Brucellen aus dem Blut und eventuell aus den Exkreten und Sekreten (Urin, Faeces, Galle, Speichel, Sputum, Liquor, Absceßpunktat usw.) ist das zu erstrebende Ziel, doch sind die Schwierigkeiten bei den Brucellosen aus technischen Gründen recht groß.

Manche Autoren glauben, daß nur zwischen dem 5. und 12. Tag eine positive Blutkultur zu erzielen ist, doch eigene Erfahrungen und Beobachtungen von zahlreichen anderen Autoren haben gezeigt, *daß auch nach monatelang bestehender Brucellose die Erreger im Blut nachzuweisen sind*, sogar in fieberfreien Intervallen (LÖFFLER, SHAW u. a.).

Der *negative Ausfall von Cutantest, Agglutination* (blockierende Antikörper), *Komplementfixation, Opsonictest usw. schließt die Möglichkeit einer Brucellainfektion nicht aus*, was durch positive Blutkultur in derartigen Fällen bewiesen werden konnte, doch gehören solche Beobachtungen immerhin zu den Seltenheiten. Daneben muß bedacht werden, daß bei *Cholera-Immunisierten wegen der gemeinsamen Agglutinogene in sehr hohem Ausmaß positive Agglutination auf Brucella eintreten kann*, wie wir bereits andernorts ausdrücklich erwähnten. Eine Nachprüfung auf breiter Basis wäre wünschenswert. Auch Kreuzungsagglutination mit Typhus-, Paratyphus- und Tularenseantigen kann zu diagnostischen Irrtümern führen, wenn auch in ganz seltenen, praktisch keine Rolle spielenden Fällen. *Dagegen ist die hohe Mitagglutination von Proteus OX 19 sehr zu beachten.*

Die Möglichkeit, durch genannte Laboratoriumsmethoden die akuten von den chronischen und latenten Brucellosen eindeutig zu trennen, besteht unseres Erachtens nicht. *Immerhin darf man grosso modo sagen, daß bei akuten und subakuten Brucellosen die Agglutination und eventuell die Komplementfixation*, bei den *chronischen* und *latenten Fällen neben der Komplementfixation sowie der* MEINICKE-*Reaktion der Cutan- und Opsonictest am ehesten zu positiven Ergebnissen führen*[1].

[1] M. JERSILD [J. inf. Dis. 68, 16 (1941)] stellte fest, daß die Opsonine früher als die Agglutinine auftreten können.

Abschließend sei hervorgehoben, daß die Vielzahl der serologischen Methoden nur im Zusammenhang mit dem klinischen Bild eine Diagnose der Brucellose erlaubt, abgesehen von den in jedem Falle beweisenden positiven Brucellakulturen aus Blut oder sonstigem Material. Man wird daher die notwendige *Vorsicht — besonders bei Feststellung einer chronischen Brucellose* — beobachten, um nicht unter dieser Etikette einen Sammeltopf schlecht definierter Krankheitsbilder zu schaffen und damit im Sinne des doppelten Fehlers einerseits das Bild der Brucellose zu verwischen, andererseits an aufklärbaren Situationen vorbeizugehen.

V. Experimentelle Pathologie.

1. Allgemeines. Die natürlichen Wirte sind die bereits genannten Haustiere *Ziege, Schaf, Rind, Schwein,* doch werden auch Pferd, Hund, Katze, Wildtier (Fuchs), Geflügel, neben dem Affen und dem Menschen, sowie die üblichen Laboratoriumstiere Meerschweinchen, Kaninchen, Maus usw. von der Brucellose befallen.

THEOBALD SMITH, im Jahre 1894, beobachtete wohl als erster bei intraperitonealer Injektion von Milch bei Meerschweinchen zur Untersuchung auf *Tubercelbacillen* tuberkuloseähnliche Organveränderungen (chronisches Entzündungsgewebe aus Epitheloid- und Lymphoidzellen in der Milz), deren Natur jedoch erst 1911 in Zusammenarbeit mit M. FABYAN als Folge einer Infektion von BANG-Bacillen in der Milch gedeutet werden konnte.

Späterhin hat sich gerade das *Meerschweinchen* als besonders geeignetes Versuchstier für die Brucelleninfektion gezeigt. Wir sehen nach intraperitonealer Einverleibung der Brucellen ein septicämisches Bild bei allerdings selten tödlichem Verlauf. Aus dem Milzpunktat sind sehr leicht Kulturen zu gewinnen; die Agglutinine sind oft schon nach 15 Tagen in hohem Titer nachzuweisen, sicher nach 30 Tagen bei einer Dauer von 80 Tagen und mehr. Die histologische Untersuchung kann die Diagnose erhärten, doch sei ausdrücklich bemerkt, daß die Spezifität des tuberkuloiden brucellösen Granulationsgewebes als Ausdruck einer hyperergischen Gewebsreaktion auf die Brucellainfektion allein uns die Diagnose nicht erlaubt.

Wir wollen hier besonders die Untersuchungen von THOMSEN und VAN DER HOEDEN erwähnen, die bei großem Versuchsmaterial unter besten Bedingungen nur in 70% der Fälle Meerschweinchen mit BANG-Bakterien infizieren konnten. In diesem Zusammenhang sind die Ergebnisse von O. BANG hinsichtlich der erheblichen Virulenzschwankungen der Bakterien in der Milch verschiedener Kühe, ja sogar aus den verschiedenen Eutervierteln ein und derselben Kuh von höchstem Interesse. Daß dadurch die Schwierigkeiten bei der Untersuchung der Milch im Tierversuch bis zur Unmöglichkeit sich steigern können, ist leicht verständlich.

Der Vollständigkeit halber sei noch erwähnt, daß auch percutan (rasierte und scarifizierte Haut) die Infektion des Meerschweinchens durch Einreiben mit brucellahaltigem Material *möglich* ist (s. PAGNINI-Technik).

Neben diesen bereits alten Erfahrungen über die Infektionsmöglichkeit der Meerschweinchen mit Brucellen verdienen zur Abklärung des Infektionsmodus die Untersuchungen an Affen und freiwilligen Versuchspersonen größtes Interesse (M. FABYAN 1913, NICOLLE, BURNET und CONSEIL in Tunis 1920, und K. F. MEYER, SHAW, FLEISCHNER 1921, MORALES-OTERO 1929, GABBI 1929).

Bevor auf diese Versuche näher eingegangen wird, seien verschiedene Fragen aufgeworfen, welche uns die Schwierigkeit in der Interpretation der Ergebnisse verständlich machen sollen:

1. Es handelt sich um eine Klasse von Bakterien, die trotz naher Verwandtschaft sich teilweise erheblich in ihren verschiedenen Typen unterscheiden, was im bakteriologischen Teil eingehend besprochen worden ist. Darüber hinaus ist die Virulenz nicht nur der verschiedenen Typen, sondern auch der verschiedenen Stämme zum Teil sehr unterschiedlich.

2. Die verschiedenen Untersucher arbeiteten mit Konzentrationen, die von 5000 bis zu mehreren 100 Billionen Keimen je Kubikzentimeter gingen.

3. Als Eintrittspforten wurden die verschiedensten Möglichkeiten ausgenützt, wobei man zum Teil natürliche Verhältnisse nachahmte, zum Teil jedoch unter sehr unphysiologischen Bedingungen arbeitete.

Theoretisch hätten wir als Infektionswege zu beachten: den germinalen und transplacentaren in der pränatalen Periode, den enteralen (per os und per rectum), transcutanen (bei lädierter und unlädierter Haut), permukösen (perlingual, intranasal, transbronchial — Inhalation — transconjunctival, transvaginal), sowie den parenteralen Weg (intravenös, intramuskulär, subcutan) in der postnatalen Periode.

Über eine germinale Infektion wissen wir nichts, doch scheint sie von vornherein unwahrscheinlich zu sein. Der transplacentare Weg ist ohne Zweifel bei den Tierseuchen gegeben, doch kommt es in diesen Fällen bekanntlich zum Verwerfen der Tiere, so daß dieser Infektionsweg beim toten Fet endet. Aus der Humanmedizin sind einige Fälle von abortierenden Frauen bekannt, die mit großer Wahrscheinlichkeit auf Brucellose zurückzuführen sind, auch konnte die Infektion einmal beim Neonat nachgewiesen werden (Buser-Plüss), doch scheinen Kinder offenbar eine große Resistenz gegen Brucellen zu besitzen, was aus ihrer geringen Erkrankungsziffer zu schließen ist.

Die Schleimhäute als Eintrittspforte spielen unter natürlichen Verhältnissen bei den Haustieren eine große Rolle, wie wir aus der Übertragung der Brucellosen via Genitaltractus beim Deckakt feststellen können mit nachfolgender Kolpitis, Endometritis, Salpingitis, Ovoitis brucellosa beim weiblichen, Epididymitis, Orchitis, Prostatitis, Vesiculitis brucellosa beim männlichen Tier. Ähnliche Beobachtungen über Ansteckung via Geschlechtsweg liegen bei Prostituierten der Maltainsel mit Brucella Melitensis vor (Epididymitis Melitococcica bei der englischen Maltagarnison), doch scheint es sich um vereinzelte Fälle zu handeln, wobei möglicherweise andere Ansteckungswege eine Rolle gespielt haben.

Auch die anderen Schleimhäute können als Eintrittspforte von Wichtigkeit sein, wobei wir an den respiratorischen Tractus bei den Bang-Bronchopneumonien in erster Linie denken. Entsprechende Inhalationsversuche liegen unseres Wissens nicht vor.

Bei den Versuchen der künstlichen Hervorrufung einer Brucellose wurden vor allem folgende Wege verwendet: der orale in Form von Fütterungen, der *parenterale* in Form von intravenösen, intraperitonealen und subcutanen Injektionen, sowie der *percutane* in Form von Einreibungen (*lädierte* und intakte Haut) von keimhaltigem Material.

2. Versuche am Tier. Für diese Versuche wurden ausgewählt: Affen (Rhesus, Cynomolgus, Pithecus Syrichta). M. Fabyan konnte aus den Organen von zwei mit Br. bovina geimpften Affen Bakterien züchten, ohne daß die Tiere klinische Krankheitszeichen aufgewiesen hätten.

Fleischner, Meyer und Shaw nahmen diese Versuche beim Pithecus Syrichta wieder auf. Die Infektion der Affen erfolgte mit enormen Dosen von 2—16 Billionen Keimen von Bact. abortus intravenös. Trotzdem zeigten nicht alle Affen im Verlauf der Infektion Fieber und die Blutkultur war nur einmal positiv 15 min nach der intravenösen Injektion, während spätere Kulturen nicht mehr angingen. Dagegen war die Agglutination im Blutserum bereits vom 6. Tag an positiv 1:80, am 18. Tag 1:2000 für Abortus Bang und gleichzeitig positiv gegen Bact. Melitense in einem niedrigeren Titer von 1:1000. Aus den Organen (Milz, Niere, Lymphdrüse) eines am 51. Tag getöteten Tieres konnte Brucella bovina isoliert werden. Die Fieberkurve der Impftiere war nicht sehr charakteristisch.

Bei den Fütterungsversuchen genannter Autoren wurden enorme Dosen von Br. abortus-Keimen an Affen verfüttert, indem Rüben, Äpfel usw. mit Kulturaufschwemmungen dick bestrichen wurden. Fütterung mit 25 Billionen Keimen führten nicht zum Angehen der Infektion, während bei solcher mit 270 Billionen Keimen eine positive Agglutination 1:800 am 36. Tag erzielt werden konnte. Bei einem an Bronchopneumonie (sicher brucellär, wenn auch von den Autoren nicht erwähnt) zugrunde gegangenen Tier konnten aus der Milz Brucella bovina-Erreger gezüchtet werden. Doch selbst die Verfütterung dieser enormen Keimmengen bewirkte nicht immer eine Infektion. Beweis: Eine Pithecus von 2,4 kg erhielt in 82 Tagen insgesamt 15000 Billionen Keime von Bact. abortus, ohne daß Krankheitserscheinungen auftraten und ohne daß Agglutinine nachzuweisen waren. Auch die Infektion mittels Brucella bovina versetzter Milch gelang bei diesen Affen nicht.

Die Infektion der Affen mittels Brucella capro-ovina durch *subcutane, intramuskuläre* und *intravenöse Injektionen, ebenso durch Verfütterung, gelingt hingegen* sehr leicht, wie aus den Mitteilungen der Kommission zur Erforschung des Mittelmeerfiebers hervorgeht. So konnten z. B. durch einmalige perorale Verabfolgung von infestierter Ziegenmilch (enthaltend 5000 Brucella Melitensiskeime je Dosis) an 28 Affen bei 26 Tieren akute Krankheitserscheinungen im Sinne des Maltafiebers beobachtet werden.

Wir fassen kurz zusammen: Die Infektion von Affen mit Brucella bovina parenteral wie per os gelingt, jedoch nur sehr schwer, im Gegensatz zu der Infektion mit Brucella Melitensis. Die Affenpathogenität der Brucella abortus ist c. gr. s. etwa 1000mal geringer als diejenige der Brucella Melitensis.

Insekten. Nachdem Eyre, McNaugh, Kennedy und Zammit von der Mittelmeerfieberkommision (1907) im Intestinum von Moskitos (Stegomyia fasciata und Acartomyia Zammitii) Brucella Melitensis züchten konnten — sie waren mit Blut von künstlich infizierten Meerschweinchen gefüttert worden —, führten Ruhland und Huddleson (1941) ähnliche Versuche durch mit Bruc. abortus Bang unter Verwendung von Kakerlaken (Periplaneta americana) sowie verschiedenen Arten von Fliegen (Musca domestica L., Muscina stabulans, Stomoxys calcitrans usw.), weil sie bekannterweise in hohem Ausmaße tierische Exkrete besiedeln und als Nahrungsquelle benutzen, womit die Möglichkeit einer Transmission von Brucella abortus auf andere Rinderherden gegeben wäre. Nach Fütterung genannter Insekten mit Bang-Kulturen oder entsprechend infestierter Nahrung fanden die Autoren: Der Intestinalapparat der Kakerlaken ist spätestens 24 Std nach Aufnahme der Bang-Kulturen frei von diesen Erregern (sie fallen also praktisch als Überträger aus), dagegen können von den obenerwähnten Fliegen und Moskitos bis 96 Std nach Fütterung Brucella abortus-Kolonien aus dem Digestionstractus gezüchtet werden, entsprechend den oben erwähnten Versuchen von Eyre und Mitarbeitern mit Br. Melitensis, womit die Moskitos und Fliegen als mögliche Überträger für die Tier- und Menschenbrucellose zukünftig stärkere Beachtung, besonders bei der Prophylaxe, verdienen.

Geflügel. Dubois (1910) beobachtete bei Geflügelvölkern eine Krankheit in einer akuten und perakuten Form, die einherging mit Schwäche, unsicherem Gang, Hängen der Flügel, Appetitlosigkeit, Abmagerung, Diarrhoe und Ausgang in Tod, sei es innerhalb Stunden in den seltenen perakuten, sei es in 8—10 Tagen in den akuten Fällen. Autoptische Befunde: Ekchymosen der Lungen, Schwellung von Leber, Milz und Bauchganglien. Agglutination im Blutserum auf Br. Melitensis zeigten Titerwerte von 1:50 bis 1:600, Blutkulturen waren negativ. Mohler (1912) fand bei Fütterung von Kücken mit Abortusbakterien nekrotische Herde mit Petechien in der Leber. Zwick und Zeller (1920) konnten trotz wiederholten intraperitonealen, subcutanen, intravenösen und intramuskulären Injektionen von Brucella abortus eine Brucellose der Hühner nicht hervorrufen. Auch Koegel (1923) war außerstande, manifeste Brucellosen bei Verabreichung selbst großer Dosen von Brucella abortus bei Geflügelvölker zu erzielen, doch konnte er zwischen dem 2. und 4. Monat spezifische Agglutinine im Blutserum (Titerwerte von 1:200 bis 1:1000) nachweisen.

Dies veranlaßte HUDDLESON und EMMEL (1929) der Frage der natürlichen Infektion der Hühner mit Brucellen nachzugehen durch Untersuchung von vier größeren Hühnervölkern (zwischen 60 und 800 Tieren) mittels der Agglutination, wobei verdächtige Titerwerte (über 1:25) in einem Prozentsatz um 3—5 herum gefunden wurden.

Darüber hinaus wurden etwa 60 Hühner verschiedenster Rassen per os (Nahrung) und intravenös mit Kulturen von Br. Melitensis, suis und abortus infiziert. Die Blutseren wurden in Intervallen von Tagen bis Wochen auf spezifische Agglutinine getestet, Lunge, Leber, Niere und Eierstöcke der getöteten und gestorbenen Tiere kulturell sowie histologisch untersucht. Resultat: Pathognomonische Titerwerte der spezifischen Agglutinine analog der Ergebnisse der vorgenannten Autoren, kultureller Nachweis der Brucellen möglich, jedoch sehr schwierig (außer einmal nie Brucellen in den Eiern gefunden), perivasculäre hyperplastische Herde, hydropische Degeneration der Parenchymzellen, Nekrose der untersuchten Gewebe (zahlreiche histologische Abbildungen). Im Gegensatz zur experimentellen Geflügelbrucellose ist die natürliche nicht notwendigerweise tödlich, doch soll die Eierlegeleistung bei den kranken Tieren beträchtlich zurückgehen.

3. Versuche an Menschen. NICOLLE und Mitarbeiter haben bei 8 Freiwilligen mit der oralen Verabreichung von Abortus BANG-Bakterien eine Infektion versucht, jedoch ohne Erfolg.

GABBI hat durch intravenöse Injektionen von lebenden Brucellen (Stämme von Kopenhagen und Süditalien) Fieber von undulierendem Verlauf erzeugt und Agglutination des Serums festgestellt, während ihm dies durch Fütterung von infestierter Milch und durch Cutaneinreibung nicht gelang.

BURNET und CONSEIL impften 4 Individuen subcutan mit Brucellen, davon 3 mit Typus bovinus und 1 mit Typus caprinus, in Dosen von 200 Millionen Keimen. Bei den mit Abortusbakterien infizierten Personen blieben die Blutkulturen dauernd negativ, während Agglutination und Cutantest positiv wurden. Im Gegensatz hierzu war die Blutprobe bei dem Melitensisgeimpften positiv, ebenso Agglutination und Cutantest in sehr starkem Ausmaß.

MORALES-OTERO hat mit einem Material von 40 Freiwilligen operiert, wovon 18 per os (13 einmalig, 5 wiederholt), 8 percutan einmalig bei lädierter und 14 percutan einmalig bei intakter Haut infiziert wurden, wobei caprine, porcine und bovine Brucellen zur Verwendung kamen.

Tabelle 4. *Ergebnisse bei experimentellen Infektionen von 40 Versuchspersonen mit caprinen, bovinen und porcinen Brucellen.* (Zusammenstellung auf Grund der Versuche von MORALES-OTERO.) (Aus W. LÖFFLER, F. u. Bang als Unfall und als Berufskrankheit. Festschrift ZANGGER, **1934**, 302—313.) Zürich: Rascher & Co.

Eintrittspforte	Infekte	Zahl der Versuchspersonen	Erkrankt (serolog. evtl. kultur. Nachweis)	Brucellatypus der Erkrankung erzeugte
Verdauungskanal	a) einmalig b) wiederholt	13 5	1 3	1mal Br. caprina 2mal Br. porcina 1mal Br. bovina
Haut: lädiert	einmalig	8	6	1mal Br. caprina 2mal Br. porcine 3mal Br. bovina
Haut: intakt	einmalig	14	0	mit allen 3 Typen keine Erkrankungen
Summe	—	40	10	25% Erkrankungen: 4mal Br. bovina 4mal Br. porcina 2mal Br. caprina

In einem weiteren Versuch bemühte sich MORALES-OTERO, den natürlichen Verhältnissen näherzukommen, indem er einer Familie, bestehend aus Mann, Frau und einem 8jährigen Kind, täglich 1 Liter Milch einer BANG-infizierten Kuh verabreichte. Die Milch wurde wöchentlich an Meerschweinchen auf ihren Gehalt an Brucellen getestet. Trotz Verabreichung über 6 Wochen erkrankte keine der Versuchspersonen klinisch, aber auch die Blutkulturen und serologischen Teste blieben negativ.

Wie aus diesen verschiedenen Versuchen hervorgeht, ist die Infektion mit BANG-Bakterien per os überhaupt nur *durch wiederholte Gaben möglich und dann noch sehr unsicher, während die Einreibung der bovinen Brucellen in die lädierte* Haut, ebenso wie diejenige mit *porcinen und caprinen Typen in hohem Prozentsatz zur Infektion führt.* Dagegen ist eine Cutaninfektion bei intakter Haut überhaupt nicht oder nur sehr schwer möglich, wobei zu bedenken ist, daß eine makroskopisch intakte Haut mikroskopisch lädiert sein kann.

Ein wegen des Infektionsmodus bemerkenswerter Fall sei kurz mitgeteilt. Die BANG-Verseuchung der Kuhmilch einerseits und die Bedeutung der lädierten Haut als Eintrittspforte der Abortusbrucellen andererseits kommen hier anschaulich zur Geltung. Ein Bauernknecht aus der hiesigen Gegend wäscht sein Gesicht wegen einer ausgeprägten Acne vulgaris einige Wochen lang täglich mit roher Kuhmilch. Will nie rohe Kuhmilch getrunken haben. Resultat: ein klassischer Morbus Bang.

Analog den Versuchen bei Affen ist die orale Infektion mit Melitensisbakterien beim Menschen in hohem Ausmaße erfolgreich.

Zusammenfassend ist zu sagen: Die experimentelle Infektion des Meerschweinchens gelingt bei intraperitonealen Injektionen in etwa 70% der Fälle, was praktische Bedeutung hat zum Nachweis der Brucellen in der Milch und sonstigen Körperflüssigkeiten.

Die Infektion von Affen und Menschen mit allen 3 Typen der Brucellen gelingt prinzipiell sowohl per os als auch parenteral, d. h. intravenös, intramuskulär, subcutan und percutan, jedoch mit dem Unterschied, daß bei der Verwendung von Melitensisbakterien in kleinen Dosen auf beiden genannten Applikationswegen eine Infektion mit hoher Wahrscheinlichkeit zu setzen ist, *während mit* BANG-*Bakterien eine Infektion per os nur mit fraglichem Erfolg erreichbar ist. Dagegen ist durch percutane Einreibung von* BANG-*Bakterien auf lädierter Haut der Organismus relativ leicht zu infizieren.*

Die Versuche zeigen, daß die Br. caprina für Mensch und Affe pathogener ist als die Br. bovina, während das Meerschweinchen für die Br. bovina empfindlicher zu sein scheint. Die Br. porcina wird hinsichtlich des pathogenen Vermögens für den Menschen als in der Mitte stehend angesehen; allerdings müssen wir berücksichtigen, daß die verschiedene Virulenz der diversen porcinen Stämme für die Pathogenität von großer Bedeutung ist. Wir erinnern nur daran, daß die *amerikanischen Schweinestämme für Menschen als hochpathogen sich erwiesen,* während die in der *Schweiz gefundenen porcinen Stämme im klinischen Bild kaum von den bovinen Menschenbrucellosen zu unterscheiden waren* (NAGEL).

Ganz allgemein ist zu sagen, daß die unterschiedliche Virulenz der Stämme nur mit großer Einschränkung erlaubt, feste Regeln zwischen Typ der Brucellen und Pathogenität aufzustellen, abgesehen von der unterschiedlichen Disposition des infizierten Organismus.

Das Infektionsspektrum der Brucellen, sowohl das natürliche wie das künstliche, ist also sehr groß, doch sind die Haustiere die eigentlichen Hauptwirte der Infektion, während der *Mensch nur Nebenwirt ist, bei dem die Infektion praktisch stets ohne Übertragung auf den Artgenossen zum Erlöschen kommt.*

VI. Epidemiologie und Prophylaxe.

Allgemeines. Die Epidemiologie soll von zwei Seiten her betrachtet werden, einerseits durch Synthese der Einzelfälle im Sinne der induktiven Epidemiologie, andererseits durch Analyse von statistisch erfaßtem Material im Sinne der deduktiven Epidemiologie. Abschließend sollen die mit beiden Methoden erzielten Resultate verglichen werden.

Der Erreger der tierischen und menschlichen Brucellose, seine verschiedenen Typen, seine Morphologie, Kultur, Serologie sowie Pathogenität, Infektionswege, Übertragungsmodus, Eintrittspforte, Ausscheidungswege, Virulenz, Disposition des Wirtes usw. sind in den früheren Kapiteln dargelegt. Der Werdegang der Einzelinfektion, die laboratoriumsmäßige Sicherung der Diagnose sind bekannt, soweit dies überhaupt zur Zeit möglich ist.

Träger der Infektion. Es handelt sich um eine *Epizoonose*, die *Ziege*, *Rind* und *Schwein* befällt, daneben können aber auch Pferd, Fleischfresser wie Hund und Katze, außerdem Geflügel (Huddleson und Emmel 1929 mit einschlägiger Literatur) und sogar Kaltblüter infiziert werden. Der Mensch ist in dieser Tierkette nur Nebenwirt, bei dem praktisch diese Zoonose ohne interhumane Übertragung zum Erlöschen kommt.

Infektionsmaterial. Die zahlreichen kulturellen (neben den serologischen) Untersuchungen der Exkrete und Sekrete von Tieren und Menschen wie Urin, Kot, Sputum, Galle, Liquor, Fruchtwasser sowie von verschiedenen Organen wie Milz, Leber, Lymphknoten, Placenta usw., besonders jedoch der *Milch* als ein für die menschliche Ernährung wichtiges Sekretionsprodukt, ergeben, daß darin Brucellen in zum Teil beträchtlicher Menge vorkommen können.

Auch außerhalb der genannten Wirte sind diese Erreger nachgewiesen und auf ihre Lebensdauer in nicht lebendem Milieu geprüft worden. Es seien genannt: von den Nahrungsmitteln noch die Milchprodukte wie Rahm, Sauermilch (Yoghurt, Kephir — jedoch im sauren Milieu innerhalb 8 Tagen nicht mehr lebensfähig), Butter, Frischkäse wie Quark (*nicht jedoch Hartkäse*), Gemüse und Früchte sowie Fleisch, außerdem Erde und Wasser, tierische Exkretionsprodukte, wobei die Brucellen bei günstigen Verhältnissen zum Teil viele Wochen und Monate sich dort halten können. Sehr interessant sind Mitteilungen, daß auch in *Insektenmagen* — allerdings in sehr seltenen Fällen, z. B. in Malta bei einer Kontrolle von 900 Moskitos bei 4 Insekten Melitokokken nachgewiesen werden konnten. Auch über Brucellen im Intestinalapparat von Flöhen wird berichtet (Literatur bei Pedro-Pons und Farreras-Valenti). Bemerkenswert sind die Mitteilungen über Vorkommen von Br. Melitensis und abortus im Intestinalapparat von Insekten (Kakerlaken, Moskitos, Fliegen) nach entsprechenden Fütterungsversuchen (Näheres S. 124). Die Möglichkeit der Übertragung von Brucellosen durch Insekten ist also als gegeben anzusehen, damit eventuell das sprunghafte Übergehen der Abortseuchen auf isolierte und räumlich entfernte Rinderherde erklärt (Eyre, McNaught, Kennedy und Zammit, Ruhland und Huddleson).

Eintrittspforte der Infektion und Infektionsmodus. Theoretisch bestehen drei Möglichkeiten, nämlich: 1. germinal, 2. intrauterin, d. h. auf dem transplacentaren Weg, 3. postuterin. Wir haben keine Befunde, die den erstgenannten Weg annehmen lassen können; er ist auch wenig wahrscheinlich. Dabei soll nicht unerwähnt bleiben, daß im Ejaculat von Stieren, Ebern usw. des öfteren Brucellen nachgewiesen werden konnten, was zu einer Durchseuchung von Viehbeständen via Genitalinfektion analog einer Geschlechtskrankheit führen kann.

Die transplacentare Infektion spielt beim Tier ohne Zweifel eine große Rolle, besonders da wir wissen, daß gerade der gravide Uterus offenbar eine starke

Attraktion auf die Brucellen ausübt, doch kommt es nicht zu einer eigentlichen Infektionskrankheit des Fetus, da die Affektion zu einem Abort des Rindes im 7.—8. Trächtigkeitsmonat führt, wobei in der toten Frucht die Brucellen meist in Massen zu finden sind[1]. Dagegen wird von Buser-Plüss der Fall einer 1000 g schweren menschlichen Frühgeburt mit serologisch nachgewiesener Bang-Krankheit mitgeteilt, die nach Überstehung der schweren klinischen Erscheinungen am Leben erhalten werden konnte. Die Eltern waren Landwirte und beide Bang-positiv. Eine postuterine Infektion ist aber in diesem Fall unseres Erachtens nicht ausgeschlossen.

Der postuterinen Phase des Infektionsträgers kommt also die größte Bedeutung für die Infektion zu.

Der Erreger muß, um in den Organismus einzutreten, die Barriere der Haut oder der Schleimhäute überwinden. Dabei bleibt die Frage noch ungelöst, ob die nicht lädierte Haut vom Erreger penetriert werden kann. Aus den im Kapitel „Experimentelle Pathologie" besprochenen Untersuchungen wissen wir, daß die künstliche Infektion mit Brucellen praktisch nur auf der *lädierten* Haut angeht. Dabei ist es noch dahingestellt, ob bei den Berichten von seltenen Fällen der Infektion durch intakte Haut es sich nicht um *Mikroläsionen* gehandelt hat.

Eintrittswege nach Organsystemen. Haut, Respirations-, *Digestions*- und Genitaltractus. Experimentelle und klinische Forschung weist dem *Digestions*tractus ohne Zweifel eine wichtige Rolle zu, sicherlich beim Menschen (Städter) mehr als beim Tier, besonders beim Maltafieber mit seinem endemischen Charakter, doch dürfte *die traumatisierte Haut als Eintrittspforte* bei Bang-Brucellose von größerer Bedeutung sein. Wir erinnern nur, daß die häufigen Verletzungen des Zwischenklauenspaltes der Haustiere sowie der Haut von Personen, die viel mit brucellainfizierten Tieren zu tun haben, oft Eintrittspforten darstellen (Landwirte, Metzger, Veterinäre usw.).

Daß eine Bang-Endemie auch über den oralen Infektionsweg vorkommen kann, zeigt die Publikation über F. u. Bang (26 Schüler) in einer Knabenschule nach Trinken von roher Milch. Durch Umstellung auf pasteurisierte Milch konnten weitere Erkrankungen vermieden werden (Elkington, Wilson, Taylor und Fulton).

Experimentelle Arbeiten über den Atmungsweg als Eintrittspforte der Brucellen liegen unseres Wissens nicht vor, doch muß mit der Tröpfcheninfektion, eventuell Staubinhalation sicherlich gerechnet werden; wir denken besonders an die bronchialen, bronchopneumonischen und hilären Formen der Brucellose (vielleicht ähnlich Fleckfieberinfektion durch die Luftwege, Löffler und Mooser).

Wie schon erwähnt, spielt der Genitaltractus bei den *Tieren* eine nicht unerhebliche Rolle als Übertragungsweg, doch ist dieser Infektionsmodus auch bei Menschen in sehr seltenen Fällen beobachtet worden. Wir erinnern nur an unsere Ausführungen über die Auffindung von Melitokokken in der Vaginalschleimhaut von Puellen in Malta und brucellären Epididymitiden bei dortigen Garnisonsoldaten.

Der Kontakt mit den Erregern kann einesteils indirekt erfolgen durch kontaminierte Nahrung (Milchprodukte) via Verdauungstrakt (s. auch Mitteilung von Nagel über *F. u. Traum* durch Trinken von Schweineblut), *möglicherweise* in ganz seltenen Fällen auch percutan durch *Insekten*, andernteils direkt via Haut oder Schleimhaut durch Kontakt mit Keimträgern. Es sei nochmals betont, daß die Infektion von Tier zu Tier geht, die interhumane Übertragung zu den größten Seltenheiten gehört und praktisch nur beim Maltafieber beobachtet wird.

[1] Ob eine nicht zum Abort führende Embryopathia brucellaris der Tiere oder der Menschen in Analogie zur menschlichen Embryopathia rubeolosa zu Mißbildungen führen kann, wissen wir zur Zeit noch nicht (s. auch S. 147).

Geographie. Die capro-ovine Brucellose ist tierendemisch im gesamten mediterranen Gebiet, jedoch auch in den Ziegen- und Schafbeständen von Nordamerika und Australien. Gerade bei den amerikanischen Verhältnissen kann man nachweisen, daß die Einfuhr von kranken Maltaziegen Ende des vorigen Jahrhunderts diese Tierseuche dorthin verpflanzt hat, während merkwürdigerweise das *nördliche Europa (ab 46. Breitegrad)* davon frei ist. Die BANG-Seuche der Rinderbestände ist über die ganze Erde verteilt; nach umfassenden Untersuchungen in der Alten wie in der Neuen Welt kann etwa $^1/_3$ der Rinderbestände als brucelleninfiziert betrachtet werden. Dagegen scheint die Brucellose der Schweine praktisch nur in USA. endemisch zu sein, während sie in Europa in einer kleinen Endemie in der Schweiz (NAGEL) und nur in *Dänemark* in nennenswertem Ausmaß zur Beobachtung gekommen und rasch überwunden worden ist. Durch rigorose Ausmerzung der brucellainfizierten Tierbestände mit Hilfe von staatlichen Entschädigungen ist heute Dänemark praktisch frei von Tierbrucellosen (A. THOMSEN).

Die verschiedenen caprinen, bovinen und porcinen Brucellentypen sind nicht streng an ihre Tierspezies gebunden; es konnten z. B. bei Ziegen BANG-Typen, beim Rind und Schwein caprine Typen gezüchtet und differenziert werden.

Die geographische Verteilung der menschlichen Brucellose auf Grund der Statistik des seinerzeitigen Völkerbundes (1934—1938) geht sehr anschaulich aus der nachstehend abgebildeten Weltkarte hervor. Bemerkenswert ist auch hier die Tatsache, daß das Maltafieber nördlich des 46. nördlichen Breitegrades — entsprechend der Isotherme von 13° C — nicht mehr vorkommt, abgesehen von eingeschleppten Fällen (italienische Fremdarbeiter). Diese Begrenzung des Maltafiebers gilt nicht nur für die östliche, sondern mit kleinen Einschränkungen für die westliche Halbkugel.

Morbidität, Letalität und Mortalität. Wir verzichten darauf, genaue Zahlen der menschlichen Brucellosen der verschiedenen Länder zu bringen, da verwertbare Zahlen über längere Zeitperioden fehlen. Einige approximative Werte aus diversen Ländern seien nachstehend mitgeteilt (es handelt sich um *rohe Durchschnittswerte aus verschiedenen Jahren*): etwa 200 Fälle für Schweiz, Schweden, Österreich, etwa 800 für Deutschland, etwa 1200 für Malta, etwa 2000 für Italien, etwa 4000 für USA. im Jahr.

In diesem Zusammenhang verdienen die Ausführungen von so hervorragenden Kennern der Brucellose wie ALICE EVANS[1], HUDDLESON, ALESSANDRINI besondere Beachtung. Auf Grund von umfassenden bakteriologischen und serologischen Untersuchungen großer Populationen aus verschiedenen Regionen der USA. und Errechnung eines Index, entsprechen den gemeldeten jährlichen 4000 Fällen von Brucellose mindestens 40000, zum Teil als milde chronische oder latente Brucellose. ALESSANDRINI in Italien kommt zum Ergebnis, daß die gemeldeten Fälle mit mindestens 10 zu multiplizieren sind, um die wirkliche Zahl der Brucellosen zu erhalten.

HUDDLESON (auf Grund von verschiedenen serologischen Prüfungen an einem Landspital) errechnet einen Index, nach dem in USA. insgesamt etwa 4 Millionen Einwohner als brucellainfiziert anzusehen sind, davon der Großteil in der *milden, inapperzepten Form.* Auch wenn man diesen nach Indices berechneten Zahlen letzte Beweiskraft nicht zuerkennen kann, ergibt sich, daß der Brucellose eine Bedeutung zukommt, die vielerorts unterschätzt wird. Eine Morbidität von 0,34 auf 10000 Einwohner (für die Schweiz von FAUCONNET berechnet und in ungefährer Übereinstimmung mit den anderen Ländern) erfaßt ohne Zweifel nicht die latenten, chronischen Brucellosen. Nach demselben Autor ist die Mortalität für die Schweiz 0,012 je 10000 Einwohner.

[1] EVANS, ALICE, C.: Brucellosis in the United States. Amer. J. Publ. Health 2, 139 (1947).

Die Letalität für F. u. Bang bewegt sich zwischen 2—5% (vor der Ära der neuen Antibiotica), für F. u. Bruce zwischen 5—10% und für F. u. Traum zwischen 2—10%, je nachdem ob die Seuche in Europa oder in USA. beobachtet

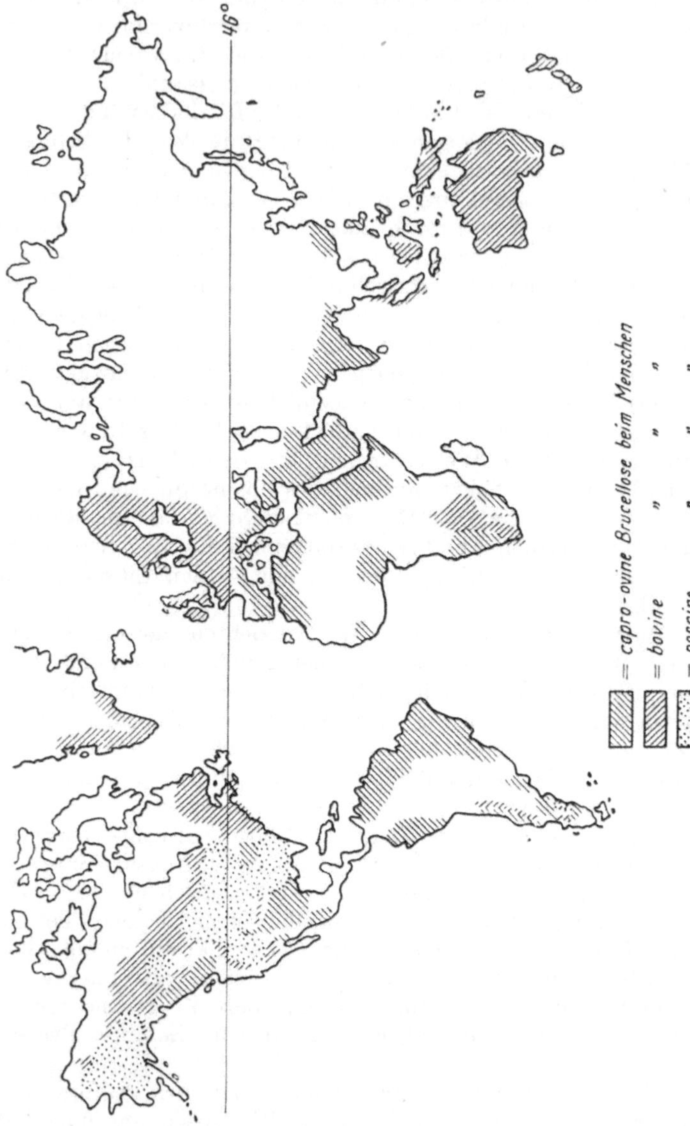

Abb. 3. Geographische Verteilung der F. u. Bruce, F. u. Bang und F. u. Traum. Statistik des Völkerbundes 1934—1938. (Aus A. PEDRO-PONS und P. FARRERAS VALENTI, modifiziert.)

wurde. Die neuen Antibiotica werden diese Zahlen in Zukunft wesentlich verkleinern.

MORALES-OTERO und GONZALES finden bei Anwendung des Intracutantestes bei der Bevölkerung von Puerto-Rico, wo der Bang beim Rindvieh endemisch ist, positive Hautreaktionen von 24,2% bei Gruppen mit Kontaktmöglichkeiten — von 4,2% bei der allgemeinen Bevölkerung (trinkt Rohmilch) — von 0% bei der Bevölkerung der benachbarten Insel San Thomas, wo die Rinder BANG-frei sind.

Rasse. Auf Grund des statistischen Materials, soweit dies überhaupt auf diese Fragestellung hin auszuwerten ist, scheint irgendeine besondere Rassedisposition zu dieser Krankheit nicht zu bestehen, wie auch keine menschliche Rasse von dieser Infektion verschont wird.

Alter. Auf Grund unseres Materials in Zürich mit BANG-Patienten kommen wir zu einem Höchstgipfel zwischen 30 und 40 Jahren, was auch den Ergebnissen zahlreicher anderer Untersucher entspricht. Auffallend ist die Tatsache, daß Säuglinge und Kleinkinder nur sehr selten an Brucellose erkranken, soweit es sich um Bang handelt, obwohl sie gerade das größte Kontingent der Milchtrinker darstellen (LANGE, BUSER-PLÜSS, FLIESS und JORDAN, QUILLIAN).

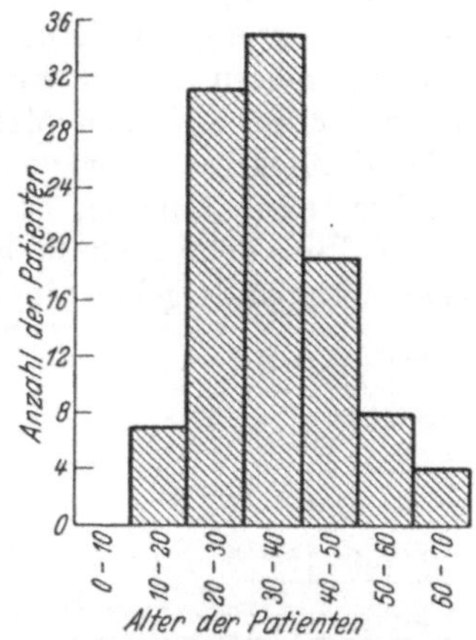

Abb. 4. Verteilung der BANG-Patienten der Medizinischen Universitätsklinik Zürich auf die verschiedenen Altersstufen. (Aus LÖFFLER, MOESCHLIN u. WILLA.)

Geschlecht. Das Verhältnis der Erkrankung von Männern zu Frauen ist ungefähr 2:1, so auch bei systematischer Untersuchung aller aus irgendwelchen Gründen eingeschickten Seren auf Agglutination und Komplementfixation mit Brucellenantigenen. Ohne Zweifel handelt es sich hier um eine Exposition, indem Männer beruflich mehr mit Vieh zu tun haben. Sehr schön werden diese Verhältnisse beleuchtet durch die Beobachtung der Schweinebrucellose in der Schweiz, wo die Frauen mehrheitlich die Tiere warteten und auch in größerer Anzahl als Männer erkrankten (NAGEL).

Jahreszeit und Klima. Auch hier sind Schwankungen zu beobachten, indem ein deutlicher Gipfel im Sommer vorhanden ist, der wahrscheinlich die um diese Zeit häufigen Geburten der Haustiere als Hauptgrund hat.

Über Beziehungen der tierischen BANG-Brucellosen zum Klima hinsichtlich Niederschlagsmengen, Temperatur, Grundwasserstand und relativer Feuchtigkeit der Luft berichtet HENRICSSON in einer großen Monographie. Einem niedrigen Grundwasserstand soll nach einem bestimmten Zeitintervall eine hohe Abortusfrequenz folgen. Unseres Erachtens scheint es sich hier wohl um eine zufällige Koinzidenz zu handeln.

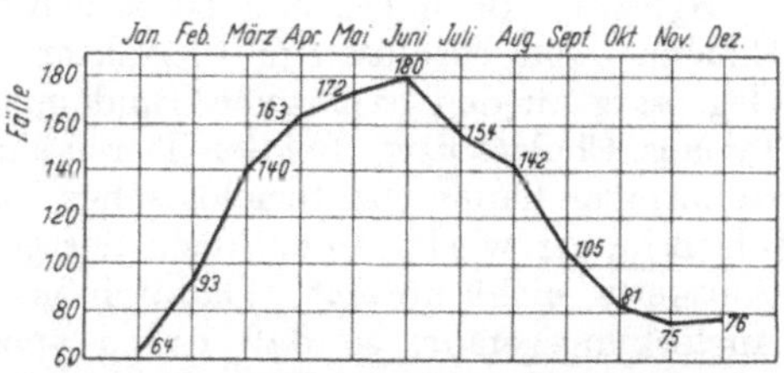

Abb. 5. Jahreszeitliche Frequenz der BANG-Fälle der Menschen. (Aus CH. FAUCONNET.)

Topographie, Verkehr usw. Die Infektion der Rindviehherden geht nicht mit der Dichte der Bestände parallel, sondern besondere Verhältnisse spielen eine Rolle wie: die Lage der Viehweiden, Zugangsstraße, Eisenbahnen und Wasserwege. Der Prozentsatz der infizierten Grundstücke beträgt 1,3% bei isoliert, 1,4% bei an Eisenbahn und Landstraße, 15,4% bei nur an Wasserstraße und 36,6% bei an Landstraße oder Eisenbahn und Wasserader gelegenen Grundstücken. Das Wasser soll als Träger und Verschlepper des Ansteckungsstoffes eine besonders große Rolle spielen. Ein offensichtlicher Parallelismus zwischen Coligehalt (Dejekte der Tiere) und BANG-infizierten Grundstücken wird festgestellt.

Die Abortfrequenz war in großen Rindviehherden (über 60 Kühe) 88%, in kleinen Herden (bis zu 10 Kühen) 0,66% (Monographie von HENRICSSON).

Beruf. Sehr auffallend ist am Material unserer Zürcher Kliniken die Verteilung der BANG-Fälle auf *landwirtschaftliche* und besondere Berufe wie *Köche,*

Tierärzte, *Metzger* usw. Wenn auch unser eigenes Material klein ist, so wird es grundsätzlich bestätigt am großen Material von anderen, besonders amerikanischen Autoren.

Verschiedenes. Die ständige Quelle der Neuinfektion für den Menschen ist das infizierte Vieh, wobei neben den manifest und latent erkrankten Tieren noch *die gesunden Bacillenträger* eine wichtige Rolle bei der Übertragung der Brucellen spielen. Aus diesem *Virusreservoir* wird die Menschenbrucellose unterhalten. Auch bei Menschen haben wir die manifest und latent Erkrankten von den Bacillenträgern zu unterscheiden, was jedoch nicht immer einfach ist, auch mit Hilfe der serologischen Methoden. Ebenso ist die Unterscheidung, ob Rezidiv oder Reinfektion vorliegt, schwierig.

Die Inkubationszeit ist nach den experimentellen Untersuchungen mit etwa 14 ∓ 6 Tage beim Maltafieber anzunehmen, während beim Bang die Meinungen sehr auseinandergehen, indem Wochen bis Monate angegeben werden.

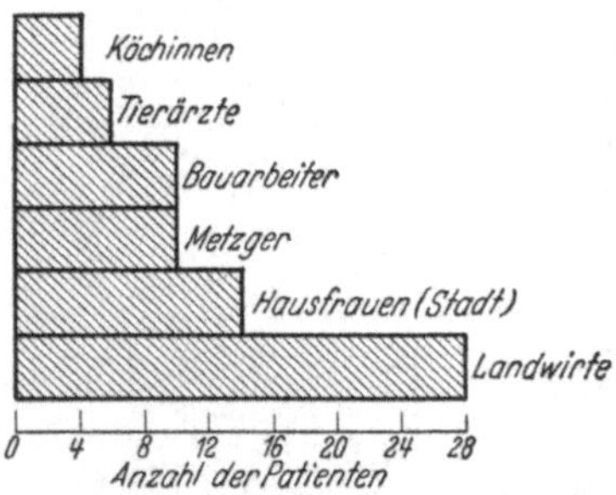

Abb. 6. Verteilung der BANG-Fälle der Medizinischen Universitätsklinik Zürich auf die verschiedenen Berufsgruppen. (Aus LÖFFLER, MOESCHLIN und WILLA.)

Im Sinne von PETTENKOFER erklärt WOLTER die Brucellosen der Menschen und Tiere als Folgeerscheinung einer gemeinsamen Ursache, „nämlich der Einwirkung der aus chemischen Prozessen in einem siechhaften Boden sich in essentieller Spezifität entwickelnden primären miasmatischen Krankheitsursache auf den menschlichen und tierischen Organismus". Unter Hervorhebung des primären lokalistischen Standpunktes (siechhafter Boden und autochthone Entstehung der Seuche in Abhängigkeit von Klimaschwankungen) haben die Brucellenerreger für WOLTER nur die Bedeutung von belebten, hydrotellurisch bedingten Miasmen, ohne daß sie die eigentliche Krankheitsursache im bakteriologischen Sinne darstellen.

Von den gesetzlichen Bestimmungen ist wichtig zu wissen, daß in den meisten Kulturstaaten die menschlichen und tierischen Brucellosen als seuchenhafte Erkrankung meldepflichtig sind.

Synthese. Beim Tier handelt es sich bei den Brucellosen ohne Zweifel um eine Endemie von chronischem Charakter im Sinne einer tardiven Epidemie, im Gegensatz zu den explosiven Epidemien mit ihrem akuten Charakter wie bei Typhus, Cholera usw. Bei den Tieren sind kranke Dauerausscheider und gesunde Keimträger häufig (bakteriologischer Nachweis). Aus diesem Virusreservoir erfolgen immer wieder Infektionen der gesunden Tierbestände, so daß die Infektionskette nicht abreißt. Dadurch ist der *Mensch als Nebenwirt* dauernd in Ansteckungsgefahr, so daß es zu sporadisch auftretenden neuen Brucelleninfektionen des Menschen, *jedoch praktisch nie zu Endemien beim Menschen kommt, soweit wir die* BANG-*Brucellose berücksichtigen.* Bei der *caprinen* Brucellose kann jedoch, besonders in Malta, von einer endemischen Erkrankung der Bevölkerung gesprochen werden, bedingt durch die hohe Infektiosität der verseuchten Ziegenmilch einerseits und die Möglichkeit der interhumanen Ansteckung andererseits.

Die Tatsache, daß die capro-ovine Brucellose den 46. Breitegrad der nördlichen Halbkugel nicht überschreitet im Gegensatz zu den ubiquitär vorkommenden bovinen und porcinen Brucellosen, ist bemerkenswert. Die Möglichkeit, daß es sich bei den bovinen und porcinen Typen um Standortvarietäten auf Grund besonderer Anpassung handelt, die jedoch alle von der capro-ovinen Brucella ausgegangen sind, ist nicht von der Hand zu weisen. Demnach wäre das mediterrane Becken als der Ursprungsort aller Brucellosen und die Schafe bzw. Ziegen als die ersten Seuchenverbreiter anzusehen, was bei der Bedeutung dieser Tiere im Altertum (man denke nur an die Ilias und Odyssee) nicht verwunderlich wäre[1].

Die seltene Erkrankung der Kinder mit Bang kann unseres Erachtens mit der relativ geringen Infektiosität der BANG-Bakterien bei oralem Eintritt (Abtötung im *sauren* Magensaft) erklärt werden. Möglicherweise spielen daneben noch besondere immunbiologische Reaktionen der Kinder eine Rolle.

Die Tatsache, daß über die BANG-Brucellose erst ab 1925 in steigendem Ausmaß berichtet wird, dürfte wohl bedingt sein durch Erweiterung der Kenntnis und der diagnostischen Mittel sowie der besseren Erfassung durch die Meldepflicht. Gegen diese LÖFFLERsche Erklärung im Sinne einer Zunahme der Diagnosen, nicht aber der Krankheitsfälle, also der „Psychologie der Fehldiagnosen", wenden sich HABS u. a., die im Morbus Bang eine neue menschenpathogengewordene Infektion sehen wollen, zweifellos zu Unrecht.

Der Charakter der Brucellose als „*self-limiting-disease*" geht aus den epidemiologischen Betrachtungen offenbar hervor, doch darf nicht vergessen werden, daß die latenten Brucellosen in vielen Fällen nicht erfaßt werden.

Die jahreszeitlichen Schwankungen der Brucellose sowie ihre rhythmischen Abläufe bei Betrachtung über längere Zeiträume können wir uns mit der deduktiven, etwas spekulativen Betrachtungsweise als miasmatisch-hydrotellurisch (WOLTER) im Sinne der SYDENHAM- und PETTENKOFERschen Constitutio epidemica erklären, doch laufen wir mit dieser spekulativen Schau Gefahr, durch Gedankenakrobatik zu ohne Zweifel interessanten, aber leicht in die Irre gehenden, hypothetischen Schlüssen zu kommen.

Über wesentliche Fragen der Epidemiologie der Brucellosen sind wir, wie dies auch bei den anderen Infektionskrankheiten der Fall ist, noch in vielen Punkten im unklaren.

Prophylaxe. Nachdem es sich bei der *menschlichen* Brucellose um eine epizoonotische Infektion handelt, müssen Maßnahmen in erster Linie beim Hauptwirt angreifen, insbesondere weil die interhumane Ansteckung der Brucellosen beim Bang wohl überhaupt nicht, beim Maltafieber nur in geringem Maße vorkommt. In Zusammenarbeit mit dem Tierarzt und in Anwendung der veterinärpolizeilichen Vorschriften muß die Sanierung der brucellainfizierten Viehbestände (Ziege, Schafe, Rinder oder Schweine) erstrebt werden, womit die Ansteckungsquellen für die Menschen eliminiert und die Brucellosen ursächlich bekämpft werden. Da die Ausmerzung der verseuchten Tierherden aus wirtschaftlichen Gründen auf Schwierigkeiten stößt, muß zum mindesten der Schutz der unverseuchten Viehbestände durch Isolierung, Verkalbungsställe usw. erreicht werden. (Vgl. Sanierung der Schweinebestände in Dänemark bei THOMSEN.)

Die Menschenbrucellose muß durch Blockierung des Infektionsweges bekämpft werden: 1. durch Schutz der Gesamtbevölkerung vor indirekter Übertragung, 2. durch Schutz bestimmter Berufsgruppen vor Kontaktinfektionen.

In der ersten Gruppe kommen kontaminierte Nahrungsmittel als Infektionsquellen in Frage, in erster Linie *Milch und Milchprodukte*, die bei Kontamination mit Melitokokken bekanntlich hoch infektiös sind, fast im Ausmaße einer Verseuchung mit Typhusbakterien. Durch scharfe Handhabung der bestehenden gesetzlichen Bestimmungen (*Kochen oder Pasteurisierung der Milch*, Warnung vor Genuß roher Milch aus seuchenhaften Viehbeständen) sollte diese Infektionsquelle unterdrückt werden können. Ihr stehen manche Vorurteile der Bevölkerung entgegen, insbesondere die Bedenken den Vitaminverlust der Milch betreffend.

[1] Eine auf Menschen übergehende Tierseuche (Maultiere, Hunde) finden wir in der Ilias (1. Gesang, Zeile 50 und folgende) beschrieben. Eine sichere Erfassung der Natur dieser epizootischen, menschenpathogen gewordenen Epidemie des Griechenheeres vor Troja nach unseren heutigen Erkenntnissen auf Grund der Schilderung ist kaum möglich, ihre Deutung als Brucellose jedenfalls nicht ganz ausgeschlossen.

In der zweiten Gruppe handelt es sich um bestimmte Berufspersonen, wie Tierärzte, Käserei- und Stallinspektoren, Melker, Laboranten, Metzger, Küchenpersonal usw. Durch entsprechende Maßnahmen (Gummihandschuhe, Desinfektionsschutzsalben) und durch Aufklärung über die percutane Infektionsgefahr sind die Brucellosen bei diesen Personen zu bekämpfen.

Nach HABS soll bei einem Patienten mit Maltafieber eine Isolierung, Desinfektion sowie Untersuchung auf Bacillenausscheidung in der Rekonvaleszenz durchgeführt werden wie beim Typhus abdominalis. Die mit dem F. u. Bruce erfahrenen italienischen Autoren fordern dies nicht.

Das von den Tieren stammende infizierte Material ist mit den üblichen desinfektorischen Methoden zu behandeln (s. Tabelle 2).

Die prophylaktische Impfung durch subcutane Einspritzung von Vaccinen ist wegen ihrer fraglichen Wirkung und sonstiger Gefahren wohl kaum als Allgemeinmethode anzuwenden.

Weitere Autoren: F. A. LENTZE, H. ZELLER, GRUMBACH und GRILICHESS, SÜPFLE und HOFMANN, W. FREI, EISELE, MC CULLOUGH und BEAL, E. A. MOLINELLI, RÖSGEN, M. KLIMMER, ZIA und WONG, E. HAAGEN, W. BISCHOFBERGER, L. BINDER und E. FAUSZT, K. WALTHER, J. JOOS, C. M. CARPANTER und R. A. BOAK, R. M. TAYLOR und R. H. HAZEMANN, A. ZUK, G. SCHAEDE, A. VESA und L. LAHERMAA, SALVATOR LIDDO, W. LÖFFLER, MAILLART, KÄSTLI, A. C. EVANS, Bull. d. Eidg. Gesundheitsamtes 1949.

VII. Klinik der Menschenbrucellose.

1. Allgemeine Betrachtungen. Die Brucellosen des Menschen zeichnen sich durch besondere Eigenart und Merkmale als eine *Infektionskrankheit von charakteristischem Ablauf aus.* In Anlehnung an die klinische Infektionslehre wollen wir zweckmäßigerweise drei Phasen unterscheiden: die lokalisatorische im Sinne der Eintrittspforte des Erregers — die generalisierende im Sinne der Bakteriämie — die organotrope im Sinne der mono- oder polyvalenten Organmanifestation.

Unter Annahme der Gültigkeit des Alles- oder Nichts-Gesetzes ist der Infektionsablauf in weiten Grenzen unabhängig von der *Menge* der Keime und wohl auch des *Eintrittsweges.* Der Ablaufmodus der Krankheit ist für die verschiedenen Erreger oftmals sehr typisch (Fieberkurve). Die Einteilung in 3 Stadien nach obigen Gesichtspunkten läßt klinisch unterscheiden: ein prodromales, akut-subakutes und chronisches Stadium.

Die Krankheitsfolge in der Auseinandersetzung zwischen Makro- und Mikroorganismus endet in der Regel mit Heilung, verbunden mit zeitweiliger Immunität, oder selten mit Tod, sei es durch Einwirkung des betreffenden Mikroorganismus allein, sei es durch Komplikationen im Sinne interkurrierender Krankheiten oder degenerativer Prozesse lebenswichtiger Organe.

Die *erste Phase, die Infektion mit Erscheinungen an der Eintrittspforte wird oft nicht beachtet, fehlt vielleicht auch häufig.*

Bei Eintritt des Erregers durch die Haut, wenn auch nur leicht verletzt, wie bei Tierärzten, Melkern usw. zeigt sich an der Eintrittspforte eine leichte Entzündung, meist mit Schwellung der regionären Lymphdrüsen, die nach einigen Tagen wieder abklingt. Aus analogen Versuchen bei Meerschweinchen überblicken wir diesen Modus relativ gut (s. S. 112).

Die *zweite Phase* der Invasion des Erregers unter dem Bild einer *Bakteriämie* stellt die Krankheitsphase dar, die für den Kliniker der praktische Anfang der Krankheit ist, in welcher der Patient möglicherweise schon in die Behandlung des Arztes kommt. In diesem „septischen“ Stadium kann der epizoonotische Erreger ein Organ oder auch viele vorübergehend befallen, wobei in diesem zweiten Stadium die polyorganische Tendenz überwiegen dürfte. Die Brucellen weisen eine große Polytropie auf; *grundsätzlich kann jedes Organ von ihnen befallen werden* (vgl. Untersuchungen in den verschiedensten Körperflüssigkeiten auf Brucellen). Diese zweite Phase, das akute bis subakute Stadium der Brucellose, kann lange Monate bis Jahre dauern, beginnt aber weniger scharf als z. B. der Typhus und endet noch viel weniger scharf.

Die *dritte Phase* der permanenten Organmanifestation, die das eigentliche *chronische* Stadium der Brucellose mit Überwiegen mono-organischer Tendenz darstellt, führt zur dauernden Etablierung des Erregers in einem Organsystem, ähnlich wie wir dies im Organstadium der Tuberkulose, der Lues, des Rheumas usw. sehen. Es steht nicht fest, ob es Brucellastämme gibt, die zu irgendeinem Organ auf Grund von Anpassungserscheinungen eine besondere Affinität besitzen, wie dies von einigen Autoren für die „Neurobrucellosis" postuliert worden ist (S. LIDDO). Bakteriologisch und serologisch hat man derartige Stämme nicht differenzieren können. Wir möchten eher annehmen, daß die verschiedene Disposition der Menschen als Wirte im Sinne eines konstitutiotropen Faktors bestimmt, welches Organ oder Organsystem als Ansiedlungsort des Erregers dient. Gleichsam als Vitium primae formationis erlaubt eine biologische Unterentwicklung des ektodermalen, mesodermalen oder entodermalen Systems die Ansiedlung des Erregers in einem daraus hervorgegangenen Organ als Locus minoris resistentiae. In dieser chronischen Phase, in der die Krankheit als chronische Brucellose *oft inapperzept* mit relativ kleinen und uncharakteristischen Symptomen verläuft, ja sogar allen Methoden der Laboratoriumsdiagnostik zum Trotz sich *latent* verhält[1], hat ein Gleichgewicht zwischen Abwehr und Angriff sich eingestellt, das nur gelegentlich nach der einen oder der anderen Seite gestört wird.

2. Allgemeine Symptomatologie. In der Initialphase (Veränderung nur an der Eintrittspforte) sind die Allgemeinerscheinungen geringfügig und uncharakteristisch wie bei den meisten Infektionskrankheiten, und in der Regel wird der Patient in diesem Stadium vom Arzt überhaupt nicht gesehen.

Die *Inkubation* beträgt beim Mittelmeerfieber etwa 14 ± 6 Tage nach Untersuchungen der englischen Mittelmeerkommission bei neuangekommenen Soldaten auf der Maltainsel. Bei der BANGschen Krankheit liegen infolge des unscharfen Beginnes wenig verwertbare genaue Angaben vor, auch nicht nach experimentellen Studien. Wissen wir doch, daß die Patienten über lange Zeit mit infektionsverdächtigem Material in Berührung kommen können, bevor die Infektion überhaupt angeht, wenigstens gilt dies für den oralen Infektionsweg. So ist es vielleicht zu erklären, daß manche Untersucher als Inkubation 2—3 Wochen, andere wieder *einige Monate* angeben.

Prodrome. Ausgeprägt ist häufig eine allgemeine Asthenie, körperliche Müdigkeit, Depression, Kopfschmerz, Glieder- und Muskelschmerz, Arbeitsunlust, Frösteln mit Temperatursteigerungen. Das Krankheitsgefühl ist ausgesprochen beim F. u. Bruce, *viel weniger stark beim F. u. Bang, bei dem die Patienten bekanntlich ihrer Arbeit zum Teil nachgehen können*, während das Krankheitsbild hinsichtlich Schwere beim F. u. Traum variiert.

Generalisierungsphase. Die Prodromalsymptome verstärken sich. Seitens des Digestionstractus sehen wir, wie bei anderen Infektionskrankheiten, Neigung zu Erbrechen, zu Diarrhoe oder Obstipation. Sehr charakteristisch sind *Schweißausbrüche* und nicht selten Nasenbluten. Die *Milz* zeigt eine Vergrößerung, in

[1] Siehe auf S. 138 den mitgeteilten Fall einer Brucellosis latens, bei dem die Ehefrau des BANG-erkrankten Patienten erst bei Verwendung der vom Ehemann gezüchteten Brucellen positiv agglutinierte, nicht jedoch mit den Laboratoriumsstämmen.

geringem Ausmaße die *Leber*, während seitens des Respirationstractus die Symptome sehr mannigfaltig sind, wie Pharyngolaryngitis serosa et haemorrhagica, öfters Bronchitis mit starker Expektoration und klingenden Rasselgeräuschen, pneumonieartige Erscheinungen; Symptome von seiten der Atemwege *können aber auch ganz fehlen.*

Das *Fieber* zeigt in diesem Stadium ein verschiedenes Verhalten, in einem Teil der Fälle ein sehr brüskes Ansteigen, in einem anderen Teil mehr ein langsames.

Die *Haut* ist oftmals durch die *profusen Schweiße* mit Sudamina bedeckt. Durch toxische Wirkung auf die Gefäßwände lassen sich Erytheme, Petechien sowie Blutungen des Zahnfleisches feststellen, auch Fuß- und Handödeme werden beobachtet.

Die asthenischen Erscheinungen werden stärker, Apathie kann eintreten, sehr *selten* verbunden mit Somnolenz im Gegensatz zum Typhus. Die *Zunge* ist in den leichten Fällen feucht, in den schweren trocken und belegt.

Der Puls ist *bradykard*, jedoch regelmäßig, eine Tendenz zur Hypotension nicht selten.

Im *Blut* können wir schon eine beginnende Anämie finden mit *Leukopenie*, ausgesprochener *Lymphocytose*, Monocytose und meist Eosinophilie, die nicht verschwindet, während die Plasmazellen normal sind (vgl. S. 139).

Die *Senkung* ist leicht erhöht.

Urin. Wie bei gewöhnlichen fieberhaften Krankheiten meist hochgestellt, häufig *febrile Albuminurie*, Urobilinogen und zellige Bestandteile neben reichlichem Sediment.

Signorelli, wohl einer der besten Kenner des Maltafiebers, unterscheidet je nach den Symptomen im Generalisationsstadium der Brucellose 5 Formen: 1. eine langsam schleichende, 2. eine brüske von septicämischem Charakter, 3. eine lokalisatorische mit vorwiegend intestinalen Beschwerden, 4. eine verschleierte durch interkurrierende Krankheiten, 5. eine fieberlose, besonders schmerzhafte Form. Grosso modo gilt dies auch bei den Bangschen und Traumschen Brucellosen.

Zusammenfassung der Hauptsymptome im Invasionsstadium der Krankheit nach ihrer Bedeutung und Konstanz im Auftreten gruppiert: Asthenie — *Fieber* — *profuser Schweiß* — *Arthromyalgie* — Anorexie — Diarrhoe oder Konstipation — Irritabilität.

Wochen oder auch Monate dauert diese „akute“ bzw. subakute Phase der Krankheit, die in einigen Symptomen so charakteristisch ist, daß daraus die Diagnose Brucellose in Verbindung mit anamnestischen Daten vermutet werden kann.

In bezug auf die konstanten *großen* Symptome sind die klassischen Formen als *oligosymptomatisch* zu bezeichnen.

Fieber. Wir sehen bei Beobachtung über einen etwas längeren Zeitabschnitt Temperaturen von 38, 39 bis 40° von remittierendem oder kontinuierlichem Charakter über einen Zeitraum von 20—30 Tagen, dann einen Abfall auf Normaltemperaturen 15—20 Tage lang, womit die erste Welle abgeklungen ist. Es sei hier bemerkt, daß beim Maltafieber dieser undulierende Typ besonders deutlich zum Ausdruck kommt, während beim Bang und auch beim F. u. suis diese Temperaturen oft nicht so ausgeprägt undulierend und auch nicht so hoch sind, sich häufig im subfebrilen Bereich halten, so daß es nur zu flachen Wellenbildern kommt. Neben diesem klassischen Fiebertyp gibt es aber auch solche von intermittierendem und solche von hyperpyretischem Typ.

Die zweite Welle verläuft schon weniger hoch und ist auch in ihrem Rhythmus meist kürzer. So können 4, 5, 6 Perioden von auf- und absteigendem Fieber erfolgen, bis die Krankheit durch immunisatorische oder iatrogene Aktionen zur Heilung kommt, wenn sie nicht in die latente Form der Dauerkrankheit übergeht.

Es sind ambulatorische Formen beim Mittelmeerfieber beschrieben, wo Patienten mit *positiver Blutkultur* ohne großes Krankheitsgefühl ihrer Arbeit nachgingen, auch eigene Beobachtungen dieser Art.

Diaphorese. Im abfallenden Teil der täglichen Fieberzacke tritt sie oft *sehr ausgeprägt* auf und soll nach italienischen Autoren beim Maltakranken einen ganz spezifischen Geruch — nach fauligem Stroh — besitzen, der dem Kenner die Diagnose hierdurch allein bereits erlauben würde. Bei unseren BANG-Brucellosen haben wir Ähnliches hinsichtlich Geruchswahrnehmung nicht feststellen können, trotz des Bestehens sehr profuser Schweiße[1].

Schmerzen. Bei der Melitensisbrucellose sind sehr charakteristisch *Schmerzen* in den Extremitäten, in den Gelenken, Muskeln, im Rücken, oftmals ganz circumscripte Periostschmerzen mit Schwellungen, ischiasähnliche Beschwerden und nicht selten Meningismus. Auch beim *F. u. Bang* und bei der von uns beobachteten kleinen Endemie von *porciner Brucellose* haben wir *diese oft heftigen Schmerzen* feststellen können.

3. Organmanifestationen. Trotzdem *jedes Organ* befallen werden *kann* und auch befallen wird, sind die Brucellosen im allgemeinen oligosymptomatische Krankheitsbilder, abgesehen von den Neurobrucellosen. Gewisse Organe sind vorzugsweise betroffen. In erster Linie handelt es sich hier um *chronische* Phasen der Krankheit, doch nicht selten auch um akute bis subakute Stadien. Die Begriffe „akut" und „chronisch" sind hier weniger zeitlich als funktionell

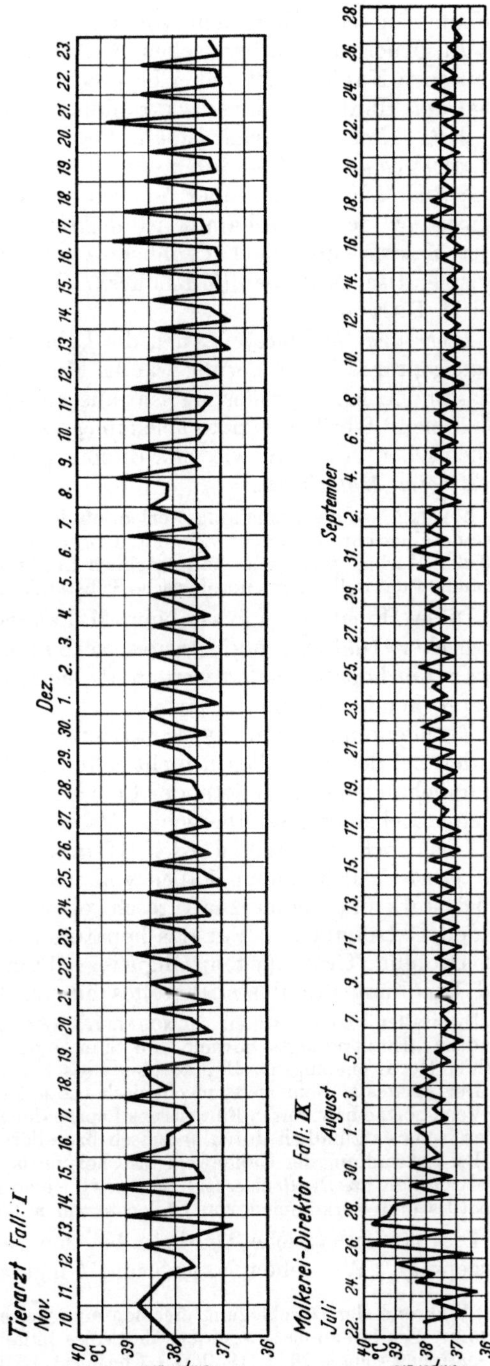

Abb. 7. Fieberkurven von Patienten mit F. u. Bang. (Aus W. LÖFFLER: Zum Vorkommen und zur Diagnostik der Febris undulans.)

[1] Charakteristische Geruchswahrnehmungen werden bekanntlich bei verschiedenen Infektionskrankheiten (Fleckfieber, Typhus, Tuberkulose usw.) als „pathognomonisch" angegeben. Möglicherweise handelt es sich hier um Einwirkungen von besonderen hygienischen Verhältnissen bestimmter Länder, Volksgruppen usw. welche diese angeblich spezifischen Gerüche verursachen.

aufzufassen, ein Übergehen von der ersten zur zweiten Phase und vice versa als Ausdruck der pathergischen Reaktion anzusehen, was im pathologisch-anatomischen Kapitel noch näher besprochen wird. Die Organe sollen in der Reihenfolge der Häufigkeit ihrer Erkrankung besprochen werden.

Milz. Der Milztumor ist bei Brucellosen eines der konstantesten Symptome, palpatorisch und perkutorisch meist gut nachweisbar. Er kann gelegentlich beträchtliche Ausmaße bei sich über Monate hinziehenden Erkrankungen erlangen. Die Konsistenz der Brucellamilz ist *deutlich erhöht*, ungefähr zwischen derjenigen einer Malaria- und einer Typhusmilz, oft mäßig druckempfindlich, nicht selten perisplenitisches Reiben (Milzinfarkt). Weitere Autoren: F. Cattaneo, A. Ravina und M. Pestel.

Leber und Gallenwege. Auch die Leber zeigt eine deutliche, wenn auch nicht so ausgeprägte Vergrößerung wie die Milz. Meist ist die Korrespondenz zwischen Milz- und Lebervergrößerung sehr ausgeprägt, was Löffler beim Bang geradezu von einem febrilen hepato-splenomegalen Syndrom sprechen läßt. Auch die italienischen Autoren, wie Signorelli z. B., betonen seinen *pathognomonischen Wert beim Maltafieber.*

Löffler hat die Frage aufgeworfen, ob der *Morbus Banti* nicht möglicherweise als Endzustand einer chronischen bzw. latenten Brucellose anzusehen sei. Wir dürfen hier erinnern, daß der Morbus Banti eine hauptsächlich in Italien festgestellte pathologisch-anatomische Krankheit darstellt, deren nosologische Selbständigkeit von Klinikern zum Teil bestritten wird.

Diese Hepatomegalie ist beim Maltafieber nicht selten mit Ikterus, hämorrhagischer Diathese und Ascites verbunden. Weitere Syndrome neben dem erwähnten hepatolienalen werden als hepatonephrotische beschrieben und durch entsprechende Befunde erhärtet.

Erscheinungen von *hypertrophischer* und *später atrophischer Lebercirrhose* werden bei den Brucellosen nicht selten beobachtet. Es ist noch abzuklären, ob ein unbehandeltes undulierendes Fieber und speziell der Bang nicht relativ häufig in eine Lebercirrhose übergeht. Magenblutungen, Varixruptur im Ösophagus sind mehrfach mitgeteilt worden (Hegler, Löffler u. a.). Bei den prognostisch sehr ernst zu nehmenden Fällen von stärkerem Ikterus beim Maltafieber ist die Leber stark und schmerzhaft geschwollen mit peritonealem Erguß und Ödemen an den Extremitäten. Für das hepatorenale Geschehen spricht der Urinbefund mit Urobilin, Urobilinogen, Oligurie, Albuminurie, Cylindrurie, Mikrohämaturie und Erhöhung des Reststickstoffes bis zur Urämie.

Die italienischen Autoren Signorelli, Canali, Rimbaud und Serre u. a. beschreiben geradezu „Entzündungssyndrome" im Sinne einer Hepatitis, Hepatonephritis, Hepatocholangitis, Hepatomeningitis, Hepatospondylitis brucellosa.

Der Ascites soll einerseits mechanisch bedingt sein durch Thrombose der Milzvene oder der Vena portae bzw. durch Fibrosis des Leberparenchyms mit konsekutiver portaler Stauung, andererseits entzündlich durch spezifisch brucelläre Peritonitiden.

Bei Erkrankung der Gallenwege als Cholangitis oder Cholecystitis brucellosa (s. Nachweis von Brucellen im Duodenalsaft[1]) finden wir einen ausgeprägten Ikterus, oft verbunden mit Hepatitis und Vorkommen von Gallensteinen mit der Gefahr einer Pankreatitis.

Die hämorrhagische Diathese bei den brucellären Leberaffektionen ist sehr ausgeprägt. Wir sehen Nasen- und Gingivablutungen, Purpura, Melaena usw.

---

[1] Während der Drucklegung erschien eine weitere, mitteilenswerte Arbeit von C. D. de Langen: Les infections chroniques des voies biliaires par la Brucellose de Bang, Internat. Z. Gastroenterologie **76**, 1 (1950/51). Chronischer, über 7 Jahre verlaufender Bang. Biliärer Bacillenträger mit anfangs positiver, später dauernd negativer Agglutination, jedoch positiver Tropinreaktion, sowie Kulturnachweis der Bangerreger im Duodenalsekret, nicht allerdings in den Faeces. Die klinisch gesunde Ehefrau des Patienten zeigte stets eine negative Agglutination bei Verwendung der Laborstämme von Bruc. bovina, doch eine stark positive Blutserumagglutination (1:400) mit dem vom Ehemann gezüchteten Bangstamm (s. auch S. 135). Instruktiver Fall einer Brucellosis latens.

Die üblicherweise vorgenommenen Laboruntersuchungen zur Erkennung der Leberfunktion zeigen ein charakteristisches Bild. Urobilin, Urobilinogen, Takata-, Cadmiumreaktion, Glucosebelastung und Galaktoseprobe sind sehr oft positiv; der Serumbilirubinspiegel ist nicht selten auf 1,3 mg-% und mehr erhöht bei direkt positiver HIJMANS VAN DER BERGH-Reaktion. Weitere Befunde: Hypoproteinämie, *Hypoprothrombinämie*, Hypocholesterinämie. Versuche mit dem Vitamin-K-Test[1] bei Brucellosen sind offenbar nicht auf breiterer Basis durchgeführt worden, ebensowenig mit dem Bromsulfaleintest als empfindliche Indicatoren einer Leberdysfunktion.

Digestionstractus. Er sei in diesem Zusammenhang aus topographischen Gründen besprochen, obwohl er selten zu Komplikationen bei den Brucellosen führt. Wir erwähnen nur ganz kurz: Stomatitis, Pharyngitis, Tonsillitis. Sogar Brucellen im Speichel, in den Tonsillen (CARPANTER und BOAK), in der Zungenmucosa sind nachgewiesen worden. Auch Fälle von circumscripter Peritonitis auf Grundlage einer BANG-Infektion, die anfangs als Appendicitis diagnostiziert wurden, sind mitgeteilt worden (KNOBLOCH, FRIED, SIMPSON und BOWERS, bei LÖFFLER und Mitarbeiter). RAUSCH (bei LÖFFLER) berichtet über einen tödlichen BANG-Fall mit Perforationsperitonitis nach multiplen Magen- und Jejunalulcera. Der kausale Zusammenhang scheint uns noch ungeklärt.

Lymphknoten. Eine Schwellung von Lymphknoten, sowohl der oberflächlichen als auch der tiefen (aortale und mesenterale Lymphknoten mit Nachweis von Brucellen als Biopsiebefunde), wird relativ häufig bei Brucellosen beobachtet. Sie kann Anlaß zu Verwechslungen mit anderen Krankheiten geben, worauf wir noch zurückkommen werden (LÖFFLER und Mitarbeiter, KATSCH und WICHELS, BLOOMFIELD, WISE und POSTON u. a.).

Exokrine und endokrine Drüsen. Brucelläre Affektionen dieser Organe sind eine Rarität, doch liegen dahingehende Beobachtungen vor, wie Parotitis, Pancreatitis brucellosa (BERTSCHINGER, KATSCH über eine toxische BANG-Pankreatitis), Strumitis bruc. (W. BRUNNER, SCHÜPBACH, BIRRER), Oophoritis bruc. Dagegen ist die Orchitis bruc. (weniger die Epididymitis bruc.), besonders bei Maltafieber, recht häufig (bis 20% nach SIGNORELLI), wie wir noch andernorts berichten werden. Außerdem: Fälle von Addisonismen bei Brucellosen (Befallensein der Corpora suprarenalia), Mastitis brucellosa (HARDY, bei LÖFFLER und Mitarbeiter). Erinnern wir noch daran, daß bei den Tierbrucellosen, insbesondere beim Rindvieh, die Strumitis bruc. relativ häufig ist.

Hämatopoetisches System. Wie bei allen derartigen Erkrankungen mit Sepsischarakter ist das hämatopoetische System stark beteiligt. In einer sehr umfassenden neueren Arbeit zeigen CALDER, STEEN und BAKER das Verhalten des Blutes bei 300 Fällen von Patienten mit Brucellose (Blutkultur, Opsonictest, Agglutination). Wir können auf genannte sehr gründliche hämatologische Untersuchung an dieser Stelle nicht näher eingehen, sondern resümieren: bei 50% der Patienten Normalzahl der Leukocyten, bei 35% Leukopenie und bei etwa 15% Leukocytose, dabei mäßige Linksverschiebung und bei 20% ausgeprägte Eosinophilie.

Die Lymphocytose, relativ und absolut, ist in $^2/_3$ der Fälle vorhanden mit ausgeprägter Tendenz zur Linksverschiebung (80% junge Lymphocyten).

Die Erythrocyten zeigen eine leichte Erniedrigung um etwa $^1/_2$ Million, sowohl bei Männern wie bei Frauen, mit makrocytären Formen. Der Hämatokritwert ist deutlich erniedrigt, ebenso das Hämoglobin. Eine milde makrocytäre Anämie bei der Brucellose ist die Regel.

Die Reticulocyten sind meist normal, ebenso die Thrombocyten, letzteres in Widerspruch zur Beobachtung anderer Autoren mit Angaben von Thrombocytopenie. Die Blutgerinnungszeit ist erniedrigt, die Retraktion selten normal, meist unvollkommen oder fehlend. Die Blutsenkung nicht einheitlich, öfters leicht beschleunigt, doch auch nicht selten normal oder etwas verlangsamt, dagegen bei Komplikationen stets starke Erhöhung.

[1] KOLLER, F.: Weitere Erfahrungen mit Vitamin K. Synthetische Vitamin K-Präparate. — Der Vitamin K-Test, eine Leberfunktionsprüfung, Helvet. med. Acta 7, 651 (1940/41).

Der von den genannten Autoren wegen der makrocytären Anämie untersuchte Magensaft zeigte nur in vereinzelten Fällen keine freie HCl, doch war auf Histamin immer freie HCl nachweisbar. Positive direkte Reaktion nach Hijmans van den Bergh häufig, bei etwa 60% der Patienten ein Bilirubinblutspiegel von weniger als 0,5 mg-%, bei 40% von mehr als 0,5 mg-% (Leberparenchymschaden?).

Es sei noch bemerkt, daß die Prüfung der Resistenz der Erythrocyten sehr oft eine Verminderung zeigte.

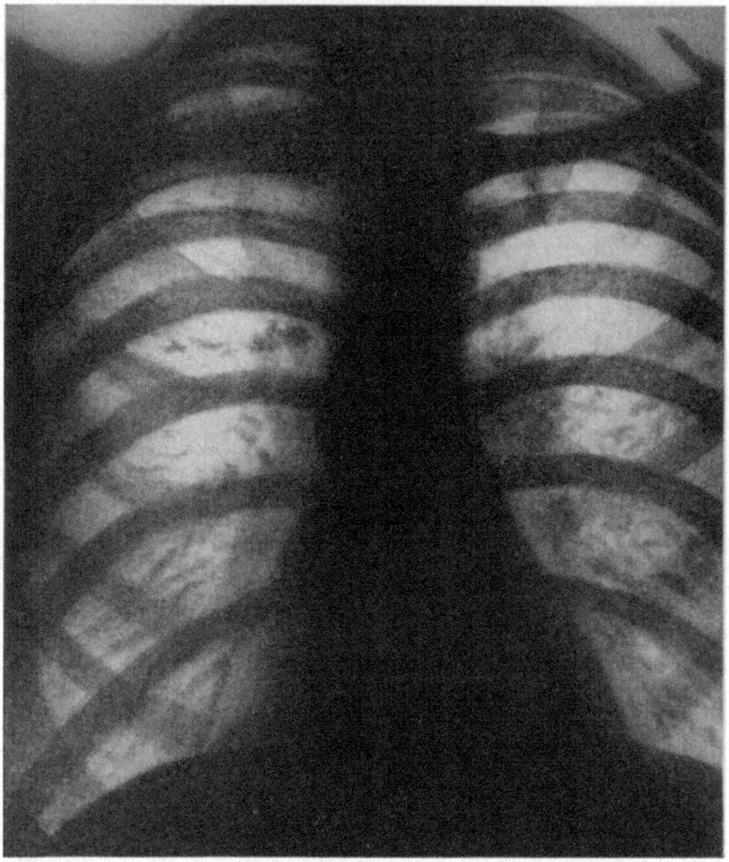

Abb. 8a.

Agranulocytose. Eine Hemmung der Granulocytopoese wird schon normaliter (Leukopenie) beim F. u. beobachtet, eine Steigerung in schweren Fällen bis zur Agranulocytose gut denkbar. Löffler und Mitarbeiter teilen einen derartigen Fall mit, doch ist eine medikamentöse Ätiologie nicht auszuschließen [Causyth] (Löffler, Moeschlin und Willa).

Knochenmark. Gelinde Beeinträchtigung der Myelopoese (Ausdruck einer Inhibition durch Milzdysfunktion oder eines spezifischen Brucellagiftes?). Erinnern wir in diesem Zusammenhang daran, daß die Blutkultur und der Nachweis von Agglutininen im Markpunktat sehr häufig positiv ausfällt (über histologische Veränderungen s. Kap. Pathologie). Löffler und Mitarbeiter, Cordaro, de Filippi, Parada, Cattaneo, Azzi und Mircoli u. a. erwähnen ähnliche Befunde.

Genitalapparat. Bei den Männern wird häufig eine *Orchitis*, gelegentlich *Epididymitis* brucellosa (HARDY, SCHITTENHELM, CURSCHMANN, IVARSSON bei LÖFFLER und Mitarbeiter) mit Tendenz zu Fistelbildung festgestellt. Dabei scheint dies beim Maltafieber ein häufigeres Symptom (20%) als beim Bang zu sein. Entzündungen der Samenblase, der Prostata usw. gehören noch zu diesem

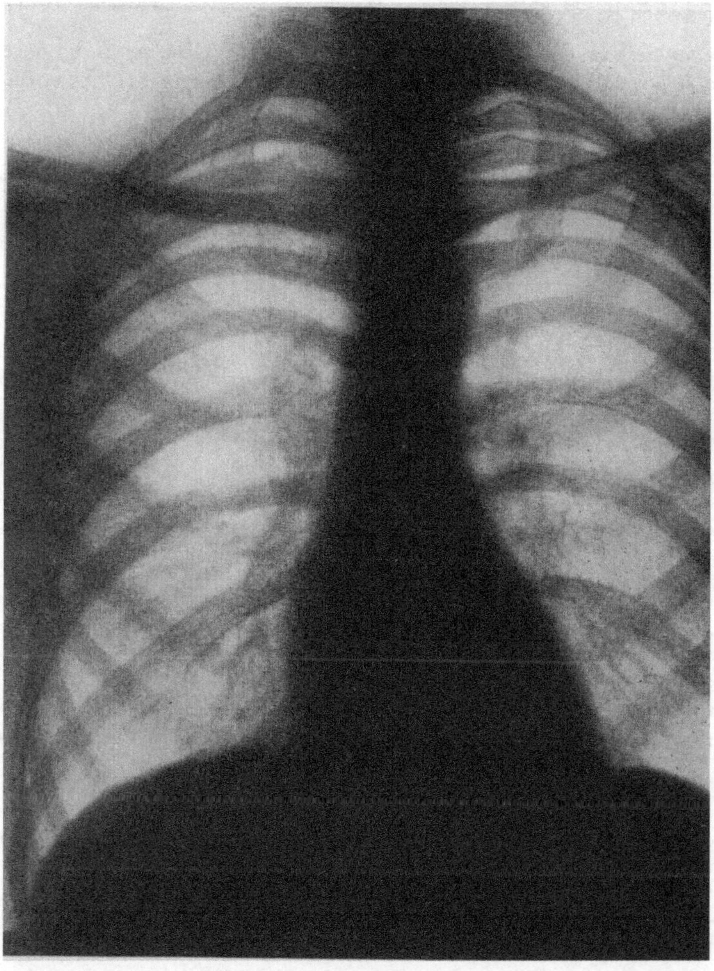

Abb. 8 b.

Abb. 8a u. b. Hilusdrüsen-BANG beidseitig, a) besonders links ausgeprägte Form; b) derselbe Fall 6 Monate später. Heilung. (Aus F. GRIESEMER.)

Bild, oftmals verbunden mit nächtlichen und schmerzhaften blutig tingierten Pollutionen (TUNBRIDGE und GAVEY, FREI, SIGNORELLI, HAMAN, BIRRER).

Bei der Frau ist das Befallensein der Ovarien bei der caprinen Brucellose nicht selten, verbunden manchmal mit ausgeprägter Amenorrhoe. Auch eine brucelläre Adnexitis im Sinne einer Salpingitis und Endometritis brucellosa mit Metrorrhagie und Dysmenorrhoe sind beschrieben worden (LÖFFLER und Mitarbeiter). SHAW, PEDRO-PONS und FARRERAS-VALENTI u. a. beschreiben einen Fluor brucellosus bei 134 Prostituierten von Malta, bei denen im Vaginalsekret die caprinen Brucellen bei etwa $^1/_3$ der Frauen nachgewiesen werden konnten, wovon bei 5 noch im Urin permanent Brucellen ausgeschieden wurden. Die Frage einer Brucelleninfektion des Geschlechtspartners über diesen Weg wird von den Autoren für möglich gehalten. Auch Aborte auf Grundlage der Brucelleninfektion, sowohl mit caprinem als bovinem Typ, werden beschrieben (Cottes). Interessant ist auch die bereits kurz erwähnte Mitteilung von Buser-Plüss über eine Bang-infizierte Frühgeburt mit positiven Agglutinationswerten bei chronischem Bang beider Eltern. Wenn der Fall der Kritik standhielte, würde es sich um den seltenen Fall von einer intrauterin erworbenen Brucellose mit lebender Frühgeburt beim Menschen handeln. Bemerkenswert ist auch in diesem Zusammenhang die Mitteilung von van der Hoeden (bei Buser-Plüss), daß in der Milch einer Stillenden Bang-Bakterien gefunden werden konnten, ohne daß das 3 Wochen gestillte Kind Krankheitserscheinungen von Bang oder Antistoffe im Blut zeigte.

Bemerken wir in diesem Zusammenhang, daß der Morbus Bang beim Säugling und Kind selten ist, wie die einschlägigen Arbeiten zeigen (Hottinger, Ziegler, Tobler, Szmulewicz u. a.).

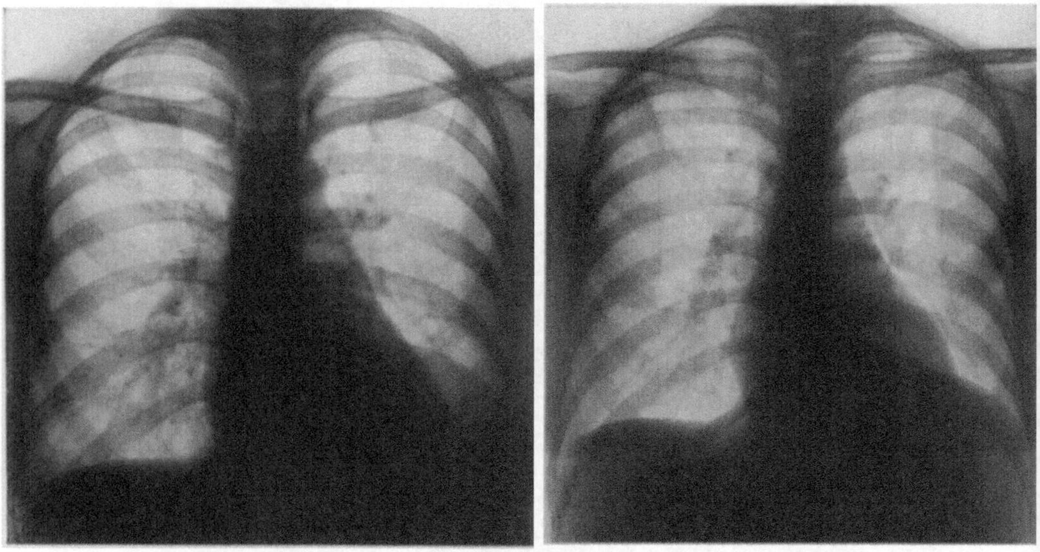

Abb. 9. Pleuro-Pneumonie bei F. u. Bang. Auf dem linken Bild erkennt man die Verschattung des linken Unterfeldes auf dem Höhepunkt der Erkrankung. 10 Tage später hat sich dieser Bezirk wieder aufgehellt. (Aus Löffler, Moeschlin und Willa.)

Respirationsapparat. Die oberen Luftwege zeigen recht häufig ein entzündliches Stadium im Sinne einer Laryngitis mit Ulcera necrotica brucellosa (wie wir dies ja auch beim Typhus nicht selten sehen), wobei es sogar zu Stenosebeschwerden kommen kann (Stiglian). Daneben ist eine Bronchitis, eine Bronchoalveolitis und besonders eine *Bronchopneumonie* nicht außergewöhnlich mit Brucellen im Sputum (Fiorentini, Eyre bereits 1908 beim Maltafieber, Janbon, Lisbonne und Roman), während eine brucelläre lobäre Pneumonie, wie auch eine seröse oder serofibrinöse Pleuritis (Phthisis mediterranea der Italiener) nicht gerade häufig sind, ebensowenig Empyeme. Schwellung der paratrachealen Drüsen bedingt wochen- und monatelangen Husten bei Lungenbrucellosen. Offenbar weniger selten sind interstitielle diffuse Brucellapneumonien mit dem Melitensistyp (tramite mélitococcique der Franzosen — la trame = Lungenstützgewebe [Beatty, Markoff, Dürbeck, Harvey, Griesemer, Curschmann, Johnson u. a.]). Nachstehend einige Röntgenbilder von brucellösen Affektionen der Lungen.

Auch die Hilusdrüsen sind nicht selten befallen, was naturgemäß zu differentialdiagnostischen Schwierigkeiten führen kann (vgl. S. 155).

Weitere Autoren: V. FICI, L. AJELLO, H. ALTHOFF und B. RATING, M. SORRENTINO, LOBO DE LA RUA, M. JANBON, M. LISBONNE und G. ROMAN.

Bewegungsapparat. Wir haben bereits hervorgehoben, daß beim Maltafieber und beim Bang wie auch bei den porcinen Brucellosen *die Gliederschmerzen stark im Vordergrund stehen.* Es handelt sich tatsächlich um echte brucelläre

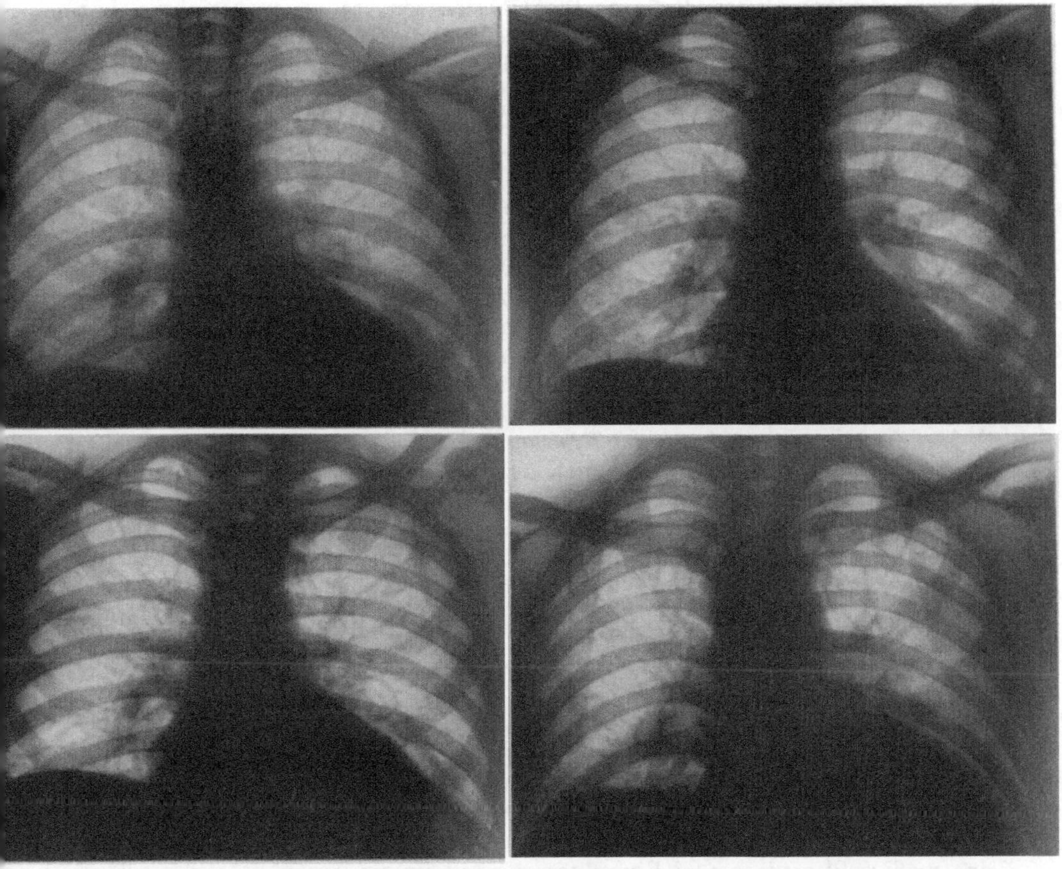

Abb. 10. Tödlich verlaufene F. u. BANG-Pneumonie (Typus porcinus) bei einem 22jährigen Metzger. a) oben links Röntgenbild vom 18. 2. 38: konfluierende pneumonische Herde in beiden Unterlappen, links mit einem Pleuraerguß. Pleuraexsudat ergab kulturell Typus porcinus. Hili beiderseits verbreitert; b) oben rechts 23. 2.: Linkes Infiltrat immer noch deutlich nachweisbar, rechts hat sich das Infiltrat größtenteils resorbiert. c) unten links 28. 2.: Hili noch verbreitert, immer noch Infiltrat links basal. d) unten rechts 4. 3.: Fünf Tage vor dem Exitus, die Infiltrate haben an Ausdehnung beiderseits stark zugenommen. (Aus LÖFFLER, MOESCHLIN und WILLA).

Entzündungen, betreffend die Muskeln als Myositis, die peripheren Nerven als Neuritis, die Gelenke als Arthritis, die Syndesmosen und Kapseln als „Fibrositis", Synovitis und Syndesmitis, das knöcherne System im Sinne einer Ostitis bzw. Periostitis und Osteomyelitis **brucellosa.** (Spontanfrakturen wurden seltenerweise beobachtet.)

Auch Rheumatoide im Sinne der Polyarthritis brucellosa mit Schwellung der periartikulären Gewebe (Finger usw.) sind beschrieben worden.

Die osteoarthritischen Prozesse spielen sich häufig im Becken ab als Sacroileitis, Coxitis (*Coxalgia mediterranea*), sowie in der Wirbelsäule als Spondylitis **brucellosa** neben allen anderen Gelenken. HORSTMANN berichtet über eine seltene

Metastasierung von Brucellen (BANG) bei einem Patienten mit faustgroßer Femurexostose, die im Verlauf des F. u. Bang erweichte und eitrig nach außen durchbrach (Erregernachweis).

Bei den *Wirbeln* wird das *lumbale Gebiet* zuerst befallen. In diesen Fällen finden wir klinisch Immobilisation des Bewegungsapparates, Rigidität, Dolor, Einschränkung der Flexion und Extension, Irradiation der Schmerzen, positiven Lasègue, Änderung der Reflexe, Parästhesiezonen, ja sogar periphere Lähmungen, sei es durch mechanische Momente im Sinne einer Einengung des Wirbelkanals bzw. der epiduralen Räume durch zerstörende Prozesse der Wirbelsäule, sei es durch entzündlich-degenerative Vorgänge an der Nervensubstanz selbst. Auch retroperitoneale Abscesse (Brucellennachweis), ähnlich wie die tuberkulösen Senkungsabscesse, wurden beobachtet, besonders bei dem porcinen Typ der Brucellen.

Die Röntgenbilder zeigen Ankylosen, Osteoporosen, Destruktion des Discus und des Corpus vertebrae, atrophische und hypertrophische Prozesse in der Knochensubstanz, Calcification der Syndesmosen, z. B. des Ligamentum comm. ant. vertebrae, Abflachung der Wirbel, Verschwinden der Zwischenwirbelräume. Es wird ein Fall beschrieben, bei welchem die Kompression der cervicalen spinalen Nerven durch Destruktion der Wirbelsäule zu paraplegischen Erscheinungen und einer Art Syndrom von ARAN-DUCHENNE geführt hat (PEDRO-PONS und FARRERAS-VALENTI).

Die *Zerstörung des Discus mit Einengung der Zwischenwirbelräume*, wobei zu betonen ist, daß die Zerstörung auch auf die Wirbelkörper direkt übergreift, kann Bilder produzieren, die an ein Malum Pottii erinnern. Auf der anderen Seite sieht man neben den osteolytischen Vorgängen *sklerosierende Prozesse*, wie dies ja auch bei der Spondylitis tuberculosa beobachtet wird. Die daraus resultierenden Funktionsstörungen können recht erheblich sein. Im Gegensatz jedoch zur tuberkulösen Spondylitis haben die zerstörenden Knochenprozesse nach einiger Zeit *die Tendenz zur Selbstausheilung*, so daß bei Kontrollen von Röntgenaufnahmen einige Monate bis Jahre später die Veränderungen nicht mehr nachweisbar sind, vorausgesetzt, daß die ursprünglichen Zerstörungen noch nicht zu irreversiblen Deformationen geführt hatten.

Sehr zu beachten bei den brucellären Spondylitiden ist das *Verhalten der Meningen*. Einerseits sehen wir nicht selten symptomatische Meningitiden als toxische Fernwirkung, andererseits per contiguitatem direkte brucelläre Infektion der Hirnhäute. Der Liquor zeigt in ersterem Fall positiven Pandy und Nonne, eine mäßige Pleocytose und Eiweißvermehrung, im zweiten Fall der brucellären Meningospondylitis neben ausgeprägter Pleocytosis *Brucellen*, ferner deutlich positive Agglutination (siehe Liquoruntersuchung auf S. 119).

Zerstörende Prozesse der Wirbelsäule können zu Reiz- bzw. Ausfallserscheinungen seitens des Rückenmarkes führen mit Bildern wie bei einer Querschnittsläsion, bei partieller Kompression neuralgiforme Prodrome, später atrophische Lähmungen im Bereiche der geschädigten Leitungsbahnen, sowie zum Teil spastische Paresen mit Hyperreflexie als Ausdruck der Schädigung des zentralen motorischen Neurons. Das eigentliche Bild der Neurobrucellose wird später eingehender besprochen.

Auch chronische Gelenkaffektionen der Wirbelsäule (Arthritis vertebralis, Spondyloarthritis brucellosa usw.) gehen meist mit Nervensymptomen einher, wie Paresen, Muskelatrophien, Schmerzen, Hyperästhesien, Parästhesien, wobei es sich in erster Linie um radikuläre Ausfalls- oder Reizerscheinungen handelt, nicht jedoch um Rückenmarkkompressionen wie bei den seltenen destruktiven brucellären Spondylitiden.

Autoren: Steinberg, Green und Freyberg, Rimbaud und Lamarque, Birrer, Löffler und Mitarbeiter, Laurentius, Hardy und Mitarbeiter,

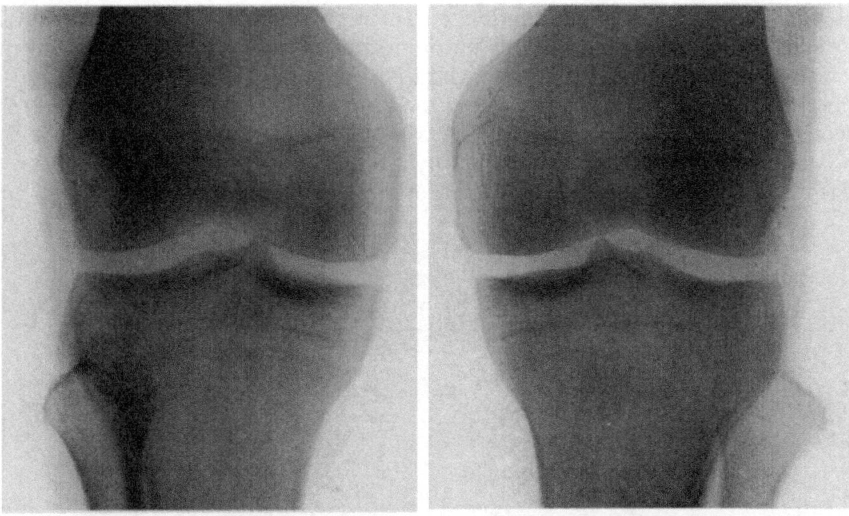

Abb. 11. Akute Arthritis Bang des rechten Kniegelenkes. Man erkennt den infolge des entzündlichen Ergusses verbreiterten Gelenkspalt und ferner eine leichte Osteoporose sowie kleine Usuren an den Gelenkflächen. Es bestehen in diesem Bild noch gar keine arthronotischen Randwülste (Aufnahme von 1938). (Aus Löffler, Moeschlin und Willa.)

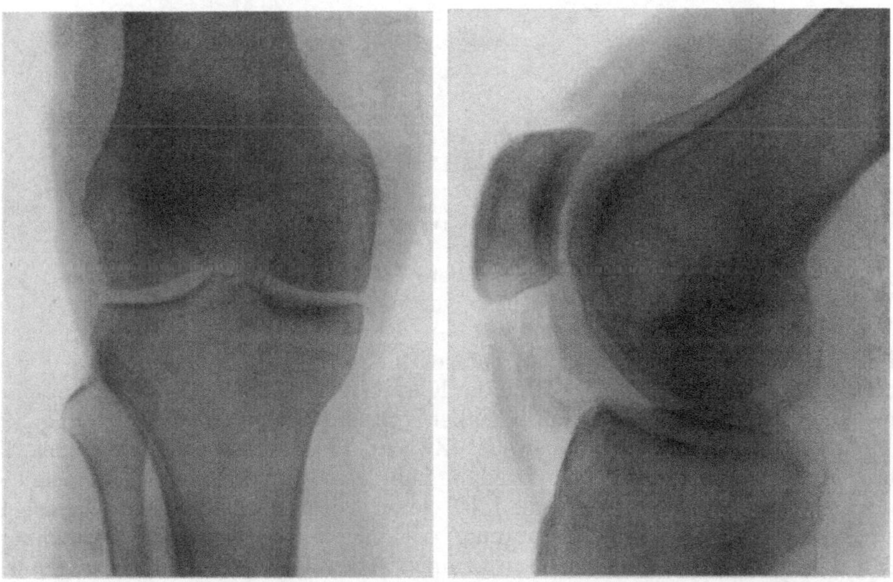

Abb. 12. Spätfolge einer Bang-Arthritis. Schwere Arthonosis deformans des rechten Kniegelenkes als Folge einer vor 4 Jahren durchgemachten Gonarthritis Bang (gleicher Patient wie 11, Aufnahme von 1942). Starker Gelenkerguß, arthronotische Zackenbildungen. Als Kuriosität beachte man ferner die Anwesenheit von Gasblasen innerhalb des Gelenkes, ohne daß irgendein Eingriff vorausging. Das linke Kniegelenk war röntgenologisch kaum verändert und klinisch o. B. (Aus Löffler, Moeschlin und Willa.)

Simpson und Frazier, Hench und Mitarbeiter, Scarlett, Brocher und Parhami, Palagi, Ramseyer, Sandström, Rawak und Braun.

Kreislauf. Die Affinität der Brucellen zu den Gefäßen, *insbesondere zu den Venen,* ist sehr groß, was erstmals LÖFFLER in seinen später abzuhandelnden pathologisch-anatomischen Studien zeigen konnte. Es handelt sich einerseits um *Endophlebitiden* (von entzündlichen Intimabrucellomen), die in den Extremitäten zu *Thrombosen* (Thrombophlebitiden) mit der Gefahr von Embolien führen können — doch auch in den inneren Organen sind entzündliche Veränderungen der Gefäßintima häufig (s. LÖFFLER und v. ALBERTINI) —, andererseits um periphlebitische Prozesse besonders der Lungengefäße bei brucellären Pneumonien (CHASSOT).

Auch das *Herz* zeigt im klinischen Bild charakteristische Symptome einer toxischen Myokarditis (Beklemmungsgefühl, retrosternaler Druck und Schmerz,

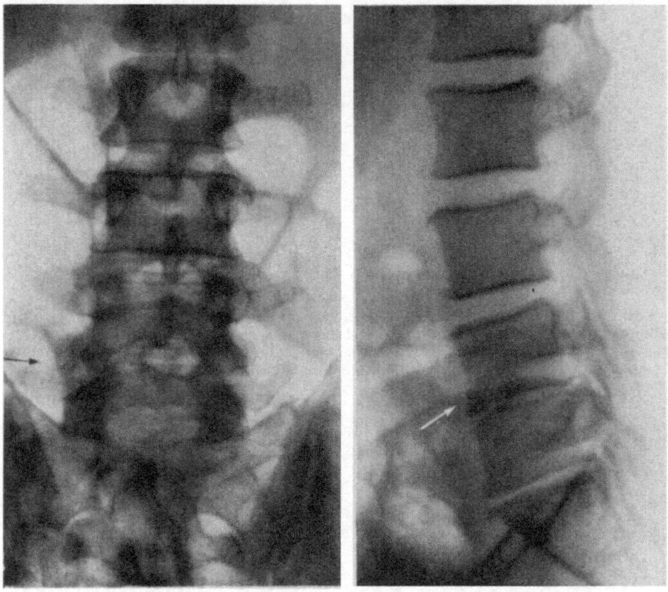

Abb. 13. Spondylitis Bang. Man beachte die vollkommene Zerstörung der Zwischenwirbelscheibe zwischen L 4 und L 5. (Aus LÖFFLER, MOESCHLIN und WILLA.)

oft jedoch auch keine subjektive Zeichen), die sich im EKG durch negatives T, Verlängerung von PQ, Frequenzsteigerung usw. nachweisen lassen können (ATTINGER, TOMROTH, MOESCHLIN u. a.). Erscheinungen vom Perikard aus als Pericarditis brucellosa sind selten beobachtet worden (CURSCHMANN).

Endokarditiden mit Befallensein der Klappen werden schon sehr früh beschrieben (HUGHES 1897 mit 3 tödlichen Fällen von Maltafieber mit Auflagerungen auf der Mitralis und Brucellennachweis). Zweckmäßigerweise ist eine Endocarditis brucellosa *primaria* mit der Unterteilung benigna sowie maligna zu unterscheiden, im Gegensatz zu der *secundaria,* d. h. einer brucellären Affektion, die sich auf einer schon bestehenden Entzündung mit banalen Erregern im Formenkreise des rheumatischen Geschehens aufpfropft. Die klinischen Erscheinungen sind schließlich in beiden Fällen die typischen eines Vitium cordis, wobei die Veränderungen in erster Linie an den aortalen und mitralen Klappen sich abspielen. Weitere Fälle bei SMITH und CURTIS (mit HUGHES, SCOTT und SAPHIR, RENNIE und YOUNG, GOUNELLE und WARTER, CASANOVA und D'IGNAZIO, LAGRIFFOUL, ROGER und SARRADON), SPINK, TITRUD und KABLER, LEDOUX, DE GOWIN, CARTER und BORTS, ROTHMANN, WERTHEMANN, MATZDORF u. a. über brucelläre (capro-ovine und bovine) Endokarditiden (Kulturnachweis) mit frischen und alten Auflagerungen, Verkalkungen, Stenose und Insuffizienz der arteriellen und venösen, meist linksseitigen Klappen.

Nieren. Klinisch sind Erscheinungen einer Mitbeteiligung der Nieren relativ häufig, sei es beim visceralen Typ der Brucellose im Sinne einer *Hepatonephrose* oder einer direkten Entzündung als Ausdruck einer brucellären Metastase. In ersterem Falle Hervortreten einer Nephrose durch dysproteinische Intoxikation mit reichlich Eiweiß, zelligen Elementen im Urin und Ödemen an den Extremitäten. Im Falle der Entzündung haben wir Erscheinungen von Bakteriurie,

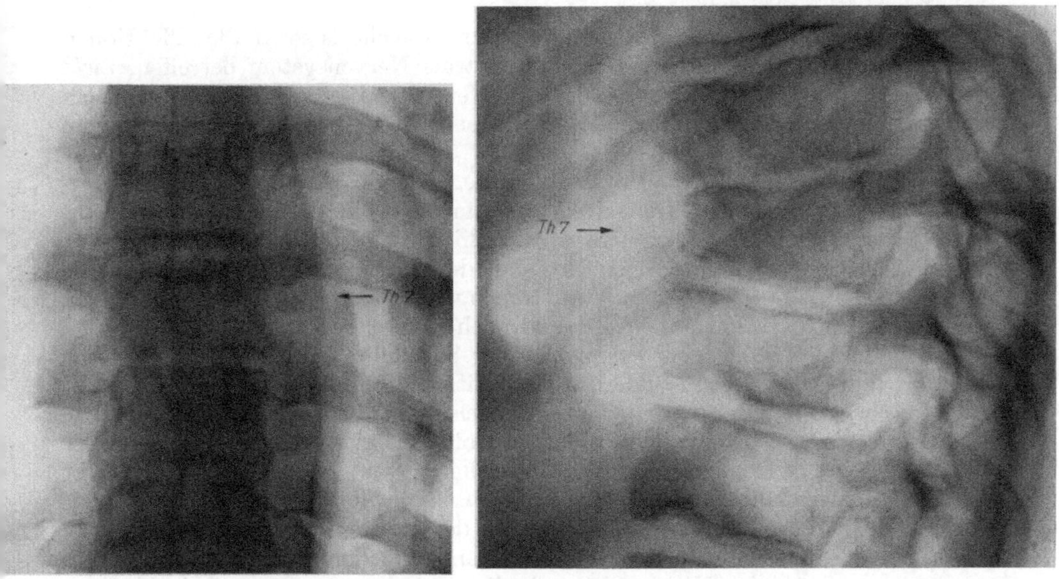

Abb. 14. Spondylitis brucellosa Bang[1] (Th. 7 bis Th. 9). 18jähriger Mann M. A. von berufener Seite als Spondylitis tuberculosa Pott bzw. als Spondyl. necroticans aseptica SCHEUERMANN diagnostiziert worden mit fraglichem Senkungsabsceß. Typisches undulierendes Fieber, relative Leukopenie mit deutlicher Lymphocytose, Senkung 45/54, Weltmann verkürzt, Cadmium positiv, Milz vergrößert und derb, Leber o. B., Meningismus bei negativem Liquorbefund, BANG-Agglutination bis 1:800 positiv, mehrfache Punktion des fraglichen Senkungsabscesses zwecks Kulturversuche negativ verlaufen. Auf dem Röntgenogramm: Keilförmige Deformierung von Th. 7 und Th. 8, SCHMORLsche Körperchen von Th. 6 bis Th. 12. Nach 28 g Aureomycin per os und 11 g Streptomycin subcutan Patient afebril (bereits am 5. Tag) mit normalem Blutbild und Senkung von 6/15 bei fallendem spezifischem Agglutinationstiter. Keine Progression der Veränderungen an der Wirbelsäule. (Aus der Med. Universitätsklinik Zürich.)

Mikrohämaturie, Cylindrurie, Albuminurie usw. wie bei einer Nephritis. Beim Ansiedeln der Brucellen im distalen Gebiet des Urogenitalapparates — Prostatitis, Epididymitis, Cystitis brucellosa — sind ascendierende Vorgänge mit Pyelonephritis, Hydronephrose usw. häufig.

---

[1] Bei nachfolgendem Fall von *Morbus Perthes* handelt es sich wahrscheinlich ebenfalls um eine brucelläre Knochenaffektion, also Coxarthritis brucellosa et non „aseptica necroticans“: Bei einem heute 6jährigen Knaben eines Kollegen wurde vor 3 Jahren röntgenographisch ein Perthes festgestellt. Die Mutter des Kindes hatte kurz nach seiner Geburt einen schweren Bang durchgemacht, der wahrscheinlich schon während der Gravidität bestand. Die kürzlich durchgeführten Serumuntersuchungen des Knaben (Agglutination 1:20 positiv, Komplementablenkung ∅) verliefen negativ, was nach so langer Zeit (6 Jahre nach festgestellter Erkrankung der Mutter) zu erwarten war. Im Hinblick auf die wachsende Bedeutung der intrauterinen Infektion der Frucht (es sei nur an die Embryopathia rubeolosa mit ihren schweren Mißbildungen als Folge erinnert) und die besondere placentare Affinität der Brucellen scheint uns die rechtzeitige Stellung der Diagnose Brucellose bei der Schwangeren und beim Neugeborenen von großer Bedeutung zu sein, insbesondere heute mit der Möglichkeit der Bekämpfung der Krankheit mittels der modernen Antibiotica.

SIGNORELLI kommt beim F. u. Bruce zu folgender Einteilung der Nierenaffektion: 1. die Nephrosis benigna mit starker Albuminurie im Anfang der Brucellosis, wie allgemein bei fieberhaften Prozessen, 2. die Pyelonephritis auf rein brucellärer Basis oder in Kombination mit andern Keimen wie Coli, Tuberkulose usw. (chirurgische Intervention bei Einseitigkeit des Prozesses indiziert), 3. eine Glomerulonephritis brucellosa acuta, relativ selten, charakterisiert durch mehr oder weniger ausgeprägte Hämaturie und Erhöhung des Reststickstoffes. Gefürchtet ist die Hepatonephritis als Ausdruck einer schweren Brucellasepsis, einhergehend mit Delirien, Hämorrhagien der Haut und Schleimhäute, ausgeprägter Oligurie mit Urämie und Tod. 4. In seltenen Fällen Erscheinungen einer Herdnephritis brucellosa, analog der LÖHLEINschen bei Endocarditis lenta, als Ausdruck einer fokalen oder nach SIGNORELLI einer organo-allergischen Reaktion mit Mikrohämaturie (PEDRO-PONS und FARRERAS-VALENTI, LÖFFLER und Mitarbeiter).

Nervensystem. Unter dem Begriff der Neurobrucellosis seien alle Affektionen zusammengefaßt, die das periphere und zentrale Nervensystem betreffen, *nicht jedoch* sekundäre Erscheinungen, wie z. B. Neurosen als reaktive Störungen bei chronischen inapperzepten Brucellosen mit sehr distinkten und mannigfaltigen Beschwerden.

Die initialen Symptome bei Brucellosis wie Asthenie, Schwitzen, Kopfschmerzen, neuritische und neuralgiforme Erscheinungen, Delirien (selten) müssen unbedingt daran denken lassen, daß es sich hier um neurotoxische Phänomene handelt, hervorgerufen durch die Invasion der Brucellen. Wir erwähnten die Auffassung gewisser Autoren über Vorkommen von neurotropen Brucellastämmen, wofür aber die experimentellen Beweise noch ausstehen.

Es finden sich Störungen der Psyche, der Sensibilität, der Motorik, der Trophik mit charakteristischen Bildern je nach Sitz der Affektion. Die pathologisch-anatomischen Befunde werden im entsprechenden Kapitel besprochen. Die Liquoruntersuchungen sind neben den neurologischen Symptomen von großer Wichtigkeit zur Erkennung der Neurobrucellosen wie: Meningitis cerebralis et spinalis — Encephalitis et Myelitis — Radiculitis et Neuritis peripherica brucellosa als Neurobrucellosis praecox et tarda in der latenten und manifesten Form.

Meningitis brucellosa. Bei der primären brucellären Meningitis (Pachymeningitis und Arachnoiditis) haben wir die typischen Symptome wie Nackensteifigkeit, positiven *Lasègue* bzw. *Kernig*, Steigerung des Muskeltonus („attitude en chien de fusil"), Hyperreflexie, bisweilen auch Hyporeflexie, Somnolenz, Erbrechen, Photophobie, *im Liquor mäßige Pleocytose mit Lymphocytose* (*ohne Xanthochromie*), *Eiweißvermehrung, positiven Pandy und Nonne, Kolloidreaktionen vom meningealen Typ*, eventuell leichte Drucksteigerung mit Papillenödem, kein Sperrliquor, während der Zucker von den einen Autoren erniedrigt, von den anderen erhöht gefunden worden ist. Bestimmungen über die Chlorwerte liegen nicht vor (im Hinblick auf die Meningitis tbc. mit meist deutlich erniedrigten Zucker- und erhöhten Chlorwerten von Interesse). Zweckmäßige klinische Einteilung in: 1. juxta-primäre Meningitis, 2. latente Meningitis bei chronischer Brucellose, 3. symptomatische (spezifisch toxische?) Meningitis, 4. kombinierte akute Meningitiden wie Hepatitis-, Endocarditis-, Arthritis meningo-brucellosa.

Beteiligung der Hirnnerven bei brucellären Meningitiden sind nicht selten, z. B. beim Maltafieber seitens des Nervus stato-acusticus mit Schwerhörigkeit und Gleichgewichtsstörungen, ähnlich wie bei der Tuberkulose, schon vor der Streptomycintherapie, allerdings bei der Brucellose mit Reversibilität. Des weiteren wurden noch Störungen beschrieben seitens der Nn. opticus, oculomotorius, trigeminus, facialis (sehr selten), abducens. Die „triade pathognomonique de la neuro-brucellose cérébrale" nach RIMBAUD und JANBON: cerebrale Angiospasmen — Gehörsabnahme — Liquorveränderungen.

Encephalitis und Myelitis brucellosa: Neben der reinen Encephalitis finden wir die mit Meningitis verbundene nicht selten. Symptome: diffuse oder lokalisierte psychoorganische Syndrome, Benommenheit, im akuten Stadium mit Temperaturerhöhung und Delirien (transitorische Psychosen mit paranoiden

Bildern, Amnesie, Desorientierung, Apathie, Halluzinationen) [bei Löffler und Mitarbeiter, Roger und Poursinnes, Hegler, Kramer, Spinas, Angle u. a.], Erbrechen, Herabsetzung des Muskeltonus und asthenische Beschwerden, daneben auch passagere Steigerungen des Muskeltonus und der Reflexe, eventuell positiver Babinski, bei meningitischer Beteiligung stark entzündliche Liquorreaktionen.

Im Liquor geringgradige Lymphocytose, Globulinvermehrung und positive Kolloidreaktionen oder normale Werte bei den Formen ohne meningitische Beteiligung.

Als Ausdruck der Schädigung der Kerngebiete der Hirnnerven Augenmuskellähmung mit Diplopie, Strabismus, Ptosis, Pupillenstarre.

Bei Befallensein der bulbären Zentren Lähmung im entsprechenden Innervationsgebiet mit Ausgang in Tod durch Kachexie. Parkinsonähnliche Restzustände nach Ablauf der Encephalitis bruc. sind beschrieben worden, ebenso Reizresiduen im Trigeminus- und Occipitialgebiet.

Die *Myelitis bruc. diffusa* (analog bei Typhus abdominalis) als Ausdruck einer direkten Einwanderung der Erreger oder einer indirekten toxischen Wirkung kann bis zur Aufhebung der Sensibilität und Motilität gehen. Im klinischen Bild: Anästhesie, Paralyse (teils spastisch, teils atonisch), letztere Form mit Areflexie bei manchmal erhaltenen Fluchtreflexen, sowie Blasen-, Mastdarm- und vasotrophische Störungen. Je nach Sitz der Affektion läßt sich eine lumbosacrale, dorsale und cervicale Form mit charakteristischer Symptomatologie unterscheiden, ebenso eine ascendierende im Sinne der *Landryschen Paralyse* mit Tod an Schluck- und Atemlähmung. Eine selektive Lokalisation der Brucellen auf die motorischen Vorderhornzellen wie bei der Heine-Medinschen Krankheit scheint nicht beobachtet worden zu sein.

Encephalomalacie. Zerstörung der Hirnsubstanz durch vasculäre Läsion mit ischämischer Erweichung auf Grund von brucellären, arteriitischen (Endarteriitis brucellosa obliterans), perivasculären, thrombotischen und embolischen (Endocarditis bruc.) Prozessen mit typisch klinischem Bild der cerebralen Hemiplegie sind möglich, wie ähnliches Bing bei Typhus abdominalis erwähnt. Das ätiologische Erkennen wird naturgemäß Schwierigkeiten bereiten.

Daß arteriitische Prozesse mit Schädigung der Intima bei gleichzeitig bestehendem Hochdruck zu einer Encephalorrhagie führen können, ist anzunehmen.

Neuritis peripherica und Radiculitis brucellosa. Nehmen wir vorweg, daß unseres Wissens der Nachweis von Brucellen in den Nervbahnen bis jetzt nicht gelungen ist, was auch auf infektiöse Neuritiden anderer Ätiologie zutrifft. Es ist deshalb naheliegend zu schließen, daß nicht die Mikroben selbst, sondern ihre toxischen Produkte die Schädigung verursachen. Daß auch brucelläre Granulome oder Ernährungsstörungen durch vasale Läsionen (Arteriitis brucellosa) bzw. durch Anämie, Kachexie Ursachen der Neuritiden sein können, soll nicht unerwähnt bleiben. Pathologisch-anatomisch sind auch stets primärdegenerative und entzündliche Veränderungen des Nerven nebeneinander festzustellen. Sehr schwer ist in der Regel zu entscheiden, ob es sich bei den toxischen, refrigeratorischen und Hyperfunktionsneuritiden *bei gleichzeitig bestehender chronischer Brucellose* um primäre Noxen (Alkohol, Nicotin, Thallium, Abkühlung, Überanstrengung) handelt oder um sekundäre, die sich auf die primäre infektiöse Alteration des Nerven aufgepfropft haben.

Daß bei den Brucellosen jedoch die Neuritiden eine führende Rolle spielen, ist eine Tatsache, über die sich alle Autoren einig sind (Löffler, Waynaright, Sigl, Neve, Roger und Crémieux bei Bing).

Im klinischen Bild haben wir akute, subakute und chronische Formen von mono- oder polyneuritischem Charakter mit Reiz- oder Lähmungserscheinungen (oder beides nebeneinander) der sensiblen, motorischen und trophischen Nerven zu unterscheiden, wie sie uns als alkoholische, diabetische usw. Pseudotabes bekannt sind. Der Sitz der Alteration, ob peripher oder zentral (Wurzelnerven), macht die Symptomatologie noch mannigfaltiger. Die wichtigsten Symptome: Störungen der *Sensibilität* als Hyperästhesie, Parästhesie, Hypästhesie, Thermohypästhesie, Hypalgesie, Ataxie, sowie der *Motilität* als Parese, Mono- und

Polyplegie, A- und Hyporeflexie, A- und Hypotonie mit Muskelatrophie, dazu *tropho-vasomotorische Störungen*. Auch *neuralgiforme* Beschwerden mit VALLEIXschen Druckpunkten (Ischalgie, Cephalgie) sind nicht selten. INTROZZI und BASERGA fanden bei ihren Fällen: 2,85% Ischias, je 0,71% Trigeminus- und Brachialneuralgien.

Krankheitsbilder im Sinne einer Meningoradikulitis, einer Polyradiculitis brucellosa mit Symptomen wie beim *Guillain-Barré* (s. S. 119 unter Liquorbefunde) sind beschrieben worden. Daß die Isolierung der Brucellen aus dem Liquor hier für die Ätiologie entscheidend ist, sei nebenbei bemerkt. Die Erkrankungen der Hirnnerven wurden bereits auf S. 148 besprochen.

KYGER und HADEN untersuchten 118 Patienten mit multipler Sklerose mittels des Intracutantestes auf Brucellose (Brucellergin, abgetötete Brucellenkeime, polyvalentes Antibrucellaserum[1], Antiabortusserum[1]) und fanden fast zu 100% positive Reaktionen; bei den gesunden Kontrollen zeigten etwa 30%, bei Verwendung von anderen Antigenen (Alttuberkulin, Histoplasmin, Coccidiodin) ebenfalls etwa 30% positive Hautreaktionen. Bei 12 Patienten wurde zusätzlich noch die Agglutination durchgeführt, davon bei 6 mit positivem Titer, allerdings nur bei 3 von 80 und höher. Ob ein ursächlicher Zusammenhang zwischen multipler Sklerose und Brucellose besteht oder ob unter Anerkennung der Spezifität des Cutantestes das Ergebnis nur das Vorhandensein von zwei Krankheiten in diesen Fällen beweist, ist unseres Erachtens nicht zu entscheiden. Eine Abklärung durch Untersuchungen auf breiter Basis wäre jedenfalls von Interesse.

Autoren. ROGER und POURSINNES als führende Informationsquelle, INTROZZI und BASERGA, LÖFFLER, MOESCHLIN und WILLA, LEMAIRE, PORTIER und BERTRAND, GABBI, D'AMORE, CANTANI, A. OHM, KESSLER und MÜLLER, CELLINA, KRABBE, A. WERNER, BERGMARK, STEBLOV, MCCULLAGH und CLODTFELTER, SCHEIDEGGER und STERN, SALES, VAZQUEZ und LEY, TUVO, DE ORCHI.

Auge. Die brucellären Augenerkrankungen wurden unter anderem von WAGENER aus der Mayo-Klinik eingehend in einer größeren Abhandlung (Zitierung von etwa 30 Autoren mit über 100 Fällen) besprochen. Wir erinnern daran, daß die nicht seltene periodische Ophthalmie der Pferde (s. S. 102) auf eine Brucelleninfektion zurückgeführt werden konnte. Klinisch handelt es sich in diesen immerhin seltenen Fällen beim Menschen um zum Teil akute, meist aber chronische Entzündungserscheinungen im Sinne der Keratoconjunctivitis, Iridocyclitis, Retinitis, Chorioiditis, Neuritis retrobulbaris *brucellosa*, oft verbunden mit Bildern wie bei einer Keratitis parenchymatosa luetica, einer Panuveitis tuberculosa mit Ausgang in Phthisis bulbi und Enucleation.

Haut. Sekundäre Veränderungen durch starkes Schwitzen in Form der Sudamina haben wir bereits erwähnt. Daneben werden auch noch maculöse Efflorescenzen, ähnlich den Roseolae bei Typhus und Paratyphus mit Lokalisation an den Extremitäten und am Rumpf, sowie herpetiforme, lichenoide, pustulöse, papulöse Efflorescenzen mit und ohne Nekrosen im Sinne von unspezifischen und spezifischen Hautaffektionen beschrieben mit Bildern wie bei Dermatitis, Ekzem, Varicellen, scarlatiniformem, morbilliformem und rubeoliformem Exanthem, Erythema nodosum, Erythema exsudativum multiforme (brucelläres Rheumatoid?) usw. Isolierte und multiple Hautabscesse (Analogie zur Tuberculosis colliquativa) sind beim Maltafieber bekannt, ebenso juckende urticaforme Hautmanifestationen sowie Ulcerationen und aphthenoide Läsionen an der Gingiva und Zunge. Amerikanische Kollegen (mündliche Mitteilung) berichten über diffusen reversiblen Haarausfall beim F. u. Eine Polymorphie der Hautmanifestationen, ähnlich wie wir diese bei der Tuberkulose kennen (W. JADASSOHN, GRILICHESS, RIEDMÜLLER und STIHL, SCHÜPBACH, CURSCHMANN, TINKER, LÖFFLER und Mitarbeiter, RIMBAUD und JANBON, PICARD u. a.).

[1] Nach der Technik von L. FOSHAY: J. inf. Dis. **59**, 330 (1936).

Wir schließen diese Übersicht der *Organmanifestation* bei der Brucellose ab, indem wir hervorheben, daß *nicht so selten gleichzeitig mehrere Organsysteme befallen sind wie Leber, Milz, Knochen, Gelenke, Nervensystem, respiratorischer Tractus usw.* Es handelt sich dann immer um sehr schwere Fälle, in denen das polytrope Ansiedlungsvermögen der Brucellen so recht zu erkennen ist und in denen das klinische Bild mit einer verwirrenden Fülle von Symptomen uns entgegentritt als splenohepatonephritisches Syndrom (polyviscerales Syndrom) mit Ikterus, Ascites, Anämie, Hämorrhagie sowie hepato-tramitische und -meningitische Syndrome mit Bronchopleuropneumonien, Meningomyeloencephalitiden sowie Neurofibromyoosteoarthritiden.

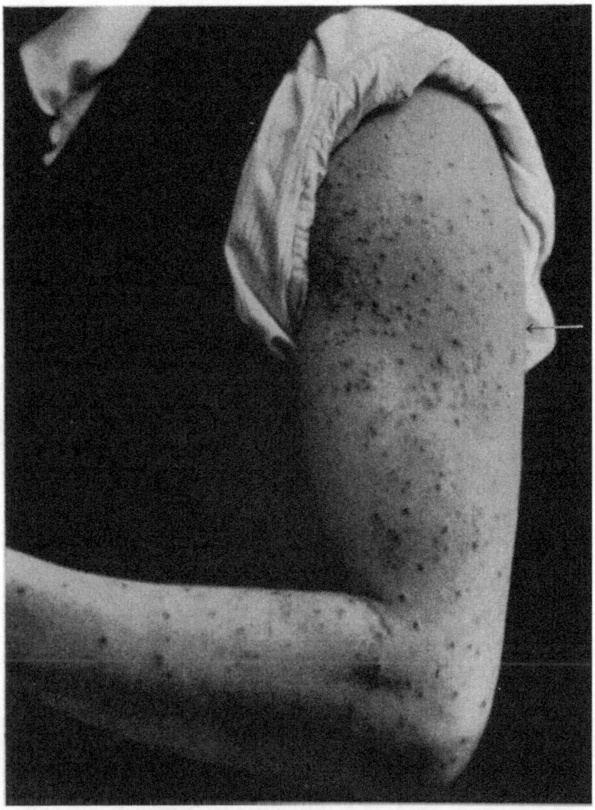

Abb. 15. Typischer Fall von Brucella-Ausschlag bei einem Tierarzt. Unterhalb des Pfeiles sieht man den spontanen Ausschlag, über ihm den durch Abortin hervorgerufenen. [H. HAXTHAUSEN u. A. THOMSEN: Arch. f. Dermat. **163** (1931).] (Aus W. JADASSOHN: Handbuch der Haut- und Geschlechtskrankheiten, Bd. IX, Teil 2, S. 469. 1934.)

4. Komplikationen. Es sei darunter im *strengen Begriff des Wortes eine Exacerbation der Brucellose verstanden durch etwas bereits Bestehendes oder neu Hinzugekommenes.* Die verschiedene Affinität der Brucellen zu den einzelnen Organen dagegen sei als Organmanifestation der Brucellen aufgefaßt. Das soll keine Spitzfindigkeit sein, sondern mithelfen, die Brucellosen in ihrer Mannigfaltigkeit besser zu erkennen. Bei den Komplikationen berücksichtigen wir: 1. vorbestandene Leiden, 2. interkurrierende Krankheiten, 3. konsekutive Prozesse.

Zuerst sei die *Tuberkulose* genannt, bei der es auf Grund eigener und anderer Autoren Erfahrungen zu einer beträchtlichen Verschlimmerung kommen kann; es ist nicht selten, daß eine Generalisation des tuberkulösen Grundleidens sich anschließt mit letalem Ausgang.

Wie bereits erwähnt, sind *Mitralvitien* auf *rheumatischer Grundlage* bei einer Infektion mit Brucellen ein Locus minoris resistentiae im Sinne einer erleichterten Ansiedlung der neuen Mikroben am bereits geschädigten Klappenapparat, was für den Träger der Grundkrankheit eine Verschlimmerung mit Ausgang in Tod bedeuten kann.

Ein besonderes Problem stellt das *Lymphogranuloma malignum Hodgkin* und seine Beziehung zur Brucellose dar, ohne daß heute schon Entscheidendes darüber ausgesagt werden kann. Aus großen Untersuchungsreihen von WISE und B. POSTON wissen wir, daß in einzelnen Serien von HODGKIN-Patienten die excidierten

Lymphknoten in der Hälfte der Fälle Brucellakeime enthielten, während in anderen Untersuchungsserien überhaupt keine gefunden werden konnten. Es stellt sich die Frage, ob die HODGKIN-Krankheit gleichsam günstige Vorbedingungen für die Ansiedlung der Brucellen im lymphatischen System schafft, oder ob umgekehrt das Befallensein der Lymphdrüsen mit Brucellen im Sinne eines chronischen Reizes zum Lymphogranuloma malignum disponiert. Jedenfalls

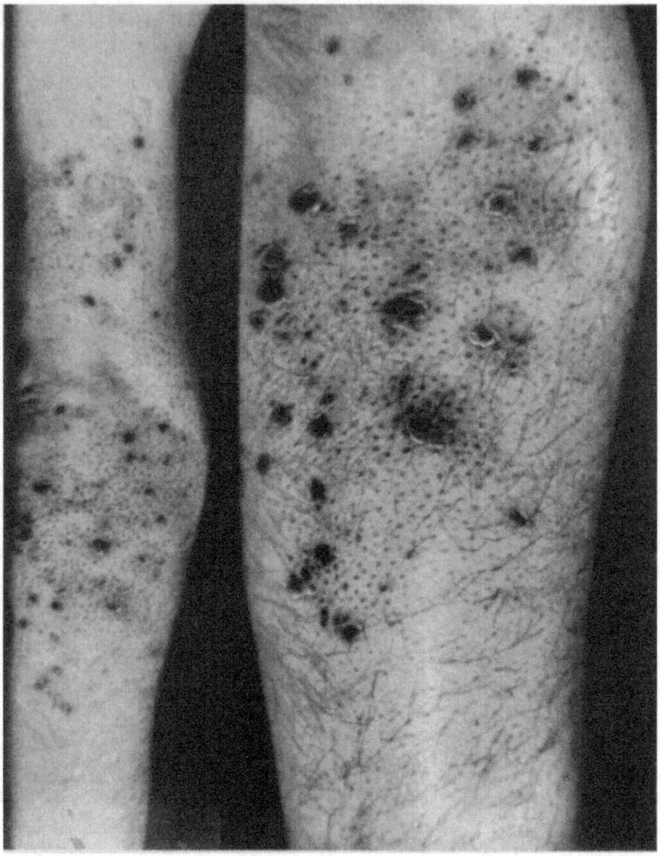

Abb. 16. Brucella-Ausschlag. Lichenoide Form. [H. HAXTHAUSEN u. A. THOMSEN: Arch. f. Derm. **163**, (1931).] (Aus: W. JADASSOHN, Handbuch der Haut- und Geschlechtskrankheiten, Bd. IX, Teil 2, S. 470. 1934.)

scheint uns ein ursächlicher Zusammenhang derart, daß die Brucellen gleichsam „die Erreger des Hodgkin" seien, kaum annehmbar.

CURSCHMANN weist mit Nachdruck darauf hin, *daß ältere Patienten durch Brucellosen sehr gefährdet sind* (Bronchopneumonien, hypostatische Pneumonien, Thrombosen), was an Hand von 3 tödlich verlaufenden BANG-Fällen demonstriert wird.

Daß ein bestehendes F. u. durch *interkurrierende Krankheiten* wie Typhus, Paratyphus, Dysenterie, Tuberkulose, Pneumonie, Malaria usw. ungünstig beeinflußt wird, ist wie bei allen Fällen von Superinfektionen zu erwarten, ebenso durch Traumen. Als Beispiele seien genannt: Typhus bei intestinaler Brucellose, Pneumokokkeninfektionen bei BANGscher Bronchopneumonie usw. In eigener Beobachtung von Brucellose Bang und Malaria tertiana wurde die Brucellose durch die Fieberzacken mit Schüttelfrost im Verlauf *nicht* beeinflußt (vgl. Therapie).

Ausgangskrankheiten von chronischen Brucellosen durch irreversible Organveränderungen können zum führenden und terminalen Krankheitssymptom werden. Wir erwähnen: die recht häufig zu beobachtenden *Lebercirrhosen* nach der BANG-Infektion (30% nach BERTSCHINGER auf Grund des Sektionsmaterials), den Morbus Banti ?, die schweren Arthronosen nach der Arthritis Melitococcica, Testisatrophie mit Sterilität nach lang dauernder Orchitis brucellosa, Myokardie nach der Myocarditis brucellosa usw.

Diese schwerwiegenden *Komplikationen sind auch bei unbehandelten Fällen* nicht gerade häufig, da die F. u. sicherlich in einem beachtlichen Prozentsatz zur Spontanheilung neigt, was allerdings von GRIGGS u. a. im Hinblick auf die latenten Brucellosen bestritten wird.

Psychoneurosen. Die Beziehungen der Brucellosen zu Psychoneurosen wird in zahlreichen amerikanischen Arbeiten behandelt. Ob es sich hier um einen Ausdruck der von BEARD geprägten „American nervousness" handelt, bleibe dahingestellt. Daß jedoch die proteushafte Semiotik der polyvisceralen Brucellosen und besonders der Neurobrucellosen wie psychische und physische Asthenie, Kopfschmerz, Schlaflosigkeit, Schwitzen, Schwindel, Parästhesie, Arthralgie, Irritation des neuromuskulären Apparates, kardiovasculäre, viscerale, vasomotorische, genitale Störungen und die Schwierigkeiten der Diagnose der latenten Formen der Krankheit *hysterische und neurasthenische Bilder* von klischeeartiger Ähnlichkeit schaffen können, leuchtet ohne weiteres ein.

Die postencephalitischen Brucellosen mit den striopallidären Spasmen und Tics müssen uns bei Nichterkennen der Ätiologie zu Fehlschlüssen verleiten.

GRIGGS u. a. berichten von Tausenden von Patienten in USA., deren „Psychoneurosen" bei Anwendung verschiedener Untersuchungsmethoden (Agglutination, Komplementfixation, Opsonictest, Cutantest) als chronische Brucellosen entlarvt werden konnten. Die Forderung, vor Stellung der Diagnose „Psychoneurose" organische Erkrankungen auszuschließen wie Phthisis incipiens, Diabetes mellitus, Toxomanien (Alkohol, Nicotin, Morphin, Cocain), beginnende progressive Paralyse, Arteriosclerosis cerebri, multiple Sklerosis, muß jedenfalls erweitert werden durch Einbeziehen der *chronischen Brucellosen*, nachdem ihre Häufigkeit bedeutend höher ist als bisher angenommen wurde. Dabei darf man sich nicht begnügen, nur die Agglutination anzuwenden, da letztere gerade bei den chronischen Formen meist versagt. Möglicherweise haben wir im Intracutantest, ausgeführt mit der KH-Fraktion des Brucella-Antigens, ein diagnostisches Hilfsmittel vom Werte des Mantoux bei der Tuberkulose, um wenigstens zu erkennen, ob der betreffende Explorand schon einmal eine Brucellainfektion durchgemacht hat.

Weitere Autoren: G. SPENGLER, F. SPINAS.

Nachfolgend sei versucht, die mehr oder weniger feinen Unterschiede zwischen F. u. Bruce, Bang und Traum durch Gegenüberstellung der Symptome und ihrer Wertigkeit herauszuarbeiten.

5. Diagnose und Differentialdiagnose. Grundbedingung der richtigen Diagnose ist: *an Brucellose denken.* An vielen Instituten wird automatisch bei Einsendung eines Blutes mit Typhusverdacht auch auf Brucellose agglutiniert. Die aus solchen Untersuchungen resultierende Überraschungsdiagnose sollte nicht allzu häufig sein. Die Stellung der Diagnose des F. u. dürfte in den klinischen Fällen mit entsprechender Anamnese, Beachtung der Fieberkurve, der Hepato*splenomegalie*, der *Leukopenie*, Vorkommen von Eosinophilen bei *absoluter und relativer Lymphocytosis* nicht allzu große Schwierigkeiten machen. Durch die geschilderten Laboratoriumsmethoden (Erregernachweis und serologische Reaktionen bei Beachtung der Kreuzungsagglutinationen und der Hautsensibilisierung) haben

Tabelle 5. *Gegenüberstellung der Unterschiede der verschiedenen humanen Brucellosen.*

	F. u. Bruce	F. u. Traum	F. u. Bang
Erreger	Br. capro-ovina biochem. Diff.	Br. porcina desgl.	Br. bovina desgl.
Serologie	Erkennung durch Aggl. und Agglutininabsorption eventuell möglich	Trennung durch Agglut. und Agglutininabsorption untereinander nicht möglich, eventuell Abgrenzung gegen F. u. Bruce	
Anamnese	Kontakt mit Ziegen und deren Produkten	Kontakt mit Schwein	Kontakt mit Kuh und deren Produkten
Geographie	südlich des 46. nördl. Breitegrades	hauptsächlich in USA.	ubiquitär
Fieber	ausgeprägter undul. Typ bis 39—40° C	ambivalent	angedeuteter undul. oft subfebriler Typ
Hepatosplenomegalie	ausgeprägt	desgl.	desgl.
Puls	Bradykardie Hypotension	,,	,,
Blut	Leukopenie Lymphocytose Anämie, leichte	,,	,,
Krankheitsgefühl	schwer	meist schwer	meist leicht
Schweiß und Geruch	stark und nach fauligem Stroh	stark Geruch?	stark ohne charakteristischen Geruch
Orchitis	in 20%	seltener	seltener
Arthromyalgie	ausgeprägt	etwas weniger	etwas weniger
Lebercirrhose	selten	desgl.	häufig (30%)
Pathologische Anatomie	Brucellome von mehr exsudativem Charakter	?	Brucellome von mehr produktivem Charakter
Letalität (vor Ära der mod. Antibiotica)	bis 10%	bivalent	bis 5%

wir die Möglichkeit, uns zusätzliche Sicherheit über die vorliegende Infektion zu verschaffen und auch cum grano salis die verschiedenen Untergruppen des F. u. zu erkennen. In unseren Breiten, d. h. in Gebieten nördlich des 46. nördlichen Breitegrades ist praktisch jedes F. u. *als* „*Bang*" anzusehen, während im Gegensatz hierzu südlich vom erwähnten Breitegrad, d. h. in den Mittelmeerländern, in der Hauptsache an Maltafieber zu denken ist. Schwierigkeiten zwischen den einzelnen Typen von F. u. zu unterscheiden bestehen nur in Gebieten, wo Infektionen mit allen drei Typen vorkommen, wie dies z. B. in USA. der Fall ist.

Zwecks systematischen Vorgehens wollen wir uns bei den differentialdiagnostischen Überlegungen von folgenden Hauptsymptomen leiten lassen: Milz- und Lebervergrößerung, Fieber, Drüsenschwellung. Die restlichen Symptome sollen zusammenfassend ausgewertet werden.

Die Differentialdiagnose des *Typhus abdominalis* und *Paratyphus* kann Schwierigkeiten machen, da auch hier Milztumor, wenn auch weniger groß und derb als bei F. u., und Bradykardie bestehen mit Leukopenie, während Aneosinophilie, positive Diazoreaktion und isolierte Roseolen beim F. u. selten sind. Das beim F. u. *Bang meist freie Sensorium* — dies trifft jedoch wieder weniger zu beim F. u. Bruce in seinen akuten Formen — hilft uns, den Typhus bereits klinisch vom F. u. abzutrennen. *Bei längerer Beobachtung ist auch die Fieberkurve von Typhus abdominalis und F. u. ganz verschieden.* Nicht leicht ist manchmal die Abgrenzung gegenüber der *Typhobacillose* im ursprünglichen Sinne von LANDOUZY, *der febrilen Phase der Initialtuberkulose ohne lokale Symptome,* einer Pleuritis exsudativa, Peritonitis tbc., nicht selten verbunden mit den besonders irreführenden Gelenkschmerzen im Sinne des *Rheumatismus Poncet.*

Die klinische Unterscheidung gegenüber eigentlicher *Miliartuberkulose* bietet weniger Schwierigkeiten als gegenüber Typhus. Cyanose mit Erweiterung der Lungengrenzen, fehlender oder wenig stark hervortretender Milztumor, ganz besonders Leukopenie mit relativer und absoluter *Lymphopenie* kennzeichnen die Miliartuberkulose gegenüber dem F. u. schon im Anfangsstadium, ehe noch das kleinfleckige Röntgenbild der Lunge oder Meningealsymptome mit Augenhintergrundstuberkeln die klinische Diagnose sichern. In seltenen Fällen sind jedoch auch beim F. u. ähnliche pulmonale und meningeale Symptome zu sehen. Eine brucelläre Hiluspneumonie kann auch dem Erfahrenen die Abgrenzung von einer Hilustuberkulose im Röntgenogramm unmöglich machen, ebenso einmal von einem Boeck.

Sehr schwierig kann die Unterscheidung von der *Sepsis bzw. Endocarditis lenta* sein, zumal sich beide Krankheiten kombinieren können (S. 146). Der fahle, gelblich-bräunliche Farbton des Gesichtes (Milchkaffeefarbe), der schnelle Puls, Herzgeräusch über Mitralis und besonders ein diastolisches Geräusch über der Aorta, multiple kleine Hautembolien an Fingern und Zehen, Kennzeichen der Viridans-Endokarditis, können beim F. u. ebenfalls gelegentlich vorkommen. Der *Milztumor* kann bei beiden Krankheiten druckdolent sein, sowie perisplenitisches Reiben (Infarkt) aufweisen. Selbst die Mikrohämaturie als Ausdruck einer fokalen Glomerulonephritis kann beiden Krankheiten gemeinsam sein. Die Entscheidung bringt gelegentlich nur die Blutkultur und die serologische Untersuchung.

Septische Erkrankungen mit anderen Erregern, etwa wie Coli usw. werden durch Beobachtung des Patienten über einen längeren Zeitraum und durch Anwendung der Laboratoriumsmethoden sich leicht abgrenzen lassen.

Bei Betrachtung gewisser *Fieberkurven* kann man noch an *Malaria* denken, die jedoch (Plasmodiennachweis im Blut) leicht auszuschließen sein wird — besonders in unseren Breiten —, außerdem an Malignomträger, worauf besonders HEGLER hinweist.

Stellen wir bei unseren differentialdiagnostischen Erwägungen die *Hepatosplenomegalie* in den Mittelpunkt, so können wir in erster Linie an eine *Lebercirrhose,* besonders mit Cholangitis, im hypertrophischen Stadium denken, des weiteren an eine *Lipoidspeicherungskrankheit,* an *Hämatochromatose,* an *Leukämie,* an *Hodgkin,* an isolierte *Milztuberkulose,* an *Lues* und falls man ihn anerkennt, was örtlich bedingt ist, an *Morbus Banti,* in den Tropen an Leishmaniosen (tropische Splenomegalie) und Bilharziosen (Distomiasis) bei starker Besiedelung im Pfortadergebiet. Bei den aufgeführten Differentialdiagnosen muß uns bewußt bleiben, *daß es sich zum Teil um Folgeerscheinungen einer Brucellose handeln kann* (Cirrhose, Banti?).

Ausgehend von der Schwellung der *Drüsen* tritt die F. u. mit vielen Krankheiten in Konkurrenz. Ihre Abgrenzung bei Hepatosplenomegalie mit *generalisierter Drüsenschwellung,* eventuell juckendem Hauterythem, nekro-ulceroser Stomatitis oder Tonsillitis, Anämie, hämorrhagischer Diathese, Knochenschmerz, Ergüssen in den Körperhöhlen (Pleura, Perikard, Peritoneum) sowie Fieber, Schwitzen, Gewichtsverlust, gegenüber einem *Hodgkin* kann Schwierigkeiten machen, doch wird das Blutbild mit der meist eosinophilen Leukocytose mit

Lymphopenie (!) für Hodgkin sprechen. Daß in Fällen mit gleichzeitigem Vorhandensein von Brucellen in Lymphdrüsen (S. 151) die bakteriologischen und serologischen Methoden im Stiche lassen, sei noch bemerkt. Auch *andere Lymphadenosen* (akute Leukämien, maligne Tumoren, Mononucleosis Pfeiffer) sowie *Rubeolen* sind nicht selten gegenüber einer brucellären Lymphadenitis (Blutbild) auszuschließen. Es wäre hier noch an „*okkulte*" *Tuberkulose* und an *generalisierte Lymphdrüsentuberkulose mit Milzschwellung* zu denken.

Beim *visceralen Typ* des F. u. mit den oft starken Beschwerden im Oberbauch, wie es gerade bei Maltafieber nicht selten vorkommt, wäre eine lokalisierte *tuberkulöse Peritonitis* auszuschließen, eventuell noch eine *Polyserositis tuberculosa*, eine Typhobacillose *Landouzy* im ursprünglichen Sinne, zumal in diesen Fällen das Blutbild recht weitgehend mit dem bei F. u. übereinstimmen kann.

Zu zahlreichen diagnostischen Schwierigkeiten können die Symptome seitens des Bewegungsapparates führen. Differentialdiagnostisch wäre zu erwägen: Spondylitis tuberculosa, Polyarthritis rheumatica und tuberculosa, sonstige spezifische und banale Osteoarthritiden, Osteomyelitiden, „aseptische" Knochennekrosen (Scheuermann [s. Abb. 14], Perthes, Schlatter, Köhler I und II, Kienböck), Tumormetastasen, Myelome, neuromuskuläre Affektionen usw.

Die *Neurobrucellosis* mit ihrer bunten Symptomatologie kann an das differentialdiagnostische Können die größten Anforderungen stellen, indem wir auszuschließen haben: Meningitis bei Tuberkulose, Leptospirose, Mononucleosis Pfeiffer, Meningitis epidemica usw. — Encephalitis leth., Polioencephalitis superior, Parkinsonismus postencephaliticus — diffuse banale Myelitiden, Poliomyelitis anterior, multiple Sklerose, Rückenmarkstumoren, Landrysche Paralyse, akute Porphyrie, Polyneuritis peripherica alcoholica, diabetica, rheumatica, Guillain-Barré und Psychoneurosen.

Brucelläre Affektionen des Auges werden meist als banale Iridocyclitiden, Keratitis parenchymatosa luetica, Panuveitis tbc. diagnostiziert.

6. Prognose. Quoad vitam ist die Prognose beim Maltafieber weniger günstig (5—10% Todesfälle) als beim Bang mit etwa 2—5% Todesfällen.

Mit den modernen Antibiotica kann eine akute Brucellose mit hoher Wahrscheinlichkeit zur Ausheilung gebracht werden, bevor irreversible Schädigungen aufgetreten sind. Signorelli gibt vor Anwendung der modernen Antibiotica hinsichtlich Heilung an: 85% ohne Defekt, 10% mit Defekt, insbesondere Leberschaden, der Rest Tod. Nachdem jedoch die *Brucellosen oft sehr spät zur Behandlung kommen, besonders die* Bang-*Brucellose mit ihren meist geringen allgemeinen Anfangsbeschwerden*, ist mit Dauerschäden auch bei Verwendung der neuen Antibiotica zu rechnen, da die *chronischen* Brucellosen offenbar weniger gut ansprechen.

Hinsichtlich der Feststellung wirklicher *Heilung* sind die Schwierigkeiten nicht gering. Solange noch Bakterien in Körperflüssigkeiten nachgewiesen werden können, sind wir auch bei beschwerdefreien Patienten nicht berechtigt, von einer Heilung zu sprechen. Wir erinnern an unsere Ausführung über das Vorkommen von Brucellen im Duodenalsaft 5 und 9 Jahre nach der Erkrankung. Auch die serologischen Methoden, vor allem die Agglutination und Komplementfixation, können uns bei Beurteilung, ob eine Heilung vorliegt, nicht mit Sicherheit Auskunft geben. Immerhin kann gesagt werden, daß bei fortlaufend angestellten Agglutinationen ein Absinken des Titers eher für Heilung, ein steigender Titer eher für einen aktiven Prozeß spricht. Ohne Zweifel haben die Fälle mit sinkender Agglutination eine günstigere Prognose.

Hinsichtlich *Dauer der Krankheit* ist die Prognose mit Vorsicht zu stellen, denn auch nach länger dauernden fieberfreien Perioden (latente Brucellosen) kann es zu Rezidiven kommen durch eine neue Streuung aus Brucellendepots wie Milz, Lymphdrüsen usw. Wir verweisen in diesem Zusammenhang auf unsere Ausführungen bei den Haustieren, wo das Euter Sitz von Brucellen sein kann über Jahre, so daß bei Kühen 6 bis 9 Jahre nach der primären Erkrankung Rezidivaborte beobachtet werden. Die verbesserte Diagnostik und frühzeitige Therapie werden wohl zukünftig eine bedeutende Verkürzung der Krankheitsdauer erwarten lassen, nach den bisherigen Erfahrungen auf etwa 3 Wochen.

VIII. Pathologische Anatomie.

1. Allgemeines. Die pathergische Reaktion der Gewebe auf die Invasion der Brucellen führt zu morphologisch faßbaren Veränderungen (*entzündlichen Granulomen*) wie bei anderen Entzündungen (Tuberkulose, Lues, Hodgkin, Rheuma) mit chronischem Charakter. Das klinische Bild des akuten, subakuten, chronischen und reparativen Stadiums der Brucellose findet seinen Ausdruck in entsprechenden humoral-cellulären (exsudativen), histiocytären (proliferativen) und reparativen Gewebsreaktionen, die jede für sich oder auch nebeneinander beobachtet werden. Inwieweit der Erregertyp, die Virulenz des Stammes, die Massivität der Infektionsdosis, der Infektionsweg und die Reaktionsbereitschaft des Makroorganismus die qualitativen und quantitativen Unterschiede bedingen, kann nicht mit Sicherheit gesagt werden. Die *Spezifität* der Gewebsreaktion auf die Brucelleninvasion gilt nur mit Einschränkung, ähnlich wie bei den anderen „spezifischen" Entzündungen.

Sternberg (bei v. Albertini und Lieberherr) erklärt das Auftreten der spezifischen Granulome ganz allgemein als *Fremdkörperreaktion* der Gewebe gegenüber den durch die einsetzende Immunität in ihrer Virulenz geschwächten pathogenen Keimen. Untersuchungen von v. Albertini und Grumbach über Streptokokkeninfektionen beim Kaninchen haben gezeigt, daß bei wenig virulenter Infektion mit Streptokokken in verschiedenen Geweben Granulome aus Histiocyten und Riesenzellen auftreten. Die infektiösen Granulationsgeschwülste können demnach als pathergische Reaktion des Gewebes auf einen mechanischen Fremdkörper oder auf einen chemotoxischen Reiz aufgefaßt werden.

Nachstehend die *allgemeinen* histologischen Befunde bei der Brucellose:

Exsudative Vorgänge. Hyperämie und Exsudation von serofibrinösem, manchmal hämorrhagischem Exsudat mit cellulärer Durchsetzung von meist eosinophilen, seltener neutrophilen Granulocyten, nicht selten verbunden mit herdförmigen Nekrosen und multiplen Abscessen.

Produktive Vorgänge. Bildung einer infektiösen Granulationsgeschwulst mit *epitheloiden Zellen,* ausgezeichnet durch mäßig stark eosinophiles Protoplasma und blassen, chromatinarmen, polymorphen (meist rund bis eiförmigen) Kern. Reichlich *lymphocytoide Zellen,* dazwischen *eosinophile* und *neutrophile Granulocyten, Riesenzellen* — teils wie Langhanssche mit wohlgeordneter, teils wie Sternbergsche mit unregelmäßiger Kernverteilung — und meist reichlich *Fibroblasten.*

Reparative Vorgänge. Fibröse Umwandlung der Granulome im Sinne von sklerosierenden Prozessen, Bildung von kollagenen Fasern, teils Umwandlung in Hyalin, teils Resorption der fibrinen Massen.

Bei Untersuchung der Granulome im *Gitterfaserpräparat* finden wir die Gitterfasern in der Randzone relativ vermehrt sowie auffallend dick und plump. Bei der Methylpyroninfärbung erkennt man hier eine große Anzahl von typischen Plasmazellen (Löffler und v. Albertini). Genannte Forscher haben 1927 erstmalig beim Menschen diese Veränderungen an Milz und Leber gesehen (Biopsie [1930 publiziert s. S. 158/159]).

Differentialdiagnostisch ist in Erwägung zu ziehen: *atypische miliare Tuberkel.* Bakteriologische Prüfungen auf Tuberkel sowie entsprechende Tierversuche fallen negativ aus. Morphologische Unterschiede wie das Vorhandensein von eosinophilen Granulocyten, von Gefäßcapillaren sprechen ebenfalls gegen die tuberkulöse Natur des Granulationsgewebes.

Typhusknötchen. Die morphologische Unterscheidung ist noch schwieriger, zumal vereinzelt auch große Zellen mit Zelleinschlüssen in Analogie zur Rindfleischzelle gefunden werden.

Atypisches luisches Granulom. Kann in Erwägung gezogen werden, doch werden niemals die typischen Arterienveränderungen beobachtet.

Lymphogranuloma malignum. Die Ähnlichkeit wird besonders von den Amerikanern auf Grund eines großen bioptischen und autoptischen Materials von Lymphknoten hervorgehoben (BLOOMFIELD, PARSONS und POSTON u. a.). Letztere beschreiben: weite nekrotische Areale von homogenem eosinophilem Material ohne ursprüngliche Zellelemente, randständige große, fahle Zellen mit irregulären pyknotischen Kernen, bemerkenswerte reticuloendotheliale Proliferation mit Umwandlung in fibröses Gewebe, in einigen Arealen wohlausgebildete Riesenzellen, nicht unterscheidbar vom Typ der DOROTHY REEDschen (= STERNBERGschen).

Nach Ausschließung dieser verschiedenen differentialdiagnostischen histopathologischen Überlegungen blieb nur die Annahme eines neuen „spezifischen" infektiösen Granulationsgeschwulstes, nämlich nach Erkennung der Krankheit durch LÖFFLER in seinem Fall eines „*Brucelloms*", sei es ein BANG-Granulom (im LÖFFLER-Fall), sei es ein BRUCE- oder TRAUM-Granulom.

2. Tierbefunde. In den schon erwähnten Versuchen von THEOBALD SMITH im Jahre 1894 sowie TH. SMITH und FABYAN und SCHROEDER und COTTON im Jahre 1911 waren bei Injektion von roher Kuhmilch bei Meerschweinchen tuberkelähnliche Gebilde in Milz, Leber, Lymphdrüsen und anderen Organen beschrieben worden.

Weitere eingehende histologische Untersuchungen bei Impfung von Meerschweinchen mit Brucella capro-ovina et bovina liegen von JAFFÉ aus dem Jahre 1922 vor, unter Hervorhebung der prinzipiell gleichen anatomischen Veränderungen bei Infektion mit den verschiedenen Brucellentypen, abgesehen von quantitativen Unterschieden derartig, daß die proliferative Tendenz bei den BANG-infizierten Tieren stärker ausgebildet war, besonders bei Infektionsversuchen mit kleinen Mengen von Erregern über einen längeren Zeitraum. Bei kurzer Versuchsdauer mit hohen Keimdosen waren dagegen vorwiegend akute, exsudative Veränderungen mit starker leukocytärer Infiltration festzustellen.

Auch KRISTENSEN und HOLM haben bei ihren Impfversuchen an Meerschweinchen mit BANG-Brucellen ähnliche Bilder gesehen, wobei sie noch neben den infektiösen Granulationsgeschwülsten der Milz, Leber, Lymphdrüsen entzündliche Veränderungen von Hoden und Nebenhoden beschreiben. Hier seien auch die histologischen Befunde bei der Geflügelbrucellose erwähnt (s. S. 124, Lit. bei HUDDLESON und EMMEL).

Weitere Autoren: MORALES-OTERO (Maus, Meerschweinchen), FORBUS und GUNTER (Impfversuche an Meerschweinchen mit Brucellen aus HODGKIN-Drüsen), A. THOMSEN (Schweine), v. RIDALA (Kühe).

3. Befunde beim Menschen. Die vereinzelt mitgeteilten pathologisch-anatomischen Befunde über Veränderungen von Laboratoriumstieren bei Impfversuchen mit Brucellen waren wenig bekannt, ebenso das häufige Vorkommen der BANG-Infektion beim Menschen, als im Frühjahr 1927 ein 33jähriger Landwirt mit Hepatosplenomegalie und langdauerndem Fieber bei LÖFFLER zur Abklärung kam. Daß es sich um eine infektiöse Krankheit handelte, schien nach dem klinischen Verlauf wahrscheinlich, doch waren alle Kulturversuche und Serumreaktionen negativ ausgefallen. LÖFFLER diagnostizierte eine fieberhafte hepatolienale Erkrankung infektiöser Natur e causa ignota mit Hauptsitz in der Milz, mit Differentialdiagnose einer isolierten Tuberkulose oder eines isolierten Lymphogranuloms der Milz als Rarität.

Nachdem der Zustand des Patienten sich weiter verschlechterte und medikamentös nichts zu erreichen war, ließ LÖFFLER die Splenektomie ausführen zugleich mit einer kleinen Probeexcision aus der kleinknotigen Leber. Sofort angestellte Versuche, einen Erreger zu isolieren, ebenso wie Tierversuche bei Meerschweinchen verliefen negativ. Die histologische Untersuchung von Milz und Leber zeigte infektiöse Granulationsgeschwülste, wie schon auf S. 157 besprochen. Wiederholt vorgenommene Nachuntersuchungen des Patienten auf Typhus, Paratyphus, Lues, Malaria fielen jedesmal negativ aus. Dabei war bemerkenswert, daß sich der Patient nach der Splenektomie äußerst gut erholte. Der Beruf des Patienten und die nachträglich bekanntgewordene Tatsache, daß bei dem Landwirt Fälle von Verkalbern vorgekommen waren, veranlaßten LÖFFLER, den Patienten auf BANG-Agglutination zu prüfen, die $1^1/_2$ Jahre nach der Splenektomie noch einen sicher pathognomonischen Titer von 1:80 ergab (in der Originalarbeit durch Druckfehler 1:30).

1930 konnte dann LÖFFLER in Zusammenarbeit mit v. ALBERTINI seine Befunde veröffentlichen und damit erstmalig das Vorkommen von BANG-Granulomen beim Menschen beweisen. In der Folgezeit wurden diese LÖFFLERschen Befunde bei der Brucellose des Menschen in Übereinstimmung zu den plötzlich interessant und bekanntgewordenen histologischen Befunden bei den Tierbrucellosen an Hand von bioptischem und autoptischem Material durch zahlreiche weitere Autoren bestätigt. Die geschilderten typischen exsudativen und produktiven Gewebsreaktionen wurden im Laufe der Zeit in fast allen Organen gefunden wie Milz, Leber, Lymphknoten, Gallenblase, Niere, Herz, Lunge, Bewegungsapparat (Knochen, Knochenmark, Gelenkkapsel), Haut, inkretorische und sekretorische Drüsen (Parotis, Pankreas, Nebenniere, Hoden, Nebenhoden, Ovar mit Adnexe, Brustdrüse, Thyreoidea), Auge und Zentralnervensystem.

Nachfolgend seien die wichtigsten Arbeiten mit pathologisch-anatomischen Befunden in chronologischer Reihenfolge aufgezählt:

W. LÖFFLER und A. v. ALBERTINI sowie W. LÖFFLER (1930), FR. GREGERSEN und TAGE M. LUND (1931), R. SCALABRINO (1932), H. CURSCHMANN (1932), F. WOHLWILL (1932), R. RÖSSLE (1933), MATZDORF (1933), W. JADASSOHN (1934), S. R. METTIER und W. J. KERR (1934), A. v. ALBERTINI und W. LIEBERHERR (1937), S. M. RABSON (1939), W. BRUNNER (1939), K. M. SMITH und A. C. CURTIS (1939) [mit 9 weiteren Autopsiebefunden von Veränderungen des Endokards bzw. der Herzklappen bei gleichzeitigem Nachweis der Brucellen. Autoren: HUGHES (1897), SCOTT und SAPHIR (1928), RENNIE und YOUNG (1936), DE LA CHAPELLE (1929), LEVY und SINGERMANN (1938), GOUNELLE und WARTER (1935), CASANOVA und D'IGNAZZIO (1933), LAGRIFFOUL, ROGER und SARRADON (1938), GATE und RAVAULT (1929), KNIGHTON (1938)], PARSONS und POSTON (1939), F. CHASSOT (1940), A. BERTSCHINGER (1942), A. BLOOMFIELD (1942), W. LÖFFLER, S. MOESCHLIN und A. WILLA (1943), L. POPP (1944), H. P. WAGENER (1947) [mit ausführlicher Besprechung der histologischen Untersuchungen von FABYAN (1912) und ORLOFF (1928) über Augenerkrankungen der brucella-infizierten Meerschweinchen], A. PEDRO-PONS und P. FARRERAS VALENTI (1949), P. CAZAL (1949), W. W. SPINK, F. W. HOFFBAUER, W. W. WALKER und R. A. GREEN (1949), L. LOWBEER (1949), A. WERNER (1949) [mit Berücksichtigung der Sektionsbefunde bei Encephalomeningitis von HUGHES (1897), NOTO (1932), BERGMARK (1931), HANSMANN, SCHENKEN und SANDERS (1932), LEMAIRE, PORTIER und BERTRAND (1937), ROGER und POURSINNES (1938). MERSSEMANN, DECHAUME und POMME (1936), SCHEIDEGGER und STERN (1937)], H. R. STETTBACHER und T. WEGMANN (1949).

Von einer detaillierten Besprechung der speziellen Pathologie sei abgesehen im Hinblick auf die folgenden Abbildungen mit ausführlicher Legende.

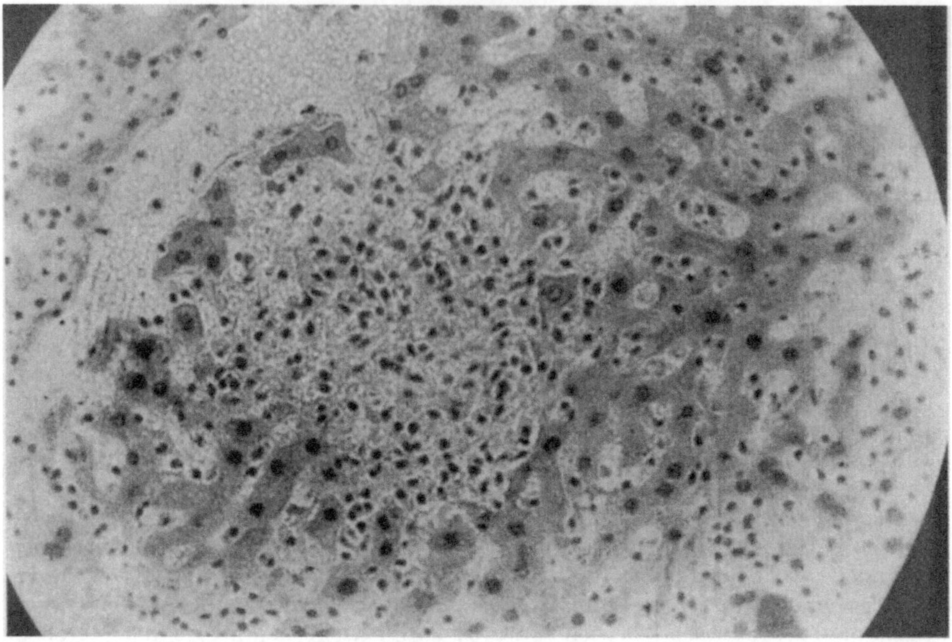

Abb. 17. Experimentelle Brucellosis der Maus. Nekrose in der Leber. (Aus MORALES-OTERO, 1930.)

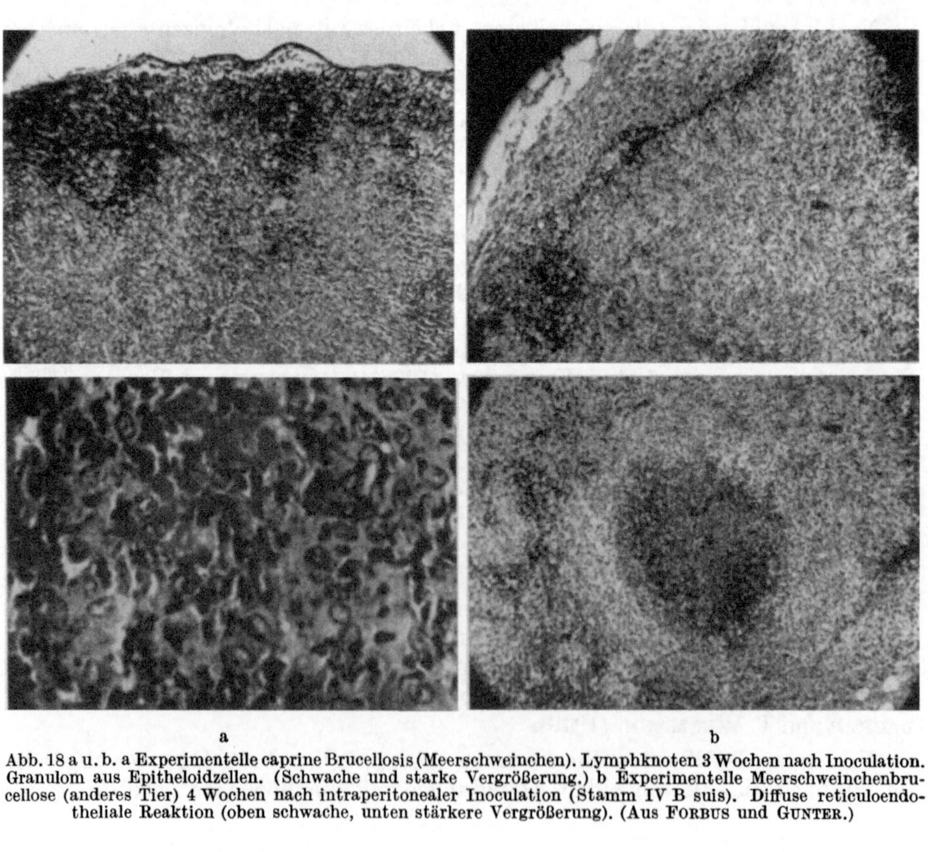

a b

Abb. 18 a u. b. a Experimentelle caprine Brucellosis (Meerschweinchen). Lymphknoten 3 Wochen nach Inoculation. Granulom aus Epitheloidzellen. (Schwache und starke Vergrößerung.) b Experimentelle Meerschweinchenbrucellose (anderes Tier) 4 Wochen nach intraperitonealer Inoculation (Stamm IV B suis). Diffuse reticuloendotheliale Reaktion (oben schwache, unten stärkere Vergrößerung). (Aus FORBUS und GUNTER.)

a

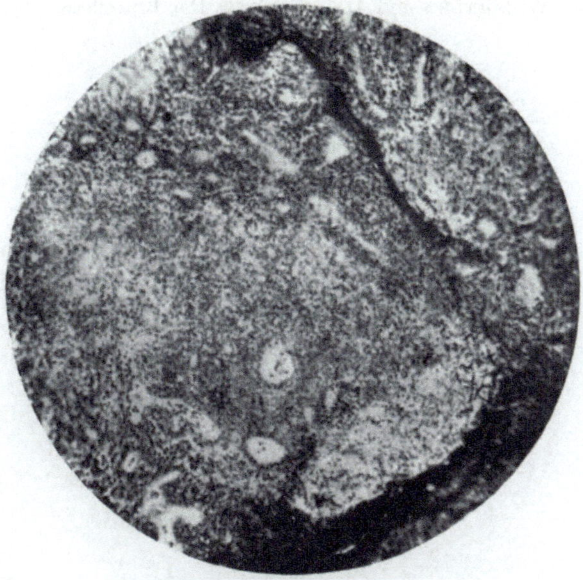

b

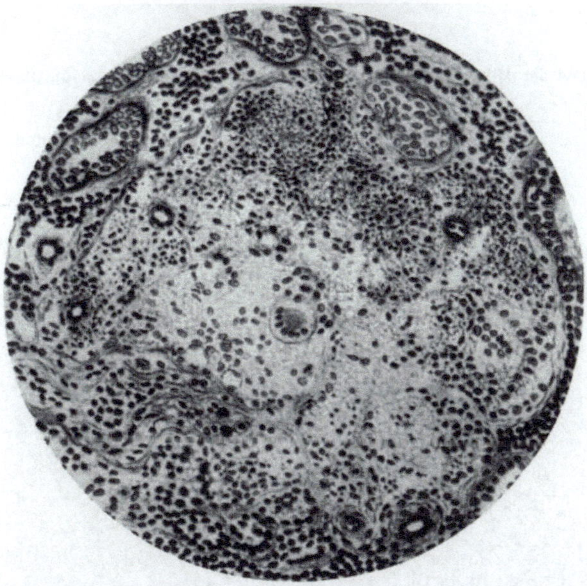

Abb. 19a u. b. Kuh-Brucellosis. a) Euter mit Nekrose und Granulom (60fach); b) gleiches Bild. Vergrößerung 420fach mit Epitheloid- und Riesenzellen, Nekrose. (Aus RIDALA.)

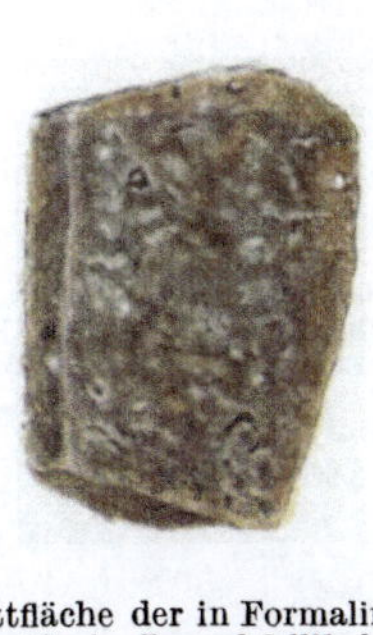

Abb. 20. Schnittfläche der in Formalin fixierten Milz. Zahlreiche vergrößerte Lymphfollikel, gelbliche Verfärbung der Pulpa. (Aus LÖFFLER und v. ALBERTINI.)

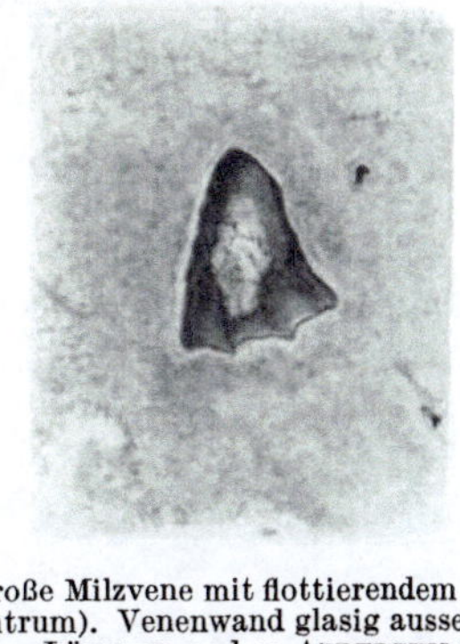

Abb. 21. Große Milzvene mit flottierendem Thrombus (im Zentrum). Venenwand glasig aussehend. (Aus LÖFFLER und v. ALBERTINI.)

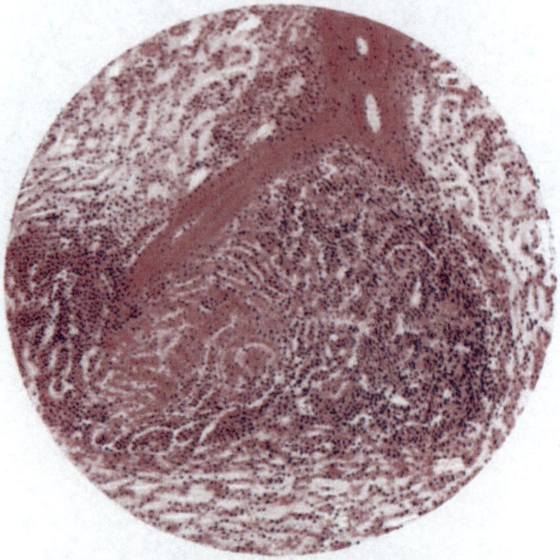

Abb. 22. Lymphfollikel der Milz mit Epitheloidzellknötchen. (Häm.-Eosin. Zeiß: Objektiv 16 mm, Komp.-Okular 6.) (Aus LÖFFLER und V. ALBERTINI.)

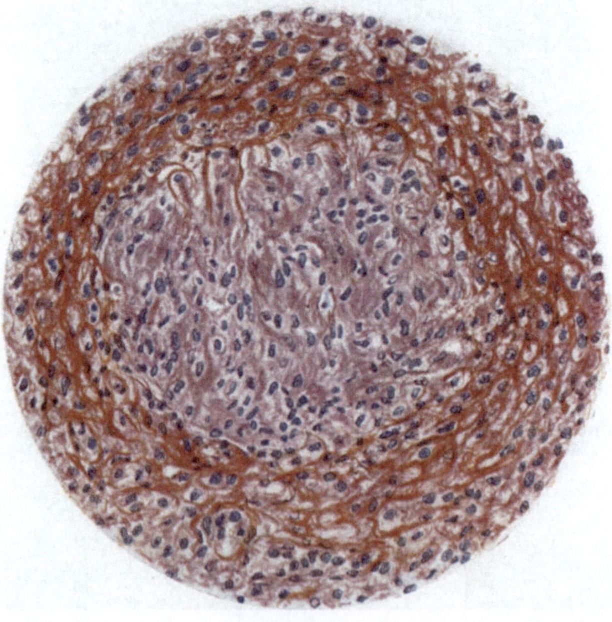

Abb. 23. Tuberkuloides Knötchen in der Milzpulpa, bestehend aus großen Fibroblasten. Die Umgebung des Knötchens wird von einem dichten Filz aus kollagenen (gelbrot) Reticulumfasern gebildet. (Färbung: Häm.-Erythrosin-Safran nach MASSON. Kollagen färbt sich gelbrot. Leitz: Objektiv 7a, Okular 4.) (Aus LÖFFLER und V. ALBERTINI.)

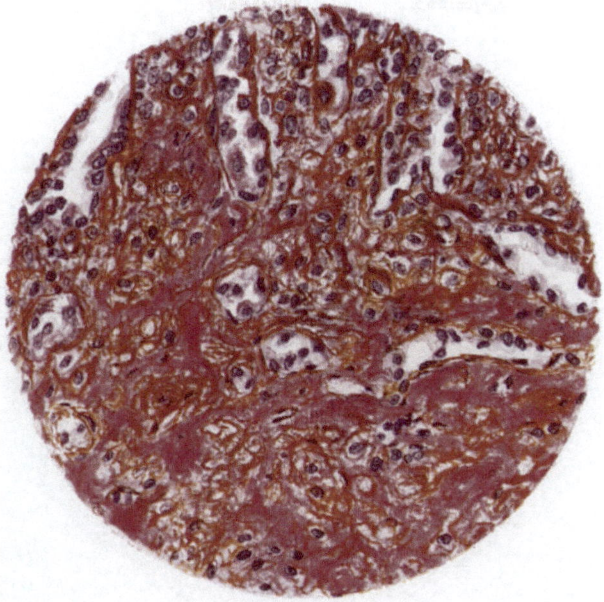

Abb. 24. Milzpulpa mit entzündlicher, fibrinöser Exsudation in den Pulpamaschen (breite, rote Bänder). Die deutlich erkennbaren Sinus sind durch das Fibrin auseinandergedrängt. (Färbung: Häm.-Erythrosin-Safran nach MASSON. Zeiß: Objektiv 3 mm, Komp.-Okular 4.) (Aus LÖFFLER und v. ALBERTINI.)

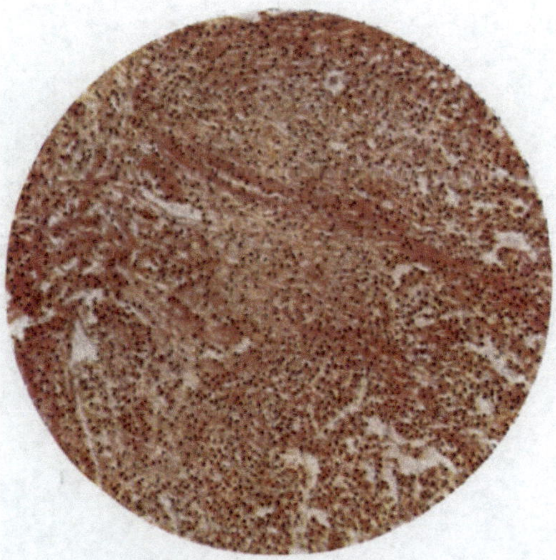

Abb. 25. Fibrosis der Milzpulpa. Das ganze Gewebe ist von zahlreichen zum Teil feinen, zum Teil plumpen, kollagenen Fasern durchzogen. (Mikrophoto, van Gieson-Präparat, 90fache Vergrößerung.) (Aus LÖFFLER und v. ALBERTINI.)

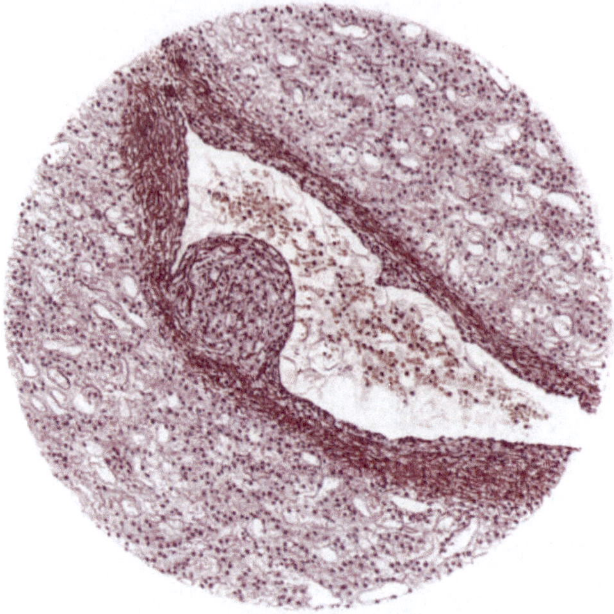

Abb. 26. Milzvene mit diffuser und granulombildender Phlebitis. Subendotheliales Granulom. (Romanowsky-Färbung. Zeiß: Objektiv 16 mm, Komp.-Okular 6.) (Aus LÖFFLER und v. ALBERTINI.)

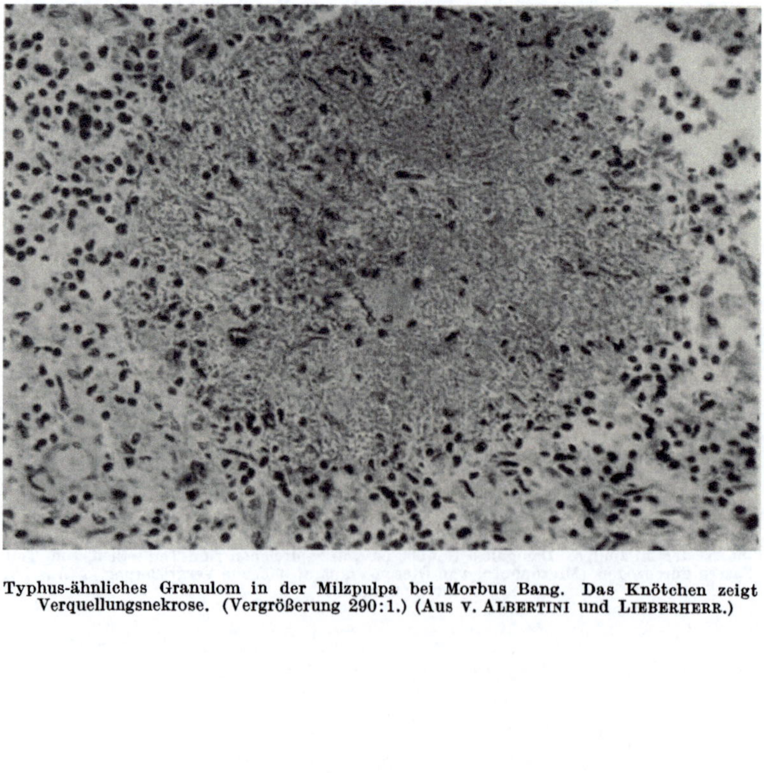

Abb. 27. Typhus-ähnliches Granulom in der Milzpulpa bei Morbus Bang. Das Knötchen zeigt fibrinoide Verquellungsnekrose. (Vergrößerung 290:1.) (Aus v. ALBERTINI und LIEBERHERR.)

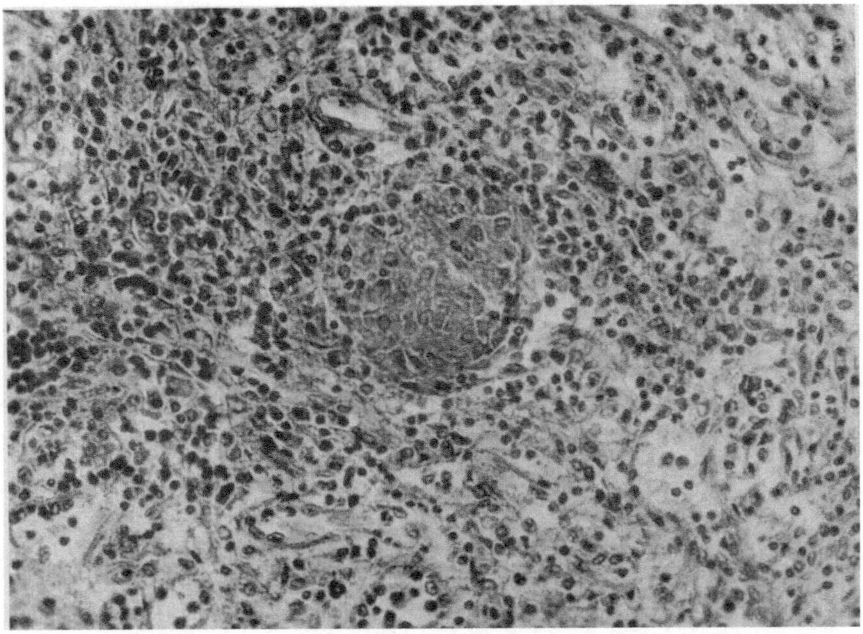

Abb. 28. Typisches kleines BANG-Granulom in der Milzpulpa. Zufällig entdeckte BANG-Granulomatose bei einer fam. hämolytischen Anämie in der aus therapeutischen Gründen exstirpierten Milz. Klinisch war der Bang latent verlaufen, Agglutination aber positiv bis 1:640 und Blutlymphocytose. (Gefrierschnitt, Färbung Hämatoxylin-Eosin, Vergr. 1:250.) (Aus LÖFFLER, MOESCHLIN und WILLA.)

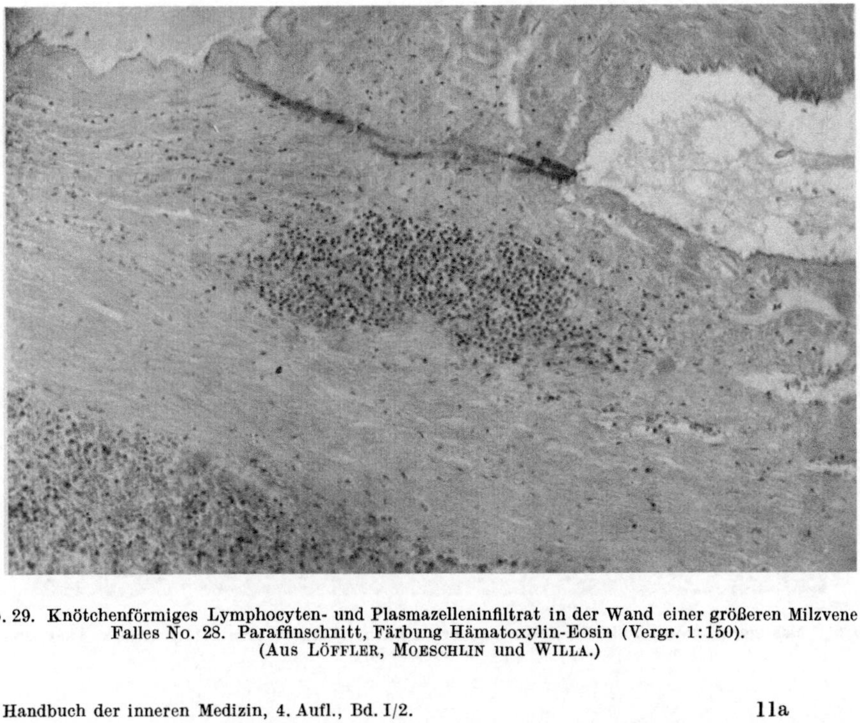

Abb. 29. Knötchenförmiges Lymphocyten- und Plasmazelleninfiltrat in der Wand einer größeren Milzvene des Falles No. 28. Paraffinschnitt, Färbung Hämatoxylin-Eosin (Vergr. 1:150). (Aus LÖFFLER, MOESCHLIN und WILLA.)

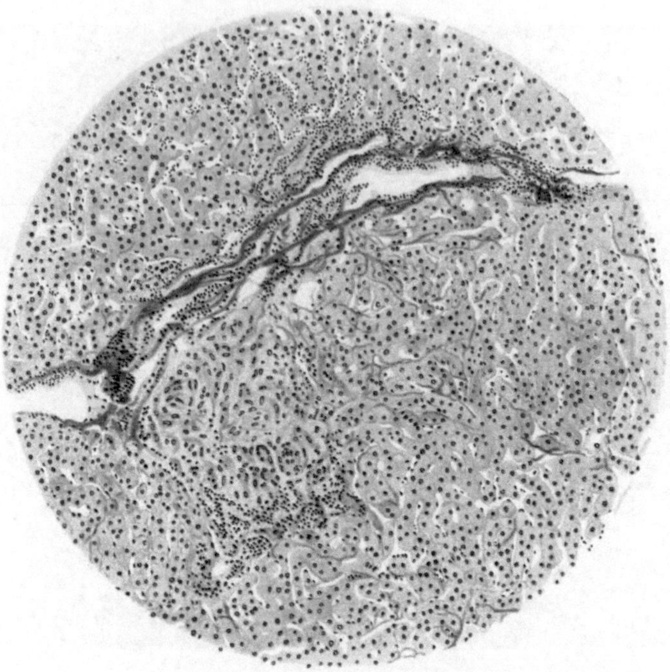

Abb. 30. Leberexcision. Lebervene mit chronischer Entzündung. Neben der Vene (linker, unterer Quadrant) ein tuberkuloides Knötchen. Kollagene Umwandlung der Gitterfasern in den entzündlich infiltrierten Leberbezirken. (VAN GIESON, Zeiß: Objektiv 16 mm, Okular 4.) (Aus LÖFFLER und V. ALBERTINI.)

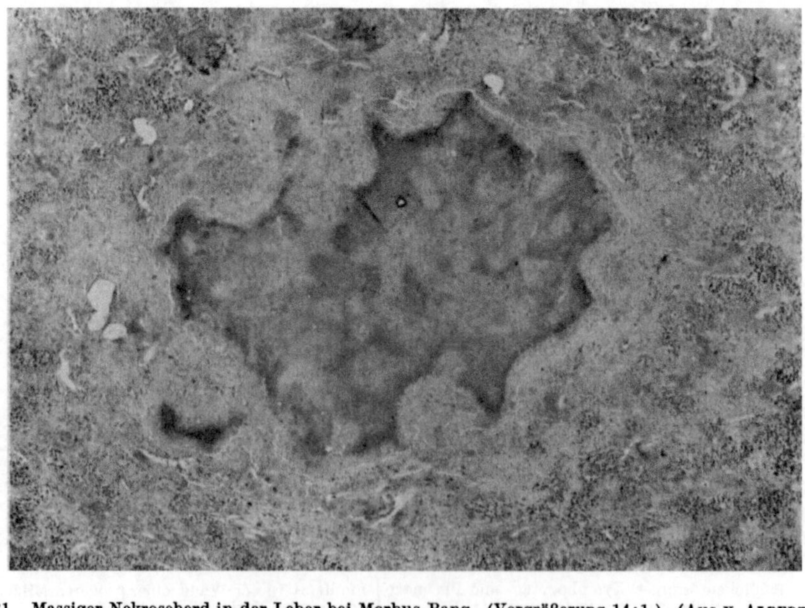

Abb. 31. Massiger Nekroseherd in der Leber bei Morbus Bang. (Vergrößerung 14:1.) (Aus v. ALBERTINI und LIEBERHERR.)

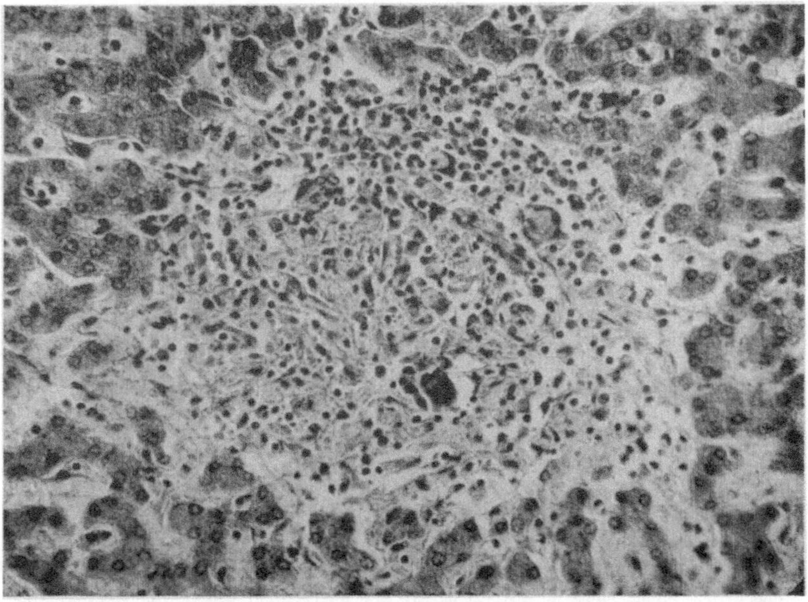

Abb. 32. Tuberkuloides Granulom in der Leber bei Morbus Bang. (Vergrößerung 280:1.) (Aus v. ALBERTINI und LIEBERHERR.)

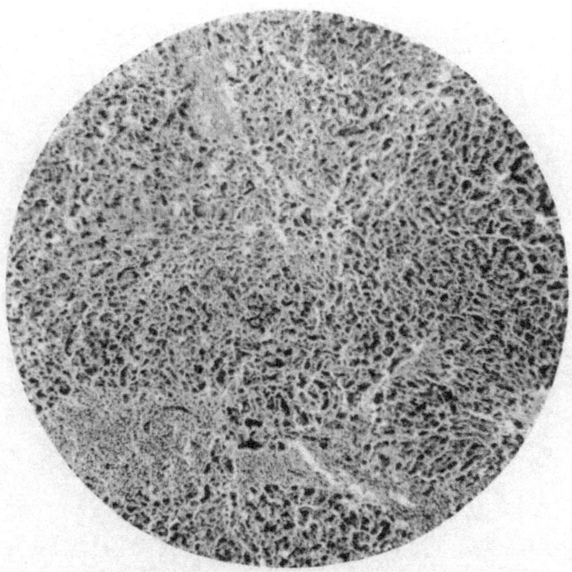

Abb. 33. Interstitielle BANG-Hepatitis und -Granulomatose mit Übergang in Lebercirrhose. (Färbung Hämatoxylin-Eosin, Vergrößerung 1:45). Man erkennt deutlich die verbreiterten interlobulären Septen. (Von Dr. VETTER, Aarau.) (Aus LÖFFLER, MOESCHLIN und WILLA.)

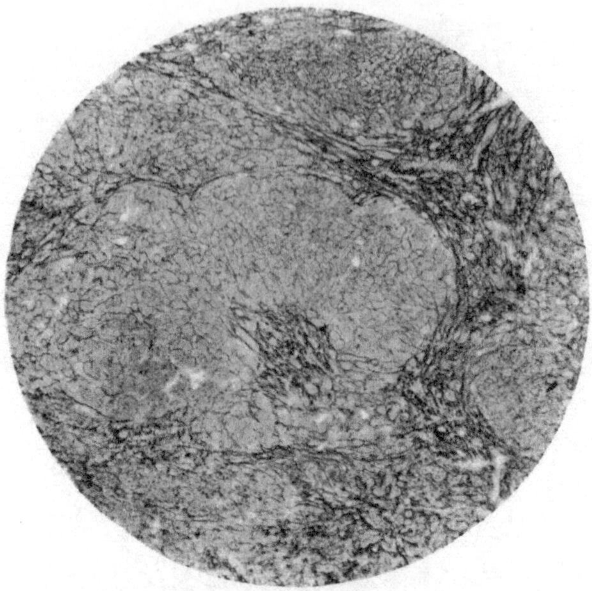

Abb. 34. Lebercirrhose infolge einer Hepatitis Bang. Pp. vom gleichen Fall wie Abb. 33 (VETTER), Silberimprägnation. Hier kommt die Cirrhose sehr schön zur Darstellung, die schwarz gefärbten intraacinösen Gitterfasern sind stark vermehrt und die normale Lappenstruktur ist verschwunden. (Vergrößerung 1:45.) (Aus LÖFFLER, MOESCHLIN und WILLA.)

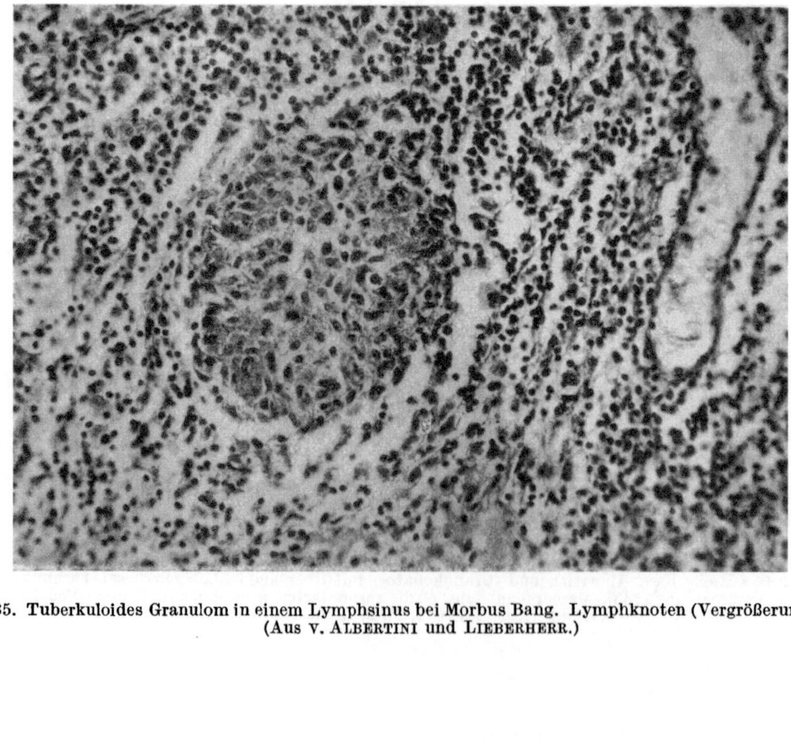

Abb. 35. Tuberkuloides Granulom in einem Lymphsinus bei Morbus Bang. Lymphknoten (Vergrößerung 220:1). (Aus v. ALBERTINI und LIEBERHERR.)

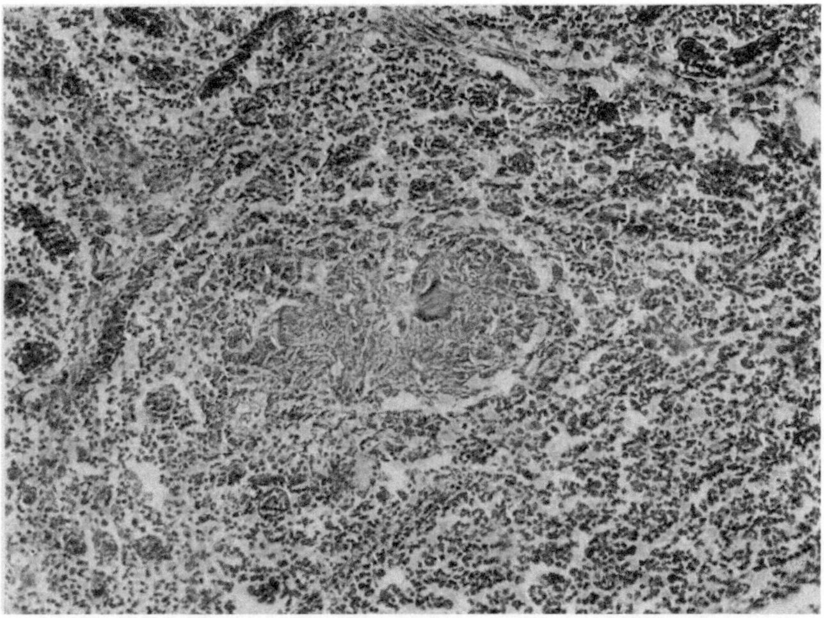

Abb. 36. BANG-Granulomatose in einem mesenterialen Lymphknoten. (Dr. VETTER, Aarau.) Epithel idzellknötchen aus dem Sinusbereich mit Riesenzellen (Vergr. 1:130). (Aus LÖFFLER, MOESCHLIN und WILLA.)

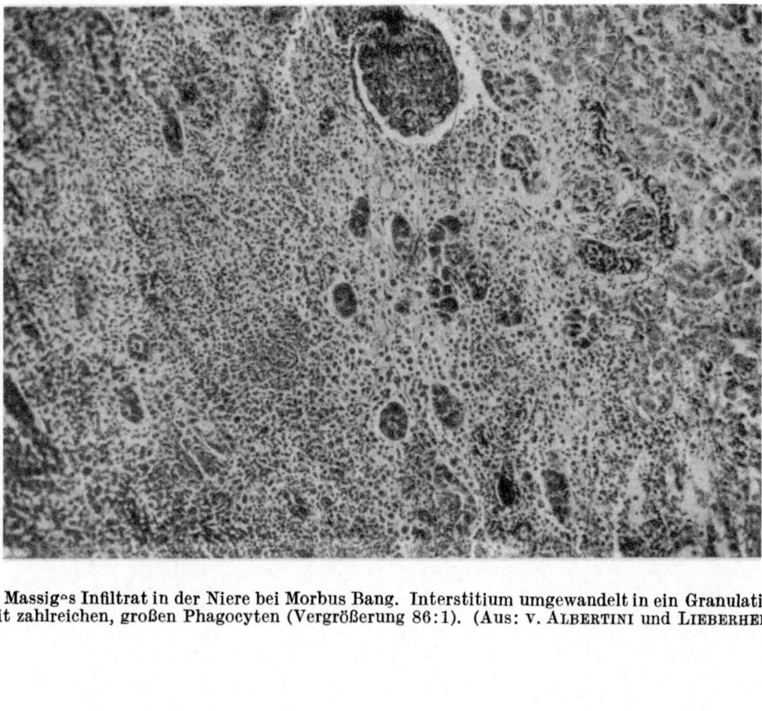

Abb. 37. Massiges Infiltrat in der Niere bei Morbus Bang. Interstitium umgewandelt in ein Granulationsgewebe mit zahlreichen, großen Phagocyten (Vergrößerung 86:1). (Aus: v. ALBERTINI und LIEBERHERR.)

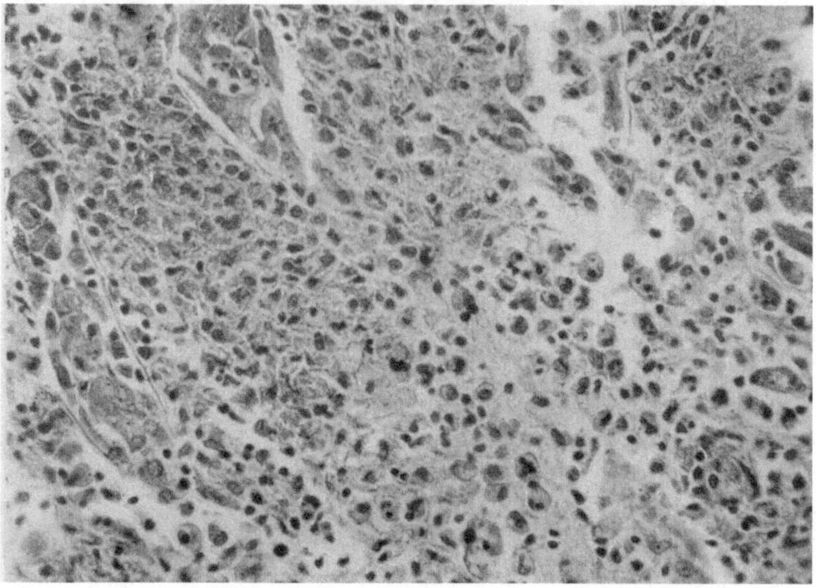

Abb. 38. Interstitielle Nephritis bei Morbus Bang. Gleicher Fall wie Abb. 37. Man erkennt das sehr zellreiche, phagocytierende Granulationsgewebe, welches das verbreiterte Interstitium völlig ausfüllt. (Färbung Hämatoxylin-Eosin, Vergr. 1:290.) (Aus v. Albertini und Lieberherr.)

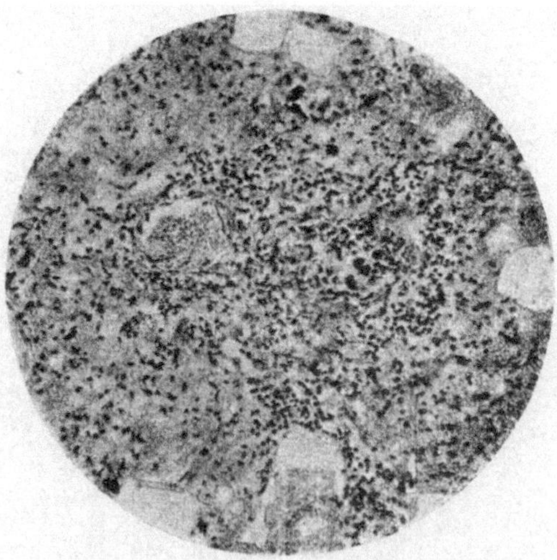

Abb. 39. Pulmonale Form des Morbus Bang. Schnitt: rechts miliares Bang-Knötchen, links Obliteration eines kleinen Bronchus. (Aus Chassot.)

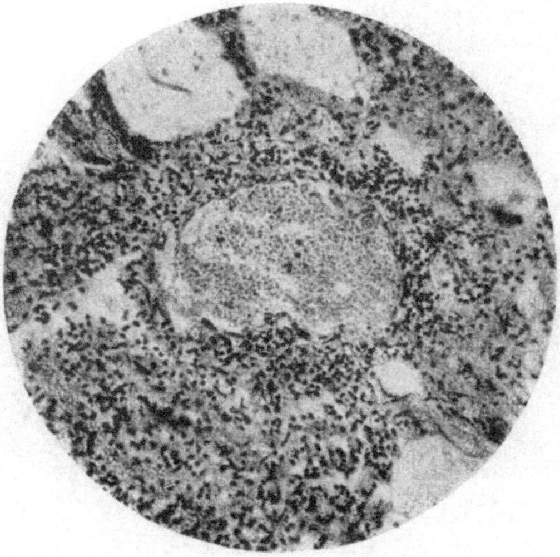

Abb. 40. Pulmonale Form des Morbus Bang. Schnitt: Perivenöses BANG-Knötchen. (Aus CHASSOT.)

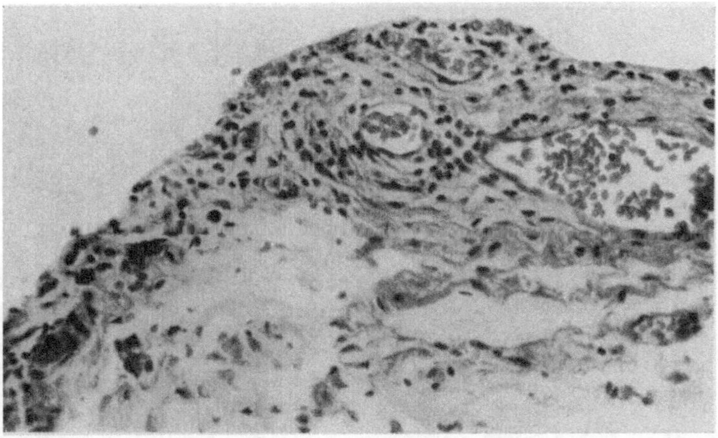

Abb. 41. Operationspräparat der Gallenblase bei F. u. Bruce mit Isolierung der Melitokokken. Celluläre Infiltration. (Aus METTIER und KERR.)

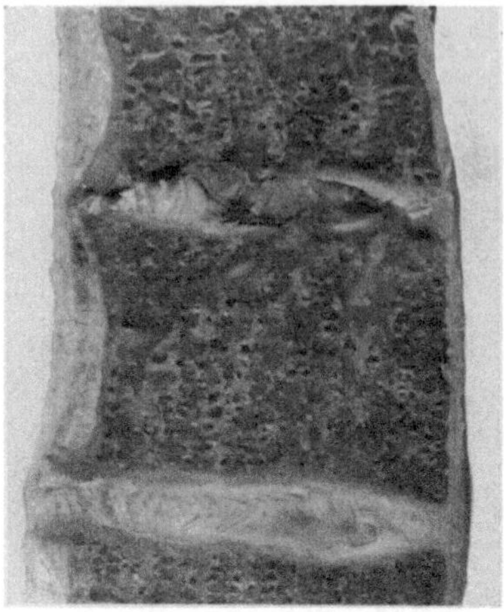

Abb. 42 a.

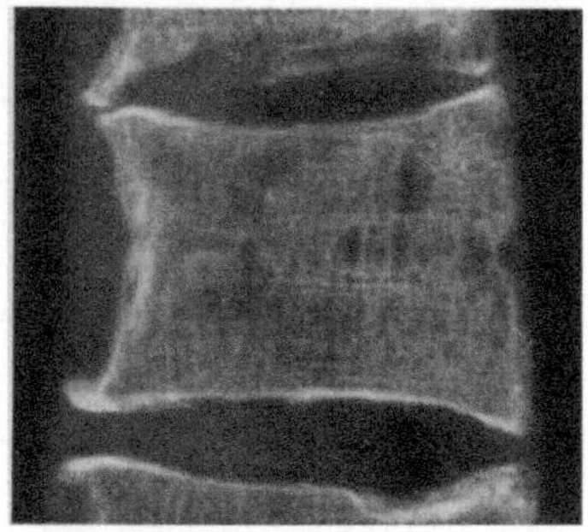

Abb. 42 b.

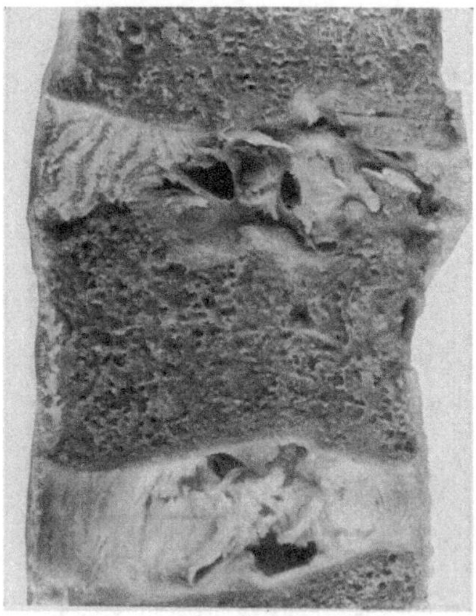

Abb. 42 c.

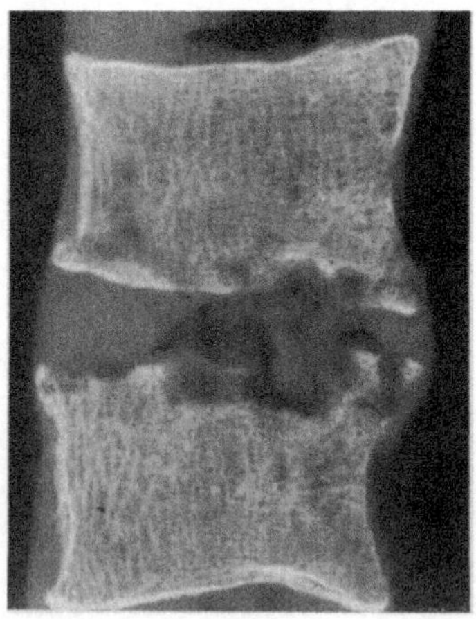

Abb. 42 d.

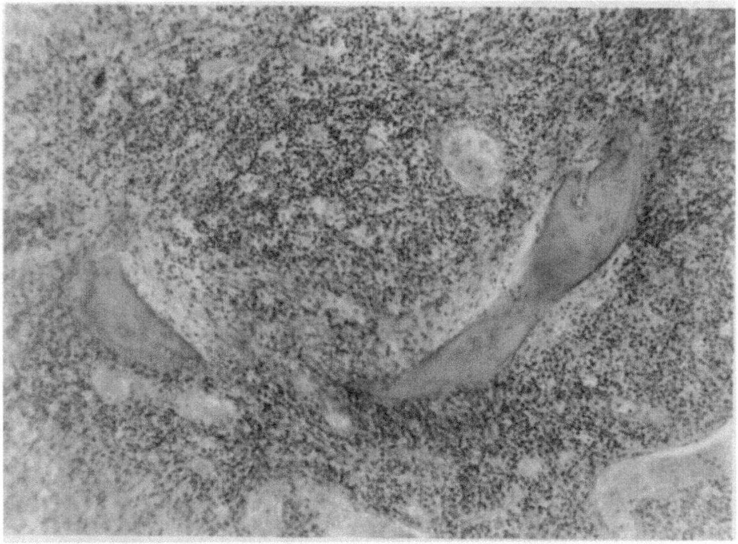

Abb. 42e.

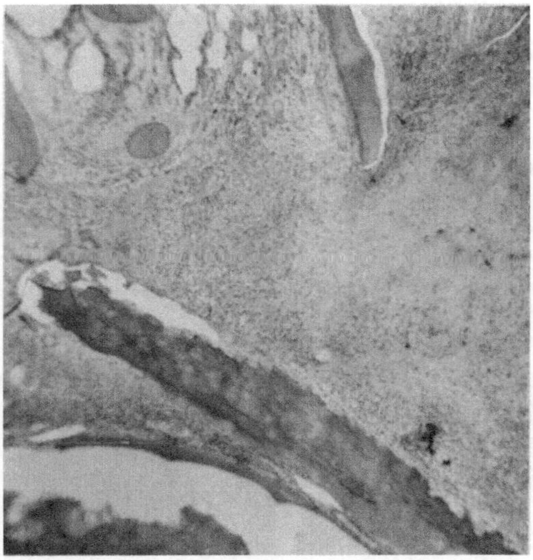

Abb. 42f.

Abb. 42a—f. Brucella Melitensis-Spondylitis. Autopsiefall. a Zerstörung vom Th 8-Discus; b Röntgenogramm von Fig. a; c Zerstörung von L 2; d Röntgenogramm von Fig. c; e BRUCE-Granulom (150fach) mit Zerstörung des Knochens; f Osteomyelitische Zerstörung der vertebralen Endplatten, partielle Destruktion und Dislokation des Intervertebraldiscus. (Aus LOWBEER.)

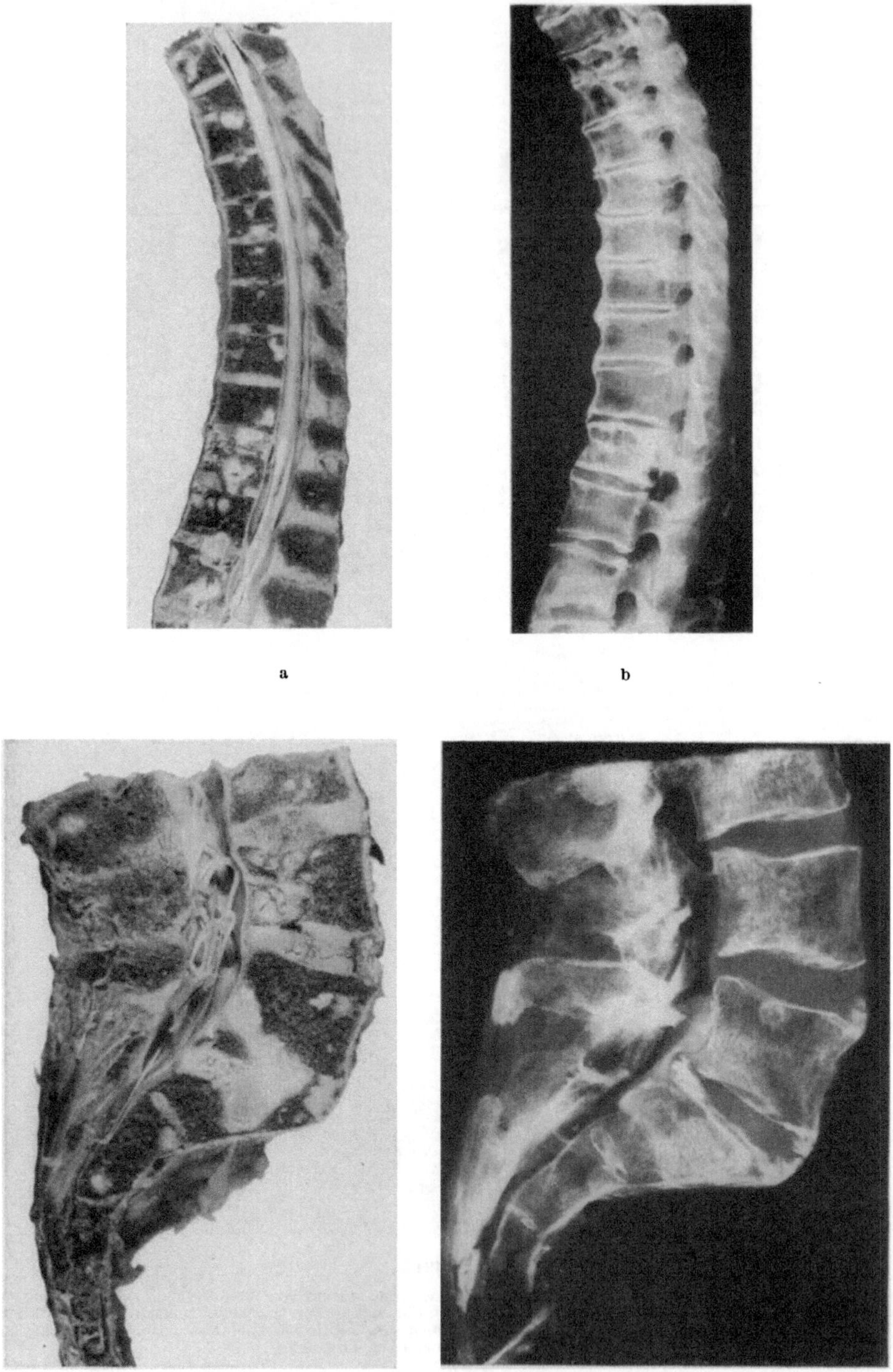

Abb. 43 a—d. Brucella suis-Spondylitis mit paravertebralen Abscessen. Kulturnachweis. a zahlreiche inter- und intravertebrale nekrotische Herde; b Röntgenogramm von Fig. a; c massive käsige Nekrosen im Lumbal- und Sacralbereich; d Röntgenogramm von Fig. c. (Aus Lowbeer.)

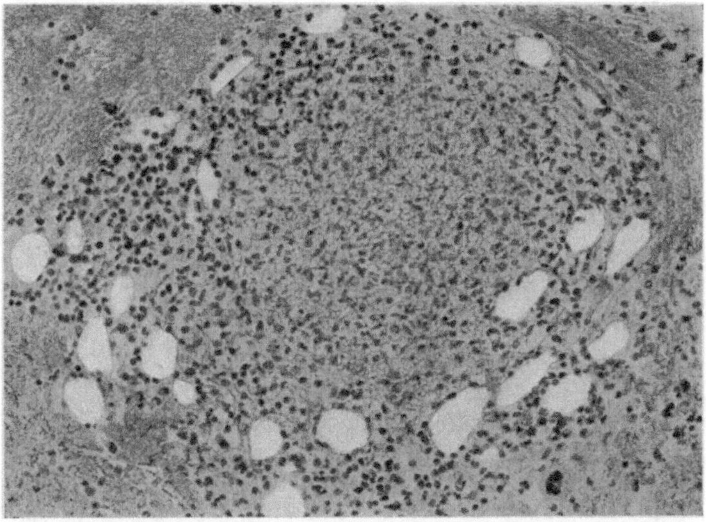

Abb. 44. Histologischer Schnitt aus Sternalpunktion mit BRUCE-Granulom. Melitokokken aus dem Blut isoliert. (Aus STETTBACHER und WEGMANN.)

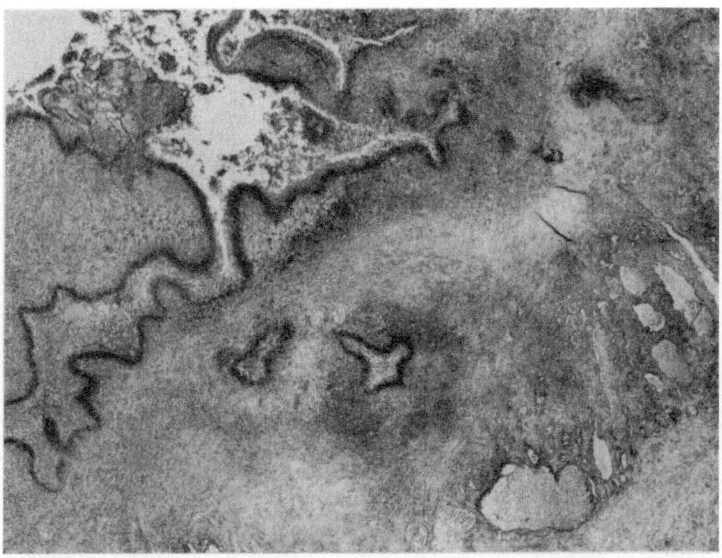

Abb. 45. Strumitis abscedens Bang. Links oben Absceßhöhle, rechts unten Reste des Schilddrüsengewebes. Dazwischen Granulationsgewebe mit einigen kleinen Einschmelzungsherden. 10:1. (Aus W. BRUNNER.)

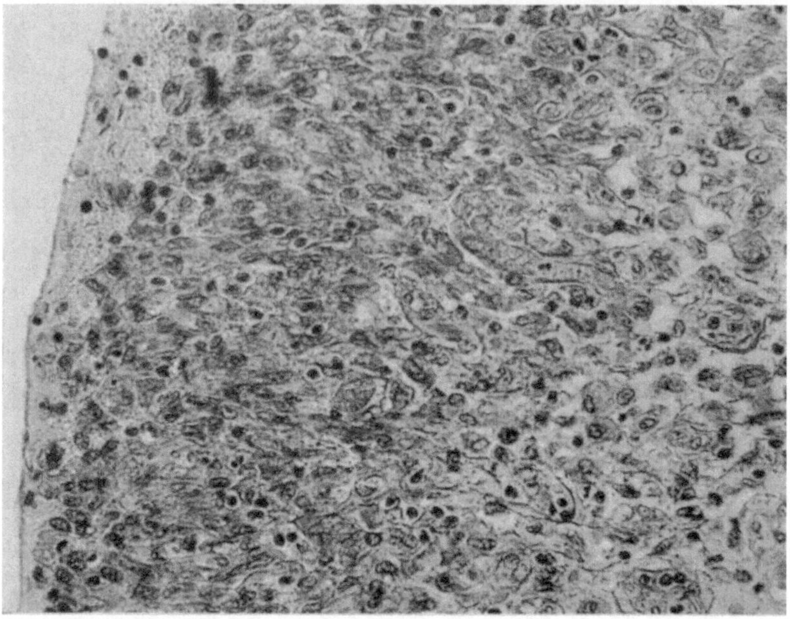

Abb. 46. Strumitis abscedens bei Bang (Fall 45). Wandung der Absceßhöhle mit einem Granulationsgewebe von epitheloiden und Rundzellen, die Schilddrüsenstruktur ist vollkommen verwischt. (Färbung Hämalaun-Eosin, Vergr. 1:510.) (Aus W. Brunner.)

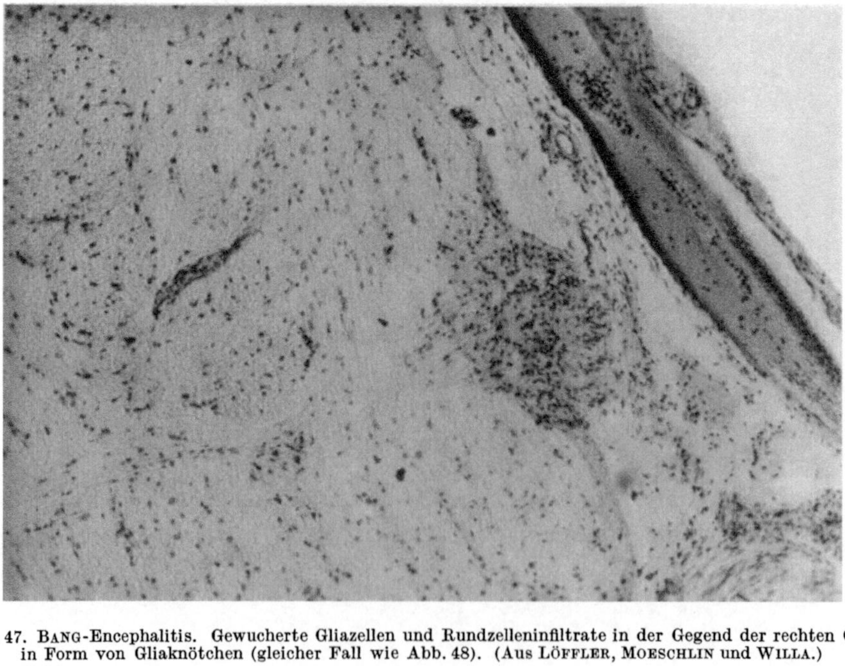

Abb. 47. Bang-Encephalitis. Gewucherte Gliazellen und Rundzelleninfiltrate in der Gegend der rechten Olive in Form von Gliaknötchen (gleicher Fall wie Abb. 48). (Aus Löffler, Moeschlin und Willa.)

a

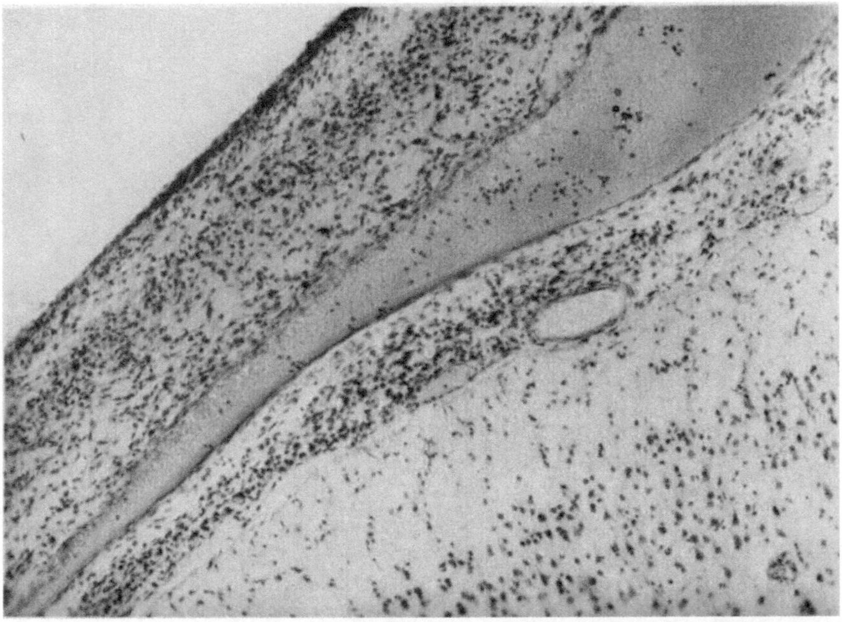

b

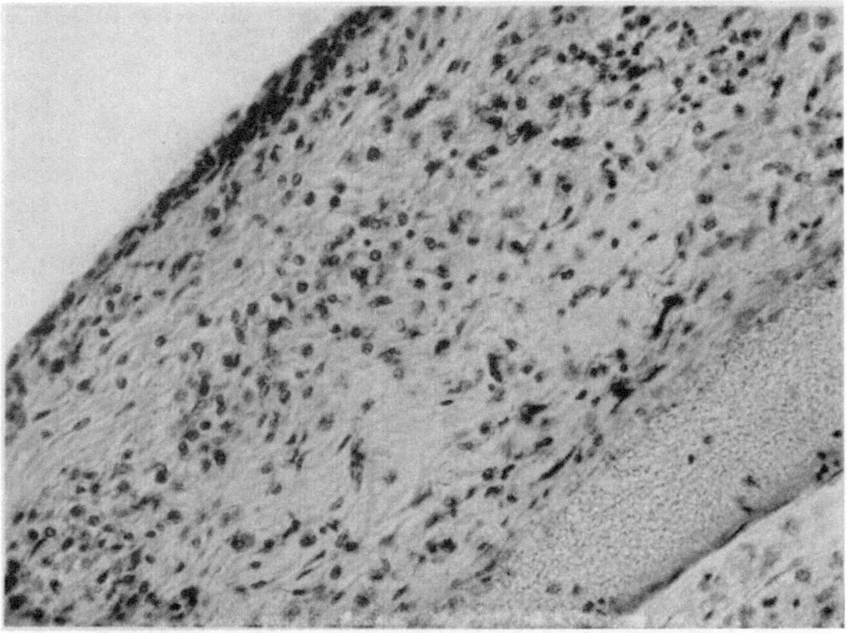

Abb. 48 a u. b. Meningo-Encephalitis Bang (22jähriger Mann). a (oben): Übersichtsaufnahme. Man beachte die dichte Rundzelleninfiltration von Pia mater und Arachnoidea, ferner die prall mit Blut gefüllten, weiten Gefäße als Zeichen der maximalen Hyperämie. (Vergr. 1:100.) b (unten): Detailaufnahme der gleichen Stelle (Vergr. 1:250). Die Rundzellen bestehen vorwiegend aus Lymphocyten, Plasmazellen und epitheloiden Zellen, nur wenig polynucleäre Leukocyten. (Aus LÖFFLER, MOESCHLIN und WILLA.)

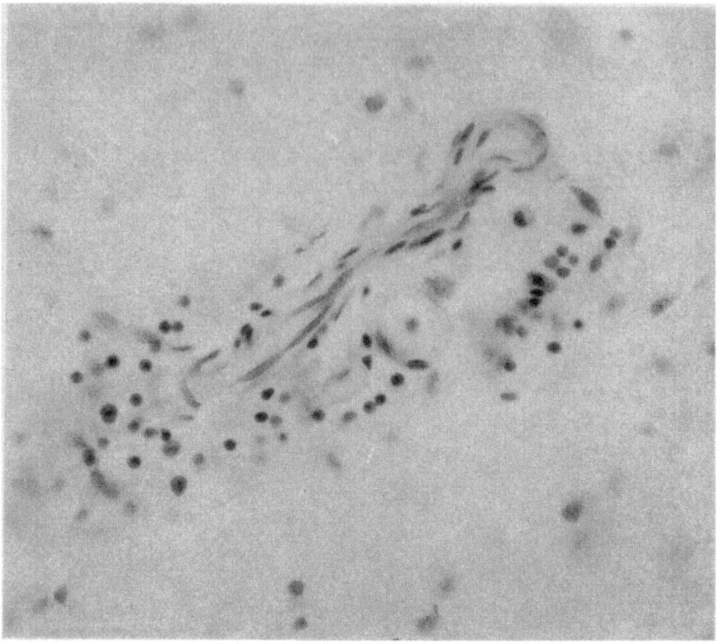

Abb. 49. BANG-Encephalitis (gleicher Fall wie Abb. 47). Perivasculäres Rundzelleninfiltrat aus dem Hirnstamm (1:450). (Aus LÖFFLER, MOESCHLIN und WILLA.)

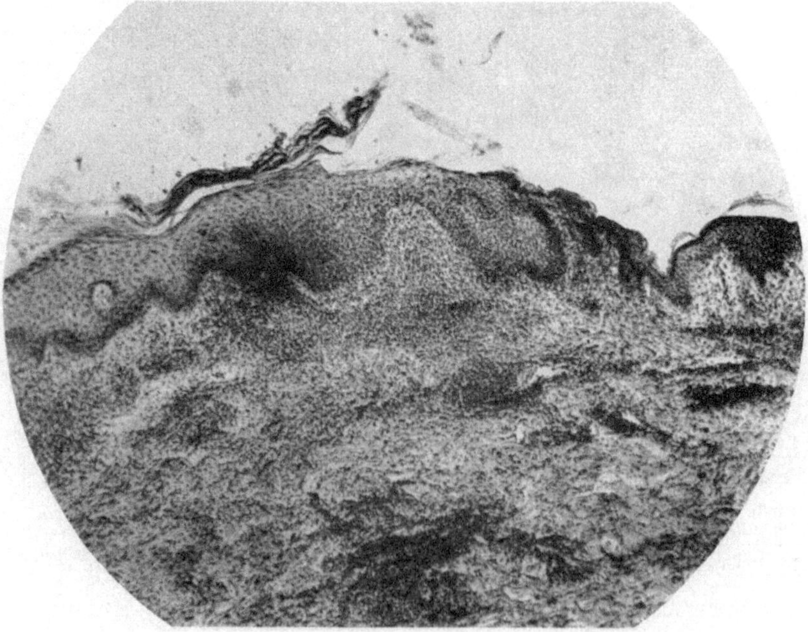

Abb. 50. Histologie des „Brucella-Ausschlages". (Aus W. JADASSOHN, Handbuch der Haut- und Geschlechtskrankheiten, Bd. 9, Teil 2, S. 472. 1934.)

IX. Therapie.

1. Allgemeines. Die Beurteilung der Heilung einer Infektionskrankheit wie die Brucellose durch iatrogene Maßnahmen ist schwierig, nachdem diese Krankheit in vielen Fällen spontan ausheilen kann. Ein Heilmittel ist also nur dann als wirksam anzusehen, wenn der Erfolg recht früh, d. h. nach 2—3 Wochen, eintritt. Wie erkennen wir den Zustand der Heilung? Klinisch an dem subjektiven und objektiven Wohlbefinden, der Entfieberung, der Arbeitsfähigkeit usw., doch bedeutet das Verschwinden der klinischen Symptome noch lange nicht wirkliche Heilung im Sinne des Freiseins von Brucellen. Bei den ambulanten Formen von F. u. mit voller Arbeitsfähigkeit sind Brucellen isoliert aus dem Duodenalsaft von anscheinend gesunden Bacillenträgern 10 Jahre nach der Krankheit nachgewiesen worden, analoge Verhältnisse bei den Haustieren.

Die in der Laboratoriumsdiagnostik besprochenen serologischen Methoden (Agglutination, Komplementfixation, Opsonic- und Cutantest) sind nur cum grano salis zur Erkennung des Bestehens oder Nichtbestehens einer Brucellose verwendbar, der negative serologische Befund beweist nicht Gesundheit oder Heilung, der positive Ausfall nicht Krankheit, sondern gegebenenfalls nur eine veränderte immunbiologische Lage.

Gerade HUDDLESON (1942) weist in einer größeren Arbeit an Hand eines umfangreichen Untersuchungsmaterials über die Immunität bei der Brucellose darauf hin, daß bei völlig gesunden Kühen, ebenso bei Menschen, der Nachweis von Antikörpern bzw. einer Hautsensibilität lange nach Bestehen der Krankheit als Zeichen einer Immunität anzusehen ist. Verf. unterscheidet die *natürliche Immunität* (bei Kälbern bis zum Ovulationsbeginn dauernd) von der *erworbenen Immunität* — letztere durch Infektion mit lebenden Brucellen oder künstlich durch Impfung mit lebenden (volle oder abgeschwächte Virulenz) oder abgetöteten Erregern —, welche bei Kühen bis zu 5 Jahren bestehen bleibt, bei Menschen nicht zeitlich genau abzugrenzen ist. Im Tierversuch (Meerschweinchen) konnte HUDDLESON eine wechselseitige Immunität mit Br. suis- sowie Br. abortus-Antigenen erreichen, offenbar nicht mit Br. melitensis. Entscheidend ist der Nachweis des Erregers, sei es im Blut oder in anderen Körperflüssigkeiten, doch muß mit gesunden Bacillenträgern gerechnet werden.

Die lange Liste von Heilmitteln, die mit mehr oder weniger großem Erfolg bei der Brucellose bisher angewendet wurden, zeigt am besten wohl ihre Unzulänglichkeit; möglicherweise besitzen wir in den neuen Antibiotica wirksamere Waffen.

2. Immuntherapie. Vaccinetherapie: Bei der Vaccinetherapie ist zu beachten: *Art* der verwendeten Antigene (abgetötete oder nur beim Tier anzuwendende lebende Kulturen der einzelnen Brucellatypen oder aller 3 Typen, daneben die Autovaccine sowie die mit chemischen Methoden dargestellten Antigene wie die oxydierten Foshay-Brucella-Antigene) und Applikation derselben (intravenös, subcutan, intramuskulär, intralumbal und per os).

In der Tierheilkunde wird ein durch Züchtung abgeschwächter, jedoch in der Erzeugung von Antikörpern hochwirksamer Stamm Buck 19 verwendet, neuerdings ein Brucella-M-Vaccin (s. S. 103).

Polyvalente BANG-Vaccine (in 1 cm^3 10 Millionen abgetötete Bakterien verschiedener Stämme) werden als POPEsche Vaccine N angewendet.

Die Vaccinetherapie kann in den Händen Erfahrener wirksam sein. Es ist von Wichtigkeit, mit kleinen Dosen anzufangen, die jedoch eine leichte Fieberreaktion bewirken müssen. Die Therapie ist kontinuierlich über jeden 2. Tag mit langsam steigenden Keimzahlen (z. B. von 1 Million bis 200 Millionen Keimen) fortzusetzen. Trotzdem besteht die Gefahr der Sensibilisierung und damit der Unmöglichkeit der weiteren Anwendung der Vaccine neben Schädigungen seitens Niere, Leber, Herz. Die Vaccinetherapie ist keine Therapie ersten Ranges.

Autoren: DI GUGLIELMO, SONNENSCHEIN, GRIGGS, SIMPSON, PEGORARO, SCHILLING, MAGEE und LEITCH, CARONIA, LIPPELT, HUDDLESON, BENNING, PARADA, URSCHEL, DEBENEDETTI, CARDINA, POPE (bei CURSCHMANN), LIEBERHERR, MESSINI, CASTANEDA und CARDENAS u. a.

Antiserumtherapie. Der Versuch einer passiven Immunisierung hat zu keinem Erfolg geführt, desgleichen nicht mit „Antitoxinen". Bakteriophagen von Brucellen sowie entsprechende Therapieversuche sind unbekannt.

3. Unspezifische Reizkörpertherapie. An erster Stelle ist hier das von LÖFFLER und zahlreichen Nachuntersuchern in größerem Ausmaß angewendete *Collargol* zu nennen als das bis vor kurzem ohne Zweifel erfolgreichste Therapeuticum der Brucellose.

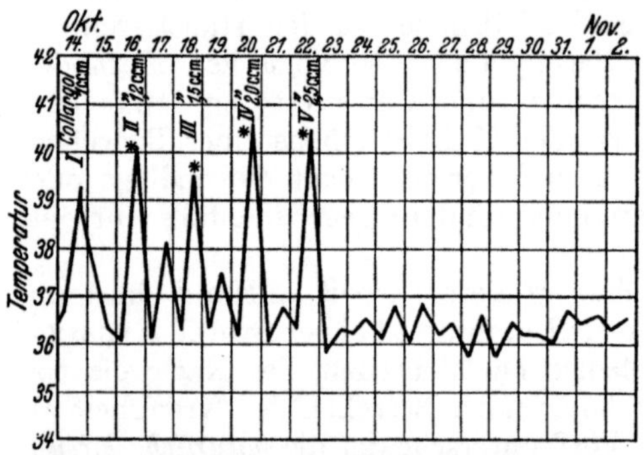

Abb. 51. Collargolkurve (27jähriger Mann). Fünf Collargoleinspritzungen mit hohem Temperaturanstieg und stufenförmigem Absinken der Temperatur an den einspritzungsfreien Tagen. Nach der 4. Injektion afebril. Es wird noch eine weitere Injektion gegeben, darauf dauernde Heilung. Zwei Monate krank. * Schüttelfrost. (Aus LÖFFLER, MOESCHLIN und WILLA.)

Technik. Eine 3%ige sterile Lösung von Collargol (nach den Vorschriften der Pharmacopoea helvetica hergestellt) wird in steigenden Dosen *intravenös* injiziert. Je nach Körpergewicht und Konstitution des Patienten wird mit 0,3—0,5 cm³ begonnen. In Abständen von zweimal 24 Std folgen *steigende Dosen* (je nach Reaktion und Allgemeinbefinden) von 0,6 bis 1,0—1,5—2,0—2,5 bis max. 10 cm³ Collargol. In den meisten Fällen ist schon nach der 6. Injektion dauernde Fieberfreiheit erreicht, doch müssen noch zur Sicherung des Erfolges und Verhütung von Rezidiven weitere 2—3 Injektionen gegeben werden, d. h. daß man mit 8 Injektionen durchwegs auskommt. Bei den zahlreichen behandelten Fällen von F. u. Bang in Zürich sind etwa 80% Dauererfolge erzielt worden. Kontraindikationen: hohes Alter der Patienten, Herz- und Kreislaufstörungen. Die auftretenden *Schüttelfröste* sind unangenehm, jedoch erträglich (Eigenversuche von LÖFFLER) und für den Erfolg unbedingt erforderlich.

Wie spätere Literaturstudien ergaben, ist die Collargoltherapie bei Mittelmeerfieber 1911 von SICARD und 1921 von ZIEMANN empfohlen worden, allerdings ohne daß die Autoren über eigene Erfahrungen an einem größeren Krankengut verfügten.

Es handelt sich um unspezifische Reizkörpertherapie ersten Ranges.

Andere Kolloidalsilberverbindungen (Argosol), ohne Erzeugung von Fieber, waren *wirkungslos*, die Erfolge mit Solganal oder anderen Goldpräparaten unsicher.

Proteinschocks, parenterale Applikation mit Pyrifer, Milch, Casein (DE CARRASCO) können wirksam sein, fielen aber meist unbefriedigend aus, ebenso mit Mielosanil als Pentanucleotidpräparat (REGLI), Meerwasser (COTTI, SPOSITO), Detoxin (Glutathion in Verbindung mit Polypeptiden) [NEMECEK], Omnadin, Eigenblut, Bluttransfusionen (BLUMBERGER).

4. Symptomatische Therapie. *Causyth* (eine Kombination von Pyrazolon und Oxychinolinsulfosäure) hat sich beim F. u. Bang in der Dosis von 3—4 g pro die (Tabletten à 0,5 g) über einen Zeitraum von 14 Tagen (Gesamtdosis bis 50,0 g) in vielen Fällen bewährt — brüsker Fieberabfall, eine „fast spezifische" Wirkung, doch waren die Versager nicht weniger zahlreich. Gefahren: Schädigung des hämatopoetischen Systems mit Agranulocytose nicht selten (ROHR, NAEGELI, LÖFFLER, HADORN).

Salicylsäure-, Amidopyrinpyrazolon-, Phenacitinverbindungen sind zur Schmerzbekämpfung bei den rheumatoiden Brucellosen von gewissem Nutzen, die Agranulocytosegefahr bei den Pyrazolonverbindungen zu beachten.

Physikalische Maßnahmen: Erfolge mit *Diathermie, Röntgenbestrahlung* der Milz, *Bäderbehandlung* bei den chronischen Brucellosen des Bewegungsapparates werden mitgeteilt (TINKER u. a.), die Anwendung von *Ultraschall* mit leistungsfähigen Apparaten dürfte bei chronischen neuromuskulären Brucellosen von Nutzen sein.

Roborantien und Vitamine. Bei den mit Asthenie, Anorexie, Depressionen usw. einhergehenden Formen der chronischen Brucellose mag ihre Anwendung indiziert sein, besonders die Polyvitaminpräparate, eventuell auch Einzelvitamine, wie B_1 bei Neuritiden, K bei hämorrhagischer Diathese, E bei Abortneigung. Aus Versuchen in der Veterinärmedizin ist bekannt, *daß Vitamin-E-frei ernährte Tiere besonders empfindlich gegen die Brucellainfektion sind: durch große Gaben von Vitamin E konnte die Resistenz der Tiere gehoben werden* (W. FREI, JOLLER). Eine intensivere Anwendung von Vitamin E beim Menschen wäre zu befürworten.

Kreislaufmittel. Die Verwendung von Analeptica wie Coramin, Cardiazol und peripheren Vasomotorica wie Adrenalin, Veritol, Ephedrin usw. sind gegebenenfalls von großem Wert, besonders bei Patienten im akuten Stadium der Brucellose mit Neigung zu Hypotension. Veritol sei wegen seiner anhaltenden und sicheren Wirkung bei oraler Applikation besonders empfohlen. Bei älteren Patienten mit Myokardschaden kann eine Digitalistherapie indiziert sein.

5. Chirurgische Maßnahmen. Ein seltenes therapeutisches Unternehmen bei Brucellosen, doch in gewissen Fällen erfolgreich. Im BANG-Fall von LÖFFLER mit der anfänglich unklaren Diagnose „fieberhafte Hepatosplenomegalie e causa ignota" (s. S. 158) führte die Splenektomie zur raschen Heilung und Entdeckung der BANG-Brucellome. Von Interesse ist auch der von INTROZZI mitgeteilte Fall eines 19jährigen mit Maltafieber: trotz Vaccin- und Arsenobenzolbehandlung keine Heilung, enorme Milzvergrößerung, mäßiger Ascites, Leukopenie, hämolytische Anämie mit Einwirkungen auf Leber und Pfortaderkreislauf im Sinne einer mechanischen Störung (BANTI-ähnliches Syndrom). Erst die *Milzentfernung* brachte Heilung, im Fall von W. BRUNNER (abszedierende BANG-Strumitis) die *Strumektomie.*

Varia: GUÉRIN teilte 4 verblüffende Heilungen mit bei menschlicher Brucellose durch Verabreichung von Absud aus 10—20 g frischer oder 5—10 g getrockneter *Piloselle.* Der Absud wurde 4 Tage lang in 3 Portionen verteilt eingenommen. Bei weiteren 8 Kranken hat diese Therapie versagt.

Ausgehend von der Hypothese, daß durch Mangel an gewissen Spurenelementen (Mangan, Kupfer, Kobalt, Magnesium, Zink) die Ansiedlung der Brucellen bei Tieren und Menschen begünstigt würde, haben POTTENGER, ALLISON und ALBRECHT 1800 Patienten täglich Tabletten gegeben von 2 g Mangan, 2 mg Kupfer, 2 mg Kobalt, 60 mg Magnesium, 15 mg Zink. Genaue Angaben über die Dauer und die Erfolge der Therapie fehlen. Die Verfasser versprechen sich von einer systematischen Düngung des Bodens mit Spurenelementen eine Verbesserung der Widerstandskraft seitens Vieh und Mensch gegenüber Brucellose.

6. Chemotherapeutica. Organische Arsenverbindungen wie die Arsenobenzole (Salvarsan usw.), Kakodylverbindungen wurden in der üblichen Dosierung mit unsicherem Erfolg verwendet, dazu ist noch die Kontraindikation seitens der Leber bei der polyvisceralen Brucellose zu beachten. Wechselnde, meist negative Resultate mit: intramuskuläre Injektionen von Jodbismol, Oleum Bismut, oralen Gaben von Thionin, Methylviolett, Colchicin, Trypaflavin (vgl. Nierenschädigung — KARTAGENER und RAMEL), Acridin sowie Kongorot.

Autoren: BERGER und SCHNETZ, ANDRÉN, HARSTING, LE CHUITON und NÉGRIÉ, LEAVELL, POSTON, AMOSS u. a.

Antibiotica. Prontosil rubrum und später Prontosil album (SAPINSKI, BICKEL und BANDELIER, AHRINGSMANN, RICHARDSON) waren die ersten bei F. u. verwendeten Antibiotica, gefolgt von den modernen Sulfonamiden wie Sulfanilpyridin, (Dagénan Eubasin), Sulfanilthiazol (Cibazol, Ultraseptyl), Sulfanilpyrimidin (Diazil) sowie Septazin, Sulfamerazin usw.

Die Dosierung ist die übliche, d. h. 0,1—0,15 g je Kilogramm Körpergewicht, also Tagesdosen von 6—10 g in 2—4stündigen Abständen. Die Behandlung wurde 10—14 Tage in der hohen Dosierung durchgeführt, über rasche Entfieberung und dauernde Heilung wurde vielerorts berichtet, *doch waren die Erfolge nach Überblicken eines größeren Materials enttäuschend* (BETHOUX, GOURDON und ROCHEDIX, HALL und SPINK, DAVIS, LAURENTIUS, KING und LUCAS, CHINN, SAPINSKI, A. L. PUNCH u. a.).

Die Wirkung der Sulfonamide wurde dann in vitro und in vivo (Tierversuche bei Brucella-infizierten Meerschweinchen, Mäusen) studiert (DE FRANCISCIS, WILSON und MAIER, KING und LUCAS).

In vitro wurde eine bactericide und bakteriostatische Wirkung auf Brucellen bei korrespondierender Konzentration der Keime und der Sulfonamide festgestellt; desgleichen fielen die Tierversuche positiv aus, allerdings mußten die Sulfonamide in sehr hohen Dosen gegeben werden, um einen Erfolg zu erzielen.

Besonders zu erwähnen sind hier noch die Versuche von HUDDLESON (1948), die in vitro und in vivo (Meerschweinchen) eine bemerkenswerte Steigerung des Bakteriostase- und Bakteriocidievermögens der Sulfonamide durch Zusatz von Complement (frisches Kaninchenserum) oder spezifischem Antikörper bei Verwendung von capro-ovinen, porcinen und bovinen Brucellen erkennen ließen. Am wirksamsten erwies sich eine Dreierkombination von Sulfonamid, spezifischem Antikörper und Komplement[1].

Trotzdem ist die Behandlung der Menschenbrucellosen mittels der verschiedenen Sulfonamide allein nicht als genügend anzusehen (B. WISE).

Penicillin: Penicillin (Penicillium glaucum) bzw. Penatin = Penicillin B (Penicillium notatum) wurden mit völlig negativem Erfolg bei Brucellosen angewendet. Daraufhin durchgeführte Tierversuche ergaben: bei Injektionen (i. p.) von minimalen bis mehrfach tödlichen Dosen von Brucellakeimen (Meerschweinchen) zeigten Penicillin und Penatin keine Schutzwirkung, dabei erwies sich letzteres als sehr toxisch (STUBBS, LIVE, SPERLING und KOCHOLATY, SPINK und HALL, KEEFER u. a.). FLEMING (bei BEAL) hatte bereits in seinen ersten Versuchen mit Penicillium glaucum-Kulturen die Unwirksamkeit gegen die Brucellagruppe erkannt.

Späterhin wurden noch verschiedene Penicillium- und Aspergillusarten auf ihre Wirkung gegen die Brucellagruppe getestet derartig, daß Brucellakulturaufschwemmungen mit einem bestimmten Keimgehalt auf ihr Wachstum nach Zusatz von Suspensionen dieser Pilze kontrolliert wurden. Einige Penicillium- und besonders die Aspergillusarten erwiesen sich als wirksam gegen Brucellen, am stärksten der Aspergillus terreus (G. A. BEAL, WAKSMAN zitiert).

Streptomycin (Actinomycetes griseus): Die große Empfindlichkeit der Brucellen gegenüber Streptomycin konnte in vitro nachgewiesen werden (HERRELL, NICHOLS, WAKSMAN — bei HALL und SPINK). An den Versuchen von HALL und SPINK war bemerkenswert, daß die verwendeten 40 Stämme von Brucella bovina,

---

[1] Laut mündlicher Mitteilung spanischer Kollegen wird die Sulfonamidwirkung beim Maltafieber durch gleichzeitige subcutane Injektionen von 1 mg Adrenalin (2mal täglich) bis zum Heilerfolg gesteigert. Möglicherweise handelt es sich hierbei um einen „stress-effect" mit Auslösen immunbiologischer Reaktionen im Sinne der oben erwähnten Versuche von HUDDLESON. Nach neueren Anschauungen soll Adrenalin via Hypophyse das A.C.T.H. (adrenocorticotrope Hormon) mobilisieren und so die verschiedenen Abwehrmechanismen in Funktion setzen können. Erwähnen wir hier noch, daß bei chronisch latenten Brucellosen ohne ausgeprägte klinische Symptome mit einer oder mehreren Adrenalininjektionen (analog (der Adrenalin- bzw. Veritolprovokation bei latenter Malaria) nicht selten ein Fieberschub rein mechanisches Ausschwemmen der Brucella-Depots oder Anregung der Antikörperbildung durch den Adrenalineffekt?) zu erzielen ist. Daß bei der Adrenalinprovokation die Kontraindikationen seitens Herz und Gefäßen zu beachten sind, sei nebenbei bemerkt.

porcina und caprina nicht gleich empfindlich gegen Streptomycin waren; ein Stamm von Br. abortus (von einem Patienten mit bruc. Endokarditis ohne vorherige Streptomycintherapie) besaß eine bemerkenswerte Resistenz gegen Streptomycin.

Leider besitzt dieses Antibioticum in hohem Maße die unerfreuliche Eigenschaft, recht schnell eine Resistenz der Erreger hervorzurufen — im Gegensatz beispielsweise zum Penicillin.

Versuche mit Streptomycin bei 80 Meerschweinchen führten Live, Sperling und Stubbs durch. Die Tiere wurden subcutan mit 20000 Brucella bovina-Keimen infiziert; jedes Tier erhielt eine Tagesgesamtdosis von 5000 E Streptomycin in 5 gleichen Teilen über einen Zeitraum von 20 Tagen (1. Gruppe) bzw. 27 Tagen

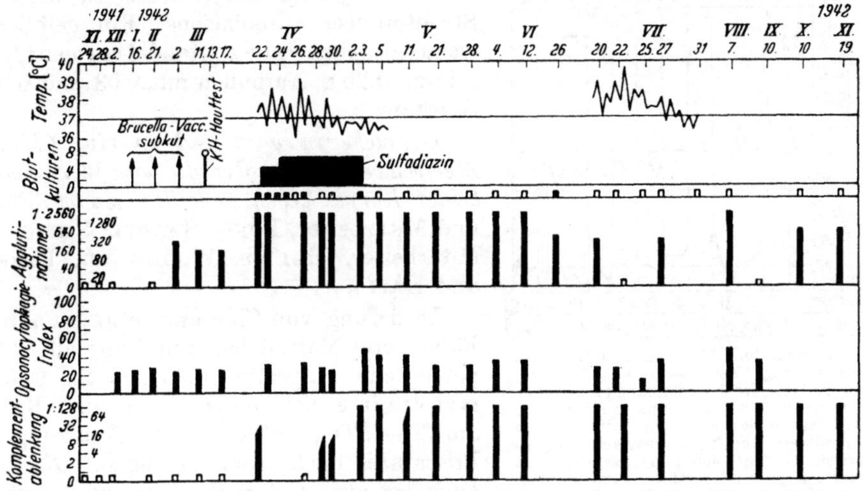

Abb. 52. 25jähriger Angestellter aus einem Brucelloselaboratorium (USA.) mit Brucella suis-Blutkultur. Trotz massiver Dosen von Sulfadiazin keine Heilung. (Aus Wise.)

(2. Gruppe), wobei einmal die Behandlung sofort, das andere Mal nach 7 Tagen begann. Die mit Streptomycin behandelten und die nicht behandelten Kontrolltiere wurden regelmäßig hinsichtlich Blutkultur und Agglutination, sowie am Schluß der Versuche histologisch untersucht. Eine weitere Gruppe bekam täglich 20000 E Streptomycin subcutan in 6 gleichen Portionen. Bei der großen Dosierung ging in keinem Fall die Infektion an (Blutkultur immer negativ), bei der kleinen Dosierung das gleiche Resultat, sofern die Behandlung am Tage der Infektion begonnen hatte, während nur $^1/_3$ der Tiere mit Einsetzen der Streptomycinbehandlung nach einer Woche geschützt waren.

Die Therapie der Brucellose mit Streptomycin beim Menschen erfolgte in der üblichen Dosierung (2 g pro die subcutan), die Erfolge und die Versager hielten sich ungefähr die Waage, wohl zu erklären durch Streptomycin-resistente Stämme.

Durch *Kombination von Streptomycin und Sulfonamide* (Diazil) konnten die Erfolge stark verbessert werden (bis 80% Heilung bei akuten Brucellosen). Dosierung: 20—25 Tage lang per os 6—9 g Sulfadiazil pro die in 6 gleichen Dosen, sowie in der 1. Woche 3 g, danach subcutan 2 g Streptomycin pro die in 2—4 Einzeldosen[1]. Rascher Fieberabfall nach 8—15 Tagen (Eisele, McCullough u. a.).

[1] Nach unseren jetzigen Erfahrungen sind diese Dosen als zu hoch anzusehen, auch im Hinblick auf Nebenwirkungen. Tagesdosen von 1—1,5 g Dihydro- bzw. Streptomycin subcutan über 10—14 Tage verabreicht sind als genügend wirksam zu betrachten, besonders in Kombinationen mit anderen Antibiotica.

Als *Nebenwirkungen* von Streptomycin werden erwähnt, neben den bekannten Nebenwirkungen der Sulfonamide, von MCCULLOUGH NORMAN B. und C. WESLEY EISELE (1949): Bei hochdosiertem Streptomycin 3—4 g, später 2 g pro die + 6 g Sulfadiazin schwere nervöse Erscheinungen, Kopfschmerzen, Halbstupor, leichte Desorientiertheit, bilaterale Ptosis, Augenmuskelschwäche mit Doppeltsehen, Parästhesien und Hypalgesien, Mundzittern, Ohrensausen. Bei Absetzen der Medikation Verschwinden der Symptome und Wiedererscheinen bei Wiederaufnahme der Streptomycintherapie mit 4 g (!)

Ähnliche Symptome mit Meningismus und steilem Temperaturanstieg bei chronischer Brucellose Bang, 6 g Sulfadiazin + 2 g Streptomycin.

Chloromycetin (*Chloramphenicol*) aus Kulturen von Streptomyces venezuelae. Chemisch wohl definierte Substanz, deren Synthese gelungen ist. Handelsform: Kapseln von 0,25 g Substanzinhalt zur peroralen Applikation.

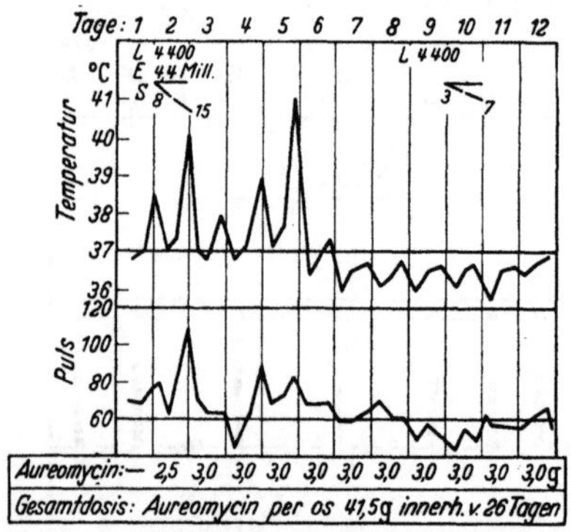

Abb. 53. 39jähriger Mann M. E. mit Febris undulans Bang. Leukopenie mit Lymphocytose, Anämie, erhöhter Senkung (1- u. 2-Std-Wert). Quick 90%, Cadmium und Kephalin positiv, Agglutination 1:1600 positiv. Nach 5 Tagesdosen von 3 g Aureomycin per os fieberfrei. Gesamtbehandlung: 26 Tage mit fallendem Agglutinationstiter. (Aus der Med. Universitätsklinik Zürich.)

Aureomycin (*Duomycin*), aus Kulturen von Streptomyces aureofaciens. Ein gelbliches, wasserlösliches Pulver. Handelsformen: Kapseln zu 0,25 g, Ampullen mit 0,03 und 0,05 g Substanz.

Versuche in vitro und in vivo (Mäuse, Meerschweinchen) haben die hohe Wirksamkeit beider Körper gegen Brucellen gezeigt (SPINK und Mitarbeiter, LONG, SMADEL, SMITH und Mitarbeiter, HARRIS, WOODWARD, PARKER und HALL).

Dosierung von Chloromycetin: in akuten Fällen von Maltafieber und Bang alle 3 Std per os eine Kapsel zu 0,25 g = 2 g Chloromycetin in 8 gleichen Dosen pro die. Bereits am 3.—7. Tag Entfieberung. Absetzung des Präparates nach etwa 14 Tagen. *Die Wirkung bei akuter Brucellose scheint zuverlässig zu sein, bei chronischer schwer zu beurteilen.*

Dosierung von Aureomycin: bei akuten Brucellosen alle 3 Std eine (max. zwei) Kapseln = 2 (max. 4) g Aureomycin in 8 gleichen Portionen pro die. Die intramuskuläre Injektion ist schmerzhaft und wenig üblich, die intravenöse Dauertropfinfusion (0,2—0,5 g in 1000 cm³ physiologischer Kochsalzlösung) nur in dringenden Fällen (Thrombophlebitisgefahr) anzuraten. Bereits am 3. bis 7. Tag Entfieberung. Gesamtbehandlung bei akuter Brucellose durchwegs 14 Tage, die Erfolge bei chronischer Brucellose sind therapeutisch noch nicht sicher zu beurteilen, doch bis jetzt vielversprechend.

Resorption und Exkretion der Präparate: Einzeldosen von Aureomycin und Chloramphenicol per os (0,5—1,0—2,0 g) entsprechen einem durchschnittlichen *Blutserumspiegel* (Maximalwert nach 3—4 Std) von etwa 0,2—0,5—0,7 mg-% Aureomycin bzw. etwa 0,4—0,9 bis 1,5 mg-% Chloramphenicol; es beträgt dabei die mittlere *Urinkonzentration* (Maximum nach 5 Std) etwa 5—10—20 mg-%, die *Totalausscheidung im Urin* 24 Std nach Einnahme der Medikamente etwa 50—100—200 mg-% (höhere Werte bei Chloramphenicol), die durchschnittliche *Konzentration in den feuchten Faeces* etwa 10—50—80 mg/Gew.-% (höhere Werte bei Aureomycin). Näheres über Resorption und Exkretion von Aureomycin, Chloramphenicol und Terramycin (Mensch) bei H. WELCH[1]. Der Übertritt der Antibiotica in den fetalen Blutkreislauf ist gut, dagegen die Liquorpassage gering. Ein bakteriostatischer Titer wird nicht erreicht, doch ist mit einer Erniedrigung der Blutliquorschranke bei Meningitiden zu rechnen.

[1] WELCH, H.: Absorption, Exkretion and Distribution of Terramycin. Ann. New York Acad. Sci. **53**, 253 (1950). Die Angaben über die Höhe der verschiedenen Antibiotica-Spiegel sind im Original in MCG/ML = Mikrogramm/Milliliter angegeben, von uns wegen der Ungebräuchlichkeit im deutschen Sprachgebiet in mg-% umgerechnet worden.

Nebenwirkungen beider Präparate: Brechreiz, Brechen, Hautmanifestationen, Stomatitis, epigastrische Schmerzen, manchmal Diarrhoe, weshalb nötigenfalls bei empfindlichen Patienten am 1. Tag die halbe Tagesdosis zwecks Gewöhnung zu geben ist. Ähnlich wie nach Streptomycin und Penicillin sahen wir auch bei Aureomycin eosinophile Leukocytenreaktionen[1]. Hohe, über längere Zeit verabfolgte Gaben von Aureomycin und der anderen auf die Darmflora wirkenden Antibiotica führen zu einer zeitweise geringen Abnahme der Prothrombinkonzentration im Blute (bis auf 70% in unseren Fällen), wahrscheinlich eine Folge der mehr oder weniger vollständigen Vernichtung der für die Vitamin K-Bildung verantwortlichen, physiologisch vorkommenden Darmbakterien, möglicherweise auch Ausdruck einer leichten Leberschädigung. Diese antithrombotische Nebenwirkung gewisser Antibiotica wird in vielen Fällen ohne Zweifel nützlich sein.

Umfangreiche Versuche in vivo (Maus) über die Wirkung von Chloromycetin, Aureomycin, Dihydrostreptomycin, Sulfonamide im einzelnen und in Kombination wurden von Heilman sowie Herrell und Barber in der Mayo-Klinik durchgeführt.

Methode. Mäuse erhielten intraperitoneal etwa 5 Millionen Keime von Br. bovina bzw. porcina injiziert, 65 Std später Beginn der Behandlung mit: a) Streptomycin bzw. Dihydrostreptomycin in 3 gleichen Dosen von 300 mg subcutan (900 mg täglich), b) Aureomycin subcutan bis zur Toleranzdosis, c) Chloromycetin vermischt mit Futter (11,5 mg pro die), d) Aureomycin im Futter + Streptomycin subcutan in obigen Dosen, e) Aureomycin + Sulfonamide (24,5 mg pro die) per os, f) Sulfonamide per os + Dihydrostreptomycin subcutan (obige Dosis), g) Chloromycetin + Sulfonamide per os (obige Dosen), h) Chloromycetin per os + Dihydrostreptomycin subcutan (obige Dosis), i) Chloromycetin + Aureomycin per os (obige Dosis).

22 Std nach Beendigung der Behandlung Töten der Tiere und Untersuchung der Gesamtmilz auf Brucellen (Einlegen der steril entnommenen Milz in Bouillonkolben für einige Tage, Anlegung von Plattenkulturen zur Auszählung der Keime).

Die verwendeten Präparate bzw. Kombinationen in der Reihenfolge der steigenden Wirksamkeit aufgezählt:

Tabelle 6. *Wirkung der Antibiotica auf Brucellen im Tierversuch.* ± Wert = errechnete Fehlerbreite (aus Heilman zusammengestellt).

Präparate	Keimzahl	Fehlergrenze
Sulfonamide + Dihydrostreptomycin	402000	± 69000
Chloromycetin + Aureomycin	265000	± 95000
Chloromycetin	258000	± 91000
Chloromycetin + Sulfonamid	220000	± 56000
Aureomycin	182000	± 95000
Aureomycin + Dihydrostreptomycin	5000	± 1000
Aureomycin + Dihydrostreptomycin + Sulfonamid	3000	± 2000

Die antibiotische Polypragmasie findet durch diese Versuche ihre Berechtigung, da tatsächlich eine *Wirkungssteigerung mit den Kombinationen zu erzielen ist.*

Genannte Autoren verwendeten in der Mayoklinik eine Kombination von Aureomycin und Dihydrostreptomycin nach folgendem Schema: 1. Tag der Behandlung 1,5 g, dann laufend 3 g Aureomycin per os täglich in 3stündigen Gaben, sowie am 1. Tag 1 g, dann 2 g Dihydrostreptomycin intramuskulär in 2 oder auch mehr Portionen pro die. Abfall des Fiebers am 3. oder 4. Tag der Behandlung, danach Weiterbehandlung von etwa 8 Tagen. Kur insgesamt nach 15 Tagen beendet. Ergebnis bei akuter Brucellose: Heilung, d. h. Verschwinden

[1] Wir verweisen in diesem Zusammenhang auf eine Arbeit aus unserer Klinik: A. F. Essellier, B. J. Koszcewski und G. de Meyer, Die Bluteosinophilie nach Penicillin- und Ölverabreichung, ihre klinische Bedeutung (klinische und tierexperimentelle Untersuchung), Z. klin. Med. 147, 537 (1951).

der klinischen Krankheitszeichen in 14 Tagen. Bei Brucellosen mit lokalen Manifestationen und sonstigen Komplikationen soll mit obiger Kur über 20 bis 30 Tage klinische Heilung zu erzielen sein.

Die erfolgreiche Behandlung der akuten Brucellose mit Kombinationen von Chloromycetin, Aureomycin, Streptomycin, Sulfonamiden sind auch von anderen Autoren bestätigt worden (Spink, Braude, Castaneda und Goytia, Debono. Harris und Jett, Pulaski und Amsbacher, Scarltet, Eisele und McCullough, Spink, Hall, Shaffer und Braude).

Terramycin aus Kulturen von Streptomyces rimosus. Wasserlösliche krystallinische Substanz von amphoterischem Charakter mit Bildung von sauren und basischen Salzen.

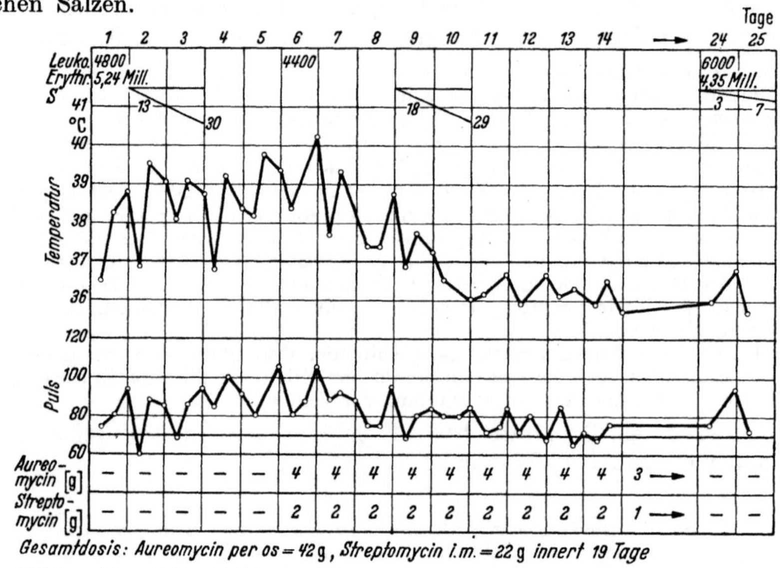

Abb. 54. 24jähriger Mann C. L. mit Febris undulans Bang. Leukopenie mit Lymphocytose, erhöhter Senkung (1- und 2-Std-Wert), Quick 50% (auf 1 mg Vitamin K kein Anstieg der Prothrombinkonzentration), Cadmium und Kephalin positiv, Agglutination bis 1:2000 positiv. Nach 4 Tagen kombinierter Behandlung mit Aureomycin per os und Streptomycin intramuskulär afebril. Nach 19 Tagen Gesamtbehandlung Senkung und Leukocytenwerte normal, die anfänglich deutlich vergrößerte Milz und Leber nicht mehr palpabel. Agglutination und Komplementfixation weiter positiv, jedoch mit fallenden Titerwerten. (Aus der Med. Universitätsklinik Zürich.)

Handelsform: Kapsel von 0,25 g. Substanzinhalt zur peroralen Applikation. Ampullen mit 0,25 und 0,5 g Substanz zur intravenösen Injektion.

Dosierung von Terramycin: 2—4 g (etwa 0,03—0,06 g/kg Körpergewicht) je Tag in 3stündlichen Einzeldosen von 1 bzw. 2 Kapseln Terramycin. Rasche Entfieberung (2.—3. Tag) bei einer Gesamtbehandlung von etwa 10—14 Tagen und einer Gesamtdosis von 25—40 g.

Resorption und Exkretion. Der Terramycin-*Blutserumspiegel* ist ähnlich hoch wie bei Aureomycin, jedoch sind die Werte niedriger als bei Chloromycetin bzw. Choramphenicol, dagegen die mittlere *Urinkonzentration*, ebenso die *Totalausscheidung im 24-Std-Urin*, sowie die mittlere *Konzentration in den feuchten Faeces* bei Terramycin am höchsten im Vergleich mit Chloramphenicol und Aureomycin bei gleichen enteralen Dosen.

Bei in vitro-Versuchen (Brucella caprina, Br. bovina, Br. porcina) erwies sich Terramycin wirksamer als Aureomycin und Chloramphenicol, bei in vivo-Versuchen (Maus) zeigte dagegen Aureomycin die stärkste Wirkung, jedoch war unzweifelhaft die *Kombination der genannten Antibiotica mit Streptomycin weitaus am wirksamsten* bei der tierexperimentellen Brucellose; an der Spitze stand wiederum die Kombination Aureomycin und Streptomycin (s. auch Tabelle 6). Klinische Versuche mit Terramycin bei der Brucellose verliefen erfolgreich bei Beobachtung der gleichen Nebenwirkungen wie bei Aureomycin (V. Knight)[1].

[1] Knight, V.: Chemotherapy of Brucellosis, Ann. New York Acad. Sci. 53, 332 (1950).

Wir verweisen auf die umfassende Polygraphie mit 32 experimentellen und klinischen Einzelarbeiten über Terramycin[1].

Ob durch die neue Therapie mit Chloromycetin, Aureomycin und Terramycin Brucellastämme entstehen, die gegen diese Antibiotica resistent oder sogar dependent (Wachstum bei Anwesenheit des betreffenden Stoffes) geworden sind, — streptomycinresistente Stämme von Brucellen wurden bereits S. 183 erwähnt — wissen wir zur Zeit noch nicht. Die synergistische Therapie mit den verschiedenen chemischen (Sulfonamide) und biologischen (Streptomycin, Aureomycin, Chloromycetin) Antibiotica ist nicht nur wirkungsvoller (s. Tabelle 6), sondern dürfte auch mit dazu beitragen, die Entstehung von antibiotisch resistenten Stämmen zu verhindern, sowie die Zahl der Rezidivfälle weiter zu vermindern. *Ganz allgemein möchten wir deshalb bei den Antibiotica eine allerdings durch den Tierversuch untermauerte Polypragmasie (zur Auffindung einer optimalen Kombination) empfehlen.*

Wir dürfen hoffen, in den modernen Antibiotica (Streptomycin, Chloromycetin, Aureomycin und Terramycin) nun eine wirksame Waffe gegen die Brucellosen zu besitzen[2].

Vor einem antibiotischen Enthusiasmus, besonders bei den chronischen Brucellosen mit Besiedlung der Erreger im hepatogenen (brucelläre Cholangie) und pankreatogenen Ausführungssystem, sei allerdings gewarnt, was auszusprechen auf Grund jüngster therapeutischer Erfahrungen in 2 Fällen von F. u. Bang wir für notwendig erachten, womit jedoch nicht die unbestreitbaren großen Fortschritte der antibiotischen Kombinationstherapie der Brucellose geleugnet werden sollen.

Ohne näher auf die genannten, noch nicht abgeschlossenen und für eine spätere, ausführliche Publikation vorgesehenen Fälle eingehen zu wollen, sei soviel nur mitgeteilt: ein 30jähriger Auslandskorrespondent mit vor 2 Jahren durchgeführter Cholecystektomie erkrankt vor 4 Monaten an Fieber, das vom auswärts behandelnden Arzt nach 4 Wochen auf Grund der Agglutination als Bang erkannt und mit Causyth (etwa 40 g total) plus Chloromycetin (27 g total) behandelt wurde. Wegen Unbeeinflußbarkeit des Krankheitsbildes Einweisung des Patienten in unsere Klinik. Trotz energischster antibiotischer Kombinationstherapie (Aureomycin 56,25 g, Dihydrostreptomycin 15 g, Terramycin 36 g total in der bereits ausführlich mitgeteilten Weise) steigt der spezifische Agglutinintiter am Schluß der 6wöchigen Behandlung bis auf 1:32000, die SR bleibt um 30/45 herum, Weltmann verkürzt auf 0,4, Kephalin und Cadmium stark positiv, dabei Afebrilität bei Leukopenie mit Lymphocytose, dagegen rascher Rückgang der bei der Einweisung sehr stark vergrößerten Leber und Milz. Wiederholte Blutkulturen negativ, doch zweimaliger Nachweis von Bruc. abortus Bang aus dem Duodenalsaft im Tierversuch (nicht in der direkten Kultur) während dieser massiven antibiotischen Therapie. Der 2. Fall verlief ähnlich, nur konnte noch eine Beteiligung des Pankreas mit extrem hohen Diastasewerten in Blut und Urin festgestellt werden.

Im Sinne des alten NAUNYNschen Cholangiebegriffes möchten wir hier von einer *brucellären Cholangie* sprechen, die offenbar selbst mit den Antibiotica schwer beeinflußbar bleibt (Analogie zum Typhusbacillenausscheider), wobei in einem unserer Fälle die Gallenblase als Brucellendepot wegen der vorangegangenen Cholecystektomie auszuschalten ist.

X. Bedeutung der Brucellose als Unfall und Berufskrankheit.

Wie bei allen infektiösen Erkrankungen, die unter diesem Gesichtspunkt betrachtet werden, ist es von Wichtigkeit, einerseits die *Eintrittspforte* der Bakterien, andererseits den *Hergang* der Infizierung genauestens zu kennen, um zwischen *Berufskrankheit* und *allgemeiner Infektionskrankheit sowie Unfall unterscheiden zu können.*

---

[1] Terramycin: Ann. New York Acad. Sci. **53**, 221 (1950).

[2] PAS (Para-aminosalicylsäure) und PABA erwiesen sich im Tierversuch (Mäuse, Meerschweinchen) gegen Brucellen als wirkungslos (LEBÓN und HALL, siehe Literatur-Nachtrag).

Die Infektion mit Brucellen durch kontaminierte Nahrungsmittel, z. B. durch Genuß von Milch seitens der Großstadtbevölkerung, ist als eine gewöhnliche Erkrankung anzusehen, ähnlich wie man einen Typhus akquiriert. Allerdings ist zu berücksichtigen, daß die orale Infektion mit „Bangbakterien-Kuhmilch" viel seltener ist als die mit „Melitokokken-Ziegenmilch". Wir können daher den Morbus Bang leichter als Berufskrankheit und Unfall abgrenzen als das endemische Maltafieber.

Unfall. Zum Unfallbegriff gehört das einmalige, ungewöhnliche Ereignis mit einer Verletzung als Folge. Sehr schwer sind naturgemäß die Verhältnisse zu überblicken, wenn es sich um die Anerkennung einer Infektionskrankheit wie die Brucellose als Unfall handelt, zumal die Verletzungen sehr klein und vom Unfallträger selbst übersehen werden können, so daß oft die scharfe örtliche und zeitliche Begrenzung des Mikrotraumas unmöglich ist.

Nach den vorliegenden Erfahrungen bei Brucellosen von Tierärzten, Personen aus landwirtschaftlichen Betrieben, Laboranten sowie den Infektionsversuchen (man denke an den Nachweis von Brucellen in Erde, Wasser noch nach Monaten, s. S. 107), ist mit hoher Wahrscheinlichkeit anzunehmen, daß die Brucellen nur durch die lädierte Haut eindringen und die typische Krankheit hervorrufen. Die Beurteilung, ob die Haut verletzt oder unverletzt ist, dürfte manchmal auf Schwierigkeiten stoßen, doch sollte im Zweifelsfalle berücksichtigt werden, daß eine makroskopisch intakte Haut mikroskopisch sehr wohl verletzt sein kann. Daneben wäre noch auf brucelläre Hautmanifestationen, Schwellung der regionären Lymphdrüsen usw. zu achten als Hinweis auf die cutanen Eintrittswege der Brucellen. Ob möglicherweise ein stark positiver Cutantest im initialen Stadium einer Brucellose als Beweis für den exogenen Infektionsmodus herangezogen werden kann, wagen wir nicht zu entscheiden. Der Nachweis von Brucellen in excidierten Lymphdrüsen ist möglich (Bloomfield, Poston und Parsons), was gegebenenfalls diagnostisch zu verwerten wäre.

Nachstehend ein von Löffler begutachteter und publizierter Fall eines Morbus Bang, der von dem Eidg. Versicherungsgericht als Unfall anerkannt und von der *Schweiz. Unfallversicherungsanstalt übernommen* wurde.

Fall 1: 31jähriger Maurer, der nie rohe Milch getrunken hat und keinen Kontakt mit Vieh hatte, verletzte sich bei Maurerarbeiten in einem Stall am 12. 3. 30 am linken Zeigefinger (stark blutende Wunde) und am linken Handrücken (Schürfwunde). Der Wunde, die von Laienseite versorgt worden war, ist keine weitere Bedeutung zugemessen worden. Eine im Stall untergebrachte Kuh war an der Verwerfungsseuche erkrankt gewesen. Patient klagt seit Anfang Juni über Müdigkeit und Kopfschmerzen, zunächst abends, allmählich auch schon morgens. Ende Juni bei einmaliger Temperaturmessung 38,7°. Die klinische Untersuchung ergibt am 4. 8. eine typische F. u. Bang mit 40,3° Temperatur bei freiem Sensorium und ordentlichem Allgemeinbefinden, Agglutination 1:1280, 6200 Weiße, davon 46% Lympho, 1% Eosino, kein Milztumor, Senkung 51 mm, Blutkulturen negativ. *Heilung durch Collargol.*

Ein zweiter, etwas anders gelagerter Fall von F. u. Bang wurde von derselben Instanz nicht als Unfall anerkannt, da das *Unfallereignis* nicht hinreichend scharf charakterisiert war.

Auch in der amerikanischen Judikatur liegen Entscheide mit Anerkennung einer traumatischen Brucellainfektion vor (K. F. Meyer, bei Grumbach).

Fall 2. Ein Milchwirtschaftslehrer hat sich im Umgang mit infiziertem Vieh eine Brucellose geholt. Der „Supreme Court of Idaho" entschied als Unfall.

Klarer sind die Verhältnisse bei Laboratoriumsinfektionen, in denen das traumatische Ereignis (Läsion der Haut durch Glaswaren, Pipettieren von lebenden Kulturen usw.) und das Infektionsmaterial meist genau bekannt sind.

Berufskrankheit. Die Forderung, daß der Betreffende der dauernden Einwirkung der Schädlichkeit ausgesetzt ist, wodurch in einem großen Prozentsatz bestimmte, dem Beruf eigentümliche Krankheiten ausgelöst werden, trifft auf die Brucellose sicherlich zu. Es seien genannt: Tierärzte, Melker, Käser, Molkereiarbeiter, Stallinspektoren, Angestellte von milchwirtschaftlichen Laboratorien, Metzger usw. Möglich ist der enterale und cutane Infektionsweg durch beruflich bedingten Kontakt mit kontaminierten Nahrungsmitteln (Milch und Milchprodukte) sowie mit infizierten tierischen Geweben und Exkreten.

LÖFFLER hält die Aufnahme der Brucellosen unserer Gegenden (ab 46. Breitegrad) in die Liste der entschädigungspflichtigen Berufskrankheiten — eventuell nur unter Berücksichtigung bestimmter Berufsklassen — für eine vernünftige Lösung.

Literatur[1].

A. Lehrbücher und Monographien.

BING, R.: Lehrbuch der Nervenkrankheiten, 6. Aufl. Berlin: Urban & Schwarzenberg 1940.

DAHMEN, H.: Veterinär-Mikrobiologie, 4. Aufl. Berlin: Paul Parcy 1949.

HENRICSSON, E.: Epizootischer Abortus und Undulantfieber. Eine epizootologisch-epidemiologische Studie. Stockholm: Isaac Marcus 1932. — HUDDLESON, I. F.: Brucellosis in Man and Animals. New York: The Commonwealth Fund, 1. Aufl. 1934; 2. Aufl. 1943. — HULL, TH. G.: Diseases transmitted from animals to man. Chapt. IV.: Malta fever and contagious abortion, p. 62—85. London: Baillière, Tindall & Cox 1930.

JADASSOHN, W.: BANG-Infektion und Haut. In Handbuch der Haut- und Geschlechtskrankheiten, Bd. IX/2, S. 466—476. 1934.

KLIMMER, M.: Der neueste Stand der Forschung über das BANGsche Bacterium. Erg. Hyg. 13, 327 (1932). — KOLLE u. HETSCH: Bakteriologie und Infektionskrankheiten, 9. Aufl. Berlin u. Wien: Urban & Schwarzenberg 1942.

LÖFFLER, W.: Febris undulans Bang des Menschen. Würzburg. Abh. 26, 365—429 (1930).

PEDRO-PONS, A., und P. FARRERAS-VALENTI: La Brucelosis humana (Fiebre de Malta — Enfermedad de Bang). Barcelona-Buenos Aires: Salvat Editores 1944. — POPPE, K.: Der infektiöse Abortus des Rindes (BANG-Infektion). In Handbuch der pathogenen Mikroorganismen, 3. Aufl., Bd. VI/2, S. 693. 1929.

RIDALA, V.: Inquiries into the pathogenic effects produced by Brucella abortus in the Udder and certain other organs of the cow. Tartu (Estonia) 1936. (Vet.-Med. Diss. Tartu 1933). — ROGER, H., et Y. POURSINES: Les méningoneurobrucelloses, 1 Vol. Paris: Masson & Co. 1938. — RUGE-MÜHLENS-ZUR VERTH: Krankheiten und Hygiene der warmen Länder, 3. Aufl. Leipzig: Georg Thieme 1930.

SCHILLING, C.: Maltafieber. In Handbuch der inneren Medizin, Bd. 1, S. 916—920. Berlin: Springer 1911. ~ Maltafieber. In Handbuch der inneren Medizin, 2. Aufl., Bd. I/2, S. 1285—1289. Berlin: Springer 1925. — SCHITTENHELM, A.: Febris undulans. Maltafieber und BANGsche Krankheit. In Handbuch der inneren Medizin, 3. Aufl., Bd. I, S. 943—904. Berlin: Springer 1934. — SIGNORELLI, S.: L'nfezione brucellare nell'uomo. Napoli: Idelson 1941, 2. Aufl. 1949. — STAEHELIN, R.: Febris undulans. In Lehrbuch der inneren Medizin, Bd. I, S. 231. Berlin: Springer 1934.

THOMSEN, A.: Brucella infection in swine. Studies from an epizootic in Denmark 1929 bis 1932. Acta path. scand. (Kóbenh.) Suppl. 21, 1 (1934).

URBACH, E., and PH. M. GOTTLIEB: Allergy. Undulant fever (Brucellosis), S. 454—456. New York: Grune & Stratton 1946.

WIRTH, D., u. K. DIERNHOFER: Lehrbuch der inneren Krankheiten der Haustiere einschließlich der Hautkrankheiten sowie der klinischen Seuchenlehre. Stuttgart: Ferdinand Enke 1943.

B. Experimentelle Arbeiten aus Bakteriologie, Serologie, Laboratoriumsdiagnostik, Experimentelle Pathologie, Epidemiologie.

DI AICHELBURG, U.: Agglutination aspécifique avec la fuchsine basique dans les microbes du groupe Brucella. Boll. sez. ital. 6, 30 (1934). — ALESSANDRINI, A.: La diffusione della Brucellosis in Italia. Ann. Igiene 48, 205 (1938). (Siehe PEDRO-PONS/FARRERAS-VALENTI). — AMOSS, H. L., and M. A. POSTON: Undulant fever; isolation of the Brucella organism from the stools. J. Amer. med. Assoc. 93, 170 (1929). — AMSLER, M., et F. VERREY: De l'utilité

[1] Herrn A. WALCH-Zürich, Cheflaborant, sind wir für die sorgfältige Kontrolle der Bibliographie zu Dank verpflichtet.

pratique de la ponction de la chambre antérieure. Ophthalmologica **105**, 144 (1943). — *Archives internationales des Brucelloses.* 1 ère année No. 1 janv. 1938 et avril 1938.

BADOUX, V.: Quelques considérations sur la fièvre ondulante et son séro-diagnostic. Avantages de la fixation du complément. Schweiz. med. Wschr. **1942**, 920. — BANG, B.: Die Ätiologie des seuchenhaften (infektiösen) Verwerfens. Z. Tiermed., N. F. **1**, 241 (1897). — BANG, B., u. V. STRIBOLT: Den infektiose Kastning hos Kvaeget. Mskr. Dyrlaeger **8**, 146 (1896); **10**, 321 (1898). — BANG, O.: Schutzimpfung gegen den infektiösen Abortus. In Handbuch der Serumtherapie und Serumdiagnostik in der Veterinär-Medizin, S. 211, herausgeg. von KLIMMER und WOLFF-EISNER. Leipzig 1911. ~ Brucella abortus bei der Kuh und ihre pathogene Rolle beim Menschen in Dänemark. Vortr. 1. internat. Mikrobiol.-Kongr. Paris 1930. Ref. Zbl. Hyg. **23**, 83 (1931). — BECKER, O.: Anteil des Bullen an der Verbreitung des Abortus Bang. Vet.-med. Diss. Berlin 1924. — BIELING, K.: Untersuchungen über die Erreger des undulierenden Fiebers. Z. Hyg. **111**, 728 (1930). — BINDER, L., u. E. FAUSZT: Zur Frage der latenten BANG-Infektion. Klin. Wschr. **1937 I**, 496. — BIRCH, R. R., and H. L. GILMAN: An experimental study of Bang abortion disease in cattle. Cornell Veterinarian **14**, 101 (1924). — The agglutination test as an aid in handling abortion disease. Cornell Veterinarian **16**, 127 (1926). — BISCHOFBERGER, W.: Febris undulans Bang des Menschen, übertragen durch Schweine. Schweiz. med. Wschr. **1931**, 978. Inaug.-Diss. Zürich 1931. — BLOCH, BR., A. LABOUCHÈRE u. F. SCHAAF: Arch. f. Dermat. **148**, 413 (1925). (Siehe JADASSOHN, RIEDMÜLLER u. SCHAAF.) — BLUMER, GEORGE: Undulant fever in the United States. Ann. int. Med. **3**, 122 (1929). — BOSSA, G.: Ricerche sulla reazione emoclasica del d'Amato nelle infezione sperimentali da micrococco melitense e da bacillo di Bang. Policlinico sez. prat. **1929 II**, 1619. — BRÄUER: Seuchenhaftes Verkalben. Bericht über das Veterinärwesen im Königreich Sachsen für das Jahr 1873, S. 85. (Siehe KLIMMER). ~ Über das epizootische Verkalben der Kühe, nebst neuer, durch viele Versuche erprobter Behandlungsweise. Dtsch. Z. Tiermed. **14**, 95 (1889). (Siehe LÖFFLER.) — BRUCE, D.: Note on the discovery of a microorganism in Malta fever. Practitioner **39**, 161 (1887). ~ The micrococcus of Malta fever. Practitioner **40**, 241 (1888). — BRUMPT, L.-CH.: Une nouvelle méthode d'hémoagglutination permettant au lit du malade le diagnostic rapide des brucelloses. Bull. Soc. méd. Hôp. Paris, III. s. **56**, 253 (1940). ~ L'hémodiagnostic rapide des affections typhoparatyphiques, du typhus exanthématique, des brucelloses et des dysenteries bacillaires. Presse méd. **1941 II**, 765. — BUCK, J. M., G. T. CREECH and H. H. LADSON: Bacterium abortus infection of bulls. J. agricult. Res. **1919**. (Siehe POPPE.) — *Bulletin des Eidgenössischen Gesundheitsamtes* Nr 52, Dez. 1949. — BURKY, E. L., R. R. THOMPSON and H. M. ZEPP: Amer. J. Ophthalm. **22**, 1210 (1939). (Siehe WAGENER). — BURNET, ET.: Diagnostic de la fiévre mediterranne par intradermoréaction. Arch. Inst. Pasteur Tunis **1922**. ~ La thermoagglutination et l'évolution de l'espèce Brucella. Arch. Inst. Pasteur Tunis **17**, 128 (1928). ~ Sur le pouvoir pathogène du M. melitensis et du B. abortus pour le singe et l'homme. C. r. Acad. Sci. Paris **187**, 545 (1928). — BURNET, ET., et E. CONSEIL: Brucella melitensis et Brucella abortus; leur pouvoir pathogène pour l'homme et le singe. Arch. Inst. Pasteur Tunis **18**, 31 (1929). — BUSER-PLÜSS, E.: Morbus Bang bei einer Frühgeburt. Schweiz. med. Wschr. **1940**, 208.

CALDER, R. M.: Brucella, Pasteurella tularensis and Proteus-agglutinins in chronic Brucellosis. J. Bacter. **41**, 593 (1941). — CANTANI, A.: Ulteriore contributo sul valore della reazione agglutinante per la diagnosi della febbre di Malta. Malaria e Malat. Paesi caldi **5**, 65 (1914). (Siehe GABBI.) — CANTANI, F.: Sulla differenziazione del micrococco melitense e del bacillo di Bang. Giorn. Clin. Med. **10**, 547 (1929). — CARPANTER, CH. M., and R. A. BOAK: Undulant fever. Sources modes of infection and prophylaxis. Amer J. med. Sci. **185**, 97 (1933). — CASTANEDA: Brucelosis. Méjico 1943. (Siehe PEDRO-PONS/FARRERAS VALENTI.) CASTANEDA, M. R.: A practical Method for routine blood cultures in Brucellosis. Proc. Soc. exper. Biol. a. Med. **64**, 114 (1947). — CASTELLANI and CHALMERS: (Siehe HULL.) — CERESOLI, A.: Sulla febbre ondulante da bacillus abortus (BANG) nell'uomo. Clin. med. ital. **60**, 219 (1929). — COTTON, W. E.: The persistence of the bacillus of infectious abortion in tissues of animals. Amer. vet. Rev. **44**, 307 (1913).

D'AMATO, L.: Su di una nuova emodiagnosi delle infezioni tifoide e della infezione melitense mediante la reazione emoclasica. Riforma med. **44**, 32 (1928). — DESAGES et PELLERIN: (Siehe PEDRO-PONS/FARRERAS VALENTI.) — DIEHL, E., u. F. ROTH: Diagnose der BANG-Infektion mit BANG-Vaccinesalbe. Münch. med. Wschr. **1935 I**, 838. — DOERR, R.: Die Infektion als Gast-Wirt-Beziehung mit besonderer Berücksichtigung der tierpathogenen Virusarten. Arch. Virusforschg **2**, 87 (1941). — DUBOIS, M.: Malta Fever in Fowls. Rev. vét. **67**, 490 (1910). — DUNCAN, J. T.: The role of the domestic cow in the epidemiology of undulant fever. Trans. roy. Soc. trop. Med. Lond. 18, 318 (1924).

ECKER and SIMON: J. inf. Dis. **44**, 62 (1929). (Siehe GRUMBACH und GRILICHESS.). — EISELE, C. W., N. B. MCCULLOUGH and G. A. BEAL: Brucella antibodies following cholera vaccination. Ann. int. Med. 28, 833 (1948). — EISELE, C. W., N. B. McCULLOUGH, G. A. BEAL and W. ROTTSCHAEFER: Brucella agglutination tests and vaccination against cholera. J. Amer. med. Assoc. 135, 983 (1947). — ELKELES, G.: Zur Diagnose und Epidemiologie der BANG-Infektion des Menschen. Z. Fleisch- u. Milchhyg. 4, 322 (1931). — ELKINGTON, G. W., G. S. WILSON, J. TAYLOR and F. FULTON: A mild epidemic of undulant fever in a boy's school due to drinking raw milk. Brit. med. J. 1940, No 4133, 477. — EVANS, A. C.: Further studies on Bact. abortus and related bacterial. The pathogenicity of Bact. lipolyticus for Guinea-pigs. J. inf. Dis. 22, 576 (1918). ~ Further studies on Bact. abortus and related bacterial. II. A comparison of bact. abortus with bact. bronchisepticus and with the organism which causes Malta fever. J. inf. Dis. 22, 580 (1918). ~ Experimental abortion in a v cow produced by inoculation with bacterium melitensis. Publ. Health Rep. 38, 825 (1923). ~ Studies on Brucella (Alcaligenes) melitensis. Hygienic Lab. Bul. 143, 1 (1925). ~ Brucellosis in the United States. Amer. J. Publ. Health 37, 139 (1947). — EYRE, J. W. H., J. G. Mc NAUGHT, J. C. KENNEDY and T. ZAMMIT: Report of the Commision on Mediterranean Fever, part. VI, p. 73—99. 1907.

FAUCONNET, CH.: Sur la fréquence de la fièvre ondulante (maladie de Bang) en Suisse. Zyma-J. 4, 176 (1947). — FAVILLI, G.: Untersuchungen über die Fähigkeit der Bakterien der Brucella melitensis-Gruppe, H_2S zu produzieren. Die Produktion von H_2S als Kriterium für die Differenzierungen der verschiedenen Varietäten der Brucellagruppe. Zbl. Bakter. I Orig. 120, 24 (1931). — FICAI, G., e A. ALESSANDRINI: La setticemia da „Bacillus abortus" (BANG) nell'uomo. Ann. Igiene 35, 1 (1925). — FLEISCHHAUER, G.: Die Abortus-Bang-Ringprobe (ABR.) zur Feststellung von bangverdächtigen Vollmilchproben. Berl. tierärztl. Wschr. 1937, 527. — FLEISCHNER, E. C., and K. F. MEYER: Observations on presence of the Bacillus abortus bovinus in certified milk. Amer. J. Dis. Childr. 14, 157 (1917). ~ The Bearing of cutaneous hypersensitivness on the pathogenicity of the Bacillus abortus bovinus. Amer. J. Dis. Childr. 16, 268 (1918). — Preliminary observations on the pathogenicity for monkeys of Bacillus abortus bovinus. Amer. Ped. Soc. 32, 141 (1920). — FLEISCHNER, E. C., M. VECKI, E. B. SHAW and K. F. MEYER: The pathogenicity of B. abortus and B. melitensis for monkeys. J. inf. Dis. 29, 663 (1921). — FLIESS and JORDAN: J. Pediatr. 3, 502 (1933). (Siehe BUSER-PLÜSS.) — FLIPPIN, H. F.: Treatment of undulant fever; report of five cases treated with specific polyvant serum. Ann. int. Med. 12, 232 (1938). — FLÜCKIGER, G.: Neuzeitliches über die staatliche Bekämpfung des Rinderabortus Bang. Schweiz. Arch. Tierheilk. 87, 181 (1925). — FOSHAY, L., and T. J. LEBLANC: The derivation of an index number for opsonocytophagic test. J. Labor. a. clin. Med. 22, 1297 (1937). (Siehe MENEFEE and POSTON.) — FREI, W.: Übergang des Bacillus abortus Bang von Haustieren auf den Menschen. Schweiz. med. Wschr. 1929, 334. ~ Abortusbacillen in der Milch. Zürcher Bauer, Nr 95 vom 14. Okt. 1932. ~ Beziehungen zwischen Mastitis und Banginfektion beim Rind. Schweiz. Arch. Tierheilk. 76, 497 (1934). ~ Standardisation des méthodes d'agglutination et fixation d'un titre unique d'agglutination dans le diagnostic des brucelloses animales. Office internat. des Epizooties 1937, R 80. ~ Die Pathogenität der Bakterien als biochemisches Problem. Schweiz. Arch. Tierheilk. 86, 171, 224 (1944). ~ Empfänglichkeit und Widerstandsfähigkeit gegenüber Infektion. Verh. schweiz. naturforsch. Ges. Sils 1944, 49. — FRENDZEL, J., u. Z. SZYMANOWSKI: Zur Differenzierung der S- und R-Stämme des Bac. Bang. Zbl. Bakter. I Orig. 119, 455 (1931). ~ Paraagglutination des Bac. Bang mit Typhusserum. Zbl. Bakter. I Orig. 121, 448 (1931). — FUST, B., H. LÖFFLER, W. MOSIMANN u. M. A. SCHOCH: Cutanreaktionen mit einem Polysaccharidallergen aus Brucella abortus Bang. Schweiz. Z. Path. u. Bakter. 12, 484 (1949).

GABBI, U.: Sul potere patogeno nell'uomo del bacillo di Bang. Giorn. Clin. Med. 1928 (Suppl. al Fasc. 16) 3. ~ Sul potere patogeno del bacillo die Bang nell'uomo. Giorn. Clin. Med. 1929, 541. — GOULD, S. E., and I. F. HUDDLESON: Diagnostic methods in undulant fever (brucellosis) with results of a survey of 8124 persons. J. Amer. med. Assoc. 109, 1971 (1937). — GRIGGS, J. F.: Indiana State M.A.J. 37, 241 (1944). (Siehe URBACH and GOTTLIEB.) GRUMBACH, A.: Aus der Bakteriologie. VIII. Brucella abortus Bang. Schweiz. med. Wschr. 1932, 678. — GRUMBACH, A., u. R. K. GRILICHESS: Zur Bakteriologie der Febris undulans. Zbl. Bakter. I Orig. 126, 321 (1932). ~ Zur Epidemiologie der Febris undulans. Arch. Hyg. u. Bakter. 109, 147 (1932).

HAAGEN, E.: Die Übertragung der BANGschen Krankheit und die Frage von Zweiterkrankungen. Dtsch. med. Wschr. 1913, 521. — HABS, H.: Bacterium abortus Bang als Erreger septischer Erkrankungen beim Menschen. Z. klin. Med. 108, 445 (1928). ~ Febris undulans (Bact. abortus Bang) in Deutschland. Erg. inn. Med. 34, 567 (1928). ~ Zur Epidemiologie der menschlichen Infektionen mit Bact. abortus Bang. Arch. Hyg. u. Bakter. 102, 315 (1929). ~ Über die Einwirkung von Melitensis- und Abortusbakterien auf Farbstoffe. Zbl. Bakter. I Orig. 116, 89 (1930). ~ Tierseuchen und menschliche Epidemien. Ein Beitrag zur allgemeinen Epidemiologie. Klin. Wschr. 1931 I, 554, 604. ~ Brucellosis Infektionen durch Br. melitensis und Br. abortus Bang). Die ansteckenden Krankheiten,

2. Aufl., S. 183—194. Leipzig: Georg Thieme 1942. — Hadley, F. B., and H. Loth: The bull as a dissaminator of contagious abortion. J. Amer. vet. med. Assoc. **1916**. — Hansen: (Siehe Dahmen). — Hayes, F. M., and J. Traum: Annual report of the Chief Bureau of Animal Industry. U.S. Department of Agriculture **30** (1914). ∼ Preliminary report on abortion in swine caused by Bacillus abortus (Bang). N. Amer. Veterinarian **1**, 58 (1920). — Hieronymi, E.: Die Brucella-Bang-Infektion des Pferdes und ihre Beziehung zu chirurgischen Leiden in der Widerrist- und Genickgegend. Dtsch. tierärztl. Wschr. **1932 II**, 593. — Hoeden, J. van der: Atropin-reaction for the diagnostic of brucellosis. Leeuwenhoek **7**, 211 (1941). — Hofmann, P., u. E. Bartsch: Studien über die Differenzierung von Abortus-Bang- und Melitensebakterien. Zbl. Bakter. I Orig. **129**, 449 (1933). — Howe, C., E. S. Miller, E. H. Kelly, H. L. Bookwalter and H. V. Ellingson: Acute Brucellosis among Laboratory workers. New England J. Med. **236**, 741 (1947). — Huddleson, I. F.: The differentiation of the species of the genus Brucella. Amer. publ. Health J. **1931**. ∼ The Diagnosis of Brucella infection in Animals and Man by rapid macroscopic agglutination. Techn. Bull. 123, agric. exper. stat. Michigan **1932**. ∼ Brucella infections in animals and man. New York: Commonwealth Fund **1934**. (Siehe Gould and Huddleson.) ∼ Immunity in Brucellosis. Bacter. Rev. **6**, 111 (1942). ∼ The immunization of guinea pigs with mucoid phases of Brucella. Amer. J. vet. Res. 8, 374 (1947). ∼ The potentiating action of sulfonamides on the Brucella antibody-complement system. Amer. J. vet. Res. **9**, 277 (1948). ∼ Further observations on the immunizing value of Brucella M vaccine against Brucellosis. J. Amer. vet. med. Assoc. **116**, 50 (1950). — Huddleson, I. F., and E. Abell: Rapid macroscopic Method for the Serum diagnosis of Bang's abortion disease. J. inf. Dis. **42**, 242 (1928). — Huddleson, I. F., B. Baltzer and G. M. Trout: The viability of Brucella abortus in milk and cream during heat treatment in electrically operated home pasteuriziers. J. Dairy Sci. **32**, 29 (1949). — Huddleson, I. F., and G. R. Bennett: The vaccinal immunizing value of a mucoid-growth phase of Brucella suis against Brucellosis in cattle. Quart. Bull. agric. exper. stat. Michigan **31**, 139 (1948). — Huddleson, I. F., and E. R. Carlson: A rapid method for performing the agglutination test in the serum diagnosis of Bang's abortion disease in cattle. J. Amer. vet. med. Assoc. **70**, 229 (1926). — Huddleson, I. F., and C. Carrillo: The milk ring test for detecting Brucella agglutinins in cow's milk. Vet. Med. Chicago **44**, No 6 (1949). — Huddleson, I. F., and M. W. Emmel: The pathogenicity of the species of the genus Brucella for the Fowl. Techn. Bull. 103, agric. exper. stat. Michigan **1929**. — Huddleson, I. F., H. W. Johnson and E. E. Haman: A study of the opsonocytophagic power of the blood and allergic skin reaction in Brucella infection and immunity in man. Amer. J. Publ. Health **23**, 917 (1933). — Huddleson, I. F., J. W. Scales and O. J. Sorenson: Non-specific agglutination in the Brucellagroup. Techn. Bull. 149, agric. exper. stat. Michigan **1936**. — Huddleson, I. F.: The susceptibility of swine to contagious abortion B. abortus (Bang). Michigan agric. College exper. stat. Quart. Bull. **4**, 43 (1921). ∼ Further studies on the susceptibility of swine to bovine infectious abortion. Michigan agric. College exper. stat. Quarterly Bull. **6**, 25 (1923). — Huddleson, J. F., and H. W. Johnson: Brucellosis. I. The significance of Brucella agglutinins in the blood of veterinarians. J. Amer. med. Assoc. **94**, 1905 (1930). — Huston, R. C., I. F. Huddleson and A. D. Hershey: The chemical separation of some cellular constituents of the brucella group of microorganism. Techn. Bull. agric. exper. stat. Michigan **1934**, 137. (Siehe Fust, Löffler, Mosimann und Schoch.)

Jadassohn, W., L. Riedmüller u. F. Schaaf: Die Unterscheidung nahe verwandter Mikroorganismen durch den Schultz-Daleschen Versuch (Untersuchungen bei Br. abortus Bang und Br. melitensis Bruce). Klin. Wschr. **1934 I**, 879. — Joos, I.: Über Banginfektionen beim Menschen. Zbl. Bakter. I Orig. **141**, 149 (1938). — Jordan: (Siehe Hull). — Jordan, C. F.: Infection in the epidemiology of undulant fever in the general population and inselected groups in Jowa. J. inf. Dis. **48**, 526 (1931). — Julien, P. L.: La fièvre ondulante "maladie professionelle". Quelques réflexions au sujet de son étiologie et da sa prophylaxie. Rev. d'Hyg. **52**, 195 (1930). — Jullien, J., et P. Laurent: Diagnostic biologique des brucelloses humaines et animales par la floculation des sérums en présence d'un antigène spécifique. Presse méd. **1936 I**, 718.

Kästli: Questions relatives à la transmission de germes pathogènes à l'homme par la consommation du lait et des produits laitiers. Praxis **1950**, 20. — Keefer, Ch. S.: Report of a case of Malta fever originating in Baltimore, Maryland. Bull. Hopkins Hosp. **35**, 6 (1924). Killham, B. J., G. W. Reed and C. F. Clark: Field experiences with Brucella M vaccine. Quart. Bull. agric. exper. stat. Michigan **32**, 240 (1949). — Koegel, A.: Beiträge zur Abortusforschung. Münch. tierärztl. Wschr. **1923**, 617. — Köster: (Siehe Dahmen). — Kolmer, J. A., and A. Bondi: Studies in active immunization against undulant fever. I. Antibody production by rabbits immunized with heat-killed Brucella abortus alone and simultaneously with heat-killed Bacillus typhosus. J. of Immun. **37**, 489 (1939). — Kretz, R.: Ein Fall von Maltafieber durch Agglutination des Micrococcus Melitensis nachträglich diagnostiziert. Wien. klin. Wschr. **1897**, 1076. — Kristensen, M.: Untersuchungen über die Rolle des Bangschen Bacillus als menschenpathogenen Mikroben. Zbl. Bakter. I Orig. **108**, 78 (1928). ~ Klassifikation dänischer und anderer Brucellastämme. Zbl. Bakter. I Orig. **120**, 179 (1931). ~ La fièvre ondulante d'origine bovine principalement d'après les expériences faites au Danemark. 2ième Congrès internat. de Path. comparée 1931, S. 68—94. — DE KRUIF: (Siehe GRUMBACH und GRILICHESS). — KRISTENSEN, M., u. P. HOLM: Bakteriologische und statistische Untersuchungen über Febris undulans in Dänemark. Zbl. Bakter. I Orig. **112**, 281 (1929).

LANDSTEINER, K., and M. W. CHASE: Proc. Soc. exper. Biol. a. Med. **49**, 688 (1942). (Siehe METAXAS-BÜHLER). — LANGE, F.: Beitrag zur Frage der Übertragung der BANGschen Krankheit. Dtsch. med. Wschr. **1936 I**, 887. — DE LANGEN, C. D.: Het kweken van de Brucella Bang uit het duodenumvocht en het vraagstuk der bacillendraegers. Nederl. Tijdschr. Geneesk. **6**, 377 (1950). — LEHNERT: Verkalben der Kühe. Bericht über das Veterinärwesen im Königreich Sachsen für das Jahr 1878, 95 S. (Siehe KLIMMER). — LEMAIRE et PORTIER: (Siehe PEDRO-PONS/FARRERAS-VALENTI). — LENTZE, F. A.: Epidemiologische Untersuchungen über die latente Banginfektion des Menschen. Zbl. Bakter. I Orig. **118**, 359 (1930). — LEUTHOLD, A.: Syrgotral zur Bekämpfung des seuchenhaften BANGschen Verwerfens beim Rinde. Schweiz. Arch. Tierheilk. **71**, 457, 520 (1929). Inaug.-Diss. Zürich 1929. — LIDDO, S.: Le brucellosi in Puglia. Riv. ital. Igiene **2**, 889 (1942). — LIGNIÈRES, J.: Sur les qualités pathogènes de "Brucella melitensis" et de "Brucella abortus". Bull. Acad. Méd. Paris, III. s. **107**, 910 (1932). — LISBONNE, M.: L'identification bactériologique des Brucella son intérêt dans l'épidemiologie de la fièvre ondulante. J. méd. franç. **25**, 74 (1936). ~ L'hémoculture dans les brucelloses. J. méd. franç. **25**, 101 (1936). — LÖFFLER, W., u. H. MOOSER: Zum Übertragungsmodus des Fleckfiebers. Beobachtungen anläßlich einer Laboratoriums-Gruppeninfektion. Schweiz. med. Wschr. **1942**, 755. — LOWBEER, L.: Brucellotic osteomyelitis of man and animal. Proc. Staff Meet. Hillcrest Memorial Hosp. **6**, 1 (1949). — LUSTIG, A., u. G. VERNONI: Maltafieber. In Handbuch der pathogenen Mikroorganismen, 3. Aufl., Bd. IV, S. 511. Wien u. Berlin: Urban & Schwarzenberg.

MAGNUSSON, H.: Über Abortusinfektion beim Stier. Berlin T. W. **1926**. (Siehe HENRICSSON.) — MAILLART: Fièvre de Malte contractée à Genève. (Communication à la Société médicale de Genève, le 12 novembre 1913) Rev. méd. Suisse rom. **33**, 921 (1913). — MARSTON: Mediterranean remittent or gastric remittend fever. Army med. Rep. **1863**. (Siehe PEDRO-PONS/FARRERAS VALENTI.) — MARTIN, J. W., and J. T. MYERS: Brucella antibodies in human serum. J. prevent. Med. **5**, 243 (1931). — MASSION-VERNIORY, L., L. COFFE et P. PREVOST: Meningite brucellosique à bacille de Bang. J. belge Neur. **40**, 367 (1940). — MCALPINE, J. G., and F. L. MICKLE: Bacterium abortus infection in man. Amer. J. publ. Health 18, 609 (1928). MC ALPINE, J. G., and C. A. SLANETZ: 16th. Annual report of the internat. Association of dairy and Milkinspectors. 1927. ~ J. inf. Dis. **42**, 73 (1928). (Siehe GRUMBACH und GRILICHES.) MC FADYEAN, J., A. L. SHEATER and F. C. MINETT: Researches regarding epizootic abortion of cattle. J. comp. Path. a. Ther. **1913**. — MCFADYEAN, J., and S. STOCKMAN: Report of the Department committee appointed by the Board of Agricult. and Fisheries ti inquire into epizootic abortion. Part I. Epizootic abortion in cattle and appendix to part I. London **1909**. MENEFEE, E. E. jr., and M. A. POSTON: Significance of standard laboratory procedures in the diagnosis of brucellosis. Amer. J. med. Sci. **197**, 646 (1939). — METAXAS-BÜHLER, M.: Passive Übertragung der Allergie bei der Infektion des Meerschweinchens mit Brucella abortus. Inaug.-Diss. Zürich 1950. — MEYER, K. F., and B. EDDIE: Further studies on the pathogenicity of Brucella abortus and Brucella melitensis for monkeys. Proc. Soc. exper. Biol. a. Med. **27**, 222 (1929). — MEYER, K. F., and E. B. SHAW: A comparison of the morphologic, cultural and biochemical characteristics of B. abortus and B. melitensis. J. inf. Dis. **27**, 173 (1920).— MEYER, K. F., E. B. SHAW and E. C. FLEISCHNER: The pathogenicity of Bacillus melitensis and Bacillus abortus for guinea pigs. J. inf. Dis. **31**, 159 (1922). — MEYER, K. F., and C. E. ZOBELL: Metabolism studies on the Brucella group. IV. The bacteriostatic action of dyes. J. inf. Dis. **51**, 72 (1932). — MILES, A. A., and N. N. PIRIE: Brit. J. exper. Path. **20**, 83, 109, 278 (1939). — Biochemic. J. **33**, 1709, 1716 (1939). (Siehe MOSIMANN.). — MOHLER, J. R.: Report of the Chief of the Bureau of Animal Industry 1912. (Siehe HUDDLESON and EMMEL.) MOLINELLI, E. A.: Die berufliche Brucellainfektion in einigen städtischen und ländlichen Erwerbszweigen Argentiniens. Semana méd. **1934 II**, 1248 (spanisch). Ref. Jber. Veterinärmed. **57**, H. 1/2 (1935). — MORALES-OTERO, P.: Experimental infection of Brucella abortus in man. Preliminary report. Porto Rico J. publ. Health a. trop. Med. **5**, 144 (1929). ~ Brucella abortus in Porto Rico. Porto Rico J. publ. Health a. trop. Med, **6**, 3 (1930). ~ Some observations on variations of Brucella abortus. Porto Rico J. publ. Health a. trop. Med. **7**, 233 (1931). ~ Further attempts at experimental infection of man with a bovinne strai of Brucella abortus. J. inf. Dis. **52**, 54 (1933). — MORALES-OTERO, P., and L. M. GONZALEZ: Studies on a purified antigen from Brucella. Amer. J. med. Sci. **199**, 810 (1940). — MORALES-OTERO, P., and G. MONGE: Alexin fixation and agglutination test in Brucella infection Porto Rico J. publ. Health a. trop. Med. 8, 193 (1932). — MOSIMANN, W.: Allergene aus Brucella abortus Bang. Schweiz. Z. Path. u. Bakter. **12**, 362 (1949). Inaug.-Diss. Bern 1948. — MUNGER, M., and I. F. HUDDLESON: The detection of antigenic variants of Brucella by means of an opsonocytophagic test. J. Bacter. **35**, 255 (1938).

NAGEL, W.: Übertragung der BANG-Infektion vom Schwein auf den Menschen. Schweiz. med. Wschr. **1931**, 970, 974. Inaug.-Diss. Zürich 1931. — NICOLLE, CH., ET. BURNET et E. CONSEIL: Le microbe du avortement épizootique se distingue de la fièvre méditerranéenne par l'absence du pouvoir pathogène pour l'homme. C. r. Acad. Sci. Paris **176**, 1034 (1923). — NICOLLE, CH., et E. CONSEIL: Ann. Inst. Pasteur **1922**, 579. (Siehe PEDRO-PONS/FARRERAS VALENTI.) — NINNI, C.: Il differente potere batterizida siero normale umano per le brucelle. Pathologica (Genova) **21**, 58 (1929). (Siehe KLIMMER.) — NINNI, C., et T. DE SANCTIS MONALDI: Allure d'infection à bacille de Bang et de l'intoxication diphthérique chez les cobayes traités par le BCG. C. r. Soc. Biol. Paris **109**, 1091 (1932). — NOCARD: Recherches sur l'avortement épizootique des vaches. Rapport à M. le ministre de l'agriculture. Rec. Méd. vét. **1886**, 689. (Siehe KLIMMER.) — NORTON, J. F., and L. R. PLESS: Agglutinins for Brucella abortus in the blood and milk of cows. Amer. J. publ. Health **21**, 499 (1931).

OLITZKI, L., u. J. GUREVITSCH: Das Wachstum der Brucellen auf halbfesten Nährböden. Zbl. Bakter. I Orig. **125**, 171 (1932). — O'REILLY, T. J.: Undulant fever in a sanatorium. Lancet **1938 II**, 430.

PAGNINI, U.: Sulla patogenesi delle infezione brucellare. Giorn. Batter. **1939**. (Siehe PEDRO-PONS/FARRERAS VALENTI.) — PENELL, R. B., and I. F. HUDDLESON: Chemical constitution and biological properties of the endo-antigen of the Brucella group of microorganisms. Techn. Bull. 156, agric. exper. stat. Michigan **1937**. — Study of cross skin sensibilization between Pasteurella tularensis and Brucella melitensis. Techn. Bull. 177, agric. exper. stat. Michigan **1941**. — PETRAGNANI: (Siehe PEDRO-PONS/FARRERAS VALENTI). — PFENNINGER, W.: Zur Diagnose der Bacillenausscheider in der Milch beim durch Bac. Bang verursachten infektiösen Verwerfen des Rindes. Schweiz. Arch. Tierheilk. **65**, 600 (1923). ~ Bekämpfung des seuchenhaften Abortus des Rindes durch Impfung. Schweiz. Arch. Tierheilk. **68**, 303 (1926). — PFENNINGER, W., u. A. KRUPSKI: Über die Verbreitung des infektiösen Abortus des Rindes in der Schweiz. Schweiz. Arch. Tierheilk. **65**, 343 (1923). — PLASTRIDGE, W. N., and J. G. MCALPINE: Types of Brucella in on hundred twenty-nine cases of undulant fever. J. inf. Dis. **47**, 478 (1930). ~ Brucella abortus of bovine porcine and equine origin. J. inf. Dis. **49**, 127 (1931). — POHL, G.: Wird das Corynebacterium abortus Bang mit dem Harn infizierter Kühe ausgeschieden? Vet.-med. Diss. Leipzig 1924. — POLLACI e CERAULO: (Siehe PEDRO-PONS/FARRERAS VALENTI). — POPPE, K.: BANGsche Krankheit (Febris undulans). TH. BRUGSCHS Spezielle Pathologie und Therapie der inneren Krankheiten, Erg.-Bd. 4, S. 410—426. Berlin u. Wien: Urban & Schwarzenberg 1930. ~ Ätiologie, Pathogenese und experimentelle Bangbakterien-Infektion. Verh. Ges. dtsch. Naturforsch. **1931**, 1041. — POSTON, M. A., and PH. B. PARSONS: Isolation of Brucella from Lymphnodes. J. inf. Dis. **66**, 86 (1940). — POSTON, M. A., and SMITH: (Siehe PEDRO-PONS/FARRERAS VALENTI). — PRAUSNITZ, C.: Infektion des Menschen durch Bacterium abortus Bang. Med. Klin. **1929 I**, 135. — PRAUSNITZ u. KUESTNER: (Siehe PEDRO-PONS/FARRERAS VALENTI). — PREISS, H.: Der Bacillus des seuchenhaften Verwerfens. Zbl. Bakter. I Orig. **33**, 190 (1903). (Siehe MEYER und SHAW.) — PRIESTLEY, F. W.: The intermediate zone phenomenon encountered in certain Brucella abortus agglutinating sera. J. of Path. **34**, 81 (1931).

QUILLIAN, W. W.: Arch. Pediatr. **51**, 607 (1934). (Siehe BUSER-PLÜSS.)

RASTELLI, M.: Le sierodiagnosi (per tifo, paratifo e melitense) nel sangue midollare ottenuto mediante sternopuntura. Policlinico sez. prat. **1942**, 1621. — RETTGER, L. F., G. C. WHITE and L. M. CHAPMAN: Infectious abortion in cattle. Connecticut Storrs Stat. Bull. **108**, 59 (1921). — RIEDMÜLLER, L.: Das seuchenhafte Verwerfen des Rindes und des Schweines und die BANGsche Krankheit des Menschen. Schweiz. landw. Mh. **1932**, H. 11. ~ Ergebnisse der Milchschnell- und Milchserumlangsamagglutination auf Bang. Schweiz. Arch. Tierheilk. **76**, 279 (1934). — RÖSGEN: Erfahrungen und Erörterungen über das BANGsche Fieber. Öff. Gesdh.dienst A 8, 121 (1942). — ROTH, F.: Über den Infektionsmodus, die latente Infektion und die Ursache der Häufigkeitszunahme der BANGschen Erkrankung des Menschen. Z. klin. Med. **126**, 507 (1934). — RUHLAND, H. H., and I. F. HUDDLESON: The rôle of one species of Cockroach and several species of flies in the dissemination of Brucella. Amer. J. vet. Res. **2**, 371 (1941).

SANDERS, E., and I. F. HUDDLESON: The influence of atmospheric gases on the multiplication of Brucella. Amer. J. vet. Res. **11**, 70 (1950). — The influence of oxygen on the metabolic activities of Brucella. Amer. J. vet. Res. **11**, 75 (1950). —SCHAEDE, G.: Über BANG-Erkrankungen im Regierungsbezirk Magdeburg. Veröff. Volksgesdh.dienst **55**, H. 2 (1941). — SCHITTENHELM, A.: Maltafieber und BANG-Infektion. Klin. Wschr. **1932 I**, 905. — SCHLESMANN, C.: Die serologische Diagnose der Banginfektion des Menschen mittels des Präcipitationsverfahrens und der Ausflockung im Zentrifugierverfahren mit MEINICKES Klärungsextrakt als Indikator. Klin. Wschr. **1932 II**, 1711. — SCHLIERBACH, P., u. K. WURM: Bang-infektion unter dem Bilde eines „Icterus catarrhalis“. Dtsch. med. Wschr. **1936 I**, 888. — SCHMID, G.: Untersuchungen über eine Schnellagglutinationsmethode zur Diagnose des Abortus Bang. Tierärztl. Rdsch. **39**, Nr 20 (1933). — SCHOOP, G.: Bangbakterieninfektion bei Widerristfistel und Genickbeule des Pferdes. Dtsch. tierärztl. Wschr. **1932 II**, 520. — SCHOTTMÜLLER, H.: Zur Infektion. (BANG-Infektion und Splenomegalie.) Dtsch. med. Wschr. **1930 II**, 1813. — SCHROEDER, E. C.: Bureau of Industry investigations on bovine infectious abortion. J. Amer. vet. med. Assoc. **60**, 548 (1922). — SCHROEDER, E. C., and W. E. COTTON: The bacillus of infectious abortion found in milk. 28th, Ann. Rep. Bureau Animal Industry, S. 139—146. 1911. — SCHUHARDT, V. T., L. J. RODE and G. OGLESBY: An antibrucella factor in peptones. J. Bacter. **57**, 1 (1949). — SCHULTEN, H.: Über die Epidemiologie, Erkennung und Behandlung der Bangbacilleninfektion des Menschen. Dtsch. med. Wschr. **1940 I**, 673, 986. — SEELIG, H.: Über die Peroxydasereaktion der Brucellen. Inaug.-Diss. Zürich **1938**. — SEIBERT, F. B.: The isolation and properties of the purified protein derivate of tuberculin. Amer. Rev. Tbc. **30**, 713 (1934). — SHAW, E. A.: The ambulatory Type of case of mediterranne fever. Rep. comm. for the invest. Med. fever **1907**, 8. — SIGNORELLI, S., e G. DI GUGLIELMO: (Siehe PEDRO-PONS/FARRERAS VALENTI). — SIMMS, B. T., and F. M. MILLER: Infectious abortion studies. J. Amer. vet. med. Assoc. **58**, 532 (1921). — SIMONETTI: (Siehe GRUMBACH u. GRILICHESS). — SMITH, TH.: The relation of Bacillus abortus from bovine sources to Malta fever. J. of exper. Med. **43**, 207 (1926). — SMITH, TH., and M. FABYAN: Über die pathogene Wirkung des Bacillus abortus (BANG). Zbl. Bakter. I Orig. **61**, 549 (1912). — SPINELLI, A.: Reazioni aspecifiche di fase S ed R nel gruppo delle Brucelle. (La reazione di Alessandrini e Sabatucci alla tripaflavina e quella die Bruce White con reattivo di Millon.) Ann. Igiene **42**, 539 (1932). — STRAUBE, G.: Untersuchungen über die BANG-Allergie und Serumphänomene am Menschen. Med. Klin. **1932 II**, 1501. — SÜPFLE, K., u. P. HOFMANN: Serologische und bakteriologische Untersuchungen über das Vorkommen von menschlichen Banginfektionen im Freistaat Sachsen. Arch. Hyg. u. Bakter. **108**, 113 (1932). — SUZDALTSEFF, A., and P. KOLOBUHINA: About the comparative value of WRIGHTS reaction and the allergic method of diagnosing undulant fever. Vestn. Mikrobiol. **18**, 251 u. engl. Zusammenfassung 253 (1940). (Russisch.)

TATARANO, G.: Recherches sur l'infection par le bacille de Bang dans une ferme. C. r. Soc. Biol. Paris **109**, 1305 (1932). — TAYLOR, R. M., et R. H. HAZEMANN: Recherches épidémiologiques en cours sur la fièvre ondulante en France. Rapport prélim. Rev. d'Hyg. **54**, 481 (1932). — TAYLOR, R. M., M. LISBONNE et L.-F. VIDAL: La symptomatologie de la fièvre ondulante. Etude statistique. Presse méd. **1937 I**, 185. — THOMSEN, A.: Über die Bedeutung der Paarungsinfektion bei der Verbreitung des seuchenhaften Verwerfens. Dtsch. tierärztl. Wschr. **1928**, 477. ~ Smitsom Kastningsenzooti (BANG-Infektion). Mskr. Dyrlaeger **41**, 386 (1929). ~ Om Abortbacillens Patogenitet. Medlemsbl. danske Dyrlaegefor. **1929**, Nr 23/24. ~ Correlation of occupation with serologic reactions for Brucella abortus. J. inf. Dis. **48**, 484 (1931). ~ Om Kalvekastningsfeberens (Svingefeberens) Forekomst hos danske Dyrlaeger. Mskr. Dyrlaeger **43**, 46 (1931). ~ La "maladie de Bang" chez les vétérinaires en Danemark. Le bacille de Bang chez l'homme. Rev. gén. Méd. vét. **41**, 597 (1932). ~ Weitere Versuche zur Immunisierung gegen ansteckendes Verwerfen der Kühe. Dtsch. tierärztl. Wschr. **1932 II**, 595. ~ Brucella-Infektioner hos Hunden. Medlemsbl. danske Dylaegefor. **15**, 487 (1932). — TORREY, J. P.: The diagnosis of Brucella abortus infection in the udder of the cow. Amer. J. publ. Health **19**, 1360 (1929). — TRAUM, J.: Pathogenicity Tests of Various Strains of Bacterium abortum. Agricult. exper. Stat. Univ. California, Bull. **353**, 308 (1923).

VELLISTO, E.: Diagnose der Brucellose vermittels der Grenzwerte der Agglutinationsreaktion (bei Mensch und Tieren). Z. Immun.forschg **97**, 68 (1939). — VERCELLANA, G.: L'azione patogena del Bacillo di Bang per il genere umano è dimostrabile sperimentalmente? Giorn. Clin. Med. **1928** (Suppl. al Fasc. 16) 33. — VERCELLANA, G., e ZANZUCCHI: Pathologica (Genova) **18**, 347 (1926). — VERREY, F.: Un dispositif pour la centrifugation capillaire. Ophthalmologica **105**, 151 (1943). — VESA, A., u. L. LAHERMAA: Untersuchungen über Febris undulans in Finnland. Acta Soc. Medic. fenn. Duodecim. **26**, 1 (1939). — VIDAL: C. r. Soc. Biol. Paris **99**, 1279 (1925). (Siehe GRUMBACH u. GRILICHESS). — VIDAL et ARBELLA: C. r. Soc. Biol. Paris **99**, 1271 (1925). (Siehe GRUMBACH u. GRILICHESS).

WALTHER, K.: Latente BANG-Krankheit im Heere. Dtsch. Mil.arzt **2**, 1 (1937). — WEIGMANN, F: Bakteriologisches, Klinisches und Tierexperimentelles zur Frage der Infektion des Menschen mit Bacterium abortus (BANG). Arch. f. Hyg. **102**, 77 (1929). ~ Experimentelle Untersuchungen über die Beziehungen zwischen Bacterium abortus (BANG) und Bacterium melitense. Zbl. Bakter. I Orig. **121**, 318 (1931). — WELCH, H., and F. L. MICKLE: Comparison of the HUDDLESON slide test with a macroscopic tube test in undulant fever. J. Labor. a. clin. Med. **17**, 67 (1931). — WHERRY, W. B., A. E. O'NEIL and L. FOSHAY: Brucellosis in man: Treatment with a new anti-serum. Amer. J. trop. Med. **15**, 415 (1935). — WICHELS, u. v. GARA: Serologische Reaktionen, allergische Proben und Bangbacillen-Infektionen des Menschen. Z. klin. Med. **123**, 437 (1933). — WIDAL, J.: Sur la différentiation du Mic. melitensis et du Bact. abortus par des substances chimiques. C. r. Soc. Biol. Paris **29**, Nr 29 (1928). (Siehe GABBI.) — WILSON, G. S.: The diagnosis of undulant fever. Brit. med. J. **1930**, No 3642, 679. — WILSON, G. S., and A. A. MILES: The serological differentiation of smooth strains of the Brucella group. Brit. J. exper. Path. **13**, 1 (1932). — WISE, B.: An evaluation of the Brucella opsonocytophagic test. Amer. J. med. Sci. **200**, 520 (1940). — The agglutinating properties of antibrucella rabbit sera. Amer. J. clin. Path. **11**, 617 (1941). — WOLTER, FR.: BANGsche Krankheit beim Menschen (Febris undulans Bang) und Mittelmeermaltafieber. Ihre Abhängigkeit vom Boden und Klima und ihre Zugehörigkeit zu einer epidemiologischen Einheit höherer Ordnung. Würzburg. Abh. **27**, 155 (1931). ~ Zur Ätiologie und Prophylaxe der BANGschen Krankheit mit besonderer Berücksichtigung ihrer abortiven Wirkung. Berl. tierärztl. Wschr. **1935 II**, 418. — WRIGHT, A. E., and F. SMITH: On the application of the serum test to the differential diagnosis of typhoid and Malta fever. Lancet **1897 I**, 656.

ZELLER, H.: Ätiologie und Prophylaxe der Brucellosen. Abortus und Melitensis. Übertragung auf den Menschen. Berl. tierärztl. Wschr. **1931 II**, 565. ~ Neuere Forschungsergebnisse über Brucellen und Brucellosen. Münch. tierärztl. Wschr. **1933**, 337, 349, 361, 373, 389. ZIA, S. H., and D. H. WONG: Brucella infection in Chinese. (Undulant fever). China med. J. **46**, 243 (1932). Ref. Kongreßzbl. inn. Med. **66**, 676 (1932). — ZUK, A.: Beitrag zur Kenntnis der Verbreitung der Brucella-Bang-Infektion bei den Menschen in Kroatien. Liječn. Vijesn. **64**, 265 (1942). Ref. Kongreßzbl. inn. Med. **114**, 159 (1943). — ZWICK u. ZELLER: Bericht des kaiserlichen Gesundheitsamtes Berlin 1920. (Siehe HUDDLESON and EMMEL.)

C. Klinische und pathologisch-anatomische Arbeiten (einschließl. Therapie, Berufskrankheiten usw.).

AHRINGSMANN, H.: Heilung der BANGschen Krankheit durch Prontosil. Münch. med. Wschr. **1937 II**, 1778. — AJELLO, L.: A proposito del lavoro del Prof. Fici: "Localizzazione nell'apparecchio respiratorio da grave infezione melitense con reporto radiografico reticolomicronodulare. Riv. Pat. e Clin. Tbc. **14**, 675 (1940). — ALBERTINI, A. v., u. W. LIEBERHERR: Beiträge zur pathologischen Anatomie der Febris undulans Bang. Frankf. Z. Path. **51**, 69 (1937). — ALTHOFF, H., u. B. RATING: Über Lungenveränderungen beim Morbus Bang. Klin. Wschr. **1943** II, 597. — AMOSS, H. L.: Localization of Brucella. Internat. Clin. **4**, Ser. 41, 93 (1931). (Siehe METTIER and KERR.) — ANDRÉN, G.: Behandlung von Febris undulans mit Jodbismol. Sv. Läkartidn. **1941**, 540 (schwedisch). — ANGLE, F. E.: Treatment of acute and chronic Brucellosis (Undulant fever). Personal observation of on hundred cases over a period of seven years. J. Amer. med. Assoc. **105**, 939 (1935). — ATTINGER, E.: Febris undulans Bang unter dem Bilde einer schweren Myokarditis. Schweiz. med. Wschr. **1932**, 64. — AZZI, E., e D. MIRCOLI: Grave sindrome Werlhofiana in corso di brucellosi. Splenectomia. Clinica **7**, 107 (1941).

BAKER, B. M. jr.: Undulant fever presenting the clinical syndrome of intermittent hydrarthrosis. Arch. int. Med. **44**, 128 (1929). — BEAL, G. A.: Antibiotic Activity of certain against Brucella. Proc. Soc. exper. Biol. a. Med. **64**, 118 (1947). — BEARD: (Siehe BING). — BEATTY, O. A.: Manifestations of undulant fever in the respiratory tract. Amer. Rev. Tbc. **36**, 283 (1937). — BENNING, H. M.: Chronic Brucellosis: Succes of treatment with Brucellin. J. Amer. med. Assoc. **130**, 320 (1946). — BERGER, W., u. H. SCHNETZ: Ein Behandlungserfolg bei Morbus Bang mit Prontosil. Med. Klin. **1937 I**, 594. — BERGMARK, G.: Über Meningitis bei BANG-Infektion, ihr klinisches, bakteriologisch-serologisches Bild. Acta psychiatr. (Kobenh.) **6**, 387 (1931). — BERTSCHINGER, A.: Eine ungewöhnliche Verlaufsform des Febris undulans Bang. Beitrag zur Differentialdiagnose und Histologie des Krankheitsbildes. Z. klin. Med. **141**, 140 (1942). — BÉTHOUX, L., E. GOURDON et J. ROCHEDIX: Fièvre ondulante guérie cliniquement et bactériologiquement par l'emploi de dérivés sulfamidés non azoiques. Bull. Soc. méd. Hôp. Paris, III. s. **53**, 1297 (1937). — BICKEL, G., et J. BANDELIER: Considérations cliniques et recherches expérimentales sur le traitement sulfamidé des brucelloses. Rev. méd. Suisse rom. **61**, 492 (1941). — BIRRER, W.: Über chirurgische Erscheinungsformen der BANGschen Krankheit. Schweiz. med. Wschr. **1948**, 1080. ~ Über chirurgische Erscheinungsformen der BANGschen Krankheit. Inaug.-Diss. Zürich 1948. — BLOOMFIELD, A. L.: Enlargement of the superficial lymph nodes brucelle infection. Amer. Rev. Tbc. **45**, 741 (1942). — BLUMBERGER, K.: Behandlung der BANGschen Krankheit mit Bluttransfusionen. Med. Klin. **1938 I**, 805. — BOLAFFI, A.: Manifestazioni pleuriche e pulmonary nel corso della febbre di Malta. Giorn. med. prat. VIII **61**, 109 (1926). (Siehe HARVEY.) — BROCHER, J. E. W., u. Y. PARHAMI: Spondylitis bei Morbus Bang. Röntgenprax. **14**, 135 (1942). — BRUNNER, W.: Über abszedierende Brucella abortus Bang-Strumitis. Schweiz. Z. Path. u. Bakter. **2**, 100 (1939). — BUSER-PLÜSS, E.: (Siehe unter Teil B). — BULL and GRAM: (Siehe METTIER and KERR).

CALDER, R. M., CH. STEEN and L. BAKER: Blood studies in brucellosis. J. Amer. med. Assoc. **112**, 1893 (1939). — CANALI, G.: Sindromi epatiche, lienali ed emopatiche nella brucellosi e terapia arsenobenzolica nella stessa infezione. Riforma med. **1942**, 1174, 1181. — Cantani, A.: Azione del micrococco melitense sul sistema nervoso centrale. Malaria e Malat. Paesi caldi **5**, 151 (1914). (Siehe Gabbi.) — Caronia, G.: I vaccini lisizzati nella terapia della febbre ondolante. Ser. med. i onore Gabbi **1**, 330 (1937). — Carpenter, Ch. M., and R. A. Boak: The isolation of Brucella from tonsills. J. Amer. med. Assoc. **99**, 296 (1932). — de Carrasco, H. O.: Einige neuere Gesichtspunkte für die Behandlung des Maltafiebers. Arch. Schiffs- u. Tropenhyg. **43**, 500 (1939). — Casanova, F., e C. D'Ignazzio: Endocardite vegetante aortica da brucella melitense. Minerva med. **1933 II**, 209. (Siehe Smith and Curtis.) — Castaneda, M. R., and C. C. Cardenas: Treatment of Brucellosis with Brucella antigens. Amer. J. trop. Med. **21**, 185 (1941). — Cattaneo, F.: Su di un caso di notevole epato-splenomegalia brucellare con ascite. Clinica **8**, 441 (1942). — Cattaneo, F., ed I. Cattaneo: Il mielogramma nelle brucellosi. Haematologica (Pavia) **21**, 657 (1940). — Cazal, P.: Le lésions de l'hépatite brucellienne. Semaine Hôp. **32**, 1351 (1949). — Cellina, M.: Meningomyélite mélitococcica subacuta tardiva. Riforma med. **1940**, 1389. (Siehe Werner). — Chassot, F.: Etude clinique et anatomo-pathologique d'un cas de maladie de Bang avec atteinte rénale. Rev. méd. Suisse rom. **60**, 791 (1940). — Chinn, A. B.: Treatment of undulant fever with sulphanilamide. Case report. Ann. int. Med. **14**, 921 (1940). — Cordaro, M.: Considerazione sulle anemie da brucellosi. Clin. med. ital., N. s. **67**, 416 (1936). — Cotti, L.: Sull'impiego della maretina nella cura delle febbre ondolanti e tifoidee. Giorn. Clin. med. **21**, 1104 (1940). — Curschmann, H.: Über tödliche Fälle von Bangscher Krankheit. Med. Klin. **1932 I**, 471. ~ Über die spezifische Therapie und Diagnostik der Bangschen Krankheit. Fortschr. Ther. **13**, 593 (1937).

D'Amore, S.: Su di un caso di sindrome parkinsoniana nel corso della febbre di Malta. Morgagni **1933**, 1208. (Siehe Werner.) — Davis, N.: Treatment of chronic Brucellosis with sulfasuxidine. J. Indiana State med. Assoc. **36**, 390 (1943). — Debenedetti, V.: Die endovenöse Vaccino-Therapie der Brucellosen. Minerva med. **1948 II**, 217. — Debono, J. E.: Aureomycin in undulant fever. Lancet **1949 II**, 326. — del Campo, J. L.: Die Differentialdiagnose zwischen Rheumatismus und Brucellose durch die Reaktion von Mester. Clin. y Labor **35**, 94 (1943). (Spanisch.) — Diehl, F., u. F. Roth: Hepatolienale Syndrome bei Bangscher Krankheit. Dtsch. Arch. klin. Med. **178**, 271 (1935). — Dürbeck, K.: Zur Therapie der Bangschen Krankheit. Münch. med. Wschr. **1942**, 873.

Ebskov, C., and H. Harpøth: Et tilfaelde af febris undulans (Bang). Ugeskr. Laeg. (dän.) **37**, 872 (1930). (Siehe Mettier and Kerr.) — Eisele, C. W., and N. B. McCullough: Combined streptomycin and sulfadiazine treatment in brucellosis. J. Amer. Assoc. **135**, 1053 (1943). — Eyre, J. W. H.: Lancet **1908**, 1747. (Siehe Johnson.)

Fabyan, M.: A contribution to the pathogeneis of B. abortus (Bang). J. med. Res. **26**, 441 (1912). (Siehe Wagener.) — Fici, V.: Localizzazione nell'aparecchio respiratorio da grave infezione melitense con reporto radiografico reticulo-micronodulare. Riv. Pat. e Clin. Tbc. **14**, 365 (1940). — de Filippi, P.: Mielosi globale aplastica in corso di melitensi. Haematologica (Pavia) **24**, 947 (1942). — de Francicis, V.: Azione in vitro dei preparati sulfamidici sui germi del genere brucella. Boll. Soc. ital. Biol. sper. **17**, 301 (1942). — Fiorentini: Quotation from Eyre J. W. H. (Siehe Johnson.) — Fleming, A.: Second. int. Congress for Microbiology. Rep. Proc. London **1936**, 33. (Siehe Beal.) — Forbus, W. D., and J. U. Gunter: The pathogenicity of strains of Brucella obtained from cases of Hodgkins disease. South. med. J. **34**, 376 (1941). — Frei, W.: Über den Einfluß des Vitamin-E-Mangels auf die Infektionsresistenz speziell gegenüber Brucella Bang. Diskussionsbeitrag a. d. Versammlung schweiz. Tierärzte in Basel 1942. — Frey, W.: Bangsche Krankheit. Beil. zu Nr 8 des Bull. eidgen. Gesdh.amt **1938**. Fried, R.: Zur Epidemiologie, Klinik und Bakteriologie der Bangschen Krankheit. Z. Hyg. **114**, 429 (1932). (Siehe Löffler, Moeschlin und Willa.) — Fust, B., H. Löffler, W. Mosimann u. M. A. Schoch: (Siehe unter Teil B).

Gabbi, U.: Morbus Bruce e Morbus Bang. Giorn. Clin. med. **1933**, 206. (Siehe Werner.) Gate, J., et R. Ravault: Lyon méd. **143**, 632 (1929). (Siehe Smith and Curtis.) — Giordano, A. S., and R. L. Sensenich: Brucella abortus infection in man. A clinical analysis of thirty-five cases. J. Labor. a. Clin. Med. **15**, 421 (1930). — de Giorgi, L.: Contributo all'anatomia patologica dell'infezione da brucella melitensis nell'uomo. Giorn. Clin. med. **18**, 757 (1937). — Gounelle, H., et J. Warter: Bull. Soc. méd. Hôp. Paris **51**, 1197 (1935). (Siehe Smith and Curtis.) — de Gowin, E. L., J. R. Carter and I. H. Borts: A case of infection with Brucella suis, causing Endocarditis and nephritis; death from rupture of mycotic aneurysm. Amer. Heart J. **30**, 77 (1945). — Green, M. E., and R. H. Freyberg: The incidence of brucellosis in patients with rheumatic disease. Amer. J. med. Sci. **201**, 495 (1941). — Gregersen, F., and T. M. Lund: De patologisk-anatomiske førändringer ved febris undulans. Hosp.tid. (dän.) **74**, 349 (1931). (Siehe Mettier and Kerr.) — Griesemer, F.: Über Veränderungen der Atmungsorgane bei Bangscher Krankheit. Dtsch. Arch. klin. Med. **188**, 312 (1941). Inaug.-Diss. Zürich 1941. — Griggs, J. F.: Chronic Brucellosis. Conclusions on Treatment of ten Years. J. Amer. med. Assoc. **136**, 911 (1948). — Grilichess,

K. R.: Über die am Zürcher Hygiene-Institut ausgeführten Bang-Untersuchungen und über einen metastatischen Bang-Absceß. Schweiz. med. Wschr. **1930,** 433. — Grumbach, A.: Die Febris undulans als Berufskrankheit und Unfallfolge. Kritisch epidemiologische Betrachtung. Schweiz. Z. Unfallmed. u. Berufskrkh. **1940,** 90. — di Guglielmo, G.: Die Therapie der Brucellen-Infektion. (Malta-Fieber, Abortus Bang). Z. ärztl. Fortbildg **38,** 304 (1941). — Guérin, M. J.: Fièvre ondulante (Phytotherapie). Année méd. pratique Paris **1948,** **144.**

Hadorn, W.: Über die Behandlung der Bangschen Krankheit mit Causyth. Praxis **1936,** 737. — Hall, W. H., and W. W. Spink: Sulfamerazine clinical evaluation in 116 cases. J. Amer. med. Assoc. **123,** 125 (1943). ~ In vitro Sensitivity of Brucella to Streptomycin: Development of Resistance During Streptomycin Treatment. Proc. Soc. exper. Biol. a. Med. **64,** 403 (1947). — Haman, H.: Epididymitis und Orchitis als Teilerscheinung der Bangschen Krankheit. Dermat. Wschr. **1942,** 105. — Hansmann, G. H., J. R. Schenken and E. Sanders: Melitensis Meningiencephalitis, mycotic aneurysma due to Brucella melitensis var. porcine. Amer. J. Path. **1932,** 435. (Siehe Werner.) — Hardy, A. V.: Nat. Inst. Health Bull. **1930,** No 158. (Siehe Johnson.) — Hardy, A. V., C. F. Jordan, H. Borts and C. Hardy: Undulant fever with special reference to a study of Brucella infection in Jowa. Publ. Health Rep. **1930 II,** 2525. (Siehe Löffler, Moeschlin und Willa.) — Harris, H. J.: Brucellosis. Advances in Diagnosis and Treatment. J. Amer. med. Assoc. **131,** 1485 (1946). ~ Chloromycetin. Bull. N. Y. Acad. Med. **25,** 458 (1949). — Harris, H. J., and P. C. Jett: Streptomycin and sulfadiazine (combined) in chronic Brucellosis. J. Amer. med. Assoc. **137,** 363 (1948). — Harsting, S.: Behandlung des Bangschen Fiebers mit Neosalvarsan. Ugeskr. Laeg. (dän.) **1940,** 731. — Harvey, W. A.: Pulmonary Brucellosis. Ann. int. Med. **28,** 768 (1948). — Haxthausen, H., u. A. Thomsen: Brucella-Ausschlag bei Tierärzten. (Eine eigentümliche professionelle Hautaffektion, wahrscheinlich allergischer Natur, hervorgerufen von Bac. abortus Bang). Arch. f. Dermat. **163,** 491 (1931). — Hegler, C. Über undulierendes Fieber, insbesondere durch Bacterium abortus Bang. Arch. Schiffs- u. Tropenhyg. **33,** 256 (1929). ~ Zur Pathogenese der Infektion des Menschen durch Brucella abortus Bang. Klin. Wschr. **1930 II,** 1663. ~ Bangsche Krankheit des Menschen. Neue Deutsche Klinik, Bd. **11,** S. 337. 1933. — Heilman, F. R.: The effect of combined treatment with Aureomycin and Dihydrostreptomycin on Brucella infections in Mice. Proc. Staff Meet. Mayo Clin., **24,** 133 (1949). — Hench u. Mitarb.: J. Amer. med. Assoc. **93,** 1958 (1929). Herrell, W. E., and T. E. Barber: The combined use of Aureomycin and Dihydrostreptomycin in the treatment of Brucellosis. Proc. Staff Meet. Mayo Clin., **24,** 138 (1949). — Horstmann, F. H.: Metastasierung bei einer Banginfektion. Münch. med. Wschr. **1937 I,** 984. Hottinger, A.: Über Bang-Infektionen im Kindesalter. Klin. Wschr. **1930 II,** 1729. — Hugh, C.: Lymphadenopathie in Brucellosis. Brit. med. J. **1949,** No 4631, 787. — Hughes: Mediterranean, Malta or undulant fever. London: McMillan 1897.

Introzzi, P.: La splenectomia nelle infezione melitense. Haematologica (Pavia) **21,** 859 (1940). — Introzzi, P., u. A. Baserga: Klinik und Therapie der Brucellosen. Erg. inn. Med. **63,** 595 (1943).

Jadassohn, W.: Brucella-Bang-Ausschlag und Urticaria bei Tierärzten. Arch. f. Dermat. **164,** 658 (1932). — Jaffé, R. H.: Über die experimentelle Infektion des Meerschweinchens mit dem Bac. melitensis (Bruce) und dem Bac. abortus (Bang). Virchows Arch. **238,** 119 (1922). — Janbon, M.: Diagnostic de la mélitococcic. J. méd. franç. **25,** 92 (1936). — Janbon, M., M. Lisbonne et G. Roman: La spécifité de la bronchite mélitococcique. Présence de "Brucella melitensis" dans l'expectoration. Bull. Acad. Méd. Paris, III. s. **127,** 278 (1943). — Johnson, R. M.: Pneumonia in undulant fever. A report of three cases. Amer. J. med. Assoc. **189,** 483 (1935). — Joller, H.-J.: Untersuchungen über die Beeinflussung von experimentellen Infektionen bei Laboratoriumstieren durch Vitamin E. Inaug.-Diss. Zürich 1946.

Kartagener, M., u. F. Ramel: Über eine tödliche Trypaflavinvergiftung unter dem Bilde der nekrotisierenden Nephrose. Klin. Wschr. **1932 II,** 1273. — Katsch, G., u. Wichels: Zur Symptomatologie der Bangbacilleninfektion des Menschen. Z. klin. Med. **123,** 432 (1933). Kempner, W., B. Wise and C. Schlayer: Manometric determination of the effects of various sulfanilamid compounds on brucella melitensis. Amer. J. med. Sci. **200,** 484 (1940). — Kennedy, J. C.: Rep. Comm. invest. Mediterranean Fever **4,** 93 (1906). (Siehe Mettier and Kerr.) — Kessler, M., u. W. Müller: Meningoencephalitis bei Morbus Bang. Arch. f. Psychiatr. **109,** 347 (1939). (Siehe Werner.) — King, E. S., and M. Lucas: Sulfapyridine in experimental brucellosis. J. Labor. a. clin. Med. **26,** 616 (1941). — Knighton, J. E.: Undulant fever with endocarditis and mycotic aneurysm; case report. New Orleans med. J. **90,** 646 (1938). (Siehe Smith and Curtis.) — Knobloch: (Siehe Pedro-Pons/Farreras Valenti). — Krabbe: (Siehe Werner). — Kyger, E. R., and R. L. Haden: Brucellosis and multiple Sclerosis. Cutaneous reactions to Brucella antigen. Amer. J. med. Sci. **216,** 689 (1948).

DE LA CHAPELLE, C. E.: Amer. Heart J. 4, 732 (1929). (Siehe SMITH and CURTIS.) — LAFENÈTRE, M.: La prophylaxie animale des bruceloses. J. méd. franç. 25, 104 (1936). — LAGRIFFOUL, A., H. ROGER et SARRADON: Montpellier méd. 31, 33 (1938). (Siehe SMITH and CURTIS.) — LAURENTIUS, P.: Klinischer Beitrag zum Maltafieber. Med. Welt 1941, 1306. — LEAVELL, H. R., and H. L. AMOSS: The endermic reaction in Brucella infections. Arch. int. Med. 48, 1192 (1931). — Brucella infection: Case report. Cultivation of Brucella from the bile. Amer. J. med. Sci. 181, 96 (1931). (Siehe METTIER and KERR.) — LEAVELL, H. R., M. A. POSTON and H. L. AMOSS: Administration of thionin and methylviolett in intestinal Brucella infection. J. Amer. med. Assoc. 95, 860 (1930). — LE CHUITON et NÉGRIÉ: Deux cas de mélitococcic traités par les sels d'acridine. Bull. Soc. méd. Hôp. Paris, III. s. 46, 1633 (1930). — LEDOUX, M. E.: L'endocardite mélitococcique. Arch. Mal. Coeur 33, 199 (1940). — LEMAIRE, G., PORTIER et J. BERTRAND: Méningo-encephalite mélitococcique précoce à évolution rapidement mortelle. Constations ts anatomiques. Bull. Soc. méd. Hôp. Paris, III. s. 53, 712 (1937). — LEVY, D. F., and B. SINGERMAN: Brucella melitensis bacteremia associated with vegetative endocarditis. Amer. Heart J. 15, 109 (1938). (Siehe SMITH and CURTIS.) — LIDDO, S.: Sul presunto neurotropismo brucellare. (Richerche sperimentali.) Giorn. Batter. 24, 640 (1940). — LIEBERHERR, W.: Zur Therapie der Febris undulans Bang. Wien. Arch. inn. Med. 24, 101 (1933). Inaug.-Diss. Zürich 1933. — LIPPELT, H.: Malta-Fieber, Diagnose, Klinik und Therapie. (Beobachtungen in Deutsch-Südwestafrika 1938/39.) Dtsch. tropenmed. Z. 45, 235 (1941). — LIVE, I., F. G. SPERLING and E. L. STUBBS: Effect of streptomycin on experimental brucellosis in guinea pigs. Amer. J. med. Sci. 211, 267 (1946). — LOBO DE LA RUA, F.: Ein Fall von Pseudotuberkulose durch BANGsche Krankheit. Med. españ. 4, 224 (1940). — LÖFFLER, W.: Zum Vorkommen und zur Diagnostik der Febris undulans. Schweiz. med. Wschr. 1929, 304. ~ Besonderheiten der Febris undulans Bang des Menschen. Schweiz. med. Wschr. 1931, 968. ~ Febris undulans Bang als Unfall und als Berufskrankheit. Festschrift Prof. H. ZANGGER, S. 302—313. Zürich: Rascher & Co. 1934. ~ Zur Therapie der Febris undulans Bang. Schweiz. med. Wschr. 1935, 589. ~ Febris undulans Bang. (Inkubation und Eintrittspforte, Unfall? Berufskrankheit?) Ars Medici 34, Nr 5 (1944). LÖFFLER, W., u. A. v. ALBERTINI: Pathologisch-anatomische Befunde bei sog. Febris undulans des Menschen. Krkh.forschg 8, 1 (1930). — LÖFFLER, W., S. MOESCHLIN u. A. WILLA: Klinik und Pathologie der Febris undulans Bang unter besonderer Berücksichtigung der spezifischen Komplikationen (an Hand von 150 eigenen Fällen). Erg. inn. Med. 63, 714 (1943). LONG, P. H.: A. M. A. Meeting, Atlantic City, 1949. (Siehe „Chloromycetin in Brucellosis". Therapeutic Notes 56, 188 (1949).

MARKOFF, N.: Über pulmonale Formen der BANGschen Krankheit. Helvet. med. Acta 7, 536 (1940). ~ Die pulmonale Form der BANGschen Krankheit. Praxis 1940, 501. — MATZDORF, F.: Histologische Untersuchungen bei einem Fall von Morbus Bang. Virchows Arch. 290, 47 (1933). — MCCULLAGH, E. P., and H. M. CLODTFELTER: Encephalitis due to undulant fever; report of four cases). Ann. int. Med. 10, 1508 (1937). — MCCULLOUGH, N. B., and C. W. EISELE: Toxic reactions during streptomycin-sulfadiazine therapy of Brucellosis. J. Amer. med. Assoc. 139, 80 (1949). — MERSEMANN, DECHAUME et POMME: Un cas d'encéphalite aigue post-melitococcique, étude anatomo-clinique. Rev. microbiol. appliquée à l'agriculture et à l'industrie 1936, 2, 24. (Siehe WERNER.) — MESSINI: Manuale di Terapia. Universo Roma 1947. — METTIER, S. R., and W. J. KERR: Hepatitis and cholecystitis in the course of Brucella-Infection. Arch. int. Med. 54, 704 (1934). — MEYER, K. F.: Neueres zur Brucella-Infektion. Schweiz. med. Wschr. 1938, 176. — MOESCHLIN, S.: Elektrokardiographische Myokardschäden bei der Febris undulans Bang. Cardiologia 7, 29 (1943). — MOZER: Maladie de Bang et Chloromycétine. (Soc. méd. de Genève, Séance du 15 déc. 1949). Praxis 1950, 21. — MÜHLENBECK: Zur Frage der Übertragung der BANGschen Krankheit. Med. Klin. 1937 I, 124.

NAEGELI, O., u. K. ROHR: Zur Causythbehandlung der Febris undulans Bang. Schweiz. med. Wschr. 1937, 449. — NEMECEK, A.: Das Bang-Mittel Detoxin. Münch. med. Wschr. 1940 II, 944. — NICOD, J. L.: Contribution à l'étude anatomo-pathologique de la maladie de Bang. Schweiz. med. Wschr. 1935, 238. — NICOLLE: Naissance, vie et mort des maladies infect. Alcan Ed. Paris 1930. (Siehe PEDRO-PONS/FARRERAS VALENTI.) — NOTO, G.: Pachi e leptomeningite cronica spinale adesiva, consecutiva ad una meningite melitococcia. Riv. Pat. nerv. 1932, 404. (Siehe WERNER.)

OHM, G.: Meningoencephalitis bei Morbus Bang. Nervenarzt 11, 196 (1938). (Siehe WERNER.) — DE ORCHI, A. M.: Su di un caso di meningite melitense tardiva, curato con vaccino-terapia endo-rachidea. Boll. Soc. med.-chir. Catania 9, 523 (1941). — ORLOFF, K. C.: Klin. Mbl. Augenheilk. 81, 582 (1928). (Siehe WAGENER.)

PALAGI, P.: Le localizzazioni vertebrali nella febbre ondulante. Chir. Org. Movim. 20, 31 (1934). — PARADA, A.: Febris undulans. Med. españ. 5, 481 (1941). (spanisch.) — PARSONS, P. B., and M. A. POSTON: The pathology of human Brucellosis. Report of four cases with one autopsy. South. med. J. 32, 7 (1939). — PEGORARO, C.: La vaccinoterapia endovenosa delle brucellosi. Riv. Clin. med. 38, 290 (1937). — Phalen, G. S., L. E. Prickman and F. H. Krusen: Brucellosis spondylitis. Treatment by physically induced hyperpyrexia. J. Amer. med. Assoc. 118, 859 (1942). — Picard, J.: Manifestations cutanées au cours d'une brucellose. Presse méd. 1936 II, 1103. — Popp, L.: Bang-Infektion und Lebercirrhose. Z. klin. Med. 143, 346 (1944). — Poppe: [Siehe Curschmann, Fortschr. Ther. 13, 593 (1937)]. — Pottenger, F. M., I. Allison and W. A. Albrecht: Brucella Infections. Possible relation to deficiency of trace Elements in soils, plants, animals and man. Merck Report 58, 13 (1949). Pulaski and Amsbacher: New England med. J. 237, 419 (1947). — Punch, A. L.: Undulant fever treated with prontosil. Lancet 1938 II, 429.

Rabson, S. M.: Pathologic anatomy of human brucellosis. Amer. J. clin. Path. 9, 604 (1939). — Ramseyer, M.: Une arthrite coxo-fémorale due au bac. abort. Bang. Schweiz. med. Wschr. 1946, 1218. — Ravina, A., et M. Pestel: Les formes hépatiques de la mélitococcie. Presse méd. 1942 II, 449. — Rawak, F., u. R. Braun: Muskelatrophie bei Melitensis-affektionen der Wirbelsäule. Klin. Wschr. 1931 I, 776. — Regli, F. E.: Die Wirkung der Pentanucleotide bei einigen infektiösen Leukopenien (Maltafieber und Typhus). Med. españ. 3, 330 (1940) (spanisch). — Rennie, J. K., and C. J. Young: Brit. med. J. 1936, 412. (Siehe Smith and Curtis). — Richardson, L. A.: Infection with Brucella abortus treated with Prontosil. Lancet 1938 I, 495. — Riedmüller, L., u. H. Stihl: Urtikarielle und papulöse Berufsdermatosen der Tierärzte nach vaginalen Eingriffen beim Rind. Schweiz. Arch. Tierheilk. 73, 588 (1931). — Rimbaud, L.: L'évolution de la mélitococcie en clinique. J. méd. franç. 25, 78 (1936). — Rimbaud, L., et M. Janbon: Le foie de la mélitococcie. J. méd. franç. 25, 81 (1936). ∼ Le syndrome méningo-encéphalique de la mélitococcie. J. méd. franc. 25, 87 (1936). ∼ Erithème morbilliforme au cours d'une mélitococcie. Arch. Soc. Sci. méd. et biol. Montpellier 1937, 674. — Rimbaud, L., et P. Lamarque: Le mal de Pott mélitococcique. J. méd. franç. 25, 90 (1936). — Rimbaud, L., et H. Serre: L'hépatite mélitococcique. Arch. des Mal. Appar. digest. 30, 313 (1941). — Rimbaud, P., et G. Anselme-Martin: Les méthodes de traitement actuellement utilisées contre la mélitococcie. Leurs indications respectives. J. méd. franç. 25, 105 (1936). — Roch, M., V. Monedjikova et E. Martin: Fièvre ondulante d'origine bovine chez l'homme. Infection par le Bacillus abortus de Bang. Rev. méd. Suisse rom. 48, 657 (1928). — Rössle, R.: Beitrag zur Kenntnis der geweblichen Veränderungen bei der Bangschen Krankheit des Menschen. Münch. med. Wschr. 1933 I, 5. — Roger, H., et Y. Poursinnes: Les méningo-neurobrucelloses. Paris: Masson & Co. 1938. (Siehe Werner.) — Roger, H., et Y. Poursinnes: Hypertension intra-cranienne et brucellose. La méningo-encéphalite brucellosique à forme pseudo-tumorale. Schweiz. Arch. Neur. 65, 255 (1950). — Rohr, K.: Die Causyththerapie der Bangschen Krankheit. Schweiz. med. Wschr. 1936, 911. — Rothmann, A.: Bangsche Erkrankung mit ulceröser Endokarditis. Zbl. Path. 63, Erg.-H. 194 (1935).

Sales, Vazquez, R., u. A. Ley: Beitrag zum Studium der nervösen Komplikationen des Maltafiebers und ihrer chirurgischen Behandlung. Rev. Clin. españ. 5, 419 (1942) (spanisch). Sandström, O.: Multiple Spondylitis bei Febris undulans Bang. Acta radiol. (Stockh.) 18, 253 (1937). — Sapinski, H.: Zur Behandlung des Morbus Bang mit Prontosil. Ther. Gegenw. 83, 62 (1942). — Scalabrino, R.: Sulle lesione anatomiche delle capsule surrenali nelli manifestazioni di iperrecettività verso la brucelle Bang. (Ricerche sperim.) Boll. Ist. sieroter. milan. 11, 81 (1932). — Scarlett: Canad. med. Assoc. J. 58, 230 (1948). — Scheidegger, S., u. K. Stern: Encephalitis bei Bangscher Krankheit. Z. Neur. 157, 449 (1937). — Schilling, G. S., C. F. Magee and F. M. Leitch: Treatment of undulant fever with an autogenous antigen. J. Amer. med. Assoc. 96, 1945 (1931). — Schroeder, E. C., and W. E. Cotton: An undescribed pathogenic bacterium in milk. Amer. vet. Rev. 40, 195 (1911). (Siehe Hull.) Schüpbach, A.: Abszedierende Metastasen bei Bangscher Krankheit. Helvet. med. Acta 7, 545 (1940). — Scott, R. W., and O. Saphir: Amer. J. med. Sci. 175, 66 (1928). (Siehe Smith and Curtis.) — Shera, A, G.: Four cases of undulant fever. Brit. med. J. 1931, No 3691, 605. — Sicard: Nouvelle Pratique méd.-chirurg, Bd. III, S. 668. Brissot-Picard-Reclus 1911. Signorelli, S.: Considerazione di fenomeni di allergia nella brucellosi. Minerva med. 1934, Nr 15. ∼ L'infezione brucellare nell'uomo. Napoli: Idelson 1941. ∼ Sulla diagnosi clinica della forma tifosimile della brucellosi acute e sulla splenite brucellare. Riforma med. 1943, 539. — Simpson, W. M., and L. G. Bowers: Surgical aspects of undulant fever. Amer. J. Surg. 7, 597 (1929). (Siehe Mettier and Kerr.) — Simpson, W. M., and E. Fraizer: Undulant fever. Report of sixty-three cases occuring in and about Dayton, Ohio. J. Amer. med. Assoc. 93, 1958 (1929). — Smadel, J. E.: A.M.A. Meeting, Atlantic City, 1949. (Siehe „Chloromycetin in Brucellosi". Therapeutic Notes 56, 188 (1949). — Smith, K. M., and A. C. Curtis: Brucellosis with endocarditis. Report of a case with failure of sulfanilamid therapy. Amer. J. med. Sci. 198, 342 (1939). — Smith, R. M. u. Mitarb.: J. Bacter. 55, 424 (1948). (Siehe „Chloromycetin in Brucellosis.") Therapeutic Notes 56, 188 (1949). — Sonnenschein, C.: Maltafieber in Südwestafrika. Dtsch. tropenmed. Z. 45, 246 (1941). — Sorrentino, M.: Su due casi di broncopolmonite brucellare. Riforma med. 1941, 1456. — Spengler, G.: Die Bangsche Krankheit beim Menschen. Berlin u. Wien: Urban & Schwarzenberg 1929. —

Wien. Arch. inn. Med. **19**, 145 (1930). — SPINAS, F.: Über Febris undulans beim Menschen (Infektion mit Bacterium abortus infectiosi Bang). Inaug.-Diss. Zürich **1929**. — SPINK, W. W., and A. A. NELSON: Brucella endocarditis. Ann. int. Med. **13**, 721 (1939). — SPINK, W. W., A. J. BRAUDE, M. R. CASTANEDA and R. S. GOYTIA: Aureomycin Therapy in human Brucellosis, due to Brucella melitensis. J. Amer. med. Assoc. **138**, 1145 (1948). — SPINK, W. W., W. H. HALL, J. SHAFFER and A. J. BRAUDE: Human Brucellosis. Its specific treatment with a combination of streptomycin and sulfadiazine. J. Amer. med. Assoc. **136**, 382 (1948). ~ Treatment of Brucellosis with streptomycin and a sulfonamid drug. J. Amer. med. Assoc. **139**, 352 (1949). — SPINK, W. W., F. W. HOFFBAUER, W. W. WALKER and R. A. GREEN: Histopathology of the liver in human Brucellosis. J. Labor. a. clin. Med. **34**, 40 (1949). — SPINK, W. W., and D. SUNDBERG: The histopathology of lesions in the bone marrow of patients having active Brucellosis. Blood. Suppl. **1**, 7 (1947). (Siehe SPINK, HOFFBAUER, WALKER and GREEN.) — SPINK, W. W., L. A. TITRUD and P. KABLER: A case of Brucella endocarditis with clinical, Bacteriologic and Pathologic Findings. Amer. J. med. Sci. **203**, 797 (1942). — SPOSITO, M.: Contributo alla efficacia della maretina sulla febbre di Malta. Giorn. Clin. med. **24**, 93 (1943). — STEBLOV, E. M.: The clinic and pathology of neurobrucellosis (End). Nevropat. i. t. d. **8**, 4 (1939) (russisch). — STEINBERG, CH. L.: Brucellosis as a cause of sacroiliac arthritis. A study of its relationship to rheumatoid spondylitis. J. Amer. med. Assoc. **138**, 15 (1948). — STERNBERG: Wien. klin. Wschr. **1933**, 1321. (Siehe v. ALBERTINI u. LIEBERHERR.) — STETTBACHER, H. R., u. T. WEGMANN: Beitrag zur Klinik der Brucellosen. Schweiz. med. Wschr. **1949**, 337. — STIGLIANI, R.: Per l'anatomia patologica delle condriti e pericondriti laringee in corso melitense. Arch. „De Vecchi" Anat. pat. **3**, 765 (1941). — STUBBS, E. L., I. LIVE, F. G. SPERLING and W. KOCHOLATY: Inadequate action of penatin against brucella abortus in vivo. Amer. J. med. Sci. **209**, 78 (1945). — SZMULEWICZ, H.: La maladie de Bang chez l'enfant. Thèse Nr 1661. Genève 1938.

TAHA, T.: La fièvre ondulante d'origine bovine et le bacille abortus de Bang. Thèse Nr 1316. Genève 1929. — TINKER, M.: Zur Klinik und Therapie der BANGschen Krankheit. Arch. Schiffs- u. Tropenhyg. **35**, 237 (1931). — TOBLER, W.: Febris undulans (bact. abortus BANG) im Kindesalter. Jb. Kinderheilk. **129**, 72 (1930). — TOMROTH: Nord. med. **4**, 3197 (1939). (Siehe MOESCHLIN.) — T'UNG-TSUN: In vitro action of Penicillin alone and in combination with sulfatiazole on Brucella organisms. Proc. Soc. exper. Biol. a. Med. **56**, 8 (1944). — TUNBRIDGE, R. E., and C. J. GAVEY: Epidemic epididymo-orchitis in Malta. Lancet **1946 I**, 775. — TUVO, F.: Über Neurobrucellosen. Minerva med. **1948 II**, 565.

URBACH, E.: Über eine neue, durch den Bacillus abortus infectiosi (BANG) erzeugte Hauterkrankung. Wien. klin. Wschr. **1929**, 391. — URSCHEL, D. L.: Brucellosis: Report of 53 cases with an Introductory report on Intradermal Vaccine Therapy. Indiana State Med. Assoc. J. **36**, 294 (1943). ~ Intradermal Vaccine Therapy in Brucellosis. Indiana State Med. Assoc. J. **36**, 385 (1943).

WAGENER, H. P.: Ocular lesions in Brucellosis. Amer. J. med. Sci. **214**, 215 (1947). — WAKSMAN, S. A.: Microbial Antagonism and Antibiotic Substances. Commonwealth Fund, 1945. (Siehe BEAL.) — WERNER, A.: Beitrag zur Kenntnis der Neuro-Brucellosen. Schweiz. Arch. Neur. **63**, 349 (1949). — WERTHEMANN, A.: Todesfall bei Morbus Bang nach Unfall. Schweiz. med. Wschr. **1936**, 333. — WILSON, G. S., and I. MAIER: Treatment with sulfapyridine (M & B 639) of guinea-pigs infected with brucella abortus. Brit. med. J. **1940**, No 4123, 47. — WISE, B.: Acute Brucellosis. Arch. int. Med. **72**, 346 (1943). — WISE, B., and M. A. POSTON: The coexistence of Brucella infection an HODGKINS disease. A clinical, bacteriologic and immunologic study. J. Amer. med. Assoc. **115**, 1976 (1940). — WOHLWILL, FR.: Zur pathologischen Anatomie der BANG-Erkrankung des Menschen. Virchows Arch. **286**, 141 (1932). — WOODWARD, TH. E., R. T. PARKER and H. E. HALL: Therapeutic results with Aureomycin and Chloramphenicol. Bull. N. Y. Acad. Med., II. s. **26**, 66 (1950).

ZIEGLER, E.: Ein Fall von BANGscher Krankheit im Kleinkindesalter. Schweiz. med. Wschr. **1934**, 225. — ZIEMANN, H.: Über die Behandlung des Maltafiebers und des infektiösen Abortes der Rinder mit Kollargol und ähnlichen Präparaten. Dtsch. med. Wschr. **1921 I**, 500

Nachtrag zur Literatur.

Während der Drucklegung tagte der 3. interamerikanische Kongreß der Brucellose in Washington (6.—10. November 1950). Die Vorträge der Tagung wurden protokolliert und gedruckt vom „Pan American Sanitary Bureau" in Washington:

Third Inter-American Congress on Brucellosis.

Washington, D. C., 6—10. November 1950.

Nachstehend die Vortragenden und ihre Themata.

KAPLAN, MARTIN, M.: Brucellosis — a world problem.

MOLINELLI, E. A., D. ITHURRALDE, G. BASSO, S. MIYARA, A. SPERONI and C. P. PANDOLFO: Epidemiology of human Brucellosis in the Argentine Republic.

Steele, J. R., and L. O. Emik: Brucellosis incidence in the United States.
Curbelo, A., and Marquez Viola: Present state of human Brucellosis in Cuba.
Pelaiz, Ana, J.: Present state of animal Brucellosis in Cuba.
de Mello, M. T.: Animal Brucellosis in Brazil.
Szyfres, B., J. L. Stella, W. Errandonea, H. Trenchi, D. Abaracon, J. C. Pinon, J. M. Infantozzi: Animal Brucellosis in Uruguay.
McCullough, N. B.: Brucellosis — a packing plant problem.
Huddleson, I. F.: The dissociation pattern of the species of the genus Brucella and their properties.
Braun, W., A. M. Gorelick, Mary Kraft and Dorothy D. Mead: Variation as a tool in Brucellosis research.
Hall, W. H.: The bactericidal action of human blood against Brucella and it's specific inhibition.
Pacheco, G., and M. Thiago de Mello: Comparative study of media ordinarily used for the growth of Brucella species.
Damon, S. R., and Kathleen Gay: Use of the embryonating egg for isolation of Brucella in a public Health Diagnostic Laboratory.
Philipps, L. A.: The bacteriological and biological diagnosis of Brucellosis.
Meyer, K. F.: What should be done with the Brucella skin test.
de Villafane Lastra, T. (Cordoba): Clinical types of human Brucellosis.
Spink, W. W., and R. L. Magoffin: The clinical course of human Brucellosis in Minnesota.
Berman, D. T.: The natural course of bovine Brucellosis.
Hutchings, L. M.: The natural course of swine Brucellosis.
Murdock, F. M.: Studies of the physical properties and agglutinability of Brucella antigens used in the Americas.
Roepke, M. H.: Field studies on the diagnosis of animal Brucellosis with special emphasis on the ring test.
Verwey, W. F., N. H. Harrington and Clara Matt: The preparation and properties of Brucella abortus vaccine (strain 19) desiccated by lyophilization.
Maubecin, R. A., B. L. Morán, F. R. Jurado and V. C. Cedro: Caprine Brucellosis in Argentina.
Stiles, G. W.: Controlling Brucellosis in Colorado goats.
Toro, E. Jr.: Eradication program for Brucellosis in Puerto-Rico.
Simms, B. T.: The problem of controlling and eradicating Brucellosis in the United States.
Knox, W. D.: Trend of nationalwide eradication in the United States.
Larson, C. L.: Further studies of the immunization of guinea pigs with soluble antigens obtained from Brucella.
Lebrón, A. P., and H. E. Hall: Treatment of experimental Br. abortus infection in guinea pigs and mice.
Castañeda, M. R., G. G. Ibarra and C. C. Cárdenas: Evaluation of present therapeutic methods in Brucellosis.
Criscuolo, E., F. Ramaciotti, L. W. de Paolasso, H. Vacchiani, F. Bergagna, N. Pierangeli Vera and M. Ceballos: „Anti-Brucellin" in the treatment of febrile Brucellosis.
Gutierrez, L. D. (Lima, Peru): Brucellosis and antibiotica.

Weitere Arbeiten.

Harris, H. J.: Brucellosis, Clinical and Subclinical. New York: P. B. Hoeber 1950. Ref. A. M-A. Arch. int. Med. 6, 970 (1950).
Löffler, W., u. D. L. Moroni: Die brucellären Ostitiden als Differentialdiagnose der sog. aseptischen Knochennekrosen unter Berücksichtigung der antibiotischen Kombinationstherapie. Schweiz. med. Wschr. **1951**, 128.

Pest.

Von

Hartwig Hormann†.

Mit 5 Abbildungen.

Synonyma: Plague (engl.), Mahamari (ind.), Yeki (jap.), Kotawen, Fei Yi (chin.), Peste (franz.), Tschuma (russ.), Peste orientale (span.).

Die Pest ist eine enzootisch und epizootisch bei den Nagern vorkommende hämorrhagische Septicämie, die unter bestimmten Voraussetzungen auf den Menschen übergeht. Diese zu epidemischer Ausbreitung neigende Infektionskrankheit zeichnet sich durch schwere Allgemeinerscheinungen und hohe Tödlichkeit aus. Beim Menschen kennen wir Drüsen-, Lungen- und Hautpest sowie Pestsepticämie, die jedoch nicht in jedem Falle klar zu trennen sind, weil es Übergänge von einer Krankheitsform zur anderen gibt.

Geschichte. In früheren Jahrhunderten hat sicher manches als Pest bezeichnete, schicksalhafte Seuchensterben eine andere Ursache gehabt. So wird z. B. heute allgemein angenommen, daß die als „Pest des Thukydides" bekanntgewordene attische Seuche wahrscheinlich Fleckfieber gewesen ist. Andererseits weist die seuchenhaft auftretende Pest derart typische Symptome auf und zeigt einen so charakteristischen Ablauf, daß man aus lebensnahen Schilderungen jener Zeiten sehr wohl auf echte Pest schließen kann.

Es sind verschiedene große Züge der Pest über die Erde gegangen, die der Menschheit als gewaltiges Erlebnis im Gedächtnis haften geblieben sind. Zur Zeit Justinians zog die Pest von Ägypten aus über das gesamte Abendland hin (542—594) und tötete einen großen Teil der Bevölkerung. Die nächste große Pandemie (1347—1350) kam aus dem Fernen Osten und raffte ein Viertel der Europäer dahin. Wie sehr der „Schwarze Tod" wütete und das gesamte Gesellschaftsgefüge erschütterte, geht aus den grausigen Schilderungen Boccaccios hervor, der 1348 vom Rosenhügel Fiesole aus die Epidemie in Florenz miterlebte. In den nächsten Jahrhunderten traten immer wieder in verschiedenen Landstrichen kleinere und größere Epidemien auf. Holbein (1543 London) und Tizian (1576 Venedig) starben an Pest. Die indische Pest der Jahre 1611—1624 mit ihren Folgen in Europa bis 1635 wird abgelöst durch die levantinischen Pestzüge von 1636—1663. Im Jahre 1656 verlor Leiden 31000, Deventer 11000 Einwohner — ähnliche Zahlen gelten für andere Städte Europas. Während der letzten europäischen Pestepidemie von 1663—1684 hatte London allein im Jahre 1665 68596 Pesttodesfälle, und in der kaiserlichen Residenz Wien ließ der Magistrat 1679 die Trommel durch die Stadt rühren, um zum Dienst der Kranken und Toten zu werben. Niemand meldete sich. Daraufhin wurden die Chirurgen gefesselt zu den Kranken hingeschleppt und die Verbrecher wurden aus den Gefängnissen geholt, damit sie die Leichen von den Straßen auflasen und in Sammelwagen zu den Massengräbern fuhren. Die letzten Spuren dieses Pestzuges in Europa finden wir 1685 in Wien, Preßburg, Ulm. Dafür erhob sie sich zu neuen Verheerungen in Indien und an der Levante von 1683—1725 und reichte mit ihren Aussaaten bis nach Skandinavien, Schlesien, Westpreußen (1709 in Danzig 24533 Todesfälle), Brandenburg, Nordseeküste, Steiermark, Österreich. In der Provence starben 1720—1721 innerhalb eines Jahres 87666 Menschen an Pest; eingeschleppt war die Seuche offenbar durch drei aus dem pestverseuchten Syrien kommende Schiffe.

Diese immer wieder über die Menschheit hinweggehenden Seuchenzüge brachten neben vielen unsinnigen, aus Aberglauben geborenen Schutzmitteln (Amulette, Kreuze, Inschriften an Häusern usw.) auch sinnvolle Abwehrmaßnahmen, die später die Grundlage sanitätspolizeilicher Vorschriften bildeten wie Quarantäne, Gesundheitspaß, (Fede-Laibach 1599), Ausstattung von Provisores sanitatis mit weitgehenden Vollmachten und Gewalt über Leben und Tod, Desinfektionsversuche, Bau von Pesthäusern (Charité in Berlin 1710), Einsetzung von Pestkommissionen (z. B. unter Fürst von Schwarzenberg in Wien 1679), Verordnung über Verhalten bei Infektionssachen (Kaiser Leopold I — 1679 Wien) und Unterweisung für Pestzeiten (Küstrin 1710).

Mit dem Jahre 1725 erscheint Europa völlig frei von der Pest mit Ausnahme Rußlands und Südeuropas. Seit 1890 zeigt die Krankheit von neuem Neigung zu pandemischer Verbreitung. Ihren Ausgang vom Innern Asiens nehmend, erreichte sie durch die chinesische Provinz Yunnan im Jahre 1894 Hongkong und damit die Straßen des Weltverkehrs. Formosa und Japan wurden befallen. Nach dem amerikanischen Kontinent kam die Pest 1899 durch das holländische Schiff „Zeir". In Bombay und Britisch-Indien forderte die Pest von 1896 bis 1918 11 Millionen Tote und ist dort noch endemisch. Seitdem blieb fast keine Hafenstadt der Alten und der Neuen Welt verschont. Die Schiffsratten infizierten die einheimischen Nagerarten. Jedoch ist eine schrankenlose Ausbreitung der Pest infolge der seit Entdeckung des Erregers (YERSIN und KITASATO 1894) und Überträgers (SIMOND 1896) entwickelten Abwehrmaßnahmen (Venediger Konferenz 1897) nicht mehr erfolgt, die Zahl der Opfer blieb beschränkt. In der portugisieschen Hafenstadt Oporto erkrankten 1899 nur 329 Einwohner (112 Todesfälle), in Sidney und Melbourne (1900) traten einige Fälle auf, desgleichen in afrikanischen und amerikanischen Häfen (San Franzisko 1900). Von 1900—1944 wurden in USA. 504 Pestkranke mit 318 Toten gemeldet. Die Insel Java wurde Ende 1910 befallen und hatte bis Ende 1923 etwa 80000 Todesfälle zu verzeichnen. Ein indischer Dampfer brachte 1917 pestkranke Ratten an die Seine, die unter den einheimischen Ratten eine Epizootie verursachten; in Paris kam es daraufhin 1920 zu Pestfällen unter den Menschen, von 120 gemeldeten Fällen wurden 91 bakteriologisch bestätigt, und noch 1934 wurden dort pestinfizierte Ratten gefunden. Eine reine Lungenpestepidemie mit etwa 60000 Toten hat 1910 bis 1911 in der Mandschurei gewütet. Weitere Angaben über Pestvorkommen in den letzten Jahren finden sich im Zusammenhang mit der Nagerverbreitung im Kapitel über Epidemiologie.

Nach neueren Statistiken hat die pandemische Pest einen erheblichen Rückgang erfahren (KAUL 1949). Auch in ehemals schwer verseuchten endemischen Gebieten ist die Pest verschwunden. Selbst dort, wo eine durch Hausratten erhöhte Pestgefahr besteht, läßt sie sich mit modernen Mitteln, insbesondere durch Verwendung von DDT und Fluoracetat-Natrium, beseitigen. Trotzdem bestehen auch heute noch Ausbreitungsmöglichkeiten. 1948 traten auf Java 3422 Pesterkrankungen mit 3365 Todesfällen auf. In China ist die Zahl der Pestfälle auf 3000 geschätzt. Indien hatte 1947 89561, zeigte aber 1948 einen Rückgang auf weniger als 27000 Fälle. In Burma scheint noch ein aktiver Pestherd zu bestehen. Auf Hawai und in Neukaledonien wurden Einzelfälle beobachtet. Auch in Afrika und Südamerika ist noch mit Pestherden zu rechnen. Selbst in Nordamerika traten 1949/50 sporadische Fälle in den westlichen Staaten (Neu-Mexiko) auf, die durch wild lebende Nager übertragen worden waren MEYER und HOLDENRIED 1949, LINK 1950).

Die erste vollständige klinische Beschreibung der Krankheit stammt von GRIESINGER (1857) während CLOT-BEY (1840) in Kairo das pathologisch-anatomische Bild beschrieben hat. Von den nach Indien entsandten wissenschaftlichen Kommissionen — Deutschland 1896 (GAFFKY, STICKER, PFEIFFER, DIEUDONNÉ), Österreich (ALBRECHT und GHON), Rußland und Ägypten (ROGERS) — hat die englische (1898) wohl am meisten zur Klärung der epidemiologischen Zusammenhänge beigetragen. Sie wurde 1905 durch Mitarbeiter der Royal Society und des Lister Instituts vergrößert (MARTIN, BACOT, ROWLAND, HAFFKINE). Internationale Abmachungen über gegenseitige Benachrichtigung, einheitliche Quarantänemaßnahmen usw. wurden außer in Venedig noch 1903 und 1910 in Paris getroffen, später durch die Hygiene-Kommission des Völkerbundes. In Deutschland sind sowohl die allgemeine Bekämpfung der Pest als auch die zur Verhütung einer weiteren Ausbreitung bei ausgebrochneer Pest erforderlichen Maßnahmen durch das Reichsseuchengesetz vom 30. Juli 1900 (III C S. 7) und die zugehörigen Ausführungsbestimmungen sichergestellt. Eingehende Vorschriften bringt insbesondere die amtliche „Anweisung zur Bekämpfung der Pest" vom 3. Juli 1902 (Springer-Verlag Berlin). Die Durchführung der Entrattung von Seeschiffen und eine energische Rattenbekämpfung in den Seehäfen, um die Pestverschleppung durch Ratten auf dem Seewege zu verhindern, ist durch das Internationale Sanitätsabkommen vom 21. Juni 1926 geregelt. Das Internationale Sanitätsabkommen für die Luftfahrt vom 12. April 1935 enthält Bestimmungen für die Verhütung einer Pestübertragung durch den internationalen Luftverkehr.

Bakteriologie. Der Erreger der Pest, Pasteurella pestis, wurde 1894 von dem Schweizer ALEXANDRE YERSIN beim Ausbruch der Pest in Hongkong entdeckt und in Reinkultur gezüchtet. Unabhängig davon hatte der Robert-Koch-Schüler KITASATO den Erreger am gleichen Ort einige Tage vorher gesehen und als Krankheitsursache angesprochen. Es handelt sich um ein deutlich bipolar färbbares, unbewegliches, geißelloses, kurzes, ellipsoides, gramnegatives Stäbchen mit abgerundeten Enden ohne Sporen — etwa 1—2 μ lang und 0,5—0,7 μ breit. Bei Kranken weist man die Erreger im durch Punktion gewonnenen Gewebssaft der Bubonen nach, im Blut und in primären Hautpusteln, bei Lungenpest im Auswurf; bei Pestleichen finden sie sich in Ausstrichen von Milz, Leber, Lymphknoten, Knochenmark oder anderem Sektionsmaterial.

Die Pestbakterien färben sich leicht mit allen Anilinfarbstoffen, doch tritt nicht bei jeder Methode die Polfärbung gleich deutlich auf. Diese wird am besten erreicht, wenn man das lufttrockne Ausstrichpräparat mit absolutem Alkohol bedeckt, ihn nach $^1/_2$ min abgießt und den Rest einfach abbrennt. Dann wird 2—5 min mit verdünnter Methylenblaulösung oder 1 min mit alkalischer Methylenblaulösung gefärbt, abgespült und getrocknet. Eine gute Darstellung ist auch mit der Färbung nach Giemsa möglich. Da Polfärbung außer bei Pasteurella pestis auch noch bei anderen Vertretern der Pasteurellagruppe gelegentlich beobachtet wird, ist sie nicht absolut charakteristisch für Pest. Bei der bakteriologischen Untersuchung pestverdächtiger Nager kommt differentialdiagnostisch das gleichfalls zur Gruppe der bipolaren Stäbchen gehörige Bact. pseudotuberculosis rodentium in Betracht. Die von einigen Forschern berichtete Umwandlung der P. pestis in die P. pseudotuberculosis rodentium (BEZSONOVA u. a. 1937, GIRARD 1947) ist bisher nicht bestätigt worden und bedarf noch der Nachprüfung. Im Tierkörper gelegentlich bekapselt, treten die Kapseln in Reinkultur selten auf. In älteren Bubonen in Leichen einige Tage nach dem Tode findet man die sog. Involutionsformen. Die Zelleiber sind bauchig aufgetrieben, sie nehmen Keil-, Biskuit-, Ring- oder Blasenform an, sind häufig ein Vielfaches größer als normale Stäbchen und färben sich schlechter an. Künstlich können diese Formen auf 3%igem Kochsalzagar erzeugt werden.

Pasteurella pestis wächst leicht auf Agar und Gelatine, bei Sauerstoffabschluß ist das Wachstum oft gestört; es gibt aber auch fakultativ anaerobe Stämme. Die Temperaturgrenzen für das Wachstum betragen —2° C und 45° C, das Optimum liegt bei 28° C (5mal stärkeres Wachstum als bei 37° C) und p_H-Werten zwischen 7,2 und 7,6 (SOKHEY und HABBU 1944). Auf Nähragar erfolgt das Wachstum innerhalb 16—48 Std in 2 Kolonietypen: kleine zarte, tautröpfchenartige, grauweiße mit etwas gewölbtem derberem Zentrum und lappigem zartem Rand und größere Kolonien, rundlich, im Innern stark krümelig und gelblich mit feingezacktem Randsaum, der aus gewundenen Fadenschlingen zusammengesetzt ist. Auf Gelatine wachsen bei 22° C gleiche graudurchschimmernde Kolonien, die später gelblich bis grün werden. Verflüssigung tritt nicht ein. Bei Züchtung in Bouillon treten oft streptokokkenartige Ketten auf. Indolbildung findet nicht statt. In zuckerhaltigen Medien wird kein Gas gebildet; aus Glucose, Lävulose, Mannit und Galaktose wird bei trägem Wachstum Säure produziert. Jedoch soll die P. pestis im Gegensatz zur P. pseudotuberculosis rodentium aus Glycerin und Rhamnose keine Säure bilden (CASTELLANI 1939). Proteus vulgaris ist ein Antagonist für Bact. pestis, das vollkommen verschwindet, wenn beide zusammen kultiviert werden (TUMANSKY 1938). In seltenen Fällen soll es zur Abspaltung farbstoffbildender Stämme kommen (DEVIGNAT u. a. 1945), die bei Weiterzüchtung ihren chromogenen Charakter beibehalten.

Gegen Sonnenlicht, Austrocknung und höhere Temperaturen geschützt, kann P. pestis über lange Zeit Leben und Virulenz erhalten. Pestbakterien enthaltende Flohfaeces sind nach 16 Monaten noch vollvirulent, wenn man sie in Ampullen im Dunkeln bei Raumtemperatur aufbewahrt (BLANC und BALTAZARD 1946). Die Infektiösität der Flöhe wird mit 396 Tagen angegeben (HOEKENGA 1947). Im Vakuum trocken in Ampullen aufbewahrte, pestinfizierte tote Flöhe können, mit Salzlösung verrieben, nach 941 Tagen noch Meerschweinchen infizieren (BLANC 1948). Trockene oder besser feuchte Hitze tötet Pestbakterien in kurzer Zeit, auch direktem Sonnenlicht können sie nicht widerstehen. Kälte wird besser vertragen. In gefrorenen Leichen sollen sie sich bis zu einem Jahr halten. An Kleidern angetrocknet, können die Pesterreger längere Zeit am Leben bleiben; wochenlang in tierischem Organismus, im Sputum und Eiter — in Wasser 3—8 Tage. Je höher die Temperatur, desto schneller erfolgt Austrocknung und Tod. Desinfektionsmittel töten sie schnell ab. Sublimat 1 ‰ sofort, Karbol 1% in 10 min, Chlorkalk 1% in 15 min, $^1/_2$‰ Schwefelsäure in 5 min, Formalindämpfe erst in 24 Std, Wasserdampf von 60° C innerhalb 10 min.

Fast alle Tiere sind für Pest empfänglich: Hühner, Enten, Wachteln, Frösche, Hunde, Rinder — empfindlicher sind Schweine, Pferde, Katzen, Fledermäuse, noch mehr Affen und Kaninchen, am stärksten Meerschweinchen, Erdhörnchen, Murmeltiere, Mäuse und Ratten. Schlangen, Schildkröten, Tauben und viele andere Vögel sind ganz immun. Die experimentelle

Infektion erfolgt sowohl durch Fütterung und Injektion (intraperitoneal — subcutan) als auch durch Einatmung, Instillation, Einträufeln in die Konjunktiven oder Flohbiß. Je nach verimpfter Erregermenge sterben Meerschweinchen innerhalb 1—6 Tagen an akuter Septicämie. Bei mehrere Tage altem Krankheitsprozeß findet man geschwollene Mesenterialdrüsen, in Leber und Lunge Hämorrhagien, submiliare Abscesse und knotige Verdickungen des Netzes. Am stärksten beteiligt ist die Milz, in der ganze Züge von Bakterien gefunden werden. Im Oktober in Winterschlaf verfallende Erdhörnchen, in deren Haut Pestkeime eingeführt werden, erkranken manifest mit einer Bakteriämie, wenn sie nach 4 Monaten erwachen. Andererseits kann ein Floh, der im Oktober infiziert und auf ein gesundes überwinterndes Erdhörnchen gesetzt wird, infiziert bleiben und die Infektion im März übertragen (PRINCE und WAYSON 1947). Von den Arthropoden können Flöhe, Läuse, Ameisen, Zecken zwar die

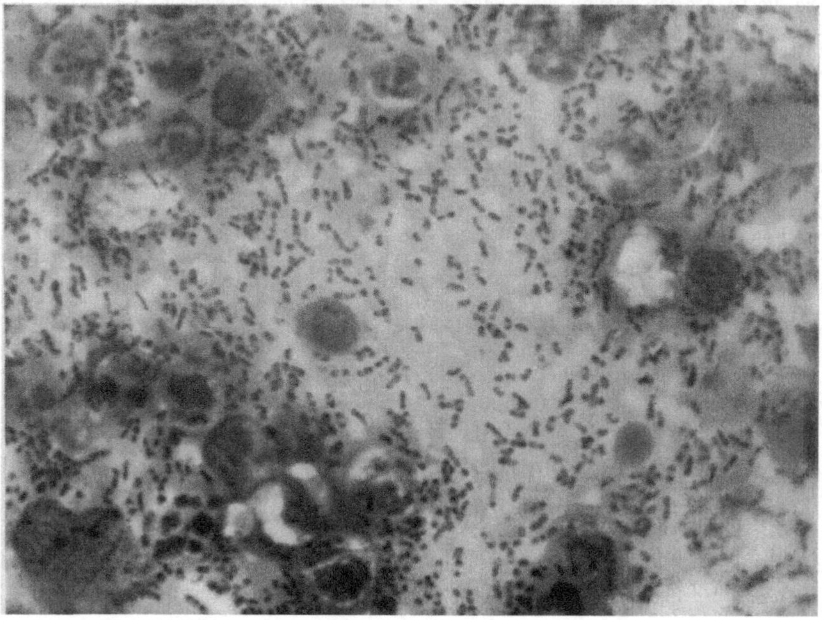

Abb. 1. Pasteurella pestis im Ausstrich (Original HORMANN).

Bacillen beherbergen, erkranken daran aber nicht, während Wanzen und Fliegen nach einer infektiösen Mahlzeit zugrunde gehen sollen.

Bei der Haltung von Peststämmen ist zu bedenken, daß im Laufe der Jahre bei fortgesetzter Weiterimpfung eine Virulenzabschwächung eintreten kann. Ein ursprünglich von einem kalifornischen Erdhörnchen isolierter Stamm wurde über 20 Jahre bei 10° C ohne Passagen auf Fleischwasserschrägagar gehalten. Von 48 Kulturen gingen 33 bei Weiterimpfung an. Auf Meerschweinchen gebracht, erwiesen sich von den 33 positiven Kulturen 22 noch als virulent (FRANCIS 1943). Um apathogene lebende Vaccine für die aktive Immunisierung zu erhalten, werden entweder die Lebensbedingungen der Pestbakterien durch Alkoholzusatz zum Nährboden, Verlängerung der Brutzeit und künstliche Temperaturschwankungen von 37° C bis zum Eisschrank verschlechtert, oder aber man schickt virulente Stämme durch immunisierte Tiere. DEVIGNAT und SCHOETTER (1942) erreichten einen Verlust der Pathogenität bei 2 hochvirulenten Stämmen in 30—36 Tagen bei gleichzeitiger Erhaltung des antigenen Vermögens durch Bebrütung von sauerstoffdurchlüfteten Kulturen bei 37° C. Im Gegensatz hierzu benötigte der EV-Stamm von GIRARD und ROBIC bei monatlicher Überimpfung und einer Temperatur von 16—20° C 5 Jahre, um die Pathogenität zu verlieren — der von einer Hausratte durch OTTEN isolierte javanische Stamm „Tjividej“ andererseits wurde nach 6 Monaten apathogen. Die Forderung für Apathogenität des Pestbacteriums ist, daß es nicht den Tod des Versuchstieres herbeiführen darf, außer man gibt Bakterien in solchen Mengen, daß ihre Toxine allein das Tier töten, ohne daß nebenher eine Vermehrung von Bakterien stattgefunden hat.

Das Pesttoxin ist kein echtes Exotoxin. Das Toxin von P. pestis ist ein Protein, das als Lösung injiziert werden kann, da es in flüssigen Nährböden diffundiert. Das Filtrat einer

6—8 Wochen alten Bouillonkultur ist für Mäuse 20mal toxischer als das einer ebenso alten aber nach kurzem Wachstum abgetöteten Kultur; das letzte ist wieder viel toxischer als das Filtrat einer nicht abgetöteten frischen Kultur (Markl). Durch Präcipitation und Trocknungsverfahren gelang Baker und Mitarbeitern (1947) die Gewinnung eines Puders, das mit neutralen Salzlösungen extrahiert eine wasserlösliche und eine wasserunlösliche Komponente enthält. Im wasserlöslichen Teil sind 3 Antigenfraktionen enthalten: I (A und B) und II. Verff. empfehlen die Verwendung von Vaccinen, die alle Antigene der P. pestis enthalten; desgleichen muß diese Tatsache bei der Bereitung von Antipestseren berücksichtigt werden. Wegen der außerordentlichen Gefahr sind Arbeiten mit Pestbakterien nur genehmigten Pestlaboratorien erlaubt.

Epidemiologie. Die Pest tritt, wie schon erwähnt, nicht nur beim Menschen auf, sondern ist hauptsächlich eine Krankheit der Nagetiere — ohne Nagerpest gibt es keine Epidemien

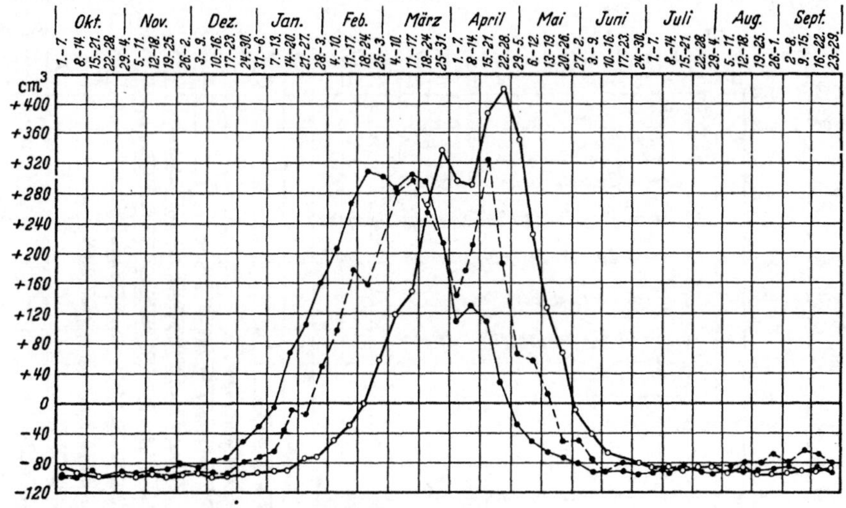

Abb. 2. Verhältnis der Rattenpest zur Menschenpest (Handbuch der pathogenen Mikroorganismen).
●——● Pestinfizierte Wanderratten (Mus decumanus);
●– – –● Pestinfizierte Hausratten (Mus rattus);
○——○ Pestfälle unter den Menschen.

von Menschenpest. Das seuchenhafte Sterben der Nager wird nicht immer von den Menschen bemerkt, und es kommt keineswegs in jedem Falle zum Übergang der Pest auf den Menschen, insbesondere wenn Lebensweise und Wohnen in rattensicheren Gebäuden einen Kontakt zwischen Ratten und Menschen ausschließt. Jedoch kann es in jenen Gebieten und Orten, wo diese Kontaktmöglichkeit mit Ratten, Zieseln, Erdhörnchen, Murmeltieren usw. besteht, im Verlaufe oder häufiger im Anschluß an ein Nagersterben zum Pestbefall beim Menschen kommen. Die pestinfizierten Flöhe wandern von den erkaltenden Nagern ab, um sich einen neuen Wirt zu suchen, der ihnen Nahrung gibt, und kommen so auf den Menschen.

Von den bei der Pestübertragung auf den Menschen beteiligten Floharten spielen die Rattenflöhe offenbar die Hauptrolle. Zwar ist nachgewiesen, daß auch der Menschenfloh (Pulex irritans) die Pest übertragen kann (in jüngster Zeit erst wieder bei dem Auftreten der Pest in Algier beobachtet, wo fast ausschließlich P. irritans in Pesthäusern gefunden wurde — Blanc und Baltazard 1941, Grenoilleau 1946), jedoch bedürfen diese Beobachtungen der Nachprüfung auch in anderen Teilen der Welt. Nicht alle Rattenflöhe scheinen in gleicher Stärke an der Pestverbreitung schuldig zu sein — Infektionsvermögen, Trägertum und Übertragungsleistung auf den Menschen sind sehr unterschiedlich. Einige Rattenflöhe nehmen nur schwer den Menschen an, andere gehen leicht auf ihn über. Unter denen, die leicht am Menschen saugen, steht allen voran Xenopsylla cheopis, der Rattenfloh der warmen Länder. Gewisse seuchengeographische Beobachtungen sprechen dafür, daß die Pestempfänglichkeit einer Gegend in erster Linie von ihrem Gehalt an X. cheopis abhängt. Zwei andere bekannte Xenopsylla-Arten, die in fast allen tropischen Ländern angetroffen werden, sind X. astia und X. brasiliensis, die besonders in Niederländisch-Indien und Südamerika eine Rolle spielen. Der im Senegalgebiet in Eingeborenenhütten während der Pestepidemie 1944 (April bis November in Dakar 567 Fälle) am häufigsten gefundene Floh war Synosternus pallidus. Auch der europäische Rattenfloh (Ceratophyllus fasiatus) kann Pest übertragen. Flöhe anderer Nager spielen weniger bei der Übertragung auf den Menschen als bei der Ausbreitung und Erhaltung der Pest unter den Nagern eine Rolle. Die Zahl der auf den Nagern lebenden Flöhe ist so groß, daß eine Aufzählung an dieser Stelle nicht möglich ist.

Die Übertragung der Pest durch den Floh kann auf verschiedene Weise geschehen. Beim Blutsaugen entleert der Floh in der Regel Darminhalt aus dem After. Damit kommen die Pestbakterien auf die Haut und können durch Kratzen leicht eingebracht werden. Weit häufiger jedoch vermehren sich die Bakterien am Übergang vom Vormagen zum Magen des Flohs derart, daß der dort sich bildende Pfropf den Durchgang zum Magen sperrt („blocked" fleas). Der immer wieder stechende hungrige Floh kann das beim Saugakt aufgenommene Blut nicht durch den Vormagen bringen und erbricht es mit Bakterien vermischt in den Stichkanal zurück. Während es der indischen Pestkommission experimentell nur ausnahmsweise gelang mit einem Floh und mehrmaligem Biß ein Versuchstier zu infizieren, berichtet

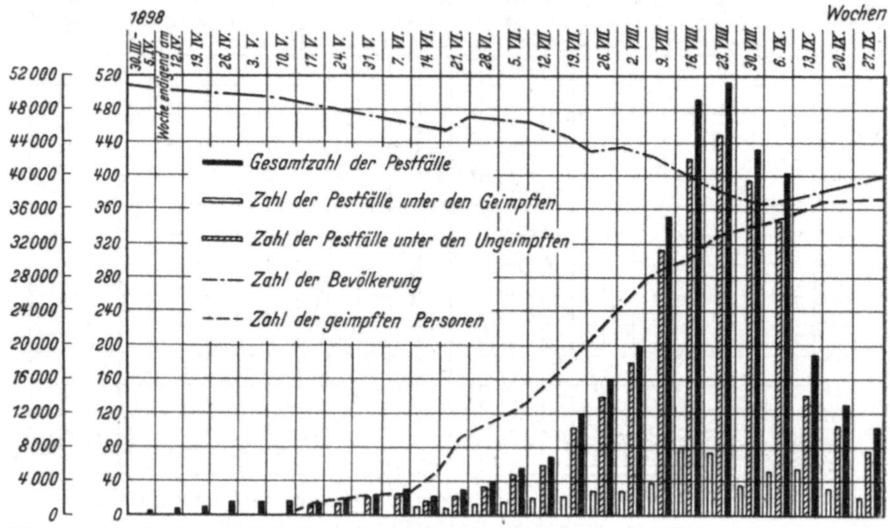

Abb. 3. Pest in Hubli unter Geimpften und Ungeimpften (Handbuch der pathogenen Mikroorganismen).

jetzt WAYSON (1947) nach 10jährigen Untersuchungen, daß ein infizierter Floh eine Serie von Tieren zu infizieren vermag.

Die Infektion des Menschen erfolgt entweder direkt durch den Pestkranken oder indirekt in der Weise, daß die durch kranke Ratten usw. infizierten Wohnungen oder sonstigen Gegenstände die Infektionsquelle bilden. In der Regel erfolgt bei Beulenpestepidemie die Übertragung der Krankheit von den Ratten auf den Menschen durch die Flöhe. Für die direkte Übertragung von Mensch zu Mensch sind die unkomplizierten, zur Heilung gelangenden Bubonenfälle wenig gefährlich, auch dann, wenn die Bubonen eitern und aufbrechen, da dieser Eiter meist keine oder wenig lebensfähige Keime enthält. Dafür sprechen die verhältnismäßig sehr seltenen Infektionen unter dem Personal gut gehaltener Pestspitäler. Infektiös dagegen sind die schweren septicämischen Fälle, wo sekundär die Pestbakterien in das Blut und alle Organe einwandern und wo die Krankheitskeime noch während des Lebens mit Sputum, Urin, Faeces ausgeschieden werden. Dementsprechend spielt auch bei der Lungenpestepidemie die direkte Übertragung von Mensch zu Mensch vermittels des massenhaft Pestbakterien enthaltenden Auswurfs die Hauptrolle, die Ratten sind hier für die Ausbreitung ohne nennenswerte Bedeutung. Da aber ein großer Teil der septicämischen Pestkranken Lungensymptome haben und sich auch bei Bubonenpest terminal oft eine Pneumonie einstellt, so wird unter Umständen auch bei der Beulenpest mit der direkten Übertragung von Mensch zu Mensch zu rechnen sein. Neben dem Pestkranken kommt auch der gesunde Mensch als Pestübermittler in Frage. Erst in jüngster Zeit sind wieder eine ganze Anzahl von Fällen gesunder Keimträger beschrieben worden (SUAREZ 1939, TIEH und Mitarbeiter 1948). Eine größere Bedeutung für die Verbreitung haben jedoch die in Heilung übergehenden Fälle und die leichten Fälle von Bubonenpest oder von Lungenerkrankungen, die gelegentlich unter dem Bilde einer gewöhnlichen Bronchitis auftreten und so unbemerkt mit ihrem ganz normal aussehenden Sputum die Krankheit verschleppen können. Rekonvaleszenten von echter Lungenpest können mit ihrem Sputum monatelang virulente Keime entleeren.

Krankheitsbild. *Empfänglichkeit.* Alle Menschenrassen sind für die Pest gleich empfänglich. Die bei Beulenpestepidemien beobachtete scheinbare Bevorzugung von Chinesen, Indern usw. gegenüber Weißen hat nichts mit einer größeren Resistenz zu tun, sondern ist ursächlich durch verschiedene hygienische Lebensverhältnisse bedingt. Auch das bevorzugte Befallensein von Frauen, Kindern und alten Leuten kann leicht durch ihren längeren Aufenthalt in den Häusern erklärt werden, wo sie dem Stich infizierter Flöhe mehr ausgesetzt sind. Auch erklärt das innigere Zusammenleben mit den Ratten den höheren Hundertsatz von Erkrankungen unter ärmeren Volksklassen. Die gleiche Ursache hat das vermehrte Auftreten der Pest unter Hafenarbeitern, Lumpenhändlern, Bäckern und Müllern. Günstige hygienische Verhältnisse, geringe Infektionsmöglichkeit und sorgfältige Prophylaxe können die Infektionsgefahr für einzelne Klassen auf ein Minimum zurückdrängen. Jedoch zeigt sich bei reinen Lungenpestepidemien, daß die Empfänglichkeit der Menschen für die Pest gleich groß ist.

Eintrittspforten. Das Eindringen des Pesterregers in den menschlichen Körper ist auf dem Weg über die äußere Haut oder die Schleimhäute sowie durch den Respirationstractus möglich. Entsprechend der Eintrittspforte erfolgt meistens die Lokalisation, d. h. im ersteren Falle in den zu der Infektionsstelle in Beziehung stehenden Lymphdrüsen (Bubo), seltener in der Haut oder Schleimhaut selbst (Pustel oder Karbunkel), im zweiten Falle in der Lunge (primäre Pestpneumonie).

Bei der Beulenpest ist die Eintrittspforte für Pasteurella pestis in erster Linie die Haut. Der Mechanismus des Eindringens der Erreger seitens des Flohes beim Stich ist bereits im Kapitel Epidemiologie erörtert worden. In der Praxis ist es allerdings meist sehr schwer, diese Einstichstelle ausfindig zu machen. In welchem Maße der Flohstich selbst, die daran sich anschließenden Kratzeffekte oder andere kleinste Verletzungen der Epidermis das Eindringen der Erreger begünstigen, und bei welcher Form es zur primären Hautpest oder Entwicklung eines primären Bubo kommt, läßt sich nicht bestimmen. Sehr selten tritt eine Entzündung in der Umgebung der primären Infektionsstelle auf. Auch eine primäre Lymphangitis fehlt fast immer, und es ist gerade eine spezifische, für die klinische Differentialdiagnose wichtige Eigentümlichkeit der Pest, ohne vorangehende Lymphangitis Bubonen zu erzeugen. Heute wird vielfach angenommen, es komme zu einer Drüsenpest, wenn der infizierte Floh ein Lymphgefäß angestochen hat — zu einer primären Pestsepticämie, einer akut in wenigen Stunden tödlich verlaufenden „pestis siderans“, wenn der Stich ein Blutgefäß getroffen hat. In zweiter Linie erfolgt die Infektion von der Schleimhaut aus, insbesondere der Mund-, Nasen- und Rachenhöhle, von den Tonsillen und Follikeln des Zungengrundes und von der Conjunctiva. Hier kommt es zur Bildung von Bubonen an der betreffenden Halsseite, zur Pestangina, seltener zu Bubonen der Gaumentonsillen oder zu primären diphtherieähnlichen Geschwüren an den Mandeln mit sekundären Bubonen an den Kieferwinkeln. Wenn der Erreger durch Tröpfchen- oder Schmierinfektion in die Conjunctiva gelangt, kommt es zu Krankheitsbildern ähnlich der Blennorrhoe — in dem eitrigen, oft durch Blutextravasate bräunlichem Augensekret finden sich massenhaft Pestbakterien. Das Kammerwasser ist ein ausgezeichneter Nährboden für P. pestis, von hier aus erfolgt meist die Verschleppung in die Blutbahn.

Bei der primären Lungenpest erfolgt die Infektion der Atemwege durch Inhalation bakterienhaltigen Materials. Dabei können die Erreger einmal nach Ablagerung an irgendeinem Ort der Lunge auf dem Lymphwege weiterwandern, zum anderen ist eine Ansiedlung in den Bronchien mit nachfolgender Verschleppung durch den Luftstrom in Bronchiolen und Alveolen möglich. Die primäre Lungenpest tritt gelegentlich gegen Ende einer Beulenpestepidemie auf, während der Epidemie ist sie selten. Häufiger ist dagegen die sekundäre Lungenpest als Komplikation eines primären Drüsenbefalls.

Andere Infektionswege, wie der primäre Magen-Darmbefall beim Menschen werden von einigen älteren Autoren für möglich gehalten, von anderen jedoch abgelehnt, — dagegen spräche das Fehlen eines richtigen primären Bubo in den Mesenterialdrüsen. Daß unter Umständen im Darm von Kranken Pestbakterien in großer Zahl vorkommen können, beweist ein von Trautmann und Lorey beobachteter Fall.

Inkubationszeit. In der Regel beträgt die Inkubation für Beulenpest 2—5 Tage, in einer Reihe genau beobachteter Laboratoriumsinfektionen 24—48 Std. Es sind aber auch Inkubationszeiten bis zu 13 Tagen beschrieben worden (Kamal u. Mitarbeiter 1941). Bei der primären Lungenpest vergehen in der Regel 1—3, jedoch niemals über 10 Tage vom Zeitpunkt der Infektion bis zum Auftreten der ersten Krankheitserscheinungen.

Symptome. Beulenpest. Nur selten werden Tage oder Stunden vor dem ausgesprochenen Kranksein irgendwelche Prodromi, wie Mattigkeit, Abgeschlagenheit, Inappetenz, Kreuzschmerzen, Cephalgien, Fiebergefühl beobachtet — die Krankheit setzt meistens schlagartig scheinbar aus voller Gesundheit heraus ein. Schnelles Ansteigen der Temperatur, oft initialer Schüttelfrost, heftige Kopfschmerzen und intensives Schwindelgefühl deuten gleich auf ein schweres Krankheitsbild hin. Begleitet sind diese Symptome oft von Ekel und Erbrechen, bisweilen Nasenbluten und Diarrhoe. Die Temperatur geht rasch in die Höhe und hält sich dann meist mäßig hoch mit morgendlichen Remissionen. Die Sinne des Patienten umnebeln sich und auffallend schnell bemächtigt sich seiner eine große Schwäche. Das Gesicht wird schlaff und ausdruckslos, die Konjunktiven röten sich stark, es tritt Lichtscheu ein. Die schweren Allgemeinerscheinungen sind besonders durch die frühe Herzschwäche charakterisiert — offenbar ist das Pesttoxin ein starkes Herzgift. Die Herzaktion ist stark beschleunigt, die Arterien sind entspannt. Der Kranke ist oft unruhig, versucht zu gehen, wobei er wie ein Betrunkener hin- und hertaumelt. Oft sieht man die Patienten in ihrem Wandertrieb die Betten verlassen und aus dem Krankenhaus entfliehen. Die lallende Sprache der Pestkranken ist geradezu charakteristisch. Wenn nicht die Intoxikation des Gehirns schon im Anfang eine tiefgehende Bewußtseinsstörung hervorgerufen hat, so besteht doch meistens später große Somnolenz und Prostration, die aber oft durch ganz eigenartige Delirien unterbrochen wird. In einzelnen Ausnahmefällen bleibt das Allgemeinbefinden in den ersten Tagen, trotz hohem Fieber, relativ wenig gestört.

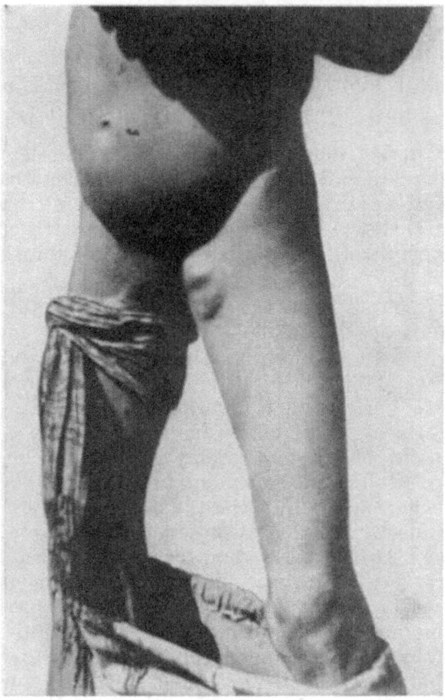

Abb. 4. Pest-Bubo (Tropeninstitut Amsterdam).

Meist gelingt es bei genauer Untersuchung schon in den ersten Krankheitsstunden den örtlichen Krankheitsherd zu finden und so der Diagnose näherzukommen. Am Schenkel, in der Achsel oder am Halse sind äußerst schmerzhafte, hühner- bis gänseeigroße Schwellungen vorhanden, die durch eine mächtige hämorrhagische Infiltration mit begleitendem Ödem des die Lymphknoten umgebenden Bindegewebes und durch die teigige Schwellung der Nachbarschaft gekennzeichnet sind. Die Haut über dem Tumor ist glatt gespannt, matt glänzend, oft dunkelrot. Im Laufe der nächsten Tage erfolgt fortgeleitet in nicht so heftiger Weise eine Anschwellung der übrigen Lymphdrüsen des Körpers. In den tödlich verlaufenden Fällen wird die Herztätigkeit des bewußtlosen Kranken immer schwächer, oft ist der Puls an der Radialis doppelschlägig und dann fadenförmig, während der Herzstoß noch lebhaft ist; Cyanose und Lungenödem treten auf und unter agonalem Anstieg oder Abfall der Temperatur tritt der Tod ein. In leichteren Fällen erfolgt nach 6—9tägiger Dauer ein Abfall der Temperatur bis oder nahe zur Norm, die Bewußtseinstrübung und die übrigen

Krankheitserscheinungen lassen nach. Der nicht nekrotisierte Bubo kann sich, falls nicht der Tod in den ersten Krankheitstagen eingetreten ist, resorbieren und damit zur völligen Rekonvaleszenz führen, oder aber der nekrotisierte Bubo verfällt der sekundären Eiterung und Phlegmonenbildung mit erneutem Temperaturanstieg, dies führt dann bei den gesunkenen Kräften des Patienten noch oft zum Tode. In selteneren Fällen tritt während der Rekonvaleszenz unter dem Bilde von Marasmus (Einfallen des Gesichts, Abmagerung, Lähmungen, Ikterus) der Tod ein. Nachschübe der Krankheit mit erneuter Anschwellung des alten Bubo sind äußerst selten. Abermalige Infektion nach überstandener Krankheit wurde jedoch wiederholt beobachtet.

Eine besondere Stellung nehmen die Fälle von sog. septicämischer Pest ein, bei denen Pasteurella pestis gleich ins Blut übergeht, ohne daß es zu erheblichen Drüsenschwellungen kommt. Durch die große Toxinproduktion werden die Reaktionskräfte des Körpers schnell außer Funktion gesetzt, was sich oft in dem niedrigen Fieber äußert. Die Abgrenzung dieser Pestsepticämie gegenüber Beulen- und Lungenpest ist nicht immer möglich, da bei allen Pesterkrankungen, die tödlich enden, Pestsepsis einzutreten pflegt. Aus diesem Grunde ist die Klassifizierung in Beulen-, Lungen- und septicämische Pest auch verschiedentlich angegriffen worden (Vint 1942). Bei jeder Beulenpest gäbe es eine anfängliche flüchtige Bakteriämie und eine terminale Septicämie, während die Lungenpest dadurch endet, daß sie septicämisch wird. — In den meisten Epidemien werden die Sepsisfälle im Anfang häufiger beobachtet als später. Klinisch verläuft die Erkrankung stürmischer und schwerer als der Pestbubo. Sie pflegt häufig aus voller Gesundheit zu plötzlichen Todesfällen zu führen (Pestis siderans). Wichtig ist diese Form der Pest deshalb, weil sie im Gegensatz zur Beulenpest hochinfektiös sein kann durch Ausscheidung von Pestbakterien in Sputum, Faeces, Urin und weil sie zu sekundären Ansiedlungen der Erreger in verschiedenen Organen führen kann (Meningitis, Nephritis, Milztumor). Die in ihrem Krankheitsbild so wechselvolle Pest zeigt aber auch Falle, wo nur leichtes oder gar kein Fieber auftritt, die Ergriffenen ihren gewöhnlichen Beschäftigungen nachgehen und nur eine typische pestbakterienhaltige Drüsenschwellung die Natur ihres Leidens verrät, die sog. Pestis ambulans s. minor. Sie tritt meistens häufiger gegen Ende einer Epidemie auf.

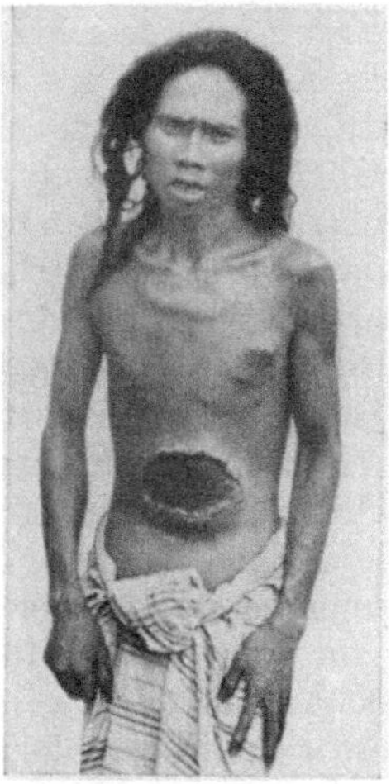

Abb. 5. Hautpest (Tropeninstitut Amsterdam).

Verhältnismäßig selten ist die primäre Hautpest, bei der sich aus einer bakterienreichen Pustel (die zunächst ein linsengroßer, brauner Fleck auf der Haut ist, in dessen Umgebung die Haut hochrot und brennend wird) auf dem Weg über die Nekrose ein dem Milzbrandkarbunkel ähnlicher, weit um sich greifender Pestkarbunkel entwickelt. An diesen sich anschließend bildet sich dann stets eine Lymphangitis und Lymphadenitis aus.

Temperatur. Das Fieber steigt in der Regel steil an auf 39—40° C, oft unter Schüttelfrost, kann aber auch über 41° C erreichen. Gelegentlich mehrere Tage (3—4) kontinuierlich verlaufend, bleibt es gewöhnlich aber niedriger und ist durch starke Remissionen gekennzeichnet, welche bis zu 2° C erreichen können. Bisweilen zeigt die Kurve von vornherein intermittierenden Charakter, frühmorgens 37° und abends 39—40° C. Schüttelfröste werden dabei, abgesehen von dem initialen Frost, nicht beobachtet. Die Entfieberung kann mit großen

Remissionen schon vom 3. Tage an lytisch vor sich gehen, selten kritisch, in einigen Tagen wird die Norm erreicht oder wir finden während der Rekonvaleszenz subnormale Werte. Bisweilen werden terminale hohe Temperaturen beobachtet, aber der Patient kann auch bei Untertemperatur sterben. Eine prognostische Bedeutung kommt der Fieberkurve des akuten Stadiums nicht zu, ebensowenig der schon gleich auftretenden tiefen Morgenremission. Die Gesamtdauer des Fiebers für das akute Stadium ist sehr verschieden, es werden 6—28 Tage angegeben. Auftretende Komplikationen (Sepsis, Pneumonie, Meningitis, sekundäre Vereiterung der Bubonen) rufen erneut Fieberanstieg hervor. In jedem Temperaturstadium kann der Tod durch Herzlähmung eintreten bzw. bei länger dauerndem Fieber auch an Erschöpfung aller Kräfte.

Lymphsystem. Schon bald nach dem Ausbruch der Krankheit kommt es zur Bildung eines Bubo, d. h. eine mehr oder minder rasch sich entwickelnde, kleine oder umfangreichere, äußerst schmerzhafte Anschwellung einer oder mehrerer Lymphdrüsen mit Beteiligung des umgebenden Gewebes. Jede äußere Lymphdrüse kann erster Krankheitssitz sein; am häufigsten sind die Leistendrüsen befallen oder auch die Achselhöhle, die Halsdrüsen sind besonders bei Kindern betroffen. Wir unterscheiden nach Albrecht und Ghon den primären Bubo, der den ersten örtlichen Infektionsherd darstellt, von den sekundären, die erst nach Eindringen des Erregers in die Blutbahn bei Sepsis an den verschiedensten Stellen nach Metastasierung erscheinen können. Die vom zuerst auftretenden Bubo auf dem fortschreitenden Lymphwege infizierten benachbarten Drüsen rechnet man nicht zu den sekundären, sondern zu den primären Bubonen zweiter Ordnung. Meistens verschmelzen eine Anzahl benachbarter Drüsen zu größeren, höckrigen Tumoren, die faustgroß werden können. Das ödematös geschwollene umgebende Gewebe verursacht auf der extrem gespannten, rot glänzenden, oft von subcutanen Blutungen verfärbten Haut bei Berührung das sog. Gallertzittern. Es gibt zwei Arten von Ödemen: ein akutes heißes, nicht eindrückbares und ein chronisches bleibendes, das die örtliche Umgebung ohne Alteration der Haut deformiert (de Villafañe Lastra und Rodeiro 1942). Da die größeren Bubonen sehr schmerzhaft sind, nehmen die Kranken oft eine bestimmte Haltung ein; das Bein wird heraufgezogen, der Arm abduziert, das Haupt nach der kranken Seite gewendet, um dem Druck der Umgebung möglichst zu entgehen. Die Halsbubonen können durch Druck auf die Trachea zu quälender Atemnot und Cyanose, durch Glottisödem zum Erstickungstode führen. Beim Abfall der Temperatur verschwindet bei den in Heilung ausgehenden Fällen das periglanduläre Ödem, das Drüsenpaket wird weicher und kann resorbiert werden. Oft jedoch setzt eine Nekrose des Bubo ein, es kommt in einem großen Hundertsatz der Fälle zu Sekundärinfektionen und die darüber liegende Haut wird mit großen nekrotischen Gewebsfetzen abgestoßen. Nach mehr oder minder langer Zeit kann dieser Prozeß vernarben, oder aber eine anschließende Phlegmone führt durch Marasmus zum Tode bzw. ein arrodiertes größeres Gefäß zur tödlichen Blutung.

Haut. Im allgemeinen heiß und trocken, ist die Haut lediglich in der Agonie und bei den mit heftiger Atemnot einhergehenden Halsbubonen mit kaltem Schweiß bedeckt. Oft ist die vermeintliche Infektionsstelle so geringfügig, daß sie bei klinischer Untersuchung nicht gefunden wird. Wie bei den Bubonen gibt es an der Haut auch primäre und sekundäre Pestfurunkel bzw. Karbunkel. Eines der auffallendsten Hautsymptome, das jedoch bei den einzelnen Epidemien in sehr verschiedener Häufigkeit beobachtet wurde, sind die Hautblutungen, die in jeder Zahl und Ausdehnung, von Petechien bis zu großen Sugillationen vorkommen. Oft liegen sie in der Umgebung eines Bubo. Einfache Pusteln mit dunklem trübem Inhalt als Metastasen der im Blut kreisenden Pestbakterien erscheinen nicht selten in kleinerer oder größerer Zahl über den Körper verbreitet.

Kreislauf. Die außerordentlich starke Wirkung des Pesttoxins auf den menschlichen Organismus zeigt sich im besonderen Maße am Herzen. Der Puls ist beschleunigt, meistens zwischen 100 und 120, er wird schnell, klein und weich, an der Radialis tritt Doppelschlägigkeit auf. Mit dem Fortschreiten der Krankheit wächst die Frequenz, Füllung und Spannung nehmen weiterhin ab, der fadenförmige Puls über 200 verkündet das nahende Ende. Diese Herzschwäche beherrscht das klinische Bild, sie kann schon wenige Stunden nach Krankheitsbeginn zum Tode führen. Unregelmäßiger Puls ist selten. Beim Eintreten der Rekonvaleszenz sinkt die Pulsfrequenz, sie wird oft erst nach Wochen wieder normal. Das Herz selbst findet man gelegentlich leicht dilatiert, die Herztöne dumpf, die systolischen Töne an Spitze und Ostien unrein. Endokarditis und Perikarditis werden nicht beobachtet. Der ganze Herzbefund deutet darauf hin, daß weniger der Herzmuskel als der Innervierungsapparat des Herzens vom Pesttoxin getroffen wird.

Blut. Die Reaktion des weißen Blutbildes hängt naturgemäß weitgehend von der Schwere der Infektion und der individuellen Reaktion des Organismus ab. Im allgemeinen besteht bei unkomplizierter Bubonenpest eine mäßige Leukocytose. ROGERS fand Werte bis zu 20000 mit relativer Lymphocytose bis zu 50%. Eingehendere Untersuchungen haben in jüngster Zeit WAGLE und COLAH (1947) bei 446 Bubonenpestfällen angestellt. Danach wurden im Mittel zwischen 5000 und 10000 Leukocyten gefunden. 79 Fälle starben an Pestsepticämie, die Letalität stieg ständig bis 97,3% bei Leukozahlen von über 40000. Verff. sind der Meinung, daß Zahlen unter der Norm das Fehlen einer Resistenz anzeigen, und bei Zahlen weit über normaler Reaktion stehen diese in Beziehung zum Grad der Schwere der Septicämie. Pestsepsis bei normaler Leucytenkozahl deutet das Fehlen jeglicher Resistenz an und hat eine sehr ernste Prognose. Erythrocyten und Hämoglobin sind etwas vermehrt, die Gerinnungsfähigkeit vermindert. Bei Beginnen der Heilung sinken die Leukocytenzahlen vom 4. Tage an zur Norm, in der Rekonvaleszenz treten große Mononucleäre und Eosinophile in größerer Zahl auf. Der mikroskopische Nachweis von Pestbakterien im Blut aus der Fingerkuppe oder dem Ohrläppchen gelingt bei gewöhnlicher Beulenpest selten, höchstens bei Aussaat auf Agarplatten. Am leichtesten erreicht man kurz vor dem Tode ein positives Ergebnis, dann handelt es sich aber fast immer um klinisch erkennbare Septicämie.

Nervensystem und Sinnesorgane. Die regelmäßig vorhandenen Cephalgien, die sowohl im Vorder- als auch im Hinterhaupt lokalisiert sein können, der Schwindel und der taumelnde Gang, die eigenartig lallende Sprache, das selten freie Sensorium, die oft bestehende Somnolenz und von Delirien sowie Wandertrieb unterbrochene Bewußtlosigkeit deuten auf die außerordentlich starke Affinität des Pesttoxins auf das Nervensystem hin. Die klinische Manifestation kann auch lediglich am Gehirn erfolgen, ohne daß andere Symptome bemerkbar sind. WRIGHT (1942) hat so einen Cerebraltyp beschrieben. Meningitis bei Pest gilt nicht als häufig, besonders im Beginn von Epidemien können dadurch Irrtümer unterlaufen. LANDSBOROUGH und TUNNELL (1947) fanden unter 203 Beulenpestfällen 8 Meningitiden mit tödlichem Ausgang, bei 5 Patienten konnte P. pestis im Liquor nachgewiesen werden. Gewöhnlich tritt die Meningitis als Komplikation einer vorangehenden Bubonenpest auf. Jedoch war unter den 8 Fällen auch einer ohne Bubo. Bei der Sektion fand sich ein dickes fibrinöseitriges Exsudat an den Meningen von Gehirn und Rückenmark. Dieser Fall wird von den Verff. als primäre Pestmeningitis angesprochen. Auch DE VILLAFAÑE und RODEIRO (1942) beschreiben solche immer tödlich verlaufenden Meningitisfälle mit Pestbakterien im Liquor als Komplikation von Beulenpest. Die klinischen Symptome sind: Delirien, Erregung, Fehlorientierung, Kopfschmerzen, Halluzinationen, Sprachstörungen, positiver Kernig und Druckerhöhung im Liquor. Eine chronische zu Rückfällen neigende, latente Pestmeningitis wird von MEYER und Mitarbeitern (1937) beschrieben. Die Erkrankung begann am 19. Juli, der Tod trat erst am 22. Oktober desselben Jahres ein. — Außer der an den Augen immer vorhandenen Conjunctivitis tritt gelegentlich eine parenchymatöse Keratitis und eine zur Panophthalmie führende Iridocyclitis auf. Die Ohren sind selten Sitz einer Otitis media, zentrale Taubheit soll vorkommen.

Verdauungsorgane. Am Verdauungsapparat finden sich in der Regel keine für Pest besonders charakteristischen Symptome. Der Appetit ist wechselnd, bei schweren Fällen meistens Appetitlosigkeit, bei anderen oft Heißhunger. Großer Durst mit schmerzhaftem Hitzeempfinden in Magen und Unterleib ist häufig. Erbrechen und leichte Diarrhoe kommen sowohl im Anfang als auch im weiteren Verlauf der Krankheit vor. Die Zunge ist meist dickweiß belegt, wie mit Kalk getüncht; bei benommenen Kranken trocknet der Belag zu braunen Borken ein. Seltener ist sie himbeerähnlich rot und warzig. Der Pharynx ist gerötet. Die geschwollenen Tonsillen sind oft der Sitz von oberflächlichen Geschwüren und diphtherischen Belägen. Leber und insbesondere Milz sind vergrößert, Ikterus ist selten. In den späteren Krankheitstagen besteht meist eine Obstipation, doch stellen sich dann auch blutige, pestbakterienreiche Durchfälle ein. Wie bereits erwähnt, gibt es beim Menschen keine primäre Darmpest.

Atmungsorgane. Einfache bronchitische Erscheinungen kommen im Anfang öfters vor. Weit häufiger sind die sekundären Pestpneumonien im weiteren Verlaufe von Beulenerkrankung. Sie entgehen oft der klinischen Beobachtung. Das ansteigende Fieber, Hustenreiz, blutigtingiertes Sputum, in dem oft Pestbakterien gefunden werden, leiten auf die Diagnose hin. Es handelt sich entweder um metastatische Pneumonien in Form von multiplen, kleinen und größeren, peripher subpleural sitzenden Herden oder um echte Aspirationspneumonien, die dadurch entstehen, daß pestbakterienhaltiges Material von zerfallenen Bubonen der Tonsillen und Lymphfollikel aspiriert wird. Der perkutorische und auskultatorische Befund entspricht dem bei gewöhnlichen Bronchopneumonien. Terminal findet sich regelmäßig ein Lungenödem. Gewöhnlich beschleunigt diese Lungenmanifestation die Herzlähmung. Bei in Heilung übergehenden Pneumonien treten bisweilen Abscesse auf.

Urogenitalorgane. Die Harnmenge ist meistens verringert, das spezifische Gewicht erhöht; bei entsprechend starker Flüssigkeitsaufnahme infolge des oft vorhandenen Durstgefühls der Pestkranken wird reichlich Harn mit niedrigem spezifischem Gewicht ausgeschieden. Der Harn enthält gewöhnlich etwas Eiweiß; metastatische Nierenherde bedingen blut- und bakterienhaltigen Urin. — Schwangere Frauen abortieren regelmäßig. Die Frucht, auch die reife, obgleich fast immer steril, geht infolge Toxinwirkung zugrunde.

Die primäre Lungenpest. Bei der Lungenpest, die klinisch wie jede andere Pneumonie verläuft, ist die Diskrepanz zwischen dem meist geringen lokalen Befund und den schweren Allgemeinerscheinungen besonders in die Augen fallend. Schüttelfrost, Kopfschmerzen, Schwindel, Erbrechen, schneller Temperaturanstieg, hoher Puls, Conjunctivitis, Unruhe, Wandertrieb bestehen ebenso wie bei der Beulenpest. Das Sensorium dagegen bleibt auffallend lange frei. Der Gesichtsausdruck ist ängstlich. Das allgemeine Bild der Pest kann mehrere Tage anhalten, bevor die spezifisch pneumonischen Erscheinungen sich geltend machen. In der Regel sind die Lungensymptome am ersten Tage spärlich, erst an einem der nächsten Krankheitstage fangen die Kranken an zu husten. Die Atmung wird beschleunigt. Der anfangs katarrhalische Auswurf bekommt eine immer stärkere Beimengung von hellem Blut, kann schließlich ganz blutig werden und enthält Pestbakterien in Reinkultur.

In typischen Fällen gleicht die Form des Hustens einer Hämoptoe, jeder Hustenstoß bringt reichlich schaumig-blutiges Sputum hervor. In anderen Fällen ist der Husten quälend, und das Sputum wird unter großen Anstrengungen hervorgebracht. Der Hustenreiz ist verschieden stark. Während die Kranken im heißen Klima Javas nur auf Aufforderung etwas Sputum hervorbringen, bestand bei der Lungenpestepidemie in der Mandschurei mit ihrer niedrigen Temperatur ein starker Hustenreiz. Pleuritische Schmerzen treten oft auf. Die Perkussion und Auskultation ergibt die Zeichen von zerstreuten oder zu größeren Herden zusammengeflossenen lobulären Pneumonien, meistens in den Unterlappen; leichte Dämpfung, verschärftes bis bronchiales Atemgeräusch, Rasselgeräusche jeglicher Größe. Daneben herrscht hochgradige Dyspnoe und Cyanose; Atemfrequenzen über 50 bilden die Regel. Die Milz ist gewöhnlich stark vergrößert, sekundäre Bubonen sind selten. Im Sputum lassen sich fast immer Pestbakterien nachweisen. Frühzeitig stellt sich eine hochgradige Herzschwäche ein mit sehr hohem Puls und minimaler Spannung; der Tod erfolgt in der Regel am 2.—5. Tage der Krankheit.

Jedoch können die klassischen Lungensymptome sämtlich fehlen und auch das Sputum kann frei von P. pestis sein (GOLDSTEIN 1942). Hierher gehören jene Fälle, wo der Kranke aus scheinbar vollkommener Gesundheit, unter Aushusten großer Mengen reinen Blutes plötzlich tot zusammenstürzt. In einem Teil der Fälle ist die Überschwemmung des Körpers mit Bakterien und Toxinen so groß, daß der Tod eintritt, bevor sich klinische Lungenerscheinungen entwickelt haben, der Kranke also das Bild der septicämischen Pest darbietet. Oft finden sich im Auswurf Pestbakterien auch in leichten Fällen von Lungenerkrankung ohne deutliche Symptome einer Pneumonie. Solche Fälle verlaufen dann unter dem Bilde einer gewöhnlichen Bronchitis. Besonders leicht scheint die Lungenpest zu einer lang vorher bestehenden chronischen Lungenerkrankung, namentlich zu tuberkulösen Prozessen, hinzukommen; offenbar findet der Pesterreger in derartigen Herden einen günstigen Boden für seine Ansiedlung. Gelegentlich kommt es zu prolongiertem Verlauf; so beschreiben URIARTE und Mitarbeiter (1936) ein 14jähriges Mädchen, dessen Lungenerscheinungen am 10. Mai begannen, während der Tod erst am 10. Juni eintrat. Über Dauerausscheidung von Lungenpestrekonvaleszenten ist im Kapitel Epidemiologie gesprochen worden.

Nachkrankheiten. Die Rekonvaleszenz verläuft sehr unterschiedlich; häufig ist verlangsamter Puls, Labilität des Pulses und Irregularität vorhanden. STICKER berichtet von dauernden Störungen des hemmenden Vaguseinflusses am Herzen. An nervösen Nachkrankheiten beobachtet man halbseitige und doppelseitige Gaumensegellähmungen, Recurrenslähmungen, Aphasie, Paraplegie, Hemiplegie. Bisweilen kommen Rezidive vor, sie treten oft spät in der Rekonvaleszenz nach mehreren Wochen auf und verlaufen dann stets tödlich.

Pathologische Anatomie. Die Totenstarre tritt rasch ein, die Totenflecke sind oft auffallend dunkel. Bei Eröffnung der Leiche sehen wir überall die Zeichen einer schweren hämorrhagischen Septicämie, die einzelnen Herde sind vielfach nekrotisch und mit Eiter durchsetzt. In den parenchymatösen Organen findet sich eine mehr oder minder starke Degeneration. Die im Bubo sich abspielenden Veränderungen sind hämorrhagisch-nekrotischer und infiltrativ-eitriger Natur. Die normal großen oder leicht vergrößerten Lymphdrüsen (selten über taubeneigroß) sind mit dem von Blutungen und gallertartigem Ödem durchsetzten periglandulären Gewebe zu einem Paket verbacken. Je nach Dauer der Krankheit und Infektionsschwere finden sich in Drüsen und umgebendem Gewebe alle Übergänge von der einfachen leukocytären Infiltration bis zur speckigen Schwellung, sulzigen Durchtränkung und blutigen

Infarzierung, von der eitrig-nekrotischen Einschmelzung bis zur großen Absceßhöhle. Auch die Fascien, Muskeln, Fettgewebe, Gefäße und Nervenscheiden können in weiter Ausdehnung von der ödematösen, Pestbakterien enthaltenden Durchtränkung befallen sein. Der hämorrhagische Charakter der Pest zeigt sich in zahllosen Blutungen in den verschiedensten Organen, besonders das Peri- und Epikard, Pleura, Peritoneum, Magen- und Dickdarmschleimhaut, seltener der Dünndarm, Gallenblase, Nierenrinde und -becken sind betroffen. Ebenso werden unter der Dura, in Bauch- und Temporalmuskel Blutungen gefunden. Die Milz ist vergrößert, im Schnitt dunkelrot, desgleichen ist die Leber geschwollen. Auch die Lymphfollikel im Dünndarm sind geschwollen. Ulcerierte Tonsillen sowie Bronchitis sind gewöhnliche Befunde. Daneben werden multiple bis walnußgroße, subpleurale Infiltrationsherde in der Lunge gefunden. Lungenödem besteht fast immer, ein Glottisödem bei Halsbubonen. Bei den durch Meningitis komplizierten Fällen tritt ein fibrinös-eitriges Exsudat an den Meningen von Gehirn und Rückenmark in Erscheinung. Ödem der Hirnsubstanz wird nicht selten bemerkt. Die mikroskopische Untersuchung ergibt in all diesen Herden, in den Blutextravasaten, im Blute selbst, in Hautpusteln, Milz, Leber, Knochenmark usw. das massenhafte Vorhandensein von P. pestis. Herzmuskel, Milz, Leber und Nieren sind gewöhnlich fettig-parenchymatös degeneriert; auch kommt es in diesen Organen sowie in Lunge und Muskulatur gelegentlich zu eitrigen Nekrosen bzw. Absceßbildung. Bei der septicämischen Pest und Hautpest finden wir dieselben Veränderungen, nur treten die Lymphdrüsen makroskopisch weniger in Erscheinung.

Bei der primären Lungenpest findet man entweder herdförmige Pneumonien oder konfluierende Lobulärpneumonien, die die Unterlappen bevorzugen. In Uganda während der Jahre 1939—1942 von HENNESSEY (1942) unternommene Autopsien bei 38 Lungenpestfällen ergaben 26 mal lobäre Pneumonien und 12mal die klassische hämorrhagische Bronchopneumonie. Die Schleimhäute der oberen Luftwege sind dabei lebhaft gerötet, oft mit kleinen Blutungen durchsetzt. Pflaumengroße Herde, die sich meistens schirmförmig von einem peribronchial infiltrierten Luftröhrenzweig ausbreiten, können zu größeren zusammenfließen. Die Alveolen und Bronchien sind mit einem nicht fibrinösen, bluthaltigen Exsudat gefüllt. Wenn man die Lunge durchschneidet, bieten diese Herde meistens das Bild der Anschoppung, seltener das der grauen Hepatisation. Die Pleura über den Lungenherden ist wie bei anderen Pneumonien beteiligt und von kleinen Blutungen durchsetzt. Die Pleurahöhlen enthalten bisweilen etwas gelatinöses, hämorrhagisches Exsudat. Die mediastinalen Lymphdrüsen sind regelmäßig geschwollen und von kleinen Blutungen betroffen. Im übrigen bietet die Obduktion der anderen Organe bei Pestpneumonien in mehr oder minder abgewandelter Form dasselbe Bild wie bei der Beulenpest mit Ausnahme der Bubonen.

Diagnose. Lediglich aus dem klinischen Verlauf die Diagnose Pest zu stellen, ist nur in Epidemiezeiten möglich. Das außerordentlich schwere akute Krankheitsbild, die typische Drüsenschwellung bei früh einsetzender Beteiligung des Zentralnervensystems, das schnelle Ansteigen des Pulses, die geröteten Konjunktiven lassen wenig Zweifel übrig. Schwieriger in der Beurteilung sind die Fälle von Pestsepticämie ohne deutliche Drüsenvergrößerung und die Pestpneumonie im Beginn. In diesen Zweifelsfällen und vor allem außerhalb einer Epidemie bedarf es stets der bakteriologischen Untersuchungsmethoden. Insbesondere die ersten Fälle einer Epidemie müssen durch bakteriologischen Befund erhärtet werden wegen der ungeheuer weittragenden und einschneidenden Maßnahmen, die die Diagnose Pest für eine Bevölkerung, ihr Land und ihre Wirtschaft zur Folge hat.

Die Entnahme von Pestmaterial zur Versendung sollte möglichst vermieden werden; die Untersuchung eines pestverdächtigen Falles soll stets an Ort und Stelle in Verbindung mit einem Fachbakteriologen erfolgen, der die Diagnose durch das Auffinden der typischen bipolar sich färbenden gramnegativen Stäbchen oder deren Involutionsformen sichert. Für die Untersuchung am Lebenden kommt vor allem der Gewebssaft von frischen Bubonen in Betracht, der durch Punktion und Aspiration mit einer starken PRAVAZschen Spritze oder durch breite Incision gewonnen wird. Der letztere Eingriff ist völlig unschädlich, meist tritt für den Kranken nach der Spaltung Erleichterung ein — eine positive Diagnose gelingt in diesem Falle sicherer.

Der Gang der bakteriologischen Untersuchung ist nach DIEUDONNÉ und OTTO im allgemeinen folgender: 1. mikroskopisches Präparat. 2. Aussaat auf Agarplatten (Züchtung bei 28° C) und auf Gelatineplatten (Züchtung bei 22° C). 3. Tierversuch (Meerschweinchen, Ratten). 4. Identifizierung der Kulturen durch Agglutinationsprobe mit bekanntem Serum. — Bei bereits vereiterten und aufgebrochenen Bubonen ist die Diagnose schwieriger, weil solcher Eiter meist nur noch wenig lebensfähige Pestbakterien enthält. Die mikroskopische Untersuchung und manchmal auch das Kulturverfahren versagt hier oft. Erst der Tierversuch, das Einreiben des Exsudates auf die rasierte Bauchhaut des Meerschweinchens bringt hier die Entscheidung. Doch spricht der negative Ausfall noch nicht gegen das Vorliegen von Pest. Das Exsudat von Pestkarbunkeln und -pusteln wird gleichfalls mittels Spritze, Öse oder Capillare gewonnen. In vielen Fällen führt die bakteriologische Untersuchung des Blutes aus Fingerkuppe oder Ohrläppchen zur Diagnose, insbesondere bei Pestsepticämie. Bei den primären Pestpneumonien steht das erregerhaltige Sputum an erster Stelle. Vielfach lassen sich auch im Rachenabstrich Pestbakterien nachweisen. An der Leiche kann man das nötige Material durch Punktion von Milz, Leber, Lunge oder Knochenmark gewinnen. Außerdem treten bei der Pest im Blutserum spezifisch agglutinierende Substanzen auf, doch hat die Reaktion nicht die praktische Bedeutung wie bei Typhus. Die Überempfindlichkeitsreaktionen (cutane und conjunctivale Probe nach AMAKO) haben gleichfalls nur einen geringen diagnostischen Wert. Bessere Resultate haben verschiedene Autoren mit der Komplementbindung erhalten. Vor einigen Jahren haben JUNIOR und ALBUQUERQUE (1940) erfolgreich eine intradermale allergische Reaktion für die Diagnostik pestverdächtiger Fälle entwickelt. Das Antigen wird aus dem Lymphknoten eines mit Pestbakterien geimpften Meerschweinchens gewonnen, der zerkleinert, 2 Std gekocht und dann filtriert wird. Für die intradermale Injektion werden 0,1 cm³ der Suspension gebraucht.

Differentialdiagnostisch muß im Anfang, bevor sich der primäre Bubo entwickelt hat, an Malaria tropica gedacht werden; der „Dicke Tropfen" behebt leicht die Zweifel. Auch Q-Fieber, Typhus, Masern, Fleckfieber müssen berücksichtigt werden, der weitere Verlauf bringt jedoch bald Klarheit. Syphilitische oder klimatische Bubonen sind gleichfalls leicht abzugrenzen. Bei Pestmanifestationen im Hals sind Verwechslungen mit Diphtherie oder Parotitis möglich. Hier schützt die bakteriologische Untersuchung ebenso wie bei der Frage Milzbrand- oder Pestkarbunkel vor Verwechslung. Schwieriger ist schon die Abgrenzung gegenüber der Tularämie. Die Pestpneumonie kann besonders im Anfang für eine gewöhnliche Pneumonie gehalten werden, solange das blutig-tingierte, Pestbakterien enthaltende Sputum noch nicht vorhanden ist. Bei der Pestpneumonie fehlt aber der Herpes labialis, das Sputum ist nicht fibrinhaltig und auch nicht rostfarben, sondern rein blutig. Die bakteriologische Untersuchung klärt auch zwischen Pestpneumonie und Lungenmilzbrand. Psittakose kann gleichfalls zu Irrtümern Anlaß geben.

Der Nachweis der Pesterreger in Rattenkadavern ist besonders schwierig, weil sie gewöhnlich von Fäulniserregern überwuchert sind. Aber auch bei der lebend gefangenen Ratte ist die Pestdiagnose wegen der Verwechslungsmöglichkeit mit anderen Keimen der Pasteurellagruppe usw. nicht immer einfach. Hier sowie bei den ersten Fällen einer Epidemie soll der folgenschwere Ausspruch der Pestdiagnose ausschließlich einem mit der Pest vertrauten Bakteriologen überlassen werden.

Therapie. Bis vor wenigen Jahren stand man der Pest therapeutisch ziemlich machtlos gegenüber. Die Entdeckung der Sulfonamide und Antibiotica hat auch hier bedeutende Fortschritte erzielt. Zunächst gehört jeder Pestkranke naturgemäß auf die Infektionsstation eines Krankenhauses. Von den allgemeinen Maßnahmen sei vor allem die Beseitigung der Gefahr drohender Herzschwäche durch intravenöse Strophanthusinjektionen, Coffein, Strychnin, Campher, Sympatol erwähnt. Das hohe Fieber versucht man durch kalte Abwaschungen und Umschläge zu senken. Die Nahrung soll leicht verdaulich sein bei reichlicher Flüssigkeitszufuhr. Alkohol wirkt schädlich. Um Erbrechen zu vermeiden, geben MATHUR und GOYAL (1945) Vitamin B_2, und 25%ige Traubenzuckerlösung parenteral, um die Toxämie zu bekämpfen. Die Unruhe lindert man mit Eisumschlägen auf dem Kopf, Chloral 1 g innerlich oder Hyoscin $^1/_4$ mg subcutan. Zur Beschränkung der Blutungen kann man Calcium chloratum 4mal täglich 0,5 g verabreichen. Die Hautaffektionen, Furunkel, sekundären Phlegmonen sind nach chirurgischen Regeln zu behandeln. Erwähnt sei auch, daß man mehrfach die frühzeitige chirurgische Behandlung (Incision, Exstirpation) des Pestbubo versucht hat. Die unterschiedlichen Erfolge raten jedoch zur Skepsis. TERMI empfiehlt Kompressen mit Sublimat und die Einspritzung einer 1‰igen Sublimatlösung in den Bubo. Sobald Fluktuation im Bubo aufgetreten ist, muß incidiert und die nekrotischen Massen entfernt werden.

YERSIN, ROUX, CALMETTE, BORREL u. a. haben gezeigt, daß das Serum von Kaninchen, die mit abgetöteten Kulturen von P. pestis behandelt wurden, die Eigenschaft erhielt, andere Tiere gegen eine Infektion zu schützen bzw. eine schon vorhandene Infektion zur Heilung zu bringen. Diese passive Immunisierung hat man auch für den Menschen benutzt. Die Verabreichung erfolgt möglichst frühzeitig (erste 24 Std) und in großen Dosen (100 bis 150 cm^3/täglich) subcutan und intravenös und wird bis zur Entfieberung fortgesetzt. Im großen und ganzen läßt sich über diese Serumtherapie zusammenfassend sagen, daß eine gewisse Schutzwirkung für kurze Zeit vorhanden ist, dagegen ist die Heilwirkung sehr unsicher. Wirksamer ist eine Kombination von Serum mit Sulfonamiden (KAMAL, GAYED und ANWAR 1941).

Im Laufe der letzten Jahre sind in Pestgebieten und in Laboratorien von zahlreichen Forschern Untersuchungen über die Wirksamkeit von Sulfonamiden und Antibiotica bei Pestinfektionen angestellt worden. Dabei hat sich ergeben, daß von den Sulfonamiden Debenal den günstigsten Effekt hatte. Auch Cibazol bzw. Eleudron wirken gut, jedoch ist ihnen Debenal überlegen. Hierbei muß naturgemäß jeweils berücksichtigt werden, daß für Tod oder Heilung des Patienten die Entwicklung und der Grad der Septicämie ausschlaggebend ist. Die Angaben über die verabreichten Mengen Debenal schwanken bei den einzelnen Autoren beträchtlich. MAGROU (1946) gibt Dosen von 24—30 g pro die im Anfang, später weniger über 10—15 Tage mit viel Flüssigkeit und Natriumcarbonat. Andererseits haben sich Gaben von 12—14 g pro die in den ersten 3 Tagen, später 8—10 g täglich als wirksam erwiesen (BARRETO und DE CASTRO, 1946). Debenal wird besser vertragen und ist weniger toxisch als Eleudron. Die Bakteriämie wird durch die Sulfonamide schnell beherrscht. Die Drüsenpunktion wird 25 Std nach Verabreichung des Medikaments negativ, selbst wenn vorher ein positives Resultat vorhanden war (MACKEY-DICK, 1945). Nach ausgedehnten Prüfungen in Indien (WAGLE 1944) wird Sulfadiazin der Vorzug gegeben und bei schwerer Infektion eine intravenöse Verabfolgung empfohlen, in einer Dosierung, die eine Blutkonzentration von 10—20 mg des Mittels je 100 cm^3 unterhält. Der Vorteil der Sulfonamidtherapie liegt in den niedrigen Kosten, der einfachen Verabfolgung und der an der Senkung der Sterblichkeit deutlich werdenden Wirkung. Damit ist diese Behandlung in den betroffenen Gebieten von größtem Wert und kann in großem Maßstab durchgeführt werden. Sulfonamide sind auch mit Erfolg als *Kausalprophylaktikum* angewendet worden und vor allem von Bedeutung als Schutzmittel gegen die hochinfektiöse Lungenpest. Mit täglich 3,0 g Sulfadiazin scheint ein ausreichender Schutz gewährt zu werden.

Im Gegensatz zum *Penicillin*, das keine irgendwie nennenswerte Wirkung entfaltete, sind mit *Streptomycin* sehr beachtliche Ergebnisse erzielt worden. Auch hier schwanken die Angaben über die verabreichten Mengen beträchtlich. KARAMCHANDANI und RAO (1949) fanden, daß eine Gesamtdosis von 1—2 g *Streptomycin* die wirksame Minimalmenge ist, das Maximum beträgt 8 g über 4 Tage mit individuellen Dosen von 0,5 g alle 6 Std. QUAN und Mitarbeiter (1947) empfehlen 2 g subcutan täglich bei Beulenpest, 4—6 g täglich bei Septicämie und Lungenpest. Um Rückfälle zu vermeiden, soll diese Therapie über 8 Tage mit täglichen Gaben von 1 g fortgesetzt werden. WAGLE und BEDARKAR (1948) behandelten Lungenpest erfolgreich mit einer Gesamtdosis zwischen 15,3 bis 38,0 g Streptomycin bei Gaben von 0,66 g alle 4 Std bis zur klinischen Besserung. Vielfach hilft Streptomycin bei Fällen, wo Sulfonamide versagt haben (HADDAD und VALERO, 1948). Eine überraschende Besserung und Heilung einer Pestmeningitis erzielte VIDELA (1947) durch intrathekale Verabfolgung von Streptomycin. Bei Kollapsgefahr und Hypertonie gab er außerdem Nebennierenpräparate. LINK (1950) empfiehlt Streptomycin alle 4 Std intramuskulär bis zum Fieberabfall, bei einer Einzeldosis von 0,25—1,0 g je nach Schwere der Symptome. Gleichzeitig Sulfadiazin oral 4,0 g als Anfangsdosis, gefolgt von 1,5—2,0 g alle 4 Std 10 Tage bis 2 Wochen. Neben Streptomycin haben sich bei experimentellen Untersuchungen auch Aureomycin, Chloramphenicol, Neomycin und Terramycin als wirksam erwiesen (MEYER 1950). Eine prophylaktische Anwendung des Streptomycins kommt wegen seiner schnellen Ausscheidung nicht in Frage.

Immunität und Immunisierung. Das Überstehen der Pest schützt gegen Wiedererkrankung bzw. die zweite Erkrankung verläuft zum mindesten sehr viel leichter. Aus diesem Grunde wurden in Pestzeiten vorzugsweise Menschen in der Krankenpflege und im Krankentransport beschäftigt, die schon einmal eine Pest durchgemacht hatten. Jedoch ist dieser Schutz nach Überstehen der Krankheit kein absoluter — wir haben es gewöhnlich lediglich mit einer relativen, zeitlich begrenzten Immunität zu tun. Immune Tiere sind imstande, die eingebrachten Pesterreger lokal zu fixieren (JAWETZ und MEYER 1944). Das Serum von Pestkranken und Pestrekonvaleszenten enthält Bakteriolysine, Opsonine und Agglutinine. Das Streben nach Erreichung einer künstlichen Immunität setzte recht bald nach Entdeckung des Erregers ein. Neben der passiven Immunisierung mit dem bereits erwähnten Antipestserum (10—20 cm^3 subcutan), die für kurzfristigen, etwa 14 Tage dauernden Schutz geeignet ist, wurde viele Jahre die seit 1896 von HAFFKINE aus abgetöteten Pestkulturen bereitete Vaccine zur aktiven Immunisierung benutzt. Jedoch hat sich in den letzten Jahren herausgestellt, daß der Impfschutz durch lebende apathogene Pestbakterien sehr viel besser ist als mit abgetöteten Keimen. Die Züchtung solcher apathogenen lebenden Keime ist bereits im Kapitel Bakteriologie erörtert worden. Die ersten Immunisierungsversuche mit abgeschwächten Pestkulturen am Menschen hat STRONG in Manila um die Jahrhundertwende angestellt. Er impfte im ganzen 900 Menschen mit einer von KOLLE und OTTO isolierten Kultur „Ma V", die für Meerschweinchen völlig apathogen war bei hoher immunisatorischer Eigenschaft, ohne Schaden. Heute verwendet man Impfstoffe mit dem von OTTEN isolierten javanischen Stamm „Tjivedej", dem EV-Madagaskarstamm von GIRARD und ROBIC oder dem K/120 Südafrikastamm. Die Bakterien werden auf Agar oder in Bouillon gezüchtet. Die Bouillonvaccine (saures Caseinhydrolysat) hat sich im Mäuseschutzversuch ebenso wirksam erwiesen wie Agarvaccine, sie ist nicht toxischer und hat den Vorteil der besseren Haltbarkeit (MANI 1946). Es handelt sich um lebende Suspensionen von 1000 Millionen Organismen je Kubikzentimeter. Die Impfdosis beträgt 1 cm^3 subcutan. Die Reaktion des menschlichen Körpers zeigt sich in Kopfschmerzen, geringem Temperaturanstieg und einer schmerzhaften Schwellung und Infiltration an der Impfstelle, gelegentlich gibt es Gewebsnekrosen. Mit dem Nachlassen der Schwellung bleibt ein kleines subcutanes Knötchen zurück. GRASSET (1946) beobachtete während 16 Pestausbrüchen in den Jahren 1941—1944 in Südafrika bei 24000 Impflingen allerdings 7 Pneumonien, 7 Bubonen und eine Septicämie als Impffolge. Der Schutz tritt ab 5. Tag ein, das Maximum wird ab 10. Tag nach der Impfung erreicht. Über die Dauer des Impfschutzes ist in der mir zugänglichen Literatur nicht berichtet worden. (Die Immunisierung mit abgetöteter Vaccine hält etwa 6 Monate vor.) Die Vaccine kann bei niedriger Temperatur getrocknet 2 Jahre haltbar sein. GIRARD und ROBIC (1938) berichten, daß auf Madagaskar in 3 Jahren nach 2 Millionen Impfungen mit lebender Vaccine die Pestmortalität um 80% zurückgegangen ist. Ähnlich günstige Ergebnisse bringen ROSIER (1939) für Java und das Haffkine-Institut für Indien.

Prognose. Die Letalität bei gewöhnlichen Bubonenpestepidemien schwankt in weiten Grenzen zwischen 30 und 90%. Für die Pestpneumonie ist die Prognose noch ungünstiger, da sie unbehandelt meist tödlich endet. Zu Beginn einer Epidemie ist die Tödlichkeit wegen Vorherrschens septicämischer Fälle meist größer als später. Auch im Einzelfall richtet sich die Prognose vor allen Dingen nach der Entwicklung und dem Grad der Septicämie. Dieser Hauptfaktor in der Bestimmung der Schwere der Pestinfektion wird durch Zählen der Blutkolonien auf Agarplatten ermittelt. Der Grad der Septicämie wird milde oder schwer genannt, je nachdem aus 0,25 cm^3 Blut weniger oder mehr als 10 Kolonien auf der Platte anwachsen. In gleicher Weise kann man das weiße Blutbild prognostisch verwerten; eine Septicämie bei normaler Leukocytenzahl hat eine sehr ernste Prognose. Aber auch eine progressive Zunahme der Leukocyten muß als ungünstiges Zeichen gewertet werden. Des weiteren ist das Verhalten des Pulses ein Maßstab für die Toxinwirkung im Organismus. Ein früh auftretender, kleiner frequenter Puls bedeutet eine schlechte Prognose, umgekehrt ist ein gut gefüllter, langsamer Puls kein Garant für einen guten Ausgang der Krankheit, weil zu jeder Stunde der Zusammenbruch des Kreislaufs erfolgen kann. Der Verlauf und die Höhe des Fiebers sind prognostisch nur bedingt zu verwerten, da schwere septicämische Fälle oft ohne nennenswerte Fiebersteigerung verlaufen. Dagegen sind Temperaturen über 41° C immer bedenklich. Auch die Lokalisation des Bubo hat Einfluß auf die Prognose; Schenkelbubonen sind besser zu beurteilen als Achselbubonen, letztere günstiger als Halsbubonen. Verschwinden des Bubo vor dem Temperaturabfall ist ein ungünstiges Zeichen, beginnende Vereiterung als Äußerung einer kräftigen Körperabwehr ein günstiges. Hinzukommende sekundäre Infektionen verschlechtern die Prognose, ebenso bestehende Leiden wie Tbc., Lues usw.

Verhütung und Bekämpfung. Die Pestprophylaxe besteht aus 3 Phasen: 1. Muß die Einschleppung der Seuche in ein Land verhindert werden. 2. Bedarf eine eingeschleppte, unter den Nagern enzootische Pest dauernder Kontrolle. 3. Ist die Ausbreitung der Pest bei Auftreten menschlicher Beulen- und Lungenpestfälle zu unterbinden. Hierbei ist stets zu berücksichtigen, daß bei der eigentlichen Beulenpest in erster Linie die Ratten als Keimträger in Betracht kommen, während es bei der Lungenpest der Mensch selbst ist.

Um zu verhindern, daß in einer pestfreien Gegend eine Einschleppung der Rattenpest stattfindet, müssen insbesondere die Verkehrswege überwacht werden. Da für die meisten Länder nur entlang der See- und Luftverkehrswege die Einführung pestkranker Ratten droht, ist vor allem eine bakteriologische Überwachung der Schiffs- und Hafenrattenbevölkerung notwendig bzw. der in Flugzeugen und auf Flugplätzen gefangenen Ratten. Aus pestinfizierten Häfen kommende Schiffe sollen vor dem Festmachen am Kai entrattet werden vermittels Zyklon B. Außerdem soll jedes Schiff periodisch einer Entrattung unterzogen werden, damit die Schiffsrattenbevölkerung niedrig gehalten wird und Rattenpest, welche der Beobachtung entgangen ist, noch nachträglich unschädlich gemacht wird. Die Kapitäne sind verpflichtet, alle halbe Jahr eine Bescheinigung über den Verrattungszustand der Schiffe beizubringen, die die Hafenbehörden ausstellen. Rattensperrbleche an den Anlegetrossen sollen den Verkehr zwischen Schiffs- und Hafenratten verhindern. Gesunde Besatzung und Passagiere von Schiffen aus pestinfizierten Häfen können samt ihrer Habe nach verstrichener Inkubationszeit und nach Entwesung unbedenklich von Bord gelassen werden. An Pest oder unter Pestverdacht erkrankte Personen müssen ohne Verzug streng abgesondert werden.

Hat trotz der bestehenden Feindschaft zwischen Ep. rattus und Ep. decumanus die Krankheit die hauptsächlich aus der letzten Art bestehende Hafenrattenbevölkerung ergriffen, oder sind mit dem Schiffsinhalt kranke Ratten oder infizierte Flöhe nach entfernteren Orten verschleppt worden, so ist eine Eindämmung der Seuche unter den Ratten ziemlich aussichtslos. Bei ihrer ungeheuren Fruchtbarkeit ist selbst nicht die Pest imstande, ihre Zahl dauernd erheblich zu mindern. Gewiß wird man versuchen, durch Fallen, Katzen, Gifte die Rattenpopulation einzuschränken, jedoch lohnt sich dieser Einsatz nur in unmittelbarer Umgebung des Menschen, um hier ein breites Glied aus der Infektionskette zu brechen. In Europa, wo die Hausratte seit Anfang des 18. Jahrhunderts durch die Wanderratte fast ganz vertrieben wurde, kommt ein enges Zusammenleben mit den Menschen nur bei einzelnen Berufsklassen vor (Lumpenhändler, Bäcker, Müller, Hafenarbeiter, Arbeiter in Nahrungsmittelindustrien usw.). In den Tropenländern mit den größtenteils primitiven Wohngelegenheiten liegen die Verhältnisse ganz anders; hier herrscht ein enger Kontakt mit den Ratten im gleichen Biotop. In Ländern mit enzootischer Pest muß zunächst eine dauernde Kontrolle über den Krankheitsbefall der Nagerpopulationen ausgeübt werden, damit bei vermehrtem Nagersterben sofort alle notwendigen Maßnahmen getroffen werden können. Eine weitere grundsätzliche Forderung ist der Bau rattensicherer Häuser. Beispielsweise berichtet Rosier (1939) über den Rückgang der Pest auf Java nach Durchimpfung großer Teile der Bevölkerung mit Ottens Vaccine und nach Niederreißung und Neubau von 54548 Eingeborenenhäusern. Man muß den Ratten den Zugang zu Nahrungsmitteln sowie die Nistmöglichkeit erschweren. Wo dieses nicht möglich ist, sind Rattenwechsel und ihre Schlupflöcher mit modernen Giften zu beschicken.

Von besonderer Bedeutung ist die laufende Bearbeitung von Lagerschuppen in Häfen und Siedlungen sowie des Kanalisationssystems einer Stadt. Der Erfolg einer solchen vorbeugenden Bekämpfung ist weitgehend von dem Wissen des Leiters einer solchen Aktion über die Lebensgewohnheiten und die Biologie der Ratte abhängig.

Nachdem einmal unter den Menschen Beulenpestfälle aufgetreten sind, werden neben den bereits aufgeführten Maßnahmen weitere Schritte notwendig. Die schleunige Erkennung und Isolierung der Kranken einschließlich der Verdachtsfälle mit Fieber und Adenopathie steht an erster Stelle. Es folgt die strenge Absperrung der Pesthäuser bzw. Pestbezirke in einer Ortschaft mit gründlicher Desinfektion aller darin wohnenden Menschen und auch der Wohnräume samt Inventar vermittels moderner Insecticide wie DDT (Dichlor-diphenyl-trichlor-methyl-methan), Gammexan (γ-Hexachlorcyclohexan), E 605 (p-Nitrilphenyl-diäthylthiophosphat). Die mit den Kranken in Kontakt lebenden Personen werden prophylaktisch noch mit Sulfonamiden in ausreichender Menge über längere Zeit behandelt. Außerdem werden in befallenen Ortschaften bzw. Stadtdistrikten zentrale Zerstäubestellen eingerichtet, wo die Bevölkerung zwangsweise einer gründlichen Desinfektion mit DDT unterzogen wird. Jede so behandelte Person erhält einen Ausweis über vollzogene Entflohung, alle nicht im Besitze eines solchen Scheines bei Polizeikontrollen angetroffenen Personen müssen eine DDT-Behandlung über sich ergehen lassen. Darüber hinaus versucht man auch den Flohbesatz der Rattenbevölkerung durch reichliches Streuen von DDT-Puder in Rattenlöcher und Niststätten sowie an Rattenwechseln einzuschränken. Zweckmäßigerweise setzt man dem „Antu“ oder „1080“ gleich 10% DDT-Puder hinzu, dies gilt heute allgemein als Methode der Wahl. Durch Anwendung dieser Maßnahmen sind bei Ausbruch von Pestepidemien an verschiedenen Orten der Welt hervorragende Erfolge und schnellste Eindämmung der Seuche erzielt worden.

Sehr viel schwieriger ist die Verhinderung der Ausbreitung einer primären Lungenpestepidemie. Hier helfen nur drakonische Sperrmaßnahmen, frühzeitige Erkennung und strengste Isolierung der Kranken und der Kontaktpersonen; aber selbst dann gelingt die Beschänkung auf kleinen Raum nicht immer, weil symptomenarme Fälle oft die Verbreitung begünstigen. Hier ist vor allem auf eine gründliche Desinfektion der erregerhaltigen Ausscheidungen (Sputum, Lungenödemflüssigkeit, Harn, Faeces) zu achten. Ärzte, Pflegepersonal und Sanitätsinspektoren im Außendienst müssen außer dem abschließenden Schutzanzug Gesichtsmasken tragen. Die Beerdigung von Pestleichen ist mit besonderer Vorsicht und Sorgfalt vorzunehmen. Falls eine Verbrennung nicht durchführbar ist, sind die Leichen mit Chlorkalk zu überschütten und entsprechend tief zu vergraben.

Literatur.

Zusammenfassende Arbeiten mit älteren umfassenden Schrifttumsangaben.

ALBRECHT: Über die Beulenpest in Bombay. 1. Denkschrift Math.-naturw. Kl.ksl. Akad. Wiss. **1898**. — ALBRECHT u. GHON: Über die Beulenpest in Bombay. 2. u. 3. Denkschrift. Math.-naturw. Kl. ksl. Akad. Wiss. **1898** u. **1900**.

DIEUDONNÉ u. OTTO: Pest. In Handbuch der pathogenen Mikroorganismen von KOLLE-KRAUS-UHLENHUTH, Bd. IV/1, S. 179. Jena: Gustav Fischer; Berlin u. Wien: Urban & Schwarzenberg 1928.

GAFFKY, STICKER, PFEIFFER u. DIEUDONNÉ: Bericht über die Tätigkeit der zur Erforschung der Pest im Jahre 1897 nach Indien entsandten Kommission. Arb. Reichsgesdh.amt **16**, 1 (1899).

STICKER, G.: Abhandlungen aus der Seuchengeschichte und Seuchenlehre. Bd. I, Die Pest. Gießen: Alfred Töpelmann 1908.

Einzelarbeiten jüngeren Datums.

BAKER, E. E., H. SOMMER, L. E. FOSTER, E. MEYER and K. F. MEYER: Proc. Soc. exper. Biol. a. Med. **64**, 139 (1947). Ref. Trop. Dis. Bull. **44**, 712 (1947). — BARRETO, J. DE B., y A. DE CASTRO: Mem. Inst. Cruz (port.) **44**, 505 (1946). Ref. Trop. Dis. Bull. **45**, 171 (1948). — BEZSONOVA, A., G. LENSKAJA, P. MOLODTZOVA u. O. MOSSOLOVA: Bull. Off. internat. Hyg. publ. **29**, 2106 (1937). Ref. Trop. Dis. Bull. **35**, 213 (1938). — BLANC, G.: Ann. Inst. Pasteur **75**, 569 (1948). — BLANC, G., et M. BALTAZARD: C. r. Acad. Sci. Paris **213**, 813 (1941). Ref. Trop. Dis. Bull. **41**, 281 (1944). — Ann. Inst. Pasteur **72**, 486 (1946). — BOMBAY: Report of the Haffkineinstitute for years 1940 and 1941, S. 37—45. — Bull. Inst. Hyg. Maroc **1**, 79 (1941). Ref. Trop. Dis. Bull. **40**, 604 (1943).

CASTELLANI, A.: J. trop. Med. **42**, 158 (1939). — COLE, L. C.: Publ. Health Rep. **60**, 1337 (1945). Ref. Trop. Dis. Bull. **43**, 331 (1946).

Davis, D. H. S.: S. afric. med. J. **24**, 462, 511 (1946). Ref. Trop. Dis. Bull. **44**, 76 (1947). — Ann. trop. Med. **42**, 207 (1948). Ref. Trop. Dis. Bull. **46**, 31 (1949). — Devignat, R.: Rec. Trav. Sci. Méd. Congo Belge **1945**, Nr 3, 120. — Devignat, R., et M. Schoetter: Rec. Trav. Sci. Méd. Congo Belge **1942**, Nr 1, 161.

Favarel, R.: Bull. Soc. Path. exot. Paris **42**, 335 (1949). — Faust, E. C.: Liber Jubilaris J. Rodhain (Soc. Belge Med. Trop., Brussels) Dez. 1947, S. 213. — Feng, Tso-hsin: Chin. med. J. **67**, 547 (1949). Ref. Trop. Dis. Bull. **47**, 737 (1950). — Francis, E.: Publ. Health Rep. **58**, 1379 (1943). Ref. Trop. Dis. Bull. **41**, 214 (1944).

Gale, G. W.: S. afric. med. J. **15**, 369 (1941). Ref. Trop. Dis. Bull. **39**, 302 (1942). — Girard, G.: Ann. Inst. Pasteur **72**, 708 (1946); **73**, 642 (1947). Bull. Soc. Path. exot. Paris **42**, 339 (1949). — Girard, G., et J. Robic: Bull. Acad. Med. Paris **120**, 54 (1938). — Girard, G., et G. Sandor: C. r. Acad. Sci. Paris **224**, 1078 (1947). Ref. Trop. Dis. Bull. **44**, 900 (1947). — Goldstein, G.: East afr. med. J. **19**, 33 (1942). Ref. Trop. Dis. Bull. **39**, 689 (1942). — Grasset, E.: Trans. roy. Soc. trop. Med. Lond. **40**, 275 (1946). Ref. Trop. Dis. Bull. **44**, 419, 520 (1947). — Grell, K. G.: Seuchenatlas Zeiss, Karte IV/1a. Gotha: Justus Perthes. — Grenoilleau, G.: Bull. Off. internat. Hyg. publ. **37**, 432 (1946). Ref. Trop. Dis. Bull. **44**, 658 (1947).

Haddad, C., and A. Valero: Brit. med. J. **1948**, 1026. — Hampton, B. C.: Publ. Health Rep. **60**, 1361 (1945). Ref. Trop. Dis. Bull. **43**, 554 (1946). — Hennessey, R. S. F.: East afr. med. J. **19**, 183 (1942). Ref. Trop. Dis. Bull. **40**, 240 (1943). — Hoekenga, M. T.: J. trop. Med. **50**, 190 (1947). Ref. Trop. Dis. Bull. **45**, 171 (1948). — Huang, C. H., C. Y. Huang, L. W. Chu and T. F. Huang: Amer. J. trop. Med. **28**, 361 (1948). Ref. Trop. Dis. Bull. **45**, 996 (1948). — Huang, C. H., and L. W. Chu: Amer. J. trop. Med. **26**, 831 (1946). Ref. Trop. Dis. Bull. **44**, 419 (1947).

Isaac Riaz, R.: Arch. venezol. Pat. trop. Paras. Med. **1**, 93 (1948). — Jawetz, E., and K. F. Meyer: J. inf. Dis. **73**, 124 (1943). Ref. Trop. Dis. Bull. **41**, 400 (1944). — J. of Immun. **49**, 1 (1944). Ref. Trop. Dis. Bull. **41**, 1034 (1944). — Junior, M. S., y R. de Albuquerque: Brasil. Med. **54**, 759 (1940). Ref. Trop. Dis. Bull. **38**, 628 (1941). — Jusatz, H. J.: Seuchenatlas Zeiss, Karte I/1 u. II/1. Gotha: Justus Perthes.

Kamal, A. M., J. Gayed and M. Anwar: J. egypt. publ. Health Assoc. **1941**, 1, 31 bis 103. — Karamchandani, P. V., and K. S. Rao: Lancet **1949 I**, 96. — Kartman, L.: J. of Parasitol. **32**, 30 (1946). Ref. Trop. Dis. Bull. **43**, 740 (1946). — Kaul, P. M.: Epidem. a. Vital Statistics. Rep. W. H. O. **2**, 142 (1949).

Landsborough, D., and N. Tunnell: Brit. med. J. **1947**, 4. — Lewin, W., B. J. P. Becker and B. Horwitz: S. afr. med. J. **22**, 699 (1948). Ref. Trop. Dis. Bull. **46**, 255 (1949). — Link, Vernon D.: Amer. J. trop. Med. **29**, 493 (1949). — Publ. Health Rep. **65**, 696 (1950). — J. Amer. Med. Assoc. **144**, 375 (1950).

Macchiavello, A.: Amer. J. publ. Health **36**, 842 (1946). Ref. Trop. Dis. Bull. **44**, 78 (1947). — Bol. Ofic. Sanit. Panamericana **26**, 225 (1947). Ref. Trop. Dis. Bull. **44**, 997 (1947). — Bol. Ofic. Sanit. Panamericana **28**, 328 (1949). — Mackey-Dick, J.: J. Roy. Army med. Corps **85**, 105 (1945). Ref. Trop. Dis. Bull. **43**, 128 (1946). — Magrou, E.: Bull. Soc. Path. exot. Paris **39**, 113 (1946). Ref. Trop. Dis. Bull. **43**, 926 (1946). — *Malta Rep. on Health Conditions of the Maltese Islands and Work of Med. & Health Dept. for Year* 1945. Appendix H A. S. 1571. — Mani: Bull. Off. internat. Hyg. publ. **58**, 800 (1946). Ref. Trop. Dis. Bull. **45**, 74 (1948). — Mathur, W., u. R. Goyal: Indian med. Gaz. **80**, 383 (1945). Ref. Trop. Dis. Bull. **43**, 217 (1946). — Meyer, K. F.: J. Amer. med. Assoc. **144**, 982 (1950). — Meyer, K. F., and R. Holdenried: Puerto Rico J. publ. Health. **24**, 201 (1949). Ref. Trop. Dis. Bull. **46**, 630 (1949). — Meyer, K. F., C. L. Connor, F. S. Smyth and B. Eddie: Arch. int. Med. **59**, 967 (1937). Ref. Trop. Dis. Bull. **35**, 212 (1938).

Otten, L.: Meded. Dienst. Volksgezdh. Nederl.-Indië **30**, 61 (1941). Ref. Trop. Dis. Bull. **39**, 309 (1942).

Palestine: Dept. of Health. Ann. Rep. for Year 1942, S. 13. — Patel, T. B., and I. L. Rebello: Indian med. Gaz. **83**, 151 (1948). Ref. Trop. Dis. Bull. **46**, 35 (1949). — Phlèng, N.: Rev. Méd. Hyg. trop. **30**, 40 (1938). Ref. Trop. Dis. Bull. **35**, 754 (1938). — Plum, D.: East afr. med. J. **19**, 3 (1942). Ref. Trop. Dis. Bull. **39**, 687 (1942). — Pollitzer, R.: Acta Tropica **6**, 30 (1949). — Pollock, J. S. M.: Trans. roy. Soc. trop. Med. Lond. **41**, 647 (1948). Ref. Trop. Dis. Bull. **45**, 597 (1948). — Prince, F. M., u. N. E. Wayson: Publ. Health Rep. **62**, 1167 (1947). Ref. Trop. Dis. Bull. **44**, 1064 (1947).

Quan, S. F., L. E. Foster, A. Larson and K. F. Meyer: Proc. Soc. exper. Biol. a. Med. **66**, 528 (1947). Ref. Trop. Dis. Bull. **45**, 597 (1948).

Ramon, G., G. Girard et R. Richou: C. r. Acad. Sci. Paris **224**, 1259 (1947). Ref. Trop. Dis. Bull. **44**, 900 (1947). — Raybaud, A.: Marseille méd. **73**, 713 (1937). Ref. Trop. Dis. Bull. **34**, 789 (1937). — Rosier, H. J.: Meded. Dienst Volksgezdh. Nederl.-Indië **28**, 208 (1939). Ref. Trop. Dis. Bull. **37**, 425 (1940). — Rotman, C. M. H.: J. roy. Nav. Med. Serv. **31**, 155 (1945). Ref. Trop. Dis. Bull. **43**, 34 (1946).

Savino, E.: Bol. Sanitario. B. Air. **7**, 103 (1943). Ref. Trop. Dis. Bull. **43**, 36 (1946). — Savino, E., y J. K. Goobar: Rev. Inst. bacter., B. Air. **12**, 287 (1944). Ref. Trop. Dis. Bull. **42**, 466 (1945). — Sokhey, S. S.: J. of Path. **51**, 97 (1940). Ref. Trop. Dis. Bull. **37**, 825 (1940). — Sokhey and M. K. Habbu: J. Bacter. **46**, 25, 33 (1943). Ref. Trop. Dis. Bull. **41**, 129 (1944). — Sokhey and P. M. Wagle: Indian med. Gaz. **81**, 343 (1946). Ref. Trop. Dis. Bull. **44**, 418 (1947). — Suárez, P. A.: Bol. Ofic. Sanit. Panamericana **18**, 1072 (1939). Ref. Trop. Dis. Bull. **37**, 423 (1940). — Swellengrebel, N. H.: Bull. Off. internat. Hyg. publ. Par. **38**, 788 (1946).

Tieh, T. H., E. Landauer, F. Miyagawa, G. Kobayashi and G. Okayasu: J. inf. Dis. **82**, 52 (1948). Ref. Trop. Dis. Bull. **45**, 512 (1948). — Tumansky, V.: Rev. Microbiol. Epidemiol. et Parasit. Saratov **17**, 20 (1938). Ref. Trop. Dis. Bull. **36**, 964 (1939).

Uriarte, L., N. Morales Villazón y B. Anchezar: Rev. Inst. bacter. B. Air. **7**, 705 (1936). Ref. Trop. Dis. Bull. **34**, 410 (1937).

Videla, A. C.: Dia Médico **19**, 1 (1947). Ref. Trop. Dis. Bull. **44**, 659 (1947). — de Villafañe Lastra, T.: Rev. Asoc. med. argent. **59**, 268 (1945). Ref. Trop. Dis. Bull. **42**, 892 (1945). — de Villafañe Lastra, T., and M. Rodeiro: Prim. Congr. Nac. Enfermed. Endemo-Epidémicos B. Air. Nov. **1942**, 568. Ref. Trop. Dis. Bull. **41**, 399 (1944). — Vint, F. W.: East afr. med. J. **19**, 9 (1942). Ref. Trop. Dis. Bull. **39**, 687 (1942).

Wagle, P. M., and M. K. Bedarkar: Indian. med. Gaz. **83**, 406 (1948). Ref. Trop. Dis. Bull. **46**, 358 (1949). — Wagle, P. M., and R. B. M. Colah: Indian med. Gaz. **82**, 399 (1947). Ref. Trop. Dis. Bull. **45**, 256 (1948). — Wayson, N. E.: Publ. Health Rep. **62**, 780 (1947). Ref. Trop. Dis. Bull. **44**, 899 (1947). — Wheeler, C. M., J. R. Douglas and F. C. Evans: Science (Lancaster, Pa.) **94**, 560 (1941). — Wright, F. J.: East afr. med. J. **19**, 29 (1942). Ref. Trop. Dis. Bull. **39**, 688 (1942).

Tularämie.

Von

Hans Schulten.

Mit 13 Abbildungen.

Allgemeines und Epidemiologie.

Die eigenartige und interessante Krankheit, die wir heute allgemein mit dem Namen Tularämie bezeichnen, ist in erster Linie eine Tierseuche. Die Bezeichnung stammt übrigens nicht von der russischen Stadt Tula, wie in Deutschland gelegentlich angenommen wird, weil die deutschen Truppen im 2. Weltkrieg in dieser Gegend zuerst in Berührung mit der Krankheit kamen, sondern von der kalifornischen Grafschaft Tulare. Bei Tieren kommen große Epidemien, gelegentlich geradezu Pandemien vor, die Infektiosität ist unter ihnen anscheinend erheblich, während von Mensch zu Mensch niemals eine Ansteckung gesehen wurde. Im Gegensatz zu den Verhältnissen bei Krankheiten mit ähnlichen Infektionsverhältnissen kann es aber auch beim Menschen durch die Massenhaftigkeit der erkrankten Tiere zu einer solchen Häufung von Fällen kommen, daß man berechtigt ist, von Epidemien zu sprechen. Glass sah in Sibirien 11% einer Menschengruppe erkranken. Hierin liegt übrigens einer der vielen Unterschiede zwischen der „russischen" und der „amerikanischen" Tularämie. Die östliche Tularämie tritt im Frieden und natürlich noch mehr unter den unhygienischen Kriegsverhältnissen in Massenerkrankungen auf, sie wird fast ausschließlich von Ratten und Feldmäusen direkt übertragen, sie verläuft fast ohne Todesfälle und die meisten Erkrankungen sind innere Tularämien. In Amerika sind nur Einzelfälle und kleine Häufungen beschrieben, die Übertragung erfolgt offenbar zu einem großen Teil durch Insekten als Zwischenträger, es werden Letalitätszahlen von 5% und mehr berichtet, auch scheinen die äußeren Tularämien zu überwiegen. Woher diese Unterschiede kommen, ist noch unbekannt, die naheliegende Annahme zweier zwar nahe verwandter, aber verschiedener Erregertypen hat sich bisher nicht bestätigen lassen.

Man kennt die Krankheit genauer erst seit etwa 40 Jahren. Sie wurde dann in mehreren Ländern unter verschiedenen Namen beschrieben (Parinaudsche Krankheit-Frankreich, Oharasche Krankheit-Japan, Francissche Krankheit-Nordamerika, Lemmingfieber-Schweden, Hirschfliegenkrankheit-Amerika, Hasenpest-Österreich u. a. m.). Erst allmählich gelang, namentlich durch die grundlegenden Arbeiten von Francis, die Aufklärung, daß es sich um eine einheitliche Krankheit handelte. Sie wurde und wird in vielen Ländern der Welt beobachtet. Ob sie nicht auch noch in anderen vorkommt, aus denen Berichte nicht vorliegen, ist durchaus möglich, da die Bilder für den Unerfahrenen oft schwer zu deuten sind. Man hat lange geglaubt, daß die Tularämie in Deutschland und Westeuropa nicht vorkäme; das ist offenbar nicht richtig. Trautmann hat Fälle in und um Berlin beobachtet, Schuermann in der Umgebung von Würzburg. Ziemlich viele Fälle sind in Frankreich nach dem Kriege beobachtet, offenbar dadurch, daß man die dortigen Hasenbestände aus Ungarn ergänzt hat. Durch diese Tiere ist die Seuche dann auch bei Tier und Mensch in Belgien eingeschleppt (Betz-Bareau).

In fast allen Staaten Nordamerikas, in Kanada und Mexiko sind ziemlich viele Fälle beschrieben. Aus Osteuropa liegen Berichte aus dem europäischen und den angrenzenden Teilen des asiatischen Rußland, vor allem aus den Stromgebieten der Wolga, der Oka, des Don, des Dnjepr, aus dem Nordkaukasus, aus dem Ural und aus Sibirien vor. In Mittel- und Südrußland kamen im 2. Weltkrieg die deutschen Truppen mit der Seuche in Berührung, wobei viele Tausende von Soldaten erkrankten. Auf Beobachtungen an diesen stützen sich meine eigenen Erfahrungen. Mit dem russischen Verbreitungsgebiet stehen vermutlich die schwedischen, norwegischen, tschechoslowakischen und österreichischen Epidemien im Zusammenhang. Schließlich wurden noch Häufungen von Fällen in der Türkei und in Japan beschrieben. Über mehr oder minder typische Einzelfälle wird schließlich noch aus vielen andern Ländern berichtet.

Voraussetzung für menschliche Epidemien sind tierische Seuchen, die sich offenbar nur in steppenartigen Gebieten entwickeln können. Daher ist wohl zunächst auch kaum anzunehmen, daß es in den andern Ländern Mitteleuropas zu einem seuchenhaften Auftreten menschlicher Tularämien kommt, weil hier die klimatischen Voraussetzungen fehlen (Jusatz). Wenn allerdings die weitgehende Abholzung, die Senkung des Grundwasserstandes und andere zur Versteppung führende Momente weiter zunehmen, könnte das doch schließlich auch hier eintreten.

In diesen Steppengegenden kommt es aus bekannten oder unbekannten Gründen von Zeit zu Zeit zu einer enormen Vermehrung bestimmter Nagetiere, unter diesen breitet sich dann, falls ein entsprechendes Virusreservoir vorhanden ist, die tierische Tularämie plötzlich enorm aus, und dem Tiersterben folgen bald massenhafte Menschenerkrankungen. Das konnte besonders gut in Rußland beobachtet werden, wo die infolge der Kriegsereignisse unvollständig abgeernteten Felder zu einer gewaltigen Verbreitung der Feldmäuse und Wasserratten führten. Wie die Verhältnisse in Ländern mit mehr sporadischen Infektionen, also vor allem in Nordamerika liegen, ist noch nicht hinreichend bekannt. Es wäre dringend erwünscht, wenn einmal ganz systematische Untersuchungen bei den in Frage kommenden Tierarten durchgeführt würden.

Der Übertragungsweg vom Tier zum Menschen ist häufig unklar. Gelegentlich erfolgt er durch Biß, in anderen Fällen durch Verletzung beim Abhäuten der Tiere. Es ist wahrscheinlich, daß ein Teil der Infektionen durch Genuß von Nahrungsmitteln erfolgt, die von Tieren angefressen und so infiziert sind. Wieweit das Trinken verseuchten Wassers und die Inhalation von bacillenhaltigem Staub eine Rolle spielen, ist noch fraglich. In Amerika scheint die Übertragung vielfach durch Insekten als Zwischenwirte zu erfolgen; genannt werden vor allem Hirschfliegen sowie verschiedene Zecken-, Läuse- und Milbenarten. Glass machte auch für eine Epidemie in Sibirien mit vorherrschenden Primäraffekten an den unteren Extremitäten Insektenbisse verantwortlich.

Spontan erkranken in erster Linie Nager und zwar vor allem Hasen, Kaninchen, Ratten, Mäuse, Eichhörnchen, Erdhörnchen, Lemminge, Ziesel und Hamster. Einzelfälle sind aber auch bei Hunden, Katzen, Schafen, Rindern, Pferden, Füchsen, Vögeln und Kaltblütern beschrieben. Alle diese Tiere und manche andere lassen sich auch künstlich leicht infizieren. Im allgemeinen verläuft die Krankheit bei Tieren viel schwerer als beim Menschen, sie endet sehr oft in kurzer Zeit tödlich.

Bakteriologie und Serologie.

Der Erreger der Tularämie, das Bacterium tularense, wurde 1912 von McCOY und CHAPIN bei Tieren gefunden. Er hat verschiedene Eigenschaften, die seine Auffindung und Identifizierung erschweren. Er ist sehr klein (etwa 0,2 zu 0,7μ) und vielgestaltig, manchmal mehr stäbchenförmig, manchmal mehr rundlich. Er ist gramnegativ und nicht säurefest. Er färbt sich gut nach GIEMSA. Beim Menschen ist der direkte Nachweis im Gewebe und in Se- und Exkreten selten möglich, wohl aber bei erkrankten Tieren. Auch die Züchtung gelingt im allgemeinen nicht direkt aus dem menschlichen Körper, sondern nur auf dem Umwege über den Tierversuch; dazu sind Meerschweinchen und Kaninchen besonders geeignet. Das alles zeigt, daß der Keim an den Menschen nicht oder noch nicht gut angepaßt ist. Auf den üblichen Laboratoriumsnährböden ist im Gegensatz zu ähnlichen Keimen, vor allem dem Bact. pseudotuberculos. rodentium, eine Züchtung nicht möglich. Es ist offenbar ein besonders hoher Cystingehalt nötig, wie ihn die Nährböden nach FRANCIS und nach FOSHAY sowie solche mit 60% Eigelbzusatz enthalten.

Man rechnet den Keim mit dem Bact. pseudotuberculos. rodentium und dem Bact. pestis zur Pasteurellagruppe. Die Ähnlichkeit der Krankheit mit einer leicht verlaufenden Pest ist auch ziemlich groß (Übertragung durch Nager, Drüsen- und Lungenbefall), es sind auch zweifellos schon Verwechslungen vorgekommen (ZEISS). Erkrankungsfälle des Menschen durch Pseudotuberkulosebakterien sind offenbar extrem selten, auch sie scheinen unter ähnlichen Bildern verlaufen zu können.

Serologische Überschneidungen findet man allerdings niemals zu dieser Gruppe, wohl aber zu den Gliedern der Brucellagruppe, vor allem dem Bact. abort. Bang. Mit der von diesem Keim hervorgerufenen Erkrankung besteht auch klinisch gelegentlich eine gewisse Ähnlichkeit, so daß im Einzelfall die Unterscheidung schwer sein kann. Durch Absättigungsversuch läßt sich aber doch meist sicherstellen, ob eine Tularämie oder eine BANGsche Erkrankung vorliegt. Im Serum der Tularämiekranken lassen sich gewöhnlich Agglutinine in einem hohen Titer bis 1:1600 und darüber nachweisen. Diese können offenbar viele Jahre erhalten bleiben. Orientierend kann man die Reaktion auch mit Trockenblut auf einem Objektträger anstellen (HENNINGER). Auch eine Komplementbindungsreaktion ist möglich, spielt aber praktisch keine Rolle. Die große Verbreitung positiver Serumreaktionen in Tularämiegegenden auch bei klinisch und anamnestisch unverdächtigen Menschen hat gelegentlich zu Zweifeln an der Spezifität der Reaktionen geführt, anscheinend zu Unrecht, da es sich wohl um Menschen handelt, die klinisch unterschwellige Infektionen durchgemacht haben. Außerhalb der Tularämiegebiete findet man diese Erscheinung nämlich nicht.

Da die bakteriologische Sicherstellung der Tularämiefälle durch den notwendigen umständlichen Weg über den Tierversuch erschwert ist, bedeutet es eine erwünschte Erweiterung der spezifischen Diagnostik, daß neben der Agglutination auch eine Hautreaktion möglich ist. Sie spielte naturgemäß im Felde eine besonders große Rolle, da sie unabhängig von jedem Laboratorium auch unter primitiven Verhältnissen ausgeführt werden kann. Tularin, Tularämin und ähnliche Präparate sind Aufschwemmungen abgetöteter Tularämiebakterien etwa in einer Verdünnung von 100 Mill. je Kubikzentimeter. Davon werden 0,1 cm^3 intracutan injiziert. Im positiven Falle bildet sich nach 3—8 Std, gelegentlich auch noch später, eine scharf umschriebene Rötung und Schwellung, die manchmal in eine kleine, gelegentlich sogar in eine große Nekrose übergeht.

Die Reaktion fällt frühestens am 5. Tage nach Beginn der Krankheit, oft auch erst wesentlich später zum ersten Male positiv aus. Sie kann die Krankheit gleichfalls lange Zeit überdauern. Es scheint selten zu sein, daß ein Kranker zu keiner Zeit positive Hautreaktionen zeigt.

Es scheint, daß die Krankheit im allgemeinen eine bleibende Immunität hinterläßt. Gegen Infektionen mit dem Bact. abort. Bang besteht aber trotz der häufig gekreuzten Agglutination keine gekreuzte Immunität.

Einteilung und Verlaufsformen.

Eine bunte Mannigfaltigkeit von klinischen Bildern kann beim Menschen durch das Bact. tularense hervorgerufen werden. Ohne das einigende Band der bakteriologischen und serologischen Befunde würde man kaum auf den Gedanken kommen, daß hier zusammengehörige Krankheitsbilder vorliegen.

Für das Verständnis der Krankheit hat es sich als sehr fruchtbar erwiesen, den Begriff des Primärkomplexes auf das Leiden anzuwenden (Schulten, Randerath). Bei vielen Fällen ist es eindeutig klar, daß sich an der Eintrittspforte der Krankheit eine Läsion bildet, bei der sich der Vergleich mit einem luischen Primäraffekt aufdrängt. Das gilt nicht nur bei den Fällen durch Nagetierbiß. Solche Primäraffekte sitzen an der Haut, der Mundschleimhaut oder der Augenbindehaut. Ihr Aussehen soll im speziellen Teil näher beschrieben werden (S. 231). Fast gleichzeitig oder unmittelbar hinterher kommt es zur Erkrankung der zugehörigen Lymphknoten, die nicht selten bis auf Kartoffelgröße anschwellen. Manchmal findet man, namentlich am Halse, ähnlich wie bei der Tuberkulose nur eine Drüsenschwellung, ohne daß sich an der Mundschleimhaut oder anderswo etwas Krankhaftes nachweisen läßt. Es ist sehr wahrscheinlich, daß es sich dabei um flüchtige oder versteckt sitzende Primäraffekte gehandelt hat. Es scheint mir daher auch unzweckmäßig, diese Fälle als „einfach glanduläre" besonders hervorzuheben. Es hat sich eingebürgert, die Fälle mit Befall äußerer Drüsen als äußere Tularämien zu bezeichnen. Je nach dem Sitz des Primäraffektes spricht man dann von cutano-glandulären, oculo-glandulären und oral-glandulären Fällen. Letztere lassen sich auch noch in tonsillo-glanduläre, gingivo-glanduläre und glosso-glanduläre unterteilen.

Neben diesen relativ klaren Fällen sprechen die meisten Autoren auch noch von einer inneren oder typhösen Tularämie, womit sich offenbar die etwas unklare Vorstellung von einer von vornherein allgemeinen Verbreitung des Erregers im Gesamtorganismus ohne lokale Haftung verbindet. Die Zahl der Fälle, auf die diese Annahme passen würde, verkleinert sich bei genauer Untersuchung immer mehr, so daß ich Zweifel an ihrer Existenz habe. Die meisten dieser Fälle jedenfalls haben zum mindesten röntgenologisch einen erheblichen thorakalen Befund in Form von Lungeninfiltraten oder Drüsenschwellung. Danach habe ich mir die Vorstellung gebildet, daß hier ein pulmonaler Primärkomplex vorliege. Andere wesentlich seltenere Fälle zeigen Darmbeschwerden und Mesenterialdrüsenschwellung. Gelegentlich versucht man auch in Analogie zum Typhus abdominalis diese abdominalen Fälle als typhöse abzutrennen. Ob es darüber hinaus noch eine Generalisation ohne Primärkomplex entsprechend der Syphilis d'emblée gibt, weiß ich nicht, sicher scheint mir das nicht zu sein. Nach Auftreten des Primärkomplexes kommt es immer oder wenigstens meistens zu einer Generalisation mit mannigfaltigen sekundären Lokalerscheinungen, die im speziellen Teil besprochen werden sollen.

Ich komme somit zu folgender Einteilung, die sich im wesentlichen mit der von Randerath deckt:

A. Primärstadium (Primärkomplex)
  I. Äußere Tularämien
    a) cutano-glanduläre Form
    b) oculo-glanduläre Form
    c) oral-glanduläre Form
  II. Innere Tularämien
    a) thorakale Form
    b) abdominale Form
B. Generalisationsformen
    a) primäre Generalisation (typhöse Form)
    b) sekundäre Generalisation (mit Beteiligung von Haut, Drüsen, Lunge, Zentralnervensystem, Abdominalorganen usw.)

Außerordentlich große Unterschiede werden für die Häufigkeit der einzelnen Formen angegeben. Die Zahlen für die inneren oder „typhösen" Fälle schwanken zwischen 0 und 70%. Das mag zum Teil an regionären Unterschieden liegen. Es ist denkbar, daß die amerikanische Tularämie mit ihrer häufigen Übertragung durch Insektenstich tatsächlich öfters primär generalisiert ist. Die Hauptursache dürfte aber in der mangelnden Erkennung liegen. Eine oculo-glanduläre Tularämie ist wohl kaum zu übersehen, die äußeren Formen überhaupt sind so charakteristisch, daß sie zum großen Teil richtig gedeutet werden. Innere Tularämien sind aber sehr schwer zu erkennen und werden daher bestimmt in einem großen Teil der Fälle übersehen bzw. nicht richtig diagnostiziert. Bei den Sanitätseinheiten der Armee im Raume von Orel, bei der ich tätig war, erlebte ich es immer wieder, daß angeblich innere Tularämien nicht vorkamen, die bei Nachprüfung in großer Zahl entdeckt wurden. Seitdem sehe ich Berichte über das Fehlen innerer Tularämien beim Vorhandensein zahlreicher äußerer Fälle mit großer Skepsis an. Wie fehlerhaft es ist, aus örtlichen Beobachtungen allgemeine Schlüsse zu ziehen, zeigt eine Arbeit von GLASS, der nach Beobachtungen in Sibirien allgemein die pulmonale Tularämie in Rußland für „extrem selten" hält, während sie z. B. nach meinen Beobachtungen im Okagebiet ausgesprochen häufig ist.

Klinische Symptomatologie.

1. Allgemeinerscheinungen. Wie bei jeder Infektion, so treten auch bei der Tularämie klinische Erscheinungen erst nach einer gewissen Inkubationszeit auf, die im allgemeinen zwischen 1 und 10 Tagen, meist 3 Tage betragen dürfte. Die Beobachtung von FRANK und WOHLFEIL, daß Tularämien auch nach monatelanger Latenz zum Ausbruch kommen können, ist bisher ziemlich alleinstehend geblieben. GERLACH hat allerdings bei Laboratoriumstieren ähnliche Beobachtungen beschrieben.

Die **Allgemeinerscheinungen,** die den Lokalbefund begleiten, sind außerordentlich verschieden stark ausgeprägt. Es gibt zweifellos Fälle, bei denen man überhaupt nichts von objektiven und subjektiven Symptomen feststellen kann und bei denen nur das Positivwerden von Haut- und Serumtest während des Aufenthaltes in einem verseuchten Gebiet beweist, daß eine Berührung mit dem Erreger mit eindeutigen Folgeerscheinungen stattgefunden hat. Aber auch wenn man von diesen unterschwelligen Formen absieht, gibt es noch sehr große Unterschiede im Erscheinungsbild.

Fieber ist bestimmt in der großen Mehrzahl der Fälle vorhanden, gelegentlich kann es das Bild wie bei einem Typhus beherrschen. Der Beginn ist meist plötzlich, nicht selten mit einem Schüttelfrost. Das Fieber kann schon nach wenigen Tagen zur Norm zurückkehren, häufiger kommt es nach einem vorübergehenden

Absinken zu einer kleinen Kontinua. Das kann sich mehrfach wiederholen, so daß ein Fieberverlauf ähnlich dem Morbus Bang resultiert. Nach der endgültigen

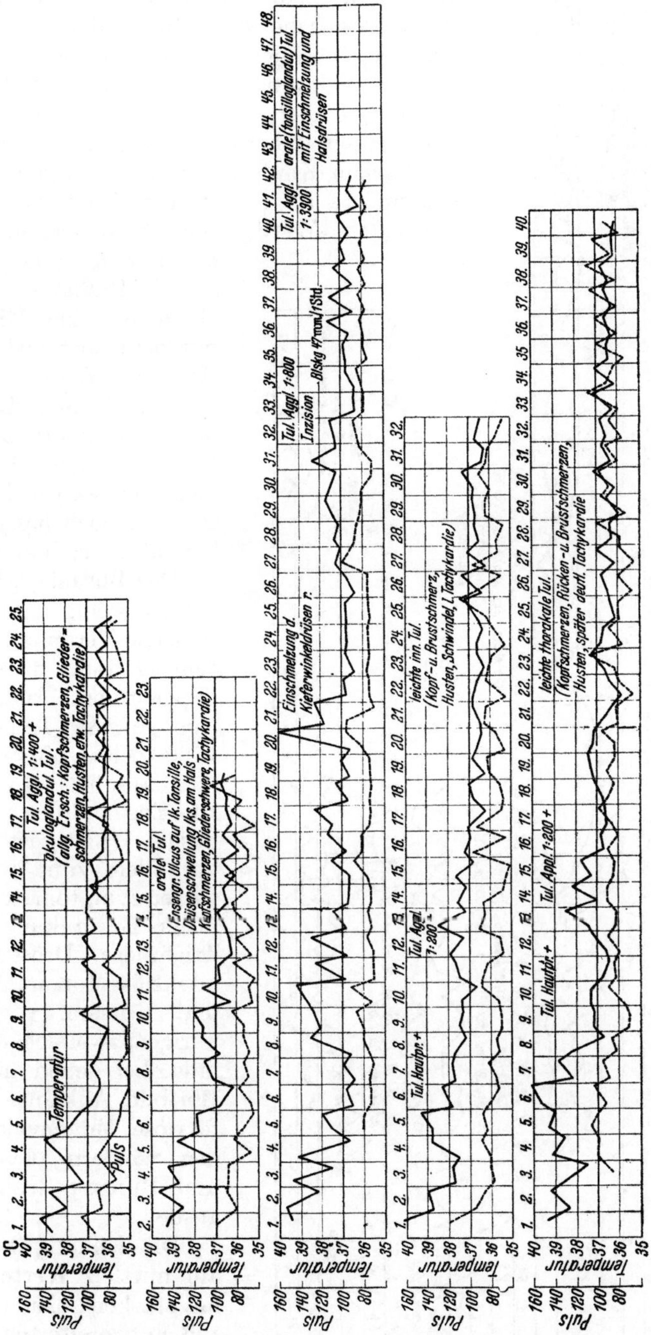

Abb. 1.

Entfieberung treten häufig noch einzelne Fieberzacken, gelegentlich auch längere Perioden mit subfebrilen Temperaturwerten auf. Die beigefügten Kurven sollen das Gesagte illustrieren, man sieht daraus, daß sich keine Gesetzmäßigkeit im Fieberverlauf ergibt (Abb. 1—3).

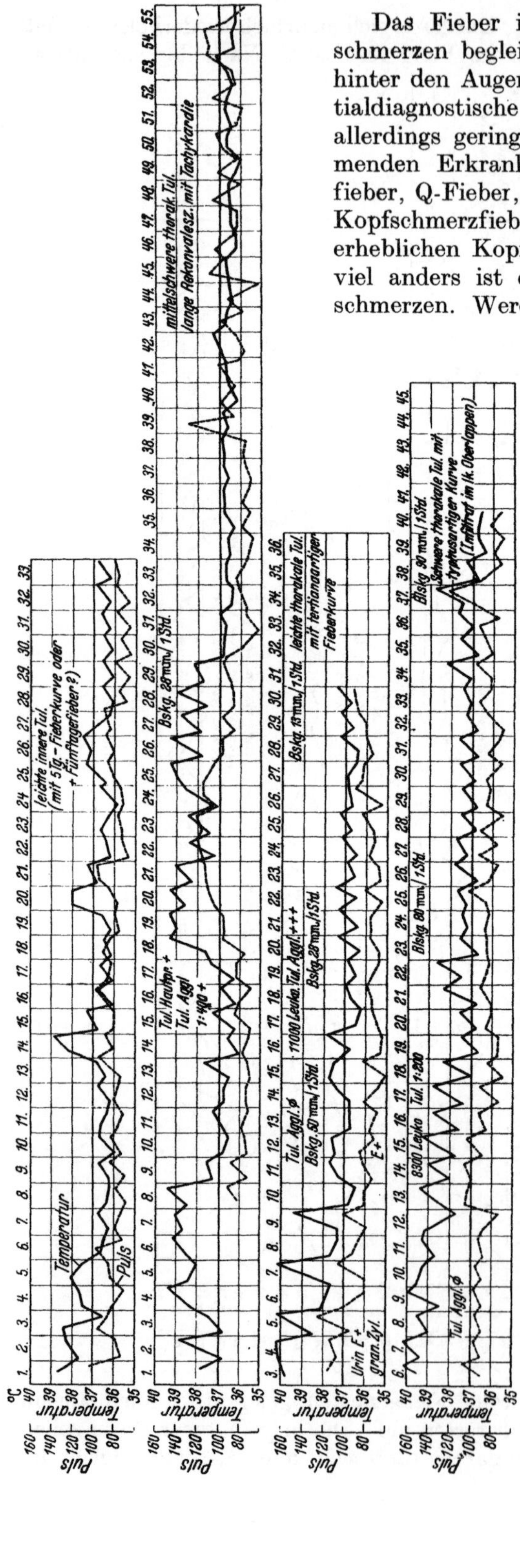

Das Fieber ist meist von sehr starken Kopfschmerzen begleitet, die vor allem in der Stirn und hinter den Augen empfunden werden. Die differentialdiagnostische Bedeutung dieses Symptoms ist allerdings gering, da grade die hier in Frage kommenden Erkrankungen (Wolhynienfieber, Denguefieber, Q-Fieber, Viruspneumonie, Grippe, russisches Kopfschmerzfieber [SCHULTEN] usw.) meist auch mit erheblichen Kopfschmerzen verbunden sind. Nicht viel anders ist es mit den Rücken- und Gliederschmerzen. Werden diese besonders in den Schienbeinen empfunden, dann erhob sich in Rußland oft die Frage, ob nicht eine Mischinfektion mit dem dort fast ubiquitären Wolhynienfieber vorlag.

Abb. 2.

Eine hochgradige Schlappheit und leichte Ermüdbarkeit besteht in allen schweren Fällen nicht nur während des Fiebers, sondern noch lange in die Rekonvaleszenz hinein.

Das **Blutbild** zeigt im allgemeinen wenig und uncharakteristische Veränderungen. Gelegentlich findet man eine leichte hypochrome Anämie, häufig eine gewisse Leukocytose bis 15000 Zellen, öfters eine relative und absolute Lymphocytose. Die Eosinophilen verschwinden meist. Wichtig ist das Blutbild vor allem zum Ausschluß gewisser symptomatologisch ähnlicher Erkrankungen (Typhus, Trichinose, Drüsenfieber bzw. infektiöse Mononucleose). BLANC und BOISSEL veröffentlichten übrigens zwei sichere Tularämiefälle, bei denen nicht nur im Blutbild Anklänge an eine infektiöse Mononucleose bestanden, sondern auch die PAUL- und BUNNEL-Reaktion positiv ausfiel.

Die **Senkung** ist gewöhnlich auf mittlere Werte, bei Fällen mit starken Lokalerscheinungen z. B. mit vereiterten Drüsen auch auf hohe Werte beschleunigt.

SCHUERMANN (mündliche Mitteilung) fand elektrophoretisch in 3 Fällen auffallenderweise eine Erniedrigung der Albumine und β-Globuline.

Besondere **Schweiße** treten gewöhnlich nicht auf.

Der **Urin** enthält manchmal etwas Eiweiß und öfters Urobilinogen. Die Diazoprobe kann positiv sein.

Der **Puls** ist zunächst meist nicht wesentlich beschleunigt. In der Rekonvaleszenz kann es zu sehr lang dauernden, erheblichen und lästigen Tachykardien kommen (Abb. 2).

In einem Teil der Fälle ist eine kleine **Milz**vergrößerung tastbar.

2. Haut und Schleimhäute. Haut und Schleimhäute können in der verschiedensten Weise sowohl im primären wie im sekundären Stadium der Tularämie beteiligt sein.

Der Primäraffekt der Haut hat ein uncharakteristisches Aussehen. Er kann außerordentlich klein und flüchtig sein, so daß man ihn nur beim Suchen im Quellgebiet einer Drüsenschwellung findet. Er erscheint dann einfach als unspezifische Schrunde. Selten hört man, daß es sich um die Folgen eines Tierbisses handelt, in andern Fällen hat es sich ursprünglich um Schnitt- oder häufiger um Brandwunden gehandelt, die offenbar sekundär infiziert sind. Manchmal sind die Primäraffekte größer, es kommen Geschwüre bis Talergröße vor. Die Umgebung ist oft etwas infiltriert, aber nicht so hart wie bei einem Ulcus durum. Meist sind die Läsionen ziemlich schmerzlos. Oft sieht und fühlt man nur eine Infiltration unter der Haut, wobei man annehmen muß, daß eine minimale Verletzung der Haut sich schon vor Beginn der Entzündung geschlossen hat. Die Primärläsionen der Haut heilen meist ohne jede Behandlung ziemlich rasch wieder ab.

Sie können an jeder Hautstelle sitzen. Ich sah sie besonders an den Händen, sie sind aber auch an den Beinen, am Scrotum, am Ohrläppchen (Abb. 4), an der Glans penis und an andern Stellen beobachtet worden. Die Einzahl ist die Regel, es kommen aber auch nicht ganz selten eindeutig multiple Primäraffekte vor.

Die Haut in der Nähe des Primäraffektes ist oft ekzemartig verändert, in andern Fällen sieht man wie bei banalen Hautentzündungen eine abführende Lymphangitis. Gelegentlich fühlt man im Laufe der Lymphstränge perlschnurartige Verdickungen.

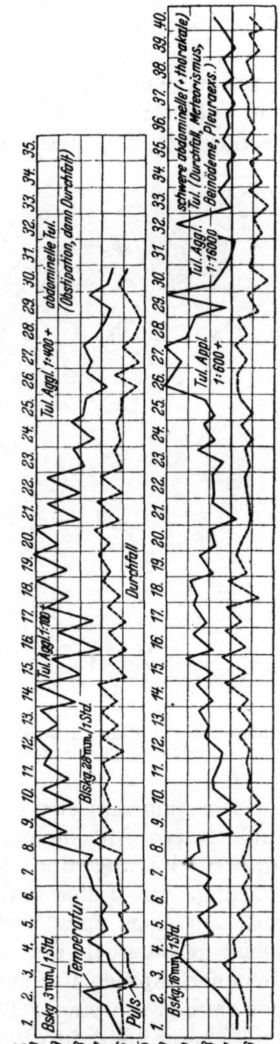

Abb. 3.

Ziemlich häufig sind flüchtige Exantheme, die bald an Scharlach, bald an Masern oder Fleckfieber erinnern. Relativ oft findet man an den Unterschenkeln subcutane Knötchen mit allen Zeichen des Erythema nodosum. Auch der histologische Aufbau ist mit dieser Krankheit identisch (Randerath). Es ist das eine weitere merkwürdige Parallele zur Tuberkulose, in deren Primärstadium diese Hauterscheinung ja auch oft auftritt. Auch ein Erythema multiforme und ekthymaartige Hautveränderungen kommen gelegentlich vor.

Neben diesen häufigeren Veränderungen können noch so ziemlich alle Erscheinungen auftreten, die überhaupt an der Haut beobachtet werden. So sieht man gelegentlich Petechien, urticarielle Exantheme und Knötchen.

Besonderes Interesse bietet bei gewissen Tularämieformen die Augenbindehaut. 1889, lange bevor der Tularämieerreger und das allgemeine Krankheitsbild der Tularämie bekannt war, wurde von PARINAUD eine bestimmte Form von Conjunctivitis tierischen Ursprungs beschrieben. Dabei fiel neben der gefährlich aussehenden, aber gutartigen Schwellung und Ulceration der Augenbindehaut die außerordentlich starke lokale Drüsenschwellung auf. Viel später wurde festgestellt, daß unter diesem Bilde die menschliche Tularämieinfektion verlaufen kann. Andererseits ist es mehr als zweifelhaft, ob alle Fälle, die in der Literatur als PARINAUDsche Conjunctivitis beschrieben worden sind, als Tularämiefälle zu gelten haben. Bei einigen, wie bei beiden von BAYER und HERRENSCHWAND in Südtirol, hat sich, obwohl es sich um ganz isolierte Fälle gehandelt hat, dieser Beweis nachträglich serologisch bringen lassen, bei vielen andern ist es zweifelhaft geblieben, bei wieder andern ist durch den Nachweis anderer Erreger und den negativen Ausfall der spezifischen Proben sogar das Gegenteil bewiesen, so bei den Fällen von PASCHEFF, die dieser als Conjunctivitis infectiosa necroticans bezeichnet und bei der Leptothricosis conjunctivae von VERHOEFF. Die Epidemiologie der Tularämie ist durch diese sporadischen PARINAUD-Fälle mehr verwirrt als gefördert worden. Man muß daher unbedingt fordern, daß jeder einschlägige Fall serologisch und bakteriologisch durchuntersucht wird.

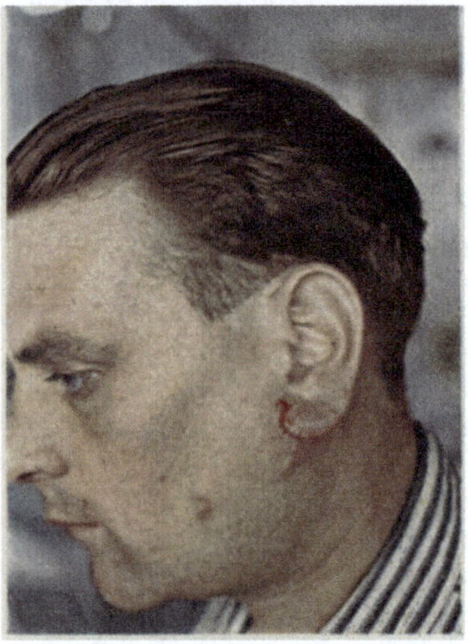

Abb. 4. Primäraffekt am Ohrläppchen mit Halsdrüsenbeteiligung.

Die tularämische Conjunctivitis beginnt gewöhnlich plötzlich mit Fieber und andern Allgemeinerscheinungen. Fast immer einseitig kommt es zu einer starken Rötung und Follikelschwellung, anschließend meist zu Geschwürsbildung. Die Lider und ihre Umgebung schwellen oft chemotisch so stark an, daß das Auge zum Verschluß kommt. Lichtscheu und Tränenfluß sind dabei meist geringer als den starken Lokalerscheinungen entspricht. Zum Erstaunen des unerfahrenen Beobachters heilen diese bedrohlich aussehenden Erscheinungen gewöhnlich in wenigen Tagen ohne wesentliche Narben ab. Der Fall von FRANCIS mit Übergreifen auf die Hornhaut und dadurch bedingter einseitiger Erblindung stellt offenbar eine große Seltenheit dar. Die Gutartigkeit der tularämischen Bindehautentzündung steht in einem scharfen Gegensatz zu den Verhältnissen bei der Conjunctivaltuberkulose, mit der sonst wohl eine gewisse Ähnlichkeit vorhanden ist. Die Erscheinungen sind fast stets einseitig (Abb. 5).

Gelegentlich sieht man auch bei andersartigen Tularämien genau wie bei manchen andern Infektionskrankheiten eine leichte Begleitconjunctivitis.

Das proteusartig vielfältige Bild zeigt sich besonders deutlich auch bei den Primäraffekten in der Mundhöhle. Gelegentlich findet man, wie schon erwähnt, nur eine Lymphknotenschwellung am Hals und muß annehmen, daß die Affektion der Mundschleimhaut so flüchtig war, daß sie sich dem Nachweis entzog. In andern Fällen sieht man an Zahnfleisch, Zunge, Gaumen oder an andern Stellen ein kleines Geschwürchen, das an eine eröffnete Aphthe erinnert. Andere Fälle zeigen tiefe Ulcerationen, die beim Sitz auf der Tonsille an eine PLAUT-VINZENTsche Angina oder eine Diphtherie denken lassen. Einmal sah ich eine große carzinom- oder luesverdächtige Ulceration an der hinteren Rachenwand.

Die Mundherde teilen mit den andern tularämischen Primäraffekten die große Gutartigkeit und rasche Heilungstendenz.

Ein Unikum dürfte der von BOST und Mitarbeitern beschriebene Fall sein, bei dem der Primäraffekt an der Glans penis saß; man fand unter dem Praeputium eine tote Zecke.

Seltener sieht man bei nicht-oralen Tularämien leichte Anginen, gelegentlich eine glasige Schwellung des Zäpfchens oder Vergrößerung des lymphatischen Gewebes an der hinteren Rachenwand.

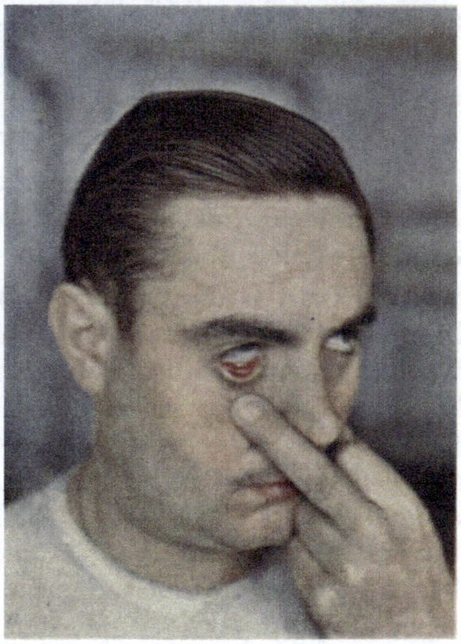

Abb. 5. PARINAUDsche Conjunctivitis mit Halsdrüsenbeteiligung.

3. Lymphknoten. Die andere Hälfte des Primärkomplexes stellen die entzündeten Lymphknoten dar. Völliges Fehlen der Lymphknotenreaktion ist offenbar extrem selten, es ist sogar schon die Ausnahme, wenn die Schwellung so gering ist, daß sie nur durch Betastung, nicht auch schon mit dem Auge feststellbar ist. Meist geht die Vergrößerung der Lymphknoten weit über das hinaus, was man sonst bei banalen bakteriellen Infekten zu sehen gewohnt ist. Sie erreicht meist in wenigen Tagen Hühnereigröße und darüber, wobei auch hier die Schmerzhaftigkeit meist ziemlich gering ist. Die Schwellung kann rasch wieder zurückgehen, in andern Fällen bleibt sie lange Zeit nach Abheilen des Primäraffektes bestehen. In einem Drittel bis zur Hälfte der Fälle kommt es zur eitrigen Einschmelzung. Das Ödem der Umgebung nimmt zu, die Haut wird unverschieblich und gerötet, oft kann man Fluktuation feststellen. Punktiert man jetzt, so bekommt man einen dünnflüssigen nicht riechenden Eiter, oft mit kleinen weißlichen Bröckelchen. Da die üblichen mikroskopischen und kulturellen Untersuchungen gewöhnlich keine Bakterien ergeben, so liegt der Verdacht auf eine Lymphknotentuberkulose besonders nahe; in der Tat wird diese Fehldiagnose sehr häufig gestellt. Incidiert man, so kommt es aber nicht wie bei einer Tuberkulose zu einer lang dauernden Fisteleiterung, sondern meist zu einer leidlich schnellen Abheilung. Immerhin ist es doch besser, möglichst ohne Incision mit Punktionen auszukommen. Es scheint, daß man durch Röntgentiefenbestrahlung den Abheilungsprozeß fördern kann (FRANK und WOHLFEIL). Gelegentlich brechen die Drüsen spontan durch die Haut durch, in seltenen Fällen nach innen in tiefere Gewebsschichten. So sah ich gelegentlich Befunde wie bei einer Subpectoralphlegmone.

Beim Primärkomplex handelt es sich natürlich immer um die Schwellung der regionären Drüsen, wobei gelegentlich eine Station übersprungen wird oder mehrere ergriffen werden. Bei Ulcerationen an den Händen erkranken die Ellenbogendrüsen, vor allem aber, oft auch alleine, die Achseldrüsen. Gelegentlich greift der Prozeß auch noch auf die infra- und supraclaviculären Drüsen über. Bei oculoglandulärer Tularämie sind vor allem die Kieferwinkeldrüsen befallen, derart, daß der ganze Hals asymmetrisch erscheint. Oft findet sich auch eine Vergrößerung der präauriculären Drüse, diese erreicht aber selten mehr als

Haselnußgröße und schmilzt gewöhnlich nicht ein. Primärläsionen im Mund führen je nach dem Sitz zu Lymphknotenentzündung am Kieferwinkel oder Kinn, Ulcerationen an den unteren Extremitäten zu Drüsenschwellung in der Leiste, eventuell in der Kniekehle.

Es wurde schon erwähnt, daß Fälle mit früher lokaler Drüsenschwellung ohne nachweisbare Primärläsion auch als einfach glanduläre bezeichnet werden. Auf die Unzweckmäßigkeit dieser Bezeichnung wurde schon hingewiesen (S. 227). Das Wort wird aber noch in einem andern Sinne gebraucht. Im weiteren Verlauf einer beliebigen Tularämie kommt es manchmal zu einer weitverbreiteten bis universellen Drüsenschwellung, genau wie man das ja auch selten bei Tuberkulosen sieht. Diese lymphoglanduläre Generalisation ist eine Komplikation einer beliebigen Tularämie, aber keine selbständige Erkrankungsform. Ich habe sie als späte Drüsenschwellung bezeichnet. An einem größeren Material wurde sie in rund 10% der Fälle beobachtet (Tenner). Diese Drüsen neigen viel weniger zu Einschmelzung als die des Primärkomplexes.

4. Atemwege. Es herrscht Einigkeit darüber, daß die Lunge und der dazu gehörige Lymphknotenapparat außerordentlich oft bei Tularämien beteiligt ist. Amerikanische Sektionsstatistiken zeigen das in 60—100% der Fälle; natürlich handelt es sich aber dabei um ungewöhnlich schwere Fälle.

Will man Ordnung in die Befunde bringen, so muß man meines Erachtens in die von Randerath und mir geschaffene Stadieneinteilung zurückgreifen. Nach meinen Erfahrungen sieht man bei Tularämien ohne äußeren Primärkomplex auch bei leichteren Fällen außerordentlich häufig zum mindesten im Röntgenbild eindeutige Veränderungen. Diese können das Lungenparenchym, die mediastinalen Lymphknoten und die Pleura betreffen. Die Art der Veränderungen zwingt einem die Parallele zum tuberkulösen Primärkomplex gradezu auf. Ich möchte daher für diese Veränderungen auch eine gleiche Pathogenese annehmen. Primär ist die Parenchymentzündung, die von einer starken Reaktion der zugehörigen Lymphknoten gefolgt ist, wobei diese gelegentlich das Bild beherrschen können. Der klinische Befund ist ähnlich wie bei Viruspneumonien oft dürftig. Häufig besteht Husten, nicht selten bellend und mit Retrosternalschmerz, wie man ihn einerseits bei einer grippösen Tracheitis, andrerseits bei der spezifischen mediastinalen Lymphadenitis sieht. Der physikalische Befund ist oft gering, so daß man gelegentlich bei der Röntgenuntersuchung von der Ausdehnung der Herde überrascht ist. Sie erinnern, wie die Abb. 6—9 beweisen, sehr stark an entsprechende tuberkulöse Veränderungen und sind wohl ohne Kenntnis der Vorgeschichte nicht von diesen zu unterscheiden. Auch hier ist oft die Pleura in Form einer trockenen, seltener einer feuchten Pleuritis beteiligt. Die Exsudate werden gewöhnlich nicht groß, sie sind meist klar, kaum je eitrig.

Die Lungenveränderungen können zwar ziemlich hartnäckig sein, sind aber bei meinen Fällen, soweit ich sie verfolgen konnte, stets in einigen Wochen abgeheilt. Auch die Suche nach Folgezuständen an den Lungen der ehemaligen Rußlandkämpfer ist bisher trotz einer besonders darauf gerichteten Aufmerksamkeit immer vergeblich gewesen. Ich habe auch nie Höhlenbildungen gesehen.

Auch auf diesem Gebiet haben die Amerikaner einige abweichende Beobachtungen gemacht. So finden sie bei ihren tularämischen Pneumonien zum mindesten eine zweifelhafte Prognose, was für die östliche Tularämie nicht gilt. Sie fanden bei Sektionen auch häufig Nekrosen mit Kavernenbildung, ferner gelegentlich miliare Aussaaten und schließlich ausgedehnte Fibrosen, die noch jahrelang nach Überstehen einer Tularämie nachweisbar waren und wohl auch nicht ganz reversibel sind.

Schwierig ist die Frage zu beantworten, ob die tularämischen Hilusdrüsen ähnlich wie die peripheren Drüsen einschmelzen können. Die Möglichkeit muß man unbedingt bejahen, der Nachweis ist mir allerdings nie gelungen.

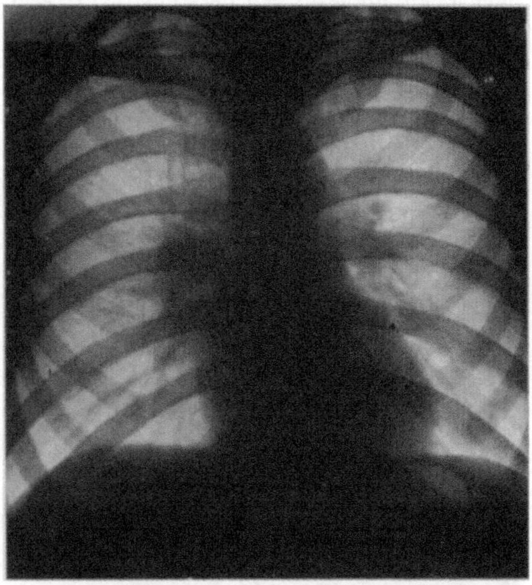

Abb. 6. Hilusdrüsentularämie.

Auch im weiteren Verlauf kommt es bei Tularämien, die nicht thorakal begannen, ziemlich häufig zu einem Befall der Lungen, meist sicher durch spezifische Veränderungen. Interessant ist das Problem, ob bei diesen Fällen, die schon einen Primärkomplex an anderer Stelle durchgemacht haben, auch die starke Neigung zur Lymphknotenbeteiligung besteht, oder ob diese Eigenschaft, wie bei der Tuberkulose nur der Erstmanifestation zukommt. Allerdings muß dabei berücksichtigt werden, daß hier das ganze Krankheitsgeschehen sich von Jahren auf Tage zusammenschiebt und daß es zweifelhaft ist, ob sich in dieser Zeit die notwendigen immunisatorischen Voraussetzungen bilden können. Die Frage ist bisher noch unbeantwortet. Ausgedehnte Lungeninfiltrate sind jedenfalls im weiteren Verlauf auch äußerer Tularämien häufig.

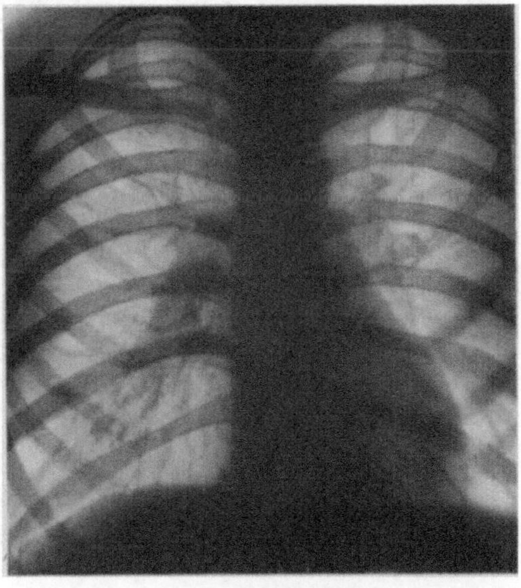

Abb. 7. Hilusdrüsentularämie mit streifiger Lungenbeteiligung.

5. Verdauungskanal. Die Erkennungsmöglichkeiten tularämischer Veränderungen des Magen-Darmkanals sind leider noch wesentlich schlechter als die der Brustorgane, unsere Kenntnisse daher auch dürftiger. Es scheint in der Tat vorzukommen, daß der Primärkomplex in den Bauchorganen auftritt, bei den russischen Fällen allerdings wesentlich seltener als in der Brust. Manche Fälle aber mögen der genaueren Analyse entgangen sein. Einmal sah ich einen Fall, der wegen Erscheinungen, die auf Appendicitis verdächtig waren, operiert wurde und bei dem sich eine Mesenterialdrüsenschwellung mit positiven Serumreaktionen fand. SYLLA sah bei einem Fall daneben eine tumorartige Infiltration der Cöcalwand. Wahrscheinlich hat es sich in beiden Fällen um abdominelle Primärkomplexe gehandelt. Sicher ist, daß auch die Bauchorgane sekundär ergriffen werden können. Im weiteren Verlauf der Krankheit sah ich ziemlich häufig starke Durchfälle, gelegentlich aber auch Verstopfung, 2mal mit ileusartigen Erscheinungen. Wie andere Autoren beobachtete ich gelegentlich im Verlaufe von Tularämien, die zunächst an anderen Körperstellen auftraten, einen Ascites.

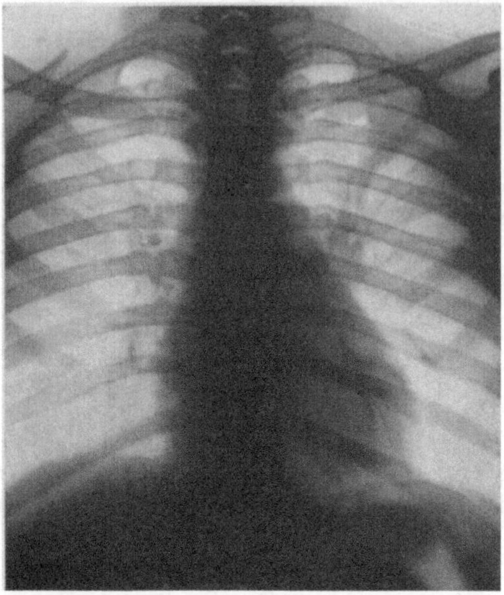

Abb. 8. Tularämischer Primärkomplex links oben.

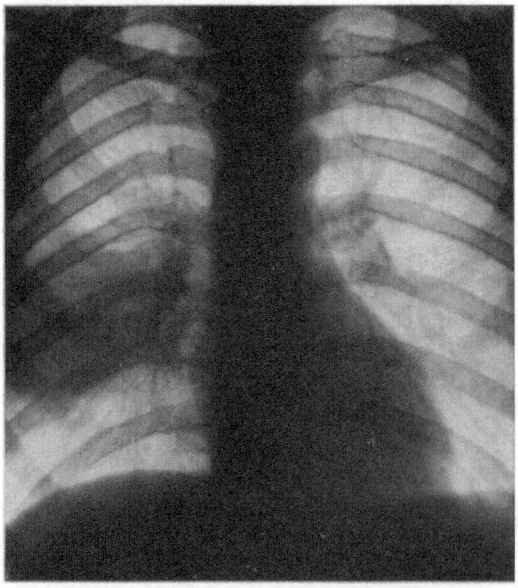

Abb. 9. Großes tularämisches Lungeninfiltrat.

Gröbere Störungen von seiten der Leber sind ausgesprochen selten, ich sah niemals einen Ikterus, nur gelegentlich eine Leberschwellung. SYLLA will allerdings ziemlich oft einen Subikterus beobachtet haben. In einem gewissen Gegensatz dazu findet man bei Sektionen und im Tierversuch fast regelmäßig Granulome und Nekrosen in der Leber.

6. Kreislauforgane. Im großen und ganzen ist die Beteiligung des Kreislaufs bei der Tularämie gering. Vor allem in den ersten Wochen ist meist an Herz und Gefäßen nichts Krankhaftes festzustellen. Etwa von der 3. Woche an kommt es allerdings relativ häufig zu einer Tachykardie, auch wenn das Fieber inzwischen normal geworden ist. Diese Pulsbeschleunigung, die auch aus einigen der Kurven der Abb. 2 hervorgeht, kann recht hochgradig und langwierig sein. Der objektive Befund ist allerdings gewöhnlich bis auf die Tatsache der erhöhten Pulszahl gering. Der Blutdruck ist normal, die Herztöne sind rein, das Herz nicht wesentlich vergrößert. Vor allem zeigt das Elektrokardiogramm im allgemeinen normale Verhältnisse, ziemlich selten sah ich einmal eine gewisse Verlängerung der Überleitungszeit. Es scheint mir daher auch zweifelhaft, ob die Ursache der Erscheinung eine schwerere Myokardschädigung bzw. eine Myokarditis ist. Möglicherweise handelt es sich dabei, ähnlich wie beim Wolhynischen Fieber um eine zentralnervöse Pulsbeschleunigung.

Im allgemeinen scheint auch bei Sektionen der Herzmuskelbefund dürftig zu sein. LILLIE und FRANCIS sahen manchmal teils mehr umschriebene, teils diffuse Lymphocyteninfiltrationen.

Venenthrombosen kommen bei Tularämie vor, aber nicht in besonderer Häufigkeit.

7. Sonstige Organe. Unter den übrigen Organen interessieren vor allem die Veränderungen von seiten des Nervensystems. Die starken anfangs bestehenden Kopfschmerzen sind wohl sicher cerebral bedingt. Im Gegensatz zum Typhus fehlt allerdings meist jede Somnolenz. In seltenen Fällen wurde bei Tularämie ein Bild beschrieben, das als Encephalitis bezeichnet werden muß. Manchmal erinnern die Symptome mit mimischer Starre, Schlafsucht und Hirnnervenerscheinungen an eine Encephalitis lethargica (ASSMANN). Mehrfach sah ich flüchtige Mono- und Hemiplegien. Etwas häufiger sind die Meningen beteiligt. Gelegentlich bildet sich das Vollbild einer Meningitis heraus mit einem zellreichen Liquor, in dem dann auch Tularämiebakterien nachgewiesen werden können. Der pathologisch-anatomische Befund soll dem einer tuberkulösen Meningitis entsprechen, allerdings mit stärkerer Beteiligung der Konvexität. Die Häufigkeit der cerebralen Komplikationen wechselt offenbar bei einzelnen Epidemien. GLASS sah eine Gruppe von Fällen in Sibirien, von denen mehr als die Hälfte cerebrale und meningeale Komplikationen aufwiesen.

Gelegentlich sah ich in der Rekonvaleszenz lästige Neuralgien, TENNER beobachtete einige Male einen Herpes zoster. Veränderungen, die auf stärkere Beteiligung der Nieren hinweisen, fehlen bei der Tularämie. Manchmal besteht eine leichte Eiweißausscheidung. Die innersekretorischen Organe sind gewöhnlich klinisch und pathologisch-anatomisch unbeteiligt. Über Störungen an den männlichen und weiblichen Geschlechtsorganen ist nichts Wesentliches bekannt geworden. Bei schwangeren Frauen scheint es nicht regelmäßig, wohl aber gelegentlich zum Abort zu kommen. Als Rarität beschreibt LIDE bei einem totgeborenen Kind einer tularämiekranken Frau an den inneren Organen histologisch eindeutig tularämische Veränderungen.

Flüchtige subjektive und gelegentlich auch objektive Gelenkerscheinungen sind zu Beginn der Krankheit ziemlich häufig, stärkere Arthitiden, vor allem solche eitriger Natur, sind sehr selten.

Pathologische Anatomie.

Soweit die pathologischen Befunde nicht bei den einzelnen Organen beschrieben wurden, sollen sie hier zusammengefaßt werden. Die Kenntnisse von der Pathologie der Tularämie stützen sich auf die verhältnismäßig spärlichen Sektionen, die zudem fast alle aus Amerika stammen (eine ausgezeichnete zusammenfassende Darstellung findet sich bei LILLIE und FRANCIS), auf zahlreiche Probeexcisionen von Drüsen und Hautveränderungen sowie auf Tiersektionen, deren Ergebnisse allerdings nur mit größter Reserve auf Menschen angewandt werden dürfen: Die Tularämie verläuft im allgemeinen beim Tier viel stürmischer und schwerer als beim Menschen. Es überwiegen daher auch die Nekrosen, während beim Menschen die Granulombildung im Vordergrund steht. Diese erinnert stark an entsprechende Veränderungen bei Tuberkulose, mit der die Bilder von Unerfahrenen wohl regelmäßig verwechselt werden. Die Pathologie der tularämischen Lymphknotenveränderungen und vor allem deren Unterscheidung von der Tuberkulose ist in ausgezeichneter Weise von RANDERATH herausgearbeitet worden (s. Abb. 10—13, die einer Arbeit von R. entnommen wurden). Die Histologie der cutanen Läsionen ist besonders eingehend von SCHUERMANN und REICH untersucht worden.

Die tularämischen Herde neigen zwar auch zum Zerfall; es bilden sich aber kein homogener Käse, sondern Nekrosen mit Blutungen. Darum herum findet sich ein Epitheloidzellsaum, der dann später von unspezifischem Granulationsgewebe durchwachsen wird. Hier zeigt sich die im Vergleich zur Tuberkulose offenbar

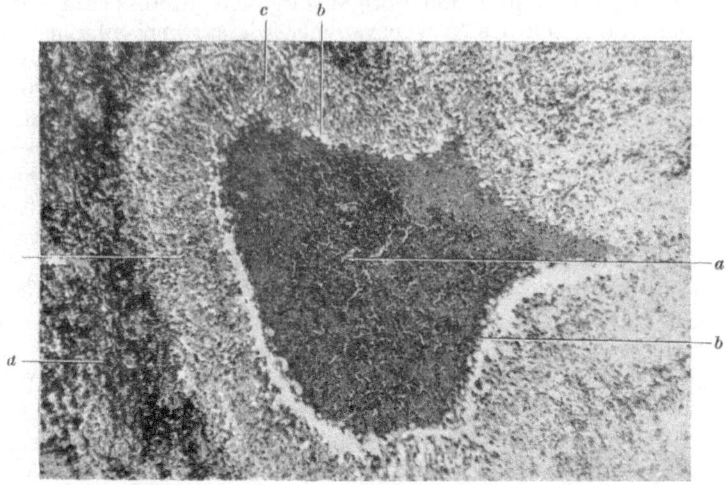

Abb. 10. Spezifisches tularämisches Granulom im Lymphknoten. Zentrale Nekrose (*a*) mit Blutungen, Leukocyten, Lymphocyten, Makrophagen und zerfallenden Zellen. Wabige Strukturen an der Grenze zwischen Nekrose und Epitheloidzellwall (*b*). Breiter Wall palisadenförmig angeordneter Epitheloidzellen (*c*), Hyperämisches Lymphknotengewebe (*d*). Mikrophotogramm. Vergr.: 80fach.

stärkere Abwehrkraft des Menschen gegenüber der Tularämie. Auffallend spärlich ist die Beteiligung segmentkerniger Leukocyten. Es überwiegen Lymphocyten und Plasmazellen. In der Nähe der spezifischen Veränderungen finden sich

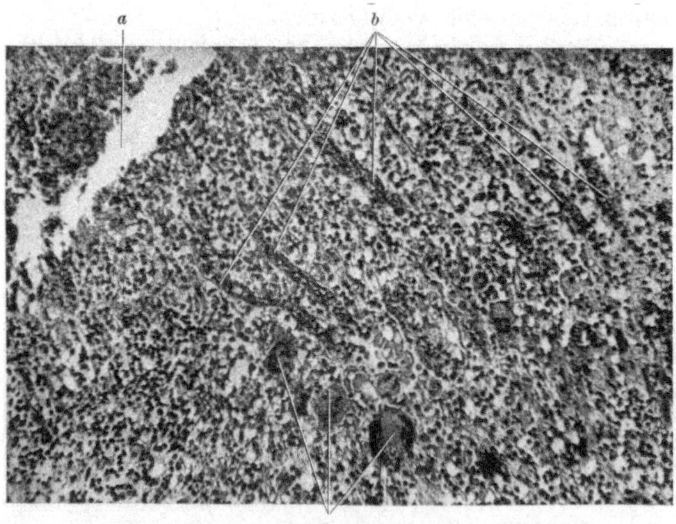

Abb. 11. Spezifisches tularämisches Granulom mit zentraler Nekrose und Höhlenbildung (*a*), mit völliger Durchwachsung des Epitheloidzellwalles durch junges, unspezifisches Granulationsgewebe mit zahlreichen Capillarsprossen (*b*). Erhaltene LANGHANSsche Riesenzellen (*c*). Mikrophotogramm. Vergr.: 150fach.

häufig entzündliche Erscheinungen an den Arterien und Venen. Im Gegensatz zu den Verhältnissen beim Tier ist es beim Menschen fast niemals möglich, die Erreger im Schnittpräparat nachzuweisen. Natürlich findet man aber auch nicht die oft nach den pathologischen Befunden erwarteten Tuberkelbacillen.

Diagnose und Differentialdiagnose.

Obwohl ich glaube, eine ungewöhnlich große Erfahrung auf dem Gebiet der Tularämie zu haben, bin ich ziemlich sicher, daß ich einen Einzelfall von innerer Tularämie heute als solchen nicht erkennen würde. So ist es auch ganz unwahrscheinlich, daß solche Fälle von Ärzten richtig gedeutet werden, die das Leiden

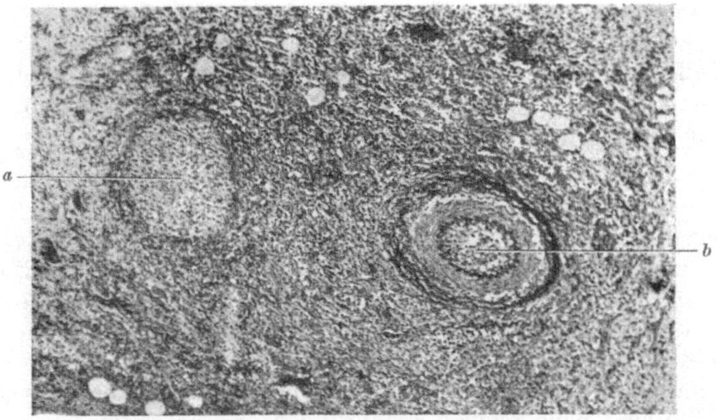

Abb. 12. Periglanduläres Fettgewebe mit diffuser perifokaler Entzündung. Endophlebitis obliterans (*a*). Endarteriitis obliterans und Periarteriitis (*b*). Mikrophotogramm. Vergr.: 80fach.

gar nicht oder nur aus Büchern kennen. Dagegen sind die oculoglandulären Fälle nicht zu verkennen, wenn man sie auch nur einmal im Bilde gesehen hat. Die anderen äußeren Fälle stehen in der Schwierigkeit der Diagnose dazwischen.

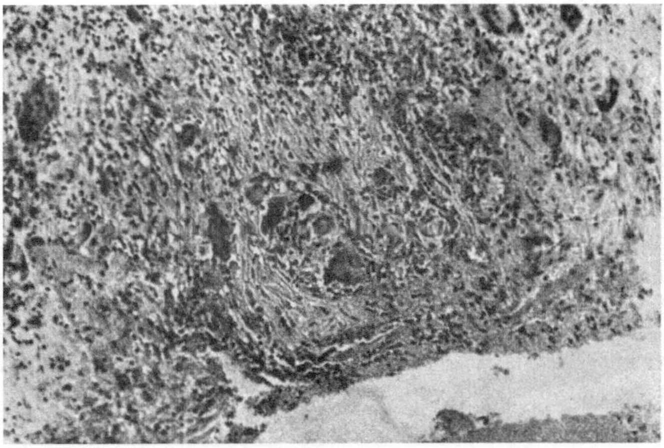

Abb. 13. Vorgeschrittene Vernarbung. Zahlreiche erhaltene LANGHANSsche Riesenzellen. Mikrophotogramm. Vergr.: 150fach.

In Epidemiegegenden ist es verhältnismäßig einfach, sie richtig zu erkennen. Bei den pulmonalen wie bei den glandulären Fällen ist wohl die häufigste Fehldiagnose die einer Tuberkulose. Man kann den Ablauf einer Tularämie wohl am besten als eine Tuberkulose beschreiben, die in ungeheuer beschleunigtem Tempo abläuft, trotzdem aber gutartig bleibt. Anders herum kann man sie aber auch mit einer sehr benigne und subakut verlaufenden Drüsen- und Lungenpest vergleichen. So ist für die richtige Diagnose oft weniger der einmalige Befund als vielmehr der Ablauf der krankhaften Geschehnisse wichtig.

Bei der großen Wahrscheinlichkeit, daß man bei einer Tularämie positive Haut- und Serumreaktionen erhält, kommt alles darauf an, daß man in einschlägigen Fällen die Krankheit überhaupt in den Kreis der Erwägungen zieht. Das muß vor allem dann geschehen, wenn in der Vorgeschichte eine Berührung mit Nagetieren angegeben wird. In vielen Fällen ist aber eine solche dem Patienten selbst gar nicht zum Bewußtsein gekommen.

Im übrigen gibt es wohl keine Krankheit, mit der die Tularämie nicht gelegentlich verwechselt wurde. Neben Tuberkulose und Pest spielen vor allem Grippe, Typhus, Wolhynienfieber, Lungenentzündung, insbesondere die verschiedenen Formen von Viruspneumonie, Fleckfieber und Drüsenfieber bzw. infektiöse Mononucleose eine Rolle.

Verlauf und Prognose.

Die Dauer der akuten Erscheinungen bei der Tularämie ist sehr verschieden, neben leichtesten Fällen, die in wenigen Tagen oder einigen Wochen in Heilung ausgehen, gibt es andere, die noch nach Monaten objektive Veränderungen und Fieberbewegungen haben. Auch wenn diese abgeklungen sind, kann die Tachykardie noch längere Zeit bestehen. Im allgemeinen dürften aber nach 6 Monaten, in seltenen Fällen nach einem Jahr alle Symptome verschwunden sein. Länger dauernde Fälle sind nach meinen Erfahrungen extrem selten.

Die große Gutartigkeit der Primärläsionen wurde schon betont. Die Drüsenveränderungen können wesentlich länger bestehen, verschwinden dann aber auch. Bis auf belanglose Narben von Drüsendurchbrüchen und -incisionen habe ich niemals Dauerfolgen gesehen. Auch was andere Autoren darüber berichten, sind anscheinend Raritäten.

Sehr eigenartig sind die Beobachtungen von FRANK und WOHLFEIL; die beiden Autoren berichten über Tularämiehäufungen bei gefangenen Russen, die seit vielen Monaten in Deutschland und anscheinend ohne eine Möglichkeit zur Ansteckung waren. Die Autoren vermuten eine Aktivierung der Krankheit nach jahrelanger Latenz. Entsprechende Beobachtungen, die natürlich für die Epidemiologie der Krankheit und ihre Dauer von großer Bedeutung sein würden, sind bisher von anderen Ärzten nicht mitgeteilt worden.

Bei den mehreren tausend Fällen, die ich gesehen habe, bzw. von denen ich direkte Nachrichten besitze, ist kein einziger an seiner Krankheit gestorben. Russische Autoren, z. B. CHATENEVER, berichten von Letalitäten von etwa 1%. Alle amerikanischen Veröffentlichungen bringen wesentlich höhere Todeszahlen, die gewöhnlich zwischen 3 und 5% liegen. Einzelne sind sogar noch bedeutend höher, so z. B. die von PULLEN und STUART von 7,5% unter 225 Fällen, sowie von BOST und Mitarbeitern von 14% unter 27 Fällen. Die Ursache dieser erstaunlichen Differenz ist noch unbekannt.

Vorbeugung und Behandlung.

Der Satz, daß Verhüten besser ist als Heilen, gilt bestimmt auch für die Tularämie und zweifellos bieten sich hier für die Prophylaxe manche Anhaltspunkte. Dafür ist zunächst wichtig, festzustellen, welche Tierarten in dem betreffenden Seuchengebiet als Infektionsquelle in Frage kommen. Die Maßnahmen werden sehr verschiedene sein, je nachdem, ob es sich wie in Amerika um Einzelübertragungen von verschiedenen Tierarten oder wie im Osten um Massenübertragungen auf Grund einer Seuche bei einer oder wenigen Tierarten handelt. PUNTIGAM hat vor kurzem zusammenfassend dargestellt, wo die veterinärpolizeilichen Vorschriften in Österreich bzw. Deutschland in dieser Beziehung ergänzungsbedürftig sind. Im Osten wird es sich vor allem um die systematische Vernichtung gewisser Nager, vor allem der Ratten und Mäuse, in der Umgebung menschlicher Behausungen und um den sorgfältigen Schutz von Nahrungsmitteln und Wasser vor Verunreinigung handeln. Die Einzelübertragungen lassen sich wohl nur durch individuelle Vorbeugung vermeiden: größte Vorsicht bei Berührung von Nagern, z. B. beim Abhäuten von Hasen und Kaninchen, vor allem, wenn diese krank oder tot aufgefunden wurden, Schutz gegen Insektenstiche usw. Therapeutisch standen wir der Seuche in Rußland völlig machtlos gegenüber. Was wir tun konnten waren kleine symptomatische Maßnahmen, wie Drüsenpunktionen oder -incisionen, Bekämpfung der quälenden Kopfschmerzen und der Tachykardie, die im übrigen nicht auf Digitalis und Strophanthin, eher auf Atropinpräparate oder leichte Narkotica anspricht. Atebrin, Salvarsan und die verschiedenen Sulfonamide sind immer wieder ohne jeden Erfolg versucht worden. — Österreichische Autoren (Fuhs, Arzt und David) haben Versuche mit einer Vaccinetherapie gemacht, die angeblich günstig ausgefallen sind. Amerikanische Ärzte, vor allem Foshay, glaubten Günstiges von einer Immunserumbehandlung gesehen zu haben. Beides stand uns nicht zur Verfügung, so daß ich über eigene Erfahrungen nicht berichten kann.

In der Zwischenzeit haben amerikanische Ärzte festgestellt, daß sich die Krankheit in spezifischer Weise durch Streptomycin beeinflussen läßt. Die Mitteilungen sind so einheitlich, daß an den Erfolgen kein Zweifel bestehen kann. Der erste, der das Mittel 1944 bei Tularämie anwandte, war offenbar Heilman. Bost und Mitarbeiter berichten, daß ihnen von 27 Fällen ohne Streptomycin 3 starben, während bei der gleichen Zahl mit Streptomycinbehandlung keiner tödlich verlief. Sie gaben 1—1,25 g täglich während 5—7 Tagen. Die meisten Autoren behandelten etwas länger, so Berson und Harvell, während 4—18 Tagen mit einer Gesamtdosis von 1,9—20 g. Pulaski und Ansbacher gaben 1—3 g täglich während 7—14 Tagen. Weitere Berichte liegen unter anderem von Abel, Howe und Mitarbeitern, von Johnson, von Minden u. a. vor.

Alle Autoren berichten von einem raschen Abfall der Temperatur und der anderen Allgemeinerscheinungen. Ulcerationen sollen schnell abheilen, nicht ganz so rasch scheinen die Drüsenveränderungen auf das Mittel anzusprechen.

Nach einer Mitteilung von Woodward und Mitarbeitern scheint Aureomycin im Mäuseversuch dem Streptomycin überlegen und klinisch mindestens gleichwertig zu sein. Es hat den Vorteil, keine Nebenerscheinungen zu machen und auch peroral wirksam zu sein. Die Ergebnisse wurden inzwischen auch von anderen Autoren beim Menschen bestätigt (Ransmeier, Price und Barnes u. a.). Die Autoren gaben insgesamt 20—35 g.

Es ist zweifellos ein sehr bedeutsamer Fortschritt, gegen dieses zwar nicht sehr gefährliche (wenigstens wenn man die Erfahrungen in Mittel- und Osteuropa zugrunde legt), aber doch quälende und lästige Leiden ein sicheres Mittel zu haben. Es wird im wesentlichen eine wirtschaftliche Frage sein, ob man im Falle erneuter Massenepidemien alle oder nur die schwereren Fälle mit dem neuen Mittel behandeln wird. Bei der zweifelhaften Prognose der pulmonalen Tularämie in Amerika rät Morgan sogar dazu, Streptomycin schon anzuwenden, wenn nur ein noch nicht gesicherter Verdacht auf Lungentularämie bestünde.

Literatur.

Die ältere Literatur bis 1929 findet sich bei Francis, die bis 1944 bei Schulten; deswegen wurden hier neben einigen grundlegenden Arbeiten nur solche angeführt, die nach 1944 erschienen sind.

Abel: Tularämie mit Streptomycin behandelt. Missouri State med Assoc. J. **1943**, 167. — Atwella, Smith: Primary tularemia pneumonia treated with Streptomycin. South med. J. **39**, 858 (1946).

BANSI: Zur Klinik der Tularämie. Dtsch. med. Wschr. **1947**, 339. — BERSON, HARWELL: Streptomycin in der Behandlung der Tularämie. Amer. J. med. Sci. **215**, 243 (1948). — BETZ-BAREAU: Apparition de la tularemie en Belgique. Rev. med. Liege **5**, 500 (1950). — BLANC et BOISSEL: Deux cas de tularemie. Bull. Mem. Soc. med. Hôp. Paris **1948**, 189. — BOST, PERCEFULL and LENCING: Tularemia in the Ozarks Region. J. amer. med. Assoc. **137**, 352 (1948).

CORIELL, DOWNS, CLAPP: Studies on tularemia. 3. Immunisation of mice. J. of Immun. **56**, 245 (1947).

DOWNS, CORIELL, PINCHOT, MAUMENEE, KLAUBER, CHAPMAN and OWEN: Studies on tularemia. 1. The comparative susceptibility of various laboratory animals. J. of Immun. **56**, 217 (1947). — DOWNS, CORIELL, GIGELSBACH, PLITT, PINCHOT and OWEN: Studies on tularemia. 2. Immunisation on white rats. J. of Immun. **56**, 229 (1947).

ECKEL: Über neuerliches gehäuftes Auftreten von Tularämie. Wien. klin. Wschr. **1946**, 75.

FOSHAV, PASTORNEK: Streptomycin treatment of tularemie. Amer. J. med. Sci. **130**, 393 (1946). — FRANCIS: Tularämie. Aus KOLLE-KRAUS-UHLENHUTHS Handbuch der pathologischen Mikroorganismen, 3. Aufl., 6. Is, S. 207. 1929. (Lit.) — FRANK u. WOHLFEIL: Epidemiologie und bakteriologisch-serologische Diagnostik leicht verlaufender Formen der Tularämie. Z. Hyg. **128**, 486 (1948).

GERLACH: Latent bleibende experimentelle Infektionen mit Tularämie. Ärztl. Wschr. **1949**, 351. — GLASS: An epidemic of tularemia. Amer. J. med. Sci. **216**, 411 (1948).

HEILMAN: Streptomycin in the treatment of experimental tularemia. Proc. Staff. Meet. Mayo Clin. **19**, 553 (1944). — HOWE, CORIELL, BOOKWALTER and ELLINGSON: Streptomycin treatment of tularemia. J. amer. med. Assoc. **132**, 195 (1946). — HUNT: Pleuropulmonary tularemia. Ann. int. Med. **26**, 263 (1947).

JACKSON: Zur Tularämiebehandlung. Amer. J. med. Sci. **1945**, 513. — JELLISON and PARKER: Amer. J. trop. Med. **25**, 349. — JOHNSON: Treatment of tularemia with Streptomycin. Amer. J. med. Sci. **1947**, No 909.

LEVDHECKER: Conjunctivitis PARINAUD-Tularämie. Klin. Mbl. Augenheilk. **3**, 116 (1945/46). LIDE: Congenital tularemia. Arch. of Path. **43**, 165 (1947). — LILLIE and FRANCIS: The pathology of tularemia. Bull. 167, Nat. inst. Health, US Tres. Dep., Publ. Health Serv. 1936. (Lit.)

MARTIN, MERCIER et PERET: Un nouveau cas de tularemie humaine par morsure. Animal vecteur: Le sauglier. Bull. Soc. med. Hop. Paris **63**, 464 (1947). MCCOY and CHAPIN: A plague-like disaese of rodents. Publ. Health Bull. 43, Part. II, 53. Washington 1911. — MINDEN and J. E. SPRINGER: Oculoglandular tularemia treated with Streptomycin. J. amer. med. Assoc. **134**, 1061 (1947). — MORGAN: Experimental studies with Pasteurella tularensis in fish. Amer. J. trop. Med. **27**, 399 (1947). — Pleuropulmonale Tularemia. Ann. int. Med. **27**, 519 (1947).

NORDMANN u. DOERR: Die pathologische Anatomie der Tularämie mit besonderer Berücksichtigung primärer Lungenbefunde. Virchows Arch. **313**, 66 (1944).

PARINAUD, E. J.: Conjunctive infectieuse d'origine animal. C. r. Soc. Ophthalm. Paris **1889**. — PARKER, LISTER, BAUER, HALL and WOODWARD: Chloramphenicol in the treatment of tularemia. J. Amer. med. Assoc. **1950**, 143. — PULASKI: Streptomycin therapy of tularemia in U.S. Army hospitals. Amer. J. med. Sci. **214**, 144 (1947). — PULLEN and STUART: Tularemia. Analysis of 225 cases. J. amer. med. Assoc. **129**, 495 (1945). — PUNTIGAM: Zur Epidemiologie der Tularämie nach Beobachtungen in Niederösterreich. Wien. klin. Wschr. **1947**, 103.

RANDERATH: Die mikroskopischen Befunde in den Lymphknoten bei der Tularämie mit besonderer Berücksichtigung der Differentialdiagnose zwischen Tularämie und Tuberkulose. Virchows Arch. **312**, 165 (1943). — Zur pathologischen Anatomie und zur Frage der Einteilung der Erscheinungsformen der Tularämie des Menschen. Münch. med. Wschr. **1943**, 461. — RANSMEIER, PRICE and BARNES: Aureomycin in the treatment of tularemie. Amer. J. med. Sc. **1949**, 598. — REICH: Zur Kenntnis der Tularämie hautnaher Lymphknoten. Arch. f. Dermat. **192**, 175 (1950).

SCHMIDT, BERNHARD: Der Einbruch der Tularämie in Europa. Z. Hyg. **127**, 139 (1947). — SCHUERMANN u. REICH: Zur Klinik und Histologie des cutan lokalisierten tularämischen Primäraffektes. — Arch. f. Dermat. **190**, 579 (1950). — SCHUERMANN u. HÜTTNER: Tularämie in Deutschland. Klin. Wschr. **1950**, 758. — SCHULTEN: Zur Differentialdiagnose zwischen Tularämie und Tuberkulose. Dtsch. med. Wschr. **1943**, 683. — Tularämie. Erg. inn. Med. **64**, 1160 (1944). — SCHULTEN u. SCHEPPACH: Das klinische Bild der Tularämie. Münch. med. Wschr. **1943**, 464.

TRAUTMANN u. SCHNEEMANN: Frische einheimische Fälle von Tularämie. Z. inn. Med. **4**, 375 (1949). — TRAUTMANN: Frische einheimische Fälle von Tularämie. Z. inn. Med. **4**, 375 (1949).

WOODWARD, ROBY, EPPES, HOLBROOK and HIGHLOVER: Aureomycin in treatment of experimental and human tularemia. J. amer. med. Assoc. **1949**, 830.

Der Tetanus.

Von

Fritz Linder.

Mit 9 Abbildungen.

Synonyma. Französisch: le tétanos, englisch: tetanus, italienisch: tetano.

Der Tetanus ist eine Wundinfektionskrankheit, deren klinisches Bild immer durch tonische, oft auch durch zusätzliche klonische Kontraktionszustände der willkürlichen Muskulatur charakterisiert ist. Die deutsche Bezeichnung „Wundstarrkrampf“ umreißt in einfachster Weise Ätiologie und Symptomatologie der Erkrankung.

Geschichte. Wegen seines in Krieg und Frieden gleich tückischen Auftretens, seines dramatischen Verlaufs und seiner hohen Sterblichkeit ist der Wundstarrkrampf bereits den Ärzten der Antike bekannt gewesen und als einheitliches Krankheitsbild schon von Hippokrates beschrieben.

Ein Teil der heute noch gebräuchlichen Terminologie geht nach Rose auf den Kappadozier Aretaeus zurück. Dieser gab eine klinische Unterteilung in *Tetanus* (von τειχω — ich spanne), *Opisthotonus* und *Emprosthotonus*, je nachdem, ob der Starrkrampf die gesamte Muskulatur oder nur einzelne Teile erfaßte und dadurch den Körper nach hinten oder vorn durchbog. Von Boeneken wurde später der *Pleurothotonus* als 4. Form mit einer rein seitlichen Verbiegung des Körpers hinzugefügt. Ob mit dem Emprosthotonus und Pleurothotonus der Alten jedoch immer Formen eines echten Tetanus bezeichnet wurden, erscheint heute, wo wir beim liegenden Kranken fast nur die opisthotonische Form kennen, fraglich. Um so mehr, als bis in das 19. Jahrhundert hinein die Abgrenzung des Wundstarrkrampfes von anderen Krampfzuständen (Epilepsie usw.) recht unvollkommen war.

Trotz des schon lange bekannten Zusammenhangs zwischen Verletzung und Tetanus konnte die Aufklärung der infektiösen Genese erst in der Glanzzeit der Bakteriologie erfolgen. Im Jahre 1884 gelang es den Italienern Carle und Rattone, die Übertragbarkeit des Wundstarrkrampfes von Mensch auf Tier zu beweisen und zwar durch Injektion der Aufschwemmung einer Acnepustel, die als Ausgangspunkt eines tödlichen Tetanus in Frage kam. Im gleichen Jahr sah der Kanditat der Medizin Nicolaier im Flüggeschen Institut erstmals den anaeroben Tetanusbacillus in Erdproben, deren Verimpfung unter die Haut von Mäusen, Ratten und Kaninchen einen experimentellen „Erdstarrkrampf“ erzeugt hatte. Den gleichen Erreger konnte dann 1886 Rosenbach auch beim menschlichen Tetanus nachweisen. Seine Reinkultur gelang 1887 dem im R. Kochschen Institut arbeitenden Japaner Kitasato, der weiterhin mit dem bakterienfreien Kulturfiltrat das gleiche experimentelle Krankheitsbild hervorrufen und so die Bedeutung des Tetanustoxins nachweisen konnte. 1890 haben dann E. v. Behring und Kitasato zunächst vom Kaninchen, dann vom Pferd Antitoxin hergestellt und damit nicht nur für die Tetanusbehandlung, sondern für die Serumtherapie überhaupt Bahnbrechendes geleistet. Die Tetanusprophylaxe durch ausgedehnte passive Immunisierung im 1. Weltkrieg, die im letzten Krieg durch die Erfolge der aktiven Schutzimpfung noch übertroffen wurde, ist die Folge dieser Erkenntnis gewesen. Demgegenüber wurde ein theoretischer Fortschritt erst wieder annähernd 60 Jahre später von Pillemer und seinen Mitarbeitern erzielt, denen 1946 die krystallinische Darstellung des Tetanustoxins gelang. Hierdurch wurde die Aufklärung der chemischen Struktur des Giftes sowie des noch immer rätselhaften Mechanismus der Erkrankung in greifbarere Nähe gerückt.

Bakteriologie. Der Tetanusbacillus ist ein schlankes, anaerob wachsendes Stäbchen, 2—4 μ lang und 0,3—0,5 μ breit, mit abgerundeten Ecken. Durch die in Kulturen bei 37° schon nach 1—2 Tagen auftretenden Sporen, die meist endständig dem Bacillus als kugelförmiges Gebilde mit einem Durchmesser von 1—1,5 μ aufsitzen, entsteht die charakteristische Trommelschlägelform (Abb. 1).

Sein Verhalten gegenüber der Gramfärbung ist vom Alter abhängig, in jungen Kulturen überwiegend grampositiv, später häufig gramnegativ. Die Sporeu färben sich mit ZIEHLscher Lösung leuchtend rot. Durch Spezialfärbung sind weiterhin zahlreiche peritrich angeordnete Geißeln nachweisbar, die dem Erreger unter Sauerstoffabschluß eine lebhafte Eigenbeweglichkeit verleihen. Im Gegensatz zu den Bacillen sind die Sporen gegen Hitze und Austrocknung außerordentlich resistent und können über Jahre infektionstüchtig bleiben. Auch im Alkohol werden die Sporen nicht zerstört und im strömenden Wasserdampf erst nach 60 bis 180 min abgetötet.

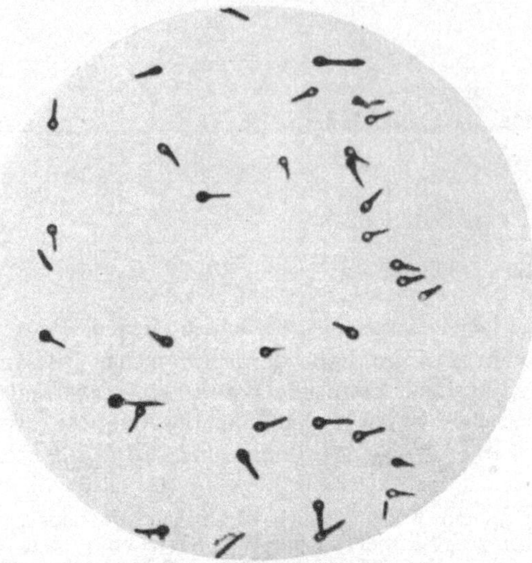

Abb. 1. Tetanusbacillen mit Sporen (Trommelschlägelform). (Nach JOCHMANN.)

Für die Praxis (Spritzensterilisation) genügt also das übliche Abkochen nicht, wohl aber mit 2%igem Sodazusatz bei $^1/_2$stündiger Kochdauer.

Verbreitung der Bacillen. Die Bacillen sind vor allem im Erdboden vorhanden, dort jedoch keineswegs überall zu finden. Einmal kommen sie nur bis zu einer Tiefe von 30 cm vor und fehlen daher z. B. in modernen Bergwerken, sofern tierische Zugkräfte nicht mehr verwandt werden. Höhe und Kälte dagegen scheinen ohne wesentlichen Einfluß zu sein. So konnten die Erreger z. B. in 2000 m Höhe nach der Schneeschmelze im Boden gefunden werden (RÜTSCHIE). Die größere Morbidität in tropischen und subtropischen Ländern läßt auf eine deutliche Verbesserung der Lebensbedingungen des Bacillus durch Wärme schließen. Im gleichen Sinne sprechen in unseren Breiten die jahreszeitlichen Schwankungen der Erkrankungshäufigkeit mit einem Tiefpunkt in den Wintermonaten, wie sie bereits während des 1. Weltkrieges beobachtet wurden und auch bei 52 Friedensfällen der Heidelberger Klinik deutlich waren (Abb. 2).

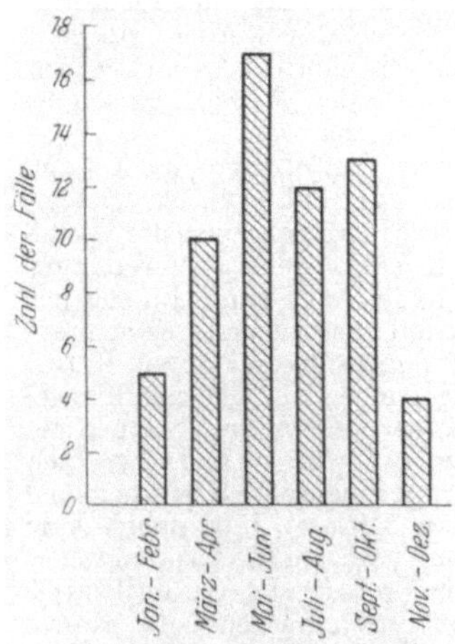

Abb. 2. Jahreszeitliche Schwankungen der Tetanuserkrankung bei 61 Fällen der Chirurg. Univ.-Klinik Heidelberg.

Das Vorkommen des Tetanusbacillus zeigt weiterhin *regionale Verschiedenheiten* (LOEWE 1937, ROSTOCK 1940), die vorwiegend mit der landwirtschaftlichen Bebauung in Zusammenhang gebracht werden.

Da im Darm verschiedener Haustiere, wie Rind und Pferd (JOSEPH), fast regelmäßig Bacillen nachgewiesen werden, ist es wahrscheinlich, daß die Erreger durch die Darmpassage ihre günstigsten Entwicklungsmöglichkeiten finden und mit dem Kot verbreitet werden. Mit der pflanzlichen Nahrung können die Bacillen auch in den Darm des Menschen gelangen, ohne jedoch dort bei intakter Schleimhaut pathogen zu werden. Die Häufigkeit ihres Nachweises im Darm schwankt nach einzelnen Untersuchern zwischen 0% (KAHN), 1% (FILDES) und 40% (BUZELLO und RAHMEL). Letztere Angabe wird jedoch besonders von J. B. MAYER (1937) bestritten, der mit Hilfe kultureller Verfahren Tetanusbacillen nur äußerst selten im Darminhalt gesunder Menschen nachweisen konnte.

Zu der fäkalen Herkunft paßt der besonders häufige Nachweis von Tetanusbacillen in gedüngten Kulturböden, weiterhin im Staub von Straßen, Verkehrsmitteln und Wohnstätten, sowie an menschlicher Bekleidung und Körperoberfläche, wohin sie sekundär verschleppt werden. In Waldgegenden kommen die Erreger verständlicherweise seltener vor und können dort ganz fehlen.

Als weiterer Faktor zur Erklärung örtlicher Verschiedenheiten wird von WELLER (1948) die *Beschaffenheit des Bodens* verantwortlich gemacht. Grobkörnige Sandböden mit guter Versickerungsmöglichkeit werden die Tetanuskeime leichter eliminieren können als feinkörnige

Lehm-Lößböden. Das Vorhandensein von Tetanusbacillen und somit die örtliche Tetanusgefahr ist also nicht nur von der Menge des keimhaltigen Kots, sondern auch von der Ausschwemmungsmöglichkeit des Bodens abhängig.

Der für die Klinik wichtige *Nachweis* der *Erreger* wird durch *Kultur* und *Tierversuch* geführt.

Zur *Kultur des Tetanusbacillus* werden zweckmäßigerweise die Leberbouillon nach TAROZZI oder eine einfache Nährbrühe mit 4—5 Würfeln Meerschweinchenleber von etwa 2 mm Kantenlänge benutzt, ferner Traubenzuckerblutplatten nach ZEISSLER im Anaerobentopf. Hier dokumentiert sich bereits nach 48 Std eine charakteristische Koloniеform (Wuchsform III und VIII nach ZEISSLER). Zur Vermeidung von sekundären Verunreinigungen wird die 5tägige Kultur vor der Plattenkultur auf 80° im Wasserbad für 30 min erhitzt.

Eine weitere Differenzierungsmöglichkeit ist der *Tierversuch.*

Hierbei werden am besten 2 Mäuse mit 0,5 cm^3 einer 5tägigen Bouillon (Filtrat oder Zentrifugatüberstand) subcutan in den Bereich der Schwanzwurzel oder einer Hüftgegend geimpft. Zur Kontrolle dienen 2 weitere Tiere, die zusätzlich mit 0,5 cm^3 Antitoxin (1:10 verdünnt) gespritzt sind. Im positiven Fall sterben die ersten beiden Tiere nach spätestens 2—4 Tagen unter den charakteristischen Erscheinungen eines experimentellen Tetanus.

Der direkte Nachweis des Tetanusbacillus kann weiterhin im Tierversuch durch subcutane Implantation eines linsengroßen Stückes von infektionsverdächtigem Material erbracht werden, dem zwecks leichteren Angehens der Infektion einige sterile Holzstückchen beigegeben werden. Klinisch kann ferner die Verimpfung von 1 cm^3 Patientenserum von Bedeutung sein, die im Frühstadium — sofern noch kein Antitoxin injiziert war — einen positiven Tierversuch ergeben kann.

Da somit im Tierversuch sowohl durch die Erreger, als auch durch die bakterienfreie Kultur ein charakteristischer Tetanus erzeugt werden kann, wird seit KITASATO die Erkrankung als eine Vergiftung mit dem *Tetanustoxin* aufgefaßt. Tatsächlich bildet der Tetanusbacillus zwei verschiedene Toxine, das krampferregende *Tetanospasmin* und das hämolysierende *Tetanolysin*, das jedoch für das Krankheitsbild selbst ohne wesentliche Bedeutung ist.

Das eigentliche *Tetanustoxin* ist ein wasserlösliches Gift, das schon am 2. Tag im Filtrat der Kultur nachweisbar ist und nach 10 Tagen seine höchste Konzentration erreicht, um dann an Giftigkeit wieder einzubüßen. Durch Fällung, z. B. mit Ammoniumsulfat, kann es in die haltbare Form des Trockentoxins überführt werden, das vergleichende toxikologische Messungen erleichtert. Hiervon genügen bereits 5^{-8} cm^3, um eine 10 g schwere Maus unter dem typischen Bild eines *experimentellen* Tetanus zu töten.

Injiziert man einer Maus subcutan oder intramuskulär in die linke Hüftgegend (BUZELLO) die einfache letale Dosis, so entwickeln sich nach etwa 20 Std die ersten Symptome: Struppiges Fell, steifer Schwanz, linkskonkave Krümmung des Körpers, spastische Lähmung des linken, dann des rechten Beins, wobei die Pfote in charakteristischer Weise nach oben gedreht wird. Nach Durchlaufen dieser lokalen Erscheinungen kommt es zum allgemeinen Tetanus mit generalisierten Krämpfen. Nach spätestens 96 Std verendet das Tier unter zunehmender Dyspnoe in charakteristischer Robbenstellung. Von SAWAMURA wurde dieser Krankheitstypus als Tetanus ascendens bezeichnet, im Gegensatz zu dem beim Menschen und den größeren Haustieren vorherrschenden descendierenden Tetanus, der unabhängig von der Impfstelle in der Kau- und Gesichtsmuskulatur beginnt.

Neuerdings haben PILLEMER und WARTMANN das Toxin krystallinisch darstellen können, das auch bei der Rekrystallisation volle biologische Aktivität zeigte.

Die Giftigkeit ist so hoch, daß eine tödliche Mäuseeinheit (MLD) nur noch 0,000013 γ Toxinstickstoff enthält. Hiermit war es möglich, einem Einzeltier ungewöhnlich hohe Dosen von Toxin zu injizieren. Der Ablauf der Erkrankung konnte dadurch entgegen bisherigen Erfahrungen so wesentlich beschleunigt werden, daß z. B. Mäuse nach Injektion von 500000 MLD schon nach 34 min die ersten Symptome zeigten und nach 1 Std starben. Wegen der auch dabei noch vorhandenen, wenn auch sehr kurzen Inkubationszeit wird vermutet, daß das Tetanustoxin selbst nicht das eigentliche Krankheitsagens darstellt, sondern lediglich dessen Entstehung im Organismus bewirkt. Die hohe biologische Wirksamkeit des Toxins, dessen Eiweißstruktur feststeht, macht die Annahme eines Enzyms wahrscheinlich.

Die pathogene Wirkung des Tetanustoxins ist bei den einzelnen Tierspecies verschieden. Hinsichtlich der tödlichen Dosis scheint das Pferd am empfindlichsten und verhält sich ähnlich wie der Mensch. Es folgen mit abnehmender Empfänglichkeit Meerschweinchen, Maus, Hund, Kaninchen und Katze, schließlich Vögel und Kaltblütler, die fast refraktär sind. Bringt man fakultative Kaltblütler wie Eidechsen (Dipsosaurus dorsalis) auf ihre optimale Temperatur von 31—37°, so treten die tetanischen Erscheinungen bzw. der Tod bereits nach einer geringeren Toxindosis, bzw. nach kürzerer Zeit ein, als wenn die Tiere bei 27 oder nur 10° gehalten werden (COWLESS und NELSON 1947). Hieraus geht hervor, daß die Toxinwirkung durch Erwärmung verstärkt und umgekehrt durch Abkühlung vermindert werden kann.

Weiterhin verschieden ist die Empfindlichkeitsbreite (KNORR) d. h. die Differenz zwischen der gerade noch krank machenden Dosis toxica und der Dosis letalis bei den einzelnen Species. Innerhalb derselben Tiergattung bestehen außerdem Altersunterschiede in dem Sinne, daß jüngere Tiere empfindlicher sind als ältere.

Wie BEHRING und KITASATO bereits feststellten, vermag eine Vorbehandlung mit Tetanustoxin im Blutserum ein spezifisches *Antitoxin* zu bilden, das in vitro und in vivo die Giftwirkung neutralisiert. Die antigene Eigenschaft ist auch noch vorhanden, wenn man das Tetanustoxin durch Zusatz von Formol, Jod usw. entgiftet. Diese sog. *Toxoide* entsprechen dem Anatoxin von RAMON. Sie können durch Fällung und Adsorption gereinigt werden und dienen zur aktiven Immunisierung von Tier und Mensch, ohne die eigentliche Erkrankung hervorzurufen.

Pathogenese. Da der Tetanus experimentell sowohl durch Verimpfung von Bacillen als auch durch alleinige Injektion von Toxin erzeugt werden kann, ist das klinische Bild des Wundstarrkrampfes eindeutig als Intoxikation aufzufassen. Voraussetzung der Erkrankung beim Menschen ist stets das Vorhandensein einer Wunde in Haut oder Schleimhaut, durch die die giftbildenden Bacillen in den Organismus eindringen können. Notwendig ist ferner, daß die Erreger in der Wunde (s. Eintrittspforte) ein geeignetes anaerobes Milieu finden, das sie zur Vermehrung und Toxinproduktion brauchen. Es wird heute allgemein angenommen, daß die Erreger am Ort der primären Infektion liegen bleiben und von dort aus durch ihr Gift wirken.

Nur in Ausnahmefällen scheint dem Tetanusbacillus dank seiner Eigenbeweglichkeit ein weiteres Eindringen in den Organismus auf dem Blut- oder Lymphwege zu gelingen. Postmortal konnte er gelegentlich beim Menschen in den regionären Lymphdrüsen und inneren Organen wie Herz, Lunge, Milz, Niere und Leber nachgewiesen werden. Da auch im Tierversuch nach Verimpfung von reinen und noch mehr von mischinfizierten Kulturen der Tetanusbacillus intra vitam in Blut und Organen gefunden werden konnte, kann auch beim Menschen eine Bacillämie nicht immer nur als agonal aufgefaßt werden (MAYER, PIRINGER). Ob der Erreger dort aber infolge der höheren Sauerstoffspannung des Gewebes auch Gift bilden und damit überhaupt pathogen sein kann, erscheint zweifelhaft.

Als *Angriffspunkt des Toxins* wurde wegen des klinischen Bildes der Krämpfe schon frühzeitig das *Nervensystem* in Erwägung gezogen.

In den alten Untersuchungen von BRUNNER, GOLDSCHEIDER, GUMBRECHT, MARIE und MORAX, STINZING, MEYER und RANSOM, SAWAMURA, PERNIM u. a. wurde bereits eine *Vergiftung der motorischen Vorderhornzellen* des Rückenmarks und eine hieraus resultierende Erhöhung der Reflexerregbarkeit als Ursache des *allgemeinen Tetanus* angenommen. Hierfür schien zu sprechen, daß die Unterbrechung des peripheren Reflexbogens nach Nervendurchschneidung oder Zerstörung eines Rückenmarksegments die Muskelstarre im zugehörigen Bereich aufhob bzw. verminderte. Wenn auch am dezerebrierten Tier (BRUNNER) noch ein experimenteller Tetanus auslösbar war, so möchte WOLFF-EISNER auch das *Gehirn* als Angriffspunkt des Toxins nicht außer acht lassen. Das im Reagensglas vorhandene Giftbindungsvermögen der Gehirnsubstanz (WASSERMANN und TAKATI) sprach ferner für die besondere Affinität dieses Gewebes zum Toxin, die in vitro noch 3mal größer war als die des Rückenmarks. Diese hohe giftbindende Eigenschaft des Nervengewebes mag auch die Unmöglichkeit erklären, nach subcutaner Injektion das Toxin bei Mensch oder Tier in Hirn und Rückenmark nachzuweisen, wogegen es in Blut, Liquor und den verschiedensten Organen gelegentlich gefunden werden konnte.

Neuere Untersuchungen (ABEL 1935, 1938, HARVEY 1939, SCHAEFER 1940, 1944) betonen gegenüber dem für den Allgemeintetanus sicher gültigen zentralen Mechanismus, daß bei dem sog. lokalen Tetanus sicher eine *periphere Wirkung des Toxins* auf die Muskelendplatte vorliege. Diese Untersuchungen (s. unten) waren zum Teil verknüpft mit der Frage nach dem *Zugangsweg des Toxins* vom

Ort der Infektion zum Zentralnervensystem, der nach zahlreichen, oft widerspruchsvollen Untersuchungen über den peripheren Nerven oder über die Blut- und Lymphgefäße gehen soll.

Lange Zeit herrschte allein die Annahme von der *zentripetalen Giftwanderung entlang den* motorischen *Nervenstämmen*, die nach MEYER und RANSOM in den Achsenzylindern, nach ASCHOFF und ROBERTSON in den perineuralen Lymphgefäßen erfolgen sollte. In der Folgezeit hat man bis auf den heutigen Tag immer wieder den neuralen Weg experimentell zu stützen versucht (KAMINSKY 1933, BROMEIS 1939, FRIEDEMANN 1939, 1949, ROOFE 1947). BATTILARO (1942) durchschnitt beim Kaninchen den N. ischiadicus und sah erst 10—30 Tage später, wenn die gefäßreiche Narbe von neuen Achsenzylindern durchzogen war, bei endoneuraler, peripherer Toxininjektion in den gleichen Nerven einen tödlichen Tetanus auftreten, während vor dieser Zeit gar kein oder nur ein örtlicher Tetanus zustande kam.

Gegen die Bedeutung der Giftwanderung im Nerven läßt sich klinisch einwenden, daß die Inkubationszeit (s. S. 251) keine eindeutige Abhängigkeit vom Sitz der Eintrittspforte zeigt, d. h. bei rumpffernen Verletzungen durchaus nicht länger ist als bei rumpfnahen. Gegen die Ausschließlichkeit der Nervenleitung spricht weiterhin eine Beobachtung unserer Klinik, bei der ein Tetanus nach einer Verletzung in einem motorisch und sensibel gelähmten Bezirk auftrat:

38jähriger Mann, der infolge eines Armschusses vor 20 Jahren eine komplette Ulnarislähmung der rechten Hand aufwies. Nach einer eiternden Verletzung des anästhetischen Kleinfingers entwickelte sich ein allgemeiner Tetanus mit nicht genau bestimmbarer Inkubationszeit. Exartikulation des Fingers. Hohe Serumdosen. Heilung.

Aus anatomisch-physiologischen Gründen wurde der Nervenweg bereits 1926 von MIES in Frage gestellt. VOGLER (1949) hat dies erneut getan, weil der Saftstrom in peripheren Nerven eindeutig zentrifugal gerichtet sei. Sorgfältige Nachprüfungen von R. DOERR und Mitarbeitern konnten das Toxin im proximalen Nerven niemals in einer höheren Konzentration als in den umgebenden Geweben der entsprechenden Extremität nachweisen.

Schließlich haben ABEL und Mitarbeiter durch zahlreiche Arbeiten die Lehre von der ausschließlichen Giftwanderung im Nerven zugunsten des *Blut- und Lymphweges* erschüttert.

Besonders aufschlußreich waren ihre Untersuchungen über den lokalen Tetanus, den sie z. B. durch multiple intramuskuläre Injektionen mit je 1/8000 der MLD im Hinterbein eines Hundes erzeugen konnten. Hiernach resultierte eine über Wochen anhaltende tonische Starre der Muskulatur ohne Krämpfe. Dieses Ausbleiben einer erhöhten Reflexerregbarkeit beim lokalen Tetanus ist nach ABEL nicht zu erklären, wenn das Gift auf dem Nervenwege zur Vorderhornzelle wandern würde. Hingegen führte die direkte Injektion von 1/4—1/500 der MLD mit kleinstem Volumen in das lumbale Rückenmark (FIROR und JONAS 1938) weder zu lokalen noch zu allgemeinen Tetanuserscheinungen, wohl aber zu spastischen Krämpfen (HÖGGER 1939) in den entsprechenden Segmenten, die durch geringste sensible Reize auslösbar wurden. Hieraus schloß ABEL auf 2 voneinander unabhängige *Toxinwirkungen*: 1. rein *peripher* an den motorischen Nervenendplatten, deren Vergiftung zum tonischen Krampf der Muskulatur führt, wie es weiterhin von HARVEY 1939 durch oscillographische Untersuchungen wahrscheinlich gemacht wurde, und 2. *zentral* in den motorischen Nervenzellen von Rückenmark, Medulla und Pons, die entsprechend den älteren Anschauungen bereits wegen der erhöhten Reflexbereitschaft für das konvulsive Stadium der Erkrankung verantwortlich gemacht wurden. Wenn jetzt die Vergiftung des zentralen Nervensystems vorwiegend hämatogen gedacht werden soll, so setzt freilich diese Vorstellung das Nichtvorhandensein einer für das Toxin impermeablen Blutliquorschranke voraus, die nach ABEL, EVANS und HAMPILL (1936) im Gegensatz zu früheren Untersuchungen von TEALE und EMBLETON auch nicht bestehen soll.

Trotz der scharfsinnigen Versuchsanordnung sind die ABELschen Ansichten bis heute keineswegs unbestritten. Besonders schwerwiegend sind die Einwände von FRIEDEMANN (1949), der zur Verhütung eines lokalen Tetanus Antitoxin intracisternal spritzte und dabei auch bei Hund und Katze 20 mal weniger brauchte als bei intravenöser Antitoxingabe. Er glaubt daher nach wie vor an eine zentrale Auslösung des lokalen Tetanus auf dem Nervenwege.

Demgegenüber ist der periphere *Wirkungsmechanismus* des Toxins gerade beim lokalen Tetanus sehr eingehend untersucht. So haben SCHAEFER und Mitarbeiter mit modernen elektro-physiologischen Methoden nachgewiesen, daß sowohl die motorische Endplatte des Muskels wie die Muskelfaser selbst als auch sein sensibel-propriozeptiver Apparat erkrankt ist. Die Annahme einer Miterkrankung des Rückenmarks sei dabei unnötig. In früheren Stadien der lokalen Erkrankung (vorwiegend bis zum 5. Tag) herrscht eine durch reflektorische propriozeptive Reize ausgelöste Tonusstarre mit Aktionsstrom vor, die durch eine gesteigerte Erregbarkeit der sensiblen Empfänger im Muskel bedingt ist. In diesem Stadium kann die Muskelstarre, wie LILJESTRAND und MAGNUS bereits nachwiesen, zum Verschwinden gebracht werden, wenn man die Muskelsensibilität durch Novocainblockade oder Durchschneidung der hinteren Wurzel ausschaltet. In späteren Stadien handelt es sich aber um eine Muskelstarre ohne Aktionsstrom im Sinne einer echten Kontraktur, die durch Nervendurchschneidungen nicht mehr zu beeinflussen ist. Diese Form der Muskelstarre liegt den Erscheinungen des chronischen Tetanus zugrunde, wie er nach überstandener Erkrankung oft noch langfristig in Form von lokalen Spasmen fortbestehen kann. Das Vorhandensein dieser verschiedenen Faktoren im Früh- und Spätstadium des lokalen Wundstarrkrampfs mag teilweise zur Erklärung der widerspruchsvollen Befunde im bisherigen Schrifttum dienen.

Wenn der Angriffspunkt und Transportweg des Giftes im Organismus bis heute noch keineswegs endgültig geklärt werden konnte, so liegt dies zum Teil mit daran, daß die eigentliche *Giftwirkung* auf das Nervensystem, die ja durchaus reversibel sein kann, bisher noch völlig rätselhaft ist.

Die verschiedentlich vertretene Annahme (HARVEY), daß der lokale Tetanus eine Störung der normalen Vorgänge der cholinergischen Übertragung im Bereich der motorischen Endplatte darstellt, wurde durch spätere Untersuchungen von SCHAEFER (1943) eingeschränkt, da sich unter anderem in vitro kein nennenswerter Einfluß des Toxins auf die Cholinesterase nachweisen ließ.

Um die Wirkung des Toxins auf den glatten Muskel zu untersuchen, wurde von AMBACHE (1948) eine kleine Menge (25γ) in die vordere Augenkammer des Kaninchens injiziert. Es trat dabei innerhalb von 24—48 Std eine Mydriasis auf, die $2^1/_2$—5 Wochen andauerte. Die Pupillenerweiterung erwies sich als spezifische Lähmung des cholinergischen Sphincter pupillae, die durch Zugabe von Antitoxin oder Acetylcholin aufgehoben werden konnte. In Übereinstimmung mit HARVEYS Befunden am willkürlichen Muskel wurde daher die Lähmung der glatten Augenmuskulatur als Folge eines Acetylcholinschwundes aufgefaßt.

Statistik des menschlichen Tetanus. Wie bereits auf S. 244. ausgeführt, zeigt der Wundstarrkrampf in seiner Morbidität erhebliche geographische Verschiedenheiten mit einer deutlichen Bevorzugung der warmen Erdteile. Die folgende Tabelle (ROSTOCK 1950) gibt die durchschnittliche Tetanushäufigkeit pro Jahr in verschiedenen Ländern für die Zeit von 1919—1929, jeweils bezogen auf 1 Mill. Einwohner.

Schweiz	2,8
England	3,9
Neuseeland	7,4
Palästina	23,8
Ceylon	53,0
Mexiko	79,2
Brasilien	178,8
San Domingo	475,5

Innerhalb der einzelnen Länder finden sich vorwiegend bodenbedingte regionale Verschiedenheiten der Morbidität, die zum Teil auch kartographisch festgelegt worden sind, so für Deutschland von HINSTORFF 1933 mit Schwerpunkten in bestimmten Teilen von Mecklenburg und Schlesien, für Österreich von KUNZ 1935 mit einem Maximum in der Steiermark. Die Kenntnisse dieser Verschiedenheiten, die dringend einer neueren Bearbeitung bedürfen, sind für Maßnahmen der Prophylaxe von gewisser Bedeutung, wenn auch durch den modernen Verkehr von einer tetanusfreien Gegend an keiner Stelle gesprochen werden kann.

Da der Tetanus ja fast stets eine Wunde voraussetzt, ist es weiterhin notwendig, seine Häufigkeit in Beziehung zu der Gesamtzahl der Verletzungen zu bringen, um auch dabei die Größe der Tetanusgefahr zu ermessen. In den früheren Kriegen waren Feststellungen hierüber leicht. Wir wissen, daß 1914 auf 10000 deutsche Verwundete, vorwiegend auf dem westlichen Kriegsschauplatz, 38 Tetanuskranke entfielen. Diese Zahl ist deshalb bedeutungsvoll, weil sie kaum durch prophylaktische Maßnahmen reduziert war und damit ein tatsächliches Bild der Gefahrenlage gab. Dank der anschließend eingeführten Serumprophylaxe kamen im Jahre 1918 auf deutscher Seite nur noch 4 Tetanuserkrankungen auf 10000 Verwundete. Im polnischen Feldzug 1939 betrug nach WILDEGANS die Morbidität auf deutscher Seite 3,6 auf 10000, auf polnischer Seite mit mangelnder Prophylaxe 66 auf 10000 Verwundete. Bei den Amerikanern, soweit sie aktiv geimpft waren, konnte der Tetanus während des 2. Weltkrieges praktisch eliminiert werden.

Im Frieden ist die Tetanusgefahr einmal durch die Zahl der Todesopfer zu messen. Nach Zahlen des Statistischen Reichsamtes starben in Deutschland 1938 416 Personen an Tetanus. Die entsprechenden Zahlen bei anderen Infektionskrankheiten waren für Diphtherie 6598, Masern 1479 und Scharlach 1048. Eine genaue Aufschlüsselung der Tetanus-Todesfälle in absoluten und relativen Zahlen nach Alter und Geschlecht gibt die Tabelle. Während bei den vorgenannten Infektionskrankheiten die Zahl der Erkrankungen genau erfaßt und ein Vielfaches der entsprechenden Todeszahl beträgt, fehlen für die Tetanusmorbidität in Deutschland exakte Angaben. In Anbetracht der im Durchschnitt etwa 50% betragenden Mortalität wird man die Zahl der Tetanuserkrankungen auf das Doppelte der Todesfälle ansetzen können. Das bedeutet, daß in Deutschland auf rund 75000 Menschen je Jahr 1 Tetanuserkrankung auftritt und auf 150000 Köpfe 1 Tetanustodesfall zu beklagen ist. Diese Relationen geben einen Anhalt für die tatsächliche Tetanusgefahr. Ihre Kenntnis ist Voraussetzung aller prophylaktischen Maßnahmen, die im Kriege selbstverständliches Gebot, im Frieden jedoch noch immer ein besonderes Problem ärztlicher Verantwortung darstellen.

Sterbefälle im Deutschen Reich im Jahre 1938.
(Sonderbeilage zum Reichsgesundheitsblatt 1942, S. 15*.)
a = absolute Zahlen; b = relative Zahl, bezogen auf 10000 Lebende gleichen Alters und Geschlechts; m = männlich; w = weiblich.

rankheiten		Unter 1 Jahr		1—5 Jahre		5—15 Jahre		15—30 Jahre		30—45 Jahre		45—60 Jahre		60—70 Jahre		70 Jahre und mehr		Zusammen	
		a	b	a	b	a	b	a	b	a	b	a	b	a	b	a	b	a	b
tanus .	m	47	0,68	16	0,076	54	0,10	42	0,052	44	0,055	36	0,069	38	0,15	15	0,11	292	0,088
	w	17	0,26	7	0,032	15	0,030	10	0,013	29	0,034	25	0,040	11	0,040	10	0,060	124	0,035
asern .	m	275	4,0	406	1,9	68	6,13	4	0,005	3	0,004	—	—	1	0,004	—	—	757	0,23
	w	245	3,8	394	1,8	93	6,18	5	0,006	2	0,002	—	—	1	0,004	—	—	740	0,21
harlach	m	18	0,26	229	1,1	147	0,28	57	0,070	20	0,025	5	0,010	5	0,020	1	0,07	482	0,14
	w	20	0,31	202	0,92	200	0,40	92	0,12	41	0,048	6	0,010	2	0,007	1	0,012	566	0,16
phtherie	m	207	3,0	1231	5,0	1739	3,4	120	0,15	14	0,018	13	0,025	6	0,024	3	0,022	3334	1,0
	w	147	2,3	1041	4,7	1764	3,5	189	0,24	46	0,054	48	0,078	24	0,086	5	0,030	3264	0,93

Sehr viel schwieriger als im Kriege ist es, die Häufigkeit des Tetanus mit der Zahl der friedensmäßigen Verletzungen in Beziehung zu bringen. Das Verhältnis wird auf 1:10000 geschätzt. Exakte Zahlen stammen von RÜTSCHLI 1932 an Hand der Unfallmeldungen der Schweizer Unvallversicherung (SUVA) und GÜNTHER (1950) aus einem Knappschaftskrankenhaus, die beide ein ähnliches Zahlenverhältnis fanden. Bei beiden waren jedoch teilweise bereits prophylaktische Schutzmaßnahmen ergriffen worden.

Eintrittspforte. Der Wundstarrkrampf ist in Krieg und Frieden stets an das Vorhandensein einer Wunde der äußeren, seltener auch der inneren Körperoberfläche gebunden. Trotz der außerordentlichen Verbreitung des Tetanusbacillus tritt jedoch die Erkrankung nur selten auf.

In den verschiedensten Kriegen des 19. Jahrhunderts sowie im Beginn des 1. Weltkrieges erkrankten vor Einführung der Schutzimpfung knapp 1% aller Verwundeter. Bei Friedensverletzungen wird das entsprechende Verhältnis auf etwa 1:10000 geschätzt. Als wesentlicher

Grund dieser geringen Morbidität wird die *örtliche Disposition* der Wunde verantwortlich gemacht. Sie ist einmal abhängig von dem Grad der lokalen Gewebsschädigung mit eventueller Nekrosenbildung, und kann durch die Anwesenheit von Fremdkörpern (Holzsplitter, Kleiderfetzen, Erde, Geschoßteile usw.) besonders begünstigt werden. Wird ferner durch eine Mischinfektion mit pyogenen Aerobiern der Sauerstoffgehalt der Wunde gemindert und das weitere Absterben von Gewebe gefördert, werden optimale Verhältnisse für das Angehen einer Infektion geschaffen. Die Bedeutung dieser lokalen Disposition wurde durch experimentelle Erfahrungen bestätigt. So genügte bei der Verimpfung von Erregern eine zusätzliche Gewebsschädigung durch Calciumchlorid oder Fremdkörper, um schon mit 2—6 Sporen einen Tetanus hervorzurufen, während sonst selbst Millionen ohne Krankheitserscheinungen vertragen werden konnten (WAMOSCHER und v. VASARHELYI 1933).

Diese Gegebenheiten bringen es mit sich, daß im *Kriege* vor allem die Explosivgeschoßverletzungen als Eintrittspforte dienen, weil hierbei die Gewebsnekrosen am ausgedehntesten sind. Praktisch kann jedoch auch die harmloseste Verwundung zum Tetanus führen.

Hinsichtlich der *Lokalisation* überwiegen nach den Weltkriegserfahrungen die Verwundungen der unteren Gliedmaßen, da dort Haut und Bekleidung offenbar am stärksten mit pathogenen Keimen beladen sind. Im Gegensatz zu den häufigeren Tetanusfällen nach Verwundungen der Gliedmaßen ist die Erkrankung nach Körperhöhlenschüssen seltener. Bei Hirn- und Rückenmarksverletzten haben dies ASCHOFF und ROBERTSON bereits betont und mit der besonderen Giftbindungsfähigkeit des Nervengewebes in Beziehung gebracht. Bei mehreren Tausend Hirnverletzten des letzten Krieges hat PEIPER dementsprechend auch nicht einen Fall von Tetanus gesehen. Daß reine Hirnschußverletzungen aber trotzdem gegen Wundstarrkrampf nicht absolut geschützt sind, haben NOETZEL, sowie WEBSTER, SCHNEIDER und LOFSTROM erneut beobachtet. Das zahlenmäßig geringe Auftreten eines Tetanus nach Verletzungen der Brust- und Bauchhöhle wird mit den dort besonders günstigen Phagocytoseverhältnissen erklärt.

Im *Frieden* können nicht nur schwerere Verletzungen, sondern erfahrungsgemäß auch ganz oberflächliche *Gelegenheitswunden der Haut* als Eintrittspforte dienen, besonders wenn sie von landwirtschaftlichen oder Verkehrsunfällen herrühren. Oft sind sie bei Ausbruch der Erkrankung schon verheilt, dem Patienten gar nicht mehr bewußt und erst nach genauer Inspektion der gesamten Körperoberfläche zu finden.

In Frage kommen kleinste Schürf- oder Rißwunden der Haut, Stichverletzungen durch Holzschiefer, Nägel oder Insekten, Bißverletzungen von Mensch und Tier, weiterhin Hautulcera, infizierte Druckblasen und Hühneraugen, Furunkel, Skabies und ähnliches. Da Wunden mit Nekrosenbildung dem Bacillus besonders günstige Lebensbedingungen geben, ist das häufiger beobachtete Auftreten eines Tetanus nach Erfrierungen und Verbrennungen, besonders wenn an den Füßen und 3. Grades, nur zu verständlich. Selbst eine BÜRGERsche Gangrän des Beines ist als Eintrittspforte beschrieben (DRABIG 1937). Auch therapeutische Injektionen mit unsterilem Instrumentarium, besonders wenn noch gewebsschädigende Mittel, wie z. B. Chinin gegeben werden, haben zum Tetanus geführt. Schließlich kann die Infektion auch von cariösen Zähnen, einer akuten oder chronischen Otitis media, Epitheldefekten des äußeren Gehörganges, Schleimhautgeschwüren bei Diphtherie, Typhus oder exulcerierten Tumoren ihren Ausgang nehmen, wobei dann die Eintrittspforte oft unerkannt bleibt. Soweit möglich, sollte der bakteriologische Nachweis der Erreger stets angestrebt werden.

In Laboratorien kann auch einmal ohne lebende Tetanusbacillen ein Wundstarrkrampf als reine Toxinfolge auftreten. Zwei von SCHEIDT mitgeteilte Fälle betrafen zwei mit Trockentoxin beschäftigte Arbeiter, bei denen infolge fehlender Verletzung die Schleimhaut des Nasenrachenraums oder die Augenbindehaut als Eintrittspforte des staubförmigen Toxins vermutet wurde. Da die Nachbildung von Toxin im Gegensatz zu bakteriellen Infektionen fehlte, war der Verlauf besonders leicht.

Beim *Tetanus neonatorum* geht die Infektion von der Nabelwunde, beim *Tetanus puerperalis*, der besonders häufig nach kriminellen Aborten (ARBOGAST und EMBACHER 1940, FLECHTNER und QUAST) auftritt, von der Uterushöhle aus. Bei dem seltenen *postoperativen Tetanus* nach aseptischen Operationen stammen die Erreger am ehesten von der keimbeladenen Haut des Patienten (W. SCHMIDT), seltener aus dem eröffneten Magen-Darmkanal, während die Infektionsmöglichkeit durch die Hände des Operateurs, durch Operationswäsche, Instrumentarium oder Nahtmaterial (Catgut) noch weiter zurücktritt. Durch einen operativen Eingriff oder nur ein stumpfes Trauma kann weiterhin eine latente Infektion im Bereich einer alten Verletzung (Stecksplitter, Fistel usw.) den Schutzwall des Organismus durchbrechen und manifest werden.

Da eine überstandene Erkrankung keine Immunität hinterläßt, können von solchen Herden gelegentlich auch echte *Rezidive* ausgehen. Diese verlaufen für gewöhnlich milder als die Ersterkrankung, können aber auch einmal tödlich ausgehen. Als kausale Therapie ist hierbei die Herdbeseitigung besonders dringlich, wie aus dem eigenen Beispiel eines zweimaligen Rezidivs hervorgeht.

25jähriger Soldat erhält am 11. 7. 1944 einen rechtsseitigen Schulterdurchschuß mit Fraktur der Scapula. Sofort Antitoxin 3000 E. Im Oktober und Dezember 1944 zweimaliger Tetanus, der unter Serumbehandlung abheilt. März 1945 erneutes Tetanusrezidiv, das mit Starre und Krämpfen im Bereich des rechten Armes beginnt. Bei der Klinikaufnahme ist der rechte Ellbogen in rechtwinkeliger Beugestellung federnd fixiert. Trismus, Opisthotonus und Beinsteifigkeit sind als Zeichen eines leichten Allgemeintetanus vorhanden, der in 10 Tagen unter 300000 E Antitoxin völlig abheilt. Anschließend wird eine seit der Verwundung bestehende Wundfistel revidiert und aus einer Granulationshöhle im Bereich des Schulterblatts ein knöcherner Sequester entfernt. Infolge der Kriegsverhältnisse ist Bacillennachweis leider unmöglich. Anschließend Wundschluß und Rezidivfreiheit.

Außer der lokalen Disposition der Wunde scheinen beim Zustandekommen des Wundstarrkrampfes *allgemeine Faktoren* im Sinne einer Resistenzminderung nur eine geringe Rolle zu spielen.

Nur vereinzelt sind Tetanusfälle (z. B. von Baumgartner 1947) beschrieben worden, die sich erst längere Zeit nach einer Verwundung im Anschluß an eine fieberhafte interkurrente Erkrankung entwickelten. Als Ursache wurde eine Verschiebung des Toxin-Antitoxingleichgewichts infolge des erneuten Infekts angeschuldigt. Im allgemeinen wird man aber eine derartige Genese nur mit Vorsicht aufnehmen dürfen. Ähnliches gilt für den früher — vor der Entdeckung des Erregers — häufiger diagnostizierten *rheumatischen Tetanus*, bei dem eine nachweisbare Verletzung im Gegensatz zum Tetanus traumaticus nicht vorangegangen oder nicht bemerkt worden ist. Die Annahme, daß eine allgemeine Disposition, wie ein Status lymphaticus bzw. chronische Schilddrüsenerkrankungen den Ausbruch eines Tetanus begünstigen oder seinen Verlauf erschweren können, hat sich an einem größeren Krankengut des 1. Weltkrieges (Aschoff, Spiegel, H. Pribram) nicht bestätigt.

Inkubation. Während der Inkubationszeit wird das Tetanusgift im Körper gebildet und im Nervensystem bzw. den Muskelendplatten fixiert. Ihre Dauer muß nach H. Schmidt daher abhängig sein von der Zahl der eingebrachten Keime, der Schnelligkeit ihrer Vermehrung und der hiervon abhängigen Giftmenge. Bei der früher allgemein angenommenen Giftwanderung im Nerven müßte weiterhin die jeweilige Größe des befallenen Organismus sowie der Ort der Giftentstehung von Bedeutung sein. Beim Menschen müßte die Inkubationszeit um so länger sein, je peripherer der Sitz der Verletzung war und umgekehrt. Dies ist jedoch nicht der Fall.

Kawinkochtis (1922) errechnete z. B. unter insgesamt 121 Fällen für die Gesichtsverletzungen eine durchschnittliche Inkubationszeit von 11,69 Tagen, die länger war als bei denen des Oberarms mit 10,69 Tagen. Zu ähnlichen Schlüssen kam Saegesser (1933). Auch bei Verletzungen des Auges und seiner Adnexe, die wohl die zentralste Eintrittspforte eines Tetanus darstellen dürfte, fand Wagemann bei 60 Tetanusfällen der Weltliteratur als häufigste Inkubationsdauer die übliche Zeit von 8—14 Tagen. Ähnliche Zeiten teilten Cogan (1939) und Wall (1948) bei Tetanus nach Augenverletzungen mit.

Aus den experimentellen Untersuchungen von Pillemer (s. Pathogenese) geht eindeutig eine direkte Abhängigkeit der Inkubationsdauer von der Giftmenge hervor. Diese meßbaren Beziehungen erklären leicht die klinische Erfahrung, daß die Prognose eines Wundstarrkrampfes um so schlechter ist, je kürzer die Inkubation war (S. 245).

Die *Inkubationszeit* des Tetanus schwankt beim Menschen in der Regel zwischen 4 Tagen und 4 Wochen, bei 61 friedenschirurgischen Fällen der Heidelberger Klinik zwischen 3 und 21 Tagen. Nach Sonntag wurde während des 1. Weltkrieges der häufigste Ausbruch der Erkrankung zwischen dem 6. und 14. Tage nach der Verwundung beobachtet.

Freilich sind für vereinzelte Fälle auch wesentlich kürzere Zeiten angegeben worden, so von KÜMMEL 1—2 Tage, PINSAN und MAUREL 29 Std, WAISSFELD 13 Std und von RITTER sogar nur 3—4 Std. Wenn experimentell mit sehr hohen Dosen von kristallisiertem Toxin die Inkubationszeit auch auf Stunden und Minuten reduziert werden konnte, erscheint gegenüber den menschlichen Frühfällen (unter 3 Tagen) doch eine zurückhaltende Beurteilung angezeigt. Es wird immer der Verdacht auszuschließen sein, daß der als Eintrittspforte angeschuldigten Verletzung eine frühere harmlose oder unbemerkte Wunde vorangegangen ist.

Umgekehrt wurden seit ROSE zahlreiche Fälle von *Spättetanus* mit einer Inkubationszeit von mehr als 4 Wochen beschrieben. Auch hier braucht es sich jedoch nicht immer um eine abnorm lange Inkubationszeit zu handeln. Es ist vielmehr möglich, daß sich die als Eintrittspforte dienende Wunde — sofern sie noch offen war — erst sekundär zu einem späteren Zeitpunkt mit Tetanusbacillen infiziert hat. Weiterhin kann bei bereits geschlossener Wunde eine latente Infektion durch erneute Traumatisierung wie z. B. durch den Wiedergebrauch der verletzten Extremität oder eine Fremdkörperentfernung virulent werden.

WEBER (1944) hat 23 derartige Fälle mit einer Inkubation von 30 Tagen bis zu 14 Jahren aus dem Schrifttum zusammengestellt und dabei am häufigsten (13mal) einen Spättetanus innerhalb der ersten 6 Monate nach der Verletzung gefunden. Dies scheint die Grenze zu sein, bis zu der ein spontaner Tetanus noch auftreten kann, besonders wenn eine passive Schutzimpfung vorgenommen worden war. Bei allen anderen Fällen mit längerer Inkubation konnte anamnestisch eine sekundäre Traumatisierung der Verletzungsstelle angenommen werden, d. h. es handelte sich um Erkrankungen mit durchaus normaler Inkubation, aber entsprechend langer Latenzzeit der Infektion. Eine seltene Beobachtung dieser Art hat H. H. FISCHER 1947 mitgeteilt, der 7 Tage nach einem Lungeninfarkt im Bereich einer 3 Jahre alten Brustschußverletzung einen tödlich verlaufenden Tetanus auftreten sah.

Symptomatologie. Dem klassischen Bilde des ausgebrochenen Wundstarrkrampfes gehen einige uncharakteristische *Prodromalerscheinungen* während der 2. Hälfte der Inkubationszeit voraus. Sie bestehen nach SONNTAG in Kopfschmerzen, Mattigkeit, Kältegefühl, Schlaflosigkeit, Schreckhaftigkeit und dem während des späteren Verlaufs besonders auffälligen Schwitzen. Nach BREDEMANN (1947) können diese vegetativen Erscheinungen bereits als Frühsymptome einer cerebralen Intoxikation aufgefaßt werden. Gelegentlich werden auch präkardiale Schmerzen sowie Stiche in der Zwerchfellgegend angegeben und deuten auf eine frühzeitige Zwerchfellbeteiligung hin.

Wenn ROSE auch eine lokale „Aura tetanica“ ablehnt, so haben die Erfahrungen des 1. Weltkrieges doch gezeigt, daß bei aufmerksamer Beobachtung gar nicht so selten ziehende und schmerzhafte *Sensationen im verletzten Körperteil* dem eigentlichen Tetanus vorausgehen. Die gleichen Angaben wurden uns von einer Reihe von Unfallverletzten retrograd gemacht, ohne daß die Beschwerden durch eine Entzündung der primären Verletzungsstelle zu erklären gewesen wäre. Der subjektiven Empfindung im verletzten Glied kann eine objektive Zunahme des Muskeltonus sowie der Reflexerregbarkeit entsprechen, die bereits zum Bilde des lokalen Tetanus (s. unten) überleitet.

Der ausgebrochene Tetanus ist durch eine allgemeine Muskelstarre gekennzeichnet, die durchweg in der Kaumuskulatur beginnt. Dem pathognomischen Trismus geht subjektiv eine Steifigkeit und schnelle Ermüdbarkeit der entsprechenden Muskulatur voraus. Objektiv ist schon frühzeitig durch Einbringen eines Fingers in die äußere Wangentasche der starre vordere Rand des kontrahierten Masseters zu palpieren (ROSE). Bald gelingt die Öffnung des Mundes nur noch unvollkommen oder gar nicht, wodurch Nahrungsaufnahme und Sprache sehr behindert sein können. Der jeweilige Abstand der beiden Zahnreihen kann als Kriterium für die Schwere der Erkrankung und den Erfolg der Therapie dienen. Fast gleichzeitig mit der Kaumuskulatur wird die vom Facialis innervierte Gesichtsmuskulatur befallen. Die stehenden Falten an Stirn und Wange, der in die Breite gezogene, verkniffene Mund und die durch Krampf des Orbicularis oculi verengten Lidspalten kennzeichnen die *Facies tetanica*, mit dem oft schmerzlichen Ausdruck eines grinsenden Lächelns (Risus sardonicus) (Abb. 3).

Daß gerade die Kau- und Gesichtsmuskulatur fast regelmäßig von der tetanischen Starre zuerst betroffen wird, wurde unter dem Eindruck der neuralen Giftwanderungstheorie mit der Kürze der zugehörigen Nervenfasern erklärt, die dann aus dem Blut das Toxin aufnehmen müßten. Schon Zupnik hat aber an Besonderheiten der Muskulatur selbst gedacht, da im zuerst befallenen Bereich die Antagonisten ganz oder fast ganz fehlen. Auffallend ist, daß die gleiche Muskulatur auch bei anderen Affektionen (Myasthenie, Curarisierung) häufig den Anfang macht.

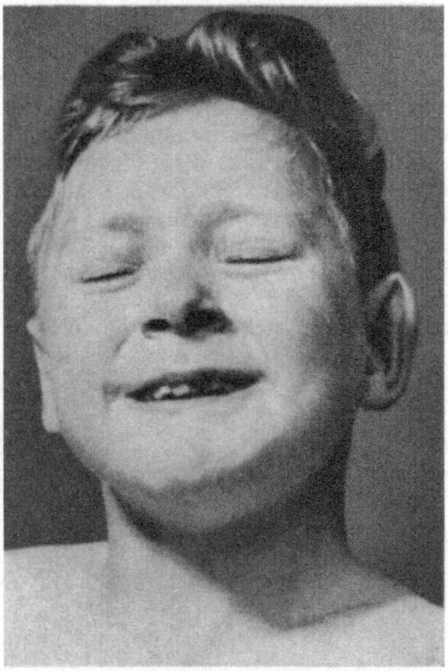

Abb. 3. Facies tetanica mit Risus sardonicus.

Die *Muskelstarre* schreitet weiterhin descendierend von der Kau- und Gesichtsmuskulatur über den Nacken auf Rumpf und Gliedmaßen fort, wobei die Schnelligkeit der Ausbreitung von der Schwere der Intoxikation abhängig ist. Da muskelmechanisch die langen Rückenstrecker im Hals und Lendenteil überwiegen, kommt es bald zu der charakteristischen Nackensteifigkeit (Opisthotonus) mit dauernder Beugung des Kopfes nach hinten, sowie zur Lordosierung der lumbalen Wirbelsäule (Abb. 4). Sehr ausgeprägt kann weiterhin schon frühzeitig der Krampfzustand der Bauchmuskulatur sein, von denen besonders der Rectus in seinen einzelnen Segmenten deutlich hervorspringt. Da die ventrale Muskulatur gegenüber der Rückenmuskulatur den Vorteil des längeren Hebelarms durch ihren Ansatz am Rippenbogen hat, kommt es im thorakalen Anteil der Wirbelsäule zu einer

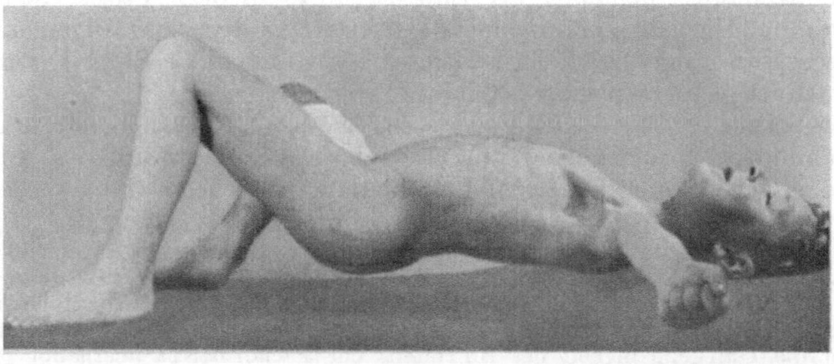

Abb. 4. Opisthotonus im Krampfanfall bei 7jährigem Tetanuskranken nach Holzsplitterverletzung am Oberschenkel, rechts.

Kyphosierung. Dadurch können vornehmlich bei jugendlichen Kranken charakteristische Knochenveränderungen (s. unten) entstehen. Der allgemeine Rigor wird schließlich auch an den Gliedmaßen nachweisbar, und zwar an den Beinen meist stärker als an den Armen. Während die Symmetrie dieser Muskelerscheinungen die Regel ist, kann gelegentlich eine Körperhälfte führen. Ganz vereinzelt wurde auch eine streng halbseitige Erkrankung beobachtet (Harf 1905, Orator 1944). Saß die Eintrittspforte peripher an einer Gliedmaße, so kann dort die Muskelstarre nicht nur zuerst auftreten, sondern auch bis zuletzt anhalten.

Diese letztgenannten Verlaufsformen gehören bereits zum Bilde des *lokalen Tetanus*, der nicht den ganzen Körper, sondern nur begrenzte, der Verletzung benachbarte Körperteile ergreift (Abb. 5).

Im 1. Weltkrieg ist diese Form nach Extremitätenverletzungen gar nicht so selten beobachtet worden (CZERNY, KÜMMEL, GOLDSCHEIDER, KREUTER u. a.). BRUCE berichtete über 201 Fälle von lokalem Tetanus unter insgesamt 1458 Tetanuserkrankungen in der britischen Armee. Meist ist bei der Verletzung Serum gegeben worden, die Inkubation besonders lang und die Infektion an sich leicht. Daß auch beim allgemeinen Tetanus im Beginn örtliche Erscheinungen vorhanden sein können, wurde bereits erwähnt. Während sie dort aber im allgemeinen Krankheitsgeschehen meist untergehen, können sie in ihrer Reinform bei sonst fehlenden Symptomen die Diagnose oft verkennen lassen (GREEN 1937, FURNERI 1937, HAGENMÜLLER 1939, W. MÜLLER 1941, DETLEFSEN 1943). Mitunter kann auch die Abgrenzung gegenüber einer funktionell-psychogenen Störung nicht leicht sein (COENEN). Die Prognose ist im allgemeinen günstig. Außer an den Extremitäten kann eine isolierte Muskelstarre auch im Bereich des Rumpfes auftreten und z. B. bei vorwiegendem Befallensein der Bauchmuskulatur durch die bretthart Spannung eine akute abdominelle Erkrankung vortäuschen.

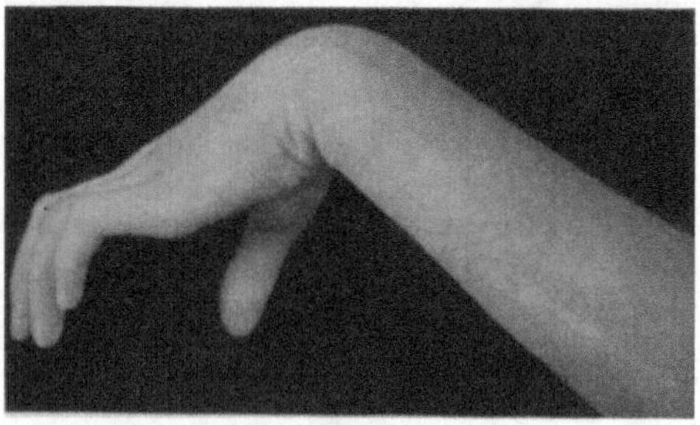

Abb. 5. Lokaler Tetanus der linken Hand mit Beugekontraktur nach Verletzung am Daumenballen.

Ebenfalls zum Typ des lokalen Tetanus gehört der seit langem bekannte *Kopftetanus* (ROSE), der meist von einer Gesichtsverletzung ausgeht und sich ausschließlich auf das Ausbreitungsgebiet der Hirnnerven beschränkt. In seiner typischen Form ist der Kopftetanus mit einem doppelseitigen Trismus und einer Facialislähmung verbunden, die in der Regel die Seite der Verletzung betrifft. Die Lähmung kann in seltenen Fällen auch die Gegenseite befallen oder sogar beidseitig auftreten (NEUMANN 1902, VACAREZZA 1934). Oft ist auch die Geschmacksempfindung der zugehörigen Zungenseite gestört. Auch andere Hirnnerven (N III, IV und VI) können ausfallen, besonders wenn das Auge oder seine unmittelbare Umgebung als Eintrittspforte diente. Ptosis, Strabismus, Anisokorie und Miosis können dann im Gegensatz zu den beim Allgemeintetanus meist negativen Augenbefunden auftreten (WAGEMANN). Einmal wurde von NEUMANN auch eine Hypoglossuslähmung gesehen.

Im Gegensatz zur ROSEschen Form steht der BRUNNERsche Kopftetanus ohne Facialislähmung. Er stellt wohl nur eine abgeschwächte Form des Allgemeintetanus dar, wie er auch bei kopffernen Verletzungen beobachtet werden kann.

In eingehenden experimentellen Untersuchungen hat BRUNNER 1892 den Kopftetanus untersucht und beim Kaninchen durch Injektionen von Toxin in einen Augenwinkel gleichseitige Facialisparesen hervorrufen können. Neuerdings hat ANSCHÜTZ 1942 diese Versuche mit hochwirksamem Trockentoxin erweitert und feststellen können, daß die Höhe der Toxindosis für die Entstehung von Krampf oder Lähmung des Facialis nicht entscheidend ist. Der Grund für die Unregelmäßigkeit des Auftretens der Facialisparese überhaupt müsse bei Mensch und Tier in individuellen Verschiedenheiten gesucht werden.

Eine gefährliche Komplikation des Kopftetanus stellen Krämpfe der Schlundmuskulatur dar, die an Lyssa erinnern können und von ROSE als *Tetanus hydrophobicus* bezeichnet wurden. In einem großen Teil der beschriebenen Fälle von Kopftetanus greift die Muskelstarre schließlich doch auf den ganzen Körper über. Seine Sterblichkeit ist daher keineswegs gering, nach NEUMANN bei 141 Fällen 57%, wobei die Erkrankungen mit Facialislähmung noch ungünstiger verlaufen als die ohne.

In extrem seltenen Fällen kann auch einmal eine Facialislähmung im Verlauf eines Allgemeintetanus ohne Eintrittspforte am Kopf auftreten.

Th. St., 24jähriger Kellner. 5 Tage nach einer Straßenverletzung der linken Hand (keine Wundversorgung, kein Antitoxin) Schmerzen, Spannung und Zucken im linken Arm. Gleichzeitig Mattigkeit und vermehrtes Schwitzen. Am Tage darauf Trismus und linksseitige periphere Facialislähmung, die sich unter hohen Antitoxindosen zusammen mit den voll entwickelten Erscheinungen eines Allgemeintetanus in 14 Tagen wieder vollständig zurückbildet.

Einen analogen Fall hat ZACK bei einem 18jährigen Mädchen beobachtet, das 4 Wochen nach einer Verletzung des rechten Fußes einen milden Allgemeintetanus entwickelte, in dessen Verlauf am 4. Krankheitstag ebenfalls eine rechtsseitige Facialisparese auftrat. Auch HEDDÄUS (1917) und MOSBACHER (1927) haben je einen entsprechenden Fall mitgeteilt.

Sonstige periphere *Lähmungen* werden beim Tetanus außerordentlich selten beobachtet (KUKLOWA: Peroneuslähmung, BENEDEK 1938: Ulnarislähmung). Störungen der Haut und Tiefensensibilität wurden von PURYESZ 1934 beschrieben. Die im Verlauf einer Serumerkrankung möglichen neurologischen Ausfallserscheinungen (s. S. 263) haben mit dem eigentlichen Wundstarrkrampf nichts zu tun.

Während die tonische Muskelstarre in jedem Falle von Tetanus — zumindestens regional — vorhanden sein muß, treten *klonische Krämpfe* einzelner Muskelgruppen oder der gesamten Körpermuskulatur nur bei schwereren Erkrankungen auf. Hierbei kommt es für Sekunden und Minuten zu einer plötzlichen Exacerbation der im tonischen Stadium bereits vorhandenen Fehlstellung einzelner Gliedketten. Ausgelöst werden diese Krämpfe durch taktile oder sensorische Reize von außen, sie können aber auch spontan auftreten. Je früher sie dem Auftreten der Muskelstarre folgen und je kürzer die krampffreien Pausen werden, umso ungünstiger ist im allgemeinen die Prognose. Die im Verlauf einer Erkrankung gezählten Stöße können 1000 überschreiten (FANCONI 1947). Subjektiv sind die Krämpfe bei dem meist ungestörten Sensorium mit heftigen Schmerzen verbunden. Ein Stöhnen oder unterdrückter Schrei kündet von der Qual des Kranken, die noch wachsen kann, wenn die Schluckmuskulatur ergriffen wird und jeder Versuch der Nahrungsaufnahme zu heftigen Schlingkrämpfen führt. Besonders gefürchtet ist die Beteiligung der Atemmuskulatur und des Zwerchfells: Der Thorax wird in Inspirationsstellung fixiert, die Glottis bleibt geschlossen. Der vergeblich nach Luft ringende Kranke wird cyanotisch und stirbt nicht selten in einem derartigen Anfall. Es ist dies das bejammernswerte Bild, von dem schon ARETAEUS schrieb, daß es „zum größten Unglück des Arztes bei der Unheilbarkeit des Leidens den Tod als Befreier aller Drangsal wünschenswert erscheinen läßt“.

Bei glücklichem Ausgang bilden sich die Muskelerscheinungen allmählich zurück, um für gewöhnlich in der 2.—4. Woche zu verschwinden. Nur selten kann eine tonische Muskelstarre über Monate und ganz vereinzelt über Jahre fortbestehen, wie sie ROSE bereits als *Tetanus chronicus* beschrieben hat.

Diese Verlaufsform, die fließende Übergänge zu dem akut beginnenden und häufig chronisch verlaufenden Spättetanus aufweist, wird immer an ein Fortbestehen des Infektionsherdes denken lassen müssen. Die Muskelstarre, die meist lokalisiert der Eintrittspforte der Infektion benachbart ist, geht mit nachweisbarer Erhöhung der Reflexerregbarkeit einher. Gelenkkontrakturen können die Folge sein, die z. B. bei Befallensein der Beine eine weitgehende Gehunfähigkeit (MEYER und WEILER) verursachen können. Die Abgrenzung solcher Zustandsbilder gegenüber funktionellen Störungen kann ungeheuer schwierig sein, wie folgendes eigene Beobachtung zeigen soll.

31jährige Patientin, die in ihrer Vorgeschichte eine perforierte Appendicitis und eine Jugularisunterbindung wegen septischer Angina aufweist. Wegen psychogener Zustände (Schluckneurose, Dämmerzustand, Lähmung des li. Beines) bereits in nervenärztlicher Behandlung gewesen.

Am 23. 2. 1948 Fistelrevision nach Spritzenabsceß der re. Glutealgegend. Am 29. 2. Beginn eines schweren allgemeinen Tetanus, der unter hohen Serumdosen, Avertin und Penicillin in 3 Wochen ausheilt. Keine Serumkrankheit. Wunde Ende März 1948 geschlossen. In der Rekonvaleszenz Pyramidenzeichen beiderseits mit Babinski und Muskelstarre beider Beine, rechts mehr als links, sowie des re. Armes, die sich in Evipannarkose lösen läßt. Eine mehrmonatige psychotherapeutische Behandlung vermag die sich entwickelnde Beugekontraktur im re. Arm und Bein nicht zu beseitigen. Eine stationäre Nachuntersuchung im Sommer 1949 ergibt noch immer eine erhebliche Gehbehinderung infolge eines rechtsseitigen Spitzfußes und einer Beugekontraktur des re. Knies und Armes. Rossolimo beiderseits positiv. Im Schweißversuch Hemihypohidrosis der re. Körperseite. Encephalogramm o. B. Wirbelsäule: keine Fraktur. Durch Überführung des re. Knies in Streckstellung und Tenotomie der Achillessehne Besserung der Gehfähigkeit.

Wenn bei der Patientin auch eindeutig eine Neigung zu hysterischen Reaktionen vorliegt, fällt es doch schwer, einen organischen Kern des schließlichen Zustandes völlig zu leugnen.

Noch seltener als die posttetanische Muskelstarre ist das Wiederauftreten von klonischen Zuckungen lange Zeit nach überstandener Infektion (ORATOR, SPRENGER 1937). Auch hier müssen hysterische Reaktionen ausgeschlossen werden.

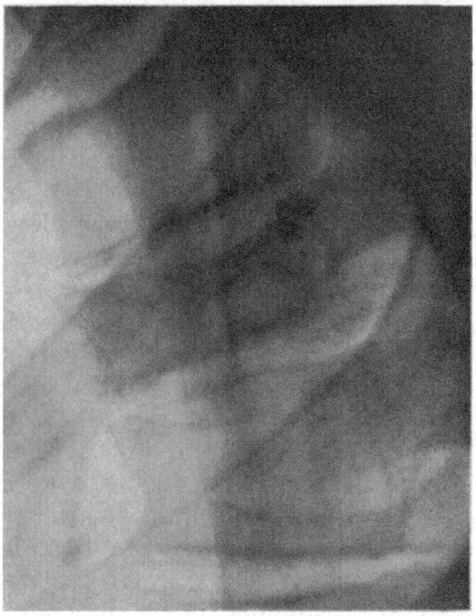

Abb. 6. Kompressionsfraktur des 6. und 7. Brustwirbelkörpers bei 19jährigem Tetanuskranken.

Als Folge des Muskelzuges können während der Erkrankung gelegentlich *Verrenkungen von Gelenken* (Kiefer, Schulter, Ellenbogen) sowie *Einbrüche am Skeletsystem* (Schenkelhals, Wirbelsäule) erfolgen. Letztere können die charakteristischen Spätfolgen einer *posttetanischen Kyphose* (MEYER und WEILER, LEHNDORF, CHASIN, ZUCKSCHWERDT 1933, DIETRICH 1940, FANCONI 1947 u. a.) führen, die vorwiegend bei jungen Individuen im Bereich der mittleren Brustwirbelsäule zwischen D 5 und D 9 auftritt. Ihr liegen multiple Infraktionen der entsprechenden Wirbelkörper, besonders ihrer Deckplatten, als Folge der tonisch-klonischen Muskelkrämpfe zugrunde (Abb. 6).

Über das Ausmaß der einwirkenden Kräfte unterrichten Obduktionsbefunde wie die von SCHMORL, der bei einem in 2 Tagen zum Tode führenden Tetanus eines 23jährigen Mannes einen Kompressionsbruch des 4. und 5. Brustwirbels nachweisen konnte (BACKER). Daß die Prädilektionsstelle dieser Erscheinungen gerade in Brustabschnitt liegt, ist dort rein muskelmechanisch durch Überwiegen des ventralen Muskelzuges zu erklären (GÜNTZ 1941). Das Vorkommen gleicher Wirbelsäulenveränderungen bei der Elektroschockbehandlung spricht ebenfalls für die Bedeutung des mechanischen Moments. Gleichsinnige Veränderungen im lumbalen (BRUNZEL) oder cervicalen (CLIMESCO 1939) Abschnitt der Wirbelsäule sind dagegen sehr selten.

Die posttetanische Kyphose ist sicher häufiger als bisher angenommen, da geringgradige Veränderungen oft unbeachtet bleiben. Die zahlenmäßigen Unterschiede ihres Vorkommens bei AXELRAD (77%), CHASIN (66%), FRIEDRICH (20%), FEISTMANN-LUTTERBECK (7%) und KARCHER (5%) aus der Heidelberger Klinik müssen wohl durch die verschiedene Anwendung von Narkotica bei der Behandlung der eigentlichen Erkrankung erklärt werden. Erfreulicherweise zeigt die Kyphose unter passiver und aktiver orthopädischer Behandlung weitgehende Neigung zur Rückbildung.

Eine weitere Folge von Muskelzugveränderungen stellt die gelegentlich beobachtete „*Hühnerbrust*“ (Pectus carinatum) dar, die durch grubige Vertiefungen der Rippenknorpel beiderseits des Sternums (Ansatz des Rectus abdominis) gekennzeichnet ist.

Erscheinungen von seiten der *glatten Muskulatur* sind bisher weniger beachtet worden. Die häufigen Entleerungsverzögerungen der Blase und des Darms wurden teils auf den Ausfall der willkürlichen Bauchpresse (BUZELLO) oder auf eine Beteiligung der Sphincteren an den Krampfzuständen (SCHITTENHELM) bezogen. Nachdem an der Iris aber ein lähmender Effekt des Toxins über den Parasympathicus (AMBACHE) nachgewiesen wurde, könnte die beim menschlichen Tetanus auch manometrisch nachgewiesene Tonusverminderung der Blase (E. ASTMAN und NESBIT 1943) sowie die häufig vorhandene Konstipation ebenfalls als direkte Toxinwirkung gedeutet werden. Ähnliches kann auch für gewisse *Herzerscheinungen*, besonders die gelegentlich schon frühzeitig auftretende Tachykardie, gelten.

Diese wurde von NADRAI und BUTTURINI 1941 auch im EKG nachgewiesen. Nur parallel mit der Schwere der Erkrankung fanden sich verschiedene Unregelmäßigkeiten (kleine Stufenbildungen am auf- und absteigenden Ast der Hauptschwankung, gehäufte ventrikuläre Extrasystolen und schließlich Kammerflimmern). Experimentell hat SPADAFINA am überlebenden, mit Lockelösung gespeisten Kaninchenherzen mit stark verdünnter Toxinlösung

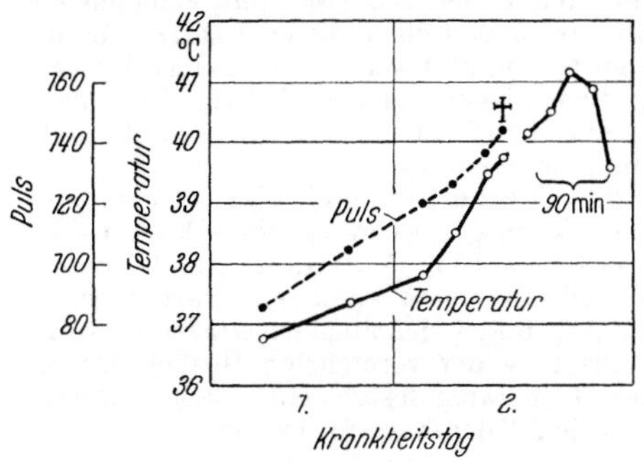

Abb. 7. ♂, 7 Jahre, Tetanus mit 4tägiger Inkubation. Steiler Temperaturanstieg. Postmortale Hyperpyrexie.

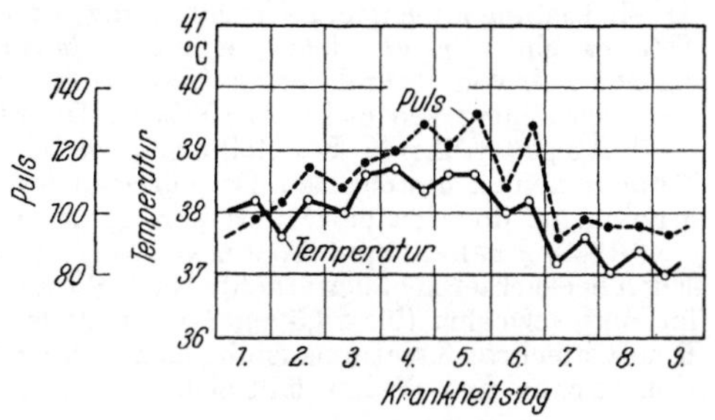

Abb. 8. ♀, 20 Jahre. Tetanus. Inkubation 10 Tage. Serum, Avertin, Penicillin, Heilung.

eine Verstärkung und Beschleunigung des Herzschlages, mit stärkeren Konzentrationen dagegen eine negativ chrono- und dromotrope Wirkung gefunden. Zusammen mit den von HERMANN 1949 an kindlichen Herzganglien auch histologisch nachgewiesenen Veränderungen wird man daher die kardialen Symptome beim Tetanus nicht nur sekundär auffassen dürfen.

Im allgemeinen wird bei leichter und mittelschwerer Erkrankung eine wesentliche Beteiligung von Herz und Kreislauf vermißt, wenn auch als Todesursache bei schweren Erkrankungen der Herztod eine schon lang behauptete Rolle spielt (v. STEINITZER, v. BEUST, KARITZKY 1948).

Die *Körpertemperatur* beim Tetanus verhält sich sehr unterschiedlich. Für gewöhnlich bewegt sie sich bei fehlenden Komplikationen um 38° und sinkt mit dem Verschwinden der Krämpfe wieder ab. Sie kann aber sowohl bei leichtem wie auch bei schwerem, in wenigen Tagen zum Tode führenden Verlauf gelegentlich völlig normal bleiben. Prognostisch besonders ungünstig ist ein steiler Temperaturanstieg auf 40° und darüber (Abb. 7 und 8).

Daß hierfür der Muskeltonus allein nicht entscheidend ist, zeigt der weitere Anstieg des Fiebers trotz Muskelerschlaffung, wie sie unter Narkose, Curare oder spontan ante finem eintritt. So sah schon ROSE darin den Ausdruck einer zentralen Regulationsstörung, die ihn an das Fieber bei hohen Halsmarkkontusionen erinnerte. Durch Pyramidon konnten wir allerdings das Fieber beim foudroyant verlaufenden Tetanus nicht beeinflussen. Mitunter steigt die Temperatur auch nach dem Tode noch für 20—40 min (ROSE) weiter an bis auf 42—43°, ähnlich wie bei Gelbfieber, Cholera und manchen Vergiftungen (Dinitrophenol). Ein direkter Zusammenhang zwischen dieser postmortalen Hyperpyrexie und dem Ablauf der Totenstarre konnte nicht beobachtet werden.

Für den *Gesamtstoffwechsel* beim Tetanus sind die lokalen Vorgänge im Muskel entscheidend.

Die alte Anschauung von H. H. MEYER und FRÖHLICH, LILJESTRAND und MAGNUS, wonach die tetanische Muskelstarre ohne Aktionsstrom und ohne Glykogenverbrauch verläuft, wurde von DEUTICKE, HOLLMANN und SCHÄFER für den lokalen Tetanus im wesentlichen bestätigt. Allerdings mit der Einschränkung, daß entsprechend den schon erwähnten Untersuchungen über die Zweiphasigkeit der elektrischen Vorgänge auch im Stoffwechselablauf 2 Phasen zu unterscheiden seien. Nur die kurz dauernde 1. Phase mit Aktionsstrom weist auch chemisch die Begleiterscheinungen aktiver Muskeltätigkeit (Abnahme des Glykogens, in geringem Umfange auch des Phosphokreatins und der Löslichkeit der Muskelproteine bei unverändertem Milchsäuregehalt) auf, während in der zweiten aktionsstromlosen Phase der dauerverkürzte Muskel eine Zunahme des Glykogens, Phosphokreatins und der Proteinlöslichkeit bei Milchsäureschwund zeigt. Dementsprechend vermißte auch GRAFE bereits 1920 jegliche Erhöhung des respiratorischen Gasstoffwechsels beim experimentellen lokalen Tetanus des Meerschweinchens.

Ob diese Ergebnisse auch für den Menschen gelten, erscheint zweifelhaft. PANSE und CÜPPERS (1941) fanden dort schon beim lokalen Tetanus elektromyographisch eine Dauertätigkeit der Muskulatur mit Aktionsstrom. Erst recht muß es sich beim Allgemeintetanus mit klonischen Krampfanfällen um echte innervierte Muskelleistungen handeln. Entsprechende Untersuchungen von STAUDINGER (1946), der beim allgemeinen Tetanus des Meerschweinchens eine erhebliche Verminderung des Glykogens in Muskel, Leber und Herz mit schließlicher Erschöpfung der Vorräte und Hypoglykämie feststellte, lassen ebenfalls eine stark erhöhte Arbeitsleistung annehmen. Untersuchungen über den Gesamtstoffwechsel beim menschlichen Tetanus fehlen bisher infolge der mit der Messung verbundenen Schwierigkeiten. Bei einem eigenen Fall von generalisiertem Tetanus fand sich am 2. Tage der Erkrankung eine Grundumsatzerhöhung von mehr als 100% (v. DROSTE und LOCHMANN).

Entgegen früheren Feststellungen von SENATOR, FORSCHBACH und WEBER, die beim Tetanus keinen gesteigerten Eiweißzerfall feststellen konnten, kann es bei schweren Erkrankungen doch zu einer Vermehrung des Harnstoffs im Blut (VACCAREZZA und PERONCINI 1933, FERRARI und FOGLIANI 1941) bis 100 und 200 mg-% kommen. Harnsäure ist schon bei leichteren Fällen erhöht. Nach MARTELLA (1941) findet sich auch das *Gesamtkreatinin* im Blut vermehrt (bis 28,5 mg-%), ebenfalls als Ausdruck der vermehrten Muskelleistung. Eine vermehrte Kreatininausfuhr hatte früher schon E. KRAUSS festgestellt. Nach WIEBEL, FORSCHBACH und WEBER läßt sich im Urin gelegentlich Milchsäure nachweisen.

Das *Blutbild* ist im Gegensatz zu den sonstigen Infektionskrankheiten uncharakteristisch.

Die Leukocytenzahlen sind meist normal, eine Linksverschiebung fehlt (ARNETH 1936). Auch bei fehlenden Komplikationen kann jedoch nach DENECKE und GROHE eine Leukocytose vorhanden sein. Wir fanden sie besonders stark (bis 28000) bei der unter hohen Temperaturen schnell zum Tode führenden Verlaufsformen und möchten auch für dieses Symptom eine vorwiegend zentrale Auslösung annehmen. Das Thrombocytenblutbild kann nach ARNETH lediglich eine geringe Vermehrung der länglichen gegenüber den runden Plättchenformen zeigen, während JOAN 1934 eine anfängliche Plättchenvermehrung behauptet.

Die klinische Untersuchung des *Liquor cerebrospinalis* ergibt für gewöhnlich keinen pathologischen Befund. Der Druck ist meist normal, kann jedoch bei den foudroyanten Formen ebenfalls erhöht sein. Der Nachweis des Toxins in der Lumbalflüssigkeit ist in den ersten Tagen der Erkrankung vereinzelt gelungen (BUZELLO, STINZING).

Für den *Verlauf der Erkrankung* entscheidend sind die ersten 5 Tage nach Auftreten der Initialsymptome. Übersteht der Patient diese Zeit, so werden die Aussichten auf Heilung mit jedem weiteren Tage günstiger. Von 61 eigenen Fällen, von denen 27 tödlich verliefen, starben alle bis auf 2 innerhalb der 1. Krankheitswoche. Wenn man von unmittelbaren Folgen der primären Verletzung (Sepsis) absieht, erfolgt der *Tod des Tetanuskranken* bei dem foudroyanten Verlauf durch ein zentrales Versagen aller Regulationen, bei den frühzeitig mit Glottis-Zwerchfellkrämpfen verlaufenden Fällen durch Erstickung oder Herzschwäche. Die weitaus gefährlichste Komplikation stellt im Spätverlauf die Pneumonie dar, die gerade bei älteren Patienten häufig zum tödlichen Ende führt.

Pathologisch-anatomisch wurde eine Aspirations- oder Lobärpneumonie von ASCHOFF bei 142 Fällen 69mal gefunden, ohne jedoch bei der Möglichkeit eines toxischen Hirn- oder Herztodes immer als letzte Todesursache in Anspruch genommen zu werden. Während sonstige Organbefunde uncharakteristisch sind, wurden von GOLDSCHEIDER und FLATAU, NISSL u. a. beim experimentellen Tetanus Veränderungen in den motorischen Ganglienzellen der Hirnnerven und den Vorderhornzellen des Rückenmarks (Schwellung, körnige Niederschläge und Veränderungen der Tigroidschollen) gefunden, die jedoch von PILLEMER und

WARTMANN 1949 auch bei Anwendung höchster Dosen von krystallinischem Toxin nicht gesehen wurden. Beim Menschen wurden ähnliche Veränderungen von ASCHOFF und REINHOLD lediglich als unspezifische postmortale Veränderungen aufgefaßt. Neuerdings haben BENEDEK und JUBA 1942 im perineuralen Bindegewebe der Wurzelnerven und Spinalganglien vorwiegend aus Leukocyten bestehende Infiltrate beschrieben, die auch ohne Verabreichung von Tetanusserum auftreten und ein Charakteristikum des histologischen Tetanusbildes darstellen sollen. An den Ganglienzellen des Herzens hat HERMANN anatomische Veränderungen im Sinne von hyperplastischen Entartungen beschrieben, die jedoch nicht spezifisch für Tetanus seien, da auch beim Asthma bronchiale und bei RAYNAUDscher Erkrankung vorhanden. In 2 eigenen Fällen fand sich eine mäßige Ausweitung des Ventrickelsystems. An sonstigen Veränderungen wurde eine wachsige Entartung der willkürlichen Muskulatur (M. rectus abdominis, aber auch Obliqui, Iliopsoas und Zwerchfell) gesehen. Da sie am Rectus gerade die Kreuzungsstelle mit dem Rippenbogen bevorzugt, wurde sie von ASCHOFF als Druckischämie infolge der tetanischen Anfälle aufgefaßt. Häufig traten in den dauerkontrahierten Muskeln des Rumpfes und der Extremitäten circumscripte Blutungen infolge von Gefäßzerreißungen auf. Vereinzelt wurden von VACCAREZZA (1934) auch an den Nieren Veränderungen (trübe Schwellung, circumscripte und auch diffuse Glomerulonephritis) gesehen, ohne feste Beziehungen der klinisch möglichen Azotämie zu finden. Die innersekretorischen Organe wie Hypophyse, Nebenniere, Schilddrüse und Pankreas sollen sich durch Hyperämie, Ödem und Hämorrhagien (GAGYI) auszeichnen.

Außer der Pneumonie können an sonstigen *Komplikationen* die schon beschriebenen Veränderungen am Bewegungsapparat, (Muskelrisse, Blutungen, Frakturen, Kyphose, Muskelstarre und Gelenkkontrakturen) auftreten, die nach glücklich überstandener Erkrankung zu den einzigen, extrem seltenen Spätfolgen führen. Während des akuten Verlaufs sieht man genau so wie nach Operationen gelegentlich eine Parotitis auftreten. Die besondere Krampfbeteiligung der Atemmuskulatur kann zum Spontanpneumothorax und Mediastinalemphysem infolge von Preßatmung führen.

Psychische Veränderungen wurden bisher kaum beobachtet. Die gesteigerte Empfindsamkeit, Wehleidigkeit und Unbeherrschtheit der Kranken entspricht nach BREDEMANN dem Bild eines hyperästhetisch-emotionellen Schwächezustandes. Das Sensorium bleibt lange Zeit frei. Bei schwererem Verlauf kommt es jedoch zu Benommenheit. In sehr seltenen Fällen können auch ohne hohes Fieber delirante Verwirrtheitszustände auftreten. Sie werden genau so wie die üblichen vegetativen Erscheinungen (Schweißausbrüche, Schlafstörungen) als extremer Ausdruck einer cerebralen Intoxikation aufgefaßt.

Der *Tetanus neonatorum* geht fast durchweg von einer Infektion der Nabelwunde (Verbandmaterial, Kinderpuder) aus und befällt am häufigsten Kinder am 8.—12. Lebenstag. Als 1. Symptom fällt meist die durch den Trismus und Opisthotonus bedingte Beeinträchtigung des Stillaktes auf. Der weitere Verlauf unterscheidet sich kaum von dem beim Erwachsenen. Die Prognose gilt als besonders ungünstig und hängt mit den für den kleinen Organismus relativ hohen Giftmengen zusammen. Da das in einer kindlichen Wunde gebildete Toxin keineswegs geringer zu sein braucht als beim Erwachsenen, soll auch die Antitoxindosis nicht kleiner sein. VINNARD (1945) empfiehlt daher 80000—100000 E intramuskulär und intravenös (Jugularis) als Initialdosis, BUZELLO außerdem die periumbilikale Umspritzung mit Serum. Bisher war die Mortalität besonders hoch und betrug 85—90%. In heißen Ländern (Mittelmeer, Mittelamerika), wo der Tetanus neonatorum recht häufig ist, kann die Prophylaxe durch aktive Impfung der Mutter vor der Geburt und passive Impfung des Neugeborenen angezeigt sein (TARICCO 1939).

Der *Tetanus puerperalis* bietet nur insofern eine Besonderheit, als die nach normaler Geburt, Abort oder kriminellem Eingriff auftretende Erkrankung ihren Ausgang von der infizierten Uterushöhle nimmt. Bisher war die Mortalität besonders hoch und betrug 85 bis 90%. Ob man die große Uteruswundfläche weitgehend konservativ durch Curettage oder aktiv durch Exstirpation des ganzen Uterus beseitigen soll (BUMM, GELLER, JAROSKA 1938, ARBOGAST und EMBACHER, DELCOUX 1937) wurde bei der Schwere des operativen Eingriffs bislang nicht einheitlich entschieden. Vielleicht wird es möglich sein, mit einer lokalen Sulfonamidtherapie nach Curettage der infizierten Uterushöhle und Penicillin die Ergebnisse der organerhaltenden Behandlung zu verbessern.

Prognose. Die Prognose des Tetanus ist auch heute noch sehr ernst. Seit ROSE wissen wir, daß die Erkrankung um so schwerer verläuft, je kürzer die

Inkubationszeit ist. Über scheinbare Ausnahmen von dieser Regel wurde bereits beim Spättetanus gesprochen. Weiterhin bedeutsam ist die Geschwindigkeit, mit der sich die Krankheitserscheinungen entwickeln. Hierfür erscheint die Zeit, die zwischen dem 1. Symptom der Kieferklemme und den 1. Reflexkrämpfen (period of onset nach COLE) verstreicht, ein brauchbarer Maßstab. Beträgt diese Zeitspanne nur 1—2 Tage, so ist der weitere Verlauf sehr ungünstig.

Diese prognostischen Beziehungen gehen besonders eindeutig aus den graphischen Darstellungen von PERDRUP hervor, der die Abhängigkeit der Letalität einmal von der Inkubationszeit (Abb. 9a) und zweitens von der Zeitspanne zwischen erstem Symptom und Beginn des konvulsiven Stadiums (Abb. 9b) wiedergibt. Seine Statistik stützt sich auf über 500 Fälle von unfallbedingtem Tetanus, die in Dänemark von 1932—1941 in üblicher Weise mit Serum und Narkotica behandelt wurden. Für den jeweiligen Schweregrad der Erkrankung wird vom gleichen Verfasser das Produkt aus der Inkubationszeit und dem Intervall zwischen Inkubationszeit und Krampfbeginn für besonders bedeutungsvoll gehalten (Abb. 9c).

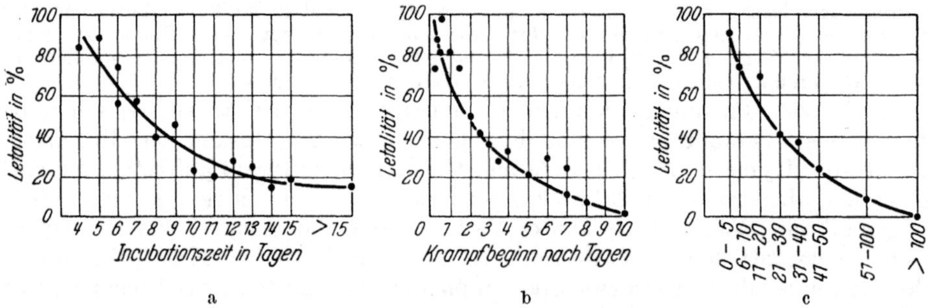

Abb. 9a—c. Beziehung zwischen der Letalität des Tetanus und a der Inkubationszeit in Tagen, b dem Intervall zwischen Inkubationszeit und Krampfbeginn und c dem Produkt von Inkubationszeit nach Intervall zwischen Inkubationszeit und Krampfbeginn.

Für Zwecke einer vergleichenden Therapie und Beurteilung neuer Behandlungsverfahren erscheint daher nicht nur die Angabe der Inkubationszeit, sondern bei Vorhandensein von Krämpfen auch die Angabe ihrer Entwicklungsgeschwindigkeit angebracht. — Klinisch ist weiterhin der ominöse Puls- und Temperaturanstieg innerhalb der ersten Tage bedeutungsvoll. Hinsichtlich der Lokalisation der Krämpfe gelten die der Atem- und Schluckmuskulatur als besonders ungünstig. Auch das Lebensalter hat auf die Prognose einen gewissen Einfluß. Kinder und alte Leute sind durch die Erkrankung besonders gefährdet.

Diagnose. Die Symptomatologie eines vollentwickelten Tetanus ist unverkennbar. Zu Beginn der Erkrankung kann jedoch der Trismus an eine lokalbedingte Kiefersperre infolge Angina, Tonsillarabsceß, Zahnerkrankung, Kiefergelenkentzündung u. a. denken lassen. Diese Erkrankungen auszuschließen, ist meist einfach. Für Tetanus spricht weiterhin das dem Trismus vorangehende Gefühl von Ziehen und Spannen in der Kaumuskulatur sowie der frühzeitig fühlbare harte Rand des kontrahierten Masseters (ROSE). Die auf den Nacken fortschreitende Muskelstarre kann weiterhin zur Verwechslung mit einer Meningitis führen, die jedoch durch den negativen Liquorbefund auszuschließen ist. Eine ähnlich verlaufende Trichinose würde im Blutbild eine Eosinophilie zeigen. Nach einem Hundebiß kommt differentialdiagnostisch die Lyssa in Frage, die mit ihrer reflektorischen Übererregbarkeit Ähnlichkeit mit den Schluckkrämpfen des Tetanus hydrophobicus aufweisen kann. Bei ihr fehlt jedoch genau so wie bei der Strychninvergiftung zwischen den Anfällen die tonische Muskelstarre. Eine einfache Tetanie gibt im Gegensatz zum Tetanus einen positiven Chvostek oder Trousseau. Die lokalen Formen des Tetanus sind weniger bekannt und können bei vorwiegendem Befallensein der Bauchdecken eine akute Abdominalerkrankung oder bei Bevorzugung der Rückenmuskulatur einen entzündlichen

Wirbelprozeß vortäuschen. Die örtliche Erkrankung einer Extremität kann besonders bei chronischen Formen die Abgrenzung von einer funktionell-psychogenen Störung schwierig machen.

Prophylaxe. Bei der hohen Sterblichkeit des Tetanus ist seine Verhütung auch heute noch oberstes Gebot. Als prophylaktische Maßnahmen dienen die primäre chirurgische Wundversorgung sowie die passive und aktive Immunisierung.

Wundversorgung. Die frühzeitige Wundexcision im Sinne FRIEDRICHs mit Entfernung von Fremdkörpern und gequetschtem Gewebe kann die radikale Beseitigung eines Infektionsherdes bei einem Teil von oberflächlichen Verletzungen erreichen.

Eine Reihe von Chirurgen (BÖHLER, EHALT) möchten dieser operativen Wundversorgung daher soweit vertrauen, daß sie weitere prophylaktische Maßnahmen für überflüssig halten. Nach den experimentellen Erfahrungen DOMAGKS könnte die lokale Anwendung von Sulfonamiden (Marfanil-B) bei der Wundtoilette eine zusätzliche Sicherung der chirurgischen Entkeimung bedeuten. Eine noch bessere Wirkung wäre vom Penicillin zu erwarten, das nach den Erfahrungen von NOWAK, GOLDIN und TAYLOR (1943) beim experimentellen Tetanus einen erheblichen prophylaktischen Effekt besitzt. In der Humanpathologie ist dieser chemotherapeutische Schutz jedoch recht unsicher, da eine Reihe von Fällen mitgeteilt sind, die trotz sofortiger kontinuierlicher Penicillingabe im Anschluß an eine Verletzung dennoch einen tödlichen Tetanus entwickelten (GLENN 1946, WALL 1948).

Hinsichtlich der operativen Wundversorgung liegt es jedoch auf der Hand, daß bei einer Unzahl von Wunden auch bei bester chirurgischer Fürsorge eine vollständige Herdbeseitigung mit dem Messer infolge anatomischer oder zeitlicher Gegebenheiten unmöglich ist.

Wie fragwürdig tatsächlich die rein chirurgische Tetanusprophylaxe in der Praxis ist, geht eindeutig aus Untersuchungen F. KÖNIGS (1944) hervor. Er fand unter 60 Tetanuserkrankungen der Berufsgenossenschaften allein 14 Fälle, die im Vertrauen auf die primäre Wundausschneidung kein Antitoxin erhalten hatten und tödlich erkrankt waren. Eine chirurgische Wundexcision, deren ausgeschnittenes Material z. B. an der Gießener Klinik (RATHKE 1940) in dem auffallend hohen Prozentsatz von 4% Tetanuskeime enthielt, entbindet den Arzt daher keineswegs von der Pflicht, in jedem einzelnen Falle die Frage eines zusätzlichen Serumschutzes zu prüfen.

Passive Immunisierung. Als prophylaktische Antitoxinmenge gilt allgemein die subcutane oder intramuskuläre Gabe von 3000 IE als ausreichend. Liegt die Verletzung länger als 12 Std zurück, so darf aus diesem Grunde die Impfung keineswegs unterlassen, sondern muß, genau so wie bei großen Wunden, mit der doppelten oder dreifachen Schutzdosis durchgeführt werden. Die Dauer des passiven Serumschutzes hält nach Erstinjektion nur 1—2, längstens 3 Wochen an, nach Reinjektion oft nur 5—6 Tage. Bei besonders gefährdeten Fällen kann daher nach einer Woche eine Nachimpfung angezeigt sein.

Die Erfolge der Serumprophylaxe sind durch das Massenexperiment des 1. Weltkrieges erwiesen. So fiel z. B. auf deutscher Seite die Zahl der Tetanuserkrankungen nach Einführung der Serumgabe von fast 0,4% auf 0,04% aller Verwundungen, ähnlich bei den Franzosen von 0,5 auf 0,05% und bei den Engländern von 0,88 auf 0,12%. Umgerechnet auf die Gesamtzahl der Verwundeten sind damit allein im deutschen Heer 10000 Tetanuserkrankungen verhütet worden. Von einzelnen deutschen Autoren (PELS-LEUSDEN, v. REDWITZ, HÜBNER) wurde zur Erklärung dieses Absinkens zwar die gleichzeitige Verbesserung der chirurgischen Wundversorgung sowie das Verlassen des besonders tetanusgefährdeten Aisnegebietes mit verantwortlich gemacht, ohne jedoch den Wert der planmäßigen Serumprophylaxe schmälern zu können.

Im Frieden mit seiner Unzahl von oft banalen Gelegenheitsverletzungen ist freilich die Frage der Serumprophylaxe nicht immer leicht zu entscheiden. Eine von HÜBNER 1938 hierüber eröffnete Diskussion führte zu den von der Deutschen Gesellschaft für Unfallheilkunde aufgestellten Leitsätzen über die

„ärztliche Versorgung der Zufallswunde“[1], die sich in Punkt 2 über die Tetanusverhütung wie folgt ausdrückt:

1. Die sorgfältige Wundausschneidung oder Wundversorgung ist erste Voraussetzung der Tetanusverhütung.

2. Die prophylaktische Gabe von Tetanusantitoxin in ausreichender Dosis wird empfohlen für alle tetanusverdächtigen Verletzungen, das sind besonders Straßenverletzungen, landwirtschaftliche und gärtnerische Verletzungen, Verletzungen durch den Schuh hindurch und am Unterbau von Automobilen, offene grobe Zertrümmerungen und Holzsplitterverletzungen.

3. Die Dringlichkeit der Empfehlung richtet sich nach der örtlich verschiedenen Tetanusgefahr.

4. Die Tetanusantitoxingabe schützt weitgehend, aber nicht mit völliger Sicherheit vor dem Tetanusausbruch. Die Gefahr, sich mit Tetanus zu infizieren, ist in Deutschland an den meisten Orten gering. Auf der anderen Seite ist die Tetanusantitoxinseruminjektion nicht völlig gefahrlos. Die Abstandnahme von der Tetanusantitoxingabe ist daher nicht grundsätzlich als Kunstfehler anzusehen.

Es wird also für Friedensverletzungen eine indizierte Serumprophylaxe empfohlen, nachdem sich namhafte Chirurgen wie LEHMANN, MAGNUS, V. HABERER, V. KONJETZNY, REHN, V. REDWITZ, GULEKE u. a. in einer Aussprache über die Notwendigkeit der Tetanusprophylaxe[2] in gleichem Sinne geäußert hatten.

Eine gerichtliche Verurteilung eines Arztes wegen Nichtgabe des Tetanusserums nach einer banalen Verletzung erscheint nach dem Wortlaut dieser wiedergegebenen „Empfehlung“ so gut wie immer ungerechtfertigt. Um so mehr, als die Serumprophylaxe trotz ihrer Erfolge auch gewisse Nachteile besitzt, die den allgemeinen Wert dieser ärztlichen Maßnahme herabsetzen. Jeder verantwortungsvolle Arzt, der unter Abwägen der Tetanusgefahr gegenüber diesen Nachteilen der Serumprophylaxe die Antitoxingabe unterläßt, wird gut tun, die letzte Entscheidung dem Patienten selbst bzw. bei Kindern deren Eltern zu überlassen.

Als *Nachteile der Serumprophylaxe* sind die durch das artfremde Eiweiß bedingten Reaktionen des *Serumschocks* und der *Serumkrankheit* mit ihren gelegentlichen neurologischen Folgezuständen, sowie das *Fehlen einer absoluten Schutzwirkung* zu nennen.

Serumschock und *Serumkrankheit* können sowohl nach wiederholter wie auch nach erstmaliger Serumgabe auftreten. Im ersteren Falle ist die Ursache eine Anaphylaxie gegenüber der früheren Seruminjektion, die nach H. SCHMID im Laufe der Zeit abnimmt und im allgemeinen nach 1 Jahr kaum noch vorhanden ist. Die seltenere Überempfindlichkeit gegenüber der Erstinjektion ist die Folge einer unklar erworbenen Allergie, die an das Vorhandensein einer besonderen Disposition geknüpft zu sein scheint. Nach H. SCHMID gibt sich diese Allergie bei dem Patienten selbst oder bei seinen Blutverwandten durch verschiedenartige Überempfindlichkeitserscheinungen im Sinne von Nesselsucht, Quaddelbildung, Heufieber, Asthma oder Migräne zu erkennen. Durch sorgfältige Befragung des Patienten vor jeder Serumgabe ist die Gefahr einer Serumreaktion weitgehend vermeidbar.

Die unangenehmste Serumreaktion ist der *Serumschock* nach prophylaktischer Antitoxingabe, der innerhalb von wenigen Minuten bis zu Stunden zum Tod im Kollaps führen kann. Immerhin ist er eminent selten. BRUCE erwähnt unter 2 Millionen prophylaktischer Serumgaben 2 tödliche Fälle des britischen Heeres im 1. Weltkrieg. Die Chance eines tödlichen Tetanus im gleichen Verwundetengut war demgegenüber mehr als tausendmal größer. In Deutschland hat HINSTORFF (1933) durch eine Umfrage bei fast 2000 Kliniken und Ärzten innerhalb von 2 Jahren 147 Fälle von Schock, darunter 8 mit tödlichem Ausgang nach prophylaktischer Serumgabe gesammelt. Desgleichen hat HARDOUIN 20 Fälle der Weltliteratur mitgeteilt und dabei ebenfalls eine besondere Gefährdung der Asthmatiker festgestellt. Neuere tödlich verlaufende Einzelfälle stammen von MAZEL und GUILLEMINET (1939) sowie GAMMELGAARD (1942).

Die Häufigkeit der *Serumkrankheit*, die 6—10 Tage nach der prophylaktischen Antitoxingabe auftreten kann, schwankt bei den einzelnen Autoren zwischen 40 und 7%. Das klinische Bild der Serumkrankheit, ihre Behandlung, sowie die Möglichkeiten ihrer weitgehenden Verhütung durch Erhebung einer sorgfältigen Anamnese, durch eine eventuelle Haut- oder Augenprobe mit 1:10 verdünntem Serum und bei Überempfindlichkeit durch entsprechende

[1] Dtsch. med. Wschr. **1939**, 33. [2] Med. Welt **1939**.

Desensibilisierung oder Wechsel des Tierserums wird an anderer Stelle dieses Handbuches (Bd. VI) behandelt.

In diesem Zusammenhang soll deshalb auch nur kurz auf *polyneuritische Folgezustände* nach Tetanusserumgabe hingewiesen werden. Sie können nach VOGEL (1939) in engstem zeitlichem Zusammenhang mit der Serumkrankheit auftreten und sind wiederum keine Folge des Antitoxins, sondern des artfremden Eiweißes. Im deutschen Schrifttum (KATZ, DEMME, HAHN, GOLLASCH, LEMKE u. a.) liegen etwa 40 Beobachtungen vor. ELSÄSSER (1942) hat über 100 Fälle des Weltschrifttums ausgewertet. In über der Hälfte der Fälle kommt es nach schmerzhaftem Beginn zu einer Lähmung des oberen Armplexus, meist vom ERBschen Typ. Seltener sind andere Nerven (Medianus, Radialis, Phrenikus) befallen, vereinzelt auch einmal der Recurrens (SCHAUWECKER 1933) oder der Acusticus (CUTTER 1936 und MC CREADY 1938). Erfreulicherweise ist der Verlauf meist komplikationslos und die Restitution der schlaffen Lähmungen vollständig. Gefährlicher ist die extrem seltene Beteiligung des Zentralnervensystems in myelitischer und encephalitischer Form (ROST, KROLL, SPROCKHOFF und ANSORGE u. a.), die einen LANDRY-artigen Verlauf nehmen kann.

Eine besondere Ausnahme stellen Abdominalerscheinungen dar, wie sie SOMMER (1936) in Form einer Perforation des Ileums 42 Tage nach einer prophylaktischen Serumgabe mit schließlich tödlicher Peritonitis mitgeteilt hat.

Bei der heutigen Verwendung von eiweißarmen Seren, deren Eiweißmolekül durch fermentative Andauung ohne Veränderung der antitoxischen Wirkung aufgespalten ist, dürfte die Gefahr des Serumschocks und der Serumkrankheit weiterhin ganz wesentlich eingeschränkt worden sein. Nach DOMRICH und HUBERT (1940,) HELLPAP (1943) wurde z. B. die Häufigkeit des Serumexanthems durch die Verwendung der modernen *Fermoseren* bereits auf 0,3% gesenkt. Dies entspricht unseren Erfahrungen an der Heidelberger Klinik, wo bei rund 300 Injektionen von Fermoserum in keinem einzigen Falle eine Serumreaktion beobachtet wurde, während der frühere Prozentsatz bei 5000 Antitoxingaben 7,6% betragen hatte (Diss. GROSS). Daß das Fermoserum allerdings keinen absoluten Schutz gegen so ernste Komplikationen wie den Serumschock darstellt, muß ausdrücklich betont werden. DI BIASI hat auf der 1. Nachkriegstagung der Deutschen Gesellschaft für Unfallheilkunde über einen Todesfall nach einer prophylaktischen Fermoserumgabe berichtet.

Versager der Schutzimpfung. Es besteht kein Zweifel, daß die prophylaktische Serumgabe keinen unbedingten Schutz bedeutet. Am bekanntesten ist die Zusammenstellung von MOSBACHER über etwa 2000 derartige Fälle der Weltliteratur. Bei 745 Fällen dieser Reihe, die innerhalb der ersten 12 Std nach der Verletzung gespritzt waren, war jedoch der Verlauf der Erkrankung mit einer Mortalität von nur 28% belastet und damit auffallend günstig. Ähnliche Fälle wurde von HANKE (1934), JUNGHANNS (1939), KUNTZEN (1947) u. a. mitgeteilt. Im allgemeinen ist die Inkubationszeit dieser geimpften Tetanusfälle verlängert, so daß der Ausbruch der Erkrankung wahrscheinlich zeitlich mit dem bereits erwähnten Absinken des Antitoxintiters um die 2. Woche herum zusammenhängt.

Dieser Nachteil der zeitlichen Begrenzung des passiven Serumschutzes fehlt bei der *aktiven Schutzimpfung mit Toxoid*, die sich im letzten Krieg auf alliierter Seite ganz besonders bewährt hat. Zum Erreichen einer ausreichenden Immunität ist jedoch eine gewisse Anlaufzeit mit mehrmaligen Injektionen notwendig. Danach hält die Schutzwirkung mehrere Jahre vor (BAIRD 1949).

Am Menschen wurde die aktive Immunisierung erstmals von BAZY (1917) mit Erfolg in der französischen Armee versucht und später von RAMON und ZOELLER planmäßig ausgebaut. Letztere gaben ihr Tetanusanatoxin (1 cm^3) schließlich kombiniert mit Typhus-Paratyphusvaccine in 2 Injektionen (früher 3) in einem Zeitabstand von 3—4 Wochen. Durch eine erneute Injektion (de rappel) nach Ablauf eines Jahres oder bei eingetretener Verletzung steigt der Antitoxingehalt innerhalb von 5—7 Tagen sprunghaft an und übertrifft den durch passive Immunisierung erreichbaren Antitoxintiter um ein Vielfaches. Die aktive Impfung wurde in ähnlicher Weise auch von USA., Großbritannien, Kanada und der Schweiz, teilweise auch von Rumänien, Italien und Rußland durchgeführt. In Amerika impfte man 3mal 1 cm^3 Toxoid subcutan im Abstand von 3—4 Wochen (Armee) oder 2mal 0,5 Aluminiumtoxoid (Marine) intramuskulär im Abstand von 4—8 Wochen. Nachimpfung (booster dose) mit 1 bzw. 0,5 cm^3 nach 1 Jahr sowie bei Verletzung. Auf deutscher Seite wurde die aktive Impfung mit Tetanol oder Tetasid trotz der nachweislich guten Schutzwirkung (KESTERMANN und VOGT 1939, GOTTESBÜREN 1939, WOLTERS und H. DEHMEL 1940) nur vereinzelt bei Spezialtruppen (Fallschirmjäger) angewandt. Die Nebenwirkungen der Toxoidimpfung sind praktisch zu vernachlässigen.

Die aktive Prophylaxe hat die Erfolge des passiven Serumschutzes bei weitem übertroffen. In der amerikanischen Wehrmacht z. B. hat sie den Wundstarrkrampf fast vollständig zum Verschwinden gebracht. In Armee und Marine starb während des ganzen 2. Weltkrieges kein einziger der vollimmunisierten Soldaten an Tetanus (GLENN 1946, HALL 1948).

Die Gesamtzahl der Tetanuserkrankungen überhaupt betrug nur 15, von denen 6 tödlich verliefen. Hiervon waren jedoch 4 überhaupt nicht und 2 nur unvollständig aktiv geimpft worden. Von den regelrecht geimpften Soldaten erkrankten nur 4, die jedoch alle die im ganzen milde verlaufende Erkrankung überlebten. Im britischen Heer waren die Ergebnisse etwas schlechter, da unter den Vollimmunisierten 22 an Tetanus erkrankten und hiervon 11 starben (BOYD 1946).

Auf jeden Fall sind die Erfolge der aktiven Prophylaxe im Kriege so überzeugend gewesen, daß man in Anbetracht ihrer Ungefährlichkeit und der hohen Mortalität des ausgebrochenen Tetanus an ihre Anwendung auch im zivilen Sektor bei besonders gefährdeten Berufsgruppen oder Kindern denken kann. Besonders bewährt hat sich die kombinierte Impfung gegen Tetanus, Scharlach und Diphtherie, wie entsprechende Erfahrungen in Frankreich und den USA. gezeigt haben. In Deutschland mit seiner extrem niedrigen Tetanusgefahr im Frieden (s. S. 249) bedarf die Frage einer aktiven Tetanusimpfung, z. B. der Schulkinder, jedoch noch weiterer Erfahrung und Prüfung.

Therapie. *Wundbehandlung.* Die Behandlung eines ausgebrochenen Tetanus wird stets versuchen müssen, die Eintrittspforte so radikal wie möglich zu beseitigen, um einen Nachschub von Toxin zu verhindern. Kleinere Wunden werden daher in toto excidiert. Bei einer eindeutig von einer Finger- oder Zehenverletzung ausgehenden Erkrankung wird die Amputation dieses kleinen Gliedes angezeigt sein.

Die Bedeutung dieser operativen Maßnahmen wurde erneut durch experimentelle Untersuchungen von KOVTUNOVIC und CERNAJA (1937) bewiesen. Meerschweinchen, die mit 0,5 g steriler Erde und 0,2 cm³ Starrkrampfsporen geimpft waren, konnten nach Ausbruch der ersten Symptome noch gerettet werden, wenn die Wunde excidiert und Antitoxin gegeben wurde. Beide Maßnahmen allein vermochten dagegen den Tod nicht zu verhindern.

Bei größeren Wunden, deren Excision unmöglich ist, sind durch entsprechende Spaltung nach Möglichkeit aerobe Verhältnisse herzustellen. Durch lokale Anwendung von Sulfonamiden und durch Penicillin wird es weiterhin zum mindesten möglich sein, die pyogene Mischinfektion in der Wunde zu bekämpfen und damit mittelbar die T-Bacillen in ihrem Wachstum zu hemmen. Die früher geübte Anwendung von getrocknetem Antitoxin innerhalb der Wunde scheint dagegen wenig Sinn zu haben.

Da die chirurgische Behandlung der Eintrittspforte in der Therapie des Wundstarrkrampfs eine so entscheidende Rolle spielt, gehört die Erkrankung in der Regel in die Obhut des Chirurgen. Um so mehr, als auch die zusätzliche Behandlung mit narkotischen Mitteln (Avertin) ein entsprechend eingespieltes Hilfspersonal mit den hierfür notwendigen Pflegeeinrichtungen wünschenswert erscheinen läßt.

Antitoxin. Nach experimentellen und klinischen Erfahrungen ist anzunehmen, daß das in den Nervenzellen fixierte Tetanusgift durch zugeführtes Antitoxin nicht mehr erreicht werden kann. Das Ziel der Serumtherapie kann daher nur sein, das Toxin auf seinem Anmarschwege von der Eintrittspforte her abzufangen. Dies müßte nach den neueren Anschauungen über die Pathogenese vorwiegend in der Blut- und Lymphbahn geschehen. Hierzu kann einmal die *subcutane* und *intramuskuläre Umspritzung* des *Wundgebietes*, am besten unmittelbar vor der Wundexcision, mit etwa 10000—20000 E Antitoxin dienlich sein. Wichtiger erscheint es jedoch, den Organismus sofort nach der Diagnosestellung mit hohen intramuskulären und intravenösen Dosen von Antitoxin zu überschwemmen, wobei nach LEXER-REHN die intravenöse Injektion nach Möglichkeit in eine Vene der verletzten Extremität erfolgen soll.

Als erste Tagesdosis werden bei Erwachsenen Mengen von mindestens 50000—100000 E und mehr empfohlen (KREUTER, DREIFUSS, WIEDHOPF, FLORIANI 1936, KASPAR 1937, VINNARD 1945 u. a.), die auch bei Kindern nicht wesentlich geringer sein sollen (NOEGGERATH 1935, HOCHE 1935, FANCONI 1947). An der Heidelberger Klinik wurden derartig hohe Serummengen täglich intramuskulär und intravenös während der 1. Krankheitswoche und länger gegeben, ohne ernstere Störungen zu beobachten. Nach FIROR (1943) soll aber schon eine Initialdosis von 50000 E ausreichend sein und während der nächsten 8—10 Tage sogar 5000 E je Tag genügen. Man wird die nachzuspritzende Dosis aber lieber höher wählen, da die Abbaugeschwindigkeit des Antitoxins individuell verschieden sein kann. Die Gesamtserummenge wird weiterhin besonders hoch sein müssen, wenn der Infektionsherd nicht entfernt werden konnte. Selbstverständlich sind auch bei Verwendung konzentrierter Seren genau so wie bei der Prophylaxe die Verhütungsmöglichkeiten einer anaphylaktischen Reaktion zu beachten. Über 4 tödliche Fälle nach therapeutischer Serumgabe hat KLINGE 1944 berichtet.

Nicht mehr angewandt wird heute die *endoneurale Seruminjektion*, die entsprechend der früheren Anschauung von der Toxinwanderung im Nerven entstanden war. Bei fraglichem therapeutischem Wert besteht dabei die Möglichkeit, die Nervensubstanz durch den obligaten Phenolzusatz des Serums zu schädigen. Auch die epidural-sacrale Applikation von Serum (TANGARI 1938) hat keine Verbreitung gefunden.

Umstritten ist der Wert der *intralumbalen Serumtherapie*. Für diesen Weg spricht der gelegentlich gelungene Nachweis von Toxin im Liquor, wo es wegen der für Antitoxin schwer passierbaren Blutliquorschranke bei alleiniger intravenöser Serumgabe kaum erreicht werden kann. Da andererseits aber für das Antitoxin auch die Liquorhirnschranke unpassierbar zu sein scheint (Literatur bei H. SCHMIDT), kann das Serum nur innerhalb des Liquors selbst eine begrenzte Wirkung haben. Das bedeutet, daß die intralumbale Dosis, wenn überhaupt gegeben, nicht hoch zu sein braucht.

Über günstige Erfahrungen mit der intralumbalen Serumgabe liegen alte und neuere Mitteilungen vor (KOCHER 1914, BUZELLO 1929, SAEGESSER 1933, NORDENTOFT 1935, FIROR 1943 u. a.), nach denen 5000—20000 E zusätzlich zur intramuskulären und intravenösen Applikation gegeben werden sollen. Das Serum soll körperwarm sein und zur Schonung des Patienten nur in Narkose (z. B. Evipan) eingespritzt werden, nachdem vorher die entsprechende Menge von Liquor abgelassen worden ist. Freilich soll die intralumbale Seruminjektion nicht immer unschädlich sein. Verhängnisvolle Reaktionen mit Hyperthermie, Tachykardie und Ödem des Rückenmarks sind dieser Anwendungsweise zur Last gelegt worden (DIETRICH 1940). Ob überdies die berichteten Erfolge der intralumbalen Seruminjektion allein auf eine reine Toxin-Antitoxinreaktion zurückzuführen sind, ist ebenfalls umstritten. Um so mehr, als auch von einer Reihe anderer intralumbal angewandter Stoffe ein günstiger Einfluß auf den Tetanus behauptet worden ist (s. unten). So wurde von GRASSMÜCK (1936) z. B. ein weitgehend unspezifischer Reiz der intralumbalen Seruminjektion durch den Phenolzusatz als Erklärung ihres curativen Effekts angenommen.

Das für die intralumbale Serumtherapie Gesagte gilt in gleicher Weise für die *intracisternale Anwendung*. Trotz günstiger experimenteller Erfahrungen mit der *intracerebralen* und *intraventriculären Seruminjektion* (ROUX und BARREL 1898) kommt diesen Behandlungsmethoden klinisch keine Bedeutung zu. Auch die *subdurale* Serumgabe mittels Schädeltrepanation (FRÄNKEL) ist längst verlassen.

Um dem Gehirn möglichst hohe Mengen von Antitoxin zuzuführen, und so vielleicht die Bluthirnschranke wenigstens partiell durchbrechen zu können, ist auch die intraarterielle Seruminjektion in die *Carotis* ausgeführt worden (HEDDÄUS 1914, UNGER 1914). FRITZSCHE (1936) berichtet über insgesamt 15 derartig behandelte Fälle des Schrifttums, von denen 13 überlebten. Als Beweis der Wirksamkeit führt er an, daß bei einem eigenen Fall nach Injektion in die linke Carotis die Krämpfe zunächst auf der Gegenseite verschwanden. FOURMESTRAUX (1937) verlor jedoch von 3 intraarteriell gespritzten Fällen 2, von denen einer bei der Obduktion eine Thrombose der Carotis an der Injektionsstelle zeigte.

Schließlich hat es nicht an Versuchen gefehlt, die *Bluthirnschranke für das Antitoxin* durch gleichzeitige Injektion von Urotropin intravenös (PEYRE 1933, UHRY und LEMETAZE 1937), von Alkohol (10—40 cm³ $33^1/_3$% nach MERLE und TOUVE), von Trypaflavin (5 cm³ 2% nach LEGL 1935) oder durch Chloroform und Äthernarkose (DUFOUR) durchgängiger zu machen. Überzeugende Ergebnisse sind jedoch klinisch nicht erreicht worden. Experimentell wurde besonders der Wert der Narkosemethoden hinsichtlich einer Wiederfreisetzung des Toxins aus der Nervensubstanz widerlegt (GIULIANI 1934, LIBERTI 1936, CAMINITI 1936).

Die Behandlung des Tetanus ruht auch heute noch auf dem Grundpfeiler einer sofort einsetzenden, protrahierten und hochdosierten Serumtherapie. Die kurativen Erfolge des Antitoxins können nach den Erfahrungen des 1. Weltkrieges als erwiesen gelten (KREUTER, SONNTAG, SAEGESSER). Die Mortalität der Erkrankung konnte im ganzen eindeutig gesenkt werden, wenn auch nach wie vor ihre eindeutige Abhängigkeit von der Inkubationszeit besteht.

Tetanustoxoid. Nachdem RAMON und LAFALLE im Tierversuch gezeigt hatten, daß der Vorgang der Antitoxinbildung bei der aktiven Immunisierung durch gleichzeitige Gaben von antitoxinhaltigem Serum nicht gestört wird, hat RAMON (1939) die Kombination von aktiver und passiver Impfung in die Therapie des ausgebrochenen Tetanus eingeführt.

Neben der sofortigen Serumtherapie wird gleichzeitig Toxoid (2 cm^3) gespritzt und in Abständen von 5—6 Tagen mit steigenden Dosen nachgegeben. Der Schutz durch aktives Antitoxin scheint hierbei früher einzutreten als nach den Titerwerten im Blut zu erwarten ist, wo ja erst 4 Wochen nach der ersten Toxoidgabe ein erkennbarer Anstieg des Antitoxins (RAMON und KOURILSKY 1941) erfolgt. Für die Schnelligkeit der aktiven Antitoxinbildung sprechen weiterhin Untersuchungen von KRECH (1949), wonach Mäuse einen experimentellen Tetanus überleben konnten, auch wenn sie als einzige Therapie erst nach der Infektion mit Toxoid geimpft worden waren. Beim Menschen hat neben BONNET (1942) WINKELBAUER (1948) über eine Senkung der Letalität auf 22% mit Hilfe der kombinierten Serum-Toxoidtherapie bei 54 Fällen berichtet. Wichtig ist dabei, Toxoid und Antitoxin an getrennten Körperstellen zu geben, um eine direkte Bindung zu vermeiden. Aus dem gleichen Grund empfiehlt H. SCHMIDT, nach Möglichkeit das Toxoid 2—5 Std vor der Antitoxingabe zu verabreichen. WINKELBAUER hat auch die von GOTTESBÜREN empfohlene Blutübertragung von Rekonvaleszenten, die während der Erkrankung aktiv immunisiert waren und 1—2 Tage vor der Blutspende eine „injektion de rappel" erhalten hatten, mit angeblich gutem Erfolg durchgeführt.

Chemotherapie. Da das Wesen des Tetanus eine Intoxikation ist, kann von bakteriostatischen Mitteln nach Ausbruch der Erkrankung nur insofern eine Wirkung erwartet werden, als durch Hemmung der Erreger der Nachschub an Toxin vermindert werden kann. Darüber hinaus ist eine Beeinflussung secundärer Komplikationen (Pneumonie) möglich.

Nach den experimentellen Erfahrungen DOMAGKs ist es möglich, durch örtliche Anwendung von *Sulfonamiden* die an der Eintrittspforte gelegenen Tetanusbacillen zu beeinflussen. Auch wenn die Tetanusbacillen selbst sulfonamidunempfindlich sind (s. SCHÖNFELD und KIMMIG), ist eine günstige Wirkung durch Bekämpfung der pyogenen Mischinfektion an der Eintrittspforte denkbar. Beim ausgebrochenen Tetanus kommt den Sulfonamiden jedoch keine wesentliche Bedeutung zu.

Die *Penicilline* wirken schon in vitro gegenüber dem Tetanusbacillus deutlich antibiotisch. WEINSTEIN und WESSELHOEFT (1946) behaupteten eine gleiche Wirkung auch in vivo, da sie bei 2 Patienten Tetanusbacillen in der Wunde nach 24stündiger Penicillinbehandlung verschwinden sahen. Demgegenüber haben GLENN (1946), ALTEMEIER (1947) und wir selbst keine überzeugende Wirkung des Penicillins beim ausgebrochenen Tetanus gesehen. Diese Beobachtung deckt sich mit den Erfahrungen von LEVADITI und VAISMAN (1945) beim experimentellen Tetanus der Maus. Eine Reihe von Autoren (DIAZ-RIVERA, DELIZ und SUAREZ, COLON 1948) glauben jedoch, durch Penicillin eine Senkung der Mortalität bei sonst gleicher Behandlung mit Serum und Sedativis erreicht zu haben und erklären dies mit einer Toxinverminderung infolge bakterieller Wachstumshemmung sowie einem zahlenmäßigen Rückgang der Bronchopneumonie.

Wenn somit dem Penicillin beim Tetanus wahrscheinlich nur eine bedingte Wirkung zukommt, erscheint seine routinemäßige Anwendung mit 30000—50000 E in 3stündlichen Abständen vom Krankheitsbeginn an durchaus gerechtfertigt.

Symptomatische Behandlung. An 1. Stelle steht die Behandlung mit Narkoticis, die dem Kranken die Schmerzen nehmen und den meist fehlenden Schlaf bringen soll. Darüber hinaus wirkt sie wegen der muskelentspannenden Wirkung energiesparend und ist damit für den schließlichen Ausgang der Erkrankung fast ebenso bedeutungsvoll wie die Serumtherapie. Die Wahl des Medikaments ist abhängig vom jeweiligen Schweregrad des Wundstarrkrampfs. Kombinationen sind zweckmäßig.

Bei leichteren Fällen ohne Reflexkrämpfe und mit nur mäßiger Muskelstarre können schon Schlafmittel wie *Luminal* 1—2 g pro die oder *Veronal* (nach MARTIRI 0,25 g als Einzeldosis bis zu 2,5 g pro die und 12 g Gesamtmenge) ausreichend sein. Auch ein Analgeticum wie das Polamidon (SCHWAIGER und BACH 1949, bis 4mal 10 mg pro die) kann bei leichten und mittelschweren Fällen allein ausreichen, weil es die Reflexerregbarkeit dämpft. Eine Verminderung des Muskeltonus (Kieferklemme) wird dadurch jedoch nicht erreicht. Viel verwandt wurde seit langem das Morphium, zum Teil in sehr hohen Dosen (bis zu 0,2 und 0,3 g je Tag nach PRIBRAM). Wegen seiner Wirkung auf das Atemzentrum möchte BUZELLO es aber nur zur Potenzierung der Sedativa angewandt wissen, wie z. B. des Chloralhydrats, von dem abends beim Erwachsenen 3—4 g, bei Kindern 1—2 g als Klysma gegeben werden sollen. Eine Schädigung des Kreislaufs (Blutdrucksenkung, Arrhythmie) ist erst bei höherer Dosierung des Chloralhydrats (über 10 g pro die) zu befürchten. LEXER-REHN empfehlen die Anwendung von SEE (Scopolamin-Eukodal-Ephetonin) in der schwachen und auch in der starken Dosierung, die über längere Zeit ohne Schaden gegeben werden konnten.

Bei schweren Erkrankungen ist das von LÄWEN (1927) in die Tetanusbehandlung eingeführte *Avertin* das Mittel der Wahl geworden. Seine rectale Applikation ist wegen ihrer Schmerzlosigkeit besonders schonlich.

Im allgemeinen führt eine Dosis von 0,06—0,125 je Kilogramm Körpergewicht für 4—8 Std zu vollständiger Erschlaffung der Muskulatur und Krampfaufhebung, so daß alle ärztlichen Maßnahmen (Serumgabe, Infusionen, Sonderernährung usw.) leicht durchgeführt werden können. Die gleiche Dosis kann mehrmals am Tage über längere Zeit gegeben werden. Die therapeutisch notwendige, minimale Einzeldosis ist der jeweiligen Schwere der Erkrankung anzupassen. Dem während des weiteren Verlaufs zu beobachtenden Gewichtsverlust ist mit einer entsprechenden Reduktion der Avertindosis Rechnung zu tragen. Gegen die Avertinbehandlung ist die mögliche Schädigung parenchymatöser Organe durch den Dauerschlaf, sowie die erhöhte Pneumoniegefahr eingewendet worden. BROMEIS (1938) und HETZAR (1940) haben jedoch in je 1 Fall 75 bzw. 59 Narkosen mit insgesamt 278 bzw. 259 g Avertin angewandt, ohne daß in Übereinstimmung mit den experimentellen Untersuchungen von STRAUB eine Herz-, Nieren- oder Leberschädigung festzustellen war. Auch eine Reizung der Dickdarmschleimhaut fehlte.

Wenn die günstige Wirkung des Avertins heute auch weitgehend anerkannt ist, so steht doch der statistische Beweis einer dadurch verbesserten Prognose noch aus. Da meist nur die schweren Erkrankungen Avertin erhalten, können Zahlen sogar dagegen sprechen. So betrug z. B. nach OBLADEN (1938) die Sterblichkeit bei 17 mit Avertin behandelten Tetanusfällen der Heidelberger Klinik 64%, bei 17 ohne Avertin behandelten Fällen dagegen nur 47%. Von 34 weiteren Avertinfällen der Heidelberger Klinik starben 16. — Daß Avertin nicht spezifisch wirkt, wurde auch experimentell gezeigt. Ohne gleichzeitig gegebenes Antitoxin starben alle infizierten Tiere. Ob Avertin, wie FIORDELISI (1941) behauptet, eine Permeabilitätssteigerung der Blutliquorschranke bewirkt, muß zweifelhaft erscheinen.

Wegen seiner raschen Wirksamkeit hat sich weiterhin das *Evipan* (intravenös, auch intramuskulär) bewährt (WALZEL 1935, HOCHE 1937, EARLE 1938, PETROFF 1941 u. a.), und zwar besonders zum Coupieren der gefürchteten Zwerchfellkrämpfe. Mit 1 g in 10%iger Lösung kann für 2—4 Std ein krampffreier Schlaf erreicht werden. Wenn auch wegen der schnellen Entgiftung in der Leber wiederholte Gaben möglich sind, ist doch bei der relativ kurzen Wirkungsdauer des Evipans eine Kombination mit anderen Sedativa angezeigt. Ähnliches gilt für *Pernocton* und *Somnifen*.

Während die bisher genannten Narkotica und Sedativa zentral in den Reflexmechanismus des Tetanus eingreifen, sind seit langem auch *peripher angreifende Pharmaka* versucht worden. Zu nennen sind hier das Magnesiumsulfat, das Curare, sowie Novocainderivate.

Magnesiumsulfat. Nachdem MELZER und AUER (1905) durch Bestreichen eines isolierten Nervenstamms mit $MgSO_4$ eine vollständige Leitungsunterbrechung der motorischen und sensiblen Fasern erzielt hatten, hat BLAKE (1906) erstmals über die intralumbale Anwendung beim Tetanus berichtet. SAEGESSER (1934, s. Literatur 1934) hat diese lokale Anwendung des $MgSO_4$ erneut propagiert. Es droht hierbei jedoch durch Hinaufwandern zur Medulla die Gefahr einer plötzlichen Atemlähmung. Deswegen empfahl SAEGESSER (1938) die Injektion einer besonders schweren Lösung (6 cm³ einer 25%igen $MgSO_4$-Lösung in 40%igem Traubenzucker) mit anschließender Bauchlage und Kopfhochlagerung. Trotz einer langdauernden krampflösenden Wirkung (12—16 Std) konnten sich die intralumbalen Verfahren jedoch nicht durchsetzen, da das Behandlungsrisiko allgemein zu hoch erschien.

Das Magnesiumsulfat besitzt weiterhin bei subcutaner, intravenöser und intramuskulärer Verabreichung eine curareähnliche Wirkung mit direktem Angriffspunkt an der Muskelendplatte sowie eine zentrale narkotische Wirkung, die sich beide durch 5%iges Calciumchlorid (20—50 cm³) wieder aufheben lassen. KOCHER führte diese Narkoseart in die Tetanusbehandlung ein und gab 6 cm³ der 25%igen $MgSO_4$-Lösung je Kilogramm und Tag in 4 Einzeldosen. GÖPPERT und REINGRUBER empfahlen bei Kindern 0,2 g je Kilogramm Körpergewicht als Einzeldosis, die 2—3stündlich bis zum Wirkungseintritt zu wiederholen sei. Danach sei eine bis zu 12stündige Pause möglich und ratsam. Bei der intramuskulären Injektion der 25%igen Lösung gilt 0,5 g je Kilogramm Körpergewicht als obere Grenze der Einzeldosis. Da sowohl die subcutane wie intramuskuläre Injektion erheblich schmerzhaft sind, empfiehlt sich der Zusatz von 1%iger Novocainlösung. Früher wurden nach STRAUB-MARKWALDER auch zur raschen Krampflösung intravenöse Dauertropfinfusionen mit 3%iger Lösung in Tagesmengen von 1,5 Liter, nach WYDEN auch 30—50 cm³ einer 5%igen Lösung als Einzeldosis gegeben. Die Gefahr einer Atemlähmung (Antidot $CaCl_2$) sowie einer Herzschädigung sind bei der intravenösen Verabreichung jedoch besonders groß.

Das Bedürfnis nach dem Magnesiumsulfat, das lange Zeit in der symptomatischen Tetanusbehandlung führend war, ist durch das Erscheinen von Avertin und Evipan geringer geworden. Wegen seines teilweise peripheren Angriffs wird es aber in der kombinierten Therapie vielleicht doch einen Platz behalten.

So wird an der Grazer Klinik noch heute das der STROGANOFFschen Eklampsiebehandlung ähnliche Verfahren (3 g Chloralhydrat als Klysma, nach 2 Std 30 cm³ einer 20%igen $MgSO_4$-Lösung rectal, nach weiteren 2 Std 0,01—0,02 g Mo. subcutan, dann erneuter Beginn des Turnus) mit befriedigendem Erfolg angewandt (TSCHEBULL 1927, WINKELBAUER 1948).

Curare ist seit Beginn des 19. Jahrhunderts in der Behandlung des Wundstarrkrampfes immer wieder versucht worden. Im deutschen Schrifttum liegt eine Reihe von Einzelbeobachtungen vor (PENZOLD 1882, LAEWEN, KARG, SCHÖNBAUER 1921 u. a.), die jedoch wegen der Inkonstanz der muskellähmenden Wirkung nicht ermutigend waren. Nach der Reindarstellung des aktiven Bestandteils d-Tubocurarin wurden genau dosierbare Curarepräparate in den letzten Jahren erneut geprüft (MC INTYRE 1947, BRUNNER 1947).

Wegen der Gefahr der Atemlähmung müssen stets Vorrichtungen zur künstlichen Atmung mit Sauerstoff sowie Prostigmin als Antidot bereitgehalten werden. Mit *Intocostrin*, das in 1 cm³ 20 E (3 mg) von d-Tubocurarin-Chlorid enthält, gelang es bei einer maximalen Einzeldosis von 1 E je Kilogramm die Spasmen zu dämpfen, ohne die Starre der Muskulatur immer zu beseitigen. Die Dauer der Curarewirkung hielt jedoch nach ADRIANI und OCHSNER (1947) nur 20—30 min an. Als Nachteil wurde die mangelhafte selbständige Schleimentfernung durch frühzeitige Lähmung der Schlundmuskulatur vermerkt, wodurch die ohnehin gestörte Atmung noch zusätzlich verschlechtert wurde. 1 Todesfall wurde dem Curare zur Last gelegt. Zur Bekämpfung dieser respiratorischen Schwierigkeiten haben TOURNER und GALLOWAY (1949) bei einem Tetanuskranken die Kombination von Tracheotomie, eiserner Lunge und Curare als Dauertropfinfusion (Gesamtmenge von 11 750 E über 12 Tage) angewandt. Der günstige Ausgang war bei einer Inkubation von 10 Tagen jedoch nicht überzeugend. MOERR (1949) teilte einen Fall von Tetanus mit gleich langer Inkubation mit, der trotz Curare und sonstiger moderner Behandlung tödlich verlief.

Erfolgversprechender scheint die Anwendung von *Tubocurarin* in *Wachs* und *Öl* zu sein. Mit 0,6—2 cm³ eines Präparats, das 175 mg Tubocurarin je Kubikzentimeter enthielt, konnten WEED, PURVIS und WARNKE (1948) bei 3 Fällen, zum Teil ohne Sedativa, die Muskelspasmen für 18—24 Std soweit herabsetzen, daß eine krampffreie Nahrungsaufnahme möglich war. Auch dabei mußten selbstverständlich jederzeit alle Vorkehrungen zur Bekämpfung einer eventuellen Atemlähmung bereitgehalten werden. Bei 2 leichteren Tetanusfällen der Heidelberger Klinik konnten wir uns von dem befriedigenden symptomatischen Effekt des deutschen Präparates „Depot-Curarin-HAF“ überzeugen, das in 1 Ampulle zu 5 cm³ 1000 E enthält. Die Wirkung einer einmaligen Injektion von 2—3 cm³ führte über 10—12 Std zu einem erheblichen Nachlassen der Rigidität und subjektivem Wohlbefinden, wobei das Maximum schon nach 2 Std erreicht war. — Die Verwendung trockener Spritzen zur Injektion ist zur Verhütung einer Überdosierung besonders zu beachten.

Ein weiteres Präparat mit curareähnlicher Wirkung ist das *Myanesin* ($\alpha.\beta$-Dihydroxy-γ-[2-methylphenoxy]-propan) bei dessen Anwendung die Gefahr respiratorischer Zwischenfälle fast gänzlich fehlte. Bei zu hoher Konzentration kann jedoch Hämoglobinurie auftreten. Englische Autoren (Belfrage 1947, Torrens, Edwards und Woods 1948, Davison, Ward und Pask 1949) haben durch intramuskuläre, besser durch intravenöse Injektion von 0,5—1 g Myanesin in 5%iger Lösung eine 1—12stündige Muskelerschlaffung erreicht. Die Kombination mit Avertin habe sich besonders bewährt. Trotzdem erlagen von 5 behandelten Fällen 2 ihrem Tetanus. Eigene Erfahrungen bei intravenöser Gabe von Myanesin bestätigten die sofortige allgemeine Muskelerschlaffung. Trotz schneller Öffnung der Kiefersperre war der Schluckakt bei einem unter Schlingkrämpfen schließlich tödlich verlaufenden Fall jedoch nicht erleichtert. Die erschlaffende Wirkung hielt nach der 1. Injektion von 1 g Myanesin 1 Std, nach Reinjektion nur noch kürzere Zeit an. Ein besonderer Vorteil dieser Behandlung war uns daher nicht ersichtlich.

Novocain. Die Möglichkeit, den Reflexspasmus der Muskulatur durch eine periphere Lokalanästhesie zu beeinflussen, haben Liljestrand und Magnus bereits aufgezeigt. Dementsprechend war die krampflösende Wirkung örtlicher Novocaininjektionen in die Kaumuskulatur schon im 1. Weltkrieg gelegentlich zur temporären Beseitigung der Kiefersperre und Erleichterung der Nahrungsaufnahme angewandt worden. Mandl (1924, 1927) hat dann über günstige Erfahrungen mit der epiduralen, sacralen Injektion von 50 cm^3 1%iger Novocainlösung berichtet. Wiedhopf (1927) konnte zwar keine spezifische Wirkung des Novocains beim experimentellen Tetanus der Maus feststellen. Auch ein schwerer Tetanus beim Menschen wurde trotz 8maliger Sacralanästhesie nicht zur Heilung gebracht. Trotzdem empfahl er die Leitungsanästhesie für lokale Tetanusformen und bei drohenden Krämpfen der Atemmuskulatur die Anästhesierung der Nn. phrenici. Eine größere Verbreitung hat die Novocaininjektion jedoch nicht gefunden. Erst Simon und Patey (1941) berichteten neuerdings wieder über eine stundenlage Besserung der Krämpfe nach Novocainblockade des Ganglion stellatum und des lumbalen Grenzstranges, wobei sie die Ausschaltung des peripheren Schmerzreizes für wesentlich hielten. Läwen (1947) hat erneut die Anwendung der epiduralen und paravertebralen Novocaineinspritzung (40 cm^3 1%ig im Lendengebiet) zur Diskussion gestellt, letztere Applikationsart besonders unter Hinweis auf die von Speransky entwickelten Anschauungen über die heilende Wirkung der Paravertebralanästhesie bei verschiedensten Krankheitsbildern. Bei einem eigenen Tetanusfall trat jedoch unter der Novocainbehandlung kein sichtbarer Erfolg ein, so daß Läwen zur Weiterbehandlung Avertin in der üblichen Weise verabfolgte.

Varia. Die therapeutische Machtlosigkeit bei den schweren Tetanusfällen hat immer wieder zur Empfehlung zusätzlicher Behandlungsmethoden geführt, deren heilsame Wirkung jedoch meist schon infolge zu kleiner Beobachtungszahlen unbewiesen blieb. Besonders häufig wurden intralumbale Injektionen mit verschiedensten Flüssigkeiten angewandt.

Neben der kaum verwandten Injektion von Karbolsäure (Suvansa 1931, Thompsen, Wesley und Friedmann 1941) ist hier die intralumbale Einspritzung von bidestilliertem Wasser ($1^1/_2$—2 cm^3) nach vorheriger Entfernung von 10 cm^3 Liquor zu nennen (Boschi 1943), die eventuell nach 3—5 Tagen wiederholt werden soll. Es folgt darauf zunächst ein Temperaturanstieg und eine Verstärkung der Symptome. Von 13 so behandelten Fällen starben 3. Bei den 10 geheilten Fällen war die Inkubationszeit 4mal unbekannt, 4mal zwischen 12 und 21 Tagen, 1mal 7 und 1mal weniger als 7 Tage. Bemerkenswerterweise war keine Serumbehandlung durchgeführt worden, wenn Boschi auch für weitere Fälle die Kombination mit subcutaner oder intravenöser Gabe von Antitoxin bzw. mit Toxoid empfiehlt. 3 eigene Beobachtungen überzeugten uns von der Ungefährlichkeit der Methode, jedoch nicht von ihrer unbedingten Wirksamkeit, da 1 Fall trotz der Injektion bei sonst üblicher Therapie tödlich endete.

Die von Speransky behaupteten Erfolge des Liquorentzuges beim Tetanus sind uns bisher schrifttumsmäßig so wenig zugänglich, daß daraus allein eine Beurteilung ihres Wertes unmöglich ist. Im deutschen Schrifttum hat Volkmann (1948) über die Behandlung des Wundstarrkrampfes durch „Liquorpumpen" berichtet. Hierbei wird in liegender oder sitzender Stellung nach Lumbalpunktion der Liquor mit einer 10-cm^3-Spritze angesaugt und sofort wieder zurückgespritzt, bis er sich blutig färbt. Diese Maßnahme soll täglich oder jeden 2. Tag durchgeführt werden. Volkmann glaubt in 6 Fällen, von denen 2 gestorben sind, 2mal einen deutlichen Erfolg mit Abkürzung der Heilung und einmal eine beträchtliche Besserung gesehen zu haben, während der einzige ausführlich mitgeteilte Fall nicht unbedingt überzeugt, da seine Inkubation 9 Tage betrug und das Liquorpumpen erst am 5. Tage der Erkrankung begonnen wurde. Ob das Verfahren des Liquorpumpens nicht auch schädliche Folgen haben kann, dürfte bis heute noch keineswegs ausgeschlossen sein.

Neuerdings haben BAYER und J. REHN (1949) über den Rückgang tetanischer Krämpfe nach intralumbaler Injektion von 10%igem Calcium Sandoz (5—40 cm³) in einer vorläufigen Mitteilung berichtet und führen dies auf die erregungsdämpfende Wirkung des intraspinalen Calciums zurück. Die langdauernde Lösung der Muskelstarre ohne Ausschaltung des Bewußtseins wird als besonderer Vorteil des Verfahrens bemerkt, ohne daß aus der Beobachtung nur eines Falles schon etwas Endgültiges über den Wert der Methode gesagt werden kann. 2 eigene Behandlungsversuche waren nicht überzeugend.

Allgemeinbehandlung. Nicht zuletzt ist die Pflege und Allgemeinbehandlung des Tetanuskranken von wesentlicher Bedeutung. Da die Krampfanfälle durch äußere Reize ausgelöst werden können sind diese durch Abschirmung von Licht, Geräusch und Erschütterung usw. weitgehend auszuschalten. Bei entsprechender Schwere ist die Betreuung durch eine ständige Wache unerläßlich. Sie muß unter anderem durch dauernden Lagewechsel der Gefahr des Wundliegens und der Pneumonie vorbeugen, den Kranken vor Verletzungen im Krampf (Zungenbiß usw.) schützen, Mundpflege treiben und mit einem Saugapparat den reichlich vorhandenen Schleim absaugen. Die Entleerung von Blase und Mastdarm erfordert besondere Beachtung. Beim Vorhandensein von Krampfanfällen läßt ihre zeitliche Registrierung am einfachsten Art und Höhe der erforderlichen Narkosebehandlung steuern. Lebensbedrohliche Anfälle mit Zwerchfellkrämpfen sind durch sofortige intravenöse Injektion von Evipan zu beseitigen. Die frühere Indikation zur Phrenikotomie dürfte hierfür genau so wenig mehr gegeben sein, wie die ehemals geübte Gastrostomie bei hochgradigen Schlingkrämpfen. Die Ernährung muß in erster Linie den infolge der Hyperhidrosis großen Wasser- und Salzverlust ersetzen und bei länger dauernder Erkrankung Kalorien und Vitamine zuführen. Wenn hierfür die in Narkose einzuführende Nasensonde nicht ausreicht, müssen Kochsalz- und Traubenzuckerinfusionen als Klysma oder intravenös gegeben werden (3—4 Liter). Einer Hypoproteinämie ist durch frühzeitige Bluttransfusionen vorzubeugen (KARITZKY 1948). Da die Sauerstoffaufnahme infolge von Atemkrämpfen oder Narkosebehandlung in der Regel mangelhaft ist, empfiehlt sich die in kurzen Abständen durchgeführte Sauerstoffbeatmung zur Bekämpfung der Acidose. Gegebenenfalls ist der Kreislauf frühzeitig medikamentös zu stützen.

Literatur.

A. Zusammenfassende Arbeiten.

BUZELLO: Der Wundstarrkrampf des Menschen. Neue Deutsche Chirurgie. Stuttgart: Ferdinand Enke 1929.

DOMAGK: Pathologische Anatomie und Chemotherapie der Infektionskrankheiten. Stuttgart: Georg Thieme 1947.

MELENEY: Clinical aspects and treatment of surgical infections. Philadelphia: Saunders 1949.

ROSE, E.: Der Starrkrampf des Menschen. Dtsch. Z. Chir. 8, 1897. — ROSTOCK: Tetanus. Berlin: Gruyter & Co. 1950.

SAEGESSER, M.: Der heutige Stand der Tetanusbehandlung unter besonderer Berücksichtigung der Magnesiumsulfattherapie. Erg. Chir. **26**, 1 (1933). — SCHITTENHELM: Der Tetanus. Handbuch der inneren Medizin, 3. Aufl., Bd. 1, 579 (1934). — SCHMIDT, H.: Grundlagen der spezifischen Therapie. Berlin: B. Schultz Verlag 1940. — SCHÖNFELD u. KIMMIG: Sulfonamide und Penicilline. Stuttgart: Ferdinand Enke 1948. — SONNTAG: Bisherige Erfahrungen über den Wundstarrkrampf im Kriege. Erg. Chir. **10**, 1 (1918). — STERTZ, G.: Tetanus. Handbuch der Neurologie von BUMKE u. FÖRSTER, 12. Bd. Berlin: Springer 1935.

WAGEMANN: GRAEFE-SAEMISCH, Handbuch der gesamten Augenheilkunde 1910, 3. Aufl., II. Teil, Kap. 17, S. 139.

ZEISSLER: Handbuch der pathogenen Mikroorganismen. 3. Aufl., Bd. 10 (1928).

B. Einzelarbeiten.

ABEL, J., EVANS jr., B. HAMPIL and F. C. LEE: Researches on Tetanus. Bull. Hopkins Hosp. **56**, 84 (1935). — ABEL, J., B. HAMPIL and A. F. JONAS jr.: Researches on Tetanus.

III. Bull. Hopkins Hosp. **56**, 317 (1935). — Abel, J., E. A. Evans jr., and B. Hampil: Distribution and fate of Tetanus toxin in the body. Bull. Hopkins Hosp. **59**, 307 (1936). — Abel, J., Hampil, F. Jonas and Chalian: Researches on Tetanus VII (1). Bull. Hopkins Hosp. **62**, 522 (1938). — Abel, J., and W. Chalian: Researches on Tetanus. VIII. Bull. Hopkins Hosp. **62**, 610 (1938). — Adriani, J., and A. Ochsner: Some observations on the use of curare in the treatment of Tetanus. Surgery **22**, 509 (1947). — Altemeier: Penicillin and Tetanus. J. Amer. med. Assoc. **1946**, 67. — Ambache, N., R. S. Morgan and G. P. Wright: The action of Tetanus toxin in the rabbits iris. J. of Physiol. **107**, 45 (1948). — Ambache, N., and Lippold: Bradycardia of central origin produced by injections of Tetanus toxin into the Vagus nerve. J. of Physiol. **108**, 186 (1949). — Anschütz, A. W.: Über die Facialislähmung beim Kopftetanus. Dtsch. Z. Chir. **255**, 276 (1942). — Arbogast u. Embacher: Tetanus puerperalis. Zbl. Gynäk. **1940**, 39. — Arbogast, W., u. E. M. Embacher: Die Behandlung des Tetanus puerperalis. Zbl. Gynäk. **1940**, 1650. — Armstrong-Davison, M. H., A. B. Ward and E. A. Pask: Myanesin in the treatment of Tetanus. Brit. med. J. April 9 (1949). — Arneth: Über das qualitative und quantitative Thrombocyten- und Leukocytenblutbild beim Tetanus. Dtsch. Arch. klin. Med. **179**, 51 (1936). — Axel'rad: Wirbelsäulenveränderungen beim Wundstarrkrampf. Nov. chir. Arch. **48**, 183 (1941).

Baird: Duration of immunity to Tetanus. Yale T. Biol. a. Med. **5**, 385 (1949). — Banton and Miller: Antitoxin-Titers after booster doses of Tetanus-toxoid. New Engl. J. Med. **240**, 13 (1949). — Battiloro, M.: Ricerche sperimentali sulla progressione della tossina tetani ca attraverso le cicatrici dei nervi. Ann. ital. Chir. **21**, 1 (1942). — Baumgartner: Spättetanus ohne Sekundärtrauma nach fieberhaften Erkrankungen. Bruns' Beitr. **176**, 424 (1947). — Bayer, H. u., J. Rehn: Beeinflussung des Wundstarrkrampfs durch intralumbale Calciuminjektionen. Chirurg **20**, 275 (1949). — Bazy, L.: La vaccination antitétanique. Presse méd. **1934 II**, 1171. — Belfrage: Tubocurarine in Tetanus. Lancet **1947**, 889. — Benedek: Ulnarislähmung nach Tetanusinfektion. Dtsch. Z. Nervenheilk. **147**, 214 (1938). — Benedek u. Juba: Zur Pathologie des Tetanus. Dtsch. Z. Nervenheilk. **154**, 147 (1942). Berghaus: Tetanussterblichkeit in Baden. Med. Welt **1933**, 1130. — di Biasi: Persönliche Mitteilung. — Bonnet, H., et P. Froment: Cinq cas de tétanos généralisé guéris par la séroanatoxitherapie. Bull. Acad. Méd. Paris, III. s. **126**, 297 (1942). — Boschi: Heilbarkeit des gewöhnlichen Tetanus mittels intraarachnoidaler Injektion von bidestilliertem Wasser. Klin. Wschr. **1943**, 538. — Boyd: Tetanus in the African and European theatres of war. Lancet **1946**, 113. — Bredemann: Cerebraler Tetanus. Bericht über den Kongreß für Neurologie und Psychiatrie. Tübingen: Alma Mater Verlag 1947. — Bromeis: Versuche über die Verteilung des Tetanusgiftes bei seiner Wanderung im Tier. Dtsch. Z. Chir. **250**, 402 (1938); **252**, 285 (1939). — Brunner: Curare in der Therapie des Tetanus auf Grund eigener Erfahrungen. Z. Unfallmed. u. Berufskrankh. **1947**, 29. — Butturini: Klinische Beobachtungen über Tetanusinfektion. Giorn. clin. med. **23**, 1327 (1942). — Buzello: Wundstarrkrampf. Ther. Gegenw. **81**, 281 (1940). — Münch. med. Wschr. **1942 I**, 139.

Caminiti, S.: Tentativi sperimentali di tetanoterapia vol trattamento sieroanestetico. Policlinico **43**, 407 (1936). — Climesco, V. P. Sarbu et St. Roman: La synostose vertébrale post tétanique chez l'adulte. Rev. d'Orthop. **26**, 558 (1939). — Cogan: Tetanus following ocular injuries. Amer. J. Ophthalm. **22**, 365 (1939). Cole: Tetanus. Proc. roy. Soc. Med. **3**, 1205 (1938). — Prognosis of tetanus. Lancet **1940 I**, 164. — Colon, E. S.: Tetanus. A study of 60 cases with special reference to the use of Penicillin. Arch. of Pediatr. **65**, 603 (1948). — Cowless and Nelson: Thermal sedation of Tetanus. Proc. Soc. exper. Biol. a. Med. **64**, 220 (1947). — Cutter, R. D.: Auditory nerve involvement after Tetanus antitoxin. J. Amer. med. Assoc. **106**, 1006 (1936).

Darmstädter, E.: Die Erforschung der Tetanusätiologie. Münch. med. Wschr. **1934**, 1585. — Decoulx, P. H., Bedrine et P. Bastien: Le tétanos post abortum et son traitement. Arch. franco-belg. Chir. **34**, 380 (1937). — Demme, H.: Obere Plexuslähmung nach vorbeugender Serumeinspritzung. Münch. med. Wschr. **1933 II**, 1502. — Detlefsen: Lokaler Tetanus. Dtsch. Mil.arzt **8**, 335 (1943). — Deuticke, H. J., S. Hollmann u. H. Schaefer: Über den Stoffwechsel des Muskels im Wundstarrkrampf. Pflügers Arch. **248**, 39 (1944). — Diaz-Rivera, Deliz u. Berio-Suarez: Penicillin und Tetanus. J. amer. med. Assoc. **138**, 121 (1948). — Dietrich, G. Karshner and F. Stewart: Tetanus and lesions of the spine in childhood. J. Bone Surg. **22**, 43 (1940). — Dietrich, Harry F.: Tetanus in childhood with special reference to treatment. Amer. J. Dis. Childr. **59**, 693 (1940). — Doerr, R., u. S. Seidenberg: Dynamische Aktivierung des toxisch induzierten lokalen Tetanus. Z. Hyg. **117**, 561 (1935). — Doerr, R.: Wanderung von Toxin und Virus im peripheren Nerven. Schweiz. med. Wschr. **70**, 89 (1940). — Domrich, H., u. F. Hubert: Über die Serumerkrankungen nach Tetanusantitoxininjektion. Zbl. Chir. **1940**, 14. — Drabig: Zwei seltene Infektionswege des Tetanus. Dtsch. Z. Chir. **249**, 321 (1937).

Earle: Evipan-sodium in the treatment of Tetanus. Lancet **1938 I**, 435. — Eastman and Nesbit: J. of Urol. **48**, 219 (1942). — Ehalt, W.: Tetanusprophylaxe. Chirurg **10**,

592 (1938). — ELSÄSSER: Serumpolyneuritis. Nervenarzt 15, 280 (1942). — ENGENDAHL, J.: Tetanusinfektionen nach aseptischen Operationen. Arch. klin. Chir. **260**, 516 (1948).

FANCONI: Erfolgreiche Behandlung eines sehr schweren Tetanus (Multiple Wirbelfrakturen). Helvet Paediatr. Acta **2**, 113 (1947). — FEISTMANN-LUTTERBECK, E.: Zur Frage der Wirbelsäulenveränderungen nach Tetanus. Acta radiol. (Stockh.) **19**, 391 (1938). — FERRARI u. FOGLIANI: Azotemia e chloruremia nel tetano sperimentale. Riv. Pat. sper. **27**, 49 (1941). — FIORDELISI: Sul valore dell 'avertina nella terapia del tetano. Clin. Pediatr. **23**, 77 (1941). — FIROR and A. F. JONAS jr.: Researches on tetanus VI. The production of reflex motor Tetanus by intraspinal injections of Tetanus toxin. Bull. Hopkins Hosp. **62**, 91 (1938). — FIROR, WARFIELD, M., and AUSTIN LAMONT: The apparent alteration of Tetanus toxin within the spinal cord of dogs. Ann. Surg. **108**, 941 (1938). — FIROR, WARFIELD M.: Intrathecal administration of tetanus antitoxin. Arch. Surg. **41**, 299 (1940). — FIROR, WARFIELD M., LAMONT and SHUMACKER jr.: Studies on the cause of death in Tetanus. Ann. Surg. **111**, 246 (1940). — FIROR: Treatment and prevention of Tetanus. Surg. etc. **75**, 185 (1943). — FISCHER, H. H.: Spättetanus. Chirurg **14**, 651 (1947). — FLECHTNER u. QUAST: Puerperaler Tetanus. Zbl. Gynäk. **49**, 975. — FLORIANI, C.: Serumbehandlung des Tetanus. Semana méd. **1936 I**, 774. — FOURMESTRAUX, J. DE: La voie artérielle dans le traitement du tétanus. Mém. Acad. Chir. **63**, 550 (1937). — FRIEDEMANN and TRAUB: Pathogenesis of Tetanus IV. J. of Immun. **1**, 23 (1949). — FRITZSCHE, E.: Beitrag zur intraarteriellen Serumbehandlung des Tetanus. Chirurg **8**, 450 (1936). — FROBOESE, C.: Bemerkungen zur Frage der Tetanusprophylaxe. Chirurg **11**, 1 (1939). — FURNERI, S.: Tetano tardivo circoscritto, localizzato all' arto superiore. Giorn. Med. mil. **85**, 408 (1937).

GAMMELGAARD: Todesfall nach prophylaktischer T-AT-Injektion. Acta path. scand. (København.) **19**, 1 (1942). — GIULIANI, GIOVANNI M.: Sull'efficacia dell' anestesia eterea nel trattamento dell' intossicazione tetanica. Arch. ital. Chir. **38**, 479 (1934). — GLENN, F.: Tetanus — a preventable disease. Ann. Surg. **124**, 1030 (1946). — GOLLASCH, W.: Plexusschäden nach Tetanusserum. Mschr. Unfallheilk. **48**, 260 (1941). — GOTTESBÜREN: Vorbeugung und Behandlung des Wundstarrkrampfes unter besonderer Berücksichtigung der aktiven Immunisierung. Arch. klin. Chir. **195**, 250 (1939). — GAGYI, J.: Morphologische Untersuchung der innersekretorischen Organe bei Tetanus. Magy. orv. Arch. (ung.) **35**, 426 (1934). — GAVRILA, J., u. SM. CADARIU: Bemerkungen über klinisch lokalisierte Tetanusformen. Klin. Wschr. **1942 II**, 1125. — GRASSMÜCK, T.: Behandlung des Tetanus mit lumbalen Injektionen von Carbolsäurelösung und kleinen Dosen von Tetanusserum. Vestn. Chir. (russ.) **43**, 30 (1936). — GREEN, CH.: The pathogenesis of local Tetanus. Ann. Surg. **105**, 998 (1937). — GÜNTHER: Wundstarrkrampf in der Unfallchirurgie. Med. Wschr. **1950**, 177. — GÜNTZ, E.: Bedeutung der Rückenstreckmuskulatur für die Entstehung von Wirbelkörperbrüchen durch Muskelzug. Arch. orthop. Chir. **41**, 64 (1941).

HAGENMÜLLER, A.: Über den lokalen Tetanus beim Menschen. Dissertation, Erlangen 1939. — HAHN, E.: Lähmungen nach wiederholter Seruminjektion. Klin. Wschr. **1934**, 1309. — HALL, W. W.: The US. Navy's war record with Tetanus toxoid. Ann. int. Med. **28**, 298 (1948). — HANKE, H.: Über Tetanus nach rechtzeitig ausgeführter Tetanusschutzimpfung. Dtsch. Z. Chir. **242**, 62 (1933). — HARDOÜIN, P.: Un cas de mort subite, immédiatement consécutive à une injection de sérum antitétanique. Bull. Soc. nat. Chir. Paris **59**, 1426 (1933). — HART, A.: Gehäuftes Auftreten schwerer Tetanusfälle — wiederholte schwere Erkrankung auf Grund echter Neuinfektion. Brun's Beitr. **173**, 488 (1942). — HARVEY: The peripheral action of Tetanus. J. of Physiol. **96**, 348 (1939). — HELLPAP, W.: Vermeidung der Serumkrankheit durch Tetanus-Fermo-Serum. Zbl. Chir. **1943**, 200. — HERMANN: Herzganglien des Kindes und Veränderungen bei Tetanus. Dtsch. Z. Nervenheilk. **159**, 359 (1949). — HETZAR, W.: Zur Avertinbehandlung des Tetanus. Zbl. Chir. **1940**, 1097. — Lokaler Tetanus. Dtsch. Z. Chir. **258**, 16 (1944). — HINSTORFF: Abhängigkeit der Tetanusprophylaxe von der Verschiedenheit des regionalen Vorkommens der Erkrankung. Chirurg **5**, 9 (1933). — HILL u. LEDERER: Zwei Fälle von Tetanus neonatorum. Brit. med. J. **1948**, 980. — HOCHE, O.: Zur Behandlung des Tetanus beim Kinde mit hohen intravenösen Antitoxinmengen und intravenöser Evipan-Natriumnarkose. Zbl. Chir. **1935**, 194. — HÖGGER: Pathogenese des Tetanus. Z. Hyg. **121**, 663 (1939). — HÜBNER, A.: Tetanusprophylaxe. Chirurg **10**, 337 (1938). — Zur Frage der Tetanusprophylaxe. Zbl. Chir. **1940**, 1299. — HUNTINGTON, R. W., TOMPSON, W. R., and H. H. GORDON: The treatment of Tetanus with antitoxin. Ann. Surg. **105**, 93 (1937).

IOAN: Recherches sur les variations numériques des plaguettes sanguines dans le tétanos. C. r. Soc. biol. Paris **116**, 257 (1934).

JAROSCHKA, K.: Zur Behandlung der Tetanusinfektion post abortum. Arch. Gynäk. **166**, 253, 261 (1938). — JUNGHANNS, H.: Wundstarrkrampf trotz vorbeugender Einspritzung. Zbl. Chir. **1939**, 700.

KAMINSKY, S.: Der nervöse Mechanismus der Tetanusintoxikation. Z. exper. Med. **88**, 804 (1933). — KARNITSCHNIGG: Beitrag zur Serumprophylaxe beim Tetanus. Wien. klin. Wschr. **1940 I**, 403. — KARITZKY, B.: Acidose bei Tetanus. Langenbecks Arch. u. Dtsch.

Z. Chir. **260**, 1 (1948). — KASPAR, M.: Die Bedeutung des Tetanusantitoxins in Prophylaxe und Behandlung des Wundstarrkrampfes. Brun's Beitr. **164**, 31 (1936). — KAWINKOCHTIS: Neue statistische Daten und Gesetzmäßigkeiten aus der Pathologie des Tetanus. Z. Hyg. **95**, 220 (1922). — KESTERMANN, SCHLEIMING u. VOGT: Aktive Immunisierung gegen Tetanus. Klin. Wschr. **1939 II**, 1553. — KESTERMANN u. VOGT: Nachuntersuchungen bei 19 aktiv immunisierten Personen. Klin. Wschr. **1940**, 1129. — KINO, F.: Tetanusserum-Polyneuritis. Lokalisierte Muskelkrämpfe. Nervenarzt **6**, 251 (1933). — KLINGE: Die Pathologie der Impfschäden. Virchows Arch. **313**, 89 (1944). — KÖNIG, F.: Über den Wert der Tetanusschutzimpfung nach v. BEHRING. Dtsch. med. Wschr. **1949**, 308.—KOVTUNOVIC, G., u. L. CERNAJA: Zur Prophylaxe und Behandlung des Starrkrampfes. Chir. Narz. Ruchu (russ.) **3**, 24 (1937). — KRECH: Behandlung der experimentellen Tetanusinfektion mit Toxoid. Z. Immun.forschg. **106**, 241 (1949). — KROLL, F. W.: Tetanusserum-Myelitis nach zweimaliger Serumimpfung. Nervenarzt **11**, 252 (1938). — KUNTZEN, H.: Über gehäufte Tetanuserkrankungen in der letzten Phase des Krieges und über die Behandlung des Tetanus mit Anatoxin. Chirurg **4**, 157 (1947). — KUNZ: Soll bei jeder offenen Verletzung die Serumprophylaxe gegen Wundstarrkrampf durchgeführt werden? Wien. med. Wschr. **1935**. **713**.

LÄWEN, A.: Epidurale und paravertebrale Novocaineinspritzungen zur Behandlung des Wundstarrkrampfes. Zbl. Chir. **72**, 473 (1947). — LANGENMEYER u. GOTTESBÜREN: Behandlung des Wundstarrkrampfes und die Vermeidung der Gefahren der Serumanwendung. Chirurg **12**, 422 (1940). — LEGL, G.: Tetanusbehandlung. Med. Welt **1935 II**. — LEHMANN: Aussprache über die Notwendigkeit der Tetanusprophylaxe. Med. Klin. **1939 I**, 701, 776, 811. LEMKE: Nervenkrankheiten nach Schutzimpfungen. Münch. med. Wschr. **1943**, 49. — LEXER, E.: Über Wundstarrkrampf in der Praxis. Münch. med. Wschr. **1933 II**, 1117. — LEVADITI et VAISMAN: La penicilline dans l'infection tétanique de la souris. Presse méd. **1946**, 17. — LIBERTI, R.: Considerazioni sulla cura del tetano con perticolare riguardo al „metodo Dufour". Policlinico **43**, 400 (1936). — LOEWE: Theorie und Praxis in der Tetanusprophylaxe. Med. Welt **1937**, **645**.

MAC CREADY: Inner ear deafness from tetanus antitoxin injection. Ann. of Otol. **47**, 247 (1938). — MC INTYRE: Curare. Chicago: University of Chicago Press **1947**. — MARTELLA: Compartamento della creatinina totale nel sangue dei tetanici. Fol. med. (Napoli) **27**, 224 (1941). — MATHER, J. M., MC CLURE, A. D., R. F. FARQUHARSON and A. H. SELLERS: Studies on tetanus immunization in the R. C. A. F. Canad. J. Publ. Health **40**, 51 (1949). — MAYER, J. B.: Nachweis und Verbreitungsweise der Tetanusbacillen im menschlichen und tierischen Organismus. Zbl. Bakter. **139**, 137 (1937). — MAZEL et GUELLEMINET: Injections et sérum antitétanique. Ann. Méd. lég. etc. **19**, 677 (1939). — MERLE et JOUVE: Traitement du tétanos par injections intraveneuses d'alcool associées à la sérotherapie, massive. Bull. Soc. méd. Hôp. Paris **53**, 1642 (1937). — MIES: Pflügers Arch. **214**, 532 (1926). — MÖRCH, E.: Curare in the treatment of Tetanus. Acta chir. scand. (Stockh.) **97**, 568 (1949). — MOSBACHER: Zur Serum- und Operationsprophylaxe des Tetanus. Arch. klin. Chir. **146**, 41 (1927). — MÜLLER, W.: Lokaler Tetanus. Zbl. Chir. **1941**, 709. — MÜLLER-SUUR, R.: Über die Möglichkeit der Tetanusprophylaxe mittels aktiver Immunisierung. Akad. Verlagsges. Athenaion 1940.

NADRAI, A.: Beiträge zur Entstehung der Kreislaufstörungen bei kindlichem Tetanus. Orv. Hetil. (ungar.) **1911**, 161. — NOEGGERATH, C.: Zur Prognose und Behandlung tetanuskranker Kinder. Klin. Wschr. **1935 I**, 814, 852. — NORDENTOFT: Drei nach Seruminjektion geheilte Fälle von Tetanus mit gleichzeitig spinaler und suboccipitaler Anwendung. Ugeskr. Laeg. (dän.) **1935**, 116. — NOWAK, GOLDIN u. TAYLOR: Tetanus-Prophylaxis with Penicillin-Procain-G. Proc. Soc. exper. Biol. a. Med. **70**, 573 (1949).

OBLADEN, E.: Über die Avertinbehandlung des Wundstarrkrampfes. Unter Berücksichtigung von 17 Fällen der Heidelberger Chirurg. Universitätsklinik. Chirurg **10**, 155 (1938). — ORATOR: Halbseitiger Tetanus. Zbl. Chir. **1944**, 1074.

PANSE u. CÜPPERS: Lokales Tetanusrezidiv mit elektrophysiologischen Befunden. Nervenarzt **14**, 8 (1941). — PELS-LEUSDEN, v. REDWITZ u. KLAPP: Liegen Erfahrungen vor, daß trotz vorschriftsmäßiger prophylaktischer Injektion von Tetanusantitoxin eine Tetanuserkrankung ausbrach? Chirurg **5**, 726 (1933). — PERDRUP, A.: Tetanus following burns. Acta chir. scand. (Stockh.) **97**, 495 (1949). — PETROFF, N. T.: Application réitérée de l'héxénal dans le tétanos. Vestn. Chir. (russ.) **61**, 194 (1941). — PEYRE, E. L.: Les traitements actuels du tétanos. Presse méd. **1933 II**, 1982. — PILLEMER, L., and W. B. WARTMAN: Studies on tetanus toxin. J. of Immun. **53**, 237 (1946). — Crystalline tetanal toxin in white mice. J. of Immun. **55**, 277 (1947). — PINSAN et MAUREL: Un tétanos à incubation très courte. Mém. Acad. Chir. **64**, 642 (1938). — PIRINGER: Postmortaler Nachweis von Bacillen. Zbl. Bakter. **141**, 375 (1938). — PRIGGE, R.: Schutzimpfung gegen Kriegsseuchen (Wundstarrkrampf, Typhus, Paratyphus, Ruhr und Pocken). Z. ärztl. Fortbildg. **37**, 289 (1940). — PURYESZ, B.: Über die Lähmungsform des Tetanus. Orv. Hetil. (ungar.) **1934**, 985. —

RAMON: L'anatoxin tétanique et la vaccination contre le tétanos. Son efficacité au cours de la deuxième querre mondiale. Rev. d'Immunol. **13**, 31 (1949). — Schweiz. med. Wschr. **1949**, 918. — RAMON, G., KOURILSKY, R., R. RICHOU et S. KOURILSKY: Recherches immunologiques sur la séro-anatoxitherapie tétanique. Rev. d'Immunol. 5, 432 (1939). — Rathke, L.: Bakteriologische Wunduntersuchungen, ein Beitrag zur Frage der Tetanusprophylaxe. Zbl. Chir. **1940**, 755. — Rex-Kiss u. Lissak: Ca- und K-Gehalt der Nerven bei lokalem Tetanus. Naunyn-Schmiedebergs Arch. **196**, 542 (1940). — Rhodes, J.: Hematuria after the use of tetanus antitoxin. Report of a case. J. of Urol. **38**, 410 (1937). — Rössing, H. G.: Tetanus bei Friedensverletzungen und seine Behandlung. Bruns' Beitr. **176**, 408 (1947). — Roofe: Role of the axis cylinder in transport of Tetanustoxin. Science (Lancaster, Pa.) **105**, 180 (1947). — Rost, J.: Nervenschädigungen nach Tetanusschutzimpfung. Dtsch. Mil.arzt **3**, 413 (1938). — Rostock, P.: Serumprophylaxe des Wundstarrkrampfes. Zbl. Chir. **1939**, 178. — Rütschie, E.: Bakteriologische Untersuchungen aus dem Engadin speziell auf Tetanusbacillen. Dissertation, Zürich 1932.

Saegesser, M.: Das Magnesiumsulfat in der Behandlung des Tetanus. Chirurg **10**, 770 (1938). — Schaefer, H.: Weitere Untersuchungen zum Mechanismus und zur Therapie des Wundstarrkrampfes. Arch. exper. Path. u. Pharmakol. **203**, 59 (1944). — Schaefer u. Göpfert: Mechanik des Wundstarrkrampfes. Arch. exper. Path. u. Pharmakol. **197**, 93 (1940). — Schauwecker, K.: Serumkrankheit mit Recurrenslähmung nach vorbeugender Einspritzung gegen Wundstarrkrampf. Zbl. Chir. **1933**, 1411. — Scheidt: Tetanusintoxikation bei Fehlen lebender Tetanusbacillen. Münch. med. Wschr. **1939 I**, 959. — Schmid, W.: Die Frühdiagnose des postoperativen Tetanus. Chirurg 8, 763 (1936). — Die Entstehung des postoperativen Tetanus. Brun's Beitr. **166**, 584 (1937). — Schubert, R.: Einfluß von Kollidon auf Tetanustoxin. Ärztl. Forschg **1949**, 425. — Schürmann: Tetanusfälle 1945. Z. Unfallmed. u. Berufskrankh. **41**, 249 (1948). — Schulze, G.: Über den Arbeitsstoffwechsel des im Wundstarrkrampf befindlichen Kaltblütermuskels. Pflügers Arch. **251**, 18 (1949). — Schwaiger u. Bach: Polamidon (Höchst 10820). Klin. Wschr. **1949**, 375. — Simon, B., et G. A. Patey: Du rôle des algies périphériques dans l'évolution des tétanos de guerre. Mém. Acad. Chir. **67**, 364 (1941). — Sommer: Beitrag zur Tetanusprophylaxe. Arch. orthop. Chir. **36**, 443 (1936). — Spaar: Allergische Meningitis bei Tetanus. Arch. f. Psychiatr. **116**, 1 (1943). — Sprenger, O.: Krampfbereitschaft als Spätfolge nach Tetanus. Zbl. inn. Med. **1937**, 481. — Sprockhoff, H., u. I. Ansorge: Beitrag zur Kenntnis der neurologischen Erkrankungen nach Tetanusserumbehandlung. Dtsch. Z. Nervenheilk. **147**, 163 (1938). — Staudinger, H.: Über den Kohlenhydrathaushalt bei experimentellem Wundstarrkrampf. Klin. Wschr. **1946**, 16.

Tangari, C.: La via epidurale sacrale nella sieroterapia antitetanica. Arch. ital. Chir. **49**, 268 (1938). — Taricco, G.: Contributo casistico sul tetano dei neonati. Ginecologia (Torino) **5**, 682 (1939). — Thompson jr., Wesley D., and Leon Friedman: The efficacy of phenol and tetanus antitoxin in the treatment of experimental tetanus. Surg. etc. **72**, 860 (1941). — Torrens, E., and Wood: Myanesin in Tetanus. Lancet **1948**, 807. — Turner, V. C., and Galloway T. C.: Tetanus treated as a respiratory problem. Arch. of Surg. **4**, 478 (1949).

Uhry et Lemetaze: C. r. Soc. Biol. Paris **125**, 250 (1937).

Vaccarizza, R. F., D. Vivoli u. J. Peronicini: Nierenveränderungen beim Tetanus. Semana méd. **1933 II**, 77. — Vaccarezza: Der Blutzucker bei Tetanus. Rev. Pat. infecc. **1**, 523 (1936). — Vinnard, R. T.: 350 cases of Tetanus. Surgery **18**, 482 (1945). — Vogel: Serumpolyneuritis. Dtsch. med. Wschr. **1939**, 217; **1943**, 293. — Vogler: Zur Frage des Angriffspunktes des Tetanustoxins beim lokalen Tetanus. Schweiz. Z. Path. u. Bakter. **12**, 692 (1949). — Volkmann: Verhütung der Serumkrankheit. Münch. med. Wschr. **1943**, 180. — Behandlung des Wundstarrkrampfes durch Liquorpumpen. Zbl. Chir. **1948**, 9.

Waissfeld, O. L.: Über die Diagnostik, die Behandlung und die Prophylaxe des Tetanus. Vestn. Chir. (russ.) **56**, 235 (1938). — Wall: Acute Tetanus following a perforating injury of the eye. The Eye, Ear, Nose and Throat Monthly **27**, 179 (1948). — Walzel: Evipan bei Tetanus. Schweiz. med. Wschr. **1935**, 80. — Wamoscher, L., u. J. v. Vasarhelyi: Untersuchungen über experimentellen Tetanus. Z. Hyg. **115**, 535 (1933). — Wartman and Pillemer: Effect of injecting Crystalline tetanus toxin and tetanus antitoxin into mice. Proc. Soc. exper. Biol. a. Med. **70**, 65 (1949). — Weber, G.: Plexuslähmung nach Tetanusschutzimpfung. Dtsch. med. Wschr. **1939 I**, 604. — Weber: Spättetanus. Münch. med. Wschr. **1944**, 249. — Webster, Schneider and Lofstrom: Observations upon patients with penetrating wounds involving the cerebellum. Ann. Surg. **127**, 327 (1948). — Weed, M., Purvis and Warnke: d-Tubocurarine in wax and oil for control of muscle spasm in tetanus. J. Amer. med. Assoc. **138**, 1087 (1948). — Weller, E.: Über die regionale Verschiedenheit des Tetanusvorkommens, ihre Erklärung und Bedeutung für die Tetanusprophylaxe. Dtsch. med. Wschr. **1948**, Nr 21—24, 228. — Wildegans: Das Auftreten des Tetanus im deutsch-polnischen Krieg. Dtsch. med. Wschr. **1940**, 869. — Winkelbauer: Neue Wege in der Therapie des Tetanus. Dtsch. med. Rundschau **2**, 41 (1948). — Wolters u. H. Dehmel: Die Tetanusprophylaxe durch aktive Immunisierung. Z. Hyg. **122**, 603 (1940).

Zuckschwerdt u. Axtmann: Wirbelveränderungen nach Wundstarrkrampf. Dtsch. Z. Chir. **238**, 627 (1933).

Keuchhusten.

Von

Eduard Glanzmann.

Synonyma. Lateinisch: Pertussis, Tussis convulsiva; französisch: Coqueluche; italienisch: Pertosse, Tosse canina; englisch: Whooping cough, holländisch: Kindhoest; spanisch: Tos Ferina. Volkstümliche Benennungen: Stickhusten, Blauhusten, Wolfshusten, Eselshusten.

Definition. Der Keuchhusten ist eine übertragbare akute Infektionskrankheit der Respirationsorgane. Ursächlicher Erreger ist der Keuchhustenbacillus von BORDET und GENGOU (Haemophilus-Pertussis). Der Keuchhusten kommt am häufigsten bei Kleinkindern vor, kann aber jedes Lebensalter befallen. Sein Überstehen hat in der Regel eine gewisse Immunität zur Folge. Aus einem anscheinend banalen Husten entwickelt sich ein Husten mit cerebralen Zutaten, der mit einer Aura beginnt und immer häufiger sich zu Anfällen steigert, zu einem eigentlichen Krampfhusten, Einziehen bei nur halb geöffneter Glottis, sog. Reprise und endet mit Hervorwürgen oder Erbrechen von zähem Schleim. Nachdem die Anfälle während einer bis mehreren Wochen im Stadium convulsivum verharrt sind, nehmen sie allmählich an Stärke und Häufigkeit ab. Der Keuchhusten geht in das Stadium decrementi über und heilt schließlich aus.

Historisches. Obschon seit der Zeit des Hippokrates viele Krankheiten aus dem Altertum überliefert wurden, so scheinen die Alten die Krankheit übersehen zu haben, jedenfalls ist aus dem Altertum kein Name bekannt. Eine der ältesten Bezeichnungen im Mittelalter in England und Schottland ist Kinkhoest. 1556 schrieb KRAFTHEIM ein therapeutisches Buch: „Consilium de catarrhis puerorum strangulationem minitantibus cum epilepsia." GUILLAUM DE BAILLOU meldet 1578: „Im Frühling breitete sich eine Epidemie über Paris aus, welche die älteren Ärzte „Coqueluche" nannten. In der Mitte des Sommers trat die Krankheit meistens bei Kindern auf, mit vielen Todesfällen. Die Erkrankung wurde auch Quinta oder Tussis quintana genannt. Vielleicht wollte man damit die 4—5stündige Wiederkehr der Hustenparoxysmen kennzeichnen, die man auch heute noch gelegentlich beobachten kann. Die französische Sprache versteht übrigens unter „quintes" anfallsweise auftretende Hustenstöße. THOMAS WILLIS beschrieb 1658 eine Londoner Epidemie und beklagte sich darüber, daß die Ärzte die Behandlung des Leidens den alten Weibern und den Quacksalbern überließen. SYDENHAM gebrauchte 1670 den Namen „hooping cough" als populäre Bezeichnung. 1724 wird Pertussis in Deutschland beschrieben und ist um die Mitte des 18. Jahrhunderts auf dem ganzen Kontinent wohlbekannt und als Todesursache gewürdigt. Heute ist der Keuchhusten über die ganze Erde verbreitet.

Epidemiologie. Der Keuchhusten ist in den Städten meist endemisch, so daß das ganze Jahr hindurch Fälle zur Beobachtung kommen. Ausgangs- und Mittelpunkte namentlich auch für epidemische Ausbreitung sind Krippen, Kinderheime, Schulen usw. Das Anschwellen des endemischen Keuchhustens zu kleineren Epidemien scheint periodisch ungefähr alle 3—5 Jahre zu erfolgen, wenn wieder eine Generation von empfänglichen Kleinkindern herangewachsen ist.

Eine charakteristische Jahreskurve für den Keuchhusten gibt es nicht.

Die Schwere der Epidemien hat fraglos abgenommen. Deutschland wurde 1815/16 zum letztenmal von einer verheerenden Pandemie durchzogen (M. KLOTZ). Die größte Sterblichkeit hat Nordeuropa aufzuweisen.

Lehrreiche und, was besonders wichtig ist, verläßliche Zahlen über Altersdisposition und Mortalität verdanken wir FEER (M. KLOTZ). Er gab für Basel von der Zeit von 1875—1891 folgende Prozentzahlen an:

	0—3 Monate	3—6 Monate	6—9 Monate	9—12 Monate	1—2 Jahre	2—5 Jahre
Keuchhusten .	1,5	4,1	5,5	3,8	15,0	23,0
Masern	0,3	0,8	2,3	2,8	11,0	38,0
Diphtherie . .	0,2	0,3	0,6	1,5	6,0	24,0
Scharlach . . .	0,3(?)	0,2	0,5	0,6	4,5	37,0

FEERs jüngster Patient war 3 Tage alt und starb nach 6 Wochen.

Nach einer neueren Statistik von SAUER machen ungefähr 80% der Patienten den Keuchhusten im Vorschulalter durch, 1. bis und mit 7. Lebensjahr.

Die *Sterblichkeit* an Keuchhusten ist besonders im 1. Lebensjahr eine sehr hohe. Es starben in Berlin 1913 (absolut) im Alter von Jahren:

	0—1	1—2	2—3	3—4	4—5	5—6
An Keuchhusten	98	43	7	4	1	1
„ Diphtherie .	75	80	48	60	51	27
„ Masern . .	59	69	20	11	8	2
„ Scharlach .	11	29	42	33	30	24

Es ist bekannt, daß die Sterblichkeit an Infektionskrankheiten im Deutschen Reiche sich dauernd verringert hat. Am geringsten ist dieser Rückgang bei Keuchhusten (und Masern).

Seither hat die Sterblichkeit erheblich abgenommen, namentlich als es gelang, durch die neueren bestrahlten Ergosterinpräparate die Rachitis prophylaktisch und therapeutisch energisch zu bekämpfen. Es sank damit ganz allgemein die Sterblichkeit an Bronchopneumonien und damit auch an Pertussislunge. In Amerika wird auch dem Schutz der älteren Geschwister durch die Vaccination eine bedeutende Rolle zugeschrieben.

Auch die neueren amerikanischen Statistiken ergeben nach SAUER z. B. von 1942, daß 70% der Todesfälle sich während des 1. Jahres ereignen, namentlich zwischen dem 6. und 12. Monat. Die Sterblichkeit war immer etwas größer bei den Mädchen. Die höchste Sterblichkeit wurde unter Negersäuglingen erreicht, zweifellos bedingt durch Armut und schlechte hygienische Verhältnisse.

SAUER bringt folgende vergleichende Statistik aus USA.:

Krankheiten	Todesfälle	Unter 1 Jahr	Prozent
Keuchhusten . . .	2 536	1 808	70
Diphtherie	1 273	96	8
Scharlach	447	26	5
Pocken	3	0	0

Aus dieser Statistik geht hervor, daß die Sterblichkeit von Keuchhusten diejenige von Diphtherie und Scharlach weit übertrifft.

Im Jahre 1940 starben in der Schweiz 28 Kinder an Scharlach, 81 an Masern, 41 an Diphtherie, aber 136 an Keuchhusten.

Prognose. In der Regel ist die Prognose um so schwerer, je jünger das Kind ist. SAUER rechnet noch mit 25% Sterblichkeit bei jungen Säuglingen in den USA. und LUST in Belgien bis zu 80%. Im 2. Lebensjahr gibt SAUER noch 10% an, nach dem 4. Lebensjahr sinkt die Sterblichkeit fast auf 0. 1944 beobachtete SAUER einen Pertussistodesfall auf 75 gemeldete Fälle.

Kräftige, gut genährte Kinder, frei von Rachitis, Tuberkulose, kongenitaler Syphilis oder anderen konstitutionellen oder interkurrenten Krankheiten wie

Masern, Influenza, Enteritis überstanden die Infektion ganz gut. Die Prognose war in der Regel sehr ernst während des Winters, in Waisenheimen, Findlingsasylen, Krippen, Spitälern und bei den Kindern, die unter schlechten sozialen und hygienischen Verhältnissen lebten. Die Prognose war am besten während des warmen Wetters, wenn die Fenster offengehalten werden konnten und die Patienten viele Stunden im Freien verbrachten. Die Komplikation mit Enteritis besonders während der warmen Jahreszeit machte die Prognose bei Anstaltskindern sehr schwer (SAUER).

Heutzutage ist es dank der Streptomycintherapie bereits gelungen, die Prognose des Keuchhustens gerade in den frühesten Altersstufen ganz wesentlich zu verbessern. Statistische Daten liegen allerdings noch nicht in größerem Ausmaß vor.

Bakteriologie. Von den belgischen Forschern BORDET und GENGOU wurde im Jahre 1906 der Bacillus haemophilus pertussis als Erreger des Keuchhustens entdeckt. Es handelt sich um ein dem Influenzabacillus nahestehendes, sehr kleines, grammnegatives, ovoides, nicht bewegliches Stäbchen, welches häufig eine bipolare Färbung zeigt. In Kulturen erscheint der Bacillus oft mehr kokkoid. Der Bacillus bildet keine Sporen, wird bei 55° abgetötet. Die Isolierung und aerobe Züchtung ist nicht leicht. Die Färbung ist im allgemeinen nicht sehr intensiv, besonders im Zentrum werden Farbstoffe nur schlecht angenommen.

Färbemethoden. Am meisten gebraucht wird die Gramfärbung nach folgender Methode: Die Präparate werden durch Durchziehen durch die Flamme fixiert und $^1/_2$ min in Gentianaviolett gefärbt, in destilliertem Wasser gewaschen und zur Entfärbung in 95%igen Alkohol gebracht. Dann wieder mit destilliertem Wasser abgespült, Gegenfärbung mit Carbolfuchsin während 1 min, Abspülen, Trocknen und Untersuchen mit der Immersionslinse. Wenn sich die Bacillen schwach färben, soll man das Carbolfuchsin länger einwirken lassen.

Von BORDET wurde Toluidinblau empfohlen, weil es sich am besten eignete, um die bipolare Färbung sichtbar zu machen. Man löse 1 g Toluidinblau in 20 cm^3 absoluten Alkohols und 100 cm^3 destilliertem Wasser. Hat sich der Farbstoff gelöst, so setzt man 1 g Phenol zu und schüttelt. Nach 2 Tagen wird filtriert. Die Ausstriche werden durch Durchziehen durch die Flamme fixiert, während 2 min gefärbt, in destilliertem Wasser gewaschen, getrocknet und mit der Immersionslinse untersucht. Die bipolare Färbung erscheint dann besonders deutlich und ist so charakteristisch, daß sich der Bacillus leicht von anderen Mikroorganismen unterscheiden läßt.

Bordet-Gengou-Bacillen im frischen, fixierten und gefärbten Sputumausstrich erscheinen häufig gruppenartig angeordnet, extracellulär oder auch intracellulär als kleinste ovoide Stäbchen von der Gestalt einer Null, deren Pole stärker gefärbt erscheinen.

Im *Elektronenmikroskop* zeigt Haemophilus-Pertussis im ungefärbten 50000 mal vergrößerten Präparat strukturelle Details in Form von zentralen dunkleren Massen, umgeben von einer hellen Zone von Ektoplasma, welches Antigen enthält (Agglutinogen) (nach SOULE, zit. bei SAUER).

Kulturmethoden. Die Isolierung und aerobe Züchtung des Bacillus Bordet-Gengou ist nicht leicht. Die Entdecker gaben folgende Methode an: Eine Perle von zähem aus den tieferen Bronchien ausgehusteten Schleim wird mehrmals in steriler Salzlösung gewaschen, um sie von anhängenden Mundsaprophyten zu befreien. Sie wird dann auf der Oberfläche eines frisch zubereiteten, defibriniertes Menschen- Schaf- oder Pferdeblut enthaltenden Agars, der eine kirschrote Farbe hat, mit einer Platinöse in einer fast unsichtbaren Schicht ausgestrichen. Dann wird die Platte bei 37° C während 2—3 Tagen bebrütet. Man reibt dann mit einer sterilen Platinöse über einen Teil der Oberfläche, wo keine Kulturen zu sein scheinen. Die so imprägnierte Öse wird dann über die ganze Oberfläche einer anderen Blutagarplatte ausgestrichen, welche ebenfalls bebrütet wird. Die Originalplatte und die Überimpfung werden täglich mit einer Handlinse nach den charakteristischen Bordet-Bacillenkolonien abgesucht. Sie sind sehr klein, von etwa 1 mm Durchmesser mit regelmäßigen Rändern, halbkugelig über die Oberfläche erhaben, glänzend wie Quecksilbertröpfchen und sind umgeben von einer schmalen hämolytischen Zone. Sie können weiter identifiziert werden durch mikroskopische Untersuchung nach obengenannten Färbemethoden, durch Überimpfung auf Blutgelatine, später auf Ascitesgelatine und mittels der Agglutination durch ein Immunserum. Nach der Agglutination kann man 2 verschiedene Typen A und B unterscheiden.

Auf Levinthal-Agar wächst der Influenzabacillus sehr gut, der Bordet-Bacillus dagegen nicht. Die Neigung des Influenzabacillus zur Pleomorphie ist weit ausgesprochener als beim Bacillus Bordet, wo sie nach KLEINSCHMIDT überhaupt fehlen soll. Nach GUNDEL,

KLEINSCHMIDT, LANGER, WILDTGRUBE gelingt so die Isolierung und Abtrennung des Bacillus Bordet-Gengou vom Influenzabacillus durchaus.

Der Nachweis der Keuchhustenbacillen durch die Kulturmethoden aus dem Sputum gelingt am leichtesten im katarrhalischen und frühen konvulsiven Stadium (75—79%), im späteren konvulsiven Stadium bei 50—60% und nach Ablauf von 5 Wochen nur noch in 0—16% (A. MEYER, zit. bei M. KLOTZ). Nach wochenlangem vergeblichem Suchen fand THIEMANN ihn schließlich doch noch; der Autor schildert nach M. KLOTZ treffend die Schwierigkeiten der Methodik, die Launenhaftigkeit der Ergebnisse.

Die Lebensfähigkeit der Keuchhustenbacillen außerhalb des menschlichen Körpers ist überaus gering. KLOTZ hat Keuchhustensäle ohne besondere Generaldesinfektion anderweitig belegen müssen, ohne daß er Übertragungen erlebt hätte.

Übertragung des Keuchhustens. Die Übertragung des Keuchhustens erfolgt wahrscheinlich ausschließlich durch Tröpfcheninfektion von Kind zu Kind, namentlich durch direktes Anhusten. Das frisch ausgehustete Sputum Keuchhustenkranker ist außerordentlich ansteckend. Ein Beisammensein von wenigen Minuten in einer Distanz von weniger als 2 m mit einem keuchhustenkranken Kinde genügt, um die Krankheit zu übertragen. Am ansteckendsten ist der Keuchhusten im Prodromalstadium mit den grippeartigen, katarrhalischen Erscheinungen, zu einer Zeit, wo man noch gar nicht an die Möglichkeit eines Keuchhustens denkt. Gerade zu dieser Zeit wird bei zufälliger Untersuchung der Bacillus Bordet massenhaft gefunden. Die Ansteckungsfähigkeit nimmt schon im Stadium convulsivum etwas ab, noch mehr im Stadium decrementi. Wir halten es aber mit FEER, und haben es nie zu bereuen gehabt, daß man gut daran tue, die Kinder noch so lange als infektionstüchtig zu betrachten, als sie husten, sonst kann man immer wieder unangenehme Überraschungen erleben.

Altersverteilung. Kein Alter wird vom Keuchhusten verschont. Im Gegensatz zu Angaben der Literatur habe ich schon ganz junge Säuglinge, selbst Neugeborene an Keuchhusten erkranken sehen. Auch SAUER erzählt von einer Frühgeburt, welche von der Mutter angesteckt wurde und am 8. Lebenstag an manifestem Keuchhusten erkrankte. Der Säugling starb am 18. Tag unter Konvulsionen; bei der Autopsie wurde eine Bronchopneumonie festgestellt.

Nach einer Statistik von SAUER erkrankten unter 400 Fällen während des 1. Lebensjahres 7%, während des 2. Jahres 15%, während des 3. Jahres 12%, während des 4. Jahres ebenfalls 12%, während des 5. Jahres 8%, während des 6. Jahres 25%, während des 7. Jahres 10%, hernach 11%. Ungefähr 80% der Patienten machte den Keuchhusten im Vorschulalter durch. Die Spitze des Keuchhustens traf in das Kindergartenjahr, das Durchschnittsalter betrug 4 Jahre.

Mütter und selbst Großeltern können an Keuchhusten erkranken, wenn sie im Haushalt einer engeren Exposition ausgesetzt sind, gleichgültig, ob sie Keuchhusten schon gehabt haben oder nicht. Ich sah einen 70jährigen Großvater, der sich an seinen keuchhustenkranken Enkelkindern infizierte. Der älteste Patient von SAUER war eine Urgroßmutter im Alter von 84 Jahren.

Experimentelle Pertussis. Bei kleinen Laboratoriumstieren war es bisher nicht möglich, das Krankheitsbild einer Pertussis zu reproduzieren. INABA, SAUER und HAMBRECHT konnten bei Affen, Macacus rhesus und Capuchin, durch Inoculation von hämolytischen Kulturen, die von frischen Pertussispatienten gewonnen worden waren, nach einer Inkubation von 5—21 Tagen paroxysmalen Husten erzeugen, wobei zäher Schleim ausgehustet oder mit der Nahrung erbrochen wurde. Lymphocytose fand sich nur während des Krampfstadiums. Aus den Lungen hustender Tiere konnten wieder typische Kulturen von Haemophilus-Pertussis gewonnen werden, mit welchen nicht immune Affen durch Einträufeln in die Nüstern wieder mit Keuchhusten angesteckt werden konnten. Nach der Genesung von Affen konnten weder Husten noch Lymphocytose selbst bei großen Dosen reproduziert werden. Das KOCHsche Gesetz war somit erfüllt.

RICH, LONG, BROWN, BLISS und HOLT erzeugten bei jungen Schimpansen durch Inoculation frisch isolierter Bacillen paroxysmale Hustenanfälle. Die vorher negative Komplementbindungsreaktion fiel stark positiv aus. MCDEARMAN erzeugte Lymphocytose und interstitielle Pneumonie bei Affen und Kaninchen durch intratracheale Injektion von Haemophilus-pertussis.

Berkefeld-Filtrate von Nasenrachenspülwasser, während des katarrhalischen Stadiums entnommen, erzeugten keine Symptome bei den Versuchstieren. Ein filtrierbares Virus spielt in der Ätiologie der Pertussis keine Rolle.

Hegarty und Mitarbeiter, Branford und Day infizierten Ratten und Mäuse endocerebral und endonasal oder auch endoperitoneal mit Bordet-Gengou-Bacillen und studierten die Streptomycinwirkung gegenüber einer minimalen letalen Dosis.

Pathologische Anatomie. Die Untersuchung der Keuchhustenleichen hat bisher wenig belangreiche Ergebnisse gezeitigt und kann zur Entscheidung des Streites über die Pathogenese kaum herangezogen werden.

Mallory und Hornor fanden Keuchhustenbacillen zwischen den Cilien der Trachea und der Bronchien. An Keuchhustenleichen wird oft ein vesiculäres Emphysem an den Lungenrändern und in beiden Lungenspitzen gefunden. Der Befund von unspezifischen Bronchialdrüsenschwellungen ist wieder umstritten.

Pospischill hat immer behauptet, daß der Keuchhusten in der Lunge verankert sei. „Hier finden sich die wesentlichen, wichtigsten und klinisch klassischen Manifestationen." Feyrter, der Pathologe am Infektionsspital von Pospischill, hat eine Monographie veröffentlicht über die Pertussislunge. Er studierte gefärbte Lungenschnitte von 100 Pertussispatienten. Die häufigsten Lungenveränderungen waren folgende: die meisten Bronchien in den befallenen Lungenbezirken zeigten partielle oder komplette Desquamation des Epithels, begleitet von verschiedenen Veränderungen der darunterliegenden Gewebe. Bronchopneumonische Herde zeigten makroskopisch und mikroskopisch ähnliche Veränderungen, wie sie auch bei der Influenza-Bronchopneumonie gefunden wurden. Herde, welche die Lungenoberfläche erreichten, erschienen als Ekchymosen in der Pleura. Die Schnittfläche war von grauer oder gelblich-grauer Farbe. Leicht erhabene Herde variierten in der Größe, in der Resistenz und im Luftgehalt. Bei zusammenfließenden Herden war der Luftgehalt stark reduziert. Die Pleuren zeigten gewöhnlich fibrinöse Auflagerungen. In den vorgeschrittensten Stadien hatte die Rundzelleninfiltration die tieferen Lagen der Bronchialwand durchbrochen und infiltrierte das peribronchiale Gewebe. Veränderungen in den Blutgefäßen waren selten, das lymphatische Gewebe zeigte Zellproliferation. Feyrter schloß: „Die Lunge erkrankt früh beim Keuchhusten. Eine Peribronchitis erzeugt den langwierigen Verlauf der Krankheit. Die Pertussisbronchopneumonie nimmt ihren Ursprung aus einer Bronchiolitis und Peribronchiolitis und nicht von einer Bronchitis."

Chronisches Emphysem mit gelegentlicher Alveolenruptur und interlobulärem Emphysem oder Pneumothorax wurde in den peripheren Teilen beider Lungen öfters angetroffen.

Sauer fand ähnliche pathologisch-anatomische Befunde bei experimentell erzeugter Pertussis junger Affen. Bei der gutartigen Form der Krankheit schienen die Bronchien und Bronchiolen den primären Sitz der Infektion darzustellen. In den bronchopneumonischen Herden war die Endobronchiolitis und Peribronchiolitis ebenso ausgesprochen wie bei der menschlichen Pertussisbronchopneumonie. Die Mitbeteiligung der Alveolen schienen sich auf dem Wege der Bronchiolen auszubreiten. Haemophilus-Pertussis wurde auch in den Alveolen festgestellt.

Eine andere Art der Genese der Pertussispneumonie hat Hayakawa (zit. bei Klotz) besonders gründlich erforscht. Er stellte fest, daß die intravenöse Injektion von Bacillus Bordet-Endotoxin die Gefäßwände der Tierlunge primär schädigt und für die nun intratracheal eingebrachten Streptokokken, Pneumokokken, Bordet-Bacillen und wohl auch Influenzabacillen sensibilisiert. Es entstanden in allen Fällen interstitielle Prozesse mit atypischer Epithelwucherung und Riesenzellen. Diese interstitielle Pneumonie blieb aus oder wurde uncharakteristisch, wenn die Sensibilisierung mit Endotoxin nicht vorausgegangen war.

Durch die geschilderten interstitiellen Veränderungen, Verödung von Lymphbahnen wird die Resorption von Exsudaten gestört und die lange Dauer der katarrhalischen Pneumonie verständlich.

(Über pathologisch-anatomische Befunde bei den nervösen Komplikationen siehe dort S. 285.)

Klinisches Bild. Die Inkubation. Die Inkubation des Keuchhustens beträgt meist 7—14 Tage, in anderen Fällen wieder, namentlich bei Säuglingen, dauert sie länger, bis zu 3—5 Wochen (Gottlieb und Möller).

Wir unterscheiden beim Verlaufe des Keuchhustens 3 Stadien:

1. Das *Prodromalstadium* oder *Stadium catarrhale.*
2. Das *konvulsive* oder *spastische Stadium.*
3. Das *Stadium der Rekonvaleszenz oder Stadium decrementi.*

Das Prodromalstadium dauert 1—3 Wochen, meist 8—14 Tage. Es beginnt wie eine gewöhnliche Rhinopharyngitis mit Niesen, Lichtscheu, geröteten Bindehäuten, Husten, verbunden mit bronchitischen Erscheinungen; gelegentlich habe ich auch einen deutlichen *Pseudocroup (Laryngitis acuta)* im Beginn gesehen. Trotz des starken Hustens ist der Lungenbefund meist negativ; nicht selten kann man in diesem Stadium eine diffuse Bronchitis mit giemenden und trockenen Rasselgeräuschen nachweisen. Der Husten unterscheidet sich zunächst gar nicht von einem gewöhnlichen Reizhusten. Verdacht auf Keuchhusten erregt in diesem Stadium häufig das Mißverhältnis zwischen dem starken Husten und dem sehr geringen oder fehlenden objektiven Befund. Der Verdacht wird noch mehr bestärkt, wenn der Husten besonders nachts auftritt und allen gewöhnlichen Mitteln trotzt, im Gegenteil zunehmend stärker wird. Es zeigt sich dann bald eine gewisse Dunsung der Stirn und der Gegend um die Augenlider, mitunter verbunden mit einer leichten Conjunctivitis oder gar Conjunctivalblutungen.

Die frühzeitige Diagnose des Keuchhustens wäre sehr wichtig, namentlich um andere Kinder vor der Infektion schützen zu können. Anerkanntermaßen ist sie jedoch im katarrhalischen Stadium sehr schwierig. Am häufigsten wird der Beginn der Pertussis verwechselt mit einer banalen Rhinopharyngitis, einer akuten Laryngitis oder einer leichten Grippe und der Arzt beruhigt die Mutter, aber nach einigen Tagen wird er wieder gerufen, weil nun in der Nacht ein typischer Keuchhustenanfall aufgetreten ist. Andererseits wird besonders zu Epidemiezeiten schon bei jedem spastischen Husten die Diagnose Keuchhusten gestellt und die Fehldiagnose geht daraus hervor, daß der Husten in wenigen Tagen abheilt. In beiden Fällen, wenn er die Entwicklung des Keuchhustens übersieht oder wenn er zu Unrecht die Diagnose Keuchhusten stellt, ist der Arzt blamiert. Es muß deshalb eine Frühdiagnose (s. später) angestrebt werden.

Das Stadium convulsivum. Unmerklich meist, gelegentlich aber auch unvermittelt geht das Stadium catarrhale in das konvulsive Stadium über. Das Hauptsymptom in diesem Stadium ist der sich immer wiederholende, eigentliche Keuchhustenanfall. Der Keuchhusten nimmt immer mehr den Charakter eines cerebralen Hustens an. Es handelt sich nicht mehr um einen einfachen Hustenreflex, sondern um einen Husten mit cerebralen Zutaten, die ihn zu einem charakteristischen Anfall stempeln. Dem Anfall geht häufig eine deutliche Aura voraus, vergleichbar der Aura beim epileptischen Anfall. Sie äußert sich in Unruhe, Angst, allgemeinem unbehaglichem Gefühl, Kitzeln in der Kehle, unter dem Brustbein und oft hörbarem Rasseln in der Trachea. Nun kommen ein paar kurze Hustenstöße, unterbrochen von einer kleinen Pause, eine tiefere, schon etwas tönende Inspiration und dann bricht das Maschinengewehrfeuer der rasch hintereinanderfolgenden kurzen Hustenstöße los. Während bei dem gewöhnlichen Husten beim Kind durch das Emporhusten und Verschlucken von Sputum der Reiz alsbald nachläßt, ist der Keuchhustenkranke nicht imstande, auch durch dieses Maschinengewehrfeuer das Sputum hochzubringen. Er muß die Kraft noch mehr verstärken, indem er bei nur halb geöffneter Glottis tief einatmet. Es entsteht so eine laute ziehende oder krähende Inspiration, die sog. Reprise. Es kommt nun nach dieser ersten Reprise eine zweite Hustenstoßreihe, nach der zweiten die dritte und so kann 4—5mal hintereinander durch wiederholte Reprisen sich steigernde Anstrengung verbraucht werden, um das an der Bifurkation oder an der Rima glottidis posterior festsitzende Sekret nach oben zu befördern. Schließlich wird das zähe, glasig helle Sputum durch die wiederholten Anstrengungen hochgebracht und kommt in Form von langen Schleimfäden neben reichlich abgesondertem Speichel aus dem Mund zum Vorschein. Oft gelingt das endgültige Hochbringen des Sputums nur durch Würgen und schließliches Brechen, wobei sich die Glottis weit öffnet und das zähe Sekret herausbefördert wird. Bei den heftigen und erschöpfenden Hustenanstrengungen wird das Blut infolge des erhöhten intrathorakalen Druckes gestaut, die oberflächlichen

Halsvenen schwellen gewaltig an, das Gesicht wird rot, dann blau, Stirn und Lippen verdicken sich, die Augen tränen, Schweiß bricht an der Stirn und im Gesicht aus. Das Herz schlägt wild, der Puls rast und wird oft etwas unregelmäßig. Namentlich bei Säuglingen blitzen noch einige Zuckungen im Gesicht und in den Gliedern in das Ungewitter des Keuchhustenanfalls hinein und verstärken dadurch den gewaltigen Eindruck des cerebralen Hustens.

Nach der großen Hustenanstrengung ist wohl das Kind in den ersten Momenten etwas erschöpft, aber nicht sehr lange. Es erholt sich ziemlich rasch und kehrt, als ob nichts passiert wäre, wieder zu seinem Spiel zurück. Nach besonders schweren Anfällen dagegen pflegen die Kinder ähnlich wie Epileptiker nach überstandenem „grand mal" erschöpft, weinend dazuliegen mit frequentem Puls, schwitzend und nach Ruhe verlangend.

Während sehr schwerer Anfälle ist die gesamte Atmungsmuskulatur, das Zwerchfell eingeschlossen, in höchster Tätigkeit, die Bauchpresse arbeitet während der Exspirationsphase klonisch, während der Reprise ist sie tonisch straff kontrahiert. Es kann zu unwillkürlichem Abgang von Harn oder Stuhl kommen. Die Kinder stampfen mit den Füßen auf und beugen den Rumpf meist nach vorn, seltener auch nach hinten.

Die Zahl der Anfälle ist in den einzelnen Fällen sehr verschieden. Es gibt Kinder, die im Tag nur 2, 4—6 Anfälle haben, andere wieder zeigen 30—40 und mehr Anfälle innerhalb 24 Sd. Der Keuchhusten ist um so leichter, je weniger Anfälle auftreten. Nachts sind meistens die Anfälle besonders heftig. Die Kinder fahren aus dem Schlaf auf, glauben zu ersticken, geraten in Schweiß und ein heftiger Hustenparoxysmus beginnt. Sobald das Kind sich wieder hinzulegen versucht, erfolgt manchmal wieder eine erneute Serie von Paroxysmen. Bei Säuglingen tritt der Unterschied zwischen Tag und Nacht, Zahl und Stärke der Anfälle bei weitem nicht so auffallend hervor, wie bei älteren Kindern (M. KLOTZ).

Im Anschluß an einen Anfall kann es zu mehr oder weniger heftigem Nasenbluten kommen.

Gar nicht so häufig, wie man nach der Literatur annehmen möchte, ist das *Zungenbändchengeschwür*. Es ist traumatisch bedingt, indem im Anfall die blaurote Zunge löffel- oder napfartig ausgehöhlt vorgestreckt wird, wobei das Zungenbändchen an den vorderen unteren Schneidezähnen eingerissen wird. Bei den zahnlosen Säuglingen fehlt das Ulcus frenuli linguae.

Die Dauer des Stadium consulvisum ist sehr variabel. Früher mußte man mit mindestens 4—6 Wochen rechnen; durch die moderne Therapie mit Antibioticis, namentlich mit Streptomycin, gelingt es, das Stadium convulsivum meist auf etwa 10 Tage zu beschränken.

Das Stadium decrementi. Nachdem das Stadium convulsivum während einigen Tagen oder Wochen auf dem Stadium acme verblieben ist, so beginnt in unmerklichem Übergang das Stadium decrementi damit, daß die Heftigkeit und auch die Zahl der Anfälle nachläßt. Die Cyanose wird geringer, das Erbrechen nach den Anfällen tritt nicht mehr so regelmäßig auf. Namentlich tagsüber lassen die Anfälle nach, zeigen sich fast nur noch bei psychischen Erregungen, beim Schreien, Laufen, Springen, nach dem Treppensteigen, beim Luftwechsel usw. Die Aura wird nicht mehr deutlich. Der Appetit wird wieder besser, der Ernährungszustand wird wieder gehoben.

Statt des Krampfhustens kann noch längere Zeit ein anscheinend banaler bronchitischer Husten zurückbleiben und noch viele Wochen andauern, so daß man von einem zweiten katarrhalischen Stadium gesprochen hat (M. KLOTZ).

Für die Gesamtdauer eines mittelschweren Keuchhustens rechnete M. Klotz etwa 7—14 Wochen, Feer 4—10 Wochen. Mit der modernen Behandlung gelingt es hauptsächlich das gefährliche Stadium convulsivum abzukürzen, während sich das Stadium decrementi immer noch etwas in die Länge ziehen kann.

Besondere Verlaufsformen. Neben dem typisch verlaufenden Keuchhusten gibt es während einer Epidemie auch viele atypische Fälle. Gar nicht selten sind Abortivformen, die sog. „*Coqueluchette*", der kleine Keuchhusten der Franzosen. Es kommt dabei gar nicht oder nur ganz vereinzelt zu typischen Keuchhustenanfällen. Die ganze Zeit über besteht nur ein anscheinend gewöhnlicher, aber hartnäckiger Husten, sehr häufig verbunden mit einer lange Zeit stationär bleibenden trockenen Bronchitis. An solchen atypischen abortiven oder larvierten Formen, die in der Umgebung keuchhustenkranker Kinder gar nicht selten sind, können sich bisher gesunde Kinder mit einem typischen Keuchhusten anstecken.

Keuchhusten bei Säuglingen. Ganz besonders bei Säuglingen hört man an Stelle der typischen Reprise nur ein eigentümliches, oft etwas schmerzliches Krächzen, statt des juchzenden, weithin tönenden Geräusches. Säuglinge und Kleinkinder können sich bei schweren Anfällen auch leicht verkeuchen, so daß es nach einigen schnappenden Atemzügen zu Atemstillstand, Apnoe, kommt. Das Kind wird cyanotisch, die Augen zeigen einen merkwürdig stieren Ausdruck, die Zunge wird vorgestreckt, die Venen am Hals sind mächtig gestaut und erst nach einigen bangen Augenblicken setzt wieder eine langgezogene krähende Inspiration ein. Bei spasmophilen Säuglingen kann es auch zu sehr gefährlichen Glottiskrämpfen im Anschluß an die Keuchhustenanfälle kommen mit tetanischer Herzlähmung.

Der Keuchhustentic. Lesage und Collin haben als Tic Coqueluchoide ein wohl charakterisiertes Nach- oder Ausgangsstadium der Pertussis beschrieben. Das Stadium decrementi kann sich viele Wochen hinziehen, die Hustenbahnen sind so eingeschliffen, daß die Anfälle mehr und mehr einen neuropsychischen Tic-Charakter annehmen. Charakteristisch ist namentlich die Abhängigkeit der Anfälle von äußeren Reizen. Rasches Treppensteigen, Luftwechsel und ganz besonders Affekte lösen dann Anfälle aus. Oft ahmen die Kinder, wenn sie ein anderes Kind husten hören, den Keuchhustenanfall nach. In diesem Stadium ist der Keuchhusten einer psychischen suggestiven Behandlung besonders zugänglich.

Keuchhusten der Erwachsenen. Der Keuchhusten ist nächst dem Scharlach die häufigste Kinderkrankheit, welche noch bei Erwachsenen vorkommen kann. Beim Erwachsenen unterscheidet Schlack 3 Formen von Keuchhusten: 1. Typische heftige Anfälle, mit dem Gefühl starker Bedrängung und Erstickung verbunden, 2. starker Reizhusten ohne Reprise und Erbrechen, 3. uncharakteristischer langdauernder heftiger Husten. Es ist klar, welch große Rolle der nicht erkannte Keuchhusten des Erwachsenen bei der Übertragung dieser Krankheit auf Kinder spielen kann. Pflegerinnen und Ärzte könnten den Keuchhusten übertragen, wenn ihre Mäntel durch frisch ausgehustetes Sputum infiziert sind. Dagegen dürfte die Übertragung durch angetrocknetes Sputum (Wäsche, Kleider) keine Rolle spielen.

Komplikationen: *Pertussislunge.* Der Lungenbefund kann während des ganzen Keuchhustens, abgesehen von einer gewissen Lungenblähung, die man am hypersonoren Schall, Tiefstand der Lungengrenze und Überlagerung der Herzdämpfung erkennen kann, auskultatorisch gänzlich ergebnislos bleiben. Nicht selten hört man aber mehr oder weniger ausgebreitete, klingende und nichtklingende, mittel- und grobblasige Rasselgeräusche in den abhängigen Partien hinten unten. Eine Prädilektionsstelle findet man in Bestätigung von Pospischill in der Gegend des linken unteren Schulterblattwinkels. Man hört hier halbklingende mittel- bis feinblasige Rasselgeräusche am konstantesten.

Die Komplikation mit der Pertussislunge gibt sich am ehesten durch die Veränderung des Keuchhustensputums zu erkennen. Das vorher glasige hellgelbliche Sputum wird trübe und eitrig, gelb oder grünlich, infolge stärkerer Leukocytenbeimengung. Ich habe auch pertussiskranke Kinder gesehen, welche wochenlang blutiges Sputum zutage förderten. Eitriges oder blutiges Sputum kann auch nur Ausdruck einer Tracheitis sein, bei negativem Lungenbefund. Der Prozeß deszendiert jedoch gerne und es kommt zu Bronchitis, welche beim Keuchhusten sehr bald von einer Peribronchitis und auch kleinknotigen peribronchialen Herdpneumonien begleitet wird. Es kommt zu Fieber. Die Hustenanfälle nehmen plötzlich an Intensität ab, ändern ihren Charakter, aber die Kinder zeigen Dyspnoe, Nasenflügelatmen, Cyanose, Pulsbeschleunigung, diffuses oder circumscriptes feinblasiges Rasseln.

Plötzlich einsetzende sehr starke Atemnot bei geringen oder ausgebreiteten giemenden oder zischenden Rhonchi deutet auf eine Capillarbronchitis hin. Interessant sind plötzlich auftretende akute Lungenkongestionen beim Keuchhusten. Es kommt zu einem unerwarteten hohen Fieberanstieg und man findet über einem Lungenlappen eine plötzlich nachweisbare leichte Dämpfung, deutliches Bronchialatmen. Nach 1—3 Tagen ist dieser Befund wieder verschwunden.

Neben dieser gutartigen Form akuter Verschlimmerung gibt es bösartige Formen mit Hyperthermien, die terminal 41^0 und selbst 42^0 erreichen können. Es treten dann lokalisierte oder generalisierte Konvulsionen auf, die auf eine Mitwirkung des Pertussisgehirns hinweisen. Regelmäßig sind aber auch die Lungen erkrankt. Die Respiration ist sehr rasch, oberflächlich, unregelmäßig, CHEYNE-STOKESsches Atmen kann auftreten. Über den Lungen hört man krepitierendes und subkrepitierendes diffuses Rasseln oder man findet eine beidseitige deutliche Bronchopneumonie. Dieser Krankheitszustand führt leicht unter Zirkulationsstörungen zum Tode. MARQUEZY, DELARUE und MATTEO denken an eine neuro-vegetative Reizung, welche auch durch Zirkulationsstörungen diese malignen Bronchopneumonien auslösen.

Es gibt auch ausgesprochen schleppende Keuchhustenpneumonien, die sich über viele Wochen bei geringem Fieber hinziehen und den Charakter einer Indurativ-Pneumonie annehmen können. Der Keuchhusten ist mit seiner deformierenden Peribronchitis eine der häufigsten Ursachen erworbener *Bronchiektasenbildung*. Klinisch äußern sich diese durch konstantes, halb konsonierendes, mittelblasiges Rasseln an bestimmten Stellen mit Neigung zu häufigem Aufflackern der Herde.

Bei der Indurativpneumonie kann sich gelegentlich eine Mitbeteiligung der *Pleura* zeigen, mit einem serofibrinösen oder hämorrhagischen oder trüben mäßigen Exsudat. Aber auch Empyeme habe ich nach Keuchhustenpneumonie wiederholt beobachtet.

Röntgenbefunde. Man sieht häufig, aber nicht immer, symmetrische Vergrößerung der Hilusschatten mit dreieckförmiger Vermehrung und Verstärkung der basalen Lungenzeichnung, durch verdickte basale Bronchialäste (Peribronchitis) und kleine streifige Infiltrate um die Bronchialverzweigungen herum, medial, nahe dem Herzzwerchfellwinkel und dorsal hinter dem Herzen. Kleinere Anschoppungsherde von Pertussispneumonie in den Unterlappen werden recht häufig beobachtet.

KOHN, SCHWARTZ, GREENBAUM und DALY haben sukzessive Röntgenbilder des Thorax bei 222 Kindern im Alter von 5 Monaten bis zu 8 Jahren während des Verlaufes der Pertussis gemacht. Die Patienten wurden in 3 Gruppen eingeteilt, solche ohne Fieber, mit leichtem

Fieber, mit hohem Fieber während des Pertussisverlaufes. Die Röntgenbilder von einigen Patienten von allen 3 Gruppen konnten normal sein. Eine Lungenbeteiligung war in milden, mäßigen und schweren Pertussisfällen nachweisbar. Die häufigste Lokalisation der Lungenverdichtung war die Gegend des Herzzwerchfellwinkels.

Bei seitlicher Aufnahme wurde häufig ein homogener Schatten in der Gegend des Mittellappens der rechten Lunge festgestellt und interpretiert als Atelektase mit Lungenmitbeteiligung. Sie glauben, es könne diese häufige Mitbeteiligung des Mittellappens der rechten Lunge bei Pertussis auf die viscöse Natur der Sekretion und die Folge einer Verstopfung des Mittellappenbronchus zurückgeführt werden.

Wir haben wiederholt bei seitlicher Aufnahme solche Schattenbilder gesehen, glauben sie aber eher auf eine Mitbeteiligung der interlobären Pleura des Mittellappens zurückführen zu können.

Nach den obengenannten Autoren war im Gegensatz zu früheren Berichten eine Vergrößerung der tracheobronchialen Lymphdrüsen nicht häufig, was auch durch die Autopsiebefunde bestätigt wurde.

Keuchhusten und Tuberkulose. Pertussis kann gelegentlich aktivierend wirken auf eine Bronchialdrüsentuberkulose, und ich habe schon beobachtet, wie sich auf der Höhe des Keuchhustens eine Miliartuberkulose mit tuberkulöser Meningitis entwickelt hat. Im allgemeinen aber erscheint die Tuberkulose von der Pertussis ganz unbeeinflußt. Eine Immunitätssenkung findet nicht statt, so daß man bei okkulten Bronchialdrüsen und Lungentuberkulosen im allgemeinen keinen Anlaß zu Befürchtungen einer Reaktivierung hat.

Nervöse Komplikationen (Pertussisgehirn). Konvulsionen, meist begleitet von einer abrupten Temperatursteigerung, bilden die häufigsten Komplikationen von seiten des Zentralnervensystems. Diese Konvulsionen können kurzdauernd sein, nur wenige Minuten dauern, oder aber sich über Stunden hinziehen, oder mit freien Intervallen mehrmals im Tage sich wiederholen. Zwischen den Anfällen sind die Kinder in einem halb- oder ganz komatösen Zustand. Diese Keuchhustenkonvulsionen entsprechen mehr oder weniger vollkommen sog. eklamptischen Anfällen. Sie sind meistens generalisiert, selten auf die eine oder die andere Extremität lokalisiert. Die Zuckungen treten auch im Gesicht auf, nicht selten begleitet von Augensymptomen, Pupillenstarre, Ungleichheit der Pupillen auf beiden Seiten (Anisokorie); besonders charakteristisch ist die konjugierte Ablenkung des Kopfes und der Augen nach einer Seite. Diese Keuchhustenkonvulsionen können sehr rasch in 1—2 Tagen, mitunter auch schon in wenigen Stunden zum Tode führen.

Gewöhnlich haben die Kinder mit Pertussisgehirn auch eine Pertussislunge (POSPISCHILL), d. h. meist Keuchhustenbronchopneumonien und man kann leicht verstehen, daß unter diesen Umständen die Keuchhustenencephalose eine besonders schwere Komplikation bedeutet. Die Verbindung einer Lungenkomplikation mit einem schweren krankhaften nervösen Syndrom bei Säuglingen und Kleinkindern, die durch eine akute Infektionskrankheit mit sehr häufigen schweren Keuchhustenanfällen mit Erbrechen und Schwierigkeiten der Ernährung geschwächt sind, bedingt die meist sehr düstere Prognose.

Charakteristisch ist, daß sich diese nervösen Komplikationen nicht auf der Höhe der heftigen Hustenanfälle zeigen, sondern zu einer Zeit, wo dieselben bereits ihren Höhepunkt überschritten haben, also etwa in der 3.—6. Woche. LITVAK, GIBEL, ROSENTHAL und ROSENBLATT geben 1948 ebenfalls an, daß in 72,5% der Fälle die cerebralen Komplikationen während der 3. und 4. Woche auftraten.

Glücklicherweise nehmen nicht alle Keuchhustenkrämpfe einen so schweren Verlauf. Sie können oft auch nur durch eine *Meningitis serosa* ausgelöst sein. Die Lumbalpunktion ergibt einen stark gesteigerten Druck und führt zu schlagartigem Schwinden der Krämpfe und meningealen Erscheinungen.

Früher mehr als heutzutage konnte eine latente *Tetanie* für die Keuchhustenkrämpfe gelegentlich verantwortlich gemacht werden. In derartigen

Fällen sind sie einer Behandlung mit Kalkpräparaten, Ammoniumchlorat und besonders einem Vitamin-D-Stoß zugänglich.

Mit oder ohne Konvulsionen hat man beim Keuchhusten verschiedene *Lähmungszustände* beobachtet. So sahen wir bei einem 2jährigen Kind eine rasch vorübergehende Hemiplegie. In anderen Fällen bleibt die Hemiplegie als cerebrale Kinderlähmung längere Zeit oder dauernd bestehen. Diese Hemiplegien treten entweder langsam oder ganz plötzlich auf. Bei einem 4jährigen Mädchen sah ich einmal eine schlaffe Paraplegie nach Keuchhusten, welche vollständig abgeheilt ist. Häufiger sind die Paraplegien spastischer Art und hinterlassen oft bleibende Kontrakturen.

Es wurden ferner beobachtet vorübergehende oder bleibende Amaurose, Taubheit, isolierte Aphasie. Auch die akute cerebrale Ataxie wurde gesehen, sie ist jedoch selten.

Eine bulbo-pontine Form wurde an unserer Klinik beobachtet mit Abducens- und Facialislähmung auf der rechten Seite mit spastischer Lähmung der linken Extremitäten (Hemiplegia alternans).

Pathologische Anatomie der nervösen Komplikationen. NEURATH fand Infiltrationen in den Meningen, meistens durch Lymphocyten; Hyperämie und entzündliche meningeale Blutungen. Profuse intrakranielle Blutung ist nicht so häufig, wie man früher angenommen hat. HUSLER und SPATZ fanden mehr encephalitisähnliche Veränderungen, nekrobiotische Alterationen an der Gehirnsubstanz neben den von NEURATH beschriebenen Befunden. Es handelte sich um schwerste nekrobiotische Veränderungen der Ganglienzellen (Homogenisierung nach SPIELMEYER). Besonders betroffen waren die Stirnhirnrinde und die Inselrinde, weitaus am meisten gelitten hatte die Rinde des Ammonshorns. Auch die Stammganglien und zum Teil auch die Purkinjezellen des Kleinhirns und der Nucleus dentatus konnten Schädigungen zeigen.

Ätiologie und Pathogenese. Nach belgischen Autoren wie DUBOIS, LEY, FONTEYNE, DAGNÉLIE erzeugte die Injektion von Keuchhustenbacillen in das Gehirn von Meerschweinchen heftige Konvulsionen und Lähmungserscheinungen, die zum Tode führten. In gleicher Weise wirkten Injektionen von Keuchhustenendotoxinen. Die Keuchhustenencephalose ist nicht auf eine Infektion des Gehirns zurückzuführen, sondern auf die Diffusion des Endotoxins. Es ist jedoch wahrscheinlich, daß das Endotoxin auf dem Weg einer Vergiftung des Gefäßsystems im Gehirn wirkt. Die Veränderungen der Ganglienzellen werden besonders auch auf Gefäßspasmen und toxische Ernährungsstörungen zurückgeführt (SINGER, SPIELMEYER). Andere Gefäßschädigungen zeigen sich in Form von Sinusthrombose und Thrombosen der Hirnvenen.

Dauerschäden am Nervensystem. Nach LITVAK und Mitarbeitern stirbt ein Drittel der Patienten mit cerebralen Komplikationen in der akuten Phase. Ein weiteres Drittel heilt vollständig und ein letztes Drittel trägt dauernde Folgezustände davon. In seltenen Fällen wird die geistige Entwicklung verzögert oder die Intelligenz ist mehr oder weniger dauernd beeinträchtigt. LURIE und LEVY berichteten über Änderungen der Persönlichkeit und Störungen des Betragens, die auf eine Pertussis zurückzuführen waren. In den meisten Fällen war der Keuchhusten zwischen dem 3. und 7. Monat durchgemacht worden. Die Veränderungen kamen erst mehrere Jahre nach einer schweren Pertussis im Säuglingsalter zum Vorschein.

Die Keuchhustenencephalose kann auch Dauerschäden in Form von Hemiplegien, spastischen Paraplegien, cerebellarer Ataxie, epileptiformen Anfällen usw. hinterlassen.

Keuchhustenpyämie. Selten treten im Anschluß an Keuchhusten verschiedene eitrige Metastasen auf, z. B. in den Gelenken, Hautphlegmonen, in den Meningen in Form einer eitrigen Meningitis.

Herz und Kreislauf. Das Pertussisgift schädigt Herz und Kreislauf im allgemeinen nicht nennenswert. Die schweren Hustananfälle bedingen eine starke Stauung im Lungenkreislauf und können den ganzen Kreislauf mehr oder weniger in Mitleidenschaft ziehen. Im Verein mit toxischer Schädigung kann es zu Myokarditis und fettiger Herzmuskelentartung kommen mit Hypertrophie und Dilatation des rechten Herzens, namentlich als Folge von Lungenkomplikationen. Ein plötzlicher Herztod kommt zwar bei Pertussis vor, ist jedoch sehr selten. In einem Fall habe ich bei Keuchhusten auch eine exsudative Perikarditis beobachtet.

Abdominalorgane. Die Keuchhustenkinder klagen häufig über Bauchschmerzen. Diese sind meist muskulär bedingt, als eine Folge der heftigen Muskelanstrengung beim Husten und Erbrechen, aber auch eine Vergiftung der Muskulatur erscheint mir nicht ausgeschlossen. Bei einem 5 Monate alten pertussiskranken Säugling habe ich eine Invagination beobachtet. Weitere Komplikationen sind Mastdarmvorfall, Nabel- und Inguinalhernien. Wiederholt habe ich bei Keuchhustenkindern Incarceration von Hernien gesehen.

Gastrointestinale Komplikationen. Im Vordergrund steht oft eine schwere Anorexie, namentlich bei Säuglingen, welche instinktiv fürchten, die Nahrungsaufnahme könnte einen Hustenanfall auslösen. Im Verlauf des Keuchhustens entwickeln Säuglinge im Spital nicht selten eine mehr oder weniger schwere Dyspepsie, namentlich bei heißem Wetter. Sie ist meist begleitet von rapidem Gewichtssturz. Der zarte Organismus kommt leicht in einen Zustand der Exsiccose und Prätoxikose und man muß in manchen Fällen eine Dauertropfinfusion anlegen, um die perorale Nahrungszufuhr für einige Tage vollständig unterbrechen zu können. Leider beschleunigen oft Konvulsionen oder Bronchopneumonien das fatale Ende. Nach einer 24—48stündigen Teepause beginnt man mit 3% Arobon oder 3% Elonac unter Beigabe von 1% entrahmten Eledon und steigert vorsichtig die Eledonmengen, bis 10% erreicht sind, dann setzt man Schritt für Schritt auf 10% gewöhnliches Eledon um, unter Beigabe von 3% Nutromalt, wobei noch einige Tage zur Sicherheit Arobon, eventuell mit Zusatz von 2% Soldor als Verdünnungsflüssigkeit beibehalten werden. Zur Prophylaxe von Ernährungsstörungen ist Frauenmilch zu empfehlen. Steht sie nicht zur Verfügung, so kann man schwache Eiweißmilchmischungen verwenden mit vorsichtigem Zusatz von Kohlenhydraten, wie 2% Soldor und 3—5% und mehr Dextrimaltose, bis das Kind gut zunimmt.

Pathogenese. Der Keuchhusten ist keine Neurose, sondern eine besondere ansteckende Infektionskrankheit, welche mit katarrhalischen Erscheinungen von seiten der oberen Luftwege beginnt. Die Erreger sind die Bordet-Gengou-Bacillen, welche sich auf der Schleimhaut des Kehlkopfs, besonders an der Hinterwand der Glottisgegend, in der Trachea, speziell der Bifurkationsstelle und nicht weit in die Bronchien hinab ansiedeln und eine katarrhalische Entzündung der Schleimhäute erregen, welche sich zunächst nicht von einem banalen Katarrh der oberen Luftwege unterscheidet. Nach TOOMEY erzeugen dann zu Beginn des konvulsiven Stadiums die Bacillen selber einen zähen glasigen Schleim, welcher auf der Schleimhaut sehr fest haftet und die Hustenreflexzonen lokal heftig reizt. Absterbende Keuchhustenbacillen liefern Endotoxin. Dieses Endotoxin führt jedoch nicht zu einer allgemeinen Vergiftung. Das Keuchhustenkind fühlt sich, sofern keine Komplikationen vorliegen, nicht sehr krank. Tagsüber zeigt es abgesehen von den Anfällen keine klinischen Zeichen oder Symptome. Unter diesen Umständen ist es schwer zu glauben, daß eine Verhütung oder Behandlung des Keuchhustens nur mit Antitoxin an und für sich Erfolg bringe (N. SILVERTHORNE). Doch nehme ich an, daß das

Endotoxin eine besondere Affinität zum Hustenzentrum hat. Durch die Vergiftung des Hustenzentrums erscheint nun eben ein Husten mit cerebralen Beitaten wie Aura, wiederholten krampfhaften Hustenstößen, denen es aber noch nicht gelingt, das Keuchhustensputum hochzubringen. Deshalb Einziehen der Luft bei nur halb geöffneter Glottis mit lautem tönenden Geräusch, der sog. Reprise, Wiederholung des Krampfhustens, wobei es namentlich bei Säuglingen nicht selten zu Zuckungen im Gesicht kommt, schließlich Hinauswürgen eines zähen, glasigen Schleimes. Häufig springt die Erregung des Hustenzentrums auf das Brechzentrum über, so daß der Anfall mit Erbrechen endet. An Stelle der Hustenattacken können auch Brech- und Niesanfälle auftreten. Namentlich bei Säuglingen verbraucht das Hustenzentrum in der Keuchhustenattacke so viel Energie, daß die höheren Atemzentren nicht mehr genügend damit versorgt werden können. Es kann deshalb in schweren Fällen nicht selten zu apnoischen Zuständen mit Atempausen und nachfolgender ausgesprochener Schnappatmung kommen, infolge Zerfall des höheren Atemzentrums (PEIPER). Die Keuchhustenendotoxine können schon frühzeitig zu Gefäßschäden führen (subkonjunktivale Ekchymosen, Nasenbluten, Dunsung im Gesicht). Gefäßschäden und Zirkulationsstörungen im Gehirn können infolge der Endotoxinvergiftung eine Art Encephalose, das sog. Pertussisgehirn verschulden mit lebensgefährlichen Krämpfen, gelegentlich auch mit mannigfachen anderen Reiz- und sogar dauernden Lähmungszuständen. Die Übererregbarkeit des Hustenzentrums kann das infektiöse Stadium des Keuchhustens oft längere Zeit überdauern. Die Hustenbahnen sind so eingeschliffen, daß jeder leichte Katarrh wieder Keuchhustenanfälle auszulösen vermag. Es ist nun von großem Interesse, daß in diesem neurotischen Stadium auch rein psychische Einflüsse für Auslösung und Dämpfung der Hustenanfälle eine große Rolle spielen, sog. *Keuchhustentic*. Es entspricht der allgemeinen Erfahrung, daß es nur schwer gelingt, Endotoxine als Antigene für die Gewinnung von wirksamen Antitoxinen zu verwenden und es ist deshalb verständlich, daß es bisher nicht gelungen ist, ein wirksames Antitoxin zu finden. Bei den Keuchhustenkindern selber kommt es, auch wenn der Keuchhusten in Abheilung begriffen ist, nur selten zur Antitoxinbildung (WEICHSEL, KATONA und LIU). Die genannten Autoren berichten allerdings über gewisse Erfolge mit einer Antitoxintherapie. In 77% der Fälle erzielten sie ein günstiges Resultat, in 29,5% trat eine solche Verminderung in der Zahl und Schwere der Krampfhustenanfälle auf, daß keine Behandlung mehr notwendig war. Die beste antitoxische Therapie scheint mir aber heutzutage die antibiotische zu sein, welche die Vermehrung der Keuchhustenkeime unterdrückt und damit die Endotoxinvergiftung an der Wurzel abwürgt (Streptomycin).

Diagnose, Frühdiagnose. Man wird zumeist versuchen schon im Frühstadium einen Hustenanfall zu provozieren. Das gelingt sehr oft durch Berührung des Gaumens oder der Rachenwand mit einem Watteträger oder durch Herunterdrücken der Zunge mit dem Spatel oder durch Druck von außen auf die Trachea bzw. den Larynx.

Hustenplattenmethode nach CHIEVITZ *und* MEYER. Man läßt die Kinder am besten während eines provozierten Anfalls gegen eine Blutagarplatte im Abstand von 10 cm husten und fängt auf eventuell mehrere Platten 4—6—10 Hustenstöße auf. Wenn sich der Patient im Frühstadium der Krankheit befindet, kann der Keuchhustenbacillus auf diese Weise relativ leicht nachgewiesen werden. Die Kulturplatten werden im Brutschrank bebrütet. Es zeigen sich nach dem 2.—3. Tag unter anderen Kolonien von Mundsaprophyten diejenigen von Keuchhustenbacillen von 1 mm Durchmesser, halbkugelig mit regelmäßigen Rändern, glänzend wie Quecksilbertröpfchen (s. Bakteriologie).

Man kann auch mit einem Watteträger entweder von der Mundhöhle aus einen Rachenabstrich machen, oder den Watteträger durch die Nase in den Epipharynx einführen und denselben direkt auf einen Objektträger ausstreichen oder auf eine Blutagarkultur die Bacillen überimpfen.

Durch diese bakteriologischen Verfahren konnten einzelne Autoren bis zu 99% die Keuchhustendiagnose stellen, andere brachten es nur auf 50%, und zwar auch in Fällen, die Formes frustes bleiben. Nach 3 Wochen gelingt der Nachweis nur noch in 45% der Fälle und noch später, etwa von der 5. Woche an, nur noch in einem Zehntel der Fälle.

Für die Frühdiagnose kann ferner das *Blutbild* verwertet werden. Es besteht nämlich beim Keuchhusten meist von allem Anfang an eine absolute Lymphocytose (gewöhnlich über 10000 Lymphocyten). Doch ist der Wert der Lymphocytose für die Frühdiagnose noch umstritten.

Im Gegensatz zu anderen katarrhalischen Erscheinungen findet man beim Keuchhusten in frühen Stadien eine normale oder sogar verlangsamte Blutsenkung.

Verdacht auf Keuchhusten erweckt die Dunsung der Stirn und der Augengegend. Ein gewisses periodisches Auftreten des Hustens, namentlich auch in der Nacht, reichliche Sekretion, das Versagen aller üblichen Hustenmittel, das Fehlen eines sonstigen objektiven Befundes trotz der zunehmenden Hustenanfälle, müssen auf den Keuchhusten aufmerksam machen.

Differentialdiagnose. Es gibt verschiedene Gelegenheiten, bei denen ein keuchhustenartiger Husten auftreten kann. So kann der Bacillus bronchisepticus, übertragen von Kaninchen und Hunden, eine Krankheit erzeugen, welche Keuchhusten ähnlich ist. Man muß versuchen, den Bacillus durch Kulturen und serologische Teste vom Keuchhusten zu unterscheiden. Es fehlt die Keuchhustenlymphocytose. Langwieriger Husten im Anschluß an Grippe kann mitunter Keuchhusten vortäuschen. Das Einziehen beim Keuchhustenanfall kann fehlen bei Säuglingen und namentlich bei älteren Erwachsenen. Ein atypischer Fall kann unerkannt bleiben, bis dann plötzlich typischer Keuchhusten in einem Haushalt oder Klassenraum vorkommt. Vergrößerte tuberkulöse Bronchialdrüsen können oft einen Husten auslösen, der sehr an Keuchhusten erinnert und namentlich auch nächtliche Anfälle erzeugt. Der Masernhusten im Prodromalstadium, ein aspirierter Fremdkörper, eine Laryngitis können mitunter Keuchhusten vortäuschen. Kinder mit einer Überempfindlichkeit gegen Heu, gegen Staub, Schuppen, Federn oder andere Allergene können einen hartnäckigen, periodischen Husten zeigen, der an Keuchhusten erinnert.

Parapertussis. Die amerikanischen Autoren unterscheiden vom Pertussisbacillus den B. parapertussis. Man schätzt, daß zwischen 5—10% der Pertussisfälle auf eine Infektion mit B. parapertussis zurückzuführen sind. Daß es sich um zwei verschiedene Infektionen handeln muß, geht daraus hervor, daß eine Immunität gegen Keuchhusten, die durch die Krankheit erworben oder durch Vaccine künstlich geschaffen wurde, nicht gegen eine Parapertussisinfektion schützt und umgekehrt. Wenn bei der Prophylaxe mit Keuchhustenvaccine, welche keine Parapertussisvaccine enthält, ein fehlender Schutz beobachtet wird, so soll man an eine Parapertussis denken.

Klinisch beginnt die *Parapertussis* plötzlicher als die Pertussis, aber der Verlauf ist kürzer, weniger schwer. Es besteht keine Tendenz des Hustens während nachfolgenden respiratorischen Infektionen wiederzukehren (W. BRADFORD).

FLOSDORF berichtete über ein weitverbreitetes Vorkommen von Parapertussisagglutininen unter der allgemeinen Bevölkerung und schloß daraus, daß dies auf spezifische Infektionen mit dem Bacillus parapertussis zurückzuführen sei.

Testverfahren. Für die ätiologische Bedeutung des Bacillus Bordet-Gengou sprechen die positiven Ergebnisse der Komplementbindung und der Agglutination. So war nach den dänischen Forschern CHIEVITZ und MEYER (zit.

bei KLOTZ) die Komplementbindung bei 12 Kranken in der 5.—8. Woche in 100% positiv, in der 3. Woche in 70%. Die positive Komplementbindung kann nach MEYER jahrelang bestehen bleiben. Weil die Reaktion gewöhnlich während der ersten wenigen Wochen des Keuchhustens negativ ausfällt, so kann dieser Test nicht für die Frühdiagnose verwertet werden.

Der Komplementfixationstest ist wertvoll für die Diagnose atypischer oder abortiver Fälle und zur Unterscheidung von Pertussis und Parapertussis. Nach HUENEKENS wird die Komplementfixation auch positiv nach der Injektion von frisch zubereiteten Vaccinen von Haemophilus-Pertussis. An Hand dieses Testes läßt sich somit die Immunisierung durch Vaccinebehandlung kontrollieren.

Technik nach KOLMER (zit. bei SAUER). Die Sera von 2 oder mehr gesunden Meerschweinchen werden titriert. Das Antigen ist eine 2mal gewaschene 72stündige Kultur von Haemophilus-Pertussis (Phase I) von annähernd 20000 Mill. Keimen je Kubikzentimeter in 0,85%iger Kochsalzlösung mit 0,2% Phenol. Die übliche Amboceptorlösung wird nach Titration gebraucht. Positive und negative Kontrollsera sind notwendig. Zwei Reagensgläser sind für jedes Serum notwendig, das erste für den Test, das zweite für die Kontrolle. In das erste Reagensglas wird 0,5 cm³ Antigen gegeben, in das zweite 0,5 cm³ obgenannter Salzlösung und in jedes 0,2 cm³ Serum. Man läßt sie ungefähr 20 min stehen, dann gibt man in jedes Reagensglas 1 cm³ verdünnten Komplements, dann werden diese Bestandteile sanft gemischt und die Reagensgläser über Nacht in einen Kühlschrank gestellt. Am folgenden Morgen kommen sie in ein Wasserbad von 37° für 10—15 min. Dann wird der Amboceptor und eine 2%ige Suspension von roten Schafsblutkörperchen hinzugefügt. Hernach werden die Reagensgläser durchgemischt und für 1 Std in das Wasserbad zurückgestellt. Dann werden sie wieder für eine oder mehrere Stunden im Kühlschrank gehalten. Der Grad der Hemmung der Hämolyse wird dann abgelesen und in folgender Weise aufgezeichnet: 0 (komplette Hämolyse), + (25%ige Hemmung), ++ (50%ige Hemmung), +++ (75%ige Hemmung), ++++ (100%ige Hemmung). Alle Sera mit Antigen und hämolytischen Kontrollen sollen vollständige Hämolyse zeigen. Die Mischung mit dem Pertussisserum soll dagegen keine Hämolyse erkennen lassen.

Agglutinationstest. Die Pertussisbacillen haben in ihrer Leibessubstanz ein Antigen, gegen welches der Organismus Agglutinine erzeugt. SAUER empfiehlt für den Agglutinationstest die

Technik nach MATHIESON. *Präparation des Antigens.* Um 500 cm³ Antigen zuzubereiten, werden 10 Reagensröhrchen mit Bordet-Gengou-Nährboden beimpft mit einer frisch isolierten Kultur von Haemophilus-Pertussis, Phase I. Nach einer Inkubation für 72 Std bei 37° C werden 5 cm³ steriler 0,85%iger Salzlösung zu jedem Reagensröhrchen beigefügt. Die Keime in der Salzlösung suspendiert werden über der Oberfläche von Rouxflaschen mit einer sterilen Impföse verbreitet. Für jede Flasche von 125 cm³ Tryptose wird Menschenblutagar als ein Kulturmedium benutzt. Die Flaschen werden für 4 Std inkubiert und dann für den Rest der 72 Std umgekehrt, so daß der Agar wieder nach oben kommt. Das Kondenswasser wird dann vollständig entfernt und 30 cm³ steriler Salzlösung werden zu jeder Flasche hinzugefügt. Nachdem die Suspensionen gesammelt und filtriert worden sind durch sterilen Mull, wird Formalin bis zu einer Konzentration von 0,4% zugesetzt. Die formalisierte Salzlösung wird bis zu einem Volumen von 500 cm³ zugegeben. Die obige Suspension wird mit einer gleichen Menge Salzlösung verdünnt, wenn die Testproben vorgenommen werden.

Präparation der Serumverdünnungen. Zur Prüfung des Serums von Kindern nach der prophylaktischen Vaccination werden Serumverdünnungen von 1:25 bis 1:1000 genügen. Zuerst wird eine Verdünnung von 1:10 gemacht durch Zufügen von 0,5 cm³ Serum zu 4,5 cm³ Salzlösung. Von dieser Verdünnung werden 0,5 cm³ zu 4,5 cm³ Salzlösung in einer zweiten Tube gegeben, um eine Verdünnung von 1:100 zu erreichen. Diese Verdünnungen werden für den folgenden Test so zubereitet, daß Verdünnungen 1:25, 1:100, 1:250, 1:500 und 1:1000 zur Verfügung stehen.

Der Agglutinationstest. In 3 Reagensgläschen für jede Serumverdünnung werden 0,0, 0,2, 0,3 cm³ Salzlösung abgemessen, ferner 0,4, 0,2 und 0,1 cm³ Serumverdünnung und 0,6 cm³ Suspension. Die Reagensröhrchen werden in ein Wasserbad für 2 Std bei 52° Celsius gebracht bis zu $^1/_3$ der Flüssigkeitssäule im Reagensgläschen. Man kann auch einfach die obigen Lösungen 18 Std bei Zimmertemperatur stehenlassen und braucht dann kein Wasserbad.

Auswertung. Eins plus Agglutination besteht in einer makroskopisch sichtbaren Verklumpung, aber ohne Änderung in der Trübung der Suspension im Vergleich mit der Kontrolle. Vier plus Agglutination besteht dann, wenn so große Verklumpungen auftreten, daß sie zu Boden sinken und eine ganz klare Lösung oberhalb des Bodensatzes zurücklassen.

Opsonintest. KENDRICK, GIBBS und SPRICK, RAMBAR, KELLER und Mitarbeiter benutzten den Opsonintest, um zu bestimmen, ob genügend Vaccine gegeben worden war. Die progressive Zunahme der Opsonine verhielt sich ähnlich wie diejenige des Keuchhustens selber. Die Reaktionen erreichten einen Gipfelpunkt und nahmen dann nach einer Anzahl von Monaten ab. Die Reaktion ist am schwächsten bei jungen Säuglingen, je älter das Kind ist, um so rascher war die Reaktion. Wegen des Absinkens des Opsonintests nach einer gewissen Zeit erscheint namentlich bei aktueller Gefahr eine Wiedererweckungseinspritzung (injection de réveil) notwendig.

Flosdorf-Hauttest. Gereinigtes Pertussis-Agglutinogen ist jetzt zur Verfügung als ein trockenes, aber leicht lösliches („lyophilized") Pulver. Eine Viole enthält genügend Material für 10 Hauttestdosen (100 Flosdorf-Einheiten). Der Inhalt wird in 1 cm^3 sterilem destilliertem Wasser gelöst und 0,1 cm^3 oder 10 Flosdorf-Einheiten werden intradermal in den Vorderarm gespritzt. Die Induration ist der bestimmende Faktor für eine positive Immunreaktion. Eine Reaktion bis zu 10 mm im Durchmesser wird als negativ angesehen (empfänglich), Induration von 10—20 mm ist schwach positiv (immun) und über 20 mm ist positiv (immun). Einige Reaktionen lassen sich schon $^1/_2$ Std nach der Injektion ablesen, andere erst 24 Std später. Der Grad der Induration und nicht die Area ist größer bei vaccinierten Kindern als solchen, welche Pertussis durchgemacht haben. Wenn die Ablesung nach $^1/_2$ Std positiv ist, so ist es nicht nötig, noch einmal nach 24 Std abzulesen. Der Flosdorf-Hauttest wird beliebt als ein Index für die Immunität nach Vaccineinjektionen. Er verspricht in allgemeine Verwendung zu kommen, weil er zuverlässig ist und schnell verwertbar. Die Einspritzung verursacht keine Schmerzen und kann ohne Verzug interpretiert werden.

MILLER, RYAN und HAWARD machten bei 100 Kindern, welche Keuchhustenvaccine in variabler Dose 2 Monate bis zu 8 Jahren vorher erhalten hatten, einen Hauttest mit Agglutinogen. Gleichzeitig wurden die Serumagglutinine bestimmt. Es wurde eine bemerkenswerte Verbindung gefunden zwischen einer positiven immunen Hautreaktion, guter Infiltration mit oder ohne Erythem, 20 mm oder mehr im Durchmesser, hohem Agglutinintiter und klinischer Immunität.

Pertussistoxine und Antitoxine. Nach FLOSDORF und McGUINNESS enthalten die Haemophilus-Pertussisbacillen zwei Endotoxine, ein thermolabiles und ein thermostabiles. Diese Endotoxine sind an und für sich durch ihr Toxoid nicht imstande, eine Immunität zu erzeugen. Man kann deshalb auch nicht viel erwarten, durch eine Toxinhautprobe empfängliche und nichtempfängliche Kinder herauszufinden. Pertussis-Antitoxin wurde von WEICHSEL, KATONA und LIU selten im Serum von normalen Kindern gefunden. Erwachsene ohne Rücksicht auf eine Pertussisanamnese, und Kinder, welche immun erschienen, zeigten nur wenig Antitoxin. Viele Kinder hatten während der Rekonvaleszenz nach Keuchhusten kein Antitoxin. Menschliches Hyperimmunserum weist einen hohen Titer von Agglutininen auf, enthält aber kein nachweisbares Antitoxin.

Schon BORDET gelang die Isolierung eines Pertussis-Endotoxins. Kleine Dosen erzeugten bei Laboratoriumstieren lokale Nekrosen und waren letal. Die Rolle der multiplen Keuchhustenendotoxine für die Klinik und die Möglichkeit der Antitoxinbildung ist noch wenig abgeklärt und bedarf weiterer Studien.

Blut- und Knochenmarksveränderungen beim Keuchhusten. FRÖHLICH entdeckte zuerst die absolute Lymphocytose, welche für Keuchhusten charakteristisch ist. Nach NAEGELI tritt diese Lymphocytose schon frühzeitig auf und ermöglicht die Differentialdiagnose gegenüber einfachen Pharyngitiden, welche mit polynucleärer Leukocytose einhergehen. SAUER und HAMBRECHT fanden die Keuchhustenlymphocytose in der Regel in Frühstadien noch nicht, so daß die Abwesenheit des typischen Blutbildes die Entwicklung eines Keuchhustens keineswegs ausschließen läßt. Man muß ferner berücksichtigen, daß im frühen Kindesalter bis etwa zum 4. oder 5. Lebensjahr schon normalerweise die

Lymphocyten überwiegen. Der Höhepunkt der Lymphocytose wird meist erst im konsulsiven Stadium erreicht. Es muß deshalb das Blut etwa alle 14 Tage kontrolliert werden. Von besonderem Interesse ist, daß in schweren Fällen, namentlich bei Komplikationen mit Bronchopneumonien oder Bronchiektasien extrem hohe, absolute Lymphocytosen zur Beobachtung gelangen können. So erwähnt SAUER ein 9jähriges Mädchen, welches am 16. Tag der Hustenanfälle eine absolute Leukocytenzahl von 175000 zeigte, von denen 116000 Lymphocyten waren. Bei einem 3jährigen Kind überschritt die Leukocytenzahl 80000 je Kubikmillimeter. Auch ASKUE betont, daß die Zahl der Weißen bei Pertussis bis 200000 steigen kann mit 90% Lymphocyten. Dies ist für den Pädiater von besonderem Interesse für die Differentialdiagnose zwischen akuter lymphatischer Leukämie und Pertussis, weil, auch bei Leukämie Husten infolge des Druckes von Lymphknoten, z. B. an der Bifurkationsstelle auftreten kann, der pertussoiden Charakter annehmen kann. Auch bei Leukämien können gleichzeitig Infektionen des Respirationstractus vorkommen.

Entscheidung bringt die Knochenmarkspunktion. LANDOLT fand selbst bei beträchtlicher Blutlymphocytose keine lymphatische Reaktion im Knochenmark. Im Gegenteil zeigte sich im konvulsiven Stadium eine allgemeine Hyperplasie des leukopoetischen Systems mit einer Vermehrung der Myelocyten und Linksverschiebung besonders bei schweren Fällen. Die Eosinophilen waren gewöhnlich vermehrt, selbst in Abwesenheit sensibilisierender äußerer Faktoren. Die myelocytäre Reaktion dauert verhältnismäßig lange Zeit und verschwindet erst gegen das Ende des recessiven Stadiums. Bei der lymphatischen Leukämie dagegen treffen wir meistens ein ganz monotones, von Lymphzellen durchwuchertes Knochenmark. Die Abwesenheit einer lymphatischen Reaktion im Knochenmark spricht gegen die Theorie einer direkt toxischen Wirkung des Bacillus von BORDET-GENGOU auf die lymphatischen Organe. Es erscheint LANDOLT möglich, daß die Blutlymphocytose zentralen Ursprungs sei. Toxische Reizung von diencephalen Zentren würden zu einer massiven Mobilisation der Lymphocyten aus ihren Depots führen.

Vaccineprophylaxe. NICOLLE und CONOR in Tunis waren die ersten, welche aus Bordet-Gengou-Bacillen abgetötete Kulturaufschwemmungen als Vaccine zum Schutz und zur Behandlung des Keuchhustens herstellten und ihren Gebrauch empfahlen. Die ersten Vaccinen entsprachen nicht den therapeutischen Erwartungen und die Vaccine kam deshalb in Verruf. 1924 veröffentlichte MADSEN einen Bericht über Pertussisvaccine, welche frisch zubereitet war von Bacillen, die direkt auf Hustenplatten isoliert worden waren. Die totale Dose betrug 22000 Mill. Bacillen, welche auf 0,5, 0,7 und 1 cm³ verteilt wurden, mit Intervallen von 3—4 Tagen. Von 364 Kindern, welche 1—3 Monate vor der Exposition injiziert wurden, bekamen alle ohne Ausnahme Pertussis, aber die Infektion verlief leichter.

SAUER verbesserte dann die Technik der Vaccinegewinnung in folgender Weise:

1. Frisch defibriniertes menschliches Blut wurde an Stelle von tierischem Blut verwendet.
2. Die Kulturen wurden abgekratzt und nicht gewaschen.
3. 5—7 frisch isolierte hämolytische Stämme wurden in jeder Vaccineprobe verwendet.
4. Eine totale Dose von 80000 Mill. Bacillen wurden zur Immunisierung verwendet, nicht als ein Verfahren nach der Exposition noch als eine therapeutische Maßnahme.

Vor 1931 wurden 394 nicht immune Säuglinge über 8 Monate alt injiziert, die nicht immunen Geschwister in ihren Haushaltungen dienten als Kontrollen. Innerhalb 4 Monaten bis zu 4 Jahren nach der Vaccination wurden 29 der immunisierten Kinder intim zu 31 Kontrollgeschwistern mit Keuchhusten der Ansteckung ausgesetzt. Ein geimpftes Kind zeigte 3 Monate nach der letzten Vaccinedosis, angesteckt durch einen keuchhustenkranken Bruder, eine milde Pertussis. In einer Familie blieb ein immunisierter Säugling frei von der Krankheit, obschon er in Kontakt war mit einem Geschwister und einer Mutter, von denen wiederholt aus Keuchhustenplatten Pertussisbacillen gewonnen werden konnten. Vorübergehende Exposition immunisierter Kinder wurde 162mal berichtet, ohne daß ein Kind die Krankheit bekam. Dies war der erste Beweis einer Immunisierung gegen Keuchhusten durch Pertussisvaccine.

Wann soll die Immunisierung vorgenommen werden? Weil der Keuchhusten am schwersten verläuft und die Immunität nicht vollständig sein kann als einen Monat oder mehr nach der letzten Vaccinedose, soll die Vaccine schon frühe gegeben werden. COHEN und SCADRON, ADAMS und Mitarbeiter injizierten Vaccine an schwangere Mütter zwischen dem 5. und 6. Monat bzw. im letzten Trimester der Schwangerschaft. Pertussisantikörper gingen von der Mutter durch die Placenta in das Serum des Kindes über und konnten auch im Nabelschnurblut nachgewiesen werden, aber in etwas geringeren Mengen als im mütterlichen Serum. Dieser Antikörpertiter geht allmählich während der ersten Lebensmonate verloren. Bei den Kontrollen fehlten in 77% die Pertussisantikörper vollständig. Die durch Immunisierung der Mutter temporär geschützten Säuglinge erfordern nach dem 6. Lebensmonat die 3 üblichen Dosen von Pertussisvaccine, kombiniert mit Aluminium präcipitierten Diphtherietoxoid oder mit Aluminium präcipitierter Pertussisvaccine in Diphtherie- und Tetanustoxoiden.

Aluminium-präcipitierte Pertussisvaccine-, Diphtherie- und Tetanustoxoide („Triple“ Antigens). Die bisherigen Resultate ergaben bei über 700 injizierten Kindern ermutigende Erfolge. Die Antikörperbildung auf jedes der konstituierenden Antigene war befriedigend.

Kombinierte Immunisierung gegen Diphtherie, Tetanus und Pertussis im frühen Kindesalter (nach L. W. SAUER). Diese simultane aktive Immunisierung gegen Diphtherie, Tetanus und Pertussis ist wirksam. Drei monatliche Dosen von aluminium-präcipitiertem D.T.P. werden bevorzugt. Das beste Alter für die initiale Dose ist der 6. Lebensmonat. Bei früherer Immunisierung soll diese nicht begonnen werden vor dem 3. oder 4. Lebensmonat. Es werden 4 monatliche Dosen empfohlen. Eine „Wiedererweckungsdose“ von aluminium-präcipitiertem D.T.P. wird empfohlen vor Besuch der Kleinkinderschule und vor Besuch der richtigen Schule, und nach einer angenommenen Exposition des vorher immunisierten Kindes. Die Pockenschutzimpfung sollte nicht durchgeführt werden vor Vollendung der grundlegenden Immunisierung gegen Diphtherie, Tetanus und Pertussis.

CRAVITZ und CANLEY impften Kinder im Alter von 6—12 Monaten. Von 3006 Kindern wurden mit bakterieller Parke-Davis-Sauervaccine immunisiert (1871); LEDERLES detoxifiziertes Pertussisantigen erhielten 1135 Kinder. In jeder Gruppe wurden 3 Injektionen in 3wöchentlichen Intervallen gegeben, total 6 cm³. Die Sauervaccine wurde sukzessive in 1, 2 und 3 cm³, LEDERLES Antigen wurde jeweilen in Injektionen von 2 cm³ gegeben. In der Sauergruppe fanden 65 Expositionen statt mit 6 Fällen von Pertussis. Bei der Lederle-Gruppe 59 Expositionen mit 34 Fällen, in der Kontrollgruppe 360 Expositionen mit 298 Erkrankungen. Jährliche Pertussiserkrankungen je 1000 betrugen 3,7 in der Sauer-Gruppe und 29,5 in der Lederle-Gruppe. Ein sehr deutlicher Unterschied. Augenscheinlich gewährt die Sauer-Vaccine ausgezeichneten Schutz für wenigstens 1—2 Jahre, bei der Lederle-Vaccine wurde immerhin der Verlauf modifiziert bzw. gemildert. SAUER tritt dafür ein, daß alle Säuglinge bald, nachdem sie 6 Monate alt geworden sind, immunisiert werden. Bei Vaccination an einem früheren Termin ist der Erfolg nicht so gut. Man kann die Kinder gleichzeitig gegen Keuchhusten, Diphtherie und Tetanus immunisieren, indem man mit Aluminium präcipitierte Mischungen verwendet. Die Intervalle zwischen den 3 Dosen der Vaccination können 1 bis 2 Monate betragen. Wird bei einem so geimpften Kind bekannt, daß es einer Ansteckungsgefahr ausgesetzt war, so kann man durch eine wiederholte Vaccineinjektion, eine sog. Wiedererweckungsdose oder „injection de réveil“ den Impfschutz auf die frühere Höhe bringen.

Technik der Vaccination. Die Vaccineampulle wird kräftig geschüttelt, die Verschlußkappe wird mit steriler Gaze oder Watte mit 70%igem Alkohol abgerieben. Nachdem 0,5 cm³ Luft injiziert wurden, wird die Ampulle umgekehrt und leicht geschüttelt bis das gewünschte Volumen der Vaccine in die Spritze aspiriert worden ist. Der Oberarm lateral und distal vom Deltoidmuskel wird mit einem mit Alkohol gesättigten Wattebausch abgerieben. Jedes sichtbare aluminium-präcipitierte Antigen an der Nadelspitze sollte mit steriler Gaze entfernt werden. Die distal gerichtete Nadel durchbohrt die Haut parallel mit dem Humerus, der Kolben wird langsam gepreßt und die Dose wird tief in das subcutane Gewebe injiziert. Die Nadel bleibt für einige Sekunden ruhig und wird dann schnell herausgezogen. Ein kleines Stück Heftpflaster wird auf die Injektionsstelle aufgeklebt. Mit dem rechten Zeigefinger und dem Mittelfinger wird die Haut zart, aber fest mehrere Male distal gestreckt. Abscesse können durch diese Injektionstechnik fast vollkommen vermieden werden. Bleibt Aluminium im Stichkanal, so entstehen nämlich leicht Abscesse. Der Oberarm des Impflings wird von der linken Hand während der Injektion und nachher fest umfaßt, während die Mutter oder eine Pflegerin den Kopf des Kindes von hinten festhält und das Kind an sich drückt.

Erfolge der Frühvaccination. SAUER beschreibt die Erfolge einer Immunisationsklinik in Evanston (Illinois) mit 70000 Einwohnern. In dieser Stadt sank die früher jährliche Pertussishäufigkeit von 334 in der letzten Dekade auf 3 im Jahre 1944. Diese 3 Kinder waren nicht prophylaktisch geimpft.

Sako und Mitarbeiter, S. R. und D. Halpern treten für eine noch frühere Immunisierung der Säuglinge mit Erstimpfung bereits unter 2 Monaten ein. Die Impfungen wurden meist gut vertragen und der positive Agglutinogenhauttest ergab den Beweis einer Antikörperbildung.

Ganz vereinzelt wurde 1 Fall beschrieben, bei welchem Konvulsionen nach dem Gebrauch von Pertussisvaccine auftraten, ferner ein fataler anaphylaktischer Schock bei identischen Zwillingen nach der 2. Injektion von Diphtherietoxoid und Pertussisantigen (Werne und Garrow).

Vaccineschutzimpfung bei aktueller Gefahr. Man injiziert alle 2 Tage eine Ampulle eines Vaccinepräparates. Tritt bei einer Injektion Fieber auf, so muß man warten, bis dieses Fieber abgeklungen ist, bis man die 2. Dosis gibt. Der Impfschutz soll nach E. Thomas nicht vor 3—4 Monaten eintreten und dürfte sich auf einige Jahre erstrecken. Man wird deshalb mit der Prophylaxe bei aktueller Gefahr zu spät kommen, aber man kann hoffen, den Keuchhusten zu mildern. Die Prophylaxe geht dann meist in eine Vaccinebehandlung des Keuchhustens über. Günstiger ist die Situation, wenn man bei einem bereits früher durchgeimpften Kind bloß eine sog. „Booster“-Injektion von Pertussisvaccine oder „Injection de réveil“ vorzunehmen braucht.

Vaccinebehandlung des Keuchhustens. Sie soll besonders im Inkubations- und katarrhalischen Stadium, spätestens sofort nach dem ersten Keuchhustenanfall einsetzen. Die intramuskulären Injektionen werden jeden 3. Tag vorgenommen, aber nur wenn die Temperatursteigerungen nach einer Injektion abgeklungen sind. Bei günstigem Verlauf lassen schon nach der 3.—4. Einspritzung Zahl und Stärke der Anfälle auffallend nach, öfters müssen aber die Vaccineinjektionen für die Behandlung noch längere Zeit fortgesetzt werden, bis die Kraft des Keuchhustens gebrochen erscheint. Manchmal treten etwas schmerzhafte Lokalreaktionen an der Injektionsstelle auf, die jedoch meist schnell und ohne nachteilige Folgen abklingen. Die Erfolge der Vaccinetherapie sind besser geworden, seitdem man keimreichere Präparate zur Verfügung hat. In der modernen Streptomycin- und Hyperimmunserumbehandlung ist jedoch in neuester Zeit der Vaccinetherapie eine ernsthafte Konkurrenz erwachsen.

Empfehlenswerte *Vaccinepräparate* sind:

1. *Petein* (Schering) aus 60 einzelnen Bordet-Gengou-Stämmen der letzten Jahre zu 5, 10, 15 Milliarden Keimen In Abständen von 2 Tagen werden 4 Injektionen intramuskulär (intraglutäal) verabfolgt, 1. Dose 0,25, 2. Dose 0,5, 3. Dose 0,75, 4. Dose 1 cm³.

2. *Phytossan* (Behring) in Packungen mit 4 Ampullen zu 1 cm³ mit 4,6 und je 8 Milliarden Keimen, jeden 3. Tag eine Ampulle intramuskulär. Bei ungenügendem Erfolg nach 4 Injektionen soll die Vaccinebehandlung noch weiter fortgesetzt werden. Die gleiche Dose kann für Erwachsene, Kinder und Säuglinge verwendet werden.

3. *Neo-Dmétys.* Ein französischer Vaccin polyvalent zu 500 Mill. Bordet-Bacillen in physiologischer Kochsalzlösung unter Zusatz von Fluornatrium und Phenol. Der Impfstoff ist praktisch frei von Nebenwirkungen. Er kommt in Schachteln mit 6 Ampullen zu je 500 Mill. Bordet-Bacillen im Kubikzentimeter verschiedener Stämme in den Handel. Drei Ampullen mit roter, 3 mit blauer Etikette. Man injiziert abwechselnd alle 2 Tage eine Ampulle mit blauem und eine mit rotem Schild. In der Mehrzahl der Fälle läßt sich eine sehr deutliche Herabsetzung der Zahl der Anfälle nach 5—10 Injektionen, also nach 10—20 Behandlungstagen erzielen. Die Resultate sind um so günstiger, je früher die Kinder zur Behandlung kommen. Da nimmt der Keuchhusten dann schon nach 3—4 Einspritzungen einen sehr gutartigen Verlauf. Bei hartnäckigen Fällen ist man genötigt, die Durchschnittszahl von 6—10 Injektionen bis zum Erfolg zu überschreiten.

Es wird auch angegeben, daß man durch intradermale Injektion von 0,1 cm³ Neo-Dmétys in die Deltoidesgegend eine spezifische Lokalreaktion im katarrhalischen Stadium der Pertussis erhalten kann, welche bei keuchhustenfreien Kindern stets negativ ist.

4. *Original Pertussis-Vaccine Berna* des Schweizerischen Serum- und Impfinstitutes in Bern. Die Vaccine ist aus folgenden Bakterienarten zusammengesetzt:

Bac. Bordet-Gengou (Pertussis-Bacillus), Mikrococcus catarrhalis, Staphylococcus aureus haemolyticus, Bac. influencae, Streptococcus haemolyticus und viridans Pneumococcus I, II.

Zur Prophylaxe gelangt Serie III zur Verwendung, bestehend aus 3 Ampullen. Ampulle 1 1 cm³ Vaccine mit 1000, Ampulle 2 mit 1750, Ampulle 3 mit 2500 Mill. Keimen von obiger Zusammensetzung.

Es wird ferner auch eine reine Bordet-Gengou-Pertussis Vaccine geliefert als Serie IV, bestehend ausschließlich aus Bacillus Bordet-Gengou. Eine Schachtel enthält 3 Ampullen zu je 1 cm^3 mit 4000, 6000 und 8000 Mill. Keimen. Indikationen: Keuchhustenprophylaxe in der Umgebung der Kranken, Keuchhustentherapie des 1. Stadiums.

Zur Therapie werden die Mischvaccinen von Serie I und II empfohlen.

Serie I: Sechs Ampullen mit steigender Keimzahl, beginnend mit 1000, 1750, 2500, 3250, 4000 und 5000 Mill. Keimen. Oft wird schon nach 3—4 Injektionen ein genügender Erfolg erzielt.

Serie II: Vier Ampullen mit je 5000 Mill. Keimen im Kubikzentimeter. Sie machen häufig geringe Temperatursteigerungen bis 38°, meist kommt man mit 3 Injektionen aus. Die Injektionen werden intramuskulär jeden 3. Tag vorgenommen. Kommt es zu einer Reaktion, so muß ihr völliges Abklingen abgewartet werden, was in der Regel innerhalb 24 Std der Fall ist. Hierauf Injektion der nächsthöheren Dosis. Die Dosierung ist unabhängig vom Lebensalter.

Die Vaccinetherapie versagt am ehesten bei Säuglingen und kann hier sogar ungünstige Fieberreaktionen mit Konvulsionen auslösen. Ich bin deshalb schon seit Jahren im Säuglings- und Kleinkindesalter auf die Vitamin-C- bzw. Streptomycintherapie übergegangen.

Das Bessere ist des Guten Feind, so haben wir schon jetzt das Gefühl, daß unter dem Siegeszug der neueren Antibiotica, des Streptomycins, des Chloramphenicols und des Aureomycins das Todesstündlein der manchmal versagenden Vaccinetherapie zu schlagen beginnt.

Allgemeinbehandlung des Keuchhustens, besonders bei Säuglingen. KOHN und FISCHER betonen, wie wichtig erfahrene Ärzte und ein kundiges Schwesternpersonal für die Behandlung der Säuglingspertussis sind. Die beständige Überwachung kann oft lebensrettend wirken. Infolge der Obstruktion des Respirationstractus durch dicke und zähschleimige Sekretion leiden fast alle schwer keuchhustenkranken Säuglinge an einem gewissen Grad von Sauerstoffmangel. Deshalb werden alle jungen Säuglinge in ein Sauerstoffzelt gebracht. Pharynx und Trachea müssen durch einen elektrisch betriebenen Aspirationsapparat von Zeit zu Zeit abgesaugt werden bei einem jeden Kind, welches Obstruktion der Luftwege zeigt. Durch häufigen Lagewechsel sucht man die Sekretstauung zu verhüten. Während eines schweren Anfalls kann man das Kind aufsetzen, den Kopf vorwärtshalten und einen pharyngealen Sog anwenden. Bei Zuständen von Apnoe wird das Kind sofort aus dem Sauerstoffzelt entfernt, auf einen Tisch gelegt. Larynx und Trachea werden aspiriert und künstliche Atmung wird von einer anderen Person durchgeführt, wobei Sauerstoff durch einen Trichter zugeführt wird, der dicht an den Mund gehalten wird. Die Schwestern müssen geschult werden in allen mechanischen lebensrettenden Maßnahmen.

Ernährung. Die Nahrung soll leicht verdaulich, reich an Vitaminen sein. Vor allem soll übermäßige Flüssigkeitszufuhr vermieden werden. Man gibt bei Säuglingen konzentrierte Nahrungsmischungen, wie Milchsäure- oder Citronensäurevollmilch mit Soldor 2% und Dextrimaltose 5 und mehr Prozent, Quark, Karotten und Kartoffelpüree. Bei Kindern jenseits des 1. Lebensjahres Vollmilch mit Brotbrocken, einmal täglich Gemüse, Kartoffelpüree, geschlagene reife Bananen, Orangensalat usw.

Freiluftbehandlung. Die frische Luft wirkt wie ein mildes Narkoticum. Sie bewirkt nach ROSENSTERN und allgemeiner Erfahrung seltenere Anfälle, weniger Erbrechen, mehr Appetit, weniger und mildere Bronchopneumonien und demgemäß eine geringere Letalität. Diese Freiluftbehandlung sollte nicht nur im Sommer, sondern auch im Winter, meistens aber nur bei Tage durchgeführt werden, sofern es die klimatischen Bedingungen gestatten. Bei notwendigem Zimmeraufenthalt lasse man wenigstens die Fenster tagsüber offen und möglichst auch nachts etwas bei entsprechend wärmerer Kleidung. Es ist stets daran zu denken, daß auch das keuchhustenkranke Klein- und Schulkind schonungsbedürftig ist, ähnlich wie ein grippekrankes und bei schlechtem Wetter nicht ausgehen soll.

Höhenflüge. Das kranke Kind wird in ein Flugzeug gesetzt und 1—1$^1/_2$ Std geflogen, wobei eine Höhe von 3000—4000, nach MESSERI in Italien auf 4000 bis 5000 m bei 400 Stundenkilometer Geschwindigkeit erreicht wird. Es wird über gute Erfolge namentlich bei größeren Kindern berichtet (LAUENER, PFLUG und JUNGHEIM, SCHÜTTE u. a.). Bei Kreislaufstörungen, Pertussislunge, Ohrenleiden usw. dürfte die Flugbehandlung nicht ganz ungefährlich sein. Die Höhenflugbehandlung ist vermutlich nur suggestiv wirksam und wird von RIETSCHEL, CHIARI, KLINKE und vor allem MOMMSEN abgelehnt. Bei wirklich genauer Nachprüfung haben diese Autoren eigentlich nur ein negatives Ergebnis feststellen können. Unterbringung der Keuchhustenkinder in Unterdruck- und Klimakammern, in der Nähe von Gasanstalten haben kaum einen Wert. Es ist hier namentlich auf das vollkommen negative Ergebnis des deutschen Luftfahrt-Medizinischen Forschungsinstitutes hinzuweisen. Es erscheint zum vornherein naiv und unbiologisch gedacht zu glauben, daß wir durch einen solchen intensiven Klimareiz ein infektionskrankes Keuchhustenkind wirklich heilen können. Sonst gilt als Grundsatz, daß der infektionskranke Organismus schonungsbedürftig sei und solche intensive Reize ferngehalten werden sollen.

Bäderbehandlung. Günstig wirken oft am Abend warme oder heiße Bäder mit Zusatz von Fichtennadelextrakt.

Medikamentöse Behandlung. Tagsüber sollten die Kinder am Aushusten des Schleimes nicht verhindert werden. Über die Tageszeit verlängerte hustenstillende Behandlung von Säuglingen und Kleinkindern kann direkt zu Bronchopneumonien führen und auch die Entwicklung von Bronchiektasien begünstigen. Dagegen ist es nützlich, für einigermaßen ruhige Nächte zu sorgen. Wir gebrauchen, um dem Kind etwas Nachtruhe zu verschaffen, Cardiazol-Dicodid. Wir geben bei Säuglingen 3—6 Tropfen in 3 Teelöffel Zuckerwasser und reichen dieselben am Abend, in der Nacht und gegen Morgen (1—2 Tropfen je Dosis). Größere Kinder bekommen 3mal so viel Tropfen Cardiazol-Dicodid am Abend, in der Nacht und gegen Morgen als sie Jahre zählen. Bei größeren Kindern mit häufigen nächtlichen Anfällen verordnen wir am Abend 0,015—0,03—0,05 Luminal (Phenobarbital) oder Gardénal oder ein Rectoquintylsuppositorium (wirksames Narkoticum Aethone kombiniert mit ätherischen Ölen). Man kann einem Kleinkind auch folgende Mixtur verordnen:

Rp.	Bellafolin pulv. c. saccharo	0,1
	Phenobarbitali solubilis	0,2
	Aquae dest. ad.	100,0
	Adde trochisc. saccharini I	
MDS.	Abends vor dem Schlafengehen 1 Teelöffel und wenn nötig 1—2mal in der Nacht repetieren.	

Behandlung des Erbrechens. Bei häufigem Erbrechen empfiehlt sich die Darreichung der Nahrung in Breiform schon bei Säuglingen, da diese weniger zum Husten reizt. Zur Eindickung der Milch kann $^1/_2$—1% Johannisbrotkernmehl (Nestargel, Nestlé) zugesetzt werden. Es können ferner zur Bekämpfung des Brechreizes Nautisan Babysuppositorien versucht werden. Sie enthalten 0,05 Chloreton und 0,015 Coffein natrio-benzoicum.

Bei hartnäckigem Erbrechen wird jede orale Zufuhr unterbrochen. Man gibt 4- oder mehrmals täglich 30—50 cm^3 einer angewärmten 5%igen Dextrose-Ringerlösung als Bleibeklysma.

Behandlung der Keuchhustenkonvulsionen. Es wird sofort Chloralhydrat 1 g in 10 cm^3 Mucilago salep rectal gegeben. Dieses Klysma kann, wenn notwendig, alle 4 Std während mehreren Tagen wiederholt werden. Ebenso wirksam ist die Injektion von 20%igem Luminalnatrium oder Phenobarbital solubile, $^1/_3$ bis $^1/_2$ Ampulle je nach dem Alter = 0,06—0,1. Dauern die Konvulsionen an, so ist unbedingt eine Lumbalpunktion vorzunehmen. Haben die Konvulsionen eine spasmophile Grundlage, so sollte unverzüglich ein Vitamin-D-Stoß zu 600000 E in subcutaner oder intramuskulärer Injektion vorgenommen werden.

Anschließend kann die Behandlung Di- oder Tricalciumphosphat in Lebertran für mehrere Monate fortgesetzt werden.

Behandlung in der Rekonvaleszenz. Bei Säuglingen und auch bei älteren Kindern in der Rekonvaleszenz empfiehlt sich Extractum malti cum Brom Ammon (Dr. WANDER) 2—3mal täglich 1—2 Teelöffel in etwas Milch.

Orts- oder Klimawechsel. Dieser wird vielfach von Laien, aber auch von Ärzten überbewertet. Auf der Höhe des Keuchhustens wird dieser nur zum Entsetzen der Kurgäste nach dem Kurort übertragen, ohne daß das Kind selber Linderung findet. Ein solcher kommt erst zur Abkürzung der Rekonvaleszenz in Frage. Ein mildes Schonklima am See oder in waldiger Gegend bei reiner staubfreier Luft ist zu empfehlen, während im Hochgebirge die Kinder oft gerne wieder stärker zu husten beginnen und es zu einem Keuchhustenrezidiv kommen kann.

Vitaminbehandlung des Keuchhustens. *a) Vitamin C.* Der Japaner OTANI fand, daß Vitamin-C-Zusatz zu verschiedenen pathogenen Bakterien in soliden Nährböden bei einem p_H von 7,0 nur die Keuchhustenbacillen in der Entwicklung hemmt, während die anderen Bakterien fast unbeeinflußt bleiben. Ferner stellte OTANI fest, daß das Keuchhustenendotoxin durch Vitamin C entgiftet wird. Französische Autoren wie GROOTTEN, MELLE und BEZSSONOFF stellten ebenfalls eine bactericide Wirkung des Vitamins C auf Kulturen des Keuchhustenbacillus in vitro fest. Interessanterweise verhielt sich also das Vitamin C gegenüber den Keuchhustenbacillen wie ein Antibioticum. Schon OTANI hat deshalb das Vitamin C (Ascorbinsäure) in die Therapie der Pertussis eingeführt.

Wir haben mit K. MEIER in schweren Fällen, namentlich auch bei Pertussislunge und Pertussisgehirn von täglichen Injektionen von großen Stoßdosen von Redoxon forte (ROCHE) 500 mg Ascorbinsäure intramuskulär ausgezeichnete Erfolge gesehen. Schon nach der 2.—3. Stoßdosis ganz auffällige Besserung des Allgemeinbefindens, namentlich bei Säuglingen, und erstaunliche Abnahme der Hustenanfälle nach Zahl und Intensität, rascher Rückgang des Fiebers und der Komplikationen. In sehr schweren Fällen muß man 2mal täglich Redoxon forte (2×500 mg) injizieren (intramuskulär in der Mitte des Oberschenkels vorne). Im allgemeinen genügen 6—8 Redoxonstöße. In etwa 20% der Fälle versagt die Redoxontherapie aus unbekannten Gründen. Bei apnoischen Säuglingen hat man gelegentlich den Eindruck einer lebensrettenden Wirkung des Redoxonstoßes.

Nach den Redoxonstößen geht man auf die ausschließliche Bé-Dul-Cé-Therapie per os über, welche bei leichteren Fällen auch ohne Redoxonstöße genügt (Bé-Dul-Cé-Roche-Tabletten mit Fruchtgeschmack enthalten 0,5 mg Vitamin B_1 und 35 mg Vitamin C). Diese Tabletten werden von Säuglingen und Kleinkindern lieber genommen und seltener erbrochen als die sauren Redoxontabletten[1].

J. C. DE WIT, der holländische Kinderarzt in Scheveningen, hat 90 Kinder im Verlauf von 2 Jahren wegen Keuchhusten mit Vitamin C (Ascorbinsäure) behandelt, und hat in einer holländischen Arbeit 1950 darüber berichtet. Die Patienten erhielten 7 Tage lang 500 mg täglich als Injektion oder per os, dann wurde die Dose alle 2 Tage um 100 mg reduziert bis auf 100 mg täglich, die bis zur Heilung fortgesetzt wurden. Die durchschnittliche Krankheitsdauer betrug bei Injektionsbehandlung 15 Tage, bei Verabreichung per os 20 Tage, bei einer Kontrollgruppe von 20 Kindern, die nur mit Vaccine ohne Ascorbinsäure behandelt wurden, 34 Tage. Wurde Vitamin C im katarrhalischen Stadium gegeben, so konnte in 75% das konvulsive Stadium verhindert werden. Die Zahl der Komplikationen war verschwindend klein. Die anfangs nur geringe Ausscheidung von Ascorbinsäure im Urin nahm mit der Besserung des Zustandes zu, Sättigung wurde aber erst 3 Tage nach klinischer Heilung erreicht.

[1] Praxis **34**, Nr. 4 (1945).

Behandlungsschema. Bis zum Nachlassen der schweren Anfälle 5× 2 Tabletten Bé-Dul-Cé, dann 4× 2, 3× 2, 5× 1, 3× 1 und damit weiterfahren bis zum völligen Nachlassen des Hustens. Bei Rekrudescenz der Hustenanfälle muß auf die höhere Anfangsdosierung zurückgegangen werden.

Weitere Formen des Bé-Dul-Cé sind Rondellen mit 1 mg B_1 + 100 mg C + 1 g Natriummonophosphat + 2,5 g Glucose. Als Anfangsdosis genügen hier 5mal 1 Rondelle.

10 g Granulat (= 2 Kaffelöffel) enthalten die gleiche Dosis und werden in Wasser gelöst verabreicht.

Ähnlich wie Vitamin C in der Regel noch stärker antibiotisch wirkt das Streptomycin in Dosen von 40—50 mg je Kilogramm Körpergewicht (s. unten). Aber wir haben auch schon erlebt, daß sich gewisse Fälle Streptomycin resistent verhielten, dann aber auf Redoxonstöße sehr gut ansprachen.

Vitamin-D-Therapie. Schon lange wurden beim Keuchhusten Quarzlampenbestrahlungen verwendet, die nicht nur Rachitis und Spasmophilie der Keuchhustenkinder günstig beeinflussen, sondern vielleicht auch auf die geschwollenen Bronchialdrüsen einwirken und allgemein roborieren.

Mittelschwere und schwere Rachitis mit Pertussis geben die Indikation zu einem einmaligen Vitamin-D_2-Stoß (600000 E). Man gibt dem Säugling zunächst die Hälfte der Mahlzeit, dann werden 1 cm^3 gleich 24 Tropfen hochkonzentriertes Vitamin D_2 in einem Teelöffel Milch gegeben. CZERNY hat zuerst an der Düsseldorfer Klinik über die sehr günstigen Resultate der Vitamin-D-Stoßbehandlung der Keuchhustenpneumonie bei Rachitikern berichtet.

Streptomycinbehandlung der Pertussis. *Experimentelles.* Da das Streptomycin auf gramnegative Bacillen einwirkt, so erschien es zum vorherein wahrscheinlich, daß auch der gramnegative Bacillus von BORDET und GENGOU durch Streptomycin in seiner Entwicklung gehemmt würde.

Kulturversuche. HEGARTY und Mitarbeiter stellten fest, daß schon 1,5—3 γ je Kubikzentimeter Streptomycin dem Kulturmedium zugefügt die Entwicklung des Bordet-Gengou-Bacillus bakteriostatisch hemmte. Bei 15 γ je Kubikzentimeter wurde eine deutlich bactericide Wirkung beobachtet.

Tierversuche. HEGARTY und Mitarbeiter (1945) und darauf BRANFORD und DAY (1946) konnten zeigen, daß auf verschiedenem Wege endocerebral und endonasal mit Bordet-Gengou-Bacillen infizierte Tiere durch Streptomycin geschützt werden konnten. Die minimale letale Dose der Keime war bei den mit Streptomycin behandelten Tieren viel höher als die der Kontrollen.

Erfahrungen bei Säuglingen und Kindern. Zuerst berichtete LUST im April 1948 auf einem Kongreß der französischen Pädiater in Paris über die klinischen Resultate der Streptomycinbehandlung der Pertussis. Es wurden Dosen von 40—50 mg Streptomycin je Kilogramm Körpergewicht verwendet mit augenscheinlichem Erfolg. Die Intensität und die Anzahl der Anfälle nahmen rasch ab, so daß schon nach etwa 10 Tagen der eigentliche Keuchhusten erloschen war.

Wir wandten schon seit 1947 an unserer Klinik die Streptomycinbehandlung beim Keuchhusten namentlich sehr junger Säuglinge bei Pertussislunge und selbst bei Pertussisencephalitis mit ausgezeichnetem Erfolge an. Die zum Erfolg notwendigen Dosen sind verhältnismäßig hoch, 40—50 mg je Kilogramm Körpergewicht schon beim jungen Säugling und dürfen bei schweren Fällen unbedenklich überschritten werden, bis die wirksame Dosis erreicht ist, die individuell verschieden ist. Die Schwere der Anfälle und auch ihre Zahl gehen rasch zurück, so daß oft schon nach 10 Tagen manche Säuglinge fast überhaupt nicht mehr husten. Die Pertussislunge zeigt eine auffallend rasche Besserung, prompten Rückgang des Fiebers, wenn die individuell verschiedene notwendige Dosis erreicht wird. Auch apnoische Zustände traten kaum mehr auf, und selbst die so gefährliche Pertussis-Encephalose verlor ihre Schrecken. Wir begannen mit 5 intramuskulären

Injektionen, auf welche wir die aus 40—50 mg je Kilogramm errechnete Tagesdosis gleichmäßig verteilten und gingen so wie es die Besserung erlaubte auf 4 bis 2 Injektionen je Tag zurück. Bei schweren Zuständen von Apnoe bei Säuglingen und Kleinkindern sahen wir wiederholt lebensrettende Wirkungen von hohen Redoxondosen, 500—1000 mg intramuskulär. Es wurde von uns ausschließlich Dihydrostreptomycin verwendet, welches auch von ROMINGER gelobt wird.

FREUDENBERG verwendet ebenfalls Streptomycin intramuskulär 50 mg je Kilogramm und Tag und verteilt diese Tagesdosis auf 3 Einzeldosen.

Aerosolbehandlung mit Streptomycin. LEICHENGER und SCHULTZ und manche amerikanische und italienische Autoren, in der Schweiz BUSER und MARTIN DU PAN bevorzugen die Inhalationsmethode. Zur Durchführung der Inhalationen benutzten die letztgenannten Autoren den mit einem elektrischen Luftkompressor versehenen Vernebler von JUNGHANS. Sie vernebelten je Tag 400—500 mg Streptomycin oder Dihydrostreptomycin gelöst in physiologischer Kochsalzlösung 1:10 während 7—10 Tagen, bei täglich 3—5 Inhalationen zu 8—12 min. Sie rühmen dieses Verfahren hauptsächlich zur Behandlung im Privathaus, während sich nach FREUDENBERG und GLANZMANN die Inhalationsmethode in einer Spitalabteilung aus technischen Gründen nicht bewährt.

Eine große Reihe von Autoren konnten bereits die ausgezeichneten Erfolge der Streptomycinbehandlung der Pertussis bestätigen, so CATHALA und SEDALLIAN in Frankreich, SALAZAR DE SOUSA in Portugal, BULGARELLI, MURANO, IMPERATO, SCARZELLA, DE TONI, LAURINSICH, BRUSA u. a, in Italien.

Chloromycetin (Chloramphenicol). Sehr ermutigende Resultate mit Chloramphenicol bei Pertussis liegen vor von BELL, PITTMAN und OLSON, MACRAE, PAYNE und Mitarbeiter und PEREZ SOLER. Letzterer Autor empfiehlt als Dosis von Chloromycetin initial 100 mg je Kilogramm Körpergewicht. In der Folge wird diese Dose nach PEREZ SOLER in folgender Weise gesenkt:

Von 0—1 Jahr	0,06 g	alle 3 Stunden
Von 1—3 Jahren	0,125 g	,, ,, ,,
Von 3 Jahren bis ins Jünglingsalter	0,5 g	,, ,, ,,

Dauer der Behandlung 5 Tage, nachher mit geringerer Dose weiterfahren.

MACRAE, PAYNE und Mitarbeiter geben bei Säuglingen eine Initialdosis von 0,25 g Chloromycetin bzw. Chloramphenicol, gefolgt von 0,125 g alle 6 Std während 7 Tagen und 0,125 g alle 12 Std während weiteren 7 Tagen.

Darreichungsform. Die Kapseln werden geöffnet, das bitter schmeckende Pulver wird mit dem Saft schwarzer Johannisbeeren vermischt und teelöffelweise einige Minuten vor dem Schoppen gegeben (MACRAE). PAYNE und Mitarbeiter geben Chloramphenicol in gleicher Dosierung, vermischt mit Honig oder Orangensaft als Geschmackskorrigentien.

Toxizität. Das Chloromycetin gilt im allgemeinen als nicht toxisch, es kann aber Muskelmüdigkeit und vorübergehende Sehdefekte, namentlich bei größeren Kindern, auslösen. FREUDENBERG und CERNY beobachteten mannigfache Hautunreinigkeiten, Perlèche usw., welche längere Zeit bestehen blieben.

Chloramphenicol ist vor allem auf peroralem Wege wirksam. Es hat einen intensiv bitteren Geschmack und ist relativ unlöslich.

Aureomycin. *Quelle.* Das Aureomycin wird nach DUGGAR gewonnen aus Streptomyces aureofaciens, so genannt, weil der Pilz einen goldenen Farbstoff bildet.

Experimentelles. BRADFORD und DAY fanden, daß Aureomycin einen bakteriostatischen Effekt auf Haemophilus-Pertussis ausübt. Tägliche Dosen von 10 und 100 mg je Kilogramm schützten Mäuse gegen nasale Instillationen von Pertussisbacillen.

Klinisches. BELL, PITTMAN und OLSON fanden in 20 Fällen prompte Heilung des Keuchhustens, Abnahme der Frequenz und Intensität der Anfälle nach wenigen Tagen der Behandlung. In anderen Fällen verkürzte Aureomycin den Verlauf der Krankheit. KNIGHT fand in 6 Fällen innerhalb 3—4 Tagen Verschwinden der Cyanose und des Erbrechens und Aufhören des Keuchhustens schon nach 1 Woche oder 10 Tagen.

Präparate. Für die orale Behandlung von Kindern haben sich besonders die Aureomycin-Spersoids, d. h. Aureomycin als dispersibles Pulver in angenehm schmeckendem Schokoladepulver (LEDERLE) bewährt. Jeder Teelöffel faßt 3 g Schokoladepulver, welches 50 mg Aureomycin enthält.

Darreichung und Dosierung. Die Dosierung fußt auf 25 mg je Kilogramm Körpergewicht alle 24 Std, verteilt auf 4 Einzeldosen oder 150 mg (3 gestrichene Teelöffel voll Aureomycin-Spersoid) alle 6 Std für ein Kind von 25 kg. Jede Dosis wird vermischt mit einer kleinen Portion warmer Milch oder mit Wasser, um eine Paste herzustellen, die dann zu dem gewünschten Volumen verdünnt wird unmittelbar vor der Verabreichung.

Der Geschmack des Schokoladepulvers ist sehr gut und es wird auch nach unseren Beobachtungen ohne Schwierigkeiten genommen. Die Dosierung auf Aureomycin je Kilogramm Körpergewicht berechnet ist die gleiche wie bei der Einnahme von Kapseln. Bei 25 kg Körpergewicht z. B. genügen 3 Teelöffel Schokoladepulver 4mal täglich in gleichen Abständen genommen, um den Keuchhusten zuverlässig innerhalb einer Woche auszuheilen (600 mg Aureomycin täglich) (HENSLE).

Andere Lederle-Präparate sind: Kapseln zu 25 und 50 mg, ferner Flaschen mit Kapseln zu je 16 bzw. 250 mg Tabletten, Flaschen mit Tabletten zu je 25 bzw. 15 mg Aureomycin-Spersoid.

Dosierung für Erwachsene. HENSLE gebrauchte bei Erwachsenen 5 g Aureomycin-Hydrochlorid, welches gleichmäßig auf 5 Tage verteilt wurde. Die Kinder-Dosen betrugen bei ihm für dieselbe Zeit bis zu 2 Jahren 2,5—3 g, über 2 Jahre 4 g zu einem Heilungserfolg. Wir haben ähnlich günstige Resultate erzielt. Die gebräuchlichen Erwachsenendosen sind 50—25 mg je Kilogramm pro Tag per os. Am 1. Tag alle 4 Std, dann alle 6 Std.

Klinische Wirkung. Frequenz und Intensität der Anfälle lassen schon nach wenigen Tagen nach. Nasen-Rachenkulturen für Haemophilus-Pertussis werden rasch negativ, aber bakteriologische und klinische Relapse können vorkommen.

Toxische Effekte. Sie waren beschränkt auf mildes Erbrechen und dünne Stühle bei wenigen Patienten. Eine Unterbrechung der Behandlung war nicht notwendig.

Polymyxin-Aerosporin (von Bacillus polymyxa und Bacillus aerosporus). Diese Antibiotica erwiesen sich in vitro aktiv gegenüber dem Haemophilus-Pertussis im Kulturmedium und gegenüber der experimentellen Tierinfektion (AINSWORTH und Mitarbeiter). Leider ist das Polymyxin noch zu wenig gereinigt und Nierenschädigungen scheinen seinen Gebrauch vorläufig noch zu verbieten. Außerdem konnten KAPLAN, FISCHER und KOHN mit Polymyxin, Aerosporin intramuskulär 4,8 mg je Kilogramm und pro Tag verteilt auf 6 Dosen oder Aerosol 2,8—3 mg je Kilogramm pro die verteilt auf 4 Verneblungen pro Tag von 10—15 min die ermutigenden Resultate anderer Autoren nicht bestätigen.

Terramycin (PFIZER). Das neueste per oral wirksame Antibioticum Terramycin wird aus Kulturen von „Streptomyces rimosus" gewonnen. Es wirkt ebenfalls gegen Haemophilus-Pertussis antibiotisch. Die Toxizität ist sehr gering (gelegentlich Magendarmstörungen und Übelkeit).

Dosierung. Sie ist heute noch nicht genügend bekannt und dürfte jedoch ähnlich sein wie beim Aureomycin, d. h. Tagesdosen von 2—3 g in Teildosen alle 6 Std verabreicht. (50 mg pro kg in 24 Std.)

Das Streptomycin bzw. Dihydrostreptomycin hat sich rasch eine beherrschende Stellung in der Keuchhustentherapie erringen können, hat aber den Nachteil, daß es injiziert werden muß. Im Chloramphenicol und besonders im Aureomycin, vielleicht auch im Terramycin, welche bei peroraler Verabreichung als Hydrochloride sehr wirksam sind, erwachsen ihm ernsthafte Konkurrenten, denen vielleicht die Zukunft gehören wird.

Es ist sehr interessant, wie durch die antibiotische Therapie die Keuchhustenbacillen so in der Wurzel der Lebensbedingungen getroffen werden, daß sie ihre krankmachenden Giftwirkungen nicht mehr entfalten können.

Sulfonamide und Penicillin bei Keuchhustenlunge. *Sulfonamide.* An und für sich wird der Keuchhusten durch Sulfonamide und Pencillin nicht beeinflußt, da der Erreger des Keuchhustens gramnegativ ist. Dagegen sind diese Antibiotica sehr wertvoll für ernstliche Komplikationen des Respirationstractus, welche durch grampositive Pneumokokken und Streptokokken ausgelöst werden. Als bestverträgliche Sulfonamide sind zu empfehlen das Diazil, Elkosin und Sulfathiazol oder Eleudron in den üblichen Dosen (0,1—0,2 je Kilogramm Körpergewicht). Diese Tagesdose wird auf 6 perorale Gaben verteilt, Tag und Nacht. Die beiden ersten Dosen können als sog. Stoßdosen verdoppelt werden. Man hält die gewöhnliche Dosierung, d. h. die Hälfte der Stoßdosen so lange bei, bis die Temperatur, der Puls, die Respiration während 48 Std normal bleiben. Dann halbiert man diese Dosen für 2—3 Tage und läßt dann die Sulfonamidmedikation weg. Können die Sulfonamide wegen Bewußtlosigkeit oder Erbrechen nicht peroral gegegeben werden, so muß man sie tief intramuskulär spritzen. Injektionsabscesse sind leider nicht immer zu vermeiden. Diazil ist das einzige Sulfonamid, welches wegen seiner leichten Löslichkeit auch in Suppositorienform gegeben werden kann. Sobald wie möglich sollte aber auf die perorale Verabreichung übergegangen werden (alle 4 Std $^1/_4$ Tablette bei Säuglingen, $^1/_2$ Tablette bei Kleinkindern und 1—$1^1/_2$ Tabletten bei Schulkindern, $1^1/_2$—2 Tabletten bei Erwachsenen). Meistens kombinieren wir die perorale Sulfonamidtherapie mit der intramuskulären Penicillinbehandlung.

Penicillin. Penicillin ist angezeigt bei sulfonamidresistenten Fällen von Pertussisbronchopneumonie, besonders solchen, welche durch verschiedene Pneumokokkentypen ausgelöst werden. Täglich sollte eine Penicillinlösung frisch zubereitet und im Kühlschrank aufbewahrt werden. Gewöhnlich benutzt man 100000 E von Penicillin in 20 cm³ steriler physiologischer Kochsalzlösung. Jeder Kubikzentimeter enthält dann 5000 E für die intramuskuläre Injektion. Bei Säuglingen und Kleinkindern gibt man 2 cm³ dieser Lösung, 6—8mal innerhalb 24 Std, somit alle 4—3 Std. Je ernster der Fall ist, um so häufiger sollen die Penicillininjektionen erfolgen, alle 3 Stunden, wobei man zwischen den großen Muskelgruppen abwechselt, wie der Glutäal-, der Deltoid- und der Oberschenkelregion, um ein kontinuierliches lokales Trauma zu vermeiden. Die Blutkonzentration soll womöglich bei 5 mg-% Penicillin aufrechterhalten werden.

Penicillin kann auch peroral gegeben werden. GYÖRGY und Mitarbeiter empfehlen Tabletten zu 10000 E in 1 g von Trinatriumcitrat. BURKE, ROSS und STRAUSS gebrauchen Aluminiumhydroxyd als Puffer (Creamalin). Sie lösen 200000 E Penicillin in 40 cm³ kaltem Wasser und fügen tropfweise unter kräftigem Schütteln 60 cm³ abgekühltes Creamalin bei. Die Mischung wird im Kühlschrank behalten und prompt gebraucht. Die Flasche wird kräftig geschüttelt vor jeder Abmessung der Einzeldose. Man gibt stündlich einen Eßlöffel voll für 6 Dosen. Nach der letzten Dose muß während 2 Std gefastet werden (L. W. SAUER).

Sind diese Antibiotica ohne genügenden Erfolg, so muß unbedingt auf die Streptomycinbehandlung, eventuell kombiniert mit Hypertussis Cutter (am besten Gammaglobulin des Hyperimmunserums) übergegangen werden.

Hyperimmunserum ist ein menschliches Serum, welches nach FLOSDORF, McGUINNESS und Mitarbeitern in folgender Weise gewonnen wird: Man injiziert einem erwachsenen Spender, der schon die Krankheit gehabt hat, Suspensionen von Phase I Pertussisbacillen frischer Kulturen (15000 Millionen Bacillen je Kubikzentimeter). Während 4 Wochen wird wöchentlich eine Injektion von 0,5 cm^3 in jedem Arm, dann 1 cm^3 in jeden Arm vorgenommen. Ein Monat nach der letzten Dose wird das Spenderserum titriert; wenn der Agglutinationstiter 1:2560 oder noch höher erreicht ist (mindestens 1:1280), so wird der Spender zur Serumgewinnung zur Ader gelassen. Zur Zeit jedes monatlichen Aderlasses erhält der Spender je 1 cm^3 Vaccine in jeden Arm, um seinen Titer aufrechtzuerhalten. Regelmäßige Titrierungen sind notwendig, weil einzelne Spender nach wiederholten Gaben von Vaccine ein Absinken des Agglutinationstiters erkennen lassen.

Prophylaxe. McGUINNESS, ARMSTRONG und FELTON berichten über die prophylaktische Wirkung von Hyperimmunserum von Menschen. Von 308 der Ansteckung ausgesetzten empfänglichen Kindern bekamen 78,6% überhaupt keinen Keuchhusten, 10% einen sehr milden und 4,9% einen milden, nur 6,5% die typische Krankheit.

Dosierung. Man gibt gewöhnlich 2 Injektionen von 20 cm^3 jeden 3. bis 5. Tag, wobei das Kind beständig im gleichen Haushalt unter kontinuierlicher Exposition verbleibt. Wenn die 1. Injektion 48 Std nach der ursprünglichen Ansteckung gegeben wurde, so soll die 2. Injektion 5 Tage später gegeben werden. Ist die 1. Injektion näher als 2 Tage nach der möglichen Ansteckung erfolgt, so soll die 2. Injektion 3 Tage nach der 1. gegeben werden. Junge Säuglinge können durch 10 cm^3 Hyperimmunserum geschützt werden. Die Injektionen werden intramuskulär in das Gesäß gegeben, selten intravenös.

Menschliches Hyperimmunserum zur Keuchhustenbehandlung. SAUER behandelte 442 Keuchhustenfälle mit Hyperimmunserum; 38,5% mit ausgezeichnetem, 31,7% mit gutem, 19,9% mit mäßigem, 8,6% mit geringem Erfolg und 1,3% Letalität.

Dosierung. 3 Injektionen von 20 cm^3 Hyperimmunserum ohne Rücksicht auf das Alter innerhalb 48 Std. Eine 4. Dose von 20 cm^3 wird empfohlen eine Woche nach der 3. Dose, um einen Relaps zu verhüten. Kinder, welche an Bronchopneumonien erkrankt sind, bedürfen unter Umständen mehrere intravenöse Dosen von 50—100 cm^3 des Serums.

Auch nach GORDON und ALMADEN sollte Streptomycin im Verein mit Hyperimmunserum bei allen kritisch kranken Pertussisfällen im Spital verwendet werden. Als Kriterien für die Schwere gelten Encephalopathien, Dehydratation infolge schweren Erbrechens, Zeichen von Pneumonie. Die Sterblichkeit in der Kontrollgruppe war 39,3%, in der Behandlungsgruppe 7,4%. Die aktuelle Differenz in der Sterblichkeit der beiden Gruppen übertrifft mehr als 3mal den Wert des statistischen Fehlers. In der Länge der Zeit der Hospitalisation wurde dagegen kein deutlicher Unterschied bemerkt. Polymyxin ist deutlich toxischer als Streptomycin, ein anderes neueres Antibioticum ist das Aerosporin. Es ist ähnlich, aber nicht identisch mit Polymyxin.

Hypertussis (Cutter) enthält in 2,5 cm^3 eine äquivalente Antikörperdosis von 25 cm^3 menschlichem Hyperimmunserum oder 50 cm^3 Blut mit einem bekannten hohen Titer. Es gelingt so Schmerz und Trauma der Injektion durch diese kleinen Serummengen zu vermeiden.

Die Herstellung dieses konzentrierten Serums war möglich durch die Verwendung von Gammaglobulinen, welche gereinigt wurden aus der Globulinfraktion des Serums von hyperimmunisierten, erwachsenen Spendern von bekanntem hohen Titer. Gesunde Erwachsene, welche in der Kindheit Keuchhusten durchgemacht haben, bekommen eine Serie von 12 wöchentlichen Injektionen + wiederholte Stoßdosen von superkonzentrierter Phase I Pertussisvaccine, welche 40 Mill. Keime von Haemophilus-Pertussis je Kubikzentimeter enthält. Das Sammelserum hat einen Agglutinationstiter von 1:1,280. Fraktionierung erlaubt eine 10fache Konzentration der Immunkörper in 25 cm³ dieses Hyperimmun-Pertussis-Serums, so daß dieses auf ein Volumen von 2,5 cm³ eingeengt werden kann. Der Antikörpergehalt jeder Serie wird durch Agglutinationstest bestimmt.

Indikationen a) für passiven Schutz (Immunisierung). Zwei Dosen von 2,5 cm³ von Hypertussis im Intervall von 2 Tagen. Die Injektionen wurden ohne Reaktionen ertragen. In 70% konnte ein vollständiger Schutz erreicht werden, in 30% kam es zu einem milden, anfallsweisen Husten, ohne Erbrechen, Einziehen oder Cyanose.

b) Keuchhustenbehandlung. Es werden 2,5 cm³ Hypertussis in 1—5 Injektionen in 48stündigen Intervallen gegeben. In 44% erhielt man einen deutlichen Erfolg, eine mäßige Besserung in 28% und nur in 7 Fällen keine Besserung. Auch wir sahen vereinzelt erstaunliche Erfolge, namentlich wenn das Hypertussisserum frühzeitig gegeben werden kann. Hypertussis kann bei schwerem Keuchhusten lebensrettend wirken. In der Schweiz haben BUSER und FREUDENBERG über gute Resultate berichtet. Sie halten die kombinierte Behandlung von Hypertussis und Streptomycin für die beste bisher bekannte. In Verbindung mit Sulfathiazol wurden auch ausgezeichnete Resultate bei Pertussispneumonie erzielt.

Dosierung. 2,5 cm³ Hypertussis intramuskulär in 24—48stündigen Intervallen. Die Anfangsdosis kann verdoppelt werden.

Zur Prophylaxe 2,5 cm³ Hypertussis intramuskulär sobald wie möglich nach der Exposition. Eine zweite gleiche Dosis wird nach 1 Woche wiederholt.

Nebenwirkungen. Da es sich um menschliches Serum handelt, ist die Möglichkeit der Serumkrankheit nicht vorhanden. Es werden nur fastende Spender genommen, um die passive Übertragung allergischer Reaktionen zu vermeiden.

Literatur.

Die gesamte internationale Literatur bis 1911 über *Keuchhusten* findet sich zusammengestellt in der Monographie von STICKER: Der Keuchhusten. Wien u. Leipzig: A. Hölder 1911.

Seitdem sind folgende wichtigere Arbeiten erschienen:

A. Zusammenfassende Arbeiten.

JACOBI-REUNERT: Therapie des Säuglings- und Kindesalters. 1898.

POSPISCHILL: Klinik und Epidemiologie des Keuchhustens. Berlin: S. Karger 1921. — Wien. klin. Wschr. **1929**.

WILDTGRUBE: Erg. inn. Med. **45** (1933).

B. Einzelarbeiten.

ALTHOFF: Münch. med. Wschr. **1912**. — AUFRECHT: Berl. klin. Wschr. **1918**, Nr. 4.

BARDACH: (a) Dtsch. med. Wschr. **1921**, 864. — (b) Med. klin. **1921**, Nr 39. — BARDACH u. LADE: Mschr. Kinderheilk. Orig. 18, Nr 4. — BAUMANN: Schweiz. med. Wschr. **1923**, Nr 8. — BAYER: (a) Mschr. Kinderheilk. **52**, **56**. — (b) Med. Klin. **1932**. — BEDÖ: Z. Kinderheilk. **35**. — BELMONTE: Z. Kinderheilk. **55**. — BIEMANN: Dtsch. med. Wschr. **1922**, 508. — BLÜHDORN: (a) Med. Klin. **1922**, Nr 23. — (b) Z. Kinderheilk. **26**. — BREMS: Zbl. Kinderheilk. **28**, H. 6. — BRICK: Virchows Arch. **212**, 404.

CATEL: Dtsch. med. Wschr. **1923**, Nr 23. — CHAJES-ROSENBUND: Z. Kinderheilk. **46**. — CHIEVITZ u. MEYER: Arch. Kinderheilk. **66**. — CLAUSS: Dtsch. Z. Nervenheilk. **65**, 169. —

COHN: Dtsch. med. Wschr, **1921**, Nr 45. — CZERNY: (a) Ther. Mh. **1908**. — (b) Jb. Kinderheilk. **81**.

DOEBELI: Schweiz. med. Wschr. **1921**, Nr 10. — DOERNBERGER: Münch. med. Wschr. **1916**, Nr 48. — DUKEN: Z. Kinderheilk. **50**.

FASBENDER: Z. Kinderheilk. **54**. — FEER: Med. Klin. **1914**. — FEYRTER: Frankf. Z. Path. **35**. — FONTEYNE: Zbl. Kinderheilk. **27**. — FRANK: Mschr. Kinderheilk. **74**. — FRÖHLICH: Jb. Kinderheilk. **44**.

ECKSTEIN u. NOEGGERATH: Münch. med. Wschr. **1921**.

GAUGELE: Mschr. Kinderheilk. Orig. **14**. — GENTSZCH: Mschr. Kinderheilk. **52**. — GIERTHMÜHLEN: Münch. med. Wschr. **1931**. — GÖTTCHE u. ERÖSS: Mschr. Kinderheilk. **44**, 47. — GOTTLIEB u. MÖLLER: Jb. Kinderheilk. **100**. — GRENET u. MOURRUT: Arch. Méd. Enf. **36**. — GUNDEL: Zbl. Bakter. I Orig. **129**. — GUNDEL u. SCHLÜTER: Klin. Wschr. **1933**.

HADA: Virchows Arch. **214**, 206. — HAMMES: Dtsch. med. Wschr. **1921**, 928. — HANSSEN: Säuglingssterblichkeit in Schleswig-Holstein. Kiel 1912. — HAUSER: Berl. klin. Wschr. **1921**, 172. — HEINRICHSBAUER: Jb. Kinderheilk. **118**. — HENNES: Med. Klin. **1921**, Nr 20. — HESS, R.: Z. Kinderheilk. **27**. — HILLENBERG: Z. Kinderheilk. **37**. — HOFFMANN: Schweiz. med. Wschr. **1922**, Nr 18. — HOHLWEG: Münch. med. Wschr. **1923**, Nr 34/35. — HÜNERMANN: Mschr. Kinderheilk. **57**. — HUSLER u. SPATZ: Z. Kinderheilk. **38**.

IBRAHIM: Neur. Zbl. **1911**. — INABA: Z. Kinderheilk. **7**.

JOCHIMS: Z. Kinderheilk. **45**, 47. — JUNDELL: Acta paediatr. (Stockh.) **7**, **14**.

KAIRIES u. GOETZE: Z. Kinderheilk. **55**. — KELLER u. KLOPSTOCK: Z. Kinderheilk. **55**. — KLEINSCHMIDT: (a) Med. Klin. **1920**, Nr 47. — (b) Klin. Wschr. **1931**. — KLOTZ: (a) Münch. med. Wschr. **1922**. — (b) Z. Kinderheilk. **46**. — (c) Ther. Mh. **1920**. — KÖNIGSBERGER u. FÜRST: Z. Kinderheilk. **37**. — KÖTZ: Ther. Mh. **1919**, H. 33. — KRAUS: (a) Dtsch. med. Wschr. **1916**. — (b) Wien. klin. Wschr. **1915**, **1916**. — (c) Wien. med. Wschr. **1923**.

LANGE u. FELDMANN: (a) Mschr. Kinderheilk. Orig. **1921**, H. 5. — (b) Dtsch. med. Wschr. **1921**, Nr 33. — LANGER u. WILDTGRUBE: Z. Kinderheilk. **52**. — LASCH u. Mitarb.: Jb. Kinderheilk. **108**.

MAMMEN: Inaug.-Diss. Würzburg 1928. — MANICATIDE: Z. Kinderheilk. **7**. — MEHNERT: Jb. Kinderheilk. **73**. — MEYER, A., u. CHIEVITZ: (a) Siehe CHIEVITZ. — (b) Acta paediatr. (Stockh.) **1**, H. 1. — MEYER-HOUSELLE: Dtsch. med. Wschr. **1921**. — MOMMSEN: Ther. Gegenw. **73**.

NEURATH: Wien. klin. Wschr. **1933**. — NIEMANN: (a) Berl. klin. Wschr. **1919**. — (b) Jb. Kinderheilk. **90**.

OCHSENIUS: (a) Mschr. Kinderheilk. **24**. — (b) Dtsch. med. Wschr. **1923**. — ODAIRA: Zbl. Bakter. I Orig. **61**.

PETIT: Coqueluche chez les VIEILLARDS. Thèse de Paris 1900. — POSPISCHILL: Wien. klin. Wschr. **1929**.

REGNAULT: Coqueluche. Thèse de Paris 1911. — REICHE: (a) Med. Klin. **1921**, Nr 2, 51; **1922**, Nr 33. — (b) Z. Kinderheilk. **25**. — REICHLE: J. Amer. med. Assoc. **92**. — RIETSCHEL: (a) Med. Klin. **1921**. — (b) Kinderärztl. Prax. **1930**. — RITTER: Jb. Kinderheilk. **84**. — ROEDELIUS: Arch. Kinderheilk. **62**. — ROSENSTEIN: Dtsch. med. Wschr. **1923**, Nr. 20.

SCHAPS: Dtsch. med. Wschr. **1921**, Nr. 17. — SCHMIDT u. WEICHSEL: Mschr. Kinderheilk. **53**. — SCHMITT: Klin. Wschr. **1921**. — SCHMUCKLER: Dtsch. med. Wschr. **1923**, Nr. 15. — SCHRÖDER: (a) Med. Klin. **1923**, Nr 28. — (b) Klin. Wschr. **1923**, Nr 27. — SCHROHE: Ther. Gegenw. **1910**. — SCHWENKENBECHER: Med. Klin. **1921**, Nr 48. — SPIESS: Arch. f. Laryng. **33**. — STARCK, v.: Münch. med. Wschr. **1920**, 445. — STERN: Dtsch. med. Wschr. **1921**. — STORM VAN LEEUWEN u. KREMER: Münch. med. Wschr. **74**, 877. — STRANSKY: Mschr. Kinderheilk. **26**. — SUNDAL: Acta paediatr. (Stockh.) **14**.

THEODOR: Der hysterische Krampfhusten. Inaug.-Diss. Königsberg 1868. — THIEMANN: Mschr. Kinderheilk. **22**. — TUGENDREICH: Z. Säuglgsschutz **1917**.

UNGER: Arch. Kinderheilk. **86**.

WEICHSEL: Mschr. Kinderheilk. **52**. — WEILL: J. Méd. Lyon **1921**, 667. — WESTENDORFF: Mschr. Kinderheilk. **51**, **52**.

YAMAOKA: Z. Kinderheilk. **51**, **52**.

Neuere Literatur.

Zusammenfassende Arbeit.

DIAZ, J. P.: Tos Ferina, Revista espanola de Ped. Zaragoza 1949.

Einzelarbeiten.

ADAMS, J. M., A. C. KIMBALL and F. H. ADAMS: Amer. J. Dis. Childr. **74**, 1, 10 (1947). — AINSWORTH u. Mitarb.: Zit. bei MURANO, Pediatria **1949**. — ALEXANDER, LEIDY and REDMAN: J. clin. Invest. **9**, 867 (1949). — ASKUE, W. E.: Arch. of Pediatr. **62**, 99, 165 (1945).

Bell u. Mitarb.: Zit. bei Murano, Pediatria **1949**. — Bell, Pittman and Olson: Zit. „Anotations", Lancet **1950 I**, 170. — Bell, J. A., M. Pittman and B. J. Olson: Publ. Health Rep. **64**, 589 (1949). — Bradford, W.: Amer. J. Dis. Childr. **64**, 393 (1942). — Bradford, W., and L. Day: J. of Pediatr. **35**, 330 (1949). — Brody, M., and R. G. Sorley: N. Y. State J. Med. **47**, 1016 (1947). — Bulgarelli: Policlinico infantile **1948**. — Bullowa, J. G. M., L. Buxbaum and I. E. Scheinblum: J. of Pediatr. **25**, 4, 299 (1944). — Buser, F.: Ann. Paediatr. **174**, 5 (1950). — Buser, F., u. Martin du Pan: Praxis **1949**, Nr 12.

Catala u. Mitarb.: Sem. Hôp. Paris **1948**. — Chang, E. Shih-Man, Buist Wells, E. H. Place and M. Finland: J. of Pediatr. **36**, 443 (1950). — Chiari, O. v.: Med. Klin. **1943**, 159. — Claman u. Becker-Freyseng: Dtsch. med. Wschr. **1940 I**, 61. — Cravitz, L., and J. H. Canley: J. Amer. med. Assoc. **129**, 5, 39 (1945).

Duggar, B. M.: Ann. N. Y. Acad. Sci. **51**, 177 (1948).

Feer, W.: Schweiz. med. Wschr. **1944 I**, 14. — Feyrter, F.: Frankf. Z. Path. **35**, 213 (1927). — Flosdorf, E., A. Bondi, H. Felton and McGuinness: J. of Pediatr. **21**, 625 (1942). Flosdorf, E. W., and A. C. Kimball: J. of Immun. **39**, 475 (1940). — Flosdorf, E. W., and A. C. McGuinness: Amer. J. Dis. Childr. **64**, 43 (1942). — Flosdorf, E. W. u. Mitarb.: Amer. J. med. Sci. **206**, 421 (1943). — Freudenberg u. Cerny: Sitzung der Schweiz. Ges. für Paediatr. in Lausanne 8. Okt. 1950. — Freudenberg, E.: Ann. Paediatr. **174**, 17 (1950). Fröhlich, J.: Jb. Kinderheilk. **44**, 53 (1897).

Gairdner, D.: Brit. med. J. **1938**, No 4057, 742. — Glanzmann, E., u. K. Meier: Praxis **1945**, Nr 4. — Gloor-Meyer: Schweiz. med. Jb. **31** (1938). — Gordon and J. Almaden: J. of Pediatr. **34**, 279 (1949). — Gray: Lancet **1950 I**, 150. — György, P. u. Mitarb.: J. Amer. med. Assoc. **1945**, 127.

Halpern, S. R., and D. Halpern: J. of Pediatr. **33**, 43 (1948). — Hamsen u. Grüninger: Mschr. Kinderheilk. **72**, 338 (1938). — Hatz, F., u. C. Burckhardt: Ann. Paediatr. **175**, 3, 274 (1950). — Hegarty u. Frozier: Zit. bei Lust. — Hegarty, F., E. Thiele and W. Warwey: J. Bacter. **50**, 651 (1945). — Hensle, W.: Med. Klin. **1950**, Nr 36, 1142. — Hoyne, A. L.: Med. Clin. N. Amer. **31**, 61 (1947). — Husler, J., u. H. Spatz: Z. Kinderheilk. **32**, 428 (1924).

Imperato, C.: Il Lattante. Parma 1948. — Inaba, J.: Z. Kinderheilk. **4**, 252 (1912).

Kaplan, Fischer and Kohn: J. of Pediatr. **1949**. — Kendrick, P., G. Eldering, M. K. Dixon and J. Misner: Amer. J. publ. Health **37**, 803 (1947). — Kendrick, P., G. Eldering and M. Thompson: Amer. J. Dis. Childr. **72**, 4, 382 (1946). — Kendrick, P., and M. Sprick: J. inf. Dis. **60**, 302 (1937). — Klinke, K.: Med. Klin. **1943**, 159. — Klotz, M.: Handbuch der inneren Medizin, Bd. I, Infektionskrankheiten. Aufl. 1934. — Z. ärztl. Fortbildg **37**, 692 (1940). — Knight, V.: Discussion of paper by Dr. P. H. Long and co-workers. J. Amer. med. Assoc. **141**, 315 (1949). — Középesy, L., u. L. Biro: Z. Vitaminforschg **14**, 70 (1943). — Kohn, J. L., and A. E. Fischer: Amer. J. Dis. Childr. **73**, 663 (1947). — Kohn, J. L., G. Rudel, M. Weichsel u. Mitarb.: Amer. J. Dis. Childr. **74**, 321 (1947). — Kohn, J. L., I. Schwartz, J. Greenbaum, M. I. Daly Mary: Amer. J. Dis. Childr. **67**, 6, 463 (1944). — Kunstler, M.: Canad. med. Assoc. J. **5**, 62 (1945). — Kujath, B.: Arch. Kinderheilk. **118**, 140 (1939).

Lamb et Daly: Zit. bei Murano, Pediatria **1949**, H. 7/8, 589. — Landolt, R. F.: Helvet. paed. Acta **1**, 153 (1945). — Lauener, P., u. E. Mäder: Schweiz. med. Wschr. **1942**, 819. — Leichenger, H., and A. Schultz: J. of Pediatr. **31**, 397 (1948). — Litvak, A. M., H. Gibel and Ph. Rosenthal: J. of Pediatr. **32**, 357 (1948). — Lurie, L. A., and S. Levy: J. Amer. med. Assoc. **120**, 890 (1942). — Lust, M.: Brux. Méd. **1948**.

Macrae, J., and H. Green: Lancet **1950**, 100. — Mallory, F., and Hornor: J. med. Res. **27**, 115 (1912). — Marquézy, J. Delarue et J. di Matteo: Arch. Franç. de Péd. **1**, Nr 2 (1942/43). — McFarlan, E. Topley and M. Fisher: Brit. med. J. **1945**, 205, 373. — McGuinness, Amstrong and Felton: J. of Pediatr. **24**, 249 (1944). — Meier, K.: Z. Vitaminforschg **12**, 333 (339) (1942). — Messeri, E.: Riv. Clin. pediatr. **40**, 90 (1942). — Milkoff, Ml.: Bulg. Z. Kinderheilk. **1937**, 205. — Miller, J. J., M. L. Ryan and Ed. Haward: Amer. J. Dis. Childr. **75**, 6, 872 (1948). — Miller, J. J., R. J. Silverberg, T. M. Saito and J. B. Humber: J. of Pediatr. **22**, 637 (1943). — Mishulow, L., L. Leifer u. Mitarb.: Amer. J. Dis. Childr. **64**, 4, 608 (1942). — Mommsen: Ref. Mschr. Kinderheilk. **66**, 226 (1936); **70**, 403 (1937); **74**, 414 (1938); **85**, 307 (1941); **91**, 388 (1942); **93**, 403 (1944). — Med. Klin. **1942**, Nr 48. — Murano, G.: Atti del 19. Congr. Ital. di Pediat. e Puericult. 1948.

Neurath, R.: Die nervösen Komplikationen und Nachkrankheiten des Keuchhustens. Arb. neur. Inst. Wien **9**, 258 (1904). — Nicolle, C., et A. Conor: C. r. Acad. Sci. Paris **156**, 1849 (1913).

Ormerod, M. J., and Byron M. Unkauf: Canad. med. Assoc. J. **37**, 134, 268 (1937). — Otani: Klin. Wschr. **1936**, 1884. — Orient J. Dis. Childr. **20**, 1 (1936); **25**, 1 (1939).

Payne, E. H. u. Mitarb.: J. Amer. med. Assoc. **31**, 1298 (1949). — Peiper, A.: Mschr. Kinderheilk. **86**, 17 (1941). — Perez Soler: Medicamenta 8, 183, 401 (1950). — Pflug, F., u. H. Jungheim: Klin. Wschr. **1939 II**, 1147. — Plate, A.: Kinderärztl. Prax. 8, 70 (1937). — Pospischill, D.: Über Klinik und Epidemiologie der Pertussis. Berlin: S. Karger 1921.

Ramber u. Mitarb.: J. Amer. med. Assoc. **117**, 79 (1941). — Rich, A. R., P. H. Long, J. H. Brown, E. A. Bliss and L. E. Holt: Bull. Hopkins Hosp. **58**, 286 (1936). — Rietschel: Med. Klin. **1921**. — Kinderärztl. Prax. **1930**. — Rietschel, H.: Med. Welt **13**, 673 (1939). — Rohmer, P., Bezssonoff u. R. Sacrez: Z. Vitaminforschg **13**, 18 (1943).

Sako, W. u. Mitarb.: J. Amer. med. Assoc. **127**, 379 (1945). — Salazar de Sousa: Rivista Portugesa de Ped. e Puericult. **1948**. — Sauer, L., and L. Hambrecht: Amer. J. Dis. Childr. **37**, 732 (1929). — Arch. of Path. 8, 944 (1929). — Sauer, L. W.: Med. Clin. N. Amer. **30**, 45 (1946). — Whooping Cough. In Brennemanns Pediatrics, Bd. II, Kap. 34, 1949. — Illinois med. J. **97**, No 2 (1950). — Sauer, L. W., and A. Levinson: Anniversary, Bd. Studies in Ped. and Med. History Froben Press, Inc. New York 1949. — Sauer, L. W., and W. H. Tucker: Amer. J. publ. Health **40**, 6 (1950). — Scarzella, M.: Pediatria **1949**. — Schlosser, R.: Inaug.-Diss. Schwarzenburg 1950. — Schoger u. I. v. Scholz: Hippokrates **1941**, 1087. — Schütte, M.: Kinderärztl. Prax. **11**, 77 (1940). — Sedallian u. Mitarb.: Pediatrie **1949**. — Silverthorne: J. of Pediatr. **25**, 584 (1944). — Sticker, G.: Der Keuchhusten. Wien: Alfred Hoelder 1911.

Thomas, E.: Handbuch der Kinderheilkunde. Erg.-Werk, S. 390. 1942. — Toomey, J.: J. of Pediatr. **10**, 478 (1937).

Vogt, H.: Med. Welt **1936**, 740.

Weichsel, M., N. Katona and F. Liu: Amer. J. Dis. Childr. **60**, 862 (1940); **64**, 1 (1942. — Werne, J., and I. Garrow: J. Amer. med. Assoc. **131**, 730 (1946). — de Wit, J. C.: Mschr. Kindergeneesk. **17**, 367 (1950). — Wolf, J.: Med. Welt **13**, 675 (1939). — Worden, E. M.: Canad. med. Assoc. J. **57**, 253 (1947).

Lepra.

Von

W. Mohr.

Mit 11 Abbildungen.

Synonyma: Aussatz, Leprosy, la Lèpre.

Die Lepra ist eine weit verbreitete, ansteckende, bakterielle Krankheit. Sie wird vom Mycobacterium leprae verursacht, das sich vor allem in Haut- und Nervengewebe ansiedelt und dort stark vermehrt. Der Ansteckungsweg ist nicht sicher bekannt, die Krankheit ist nur auf den Menschen übertragbar. Das Leiden ist chronisch und verläuft in verschiedenen Formen, führt meist zu langdauerndem Siechtum und unter Umständen nach Jahren oder Jahrzehnten zum Tod.

Geschichte.

Die ältesten Lepraherde sind wahrscheinlich Indien, China und Ägypten. In der Rigwêda-Samhita von Aitareya aus dem Jahre 1400 v. Chr. wird eine Krankheit beschrieben, bei der es sich wohl um Lepra gehandelt haben muß. Der dort für diese Krankheit gebrauchte Name „Kushta" wird heute noch in Indien zur Bezeichnung der Lepra verwandt. Auch in den Schriften von Scharaka und Susruka aus dem 7. Jahrhundert v. Chr. wird über eine mit ziemlicher Sicherheit als Lepra anzusprechende Erkrankung in Indien berichtet. In China ist die Seuche schon sehr lange bekannt. So gibt es einen Bericht über einen erkrankten Schüler des Konfuzius, der verhältnismäßig klar die Symptome des Aussatzes schildert. Die Krankheit wurde von den Chinesen als „Strafe des Himmels für begangene Sünden" angesehen, wie überhaupt die Seuche überall, wo sie auftrat, von den Völkern als Gottesgeißel oder Strafe des Himmels aufgefaßt wurde. Aus Japan haben wir verhältnismäßig früh schon Berichte, so aus dem Jahre 1250 v. Chr., und einen weiteren in einem der ältesten Gesetzbücher des Landes.

Im Zweistromland muß das Krankheitsbild schon etwa um das Jahr 2000 v. Chr. bekannt gewesen sein, denn Keilschrifttafeln geben Schilderungen von Krankheitserscheinungen, die nur der Lepra zuzuordnen sind.

Nach Ansicht einiger Autoren gab es im alten Ägypten keine Lepra. Dem allerdings stehen Berichte gegenüber, Aufzeichnungen aus dem 13. und 14. Jahrhundert v. Chr., die als sichere Schilderung der Leprasymptomatologie zu deuten sind. Die Schilderung in einem 1875 von Brugsch entdeckten Papyrus macht es sogar wahrscheinlich, daß schon etwa um 3400 v. Chr. unter der ersten Dynastie Lepra im Nilland vorkam. Wie weit die auf dem Bericht des Manetho fußende Ansicht, daß die Vertreibung der Juden unter der Regierung des Amenhotep etwa 1440 v. Chr. wegen sehr starker Lepraverseuchung dieses Volkes durchgeführt worden sei, Berechtigung hat, ist nicht leicht zu entscheiden. Jedenfalls spricht auch in den weiteren Berichten der ägyptischen Geschichte vieles dafür, daß die Krankheit nicht erst, wie andere Autoren meinen, mit den Alexanderzügen nach Ägypten gekommen wäre.

Frühzeitig war auch das phönizische Volk verseucht. In einem griechischen Bericht wird nach Schilderung der Symptome, aus denen man auf Lepra schließen muß, diese als phönizische Krankheit bezeichnet.

Wie Herodot aus Persien berichtet, wurden dort Gesetze über eine Krankheit verkündet, die nach der Beschreibung als Lepra gedeutet werden muß. Perserkriege und Alexanderzüge, später dann die Kriegszüge der Römer nach Nordafrika, nach Asien (Zug des Pompejus) haben zur Weiterverschleppung der Krankheit nach Europa beigetragen. Doch erst die Alexandrinische Medizinschule (seit etwa 300 v. Chr.) gibt uns eine sehr genaue Beschreibung der Erkrankung.

Neben den Kriegszügen der Römer haben dann die Entwicklung in der Völkerwanderungszeit und auch die späteren Hunnenzüge sehr die Verbreitung dieser Krankheit begünstigt.

Doch kam es damals noch nicht zu einer seuchenhaften Verbreitung in Europa, wenn auch um 460 n. Chr. in St. Claude in Frankreich die erste Leproserie gegründet wurde. Zu dieser Zeit und auch noch in späteren Jahrhunderten hatte man noch nicht die Möglichkeit einer strengen Scheidung der Lepra von anderen Hauterkrankungen. So ist sicher manches als Aussatz bezeichnet worden, was einer anderen Ätiologie entsprang. Daß im 6. Jahrhundert weitere Leproserien in Frankreich gegründet wurden und auch solche in Trier und Schwaben folgten, spricht dafür, daß die Seuche langsam zunahm. Auch das Gesetz des Langobardenkönigs Rothary (636 n. Chr.), der alle Leprösen aus der Gemeinschaft verbannte und für tot erklären ließ, deutete doch auf eine gewisse Zunahme der Erkrankung hin. Pipin und Karl der Große bezogen die Lepra oder den Aussatz auch in ihre Gesetzgebung mit ein. Im 8. und 9. Jahrhundert werden dann weiterhin Lepraspitäler gegründet, zu einem Anstieg der Seuche kam es in der Kreuzzugszeit. Dieser führte 1048 zur Gründung des St. Lazarusordens, der sich die Pflege der Kranken zum Ziel gesetzt hatte. Das 13. und 14. Jahrhundert brachten einen gewissen Höhepunkt der Seuche für Mitteleuropa. Unter dem Namen St. Georg- oder St. Jürgen-Spital wurden allenthalben Leproserien gegründet. Die Pilgerzüge innerhalb Europas trugen viel zur weiteren Verbreitung der Seuche bei, daneben aber auch Landsknechte und „fahrendes Volk". Nach einer Schätzung waren Mitte des 14. Jahrhunderts in Norddeutschland 5 % der Gesamtbevölkerung leprös. Der aus jener Zeit stammende Name der Krankheit „Aussatz" weist auf die einzige Abwehrmaßnahme hin, die man zu jenen Zeiten der Krankheit gegenüber hatte: man setzte die befallenen Menschen aus. Die kirchlichen Bestimmungen hatten in dieser Richtung wegweisend gewirkt, als sie erstmalig die Absonderung aller Leprakranken forderten. Diese Absonderung wurde in sehr strenger Weise durchgeführt und ging zum Teil mit Toterklärung und Ausstoßung der Kranken aus der Gemeinschaft einher.

Mit dem Ende der Kreuzzüge, etwa 1347—1350, hörte, worauf Chaussinand hinweist, die Einschleppung der Lepra nach Europa auf. Gleichzeitig aber, darauf macht er besonders aufmerksam, *begann in zunehmendem Maße die Ausbreitung der Tuberkulose*. Die folgenden Jahrhunderte bis ins 17. Jahrhundert hinein brachten dann einen immer rascheren Rückgang, so daß weitere Lepraheime geschlossen werden konnten bzw. in Krankenhäuser umgewandelt wurden. Mit zunehmendem Rückgang der Krankheit ging auch das Wissen um ihre Kontagiosität verloren, und die Maßnahmen, die das Mittelalter zur Kenntlichmachung der Kranken bestimmt hatte, wie Einbrennen von Erkennungszeichen in die Stirn, besondere Kleidung, Tragen eines Glöckchens oder einer Klapper, verschwanden ebenso wie die noch verhältnismäßig lange geübte „Lepraschau".

Nach Amerika wurde die Lepra wahrscheinlich durch Kolumbus, vielleicht auch erst später mit der Einführung der Negersklaven eingeschleppt. Sie fand dort zum Teil eine explosionsartige, sehr intensive Verbreitung, besonders in Süd- und Mittelamerika und Westindien.

In Australien, vor allem aber auf den Südsee-Inseln, muß die Krankheit schon meistenteils vor der polynesischen Wanderung bestanden haben. Doch wurde auch dort in späteren Jahren vereinzelt seuchenhaftes Auftreten beobachtet, mit dem es zu einer Zunahme der Erkrankung kam.

Eine umfassende Leprabibliographie stellte Lucia Keffer 1946 zusammen, in der sie mehr als 100000 Arbeiten aus den Jahren 1500—1945 zusammentrug. Diese Zusammenstellung gibt ein Bild der verschiedenen Auffassungen, die im Laufe der Zeit über die Lepra geherrscht haben, und der Intensität, mit der man sich allenthalben mit diesem Krankheitsproblem beschäftigt hat. Dennoch, und darin muß man Chaussinand Recht geben, lehrt uns die Geschichte der Lepra, wie weit wir hier noch von der Lösung vieler Probleme entfernt sind. „L'étude de l'histoire de la lèpre est une grande leçon d'humilité" (Chaussinand).

Verbreitung.

Trotz des Rückganges in vielen Gebieten Europas ist die Erkrankung heute noch außerordentlich weit in der übrigen Welt verbreitet. Man schätzt zur Zeit die Zahl der Leprösen auf etwa 9 Mill., davon entfallen vermutungsweise allein 1 Mill. auf China. Genaue Zahlen für Europa liegen zur Zeit nicht vor. Im ganzen ist allerdings zu sagen, daß für die Lepra die Bezeichnung „Krankheit der Unkultur", besser der fehlenden Zivilisation, weitgehend zu Recht besteht, dafür scheint der Rückgang der Erkrankung in Europa mit zunehmender Zivilisation ein Beweis zu sein. Warum das allerdings so ist, konnte bis heute noch nicht eindeutig geklärt werden.

Nachdem noch im Mittelalter die Lepra in *Deutschland* sehr oft vorkam, ging sie im ersten Drittel des 15. Jahrhunderts stark zurück und war im 18. Jahrhundert fast erloschen. Überraschenderweise wurden dann am Ende des 19. Jahrhunderts im Kreise Memel und Heydekrug Lepraherde entdeckt. Dies führte zur Gründung des Leprosoriums in Memel im Jahre 1899. Im übrigen wurden die Leprakranken in den Hautkliniken behandelt, so in Hamburg, Berlin, Breslau und anderen Städten.

Zahl der Leprösen in Deutschland:

1900	33 Fälle	
1910	23 Fälle	
1914	31 Fälle	
1920	37 Fälle	
1921	11 Fälle	(Abtretung des Memelgebietes und damit des Heims)
1930	10 Fälle	
1937	5 Fälle	
1939	9 Fälle	(Wiederübernahme des Heims mit 7 Insassen)
1945	2 Fälle	
1950	4 Fälle	(nur Westzonen)
1951	6 Fälle	

Nach anderen Mitteilungen soll es in der Zeit zwischen 1945 und 1950 in Deutschland (Ost- und Westzonen) zu einem Anstieg der Lepraerkrankungen von 11 auf 33 gekommen sein.

Bei diesen Kranken handelt es sich ausschließlich um eingeschleppte Fälle und nicht um im Lande selbst erfolgte Infektionen. So hatte ein 1947 in Jena festgestellter Fall sich während eines 10jährigen Brasilienaufenthaltes infiziert und erkrankte während der Kriegsgefangenschaft in England, ohne zunächst erkannt zu werden.

Ein anderer Fall wurde von Jordan und Wulf berichtet, der epidemiologisch von besonderem Interesse sein dürfte. Etwa 6—7 Jahre nach einem längeren engen Zusammenwohnen an Bord eines Schiffes mit einem damals noch nicht als leprös erkannten, aber sicher schon infektiös kranken Kameraden (lepromatöse Form) wurde ein Musiker von einer tuberkuloiden Lepra befallen und mußte der Isolierung und Behandlung zugeführt werden. Der Betreffende hatte selber zwar von 1939—1946 in Mexiko in Internierungslagern leben müssen, davor aber 1938/39 über längere Zeit mit dem zuerst Erkrankten in enger Kojengemeinschaft an Bord gewohnt.

Auch der 1906 in der *Schweiz* in einem Tal des Kantons Wallis entdeckte Herd mit 6 Fällen hat sich nicht weiter ausgebreitet. Bei den in letzter Zeit aus der Schweiz gemeldeten Fällen handelt es sich auch nur um aus dem Ausland zugereiste Neuerkrankungen. Ähnlich liegen die Verhältnisse in *Holland* und *Belgien*, wenn auch in Holland durch viele Rückkehrer aus Niederländisch-Indien und japanischer Kriegsgefangenschaft die Zahl der Kranken angestiegen ist. Ausgesprochene Herde gibt es auch in *Frankreich* und *England* nicht. Die dort erfaßten und lebenden Leprakranken haben fast alle ihre Erkrankung im Ausland erworben, sei es in China, Indien, Afrika oder Südamerika. Die Zahl der Kranken in England insgesamt wird auf 100 im Jahre 1948 geschätzt, von diesen waren aber nur 15 in einem Leprosorium isoliert. Von einigen wird behauptet, daß sie die Krankheit im Lande selbst durch engen Kontakt mit Leprösen erworben hätten. Es wurden im Jahre 1949 insgesamt 40 neue Fälle gemeldet, die isoliert in Leprosorien untergebracht sind.

Etwas anders liegt es mit *Island* und *Norwegen*, beides Länder, die schon lange als Lepraherde bekannt sind. Die systematische Bekämpfung und Isolierung hat aber dazu geführt, daß die Zahl der Leprösen immer weiter zurückging, so daß heute praktisch nach etwa 50 Jahren Leprabekämpfung nur noch ein geringer Prozentsatz Lepröser festzustellen ist (Island 1950 9 Fälle, davon 8 im Asyl; Norwegen 1945 22 Fälle, davon 19 im Asyl).

Für beide Länder ist noch erwähnenswert, daß in Island vorwiegend die ärmere Fischerbevölkerung erkrankte und daß auch in Norwegen die Kranken meistens aus landwirtschaftlichen Berufen, der Fischerei oder aus den Reihen der kleinen Gewerbetreibenden stammen.

In *Finnland* (9 Fälle) und *Schweden* (2 Fälle) finden sich noch einige Leprafälle, doch zeigt auch hier die Statistik einen deutlichen Rückgang der Erkrankung. Noch 1907 betrug die Zahl der Kranken in Schweden 89. Seit 1932 aber ist im Lande *keine* Neuinfektion mehr aufgetreten. Es herrschte in Schweden die nervöse Form der Erkrankung (alte Nomenklatur) vor. Während dort keine bestimmte Gegend besonders betroffen war, galt in Finnland der Süden des Landes als Hauptlepraherd.

Immer sehr ausgeprägt war die Lepraverbreitung in den *baltischen Staaten*. So berichtet Parmakson aus *Estland* 1938 noch über Untersuchungen an 144 Leprösen, von denen 88 der „fibrösen" und 56 der „nervösen" Form zuzurechnen waren.

Nach einer Mitteilung aus *Sowjetrußland* aus dem Jahre 1933 konnten damals etwa 3000 Lepröse erfaßt werden, davon allein 1000 Fälle in Turkestan und 700 im kaukasischen Gebiet sowie 600 im Mündungsgebiet der Wolga.

Polen, *Tschechoslowakei*, *Ungarn* und *Österreich* wiesen in den letzten Jahren nur vereinzelte, meist eingeschleppte Fälle auf. Etwas stärker war die Verbreitung der Lepra in *Rumänien*. Aus der Zeit von 1934—1938 wurde über 46 Todesfälle an Lepra berichtet. Die Gesamtzahl der Leprösen in Rumänien schätzt Gehr auf 500—600.

Auch *Bulgarien* zeigt keine sehr starke Lepraverbreitung. An Neuerkrankungen in den Jahren 1934—1938 kamen lediglich 3 zur Meldung. Von den 23 Leprakranken, die in den Jahren 1874—1934 beobachtet wurden, betrug 1934 die Zahl der noch Lebenden 10.

Ähnlich lagen die Verhältnisse in *Jugoslawien.*

Eine Statistik nur über die europäische *Türkei* liegt nicht vor. Die Gesamt-Türkei zählte nach GEHR 1939 über 108 lebende Lepröse (64 Männer, 74 Frauen).

In *Italien* kommt die Lepra wahrscheinlich schon seit der Zeit der Phönizier vor, doch ist auch hier ein deutlicher Rückgang in den letzten Jahrzehnten zu verzeichnen gewesen, wenngleich es nach dem letzten Krieg zu einem kleinen Anstieg gekommen ist, so daß 1949 etwa 33 neue Fälle gezählt wurden. Besonders stark war die Verbreitung der Lepra früher in der Lombardei, jetzt vorwiegend auf Sizilien.

Die Länder mit der *stärksten Lepraverbreitung in Europa* sind *Griechenland, Spanien* und *Portugal.* Ob es allein, wie OBERDÖRFFER annimmt, mit der primitiven Form des Ackerbaues, wie sie in diesen Ländern teilweise noch besteht, zusammenhängt und der dadurch bedingten Verunreinigung des Getreides mit Kornradensamen (Colocasia antiquorum), muß nach den neuesten Untersuchungen dahingestellt bleiben. Die Lepraverbreitung in Griechenland hat in den letzten Vorkriegsjahren einen gewissen Rückgang erfahren. Einen kleinen Eindruck von dem Umfang der Erkrankung gibt die Übersicht über die im Leprosorium Spinalonga auf Kreta in den Jahren 1904—1939 aufgenommenen 1163 Patienten. 713 Lepröse starben, 73 Kinder wurden neu geboren, von diesen starben 19. 36 Patienten konnten wesentlich gebessert entlassen werden und 55 entflohen. Die Verteilung auf die einzelnen Gegenden Griechenlands näher zu umreißen, würde zu weit führen, jedenfalls sind Kreta und die Inselwelt vorwiegend betroffen.

Während ein Bericht aus *Spanien* 1940 von 246 erfaßten Leprösen spricht (GEHR), stellte CORDERO SOROA 1949 für Spanien 1510 sicher diagnostizierte Leprakranke (885 Männer und 625 Frauen) fest. Der größte Teil der Leprakranken entfällt auf die in der Landwirtschaft tätige Bevölkerungsgruppe. 7 Leprosorien, 91 dermatologische Untersuchungsstellen, 63 andere Untersuchungsstationen sind zur Bekämpfung eingesetzt.

Von *Portugal* gibt 1940 DE ROCHA-BRITO 4000 Leprafälle an. GEHR schätzte etwa in der gleichen Zeit auf der gesamten Iberischen Halbinsel die Zahl der Leprösen auf 15000—20000.

Von den übrigen Kontinenten ist heute wohl *Afrika* einer der stärkst verseuchten Erdteile, und in diesem Erdteil wiederum sind es Belgisch-Kongo (nach DUBOIS 1938 zu 0,55% leprös), Nigeria (Leprakolonie Itu), sodann Ägypten, Abessinien und der Sudan. Doch auch aus anderen Gebieten wie Tanganjika (INNES nimmt 80000 Lepröse zu 66,7% tuberkuloide Formen dort an), Kenia (10,2 ‰), Nord-Rhodesien, Mozambique, Natal und die Kap-Kolonie werden wechselnd hohe Befallzahlen berichtet, etwa zwischen 1,9 und 6 ‰ der Bevölkerung.

In *Asien* sind Hauptherde Vorder- und Hinterindien (SEN: 0,5% der Bevölkerung Kalkuttas; unter 1400000 untersuchten Personen wurden 25000 Lepröse in Indien festgestellt, davon waren 4000 infektiös), Südchina und Siam (2,5 ‰), Philippinen (0,5 ‰) und Insulinde (1 ‰). Doch auch in Vorderasien, mehr noch in Arabien und im Irak ist die Krankheit verbreitet. Es finden sich sogar Durchseuchungsgrade in manchen Gegenden von 1,3 bis 5% der Bevölkerung. Auch in Japan und Korea, nicht zuletzt in Sibirien ist Lepra keine seltene Erkrankung.

Verhältnismäßig gering ist die Verbreitung der Lepra auf dem *australischen Kontinent.* In Queensland wurden beispielsweise 1948 nur 52 Lepröse gezählt (42 Männer und 10 Frauen) mit einem Durchschnittsalter von 47 Jahren. Im Gegensatz dazu verfügen die Südseeinseln über verschiedene sehr ausgeprägte Herde wie Hawai, Neu-Kaledonien, die Insel Nauru, die als klassisches Beispiel der Lepra-Ausbreitung seit 1920 bekannt ist, die Fidji-Inseln u. a.

In *Amerika* sind Kanada und der Norden der USA. praktisch frei. Im Süden der USA. sind es besonders Texas, vorwiegend in seinem an Mexiko angrenzenden Teil, Florida, Louisiana, aber auch Kalifornien, in denen Leprafälle vorkommen. So registrierte JOHANSEN seit 1921 in Texas 261 Leprakranke, von denen 137 in Mexiko geboren oder mexikanischer Herkunft waren. In einer zusammenfassenden Übersicht über etwa 500 seit Beginn des Jahrhunderts in Kalifornien festgestellte Krankheitsfälle weist MCCOY darauf hin, daß die Mehrzahl eingeschleppt worden sei, die allerwenigsten im Lande erworben wurden. Diese im Lande erworbenen 23 Fälle umfaßten unter anderem 3 Familiengruppenerkrankungen, wie einmal eine Mutter mit 3 Kindern, sowie zweimal Vater und Kind. 7 dieser 23 hatten niemals die Grenzen Kaliforniens verlassen. Daß der Süden der Staaten als Herd doch eine Rolle spielt, geht auch aus der Aufstellung von AYCOCK hervor. Im 1. Weltkrieg kamen in der US.-Army 51 Lepröse zur Feststellung, von den in Amerika geborenen kamen 33 aus Gebieten mit Lepraherden und nur 6 hatten sich die Lepra durch Dienst in lepraverseuchten Ländern zugezogen. Während des letzten Krieges wurden 11 Fälle beim Eintritt in den Militärdienst festgestellt, von denen 10 aus Gebieten mit endemischer Lepra stammten und einer lepröse Verwandte hatte. Im Gegensatz dazu betrug die Zahl der im spanisch-amerikanischen Krieg durch Dienst in lepraverseuchten Ländern infizierten 30 von 32 beobachteten Krankheitsfällen, nur 2 kamen aus lepra-endemischen Gebieten der USA.

Von *Kuba* berichten OTEIZA, GONZALES PRENDES und IBARRA PEREZ über 3001 Leprakranke bei einer Gesamtbevölkerung von 4778583 Einwohnern, also 62,8 ‰. Von diesen werden 2358 ambulant behandelt und nur 643 sind hospitalisiert. Ausführliche und sehr sorgfältige Berichte über die Lepraverbreitung und -behandlung liegen auch aus Costa Rica von ROMERO und Mitarbeitern vor, die dort vorwiegend (70,6%) lepromatöse Formen beobachten konnten und nur 10,8% tuberkuloider bzw. 18,6% indifferenter (indeterminated) Formen. Auch die übrigen Gebiete Mittelamerikas und Westindiens sind verseucht, ebenso die Nordstaaten von Südamerika, wie Franz. Guayana, Brasilien usw., während Chile und Peru praktisch frei sind, ebenso wie Ecuador. Weitgehend frei ist auch das Hochland von Bolivien, während das Chacogebiet Lepraerkrankungen aufzuweisen hat. Die Zahl der Leprösen in Argentinien wurde von CERRITO (1932) auf etwa 6000—8000 geschätzt.

Ob diese letztere Tatsache mit der Ansicht mancher Untersucher unbedingt in Zusammenhang zu bringen ist, daß kühlere und trockene Hochlandklimen weniger zum Leprabefall führen als feuchtheiße Tropengegenden, ist schwer zu entscheiden. Demgegenüber muß doch erwähnt werden, daß es auch Gegenden gibt, die die gleichen klimatisch günstigen Bedingungen aufweisen und doch verseucht sind. Vielleicht spielen Lebensstandard und Wohnungshygiene eine noch wesentlichere Rolle. Es soll damit aber nicht gesagt werden, daß der Faktor *Klima* völlig unwesentlich sei, denn die statistischen Erhebungen von RISI in Brasilien ergaben im feuchtheißen Amazonasgebiet einen Infektionssatz von 1,0—3,8 ‰ meist allerdings weniger schwere Formen, im trockenen Nordosten aber nur 0,9—1,0 ‰, hier aber meist lepromatöse Formen. Auch ROGERS glaubt im feuchtheißen Klima einen begünstigenden Faktor für die Lepraausbreitung sehen zu müssen und INNES berichtet von Tanganjika, daß 81% der Leprakranken im feuchtheißen Klima leben. Der gleiche Autor stellte auch in Uganda im trockenen Inneren des Landes einen geringeren Befall fest als in den feuchteren Gegenden zum Kongogebiet hin.

Ätiologie.

Der Erreger der Lepra ist wohl das von HANSEN 1873 entdeckte Mycobacterium leprae. Es ist ein dem Mycobacterium tuberculosis ähnliches, feines, säure- und alkoholfestes Stäbchen, das sich in fast allen im klinischen Bild der Lepra auftretenden Gewebsveränderungen färberisch nachweisen läßt. Der Erreger ist grampositiv, 1,5—4,6 μ lang und 0,2—0,45 μ dick. Er ist ein gerades oder leicht gekrümmtes kurzes Stäbchenbacterium, an den Enden oft zugespitzt, selten kolbig verdickt. Das Stäbchen ist von einer Hülle umgeben, die als Ausscheidungs- oder Ausschwitzungsprodukt aufgefaßt wird, gleichzusetzen der Wachshülle des Tuberkelbacteriums. Bei der Färbung nach ZIEHL-NEELSEN entfärbt sich das Leprabacterium mit Salzsäure-Alkohol rascher als das Tuberkelbacterium. Hierdurch ist eine Differenzierungsmöglichkeit gegeben.

ZANETTI gab 1947 eine Modifikation der Carbol-Fuchsinfärbung an. In Fällen mit zahlreichen Bakterien liegt der Erreger in zigarrenbündelähnlicher Ballung und zeigt eine Neigung zur Bildung von säurefesten Granula im Verband der Stäbchen. Sichere Vermehrungsstadien ließen sich bisher mikroskopisch nicht beobachten. Manchmal zeigte er allerdings Keulenform mit Verzweigungen. Das Bacterium ist unbeweglich und bildet keine Sporen. Neben der mikroskopisch sichtbaren Form scheint es auch noch filtrierbare Körnchen zu geben, ähnlich wie beim Tuberkelbacterium.

Im erkrankten Gewebe findet man die Bakterien intra- und extracellulär gelagert. MONTELL, BRUN und MARLIANGEAS fanden in Monocyten, die sie im Blutstropfen unter Druck aus dem Ohr entnahmen, intracellulär liegende Erreger. CHAUSSINAND unterscheidet morphologisch 4 Formen des Leprabacteriums: 1. Normale stabförmige Bakterien, manchmal an den Enden zugespitzt, gleichmäßig färbbar. 2. Große verzweigte Bakterien mit verdickten Enden, ungleichmäßig färbbar, sie finden sich meist in tuberkuloiden Infiltraten, die Heilungstendenz zeigen. 3. Bakterien, die eine Teilung durchgemacht haben. Sie können Granulationen zeigen, werden niemals in nervösen Fällen gefunden, in großer Zahl aber in lepromatösen. 4. Degenerierte Leprabakterien. Hier finden sich leicht färbbare Granula in den Stäbchen, die sich in solche Körnchen auflösen.

Elektronenoptische Untersuchungen des Leprabacteriums lassen außer dem Stäbchen kleinste polymorphe Gebilde in der Umgebung des Mycobacteriums erkennen, die auch in unmittelbarer Beziehung zu dem Stäbchen stehen. Diese Körperchen haben eine Größe von 100—200 $\mu\mu$, entsprechen also den Größenordnungen anderer Virusarten. Auf diese Beobachtung hin wurde der Verdacht ausgesprochen, daß es sich bei der Lepra um eine Erkrankung handelt, die durch ein Nebeneinanderauftreten von Virus und Bacterium hervorgerufen wird. Manches in der schwierigen Epidemiologie, der erschwerten Züchtbarkeit und dem klinischen Verlauf ließe sich vielleicht aus dieser Auffassung heraus erklären.

Für die Rattenlepra ist die Virusnatur des Erregers experimentell zumindest wahrscheinlich gemacht worden. Bei der morphologischen Verwandtschaft beider säurefesten Erreger liegt es somit nahe, auch in dieser Richtung Parallelen anzunehmen. Marchoux und Prudhom arbeiteten eine in vitro-Methode aus, um das Mycobacterium leprae von dem Mycobacterium leprae murium zu unterscheiden. Als Hauptreagens wird dabei o-Kresol-indo-2,6-dichlorphenol benutzt.

Die elektronenmikroskopischen Untersuchungen von Bishop, Suhrland und Carpenter ließen deutliche morphologische Unterschiede zwischen Mycobacterium leprae sowie Mycobacterium tuberculosis, Mycobacterium smegmatis und Mycobacterium phlei hervortreten, während Mycobacterium leprae und Mycobacterium leprae murium sehr ähnlich zu sein scheinen.

Die zahlreichen *Züchtungsversuche* der Leprabacillen in vitro blieben lange Zeit völlig erfolglos. Erst in neuerer Zeit ist es durch besondere Nährböden und Kulturverfahren, zum Teil auf lebendem Gewebe, gelungen, in den ersten Passagen sichtbare Kolonien zu erzielen und die Bakterien lebensfähig und weiter verimpfbar zu erhalten. Nach 3—9 Passagen gelang aber die Weiterführung auf künstlichen Nährböden nicht mehr. Hier liegt auch ein sehr wesentlicher Unterschied gegenüber dem Tuberkelbacterium. Günstiger scheinen die Erfahrungen mit Kulturen auf lebendem Gewebe zu sein, ein Faktum, das möglicherweise auch in Richtung der Virusnatur des Erregers gedeutet werden könnte. Untersuchungen über Züchtung der Mycobakterien in Hühnergewebskulturen hat vor allem Hanks in umfangreichem Maße durchgeführt neben Timofejewsky, Suwo und Kin. Auch gelang es ihm, Fibroblastenkulturen von menschlichen Lepromen für die Dauer von 2—7 Monaten am Leben zu erhalten. Zu einer Vermehrung der Leprabakterien in den Zellen kam es in dieser Zeit nicht. Eine Zeitlang konnten auch Suwo, Masasue und Chotaikui die Erreger in Kulturen von lepromatösem Gewebe am Leben erhalten, in der 4. Woche nach der Explantation zerfiel die Mehrzahl der Bakterien aber in Granula.

Hier sei auf die Beobachtung von Rossell hingewiesen, der durch neue Kulturverfahren säurefeste Stäbchen aus Mücken isolieren konnte, und zwar gerade aus solchen, die in der Umgebung von Lepraheimen gefangen wurden. Aus einer Zeckenart isolierte de Souza-Araujo ebenfalls säurefeste Bakterien und Moiser aus dem Darm von Küchenschaben. Eine sichere Bedeutung solcher Insektenzwischenwirte ist aber bisher nicht nachgewiesen.

Überimpfung der Lepra auf Tiere gelingt im allgemeinen nicht. Es kann gelegentlich zu Lokalreaktionen kommen, aber eine Infektion allgemeiner Natur kommt nicht zustande (Chaussinand). Diese Tatsache kann auch zur Differenzierung der beiden säurefesten Bakterien, des Mycobacterium leprae und des Mycobacterium tuberculosis im Meerschweinchenversuch verwendet werden. Das Tuberkelbacterium ist auch für das Meerschweinchen sehr pathogen, das

Myobacterium leprae infiziert die Tiere nicht. Burnet glaubt allerdings auf Grund seiner Übertragungsversuche, daß junge Hamster für menschliche Leprabakterien empfänglich seien. Bei anderen Tieren verliefen seine Versuche ebenfalls negativ. Bei der Nachprüfung dieser Versuche durch Dharmendra und Lowe bestätigten sich diese Ergebnisse aber nicht. Hier seien auch noch die Versuche von Kritz und Loving an Kaninchen erwähnt. Hier bildeten sich 4 Monate nach mehrmaliger Inoculation der menschlichen Lepra ähnliche Läsionen. Auch Ota und Nitto glauben bei Hühnern positive Übertragungsversuche erzielt zu haben. Auch Nonako infizierte erfolgreich junge Hühnchen mit menschlichem Lepramaterial und fand nach 14 Tagen die ersten leprösen Granulationen an den Impfstellen. Auch säurefeste Stäbchen konnte er nachweisen. Durch weitere Verimpfung von leprösem Material nahmen die Erscheinungen an Intensität zu. Histologisch zeigte sich eine gesteigerte Epitheloidzellenreaktion in den Knötchen mit perivasculärer Rundzelleninfiltration und säurefesten Stäbchen in den Epitheloid- und Riesenzellen. 1948 konnte auch Tisseuil über erfolgreich verlaufene Inoculationsversuche menschlicher Lepra auf Ratten berichten. In 3 Versuchsreihen infizierte er einmal mit einer Lepromemulsion, zweitens mit einer Suspension von einem Leprom und drittens mit pulverisiertem Leprom. In allen 3 Reihen entstanden, auch nach weiteren Passagen, Knoten mit zahlreichen Bakterien, die teilweise verkästen. Doch ist im ganzen gesehen das Gelingen der Tierversuche beim heutigen Stand der Wissenschaft noch an Bedingungen geknüpft, die nicht restlos klar zu übersehen sind, und vieles hier bedarf noch einer klärenden Prüfung.

Die *Lepra der Ratten, Singvögel und Büffel* ist mit der menschlichen Lepra *nicht* identisch. Keine dieser drei tierischen Krankheitsformen ist für den Menschen pathogen, ebensowenig, wie sich die menschliche Lepra auf diese Tiere übertragen läßt. Allerdings haben menschliche Lepra und Rattenlepra *mancherlei Parallelen* nicht nur morphologisch, worauf schon hingewiesen wurde, sondern auch in dem von ihnen hervorgerufenen Krankheitsbild.

Auch der Erreger der Rattenlepra hat sich über längere Zeit niemals auf künstlichen Nährböden züchten lassen (Ashbell und Poliakoff). Kulturen auf Chorion-Allantois-Membran des Hühnerembryos gelangen dagegen besser (Noel und Marje-Suzanne Soeur). Bei den Versuchen der Züchtung auf künstlichen Nährböden schienen solche mit Aminosäurenzusatz besonders günstig. Neben dem Eiweißmilieu spielen aber sicher auch die Temperatur, etwa 37°, der p_H-Wert von 7,6 und noch andere Faktoren eine wichtige Rolle.

Über eine spontan bei wilden Mäusen auftretende Lepraform konnten 1940 Krakower und Gonzales berichten; diese ließ sich bei intraperitonealer Überimpfung passageweise auf weiße Mäuse und Ratten übertragen. Die auftretenden Veränderungen entsprachen denen bei Verimpfung des Stefanskyschen Rattenleprabacteriums. Die Infektiosität dieser Erreger war aber für Mäuse größer als für Ratten.

Übertragungen.

Frühzeit und Mittelalter mit ihren strengen Ausschlußmethoden wie Toterklärung und Ausstoßung aus der Gemeinschaft hatten schon um die Übertragbarkeit der Erkrankung gewußt. In der Folgezeit schien aber dieses Wissen verlorengegangen. Erst die Untersuchungen und Berichte von Drognat-Landré 1869 über dle Verbreitung der Lepra in Mittel- und Südamerika führten gewissermaßen zu einer Wiederentdeckung dieser Zusammenhänge.

Nach unseren heutigen Kenntnissen erfolgt die Übertragung der Lepra stets vom leprakranken Menschen direkt auf den bisher gesunden. Es handelt sich, soviel können wir heute mit Sicherheit sagen, um eine Kontaktinfektion. Die genaue Übertragungsart allerdings, ob Tröpfcheninfektion oder Schmierinfektion, ist noch unklar. Auch an die Möglichkeit von Zwischenträgern, wie Fliegen, Mücken und blutsaugende Insekten, wurde zeitweilig gedacht. Man hat säurefeste Stäbchen in einzelnen Insekten nachweisen können, doch sind diese Wege nicht eindeutig geklärt.

Eine *eigentliche Vererbung gibt es aber bei der Lepra nicht.* Auch eine *konnatale* Übertragung spielt bei der Lepra ebensowenig wie bei der Tuberkulose eine Rolle. Es liegen bisher keinerlei einwandfreie Obduktionsbefunde konnatal lepröser Kinder in der Literatur vor.

Den praktischen Beweis für diese Annahme haben BÜNGELER und andere geführt, als sie die Kinder leprakranker Eltern sofort nach der Geburt aus dem leprösen Milieu entfernten und feststellen konnten, daß sie *nicht* krank wurden. Ließ man aber die Kinder nur wenige Wochen oder Monate mit den leprakranken Eltern zusammen, so wurden sie infiziert. Auf die besondere Empfänglichkeit des jungen Menschen wird später noch einzugehen sein. Die Rolle des Kontaktes für das Auftreten der Infektion geht aus diesen Mitteilungen schon klar hervor.

Immer wieder aber wird darauf hingewiesen, daß Ehegatten sich seltener anstecken als Blutsverwandte, es müssen also bestimmte vererbbare dispositionelle Momente vorhanden sein, die eine Rolle spielen (AYCOCK und BOENJAMIN), eine Beobachtung, die auch MARCHIONINI in Anatolien bestätigt fand, ähnlich wie IBARRA PERES und PRENDES. MICHAELIDES spricht auf Grund seiner Beobachtungen auf Cypern von einer Familien- oder Hauserkrankung, denn er konnte in allen Fällen eine familiäre Ausbreitung der Infektion feststellen. Im Rahmen dieser Familienausbreitung spielt der sog. Bettkontakt (BOENJAMIN) besonders im Alter von 0—14 Jahren eine sehr große Rolle. BOENJAMIN konnte nachweisen, daß bei längerdauerndem Bettkontakt innerhalb einer Familie es besonders im zweiten Kontaktjahr zu einem Anstieg der Krankheitshäufigkeit von 1,5 auf 17% kommt. Auch die durchschnittliche Inkubationszeit wird wesentlich kürzer, etwa 3—6 Jahre, während sie beim einfachen Familienkontakt 7,2 Jahre beträgt.

Aus diesen Beobachtungen geht hervor, daß es der nahe Kontakt ist, der besonders ansteckungsbegünstigend wirkt und daß dieser über längere Zeit gehen muß. Allerdings weist CHAUSSINAND auf Grund seiner in Indochina durchgeführten Untersuchungen darauf hin, daß auch kurze Kontaktdauer zum Erwerb der Lepra führen kann, denn von seinen Kranken hatten 45% langdauernden Kontakt mit leprösen Familienmitgliedern und 55% nur einen vorübergehenden. ZANATTI behauptet sogar, daß von seinen Leprakranken in Kongo nur $^1/_4$ der Kranken vorher Kontakt mit Leprösen gehabt hätte. Allerdings steht er mit dieser Beobachtung ziemlich isoliert.

Es ist sicher auch nicht gleichgültig, mit welcher Lepraform der Kontakt stattgefunden hat. Wenn lepromatöse Personen als Infektionsquelle in Frage kommen, so ist bei diesen Formen, die durchweg mit einem reichlichen Bakterienbefund einhergehen, auch die Gefahr eine sehr viel größere. So macht CHAUSSINAND die Feststellung, daß in 88% seiner Fälle lepromatöse Kranke als Ansteckungsquelle in Betracht kamen und nur in 12% neurale Krankheitsformen. Diese Ansicht, daß die neurale Form weniger infektös sei, findet auch in Beobachtungen von DAVIDSON eine Bestätigung. ROGERS und MUIR lehnen für die neurale Form die Infektiösität überhaupt ab. Auch BOENJAMIN schließt sich dieser Auffassung an und äußert die Meinung, daß es nicht bewiesen sei, daß eine neu bei einem weiteren Familienmitglied auftretende Erkrankung bei Vorhandensein einer neuralen Erkrankungsform in der Familie nicht doch letztlich *außerhalb* derselben erworben sein könnte. Demgegenüber macht DAVIDSON geltend, daß 1. auch Fälle von Nervenlepra bakterienpositiv sein können, 2. der Prozentsatz von Personen, die sich an Nervenleprakranken infiziert haben — das wird selbst von ROGERS und MUIR zugegeben —, unter 700 etwa 5,3% beträgt, 3. endemische Lepra sich in epidemische verwandeln kann und 4. auch die Nervenlepra durch den gleichen Erreger, nämlich das Mycobacterium leprae, hervorgerufen wird.

Man kann bei den zur Zeit der Untersuchung negativen Nervenleprafällen nach seiner Ansicht nur von „fakultativ geschlossenen“ sprechen. Besonders bedeutungsvoll scheint es ihm, nochmals darauf hinzuweisen, daß nach Untersuchungen gerade auch von Rogers und Muir Leprabakterien im Schleim, im Schweiß, im Sputum, in der Milch, im Samen, im Stuhl und Urin ausgeschieden werden können und daß Theroux in 3,8% der Nervenleprafälle auch im Vaginalsekret Bakterien fand. Man würde unter diesen Umständen besser zwischen hochinfektiöser offener lepromatöser und fakultativ offener, weniger infektiöser, tuberkuloider Lepraform unterscheiden, müßte aber auch für diese die Möglichkeit einer Infektion anerkennen. Schließlich neigen auch Lampe und Boenjamin sowie Lara der Auffassung zu, daß auch Personen, die lange Zeit mit Kranken der tuberkuloiden Form zusammenzuleben gezwungen sind, sich infizieren können, etwa in 0,7%, daß aber dann lange Kontaktzeiten erforderlich sind, und daß im Gegensatz dazu die lepromatöse Form steht, bei der schon relativ kurzer Kontakt genügt, um eine Infektionsquote von 4,8% in Erscheinung treten zu lassen.

Wieweit bei diesen Kontaktinfektionen *örtliche Hautschädigungen* als Wegbereiter und mögliche Eintrittspforte der Infektion eine Rolle spielen, ist ebenfalls noch nicht eindeutig geklärt. Manalang mißt dem Setzen solcher Hautläsionen besonders bei Kindern in lepraverseuchtem Milieu große Bedeutung für das Angehen einer Infektion bei. Er glaubt z. B. die bei den Japanern übliche Sitte, den Neugeborenen nach 100 Tagen die Kopfhaut zu rasieren, als eines der die Lepraübertragung begünstigenden Momente annehmen zu müssen. Auffallend ist in diesem Zusammenhang auch die Beobachtung von Ross, Porret und Ohlsen, die bei 2 Personen die ersten Lepraerscheinungen im Bereich von Tätowierungen auftreten sahen.

Nicht immer aber sind es Kontakt und konstitutionelle Dispositionen (Aycock) allein, die das Angehen einer Infektion begünstigen. Auch äußere Faktoren können Bedeutung gewinnen. Welche es da im einzelnen besonders sind und welches Moment im Einzelfall des sehr komplexen Geschehens die Hauptrolle spielt, ist schwer zu entscheiden.

So gibt Gonzales Prendes, der die Verhältnisse in Pino de Rio auf Kuba untersuchte, dem niedrigen Lebensstandard der Bevölkerung einen bedeutsamen Anteil an dem Zustandekommen der Infektion. Innes mißt ebenfalls den schlechten Wohnungsbedingungen in Tanganjika, der fehlenden Isolierung der Kranken, insbesondere aber dem Zusammenleben gesunder Kinder mit erkrankten Eltern große Bedeutung bei. Daneben betont er auch die Rolle der hohen Luftfeuchtigkeit. Für Gambia schuldigt Ross die schlechten Ernährungsbedingungen der Bevölkerung an, die allerdings auch sonst stark krankheitsverseucht ist, ja nicht selten ausgesprochene Vitaminmangelerkrankungen erkennen läßt. Kusnetzow, der die Leprösen des Kubangebietes untersuchte, fand dabei 56% Unterernährte, 34,3% Überernährte und nur 9,5% normal Ernährte.

Dharmendra hält zwar die Rolle der Unterernährung bei der Entstehung der Lepra nicht für sicher erwiesen, immerhin aber in Zusammenhang mit der Beobachtung, daß 1943 zur Zeit der Hungersnöte und Überschwemmungen in West-Bengalen die Lepraquote erheblich anstieg, für möglich. Beachtenswert scheint ihm auch die Tatsache, daß unter der reisessenden Bevölkerung Ostindiens die Erkrankung verbreiteter ist als unter den Bevölkerungsteilen, die sich vorzugsweise von Milch und Getreide ernähren. Auch Hasselmann weist auf die Rolle des Ernährungsfaktors neben dem klimatischen Moment hin. Keil nimmt in einer B_1-Hypovitaminose, Hudginson im Genuß minderwertiger Fische ein die Erkrankung begünstigendes Moment an.

OBERDÖRFFER glaubte den Sapotoxingehalt verschiedener als Nährpflanzen angebauter Kolokasiaarten (Taroknollen) oder die Verunreinigung des primitiv ausgemahlenen Getreides mit Kornradesamen, der auch sapotoxinhaltig ist, für das Haften der Infektion verantwortlich machen zu müssen. Doch hat sich in der Folge gezeigt, daß auch diese These nicht alles erklären konnte, daß der Sapotoxingehalt zum Teil gar nicht so hoch war und daß auch Lepra bei Bevölkerungsgruppen vorkam, die sich ohne diese schädigenden Erzeugnisse ernährten. AYCOCK, DANIELSEN und BOECK hatten seinerzeit im Zusammenhang mit der OBERDÖRFFERschen Sapotoxinthese darauf hingewiesen, daß erbliche, dispositionelle Faktoren neben den von OBERDÖRFFER angeführten Momenten eine wichtige Rolle spielen müßten. Allerdings haben dann CHATERIER für Indien, DAVAY und ROSS für Nigeria und CHAUSSINAND für Indochina die OBERDÖRFFERsche These abgelehnt, auch GEHR rückt in seiner letzten Arbeit von der ursprünglichen OBERDÖRFFERschen Annahme ab.

Manche Erkrankungen spielen sicher beim Auftreten der Lepra eine gewisse wegbereitende Rolle (ROGERS und MUIR).

Ob ein bestimmter *Beruf* für Lepraerkrankung disponiert ist, scheint bisher noch umstritten. GEHR u. a. weisen darauf hin, daß die ländliche Bevölkerung in allen Ländern Europas, die heute noch Lepraherde besitzen, stärker von der Krankheit befallen wird als die städtische. Hierbei spielen sicher verschiedene Momente ein Rolle, wie Unterschiede in der Hygiene der Lebensführung, die Wohnverhältnisse, die Besonnung und nicht zuletzt die Ernährungslage, vielleicht auch die Exposition gegenüber der Tuberkulose, worauf später noch einzugehen ist. BRAGA fand bei seinen Untersuchungen in Rio an 66764 Industriearbeitern 3006 Hautkrankheitsfälle und darunter 231 Lepröse. Es handelte sich dabei vorwiegend um Steinarbeiter, Maurer, Metallarbeiter und Mechaniker, also ein Personenkreis, der bei seinen Arbeiten wiederholt leichten Traumen ausgesetzt war. Aber auch Schneider, Bäcker und Näherinnen fand er häufiger infiziert.

Zusammenfassend kann man feststellen, daß folgende vorwiegend äußeren Momente die Lepraausbreitung und -übertragung begünstigen: Enges Zusammenwohnen in unhygienischen Wohnräumen bei großer Bevölkerungsdichte, mangelnde Körperpflege, unhygienisches Verhalten leprakranker Mitbewohner, Form der Lepra, mit der Kontakt stattfindet, schlechte oder einseitige, gesundheitswidrige Ernährung, Hungersnöte, Krankheiten und Epidemien anderer Art, Kriege, Sklavenhandel, Völkerwanderungen und Umsiedlungen (hierzu sei auch auf den Anstieg der Lepraerkrankungen in manchen Gebieten der Erde nach dem letzten Krieg verwiesen).

Viele Fragen in der Lepraepidemiologie sind noch ungeklärt. Doch scheint im ganzen die persönliche Disposition ausschlaggebend, da bei gleicher Exposition immer nur einzelne erkranken. So ist auch die Erkrankung des aus einem sicher leprafreien Milieu kommenden Europäers nach längerem Kontakt mit Leprösen zwar möglich, aber doch als selten zu bezeichnen.

Für die Beurteilung des epidemiologischen Verhaltens ist die Ausbreitung der Lepra auf einzelnen Inseln, wie Oesel, Hawai, Neu-Kaledonien und Nauru, von Bedeutung. Auf der letztgenannten Insel gab es bis 1920 nur eine Leprakranke, die von den Gilbertinseln 1914 zugewandert war. Im Anschluß aber an die Grippeepidemie 1920 ging eine Lepraepidemie über die Insel hin, die bis zum Jahre 1928 rund 20% der Insulaner leprös werden ließ. Aber nicht immer ist es so, daß von einer einzigen Ansteckungsquelle auch bei langem Zusammenleben von Eingeborenen eine Lepraepidemie ausgeht. GILLET berichtet aus Algerien von dem über lange Jahre gehenden Zusammenleben eines Leprösen mit Gesunden in einer Oase, *ohne* daß eine weitere Infektion auftrat.

Man wird die Vorgeschichte aller Leprakranken immer wieder eingehend prüfen müssen, um der Frage des Kontaktes nachzugehen, denn nur so wird es möglich sein, die epidemiologischen Zusammenhänge aufzuklären. Anamnestische Familienuntersuchungen, die Doull und Mitarbeiter ausführten, geben hier manchen wichtigen Fingerzeig. Auch die Umgebungsuntersuchungen, wie sie Figueredo und Desai u. a. machten, sind in diesem Zusammenhang außerordentlich wichtig. Die beiden Autoren überprüften 1049 Personen aus der Umgebung von 217 Leprakranken. 573 wurden nicht nur bakteriologisch, sondern auch klinisch untersucht. Dabei zeigten 319 klinische Erscheinungen, bei 25 konnten Bakterien ohne klinischen Befund festgestellt werden. Von diesen entwickelten 4 später noch klinische Symptome und 9 verfügten über einen positiven Leprominhauttest nach Mitsuda. Andere Untersucher setzten bei solchen Umgebungsprüfungen zunächst nur den Hauttest nach Mitsuda ein. Dabei zeigte sich, daß es einen größeren Personenkreis gibt, der einen positiven Mitsuda-Test aufweist, ohne je erkrankt gewesen zu sein oder krank zu werden. Ob der Mitsuda-Test bei diesen Personen nun Ausdruck einer gesteigerten Allergielage ist oder Ausdruck dessen, daß sie eine Lepra in guter Abwehrlage durchgemacht haben, ohne daran merklich erkrankt zu sein (Aycock), ist noch nicht sicher zu entscheiden. Auch die Frage, ob diese im Hauttest positiven Personen in irgendeiner Form infektös sind, konnte bisher weder bewiesen noch abgestritten werden.

Manche Autoren kommen auf Grund dieser Beobachtungen zu der Annahme, daß es unterschwellige Infektionen gibt oder abnorme individuelle Resistenzen gegen die Erkrankung. Hier liegen auch Erklärungsmöglichkeiten für die lange Inkubationszeit.

Man könnte annehmen, daß eine Infektion zwar besteht, die Resistenz des Körpers aber gegen die träge reagierenden Bakterien so groß ist, daß sie nicht zum Ausbruch kommt und es nun irgendeines, unter Umständen erst nach Jahren erfolgenden Anstoßes bedarf, um den Krankheitsprozeß zur Auslösung zu bringen. Vielleicht wären auch so die positiven Befunde von Hansen-Bakterien in Drüsenpunktaten Gesunder zu erklären als Ausdruck einer nicht zum Ausbruch gekommenen Infektion (Aycock).

Andererseits ist aber auch die Tatsache erwähnenswert, daß es trotz langer Durchseuchung einer Bevölkerungsgruppe nicht zu einer fortschreitenden Steigerung der Resistenz gegenüber der Lepra kommt, wenn auch gelegentlich festzustellen ist, daß die Kinder von Leprösen sehr oft an leichteren Lepraformen erkranken als Menschen aus leprafreien Ländern.

Das *Lebensalter* spielt für das Angehen einer Leprainfektion eine sehr bedeutungsvolle Rolle. Daß es keine Berichte über sicher konnatale Lepraerkrankungen gibt, wurde schon erwähnt. Überhaupt konnte man bei Kindern unter 2 Jahren bei Autopsien in den inneren Organen keine Bakterien nachweisen (Lara). Trotzdem aber steht fest, daß die Kinder vom 1. Lebenstag an für die Infektion empfänglich sind, ja daß sie *in diesem frühen Alter besonders leicht sich eine Infektion zuziehen können, die aber erst im 3. oder 4. Lebensjahr zum Ausbruch kommt.* Die Verlaufsform der kindlichen Lepra ist meist eine andere als beim Erwachsenen. Es herrscht nach Floch die maculo-anästhetische Form vor.

Die ersten Hautläsionen treten an Körperstellen auf, die mit den Eltern am meisten in Berührung kommen. Das Auffallende ist, daß manche dieser Hauterscheinungen nach einiger Zeit wieder verschwinden können, auch wenn sie bakteriologisch positiv waren (Lara). Als leitendes Frühsymptom der kindlichen Lepra beschreibt Andrade, der über 1142 leprakranke Kinder in Mexiko untersuchte, erstens papulo-urticarielle oder papulöse Knötchen, zweitens leicht erhabene Maculae mit leichter oder starker Rötung und drittens seltener multiple anästhetische Maculae, die meist nur bei älteren Kindern zu finden sind. Die anästhetischen Partien sind bei Kindern oft sehr schwer festzustellen (ANDRADE). Die Lokalisation der Läsionen betraf Gesicht, Oberarme, Schultern, Gesäßgegend und Hüften. Die histologisch von NOLASCO und LARA untersuchten Primärläsionen bei Kindern zeigten keinen vom üblichen Bild besonders abweichenden Befund.

TEICHMANN berichtet über 54 Kinder mit Nervenlepra, die meist einen leichten Verlauf der Erkrankung zeigten. Trotz des Vorliegens dieser Form war die Mitsuda-Reaktion negativ. Diese Beobachtung ist zusammen mit der Tatsache wichtig, daß bis zum 10. Lebensjahr die Mitsuda-Reaktion meist negativ ausfällt. Ihr Verhalten kann allerdings, wie FLOCH und CAMAIN feststellten, durch die BCG-Impfung beeinflußt werden.

Im übrigen reagieren die Kinder lepröser Eltern auf den Tuberkulintest genau so wie Kinder gesunder Eltern. SAYAGO führte Vergleichsuntersuchungen mit Tuberkulinprobe und Mitsuda-Probe durch, deren Resultate in ihrer Deutung allerdings etwas schwierig scheinen. Bei wiederholter Testung mit Lepromin neigen junge Kinder zu stärkeren Reaktionen (IGNACIO und TIONG, LARA). Durch wiederholte Injektionen von sterilem leprösen Material bei exponierten jungen Kindern versuchte LARA einen Schutzeffekt zu erzielen.

Die Altersverteilung bei den 1142 leprösen Kindern, die ANDRADE in Mexiko untersuchte, zeigt 35 unter 4 Jahren, 93 im Alter von 5—9 Jahren und 1014 zwischen 10 und 14 Jahren.

In diesem Zusammenhang ist auch die Feststellung von Bedeutung, daß Ehepartner sich nur dann infizieren, wenn die Ehe schon *vor* dem 20. Lebensjahr geschlossen wurde. In späteren Jahren kommt es trotz nahen Zusammenlebens in der Mehrzahl der Fälle nicht mehr zu einer Infektion oder, besser gesagt, zum Angehen einer Infektion. Im Gegensatz dazu stehen die Berichte aus dem Baltikum, wo Kindererkrankungen zu den ausgesprochenen Seltenheiten gehören (STEINIGER) und das Alter der Erkrankten durchschnittlich zwischen 30 und 40 liegt. Auch BRAGA fand ein Durchschnittsalter seiner Kranken zwischen 20 und 40 Jahren.

Alle diese Beobachtungen lassen die Forderung dringend geboten erscheinen, die Kinder Lepröser, die überhaupt allem Anschein nach erstens eine erhöhte Krankheitsanfälligkeit haben, zum anderen aber einer Leprainfektion stets ausgesetzt sind, besonders zu umsorgen und frühzeitig aus dem Milieu herauszunehmen, um sie vor dieser Krankheit zu bewahren (CORDERO SOROA, BÜNGELER u. a.). Bei solch rechtzeitig durchgeführter Trennung konnte TEICHMANN feststellen, daß die Kinder meist gesund blieben oder, wenn die Trennung doch nicht frühzeitig genug erfolgt war, nur an ganz milden Lepraformen erkrankten.

Eine *gewisse Geschlechtsgebundenheit der Lepra* besteht sicher. Die höhere Erkrankungsziffer der Männer steht nach den verschiedensten Autoren fest. So fand CHAUSSINAND unter 1002 Leprösen 75,5% Männer im Alter von 15 bis 20 Jahren; auch BRAGA weist auf den stärkeren Befall des männlichen Geschlechts hin. Ob neben endokrinen Einflüssen Expositionsfaktoren außerhalb der Familie eine Rolle spielen, wie CHAUSSINAND annimmt, erscheint ebenfalls möglich. Die Hauptbedeutung kommt aber doch wohl hormonalen Einflüssen zu, denn bis zum Eintritt der Pubertät, also etwa dem 15. Lebensjahr, findet sich sogar ein gewisses Überwiegen der weiblichen Erkrankung. Ebenso ist die Zahl der weiblichen und männlichen Neuerkrankungen nach Eintritt der Menopause wieder annähernd gleich. Andererseits bedeuten Eintritt der Pubertät und Schwangerschaft Zeiten erhöhter Gefährdung (GEHR, LENGAUER).

Dafür, daß hormonale Faktoren den Ablauf der Erkrankung beeinflussen können, dürfte auch die Beobachtung von Lengauer sprechen, der bei 2 weiblichen Leprafällen periodisch mit der Menstruation auftretende Reaktionen feststellen konnte, die mit hohem Fieber einhergingen. Durch Gabe von gegensinnigem Hormon, Testosteron-Propionat, am 8., 15. und 20. Tag des Menstruationscyclus konnte das weitere Auftreten dieser Reaktionen dann verhindert werden. Im allgemeinen allerdings kann man feststellen, daß bei den Frauen die tuberkuloide Form vorherrscht, eine Beobachtung, die auch im Sinne einer erhöhten Resistenz zu deuten wäre, während bei den Männern die lepromatöse Form stärker vertreten ist. Doch sind diese Beobachtungen nicht ganz einheitlich, denn aus den Ostseegebieten wurde in den letzten Jahren über eine Zunahme der weiblichen Erkrankungen in den späteren Lebensjahrzehnten gegenüber früheren Jahren berichtet. Auch besagen die Zahlen, die Oteiza, Gonzales Prendes und Ibarra Perez von Kuba geben, daß die Erkrankungen bei Männern mit 1275 die bei Frauen mit 1013 nur gering überragen.

Ob es allein die Faktoren der *Geschlechtsdrüsen* sind, die die hormonale Steuerung der Abwehrkräfte gegen die Lepra beeinflussen, oder ob hier *Nebennierenrindenhormon*, wie Oberdörffer annahm, eine sehr wichtige Rolle spielt, ist noch nicht geklärt. Oberdörffers Bestreben, durch Gabe von Nebennierenrindenhormon den Ablauf der Erkrankung günstig zu beeinflussen, zeigte leider keinen wirklichen Erfolg.

Die Disposition eines bestimmten *Körperbautyps* für Lepra scheint es nicht zu geben, wenigstens nicht so wie bei der Tuberkulose. Allerdings weist Steiniger darauf hin, daß in baltischen Gebieten der überwiegende Teil der Leprakranken dem pyknischen Körperbautyp angehört, wobei allerdings ebenfalls zu bemerken ist, daß dieser Körperbautyp auch sonst in diesen Gegenden überwiegt.

Die Disposition einzelner *Rassen* zu Lepraerkrankungen geht aus dem bisher in der Literatur Mitgeteilten *nicht klar* hervor; wenn auch bestimmte Rassen in stärkerem Maß an der Lepra beteiligt zu sein scheinen als andere. So glaubt Floch festgestellt zu haben, daß Europäer erst nach sehr langem Tropenaufenthalt erkranken und mit wesentlich längerer Inkubationszeit als Eingeborene. Oteiza, Gonzales Prendes und Ibarra Perez geben zwar eine Aufstellung über die Rassenzugehörigkeit der bei ihnen beobachteten Leprakranken auf Kuba, ohne daß aber aus diesen Zahlen irgendwelche Schlüsse hinsichtlich eines Prädominierens einer bestimmten Rasse gezogen werden können. Bedeutungsvoller in dieser Hinsicht sind die Ausführungen von Austin, der eine verschiedene Verlaufsform der Erkrankung bei Indern und Melanesiern unter den gleichen äußeren Bedingungen gefunden zu haben glaubt. Er machte die Beobachtung, daß die Inder, die in ihrer Heimat vorwiegend an tuberkuloider Form erkranken, in der Südsee meist der schweren lepromatösen Form anheimfallen, während bei den Melanesiern dort die nervöse Form vorherrscht. Auch Ryrie glaubt gewisse rassebedingte Unterschiede im Ablauf der Lepra bei Chinesen und Indern gefunden zu haben. Er sah nur $^1/_3$ tuberkuloider Form bei den Chinesen, während bei den Indern diese milde verlaufende Form bei $^3/_4$ der Fälle zu beobachten war und eine deutliche Selbstheilungstendenz auftrat. Auch innerhalb der einzelnen Formen glaubt er Unterschiede bei den einzelnen Rassen gefunden zu haben. So sah er in China bei der tuberkuloiden Lepra Nervenverdickungen seltener als bei den Indern. Auch war bei den Chinesen eine Frühdiagnose und Frühbehandlung notwendiger, da der sehr frühzeitig erfolgende Übergang in die lepromatöse Form nur so zu verhindern war. Frühmaculae konnte er in China schon im kindlichen Alter beobachten.

Klinik und Verlauf.

Inkubationszeit. Die Inkubationszeit der Lepra bis zum Auftreten der ersten sicheren Zeichen beträgt durchschnittlich 2—4 Jahre. Als kürzeste Frist werden einige Monate genannt, als längste ein Zeitraum von etwa 40 Jahren. AYCOCK gibt als Inkubationszeit unter 32 an Lepra erkrankten Kriegsteilnehmern des spanisch-amerikanischen Krieges die kürzeste Inkubationszeit mit 9 Monaten und die längste mit 32 Jahren an.

Ob es einen ausgesprochenen *Primäraffekt* bei Lepra gibt, ist umstritten. LENGAUER beschreibt bei der Lepra in Nigeria einzelne depigmentierte maculöse Stellen als Primärläsionen, seltener auch Geschwüre an den Füßen. Über 7 Fälle mit nur einem Primärherd, die er in der Zeit von 1937—1942 beobachten konnte, gibt BOENJAMIN einen Bericht. Es handelte sich dabei einmal um einen etwas über das Hautniveau erhöhten Herd von tuberkuloidem Typ, die anderen 6 waren flache solitäre depigmentierte Maculae mit Sensibilitätsstörungen. Alle 7 Herde wurden chirurgisch entfernt. Im histologischen Bild des exstirpierten Gewebes zeigte die tuberkuloide Veränderung auch säurefeste Stäbchen. Die Maculae waren bakteriologisch und auch histologisch negativ. Beachtenswert bei dieser Beobachtung BOENJAMINs ist die Tatsache, daß bei der 3—12jährigen Nachbeobachtung dieser Kranken keine weitere Läsion auftrat, so daß er auf Grund dieser Beobachtung bei streng lokalisierten Einzelherden *ohne* Nervenverdickung und *ohne* Lymphdrüsenbeteiligung die Exstirpation empfiehlt.

Auch RYRIE beschreibt kaum erhabene kleine depigmentierte Hautflecke von 1—5 cm Durchmesser ohne Bakterienbefund und ohne deutliche Anästhesie als Frühform mit regelmäßig guter Prognose.

Von anderen Autoren wurden Hautwunden, wie sie als Schrunden, Stiche durch Nadeln, Verletzungen durch Nägel oder Dornen, Kratzeffekte bei juckenden Hautkrankheiten wie Scabies, Insektenstiche, aber auch durch Tätowierungen und gelegentlich sogar durch Pockenimpfungen entstehen können, als Eintrittspforte der Infektion beschrieben. TISSEUIL beobachtete auch Onchocercaherde mit gleichzeitigem positivem Bakterienbefund, glaubt aber nicht, daraus eine besondere Affinität der Mikrofilarien zum infizierten Gewebe ableiten zu können. In einer Zusammenstellung 1937 gibt MAXWELL an, daß er bei 1379 Leprafällen in China die ersten Anzeichen der Infektion an den unteren Extremitäten und *nicht im Gesicht* fand.

Demgegenüber steht die Ansicht, daß die Nase und die Nasenschleimhaut die erste Eintrittsstelle des Leprabacteriums wären (RACINE). MARCHOUX und CHORINE sind der Meinung, daß Augen und Lidbindehaut in dieser Hinsicht eine bevorzugte Rolle spielen. Sie glauben, daß die *intakte Haut* den Körper sicher vor dem Eindringen der Leprabacillen schützt. Dagegen läßt die *unverletzte Schleimhaut den Erreger passieren.* Neben der Augenbindehaut sind dabei die Schleimhäute des Verdauungstractus und des Urogenitalsystems von Bedeutung. Wahrscheinlich sind es dann Leukocyten, die den weiteren Transport der Erreger auch in das Körperinnere übernehmen. Nach MARCHOUX und CHORINE macht sich die Infektion zuerst in den regionären Lymphdrüsen der klinisch zunächst noch unveränderten Eintrittspforte bemerkbar. Die Nasenschleimhaut, der RACINE große Bedeutung als Eintrittsstelle beimißt, wird deshalb als besonders geeignet aufgefaßt, da sie in ihrer Epithelstruktur andere Verhältnisse aufweist als die Plattenepithelien der übrigen Schleimhäute. Häufig und frühzeitig ist bei den Umgebungsuntersuchungen der positive Nasenabstrich das einzige Zeichen der Leprainfektion. Zu welchem Zeitpunkt sich dann Geschwüre in der Nase entwickeln, die immer weiter um sich greifen,

Schleimhaut, Knorpel und Knochen zerstören, ist nicht ganz sicher, doch scheint diese Phase *wesentlich später* einzusetzen.

Eine *intrauterine Infektion* mit Leprabakterien dürfte nach den Untersuchungen von Büngeler praktisch nie in Frage kommen. Nach den histopathologischen Untersuchungen von Büngeler scheint es *überhaupt fraglich*, ob man *bei der Lepra von Primäraffekt sprechen darf*. Es sieht vielmehr so aus, als ob *alles, was bisher als Primäraffekt beschrieben wurde, erstes Symptom der Krankheit überhaupt ist*. Diese klinisch und histologisch uncharakteristischen Hautinfiltrate, die anfangs nur unspezifische lymphocytäre und großzellige Infiltrate des Papillarkörpers und Coriums darstellen, enthalten aber meist schon *reichlich* Hansen-Bakterien. Ob diese vielleicht zunächst als unspezifisch zu bezeichnenden Infiltrate, aus denen sich späterhin typische Lepraeffloreszenzen entwickeln, wirklich an der Eintrittspforte entstehen, ist ungewiß. Die *frühzeitige Probeexcision* ist auch in diesem Stadium der beste Weg, um diagnostische Klarheit zu schaffen. Auch der Hauttest nach Mitsuda kann schon zu diesem Zeitpunkt positiv sein.

Auf sog. unsichtbare Frühformen der Lepra weist Gougerot hin, die sich durch Leukodermieflecken nach Sonnenbestrahlung, Pigmentverschiebungen und Anästhesien ankündigen können. Die sorgfältige Beobachtung solcher Erscheinungen ist besonders für Prognose und Therapie wichtig.

Wie sich der weitere Verlauf der Lepra gestaltet, hängt sicher von einer ganzen Reihe Faktoren ab. Hier spielen die Resistenz des Individuums, seine Ernährungslage, das Hinzukommen anderer Infektionen sicher eine ebenso wichtige Rolle wie die Übertragungsweise, d. h. fraktionierte oder massive Infektion, oder gar der Ort des Eindringens der Erreger. Trotz vieler Untersuchungen und intensiver Forschungen war es bis heute noch nicht möglich, die Ursachen für den ganz verschiedenen Ablauf und die verschiedene Lokalisation der hauptsächlichsten Lepraformen wirklich eindeutig zu klären.

Eine Einteilung der Lepra hat immer wieder Schwierigkeiten bereitet. Die alte Aufgliederung in Lepra nervosa oder maculo-anaesthetica, Lepra tuberosa und Lepra mixta ist heute verlassen. Der Leprakongreß in Kairo hatte sich auf nur 2 Formen festgelegt, die sog. N-Form = neurale oder benigne Lepra, die er in 3 Unterstufen gliederte (N 1, N 2 und N 3), sowie die maligne lepromatöse oder L-Form, die ebenfalls wieder 3 Untergruppen enthielt. Bei einem Überblick über die bis 1947 übliche Einteilungsform äußert Dubois seine Kritik. Lengauer lehnt überhaupt eine strenge Schematisierung bei der oft schnellen Entwicklung und des Überganges von der einen in die andere Form ab.

Der 5. Leprakongreß hat dann im April 1948 in Havanna entgegen den in Kairo festgelegten 2 Grundformen *drei* herausgestellt:

1. Die uncharakteristischen Infiltrate (indeterminate group) — „I"-Form,
2. die tuberkuloide Lepra — „T"-Form,
3. die lepromatöse Lepra — „L"-Form.

Es entspricht dieses Schema dem seinerzeit von südamerikanischer Seite vorgeschlagenen in etwas abgewandelter Form. Die Fälle der Gruppe „I" können sich in eine der beiden anderen Formen weiterentwickeln. Sie sind als Formen mit unbeständigem Verlauf und unsicherer Weiterentwicklungstendenz zu bezeichnen. Chala u. a. lehnen allerdings diese Gruppe „I" ab und glauben, daß die Kranken im Laufe der Zeit stets in Gruppe 2 oder 3 sich einreihen ließen. Auch Medina verneint diese Klassifikation, denn nach seinen Erfahrungen kann auch die 2. Form in die 3. übergehen (1949).

Die anderen Einteilungsversuche, auch die des Panamerikanischen Kongresses in Rio 1947, bei der die Gruppe „I" wieder in verschiedene Untergruppen aufgeteilt wurde, haben sich nicht durchsetzen können. Zum Überblick sei hier noch auf einige andere in letzter Zeit vorgeschlagene Einteilungsversuche kurz eingegangen.

So läßt Rodriguez sich bei seiner komplizierten Einteilung von histologischen Gesichtspunkten leiten und kommt dabei zu 4 Formen: 1. der interstitiellen, bei der er wieder eine Mitsuda-negative, eine Mitsuda-schwach positive und eine Mitsuda-stark positive Untergruppe aufstellt; 2. eine Form mit perivasculären Rundzellinfiltraten (uncharakteristisches Stadium). Die Mitsuda-Reaktion ist hier positiv oder negativ, auch hier gibt es wieder 3 Untergruppen: prätuberkuloide (lepride), prälepromatöse und residuale Form; 3. das *tuberkuloide Stadium*, bei dem er zu 9 Untergruppen kommt, und 4. die *lepromatöse Form*, bei der auch wieder eine größere Anzahl Untergruppen gemacht werden.

Auch Dharmendra teilt in 5 Gruppen ein: Lepromatöse, tuberkuloide, neuroanästhetische, maculoanästhetische und atypische Lepra. Simons will nur trennen in „malignen Morbus Hansen" und „benigne Hansenide".

Dubois schlägt eine Einteilung nach Bakterienbefunden vor in a) Bakterien selten oder fehlend, b) Bakterien zahlreich. Beide wieder mit Untergruppen.

Für die Besprechung der Klinik erscheint es aber doch zweckmäßig, sich an die auf dem letzten Leprakongreß gegebene Einteilung zu halten, und so seien die 3 Formen, zu deren Klassifikation klinische, bakteriologische, immunologische und histopathologische Befunde herangezogen wurden, vor Besprechung der eigentlichen Klinik ganz kurz umrissen.

Die *„I"-Form* lokalisiert sich hauptsächlich an Haut und Nerven, hat meist flache Maculae, bakteriologisch meist negativ, Leprominreaktion negativ oder schwach positiv. Histologisch finden sich entzündliche Hautläsionen. Die Prozesse zeigen keine Stabilität. Es besteht die Tendenz, in eine der beiden sog. Polartypen überzugehen. Man faßt diese Form meist als nicht-infektiös auf.

Die *„T"-Form* ist als Krankheit derjenigen Personengruppe zu bezeichnen, die eine starke Resistenz gegenüber dem Leprabacterium besitzt. Man könnte von einer *Teilimmunität* sprechen. Sie stellt die gutartigere Verlaufsform dar, ist ausschließlich in Haut und Nerven lokalisiert, neigt zur klinischen und geweblichen Ausheilung und damit auch zur Entwicklung einer Immunität. Es besteht eine ausgesprochene Tendenz zur Begrenzung. Der Lepromintest ist in einem hohen Prozentsatz stark positiv, die Läsionen tragen patho-histologisch eine tuberkuloid-granulomatöse Struktur. Diese Fälle sind im allgemeinen als nicht-infektiös oder geschlossen zu betrachten. Die tuberkuloide Form der Lepra ist seltener als die lepromatöse, doch gibt es eigenartigerweise Länder, wo die erstere überwiegt, wie z. B. in Indien im Gebiet des Gangesdeltas, und andere, wo sie sehr selten ist, wie Burma. Auch in Brasilien findet sich die tuberkuloide Lepra nur in 10 bis 20% der Fälle und hier wieder mehr bei der schwarzen als bei der weißen Rasse.

Die *„L"-Form* betrifft die Kranken mit der geringsten Resistenz gegenüber Vermehrung und Ausstreuung der Bakterien, also die *Nichtimmunen*. Diese Verlaufsform zeigt nach Ansicht von Tilden, Klemperer u. a. das Bild einer chronischen Reticuloendotheliose, wie es von Aschoff geprägt wurde. Aber gerade bei dieser Form kommt es zu einer so starken Vermehrung der Erreger im Wirt, wie sie sich selten findet. Dabei sind die Allgemeinerscheinungen gering und Lokalveränderungen können fehlen oder auch nur unbedeutend sein. Besonders auffallend ist, daß sich in dieser Verlaufsform der Erreger als Endoparasit der Zelle, wie man es sonst nur von Virus- und Protozoenerkrankungen kennt, nachweisen läßt. Dieses Bild manifestiert sich an der Haut, den Schleimhäuten, hauptsächlich des oberen Respirationstractus und des Auges, aber auch an allen anderen Organen, insbesondere auch an den inneren Organen. Die Rückbildungstendenz ist sehr gering, zu einer klinischen Heilung und dem Auftreten von Immunitätserscheinungen kommt es praktisch nicht. Der Lepromintest ist meist negativ als Zeichen der anergischen Phase. Die Struktur der Läsionen zeigt granulomatösen Charakter, es besteht ausgesprochene Tendenz zur Progression, die Fälle sind als offen und infektiös zu bezeichnen.

Ein Übergang der tuberkuloiden Form in die lepromatöse wird gelegentlich beschrieben (de Aguiar, Lengauer, Zanetti u. a.). Von manchen wird, worauf schon vorher hingewiesen wurde, die tuberkuloide auch nur als ein Vorstadium der lepromatösen aufgefaßt. Die chinesischen Autoren neigen zum Teil der Auffassung zu, daß *jedem lepromatösen Stadium ein tuberkuloides vorausgegangen sei*. Dieser oft rasche Übergang von der „T"- in die „L"-Form sei besonders im Alter von 16—40 Jahren zu beobachten. Nach dem 40. Lebensjahr habe die „T"-Form eine wesentlich geringere Tendenz, in die „L"-Form überzugehen. Letztere Beobachtung wird auch von Zanetti bestätigt, der die typischsten lepromatösen Fälle im Alter von 6—25 Jahren sah und kaum mehr nach dem 40. Lebensjahr. Es ist selbstverständlich, daß bei einem solchen Übergang von der einen in die andere Form auch die Mitsuda-Reaktion als Ausdruck der Allergielage sich verändert und von der positiven in eine negative Phase überwechseln kann.

Die „I"-Form (indeterminate). Eigentlich stellt diese Form ein Frühstadium der Lepra dar. Sie kann darin verharren oder aus diesem Stadium heraus mit oder auch ohne akute Reaktion in eine der beiden anderen Formen übergehen. Im Vordergrund stehen die *Hautläsionen*, meist flache, maculöse Flecke, die depigmentiert sein können, oder aber auch eine erythemartige Rötung aufweisen. Manche der Formen wären unter Umständen hier einzuordnen, die als latente oder abortiv verlaufende Lepraerkrankungen oder auch als unsichtbare Lepra (Goutard) früher beschrieben worden sind. Die bakteriologische Untersuchung der Maculae fällt sehr oft negativ aus, und wenn Bakterien nachzuweisen sind, dann ist der Befund meist nur sehr gering.

Die Leprominreaktion ist vielfach negativ oder, wenn sie positiv ausfällt, doch nur sehr schwach.

Die histologische Untersuchung der Hautläsionen zeigt entzündliche Veränderungen relativ uncharakteristischer Art, und ein Teil der früher als Frühformen beschriebenen histologischen Bilder müßte nach der neueren Klassifikation in diese Gruppe eingeordnet werden. Das Weiterschreiten des Prozesses, seine Persistenz oder gar auch seine Rückbildung sind von Faktoren abhängig, die wir heute noch nicht sicher kennen und bewerten können.

Im allgemeinen ist diese Form als nichtinfektiös aufzufassen, obwohl natürlich auch hier, wenn Bakterien nachweisbar sind, eine Infektionsmöglichkeit gegeben sein kann.

Die tuberkuloide Lepra. Auch diese Form stellt keine isolierte Hauterkrankung dar, sondern eine *Allgemeininfektion*. Vieles im Ablauf der Lepra läßt sich in Parallele zur Tuberkulose setzen, sowohl bei der tuberkuloiden wie bei der lepromatösen Form. Die „T"-Form könnte man als sekundär-allergisches Stadium, in dem der Kranke längere Zeit verharren kann, auffassen. Diese verläuft in Schüben oder Rhythmen. Zeiten eines scheinbaren Stillstandes des Prozesses wechseln mit solchen einer erneuten Generalisation, wobei Allgemeinerscheinungen auftreten oder fehlen können. Manchmal kommt es gleichzeitig zum Neubefall anderer Körperpartien. Diese Exacerbationen werden als „Leprareaktionen" oder kurz auch als „Reaktionen" bezeichnet. Zieht man die Parallele zur Tuberkulose, so fehlt allerdings das Stadium der tertiären Gewebsschädigung oder tritt doch bei dieser Form weitgehend in den Hintergrund (Höring). Meist verharren die Kranken in diesem Stadium, oder es kommt zum langsamen

Fortschreiten der Erscheinungen oder letztlich zu einer gewissen Immunität mit Narbenheilung. Verkäsungsherde kennt man auffallenderweise im Bereich der befallenen Nerven nur in manchen Ländern. Die „T“-Form wird als Ausdruck eines spezifischen Widerstandes gegen die lepröse Infektion aufgefaßt (STEIN, IGNACIO, CHALA), bei der es lediglich zu lokalen Überempfindlichkeitsreaktionen infolge der hohen Immunitätslage kommt (BÜNGELER).

Die Veränderungen bei der tuberkuloiden Form sind streng auf Haut und peripheres Nervensystem beschränkt. Dementsprechend kann unterschieden werden:

1. Eine reine Hautform der tuberkuloiden Lepra,
2. eine rein nervöse Form,
3. aber auch noch eine Mischform, bei der außer Haut und Hautnerven auch größere periphere Nervenstränge befallen sind.

Patholoisch-anatomische Veränderungen bei der tuberkuloiden Lepra. Die frischen Herde zeigen im histologischen Schnitt Knötchenbildung mit Epitheloidzellen. Diese sind oft von zahlreichen Riesenzellen des LANGHANSschen Typs durchsetzt. Außerdem besteht eine Hyperämie und ein interstitielles Ödem, teilweise auch eine Rundzelleninfiltration, die bei den Hautherden besonders perivasculär, periglandulär oder um die Follikel angeordnet ist. Auch die typischen Kennzeichen einer spezifischen hyperergischen Entzündung, wie fibrinoide Quellung und Degeneration der Bindegewebsfasern (RÖSSLE) lassen sich feststellen. PARMAKSON unterscheidet lupoide und sarkoide Formen der Hautveränderungen bei tuberkuloider Lepra und geht dabei von dem histopathologischen Bild aus. Zur Einschmelzung und Verkäsung kommt es bei dem Hautherd praktisch nie. Die Veränderungen an den Nerven beginnen nach CAMPOS und RIBEIRO (1941) zentral und breiten sich nach axial zu aus unter Zerstörung der Zentralfaser. Auch bei den Nervenherden sind Verkäsungen im Zentrum der Knötchen selten, wenn sie auch gelegentlich beobachtet werden. Diese zentralen Nekrosen sind umschlossen von Epitheloid- und Riesenzellen und um diese legt sich ein Ring von Lymphocyten, dem nach außen eine fibröse Schicht folgt. Diese ist der einzige gefäßhaltige Teil des Herdes. Solche nichtverkästen Veränderungen sind rückbildungsfähig und können vernarben. Doch ist gerade auf Grund der Befunde von DECOUD, der die Nervenveränderungen bei tuberkuloiden und lepromatösen Formen untersuchte, festzustellen, daß es bei der tuberkuloiden Form zur Infiltration der Nerven mit mehr oder minder starker Schädigung des spezifischen Gewebes kommt, während die lepromatöse Form zwar auch zu Infiltrationen bei reichlichem Bakterienbefund, aber zu weniger destruktiven Veränderungen führt. Tuberkuloide Veränderungen an den inneren Organen konnten MITSUDA und OGAWA 1937 bei ihren Untersuchungen in keinem Fall feststellen.

Der *Bakterienbefund* in den frischen Herden ist reichlicher, in den älteren Herden der tuberkuloiden Form kann der Befund sehr spärlich sein, oft finden sich dort nur noch säurefeste Granula als Reste zerfallener Erreger. Diese lagern dann meist extracellulär. Bei den frischeren Herden lassen sich mäßige Bakterienmengen nachweisen, die sich besonders in den Randzonen der Herde finden und beim Übergang der akuten Entzündung ins Epitheloidzellenstadium wieder verschwinden. Entsprechend diesem Bakterienbefund im histologischen Bild wird diese Form in der Klassifizierung des 5. Leprakongresses auch als *nichtinfektiöse oder geschlossene Form* geführt.

Die *Immunitätslage* in diesen Fällen ist als günstig zu bezeichnen. Bei der tuberkuloiden Lepra finden wir einen sehr hohen Prozentsatz stark positiver *Leprominreaktionen.* Der *positive Mitsuda-Test* zeigt im histologischen Bild eine spezifisch-allergische, später eine tuberkuloide Reaktion, gelegentlich mit Einschmelzungen. Bei einer Höherdosierung des Lepromins kommt es regelmäßig zu Allgemein-, Herd- und Stichreaktionen. Dabei kommt es zum Ablauf einer typischen allergischen Reaktion, wie BÜNGELER und FERNANDEZ 1940 nachweisen konnten. Das Bild einer solchen künstlichen Aktivierung gleicht weitgehend den spontanen „Leprareaktionen". Zum Lepromintest ist allerdings zu sagen, daß er nicht nur bei der tuberkuloiden Lepra positiv ausfällt, sondern die Überempfindlichkeit der Haut auch auf tuberkulös infizierte Personen übergreift. Er wird also beim Vorliegen einer Tuberkulose im allergischen Stadium auch positiv und umgekehrt wird der Pirquet bei tuberkuloider Lepra ebenfalls reagieren. Trotz dieser gewissen Unspezifität ist aber der Lepromintest nach MITSUDA zur Klassifizierung der vorliegenden Lepraform von großer Wichtigkeit.

Technik des Lepromintestes nach MITSUDA (Mitsuda-Test). Das Lepromin wird durch Zerkleinern und Aufschwemmung eines bacillenreichen Leproms in physiologischer Kochsalzlösung gewonnen. Dieser Vorgang der Gewinnung hat den Nachteil, daß es ein stets genau eingestelltes Lepromin *nicht* gibt, doch hat sich diese Methode der Extraktgewinnnng für die Praxis hinlänglich bewährt (MITSUDA-HAYASHI, MUIR). Die Reaktion wird so angestellt, daß 0,1 cm^3 Lepromin an einer gesunden Hautstelle intracutan injiziert werden. Nach 24, 48 und 72 Std zeigt sich im *positiven Fall* als *erste Reaktion* eine 1—3 cm im Durchmesser große, ziemlich scharf begrenzte Rötung. Nach etwa 1 Woche stellt sich eine *kleine violette Papel* ein und in der 3. Woche ein *Knötchen*, das nicht selten *ulceriert* (Spätreaktion). Bei einfacher makroskopischer Ablesung ist nur das letztere beweisend. In vielen Fällen ist man aber dazu übergegangen, mikroskopisch-histologisch schon in der 2. Woche zu untersuchen.

Ausgesprochene *Prodromalsymptome* der tuberkuloiden Form stärkerer Art gibt es eigentlich nicht. Unbestimmte Beschwerden, geringe Fieberreaktion, rheumatisch-neuralgische Schmerzen, Gefäßstörungen wie Akrocyanose können im Beginn gefunden werden. Bei rein neuraler Form kann es auch Parästhesien schon in diesem Frühstadium geben.

SIMONS bestreitet allerdings überhaupt, daß es ein Prodromalstadium bei der Lepra gäbe, da das Mycobacterium leprae eine außerordentlich schwache Toxizität habe.

Von verschiedenen Autoren wurde aber darauf hingewiesen, daß fieberhafte Erkrankungen den Ausbruch der Lepra provozieren können. Der Vorgang spielt sich dabei warscheinlich so ab, daß eine latente Infektion durch die Änderung der Immunitätslage infolge des ubiquitären Infekts in ein allergisches Stadium übergeht. Andererseits wird aber angenommen, daß die Rolle der Schleimhautkatarrhe, wie Schnupfen, als Wegbereiter für die Lepra im Gegensatz zu früheren Ansichten nur unbedeutend ist. Schwäche im rechten Unterarm und den Füßen, passagere Gesichtsschwellungen und eitrigen Schnupfen gibt PLENSKE neben Sensibilitätsstörungen in einem Fall als Prodromalsymptome an.

Die *Hauterscheinungen* sind bei der tuberkuloiden Form außerordentlich mannigfaltig. Es sind hauptsächlich 3 Formen, die histologisch alle das gleiche tuberkuloseähnliche Bild aufweisen, welche hier zu beobachten sind:

a) Rundliche, etwas rötlich-gelblich verfärbte Flecken,

b) stärker infiltrierte, am Rand etwas erhabene, in der Mitte eingesunkene, rundliche oder ovale Hautefflorescenzen (Abb. 1),

c) ausgesprochene Knötchenbildungen, die stark an Lupus vulgaris erinnern (Abb. 2).

Die Erytheme können aus kleinen Flecken oder Bläschen mit geringer Pigmentverschiebung zu großflächigen Hautveränderungen konfluieren. Auffallend dabei ist dann, daß die Flecken sehr oft symmetrisch angeordnet sind, am Rumpf wie Wickelbinden, an den Armen manchmal manschettenartig oder auch wie eine Halskrause, oft auch ringförmig an den Beinen. Sowohl IBARRA PEREZ und GONZALES PRENDES wie PRENDES und TRESPALACIO sahen als erste Symptome in 18% bzw. in 60 von 142 Fällen erythematöse Maculae. Alle anderen Erscheinungen traten dagegen an Häufigkeit zurück.

Die befallenen Hautpartien zeigen ausgesprochene *Sensibilitätsstörungen*, die von *Störungen der Schweißsekretion* und *Ausfall der Behaarung* begleitet sein können. Bei der Prüfung der Sensibilität ist zunächst vor allem die Störung der Oberflächenberührungsempfindung und die herabgesetzte Schmerzempfindung sowie die Störung im Unterscheidungsempfinden für kalt und warm zu erwähnen. Diese Störungen können in wechselnder Stärke vorhanden sein. Das

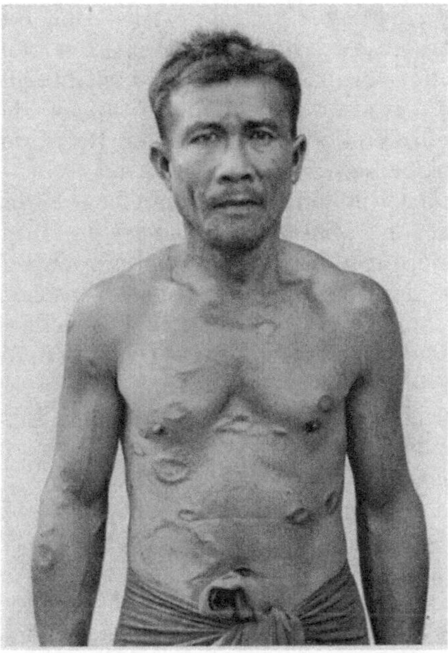

Abb. 1. Ringförmige, am Rande etwas erhabene, in der Mitte eingesunkene rundliche und ovale Hautefflorescenzen bei tuberkuloider Form. (Nach COLLIER und OBERDÖRFFER.)

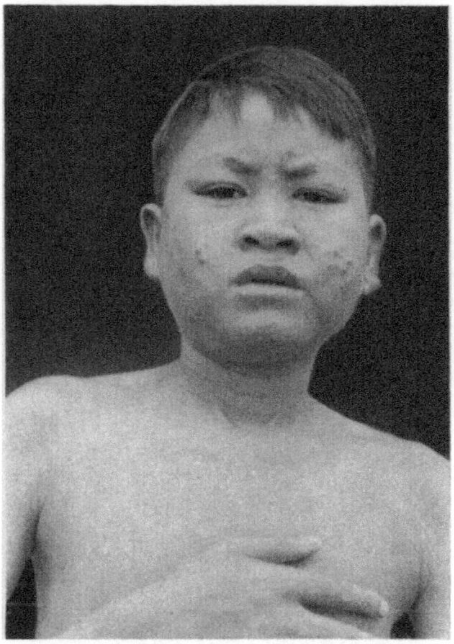

Abb. 2. Knotenbildung an den Ohren und im Gesicht, etwas an Lupus vulgaris erinnernd. (Nach COLLIER und OBERDÖRFFER.)

Lagegefühl und die Druckempfindung pflegen aber noch lange Zeit erhalten zu bleiben.

Bei manchen dieser Stellen besteht eine Neigung zu zentraler Abheilung bei deutlichem Weiterschreiten am Rande. Ein wichtiges Moment ist die Feststellung deutlich verdickter Nervenstränge, die sich in diesen Bezirken oft unter der Haut nachweisen lassen.

Das oft lange Stationärbleiben eines isolierten Fleckens, einer Papel oder auch eines symmetrischen erythematösen Bezirks erschwert oft die Diagnose und ist eventuell der Grund, daß ein Krankheitsprozeß lange unerkannt bleibt. Es kann aber auch zu schwachen oder stärkeren Schüben mit dem Aufschießen neuer Flecken (Maculae) kommen. Welche Momente diese „Leprareaktionen" auslösen, ist heute noch nicht eindeutig geklärt.

LEONHARD ROGERS und E. MUIR weisen immer wieder darauf hin, daß wahrscheinlich *begleitende Krankheiten* sowohl den Ausbruch der ersten Lepraerscheinungen wie auch aller solcher „Spontanreaktionen" *bestimmend* beeinflussen könnten. Da gerade bei den Leprareaktionen nicht nur Lokalerscheinungen auftreten, muß man eine hämatogene Verbreitung des Erregers annehmen, zumal fieberhafte Zustände jede solche Spontanreaktion in mehr oder minder intensivem Maße begleiten können. Allerdings bleibt zu erwägen, ob nicht allergische Faktoren einen Teil dieser Erscheinungen auslösen.

Bei diesen Leprareaktionen oder Spontanreaktionen kann es neben dem Aufschießen neuer Herde zu einer Reaktivierung älterer kommen, die sich nun mit einem frischen hyperämischen Hof umgeben, der sich unter leichtem Juckreiz und ziehenden neuralgischen Schmerzen verbreitert und zu einem derben Infiltrat wird. Die Dauer der Spontanreaktionen schwankt zwischen 3 und 12 Monaten.

Infolge des elektiven Befalls der Nervenendigungen kommt es neben den Störungen der Sensibilität auch fast stets zu *trophischen Störungen.* Daneben aber treten auch noch infolge des Befallenseins der kleinen Gefäße *Durchblutungsanomalien* auf, schließlich Störungen der Schweißsekretion und durch den Befall der Haarbälge *starker Haarausfall.*

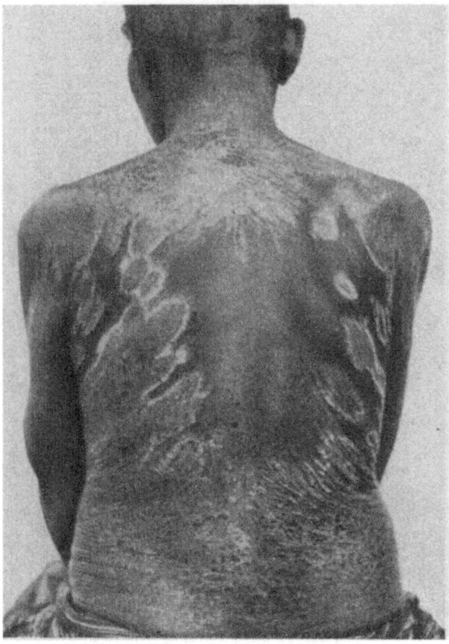

Abb. 3. Girlandenförmige Pigmentverschiebung. (Nach MOISER-MÜHLENS.)

Frühzeitig können in manchen Fällen auch schon *Pigmentverschiebungen* die Hautveränderungen begleiten, besonders deutlich treten diese bei dunkelhäutigen Menschenrassen auf (Abb. 3). Es entwickeln sich dann am Rande hyperpigmentierte Girlanden, die einem depigmentierten Zentrum gegenüberstehen. Diese Pigmentverschiebungen können außerordentlich große Ausdehnung annehmen.

Veränderungen an der *Nasenschleimhaut* sind bei der tuberkuloiden Form nicht selten. Nach einem ödematösen Vorstadium entstehen grau-weißliche oder gelbliche entzündete Stellen, die leicht bluten (PRABHU). Auch zu Ulcerationen und Septumzerstörung kann es späterhin kommen.

Am *Augapfel* treten bei dieser Lepraform keine Veränderungen primär auf, sondern nur an den Augenlidern (SOTO, MAFFRAND).

Auch *Knochenveränderungen* finden sich kaum (FAGET, MAYORAL 1944).

Die rein nervöse tuberkuloide Lepra ist selten. Sie ist durch Sensibilitätsstörungen charakterisiert sowie durch Störungen der Schweißsekretion und Haarausfall.

Diese Formen bereiten gewisse Schwierigkeiten in der Erkennung, doch vermag hierbei die Pilocarpinprobe oder der Histaminversuch solche dys- oder anhydrotischen Bezirke aufzudecken und, neben einer sorgfältigen Sensibilitätsprüfung, wichtige Hilfsdienste zu leisten.

Der Histaminversuch. Auf die zu untersuchende Stelle wird ein Tropfen einer 1%igen Histaminlösung getropft und zum Vergleich auf eine zweite gesunde Hautstelle ebenfalls. Sodann wird die Haut im Bereich dieses Tropfens leicht mit der Impflanzette geritzt. Die gesunde Haut zeigt dann nach 20 sec in weiterer Umgebung der scarifizierten Hautstelle eine Rötung, die lepröse reagiert nicht.

An Stelle des Histamintestes, der beim Farbigen oft schlecht zu erkennen ist, empfiehlt CRUCET einen Test mit 5%iger Ameisensäure; dieser führt beim Normalen zu einem sehr starken Juckreiz, der beim anästhetischen Leprösen ausbleibt.

Die Pilocarpinprobe. 0,1—0,2 cm^3 einer 1%igen Pilocarpinlösung werden intracutan eingespritzt. Darauf treten auf der gesunden Haut kleine Schweißperlen auf. Um dieses Auftreten der Schweißperlen anschaulicher zu gestalten, kann man vorher die Stelle mit Jodtinktur einpinseln und nach Eintrocknen derselben Stärkepuder daraufstreuen. Auf normaler Haut tritt dann nach Durchführung der Pilocarpinprobe infolge der austretenden Schweißperlen eine Durchfeuchtung des Jodanstrichs und des Stärkepuders und damit eine Blaufärbung ein.

Im allgemeinen aber ist auch die nervöse oder vorwiegend nervöse tuberkuloide Lepra von gewissen Hauterscheinungen, Erythemen usw. begleitet. In der Mehrzahl der Fälle geht der Prozeß an den Nervenstämmen ascendierend von der Stelle der Hautmaculae aus. Er kann aber auch unabhängig davon sich entwickeln, wahrscheinlich dann hämatogen. Meist enthalten die Nervenknötchen etwas reichlicher Bakterien als die Hautherde.

Neben der *Hyper*ästhesie, später *Hyp*ästhesie, und der Anhidrosis sind es neuralgische Beschwerden, besonders im Gebiet des Nervus ulnaris, die diese Form charakterisieren. Auch Hautblasen können auftreten. Bevorzugt sitzen diese Herde im Gesicht. Da zunächst die trophischen und tonischen, dann die sensiblen, zuletzt aber auch die motorischen Funktionen eine Störung erfahren, stellen sich bei dem Sitz der Veränderungen im Gesicht mimische Ausfälle ein. Es kommt zum Hängen der Unterlippe, des Unterlides und zu einer gewissen *mimischen Starre*. An den Extremitätenspitzen entwickeln sich infolge der Störung jeder feineren taktilen und motorischen Funktion die verschiedensten Prozesse. Bei Ausfall des Nervus ulnaris kommt es häufig zum Bild der Krallenhand. Diese Veränderung leitet dann schon zu den typischen verstümmelnden Veränderungen über, die bei der Lepra zu beobachten sind.

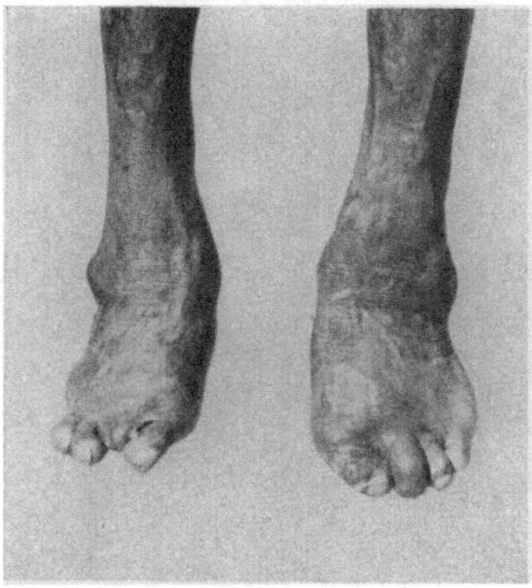

Abb. 4. Fußveränderungen durch Knochenschwund. (Nach COLLIER und OBERDÖRFFER.)

Infolge der Inaktivität und der trophischen Störungen kommt es zu einem Kalkentzug bzw. zu einem Überwiegen der Entkalkung über den Kalkansatz im Stoffwechsel der kleinen Hand- und Fußknochen, und zwar vorwiegend der Mittelhand- und Mittelfußknochen, später erst der Finger- und Zehenknochen selbst. Dieses eigenartige Bild des leprösen Knochenschwundes führt dann unter anderem zum Pes equinus (Abb. 4).

Die trophischen und sensiblen Störungen ziehen Geschwüre nach sich, sie sind Veranlassung zu Verbrennungen und Verletzungen, die sehr leicht Sekundärinfektionen ausgesetzt sind („mal perforant du pied").

Die Nerven selbst sind sehr druckempfindlich und als derbe Stränge zu palpieren, oft unterbrochen von kleinen Knoten, so besonders der Nervus cubitalis und popliteus, der Nervus radialis, ulnaris und tibialis.

Die peripheren Reflexe erfahren meist eine Abschwächung, können aber auch ganz erlöschen. Die Tiefenreflexe bleiben fast immer erhalten. Die Entwicklung richtiger Abscesse ist sehr selten.

Die tuberkuloide Lepra in ihrer vorwiegend neuralen Form ist aber oft von der sog. sekundären neuralen Form der lepromatösen Lepra schwer abzugrenzen. Histologisch ist der Gegensatz angeblich immer ganz klar, klinisch jedoch treten hier gewisse Schwierigkeiten auf, da das klinische Bild sich sehr oft nicht in ein Schema einpressen läßt und fließende Übergänge bestehen können. Doch soll nach Angaben BÜNGLERs u. a. die *reine Nervenlepra nicht kontagiös* sein. Wie bei der tuberkuloiden Hautlepra wird behauptet, daß der *Nasenschleim stets negativ* wäre. Von anderen Autoren wird allerdings hier mehr ein fakultatives Negativsein angenommen.

Die *differentialdiagnostische Abgrenzung der tuberkuloiden Lepra* gegenüber anderen Erkrankungen kann besonders im Anfangsstadium Schwierigkeiten bereiten. Sklerodermie und Vitiligo, Leukodermie bei Lues, Trichophytie und Lupus vulgaris, Framboesie und schließlich auch Lupus erythematodes kommen in Betracht, doch werden die Sensibilitätsstörungen und der weitere Verlauf hier immer Klarheit bringen. Die rein neurale Form kann gelegentlich einmal gegenüber einer Syringomyelie, einer Tabes dorsalis oder peripheren Neuritiden in ihrer Erkennung Schwierigkeiten bereiten.

Die lepromatöse Lepra. Der gesamte Verlauf der lepromatösen Lepra ist ein von der tuberkuloiden Form weitgehend verschiedener. Wir haben es bei dieser Krankheitsform mit der Erkrankung der Nichtimmunen oder Anergischen zu tun und somit verläuft das ganze Geschehen unter diesem Vorzeichen. Es handelt sich um ein Bild, das als chronische Speicherzellenkrankheit oder Reticuloendotheliose (KLEMPERER, TILDEN u. a.) bezeichnet werden kann. Bei dieser Verlaufsform kommt es zu einem langsam progredienten Befall des endothelialen und auch des histiocytären Apparates im Gesamtorganismus. Eine stärkere Neigung zur spontanen Ausheilung ist überhaupt nicht nachweisbar. Ein Charakteristikum ist das Vorhandensein massenhaft neuer Speicherzellen an den befallenen Stellen. In diesen Zellen finden sich große Mengen von Bakterien. Durch Absterben der Wirtszellen und Zusammenballen der Bakterien entstehen Erregernester, die man unter Umständen mit bloßem Auge als glasige gelbliche Körnchen, Leprakörnchen oder Globi, erkennen kann. Sie liegen fast reizlos im Gewebe. Auch bei dieser Form kommt es sicher zu Aussaaten von Bakterien in unregelmäßigen Abständen, möglicherweise derart, daß bakterienträchtige Gefäßendothelien platzen und ihren Inhalt in die Blutbahn ausschütten. Hier sind Parallelen zur Leishmaniose oder auch zu anderen bakteriellen Sepsisformen. Selbstverständlich verlaufen solche Aussaaten mit heftigen Allgemeinerscheinungen, wie Schüttelfrost, und können, wenn es überhaupt zu Reaktionen kommt, um vorhandene Herde herum zu unspezifischen leukocytären Reaktionen führen, seltener zu Einschmelzungen. Deutliche Phasenbildungen sind nicht nachweisbar. In unregelmäßigen Schüben verläuft diese Krankheitsform ohne Zeichen einer Immunität bis zum Tode.

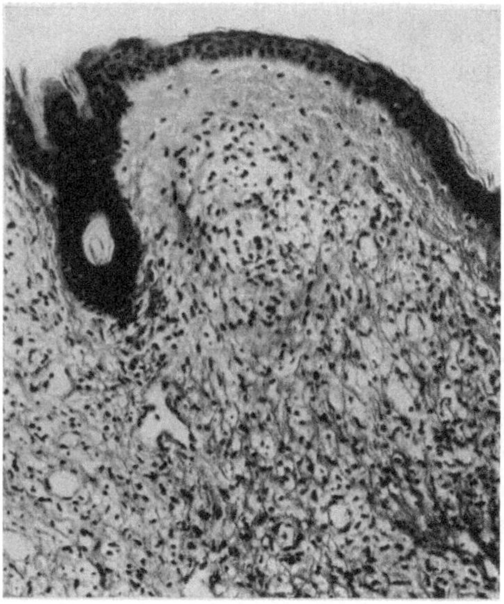

Abb. 5. Schnitt durch einen Lepromknoten der Subcutis. (Nach KIRSCH.)

Pathologisch-anatomische Veränderungen. Das Leprom ist histologisch durch die Ansammlung der VIRCHOWschen Zellen gekennzeichnet. Es handelt sich dabei um große schaumig-vacuolisierte Histiocyten. Sie enthalten neben reichlich Lipoiden massenhaft Leprabakterien. In den befallenen Hautpartien bilden sie kleine und kleinste Nester oder finden sich in großen, etwas erhabenen Lepromen in den tieferen Schichten des Coriums gelagert (Abb. 5). Ein schmaler Bindegewebsstreifen bleibt aber stets unter dem atrophischen Papillarkörper erhalten. Bei Probeexcisionen auch klinisch gesund erscheinender Hautstellen finden sich viele solcher Nester. Man kann sie weiterhin feststellen in der Gefäßintima, dem lymphatischen Gewebe, dem Reticuloendothel der Leber und der anderen inneren Organe, vor allem aber auch innerhalb der Nerven in der SCHWANNschen Scheide.

Von BÜNGELER und MARTIUS DE CASTRO wurden in sehr eingehenden Serienuntersuchungen die Vorgänge bei den Spontanreaktionen histologisch erforscht. Es handelt sich dabei nicht um das Auftreten neuer Leprome, sondern um das Sichtbarwerden alter kleinster Herde durch unspezifische akute perifokale Entzündung. Diese ist charakterisiert durch lokale Blutfülle, Ödem und leukocytäre Infiltration und findet sich vorwiegend in der Umgebung von Gefäßen, Nerven und Drüsen der Haut. Im weiteren Verlauf kommt es dann zu einem eosinophilen Stadium mit mikroskopisch kleinen Infiltraten, die in der Mehrzahl resorbiert werden, sich aber auch zum anderen Teil in Anhäufungen typischer Leprazellen umwandeln können. Die Leprome entstehen vorwiegend im Perineurium, weniger im Endoneurium und hauptsächlich in den Lymphspalten. Durch Wucherung des Peri- und Endoneuriums und Sklerosierung treten später die eigentlichen leprösen Infiltrate zurück, und die Bakterien werden immer spärlicher. Die einzelnen Leprome vergrößern sich nach allen Seiten und können miteinander verschmelzen. Sie durchwachsen die Haut in breitem Umfange. Es entwickelt sich immer mehr fibröses Gewebe. Die Gefäßveränderungen werden ausgedehnter, und die Infiltrate können auch ohne Sekundärinfektion erweichen und vereitern. So kommt es zu Geschwüren. Mit zunehmender eitriger Infiltration nimmt allerdings der Bakteriengehalt ab. Erst bei Mischinfektionen entwickeln sich Nekrosen, die beim reinen Leprom fehlen (TILDEN).

Die nicht geschwulstartigen, sondern mehr entzündlichen Veränderungen wurden in der älteren Nomenklatur als *Lepride* bezeichnet.

Die hämatogene Aussaat geht nicht in jedem Fall mit klinisch sofort nachweisbaren Zeichen einher. Trotzdem kommt es zum Übergreifen der Prozesse auf Muskeln, Knochen, Knorpel, Sehnen usw.

Von den inneren Organen werden mit Vorliebe Lymphdrüsen, Milz, Knochenmark, Leber und Hoden oft schon in frühen Stadien befallen. Bei fortgeschrittener Erkrankung finden sich die leprösen Veränderungen in fast allen Organen mit Ausnahme von Magen und Darm, Gallenblase, Herz, Uterus, Tuben, Prostata und Harnblase. In den späteren Phasen der Lepra gesellen sich dann sehr häufig andere Erkrankungen mit Funktionsstörungen verschiedenster Art, die nicht unmittelbar mit der Lepra in Zusammenhang stehen, hinzu. So kommt es zu Nierenerkrankungen und Lungenkrankheiten, wie Tuberkulose, vor allem aber auch zu Amyloidose.

Die *Immunitätslage* bei dieser Form der Lepra ist vor allem dadurch charakterisiert, daß keinerlei Überempfindlichkeit gegen die Hansen-Bakterien besteht. Als Ausdruck dieser Situation ist der *negative Ausfall des Hauttestes nach* MITSUDA zu werten.

Auch das Verhalten des Organismus bei den sog. Spontanreaktionen, bei denen es zur Überschwemmung des Blutes mit Keimen kommt, ist für diese Form typisch. Nur bei einer stark fieberhaften Allgemeinreaktion kommt es zur Mitreaktion einiger alter Herde, während die Mehrzahl keinerlei Veränderungen aufweist, im Gegensatz zu der tuberkuloiden Lepra, bei der unter einer Spontanreaktion, wie erwähnt, alle alten Herde aufflammen. Bei der lepromatösen Lepra schießen allerdings bei solcher Spontanreaktion meist viele neue oder zuvor noch nicht sichtbar gewesene Herde auf.

Prodromalsymptome. Die ersten Erscheinungen können ein oder mehrere typische kleine Leprome der Haut sein. Prodromalerscheinungen, wie sie bei der tuberkuloiden Lepra vorkommen, werden auch bei der lepromatösen Form beobachtet. Auch hier finden sich unbestimmte Beschwerden, geringe Fieberreaktionen, neuralgische Schmerzen oder auch Gefäßstörungen.

Ein wichtiges *Frühzeichen*, das bei der lepromatösen Form häufiger zu finden ist, dürfte der hartnäckige Schnupfen sein, der häufig mit einer Neigung zu leichtem Nasenbluten gekoppelt ist. Im Nasenabstrich lassen sich schon zu dieser Zeit Bakterien nachweisen.

Zu den Frühzeichen gehören auch gewisse Ernährungsstörungen der Haut, besonders des Gesichts. Wieweit diese auf einen schon beginnenden Befall der Nervenstämme zu beziehen sind, ist die Frage. Vor allem ist hier das Dickerwerden der Haut infolge eines leichten Ödems, der Haarausfall, eine Hypohidrosis sowie eine oft schwache Seborrhoe festzustellen. Das Ödem der Haut

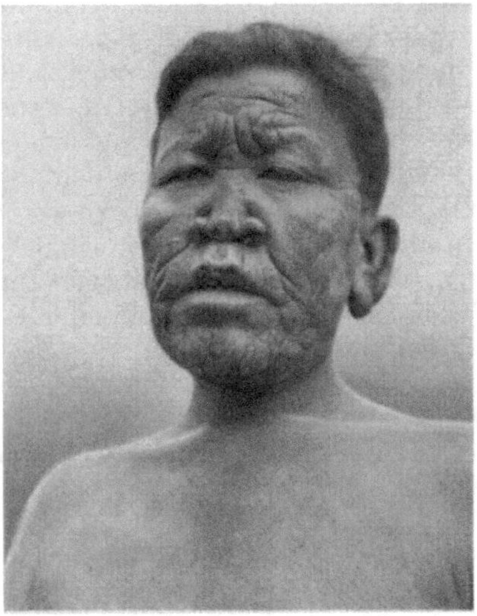

Abb. 6. Knoten und flächige Veränderungen bei lepromatöser Form im Gesicht. (Nach Collier und Oberdörffer.)

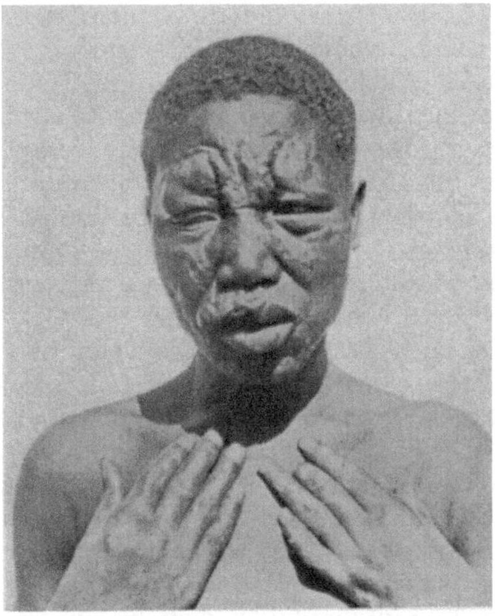

Abb. 7. Ausgedehnte knotenförmige Veränderungen im Gesicht, Geschwüre an den Fingern mit teilweisem Verlust der Endglieder, völliger Ausfall der Augenbrauen. (Nach Ruge-Mühlens.)

bedingt eine Vergröberung der Gesichtszüge und eine leichte Blässe. Der Bartwuchs wird schütter, die Augenbrauen fallen aus. Auch zeigt das Gesicht einen erhöhten Fettglanz *(Salbengesicht)*. Frühlepromatöse Fälle zeigen bei guter Beleuchtung eine eigenartige diffuse, undefinierbare Rötung der betroffenen Hautstellen (Lengauer).

Seltenere Frühsymptome sind die Atrophie des Tenar und Hypotenar, die zu einer charakteristischen Veränderung der Hohlhand führen. Auch hartnäckige und sonst nicht zu erklärende Unterschenkelödeme können das Frühstadium begleiten.

Im weiteren Verlauf kommt es nun zu rötlichen oder weißlichen Flecken mit Knötchenbildung oder Infiltrat. Die Entwicklung des ganzen Prozesses ist meist sehr langsam. Erythematöse Hautflecke können sich weiter ausdehnen oder auch verschwinden. Sie sind zum Teil mit Gefühlsstörungen verbunden, zeichnen sich auch durch Pigmentverschiebungen in der Haut aus, so daß depigmentierte Stellen auftreten können oder erythematöse Flecken sich in solche verwandeln. Große Hautstrecken können so verändert sein.

Schon frühzeitig bilden sich dann Infiltrate, am ehesten im Gesicht und hier besonders an den Ohrläppchen, dann aber auch am Körper, an den Streckseiten der Glieder, weniger häufig am Rumpf. Diese Knoten sind in Größe und Ausdehnung sehr verschieden. Auch das Tempo ihres Wachstums ist unterschiedlich. Bohnen- bis walnußgroß können sie miteinander verschmelzen und bilden dann ausgedehnte knotige Infiltrate, besonders im Gesicht, an den Ohren, Nasenflügeln und Augenbrauen. Es entwickelt sich das als *Facies leonina* bezeichnete Aussehen der Leprakranken (Abb. 6 und 7). Aber auch an anderen Körperstellen, wie Knie und Ellenbogen, treten diese Veränderungen auf. Ihre anfangs rosarote Farbe wandelt sich mehr ins bräunliche. Relativ lange bleiben sie als Knoten mit glatter Oberfläche erhalten. Das Tempo dieser ganzen Entwicklung mit Rückbildungs- und Verfallsprozessen ist außerordentlich wechselnd. Schließlich aber entstehen so typische Veränderungen, daß ein Fall dem anderen außerordentlich ähnlich sieht und daß sogar bei voll entwickelter Facies leonina Mann und Frau nicht mehr voneinander zu unterscheiden sind.

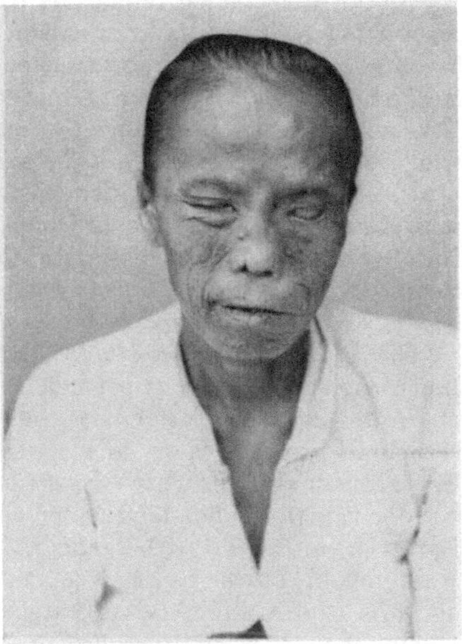

Abb. 8. Gesichtslähmung mit eigenartig zerknittertem, welkem Aussehen der Haut. (Nach COLLIER und OBERDÖRFFER.)

Eine Früherscheinung sind auch Bläschen oder Blasen von Hirsekorn- bis Eigröße, die an den Enden der Glieder, an der Streckseite der Hände und Füße, an Ellenbogen und Knie sitzen und sich leicht in schlecht heilende Wunden oder chronische Geschwüre verwandeln können.

Vasomotorische Veränderungen manifestieren sich in Ödemen, aber auch in stärkerer Cyanose. Ernährungsstörungen der Haut, wie Pachydermie, graue bis erdbraune Verfärbung, welkes gefälteltes Aussehen und Rauhwerden sind Erscheinungen, die erst allmählich und meist in einem späteren Stadium sich einstellen. Die Haut der jugendlichen wie der alten Leute sieht dann gleich welk und krank aus (Abb. 8). Hyperästhesien treten auf, können aber sehr bald auch in Hyp- oder Anästhesien übergehen.

Den allgemeinen Verlauf der Erkrankung charakterisieren die sog. „*Reaktionen*“, die auch schon im Ablauf der tuberkuloiden Formen Erwähnung fanden. Bei dieser Form der Lepra können sie mit und ohne Allgemeinerscheinungen wie Schüttelfrost und Fieber auftreten. Die dabei zu messenden Fieberanstiege können sehr hoch, über 41° sein. Manchmal lösen therapeutische Maßnahmen wie Jod- oder Chaulmoograölgabe diesen Vorgang aus. Neben Fieber und Gelenkschmerzen, die einer Polyarthritis ähneln, kann es zu einem Gesichts- und Extremitätenödem kommen. Meist führt solche „Reaktion“ zum Auftreten neuer Herde in der Haut oder auch an den Nerven und den inneren Organen. Gleichzeitig können alte Prozesse erweichen, gelegentlich sogar nach außen durchbrechen. Man kann diese Reaktionen als septicämische Schübe auffassen, denn während dieser Zeit wurden von verschiedenen Untersuchern einwandfrei Leprabakterien in der Blutbahn nachgewiesen. Man hat also das Bild einer Septicaemia leprosa vor sich. Diese fieberhaften Perioden können immer wieder von neuem einsetzen und dadurch einen sehr schweren Krankheitsverlauf bedingen. Andererseits aber können unter solcher Fieberreaktion Hauterscheinungen verschwinden (SOTO). Auch SCHUJMAN stellt in Übereinstimmung mit DE SOUZA LIMA im

Gegensatz zu BECHELLI und COSTA fest, daß die Reaktion meist eine Besserung der lepromatösen Fälle mit sich bringt, während letztere behaupten, daß sie meist zu einer Verschlechterung führe. KLINGMÜLLER hält besonders die sehr starken fieberhaften Reaktionen für gefährlich und ungünstig, während er unter den schwächeren auch größere Knoten sowie Veränderungen an den peripheren Nerven zurückgehen sah. Bei einem Überblick über 31 Kranke mit Augenläsionen fand beispielsweise SCHUJMAN bei 21 Patienten mit Reaktionen eine Verschlechterung nur in 8 Fällen, während sich von 10 ohne Reaktionen nur 2 stationär hielten und 8 verschlechterten.

Ob die Reaktionen immer als bakterielle Aussaat aufgefaßt werden müssen, scheint auch TEICHMANN fraglich. Dieser beobachtete bei seinen Kranken besonders in den heißen und trockenen Monaten März bis Juni das Auftreten der Reaktionen, denen häufiger Dysenterie und Pneumonie oder andere interkurrente Erkrankungen vorausgegangen waren. Er ist der Ansicht, daß es sich um allergische Phänomene handelt, da die sehr häufig während der Reaktion auftretenden Quaddeln nach Abklingen derselben wieder verschwinden und auch die Nervenschwellungen mehr auf einem Ödem und nicht auf einer Zellinfiltration beruhen. Im allgemeinen dauern diese Reaktionen nur Tage bis Wochen, im Gegensatz zu denen bei tuberkuloider Form. Eine häufige Begleiterscheinung dieser Reaktionen ist die Leukocytose, später die Eosinophilie und die Monocytose.

Die Blutsenkung ist erhöht, der Bluteiweißspiegel gesenkt, auch der Blutcalciumspiegel erfährt in solchen Phasen eine pathologische Veränderung.

Haut. Zunächst kann es zu mehr oder weniger papulösen Knoten kommen, manchmal zeigen diese anfänglichen Erscheinungen Ähnlichkeit mit einem Erythema nodosum. Auch Blasenbildungen kommen bei der lepromatösen wie bei der tuberkuloiden Lepraform vor. Gerade hierbei kann durch Abheben des Epithels ein rascher Übergang zu Geschwürsbildungen eintreten. An anderen Hautstellen können psoriasis-artige Erscheinungen mit peripherem Leukodermhof, wie COSTA und ALEXIO beschrieben haben, oder auch warzenähnliche Erscheinungen z. B. an den Fingern auftreten. Maculöse, fleckige und gerötete Hautveränderungen sind außerdem zu beobachten. TISSEUIL unterscheidet 2 Formen der tertiären Hautlepra: eine rote und eine weiße. Bei der roten finden sich am Körper ausgedehnte Efflorescenzen von gelblichem Rot, im histologischen Bild Nekrosen mit zahlreichen Bakterien. Diese Veränderungen entwickeln sich schnell und verheilen unter Umständen mit dem Bild einer weißen strahligen Narbe. Die sog. weiße Hautlepra tritt vorwiegend im Gesicht, aber auch an den Gliedmaßen auf und führt zu Knötchenbildungen von Mandelgröße. Im histologischen Schnitt zeigen sich hier zahlreiche polynucleäre Zellen und Leprabakterien. Es besteht Tendenz zur Erweichung und zum Durchbruch durch die Haut. Die Wunden heilen schlecht, sind aber, da streng lokalisiert, unter Umständen leicht zu excidieren.

Auffallend ist, daß zunächst vor allem die unbedeckten Hautflächen besonders befallen werden. Im weiteren Verlauf allerdings ist die ganze Haut von großen und kleinen Lepromen durchsetzt (Abb. 9). In diesem Stadium sind dann selbstverständlich auch die zugehörigen Hautlymphdrüsen diffus vergrößert und verändert. Ausgesprochen selten finden sich Leprome an Handtellern und Fußsohlen, am behaarten Kopf und im Nacken, an den Beugeseiten der Arme, den Bauchdecken und über der Wirbelsäule. Kaum je leprös werden Achselhöhle und Leistenbeuge, Berührungsflächen der Finger und Zehen und das Perineum.

In einigen Fällen stellt sich ein *lepröser Pruritus* mit Zuständen schwersten Juckreizes ein, der dann im Verlauf zu unter Umständen ausgedehnten sekundären Hautinfektionen führen kann.

Die Alopecie ist ein Charakteristikum der Lepra und tritt schon relativ frühzeitig, meist im ersten Jahr, auf. MITSUDA und NAGAI fanden, daß die haarfreien Stellen sich astförmig entlang den großen Venenstämmen ausbreiten, so daß schließlich nur noch über den Arterien streifenförmige Haargebiete bestehen bleiben.

Von der äußeren Haut besonders des Gesichts greifen die Veränderungen sehr leicht auf die *Nase* und *Mundhöhle* über. Häufig allerdings ist die *Nase* ja schon primär in der Frühphase erkrankt. Als Ausdruck dieser Infektion findet man eine Rhinitis mit Neigung zu leichter, wiederholter Epistaxis und Entwicklung von Teleangiektasien. Ob diese Rhinitis primär entsteht oder, wie manche Autoren annehmen, erst sekundär auf hämatogenem oder lymphogenem Wege, ist nicht sicher zu entscheiden. Infolge der dort sitzenden Prozesse kommt es zur Zerstörung der knorpeligen Nasenscheidewand mit Perforation und dadurch bedingter Deformierung der Nase. Die Nase erhält dann eine plattgedrückte Form, die man als Lorgnettennase bezeichnet hat, auch Rüsselnasenformen und vollständige Zerstörung der äußeren Nase können auftreten. Verstümmelnde, geschwürige Rhinopharyngitiden, die einseitig begannen und schließlich auch zur Zerstörung des Gaumens mit Erschwerung der Nahrungsaufnahme führten, sahen SICE, POUDEVIGNE und BERTHON.

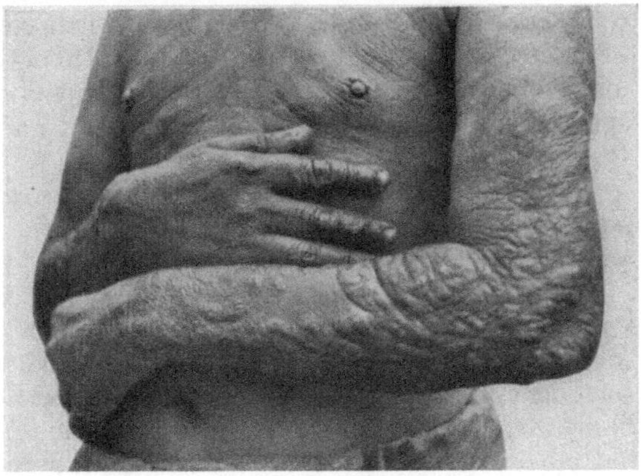

Abb. 9. Knoten und flächige Veränderungen an der Haut der Arme bei lepromatöser Form. (Nach COLLIER und OBERDÖRFFER.)

PINKERTON fand bei 82% der Leprösen Nasenschleimhautveränderungen, bei etwa 40% Schleimhautschäden am Larynx und bei 20% Infiltrationen und Knoten in den Tonsillen.

In der *Mundhöhle* entwickeln sich sog. Wachsknoten, die durch ihre Härte und weiß-gelbliche Farbe bei glänzender Oberfläche charakterisiert sind. Sie sitzen besonders häufig am weichen und harten Gaumen, aber auch am Zäpfchen, der Zunge und den hinteren Gaumenbögen können sie auftreten. Der Zerfall dieser lepromatösen Knoten führt dann zur Perforation des Gaumens, Verlust des Zäpfchens und anderen Deformierungen.

Bei dieser Form der Lepra erkrankt der *Kehlkopf* fast immer zu einem früheren oder späteren Zeitpunkt. Vor allem ist es der Kehldeckel, der sehr früh schon und am häufigsten, oft auch ganz allein erkrankt. Infolge dieser Veränderungen wird die Sprache heiser und unter Umständen sogar unartikuliert. Durch Narbenbildungen und Verwachsungen können schwere Deformationen entstehen (SIECE, POUDE, VIGNE und BERTHON). Durch derartige Veränderungen kann auch die Nahrungsaufnahme äußerst erschwert werden.

Die *Lungen* sind im Gegensatz zu der Tuberkulose bei der Lepra nur selten befallen. Über ganz wenige Fälle reiner Lungenlepra wurde bisher in der Literatur berichtet. Ein sehr *häufiges Ereignis* ist aber die *sekundäre Veränderung der Lunge durch vorwiegend tuberkulöse Prozesse.*

Herzveränderungen sind bei Lepra sehr selten beschrieben worden. In neuerer Zeit konnten MIGUEL und MIRO 5 Myokarditiden auf Lepragrundlage feststellen.

Speiseröhre sowie *Magen* und *Darm* bleiben fast immer frei von Lepra. Allerdings sind indifferente Störungen der Magen- und Darmtätigkeit bei den Leprakranken sehr häufig. Im auffallenden Gegensatz dazu steht die Tatsache, daß die *mesenterialen* und *retroperitonealen Lymphdrüsen* sehr häufig befallen sind. Wieweit hierbei die lymphogene oder hämatogene Aussaat und die Lymphotropie der Erreger eine Rolle spielt, oder ob es doch vom Darm aus zu Durchwanderungsinfektionen kommt, läßt sich nicht sicher entscheiden, wenn auch das erstere wahrscheinlicher ist.

In den Anfangsphasen spielen Erscheinungen von seiten der *Leber* kaum eine Rolle. Gelegentlich wird Gelbsucht beschrieben. In späteren Stadien allerdings ist stets eine Leberschwellung vorhanden, und diesem klinisch wahrnehmbaren Symptom entspricht auch ein histologischer Befund, bei dem sich cirrhotische Veränderungen in Form einer sog. leprösen hypertrophischen Lebercirrhose oder einer chronischen portalen Cirrhose oder einer hypertrophischen peribiliären Cirrhose finden (Büngeler). Außer diesen Prozessen lassen sich aber interlobuläre Veränderungen, fettige Degeneration oder amyloide Entartung in späteren Stadien antreffen. Daneben sind gar nicht so selten rein tuberkulöse Prozesse feststellbar.

In der Vergrößerung von Leber und Milz sehen Romeys, Ibarra und Fellas Anzeichen einer durch Leprabakterieninvasion bedingten Blockade des reticuloendothelialen Systems.

Als klinischer Ausdruck dieses Geschehens an der Leber finden sich schon von einem verhältnismäßig frühen Zeitpunkt an die *Serumlabilitätsproben,* die sog. Leberfunktionsproben, entsprechend verändert. Über ausgedehntere Untersuchungen mit Cephalin- und Thymoltest bei Leprösen hat in jüngerer Zeit Ross berichtet. Das Verhalten der Takatareaktion bei Leprakranken späterer Stadien hatte bei von verschiedenen Untersuchern durchgeführten Versuchen auch schon deutlich in dieser Richtung liegende Ergebnisse gebracht.

Bei 5 von Mohr untersuchten Leprösen war die Takatareaktion bei mehrmaliger Kontrolle immer stark positiv. Auch fand sich bei 3 dieser Fälle eine Erhöhung des Serum-Bilirubins. Es handelte sich bei allen um lepromatöse Erkrankungen, die schon über mehrere Jahre, wenn auch in einem Falle unerkannt. bestanden hatten.

Von welchem Zeitpunkt ab man mit Veränderungen an der Leber rechnen muß, ist schwer zu entscheiden. Untersuchungen, die speziell in dieser Richtung durchgeführt worden wären, sind in der letzten Zeit nicht bekannt geworden. Doch ist anzunehmen, daß es gerade bei der lepromatösen Form schon frühzeitig zur Einschwemmung der Bakterien in die Leber kommt und damit zur Entwicklung von mehr oder minder ausgedehnten Herden.

Gallenblasenerkrankungen durch Leprabakterien wurden bisher noch nicht beschrieben. Über einen ersten derartigen Fall berichtet Taylor, der gleichzeitig auch lepröse Veränderungen im Dickdarm feststellte, ebenfalls ein sehr seltenes Faktum, wenngleich chronische Enterocolitiden und Amöbenruhr, wie oben erwähnt, keine seltenen Begleiterscheinungen, ja auch Todesursachen bei Lepra sein können.

Während bei frischen Erkrankungen die *Milz* nicht immer betroffen zu sein scheint, zeigt dieses Organ bei älteren Leprafällen so gut wie immer allerdings sehr verschiedenartige Veränderungen. Oft ist die Milz makroskopisch nicht verändert, doch sind auch dann Bakterien zu finden, und histologisch lassen sich deutlich lepröse Veränderungen nachweisen. In anderen Fällen ist sie vergrößert, verhärtet oder geschwollen. Nach den bisherigen Untersuchungen hat sich keine deutliche Beziehung zwischen Dauer und Stadium der Krankheit einerseits und der Ausdehnung der leprösen Veränderungen der Milz andererseits finden lassen. In den späteren Stadien stehen amyloide Entartungserscheinungen im Vordergrund, auch Mischinfektion mit Tuberkulose spielt an diesem Organ wie an der Leber eine bedeutende Rolle.

Spezifisch lepröse Veränderungen der *Niere* sind selten, doch kommt es im Verlauf gerade der lepromatösen Lepra sehr häufig zu Nierenstörungen, die aber nicht unmittelbar durch das Mycobacterium leprae verursacht sind. Am häufigsten findet sich die große bunte Niere mit Amyloid. Oft sind es auch Blutanschoppung, Leukocytenherde im Zwischengewebe, Sklerose und Endarteriitis, die das Bild beherrschen. Diese Prozesse spielen unter den Todesursachen eine große Rolle. Außerdem kommen aber auch interstitielle hämorrhagische Nephritiden vor, seltener sind Bakteriurien ohne nachweisbare Nierenderänderungen.

Der klinische Ausdruck dieses Geschehens ist das frühzeitige Positivwerden der Eiweißprobe im Urin und ein je nach Art des vorliegenden Nierenprozesses geformter Sedimentbefund. Ausgesprochene Hypertonien sind allerdings relativ selten. Auch nephrogen bedingte Augenhintergrundsveränderungen kommen in diesem Zusammenhang zur Beobachtung. Rest-N-Steigerung, Erhöhung der Harnsäure und pathologische Veränderung der Xanthoproteinzahl sind Erscheinungen, die in den terminalen Phasen der Nierenerkrankungen selbstverständlich stets zu finden sind. Sie zeigen aber nichts für die Lepra besonders Charakteristisches.

Befällt die Lepra die *Geschlechtsorgane* vor der Pubertät, so kommt es oft zur Hemmung in der allgemeinen Entwicklung des Leprösen. Bei Mädchen bleibt die Menstruation aus. Es tritt Unfruchtbarkeit ein. Werden die Organe zu einem späteren Zeitpunkt befallen, so können sich auch dann Menstruationsstörungen mit allen daraus resultierenden Folgen entwickeln.

In den Anfangsstadien der Lepra ist die Zeugungsfähigkeit der Leprösen so gut wie normal, oft findet sich sogar eine gesteigerte Libido. In späteren Phasen allerdings können die leprösen Prozesse an *Hoden* und *Nebenhoden* auch zu völliger Sterilität beim Mann führen. Gerade bei der lepromatösen Form werden die äußeren Geschlechtsteile des Mannes sehr häufig zum Sitz lepröser Veränderungen, fast am häufigsten von allen Eingeweiden ist der Hoden, seltener der Nebenhoden befallen. Da es hier zu besonders reichlichen Leprabakterienbefunden kommt, kann eine diagnostische Punktion in Zweifelsfällen von Wert sein. Bei Erkrankungen dieser Organe kommt es meist zu einem doppelseitigen Befall. Im Laufe des Prozesses entwickeln sich Knoten und schließlich Atrophie und Verkleinerung. Die Spermatozoen verschwinden sehr rasch und meist für immer. Auffallend ist, daß der Samenstrang fast stets frei bleibt. Auch die Untersuchung der Samenflüssigkeit in diagnostischer Beziehung kann von Bedeutung sein.

Seltener sind knötchenartige Ulcerationen am männlichen Glied, die im weiteren Verlauf zu Harnröhrenstrikturen führen können (LENGAUER).

Die *Brustwarzen* sind sehr häufig leprös infiltriert. Da die leprösen Infiltrate bis in die Tiefe der Milchdrüsen vordringen, so besteht hier die große Gefahr der Übertragung auf das Brustkind. Diese Gefahr ist doppelt so groß bei nicht erkannter Erkrankung der Mutter, da die kindliche Infektion ja meist erst im 3.—4. Lebensjahr zum Ausbruch kommt.

Sehr frühzeitig und bei fortgeschrittener Krankheit fast immer sind die *Lymphknoten der Haut, aber auch der inneren Organe*, leprös verändert. Nicht selten liegt auch hier eine Mischinfektion mit Tuberkulose vor, wie durch Tierversuch und Kulturen nachgewiesen werden konnte. Die Tatsache des starken Befalls der Lymphdrüsen hat man sich diagnostisch zunutze gemacht, um durch Drüsenpunktion den Bakteriennachweis bei der lepromatösen Lepra zu führen.

Er ist fast in 100% positiv und auch bei der bakterienärmeren tuberkuloiden Form in einem verhältnismäßig hohen Prozentsatz ergebnisreich.

Lepröse Veränderungen der *Knochen* finden sich oft schon relativ frühzeitig. So ist ein Frühsymptom der Lepra überhaupt, daß die langen, aber auch die flachen Knochen beim Beklopfen stark empfindlich sind. Solche Knochen zeigen im Röntgenbild anfangs keine, später aber deutliche Veränderungen, teils plastisch-entzündlich hypertrophierend, teils atrophisch degenerativ. Hinzu treten oft trophoneurotische Störungen, die das Bild verwischen und zu Veränderungen an Corticalis und Spongiosa führen (Abb. 10 und 11). Durch Knochenmarkspunktion besteht schließlich auch noch die Möglichkeit des Bakteriennachweises, da sich im Knochenmark oft schon frühzeitig Erregernester nachweisen lassen.

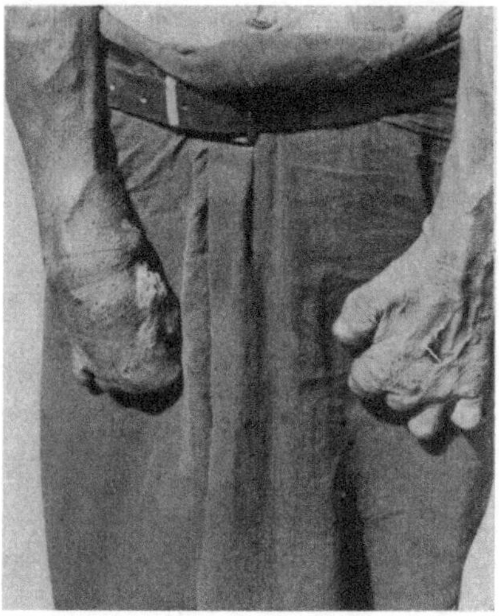

Abb. 10. Kontrakturstellung der Hände und Knochenabsorption in Spätstadien. (Nach Collier und Oberdörffer.)

Knochenmarksuntersuchungen führten de Dulanto, Lowe und Dharmendra sowie auch Challa, Brumpt, Lleras, Restrepo und Brusighem durch. Sie konnten dabei in sehr vielen Fällen *positiven Bakteriennachweis* führen, z. B. Lowe und Dharmendra in 50% der Fälle. Wenig erfolgreich allerdings sind Sternalpunktionen bei neuraler Lepra (tuberkuloider). Hier wiesen Lowe und Dharmendra unter 18 Fällen nur 1mal positiv Bakterien nach. Das Myelogramm zeigt in fortgeschritteneren Krankheitsstadien eine Myelocytenvermehrung, normale oder leicht vermehrte Eosinophilenzahlen und eine erythroblastische Reaktion. Die Veränderungen des Knochenmarks sind ähnlich solchen bei einem entzündlichen Prozeß; ihnen kommt keine streng spezifische Bedeutung zu.

Im weiteren Verlauf kommt es zu mehr atrophischen Störungen am Knochen. Es entstehen Periostitiden mit und ohne Exostosen. Der Kalkgehalt schwindet, selbst das Knochengewebe geht zurück. Die Markräume erweitern sich, die Gelenkflächen verändern sich, Knorpelschwund, Caries, flüssige Nekrose, Frakturierung, ja Einschmelzung, Mutilation und Sequesterbildungen führen zu schweren sekundären Verunstaltungen (s. Abb. 4, 10 und 11).

So werden die verstümmelnden Veränderungen bei Lepra weniger durch lepröse Prozesse der Haut hervorgerufen als vielmehr durch Veränderungen an Muskeln, Sehnen, Knochen und Nerven. Sehr häufig sind diese Folgen von trophischen Geschwüren oder sonstigen entzündlichen Prozessen, in deren Anschluß es zum Zerfall tiefer Gewebsabschnitte und zu weiteren Mutilationen kommt.

Hierbei spielt auch das Mal perforant eine Rolle, das bei Lepra auftreten kann, dessen Ätiologie aber sicher nicht ganz einheitlich ist (Silveira, Montestruc und Caubet). Eine gewisse Übersicht gibt eine Untersuchungsreihe von da Veiga, der 100 Lepröse auf Knochenveränderungen überprüfte und bei 98 Fällen destruktive Knochenprozesse an den oberen oder unteren Extremitäten fand. Es handelte sich um lokale Osteoporosen, lepröse Ostitiden und gröbere Zerstörungen, die zu Verstümmelungen geführt hatten. Wie schon erwähnt, nimmt er nicht nur lepröse Veränderungen an den Knochen an, sondern auch neurodystrophische Vorgänge, Schädigungen und Verlegungen der Gefäßwege durch lepröse Veränderungen. Die Häufigkeit und die Ausdehnung der Knochenprozesse wächst mit zunehmendem Lebensalter.

Daß nicht nur die Gingiva, sondern auch die *Zähne* bei der lepromatösen Lepra befallen werden, zeigten die Untersuchungen von *Itakura*. Besonders häufig weist die Pulpa lepröse Veränderungen auf, aber auch das Perizementum und die Alveolen können verändert sein.

Auf den Befall des *äußeren Ohres*, insbesondere der Haut der Ohrmuscheln wurde schon hingewiesen. Die Gewebsreaktion ist im Ohrläppchen geringer als in anderen Hautbezirken. Man kann das Ohrläppchen beinahe als ein Bakterienreservoir des Körpers bezeichnen, da die Verlangsamung des Blutstroms in den

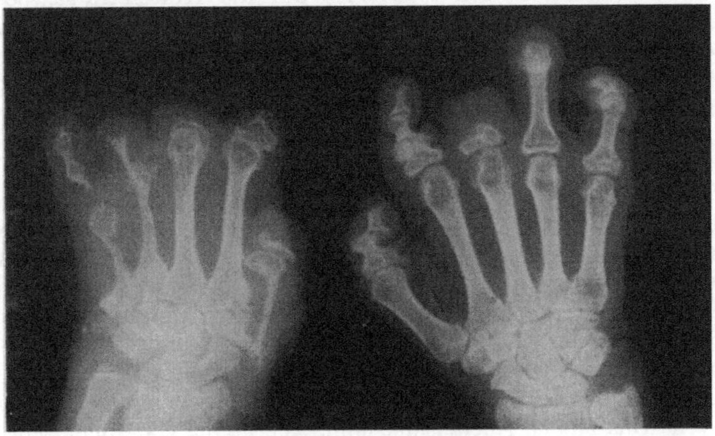

Abb. 11. Röntgenbild der Hände eines Kranken mit Knochenabsorptionserscheinungen und Kontrakturen. (Nach COLLIER und OBERDÖRFFER.)

Gefäßen dort sicher die Ansiedlung der Erreger begünstigt. So finden sich hier besonders oft Infiltrate und Knötchen. *Häufig* stellen solche *Ohrläppcheninfiltrate* das *erste wirklich manifeste klinische Zeichen* dar.

Veränderungen am *Auge* sind bei der Lepra außerordentlich häufig. VALLE behauptet sogar, daß sie im Verlauf einer Lepra niemals fehlen würden. Auch eine Chorioiditis leprosa wird von VALLE beschrieben. Sie können sehr schwerwiegende Folgen bis zur Zerstörung des Auges mit völliger Blindheit nach sich ziehen. Früh kommt es zu einem Haarausfall in der Gegend der Augenbraue als erstes Zeichen dort sich entwickelnder Leprome. Xanthelasma tritt bei Lepra niemals an den Lidrändern auf, sondern meist im mittleren Teil des Oberlids. Meist ist die Veränderung sehr bakterienreich (HOPKINS, BLACK und ROSS). Am Auge selbst sitzen die leprösen Veränderungen zunächst in der vorderen Hälfte des Bulbus, aber auch von außenher können sich lepromatöse Veränderungen über Augenlider auf Bindehaut, Sklera und Episklera sowie die Hornhaut ausdehnen. Meist allerdings gelangen die Leprabakterien auf dem Blutweg in das Auge. Neben dieser direkten Einwirkung spielen aber auch noch sekundäre Störungen eine Rolle. So kann der Befall der Augenmuskelnerven zu Lähmungserscheinungen führen, die ein Ectropium und einen Lagophthalmus sowie sekundäre Erkrankungen des vorderen Augenabschnitts nach sich ziehen. Besonders bei der lepromatösen Form entwickelt sich eine Iritis, oft in Verbindung mit einer Kerato-Conjunctivitis. BARDRAM spricht von Iridocyclitis leprosa. Auch das Auftreten eines Pannus und schließlich einer Phthisis bulbi werden beobachtet.

Im ganzen sind wirkliche Erblindungen aber selten, unter 500 Leprösen zählte Lengauer nur 3 Fälle. Etwas ungünstiger ist die Statistik von Prendergast, der bei 91% von 365 Leprösen Augenaffektionen sah und darunter 5,7% beidseitige Erblindungen und 8,2% einseitige. Vom Auge kann es schließlich, worauf Marchoux, Chorine und Köchlin hinweisen, zum Übergreifen der Infektion vom Sehnerven auf die Bindegewebsauskleidung der Ventrikel kommen. Auch Infektionen der Tränendrüsen kommen vor und führen zu vermehrtem Tränenfluß (Amendola). Dieses Sekret ist sehr infektiös.

Das *Gehirn* bleibt praktisch stets von Lepra frei. Von den Gehirnnerven werden allerdings der Trigeminus und Facialis außerordentlich häufig ergriffen, und zwar im allgemeinen nur der sensible Teil und fast immer doppelseitig.

Im *Rückenmark* finden sich wesentlich auf die Hinterstränge beschränkte Veränderungen. Lie weist darauf hin, daß von den sensiblen Wurzeln aus degenerative Prozesse spinalwärts fortschreiten können. Neben Veränderungen an den peripheren Nervenstämmen und Endigungen fanden Lowell, Puchol und Perez auch solche an den Spinalganglien.

Die Hauptveränderungen im Bereich des Nervensystems betreffen die *peripheren Nerven.* Es ist auffallend, wie schnell von der Peripherie zum Zentrum hin die Veränderungen an Stärke und Häufigkeit abnehmen trotz der großen Vorliebe der Leprabakterien für die nervöse Substanz. Im Zuge der Veränderungen kommt es zu stark knotigen Verdickungen oder auch gleichmäßigen Anschwellungen und Verhärtungen der kleineren und größeren Nervenstränge. Die Tastbarkeit solcher Nervenstränge allein stellt, worauf Lai hinweist, noch keinen sicheren Beweis für das Vorliegen einer Lepraerkrankung dar, denn er konnte auch bei gesunden, nicht-leprösen Kindern in China gelegentlich solche Befunde erheben. Es ist eigenartig, daß vielfach die Stärke der Veränderungen in keinem direkten Verhältnis zu den Ausfallserscheinungen steht. Gar nicht selten kommt es zu Umwandlungen der Nervensubstanz in Bindegewebe. Infolgedessen entwickeln sich dann sehr häufig Verstümmelungen in großer Ausdehnung. Die einzelnen Nervenstränge werden in verschiedener Häufigkeit befallen, am meisten der Ulnaris, sodann der Auricularis magnus und in weiterer Folge Tibialis, Supraorbitalis, Peroneus, Cutaneus colli, Medianus, Radialis.

Auch das Bild einer Polyneuritis leprosa ist in manchen Fällen zu beobachten. Allerdings warnt Ryrie vor Fehldeutung neurologischer Befunde und empfiehlt Vorsicht bei Sensibilitätsprüfungen, vor allem bei indolenten Personen und Kindern.

Die *Sensibilitätsstörungen* als Ausdruck der Veränderungen an den peripheren Nerven beginnen an den Enden der Glieder und steigen weiter zentralwärts auf. Sie können sich an den oberflächlichen Hautnerven schon sehr frühzeitig entwickeln, oft ehe überhaupt eine Hautveränderung zu sehen ist. Im ganzen entsprechen sie nach Monrath-Krohn denen, die man bei Polyneuritis überhaupt findet. Denecke konnte feststellen, daß in 78% seiner Fälle auch die Tiefensensibilität gestört war[1].

Die *motorischen Störungen* nehmen ebenfalls ihren Ausgang von den Enden der Glieder und schreiten nach zentral fort. Sie beginnen mit Hypotonie und führen dann zu Lähmung und Atrophie. So entwickeln sich Verkrümmungen der Finger und Hände, aber auch der Zehen und Fußmuskulatur. Dabei tritt eine fortschreitende Muskelatrophie auf und eine Abnahme der Muskelkraft gleichzeitig mit dem Muskelschwund.

[1] Umfangreiche Studien über die Diagnostik, insbesondere die Frühdiagnostik, der Nervenveränderungen bei Lepra liegen aus letzter Zeit von Freitas Julião vor (Contribuição para o estudo do diagnóstico clinico da lepra nervosa. São Paulo 1945).

Die *Reflexe* zeigen im allgemeinen keine besondere Verhaltensweise. Bei reinen Hautleprafällen sind sie, wie CREMER 1939 feststellte, unbeeinflußt. Fibrilläre Muskelzuckungen, besonders im Gesicht, werden gelegentlich als Frühsymptome beschrieben. In den Fällen, in denen die Nerven aber schon in Mitleidenschaft gezogen sind, kann es zu einer Abschwächung der Reflexe, eventuell auch zu einem Ausfall kommen.

Die Angaben über das *Blutbild* sind nicht ganz übereinstimmend. Für Lepra typische Veränderungen scheint es nicht zu geben. DENECKE beschreibt eine leichte Lymphocytose und Eosinophilie sowie eine Verminderung der Monocyten. PARMAKSON fand bei der tuberkuloiden Lepra ein fast normales Blutbild, bei dem sich die Lymphocyten an der oberen Grenze der Norm bewegten. Demgegenüber stehen die Berichte von LOWE und DHARMENDRA, die eine Vermehrung der Monocyten im peripheren Blutbild bei zeitweilig leicht erhöhter Eosinophilie und konstanter Neutrophilie feststellen. Daß sich bei Hinzukommen einer Sekundärinfektion naturgemäß eine Leukocytose einstellen kann und ein im ganzen infektiöses weißes Blutbild, ist selbstverständlich.

KIANG und CHOA sahen bei den chinesischen Leprafällen vielfach Lymphocytosen, bei allen fortgeschrittenen Fällen, also wohl infolge der Sekundärinfektionen, Leukocytosen mit Linksverschiebung.

Das rote Blutbild ist in den allerersten Stadien noch nicht verändert, später aber kommt es regelmäßig zu einer Anämie (KLINGMÜLLER, KIANG und CHOA u. a.). KIANG und CHOA konnten auch eine Vermehrung der Reticulocyten auf 0,9—2% feststellen.

Den Erythrocytenoxydasetest stellten SEABRA und MESQUITA bei Leprösen an und fanden, daß bei schweren Fällen die niedrigsten Werte zu beobachten waren, während die tuberkuloiden und nicht-differenzierten Fälle gewöhnlich Werte über 40 zeigten. Sie sahen hier eine Möglichkeit, diese Reaktion zur Prognosestellung mit einzuschalten.

Die *Blutsenkung* ist bei der lepromatösen Form durchschnittlich ausgesprochen erhöht, nicht so deutlich bei der tuberkuloiden. Ihr Verhalten im Verlauf der Erkrankung ist ein wertvolles Hilfsmittel zur prognostischen Beurteilung einmal des Gesamtablaufes der Erkrankung, aber auch des Erfolges einer Behandlung. PAERTELPOEG untersuchte die Blutsenkung bei Leprakranken im Laufe des Tages und fand die Höchstwerte in den Nachmittagsstunden, den Tiefpunkt am frühen Morgen. Während DENECKE bei lepromatösen Kranken Senkungswerte im Durchschnitt zwischen 102 und 122 mm nach WESTERGREEN fand, geben KIANG und CHOA einen Mittelwert von 19 mm an, und PARMAKSON weist darauf hin, daß im Beginn die Senkung bei den Leprakranken normal sein kann, bei vollentwickelten Fällen allerdings fand auch er Werte zwischen 40 und 100 mm nach der ersten Stunde, ja gelegentlich bis 119 mm. Ein Heruntergehen der Senkung zeigt meist eine gewisse Besserung an. Ob es zur Steigerung der Senkungsgeschwindigkeit, die bei Nervenlepra wenig oder gar nicht erhöht ist, hauptsächlich durch Nebenerkrankungen kommt, wie MUIR annimmt, muß zunächst noch offenbleiben. Allgemein ist zu sagen, daß bei lepromatöser Lepra immer eine Steigerung der Blutsenkungsgeschwindigkeit auftritt, während diese bei der Nervenlepra meist durch ihr Erscheinen auf Komplikationen hinweist.

Parallel mit den Veränderungen der Blutsenkung gehen selbstverständlich *Verschiebungen im Serumeiweißgehalt*. Im allgemeinen sind die Serumproteine bei Lepra verändert, wobei die Höhe des Globulinspiegels von prognostischer Bedeutung zu sein scheint. Ein Anstieg dürfte als ungünstiges, ein Absinken als günstiges Zeichen zu werten sein. Auch die Serumlabilitätsproben ganz allgemein sind verändert, worauf schon bei Besprechung der Leberschädigungen hingewiesen wurde. Die Veränderungen betreffen aber vorwiegend die lepromatöse Form. Hier ist der *Takata* positiv (bzw. zum Pathologischen hin verschoben) und zeigt in der Modifikation nach MAHNKE-SOMMER Werte zwischen 30 und 50 mg-%. Mit Prüfung des *Thymol- und Cephalintests* bei Lepra beschäftigte sich ROSS. Er untersuchte 153 Leprafälle mit 10 Kontrollen, davon waren 38,8% in beiden Testen gleichzeitig positiv, 3,3% in beiden Testen negativ und 68,4% zeigten nur eine positive Cephalincholesterolflockung. Bei 61,2% lag der Thymoleintrübungswert über dem Normalwert. Die Prüfung der Euglobuline und Albumine, auch von ROSS vorgenommen, ergab bei 152 untersuchten Personen 104mal eine deutliche Vermehrung der Euglobuline. Untersuchungen über den Cadmiumsulfattest liegen in der Literatur bisher noch nicht vor. In jüngster Zeit ist darauf hingewiesen worden, daß Verschiebungen im Serumeiweißspiegel schon im Beginn der Erkrankung auftreten und somit für die Frühdiagnose eine gewisse Bedeutung erlangen können.

Auch die *Formolgelprobe*, die von SPEIGHT bei Leprösen und Nichtleprösen durchgeführt wurde, schlug bei 66% der Leprösen, ausschließlich fortgeschrittenen Fällen, positiv aus. Hier war auch fast immer die Blutsenkung beschleunigt. Von den 50 Kontrollen reagierten nur 2 schwach positiv, alle anderen negativ. Sie stellt also auch nur eine unspezifisch reagierende Serumprobe dar, die nur in der Zusammensicht mit anderen zu werten ist.

Die *Photosensibilität* ist nach SIMONS bei fast allen Lepraerkrankungen vermehrt.

Ausführliche Studien blutchemischer Art wurden von VILLELA 1938 mitgeteilt. Auf Grund seiner Beobachtungen stellte er eine Störung des *Kalkstoffwechsels*, besonders in den fortgeschrittenen Stadien fest, wo es zu starkem Calciumverlust und zu hypocalcämischen Zuständen kommen kann.

Der *Phosphorstoffwechsel* scheint nicht gestört. Abweichungen im Gehalt an anorganischem Phosphor im Serum wurden nicht gefunden.

Die Werte für die *Alkalireserve* waren zunächst normal, nur bei Nierenmiterkrankungen ließ sich eine mäßige Acidose feststellen.

Der *Cholesteringehalt* war meist vermindert, ebenso der an Cholesterinestern.

Der *Lipasegehalt* des Blutes sinkt durchschnittlich bei Lepra ab. In prognostisch günstigen Fällen aber steigt er im weiteren Verlauf der Erkrankung wieder an.

Der Blutplasmagehalt an *Fetten* liegt bei länger bestehenden Erkrankungen niedriger als normal.

Auch der *Jodgehalt* ist vermindert.

Der *Kochsalzstoffwechsel* scheint im allgemeinen nach den Untersuchungen von VILLELA nicht gestört zu sein, ebenfalls fand er normale Bilirubin- und Urobilinogenwerte im Blut und Harn.

Auffallend ist, daß bei Leprösen häufig eine *Hyperglykämie*, ähnlich wie bei Diabetes, festzustellen ist. Demgegenüber stehen Beobachtungen anderer Untersucher, die einen normalen Blutzuckerspiegel fanden. Über Pankreasveränderungen ist nichts Eindeutiges bekannt.

Harnsäurespiegel und Rest-N sind bei nicht durch Nierenleiden komplizierten Krankheitsformen ebenfalls normal.

Der *Glutathiongehalt* ist bei der Lepra ebenso wie bei der Tuberkulose erniedrigt. BIMBAD fand zwar keine Abweichungen des Gesamtgehalts an Glutathion im Blut von maculoneuralen Fällen, konnte aber beobachten, daß der Gehalt der oxydierten Form mit entsprechender Zunahme der reduzierten Form abnahm.

Die einzelnen *Blutgruppen* in ihrem Verhältnis zur Lepra sind indifferent. Endgültige Beweise dafür, ob eine bestimmte Blutgruppe prädisponierend für Lepraerkrankungen sein kann, liegen bisher nicht vor.

Der *Wasserhaushalt* scheint bei der Lepra im allgemeinen gestört, wenigstens in den späteren Stadien. Hierüber wurden von JUSCHKO 1939 Untersuchungen angestellt, aus denen sich eine besondere Hydrophilie des leprös veränderten Gewebes ergab.

Der *Grundumsatz* des Leprösen ist nach MORAES immer erhöht. Unter den Leprareaktionen erfährt er eine weitere Steigerung. Ob aus seinem Verhalten prognostische Schlüsse zu ziehen sind, läßt sich noch nicht sicher sagen.

Eine gewisse Sonderstellung nimmt die sog. „*diffuse Lepra*“, „*lazarine Form*“ oder „*Luciotyp*“ ein. Letztere Bezeichnung führt sie nach ihrem ersten Beschreiber, RAFAELE LUCIO (1851). Sie gehört auch zum Formenkreis der lepromatösen Lepra, doch zeichnet sie sich durch besondere Merkmale aus, von denen hauptsächlich 2 ins Gewicht fallen:

1. Die Haut des ganzen Körpers ist diffus ohne Knotenbildung infiltriert. Sie macht dabei einen fast normalen Eindruck, nur der Haarausfall, sowohl der Augenbrauen, der Augenlider wie der Lanugohaare, weist auf pathologische Vorgänge hin.

2. treten eigenartige Leprareaktionen von erythematösem Charakter besonders an den unteren Extremitäten auf, die zu Nekrosen und Geschwürsbildungen (LUCIOS *Phänomen*) führen können.

Als weitere wichtige Symptome dieser Verlaufsform führt ROMERO, der diese Form in Costa Rica bei 45% der lepromatösen Fälle beobachtete, an:

3. eine destruierende Rhinitis mit späterer Perforation des Nasenseptums,

4. in 50% der Fälle Teleangiektasien im Gesicht, besonders an den Wangen, aber auch am Rumpf,

5. Hypertrophie der Leber und Milz in fast 99% der Fälle,

6. beschleunigte Blutsenkung über 100 mm nach der ersten Stunde nach WESTERGREEN und

7. Fehlen von Augenveränderungen.

Bei längerem Bestehen des Krankheitsbildes erscheinen Gesicht, Hände und Füße geschwollen wie bei Myxödem.

Abweichend von dem sonst üblichen Verlauf ist ferner, daß die Leprareaktionen erst nach 3—4 Jahren auftreten, zunächst einzeln, dann in größerer Zahl als unregelmäßige, leicht infiltrierte Flächen. Im Laufe einer Woche nehmen sie eine meist dunkelrote Färbung an. Das Zentrum wird nekrotisch und nach Lösung einer Kruste entsteht ein scharf begrenztes Geschwür, das unter Bildung einer strahligen Narbe ausheilt.

Zur Knotenbildung kommt es bei diesem Krankheitsbild praktisch nicht.

Das Mycobacterium leprae läßt sich in allen Teilen der Haut in reichlichem Maße mit den üblichen Methoden nachweisen. Diese Verlaufsform wird als besonders infektiös angesehen.

Der Lepromintest ist bei dieser Verlaufsform negativ, was ja, da sie dem lepromatösen Formkreis zugehört, nicht anders zu erwarten ist.

Berichte über diese Verlaufsform liegen vor allem aus Mittelamerika vor (ROMERO, BAEZ, LATAPI und CHEVEZ, ZAMORRA, OBERMEIER sowie andere).

Ohne Therapie führte diese Erkrankung unter Hinzutreten von Magen-Darmerscheinungen, Lungen- oder Herzstörungen spätestens in 8 Jahren zum Tode. Die heutige Behandlung mit Diazon und Promin bewirkt ein Verschwinden der purpurroten Ekchymosereaktion, nach welcher sonst die gewöhnliche Form der Leprareaktion sich einzustellen pflegt, als Zeichen der Besserung der Gesamtentwicklung der Krankheit.

Ob die diffuse lepromatöse Lepra mit einer Blockade des gesamten reticuloendothelialen Systems in ihrer ganzen Pathogenese zu erklären ist, worauf

ROMERO und Mitarbeiter hinweisen, steht noch nicht fest. Hier liegen sicher noch manche immunbiologisch interessante Probleme, die unter Umständen auch die Therapie in neue Bahnen zu lenken vermögen.

Unter den **Komplikationen,** die bei Lepra von Bedeutung sind und schließlich zum tödlichen Ausgang der Erkrankung führen können, steht mit an erster Stelle die *Tuberkulose*. Bei einer Aufstellung, die MITSUDA und OGAWA 1937 gaben, fanden sie 54,7% generalisierte Tuberkulosen als Todesursache und am nächsthäufigsten mit 13,3% Nierenaffektionen, in 9,3% von ulcerierten Geschwüren ausgehende Sepsis, 1,3% Larynxstenosen, 17,3% andere Ursachen. Nur 4% waren der Lepra allein zur Last zu legen. Auch STEINIGER, OBERDÖRFFER und COLLIER (Knotenlepra und Lupus vulgaris) sowie andere Autoren, insbesondere aber CHAUSSINAND wiesen auf die Rolle der Tuberkulose hin. Ob die Beziehungen der beiden Krankheiten allerdings überall gleich stark sind, erscheint fraglich; so lehnt STEINIGER für den Nord-Ostseeraum eine besonders auffallende Wechselwirkung zwischen Lepra und Tuberkulose ab.

Neben den umfangreichen Studien von TISSEUIL über Lepra und Tuberkulose stehen in neuerer Zeit dann besonders die Arbeiten von CHAUSSINAND. Es erscheint wichtig, auf seine Hypothese einzugehen, die auf einem umfangreichen Beobachtungsmaterial fußt. Auf Grund der Wechselwirkung zwischen Tuberkulose und Lepra kommt es auch zu einem positiven Ausschlag des Mitsuda-Testes bei Tuberkulösen. Eine leichte tuberkulöse Infektion gibt somit nach CHAUSSINANDS Ansicht einen gewissen Schutz gegen eine Leprainfektion. Dem widerspricht aber nach Meinung von ROGERS und MUIR das häufige Vorkommen tuberkulöser Komplikationen bei Leprösen. CHAUSSINAND hält dieser Ansicht entgegen, daß nur der allergische Lepröse (tuberkuloide Form) eine Resistenz gegen das Mycobacterium tuberculosis habe, nicht aber die anergischen Formen (lepromatöse Form). Bei diesen kommt es nach seiner Ansicht trotz der Leprainfektion zum Auftreten der Tuberkulose. Der Verfasser weist darauf hin, daß es Gegenden gibt, die schon seit jeher Lepra aufwiesen, in denen die Tuberkulose aber noch keinerlei Vorherrschaft erreicht hat. Die fortschreitende Verdrängung der Lepra durch die Tuberkulose in anderen Bezirken stellt ein Phänomen dar, das durch die gekreuzte Prämunition zu erklären wäre. Auch GEHR neigt dieser Ansicht zu und glaubt, daß die Lepra verschwindet, wenn eine genügend lange und schwere Tuberkulosedurchseuchung einer Bevölkerungsgruppe die Resistenz gegenüber beiden Krankheiten gesteigert hat. Er leitet diese Folgerung aus einer größeren Reihe von Vergleichsuntersuchungen mit Tuberkulin- und Leprominproben bei Gesunden und Kranken ab.

Sicher ist zu diesem Problem noch nicht das letzte Wort gesprochen. Wechselseitige Beeinflussungen beider Krankheiten, auch im ungünstigen Sinne, sind durchaus möglich, wie z. B. aus dem Bericht von HEINEMANN über einen sehr genau beobachteten Leprakranken mit einem älteren tuberkulösen Herd hervorgeht, der bei dem Auftreten einer Leprareaktion neben dem Aufschießen papulärer Efflorescenzen im Gesicht, in denen sich Hansen-Bakterien nachweisen ließen, eine frische Aussaat in die linke Lungenseite bekam, in der durch Tierversuch bestätigte Tuberkelbakterien gefunden wurden.

Die Bedeutung der septischen Prozesse als Komplikationen wurde schon erwähnt. Meist gehen diese von Lepromen oder auch von Hautverletzungen, die bei der tuberkuloiden Lepra infolge des Sensibilitätsverlustes sich einstellen, aus. Auf die verhängnisvolle Bedeutung von Nierenerkrankungen für den Ablauf der Lepra wurde schon früher hingewiesen.

Von früheren Autoren war eine geringere Krebsempfänglichkeit der Leprakranken behauptet worden, doch ergaben die Untersuchungen von CASTRO und

Castro jr., daß auch bei Leprösen Neoplasmen der Haut und Schleimhäute zu finden sind und daß sich auch in den Geschwulstzellen Leprabakterien halten können.

Diagnose.

Für die Diagnostik spielt vor allem die Inspektion der Hautveränderungen eine wichtige Rolle, doch kann man es gar nicht so selten erleben, daß bei Personen, die seltener mit Lepra zu tun haben, die ersten Anfänge der Krankheit, die für den Leprakenner schon deutliche Zeichen der sich entwickelnden Krankheit bieten, übersehen werden. An erster Stelle sind hier der *Haarausfall*, die *Veränderungen im Bereich der Augenbrauen*, die *Knoten in den Ohren*, die *langsam sich entwickelnde Facies leonina*, das *taube Gefühl in den Händen und Füßen* bzw. *völlige Gefühllosigkeit in den Gliedern* zu nennen. Arnold weist noch auf die Unempfindlichkeit gegen Wärme in sonst noch normal erscheinenden Hautpartien, die Muskelschwäche, die häufig in der Gesichtsmuskulatur sitzt, und die unregelmäßige Verdickung von Nervenstämmen hin, Symptome, die seiner Ansicht nach für die klinische Diagnose von großer Bedeutung sind. Dann aber spielt gerade bei der lepromatösen Form der *Bakteriennachweis* eine sehr große Rolle. Dieser Nachweis ist mit eine der wichtigsten diagnostischen Methoden zur Identifizierung des Krankheitsprozesses. Hier besteht ein deutlicher Gegensatz zur tuberkuloiden Form, bei der der Bakteriennachweis meist nur während einer Streuungsphase möglich ist. Der Bakteriennachweis kann in verschiedener Weise geführt werden:

1. Nasenabstrich. Am besten mit einer Öse, unter Umständen auch mit einem Tupfer, wird durch Abschaben der Schleimhaut besonders am Septum Material gewonnen. Man kann auch die Scheidewand oder den Boden der Nasenhöhle mit dem Nasenspeculum einstellen und die Schleimhaut hart kürettieren. Von manchen wird empfohlen, dabei eine Anästhesie vorausgehen zu lassen mittels eines in Novocain-Adrenalin getränkten Wattebausches. In sehr bakterienreichen Fällen kann der Nachweis auch aus dem Material, das sich im Taschentuch des Kranken befindet und das mit der Platinöse auf den Objektträger gebracht wird, erfolgen. Eine Fehlerquelle stellen hier allerdings säurefeste apathogene Keime des Nasenrachenraumes dar, die im allgemeinen aber plumper sind.

2. Untersuchung von Gewebssaft. Im Bezirk einer Hauteffloreszenz wird mit der Pinzette eine Falte aufgehoben und auf der Höhe dieser Falte die Haut mit einer Impflanzette geritzt. Der austretende Gewebssaft, möglichst ohne Blut, wird dann auf dem Objektträger ausgestrichen. In ihm lassen sich die Bakterien gut nachweisen.

3. Geschwürsuntersuchungen. Hier empfiehlt es sich, möglichst auf den Grund der lepromatösen Ulcerationen zu gehen, der immer sehr bakterienreich ist, und dort mit der Platinöse Material zu entnehmen.

4. Nervenuntersuchungen. Bei dieser Art der Untersuchung muß man auf dem Nerven einschneiden und dann entlang dem Nervenstrang etwas Gewebe abschaben. In diesem Schabsel sind dann wieder reichlich Bakterien nachzuweisen.

5. Punktion bestimmter Organe. Es sind hier besonders die Punktionen der geschwollenen Lymphdrüsen zu erwähnen, in denen reichlich Bakterien nachzuweisen sind, aber auch Punktionen der Testes oder der Leber, schließlich auch eine Knochenmarkspunktion (Sternum) kann zum Erfolg führen, da in allen diesen Geweben, besonders bei der lepromatösen Form, reichlich Bakterien nachzuweisen sind. Bei nichtulcerierten Geschwüren kann auch ein Lepromknoten mit einer einfachen Punktionskanüle angestochen und etwas Gewebssaft gewonnen werden, was in vielen Fällen auch schon zum Erfolg führt.

6. Nachweis der Leprabakterien im Blut. Von holländischen Untersuchern, aber auch später von verschiedenen anderen, wurde die Dicke-Tropfen-Methode angegeben. Besonders wenn man sich als Abnahmeort des Ohrläppchens bedient, kann diese Methode auch sehr erfolgreich sein. Bei Nachprüfung dieser Technik konnten wir uns von der Brauchbarkeit bei lepromatösen Fällen überzeugen. *Während der Spontanreaktionen* der lepromatösen Lepra kann auch die Untersuchung der Leukocytenschicht des mit Natriumcitrat versetzten und sedimentierten Blutes ziemlich regelmäßig einen positiven Befund ergeben. In dem während einer fieberhaften Reaktion entnommenen Blut, das unverzüglich hämolysiert und untersucht wurde, fand Radna (1937) in 84,31% der untersuchten Fälle Leprabakterien. Der färberische Nachweis geschieht in allen Fällen in üblicher Weise nach Ziehl-Neelsen. In neuerer Zeit sind auch noch andere Färbemethoden angegeben worden, die aber keine grundlegende Besserung brachten.

Neben diesem direkten Bakteriennachweis kann die *histologische Untersuchung* eines probeexcidierten Gewebsstückes den *sichersten Aufschluß* geben, doch darf man nur bei der lepromatösen Form der Lepra stets einen positiven Erregerbefund erwarten. Der histologische Befund gibt aber auch gleichzeitig ziemlich sichere Auskunft über die Lepraform.

Des weiteren ist hier der *Lepromin-Hauttest* nach MITSUDA zu erwähnen, dessen Methode von HAYASHI bzw. MUIR hinsichtlich der Herstellung des Extraktes etwas modifiziert wurde. Man unterscheidet „Whole Lepromin", das alle Bestandteile eines Leproms enthält, wie Bakterien, Zellen und Gewebsdetritus und „Bacillary Lepromin" das ein Leprominfiltrat, eine Suspension von Bakterien darstellt. Bei letzterem kommt es zu sog. Frühreaktionen, die beim „Whole Lepromin" bisher nicht oder nur sehr selten beobachtet wurden.

Der Test ist allerdings auch bei anderen Erkrankungen positiv, so daß er von manchen Untersuchern in seiner diagnostischen Bedeutung abgelehnt wird (CONTRERAS und JAQUETI). Unter den Krankheiten, die mit positiven Reaktionen antworteten, fanden GOUGEROT und DE BEUERMANN Hauttuberkulose, ebenso wie CONTRERAS und JAQUETI, ferner Lues, Tabes dorsalis, Ekzem, Psoriasis, varicöse Beingeschwüre und Alopecie. CONTRERAS und JAQUETI stellten auch bei Kontaktpersonen aus dem Umkreise Lepröser, sowie bei Kindern von leprösen Eltern trotz getrennten Wohnens positive Reaktionen fest, und CASTELLO sah auch bei nichtexponierten Gesunden solche positiven Ausschläge auftreten.

DHARMENDRA hält die positive Leprominreaktion für ein allergisches Phänomen, dem eine diagnostische und prognostische Bedeutung zukommt, wenn auch eine ganze Reihe von Fragen bei dieser Reaktion noch offen sind, wie z. B. die Bedeutung der positiven Reaktion bei Kontaktpersonen, die Bedeutung der Hautregionen, in denen der Test angestellt wird, der Einfluß der Jahreszeiten auf die Reaktionen und nicht zuletzt die Frage, ob wiederholte Teste die Abwehrkraft bei Kindern zu steigern vermögen oder ob, wie FERNANDEZ behauptet, durch die Leprominninjektion eine Sensibilisierung stattfindet.

In neuerer Zeit wurde von FERNANDEZ sowie aber auch von CAMPOS, CONTRERAS, GUILLÉEN und TORELLA aus Leber oder Milz verstorbener Leprakranker ein Lepromin hergestellt, das als Fernandez-Lepromin ex cadavere bezeichnet wird. Die mit diesem Lepromin angestellten Tests wurden von verschiedenen Untersuchern (SCHUJMAN, BASOMBRIO und GATTI u. a.) mit dem ursprünglichen Mitsuda-Lepromin in Parallele geprüft. Es zeigte sich dabei, daß die Reaktionen weitgehend identisch waren, so daß bei der Schwierigkeit, heute Leprome zur Gewinnung des Lepromins zu bekommen, diese Gewinnung ex cadavere durchaus vollwertigen Ersatz bietet.

Das nach der ursprünglichen *Hayashi-Mitsuda*-Methode hergestellte Lepromin bleibt, wie unter anderen NOLASCO feststellte, lange Zeit auch ohne Aufbewahrung im Eisschrank reaktionsfähig.

In jüngster Zeit hat DE FARIA mit normaler menschlicher Haut, die auf ähnliche Weise wie bei dem Mitsuda-Verfahren präpariert wurde, den Mitsuda-Reaktionen ähnliche Phänomene erzielen können. Er glaubte daraus die Folgerung ableiten zu müssen, daß die Mitsuda-Reaktion eine unspezifische sei. Nicht ganz so ablehnend äußerte sich AZULAY, der positive Leprominteste in 86% bei Frauen und in 66% bei Männern in Gegenden fand, in denen Lepra nicht endemisch vorkommt. Er sieht in der Mitsuda-Reaktion ein Phänomen, zu dem die Gewebe durch Mycobacterium leprae oder Mycobacterium tuberculosis angeregt werden können.

Die Bedeutung des Lepromintests liegt aber vor allem darin, daß er Aufschlüsse über die Reaktionslage eines Organismus gegenüber der Lepra zu geben vermag. So fordert BECHELLI auf Grund seiner Erfahrungen, daß man alle Personen, die mit Leprakranken in Berührung kommen, etwa Krankenpflegepersonal, *vorher* einem Lepromintest unterwerfen und nur die positiven zu dieser Pflege zulassen solle, da nur sie sich in einer günstigen Abwehrphase befänden und nicht so leicht Gefahr liefen, infiziert zu werden oder wenn, dann nur die tuberkuloide Form zu erwerben. Auch DHARMENDRA und ROTBERG sowie DE SOUZA LIMA bejahen den Test als Indicator für den Verlauf, denn z. B. von 685 tuberkuloiden Fällen gaben 592 eine positive Mitsuda-Reaktion, weitere 79 eine negative und 14 eine zweifelhafte. Nur 17 der positiven Reaktionen entwickelten sich zum lepromatösen Typ, von den negativen aber wurden 29 lepromatös und von 216 „I"-Formen im Jahre 1941 entwickelten sich von 60 im Mitsuda-Test negativen bis 1946 bei 41 lepromatöse Formen. Diese Beispiele ließen sich an Hand der Literatur noch weiter ausführen, sie zeigen den prognostischen Wert des Tests, der natürlich auch gewissen Grenzen unterworfen ist.

Die spezifischen *Serumreaktionen* haben nur einen begrenzten Wert, da die Antigene auch auf andere Krankheiten wie Lues, Framboesie und vor allem Tuberkulose übergreifen.

Zur Antigenherstellung sind verschiedene Verfahren angegeben worden, so von DHARMENDRA Chloroformausschüttelung aus lepromatösem Gewebe oder Modifikationen dieses Verfahrens von FERNANDEZ oder MERCAU.

Eine andere Methode wählte LLERAS ACOSTA, der eine Komplementbindungsreaktion ausarbeitete, mit der er außerordentlich günstige Resultate erzielte und die relativ wenig unspezifische positive Ausfälle zeigte.

Pereira, der mit der gleichen Methode bei anderen Erkrankungen Reaktionen durchführte, fand auch einen hohen Grad dieser Patienten positiv. Diese serologischen Ergebnisse sind nicht absolut überzeugend, eines geht aber aus ihnen hervor, daß die *lepromatöse Form* meist *positiv* reagiert, während bei der *tuberkuloiden Lepra* die Serumreaktionen vorwiegend *negativ* ausfallen. Hier bestehen gewisse Parallelen zum serologischen Verhalten der sekundären Tuberkulose (Dharmendra und Bose, Olmos, Castro, Arcuri und Bonatti Kahn, Baribeau, Cunha und Villalong). Mauzé und Pilin verwendeten bei ihren serologischen Untersuchungen die von Hollande angegebene Reaktion zum Nachweis der Tuberkulose und stellten fest, daß diese zu 86,6% bei den Leprösen positiv war, oft sogar stärker als bei der Tuberkulose.

Diagnostisch wichtig können auch noch positive Ausfälle in der Wassermannschen Reaktion, in der Meinicke-Flockungsreaktion und auch in der Kahnschen Reaktion (Olmos und Mitarbeiter) sein. Eine Flockungsreaktion auf Lepra, die die Differentialdiagnose gegen Lues besser ermöglichen sollte, arbeitete Ficker 1938 aus.

Doch treten alle diese Verfahren gegenüber der Witebsky, Klingenstein *und* Kuhn*schen Präcipitationsmethode* (Komplementbindung mit einem besonders bereiteten tuberkulösen Antigen) zurück. Es hat sich nämlich gerade hierbei gezeigt, daß das wesentlich leichter zu gewinnende Tuberkelbakterienantigen serologisch durchaus zuverlässige Resultate bei der Lepradiagnostik liefern kann.

Die Reaktion von Rubino gibt bei Lepraseren sehr stark positive Resultate. Diese Reaktion beruht auf der Agglutination von formalinisierten Hammelblutkörperchen durch Leprösenserum. Ihre Spezifität ist sehr groß. Bei nicht Leprösen soll sie immer negativ ausfallen. Nach Imbert (1936) reagieren über 70% aller Leprösen positiv. Als positiv wird die Reaktion bezeichnet. wenn die Agglutination in einem Zeitraum von weniger als 1 Std eintritt. Nach den Untersuchungen von Ruge und Maass konnte festgestellt werden, daß sie auch bei anderen Erkrankungen positiv ist, wenn auch nicht in solch starkem Maße. Auch Ancafora und Denecke sowie Chorine halten die Rubino-Reaktion für wertvoll. Bei ihr, wie bei den anderen serologischen Reaktionen, reagiert die T-Form nur in geringerem Maße oder gar nicht positiv im Gegensatz zur L-Form, die hier intensive Ausschläge gibt.

Eine Statistik von Elmar gibt bei Einteilung nach dem alten Schema für die tuberöse (nach heutiger Bezeichnung lepromatöse) Lepra 71,3% positive Ausschläge in der Rubino-Reaktion, während bei der maculo-anästhetischen nur 19,8% positiv reagierten. Diese Reaktion ist also ebenso wie die nach Witebsky, Klingenstein und Kuhn, wie die Formolgelprobe und die anderen Serumlabilitätsproben weitgehend als unspezifische Reaktion zu werten und hat somit nur im Rahmen der Gesamtschau eine gewisse klinische Bedeutung. Aus der Serologie allein läßt sich die Diagnose der Lepra sicher nicht stellen.

Von selteneren diagnostischen Maßnahmen, die teilweise nur mit gewisser Vorsicht anzuwenden sind, sei noch die Möglichkeit der Provokation durch intravenöse Gabe von 1 cm³ einer 5%igen Natriumjodidlösung angeführt, die auf der hohen Empfindlichkeit der Leprösen gegen Jod basiert.

Auch die an manchen Stellen geübte Einspritzung einer 1%igen Methylenblaulösung, bei der es dann infolge der hohen Speicherkraft der Leprazellen zu einer intensiven Blaufärbung aller vorhandenen Leprome kommt, sei hier erwähnt. Sie stellt aber wegen des langen Andauerns dieser Blaufärbung eine starke Belastung für den Kranken dar.

Als Reihenfolge des diagnostischen Vorgehens schlägt McDonald vor: 1. durch direkten Erregernachweis, unter Umständen durch Schlitzen der verdickten Nervenstränge und Abstrich von dort, 2. durch die Histaminhautreaktion, 3. durch den Lepromintest, 4. serologisch, doch auf diesem Wege scheint ihm der Nachweis (1947) noch nicht sicher möglich, und 5. durch die Hautprobeexcision.

Die *Frühdiagnose*, die erstrebenswert ist, stößt auf erhebliche Schwierigkeiten. Sousa Lima hält die Verschiebung des Verhältnisses von Albuminen zu Globulinen im Serum von 1,5 bis 1,8 auf Werte unter 1 bei Verdachtsfällen für ein wichtiges frühdiagnostisches Zeichen. Jordan und Mulzer sowie Müller betonen die Bedeutung der Sensibilitätsstörungen. Bakteriologische und serologische Methoden lassen sonst im Stich außer der Witebsky-Klingenstein-Kuhnschen Reaktion, die nach Radna zur Erfassung von Frühfällen Wertvolles leisten soll.

Differentialdiagnose.

Die wichtigsten Krankheiten, die differentialdiagnostisch abgegrenzt und ausgeschlossen werden müssen, sind bei den Hauterscheinungen Leishmanien-

Infektionen, syphilitische Roseolen, Erythema nodosum, Erythema anulare, Hauttuberkulosen, die gelegentlich der tuberkuloiden Lepra ähnlich sehen können, Psoriasis, Vitiligo, Pinta, schließlich auch manche Formen der Seborrhoe und Acne rosacea und gelegentlich bestimmte Arten multipel auftretender Naevi.

Um hier abzugrenzen, ist nach dem von McDONALD beschriebenen Verfahren in oben erwähnter Reihenfolge vorzugehen. Bei fortgeschrittenen Fällen schließlich macht die Differentialdiagnose der Lepra keinerlei ernstere Schwierigkeiten.

Prognose.

Die Prognose der Lepra ist weitgehend von der Form abhängig, die vorliegt. Besonders zweifelhaft ist sie bei den lepromatösen Formen. Zwar ist die Mortalität an Lepra allein nicht so groß — hier sei auf frühere Ausführungen hingewiesen —, doch ist gerade bei dieser Form das Auftreten interkurrenter septischer Erkrankungen, so wie von Lungentuberkulosen und gastrointestinalen Infekten besonders häufig. Als resistenzminderndem Faktor kommt der Lepra für den tödlichen Ausgang dieser Erkrankungen eine große Bedeutung zu. Auch ROGERS und MUIR weisen auf die schwerwiegenden und ungünstigen Einflüsse der Lues, von Magen-Darmkrankheiten, ungeeigneter Ernährung, Befallensein von Eingeweidewürmern, Malaria, Hungerzuständen, Hautkrankheiten wie Ekzem und Prurigo für den Ablauf einer Lepra hin. Es sind dieselben Momente, die auch die Entstehung der Lepra begünstigen können. Daß Tuberkulose- und Nierenleiden von sehr großer Bedeutung sind, wurde schon wiederholt betont und muß hier nochmals erwähnt werden.

Etwas günstiger liegen die Verhältnisse bei der tuberkuloiden Form. Hier sind verschiedentlich, zuletzt von LENGAUER, Selbstheilungen beschrieben worden, so daß man auch mit der Beurteilung von Therapieerfolgen bei dieser Krankheitsform vorsichtig sein muß. Die Beobachtung der Kinder Lepröser ergab, daß diese, auch ohne selbst krank zu sein, einer erhöhten Sterblichkeitsquote unterliegen, hier also eine Resistenzschwächung vorliegt, die diese Kinder auch für andere Infekte anfälliger werden läßt.

Schließlich aber sei nicht zuletzt auf den Faktor der seelischen Einstellung zum Krankheitsgeschehen hingewiesen, der, wie gerade ROGERS und MUIR betonen, auch für die Prognose und den Gesamtablauf der Erkrankung sehr wesentlich ist.

Therapie.

Die Behandlung der Lepra war bis vor einigen Jahren ein sehr schwieriges, um nicht zu sagen, ungelöstes Problem. Wenn KLINGMÜLLER 1934 noch erklärte, daß Dauerheilungen bei dieser Krankheit ebensowenig sicher seien wie bei der Tuberkulose, so müssen wir uns auch heute noch diesem Urteil bis zu einem gewissen Grad anschließen, da wir bei kritischer Prüfung die Erfolge der neuen Behandlungsverfahren noch keineswegs lange genug überblicken, um wirklich von Dauerheilungen endgültig sprechen zu können. Es gibt bei dieser Krankheit Remissionen und Spontanheilungen, daneben aber auch Rückfälle nach vielen Jahren, vor denen uns selbst eine sorgfältige klinische und bakteriologische Kontrolluntersuchung, die negativ ausfiel, nicht schützen kann oder sichere Voraussagen zu geben vermag.

Von jeher wurde mit an erster Stelle zur erfolgreichen Gestaltung der Leprabehandlung gefordert, daß andere neben dem Aussatz bestehende Erkrankungen, soweit irgend möglich, zu beseitigen wären (ROGERS und MUIR, KLINGMÜLLER u. a.). Daneben spielen Allgemeinmaßnahmen wie Körperpflege, gesunde Ernährung, hygienische Unterbringung, Aufenthalt in gesünderem Klima, Stärkung des Allgemeinzustandes und nicht zuletzt eine entsprechende seelische Beeinflussung eine erhebliche Rolle.

Unter den Ernährungsschäden, die unbedingt ausgeschaltet werden müssen, spielt wohl der Vitaminmangel mit allen seinen Folgen die größte Rolle. Hier sei nur auf die Beobachtung von Ross verwiesen, der in den Gegenden mit ausgesprochen vitaminarmer Ernährung in Nigeria die höchste Quote an Nervenkomplikationen bei Lepra sah. Diese schwerwiegenden und schmerzhaften Veränderungen der großen Nervenstämme zeigten sich einer Beeinflussung durch hohe Vitamin-B_1-Gaben auffallend zugänglich. Daneben sind aber auch ausreichende Zufuhr von Vitamin A und D sehr wichtig. Hier sei auf die Untersuchungen von ROMERO und TEICHMANN verwiesen. Besonders ersterer hat, ausgehend von der Vitamin-D-Behandlung der Lupuskranken, Vitamin-D-Behandlungsversuche bei Lepra durchgeführt. HERRERA und CAPURRO sowie GUILLOT gaben massive Dosen von Vitamin D, vor allem den Kranken mit stärkeren neuritischen Beschwerden. Sie kombinierten allerdings diese Behandlung mit Promingaben und erzielten so günstige Erfolge, aber auch mit der alleinigen Gabe von Vitamin D_2, 3mal wöchentlich 600000 E, vermochten CAPURRO und GUILLOT eine rasche Heilung zu erzielen. Sie empfehlen auf Grund ihrer Erfahrung die Kombination von Vitamin D_2 mit anderen Behandlungsverfahren als außerordentlich günstige therapeutische Maßnahme.

Erscheinungen eines Vitamin-C-Mangels sind relativ selten, so daß höhere C-Gaben nur gelegentlich in Frage kommen.

MAUZÉ empfahl 1948 als unterstützende Behandlungsmaßnahme die Kombination von Leberpräparaten, Eisen und Vitamin B_1. In neuerer Zeit werden als Adjuvans Molybdänverbindungen von PIKARDI und RADAELI 1948 empfohlen, sowie von FERNANDEZ und BERGELL, STANZIOLI und DINIZ ein Präparat mit reduzierender Eigenschaft, um so dem Mycobacterium leprae den zu seiner Entwicklung notwendigen Sauerstoff zu entziehen. Von diesem letzteren Präparat „Bogalita" wird auch eine direkte Wirkung auf die Leprome beschrieben.

Von Allgemeinmaßnahmen ist hier noch besonders die Pflege der Gliedmaßen zu erwähnen, sobald Anästhesien an den Extremitäten aufgetreten sind. Regelmäßige Behandlung mit Öl sowie Übungen, etwa durch Landarbeit im Freien, verhindern vielfach das Auftreten von Verstümmelung, ebenso wie eine richtige Ernährung. TEICHMANN empfiehlt zur Vorbeugung gegen Verbrennungen und Verletzungen das Tragen von Schutzhandschuhen beim Kochen und Ledersandalen an den Füßen.

Vereinzelt wird auch Massage bei Lepra empfohlen (GASS).

Bei den trophischen Störungen der Kinder rät ALDERSON zur Anwendung physikalischer Maßnahmen, wie Übungen, Bädern in erwärmtem Hydnocarpusöl und anderen Arten der Wärmeanwendung mit anschließender 5—15 min dauernder Massage.

Sind trophoneurotische Geschwüre aufgetreten, so erfordern diese natürlich eine entsprechende sorgfältige Behandlung, sei es mit Lebertranhonigsalbe, Penicillinsalbe oder ähnlichem. Eine chirurgische oder orthopädische Behandlung wird in manchen Fällen nicht zu umgehen sein. Sie ist in demselben Maß einzusetzen, wie sonst chirurgische Maßnahmen durchgeführt werden. Eine direkte chirurgische Therapie der Lepra kommt wohl nur selten in Betracht, es sei denn, daß man, wie TEICHMANN oder auch GUADAGNINI empfehlen, die Nervenknoten operativ beseitigt oder unilokuläre Primärherde in toto excidiert (BOENJAMIN).

Bei der Behandlung der Nervenknoten und der akuten Lepraneuritis haben sich auch Pantocain-Umspritzungen (0,15%ige Lösung mit Adrenalin 1:200000, etwa 10—20 cm³) bewährt. Sie konnten eine Beruhigung für 5—6 Std bewirken und Kontrakturen verhindern. Auch wurden bestehende Ulcerationen günstig beeinflußt. Bei Muskelschmerzen behandelte HORAN mit intravenösen Novocaininjektionen in Verbindung mit Vitamin-B-Komplex.

Röntgentherapeutische Behandlungsversuche wurden verschiedentlich durchgeführt, zuletzt von SACHER und FRANCO, doch vermochten diese Maßnahmen nur vorübergehend lokale Erfolge zu erzielen, häufig trat schon kurze Zeit später unmittelbar daneben ein neuer Herd auf.

Eine *örtliche Behandlung* lepröser Veränderungen ist sehr undankbar. Die von PALDROCK angegebene Ätzung mit Kohlensäureschnee oder die von anderen empfohlene mit Trichloressigsäure haben nur bei kleinen Einzelläsionen Bedeutung. Ob es dabei wirklich zu einem Immunisierungserfolg durch den Zerfall der Lepraknoten kommt, wie PALDROCK annahm, und damit zu einer Allgemeinwirkung, erscheint doch sehr fraglich. Im allgemeinen kann man von den Lokalmaßnahmen wie auch der Röntgenbestrahlung keine Erfolge erwarten.

Für die Behandlung leprotischer Beingeschwüre scheint auch der sog. UNNAsche Stiefel von günstiger Wirkung zu sein (ARRUDA-GENU, DE OLIVEIRA-LIMA und SANTOS).

Von manchen Autoren wird über eine günstige Wirkung der *Antimonpräparate*, insbesondere des Fuadins, in der Phase der Leprareaktion gesprochen (FAVISON). Auch Salicylate sollen bei einem Auftreten fieberhafter Leprareaktionen mit heftigen Schmerzsymptomen zu rascher Besserung der akuten Beschwerden geführt haben.

Aus der übergroßen Zahl von anderen Mitteln, die man ebenfalls bei der Krankheit angewendet hat, seien hier nur noch die Arsen- und Salvarsanpräparate erwähnt, das Thymol und die Quecksilberverbindungen und schließlich die Goldpräparate, insbesondere Solganal. Sie alle sind ebensowenig von entscheidender Wirkung gewesen wie die Behandlungsversuche mit Anilinfarbstoffen, etwa Methylenblau (TISSEUIL) oder Eosin.

In letzter Zeit wurde auch mit Diphtherieformoltoxoid in Fällen von sehr schmerzhaften Leprareaktionen Schmerzfreiheit und ein Abklingen der Reaktion erzielt.

Die von manchen Autoren empfohlene Anwendung von starken Diuretica in diesem Stadium der Erkrankung, wie etwa Salyrgan oder anderen, scheint nicht ungefährlich, da die meist vorhandene Nierenschädigung hier doch zu weitgehender Vorsicht zwingt.

Auch über den Weg der Auslösung einer Umstimmung hat man versucht, den leprösen Organismus zu beeinflussen (DOSTROVSKY und TICHO 1949).

Schließlich entwickelte DE SOUZA-ARAUJO in den Jahren 1943—1948 eine *Vaccinetherapie*, bei der er mit einem Leprolin, d. h. einem Antigen, das aus alkohol- und säureresistenten Bakterien gewonnen wurde, arbeitete. Diese von ihm Leprolin genannte Vaccine ist mit unerheblichen Unterschieden praktisch das gleiche wie das von FERNANDEZ hergestellte Lepromin ex cadavere und somit auch von dem ursprünglichen von MITSUDA hergestellten Lepromin *nicht* grundsätzlich verschieden. Er gab diese Vaccine intravenös und intracutan und erzielte neben Besserung des Allgemeinbefindens, wie Schlaf, Appetit usw., eine Resorption der Leprome und ein Positivwerden der vorher negativen Mitsuda-Reaktion.

Nach ähnlichem Verfahren gingen CALDEIRA und ABELARDO vor. Ersterer injizierte sogar in die Ulcerationen. Vergleichsuntersuchungen zwischen Lepromin und Leprolin stellte MARIANO an und fand eine weitgehende Übereinstimmung. Auch Behandlungsversuche mit der Vaccine unternahm er mit Erfolg.

Hier seien auch die Therapieversuche mit einem *Antilepraserum* von REENSTIERNA erwähnt, die vor allem in den Jahren 1933—1937 durchgeführt wurden. Sie brachten allerdings keine solch überzeugenden Erfolge, daß sich diese Therapie in der Folgezeit wirklich hätte durchsetzen können.

Die größte Bedeutung hatte bislang aber die Behandlung mit einigen pflanzlichen Ölen. Hier werden gewisse *Hydnocarpusarten* von manchen Autoren besonders gelobt, wenn sie in bestimmter Präparation, etwa als Öl in Kombination mit Jod (CHANDY) oder auch allein (RAJAH, RAJ und COCHRANE sowie DHARMENDRA und SEN) zur Anwendung kamen. TEICHMANN allerdings konnte *keine* überzeugenden Erfolge sehen, obwohl gelegentlich gewisse Besserungen zu verzeichnen waren. Mit Samenextrakt einer *Oncoba-Art* arbeitete LASSMANN. Er infiltrierte die Hautläsionen und erzielte damit Rückbildungen der Veränderungen.

Am wirksamsten aber von allem war bisher das *Chaulmoograöl* bzw. verschiedene Aufarbeitungen dieses Stoffes, sei es in Form des Äthylesters (Antileprol) oder in gereinigten Formen, wie sie WAGNER-JAUREGG herausgearbeitet hatte, die die hauptwirksame Substanz in möglichst reiner Form enthalten.

Die Beurteilung der Therapie mit Chaulmoograöl ist nicht ganz einheitlich. Seine hauptwirksamen Bestandteile sind optisch aktive ungesättigte Fettsäuren. Die Dosierung des Chaulmoograöls erfordert eine sehr individuelle Abstufung. Manche Autoren berichten über ein Fortdauern der Lepra und weiteres Auftreten von Reaktionen trotz Chaulmoogratherapie in 80% der Fälle. Die Anwendungsweise kann oral in Form des reinen Chaulmoograöls oder intramuskulär als Chaulmoograölester erfolgen. ROTBERG und BECHELLI empfehlen etwa 100 cm^3 innerhalb von 10—30 Wochen zu verabfolgen. Bei Erreichen einer Gesamtdosis von 300 cm^3 innerhalb von 40—100 Wochen wäre eine 2—3monatige Pause einzuschalten. Bei Kindern liegt die Dosis bei 1—2 cm^3 1—2mal wöchentlich und als Gesamtdosis für 1 Kur bei 100—200 cm^3. Die Erfolge, die diese beiden Autoren mit dieser Therapie erzielten, waren nicht sehr überzeugend. Unter 679 Fällen sahen sie in 85,5% Verschlimmerungen, in 11,04% Stationärbleiben und nur in 3,4% Besserungen bei lepromatösen Krankheitsbildern. Etwas günstiger scheinen die Resultate nach den Ausführungen der beiden Autoren bei der tuberkuloiden und der „I"-Form zu sein. Allerdings ist gerade bei der tuberkuloiden Form eine Beurteilung der Therapieerfolge sehr schwierig, da sie zu Spontanremissionen führt (WIRADIKARTA und DARWIS). Auch FRASER sah nur bei tuberkuloider Form und neuraler Form Erfolge von Chaulmoograöl. DE SOUZA-LIMA zieht auf Grund seiner Erfahrungen den Schluß, daß die Chaulmoograöltherapie ihren guten Ruf nicht verdiene. Er weist auf die große Zahl von Verschlechterungen hin, die sich teilweise unter der Behandlung, teilweise kurze Zeit später einstellten und hebt den Nachteil gegenüber den neueren Behandlungsverfahren sehr entschieden hervor.

Etwas günstiger sind die Ergebnisse, die FLOCH bei 358 Fällen mitzuteilen hat. Unter regelmäßiger und langzeitiger Behandlung erzielte er in 50% deutliche Besserungen, bei unregelmäßiger Therapie nur bei 27%. Eine sehr kritische und ausführliche Betrachtung über die Lepratherapie mit Chaulmoograöl gibt SCHUJMAN. Innerhalb 17 Jahren behandelte er über 400 Fälle und weist darauf hin, daß bei der lepromatösen Form die Wirkung oft nicht in erhofft günstiger Weise ausfiel; doch vermag frühzeitige Anwendung hoher Dosen über lange Zeiträume die Therapie erfolgreicher zu gestalten. Vor unregelmäßiger Applikation und zu kleinen Dosen warnt SCHUJMAN ausgesprochen und zeigt, daß es bei den so *ungenügend Behandelten fast stets zu einer Verschlechterung* kommt. SCHUJMAN gab als Anfangsdosis 90—150 cm^3 im Monat. Von 30 mit so hohen Dosen behandelten Fällen konnte er doch in 22 eine sehr erhebliche Besserung und in 6 eine gute Besserung erzielen. Auf Grund seiner guten Erfahrungen mit der Chaulmoograöltherapie kommt SCHUJMAN zu dem Vorschlag einer Kombination dieser Behandlung mit der neueren Sulfonkur.

Mit der Einführung der *Sulfonamide* und Sulfone in die Therapie bakterieller Infektionen trat auch ein Wandel in der Lepratherapie ein. An die Stelle des Chaulmoograöls rückten die wesentlich wirksameren verschiedenen Präparate aus diesen Reihen, die in zunehmendem Maße alle anderen Behandlungsmaßnahmen zurückdrängten. Unter den Sulfonen scheinen die Verbindungen, die sich vom 4,4-Diaminodiphenylsulfon ableiten, am wirksamsten.

Die Sulfone wurden erstmalig von FAGET und seinen Mitarbeitern 1941 auf der Leprastation Carville-Louisiana (USA.) eingeführt. Bis zu diesem Zeitpunkt hatte man die damals bekannten Sulfonamide und ihre Derivate als für die Lepratherapie belanglose Behandlungsmittel angesehen. FAGET setzte als erstes Präparat das Promin (Natrium-para-p'-diaminodiphenylsulfon-N-N-didextrose-sulfonat) in seine therapeutischen Versuche ein und konnte damit gewisse Erfolge erzielen; doch erwies es sich bei oraler Gabe als schlecht verträglich. Erst bei der intravenösen Verabfolgung waren die auftretenden Nebenerscheinungen geringer, und die angewendeten Dosen wurden von den Patienten gut vertragen und führten verhältnismäßig rasch zu sichtbarem Erfolg.

Tierexperimentelle Untersuchungen. Wenn auch die Ratten- oder Büffellepra nicht in allem mit der menschlichen Lepra gleichgesetzt werden kann, so sind doch die tierexperimentellen Behandlungsversuche mit Sulfonen von KRAKOWERS, KRAXMAYER, DHARMENDRA, MUKHERJI, CHORINE und CHAUBAND, CARPENTER, STOCKINGER, SURLAND und ACKERMANN, sowie SCHOLTEN zu erwähnen. Sie konnten zwar in keinem Fall den sicheren Beweis erbringen, daß die Leprabakterien durch die Behandlung abgetötet wurden; es war aber in jedem Fall bei laufender Verabfolgung des Medikaments eine Verzögerung im Ablauf der Erkrankung festzustellen. Allerdings zeigten sich nicht alle geprüften Sulfonamide und Sulfone wirksam. Die ersten Erfolge dieser Art erzielte DHARMENDRA mit Sulfanilamid und Sulfapyridin. Bei den von GOMEZ mit aus menschlichen Lepromen isolierten Bakterien und mit Stefansky-Bakterien (Mäuseleprom) in vitro durchgeführten Versuchen zeigte sich, daß die 2—5%ige Prominlösung zwar die Erreger noch nach mehr als 30 Tagen am Leben läßt, sie aber stark verändert. Er kommt darauf zu dem Schluß, daß mit therapeutischen Dosen in vitro nur bakteriostatische Wirkungen zu erzielen sind. Die für die Bactericidie benötigten Dosen in vitro sind therapeutisch nicht verwendbar, da sie für den Menschen zu gefährlich sein würden.

In der *Therapie menschlicher Infektionen* hatten FAGET und Mitarbeiter zunächst mit Blutkonzentrationen von 0,5—0,9 mg je 100 cm³ gearbeitet. Doch sahen sie dabei nur teilweise Erfolge, die sie mehr als Wirkung der Sulfone auf die Begleitinfektionen auffaßten. In 2 Fällen kam es sogar zur Verschlechterung. Erst 1943 gelang es CHORINE, wirklich gute therapeutische Resultate mit Promin zu erzielen. Unter der Gabe dieses Medikaments kam es zur Vernarbung von Geschwüren und dadurch zur Verwandlung einer offenen Lepra in eine geschlossene. In den folgenden Jahren mehrten sich dann die Berichte über positive Erfahrungen mit der Promintherapie. Zunächst waren es kleine Fallgruppen, die behandelt wurden. Aus der Vielzahl dieser Mitteilungen schält sich aber deutlich die Tatsache der wirklich vorhandenen Wirksamkeit heraus [FITE und GERMAN (32 Fälle), MONI (56 Fälle), ABELLARDO (73 Fälle), FONTE und ROSSELL (8 Fälle), WHARTON, MUIR in Britisch-Westindien, FERNANDEZ und CARBONI in Argentinien, CASTELLO auf Kuba, SLOAN auf Hawaii u. a.].

Die Annahme, daß Promin für die Humanmedizin zu toxisch sei, erwies sich bei genauerer Nachprüfung als irrig. Es hat von allen Sulfonen in vitro und im Tierversuch die stärkste Wirkung. Die orale Verträglichkeit ist schlecht, deshalb empfiehlt sich vornehmlich die intravenöse Gabe (Dosierung: 2 g täglich 1 Woche, dann 5 g 6mal wöchentlich 4 Monate, Wiederholung der gleichen Kur nach 14 Tagen Pause). Es ist wichtig, keine Unterbrechung eintreten zu lassen, damit der Blutspiegel auf einer Höhe von 1 mg je 100 cm³ gehalten wird. Dieser hohe Blutspiegel ist dann mit relativ kleinen Dosen zu halten, da das Medikament verhältnismäßig langsam bei fast völliger Resorption über die

Niere ausgeschieden wird. Allerdings war eine ganz sichere Feststellung über den therapeutisch wirksamen Blutspiegel bisher noch nicht möglich. KAIT und SUMMERSON fanden bei 11 Kranken, die bakteriologisch negativ geworden waren, Prominblutspiegelwerte von Spuren bis 3,2 mg je 100 cm³, und im Urin stellten sie Werte von 16—42 mg je 100 cm³ Urin fest. Bei ihren Untersuchungen beobachteten sie zeitweilig ein riesenhaftes Ansteigen des Prominspiegels, das Nierenschädigungen und sonstige toxische Symptome mit sich brachte. Eine Verminderung der Dosis für eine Woche führte sehr rasch zum Rückgang der Erscheinungen. Diese Autoren gaben Promin bis zu 6 Jahren mit nur kleinen behandlungsfreien Pausen. Auch andere Untersucher konnten keine sichere Wechselbeziehung zwischen klinischer Besserung und Prominblutspiegel feststellen. Nach einem anderen Bericht über 50 während 6 Monaten mit Promin behandelte Kranke trat in *keinem* Fall eine Verschlechterung ein, 72% wurden klinisch gebessert, 62% zeigten auch bakteriologisch eine sehr erhebliche Besserung, allerdings ganz negativ wurden nur 3%. Bei tuberkuloiden Formen, die 4—10 Monate behandelt wurden, war schon nach 1 Monat ein deutlicher Erfolg zu sehen. DE SOUZA-LIMA und RATH DE SOUZA sahen unter der Prominbehandlung eine gänzliche oder teilweise *Substitution des lepromatösen Gewebes, das sich in tuberkuloides umwandelte.* Sie leiten daraus die Ansicht her, daß diese Substanz nicht nur bakteriostatisch wirke, sondern auch einen stimulierenden Einfluß auf das reticuloendotheliale System habe. Einen besonders guten Einfluß auf die Augenerscheinungen konnte ZAVALLIA 1948 bei 25 Fällen feststellen. Er fand sogar, daß nicht nur die akuten, flüchtigen Iritiden verschwanden bzw. das Auftreten von Augenerscheinungen überhaupt verhütet wurde, sondern daß auch ein gewisser hemmender Einfluß auf die Entwicklung von langsam progressiven Augenstörungen ausgeübt wurde, wenn auch letzteres nicht so deutlich in Erscheinung trat.

Nur im Anfang der Behandlung sahen FONT und ROSSELL bei der Promintherapie kleine Exacerbationen, die aber im weiteren Verlauf der Kur wieder verschwanden. Sie konnten vor allem einen guten Einfluß auf die Hauterscheinungen feststellen, während die Symptome von seiten des Nervensystems ziemlich unverändert blieben. Auch die Bakterienbefunde änderten sich nicht, nur das Aussehen der Erreger wechselte, sie waren fragmentiert und weniger säurefest.

Zusammenfassend kann man von der Promintherapie sagen, daß sie *Verschlimmerungen* der Krankheit *immer verhindern* konnte. Rezidivierende, fieberhafte Exacerbationen waren selten. Eine *Abnahme der Bakterien* im Gewebe war regelmäßig festzustellen und damit eine *Verminderung der Infektionsfähigkeit.* Die Dosierung wird verschieden angegeben. FITE und GERMAN gaben täglich 3 Wochen hindurch 5,0 g intravenös und ließen dann eine behandlungsfreie Woche folgen. Die Gesamtdauer ihrer Kuren lag zwischen 2 und 4 Jahren. MOM gab zwischen 2 und 5 g auch intravenös, nie oral wegen der oft starken Unverträglichkeit. Für die Kinder empfehlen französische Autoren im Alter von 7—10 Jahren 1 g ansteigend bis auf 2 g, bei Kindern bis zu 15 Jahren 1,5—3 g. Auch in diesen Fällen ist die Behandlung 3 Wochen lang fortzuführen, dann tritt 1 Woche Ruhe ein. Danach muß die Behandlung erneut nach dem gleichen Schema aufgenommen werden. Es ist natürlich erforderlich, daß unter der Prominbehandlung, zumal sie über solch lange Zeiträume zu erfolgen hat, eine *genaue Blutbild- und Urinkontrolle* vorgenommen werden muß. Ernstliche Zwischenfälle sind allerdings bisher in der Literatur nicht beschrieben worden.

Nach dem Promin wurden *Promizol* (4,2′-Diaminophenyl-5′-thiazolylsulfon) und *Promacetin* angewendet. Diese beiden waren im allgemeinen etwas besser verträglich, doch schien ihre Wirksamkeit nicht ganz so gut.

Es folgten dann in letzter Zeit Berichte über *Diazon* (Dinatriumformaldehydsulfonylat-diaminodiphenylsulfon) und *Sulphetron.* Besonders das Diazon hat sich nach den Mitteilungen in der Literatur (Muir, Chorine, Aller und Atuche, letztere auch mit Sulfathiazol) außerordentlich bewährt. So fand Muir nach $2^1/_2$jähriger Behandlung bei allen Kranken ausnahmslos eine befriedigende Besserung. Allerdings stellten sich gelegentlich Anämien ein, die mit Eisen und Leberinjektionen gut zu beherrschen waren. Romero, Ibarra und Fallas, die insgesamt 177 Lepröse in Costa Rica mit Promin und vorwiegend Diazon behandelten, fanden auch bei den 125 lepromatösen Formen, die in dieser Gruppe waren, außerordentliche Besserungen.

Die Wirkung des Diazons beruht nach Fernandez und Bergell nicht auf seiner bactericiden oder bakteriostatischen Eigenschaft, sondern auf seiner den Sauerstoff bindenden Fähigkeit. Durch diese wird dem Mycobacterium leprae nach Ansicht der beiden Forscher der notwendige Sauerstoff entzogen und seine Lebensbedingungen zerstört.

Ihre mit Diazon erzielten Behandlungsergebnisse fassen Fernandez und Carboni dahin zusammen, daß sie Verschlechterungen des Krankheitsbildes in keinem Fall beobachteten, in 60% aber eine Besserung, die um so eindrucksvoller war, je länger die Therapie fortgesetzt wurde. Sie begannen in ihrer Dosierung mit 5 grains je Tag und steigerten auf 15 und mehr. Diese hohe Dosierung ist allerdings nicht ganz ungefährlich und eine laufende Blutkontrolle ist erforderlich.

Französische Autoren dosierten das Diazon für Erwachsene mit 3 Tabletten je Tag, während sie für Kinder je nach dem Alter 1—2 Tabletten empfahlen. Auch hier folgt auf 3 Behandlungswochen 1 Woche Behandlungsruhe.

Erstmalig 1947 wurde dann das *Sulphetron* von Wharton angewendet. Er gab eine tägliche Dosis von 3 g in Einzeldosen von 0,5 g alle 4 Std. Auch dieses Präparat ist nicht ganz frei von meist allerdings milden toxischen Erscheinungen, die sich leicht beheben lassen. Chatterjee gab das Medikament in kleinen intravenösen Dosen (3,5% wäßrige Lösung in Mengen von 1—15 cm^3). Übereinstimmend berichten beide, ebenso wie Darcy, über günstige Beeinflussung der klinischen Erscheinungen, teilweise kam es sogar zum Negativwerden der Nasen- und Hautabstriche im 5. Behandlungsmonat, allerdings sind die Resultate nicht ganz übereinstimmend.

Brown untersuchte die Eigenschaften des Sulphetrons auch im Tierversuch. Hier zeigte es sich teilweise toxisch und führte häufig zu Vergiftungen. Auch hat es beim Tier einen kropfbildenden Effekt und steigert beim Kaninchen und Hund die Alkalireserve. Beim Menschen wurden lediglich gewisse Eisenmangelanämien bzw. hämolytische Anämien festgestellt, die aber gut beeinflußbar waren. Nach Browns Untersuchungen wird das Medikament, das gut wasserlöslich ist, vom Dünndarm resorbiert, während die Ausscheidung über Niere, Galle und Dickdarm erfolgt. Bei der Sulphetrontherapie empfiehlt sich eine gewisse Beschränkung der Flüssigkeitsmenge, um den Blutspiegel möglichst lange hoch zu halten. Die Gefahr der Nierensteinbildung ist beim Sulphetron im Gegensatz zu anderen Präparaten, besonders der Sulfonamidreihe gering, da es sehr schwer Verbindungen eingeht; andererseits durchdringt es sehr rasch alle Gewebe, nur nicht das Gehirn. Auch in den Liquor diffundiert es langsamer als die Sulfonamide.

Johansen und Erickson weisen in ihrer letzten zusammenfassenden Veröffentlichung über die Lepratherapie darauf hin, daß das Sulphetron an hervorragender Stelle unter den neuen eingeführten Lepramitteln zu nennen wäre. Die umfangreichste Darstellung der neueren Behandlung konnte de Souza-Lima aus Brasilien an Hand von 1287 meist etwa $4^1/_2$ Jahre lang behandelten Leprafällen geben. Nach 3—6 Behandlungsmonaten stellten sich keinerlei Verschlimmerungen mehr ein. Nur 4,2% waren nach 1—3jähriger Behandlung nicht gebessert. Die bei 12—15% zu beobachtende Verschlechterung während der ersten 6 Behandlungsmonate bildete sich immer zurück, besonders eindrucksvoll waren die Wirkungen auf die Schleimhautläsionen. Die Veränderungen in der Nase, die Knoten und Ulcerationen im Pharynx und Larynx bildeten sich zurück, die Stimme wurde wieder normal, die Atmung freier, die Neigung zu Nasenbluten verschwand. Auch ein Fortschreiten von Augenschädigungen konnte durch die intensive Behandlung verhindert werden. Selbst starke Cornealinfiltrate reinigten sich und wurden bakterienfrei. Eine Regeneration der durch die Lepra an den Augen gesetzten Schäden ist allerdings nicht möglich.

Besonders eindrucksvoll sind die von DE SOUZA-LIMA bei 99 Frühfällen erzielten Ergebnisse, von denen sich 67% sehr gut besserten, 14% einen deutlichen Rückgang zeigten und nur 19% eine geringe Besserung aufwiesen. Völlige Bakterienfreiheit allerdings konnte er nur in 2% von 200 daraufhin systematisch untersuchten Fällen erzielen. Aber bei aller Vorsicht in der Beurteilung seiner therapeutischen Erfolge betont DE SOUZA-LIMA den großen Vorteil der Behandlung, der darin zu sehen ist, daß *offene Läsionen verschwinden* und ein bakteriologisch nachzuweisender Rückgang der Bakterien zu erzielen ist. Damit wird die *Infektionsfähigkeit außerordentlich herabgesetzt.* Zwischenfälle ernstlicher Art hat er niemals beobachtet. Allerdings müssen hier auch Versager der Therapie erwähnt werden, die bei akuten Leprareaktionen und lepromatösen Neuritiden zu beobachten waren. Die Behandlung der letzteren bietet selten Erfolg.

Bei lang genug fortgeführter Behandlung ist es auch möglich, wie ERICKSON und JOHANSEN zeigten, Nervenveränderungen zu beeinflussen. Solche Patienten, die sehr häufig auch Knochenveränderungen aufweisen, die auf neurotrophischer Basis beruhen, stellen einen rechten Wertmesser für eine Therapie dar. Behandlungsgruppen, die unter 5 Jahren behandelt waren, zeigten dabei doch einen höheren Prozentsatz an Verschlechterungen als diejenigen, deren Behandlung über 5 Jahre gedauert hatte. Bei letzteren wurden auch Knochencysten, die wahrscheinlich echte Leprome sind, günstig beeinflußt (FAGET und MAYORAL), während es bei den ungenügend Behandelten doch in mehreren Fällen zu Cystenneubildungen kam. MICHAELIDES berichtet auch über ein Verschwinden der Klauenhand bei lange genug durchgeführter Therapie und ein Besserwerden der Anästhesien.

Aus der größeren Zahl der Therapiestudien sind noch besonders die Arbeiten von VIEIRA, der die Wirkung der Sulfone auf das Lepragewebe histologisch studierte, zu erwähnen, ebenso wie die Paralleluntersuchungen, die SCHUJMAN und DECOUD bei Chaulmoograöl- und Prominbehandlung lepromatöser Formen histologisch durchführten. Auch FLOCH und CAMAIN beschreiben regressive Veränderungen bei lepromatösen und tuberkuloiden Formen unter der Sulfontherapie. Auffallenderweise zeigten aber die „I"-Formen keinerlei Veränderungen des histologischen Bildes. Die Ansicht von COCHRANE, bei Leprareaktionen die Therapie nicht zu unterbrechen, die Dosierung möglichst hoch zu halten, ist wohl allgemein anerkannt; während seiner Auffassung, daß sich unter der Therapie aus einer tuberkuloiden eine lepromatöse Form entwickeln könne und deshalb die Sulfontherapie dieser „T"-Form abzulehnen sei, von DHARMENDRA und MUIR widersprochen wird.

Diese guten Erfolge mit den verschiedenen neuen Substanzen veranlaßten dann den 5. Internationalen Leprakongreß in Havanna 1948, die Sulfone als Lepratherapeutica offiziell anzuerkennen und Behandlungsrichtlinien herauszugeben. So wird empfohlen:

1. *Für Promin:* tägliche intravenöse Gaben von 2 g in 5 cm^3 gelöst etwa 1 bis 3 Monate lang, die nach 1—2 Wochen auf 3 oder 4 g zu erhöhen wären. Nach dieser Zeit ein Ruheintervall von 2 Wochen, dann erneuter Behandlungsbeginn.

2. *Für Diazon:* oral anzuwenden, Beginn mit 0,3 g täglich, wöchentliche Steigerung der Dosis um 0,3 g 3 Wochen lang, bis zu einer täglichen Menge von 1,8 g. Nach 2 Monaten Ruheintervall.

3. *Für Sulphetron* als Injektion oder oral: ein Blutspiegel von 5 mg je 100 cm^3 muß erreicht werden. Beginn der Kur mit 3mal 0,5 g und Steigerung bis zu einer täglichen Dosis von 3—6 g, nach 6 Monaten Intervall. Auftretende Anämien sind mit Eisen- oder Leberextrakt sowie Vitamin B_{12} und Thiaminchlorid zu behandeln.

Die Antibiotica haben sich in der Lepratherapie bisher noch nicht durchsetzen können. Vom *Penicillin* hat man lediglich eine günstige Wirkung auf sekundäre Begleitinfektionen zu erwarten, nicht aber auf die Lepra selber.

Etwas anderes ist es mit dem *Streptomycin*: seine Wirkung auf säurefeste Stäbchen ist aus der Tuberkulosebehandlung bekannt. So war es naheliegend, es auch in die Leprabehandlung zu übernehmen. Die Versuche, die Grillo, Romero u. a. bei lepromatösen Fällen durchführten, zeigten auch eine deutliche Wirkung. Sie war aber nicht eindrucksvoller als die der Sulfone (Faget, Erickson u. a.). Cuttle lehnt es als alleiniges Behandlungsmittel ab. Im Tierversuch bei der Infektion der Ratten mit Stefansky-Bakterien fanden Chaussinand, Paris und Crougue das Streptomycin unwirksam. Lokalanwendung von Rohfiltraten des Streptomyces griseus auf lepröse Geschwüre bewirkte gute Heilerfolge. Eindrucksvoll sind die Wirkungen auf Schleimhautveränderungen, die sich schon nach 1—2 Wochen zurückbilden. Bei den Hautveränderungen sind immerhin 6—7 Wochen notwendig, bis sich auch hier regressive Veränderungen zeigen. Im ganzen aber scheint das Streptomycin zur alleinigen Behandlung der Lepra ungeeignet. Als wirkungsvolles Hilfsmittel bei der Sulfontherapie, etwa in einer täglichen Dosis von 1 g intramuskulär, vermag es gute Dienste zu leisten, während es sich als Adjuvans bei der Chaulmoograölbehandlung nach Chaussinand und Mitarbeitern nicht bewährt hat.

Aureomycin wurde nur in einzelnen Versuchen geprüft. So gab man 5 Kranken täglich 1—1,5 g Aureomycinhydrochlorid per os 1 Jahr lang. Allerdings stellten sich bei allen Patienten Störungen von seiten des Magen-Darmtraktes ein, die durch Dramamingabe etwas gebessert werden konnten. Das Medikament vermochte die Lokalerscheinungen zu beeinflussen, die Bakterienbefunde im Nasenabstrich und im Hautgewebssaft gingen in allen Fällen zurück. Ausgedehntere Erfahrungen liegen aber bisher noch nicht vor.

Andere Antibiotica, wie *Terramycin, Bacitracin* usw. wurden bisher unseres Wissens noch nicht geprüft.

Zwei Behandlungsmittel müssen in diesem Zusammenhang noch besprochen werden, die aus der Tuberkulosebehandlung bekannt sind und sich dort bewährt haben: die *Thiosemicarbazonpräparate (Thibion oder Conteben)* und die *Para-Amino-Salicylsäure (PAS).*

Nachdem erstmalig Hohenner 1949 einen Behandlungsversuch mit Thiosemicarbazon (Conteben) unternommen hatte, wurden 1950 Berichte von Ceccarini, Gomez, Orbaneja, Such und Gracia Perez, Grosch und Kaliebe, Johansen und Erickson, Ryrie, I. Schneider und Mitarbeiter, P. Vegas und Mitarbeiter sowie Walther bekannt. Die Wirkung dieses Präparats scheint nach allem bisher Mitgeteilten günstig. Vegas sah bei 42 lepromatösen Fällen schon im 2. Behandlungsmonat intensive Rückbildungserscheinungen, im 4. Monat waren die erythematösen Flecke der Kranken bei der Mehrzahl verschwunden. Besonders schnell und gut bildeten sich die Schleimhautläsionen zurück, was ja von der Tuberkulose her schon bekannt war (DOMAGK, MALLUCHE, KUHLMANN, KLEE, MOHR u. a.). RYRIE wies darauf hin, daß seiner Ansicht nach die Schnelligkeit der Wirkung des Contebens der der Sulfonverbindungen überlegen schien. Die besten Behandlungsresultate wurden bei frischen Streuungen erzielt. Das entspricht den aus der Tuberkulose gemachten Erfahrungen, daß überall da Conteben sich als besonders wirksam erweist, wo es bei guter Durchblutung in ausreichender Konzentration an den Krankheitsherd herangebracht wird. Die Erfahrungen mit Conteben bei nervösen Erscheinungsformen der Lepra sind bisher noch gering. Es ist auch nicht zu erwarten, daß hier überraschende Erfolge zu erzielen sein werden. Bei geschwürigen Prozessen kommt noch eine äußerliche Anwendung von Conteben in Pulverform in Frage.

Die Dosierung des Contebens bewegt sich zwischen 25—50 mg = $^1/_2$—1 Tablette zu 0,05 g. Die Tagesdosis kann dann je nach Ausdehnung des Prozesses auf 2 Tabletten = 100 mg gesteigert werden. Höchstdosis 3 Tabletten. Die Dauer der Behandlung wird von Fall zu Fall verschieden sein. Sicher ist es notwendig, über lange Zeiträume zu behandeln, ähnlich wie bei der Tuberkulose. Hier gilt es noch Erfahrungen zu sammeln und über längere Zeit Nachbeobachtungen durchzuführen.

Auch vom *PAS* wurden gewisse Wirkungen auf lepröse Veränderungen beschrieben, doch sind die Erfahrungen bisher spärlich und bedürfen erst einer umfangreicheren Nachprüfung. DHARMENDRA sah in 2 Fällen eine gute Besserung und empfiehlt PAS zur Unterstützung und Ergänzung der Sulfontherapie.

Was von Behandlungsversuchen mit *Antihistaminkörpern* und *Cortison* zu halten ist, läßt sich heute noch nicht übersehen. Hier liegen noch zu wenig gründliche und umfangreiche Untersuchungen vor, es scheinen gewisse Möglichkeiten auch hier zu bestehen, mit diesen Körpern den Ablauf der Lepra günstig zu beeinflussen, wieweit aber dauernde Erfolge möglich sind, ist noch ungewiß.

Prophylaxe.

Immer noch sind die Einzelheiten des Infektionsweges der Lepra und die Bedingungen, unter denen die Infektion angeht, nicht geklärt. Zu vieles ist noch im Dunkel, als daß dieser Erkrankung nicht immer noch das Odium des Unheimlichen anhaften würde. So steht auch bei der Prophylaxe an erster Stelle die Frage nach der strengeren oder lockeren Scheidung der Gesunden von den Kranken. Das Mittelalter hatte diese Trennung in der sehr harten Form der Ausstoßung, des Aussetzens der Kranken aus jeder menschlichen Gemeinschaft vorgenommen. Eine solche, in mancher Hinsicht vielleicht sehr einfach erscheinende Maßnahme läßt sich heute aus verschiedenen Gründen nicht mehr durchführen. Einmal ist die Zahl der Leprakranken in den eigentlichen Lepraländern so groß, daß die Kosten für eine derartige Zwangsisolierung nicht aufzubringen wären. Zum anderen ist die Infektiosität der Lepra nach unseren heutigen Kenntnissen auch nicht so stark — im ganzen schwächer als bei der Tuberkulose —, daß derartig unmenschliche Maßnahmen zu rechtfertigen wären. Auch müßten solche Zwangsisolierungen großen Stils in allen Ländern gleichzeitig durchgeführt werden, wenn sie wirklich zum Tragen kommen sollen, um den Zuzug neuer Kranker aus anderen Gegenden zu verhindern.

Eine *Meldepflicht für Leprakranke oder Lepraverdächtige* in jedem Land, wie sie für Deutschland besteht, wäre schon sehr wünschenswert. Denn nur auf der Basis einer solchen Maßnahme läßt sich später eine möglichst einheitliche Bekämpfung der Seuche durchführen. Auch GONZALES PRENDES fordert diese zwangsweise Meldepflicht jedes Falles, auch der Verdachtsfälle.

Die zweite sehr wichtige Maßnahme wäre die *Isolierung der Kranken*. Hier ergeben sich nun sehr erhebliche Schwierigkeiten, denn über den Kreis der Personen, die zu isolieren wären, war bisher keine Einigkeit zu erzielen. Valle, der einen Überblick über die Leprabekämpfung in Brasilien gibt, weist darauf hin, daß dort 36 Heime bestehen mit etwa 20925 Insassen, dazu kommen noch etwa 21000 auf Ehrenwort entlassene, frei lebende Lepröse. Er errechnete, daß jeder dieser Kranken etwa 3 andere Menschen infizieren könne. Diese Zahlen gelten naturgemäß nur für die verseuchten Gebiete. Andere Autoren geben aber auch an, daß man mit der Möglichkeit rechnen müsse, durch einen frei lebenden Leprösen bis zu 5 Menschen zu infizieren. Diese Zahlen klingen sehr bedrohlich. Bei genauer Überprüfung aber muß der Behauptung von Rogers recht gegeben werden, daß die Isolierung zwar in kulturell sehr hochstehenden Ländern durchführbar zu sein scheint, aber in den *Kolonialländern praktisch versagt* hat. So kann nur Bechelli zugestimmt werden, der eine weniger rigorose Isolierung fordert. Simons, der die Leprabekämpfungsmaßnahmen Südafrikas in einer umfangreicheren Darstellung schildert, weist dabei auf die Nutzlosigkeit der strengen Isolierung nicht ansteckender leichter Leprakranker hin. Diese führe nur dazu, daß sich aus Angst vor diesen Maßnahmen viele Kranke der Behandlung entzögen oder auch von den Angehörigen verborgen gehalten würden. „80% (!) der Leprösen bedeuten *keine* Gefahr für die Öffentlichkeit.“ Er macht sehr nachhaltig auf die Mißstände, die unter solch strenger Gesetzgebung sich entwickeln können, aufmerksam und weist auf die segensreiche Aufhebung der Dauerasylierung in Südafrika 1923 hin. Überhaupt scheint die dort gefundene Lösung sich außerordentlich zu bewähren. Da die Lepra einen weitgehend familiären Ansteckungsweg geht (Simons), ist die Streuung im ganzen gesehen relativ gering. Die Isolierung droht in Südafrika nur für bakteriologisch positive Patienten. Das Wissen um diese Tatsache führt nach Ansicht von Simons dazu, daß sich viel mehr Frühfälle zur Behandlung melden als früher, aus der Befürchtung heraus, bei nicht rechtzeitig durchgeführter Behandlung asyliert zu werden. So beschränkt sich bis auf wenige Ausnahmen die Forderung der meisten Forscher auf Isolierung *nur* bei lepromatösen, bakterienreichen Fällen. McCoy will allerdings auch noch die gemischt lepromatösen und nervösen Formen, die auch häufiger Infektionsquelle sein können, mit einbegriffen wissen. Die bakterienarme tuberkuloide Form abzusondern, erscheint den meisten Autoren nicht notwendig. Doch machen einige Untersucher darauf aufmerksam, daß auch negative neurale Formen nach einiger Zeit, oft unbemerkt, positiv werden können. Sie sprechen von den „fakultativ offenen“ Leprafällen. Allerdings ist der Prozentsatz der Kranken bei neuraler Form mit positivem Bakterienbefund sehr gering, z. B. waren es unter 533 rein neuralen Lepraerkrankungen nur 1,5% (Simons).

Fortgeschrittene lepromatöse Fälle werden natürlich auch in Südafrika isoliert und in Heime verbracht. Führt die Behandlung zu einer Besserung, so werden diese Kranken baldmöglichst wieder entlassen. Nach der Entlassung aber ist eine fortlaufende sorgfältige Nachkontrolle notwendig, damit Rückfälle, die sich bei den bisherigen Behandlungsverfahren noch gar nicht selten einstellten, möglichst frühzeitig erkannt und erneut behandelt werden können. Wie hoch die Rückfallquote bei den neuesten Behandlungsverfahren liegt, läßt sich heute noch nicht übersehen. Im ganzen scheint diese Regelung, die im vorhergehenden kurz umrissen wurde, unter den heute herrschenden Umständen am angebrachtesten.

Noch wesentlicher aber ist, ganz allgemein gesprochen, bei der Vorbeugung gegen diese Krankheit die Hebung der Hygiene und des Lebensstandards einer Bevölkerungsgruppe. Nur gehen die Eingeborenen oft sehr schwer von Eigenarten ihrer Lebensführung, insbesondere der Ernährung ab. Doch läßt sich auch in diesen Ländern eine Reihe von Maßnahmen durchführen, mit denen, wie unter anderem MUIR in Indien gezeigt hat, Entscheidendes erreicht werden kann. Hier ist zu nennen:

1. Die Schulung und Ausbildung von Ärzten in der Frühdiagnostik und in der Leprabehandlung nach den neuesten Gesichtspunkten.
2. Die Einrichtung von Behandlungsstellen an möglichst vielen Orten.
3. Reihenuntersuchungen der Bevölkerung, um Frühfälle zu entdecken. Damit muß
4. eine Aufklärung der Bevölkerung Hand in Hand gehen, damit sie sich nicht diesen Maßnahmen entzieht.
5. Die Trennung der Kinder von den Eltern, wenn diese leprös sind, um deren Ansteckung zu vermeiden.
6. Eine regelmäßige Kontrolle, etwa in $^1/_2$—1jährigem Abstand, der aus der Behandlung entlassenen Leprösen, um jeden Rückfall möglichst frühzeitig zu entdecken.
7. Die Behandlung aller jener Erkrankungen, die eventuell den Organismus für das Angehen einer Lepra empfänglich machen können.
8. Eine so frühzeitig einsetzende und so intensive Behandlung wie irgend möglich nach den neuesten therapeutischen Gesichtspunkten.
9. Zur Unterstützung aller dieser Maßnahmen eine gewisse gesetzliche Handhabe, etwa in Form der Meldepflicht und Behandlungspflicht einmal erkannter Erkrankungen. Gerade auf die Bedeutung dieses letzteren Punktes einer gesetzlichen Regelung weisen DHARMENDRA, COCHRANE, JOSEPH, NUNEZ ANDRADE u. a. hin.
10. Die Isolierung aller hochinfektiösen Leprakranken, d. h. also vorwiegend der Kranken mit der lepromatösen Form, vor allem aller Kranken mit offenen Geschwüren.

Die Frage der Isolierung wurde auch auf dem letzten Leprakongreß 1948 erörtert, konnte aber zu keiner einheitlichen Lösung geführt werden.

Für den Einzelnen gehen die einzuhaltenden prophylaktischen Maßnahmen aus dem Vorhergesagten schon klar hervor. Er wird sich nach Möglichkeit von jedem Kontakt mit Leprösen fernhalten müssen und, wo das nicht möglich ist, alle üblichen hygienischen Vorsichtsmaßregeln, die bei der Begegnung mit Infektionskrankheiten anzuwenden sind, beachten müssen. *Schutzimpfungen* sind bisher *nicht möglich.*

Zum Schluß sei noch der Anregung gedacht, die BECHELLI gab, alle Personen, die mit Leprösen in Berührung kommen müssen, wie Pfleger, Pflegerinnen und Ärzte in einem Leprosorium, vor diesem Einsatz einer Testung mit Lepromin zu unterziehen. Die dabei negativ reagierenden Personen wären von einer solchen Beschäftigung auszuschließen, die mit einer positiven Leprominreaktion antwortenden, also die allergischen oder Personen mit einer Teilimmunität, aber zulassen, da sie weniger gefährdet erscheinen und, wenn überhaupt, voraussichtlich nur mit der leichteren Form der tuberkuloiden Lepra erkranken.

Literatur.

Zusammenfassende Arbeiten.

AUSTIN, C. J.: Central Leper Hospital, Makogai (Annual Report 1946). Fiji, Legislative Council Paper No 1, 1948.

BOENJAMIN, R.: Epidemiologisch onderzoek naar de beteeknis van den duur en den aard van het contact met lepralijders. Thesis for Doctorate in Medicine. Batavia 1949. — BUHR, LOTTE: Klinische und diagnostische Ergebnisse der Lepraforschung in den letzten 12 Jahren. Inaug.-Diss. a. d. Bernhard-Nocht-Institut für Schiffs- und Tropenkrankheiten, Hamburg 1951.

Council on Pharmacy and Chemistry: New and nonofficial Remedies. Abbott Laboratories, North Chicago (Ill.). — *Cuba:* Memoria del V. Congreso Internacional de la Lepra celebrado en la Habana, Cuba, del 3 al 11 de abril de 1948. Editorial Cenit, Belascoain No 963. La Habana 1949.

EITNER, E.: Lepra-Behandlung mit Sulfonamiden. Inaug.-Diss. a. d. Bernhard-Nocht-Institut für Schiffs- u. Tropenkrankheiten, Hamburg 1950.

Gudmundsson, G.: Die Verbreitung der Lepra in Europa unter besonderer Berücksichtigung der letzten 25 Jahre. Inaug.-Diss. a. d. Bernhard-Nocht-Institut für Schiffs- u. Tropenkrankheiten, Hamburg 1950 (hier auch ausführliches Literaturverzeichnis).

Keffer, L.: Indice Bibliográfico de lepra 1500—1945, Bd. I, II u. III. São Paulo (Brasil.).

Klingmüller, V.: Ergebnisse der Lepra-Forschung. Berlin: Springer 1930. — Ergebnisse der Lepra-Forschung seit 1930. Ergänzung zum Beitrage „Lepra" in Handbuch der Haut- und Geschlechtskrankheiten, Bd. X/2, 1930. — Die Lepra. Berlin 1930.

Maurano, Flavio u. Mitarb.: Tratado de Leprologia. 5 Bde. Rio de Janeiro: Serviço Nacional de Lepra 1944.

Oberdörffer, M.: Über Lepra-Bekämpfung. Leipzig: Johann Ambrosius Barth 1941.

Rascher, M. G.: Seuchengeschichte der Lepra. Inaug.-Diss. a. d. Hygienischen Staatsinstitut der Hansischen Universität, Hamburg 1950. — Reenstierna, John: Further Therapy Tests with an Anti-Leprosy Serum. Upsala: Almquist 1941. — Reissbrodt, J.: Fragen zur Ätiologie der Lepra. Inaug.-Diss. a. d. Hygienischen Institut der Univ. Heidelberg 1950.

Salzberger, M.: Die Lepra der oberen Luftwege und des Ohres in Palästina und Cypern. Berlin u. Wien: Urban & Schwarzenberg 1922. — Sonnenschein, C.: Ansteckende Krankheiten. Stuttgart: Georg Thieme 1944. — de Souza-Araujo, H. C.: Historia da Lepra no Brasil, Bd. II. Rio de Janeiro 1948. — de Souza-Campos, N., e L. M. Bechelli: Sintomatología nervosa da lepra. Rio de Janeiro 1946. — de Souza-Lima, L., e N. de Souza-Campos: Lepra Tuberculoide, Estudo clinico histopathologico. São Paulo: Editora Renascença S.A. 1947.

Tisseuil, J.: De la Lèpre. Paris 1950.

Einzelarbeiten.

Acanfora, G.: Ann. d'Igiene **49**, 152 (1939). — Aguiar Pupo, J. de: Rev. brasil. Leprol. **17**, 157 (1949). — Alderson, S.: Leprosy Rev. **19**, 120 (1948). — Aller Atucha, J. F.: Rev. Asoc. méd. argent. **59**, 497 (1945). — *All-India Leprosy Conference, Wardha:* Leprosy India **20**, No 1 (1948). — Alvarez Lowell, L., J. R. Puchol and A. P. Rodriguez Perez: Internat. J. Leprosy **16**, 459 (1948). — Alvarez Lowell, L., A. P. Rodriguez Perez y J. R. Puchol: Rev. Fontilles, Valencia **2**, 101 (1948). — Amendola, F.: Rev. brasil. Leprol. **13**, 3 (1945). — André-Thomas, R. Chaussinand et J. de Ajuriaguerra: Bull. Acad. nat. Méd. **134**, 11 (1950). — Sammelref.: Ann. int. Med. **30**, 692 (1949). — Aparisi Jijon, T.: Rev. Fontilles, Valencia **2**, 46 (1948). — Aquino, U. M. de: Hosp. Rio de Janeiro **35**, 745 (1949). — Arguello Pitt, L., y M. Conejos: Rev. argent. Dermat. sifilol. **29**, 191, 309 (1945). — Arnold jr., H. L.: Arch. of Dermat. **44**, 911, (1941); **52**, 354 (1945); **60**, 1148 (1949). — Internat. J. Leprosy **16**, 335 (1948). — Arruda-Genu, J. O., S. de Oliveira-Lima e M. Santos: Rev. brasil. Leprol. **17**, 191 (1949). — Ashbel, R., and A. Poljakoff: J. inf. Dis. **83**, 279 (1948). Austin, C. J.: Leprosy Rev. **19**, 20 (1948). — Internat. J. Leprosy **17**, 399 (1949). — Fiji Legislative Council. Council Paper No 40, App. 6, 34. 1948. — Aycock, W. L.: Internat. J. Leprosy **16**, 1 (1948). — Aycock, W. L., and J. E. Gordon: Amer. J. med. Sci. **214**, 329 (1947). — Azulay, R. D.: Internat. J. Leprosy **15**, 264 (1947).

Baranger, P.: Internat. J. Leprosy **17**, 49 (1949). — Bardram, M. T.: Acta ophthalm. (København.) **25**, 265 (1947). — Barros, J. Mendonça de: Rev. brasil. Leprol. **6**, 3 (1938). — Basombrio, G., and J. C. Gatti: Internat. J. Leprosy **17**, 379 (1949). — Basombrio, G., A. M. Moru, F. Noussitou y R. C. Leon: Rev. argent. Dermat. sifilol. **27**, 406 (1943). — Bechelli, L. M. A.: Rev. brasil. Leprol. **6**, 179 (1938). — Rev. argent. Dermat. sifilol. **31**, 468, 484 (1947). — Rev. brasil. Leprol. **17**, 175 (1949). — Bechelli, L. M. A., e A. Rotberg: Arch. Serv. Nac. Lepra **4**, 364 (1946). — Rev. brasil. Leprol. **17**, 31 (1949). — Berny, P., et J. Mauzé: Bull. Soc. Path. exot. Paris **31**, 40 (1938); **33**, 239 (1940). — Bimbad, S. M.: Internat. J. Leprosy **13**, 31 (1945). — Bishop, F. W., L. G. Suhrland and C. M. Carpenter: Internat. J. Leprosy **16**, 361 (1948). — Blanco, F. L., and G. L. Fite: Arch. of Path. **46**, 542 (1948). — Internat. J. Leprosy **16**, 367 (1948). — Boenjamin, R.: Geneesk. Tijdschr. Nederl.-Indië **78**, 1807 (1938). — Med. Maandblad, Batavia, **2**, 360 (1949). — Box, L. A.: Hawaii Med. J. **7**, 303 (1948). — Braga, R. V.: Rev. argent. Dermat. sifilol. **31**, 486 (1947). — Brenes Iburra, A. A.: Rev. Med. Costa Rica **7**, 215 (1947); 8, 270 (1948). — Brenes Iburra, A. A., y A. Romero: Rev. Med. Costa Rica 8, 278 (1948). — Breuseghem, R. van: Ann. Soc. belge Méd. trop. **17**, 375, 381 (1937). — Brown Lee, G.: Internat. J. Leprosy **17**, 73 (1949). — Budiansky, E.: Rev. brasil. Leprol. **17**, 27 (1949). — Büngeler, W.: Virchows Arch. **305**, 236 (1939); **308**, 210 (1942); **310**, 566, 582 (1943). — Klin. Wschr. **1940**, 299; **1941**, 1169. — Münch. med. Wschr. **1941**, 1301. — Büngeler, W., u. J. M. Fernandez: Virchows Arch. **305**, 473, 593 (1939). — Büngeler, W., u. A. F. Martius de Castro: Virchows Arch. **306**, 404 (1940). — Burnet, E.: Arch. Inst. Pasteur Tunis **27**, 327 (1938). — Burschkies: Z. Hyg. **124**, 333 (1943).

CALDEIRA, R. DA GLORIA: Mem. Inst. Cruz (port.) **46**, 315 (1948). — DEL CAMPO, G.: Arch. ital. Sci. med. colon. **20**, 530 (1939). — CAMPOS, R. DE C. J.: Rev. brasil. Leprol. **17**, 91 (1949). — CANET, J.: Bull. Soc. Path. exot. Paris **41**, 661, 690 (1948). — CANIZARES, O.: Arch. of Dermat. **59**, 584 (1949). — CANNATA, C.: Arch. ital. Dermat. **22**, 29 (1949). — CAPURRO, E. T., y C. F. GUILLOT: Rev. argent. Dermat. sifilol. **32**, 287 (1948). — CARBONELL, M., y CONTRERAS DUEÑAS: Rev. Fontilles, Valencia **1946**, Nr 5, 403. — CARPENTER, C. M., H. E. STOCKINGER, L. G. SUHRLAND and H. ACKERMAN: Amer. Rev. Tbc. **60**, 359 (1949). — CASILE, M.: Med. Trop. **9**, 536 (1949). — CASTANE DECOUD, A.: Internat. J. Leprosy **16**, 451 (1948). — CASTRO, J. C. R. DE: Arqu. Serv. Nac. Lepra **5**, 132 (1947). — CASTRO, A. M. DE e A. DE CASTRO jr.: Rev. brasil. Leprol. **5**, 179 (1937/38). — CECCARINI, F.: Prog. Terapia **1950**, 202. — CERRI, B.: Haematologica (Pavia) **24**, 167, 269 (1942). — CERRUTI, H.: Rev. brasil. Leprol. **12**, 309 (1944). — CHANDY, P. J.: Leprosy India **19**, 72 (1947). — CHATTERJEE, S. N.: Internat. Med. Abstr. a. Rev. **5**, 13 (1949). — CHAUSSINAND, R.: Ann. Inst. Pasteur **73**, 433, 660, 677, 682 (1947). — Bull. Soc. Path. exot. Paris **40**, 424 (1947); **41**, 17, 59, 249 (1948). — Internat. J. Leprosy **15**, 406 (1947); **16**, 431 (1948). — Bull. Acad. nat. Méd. **132**, 486 (1948). — Acta Tropica **5**, 160 (1948); **6**, 105 (1949). — CHAUSSINAND, R., C. PARIS et O. CROUGUE: Ann. Inst. Pasteur **75**, 92 (1948). — Bull. Soc. Path. exot. Paris **41**, 573 (1948). — CHIYUTO, S.: Monthly Bull. Bur. Health, Manila **24**, 10, 15 (1948). — CHORINE, V.: Méd. Trop. **3**, 419 (1943). Bull. Soc. Path. exot. Paris **36**, 46 (1943); **38**, 188, 255 (1945). — CHORINE, V., et A. CHARBAND: Bull. Soc. Path. exot. Paris **36**, 82 (1943). — CHOVER MADRAMANY, P.: Rev. Fontilles, Valencia **2**, 227 (1949). — COCHRANE, R. G.: Brit. med. J. **1947**, 110. — Internat. Med. Abstr. a. Rev. **5**, 2 (1949). — COCHRANE, R. G., K. P. MENON and C. G. PANDIT: Internat. J. Leprosy **13**, 88 (1945). — COCHRANE, R. G., K. RAMANUJAM, H. PAUL and D. RUSSEL: Leprosy Rev. **12**, 4 (1949). — CONTRERAS, F.: Internat. J. Leprosy **15**, 178 (1947). — CONTRERAS, F., J. GUILLÉEN y E. TORRELLA: Rev. Fontilles, Valencia **2**, 312 (1949). — CONTRERAS, F., y G. JAQUETI: Rev. argent. Dermat. sifilol. **31**, 537 (1947). — CORDERO SOROA, A.: Rev. San. e. Hig. públ. **23**, 356 (1949). — COSTA, O. G., and H. B. ALEXIO: Brit. J. Dermat. **60**, 243 (1948). — CREMER, S. DE G.: Rev. brasil. Leprol. **7**, 63 (1939). — CUNHA, R. A.: Bol. Serv. Nac. Lepra **3**, 29, 31 (1944). — CUTTLE, T. D.: Amer. J. med. Sci. **214**, 385 (1947).

DAVEY, T. F.: Leprosy Rev. **13**, 3 (1942); **19**, 55 (1948). — DAVEY, T. F., and C. ROSS: Leprosy Rev. **15**, 3 (1944). — DAVISON, A. R.: Internat. J. Leprosy **17**, 247 (1949). — DEGOTTE, J.: Ann. Soc. belge Méd. trop. **18**, 533 (1938). — DELPERDANGE, G. R.: Rev. Palud. e Méd. Trop. **6**, 207 (1948). — DEMPSTER, G. O. L.: Internat. J. Leprosy **17**, 411 (1949). — DENECKE, K.: Arch. f. Hyg. **124**, 33 (1940). — DHARMENDRA: Leprosy Rev. **18**, 92 (1947). — Internat. Med. Abstr. a. Rev. **5**, 5 (1949). — Leprosy India **20**, 59 (1948); **21**, 180 (1949); **22**, 4 (1950). — DHARMENDRA and R. BOSE: Indian J. med. Res. **29**, 7 (1941); **31**, 133 (1943). DHARMENDRA and K. R. CHATTERJEE: Leprosy India **20**, 71 (1948). — DHARMENDRA and S. S. JAIKARIA: Leprosy India **19**, 16 (1947). — DHARMENDRA and J. LOWE: Indian J. med. Res. **28**, 61 (1940). — DHARMENDRA and N. MUKHERJI: Leprosy India **15**, 7 (1943); **19**, 5, 36 (1947). — Indian J. med. Res. **32**, 201 (1944). — Leprosy Rev. **20**, 111 (1949). — DHARMENDRA and N. SEN: Leprosy India **19**, 128 (1947). — DÖRFFEL, J.: Klin. Wschr. **1941**, 775. DOSTROVSKY, A., and A. TICHO: Internat. J. Leprosy **17**, 43 (1949). — DOULL, J. A., R. S. GUINTO, H. BANCROFT and J. N. RODRIGUEZ: Internat. J. Leprosy **15**, 369 (1947). — DOULL, J. A., and E. MEGRAIL: Internat. J. Leprosy **7**, 509 (1939). — DUBOIS, A.: Sec. Sci. Nat. Méd. Mémoires **10**, 60 (1940). — Acta Trop. **4**, 289 (1947). — DUBOIS, A., et J. DEGOTTE: Ann. Soc. belge Méd. trop. **18**, 421 (1938). — DUBOIS, A., A. DUPONT, E. CONZEMIUS et J. DEGOTTE: Ann. Soc. belge Méd. trop. **17**, 307 (1937). — DUBOIS, A., et R. RADNA: Ann. Soc. belge Méd. trop. **18**, 547 (1938). — DULANTO DE, F.: Rev. Fontilles, Valencia **2**, 4 (1948).

ERICKSON, P. T., and F. A. JOHANSEN: Internat. J. Leprosy **16**, 147 (1948). — ERMAKOVA, N. J.: Internat. J. Leprosy **8**, 159 (1940); **15**, 15 (1947).

FAGET, G. H., and P. T. ERICKSON: Internat. J. Leprosy **15**, 146 (1947). — J. Amer. med. Assoc. **136**, 451 (1948). — FAGET, G. H., and F. A. JOHANSEN: Publ. Health Rep. **57**, 1842 (1942). — FAGET, G. H., F. A. JOHANSEN and H. ROSS: Publ. Health Rep. **57**, 1892 (1942). — FAGET, G. H., and A. MAYORAL: Radiology **42**, 1 (1944). — FAGET, G. H., and R. C. POGGE: Publ. Health Rep. **60**, 1163 (1945). — FAGET, G. H., R. C. POGGE and F. A. JOHANSEN: Publ. Health Rep. **61**, 957, 960 (1946). — FAGET, G. H., R. C. POGGE, F. A. JOHANSEN, J. F. DINAM and B. M. PREJEAN: Publ. Health Rep. **58**, 1729 (1943). — FAGET, G. H., R. C. POGGE, F. A. JOHANSEN, G. L. FITE, B. M. PREJEAN and F. GEMAR: Internat. J. Leprosy **14**, 30 (1946). — FARIA, J. L. DE: Rev. brasil. Leprol. **17**, 18, 97 (1949). — FAURE-BEAULIEU, M., et G. BRUN: C. r. Soc. Biol. Paris **127**, 1437 (1938). — FAVISON, A. R.: Internat. J. Leprosy **16**, 23 (1948). — FERNANDEZ, J. M. M.: Rev. brasil. Leprol. **5**, 419 (1937); **7**, 85 (1939). — Internat. J. Leprosy 8, 1 (1940). — FERNANDEZ, J. M. M., y M. BERGEL: Rev. argent. Dermat. sifilol. **31**, 513 (1947). — FERNANDEZ, J. M. M., and E. A. CARBONI: Internat. J. Leprosy **14**, 19 (1946). — FERNANDEZ, J. M. M., E. A. CARBONI, M. M. GIMENEZ and

P. TOMMASINO: Internat. J. Leprosy 16, 319 (1948). — FERNANDEZ, J. M. M., and R. MERCAU: Internat. J. Leprosy 15, 389 (1947). — FERNANDEZ, J. M. M., y N. OLMOS CASTRO: Rev. argent. Dermat. sifilol. 26, 556 (1942). — FICKER, M.: Z. Immun. forschg 94, 357 (1938). FIGUÈREDO, N., and S. D. DESAI: Leprosy India 20, 149 (1948). — Indian J. med. Sci. 3, 253 (1949). — FIOL, H., E. D. L. JONQUIERES, C. M. BRUSCO, A. J. MELAMED y C. J. FIRPO: Rev. argent. Dermat. sifilol. 31, 531 (1947). — FITE, G. L., P. T. ERICKSON, F. GEMAR y F. A. JOHANSEN: Internat. J. Leprosy 15, 154 (1947). — FITE, G. L., and F. GEMAR: South. med. J. 39, 277 (1946). — FLOCH, H.: Arch. Serv. Nac. Lepra 4, 257 (1946). — Internat. J. Leprosy 15, 183 (1947). — Inst. Pasteur de la Guyane et du Territoire de l'Inini. Publication Nr 186, S. 9, 1949. — FLOCH, H., et R. CAMAIN: Inst. Pasteur de la Guyane et du Territoire de l'Inini. Publication Nr 153, S. 11, 1947; Nr 172, 1948; Nr 176, 1948; Nr 179, 1948. — Bull. Acad. nat. Méd. 132, 606 (1948). — Bull. Soc. Path. exot. Paris 41, 646 (1948). — FLOCH, H., et P. DE LAJUDIE: Inst. Pasteur de la Guyane et du Territoire de l'Inini. Publication Nr 97, 1945. — FLYE-SAINTE-MARIE, P.: Bull. Soc. Path. exot. Paris 35, 313 (1942).— FONTE, J., y C. S. C. ROSSEL: Brasil-Med. 62, 170 (1948). — FRASER, N. D.: Internat. J. Leprosy 17, 265 (1949).

GARZON, R., y L. A. PITT: Rev. argent. Dermat. sifilol. 27, 247 (1943). — GASS, H. H.: Leprosy India 19, 80 (1947). — GEHR, E.: Arch. Schiffs- u. Tropenhyg. 44, 73 (1940). — Z. Tropenmed. u. Parsitol. 2, 193 (1950). — GEHR, E., u. E. GEHR: Z. Tropenmed. u. Parasitol. 1, 303 (1949). — GILLET, R.: Arch. Inst. Pasteur Algérie 18, 471 (1940). — GOLD, S.: Brit. J. Dermat. 60, 139 (1948). — GOMES, J. M.: Arqu. Mineiros Leprol. 9, 9 (1949). — GOMEZ ORBANEJA, J., M. SUCH y A. GARCIA PÉREZ: Rev. Ibys 9, 7 (1951). — GONZALES PRENDES, M. A.: Rev. Sifil., Leprol. y Dermat. 6, 57 (1949). — GONZALES PRENDES, M. A., y R. YBARRA PÉREZ: Rev. Sifil., Leprol. y Dermat. 6, 7 (1949). — GOSH, L. M.: Leprosy India 21, 131 (1949). — GOUGEROT, H.: Internat. J. Leprosy 17, 13 (1949). — GRAMBERG, K. P. C. A.: Med. Maandblad, Batavia 2, 211 (1949). — GRILLO, J.: Z. Hyg. 127, 588 (1948). — GROSCH, W., u. H. J. KALIEBE: Z. Hautkrkh. 9, 1 (1950). — GROVE-WHITE, R. J.: Proc. Alumni Assoc. King Edward VII College of Med., Singapore 2, 172 (1949). — GUADAGNINI, M.: Arch. Sec. Salud Publ. d. la Nacion 4, 139 (1948). — GUILLOT, C. F., y CAPURRO: Prensa méd. argent. 36, 1122 (1949). — *Guyane française et l'Inini*: Publication Nr 173, S. 35 u. 63, 1947.

HAGEDOORN, A.: Ophthalmológica 99, 440 (1940). — HAMERS, S. L. T. M., u. HERMANS: Nederl. Tijdschr. Geneeskd. 92, 3409 (1948). — HANKS, J. H.: Internat. J. Leprosy 15, 31, 48, 65, 67, 70 (1947). — HANKS, J. H., and M. F. SOULE: J. inf. Dis. 85, 225 (1949). — HANKS, J. H., and R. F. WALLACE: Proc. Soc. exper. Biol. a. Med. 71, 200 (1949). — HARLEY, R. D.: Amer. J. Ophthalm. 29, 295 (1946). — HARRELL, G. T., and S. F. HORNE: Amer. J. trop. Med. 25, 523 (1945). — HASSELMANN, C. M.: Zbl. Hautkrkh. 6, 197 (1949). — HEINEMANN, H.: Acta Trop. 6, 268 (1949). — HEMPEL, G.: Z. Immun.forschg 106, 154 (1949). — HERRERA, G.: Internat. J. Leprosy 17, 35 (1949). — HINGSON, R. A., F. A. JOHANSEN, P. T. ERICKSON, D. E. ELLIOT, MEYER, G. L. FITE, R. R. WOLCOTT and G. H. PREJEAN: Internat. J. Leprosy 16, 173 (1948). — HOFFMANN, W. H.: Festschrift Bernhard Nocht, Hamburg 1937, S. 210. — HOHENNER, K.: Med. Klin. 1949, Nr 43; 1949, 1378. — HOPKINS, R., S. H. BLACK and H. ROSS: Arch. of Dermat. 39, 239 (1939). — HORAN, J. S.: Internat. J. Leprosy 17, 211 (1949). HUGHES, W.: Trans. roy. Soc. trop. Med. Lond. 31, 383 (1938).

IBARRA PEREZ, R., y M. A. GONZALEZ PRENDES: Rev. Sifil., Leprol. y Dermat. 2, 108 (1945). — IGNACIO, J. L.: Monthly Bull. Bur. Health 19, 95 (1939). — IGNACIO, J. L., and J. O. TIONG: Monthly Bull. Bur. Health 23, 93 (1947). — IGNACIO-CHALA, H. J.: An. Soc. Biol. 2, 216 (1947). — Rev. Facul. Med. 15, 9 (1946); 17, 124 (1948). — IGNACIO-CHALA, H. J., L. CH. BRUMPT y F. LLERAS RESTREPO: Rev. Col. Leprol. 1, 246 (1940). — INNES, J. R.: East afr. med. J. 25, 379 (1948); 26 32, 199 (1949). — *5. Internat. Kongreß:* Internat. Leprosy Rev. 19, 86 (1948). — Sammelref.: Internat. J. Leprosy Suppl. 12, 65 (1944). — Sammelref.: Internat. J. Leprosy 17, 95 (1949). — IRVINE, C.: East afr. med. J. 16, 231 (1939). — ITAKURA, T.: Acta jap. med. Trop. Formosa 2, 105 (1940). — J. med. Assoc. Formosa 39, 1214 (japanese), 1237 (engl. summary) (1940).

JAGADISAN, T. N.: Internat. Med. Abstr. a. Rev. 5, 28 (1949). — JOHANSEN, F. A.: Internat. J. Leprosy 15, 417 (1947). — JOHANSEN, F. A., and P. T. ERICKSON: J. Amer. med. Assoc. 144, 985 (1950). — JOHANSEN, F. A., P. T. ERICKSON and H. ROSS: Trop. Med. News 1949, Suppl. 24. — JOHNSON, R. M.: J. Amer. med. Assoc. 1940, 520. — JORDAN, P., u. K. WULF: Hautarzt 1, 418 (1950). — JOSEPH, J. J.: Leprosy India 19, 11 (1947). — JUSCHKO, S. S.: Internat. J. Leprosy 7, 41 (1939).

KAHN, R. L., B. J. BARIBEAU and F. T. VILLALON: Amer. J. clin. Path. 19, 408 (1949). — KEIL, E.: Arch. Schiffs- u. Tropenhyg. 42, 1 (1938). — KLEMPERER, P.: Proc. Tumor Seminar Amer. Soc. Clin. Path. 1942, 2. — KIANG, S., and G. H. CHOA: Amer. J. med. Sci. 217, 269 (1949). — KIRSCH, E.: Virchows Arch. 317, 602 (1950). — KRAKOWER, C., and L. M. GONZALEZ: Arch. of Path. 30, 308 (1940). — KRAKOWER, C., P. MORALES-OTERO and J. H. AXT-

MAYER: J. inf. Dis. 72, 1 (1943). — KRITZ, J. R., and W. L. LOVING: Proc. Soc. exper. Biol. a. Med. 40, 593 (1939). — KUSNETZOW, W. N.: Arch. Schiffs- u. Tropenhyg. 34, 231 (1930).

LAGROSA, M.: Monthly Bull. Bur. Health 19, 83 (1939). — LAI, S. H.: Chin. Rev. trop. Med. 1, 29 (1948). — LAMPE, P. H. J., u. R. BOENJAMIN: Doc. neerl. indones. morb. trop. 1, 289 (1949). — LARA, C. B.: J. Philippine Islands med. Assoc. 23, 465 (1947). — Monthly Bull. Bur. Health 24, 61 (1948). — LASSMAN, P.: Ann. Soc. belge de Méd. trop. 29, 23 (1949). — LATAPI, F., and A. CHEVEZ ZAMORA: Internat. J. Leprosy 16, 421 (1948). — LEHMANN, C. F.: Arch. of Dermat. 37, 175 (1938). — LENGAUER, L.: 15, 3 (1943); 21, 39, 165 (1949). — Leprosy Rev. 19, 14, 86 (1948). — LIDDO, F. DI: Riforma med. 54, 970 (1938). — LLERAS ACOSTA, F.: Bol. Ofic. San. Panamericana 17, 394 (1938). — Internat. J. Leprosy 6, 91 (1938). — LOVING, W. L.: Proc. Soc. exper. Biol. a. Med. 46, 293 (1945). — LOWE, J.: Internat. J. Leprosy 7, 73 (1939). — Lancet 1950 I, 145, 325. — LOWE, J., and S. N. CHATTERJI: Internat. J. Leprosy 7, 137 (1939). — Leprosy India 13, 14 (1941). — LOWE, J., R. G. COCHRANE, G. L. FITE, E. P. FIDANZA and DHARMENDRA: Leprosy Rev. 19, 143 (1948). — LOWE, J., and DHARMENDRA: Leprosy India 9, 121 (1937).

MAFFRAND, R.: Dia Médico 18, 1058 (1946). — MAISCH, M.: Med. Klin. 1950, 337. — MANALANG, C.: J. Philippine Islands med. Assoc. 18, 135 (1938). — Monthly Bull. Bur. Health 23, 5, 85, 117 (1947); 24, 9, 91 (1948). — MARCHOUX, E.: Rev. d'Immunol. 5, 522 (1940). — MARCHOUX, E., et V. CHORINE: Bull. Soc. Path. exot. Paris 31, 580, 796 (1938). — Ann. Inst. Pasteur 61, 817 (1938). — Festschrift Bernhard Nocht, Hamburg 1937, S. 535. — MARCHOUX, E., V. CHORINE et D. KOECHLIN: Ann. Inst. Pasteur 59, 529 (1937). — MARCHOUX, E., et R. PRUDHOMME: Bull. Acad. Méd. Paris 120, 174 (1938). — MARIANO, J.: Mem. Inst. Cruz (port.) 46, 285 (1948). — MARTINEZ-BAEZ, M.: Rev. Inst. Sal. y Enf. Trop. 2, 245 (1941). — MARTINEZ DOMINGUEZ, V.: Med. Col. 12, 21 (1948). — MASIH, M.: Leprosy India 19, 81 (1947). — MAUZÉ, J.: Bull. Soc. Path. exot. Paris 41, 326 (1948). — MAUZÉ, J., et E. PILIN: Ann. Inst. Pasteur 74, 510 (1948). — MAXWELL, J. L.: Internat. J. Leprosy 5, 151 (1937). — McCOY, G. W.: Publ. Health Rep. 63, 705, 1522 (1948). — Internat. J. Leprosy 17, 86 (1949). — MCDONALD, A. B.: Leprosy Rev. 19, 45 (1948). — MCDONALD, ST.: Trans. roy. Soc. trop. Med. Lond. 40, 451 (1947). — MCKINLEY, EARL B.: Internat. J. Leprosy 7, 1, 217 (1939). — MEDINA, G.: Internat. J. Leprosy 17, 23 (1949). — MENDES, P., and G. MANGEON: Internat. J. Leprosy 15, 258 (1947). — MESQUITA A. P. DE: Med. Tim. 76, 56 (1948). — METCALFE, J. W.: U.S. nav. med. Bull. 48, 656 (1948). — MICHAELIDES, N. C.: Cyprus med. J. 2, 65 (1949). — MIGUEL, S., y J. MIRO: Rev. Fontilles, Valencia 2, 202 (1949). MITSUDA, K., and K. NAGAI: Internat. J. Leprosy 5, 247 (1937). — MITSUDA, K., and M. OGAWA: Internat. J. Leprosy 5, 53 (1937). — MOISER, B.: East afr. med. J. 24, 230 (1947). MOM, A. M.: Prensa méd. argent. 33, 2390 (1946). — MONTEL, M. L. R.: Bull. Soc. Path. exot. Paris 41, 312 (1948). — MONTEL, M. L. R., and J. BABLET: Internat. J. Leprosy 5, 135 (1937). — MONTEL, R.: Bull. Soc. Path. exot. Paris 35, 87 (1942). — MONTEL, R., BRUN et MARLIANGEAS: Bull. Soc. Path. exot. Paris 37, 261 (1944). — MONTESTRUC, E., et P. CAUBET: Cahiers Méd. Union Franç. 2, 667 (1947). — MORAES jr., J.: Rev. brasil. Leprol. 1937. — MUIR, E.: Internat. J. Leprosy 12, 1 (1944). — Brit. med. J. 1947, No 4509, 798. — Leprosy Rev. 10, 121 (1939); 17, 87 (1946); 19, 139 (1948). — Trans. Soc. trop. Med. Lond. 41, 575 (1948). — MULZER, P., u. P. JORDAN: Dtsch. tropenmed. Z. 45, 297 (1941). — MURDOCK, J. R.: Internat. J. Leprosy 17, 1 (1949).

NAKAMURA, K.: Hawaii med. J. 8, 265 (1949). — NOEL, R., and MARIE SUZANNE: Internat. J. Leprosy 17, 61, 389 (1949). — Ann. Inst. Pasteur 76, 535 (1949). — NOLASCO, J. O.: Internat. J. Leprosy 8, 285 (1940). — Monthly Bull. Bur. Health 23, 103 (1947). — NOLASCO, J. O., and C. B. LARA: Monthly Bull. Bur. Health 24, 97 (1948). — NONAKO, N.: Kitasato Arch. of exper. Med. 17, 175 (1940). — NUÑEZ, V.: Rev. Fontilles. Valencia 2, 115 (1948). — NUÑEZ, ANDRADE, R.: Medicina (Mex.) 29, 464 (1949).

OBERDÖRFFER, M.: Arch. Schiffs- u. Tropenhyg. 42, 367 (1938); 43, 403 (1939). — Dermat. Wschr. 109, 1407 (1939); 111, 794 (1940). — OBERDÖRFFER, M., u. D. COLLIER: Arch. Schiffs- u. Tropenhyg. 43, 170 (1939). — Dermat. Wschr. 108, 357 (1939). — Amer. J. Roentgenol. 44, 386 (1940). — OBERMAYER, M. E.: Ann. West. Med. a. Surg. 1, 225 (1947). — OBERMAYER, M. E., S. C. BONAR and R. ROSENQUIST: J. invest. Dermat. 12, 243 (1949). — OLMOS CASTRO, N., P. B. ARCURI y A. A. BONATTI: Rev. argent. Dermat. sifilol. 31, 528 (1947). — OLMOS CASTRO, N., y A. A. BONATTI: Rev. argent. Dermat. sifilol. 29, 290 (1945). — ORBIS-REYES, M.: Rev. méd. cub. 51, 437 (1940). — OTA, M., and S. NITTO: Jap. J. of exper. Med. 18, 327 (1940). — OTEIZA, A., M. A. GONZALEZ PRENDES y R. IBARRA PEREZ: Rev. Sifil., Leprol. y Dermat. 5, 265 (1948).

PÄRTELPOEG, W.: Arch. Schiffs- u. Tropenhyg. 42, 253 (1938). — PAN, C. S.: Arch. of Dermat. 46, 792 (1942). — PARDO-CASTELLO, V., y R. PINEYRO: Rev. Sifil., Leprol. y Dermat. 5, 265 (1948). — Internat. J. Leprosy 17, 65 (1949). — PARDO-CASTELLO, V., and F. R. TIANT: Arch. of Dermat. 47, 826 (1943). — PARDO-CASTELLO, V., F. R. TIANT and R. PINEYRO: Arch. of Dermat. 55, 783 (1947). — PARMAKSON, P.: Arch. Schiffs- u. Tropenhyg. 42, 117,

401 (1938). — Dtsch. tropenmed. Z. **47**, 545 (1943). — PEDROSO CRUCET, J.: Rev. Sifil., Leprol. y Dermat. **5**, 263 (1948). — PEREIRA CASSIANO, T.: Rev. brasil. Leprol. **5**, Sonder-Nr 321 (1937/38). — PEREIRA, P. C. R.: Rev. brasil. Leprol. **6**, 315 (1938). — PESCE, H.: Guatemala Méd. **6**, 7 (1941). — PEYRI, A.: Sugestiones (Mex.) **12**, 22 (1947). — PICCARDI, G., u. G. RADAELI: Spectrochimica Acta **3**, 233 (1948). — PINKERTON, F. J.: J. Amer. med. Assoc. **111**, 1437 (1938). — PLENSKE: Öff. Gesdh.dienst **6**, 13 (1940). — PORRITT, R. J., and R. E. OLSEN: Amer. J. Path. **23**, 805 (1947). — PORTUGAL, H.: Internat. J. Leprosy **15**, 162 (1947). PRABHU, M. N.: Leprosy India **18**, 10 (1946). — PRENDERGAST,J . J.: Internat. J. Leprosy **8**, 535 (1940). — PUIGGROS, P. J.: Rev. Fontilles, Valencia **2**, 38 (1948).

Queensland: Ann. Rep. on the Health and Med. Serv. of the State of Queensland for the Year 1947—48, S. 7—8. Leprosy (E. J. REYE and F. MANONY). — QUÉRANGAL DES ESSARTS, J., et G. LEFROU: Bull. Soc. Path. exot. Paris **30**, 543 (1937).

RABELLO, jr.: Rev. brasil. Leprol. **6**, 291 (1938). — RABELLO jr., et T. PINTO: Bull. Soc. Path. exot. Paris **31**, 339 (1938). — RABELO, F. E. A.: Bol. Serv. Nac. de Lepra **4**, 28, 40 (1945). — RACINE, W.: Schweiz. med. Wschr. **1941**, 936. — RADNA, R.: Ann. Soc. beige Méd. trop. **17**, 555 (1937); **19**, 407 (1939); **26**, 89 (1946). — RAJAH, Z. J., M. P. RAJ and R. G. COCHRANE: Leprosy India **20**, 146, (1948). — RAMAKRISHNAN, N.: Internat. Med. Abstr. a. Rev. **5**, 25 (1949). — RAUEN, H.: Dtsch. tropenmed. Z. **46**, 98 (1942). — REENSTIERNA, J.: Internat. J. Leprosy **5**, 433 (1937). — *Reports* of the Activities directly under the Indian Council of B. E. L. R. A. 1947: Leprosy India **20**, 190 (1948). — REYES, E., E. BARRIENTOS, J. J. RODRIGUEZ, A. CARRANZA AMAYA and R. PERALTA: Arch. of Dermat. **59**, 118 (1949). — RISI, J. B.: Internat. J. Leprosy **15**, 246 (1947). — RODRIGUEZ, J. N.: Internat. J. Leprosy **15**, 274 (1947). — ROGERS, L.: Brit. med. J. **1**, 825 (1946). — ROMERO, A.: Rev. Med. Costa Rica 8, 287 (1948). — ROMERO, A., y A. A. BRENES IBURRA: Rev. Med. Costa Rica 8, 248, 275, 294, 299 (1948). ROMERO, A., A. A. BRENES IBURRA y M. FALLAS: Rev. Med. Costa Rica **8**, 219 (1948). — Internat. J. Leprosy **17**, 27 (1949). — ROMERO, A., y A. M. MOM: Rev. Med. Costa Rica **7**, 225 (1947). — ROSS, C. M.: Leprosy Rev. **19**, 12 (1948). — ROSS, H.: Internat. J. Leprosy **15**, 236 (1947). — Internat. J. Leprosy **17**, 237 (1949). — ROSSELL, C. S. C.: Mem. Inst. Cruz (port.) **45**, 793 (1947). — ROTBERG, A.: Rev. argent. Dermat. sifilol. **31**, 474 (1947). ROTBERG, A., e L. M. BECHELLI: Arch. Serv. Nac. de Lepra **4**, 352 (1946). — 3 Ref. in Arqu. Serv. Nac. Lepra **4**, Nr 3 (1946). — Rev. brasil. Leprol. **17**, 81 (1949). — ROW, R.: Indian Physician **7**, 255 (1948). — RUDOLF, E.: Dtsch. tropenmed. Z. **45**, 496 (1941). — RUGE u. E. MAASS: Festschrift Bernhard Nocht, Hamburg 1937, S. 283. — RYRIE, G. A.: Internat. J. Leprosy **6**, 153 (1938). — Leprosy Rev. **19**, 4, 35 (1948); **20**, 114 (1949). — Lancet **1950 II**, 286.

SACHER, F., y S. FRANCO: Rev. Fontilles, Valencia **2**, 166 (1948). — SÁENZ, B., and J. C. PALOMINO: Arch. of Dermat. **39**, 456 (1939). — SAYAGO, G.: Hosp. Rio de Janeiro **32**, 163 (1947). — SCHNEIDER, J. u. Mitarb.: Bull. Soc. Path. exot. Paris **43**, 733 (1950). — SCHOLTEN, C.: Z. Hyg. **126**, 1 (1944). — SCHUJMAN, S.: Rev. brasil. Leprol. **7**, 1 (1939); **17**, 147 (1949). — Internat. J. Leprosy **15**, 135 (1947). — Prensa méd. argent. **34**, 1215 (1947); **35**, 501, 2499 (1948). — Rev. argent. Dermat. sifilol. **31**, 506 (1947). — SCHUJMAN, S., y A. CASTANE DECOUD: Rev. argent. Dermat. sifilol. **31**, 502 (1947). — SEN, P.: Leprosy India **19**, 123 (1947). — Internat. Med. Abstr. a. Rev. **2**, 161 (1947); **5**, 20 (1949). — SHARP, E. A., and E. H. PEYNE: Internat. J. Leprosy **16**, 157 (1948). — SHIONUMA, E., K. NAGAI and T. MAEDA: Internat. J. Leprosy **6**, 315 (1938). — SICÉ, A., H. POUDEVIGNE et H. BERTHON: Bull. Soc. Path. exot. Paris **32**, 716 (1939). — SILVEIRA, L. M.: Arqu. Serv. Nac. Lepra **4**, 182 (1946). — Rev. brasil. Leprol. **16**, 7 (1948). — SIMONS, R. D. G. PH.: Dermatológica **96**, 30 (1948); **99**, 164 (1949). — Nederl. Tijdschr. Geneesk. **92**, 1612 (1948). — Proc. roy. Soc. Med. **41**, 751 (1948). — SINGH, B.: Brit. J. vener. Dis. **25**, 159 (1949). — SLOAN, N. R.: Internat. J. Leprosy **16**, 329 (1948). — SOARES, J. A.: Rev. brasil. Leprol. **16**, 35 (1948). — SOEUR MARIE SUZANNE: C. r. Soc. Biol. Paris **142**, 35 (1948). — SOTO, M. C.: Rev. argent. Dermat. sifilol. **27**, 412 (1943). — SOTO, M. C.: Rev. brasil. Leprol. **17**, 75 (1949). — DE SOUZA-ARAUJO, H. C.: Leprosy Rev. **18**, 44 (1947). — Brasil-Méd. **62**, 17 (1948). — Internat. J. Leprosy **16**, 369 (1948). — Brux. méd. **27**, 2809 (1947). — Mem. Inst. Cruz (port.) **46**, 233, 669 (1948). — Hosp. Rio de Janeiro **35**, 755 (1949). — DE SOUZA-ARAUJO, H. C., e C. S. C. ROSSELL: Mem. Inst. Cruz (port.) **44**, 763 (1946). — DE SOUZA-CAMPOS, N.: Rev. brasil. Leprol. **5**, Sonder-Nr 99, (1937/38). — DE SOUZA-CAMPOS, N., e E. B. RIBEIRO: Ann. paul. Med. Cir. **41**, 527 (1941). — DE SOUZA-CAMPOS, N., e P. RATH DE SOUZA: Rev. brasil. Leprol. **13**, 77 (1945). — DE SOUZA-LIMA, L.: Rev. brasil. Leprol. **17**, 151 (1949). — Medicina (Mex.) **28**, 129 (1948). — DE SOUZA-LIMA, L., e G. DE CASTRO CERQUEIRA: Arqu. Serv. Nac. Lepra **4**, 9 (1946). — DE SOUZA-LIMA, L., and P. RATH DE SOUZA: Internat. J. Leprosy **17**, 19 (1949). — DE SOUZA-LIMA, L., and N. DE SOUZA-CAMPOS: Internat. J. Leprosy **16**, 9 (1948). — DE SOUZA-LIMA L. u. Mitarb.: Internat. J. Leprosy **16**, 127 (1948). — DE SOUZA-LIMA, M.: Rev. brasil. Leprol. **5**, Sonder-Nr 129 (1937/38). — DE SOUZA-LIMA, M., J. BARBA RUBIO, L. DE SOUZA-LIMA and P. RATH DE SOUZA: Internat. J. Leprosy **15**, 169 (1947). — SPEIGHT,

A.: Leprosy India **10**, 117 (1938). — STANCIOLI, J., e O. DINIZ: Publ. Méd. **19**, 19 (1948). — STANCIOLI, J., e A. SALOMAO: Arqu. Mineir. Leprol. **9**, 177 (1949). — STEIN, A. A.: Internat. J. Leprosy **7**, 341 (1939); **8**, 41, 299 (1940). — STEIN, A. A., and A. A. WYSCHNEWSKY: Internat. J. Leprosy **9**, 305 (1941). — STEINIGER, F.: Z. menschl. Vererb.- u. Konstit.lehre **25**, 245 (1941). — Z. Tropenmed. u. Parasitol. **2**, 175 (1950). — SUBRAMANIAM, R.: Indian med. Gaz. **80**, 511 (1945). — SUWO, MASASUE and SHOTAI KUI: Internat. J. Leprosy **7**, 57 (1939).

TAYLOR, C. E.: Trans. roy. Soc. trop. Med. Lond. **39**, 125 (1945). — TEICHMANN, G. O.: Leprosy India **20**, 103 (1948); **21**, 89, 135 (1949). — TILDEN, J. L.: Amer. J. clin. Path. **15**, 165 (1945). — TISSEUIL, J.: Bull. Soc. Path. exot. Paris **30**, 757 (1937); **31**, 277, 696 (1938); **40**, 147 (1947); **41**, 445, 649 (1948); **42**, 144, 539 (1949). — Bull. Acad. nat. Méd. **132**, 363 (1948). — TORSSUJEW, N. W.: Internat. J. Leprosy **8**, 467 (1940). — TRESPALACIOS, F., y M. A. GONZALEZ PRENDES: Rev. Sifil., Leprol. y Dermat. **3**, 38 (1946).

VALLE, S.: Arch. d'Ophtalm. **1**, 865 (1937). — Rev. brasil. Leprol. **5**, Sonder-Nr 3 (1937/38). Rev. brasil. Méd. **5**, 288, 377, 444 (1948); **6**, 406 (1949). — VEGAS, M., J. CONVIT and J. ESPIN: Internat. J. Leprosy **16**, 443 (1948). — Arch. Venezolanos Patol. Trop. Parasit. Méd. **1**, 264 (1949). — VEGAS, P. u. Mitarb.: Internat. J. Leprosy **18**, 451 (1950). — DA VEIGA, S.: An. Inst. med. Trop. **4**, 149 (1947). — VELASCO, F.: Internat. J. Leprosy **9**, 91 (1941). — VIEIRA, I. R.: Arqu. Mineir. Leprol. **9**, 227 (1949). — VIEIRA BRAGA, R.: Rev. brasil. Med. **5**, 258 (1948). — VILANOVA, X., and J. ESTELLER: Internat. J. Leprosy **16**, 351 (1948). — VILLELA, G. G.: Internat. J. Leprosy **6**, 33 (1938).

WADE, H. W.: Festschrift Bernhard Nocht, Hamburg 1937, S. 652. — WADE, H. W., and J. N. RODRIGUEZ: Internat. J. Leprosy **7**, 327 (1939). — WALTER, P.: Z. Hals-, Nasen- u. Ohrenheilk. **2**, 218 (1950). — WASHBURN, W. L.: Bull. Hist. Med. **24**, 123 (1950). — WATANABE, Y.: Kitasato Arch. of exper. Med. **15**, 179 (1938). — WATANABE, Y., and N. NONAKO: Kitasato Arch. of exper. Med. **15**, 40 (1938). — WAYSON, N. E.: Arch. of Dermat. **36**, 1185 (1937). — WHARTON, L. H.: Leprosy Rev. **17**, 96 (1946). — Internat. J. Leprosy **15**, 231 (1947). — WINTER, P. D.: Internat. J. Leprosy **17**, 253 (1949). — WIRADIKARTA, D., and A. DARWIS: Acta dermato- vener. (Stockh.) **27**, 307 (1947). — WOLCOTT, R. R.: Internat. J. Leprosy **15**, 380 (1947).

YBARRA PEREZ, R., y M. A. GONZALEZ PRENDES: Rev. Sifil., Leprol. y Dermat **4**, 72 (1947). — YCAS, J.: Z. Hyg. **127**, 825 (1948).

ZANETTI, V.: Ann. Soc. belge Méd. trop. **27**, 179 (1947); **28**, 105 (1948). — ZAVALIA, A. U.: Rev. brasil. Leprol. **17**, 5 (1949).

Leptospirosen.

Morbus Weil, Schlamm- und Feldfieber, Schweinehütererkrankung, Reisfeldfieber, Canicolafieber usw.

Von

Otto Gsell.

Mit 7 Abbildungen.

Leptospirosen sind menschliche *Erkrankungen durch Leptospiren*, gekennzeichnet durch ein *erstes septicämisches Stadium* mit positiver Blutkultur und mehr oder weniger starker Toxikose, gefolgt von einem *zweiten Stadium der Organschädigung* mit Auftreten von Antikörpern im Serum. Die Leptospiren können serologisch in *verschiedene Typen* unterteilt werden, die aus bestimmten tierischen Reservoirs stammen und die spezifische Antikörper erzeugen. Den Typen kommen verschieden schwere Krankheitsbilder zu, wobei die Erkrankung mit Gelbsucht und Nephritis die *schweren Formen* darstellen, den eigentlichen *Morbus Weil oder den infektiösen Ikterus*, die *anikterischen Formen* dagegen die leichteren sogenannten *benignen Leptospirosen*. Entsprechend der tierischen Herkunft treffen die Erkrankungen vorwiegend bestimmte Berufe und weisen verschiedene geographische Verteilung auf.

Geschichtliches. WEIL hat 1886 eine eigentümliche, mit Milztumor, Ikterus und Nephritis einhergehende Infektionskrankheit beschrieben und damit die „WEIL'sche Krankheit", wie sie von FIEDLER 1888 bezeichnet wurde, als Krankheitseinheit abgegrenzt. In den folgenden Jahrzehnten wurden Einzelfälle und kleine Epidemien verschiedentlich beschrieben, vor dem ersten Weltkrieg gut zusammengefaßt von HECKER und OTTO.

1915 erfolgte die Entdeckung des Erregers, der Leptospira icterohaemorrhagiae, unabhängig voneinander durch INADO und IDO bei japanischen Grubenarbeitern (publ. Febr. 1915) und von UHLENHUTH und FROMME bei der Schützengrabenkrankheit in Frankreich (publ. Nov. 1915), nachdem schon im gleichen Jahr die letztgenannten Autoren wie HÜBENER und REITER die Übertragbarkeit der Erkrankung durch Blutüberimpfung auf Meerschweinchen mit Erzeugung eines febrilen tödlichen Ikterus nachgewiesen hatten. 1916 wurden als Tierreservoir dieser Leptospiren die Ratten erkannt.

Bald folgten Entdeckungen von weiteren Leptospirentypen mit anderen tierischen Trägern, die Feststellung von anikterischen Leptospirosen, und zwar erstmals 1917 mit der L. hebdomadis als Erreger des japanischen Siebentagefiebers = Nanuka-yami, beherbergt von einer Feldmaus, und dann auch das Auffinden apathogener Wasserleptospiren ohne Antigenbildung. Die Arbeiten der Schule von SCHÜFFNER, UHLENHUTH, BORG PETERSEN ergaben die Konstanz der antigenen Eigenschaften der einzelnen Leptospirentypen (jeder Typ ist an eine besondere Tierart, sein natürliches Wirts-Tier gebunden), dann die Unterteilung in Biotypen oder Subtypen und die Zusammenordnung ähnlicher Leptospirenstämme in serologische Gruppen. Die Zahl der durch Leptospiren bedingten

Krankheiten hat sich bis in die letzten Jahre zunehmend erweitert und die Bedeutung anikterischer benigner Leptospirosen erwies sich als weit größer, als ursprünglich angenommen, vor allem infolge der Zugehörigkeit mancher seröser Meningitiden zu dieser Infektion (TROISIER, RIMPAU, GSELL).

Als Erreger von *meist ikterisch verlaufenden Leptospirosen* wurden entdeckt:

L. bataviae, isoliert 1926 durch WALCH, als Erreger des indonesischen Morbus Weil.

L. autumnalis, isoliert 1934 durch ABE, identisch mit L. Aki-yami A, gefunden 1925 als Erreger des japanischen Herbstfiebers, des Hasami-yami.

L. bovis, der Erzeuger eines Ikterus mit Hämoglobinurie der Rinder, als Krankheit und als Leptospirose 1935 in Rußland beschrieben, isoliert 1946 in Palästina durch BERNKOPF und OLITZKI, auch bei menschlichen Weilfällen.

Unter den *meist anikterischen Leptospirosen* sind als Erreger gefunden worden:

L. pyrogenes, 1923 durch VERVOORT als Ursache der kurzfristigen Spirochätenfieber Indonesiens, die namentlich von BAERMANN studiert wurden, erkannt.

L. grippotyphosa, 1928 gefunden durch TARASSOFF als Erreger des Sumpf-, Feld- und Erntefiebers (RIMPAU, KATHE), dessen tierischer Träger die Feldmaus = Microtus arvalis ist.

L. canicola, 1931/32 abgegrenzt von KLARENBEEK und SCHÜFFNER, die auch beim tierischen Träger, dem Hund, eine schwere Krankheit bedingt, die sog. Stuttgarter Hundeseuche.

L. australis A, gefunden 1937 durch LUMLEY als Erreger des Rohrzuckerfiebers.

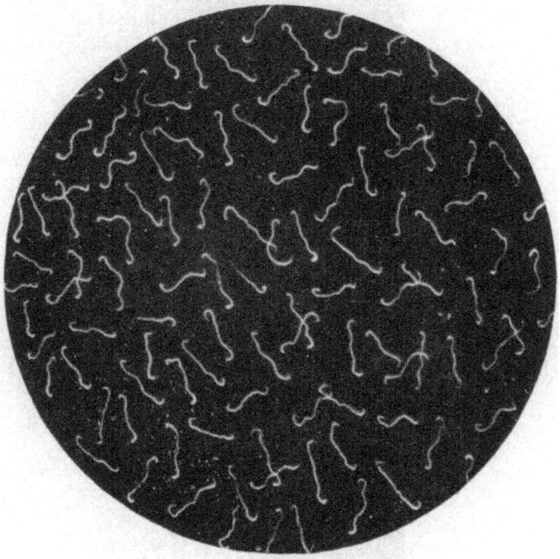

Abb. 1. Leptospiren (im Dunkelfeld).

Als Leptospireninfekte, die durch verschiedene Typen bedingt sind, wurden erkannt:

Das *Reisfeldfieber*, 1938—1942 von MINO und von BABUDIERI als Leptospirose bearbeitet, die *Schweinehüterkrankheit* 1944 von GSELL als Leptospirose durch *L. pomona* und *L. mitis*, beherbergt vom Schwein, gefunden, endlich die *Mondblindheit der Pferde*, 1948 als sehr wahrscheinliche Leptospireninfektion von HEUSSER, GSELL, KANTER und WIESMANN bewertet, die infektiöse *Gelbsucht der Silberfüchse* durch L. icterohaemorrh. und L. DW B. Weitere Typen sind auf S. 398 erwähnt.

Der Erreger. Die Leptospiren sind feine Fäden mit hakenförmigen Enden von der durchschnittlichen Länge von 12—15 μ, gelegentlich bis 40 μ, und einer Breite von 0,06—0,12 μ. Zusammengesetzt ist die einzelne Leptospire aus feinen Spiralen mit einem zentralen Achsenfaden. Diese an den Enden kleiderbügelförmig abgebogenen Lebewesen sind am besten im Dunkelfeld zu sehen mit charakteristischen Eigenbewegungen (s. Abb. 1 u. 2). NOGUCHI gab ihnen den Namen Leptospira (1917). Sie sind neben den Borrelia und Treponema eine der Untergruppen der Spirochaetaceae, die als Übergangsfamilie zwischen Bakterien und Protozoen zu bewerten ist (VAN THIEL).

Die Leptospiren sind darstellbar durch Giemsafärbung und besondere Versilberungsverfahren. Sie werden gezüchtet auf serumhaltigen Nährböden (weiteres siehe bakteriologische Lehrbücher). Sie vermehren sich durch Querteilung. Bei morphologisch gleichem Aussehen gelingt es serologisch, die Leptospiren von den apathogenen Wasserleptospiren abzugrenzen und sie in verschiedene Typen stationärer antigener Struktur unterzuteilen, diese dann dank Fehlen einzelner Antigene oder verschieden starkem Gehalt solcher Antigene noch in Sub- oder Biotypen.

Von den *Eigenschaften* der Leptospiren, die für den Kliniker wichtig sind, sei folgendes erwähnt (Details siehe Uhlenhuth und Fromme, van Thiel):

Die Leptospiren werden *zerstört in trockenem Milieu*, sie halten sich lebensfähig im Wasser, im feuchten Boden, im Inneren von Tieren, so daß menschliche Infektionen nur durch das Aufsuchen von infiziertem, feuchtem Milieu oder durch

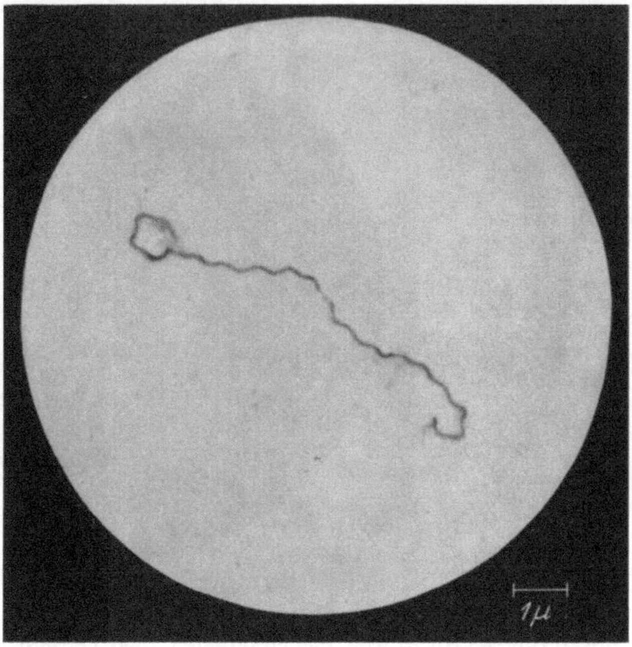

Abb. 2. Leptospira pomona, photographiert Laboratorium für Elektronenmikroskopie, Universität Bern.

direkten Tierkontakt zustande kommen. Die Leptospirosen wurden deshalb von Rimpau als *Aufsuchkrankheiten* bezeichnet (Bodeninfektion).

Die Leptospiren werden *zerstört* in *saurem Milieu*, so im Magensaft und im sauren Urin, ferner in der Gegenwart von Fäulnisbakterien wie im Darm. Der intestinale Weg fällt deshalb als Eintrittspforte der Infektion praktisch weg, mit Ausnahme weniger massivster Trinkwasserinfektionen. Der saure menschliche Urin ist rasch nicht mehr infektiös, so daß Leptospirenübertragungen von Mensch zu Mensch nicht gesehen werden.

Die Leptospiren werden *durch* anhaltende *Kälte zerstört*, so daß sie im Winter in der freien Natur sich nicht am Leben halten können, auch nicht in Fleisch, das in Kühlräumen untergebracht wird. Nur in den Körpern von Warmblütern bleiben sie während der kalten Jahreszeit lebensfähig. Im allgemeinen sind die Leptospirosen *Sommer- und Herbstkrankheiten*.

Die Leptospiren haben als Spirochäten die Fähigkeit, durch die äußere Bedeckung in das menschliche Gewebe einzudringen, was meist durch kleine Wunden und Rhagaden von Haut und Schleimhäuten im Gebiet der Körperöffnungen (Augen, Nase, Mund) erfolgt. Die menschliche *Infektion* findet *durch* die verletzte *Haut und die äußeren Schleimhäute* statt.

Die Leptospiren sind *Parasiten höherer Tiere*, welche dann als sog. Wirtstiere = *Erreger- bzw. Virusreservoire* funktionieren. Es sind dies nicht nur Nagetiere, wie Ratten und Mäuse, sondern Hunde, Füchse, dann Haustiere, wie Schweine, Pferde, Kühe, Katzen.

Die *Beziehungen* der Leptospiren *zum tierischen Träger selbst ändern sich entsprechend der Entwicklungsstufe in der Säugetierreihe.* Bei *Ratten* und *Mäusen* erfolgt die Leptospireninfektion meist ohne faßbare Krankheit, die Leptospiren halten sich parasitär in den Nierenbecken über Monate und Jahre, ähnlich einer Reinkultur (UHLENHUTH) und bedingen eine Dauerausscheidung durch den Urin, wobei nun nicht nur menschliche, sondern auch ganz verschiedene tierische Infektionen entstehen können. Bei den *Schweinen* bewirkt der Infekt durch L. pomona und L. mitis eine Fieberreaktion und nur selten eine faßbare Erkrankung, bei den *Hunden* dagegen entsteht durch L. canicola primär nicht ein Trägertum, sondern eine schwere Hundekrankheit, der Hundetyphus, bzw. die Stuttgarter Hundeseuche mit hämorrhagischer Gastritis und Urämie. Bei den *Silberfüchsen* sind durch den Leptospirentyp DWB schwere Leptospirenseuchen bekannt. Durch die L. bovis entstehen beim *Rind* eine schwere Leptospirengelbsucht mit blutigem Harn und Hämolyse, eine ernste Krankheit, von der aus dann die nicht häufigen menschlichen L. Bovis-Erkrankungen entstehen. Beim *Menschen* scheint jede Infektion eine Krankheit zu setzen, ihr Ausmaß kann aber alle Schweregrade vom bloßen Fieber bis zur Urämie, zu Ikterus und hämorrhagischen Diathese zeigen.

Das Besondere der einzelnen Leptospiren sind bestimmte antigene Eigenschaften, durch die sie sich trotz gleichem morphologischen Verhalten in *verschiedene Typen* trennen lassen. Die Typeneigenschaften sind *spezifisch* und halten sich konstant. Sie gestatten vielfach einen Rückschluß auf die tierische Ansteckungsquelle. Es ist heute noch besser, von L.-Typen anstatt von L.-Arten zu sprechen, da die Differenzierungen erst im Ausbau und vielfach noch nicht endgültig sind.

Die *menschlichen Leptospirosen* können verschieden *eingeteilt* werden: nach der Schwere des klinischen Bildes in maligne und benigne L., was meist identisch ist mit ikterischen und anikterischen L., nach den einzelnen Typen als Leptospirosis Typ X, nach dem hauptsächlichsten tierischen Träger. Da einzelne Typen in verschiedenen Gebieten mehrere Tierarten als Virusreservoir aufweisen, da vom Tierträger nicht nur Menschen, sondern auch verschiedene Tiere und dann erst der Mensch angesteckt werden konnen, da namentlich auch die Erzeugung eines Ikterus jedem Leptospirentyp zukommt, nur prozentual verschieden häufig zutrifft, und endlich da der Ikterus sehr verschieden stark sein kann, so kann eine Einteilung nie sämtliche Ansprüche befriedigen. Unsere Einteilung (s. S. 368) kombiniert klinische und bakteriologische Erhebungen:

Die folgenden Ausführungen basieren sich vorwiegend auf die in Europa vorkommenden Leptospirosen mit nur kurzer Erwähnung der in Asien, Australien, Afrika und Südamerika gemachten Erhebungen. In Nordamerika wurden bis 1949 nur Erhebungen auf L. icterohaem. und L. canicola gemacht, erst seit 1950 auf L. pomona.

Epidemiologie. Grundlegend für die Epidemiologie der Leptospireninfekte ist die Tatsache, daß die Leptospirosen als *Zoonosen* zu bewerten sind, d. h. vom Tier auf den Menschen übertragene Krankheiten.

Die *Infektion* kann *direkt* vom Tier oder dessen Exkrementen auf den Menschen übertragen werden, dies ist die Regel bei *gewissen Berufen*, so bei Metzgern, Tierärzten, Ratten- und Mäusefängern, Viehwärtern, und auch bei gewissen Leptospirentypen, wie z. B. L. canicola, wo der Mensch in nahem Kontakt mit dem Tier, d. h. hier mit dem Hunde, steht. Die *indirekte Infektion* mit exogener Siedlung der Leptospiren ist die *häufigere*. Sie liegt dem epidemischen Auftreten

Einteilung.

Leptospirentyp	Menschliche Krankheit	Hauptsächlicher tierischer Träger	Vorkommen in Europa	Asien	Australien
I. Oft ikterische Leptospirosen.					
a) Übertragung durch Ratten.					
L. icterohaemorrhagiae	WEILsche Krankheit	Rattus norvegicus	+	+	+
b) Übertragung durch Rinder.					
L. bovis	infektiöse Gelbsucht	Rind	+	+	—
II. Bald ikterische, bald anikterische Leptospirosen.					
c) Übertragung durch Ratten sowie durch Mäuse.					
L. bataviae	Indones. Morbus Weil Reisfeldfieber	Rattus norvegicus Rattus diardii Micromus minutus sorcinus	+	+	—
L. autumnalis	Hasami-yami	Apodemus speciosus Rattus rattus brevicaudatus	—	+	—
L. aki-yami A, verwandt L. rachmat	Aki-yami A				
L. pyrogenes (L. salinem, L. australis B)	kurzfristiges Spirochätenfieber	Rattus brevicaudatus	—	+	+
L. andaman A.	desgl.	?	—	+	—
L. australis A	Rohrzuckerfieber Feldfieber	Rattus culmorum Mäuse ?	+	+	+
L. Schüffneri	Fledermausfieber	Cynopterus spec.	—	—	—
III. Meist nicht ikterische, benigne Leptospirosen.					
d) Übertragung durch Mäuse.					
L. grippotyphosa (L. andaman B)	Feldfieber, Sumpf-, Ernte-, Wasserfieber	Microtus arvalis	+	+	—
L. hebdomadis (L. aki-yami B)	Nanuka-yami	Microtus montibelli	—	+	—
L. sejrö	Feldfieber	Mus musculus spicilegus Apodemus sylvaticus	+	—	—
L. saxkoebing	„	Apodemus flavicollis	+	—	—
L. ballum	„	Mus musculus (spic.)	+	—	—
L. geffen		Microtus guentheri	—	+	—
e) Übertragung durch Schweine.					
L. pomona	Schweinehüterkrankheit	Schwein	+	+ ?	+
L. mitis	desgl.	„	+	—	+
f) Übertragung durch Hunde.					
L. canicola	Canicolafieber	Hund	+	+	+
g) Übertragung durch Füchse.					
L. DW-B	Feldfieber	Silberfuchs	+	+	—

von Leptospirenerkrankungen zugrunde, so dem Reisfeld-, dem Rohrzucker-, dem Sumpffieber, sowie der Mehrzahl der WEILschen Krankheiten. Sie erfolgt dort, wo von Tieren leptospirenhaltiger Urin in das Wasser von Sümpfen, Kanälen oder Flüssen, in Trinkwasseranlagen, in Reis- oder Rohrzuckerfeldern abgelagert wird, oder wo dieser Urin den Boden beschmutzt, so in Stallungen, in feuchten Wiesen und Feldern. Das *beschmutzte Wasser* ist demnach der *Mittler der Infektion.* Damit erlangen die Bedingungen der Außenwelt eine wesentliche Bedeutung für das Entstehen von Leptospirosen, so Wasserstoffionenkonzentration,

Salzgehalt des Bodens, dann Witterungseinflüsse wie Temperatur, Sonnenbestrahlung, Feuchtigkeit. Die ursprüngliche *Bodentheorie* der Leptospireninfektion hat seit der Erkenntnis der tierischen Leptospirenträger an Bedeutung eingebüßt, da für die menschliche Infektion kein längerer Aufenthalt der Erreger in der freien Außenwelt notwendig ist. Für das epidemische Auftreten der Erkrankungen bleiben diese Bedingungen weiterhin ausschlaggebend, natürlich im Zusammenhang mit den Lebensverhältnissen der tierischen Träger.

Die *Eintrittspforte der Infektion* liegt bei den Leptospiren im Gegensatz zu Bakterien und Vira nicht mehrheitlich aerogen oder intestinal, sondern erfolgt *durch die Haut* und zwar an Stellen von kleinen Verletzungen oder durch die äußeren Schleimhäute von Augen, Nase und Mund. Infektion durch die unverletzte Haut ist beim Menschen nicht bewiesen. Infektion durch die verletzte Haut ist der normale Infektionsweg, so Laboratoriumsinfektionen nach Verletzung und bei Beschmutzung von kleinen Wunden mit Leptospirenaufschwemmungen, Infektionen durch Ratten- oder Mäusebisse, durch Verletzungen bei beruflicher Arbeit, so beim Metzgern, beim Rohrzuckerschneiden, endlich bei Barfußgehen in Feldern und Stallungen mit Kontakt von unbedeutenden Hautschürfungen mit infizierter Flüssigkeit. Bei genauer Untersuchung der Krankheitsfälle lassen sich fast stets kleine frische Verletzungen an Händen oder Füßen und der Nachweis von Berührung dieser Gliedteile mit Wasser, Boden oder Gegenständen, wo Leptospiren hingelangen können, ermitteln. Infektion durch Schleimhäute kann in Mund und Nase angenommen werden bei den seltenen Trinkwasserepidemien (normaler Magensaft zerstört die Leptospiren rasch), dann bei Tauchen, Sturz in Kanäle, Badeinfektionen, doch ist hier auch Infektion durch die Conjunctivae oder durch kleine Hautverletzungen möglich. Placentare Infektion ist bei Menschen noch nicht bewiesen.

Die *Inkubationszeit* beträgt durchschnittlich 5—14 Tage. Sie kann zwischen 2—20 Tage schwanken. Die Intensität der Infektion spielt eine wesentliche Rolle mit kurzer Frist bei massiver Infektion von 2—4 Tagen, längerer Periode bis zu 3 Wochen bei weniger Keimen.

Die *Geschlechtverteilung* zeigt keine besondere Bevorzugung von Männern oder Frauen. Sie hängt für die einzelnen Leptospirosen von der *beruflichen Exposition* mit den Tierträgern und der von ihnen infizierten Umgebung ab. Im allgemeinen sind wesentlich *mehr Männererkrankungen* zu finden, so ist der Morbus Weil, die Schweinehüterkrankheit meist ein Männerleiden, dagegen Reisfeldfieber, Sumpffieber in Schlesien, wo die Frauen bei der Flachsgewinnung im sumpfigen Boden knien, vorwiegend eine Frauenkrankheit.

Die *Altersverteilung* zeigt das Vorkommen der Leptospirosen in sämtlichen Lebensaltern. Die häufigsten Erkrankungen finden sich bei *jugendlichen Erwachsenen.* Wesentlich ist auch hier die berufliche Gefährdung, z. T. die Immunität bei älteren Personen. Kleinkinder sind Leptospireninfekten nicht unterworfen, Kindererkrankungen selten. Unser jüngster Fall war $4^3/_4$ Jahre alt.

Das *jahreszeitliche Auftreten* läßt die Leptospirosen ganz allgemein als *Sommer-Herbstkrankheit* ansprechen. *Einzelfälle* kommen in *allen Monaten* vor, auch im Winter. Die Häufungen sind aber in der warmen Jahreszeit zu sehen, was schon die Bezeichnung Erntefieber, Sommergrippe, japanisches Herbstfieber bestätigt.

Die *geographische Verteilung* hängt mit der Verteilung der tierischen Leptospirenträger zusammen und damit mit Klima und Bodenbeschaffenheit. Wie die Wanderratten *über die ganze Welt* verteilt sind, in Küstengebieten, Flußläufen und Bergwerken sich ansammeln, ist der Morbus Weil eine Welterkrankung mit Bevorzugung der Küstendistrikte, der Flußstädte und der Kohlengruben. Ebenso sind die Hunde als menschliche Begleiter über die ganze Welt verteilt und können mit ihrer periodischen Canicolabesiedlung überallhin diese Leptospirenerkrankung bringen. *Lokal beschränkt* sind dank ihrer Träger L. pomona und L. mitis auf Gegenden mit großen Schweinezuchten, indem sie nur dort genügende Chancen zur Weiterausbreitung haben, so im europäischen Alpengebiet mit seinen zahlreichen Schweinezuchten und Käsereien und in Australien. Mit dem Zivilisationsprozeß der künstlichen Überschwemmung für die Rohrzucker- und Reisgewinnung sind Reisfeldfieber, Rohrzuckerfieber geographisch auf bestimmte Gegenden beschränkt, währenddem die Grippotyphosaerkrankungen durch die Feldmaus dank der noch immer ausgedehnten Sumpfgebiete Mitteleuropas und Rußlands sehr weite Verbreitung aufweisen.

Klinisches Bild. Das klinische Krankheitsbild läßt sich charakterisieren als *akute, hochfieberhafte Erkrankung*, die in der einen Gruppe einen *Ikterus*, meist mit Nephritis ab 3.—5. Tag aufweist (*ikterische Form*), bei der anderen Gruppe der benignen Leptospirosen entweder mit Meningitis serosa (*meningitische Form*), mit Nephritis *(renale Form)* oder ohne massiveren Lokalbefund *(rein febrile,* bzw. *grippale Form)* einhergeht.

Die **Hauptsymptome** sind folgende:

a) Akuter Beginn. Die Krankhe t setzt rasch ein, nicht selten mit Schüttelfrost, plötzlichem Zusammenbruch bei der Arbeit, mehrheitlich innert 1—2 Tagen mit allgemeinem Unwohlsein, Kopfweh, Frösteln, manchmal mit Herpes labialis.

b) Hohes Fieber mit meist *diphasischem Verlauf.* Die Fieberkurve weist eine hohe Hauptphase von 3—6 Tagen auf, gefolgt nach ein- bis mehrtägiger Fiebersenkung von einem zweiten Fieberschub. Dieser ist bei Morbus Weil stärker und protrahierter von ein- bis mehrwöchiger Dauer, bei den anikterischen Formen oft nur angedeutet oder 1—3 tägig. Es kann zu drei oder mehr Schüben kommen. Die *erste Periode*, die dem septicämischen Stadium entspricht, geht oft mit umnebeltem Sensorium einher, weshalb die Bezeichnung „Grippotyphosa“ für den Erreger des Sumpffiebers gegeben wurde und bei der Schweinehüterkrankheit von „Pseudotyphus“ gesprochen wurde. Bei letzterer ist die Kontinua der ersten Phase als „Plateau“, der zweite kurze Fieberschub als „clocher“ bezeichnet worden. Bei den benignen Formen halten die Fieber im gesamten durchschnittlich 7—10 Tage an, bei den ikterischen meist 2—3 Wochen. Die *zweite Periode* kann bei Analyse der Fieberkurve meist gut erkannt werden. Sie ist Ausdruck der aufgetretenen Antikörperbildung, oft mit lokaler Organschädigung. Abb. 3 zeigt solche Fieberkurven benigner Leptospirosen, ebenso Abb. 5, während Abb. 4 den Temperaturablauf einer schweren ikterischen Form wiedergibt.

c) Algien, vor allem Schmerzen in der Muskulatur. Myalgien sind recht konstant und können während der ganzen Fieberperiode anhalten. Die Schmerzen sind nicht auf bestimmte Muskelabschnitte beschränkt, bald im Rücken, in der Lende, im Nacken, vor allem in der Wadenmuskulatur, so daß bei Morbus Weil die *Wadenschmerzen* mit Tiefendruckempfindlichkeit ohne Schmerzhaftigkeit der darüber liegenden Haut kennzeichnend sind. Schmerzen in der Bauchmuskulatur können intestinale Krankheitsbilder vortäuschen, so Appendicitis, Colitis, Cholecystitis. Gelegentlich sind die Gelenke schmerzhaft ohne Schwellung, so daß *Arthralgien* eine Polyarthritis annehmen lassen. Manchmal können auch Nervenstränge schmerzen, so daß *Neuralgien* entstehen, namentlich im Gebiet des Kopfes, des Plexus brachialis und des Ischiasnerven. Die Myalgien sind Folgen der Leptospirämie, wohl mit Freiwerden toxischer Produkte in der Muskulatur und mit peripherer Zellschädigung.

d) Conjunctivitis. Hyperämie aller Gefäße von Conjunctiva und Sklera mit Maximum in der Umschlagfalte, begleitet von Photophobie und oft auch Augenschmerzen, finden sich in 80—90% der Fälle, manchmal erst am 4.—6. Tag oder in der zweiten Phase. Es handelt sich nicht um eine katarrhalische Rötung und Schwellung wie bei Masern, sondern vor allem um episklerale Gefäßinjektion.

e) Meningismus ist ein häufiges Symptom bei genauer Untersuchung, oft schwierig abzutrennen von myalgischer Muskelspannung. Nicht nur Steifigkeit des Nackens, sondern vor allem des Rückens mit Einschränkung der Beugefähigkeit, Unmöglichkeit des Kniekusses auch bei noch leicht gebeugten Knien,

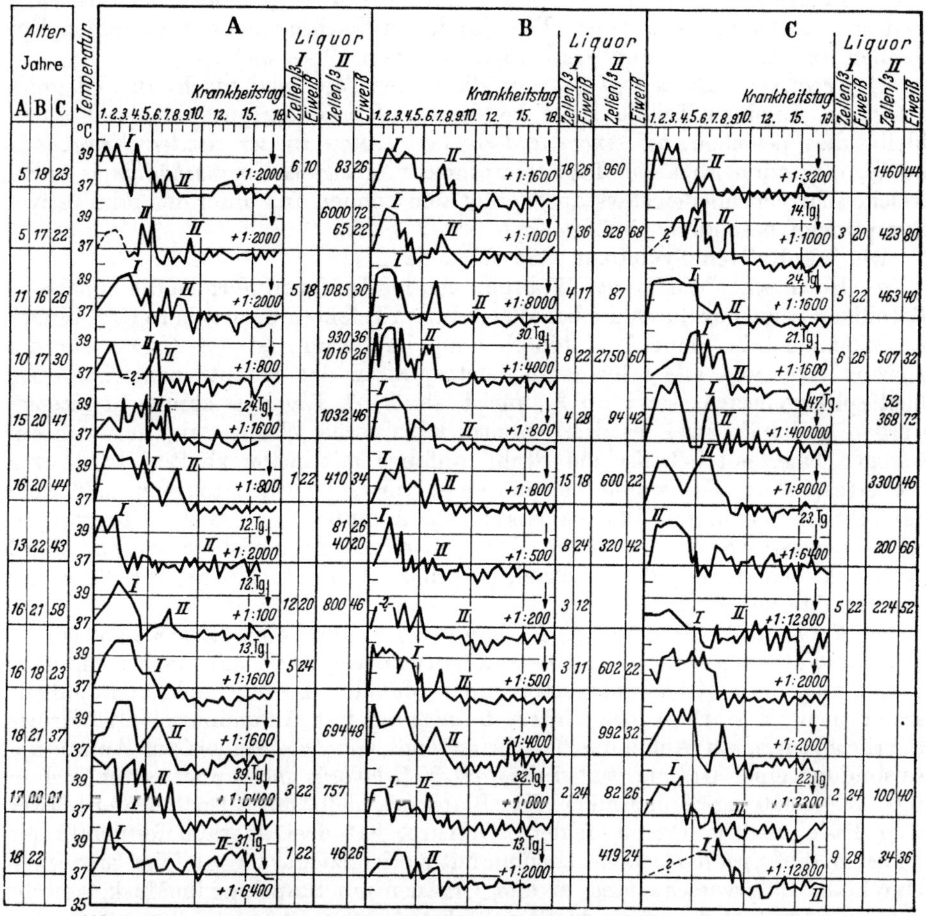

Abb. 3. Leptospirosis Pomona. 36 Fälle aus Med. Klinik St. Gallen. Alter, Fieberverlauf, Liquor in I. und II. Phase, Serum-Aggl.-Titer.

des Hebens der gestreckten Beine bis zur Senkrechten sind zu finden. Die Lumbalpunktion stellt in der ersten Fieberphase noch keine Zell- und Eiweißvermehrung fest, gelegentlich Druckerhöhung. Beträchtliche *Kopfschmerzen* gehen mit den meningealen Reizsymptomen paralell.

f) Hypotonie und *relative Bradykardie*, erstere besonders bei den schwereren Fällen sehr ausgeprägt mit Maximalwerten um 90—110 mm Hg, letztere nur mehr bei den benignen Formen, wo der Puls nicht entsprechend der Temperatur beschleunigt ist, so daß man von einer sphygmothermischen Dissoziation spricht, deutlich namentlich in der zweiten Fieberphase.

g) Renale Reizsymptome. Im Urin sind geringe Mengen Albumen und fast regelmäßig Erythrocyten, Leukocyten und einzelne hyaline und granulierte

Cylinder zu finden als Ausdruck einer *hämatogenen Herdnephritis*. Renale Insuffizienzsymptome fehlen mehrheitlich bei den benignen Leptospirosen, sind dann bei ikterischen und bei rein renalen Formen deutlich (s. unten).

h) Exantheme können vorkommen, meist in Form flüchtiger Ausschläge, bald mehr morbilliform, bald scarlatiniform oder urticariell. Sie müssen besonders gesucht werden, da sie oft nur diskret an Oberschenkeln oder Rumpf ausgeprägt sind. Juckreiz und später Schuppung werden öfters bemerkt. Der Ausschlag hält sich meist nur 1—2 Tage. Die Häufigkeit wechselt bei den einzelnen Epidemien und L-Typen, durchschnittlich zwischen 10 — 30%.

i) Negativer Lokalbefund gilt für die ersten Tage und macht die Diagnose schwierig. In einem Teil der Fälle, bei den rein febrilen, grippeähnlichen Formen, bleibt dies bestehen, *bei einem andern Teil* treten *in der zweiten Krankheitswoche*, oft schon ab 4.—5. Tag, Symptome von *lokaler Organschädigung* hinzu, welche sehr verschieden stark ausgeprägt sein können und unter den fakultativen Symptomen besonders erwähnt sind.

Die **fakultativen Symptome** sind folgende:

a) Hepatische Schädigung. Während bei den benignen Formen die hepatische Beteiligung sich nur durch die bei allen febrilen Infekten bemerkbare Urobilinurie zu erkennen gibt, ohne Bilirubinerhöhung im Serum, ist der *Ikterus* für den Morbus Weil und alle schwereren Leptospirosen das Hauptkennzeichen. Die **Leptospirengelbsucht** setzt ab 3., meist ab 5.—7. Tag ein, kann sehr intensiv werden und hält zwei bis drei, eventuell bis sechs Wochen an, nur während weniger Tage mit acholischem Stuhl, anfangs mit schmerzhafter, leicht vergrößerter Leber. Es handelt sich um einen vorwiegend hepatogenen, z. T. auch hämolytisch bedingten Ikterus (LEPEHNE, ASCHOFF), s. S. 382. Übergang in akute Leberdystrophie ist selten. Die Lebensgefährdung ist vorwiegend durch die renale Schädigung, die gleichzeitig vorliegt, bedingt. Leichtere Fälle weisen nur Subikterus auf.

b) Nephritische Schädigung. Es kann das Vollbild einer *akuten* **Leptospirennephritis** auftreten, und zwar eine interstitielle Nephritis mit starker tubulärer Schädigung ohne Glomerulusbeteiligung, oft eine Lower nephron nephrosis, erkenntlich an stark *pathologischem Urinbefund* mit Albuminurie, Cylindrurie, Erythrocyturie, an Abnahme der Urinmenge von *Oligurie* bis zur Anurie und Ausbildung einer Urämie, wobei die *Rest-N-Erhöhung* meist unerwartet hoch ist 100—300—600 mg-% und mehr. Der Blutdruck bleibt mit Ausnahme der schwersten Fälle niedrig, Ödeme fehlen. DOHMEN hat drei Azotämieformen unterschieden: die *hypochlorämische Azotämie* mit Kochsalzverarmung infolge Erbrechen, Durchfall, Chlorverschiebung in den Organen mit Stapelung im Muskelgewebe, dann die *Produktionsurämie* durch vermehrten Untergang von Körperzellen, auch diese extrarenal bedingt, deutlich bei schwerem Ikterus bzw. Leberschaden und peripherer Zellzerstörung, namentlich in der Muskulatur, endlich die *Retentionsurämie* infolge renaler Läsion, die auch bei bereits wieder zurückgehendem Ikterus noch zunehmen kann und zu Blutdrucksteigerung führt. Todesfälle an Leptospirosis sind mehrheitlich durch die Nephritis. die renale Schädigung bedingt, die ihr Maximum in der zweiten Krankheitswoche erreicht.

c) Nervensystemveränderungen. Hier findet sich die häufigste Organläsion des Leptospireninfektes, die *seröse Meningitis*, währenddem *Encephalomyelitiden* und *Neuritiden* seltener sind.

Die *seröse* **Leptospirenmeningitis** ist seit dem ersten Hinweis von COSTA und TROISIER 1916 mit der Benennung „*Spirochétose meningée*" nicht nur bei ikterischen Formen bekannt, sondern als führendes Symptom benigner Leptospirosen bei genauer Untersuchung bei allen Leptospirentypen immer häufiger gesehen worden. Sie ist gekennzeichnet durch ihr Auftreten *erst in der zweiten Krankheitsphase.* Die Leptospirosis meningealis (SCHÜFFNER), die Meningitis leptospirosa (WALCH-SORGDRAGER 1939, BUZZARD und WYLIE 1947) ist gekennzeichnet durch ihr Auftreten erst in der 2. Krankheitsphase. Während nach den Erhebungen von GSELL *im 1. Fieberstadium* nurmehr *Meningismus* mit normalem Liquorbefund, einzig gelegentlich Druckerhöhung sich findet, zeigt sich in der 2. Krankheitsphase eine richtige Meningitis serosa, klinisch Steifigkeit, bald mehr im Nacken, bald im Rücken, bald mehr im Lendengebiet, positives KERNIGsches und LASÈGUEsches Symptom, mit starken Kopfschmerzen, Brechreiz und regelmäßig *pathologischer Liquorbefund* (s. Abb. 3). Dieser ist also kein Frühsymptom. Der Liquor zeigt jetzt Zellerhöhung, oft beträchtlich bis über 1500/3 Zellen, gelegentlich nur 10—15/3, mehrheitlich 50—200/3, zu Beginn kurze Zeit mit Überwiegen der Neutrophilen, dann aber gleich meist ab 2. Tag der 2. Phase bzw. ab 5.—6. Krankheitstag mit fast reiner Lymphocytenvermehrung. Die Eiweißwerte steigen nur langsam an mit Vermehrung der Globulinfraktion. Nonne und Pandy sind positiv, Goldsolreaktion mit leichten oder stärkeren mittelständigen oder rechtsverschobenen Kurven. Liquorzucker zeigt keine wesentlichen Veränderungen, im Vergleich zur Meningitis tuberculosa nur selten die dort gesehene Verminderung, ebenso die Chloride. Die Zell- und Eiweißvermehrung erscheint gleichzeitig mit dem Auftreten der Antikörper (normergische Reaktion auf den eingedrungenen Erreger), während der Meningismus der 1. Phase, eventuell mit meningealem Hydrops als Zeichen des Allgemeininfektes und des Eindringens der Leptospiren in den Liquorraum (positiver Kulturversuch) zu bewerten sind (GSELL). Die meningitischen Symptome gehen meist in der 3. Woche wieder völlig zurück, die Zellvermehrung kann noch über Wochen in leichtem Grade anhalten, die Ausheilung erfolgt aber ohne Zurücklassung von Residuen.

Encephalomyelitiden kommen vereinzelt bei allen Leptospirentypen vor und zeigen sich als Paresen der Hirnnerven, der Extremitäten, ähnlich der Poliomyelitis, aber meist flüchtiger Art, stets gut ausheilend, dann als Myelitis transversa, Blasenstörung mit Inkontinenz, Myoklonien, Veränderungen des Nervus opticus, Radikulitis und Polyneuritis, sämtliche mit guter Prognose und Rückbildung innerhalb Wochen bis mehreren Monaten (Literatur siehe SCHEID).

d) Gastrointestinale Erscheinungen. Durchfälle meist nur während 1—2 Tagen können zu Beginn vorhanden sein, häufiger tritt hartnäckige *Obstipation* ein, namentlich bei meningitischen Formen. Der Stuhl ist dunkel, bei hämorrhagischer Diathese gelegentlich schwarz, bei Ikterus nur anfangs gelb, dann gleich wieder gefärbt. Übelkeit ist oft vorhanden, Erbrechen initial, die Zunge weißlich belegt, der Gaumen gerötet, selten streifig-fleckig, in der Form eines Enanthems.

e) Kardiovasculäre Symptome. Hypotonie wurde bereits erwähnt. Der Puls ist weich, gelegentlich dichrot. Das *Herz* ist im ganzen wenig betroffen. Myokardschädigungen im Elektrokardiogramm sind während der Fieberschübe und in der Rekonvaleszenz in leichter Art zu finden, selten stärker mit Reizleitungsstörung, Extrasystolie. Endokarditis, Myokarditis, Perikarditis kommen vereinzelt vor, heilen auffallend gut aus ohne Dauerschädigungen.

f) Veränderungen am Respirationssystem fehlen meist bei den benignen Formen, gelegentlich Pharyngolaryngitis, *Bronchitis,* flüchtige Lungeninfiltrate. Ikterische Formen gehen meist mit Bronchitis einher, die zu Bronchopneumonie, Pleuritis sicca, selten exsudativa führen kann. Mehrheitlich sind Bronchopneumonien erst als sekundäre Erkrankung bei allgemeiner Schwächung des Organismus vorhanden.

g) Veränderungen im lymphatisch-reticulären System. Milztumor kommt vor, ist aber kein regelmäßiges Symptom, wie Weil annahm. Oft ist die Milz nur perkussorisch vergrößert, palpabel bei den benignen Formen in rund 10—15%, bei Morbus Weil wechselnd, in 30—50%. Lymphdrüsenschwellungen am Hals, Nacken und in der Leiste werden in einzelnen Epidemien erwähnt.

h) Veränderungen im blutbildenden System. Wichtig ist bei einzelnen Fällen eine Neigung zu *hämorrhagischer Diathese*, in leichtem Grade mit Nasenbluten, verstärkter Periodenblutung, in schwereren Fällen mit Hautblutungen, Darmblutung, blutigem Sputum. *Thrombopenien* können auftreten, meist nur bei ikterischen Fällen. Eine vermehrte Hämolyse ist bei der Leptospirosis icterhaemoglobinurica der Rinder ganz im Vordergrund, sonst nur angedeutet.

Erythroblastisch-myelocytäre Reaktionen kommen vereinzelt vor, ebenso Thrombopenie. *Sekundäre Anämie* ist dagegen als Folgeerscheinung nach schweren Leptospirenerkrankungen häufig und bildet sich in der Rekonvaleszenz nur langsam zurück.

Das *Blutbild* zeigt in der ersten Fieberphase deutliche Neutrophilie mit Vermehrung der Stabkernigen und Lymphopenie, also eine *Linksverschiebung*. Die Gesamtleukocytenzahl ist in schweren ikterischen und urämischen Fällen beträchtlich erhöht, sonst kaum verändert oder auch leicht erniedrigt. Gerade bei benignen Formen kann im Verhältnis zum hohen Fieber von einer relativen Leukopenie gesprochen werden. In der 2. Phase ist mit Ausnahme der toxischen und urämischen Formen bei normaler Leukocytenzahl eine deutliche Lymphocytose vorhanden mit einzelnen jugendlichen lymphatischen Zellen. Fehlen der Eosinophilen deutet hier auf zu erwartendes Rezidiv (Klieneberger). *Knochenmarks*untersuchungen zeigten bei L. icterohaem. Hyperplasie mit besonderer Beteiligung der Plasma- und Reticulumzellen, Eosinophilie nur bei einigen schweren Fällen Hypoplasie (Ostertag).

Die *Blutsenkungsreaktion* ist erhöht, steigt in den ersten Tagen rasch auf manchmal beträchtliche Werte an und geht nach Entfieberung und Abheilung der Organveränderungen in 1—2 Wochen wieder zur Norm zurück.

Im *Serum* kann die Wassermannsche Reaktion vorübergehend positiv auffallen, auch bei nichtikterischen Leptospirosen. Wir sahen eine solche pseudoluische Reaktion sowohl im Blut wie im Liquor bei einer anikterischen L. sejrö mit spontaner Rückbildung im Laufe der Erholung. Ebenfalls kann eine heterophile Antikörperagglutination auftreten und darf deshalb hier nicht für die Diagnose einer Mononucleosis infectiosa verwendet werden (Wiesmann). Ikterische Fälle zeigen Erhöhung der Lipoide (Nicaud) bei normalem Cholesteringehalt, oft Hypoproteinämie. Elektrophoretische Untersuchung eines Canicolafalles wies erniedrigte Albumine, raschen Anstieg von α- und β-Globulin, eine langsamere der γ-Globuline auf (Herrlich). Im *Urin* kann die Diazoprobe positiv werden, gelegentlich kommt es zu einer vorübergehenden Glykosurie.

Komplikationen sind nicht häufig. Am wichtigsten ist die *Neigung zu Eiterungen*, zu Furunkeln, Otitis, Parotitis, Impetigo, sekundärer Bronchopneumonie. Von den leptospirenbedingten Nachkrankheiten sind zu erwähnen:

Augenkomplikationen, besonders *Iridocyclitis*, meist mit akutem Beginn und als ausgesprochene Späterkrankung ab 3. Krankheitswoche, gelegentlich nach gesundem Intervall erst nach 4—8 Monaten, so daß gar nicht mehr an den Zusammenhang mit der Leptospireninfektion gedacht und eine rheumatische oder tuberkulöse Augenerkrankung diagnostiziert wird. Auf Grund tierexperimenteller Erfahrungen kann man annehmen, daß Leptospiren gleich wie im Nierenbecken sich im Augengewebe über Monate lebend erhalten können und später zu einer z. T. allergisch bedingten Lokalerkrankung Anlaß geben. Im Kammerwasserpunktat sind spezifische hohe Leptospirenagglutinine nachzuweisen (Gsell, Rehsteiner und Verrey). Prognostisch sind die Iridocyclitiden, die bei all den verschiedenen Leptospirentypen gesehen wurden, gutartig. *Bei Pferden* wird die *rezidivierende Uveitis,* die sog. periodische Augenentzündung oder Mondblindheit als Leptospirose angesehen, ohne daß die akute Leptospirenaffektion bei den Pferden sich klinisch faßbar manifestiert (Heusser). Andere Augenkomplikationen sind beim Menschen selten, so Neuritis, Choreoiditis (Lit. s. Gsell).

Chronische Meningitis oder Encephalomyelitis, die sich über Wochen oder Monate hinzieht, auch Radikulitis kann vorkommen, auch diese mit guter Prognose.

Krankheitsrezidive sind ebenfalls nicht häufig, da nach der Infektion sich dauernde Immunität entwickelt, ebenso zweimalige Erkrankungen (durch verschiedene L.-Typen).

Postinfektiöse Neurasthenie und *Labilität* des *vegetativen Nervensystems* kommt bei anfangs stark toxischen Formen vor, ebenso Abort. Verminderte Leistungsfähigkeit, Schlafstörung, Haarausfall können sich über einige Monate hinziehen, auch starke Gewichtsabnahme bis zu 15 und mehr Kilogramm bei Weilfällen. Auch bei diesen ist aber schließlich mit Ausnahme der im akuten Stadium erlegenen Personen die völlige Wiederherstellung ohne nachteilige Folgen typisch.

Die **Prognose** ist bei Leptospirosen mit Ikterus regional sehr verschieden schwer. Cholämie, Urämie, hämorrhagische Diathese, Kreislaufkollaps können tödlichen Ausgang bewirken, meist bereits in der 2. Krankheitswoche.

Die *Letalität* des Morbus Weil schwankt in Europa zwischen 7—25%. Sie war im 1. Weltkrieg auf deutscher Seite 7,4% (Schürer), bei den Alliierten 6% (Stockes), dann in Hamburg 25% (Hegler), in Holland 25% (Schüffner), in England 22% (Broom und Alston bis 1946), 15% (Broom 1947—1950), in Schweden 15% (Malmgren), in USA. 39,7% (Molner in Detroit), in Japan zwischen 30—48%. Mit zunehmendem Lebensalter ist die Sterblichkeit größer.

Die *Leptospirosen ohne Ikterus* zeigen auffallend *günstige Prognose* und werden mit Recht benigne Leptospirosen genannt. Etwa 1% Todesfälle sind durch Resistenzschädigung und sekundäre Infekte, Bronchopneumonien, event. Nephritis oder hämorrhagische Diathese bedingt.

Pathologische Anatomie. Während bei nicht ikterischen, benignen Leptospirosen keine anatomischen Untersuchungen vorliegen, haben die Autopsien bei ikterischen Formen, bei Morbus Weil, den Befund einer *Septikäemie* mit schwerster Nierenschädigung in der Art von *Nephrose und interstitieller Nephritis,* eine relativ meist nicht sehr schwere *Leberveränderung* mit Ödem, Verfettung der Kupfferschen Sternzellen, die gleich wie die Pulpazellen der Milz Erythrocytenphagocytose aufweisen, dann mit *Muskelveränderungen* (degenerativnekrotischer Zerfall und Hämatome). Schittenhelm hat die anatomischen Befunde wie folgt zusammengefaßt:

„Die *Leber* ist stets etwas vergrößert. Histologisch findet sich eine mehr oder weniger deutliche Lockerung der kaum veränderten Leberzellen. Oft sieht man an ihnen pyknotische Kerne und Kernteilungsfiguren (Aschoff, Busch, Beitzke). In einzelnen schweren Fällen fanden sich kleine Leberzellnekrosen mit leukolymphocytärer Infiltration wie beim Typhus. Fast durchwegs erkennt man verfettete Kupffersche Sternzellen (Beitzke), die phagocytierte rote Blutkörperchen aufweisen (Lepehne). Die Gallenwege sind stets durchgängig. Im allgemeinen muß man sagen, daß meist schwere anatomische Befunde der Leber fehlen. Immerhin liegen einige Beobachtungen schwerer Veränderungen vor, bei denen in Zerfall befindliche Leberzellen gefunden wurden, auch hochgradige Zerstörungen wie bei der akuten gelben Leberatrophie (Pick, Hart und Beitzke).

In den *Nieren* finden sich immer Veränderungen. Sie sind vergrößert. Mikroskopisch findet sich eine trübe Schwellung der Epithelien der Hauptstücke. In den gewundenen Kanälchen und in den Kapselräumen der Malpighischen Körperchen finden sich geronnenes Eiweiß und einzelne Leukocyten, gallig gefärbte Cylinder. Fast stets Blutungen, besonders an der Grenze von Rinde und Mark und ins Mark. Dazu kommen kleine Zellinfiltrate an denselben Orten von vornehmlich lymphocytärem Charakter. Die Glomeruli sind, abgesehen von Eiweißabscheidung meist unbeteiligt.

Der *Spirochätenbefund* ist beim Sektionsmaterial ein geringer. Vereinzelt wurden Leptospiren in der Leber gefunden, einige Male in den Muskelherdchen, die meisten finden sich in den Nieren (HERXHEIMER, MILLER, BEITZKE).

Nach KANEKO und OKUDA finden sich die Leptospiren in den früheren Krankheitsstadien in den parenchymatösen Organen, besonders im Interstitium, das Parenchym dicht umgebend z. B. in der Leber die Leberzellen, in der Niere die Harnkanälchen, in der Darmschleimhaut die Epithelschicht. Für spätere Stadien ist deren Vorkommen im Muskel (Skelet-, Herz- und glatte Muskulatur) oder fibromuskulären Gewebe charakteristisch, während die drüsigen Organe von ihnen verschont bleiben. KANEKO und OKUDA möchten den Schluß ziehen, daß die Spirochäten in späteren Stadien ihre Zufluchtsstätte in solchen Substanzen oder in solchen Zellen suchen, in welchen sie von der Wirkung des Antikörpers verschont bleiben, eine Auffassung, die sich mit derjenigen der deutschen Forscher vollkommen deckt."

Diagnose. Die Diagnose der Leptospirosen erscheint, sobald überhaupt bei einer febrilen Erkrankung an die Möglichkeit einer Leptospireninfektion gedacht wird, nicht sehr schwierig. Die Grundsymptome sind auffallend gleichartig, mehrtägige Fieber mit Tendenz, nach Temperaturabfall zwischen 4.—8. Tag nochmals einen Fieberschub zu zeigen, wechselnde Schmerzen, Hypotonie, Conjunctivitis, Meningismus, renale Reizerscheinungen vorerst ohne wesentliche Organbefunde. Intensität der Infektion und lokale Modifikationen geben dann erst eine gewisse Variabilität. Die *Sicherung der Diagnose* erfolgt durch 2 Methoden:

1. Erregernachweis während der 1. Krankheitswoche in Blut oder Liquor, später eventuell im Urin. Im *Tierversuch* gelingt der Nachweis der L. icterohaemorrhagiae, für welchen das *Meerschweinchen* ein optimaler Nährboden ist. Nach Impfung kommt es zu Gelbsucht und zwischen 5.—12. Tag zu Exitus. Die Leptospiren können in Leber, Nieren oder Peritonealflüssigkeit leicht gefunden werden. Neuerdings erwies sich der *Hamster*, besonders für L. canicola, aber auch für L. icterohaem. als optimaler Nährboden mit den gleichen, eben erwähnten Krankheitssymptomen. Für die meisten Leprospirentypen, die eine anikterische menschliche Krankheit bedingen, bewirkt die Impfung dieser Testtiere weder Ikterus noch Exitus. Dagegen zeigt die Temperaturkontrolle Fieber an, es entwickeln sich Antikörper und bei Weiterimpfung am 5.—8. Tag kann der Erreger am Leben erhalten, eventuell angereichert werden. Er findet sich dann auch im Urin. Zur Differenzierung wichtiger ist die *Züchtung auf* künstlichen *serumhaltigen Nährböden.* Sie ist für alle Leptospiren verwendbar, hat aber den großen praktischen Nachteil, daß sie nur während der ersten 5, evtl. 7 Krankheitstage Aussicht auf Erfolg hat, auch dann gar nicht regelmäßig, und daß es 10 Tage dauert, bis die Leptospirenkultur angeht. Ausführung der Beimpfung am Krankenbett oder Einsendung in ein Speziallaboratorium mit Liquoidzusatz ist angezeigt.

Zur *Frühdiagnose* ist die Dunkelfelduntersuchung von frischem, während der ersten Tage entnommenem Blut, sogleich verdünnt mit physiologischer Kochsalzlösung 1:5 bis 1:40, Absetzenlassen der Erythrocyten und mikroskopischer Untersuchung der überstehenden Flüssigkeit empfohlen worden (OSTERTAG), ebenso die Verimpfung von Citratblut intraperitoneal auf junge weiße Mäuse, bei denen im Peritonealexsudat Leptospiren bereits am 2. Tag nachweisbar sind (POPP), oder Urinkontrolle dieser Mäuse am 2.—5. Tag mit Nachweis von Leptospiren im Dunkelfeld (OLEJNIK).

2. Der wesentliche diagnostische Test ist heute der *serologische Nachweis*, auch wenn er erst vom 8.—10. Tag an positiv ausfällt und eindeutig auf die einzelnen Typen oft erst nach 3—4 Wochen. Die *Agglutination-Lysis-Reaktion* muß mit den verschiedenen Typen in einem Speziallaboratorium ausgeführt werden. Es empfiehlt sich in jedem Verdachtsfall ab 7. Krankheitstag 10 cm^3 Blut einzusenden und die Untersuchung nach 14 Tagen zu wiederholen, da anfänglich Mitagglutinationen verschiedener Typen in der Bewertung Schwierigkeiten bereiten und da der Titer erst im Laufe der 2.—4. Woche ansteigt. Ähnlich hohe Titer von L. icterohaemorrhagiae und L. canicola sind seit jeher bekannt und machen eventuell besondere Untersuchungen notwendig. Die *Titerhöhe* muß einen gewissen Grad erreichen, um als positiv verwertet werden zu können. Im allgemeinen wird 1:400 verlangt, mit Ausnahme von über Monate zurückliegenden Erkrankungen, wo ein niedrigerer Titer von 1:40—1:200 als Hinweis auf eine einmal durchgemachte Affektion verwendbar ist. Das Maximum wird durchschnittlich in der 3.—6. Woche erreicht, dann sinken die Werte langsam wieder ab, können aber über Jahre mit niedrigem Titer bestehen bleiben. Leptospirosen ohne Antikörperbildung können vorkommen, sind aber wirklich Ausnahmen. Häufiger ist spät einsetzende oder sehr geringe Antikörperentwicklung.

Im *Liquor cerebrospinalis* sind die Agglutination-Lysistiter viel niedriger. Ein Wert von 1:2 ist hier bereits beweisend, 1:8—1:16 sind als hoch zu bewerten. Im *Urin* sind Leptospiren beim Menschen gar nicht regelmäßig zu finden, Kulturen gehen meist nicht an. Auch bei Untersuchung im frischen Urin, wo positive Befunde von der 2. Woche an vorkommen und gelegentlich über einige Wochen anhalten, sind die Erreger bei Kontrolle im Dunkelfeld oft bereits geschädigt, zahlenmäßig spärlich und bewegen sich nur noch wenig. Da eine Typendifferenzierung dadurch nicht gelingt, kommt dem Leptospirenuntersuch im Urin keine wesentliche Bedeutung zu.

Andere diagnostische Methoden, wie auch Komplementbindungsreaktion, die sich fast nur bei der L. icterohaemorrhagiae bewährte, kommen für den praktischen Gebrauch nicht in Frage (s. VAN THIEL, WIESMANN).

Differentialdiagnose. *In der ersten Krankheitswoche* kommen all die verschiedenen akut-febrilen Zustände ohne besondere Lokalbefunde in Frage. Gegen *Grippe* spricht das Fehlen der katarrhalischen Erscheinungen der oberen Luftwege. Conjuntivitis, frühzeitiger Meningismus, pathologisches Urinsediment sind bei Grippe ungewöhnlich. Gegen *rheumatischen Infekt* kann das Fehlen von Gelenkschwellungen und von Angina, gegen *Enteritis*- und *Paratyphuserkrankung* die nur vorübergehende Durchfallstörung, das starke Kopfweh verwendet werden, während Leukopenie bei beiden Leiden vorkommt. Im Vergleich zu *Morbus Bang* ist das Allgemeinbefinden viel stärker gestört und die Lymphocytose fehlt. Gegen *Virus- und Rickettsienpneumonie*, die ebenfalls starke Kopfschmerzen und Sulfonamidresistenz aufweisen, kann der fehlende Reizhusten, der negative Durchleuchtungsbefund bewertet werden, dann Conjuntivitis, eventuell Leukocytose, währenddem meningoencephale Störungen bei beiden Affektionen vorkommen.

In der zweiten Krankheitsphase, ja schon vom 4.—6. Tag an verschiebt sich die Differentialdiagnose je nach der klinischen Form der Leptospirose zur Abgrenzung gegenüber Ikteruskrankheiten, Meningitis serosa und Nephritis.

Bei *Vorliegen von Gelbsucht* sind die verschiedenen infektiösen, hepatischen Krankheiten in Erwägung zu ziehen, so Cholangitis, Leberabszeß, Sepsis mit Ikterus, welche eine mehr unregelmäßige Fieberkurve und gewöhnlich nicht solch starke renale Beteiligung aufweisen, dann vor allem *Hepatitis epidemica*, die weniger dramatischen Beginn, geringere Fieber, Leukopenie ohne starke Linksverschiebung, niedrigere Senkungsreaktion zeigt, und gegen *Gelbfieber* in tropischen Gebieten, mit dem der Morbus Weil früher oft verwechselt wurde. Kulturelle und serologische Methoden sind hier entscheidend.

Bei *Vorliegen von meningitischen Symptomen* ist eine Lumbalpunktion zur Klärung nötig. Dabei ist zu bedenken, daß ein normaler Liquorbefund bis zum 6. Krankheitstag eine Leptospirenmeningitis nicht ausschließt, im Gegenteil gerade typisch ist, und daß eine 2. Punktion am 7.—12. Tag gefordert werden soll. Abgrenzung hat vor allem gegenüber *Poliomyelitis* und gegenüber Meningitis serosa idiopathischer Art oder durch Virusinfekt zu erfolgen. Die *Virusmeningitiden* weisen schon zu Beginn Zellerhöhung lymphocytärer Art auf, die tuberkulöse Meningitis zeigt weniger hohe Fieber, mehr torpiden Verlauf, hohe Eiweißwerte und niedrige Zuckerzahlen im Liquor. Bei Poliomyelitis ist der Fiebertypus umgekehrt als bei Leptospirosis, indem bei ihr die Dromedarkurve eine niedrigere kürzere 1. Phase und eine stärkere 2. Fieberperiode aufweist. Hyperästhesie, Wirbeldruckempfindlichkeit, seitenungleiche Reflexveränderungen sprechen für Poliomyelitis, ebenso sich ausbreitende schlaffe Paresen, doch kommen Paresen flüchtiger Form auch bei Leptospirosen gelegentlich vor.

Bei *Vorliegen rein febriler Krankheitsformen* ist bei starken Myalgien an *Trichinose* zu denken, die aber Lidödeme, keinen nephritischen Befund, starke Bluteosinophilie aufweist, dann an *Typhus abdominalis*, welchem langsamerer Fieberanstieg, stärkere Somnolenz, Roseola, starke Leukopenie zukommt. Wichtig ist stets genaue Erhebung über Vorgeschichte, Abklärung eines Tierkontaktes und einer eventuellen beruflichen Tätigkeit mit der Möglichkeit solcher Beziehungen.

Prophylaxe. Die *individuelle Prophylaxe* besteht im Schutz gegenüber Kontakt mit Urin von Leptospirenkranken (Urindesinfektion bis zur 3. Woche), dann in Berufen mit Leptospirengefährdung im Verbot des Barfußgehens, Tragen von wasserdichten Stiefeln bei Sumpfarbeit. Vermeidung des Badens in stagnierenden Gewässern, Wundverbände bei Verletzungen, die in Berührung mit leptospirenhaltiger Flüssigkeit kommen können, sind anzuordnen.

Für die *Gruppenprophylaxe* kommt Vaccination und systematische Bekämpfung der tierischen Leptospirenträger in Frage.

Schutzimpfung mit einer Vaccine abgetöteter Leptospirenkulturen wurde bei Kohlenbergwerkarbeitern in Japan mit Erfolg durchgeführt (Wani), ebenso bei tierischen Seuchen, wie der Silberfuchsleptospirose. Die Bekämpfung der tierischen Leptospirenträger ist je nach der in Frage kommenden Tierart verschieden, meist nur bei Ratten und Mäusen in größerem Maßstab durchführbar, angezeigt bei Häufung von menschlichen Krankheiten.

Therapie. Die Behandlung der Leptospirosen war ursprünglich rein symptomatisch, dann wurde ohne großen Erfolg Serumtherapie und Chemotherapie versucht, und neuerdings steht die antibiotische Beeinflussung zur Diskussion. Für die *nicht ikterischen Fälle* mit ihrer guten Prognose kann die *symptomatische Behandlung* mehrheitlich als genügend bezeichnet werden. Bettruhe, diätetische Schonung, Sorge für Stuhlgang, medikamentös antipyretische oder antineuralgische Mittel, z. B. Pyramidon, Treupeltabletten, Optalidon, Cibalgin, dann warme Kompressen auf schmerzhafte Muskel oder Gelenke, bei Meningitis Druckentlastung durch Lumbalpunktion, bei Kollapstendenz Stimulation, bei renaler Schädigung eiweißarme Diät und Fruchtfasttage sind angezeigt. Wesentlich ist bei Hypochlorämie, bei stärkerem Erbrechen Infusion mit physiologischer NaCl-Lösung oder Injektion hypertonischer Kochsalzlösung.

Die *Serumtherapie* wurde beim Morbus Weil und anderen ikterischen Fällen angewandt. Immunserum, gewonnen von Pferden, Hammeln, Kaninchen, die mit L. icterohaemorrhagiae vorbehandelt worden waren, sind verschiedentlich versucht worden (s. Uhlenhuth) und sollen am besten durch verschiedene L. icterohaemorrhagiae-Stämme bereitet werden (Baermann und Zülzer). Die Dosis darf nicht zu klein sein, 40—80 cm^3 intramuskulär. Die Erfolge sind nicht eindeutig. Bei frühzeitiger Anwendung wird von entgiftender Wirkung berichtet.

Da die Sera schwer erhältlich sind, sind die Erfahrungen mit *Rekonvaleszentenserum* größer, dessen Effekt, bei Anwendung im 1. Weltkrieg und in Japan, günstig beurteilt wurde. Da auch dieses nicht leicht zu bekommen ist, empfiehlt sich vielmehr die gewöhnliche *Bluttransfusion,* die bei schwer toxischen Fällen, bei hämorrhagischer Diathese, bei sekundärer Anämie indiziert ist.

Von der *Chemotherapie* ist kein Effekt gesehen worden, weder von Chinin, Salvarsan, Antimon, noch von den Sulfonamiden.

Penicillin weist experimentell eindeutige Beeinflussung der Leptospiren in vitro wie in vivo auf. Die klinischen Erfahrungen begründen sich bis jetzt meist auf kasuistische Mitteilungen und der Behandlungsbeginn erfolgte dabei oft recht spät. Beim Morbus Weil wird der Ikterus, wenn er einmal ausgebrochen ist, nicht mehr beeinflußt und bei schwer toxischen Fällen konnte der letale Ausgang auch mit Penicillin nicht verhütet werden. Bei 127 penicillinbehandelten Infektionen mit L. icterohaemorrhagiae, die 1947/48 von verschiedenen Autoren mitgeteilt wurden, verliefen 12 tödlich (GSELL). Trotz Penicillinbehandlung können Fieberrückfälle und Komplikationen nicht verhütet werden. Dagegen wird allgemein ein rascherer Rückgang der septischen Erscheinungen, eine entgiftende Wirkung betont. Die Penicillinbehandlung ist deshalb *bei* den *schweren,* vor allem *ikterischen Formen indiziert* und sollte *frühzeitig und hochdosiert* angewandt werden (PATTERSON, MALAGATI, LAVERDA), noch LAWSON 250000 E 3stündlich intramuskulär während 4 Tagen, bei fehlendem Effekt innerhalb 24 Std doppelte Dosis.

Bei den *benignen Leptospirosen* sahen wir *keinen* überzeugenden Effekt. Vor allem trat trotz Behandlung ab 2.—4. Tag keine Verhütung der Meningitis serosa der 2. Phase, nicht regelmäßige Verhinderung des 2. Fieberschubes auf. Auch hartnäckige Leptospirurie war nicht zum Verschwinden zu bringen. Die Antikörperentwicklung, die erst in einigen Fällen mit Penicillinbehandlung sich nicht mehr deutlich zu bilden schien, bleibt in der Mehrzahl der Fälle ungestört. Bei Leptospireninfektion mit Typen, die überwiegend benigne Formen erzeugen und die keinen schwer toxischen Eindruck machen, kann auf die Penicillinanwendung verzichtet werden.

Streptomycin übt nach HEILMAN einen deutlichen Schutzeffekt bei experimenteller Infektion mit L. icterohaemorrhagiae aus, der bei Hamstern sich aber als deutlich weniger stark wie durch Penicillin erwies. Bei menschlichen Erkrankungen fand Streptomycin bis jetzt keine größere Anwendung. Bei Canicola infektion der Hunde konnten durch BRUNNER und MEYER mit Streptomycin die chronische Leptospirurie experimentell rasch behoben werden, auch bei Hamstern (40 mg je kg Körpergewicht während 3—5 aufeinanderfolgender Tage). Für Leptospirenträger ist damit erstmals eine erfolgreiche Bekämpfungsmethode gefunden worden.

Aureomycin ist nach HEILMAN experimentell bei Hamstern bei L. icterohaemorrhagiae-Infektionen 2mal so wirksam wie Penicillin, in der Verhütung tödlicher Infektion, nach ZINK in vitro und tierexperimentell wesentlich wirksamer als Penicillin und auch Terramycin. Bei menschlichen Leptospiren vom Typ Pomona und Mitis sah GSELL in 4 Fällen günstige Beeinflussung, ebenso bei L. icterohaem. BRAINERD u. Mitarb. und BATCHELOR u. Mitarb. bei je 1 Fall, desgleichen SPOSITO und NAVA bei einem schweren Morbus Weil. Mit *Terramycin* sahen wir in 6 nicht ikterischen Fällen den gleichen günstigen Effekt, wie dies experimentell durch UHLENHUTH und SCHÖNHERR belegt ist. Aureomycin oder Terramycin, peroral 2 g pro die, zu Beginn eventuell höhere Dosen und dann intravenös verabfolgt, sind zur Zeit die beste Behandlungsart der schweren Leptospireninfektion.

Leptospirosis und Unfall. Eine unfallmäßige Entstehung einer Leptospirenerkrankung kann zustande kommen 1. *durch Bißverletzung* durch ein leptospirenausscheidendes Tier, z. B. Ratten, Mäuse, Hunde, Füchse. Von IDO wurden Leptospiren in Speicheldrüsen der Ratten gefunden. Meist erfolgt Beschmutzung der Bißverletzung anschließend durch leptospirenhaltigen Urin, 2. durch *Verletzung bei beruflicher Tätigkeit*, so Metzgerinfektionen in rattenverseuchten Schlachthöfen, beim Schlachten von Schweinen, bei Arbeit in Tierstallungen, bei Kanal- oder Grubenarbeit, im Laboratorium, 3. durch *Verletzung* bei *Sturz in leptospirenverseuchtes Wasser*, sei es in Flüsse, Kanäle, Abwassergruben mit gleichzeitiger Hautschürfung oder stärkerer Wundenbildung, durch die die Leptospiren in den Körper eindringen können, 4. durch *Leptospirenbesiedlung einer vorbestehenden Verletzung*, was für die Mehrzahl der Bodeninfektionen zutrifft, so bei barfußgehenden Landarbeitern, bei Tätigkeit mit bloßen Armen in Sumpfgebieten und Plantagen.

Für die *rechtliche Anerkennung* sind genaue Erhebungen über das verdächtige Unfallereignis zu machen. Der Leptospireneintritt in die Wunde muß nicht nur möglich, sondern als sehr wahrscheinlich bewiesen werden. Folgende *5 Punkte* sind für die Unfallerkrankung dieser Infektionskrankheit als erfüllt zu fordern (GSELL): 1. Vorhandensein einer Wunde im Zeitpunkt der vermutlichen Infektion. Die Wunde muß konkret bewiesen werden. 2. Typische Inkubationsdauer zwischen 2—20 Tagen siehe vorn. 3. Eindeutige frische Leptospirenerkrankung mit den bekannten klinischen Merkmalen und einem im Verlauf noch ansteigenden Leptospirentiter. 4. Übereinstimmung des menschlichen Leptospirentyp mit dem in Frage kommenden Infektionsherd, also bei L. pomona-Erkrankungen ein Kontakt mit Schweinen, bei L. canicola-Erkrankungen ein Kontakt mit Hunden usw. 5. Als negatives Symptom ist noch hinzuzufügen, daß es sich um eine Erkrankung ohne lokale Entzündung an der Eintrittspforte handelt. Es fehlt am Ort des Leptospireneintritts sowohl Rötung, Eiterung, wie auch entzündliche Reaktion der Lymphbahnen mit Ausnahme gelegentlicher sekundärer Kokkeninfektion.

Die einzelnen Leptospirosen.

1. Leptospirosis icterohaemorrhagiae — Morbus Weil.

Die klassische Leptospirenerkrankung mit Ikterus und Nephritis, mit beträchtlicher Letalität und mit der Wanderratte als tierischem Träger wurde wahrscheinlich schon vor ihrer klinischen Abgrenzung durch WEIL in Heidelberg 1886 vereinzelt gesehen, so sind in der von GRIESINGER bezeichneten *biliösen Typhoid* solche Erkrankungen inbegriffen. Nach Entdeckung des Erregers (1915), unabhängig von einander durch INADA und IDO und durch UHLENHUTH und FROMME (s. S. 364) sind vorerst ikterische Weilfälle in der ganzen Welt beschrieben worden, dann auch zusehends mehr anikterische, rein febrile oder meningitische L. icterohaemorrhagiae-Infektionen.

Ätiologie. Bei der L. icterohaemorrhagiae wird serologisch ein kompletter Biotyp mit beiden Antigenen A und B und ein inkompletter mit Antigen A unterschieden, von denen jeder etwa die Hälfte der gezüchteten Weilstämme ausmacht, ohne daß Differenzen im klinischen Bild bestehen.

Vorkommen. Die L. icterohaemorrhagiae ist in der ganzen Welt nachgewiesen, überall wo *Wanderratten* vorkommen. Der *Rattus norvegicus* ist der *haupsächlichste Träger*, daneben sind aber auch andere Rattenarten wie Hausratte, zahme weiße Laboratoriumsratte gelegentlich befallen und dann sekundär durch Ratten angesteckte Tiere. Diese treten aber als menschliche Infektionsquelle ganz zurück. BLUMENBERG hat eine tabellarische Zusammenstellung sämtlicher bis 1939 bekannt gewordener Befunde von L. icterohaemorrhagiae bei wilden Ratten gemacht. Aus den 5 Erdteilen sind Erhebungen an 12282 Ratten mitgeteilt worden, wobei der Leptospirenbefall in den Einzelherden zwischen 0—63% schwankte. Je älter die Ratten sind, um so häufiger sind sie infiziert, bleiben dauernde Bazillenträger und setzen Leptospiren mit dem Urin nach außen ab. Als internationale Leptospirenträger wirken sie wie lebende Reinkulturen (UHLENHUTH).

Die L. icterohaemorrhagiae bewirkt meist vereinzelte Erkrankungen, periodisch kleinere Häufungen, aber nur gelegentlich Epidemien. *Häufungen* von meist nur 10—30 Fällen sind bekannt in Sielen, in Bergwerken (Saargebiet, Schottland, Japan), im Krieg in Schützengräben, dann in Badeanstalten wie die Hildesheimer Militärepidemie 1911 (HECKER und OTTO), die Epidemie in der Polizeischule in Burg (KÖRNER 1925), in der holländischen Schwimmanstalt in Gonda (POL und ANEMAET 1931), in Holland 1932 (JITTA). Größere *Epidemien* sind *selten*, so die Trinkwasserepidemie in Lissabon 1931, in Syra 1931.

Bei der Wasserepidemie in Lissabon 1931 (JORGE) erkrankten 126 Personen. Es starben 31 = 26,6%. Alle hatten aus der sogenannten Engelsquelle getrunken, die durch Rattenurin infiziert war. Die Infektion konnte nur oral erfolgen, doch glaubt VAN THIEL, daß infiziertes Wasser durch Auge, Nase, Mund bei den aus den Händen trinkenden Eingeborenen zustande gekommen sei, nicht intestinal. Bei der Epidemie in Hermopolis bei Syra im Aug. 1931 (zit. nach HEGLER), erkrankten 30 Männer, die in einem Hafenkaffeehaus verkehrt hatten, auch 2 Kellner und der Eigentümer. Das ausgeschenkte Wasser war durch Ratten infiziert.

Das hauptsächlichste Vorkommen betrifft die *Sommermonate*. Alle Altersstufen, beide Geschlechter sind befallen, wegen der vermehrten Exposition wesentlich mehr Männer. Bestimmte *Berufsgruppen* sind besonders betroffen, so daß der Morbus Weil als Berufskrankheit bezeichnet werden kann, so: Kanal-, Siel- und Grubenarbeiter, dann Metzger, Viehhändler, Schlachthausangestellte, daneben auch Soldaten und Badende. Besonders oft finden sich Erkrankungen in Küsten- und Flußstädten, in Bergwerken, an Kanälen mit stagnierendem Wasser, Badeanstalten und Kläranlagen.

Krankheitsbild. Der *Beginn* ist meist *plötzlich* mit Frösteln oder Schüttelfrost, *Fieber*, Kopfschmerzen, oft Erbrechen. In den ersten 2—4 Tagen klagen die sich recht krank fühlenden, hochfiebrigen Patienten vor allem über *Muskelschmerzen*, besonders in den *Waden*, dann auch im Rücken, Nacken, Brust und Bauch. Dabei sind die Muskeln druckempfindlich. Gelegentlich lokalisieren sich die Schmerzen in den Gelenken. Schmerzhaft ist besonders rascher Druck auf die Waden. Die Haut darüber ist nicht empfindlich. Als weiteres Symptom tritt früh *Conjunctivitis* auf mit eigenartig glasiger Rötung, dann belegte trockene Zunge, Rachenrötung, öfters Herpes, Nasenbluten, gelegentlich Durchfälle, Halsdrüsenanschwellungen. Dazu wird Schlaflosigkeit und Inappetenz bemerkt. Alle diese Symptome geben dem Krankheitsbild vorerst keine für die Diagnosestellung genügenden Merkmale. Es wird an Typhus, Sepsis, Grippe, Gastro-Enteritis, wegen Bauchschmerzen an Appendicitis und Cholangitis gedacht. HEGLER berichtet, daß von 27 Fällen, die während 8 Jahren in die Hamburger Klinik eingewiesen wurden, nur einmal die Diagnose Morbus Weil vor der Einweisung gestellt wurde und daß mehrere Fälle auch in der Klinik erst nach dem Tode als Leptospirenerkrankung erkannt wurden.

Typisch ist erst der *Fieberverlauf*. Einer 1. Fieberperiode von 4—9 Tagen mit Temperaturen zwischen 38—40°, oft mit einer vorübergehenden Senkung am 3.—4. Tag. Wenn der Ikterus auftritt, folgt nach staffelförmigem Rückgang eine fieberfreie Periode von 4—8 Tage Dauer und dann schließt sich eine 2. Fieberperiode von recht verschiedenem Ausmaß an, (nach GUDZENT zwischen 2—20 Tagen), durchschnittlich während einer Woche, meist nicht mehr so hoch wie beim 1. Schub, öfters staffelförmig ansteigend und dann abfallend, so daß die Fieberkurve eine Wellenform erhält (Dauer bis übe 60 Tage) (s. Abb. 4). Dieser 2. Fieberschub findet sich nach REITER in 70—75%, nach HEGLER in etwa 50% der Fälle. Er kann von weiteren Rückfällen gefolgt sein, oft mit Verstärkung von Ikterus und Wadenschmerzen, ohne daß aber eine strikte Parallelität von Fieber und Schwere der Krankheitserscheinungen bestünde.

Der *Ikterus*, einsetzend am 2.—7. Tag, meist am 3.—5. Tag, kann sehr verschieden stark sein. Er ist häufig von Hautjucken begleitet, dauert 1—2, gelegentlich auch 4 und mehr Wochen. Er hat der Krankheit den Namen *infektiöser*

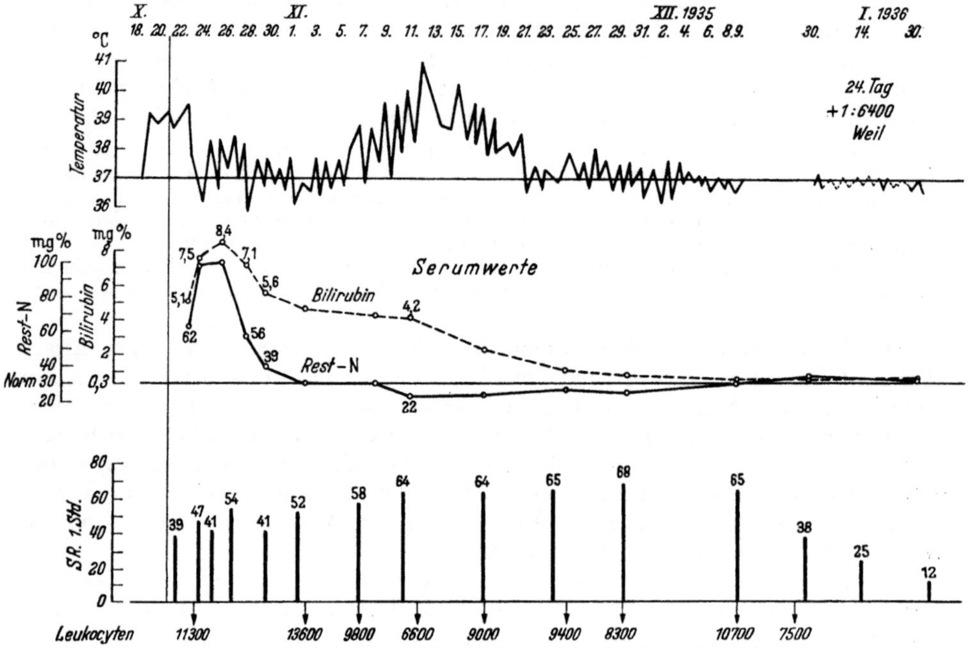

Abb. 4. Leptospirosis icterohaemorrhagiae. Fieber-, Puls-, Rest N-, Bilirubin- und Senkungsverlauf.

Ikterus gegeben. Die Leber ist diffus vergrößert, druckschmerzhaft, der Stuhl ganz oder zeitweise entfärbt, der Urin dunkel, mit Bilirubinurie. Im Blut ist Bilirubin verschieden stark erhöht, die direkte und indirekte H. van den Bergh-Reaktion positiv. Die Takata-Reaktion wird im Verlauf ebenfalls positiv, der Thymol-Trübungstest ebenso ab 7.—9. Tag, (JOOSENS und STIJNEN), alkalische Serumphosphatase, Serumdiastase können erhöht sein (CAYLEY).

Alle sonst bei Leptospirosen gesehenen Symptome treten bei der L. icterohaemorrhagiae in ganz ausgeprägter Art auf, sowohl mit wie ohne Ikterus, so die *Nierenschädigung*, in leichter Form mit Albuminurie und Erythrocyturie, fast stets als richtige *Nephritis* mit Abnahme der Urinmenge, im Sediment Cylinder, Albumen, Erythrocyten, im Blut mit beträchtlichen *Reststickstofferhöhungen*. Werte von 200—400 mg-%, die klinisch nicht vermutet würden, finden sich am Ende der 1. Krankheitswoche. Harnstoff und Xanthoproteinwerte sind erhöht, s. DOHMEN, S. 372. Blutdruckanstieg fehlt oder bleibt gering, ebenso Ödem. Es kann zu kurzer oder mehrtägiger Anurie kommen. Vermindert ist die Chlorausscheidung (KLIENEBERGER), vermehrt die Ausscheidung von Aminosäuren (STRASBURGER), von Ammoniak und Stickstoff (GUDZENT). Gelegentlich wird Glykosurie gesehen (KITOAKO), positive Diazoreaktion. Erbrechen begünstigt das Entstehen einer *hypochlorämischen Azotämie*, welche sofortige therapeutische Maßnahme verlangt (MORAWITZ und SCHLOSS, MERKLEN, E. FRANK, ROESCH, GEORGOPULOS). Die Rest-N-Erhöhung ist zu nicht unbeträchtlichem Teil extrarenal bedingt (Leberstörung, Muskelstoffwechselveränderungen);

die *hämorrhagische Diathese*, oft mit Hautblutungen, lebensbedrohlich durch Nasenbluten, Darmblutung, Genitalblutung oder verstärkte Menstruation. Tödliche doppelseitige Nebennierenblutung, klinisch als WATERHOUSE-FRIDERICHSEN Syndrom teilten JACKSON und OLEESKY mit. Thrombopenie, Gefäßschädigung durch Ikterus, Gerinnungsstörungen bedingen die Blutungsbereitschaft.

Kreislaufschädigung, sich äußernd durch Pulsbeschleunigung (im Gegensatz zu anderen Ikterusformen), durch *Hypotonie* mit Werten um 80—90, mit Ausnahme von schweren Nephritiden. Der physikalische Herzbefund bleibt gewöhnlich normal. Myokarditis, Endo- und Perikarditis sind seltene Komplikationen. Pathologische Ekg.-Veränderungen Arrhythmien, sind vorübergehend zu finden.

Milztumor, wie dies WEIL in seinen Fällen gesehen hat, ist eher selten. HEGLER fand ihn nur einmal unter 27 Fällen, REITER in 40%, mehr perkussorisch als palpatorisch. *Pankreasbeteiligung*, bedingt durch Entzündung oder Blutung, kann sich durch Glykosurie äußern (SIÖBERG, BEIGLBOECK).

Hauterscheinungen finden sich schon in den ersten Tagen als *Erytheme*, im Vollstadium als masern- oder scharlachförmige *Exantheme*, in schweren Fällen mit Hautblutungen, gefolgt öfters von kleienförmiger Abschuppung.

Nervensystemveränderungen zeigen sich durch Schlaflosigkeit, Unruhe, Delirien oder auch durch Apathie bis zu Bewußtseinsverlust. Encephalomyelitis ist nicht häufig, kommt aber vor (Literatur siehe SCHEID), evtl. mit Lähmungen. Viel häufiger ist *Meningitis serosa*. Der Befund von Rücken- und Nackensteifigkeit, positivem Kernig läßt oft nicht leicht entscheiden, ob diese Symptome auf Muskelveränderungen oder auf Meningitis beruhen. Wird der Liquor nach der 2. Woche untersucht, so sind pathologische Befunde fast regelmäßig zu finden (in 86% nach CARGILL und BEESON). In ikterischen Fällen ist der Liquor xanthochrom. Rein meningitische Fälle von Morbus Weil sind bei regelmäßiger Liquorkontrolle nicht selten.

Pulmonale Veränderungen zeigen sich öfters durch Katarrherscheinungen der oberen Luftwege, Bronchitis, in schweren Fällen Bronchopneumonien (MÖSCHLIN). Im Auswurf wird öfters Blut gesehen, der angebliche Leptospirenbefund von MERKLEN ist umstritten (wohl Mundspirochäten, VAN THIEL). Pleuritis sicca und exsudativa kommen vor.

Blutveränderungen zeigen sich in *Anämie sekundärer Art*, die im Verlauf der Erkrankung deutlicher hervortritt. Zu Beginn kann durch Eindickung des Blutes eine Polycythämie vorgetäuscht werden, nach KLIENEBERGER Hb-Werte bis 120%, Erythrocyten bis 6 Millionen. Die Anämie ist meist von der 2. zur 4. Woche noch progredient, führt zu Hb-Zahlen um 45%, Erythrocyten um 3 Millionen. Je schwerer der klinische Verlauf ist, um so ausgesprochener ist nachträglich die Anämie. *Leukocytose*, zu Beginn mäßigen Grades 10000—12000, ist in schweren Fällen sehr ausgeprägt, Leukocytenwerte 20000—30000, oft mit jugendlichen Elementen mit toxischer Granulierung. Frühzeitige Leukopenie wird gelegentlich gesehen, die Eosinophilen sind meistens nicht ganz verschwunden die Lymphocyten steigen in der Rekonvaleszenz an. Starke Thrombopenie kann im akuten Stadium auftreten (SICK). Die osmotische Resistenz der roten Blutkörperchen ist nicht verändert (STRASBURGER, MAGNUS-ALSLEBEN und GROSS). Die Blutsenkung ist frühzeitig und beträchtlich erhöht, im Gegensatz zur Hepatitis epidemica, erhöhte Senkungswerte bleiben auch lange bestehen. Weitere Blutveränderungen s. S. 374.

Bei fehlendem Ikterus stehen verschiedene Symptome, wie gesagt, meist die Meningitis im Vordergrund. Französische Autoren haben durch zahlreiche Einzelbeobachtungen den Reichtum dieser Formes camouflées (Lemierre) des Morbus Weil hervorgehoben, so pseudogrippale Formen (Kourilsky und Mamou, Dreyfuss u. a.), rein febrile Formen (Bloch und Hébert 1917, Dérot und Hervy), nervöse Formen mit Encephalomyelitis (Hamburger a. a.), febril-azotämische Formen (Caroli), hepatomegale Formen (Derout).

Der **Verlauf** ist je nach der Schwere des Falles verschieden. Bei vollentwickeltem Ikterus und Urämie kann Nieren-, seltener Leberinsuffizienz, unterstützt durch Kreislaufkollaps, Blutungen, zum Exitus führen, im 2. Teil der 1. Woche oder anfangs der 2. Woche. Später bedingen Pneumonien oder sonstige Komplikationen Lebensgefährdung. Die Gelbsucht kann über 4 oder mehr Wochen anhalten. Es tritt starke Abmagerung auf, in einem Fall von Strasburger Gewichtsabnahme von 15 kg, einmal sogar 24 kg. Die Rekonvaleszenz vollzieht sich langsam, begleitet von allgemeiner Schwäche und Haarausfall. Wenn die Krankheit einmal überwunden ist, erfolgt aber die Ausheilung fast immer vollkommen. Residuen an Nieren, Leber und Herz sind selten.

Als **Nachkrankheiten** sind zu erwähnen: Neigung zu Eiterungen, so Furunkel Otitis, Phlegmonen, Parotitis, Pneumonie, dann Augenkomplikationen, vor allem Iridocylcitis, seltener Neuritis optica (s. vorn), Aktivierung von Tuberkulose oder anderen Krankheiten.

Die **Diagnose** wird in der 1. Woche durch Leptospirennachweis im Blut gestellt, von Mitte der 2. Woche an serologisch durch Agglutination/Lysis. Leptospiren sind außer im Blut auch im Urin in der 2. und 3. Woche, vereinzelt im Conjunctivalsekret, im Stuhl, im Liquor, gefunden worden, letzthin von Jahn und Ludwig im Duodenalsaft, ferner in der Muskulatur bei Biopsie (Sheldon). Differentialdiagnose s. S. 377.

Die **Prognose** ist unterschiedlich. Es gibt Epidemien und Gegenden mit hoher Sterblichkeit, dann wieder Endemien mit leichtem Verlauf. In Mitteleuropa gilt die Krankheit als leicht, in Hafenorten als mittelschwer. Die Letalitätsziffern schwanken zwischen 6—40%, meist noch 25% oder höher. Unter der Behandlung mit Antibiotica, Transfusionen, Infusionen, ist die Letalität jetzt wesentlich geringer als früher.

Pathologische Anatomie s. S. 375, **Therapie** s. S. 379.

2. Leptospirosis grippotyphosa.

Ätiologie. Dieser Leptospirentyp wurde von Tarassoff 1928 bei Untersuchung des russischen Wasserfiebers in der Umgebung von Moskau isoliert und wegen der klinischen Erscheinungen einer grippeartigen Erkrankung mit enteritischen Störungen als *Leptospira grippotyphosa aquatilis* bezeichnet. Holländische Forscher fanden Übereinstimmung mit dem ostindischen *Typ Andaman B.*

Vorkommen. Grippotyphosaerkrankungen sind in den verschiedenen Gebieten Europas gefunden worden, so 1937 beim Erntefieber in Bayern, beim Schlammfieber in Schlesien (Rimpau, Schlossberger und Kathe) und seither in sämtlichen europäischen Ländern mit Ausnahme von England, wo die Feldmaus nicht vorhanden ist, Spanien und Balkan.

Geschichtliches. Als Krankheitseinheit wurde diese Affektion schon 38 Jahre vor Entdeckung des Erregers genau geschildert, zuerst von Globig 1890 bei einer *Badeepidemie* unter Matrosen in Lehe an der Weser. Dann hat 1894 Friedrich Müller die Besonderheiten der Krankheit in einer Beschreibung der

Schlammfieberepidemie in Schlesien klar hervorgehoben. Es handelte sich um eine akut hochfebrile Erkrankung mit Conjunctivitis, Exanthem, Rachenrötung, Algien, gelegentlich Milzvergrößerung. Erst 1926 traten wieder zwei größere Epidemieherde in Deutschland auf, eine *Schlammfieberepidemie* in Schlesien, beschrieben von KATHE, und eine *Erntefieberepidemie* im südbayrischen Donaugebiet, festgehalten von RIMPAU. PRAUSNITZ und LUBINSKI in Breslau fanden bereits eine Leptospire im Blut solcher Fälle, die aber nicht weitergezüchtet werden konnte.

Tierreservoir. Als tierischer Träger der L. grippotyphosa wurde regelmäßig die *Feldmaus = Microtus arvalis* gefunden, zuerst 1941 von SCHÜFFNER, der 47% der Nieren von Feldmäusen in Holland damit infiziert feststellte. Untersuchungen von RIMPAU, KATHE, UHLENHUTH zeigten die Verseuchung der Feldmäuse mit L. grippotyphosa, wobei starke regionale Unterschiede in der Infektionshäufigkeit auffielen. Die menschliche Infektion erfolgt gewöhnlich durch Kontakt mit Mäuseurin, besudelten Gräsern und Gesträuchen, durch urinverseuchtes Wasser in Tümpeln, Wiesen und stehenden Gewässern.

Epidemiologisch handelt es sich um eine zahlenmäßig beträchtliche, aber regional begrenzte Infektionskrankheit, wobei im Zusammenhang mit Witterung und Mäuseplagen Jahre mit zahlreichen solchen mit spärlichen Fällen folgen. Reichliche Niederschläge, Überschwemmungen, eine gewisse mittlere Monatstemperatur um 18—19 Grad oder mehr und gleichzeitig gehäuftes Vorkommen von Mäusen bilden die Grundlage für epidemisches Auftreten. Die *Benennung* ist je nach dem Auftreten bei bestimmter Beschäftigung oder in bestimmten Gegenden verschieden: *Schlammfieber* (in Schlesien), *Erntefieber* (in Bayern), *Feldfieber* (zusammenfassender Begriff nach RIMPAU), *Wasserfieber* (Rußland), Sommergrippe, Charentefieber in Frankreich (von HOESSLIN), Erbspflückerkrankheit (in Norddeutschland). Es handelt sich um eine *Sommerkrankheit.* Die Infektion erfolgt mehrheitlich bei der Feldarbeit, gelegentlich als Badeinfektion in sumpfigen Strandgebieten. Öfters kann nachgewiesen werden, daß Mäuse von Erkrankten in die Hand genommen oder getötet wurden.

Die Zahl der Grippotyphosaerkrankungen nimmt bei genauer Beobachtung zu. RIMPAU hat in Südbayern 1937—1947 663 Fälle diagnostiziert. In Schlesien wurden zahlreiche Schlammfiebererkrankungen durch diesen Erreger von KATHE untersucht. Kleinere Herde beschreiben in Deutschland METZ, HOFFMANN, NAUMANN, KOTTLORS, STAHL und TETZNER. In Braunschweig und Hannover sind 1949 unter der Bezeichnung *Erbspflückerkrankheit* über 400 Fälle als Grippotyphosaerkrankungen erkannt worden (POPP, STEIGNER, LITZNER und HAHN), wobei die Infektion durch intensive Berührung mit Leptospiren besiedeltem feuchtem Boden und niedrigen Pflanzen zustande kam. Hierbei waren doppelt so viel Frauen wie Männer von der, namentlich im Juli und August vorkommenden seuchenartigen Erkrankung befallen, die 2—4 Wochen dauerte und keine Komplikationen bedingte.

In der *Schweiz* wiesen GSELL und WIESMANN 1944—1949 60 Erkrankungen nach, in der *Tschechoslowakei* JIROVEC und STOLCOVA 1941—1944 201 Fälle, in *Dänemark* BORG PETERSEN 1940—1948 15 Fälle. In *Italien* fanden sich unter den Reisfeldfiebern der Poebene bei der Enquête von MINO 1941 nur 3 Fälle. In *Frankreich* sind Häufungen in Flußgebieten, z. B. Charentefieber (VON HOESSLIN), Badeepidemie in Montargis (LEFEBRE DES NOETTES) und Einzelfälle veröffentlicht (Lit. s. GSELL). In *England* sind noch keine Grippotyphosafälle gesehen worden, auch wurde dort Microtus arvalis, der obligate Träger, nicht festgestellt.

Das **klinische Bild** ist dasjenige einer akut einsetzenden, hohen *Fiebererkrankung*, entweder ohne Lokalsymptome gelegentlich mit Enteritis oder dann mit Meningitis serosa (siehe LOBMEYER, GSELL und RIMPAU, OCKLITZ) in der typischen Art der anikterischen Leptospirosen (s. Abb. 5). Die Erkrankung beginnt plötzlich mit Kopf- und Rückenweh, oft Schwindel und Erbrechen, manchmal mit perakutem Zusammenbruch. Es finden sich hohe Fieber, die 4—6 Tage anhalten, rasch oder lytisch absinken, gefolgt von mehr oder weniger deutlichem, kürzerem Fieberschub. Da außer Meningismus meist Lokalsymptome fehlen, wird die Erkrankung dort, wo nicht vom Arzt an Leptospirosen gedacht wird, nicht als solche diagnostiziert. Besonderheiten sind selten. Zu erwähnen sind gelegentlich Milztumor, Exantheme, psychische Erregtheit, myelocytäre Reaktion im Blutbild. Nur einer unserer 45 Fälle zeigte vorübergehenden Subikterus. VAN RIEL hat die L. grippotyphosa richtigerweise als „la plus anicterique des leptospiroses" bezeichnet.

Durch Blutüberimpfung in den ersten Tagen kann eine febrile Impfkrankheit erzeugt werden, die zur Fiebertherapie von KORTHOF bei Asthma, von GSELL bei Psychose benutzt, wegen der Möglichkeit einer Spätiritis aber wieder verlassen wurde.

Die **Prognose** ist gut. Entfieberung tritt meist am Ende der 1. Woche ein. Ausheilung erfolgt in 2 Wochen, bei stärkerer Meningitis in 3—4 Wochen. Die Letalität schätzt RIMPAU auf etwa 1%, doch scheinen meist vorbestehende Krankheiten am ungünstigen Ausgang beteiligt zu sein. Sektionsfälle sind in neuerer Zeit nicht bekannt geworden.

3. Leptospirosis sejrö.

Ätiologie. Der Leptospirentyp sejrö wurde 1938 durch BORG PETERSEN und J. CHRISTENSEN aus dem Blut eines Krankheitsfalles auf der dänischen Insel Sejrö isoliert. Er ist nahe verwandt mit dem japanischen Typ L. hebdomadis. BORG PETERSEN zählt diese beiden Typen, sowie L. saxkoebing zur erweiterten Hebdomadisgruppe.

Vorkommen. Außer in Dänemark wurden Infektionen mit L. sejrö in Deutschland, Schweiz, Tschechoslowakei und Italien bis jetzt gefunden.

Die **tierische Infektionsquelle** findet sich nicht bei Haus- oder Feldmaus, sondern in der Ährenmaus und Waldmaus. *Mus musculus spicilegus* = die Ährenmaus zeigt nach BORG PETERSEN vor allem diesen Leptospirentyp. Es handelt sich um eine Markmuset, d. h. Feld-Hausmaus, welche im Frühling und Sommer auf dem Felde lebt, in den kalten Jahreszeiten in die Bauernhöfe eindringt, wo sie dann ihr Futter findet. Sie ist eigentlich eine Hausmaus. Bei *Apodemus sylvaticus*, der Waldmaus, wurden erst wenige Exemplare untersucht, von RIMPAU positive L. sejrö-Titer festgestellt. Auch die japanische L. hebdomadis siedelt auf einer Maus, dem Microtus montibelli. Bei Haustieren zeigen Kühe und Pferde öfters positive Sejröagglutination, wohl Stallinfektionen durch Mäuse.

Epidemiologisch ist L. sejrö nur als Einzelerkrankung gesehen worden, als Sommer- und Herbstkrankheit, meist bei männlichen Personen, die beruflich in der Landwirtschaft tätig sind, so bei Feldarbeitern, gelegentlich Käsern, Maurern und Waldarbeitern.

Das **klinische Bild** zeigt sich als akute, hochfebrile, meist diphasische Fieberkrankheit von durchschnittlich 6—7 Tage Dauer mit Conjunctivitis und sehr häufig mit einer Meningitis serosa, die gesucht werden muß, sich aber in unseren Fällen in der 2. Krankheitswoche regelmäßig nachweisen ließ (WEYERMANN). Die Krankheitserscheinungen sind gleich wie bei L. grippotyphosa und fallen unter den Begriff des *Feldfiebers.* Ikterus fand BORG PETERSEN in 8,4% von

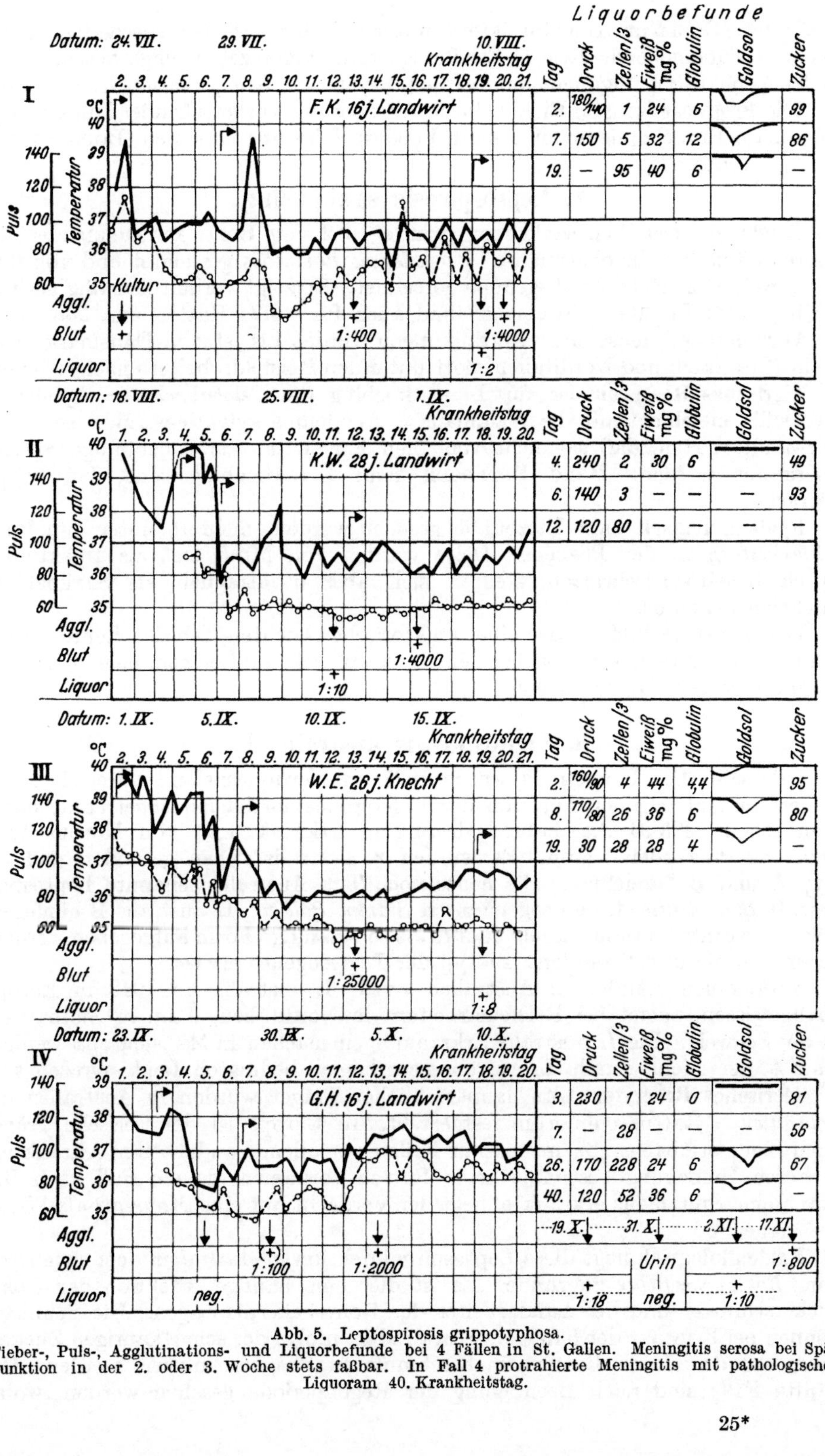

Abb. 5. Leptospirosis grippotyphosa.

Fieber-, Puls-, Agglutinations- und Liquorbefunde bei 4 Fällen in St. Gallen. Meningitis serosa bei Spätpunktion in der 2. oder 3. Woche stets faßbar. In Fall 4 protrahierte Meningitis mit pathologischem Liquoram 40. Krankheitstag.

285 Fällen, GSELL nur 1mal Subikterus unter 41 Fällen. Die Nierenschädigung war leicht, vorübergehende Rest-N-Erhöhung wurde vereinzelt nachgewiesen, mehrfach encephale Schädigungen mit Delirien, Psychosen. Komplikationen sind selten.

Die **Prognose** ist gut. Einzig durch Aktivierung vorbestehender Infekte oder sekundäre Bronchopneumonien kann Lebensgefährdung eintreten (BORG PETERSEN: 2 Todesfälle).

4. Leptospirosis saxkoebing.

Ätiologie. Der Typ saxkoebing wurde 1942 von BORG PETERSEN aus den Nieren dänischer Gelbhalsmäuse = *Apodemus flavicollis* gezüchtet und von ihm zur erweiterten Hebdomadisgruppe gerechnet. Er zeigt verhältnismäßig geringe Pathogenität für Meerschweinchen und auch für weiße Ratten und Mäuse.

Vorkommen. Menschliche Erkrankungen wurden bis jetzt in Dänemark, Holstein (LÜBBERS) und Norditalien, dort unter den Reisfeldarbeitern nachgewiesen.

Tierisches Reservoir ist für L. saxkoebing die *Gelbhalsmaus* = Apodemus flavicollis melchior und die Waldmaus = Apodemus sylvaticus, zwei so nahe-verwandte Arten, daß sie nicht von allen Fachleuten als selbständige Spezies anerkannt werden. BORG PETERSEN fand L. saxkoebing sonst bei keiner Tierart.

Epidemiologisch sind Einzelfälle gesehen worden, mehrere unter den Reisfeldarbeitern in der Poebene. Diese wurden von MINO erst als Infektionen durch L. sejrö beschrieben, stellten sich aber nachträglich als Saxkoebing-infektionen heraus.

Das **klinische Bild** ist das einer anikterischen leichten, febrilen Leptospirose, ohne weitere Besonderheiten bei den, bis jetzt nicht zahlreichen, beim Menschen diagnostizierten Erkrankungen.

5. Leptospirosis australis A.

Ätiologie. Die L. australis wurde 1937 in Nordqueensland durch LUMLEY isoliert und als eigener Typ von der L. icterohaemorrhagiae abgetrennt, nachdem schon 1933/34 die dadurch bedingten Erkrankungen von Morbus Weil abgesondert worden waren. Es wurden 2 Australis-Typen gefunden und als Typ A und B bezeichnet. Die heute noch Typ Australis benannte Leptospire betrifft *L. australis A*, den sogenannten *Stamm Ballico*. L. australis B hingegen, der sogenannte Stamm Zanoni mußte als selbständige Form aufgegeben werden, da er sich als unvollständiger Biotyp der L. pyrogenes erwies.

Vorkommen. Außer in Australien wurde L. australis ab 1942 in Europa nachgewiesen, zuerst bei Reisfeldarbeitern in Norditalien, dann in Südbayern, in der Schweiz. Die L. australis-Erkrankungen machen in Mitteleuropa weniger als 5% der nicht durch L. icterohaemorrhagiae bedingten Leptospirosen aus.

Tierisches Reservoir. Als hauptsächlicher Träger wurden in Australien die *Feldratten* = Rattus culmorum festgestellt. In Europa ist der tierische Träger noch nicht ermittelt. Da in unseren Fällen vor allem Landarbeiter erkrankten, in deren Umgebung bestimmt keine Ratten vorkamen, da ein Fall nach Biß durch eine Spitzmaus erkrankte, liegt der Verdacht auf eine *Mäuseart* als Wirtstier nahe.

Epidemiologisch liegt diese Leptospireninfektion in *Australien* dem *cane-fever*, dem *Rohrzuckerfieber* zugrunde. Es ist dies eine häufige Affektion der Rohrzuckerschnitter und der Landarbeiter der Rohrzuckerplantagen. Die Schnitter können bei Kontakt der häufigen Armwunden infolge der scharfkantigen Zuckerrohre mit den durch Rattenurin beschmutzten Pflanzen infiziert werden. Gehäufte Fälle sind nach Beendigung der Regenperiode gesehen worden, wobei barfußgehende Personen in dem von den Ratten infizierten Sumpfboden gefährdet sind. *In Europa* liegen kleinere Häufungen von Australiserkrankungen bei der Reisfeldarbeit und bei landwirtschaftlicher Tätigkeit vor. Wir sahen einmal 3 Erkrankungen von Jugendlichen, die im gleichen Weiher mit stagnierendem Wasser gebadet hatten. Männererkrankungen sind häufiger, Sommer- und Herbstmonate sind bevorzugt.

Das **klinische Bild** soll in Australien schwer sein, entsprechend dem Morbus Weil. Da aber dort noch keine genaue Trennung von L. australis A und dem klinisch weilähnlichen Australis B gemacht wurde, sind diese Angaben nicht sicher verwendbar (VAN THIEL). *In Europa* handelt es sich um stark febrile, *anikterische, benigne Leptospirosen*, die nach unseren Erfahrungen meist aber stärker toxisch sich darboten als die L. grippotyphosa- und L. pomona-Erkrankungen, regelmäßig mit Meningitis serosa, oft mit starken Myalgien, stets ohne Ikterus. An Komplikationen ist Iritis beschrieben, ebenso Pleuritis sicca, Encephalitis mit epileptiformen Anfällen, Bronchopneumonie. Die **Prognose** war stets gut mit Ausheilung innerhalb 3—8 Wochen.

6. Leptospirosis pomona.

Ätiologie und Vorkommen. Die L. pomona wurde 1937 in Queensland durch CLAYTON, DERRIK und CILENTO isoliert bei fieberhaften Erkrankungen junger Männer, die in Molkereibetrieben tätig waren. In Europa fand sich dieser Typ 1938 bei einer Endemie von 60 Erkrankungen von Reisfeldarbeitern in der Faktorei Mezzano in der Poebene. Er wurde von BABUDIERI und BIANCHI erst als Typ mezzano beschrieben, später als identisch mit Typ pomona erkannt.

Seit der Aufdeckung der *Schweinehüterkrankheit als Leptospirosis pomona* 1944 durch GSELL wurde das Vorkommen von Pomonainfekten recht zahlreich in der Schweiz, dann in Frankreich, in Norditalien, Österreich, Jugoslawien und Rußland festgestellt.

Tierisches Reservoir. Als wesentliche tierische Träger der L. pomona sind die *Schweine* zu bezeichnen. Einerseits zeigen die Schweine in Gegenden mit Vorkommen der L. pomona in hohem Prozentsatz positive Agglutinationstiter auf L. pomona, andererseits konnten die Leptospiren im Schweineharn gefunden worden (GSELL und WIESMANN, ROCH und MACH). Artifizielle Infektion der Schweine mit L. pomona gelang 1945 SCHMID (Bern). Sie führte zu leichter Fieberkrankheit, zu positiver Agglutination und durch Leptospirenausscheidung im Urin zu weiterer Infektion der Tiere in der gleichen Stallung. Die Schweine selbst zeigen mehrheitlich bei Pomonainfektion keine manifesten Symptome (Fieber werden in praxi nie gemessen und als solche beim Einzeltier in Schweinezuchten nicht bemerkt). Manchmal weisen die Schwindel oder Steifigkeitssymptome, sowie Gliederschwäche auf in der Art einer Meningo-Encephalitis. Positive Pomonaagglutination wurde bei Schweinen in der Schweiz, Italien, Palästina, Indonesien und Australien festgestellt. Pomonakulturen aus Ferkelnieren sind erst an wenigen Orten (Schweiz, Australien, Indonesien) angelegt worden und gaben positive Resultate.

Leptospirosis pomona wurde ferner je einmal von einem Hund in Batavia und von einer Ratte in der Poebene isoliert. Die zwei bei der *Ikterohämoglobinurie der Rinder* in *USA.* von BACKER und LITTLE isolierten Stämme, die mit der L. bovis von Israel s. S. 396 nicht identisch sind, erwiesen sich als L. pomona (GOSCHENOUR und Mitarbeiter 1950). Menschliche Erkrankungen sind dabei erst vereinzelt 1951 bekannt geworden (BEESON), dagegen noch nicht bei Kontakt mit Rinderleptospirose in *Australien.* Nach serologischen Erhebungen ist die dortige Rinderleptospirose ebenfalls durch L. pomona bedingt, wobei die Übertragung auf das Rind eventuell durch Schweine erfolgt (SUTHERLAND).

Bei Pferden sind Pomonabefunde bei der equinen rezidivierenden Iridocyclitis gefunden worden, dort wo Schweinekontakt vorhanden war (Heusser, Gsell u. a.).

Die **Epidemiologie** der L. pomona läßt die *enge Beziehung* dieser menschlichen Erkrankungen *zu den Schweinen* erkennen. Die Mehrzahl der Fälle wird in großen Schweinezuchtbetrieben, die selbständig sind oder die sich an eine Käserei, Molkerei anschließen, gesehen und zwar im Alpengebiet Europas und in Australien. *Beruflich* sind vor allem Schweineknechte, Schweinehüter, Käser, Landwirte mit Schweinehaltung befallen, dann Schweinemetzger, Maurer und Arbeiter in Schweinestallungen, gelegentlich Hausfrauen und Kinder, die in solchen Betrieben zu tun hatten. Die genaue Anamnese ließ in 98% unserer Fälle direkten Kontakt mit lebenden Schweinen oder deren Exkrementen feststellen. Betroffen sind vor allem jugendliche Erwachsene. Im jahreszeitlichen Auftreten sind Pomonaerkrankungen nicht auf die warme Jahreszeit beschränkt, wenn auch dann die größten Zahlen sich finden, da der Kontakt mit dem tierischen Reservoir während des ganzen Jahres besteht. Vor allem erkranken Personen, die frisch in den Schweinehüterberuf eintreten (s. Kalt).

Das klinische Bild ist das einer akuten, hochfebrilen, meist diphasischen benignen Erkrankung, sehr häufig mit Meningitis serosa, wie es als *Schweinehüterkrankheit* bekannt ist (s. S. 391 und Abb. 3). Die erste intensive Fieberphase dauert 5—8 Tage, die zweite nur 24—48 Std, so daß bis zum 10. Tag die Temperaturen mehrheitlich endgültig abgefallen sind (s. Abb. 6). In der 2. Phase kommt es erneut zu Kopfschmerzen, Hyperämie der Conjunctiven, zu Bradykardie und jetzt deutlich pathologischem Liquorbefund. Ikterus ist ausgesprochen selten (2 unserer 258 Fälle). Leichte Rest-N-Erhöhung wird gelegentlich gesehen. Komplikationen sind Ausnahmen, so protrahierte Meningitis, Polyneuritis, Spätiridocyclitis, sekundäre Bronchopneumonie.

7. Leptospirosis mitis.

Ätiologie. Die L. mitis wurde 1940 von Johnson in Queensland aus dem Blut eines Ochsentreibers isoliert. Es ist ein selbständiger Typ. Mit dem von Mino zuerst als mitis bezeichneten Stamm bei Reisfeldfieber, der sich nachher als L. bataviae erwies, hat er keine Beziehung. Die Benennung von Mino für seinen Stamm ist wieder hinfällig geworden.

Vorkommen. Außer in Australien wurden positive serologische Befunde auf L. mitis in Europa 1948 durch Gsell und Wiesmann gefunden. Der kulturelle Nachweis gelang diesen Autoren 1949.

Tierisches Reservoir. Der hauptsächliche Träger scheint das *Schwein* zu sein. Gsell und Wiesmann stellten hohe Agglutinationswerte in Schweinesera bei Untersuchung von Tierbeständen erkrankter Personen fest. Bei gesunden Schlachtschweinen fanden sich überwiegende Titer auf L. mitis in 10%, gleich hohe auf L. pomona und L. mitis, in 24%, auf L. pomona allein in 60%. Johnson fand L. mitis bei Ferkeln.

Epidemiologisch sind vereinzelt vorkommend Erkrankungen in der Schweiz und in Australien (1947—1949 35 Fälle) bekannt geworden. Beruflich handelte es sich um Personen mit Schweinekontakt, so Schweineknechte, Schweinemetzger, Käser, Molkereiangestellte, Landwirte, Fleischinspektoren. Es waren stets männliche Personen befallen.

Klinisches Bild. Es handelt sich um eine typische benigne Leptospirose mit starkem Kopfweh, Muskel- und Gelenkschmerzen und Fieberdauer von durchschnittlich 1 Woche, bei uns stets mit Meningitis serosa. Ikterus wurde nicht notiert. Der Verlauf war stets günstig.

ad 6. und 7: **Die Schweinehüterkrankheit.**

Bei der Schweinehüterkrankheit, der *maladie des porchers*, handelt es sich um eine gutartige, akute, febrile Erkrankung mit diphasischem Krankheitsverlauf, einer 1. Fieberperiode von 5—7 Tagen Dauer (Plateau) und nach $^1/_2$- bis 2tägigem Intervall einem zweiten kurzen Fieberschub (Clocher), wonach die

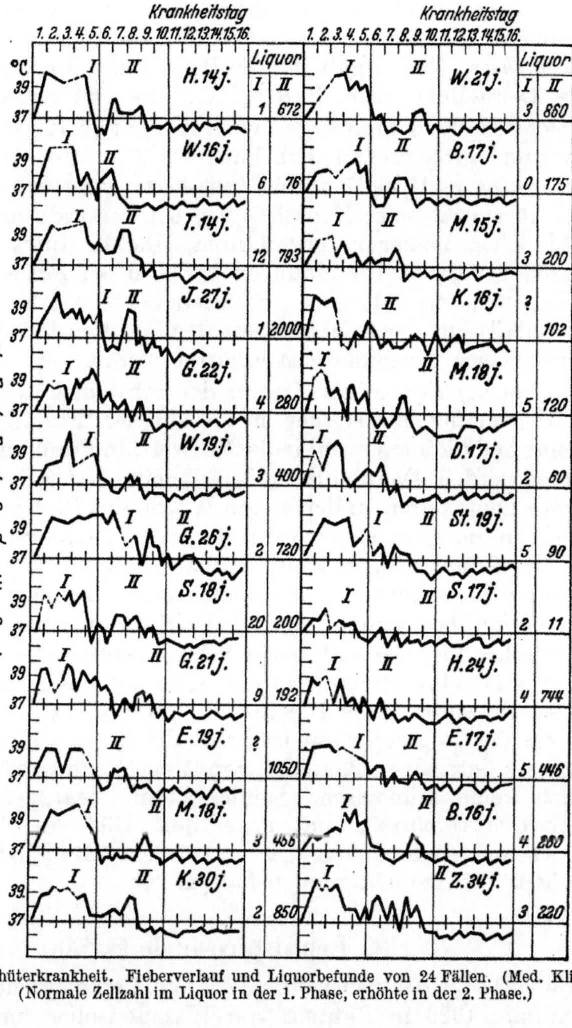

Abb. 6. Schweinehüterkrankheit. Fieberverlauf und Liquorbefunde von 24 Fällen. (Med. Klinik St. Gallen.) (Normale Zellzahl im Liquor in der 1. Phase, erhöhte in der 2. Phase.)

febrile Affektion mit durchschnittlich 10 Tagen beendet ist (s. Abb. 6). Kopfweh, Conjunctivitis, oft flüchtige Exantheme, deutlicher Meningismus charakterisieren die 1. Phase, während in der 2. Phase regelmäßig eine Meningitis serosa lymphocytaria durch die Liquoruntersuchung nachgewiesen werden kann. Die Krankheit befällt Personen, die beruflich in Schweinemästereien tätig sind. Sie finden sich im Alpengebiet Europas, in der Schweiz, in Mittel- und Ostfrankreich, in Norditalien, Jugoslawien und Österreich.

Der Zusammenhang dieser Krankheit mit den Schweinen wurde 1933 aufgedeckt, unabhängig voneinander von Urech in der Westschweiz und von

Penso (Rom) in Savoyen. 1932 hatte Müller (Bern) auf eine Krankheitseinheit bei Schülern einer Molkereischule aufmerksam gemacht, die er als Molkereigrippe bezeichnete, ohne den Zusammenhang mit den Schweinen zu erkennen. 1935 teilte H. Bouchet in Savoyen mit, daß er seit 1914 diese zweiphasische Erkrankung verfolgt habe. Er nannte sie Pseudo-typho-meningitis der Schweineknechte. Da die menschliche Krankheit nur bei jugendlichen Personen, die mit Schweinen zu tun hatten, beachtet wurde, bezeichnete sie Urech als *Maladie des jeunes porchers*, Gsell gab ihr die Benennung *Meningitis serosa porcinarii* (eingehende Darstellung siehe Penso, Wacker, Wehrlin, Roch, Gsell).

Die ätiologische Forschung ergab vorerst negative Resultate mit den üblichen kulturellen und serologischen Erhebungen. Durand, Giroud, Larive und Mestralet gelang es 1936/37 durch Blutübertragung von Patienten eine febrile Impfkrankheit sowohl beim Menschen wie bei Laboratoriumstieren zu erzeugen und in zahlreichen Passagen fortzuführen. Da die Infektiosität durch Citratplasma, durch Stuhlaufschwemmungen im Urin bei Filtration durch Chamberlandkerze L_2, nicht aber durch L_3 erhalten blieb, wurde von den Autoren auf eine Virusart als Träger der Infektion geschlossen, ohne daß aber das hypothetische Virus kulturell oder morphologisch erhärtet wurde.

1944 wurden *Leptospiren* als *Ursache* der Schweinehüterkrankheit von Gsell entdeckt. Regelmäßig sind seither im Verlauf der Erkrankung Leptospirenantikörper im Blut und Liquor sowohl in der Schweiz, in Frankreich, Italien und Österreich gefunden worden. Das identische Krankheitsbild wurde in Australien gesehen. Gsell konnte Leptospiren in der ersten Woche aus Blut und Liquor züchten, in späteren Phasen im Urin nachweisen, ferner die Krankheit auf Impfpersonen übertragen. In Zusammenarbeit mit Rimpau, Schmid, Wiesmann gelang es mit den gezüchteten Leptospiren bei Schweinen einen Leptospireninfekt zu erzeugen und dessen Weiterübertragung durch den Urin in den Stallungen nachzuweisen.

Als spezifischer Leptospirentyp der Schweinehüterkrankheit fanden sich zwei in Australien entdeckte Erreger, in der Mehrheit die *L. pomona* und später in einem kleinen Prozentsatz die *L. mitis*. Damit war die Schweinehüterkrankheit als eine Form der Leptospirosen erkannt, die in verschiedenen Erdteilen dort auftritt, wo ein intensiver Kontakt von Mensch und Schwein vorhanden ist, die demnach keine ätiologische Sonderstellung beanspruchen kann und die begreiflicherweise vereinzelt auch unter dem Bild des Morbus Weil auftritt. Als klinisches und epidemiologisches einheitliches Bild hat aber die Schweinehüterkrankheit ihre Berechtigung behalten.

8. Leptospirosis bataviae.

Ätiologie. Als L. bataviae wurde 1938 ein Leptospirentyp zusammengefaßt, dessen 1. Stamm 1926 in Batavia von Walch isoliert und 1927 von Walch und Soesilo serologisch von der L. icterohaemorrhagiae und von der L. pyrogenes abgetrennt wurde. Der bekannteste der Bataviastämme ist der Stamm Swart van Tienen. Nach Mochtar liegen ein häufiger Biotyp α und ein seltener β vor.

Vorkommen. Neben dem häufigen Befund in Indonesien wurde L. bataviae bei Reisfeldfieber der Poebene festgestellt, wo 1938 Babudieri einen scheinbar neuen Stamm beschrieb, den er als L. oryzety bezeichnete, und den Mino L. mitis nannte. Bereits 1939 wurden diese Stämme als identisch mit L. bataviae erwiesen (Gipsen und Schüffner), so daß diese Benennungen wieder in Wegfall kommen konnten. Im übrigen Europa sind bis jetzt diese Stämme nicht gezüchtet worden. In Zentralafrika meldete van Riel 1946 sowohl ikterische als anikterische L. bataviae-Erkrankungen.

Tierisches Reservoir. Dieses wurde *in Indonesien* im *Rattus norvegicus* gefunden. 50% aller Ratten in Batavia erwiesen sich von diesem Typ besiedelt. Außer in einigen anderen Rattenarten fand sich L. bataviae auch bei *Katzen* und bei *Straßenhunden*, beide Tierarten wahrscheinlich beim Rattenfang infiziert. *In Europa* sind nicht Ratten, sondern eine besondere Mäuseart als Wirtstier festgestellt worden. MINO fand dieses in der *Zwergmaus* = *Micromus minutus sorcinus* (28% positive Kulturen in der Poebene). Er wies zwischen der Häufung menschlicher Erkrankungen und dem biologischen Verhalten der Mäuse eindeutige Beziehungen nach. Die Zwergmäuse schwimmen erst im Moment, wo die Reispflanzen so hoch gewachsen sind, um auf ihrer Oberfläche die Mäuse zu tragen, in die bewässerten Felder, bauen dort ihre Nester, bekommen dann ihre Jungen und entleeren Urin in das stagnierende Wasser. In der Zeit der stärksten Mäusevermehrung kommen die Reisfeldarbeiter zur Säuberung der Pflanzen in die Felder und jetzt tritt plötzlich das Reisfeldfieber auf.

Epidemiologie. Während in Indonesien mehr Einzelpersonen erkranken, erscheinen in der Poebene die Bataviaefälle gehäuft, immerhin meist nur 3—4 Fälle an einem Ort. Beiden Gegenden gemeinsam ist das Vorkommen in den Reisfeldern. Die Bataviaeerkrankungen machen $^1/_2$—$^2/_3$ aller Reisfelderkrankungen der Poebene aus und zwar sind dies die leichteren Fälle.

Das **klinische Bild** der ostindischen Bataviaeleptospirosen zeigt Übereinstimmung mit dem Morbus Weil, so daß von der *indonesischen* WEILschen *Krankheit* gesprochen wird. *In Europa* handelt es sich dagegen um *anikterische, benigne, febrile Erkrankungen* (nur 1 Fall von MINO zeigte Ikterus).

ad 8: **Das Reisfeldfieber.**

Als Reisfeldfieber wird eine akut-febrile Erkrankung der Arbeiter in den *Reisfeldern Norditaliens* bezeichnet, die seit 1938 als Leptospirose erkannt wurde. Nach dem zusammenfassenden Bericht von BABUDIERI 1944 wurden *6, eventuell 7 verschiedene Leptospirenstämme* beim Reisfeldfieber gefunden. Etwa $^1/_3$ der Fälle wird durch die L. icterohaemorrhagiae bedingt und verläuft als Morbus Weil, meist ohne Ikterus und mit geringer Mortalität. Das Hauptkontingent wird durch die L. bataviae bedingt. Als anikterische Erkrankungen verlaufen die zahlenmäßig geringen Fälle mit L. grippotyphosa, L. saxkoebing (nicht wie erst angenommen L. sejrö), mit L. australis A und der noch nicht eindeutig serologisch abgegrenzten L. poi. Wenige umschriebene Herde waren durch L. pomona bedingt, wobei Nachkontrollen notwendig sind, ob es sich hier nicht um Schweineinfektionen des Reisfeldwassers handelte. Das Eindringen von Leptospiren durch die Haut wird durch das Barfußgehen der Arbeiter begünstigt. Das stagnierende Wasser der Reisfelder kann von Ratten und Mäusen, vor allem von der Zwergmaus (s. oben), eventuell auch von anderen leptospirentragenden Tieren infiziert werden. Bei der 30000—40000 Personen betreffenden Anzahl von Reisfeldarbeitern ist die Zahl der Leptospireninfekte verhältnismäßig niedrig und betrifft mit Vorliebe Arbeiter, die das erste Jahr ins Reisfeld gehen. Der Verlauf der Fieberaffektion ist gutartig (MINO).

9. Leptospirosis canicola.

Ätiologie. Die L. canicola ist ein der L. icterohaemorrhagiae nahestehender Typ, wobei im Agglutination-Lysisversuch starke Mitagglutinationen bestehen, so daß die Titer nicht selten gleich hoch oder anfangs sogar höher für L. icterohaemorrhagiae sind. Die L. canicola wurde 1933 von KLARENBECK und SCHÜFFNER abgegrenzt, zuerst von Hunden isoliert, und 1934 von diesen Autoren gemeinsam mit Dhont bei einer menschlichen Erkrankung. Die Unterscheidung von der L. icterohaemorrhagiae gründet sich auf den Absättigungstest nach dem Prinzip von Castellani, auf die verschiedenen Mitagglutinationen, wobei die L. interohaemorrhagiae Beziehung zum L. autumnalis, die L.canicola zu L. ballum aufweist, was umgekehrt nicht der Fall ist, ferner auf dem verschiedenen Testtier, indem L. icterohaemorrhagiae hochgradig meerschweinchenpathogen ist, nicht die L. canicola, welche dagegen beim Hamster eine tödliche Leptospirose bewirkt. Endlich ist der tierische Träger verschieden, indem der Hund der einzige L. canicola-Träger ist. Bei Ratten ist L. canicola nie gefunden worden.

Vorkommen. L. canicola ist in der ganzen Welt, wo Hunde hinkommen, zu finden, zahlenmäßig aber wesentlich seltener als L. icterohaemorrhagiae.

Tierisches Reservoir ist der *Hund*, wobei ein intimer Hundekontakt für die menschliche Ansteckung notwendig ist. Der *Hund selbst* wird bei der Canicolainfektion schwer *krank* (Hundekrankheit s. S. 395), kann nach Überstehen der Affektion zum Leptospirenträger werden und durch Urinbesudelung von Lebensmitteln und Gegenständen den Menschen gefährden.

Epidemiologisch handelt es sich meist um Einzelerkrankungen, gelegentlich um Familienherde, wobei sämtliche Altersklassen der Hundeliebhaber befallen werden können. Da die Hundeepidemien in die heißen Jahreszeiten fallen, sind auch im Sommer die menschlichen Krankheiten am häufigsten. Zahlenmäßig waren bis in die letzten Jahre menschliche Canicolaerkrankungen Seltenheiten. Minkenhof konnte 1948 aus der Literatur insgesamt 96 Fälle melden. Seither ist eine Häufung vor allem in Mitteleuropa bemerkt worden.

In *Deutschland* notierte Rimpau im Herbst 1949 bis dahin 137 Fälle. Bis 1950 sind aber bereits in Niedersachsen weitere 80 Fälle hinzugekommen (Steigner). Einzelne Fälle wurden gemeldet in Bayern durch Port und Rimpau (11 Fälle), Günther-Kühne, Rimpau und Schubert (20 Fälle), Krämer und Wieland (5 Fälle), Armbrust (1 Fall), Schmidt und Lang (5 Fälle), in Unterfranken Wegener (5 Fälle), Witz (27 Fälle), in Württemberg durch Riecke, in Nordwestdeutschland Nissen, Stahl und Tetzner (5 Fälle), Scheid (2 Fälle), Kindler und Schindler (5 Fälle), Steigner und Messerschmidt, Hannover (28 Fälle, 2 mit Ikterus), in Hamburg Beleke und Bandau 2 Fälle mit Spätiritis, in Holstein Glattkowski (39 Fälle, alle mit Meningitis ohne Ikterus), in Berlin Scheidt (6 Fälle), Borowski (3 Fälle in einer Familie), in Thüringen Jungk (2 Fälle), in Sachsen Hellwich (3 Fälle), bei englischen Besatzungstruppen Mackey-Dick und Watts (6 Fälle), sämtliche ohne tödlichen Ausgang, mehrheitlich mit Meningitis serosa und mit protrahierter Rekonvaleszentenzeit bis 3 Monate.

In der *Schweiz* melden Gsell und Wiesmann 1944—1950 20 Fälle, in Österreich Falkensammer, Mattusch und Pellegrini (2 Fälle), in *Dänemark* Borg Petersen 1937—1948 95 Fälle, in *Holland* 1932—1947 49 Fälle (Minkenhof), in *England* Laurent und Mitarbeiter 1948 erstmals 4 Fälle, alle mit Meningitis serosa, Weetch und Colquhoun 1 Todesfall an Urämie am 24. Tag, Campbell und Mitarbeiter 6 Fälle, wovon 2 mit Iridocyclitis am 28. bzw. 51. Tag. Die erste Publikation stammt von Babes und Stuart 1946. In *Frankreich* sind seit 1945 verschiedentlich Einzelfälle veröffentlicht worden (Kolochine-Erber und andere Autoren), ebenso in *Italien*, in *Norwegen*. In *USA*. erstmals 1938 von K. F. Meyer und Mitarbeiter, neuerdings von Rosenbaum und von Bruno, in *Argentinien* von Del Sel und Ghiberti, in *China* von Snapper (Lit. s. Gsell).

Klinisches Bild. Die menschliche Krankheit durch L. canicola wird als *Canicolafieber* bezeichnet. Es handelt sich um eine meist anikterische Leptospirose, die aber protrahierter und schwerer verläuft, als die gewöhnlichen benignen Leptospirosen. Man kann von einem abgeschwächten Morbus Weil sprechen, findet aber Gelbsucht in kaum 10% der Fälle. Von den 96 Fällen MINKENHOFs wiesen 6 leichten Ikterus, nur 1 schwere Gelbsucht auf. Im ikterischen Fall von HERRLICH war Takata-, Thymoltest und Cephalintest positiv. Die Mehrzahl der Fälle zeigt eine plötzlich einsetzende, hochfebrile Erkrankung mit Kopfschmerzen ohne eindeutigen Lokalbefund, meist mit Conjunctivitis, oft mit seröser Meningitis. Auf letztere wird noch zu wenig geachtet. WEGENER fand bei Lumbapunktion in allen seinen 5 Fällen erhöhte Zellzahlen bis 2568/3, ebenso LAURENT. Die Fieber können schubweise wieder auftreten (s. Abb. 7) und 8—9 Wochen dauern, so im Fall von BOLGERT 43 Tage, im Fall von GSELL und KANTER 34 Tage, in 1 Fall von PORT und RIMPAU 58 Tage. Die durchschnittliche Krankheitsdauer berechnete WALCH-SORGDRAGER auf 30 Tage, bei Morbus Weil auf 24 Tage.

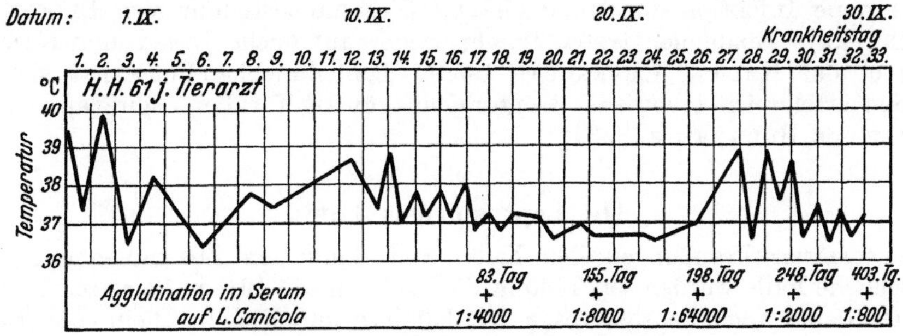

Abb. 7. Temperaturkurve bei Canicolafieber.

Statistisch sind die klinischen Symptome von GÜNTHER-KÜHNE, RIMPAU und SCHUBERT an Hand von 56 Fällen aus Europa folgendermaßen zusammengestellt worden:

Kopfschmerzen	100%	Conjunctivitis	60%
Schüttelfrost	93%	Benommenheit	54%
Nackensteifigkeit	70%	Durchfälle	30%
Muskel- und Gliederschmerzen	66%	Reflexveränderungen	30%
Rachen- und Mandelentzündung	64%	Bronchitis	25%
Brechreiz, Erbrechen	63%	Exanthem	22%
Schwäche in den Beinen	62%		

Unter den klinischen Formen waren: 34% rein febrile Formen, 34,6% meningitische Formen, 16,6% renale Formen, 14,8% hepatische Formen. Die 25 Fälle von WITZ zeigten 12mal meningitische, 6mal typhös-enterische, 5mal grippale und 2mal rheumatisch-myositische Form.

Als **Komplikationen** sind Encephalomyelitis, Bronchopneumonien, Enteritis, Iritis, Myokarditis gesehen worden. Die Rekonvaleszenz dauert oft lange, über 3 Monate, geht mit Anämie und Haarausfall bis zu völliger Allopecie einher. Die Prognose ist gut. Bis jetzt sind nur je 1 Todesfall an Ikterus (RUYS) und an Urämie bei anikterischem Verlauf (WEETCH) mitgeteilt worden. Der Fall WEETSCH betraf eine Person mit vorbestehenden Leiden, nämlich mit einer chronischen Nephritis, wodurch der tödliche Ausgang begünstigt wurde.

ad 9: **Die Stuttgarter Hundeseuche bzw. Hundetyphus.**

Im Gegensatz zu den vorgenannten Leptospireninfekten der Tiere, bedingt die L. canicola beim Hunde eine schwere Erkrankung, die epidemisch sich ausbreiten kann. Das Krankheitsbild, das HOFER 1852 als Hundetyphus geschildert und dem KLETT 1898 den Namen Stuttgarter Hundeseuche anläßlich einer Epidemie nach einer Hundeausstellung in Stuttgart gegeben hat, blieb ätiologisch lange umstritten. LUKES fand 1923 in Nierenschnitten Spirochäten, erst KLARENBEEK gelang 1931 die Isolierung und SCHÜFFNER gab dem von ihm genau untersuchten Stamm den Namen L. canicola 1934.

Die Canicolaleptospirose der Hunde verläuft unter dem Bild einer hämorrhagischen Gastroenteritis, sowie einer Nephritis mit Urämie. Man unterscheidet 3 Formen, die akut ikterische *Canicolagelbsucht* mit dem Bild der WEILschen Krankheit und oft tödlichem Verlauf, die am häufigsten vorkommende gelbsuchtfreie *Canicolaurämie* mit Erbrechen, Durst, Stomatitis und eventuell urämischem Koma, und dann die chronische latente *Canicolaleptospirurie*. Auf Meningitis wurde erst neuerdings geachtet, da Liquoruntersuchungen früher nicht gemacht wurden.

Die Ansteckung scheint von Hund zu Hund direkt zu erfolgen durch Urinbeschmutzung und Beschnüffeln von Urin und Genitalien. Die Infektionsquote mit Leptospiren bei gesunden Hunden ist recht beträchtlich zwischen 10—40%, die stumme Infektion der Hunde häufig (Zusammenstellung von BROOM und MACINTYRE). Epidemien treten immer wieder auf (siehe JENNY und KANTER, RIMPAU und KALICH, UHLENHUTH 1950). Penicillinbehandlung hat sich bei Hunden erfolgreich erwiesen, Streptomycin günstig für Leptospirenausscheider (MEYER und BRUNNER, s. S. 379).

10. Leptospirosis bovis.

Leptospirenerkrankungen der Kühe und damit im Zusammenhang auch menschliche Fälle wurden seit 1935 in Südrußland, seit 1941 in Palästina gesehen. Seit 1945 sind auch Leptospirosen von Rindern und Büffeln, allein vorerst ohne menschliche Erkrankungen, in USA. und Australien, sämtliche mit auffallender Hämoglobinurie und Gelbsucht mitgeteilt worden.

a) Leptospirosis bovis in Israel.

In Palästina ist 1946 eine menschliche Leptospirose mit Ansteckung von Kühen mitgeteilt worden. Der von BERNKOPF isolierte Typ L. bovis zeigt serologisch Verwandtschaft mit L. grippotyphosa, unterscheidet sich aber durch verschiedenen Gehalt an zwei Antigenen, indem er größere Quantität von B-Antigen als G aufweist, L. grippotyphosa dagegen relativ geringe von B und reichliche von G (BERNKOPF und OLITZKI 1948).

Beim *tierischen Träger*, dem Rind, kommen sporadische und epidemische, febrile L. bovis-Erkrankungen mit Gelbsucht, dunklem Urin und Blutbeimengungen in der Milch vor, sowohl leichte wie schwerere Erkrankungen, letztere als *Icterohaemoglobinuria der Rinder* bezeichnet.

Epidemiologisch sind in Palästina Farmer, Metzger und Viehhirten befallen, ebenso Schlachthausarbeiter.

Das **klinische Bild** ist das eines *mittelschweren Morbus Weil*, häufig mit Gelbsucht und Nierenbeteiligung, vereinzelt anikterisch.

b) Leptospirosis icterohaemoglobinuriae bovis in Südrußland.

Der 1939 durch TERSKICH und 1941 durch SEMSKOW bei Kühen, die an infektiösem Ikterus mit blutigem Harn in Georgien erkrankt waren, isolierte Erreger wurde L. icterohaemoglobinuriae genannt. Sie soll der L. grippotyphosa nahestehen.

Als tierisches Reservoir ist das Rind bekannt, das selbst schwer erkrankt. Bei dieser Sommererkrankung der Kälber mit Letalität zwischen 10—60% stehen Ikterus und Hämoglobinurie im Vordergrund.

Die menschliche Erkrankung soll ohne Gelbsucht verlaufen, doch fehlen nähere Nachrichten.

Wegen der *Hämoglobinurie* ist noch auf die von SCHÜFFNER 1918 bei einem Schwarzwasserfieber in Sumatra isolierte Leptospire hinzuweisen, die später einging, dann auf die 1938 von VAUCEL in Französisch-Indochina aus einem tödlich verlaufenen ikterischen Fall gezüchtete *L. kebler*.

Bei einem serologisch mit diesem Stamm positiv reagierenden Patienten war Hämoglobinurie vorhanden.

c) Die Rinderleptospirose in USA. und Australien,

ebenfalls mit Gelbsucht, blutigem Harn und blutiger Milch und mit hoher Mortalität ist nicht durch die L. bovis bedingt. Die in USA. von BACKER und LITTLE isolierten 2 Stämme erwiesen sich als L. pomona (s. S. 389). Bei den australischen Fällen fanden sich Antikörper auf L. Pomona. Der Kontakt mit Schweinen bedarf der Aufklärung.

11. Leptospirosis ballum.

Die L. ballum, isoliert 1944 von BORG PETERSEN von einer Feld-Hausmaus = Mus musculus spicilegus in Südjütland und bereits 1941 von SCHÜFFNER auf weißen Mäusen gefunden, steht der L. canicola am nächsten.

Eine menschliche Erkrankung wurde erst einmal 1948 von BORST, RUYS und WOLFF gesehen und zwar eine anikterische in 3 Wochen ausheilende Erkrankung durch Laboratoriumsinfektion in Holland. Die Patientin war 8 Tage zuvor von einer Laboratoriumsmaus gekratzt worden. Diese war Träger von L. ballum, ebenso wie 28 von 30 Tieren dieses Mäusebestandes damit infiziert waren.

12. Leptospirosis DW.

Von den Leptospirenstämmen DW (= Fernost) mit 2 Typen A und B, wurde der Typ DWA 1937 von TARASSOFF und KIKTENKO, sowie von TERSKICH von kurzfristigen menschlichen Fiebererkrankungen gezüchtet. Er stellt nach russischen Angaben einen serologischen Sondertyp dar. Die menschlichen Erkrankungen verlaufen anikterisch, mit Exanthem und Reizerscheinungen des Nervensystems.

Die *Leptospirose der Silberfüchse*, die seit 1931 im fernen Osten in Form von *infektiöser Gelbsucht* beobachtet wird, ist durch die *Leptospire DWB* bedingt. Als Leptospirenträger werden Ratten erwähnt. Die prophylaktische Vaccinierung soll sich bei dieser im Sommer auftretenden Silberfuchskrankheit bewährt haben (s. NIKOLAJEFF). Früher schon waren bei Silberfüchsen L. icterohaemorrhagiae-Erkrankungen in Deutschland, England und Schweden bekannt (MIESSNER und DEDIÉ).

13. Leptospirosen durch weitere Typen in einzelnen Erdteilen.

Von den einzelnen L.-Krankheiten werden hier nur kurz die L.-Typen angeführt, die in Asien, Afrika und Südamerika neben den bereits vorn erwähnten in Europa, USA. und Australien nachgewiesenen Species allein bis jetzt in diesen Gebieten gefunden wurden, um so einen Einblick in die überhaupt vorkommenden Erkrankungen zu geben. Die hier gleichwie in Europa gefundenen *L. icterohaemorrhagiae*, Ursache des Morbus Weil, die *L. australis A*, Erreger des Zuckerrohrfiebers, die *L. bataviae* (indonesische WEILsche Krankheit) und die *L. pomona*, *L. mitis* und *L. canicola* sind bereits vorn erwähnt. Es sind zu nennen:

1. *L. hebdomadis*. Isoliert durch IDO, ITO und WANI 1917/18, bedingt eine meist *anikterische Leptospirose* in Japan und Formosa, selten in Indonesien. Die Krankheit wird in Japan *Nanukayami* = *Siebentagefieber* genannt. Identisch sind in anderen Provinzen das Sakushu-Fieber und das Akiyami B. Befallen

sind Feld- und Waldarbeiter. Der Verlauf ist gutartig. Tierischer Träger ist die Feldmaus: Microtus montebelli.

2. *L. autumnalis*, isoliert durch KOSHINA und Mitarbeiter 1925, eine meist *leicht ikterische*, milde *Leptospirose* mit geringer Letalität, bekannt unter dem Namen *Hasamiyami* oder *Herbstfieber*, identisch Akiyami A. Vorkommen: im Fernen Osten, vor allem in Japan. Tierischer Träger: Apodemus speciosus, daneben verschiedene Rattenarten. Befallen sind vor allem Bodenarbeiter, auch Schwimmer. Der Leptospirenstamm *Rachmat* von Indonesien und der Stamm *Jaw Jit*, isoliert von BAERMANN 1923, sind unvollständige Biotypen der L. autumnalis.

3. *L. pyrogenes*. Dieser von VERVOORT 1923 isolierte, später verlorengegangene Typ ist identisch mit *Typ salinem*. Ein unvollständiger Biotyp ist Typ australis B, Stamm *zanoni*. Die Erkrankung, eine milde, selten ikterische Leptospirose mit niedriger Letalität wird als *kurzfristiges Spirochätenfieber* bezeichnet, befällt Plantagenarbeiter, vor allem an Flußläufen. Vorkommen: Indonesien und Australien. Tierischer Träger: Ratten, vor allem Rattus Rattus brevicaudatus.

4. *L. andaman A*, isoliert durch TAYLOR und GOYLE 1931, bald ikterische, bald anikterische Leptospirose. Befallen sind *Reisfeldarbeiter*, Arbeiter in Sumpfgebieten und Kokosnußplantagen. Vorkommen: Andaman-Inseln. Tierischer Träger: unbekannt.

5. *L. schüffneri*, isoliert 1938/39 durch COLLIER und ESSEVELD 1938 in Java. Weilähnliche Krankheit, bezeichnet als *Cynopterus-fever A = Fledermaus-Fieber*. Vorkommen: Andamanen, bei Tieren nachgewiesen in Indonesien. Tierischer Träger: Fledermaus, Cynopterus spec. Identisch ist der Stamm *Tin Tin* von SCHÜFFNER, GIPSEN und BOHLANDER 1939.

6. *L. javanica*, isoliert von SARDJITO, MOCHTAR und WIRASMO 1937 in Java bei Ratten. Menschliches Krankheitsbild nicht sicher geklärt, wohl *milde Leptospirose bei Reisfeldarbeitern*. Tierischer Träger: Feldratten, vor allem Rattus Rattus brevicaudatus, Rattus concolor, dann auch Katzen und Hunde. Vorkommen: Indonesien.

7. *L. icterohaemoglobinuria*, isoliert 1918 durch SCHÜFFNER in Java, ikterische Leptospirose mit Hämoglobinurie, bezeichnet als Leptospiren-Schwarzwasserfieber, Spirochaetosis bilio-haemoglobinurica. Vorkommen: Sumatra, Zentralafrika. Ob es sich um eine selbständige Form handelt, ist noch nicht geklärt (s. a. S. 396).

8. *L. geffen*, isoliert 1950 durch OLEJNIK und SHNEYERSON in Israel, mit dem tierischen Träger in der dortigen Feldmaus *Microtus guentheri*. Beim Menschen zeigten mehr als 1000 Fälle das Bild einer meist benignen Leptospirose mit Letalität von 2%, vereinzelt Meningitis, Ikterus oder Nephritis. Befallen waren Gemüsepflanzer und Gärtner, dort wo durch Urin von Feldmäusen die Gemüseplantagen infiziert wurden. Dieser Leptospirentyp zeigte nahe Verwandschaft, aber nicht Identität mit L. grippotyphosa und L. bovis.

9. In *Indonesien* und *Indochina* wurden mehrere weitere Stämme isoliert (s. COLLIER, GSELL).

10. In *Afrika* hat VAN RIEL in der Gegend des Kiwusees systematische L.-Untersuchungen vorgenommen und neben bekannten Typen als selbständige Stämme vom Menschen isoliert: *L. butembo* und *L. kabura*, ferner als neues tierisches Reservoir eine Maus *Arvicanthis abessinicus* gefunden. Klinisch war bei den Leptospirosen Zentralafrikas häufig Meningitis serosa, verschieden intensiv und nur in einem Teil der Fälle Ikterus oder Urämie, Letalität 7%.

11. In *Südamerika* wurden in Argentinien neben L. icterohaem. und L. canicola von SAVINO und RENELLA 1943/44 3 weitere Typen isoliert, die aber nach

Babudieri keine selbständigen Typen sind, so *L. bonariensis*, identisch mit L. icterohaem., gefunden bei Morbus Weil in Argentinien, Brasilien und Uruguay, *L. suis*, identisch mit L. pomona, bei Menschen als gutartige Leptospirose mit Ikterus in 9,2% und *L. hyos*, wohl identisch mit L. mitis, mit tierischen Infektionen bei Pferden, Schweinen und Rindvieh, ohne menschliche Erkrankungen.

Im ganzen sind bis heute nahezu 40 Typen isoliert worden. Eine endgültige Einordnung nach den Kriterien der Mikrobiologie wird erst in der Zukunft erfolgen können, dagegen hat die serologische Differenzierung im letzten Jahrzehnt wesentliche Fortschritte auch für die klinische Leptospirenforschung gebracht. Sie muß aber noch weiter unterbaut werden. Die Typendifferenzierung der Leptospiren gibt den Schlüssel für das praktische Vorgehen in der Prophylaxe, in der Haftungsfrage bei Beruf- und Unfallversicherung und deutet auf bestimmte tierische Herkunftsorte. Die spezifischen Antigene der Leptospiren werden wahrscheinlich durch Angewöhnung an artspezifische tierische Eiweißkörper während des parasitären Lebens im tierischen Körper erworben und stehen mit den Eiweißunterschieden der einzelnen Ratten- und Mäusearten sowie höherer Wirtstiere in Beziehung.

Literatur.

Zusammenfassende Arbeiten.

Gsell, O.: Klinik der Leptospirenerkrankungen. Erg. inn. Med., N. F. **1** (1949). — Die Leptospirosen. Bern: Huber 1951.

Hegler, C.: Weilsche Krankheit. Neue Deutsch Klinik, Bd. 12, S. 369. 1934.

Rimpau, W.: Das deutsche Feldfieber. Erg. inn. Med. **59**, 140 (1940). — Die Leptospirose. München: Urban & Schwarzenberg 1950.

Schittenhelm, A.: Weilsche Krankheit. Schlammfieber. In Handbuch der inneren Medizin, 2. Aufl., Bd. I. 1934.

van Thiel, J. H.: The leptospiroses. Leiden: University Pers. 1948.

Uhlenhuth., P. u. W. Fromme: Weilsche Krankheit. In Handbuch der pathologischen Mikroorganismen, Bd. 7, S. 487. 1930.

Walch-Sorgdrager, B.: Les leptospires. Bull. Organisat. Hyg. Soc. Nat. 8, 152 (1939). —

Wiesmann, E.: Methodik. In Gsell, Leptospirosen. Bern: Huber 1951.

Einzelarbeiten.

Armbrust, K.: Dtsch. med. Wschr. **1949**, 153.

Babudieri, B.: Rendiconti Ist. Sup. Sanità **7**, 548 (1944); **11**, 1096 (1948). — Babudieri, B., u. L. Bianchi: Z. Immun.forschg **98**, 37 (1940). — Backer, J. A., and R. B. Little: J. of exper. Med. **88**, 295 (1948). — Baermann, G.: Handbuch der pathologischen Mikroorganismen, Bd. 7, S. 661. 1930. — Baermann, G., u. M. Züelzer: Zbl. Bakter. Orig. **105**, 345 (1928). — Batchelor, Th. M. u. Mitarb.: J. Amer. med. Assoc. **143**, 21 (1950). — Beiglböck: Wien. klin. Wschr. **1937**, 1088. — Beitzke, H.: In Handbuch der ärztlichen Erfahrung im Weltkrieg 1914/18, Bd. 8, S. 512. Leipzig 1921. — Beleke, H., u. R. Bandau: Nervenarzt **1950**, 446. — Bernkopf, H., u. L. Olitzki: J. inf. Dis. **80**, 53 (1947). — Bloch, M., u. H. Hebert: Bull. Inst. Pasteur **15**, 141 (1917). — Blumenberg, W.: Erg. Hyg. **22**, 168 (1939). — Bolgert, M., B. Kolochine-Erber et E. Noel: Bull. Soc. méd. Hôp. Paris **1945**, 383. — Borowski, J.: Berl. med. Z. **1**, H. 13/14 (1951). — Borst, J. G., H. C. Ruys u. J. W. Wolff: Nederl. Tijdschr. Geneesk. 88, 2920 (1948). — Brainerd, H. u. Mitarb.: J. clin. Invest. **28**, 992 (1949). — Broom, J. C.: Brit. med. J. **1951**, 689. — Broom, J. C., and J. M. Alston: Lancet **1948 II**, 96. — Broom, J. C., u. McIntyre, A. B.: Vet. Rec. **41**, 60, 487 (1948). — Brunner, K. P., and K. F. Meyer: Proc. Soc. exper. Biol. a. Med. **70**, 450 (1949). — J. of. Immun. **64**, 365 (1950). — Buzzard, E. M., and J. A. Wylie: Lancet **1947 II**, 417.

Campbell, A. M. G., u. Mitarb.: Brit. med. J. **1950**, 336. — Caylay, F. E.: Brit. med. J. **1949**, 1386. — Clayton, G. E. B., E. H. Derrik and R. Cilento: Med. J. Austral. **24**, 647 (1937). — Collier, W. A.: Schweiz. med. Wschr. **1948**, 508.

Debray, C., u. Mitarb.: Paris méd. **38**, 1932 (1948). — Dhont, C. M., A. Klarenbeck, W. Schüffner u. J. Vöet: Nederl. Tjidschr. Geneesk. **78**, 5197 (1934). — Dohmen, A.: Erg. inn. Med. **61**, 207 (1942). — Durand, P., Giroud u. a.: C. r. Acad. Sci. Paris **203**, 830, 957, 1032 (1936).

Fiedler, A.: Dtsch. Arch. klin. Med. **42**, 261 (1888). — Frank, E.: Med. Klin. **1932**, 1451.

Georgopoulos, M.: Dtsch. Arch. klin. Med. **175**, 60 (1933). — Gipsen, R., u. W. Schüffner: Zbl. Bakter. Orig. **144**, 427 (1939). — Glattkowski, G.: Dtsch. med. Wschr. **1950**, 857. — Globig: Dtsch. mil.ärztl. Z. **20**, Nr 7 (1891). — Goschenour, W. S. u. Mitarb.: Proc. Soc. exper. Biol. a. Med. **74**, 199 (1950). — Griesinger: Virchows Handbuch der speziellen Pathologie und Therapie, Bd. 2, S. 285. Erlangen 1864. — Gsell, O.: Pomona. Presse mèd. **39**, 525 (1945). — Schweiz. med. Wschr. **1946**, 237. — Unfall. Z. Unfallmed. u. Berufskrkh. **1947**, 1. — Schweinehüterkrankheit. Rev. Path. comp. et Hyg. gèn. **49**, Nr 608, 407 (1949). — Aureomycin. Wien. Z. inn. Med. **31**, 81 (1950). — Gsell, O., u. U. Kanter: Schweiz. med. Wschr. **1945**, 713. — Gsell, O., K. Rehsteiner u. F. Verrey: Ophtalmologica **112**, 320 (1946). — Gsell, O., u. E. Wiesmann: L. Mitis. Schweiz. med. Wschr. **1948**, 503. — Gudzent: Z. klin. Med. **85**, 273 (1918). — Günther-Kühne, H., W. Rimpau u. H. Schubert: Dtsch. med. Wschr. **1949**, 129.

Hecker u. Otto: Veröff. Mil. san. wes. **1911**, H. 46. — Dtsch. med. Wschr. **1911**, 820. — Heilmann, F. R.: Streptomycin. Proc. Staff Meet. Mayo Clin. **20**, 169, 183 (1945). — Aureomycin. Proc. Staff Meet. Mayo Clin. **23**, 569 (1948). — Heilman, F. R., and W. E. Herrell: Penicillin. Proc. Staff Meet. Mayo Clin. **19**, 89 (1944). — Hellwich: Dtsch. Gesdh.wes. **1950**, 1140. — Herrlich, A.: Med. Mschr. **1948**, 548. — Heusser, H.: Schweiz. Arch. Tierheilk. **40**, 287 (1948). — Heusser, H., O. Gsell, U. Kanter u. E. Wiesmann: Schweiz. med. Wschr. **1948**, 756. — Hösslin, v.: Med. Klin. **1941**, 753. — Hoffmann, R.: Dtsch. med. Wschr. **1940 I**, 456.

Jackson, H., and S. Oleesky: Brit. med. J. **1946**, 813. — Jahn, F., u. E. Ludwig: Dtsch. Mil.arzt **6**, 274 (1941). — Jenny, J., u. U. Kanter: Schweiz. Arch. Tierheilk. **88**, 161 (1948). — Jirovec, O., u. M. Stolcova: Schweiz. Z. Path. **10**, 30 (1947). — Jitta, M. M.: Bull. Off. internat. Hyg. publ. **25**, 307 (1933); **27**, 681 (1935). — Johnson, D. W.: Med. J. Austral. **1942**, 431. — Joossens, J. V., u. C. Stijnen: Acta clin. belg. **3**, 227 (1948). — Jorge, R.: Bull. Off. internat. Hyg. publ. **24**, 88 (1932). — Jungk: Dtsch. Gesdh.wes. **1950**, 1136.

Kalt, F.: Inaug.-Diss. Zürich 1951. — Kaneko, B.: Weilsche Krankheit. Ricolaverlag 1922. — Kathe, J.: Erg. Hyg. **24**, 159 (1941). — Zbl. Bakter. Orig. **151**, 481 (1945); **152**, 479 (1948). — Z. ärztl. Fortbildg **1951**, 13. — Kindler, M., u. R. Schindler: Zbl. Bakter. **154**, 286 (1949). — Kitoako, M.: Jap. J. med. Sci. **2**, Nr 3 (1931). — Klarenbeek, A., u. W. Schüffner: Nederl. Tijdschr. Geneesk. **77**, 4271 (1933). — Klieneberger, C.: Berl. klin. Wschr. **1918 I**, 25. — Koerner: Dtsch. med. Wschr. **1925 I**, 772. — Korthof, G.: Zbl. Bakter. Orig. **125**, 429 (1932). — Kottlors, W.: Dtsch. Gesdh.wes. **1947**, H. 11; **1950**, 241, 716. — Krämer, R., u. O. Wieland: Ärztl. Forschg **1949**, 460.

Laurent, L. J. M., u. Mitarb.: Lancet **1948 II**, 48. — Laverda, F.: Minerva Med. **1949**, 209. — Lawson, C. W.: But. med. J. **1951**, 648. — Lefebre des Noettes u. Mitarb.: Presse méd. **1950**, 976. — Lemierie, A.: Bull. Soc. méd. Hop. Paris **59**, 71 (1943). — Lepehne, G.: Med. Klin. **1918**, 336. — Beitr. path. Anat. **65**, 163 (1917). — Litzner, St., u. H. Hahn: Dtsch. med. Wschr. **1950**, 882. — Lobmeyer, H.: Münch. med. Wschr. **1940**, 205. — Lumley, G. F.: Med. J. Austral. **24**, 654 (1937).

Mackay-Dick, J., and R. W. E. Watts: Lancet **1949 I**, 907. — Magnus-Alsleben u. Gross: Münch. med. Wschr. **1917**, 89. — Malagati, A.: Il progresso Med. **5**, 468 (1948). — Malmgren, B.: Acta path. scand. (København.) Suppl. **43** (1941). — Merklen, P., u. Mitarb.: C. Soc. Biol. Paris **111**, 1012 (1932). — Metz, H.: Münch. med. Wschr. **1940**, 489. — Meyer, K. F., u. K. T. Brunner: Acta trop. **7**, 1 (1950). — Miessner, H., u. K. Dedié: Dtsch. tierärztl. Wschr. **1937**, 809. — Minkenhof, J. E.: Lancet **1948 II**, 8. — Mino, P.: Z. Immun.forschg **96**, 466 (1939). — Klin. Wschr. **1942**, 337. — Molner, J. G., K. F. Meyer and H. A. Raskin: J. Amer. med. Assoc. **136**, 814 (1948). — Morawitz u. Schloss: Klin. Wschr. **1932**, 1682. — Müller A.: Schweiz. med. Wschr. **1932**, 840. — Müller, F.: Münch. med. Wschr. **1894**, 773.

Naumann, P.: Dtsch. Gesdh.wes. **1951**, 241. — Nicaud, P.: Presse méd. **56**, 1 (1948). — Nikolajeff, J. J.: Ref. Zbl. Bakter. **1947**, 93. — Nissen: Z. ärztl. Fortbildg **1951**, 33.

Ocklitz, H. W.: Klin. Wschr. **1944**, 314. — Olejnik, E., and S. Shneyerson: Nature (Lond.) **66**, 526 (1950). — Ostertag, H.: Z. Hyg. **131**, 482 (1950).

Patterson, H. M.: J. Amer. med. Assoc. **134**, 13 (1947). — Pensky, P. D.: Dtsch. Z. Nervenheilk. **152**, 153 (1941). — Penso, G.: Arch. Sci. med. Colon. **17** (1936); Rev. d'Hyg. **1938**, Nr 7. — Petersen, C. Borg: Acta path. scand. (København.) **21**, 165, 594 (1944); **22**, 462 (1945). — Proc. roy. Soc. Med. **42**, 714 (1949). — Petersen, C. Borg, u. H. J. Christensen: Ugeskr. Laeg. (dän.) **1939**, 671. — Pette, H.: Handbuch der Neurologie, Bd. 10, S. 364, Berlin: Springer 1936. — Pol u. Anemaet: Siehe Blumenberg. — Popp, L.: Z. Hyg. **131**, 575 (1950). — Zbl. Bakter. Orig. **155**, 221 (1950). — Port, F., u. W. Rimpau: Med. Wschr. **1948**, 33.

Reiter, H.: Dtsch. med. Wschr. **1917**, 552; **1926**, 445. — Riecke, F.: Dtsch. med. Wschr. **1950**, 1408. — van Riel, J.: Ann. Soc. belge Méd. trop. **26**, 197 (1946). — Rimpau, W.: Münch. med. Wschr. **1927**, 921; **1942**, 991; **1943**, 48; **1946**, 172. — Rimpau, W., u. Kalich: Berl. u.

Münch. tierärztl. Wschr. **1948**, 29. — Rimpau, W., H. Schlossberger u. J. Kathe: Zbl. Bakter. Orig. **141**, 318 (1938). — Roch, M.: Rev. Path. comp. et Hyg. gén. **49**, Nr 608 (1949).— Roch, M., u. R. S. Mach: Praxis. Schweiz. med. Wschr. **1947**, 1.

Savino, E., u. E. Rennella: Dia Med. **16**, 14, 43, 45 (1944). — Scheid, W.: Fortschr. Neur. **17**, 295 (1949). — Dtsch. med. Wschr. **1949**, 889. — Scheidt, R. v.: Ther. Gegenw. **1950**, 369. — Schmid, G., u. R. Giovanella: Schweiz. Arch. Tierheilk. **1947**, 1. — Schmidt, H., u. W. Lang: Ärztl. Wschr. **1949**, 481. — Schüffner, W.: Acta conv. Tert. Trop. Morbis **1**, 407 (1938). — Schüffner, W., u. H. Bohlander: Zbl. Bakter. Orig. **144**, 434 (1939). — Schürer, J.: Med. Klin. **1922**, 533. — Sheldon, W. H.: Arch. int. Med. **75**, 119 (1945). — Sick, K.: Med. Korresp.bl. Württemberg **87**, 375 (1917). — Sjöberg, S. G.: Acta med. scand. (Stockh.) **98**, 536 (1939). — Sposito, M., et G. Nava: Progr. méd. **6**, 477 (1950). — Stahl, E., u. Tetzner: Dtsch. med. Wschr. **1950**, 254. — Steigner, K. Fr.: Z. Immun.forschg **108**, 37 (1950). — Stockes, A.: Brit. med. J. **1916**, 413; **1917**, 345. — Strasburger, J.: Dtsch. Arch. klin. Med. **125**, 108 (1918). — Klin. Wschr. **1929**, 1391. — Sutherland, A. K. u. Mitarb.: Austral. vet. J. **25**, 197 (1949).

Tarasoff, S.: Ann. Inst. Pasteur **46**, 222, 635 (1931). Troisier, J., et Y. Boquien: La spirochètose meningée. Paris: Masson & Co. 1933.

Uhlenhuth, P.: Z. Immun.forschg **104**, 338 (1943). — Med. Klin. **1950**, 165. — Uhlenhuth, P., u. K. Schoenherr: Z. Immun.forschg **108**, 289 (1951). — Urech, E.: Schweiz. med. Wschr. **1933**, 44. — Rev. méd. Suisse rom. **54**, 416 (1934).

Wacker, R.: Inaug.-Diss. Genève 1936. — Walch, E. W.: Geneesk. Tijdschr. Nederl. Indië. **66**, 115 (1926); **67**, 84 (1927). — Wani, H.: Z. Immun.forschg **79**, 1 (1933). — Weetsch R. S., J. Colquhoun and J. C. Broom: Lacet **1949 I**, 906. — Wegener, F.: Dtsch. med. Wschr. **1949**, 1227. — Wehrlin, H.: Erg. inn. Med. 58, 392 (1940). — Weil, A.: Dtsch. Arch. klin. Med. **39**, 209 (1886). — Weyermann, A.: Inaug.-Diss. Zürich 1948. — Wiesmann, E.: Z. Hyg. **130**, 80 (1949). — Methodik s. Gsell. Bern: Huber 1951. — Witz, H.: Med. Klin. **1950**, 729.

Zink, A.: J. inf. Dis. (im Druck).

Das Rückfallfieber.

Von

Heinrich Lippelt.

Mit 5 Abbildungen.

Begriffsbestimmung. Das Rückfallfieber ist eine vorwiegend durch Insekten übertragene und durch Spirochäten verursachte Infektionskrankheit. Es ist über weite Teile der Welt verbreitet und erfordert immer wieder durch kleine geographisch begrenzte, aber auch weit ausholende Epidemien Aufmerksamkeit. Die Krankheit zeichnet sich durch Fieberschübe aus, die in Abständen wiederkehren. Zugleich mit dem Temperaturanstieg erscheint der Erreger im peripheren Blut und verschwindet in der Regel wieder mit Eintreten des kritischen Temperaturabfalles. Während des Intervalles ist der Erreger hauptsächlich in der meist geschwollenen Milz nachzuweisen. Die Übertragung erfolgt im allgemeinen nicht durch einfachen Kontakt, sondern durch Zwischenträger, und zwar durch Läuse, Wanzen oder Zecken.

Nomenklatur. Rückfallfieber — febris recurrens — relapsing fever —fièvre recurrente — tifo recurrente — fiebre recurrente — spirillum fever — famine fever — tick fever — garapata disease — kimputu.

Geschichte. Aus den überlieferten Berichten geht hervor, daß bereits Hippokrates eine Rückfallfieberepidemie auf der Insel Thasos beschrieben hat. Diese Schilderung — bei der es sich allerdings auch um eine Malaria handeln könnte — ist bis zum 17. Jahrhundert in Vergessenheit geraten. Eine genaue Krankheitsbeschreibung, bei der es sich zweifellos um Rückfallfieber handelte, veröffentlichte im Jahre 1739 J. Rutley, der die Überschrift wählte: „A five days' fever with relapses". 1843 erfolgte eine Mitteilung durch Henderson, der das Krankheitsbild bereits genauer abgrenzte und als Erster den Ausdruck „relapsing fever" gebrauchte. Eine exakte Beschreibung der Krankheit, vor allem eine Abtrennung von der Gruppe der typhösen Erkrankungen, wurde jedoch erst möglich, nachdem 1868 Obermeier eine Spirochäte im Blut Rückfallfieberkranker sah. Eine Veröffentlichung dieser Entdeckung erfolgte aber erst 1873.

Die Entdeckung Obermeiers kann für die Tropenmedizin insofern nicht hoch genug eingeschätzt werden, als sie zum ersten mal den Nachweis eines krankheitsverursachenden Erregers im Blut erbrachte. Diese Beobachtungen haben zur Entdeckung vieler weiterer, durch Parasiten hervorgerufener Krankheiten geführt.

In jenem Jahr 1868 konnte Obermeier während einer Epidemie in Deutschland bei einer größeren Zahl von Patienten Spirochäten im Blut nachweisen. Munch infizierte sich bereits 1874 wissentlich mit Patientenblut und 1876 konnte Motschutkoffsky durch die Injektion von spirochätenhaltigem Patientenblut bei gesunden Menschen das Krankheitsbild des Rückfallfiebers bewirken. 1877 übertrug Carter in Indien positives Patientenblut ebenfalls auf Menschen und zum erstenmal auch erfolgreich auf Affen. 1857 erwähnte bereits Livingstone in Afrika das „tick fever", ohne die Ätiologie zu kennen. Ross und Milne wiesen 1904 im strömenden Blut weniger Patienten die Spirochäte in Uganda nach. 1905 bestätigten dann Dutton und Todd, die im Kongogebiet arbeiteten, die ätiologischen Befunde von Ross und Milne und die ebenfalls 1905 von Robert Koch nachgewiesene Übertragung des afrikanischen Rückfallfiebers durch die Zecken (Ornithodorus moubata). Bereits damals wurde erwiesen, daß sich die Spirochäte auf Ei und Larve der Zecke überträgt. In den letzten Jahren wurden weitere Species aus der Familie der Zecken als Überträger des Rückfallfiebers in verschiedenen Teilen der Welt gesichert. Flügge vermutete 1891, daß auch die Laus für die Übertragung des Rückfallfiebers eine besondere Rolle spielt. Diese Hypothese bestätigte 1907 Mackie auf Grund seiner epidemiologischen Beobachtungen anläßlich einer Epidemie in Indien. Durch experimentelle Untersuchungen sicherten dann 1911 Sergent und Mitarbeiter diesen Übertragungsweg. Schließlich konnten Nicolle, Blaizot und Consul 1912 Affen durch infizierte Läuse mit Rückfallfieber infizieren und das klassische klinische Bild beim Versuchstier erzeugen.

Geographische Verbreitung. Das durch *Läuse übertragene* Rückfallfieber wurde und wird auch heute noch auf allen Kontinenten beobachtet. Endemisches Vorkommen wird immer wieder durch Epidemien abgelöst. In Deutschland kam es in den Jahren 1868—1872 und 1879/80 zu größerer Ausbreitung. Wenn auch der Rückgang des Rückfallfiebers in *Europa* eindrucksvoll ist, so brachte der 1. Weltkrieg sehr hohe Erkrankungszahlen (Serbien 12000 Fälle im Jahre 1915), die im 2. Weltkrieg dann allerdings nicht mehr erreicht wurden. Die Berichte der letzten 5 Jahre weisen 1946 auf 5000 Fälle in Rumänien hin. Spanien meldete 1943/44 im ganzen 578 Fälle von Rückfallfieber. 1946 sank die Zahl der Erkrankungen auf 30 Fälle. Während in England zur Zeit das Rückfallfieber nur selten beobachtet wird, werden aus Irland mehrere Fälle gemeldet. Ebenfalls sind Erkrankungen in Frankreich (besonders Küstengebiet) und Griechenland festgestellt. Die Hauptherde für Europa liegen aber im Osten (europäisches Rußland, Polen, Tschechoslowakei). Einzelfälle in Dänemark und Norwegen sollen noch abschließend erwähnt werden.

Während in früheren Jahren das durch Läuse übertragene Rückfallfieber besonders durch Einwanderer in den USA. zur Beobachtung kam, scheint es jetzt dort fast ganz verschwunden zu sein. In *Amerika* wird aber aus Mexiko, Kuba und Brasilien über kleinere endemische Herde berichtet, In Asien wurde besonders 1922 von Zentral- und Nordwestindien über größere Rückfallfieberepidemien Zahlenmaterial veröffentlicht. Außerdem kommt das durch Läuse übertragene Rückfallfieber auf diesem Kontinent vor in China, Mandschurei, Korea (1951), Indonesien. In jüngster Zeit wurden die ersten Fälle (Einwanderer) auch in *Australien* festgestellt. In *Afrika* sind die nördlichen und westlichen Teile befallen. So liegen Berichte vor aus Algier, Ägypten, Abessinien, dann von der Goldküste, Nigeria, Senegal und in den letzten Jahren insbesondere von Dakar. Auch während des 2. Weltkrieges wurde von beiden Fronten Läuse-Rückfallfieber unter den Soldaten in Tripolitanien, Cyrenaika und Tobruk gemeldet.

Das durch *Zecken übertragene* Rückfallfieber ist in *Afrika* aber weit häufiger anzutreffen, als das durch Läuse übertragene. Im tropischen Afrika steht das Rückfallfieber zahlenmäßig nur wenig hinter der Malaria und der Schlafkrankheit. Bis auf die Gebiete der Sahara ist das Zeckenrückfallfieber von Norden bis Süden und von Westen bis Osten in Afrika nachgewiesen worden. Aber auch aus *Europa* liegen Berichte über Rückfallfieber (durch Zecken übertragen) vor, z. B. aus Spanien, Jugoslawien, Griechenland und aus dem Kaukasusgebiet. Aus *Asien* werden endemische Herde gemeldet in Palästina, Irak, Syrien, Arabien, Indien, im südlichen Teil der USSR., China und Korea. Auch *Amerika* berichtet in den letzten Jahren weit häufiger als früher über Rückfallfieberendemien. Positive Befunde wurden erhoben in Kanada, in 13 Weststaaten der USA., dann in Mexiko, Panama, Kolumbien, Venezuela und auch im Nordteil Argentiniens.

Ätiologie. Spirochaeta (Borrelia, Spironema, Treponema) recurrentis, s. obermeieri.

Der Erreger des Rückfallfiebers — den Obermeier im Jahre 1868 im Blut fiebernder Kranker entdeckte — ist im lebenden Zustand ein lebhaft beweglicher feinster Mikroorganismus. Die Länge dieser Stäbchen, die 4—10 Windungen aufweisen, schwankt zwischen 1C—30, die Breite beträgt etwa 0,5. Als Vermehrungsweise wird die Querteilung angenommen. Die korkenzieherartig gewundenen Spirochäten bewegen sich teils um die Längsachse, teils wellenartig vor- und rückwärtskreisend. Besonders gegen Ende des „Rückfalles" sieht man auch die Bildung von Schleifen, Schlingen und auch das Zusammenrollen der Spirochäten. Dabei werden die roten Blutkörperchen lebhaft hin- und hergestoßen. Im allgemeinen dringen die Spirochäten aber nicht in die Erythrocyten ein. Die Recurrensspirochäten besitzen keine echten Geißeln, sondern nur dünnste, geißelartige Endanhänge. Diese sind aber nicht als eigentliche Bewegungsorgane aufzufassen. Die Bewegungen kommen durch die in der Spirochäte selbst begründete starke Flexibilität zustande. Der Nachweis des Erregers gelingt bei erkrankten Menschen am einfachsten im Blut, gelegentlich auch im Liquor. Bei der Sektion ist es lohnend, einen Ausstrich aus der Milz zu untersuchen. Seltener gelingt die Beweisführung im Leberausstrich.

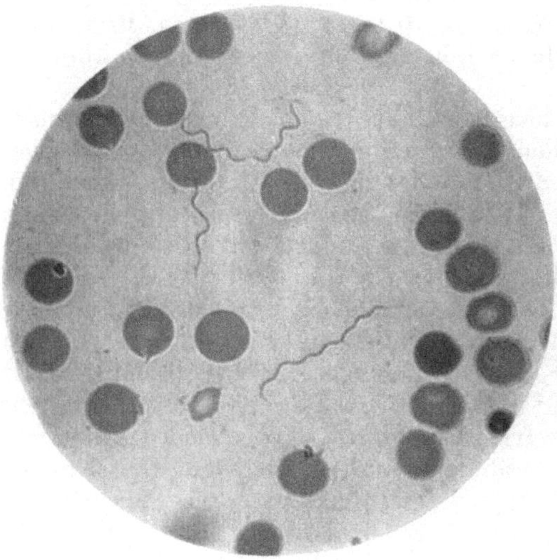

Abb. 1. Spirochaeta recurrentis.

Bei der Blutuntersuchung kann man sich für den Nachweis der Spirochäte auch durch Zentrifugieren eines Anreicherungsverfahrens bedienen, indem man zusätzlich noch die Auflösung der roten Blutkörperchen durch eine Mischung von Aqua dest. und Essigsäure erwirkt. Die Untersuchung selbst kann dann mit Hilfe des Dunkelfeldes durchgeführt werden; eine leichte und schnelle Methode. Auch mit Hilfe von Färbemethoden ist die Spirochäte unter dem Mikroskop gut sichtbar zu machen. Dabei hat sich die Giemsafärbung besonders bewährt. Die sicherste und auch einfachste Methode zum Spirochätennachweis ist die im „dicken Tropfen", der — ohne vorherige Fixierung — ebenfalls nach Giemsa gefärbt wird. Das Ziel wird ebenfalls mit der Burrischen Tuschemethode erreicht. Die Versilberungsmethoden stehen an erster Stelle beim Nachweis der Spirochäten in Organen. Will man Spirochäten in Schnitten mittels Giemsafärbung nachweisen, so darf man nach der Färbung nur ganz kurze Zeit in Alkohol abs. mit Eosinzusatz differenzieren. Zum einfachen diagnostischen Spirochätennachweis in Organen genügt es, Organtupfpräparate zu machen und diese dann wie dicke Tropfen zu bearbeiten.

Die Kultur der Rückfallfieberspirochäte macht immer noch Schwierigkeiten. Als erster konnte Noguchi über erfolgreiche Züchtung berichten. Er benutzte sterile, möglichst frische Ascitesflüssigkeit, mit Zusatz von kleinen Nierenstückchen von einem Kaninchen und etwas Blut. Der Nährboden wurde mit Paraffinöl überschichtet.

Aristowsky setzte dem Nährboden noch durch Kochen geronnene Eistückchen hinzu. Ungermann benutzte inaktiviertes Kaninchenserum, mit NaCl-Lösung verdünnt. In den letzten Jahren hat man die Rückfallfieberspirochäte auch in Gewebekulturen zur Vermehrung gebracht.

Chew hat die Spirochäte in der Chorionallantois bebrüteter Hühnereier in vielen Passagen halten können und das Optimum der Anreicherung am 5. Tag nach der Beimpfung festgestellt.

Die *Tierpathogenität* der in den 5 Erdteilen vorkommenden Spirochätenarten ist nicht gleich. Besonders das Meerschweinchen ist gegenüber vielen Stämmen resistent. Durch subcutane Impfung können aber Affen, Ratten und Mäuse ohne Schwierigkeiten infiziert werden. In dem Blut der infizierten Tiere kann man die Spirochäten, insbesondere während des Fiebers, ohne Mühe in großer Zahl nachweisen. Verschiedene Tiere, vor allem Nagetiere kommen als natürliche Spirochätenzwischenträger in Frage.

Eine gewisse relative, aber keine absolute *Immunität* erhalten sowohl Mensch als Tier nach überstandener Recurrensinfektion. Beim Ablauf der Krankheit steigt der Grad der Immunität an. Sie bezieht sich aber nur auf den eigenen Infektionsstamm und nicht auf andere Recurrensarten. Diese Immunität erklärt bei Recurrensinfektionen abortive Verlaufsform, wobei häufig die Diagnose nicht gestellt wird. Diese Personen stellen als Virusreservoir ein wichtiges Glied in der Kette der Verbreitung des Rückfallfiebers dar.

Ein Überblick der Bezeichnungen für den Erreger nach geographischer Ordnung mit Angabe der bisher sicher nachgewiesenen Überträger sieht wie folgt aus:

	recurrentis	Europa	Pediculus humanus
	obermeieri	Europa	Pediculus humanus
	hispanica	Spanien	O. marocanus
	marocana	Marokko	O. marocanus
	sogdiana	Nordafrika	Pediculus humanus
	berbera		
Spirochaeta	aegyptica	Ägypten	Ornithodorus -Arten
	kochi, rossi	Ostafrika	Ornithodorus -Arten
Spironema	duttoni	Zentralafrika	O. moubata
Treponema	crociduri	Afrika	O. savignyi — O. marocanus
Borrelia	persica	Persien	O. papillipes — O. laborensis
	carteri	Indien	O. papillipes — O. laborensis
	novyi	Amerika	O. turicata — O. hermsi
	venezuelensis	Venezuela	O. venezuelensis — O. talaje
		Kolumbien	O. venezuelensis — O. talaje
	neotropicalis	Panama	O. venezuelensis — O. talaje
	turicata	Texas	O. turicata

Zahlreiche serologische Versuche zur Typisierung der einzelnen Spirochätenarten haben keine Klarheit bringen können. Es ist daher zweckmäßig, auf Grund der Übertragungsweise und der epidemiologischen Verhältnisse eine Unterteilung des Rückfallfiebers in 2 große Gruppen vorzunehmen:

a) die vorwiegend durch Läuse übertragenen, die „Läuse-Rückfallfieber", meist epidemisch, sind oft bösartige, namentlich in Zeiten der Not auftretende Krankheiten und

b) die durch Zecken übertragenen „Zeckenfieber", meist endemisch, in weniger schweren Formen auftretend. Bei den letzteren sind Nagetiere Zwischenträger.

Zu der Gruppe a) — durch Läuse übertragen — gehören als wichtigste Vertreter die Spir. recurrentis, obermeieri, berbera, sogdiana.

Zu der Gruppe b) — durch Zecken übertragen — sind zu rechnen die Spir. duttoni, marocana, persica, venezuelense, neotropicalis, turicata, crociduri, rossi, hispanica, carteri, novyi.

Die Übertragung erfolgt in der Regel nicht durch Kontakt, sondern durch Zwischenträger. Für das „Läuse-Rückfallfieber" kommt in den allermeisten

Fällen Pediculus humanus in Frage. Dabei wird der Stich der Laus nicht der übliche Weg der Übertragung sein. Entsprechend der Organaffinität spielt der Kot infizierter Läuse eine Hauptrolle, besonders wenn beim Zerdrücken der Läuse spirochätenhaltiger Darminhalt oder Läusekot in die defekte Haut eingerieben werden. Die bereits vor vielen Jahren durch KLEINE aufgestellte Behauptung, daß auch Bettwanzen bei der Übertragung des Rückfallfiebers wichtig sind, scheinen die epidemiologischen Beobachtungen im 2. Weltkrieg bestätigt zu haben. Zumindest ist gesichert, daß die Wanzen die Spirochaeta recurrentis über lange Zeit in infektiösem Zustand enthalten können.

Die andere größere Gruppe der Recurrensinfektionen wird von Zecken übertragen; im wesentlichen vom Genus Ornithodorus aus der Familie der Argasiden. Genau wie in der Laus kommt es auch in der Zecke zu einer Vermehrung der Spirochäten. Nach Aufnahme des spirochätenhaltigen Blutes verschwinden diese bald aus dem Magen-Darmkanal der Zecke und finden sich dann vorwiegend in der Cölomflüssigkeit, später in Eierstöcken und Speicheldrüsen sowie Coxaldrüsen. Die infizierten Zecken bleiben viele Monate infektionstüchtig (2 Jahre), ohne in der Zwischenzeit an infizierten Individuen gesogen zu haben. Darüber hinaus ist erwiesen, daß die Nachkommen von infizierten Zecken noch in mehreren Eigelegen und selbst die Nachkommen von solchen Zecken, die ihre Infektion ererbt haben, bis zu mehreren Generationen infektionstüchtig bleiben (DUTTON und TODD). Die jungen Zecken sollen sogar für die Übertragung des Rückfallfiebers von besonderer Wichtigkeit sein. Nicht nur der Stich der infizierten Zecke, sondern besonders der Kot und die Coxalflüssigkeit sind infektiös.

Nur bei ganz vereinzelten Spirochätenstämmen kommt eine Übertragung sowohl durch Zecke als auch durch Laus zustande. Selbst unter experimentellen Bedingungen ist die Spezifität der Zwischenträger für die Spirochätenstämme nur gelegentlich zu durchbrechen gewesen.

Unter besonderen Bedingungen kann auch eine *direkte Übertragung* erfolgen, so z. B. bei Bluttransfusionen. Sicher ist, daß die Spirochäte durch die unverletzte Haut eindringen kann (Laboratoriumsinfektionen, Infektionen einer Schwester beim Stillen von Nasenbluten eines Recurrenskranken). Weiter sind mehrere Fälle bekannt geworden über das Eindringen der Spirochäte durch die Conjunctiva. JOYEUX und SAUTET berichten sogar, daß durch Verfütterung von infiziertem Hirn eine Infektion bei Ratten gelungen ist.

Epidemiologie. In der Epidemiologie bestehen zwischen dem Flecktyphus und dem Rückfallfieber viele Parallelen. Entsprechend der Verbreitung der Läuse nimmt die Zahl der Recurrensfälle in den Wintermonaten (Hauptläusezeit) regelmäßig zu. Hierbei bilden nicht erkannte menschliche Parasitenträger eine dauernde Quelle für Neuinfektionen der Läuse. Durch das Befallenwerden bestimmter Menschenschichten (Kriegsgefangene, Arbeiter in Baracken, Gefängnisinsassen, Pennbrüder) ist es begründet, daß viel mehr Männer als Frauen erkranken. Das Rückfallfieber ist ebenfalls ein Begleiter des Hungers und Elends. So erklären sich die hohen Erkrankungszahlen bei Völkerwanderungen, bei Soldaten wie auch Erkrankungen während der Zwangsvertreibungen der Neuzeit. Entlang den Verkehrs-, Eisenbahn- und Schiffswegen kommt es zur Verschleppung des Rückfallfiebers in weit entfernte Gegenden.

Entsprechend den Lebensgewohnheiten der Zecken ist das Zeckenrückfallfieber nicht saisonbedingt. Die Infektionen ereignen sich in Rasthäusern, menschlichen Behausungen und Eingeborenenhütten. Ornithodorus moubata, die sich auch vom Menschenblut ernähren, greifen ihre Opfer nur nachts mit schmerzhaften Stichen an unter Hinterlassen von bohnengroßen Knötchen. Tagsüber ziehen sich die Zecken in den trockenen Erdboden der Hütten oder in schadhafte

Mauerstellen zurück. Die moderne Hygiene hat das Gefahrenmoment in den Gasthäusern der großen Verkehrswege zu verringern versucht; aber die Seitenwege, die ins Innere (besonders Afrika) führen, geben auch heute noch überreichlich Gelegenheit zur Infektion. Epidemiologisch bemerkenswert ist, daß außer dem Menschen vereinzelt Affen, insbesondere aber Nagetiere (Ratten, Mäuse) als Virusreservoir von Wichtigkeit sind.

Weder weiße noch schwarze Menschen werden von der Infektion verschont, und auch jedes Alter ist empfänglich, wenn auch die Zahl der Erkrankungsfälle unter den Kleinkindern geringer ist.

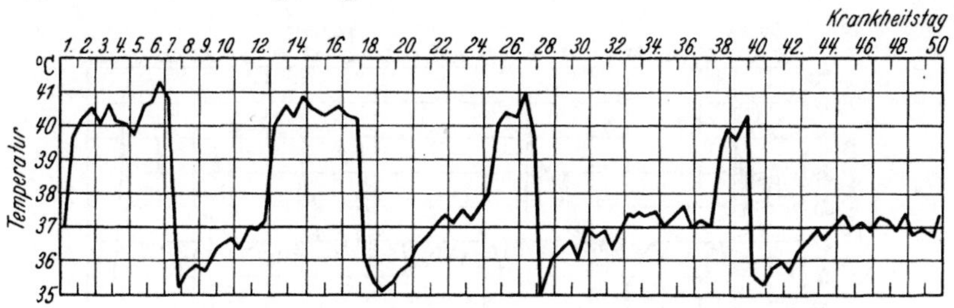

Abb. 2. Europäisches Rückfallfieber. Typischer Fall. (Nach EGGEBRECHT.)

Pathologische Anatomie. Die pathologischen Veränderungen werden durch toxämische Vorgänge bestimmt, die mit Endotheldegenerationen, Hämorrhagien und Nekrosen in den inneren Organen verbunden sind. Charakteristische Merkmale sind bei Recurrens-Toten mikroskopisch nicht offensichtlich und durch sekundäre Infektionen überdeckt. Fast regelmäßig findet man aber eine Vergrößerung der Milz, die weich und dunkelrot ist. Sehr häufig ist die Durchsetzung der Milz mit hämorrhagischen Infarkten. Auch in der vergrößerten Leber und im Knochenmark können sich kleine Blutungen und Erweichungen zeigen. An Leber, Nierenparenchym und auch am Herzen lassen sich degenerative, verschieden starke Veränderungen sichern. Die eindeutigste Diagnostik ist aber auch bei der Sektion der Erregernachweis. Die Spirochäten lassen sich zahlreich in den inneren Organen nachweisen, insbesondere in der Milz, Leber und im Knochenmark.

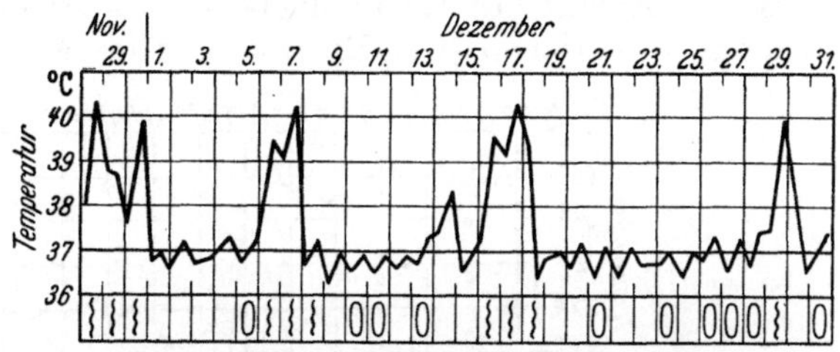

Abb. 3. Afrikanische Recurrens. (Nach R. KOCH.)

Krankheitsbild. Fast ohne Prodromalerscheinungen beginnt das europäische Rückfallfieber nach einer Inkubation von 3—10 Tagen (5—7 Tagen) mit einem plötzlichen, starken Schüttelfrost. Die Temperatur erreicht schnell 41° C und geht nicht selten darüber hinaus. Bald stellen sich dann die typischen, allgemeinen Krankheitserscheinungen ein, vor allem sind es heftige Kopf-, Glieder-, Rücken- und auch Knochenschmerzen. Der Puls ist beschleunigt. Bereits am 2. Krankheitstage ist die Milzschwellung nachweisbar. Meistens ist auch eine Vergrößerung der Leber festzustellen. Bei den schweren Fällen gehört auch das Erbrechen zum allgemeinen Symptomenkomplex. Nicht selten nimmt die Haut ein graues Kolorit an, das auf Grund der zunehmenden Blutarmut in ein graugelbliches Aussehen übergeht. Aus hämatogenen Gründen kommt es auch zu einer gelblichen Verfärbung der Conjunctiven. Petechiale Blutungen in der Haut werden ebenfalls beobachtet, vereinzelt kommt es auch zu Blutungen in der Schleimhaut.

Recht häufig tritt Nasenbluten auf, das als charakteristisch angesprochen werden kann. Unter diesen genannten Krankheitserscheinungen kommt es zu einer erheblichen Abgeschlagenheit, so daß der Patient einen schwerkranken Eindruck macht.

Die Dauer des ersten Fieberanfalles ist bei den einzelnen Rückfallfieberarten verschieden. Bei dem europäischen Läuse-Rückfallfieber beträgt der erste Fieberanfall 5—7 Tage, während das mittelafrikanische Zecken-Rückfallfieber bereits nach 3—4 Tagen kritisch wieder die Normaltemperatur erreicht. Nach 6—8 Tagen tritt in der Regel der erneute Temperaturanstieg auf, dann häufig

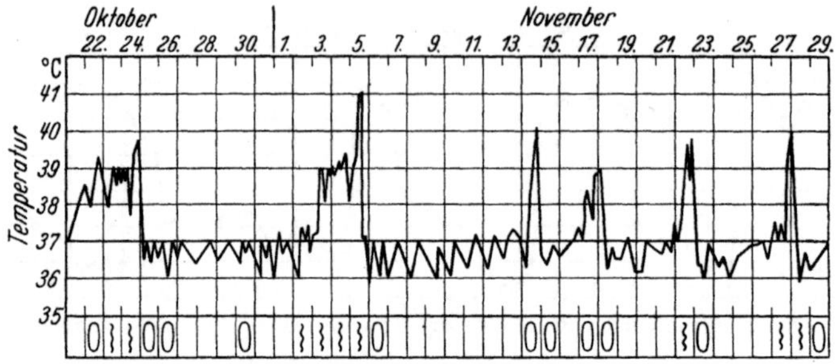

Abb. 4. Amerikanisches Rückfallfieber.

nicht mehr mit dem beginnenden Schüttelfrost. Die Temperaturhöhe wie auch das Intervall werden geringer. Nach 2—3, manchmal erst nach 5, ja selbst nach 10 Anfällen erfolgt — auch ohne spezifische Therapie — die Entfieberung. Dieser klassische Ablauf des Rückfallfiebers ist aber nicht die Regel. Zusätzlich bestehende Infektionen (wie Malaria, Typhus abdominalis, Darmstörungen usw.)

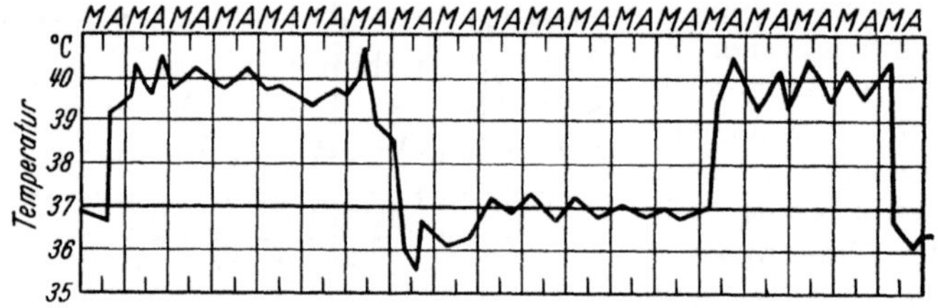

Abb. 5. Indische Recurrens. (Nach DANIELS und WILKINSON.)

wie auch Komplikationen können den Fieberverlauf verändern. An Komplikationen sind aufzuzählen: Herzinsuffizienz, pneumonische Entzündungen, Nephritis, Arthritis, Parotitis, Anzeichen der hämorrhagischen Diathese (Nasenbluten, Schleimhautblutungen, Petechien), ferner Iritis, Ophthalmien und Erkrankungen des zentralen und peripheren Nervensystems, selbst Muskellähmungen, Facialisparesen u. dgl. Frühgeburten sind bei Recurrensinfektionen nicht ungewöhnlich. Bis auf die Betonung einzelner der geschilderten Symptome und die Dauer des Fieberanfalles wie auch der Intervalle ist der klinische Ablauf der verschiedenen Recurrensinfektionen sehr ähnlich, so daß auf die spezielle Schilderung verzichtet werden kann.

Die **Erkennung** des Rückfallfiebers ist in Epidemiezeiten durch den Fieberverlauf nicht schwer und durch die Blutuntersuchung leicht zu sichern. Wichtig ist, daß man auch bei uncharakteristischen, remittierenden Temperaturschwankungen an Rückfallfieber denkt und den Zeitpunkt der Blutentnahme richtig wählt. Bei ansteigender Temperatur glückt der Spirochätennachweis im Ausstrich oder im „dicken Tropfen" meistens auf Anhieb. Sonst muß die Untersuchung wiederholt werden, und nur selten wird man gezwungen sein, aus diagnostischen Gründen Na-citrat-versetztes Blut Mäusen intraperitoneal zu spritzen. Weitere objektive Methoden zur Sicherung der Diagnose stehen kaum zur Verfügung.

ZLATOGOROFF hat eine Komplementbindungsreaktion ausgearbeitet, die nach dem 2. Fieberanfall beginnt, positiv zu werden. Als Antigen werden Spirochätenkulturen und Milzen infizierter Mäuse benutzt. — Der Ausfall der Wa.R. ist bei 15—20% der Rückfallfieberkranken positiv, besonders bei Blutentnahmen während des Fiebers.

Die rechtzeitige Erkennung der ersten Krankheitsfälle bei beginnender Epidemie kann schwierig sein. *Differentialdiagnostisch* sind zu beachten: Malaria, Wolhynisches Fieber, Sepsis, Paratyphus, Lymphogranulomatose, Grippe, Brucellosen, Dengue u. dgl. Bei schweren Verlaufsformen muß auch an Fleckfieber, Gelbfieber, infektiöse Hepatitis und Leptospirosen gedacht werden. Alle diagnostischen Hilfsmittel müssen bei Mischinfektionen ausgenutzt werden. In tropischen Gebieten sind Mischinfektionen, wie Malaria, Kala-Azar, Trypanosomiasis und Fleckfieber mit Rückfallfieber durchaus möglich.

Die **Prognose** ist bei den unkomplizierten Rückfallfiebern unter normalen Bedingungen meist gut. Die Sterblichkeit liegt ohne Behandlung unter diesen Voraussetzungen bei 2—5%. Mit der Einführung der Behandlung sind diese Prozentzahlen auf ein Minimum gedrückt worden. Selbstverständlich hängen Verlauf und Letalität — abgesehen von möglichen Komplikationen — von dem Alter, dem Ernährungs- und Kräftezustand der befallenen Individuen sowie vom Charakter der Epidemie ab. So ist bei Epidemien in Westafrika oder in Hunger- und Kriegszeiten die Letalität bis auf 50% gestiegen.

Behandlung. Bald nach der Entdeckung des Salvarsans stellte IWERSEN auch seine spezifische Wirkung bei Recurrens fest. Meist genügt eine *einzige Injektion* von 0,3—0,9 g Neosalvarsan entsprechend dem Alter des Patienten und der Schwere des Falles. Die Injektion ist bei Erreichen der Spitzentemperatur und nicht im Intervall durchzuführen. Als Dosierung wird 0,01 g/kg Körpergewicht angegeben. Die Wirkung kann nach BÖGER durch Kombination mit Pyrifer erhöht werden. Versager kommen mitunter vor bei Injektionen zur ungeeigneten Zeit (Intervall) oder bei heruntergekommenen Patienten, welche die Injektion auch häufig mit einem bedrohlichen Herzkollaps beantworten (daher in solchen Fällen gleichzeitig Adrenalin injizieren!). Während nach MANSON-BAHR eine bestehende Albuminurie keine Kontraindikation zur Salvarsantherapie bedeutet, werden die Salvarsanschäden bei stärkerer Beteiligung der Leber gefürchtet. Diese Gefahr ist bei Mischinfektionen mit Malaria usw. (s. oben) besonders gegeben. Da herabgesetzte Salvarsandosen eine unzureichende Therapie darstellen, ist Spirozid per os oder das Goldpräparat Solganol B zu empfehlen. Auch dem Antimonderivat Stibosan wird nach STERNBERG und PINES ein therapeutischer Effekt bei Rückfallfieber zugesprochen.

Neuerdings sind auch die *Antibiotica* in die Therapie des Rückfallfiebers eingeführt worden. Die ausgezeichneten, therapeutischen Wirkungen des Neosalvarsans werden die Anwendung von Antibiotica in der Behandlung des Rückfallfiebers nur auf ausgewählte Fälle (Leberschäden, Salvarsankomplikationen, salvarsanresistente Stämme, Mischinfektionen) beschränken. Die Wirkung des Penicillins auf infizierte Tiere wurde durch therapeutische Erfolge bei humanen Infektionen bestätigt. Die Dosierung lag im Mittel bei 1500000 E. Dadurch gelang es, die Anfälle kurzfristig zu beenden und die Rückfälle zu unterdrücken. Ähnliche Ergebnisse werden auch von Streptomycin berichtet. Letzte Berichte schränken die positive Beurteilung aber bereits wieder ein und stellen das Neosalvarsan wieder an die Spitze der Therapeutica gegen die Recurrensinfektion. Von GILCHRIST liegen die ersten Berichte über die Behandlung des Rückfallfiebers mit Aureomycin vor. Durchschnittlich wurden 0,5 g Aureomycin 6mal in Abständen von 6 Std gegeben. In 6—14 Std fiel die Temperatur zur Norm ab, und alle Fälle waren nach der 2. Dosis bereits im Blut spirochätenfrei. Klinisch hat sich Aureomycin vielversprechend bewährt, da es bei außerodentlich geringer Toxizität kaum einmal ungünstige Allgemein- oder lokale Nebenreaktionen hervorruft. Nach den wenigen, bisher vorliegenden Meldungen scheint das Aureomycin das Chloromycetin in der Behandlung des Rückfallfiebers zu übertreffen. Weitere Erfahrungen müssen vor einer endgültigen Stellungnahme abgewartet werden. — Eine besondere Beaufsichtigung — besonders bei den kritischen Temperaturbewegungen — verlangt auch beim Rückfallfieber der Kreislauf. Nach den gleichen Grundsätzen wie bei anderen Infektionskrankheiten wird die symptomatische Behandlung zusätzlich durchzuführen sein.

Die *Bekämpfung*, **Vorbeugung** und *Verhütung* des Rückfallfiebers hat sich einmal gegen den Erreger selbst zu richten und außerdem gegen die Überträger. Die vollzählige und frühzeitige Erfassung aller Rückfallfieberkranken ist sehr wichtig, da den Zwischenträgern somit die Infektionsquelle genommen wird. Da Menschen ohne eindeutige Krankheitserscheinungen auch bei der Recurrensinfektion ein Virusreservoir darstellen können, sind exakte Durchuntersuchungen (in Endemiegegenden auch Reihenuntersuchungen) erforderlich. Auch die Möglichkeit einer Kontaktinfektion (spirochätenhaltiges Blut) ist gegeben, so daß bei Vornahme ärztlicher oder pflegerischer Verrichtungen Schutzmaßnahmen, wie Tragen von Gummihandschuhen ergriffen werden müssen.

Die moderne Hygiene hat durch die Einführung des DDT ein ausgezeichnetes Mittel in der Läusevernichtung erhalten. In friedlichen Zeiten wird man dadurch in der Bekämpfung der Verlausung und Verwanzung erfolgreich sein können. Die Maßnahmen haben sich nicht nur auf den Menschen selbst (Kopfläuse) zu beschränken, sondern sind auch auf Wäsche, Wohnung, Beförderungsmittel usw. auszudehnen. Die neuen Kontaktinsecticide haben in der Bekämpfung der Zecken bisher keine guten Ergebnisse gebracht. Ihre Widerstandskraft ist außerordentlich groß. Nur rigorose Maßnahmen, (z. B. Abbrennen zeckenbefallener Gebäude) unter Berücksichtigung der Lebensgewohnheiten versprechen im Kampf gegen die Zecken Erfolge.

Gesetzlich gehört das Rückfallfieber zu den anzeigepflichtigen Krankheiten.

Literatur.

Zusammenfassende Arbeiten.

ASH, J. E., and S. SPITZ: Pathology of Tropical Diseases. An Atlas. Philadelphia u. London: W. B. Saunders Company 1947.

GUNDEL, M.: Die ansteckenden Krankheiten, ihre Epidemiologie, Bekämpfung und spezifische Therapie. Leipzig: Georg Thieme 1942.

MANSON-BAHR, PHILIP H.: MANSON's Tropical Diseases. A Manual of the Diseases of Warm Climates. London, Toronto, Melbourne u. Sydney: Cassel a. Company Ltd. 1948.

RUGE, H.: In MENSES Handbuch der Tropenkrankheiten, 3. Aufl., Bd. 5. 1929. — RUGE, R., P. MÜHLENS u. M. ZUR VERTH: Krankheiten und Hygiene der warmen Länder, 5. Aufl. Leipzig: Georg Thieme 1942.

STRONG, R. P.: STITT's Diagnosis, Prevention and Treatment of Tropical Diseases, 7. Aufl. London: Lewis & Co. Ltd. 1945.

Einzelarbeiten.

ADLER, S., u. R. ASHBEL: Ann. trop. Med. **36**, 83 (1942). — ANDERSON, CH., CH. BERGE, H. FAUCONNIER et A. RUNACHER: Arch. Inst. Pasteur Tunis **30**, 118 (1941). — ANDERSON,

E. S.: Trans. roy. Soc. trop. Med. Lond. **40**, 93 (1946). — ANDREEV, L. A.: Med. Parasit. a. Parasitic. Dis. **13**, 53 (1944). — AUGUSTINE, D. L., D. WEINMAN and J. MACALLISTER: Science (Lancaster, Pa.) **1944**, 19.

DI BENEDETTO, W.: Arch. ital. Sci. med. colon. e Parassitol. **20**, 168 (1939). — BOCCIA, G.: Clin. Malatt. Trop. Subtrop. Univ. Napoli. Med. trop. subtrop. **2**, 25 (1942). — BODMAN, R. J., and J. S. STEWART: Brit. med. J. **1948 I**, 291. — BÖGER, A.: Münch. med. Wschr. **1943**, 549. — BOIRON, H.: Ann. Inst. Pasteur Paris **73**, 49 (1947). — BOIRON, H., R. KOEBER et B. CARRONNIER: Bull. Soc. Path. exot. Paris **41**, 81 (1948). — BRUMPT, E.: C. r. Acad. Sci. Paris **208**, 2029 (1939). — BRUMPT, E., et L. C. BRUMPT: Ann. de Parasitol. **17**, 287 (1939). — BRUMPT, E., et L. MAZZOTTI et L. C. BRUMPT: Ann. de Parasitol. **17**, 275 (1939).

CALERO, C.: Amer. J. trop. Med. **26**, 761 (1946). — CATTAU, R.: Bull. Soc. méd. Hôp. Paris **1945**, 304. — CHANG, S. L.: Chin. med. J. **54**, 163 (1948). — CHARTERS, A. D.: Trans. roy. Soc. trop. Med. Lond. **35**, 271 (1942). — East afr. med. J. **22**, 308 (1945). — CHEN, K.: Proc. Soc. exper. Biol. a. Med. **46**, 638 (1941). — CHIAO, S. M.: Acta Brevia Sinensia **9**, 4 (1945). — CHO, T. S.: J. Chosen med. Assoc. **28**, 10 (1938). — CHUNG, H., u F. C. CHANG: Chin. med. J. **55**, 6 (1939). — CLARK, H. C.: Amer. Assoc. Advanc. Sci. Publ. **18**, 29. — CLASTRIER, J.: Arch. Inst. Pasteur Algérie **19**, 228 (1941). — COGHILL, N. F., J. LAWRENCE and J. D. BALLANTINE: Brit. med. J. **1947 I**, 637. — COHEN, A. G.: War Med. Chicago **7**, 19 (1945). — COOPER, E. L.: Med. J. Austral. **1**, 635 (1942).

DAVIS, G. E.: Publ. Health Rep. **56**, 2258, 2426, 2464 (1941). — DELPY, L., et A. RAFYI: Ann. de Parasitol. **17**, 45 (1939). — DEWAR, H. A., and R. WALMSLEY: Lancet **1945 II**, 630. — D'IGNAZIO, C.: Boll. Soc. ital. med. Igiene Trop. **5**, 17 (1945). — D'IGNAZIO, C., e E. CODELEONCINI: Boll. Soc. ital. med. Igiene Trop. **5**, 211 (1945). — DIGONNET, L., et M. MATHIS: Bull. Soc. Path. exot. Paris **32**, 143 (1939).

EAGLE, H., and H. J. MAGNUSAN: Publ. Health Rep. **59**, 583 (1944). — EL-RAMLY, A. H.: J. egypt. publ. Health Assoc. **21**, 125 (1946).

FISCHER, L.: Dtsch. tropenmed. Z. **48**, 225 (1944). — FLOCH, H.: Bull. Soc. Path. exot. Paris **34**, 167 (1941).

GARNHAM, P. C. C., C. W. DAVIS, R. B. HEISCH and G. L. TIMMS: Trans. roy. Soc. trop. Med. Lond. **41**, 141 (1947). — GASPERINI, G. C.: Boll. Soc. ital. med. Igiene Trop. **1**, 32 (1942). — GAUD, M., and M. T. MORGAN: Bull. World Health Org. **1**, 69 (1947/48). — GEAR, J. H. S.: Proc. Transvaal Mine Med. Officers Assoc. **26**, 111 (1947). — GILCHRIST, W. S.: Lancet **1950 I**, 515. — GREAVES, F. C., H. M. GEZON and W. F. ALSTON: U.S. nav. med. Bull. **45**, 1029 (1945). — GRENOILLEAU, G.: Bull. Acad. med. Roma **130**, 144 (1946). — GLÜCK, G.: Dtsch. med. Wschr. **1943**, 653.

HADDAD, C., A. SHEIBAU u. R. BUDEIR: J. Palest. Arab. Med. Assoc. **2**, 8 (1946). — HAMILTON, J. B.: Brit. J. Ophthalm. **27**, 68 (1943). — HAWKING, F.: J. trop. Med. **44**, 104 (1941). — HEMINGWAY, M. W., R. HEMINGWAY and V. K. ARNESON: Nw. Med. **39**, 362 (1940).

INGRAHAM, H. S., and R. G. LAPENTA: U.S. nav. med. Bull. **46**, 1719 (1946).

KAMAL, A. M., M. ANWAR, ABDEL MESSIH u. Z. KOLTA: J. egypt. publ. Health Assoc. **22**, 1 (1947). — KAMMER, V. M.: East afric. med. J. **20**, 55 (1943). — KIRK, R.: Ann. trop. Med. **33**, 125 (1939).

L'ABBATE, G., e S. MANNINO: Arch. ital. Sci. med. colon. e Parassitol. **10**, 486 (1938).

LEVADITI, C., et A. VAISMAN: C. r. Acad. Sci. Paris **225**, 769 (1947). — LING, C. C.: Chin. med. J. **65**, 225 (1947). — LODEWYCK, A.: Ann. Soc. belge Méd. trop. **18**, 487 (1938). — LOURIE, E. M., and H. O. J. COLLIER: Ann. trop. Med. **37**, 200 (1943).

MARUASHVILI, G. M.: Med. Parasit. a. Parasitic. Dis. **14**, 24 (1945). — MAY, W. K. C.: Chinese med. J. A **62**, 142 (1944). — MAZZOTTI, L.: Amer. J. Hyg. **38**, 203 (1943). — MCCOY: Trop. Med. News, Bethesda **3**, 14 (1946). — MERSKEY, C.: Clin. Proc. Cape Town **6**, 113 (1947). — MOISE, R. M., u. REGOLO: Ann. Med. nav. e colon. **44**, 315 (1938). — MORENO, BERDUGO J., y A. INFANTE GÓMEZ: Med. Colonial **6**, 336 (1945). — MUWAZI, E. M. K.: East afr. med. J. **23**, 55 (1946).

NARAIN, S., und S. L. KALRA: Indian med. Gaz. **85**, 87 (1950). — NASR, L. A.: Lancet **1948 I**, 555. — NEILSON, W. P.: J. Amer. med. Assoc. **115**, 125 (1940).

OMAR, M. EL S.: J. egypt. publ. Health Assoc. **21**, 195 (1946). — ORDMAN, D.: S. afr. med. J. **13**, 491 (1939); **15**, 383 (1941); **17**, 180 (1943); **18**, 259 (1944). — ORDMAN, D., and F. R. JONES: S. afric. med. J. **14**, 81 (1940).

PAVLOWSKII, E. N.: C. r. Acad. Sci. URSS. **39**, 286 (1943). — PAVLOWSKII, E. N., u. A. Y. ALUIMOV: Probl. region. Parasit. **3**, 72 (1939). — PIFANO, F.: Rev. Sanidad y Asistencia Social Caracas **6**, 787 (1941). — PINTO, M. R.: Arqu. Inst. Bact. Câmara Pestana **9**, 224 (1945). — POPOV, P. P., u. J. A. ACHUNDOV: Med. Parasitol. **9**, 255 (1940). — POSPELOVA-STROM, M. V., u. N. A. TIBURSKAYA: Med. Parasit. a. Parasitic. Dis. **15**, 54 (1946). — PROVOST, C., et J. FLANDRIN: Rev. Med. Nav. (Métropole et Outre-Mer.) Paris **2**, 139 (1947).

QUIN, C. E., and E. S. PERKINS: J. trop. Med. **49**, 30 (1946).

RAFYI, A.: Arch. Inst. d'Hessarek, Teheran **2**, 37 (1946). — RAYNAUD, R., et J. PÉGULLO: Algérie Méd. **1946**, 241. — ROBINSON, P.: Brit. med. J. **1942 II**, 216. — LE ROY, H., and M. D. BRIGGS: J. Amer. med. Assoc. **79**, 941 (1922). — RUIZ, S. F.: Medicina (Mex.) **24**, 199 (1944).

SABALETTE, R., M. DOMINGUEZ y R. IGLESIAS: Med. Colonial **9**, 207 (1947). — SAGEL, W.: Z. Neur. **137**, 11 (1931). — SAUTET, J.: Arch. Inst. Pasteur Algérie **19**, 240 (1941). — SCAFFIDI jr., V.: Arch. Sci. med. **64**, 333 (1937). — SCHUCHARDT, V. T., and B. E. O'BRYON: J. Bacter. **49**, 312 (1945). — SCHWETZ, J.: Acta Biol. Belg. **2**, 326 (1942). — SCOTT, R. B.: Lancet **1944 II**, 436. — SERGENT, A.: Arch. Inst. Pasteur Algérie **16**, 403 (1938). — Ann. Inst. Pasteur Paris **61**, 217 (1938). — SICAULT, G.: Bull. Inst. Hyg. **4**, 5 (1944). — SLAVINA, N. S.: Med. Parasit. a. Parasitic. Dis. **13**, 85 (1944). — SOFIEV, M. S., u. N. A. LEONOVA: Med. Parasit. a. Parasitic. Dis. **14**, 60 (1945). — SOUTTAR MINETT, J.: Trans. roy. Soc. trop. Med. Lond. **36**, 189 (1942). — STANNUS, H. S., and M. BENDIT: Lancet **1942 I**, 103. — STUART, G.: Epidemiol. Information Bull. (UNRRA Health Division). Washington, D. C. 1945. Ref. Trop. Dis. Bull. **43**, 44 (1946).

TAFT, W. C., and J. B. PIKE: J. Amer. med. Assoc. **12**, 1002 (1945). — THOMPSON, P. E., DUNN, MARY and C. V. WINDER: J. inf. Dis. **86**, 110 (1950). — TROITZKY, N. V.: Med. Parasit. a. Parasitic. Dis. **14**, 75 (1945). — TUCKER, W. A. L.: East afr. med. J. **23**, 13 (1946).

WERNER, H.: Med. Welt **13**, 1478 (1939). — WHEELER, CH.: Amer. J. trop. Med. **18**, 641 (1938). — WISSEMAN, C. L.: Amer. J. trop. Med. **25**, 339 (1945). — WOLMAN, M.: East afr. med. J. **21**, 336 (1944). — WOLMAN, M., M. OMAR and ABU-TALEB: Lancet **1945 II**, 775. — WOOD, R. C., and K. C. DIXON: Brit. med. J. **1945 II**, 526.

Die Rattenbißkrankheit (Sodoku).

Von

Heinrich Lippelt.

Mit 3 Abbildungen.

Durch den Biß von Ratten oder anderen Nagetieren, die mit Spirillum morsusmuris infiziert sind, wird die Rattenbißkrankheit auf den Menschen übertragen. Nach vorübergehendem Abheilen kommt es an der Bißstelle zu entzündlichen Veränderungen, regionären Lymphdrüsenschwellungen und zu einem wenige Tage dauernden Fieber, das zu Rückfällen neigt. Dieses intermittierende Fieber kann über Wochen und Monate bestehen bleiben.

Nomenklatur. Rattenbißkrankheit — sodoku (so = Ratte, doku = Gift) — rat-bite-fever.

Geographische Verbreitung. Bei der Rattenbißkrankheit kommt es nicht zu Epidemien, sondern nur zu Einzelinfektionen. Derartige Einzelfälle sind aber aus der ganzen Welt gemeldet worden. Bei einer geographischen Zusammenstellung mußte man Asien mit 628 Rattenbißkrankheitsfällen an die erste Stelle der Kontinente stellen. Allein aus Indien sind 508 Fälle berichtet worden. An zweiter Stelle steht Europa mit 286 gemeldeten Erkrankungen: 95 aus Italien, 57 aus Frankreich und 42 aus England. Mit Ausnahme von Rußland, Spanien und Holland verteilen sich die Fälle fast gleichmäßig auf den Süden Europas. Aus den Nordländern Europas sind keine Fälle bekannt geworden. In Deutschland sind bisher 7 Fälle vorgekommen, darunter wurden 3 aus Hamburg beschrieben. Von den Kontinenten steht Amerika an dritter Stelle. Während aus den anderen Ländern nur vereinzelte Fälle genannt werden, wurden in den USA. 188 Rattenbißkrankheitsfälle bekannt. In der Reihenfolge der Kontinente folgen dann Afrika mit 23 und Australien mit 10 Fällen.

Die Zahl der Rattenbißkrankheitsfälle steht in engster Beziehung zur Verbreitung der Ratten, welche die Infektion erhalten und übertragen. Bevorzugt werden die Orte mit reichlicher Nahrungs- und guter Verbreitungsmöglichkeit, z. B. Häfen, Kanäle, Trümmergebiete.

Das Zahlenmaterial über die Rattenbißkrankheit kann aber nicht vollständig sein, da sicher die Krankheit nicht immer diagnostiziert wird, oder die Erkrankten sich der Behandlung entziehen (China, Afrika, Südamerika).

Ätiologie. Mannigfache Vermutungen über den Erreger fanden lange Zeit keine Bestätigung. Auf Grund des Erfolges der Salvarsantherapie vermutete bereits 1912 Hata, der Erreger der Rattenbißkrankheit könnte eine Spirochäte sein.

Futaki und Mitarbeiter fanden 1915 im blutigen Drüsenpunktat einen Mikroorganismus, den sie Spirillum morsus-muris nannten. Die Erregernatur dieses Keimes ist eindeutig sichergestellt:

1. durch Nachweis des Spirillum in dem erkrankten Gewebe und im Blut des Patienten;

2. durch die Möglichkeit, bei Versuchstieren eine der menschlichen ähnliche Krankheit zu erzeugen und sie vom Tier auf den Menschen zurückzuübertragen;
3. durch serologische Reaktionen;
4. durch Verschwinden des Erregers bei der Heilung.

Der Erreger hat die Form einer Spirille von 2—5 μ mit einer ungefähr gleichen Zahl von Windungen, so daß die Größe einer Windung etwa 1 μ beträgt. Die endständigen Geißeln (Burri-Tusche) ermöglichen eine stoßartige Bewegung der starren Spirille. Die positiven Berichte von FUTAKI über geglückte Kulturen konnten bei Nachuntersuchungen (SHATTUCK und THEILER) nicht bestätigt werden.

Der Nachweis der Spirille geschieht im Dunkelfeld oder im Blutausstrich (bzw. „dicken Tropfen"). Bei den üblichen Färbemethoden verhält sich der Erreger gram-positiv. Bessere Ergebnisse erzielt man mit der Giemsafärbung oder mit einer der Versilberungsmethoden.

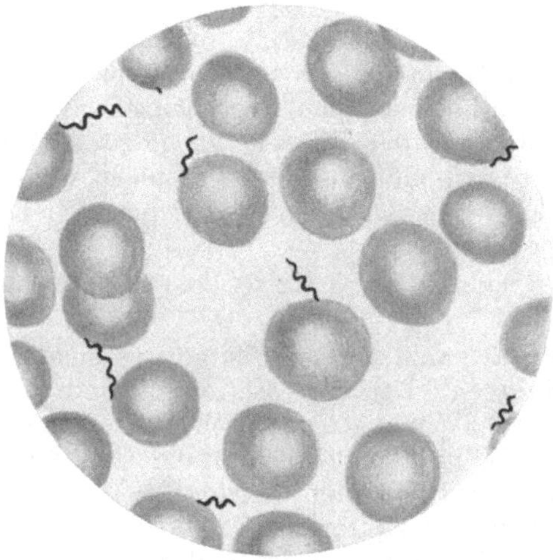

Abb. 1. Spirillum morsus muris.

Häufig wird aber zur Sicherung der Diagnose der Tierversuch erforderlich sein. Hierzu eignen sich Affen, Meerschweinchen und Mäuse, auf die das Blut der Erkrankten oder Organsaft übertragen wird.

Eine Reihe von Autoren (SCHOTTMÜLLER 1914, BLAKE 1916, LEVADITI 1926, ANDERSON und SPECTOR 1932, FARELL, LORDI und VOGEL 1939) wiesen nach Rattenbiß als Erreger Streptobacillus moniliformis nach. 1939 wurde in Massachusetts eine kleine Epidemie beschrieben, bei der ebenfalls bei den Erkrankten Streptobacillus moniliformis gefunden und die Krankheit mit dem Namen *Haverhill fever* (Erythema arthriticum epidemicum) bezeichnet wurde. Wenn auch das klinische Bild dem der Rattenbißkrankheit in vielen Punkten gleicht, so handelt es sich hier doch um eine Infektion, die von der echten Rattenbißkrankheit getrennt werden muß (BROWN und NUNEMAKER).

Epidemiologie. Die Krankheit wird in der Regel durch die Ratte (mus rattus v. decumanus v. giganteus) übertragen. Doch erfolgt die Übertragung auch durch andere Tiere, hauptsächlich Katzen (33 solcher Fälle sind bisher berichtet), ferner Hunde (3 Fälle), Eichhörnchen (4 Fälle), Mäuse (4 Fälle), Frettchen (3 Fälle), Wiesel (2 Fälle), Ziesel (4 Fälle), Affen (2 Fälle), Schweine (1 Fall). Fast ausnahmslos erfolgt die Übertragung auf den Menschen durch den Biß der Tiere. Dabei ist es aber wichtig, zu wissen, daß die Spirillen den Körper der Tiere nicht durch den Speichel verlassen. Sie gelangen aus der Submucosa der Zunge, Lippen oder aus dem zirkulierenden Blut durch Verletzung in die Mundhöhle. MOOSER machte darauf aufmerksam, daß Ratten nach stattgehabter Infektion Augenerkrankungen, wie Conjunctivitis, Iritis aufweisen und die Spirillen über den Tränenkanal in den Speichel gelangen.

Auf diesem Wege werden die Spirillenträger infektionstüchtig. In der Regel zeigen die infizierten Tiere aber keine Krankheitserscheinungen. Ratten und Mäuse sind nur Wirte, aber keine Opfer der Rattenbißkrankheit. Meerschweinchen dagegen gehen häufig an der Infektion zugrunde. Zahlreiche Veröffentlichungen erbringen den Beweis, daß die Spirilleninfektion unter den Ratten sehr häufig und in allen Erdteilen verbreitet ist. Die Übertragung auf den Menschen kommt lediglich durch das infizierte Tier zustande. Eine Übertragung von Mensch zu Mensch ist bei der Rattenbißkrankheit nicht bekannt. Da Männer der Möglichkeit eines Rattenbisses stärker ausgesetzt sind, erkranken sie häufiger als Frauen. Die Altersklassen ergeben keine Unterschiede. Der Sitz des Bisses ist überwiegend die Hand.

Pathologische Anatomie. Über menschliche Befunde liegen nur ganz vereinzelte Mitteilungen vor. In excidierter Drüse wurden nekrotische Herde und Riesenzellen nachgewiesen, die von EBERT und HESSE als Rattenbißfiebergranulom angesprochen worden sind. Die Hyperämie der parenchymatösen Organe oder weiche Meningen können nicht als charakteristisch angesprochen werden. Man wird auch bei der Sektion zur Sicherung der Diagnose den Erreger-

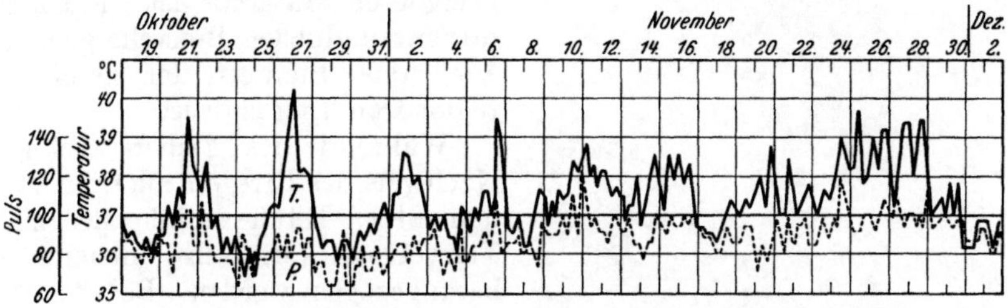

Abb. 2. Rattenbißkrankheit. Tödlicher Fall. (Nach KANEKO und OKUDA.)

nachweis anstreben. Dazu eignen sich besonders Blut, Drüsen, Nieren und mit gelegentlich positiven Befunden Nebenniere und Hodenzwischengewebe.

Klinischer Verlauf und Symptomatologie. Die Inkubation beträgt im Mittel 14 Tage, kann aber bis zu 7 Wochen ausgedehnt sein. Dabei spielen Sitz und Schwere des Bisses keine Rolle. An der anscheinend schon verheilten Bißstelle setzt plötzlich eine starke Entzündung ein. Es tritt ein Infiltrat auf und häufig ein Geschwür mit nachfolgender Nekrose. Nach diesem *Primäraffekt* tritt bald eine entzündliche Beteiligung der zugehörigen Lymphstränge und Lymphdrüsen ein.

Unter geringen Allgemeinerscheinungen kann die Affektion in 10—14 Tagen ohne Behandlung abklingen und zur Ausheilung kommen. Die meisten Fälle nehmen aber einen eindrucksvolleren Verlauf. Mit den Veränderungen an der Bißstelle kommt es zu einem heftigen Schüttelfrost. Kopf- und Gliederschmerzen, Darmstörungen, selbst Erbrechen und Benommenheit lassen den Patienten einen schwerkranken Eindruck machen.

Das Fieber fällt nach einer Dauer von 4—5 Tagen ab (2—3 Tage), um dann wieder anzusteigen. Diese Fieberschübe können sich über Wochen bis zu Monaten erstrecken. Temperaturhöhe und subjektive Krankheitserscheinungen nehmen dabei ab. Es ist durchaus nicht ungewöhnlich, daß am Anfang der Krankheit in der Umgebung des Primäraffektes Blasen auftreten, die zu Haut- und Gliednekrosen führen können. Beachtenswert ist ferner ein erythematöses oder papulöses Exanthem, manchmal im Aussehen wie eine Urticaria. Die blau-roten Flecke können bis handtellergroß werden und sich über den ganzen Körper verteilen. Weiterhin schließt sich oft ein allgemeiner masernähnlicher Ausschlag an. Im *Blutbild* kommt es bei den Fieberschüben zu Veränderungen, die sich in einer fortschreitenden Anämie durch Zerstörung der Erythrocyten bemerkbar machen. Fast immer wird eine Leukocytose (15000—20000) beobachtet mit anfänglicher Betonung der Segmentkernigen und späterer Lymphocytose. Die Milz ist nicht geschwollen. Auch Leberschädigungen sind ungewöhnlich. Dagegen können durch Bronchopneumonien und insbesondere durch Nierenschädigungen Komplikationen auftreten. Positive Eiweißreaktionen und Ausscheidung von Erythrocyten und Cylindern im Urin erfordern geeignete therapeutische Maßnahmen.

Diagnose. Die Diagnose der Rattenbißkrankheit ist häufig aus der Vorgeschichte bereits zu stellen. Der wichtigste Hinweis ist der Biß durch ein Tier, speziell durch die Ratte. Der an der Bißstelle auftretende Primäraffekt, die typische Fieberkurve mit den sich wiederholenden Fieberanfällen wie auch der Hautausschlag weisen auf die Diagnose hin. Diese wird durch den Erregernachweis gesichert. Das Spirillum morsus muris ist entweder im Dunkelfeld oder im — nach GIEMSA gefärbten — Präparat nachzuweisen. Für die Gewinnung geeigneten Materials ist die Umgebung der entzündlichen Bißstelle geeignet wie auch das Punktat der geschwollenen regionären Lymphdrüse.

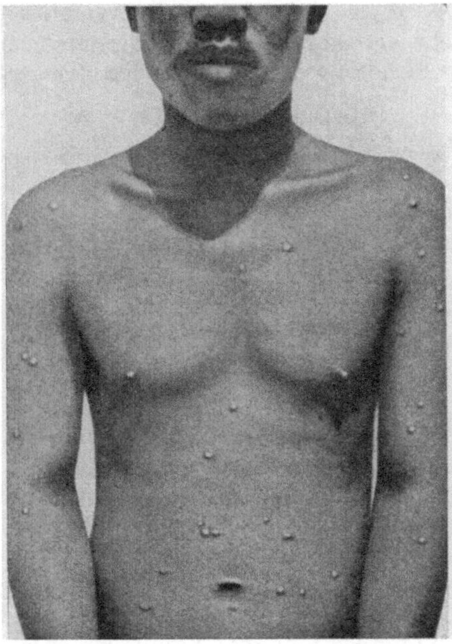

Abb. 3. Papulöser Ausschlag bei Rattenbißkrankheit. (Nach E. W. WALCH.)

Während des Fiebers gelingt der Nachweis des Erregers auch im strömenden Blut. Häufig muß allerdings der Tierversuch (Meerschweinchen, Mäuse) herangezogen werden. Bei den Nagern muß allerdings vorher gesichert werden, daß sie nicht schon früher auf natürliche Weise infiziert waren. Wenn auch SCHOBL erwiesen hat, daß die Übertragung der Infektion auf Affen möglich ist, so ergaben neuere Untersuchungen, daß Affen nicht immer ein geeignetes Versuchstier sind. IDO, WANI und OKUDA teilten mit, daß auch durch Nachweis von Antikörpern mit Hilfe des Tierversuches eine Diagnose zu stellen sei. Bemerkenswert ist die Behauptung von SAVOOR und LEWTHWAITE, daß das Spirillum morsus muris Antigengemeinschaften mit der Rickettsia tsutsugamushi habe. Sie fanden bei Fällen von Rattenbißkrankheit positive Agglutinationen mit dem Proteusstamm OXK.

Die Wa.R. ist in vielen Fällen unspezifisch positiv.

Nach den bisherigen Kenntnissen scheint eine Immunität gegen Neuinfektionen zu bestehen.

Therapie. Bereits vor der Klärung der Ätiologie der Rattenbißkrankheit wurde das Neosalvarsan als Therapeuticum angewandt. Auch heute ist das Neosalvarsan noch das Mittel der Wahl bei der Behandlung der Rattenbißkrankheit. Dabei sind 3—6 Injektionen erforderlich, um eine wirkliche Heilung zu erzielen. Die Dosierung (0,3—0,6 g) ist vom Alter und Zustand des Patienten abhängig. Bereits nach der ersten Injektion ist ein Verschwinden der Krankheitserscheinungen die Regel. Auf Grund der Erfahrungen bei der Fieberbehandlung der Paralytiker mit Spirillum morsus muris ist aber eine Fortsetzung der Behandlung bis zu 6 Injektionen erforderlich, um Rezidive zu vermeiden.

Nach günstigen Ergebnissen in Tierversuchen wurde auch das Penicillin zur Behandlung der Rattenbißkrankheit herangezogen. Die anfangs positive

Beurteilung ist aber heute eingeschränkt, so daß noch nicht endgültig Stellung genommen werden kann. Zur Diskussion steht auch eine Behandlung mit Aureomycin und Chloromycetin. Antimon- und Wismutpräparate spielen heute in der Therapie der Rattenbißkrankheit eine untergeordnete Rolle.

Eine sofortige chirurgische Behandlung der Bißstelle ist anzustreben. SONNENSCHEIN empfiehlt — namentlich in Gegenden, in denen die Rattenbißkrankheit nachweislich häufiger vorkommt oder ein hoher Spirillenträgerhundertsatz unter den Ratten bekannt ist — sofort nach Rattenbißverletzungen vorbeugend Neosalvarsaninjektionen zu verabfolgen.

Prognose. Geringe Infektionen mit abortivem Verlauf zeigen auch ohne Behandlung eine günstige Prognose. Aus Japan wird dagegen die Letalität unbehandelter Fälle mit 10,5% angegeben. Seit Einführung einer ausreichenden Salvarsanbehandlung sind die Todesfälle praktisch auf Null gedrückt. Der häufig beobachtete schwere Verlauf läßt die allgemeine Einführung der Impf-Sodoku bei der Fieberbehandlung von Paralytikern nicht als erwünscht bezeichnen.

Prophylaxe. In der Vorbeugung und Bekämpfung der Rattenbißkrankheit steht die Rattenvernichtung an erster Stelle. Es sei aber daran erinnert, daß auch andere Tiere, selbst Schweine, Träger des Erregers sein können. Tierpfleger, Sielarbeiter, Entwesungspersonal sind aufzuklären und gegebenenfalls mit Schutzkleidung zu versehen.

Literatur.

Zusammenfassende Arbeiten.

ANDERSON, N. P., and B. K. SPECTOR: Rat-bite-fever associated with Sporothrix. J. inf. Dis. **50**, 344 (1932). — ASH, J. E., and S. SPITZ: Pathology of Tropical Diseases. An Atlas. Philadelphia u. London: W. B. Saunders Company 1947.

BREINL, F.: Die Rattenbißkrankheit. In Handbuch der Haut- und Geschlechtskrankheiten von JADASSOHN, Bd. 12, S. 406. 1932. — BROWN, TH., and J. NUNEMAKER: Rat-bite-fever. A review of the American cases with revaluation of etiology. Report of cases. Bull. Hopkins Hosp. **70**, 201 (1942). Ref. Trop; Dis. Bull. **39**, 693 (1942).

FUTAKI, F., J. TAKAKI, T. TANIGUCHI and S. OSUMI: Spirochaeta morsus muris N. sp. The cause of rat-bite-fever. Second paper. J. of exper. Med. **25**, 33 (1917).

GUNDEL, M.: Die ansteckenden Krankheiten, ihre Epidemiologie, Bekämpfung und spezifische Therapie. Leipzig: Georg Thieme 1950.

KNOWLES, R., and B. DAS GUPTA: Rat-bite-fever as an Indian disease. Indian med. Gaz. **63**, 493 (1928).

MANSON-BAHR, PHILIP H.: MANSON's Tropical Diseases. A Manual of the Diseases of Warm Climates. London, Toronto, Melbourne u. Sydney: Cassel a. Company Ltd. 1948.

ORTUZAR, R., S. POZO y S. ROSATI: Sodoku septicemia a estreptococo moniliforme y fiebre de Haverhill (Sodoku, Streptococcus moniliformis, Septicaemia and Haverhill Fever). Rev. méd. Chile **75**, 775 (1947). Ref. Trop. Dis. Bull. **45**, 605 (1948).

REITZEL, R., A. HAIM and K. PRINDLE: Rat-bite-fever from field mouse. J. Amer. med. Assoc. **106**, 1090 (1936). — RUGE, H.: Rattenbißkrankheit. In Handbuch der Tropenkrankheiten, Bd. 5, Teil 1. S. 621. 1929. — RUGE, R., P. MÜHLENS u. M. ZUR VERTH: Krankheiten und Hygiene der warmen Länder, 5. Aufl. Leipzig: Georg Thieme 1942.

SCHOTTMÜLLER, H.: Zur Ätiologie und Klinik der Bißkrankheit (Ratten-, Katzen-, Eichhörnchen-Bißkrankheit). Dermat. Wschr. (Festschr.) **58**, 77 (1914). Ref. Trop. Dis. Bull. **14**, 163 (1914).

Einzelarbeiten.

ABE, M.: Monogr. Actorum dermat. B. Sev. syphil. **1927**, Nr 2, 1. — ADACHI, K.: J. of exper. Med. **33**, 647 (1921). — ADCOCK, E.: W. afr. med. J. **3**, 48 (1929). Ref. Trop. Dis. Bull. **28**, 318 (1931). — ANBREY, G.: Brit. med. J. **1928 II**, 1177. — APERT, E., Y. KERMOGANT et R. GARCIN: Bull. Soc. méd. Hôp. Paris **49**, 1080 (1925). Ref. Trop. Dis. Bull. **23**, 120 (1926). — ARKIN, A.: Wien. Arch. inn. Med. **11**, 133 (1925). — ATILES, A.: Bol. Assoc. med. Puerto Rico **32**, 293 (1940). Ref. Trop. Dis. Bull. **38**, 101 (1941).

Bahl, E.: Klin. Wschr. **1929**, 314. — Basile, V.: Ann. Med. nav. e colon. **1**, 175 (1927). Beaumont, G., and A. Gill: Brit. med. J. **1935 I**, 582. — Bergh, A. v. d.: Nederl. Tijdschr. Geneesk. **63**, 633 (1919). — Biddan: Pathologica (Genova) **30**, 447 (1938). — Biffels, A.: Policlinico, sez. prat. **38**, 1548 (1931). — Blanc, G., et M. Noury: Bull. Soc. Path. exot. Paris **29**, 383 (1936). Ref. Trop. Dis. Bull. **33**, 699 (1936). — Blake, F.: J. of exper. Med. **23**, 39 (1916). Ref. Trop. Dis. Bull. **7**, 160 (1916). — Blumer, G.: J. Amer. med. Assoc. **99**, 70 (1932). — Borelli, E.: Policlinico, sez. prat. **25**, 25 (1918). Ref. Trop. Dis. Bull. **12**, 86 (1918). — Boyd: Bull. Soc. méd. Hôp. Paris **46**, 542 (1922). — Braga, A.: Biol. med. (Bras.) **10**, 17 (1937). Ref. Zbl. Bakter. **130**, 161 (1938). — Brdlic, J.: Čas. lék. česk. **74**, 1081 (1935). Ref. Zbl. Hyg. **36**, 650 (1936). — Brüning, H.: Erg. inn. Med. **44**, 1 (1932). Ref. Zbl. Bakter. **110**, 22 (1933). — Buienewitsch, K.: Klin. Wschr. **1934**, 1285. — Burnford: Zit. nach Ripley u. van Sant.

Cabana, J.: Canad. med. Assoc. J. **43**, 65 (1940). — Cadbury, W.: China med. J. **40**, 1204 (1926). Ref. Trop. Dis. Bull. **24**, 702 (1927). — Carrascoan: Zit. nach Moragas u. Gracia. — Carter, A.: Edingburgh med. J. **21**, **443** (1887). — Castellani, C.: J. trop. Med. **20**, 198 (1917). — Riv. san sicil. **20**, 1231 (1932). — Castellani and Charlmers: Manual trop. Dis. **1919**, 1256. — Cavina, G.: Trop. Dis. Bull. **12**, 85 (1918). — Cazamian, P.: Bull. Soc. méd. Hôp. Paris **45**, 268 (1921). — Champtaloup: N. Zealnd med. J. **18**, 77 (1919). — Chodzko, W.: Bull. Off. internat. Hyg. publ. **27**, 1769 (1935). — Chopra, R., B. Basu and S. Sen: Indian med. Gaz. **74**, 449 (1939). Ref. Trop. Dis. Bull. **37**, 205 (1940). — le Chuiton, F., et M. Moureau: C. r. Soc. Biol. Paris **112**, 1278 (1933). — Ciaccia, S.: Pediatria **32**, 92 (1924). Ref. Trop. Dis. Bull. **21**, 273 (1924). — Cole: Brit. med. J. **1936 I**, 638. Ref. Trop. Dis. Bull. **33**, 699 (1936). — Coles, A.: Lancet **1918 I**, 350. Ref. Trop. Dis. Bull. **12**, 86 (1918). — Collier, W.: Brit. med. J. **1924 II**, 265. Ref. Trop. Dis. Bull. **22**, 181 (1925). — Cruickshank, R.: Brit. med. J. **1912 II**, 1437. Ref. Trop. Dis. Bull. **1**, 408 (1912). — Curtillet et Lombard: Bull. méd. l'Algère **23**, 439 (1912).

Derrick, E., and H. Brown: Med. J. Austral. **2**, 553 (1936). — Detschelf, P.: Arch. Schiffs- u. Tropenhyg. **40**, 485 (1936). — Dick, G., and R. Tunnicliff: J. inf. Dis. **23**, 183 (1918). Ref. Trop. Dis. Bull. **13**, 338 (1919). — Dohi: Jap. J. of Dermat. **25**, 24 (1925). — Douglad, S. Colebrook and Fleming: Lancet **1918 I**, 253. Ref. Trop. Dis. Bull. **12**, 583 (1918). — Dragisic, B., u. S. Kaludjerski: Arch. Kinderheilk. **112**, 168 (1937). Ref. Zbl. Bakter. **130**, 161 (1938). — Liječn. Vjesn. **9**, 422 (1937). — Dubois, A.: C. r. Soc. Biol. Paris **124**, 569 (1937). Ref. Zbl. Bakter. **126**, 19 (1937).

Ebert, B., u. E. Hesse: Arch. klin. Chir. **136**, 69 (1925). Ref. Trop. Dis. Bull. **23**, 120 (1926).

Fievez: Paris méd. **6**, 388 (1916). Ref. Trop. Dis. Bull. 8, 282 (1916). — Francis, E.: J. Amer. med. Assoc. **99**, 70 (1932). — Publ. Health Rep. **51**, 976 (1936). — Froes, H.: J. trop. Med. **35**, 185 (1932). Ref. Trop. Dis. Bull. **30**, 19 (1933). — da Fonseca, J.: Rev. Med. (Bras.) 8, 361 (1940). — Ford, W.: J. Amer. med. Assoc. **99**, 70 (1932). — Frugoni, G.: Berl. klin. Wschr. **1912**, 253. Ref. Trop. Dis. Bull. **1**, 409 (1912/13). — Fulghieri, U.: Schweiz. med. Wschr. **1925**, 558.

Gantier, C., et Bissery: Bull. Soc. méd. Hôp. Paris **1935**, 358. Ref. Trop. Dis. Bull. **32**, 599 (1935). — Gelonesi, G.: Arch. ital. Sci. med. colon. 8, 571 (1927). Ref. Trop. Dis. Bull. **26**, 674 (1929). — Giglioli, G.: Trans. roy. Soc. trop. Med. Lond. **20**, 504 (1927). Ref. Trop. Dis. Bull. **20**, 703 (1927). — Gilkey, H., and C. Dennie: South. med. J. **32**, 1109 (1939). Ref. Trop. Dis. Bull. **37**, 206 (1940). — Gillot, V. et Ch. Sarrouy: Presse méd. **1938 II**, 1645. Grabow, G., u. F. Struwe: Ref. Z. Bakter. **113**, 418 (1929). Ref. Trop. Dis. Bull. **27**, 128 (1930). — Greengard, J., and E. Hess: J. Amer. med. Assoc. **116**, 2393 (1941). Ref. Trop. Dis. Bull. **39**, 127 (1942). — Das Gupta, D.: Indian med. Gaz. **57**, 139 (1922). Ref. Trop. Dis. Bull. **19**, 559 (1922). — Indian med. Gaz. **73**, 14, 140 (1938); **77**, 541 (1942).

Hata, S.: Münch. med. Wschr. **1912**, 854. Ref. Trop. Dis. Bull. **1**, 407 (1912). — Huart: Geneesk. Tijdschr. Nederl.-Indie **81**, 900 (1941). Ref. Trop. Dis. Bull. **39**, 127 (1942).

Ido, Y., H. Ito, H. Wani u. K. Okuda: Verh. jap. path. Ges. **7**, 139 (1917). — Ingaramo, C., u. O. Biffi: Policlinico, sez. prat. **38**, 1545 (1931). Ref. Zbl. Bakter. **105**, 120 (1932). — Ishihara, K., T. Otawara and K. Tamura: Tokyo Igakkwai Zassi **1916**, 30. Ref. Trop. Dis. Bull. **9**, 497 (1917); **10**, 276 (1917). — J. of exper. Med. **25**, 45 (1917). — Iyer, M.: Indian med. Gaz. **64**, 577 (1929). Ref. Trop. Dis. Bull. **27**, 128 (1930). — Indian med. Gaz. **71**, 462 (1936). — Izumi, G., u. M. Kato: Tokyo Iji Shishi **21**, 1 (1917).

Jahnel: Z. Immun.forschg **91**, 318 (1937). Ref. Trop. Dis. Bull. **35**, 128 (1938). — Jenkinson, H., and C. Jordan: J. Iowa med. Soc. **1932**, 22. — Joekes, T.: Lancet **1925 II**, 1225. Ref. Trop. Dis. Bull. **23**, 602 (1926). — Jungbluth: Jb. Kinderheilk. **84**, 85 (1932). — Arch. Schiffs- u. Tropenhyg. **36**, 508 (1932).

Kitagawa, J.: Saikingaku Zasshi **260**, 422 (1917). Ref. Trop. Dis. Bull. **11**, 189 (1918). — Knowles, R., B. Das Gupta and S. Sen: Indian med. Gaz. **71**, 210 (1930).

LAGRIFFE et LOUP: Presse méd. 31, 456 (1914). Ref. Trop. Dis. Bull. 4, 163 (1914). — LANFORD, J., and H. LAWSON: Prel. Rep. New Orleans Med. a. Surg. J. 77, 349 (1925). Ref. Trop. Dis. Bull. 22, 718 (1925). — LAVERICK: Brit. med. J. 1936 I, 639. Ref. Trop. Dis. Bull. 33, 699 (1936). — LEMIERRE, A., et J. REILLY: Bull. Acad. Méd. Paris 117, 705 (1937). Ref. Z. Hyg. 40, 424 (1938). — LEVADITI, C., R. SCHOEN et A. VAISMAN: C. r. Soc. Biol. Paris 116, 934 (1934). Ref. Trop. Dis. Bull. 31, 855 (1934). — LOIZAGA, N., D. VIVOLI y R. GAMBA: Sem. méd. 2, 739 (1936). — LORANDO, N.: Bull. Soc. Path. exot. Paris 27, 304 (1934). Ref. Trop. Dis. Bull. 31, 857 (1934). — LOW, G., and P. COCKIN: Brit. med. J. 1918 I, 203.

MACKIE, T., and E. MCDERMOTT: J. of Path. 29, 493 (1926). — MAXWELL, J.: China med. J. 27, 283 (1913). — MCDERMOTT: Quart. J. Med. 21, 433 (1928). Ref. Trop. Dis. Bull. 26, 134 (1929). — MELKERSSON, E.: Hygiena 91, 318 (1929). — DE MICAS: Arch. med. de Toulouse 1, 170 (1895). — MIDDLETON: Lancet 1910 I, 1618. — MOCHTAR, A.: Geneesk. Tijdschr. Nederl.-Indië 70, 252 (1930). Ref. Trop. Dis. Bull. 28, 319 (1931). — MONROE, P., and H. MOOSER: J. Amer. med. Assoc. 84, 890 (1928). — MONSTARDIER, G.: Rev. Sci. med. Pharm. et vet. de l'Afr. 1, 5 (1942). — MONTEL, R., et TROUNG-VAN-QUE: Bull. Soc. Path. exot. Paris 29, 33 (1936). — MOOSER, H.: J. of exper. Med. 39, 589 (1924). — Arch. Schiffs- u. Tropenhyg. 29, 253 (1925). — J. of exper. Med. 42, 539 (1925). Ref. Trop. Dis. Bull. 23, 1222 (1926). — MORAGAS u. R. GRACIA: Arch. Schiffs- u. Tropenhyg., Beih. 27—29, 261 (1923). — MORIN, A., et J. GENEVRAY: Bull. Soc. Path. exot. Paris 19, 529 (1926). — MOUCHET et GUILLERMIN: Bull. Soc. méd. Hôp. Paris 39, 202 (1923). Ref. Trop. Dis. Bull. 20, 581 (1923). — MOUREAU, M., et F. CHUITON: C. r. Soc. Biol. Paris 133, 1206 (1933). Ref. Trop. Dis. Bull. 30, 725 (1933). — MÜHLENS, P.: Afrika, Bd. XI/2, S. 124. 1943.

NATHAN, H.: Dtsch. Z. Chir. 242, 138 (1933). — NAUCK, E. G.: Arch. Schiffs- u. Tropenhyg., Beih. 32 u. 33, 61 (1928/29). — NEJROITTI, G.: Policlinico, sez. prat. 33, 724 (1926). Ref. Trop. Dis. Bull. 23, 604 (1926). — NICOLLE, C., et G. BLANC: C. r. Soc. Biol. Paris 80, 445 (1917). Ref. Trop. Dis. Bull. 10, 275 (1917). — NIXON, J.: Brit. med. J. 1914 II, 629. Ref. Trop. Dis. Bull. 4, 557 (1914).

OLEVICH, J.: Vrach. dielo 18, 787 (1935).

PAEZ, R., and O. HERRERA: Rev. Inst. bacter. Chile 4, 6 (1934). Ref. Z. Hyg. 33, 457 (1935). — PANDALAI, N.: Indian J. med. Res. 22, 469 (1935). Ref. Trop. Dis. Bull. 32, 599 (1935). — PARMAND, M.: Indian J. med. Res. 12, 609 (1925). Ref. Trop. Dis. Bull. 23, 120 (1926). — PELLEGRINI, A.: Riforma med. 39, 363 (1923). — PLACE, E., and L. SUTTON: Arch. int. Med. 54, 69 (1934). Ref. Bull. Hyg. 10, 251 (1935). — POGGI, J.: Arch. ital. Sci. med. colon. 8, 533 (1927). — PONDMAN, A.: Geneesk. Tijdschr. Nederl.-Indië 57, 368 (1917). Ref. Trop. Dis. Bull. 11, 191 (1918). — PONS, R.: Rev. Méd. trop. 25, 17 (1933). Ref. Trop. Dis. Bull. 30, 725 (1933). — POWELL, A.: Trans. roy. Soc. trop. Med. Lond. 16, 216 (1922). Ref. Trop. Dis. Bull. 20, 881 (1923). — PROESCHER: Berl. klin. Wschr. 1912, 841.

RAMOND, R. et LEVY-BRÜHL: Bull. Soc. méd. Hôp. Paris 41, 1086 (1917). Ref. Trop. Dis. Bull. 12, 84 (1917). — RASKIN, A.: Sovet vrach. chur. 42, 867 (1938). — REDDY, H.: Canad. med. Assoc. J. 14, 741 (1924). Ref. Trop. Dis. Bull. 22, 181 (1925). — REMLINGER, P.: Bull. Soc. Path. exot. Paris 10, 120 (1917). — RICHTER, C.: J. Amer. med. Assoc. 128, 324 (1945). Ref. Trop. Dis. Bull. 42, 811 (1945). — ROEGHOLT, M., u. WALCH: Nederl. Mschr. Geneesk. 13, 545 (1926). — ROGER, H.: Presse méd. 25, 301 (1917). Ref. Trop. Dis. Bull. 10, 187 (1917). — ROW, R.: Trans. roy. Soc. trop. Med. Lond. 16, 203 (1922/23). Ref. Trop. Dis. Bull. 20, 581 (1923). — Indian med. Gaz. 76, 39 (1941). Ref. Trop. Dis. Bull. 38, 479 (1941). — Indian J. med. Res. 5, 386 (1917). — ROUX, M.: Paris méd. 1931, 351. — Z. Hyg. 49, 318 (1942). — RUBINO, A.: Publ. Health Rep. 42, 2097 (1926). Ref. Trop. Dis. Bull. 25, 97 (1928). — RUSSI, S.: Arch. ital. Sci. med. colon. e Parasitol. 19, 14 (1938). Ref. Trop. Dis. Bull. 35, 503 (1938). — RUSSO, V.: Policlinico, sez. prat. 34, 8 (1927). Ref. Trop. Dis. Bull. 24, 703 (1927). — RUYS, CH.: Arch. Schiffs- u. Tropenhyg. 30, 111 (1926). Ref. Trop. Dis. Bull. 23, 603 (1926). — Geneesk. Tijdschr. Nederl.-Indië 66, 800 (1926). — Akad. Proefschr. Amsterdam 24, 450 (1926). Ref. Trop. Dis. Bull. 24, 94 (1927). — RYDEIR: Sv. Läkartidn. 28, 1339 (1931).

SABATER, E.: Arch. españ. de Pediatr. 3, 456 (1919). — SALARICH: Gaceta méd. Catalana 1917, 291. — SALIMBENI, A., KERMORGANTY et R. HARCIN: C. r. Soc. Biol. Paris 93, 229, 335 (1925). — SANO, T.: Iji Shimbun 1917, 1153. Ref. Trop. Dis. Bull. 12, 85 (1918). — SCHARLLARD, B.: Med. J. Austral. 6, 32 (1937). — SECOUSSE, E.: J. Méd. Bordeaux 48, 349 (1918). — SCHEUBE: Norm. traité med. 5, 64 (1924). — SCHNEIDER, O.: Arch. Schiffs- u. Tropenhyg. 35, 509 (1931). — SEREFETTIN, O.: Bull. Soc. Path. exot. Paris 27, 512 (1934). Ref. Trop. Dis. Bull. 31, 857 (1934). — SERPA, R.: Rev. méd. Bogotá 43, 487 (1934). — SHATTUCK, G., u. M. THEILER: Amer. J. trop. Med. 4, 453 (1924). — SHIKAMI: Z. med. Ges. Tokyo 1909. — SINCLAIR, T.: Med. J. Austral. 2, 111 (1926). Ref. Trop. Dis. Bull. 24, 93 (1927). — SMALLWOOD, R.: Brit. med. J. 1929 II, 1159. Ref. Trop. Dis. Bull. 27, 128 (1930). — SOESILO, R.: Geneesk. Tijdschr. Nederl.-Indië 66, 522 (1926). — SOROKIN, G.: Russ. J. trop. Med. 1, 27 (1926). Ref. Trop. Dis. Bull. 23, 604 (1926). — SPAAR, E.: J. trop. Med. 26, 239 (1923). Ref. Trop. Dis. Bull. 20, 881 (1923). — STEFANSKY, V., u. A. GRINFELD: Klin. Med. 8, 33 (1930). —

Stewart, R.: Canad. med. Assoc. J. **19**, 575 (1928). Ref. Trop. Dis. Bull. **25**, 97 (1928). — Canad. med. Assoc. J. **28**, 608 (1933). Ref. Trop. Dis. Bull. **30**, 724 (1933). — Surveyor, N.: Lancet **1913 II**, 1764. Ref. Trop. Dis. Bull. **3**, 279 (1914). — Swarup, T.: Indian med. Gaz. **70**, 83 (1935). — Swyer, G.: Brit. med. J. **1945 I**, 388. Ref. Trop. Dis. Bull. **42**, 1002 (1945). — Symonds, J.: J. Army med. Corps **81**, 288 (1943). Ref. Trop. Dis. Bull. **41**, 291 (1944).

Takaki, J.: Wien. klin. Wschr. **1925**, 1231. — Talek: Ann. Méd. et Pharm. Col. **33**, 838 (1935). Ref. Trop. Dis. Bull. **33**, 356 (1936). — Thorp, E.: Brit. med. J. **1925 II**, 255. Ref. Trop. Dis. Bull. **23**, 122 (1926). — Tileston, W.: J. Amer. med. Assoc. **66**, 995 (1916). — Troisier, J., et R. Clement: Bull. Soc. méd. Hôp. Paris **38**, 542 (1922). — Tsuneoka, R.: Kyoto-Ikadaigaku-Zasshi **14**, 46 (1917). Ref. Trop. Dis. Bull. **11**, 190 (1918). — Tunnicliff, R.: J. Amer. med. Assoc. **66**, 1600 (1916). Ref. Trop. Dis. Bull. **8**, 282 (1916). — J. inf. Dis. **19**, 767 (1916). — Tunnicliff, R., and R. Mayer: J. inf. Dis. **23**, 555 (1918). Ref. Trop. Dis. Bull. **13**, 337 (1919).

Vakil, R.: Indian med. Gaz. **78**, 68 (1943). Ref. Trop. Dis. Bull. **40**, 783 (1943). — Vasguez-Colet, A.: Philippine J. Sci. **46**, 159 (1931). Ref. Trop. Dis. Bull. **29**, 570 (1931). — Vassiliadis, P.: C. r. Soc. Biol. Paris **115**, 444 (1934). Ref. Trop. Dis. Bull. **31**, 516 (1934). — Vorpahl: Münch. med. Wschr. **1921**, 274.

Walch, E.: Geneesk. Tijdschr. Nederl.-Indië **63**, 239 (1923). Ref. Trop. Dis. Bull. **20**, 880 (1923). — Wanson, M.: Ann. Soc. Belge Méd. Trop. **16**, 289 (1936). Ref. Trop. Dis. Bull. **34**, 360 (1937). — Watson: N. Y. J. Med. a. Surg. **1940**, 363. — Wdkowski, S.: Brit. med. J. **1936 II**, 985. — Weber, R. and G. Favour: Bull. Hopkins Hosp. **42**, 132 (1945). Ref. Trop. Dis. Bull. **43**, 338 (1946). — Ween, H.: Nederl. Tijdschr. Geneesk. **1**, 608 (1931). Ref. Trop. Dis. Bull. **43**, 338 (1946). — Weiss: Arch. Schiffs- u. Tropenhyg. **29**, 244 (1925). Ref. Trop. Dis. Bull. **22**, 718 (1925). — Wenyon: J. of Hyg. **4**, 580 (1906). — Wheeler, W.: Amer. J. Dis. Childr. **69**, 215 (1945). Ref. Trop. Dis. Bull. **42**, 811 (1945). — Wilcox, W.: Amer. J. med. Sci. **26**, 245 (1939). — Willazon, N.: Rev. Inst. bacter. B. Air. **9**, 156 (1939). Ref. Trop. Dis. Bull. **38**, 641 (1941). — Winkelbauer, A.: Med. Klin. **1925**, 225. — Worms: Zbl. Bakter. I Orig. **98**, 195 (1926). — Worobjew, J.: Arch. Schiffs- u. Tropenhyg. **33**, 240 (1929).

Yamada, K.: Saikniggaku Zasshi **1917**, 877. Ref. Trop. Dis. Bull. **13**, 340 (1917). — Yang, C.: Chin. med. J. **58**, 245 (1940).

Zannini, W.: Gazz. Osp. **35**, 793 (1914). Ref. Trop. Dis. Bull. **4**, 37 (1914). — Zuelzer, M.: Zbl. Bakter. I Orig. **85**, 154 (1921).

Protozoenkrankheiten.

Von

Ludolph Fischer und **Eduard Reichenow.**

Allgemeine Protozoologie.

Von

Eduard Reichenow.

Mit 7 Abbildungen.

Struktur und Gestalt der Protozoen.

Protozoen sind die Erreger zahlreicher Infektionskrankheiten des Menschen und der Tiere. Von den verbreiteten Krankheiten des Menschen gehören dazu die Malaria, die Kala-Azar und die Hautleishmaniasen, die Schlafkrankheit und die Chagaskrankheit, sowie die Amöbenruhr. Dazu kommen als Infektionen von geringerer Bedeutung die Lambliase, Coccidiose und Balantidiose. Die Protozoen sind *einzellige tierische Lebewesen.* Wie jede vollwertige Zelle bestehen sie daher aus einem einheitlichen mit Kern versehenen Protoplasmakörper. Der Besitz eines wohlorganisierten Zellkerns ist ein Merkmal, das die Protozoen von anderen Mikroorganismen wie Spirochäten oder Bakterien unterscheidet. Vorübergehend (bei der Vermehrung) oder auch dauernd können mehrere bis zahlreiche Kerne vorhanden sein.

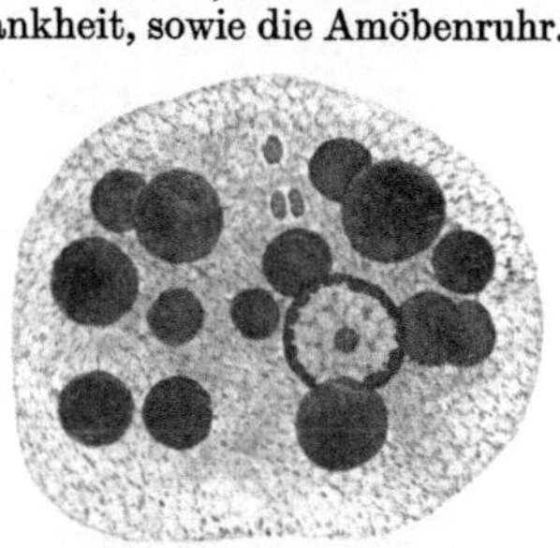

Abb. 1. *Entamoeba histolytica* mit Erythrocyten im Protoplasma. Heidenhain-Färbung. 1800:1. (REICHENOW).

Im Leben ist das Protoplasma im mikroskopischen Bild farblos und homogen. Infolge des Vorhandenseins flüssiger oder körniger stärker lichtbrechender Einschlüsse erscheint es häufig vacuolisiert oder granuliert. Zuweilen ist eine äußere homogene Schicht (Ektoplasma) von der inneren, Vacuolen und Körnchen enthaltenden Masse (Endoplasma) zu unterscheiden. Als *gefärbte* Bestandteile können Nahrungskörper (Erythrocyten bei *Entamoeba histolytica*) oder Stoffwechselprodukte (Pigment der Malariaparasiten) auftreten. Durch abweichende Lichtbrechung ist auch der Kern im lebenden Zellkörper mehr oder weniger deutlich erkennbar.

Im gefärbten Präparat offenbart sich die chemische Verschiedenheit zwischen Protoplasma und Kern in deren färberischem Verhalten. Das Protoplasma färbt sich mit sauren Farbstoffen, der Kern dagegen enthält mehr oder minder reichlich eine Substanz, Chromatin genannt, die durch basische Farbstoffe gefärbt wird. Die Anwendung der FEULGENschen Nuclealreaktion bei Protozoen zeigt, daß die gleiche Kernsubstanz positiv reagiert. Daraus ergibt sich, daß das Chromatin mit den Nucleoproteiden identisch ist und daß seine Farbreaktion auf dem Nucleinsäuregehalt beruht. Die gleiche Färbbarkeit zeigt daher auch die häufig im Protoplasma als Reservestoff (*Volutin* genannt, Abb. 5) auftretende freie Nucleinsäure. Die verschiedenen Farbreaktionen kommen nicht nur zur Darstellung, wenn ein fixiertes Präparat nacheinander mit einem basischen und einem sauren Farbstoff, etwa Hämatoxylin und Eosin gefärbt wird, sondern auch bei einem Farbstoffgemisch, wie der Giemsalösung (S. 431). Durch diese wird der Zellkörper blau gefärbt, während Volutinkörnchen und Kernchromatin eine rote Farbe annehmen.

Eine besondere Differenzierung des Kerns ist der in Ein- oder Mehrzahl auftretende Binnenkörper, der im gefärbten Präparat gewöhnlich nur nach Feuchtfixierung, dagegen nicht in den zum Nachweis der Blutparasiten üblichen Trockenausstrichen erkennbar ist. Die den Kern umhüllende Membran pflegt sich gegen das Protoplasma nur in solchen Fällen deutlich abzugrenzen, wo ihr Chromatinkörnchen angelagert sind (Abb. 1). Bei den zu der Klasse der Ciliophoren gehörigen Protozoen sind dauernd mindestens zwei morphologisch und physiologisch verschiedene Kerne vorhanden, die als Makro- und Mikronucleus bezeichnet werden. Der Großkern ist der somatische, der Kleinkern der generative.

Die Oberfläche des Protoplasmakörpers ist als ein besonderes Häutchen differenziert, eine Pellikula, die je nach dem Grade ihrer Festigkeit Gestalt und Gestaltsveränderlichkeit des Protozoenkörpers bestimmt. Die Pellikula kann so weich und nachgiebig sein, daß die Gestalt unregelmäßig und wechselnd ist, wie etwa bei einer Amöbe (Abb. 3) oder sie kann dem Körper eine feste beständige Form geben, die doch eine starke Biegsamkeit zuläßt, wie bei Trypanosomen (Abb. 5), oder die völlig starr ist. In manchen Fällen trägt eine schraubig gedrehte Form infolge der Faltenbildungen der Pellikula zu weiterer Verfestigung der Körpergestalt bei. Ferner dienen hierzu auch fädige Einlagerungen, wie sie z. B. die Mundbucht von *Chilomastix* (Abb. 2a) oder den Saugnapf der Lamblien umfassen oder als Basalfibrille bei den Trichomonaden eine Stütze der undulierenden Membran darstellen. Solche Stützelemente können sich auch durch das Körperinnere erstrecken, wofür der Achsenstab der Trichomonaden ein Beispiel bildet, der aus einem Bündel von Fibrillen besteht (Abb. 7).

Sehr verbreitet ist bei den Protozoen die Bildung fester Hüllen, die von der Körperoberfläche abgeschieden werden und die allseitig geschlossen sind. In diesem Zustand, in dem die Organismen von der Umwelt völlig abgetrennt sind, bezeichnet man sie als *Cysten* (Abb. 2b). Derartige Cystenbildung dient den freilebenden Protozoen dazu, ungünstige Lebensbedingungen zu überdauern; bei den Darmprotozoen stellen sie ein Stadium dar, das, aus dem Körper ausgeschieden, den Einflüssen der Außenwelt widersteht und daher der Übertragung auf andere Wirte dient. Wird die Cyste mit verunreinigter Nahrung aufgenommen, dann öffnet sie sich unter dem Einfluß der Verdauungssäfte und der in ihr enthaltene Keim schlüpft aus. Die Cysten der menschlichen Darmprotozoen werden jedoch von Insekten, in deren Darm sie gelangen, unverändert wieder ausgeschieden. Daher spielen bei deren Übertragung *Fliegen* eine Hauptrolle, indem sie die Cysten aus den Exkrementen aufnehmen und sie mit ihrem eigenen Kot auf Nahrungsmitteln wieder absetzen (Sieyro Nieto 1942).

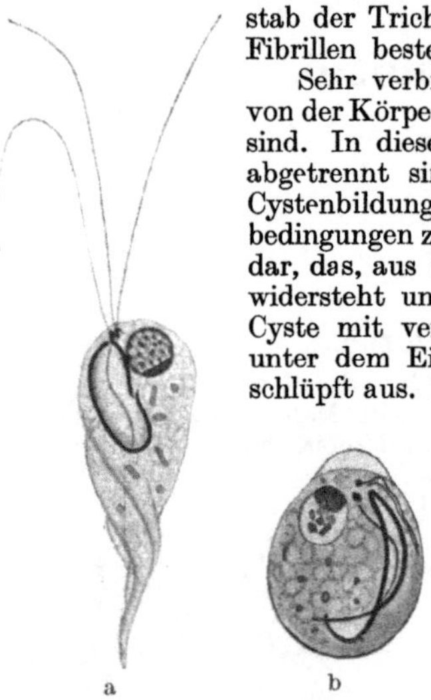

Abb. 2 a u. b. a *Chilomastix mesnili*, b dessen Cyste. Heidenhain-Färbung. 2500:1. (Reichenow.)

Bewegung.

Die Eigenbeweglichkeit ist nicht bei allen Protozoen von dem Vorhandensein besonderer hierfür dienlicher Dauerorganellen abhängig. Bei den Formen von unregelmäßiger veränderlicher Gestalt, wie den Amöben, erfolgt die Bewegung durch *Pseudopodien*, Protoplasmafortsätze, die nicht ständig vorhanden sind, sondern an beliebigen Stellen der Körperoberfläche hervorquellen. Sie treten bei den parasitischen Amöben stets als breite lappige Gebilde auf und bestehen zuerst ganz aus homogenem Ektoplasma. Sie können schnell wieder eingezogen werden und bilden sich dann an anderen Stellen neu (Abb. 3a und b), oder aber sie verlängern sich mehr und mehr, indem schließlich die ganze Protoplasmamasse nachfließt, so daß eine gerichtete Fließbewegung zustande kommt (Abb. 3 c—f).

Manche Protozoen, die eine konstante würmchenförmige Gestalt besitzen, z. B. die Jugendformen der Coccidien (Abb. 6 *A* und *E*) oder gewisse Stadien der Malariaparasiten, vollführen eine *Gleitbewegung* ohne sichtbare Körperveränderungen. Eine solche steht in Zusammenhang mit der Absonderung von Schleimsubstanz. Man nimmt an, daß diese in Form kleiner nach hinten gerichteter Stäbchen ausgeschieden wird, und da sie in Wasser stark quellbar ist, erklärt man die Bewegung dadurch, daß der Quellungsdruck den Körper vorwärts schiebt.

Andere Protozoen sind mit besonderen Bewegungsorganellen in Gestalt schwingender fädiger Anhänge versehen. Diese sind entweder lang, meist länger als der Körper und in geringer Zahl vorhanden und werden dann als Geißeln (Flagellen) bezeichnet oder sie sind kurz und dabei zahlreich und heißen Wimpern (Cilien). Die *Geißeln* können in der Einzahl oder Mehrzahl auftreten, sie entspringen gewöhnlich am Vorderende und sind nach vorn gerichtet. Manchmal erstreckt sich eine von ihnen als Schleppgeißel von vorn nach hinten (Abb. 2a). Bei manchen parasitischen Flagellaten hat das Bedürfnis nach einer gesteigerten Bewegungsenergie zur Ausbildung einer *undulierenden Membran* geführt. Eine solche kann auf zweierlei Art entstehen, entweder dadurch, daß sich zwischen einer Schleppgeißel und der Körperoberfläche ein feines Häutchen ausspannt, das dann durch die Bewegung dieser Geißel gleichfalls in Schwingungen versetzt wird (Trichomonaden, Abb. 7) oder dadurch, daß die Ursprungsstelle der einzigen vorhandenen Geißel nach hinten verlagert ist, so daß diese

Geißel längs des Körpers nach vorn verläuft, mit ihm durch ein feines Häutchen verbunden (Trypanosomen, Abb. 5).

Die *Wimpern*, die als Bewegungsorganellen den als Ciliophoren oder auch Infusorien bezeichneten Protozoen eigentümlich sind, können in parallelen Reihen angeordnet die ganze Körperoberfläche bedecken. Das ist z. B. bei *Balantidium coli* (Abb. 4) der Fall, der einzigen Infusorienart, die gelegentlich als Parasit des Menschen auftritt. In solchen Fällen erfolgt die Koordination des Wimperschlages in der Weise, daß jede in der Reihe folgende Wimper etwas später mit dem Schlagen einsetzt als die voraufgehende, so daß Bewegungswellen von vorn nach hinten über die Körperoberfläche laufen. Bei anderen Infusorien ist die Bewimperung auf bestimmte Körperstellen beschränkt. Es können auch Wimpern miteinander zu kräftigeren Bewegungsorganellen verkleben. So setzt sich die Wimperzone, die bei *Balantidium* in die Mundspalte hineinführt, aus parallel stehenden Wimper*plättchen* (Membranellen) zusammen, deren jedes aus einer Reihe verklebter Wimpern besteht.

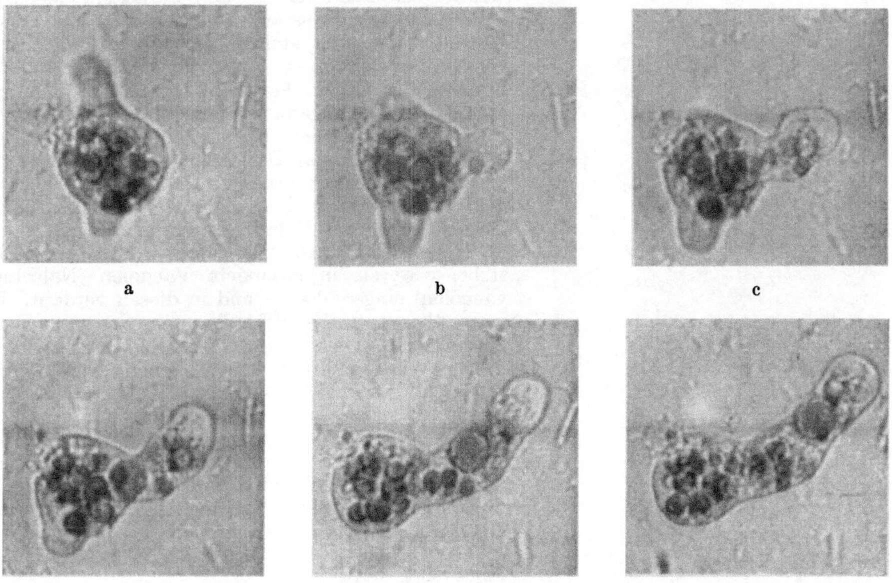

Abb. 3a—f. *Entamoeba histolytica.* 6 Phasen der Bewegung eines mit zahlreichen Erythrocyten beladenen Individuums. Nach einem von H. VOGEL aufgenommenen Film.

Die durch die schwingenden Organellen (Geißeln oder Wimpern) bewirkte Schwimmbewegung ist so beschaffen, daß mit der Vorwärtsbewegung stets eine Drehung um die Längsachse verbunden ist. Auf diese Weise werden die unvermeidlichen Abweichungen von der geraden Linie nach allen Seiten ausgeglichen, und der zurückgelegte Weg ist eine Schraubenbahn.

Die verschiedene Bewegungsweise bildet die Grundlage für die systematische Klasseneinteilung der Protozoen. Die Bewegung mittels Pseudopodien ist den *Rhizopoden* eigen, diejenige durch Geißeln den *Mastigophoren* (Flagellaten) und die durch Wimpern den *Ciliophoren* (Infusorien). Nur die Angehörigen der vierten Klasse, der rein parasitischen *Sporozoen*, sind nicht durch die Bewegungsweise gekennzeichnet, die verschieden sein kann. Ihr gemeinsames Merkmal ist die Bildung von Sporen; das sind durch besondere Entwicklungsvorgänge entstehende beschalte Fortpflanzungskörper.

Stoffwechsel.

Die Nahrung der Protozoen kann aus geformten oder aus gelösten Stoffen bestehen. Als geformte Nahrung dienen den Darmprotozoen die Mitbewohner des Darmes, also hauptsächlich Bakterien. Amöben nehmen daneben auch Hefepilze und die große *Entamoeba coli* gelegentlich sogar andere Protozoen und deren Cysten auf. Wenn *Entamoeba histolytica* oder *Balantidium coli* ihren Sitz aus dem Darmlumen in die Gewebe der Darmwand verlegen, dann werden von ihnen dort Erythrocyten (Abb. 1 und 3) und Trümmer anderer Zellen einverleibt. Wenn sich Blut im Darmlumen vorfindet, so können auch dort vorhandene Trichomonaden

Erythrocyten aufnehmen. Der Befund von roten Blutkörperchen im Zelleib besagt für sich allein also noch nichts hinsichtlich einer Pathogenität der betreffenden Protozoenart.

Die Aufnahme der Nahrungskörper erfolgt bei den Amöben an beliebigen Körperstellen in der Weise, daß solche von den Pseudopodien umflossen werden. Flagellatenarten, die sich geformte Nahrung einverleiben, sind mit einer spaltförmigen Mundöffnung versehen, welche an einer Stelle liegt, wohin die Nahrung durch die Geißelbewegungen gestrudelt wird. Komplizierter gestaltete Mundbildungen weisen die Infusorien auf, da bei diesen der Zellmund häufig in einer Einsenkung liegt, während zahlreichen Wimpern in seiner Umgebung die besondere Aufgabe zufällt, die Heranstrudelung der Nahrung zu besorgen. Bei *Balantidium* z. B. befindet sich die Mundöffnung am Grunde einer trichterförmigen Vertiefung, in welche eine Membranellenzone hineinführt (Abb. 4).

Die Einverleibung flüssiger Nahrung, die durch die ganze Körperoberfläche erfolgt, geht neben derjenigen geformter Bestandteile einher. Alle Protozoen bedürfen ja zum mindesten der Wasseraufnahme. Bei den Parasiten, denen gelöste organische Substanzen in geeigneter Form reichlich zur Verfügung stehen, überwiegt diese Ernährungsweise vielfach (z. B. bei *Entamoeba histolytica*) und bei der großen Mehrzahl ist die Aufnahme geformter Nahrung ganz in Wegfall gekommen. Die meisten parasitischen Flagellaten (Blut- und Zellschmarotzer und von Darmflagellaten die Lamblien) sowie alle Sporozoen ernähren sich ausschließlich von gelösten Stoffen und entbehren daher besonderer Einrichtungen zur Nahrungsaufnahme.

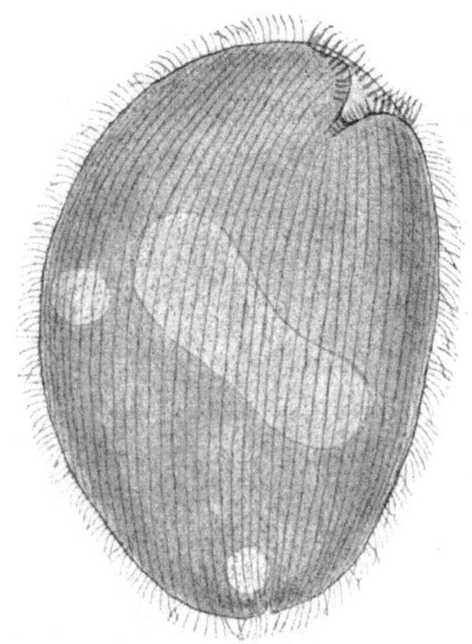

Abb. 4. *Balantidium coli*, Oberflächenbild nach dem Leben. Aus dem Inneren durchscheinend nur der Großkern und die beiden pulsierenden Vacuolen dargestellt. 600:1.

Sofern die Nahrung in geformten Elementen besteht, wird sie in besondere Vacuolen (Nahrungsvacuolen) eingeschlossen und in diesen verdaut. Die verwertbaren Stoffe diffundieren in das umgebende Protoplasma, wobei unverdauliche Reste als Kotballen in den Vacuolen zurückbleiben können. Diese werden wieder ausgeschieden, indem die Kotvacuole an die Körperoberfläche tritt und sich dort entleert. Bei Amöben geschieht dies an beliebigen Stellen, bei den Protozoen von bestimmter Dauergestalt ist dagegen eine Afterstelle vorhanden. Meist ist diese nur im Augenblick der Kotentleerung kenntlich. Manche parasitischen Infusorien sind jedoch mit einer Afterröhre versehen, die z. B. bei *Balantidium* (Abb. 4) am Hinterende liegt.

Als Reservestoff wird bei der Assimilation der Nahrung vielfach *Glykogen* im Protoplasma gespeichert. Besonders reichlich pflegt dies bei der Cystenbildung der Darmprotozoen der Fall zu sein. Bei Stuhluntersuchungen mit Zusatz von Jod (LUGOLscher Lösung) fällt das Glykogen in den Cysten durch seine dunkelbraune Färbung ins Auge. Ein anderer Reservestoff, der in gefärbten Dauerpräparaten in Form kleiner chromatisch färbbarer Körnchen erscheint, ist das bereits (S. 421) gekennzeichnete *Volutin* (vgl. Abb. 5).

Allen im Süßwasser lebenden Protozoen sind besondere Exkretionsvacuolen eigen, die sog. *pulsierenden Vacuolen*. Diese Vacuolen, in denen sich das osmotisch im Überschuß dem Zellkörper zugeführte Wasser ansammelt, um dann wieder in die Außenwelt abgegeben zu werden, fehlen im allgemeinen den Parasiten, da diese in ihrem dichteren Medium einer solchen Einrichtung nicht bedürfen. Eine Ausnahme machen nur die Infusorien, bei denen die pulsierenden Vacuolen noch andere exkretorische Aufgaben erfüllen und daher auch von den Parasiten nicht entbehrt werden können. Bei *Balantidium coli* sind sie in der Zweizahl vorhanden (Abb. 4).

Fortpflanzung und Entwicklung.

Die meisten Protozoen vermehren sich in derselben Weise wie die Zellelemente der vielzelligen Tiere, nämlich durch *Zweiteilung*. Der Organismus wächst bis auf das Doppelte seiner Ausgangsgröße heran und zerfällt dann in zwei gleichgroße Tochterindividuen. Der Durchschnürung des Zellkörpers geht die Kernteilung gewöhnlich unmittelbar voraus. Nur in Ausnahmefällen erfolgen bei der Zweiteilung Kern- und Körperteilung von einander unabhängig. Bei der im menschlichen Darm schmarotzenden *Dientamoeba fragilis* teilt sich der Kern bereits während des Wachstums der Amöbe. Infolgedessen findet man die Mehrzahl der Individuen zweikernig.

Bei den Amöben bedingt die Richtung des Auseinanderweichens der beiden Tochterkerne eine Polarität des Zellkörpers, durch welche die beiden Hälften bestimmt werden, aus denen die Tochterindividuen hervorgehen. Daher ist die Zellteilungsebene senkrecht zur Kernteilungsachse gerichtet. Durch Fließbewegung mittels der Pseudopodienbildung in zwei entgegengesetzten Richtungen trennen sich die beiden Hälften. Bei den Protozoen von beständiger Gestalt, also mit feststehender Polarität des Körpers, ist auch die Teilungsebene bestimmt. Flagellaten vermehren sich stets durch *Längs*teilung. Dabei bleiben die Geißeln erhalten und werden auf die beiden Teilungshälften verteilt, während die in jeder Hälfte fehlenden vor oder während der Durchschnürung des Zellkörpers neu gebildet werden (Darmflagellaten). Bei den eingeißeligen Trypanosomen wird zuerst eine zweite Geißel angelegt, dann erfolgt die Spaltung des Körpers am Vorderende beginnend und sich nach hinten fortsetzend (Abb. 5 b). Die Vermehrung der Ciliophoren geschieht dagegen durch *Querteilung* und ist mit mannigfachen Neu- und Umbildungen in den verschiedenen Körperregionen verknüpft.

Anstelle der Zweiteilung tritt bei gewissen Protozoen eine *Vielfachteilung* auf. Sie wird bei den Sporozoen, denen sie vornehmlich eigen ist, als *Schizogonie* bezeichnet. Dabei wächst der Organismus auf das Vielfache seiner Ausgangsgröße heran, wobei eine Kernvermehrung durch wiederholte Zweiteilungen der Kerne erfolgt (Abb. 6 *C*). Schließlich verteilen sich die Kerne unter der Zelloberfläche (Abb. 6 *D*) und diese furcht sich zwischen ihnen ein, so daß eine der Kernzahl entsprechende Menge junger Keime hervorsproßt (Merozoiten, Abb. 6 *E*). Bei diesem Vorgang kann der ganze Mutterkörper aufgebraucht werden; meist bleibt jedoch eine gewisse Substanzmenge, ein Restkörper, übrig. In diesem sind dann auch die während des Wachstums gebildeten Exkretstoffe angesammelt, deren sich der Organismus auf diese Weise entledigt. Bei der Schizogonie der Malariaparasiten z. B. enthält der Restkörper das aus dem Hämoglobin der Wirtszelle gebildete braune Pigment (Hämatin). Die Menge der aus der Vielfachteilung hervorgehenden Keime kann sehr verschieden sein, auch im Entwicklungsgange der gleichen Art. Beispielsweise bei dem menschlichen Malariaparasiten *Plasmodium vivax* beträgt die Merozoitenzahl der Schizogonie in den Erythrocyten durchschnittlich 16, der exoerythrocytären Schizogonie mehrere Hunderte, und bei der Sporogonie im Mückendarm, deren Verlauf der Schizogonie entspricht, werden mehrere Tausende von Sporozoiten gebildet.

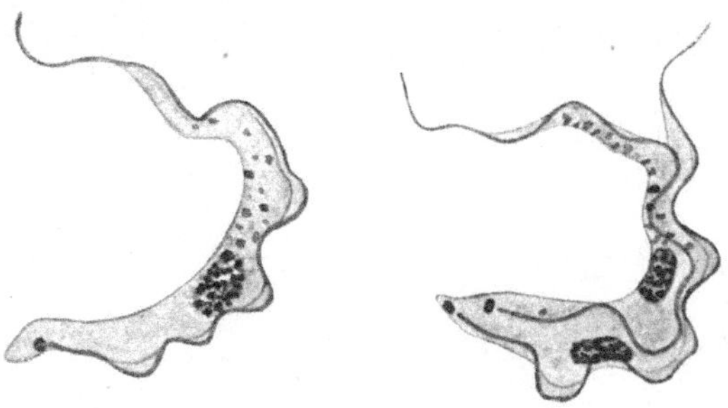

Abb. 5 a u. b. a *Trypanosoma gambiensa* im Blutausstrich. b Teilungsstadium. Die gefärbten Körnchen im Protoplasma sind Volutin. 2500:1. (REICHENOW.)

Der Entwicklungsgang eines Teiles der Protozoen erfährt eine besondere Komplikation durch das Auftreten von *Befruchtungsvorgängen*. Den parasitischen Amöben und Flagellaten fehlen solche anscheinend. Bei den Infusorien treten sie nur gelegentlich auf; bei den Sporozoen dagegen sind sie mit Regelmäßigkeit in den Entwicklungsgang eingeschaltet. Die Befruchtung bei den Infusorien ist ein Vorgang besonderer Art, welcher der wechselseitigen Befruchtung hermaphroditer vielzelliger Tiere entspricht. Er wird als *Konjugation* bezeichnet. Dabei erfolgt eine vorübergehende Vereinigung zweier Individuen, die nach dem Austausch von Geschlechtskernen wieder rückgängig gemacht wird.

Die Befruchtung bei den Sporozoen (Telosporidien), die *Kopulation*, entspricht dagegen vollkommen der Vereinigung von Spermium und Ei bei den Vielzellern, mit dem Unterschiede, daß keine besonderen Geschlechtsprodukte gebildet werden, sondern die ganzen Individuen als Gameten differenziert sind, die paarweise mit einander verschmelzen. Bei manchen Formen (Gregarinen) können die Gameten noch morphologisch gleich oder nur wenig verschieden sein. Bei Coccidien und Hämosporiden ist aber ein ebenso starker Unterschied wie zwischen Ei und Spermium, zwischen dem weiblichen *Makrogameten* und dem männlichen *Mikrogameten* vorhanden (Abb. 6 *J*). Infolgedessen ist auch die Entwicklungsweise beider Gametensorten verschieden. Während die Makrogameten Individuen sind, die ohne Teilung stark heranwachsen (Abb. 6 G_1, H_1), entstehen die Mikrogameten aus einer Mutterzelle (Mikrogametocyt) durch Vielfachteilung, wobei ein besonders großer Restkörper zurückbleibt, da sie fast nur aus Kernsubstanz bestehen (Abb. 6 G_2, H_2). Bei den Coccidien sind die Mikrogameten begeißelt, bei den Hämosporidien bewegen sie sich durch schlängelnde Bewegungen des schlanken, fadenförmigen Körpers, wenn sie einen Makrogameten aufsuchen.

Bei den Coccidien pflegen nach einer bestimmten begrenzten Zahl von Generationen alle entstehenden Keime sich zu Gameten zu differenzieren, und da diese sich in dem gleichen

Wirte nicht weiterentwickeln, so nimmt die Infektion einen akuten Verlauf. Bei den Hämosporidien dagegen wird in jeder Generation nur ein Teil der Individuen zu Makrogameten oder Mikrogametocyten, während die anderen die schizogonische Vermehrung fortsetzen, so daß die Infektion chronisch verläuft. An die Kopulation der Gameten schließt sich ein Vermehrungsvorgang besonderer Art, der als *Sporogonie* bezeichnet wird, da er bei den meisten Coccidien zur Bildung von Sporen führt (Abb. 6 *L*, *M*). Bei der Sporogonie mancher Coccidien und der Hämosporidien ist allerdings die Bildung beschalter Fortpflanzungskörper wieder verloren gegangen, was in Zusammenhang damit steht, daß der befruchtete Makrogamet, die *Oocyste*, nicht mehr ins Freie gelangt und daher die in ihr entstehenden Keime, die

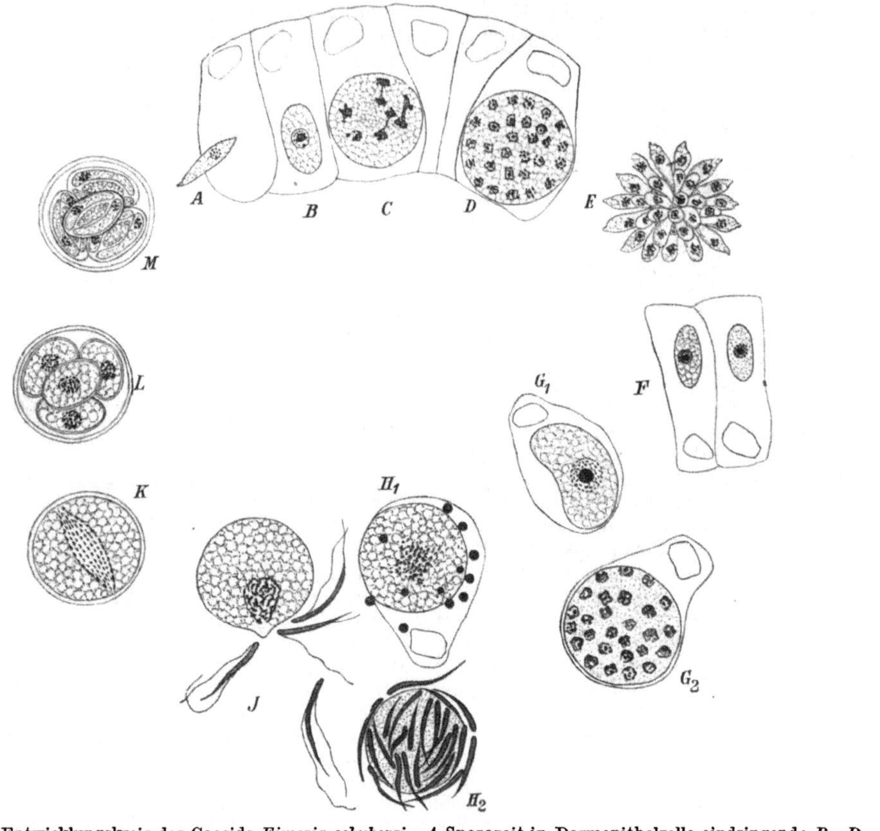

Abb. 6. Entwicklungskreis des Coccids *Eimeria schubergi*. *A* Sporozoit in Darmepithelzelle eindringend; *B*—*D* Schizogonie; *E* reifer Schizont in Merozoitenbildung; *F* Merozoiten zu Geschlechtsformen heranwachsend; G_1 unreifer Makrogamet; G_2 Mikrogametocyt; H_1 reifer Makrogamet; H_2 Mikrogametenbildung; *J* Befruchtung; *K*, *L* Sporogonie; *M* reife Oocyste. (Nach SCHAUDINN, verändert.)

Sporozoiten, einer besonderen Schutzhülle nicht bedürfen. Demnach finden wir bei den Telosporidien eine regelmäßige Aufeinanderfolge verschieden gestalteter Formen, nämlich der Stadien der agamen Vermehrung (Agamogonie), der Gametenbildung, der Befruchtung und der Sporogonie, also einen *Generationswechsel*. Bei den *darm*bewohnenden Coccidien spielt sich die Sporogonie in der Regel in der Außenwelt ab, bei anderen Coccidien und bei den Hämosporidien dagegen ist die Sporogonie wie auch die voraufgehende Befruchtung in einen *zweiten* Wirt anderer Art verlegt. Bei den Malariaparasiten des Menschen ist dies eine Stechmücke der Gattung *Anopheles*. Hier ist mit dem Generationswechsel ein *Wirtswechsel* verknüpft.

Formen des Parasitismus.

Allgemein unterscheiden wir in der Parasitologie zwischen Ekto- und Endoparasiten. Ein *Ektoparasitismus* seitens der Protozoen, also die Ansiedlung auf der Körperoberfläche, ist naturgemäß nur bei solchen Organismen möglich, die im Wasser leben. So kennen wir beispielsweise auf der Haut der Fische ektoparasitische Protozoen. Formen, die im *Innern* der Haut schmarotzen, wie der Erreger der Orientbeule, *Leishmania tropica*, sind keine Ektoparasiten.

Der *Endoparasitismus* der Protozoen ist äußerst mannigfaltiger Natur. Dabei ist meist die einzelne Art auf ein bestimmtes Organ oder Organsystem beschränkt; andere Arten wieder können ganz verschiedene Wohnsitze in dem Wirtskörper aufweisen. Die Parasiten können die flüssigkeitserfüllten oder doch Feuchtigkeit enthaltenden Hohlräume des Körpers bewohnen oder in den Geweben der verschiedenen Organe schmarotzen. Den menschlichen Dickdarm bewohnen verschiedene Amöben- und Flagellatenarten. Duodenalparasiten sind die Lamblien (beim Menschen *Lamblia intestinalis*). Der Mund des Menschen beherbergt *Entamoeba gingivalis* und *Trichomonas tenax*, die Scheide *Trichomonas vaginalis*. Meist sind diese Parasiten in ihrem Wohnraum frei beweglich. Die Lamblien aber sitzen gewöhnlich der Darmwand angeheftet; sie haben einen *epicellularen* Sitz. In der Blutflüssigkeit leben die Trypanosomen, von denen manche Arten, wie der menschliche Schlafkrankheitserreger, *Trypanosoma gambiense*, auch andere flüssigkeitserfüllte Räume, das Lymphgefäßsystem (Befund in den Lymphdrüsen) und die Cerebrospinalflüssigkeit befallen können.

Die Gewebeparasiten können sich *zwischen* den Zellen aufhalten oder aber *im Innern* der Zellen ihren Sitz haben. *Intercellular* bewegen sich *Entamoeba histolytica* und *Balantidium coli*, wenn sie aus dem Darmlumen in die Darmwand eindringen, und *E. histolytica* kann von dort durch den Blutstrom auch in andere Organe, vornehmlich die Leber, verschleppt werden und sich dort intercellular ansiedeln.

Zu den *intracellularen* Parasiten gehören die Malariaparasiten, deren Wohnsitz, wie wir heute wissen, nicht auf die roten Blutkörperchen beschränkt ist. Gewisse in Vögeln vorkommende Arten entwickeln sich außer in Erythrocyten auch in Phagocyten, und der menschliche Tertianaparasit, *Plasmodium vivax*, wie auch der Tropicaparasit, *P. falciparum*, vollführen einen Teil ihres Entwicklungsganges in den Parenchymzellen der Leber. Die Leishmanien sind Parasiten der Phagocyten, und auch von einer Trypanosomenart, T. cruzi, sitzen die Vermehrungsstadien intracellular, vorwiegend in Muskelzellen. Zellparasiten, besonders im Darmepithel, sind auch die Coccidien, zu denen als Parasit des Menschen *Isospora belli* gehört, über deren Sitz im Darme allerdings nichts Sicheres bekannt ist.

Pathogenität.

Für die Beurteilung einer Protozoeninfektion ist die Tatsache wesentlich, daß die allermeisten parasitisch auftretenden Protozoen für ihre Wirte völlig unschädlich sind. Das gilt nicht nur für die im Lumen des Darmkanals schmarotzenden Formen, die sich von Mitbewohnern ihres Wohnsitzes, Bakterien und Hefepilzen, oder von dem Überschuß der dem Wirte zugeführten Stoffe ernähren und dessen Körpersubstanzen nicht angreifen, insofern also eigentliche Kommensalen sind. Auch die meisten Blut-, Gewebe- und Zellparasiten rufen bei den Wirten, bei denen sie alteingesessen sind, keine merklichen Schädigungen hervor; denn in dem Wettkampf zwischen der Virulenz des Parasiten und den Abwehrreaktionen des Wirtes hat sich ein Gleichgewichtszustand herausgebildet, der zu einem Zustand gegenseitiger Duldung geführt hat.

Pathogene Wirkungen treten dann in Erscheinung, wenn die Leistung des Abwehrmechanismus unvollkommen ist. Das ist in erster Linie der Fall, wenn eine Parasitenart in einem ungewöhnlichen Wirte zur Entwicklung kommt, an den sie nicht seit langem angepaßt ist und der infolgedessen nicht über das volle Maß der Abwehrkräfte verfügt. So finden wir denn, daß eine pathogen auftretende Protozoenart immer auch andere Wirte besitzt, für die sie unschädlich ist und die offenbar ihre normalen Wirte sind. Von den Krankheitserregern des Menschen z. B. ist *Entamoeba histolytica* bei Affen aller Arten sehr verbreitet, befällt bei diesen aber nur ganz ausnahmsweise die Darmwand, wodurch es zu Erkrankungen kommt. Der Schlafkrankheitserreger, *Trypanosoma gambiense*, zeigt bei Befall des Schweines oder verschiedener Antilopenarten keine Pathogenität. Mit den 3 Malariaparasitenarten des Menschen übereinstimmende Formen kommen bei den afrikanischen Menschenaffen vor, ohne daß bei diesen Krankheitserscheinungen beobachtet werden. Dabei ist mindestens für eine dieser Arten, *Plasmodium malariae*, die Identität der Parasiten in Mensch und Affe durch erfolgreiche Übertragungen erwiesen. Der natürliche Wirt von *Balantidium coli* ist das Schwein, und für dieses ist der Parasit apathogen.

Manche Protozoen können auch bei ihren natürlichen Wirten auf Grund außergewöhnlicher Umstände Krankheitserscheinungen hervorrufen. Das sind solche, deren Ausbreitungsfähigkeit im Wirte beschränkt ist, wie das bei den Coccidien der Fall ist. Bei diesen Sporozoen differenzieren sich nach wenigen Generationen schizogonischer Vermehrung *alle* Individuen zu Geschlechtsformen, aus deren Kopulation ein Stadium (Oocyste) hervorgeht, das aus dem Wirtskörper ausgeschieden wird (vgl. den Entwicklungskreis, Abb. 6). Aus jedem in den Körper gelangten Keim (Sporozoit) kann sich also nur eine bestimmte Höchstzahl von Individuen entwickeln. Infolgedessen ist die Stärke der Infektion abhängig von der Menge der aufgenommenen Sporen. Die Coccidien wirken im wesentlichen mechanisch durch Zerstörung der von ihnen befallenen Epithelzellen. Die dadurch hervorgerufenen Defekte sind bei schwachem Befall so geringfügig, daß sie durch die sofort einsetzende Zellregeneration schnell wieder beseitigt werden. Nur bei starkem Befall entstehen ausgedehnte nekrotische Herde, mit deren Auftreten Krankheitserscheinungen einhergehen.

Infektionsverlauf.

Die verschiedenartige Entwicklungsweise und der mannigfaltige Sitz der Protozoen im Wirtskörper, sowie die Abwehrreaktionen des Wirtes, bringen es mit sich, daß die Infektionsverläufe sehr verschieden sind. In dem oben gekennzeichneten Beispiel der Darmcoccidiose bedingt die selbstbeschränkte Entwicklungsweise der Parasiten einen akuten Verlauf, vorausgesetzt, daß nur eine einmalige Infektion stattgefunden hat. Doch ist auch hier der Verlauf nicht lediglich von dem Verhalten des Parasiten abhängig, sondern auch von der Abwehrkraft des befallenen Wirtsgewebes. Diese Reaktion, deren Mechanismus nicht völlig aufgeklärt ist (vgl. BECKER, HALL und MADDAN 1935, MOREHOUSE 1938, REYER 1941), ist bei einer schwachen Erstinfektion noch gering, doch wird niemals die theoretisch mögliche Zahl von Abkömmlingen eines Sporozoiten erreicht. Bei stärkeren und wiederholten Infektionen steigert sich die Resistenz des Darmepithels und kann schließlich bis zu völliger Immunität gegenüber der betreffenden Coccidienart führen.

Bei den unbegrenzt vermehrungsfähigen Protozoen des Darm*lumens* ist die Ansiedlung und Ausbreitung abhängig von dem physiologischen Zustand des Darminhalts, wobei die Art der vom Wirte aufgenommenen Nahrung eine ausschlaggebende Rolle spielt (WESTPHAL 1939, BÖE 1939). Im übrigen ist die Massenentfaltung, ebenso wie auch bei freilebenden Protozoen, beschränkt nicht nur durch die Menge der zur Verfügung stehenden Nahrung, sondern auch durch die Populationsdichte. Es sind offenbar die eigenen Exkretprodukte der betreffenden Protozoen, die anfänglich die Vermehrung begünstigen, bei einer gewissen Konzentration dagegen hemmen (LUDWIG und BOOST 1939).

Gegen das Eindringen von *Entamoeba histolytica* aus dem Darmlumen in die Darmwand besteht eine natürliche Immunität des Gewebes. Anderenfalls würde bei Bestehen einer Darmlumeninfektion mit dieser Art jegliche Gewebsläsion zum Auftreten einer Amöbenruhr führen, was nicht der Fall ist. Die Einwanderung kommt zustande, wenn die natürliche Resistenz herabgesetzt ist und der Grad dieser Resistenz bestimmt wesentlich die Ausbreitungsmöglichkeit der Amöben im Gewebe und damit die Schwere des Krankheitsverlaufes. Ebenso ist auch eine Ansiedlung der Histolytica in anderen Organen durch eine Resistenzherabsetzung an der betreffenden Örtlichkeit bedingt (REICHENOW 1937).

Für die Infektion mit Blutparasiten ist ein periodischer, rezidivierender Verlauf kennzeichnend, wofür das Auftreten von Immunitätsreaktionen im Blute maßgebend ist. Gegen die pathogenen Trypanosomen bildet der Wirt spezifische Antikörper (Lysine), durch welche die Flagellaten zerstört werden, so daß sie scheinbar völlig aus dem Blute verschwinden können. Es werden jedoch nicht alle Individuen erfaßt, und die übrig bleibenden bilden einen Rezidivstamm, der für die vorhandenen Antikörper unempfindlich ist und sich von neuem vermehrt. Gegen ihn werden wieder neue Lysine gebildet, und so können sich zahlreiche Vermehrungsperioden aneinanderreihen. Bei manchen Arten, wie den Schlafkrankheitserregern des Menschen, erfährt der Infektionsverlauf dadurch eine Komplikation, daß die Parasiten auch andere Körperflüssigkeiten, Lymphe und Cerebrospinalflüssigkeit, befallen, wo die Antikörper nicht zur Wirkung gelangen. Hier ist eine cellulare Abwehrreaktion wirksam in Gestalt der Lymphocyten, welche die mit ihnen in Berührung geratenden Flagellaten abtöten.

Bei den Malariaerregern wird der Infektionsverlauf durch den zweifachen Sitz der Vermehrungsstadien bedingt. Der dem Körper eingeimpfte Keim, der Sporozoit, beginnt seine Entwicklung in Gewebezellen (beim Tertiana- und Tropicaparasiten im Leberparenchym). Im Laufe dieses Entwicklungsganges werden Stadien gebildet, die in das Blut übertreten und in die Erythrocyten eindringen. Durch die im Blute auftretende Immunitätsreaktion werden die erythrocytären Stadien in zunehmendem Grade vernichtet, doch wird die Weiterentwicklung im Gewebe durch sie nicht verhindert. Sinkt der Immunitätsgrad im Blut, so kann ein neuer Übertritt von Parasiten aus dem Gewebe und damit ein Rezidiv auftreten. Die Dauer der Infektion ist damit letzten Endes abhängig von der Entwicklungsdauer in den Gewebezellen. Näheres hierüber bei der Parasitologie der Malaria.

Die Protozoen des Menschen.

Annähernd 30 Protozoenarten werden beim Menschen gefunden (s. Tabelle S. 430). Eine genaue Zahlenangabe läßt sich nicht machen, da manche Artunterscheidungen unsicher oder willkürlich sind. So wird die Amöbe *Entamoeba hartmanni* gewöhnlich nur als kleine Rasse von *E. histolytica* aufgefaßt. Unter den Malariaparasiten ist *Plasmodium ovale* den anderen 3 Arten keineswegs gleichwertig, sondern nur als Rasse oder Unterart von *P. vivax* zu betrachten.

Alle 4 Klassen, in welche die Protozoen eingeteilt werden, sind beim Menschen vertreten. Wir geben in dieser Übersicht eine Beschreibung nur von solchen Arten, die nicht bei den einzelnen Protozoenkrankheiten ausführlich behandelt werden.

Mastigophora. Unter den Trypanosomen des Menschen werden 2 Arten, *Trypanosoma gambiense* und *T. rhodesiense*, als Schlafkrankheitserreger unterschieden, eine dritte, *T. cruzi*, ist der Erreger der Chagaskrankheit. Eine weitere Art, *T. rangeli*, wird in Süd- und Mittelamerika gelegentlich im Blute angetroffen, ohne Krankheitserscheinungen hervorzurufen (siehe unter Chagaskrankheit). Die 3 *Leishmania*-Arten sind die Erreger der Kala-Azar, der Orientbeule und der Südamerikanischen Hautleishmaniase.

Erheblich ist die Anzahl der Flagellaten, die als harmlose Kommensalen im Colon leben.

Trichomonas. Die Trichomonaden sind morphologisch dadurch gekennzeichnet, daß eine der am Vorderende entspringenden Geißeln eine mit der Körperoberfläche durch eine undulierende Membran verbundene Schleppgeißel ist und daß ein den Körper der Länge nach durchziehender, mit seinem zugespitzten Ende hinten hervorragender Achsenstab vorhanden ist (Abb. 7). Mindestens 3 Arten lassen sich im menschlichen Dickdarm auf Grund der verschiedenen Geißelzahlen unterscheiden: *T. fecalis* mit 3, *T. hominis* (Abb. 7b) mit 4 und *T. ardin-delteili* mit 5 freien Geißeln. Cysten werden von den Trichomonaden nicht gebildet; die Übertragung kann durch die vegetative Form erfolgen, da diese in geeigneten Medien, insbesondere in fauligen Flüssigkeiten, längere Zeit lebensfähig ist und auch ungeschädigt den Fliegendarm passiert (SIEYRO-NIETO 1942).

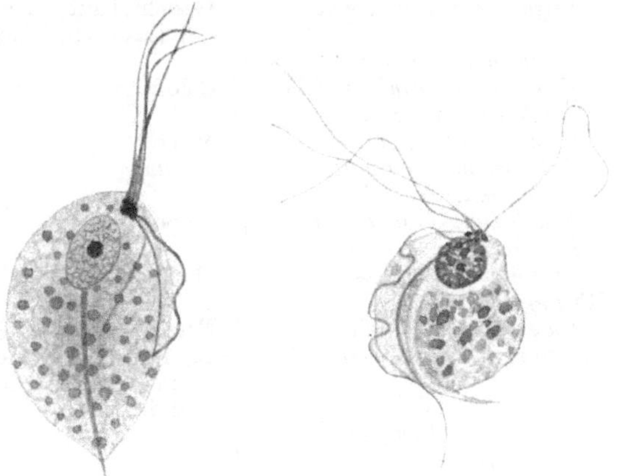

a b

Abb. 7 a u. b. a *Trichomonas vaginalis* (nach REICHENOW); b *Trichomonas hominis* (nach DOBELL). Heidenhain-Färbung. 2500:1.

Zwei weitere Arten, die im Munde lebende *T. tenax* und die *T. vaginalis* der Scheide, sind morphologisch von den Darmbewohnern dadurch unterschieden, daß die Schleppgeißel sich nicht über das Ende der undulierenden Membran hinaus verlängert (Abb. 7a). Bei *T. tenax* ist die bei den anderen Arten deutliche Fibrille an der Basis der undulierenden Membran so schwach ausgebildet, daß sie im gefärbten Präparat meist garnicht nachweisbar ist. Die Artverschiedenheit der einander ähnlichen Arten aus Mund und Scheide bewies WESTPHAL (1936) durch Infektionsversuche der Mundhöhle, deren Ausfall mit Kultur von *T. vaginalis* negativ, mit solcher von *T. tenax* dagegen positiv war. *T. tenax* läßt sich durch Kulturverfahren im Munde bei über 50% der untersuchten Personen nachweisen (WESTPHAL). Infektionen sind bei Kindern selten und werden mit zunehmendem Alter häufiger. Ihr Vorkommen ist zudem abhängig vom Zustand der Mundhöhle; bei gesundem Gebiß ist es seltener als bei bestehender Caries und am häufigsten bei Paradentose und schweren Zahnfleischentzündungen. Doch auch in den letzteren Fällen bleiben die Flagellaten gewöhnlich spärlich, was nicht für ihre pathogenetische Bedeutung spricht (JIROVEC und Mitarbeiter 1942). Bei den gelegentlich bei Lungengangrän, im Pleuralexsudat sowie im Magen (bei Erkrankungen mit herabgesetzter Acidität des Magensaftes) beobachteten Trichomonaden handelt es sich offenbar um eine sekundäre Ansiedlung dieser Art.

Trichomonas vaginalis, die als Erreger der „Trichomonaden-Kolpitis" betrachtet wird, ist auch in der gesunden Scheide häufig. MOHR (1937) wies sie in über 50% nach. JIROVEC und Mitarbeiter (1942) fanden sie am häufigsten bei Schwangeren. Bei Kolpitis führen diese Autoren die primären Schädigungen auf die stets vorhandenen Begleitbakterien zurück und nehmen an, daß die Flagellaten durch starke Vermehrung sekundär das Krankheitsbild verschlechtern. TRUSSEL (1947) fand, daß experimentelle Infektion mit bakterienfreier Reinkultur bei 38% der Frauen Trichomonaden-Kolpitis hervorrief. Das dürfte für eine alleinige Pathogenität der Flagellaten noch nicht beweisend sein; vielmehr ist zu vermuten, daß diese in solchen Fällen eine für ihre excessive Entwicklung günstige Bakterienflora vorfanden. Eine Ausbreitung der Trichomonaden in den Uterus und seine Anhänge kommt vor; doch wird die von einigen Autoren angenommene ursächliche Bedeutung derselben bei verschiedenen

Die Protozoen des Menschen.

Art	Sitz	Krankheit
Mastigophora:		
Trypanosoma gambiense	Blut, Lymphgefäßsystem, Cerebrospinalflüssigkeit	Schlafkrankheit
Trypanosoma rhodesiense	Blut, Lymphgefäßsystem, Cerebrospinalflüssigkeit	Schlafkrankheit
Trypanosoma cruzi	Blut und Gewebe, bes. Muskulatur	Chagaskrankheit
Trypanosoma rangeli	Blut	
Leishmania donovani	Reticuloendothel, Makrophagen, Monocyten	Kala-Azar
Leishmania tropica	Makrophagen und Monocyten im Korium	Orientbeule
Leishmania brasiliensis	Gesichtshaut, Nasen- und Rachenschleimhaut	Südamerikanische Hautleishmaniase (Espundia)
Trichomonas hominis	Colon	
Trichomonas ardin delteili	Colon	
Trichomonas fecalis	Colon	
Trichomonas tenax	Mund	
Trichomonas vaginalis	Vagina	Trichomonaden-Kolpitis
Chilomastix mesnili	Colon	
Retortamonas intestinalis	Colon	
Enteromonas hominis	Colon	
Lamblia intestinalis	Duodenum	Lambliase
Rhizopoda:		
Entamoeba gingivalis	Mund	
Entamoeba histolytica	Lumen und Wand des Colons, Abscesse in Leber u. anderen Organen	Amöbenruhr und Metastasen
(*Entamoeba hartmanni*)	Lumen des Colons	
Entamoeba coli	Lumen des Colons	
Jodamoeba bütschlii	Lumen des Colons	
Endolimax nana	Lumen des Colons	
Dientamoeba fragilis	Lumen des Colons	
Sporozoa:		
Plasmodium vivax	Leberparenchym und Erythrocyten	Malaria tertiana
(*Plasmodium ovale*)	Leberparenchym und Erythrocyten	Malaria tertiana
Plasmodium malariae	Erythrocyten, exoerythrocytärer Sitz unbekannt	Malaria quartana
Plasmodium falciparum	Leberparenchym und Erythrocyten	Malaria tropica
Isospora belli	Darmwand	Coccidiose
Isospora hominis	Darmwand	Coccidiose
Sarcocystis	Muskulatur	
Ciliophora:		
Balantidium coli	Darmlumen und Darmwand	Balantidiose

Erkrankungen des Genitalapparates durch den Befund von Jirovec und Mitarbeitern widerlegt, daß in Material von 142 gynäkologischen Operationen Trichomonaden nur in 4 Fällen verschiedenartiger Erkrankungen nachweisbar waren. Angaben von Wagner und Hees (1937), daß bei mit *T. vaginalis* behafteten Frauen die Flagellaten sich häufig kulturell auch im Blute nachweisen lassen, haben keine Bestätigung gefunden. Schultz und Westphal (1939) hatten bei Anwendung der gleichen Kulturmethode in 100 Fällen nur negative Ergebnisse. Auch Kulturversuche von Jirovec und Mitarbeitern aus dem Blut verliefen negativ. In der Harnröhre des Mannes treten die Trichomonaden nur bei bestehender Urethritis reichlich auf; doch können sie wohl auch in der gesunden Urethra in spärlicher Anzahl haften. Jedenfalls wird die Kohabitation als der gewöhnliche Übertragungsweg betrachtet (Jirovec und Mitarbeiter, Trussel).

Ein häufiges Dickdarmflagellat ist *Chilomastix mesnili*, eine 12—20 μ lange Form, von deren 4 Geißeln eine als schwach entwickelte Schleppgeißel in einer muldenförmigen Mundbucht schwingt (Abb. 2a). In geformten Stühlen tritt nur die zitronenförmig gestaltete, 10 μ große Cyste (Abb. 2b) auf, die im gefärbten Präparat außer dem Kern auch die beiden Fibrillen aufweist, die bei dem freien Flagellat die Mundbucht umfassen. Die seltenere und kleinere *Retortamonas intestinalis* unterscheidet sich von *Chilomastix* dadurch, daß außer der Schleppgeißel nur *eine* nach vorn gerichtete Geißel vorhanden ist. Die Cyste ähnelt der von *Chilomastix*, ist aber kleiner (4—7 μ). Ebenfalls winzig ist die weniger selten auftretende *Enteromonas hominis*, von deren 4 Geißeln eine in ihrem basalen Abschnitt mit der Körperoberfläche verklebt ist. Die Cyste dieser Art ist vierkernig und derjenigen der Amöbe *Endolimax nana* sehr ähnlich.

Alle Dickdarmflagellaten sind apathogen. Wenn man sie bei gärungsdyspeptischen Darmstörungen stark vermehrt findet, so beruht das darauf, daß ihnen durch das reichliche Auftreten aufschließbarer Kohlenhydrate im Dickdarminhalt besonders günstige Ernährungsbedingungen geschaffen werden. Wie Westphal experimentell gezeigt hat, kann man durch geeignete Diät (z. B. gekochte Linsen mit ihren großen Stärkepaketen) erzielen, daß erhebliche Stärkemengen das Colon erreichen, und es kommt dann auch im gesunden Darm zu einer Massenentwicklung der vorhandenen Flagellaten.

Eine besondere Stellung unter den Darmflagellaten nimmt *Lamblia intestinalis* durch ihr Vorkommen im Duodenum und durch ihren epicellularen Sitz ein. Diese mit 2 Kernen, 8 Geißeln und einem Saugnapf versehene Art ist auch bei darmgesunden Personen, insbesondere bei Kindern, sehr häufig; andererseits ist ihr Auftreten zuweilen mit Darmerkrankungen verknüpft. Wir behandeln die Lambliase im Anschluß an die Amoebiasis.

Rhizopoda. Von den Darmamöben des Menschen (s. Tabelle) ist nur die eine Art *Entamoeba histolytica* pathogen. Die Kenntnis der anderen Arten ist differentialdiagnostisch wichtig; sie werden daher bei der Amoebiasis gemeinsam mit der genannten beschrieben. Die im Munde lebende *Entamoeba gingivalis* ist die häufigste Protozoenart des Menschen. Sie findet sich vornehmlich in dem Zahnbelag, auch von künstlichen Zähnen. Durch Übertragung von Zahnbelag auf einen geeigneten Nährboden konnte Westphal (1941) sie bei 73% von Personen mit normaler Mundpflege herauszüchten. Für den unmittelbaren mikroskopischen Nachweis ist sie oft zu spärlich; doch gelang Jirovec und Mitarbeitern ein solcher bei 41% von Erwachsenen in Prag. Ein reichlicheres Auftreten wird unter denselben Bedingungen beobachtet, die auch das Vorkommen von *Trichomonas tenax* begünstigen. Von *E. histolytica* ist *E. gingivalis* schwierig zu unterscheiden. Cysten sind von ihr nicht bekannt.

Sporozoa. Außer den Malariaparasiten, sowie 2 Coccidienarten, die als Schmarotzer der Darmwand im Abschnitt Coccidiose in Anschluß an die Amoebiasis behandelt werden, gehören zu dieser Protozoenklasse die in seltenen Fällen beobachteten Sarkosporidien. Arten der Gattung *Sarcocystis* sind als Muskelparasiten bei verschiedenen Haustieren sehr verbreitet und bei den vereinzelten Befunden im Menschen handelt es sich offenbar um gelegentliche Infektionen mit solchen nicht streng wirtspezifischen Arten. Man findet in der Muskulatur cystenartige Gebilde, die gekammert sind und in den Kammern zahlreiche sichelförmige Sporen enthalten. Der natürliche Infektionsweg ist nicht bekannt; experimentelle Infektionen sind bei Tieren durch Verfütterung der Sporen ausgeführt worden. Beim Menschen wurden solche Einschlüsse einige Male zufällig bei Operationen oder Obduktionen in der Skelet- oder Herzmuskulatur beobachtet. Sie traten auf als feine weiße mit bloßem Auge gerade noch sichtbare Fäden oder wurden überhaupt nur bei mikroskopischen Untersuchungen entdeckt. Mit den Infektionen verbundene Krankheitserscheinungen wurden nicht beobachtet.

Ciliophora. Die einzige gelegentlich den Menschen befallende Infusorienart ist *Balantidium coli* (Abb. 4), das in seinem natürlichen Wirt, dem Schwein, mit Regelmäßigkeit angetroffen wird. Während der Befall des Schweins stets harmlos ist, kann das Ciliat beim Menschen als Krankheitserreger auftreten. Wir behandeln die Balantidiose im Anschluß an die Amoebiasis. Bei einigen anderen als Parasiten des Menschen beschriebenen Infusorienarten handelt es sich wohl durchweg um Verwechslungen mit Koprozoen, die sich in den abgesetzten Stühlen stark vermehrt haben.

Untersuchungstechnik.

Für die Diagnose aller Protozoenkrankheiten ist der Nachweis der Erreger erforderlich. Die im Einzelfalle anzuwendenden Verfahren werden bei den betreffenden Krankheiten dargestellt. Zumeist ist die mikroskopische Untersuchung von Frischpräparaten nicht ausreichend, und es ist die Herstellung gefärbter Dauerpräparate notwendig. Die beiden dafür geeignetsten Methoden, Giemsafärbung nach Trockenfixierung und Heidenhain-Färbung nach Feuchtfixierung, seien hier beschrieben.

Das Hauptanwendungsgebiet der *Giemsafärbung* ist die Untersuchung auf Blutparasiten. Dabei ist es geboten, stets zugleich ein Präparat eines *dünnen Ausstriches* und ein solches eines *dicken Tropfens* herzustellen. Die Parasiten geben im Ausstrich zwar klarere Bilder, sind aber oft zu spärlich, um darin leicht aufgefunden zu werden, während sie im dicken Tropfen stark angereichert sind. Um einen Blutausstrich herzustellen, wird ein möglichst kleiner Bluttropfen unmittelbar nach seinem Austritt aus der Stichwunde an die Kante eines

Deckglases gebracht, diese Kante wird unverzüglich mit dem Bluttropfen auf der Hinterseite in einem Winkel von etwa 50° auf einen sauberen Objektträger nahe dessen Seitenrande aufgesetzt und darüber hin geschoben, bis alles anhaftende Blut verteilt ist. Wenn dies nicht vor Erreichen des anderen Seitenrandes erfolgt ist, dann war der Bluttropfen zu groß und der Ausstrich wird zu dick. Die Erythrocyten müssen in einem guten Ausstrich alle von einander getrennt liegen. Der lufttrockene Ausstrich wird fixiert durch Bedecken der Blutschicht mit absolutem Alkohol (10 min) oder Methylalkohol (5 min). Trocknen durch Aufdrücken von Fließpapier.

Zur Herstellung eines *dicken Tropfen*-Präparates bringt man einen Bluttropfen auf den Objektträger und läßt ihn durch vorübergehendes Senkrechthalten in die Länge laufen, damit er nicht zu dick wird. Der dicke Tropfen darf *nicht* fixiert werden, damit während der Färbung die Erythrocyten enthämoglobinisiert und dadurch unsichtbar werden. Er muß *völlig* ausgetrocknet sein, bevor mit der Färbung begonnen wird, da er sich anderenfalls beim Abspülen des Farbstoffes leicht loslöst.

Die Giemsalösung (von Dr. K. Hollborn, Leipzig, oder Merck, Darmstadt), die in gut verschlossener Tropfflasche aufzubewahren ist, wird *unmittelbar* vor dem Gebrauch im Verhältnis 1 Tropfen auf 1 cm³ mit Wasser gemischt. Schwach alkalische Reaktion des Wassers ist für gutes Gelingen der Färbung ausschlaggebend. Am besten verwendet man gepuffertes Wasser, das längere Zeit stehen kann. Das Puffergemisch nach Weise, bestehend aus 0,49 g primäres Kaliumphosphat und 1,14 g sekundäres Natriumphosphat in 1 Liter Wasser, gibt die für Protozoen günstigste p_H von 7,2. Mit der Farblösung werden die auf eine Färbebrücke gelegten Präparate bedeckt; die Färbedauer beträgt 45 min. Macht man die Lösung schwächer als oben angegeben, dann muß man länger färben; stärker darf sie nicht sein, weil dann der Farbstoff leicht ausfällt. Auf der Oberfläche der Lösung bildet sich ein feines Farbstoffhäutchen. Damit dieses nicht am Präparat haften bleibt, ist der Objektträger nicht zu kippen, sondern die Farblösung muß mit einem Wasserstrahl abgespült werden.

Ebenso wie Blutausstriche können auch Ausstriche von anderen Körperflüssigkeiten, von Punktionssaft, von Geweben verschiedener Organe oder auch Tupfpräparate von solchen fixiert und nach Giemsa gefärbt werden. Will man die Giemsafärbung bei histologischen Schnitten anwenden, so ist die Fixierung der Organstücke mit Carnoyscher Flüssigkeit (6 Teile Alk. abs., 3 Teile Chloroform, 1 Teil Eisessig) vorzunehmen, und nach der Färbung darf nicht mit Alkohol (der die Färbung verdirbt) entwässert werden, sondern die Schnittpräparate sind durch einmal gewechseltes Aceton aus dem Wasser in Xylol zu überführen.

Für manche Zwecke (vgl. die Untersuchung der Cerebrospinalflüssigkeit bei der Schlafkrankheit) ist auch die Anwendung von Giemsas Schnellfärbemethode vorteilhaft. Dabei wird auf das unfixierte Präparat eine unverdünnte Mischung von Giemsalösung und Methylalkohol (1:1) aufgetropft, nach 1 min wird die den Farbtropfen entsprechende Anzahl Kubikzentimeter Wasser hinzugesetzt und nach weiteren 8 min wird abgespült. Bei diesem Verfahren muß das Präparat in einem Schälchen liegen, und dessen Rauminhalt, bzw. die Farbstoffmenge muß so bemessen sein, daß nach dem Wasserzusatz das Präparat völlig von der Flüssigkeit überdeckt bleibt.

Die einfache Methode des nach Giemsa gefärbten Trockenausstriches liefert nicht bei allen Protozoen gut kenntliche Bilder, z. B. nicht bei den meisten Darmprotozoen und deren im Stuhl auftretenden Formen. Diese benötigen Feuchtfixierung und dauernd weitere Feuchtbehandlung der Präparate bis zum Einschluß in Kanadabalsam. Zur Fixierung dient Sublimat-Alkohol (1 Teil 96%iger Alkohol und 2 Teile konzentrierte wäßrige Sublimatlösung). Zur *Heidenhainfärbung* benötigt man eine 4%ige wä. rige Lösung von Eisenalaun und eine Hämatoxylinlösung, die folgendermaßen hergestellt wird: Lösen von 1 g Hämatoxylin in 10 cm³ 96%igem Alkohol und dann Zusatz von 90 cm³ Aqua dest. Diese Lösung muß mehrere Wochen unter Luftzutritt reifen, bis sie ganz dunkel geworden ist. Ausstriche können auf Deckgläsern hergestellt werden, z. B. Stuhlpräparate in der Weise, daß man etwas Kot mit der Kante eines Deckglases aufnimmt und die Kante über ein anderes Deckglas zieht, das man dann sofort auf die in eine Petrischale gegossene Fixierungsflüssigkeit auffallen läßt. Da die beste Differenzierung der im Stuhl vorhandenen Protozoen sich nicht voraussehen läßt, werden zweckmäßigerweise von dem gleichen Material 4 Ausstrichpräparate hergestellt. Mit einer Hornpinzette werden die Präparate umgekehrt, so daß sie mit der Schichtseite nach oben auf dem Boden der Schale liegen. Sie verbleiben in der Schale, während die Flüssigkeiten gewechselt werden. Man verfährt folgendermaßen:

Sublimatalkohol 20 min.
Jodalkohol (70%iger Alkohol, durch Jodtinktur hellbraun gefärbt) 20 min.
70%iger Alkohol 30 min.
4%ige Eisenalaunlösung 60 min.
Kurz mit Wasser abspülen.
Hämatoxylinlösung 60 min.
Kurz mit Wasser abspülen.

2%ige Eisenalaunlösung zum Differenzieren. Nach 1, 2, 3 und 4 min wird je ein Präparat herausgenommen und in eine andere Petrischale mit Wasser übertragen.
Gründlich in fließendem Wasser auswaschen.
Präparat übertragen durch 70%igen, 96%igen und absoluten Alkohol (je 1 min) in Xylol. Einschließen in Canadabalsam.

Auf diese Weise gewinnt man vier verschieden differenzierte Präparate, von denen wenigstens eines die vorhandenen Protozoen gut differenziert enthält. Ein etwas einfacheres Verfahren, bei dem man mit *einem* Präparat auskommt und das sich besonders bei der Untersuchung einer größeren Zahl von Stühlen empfiehlt, wurde von GÖNNERT und WESTPHAL (1936) angegeben. Dabei wird mit der Kante eines Deckglases (18 mm Seitenlänge) ein Ausstrich auf einem Objektträger hergestellt, den man sofort in einen mit Sublimatalkohol gefüllten Färbetrog nach SCHIEFFERDECKER stellt, in dem 10 Präparate Platz haben und der 100 cm^3 Flüssigkeit faßt. Der Ausstrich darf keine zu dicken Stellen enthalten oder solche müssen vor der Einbettung in Balsam abgekratzt werden, damit das Deckgläschen dicht genug anliegt, um die Betrachtung des Präparates mit Ölimmersion zu gestatten. Der Verlauf des Verfahrens ist derselbe wie oben angegeben, nur wird bei der Differenzierung folgendermaßen vorgegangen. Nach Abgießen des Spülwassers werden zunächst 30 cm^3 der 2%igen Eisenalaunlösung in den Trog gegossen und nach je 1 min weitere 20, 20 und 30 cm^3. Nach Ablauf der 4. min wird die ganze Lösung abgegossen und der Trog wird mit fließendem Wasser ausgespült. Die Präparate bleiben weiter in dem Trog bis zum Xylol, dann werden sie unter Deckgläsern von 22 × 26 mm in Kanadabalsam eingeschlossen. Auf diese Weise enthält jedes Präparat 4 Längsstreifen von verschieden starker Differenzierung, und bei der mikroskopischen Betrachtung ist der bestdifferenzierte Abschnitt leicht aufzufinden.

Malaria.

Von

Ludolph Fischer und Eduard Reichenow.

Mit 48 Abbildungen.

Synonyma. Franz.: paludisme; Span. u. portug.: paludismo.

Der Name Malaria ist ein Sammelbegriff für eine Gruppe von Infektionskrankheiten, die durch mehrere einander verwandte, durch Stechmücken übertragene Protozoenarten hervorgerufen werden. Gebräuchlich sind auch die Bezeichnungen Sumpffieber oder Wechselfieber. Die letztere Bezeichnung deutet hin auf das Hauptkennzeichen der Krankheiten, das in meist sich in regelmäßigem Rhythmus wiederholenden Fieberanfällen besteht.

Geschichtliches.

Mindestens seit dem 5. Jahrhundert v. Chr. war die Malaria in Griechenland bekannt als verheerende Seuche, die ganze Dörfer und Städte vernichtete. HIPPOKRATES unterschied bereits die verschiedenen Fieberformen als Quotidiana, Tertiana und Quartana. Von römischen Schriftstellern scheint Plautus († 184 v. Chr.) sie erstmalig erwähnt zu haben. Der entscheidende Einfluß, den die Malaria seit dem Altertum durch das ganze Mittelalter bis in die neuere Zeit auf die Geschichte Roms ausgeübt hat, ist von CELLI anschaulich geschildert worden (deutsch von ANNA CELLI-FRAENTZEL 1929). In Peru war die Chinarinde ein altbekanntes Heilmittel, das um 1640 nach Europa gebracht wurde.

In der italienischen Bezeichnung mal aria (= schlechte Luft) kommt die alte Auffassung zum Ausdruck, daß die Krankheit durch Ausdünstungen in Sumpfgebieten (Miasmen) verursacht würde. Bemerkenswerterweise kam schon VARRO (116—28 v. Chr.) der Wahrheit näher, wenn er von unsichtbar kleinen Tierchen schrieb, die durch Mund und Nase in den Körper gelangen. Am 6. 11. 1880 entdeckte LAVERAN bei Untersuchungen in Algier die Malariaparasiten in den roten Blutkörperchen. Während LAVERAN lange Zeit daran festhielt, daß es nur *eine* Art von Malariaparasiten gäbe, unterschieden italienische Forscher (GOLGI, MARCHIAFAVA und CELLI) die Erreger der verschiedenen klinischen Formen, Tertiana, Quartana und „Sommer-Herbst-Fieber“ (Tropica) als gesonderte Arten, die heute *Plasmodium vivax*, *P. malariae* und *P. falciparum (immaculatum)* genannt werden. Später wurden noch weitere Arten als Parasiten des Menschen beschrieben, von denen aber nur eine, *P. ovale* (Stephens 1922), heute als unterscheidbare Form anerkannt ist.

Zahlreiche Plasmodienarten sind als Tierparasiten bekannt geworden. Von ihnen haben insbesondere einige aus Vögeln (*P. praecox* u. a.) und aus Affen (*P. cynomolgi*, *P. knowlesi* u. a.) Bedeutung für die Malariaforschung gewonnen.

Die Rolle der Stechmücken als Malariaüberträger ist schon seit dem Altertum (z. B. Varro) vielfach vermutet worden. Für eine Art von Vogelmalariaparasiten (vermutlich *P. praecox*) wurde zuerst von Ross 1897 die Entwicklung in der Mücke und die Übertragung durch den Stich derselben nachgewiesen, wobei es sich um einen Vertreter der Gattung *Culex* handelte. Grassi erkannte 1898 die Rolle der *Anopheles*-Arten als *alleiniger* Überträger der *menschlichen* Malariaparasiten. Er gab von deren Entwicklung eine Beschreibung, die lange Zeit als vollständig galt. Erst neuerdings wurde durch Untersuchungen einer Reihe von Forschern an *Vogel*malariaparasiten nachgewiesen, daß der Entwicklung der Plasmodien in den Erythrocyten eine exoerythrocytäre Entwicklungsphase vorauf und nebenher geht. Von Shortt und Mitarbeitern wurde der Nachweis einer solchen Entwicklungsphase 1948 zuerst bei dem Affenparasiten *P. cynomolgi* und dann bei *P. vivax*, 1949 auch bei *P. falciparum* erbracht. (Ausführliche geschichtliche Darstellung bei Scott, 1939, die Überträgerrolle der Stechmücken betreffend bei Nuttall, 1899, 1900.)

Geographische Verbreitung.

Die Malaria ist eine Krankheit der warmen Länder, jedoch ist ihre Verbreitung keineswegs auf solche beschränkt. In den Tropen herrscht sie allenthalben mit Ausnahme im allgemeinen von Gebirgsgegenden über 1500 m, Hochländern über 1000 m und Wüsten. In *Europa* sind die südlichen Länder, Balkan, Italien, Südfrankreich und Pyrenäenhalbinsel (Küstengebiete) befallen. In Osteuropa und Asien reicht ihre Ausbreitung bis etwa zum 62. Breitengrad. Auf der südlichen Halbkugel ist die Ausbreitung geringer, in *Südamerika* etwa bis zum 35. Grad, in *Afrika* ist das Kapland frei, in *Australien* sind nur die nördlichen Küstengebiete befallen. Das Auftreten der *Tertiana* erstreckt sich weiter polwärts als dasjenige der *Tropica*. Endemische Tertianaherde finden wir z. B. in *Südengland*, in *Holland* und in *Deutschland* im Gebiet von Emden. Zudem sind zahlreiche neue Tertianaherde als Kriegsfolge in Deutschland aufgetreten (vgl. Hormann 1949). Die *Quartana* steht im allgemeinen an Häufigkeit hinter den anderen Malariaformen zurück, jedoch neigt sie vielfach zu herdartiger Anhäufung, z. B. auf dem Balkan und an der afrikanischen Westküste, sowie besonders auf Inseln: Ceylon, Martinique (Knowles, White und Das Gupta), ferner Südseeinseln. Auf Merite fand R. Koch sie als *einzige* Malariaart. *Plasmodium ovale* wurde hauptsächlich bei Infektionen von der afrikanischen Westküste gefunden.

Ätiologie.

Entwicklungscyclus der Erreger.

Die Malariaplasmodien gehören zu der Protozoenklasse der *Sporozoen*, Ordnung der *Hämosporidien*. Ihr Entwicklungsgang verläuft als *Generationswechsel*, der mit einem *Wirtswechsel* verbunden ist. Die ungeschlechtliche Vermehrung (Schizogonie) und die Bildung der Geschlechtsformen erfolgt im menschlichen Körper (Abb. 1, A—H), die Befruchtung und die daran anschließende Vermehrung (Sporogonie) im Körper der *Anopheles*-Mücke (J—Q). Bei der Entwicklung im Menschen sind zwei Phasen, eine *exoerythrocytäre* (B, C) und eine *erythrocytäre* (D—F), zu unterscheiden, von denen die erstere nur mangelhaft bekannt ist. Das richtige Verständnis dieses Infektionsverlaufes haben uns die bei einigen Vogelplasmodien gewonnenen Kenntnisse vermittelt. Es sei daher der Entwicklungsgang bei einer dieser Arten, dem in Singvögeln vorkommenden

Plasmodium praecox, wo er erstmalig von MUDROW und REICHENOW (R. u. M. 1943, M. u. R. 1944) vollständig dargestellt wurde, in Kürze beschrieben:

Die durch den Mückenstich dem Körper eingeimpften Keime, die Sporozoiten, dringen nicht in Erythrocyten ein, sondern werden von Zellen des Reticuloendothels und freien Phagocyten einverleibt. Hier wachsen sie zu Schizonten heran, die sich durch Pigmentlosigkeit

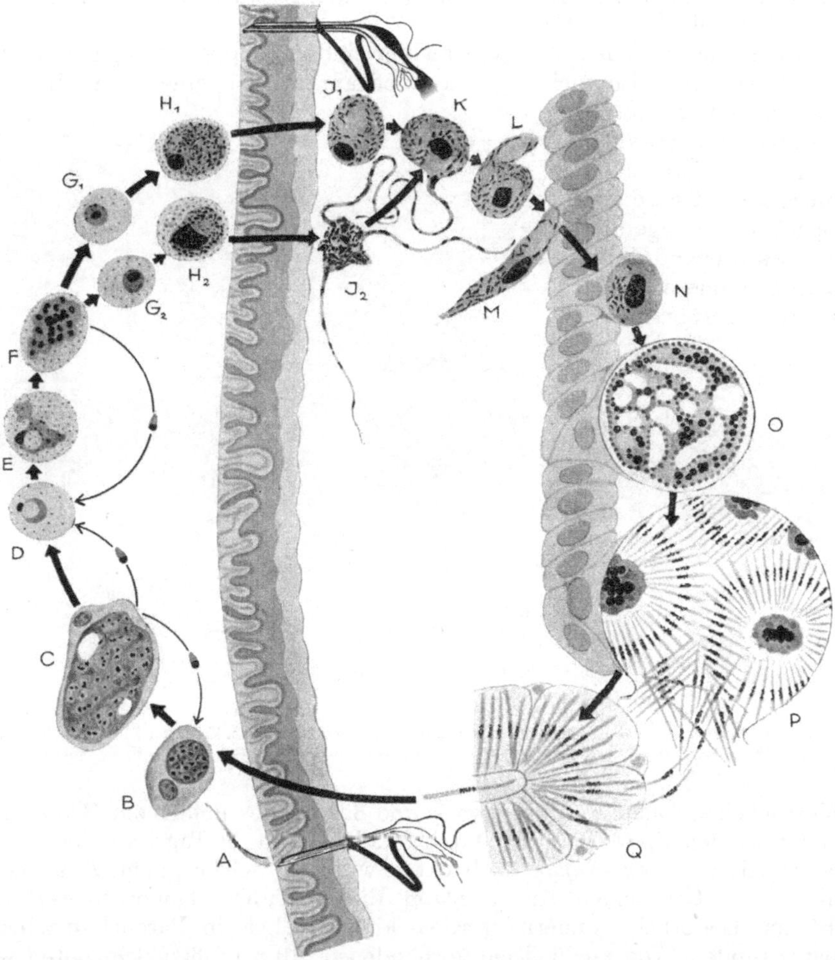

Abb. 1. Entwicklungskreislauf von *Plasmodium vivax*. A—H im menschlichen Körper; I—Q in Anopheles. A Sporozoit; B, C exoerythrocytäre Entwicklungsphase in Leberparenchymzellen; D—F erythrocytäre Phase der Vermehrung; G_1, H_1 Makrogametenbildung; G_2, H_2 Mikrogametocytenbildung; J_1 Makrogamet im Mückenmagen; J_2 Mikrogametenbildung im Mückenmagen; K Befruchtung; L Ookinetenbildung; M Ookinet in Magenepithelzelle eindringend; N Oocyste in Epithelzelle; O, P Sporogonie; Q Sporozoiteneinwanderung in Speicheldrüse (REICHENOW).

und erheblichere Größe von den später in den Erythrocyten auftretenden unterscheiden. Aus ihnen gehen bis zu 64 protoplasmareiche Merozoiten (Makromerozoiten) hervor, die ihre Entwicklung in phagocytären Zellen fortsetzen. Frühestens in der zweiten, meist erst in der dritten Generation entstehen neben diesen Makroschizonten andere, die sich durch eine noch größere Kernzahl unterscheiden (Mikroschizonten). Aus ihnen entstehen über 100 protoplasmaarme Merozoiten (Mikromerozoiten), welche die Erythrocyten befallen. Die in die Erythrocyten eingedrungenen Mikromerozoiten wachsen entweder unmittelbar zu Geschlechtsformen oder wieder zu Schizonten heran. Die erythrocytären Schizonten speichern Pigmentkörnchen und erreichen nur eine geringe Größe. Sie zerfallen in etwa 16 Mikromerozoiten, die dann wieder in frischen Blutkörperchen teils zu Geschlechtsformen, teils zu neuen Schizonten werden. Nebenher setzt sich die exoerythrocytäre Entwicklung in der dargestellten Weise fort, so daß immer wieder eine neue Zufuhr von Mikromerozoiten in das Blut gelangen kann. Die zunehmende Wirksamkeit der Immunitätsreaktionen des Wirtes führt die Einschränkung der Parasitenmenge und wohl auch vorübergehend deren völliges Verschwinden aus dem Blute, somit das Ende der akuten Phase der Blutinfektion herbei. Sobald die Abwehrkräfte nachlassen, bewirkt die Zufuhr von exoerythrocytär erzeugten Mikromerozoiten eine neue Parasitenvermehrung im Blut. Die exoerythrocytäre Entwicklungsphase stellt also die *Rezidiv*quelle dar.

Bei den menschlichen Malariaparasiten sind erst einige wenige Stadien der exoerythrocytären Entwicklungsphase bekannt. Bei einer experimentellen Infektion mit *P. vivax*, die durch die gewaltige Anzahl von etwa 1700, Sporozoiten aufweisenden Anophelen herbeigeführt wurde (SHORTT und GARNHAM 1948), kamen in einem operativ entnommenen Leberstückchen solche Stadien vom 7. und 8. Tage des Befalls zur Beobachtung. Ergänzt werden diese Befunde durch Stadien vom 5. Tage an, die bei dem Affenparasiten *P. cynomolgi* beobachtet wurden, welcher dem *P. vivax* sehr ähnlich ist. Bei beiden Arten sitzen diese Stadien bemerkenswerterweise nicht im Endothel, sondern werden ausschließlich in Parenchymzellen der Leber gefunden. Die am 5. Tage vorhandenen, 10 μ großen Schizonten weisen bereits etwa 50 Kerne auf (Abb. 2a). Die reifen Schizonten haben einen Durchmesser von etwa 40 μ und ihre Kernzahl hat sich auf etwa 1000 erhöht (Abb. 2b und 3). SHORTT und GARNHAM (1948) vermuten, daß diese Schizonten unmittelbar aus den Sporozoiten hervorgehen, daß also dem ersten Befall der Erythrocyten nur *eine* exoerythrocytäre Generation voraufgehe. Völlig unbekannt ist jedoch, wie die Sporozoiten in das Parenchym gelangen. Wahrscheinlich ist, daß sie vom Reticuloendothel der Leber aus dem Blutstrom herausgefangen werden, und es fragt sich noch, ob sie in den Endothelzellen eine erste Entwicklung beginnen (wofür Beobachtungen von COULSTON, 1949, sprechen) oder ob sie von dort gleich in die Parenchymzellen überwandern. Im kreisenden Blute sind die Sporozoiten längstens bis zu 1 Std nach dem infektiösen Mückenstich vorhanden, wie sich aus dem Ergebnis von Blutabimpfungen von experimentell infizierten Personen ergibt. Danach folgt eine negative Blutphase, in

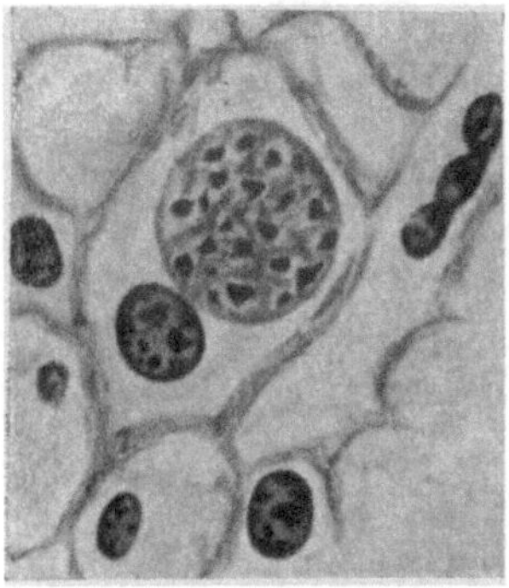
a

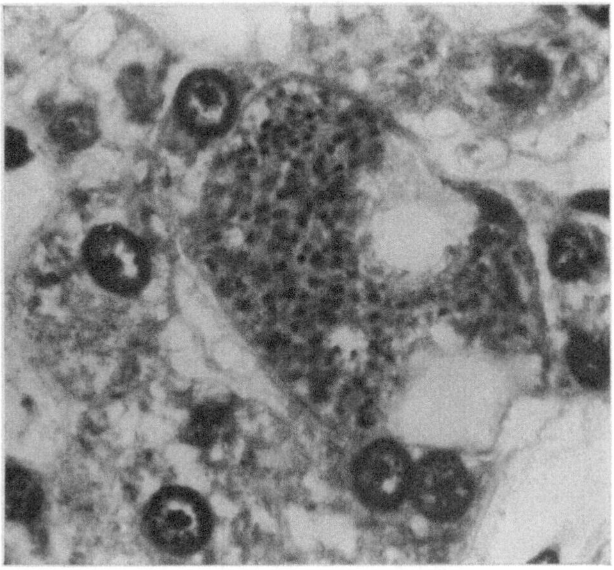
b

Abb. 2a u. b. *Plasmodium cynomolgi*, Schizonten in der Affenleber. a vom 5. Tage der Infektion (nach SHORTT und GARNHAM); b vom 8. Tage (nach einem Präparat von SHORTT und GARNHAM). Vergr. 1200:1.

der auch durch Transfusion großer Blutmengen (200 cm^3) keine Infektion des Empfängers erzielt wird und die bei *P. vivax* 8 Tage währt. Regelmäßig am 9. Tage wird der Ausfall der Blutüberimpfung wieder positiv (FAIRLEY, 1947). Am 9. Tage setzt also der *Blut*befall durch Parasiten *exoerythrocytären* Ursprungs ein.

Die (bei *P. cynomolgi*) bisher in der Leber gefundenen Merozoiten sind alle Mikromerozoiten. Ein Merozoitendimorphismus (wie bei den Vogelplasmodien) ist also nicht festgestellt. Jedoch wurde bei *P. cynomolgi* von SHORTT und GARNHAM (1948) die Fortdauer der exoerythrocytären Phase dadurch erwiesen, daß sie kurz vor dem Auftreten eines Rezidivs Entwicklungsstadien im Leberparenchym fanden. Daß bei *P. vivax* die exoerythrocytäre Phase ebenfalls eine *Rezidiv*quelle ist, ergibt sich aus der Beobachtung, daß auch nach wiederholt negativem Ausfall von Blutabimpfungen Parasitenrückfälle auftreten. Die Dauer der exoerythrocytären Entwicklung von *P. vivax* ist auf $1^1/_2$—2 Jahre zu schätzen; zu einem späteren Zeitpunkt pflegen keine Tertianarezidive mehr aufzutreten.

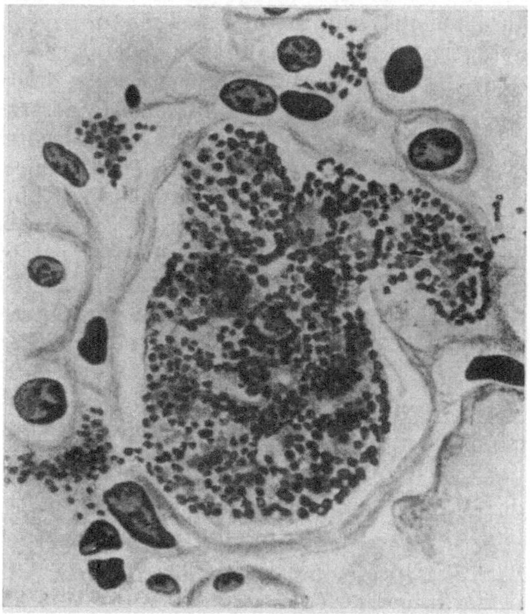

Abb. 3. *Plasmodium vivax*, reifer Schizont aus der Leber des Menschen. Vergr. 1200:1. (Nach SHORTT und GARNHAM.)

Bei *P. falciparum* dauert die negative Blutphase nach der Infektion nur 6 Tage (BOYD und MATTHEWS 1939, FAIRLEY 1947). SHORTT, FAIRLEY, COVELL und GARNHAM (1949, 1951) führten eine experimentelle Infektion in entsprechender Weise wie vordem mit *P. vivax* aus (770 Stiche Sporozoiten aufweisender Anophelen innerhalb von 48 Std) und konnten in einem 140 Std nach den ersten infektiösen Stichen entnommenen Leberstückchen große Schizonten von gleichem Sitz wie bei *P. vivax* nachweisen. Die größten davon waren 60 μ lang und 30 μ breit und bereits in zahllose winzige Merozoiten zerfallen. Abweichend von dem Verhalten des *P. vivax* ist bei *falciparum*, daß die exoerythrocytäre Entwicklung den ersten Blutbefall offenbar nur kurze Zeit überdauert und für auftretende Rückfälle nicht verantwortlich ist. Bei Tropicainfektionen haben nämlich Blutüberimpfungen stets ein positives Ergebnis, solange noch ein Rückfall zu erwarten ist (FAIRLEY 1947). Bei *P. malariae* fehlen uns noch alle Hinweise auf die exoerythrocytäre Entwicklung, abgesehen von der Tatsache, daß diese Infektion durch vieljährigen Bestand ausgezeichnet ist. Aus dem Umstand, daß der Schizogoniecyclus in den Erythrocyten die $1^1/_2$fache Zeit wie bei *P. vivax* beansprucht, kann hypothetisch gefolgert werden, daß auch die dem Blutbefall voraufgehende exoerythrocytäre Phase mindestens um die gleiche Zeitspanne länger, also wenigstens 12 Tage dauert. Die lange Inkubationszeit bei der Quartana (vgl. S. 462) weist vielleicht auf einen noch späteren Blutbefall hin.

Die jüngsten in den roten Blutkörperchen auftretenden Parasiten erscheinen in Ausstrichpräparaten nach Giemsafärbung als kleine blaue Ringe mit einem randständigen roten Korn, dem Zellkern (Abb. 1D). Dieses Aussehen ist bedingt durch ihre flache scheibenförmige Gestalt und den Besitz einer großen Vacuole. Wenn der Parasit heranwächst, wird er protoplasmareicher, und es treten in seinem Körper in zunehmender Menge braune Pigmentkörnchen auf. Bei dem Pigment handelt es sich nach dem Ergebnis chemischer Untersuchungen (Devine und Fulton 1941, 1942) um Hämatin, das von dem Parasiten durch Umwandlung des Hämoglobins der Wirtszelle gebildet wird. Während des Wachstums des Parasiten vermehrt sich der Kern durch wiederholte Zweiteilungen. Wenn der Schizont erwachsen ist, zerfällt er in eine der Kernzahl entsprechende Anzahl von Merozoiten, wobei das vorher zusammengeklumpte Pigment in einem Restkörper zurückbleibt (Abb. 1F). Die freigewordenen Merozoiten dringen in neue Erythrocyten ein und wachsen dort entweder wieder zu Schizonten oder zu geschlechtlich differenzierten Stadien heran. Auf diese Weise können zahlreiche Generationen aufeinander folgen.

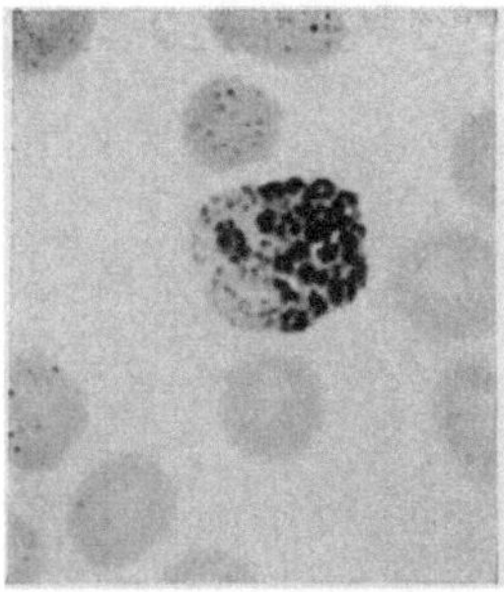

Abb. 4. Doppelinfektion eines Erythrocyten mit einem Makrogameten und einem Schizonten von *Plasmodium vivax*.

Die Geschlechtsformen sind von den Schizonten dadurch unterschieden, daß sie ohne Kernvermehrung heranwachsen (Abb. 1G, H). Die weiblichen (H_1) werden als *Makrogameten* bezeichnet, die männlichen (H_2) als *Mikrogametocyten*; denn diese letzteren sind Mutterzellen, aus denen erst die eigentlichen Mikrogameten hervorgehen. Makrogameten und Mikrogametocyten sind im menschlichen Körper nicht weiter entwicklungsfähig. Sie gehen schließlich zugrunde, wenn sie nicht in den Magen der übertragenden Mücke gelangen. Eine alte Auffassung von Schaudinn, daß die Makrogameten durch „Parthenogenese" sich wieder in Schizonten umwandeln könnten und daß dieser Vorgang die Ursache der Rezidive sei, war irrtümlich. Bei den in diesem Sinne gedeuteten Parasitenbildern handelte es sich um Doppelinfektionen von Blutkörperchen mit einem Makrogameten und einem Schizonten (Abb. 4).

Da in jeder Generation der in den Erythrocyten stattfindenden Entwicklung immer nur ein Teil der entstehenden Merozoiten zu Geschlechtsformen heranwächst (im Gegensatz zu den Coccidien, vgl. S. 425), so ist die Vermehrungsfähigkeit der Malariaparasiten im Blute von Natur aus unbegrenzt. Wenn die Vermehrungsstadien (auch bei einem durch therapeutische Maßnahmen unbeeinflußten Verlauf) nach einer Reihe von Generationen aus dem Blute verschwinden, so beruht dies auf der Wirkung der Immunitätsreaktionen des Wirtes. Die unbegrenzte Vermehrungsfähigkeit ergibt sich aus der Tatsache, daß man auf dem Wege der Blutüberimpfung einen Parasitenstamm durch zahlreiche Passagen fortführen kann, wie das mit dem Tertianaparasiten bei der Malariabehandlung der Neurolues geschieht. Der Verlauf der Impfmalaria weicht von dem der natürlichen Malariainfektion insofern wesentlich ab, als dabei die exoerythrocytäre Entwicklungsphase des Parasiten fehlt. Infolgedessen erlischt die Infektion mit der Beseitigung der Parasiten aus dem Blute durch die Immunitätsreaktionen des Wirtes oder durch die Therapie, und Spätrückfälle können nicht auftreten.

Der Entwicklungsabschnitt, der sich in der *Stechmücke* abspielt, ist bei allen *Plasmodium*arten so übereinstimmend, daß die Arten in diesen Stadien praktisch nicht zu unterscheiden sind. An der Weiterentwicklung nach der Blutaufnahme in den Mückenmagen sind nur die Geschlechtsformen beteiligt. Aus den Mikrogametocyten entstehen nach einer schnellen Folge von Kernteilungen die fadenförmigen Mikrogameten in der Anzahl von 4—8, wobei ein großer Restkörper zurückbleibt (Abb. 1 J_2). Diese führen sehr lebhafte schlängelnde Bewegungen aus und suchen die Makrogameten auf. Durch das Eindringen eines Mikrogameten in einen Makrogameten kommt die Befruchtung zustande (K). Der befruchtete Makrogamet muß zu seiner weiteren Entwicklung in die Magenwandung gelangen. Er wandelt sich in eine bewegliche Würmchenform um, den Ookineten (L, M), der in eine Magenwandzelle eindringt. Hier rundet er sich ab, umgibt sich mit einer feinen Membran und wird zur *Oocyste*. Diese wächst stark heran, und ihre Größenzunahme bewirkt, daß die sie enthaltende Wirtszelle aus dem Epithelverbande mehr und mehr herausgedrängt wird (REICHENOW 1932) (N). Die herangewachsenen Oocysten ragen daher in die Leibeshöhle vor (Abb. 5). Auf dieser Erscheinung beruht die ältere Auffassung, daß die Entwicklung *extracellular* in dem Raume zwischen der Epithelschicht und der dünnen Tunica muscularis erfolge. Mit dem Wachstum einher geht eine Folge von Kernteilungen, die schließlich dazu führt, daß die erwachsene Oocyste mehrere tausend Kerne enthält. Diese verteilen sich unter der Oberfläche des Zellkörpers. Da die Oberfläche jedoch für ihre Menge nicht ausreicht, so erfolgt eine Vergrößerung derselben durch Bildung tiefer Furchen, so daß eine Zerklüftung des ganzen Oocysteninhalts herbeigeführt wird (Abb. 1 O). Wenn die Kernteilungen beendet sind, bilden sich an der Oberfläche über den Kernen zugespitzte Protoplasmaauswüchse, in welche die Kerne eintreten, und auf diese Weise sprossen die Sporozoiten hervor, deren sehr schlanker Körper vorn etwas stärker zugespitzt ist als hinten und der in der Mitte den Kern enthält (Abb. 1 P). Dabei bleiben protoplasmatische Häufchen als Restkörpersubstanz zurück. Durch Zerreißen der Oocystenmembran gelangen die Sporozoiten in die Leibeshöhle der Mücke. Dort werden sie durch den Lymphstrom fortbewegt. Wenn sie dabei in die Nachbarschaft der Speicheldrüsen gelangen, dann dringen sie chemotaktisch angezogen in diese ein (Q). Sie sammeln sich in den Drüsenzellen und im Hohlraum der Drüse an und werden bei einem Saugakt des Insekts mit dessen Speichel dem menschlichen Körper eingeimpft (A). Die Entwicklungsdauer in der Mücke ist in hohem Grade abhängig von der Lufttemperatur; sie ist zudem bei den Arten verschieden.

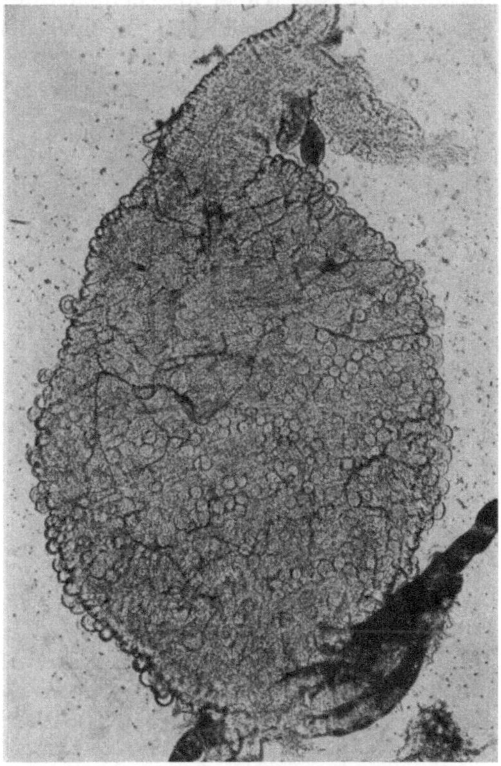

Abb. 5. Mitteldarm von *Anopheles* mit zahlreichen Oocysten.

Die einzelnen Parasitenarten.

Plasmodium vivax. Die ungeschlechtliche (agame) Vermehrung des *Tertianaparasiten* in den Erythrocyten beansprucht 48 Std und verläuft in hohem Grade synchron. Infolgedessen findet man bei typischem Infektionsverlauf die große

Mehrzahl der Parasiten annähernd auf demselben Entwicklungsstadium. Da die Parasiten ihre toxische Wirkung beim Zerfall des reifen Schizonten ausüben, so wird dieses Stadium während des Fieberanfalls gefunden. Die Synchronie der Entwicklung ist nicht eine Eigenschaft der Parasitenart, sondern wird dieser durch regulierende Einflüsse des Wirtsorganismus aufgezwungen. Zuweilen kann man im Blute *zwei* Parasitenpopulationen unterscheiden, von denen die eine der anderen um etwa 24 Std in der Entwicklung voraus ist. Diese Erscheinung beruht nicht, wie früher angenommen, auf dem Vorhandensein von zwei Infektionen, die an verschiedenen Tagen begonnen haben; denn sie kann auch nach sicher nur *einmaliger* Infektion auftreten. Vielmehr sind in solchen Fällen die

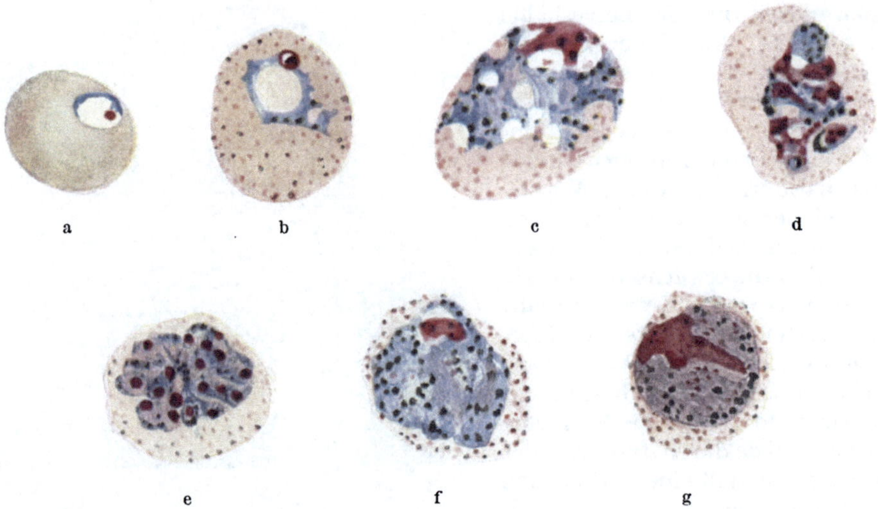

Abb. 6a—g. *Plasmodium vivax* im Ausstrichpräparat. Giemsafärbung. a Ringform, b Übergang zur amöboiden Form, c amöboide Form, d mehrkerniger Schizont, e reifer Schizont, f Makrogamet, g Mikrogametocyt. Vergr. 2200:1.

Entwicklungsstadien des Parasiten seitens des Wirtes auf zwei verschiedene Tage synchronisiert *(Tertiana duplicata* oder *Quotidiana)*.

Das Aussehen der Tertianaparasiten in Ausstrichpräparaten bei Giemsafärbung veranschaulicht Abb. 6. Die jungen Stadien, die Ringformen, haben eine Größe von $^1/_3$—$^2/_5$ des Erythrocytendurchmessers. Beim Heranwachsen nehmen sie infolge der starken amöboiden Beweglichkeit, die ihnen im Leben eigen ist, eine sehr unregelmäßige Gestalt an. Lange Pseudopodien können im Trockenpräparat abgerissen sein, so daß der Parasit zerstückelt erscheint. Während des Heranwachsens treten im Protoplasma in zunehmender Menge braune Pigmentkörnchen auf. Die anfangs vorhandene große Vacuole verschwindet, wenn der Parasit stärker herangewachsen ist. Nachdem die Kernteilungen begonnen haben, nimmt er eine kompaktere Gestalt an. Der erwachsene Schizont übertrifft den normalen Erythrocyten an Größe. Meist weist er etwa 16 Kerne auf; doch ist bei verschiedenen Vivaxstämmen die durchschnittliche Kernzahl der Schizonten etwas verschieden (vgl. S. 461). Vor dem Zerfall des reifen Schizonten in die Merozoiten häuft sich das vorher verteilte Pigment in der Zellmitte an, die als ein Restkörper zurückbleibt. Schon vom ersten Parasitennachweis an können neben den Stadien der agamen Vermehrung auch Geschlechtsformen im Blut vorhanden sein (Boyd, Stratman-Thomas und Muench 1936). Die heranwachsenden Geschlechtsformen unterscheiden sich von den Schizonten schon frühzeitig durch kompaktere Gestalt und bei vorgeschrittenem Wachstum durch ihre Einkernigkeit. Nach vollendeter Reife ist der Makrogamet (Abb. 6f) größer als ein normales Blutkörperchen und besitzt einen runden randständigen Kern. Der Mikrogametocyt (g) ist etwa von Erythrocytengröße und weist einen bandförmigen Kern auf. Bei beiden Formen sind Pigmentkörnchen durch den ganzen Zellkörper verteilt.

Ein besonderes Kennzeichen des Tertianaparasiten sind die Veränderungen, die er an den befallenen Erythrocyten hervorruft. Diese erleiden eine Vergrößerung und Abblassung, und es tritt in ihnen eine feine rosa Punktierung (SCHÜFFNERsche Tüpfelung) auf. Diese Veränderungen an der Wirtszelle können schon bemerkbar sein, wenn der Parasit sich noch im Ringstadium befindet. Während seines Wachstums nehmen sie an Stärke zu.

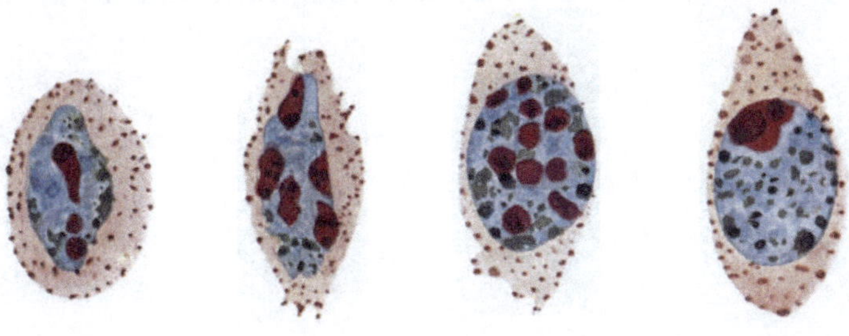

Abb. 7a—d. *Plasmodium ovale* im Ausstrichpräparat. Giemsafärbung. Vergr. 2200:1.

In der übertragenden Mücke kommt die Entwicklung von *Plasmodium vivax* bei Lufttemperaturen zwischen 16 und 30° zustande. Durch die Temperaturschwankungen wird sie naturgemäß abwechselnd verlangsamt und beschleunigt. Unter Voraussetzung konstanter Temperatur beansprucht sie bei 16° 38, bei 19° 15, bei 25° 10—11 und bei 30° 8 Tage (STRATMAN-THOMAS 1940). Die Sporozoiten in den Speicheldrüsen sind etwa 3 Wochen lang gut entwicklungsfähig, dann läßt ihre Infektiosität nach und erlischt bei einem Alter von etwa 50 Tagen (BOYD und STRATMAN-THOMAS 1934).

Plasmodium ovale. Diese Form, die gewöhnlich als eine besondere Art betrachtet wird, halten wir für eine Rasse von *Plasmodium vivax*, die allerdings leichter unterscheidbar ist als die übrigen Rassen dieser Art voneinander. In dem 48stündigen Cyclus der agamen Vermehrung stimmt sie mit dem typischen *P. vivax* überein. Morphologisch unterscheidet sie sich dadurch, daß die Wachstumsstadien weniger aufgelockert sind und daß die erwachsenen Schizonten kleiner bleiben und nur 8—12 Merozoiten bilden (Abb. 7). In diesen Eigenschaften ähnelt sie dem Quartanaparasiten. Die charakteristischen Veränderungen, die *P. vivax* an den befallenen Erythrocyten hervorruft, finden sich auch bei *P. ovale*. Die Schädigungen der Wirtszelle gehen sogar zum Teil noch weiter, indem Deformierungen auftreten. Häufig (nicht immer) zeigen die Erythrocyten eine ovale Gestalt und können zudem an den Rändern ausgezackt sein. JAMES, NICOL und SHUTE (1933) stellten fest, daß *P. ovale* seine Eigenschaften nach Mückenpassage unverändert bewahrte. Andererseits wurde aber auch gefunden, daß *P. vivax* im Laufe von Passagen (durch Blutüberimpfungen) das Aussehen von *P. ovale* annehmen kann (GIOVANNOLA 1935). Bemerkenswert ist ein Befund von DAS GUPTA (1939) in einem Falle von kongenitaler Tertiana, daß die Mutter eine typische Vivaxinfektion aufwies, während bei dem Neugeborenen das Blutbild dem *P. ovale* entsprach.

Plasmodium malariae. Die Entwicklung des *Quartanaparasiten* verläuft in gleichem Grade synchron wie diejenige von *P. vivax*, vollendet sich jedoch in 72 Std, so daß an jedem 3. Tage ein Fieberanfall erfolgt. Ebenso wie bei Tertianainfektionen können mehrere Parasitenpopulationen, die an verschiedenen Tagen zur Reifung kommen, nebeneinander vorhanden sein *(Quartana duplicata* und *triplicata)*.

Die jüngsten ringförmigen Parasiten sind von dem entsprechenden Stadium des *P. vivax* nicht zu unterscheiden. Die heranwachsenden Schizonten sind im Leben weniger lebhaft beweglich. Sie erscheinen daher im gefärbten Präparat scharf umgrenzt und kompakt (Abb. 8a). Nicht selten sind sie bandförmig gestaltet, indem sie sich mit parallelen Seitenrändern durch das ganze Blutkörperchen erstrecken. Der erwachsene Schizont (b) füllt den Erythrocyten völlig oder fast völlig aus. Er bildet durchschnittlich 8 Kerne, die sich an der

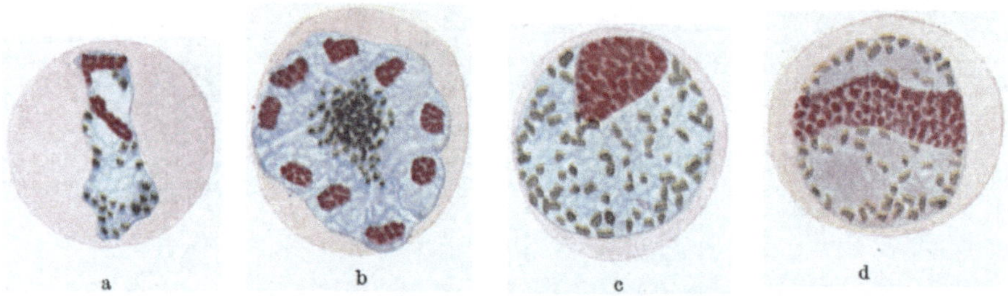

Abb. 8a—d. *Plasmodium malariae* im Ausstrichpräparat. Giemsafärbung. a zweikerniger Schizont, b reifer Schizont, c Makrogamet, d Mikrogametocyt. Vergr. 3600:1.

Peripherie regelmäßig verteilen, während sich das Pigment im Zentrum zusammenballt. Diese zentrale Masse bleibt bei der Schizogonie als Restkörper zurück. Die Geschlechtsformen, die gewöhnlich erst nach längerem Infektionsverlauf (bei experimentellen Infektionen von BOYD 1934 nach mehreren Monaten) auftreten, unterscheiden sich von denen des *P. vivax* im wesentlichen nur durch geringere Größe (Abb. 8c, d). Der Makrogamet füllt das normal große Blutkörperchen gerade aus, während der Mikrogametocyt kleiner bleibt.

Ein wesentlicher Unterschied von *P. vivax* besteht ferner darin, daß das befallene Blutkörperchen weder vergrößert und abgeblaßt ist, noch SCHÜFFNER-Tüpfelung zeigt. Vielmehr ist der Erythrocyt manchmal etwas verkleinert und erscheint dann dunkler gefärbt.

Auch in der übertragenden Mücke ist die Entwicklung wesentlich langsamer als bei den anderen Arten. Sie beansprucht bei 20° 30—35 Tage (BOYD und STRATMAN-THOMAS 1933), bei einer Temperatur, die zwischen 23 und 26° schwankt, 28 Tage (MER 1933), bei konstanter Temperatur von 25° 24 Tage (MAROTTA und SANDICCHI 1939) und bei 27° 15 Tage (DE BUCK 1935).

Plasmodium falciparum (syn. *immaculatum*). Die agame Vermehrung des *Tropicaparasiten*, die 48 Std beansprucht, verläuft weniger synchron als diejenige der anderen Arten. Infolgedessen dauert das Fieber länger, und bei Vorhandensein von zwei Parasitenpopulationen kann es ununterbrochen anhalten *(Continua)*. Es ist eine Besonderheit dieser Art, daß gewöhnlich nur die jüngsten Formen, kleine und große Ringe, im kreisenden Blute auftreten (Abb. 9a—c). Die kleinsten Ringe, die sich durch einen sehr zarten blauen Protoplasmasaum auszeichnen, messen nur etwa $^1/_5$ des Erythrocytendurchmessers. Sie wachsen zu den großen Ringen heran, die an Größe und Aussehen den Ringformen der anderen Arten entsprechen. Ein Unterschied besteht darin, daß die größeren Ringe von *P. falciparum* ziemlich häufig bereits zwei getrennte Chromatinmassen aufweisen (c). Selten sind in der Ringform bereits einzelne Pigmentkörnchen vorhanden. Die stärker herangewachsenen pigmentierten Parasiten sammeln sich in den Capillaren des Gehirns und anderer Organe an. Nur ausnahmsweise werden herangewachsene und reife Schizonten auch im peripheren Blut gefunden. Einerseits ist dies der Fall bei sehr großem Parasitenreichtum und schwerem klinischen Verlauf, andererseits weisen aber auch Personen, die infolge starker Giftresistenz nur ganz leicht erkranken (afrikanische Eingeborene) die Schizonten gelegentlich sogar sehr zahlreich im Blute auf (RAPER, M. E. und D. B. WILSON 1945). Neuerdings wiesen PEEL und VAN HOOF (1948) bei Negerkindern alle Stadien der Schizogonie in den Capillargefäßen der Haut nach. Es wäre

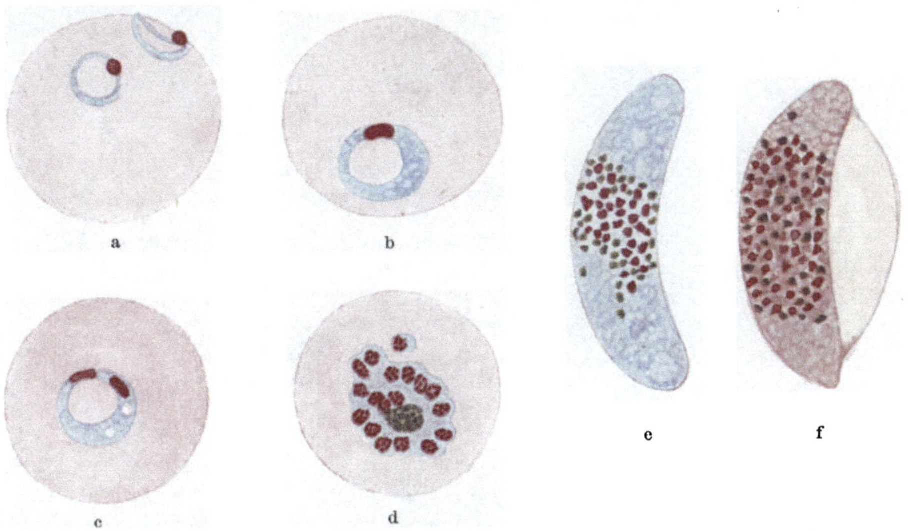

Abb. 9 a—f. *Plasmodium falciparum* im Ausstrichpräparat. Giemsafärbung. a kleine Ringe, b großer Ring, c desgl. mit zwei Chromatinkörnern, d reifer Schizont, e Makrogamet, f Mikrogametocyt, Vergr. 3600:1.

noch zu prüfen, ob dieser Befund allgemeine Bedeutung hat und ob vielleicht in manchen Fällen die im Blut zur Beobachtung kommenden Schizonten von einem solchen Sitz herrühren. Die heranwachsenden Schizonten von *P. falciparum* sind daran kenntlich, daß in ihnen das Pigment nicht, wie bei den anderen Arten, im Protoplasma fein verteilt, sondern frühzeitig in einem Klumpen angehäuft ist. Die reifen Schizonten erreichen höchstens $^2/_3$ der Erythrocytengröße und bilden 14—20 sehr kleine Merozoiten (Abb. 9d). Die Geschlechtsformen (sog. Halbmonde), treten erst bei vorgeschrittener Infektion neben den Ringformen im Blute auf, nach BASU (1939) 7—13 Tage später als die ersten Ringe. Sie unterscheiden sich deutlich von denen der anderen Arten durch ihre längliche gebogene Form; sie sind bohnen- oder sichelförmig gestaltet. Da ihre Größe den Durchmesser des Erythrocyten erheblich überragt, strecken sie diesen in die Länge, so daß der nicht von ihnen eingenommene Zellabschnitt ihnen anfänglich kappenförmig ansitzt. Später wird die Wirtszelle zerstört, und die Geschlechtsformen sind dann extracellulare Körperchen. Der Makrogamet (Abb. 9e) hat einen kompakten, in der Mitte gelegenen Kern, den die Pigmentkörner mantelartig umhüllen. Bei dem Mikrogametocyten (f) sind Chromatin- und Pigmentkörner durch den größten Teil des Zellkörpers verteilt; sein Protoplasma zeigt zudem einen mehr rötlichen Farbton.

Die von *P. falciparum* befallenen Erythrocyten sind weder vergrößert noch getüpfelt. Bei sehr kräftiger Färbung, insbesondere mit stärker alkalischer

Farblösung, können in ihnen, wenngleich nicht regelmäßig, grobe rote Flecken von unregelmäßiger Gestalt auftreten (Maurersche Fleckung).

Die Entwicklung in der übertragenden Mücke erfordert eine höhere Mindesttemperatur als bei *P. vivax*. Unter 18⁰ kommt sie nicht zustande, bei 20⁰ benötigt sie 20, bei 25⁰ 14 Tage. Die Sporozoiten bleiben nach ihrer Ausbildung etwa 40 Tage lang infektiös (Boyd, Stratman-Thomas und Kitchen 1936).

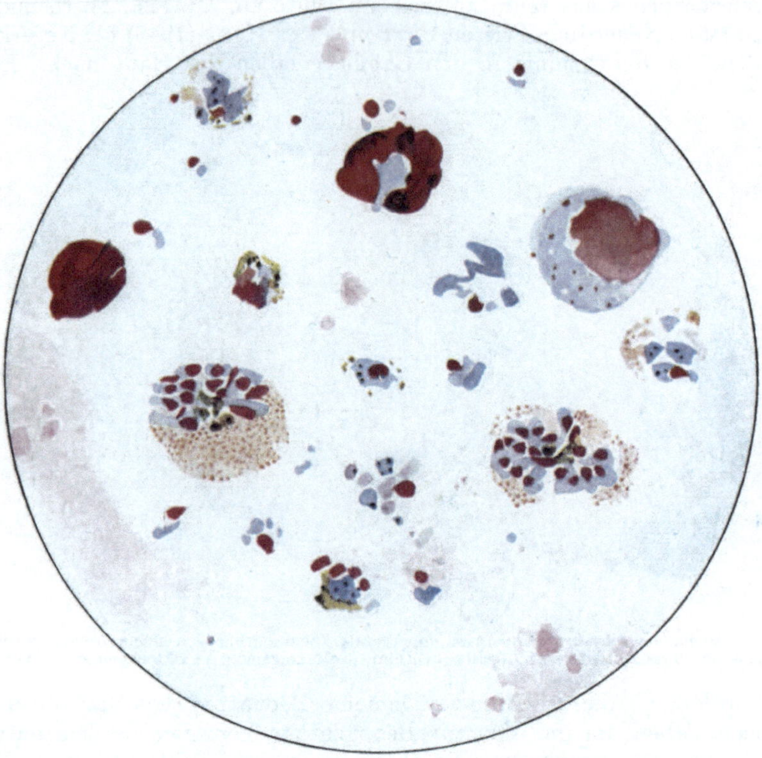

Abb. 10. *Plasmodium vivax* im dicken Tropfen. Giemsafärbung.

Nachweis der Malariaparasiten.

In einem frischen Blutpräparat treten die jungen Parasiten in den Erythrocyten als farblose Einschlüsse auf, die schwer zu erkennen sind. Leichter fallen die herangewachsenen Schizonten (von *P. vivax* und *malariae*) und die Geschlechtsformen durch ihren Gehalt an Pigmentkörnchen ins Auge. Für den sicheren Parasitennachweis und für die Differentialdiagnose ist durchaus die Untersuchung *gefärbter* Präparate geboten. Da oftmals die Parasiten nicht zahlreich genug sind, um in einem Ausstrichpräparat leicht entdeckt zu werden, so ist in jedem Falle neben einem solchen ein Präparat eines dicken Bluttropfens anzufertigen (Technik, s. S. 431/432). Wenn im letzteren die Unterscheidungsmerkmale auch nicht mit gleicher Deutlichkeit hervortreten, so gelingt es doch bei einiger Übung, die Parasitenart auch im dicken Tropfen zu bestimmen. Im Zweifelsfalle muß noch das Ausstrichpräparat zur Kontrolle herangezogen werden.

Die Jugendformen erscheinen im *dicken Tropfen* meist nicht ausgesprochen ringförmig, sondern gewöhnlich in der Gestalt, daß sie aus einer größeren blauen

Masse und einem ansitzenden kleineren roten Körnchen bestehen. Bei Tertiana- und Quartanainfektionen sind niemals ausschließlich Ringformen vorhanden; es finden sich daneben entweder noch spärliche reife Schizonten oder schon etwas herangewachsene bereits pigmenthaltige Formen, bei Tertiana zudem ziemlich regelmäßig auch die stark pigmentierten runden Geschlechtsformen. Die halberwachsenen Tertianaparasiten fallen auch im dicken Tropfen durch ihr stark zerrissenes Aussehen auf; oftmals ist hier ihr Protoplasma in mehrere

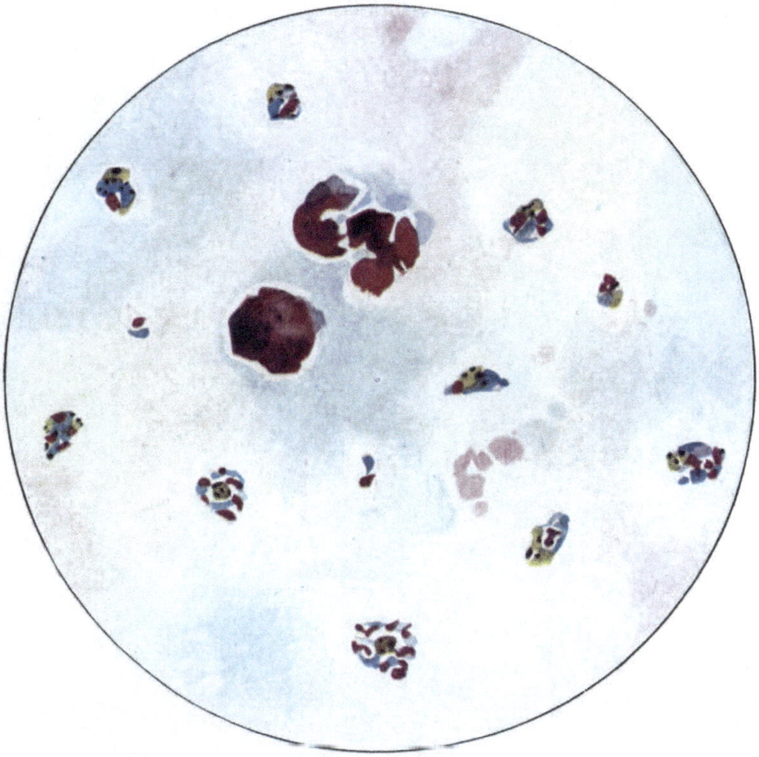

Abb. 11. *Plasmodium malariae* im dicken Tropfen. Giemsafärbung.

getrennte Tröpfchen zerflossen (Abb. 10). Wenn die rosa Tüpfelung der befallenen Erythrocyten erkennbar ist, dann ist dies ein besonders sicheres diagnostisches Merkmal; doch ist dies häufig nicht oder nur an den schneller eingetrockneten Rändern der Fall. Die Wachstumsstadien des Quartanaparasiten erscheinen niemals zerrissen, sondern stets scharf umgrenzt und kompakt (Abb. 11). Bei den reifen Quartanaschizonten ist die regelmäßige Gestalt (Gänseblümchenform) sehr kennzeichnend. Besonders zu beachten ist, daß *P. ovale* im dicken Tropfen ganz das Aussehen des Quartanaparasiten hat. Ist die Tüpfelung der Erythrocyten nicht erkennbar, dann kann nur das Ausstrichpräparat Aufschluß über die Natur der Infektion geben. Finden sich im dicken Tropfen nur Ringformen in größerer Zahl, so ist dies kennzeichnend für die Tropicainfektion (Abb. 12). Oftmals ist in dem Präparat, das am Ende eines Fieberanfalls angefertigt wurde, das Gesichtsfeld mit Ringen derartig übersät, daß ein Blick zur Diagnosestellung genügt. Sind Geschlechtsformen des Tropicaparasiten (Halbmonde) vorhanden, so ist daran zu denken, daß diese bei langsamem Eintrocknen des Bluttropfens ihre Gestalt verändern, indem sie sich verkürzen und auch völlig abkugeln können. Sie sind dann leicht mit Quartanaparasiten zu verwechseln. Jedoch, je weiter man das Präparat nach dem Rande zu verschiebt, um so besser findet man die ursprüngliche Gestalt der Halbmonde erhalten.

Bei einer akuten Malariaerkrankung sind in einem wohlgelungenen dicken Tropfenpräparat bei sorgfältiger Untersuchung stets auch Parasiten wenigstens in spärlicher Zahl nachzuweisen. Malariafieber ohne Parasitenbefund gibt es

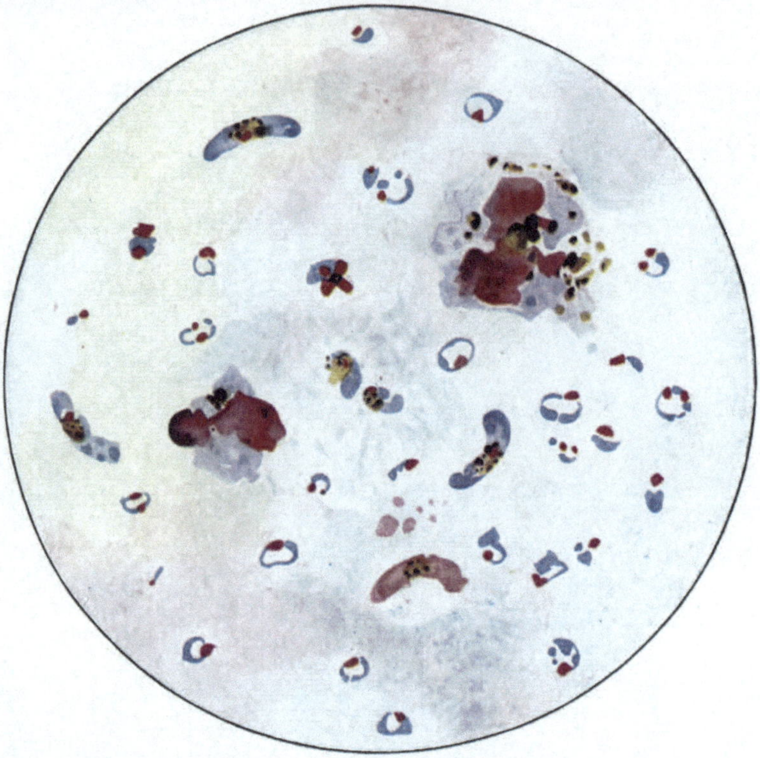

Abb. 12. *Plasmodium falciparum* im dicken Tropfen. Giemsafärbung.

nicht. Bei Tertiana- und Quartanainfektion ist es gleichgültig, zu welchem Zeitpunkt das Blut entnommen wird. Nur bei der Tropicainfektion, bei der die heranwachsenden und reifen Schizonten gewöhnlich im Blute fehlen, nehmen die Ringe im Laufe des fieberfreien Zeitraums an Menge ständig ab und können bei neuem Fieberbeginn so selten geworden sein, daß sie nicht gefunden werden, zumal vereinzelt auftretende dieser kleinen Formen leicht übersehen werden.

In Betracht zu ziehen ist bei der mikroskopischen Untersuchung, daß auch Doppelinfektionen von *P. vivax* und *immaculatum* auftreten, die sogar bei den Eingeborenen der Tropenländer recht häufig sind. Auch Dreifachinfektionen mit zusätzlich *P. malariae* kommen vor. In der Regel zeigt sich allerdings ein Antagonismus zwischen den Arten, und zwar pflegt während der Entwicklung des Tropicaparasiten eine gleichzeitig bestehende Tertianainfektion unterdrückt zu sein und erst hervorzutreten, wenn die Tropicainfektion abklingt. Man findet dann im Blute neben den verschiedenen Stadien des Tertianaparasiten noch die Halbmonde, welche die schizogonische Vermehrung noch längere Zeit überdauern.

Die Malariaparasiten in vitro.

Eine Dauerzüchtung der intraglobulären Parasiten ist noch nicht gelungen. Den Beginn einer Entwicklung in vitro erzielten zuerst BASS und JONES, indem sie das defibrinierte parasitenhaltige Blut mit Traubenzucker versetzten. Es kommen dabei meist 2, seltener 3 Generationen der schizogonischen Vermehrung zustande. Durch spätere Autoren wurden die Ergebnisse nicht wesentlich verbessert. Neuere Versuche wurden vornehmlich mit Plasmodien von Vögeln und Affen vorgenommen, und man ist dabei zu recht komplizierten Methoden gelangt (Literatur bei TRAGER 1941, 1947). Die bisher besten Ergebnisse wurden wohl mit dem Affenparasiten *P. knowlesi* erzielt, der in einer Folge von 7 Generationen gezüchtet wurde, wobei die Infektiosität für den Affen erhalten blieb (GEIMAN und Mitarbeiter 1946). Die Anreicherung der Malariaparasiten in vitro ist mehrfach als Nachweismethode empfohlen worden, jedoch dürfte die sorgfältige Untersuchung des dicken Tropfenpräparats stets schneller zum Ziele führen.

Die mit der erythrocytären Entwicklungsphase nicht mögliche Dauerzüchtung ist mit der *exoerythrocytären* Phase durchführbar, wie die Ergebnisse von HAWKING (1945, 1946) bei verschiedenen Arten von Vogelplasmodien gezeigt haben. Die Entwicklung der exoerythrocytären Stadien wurde in der Weise herbeigeführt, daß Organstücke von Vögeln, die durch Mückenstich infiziert waren, in Gewebekultur verbracht wurden. DUBIN, LAIRD und DRINNON (1949) gelang die Gewebekultur bei einem Vogelplasmodium auch ausgehend von den Sporozoiten aus den Speicheldrüsen der Mücken.

Durch Aufbewahrung parasitenhaltigen Blutes bei niedriger Temperatur bleiben die Malariaparasiten auch ohne Vermehrung eine Zeitlang in infektionstüchtigem Zustand erhalten. Diese Tatsache ist wichtig einerseits für experimentelle Malariaübertragungen, andererseits in Hinblick auf die Gefahr unbeabsichtigter Infektion durch Blutkonserven. In Blut, das im Verhältnis 1:10 mit Citrat-Dextroselösung (5 g Natr. citr., 40 g Dextrose, 1000 cm^3 Aqua dest.) versetzt bei 4^0 aufbewahrt wurde, fand BOVENTER (1949) *P. vivax* und *P. falciparum* wenigstens 10 Tage lang infektiös. In Einzelfällen gelangen Infektionen auch nach noch längeren Zeiträumen, in einem Versuch von BOVENTER mit *P. falciparum* nach 21 Tagen und in einem von JOHNS beschriebenen mit *P. vivax* nach 16 Tagen. Wie Erfahrungen mit Affen- und Vogelplasmodien lehren, würde sich in gefrorenem Zustand die Lebens- und Entwicklungsfähigkeit der Malariaparasiten noch wesentlich verlängern lassen COGGESHALL 1939, MANWELL 1943).

Für die menschlichen Plasmodien empfängliche Tiere.

Natürliche Infektionen mit Parasiten, die morphologisch mit *P. falciparum, vivax* und *malariae* übereinstimmen, wurden von REICHENOW beim *Schimpansen*, solche vom Typus der beiden ersteren Arten auch beim *Gorilla* entdeckt. Sie wurden von ihm als identisch mit den Parasiten des Menschen betrachtet. Spätere Beobachter bestätigten zwar die morphologische Übereinstimmung, faßten jedoch die Parasiten der Anthropoiden als selbständige Arten (*P. reichenowi, schwetzi* und *rodhaini*) auf. Neuere Untersuchungen von RODHAIN (1941, 1948, RODHAIN und DELLAERT 1943) ergaben, daß auch in der Dauer des Schizogoniecyclus *P. schwetzi* mit *vivax* und *P. rodhaini* mit *malariae* übereinstimmen. Zudem wurde die Identität von *P. rodhaini* mit *malariae* durch Übertragung auf den Menschen und Fortführung in zahlreichen Menschenpassagen sowie durch Übertragung von *P. malariae* auf den Schimpansen und Rückübertragung auf den Menschen erwiesen. Übertragung von *P. schwetzi* auf den Menschen gelang einmal und führte nur zu schwacher Infektion. Umgekehrt wurde zweimal mit *P. vivax* eine unmerkliche Infektion des Schimpansen erzielt, die durch Rückübertragung auf den Menschen nachgewiesen wurde. Dagegen waren alle Versuche, *P. falciparum* auf den Schimpansen oder *P. reichenowi* auf den Menschen zu übertragen, bisher erfolglos. Hier handelt es sich offenbar um Rassen mit verschiedener Wirtsanpassung. Doch bleibt die Frage offen, ob nicht nach Mückenpassage der Parasiten ein Wechsel des Wirtes leichter zustande kommt. Somit läßt sich noch nicht entscheiden, ob die afrikanischen Menschenaffen als Infektionsquelle für den Menschen in Betracht kommen. Eine Empfänglichkeit anderer Tiere für die Plasmodien des Menschen besteht nicht.

Von den Plasmodien der *niederen Affen* (vgl. MALAMOS und NAUCK 1935), die morphologisch alle von den menschlichen Parasiten verschieden sind, ist eines, das in indischen Makaken (*Silenus irus*) gefundene *P. knowlesi*, dadurch bemerkenswert, daß es durch Blutüberimpfung auf den Menschen übertragbar ist und in diesem durch Passagen fortgeführt werden kann. Die Entwicklungsfähigkeit der Art im Menschen ist schwach. Die Parasiten sind höchstens 14 Tage, meist wesentlich kürzere Zeit, im Blut nachweisbar und verursachen ein unregelmäßiges, nicht sehr hohes Fieber von kurzer Dauer. Wegen seiner schwachen Pathogenität für den Menschen ist *P. knowlesi* für die Paralytikerbehandlung von geringem Wert. Natürliche Infektionen des Menschen mit dieser Art sind noch nicht beobachtet worden.

Jedoch ist sie schwer zu identifizieren, da sie in verschiedenen Stadien Ähnlichkeiten mit allen 3 Arten des Menschen aufweist. Die jüngsten Formen ähneln den Tropicaringen in der Größe und dem häufigen Besitz von 2 Chromatinkörnern. Etwas später bilden sie lange feine Pseudopodien. Die herangewachsenen Schizonten erinnern durch ihre kompakte Gestalt an *P. malariae*. Wenn sie reif sind, erreichen sie jedoch nicht die Erythrocytengröße. Die Merozoitenzahl beträgt 7—10. Auch die Geschlechtsformen ähneln denen des Quartanaparasiten. In den befallenen Blutkörperchen kommt Schüffner-Tüpfelung, aber nicht regelmäßig, vor. Sie sind manchmal deformiert, aber nicht vergrößert. Der Schizogoniecyclus beansprucht etwa 24 Std (nach Jolly, Lavergne und Tanguy 1937, nur 20 Std).

Epidemiologie.

Überträger der Plasmodien sind Steckmücken der Familie *Culicidae*, zu der die Unterfamilien *Anophelinae* und *Culicinae* gehören. Vertreter der Anophelinen, Arten der Gattung *Anopheles*, übertragen die Malariaparasiten des Menschen und diejenigen Affenplasmodien, deren Übertragungsweise uns bekannt ist. Mehrere Gattungen der Culicinen, *Culex*, *Aëdes* und *Theobaldia*, sind dagegen Überträger verschiedener Arten von Vogelplasmodien. Da die Entwicklungsstadien der Plasmodiumarten in den Mücken weitgehend übereinstimmen, ist für den Nachweis infizierter Malariaüberträger die sichere Unterscheidung der *Anopheles*-Mücken von den Culicinen erforderlich. Dabei ist vor allem die Erkennung der weiblichen Mücken wichtig, da nur diese Blut saugen und demgemäß Entwicklungsstadien der Plasmodien aufweisen können. Bei der Untersuchung weiblicher Anophelen in den Tropenländern ist je nach den örtlichen Verhältnissen (Fundort der Mücken) unter Umständen eine Verwechslungsmöglichkeit mit Affenplasmodien in Betracht zu ziehen. Für den Nachweis der Brutplätze der Malariaüberträger ist ferner die Unterscheidung der Gattungen im Ei- und Larvenstadium vonnöten. Die Merkmale der verschiedenen Stadien sind aus der Abb. 13 ersichtlich.

Weibchen und Männchen der Stechmücken sind an den *Fühlern* leicht kenntlich. Diese sind bei den Weibchen mit kurzen Borsten besetzt, während sie bei den Männchen mit langen seitlichen feinen Fortsätzen versehen sind, die ihnen ein federartiges Aussehen verleihen. Anophelinen und Culicinen unterscheiden sich durch ihre Gestalt. Bei den ersteren ist sie gestreckt, der Rüssel bildet eine geradlinige Fortsetzung des Körpers; bei den letzteren ist sie krumm, der Rüssel bildet mit dem Körper einen stumpfen Winkel. In Zusammenhang damit steht die Körperhaltung. Diese ist bei Anopheles schräg zur Sitzfläche gerichtet, bei Culicinen etwa parallel zu derselben. Das sicherste Unterscheidungsmerkmal bilden die beiderseits des Rüssels entspringenden *Taster* (Abb. 13g). Sie sind bei Culicinen ganz kurz, bei *Anopheles* dagegen von gleicher Länge wie der Rüssel.

Die Entwicklung der Stechmücken geht im Wasser vor sich. Die Eier von *Culex* und *Theobaldia* findet man zu Schiffchen vereinigt, diejenigen von *Anopheles* einzeln liegend und mit Schwimmgürtel versehen auf der Wasseroberfläche. *Aëdes*-Arten legen ihre Eier einzeln an feuchten Stellen oberhalb der Wasseroberfläche ab; sie entwickeln sich erst — manchmal nach Monaten — wenn sie durch Steigen des Wasserspiegels untergetaucht werden.

Die Larven sind auf die Aufnahme von Luftsauerstoff angewiesen und besitzen hierfür am vorletzten Segment 2 Atemöffnungen. Bei *Anopheles* sitzen diese auf einem flachen Höcker, während sie bei den Culicinen in einem langen Atemrohr eingeschlossen sind (Abb. 13d). Mit dieser Verschiedenheit hängt auch die Haltung im Wasser zusammen, an der die Larven am leichtesten kenntlich sind. Die Anopheleslarven liegen der Oberfläche mit dem Atemhöcker und den Borsten der Segmente angeheftet. Sie verzehren an der Oberfläche befindliche Nahrungskörperchen, ein Verhalten, das für die Bekämpfungsmaßnahmen mit chemischen Mitteln von Bedeutung ist (vgl. S. 532). Die Culicinenlarven berühren dagegen die Oberfläche nur mit dem Ende des Atemrohres und hängen schräg in das Wasser hinein. Sie beziehen ihre Nahrung nicht von der Oberfläche. Nach viermaliger Häutung sind die Larven erwachsen und verwandeln sich in die retortenförmige Puppe, aus der nach kurzer Zeit die Mücke ausschlüpft. Die ganze Entwicklung beansprucht unter tropischen Bedingungen, bei etwa 25° Wasserwärme, nur etwa 2 Wochen, im gemäßigten Klima 3 bis 5 Wochen.

Anopheles ist eine sehr artenreiche Gattung, die vornehmlich in den Tropen verbreitet ist, während die Artenzahl polwärts abnimmt. Doch kommt die weitestverbreitete Art, *Anopheles maculipennis*, von Nordafrika und Kleinasien bis in die Arktis hinein (nördliches Skandinavien) vor. Es sind weit über 200 Arten und Unterarten, die heute unterschieden werden, von denen aber nur die Minderzahl als Malariaüberträger überhaupt in Betracht kommt und nur etwa 20 Arten

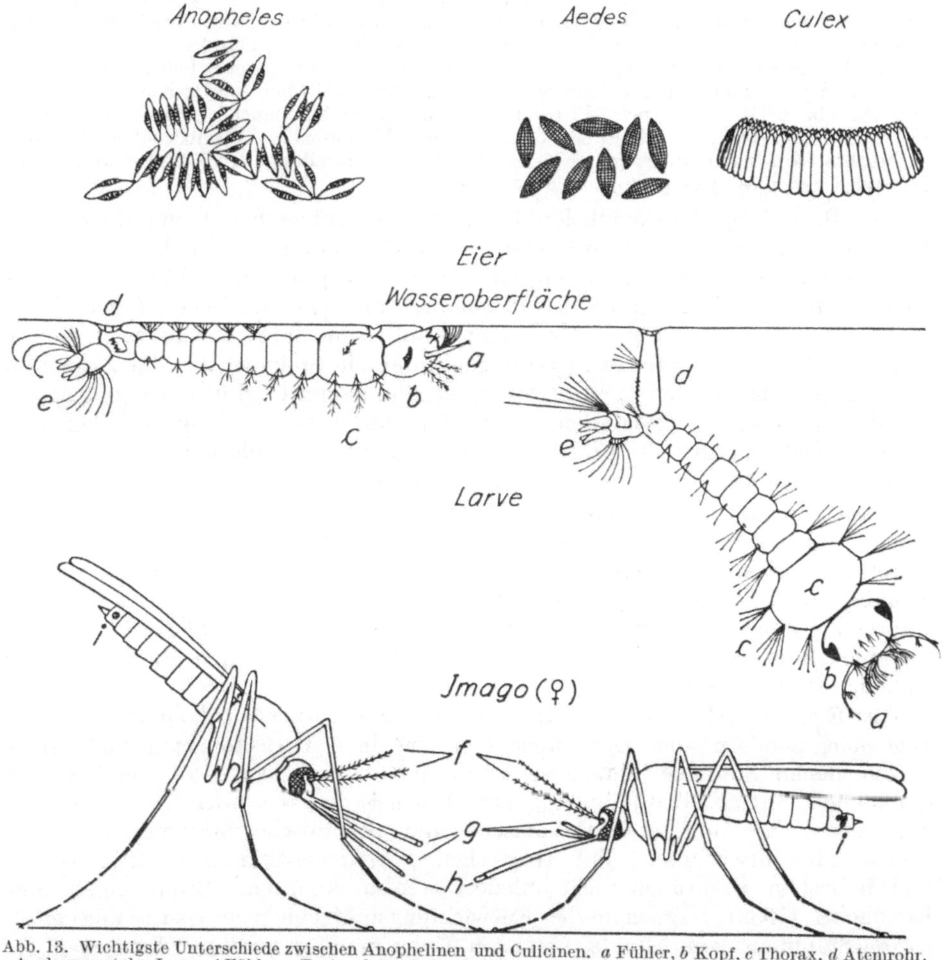

Abb. 13. Wichtigste Unterschiede zwischen Anophelinen und Culicinen. *a* Fühler, *b* Kopf, *c* Thorax, *d* Atemrohr, *e* Analsegment der Larve, *f* Fühler, *g* Taster, *h* Stechrüssel, *i* Receptaculum seminis des Weibchens. (Nach Weyer.)

gefährliche Überträger sind (Weyer, 1939). Da diese eine verschiedene geographische Verbreitung haben, so spielen in den einzelnen Weltgegenden nur jeweils eine oder wenige eine bedeutende Rolle, z. B. *A. maculipennis* (verschiedene Rassen) in Europa und Nordasien, *A. superpictus* und *sacharovi (elutus)* in Südeuropa und Vorderasien, in Syrien daneben *A. claviger*, in Transjordanien auch *A. sergenti* (Leeson, Lumsden, Yofe und Macan 1950), *A. funestus* und *gambiae* in Afrika, *A. culicifacies, fluviatilis* und *minimus* in Indien, *A. hyrcanus* in China und Japan, *A. quadrimaculatus* in Nordamerika, *A. albimanus* und *tarsimaculatus* in Zentral- und Südamerika, *A. albitarsis* in Brasilien. Bezüglich der Erkennung der Anophelen sei auf die Bearbeitungen von Peus (1942) und Weyer

(1949) verwiesen, die sich auf die in Europa, Nordafrika und Westasien vorkommenden Arten erstrecken.

Als Brutplätze der Anophelen dienen im allgemeinen stehende oder wenig bewegte Ansammlungen sauberen Wassers; doch können die von den einzelnen Arten bevorzugten Wasserstellen recht verschieden sein, und deren Kenntnis bei den in einem bestimmten Gebiet als Überträger in Betracht kommenden Arten ist für die Bekämpfung (Speciesassanierung) wichtig. So brütet *A. gambiae* in kleinsten Wasserlöchern und Lachen, auch in herumliegenden Dosen, Gefäßen und Fruchtschalen, und vermehrt sich infolgedessen besonders stark in der Regenzeit. Manche Arten, z. B. *A. superpictus,* sind Flußbettbrüter, ihre Entwicklung erfolgt daher vornehmlich zu Beginn der Trockenzeit in den seitlich des Flußlaufes zurückbleibenden flachen Wasserlachen. Andere, wie *A. maculipennis* (Rasse *atroparvus*) lieben auch Brackwasser und sind daher in Küstengegenden häufig. Die Weibchen schwärmen und stechen mit Vorliebe bei feuchtwarmer Witterung und im Dunkeln, manche in der Dämmerung, andere zu vorgerückten Nachtstunden, auch in der Morgenfrühe. Tagsüber sitzen sie ruhig in beschatteten Schlupfwinkeln. Eine ausführliche Darstellung der Lebensgewohnheiten der Arten geben Weyer (1939) und Peus (1942).

Die Bedeutung der Anophelen als Malariaüberträger hängt von einer Reihe verschiedener Faktoren ab, insbesondere von der Häufigkeit der Arten, von den Brutgewohnheiten und den Aufenthaltsorten der erwachsenen Mücken, von der Eignung für die Entwicklung der Plasmodien und von der Lebensdauer. Viele Arten treten so spärlich auf oder kommen auf Grund ihrer Lebensgewohnheiten so selten mit dem Menschen in Berührung, daß sie praktisch für die Parasitenübertragung ausscheiden. Gute Überträger sind zumeist ,,Hausmücken'', Arten, die sich zahlreich in Viehställen, sowie in Wohnräumen in dunklen Ecken und hinter Möbeln ansammeln, und besonders im letzteren Falle häufig Gelegenheit haben, ihren Blutdurst am Menschen zu stillen.

Die Häufigkeit und die Aktivität der einzelnen Arten unterliegt in den Tropen zumeist nur geringen Schwankungen, soweit nicht die besonderen Brutgewohnheiten (vgl. oben *A. gambiae*) die Zeiten der Vermehrung einschränken. In der gemäßigten Zone liegen die Hauptentwicklungszeiten in den Sommermonaten, während gewöhnlich im ausgebildeten Zustande die Überwinterung erfolgt, wofür die Mücken in bezug auf Temperatur und Feuchtigkeit geeignete Räume, Keller, Boden, Ställe, aufsuchen.

Die Eignung der Anophelesarten für die *Plasmodienentwicklung* ist nicht nur allgemein, sondern auch gegenüber den einzelnen Parasitenarten und selbst verschiedenen Stämmen derselben unterschiedlich. James, Nicol und Shute (1932) und Shute (1940) fanden, daß *A. maculipennis atroparvus*, worin sich *P. vivax*, *ovale* und auch italienische und rumänische Stämme von *falciparum* gut entwickelten, mit tropischen *falciparum*-Stämmen afrikanischen und indischen Ursprungs nicht infiziert werden konnten. Boyd, Carr und Rozeboom (1938) verglichen die Entwicklungsfähigkeit von *vivax*- und *falciparum*-Stämmen von Florida und von Cuba in den nordamerikanischen *A. quadrimaculatus* und *punctipennis* und dem neotropischen *A. albimanus.* Dabei ergab sich, daß *quadrimaculatus* und *punctipennis* eine hohe Infektionsrate aufwiesen, wenn diese auch durchweg geringer war bei dem letzteren, der kleiner ist und daher eine wesentlich geringere Blutmenge aufnimmt. In *A. albimanus* entwickelten sich dagegen nur die neotropischen Stämme gut, während mit den nearktischen der Prozentsatz der Mückeninfektionen so verschwindend klein war (1,5 bis höchstens 6,1%), daß diese Stämme nur geringe Aussichten hätten, unter natürlichen Verhältnissen von der Art übertragen zu werden. Offenbar bestehen vielfach regionäre Anpassungen von Parasitenstämmen an bestimmte Anophelesarten. Das Auftreten des afrikanischen *A. gambiae* in Brasilien hat ein bezeichnendes Beispiel dafür geliefert, in wie hohem Grade eine bestimmte Mückenart durch ihre starke Empfänglichkeit für die Plasmodien und ihre

Lebensgewohnheiten für die Malariaepidemiologie von Bedeutung sein kann. Diese Art, die wahrscheinlich durch die zwischen Dakar und Natal verkehrenden Postdampfer verschleppt worden ist, hat sich von Natal aus stark verbreitet und ist zum Urheber schwerer Epidemien geworden, wie sie die in Brasilien einheimischen Anophelen nicht zustande gebracht haben (DE SOUZA PINTO 1938).

Ein maßgebender Faktor für die Entwicklung in der Mücke ist die Abhängigkeit der Plasmodien von der Temperatur der Umgebung. Die höhere Minimaltemperatur, die *P. falciparum* für die Entwicklung benötigt, ist wesentlich bestimmend für dessen geringere Ausbreitungsfähigkeit in die gemäßigte Zone, sowie auch in den Tropen in größere Höhenlagen. Ausnahmen können diesbezüglich auf Grund besonderer Verhältnisse in Erscheinung treten. So sah

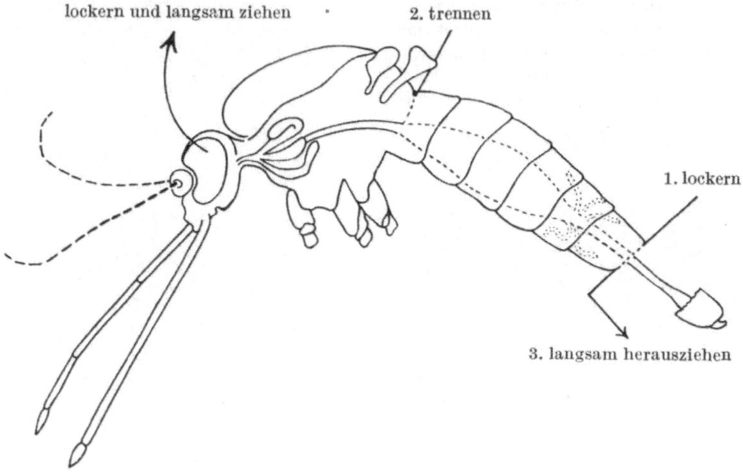

Abb. 14. Technik der Magen- und Speicheldrüsenpräparation. (Nach RUGE, MÜHLENS, ZUR VERTH.)

GARNHAM (1945) in Kenia an einem 2300 m hoch gelegenen Orte epidemisches Auftreten von Tropica neben Tertiana. Überträger war dort *A. gambiae*, der als ausgesprochene Hausmücke bei ständigem Aufenthalt in den Wohnräumen sich in einer Temperatur befand, die um mehrere Grade die Außentemperatur überstieg.

Je höher die Temperatur, um so schneller ist die Parasitenentwicklung (vgl. S. 441/444), aber auch um so kürzer die durchschnittliche Lebensdauer der Mückenweibchen. Dabei kann die Mückensterblichkeit schneller zunehmen, als die Geschwindigkeit der Plasmoidenentwicklung. Das dürfte vorwiegend bei den an kälteres Klima angepaßten Arten der Fall sein. Bei dem nearktischen *A. quadrimaculatus* mit *vivax*-Infektion fand BOYD (1932), daß die Mücken bei Temperaturen über minimal 24^0 praktisch nicht lange genug lebten, daß die Infektion bis zum Befall der Speicheldrüsen vorschritt und von ihnen übertragen werden konnte. Die Plasmodieninfektion selbst hat, auch wenn sie sehr stark ist, auf die Lebensdauer der Mücken keinen Einfluß (BOYD 1940). Besonders hoch ist die Sterblichkeit der Mückenweibchen zur Zeit der Eiablage.

Der Aufklärung der epidemiologischen Beziehungen dient die Feststellung des natürlichen *Infektionsindex* der Mücken. Dieser ergibt sich aus dem Prozentsatz der Mücken, welche Oocysten in der Darmwand und welche Sporozoiten in den Speicheldrüsen aufweisen. Durch den *Darm*befund werden die *kürzlich* erfolgten Infektionen erfaßt; er gibt daher bei wiederholten Untersuchungen im Laufe eines Jahres Aufschlüsse über den *Zeitpunkt* der Mückeninfektion. In den *Speicheldrüsen* bleiben die Sporozoiten mehrere Monate erhalten, wenngleich sie nicht so lange auch infektiös für den Menschen bleiben (vgl. die Angaben auf S. 441 und 444).

Die Präparation der mit Äther betäubten Mücken wird nach Abschneiden der Flügel und Beine auf einem Objektträger in einem Tropfen Kochsalzlösung vorgenommen, so wie es aus der Abb. 14 ersichtlich ist. Mit 2 Präpariernadeln löst man dorsal und ventral die Verbindung zwischen letztem und vorletztem Segment, trennt mit einem Skalpell den Hinterleib vom Thorax ab und hält dann mit einer Nadel den Hinterleib vorn seitlich fest, während man mit der anderen an dem letzten Segment langsam zieht, bis der ganze Darm herausgetreten ist. Die Speicheldrüsen können in der Weise freigelegt werden, daß man den Thorax durch leichten Druck mit einer flach aufgelegten Nadel festhält und mit der anderen Nadel den Kopf in der Pfeilrichtung zieht. Gelingt dieses Verfahren nicht, weil die Drüsen von ihren Ausführgängen abreißen, so kann man sie nach Entfernung des Kopfes durch sanften Druck, der auf den Thorax von hinten nach vorn ausgeübt wird, aus dem Brustraum herauspressen. Nach Auflegen eines Deckglases können Darm und Speicheldrüsen unter dem Mikroskop geprüft werden. Die herangewachsenen Oocysten fallen schon bei schwacher Vergrößerung leicht ins Auge, da sie sich weit aus der Darmwand hervorwölben (Abb. 5). Bei starker Vergrößerung sind auch die jüngsten Oocysten vornehmlich an den meist in einer Reihe angeordneten braunen Pigmentkörnern kenntlich (Abb. 15). Die Sporozoiten erkennt man mit starkem Objektiv, auch wenn sie sich in der unversehrten Speicheldrüse befinden, deren Zellen sie durch ihre parallele Lagerung ein streifiges Aussehen verleihen (Abb. 16).

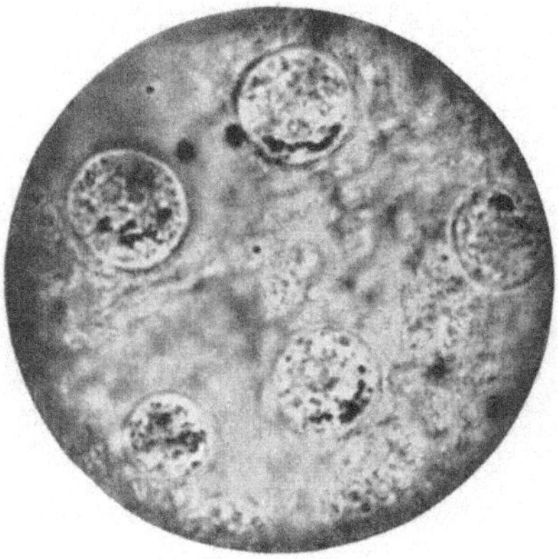

Abb. 15. Junge Oocysten in der Magenwand von Anopheles.

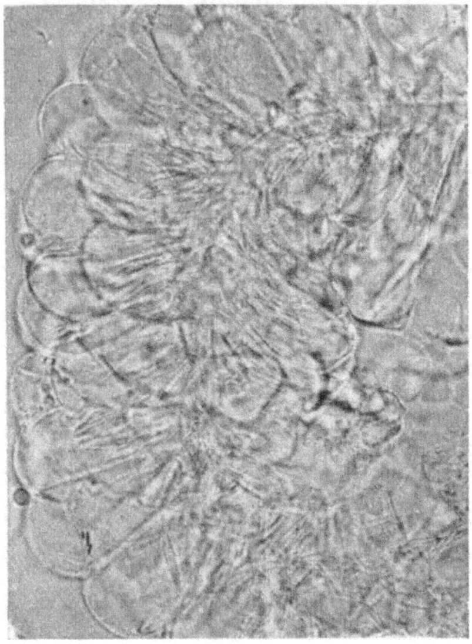

Abb. 16. Sporozoiten in der Speicheldrüse.

Wie die Feststellung des Infektionsindex der Mücken, in Vergleich gestellt zu den Erkrankungsfällen, geeignet ist, die epidemiologischen Verhältnisse in einem Gebiet aufzuklären, mögen die Befunde bei einer in einem holländischen Dorfe ein Jahr lang durchgeführten Untersuchung (Abb. 17) veranschaulichen, die für die Malaria tertiana in Nordholland typisch sind (Swellengrebel und de Buck 1938). Die Kurve der Erkrankungen steigt im Frühjahr steil an, erreicht den Gipfel im Frühsommer und sinkt dann allmählich ab, wobei sich im Herbst noch eine zweite geringere Steigerung zeigen kann. Der Sporozoitenindex der Anophelen steht zu der Erkrankungskurve in auffälligem Gegensatz. Zur Zeit der zahlreichsten Krankheitsfälle ist er verschwindend klein. Auch in den Frühjahrsmonaten sind die vorhandenen Sporozoiten sichtlich bereits degeneriert, also nicht mehr infektionstüchtig. Der höchste Prozentsatz von Mücken mit normalen Sporozoiten findet sich von der zweiten Septemberhälfte bis Ende November. Das ist also die Zeit, wo die meisten Neuinfektionen des Menschen erfolgen können. Das in Holland einheimische *P. vivax* gehört einer Rasse an, die zu langfristiger Latenz von 7—9 Monaten neigt, so daß wohl etwa in der Hälfte der Fälle die Krankheit nicht nach kurzer Inkubation im Herbst, sondern erst im folgenden Frühjahr oder Sommer ausbricht. Wenn zu dieser Zeit die Zahl der Erkrankungen soviel größer ist als im Herbst, so beruht dies offenbar darauf, daß auch bei den Fällen mit kurzer Inkubation das für die Tertiana charakteristische Spätrezidiv nach einer entsprechend langen Frist aufzutreten pflegt (S. 462).

In Nordholland, wo die Malaria verbreitet ist, wird sie durch *A. maculipennis atroparvus* übertragen, während im Süden des Landes mit wenig Malaria die Rasse *A. m. messeae* vorherrschend ist. Wenn *messeae* ein weit weniger wirksamer Überträger ist, so liegt das nicht an seiner geringeren Eignung für die Parasitenentwicklung. Die Eignung ist bei beiden Rassen gleich gut. Es steht vielmehr in Zusammenhang mit den Lebensgewohnheiten. Atroparvus neigt dazu, nach Beendigung der Brutzeiten im September sich in den Schlafräumen im Dachgeschoß der Häuser aufzuhalten, wo er seine Blutmahlzeiten bis in den Winter hinein fortsetzt. Da seine Sterblichkeit in dieser Zeit weit geringer ist, als während der Brutperiode und da er vermutlich auch regelmäßiger gerade am Menschen saugt, so sind die Übertragungsbedingungen im Spätherbst am günstigsten. Messeae sucht dagegen zur Überwinterung kühlere Örtlichkeiten auf und nimmt dann keine Blutnahrung mehr zu sich.

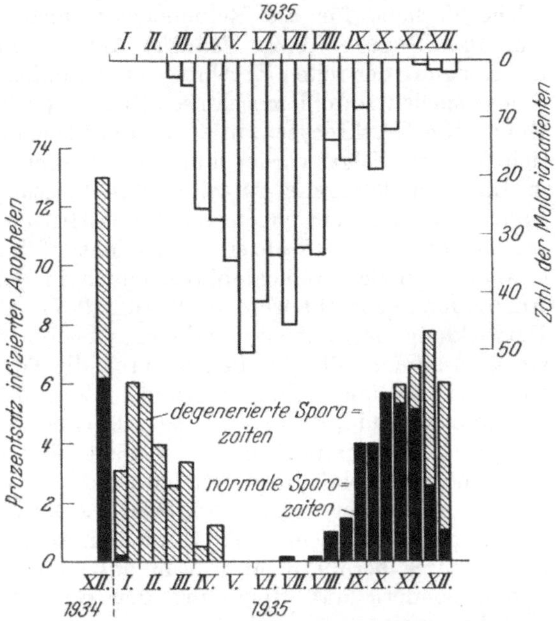

Abb. 17. Jahreszeitlicher Wechsel des Sporozoitenindex der Anophelen und der Malariaerkrankungen in dem holländischen Dorfe Uitgeest im Jahre 1935. (Nach SWELLENGREBEL und DE BUCK.)

Im Gegensatz zu den Verhältnissen in Nordholland fand WEYER (1940), daß in dem benachbarten Malariagebiet in Ostfriesland (Umgegend von Emden) die gefährlichsten Monate für die Übertragung Juli und August sind. Dabei handelt es sich sowohl um einen Vivaxstamm mit gleichen Eigenschaften als auch um dieselbe Anophelesrasse als Überträger, wie in Nordholland. WEYER erklärt die Verschiedenheit mit der Bauweise der Häuser. In Ostfriesland befinden sich die Schlafräume überwiegend in dem im Herbst mückenfreien Erdgeschoß, während die Anophelen in den unbewohnten Bodenräumen überwintern.

Mit der Malariaepidemiologie in Deutschland befassen sich ferner die Arbeiten von SOHNIUS (1941), EISENTRAUT (1946), KLOSE und EISENTRAUT (1946), HORMANN (1949). In der letzteren wird insbesondere die Malariaverbreitung unter den Nachkriegsverhältnissen dargestellt und werden die epidemiologischen Zusammenhänge dabei erörtert.

Auch in Südeuropa zeigt die *Tertiana*kurve 2 Kulminationspunkte, einen im Frühsommer und einen im Herbst. Die *Tropica*kurve zeigt nur *einen* Gipfelpunkt im Spätsommer und Herbst. Hier werden die Erkrankungen durchweg verursacht durch Mücken, die sich im gleichen Jahre nach Beginn der warmen Jahreszeit von Gametenträgern infiziert haben. Noch später im Jahre kulminiert die *Quartana*, bei der ja sowohl die Entwicklung in der Mücke als auch die Inkubationszeit im Menschen am längsten dauert (S. 442 und 462).

Über die Bestimmung des Milzindex zur Feststellung der Malariafrequenz s. S. 494.

Pathogenese und pathologische Anatomie.

Plasmodium vivax bevorzugt als Wirtszellen die jugendlichen Erythrocyten (Reticulocyten), wie von zahlreichen Untersuchern festgestellt wurde (Literatur bei Thonnard-Neumann und Stahlmann 1948). Sogar Normoblasten können befallen sein (V. Schilling 1912). Bei *P. malariae* und *falciparum* besteht eine solche Vorliebe für die Reticulocyten nicht (Hegner 1938, Kitchin 1939, van den Berghe 1939). Manche Autoren haben bei *P. malariae* sogar eine Bevorzugung der reifen Erythrocyten gefunden (Chwatt, 1948). Für die Pathogenese spielen sowohl mechanische wie toxische Wirkungen der Parasiten eine Rolle. Die Erythrocyten, in denen die Plasmodien heranwachsen, werden sämtlich zerstört. Schon vorher muß die zunehmende Umwandlung des Hämoglobins in Hämatin durch die Parasiten ihre Leistung herabsetzen. Insbesondere bei Vivaxinfektionen zeigen die an der Wirtszelle hervorgerufenen Veränderungen an, daß diese schon frühzeitig funktionsunfähig wird. Durch Farbreaktion mit Cyanol kann der Hämoglobinverbrauch in den infizierten Blutkörperchen zur Anschauung gebracht werden (Black 1947). Der Erythrocytenverlust durch die Entwicklung der Parasiten erklärt aber für sich allein nicht die auftretende starke Anämie. Offenbar gehen durch die Toxinwirkung auch zahlreiche nichtbefallene Blutkörperchen zugrunde. Vermutlich geschieht dies ebenso, wie Taliaferro und Mitarbeiter (1936, 1937) bei Affenmalaria feststellten, vornehmlich durch gesteigerte Phagocytose nichtinfizierter aber wohl toxisch geschädigter Erythrocyten (neben infizierten) in der Milz. Wesentlich für die Entstehung der Anämie ist ferner nach Thonnard-Neumann (1944) der fast völlig fehlende Ersatz der verbrauchten Erythrocyten, solange die Parasitenentwicklung andauert. Das beruht nicht so sehr auf mangelhafter Neubildung von Erythrocyten, sondern auf Hemmung der Reticulocytenausschwemmung aus dem Knochenmark.

Das Zusammentreffen der Fieberanfälle mit der Schizogonie der Plasmodien weist klar darauf hin, daß das Malariatoxin beim *Zerfall* der Parasiten auftritt, also wohl von der Restkörpersubstanz herrührt bzw. bei deren Degeneration entsteht. Zugleich mit seiner pyrogenen Wirkung macht sich eine solche auf den Gefäßtonus bemerkbar. Im Froststadium erhöht sich der Blutdruck durch Kontraktion der Gefäße, während im Hitzestadium durch Entspannung im Gefäßsystem eine Blutdrucksenkung folgt.

Mechanische und toxische Wirkungen vereinigen sich bei der Herbeiführung von Schädigungen der Gefäßwände, ganz besonders im capillaren Bereich. Auf Grund dieser Schädigungen wird die Malaria von Seyfarth zutreffend als eine „Gefäßerkrankung mit ubiquitärer Lokalisation der Krankheitsherde" aufgefaßt. Die Erythrocyten neigen zur Zusammenballung und zum Haften an den Gefäßwänden, wodurch Verstopfung der feineren Gefäße und Verlangsamung der Blutbewegung eintritt. Bei Tropicainfektion ist diese „Klebrigkeit" besonders den infizierten Blutkörperchen eigen; infolgedessen sind die Capillaren mit Schizonten vollgestopft. Am Gefäßendothel tritt Degeneration und Loslösung der Zellen ein. Die Gefäßwand wird durchlässig für das Blutplasma. So kommt es durch Flüssigkeitsmangel zur festen Verklumpung der Zellelemente und damit zur Stasis, eine Erscheinung, die vornehmlich bei Tropicainfektion in den Gehirncapillaren eintritt. Die Verminderung des Blutvolumens in Verbindung mit peripherer Gefäßkontraktion und Stasis in den Capillarsystemen kann bei schwerem Verlauf der Tropica zum Gefäßkollaps führen.

Auch in den Geweben der parenchymatösen Organe treten Degenerationsvorgänge auf, die teils auf Toxinwirkung beruhen, teils aber offenbar auf Stoffwechselstörungen zurückzuführen sind. MAEGRAITH (1948) sieht in dem Sauerstoffmangel die wesentliche Ursache für die Organschädigungen. Bei der mangelhaften Sauerstoffversorgung durch das Blut wirken die Verminderung leistungsfähiger Erythrocyten und die Zirkulationsstörungen zusammen, wobei neben der Verlangsamung des Blutstroms in der Lunge nach ANDREWS (1948) ein herabgesetzter Blutausfluß aus der Leber infolge Verengung der Capillaren der Lebervene für die Anoxämie von entscheidender Bedeutung ist.

Sektionsbefunde beziehen sich fast durchweg auf Tropica, da die anderen Malariaformen nur ausnahmsweise zum Tode führen und die von ihnen hervorgerufenen Veränderungen daher gewöhnlich nur zur Beobachtung kommen, wenn der Tod aus anderen Ursachen eingetreten ist. Ebenso wie in vitro (S. 447) können die Malariaparasiten auch in der Leiche je nach der Temperatur der Umgebung mehr oder weniger lange überleben und sich anfänglich sogar noch weiter entwickeln. Von HOLM (1924) wurde der Fall einer Tropicainfektion beschrieben, die bei der Sektion einer 28 Std bei 4° aufbewahrten Leiche vorgekommen war. Die Infektion war durch eine Verletzung am Zeigefinger beim Zunähen der Leiche zustande gekommen.

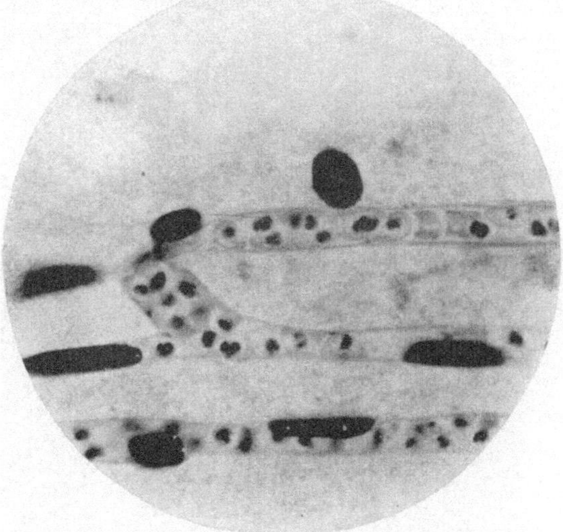

Abb. 18. Malaria tropica. Gehirnausstrich, Giemsa-Färbung. Blutcapillaren von Parasiten erfüllt. Vergr. 1000:1.

Die Hauptmasse der Parasiten weist aber bald nach dem Tode morphologische Veränderungen auf; insbesondere verschwindet sehr bald die Vacuole der Ringformen, und diese erscheinen dann scheibenförmig. Am längsten ist der Tropicaparasit in gut kenntlichem Zustande in Gehirnausstrichen zu finden. Zuletzt ist nur noch das Pigment nachweisbar (Schnittpräparate, Technik S. 432; Formol ist bei der Fixierung zu vermeiden, da es Niederschläge bildet, die mit Malariapigment verwechselt werden können). Als *Hämatin* (S. 438) ist das Malariapigment vom Hämosiderin durch den negativen Ausfall der Eisenreaktion (Berliner Blau-Reaktion durch Ferrocyankaliumlösung in Salzsäure) zu unterscheiden. Auch nach einer ausgeheilten Malariainfektion kann es noch längere Zeit, zuweilen mehrere Monate lang, zu finden sein. Sein reichliches Vorhandensein macht sich auch makroskopisch durch eine Verfärbung der inneren Organe bemerkbar.

Da die Mehrzahl der Malariatodesfälle durch die komatöse Form der Tropica hervorgerufen wird, sind die Befunde am *Gehirn* von besonderer Wichtigkeit. In solchen Fällen sind die Capillaren von dichten Parasitenmengen und Pigmentmassen erfüllt. Ein Ausstrichpräparat von der Gehirnsubstanz (Giemsafärbung S. 432) zeigt dies noch anschaulicher als ein Schnitt, da es längere

Capillarabschnitte im Zusammenhang aufweist (Abb. 18). In einem Quetschpräparat von einem Stückchen frischer Gehirnsubstanz zwischen 2 Objektträgern fällt das Pigment in den Capillaren schon bei schwacher Vergrößerung in fädiger Anordnung deutlich ins Auge. Soweit das Pigment nicht noch in den Parasiten enthalten ist, kann es sich in vereinzelten Phagocyten finden. Im übrigen liegt es frei; in den Endothelzellen wird es nicht gespeichert. Weitlumige Capillaren zeigen im Querschnitt das auffällige Bild, daß die infizierten Erythrocyten alle randständig liegen (Abb. 19). Sie bilden offenbar eine röhrenförmige verklebte Masse, in deren Hohlraum das Blut sich noch bewegen kann. Blutaustritte infolge

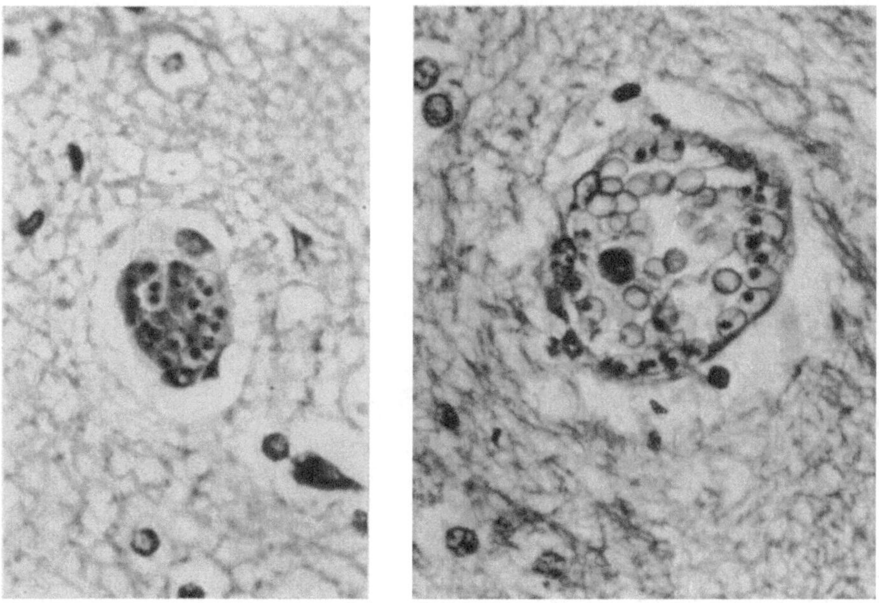

a b

Abb. 19 a u. b. Malaria tropica. Gehirnschnitt. a enge Capillare, nur die zentral gelegenen Erythrocyten parasitenfrei; b weite Capillare, infizierte Erythrocyten randständig. Vergr. 600:1.

von degenerativen Schädigungen an der Gefäßwandung können schon makroskopisch als punktförmige Hämorrhagien kenntlich sein. Sie finden sich besonders zahlreich in der Marksubstanz des Großhirns und der grauen Rinde des Kleinhirns. Stellenweise erstreckt sich die Toxinwirkung über die zerstörte Gefäßwandung hinaus. Es findet sich dann im Umkreis einer verstopften Capillarschlinge ein kleiner nekrotischer Herd, der wiederum umfaßt wird von einer Zone gewucherter Gliazellen (Dürcksches Granulom, Abb. 20). Solche Granulome, die nicht streng spezifisch sind, sondern auch bei anderen mit Degeneration der Gefäßwandungen einhergehenden Krankheiten (Fleckfieber) auftreten, bleiben auch nach Ausheilung der Malaria bestehen. An den *Hirnhäuten* ergibt sich bei komatöser Tropica mehr oder weniger ausgesprochen ein Bild wie bei einer eitrigen Meningitis, Lymphocyteninfiltrationen, vornehmlich perivasculär, in den inneren und Histiocytenvermehrung in den äußeren Schichten. Auch diese Erscheinungen beruhen ganz offenbar auf indirekter, durch Toxin bedingter Parasitenwirkung (Dürck 1927).

Die *Milz* ist, abgesehen von Tropica-Erstinfektionen mit schnell tödlichem Verlauf, stets beträchtlich vergrößert. Die Vergrößerung ist meist stärker bei

Kindern als bei Erwachsenen. Besonders große Dimensionen (Gewicht 1000 g und mehr) pflegt die Milz bei der eigentlichen *chronischen* Malaria, d. h. der auf wiederholten Infektionen mit der gleichen Parasitenart oder mit verschiedenen Arten beruhenden, aufzuweisen. Sehr verschieden ist die Konsistenz der Milz im akuten und im chronischen Stadium. Im akuten Stadium ist sie weich; die Kapsel ist dünn und zerreißlich, so daß es leicht durch Trauma oder selbst spontan zur Milzruptur mit tödlichem Verlauf kommen kann. Auf der Schnittfläche ist die Farbe je nach der Menge des vorhandenen Pigments dunkelrot bis schokoladenbraun. Die Pulpa ist breiig und leicht abstreifbar. Die Milzschwellung beruht auf der durch Hyperämie bewirkten Ausweitung der Sinus und der Pulparäume und auf starker Vermehrung der Pulpazellen und der Makrophagen. In den stark vergrößerten Makrophagen der Pulpa ist massenhaft Pigment teils in feiner Verteilung, teils in größeren Klumpen gespeichert. Auch infizierte und nichtinfizierte Erythrocyten können in ihnen zu finden sein. Ebenso sind in den Venensinus die Wandzellen und die zahlreichen freien Makrophagen und Monocyten an der Phagocytose beteiligt (Abb. 21). In Fällen von Tropicainfektion sind die Capillaren von Parasitenmassen erfüllt. Dabei können durch Gefäßverstopfung Hämorrhagien und im Gefolge lokalisierte Gewebsnekrosen auftreten. Die anderen Parasitenarten erscheinen im Milzblut nicht besonders angereichert. In den Lymphknoten treten pigmentführende Makrophagen nur spärlich auf.

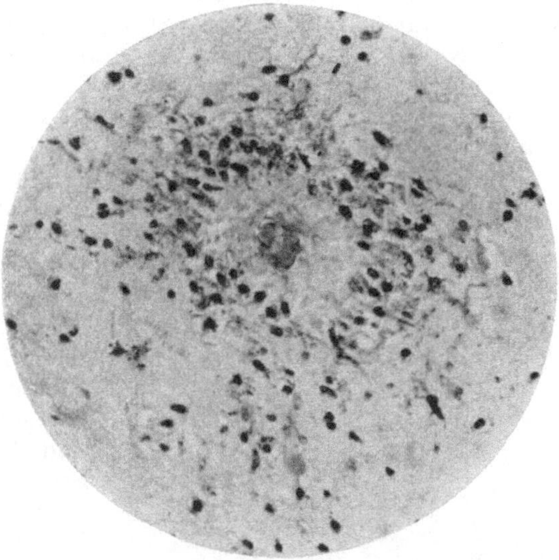

Abb. 20. Malaria tropica. Gehirnschnitt. DÜRCKsches Granulom. (Nach NAUCK.)

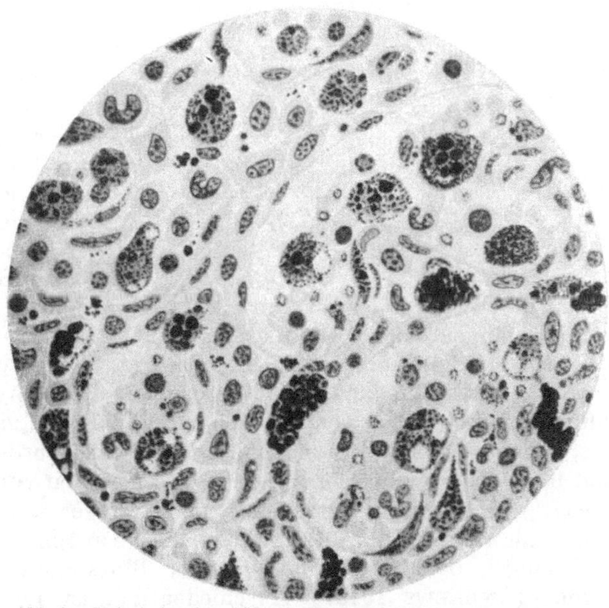

Abb. 21. Malaria tropica. Milz. Im Pulpagewebe Pigment teils frei, teils in Phagocyten. In Capillaren und Sinusräumen von Plasmodien befallene Erythrocyten und mit Pigment beladene große Phagocyten. (Nach SEYFARTH.)

Bei chronischer Malaria ist die Milz auch in den Fällen stärkster Vergrößerung von derber Konsistenz. Meist besteht Perisplenitis mit Verwachsungen besonders am oberen Pol. Auf der Schnittfläche ist die Farbe graubraun oder schiefergrau, zuweilen schwärzlich. Das fibröse Stützgewebe ist erheblich vermehrt; insbesondere sind Kapsel und Trabekeln verstärkt. Die Erweiterung der Sinus und der Pulparäume ist ausgesprochener und kann einen Grad erreichen, daß sich ein kavernöses Bild ergibt (Abb. 22) (SEYFARTH). Zuweilen kann sich im Verlaufe der chronischen Malaria der Milztumor völlig zurückbilden. Dabei behält dann das Organ seine derbfibröse Beschaffenheit.

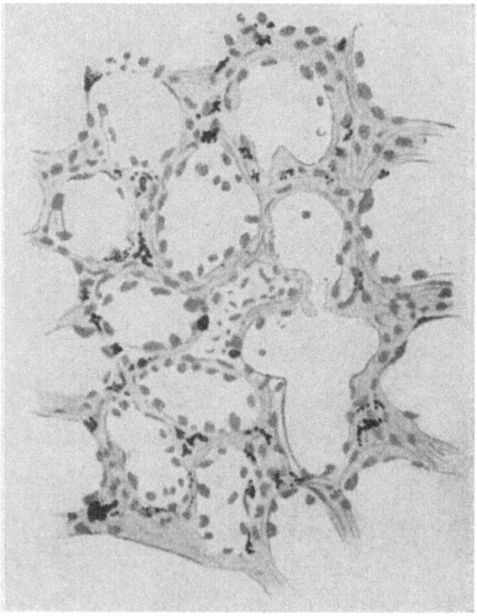

Abb. 22. Milztumor bei alter chronischer Malaria. Starke Erweiterung der Gefäße und Sinus und Atrophie des Pulpagewebes. Pigment vorwiegend nesterweise im reticulären Zwischengewebe. (Nach MARCHIAFAVA und BIGNAMI aus SEYFARTH.)

Die *Leber* ist sowohl bei akuter wie bei chronischer Malaria mehr oder weniger vergrößert und graubraun verfärbt. Die Vergrößerung beruht in erster Linie auf einer Erweiterung der Blutsinus in den Leberläppchen durch Kongestion und starke Vermehrung und Schwellung der KUPFFERschen Sternzellen, daneben auch durch Schwellung der Parenchymzellen, die fettige Degeneration aufweisen können. Die KUPFFERschen Zellen enthalten reichlich das Malariapigment in kleineren und größeren Klumpen zusammengeballt. Dagegen sind die Parenchymzellen stets frei von Hämatin, weisen aber zuweilen Schollen goldgelben Hämosiderins auf. Bei der chronischen Infektion ist die Pigmentspeicherung mehr auf die peripheren Abschnitte der Lobuli beschränkt. Stärkere Gewebsschädigungen scheint bei vorher intakter Leber nur der Tropicaparasit hervorzurufen. Bei Infektionen mit *P. vivax* treten sie wohl nur auf, wenn bereits andere Leberschädigungen voraufgegangen sind (Impfmalaria bei Luetikern, MATERNA 1931). Sie erscheinen in den Lobuli im Umkreise der Zentralvene in Gestalt einer Dissoziation der Zellbalken mit Nekrose der Parenchymzellen und Leukocyteninfiltration und diese nekrotischen Herde breiten sich in peripherer Richtung aus, so daß sie von Fall zu Fall eine verschiedene Ausdehnung aufweisen (Abb. 23a und b). Solche Lokalisation der Nekrosen in den von dem einströmenden Blute zuletzt erreichten Abschnitten scheint weniger auf eine Toxinwirkung hinzudeuten als vielmehr darauf, daß die Ursache auf einer Ernährungsstö ung (Sauerstoffmangel) des Gewebes infolge der Blutstauung in den verstopften Sinus beruht (ANDREWS 1948). Verschiedentlich ist Lebercirrhose als Malariafolge beschrieben worden; jedoch wird sie wohl nicht durch Malariainfektion allein, sondern nur bei Hinzutreten noch anderer leberschädigender Faktoren herbeigeführt (FLEISCHMANN 1938).

Auch in allen anderen Organen können vornehmlich bei Tropicainfektionen Veränderungen auftreten, die im wesentlichen bedingt sind durch die Verstopfung der Blutcapillaren durch die parasitenhaltigen Erythrocyten und zuweilen angereicherte pigmentbeladene Monocyten, wobei durch mechanische und toxische

Wirkung Endothelschädigungen, punktförmige Hämorrhagien, Infarkte und manchmal Nekrosen auftreten. Dabei sind im Einzelfalle die Organe in sehr

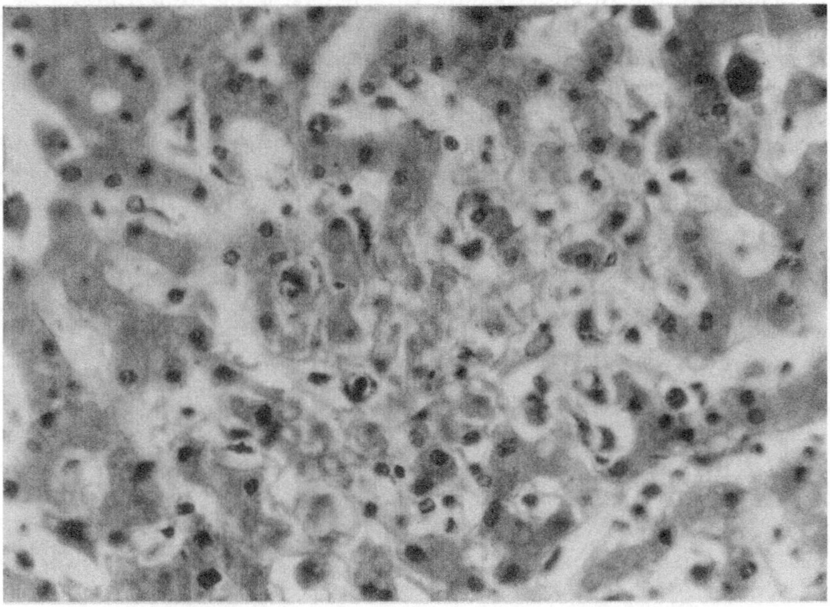

a

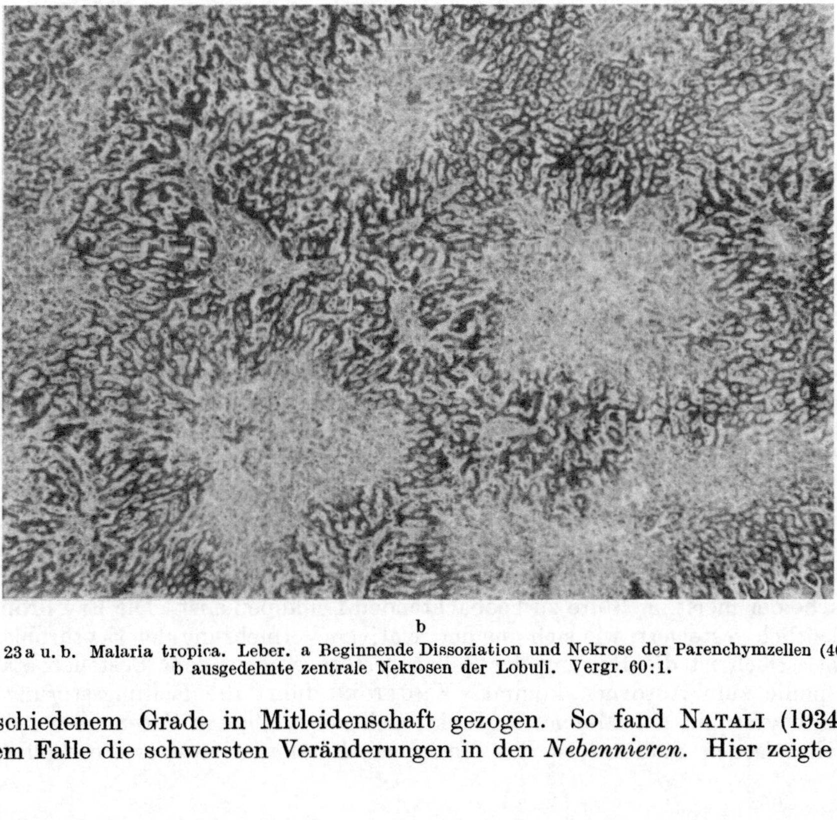

b

Abb. 23 a u. b. Malaria tropica. Leber. a Beginnende Dissoziation und Nekrose der Parenchymzellen (400:1); b ausgedehnte zentrale Nekrosen der Lobuli. Vergr. 60:1.

verschiedenem Grade in Mitleidenschaft gezogen. So fand NATALI (1934) in einem Falle die schwersten Veränderungen in den *Nebennieren*. Hier zeigte sich neben zahlreichen Hämorrhagien, die besonders in der Zona reticularis ausgeprägt waren, eine starke Toxinwirkung in der Degeneration und Nekrose der Parenchymzellen, die zu ausgedehnter Gewebszerstörung sowohl in der Rinden- wie in der Markschicht geführt hatten. Auf toxischer Wirkung beruhen auch die im *Myokard* bei starker Parasitenanhäufung auftretenden degenerativen Veränderungen, wodurch die kardiale Form der Tropica bedingt ist, die einen erheblichen Anteil der Todesfälle stellt. Im Myokard beobachtet man in solchen Fällen interstitielles Ödem sowie feintropfige Verfettung und stellenweise wachsartige Degeneration und Fragmentation der Muskelfasern (Abb. 24) (Mohr 1939, Tünnerhoff 1949). Bei Quartana werden insbesondere *Nieren*schädigungen

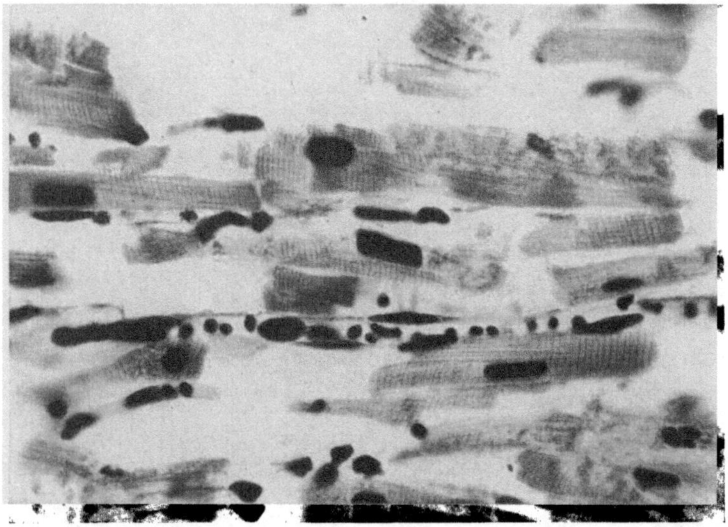

Abb. 24. Myokard. Fragmentation der Muskelfasern. Capillare mit Parasiten und Leukocyten vollgestopft. (Nach Mohr.)

häufiger beobachtet, die in Gestalt von tubulär-glomerulären Veränderungen sich zu chronischer Nephritis entwickeln können.

Das *Knochenmark* ist bei akuter Malaria meist braunrot verfärbt, was auf der Pigmentspeicherung in Monocyten und Makrophagen infolge von Phagocytose der Parasiten und ihrer Restkörper beruht. Die Malariaparasiten pflegen aber im Mark nicht besonders angereichert zu sein, und daher treten auch pigmentführende Zellen nicht so massenhaft auf, wie in Milz und Leber. Zudem verschwindet hier das Pigment schneller als in den anderen Organen. Infolgedessen weist das Mark im chronischen Stadium bei allgemein geringerem Parasitenreichtum im Blute gewöhnlich keine Verfärbung auf, und schon kurze Zeit nach Ausheilung der Infektion ist in ihm auch mikroskopisch kein Pigment mehr nachzuweisen. Knüttgen (1949) findet bei akuter Tertiana und während der Rezidive nur eine geringe Vermehrung des reticuloendothelialen Systems. In der Leukopoese weist das Vorwiegen von Metamyelocyten und jungen stabkernigen auf eine Verlangsamung der Ausreifung der Granulocyten hin, was offenbar die Ursache der meist im Blute zu beobachtenden Leukopenie ist. Die Erythropoese ist deutlich gesteigert, wie sich aus der relativen Vermehrung der Erythroblasten ergibt. Doch ist die Reifung der Zellen gestört, was in dem Bestehen starker Basophilie zum Ausdruck kommt. Knüttgen führt die Reifungsstörung der Erythrocyten auf den Mangel an funktionell verwertbarem Serumeisen zurück. Im chronischen Stadium ist das Mark manchmal von festerer Beschaffenheit infolge Schwundes des Fettgewebes und Vermehrung des Bindegewebes. Bei Malariakachexie kann er hellgelb und gallertig sein und keine Erythroblastenbildung aufweisen.

Bei falciparum-infizierten Müttern weist die *Placenta* alle Entwicklungsstadien des Parasiten in Menge auf. THOMSON (1935) fand bei eingeborenen Frauen in Nyassaland einen massiven Befall der Placentarräume sowie reichliche Phagocytosen durch Makrophagen und auch durch polymorphkernige Leukocyten, während gleichzeitig im peripheren Blut nur spärliche Ringformen oder gar keine Parasiten nachweisbar waren (vgl. auch kongenitale Malaria, S. 488).

Inkubation.

Bei der *Impfmalaria* (vgl. S. 499) mit *P. vivax*-haltigem Blut nimmt die Parasitenentwicklung in dem neuen Wirte ohne Unterbrechung ihren Fortgang. Daher ist die Dauer der Inkubationszeit wesentlich abhängig von der Übertragungsweise und der Parasitenzahl. So können nach intravenöser Übertragung einer größeren Blutmenge mit sehr starker Infektion die Parasiten im dicken Tropfen sofort nachweisbar sein, und die erste Fieberreaktion kann schon nach 3 Tagen auftreten. Bei dem üblichen Impfverfahren dauert es jedoch einige Tage länger, bis die Parasitenvermehrung einen Grad erreicht hat, durch den klinische Erscheinungen ausgelöst werden. Die Inkubationszeit ist nach KRANZ (1942) um etwa 2 Tage verkürzt, wenn Spender und Empfänger von gleicher Blutgruppe sind bzw. wenn der Spender der Blutgruppe 0 angehört.

In den Fällen der natürlichen Infektion durch Sporozoiten ist dagegen für die kürzeste Inkubation die Dauer der primären exoerythrocytären Entwicklungsphase der Parasiten maßgebend (vgl. S. 437). Während dieser Phase, wo im Blut noch keine Parasiten vorhanden sind, kommen auch klinische Erscheinungen in der Regel nicht zur Beobachtung. Bei *Tertiana* erfolgt der erste Blutbefall am 9. Tage, und an diesem Tage können erstmalig spärliche Parasiten nachweisbar sein bzw. kann das „Anfangsfieber“ (S. 463) einsetzen. Wenn JAMES (1931) bei 3,5% seiner 746 experimentellen Infektionen durch Mückenstich Inkubationszeiten von 7 und 8 Tagen beobachtet hat, so bleibt er dabei ungewiß, ob ausnahmsweise die Dauer der exoerythrocytären Phase verkürzt sein kann oder schon gegen deren Ende Prodromalerscheinungen auftreten können. Gewöhnlich setzt die erste Temperatursteigerung etwas später ein, wobei die Nachweisbarkeit der Parasiten im Blut um einen oder mehrere Tage voraufgehen oder auch folgen kann. JAMES fand am häufigsten eine Inkubation von 14tägiger Dauer. Es werden auch Zeiten bis zu 4 Wochen beobachtet. Von Einfluß auf die Dauer kann die Menge der eingeimpften Sporozoiten sein, also die Infektionsstärke der Mücke bzw. die Zahl der infektiösen Mückenstiche. Insbesondere zeigt sich aber eine Abhängigkeit von der Virulenz *verschiedener* Parasitenstämme. So beträgt bei der in Holland heimischen Tertiana die Inkubationszeit 21, bei einem von Madagaskar herrührenden Stamm durchschnittlich 12 Tage (SWELLENGREBEL und DE BUCK 1938, SCHÜFFNER 1941). Diese Erfahrung scheint im Einklang zu stehen mit der stärkeren Vermehrungsfähigkeit des letzteren, dessen Schizonten gewöhnlich 18 Merozoiten bilden, gegenüber durchschnittlich 13 des Hollandstammes.

Neben diesen kurzen Inkubationszeiten sind der Tertiana auch solche von sehr langer, 7—10monatiger Dauer eigen. Vielleicht kommen solche bei allen Vivaxstämmen vor; sie zeichnen aber besonders die in der gemäßigten Zone auftretenden Stämme aus, ein Umstand, der von erheblicher epidemiologischer Bedeutung ist (S. 453). In Holland zeigt etwa die Hälfte der Infektionen diese lange Inkubation (SWELLENGREBEL und DE BUCK 1938). Kurze oder lange Inkubation kann nach Stichen derselben infektiösen Mücke vorkommen (SHUTE, 1939). Besonders bemerkenswert ist die zeitliche Übereinstimmung, die zwischen dem Auftreten des Anfalles nach langer Inkubation und dem für die Tertiana so charakteristischen Spätrezidiv besteht, das dem ersten Anfall (nach kurzer Inkubation) als einziges folgen kann (vgl. Abb. 35). Die Annahme liegt daher nahe, daß bei der atypischen Inkubation der Anfall bereits ein Rezidiv ist, während der erste Blutbefall abortiv verlaufen ist (JAMES, NICOL und SHUTE 1936).

Bei der *Tropica* erfolgt der erste Blutbefall am 7. Tage und von diesem Tage an können sich auch schon die ersten Prodromalerscheinungen bemerkbar machen. FAIRLEY (1947) fand bei 10 experimentellen Infektionen, bei denen die Zahl der infektiösen Mücken mindestens 7 betrug, die ersten Parasiten im dicken Tropfen nach 7—11 Tagen. Bei den frühesten Befunden nach 7 und 8 Tagen waren wenigstens 19 infektiöse Mückenstiche erfolgt. BOYD (1934) gibt bei seinen experimentellen Infektionen eine Inkubationszeit von 8—15 Tagen an.

Bei der *Quartana*, bei der wir über die Dauer der dem Blutbefall voraufgehenden exoerythrocytären Entwicklungsphase nichts wissen, sind experimentelle Infektionen durch Mückenstich nur in beschränkter Anzahl ausgeführt worden (von MER 1933, BOYD und STRATMAN-THOMAS 1933, 1936, BOYD 1934, MAROTTA und SANDICCHI 1939). Die Inkubationszeit schwankte dabei zwischen 23 und 42 Tagen.

Eine Verlängerung der Inkubationszeit wird durch die chemische Prophylaxe herbeigeführt, da eine solche das Zustandekommen der Infektion nicht verhindert. Bei Tertiana und Quartana erfolgt dann der Krankheitsausbruch früher oder später nach dem Aufhören der Prophylaxe. Nur bei der Infektion von *P. falciparum*, dessen exoerythrocytäre Phase offenbar von kurzer Dauer ist (S. 437), wird durch eine Atebrinprophylaxe von täglich 0,1 g, die noch einige Zeit (etwa 23 Tage) nach der letzten Infektionsmöglichkeit fortgesetzt wird, der Krankheitsausbruch verhindert (FAIRLEY 1945).

Klinik.

Die einzelnen Plasmodienarten verursachen jeweils charakteristische Infektionen, die als Malaria tertiana (benign tertian malaria; *P. vivax*, selten *P. ovale*), Malaria quartana (*P. malariae*) und Malaria tropica (malignant tertian oder subtertian malaria; *P. falciparum* syn. *immaculatum*) bezeichnet werden. Da die einzelnen Infektionen sich nicht nur klinisch, sondern auch pathogenetisch voneinander unterscheiden, sollen ihre Verlaufsformen gesondert besprochen werden.

Die typischen Verlaufsformen der Malariaerkrankungen.

Die typischen Bilder einmaliger Infektionen können kaum in den eigentlichen Malariaändern, insbesondere nicht an Eingeborenen erforscht werden, bei denen größtenteils durch Super- oder Reinfektionen veränderte Krankheitsbilder vorkommen. Erst die Einführung der Impfmalaria zur Behandlung der Paralyse durch WAGNER-JAUREGG — vor allem in Form der im englischen Ausland üblichen Mückenstich- oder Sporozoiteninfektion — hat Gelegenheit geboten, einmalige und unbehandelte Infektionen klinisch genau zu verfolgen, und es ergibt sich die überraschende Tatsache, daß die neueren Erkenntnisse über den Ablauf einmaliger Plasmodieninfektionen nicht in Ländern mit endemischer Malaria, sondern vielmehr in malariafreien Gebieten gewonnen worden sind. Eine weitere Gelegenheit, einmalige Erstinfektionen kennenzulernen, boten die vielen Tertianaerkrankungen des letzten Krieges, da der malariakranke Soldat meist unmittelbar nach Ausbruch seiner Krankheit weiteren Infektionen durch Lazaretteinweisung entzogen wurde. Der Vergleich der durch Mückenstich übertragenen — nicht der blutinduzierten — Impfmalaria des Paralytikers mit der Kriegsmalaria (JAMES 1924, 1931, HÖRING 1947) hat gezeigt, daß beide Krankheiten grundsätzlich gleichartig verlaufen und als reine Bilder einmaliger Infektion angesprochen werden können.

Unter den genannten drei Malariaarten ist die Tertiana in den meisten Ländern der Erde die bei weitem häufigste (KNOWLES, WHITE und DAS GUPTA 1930); da insbesondere der in der Heimat tätige Arzt fast nur Infektionen mit *P. vivax* sieht, so sollen zunächst die grundlegenden pathogenetischen und klinischen Eigenarten der Tertianaerkrankungen und anschließend diejenigen der Quartana- und Tropicainfektionen besprochen werden.

Malaria tertiana (Pl. vivax).

Tertianainfektionen können entweder sofort in Anschluß an die Inkubation (s. S. 461) mit den sog. Frühmanifestationen oder aber erst nach 8—10 Monate währender primärer Latenz mit spätmanifesten Fiebern in Erscheinung treten. Beide Formen müssen wegen der Eigenarten des Verlaufes voneinander getrennt werden. Da spätere Reinfekte anders verlaufen als die Erstinfektionen, wird bei der folgenden Besprechung von diesen als den typischen Erscheinungsformen der Krankheit ausgegangen.

Tertianaerkrankung mit frühmanifesten Erscheinungen. Das *akute Stadium* der Malaria wird in der Regel schon 1—5 Tage vor Beginn des Fiebers von *Prodromalerscheinungen* eingeleitet. Diese äußern sich meist als Kopfschmerzen, Mattigkeit, unbestimmte Muskel- oder Gliederschmerzen, Magen-Darmstörungen, Brechreiz oder gar Erbrechen, sind also vieldeutige Beschwerden, die keineswegs einen Hinweis auf die Art der in Entwicklung begriffenen Krankheit geben. Bei Rezidiven und späteren Neuinfektionen fehlen dagegen diese Vorboten oftmals ganz, und das Fieber bricht dann aus vollem Wohlbefinden heraus ganz plötzlich und unerwartet aus.

Immer beginnt die Erstinfektion mit einem mehr oder weniger deutlich ausgeprägten, manchmal als „grippeartig" bezeichneten, ganz uncharakteristischen Fieber, das ohne Schüttelfrost beginnend etwa 3—6 Tage anhält, das selten nahezu als Kontinua verläuft, meist aber von geringen Remissionen unterbrochen ist und gelegentlich — meist erst retrograd bemerkt — bereits einen versteckten Tertianarhythmus erkennen läßt. Dieses zuerst von VAN DEN BERGHE (1921) und KORTEWEG (1924) beschriebene *Anfangsfieber* bleibt meist unter 40° C; selten nur geht es darüber. Vielfach äußert es sich nur als eine leichte über einige Tage andauernde subfebrile Temperatursteigerung (Abb. 25). Ein höheres Anfangsfieber mit verstecktem Tertianarhythmus, in seiner Entstehung möglicherweise durch die vorangegangene Operation beeinflußt, zeigt Abb. 26. Das Anfangsfieber tritt nur bei Erstinfektionen auf und ist in mancher Hinsicht anders zu bewerten als das später einsetzende mit Schüttelfrösten einhergehende Rhythmusfieber.

VAN ASSENDELFT sieht in dem Anfangsfieber einen grundsätzlich andersartigen, auch durch andere pyrogene Stoffe ausgelösten Vorgang als in dem späteren Rhythmusfieber; näherliegend ist die Vorstellung, daß es sich um ein durch die gleichen Parasitentoxine bedingtes, aber infolge noch nicht synchronisierter Plasmodienentwicklung regellos verlaufendes Fieber handelt. Jedenfalls scheint sich schon im Laufe weniger Tage eine volle *art*spezifische und anhaltende Immunität (SCHÜFFNER 1941) gegen das Anfangsfieber herauszubilden; denn jeder Mensch macht es nur bei der Erstinfektion, also nur einmal im Leben durch, und jede spätere Neuinfektion mit *P. vivax* — sowohl mit homologen als auch mit heterologen Stämmen — beginnt sofort mit dem für die Tertiana charakteristischen Rhythmusfieber. Die Beobachtung, daß das Anfangsfieber gegen Chinin und Atebrin, mit denen das

Rhythmusfieber leicht unterdrückt werden kann, weitgehend resistent ist, zeigt gleichfalls, daß es sich von diesem wesentlich unterscheidet (Swellengrebel 1938, Schüffner 1941).

Der Parasitenbefund ist in diesem Stadium der Krankheit noch äußerst spärlich, manchmal auch noch ganz negativ, obwohl durch Blutübertragungsversuche (Fairley 1947) eindeutig gezeigt worden ist, daß Parasiten schon jetzt in der peripheren Blutbahn vorhanden sind. Nur genaues und wiederholtes Suchen kann schon jetzt die Diagnose sichern; da auch die Milz in der Regel noch nicht tastbar ist, wird das Anfangsfieber oftmals verkannt und als grippeartige Erkrankung angesprochen, bis das Auftreten der typischen Schüttelfröste die Klärung bringt.

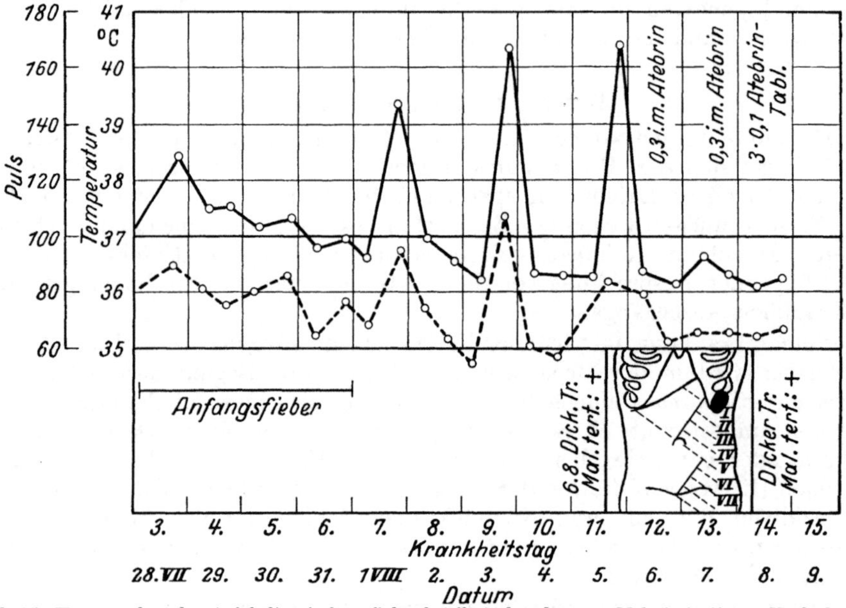

Abb. 25. Kurzes, schwach entwickeltes Anfangsfieber bei Ersterkrankung an Malaria tertiana. Nach deutlicher Remission Einsetzen des Rhythmusfiebers. (Nach Meythaler.)

Nach 1—6tägiger Dauer geht das Anfangsfieber nach einer mehr oder weniger deutlichen Remission, seltener nach 1—2tägigem fieberfreiem Intervall, in das *Rhythmusfieber* über, das durch die in regelmäßigen Abständen erfolgenden Schüttelfröste gekennzeichnet ist und für dessen Entstehung und Ablauf die schizogone und nunmehr nahezu synchron verlaufende Vermehrung der Plasmodien entscheidend ist. Das klinische Bild der bei der Tertiana an jedem zweiten Tag sich wiederholenden Anfälle ist gekennzeichnet vor allem durch den schweren *Schüttelfrost* von anfangs mehrstündiger, bei späteren Attacken aber nur $^1/_2$—1stündiger und schließlich noch kürzerer Dauer. Vom Frost geschüttelt liegt der Kranke, auch durch mehrere Decken nicht ausreichend erwärmt, zähneklappernd in seinem Bett. Kopf- und Muskelschmerzen, Brechreiz oder Erbrechen und schweres Krankheitsgefühl kennzeichnen weiterhin das Bild, und blasse Haut bei livider Verfärbung der Lippen und Fingerkuppen zeigen die Beeinträchtigung des peripheren Kreislaufes im Fieberanstieg an. Die Temperatur steigt bei hoher Pulsfrequenz von 120—140 Schlägen je Minute rasch auf Werte über 40° C. Sind Schüttelfrost und Temperaturanstieg beendet, so beginnt das *Hitzestadium* des Anfalles. Stark durchblutete trockene Haut, Hitzegefühl, quälender Durst, Unruhe, starker Kopfschmerz, Erbrechen, Herzklopfen, Kurzatmigkeit und kleiner, noch immer stark beschleunigter Puls bei absinkendem Blutdruck sind die wichtigsten Erscheinungen dieses Stadiums. Nach einer Dauer von 1—4 Std setzt der *Fieberabfall* ein und leitet das dritte Stadium des typischen Malariaanfalles ein. Innerhalb von 2—3 Std fällt unter starkem Schweißausbruch, von hämmerndem Kopfschmerz bei hochrotem Gesicht begleitet, die Temperatur zur Norm, oft zu unternormalen Werten ab, so daß die gesamte Dauer des schweren Tertianaanfalles etwa 8—12 Std beträgt. Allerdings schwanken Schwere und Dauer der Anfälle sehr — die einzelnen Tertianastämme sind recht unterschiedlich zu bewerten — und im weiteren Verlauf der Krankheit wie auch bei Rezidiven sind die Attacken weniger stark ausgeprägt. Auf den Fieberanfall folgt nunmehr, der Entwicklung der Plasmodien entsprechend, ein fieberfreier Tag meist guten Allgemeinbefindens, dem am nächstfolgenden Tag der nächste Anfall folgt. So wechseln ein Fiebertag und ein fieberfreier miteinander ab, bis nach Verlauf von 10—14 Tagen die Anfälle oftmals leichter und kürzer werden, um schließlich, je nach Schwere der Infektion, Eigenart des Stammes und Abwehrlage des kranken Organismus, nach Überstehen von 10 bis 12 oder gar bis zu 20 Fieberattacken ganz auszubleiben. Auf diese Weise kann auch ohne Behandlung eine völlige Ausheilung des Erstlingsfiebers erfolgen.

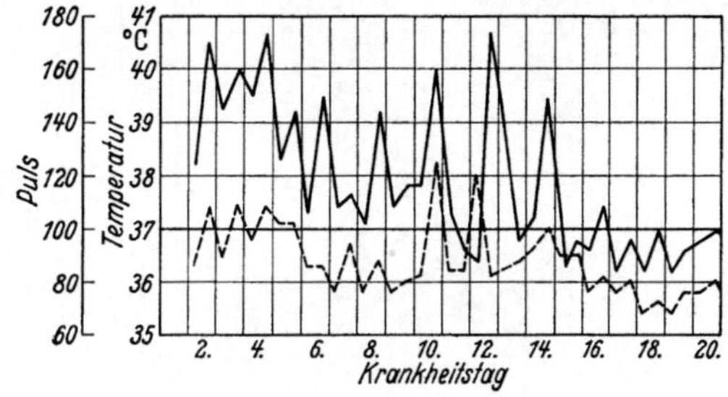

Abb. 26. Außergewöhnlich hohes Anfangsfieber bei Malaria tertiana, dessen Höhe wahrscheinlich durch eine vorher durchgemachte Operation (Amputation eines Armes) beeinflußt worden ist. (Original L. FISCHER.)

Mit Beginn des Rhythmusfiebers ist eine weitgehende Synchronisierung der Parasitenentwicklung erfolgt, und die Fieberanfälle folgen nunmehr ganz der schizogonen Plasmodienentwicklung im Blut. So findet man zu Beginn des Fieberanfalles im Ausstrich vorwiegend oder ausschließlich Teilungsformen, mit deren Zerfall der Anfall beginnt. Im Hitzestadium sind bereits die Erythrocyten durch die neue Parasitengeneration befallen; es finden sich kleine intraerythrocytär gelegene Ringformen, während 24 Std später im fieberfreien Intervall halberwachsene Parasiten nachweisbar sind und vor Beginn des nächsten Anfalls die mehrkernigen Formen überwiegen. Bei typischer Tertianainfektion (Tertiana simplex) lassen sich diese Zusammenhänge zwischen Fieberverlauf und Parasitenentwicklung leicht verfolgen (Abb. 27). Die Gametenbildung setzt meist gleich mit Beginn des Rhythmusfiebers ein. Es sei ausdrücklich vermerkt, daß die Geschlechtsformen der Plasmodien weder auf den Ablauf der akuten Krankheit noch auf die Entstehung der Rezidive irgendeinen Einfluß haben; sie sind nur epidemiologisch für die Weiterverbreitung der Malaria über die Anophelen wichtig.

Erstlingsfieber können schon bei verhältnismäßig schwacher Parasitämie hohes Fieber zeigen, während bei späteren Attacken und Reinfekten größere Parasitenmengen erforderlich sind, eindeutige Fieberschübe auszulösen, eine Erscheinung, die BOYD (1947) auf die Entwicklung einer unvollständigen Immunität bezieht. KITCHEN und PUTNAM (1946) fanden bei ihren Impftertianafällen (McCOY-Stamm) eine mittlere Parasitendichte von 4012, EYLES und YOUNG (1948) eine solche von 3000—6000 Plasmodien in 1 mm^3 Blut bei Fieberbeginn. Ungleich niedrigere Zahlen finden dagegen WHORTON, PULLMANN und Mitarbeiter (1947).

Die Mehrzahl aller Tertianaanfälle (beim McCOY-Stamm 81% der Attacken; KITCHEN und PUTNAM) fällt in die Nachmittagsstunden, eine Erscheinung, die offenbar teilweise mit den Lebensgewohnheiten des Wirtes in Verbindung gebracht werden muß; Umkehr des Tag- und Nachtrhythmus in der Lebensführung kann Verschiebung der Anfälle um 12—22 Std zur Folge haben (YOUNG, COATNEY und STUBBS 1940). Ein *Anteponieren* des Fiebers entsteht, wenn der Entwicklungscyclus der Plasmodien, wie dies manchen Stämmen eigen ist, weniger als 2mal 24 Std dauert; der nächste Anfall rückt jeweils um einige Stunden vor. Abb. 28 zeigt eine typische Malaria tertiana, deren Anfälle im Mittel um etwa $4^1/_2$ Std anteponieren, so daß der 5. Anfall bereits 24 Std früher auftritt, als für den Fall einer normalen Entwicklungsdauer der Parasiten errechnet werden müßte. Das seltenere *postponierende* Fieber entsteht, wenn die Reifung der Parasiten länger als 2mal 24 Std dauert.

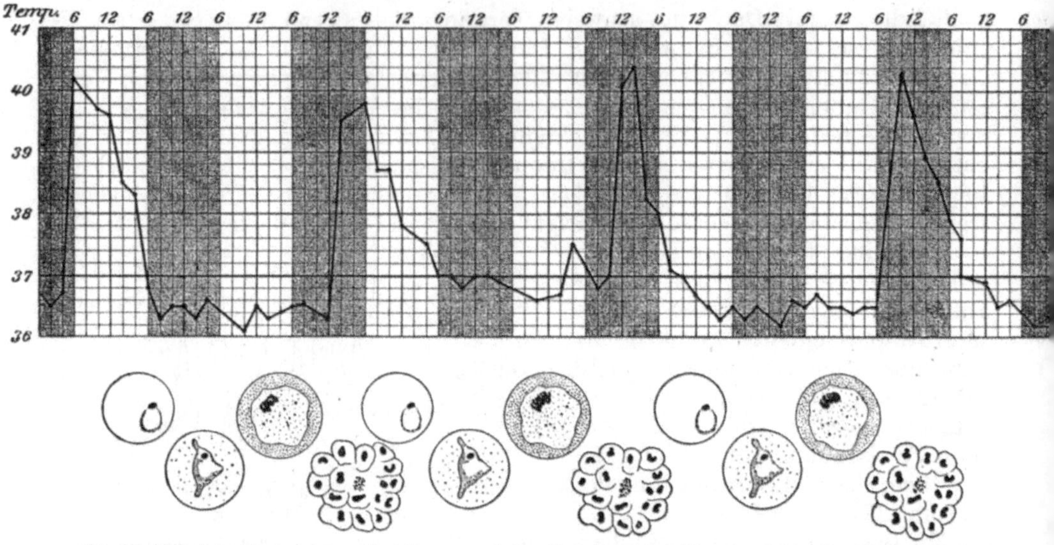

Abb. 27. Malaria tertiana simplex. Beziehungen zwischen Parasitenentwicklung im strömenden Blut und Verlauf des Rhythmusfiebers. (Aus HEGLER-NAUCK, Handbuch der inneren Medizin, 3. Aufl.)

Häufig treten im Verlauf einer Tertiana an Stelle des typischen Andertagfiebers täglich Schüttelfröste auf. Statt der Tertiana simplex besteht eine *Tertiana duplicata* (Quotidianfieber), deren parasitologische Grundlagen schon früher

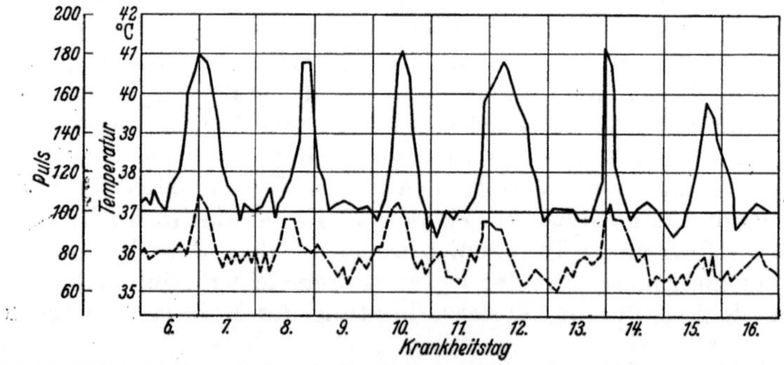

Abb. 28. Malaria tertiana simplex, Anteponierendes Fieber. (Original Nervenklinik Tübingen.)

(s. S. 440) erwähnt wurden und für deren Entstehung neben Eigenarten der Stämme (KORTEWEG, WAGNER-JAUREGG) offenbar die Abwehrlage des Organismus mitbestimmend ist. Auch bei sicher einmaliger Infektion, z. B. bei der Impfmalaria — der mückenstichübertragenen wie der blutinduzierten — kann jederzeit aus einer Tertiana simplex eine Duplicata werden (Abb. 29), und umgekehrt kann eine einmalige Infektion als Duplicata beginnen und durch spontanes oder künstliches Auslöschen einer Parasitengeneration zur Tertiana simplex werden. Im Blut findet man dann die Entwicklungsstadien beider Plasmodiengenerationen nebeneinander, wie dies in Abb. 30 dargestellt ist.

Schon im Verlauf des Erstlingsfiebers tritt eine Reihe von *Organbefunden* und *Einzelsymptomen* auf, die für die Diagnose bedeutungsvoll sein können.

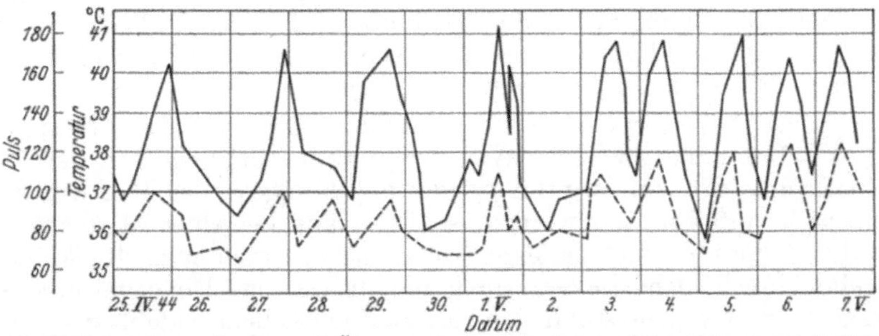

Abb. 29. Malaria tertiana simplex, mit Übergang in Quotidianfieber. (Original Nervenklinik Tübingen.)

Häufiges Begleitsymptom ist ein Herpes labialis. Bereits in den ersten Fiebertagen weist ein spontan oder auf Druck auftretender Schmerz unter dem linken Rippenbogen auf die Entwicklung eines Milztumors hin, der anfangs weich und

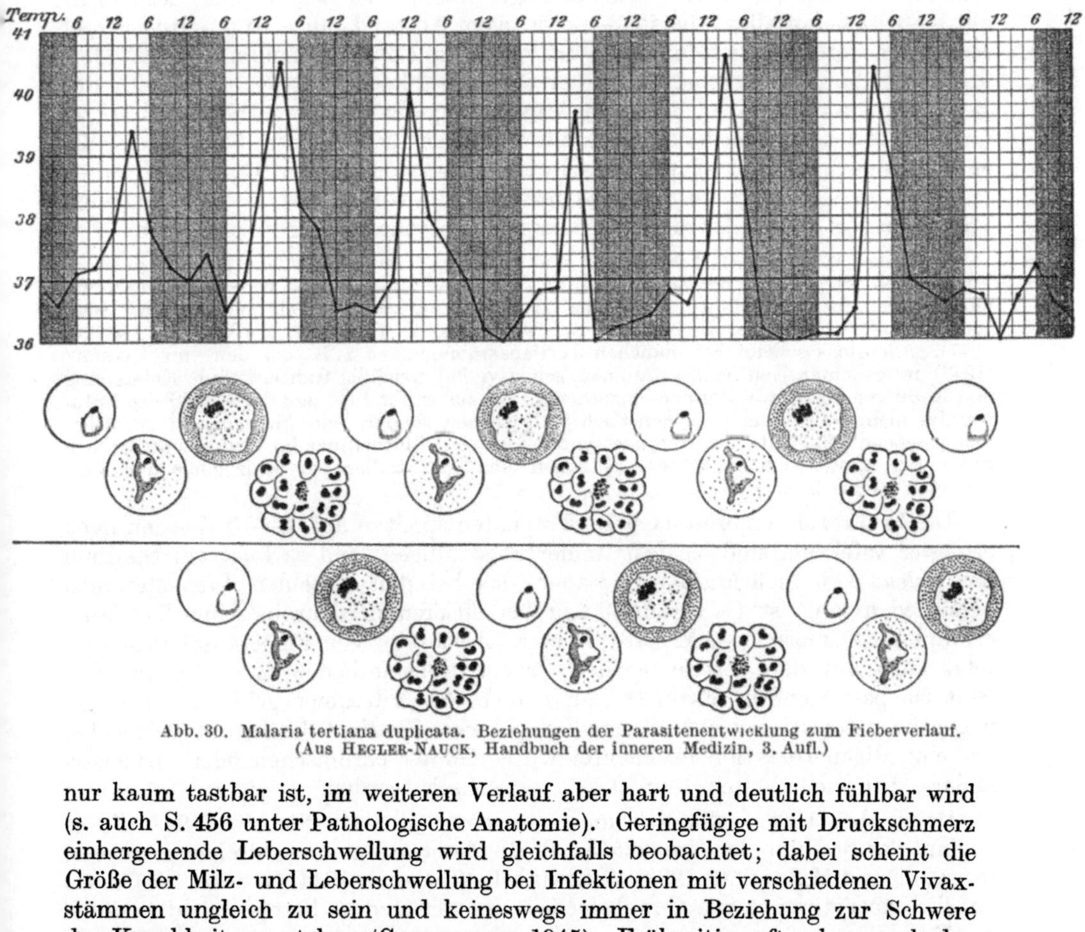

Abb. 30. Malaria tertiana duplicata. Beziehungen der Parasitenentwicklung zum Fieberverlauf. (Aus HEGLER-NAUCK, Handbuch der inneren Medizin, 3. Aufl.)

nur kaum tastbar ist, im weiteren Verlauf aber hart und deutlich fühlbar wird (s. auch S. 456 unter Pathologische Anatomie). Geringfügige mit Druckschmerz einhergehende Leberschwellung wird gleichfalls beobachtet; dabei scheint die Größe der Milz- und Leberschwellung bei Infektionen mit verschiedenen Vivaxstämmen ungleich zu sein und keineswegs immer in Beziehung zur Schwere der Krankheit zu stehen (COGGESHALL 1945). Frühzeitig, oft schon nach den ersten Fieberanfällen, kann eine ausgesprochene Anämie von hypochromem Charakter entstehen; subikterische Verfärbung der Haut und der Skleren, Bilirubinämie und vermehrte Urobilinogenausscheidung sind Ausdruck des gesteigerten Blutzerfalls. Geringe febrile Albuminurie wird in den Fieberzeiten häufig beobachtet. Auf die wichtigsten dieser Einzelsymptome und Organveränderungen wird später (s. S. 491 und 493) näher eingegangen.

Ist nach einer Reihe von Anfällen, deren Zahl von Eigenarten des Plasmodienstammes, der Immunitätslage des Wirtes und vielleicht auch von der Dichte der Infektion abhängt, das Rhythmusfieber abgeklungen oder aber durch Arzneien künstlich unterbrochen worden, so ist damit bei einer Minderzahl der Kranken die Malaria ein für alle Male ausgeheilt; es treten keine Rückfälle auf, und es gelingt auch nicht, solche durch provokatorische Eingriffe auszulösen. Die Infektion ist mit dem Abklingen des Erstlingsfiebers endgültig erloschen.

Bei der Mehrzahl aller Kranken aber — die einzelnen *Vivax*stämme zeigen sehr unterschiedliche Rezidivneigung — treten im weiteren Verlauf die für die Malaria tertiana so typischen Rückfälle oder *Rezidive* auf, erneute Fieberattacken, die in ihrem Verlauf den Fieberschüben des Rhythmusfiebers entsprechen und ebenfalls mit Schüttelfrost einhergehen, meist jedoch nicht so schwer wie diese und von kürzerer Dauer sind. In der Regel besteht das Rezidiv aus nicht mehr als 1—3 Fieberanfällen, die in 2—4wöchigem Abstand, aber bald seltener und schwächer werdend, sich im Laufe der nächsten 2 Monate mehrere Male wiederholen können. Diese früher unter der Chininmedikation oft schon während der Behandlung auftretenden, heute bei Verwendung der neuen synthetischen Mittel ungleich seltener gewordenen Rückfälle werden als *Frührezidive* bezeichnet. Sie entstehen nach heutiger Auffassung (PETER 1944, v. HALLER 1947, 1949, HÖRING 1947) — im Gegensatz zu den Spätrezidiven — vorwiegend aus überlebenden Parasiten der Schizontenreihe, also aus intraerythrocytären Plasmodien.

Für diese Auffassung spricht einmal der durch Transfusionsversuche gelungene Nachweis von Blutparasiten in der Zeit der Frührezidive, und zwar auch im fieberfreien Intervall, zum anderen aber die Erfahrung, daß die Zahl der Frührezidive durch hochwirksame Schizontenmittel, z. B. Atebrin, herabgesetzt werden kann (FAIRLEY 1946, 1947, HÖRING 1947). Allerdings scheint bei manchen Tertianastämmen, so z. B. bei den von FAIRLEY (1947) untersuchten Neu-Guineastämmen, schon verhältnismäßig frühzeitig eine Entstehung von Rezidiven aus Gewebsformen einzusetzen. Daraus ergibt sich, daß der Begriff des Frührezidivs nicht immer ein pathogenetisch einheitlicher, sondern ein überwiegend zeitlicher (entsprechend den englischen „recrudescences") ist. Die Blutbefunde im Rezidiv entsprechen denen der akuten Erstlingsfieber; es lassen sich alle Stadien der Schizogonie und auch Gameten nachweisen.

Die Frührezidive hören nach 1—2 Monaten spontan auf; 8—10 Wochen nach erfolgter Infektion sind sie fast immer abgeklungen, und es folgt ein Stadium der *Latenz* von mehrmonatiger Dauer, das bei den einzelnen *Vivax*stämmen verschieden lang ist (v. HALLER) und bei unseren nordeuropäischen Tertianaerkrankungen meist 5—8 Monate beträgt. Auslösung von Fieberanfällen gelingt jetzt auch mit den verschiedensten Provokationsmethoden fast niemals. Das Blut ist parasitenfrei (FAIRLEY), und auch der Milztumor geht in der Regel wesentlich oder ganz zurück. Niemals darf dieses Stadium der Latenz, wie es bei der einmaligen Infektion beobachtet wird, mit der chronischen oder larvierten Malaria bei wiederholten Reinfekten verwechselt werden.

Dann aber treten plötzlich und unerwartet erneute Fieberanfälle auf; es beginnt das Stadium der *Spätrezidive*, deren Entstehung von zahlreichen Autoren (SICAULT und MESSERLIN 1938, WILCKINS 1943, PETER 1944, SAPERO 1947 u. a.) auf die exoerythrocytären Gewebsformen der Plasmodien bezogen wird (s. auch S. 437).

Diese Deutung wird gestützt unter anderem durch die Beobachtung, daß bei der blutübertragenen Impfmalaria des Paralytikers, bei der nur intraerythrocytäre Plasmodien, aber keine Gewebsformen gebildet werden, niemals Spätrezidive entstehen. Die Annahme einer Entwicklung dieser Spätrezidive aus besonderen „Ruheformen“ schizogoner Herkunft entbehrt der Begründung. Somit sind also die Spätrückfälle pathogenetisch anders zu bewerten als die Frührezidive.

Das Auftreten der Spätrezidive scheint einer gewissen Gesetzmäßigkeit unterworfen zu sein. Zunächst einmal zeigen nicht alle Vivaxstämme die gleiche Neigung, überhaupt Rückfälle zu bilden (SAPERO, 1947). Die ausgesprochen rezidivfreudigen südpazifischen Tertianastämme gaben (CRAIGE und Mitarbeiter 1947) bei 89% der Erkrankten Spätrezidive, indes bei manchen mediterranen Vivaxinfektionen nur in 30% der Erkrankungen Rückfälle auftraten (MONK 1948). Die von YORKE (1925) in England zur Paralysebehandlung benutzten Stämme dagegen zeigten eine Rezidivhäufigkeit von 57%. Vergleichende Bewertung verschiedener Behandlungsverfahren haben daher nur dann Beweiskraft, wenn gleiche Stämme zur Prüfung herangezogen werden.

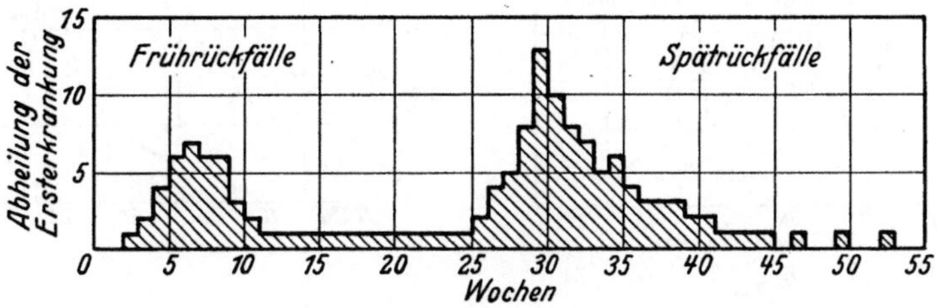

Abb. 31. Malaria tertiana. Zeiten der Häufung von Rückfällen bei einer Gruppe von 80 Impftertianafällen. (Nach JAMES aus HÖRING.)

Weiterhin tritt das erste Spätrezidiv mit großer Regelmäßigkeit 6—10 Monate (JAMES, s. Abb. 31), in den kühlen nordeuropäischen Ländern etwa 35 Wochen, in subtropischen Gegenden 30 und in tropischen Breiten (Ceylon) bereits 24 Wochen nach erfolgter Infektion auf (Literatur s. bei v. HALLER 1949).

Diese Regelmäßigkeit ist offenbar überwiegend an die Eigenarten der Plasmodienentwicklung gebunden. Dafür spricht auch die Beobachtung, daß das für jeden Tertianastamm typische Intervall zwischen Infektionstermin und erstem Spätrezidiv gewahrt bleibt, gleichgültig in welcher Jahreszeit die Infektion erfolgt ist (JAMES, NICOL und SHUTE, nach v. HALLER 1949). „Frühjahrsrezidive“ sind also jahreszeitlich nur indirekt, nämlich durch den Zeitpunkt der Infektion, d. h. die Flugzeit der infizierten Anophelen, gebunden, werden aber nicht durch das Frühlingswetter als solches provoziert, sofern man nicht annehmen will (HORMANN), daß durch klimatische und meteorologische, im Frühjahr wirksam werdende Reize die Immunitätslage beeinflußt wird. Sie stellen sich zwangsläufig nach Ablauf der für den jeweiligen Plasmodienstamm typischen sekundären Latenz ein. Die Erkenntnis, daß das Auftreten der Spätrezidive und damit der gesamte Verlauf der Malariaerkrankung weitgehend durch die gesetzmäßig ablaufende Entwicklung der Plasmodien, insbesondere der Gewebsformen bestimmt wird, ist für die prognostische Beurteilung aller Tertianafälle sowie für die Bewertung therapeutischer Möglichkeiten und Notwendigkeiten von grundlegender Bedeutung geworden. Daß darüber hinaus auch die im Wirtsorganismus ablaufenden Immunisierungsvorgänge für die Entwicklung der Rezidive mitverantwortlich sind, muß angenommen werden; die Immunitätslage scheint aber weniger den Termin, als vielmehr Zahl und Schwere der Rezidive zu bestimmen (HORMANN 1949).

An dieses erste Spätrezidiv können sich, allmählich seltener und schwächer werdend, in mehrwöchigem Abstand weitere, wahrscheinlich teilweise durch erythrocytäre Plasmodien, teilweise durch Gewebsformen bedingte Rückfälle in wechselnder Zahl anschließen, bis schließlich durch Erlöschen der Infektion die Fieberattacken ganz ausbleiben. Für die Zahl dieser weiteren Rezidive scheint aber neben Eigenarten der einzelnen Stämme (MONK 1948 u. a.) auch die Dichte der Infektion, d. h. also die Zahl der eingebrachten Sporozoiten mitbestimmend zu sein (SAPERO 1947, v. HALLER 1949). Infektionen mit reichlicher Sporozoiteneinimpfung und gleichzeitig kurzer Inkubationszeit neigen zu wiederholten Rezidiven (CRAIGE, WHORTON und Mitarbeiter 1947), indes schwache Infektionen mit nur geringer Sporozoitenzahl und längerer Inkubation oftmals nur ein einziges oder doch nur wenige Rezidive bilden. Frührezidive können bei derartigen schwachen Infektionen ganz fehlen; trotzdem tritt nach typischer sekundärer Latenz das Spätrezidiv auf, ein weiterer Hinweis, daß Früh- und Spätrezidive pathogenetisch verschiedenartig zu bewerten sind. Schematisch sind diese Zusammenhänge in Abb. 31 dargestellt.

Es sei in diesem Zusammenhang auf den Selbstversuch E. R. verwiesen. Die erste Infektion durch ein einziges Anophelesweibchen am 28. Juli 1946 ging nicht an. Die abermalige Infektion durch eine einzige Mücke (gleicher Vivax-Stamm) am 23. November 1946 führte nach einer Inkubationszeit von 14 Tagen zu einem Erstlingsfieber (Abb. 32a), das mit Atebrin leicht unterdrückt werden konnte. Frührezidive traten nicht auf; jedoch mußte

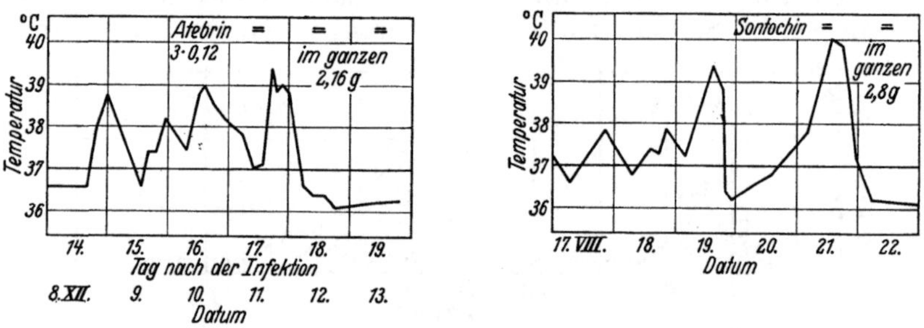

a b

Abb. 32a u. b. Selbstversuch E. R. a Erste Erkrankung nach kurzer Inkubation; Infektion mit einer einzigen infizierten Mücke. b Das nach $8^1/_4$ Monaten auftretende dazugehörige Spätrezidiv. Einzelheiten s. Text. (Original E. REICHENOW.)

das Fortbestehen der Gewebsinfektion angenommen werden. Bis Mitte August 1947, also $8^1/_2$ Monate nach der Infektion völlige Parasitenfreiheit des Blutes. Am 17. August 1947 leichte Temperatursteigerung: am 19. August Auftreten des ersten Fieberanfalles (erwartetes „termingerechtes" Rezidiv) mit positivem Plasmodienbefund im Blut, am 20. August Beginn einer vollständigen 7tägigen Sontochinkur, am 21. August zweiter Fieberanfall (Abb. 32b). Seither völlige Fieber- und Parasitenfreiheit, keine weiteren Rezidive (Beobachtung bis Mai 1949); die Infektion war also erloschen. Der Versuch zeigt, daß trotz Fehlens aller Frührezidive ein Spätrezidiv auftreten kann, daß die schwache Infektion mit diesem einzigen Spätrezidiv ausheilen kann, daß aber dieses eine Spätrezidiv erwartungsgemäß nach mehrmonatiger Latenz und etwa 9 Monate nach erfolgter Infektion und zudem von der Jahrezeit unabhängig auftritt.

Daß daneben konstitutionelle Eigenarten des Wirtes eine Rolle bei der Entstehung der Rezidive spielen, wird wahrscheinlich gemacht durch die Beobachtung, daß Pykniker und Athletiker häufiger Rezidive erleiden als Leptosome (HOEHNE 1948). Weiterhin werden Zahl und Schwere der Rückfälle naturgemäß auch von der jeweiligen Immunitätslage des Kranken mitbestimmt, und letztlich dürfte das „Wechselspiel zwischen Wirt und Parasit" auch hier den Verlauf der Infektion entscheiden (HORMANN 1947, 1948 u. a.), auch wenn das Auftreten bestimmter Rezidivperioden ganz überwiegend durch den Ablauf der Parasitenentwicklung bestimmt wird.

Diese Erkenntnisse über Entstehung und Ablauf der Rezidivperioden haben naturgemäß auch die Frage, ob und wie weit durch natürliche oder akzidentelle Provokation Malariarezidive ausgelöst werden können, erneut angeregt. Wenn für die Entstehung der Rückfälle die Entwicklung der Plasmodien der übergeordnete Faktor ist, so kann den auslösenden Reizen — jahreszeitliche und klimatische Schwankungen, Wetterwechsel, übermäßige Sonnen- und Höhensonnenbestrahlungen, interkurrente Infektionen, Erkältungen, Durchnässungen,

Operationen, Entbindungen, Milzduschen, Überanstrengungen, Adrenalininjektionen u. a. m. — keineswegs die Bedeutung zukommen, die ihnen bisher zugesprochen wurde. Tatsächlich konnten BLANCO und SAUNDERS (1947) bei einer größeren Zahl von Kranken mit überstandener Malaria durch die verschiedensten Provokationsmethoden keine Rezidive willkürlich auslösen, und KARK (1946) zeigte, daß von 153 Kranken mit latenter Malariainfektion (ohne Atebringaben) nur 10% unmittelbar nach durchgemachter Operation ein Rezidiv erlitten, eine Zahl, die keineswegs geeignet erscheint, den rezidivauslösenden Einfluß einer Operation unter Beweis zu stellen. Auch meteorologische und klimatische Reize scheinen nur in einem gewissen Prozentsatz der Fälle eine eindeutig provokatorische Wirkung auszuüben (WOZONIG 1947).

Die meisten Provokationen stellen ausgesprochen kreislaufdifferente Eingriffe dar, durch die Plasmodien aus den Blutdepots der Milz in die periphere Strombahn ausgeschwemmt werden sollen. Derartige Eingriffe können zwangläufig nur wirksam werden, solange Plasmodien der schizogonen Reihe irgendwo in der Blutbahn vorhanden sind, d. h. solange noch eine — wenn auch klinisch stumme — Parasitämie besteht. So konnte v. HALLER (1949) durch Adrenalininjektionen kurz nach Abklingen der akuten Krankheitsphase gelegentlich eine meßbare Ausschwemmung von Parasiten mit begleitendem Temperaturanstieg oder auch eine afebrile Parasitämie beobachten. Frührezidive können also gelegentlich durch kreislaufdifferente Provokationen ausgelöst werden. Neuerdings berichten KEIBL und SIEDECK (1947) auch über eine kreislaufindifferente Provokation mit Kongorotinjektionen, die kurz nach Abschluß der Behandlung einer akuten Malaria gelang.

Während der sekundären Latenz aber, wenn Blutparasiten ganz fehlen und die Infektion nur durch die Gewebsformen erhalten wird, muß jede Provokation versagen, die nicht zur Mobilisierung von E-Formen der Plasmodien führt. Die zur Provokation gelegentlich benutzte Pyriferinjektion bewirkt nach v. HALLER niemals die Auslösung eines Anfalles (siehe Abb. 33); sie ist von Erfolg nur dann, wenn ohnehin, unter Berücksichtigung der natürlichen Rezidivperioden, der Fieberschub erwartet werden muß. So sind auch die ursächlichen Beziehungen der angeblich durch anderweitige Infektionen wie Fleckfieber, Paratyphus oder Pappatacifieber hervorgerufenen Spätrezidive zu diesen Erkrankungen immer mit äußerster Zurückhaltung zu bewerten, und man wird im Einzelfalle nur schwer entscheiden können, ob hier wirklich die voraufgegangene Infektion das „Wechselspiel zwischen Wirt und Parasit" im Sinne einer Störung der Immunität beeinflußt und dadurch das Rezidiv vorbereitet hat, oder aber ob der Rückfall ohnehin erwartungsgemäß auftreten mußte. Die beigegebene Kurve (Abb. 34) gibt das Beispiel eines Kranken, der einige Wochen nach Abklingen eines Fleckfiebers eine Malariaattacke durchmacht. Es wurde zunächst eine provozierende Wirkung der durchgemachten Rickettsieninfektion und eine langsame Vorbereitung des Rezidivs durch Störung der Abwehrlage angenommen. Andererseits muß man sich fragen, warum der Fieberschub nicht schon früher aufgetreten sei. Anamnestische Erhebung ergab, daß der Kranke im Sommer 1943 bereits einmal eine Malaria durchgemacht hatte; es kann sich also sehr wohl um das „terminmäßig" einsetzende Spätrezidiv gehandelt haben, das bei bestehender Rezidivbereitschaft jetzt 3 Wochen nach Ablauf der Fiebererkrankung zum Ausbruch gekommen ist.

Zusammenfassend läßt sich die Frage der Rezidivauslösung kurz folgendermaßen beantworten: *Frührezidive* können gelegentlich durch kreislaufdifferente Eingriffe (Adrenalininjektion, Milzdusche, Operationen, Entbindungen u. a. m.) ausgelöst werden. Wenn auch hochfieberhafte Reaktionen keineswegs die Regel sind, so können doch nachweisbare Plasmodienausschwemmungen aus den Blutdepots durch die Provokation ausgelöst werden. Ein großer Teil der nach Abschluß einer Behandlung im Klimawechsel, nach Überanstrengungen, Operationen und anderen Eingriffe auftretenden Rezidive muß in die Gruppe der Frührezidive eingereiht werden. *Spätrezidive* dagegen können, soweit die neuesten Beobachtungen schon bindende Schlüsse zulassen, nicht willkürlich jederzeit ausgelöst werden, da eine Mobilisierung der die Rezidive auslösenden Parasitenformen durch den provokatorischen Eingriff anscheinend nicht erfolgt; jedenfalls findet sich bisher kein Anhalt für eine solche. Die Provokation ist in der Regel nur dann erfolgreich, wenn das Rezidiv „fällig" ist, wenn also „Rezidivbereitschaft" besteht. Daß in Einzelfällen durch Störung der Immunitätslage — z. B. durch

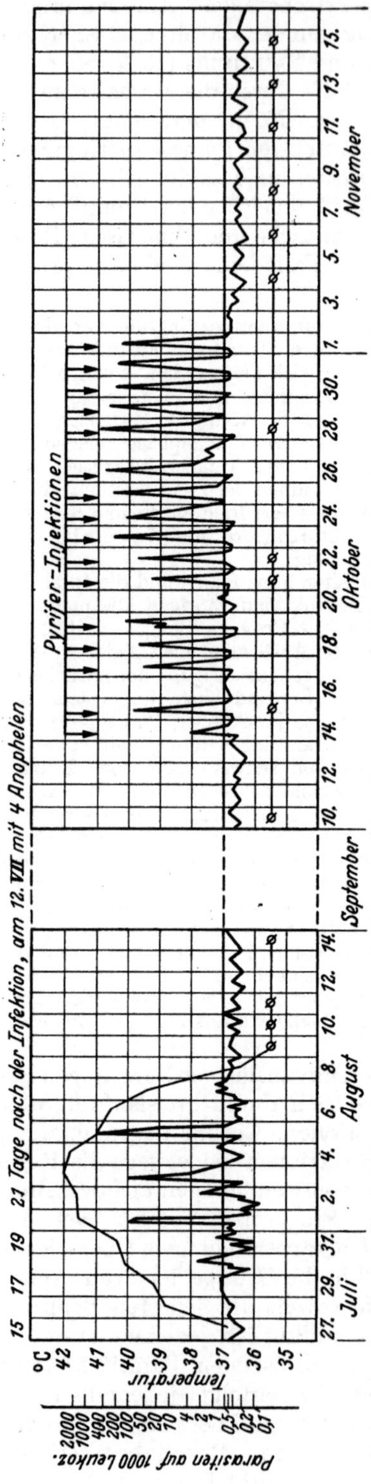

Abb. 33. Malaria tertiana im Stadium der Latenz. Mehrfache Pyriferinjektionen bewirken keine Auslösung eines Spätrezidivs. Einzelheiten s. Text. (Nach v. HALLER).

anderweitige Infektionen oder Frühjahrseinwirkungen — ein Rezidiv vorbereitet und auch außerhalb des zu erwartenden Rhythmus auftreten kann, muß vermutet werden, ist aber bisher nicht sicher unter Beweis gestellt worden.

Klinisch handelt es sich bei den Spätrezidiven um Fieberanfälle, die keineswegs immer die volle Schwere der akuten Erstkrankung zeigen. Die Blutbefunde entsprechen denen der Erstlingsfieber; allerdings hebt JAMES die im Rezidiv oftmals unverhältnismäßig hohe Gametenzahl hervor. Werden die Rückfälle nach und nach seltener und leichter, so nimmt auch die Zahl der Parasiten im Blut ab. Schließlich bleiben die Anfälle ganz aus, und es darf heute mit ziemlicher Sicherheit angenommen werden, daß die *Krankheitsdauer* einer Infektion mit *P. vivax*, sofern keine Superinfektion eintritt, die Zeit von $1^1/_2$ bis 2 Jahren nicht übersteigt. Nach dieser Zeit treten bei dem Kranken — ob behandelt oder nicht — keine Rückfälle mehr auf, und es ist anzunehmen, daß die Infektion nunmehr endgültig erloschen ist (MEYTHALER 1944, DAVEY 1946, HÖRING 1947, v. HALLER 1948, O. FISCHER 1949). Die einzelnen *Vivax*stämme scheinen unterschiedlich lange Lebensdauer zu haben; so wird z. B. für die relativ gutartigen und leicht verlaufenden südpazifischen Stämme eine Krankheitsdauer von nur 14 Monaten angenommen (SAPERO 1947). Das Auftreten von Fieberanfällen noch länger als 3 Jahre nach der Infektion ist eine ausgesprochene Seltenheit (BLANCO und SAUNDERS 1947, u. a.), und das fast völlige Verschwinden der Kriegsmalaria im Laufe der letzten Jahre spricht gleichfalls dafür, daß ein längeres Bestehen der Infektion kaum vorkommt. Ganz vereinzelt liegen ältere Berichte über das Auftreten von Tertianarezidiven noch 10 und mehr Jahre nach Erkrankungsbeginn vor (SCHEMBRA 1935, MÜHLENS 1937). Derartige Beobachtungen zwingen aber zu größter Kritik, und es müssen die in der Literatur beschriebenen Fälle von angeblich jahrelangem Bestehen einer Tertianainfektion großenteils als Beweis für die möglicherweise lange Dauer der Infektion schon deshalb abgelehnt werden, weil die

Möglichkeit der Reinfektion mit autochthoner Malaria nicht mit Sicherheit ausgeschlossen worden ist.

Tertianaerkrankungen mit langer Latenz. Tertianainfektionen mit langer primärer Latenz werden vor allem im nördlichen Europa, in den endemischen Malariagebieten Hollands und Frieslands (SWELLENGREBEL 1938, WEYER 1940, SCHÜFFNER 1941 u. a.), in Norwegen (VOGT 1946), England (JAMES 1930, SHUTE 1939) und neuerdings auch in Nordamerika (BOYD und KITCHEN 1938) beobachtet, wo sie in manchen Gebieten weit häufiger als die frühmanifesten Erkrankungen vorkommen. Die während des Krieges in einzelnen Gegenden Südeuropas (z. B. Krim) von uns beobachteten langen Latenzen dagegen waren oftmals durch die Atebrinprophylaxe künstlich erzielt worden.

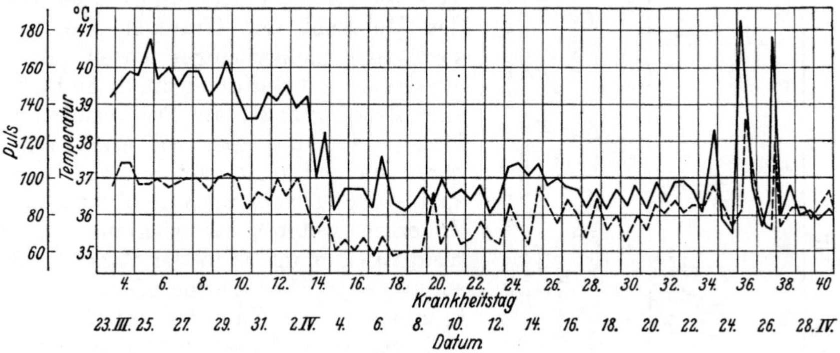

Abb. 34. Spätrezidiv einer Malaria tertiana, mehrere Wochen nach Abklingen einer Fleckfiebererkrankung auftretend. Deutung und Einzelheiten s. Text. (Original L. FISCHER.)

Die Ursache der verlängerten Latenzen in nordeuropäischen Malariagebieten ist nicht in der Immunitätslage der Bevölkerung, sondern in Eigenarten der Plasmodienstämme zu suchen insofern, als im kühleren, für die Entwicklung der Parasiten in den Anophelen nur verhältnismäßig kurze Zeit geeigneten Klima des Nordens auf die Dauer nur solche Stämme sich halten, die ihre Gameten überwiegend in der Flugzeit der Anophelen bilden, und zwar so, daß für die Entwicklung der Parasiten in der Mücke noch genügend Zeit bleibt, also im Beginn des Sommers. Daß die lange Latenz eine Eigenart der Stämme ist und nicht direkt an die Jahreszeit gebunden ist, geht auch daraus hervor, daß eine zu ungewöhnlicher Jahreszeit gesetzte Infektion gleichfalls mit langer primärer Latenz verläuft. v. HALLER (1949) stellt fest, daß russische Stämme, die im Osten frühmanifeste Infektionen bewirkten, auch bei Verimpfung in Nordwestdeutschland keine langen primären Latenzen hervorriefen. Bemerkenswert ist die Angabe HORMANNS (1949), daß die vom Osten eingebrachte und bei uns heimisch gewordene Malaria, die im Jahre 1945 noch überwiegend frühmanifeste Herbsterkrankungen auslöste, in den Jahren 1946 und 1947 eine deutliche Zunahme spätmanifester, mit langer primärer Latenz einhergehender Frühjahrserkrankungen zeigt und somit in wenigen Jahren ihr epidemiologisches Bild wesentlich verändert hat. Nach SHUTE (1946) hat auch die Dichte der Sporozoiteninfektion einen Einfluß auf die Entwicklung der langen Latenzen; nur Infektionen mit geringen Plasmodienzahlen, die nicht ausreichen, akute Attacken auszulösen, bedingen lange Latenzen.

Die Mückenstichinfektion erfolgt, wie die Arbeiten von KORTEWEG, SWELLENGREBEL u. a. zeigen, im Spätsommer oder Herbst vor Beginn der Mückeneinwinterung; die Krankheit bricht aber nicht nach Ablauf der normalen Inkubation aus, sondern bleibt beim Hollandstamm von *P. vivax* in etwa der Hälfte der Fälle als Gewebsinfektion latent (s. auch S. 452) und ruft frühestens 6—7, in der Regel 8—10 Monate nach erfolgter Infektion, also im nächstfolgenden Frühjahr oder Frühsommer die Erscheinungen einer akuten Malaria hervor.

Die sog. Frühjahrsgipfel der nordeuropäischen Malaria sind also weniger auf Rezidive als vielmehr auf verlängerte Latenzen zu beziehen, und der Beginn des Fiebers entspricht zeitlich (und auch pathogenetisch?) der ersten Spätrezidivperiode frühmanifester

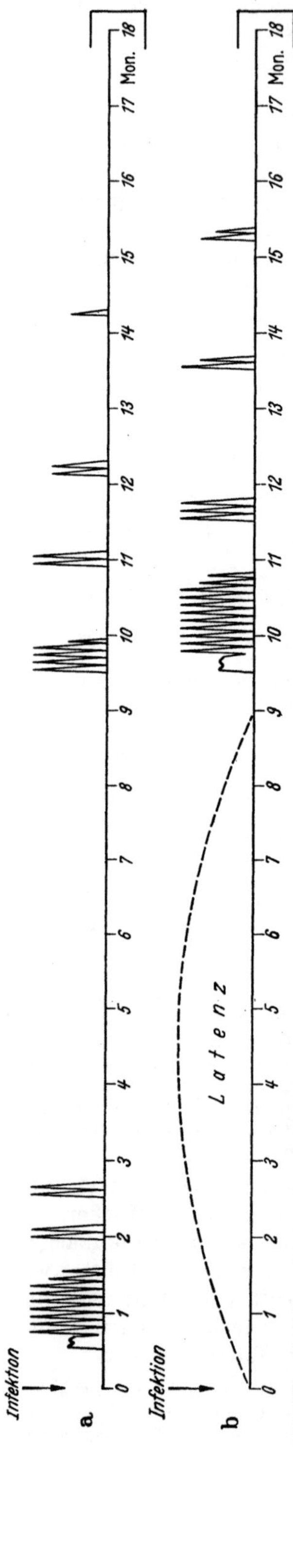

Abb. 35 a u. b. Schematische Darstellung der Beziehungen zwischen frühmanifester und spätmanifester Erkrankung bei Malaria tertiana. a Obere Kurve: Infektion mit kurzer Inkubationszeit. Erstlingsfieber mit Anfangs- und Rhythmusfieber; anschließend Frührezidive. Danach Latenzzeit. 9—10 Monate nach der Infektion das erste typische Spätrezidiv. Danach einige weitere Rezidive. Nach 18 (längstens 24) Monaten ist die Infektion erloschen. b Untere Kurve: Nach der Infektion zunächst lange primäre Latenz. 9—10 Monate nach erfolgter Infektion Beginn der spätmanifesten Erkrankung mit Anfangs- und Rhythmusfieber. Danach einige Frührezidive. 18 (längstens 24) Monate nach der Infektion ist auch diese Infektion erloschen. Das erste Spätrezidiv der frühmanifesten Erkrankung entspricht demnach zeitlich dem Erstlingsfieber der Erkrankung mit langer Latenz. (Die Zahl der einzelnen Schüttelfröste bei Ersterkrankung und Rezidiven ist naturgemäß wechselnd und ist in der schematischen Darstellung nicht berücksichtigt.)

Erkrankungen, die ja auch meist 8—10 Monate nach erfolgter Infektion auftritt. Der Parallelismus dieser Erscheinungen ist in Abb. 35 schematisch dargestellt.

Auch die spätmanifesten Erstlingserkrankungen beginnen mit dem Kortewegschen Anfangsfieber, an das sich in ganz analoger Weise das Rhythmusfieber anschließt, und der übrige Verlauf der Erkrankung entspricht gleichfalls ganz dem der schon beschriebenen frühmanifesten Tertianaerkrankungen. Nach Abklingen des Rhythmusfiebers ist in einem Teil der Fälle die Krankheit erloschen; bei der Mehrzahl der Kranken aber schließt sich nach mehrwöchiger Latenz wiederum eine Reihe von Rezidiven an, die in Beziehung zum Erstlingsfieber als Frührezidive aufzufassen sind und die, wiederum mit oder ohne Behandlung, nach einigen Monaten, spätestens nach einem halben Jahr, abklingen. Zu einer weiteren Entwicklung von Spätrezidiven kommt es in der Regel nicht, und so ist auch die spätmanifeste Tertianaerkrankung, vom Tag der Infektion an gerechnet, nach $1^1/_2$—2 Jahren endgültig abgeheilt (James, Höring). Beide Erkrankungen dauern also im Grunde gleich lange; während bei den frühmanifesten Fiebern eine größere Reihe von Spätrezidiven sich entwickelt, scheinen diese bei den spätmanifesten Formen zu fehlen, da zur Zeit der zu erwartenden Spätrezidive die Infektion bereits erloschen ist.

Malaria tertiana durch Plasmodium ovale.

Infektionen mit *P. ovale* (Stephens 1922) kommen selten vor und sind bisher nur in Einzelfällen aus Westafrika, vor allem aus Kamerun, Nigeria (Stephens und Owen 1927), Belgisch-Kongo (York, Schwetz, Rodhain), Sierra Leone und Liberia berichtet, später auch aus Ostafrika (Wilson und Wilson 1935) und Süd-Rhodesien (Blair 1938). Ebenso sollen einzelne Fälle auf den Philippinen beobachtet worden sein (Craig). Ein einziger Fall wird von Eskin (nach Bock, 1939) aus dem östlichen Rußland mitgeteilt. Der Parasit wird von Wilson als „primitive and disappearing species" angesehen. Yorke und Owen (1930) sowie James, Nicol und Shute (1931) konnten an verimpften *Ovale*stämmen über mehrere

Passagen die Konstanz der Merkmale des Parasiten wiedererkennen. HAUER (1937) dagegen sah bei seinem über 45 Passagen auf Paralytiker verimpften Stamm nach der 23. Passage plötzlich Teilungsformen auftreten, die mit mehr als 16 Merozoiten denen von *P. vivax* ähnelten, während nach der 38. Passage ebenso unerwartet wieder typische *Ovale*teilungsformen auftraten. Daß *P. ovale* von manchen Autoren nicht als eigene Species, sondern als Rasse von *P. vivax* angesehen wird, wurde bereits S. 441 erwähnt.

Die Infektion verläuft beim Menschen in der Regel leicht und ist auch mehrfach zur Fieberbehandlung der Paralyse benutzt worden (YORKE und OWEN 1930, JAMES und Mitarbeiter 1932, HAUER 1937, BOCK 1939). Nach einer Inkubationszeit von 5—28, in der Regel 14—15 Tagen entwickelt sich das Fieber, das im typischen Tertianarhythmus verläuft. Verlängerte Latenzen wurden nie beobachtet (SINTON, HUTTON und SHUTE 1939). Ein Anfangsfieber lassen die von

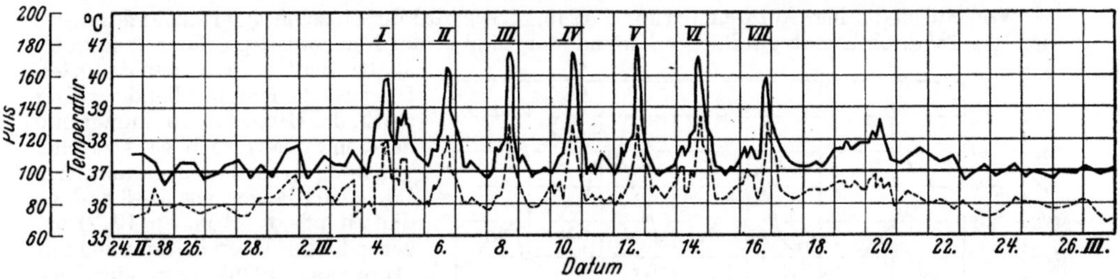

Abb. 36. Malaria tertiana; Infektion mit *P. ovale*. Typisches Rhythmusfieber. (Nach E. BOCK.)

BOCK abgebildeten Kurven nicht erkennen. Ob das von HAUER im Beginn der Erkrankung vor Einsetzen der typischen Fieberanfälle beobachtete kurzdauernde kontinuierliche Fieber als solches zu deuten ist, bleibt offen. Die meist in den späten Nachmittags- oder Abendstunden (FAIRLEY, 1933, MÜHLENS, 1937, BOCK, 1939) auftretenden Anfälle sind in der Regel leicht und dauern vom Beginn des Schüttelfrostes bis zur völligen Abfieberung selten über 5—6 Std. Eine typische Fieberkurve dieser Art ist in Abb. 36 dargestellt. Es kommen aber auch Kurven mit breiterer Basis vor, die wohl den Tertianarhythmus noch erkennen lassen, dabei aber mehr an den Verlauf einer Tropica erinnern können (Abb. 37). HAUER sah bei seinem lange Zeit im regelmäßigen Andertagrhythmus verlaufenden *Ovale*stamm nach mehreren Passagen unerwartet Übergang in Quotidianfieber, in späteren Passagen dann wieder den reinen Tertianarhythmus. Selbstheilung nach 5—7 Anfällen wird verhältnismäßig oft berichtet; allerdings neigen natürlich erworbene Sporozoiteninfektionen zu Rezidiven, wie typische *Vivax*infektionen auch. Infektionen mit *P. ovale* sprechen auf die spezifische Therapie meist gut an. Die Weiterzüchtung der Plasmodien in Anophelen zur weiteren Verimpfung und Erzeugung von Sporozoiteninfektionen ist bisher nur ganz vereinzelt geglückt (JAMES, NICOL und SHUTE 1932, BOCK und WEYER 1939. Literatur s. bei BOCK).

Malaria quartana (Plasmodium malariae).

Die verhältnismäßig seltene Malaria quartana ist gekennzeichnet durch die Eigenart des Rhythmusfiebers, dessen Attacken — wiederum durch den erythrocytären Entwicklungsgang der Plasmodien bestimmt — im Abstand von 3mal 24 Std aufeinander folgen (Abb. 38). Primäre lange Latenzen von mehrmonatiger, vielleicht sogar jahrelanger Dauer sind zwar nicht die Regel, wohl aber gelegentlich beobachtet worden (ROGERS 1947). Es ist wichtig, mit ihrer Möglichkeit in Quartanagebieten oder bei Heimkehrern zu rechnen, da in Unkenntnis derartig langer Latenzstadien die Quartana gelegentlich durch Bluttransfusionen von latent infizierten Spendern übertragen worden ist. Hegler und Nauck (1934) berichten über einen derartigen Fall, dessen Fieberkurve wir als typisches Quartanabild wiedergeben (Abb. 39).

Nach der meist mehrwöchigen Inkubation von 23—42 Tagen setzt bei Erstinfektionen das Anfangsfieber in typischen Fällen nur zögernd ein. Es kann sich unter mehreren Remissionen über eine Reihe von Tagen hinziehen mit Temperaturen, die 38° C kaum je übersteigen; nur selten setzt es gleich in voller Höhe ein. Schüttelfröste fehlen anfangs meist ganz. Milztumor und Blutparasiten sind im Beginn, ähnlich wie bei der Tertiana, kaum oder nicht festzustellen.

Im weiteren Verlauf entwickeln sich nach und nach die Fieberanfälle des Rhythmusfiebers, die in ihren wesentlichen Zügen denen der Malaria tertiana entsprechen.

Von ausländischen Autoren (Strong 1945, u. a.) wird der einzelne Quartanaanfall als in der Regel verhältnismäßig milde verlaufend dargestellt; der Fieberanstieg erfolgt langsamer als bei der Tertiana, der Schüttelfrost ist dementsprechend weniger stark, das Hitzestadium kürzer und der Schweißausbruch geht rascher vonstatten, so daß der ganze Anfall nicht länger als 4—5 Std zu dauern pflegt. Höring (1947) dagegen hält in Übereinstimmung mit Mühlens (1938) den einzelnen Anfall im Durchschnitt für heftiger als den der Malaria tertiana. Wieweit es sich dabei um regionäre Unterschiede im Verhalten einzelner Stämme handelt und wieweit den einzelnen Angaben Beobachtungen an Erst- oder Reinfektionen zugrunde liegen, ist nicht zu entscheiden, jedenfalls aus den verschiedenen Angaben aus- und inländischer Autoren nicht ersichtlich. Bei der Seltenheit der Quartanainfektionen ist das verständlich. In der Mehrzahl der Fälle erfolgen die Attacken vormittags oder doch am frühen Nachmittag, selten dagegen in den Abendstunden.

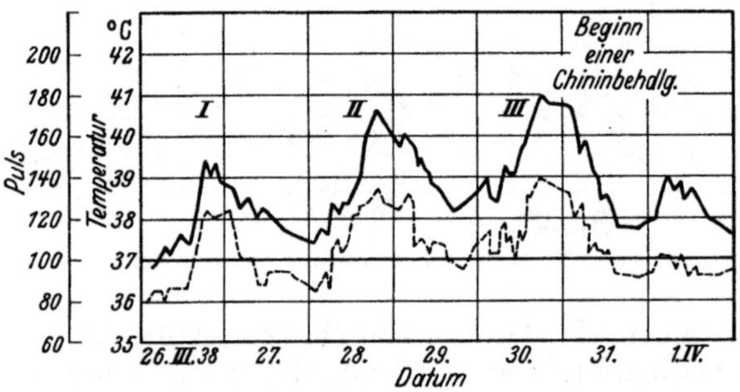

Abb. 37. Malaria tertiana; Infektion mit *Pl. ovale*. Fieberanfälle mit breiter Basis; tropica-ähnliche Fieberkurve. (Nach E. Bock.)

In der Regel kommen einfache Infektionen (Quartana simplex) mit typischen Fieberbildern vor; selten sind Doppel- oder Dreifachinfektionen, deren Entstehung wir uns analog der Entwicklung der Tertiana duplicata vorstellen und deren Fieberbilder leicht zu konstruieren sind.

Bei der Quartana duplicata wechseln 2 Fiebertage mit einem fieberfreien ab, und bei der Quartana triplicata tritt das Fieber jeden Tag auf, so daß das Bild klinisch ohne genaue Blutuntersuchung nicht von der Tertiana duplicata zu unterscheiden ist. Höring hebt hervor, daß gelegentlich Quartanainfektionen als Quotidianfieber beginnen, sich aber im weiteren Verlauf zur Quartana simplex umbilden.

Der Parasitenbefund im Blut kann in der ganzen Zeit des Rhythmusfiebers auch bei unbehandelter Impfquartana auffallend spärlich sein. Die häufig beobachteten Teilungsformen können insofern irreführend sein, als gelegentlich eine mit reichlich Teilungsformen einhergehende Tertiana duplicata als Quartana triplicata angesprochen wird. Regelmäßig entwickelt sich ein deutlich nachweisbarer Milztumor in der Zeit der Fieberanfälle. Über die weiteren Erscheinungen von seiten einzelner Organe, insbesondere über die Beteiligung der Nieren bei der Quartana s. S. 496.

Die natürliche Heilungstendenz der Quartana scheint ungleich geringer zu sein als die der anderen Malariaarten; jedenfalls können sich bei unbehandelten Fällen die Fieberschübe über viele Wochen hinziehen. Durch das Auftreten besonders geringer Fieberanfälle können die Verlaufskurven teilweise atypisch erscheinen. Schließlich tritt aber doch, vielleicht erst nach 20 oder mehr Attacken ein spontanes Ausbleiben der Anfälle ein.

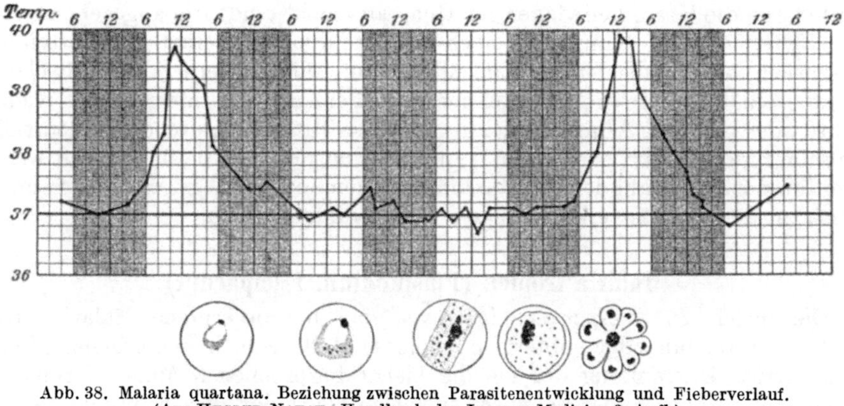

Abb. 38. Malaria quartana. Beziehung zwischen Parasitenentwicklung und Fieberverlauf. (Aus HEGLER-NAUCK, Handbuch der Inneren Medizin, 3. Aufl.)

Rezidive sind im Verlaufe einer Quartanainfektion häufig; sie ist diejenige Malariaform, die weitaus am meisten zur Bildung von Rückfällen neigt. Dabei läßt das Auftreten dieser Rezidive keineswegs die bei den *Vivax*infektionen beobachtete Gesetzmäßigkeit und die klare Trennung in Früh- und Spätrezidive

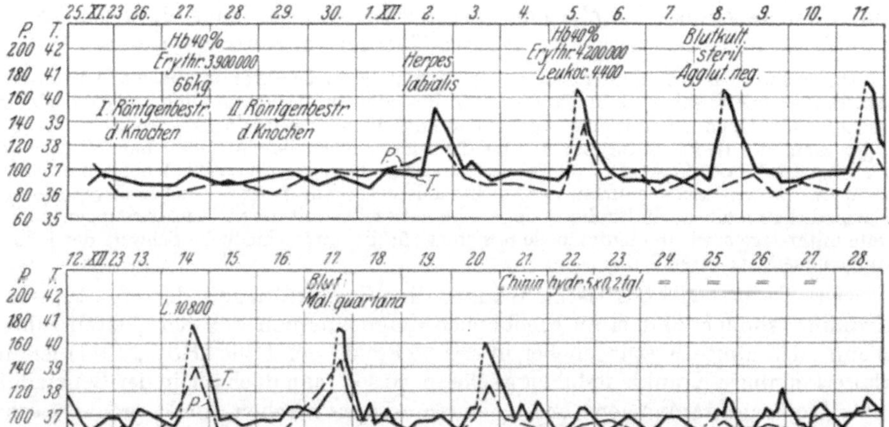

Abb. 39. Malaria quartana simplex, entstanden nach Bluttransfusion. Typisches Rhythmusfieber. (Nach HEGLER-NAUCK, Handbuch der Inneren Medizin, 3. Aufl.)

erkennen. Wohl können schon kurz nach der Abfieberung die ersten Rückfälle auftreten, an die sich dann in wechselndem Abstand die weiteren anschließen. Später treten dann lange, unregelmäßige über Monate und Jahre anhaltende Latenzperioden auf, die gelegentlich von Fieberanfällen unterbrochen werden. Selbst nach Jahrzehnten können noch unerwartete Quartanarezidive auftreten.

Rückfälle, die 11, 36 oder 42 Jahre nach der Infektion aufgetreten sind (BOYD 1947, SPITLER 1948, MÜHLENS 1937), wurden gelegentlich beobachtet. Vereinzelt sind Quartanainfektionen, die bereits 40 oder 42 Jahre zurücklagen, durch Bluttransfusionen ungewollt auf den Empfänger übertragen worden (W. FISCHER und YORK, 1946). Über einige ähnliche

Fälle, die den Nachweis einer Krankheitsdauer von 12 bzw. 13 Jahren für eine Quartanainfektion erbringen, berichten NABARRO und EDWARDS (1939) sowie LESNE und Mitarbeiter (1939).

So zeigt der ganze Ablauf der Quartana viele Unregelmäßigkeiten, und bis heute kann die Krankheitsdauer der Quartana nicht eindeutig angegeben werden. Die Seltenheit der Krankheit erschwert naturgemäß derartige Beurteilungen wesentlich. Jedenfalls ist im Einzelfall kaum mit Sicherheit zu entscheiden, ob eine Quartanainfektion tatsächlich ausgeheilt sei oder nicht, selbst wenn sie Jahre oder gar Jahrzehnte zurückliegt. Diese Tatsache muß bei der Beurteilung einer im Kriege erworbenen Malaria quartana naturgemäß berücksichtigt werden; allerdings ist die Zahl der Quartanainfektionen unter Kriegsteilnehmern im Vergleich zu den Tertianaerkrankungen verschwindend klein.

Malaria tropica (Plasmodium falciparum).

Die durch *P. falciparum (immaculatum)* hervorgerufene Malaria tropica (malignant tertian oder subtertian malaria) stellt eine in mehrfacher Hinsicht andersartige Erkrankung dar als die bisher besprochenen Malariaformen. Sie ist endemisch oder hyperendemisch in vielen Gegenden der tropischen und subtropischen Zonen; in den wärmeren Ländern der gemäßigten Breiten tritt sie, epidemiologischen Eigenarten folgend, in der Regel später im Jahr auf als die Tertianaerkrankungen und ist in Italien als Aestivoautumnal-Fieber bekannt.

Die Tropica ist die bei weitem schwerste aller Malariaerkrankungen. Im Gegensatz zu den fast immer gutartig verlaufenden Tertiana- und Quartanainfektionen kann die Malaria tropica schon in den ersten Attacken zum Tode führen; insbesondere Kranke mit „perniziöser Malaria“ sind oftmals trotz einwandfreier und rechtzeitig eingeleiteter Therapie unrettbar verloren.

Die Schwere der Tropicaerkrankungen scheint regionär recht unterschiedlich zu sein. MEYTHALER (1944) sah z. B. in Thrakien und Mazedonien die Erkrankung ungleich schwerer verlaufen als im südlichen Griechenland und auf den Mittelmeerinseln. Aus tropischen Ländern liegen ähnliche Beobachtungen vor, und die widersprechenden Angaben über die Schwere der Tropicainfektionen mögen zum Teil auf derartigen regionären Verschiedenheiten im Ablauf beruhen. Es wird angenommen, daß — besonders bei Europäern — neben Eigenarten der Plasmodienstämme auch Einflüsse der Akklimatisation mit ihren Rückwirkungen auf die Immunitätslage sowie die individuelle Resistenz für die unterschiedliche Schwere der Erkrankungen maßgebend sind.

Der oft uncharakteristische Beginn, die Vielgestaltigkeit der oft atypischen Krankheitsbilder können zu erheblichen diagnostischen Schwierigkeiten führen. Wenn auch akute Erstlingsfieber in der Mehrzahl der Fälle (ROSS, 1947) leidlich klar erkennbare Krankheitsbilder auslösen, so soll man doch die in der Beurteilung der Tropicaerkrankungen entstehenden diagnostischen und prognostischen Schwierigkeiten nicht unterschätzen. Heimtückisch kann die Krankheit auch insofern sein, als jede gutartig erscheinende Tropicainfektion jederzeit unerwartet in ein schweres perniziöses Zustandsbild umschlagen kann. Gerade bei der Malaria tropica kann eine rasche und klare Diagnose als Voraussetzung für eine sinngemäße Behandlung entscheidend für den Ausgang der Erkrankung sein!

An die Inkubationszeit, die übereinstimmend von den meisten Autoren mit 7—12 (von 4—14) Tagen — FAIRLEY (1947) fand die Parasiten durchschnittlich $9^1/_2$ Tage nach der einmaligen Mückenstichinfektion — angegeben wird, schließt sich sofort der Fieberbeginn an. Lange primäre Latenzen scheinen nur in Einzelfällen unter Einwirkung fortlaufender Chemoprophylaxe (MURRAY und SHUTE 1943), nicht aber bei unbeeinflußten Infektionen vorzukommen. Bei Erstinfektionen gehen dem Fieber in der Regel deutliche *Prodromalerscheinungen* voraus; sie äußern sich als Kopf- und Muskelschmerzen, Abgeschlagenheit, Appetitlosigkeit,

Brechreiz oder Erbrechen und sind meist stärker ausgeprägt als bei den Tertianaerkrankungen. Gelegentlich treten schon frühzeitig geringe Temperatursteigerungen zusammen mit den genannten Prodromalsymptomen auf. Bei Rezidiven und Reinfekten dagegen setzt — ebenso wie bei den anderen Malariaarten — das Fieber unvermittelt ohne Vorboten ein.

Das *Fieber* springt bei Erstlingserkrankungen in der Regel nicht plötzlich an, sondern steigt, mit den genannten leichten Temperatursteigerungen beginnend, erst im Laufe eines oder gar mehrerer Tage zur vollen Höhe auf. Schüttelfröste fehlen zunächst fast immer; wohl aber kann Frieren oder leichtes Frösteln die Fieberperiode einleiten. So entsteht ein uncharakteristisches, oft „grippeartiges" Fieber, das unregelmäßig remittierend, selten kontinuierlich, fast niemals aber intermittierend verläuft und erst nach einer Reihe von Tagen in einen mehr oder weniger deutlichen Tertianarhythmus übergeht.

Es liegt nahe, dieses Fieber mit dem Anfangsfieber der Tertiana gleichzusetzen; ob es sich aber wirklich um ein solches handelt, ist bisher nicht sicher entschieden und kann auch, wie Höring (1947) ausdrücklich hervorhebt, bei dem meist fließenden Übergang dieses anfänglichen Fiebers in das spätere Rhythmusfieber und dem meist sehr unregelmäßigen Verlauf des letzteren kaum entschieden werden.

Parasiten sind im Fieberbeginn in den Blutausstrichen und im dicken Tropfen nur spärlich, in vielen Fällen noch gar nicht nachzuweisen, so daß gerade in den ersten Tagen, die aber oftmals für das Schicksal des Kranken entscheidend sind, ernste diagnostische Schwierigkeiten entstehen können. Wiederholtes und gründliches Suchen nach Plasmodien wird jedoch, wie dies vor allem Ross (1947) auf Grund 20jähriger Erfahrungen in ostafrikanischen Tropicagebieten hervorhebt, fast immer schon frühzeitig die Diagnose klären können.

Das *Rhythmusfieber* selbst, soweit überhaupt von einem solchen gesprochen werden kann, zeigt wesentlich unregelmäßigeren Verlauf als bei den anderen Malariaarten. Der einzelne Fieberanfall erscheint oftmals weniger schwer; es fehlt auch jetzt häufig der Schüttelfrost in seiner für die Tertiana typischen Schwere. Nur leichtes oder mäßiges Frieren leitet den Anfall ein, in dessen Verlauf die Temperaturen bis auf 40 oder 41° C ansteigen. Das Hitzestadium dauert wesentlich länger als bei der Vivaxinfektion, und unter meist nur geringem Schweißausbruch sinkt die Temperatur langsam ab. Der ganze Anfall kann dadurch über 20 Std dauern, und ein mäßiges Fieber bleibt auch danach oftmals bestehen, bis der nächste Anfall sich einstellt. So entsteht eine nur geringe Remission, und der Andertagrhythmus ist keineswegs immer deutlich erkennbar. In anderen Fällen wieder treten heftige Schüttelfröste mit nachfolgendem Schweißausbruch auf, so daß septische Fieberbilder mit täglichen Anfällen entstehen können. Wieder andere Kurven verlaufen fast kontinuierlich und können damit typhöse Bilder vortäuschen. So zeigt der ganze Fieberverlauf der Tropicainfektion, offenbar als Ausdruck ungenügender Synchronisierung der Plasmodienentwicklung, eine außergewöhnliche Mannigfaltigkeit, und es gibt in tropischen Malarialändern kaum ein Fieberbild, hinter dem nicht eine tropische Malaria verborgen sein kann. In Abb. 40—42 sind einige Verlaufsformen tropischer Malaria wiedergegeben.

Auffallend ist die schon lange bekannte Zweigipfligkeit oder „Sattelbildung" der Fieberkurve im Tropicaanfall, die früher in der Bezeichnung der einzelnen Stadien als Anfangsanstieg, Pseudokrise, präkritischer Wiederanstieg und Krisis zum Ausdruck kam und auf die auch von neueren Autoren (Hegler und Nauck 1934, Meythaler 1944, Höring 1947) wieder verwiesen worden ist. Sie kann allerdings nur bei wiederholter, mindestens 2stündiger Messung nachgewiesen werden.

Die *klinischen Bilder* sind auch bei durchschnittlichen, komplikationslos verlaufenden Fällen sehr viel schwerer als bei Vivaxinfektionen und die Beschwerden

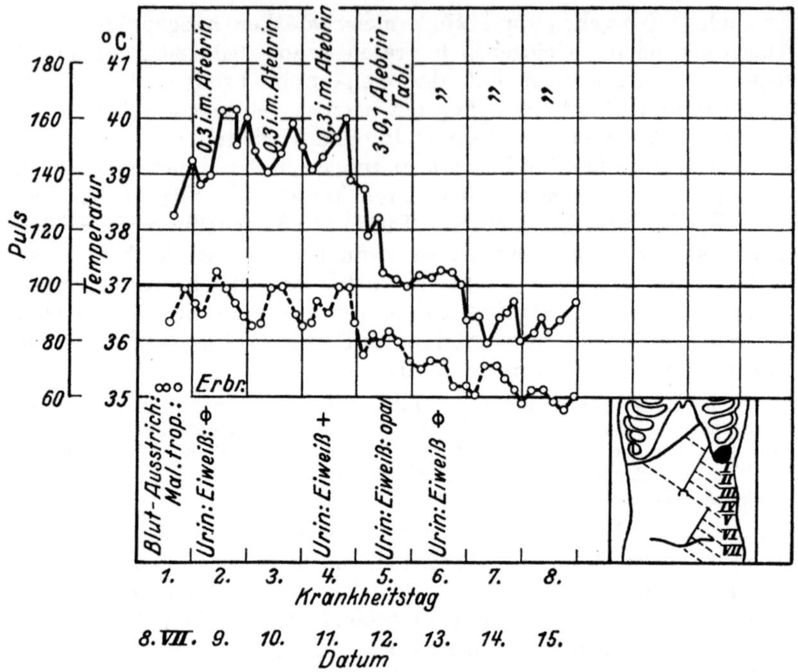

Abb. 40. Malaria tropica. In den ersten Tagen typhusartige Fieberkurve; durch Parasitennachweis als Tropica erwiesen. (Nach Meythaler.)

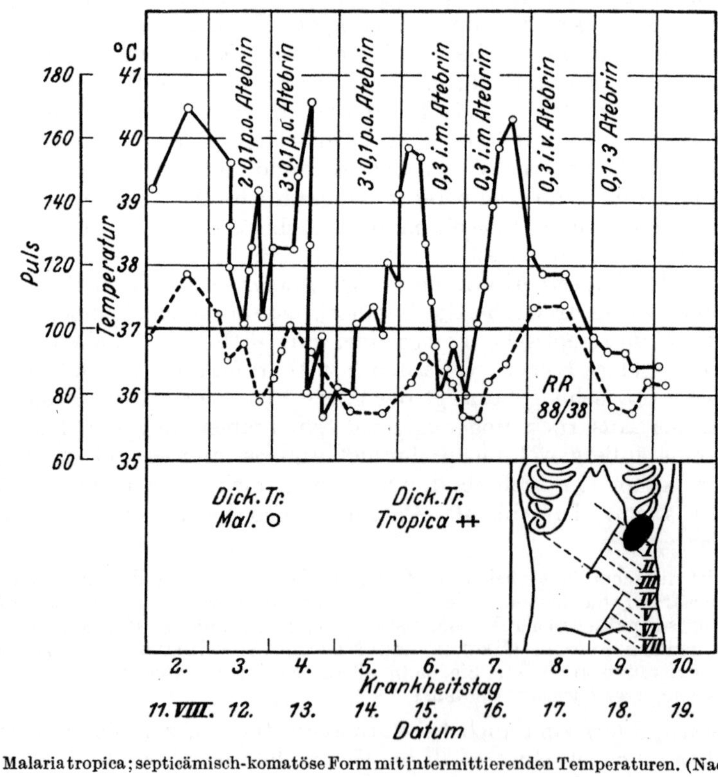

Abb. 41. Malaria tropica; septicämisch-komatöse Form mit intermittierenden Temperaturen. (Nach Meythaler.)

der Kranken meist ungleich heftiger. Kopfschmerzen, Erbrechen, Muskelschmerzen vor allem der Rückenmuskulatur, auch wohl Durchfälle treten meist frühzeitig auf. Herzklopfen, Beklemmungen und starke Atemnot, Schlaflosigkeit und Unruhe können außerordentlich quälend sein. Bei anderen Kranken überwiegt die Benommenheit. Initiale Bronchitis und bronchopneumonische Herde sind häufige Begleiterscheinungen. Oft besteht eine ausgesprochene Kreislauflabilität mit Absinken des Blutdruckes bis zur Kollapsgefahr. Die fast regelmäßig beobachtete Tachykardie mag teilweise toxischen Ursprungs oder auch Folge zentralnervöser Regulationsstörungen sein, kann aber auch Ausdruck einer durch Capillarembolien bedingten Schädigung des Herzens (MOHR 1940) sein.

Die Milzschwellung entwickelt sich meist — im Gegensatz zur Tertiana und Quartana — nur langsam; der entstehende Milztumor ist zunächst weich und kann daher leicht der palpatorischen Feststellung entgehen. Eine Leberschwellung tritt in einem Teil der Fälle in weiterem Verlauf auf; eine akute Schädigung der Leber scheint häufig zu sein (s. S. 494), ist aber anscheinend immer vorübergehend. Leichter Ikterus, Bilirubinämie und vermehrte Urobilinogenausscheidung sind die Regel; positive Diazoreaktion kommt gleichfalls vor. Auch Zeichen einer vorübergehenden Nierenschädigung — nicht einer echten Glomerulonephritis — werden bei Tropicainfektionen oftmals beobachtet (s. S. 495); jedoch darf nicht jede in der akuten Phase der Krankheit auftretende febrile Albuminurie als Ausdruck eines ernsthaften Nierenschadens gedeutet werden. Hautblutungen als Folge einer toxischen oder mechanischen Capillarschädigung sind gelegentlich gesehen worden (HEGLER und NAUCK).

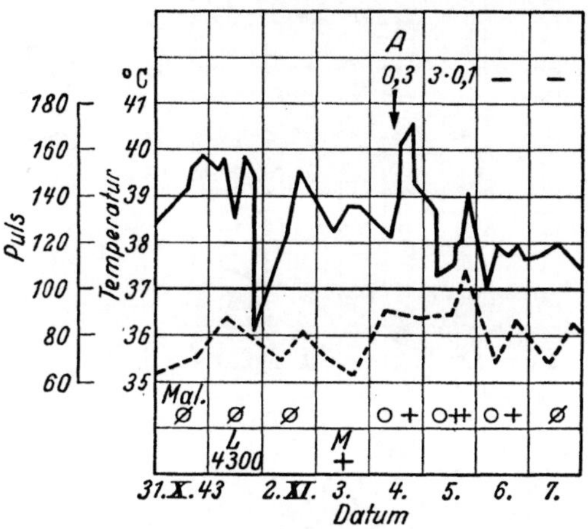

Abb. 42. Malaria tropica, atypischer Fieberverlauf mit ganz unregelmäßigen Remissionen und Fieberanfällen. (Aus MEYTHALER, nach O. FISCHER.)

Auch die *Blutbefunde* weisen bei der Malaria tropica einige Besonderheiten auf. Da die Entwicklung der Parasiten ganz überwiegend in den Capillaren der inneren Organe, der Milz, Leber und vor allem des Gehirns vor sich geht, findet man im peripheren Blut — anfangs spärlich, später oft in großer Menge — fast ausschließlich die für die Tropicaerkrankungen charakteristischen kleinen Ringe, im weiteren Verlaufe außerdem die halbmondförmigen Gametocyten, nicht aber halberwachsene Parasiten und Teilungsformen. Die Beziehung zwischen Plasmodienentwicklung und Fieberverlauf ist also bei der Tropica nicht in der gleichen Eindeutigkeit zu erkennen wie bei der Tertiana oder Quartana (s. Abb. 43). Jede schwere Malaria, die im peripherischen Blut *nur* kleine Ringe zeigt, muß, insbesondere bei atypischem Fieberverlauf, auf Tropica verdächtig sein. Nur bei sehr dichtem Parasitenbefall treten gelegentlich Teilungsformen in das peripherische Blut über. Auf die spärlichen Plasmodienfunde in den ersten Krankheitstagen wurde bereits verwiesen. Im weiteren Verlauf aber entwickeln sich die Parasiten außerordentlich reichlich, so daß bei schweren Infektionen gelegentlich fast jeder dritte oder zweite Erythrocyt von einem oder gar mehreren Ringen befallen sein kann.

Im Gegensatz zum Tertianaparasiten scheint *P. falciparum* nur geringe Abwehrstoffe zu mobilisieren (SCHÜFFNER 1941), so daß die Parasiten sich fast ungehindert ins Millionenfache

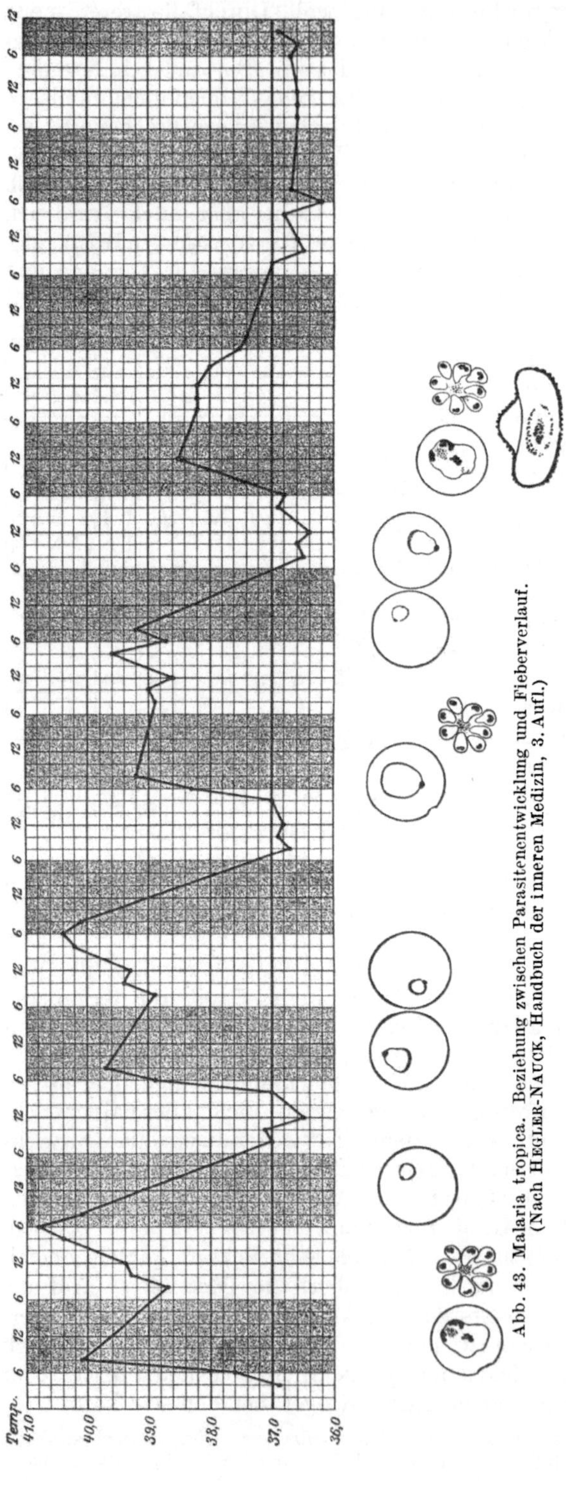

Abb. 43. Malaria tropica. Beziehung zwischen Parasitenentwicklung und Fieberverlauf. (Nach Hegler-Nauck, Handbuch der inneren Medizin, 3. Aufl.)

vermehren können. Dementsprechend entwickelt sich auch bei den meisten Tropicaerkrankungen außerordentlich rasch eine schwere Anämie.

Der weitere Verlauf der unbeeinflußten Tropica ist außerordentlich wechselnd. Schwere Fälle, insbesondere perniziöse Erkrankungen, führen unbehandelt oder bei unzureichender Therapie oft in wenigen Tagen zum Tode. Leichte Formen dagegen (James 1924) fiebern schon innerhalb der ersten Woche, mittelschwere meist nach 2—3 Wochen durch Erlöschen der Infektion ab, und bei einem Teil der Patienten ist damit die Krankheit endgültig und ohne Rezidivbildung abgeheilt.

Bei der Mehrzahl der nicht wirksam behandelten Kranken aber treten *Rezidive* auf. Diese zeigen einen im Grunde gleichartigen Verlauf wie die Ersterkrankungen, sind wiederum durch unregelmäßigen Fieberverlauf gekennzeichnet und können sich zu der gleichen Schwere wie die Erstlingsfieber entwickeln. Die Rezidivneigung der einzelnen Tropicastämme schwankt außerordentlich, je nach Art des Stammes von 8,3 bis 80,6% der beobachteten Fälle (Sapero, 1947). Immer aber treten die Rezidive schon in den ersten Wochen nach Abheilung des Erstlingsfiebers auf; sie gehören wohl ausnahmslos den Frührezidiven an und nehmen an Häufigkeit rasch ab. Spätrezidive nach langer Latenz kommen praktisch nicht vor; sie gehören jedenfalls nicht zum Bild der einmaligen Tropicainfektion und sind wohl stets durch Reinfektion vorgetäuscht. 8 bis 9 Monate, spätestens aber

1 Jahr nach der Infektion sind die letzten Parasiten aus dem Körper verschwunden und ist die Infektion endgültig ausgeheilt (JAMES 1924, 1931, MEYTHALER 1944, STRONG 1945, SAPERO 1947, v. HALLER 1948). Der Verlauf der Rezidivkurve ergibt daher ein grundlegend anderes Bild als bei der Malaria tertiana (Abb. 44).

Ob überhaupt ausnahmsweise Spätrezidive nach einmaliger Tropicainfektion vorkommen, ist zum mindesten fraglich. NAGLEY (1945) berichtet über einen Kranken, der 13 Jahre nach erfolgter Infektion ein Rezidiv in seiner englischen Heimat erlitt; einige weitere Fälle von Spätrezidiven, die mehrere Jahre nach der Infektion auftreten, sind in der älteren Literatur mitgeteilt (MÜHLENS u. a.). Jedenfalls handelt es sich immer um Einzelbeobachtungen, die teilweise unter Vorbehalt mitgeteilt werden, deren Deutung mit größter Zurückhaltung geschehen muß und bei denen eine später eventuell im Heimatland erworbene Neuinfektion mit Sicherheit ausgeschlossen werden muß (auch für Tropicaerkrankungen ist das keineswegs selbstverständlich!). Eine chronische Malaria tropica entwickelt sich jedenfalls nur durch wiederholte Reinfektionen (ROSS 1947). Die Erfahrungen der jetzigen Nachkriegszeit mit dem raschen Versiegen der Kriegsrezidive sprechen in gleichem Sinne, so daß die Tropica zweifellos von allen menschlichen Malariaerkrankungen die weitaus kürzeste Dauer hat.

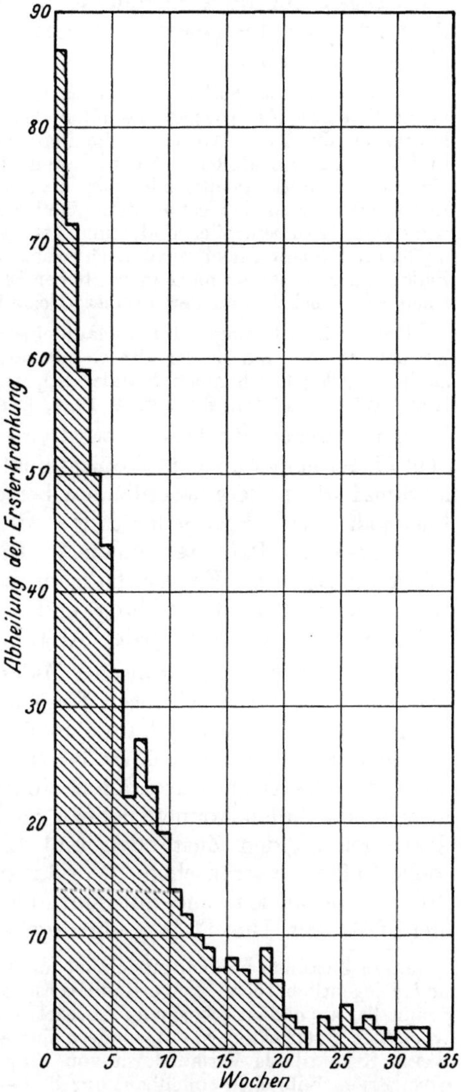

Abb. 44. Malaria tropica. Zeiten der Häufung von Rückfällen bei einer Gruppe von 87 Impftropicafällen. (Nach JAMES aus HÖRING.)

Besondere Formen der Malaria tropica. Der bisher beschriebene, gleichsam „normale" Verlauf der Tropicainfektion kann vielfach gestört werden durch die Entwicklung sog. *perniziöser* Formen. Diese können sowohl bei Ersterkrankungen als auch bei Rezidiven auftreten und kommen erfahrungsgemäß in bestimmten Gebieten mit hyperendemischer Tropica besonders häufig und bösartig vor. Anscheinend neigen neu zugereiste Europäer in derartigen Gegenden besonders zu perniziösen Fiebern, vor allem dann, wenn keine oder nur ungenügende Prophylaxe getrieben wurde. Einzelfälle perniziöser Tropica sind auch in Europa bei Heimkehrern beobachtet worden (RYDER und TOWSON 1946). Da gerade die verschiedenen Formen perniziöser Malaria differentialdiagnostische Schwierigkeiten verursachen, ist die Kenntnis der wichtigsten vorkommenden Krankheitsbilder notwendig. Die Eigenart der Parasitenentwicklung in den Gefäßabschnitten einzelner Organe (NAUCK 1941) erklärt zwanglos die verschiedenen Erscheinungsformen und auch scheinbar atypische Krankheitsbilder (s. auch S. 455 unter Pathologische Anatomie).

Die *cerebralen* Formen perniziöser Malaria gehen einher mit rasch ansteigenden hyperpyretischen Temperaturen, mit ausgesprochener motorischer und sensorischer

Unruhe, Erregungszuständen, Schlaflosigkeit und Delirien (sog. delirante Form der perniziösen Malaria). Meist erfolgt rascher Übergang in ein tiefes Koma, in dem die Kranken oft innerhalb von Stunden, in anderen Fällen erst nach 1—2 Tagen zugrunde gehen. Kreislaufversagen, Kollaps, Cheyne-Stokessche Atmung oder Lungenödem können das Ende einer derartigen komatösen Malaria ankündigen.

In vereinzelten Fällen kommt es zur Entwicklung von neurologischen Symptomen, deren Eigenart Meythaler besonders hervorhebt. Krämpfe, Parästhesien, Paresen, epileptiforme Zustände, Aphasien, meningitische und encephalitische Bilder sind beobachtet und mehrfach beschrieben worden. Selten sind apoplektiforme Zustände oder werden Bilder einer Querschnittsmyelitis oder gar einer multiplen Sklerose vorgetäuscht (s. auch S. 497) Es ist verständlich, daß gerade derartige Erscheinungen differentialdiagnostisch außerordentlich schwierig zu beurteilen sind, zumal gerade bei diesen Erkrankungen im Beginn verhältnismäßig oft Parasiten noch nicht nachweisbar sind (Khan 1945). Prognostisch sind derartige Fälle immer ernst; sie machen bei hoher Letalität (bis zu 20% nach Hegler und Nauck) einen wesentlichen Teil der Tropicatodesfälle aus.

Psychische Störungen im Verlauf einer akuten tropischen Malaria wie Delirien oder Halluzinationen sind in der älteren Literatur des öfteren mitgeteilt worden; auch Amoklaufen ist gelegentlich mit cerebraler tropischer Malaria in Zusammenhang gebracht worden (van Loon 1924, van Wulfften 1934, Perelmann u. a.).

Als *septicämische* Tropica wird eine mit hohem unregelmäßig intermittierendem Fieber einhergehende Tropicainfektion bezeichnet (Abb. 41), deren wichtigstes Merkmal die außergewöhnliche Überschwemmung des strömenden Blutes mit Plasmodien ist. Fast jeder dritte oder zweite Erythrocyt erscheint mit einem oder mehreren Parasiten infiziert. Die Krankheitsbilder sind von Anfang an schwer, Herz- und Kreislaufstörungen machen sich frühzeitig bemerkbar, und trotz energischer Behandlung enden septicämische Tropicaerkrankungen bei völligem Daniederliegen jeder Abwehr oftmals im tödlichen Koma.

Das *algide* Stadium tropischer Malaria ist ein verhältnismäßig seltenes Krankheitsbild, das durch schweren Kreislaufkollaps und hohe Innentemperatur des Körpers bei gleichzeitig kalter blaß-cyanotischer Haut und schnellem fadenförmigen Puls gekennzeichnet ist (Strong 1945, de Langen 1947). Besonders die mit ruhrartigen Durchfällen einhergehenden *intestinalen* Malariaformen — in seltenen Fällen können nahezu choleriforme Bilder entstehen — können zu derartigen algiden Zuständen und Kollapsen führen und bei Achselmessung Fieberfreiheit vortäuschen. Vorläufer dieses Stadiums kann auch das sog. *Malariatyphoid* sein, eine mit kontinuierlichem Fieber und Somnolenz, manchmal gleichfalls mit Durchfällen einhergehende Malariaform.

Diese Zustände können manchmal unter dem Bild einer schweren Dysenterie verlaufen und gelegentlich sogar zu peritonitisartigen Zuständen mit Abwehrspannung, Facies abdominalis, appendicitischen oder ileusartigen Symptomen führen. Sie treten nicht nur in tropischen Malarialändern auf, sondern sind auch aus den Balkanländern mehrfach (Manson-Bahr, Strong) als Verlaufsform von Tropicainfektionen berichtet worden. Die Malariadysenterien entstehen offenbar durch besonders schweren Parasitenbefall intestinaler Capillargebiete mit nachfolgender Thrombosierung feinster Gefäße und Schleimhautnekrosen; Mischinfektionen mit Amöben und Ruhrbacillen kommen vor und müssen beachtet werden. Die Letalität schwerer algider Malariaformen wird von Hegler und Nauck auf 25—86% angegeben.

Die sog. *kardialen* Formen perniziöser Malaria lassen meist schon im Beginn der Erkrankung ernsthafte Störungen der Herz- und Kreislauffunktion erkennen und führen mit Absinken des Blutdruckes unter den Zeichen akuter Herz- oder Kreislaufinsuffizienz im Kollaps zum Tode. Die Untersuchungen von Mohr (1940) und Benecke über die im Verlauf der Tropica auftretenden Herzveränderungen schaffen die Grundlage für die Deutung derartiger Krankheitsbilder (s. S. 460 und 495).

Eine besondere *suprarenale* Form der perniziösen Malaria mit ausgesprochener durch Plasmodienbefall bedingter Schädigung der Nebennieren grenzt MEYTHALER als seltene Verlaufsform ab. Die Bilder der Nebennierenrindeninsuffizienz können sich bis zu Addisonähnlichen Syndromen entwickeln (CASTELLANI nach MEYTHALER). — Die äußerst selten beobachteten *renalen* Verlaufsformen als selbständige Krankheitsbilder perniziöser Malaria anzusprechen, erscheint uns nicht erforderlich, zumal im Einzelfall keineswegs immer zu entscheiden ist, ob es sich um eine Nierenschädigung infolge der Malaria oder aber um eine echte Glomerulonephritis als Begleiterscheinung einer Malaria tropica handelt. — Das in der englischen Literatur angegebene „bilious remittent fever" ist eine mit galligem Erbrechen und stärkerem Ikterus einhergehende Malaria tropica, ein Zustandsbild, das auch bei gutartigem Infektionsverlauf vorkommen kann und nicht als besondere Form perniziöser Tropica angesprochen werden sollte.

Infektionen mit mehreren Plasmodienarten.

Gleichzeitige Infektionen mit mehreren Plasmodienarten sind natürlicherweise häufig zu erwarten und werden in subtropischen und tropischen Ländern des öfteren beobachtet. Dementsprechend wird man auch bei Heimkehrern aus Gegenden, in denen mehrere Malariaarten herrschen, mit derartigen Mischinfektionen zu rechnen haben.

Die Häufigkeit derartiger Mehrfachinfektionen wird auf Grund umfassender Statistiken aus zahlreichen zugänglichen Malarialändern auf etwa 3,7% aller Erkrankungsfälle geschätzt (KNOWLES, WHITE und DAS GUPTA 1930). Naturgemäß ist ihr Auftreten regionär sehr verschieden und zudem an die epidemiologischen Gesetzmäßigkeiten der einzelnen Infektion jahreszeitlich gebunden. Am häufigsten ist die Doppelinfektion mit *P. vivax* und *P. falciparum* (79% der Mehrfachinfektionen), seltener das Zusammentreffen von *P. malariae* mit *P. falciparum* (10,4%), indes gleichzeitige Infektionen mit *P. vivax* und *P. malariae* nur 9,1% der beobachteten Fälle ausmachen. Dreifachinfektionen sind nur in 1,5% der Mehrfachinfektionen beobachtet worden.

Experimentell sind Doppelinfektionen von BOYD, KITCHEN und KUPPER (1937) untersucht worden, denen es gelang, *An. quadrimaculatus* gleichzeitig mit *P. vivax* und *P. falciparum* zu infizieren. Beide Arten entwickelten virulente Sporozoiten, und es kann danach eine einzige Mücke zugleich beide Plasmodienarten übertragen.

Klinisch bieten Mehrfachinfektionen gewisse Eigenarten, die diagnostisch wichtig sind. Bei gleichzeitiger Infektion mit *P. vivax* und *P. falciparum* tritt in der Mehrzahl der Fälle die Tropica einige Tage früher in Erscheinung. Sie beherrscht zunächst das Krankheitsbild ganz (unregelmäßiger Fieberverlauf, kleine Ringe im Blut) und geht auf die Behandlung meist gut zurück. Erst später, manchmal erst mit dem Auftreten der Rezidive, wird dann die gleichzeitig bestehende Tertianainfektion augenscheinlich. Im Blut können dann zugleich Tertianaparasiten und Tropicagameten auftreten (BOYD und KITCHEN 1937). — Bei gleichzeitiger Infektion mit *P. malariae* und *P. vivax* dominierte in 75% der Fälle die Tertianainfektion und nur in 25% die Quartana (MAYNE, BRUCE und YOUNG 1938). Einen der seltenen Fälle, bei dem alle 3 Plasmodienarten zu gleicher Zeit im Blut gefunden wurden, berichten SENEVET, SARROUY und Mitarbeiter (1940). Die Tatsache, daß die eine der beiden vorhandenen Plasmodienarten in der Regel überwiegt und die andere gleichsam unterdrückt, läßt darauf schließen, daß natürliche Mehrfachinfektionen häufiger vorkommen, als die Blutuntersuchungen erkennen lassen. Praktisch wichtig ist die Vermeidung von künstlichen Doppelinfektionen bei der Impfmalaria des Paralytikers, da Begleitinfektionen z. B. mit Tropicaparasiten zu unerwünschten Komplikationen führen können.

Besondere Verlaufs- und Erscheinungsformen der Malariaerkrankungen.

Die bisher dargestellten „typischen" Verlaufsformen der Malaria werden vorwiegend nach einmaliger Erstinfektion Erwachsener beobachtet. Der Ablauf der Infektion kann aber sowohl von seiten der Erreger als auch von seiten des

Wirtes durch zahlreiche Faktoren abgewandelt werden. Wiederholte Super- und Reinfektionen mit gleichen oder anderen Plasmodienstämmen oder -arten, die Dichte der Infektion (also die Zahl der eingeimpften Sporozoiten), vielleicht auch die Eigenarten der übertragenden Anophelesarten, natürliche Resistenz, erworbene Immunität, Lebensalter und schließlich die prophylaktische Anwendung von Malariamitteln können den Verlauf der Krankheit beeinflussen. In tropischen Malariagebieten verlaufen die Infektionen der Eingeborenen meist wesentlich anders als die zugereister Europäer, und es kann somit eine außerordentliche Vielgestaltigkeit der Krankheitsbilder durch Zusammenwirken der verschiedensten Faktoren entstehen.

Immunität bei Malaria.

Die Möglichkeit einer rassisch bedingten *natürlichen Resistenz* gegen Malariainfektionen wird heute von den meisten Autoren anerkannt. Daß Neger und andere Eingeborene tropischer Malarialänder für Infektionen mit *P. vivax* weniger empfänglich sind als Weiße, ist lange bekannt (van Loon und Kichner 1924), und neuerdings durchgeführte Infektionsversuche (Boyd und Kitchen 1936, Milan und Kush 1938) scheinen eine ähnliche Resistenz auch gegen Infektionen mit *P. falciparum* und *P. knowlesi* zu zeigen. Anscheinend handelt es sich dabei teilweise um eine bereits ererbte, partielle Giftresistenz, zum andern aber auch um eine bei Kleinkindern noch nicht vorhandene und erst im Laufe der Entwicklungsjahre entstehende Parasitenresistenz (Reichenow 1929), also eine erworbene Immunität, die eine natürliche Resistenz vortäuscht. Bei Weißen findet sich dagegen wenig Anhalt für das Vorliegen einer echten rassisch bedingten Resistenz, wenngleich individuelle Unterschiede in der Empfänglichkeit vorkommen (Strong 1945).

Daß in manchen Malarialändern eine erworbene Durchseuchungsimmunität natürliche Resistenz vortäuschen kann, ist danach durchaus wahrscheinlich (Wilson und Wilson 1936). *Klinisch* äußert sich die natürliche Resistenz durch den wesentlich milderen Verlauf der Erstlingsfieber und das Auftreten weniger zahlreicher und weniger schwerer Rezidive, bei Kleinkindern oft auch als fieberfreie Parasitämie („tolerance“).

Eine *erworbene aktive Immunität* entwickelt sich zunächst gegen das Anfangsfieber, das, wie erwähnt, jeder Mensch nur bei der jeweils ersten Infektion mit einer Plasmodienart durchmacht. Spätere Reinfekte mit der gleichen Plasmodienart lassen nur das Rhythmusfieber erkennen. Die erworbene Immunität gegen das Anfangsfieber ist also langdauernd und artspezifisch (Schüffner 1941).

Eine *vollständige* Immunität, die gegen jede Neuinfektion schützt, gibt es bei den Malariaerkrankungen, ähnlich wie auch bei anderen Protozoeninfektionen nicht (Shortt, Pandit und Menon 1938). Lange Zeit hat man angenommen, daß sich zunächst während der Erkrankung ein Zustand der *Prämunition* im Sinne Sergents entwickelt, d. h. eine Immunität, die so lange gegen Reinfekte mit dem gleichen Parasiten*stamm* schützt, als noch Parasiten im Körper vorhanden sind, also solange noch eine akute oder latente Infektion besteht. Neuerdings sind aber auch gegen die Annahme einer derartigen Prämunition mehrfache Einwände erhoben worden, so daß der Begriff in dem von Sergent angewandten Sinne nicht mehr aufrechterhalten werden kann. Einerseits wurde schon von Nauck und Malamos (1935) für die Affenmalaria festgestellt, daß die erworbene Immunität nicht immer an das Bestehen einer latenten Infektion gebunden sei; zum andern ist es mehrfach gelungen, auch bei bestehender Infektion mit der gleichen Plasmodienart oder gar mit homologem Stamm Superinfektionen durchzuführen. Ebenso wird von den meisten Autoren die Entwicklung einer vollständigen, die Infektion überdauernden Immunität auf Grund zahlreicher Tierversuche und klinischer Beobachtungen abgelehnt (Sergent 1935, 1936, Shortt und Mitarbeiter 1938 u. a.). Daß andererseits wiederholte Reinfekte bei Einwohnern von Endemiegebieten im Laufe der Zeit eine wirksame, wenn auch unvollständige Immunität gegen die verschiedenen Plasmodienstämme und -arten bewirken, muß als sicher angenommen werden; denn ohne eine solche sind die oft sehr viel milder verlaufenden Krankheitsformen bei Eingeborenen, bei wiederholt infizierten Europäern und vor allem die oft subklinisch verlaufenden Parasitämien gar nicht zu verstehen.

Sinton, Hutton und Shute (1939) geben an, daß nach *P. ovale*-Infektionen eine stärkere erworbene Immunität eintrete als nach Infektionen mit anderen Plasmodienarten, und neuerdings wird von einzelnen Autoren geltend gemacht, daß auch nach Ausheilung der Tertiana, anscheinend aber nur nach vollständigem Ablauf der Infektion mit allen Rezidiven (James 1931), eine lang dauernde, nicht an das Weiterbestehen einer latenten Infektion gebundene Immunität sich entwickelt, die Höring als lebenslänglich, Strong als mindestens 6 Jahre dauernd anspricht.

Andererseits gelang James (1931) die Reinfektion mit gleichem Vivaxstamm schon 3 Monate nach der Erstinfektion, also bei sicher noch bestehender latenter Infektion, und Cooper und Coatney (1947) berichten gleichfalls über frühzeitig geglückte Reinfektion mit homologen Vivaxstämmen. Besonders eindrucksvoll zeigen die Untersuchungen von v. Haller (1949), daß bei Superinfektion einer noch bestehenden Tertiana mit gleichem Stamm der gesetzmäßige Ablauf beider Infektionen mit Latenzen und Rezidiven einwandfrei zu verfolgen ist, daß also auch die zweite Infektion in typischer Weise angehen kann.

Auch bei der Tropica sind Reinfektionen mit gleichem Stamm bereits wenige Monate nach Abklingen der Erstinfektion gelungen, und wenn auch homologe Super- oder Reinfektionen nicht immer in voller Schwere angehen und mehr zur Bildung subklinischer Parasitämien neigen oder doch kürzere Verlaufsdauer zeigen (Kaplan und Mitarbeiter 1946), so scheint doch die Mehrzahl der Beobachtungen dafür zu sprechen, daß eine *vollständige* nach Erlöschen der Infektion verbleibende Immunität nicht eintritt. Immer aber scheint sich die bei der Malaria entstehende Immunität nur gegen die Blutinfektion zu richten und nicht gegen die Sporozoiteninfektion bzw. den daraus hervorgehenden Gewebsbefall (Sinton, Hutton und Shute 1939, Schilling 1940, Boyd 1947, Shortt und Garnham 1948, Literatur s. auch bei v. Haller 1949). Wieweit die widersprechenden Angaben einzelner Autoren durch Eigenarten verschiedener Plasmodienstämme geklärt werden können, bleibt bisher unentschieden.

Immer aber ist die erworbene Immunität streng *stammspezifisch* und schützt niemals gegen Superinfektion mit anderen Plasmodienarten oder gegen Neuinfektion mit anderen Stämmen der gleichen Plasmodienart (Kaplan und Mitarbeiter 1946, Boyd 1947, Lauterberg-Bonjour 1947 u. a.). Neuinfektionen mit heterologen Stämmen lassen sich jederzeit durchführen; sie gehen pünktlich an und lösen typische Krankheitsbilder aus, die allerdings auch manchmal milderen Verlauf zeigen (Boyd und Stratman-Thomas, 1936).

Lediglich Boyd und Kitchen (1948) haben bei pazifischen Stämmen von *P. vivax* eine partielle Kreuzimmunität zwischen zwei verschiedenen, von ihnen als verwandt angesehenen Stämmen beobachten können, eine Möglichkeit, mit der vielleicht in Endemiegebieten gelegentlich zu rechnen ist.

Niemals aber besteht Immunität gegen andere Plasmodien*arten*; Kreuzimmunität zwischen *P. ovale* und *P. vivax* ist nicht beobachtet worden (Bock 1939), und niemals schützt eine Infektion mit *P. vivax* gegen eine solche mit *P. falciparum* (Boyd und Matthews 1939). Tierversuche von Sinton und Mulligan mit Affenplasmodien zeigen ganz entsprechende Ergebnisse.

Daß eine frühzeitig begonnene spezifische Behandlung die Entwicklung der Immunität stören kann, ist mehrfach angenommen worden (Kligler, 1930, Ashford, 1936, Sinton, 1939). Sinton regt an, Radikalkuren nur da durchzuführen, wo die Kranken nicht wiederholten Reinfektionen ausgesetzt sind, in stark malariaverseuchten Gebieten dagegen lediglich die Unterdrückung akuter Fieberschübe anzustreben, um nicht die Entwicklung natürlicher Immunität zu stören. Von anderer Seite (Ciuca u. a.) wird dagegen geltend gemacht, daß auch durch frühzeitige und gründliche Behandlung die Entstehung der Immunität bzw. Prämunition keine Einbuße erleide.

Die Entwicklung der Antikörper wird in der Regel als cellulär bedingt angesehen (Taliaferro 1941) und mit der Funktion des reticuloendothelialen

Systems in Zusammenhang gebracht (Garnham 1938, Zain 1944 u. a.), nachdem bereits Nauck und Malamos (1935) gezeigt haben, daß Blockierung des Reticuloendothels die Entwicklung der antimalarischen Immunität stören kann.

Fast immer scheint die erworbene Immunität gebunden zu sein an das Auftreten einer Monocytose des Blutes und eines *Milztumors* (Krishnan u. a. 1934, Hormann 1947 u. a.) Milzexstirpation stört die erworbene Immunität, so daß auch Re- und Superinfektionen mit gleichem Stamm jederzeit ungehindert angehen. Nach Klinger (1949) führt eine zur Zeit der Milzexstirpation bereits bestehende Malaria tertiana mit Sicherheit zum Ausbruch eines Spätrezidivs, dessen Auftreten zeitlich aber nicht durch den operativen Eingriff beeinflußt, sondern durch die Gesetzmäßigkeit der Plasmodienentwicklung bestimmt wird.

Rezidive und Neuinfektionen verlaufen bei splenektomierten Kranken oftmals schwerer als bei Milzgesunden. Milzexstirpierte sollten daher möglichst nicht der Infektion ausgesetzt werden und Aufenthalt in Malariagebieten meiden, obwohl mit heutigen Mitteln auch die Erkrankungen entmilzter Patienten erfolgreich behandelt werden können. Allerdings macht Ingalls (1938) darauf aufmerksam, daß das Fehlen der Milz kein Gegengrund gegen eine Malariakur z. B. bei einer Paralyse sei, und die von Causey (1940) durchgeführten Versuche zeigen gleichfalls, daß die Infektionen mit Vogelparasiten bei entmilzten Vögeln nicht pathogener verlaufen als die gesunder Tiere, ein Ergebnis, das man vielleicht nicht ohne weiteres auf die Verhältnisse beim Menschen übertragen sollte. In der Regel werden Menschen ohne Milz vor dem Aufenthalt in Malarialändern gewarnt.

Der *biologische Nachweis* der gebildeten *Antikörper* ist mehrfach geführt worden. Sinton und Mulligan (1933) gelang es, mit dem aus Blut, Leber, Milz oder Knochenmark eines mit *P. knowlesi* infizierten Affen gewonnenen Antigen eine Intracutanprobe anzustellen. Mosna (1938), Coggeshall und Eaton (1938) konnten, gleichfalls im Tierversuch, die Schutzwirkung des von infizierten Rhesusaffen (*P. knowlesi*) gebildeten Immunserums bei anderen mit homologen Stämmen infizierten Tieren nachweisen.

Bei menschlichen Malariainfektionen hat man vor allem versucht, die mit verschiedenen Antigenen (Eaton und Coggeshall 1939, Stratman-Thomas und Dulaney 1940, Heidelberger und Mayer 1944, Zermati und Vargues 1947, Davis 1948 u. a.) angesetzte Komplementbindungsreaktion mit der Entwicklung der Antikörper in Zusammenhang zu bringen. So steht nach Zermati und Vargues der Komplementtiter des Malariakranken in unmittelbarer Beziehung zum klinischen Verlauf der Infektion. Auf ein anfängliches Absinken des Titers folgt mit Abklingen der akuten Krankheitsphase ein Wiederanstieg zu normalen Werten. Auch der Ausfall der Henryschen Melanin-Serum-Reaktion ist neuerdings bei Verwendung geeigneter Methoden (Hormann 1947, Zipf 1947) als Maß für die Immunisierungsvorgänge angesehen worden. Letzten Endes zeigen aber alle Untersuchungen, daß wohl eine Entwicklung von Antikörpern im Verlauf einer Malaria eintritt, daß diese aber immer vorübergehend ist, und so wird immer wieder die alte Erfahrung bestätigt, daß eine echte lebenslängliche Immunität nicht entsteht, zum mindesten ist diese nur unvollständig.

Den Gedanken einer *passiven Immunisierung* durch antikörperhaltiges Serum eines Kranken, der schon den Versuchen von Mosna sowie denen von Coggeshall und Eaton zugrunde liegt, hat Schilling (1943) verfolgt und gezeigt, daß bei Kranken, denen plasmodienhaltiges Blut (vom malariakranken Spender vor dem Anfall abgenommen) zugleich mit antikörperhaltigem Serum (vom gleichen Spender auf der Höhe des Fiebers gewonnen) injiziert wurde, die Infektion nicht anging. Die Schutzwirkung wurde ausgeübt von Seren, die bis zu 18 Std nach dem Anfall abgenommen worden waren; später abgenommene Seren zeigten dagegen diese Wirkung nicht mehr.

Eine *aktive Immunisierung* ist bisher nicht gelungen; erfolgversprechend scheinen vielleicht Versuche von Freund, Thomson und Mitarbeitern (1948), die einen Rhesusaffen mit einer aus *P. knowlesi* hergestellten Vaccine für die Dauer von 7 Wochen immunisieren konnten. In ähnlicher Weise ist versucht worden, beim Menschen eine Schutzimpfung durch wiederholte Injektion von Schizontenaufschwemmungen und damit eine aktive Immunität zu entwickeln (Schilling 1939); jedoch erwies sich das Verfahren als unwirksam gegen spätere Sporozoiteninfektion. Ein ähnlicher von Boyd und Kitchen (1946) unternommener Versuch der wiederholten Infektion mit Schizonten bei gleichzeitiger Schutzbehandlung mit Atebrin führte nicht zur ausreichenden Immunisierung; die 4 Monate später vorgenommene Infektion ging an, zeigte allerdings bei niedriger Parasitämie einen etwas verzögerten Ausbruch.

Malariaverläufe bei Kindern.

Kongenitale Malaria. Die Möglichkeit der Entstehung kongenitaler Malaria wird anerkannt; allerdings scheinen intrauterine Übertragungen von der Mutter auf das Kind verhältnismäßig selten zu sein (Mackay 1946, Garnham 1949 u. a.)

und vorwiegend in stark befallenen Tropicagebieten vorzukommen. Wesentlich seltener sind kongenitale Infektionen mit *P. vivax* (SCHWETZ 1939). Verwechslungen mit frühzeitig im Leben erworbenen Infektionen sind allerdings häufig, da in stark malariaverseuchten Gegenden die Mehrzahl aller Säuglinge schon in den ersten Lebensmonaten infiziert wird.

Die intakte Placenta, deren Blut bei eingeborenen Frauen in Endemiegebieten häufiger Plasmodien enthält als das Blut der peripheren Strombahnen (BLACKLOCK und GORDON 1925, SCHWETZ und PEEL 1934, PERVES 1943) stellt ein einwandfreies Filter dar. Wiederholte Fieberanfälle der Mutter in der Schwangerschaft und kurz vor der Entbindung, nicht aber chronische und latente Malariainfekte (SCHWETZ, 1939) scheinen den Übertritt der Plasmodien in den embryonalen Kreislauf zu begünstigen. Gefäßschädigung oder kleinste Risse der Placenta dürften immer Voraussetzungen dafür sein (ECKSTEIN und NIXON, 1946). Das Auffinden von Parasiten, teilweise sogar reifen Teilungsformen im Blut der Kinder bereits 15 oder 22 Std (DAS GUPTA 1939, LIMBOS 1948), bzw. 4 oder 6 Tage (KIRK 1935, ENGLISH 1946) nach der Geburt muß als Beweis für die intrauterine Übertragung gelten.

Malariakrankheitsbilder bei Kindern. In zentralafrikanischen Malariagebieten werden im Laufe des 1. oder 2. Lebensjahres in einzelnen Gebieten 51%, in anderen bis zu 94% aller Säuglinge mit Malaria infiziert (v. NITSEN, 1936, PERVES, 1943, GARNHAM 1949). Bis zum 5. Lebensjahr steigt in den meisten Endemiegebieten der Parasitenindex bei den Kindern deutlich an, um danach langsam zu fallen.

Säuglinge haben noch — intrauterin oder in der Stillzeit erworben — eine gewisse passive Immunität, die den Verlauf der Infektion beeinflußt (SINTON 1939). Je jünger die Kinder sind, desto weniger ähneln die Erkrankungen den typischen Verlaufsformen (ECKSTEIN 1944, GARNHAM 1949).

Klinisch stumme oder subklinische, mit großem Milztumor einhergehende Parasitämien sind vor allem bei eingeborenen Kleinkindern häufig; sie sind verständlich nach der oben angeführten Beobachtung von REICHENOW (1929), daß bei eingeborenen Kleinkindern eine ererbte *Gift*resistenz bei zunächst noch fehlender *Parasiten*resistenz vorliegt. Kinder stellen daher in Endemiegebieten ein überaus wichtiges Parasitenreservoir dar (MANSON, STRONG, ECKSTEIN u. a.). Auch klinisch manifeste Ersterkrankungen verlaufen oft milder und können sowohl bei Tertiana- als auch bei Tropicainfektionen zu atypischen Krankheitsbildern führen, die unter dyspeptischen, grippeähnlichen oder gar neurologischen Erscheinungen einhergehen und nur durch den Parasitennachweis zu klären sind. Auf den oft trügerischen und heimtückischen Beginn der Tropicainfektionen bei Kleinkindern macht besonders ROSS (1947) aufmerksam; in solchen Fällen soll mit der Einleitung der spezifischen Therapie nicht unnötig lange gewartet werden, und auch im Verdachtsfalle ist rasche und energische Behandlung dringend anzuraten, da Tropicaerkrankungen unerwartet schnell in perniziöse Zustände umschlagen können. Rezidive und bei wiederholten Infekten chronische und latente Infektionen scheinen verhältnismäßig häufig zu sein und sind oftmals als Ursache für Dystrophien und Infantilismus (TSCHILOW 1939, ECKSTEIN 1941, 1948) angesehen worden. Auch bei Europäerkindern verlaufen in den ersten Lebensjahren die Erkrankungen oft atypisch unter „grippeartigen“ Bildern. Kleinkinder können an Tropicaerkrankungen unter Krämpfen rasch zugrunde gehen (HEGLER und NAUCK). Langdauernde Parasitämien sind auch bei europäischen Kindern beobachtet worden.

Chronische Malaria, rudimentäre Rezidive und larvierte Malaria.

Das Bild der *chronischen Malaria* mit langsam einsetzender *Malariakachexie* ist ganz überwiegend in den eigentlichen Malarialändern anzutreffen. Da die einmalige Infektion fast immer folgenlos ausheilt, ist weder als Folge einer Kriegsinfektion noch nach einer überwachten Impfmalaria ein chronisches Malariasiechtum zu erwarten. Bei wiederholten Reinfektionen mit der gleichen oder einer anderen Plasmodienart nimmt die Erkrankung auf Grund der langsam gegen mehrere Plasmodienarten sich entwickelnden relativen Immunität einen milderen und mehr chronischen Verlauf an. Ein chronisches Malariasiechtum aber entsteht nur bei Menschen, deren dauernde Reinfekte ungenügend oder gar nicht behandelt werden (ROSS 1947 u. a.). Entscheidend für die Entstehung dieses Zustandes ist nicht die Art der Plasmodien — alle Malariaarten können zu chronischem Siechtum führen —, sondern vielmehr die Häufigkeit der Reinfekte und das Fehlen ausreichender Behandlung.

Das Krankheitsbild der chronischen Malariainfektion ist gekennzeichnet durch die von Zeit zu Zeit auftretenden Fieberanfälle, den deutlich nachweisbaren harten Milztumor, die Leberschwellung und in der Mehrzahl der Fälle auch durch eine hypochrome Anämie, die allerdings durch Anisocytose, Polychromasie und den oft erhöhten Serumbilirubinwert gewisse perniciosaähnliche Züge tragen kann. Parasiten sind von Zeit zu Zeit, vor allem im Fieber, im Blut nachweisbar; in den Zeiten der Latenz sind sie spärlich oder fehlen vielfach ganz.

Die schließlich entstehende Malariakachexie geht mit den genannten Organveränderungen, mit nach und nach bedrohlich werdender Anämie und allgemeinem Kräfteverfall einher und ist weiterhin durch das erdgraue fahle Aussehen der Haut, durch Herzstörungen und Atemnot, sowie auffallende Kälteempfindlichkeit gekennzeichnet. Gedächtnisschwäche, seelische Depressionen und Mangel an Konzentrationsfähigkeit vervollständigen das Bild, und im Spätstadium treten Ödeme und Ascites auf. Retinablutungen, die durch Verstopfung von Blutgefäßen mit parasitenhaltigen Erythrocyten verursacht werden (Elliot) und Keratitis dendritica (Strong) sollen gelegentlich vorkommen. Schließlich tritt im Fieberanfall oder aber durch interkurrente Erkrankung wie Grippe oder Pneumonie der Tod ein.

Die in Malarialändern auftretenden chronischen Infektionen der Kinder wurden bereits erwähnt. Sie können unbehandelt zu Wachstumsstörungen mit hormonalen Ausfallserscheinungen führen; Dystrophia adiposo-genitalis, Nebennierenrindeninsuffizienz (Eckstein 1941, Montel 1936) oder allgemeiner Infantilismus (Sarrouy 1938, Tschilow 1939) sind beobachtet worden. Hormonale Behandlung führt in der Regel nicht zum Ziel, indes nach spezifischer Malariatherapie die Kinder sich oftmals gut erholen.

Rudimentäre Rezidive können sowohl bei einmaliger Infektion als auch bei chronischer Malaria auftreten. Es handelt sich um Anfälle, die mit nur leichten Temperatursteigerungen und geringen Störungen des Allgemeinbefindens einhergehen und die in der Latenz zwischen regulären Spätrezidiven oder, sofern es sich um einmalige Infektionen handelt, am Ende der Spätrezidivperiode auftreten können (Kikuth und Menk 1944). Der Parasitenbefund ist meist spärlich; durch die spezifische Therapie lassen sich derartige rudimentäre Rezidive im gleichen Maße beeinflussen wie andere auch.

Die sog. *larvierte Malaria*, der früher große Bedeutung beigemessen wurde, ist ein Krankheitszustand, bei dem ohne jede oder doch ohne wesentliche Temperatursteigerung von Zeit zu Zeit anfallsweise neuralgische Beschwerden auftreten, meist Trigeminusneuralgien oder auch wohl Magenschmerzen. Das anfallsweise Auftreten der Störungen ist mit dem rhythmischen Verlauf von Malariarezidiven in Zusammenhang gebracht worden, und so sind die genannten Attacken oft als Äquivalente von Rezidiven gedeutet worden. Ob das immer berechtigt ist, ist zweifelhaft, und der Begriff der larvierten Malaria sollte, wenn überhaupt, so doch nur mit äußerster Kritik und Zurückhaltung gebraucht werden.

Da die meisten Neuralgien ohnehin anfallsweise auftreten und zudem oftmals durch Chinin günstig zu beeinflussen sind, so ist man keineswegs ohne weiteres berechtigt, derartige Störungen ursächlich auf eine Malaria zu beziehen. Die Beschwerden sind so vieldeutig, und selbst der gelegentlich positive Plasmodienbefund besagt zunächst nur, daß eine Neuralgie bei gleichzeitig bestehender Malaria vorliegt, aber noch nicht, daß sie Folge einer solchen sei. Eine larvierte Malaria darf nicht angenommen werden, solange nicht alle anderen Ursachen für die Entstehung einer Trigeminusneuralgie ausgeschlossen sind, und die Angabe einer früher durchgemachten Malaria oder gar nur eines Aufenthaltes in Malarialändern darf nie zur Annahme einer larvierten Malaria verleiten. Selbst die etwa gleichzeitig bestehende Malaria darf nur dann als Ursache neuralgischer Beschwerden gedeutet werden, wenn auf spezifische Atebrin-Plasmochinbehandlung die Erscheinungen endgültig verschwinden. Die meisten Zustände dieser Art haben mit einer Malaria gar nichts zu tun, und in der Mehrzahl der Fälle erweist sich die „larvierte Malaria“ eben doch als die „Larve einer anderen Krankheit“ (SCHÜFFNER). Über mehrere durch Behandlung gebesserte Fälle von chronischer und larvierter Malariainfektion, die meist aus Rumänien stammten, berichtet neuerdings CICKELI (1947) auf Grund seiner Beobachtungen in der Steiermark.

Blutveränderungen bei Malaria.

Die Malariaanämie. Die im Verlauf jeder Malariaerkrankung rasch einsetzende Anämie wurde von älteren Untersuchern allein auf die mechanische Zerstörung der von den Plasmodien befallenen Erythrocyten bezogen. Allerdings mußte die im Verlauf einer parasitenarmen chronischen Malaria entstehende unverhältnismäßig hochgradige Anämie zeitig die Vermutung aufkommen lassen, daß außerdem hämolytisch wirkende Malariatoxine an ihrer Entstehung beteiligt seien. Solche können in erster Linie zur Zeit der Merozoitenausschwärmung wirksam werden (STRONG); sie werden von manchen Autoren mit dem Malariapigment identifiziert. So sind offenbar bei der Blutzerstörung mehrere Faktoren wirksam (LEBON und MANCEAUX 1939 u. a.).

Die Anämie ist bei einfachen Tertianafiebern verhältnismäßig gering, schwerer ist sie bei Tropicainfektionen. MANSON-BAHR gibt an, daß nach einer einzigen Attacke die Zahl der Erythrocyten um mehr als 1 Million absinken kann. Hämoglobinverluste um 60% und mehr und Erythrocytenabfall auf 3 Millionen oder noch darunter innerhalb weniger Tage sind mehrfach beobachtet worden (HAUER 1943).

Bei *akuter* Malaria geht die Anämie zunächst mit einem Abfall der Reticulocytenzahlen im Blut einher; sind aber die Plasmodien aus dem Blut verschwunden, so setzt eine starke Reticulocytenausschwemmung ein, deren Intensität — Werte von 300‰ und mehr sind beobachtet worden — von der Schwere der Anämie abhängt. Dabei kann die Reticulocytenkrise in ganz ähnlicher Weise sowohl bei spontanem Abklingen des Fiebers als auch nach Einleiten einer spezifischen Therapie mit Atebrin oder Chinin auftreten (GREIG und NEIL 1941, DÄHNE 1943) und durch Zugaben von Vitamin C noch gesteigert werden (MOHR und KÜHNER 1939). Die Anisocytose wird von THONNARD-NEUMANN auf gleichzeitiges Austreten teils langsamer und teils überstürzt gereifter Erythrocyten aus dem Knochenmark bezogen; in der Regel überwiegen die größeren Zellen, so daß die Malariaanämie oft makrocytären Charakter hat (DENECKE und MALAMOS 1935, FAIRLEY), bis nach Beendigung der Reticulocytenkrise sich wieder normale Erythrocytendurchmesser einstellen. Poikilocytose und Polychromasie werden gleichfalls oftmals gefunden.

Mit der wechselnden Ausschwemmung verschieden ausgereifter Zellen hängt anscheinend auch das unterschiedliche Verhalten des Färbeindex zusammen (THONNARD-NEUMANN), der meist erniedrigt, in Einzelfällen aber normal und zeitweise sogar erhöht angetroffen wird. Weitere Angaben über Entstehung und Deutung der Malariaanämie, über die beobachteten Knochenmarksveränderungen (KNÜTTGEN u. a.) und über den Befall jugendlicher Blutzellen durch Plasmodien (JACOBSTHAL 1936, KITCHEN 1938, THONNARD-NEUMANN 1948, KINKEL 1949, CHWATT 1948) sowie über Parasitenfunde im Knochenmark (KNÜTTGEN 1949) finden sich im Abschnitt über Pathologische Anatomie der Malaria (s. S. 460).

Bei der *chronischen* Malaria scheinen die Verhältnisse zunächst ähnlich zu liegen; lange Zeit findet sich eine mäßige Reticulocytose, später gelegentlich auch Ausschwemmung von Megaloblasten. Im weiteren Verlauf kann die Knochenmarksschädigung zur völligen Erschöpfung der Erythropoese mit Rückgang der granulocytären Elemente führen, so daß stark aplastische Blutbilder entstehen können (BIANCHI 1940).

Mit der echten BIERMERschen perniziösen Anämie darf die Malariaanämie nicht in direkten ursächlichen Zusammenhang gebracht werden (GHIZETTI 1938, RISAK 1932), wenngleich sie gelegentlich perniciosaähnliche Züge haben kann. Wohl kann es sich in Fällen eines scheinbaren Überganges einer Malariaanämie in eine Perniciosa um das Zusammentreffen zweier unabhängig voneinander entstandener Krankheiten handeln (RIEUX 1931), wie dies besonders eindrucksvoll der Fall von PERATONER (1933) zeigt: die Malaria geht auf Chinin zurück; die Perniciosa aber bleibt, bis sie auf Campolon sich gleichfalls bessert. Ebenso darf die Malariaanämie nicht ohne weiteres mit anderen splenomegalen hämolytischen Anämien oder mit dem hämolytischen Ikterus in ursächliche Verbindung gebracht werden. Ob den wenigen derartigen Fällen Beweiskraft zukommt, erscheint uns zum mindesten zweifelhaft (s. bei CURSCHMANN 1930, BUFANO 1938, ACCORNERO 1942, O. FISCHER 1949). Weder eine Veränderung der osmotischen Resistenz der Erythrocyten, noch eine Hämoglobinämie, wie sie beim Schwarzwasserfieber vorkommt, wird jemals bei der Anämie einer unkomplizierten Malaria beobachtet (VOIGT und VOIGT 1938).

Eine besondere Zusammenballung infizierter Erythrocyten ist bei Infektionen mit *P. falciparum* (SCHÜFFNER, 1936) und bei Affenmalaria (*P. knowlesi*; MALAMOS 1937) beobachtet worden. Daß diese Agglomeration roter Blutkörperchen zu Verstopfungen kleinster Gefäße führt und dadurch die klinischen Bilder der Malaria beeinflußt, wird von SCHÜFFNER bestritten.

Nach PICCINELLI (1941) erkranken Angehörige der Blutgruppen A und B häufiger an Malaria (sowohl Tertiana als auch Tropica) als Träger der Blutgruppen AB und 0.

Weißes Blutbild. Das weiße Blutbild wird in der Regel gekennzeichnet durch die für die Malariaerkrankungen typische Leukopenie mit begleitender Monocytose und relativer Lymphocytose. Lediglich im Fieberanfall zeigt sich eine vorübergehende mäßige Leukocytose mit Vermehrung der Stabkernigen und Linksverschiebung (HEGLER und NAUCK, STRONG u. a.); nach HAUER (1943) besteht jedoch auch jetzt fast immer eine Leukopenie. Immer aber geht auf der Höhe des Fiebers die Leukocytenzahl zurück, um rasch zu unternormalen Werten abzusinken. Jede stärkere Leukocytose im Intervall ist verdächtig auf das Vorliegen irgendwelcher Komplikationen.

Frühzeitig, oft schon in der Inkubationszeit, kommt es zur Entwicklung einer Monocytose, die gelegentlich hohe Werte erreichen kann (in seltenen Fällen über 15%; POPPER 1948) und die, gemeinsam mit Milz- und Leberschwellung, oft als Ausdruck für den Reizzustand des reticuloendothelialen Apparates aufgefaßt worden ist.

HAUER (1943) rät jedoch, die Monocytose nicht zu überwerten, da sie keineswegs so regelmäßig und deutlich in Erscheinung trete, wie oftmals angenommen wird. Unsere eigenen Erfahrungen bestätigen diese Beobachtung insofern, als hohe Monocytosen tatsächlich recht selten, mäßige (um 6—8%) dagegen die Regel zu sein scheinen.

SAGEL (1943) konnte die Monocytose nur nach Mückenstichinfektion, nicht aber bei blutübertragener Malaria nachweisen und sieht darin einen Hinweis, daß die blutübertragene Infektion sich pathogenetisch von der natürlichen grundsätzlich unterscheidet.

Latente oder chronische Malariaerkrankungen zeigen gleichfalls oft Leukopenien und mäßige Monocytosen, die selbst nach Erlöschen der Infektion noch längere Zeit nachweisbar sein können. Leichte Vermehrung der eosinophilen Zellen kann in der Heilungsphase auftreten. Ausgesprochene Eosinophilien gehören dagegen nicht zum Bild der Malaria; ihr Auftreten ist in warmen Ländern stets auf anderweitige Erkrankungen, vor allem auf parasitäre Invasionen verdächtig.

Agranulocytosen nach Malaria sind bisher nur in Einzelfällen beobachtet worden (THONNARD-NEUMANN 1939); wieweit die Malaria ursächlich verantwortlich gemacht werden muß, ist nach den wenigen Einzelbeobachtungen bisher wohl kaum zu entscheiden.

Blutsenkungsreaktion. In der Inkubationszeit ist die Senkungsgeschwindigkeit der Erythrocyten noch unverändert; mit Beginn der Fieberperiode aber tritt rasch — bei Tertiana- meist schneller als bei Tropicainfektionen (HAUER) — eine wesentliche Zunahme der Senkungsgeschwindigkeit ein, die bei menschlicher Malaria (STUHLMANN 1923, LANDEIRO 1934, HAUER 1943, DÄHNE 1944) ebenso wie bei experimenteller Affenmalaria (KEHAR und Mitarbeiter, 1937) beobachtet worden ist. Nach DÄHNE zeigen stark anämische Kranke höhere Senkungswerte als nichtanämische, und mit Besserung der Anämie wie auch mit Abklingen der akuten Erscheinungen kehren die Senkungswerte nach und nach — wiederum bei *Vivax*infektionen rascher als bei der Tropica — zur Norm zurück.

Differentialdiagnostisch ist die Senkung nicht verwertbar, da sie bei vielen anderen Infektionskrankheiten ganz analoges Verhalten zeigt. Dagegen spiegelt sich der Erfolg der Therapie bis zum gewissen Grade im Verhalten der Senkungswerte (GREIG und NEIL 1939), und eine nach Abschluß der Behandlung noch dauernd erhöhte Senkungsgeschwindigkeit muß immer den Verdacht auf Komplikationen oder auf Weiterbestehen der Infektion erwecken.

Sonstige Blut- und Serumveränderungen. Eine mäßige Erhöhung der Bilirubinwerte ist mehrfach beobachtet worden. Die Bilirubinämie ist jedoch nicht hepatogenen Ursprungs, sondern durch den vermehrten Untergang von Erythrocyten bedingt (RUGE 1935, HAUER 1943). Werte über 1,5 mg-% werden selten beobachtet oder sprechen für Komplikationen von seiten der Leber oder Gallenwege. Vorübergehender Anstieg der *Reststickstoffwerte* wird im Fieberstadium gleichfalls beobachtet (RUGE). Die *Blutzuckerwerte* zeigen sowohl bei Tertiana- als auch bei Tropicainfektionen im Fieber einen leichten Anstieg (MELENEY 1941); die Toleranz für Lävulose und Galaktose kann vermindert sein (MELENEY, RUGE). Gleichzeitig kommt nach MELENEY im Schüttelfrost ein leichter Anstieg der Cholesterinwerte vor. Erhöhung der *Kaliumwerte*, die nicht durch die Zerstörung der Erythrocyten allein erklärt werden kann, ist im Schüttelfrost nachgewiesen worden; mit Fallen des Fiebers gehen die Werte zur Norm zurück (ZWEMER und Mitarbeiter, 1940, MELENEY, 1941). Die von PAZZI (1934) beobachtete Erhöhung des *Milchsäuregehaltes* bei chronischer Malaria ist als Zeichen einer Leberschädigung gedeutet worden. Positive Takatareaktion kommt gleichfalls vor, vor allem bei chronischen Malariaerkrankungen. Veränderungen der *Bluteiweißwerte* sind im Zusammenhang mit den pathologisch-physiologischen Erscheinungen der Malaria mehrfach beschrieben worden. Verminderung der Gesamteiweißwerte bei gleichzeitiger Vermehrung der Globuline, insbesondere der Euglobuline scheint die Regel zu sein und bestimmt anscheinend den Verlauf der Malariaserumreaktion. MOHR und KÜHNER (1939) sowie GERDJIKOFF wiesen im Fieber ein deutliches Vitamin-C-Defizit nach und konnten durch große Gaben von Vitamin C raschen Anstieg der Reticulocytenzahlen und der Hämoglobinwerte erzielen.

Befunde an einzelnen Organen.

Jede Malariaerkrankung geht mit einer Reihe von typischen Organbefunden einher, die sowohl für die Diagnose als auch für die prognostische Beurteilung bedeutungsvoll sein können. Es sind vor allem die Veränderungen an Milz und Leber und in manchen Fällen auch der Nieren und des Nervensystems zu nennen, die nachfolgend, soweit sie das klinische Bild berühren, in ihren Grundzügen besprochen werden. Klinisch faßbare Herzschäden können vor allem bei Tropicaerkrankungen in Erscheinung treten. Im übrigen wird auf die Ausführungen über Pathologie und pathologische Anatomie der Malaria verwiesen.

Die Malariamilz. Der für jede Malariaerkrankung typische Milztumor entwickelt sich mit Beginn des Rhythmusfiebers und geht bei einmaliger Infektion nach Ablauf des Erstlingsfiebers meist zurück. Er bleibt aber oftmals auch in der Latenz zeitweise noch fühlbar, um mit Auftreten der Rezidive wieder stärker in Erscheinung zu treten, bis er schließlich nach Erlöschen der Infektion endgültig verschwindet. Ausgesprochen große und harte Milzen finden sich bei chronischer Malaria infolge wiederholter Reinfektionen. Vor allem rezidivierende Tertianaerkrankungen gehen oft mit hochgradiger Milzvergrößerung einher, während die Milzen der Tropica in der Regel kleiner sind (COVELL und BAILEY, BOYD, STRONG u. a.).

Außer individuellen Unterschieden in der Reaktionsweise des einzelnen Kranken scheinen regionäre Verschiedenheiten im Auftreten des Milztumors erheblich zu sein. In Ägypten sollen z. B. (BARBER und RICE nach STRONG) auch viele Tertianainfektionen mit relativ geringer Milzschwellung einhergehen. ZIEMANN machte bereits darauf aufmerksam, daß in den Tropicagebieten Kameruns verhältnismäßig wenig große Milzen vorkommen, während in zentralamerikanischen Tropicaländern nach STRONG die großen Milzen häufiger sind als in anderen Gegenden. In tropischen Ländern muß zudem immer daran gedacht werden, daß auch andere Krankheiten (Bilharziainfektionen, Kala-Azar) an der Entstehung großer Milztumoren beteiligt sein können.

Über die Bedeutung der Milz bei der Abwehr der Infektion ist bei Besprechung der Immunität das Notwendige gesagt. Für den Kliniker ist wichtig zu wissen, daß vor allem die wenig contractile Milz der chronischen Malaria ein ungleich größeres Blut- und Parasitendepot darstellen kann als eine normale oder nur wenig vergrößerte weiche Milz bei frischer Malaria und somit eine Quelle für durch erythrocytäre Plasmodien bedingte Rezidive sein kann (THONNARD-NEUMANN 1943). Daß dabei trotz fibröser Umwandlung eine gewisse Kontraktionsfähigkeit der Milz gewahrt bleibt, zeigen die teilweise erfolgreichen Versuche, durch Adrenalininjektionen Entleerung der Blutdepots und Verkleinerung der Milz zu erreichen (ASCOLI). Die dabei bewirkte Ausschwemmung von Parasiten kann als provokatorischer Reiz für die Entstehung von Rezidiven aus intraerythrocytären Plasmodien wirken.

Da ein harter Milztumor eines der regelmäßigsten Symptome chronischer Malariainfektionen ist, kann in Endemiegebieten die Häufigkeit der Milzvergrößerung geradezu ein Maß für die Durchseuchung der Bevölkerung sein. Der *Milzindex* gibt an, wieviel Prozent der Einwohner vergrößerte Milzen haben; er ist leicht zu bestimmen und gibt in Gegenden, in denen nicht andere mit Milzvergrößerung einhergehende Krankheiten (viscerale Leishmaniasen, Bilharziainfektionen) endemisch sind, einen brauchbaren Anhalt für den Grad der Durchseuchung mit Malaria. Gegenden mit einem Milzindex unter 10% gelten in der Regel als schwach befallen und verhältnismäßig gesund; in mäßig durchseuchten Gebieten haben 10—25% der Einwohner vergrößerte Milzen. Hohen Befall zeigt ein Milzindex von 25 bis 50% und hyperendemisches Auftreten der Malaria ein solcher von über 50% an (STRONG). Daß Kinder in Malarialändern einen anderen Milzindex aufweisen als Erwachsene, ergibt sich aus den früheren Angaben über Häufigkeit und Eigenart kindlicher Malariaerkrankungen und muß bei Deutung der gefundenen Milzzahlen berücksichtigt werden. Auch Parasitenindex und Milzindex gehen nicht immer parallel. Auf den Philippinen z. B. fand BARBER bei Kindern einen Parasitenindex von 11% bei gleichzeitig ermitteltem Milzindex von 12,3%, CLARK dagegen wies in Westindien bei Kindern (1000 Untersuchte) einen Milzindex von 22,78% und Parasitenindex von 41,0% nach, während bei Erwachsenen des gleichen Gebietes (11000 Untersuchte) einem Parasitenindex von 23,5% ein Milzindex von nur 3,5% gegenüberstand. Die Bestimmung der Milzgröße allein reicht also zur Beurteilung der Seuchenlage eines Gebietes keineswegs immer aus.

Leberschäden bei Malaria. Der häufig im Verlauf einer Malaria auftretende Ikterus und die durch die Eigenart der Blutversorgung bedingte starke mechanische und toxische Belastung der Leber bei der Infektionsabwehr legen die Annahme einer durch die Erkrankung verursachten Organschädigung nahe. Die schon bei akuter, vor allem aber bei chronischer Malaria häufig auftretende erhebliche Lebervergrößerung besagt allerdings noch nichts über Wesen und Ausmaß einer etwa vorliegenden Schädigung; die nur im akuten Fieber, nicht aber in der Latenz auftretende Bilirubinämie ist als ahepatogen erkannt (s. S. 493) und ebensowenig wie die oft beobachtete Urobilinogenurie Ausdruck eines Parenchymschadens der Leber. Daß andererseits im Verlauf einer Malariainfektion Funktionsstörungen der Leber vorkommen und sogar sehr häufig sind, ist durch zahlreiche neuere Untersuchungen gezeigt worden.

Ein im Verlauf einer Malaria auftretender schwerer Ikterus mit stark erhöhten Bilirubinwerten muß naturgemäß als Ausdruck einer Parenchymschädigung der Leber aufgefaßt werden, sofern nicht ein begleitender Verschlußikterus vorliegt. Ältere Untersucher haben sowohl bei Tertiana- als auch bei Tropicaerkrankungen regelmäßig oder doch in der Mehrzahl der Fälle gestörte Traubenzucker-Insulinbelastungen (TSCHILOW und Mitarbeiter 1934) oder abnormen Ausfall der Lävulose- oder Galaktoseproben (WILLIAMS 1927, RUGE 1935, PHOCAS 1938) als Zeichen gestörter Leberfunktion angesehen. Eine positive WELTMANNsche Koagulationsprobe wurde von KLEEBERG und BIRNBAUM (1948) in 66 von 96 Tertianafällen beobachtet. SCHNEIDER und SCHALLENBERG (1947) legten ihren Untersuchungen zahlreiche Methoden zugrunde: Bromsulphthaleinprobe, Beobachtung des Ikterus, Hippursäureprobe, Bestimmung der Prothrombinzeit, des Gesamtserumeiweiß, des Albumin-Globulinquotienten und der Cephalin-Cholesterinflockung; sie fanden bei $^1/_3$ ihrer Kranken deutliche Anzeichen eines Leberschadens, während FREDERICKS und HOFBAUER (1945), teilweise mit den gleichen Methoden arbeitend, sogar bei allen Kranken (Patienten mit Neurolues, vor der Impfmalaria ohne manifeste Leberschäden) während der Malariakur Funktionsstörungen der Leber nachweisen konnten.

Gerade neuere Untersuchungsergebnisse sprechen also durchaus dafür, daß in einer großen Zahl einfacher und unkompliziert verlaufender akuter Malariaerkrankungen klinisch nachweisbare Funktionsstörungen der Leber auftreten. Ebenso heben aber die meisten neueren Autoren übereinstimmend hervor, daß in fast allen komplikationslos ablaufenden Fällen, vor allem bei Kranken mit vorher normaler Leberfunktion, die während des Fiebers entstehenden Störungen sich nach Abheilung der Malaria vollständig und folgenlos zurückbilden (RUGE 1935, GLENN und KAPLAN 1946, GORDON und Mitarbeiter 1946, SCHNEIDER und SCHALLENBERG 1947). Trotz gelegentlich gegenteiliger Beobachtungen (MATERNA 1931, KLOTZ 1929) muß angenommen werden, daß eine *einmalige* Malariainfektion praktisch niemals einen Dauerschaden der Leber hinterläßt, sofern nicht vorher ein solcher bereits bestanden hat oder in Entwicklung begriffen war. Dies ist für die Beurteilung angeblicher Malariafolgen in der Nachkriegszeit von großer Bedeutung. Den wenigen Ausnahmen kann eine Beweiskraft nur dann zuerkannt werden, wenn vorher bestandene Leberschäden sicher ausgeschlossen werden, was aber gerade beim Paralytiker schwierig sein dürfte. Über die Frage der Lebercirrhose als Folge chronischer Malaria s. S. 497 unter Spätschäden.

Herz- und Kreislaufstörungen bei Malaria. Eine Beteiligung des Herz- und Kreislaufapparates bei Malariaerkrankungen scheint häufiger vorzukommen, als früher angenommen wurde. Wenn auch einfache Tertianainfektionen meist keine ernsthaften Herzstörungen auszulösen pflegen, so muß doch in vereinzelten Fällen, viel häufiger aber bei Tropicaerkrankungen mit ihrem Auftreten gerechnet werden. Klinisch muten diese Störungen entweder als Myokardaffektionen (MOHR 1939, 1940, MERKEL 1946, HERNBERG 1947) oder aber als vegetative vasculäre Regulationsstörung (MOHR, 1939, 1940, TÜNNERHOFF, 1949) an; sie können in einzelnen Tropicafällen durchaus im Vordergrunde des klinischen Bildes stehen (sog. „kardiale“ Form der perniziösen Malaria; MEYTHALER) und eine sehr sorgfältige Überwachung und Behandlung erfordern. Herzdilatationen im akuten Fieberstadium sind gelegentlich röntgenologisch nachgewiesen worden (MOHR 1940).

Elektrokardiographische Veränderungen wie Extrasystolien, Änderung des Zwischenstückes, Abflachung oder Formabweichung des T in der Fieberzeit sind von MOHR (1939, 1940) und HERNBERG (1947) beobachtet und neuerdings auch von TÜNNERHOFF (1949) bestätigt worden. Daneben zeigten zahlreiche Kranke auch ohne nachweisbare Herzinsuffizienz eine auffallende Hypotonie oder doch eine besondere Labilität des Blutdruckes mit stark wechselnden Druckwerten als Ausdruck einer allgemeinen vegetativen Gleichgewichtsstörung (TÜNNERHOFF 1949).

Immer dürfte das Zusammenwirken mehrerer Faktoren für die Entstehung der Herz- und Kreislaufstörungen entscheidend sein wie z. B. toxische Auswirkungen, Blutdrucksenkung mit Änderung der coronaren Durchblutung, bei den Tropicaerkrankungen auch embolisch-thrombotische Verschlüsse kleinster Gefäße (s. S. 454 im Abschnitt über pathologische Anatomie der Malaria). Es liegt im Wesen der Herzstörungen und ihrer Entstehung, daß sie bei Infektionen mit *P. vivax* ungleich seltener — HERNBERG sah unter 596 Tertianafällen 9mal das klinische Bild einer Myokarditis — und fast immer vorübergehend sind. Eine gewisse Labilität des Kreislaufes kann allerdings noch längere Zeit bestehen bleiben. Bei Tropicaerkrankungen dagegen können die Veränderungen folgenschwerer sein und auch gelegentlich zu Dauerschäden führen (s. auch unter Spätschäden).

Nierenveränderungen bei Malaria. Febrile Albuminurien und geringe Erhöhungen der Harnstoffwerte (RUGE 1935, TYARS 1937) werden im Verlaufe vieler unkomplizierter Malariaerkrankungen, sowohl bei Tertiana- als auch bei Quartana- und Tropicainfektionen, beobachtet. Sie sind aber nicht Anzeichen einer echten Nephritis (FAIRLEY und BROMFIELD u. a.), sondern sind vorübergehend und klingen nach Beendigung des Fiebers ab. Chronische Malariaerkrankungen können gleichfalls gelegentlich mit geringen Albuminurien einhergehen (Goldie). Echte Glomerulonephritiden, die in ursächlichem Zusammenhang mit Tertianaerkrankungen standen, sind bisher nicht mit Sicherheit beobachtet worden (Literatur s. bei Tyars 1937, Strong 1945).

Häufiger scheinen Quartanainfektionen — in Holländisch Guinea bis zu 50% der Fälle (Lambers) — mit Nierenerscheinungen einherzugehen. Diese sind fast immer nephrotischer Art und durch starke Albuminurie (bis zu 10‰ und mehr) und auffällige Ödeme (sog. „hydrämische“ Form der Malaria in der älteren Literatur), nicht aber durch die klassischen Symptome der echten Glomerulonephritis gekennzeichnet (Surbeck 1931, 1932, Voorhove 1936). Immer gehen auch diese bei der Quartana auftretenden Nierenschäden nach Abheilung der Malaria rasch zurück. Die Beobachtung einer Lipoidnephrose als Malariafolge (Sarrouy 1937) scheint fast einmalig zu sein.

Auch die bei Tropicainfektionen beobachteten Nierenveränderungen dürften im wesentlichen febriler Art sein; das Auftreten einer echten Glomerulonephritis als Ausdruck oder Folge tropischer Malaria ist fraglich. Nur wenige autoptisch gesicherte Fälle (Tyars 1937) sind beschrieben, und eine chronische Nephritis als Folge einer Tropicaerkrankung ist unseres Wissens nicht bekannt geworden.

Die wenigen im Verlauf einer natürlichen Malaria beobachteten Fälle von echter Glomerulonephritis entscheiden nicht die Frage, ob die Nephritis durch die Malaria verursacht oder unabhängig von ihr entstanden sei (s. auch unter Pathologische Anatomie). Noch weniger scheint für die seltenen im Verlauf einer Impfmalaria beim Paralytiker beobachteten Nierenerkrankungen die malariogene Genese erwiesen zu sein, da ihre Entstehung nach Fairley und Bromfield sehr wohl durch die bei alten Luetikern oftmals vorliegenden Gefäßveränderungen der Nieren begünstigt werden kann. Tyars (1937) erwähnt ausdrücklich, daß nur zwei bei Tropicainfektionen (Impfmalaria) beobachtete Malarianephritiden autoptisch als solche bestätigt werden konnten, indes klinisch in 19% der Quartana- und 25% der Tertianafälle Zeichen einer Nierenbeteiligung gefunden wurden. Jedenfalls kann bis heute der Begriff der „Malarianephritis“ lediglich als ein klinischer, nicht aber als pathogenetisch oder pathologisch-anatomisch gesicherter gewertet werden (Businco, 1942). Er besagt zunächst nur das Vorliegen nephritischer oder nephrotischer Symptome bei einer Malaria, ohne Rückschlüsse auf die ursächlichen Zusammenhänge zuzulassen, und es muß als durchaus fraglich gelten, ob das sog. „renale Syndrom“, auf dessen Seltenheit besonders hingewiesen wird (Desnos 1938, Meythaler 1944), als besondere Form perniziöser Tropica abzugrenzen sei oder nicht (s. auch S. 485).

Nebenniereninsuffizienzen sind bei schwerer Tropica mehrfach beobachtet (Meythaler) und in Einzelfällen auch autoptisch durch den Nachweis von Blutungen oder gar Nekrosen gesichert worden (Furno 1920, Natali 1934). Ihr Auftreten ist vor allem bei Infektionen mit *P. falciparum* verständlich. Daß auch bei chronisch-rezidivierenden Malariaerkrankungen der Kinder in Endemiegebieten Addison-ähnliche Zustandsbilder entstehen können, ist bereits von Eckstein und neuerdings auch von Demirag (1948) hervorgehoben worden.

Nervensystem. Die wichtigsten Erscheinungen von seiten des Nervensystems wurden bereits bei der Besprechung der klinischen Verläufe genannt. Insbesondere bei Tropicaerkrankungen sind cerebrale — encephalitische oder komatöse — Bilder aus den pathologisch-anatomischen Eigenarten der Krankheit größtenteils voll verständlich. Ihre Häufigkeit scheint allerdings in einzelnen Malarialändern äußerst unterschiedlich zu sein.

Bemerkenswert erscheinen neuere Beobachtungen über das Auftreten schizophrenieartiger oder depressiver Zustände im Verlauf der Infektion mit *P. falciparum*, bei denen der ursächliche Zusammenhang durch die rasche Ansprechbarkeit auf Malariamittel sehr wahrscheinlich gemacht wird; konstitutionelle Bereitschaft, aber Auslösung des psychotischen Bildes durch die Malaria wird in solchen Fällen angenommen (Südpazifische Tropicastämme; Arbuse 1945). Auf Einzelfälle, die unter dem typischen Bild eines Kleinhirntumors verliefen (cerebellare Ataxie, Stauungspapille, Nystagmus, Nackensteifigkeit, Kernigsches Zeichen; Jelinek 1939) sei gleichfalls verwiesen. Starke Eiweißtrübung im Liquor bei nur geringer Zellvermehrung, sogar positive Wa.R. können in solchen Fällen vorkommen (Floros 1925); die Befunde machen den therapeutischen Effekt einer Lumbalpunktion verständlich

(CORDES). Polyneuritische Bilder sind ebenfalls vorwiegend bei Tropicaerkrankungen schon im Laufe des akuten Stadiums beobachtet worden (ROGERS, HARVEY 1943); auch sie sind durch die spezifische Behandlung beeinflußbar. Auf ein besonders häufiges Vorkommen des Herpes zoster in tropischen Malarialändern machen URCHS (1927) und PETER (1928) aufmerksam; PETER nimmt einen toxisch bedingten, besonderen „Malaria-Zoster" an. Es scheint uns aber nicht geklärt, wieweit es sich bei diesen Zosterausbrüchen um unabhängig von der Malaria entstandene virusbedingte Zostererkrankungen handelt.

Über Malariaepilepsie s. unter Spätschäden.

Spätschäden und Folgezustände der Malaria.

Die Frage der Spätschäden nach Malariainfektionen ist vor allem nach dem ersten Weltkriege als versorgungsrechtliches Problem viel erörtert worden. Kritische Beurteiler (ZIEMANN 1925, 1937, POLECK 1928, BENTMANN 1929, MÜHLENS 1937 u. a.) warnten schon damals vor Überwertung der angeblichen Malariafolgen. Die Erfahrungen der jetzigen Nachkriegszeit bestätigen die außerordentliche Seltenheit der früher vielfach behaupteten Malariaspätschäden, und grundsätzlich muß nach der heutigen Kenntnis über Wesen und Verlauf der Malaria ganz eindeutig gesagt werden, daß die einmalige Infektion mit *P. vivax* so gut wie niemals ernsthafte organische Folgeerscheinungen hinterläßt, daß aber eine Tropicainfektion auf Grund der entstehenden pathologisch-anatomischen Veränderungen zu — gleichfalls äußerst seltenen — Spätschäden führen kann. Die meisten tatsächlich aufgetretenen Dauerschäden treffen Menschen, die jahrelang in tropischen Gebieten wiederholten Re- und Superinfektionen ausgesetzt waren.

Daß im Anschluß an tropische Malaria *epileptiforme* Anfälle auftreten können, ist in Einzelfällen eindeutig erwiesen (REDLICH, STRANSKY, WILUCKI u. a. Literatur s. bei MOHR, 1938). Da die von DÜRCK (1917, 1921) und OESTERLIN (1920) beschriebenen Hirnveränderungen (S. 456) bleibend sind, muß bei Tropicaerkrankungen, die mit schwerem encephalitischen Bild oder cerebral bedingten Krampfanfällen einhergehen, auch später, eventuell noch nach einem oder mehreren Jahren, mit der Möglichkeit des Auftretens epileptiformer Anfälle gerechnet werden (MÜHLENS). Allerdings sind bisher in der Weltliteratur immer nur Einzelfälle berichtet worden. Daß auch die Infektion mit *P. vivax* in äußerst seltenen Fällen (bisher sind erst 4 oder 5 Fälle bekannt geworden; DRIEL, HOERSTERMANN, REDLICH, WEINGARTNER, Literatur s. bei MOHR) auf Grund toxischer Gefäßstörungen ähnliche Krampfanfälle auslösen kann, berichtet MOHR (1938). Die gleichfalls nur in Einzelfällen beobachteten extrapyramidalen Syndrome (CHINI, 1935, SCHILF, 1938), Hypophysennekrosen (GUCCIONE 1924), Ataxien (MALKIEL 1940), myelitischen Zustandsbilder (LAZARESCU, 1941, v. LAERE 1942), multiplen Sklerosen (nach Tertiana; ZIEMANN) und echten Psychosen (KÜNZEL 1932) werden in entsprechender Weise gedeutet. Sie alle sind aber bisher nur so selten beobachtet worden, daß in jedem Falle des Auftretens einer der genannten Erkrankungen nach voraufgegangener Malaria der Zusammenhang mit äußerster Kritik und Vorsicht geprüft werden sollte. Das Auftreten funktionell-nervöser oder hysteriformer Störungen ist in den Jahren nach dem ersten Weltkriege mehrfach beobachtet und oftmals mit dem Rentenbegehren in Zusammenhang gebracht worden; eine neurotische Grundlage ist bei derartigen Vorkommnissen stets anzunehmen, und die Malaria ist lediglich die auslösende Ursache. Auf die Bedeutung neuralgischer Beschwerden im Verlauf der chronischen Malaria wurde bereits verwiesen.

Die im akuten Verlauf der Malaria auftretenden Störungen der *Leberfunktion* wurden bereits erörtert; sie sind stets vorübergehend, und eine einmalige Malaria, insbesondere eine Tertiana, kann nicht als Ursache für eine spätere Lebererkrankung angesehen werden. Wie weit dauernde Reinfektionen und chronische Malariaerkrankungen in tropischen Ländern eine Lebercirrhose verursachen können, ist nicht entschieden.

Ein Teil der Autoren (W. FISCHER 1919, RABL 1934, FLEISCHMANN 1938 u. a.) lehnt den Zusammenhang zwischen Malaria und Lebercirrhose und den Begriff der „Cirrhose paludéenne" ab, RABL mit der Begründung, daß in vielen Malariagebieten die Cirrhosen keineswegs häufiger seien als in malariafreien Gegenden. Andererseits scheint die klinische Erfahrung doch dafür zu sprechen, daß chronische Malariainfektionen möglicherweise gelegentlich cirrhoseähnliche mit Ascites einhergehende Krankheitsbilder hervorrufen können

(Vint 1931, Sereffetin 1935, Tirumurti 1936 u.a.). Ob es sich dabei um echte Cirrhosen im pathologisch-anatomischen Sinne handelt, ist allerdings unbewiesen; zudem ist es schwer, bei Beobachtungen in tropischen Malarialändern andere cirrhogene Faktoren (Alkohol, Ruhr, parasitäre Invasionen) auszuschließen (Literatur s. bei Fleischmann 1938 und Ulrich 1949).

Spätschäden an *Herz* und *Kreislauf* sind sehr selten; es muß aber auf Grund der im Verlauf einer Malaria entstehenden pathologisch-histologischen Veränderungen grundsätzlich mit der Möglichkeit ihrer Entwicklung gerechnet werden. Die von Mohr (1940) und Tünnerhoff (1949) beschriebenen organischen, elektrokardiographisch nachweisbaren Schäden („Malariamyokarditis“) sind bei Tertianaerkrankungen fast ausnahmslos, aber auch bei Tropicainfektionen in der großen Mehrzahl der Fälle rückbildungsfähig, und vor Anerkennung eines Herzmuskelschadens als Folge einer tropischen Malaria müssen alle anderen ursächlichen Faktoren (Herdinfekte, Diphtherie, Gelenkrheumatismus u. a. m.) in jedem Falle besonders kritisch und sorgfältig bewertet oder ausgeschlossen werden. Die Verschlimmerung eines vorher bestehenden latenten Herzmuskelschadens durch eine Tropicainfektion muß in Einzelfällen (Tünnerhoff) anerkannt werden.

Endokarditis als Malariafolge ist niemals gesehen worden. Daß andererseits ein bisher kompensierter Klappenfehler unter dem Einfluß einer fieberhaften Malaria zur Dekompensation gebracht werden kann, liegt im Bereich des Möglichen und muß bei Begutachtungen gewürdigt werden. Dagegen ist der verschlimmernde Einfluß einmaliger unkompliziert verlaufender Malariaerkrankungen, insbesondere der Tertianainfektionen, auf schicksalsgemäß sich entwickelnde Alters- und Aufbrauchskrankheiten (Arteriosklerose, Angina pectoris) durchaus zweifelhaft und muß in jedem Falle kritisch geprüft werden. Ziemann ist geneigt, bei alten Tropenbewohnern mit vielfachen Reinfektionen gelegentlich einen solchen Zusammenhang anzuerkennen.

Die Entstehung einer späteren *Nebennierenschädigung* sah Poleck (1928) in einem Falle einer Kriegsmalaria (s. auch S. 496). *Dystrophien* bei Kindern in Malarialändern wurden bereits erwähnt. Die Beobachtung einer mehrere Monate nach einer Malaria auftretenden Amyloidose (Popper, 1921) ist einmalig. *Diabetes* (Bonnin 1931, Galdi 1923, Pinelli 1935), *Ulcus* ventriculi (Eltze 1936) oder *chronische Nephritis* sind keine Malariafolgen; die Frage der Dauerschäden an den blutbildenden Organen ist im Zusammenhang mit der Malariaanämie besprochen.

Komplikationen im Verlauf der Malaria.

Bei Tertiana- und Quartanainfektionen sind verlaufserschwerende Komplikationen verhältnismäßig selten; häufiger werden sie bei Tropicaerkrankungen beobachtet. Dabei müssen Komplikationen im engeren Sinne, die durch Hinzutreten anderer verlaufsstörender Erkrankungen entstehen, unterschieden werden von seltenen Verlaufsformen der Malaria und von Organschädigungen, die durch Erreger oder Toxine bedingt sind.

Zusammentreffen einer Malaria mit Typhus, Amöbenruhr, Rückfallfieber, Schlafkrankheit, Hakenwurm- und Bilharziainfektionen ist naturgemäß in tropischen Ländern häufig und kann Diagnose und Verlauf erschweren.

Begleitende *Bronchopneumonie* oder bei kreislaufinsuffizienten Kranken hypostatische Pneumonien können jederzeit erschwerend im Verlauf einer Malaria wie bei jeder anderen Infektion auftreten. Immer ist das Zusammentreffen einer Malaria mit einer *Tuberkulose* der Lungen als ernsthafte Komplikation anzusehen, da jede aktive oder auch inaktive Tuberkulose in ihrem Ablauf ungünstig beeinflußt werden kann. Sowohl bronchogene als auch hämatogene durch die Malaria ausgelöste Streuungen sind beobachtet worden (Steudel 1925, Benhamou 1934, ältere Literatur s. bei Sukiennikowa 1928); sie können am sichersten durch rasche und gründliche Behandlung der Malaria vermieden werden. Mit Besserung der spezifischen Malariatherapie sind Verschlimmerungen etwa bestehender Tuberkulosen durch eine Malaria naturgemäß ungleich seltener geworden.

Die besonders bei Infektionen mit *P. immaculatum* beobachteten Störungen des *Kreislaufes* mit ihren Folgeerscheinungen wurden, ebenso wie die neurologischen Syndrome, bereits besprochen.

Als besonders gefürchtete, aber glücklicherweise nur seltene Komplikation ist die spontane *Milzruptur* beschrieben worden. Die wenigen in neuerer Zeit beschriebenen Fälle beziehen sich meist auf langdauernde, durch Reinfektionen mehrfach wieder angefachte und meist ungenügend oder gar nicht behandelte Tertianaerkrankungen (Braun 1942, Marshall 1944, Pullen 1947), nur ganz selten auf einmalige Impfmalaria (Jutz und Jacobi, 1931). Klinisch ist die Milzruptur gekennzeichnet durch einen plötzlich einsetzenden, mit starken Schmerzen in der Milzgegend, Kollaps und — nicht in allen Fällen — baldiger Entwicklung peritonitischer Symptome einhergehenden akut bedrohlichen Krankheitszustand, der ohne operative Hilfe durch Verblutung in die Bauchhöhle innerhalb von Stunden zum Tode führt. Marshalls Fall wurde 10 Std nach Beginn der Schmerzen noch erfolgreich operiert. Bei ordnungsgemäß behandelter Malaria sieht man heute kaum mehr Milzrupturen.

Pfortader- und *Milzvenenthrombosen* sowie Stieldrehungen der Milz sind vereinzelt beobachtet worden (Seyfarth 1918, Nissenbaum 1930).

Das Zusammentreffen von *Diabetes* und Malaria ist gelegentlich beobachtet worden. Einmal kann es sich um malariainfizierte Diabetiker handeln; zum andern muß bei stärkeren im Verlauf einer Malaria auftretenden Glykosurien und Blutzuckererhöhungen gefragt werden, ob nicht eine direkte Schädigung des Pankreas durch Verlegung capillärer Gefäßbahnen mit plasmodienbeladenen Erythrocyten vorliege. In dem von Rau (1948) mitgeteilten Fall ging der Diabetes auf Atebrin nach Abheilung der Malaria bald vollständig zurück.

Purpuraähnliche *Hautblutungen* werden in seltenen Fällen — nach Shrager (1946) unter 10000 Fällen nur 10mal — beobchtet (Nelson 1948 u. a.); sie sind auf toxische Gefäßschädigungen zu beziehen und werden anscheinend in der Mehrzahl der Fälle (Shrager) durch Chinin ausgelöst. Den bemerkenswerten Beginn einer fieberhaft verlaufenden Malaria tropica mit schwerer Hämatemesis, Teerstühlen und nachfolgendem Absinken der Erythrocyten auf 1,4 Millionen berichtet Schneider (1948). Auch in diesem Falle war zunächst mit Chinin anbehandelt worden; ein Ulcus konnte ausgeschlossen werden, so daß auch hier Gefäßwandschädigungen in der Schleimhaut angenommen werden dürfen. Daß das Chinin jedoch nicht der ausschlaggebende Faktor war, geht daraus hervor, daß auch unter Weitergabe des Mittels Abfieberung und Aufhören der Blutung eintrat. Auch Black (1948) beobachtete eine unabhängig vom Chinin entstandene symptomatische Purpura im Verlauf einer südpazifischen Malaria tertiana.

Der seltene Fall einer *Orchitis* und Epidydimitis im Verlaufe einer Malaria wurde von Mühlens 1935, Audeh 1938 u. a. diskutiert; ähnliche Beobachtungen, Orchitis bzw. Epidydimitis mit nachfolgender Zeugungsunfähigkeit, hat neuerdings Nikolowski (1950) mitgeteilt.

Die gelegentlich erfolgten unbeabsichtigten *Übertragungen* einer Malaria durch *Bluttransfusion* (Wright 1938, Gordon 1941, Heindl 1941, Teasley 1948) sind bemerkenswert, da sie unsere Kenntnis über die tatsächliche Dauer der Malariaerkrankungen, insbesondere der Quartana wesentlich erweitert haben. Wenn auch der Tertianakranke, sofern nicht Neuinfektionen erfolgt sind, nach Ablauf der heute angenommenen Krankheitsdauer als praktisch parasitenfrei gilt, so muß doch der einmal mit Quartana Infizierte noch Jahre, eventuell sogar Jahrzehnte nach der Infektion als Plasmodienträger gelten (Boyd, Rogers, Spitler, und daher als Blutspender ausscheiden. Daß in hyperendemischen Malariagebieten derartige Übertragungen durch Bluttransfusionen häufiger sind, geht aus einer Angabe von Thoroughman hervor, der in 21% (!) der gemachten Transfusionen Malariaschübe beim Empfänger auftreten sah. Prophylaktische Chinin- oder Atebringabe kann in stark durchseuchten Gegenden bei Transfusionen zweckmäßig sein. Daß durch den gemeinsamen Gebrauch einer und derselben Injektionsspritze durch mehrere Personen mehrfache Übertragungen von einem einzigen Plasmodienträger aus erfolgen können, liegt nahe. Die gelegentlich beobachteten gehäuften Malariavorkommen unter Rauschgiftsüchtigen (Chung und Mitarbeiter 1940, Strong 1945) sind auf diese Weise geklärt worden. Einmalig ist die Beobachtung einer Malariaübertragung durch Transfusion auf den Spender (Stohlmann 1943).

Impfmalaria.

Der von Wagner-Jauregg 1917 eingeführten Impfmalaria kommt in der Behandlung neurosyphilitischer Erkrankungen, vor allem der progressiven Paralyse, auch heute noch eine entscheidende Bedeutung zu. Es wird nachfolgend, ohne auf die psychiatrischen Indikationen und Behandlungserfolge einzugehen, die Impfmalaria nur so weit abgehandelt, als ihre Anwendung und ihr Ablauf die Klinik der Malaria berühren. Zudem hat ja gerade die Impfmalaria, deren Ablauf nach Mückenstichinfektion dem der natürlichen Malaria genau entspricht (James 1924, Yorke und Macfie 1931), zur Klärung klinischer und pathogenetischer Malariaprobleme vor allem dadurch beigetragen, daß sie zum ersten Male unbeeinflußte und einmalige Erstinfektionen der Beobachtung zugänglich machte.

Zur therapeutischen Verimpfung werden heute fast ausschließlich reine Stämme von *P. vivax* verwendet. Anfangs haben unbeabsichtigte zusätzliche Verimpfungen von *P. falciparum* gelegentlich zu schweren, manchmal letal verlaufenden perniziösen Tropicaerkrankungen oder Mischinfektionen geführt, eine Gefahr, die heute durch jahrelange Züchtung einwandfreier Tertianastämme über viele Passagen behoben ist. Die Inokulation reiner Tropicastämme, die zeitweise geübt worden ist (James 1924), ist wegen der vor allem bei Europäern oft gefährlichen Verläufe verlassen worden (Mühlens, Weygandt und Kirschbaum 1920, Strong 1945, Bylmer und Winckel 1948).

P. malariae darf wegen der unberechenbar langen Krankheitsdauer nur durch Blutübertragung, nicht als Mückenstichinfektion verimpft werden. *P. ovale*-Infektionen sind gelegentlich zur Paralysebehandlung verwendet worden (Hauer 1937, Bock 1939); allerdings erlöschen die Infektionen manchmal spontan bereits nach wenigen Anfällen. *P. knowlesi* (vgl. S. 447) ruft beim Menschen Quotidianfieber hervor und ist gelegentlich gleichfalls verimpft worden (v. Rooyen und Pile 1935), hat sich aber als ungeeignet erwiesen.

Die Überimpfung erfolgt durch direkte Blutübertragung oder durch Mückenstich, selten auch durch Injektion von Sporozoitenaufschwemmungen aus den Speicheldrüsen infizierter Anophelen. Die bei uns meist gebräuchliche Methode ist die *Blutübertragung*. 2—5 cm³ frisch aus der Vene entnommenes schizontenhaltiges Blut eines nicht anbehandelten Malariakranken werden dem Empfänger subcutan, intracutan, intramuskulär oder intravenös injiziert; die durchaus übliche Methode ist die intravenöse Injektion.

Bei genügender Plasmodienzahl ist die Menge des übertragenen Blutes für das Angehen der Impfmalaria ziemlich unwesentlich (v. Assendelft); Bruchteile eines Kubikzentimeters reichen in der Regel aus, und im Anfang wurde die Impfmalaria sogar durch Verreiben einer kleinen Blutmenge in einen oberflächlichen Impfschnitt übertragen. Ob das Blut dem Spender vor, in oder nach dem Anfall abgenommen wird, ist für den Erfolg der Impfung gleichgültig.

Über Konservierung des plasmodienhaltigen Blutes s. S. 447. Für den Versand genügt im allgemeinen einfacher Zusatz von 3,8%iger Natriumcitratlösung; auch nach zweitägigem Postversand erweisen sich die Blutproben in der großen Mehrzahl der Fälle als noch infektiös. Die Gefahr der Verunreinigung durch Bakterienwachstum ist praktisch bedeutungslos.

Die *Inkubation* der blutinduzierten Impfmalaria beträgt nach intravenöser Injektion im Mittel 3—8, nach subcutaner 7—12 und nach intracutaner Verimpfung 10—20 Tage. Bei Einimpfung größerer Plasmodienzahlen ist die Inkubation kürzer als bei spärlicher Parasitenverimpfung. Da bei der blutübertragenen Malaria keine Gewebsformen, sondern nur intraerythrocytäre Plasmodien entwickelt werden, unterscheidet sie sich grundsätzlich von der Mückenstichmalaria (James, Reichenow u. a.); sie ist gleichsam die Fortsetzung der Blutmalaria des Spenders, eine Tatsache, die für die Beurteilung des Verlaufes (Rezidivfreiheit!) bedeutungsvoll ist. Tertianaparasiten sind in vielen Passagen von Mensch zu Mensch ohne Einschaltung der geschlechtlichen Vermehrung in der Mücke weiterverimpft worden, ohne ihre Eigenarten irgendwie zu verändern (Yorke und Macfie 1924, Hegler und Nauck 1934 u. a.).

Gerade wegen der kurzen Inkubationszeit wird in der Regel die intravenöse Übertragung bevorzugt; will man aber bei kleiner Krankenzahl den einmal erworbenen Stamm erhalten, so kann man durch intracutane oder subcutane Injektion längere Inkubationen anstreben, um Zeit zu gewinnen, sofern man nicht die Möglichkeit sachgemäßer Blutkonservierung hat (Wagner-Jauregg).

Bleibt nach Ablauf der Inkubation der Kranke fieberfrei, so kann man versuchen, den Ausbruch der Malaria zu provozieren (Adrenalin, 10 E Pyrifer, Milchinjektionen, Milzduschen, Eigenblutinjektionen u. a.). Da es sich um eine reine Blutinfektion handelt, kann gelegentlich durch kreislaufdifferente Provokationsreize eine Ausschwemmung von Schizonten und damit ein Anfachen der noch nicht manifest gewordenen Infektion erzielt werden (HARTUNG 1939). In Einzelfällen kommen allerdings auch Impfversager vor, bei denen die Inoculation wiederholt werden muß, möglichst nicht mit gleichem Stamm.

Den typischen Fieberanfällen geht, oftmals sofort auf die Blutinjektion folgend, das sog. *Injektionsfieber* voran, das meist als Folge der Zufuhr körperfremder Eiweißstoffe angesehen wird, und das sowohl nach intramuskulärer, als auch nach subcutaner und intravenöser Injektion des Spenderblutes auftritt (GERSTMANN 1925). In manchen Fällen geht es ohne deutliche Remission in das Rhythmusfieber über (Abb. 45).

Es ist unseres Erachtens nicht entschieden, wieweit es sich lediglich um ein durch Injektion körperfremden Blutes ausgelöstes Fieber handelt oder aber um einen dem Anfangsfieber der natürlichen Malariainfektion ähnlichen Vorgang, zumal v. ASSENDELFT schon vor Jahren glaubte, eine Abhängigkeit von der Zahl der verimpften Plasmodien nachweisen zu können. Jedenfalls trat dieses „Injektionsfieber“ nur dann auf, wenn Plasmodienzahlen von mehreren Millionen verimpft wurden, niemals aber bei Übertragung von weniger als 1 Million Parasiten.

Die anschließend auftretenden Schüttelfröste verlaufen als typisches *Rhythmusfieber*, oft als Tertiana simplex beginnend und im weiteren Verlauf in Quotidianafieber umschlagend (Abb. 29), in anderen Fällen von Anfang an mit täglichen Attacken einhergehend. Gewisse Unregelmäßigkeiten im Verlauf, die bei der natürlich erworbenen Malaria weniger oft vorkommen, z. B. das Auftreten von Zwischenzacken, werden bei blutinduzierter Impfmalaria beobachtet (WAGNER-JAUREGG 1936, HARTUNG 1939), ebenso eine auffallende Neigung zum Anteponieren. Im übrigen weist das Rhythmusfieber alle früher besprochenen Verlaufseigentümlichkeiten der Malaria tertiana auf.

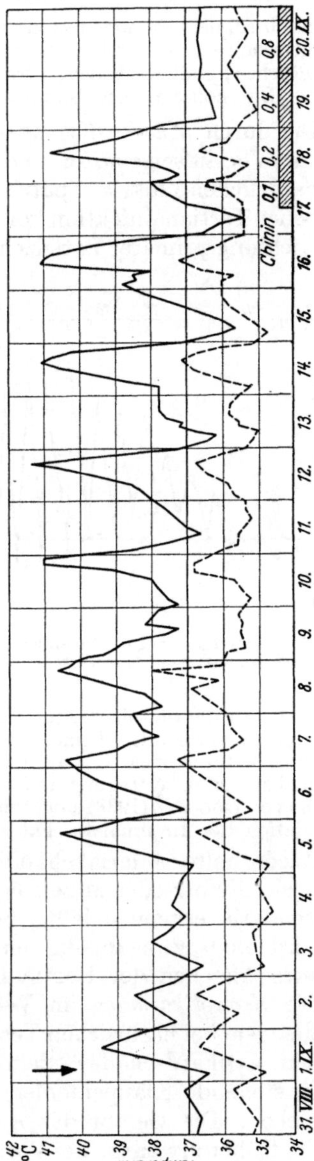

Abb. 45. Impftertiana mit „Injektionsfieber“ im Beginn und anschließendem Rhythmusfieber. Andertagrhythmus, gelegentlich Zwischenzacken. (Original Nervenklinik Tübingen.)

Nach 10 oder 12 Anfällen wird in der Regel die Impfmalaria unterbrochen. Als reine Blutinfektion ist sie mit kleinen Chinindosen leicht zu unterdrücken. Rezidive treten nicht auf; lediglich in 1—2% der Fälle zeigt sich ein Frührezidiv, niemals aber Spätrezidive. Mit Arzneifestigkeit der Stämme ist nicht zu rechnen; treten nach vorübergehender Fieberfreiheit erneute Anfälle auf (GRIMM 1940), so dürfte es sich meist um ein Frührezidiv handeln. Soll eine Tertiana duplicata in ein einfaches Tertianafieber zurückgeführt werden, so kann man nach dem SCHÜFFNERschen Vorschlag (1941) durch eine einmalige Injektion von Neosalvarsan eine Plasmodiengeneration „herausschießen“ (Abb. 46).

Bei besonders salvarsanempfindlichen Stämmen (z. B. Madagaskarstamm, SCHÜFFNER) genügt schon eine einmalige Dosis von 0,05—0,07 g Neosalvarsan, um eine Parasitengeneration auszulöschen; größere Mengen würden vollständiges Unterdrücken der Impfmalaria zur Folge haben. Die holländischen Stämme dagegen sind wesentlich weniger salvarsanempfindlich.

Die durch *Mückenstich* übertragene Impfmalaria des Paralytikers entspricht in ihren Verlaufseigenarten und der arzneimäßigen Beeinflußbarkeit voll und ganz der natürlichen Malaria. Spätrezidive kommen gleichfalls wie bei jeder natürlich erworbenen Tertianainfektion vor. Geeignet sind in erster Linie Stämme, die nicht zur Entwicklung primärer Latenzen neigen; die Madagaskarstämme werden daher den holländischen vorgezogen (WINCKEL 1936, BYLMER und WINCKEL 1948).

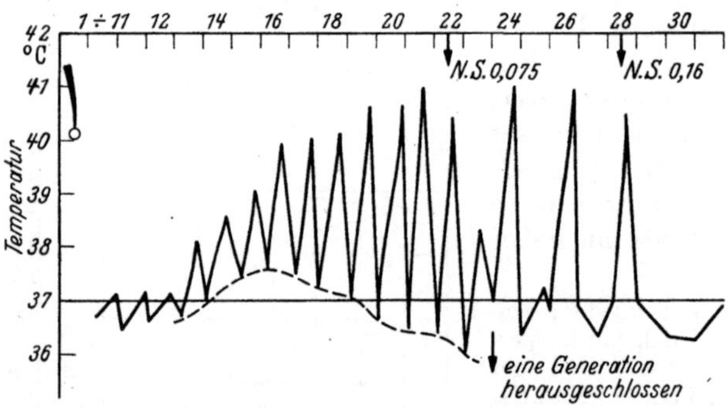

Abb. 46. Impftertiana mit Quotidianfieber. Eine Parasitengeneration durch Neosalvarsan herausgeschossen. (Nach SCHÜFFNER.)

Im englischen und amerikanischen Auslande wird durchweg die Mückenstichmalaria vorgezogen (STRONG), da bei ihr die Gefahr der Verschleppung anderweitiger Infektionen vom Spender aus unmöglich ist. Auch die zufällige Infektion mit Tropicaparasiten ist sicherer auszuschließen als bei blutinduzierter Malaria, da bei Züchtung der Anophelen in niedrigen Temperaturen Tropicaparasiten praktisch nicht mehr zur Entwicklung kommen. Im Inlande wird dagegen die Blutübertragung meist vorgezogen, da sie kurze Inkubation, keine primären Latenzen und vor allem keine Spätrezidive bewirkt. Die Gefahr der Tropicamischinfektion ist bei den durch viele Passagen gezüchteten Vivaxstämmen ausgeschaltet, und auch die Möglichkeit der Übertragung anderer Infektionen ist praktisch bedeutungslos.

Die von DUCOSTE (1938) eingeführte intracerebrale, durch Schädelpunktion vorgenommene Inokulation der Impfmalaria hat sich nicht eingeführt.

Wiederholte Malariabehandlungen werden selten durchgeführt, da der therapeutische Erfolg oder Mißerfolg sich fast immer schon nach Abschluß der ersten Impfmalaria erkennen läßt. Soll jedoch eine zweite Infektion gesetzt werden, so wird man zweckmäßig einen anderen Plasmodienstamm verwenden, um besseres Angehen der Reinfektion zu bewirken (SCHÜFFNER 1941).

Die *Komplikationen* im Verlauf der Impfmalaria sind im wesentlichen die gleichen wie bei natürlichen Tertianainfektionen (s. S. 498). Als *Gegenindikationen* werden Myokardschäden, dekompensierte oder an der Grenze der Dekompensation stehende Klappenfehler, fortgeschrittene Sklerosen und stärkere Anämien angesehen. Die Gefahr der Aktivierung einer bestehenden Tuberkulose wurde bereits früher erwähnt. Bei Vorliegen einer aktiven oder gar offenen Lungentuberkulose verbietet sich die Malariaimpfung. Ebenso gelten Parenchymschäden der Leber mit nachweisbarer Einschränkung der Funktionsproben immer als Gegenindikation. Bei Kranken mit chronischer Nephritis soll keine Malariaimpfung vorgenommen werden (STRONG); dagegen zwingen leichte Albuminurien, die im Verlaufe des Fiebers auftreten, keineswegs zum sofortigen Abbrechen der Malaria, wohl aber zu erhöhter Aufmerksamkeit (TYARS). Laufende Kontrolle des Hämoglobins, der Leberfunktion sowie der Elektrokardiogramme wird von verschiedenen Autoren angeraten (KESSLER 1939, STRONG 1945); bei algiden

Symptomen, Kreislaufstörungen, Leberschäden und schweren Anämien ist zeitig mit Chinin oder Atebrin zu unterbrechen.

Stellt bei kreislauflabilen Kranken die Durchführung der ganzen Kur mit 10 oder 12 Anfällen eine nicht zumutbare Belastung dar, so kann nach 4 oder 5 Attacken durch Verabreichung kleiner Chininmengen ein fieberfreies Intervall eingeschaltet werden. Manchmal flackert die Injektion erneut auf und kann dann ohne weiteres fortgeführt werden; andernfalls muß reinfiziert werden. Von MOLLARET (1939) wird die geteilte Kur (Unterbrechung mit Rhodoquine, erneutes Anfachen durch Eigenblutinjektion) besonders angeraten.

Epidemiologisch bedeutet die Impfmalaria erfahrungsgemäß gar keine Gefahr. Die verwendeten Stämme sind großenteils ausgesprochen gametenarm (nicht gametenfrei!). Berücksichtigt man weiterhin, daß bei vielen Stämmen die ersten infektionstüchtigen Gametocyten sich erst verhältnismäßig spät entwickeln, so wird bei Beachtung der übrigen epidemiologischen Faktoren unserer einheimischen Malaria ohne weiteres verständlich, daß mit unerwünschten Ausbreitungen der Impfmalaria nicht zu rechnen ist.

Diagnose und Differentialdiagnose der Malaria.

Klinische Differentialdiagnose.

Typische Fälle reiner Tertiana- und Quartanainfektionen sind vor allem in Malarialändern, in denen jederzeit mit ihrem Auftreten zu rechnen ist, in der Regel leicht zu erkennen. Vor allem die von Anfang an mit Rhythmusfieber einhergehenden Reinfekte und Rezidive bereiten in der Mehrzahl der Fälle keine diagnostischen Schwierigkeiten. Außer der Regelmäßigkeit der Fieberattacken weisen Milzschwellung, Leukopenie des Blutes mit Monocytose und die begleitende Urobilinogenurie auf das Vorliegen einer Plasmodieninfektion hin. Daß auf der Höhe des Fiebers vorübergehend eine mäßige Leukocytose bestehen kann, muß berücksichtigt werden. Schwieriger ist die Erkennung mancher Erstlingsfieber, der Tropicaerkrankungen und der Mischinfektionen mit ihren andersartigen und oft ganz atypischen Fieberverläufen. In Tropicaländern, bei Heimkehrern aus Malariagebieten und neuerdings auch bei Bewohnern unseres Heimatgebietes muß bei unklaren Fieberzuständen die Möglichkeit einer Malariainfektion durchaus erwogen werden.

Entscheidend ist in jedem Falle die Blutuntersuchung auf Plasmodien, deren Einzelheiten im Zusammenhang mit der Parasitologie der Malaria besprochen sind. Dabei muß aber immer beachtet werden, daß im Anfangsfieber einer Tertiana, im Beginn einer Tropica, aber auch in den Zeiten der Latenz und manchmal bei den späteren Rezidiven die Parasitenfunde äußerst spärlich und zeitweise sogar negativ sein können. Einmaliger negativer Plasmodienbefund schließt also eine Malaria noch nicht aus; wiederholte Untersuchungen in mehrstündigen Abständen schaffen aber in der Regel bald Klarheit (Ross 1947). Wird vor Sicherung der Diagnose Atebrin gegeben, so ist die Aussicht auf Nachweis der Plasmodien ungleich geringer, da meist schon 24—48 Std nach der ersten Atebrindosis das Blut schizontenfrei ist; sofern keine Gameten vorhanden sind, kann dadurch die Diagnose sehr erschwert werden.

Die Sternalpunktion bietet in solchen Fällen keine Vorteile, da nachweislich (ANGELINI 1943, O. FISCHER 1949, KNÜTTGEN 1949) im Knochenmark die Parasiten keineswegs häufiger sind als im Blut der peripheren Gefäßbahnen. Auch die Parasitenkultur hat für praktisch diagnostische Zwecke keine Bedeutung gewonnen.

In *Tropenländern* können zahlreiche andere Krankheiten das Bild einer Malaria vortäuschen, und die Häufigkeit der Fehldiagnosen beweist immer wieder die Vielgestaltigkeit der durch die Malaria ausgelösten Krankheitsbilder (HYMAN 1945).

Kala-Azar kann malariaähnliche Bilder hervorrufen; die große Milz- und Leberschwellung, positiver Formol-Gel- oder Antimontest, vor allem aber der Nachweis der Leishmanien (Sternalpunktion!) können Klarheit schaffen. Fieberhaft verlaufende *Amöbenabscesse* (STRONG) sind gleichfalls mit Malaria verwechselt worden; der Nachweis von Amöben bei hoher Leukocytose des Blutes und ergänzende Röntgenuntersuchung (Zwerchfellhochstand) können zur richtigen Diagnose führen. *Dengue-* und *Pappatacifieber* können in den ersten Tagen gleichfalls einer Malaria ähneln, zumal Kopf- und Kreuzschmerzen, eventuell auch Milztumor und Leukopenie bei diesen Krankheiten in ganz ähnlicher Weise wie bei der Malaria auftreten können. Bei negativen Plasmodienbefunden entscheidet der Verlauf; manchmal können die Anwesenheit von Phlebotomen oder Aëdesmücken sowie gleichzeitig erfolgte epidemische Dengue- oder Pappataciausbrüche Hinweise für die Beurteilung geben. Malaria tropica und *Gelbfieber* können ausgesprochene Ähnlichkeit zeigen; der Fieberverlauf und das Auftreten eines stärkeren Ikterus mit gleichzeitig nachweisbaren nephritischen Symptomen können bei negativem Plasmodienfund für Gelbfieber entscheiden. *Rückfallfieber* sind durch Spirochätennachweis meist leicht abzugrenzen. *Maltafieber*, selbst *Trypanosomen-* und *Filarien*infektionen können unter malariaähnlichen Bildern verlaufen. In allen derartigen Fällen muß unbedingt durch wiederholte Blutuntersuchung die Diagnose geklärt werden, und nur bei dauernd negativen Befunden kann man in unklaren Fällen versuchen, durch Atebrindarreichung ex juvantibus zur Diagnose zu kommen. Daß gelegentlich die Malaria zugleich mit einer der genannten Krankheiten vorkommen kann, liegt im Rahmen der Möglichkeiten, die bei schweren Fällen erörtert werden müssen.

Unter den *kosmopolitischen* Erkrankungen, die vor allem in den Malarialändern der gemäßigten Zone zu diagnostischen Irrtümern führen können, muß vor allem an *septische* Infektionen erinnert werden; Quotidianfieber können mit solchen verwechselt werden (z. B. Malariaausbrüche nach Entbindung). Nachweis der Keime, der Leukocytose und vor allem des Sepsisherdes geben Klarheit. Auf einen malariaähnlich verlaufenden Fall einer Meningokokkensepsis weisen HEGLER und NAUCK besonders hin. Tropicainfektionen und Erstlingserkrankungen an Tertiana und Quartana können zur Verwechslung mit *typhösen* Erkrankungen Anlaß geben; der in Abb. 26 dargestellte Fall wurde bei wiederholt negativem Plasmodienbefund, relativer Pulsverlangsamung, Leukopenie bei langsam auftretender Milzschwellung zunächst für ein Typhoid gehalten, bis das beginnende Rhythmusfieber und der Plasmodiennachweis das Krankheitsbild klärten. Ebenso kann das *Fleckfieber* Ähnlichkeit mit tropischer Malaria oder Erstlingsfiebern der Tertiana zeigen. Positive WEIL-FELIX-Reaktion und Auftreten des Exanthems klären meist in wenigen Tagen das Bild. Ein besonders auffälliger malariaähnlich verlaufender Fall von *Wolhynienfieber* ist in Abb. 47 dargestellt. Bluteosinophilie und die für die Rickettsiosen so charakteristischen Schienbeinschmerzen können bei negativem Plasmodienbefund auch ohne Erregernachweis (Läuseversuch) die Diagnose sichern. Zentrale *Pneumonien*, *Tuberkulosen*, *Viruspneumonien* sind durch die Röntgenbefunde und die Eigenarten des Blutbildes von Malariainfektionen abzugrenzen. *Pyelitiden*, *Endokarditiden*, *Cholangitiden* und selbst *appendicitische* Attacken können gelegentlich mit Malaria Ähnlichkeit haben (O. FISCHER 1937). Einen Fall von BANGscher Erkrankung, der lange Zeit als Kriegsmalaria angesprochen wurde, bildet RAUCH ab (Abb. 48). Auch WEILscher Ikterus (Fieber, Ikterus, Nephritis) muß gelegentlich ausgeschlossen werden. Die im Verlauf eines hämolytischen Ikterus auftretenden Fieberattacken können gleichfalls einer Malaria recht ähnlich sein, und der dunkelbraune Harn des Hämolytikers kann als Schwarzwasserfieberzeichen gedeutet werden. Die herabgesetzte osmotische Resistenz der Erythrocyten, die Erblichkeit des Leidens, die Anamnese und der negative Plasmodienbefund sichern in derartigen Fällen die Diagnose. Dabei muß aber mit der seltenen Möglichkeit gerechnet werden, daß auch einmal ein Hämolytiker an Malaria erkranken kann und andererseits, daß vielleicht einmal eine Malaria eine hämolytische Krise bei einem Kranken mit familiärem Ikterus auslösen kann (KÖNIG 1928).

Auf die gelegentlich beobachteten Fälle von unbeabsichtigter Malariaübertragung durch Bluttransfusionen, in einem Falle sogar auf den Spender, wurde bereits verwiesen (S. 499).

Chronische mit schwerer Anämie oder Kachexie einhergehende Malaria kann zu Verwechslungen mit Hakenwurmanämien, chronischer Amöben- oder Bilharzieninfektionen führen. Die weite Verbreitung der genannten Krankheiten in vielen Malariaendemiegebieten warmer Länder gibt oft Gelegenheit zu gleichzeitigen Infektionen mit mehreren der genannten Krankheiten.

Auf die atypischen Malariaverläufe bei *Kindern* wurde bereits verwiesen; wird an Malaria gedacht, so führt der Parasitennachweis im Blut rasch zur Klärung.

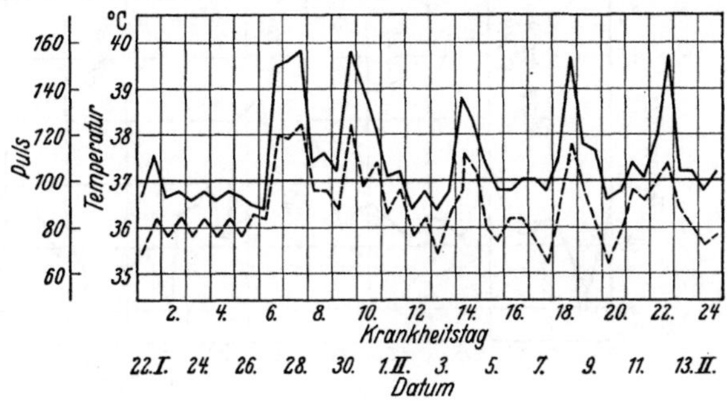

Abb. 47. Keine Malaria, Fieberkurve eines Kranken mit Wolhynischem Fieber. (Original L. FISCHER.)

In unklaren Fällen wird gelegentlich versucht, durch *Provokationen* eine Parasitenausschwemmung zu erreichen und damit den Erregernachweis zu ermöglichen. Daß der Wert derartiger Eingriffe nur sehr bedingt ist, wurde bereits im Zusammenhang mit der Frage der Rezidiventstehung erwähnt (S. 470). In der Blutbahn verborgene Schizonten können gelegentlich durch den provokatorischen Reiz ausgeschwemmt werden, Gewebsformen dagegen anscheinend nur dann, wenn ohnehin Rezidivbereitschaft besteht. Negativer Ausfall der Provokation spricht also nicht gegen das Bestehen einer latenten Malaria. Praktisch kommt daher den Provokationen keine wesentliche Bedeutung mehr zu.

Serodiagnose der Malaria.

Der Versuch, insbesondere latente Malariaerkrankungen durch serologische Reaktionen nachzuweisen, ist naheliegend und auch mehrfach unternommen worden. Allerdings haben alle angewandten Reaktionen gerade für praktisch-diagnostische Zwecke nur geringe Bedeutung gewonnen; wohl aber haben sie Einblicke in den Ablauf der Immunisierungsvorgänge gegeben und damit eine gewisse prognostische Bedeutung erlangt (WERNER 1936, ZERMATI und VARGUES 1947, HORMANN 1947, 1948, 1949, ZIPF 1948).

Positive Wa.R. wird, ebenso wie auch die Reaktionen von KAHN, SACHS-GEORGI und MEINICKE (sowohl Trübung als auch Flockung), in einem Großteil aller Fälle von frischer Malaria gefunden. 90% aller beobachteten Kranken (ELLER 1933, HARMSEN und HAUER 1943) zeigen nach dem 4.—6. Anfall mindestens *eine* positive Luesreaktion, von denen die WASSERMANNsche und KAHNsche Reaktion besonders stark ansprechen. Für die Diagnose der Malaria sind diese Reaktionen naturgemäß nicht entscheidend; vor allem aber darf ihr positiver Ausfall im Verlauf einer Malaria und bis zu 3 Wochen (in Einzelfällen bis zu 6 Wochen) nach dem Abfiebern nicht als Zeichen einer syphilitischen Infektion gedeutet werden. Da Kranke mit erhöhter Rezidivneigung häufiger negative Reaktion zeigen als Patienten, deren Malariainfekte rasch ausheilen (HAUER 1943), kann der Ausfall der Reaktion als Ausdruck für die Abwehrlage des Kranken angesehen werden. Das häufigere Auftreten positiver WASSERMANNscher und KAHNscher Reaktion bei Infektionen mit *P. vivax* deutet auf wirksamere Abwehr der Tertianainfektion gegenüber der Tropicaerkrankung, bei der die Reaktionen weniger oft positiv sind (KITCHEN, WEBB und KUPPER 1939).

Komplementbindungen mit nichtsyphilitischen Antigenen sind in neuerer Zeit mehrfach durchgeführt worden. Antigene aus normalen menschlichen Erythrocyten oder solchen von gesunden Küken (HEIDELBERGER und MAYER 1944), häufiger aber solche aus *P. knowlesi* (COGGESHALL und EATON, DULANEY und STRATMAN-THOMAS 1940) oder auch aus *P. vivax* und *P. immaculatum* (MAYER und HEIDELBERGER 1946) sind verwendet worden. Die große Mehrzahl der akuten Malariafälle — 72 von 83 Kranken (DULANEY und STRATMAN-THOMAS) — gaben von der 2. Krankheitswoche an (COGGESHALL) positive Komplementbindungsreaktion mit einem der genannten Antigene; von 134 Gesunden dagegen zeigten nur 7 eine schwach positive Probe, so daß positiver Ausfall mit überwiegender Wahrscheinlichkeit für Malaria spricht. Bei *Vivax*infektionen ist die Reaktion zuverlässiger als bei Tropicaerkrankungen; bei latenter Malaria scheint sie jedoch von nur bedingtem Wert zu sein (MAYER und HEIDELBERGER). Fehlbeurteilungen können entstehen, da auch Syphilitiker auf Antigen von *P. knowlesi* positive Reaktion geben können (BABIN und DULANEY 1948).

ZERMATI und VARGUES (1948) zeigen, daß bei akuten Malariaerkrankungen und auch im Beginn der Rezidivfieber der Komplementgehalt absinkt (bei perniziöser Tropica bis zum

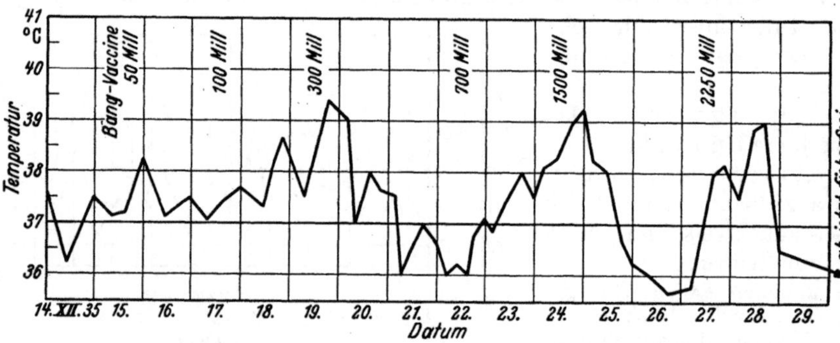

Abb. 48. Febris Bang; keine Malaria tropica. (Nach RAUCH.

völligen Verschwinden), mit Abheilen der Infektion aber wieder ansteigt und finden damit eine Beziehung der Komplementbindungsreaktion zum Verlauf der Infektion und ihrer Abwehr.

Die bereits 1927 von HENRY angegebene und in neuester Zeit viel diskutierte *Flockungsreaktion* kann bei kritischer Wertung eine brauchbare Ergänzung der diagnostischen Verfahren sein. Die Flockung (bei schwachem oder unsicher positivem Ausfall Trübung) entsteht, wenn das Serum eines Malariakranken mit einem geeigneten Antigen, entweder mit Eisenalbuminat (sog. Eisenalbuminatreaktion) oder mit wasserlöslichem Melanin aus der Chorioidea von Ochsenaugen (sog. Melaninserumreaktion) zusammengebracht wird. Die Melaninreaktion wird von den meisten Autoren bevorzugt (WERNER 1936). Als Überflockung (surflocculance) bezeichnet HENRY das Auftreten einer Fällung nach Zusatz von destilliertem Wasser zum Serum des Kranken. Immer ist die Reaktion Ausdruck einer Euglobulinvermehrung im Serum. Die Ablesung erfolgt entweder mit dem Agglutinoskop oder aber photometrisch (VERNES); die zweite Methode wird meist bevorzugt, da sie unter Berücksichtigung der Intensität der entstehenden Trübung oder Flockung auch quantitative Auswertung der Reaktion gestattet (HORMANN 1947, 1948, 1949, ZIPF 1948).

Obwohl die Serumreaktion nach HENRY nicht spezifisch ist und auch bei anderen Protozoenkrankheiten wie Kala-Azar und Trypanosomiasis, ferner bei Fleckfieber, Carcinomen, Lebercirrhosen, Leukämien und anderen Krankheitszuständen positiv sein kann, gibt sie doch bei richtiger Technik (TRENSZ) und kritischer Bewertung nur einwandfreier Flockung recht brauchbare Ergebnisse. Positiv wird sie nach Ablauf von 4—6 Malariaanfällen (LIPPELT, HORMANN 1948, ZIPF 1948); danach zeigen fast alle Seren von akut Malariakranken — nach ZIPF bis zu 87,1% — positive Reaktion, während bei latenter Malaria etwa 84% der untersuchten Seren eindeutige Flockung aufweisen. Immer aber erlaubt die Reaktion wesentliche Einblicke in den Ablauf der mit dem vegetativ-nervösen und humoralen System eng verbundenen immunisatorischen Vorgänge (HORMANN, ZIPF). Damit gewinnt sie, besonders wenn durch mehrfache Untersuchungen im Verlauf der Krankheit eine serologische Kurve angelegt wird, auch prognostische Bedeutung. Abnehmen der Flockung zeigt Ausheilung der Malaria oder aber schlechte Immunitätslage an, Zunahme der Reaktion läßt Rezidive erwarten. Das häufige Auftreten negativer Reaktionen im Frühjahr (32,2%) gegenüber dem seltenen Versagen in den Herbstmonaten (0,2% negative Reaktionen) zeigt nicht nur ihre bedingte Verwertbarkeit im Frühling, sondern vor allem die jahreszeitlichen Schwankungen immunbiologischer Vorgänge. Die Überflockung mit destilliertem Wasser scheint weniger empfindlich zu sein, während die Eisenalbuminatreaktion HORMANN gute Dienste bei der Beurteilung chronischer Malariafälle geleistet hat.

Für die schnelle Diagnose einer akuten Malaria kommt naturgemäß die Reaktion nicht in Frage; bei der Beurteilung latenter oder chronischer parasitennegativer oder -armer Erkrankungen mag sie ergänzend herangezogen werden. (Literatur s. bei LIPPELT 1938, ZIPF 1948, HORMANN 1949.)

Einige weitere Reaktionen wie die WELTMANNsche Probe (KLEEBERG 1945) und die *Cephalin-Cholesterin*-Flockung (HANGER 1938, MAKARI 1948) beruhen gleichfalls auf der Euglobulinvermehrung; sie haben praktische Bedeutung bisher nicht erlangt.

Prognose der Malaria.

Bei unkomplizierten *Tertianaerkrankungen* darf in der Regel die Prognose günstig gestellt werden; die Letalität der Malaria in den gemäßigten Zonen, bei der es sich ganz überwiegend um *Vivax*infektionen handelt, wird auf etwa 1% angegeben (STRONG). Niemals sind die ersten Anfälle tödlich, sofern nicht Organschäden vorliegen, die ihrerseits zur Auslösung von Komplikationen im Verlauf der Erkrankung führen können. Unterschiede in der Virulenz der einzelnen *Vivax*-stämme kommen vor; die pazifischen Tertianaerkrankungen gelten z. B. als besonders gutartig (COGGESHALL 1945). Mit Rezidiven muß — je nach Art der Stämme mehr oder weniger häufig — bei der Mehrzahl der Kranken gerechnet werden.

Auch die *Quartana*erkrankungen sind fast immer prognostisch gut zu bewerten; die einzelnen Anfälle sind oftmals weniger schwer, und wenn die Quartana sich auch über Jahre oder gar Jahrzehnte hinziehen kann, so ist sie doch praktisch nur selten tödlich.

*Tropica*infektionen dagegen können schon in den ersten Tagen zum Tode führen, und bei der sehr unterschiedlichen Virulenz der einzelnen Stämme wird die Letalität der Malaria in tropischen Breiten sehr wechselnd von 2—10% angegeben (STRONG). Insbesondere die verhältnismäßig häufig auftretenden cerebralen Formen perniziöser Malaria scheinen die Verlaufsstatistiken ungünstig zu beinflussen.

Regionäre Unterschiede der Verlaufsschwere scheinen erheblich zu sein. THOMAS und SYDENSTRICKER geben für Georgia eine Letalität von 4,09% an, die Malaria Kleinasiens zeigte früher eine Sterblichkeit von 6,8% (HEGLER und NAUCK), und in ähnlicher Weise kennen wir die Tropica Turkestans als besonders bösartig im Vergleich zu der Malaria des benachbarten Afghanistans. Arzneiwirkungen sind naturgemäß für die Beurteilung mitentscheidend; durch geeignete energische Behandlung konnte die Letalität der Tropicaerkrankungen in Georgia in einzelnen Serien von 50,6 auf 11,8% herabgedrückt werden (THOMAS und SYDENSTRICKER).

Allgemeinzustand und persönliche Resistenz des Kranken sowie die Intensität der Immunisierungsvorgänge sind mitbestimmend für den Ausgang; besonders in Notzeiten ist für kachektische Kranke die Prognose schlechter als für vollkräftige und gut genährte Patienten. Erschwerend wirken Begleitkrankheiten wie z. B. Herzmuskelerkrankungen, dekompensierte Klappenfehler oder Tuberkulosen. Wird die Malaria überstanden, so darf in jedem Falle, wenn keine Reinfektion eintritt, mit völliger Ausheilung gerechnet werden; chronisches Malariasiechtum nach einmaliger Infektion gibt es nicht.

Die Malariaerkrankungen der Kinder sind in der Regel prognostisch gut, sofern sie erkannt werden; aus der Nichterkennung atypischer Bilder können naturgemäß Gefahren erwachsen.

Über die Prognose des Schwarzwasserfiebers s. S. 542.

Die Behandlung der Malariaerkrankungen.

Im Vordergrunde der Malariabehandlung steht durchaus die spezifische Therapie mit den plasmodiziden Mitteln, unter denen Chinin, Atebrin und Plasmochin auch heute noch an erster Stelle zu nennen sind. Allerdings haben sich mit den neuen Erkenntnissen über Pathogenese und Verlauf der Malariaerkrankungen auch die Vorstellungen über die Möglichkeiten und Grenzen der Therapie wesentlich gewandelt. Die Erfahrung, daß jede Malaria auch bei intensiver Behandlung bis zum endgültigen Erlöschen der Infektion von Zeit zu Zeit rezidivieren kann (jedenfalls gilt das für Tertiana- und Quartanainfektionen; bei der Malaria tropica sind schon durch einmalige Behandlung rezidivfreie Radikalheilungen erzielt worden), darf nicht zur Resignation führen, wohl aber dazu, die Erfolge der Arzneibehandlung kritischer zu bewerten. Der akute schizontenbedingte Fieberschub ist in den meisten Fällen leicht zu beeinflussen, nicht dagegen die für den Gesamtverlauf der Erkrankung maßgebliche Gewebsinfektion, und das Ziel der heutigen chemotherapeutischen Forschung ist, ein Mittel zu finden, das bei guter Bekömmlichkeit eine rasche und rezidivfreie Heilung

Die Strukturformeln der wichtigsten Malariamittel.

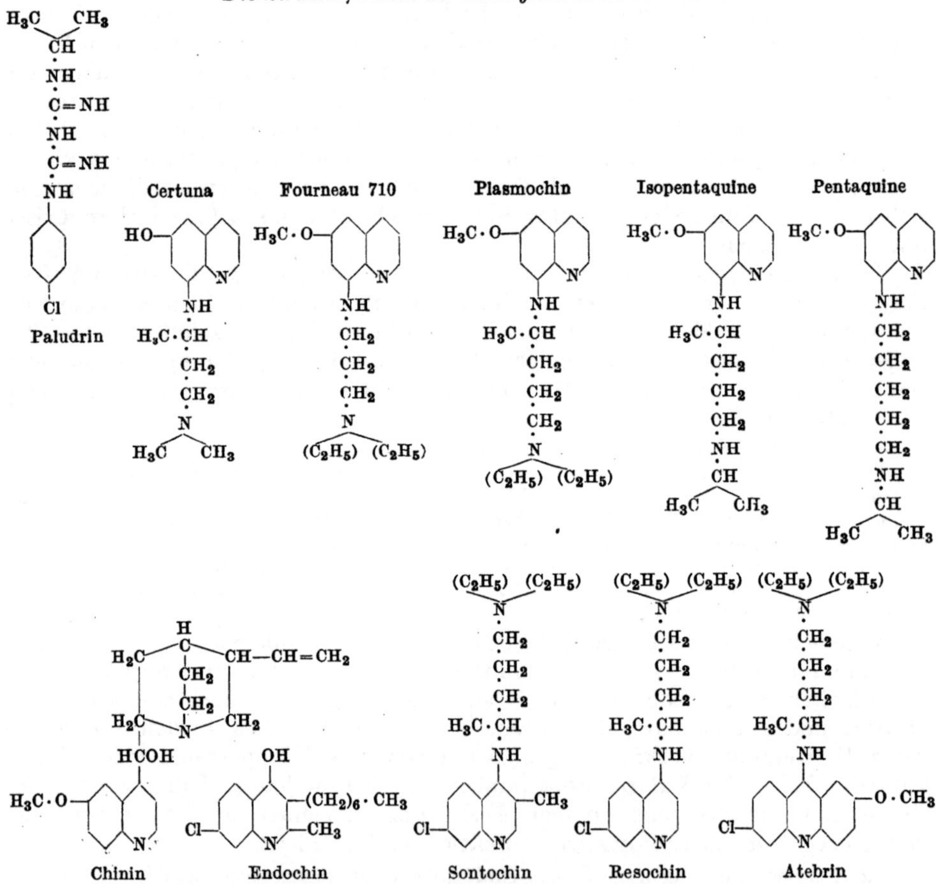

Paludrin: p-Chlorphenyl-biguanidino-isopropan.
Certuna: 6-Oxy-8-dimethylamino-isobutylamino-chinolin.
Fourneau 710: 6-Methoxy-8-diäthylamino-propylamino-chinolin.
Plasmochin: 6-Methoxy-8-diäthylamino-isopentylamino-chinolin.
Isopentaquine = SN 13 · 274: 6-Methoxy-8-isopropylamino-isopentylamino-chinolin.
Pentaquine = SN 13 · 276: 6-Methoxy-8-isopropylamino-pentylamino-chinolin.
Endochin: 2-Methyl-3-heptyl-4-oxy-7-methoxy-chinolin.
Sontochin: 3-Methyl-4-diäthylamino-isopentylamino-7-chlor-chinolin.
Resochin = Chloroquine = SN 7 · 618: 4-Diäthylamino-isopentylamino-7-chlor-chinolin.
Atebrin: 2-Methoxy-6-chlor-9-diäthylamino isopentylamino-acridin.

gewährleistet, zudem aber durch Einwirkung auf die eingeimpften Sporozoiten auch das Angehen der Infektion von vornherein verhindert. Ergänzt wird die spezifische Therapie durch die Allgemeinbehandlung, die vor allem bei den perniziösen Formen der Tropica, bei Komplikationen, schweren Anämien, in der Rekonvaleszenz und bei der Behandlung des chronischen Malariasiechtums ihre Bedeutung hat.

Die spezifische Behandlung der Malaria.

Die Behandlung der Malaria mit Chinin, Atebrin und Plasmochin ist im Laufe der letzten 20 Jahre nachgerade zur klassischen Therapie geworden, mit der in Kriegs- und Friedenszeiten unzählige Malariakranke behandelt worden sind. So sollen zunächst die Eigenarten, Anwendungsmöglichkeiten und Wirkungen dieser drei Mittel besprochen werden; anschließend werden einige neuere antimalarische Medikamente genannt.

Chinin und seine Verwendung.

Das Chinin ist in Europa seit mehreren Jahrhunderten als Fiebermittel bekannt. Es entstammt der Rinde des in den südamerikanischen Anden wachsenden Chinarindenbaumes; der Anbau chininreicher Sträucher (Cinchona ledgeriana und C. succurubra) in Niederländisch Indien ist jüngeren Datums. Das wirksame Alkaloid, bestehend aus einem Chinolin- und einem Piperidinring, ist 1819 von Runge, 1820 von Pelletier und Caventou dargestellt worden; die erste synthetische Herstellung geht auf Raabe (1929), eine weitere auf Woodward und Doering (1944) zurück.

Chinin ist nicht nur ein Antipyreticum und Analgeticum, sondern wirkt als allgemeines Protoplasmagift — anscheinend durch Hemmung von Oxydationsvorgängen — auch ausgesprochen plasmodicid. Freies Chinin ist, wie die meisten neutralen Chininsalze, kaum wasserlöslich; besser löslich sind dagegen die in der Therapie bevorzugten sauren Salze vor allem das Chinin. dihydrochlor. carbamidatum.

Wegen des bitteren Geschmackes wird das Chinin meist in Form von Kompretten oder in Gelatinekapseln (z. B. Zimmersche Chininperlen) gegeben. Chininpillen, die eingetrocknet oder zu hart bereitet sind, zerfallen nur ungenügend und werden mangelhaft resorbiert; von ihrer Verwendung wird abgeraten. Die Verordnung saurer Chininlösungen wird im amerikanischen Auslande (Strong) vielfach bevorzugt. Die bei uns therapieüblichen Präparate sind Chininum hydrochloricum (Chinin. muriat.; Chiningehalt nach DAB. 81,7%), Chinin sulfuricum (72,1% Chinin), selten auch das Chininum dihydrochloricum. Das fast geschmacklose Chininum tannicum (32% Chinin) wurde früher in der Kinderpraxis gern verwendet; wegen seines geringen Chiningehaltes muß es in 3facher Menge gegeben werden.

Weniger eingeführt sind Paludex (Cupro-oxychinolin) und Euchinin (Chininäthylcarbonat). Für Massenbehandlungen wurde 1939 von der Malariakommission des Völkerbundes Totaquin empfohlen, eine Mischung mehrerer der Chinarinde entstammender Alkaloide (etwa 70% Alkaloidgehalt, davon mindestens 15% Chinin). Der Gehalt eines Mittels an wirksamem Chinin ist natürlich für den Wert maßgebend und muß bei der Verordnung berücksichtigt werden.

Die Resorption des Chinins und die Ausscheidung durch die Nieren gehen rasch vonstatten. Gelegentlich sind schon wenige Minuten, meist aber 1—2 Std nach dem Einnehmen die ersten Spuren im Harn nachweisbar. Innerhalb von 24 Std werden etwa 30% des aufgenommenen Chinins wieder ausgeschieden, indes der größere Teil im Organismus abgebaut wird.

Zum Nachweis des mit dem Harn ausgeschiedenen Chinins dient eine essigsaure Lösung von Kalium-Quecksilberjodid (Tanrets Reagens: Kalium-Quecksilberjodid 10,0, Eisessig 5,0, Aqua dest. ad 100,0). Eine Probe des zu untersuchenden Harnes wird mit einigen Tropfen des Tanretschen Reagens versetzt. Vorhandensein von Chinin bewirkt Trübung oder Fällung, die im Gegensatz zur Eiweißtrübung beim Erhitzen wieder in Lösung geht. Bei Anwesenheit von Eiweiß wird nach dem Erhitzen filtriert; etwa vorhandenes Chinin fällt nach Erkalten des Filtrats aus. Spuren von 1:200000 sind noch nachweisbar. Die Methode dient zum Nachweis, ob etwa verordnetes Chinin genommen bzw. resorbiert und pünktlich ausgeschieden wird.

Chinin ist ein ausgesprochenes Schizontenmittel und beseitigt die ungeschlechtlichen Formen aller menschlichen Plasmodienarten zuverlässig und rasch aus dem strömenden Blut. Gameten von *P. vivax* und *P. malariae* werden gleichfalls vernichtet; Entstehung, Lebensdauer und Fortpflanzungsfähigkeit der Tropicahalbmonde werden dagegen nicht sicher nachweisbar beeinträchtigt. Auf die endothelialen Stadien der Vogelplasmodien und ebenso auf die rezidivbildenden Formen menschlicher Malariaparasiten (Kikuth und Mudrow 1940) sowie auf die Sporozoiten (Yorke und Macfie 1924, Ciuca und Mitarbeiter 1937) hat das Chinin gar keinen Einfluß. Daraus ergibt sich zwangläufig, daß das Chinin wohl zur Unterdrückung von Rhythmusfiebern und Rezidiven geeignet ist, nicht aber zur Senkung der Rezidivhäufigkeit oder zur kausalen, gegen die Sporozoiten gerichteten Prophylaxe (James 1931, Kikuth und Mudrow 1940, Strong u. a.).

Dosierung. Der erwachsene Kranke bekommt in der Regel 5mal täglich 0,2 g Chinin. hydrochloric. für die Dauer von 5 Tagen. Dabei schwindet meist das Fieber; zur Verhütung von Frührezidiven sowie zur Gametensanierung bei Tertiana- und Quartanaerkrankungen wird aber nach dem Nochtschen Schema für die Dauer weiterer 6—7 Wochen fortlaufend Chinin gegeben. Drei Chinintage wechseln mit jeweils 4 chininfreien Tagen einer Woche so lange ab, bis im ganzen etwa 23—25 g Chinin genommen worden sind. Dieses bei uns meistgebräuchliche Anwendungsschema ist durch seine Einfachheit ausgezeichnet („Chininkalender“ für mehrere Wochen wird dem Kranken mitgegeben) und hat in älterer Zeit Bestmögliches geleistet. Es gilt jedoch nur für die durchschnittlich leichten Tertianainfektionen. Bei schweren Tropicaerkrankungen sind größere Chininmengen, vor allem in den ersten Tagen — bis zu 1,5 oder 2,0 g Chinin je Tag — erforderlich. Kinder bekommen 0,075—0,1 g Chinin je Lebensjahr und Behandlungstag.

Nach den Richtlinien des *National Malaria Committee USA* sind in den ersten 3 bis 4 Tagen der Behandlung 3mal täglich 0,65 g (3mal 10 grains) bis zum Abklingen der akuten Erscheinungen zu geben; danach wird mit 1mal täglich 0,65 g für die Dauer von weiteren 8 Wochen die Behandlung fortgesetzt, eine Nachbehandlung, die mit Recht als „verstärkte Prophylaxe“ (Kikuth und Menk 1944) bezeichnet worden ist.

Die mit den therapieüblichen Chininmengen erzielten Chininkonzentrationen im Blut betragen etwa 1 mg/Liter Plasma, bei Verabreichung größerer Mengen bis zu 7 mg/Liter (Brodie und Udenfried 1943, Lippincott und Mitarbeiter 1946); dagegen dringt das Chinin in den Liquor cerebrospinalis in nur sehr viel geringerer Menge ein (0,019—0,26 mg/Liter).

In Fällen schwerer Tropica und überall da, wo mit Störungen der Resorption zu rechnen ist, kann zur Erzielung intensiverer Wirkungen das Chinin injiziert werden (Chinin-Urethan, Ampullen zu 1,0 und 2,0 cm^3 mit 0,25 bzw. 0,5 g Chinin; Chininum dihydrochloricum carbamidatum mit 0,1 bzw. 0,3 oder 0,75 g Chinin; Solvochin mit 25% Chiningehalt u. a.). Subcutane Injektionen sind zu meiden, da sie leicht zu Nekrosen oder Abscessen führen; bevorzugt werden intramuskuläre Einspritzungen in den oberen äußeren Quadranten der Glutäalmuskulatur in einer Menge von 2mal täglich 0,5 g Chinin (nur bei perniziöser Tropica in größerer Menge). Intravenöse Injektion von Chinin können bei komatösen Tropicaerkrankungen notwendig werden. Sie dürfen nur dann gegeben werden, wenn schnellste Einwirkung unbedingt erforderlich ist; dabei soll die Menge von 0,5 g Chinin pro injektione niemals überschritten werden (Verdünnen des Mittels mit 20 cm^3 4,5%iger Traubenzucker- oder 0,9%iger Kochsalzlösung; langsam innerhalb mehrerer Minuten injizieren!).

Da alle Chinininjektionen recht differente Eingriffe sind, sollen die Einspritzungen nur so lange wie unbedingt notwendig durchgeführt werden. Sowie die akute Gefahr behoben ist, soll man zur peroralen Darreichung übergehen.

Bei Verwendung der therapieüblichen Mengen treten *Nebenwirkungen* des Chinins nur selten in Erscheinung; insbesondere werden sie bei Verordnung wiederholter kleiner Einzelgaben (NOCHTsches Schema) kaum beobachtet. Kumulierung tritt nicht ein, da das Chinin rasch ausgeschieden wird. Wird aber die Tagesdosis von 1,0 g wesentlich überschritten und werden große Einzeldosen gegeben, so treten, je nach Empfindlichkeit der einzelnen Kranken, die recht unterschiedlich sein kann, häufig Störungen von seiten des Nervensystems auf. Ohrensausen, Schwindel, Schwerhörigkeit bis zur vorübergehenden Taubheit werden nach größeren Gaben verhältnismäßig häufig beobachtet. Seltener sind Störungen des Geruchs- oder Gesichtssinnes (Opticusschädigung, Blutungen in die Retina; Chininamaurose nach HERTZBERGER 1946). Dabei sind die leicht löslichen Chininsalze gefürchteter als die schwerlöslichen. Eine leichte nervöse Unruhe mit Zittern („Chininrausch") tritt auch nach kleinen Einzelgaben gelegentlich auf (KIKUTH und MENK).

Große Chininmengen senken den Blutdruck; daher kann bei intravenösen Injektionen Zugabe von Suprarenin oder Sympatol notwendig werden. Die Wirkung auf die Refraktärzeit des Herzens und die Verwendung von Chininsalzen bei der Behandlung von Arrhythmien sind bekannt. Daß eine intakte Gravidität durch die therapieüblichen Mengen gestört wird, ist nicht anzunehmen (CLARK u. a.); wiederholte Malariaattacken stellen wahrscheinlich eine ungleich größere Gefahr für die Schwangerschaft dar als das verordnete Chinin. Trotzdem wird man möglichst die ungefährlichen synthetischen Malariamittel vorziehen. Schon nach einmaliger Chinindarreichung wird ein geringer, für den Säugling immer harmloser Anteil durch die Milch stillender Mütter ausgeschieden. Selten ist eine Gerinnungsstörung des Blutes nach Chiningebrauch beobachtet worden (PIRK und ENGELBERG 1945).

Anders zu bewerten ist die bei sonst gesunden Menschen gelegentlich auftretende *Chininidiosynkrasie*, die schon nach einmaligem Einnehmen kleinster Mengen zur Entstehung von Ödemen, urticariellen oder erythematösen Hautausschlägen, petechialen Hautblutungen oder Darm- und Nierenblutungen führen kann. Vorübergehende Fieberzacken („Chininfieber") können bei Überempfindlichkeit schon nach dem Genuß kleinster Mengen auftreten. Das Vorliegen derartiger Symptome zwingt dazu, das Chinin sofort abzusetzen. Eine von DAWSON und GARBADE angegebene Intracutanreaktion zur Erkennung der Überempfindlichkeit scheint sich nicht eingebürgert zu haben. Überhaupt hat ja die Frage nach der Chininüberempfindlichkeit bei Untersuchungen auf Tropentauglichkeit („Chininprobe"; Prüfung auf Bekömmlichkeit und pünktliche Ausscheidung) seit Einführung des Atebrins wesentlich an Bedeutung eingebüßt. Über Chinin und Schwarzwasserfieber s. S. 535 und 542.

Unter der Einwirkung des Chinins klingt in der Regel das Fieber in 2—4 Tagen ab. Die Parasiten verschwinden — bei größeren Chiningaben schneller als bei kleineren und bei Rezidiven wiederum rascher als bei Erstinfekten (COATNEY, COOPER und Mitarbeiter 1948) — innerhalb von 2—5 Tagen aus dem strömenden Blut, und nach einer einwandfrei durchgeführten Chininkur gelten Tertiana- und Quartanainfektionen als praktisch parasitenfrei, vor allem auch als gametenfrei. Auch Tropicaerkrankungen sprechen im akuten Stadium gut auf die Chininmedikation an, und wirkliche Versager durch „Chininresistenz" der Parasiten kommen, sofern es sich um schizontenbedingte Fieber handelt, praktisch nicht vor (KIKUTH und MENK), obwohl die einzelnen Plasmodienstämme sehr unterschiedliche Arzneiempfindlichkeit zeigen (SCHÜFFNER 1941, SAPERO 1947 u. a.). Die Halbmonde der Tropicainfektionen dagegen werden, wie bereits erwähnt, durch das Chinin nicht merklich beeinflußt, und niemals hat das Chinin — auch in größeren Dosen — einen Einfluß auf die Entstehung späterer Rezidive. Zahlreiche

Untersuchungen aus den letzten Jahren zeigen übereinstimmend, daß die den einzelnen Tertianastämmen eigene hohe Rezidivrate durch die Chininbehandlung nicht gedrückt werden kann. Selbst große Gaben von 20 g Chinin innerhalb von 10 Tagen konnten bei pazifischen Stämmen von *P. vivax* die Rezidivrate von 89,4% nicht mindern (Most, Kane und Mitarbeiter 1946, Trager, Bang und Hairston 1947, Monk 1948). Schon während der Behandlung treten oftmals Frührezidive auf, die anzeigen, daß das Chinin auf etwa in den Blutdepots verborgene Schizonten nicht genügend einwirkt, und niemals lassen sich Spätrezidive durch noch so energische Chininbehandlung verhüten, da das Chinin auf die rezidivbildenden Stadien der Plasmodien überhaupt keine Einwirkung hat (Kikuth und Mudrow 1940 u. a.). So ist das Chinin lediglich für die Behandlung akuter Fieberzustände im Verlauf einer Malaria geeignet, nicht aber zur Erzielung von radikalen, d. h. rezidivfreien Dauerheilungen, und immer muß nach der Chininbehandlung mit dem Auftreten von Spätrezidiven gerechnet werden.

Atebrin.

Dem Chinin in mehrfacher Hinsicht überlegen ist das von Mietsch und Mauss 1930 synthetisch gewonnene und seit 1932 in die Malariabehandlung eingeführte Atebrin (im Auslande als Quinacrine oder Mepacrine hergestellt), ein Acridinderivat (Dihydrochlorid des 2-Methoxy-6-chlor-9-diäthylamino-isopentylaminoacridins, s. S. 508), dessen basisch substituierte Seitenkette der des Plasmochins entspricht (Mauss 1942). Die hohe Wirksamkeit des Atebrins als Malariamittel ist durch zahllose Arbeiten des In- und Auslandes vielfach unter Beweis gestellt, und heute ist das Atebrin aus dem Arzneischatz des Tropenarztes nicht mehr wegzudenken.

Atebrin wird sowohl bei peroraler als auch bei parenteraler Verabreichung rasch resorbiert — enteritische Prozesse stören die Resorption des Mittels in keiner Weise (Maier 1948) — und teilweise durch Leber und Gallenblase erneut in den Darm ausgeschieden und rückresorbiert (Hecht 1933, 1936, Tropp und Weise 1933). Die Ausscheidung durch die Nieren erfolgt dagegen langsam, so daß noch mehrere Wochen nach einer Atebrinbehandlung Spuren im Harn nachweisbar sind. Diese Speicherung, die überwiegend in den inneren Organen, vor allem in Leber, Lunge und Nieren, teilweise auch in der Haut erfolgt, ist wichtig für die Beurteilung der prophylaktischen Wirkung.

Zum Nachweis des ausgeschiedenen Atebrins wird der alkalisch gemachte Harn mit Äther aufgeschüttelt, der Ätherauszug eingedampft und der Rückstand mit konzentrierter Schwefelsäure versetzt. Etwa vorhandenes Atebrin löst sich unter Gelbfärbung und der für Atebrin beweisenden Fluorescenz. Die Reaktion gilt als äußerst empfindlich und ist geeignet, selbst kleinste Spuren im Harn nachzuweisen. Ansäuern des Urins begünstigt die Ausscheidung (Meagraith und Mitarbeiter 1945).

Zum quantitativen Nachweis in Harn, Blutplasma und den Organen von Versuchstieren sind mehrere colorimetrische Methoden ausgearbeitet worden (Tropp und Weise 1933, Wats und Ghost 1934, Chopra und Roy 1935, 1936, Hecht 1936, Lewis 1944, Henry und Grindley 1945, King und Gilchrist 1945, Yudkin 1945). Dabei wird fast immer das Atebrin zunächst mit Äther oder Chloroform extrahiert, mit 1/10 n-HCl unter Erhitzung im Wasserbad gelöst (Chopra und Roy) und dann colorimetrisch mit einer Standardlösung bestimmt. Die von Hecht angegebene Methode, bei der Organteile durch Erhitzen mit Alkali verflüssigt werden, worauf das Atebrin in analoger Weise extrahiert und colorimetrisch bestimmt wird, gestattet den Nachweis kleinster Mengen (bis 0,5 γ/g Organ; also bis zu Verdünnungen von 1:2000000) mit ausreichender Genauigkeit.

Auch das Atebrin wirkt in erster Linie auf die Schizonten aller menschlichen Plasmodienarten; dabei handelt es sich offenbar um eine direkte Einwirkung, die sich durch Ausstoßung des Pigmentes, Auflösung des Protoplasmas und Schrumpfung des Kerns zu erkennen gibt (Bock 1939, Hühne 1942, Innes 1947). Die

Gametocyten von *P. vivax* und *P. malariae* werden gleichfalls beseitigt, während auf Tropicagameten das Atebrin genau so wenig einwirkt wie das Chinin. Daraus ergibt sich, daß das Atebrin ebenso wie das Chinin ganz überwiegend zur Behandlung schizontenbedingter akuter Fieberzustände der Malaria geeignet ist, nicht aber zur Gametensanierung. Auf die endothelialen Formen der Vogelplasmodien sowie die exoerythrocytären Formen und Sporozoiten der menschlichen Malariaerreger wirkt das Atebrin nicht ein (CIUCA und BALLIF 1937, KIKUTH und MUDROW 1940 u. a.).

Die Bewertung der therapeutischen Wirkung ist durch experimentelle Untersuchungen über Verteilung und Anhäufung des Atebrins in einzelnen Organen außerordentlich gefördert worden; nur bei ausreichendem Atebrinspiegel im Blut ist mit sicherer Wirkung zu rechnen. Einmalige Atebringabe bewirkt rasches Ansteigen des Atebrinspiegels im Plasma, der infolge der langsamen Ausscheidung nur zögernd wieder abfällt. Durch dauernde kleine (0,1 g pro die) Gaben wird ein Atebrinspiegel von etwa 25—35 γ/Liter Plasma erzielt (BROWN und RENNIE 1946), während bei Verwendung von therapieüblichen Dosen (0,5 g am ersten und 0,3 g am folgenden Tag) ein Spiegel von etwa 60—90 γ/Liter erreicht werden kann, der für den therapeutischen Effekt notwendig erscheint (ELLERBROOK 1945, BECKER, BURKS und KALEITA 1946, *Fort-Knox-Commission* 1946, PARMER 1948). In den Organen wird das Atebrin in ungleich größerer Menge gespeichert; so finden sich z. B. bei einem Plasmaspiegel von 60 γ/Liter im Gesamtblut 208 γ/Liter, in den Leukocyten bis 9600 γ (MAEGRAITH 1946), im Knochenmark 836 γ (PARMER) und in der Leber gleichfalls ein unverhältnismäßig hoher Anteil (MAIER 1948), indes im Liquor cerebrospinalis niemals mehr als 6 γ/Liter nachgewiesen worden sind. Auch das Atebrin tritt also nur schwer in den Liquor über (LIPPICOTT 1946).

In der Regel gibt man bei komplikationslosen Tertianaerkrankungen dem erwachsenen Kranken für die Dauer von 7 Tagen 3mal täglich 0,1 g Atebrin per os (nach dem Essen mit reichlich Flüssigkeit zu nehmen!), eine Methode, die praktisch zur Standardbehandlung geworden ist. Kinder bekommen im 1. Lebensjahr nur einmal täglich 0,05 g, im Alter von 1—4 Jahren 1mal täglich 0,1 g, von 5—8 Jahren 2mal täglich 0,1 g und vom 9. Jahre an 3mal täglich 0,1 g für die Dauer von 5 Tagen (KIKUTH und MENK). Diese Mengen reichen in der Regel zur Beseitigung akuter Krankheitserscheinungen bei einfachen Tertianafiebern aus, nicht aber in schwereren Fällen, und oftmals erscheint es erwünscht, durch Verabreichung größerer Mengen in den ersten Tagen der Behandlung ein rascheres Ansteigen des Atebrinspiegels im Blut anzustreben. So ist neuerdings von zahlreichen Autoren des In- und Auslandes die „Normalbehandlung" zugunsten höherer Anfangsdosen verlassen worden (MEYTHALER 1942, HAUER 1943, THOMPSON 1944, STRONG 1945, MAIER, BANG und HAIRSTON 1948, COVELL 1949).

Amerikanische Autoren geben im Laufe des ersten Tages 1,2 g, am 2. Tage 0,8 g und dann weiterhin je Tag 0,4 g, bis im ganzen 3,6 g gegeben worden sind (BANG und HAIRSTON). Eigene Erfahrungen aus asiatischen Malarialändern (L. FISCHER 1944, 1949) sprechen gleichfalls dafür, daß mit größeren Atebrindosen gerade in den ersten Behandlungstagen zuverlässigere Resultate zu erzielen sind als mit kleinen, und in Übereinstimmung mit HAUER möchten wir auch in der Behandlung durchschnittlicher Tertianaerkrankungen die Dosis von 3mal täglich 0,2 g Atebrin in den ersten 3—4 Tagen vorziehen; danach wird für weitere 3—4 Tage 3mal täglich 0,1 g gegeben. Der Hauptanteil der gesamten Atebrinmenge wird also in den ersten Tagen verabreicht. Ähnlich fordert die Vorschrift des amerikanischen *Off. Surg. Gen.* 1943 für unkomplizierte Malariafälle einen Behandlungsbeginn mit 5mal 0,2 g Atebrin, die in 6stündigem Abstand, also innerhalb der ersten 30 Std zu geben sind; danach wird 6 Tage lang 3mal täglich 0,1 g gegeben. Die von THOMPSON angegebenen Mengen (bis zu 3,4 g Atebrin in den ersten 28 Std) scheinen uns wegen der Gefahr unerwünschter Nebenwirkungen zu hoch.

Soll eine noch intensivere Wirkung des Atebrins erzielt werden, so kann das Mittel als Atebrin-Dimethansulfonat (Atebrinmusonat; 0,125 g entsprechen 0,1 g Atebrin dihydrochloricum) intramuskulär oder auch intravenös injiziert werden. Bei der intramuskulären Injektion (nur in die Glutäalmuskeln; Inhalt einer

Ampulle in 10 cm³ Aqua dest. auflösen!) soll die Menge von 0,3 g injizierbarem Atebrin (0,375 g Atebrinmusonat) nicht überschritten werden; die Einspritzung kann aber bis zu 2- oder gar 3mal innerhalb der ersten 24 Stunden (Meythaler) wiederholt werden.

Die amerikanische Heeresvorschrift sieht für schwere Malariaerkrankungen in den ersten 48 Std mindestens 1,0 g Atebrin, intramuskulär injiziert, vor (alle 6—8 Std 0,3 g zu injizieren, bis zu 4mal); danach wird mit peroralen Atebringaben weiterbehandelt. Die Injektionen werden in der Regel gut vertragen. Mühlens sah unter 3000 Injektionen keine einzige ernsthafte Komplikation; bei schwer marantischen Tropicakranken haben wir allerdings gelegentlich Abscesse und Nekrosen gesehen. Auch Narbeshuber (1947) rät wegen der Schmerzhaftigkeit und Gefahr der Abscedierung von der intramuskulären Injektion ab. Zweifellos läßt sich durch Darreichung etwas höherer Anfangsdosen in vielen Fällen die Injektion ganz umgehen, und wir wenden sie so selten wie möglich an.

Für die Behandlung schwerer Tropicaerkrankungen ist auch die intravenöse Anwendung des Atebrins empfohlen worden (Mayer 1933, Meythaler 1944, Machella und Mitarbeiter 1947 u. a.). In der Regel erübrigt sie sich, da auch nach der intramuskulären Einspritzung das Atebrin rasch resorbiert wird. Wo aber infolge von Kreislaufstörungen mit verzögerter Resorption des Mittels zu rechnen ist oder wo besonders rasche Wirkungen bei perniziösen Krankheitszuständen erzielt werden sollen, ist allerdings die intravenöse Injektion vorzuziehen.

In Übereinstimmung mit Kikuth, Meythaler u. a. möchten wir raten, niemals mehr als 0,1 g Atebrin auf einmal zu injizieren (Auflösen in 20 cm³ 4,5%iger Traubenzuckerlösung oder 0,9%iger Kochsalzlösung; langsam im Laufe von mehreren Minuten injizieren, um Schockwirkungen, Krampfzustände oder Kollaps zu vermeiden!). Bei einwandfreier Technik lassen sich Zwischenfälle praktisch immer verhüten. Bei septicämischen Tropicaerkrankungen mit sehr starker Parasitämie gilt allerdings — anscheinend infolge plötzlichen Freiwerdens großer Toxinmengen aus den zerstörten Plasmodien — die intravenöse Atebrininjektion als nicht immer unbedenklich; wir selbst sahen bei vorsichtiger Anwendung und nicht zu hoher Dosierung niemals Komplikationen. Auch die Verwendung größerer Infusionen (bis zu 1,0 g Atebrin, in 1000 cm³ physiologischer Kochsalzlösung gelöst, langsam im Laufe von 3—4 Std einlaufen lassen) ist auf Grund umfassender Erfahrungen von Machella, Kimmelman und Lewis (1947) angeraten worden. Eigene Erfahrungen mit der Methode fehlen.

In den therapieüblichen Mengen verursacht das Atebrin kaum je unerwünschte Nebenwirkungen. Behandlungsserien von vielen Tausenden von Fällen sind durchgeführt worden, ohne daß überhaupt wesentliche Zwischenfälle gesehen wurden, und die meisten toxischen Erscheinungen sind nach Darreichung ungewöhnlich hoher Dosen beobachtet worden. Wirkliche Überempfindlichkeit scheint außerordentlich selten zu sein, so daß praktisch nicht mit ihr zu rechnen ist. Regelmäßig tritt allerdings, individuell verschieden stark, eine Gelbfärbung der Haut als Folge der Atebrinspeicherung auf. Sie ist niemals Ausdruck einer Leberschädigung und darf nicht mit ikterischer Hautverfärbung verwechselt werden. Auch größere Atebrindosen verursachen niemals nachweisbare Leberschäden; wohl aber kann die Malaria, die zur Atebrinverordnung führt, solche auslösen (McCorcle 1944). Einige Wochen nach Beendigung der Behandlung klingt die Gelbfärbung spurlos ab; eine gesteigerte Photosensibilität der Haut wird durch das Atebrin nicht bewirkt. Auch die zugleich auftretende Harnverfärbung ist ganz und gar harmlos.

Auf leeren Magen und ohne genügende Flüssigkeitsmenge gegeben, verursacht Atebrin gelegentlich Magenschmerzen; jedoch zwingen diese nur in den seltensten Fällen zum Absetzen des Mittels oder zur Änderung der Anwendungsart. Manchmal ist durch Salzsäuregaben eine Besserung der Beschwerden zu erzielen (Manson-Bahr).

Vorübergehende Zustände von Unruhe, psychische Veränderungen, maniakalische Bilder und in ganz seltenen Fällen auch epileptiforme Krämpfe sind in Einzelfällen nach Darreichung großer Atebrindosen gesehen worden (Maier, Bang und Hairston 1948). Gaskill und Fitz-Hugh (1945) sahen bei 0,4% ihrer über 7000 Malariakranken irgendwelche psychischen Alterationen, motorische Unruhe, akustische oder optische Halluzinationen, die aber immer bald nach Ende der Behandlung abklangen. Da die gleichen Patienten später bei erneuter Atebrindarreichung keine Störungen zeigten, muß angenommen werden, daß nicht das Atebrin allein die Ursache war. Die Annahme, daß Atebrin echte Psychosen verursache, entbehrt der Begründung; wohl aber können möglicherweise die im Laufe einer Malaria auftretenden cerebralen Störungen in seltenen Fällen durch das Atebrin (oder durch den starken Parasitenzerfall?) vorübergehend gesteigert werden. Eine leichte, während der Atebrinbehandlung auftretende Euphorie wird von KIKUTH und MENK als gelegentlich auftretende Begleiterscheinung angegeben.

Aplastische Anämien, und Eosinophilien nach lang dauerndem Atebringebrauch (CUSTER 1946, RUSSELL 1945), Hauterscheinungen wie erythematöse oder exfoliative „Atebrindermatitis" sind in Einzelfällen gesehen worden (NELSON 1945, AGRESS 1946). Weitere Literatur über Atebrinnebenwirkungen siehe bei STAUSS (1939). Über einen der sehr seltenen Fälle echter allergisch bedingter Atebrin-Urticaria, die durch Intracutanprobe (1 ‰ige Atebrinlösung) erwiesen werden konnte, berichtet MOHR (1944); der Kranke zeigte allergische Reaktionen auch gegen manche Nahrungsmittel und in leichtem Grade auch gegen Chinin.

Die Wirkung des Atebrins auf akute schizontenbedingte Malariafieber ist zweifellos eindrucksvoller als die der reinen Chininmedikation (MÜHLENS 1932, O. FISCHER 1933, Malaria-Comm. *League of Nations* 1937, KIKUTH 1941, KIKUTH und MENK, GORDON und CHRISTIANSON 1946 u. v. a.). Schon 3 Tage nach Beginn der Behandlung (nach intravenöser Darreichung nach 2,3 Tagen im Mittel; MACHELLA und Mitarbeiter) sind Parasiten im strömenden Blut nicht mehr nachweisbar; das Fieber klingt gleichfalls am 2. oder 3. Tag ab, und die 7tägige Atebrinmedikation, die heute üblich ist, hat sich für die Behandlung aller akuten Malariamanifestationen, sowohl der Erst- und Reinfekte als auch der Rezidive, als zweckmäßig erwiesen. Tertiana- und Quartanaerkrankungen werden dabei auch gametenfrei; nicht aber, wie bereits erwähnt, die Tropicainfektionen.

Wird die erste genügend hohe Atebrindosis kurz nach Ende eines Schüttelfrostes gegeben (Einwirkung auf junge Schizonten), so bleibt oftmals schon der nächste Fieberanfall aus oder tritt nur mehr stark abgeschwächt in Erscheinung (PETER 1941, MEYTHALER). Daß das Atebrin, ebenso wie das Chinin, auf das Anfangsfieber der Ersterkrankungen nicht einwirkt, wurde bereits früher (S. 463) angegeben.

Nicht eindeutig ist die rezidivverhütende Wirkung des Atebrins, und die von manchen Autoren des Auslandes geübte Zurückhaltung in der Beurteilung wird teilweise verständlich, da man von dem Mittel zunächst Radikalheilungen erwartete, die es seiner Natur nach nicht bewirken kann. Da auch das Atebrin ebenso wie auf die endothelialen Vogelplasmodien offenbar auch auf die rezidivauslösenden Gewebsformen menschlicher Tertianastämme nicht einwirkt (KIKUTH und MUDROW), ist auch nach reiner Atebrinbehandlung durchaus mit der Möglichkeit von Rezidiven zu rechnen. Wenn trotzdem von manchen Autoren eine Senkung der Rezidivrate eindeutig beobachtet und anerkannt wird, so kann sich diese lediglich auf die durch erythrocytäre Schizonten bedingten Frührezidive beziehen (HÖRING u. a.). Tropicainfektionen, deren Rückfälle ganz oder doch überwiegend durch Blutformen der Plasmodien bedingt zu sein scheinen, können oftmals mit einer einzigen Kur ausgeheilt werden; die Frührezidive der Tertianainfektionen lassen sich zwar nicht sicher vermeiden, scheinen aber nach größeren Atebringaben im Beginn der Behandlung seltener zu sein als bei Verabreichung kleinerer Anfangsdosen (L. FISCHER 1949).

THOMPSON sah nach großen Atebringaben bei mediterranen Tertianaerkrankungen nur in 4% der Fälle Frührezidive innerhalb von 30 Tagen nach Abklingen der Ersterkrankung auftreten gegenüber 23% bei Verwendung kleinerer Anfangsdosen. Bei den rezidivreichen südpazifischen Stämmen scheint allerdings die rezidivsenkende Wirkung des Atebrins nicht so deutlich in Erscheinung zu treten (MONK 1946 u. a.); mit unterschiedlicher Arzneiempfindlichkeit der einzelnen Stämme ist dabei zu rechnen.

Spätrezidive dagegen werden vermutlich durch Atebrin in ihrer Entstehung nicht entscheidend beeinflußt; ihre Häufigkeit ist nahezu ebenso hoch wie nach reiner Chininbehandlung. Allerdings ist die Beurteilung schwierig, da in den vorliegenden Arbeiten oftmals nicht zwischen frühen und späten Rückfällen unterschieden wird.

Südpazifische *Vivax*infektionen zeigten nach Chininbehandlung eine Rezidivrate von 89,4%, nach Atebrinmedikation eine solche von 84% (Monk 1948). Auch die Höhe der Atebringaben scheint für die Entstehung der Spätrezidive nicht entscheidend zu sein. Bei mediterranen Tertianaerkrankungen wurde bei kleinen Atebrindosen (2,4 g in 7 Tagen) eine Rezidivrate von 27,6%, bei größeren Dosen (3,1 g in 7 Tagen, bzw. 4,6 g in 12 Tagen) eine solche von 35,5% bzw. 26,7% gesehen (Monk), wobei allerdings eine Trennung in frühe und späte Rückfälle nicht durchgeführt wurde. Ähnliche Berichte liegen aus anderen Ländern vor, und der Bericht der Malaria Kommission (*League of Nations 1937*) sieht im Atebrin ein Mittel, das bezüglich der Rezidivverhütung dem Chinin nur wenig überlegen sei (Strong).

Somit erweist sich das Atebrin als ein Mittel, dessen hohe Spezifität gegen alle akuten Malariaerkrankungen der des Chinins eindeutig überlegen ist und das zugleich wesentlich seltener toxische Nebenwirkungen auslöst. Dagegen ist die rezidivverhütende Wirkung nur gering, und wenn eine solche — vor allem bei Verwendung höherer Anfangsdosen — grundsätzlich überhaupt anerkannt wird, so bezieht sie sich nur auf die durch Blutformen der Plasmodien bedingten Frührezidive, nicht aber auf die durch Gewebsformen hervorgerufenen Spätrezidive.

Plasmochin.

Wesentlich anders zu beurteilen ist das Plasmochin, das 1924 als erstes synthetisches Mittel in die Malariabehandlung eingeführt wurde (N-Diäthylamino-isopentyl-8-amino-6-methoxychinolin; ausländische Herstellungen: Pamaquine, Praequinine, eng verwandt ist das französische Fourneau 710 oder Rhodoquine). Es ist ein hellgelbes wasserunlösliches, aber in Alkohol gut lösliches, geschmackloses Pulver, das aus dem Magen-Darmkanal rasch und voll tändig resorbiert und größtenteils im Körper abgebaut wird. Nur der kleinste Teil (etwa 1%) wird durch die Nieren ausgeschieden.

Zum Nachweis des Plasmochins kann die mit lebhafter Blaufärbung einhergehende Reaktion des Plasmochins mit Chloranil (Tetrachlorbenzochinon) verwendet werden (Schulemann, Schönhofer und Wingler 1932).

Bei Anwendung großer Dosen zeigt das Plasmochin eine dem Chinin ähnliche Wirkung auch gegen die Schizonten der Malaria tertiana und quartana, ist aber ungleich weniger wirksam gegen die Schizonten der Tropica. Bei den therapieüblichen Dosen tritt jedoch der schizontizide Effekt praktisch überhaupt nicht wesentlich in Erscheinung, und die Anwendung der dazu notwendigen großen Mengen verbietet sich infolge der Toxizität des Mittels. Dagegen konnte schon bei den ersten Versuchen von Mühlens, Sioli, Peter, Roehl u. a. die ausgesprochen gametozide Wirkung des Mittels erwiesen werden, und der besondere Wert des Plasmochins liegt darin, daß es die dem Chinin und dem Atebrin fehlende Eigenschaft hat, auch die Gameten der Tropica rasch zu beseitigen; schon ganz geringe Mengen (0,02 g je Tag, über wenige Tage gegeben) reichen aus, Tropicahalbmonde zu vernichten und ihre Neubildung zu verhüten (O. Fischer und Weise, O. Fischer 1949).

Selbst perorale Gaben von 0,005 g hemmen bereits die Weiterentwicklung von Tropicagameten in der übertragenden Mücke (Barber, Komp und Newman 1929), und Kikuth konnte den Nachweis erbringen, daß kleinste Plasmochindosen die Geißelung der männlichen Gametocyten (Mikrogametenbildung) von Vogelplasmodien verhindern.

Im Gegensatz zu den bisher genannten Schizontenmitteln ist also das Plas mochin nicht zur Unterdrückung akuter Malariaerkrankungen, sondern ganz überwiegend zur Gametensanierung geeignet. Dabei fiel schon den ersten Beobachtern (Piebenga 1932) die geringere Rezidivhäufigkeit der mit Plasmochin behandelten Malaria auf, und neuere Untersucher (Fairley 1947) sprechen dem Plasmochin eine, allerdings nur bei Verabreichung größerer Dosen in Erscheinung tretende, echte kausalprophylaktische Wirkung gegen *P. falciparum* und eine partielle gegen *P. vivax* zu.

Zur Vermeidung unerwünschter Nebenwirkungen muß die Dosierung des Plasmochins sorgfältig überwacht werden. Das Mittel wird fast ausschließlich peroral gegeben, und zwar beim erwachsenen Kranken in einer Menge von 3mal täglich 0,01 g pro die (die Menge von 0,03 g täglich sollte möglichst nicht überschritten werden; die früher gelegentlich angegebene Dosierung von 3mal täglich 0,02 g ist verlassen!). Kinder vertragen das Plasmochin meist gut; sie bekommen im 1. und 2. Lebensjahr 0,005 g je Tag, im 3. und 4. Jahr 0,01 g, im 5.—8. Jahre 0,015 und später 0,02 g täglich für die Dauer von 3—5 Tagen. Diese von KIKUTH und MENK (1944) angegebenen Dosen haben sich in langjähriger Erfahrung bewährt und sollten nicht ohne zwingenden Grund überschritten werden. Dabei soll auch das Plasmochin immer nach der Mahlzeit mit reichlich Flüssigkeit gegeben werden. Bei kombinierter Anwendung des Plasmochins mit Schizontenmitteln ist zu berücksichtigen, daß gleichzeitige Verwendung von Plasmochin und Atebrin die Toxizität des Plasmochins steigert (z. B. bei Atepe), nicht aber die kombinierte Verabreichung mit Chinin (z. B. beim Chinoplasmin).

Nebenwirkungen des Plasmochins sind gering, sofern die genannten Dosen nicht wesentlich überschritten werden. Magen- und Leibschmerzen treten gelegentlich auf, wenn das Mittel auf leeren Magen genommen wird. Bei längerem Gebrauch stellt sich ohne wesentliche Störung des Allgemeinbefindens eine leichte Cyanose der Lippen, der übrigen Schleimhäute und der Extremitäten ein, die Folge einer intraerythrocytären Methämoglobinbildung ist (O. FISCHER und WEISE 1927). Der Vorgang ist reversibel und geht nicht mit Zerfall roter Blutkörperchen einher. Stärkere Cyanosen treten in der Regel nur dann auf, wenn die Tagesdosis von 0,03 g wesentlich überschritten wird.

Schwere Methämoglobinurien sind nur in seltenen Einzelfällen beobachtet worden und haben praktisch keine große Bedeutung. DIMSON und MCMARTIN (1946) sahen unter 10000 mit Atebrin und anschließend mit Plasmochin (3mal täglich 0,01 g für die Dauer von nur 3—5 Tagen) behandelten Kranken 5mal Methämoglobinurien (davon 3 tödlich verlaufende Fälle), die sie auf eine Überempfindlichkeit der Kranken gegen das Plasmochin beziehen. Experimentell sind Rhythmusstörungen am Herzen bei Versuchstieren festgestellt worden; dabei wirkt das Plasmochin ähnlich dem Strophanthin auf die Überleitungszeit, ein Effekt, der durch Zugaben kleiner Adrenalinmengen ausgeglichen werden kann. Die gegenteilige Wirkung des Chinins erklärt vielleicht, daß das Chinoplasmin nicht ausgesprochen herzdifferent ist (EICHHOLTZ 1927). Über Nebenwirkungen des Plasmochins siehe bei STAUSS (1939).

Die Gameten verschwinden nach Plasmochingebrauch meist in 3—5 Tagen vollständig aus dem Blut; durch längeren Gebrauch ist aber zudem eine eindeutige Senkung der Rezidivhäufigkeit, insbesondere bei Tertianaerkrankungen, zu erreichen, die im Laufe der Jahre von zahlreichen Autoren des In- und Auslandes immer wieder bestätigt worden ist (KLIGLER und MER 1931, PIEBENGA 1932, KIKUTH 1941, PETER 1941, KIKUTH und MENK 1944, STRONG 1945, FAIRLEY 1946, MOST 1946, MONK 1948, L. FISCHER 1949 u. a.).

Schon PIEBENGA machte darauf aufmerksam, daß seit Einführung des Plasmochins bei den vorher sehr rezidivfreudigen holländischen *Vivax*stämmen nur mehr vereinzelte Spätrezidive gesehen wurden; COVELL (1943) bezeichnet im Vergleich zu der gametoziden Wirkung die Senkung der Rezidivrate als den ungleich wichtigeren Effekt, und die beweiskräftigste Zusammenstellung gibt MONK (1948), der zeigt, daß bei südpazifischen Tertianaerkrankungen die Rezidivhäufigkeit von 89,4% bei reiner Chininbehandlung auf 11,1 bzw. 13,5% nach Anwendung des Plasmochins absinkt und bei mediterranen Stämmen von 28,6% auf 11,7 bzw. 17,2%. MOST und Mitarbeiter (1946) sahen sogar einen Rückgang von 82,8% auf günstigstenfalls 4% und BARROWMAN (1933) von 93 auf 3%. Gegenteilige Beobachtungen liegen vor von HÖRING, der bei griechischen *Vivax*stämmen unter Plasmochinbehandlung sogar eine etwas höhere Rezidivzahl sah als bei plasmochinfreier Behandlung.

Ob die rezidivsenkende Wirkung des Plasmochins auf eine Schädigung exoerythrocytärer Plasmodien zu beziehen ist, ist nicht erwiesen; die Annahme eines derartigen Zusammenhangs liegt jedoch nahe, nachdem von KIKUTH und MUDROW gezeigt worden ist, daß das Plasmochin auf die endothelialen Stadien mancher Vogelplasmodien eindeutig einwirkt. Andererseits scheint aber das Plasmochin auch die Entwicklung von Frührezidiven zu hemmen. Wenn somit über den Wirkungsmechanismus ein endgültiges Urteil noch nicht abgegeben werden kann, so ist jedenfalls Plasmochin das erste Malariamittel, das — neben der gametoziden Wirkung — anerkanntermaßen eine deutliche Senkung der Rezidivhäufigkeit bei Tertianaerkrankungen bewirkt. Ausführlich wurden die Erfahrungen über die Wirkung des Plasmochins bei der Malaria tertiana von KOENIG (1949) dargestellt.

Das 1938 von KIKUTH gefundene *Certuna* (Dialkylamino-oxychinolyl-aminobutan) zeigt wesentlich weniger toxische Nebenwirkungen als das Plasmochin und ist als Gametenmittel vor allem bei der Malaria tropica gerühmt worden; es hat keine Einwirkung auf die Rezidivhäufigkeit und stellt kein Kausalprophylaktikum dar. Das Mittel ist nicht mehr handelsüblich.

Eine Kombination des Plasmochins mit dem Atebrin ist ATEPE (0,1 g Atebrin und 0,005 g Plasmochin in einer Tablette), das zur simultanen Behandlung mit dem schizontiziden Atebrin und dem gametoziden Plasmochin benutzt wird. Da bei gleichzeitiger Verwendung der beiden Mittel die toxischen Nebenwirkungen des Plasmochins sich steigern (KIKUTH), darf die Plasmochindosis nicht höher gewählt werden als angegeben. Zur Gametensanierung reicht die verhältnismäßig kleine Plasmochinmenge aus; die Einwirkung auf die rezidivbildenden Formen und damit auch die Senkung der Rezidivrate müssen dagegen zweifelhaft erscheinen (Dosierung: 3mal täglich 1 Tablette für die Dauer von 7 Tagen). Atepe ist aus dem genannten Grunde wenig im Gebrauch; MORALES (1942) rät seine Verwendung bei der Rezidivmalaria an.

Chinoplasmin (0,3 g Chinin. sulfur. + 0,01 g Plasmochin in einer Tablette) ist eine therapeutisch besonders glückliche Kombination von Schizonten- und Gametenmittel. Es kann, ohne daß toxische Nebenwirkungen ausgelöst werden, über 2 oder 3 Wochen gegeben werden und bewirkt sowohl pünktliches Abklingen der akuten Erscheinungen als auch Gametensanierung und zugleich Senkung der Rezidivrate. BIANCA, SAUNDERS und Mitarbeiter (1947) halten die kombinierte Chinin-Plasmochinbehandlung für besonders leistungsfähig; insbesondere wirkt sich der lang dauernde Plasmochingebrauch günstig auf die Rezidivhäufigkeit aus (s. auch S. 517). Man gibt Erwachsenen 3mal täglich 1 Tablette, Kindern vom 1.—5. Lebensjahr 1—2mal $^1/_2$ Tablette, vom 6.—10. Jahr 3—4mal täglich $^1/_2$ Tablette und über 10 Jahren die Erwachsenendosis.

Die Durchführung der Malariabehandlung mit den spezifischen Mitteln.

Im Laufe der Jahre sind zur Behandlung der Malaria mit den bisher genannten „klassischen Mitteln" mehrere Vorschriften entwickelt worden, bei deren Anwendung meist Schizonten- und Gametenmittel miteinander kombiniert werden. Es sei aber ausdrücklich hervorgehoben, daß derartige Schemata niemals allgemeingültig sind und oftmals den jeweiligen Bedürfnissen des Kranken entsprechend von Fall zu Fall abgewandelt werden müssen. Auch bei der Malaria soll nicht zu schematisch behandelt werden, eine Forderung, die sowohl von PETER (1941) als auch von KIKUTH und MENK (1944) wieder in aller Deutlichkeit zum Ausdruck gebracht worden ist. Ferner soll nach Sicherung der Diagnose die Behandlung baldmöglichst begonnen werden; vor allem bei perniziöser Tropica mit starker Parasitenüberschwemmung des Blutes kann jeder Zeitverlust gefährlich sein. Daß das Anfangsfieber bei Erstinfektionen mit *P. vivax* noch nicht auf die spezifischen Malariamittel reagiert, wurde bereits früher erwähnt und muß bei Bewertung therapeutischer Erfolge berücksichtigt werden.

Nachfolgend geben wir einige Schemata für die Behandlung der einzelnen Malariaarten und Erkrankungsformen, die sich — von Fall zu Fall nach Bedarf abgewandelt — bewährt haben.

1. Malaria tertiana und quartana. Einfache unkomplizierte Erkrankungen werden peroral anbehandelt; die Injektionsbehandlung erübrigt sich. Beginn mit 3mal täglich 0,1 g Atebrin für die Dauer von 7 Tagen. Anschließend oder nach zweitägiger Pause wird zur Gametensanierung 3mal täglich 0,01 g Plasmochin gegeben für die Dauer von 3 Tagen.

Wirksamer, besonders im Hinblick auf Einschränkung von Frührezidiven scheint größere Anfangsdosis von Atebrin zu sein — 3mal täglich 0,2 g Atebrin für die Dauer von 3—4 Tagen; anschließend weitere 3—4 Tage lang 3mal täglich 0,1 g Atebrin peroral. Danach wird Plasmochin gegeben wie oben, 3mal täglich 0,01 g für die Dauer von 3 Tagen.

Nur in schweren Fällen von Tertiana oder Quartana wird in den ersten 3 Tagen das Atebrin intramuskulär injiziert; anschließend 4 Tage lang 3mal täglich 0,1 g Atebrin peroral. Danach Plasmochinbehandlung wie oben.

Besonders bewährt, vor allem auch zur Senkung der Rezidivhäufigkeit, hat sich die fortlaufende Chinoplasminbehandlung. Man gibt 3mal täglich 1 Tablette Chinoplasmin zu 0,31 g (0,3 g Chinin. sulfur. + 0,01 g Plasmochin) für die Dauer von 20 Tagen fortlaufend. Nur beim Auftreten von Nebenwirkungen wird eventuell nach den ersten 10 Tagen eine einwöchige Pause eingelegt.

2. Malaria tropica. Rascher und energischer Beginn der Behandlung mit hohen Anfangsdosen ist immer erforderlich.

Nur leichte Fälle können genau wie Tertiana- und Quartanaerkrankungen peroral behandelt werden; immer empfiehlt sich die Einleitung mit größeren Atebrindosen in den ersten Tagen. Nach 7tägiger Atebrinbehandlung folgt sofort oder nach 2tägiger Pause die Nachbehandlung mit Plasmochin, 3mal täglich 0,01 g für die Dauer von 5 Tagen.

Auch die Chinoplasminbehandlung ist in manchen Fällen geeignet; allerdings ist immer rasche und intensive Einwirkung auf die Schizonten anzustreben, so daß Atebrinbehandlung vorgezogen wird.

Bei allen schweren Tropicafällen wird die Behandlung mit intramuskulärer Injektion von Atebrinmusonat eingeleitet. Am 1. Tag wird mindestens 1mal, bei Bedarf auch 2mal, bei komatösen Fällen bis zu 3mal innerhalb 24 Std je 0,3 g Atebrin intramuskulär injiziert. Vom 2. Tage an wird 1mal täglich 0,3 g injiziert. Zusätzliche Injektion von 1,0 g Chinin je Tag kann notwendig werden (s. auch bei MEYTHALER). Vom 4. Tag an perorale Atebrinbehandlung. Dauer der Atebrindarreichung im ganzen 7 Tage, nur in seltenen Fällen bis zu 9 oder gar 10 Tagen. Anschließend wird Plasmochin zur Gametensanierung gegeben; 5 Tage lang 3mal täglich 0,01 g Plasmochin. Über intravenöse Atebrinverwendung bei komatöser Malaria siehe oben S. 514.

3. Rezidive. Rückfälle werden im wesentlichen nach den gleichen Richtlinien behandelt wie Neuerkrankungen. Eine Reihe von Besonderheiten muß aber beachtet werden, die unter Umständen für den Erfolg maßgebend sein können. Da nach jeder Art von Behandlung mit der Möglichkeit von Rückfällen zu rechnen ist, wird auf immer wiederholte gewaltsame Kuren verzichtet; man beschränkt sich vielmehr auf die Behandlung der Fieberanfälle mit ihren Folgeerscheinungen, zumal mit dem natürlichen Erlöschen der Infektion die Rezidive ohnehin aufhören. Behandlungen im parasitenfreien Intervall sind meist zwecklos; Rezidive werden behandelt, solange Fieber besteht oder nachweisbare Parasitämien vorhanden sind.

Hartnäckige Rezidive, wie sie nach wiederholten Reinfekten vorkommen, werden zweckmäßig mit einer vollständigen kombinierten Kur behandelt, wobei auf den Wert einer genügend langen Nachbehandlung mit Plasmochin besonders hingewiesen wird (L. FISCHER 1949). Wertvoll kann auch der von manchen Autoren angeratene Wechsel der verwendeten Arzneien sein. Mancher Kranke, der auf Atebrin- oder Atebrin-Plasmochinbehandlung nicht genügend anspricht, wird nach einer anschließenden Chinin-Plasmochinkur doch noch rezidivfrei. Man beginnt mit Atebrin in nicht zu kleinen Dosen (eventuell Injektion in den ersten Tagen) und gibt anschließend Chinoplasmin für die Dauer von 20 Tagen oder 2mal je 10 Tage mit 1wöchiger Unterbrechung (s. oben).

4. Wiederholungskuren, die zur Sicherung des Behandlungserfolges oftmals durchgeführt werden, sind keineswegs immer notwendig oder zweckmäßig. Ist nach Abschluß der kombinierten Behandlung der Kranke fieberfrei, parasitenfrei und klinisch gesund, so erübrigt sich die Wiederholungskur; etwa auftretende Rezidive werden abgewartet. Weisen aber erhöhte Senkung, positive Serumreaktion oder noch bestehender Milztumor auf Weiterbestehen der Infektion hin, so kann, auch bei zunächst noch negativem Plasmodienbefund, die Behandlung nach einigen Wochen wiederholt werden in der Annahme, daß versteckte Blutparasiten vorhanden sind. Immer aber muß die Kur wiederholt werden, wenn nach

Abschluß der einmaligen kombinierten Behandlung noch Parasiten im Blut nachweisbar sind. Dann wird, beginnend mit Atebrininjektionen, nochmals eine richtige kombinierte Kur mit gründlicher Chinoplasminnachbehandlung durchgeführt.

Neuere synthetische Malariamittel.

Die Erkenntnisse über die Bedeutung des exoerythrocytären Plasmodiencyclus für die Verlaufsformen der Malariaerkrankungen einerseits und die selektive Wirkung der bisher bekannten Malariamittel andererseits haben die Entwicklung zahlreicher neuer Mittel angeregt. Dabei war das Ziel, möglichst nicht nur schizonten- oder gametenspezifische Mittel zu finden, sondern solche, die entweder durch Einwirkung auf die Gewebsformen rezidivfreie radikale Dauerheilungen bewirken können, zum andern solche, die durch Schädigung der Sporozoiten das Haften der Infektion verhüten sollen. Damit rücken die Forderungen der Therapie und der kausalen Prophylaxe unmittelbar aneinander.

Das Sontochin (vom Resochin nur durch Anlagerung einer CH_3-Gruppe unterschieden) wurde bereits vor dem Kriege 1937 von ANDERSAG, BREITNER und JUNG hergestellt und von KIKUTH (1946) in die Malariabehandlung eingeführt. Nach den vorliegenden klinischen Prüfungen erwies es sich als ein ausgesprochen schizontizides Mittel, dessen Wirkung der des Atebrins sehr ähnlich ist, so daß akute Fieber rasch damit beseitigt werden und Tropicaerkrankungen einwandfrei ausgeheilt werden können (FAIRLEY 1947). Eine rezidivsenkende und kausalprophylaktische Wirkung kommt dem Mittel jedoch nicht zu; zur klinischen Prophylaxe ist es wie das Atebrin geeignet. Vorteile sind die völlige Farblosigkeit und die gute Bekömmlichkeit, selbst dann, wenn es mit Plasmochin gemeinsam gegeben wird.

Resochin (4-Diäthylamino-isopentylamino-7-chlorchinolin) wurde gleichfalls schon vor dem Kriege in Deutschland hergestellt, von KIKUTH als Malariamittel erkannt und ist auch schon während des Krieges praktisch erprobt worden. Später wurde es von den Amerikanern in großen Versuchsreihen geprüft und dann als SN-7618, Chloroquin oder Aralen in die Malariatherapie eingeführt (KIKUTH 1946). Resochin wird nach peroraler Darreichung rasch und praktisch vollständig aus dem Magen-Darmkanal resorbiert, so daß in kurzer Zeit wirksame Arzneikonzentrationen im Blut entstehen. Es wird großenteils in Leber, Milz und Niere sowie in den Lungen gespeichert; die gefundenen Resochinkonzentrationen sind in den Organen 200—500mal so hoch wie im Blutplasma. Durch langsame Ausschwemmung dieser „Depots" können auch nach kurzdauernder Medikation lang anhaltende Resochinwirkungen erzielt werden. Nur kleine Teile (10—25%) des Mittels werden mit dem Harn ausgeschieden; die weitaus größere Menge wird dagegen im Organismus abgebaut.

Resochin hat sich gleichfalls als ein ausgesprochenes Schizontenmittel erwiesen, das akute Malariaausbrüche rasch und zuverlässig beseitigt (MONK 1948); in der Kürze des Zeitraumes, in dem Fieber und Parasitämie zum Verschwinden gebracht werden, übertrifft es alle anderen Malariamittel. Gametocyten von *P. vivax* und *P. malariae* werden gleichfalls getroffen, nicht dagegen die Gameten von *P. falciparum*. Tropicaerkrankungen können in einem Großteil der Fälle rezidivfrei ausgeheilt werden, indes bei Vivaxinfektionen mit Resochin allein eine Rezidivverhütung nicht zu erreichen ist (MONK 1948). Da das Mittel auf die exoerythrocytären Formen der Plasmodien nicht einwirkt, so ist es auch kein Kausalprophylaktikum; zur klinischen Prophylaxe ist es aber, da es rasch wirksam und zudem farblos und gut bekömmlich ist, noch besser geeignet als Atebrin. Resochin wird selbst bei lang dauerndem Gebrauch ohne ernsthafte Nebenerscheinungen vertragen.

Nebenwirkungen sind bei Dauergebrauch von 0,5 g je Tag (!), für die Dauer eines ganzen Jahres gegeben, gelegentlich gesehen worden; sie äußern sich als Kopfschmerzen, Sehstörungen, insbesondere Beeinträchtigung der Akkommodation, Benommenheit, und elektrokardiographisch nachweisbare Herzstörungen. Sie zeigten sich, wenn der Resochinspiegel den Wert von 200 γ/Liter Plasma wesentlich überstieg. Vorübergehend wurden aber auch Plasmakonzentrationen von 500 γ/Liter anstandslos vertragen (ALVING und Mitarbeiter 1948). Lichen planus-artige Hauterscheinungen nach Dauergebrauch hoher Resochindosen sind von CRAIGE und Mitarbeitern (1948) gesehen worden, niemals aber nach kleinen prophylaktischen Gaben. Bauchbeschwerden wurden bei Durchführung der Dauerprophylaxe von 1% der Beobachteten angegeben (MAIER 1948). Praktisch spielen aber bei den kurzen Behandlungen, die zur Beseitigung einer akuten Malariaattacke notwendig sind, Nebenwirkungen überhaupt keine Rolle. Methämoglobinbildung oder andere Beeinflussungen des Blutes oder Blutbildes sind nicht beobachtet worden, und auf die glatte Muskulatur des Uterus hat das Resochin keinerlei Einwirkung, so daß seine Verwendung auch in der Schwangerschaft völlig ungefährlich ist.

Da das Resochin rasch resorbiert, in den Organen gespeichert und langsam abgegeben wird, muß die Verwendung einer hohen Anfangsdosis zweckmäßig erscheinen. Zur Behandlung einer akuten Malariaattacke bekommen Erwachsene innerhalb von 3 Tagen 10 Tabletten zu je 0,25 g (1. Tag 6 Tabletten, davon 4 bei Beginn, 2 nach 8 Std; 2. und 3. Tag je 2 Tabletten). Kinder von 10 bis 12 Jahren bekommen im ganzen 8 Tabletten (1. Tag 4 Tabletten, 2. und 3. Tag je 2 Tabletten), kleineren Kindern gibt man je nach Lebensalter und Größe 3 bis 5 Tabletten innerhalb von 3 Tagen, von denen wiederum die Hauptmenge ($1^1/_2$ bis 3 Tabletten) am ersten Tag gegeben werden, und Kleinkindern im 1. Lebensjahr 2 Tabletten in 3 Tagen (1. Tag 1 Tablette, 2. und 3. Tag je $^1/_2$ Tablette). Diese Dosierungen entsprechen auch den Erfahrungen, die von ausländischen Untersuchern mit dem Resochin gemacht worden sind. In Ägypten wurden mit Gaben von 2,5 g in den ersten 48 Std (Aralen = Chloroquin-diphosphat) bei akuten Malariaerkrankungen zuverlässigere und raschere Wirkungen als mit Atebrinerzielt, und nach *World Health Org.* 1948 wird die therapeutische Dosis auf 1,5 g festgelegt, die innerhalb von 3—4 Tagen gegeben werden sollen. Das Resochin ist also auch in der Kürze der Behandlungsdauer den anderen Medikamenten überlegen.

Über die bei schwerer Tropica vielfach gebotene *parenterale* Verabfolgung (s. bei Atebrin S. 513 und 514) liegen bezüglich des Resochins noch wenige Erfahrungen vor. SPICKNALL, TERRY und COATNEY (1949) konnten mit einer einzigen intramuskulären Injektion von 0,2 g Chloroquin (in 5 cm³ Aqua dest. gelöst), die keine örtliche Reizerscheinungen oder anderweitige Nebenwirkungen auslöste, Tropicaattacken pünktlich beseitigen und zumeist auch Verschwinden der Ringformen erzielen; anschließend wurde eine 5tägige perorale Chloroquinbehandlung durchgeführt. SCOTT (1950) gab Tropicapatienten mit gutem therapeutischen Erfolg Chloroquin-Dihydrochloridlösung in Mengen von 10 cm³, enthaltend 0,4 g Base, intravenös. Nebenerscheinungen (vorübergehende Blutdrucksenkung, Übelkeit, Schwindel, Benommenheit) waren gering, wenn die Lösung verdünnt mit 40 cm³ physiologischer Salzlösung injiziert wurde, und fehlten fast völlig, wenn sie als Infusion in 500 cm³ physiologischer Salzlösung im Laufe von 1 Std gegeben wurde. Die Herausgabe des deutschen Resochins in 5%iger gebrauchsfertiger Lösung pro injectione steht bevor.

Paludrin (Proguanil), ein ganz neuartiges Mittel (N_1-p-Chlorophenyl-N_5-isopropylbiguanid-acetat) von CURD, DAVEY, ROSE und ADAMS erwies sich zunächst als wirksames Schizontenmittel; eine einzige Gabe von 0,1—0,3 g konnte in der Mehrzahl der Fälle die klinischen Attacken unterdrücken. Allerdings wirkte in therapieüblichen Dosen das Mittel langsamer als Chinin und Atebrin (AFRIDI 1947, WOODRUFF 1947, MONK 1948). Dabei scheint die Wirkung gegen Tropicaparasiten intensiver zu sein als gegen *P. vivax* (SCHNEIDER und Mitarbeiter 1948).

Nebenwirkungen sind gering. Da das Mittel farblos ist, verursacht es keine Gelbfärbung; in den therapieüblichen Dosen von 0,3 g je Tag wird es anstandslos vertragen. Bei größeren Dosen von 0,75—1,0 g täglich treten allerdings vorübergehend Kopfschmerzen, Brechreiz, Erbrechen, Cyanose und gelegentlich auch mikroskopisch nachweisbare Hämaturie auf (FAIRLEY 1946, MONK 1948). Der Paludrinspiegel im Blut liegt bei Verwendung der üblichen Dosen zwischen 10 und 100 γ-% (KING und Mitarbeiter 1946).

Für die Therapie der Tropicainfektionen hatte sich zuerst eine 10tägige Kur von 3mal täglich 0,1 g Paludrin (peroral) als brauchbar erwiesen, mit der in fast allen Fällen (Neu-Guinea-Stämme von *P. falciparum*) rezidivfreie Heilungen erzielt worden sind (FAIRLEY 1946); bei westafrikanischen Tropicastämmen dagegen waren die Ergebnisse weniger ermutigend, und alle Kranken zeigten innerhalb von 3 Wochen nach Beendigung der Kur Rückfälle (COVELL und Mitarbeiter 1949), nicht aber bei kombinierter Paludrin-Atebrinbehandlung. COVELL empfiehlt daher für die Behandlung der Tropica 2mal 0,3 g täglich 10 Tage lang und am 1. Tage zusätzlich 3mal 0,3 g Atebrin.

Intravenöse Paludrinbehandlungen sind von MULLICK und GUPTA (1947) und von CHAUDHURI und Mitarbeitern (1949) mitgeteilt worden. Bei Kranken mit perniziösen Tropicaerkrankungen konnte nach Verabreichung von 200—400 mg intravenös meist innerhalb von 2—3 Tagen Parasitenfreiheit des Blutes erreicht werden. Außer geringfügiger Thrombophlebitis an der Injektionsstelle wurden keine Nebenwirkungen beobachtet. Weitere Erfahrungen scheinen jedoch noch nicht vorzuliegen.

Tertianaerkrankungen werden durch Paludrin langsamer beeinflußt als durch Chinin, und bei kurzfristiger Behandlung mit den üblichen Mengen (3mal täglich 0,1 g für die Dauer von 10 Tagen) scheinen Rezidive unvermeidbar (MONK 1948). Nach JOHNSTONE (1946) liegt die Rezidivrate wesentlich höher als bei kombinierter Chinin-Plasmochinkur; wohl aber konnten durch fortlaufende Behandlung (3mal täglich 0,1 g für die Dauer von 3 Wochen, danach 2mal wöchentlich 0,1 g, 6 Monate lang gegeben) die Rezidive während der ganzen Beobachtungszeit verhütet werden.

Eine sichere Wirkung auf Gameten, vor allem auf Tropicahalbmonde, kommt dem Paludrin nicht zu. Wenn auch kleine Paludringaben die geschlechtliche Entwicklung der Parasiten in der Mücke hemmen (FAIRLEY), so gewinnen doch, wenn das Mittel aus dem Blut verschwunden ist, die Halbmonde bald ihre Entwicklungsfähigkeit wieder. Bemerkenswert ist die Beobachtung, daß sich leicht paludrinresistente Plasmodienstämme entwickeln. Nachdem solche zuerst bei *P. gallinaceum* gesehen worden waren (BISHOP und BIRKETT 1947, WILLIAMSON und LOURIE 1947), konnten SEATON und ADAMS (1949) auch einen durch Blutübertragungen fortgeführten Stamm von *P. falciparum* durch unzureichende Behandlung der Patienten so resistent machen, daß er in der 10. Passage sogar einer 10tägigen Behandlung mit täglich 1 g widerstand, und diese Resistenz blieb auch nach Mückenpassage erhalten. In einem Gebiet von Malaya beobachteten EDESON und FIELD (1950) bei der Bevölkerung, die seit 2 Jahren Paludrinprophylaxe getrieben hatte, das Auftreten resistenter Stämme von *P. falciparum.*

Wenn auch bisher ein endgültiges Urteil über Wert und Bedeutung des Paludrins noch nicht gegeben werden kann, so bedeutet es doch zweifellos einen Fortschritt in der Malariabehandlung, und auch die kausalprophylaktische Wirkung, die allerdings bei Tropicainfektionen überzeugender ist als bei Tertianaerkrankungen und die sich nicht gegen die Sporozoiten, sondern gegen die exoerythrocytären Formen im Stadium der Kernvermehrung richtet, bestimmt weiterhin den Wert des Mittels, das zweifellos dem angestrebten Ziel der kombinierten radikaltherapeutischen und zugleich kausalprophylaktischen Wirkung um einen weiteren Schritt näherrückt.

Pentaquine. Als weiteres Chinolinderivat wurde vor einigen Jahren in Amerika das Pentaquin (SN-13276) hergestellt, das zunächst als weniger giftig, aber ebenso wirksam wie Plasmochin betrachtet wurde. LOEB (1946) u. a. sahen bei *Vivax*-infektionen (Chessonstämme) nach Gaben von 60 mg je Tag, kombiniert mit 2,0 g Chinin, in fast allen Fällen rezidivfreie Radikalheilungen und schreiben dem Mittel außerdem eine kausalprophylaktische Wirkung zu (Hinderung der Sporozoiteninfektion, allerdings nur mit großen Dosen von 120—180 mg (!) je Tag). Die rezidivsenkende Wirkung wird von ALVING, CRAIGE und Mitarbeitern (1948), MONK (1948), STRAUB und GENNIS (1948) bestätigt. Andererseits wurden bei Verwendung größerer Dosen stark kreislaufdifferente Wirkungen (Absinken des Blutdrucks) gesehen, ferner Bauchschmerzen, Brechreiz und gelegentlich auch Methämoglobinbildung, so daß das Mittel nur bei genauer ärztlicher Überwachung und klinischer Behandlung gegeben werden darf, nicht aber zu ambulanten Dauerbehandlungen und oder zur Massenprophylaxe.

Durch kombinierte Chinin-Pentaquinebehandlung (2,0 g Chinin + 30 mg Pentaquine täglich, fortlaufend über 14 Tage gegeben) konnten COGGESHALL und RICE (1949) bei 163 Kranken mit bisher therapieresistenter rezidivierender Malaria tertiana völlige Rezidivfreiheit erzielen.

Isopentaquine, gleichfalls ein Aminochinolin (SN-13 274), soll ungleich weniger toxisch wirken als Pentaquine und in Verbindung mit Chinin besonders günstig für die Behandlung chronischer Malariainfektionen sein (KIKUTH 1949). Genauere Berichte liegen jedoch bisher nicht vor.

Zahlreiche *weitere Chinolin*derivate sind erprobt worden, unter denen z. B. dem 2-Hydroxy-3-β-decalyl-propyl-1,4-naphthoquinone eine spezifische Wirkung gegen Vogelplasmodien — auch deren Sporozoiten — zukommt (CLARKE und THEILER 1948). Für die Behandlung menschlicher Malariaerkrankungen sind alle anderen Chinoline bisher praktisch bedeutungslos.

Sonstige Malariamittel.

Sulfonamide und andere synthetische Stoffe sind mehrfach auf ihre malarizide Wirkung untersucht worden, so z. B.: Prontosil rubrum (ULRICH, 1941), Sulfadiazine (COATNEY, COOPER und Mitarbeiter 1947, FAIRLEY, 1947), Sulfapyrazine (COATNEY, COOPER und Mitarbeiter, 1947), Sulfamidothiazol (FABIANI und Mitarbeiter 1942), Metanilamid (SN—11 437; PULLMANN 1948), Bemural (ein Sulfaninsäureanilid; KIKUTH) und manche Phenanthrene (COATNEY, COOPER und Mitarbeiter 1947). Mehrere zeigten eine gewisse malariaspezifische Wirkung, aber meist gegen Schizonten; niemals konnten Rezidive verhütet oder sichere kausalprophylaktische Wirkungen erzielt werden. Alle sind den eigentlichen Malariamitteln der Acridin- oder Chinolinreihe weit unterlegen und haben in die Behandlung menschlicher Malariaerkrankungen keinen Eingang gefunden.

Neuartig sind die Beobachtungen von FINDLEY (1949), der in Fortführung der Arbeiten von FAIRLEY (1945) und COATNEY und Mitarbeitern (1947) die prophylaktische Wirkung verschiedener Sulfonamide, insbesondere Sulfapyrazin, Sulfametazin und Sulfamerazin, untersuchte und fand, daß vor allem das Sulfapyrazin, wenn es regelmäßig in einer Menge von 0,5 g täglich genommen wurde, Tropicaattacken unterdrücken konnte. Das Mittel wirkt anscheinend auf die kleinen Ringformen, so daß es sich bei der Unterdrückung der Attacken um eine „klinische" Prophylaxe, nicht um eine kausalprophylaktische Wirkung handelt. Zur Behandlung akuter fieberhafter Attacken ist es aber anscheinend nicht ausreichend.

Von den **älteren Mitteln** ist das *Methylenblau* praktisch ganz außer Gebrauch gekommen. Es wurde früher in einer Menge von 4—5mal täglich 0,2 g peroral gegeben, vor allem bei rezidivierender Quartana und bei sog. „chininresistenten" Stämmen, löste aber leicht Krämpfe der glatten Muskulatur und dadurch Blasentenesmen und Magenschmerzen aus. Es hat lediglich geschichtliches Interesse.

Auch das *Salvarsan* hat mit Einführung der neuen Mittel sehr an Bedeutung verloren. Es wurde früher oftmals bei rezidivierender Tertiana (HEGLER und NAUCK, M. MAYER 1938) gegeben; heute wird es nur mehr in der Behandlung der Impfmalaria verwendet, um bei einem etwa entstandenen Quotidianafieber eine der beiden Generationen „herauszuschießen" (SCHÜFFNER 1941). In der Rezidivbehandlung mag es auch heute noch eine gewisse Berechtigung haben; jedenfalls kennen wir Rezidivfälle, die auf Atebrin schlecht ansprachen und auf eine erneute, mit einigen Salvarsaninjektionen eingeleitete Behandlung prompt rezidivfrei wurden (L. FISCHER 1949). Dabei bleibt offen, ob das Salvarsan überhaupt als Specificum wirkt oder aber, wie andere Arsenpräparate auch, indirekt durch Steigerung der Abwehrkräfte des Organismus.

Allgemeine und symptomatische Behandlung der Malariaerkrankungen.

Wenn auch für die Beeinflussung der Infektion die kausal gerichtete Therapie mit den spezifischen Malariamitteln immer im Vordergrunde des Interesses steht, so darf doch niemals, weder bei Neuinfektionen noch bei Rezidiven, die unterstützende Allgemeinbehandlung außer acht gelassen werden. Sie folgt naturgemäß im wesentlichen den gleichen Richtlinien wie bei anderen Infektionskrankheiten auch; trotzdem müssen einige besondere Hinweise gegeben werden.

Vor allem ist auf die Notwendigkeit völliger Bettruhe in der Zeit des Fiebers und der Behandlung hinzuweisen. Die Erfahrung zeigt immer wieder, daß nicht nur Erstinfektionen und Reinfekte, sondern auch Rezidive schneller und sicherer ausheilen, wenn die Kranken auch bei leichten Attacken noch mehrere Tage nach Abklingen des Fiebers, mindestens die ganze erste Woche der Behandlung, zu völliger Bettruhe gezwungen werden. Darauf kann nicht dringend genug hingewiesen werden, und die Gewohnheit vieler mit der Malaria vertrauter, alter Tropenbewohner, sich jeweils nur an dem einen Fiebertag zu legen, danach aber sofort wieder aufzustehen und ihrer Berufsarbeit nachzugehen, ist durchaus zu verwerfen im Hinblick auf die Ausheilung der Infektion!

Zuverlässige Pflege ist wie bei allen Infektionen ein wesentlicher Teil der Allgemeinbehandlung. Mundpflege, Verhütung eines Decubitus und Ernährung mit leichter bekömmlicher Kost sind hier zu nennen; die Richtlinien sind analog denen bei anderen Infektionen auch, ebenso wie die Verordnung von sedativen Mitteln bei unruhigen Kranken oder Eisblasen bei starken Kopfschmerzen. Eine entlastende Lumbalpunktion kann gelegentlich bei cerebralen Tropicaerkrankungen Erleichterung bringen (CORDES).

Im *Schüttelfrost* selbst ist meist jeder Versuch einer Linderung der Beschwerden zwecklos. Analgetica, Einpacken in warme Decken, Anwendung von Heizkissen, Lichtbögen können nur geringe Linderung des Frostes bewirken. STEVENSON (1944) konnte gelegentlich, allerdings unter vorübergehendem Brechreiz oder gar Erbrechen und präkordialen Beklemmungen, durch intravenöse Calciuminjektionen den Schüttelfrost abkürzen. Eigene Erfahrungen mit der Methode haben wir nicht.

Die *Kreislauf*überwachung regelt sich gleichfalls nach den bei anderen Infektionen gültigen Grundsätzen, so daß es sich erübrigt, auf Einzelheiten einzugehen. Vor allem bei schweren Tropicaerkrankungen (kardiale Form der perniziösen Tropica) ist mit Herz- und Kreislaufkomplikationen zu rechnen (MEYTHALER 1944, DE LANGEN 1947), die zur Verabreichung von Strophanthin und Sympatol führen können. Im schweren Kollaps können intravenöse Infusionen (Plasma, Kochsalz- oder Traubenzuckerlösungen) lebensrettend wirken (DE LANGEN 1947). Blutübertragungen sind mehrfach angeraten worden; auf ihre Wirksamkeit bei schweren anämischen Kranken oder hoch toxischen Zuständen ist von KIKUTH, neuerdings auch von DE LANGEN (1947) und RIGDON (1948) hingewiesen worden.

Dabei sollten nur indirekte Transfusionsverfahren verwendet werden (Transportgefäß mit Citratzusatz zum Blut), da bei den direkten Verfahren die Gefahr der Malariaübertragung vom Empfänger auf den Spender nicht immer mit genügender Sicherheit auszuschließen ist (STOHLMANN 1943).

Von amerikanischer Seite wird neuerdings auf die günstige Wirkung künstlicher Sauerstoffbeatmung bei schweren cerebralen Tropicaerkrankungen hingewiesen (MAKOWER 1944, TRUPP 1946, RIGDON 1948), für deren Entwicklung eine Sauerstoffverarmung mitbestimmend sein soll. Zugaben von Nicotinsäureamid sind weiterhin empfohlen worden (MOST und MENELEY 1944). Zudem findet unter der Sauerstoffbehandlung eine vermehrte Ausschwemmung von Parasiten in die periphere Strombahn statt, wodurch die Wirksamkeit antimalarischer Behandlung verbessert wird.

Die Urteile über die von ASCOLI eingeführte *Adrenalinbehandlung* der chronischen mit großem Milztumor einhergehenden Malaria (intravenöse Injektion von kleinsten Mengen Adrenalin; von $^1/_{100}$ mg aufsteigend bis $^1/_{10}$ mg) sind recht geteilt; manche Autoren rühmen gute Erfolge, andere lehnen das Verfahren wegen der Gefahr schwerer Kollapse ab. Auf alle Fälle raten wir sehr zur Vorsicht bei der Anwendung derartig differenter Methoden, deren Wert und Notwendigkeit uns bisher nicht ausreichend erwiesen scheint und die zum mindesten der Klinik vorbehalten bleiben sollten. Auch nach intramuskulären Adrenalininjektionen sahen wir oftmals raschen Rückgang der chronischen Milztumoren, und schließlich geht ja auch auf die spezifische Behandlung allein die Milz meist gut zurück, so daß die Bewertung derartiger Verfahren äußerst schwierig ist. THONNARD-NEUMANN (1943) ersetzt das Adrenalin durch das wesentlich weniger differente Ephedrin und erreicht auch damit eine Entspeicherung der Milzdepots, während CASTAÑA und MILANI-COMPARETTI (1947) das Sympatol zu gleichen Zwecken verwenden.

Zur *Milzexstirpation* bei chronischer Malaria möchten wir nicht raten; jedenfalls soll die Indikation zu dem Eingriff nur mit äußerster Zurückhaltung gestellt werden (STARK 1935, THONNARD-NEUMANN 1943). Chirurgische Komplikationen durch perisplenitische Verwachsungen und Nachblutungen sind häufig, und die Letalität ist meist hoch. In Einzelfällen ist auch mit dem Auftreten schwerer Rezidive zu rechnen (s. S. 488). Nur die Milzruptur ist eine unbedingte Indikation zu sofortigem chirurgischen Eingriff.

Die Behandlung der Malaria*anämie* folgt den Grundsätzen der Behandlung auch anderer Anämien. Eisen- oder Eisen-Arsenpräparate, die bereits während der spezifischen Therapie oder anschließend gegeben werden, wirken fast immer günstig. Es kommt dabei weniger auf die Wahl des Mittels als vielmehr auf sinngemäße Anwendung an. Zugaben von Vitamin C (s. S. 493) und bei Anaciditäten auch von Salzsäure oder Acidol-Pepsin sind anzuraten.

Klimawechsel können die Nachbehandlung günstig beeinflussen. Trockenes Mittelgebirgsklima wird seit langem von alten Malarikern bevorzugt und neuerdings auch wieder von SCHRUMPF (1943) angeraten. Die Reizwirkung des Hochgebirgsklimas ist anscheinend, nach den neueren Vorstellungen über die Rezidiventstehung zu urteilen, oft überwertet worden (v. HALLER, HORMANN). Grundsätzlich darf aber nicht in Abrede gestellt werden, daß durch Aufenthaltswechsel aus tiefen Lagen in das Hochgebirge *Frührezidive* ausgelöst werden können; wir selbst haben das in asiatischen Malarialändern immer wieder gesehen. Aus dem gleichen Grunde sollen in der Nachbehandlung die übrigen provokatorischen Reize, wie Sonnenbestrahlungen, Überanstrengungen u. a. gemieden werden; auch sie können zweifellos Frührezidive auslösen.

Die Bekämpfung der Malaria.

Die in der Malariabekämpfung angewandten Methoden sind mannigfaltig. Da es grundsätzlich in jedem Falle darauf ankommt, die der Verbreitung der Plasmodien dienende Infektionskette: malariakranker Mensch (Gametenträger)→Anophelesmücke→gesunder Mensch zu brechen, so ergeben sich von selbst verschiedene Angriffsmöglichkeiten. Einmal kann versucht werden, durch chemoprophylaktische Maßnahmen das Angehen einer erfolgten Infektion zu verhüten, ferner kann durch Massenbehandlung von Gametenträgern die Infektionsgelegenheit für saugende Anophelen reduziert werden; vor allem sucht man durch Vernichtung der Anophelen und ihrer Brut die Zahl der Überträger zu vermindern. Ob der eine oder andere Weg einzuschlagen ist oder ob mehrere Verfahren kombiniert anzuwenden sind, muß im Einzelfall entschieden werden. Epidemiologische, ökologische, soziale und wirtschaftliche Faktoren bestimmen das Vorgehen; immer aber ist genaue Kenntnis der jeweiligen örtlich gebundenen epidemiologischen Zusammenhänge Voraussetzung für eine erfolgreiche Malariabekämpfung.

Chemoprophylaxe der Malaria.

Das Ziel der medikamentösen Malariaprophylaxe ist, das Angehen der eingedrungenen Infektion zu verhüten. Von einem idealen Prophylaktikum müßte also eine sichere Einwirkung auf die Sporozoiten oder auf die exoerythrocytären Plasmodien gefordert werden; erst damit wäre eine sichere kausale Prophylaxe möglich. Plasmochin darf in den dafür notwendigen hohen Dosen nicht gegeben werden; Chinin und Atebrin, bisher die klassischen Mittel auch zur Prophylaxe, wirken nur auf die erythrocytären Parasiten ein (CIUCA und Mitarbeiter 1937, KIKUTH und MUDROW 1940, FAIRLEY 1946), so daß die bisher geübte „Prophylaxe" im Grunde nur eine „permanente Therapie" ist, durchgeführt mit kleinen Dosen, die zwar nicht ausreichen, eine manifeste Infektion zu beseitigen, wohl aber hoch genug sind, eine soeben angehende niederzuhalten. Die medikamentöse Prophylaxe verhütet also nicht die Krankheit; sie unterdrückt sie und erhält sie für die Dauer der Medikation und kurze Zeit danach latent. Damit sind auch die Möglichkeiten jeder Prophylaxe von vornherein begrenzt; bei

Tertiana- und Quartanainfektionen muß nach Absetzen des Mittels immer mit dem Ausbruch von Fieberattacken gerechnet werden. Bei Tropicainfektionen dagegen sind solche in der Regel nicht zu befürchten, wenn die Prophylaxe (in wirksamer Form, z. B. mit täglich 0,1 g Atebrin) nach der letzten Infektionsmöglichkeit noch mehrere Wochen fortgesetzt wird. Auch das als Kausalprophylaktikum gerühmte Paludrin, dessen Einführung zweifellos einen Fortschritt darstellt (Fairley 1946, Sapero 1946, Kikuth und Mudrow-Reichenow 1949), leistet eine Schutzwirkung nur gegenüber Infektionen mit *P. falciparum*, bei denen aber infolge kurzfristiger Lebensdauer der Gewebsinfektion mit Atebrin praktisch der gleiche Erfolg erzielt werden kann.

In Ländern mit ausgesprochen jahreszeitlich gebundener Malaria kann man sich mit einer Saisonprophylaxe begnügen, die etwa 3 Wochen vor Beginn der Fieberzeit begonnen und erst 1—2 Monate nach Ende der Malariazeit abgebrochen wird. Abschlußkuren, d. h. kurze kombinierte Atebrin-Plasmochin- oder Chinoplasminkuren nach Beendigung der Prophylaxe, werden gerne durchgeführt; allerdings schützen auch sie, besonders in Tertiana- und Quartanagebieten, nicht sicher gegen verspätete Fieberschübe, was ja aus der Wirkungsweise der Arzneimittel ohne weiteres verständlich ist. In tropischen Gegenden mit ganzjähriger Malaria dagegen sollten vor allem Europäer während der ganzen Zeit des Aufenthaltes im Lande und mehrere Wochen danach ohne Unterbrechung eine medikamentöse Prophylaxe, zweckmäßig unter gelegentlichem Arzneiwechsel (Kikuth und Menk 1944) durchführen. Bei der Massenprophylaxe (Schiffsbesatzungen, Einwohnerschaften ganzer Ortschaften, Truppen u. a. m.) soll man wegen der oft gegen die Mittel bestehenden Abneigung das Prophylaktikum nicht in die Hand, sondern in den Mund geben; nur unter strenger Kontrolle ist eine Massenprophylaxe mit einiger Aussicht auf Erfolg durchzuführen (Mühlens 1939).

Bei der Eingeborenenbevölkerung tropischer wie auch bei den Einwohnern europäischer Malarialänder läßt sich allerdings eine dauernde Massenprophylaxe nicht immer regelmäßig durchführen; sie ist auch nicht überall erforderlich, und man beschränkt sich auf möglichst pünktliche Behandlung aller erfaßten Erkrankungsfälle, die in einem stark verseuchten Gebiet durch die Gametensanierung wirksam ergänzt werden kann. In manchen Gegenden ist mit Massenbehandlungen, d. h. kurzen, in der Hauptmalariazeit wiederholt durchgeführten Kuren, eine wesentliche Besserung der Seuchenlage erzielt worden (Mühlens).

Chininprophylaxe.

Chinin ist lange Zeit als einziges Malariaprophylaktikum im Gebrauch gewesen und erst in jüngerer Zeit durch das wirksamere Atebrin abgelöst worden. Da das Chinin rasch aus dem Körper ausgeschieden wird, sind täglich genommene kleinere Dosen (fortlaufende Prophylaxe) anscheinend wirksamer als die nur ein- oder zweimal wöchentlich verabreichten größeren Dosen (Stoßprophylaxe). In der Regel wird in schwach oder mäßig infizierten Malariagebieten nach der alten Cellischen Vorschrift einmal täglich 0,3—0,4 g (etwa 2,0—2,5 g je Woche), in stärker infizierten Gegenden auch wohl 0,5—0,6 g je Tag genommen. Die von R. Koch und Ziemann angegebenen Methoden, an 2 Tagen der Woche je 1,0 g Chinin. muriat. zu geben, sind gleichfalls lange Zeit im Gebrauch gewesen. Chinin ist, wie bereits früher erwähnt, kein Kausalprophylaktikum; es wirkt nur auf die erythrocytären Plasmodien, niemals auf Sporozoiten oder Gewebsformen. Auch zur Gametensanierung in Tropicagegenden ist es ungeeignet. Auffallend ist das völlige Versagen der Chininprophylaxe (bis zu 0,6 g täglich) bei Tropicainfektionen, das Fairley (1945) beobachtet hat, während bei Infektionen mit *P. vivax* das Auftreten der Anfälle so lange verhindert werden konnte, wie das Chinin gegeben wurde.

In der Panamazone gelang es NABB und STEWART (nach STRONG), mit täglichen Gaben von 1,0 g (!) Chinin über $4^1/_2$ Monate die beobachteten Truppeneinheiten bei einer Erkrankungszahl von nur 6% praktisch malariafrei zu halten; sofort nach Absetzen des Chinins erkrankten jedoch 47% der Soldaten an fieberhaften Malariaattacken. Wichtig erscheint in diesem Zusammenhang auch die Beobachtung von COATNEY, COOPER und Mitarbeitern (1948), die bei langfristiger Anwendung großer Chinindosen (0,5 g je Tag; Plasmawerte bis zu 2,0 mg/Liter) lange Latenzen bis zu 330 Tagen, bei Verabreichung kleiner Dosen (0,25 g je Tag; Plasmakonzentration 0,3—0,8 mg/Liter) dagegen Inkubationszeiten von 16—21 Tagen (Infektionen mit *P. vivax*) erzielten. Danach erfolgte jedoch Fieberausbruch, und auch die Rezidive traten in üblicher Weise auf. Bei kurzfristiger Darreichung von Chinin in der Zeit der Exposition trat überhaupt keine Beeinflussung des Krankheitsausbruches ein. Auch diese Arbeiten zeigen, daß das Chinin die Malaria nicht verhütet, sondern nur unterdrückt und künstlich lange Latenzen schafft.

Atebrinprophylaxe.

Die Beobachtung, daß einerseits das Atebrin stärker plasmodizid wirkt, zum andern ungleich langsamer aus dem Körper ausgeschieden wird als das Chinin, mußte das Mittel als Prophylaktikum besonders geeignet erscheinen lassen, und heute ist das Atebrin das bei weitem am meisten gebrauchte Malariaprophylaktikum, dessen Überlegenheit gegenüber dem Chinin durch unzählige Beobachtungen, vor allem durch die Massenexperimente des letzten Krieges, ganz eindeutig unter Beweis gestellt worden ist (CIUCA, BALLIF und Mitarbeiter 1937, KIKUTH und MENK 1944, FAIRLEY 1945, 1946, SAPERO 1946 u. v. a.). Dabei ist auch das Atebrin kein auf die Sporozoiten oder Gewebsformen wirksames Kausalprophylaktikum; es coupiert die in der Entwicklung befindliche Infektion durch Vernichtung entstehender Schizonten.

Dosierung und Verabreichung sind unterschiedlich beurteilt worden; die über die Atebrinprophylaxe bis heute vorliegenden Urteile lassen sich dahin zusammenfassen, daß eine Gabe von 0,4 g je Woche (entweder 2mal wöchentlich 0,2 g oder 4mal 0,1 g) in schwach oder mäßig verseuchten Malariagebieten in der Regel als ausreichend angesehen werden darf. Sicherer und in stärker durchseuchten Gegenden unbedingt anzuraten ist die Verwendung von 0,6—0,7 g (täglich 0,1 g) Atebrin je Woche, ein Verfahren, das sich mehr und mehr durchgesetzt hat und das wohl eindeutig als das bisher bestmögliche der Atebrinprophylaxe anzusehen ist (s. auch Bericht *World Health Org.*, Wash. 1948). Größere Mengen als 0,1 g je Tag sollten jedoch bei Daueranwendungen nicht gegeben werden. Immer aber muß auch die Atebrinprophylaxe mehrere Wochen über die Exposition hinaus fortgeführt werden, und zweckmäßig wird noch eine kombinierte Atebrin-Plasmochin- oder Chinoplasminkur nach Verlassen des Malariagebietes angeschlossen.

Da nach einer einmaligen Atebringabe ein nur langsames Absinken des im Blute entstandenen Atebrinspiegels beobachtet wurde (TRAGER, BANG und HAIRSTON 1947), konnte mit befriedigender Wirkung verhältnismäßig seltener Einzeldosen zu prophylaktischen Zwecken (z. B. 1—2mal wöchentlich) gerechnet werden. Eine Dosis von 0,4 g je Woche erschien zunächst den meisten Autoren ausreichend, in mäßig durchseuchten Endemiegebieten genügenden Schutz zu gewährleisten (FIELD, NIVEN und HODGKIN 1937, MOSNA und CANALIS 1937 u. v. a.); die Dosis wurde dabei auf 2mal wöchentlich 0,2 g verteilt. FIELD, NIVEN und HODGKIN fanden, daß diese Gabe (an 2 aufeinanderfolgenden Tagen je 0,2 g) völlig ausreichte, die Malaria niederzuhalten. Mit der gleichen Methode erzielten MOSNA und CANALIS in Sardinien im Laufe eines Sommers starken Rückgang der Malariahäufigkeit und im darauffolgenden Frühjahr Abnahme des Milzindex um 16%. Diese Stoßprophylaxe schien nach mehrfachen Beobachtungen der fortlaufenden überlegen zu sein, und auch MÜHLENS (1939) gibt ihr den Vorzug. Trotzdem hatte sich während des Krieges die fortlaufende tägliche Prophylaxe durchgesetzt, die nach dem Vorschlag von ROSE (1941) von 0,05 auf 0,06 g erhöht wurde, so daß 0,42 g Atebrin je Woche gegeben wurden, eine Methode, die bei allen malariagefährdeten deutschen Truppen in den letzten Kriegsjahren angewandt wurde. Gerade für die Massenprophylaxe war das gewohnheitsmäßige tägliche Einnehmen einer Tablette ungleich besser durchführbar als die nur an 2 Tagen der Woche genommenen größeren Dosen der Stoßprophylaxe. Jedoch erwies sich bei diesem Verfahren die Schutzwirkung, namentlich gegen Tropicainfektionen, vielfach als unzureichend (Zschucke 1951).

In den letzten Jahren ist vor allem von angloamerikanischer Seite, für die fortlaufende Prophylaxe die tägliche Dosis meist auf 0,1 g erhöht worden, so daß wöchentlich eine Menge von 0,6—0,7 g gegeben wird (6 oder 7 Atebrintage in der Woche, Atebrinspiegel dabei etwa 21—26 γ/Liter Plasma; Becker und Mitarbeiter 1946, Brown und Rennie 1946). Die Überlegenheit dieser Methode wurde bereits 1939 von Junge gezeigt, der nach Anwendung von 0,1 g Atebrin täglich vollständigen Schutz gegen Malariainfektionen sah, bei kleineren Dosen jedoch weniger sichere Wirkungen (Beobachtungen an Tropica- und Quartanainfektionen). Die Erfahrungen des Krieges haben diese Angaben bestätigt, und bei den alliierten Truppen war später diese Form der Prophylaxe weit verbreitet. Tropicainfektionen konnten bei genügend langer Verabreichung (mindestens 23 Tage nach der Infektion; Fairley) ganz unterdrückt werden; bei Tertianainfektionen dagegen trat einige Wochen nach Absetzen der Prophylaxe doch oftmals ein Fieberausbruch ein. Sog. „Atebrinversager" bei der Prophylaxe sind praktisch immer auf unzuverlässiges Einnehmen des Mittels zu beziehen (Brown und Rennie); allerdings muß mit verschiedener Arzneiempfindlichkeit der einzelnen Plasmodienstämme gerechnet werden.

Nebenwirkungen des Atebrins sind bei den genannten Dosierungen nicht zu erwarten; es liegen zahlreiche Untersuchungen über monatelangen Atebringebrauch (mit 0,1 g je Tag) vor, bei denen außer einer leichten Gelbfärbung der Haut niemals irgendwelche nachteiligen Nebenwirkungen oder Herabsetzung der Leistungsfähigkeit beobachtet wurden (Hill 1942, *Army Res. Oxford* 1945, Drew und Reid 1945, Maegraith und Havard 1945 u. a.).

Plasmochinprophylaxe, Gametenprophylaxe.

Anders als die bisher besprochenen Mittel ist in prophylaktischer Hinsicht das Plasmochin zu bewerten, dem zweifellos eine Einwirkung auf die Sporozoiten und Gewebsformen der Plasmodien zukommt (James, Nicol und Shute 1931, Kikuth und Mudrow 1940, Fairley 1947). Das Plasmochin ist also ein echtes Kausalprophylaktikum, vor allem gegen Infektionen mit *P. falciparum*; praktisch kann es aber nicht als solches verwendet werden, da die erforderlichen Dosen (bis zu 0,08 g je Tag; Fairley) bereits stark toxische Wirkungen auslösen würden. Dagegen ist Plasmochin zur Gametensanierung (sog. Gametenprophylaxe) in Malarialändern oftmals mit Erfolg benutzt worden. Eine einmalige Gabe von 0,02 g genügt, um die Entwicklungsfähigkeit der Gameten für die Dauer von etwa 7 Tagen zu hemmen (Giovannola und Jerace 1933), und mit den für praktische Zwecke eingeführten Mengen (1—2mal wöchentlich 0,02 g) kann in Endemiegebieten sowohl der Gametenindex der Bewohner als auch der Sporozoitenindex der Anophelen sehr wesentlich gesenkt werden.

Derartige Beobachtungen wurden bereits von Barber und Mitarbeitern (1932) gemacht, die in einem westafrikanischen Malariagebiet durch kleine Plasmochinmengen (2mal wöchentlich 0,01 g) den Infektionsindex der Anophelen von 4% auf 1% senken konnten. Mosna (1934) sah in Sardinien auf Chinoplasmingaben (also kombinierte Prophylaxe, bei der aber hier der Plasmochinanteil das Wesentliche sein dürfte) ein Absinken des Infektionsindex der Anophelen von 2% auf 0%. Darüber hinaus ist von vielen Autoren Abnahme des Parasiten- und Milzindex in Endemiegebieten gesehen worden; so fand z. B. Henderson (1934) im Sudan bei einer Gabe von 2mal wöchentlich 0,02 g Plasmochin bei Schulkindern innerhalb von 3 Monaten eine Abnahme des Parasitenindex von 50% auf 0%.

Die *kombinierte* Prophylaxe mit Chinin oder Atebrin, gleichzeitig mit kleinen Plasmochindosen gegeben, ist in hochendemischen Malariagebieten oft und mit gutem Erfolg ausgeführt worden. In der Regel mag eine Menge von 2mal wöchentlich 2 Tabletten Chinoplasmin (Missiroli und Marino 1934) ausreichen; in stark durchseuchten Gegenden dagegen sollte (Kikuth und Menk) bis zu einmal täglich 1 Tablette Chinoplasmin gegeben werden. In entsprechender Weise läßt sich die kombinierte Atebrin-Plasmochin-Prophylaxe durchführen (z. B. 2mal wöchentlich 0,2 g Atebrin + 2mal 0,02 g Plasmochin). Die Gefahr toxischer Nebenwirkungen durch die gleichzeitige Darreichung der beiden Mittel ist bei den erforderlichen Mengen nicht gegeben. Jedoch wird die kombinierte Prophylaxe nur da durchgeführt, wo ein hoher Infektionsindex der Bevölkerung und der Anophelen die gleichzeitige Schizontenprophylaxe und Gametensanierung erforderlich macht.

Sontochinprophylaxe.

Sontochin hat keine kausalprophylaktische Wirkung; zur klinischen Prophylaxe kann es ähnlich wie Atebrin auf Grund seiner schizontiziden Wirkung benutzt werden. Praktisch ist es kaum zur Prophylaxe eingeführt.

Resochin (Chloroquin) als Prophylaktikum.

Resochin, das sich als ausgezeichnetes Therapeutikum erwiesen hat, scheint auf Grund seiner intensiven schizontiziden Wirkung auch als Prophylaktikum besonders wertvoll zu sein. Eine einmal wöchentlich gegebene Menge von 0,25 bis 0,5 g hat etwa die gleiche Wirkung wie die mit täglich 0,1 g Atebrin durchgeführte Prophylaxe und ist in der Lage, klinische Ausbrüche der Malaria zu verhüten. Tropicainfektionen lassen sich bei genügend langem Gebrauch vollständig unterdrücken (FAIRLEY); Tertianainfektionen dagegen traten nach Absetzen der Prophylaxe in Erscheinung, ließen sich aber bei anhaltender Darreichung (einmal täglich 0,05—0,1 g) für die Dauer der Medikation mit genügender Sicherheit unterdrücken.

J. MAIER (1948) sah nach einmonatiger Prophylaxe (0,3 g Chloroquin je Woche) auf den Philippinen in 100% seiner Fälle (350 Personen) völlige Parasitenfreiheit, während nach Atebrin teilweise mäßige Parasitämien blieben. PACKER (1947) dagegen beobachtete bei Infektionen mit dem McCoy-Stamm (*P. vivax*) gelegentlich auch unter Chloroquinprophylaxe Fieberausbrüche, die jedoch durch Erhöhung der Dosis sofort zu beeinflussen waren. Nebenwirkungen traten bei Verwendung der genannten Mengen kaum in Erscheinung; J. MAIER fand bei seinen 350 Beobachteten etwa 12mal leichte Kopfschmerzen, und 3mal mußte das Mittel wegen auftretender Bauchschmerzen abgesetzt werden.

Endochin.

Bedeutungsvoll müssen die von KIKUTH und MUDROW-REICHENOW (1947, 1949) mitgeteilten Versuche über die Wirkungsweise des *Endochins*, eines 4-Oxychinaldins, erscheinen. Dabei zeigte das Endochin eine bis jetzt einzigartige kausalprophylaktische Wirkung gegen Infektionen mit *P. cathemerium*. Eine einzige, kurz vor oder nach der Sporozoitenimpfung gegebene kleine Endochinmenge konnte bei den Tieren durch Einwirkung auf die Endothelformen der Plasmodien das Angehen der Infektion sicher verhüten. Leider hat sich aber gegen menschliche Sporozoiteninfektion mit *P. vivax* das Endochin auch in größeren Dosen (3mal täglich 0,1—0,4 g, bis zu 5 Tagen gegeben) als nicht wirksam erwiesen (KIKUTH und MUDROW-REICHENOW); Beobachtungen an Tropicainfektionen liegen bisher nicht vor.

Paludrin als Prophylaktikum.

Dem *Paludrin* kommt neben der schizontiziden Wirkung auch ein kausalprophylaktischer Effekt durch Einwirkung auf die exoerythrocytären Plasmodien zu, der vor allem bei Infektionen mit *P. falciparum* in Erscheinung tritt. Neben dem Plasmochin ist es bisher das einzige klinisch verwendbare Malariamittel, das diese Wirkung zeigt.

Eine einmalige Gabe von 0,1 g, gegeben 2—5 Tage nach der Sporozoiteninfektion, verhinderte das Angehen von Tropicaerkrankungen vollständig, während bei Tertianainfektionen der Krankheitsausbruch um 25—80 Tage verzögert wurde. Bei fortlaufender Verabreichung (2mal wöchentlich 0,1 g) konnten aber auch Tertianainfektionen für die Dauer der 5monatigen Beobachtungszeit rezidivfrei gehalten werden (FAIRLEY, 1946). Paludrin ist danach ein gegen *P. falciparum* vollständig, gegen *P. vivax* aber nur unvollkommen wirksames Kausalprophylaktikum.

Für praktische Durchführung der Prophylaxe genügen Mengen von 1—2mal wöchentlich 0,1 g Paludrin (Bericht aus Assam; LOMAX 1947). COVELL, NICOL, SHUTE und MARYON (1949) fordern jedoch für die Verhütung westafrikanischer Tropicainfektionen größere Dosen von 0,1 g je Tag. VAN RIEL (1948) bestätigt die sichere kausalprophylaktische Wirkung des Paludrins gegen Tropicainfektionen nicht und hat nur in etwa der Hälfte der beobachteten Fälle (Belgisch-Kongo) einwandfreie Schutzwirkung gesehen. In Nigeria wurde trotz täglicher Prophylaxe mit 0,1 g wiederholt das Vorkommen von Tropicaerkrankung beobachtet (DAVEY und SMITH 1949, JELLIFFE 1949; siehe auch hinsichtlich des Auftretens von Paludrinresistenz S. 522). Wie über die therapeutische Leistung, so ist also auch über die prophylaktische Bedeutung des Paludrins ein endgültiges Urteil heute noch nicht abzugeben. Jedenfalls kommt ihm als dem ersten, in prophylaxe-üblichen Mengen von Nebenwirkungen praktisch freien, klinisch verwendbaren Kausalprophylaktikum eine gewisse Bedeutung zu. Andererseits muß betont werden, daß seine Wirkung bei Tertianaerkrankungen unsicher ist, daß aber bei Tropicainfektionen mit dem Atebrin ähnliche Erfolge erzielt worden sind, wenn das Mittel genügend lange über die Infektionszeit hinaus gegeben wird.

Pentaquin als Prophylaktikum.

Das Pentaquin ist für Massenprophylaxe wegen der häufig auftretenden Kreislaufwirkungen ungeeignet (LOEB 1946); umfassende Beobachtungen über seine prophylaktische Bedeutung sind bisher nicht bekannt geworden.

Überträgerbekämpfung.

Soll über den persönlichen Schutz hinaus in Endemiegebieten eine Besserung der Malarialage erzielt werden, so muß zusätzlich zur Chemoprophylaxe eine planmäßige Überträgerbekämpfung durchgeführt werden. Diese kann sich entweder gegen die in die Innenräume eingeflogenen Anophelen richten, oder aber die Beseitigung der Brutplätze und Verminderung der Larven zum Ziel haben. Immer ist die Kenntnis der jeweils als Überträger dienenden Anophelesarten und ihrer Lebensbedingungen Voraussetzung für eine erfolgreiche Malariabekämpfung, bei der Entomologe, Hygieniker und Ingenieur oftmals gemeinsam zu Werk gehen müssen. Nachfolgend sollen nur einige Hinweise auf die Durchführung der wichtigsten Maßnahmen gegeben werden; der Tropenmediziner muß erforderlichenfalls die Einzelheiten im Fachschrifttum nachlesen.

Imaginesbekämpfung.

Die Beseitigung der in die Wohnungen und Ställe eingedrungenen Anophelesweibchen ist eine der nächstliegenden Aufgaben der Überträgerbekämpfung und bei Verwendung geeigneter Mittel durchaus wirksam.

Die *Sommer*bekämpfung richtet sich gegen die jeweils vorhandenen Sommergenerationen der Anophelen; die *Winter*bekämpfung dagegen sucht diejenigen Arten zu treffen, deren Weibchen in Kellern, Stallungen und anderen Räumen überwintern (z. B. *An. maculipennis*; nicht dagegen *An. bifurcatus*, da diese Art als Larve überwintert). Das Auffinden der Weibchen in den Winterquartieren setzt allerdings Kenntnis der örtlichen Verhältnisse und der Lebensgewohnheiten der einzelnen Anophelesarten und -rassen voraus.

Die alte Methode des Fangens oder Abbrennens eingedrungener Weibchen mit Fangrohr oder Lötlampe, die Zerstäubung von Flit oder Pyrethrumextrakten ist lange Zeit mit Erfolg in Gebrauch gewesen und wird auch heute noch teilweise verwendet.

Über gute Ergebnisse der Pyrethrumzerstäubung in Wohnräumen und Hütten in Kenya, (1—2 ounces auf 1000 Kubikfuß Raum) berichten noch 1944 GARNHAM und HARPER, die nach regelmäßiger Anwendung (2mal wöchentlich) deutlichen Rückgang des Parasiten- und Milzindex sowie Abfall der Malariafrequenz um etwa 50% sahen.

In neuerer Zeit aber sind die älteren Verfahren durch die Verwendung der synthetischen Kontaktinsecticide weitgehend verdrängt worden, die sich als wesentlich wirksamer und wirtschaftlicher erwiesen haben und unter denen das DDT (Dichlor-diphenyl-trichlormethylmethan) das weitaus wichtigste ist.

DDT ist in Wasser nahezu unlöslich, gut dagegen in Ölen, Petroleum, Xylol, Cyclohexan, Benzol und Aceton. Seine Wirkung auf Insekten beruht anscheinend auf der Lipoidlöslichkeit. Kleinste Mengen (0,001 mg/cm² Fläche oder $2,4 \cdot 10^{-11}$ g je Tier; *Ministery of Supply*, London 1946) genügen bei einmaligem Kontakt, die Vergiftungserscheinungen auszulösen, die auf eine Affinität des Wirkstoffes zum Nervensystem hinweisen (Erregung, Krämpfe, Koordinationsstörungen, Betäubung, Tod) und unter denen die Mücken nach 8—12 Std zugrunde gehen (KRÜPE 1944, GAHAN und LINDEQUIST 1945 u. a.). Die mit nervenreichen Extremitäten ausgestatteten Dipteren gelten als besonders empfindlich gegen DDT. Für Warmblüter dagegen ist das Mittel sehr wenig toxisch, so daß Vergiftungen bei Haustieren und Menschen kaum je beobachtet sind und Schädigungen durch Verwendung des Mittels in der Vorratshütung niemals zu befürchten sind (MÜLHENS 1946, ENIGK 1949 u. a.).

Entscheidend für die Überlegenheit des DDT gegenüber den älteren Pyrethrumpräparaten ist die nachhaltige Wirkung des Mittels nach einmaligem Verstäuben auf Oberflächen. Dauer und Intensität der Wirkung sind weitgehend abhängig von der Art der Oberflächen; rauhe Wände erfordern größere Mengen als glatte. In Innenräumen wird in der Regel eine 5%ige Lösung in Petroleum, seltener eine wäßrige Suspension, an Wänden und Decken verstäubt (0,8—1,6 g, im Mittel 1,0 g/m² Fläche, vereinzelt bis zu 8,0 g/m² oder 50—200—400 mg auf 1 Quadratfuß nach den amerikanischen Angaben; KRÜPE 1944, MANDEKOS 1944, MÜLHENS 1946, ENIGK 1949, *Ministery of Supply*, 1946 u. v. a.). Auch 3%iger Zusatz von DDT zur Kalkfarbe hat sich als Wandanstrich bewährt. Auf einmaliges Besprühen wird meist ein Rückgang des Anophelenbefalles um 70—80—90% und mehr beobachtet; praktisch bleiben die Räume 1—3 Monate anophelenfrei. Die Folge ist meist ein merklicher Rückgang der Malaria, sowohl des Parasiten- als auch des Milzindex im Laufe eines Jahres oder einer Malariasaison.

DOWNS, IRIS und GAHAN (1948) fanden nach der Anwendung von DDT in Mexiko (*An. pseudopunctipennis*) die Häuser praktisch anophelenfrei (0,005 Mücke je Haus), während in unbehandelten Häusern gleicher Orte jeweils 59 Mücken nachgewiesen werden konnten; sie konnten selbst 29 Monate nach einmaligem Spritzen noch Reste des Wirkstoffes im biologischen Versuch und durch chemischen Nachweis im Wandbelag der gespritzten Räume feststellen. BANG, HAIRSTON und Mitarbeiter (1947) sahen 4 Monate nach der DDT-Anwendung eine Abnahme der Anophelen bis auf 5% der im unbehandelten Vergleichsdorf vorhandenen Anophelesweibchen (*An. subpictus* und *An. punctulatus* in Neu-Guinea). Immer folgte ein deutlicher Rückgang der Malariafrequenz, teilweise um 70% und mehr, ein Absinken des Parasiten- und Milzindex (AITKEN 1946, RIBBANDS 1947, ELMENDORF 1948 u. a.) und eine Abnahme der Larvenzahl in den benachbarten Brutplätzen um 51, teilweise sogar um 63% (GAHAN 1945, AITKEN 1946 u. a.). Entsprechende Beobachtungen liegen aus vielen Malarialändern vor (BRADLEY und FRITZ 1946, TRAPIDO 1946, TONKING und GÉBERT 1947, GABALDON 1949, LIVADES, KOREYANNAKI und ISSAVIS 1949 u. v. a.).

Noch günstiger scheint die gleichzeitige Anwendung von Pyrethrum und DDT zu sein, bei der die rasch betäubende Wirkung des Pyrethrums mit dem nachhaltigen DDT-Effekt kombiniert wird (THOMSON und MUIRHEAD 1947, ENIGK 1949).

In ähnlicher Weise sind mit Gammexan (Gamma-Isomere von Hexachlorcyclohexan) ausgezeichnete Erfolge in der Mückenbekämpfung erzielt worden (DAVIDSON 1949, ENIGK 1949 u. a.). Nach Verwendung einer wäßrigen Aufschwemmung von Gammexane (6%; etwa 10 mg des Wirkstoffes auf 1 Quadratfuß Wandfläche) ging im Versuchsgebiet (Belgisch-Kongo) der Infektionsindex von *An. moucheti* von 0,4 auf 0,05% und von *An. gambiae* von 4,17 auf 0% zurück. Besonders einfach in der Anwendung sind die neuerdings von *Merck*-Darmstadt in den Handel gebrachten Jacutintabletten, die im Raum verdampft werden und gute nachhaltige Wirkung haben.

Larvenbekämpfung.

Die wirksamste Methode der Larvenbekämpfung ist naturgemäß die radikale Beseitigung der Brutplätze. Kenntnis der Brutgewohnheiten der jeweils vorkommenden Anophelesarten ist allerdings Voraussetzung für eine erfolgreiche Sanierungsarbeit.

So ist z. B. der in Südeuropa vorkommende *An. superpictus* als Bachbrüter bekannt; *An. maculipennis* dagegen bevorzugt stehende Gewässer. *An. bifurcatus* wählt in Nordeuropa kalte, leicht fließende und beschattete Gewässer in Waldnähe und ist daher epidemiologisch meist unwichtig, während die gleiche Art in Kleinasien, wo sie Zisternen und andere künstliche Brutplätze in Menschennähe besiedelt, zum gefährlichen Überträger werden kann (s. auch unter Epidemiologie der Malaria).

Kleine Brutplätze können oftmals einfach zugeschüttet werden; allerdings besteht die Gefahr, daß das Wasser in der Nachbarschaft wieder durchsickert und dann neue Brutplätze bildet. Künstliche Brutgewässer (Zisternen, Gefäße aller Art) können durch Abdecken, Entleeren oder Beseitigen saniert werden. Größere Sumpfgebiete erfordern jedoch zuverlässig ausgeführte Drainage. Gelingt die endgültige Beseitigung der Brutplätze nicht, so kann durch Bereinigung der Uferränder (Beseitigung der Ufervegetation, Abstechen oder Ausmauern der Uferböschungen) fast immer eine entscheidende Abnahme der Anophelen erreicht werden. Anpflanzung von *Eucalyptus globosus* bewirkt Senkung des Grundwassers und Austrocknung des Bodens.

Mit den Methoden der Bodenassanierung sind in vielen Malariagegenden der Erde grundlegende Erfolge erzielt worden. Es sei nur an die Kultivierung der über Jahrhunderte wegen ihrer Malaria berüchtigten Pontinischen Sümpfe erinnert. Das Aussterben der einheimischen Malaria in Süddeutschland ist gleichfalls weitgehend Folge einer durch vielfache Flußkorrektionen bedingten Änderung des Landschaftsbildes (L. Fischer 1948).

Ist jedoch die Beseitigung der Brutplätze nicht möglich, so stehen zur Bekämpfung der Larven zahlreiche Mittel zur Verfügung, von denen nur die wichtigsten in aller Kürze genannt seien. Die Verwendung von Freßgiften wird seit langer Zeit geübt. Schweinfurter Grün — allerdings nur gegen Anopheleslarven, nicht gegen Culexlarven und Puppen wirksam — ist lange Zeit eines der billigsten und wirksamsten Verfahren gewesen (10 g Schweinfurter Grün mit 1000 g trockenem feingesiebtem Staub vermischt, auf je 100 m^2 Wasseroberfläche mit Trockenzerstäuber verteilen). In ähnlicher Weise kann Calciumarsenit verwendet werden (7,5 kg auf 1 ha Wasserfläche); Verstäubung vom Flugzeug aus wurde schon während des Krieges in vielen Malariagegenden mit ausgedehnten Brutplätzen erfolgreich durchgeführt (Zumpt und Minning 1943).

Gegen die Larven und Puppen der Stechmücken kann das Verölen der Wasseroberfläche (Petroleum, Larvizid, Saprol, Dieselöl u. a. Mineralöle) als wirksames Verfahren angewandt werden. Dabei genügen kleine Ölmengen, die als hauchdünner Film auf der Wasseroberfläche verteilt werden.

Neuerdings sind auch DDT-Präparate als zuverlässige Larvizide benutzt worden (Deonier und Mitarbeiter 1945, Knowles und Fisk 1945, Enigk 1949 u. a.); allerdings ist die Wirkungsdauer wäßriger Suspensionen auf Brutplätzen nur kurz, da durch den Wellenschlag ein Teil des Mittels rasch untersinkt. Wirksamer dagegen scheinen ölige DDT-Lösungen zu sein (meist 5%ige Lösung des Wirkstoffes in Petroleum), die auf der Wasseroberfläche versprüht werden. Die gebräuchlichen Mengen betragen 0,15—0,8 g/m^2 Wasserfläche (Neocid; Mandekos 1944), nach ausländischen Angaben von 0,05—0,1 und 0,2 lb je acre[1] und sind anscheinend hochwirksam. Bei der Sanierung von Reisfeldern ist in manchen Gegenden mit Mengen von 0,5 lb/acre gearbeitet worden, um nachhaltige Erfolge zu erzielen.

[1] 1 lb = 453,59 g; 1 acre = 40,468 a.

Bei Verwendung größerer Mengen (von 0,4 lb/acre an aufwärts) muß mit Schädigung der Fischzuchten gerechnet werden (TARZWELL und Mitarbeiter 1947, JOHNSON und YATES 1947). Bei Verteilung des Mittels vom Flugzeug aus über ausgedehnte Brutplätze ist andererseits damit zu rechnen, daß größere Anteile des Wirkstoffes durch die Ufervegetation zurückgehalten werden und daher nicht zur Wirkung gelangen (ENIGK 1949).

Auch TDE [1,1-Dichloro-2,2-(bis)-äthan] ist neuerdings als Larvizid verwendet worden (DEONIER und JONES 1946).

Ferner sind zur biologischen Larvenvernichtung larvenfressende Fische, vor allem Gambusien, oftmals verwendet worden.

Zur *persönlichen* Prophylaxe gegen Anophelenstiche dienen der Netzschutz und eine Reihe von Einreibemitteln, denen neuerdings gelegentlich auch DDT zugesetzt wird.

Auf weitere Einzelheiten wird in diesem Zusammenhange nicht eingegangen. In der Heimat ist auch bei dem vorübergehenden Wiederauflackern der einheimischen Malaria das Anophelesproblem nicht sehr schwerwiegend. In warmen Ländern mit endemischer Malaria dagegen erfordert die Bekämpfung genaue Kenntnis der epidemiologischen Grundlagen, vor allem der jeweils unterschiedlichen örtlichen Ausbreitungsbedingungen, und fast immer müssen *alle* Methoden der Malariabekämpfung, Behandlung der Kranken, Chemoprophylaxe und Anophelenbekämpfung gemeinsam durchgeführt werden, wenn man wirklich zum Ziel kommen will.

Schwarzwasserfieber.

Mit 1 Abbildung.

Das Schwarzwasserfieber (blackwater fever, haemoglobinuric fever, fièvre hémoglobinurique) ist ein mit Fieber, intravasculärer Hämolyse, Anämie, Oligurie oder gar Anurie einhergehender, im Verlauf einer schweren Malaria oder in Anschluß an eine solche auftretender akut bedrohlicher Krankheitszustand, dessen Ätiologie und Pathogenese bis heute nur unbefriedigend geklärt sind. Ganz überwiegend kommt die Krankheit in warmen Ländern vor; in unseren Breiten sind nur Einzelfälle bei Heimkehrern aus Tropenländern, nicht aber bei Kranken mit einheimischer Malaria beobachtet worden. Über einen Fall von Schwarzwasserfieber nach Impfmalaria haben neuerdings wieder KITCHEN und SADLER (1945) berichtet. So wird der in der Heimat tätige Arzt nur äußerst selten Gelegenheit haben, Schwarzwasserfieberkranke zu sehen, und wir beschränken uns darauf, die wesentlichen Grundlagen der Ätiologie, Pathogenese, Klinik und Behandlung, möglichst unter Heranziehung auch der Ergebnisse neuerer Arbeiten anzugeben; der Tropenmediziner sei nötigenfalls auf die einschlägige Fachliteratur verwiesen.

Verbreitung und Epidemiologie.

Besonders verbreitet ist das Schwarzwasserfieber in Gegenden mit tropischer, insbesondere schwerer perniziöser Malaria. So sind die tropischen Gebiete Afrikas von der Westküste bis nach Rhodesien und Madagaskar relativ stark, Nordafrika und Ägypten dagegen ungleich seltener befallen (STEPHENS 1937, ISMAIL und SOLIMAN 1938, MARSCHALL 1939, STRONG 1945 u. a.). Das tropische und subtropische Asien, Indien, Burma, Indochina, manche Gegenden Chinas (CHIU 1939), Niederländisch-Indien und die Philippinen (HASSELMANN 1934), Mittelamerika, Westindien, die zentralamerikanischen Staaten und das nördliche Brasilien mit dem Amazonasbecken sowie die Südstaaten Nordamerikas sind weitere Schwarzwasserfiebergebiete. Ungleich seltener findet sich dagegen die Krankheit in Südeuropa, wo sie in Süditalien, Sizilien, Sardinien, Mazedonien, Bulgarien, Albanien und Griechenland (FOY und KONDI 1935, 1937, SLIWENSKY 1937, STRONG 1945) beobachtet worden ist. Vereinzelte eingeschleppte, bzw. nach Chiningebrauch oder anderen auslösenden Reizen entstandene Fälle sind auch in Nordeuropa bei Heimkehrern aus tropischen Malarialändern gesehen worden (DLUGOSZ 1946, MANSON-BAHR u. a.).

Daß Weiße verhältnismäßig häufiger vom Schwarzwasserfieber befallen werden als farbige Eingeborene, ist mehrfach beobachtet worden (Tisseuil 1948), wenngleich Plehn in Kamerun auch bei Negern schwere Ausbrüche gesehen hat. Europäer erleiden im ersten Jahre ihres Tropenaufenthaltes auch nach erfolgter Malariainfektion selten hämoglobinurische Attacken; in erster Linie erkrankten Weiße, die schon mehrere Jahre in tropischen Malarialändern gelebt und wiederholte Reinfekte durchgemacht haben. Ob Kinder eine größere Resistenz als Erwachsene haben, ist nicht erwiesen; Limbos (1947) hebt hervor, daß auch Kleinkinder bereits schwer erkranken können.

Jahreszeitliche Schwankungen der Häufigkeit sind mehrfach beobachtet worden. In Gegenden mit saisonbedingter Malaria zeigt sich eine Häufung der Schwarzwasserfieberfälle einige Wochen nach dem Höhepunkt der Malariaausbrüche und in tropischen Gebieten mit ganzjähriger Malaria meist in der feuchtwarmen Regenzeit, also gleichfalls in der Zeit der stärksten Malariaausbreitung, während in Trockenzeiten wesentlich weniger Fälle auftreten (Lefrou 1948).

Auftreten und Epidemiologie des Schwarzwasserfiebers lassen also bereits gewisse Beziehungen zur Ausbreitung der Malaria, insbesondere der tropischen Malariaerkrankungen erkennen und geben somit einen Hinweis für die Erforschung auch der pathogenetischen Zusammenhänge.

Ätiologie und Pathogenese.

Die Auffassung älterer Autoren, die das Schwarzwasserfieber als eine selbständige, von Malaria unabhängige Krankheit mit besonderem Erreger ansahen, hat keine Bestätigung gefunden und dürfte durch die Übertragungsversuche von Foy und Kondi (1945) endgültig widerlegt sein, so daß der ursächliche Zusammenhang des Schwarzwasserfiebers mit der Malaria heute allgemein anerkannt wird.

Für eine derartige Beziehung spricht unter anderem auch die Beobachtung, daß *vor* der Attacke bei der weitaus größeren Mehrzahl aller beobachteten Kranken (73%; Stephens) Malariaparasiten im Blut nachweisbar sind. Mit Beginn der Hämolyse, die zuerst die infizierten Erythrocyten betrifft, verschwinden naturgemäß die Plasmodien rasch, so daß schon am Tage des Anfalls nur noch 47,5%, und am Tag danach 23% der Kranken parasitenpositiv sind; nach Fairley (1937) sind bereits 24 Std nach Ausbruch der Hämolyse fast alle Kranken im peripherischen Blut plasmodiennegativ. Dagegen konnte bei der Sektion (Darling) in fast allen Fällen, seltener im Milzpunktat (Foy und Kondi 1938) durch Nachweis von Plasmodien oder Malariapigment das Vorliegen einer Malaria beim Schwarzwasserfieberkranken gesichert werden.

Da schwere Tropicainfektionen gelegentlich mit geringer Hämoglobinurie einhergehen, lag die Annahme nahe, das Schwarzwasserfieber lediglich als besonders ernsthafte und folgenschwere Form tropischer Malaria anzusehen. Die Tatsache, daß auch nach Abklingen der akuten Malariaerkrankung, ja selbst bei negativem Plasmodienbefund der Anfall auftreten kann, spricht jedoch dagegen. Daß besondere, hämolytisch wirkende Plasmodienstämme nicht die Ursache der Hämolyse sein können, geht gleichfalls eindeutig aus Übertragungsversuchen (Foy und Kondi 1937, 1945, Findlay und Markson 1947) hervor, bei denen es den Untersuchern weder durch direkte Übertragung von Blutschizonten noch durch Sporozoiteninfektion mit dem Plasmodienstamm eines Schwarzwasserfieberkranken gelang, beim Empfänger eine hämoglobinurische Attacke auszulösen.

Bisher sprechen alle Beobachtungen dafür, daß die wesentliche Voraussetzung für die Erkrankung an Schwarzwasserfieber eine durch wiederholte Malariainfektionen — und zwar meist ungenügend und unregelmäßig behandelte Infektionen — geschaffene *persönliche Bereitschaft* ist, eine im Laufe längerer Zeit sich entwickelnde „Sensibilisierung" (Findlay und Markson). Bei der Mehrzahl aller Kranken sind wiederholte Infektionen mit *P. falciparum* für die Entstehung dieser Bereitschaft verantwortlich zu machen. Ob darüber hinaus einzelne Plasmodienstämme besonders geeignet sind, beim Kranken eine Disposition zur Hämolyse zu schaffen, bleibt einstweilen offen. Reine Vivaxinfektionen können gleichfalls in seltenen Fällen zum Schwarzwasserfieber führen (de Langen und LICHTENSTEIN 1936, SLIWENSKY 1937, FOY 1938 u. a.). Ein einziger Fall einer hämoglobinurischen Attacke bei Infektion mit *P. ovale* ist von FAIRLEY (1939) beschrieben worden, so daß grundsätzlich offenbar alle Plasmodienarten befähigt sind, unter geeigneten Umständen die Voraussetzung für die Entstehung eines Schwarzwasserfiebers zu schaffen.

Ist einmal durch eine alte, meist ungenügend behandelte Malaria mit zahlreichen Reinfektionen die notwendige Bereitschaft entstanden, so bedarf es weiterhin zur Entstehung der hämoglobinurischen Attacke eines *auslösenden* Faktors. Ein solcher ist in den meisten Fällen das Chinin, was schon in älterer Zeit von R. KOCH, MANSON, NOCHT u. a. immer wieder hervorgehoben und auch neuerdings wieder mehrfach bestätigt worden ist (KITCHEN und SADLER 1945, MAEGRAITH 1946 u. a.). In fast allen Fällen wird vor der Attacke Chinin genommen, und vor allem ein ungenügender und unregelmäßiger Chiningebrauch scheint begünstigend auf die Entstehung eines Schwarzwasserfiebers zu wirken (LIMBOS 1947). Selbst kleinste Chininmengen (0,01 g nach NOCHT) können dann genügen, beim „Schwarzwasserfieberkandidaten" den Anfall auszulösen.

Die Bedeutung des Chinins für die Entstehung der hämolytischen Attacke ist aber auch heute noch umstritten, was vor allem aus der unterschiedlichen Bewertung des Mittels in der Behandlung des Schwarzwasserfiebers hervorgeht. Daß eine regelmäßig durchgeführte und ausreichende Chininprophylaxe vor dem Schwarzwasserfieber schützen kann, ist verständlich, da sie Malariaausbrüche verhütet und dadurch die Entwicklung der durch die Malaria bedingten Bereitschaft hemmt. Als besonders gefahrvoll wird immer wieder die *unregelmäßige* Chininprophylaxe, die als solche unzuverlässig ist, angegeben. Ist erst einmal die notwendige Bereitschaft entstanden, so kann erneutes Einnehmen von Chinin jederzeit den Anfall auslösen (v. MOSTERT 1935, LIMBOS 1947, LEFROU 1948, TISSEUIL 1948 u. a.). Daß andererseits auch ohne vorherigen Chiningenuß Schwarzwasserfieber gelegentlich ausbrechen kann, darf nicht bezweifelt werden (NAUMANN 1934, STRONG 1945 u. a.).

Die vereinzelt nach therapeutischen Atebringaben beobachteten Schwarzwasserfieberanfälle (FOY und KONDI 1937, LUCHERINI 1938, SOTEIJU 1940) beweisen unseres Erachtens nicht, daß Atebrin in den therapieüblichen Dosen die Hämolyse auslösen kann, sondern nur die erwähnte Tatsache, daß auch ohne Chiningebrauch gelegentlich Schwarzwasserfieber auftreten kann. Daß das Atebrin nicht hämolytisch wirkt, ist schon durch ältere Arbeiten wiederholt festgestellt worden und wird bestätigt durch BIRNBAUM und Mitarbeiter (1945) sowie durch die Erfahrung, daß seit Einführung der Atebrinprophylaxe und -therapie das Schwarzwasserfieber ungleich seltener geworden ist als früher. Bei Verwendung des Plasmochins dürften in ganz seltenen Fällen ernsthafte Nebenwirkungen mit einer Methämoglobinurie (CORDES, AMY, s. bei KIKUTH 1943, SWANTZ und BAYLISS 1945, KHO LIEN KENG 1948) auftreten, die gewisse Parallelen zum echten Schwarzwasserfieber zeigt und von diesem nicht sicher abzugrenzen ist. Plasmochin wird daher in der Behandlung des Schwarzwasserfiebers von zahlreichen Autoren gemieden.

Außerdem können, auch unabhängig vom Chinin, in manchen Fällen Überanstrengungen, Erkältungen, Abkühlungen, Durchnässungen, Röntgenbestrahlungen der Milz, vielleicht auch Kurzwellenbestrahlungen der Milz (HAUER 1936) beim Malariakranken Schwarzwasserfieberattacken auslösen (MARSCHALL 1939, STRONG 1945 u. a.).

Schwere und Verlauf der Krankheit können offenbar durch einen meist wohl schon aus anderen Ursachen erworbenen Parenchymschaden der Leber beeinflußt werden (NAUMANN 1934, 1936, MARSCHALL 1939).

Ob die Hämolyse selbst in ihrer Entstehung dadurch begünstigt wird, ob überhaupt die Leberschädigung Vorbedingung für das Auftreten des Schwarzwasserfiebers ist, scheint zweifelhaft, zum mindesten nicht bewiesen, und MALAMOS (1938) konnte bei Affen, die mit *P. knowlesi* infiziert waren und zugleich an toxischer, durch Tetrachlorkohlenstoff hervorgerufener Hepatitis litten, keine vermehrte Hämoglobinurie gegenüber lebergesunden Tieren nachweisen. Wahrscheinlich dürfen diese Ergebnisse nicht ohne weiteres auf die Verhältnisse beim malariakranken Menschen übertragen werden; denn die klinische Erfahrung scheint doch dafür zu sprechen, daß ein Leberparenchymschaden Schwere und Verlauf stark beeinflußt, da offenbar eine geschädigte Leber den durch gesteigerten Blutabbau bedingten Beanspruchungen nicht gewachsen ist. Die guten Erfolge einer die Leber schützenden

Therapie könnten gleichfalls in diesem Sinne gedeutet werden (NAUMANN 1934, 1936, OTTO 1935).

Das hervorstechendste Symptom des Schwarzwasserfieberanfalls ist die bereits intravasculär eintretende *Hämolyse*, durch die sowohl die infizierten als auch die parasitenfreien Erythrocyten zerstört werden. Sie scheint mit der auch sonst gelegentlich bei schweren Tropicaerkrankungen beobachteten geringen Hämolyse nahe verwandt zu sein (MAEGRAITH), ist aber ihrem Wesen nach bis heute nicht ausreichend geklärt. Jedenfalls ist der schon von den älteren Autoren (NOCHT u. a.) angenommene und gesuchte hämolytische Faktor bisher nicht sicher nachgewiesen oder isoliert worden. Da in der anfallsfreien Zeit alle in Frage stehenden Blutwerte, z. B. osmotische Resistenz der Erythrocyten, Cholesterinspiegel, p_H-Wert, völlig normal sind, darf vielleicht angenommen werden, daß das fragliche Hämolysin sich erst im Anfall bildet oder wirksam wird.

FOY, KONDI, REBELO und SOEIRO (1945) nehmen an, daß der entscheidende Faktor extracellulär zu suchen sei. Sie schließen das aus der Beobachtung, daß normale Erythrocyten, die einem Schwarzwasserfieberkranken injiziert werden, ebenso schnell zerstört werden, also für das Hämolysin genau so empfänglich sind wie die Blutzellen des Kranken selbst; BIRNBAUM, GOLDBLUM und KLIGLER sehen dagegen eine gesteigerte Hämolysebereitschaft der Erythrocyten selbst als wesentlich für die Hämolyse an.

Eine einfache Chininhämolyse liegt wohl sicher nicht vor; Die Beobachtung, daß die Malariamittel Chinin, Atebrin und Plasmochin, wenn sie mit gallensauren Salzen zusammengegeben werden, hämolytisch wirken können (BIRNBAUM, GOLDBLUM und KLIGLER 1945), und daß dieser Vorgang durch bestehende Acidose begünstigt wird, klärt die Verhältnisse nicht, da im Serumgemisch diese Hämolyse nicht eintritt. Die von FAIRLEY und BROMFIELD (1933, 1934) gefundene Cholesterinverarmung und Abnahme der Alkalireserven werden nicht in allen Fällen angetroffen und scheinen für die Auslösung der Hämolyse nicht entscheidend zu sein. — Die Beobachtung, daß injiziertes homologes Hämoglobin eine Hämoglobinurie auslösen kann, ist 1932 von WAKEMANN angegeben worden und mehrfach experimentell bestätigt worden, gibt aber auch keine ausreichende Deutung über das Wesen der eintretenden Hämolyse. Die Versuche, das Schwarzwasserfieber als allergische Störung anzusprechen (FERNAN-NUNEZ 1936, MARSCHALL 1939), und auch die neuerdings gemachte Beobachtung, daß nach Überstehen der akuten Fieberattacke die Erythrocyten des Malariakranken noch mehrere Wochen lang gesteigerte Hämolysebereitschaft zeigen (BIRNBAUM und Mitarbeiter), besagen gleichfalls nichts Entscheidendes über das Wesen der Störung.

So zeigt schon die Vielheit der angegebenen Deutungsversuche, daß eine befriedigende Klärung bisher nicht möglich ist. Dennoch scheinen neuere Untersuchungen eine Reihe wertvoller Hinweise für das Verständnis der Vorgänge zu geben (GEAR 1946, FINDLAY und MARKSON 1947). Nach der von den genannten Autoren mitgeteilten Arbeitshypothese soll durch Einwirkung der Malariaparasiten — eventuell gemeinsam mit dem Malariamittel — auf die Erythrocyten ein Autoantigen entstehen; dieses löst seinerseits die Bildung eines Antikörpers (Hämolysin) aus, der bei Anwesenheit von Komplement hämolytisch wirkt. GEAR schreibt der Milz, insbesondere den reticuloendothelialen Anteilen, eine bedeutsame Rolle bei der Bildung und Speicherung des Hämolysins zu und erklärt den plötzlichen Beginn der Attacke durch Ausschwemmung des wirksamen Faktors aus der Milz.

Freilich ist auch damit über die Art des Hämolysins noch nichts Entscheidendes ausgesagt. MAEGRAITH vermutet, daß es sich um ein normalerweise bereits vorhandenes Hämolysin handelt, das in der Regel durch einen Antifaktor gehemmt wird und möglicherweise zum Lysolecithin Beziehung habe. Bemerkenswert ist aber eine Angabe von LASER (1948), der bei Affen, die mit *P. knowlesi* infiziert waren, eine ungesättigte Monocarboxylfettsäure (Kette mit 18 C-Atomen) nachgewiesen hat, in der er das wirksame Hämolysin vermutet und deren Wirkung durch antimalarische Mittel gehemmt werden kann. LASER vermutet, daß durch die Parasiten eine Schädigung der Erythrocyten hervorgerufen wird, und daß das entstandene Hämatin die Erythrocytenzerstörung begünstigt. Hämatin selbst hat bereits eine gewisse hämolytische Fähigkeit, kann aber vor allem die hämolytische Wirkung des vermuteten neuen Faktors steigern. Ob diese Ergebnisse auf die Verhältnisse beim menschlichen Schwarzwasserfieber übertragen werden dürfen, muß abgewartet werden.

Immer treten als Folge der Hämolyse im Blutplasma und Urin Blutfarbstoffe und deren Abkömmlinge auf. Erhöhung der Bilirubinwerte ist wiederholt beschrieben worden (FOY und KONDI 1938 u. a.); sie ergibt sich ohne weiteres aus der Hämolyse und dem Blutabbau. FAIRLEY und BROMFIELD (1934, 1937) fanden im Blut nicht nur das durch die Hämolyse freigewordene Oxyhämoglobin, sondern auch Methämoglobin, ein Befund, der später von

Foy und Kondi (1938) nicht bestätigt werden konnte. Vor allem aber berichteten Fairley und Bromfield über das regelmäßige Auftreten eines neuartigen, als Pseudomethämoglobin bezeichneten und auch von Foy und Kondi gefundenen Farbstoffes, der spektroskopisch dem Methämoglobin ähnelte (Absorptionsstreifen bei 622—624; nicht durch Stokessches Reagens oder Ammoniumsulfid zu verändern; Methämoglobin bei 630). Weise (1941) zeigt aber, daß es sich bei dem Pseudomethämoglobin um das bereits von Hegler und Schumm nachgewiesene Hämatin handle und nicht um ein neuartiges Blutpigment. Im Urin ließ sich dieses Pseudomethämoglobin niemals nachweisen, dagegen reichlich Methämoglobin, Oxyhämoglobin und Bilirubin.

Die Albumin-, Globulin- und Fibrinwerte des Plasmas liegen in der Regel im Bereich der Norm; der Reststickstoff ist meist erhöht. Auf die Verminderung der Alkalireserven und der Cholesterinwerte wurde bereits verwiesen.

Immer findet sich beim Schwarzwasserfieber, wie bei anderen hämolytischen Krankheitszuständen auch, eine mehr oder weniger starke Beeinträchtigung der *Nierenfunktion*, deren Eigenart für das Verständnis der klinischen Bilder bedeutungsvoll ist. Albuminurie, Erhöhung des Reststickstoffes, Oligurie und in schweren Fällen vollständige Anurie können sich bereits frühzeitig entwickeln, und etwa die Hälfte aller durch Schwarzwasserfieber verursachten Todesfälle dürfte durch Versagen der Nierenfunktion bedingt sein (Maegraith 1946). Sekretorische und degenerative Störungen scheinen nebeneinander herzugehen, und allem Anschein nach entsprechen die beim Schwarzwasserfieber auftretenden Nierenveränderungen weitgehend den bei andersartigen Hämolysen vorkommenden renalen Störungen, deren Wesen und Verlauf aus einer Reihe neuerer Arbeiten bekannt ist.

Entgegen der früheren Auffassung, daß der Ort der Hämoglobinausscheidung vor allem der Tubulusapparat der Niere sei (Marschall 1939) und der mechanischen Verlegung der abführenden Harnkanälchen entscheidende Bedeutung für die Entstehung der Anurie zukomme, darf heute als gesichert gelten, daß das Hämoglobin bei der Hämolyse durch die Glomeruli ausgeschieden, aber im Bereich des Tubulusapparates eingedickt, teilweise rückresorbiert und dann intracellulär nachweisbar wird (Black 1948, Masshoff 1949, Randerath und Krückemeyer 1949).

Die Bildung der hämatinhaltigen Hämoglobincylinder und damit die Verlegung der Tubuli wird nach älterer Vorstellung begünstigt durch einen stark acidotischen und salzhaltigen Harn. Daß aber tatsächlich die mechanische Blockierung nicht allein entscheidend für die Entwicklung der Anurie sein kann, wird bewiesen durch die Beobachtung, daß auch im salzarmen und alkalischen Harn, ja sogar ohne jede Pigmentausscheidung, eine Anurie auftreten kann (Maegraith und Findlay). Es muß also auch für die Entstehung der Anurie die Ursache in erster Linie in Veränderungen der Glomeruli gesucht werden.

Experimentell konnte die Anurie ausgelöst werden, wenn einem vorher nierengeschädigten (künstliche Ischämie oder Natr. tartar.) oder künstlich entwässerten oder auch wohl ausgebluteten Tier homologes Hämoglobin oder Methämoglobin injiziert wurde. Danach trat rasch eine Hämoglobinurie mit Oligurie und Pigmentcylindern, eventuell auch Anurie auf, die bei nierengesunden Tieren nicht in gleicher Weise sich entwickelte (Yuile, Gold und Hinds 1945, Dawson und Findlay 1947, Harrison und Bunting 1947, Lalich 1947). Allerdings trat die Störung bei acidotischem Harn sehr viel stärker in Erscheinung, so daß die Bedeutung der Acidose nicht zu leugnen ist und die alkalisierende Therapie durchaus begründet erscheint.

Diese Beobachtungen geben vielleicht der von Rigdon (1942), sowie von Maegraith und Findlay ausgesprochenen Vermutung eine Stütze, daß nämlich eine Zirkulationsstörung in der Niere — durch hochgradige Malariaanämie, durch Blutstasen oder Autoagglutination parasitenhaltiger Erythrocyten bedingt — mit nachfolgender Anoxie für die Entwicklung der Sekretionsstörung und damit der Anurie entscheidend mitverantwortlich sei. Auch Harrison und Bunting (1947) rechnen mit der Möglichkeit einer gestörten Nierendurchblutung, obwohl sie eine solche im Tierversuch nach Injektion von homologem Hämoglobin nicht unmittelbar haben nachweisen können.

Neuartig beleuchtet Masshoff (1949) das Problem der Hämolyse und der nachfolgenden Nierenschädigung, indem er nachweist, daß als Folge der Störung im kolloidalen Gefüge der Plasmaeiweißkörper, also als Folge einer „humoralen Dekomposition“ sich eine schwere *allgemeine* Capillarschädigung mit erhöhter

Permeabilität entwickelt, die alle Capillargebiete betrifft, aber in Leber und Niere am deutlichsten in Erscheinung tritt. Danach ist der entscheidende Faktor für die auftretenden Nierenschäden zunächst die durch die Hämolyse entstehende „humorale Dekomposition“ des Plasmas. Diese bedingt die Capillarschädigung, und als Folge einer solchen darf vielleicht in Übereinstimmung mit Dawson und Findlay (1949) eine gestörte Glomerulusfiltration und nachfolgend eine Ernährungsstörung der Tubulusepithelien angenommen werden. Damit wären sekretorische und degenerative Störungen am zwanglosesten miteinander in Verbindung gebracht, und die klinisch manifesten Symptome wie Oligurie, Albuminurie, Erhöhung des Reststickstoffs und eingeengte Konzentrationsfähigkeit der Niere werden verständlich.

Pathologische Anatomie.

Die beim Schwarzwasserfieber auftretenden pathologisch-anatomischen Veränderungen sind einmal bedingt durch die vorhandene Malaria; sie sind im Abschnitt über die Pathologie der Malaria eingehend besprochen, und es wird daher von einer Wiederholung der Befunde abgesehen.

Zum andern löst aber die Hämolyse als solche eine Reihe von teilweise typischen Organveränderungen aus. Diese scheinen nicht unbedingt spezifisch für das Schwarzwasserfieber zu sein, sondern entsprechen weitgehend den bei anderen Hämolysen auftretenden Organveränderungen. Dabei steht offenbar durchaus im Mittelpunkt die als Folge der Plasmaveränderungen auftretende, mit erhöhter Permeabilität einhergehende Capillarschädigung, die das *gesamte* Capillargebiet betrifft und auf die die einzelnen Organe in einer für das jeweilige Gewebe typischen Art und Weise reagieren. Die Bedeutung derartiger Gefäßstörungen beim Schwarzwasserfieber wird schon durch eine Reihe älterer klinischer Beobachtungen angedeutet und findet auch bei den neueren englischen Autoren in der Beurteilung der Nierenpathologie Berücksichtigung (s. oben). Daß es sich aber um eine generelle Schädigung des peripheren Gefäßabschnittes handelt und daß letztlich alle bei der Hämolyse auftretenden Organveränderungen sich dadurch einheitlich klären lassen, ist in aller Eindeutigkeit zuerst von Masshoff (1949) auf Grund seiner bereits 1945 abgeschlossenen Arbeiten erkannt worden, wobei allerdings eine Wesensverwandtschaft im Ablauf des hämolytischen Prozesses der beim Tier experimentell erzeugten und der beim Schwarzwasserfieber auftretenden Hämolyse von uns als naheliegend erachtet wird.

Besonders auffallend und für das Schwarzwasserfieber kennzeichnend sind die Veränderungen der *Nieren*. Immer sind die Nieren vergrößert und zeigen bei *makroskopischer* Betrachtung dunkelviolette oder auch braunschwarze Färbung; die Marksubstanz läßt deutlich streifige Zeichnung als Folge der Ablagerung von Hämoglobincylindern in den Harnkanälchen erkennen. Die Nierenbecken enthalten meist krümelige Massen von eingedicktem Hämoglobin. Die *mikroskopisch* nachweisbaren Veränderungen sind von der Dauer und Schwere des Krankheitsprozesses abhängig. Die älteren Autoren heben meist die Veränderungen im Bereich des Tubulusapparates hervor; Masshoff findet beim Versuchstier schon 1—2 Std nach Beginn der Hämolyse die ersten Veränderungen in den Tubulusepithelien, während die Glomeruli anscheinend noch intakt sind. Schon wenige Stunden später aber entwickelt sich immer eine Störung auch der Glomeruli. Man findet — als sicheren Ausdruck der Hämoglobinausscheidung durch den Glomerulus (Randerath und Krückemeyer 1949) — Hämoglobinablagerungen in den Kapselräumen, zugleich deutliche Aufquellung der Gefäßwände der Glomeruluscapillaren, Zerfall der Zellkerne sowie Ablagerung von Hämoglobinschollen und Erythrocytentrümmern auch im Capillarraum selbst. Auch die Schädigung des Tubulusapparates nimmt mit fortschreitendem Krankheitsprozeß zu, und es entwickeln sich schwere degenerative Störungen, Quellung, hyaline Entartung und schließlich Abstoßung und Nekrose der Epithelien. Intracelluläre Hämoglobinmassen werden auch in den Tubulusepithelien gefunden; sie sind (Randerath und Krückenmeyer) auf Rückresorption der im Glomerulus ausgeschiedenen Hämoglobinmassen zu beziehen. Später findet man den ganzen Tubulusapparat, vor allem die geraden Kanälchen, dicht ausgestopft mit Hämoglobinmassen, die der Schwarzwasserniere das typische Aussehen verleihen (s. Abb. 1).

Auf die Bedeutung der Gefäßstörungen im Glomerulus wurde schon von älteren Untersuchern hingewiesen (FAHR 1925); sie wird durch neuere Arbeiten weiterhin unterstrichen, und die voll entwickelte Schwarzwasserniere, für deren Entstehung und Funktionsstörung mechanische Tubulusblockierung, gestörte Glomerulusfiltration und Störungen im Elektrolytengleichgewicht der Körperflüssigkeiten gemeinsam verantwortlich sein sollen, wird von LUCKÉ in den Begriff der „Lower Nephron Nephrosis" eingeordnet (LUCKÉ 1946).

Wird der Schwarzwasserfieberanfall überwunden, so bilden sich die Nierenveränderungen zurück; jedenfalls scheinen Dauerschäden der Niere nach Schwarzwasserfieber nicht vorzukommen (HEGLER und NAUCK).

Nächst der Niere ist infolge des gesteigerten Blutabbaues die *Leber* besonders stark in Mitleidenschaft gezogen. Ikterus und Hämosiderose sind die auffälligsten regelmäßigen Befunde. Immer ist die Leber vergrößert, und bei mikroskopischer Betrachtung sind in der

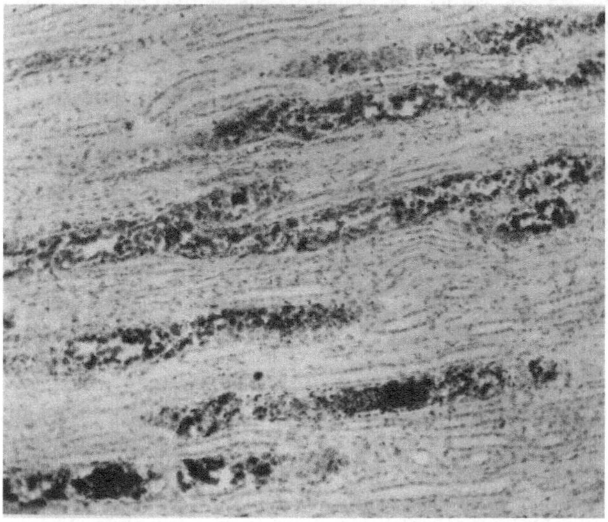

Abb. 1. Niere bei Schwarzwasserfieber. Tubuli mit Hämoglobinschollen angefüllt. Vergr. 85:1 (Original).

Leber sowohl des Schwarzwasserkranken als auch des Versuchstieres fleckförmige Degenerations- und Nekroseherde zu erkennen. Schon frühzeitig fand MASSHOFF eindeutige, durch Schädigung des Capillarsystems bedingte Beeinträchtigungen des Leberparenchyms mit meist körniger, teilweise auch homogener Umwandlung des Zellprotoplasmas, mit Blutstasen und Stauungen im Capillarsystem der Leber und Erweiterung der mit geronnenem Eiweiß, Erythrocyten und deren Trümmern angefüllten DISSEschen Räume. In den späteren Stadien der Hämolyse treten die Degenerationserscheinungen am Leberparenchym mehr und mehr in den Vordergrund; örtlich begrenzte fleckförmige Nekrosen kommen vor. Regenerationserscheinungen sind beobachtet worden, anscheinend aber keine Fibroblastenbildung, die Anlaß zu cirrhotischen Umwandlungen der Leber geben könnte.

Schon frühzeitig zeigen die Sternzellen eine lebhafte Erythrocytenphagocytose. In der Gallenblase findet sich beim Schwarzwasserfieber oft stark eingedickte Galle (FAIRLEY, STRONG).

Die *Milz* ist vergrößert und läßt naturgemäß die Zeichen der Malaria erkennen; sie zeigt immer hochgradige Blutfülle und ist hin und wieder von kleinen Blutungen durchsetzt. In den Sinus findet man allenorts massenweise schwer geschädigte Erythrocyten sowie Hämoglobinschollen. Auf das Vorkommen kleiner zentraler Nekrosen in den vergrößerten Follikeln machen HEGLER und NAUCK aufmerksam. Gleichzeitig entwickelt sich eine lebhafte Phagocytentätigkeit der Reticulumzellen und Sinusendothelien, die sowohl gegen die Erythrocyten als auch deren Trümmer und die Hämoglobinschollen gerichtet ist (MASSHOFF).

Die *Lymphknoten* zeigen manchmal Hyperplasie und kleine Nekrosen, nach MASSHOFF jedoch keine entscheidenden Veränderungen, während das *Knochenmark* in manchen Fällen deutliche erythroblastische Reaktion erkennen läßt, in anderen dagegen jede Regenerationsfähigkeit vermissen läßt (HEGLER und NAUCK, ZIEMANN).

Am *Herzen* tritt wiederum die Schädigung der peripheren Gefäßabschnitte in den Vordergrund; punktförmige Epikard- und Endokardblutungen sind Ausdruck der Permeabilitätssteigerung im Bereich des Capillarsystems. Das Auftreten einer fettigen Degeneration des Herzmuskels ist von älteren Beobachtern bereits beschrieben worden.

Die *Lungen* zeigen starke Blutüberfüllung, die in schweren Fällen zum Lungenödem führen kann. Die mikroskopische Untersuchung läßt — zunächst fleckförmig, später über größere Bezirke ausgebreitet — kleine Blutaustritte aus den Capillaren erkennen; im weiteren Verlauf können dann infarktähnliche Bilder auftreten. Auch auf der *Pleura* sind kleine Blutungen beobachtet worden.

Im Gehirn überwiegen die für die tropische Malaria typischen Veränderungen, die kleinen Blutungen und DÜRCKschen Granulome. MASSHOFF fand bei seinen Hämolyseversuchen auch ohne Malaria schon in den ersten 24 Std pericapilläre Blutungen im Hirn der Versuchstiere, wiederum als Ausdruck der Gefäßschädigung.

Entsprechende kleine Blutungen und Nekrosen sind auch in den Nebennieren von Schwarzwasserfieberkranken gesehen worden, und auch die gelegentlich auftretenden Hautblutungen und Blutungen in die Muskulatur sind durch die Permeabilitätsstörung der Capillaren zwanglos zu erklären.

Krankheitsbild.

Die klinischen Erscheinungsformen des Schwarzwasserfieberanfalls können von den leichtesten, vorübergehenden Hämoglobinurien bis zu den schwersten, in wenigen Tagen tödlich verlaufenden Formen wechseln.

Leichte Anfälle verlaufen in der Regel wie einfache, unkomplizierte und geringfügige Malariaattacken, und die Braunfärbung des Harns wird dabei manchmal nur zufällig bemerkt. Seltene fieberfrei verlaufende Anfälle sind beobachtet worden; einmalig scheint der von PERRIS (1937) berichtete Fall einer Hämolyse ohne nachweisbare Hämoglobinurie bei völlig intakter Nierenfunktion zu sein.

Die Mehrzahl der Erkrankungen verläuft jedoch sehr viel schwerer. Nach anfänglichem Unwohlsein, das oft in der Annahme eines bevorstehenden Malariaanfalles zum Einnehmen von Chinin verleitet, tritt wenige Stunden danach plötzlich ein schwerer Schüttelfrost mit hohem Fieberanstieg ein, der zunächst fast immer für eine Malariaattacke gehalten wird, zumal in diesem Stadium im Blut meist noch Parasiten nachweisbar sind. Gemeinsam mit Kopfschmerzen, Singultus, allgemeiner Unruhe, mit Rücken- und Nierenschmerzen und bald zunehmendem Durst tritt rasch ein sehr quälendes, galliges und meist unstillbares Erbrechen auf, und in kürzester Zeit entwickelt sich ein außerordentlich schweres Krankheitsbild. Nach anfänglicher Gelbfärbung der Skleren zeigt sich, zugleich mit sehr schmerzhafter Leber- und Milzschwellung ein zunehmender Ikterus, der gelegentlich von Hautjucken begleitet ist. Immer ist in schweren Fällen der Kreislauf betroffen. Kleiner, frequenter Puls, Absinken des Blutdruckes, Atemnot und Beklemmungen sind die augenfälligsten Symptome, die schon vor dem Auftreten einer stärkeren Anämie sich zeigen können, und in vielen Fällen tritt unerwartet rasch der Tod als Folge des Kreislaufversagens ein. Mit zunehmender Anämie können anämische Herzgeräusche auftreten. In seltenen Fällen (NOCHT) sind ausgesprochene hämorrhagische Diathese und Retinablutungen beobachtet worden, Befunde, die die Annahme einer generalisierten Capillarschädigung mit Permeabilitätsstörung als Folge der Hämolyse (MASSHOFF; s. oben) auch von klinischer Seite her stützen.

Der Harn verfärbt sich nach und nach, ist zunächst noch rötlich, wird aber bald dunkelbraun bis schwarzbraun und zeigt gelbbraunen oder gar braunen Schaum. Urobilinogen und Eiweiß sind stets reichlich nachweisbar. Die spektroskopische Untersuchung zeigt sowohl Oxy- als auch Methämoglobin in wechsenden Mengen. Im Sediment finden sich granulierte, hämoglobinhaltige, oft bräunlich verfärbte, selten auch hyaline Cylinder, dagegen keine unveränderten Erythrocyten, wohl aber reichlich Schatten von solchen. Die Harnmenge ist zunächst noch ausreichend, nimmt aber bald ab; die einzelnen Portionen werden kleiner, und trotz häufiger Tenesemen werden nur kleine Mengen und schließlich unter quälenden Schmerzen nur noch wenige Tropfen entleert. In schwersten Fällen tritt oftmals schon in diesem Stadium der Tod ein; in anderen entwickelt sich eine vollständige Anurie, die unter zunehmendem Koma und Anstieg der Reststickstoffwerte zum klinischen Bild einer tödlich verlaufenden Urämie führen kann.

Im Blut sind anfangs Malariaparasiten in wechselnder Dichte nachweisbar; ihre Zahl geht aber infolge der Hämolyse rasch zurück (s. oben) und ist niemals entscheidend für die Schwere der hämoglobinurischen Attacke. Die Blutzerstörung kann rasch fortschreiten; in schweren Fällen kann unter gleichzeitigem Hämoglobinsturz die Zahl der Erythrocyten von 5 auf 2 Millionen absinken (Strong). Manson-Bahr sah Kranke mit nur 1 Million Erythrocyten und Hämoglobinwerten von nur 10%. Dabei kann der Färbeindex schwanken, vorübergehend auch wohl erhöht sein (Hegler); unreife Blutzellen aller Stadien werden aus dem Knochenmark ausgeschwemmt. Das weiße Blutbild zeigt Leukopenie mit Monocytose. Immer sind die Bilirubinwerte stark erhöht; oftmals besteht eine Hypochlorämie, Abnahme der Alkalireserven und Cholesterinverarmung. Die Gerinnungsfähigkeit des Blutes nimmt ab. Die spektroskopische Blutuntersuchung zeigt Oxyhämoglobin, nach Hegler auch Hämatin (s. oben S. 537 Pseudomethämoglobin von Fairley).

Das Fieber hält in schweren Fällen mehrere Tage an; manchmal zeigt es zu Beginn einen angedeuteten Andertagrhythmus, ist aber im weiteren Verlauf meist regellos und klingt schließlich mit Besserung des Zustandes zur Norm ab. In Einzelfällen treten auch weiterhin richtige Schüttelfröste nach Art von Malariaanfällen auf; immer soll dann genauestens auf Malariaparasiten, auch nach Aufhören der hämolytischen Attacke, gesucht werden!

Der Verlauf der einzelnen Anfälle ist recht unterschiedlich. Leichte Attacken klingen meist in 1—2 Tagen ab; schwere Erkrankungen dagegen führen, wenn keine wirksame Behandlung erfolgt, in der Regel in 2—4 Tagen unter dem Bild einer Urämie oder infolge Kreislaufversagens bei schwerster Anämie zum Tode. Die eintretende Besserung kündigt sich zunächst durch Hellerwerden des Harns und Zunahme der Harnmengen an. Zugleich wird das Blutplasma heller, die bisher dauernd absinkenden Hämoglobinwerte bleiben konstant, und unter oft erheblicher Reticulocytenkrise (Blackie 1935) tritt in den folgenden Tagen eine rasche Besserung der Blutwerte ein. Die Rekonvaleszenz kann längere Zeit beanspruchen und bei erneuten Chiningaben durch weitere Attacken gestört werden.

Die *Diagnose* des Schwarzwasserfieberanfalles ergibt sich aus der dargestellten Symptomatik des Krankheitsbildes. Der meist schwere Fieberanfall, in vielen Fällen der vorangegangene Chiningebrauch, die Malaria in der Anamnese, der *frühzeitig* schon am ersten Tag auftretende Ikterus und das gleichfalls bereits am ersten Krankheitstage sich einstellende gallige Erbrechen bei *nicht acholischen Stühlen* weisen in Malariagebieten oder bei Heimkehrern aus Tropenländern auf das Vorliegen einer Schwarzwasserfieberattacke hin, und der Nachweis der Blutfarbstoffe in Plasma und Harn sichert die Diagnose der Hämolyse.

Verwechslungen mit *Gelbfieber* sind in älterer Zeit des öfteren vorgekommen. Im Gegensatz zum Schwarzwasserfieber fehlt beim Gelbfieber die starke Pulsbeschleunigung; Ikterus und galliges Erbrechen pflegen erst am 3. Tag aufzutreten, und im Urin findet sich gleichfalls erst vom 3. oder 4. Tag an Blut; eine Hämolyse besteht nicht, und es handelt sich demnach um eine *Hämaturie,* nicht aber um eine Hämoglobinurie.

Auch beim WEILschen Ikterus stellt sich die Gelbsucht erst nach dem 2. oder 3. Tag ein; tritt Blut im Harn auf, so liegt gleichfalls eine *Hämaturie* vor, aber keine *Hämoglobinurie*.

Die Abgrenzung leichter Schwarzwasserfieberfälle gegen echte paroxysmale *Hämoglobinurie* kann in Einzelfällen unmöglich sein, sofern diese nicht durch den Abkühlungsversuch nachgewiesen werden kann.

Der Nachweis der Malaria gelingt in der Regel nur am ersten Tag der Schwarzwasserfieberattacke (s. oben). Untersuchungen von Milzpunktaten oder Sternalmark auf Plasmodien sind der einfachen Blutuntersuchung im dicken Tropfen in keiner Weise überlegen und daher zwecklos (s. im Abschnitt über Malaria, S. 503); allerdings kann bei stärkerer Hämolyse die Anfertigung geeigneter Blutpräparate erschwert sein.

Die *Prognose* ist bei jedem Schwarzwasserfieberanfall mit Vorsicht zu stellen. Der Ausgang hängt in erster Linie ab von der Anzahl der zerstörten Blutkörperchen, weiterhin von der Schwere der entstandenen Capillarschädigung, der Funktionsstörung von Niere und Leber sowie vom Zustand des Kreislaufs. Rasche Hilfeleistung kann entscheidend für den Ausgang des Anfalls sein.

Die Letalität wird wechselnd beurteilt; sie wird von MANSON-BAHR mit 25% im Mittel in Übereinstimmung damit von BLACKIE mit etwa 23% für Südrhodesien angegeben, soll aber bei den in Nordeuropa erkrankten Heimkehrern bis 50% betragen (MANSON-BAHR). Immer muß berücksichtigt werden, daß auch ein zunächst scheinbar leichter Anfall sich unerwartet verschlimmern kann, wobei Singultus, unstillbares Erbrechen, rasches Ansteigen der Bilirubinwerte ungünstige Vorzeichen sind. Die Hauptgefahr ist jedoch in jedem Fall die drohende Anurie.

Treten bei Disponierten im Laufe der Zeit mehrere Attacken auf, so ist der zweite Anfall ungleich gefährlicher als der erste und der dritte in der Mehrzahl der Fälle bereits tödlich.

Als seltene Folgezustände werden Konkrementbildungen in der Gallenblase angegeben FAIRLEY, MANSON-BAHR), die auf Eindickung der Galle ursächlich bezogen werden.

Die Behandlung des Schwarzwasserfiebers.

Da bisher eine sicher antihämolytisch wirkende Therapie des Schwarzwasserfiebers nicht bekannt ist, hat die Behandlung die Aufgabe, alle schädigenden Momente möglichst auszuschalten und darüber hinaus den entstandenen Funktionsstörungen und Organschädigungen möglichst wirksam entgegenzutreten.

Liegt bei Beginn der Attacke eine Malaria mit positivem Plasmodienbefund vor, so soll diese wirksam, aber schonend behandelt werden. Dabei ist Chinin unter allen Umständen zu vermeiden und die Behandlung mit Atebrin oder Resochin durchzuführen.

Es ist zwar mehrfach darauf hingewiesen worden, daß auch unter sinngemäßer Chininbehandlung die Schwarzwasserfieberattacke überwunden werden kann. STEUDEL (1935) will mit hohen Chinindosen (3—5 g je Tag und mehr) in Ostafrika bessere Erfolge gesehen haben als bei chininfreier Behandlung; er nahm an, daß das Chinin wohl die Hämolyse begünstigen, andererseits aber die Bildung von Hämoglobinschollen und Blockierung der Nierentubuli hemmen könne. Auch in der ausländischen Literatur (BASTIANELLI, DE LANGEN u. a.) finden sich wiederholt Hinweise auf den Wert einer planmäßig durchgeführten Chininbehandlung, wobei geltend gemacht wird, daß die gelegentlich auftretende Chininhämolyse niemals gefährlich oder gar tödlich sei.

Bei der Mehrzahl der Autoren hat sich jedoch die Auffassung durchgesetzt, daß, wenn auch die Bedeutung des Chinins immer noch umstritten ist, das Mittel aus der Malariabehandlung beim Schwarzwasserfieberkranken unbedingt zu streichen sei, und die Angabe von DIEDERICK, auf die sich STRONG bezieht, zeigt eindeutig, daß die chininbehandelten Fälle eine ungleich schlechtere Prognose geben als die anderen. MANSON-BAHR wie auch MAEGRAITH (1946) raten in allen derartigen Fällen zur Atebrinbehandlung mit ausreichend hohen Dosen. Treten nach Überstehen der hämolytischen Attacke nachträglich im Blut noch Parasiten auf, und weist auch der Temperaturverlauf auf ein manifestes Malariarezidiv hin, so ist auch dann sofort mit Atebrin, nicht mit Chinin zu behandeln.

In der eigentlichen Behandlung des Anfalles sind Pflege und Allgemeinbehandlung von größter Bedeutung. Bettruhe, Meidung von Transporten (!)

und Wärmung des Kranken sind dringende Erfordernisse; die eigentliche Pflege ist wie bei allen Schwerkranken mit größter Sorgfalt und Gewissenhaftigkeit durchzuführen.

Ganz im Vordergrund der Behandlung steht die Erhaltung oder Besserung der Diurese. Da die Anurie mit ihren Folgen die größte Gefahr darstellt, muß unter allen Umständen versucht werden, mit wirksamen, aber möglichst schonenden Methoden die Nierenfunktion zu erhalten. Ersatz der Flüssigkeit und der Salzverluste kann entscheidend sein. So lange wie möglich soll die erforderliche Flüssigkeitsmenge peroral zugeführt werden; bei unstillbarem Erbrechen und bei benommenen Kranken müssen allerdings die nötigen Mengen durch Infusion oder Tropfeinlauf zugeführt werden.

Große Mengen schwach alkalischer Getränke werden seit langem bevorzugt; sie sollen sowohl durch das Flüssigkeitsangebot die Diurese anregen, als auch schwache Harnalkalescenz erzielen und damit die Blockierung der Nierentubuli möglichst verhüten (s. oben). Infusionen von Traubenzuckerlösung oder Kochsalzlösung (Hypochlorämie beim Schwarzwasserfieber) oder Tropfeinläufe können in einer Menge von 1000—2000 cm^3 innerhalb von 24 Std gegeben werden. Dabei wird (MAEGRAITH) vor zu raschem Auffüllen der Flüssigkeitsdepots wegen der Gefahr der Ascites- oder Ödementstehung gewarnt.

Wärmung der Nierengegend ist zur Anregung der Diurese unbedingt anzuraten, während bei Anwendung von Kurzwellen nach den HAUERschen Erfahrungen (1936) — Auslösung eines Schwarzwasserfieberanfalles nach Kurzwellenbehandlung der Milz — jedenfalls Vorsicht geboten ist. Als Diuretica kommen in erster Linie die vasodilatorisch wirkenden Mittel wie Coffein, Diuretin und Euphyllin in Betracht.

Die Verwendung heißer, hoher Salzwassereinläufe, die möglicherweise als Splanchnicusreiz wirken, ist von WALLACE (s. bei STRONG) empfohlen worden. Erneute Versuche, die Anurie operativ durch Dekapsulation der Niere zu beeinflussen, sind von CARAYON (1948) mitgeteilt worden, der zugleich anregt, durch Novocaininjektion vorübergehend die vasomotorischen Einflüsse sympathischer Innervationen auf die Niere auszuschalten und damit die Diurese anzuregen. Versuche der Nierendekapsulierung sind schon von älteren Autoren angegeben worden (ZIEMANN u. a.); jedoch waren die Erfolge keineswegs ermutigend.

Weiterhin ist die Überwachung des Kreislaufes dringend erforderlich. Bei Absinken des Druckes und Kleinerwerden des Pulses müssen zunächst Coffein, Cardiazol oder Sympatol in ausreichender Menge gegeben werden. Digitalis- oder Strophanthinbehandlungen werden bei Bedarf nach den auch sonst in der Inneren Medizin geltenden Grundsätzen durchgeführt.

Da immer infolge des starken Blutabbaues die Leber wesentlich an dem Krankheitsgeschehen beteiligt ist und ein bereits vorhandener Leberschaden möglicherweise die Entstehung der Schwarzwasserfieberattacke begünstigt, so soll in jedem Falle das Leberparenchym möglichst wirksam durch Verabreichung genügend großer Traubenzuckermengen (40%ige Lösung intravenös oder große Infusion von 4,5%iger Lösung) gestützt werden. Die zeitweise geübte Behandlung mit Insulin (NAUMANN 1933) ist dagegen wenig mehr im Gebrauch. Sehr beachtlich scheinen aber die von NAUMANN (1933, 1934, 1936) und OTTO (1935) mit der Anwendung von Campolon erzielten Erfolge, die später von CHANDLER (1940) bestätigt worden sind. NAUMANN gab unter Verzicht auf weitere Maßnahmen täglich 1—2 Ampullen Campolon und sah meist nach 3—4 Tagen vollständiges Aufhellen des Urins und auffallend rasches Ansteigen der Hämoglobinwerte.

Der hämolytische Prozeß selbst ist bisher nicht mit Sicherheit zu beeinflussen. Antihämolytische Seren sind mehrfach versucht worden (VOIGT und VOIGT 1934), haben sich aber nicht eingeführt. MÜHLENS rät sehr zur Vorsicht bei ihrer Verwendung. Dagegen sind Bluttransfusionen, die schon vor vielen Jahren von

MÜHLENS ausgeführt wurden, seither vielfach mit gutem Erfolg angewandt worden (WAKEMANN 1932, FERNAN-NUÑEZ 1936, BLACKIE 1938, KITCHEN und SADLER 1945, MAEGRAITH 1946). Insbesondere bei zu starkem Absinken der Erythrocyten (unter 1,5 Millionen) und zu raschem Hämoglobinsturz kann die Transfusion lebensrettend sein.

Mehrfach wird auf die dringende Notwendigkeit sorgfältigster Blutgruppenbestimmung (nicht nur mit Testseren, stets auch mit direktem Versuch!) hingewiesen. Jede zur Verfügung stehende Methode der Blutübertragung kann benutzt werden; allerdings hält MAEGRAITH die Citratblutmethoden wegen der gelegentlich auftretenden Fieberschübe für weniger geeignet als andere Verfahren. Immer soll die Transfusion frühzeitig vorgenommen werden (BLACKIE 1937, MANSON-BAHR u. a.); besteht erst eine schwere Oligurie oder gar Anurie, ist die Transfusion immer kontraindiziert.

Von der Vorstellung ausgehend, daß dem Schwarzwasserfieber eine allergisch bedingte Hämolyse zugrunde liegen könne, hat man neuerdings auch antihistaminartig wirkende Substanzen (Versuche mit Neo-Antergen; RAOULT 1947) mit angeblich ermutigendem Erfolg angewandt.

In welchem Maße zur Behebung der Acidose Alkalien gegeben werden sollen, ist schwer zu entscheiden, da die Acidose keineswegs regelmäßig in allen Fällen gefunden wird (s. oben). Die Beobachtung, daß im saueren Harn eine stärkere Ausfällung von Hämoglobinschollen in den Nierenkanälchen erfolgt als im alkalischen, sollte zu intensiver Alkalitherapie verleiten; demgegenüber macht aber MAEGRAITH (1946) darauf aufmerksam, daß die Zahl der Todesfälle bei intensiver Alkalisierung keineswegs geringer sei als ohne eine solche. In der Regel gibt man Natrium bicarbonicum, wenn möglich peroral und bei benommenen Kranken mittels intravenöser Infusion. Nach älterer Vorschrift werden 10,0 g Natrium bicarbonicum in 600 cm^3 destilliertem Wasser als Infusion intravenös gegeben. MAEGRAITH rät, nicht mehr als 20—30 g Natrium bicarbonicum innerhalb 24 Std zu geben.

Gelegentlich ist im Hinblick auf die Hypocholesterinämie auch Cholesterin (täglich 1—3 g; GRIMM) gegeben worden; sichere Erfolge wurden aber im Hamburger Institut nicht gesehen (MÜHLENS 1938). RAOULT (1949) verordnet Vitamin C in einer Menge von 200 mg intravenös; in Einzelfällen ist Cortiron angewandt worden.

Rein symptomatisch versucht man, durch Beruhigungsmittel (Luminalnatrium u. a.) die Unruhe des Kranken und den Brechreiz zu lindern. Die alte ZIEMANNsche Chloroformmischung (Gummi arabicum 5,0, Chloroform 5,0, Saccharum 10,0, Aqua. dest. ad 100,0; viertelstündlich 1 Teelöffel voll zu nehmen) gibt nur bedingte Erfolge; manchmal kann die Magenspülung Besseres leisten. In Einzelfällen können auch Morphiumpräparate notwendig werden.

In der *Rekonvaleszenz* soll vor allem die Anämie möglichst wirksam bekämpft werden. Arsenikalien und kleine Campolondosen bewirken meist gute Reticulocytenkrise und raschen Anstieg der Hämoglobinwerte, während Eisenpräparate wegen der infolge des starken Blutabbaues ohnehin ausreichenden Eisenvorräte sich erübrigen. Immer soll nach Überstehen des Anfalles nochmals auf Malariaparasiten nachgesehen und nötigenfalls eine richtige Atebrinbehandlung angeschlossen werden.

Prophylaxe. Den sichersten Schutz gegen das Schwarzwasserfieber gewährt naturgemäß eine zuverlässig durchgeführte Malariaprophylaxe. Daß seit Einführung des Atebrins und damit der Verdrängung des Chinins aus der Malariaprophylaxe das Schwarzwasserfieber wesentlich seltener geworden ist, ist mehrfach hervorgehoben worden (SEATEN 1936, MÜHLENS u. a.). Menschen, die einmal eine Schwarzwasserfieberattacke überstanden haben, sollten den Aufenthalt in Malarialändern möglichst meiden, zumal spätere Neuausbrüche gefährlicher sind als der erste Anfall.

Leishmaniasen.

Von

Ludolph Fischer und Eduard Reichenow.

Mit 15 Abbildungen.

Als Leishmaniasen werden mehrere klinisch verschiedene Krankheiten zusammengefaßt, die durch einander sehr nahestehende, durch Mücken (Psychodiden) übertragene Protozoen, die Leishmanien, verursacht werden. Diese Krankheiten sind: Die tropische Splenomegalie oder *Kala-Azar* (indischer Name = schwarze Krankheit), eine mit unregelmäßigem Fieber und zunehmend schwerer Anämie chronisch verlaufende Allgemeininfektion. Die Hautleishmaniase oder *Orientbeule*, eine in Knötchen-, Beulen- oder Geschwürsform auftretende, meist in Jahresfrist spontan ausheilende Hautinfektion. Die amerikanische Schleimhautleishmaniase, in Argentinien und Peru *Espundia* genannt, eine sehr chronisch und schwerer verlaufende, meist auf der Gesichtshaut beginnende und auf Nasen- und Mundschleimhaut übergreifende Infektion.

Geschichtliches.

Die Ätiologie wurde zuerst bei der von alters her bekannten *Orientbeule* aufgeklärt. Cunningham (1885) beobachtete infizierte Makrophagen und sprach diese als Amöben (Myxomyceten) und die in ihnen enthaltenen Körperchen als deren Sporen an. Ähnliche Befunde machte Firth (1891). Der erste, der die Natur des Erregers richtig erkannte, war Borowsky, dessen 1898 in russischer Sprache veröffentlichte Beobachtungen aber erst durch eine Übersetzung von Pawlowsky (1931) und später ungekürzt von Hoare (1938) der internationalen Wissenschaft bekannt geworden sind. Borowsky fand in der in Turkestan als „Sartengeschwür" bezeichneten Beule intracelluläre Körperchen, in denen er einen Kern und manchmal auch ein von diesem ausgehendes fädiges Gebilde (offenbar den Blepharoplast) nachwies und die er als Protozoen betrachtete. Aus einer Untersuchung von Wright (1903), worin der Erreger unter dem Namen *Helcosoma tropicum* zu den Mikrosporidien gestellt wurde, ging das regelmäßige Vorhandensein eines größeren und eines kleineren gefärbten Körperchens in den Zellparasiten hervor, und ein Jahr später bezeichneten Marzinowsky und Bogrow diese Körperchen als „Makro- und Mikronucleus" und wiesen auf die Übereinstimmung der Parasiten in der Organisation mit den Trypanosomen hin.

Im Jahre 1903 wurde auch bei der *Kala-Azar*, die früher in Indien gewöhnlich als eine besondere Form der Malaria betrachtet worden war, der Erreger entdeckt. Leishman (1903) beschrieb den Parasiten als mit „Makro- und Mikronucleus" versehen und sprach ihn als ein Trypanosomastadium an. Sechs Wochen später erhob Donovan unabhängig den gleichen Befund. Den tatsächlichen Nachweis der Flagellatennatur erbrachte Rogers im Jahre darauf, als er bei erfolgreicher Züchtung die Umwandlung in ein begeißeltes Stadium fand. Für den Orientbeule-Erreger wurde der gleiche Nachweis 1908 von Nicolle erbracht. Auf die nahe Verwandtschaft beider Erreger wurde zuerst von Mesnil (1904) hingewiesen. Die *Espundia* wurde in Brasilien 1911 von Splendore und von Carini durch den Erregernachweis als Leishmaniase erkannt.

Das Auftreten begeißelter Stadien in den Kulturen mußte den Gedanken nahelegen, daß derartige Stadien auch als Entwicklungsformen in einem übertragenden Arthropoden vorkommen würden, und die verschiedensten Arten von Blutsaugern sind als Überträger verdächtigt worden. Unter ihnen haben insbesondere Bettwanzen, in deren Darm die Leishmanien zur Entwicklung kommen, und Flöhe, bei denen natürliche Infektionen mit ähnlichen Organismen *(Leptomonas)* zu Mißdeutungen geführt haben, ein großes Maß fruchtloser Bemühungen auf sich gezogen. Bis schließlich zunächst aus epidemiologischen Gründen und dann als Ergebnis zahlreicher Infektions- und Übertragungsexperimente die Rolle der Phlebotomen immer überzeugender dargelegt wurde, so daß sie heute völlig gesichert ist.

Geographische Verbreitung.

Die *Kala-Azar* ist durch fast alle Länder des südlichen Asiens verbreitet, in China überwiegend vom Jangtsekiang nach Norden, ferner auf Formosa, in Siam und auf Sumatra, in Indien insbesondere in Benghalen und Assam sowie im Süden im Gebiet von Madras, weiter westlich im südlichen Rußland (Turkestan und Transkaukasien), in Persien und Mesopotamien. Kala-Azar kommt vor in den Ländern rings um das Mittelmeer, auf europäischem Boden in allen Balkanländern: Griechenland (besonders auf Kreta), Bulgarien, Rumänien, Jugoslavien (aus Ungarn wurde ein Fall beschrieben, GELDRICH 1941), in Italien, Südfrankreich, Spanien und Portugal. Im östlichen Afrika erstreckt sich ihre Verbreitung von Ägypten durch den Sudan, Erythrea und Abessinien bis ins nördliche Uganda; sie wurde auch im Tschadseegebiet und in Gambia beobachtet. Auch in Südamerika hat sich, nachdem zuerst 1926 MAZZA aus Nord-Argentinien 2 Fälle beschrieben und 1934 PENNA aus Brasilien über zahlreiche *Leishmania*-Befunde bei Leberuntersuchungen auf Gelbfieber berichtet hatte (vgl. M. MAYER 1935), die weite Verbreitung der Kala-Azar herausgestellt. Außer in den genannten Ländern wurde sie auch in Paraguay, Bolivia, Colombia und Venezuela nachgewiesen.

Das Vorkommen der *Orientbeule* erstreckt sich etwa über das gleiche Verbreitungsgebiet wie die Kala-Azar. In der Häufigkeit des Auftretens bestehen jedoch starke Verschiedenheiten, und in der Regel sind nicht beide Krankheiten in demselben Gebiet anzutreffen. So ist z. B. in Palästina die Orientbeule häufig, während Kala-Azar nur spärlich vorkommt (CANAAN 1945). In Indien herrscht die Orientbeule im nordwestlichen Teil (Delhibeule), wo Kala-Azar fehlt. Aus Afghanistan ist nur Orientbeule, keine Kala-Azar bekannt (L. FISCHER 1944). Getrennte Seuchenherde können sogar in verschiedenen Teilen derselben Stadt bestehen, wie in Canea auf Kreta (s. Epidemiologie). Keine regionäre Trennung der Krankheiten, wie z. B. im Sudan (KIRK 1942), ist der seltenere Fall. Im tropischen Westafrika scheint das Verbreitungsgebiet der Orientbeule über das der Kala-Azar hinauszureichen; Beobachtungen liegen vor aus Dahomey und Nigeria und aus dem französischen Congogebiet. In Südamerika tritt die Hautleishmaniase neben der Espundia auf. Das Verbreitungsgebiet der letzteren erstreckt sich außer den für Kala-Azar angegebenen amerikanischen Ländern auch über Peru, Guyana und Mittelamerika bis Yucatan in Mexico.

Parasitologie.

Morphologie und Entwicklung der Erreger.

Die Leishmanien sind Flagellaten der Familie Trypanosomidae, deren Kennzeichen ein an der Geißelbasis gelegenes rundes oder stäbchenförmiges, sich wie der Kern färbendes Gebilde ist, der *Blepharoplast*, der früher als ein zweiter Kern (Geißelkern) aufgefaßt wurde. Sie entsprechen dem Typus der Gattung

Leptomonas, deren Arten als Darmparasiten von Insekten sehr verbreitet sind. Das sind Flagellaten von schlanker Gestalt, bei denen der Blepharoplast dem Vorderende genähert ist und die von ihm ausgehende Geißel zuerst im Innern des Körpers verläuft, um dann vorn frei hervorzutreten (ohne also wie bei den Trypanosomen mit einer undulierenden Membran versehen zu sein). Die Leishmanien sind solche Leptomonaden blutsaugender Insekten, die eine Entwicklungsfähigkeit auch in dem Körper des Blutspenders (Mensch und verschiedene Säugetiere) erworben haben. Hier treten sie jedoch stets intracellular als *geißellose* runde Körperchen auf.

Morphologisch stimmen die Erreger der verschiedenen Leishmaniasen überein. Jedoch ist es üblich, 3 Arten zu unterscheiden, nämlich *Leishmania donovani*

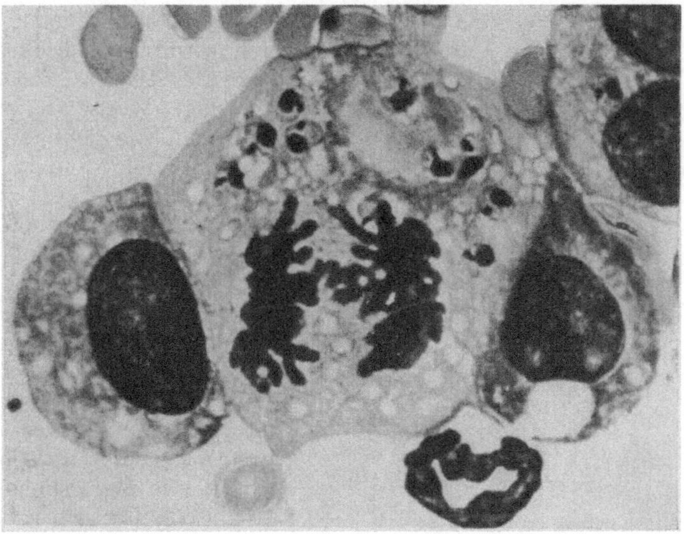

Abb. 1. In Teilung befindlicher Makrophage mit Leishmania donovani. Vergr. 1700:1. (Nach H. L. CHUNG.)

(LAVERAN und MESNIL 1903), den Kala-Azar-Erreger, *L. tropica* (WRIGHT 1903), den Parasiten der Orientbeule und *L. brasiliensis* (VIANNA 1911), den Parasiten der Espundia. Weitergehende Artunterscheidungen bei den einzelnen Krankheitsformen, z. B. die Abgrenzung des Parasiten der Kala-Azar im Mittelmeergebiet als *L. infantum* (NICOLLE 1908) und in Amerika als *L. chagasi* (CUNHA und CHAGAS 1937), haben keinen Anklang gefunden. Es hat sich herausgestellt, daß, abgesehen von dem unterschiedlichen Sitz der Leishmanien im Körper und den damit zusammenhängenden klinischen Verschiedenheiten, sich keine sicheren Unterscheidungsmerkmale zwischen ihnen aufstellen lassen. Unterschiede serologischer und immunbiologischer Art sowie solche das Verhalten in Kulturen betreffend sind widerspruchsvoll und können auch zwischen Stämmen der gleichen Krankheitsform bestehen. (Das umfangreiche diesbezügliche Schrifttum wurde von KIRK 1949 zusammengestellt.) Es handelt sich im Grunde um biologische Rassen einer und derselben Art, und die übliche Artunterscheidung entspricht lediglich dem praktischen Bedürfnis. Aus dieser Sachlage wird es verständlich, daß auch die klinischen Bilder nicht immer scharf gegen einander abgegrenzt sind.

Die Leishmanien erscheinen im Protoplasma der *Makrophagen* als 2—4 μ große runde oder ovale Körperchen, die neben dem verhältnismäßig großen runden Kern ein kleines stäbchenförmiges Gebilde, den Blepharoplast, enthalten und dadurch unmißverständlich kenntlich sind (Abb. 1). Bei ihrer Vermehrung erfolgt erst eine Teilung des Kerns und

Durchschnürung des Blepharoplasten, so daß man Formen findet, in denen diese Elemente doppelt vorhanden sind. Daran schließt sich die Zweiteilung des Zellkörpers. So können die Parasiten in sehr wechselnder Anzahl in der Wirtszelle vorhanden sein und im Verlaufe ihrer Vermehrung diese schließlich dicht gedrängt ausfüllen (Abb. 2). *Leishmania donovani* kommt in allen Organen vor, einschließlich des kreisenden Blutes und der unveränderten Haut, tritt aber in bestimmten Organen besonders reichlich auf, in erster Linie in Milz und Leber, ferner im Knochenmark und in Lymphdrüsen. *L. tropica* bleibt im allgemeinen auf einen Umkreis um die Einimpfungsstelle in der Haut beschränkt, kann jedoch gelegentlich auch in den regionären Lymphdrüsen auftreten sowie auf dem Blut- oder Lymphwege an andere Hautstellen gelangen und sich dort ansiedeln. *L. brasiliensis* unterscheidet sich von letzterer durch wesentlich stärkere Neigung, sich von der Infektionsstelle aus in der Haut auszubreiten und in benachbarte Schleimhäute überzutreten.

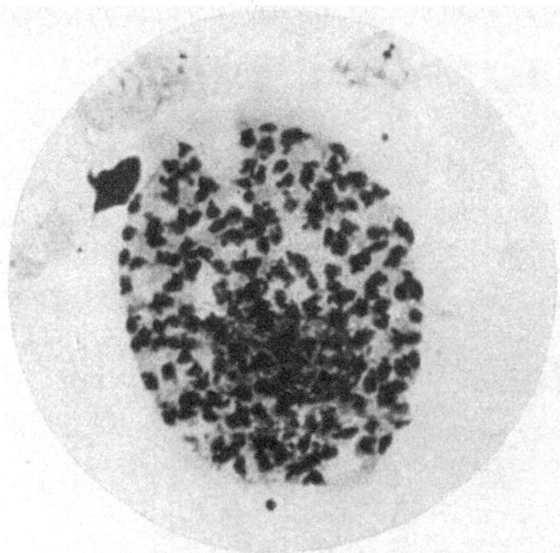

Abb. 2. Makrophage von Leishmania tropica erfüllt. Vergr. 1200:1.

Wenn *L. donovani* von einer als Überträger geeigneten *Phlebotomus*-Art durch den Saugakt aufgenommen wird, dann erfolgt im Mitteldarm des Insekts eine starke Vermehrung. Zuerst teilen sich die Protozoen im unbegeißelten Zustande, dann wandeln sie sich in begeißelte Formen um (Abb. 3). Am 2. Tage treten kurze spindelförmige, am 3. lange schlanke Flagellaten auf. Diese sind 10—20 μ lang und mit einer Geißel von Körperlänge oder darüber hinausgehend versehen. Sie heften sich zumeist mit der Geißel an der Darmwand fest, und unter weiterer starker Vermehrung breitet sich die Infektion *darmaufwärts* bis in den Ösophagus und die Mundhöhle aus. Dieser Zustand ist nach 7—8 Tagen erreicht (Shortt, Barraud und Craighead 1926). In derselben Weise geht auch die Entwicklung von *L. tropica* in den übertragenden Phlebotomen vor sich (Adler und Theodor 1926).

Der Infektionsweg der Leishmanien im Mückendarm rechtfertigte die Annahme, daß die Parasiten bei einem späteren Saugakt des Insekts dem Blutspender eingeimpft werden. Da jedoch alle Versuche, experimentell eine Stichinfektion zu erzielen, lange Zeit erfolglos blieben, während es andererseits leicht gelingt, mit dem Darminhalt Leishmanien beherbergender Phlebotomen Mensch und Tier zu infizieren, so gewann die Auffassung an Boden, daß die Übertragung gar nicht durch den Stich erfolge, sondern in solchen Fällen vor sich gehe, wo angreifende Phlebotomen durch Abwehrbewegungen auf der Haut zerquetscht werden, so daß ihr Darminhalt in die Stichwunde oder sonstige Hautverletzungen gelangen kann (Southwell und Kirshner 1938). Gewiß kann die Übertragung auf diese Weise zustande kommen, jedoch wurde durch neuere Ergebnisse der Nachweis erbracht, daß tatsächlich die Stichinfektion der normale Übertragungsweg ist. Smith, Halder und Ahmed (1940, 1941) zeigten, daß mit *L. donovani* behaftete Phlebotomen, die während der Entwicklungszeit der Parasiten nicht mit Blut, sondern mit Fruchtsaft (aufgeweichten Rosinen) ernährt worden waren, hinterher Hamster ausnahmslos und auch Mäuse zum Teil durch den Stich infizierten, während bei Kontrollen, die zwischendurch Blutnahrung zu sich genommen hatten, das Ergebnis negativ war. Mit der gleichen Versuchsanordnung erzielten Swaminath, Shortt und Anderson (1942) auch bei

5 freiwilligen Versuchspersonen durchweg durch den Phlebotomenstich eine Kala-Azar-Infektion. Worin der Einfluß der Ernährungsweise der Mücken besteht, bleibt noch aufzuklären. ADLER und BER (1941) konnten Orientbeule bei 5 von 8 Versuchspersonen durch den Phlebotomenstich hervorrufen. Das Ausgangsmaterial waren in diesem Falle Kulturflagellaten von *L. tropica*, die in einer Aufschwemmung von 3 Teilen 2,7%ige Kochsalzlösung und 1 Teil Kaninchenblut an die Mücken verfüttert worden waren. KRIUKOVA (s. bei HOARE 1944) gelang in Turkestan die Übertragung von *L. tropica* durch Stichinfektion von *P. papatasii* auf Nagetiere (s. Epidemiologie).

Kultur.

Die Züchtung der Leishmanien gelingt leicht auf zahlreichen Nährböden (BERREBI 1936). Am gebräuchlichsten ist der NNN-(Novy-Mac Neal-Nicolle-)Agar. (Herstellung: 14 g Agar, 6 g Kochsalz, 900 cm³ Aqua dest. Im Reagensröhrchen Mischung von 3—4 Teilen des bei 50° flüssigen Agars mit einem Teil defibrin. Kaninchenblut. Dann bei schräger Lage der Röhrchen erstarren lassen.) Bei Kala-Azar Verimpfung des Punktats aus Milz, Leber, Knochenmark oder Drüsen in das Kondenswasser. Weniger sicher gelingt die Kultur wegen Spärlichkeit der Parasiten bei Verimpfung von 3—5 Tropfen *Blut* (M. MAYER und WERNER 1914, ADLER und THEODOR 1931). Den Orientbeuleerreger gewinnt man steril aus nicht aufgebrochenen Beulen oder bei offenen Geschwüren durch Einstich einer feinen Glaspipette vom gesunden Hautrande aus in die Tiefe des Geschwürs. Die Parasiten entwickeln sich in der Kultur (bei 20—25°) in der begeißelten Form, ebenso wie im Phlebotomendarm (Abb. 3). Durch Passagen lassen sie sich unbegrenzt weiterzüchten. Mit Kulturmaterial können Mensch und Tiere infiziert werden. Nach längerer Züchtung geht allerdings die Virulenz gewöhnlich verloren. Züchtung auf Blutagarplatten nach NÖLLER (NÖLLER 1917, M. MAYER und RAY 1928, RAY 1932) ist ebenfalls erfolgreich. Auch der einfache Nährboden für pathogene Trypanosomen (S. 577) ist brauchbar (ARCHETTI 1938). In Gewebekulturen gelangt neben der begeißelten Form auch das intracellulare geißellose Stadium zur Vermehrung (GAVRILOV und LAURENCIN 1938, HAWKING 1948).

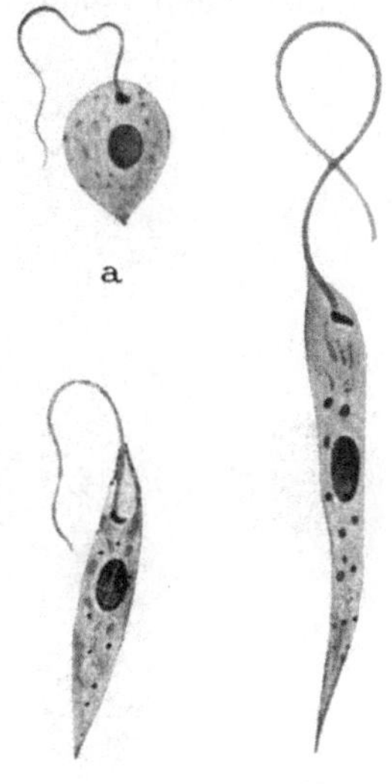

Abb. 3a—c. Leishmania donovani in Phlebotomus argentipes. a 1 Tag; b 2 Tage; c 3 Tage nach dem Saugakt. Vergr. 2500:1. (Nach SHORTT, BARRAUD und CRAIGHEAD.)

Empfängliche Tiere.

Sehr zahlreiche Säugetiere sind für *Leishmania donovani* empfänglich. Affen, Hunde, Katzen und viele Nagetierarten sind experimentell intraperitoneal infiziert worden. Wesentlich stärkere Infektionen als bei Ratten und Mäusen werden bei Hamstern erzielt. Nachdem dies zuerst für den chinesischen Hamster *Cricetulus griseus* von SMYLY und YOUNG (1924) gezeigt worden war, fand M. MAYER (1926) dasselbe bei dem europäischen Hamster *Cricetus frumentarius*, und seitdem ist dieser das übliche Laboratoriumstier zur Fortzüchtung der Parasitenstämme. Ebenso gut geeignet ist der leicht züchtbare Goldhamster *(C. auratus)* sowie verschiedene andere Nager, z. B. das europäische Ziesel und verwandte Arten (BRUMPT 1935, BLANC, MARTIN und BALTAZARD 1942). FULTON und JOYNER (1948) empfehlen als Versuchstier die Baumwollratte, da diese trotz starken Dauerbefalls der Infektion nicht erliegt. Natürliche Infektionen sind bei Hunden in den meisten Endemiegebieten häufig (s. Epidemiologie), selten wurden sie bei Katzen beobachtet (BOSSELUT 1948).

Tierinfektionen mit *Leishmania tropica* gelingen durch Intracutanimpfungen besonders gut bei Hunden sowie auch bei Mäusen. Letztere erwerben in seltenen Fällen auch eine *Allgemein*infektion. Stämme können in Mäusen gehalten werden durch Erzeugung einer Lokalinfektion an der Schwanzwurzel und deren Weiterimpfung. Natürliche Infektionen werden verhältnismäßig selten beim Hunde beobachtet, sehr verbreitet sind sie dagegen bei einigen Nagetieren in Turkestan (s. Epidemiologie). Über Infektion von Goldhamstern und einer Erdhörnchenart mit *L. brasiliensis* berichten FULLER und GEIMAN (1942).

Parasitennachweis.

Bei der Kala-Azar ist der Nachweis der Erreger nicht immer leicht zu führen. Das einfachste Verfahren der *Blut*untersuchung liefert ein positives Ergebnis nur bei einem Prozentsatz der Krankheitsfälle, der von den einzelnen Autoren sehr verschieden hoch angegeben wird. Die Parasiten können in spärlicher Anzahl in Monocyten, manchmal auch in anderen Leukocytenformen vorhanden sein. Man untersucht die Leukocytenansammlung am Ende eines nach Giemsa gefärbten Blutausstrichs (Technik S. 431). Die Methode des dicken Tropfens ist weniger geeignet, da darin die etwa vorhandenen Leishmanien nicht genügend isoliert liegen, um leicht kenntlich zu sein.

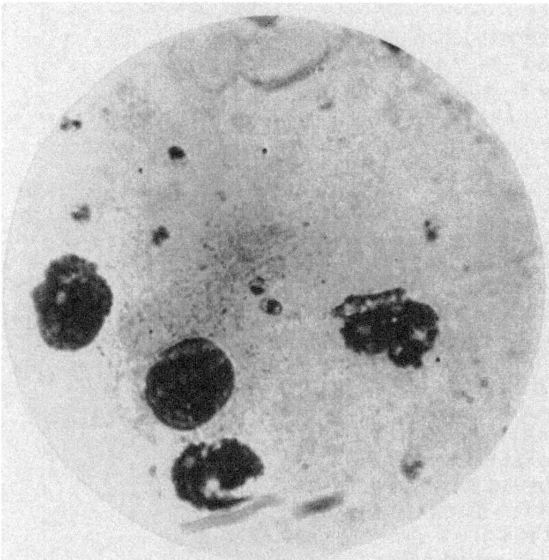

Abb. 4. Leishmanien verstreut im Ausstrichpräparat. Vergr. 800:1.

Zuverlässigere Ergebnisse liefert die Punktion solcher Organe, in denen die Parasiten zahlreicher auftreten. Am reichlichsten sind sie immer in der Milz; doch bietet die Punktion des stark vergrößerten blutreichen Organs die Gefahr, daß es durch Kapselriß zu einer starken, möglicherweise tödlichen Blutung kommt. Die Milzpunktion wird daher gern vermieden, wenn man auf anderem Wege zum Ziele kommt. Bei ihrer Vornahme kommt es darauf an, sie möglichst schnell durchzuführen, während das Organ in einer Atempause völlig unbewegt ist. Das wird erleichtert durch den Gebrauch einer mit Feder versehenen Spritze nach ARAVANTINOS, die von der Firma DARGATZ (Hamburg) hergestellt wird.

Die ungefährliche Punktion der *Leber* oder des *Knochenmarks* liefert nicht mit gleicher Sicherheit einen positiven Befund. Die letztere ist die bevorzugte diagnostische Methode. In Italien wird sie bei Kindern an der Tibia ausgeführt (CARONIA 1922). Das allgemein übliche Verfahren ist die Sternalpunktion (SCHULTEN 1937). Wenn Drüsenschwellungen vorhanden sind, kann auch die Drüsenpunktion erfolgreich sein. Bei Erwachsenen läßt sich an den Inguinaldrüsen auch Punktion eines nicht vergrößerten Lymphknotens vornehmen. KIRK und SATI (1940) gehen dabei so vor, daß sie eine Hohlnadel ohne Spritze einstechen, in welche dann von selbst etwas Drüsensaft eindringt. Dieser wird nach dem Zurückziehen der Nadel mittels einer angesetzten Spritze herausgepreßt.

Von dem durch die Punktion der Organe gewonnenen Material werden Ausstriche hergestellt, die in der Art der Blutausstriche gefärbt werden. Da die von Parasiten erfüllten Makrophagen leicht zerreißen, findet man im Präparat viel häufiger einzelne verstreute Leishmanien (Abb. 4) als ganze infizierte Zellen (Abb. 2). Das neben dem heller rot gefärbten Kern gelegene dunkelrote Stäbchen (der Blepharoplast) ist ein sicheres Erkennungsmerkmal, auch wenn der hellblaue Zellkörper manchmal nicht deutlich abgegrenzt erscheint. Das Punktionsmaterial kann ebenso wie Blut (S. 549) steril auch zur Anlage von Kulturen verwendet werden. Solche können auch in Fällen erfolgreich sein, wo die mikroskopische Untersuchung ergebnislos blieb. Doch dauert es oft 2—3 Wochen, bevor die ersten Flagellaten in der Kultur nachweisbar werden.

Im Gewebssaft aus geschlossenen *Orientbeulen* ist der Erreger in Ausstrichpräparaten leicht festzustellen. Das Bild ist dasselbe wie bei *L. donovani*. Bei offenen Geschwüren entnimmt man das Material am besten vom Rande. Ebenso verfährt man bei der *Espundia*, wo allerdings bei sehr vorgeschrittenen Gewebszerstörungen der Parasitennachweis oft nicht mehr gelingt.

Epidemiologie.

Überträger der Leishmanien sind Arten der Gattung *Phlebotomus*, deutsch meist Sandfliegen genannt in Übersetzung der englischen Bezeichnung *sand fly*. *Phlebotomus* gehört zur Familie der Schmetterlingsmücken (Psychodidae). Die Phlebotomen haben einen gedrungenen Körper von nur etwa 2,5 mm Länge, lange Beine und Fühler, jedoch einen kurzen Stechrüssel, der von den beiden Tastern an Länge weit überragt wird (Abb. 5). Besonders kennzeichnend ist die leicht angehobene Haltung der Flügel und die starke Behaarung derselben wie auch des ganzen Körpers. Auch die Flugweise, die in kurzen seitlichen Sprüngen besteht, ist ein auffälliges Merkmal. Die Larven ähneln winzigen Raupen und leben von organischen Zerfallsstoffen. Sie entwickeln sich daher vorzugsweise in Dung- und Abfallhaufen, auch in Mauerritzen, und sind nicht leicht aufzufinden.

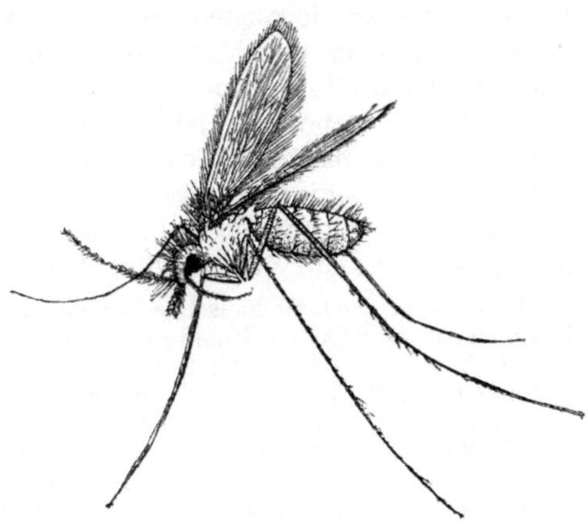

Abb. 5. Phlebotomus papatasii. Vergr. 8:1. (Nach NEWSTEAD.)

Die Phlebotomen sind in den Tropen und Subtropen verbreitet. Im Mittelmeergebiet sind sie sehr zahlreich vertreten, in der gemäßigten Zone, z. B. in Nordeuropa, kommen sie nicht vor. Die Mücken halten sich tagsüber an dunklen und möglichst feuchten Plätzen auf, in Tierhöhlen, altem Gemäuer, Ställen usw., aber auch in dunklen Winkeln der Wohnräume. Die Nahrungsaufnahme erfolgt in der Regel nachts, in dunklen Räumen auch bei Tage. Nur die Weibchen sind Blutsauger, nehmen jedoch daneben auch Pflanzensäfte auf (vgl. S. 548). Von den zahlreichen Arten greift nur ein Teil den Menschen an. Viele sind offenbar an ganz bestimmte Blutspender, Warmblüter und auch Kaltblüter (Reptilien) angepaßt. Infolgedessen ist es auch nur eine beschränkte Zahl der Arten, die als Leishmanienüberträger eine Rolle spielt.

In den in Betracht kommenden Arten gelangen die Leishmanien nicht gleich gut zur Entwicklung. Vielmehr zeigt sich in verschiedenen Gebieten eine Anpassung der Leishmaniaarten an bestimmte Phlebotomen. Auch sind die Überträger von *L. donovani* und *L. tropica* nicht dieselben. Wenn es zur Entwicklung der Parasiten auch in anderen Phlebotomen kommt, z. B. von *L. donovani* in den Orientbeuleüberträgern *P. sergenti* und *P. papatasii*, so neigt doch die Infektion zu baldigem Aussterben, und eine Ausbreitung darmaufwärts bis in die Mundhöhle findet nicht statt (FENG und CHUNG 1939, ADLER 1947). So ist das Auftreten der Leishmaniasen von dem Vorkommen bestimmter Mückenarten abhängig, und für epidemiologische Beobachtungen ist die Artbestimmung erforderlich, die allerdings für den Nichtfachmann schwierig ist (Literatur besonders SINTON 1927, SACCA 1941).

Kala-Azar-Überträger ist in Indien *P. argentipes*. Die Feststellung, daß das Verbreitungsgebiet dieser Art mit dem der Krankheit ziemlich genau übereinstimmt, die von Sinton schon 1922 gemacht wurde, gab der Annahme der Überträgerrolle der Phlebotomen die erste starke Stütze. Überträger in China ist *P. chinensis*. Im Mittelmeergebiet wurden als Überträger *P. major* (Kreta) und *P. perniciosus* (Italien und Algerien, hier auch *P. longicuspis*) festgestellt, im Sudan *P. orientalis*, in Südamerika *P. intermedius*. *Orientbeule* überträgt der weitverbreitete *P. sergenti* in Griechenland mit Kreta, in Algerien und in Bagdad, wahrscheinlich auch in Indien, dagegen *P. papatasii* in Palästina und in Turkestan, *P. perfiliewi* in Italien.

Aus der Verschiedenheit der Überträgerarten erklärt sich die Tatsache, daß Kala-Azar und Orientbeule gewöhnlich nicht an der gleichen Örtlichkeit nebeneinander auftreten. Aber auch dort, wo solches der Fall ist, kann die Abhängigkeit der Erkrankungen vom Vorkommen bestimmter Phlebotomusarten in Erscheinung treten. Ein aufschlußreiches Beispiel hierfür bietet Canea auf Kreta, wo die epidemiologischen Verhältnisse eingehende Untersuchungen erfahren haben (M. Mayer und Malamos 1936, Adler, Theodor und Witenberg 1938). Kala-Azar tritt dort in den Vororten mit ländlichem Charakter auf, wo die vorherrschende Phlebotomusart *P. major* ist, während den Seuchenherd der Orientbeule der enggebaute alte türkische Stadtteil bildet, wo *P. sergenti* die häufigste Art ist und *P. major* nicht beobachtet wurde. *P. papatasii* findet sich an beiden Örtlichkeiten, er scheint in diesem Gebiet als Orientbeuleüberträger wenn überhaupt, so doch nur eine geringe Rolle zu spielen.

Von großer epidemiologischer Bedeutung für die *Kala-Azar* sind die bei *Hunden* vorkommenden natürlichen Infektionen. Mit Ausnahme von Indien, wo sie nur vereinzelt zur Beobachtung gelangt sind, treten sie in allen Endemiegebieten sehr häufig auf und übersteigen vielfach prozentual weit die Krankheitsfälle beim Menschen. Einige Befunde mögen dies erläutern: In Athen von Lépine und Belfinger (1936) 11—12%, in Canea von M. Mayer und Malamos (1936) 5,1%, in Rom von Marchesi, Crainz und Scapaticci (1935) 2,1%, in Madrid von Rivera Bandres (1933), 6,4%, in Lissabon von de Azevedo, Teixeira und Coito (1947) 6,5%. In ländlichen Bezirken sind die Prozentsätze sicher noch bedeutend höher. Vielfach sind infizierte Hunde in den gleichen Haushalten mit Kala-Azar-Fällen beobachtet worden.

Die Hunde können völlig gesund erscheinen, nach längerer Infektionsdauer tritt starke Abmagerung auf. Eine Besonderheit der Hunde-Kala-Azar ist das regelmäßige Vorkommen von Hauterscheinungen im vorgeschrittenen Stadium. Es kommt zu umschriebenem Haarausfall an entzündlich verdickten Hautabschnitten, besonders an den Ohren, Ekzem- und Geschwürsbildungen, vorwiegend an Ohren, Nase und Gliedmaßen; häufig sind Läsionen der Augenlider, nicht selten ist Keratitis. Diese Erscheinungen stimmen ganz mit denen der durch *L. tropica* hervorgerufenen Hautleishmaniase der Hunde überein. An den erkrankten Hautstellen sind die Parasiten leicht nachzuweisen, sie pflegen aber auch in der gesunden Haut reichlich zu sein. Wenn äußere Krankheitserscheinungen fehlen, wird als beste Methode des Parasitennachweises die Drüsenpunktion empfohlen (J. und M. Ranque, J. und H. Cabassu 1948). Infolge des starken Hautbefalls können sich die Phlebotomen am Hunde viel leichter infizieren als am Menschen. Somit stellt der Hund eine sehr wichtige Infektionsquelle dar. In Indien, wo Hundeinfektionen sehr selten sind, ist auch kein anderer tierischer Parasitenträger bekannt; dort erfolgt also die Krankheitsübertragung durch die Phlebotomen offenbar regelmäßig von Mensch zu Mensch. Bei der indischen Kala-Azar, bei der auch Hautsymptome nicht selten sind (s. Hautleishmanoid S. 558), ist wohl allgemein der Parasitenreichtum der Haut größer als anderwärts.

In *Orientbeule*gebieten kommen Hunde mit Hautleishmaniase nur spärlich zur Beobachtung. Diese stimmt in der äußeren Erscheinung mit der Hunde-Kala-Azar überein, doch werden die inneren Organe von den Parasiten nicht befallen (Berberian 1945). Die Identität des Erregers mit *L. tropica* ist durch erfolgreiche Überimpfung auf den Menschen nachgewiesen (Adler und Theodor 1930, Sinton 1938). Jedoch dürfte hier die Rolle des Hundes als Parasitenträger gering sein. Als eine Infektionsquelle von erheblicher Bedeutung wurden dagegen in Turkestan von russischen Forschern (Literatur bei Hoare 1944) kleine in Erdhöhlen lebende Nagetiere (*Rhombomys opimus* und andere Arten) erkannt, die zu 30% mit *L. tropica* infiziert gefunden wurden und Geschwüre an den Ohren aufwiesen. In dem gleichbleibenden Mikroklima ihrer Höhlen sind Phlebotomen (*P. papatasii* und *P. caucasicus*) das ganze Jahr über aktiv und übertragen die Infektion von Tier zu Tier. In den Sommermonaten schwärmen die Mücken aus. *P. caucasicus* greift nur selten den Menschen an, *P. papatasii* aber dringt in die Wohnräume ein und infiziert die ländliche Bevölkerung, bei der die Hautleishmaniase in der akut verlaufenden „feuchten“ Form auftritt. In den Städten herrscht dagegen die chronische „trockene“ Form. Ob auch dort tierische Parasitenträger eine Rolle spielen, ist noch ungeklärt.

Neben dem normalen Übertragungsweg der Leishmaniasen durch die Phlebotomen sind auch Formen *mechanischer* Übertragung möglich. Um deren Feststellung hat man sich früher, solange die Überträgerrolle der Mücken nicht feststand, viel bemüht, sie sind jedoch praktisch sicherlich von geringer Bedeutung. Die verschiedenen Ausscheidungen Kala-Azar-Kranker (Nasenschleim, Urin, blutig-schleimiger Stuhl) können Leishmanien in virulentem Zustande enthalten. Am bemerkenswertesten ist dabei der häufige Befund der Parasiten im Nasenschleim und die erfolgreiche Infektion von Versuchstieren mit diesem Material (ARCHIBALD 1937, SHORTT und SWAMINATH 1937). Mechanische Überimpfung der *Orientbeule* von Mensch zu Mensch durch die Stechfliege *Stomoxys calcitrans* wurde von BERBERIAN (1939) nachgewiesen.

Pathogenese und pathologische Anatomie.

Die Leishmanien sind intracellulare Parasiten, die vorzugsweise die Zellen des reticuloendothelialen Systems befallen, in denen sie sich lebhaft vermehren, ohne selbst von deren phagocytärer Wirksamkeit angegriffen zu werden. Der Verlauf der *Kala-Azar*-Infektion ist daher gekennzeichnet durch eine starke Proliferation der Reticuloendothelzellen und deren Umwandlung in freie Makrophagen, die sich weiter vermehren. Diese Vermehrung der Zellen eilt zunächst derjenigen der Parasiten weit voraus, so daß die Gewebe von großen, manchmal kompakten Massen zumeist noch parasitenfreier Phagocyten durchsetzt werden (MELENEY 1925). Solange die Parasiten in der einzelnen Zelle nicht zahlreich sind, schädigen sie diese nicht merklich: denn auch die von ihnen befallenen Zellen nehmen an der Vermehrung teil (Abb. 1), und durch ihre Wanderungen tragen sie zur Ausbreitung der Infektion bei (CHUNG 1935). Erst wenn eine Wirtszelle vollständig von Parasiten erfüllt ist, geht sie zugrunde. Die auf diese Weise frei gewordenen Leishmanien gelangen auch in den Blutstrom, wo sie von den Endothelien der Gefäßwände aufgenommen und auch von Leukocyten einverleibt werden. Die Infektion breitet sich schließlich auf sämtliche Organe des Körpers aus; der Sitz der stärksten Parasitenvermehrung ist jedoch in der Milz, nächstdem in Leber und Knochenmark. An diesen Organen treten daher die stärksten pathologischen Veränderungen auf.

Die *Milz* weist fast immer eine enorme Vergrößerung auf. Sie ist von blauroter Farbe und bei weniger langer Krankheitsdauer von weicher, zuweilen brüchiger Konsistenz, später fester. Die Kapsel ist verdickt und zeigt manchmal perisplenitische Verwachsungen. Histologisch findet man die Venensinus und die Pulparäume erweitert und von Makrophagen erfüllt, die auch das verdickte Reticulum durchsetzen und großenteils mit den Parasiten beladen sind. Die *Leber* ist ebenfalls geschwollen, wenn auch nicht in gleichem Grade wie die Milz. Das Parenchym zeigt fettige Degeneration, besonders im Umkreise der Zentralvenen. Die Sinus sind erweitert und von den vergrößerten und vermehrten KUPFFERschen Zellen erfüllt, die massenhaft Parasiten enthalten. Vereinzelt sind auch die Parenchymzellen von Parasiten befallen (MELENEY). Stellenweise finden sich perivasculäre Rundzellinfiltrate. Nach ADLER (1947) ist mit deren Auftreten eine Parasitenverminderung verbunden, und er nimmt an, daß die Lymphocyten im Abwehrmechanismus eine Rolle spielen. Das *Knochenmark* zeigt eine Verarmung an blutbildenden Zellen, vornehmlich der myeloischen Reihe. Vorherrschend sind hier die Makrophagen, doch enthalten sie die Leishmanien weniger zahlreich als in Milz und Leber (CHATTERJEE 1946). Auch in den geschwollenen *Lymphdrüsen* sind die Makrophagen, teilweise Parasiten enthaltend, stark angereichert und durchsetzen Reticulum und Lymphcapillaren. Die Follikel verfallen der Atrophie und Nekrose. Im *Darm* sind Geschwürsbildungen im Endstadium der Krankheit häufig. Sie entstehen durch Zerstörung der Mucosa infolge starken Parasitenbefalls der Zotten, der auch an nicht ulcerierten Stellen deutlich in Erscheinung tritt. Die Zotten sind stark geschwollen durch Ausweitung der Lymphkanäle, die von großen, mit Leishmanien vollgestopften Zellen erfüllt sind (PERRY 1922).

Bei der *Hautleishmaniase* zeigt sich lokalisiert im wesentlichen das gleiche histologische Bild wie bei der Kala-Azar, eine starke Infiltration des Gewebes mit Makrophagen, die mit

Leishmanien beladen sind. Nach Levinson und Skadovskaja (1947) führen die Parasiten durch Toxinwirkung eine Auflösung der Gewebszellen herbei. Ihre Ausbreitung in der Haut geschieht durch die Lymphwege und die Wanderung der Makrophagen. Der Heilungsprozeß wird eingeleitet durch das Absterben der Parasiten, das nach Levinson und Skadovskaja humoral durch Antikörper bewirkt wird. Nach Adler (1947) folgt auch hier die Abnahme der Leishmanien einer Lymphocyteninfiltration.

Klinik der Leishmaniasen.

I. Kala-Azar.

(Tropische Splenomegalie.)

Die durch *L. donovani* hervorgerufene viscerale Leishmaniase ist fast immer eine mit Remissionen und Rezidiven über viele Monate verlaufende fieberhafte Erkrankung, die unbehandelt in weitaus den meisten Fällen zum Tode führt. Akute Verlaufsformen, die innerhalb mehrerer Wochen tödlich enden, sind ungleich seltener, kommen aber bei Kindern gelegentlich vor.

Inkubation. Die Dauer der Inkubation ist außerordentlich wechselnd; der oftmals schleichende und unbemerkte Beginn der Erkrankung erschwert naturgemäß die Beurteilung. In Einzelfällen wurden Inkubationszeiten von weniger als 10 Tagen (Manson) bzw. 10—14 Tagen (Napier und Muir) beobachtet; andererseits sind Inkubationszeiten von mehr als 18 Monaten bekannt geworden.

Vielleicht geben — ähnlich wie bei den Malariaerkrankungen — die Beobachtungen an Kriegsinfektionen, die sich zweifellos gelegentlich nach einmaligen oder doch kurzfristigen Expositionen in Phlebotomengebieten entwickelt haben, einige Hinweise auf die Beurteilung der Inkubation. Auf Grund derartiger neuerer Beobachtungen werden (Armstrong 1945, Feldman 1946, Norman 1946, Duffy und Davison 1949) Inkubationszeiten bis zu 2 Jahren und mehr als durchaus möglich angesehen. In Übereinstimmung mit den Angaben älterer Autoren sahen Most und Lavietes (1947) bei amerikanischen Soldaten Inkubationen von 3 Wochen bis zu 19 Monaten. Es liegt nahe, bei derartig langen Inkubationen echte primäre Latenzen anzunehmen, wie diese ja von Hundeleishmaniasen gleichfalls bekannt sind.

Krankheitsbild und Verlauf. *Prodromalerscheinungen* fehlen oftmals ganz; wenn sie auftreten, so äußern sie sich als vorübergehende Magen-Darmstörungen, insbesondere anfallsweise auftretende Leibschmerzen, Erbrechen oder Diarrhoen, die mit Obstipation wechseln können. In manchen Fällen, meist bei Kindern, kann ein leichter Katarrh der Luftwege auf den Beginn der Erkrankung hinweisen. Weiterhin können Mattigkeit, Kopfschmerzen und leichte unregelmäßige Temperatursteigerungen bereits im Prodromalstadium auftreten.

Das *Fieber* bricht in der Mehrzahl der Fälle plötzlich mit malariaähnlichen Attacken, jedoch meist ohne Schüttelfrost, aus; in einer Minderzahl der Erkrankungen — nach den in Indien gemachten Erfahrungen in etwa 20% (Napier) — entwickelt sich ein typhusähnliches Bild, während bei wieder anderen das Fieber so unbemerkt und schleichend einsetzt, daß der Krankheitsbeginn nicht einmal genau angegeben werden kann. Jedenfalls ist in den ersten Wochen auf Grund der Fieberbilder eine eindeutige Diagnose kaum zu stellen. Im weiteren Verlauf treten unregelmäßige, oft nur kurz dauernde Fieberschübe in rascher Folge auf und führen unbehandelt zu Fieberwellen von meist 2—6wöchiger Dauer, deren mehrere, von kurzen oder längeren Remissionen unterbrochen, einander folgen können. Charakteristisch ist bei dem an sich unregelmäßigen Fieberverlauf das mehrfache Steigen und Fallen der Temperaturen innerhalb von 24 Std (s. Abb. 6).

In etwa 50% der Erkrankungsfälle (Most und Lavietes 1947) erfolgt früh morgens und nachmittags je ein Fieberanstieg, indes mittags und über Nacht das Fieber fällt, so daß typische Doppelgipfel entstehen. Selten werden 3 Fiebergipfel innerhalb von 24 Std beobachtet. Schwere Schüttelfröste fehlen fast immer, auch dann, wenn die Temperaturen bis auf 40° C oder höher steigen. Dagegen kann der Fieberabfall von heftigen Schweißausbrüchen begleitet sein.

Schon jetzt zeigt der Kranke ein in mehrfacher Hinsicht typisches Aussehen. Die Haut wird trocken, blaß-gelb, nimmt aber später einen schmutzig-grauen Ton an. Bei den indischen Erkrankungen entwickelt sich, vorwiegend an den dem Licht ausgesetzten Körperstellen, nach und nach eine dunkle Pigmentierung (Kala-Azar = Schwarze Krankheit), die bei den Erkrankungen in den Mittelmeerländern meist fehlt. Das Allgemeinbefinden ist trotz der hohen Temperaturen lange Zeit nur wenig gestört. Langsam aber setzt ein fortschreitender Kräfteverfall ein; das Gewicht geht zurück, die Kranken werden kachektisch, und im Laufe von Wochen und Monaten entstehen bei ungewöhnlich starker und oft schmerzhafter Milz- und Leberschwellung sowie progredienter Anämie schließlich Ascites und Ödeme. Unter zunehmender Kachexie schreitet die Krankheit unaufhaltsam fort, sofern nicht durch geeignete Behandlung eingegriffen wird.

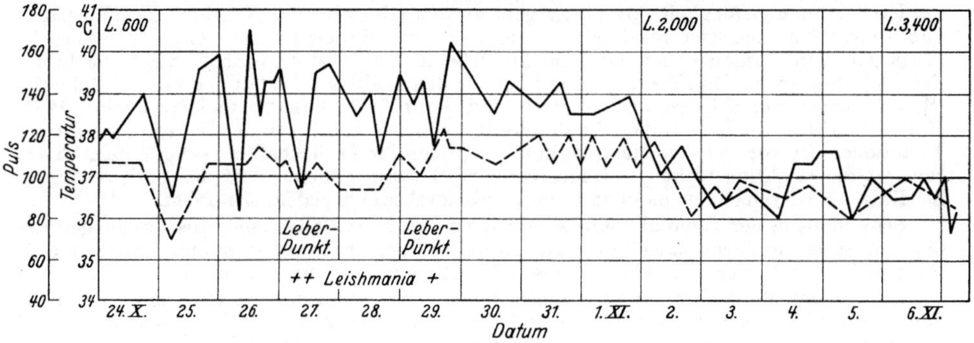

Abb. 6. Fieberkurve eines Kranken mit Kala-Azar. (Original Hamburger Tropeninstitut.)

Von den *Einzelsymptomen* ist besonders die — im Gegensatz zur Milzschwellung bei den Malariaerkrankungen — schon sehr bald einsetzende starke Schwellung der anfangs wohl noch weichen, später aber harten *Milz* auffallend. Dementsprechend können schon frühzeitig als Folge der Kapselspannung Schmerzen in der Milzgegend auftreten, und nach und nach kann der Milztumor bis weit unter den Nabel hinausreichen und auch ohne bestehenden Ascites schon starke Auftreibung des Abdomens bewirken. Seltene Fälle von Kala-Azar ohne wesentliche Milzschwellung sind beschrieben worden (Adler 1940).

Auch die *Leber* schwillt bald nach Krankheitsbeginn deutlich, wenn auch niemals so stark wie die Milz an und kann schmerzhaft sein. Nach Napiers Erfahrungen zeigen etwa 88% der Kranken deutlich nachweisbare, 64% sogar eine sehr wesentliche Anschwellung der Leber. Eine starke Leververgrößerung bei gleichzeitig bestehender Milzschwellung ist in Kala-Azar-Gegenden immer verdächtig auf das Vorliegen einer visceralen Leishmaniase. Die Leberfunktionsprüfungen zeigen in der Regel keine wesentlichen Ausfallserscheinungen. Die Blutzuckerbelastungskurven verlaufen meist normal, und auch die Bilirubinwerte sind nicht wesentlich erhöht (Guha 1935 u. a.). Die vermehrte Urobilinogenausscheidung kann nicht als Zeichen einer Leberfunktionsstörung angesehen werden, und ein stärkerer Ikterus gehört nicht zum Krankheitsbild.

Im Laufe einiger Monate, manchmal schon nach den ersten Krankheitswochen, stellen sich deutliche und folgenschwere Veränderungen des *Blutes* ein. Immer entwickelt sich eine hypochrome Anämie mit Anisocytose, geringer Poikilocytose und Polychromasie, bei der die Erythrocytenzahlen schließlich unter 2 Millionen und die Hämoglobinwerte entsprechend absinken können. Anfangs mag das Knochenmark noch gute Regenerationsfähigkeit zeigen, die sich als deutliche Reticulocytose zu erkennen gibt (Napier und Sherma 1933); im Laufe der Zeit aber entsteht eine völlige Erschöpfung des Markes, die Erythropoese wird spärlich, Reticulocyten und Normoblasten nehmen ab und können schließlich ganz verschwinden. Oftmals besteht eine Herabsetzung der osmotischen Resistenz der roten Blutzellen (Cannata s. bei Schütt 1940). Die Senkungsgeschwindigkeit der Erythrocyten ist meist stark beschleunigt; eine differential-diagnostische Bedeutung kommt ihr aber nicht zu (Napier und Henderson 1932).

Das weiße Blutbild zeigt immer deutliche Leukopenie. Meist sinkt die Zahl der Leukocyten unter 3000 je Kubikmillimeter, in Einzelfällen unter 1800 je Kubikmillimeter (MATTHIESON und WATSON 1939, STRONG 1945, CARTWRIGHT 1949 u. a.); dabei sinken die Leukocytenwerte noch wesentlich mehr, als den reduzierten Erythrocytenzahlen entsprechen würde, eine Erscheinung, die als diagnostischer Hinweis gelten kann (STRONG). Jede bei erwiesener Kala-Azar-Infektion auftretende Leukocytose ist im höchsten Grade auf das Vorliegen sekundärer Infektionen oder gar septischer Komplikationen verdächtig. Im Differentialblutbild findet sich eine Vermehrung der Monocyten und Lymphocyten bei gleichzeitiger Verminderung der Polynucleären; das Blutbild des Kala-Azar-Kranken ähnelt also sehr dem des Malarikers, ist aber von den hämatologischen Befunden bei typhösen Erkrankungen meist gut abzugrenzen. Eosinophile Zellen fehlen meist oder sind doch deutlich vermindert. Fast immer findet sich eine Verminderung der Blutplättchen; Werte von weniger als 100000 Thrombocyten im Kubikmillimeter sind beobachtet worden (CARTWRIGHT und Mitarbeiter 1948). In der Regel entwickelt sich aber die Thrombopenie später als die Leukopenie.

Das Knochenmarkspunktat zeigt deutliche Hyperplasie mit Vermehrung der reticuloendothelialen Anteile (CARTWRIGHT und Mitarbeiter 1948, SENTER und Mitarbeiter 1949); über Parasitenfunde im Knochenmark s. S. 553.

Die Gerinnungsfähigkeit des Blutes geht zurück (ROGERS und NAPIER); Calciumspiegel und Blutzucker sind fast regelmäßig vermindert, die Bluteisenwerte normal oder erhöht (TRINCÃO 1948). Immer sind die Globulinwerte im Serum stark erhöht; die Vermehrung der Globuline sowie des Fibrinogens werden für den positiven Ausfall der Formol-Gelprobe (S. 560) verantwortlich gemacht (LLOYD und PAUL 1928, GIRAUD und Mitarbeiter 1935, FRIMMER 1949). In Einzelfällen ist die Wa.R. schwach positiv; in der Bewertung positiver Reaktionen ist wie bei den Malariaerkrankungen größte Zurückhaltung erforderlich. Einerseits ist die Reaktion nicht für Kala-Azar typisch, zum anderen darf der positive Ausfall bei Kala-Azar-Kranken nicht ohne weiteres als luesbedingt gedeutet werden.

Schwellungen der Lymphknoten kommen vor; in Einzelfällen sind Anschwellungen der Cervicaldrüsen, in denen nach Probeexcision die Erreger nachweisbar waren, das einzig auffallende Symptom der Krankheit gewesen (ANGEVINE, HAMILTON u. a. 1945).

Im weiteren Verlauf treten auch Erscheinungen von seiten des *Herzens* und *Kreislaufes* auf. Die beobachteten Herzgeräusche sind meist anämischer Art. Pulsbeschleunigung und Absinken des Blutdruckes gehören zum Krankheitsbild. Organische, für die Leishmaniasen typische Myokardveränderungen werden dagegen nicht beobachtet; elektrokardiographische Veränderungen (verlängerte Überleitungszeit, abgeflachtes T; MOHR 1941, GIVA und BINAGHI 1947) sind nur vereinzelt beobachtet und als Ausdruck toxischer, aber reversibler Myokardschädigung gedeutet worden. In den späteren Stadien schwerer Krankheitsformen sind aber Herzdilatationen nicht ungewöhnlich (NAPIER, STRONG, SCHÜTT u. a.). Der Blutdruck sinkt meist frühzeitig ab; der Puls ist fast immer, teils toxisch, teils durch die Anämie bedingt, stark beschleunigt. Auf die im Spätstadium auftretenden Ödeme wurde bereits verwiesen; sie dürfen aber wohl sicher nicht als rein kardial bedingt angesehen werden.

In der großen Mehrzahl der Fälle ist auch der *Verdauungsapparat* betroffen. In der Mundhöhle finden sich stomatitische Veränderungen mit teilweise purpuraartigen Blutungen in die Schleimhäute. Anacidität und Erbrechen sind häufig. Fast immer treten im Verlauf der Krankheit Diarrhoen auf. Wieweit sie zum eigentlichen Krankheitsbild gehören, ist im Einzelfall schwer zu entscheiden, und immer wird man an die Möglichkeit begleitender bacillärer oder durch Amöben bedingter Ruhrerkrankungen denken müssen. Andererseits spricht die Häufigkeit der Diarrhoen, ihr Auftreten auch bei fehlenden Ruhrerregern und gleichzeitig vorhandenen durch Leishmanien bedingten Darmläsionen (vgl. den Parasitenbefund in den Zotten der Darmschleimhaut, S. 553) doch sehr für ihre Spezifität.

Im *Urin* ist häufig eine febrile Albuminurie nachzuweisen; echte nephritische Störungen scheinen nicht zum Krankheitsbild zu gehören. Die wenigen Einzelfälle (KNOWLES 1930), in denen eine Nephritis bei Kala-Azar beobachtet wurde, lassen bindende Schlüsse auf einen ursächlichen Zusammenhang beider Krankheiten nicht zu.

Von seiten der *Atmungsorgane* sind Bronchitiden häufig. Bronchopneumonien werden im Endstadium beobachtet. Das *Nervensystem* ist wenig in Mitleidenschaft gezogen; auf vereinzelte Funde von Leishmanien im Liquor bei meningitischen Syndromen verweist SCHÜTT (1940). Delirien oder komatöse Zustände sind aber äußerst selten. Retinablutungen sind in Einzelfällen gesehen worden (SCHÜTT, STRONG u. a.).

Charakteristisch sind die Veränderungen der *Haut*, die schon bald nach Krankheitsbeginn auffallend rauh und trocken erscheint. Die an den unbedeckten Körperstellen auftretenden Pigmentierungen scheinen in erster Linie Inder zu befallen. Sie werden teilweise auf vermehrte Melanoblastentätigkeit bezogen (STRONG); andererseits kann aber auch die durch die Austrocknung der Haut bedingte Verdichtung des natürlichen Pigmentes die dunkle Verfärbung auslösen oder doch begünstigen. Besonders auffällig erscheint die Pigmentierung an Stirn, Schläfen und in der Umgebung des Mundes, zeigt sich aber auch an den Extremitäten (MANSON-BAHR, NAPIER). Europäer scheinen, ebenso wie die Angehörigen der Mittelmeervölker, die Pigmentierungen nicht in dem Maße zu entwickeln wie die der indischen Bevölkerung angehörigen Kranken. Auf die gelegentlich in der Mundhöhle auftretenden purpuraartigen Hämorrhagien wurde bereits verwiesen; die Schleimhäute anderer Gebiete können analoge Veränderungen zeigen.

Über das nach Abheilung der Krankheit auftretende Hautleishmanoid s. S. 558. Treten schon im Beginn der fieberhaften Erkrankung geschwürige Hautveränderungen auf, so wird man im Einzelfalle nicht immer entscheiden können, ob es sich um eine Manifestation der Kala-Azar oder aber um gleichzeitige Infektion mit *L. tropica* handelt. Über derartige Beobachtungen aus dem Sudan berichtet KIRK (1938). Bemerkenswert ist in diesem Zusammenhang auch eine weitere Beobachtung von KIRK (1945), daß nämlich ein mit dem Milzpunktat eines kala-azar-kranken Tieres geimpfter Affe an einer echten lokalisierten naso-oralen Haut- und Schleimhautleishmaniase ohne manifeste viscerale Infektion erkrankte, ein Ergebnis, das den Gedanken nahelegt, cutane und viscerale Leishmaniasen als verschiedene Stadien der gleichen Krankheit zu betrachten (KIRK 1944).

Wie das Krankheitsbild, so sind auch die weiteren *Verlaufsformen* recht unterschiedlich. Die Mehrzahl der Erkrankungen geht mit Remissionen und Rezidiven über Monate, und die mittlere Krankheitsdauer unbehandelter Fälle wird auf 7—8 Monate angegeben (ROGERS, MUIR). Längere Perioden der Fieberfreiheit können vorkommen, bis schließlich ein neuer Schub unter zunehmender Kachexie doch zum Tode führt; Spontanheilungen kommen nur in einer kleinen Minderzahl der Fälle vor. Akut verlaufende Formen treten vor allem in Gegenden und Bevölkerungsgruppen auf, in denen die Krankheit bisher nicht endemisch gewesen ist (COLE, COSGRAVE und ROBINSON; s. bei MANSON-BAHR).

Bei Kindern führt die Infektion oftmals rascher zum Tode als bei Erwachsenen. Sie kann aber atypisch mit leichtem Fieber und gastro-intestinalen Beschwerden beginnen und mit Milzschwellung und Anämie dem BANTIschen Syndrom ähneln.

Regionäre Unterschiede in der Schwere des Verlaufes und der Häufigkeit des Befalls von Kindern verschiedener Lebensalter scheinen vorzukommen. So ist in Indien Kala-Azar bei kleinen Kindern unter 5 Jahren verhältnismäßig selten (6,2% der beobachteten Kranken im Alter von 1—5 Jahren; DAS GUPTA 1946). Am häufigsten erkranken Jugendliche im Alter bis zu 15 Jahren und Erwachsene bis zum 30. Lebensjahr. In den Mittelmeerländern dagegen und manchen Gegenden Chinas scheinen gerade kleinere Kinder ungleich häufiger zu erkranken (ADLER, STRONG). Es ist unentschieden, wieweit diese unterschiedliche Bevorzugung bestimmter Lebensalter auf Differenzen in der Empfänglichkeit oder aber auf Eigenarten der Überträger in den einzelnen Gegenden beruht.

Die Frage, ob und wieweit eine *Immunität* gegen Kala-Azar besteht oder entwickelt werden kann, ist bisher nicht befriedigend geklärt. Manche Autoren nehmen an, daß gegen Leishmanieninfektionen, wie auch gegen andere Protozoenerkrankungen, eine echte aktive und vollständige Immunität nicht entsteht. Andererseits sprechen doch zahlreiche Beobachtungen dafür, daß eine relative Immunität im Laufe der Erkrankung erworben wird.

Daß bei den Angehörigen mancher Völker eine natürliche Resistenz gegen die Infektion besteht, kann nicht in Abrede gestellt werden (s. auch NAPIER u. a.). Die nur äußerst selten geglückten künstlichen Infektionen selbst mit großen Parasitenmengen (NAPIER 1931, MAGGIORE 1935, ADLER 1940) sind in diesem Sinne zu deuten, und die Beobachtungen, daß z. B. in Indien kleine Kinder nur selten erkranken, sowie das gelegentlich gesehene Auftreten subklinischer Formen bei eingeborenen Kindern und Erwachsenen dürften unter Vorbehalt gleichfalls in diesem Sinne ausgedeutet werden.

NAPIER und KRISHNAN nehmen auch die Entwicklung einer aktiven Immunität an, die — besonders nach Spontanheilungen — lange Zeit anhält. Reinfektionen sind selten (von NAPIER unter 10000 Fällen nur 2mal) einwandfrei beobachtet worden. Wieweit es sich um eine *stamm*spezifische oder aber *art*spezifische Immunität handelt, ist unentschieden. Tierversuche zeigen eine gewisse Kreuzimmunität zwischen *L. donovani* und Hundeleishmanien, was offenbar auf der Identität der Hundeleishmania mit *L. donovani* beruht (CHUNG und WANG 1939).

Komplikationen und Folgezustände. Komplikationen im Ablauf der Kala-Azar-Erkrankungen sind häufig und mannigfaltig; sie treten vor allem in den späteren Krankheitsstadien folgenschwer in Erscheinung und sind in einzelnen Epidemien, vor allem bei einer in Notzeiten wenig resistenten Bevölkerung (Sen Gupta 1947) entschieden häufiger als in anderen. Sekundärinfektionen können vor allem bei daniederliegender leukocytärer Abwehr (Leukopenie!) verhängnisvoll werden.

Bronchopneumonien und lobäre Pneumonien sind häufige Todesursache. Die Reaktivierung einer bestehenden Lungentuberkulose während der Kala-Azar-Infektion ist immer folgenschwer und zwingt zum Absetzen der Antimontherapie (Sen Gupta 1944).

Abscesse aller Art und Otitiden sind häufig. Bei den letzten epidemischen Ausbrüchen in Indien traten mehrfach ganz akut einsetzende therapieresistente Pneumokokkenmeningitiden auf, die innerhalb von 24 oder 36 Std zum Tode führten (Sen Gupta, Mallik und Chakravarty 1948).

Übergang der Leukopenie in vollständige und tödliche Agranulocytose ist mehrfach — in China bei 7,6% der Fälle (Huang 1940) — im Verlauf von Kala-Azar-Infektionen beobachtet worden. Von manchen Autoren werden diese Agranulocytosen mit der Verwendung bestimmter phenolhaltiger Antimonate in ursächlichen Zusammenhang gebracht; sie sind auch durch wiederholte Bluttransfusionen nicht zu beheben (Zia und Forkner 1936, Huang 1940).

Noma scheint eine fast immer tödliche Komplikation zu sein.

Auf die Störungen der Capillarpermeabilität wurde bereits verwiesen; folgenschwer können Blutungen aus der Nase, Darmblutungen, Blutungen in die Bauchhöhle oder meningeale Hämatome werden.

Auch die Bedeutung der Darmstörungen wurde gleichfalls bereits erwähnt; handelt es sich um zusätzliche Infektionen durch Ruhrbacillen oder Amöben, so machen diese eine entsprechende Behandlung unbedingt erforderlich (Rogers, Napier u. a.). Gleichzeitige Invasion mit *Ankylostoma duodenale* bzw. *Necator americanus* kommt in Hakenwurmgegenden häufig vor; die marantischen Ödeme können in solchen Fällen Ausdruck der Hakenwurmkachexie sein (Napier).

Als Folge der überstandenen Krankheit kann eine Splenomegalie mit mäßiger Anämie noch lange Zeit bestehen bleiben.

Die Frage einer Lebercirrhose nach Kala-Azar ist, genau wie bei der Malaria, bisher unentschieden. Die klinische Beobachtung verleitet oft dazu, später auftretende Cirrhosen mit einer früher durchgemachten Kala-Azar-Infektion in ursächlichen Zusammenhang zu bringen, und vor allem aus den Mittelmeerländern sind Cirrhosen als Kala-Azar-Folge mehrfach beschrieben worden (Schütt 1940). Andere Autoren halten dagegen (Shanks 1931) einen derartigen Zusammenhang für ungewöhnlich, auch wenn, vor allem bei antimonbehandelten Fällen, ein Ikterus im Verlauf der Krankheit des öfteren auftritt. In einem kürzlich von S. Wu, Chu und T. Wu (1949) mitgeteilten Fall ostasiatischer Kala-Azar wird die begleitende atrophische Lebercirrhose als Folge der Leishmanieninfektion angesehen.

Als besonderer Folgezustand muß noch das meist erst längere Zeit nach Ablauf der Erkrankung auftretende *Hautleishmanoid* (dermal leishmanoid, post-kala-azar dermal leishmaniasis) genannt werden, das hauptsächlich in Indien beobachtet wird (Brahmachari 1942), jedoch von Kirk (1944) auch im Sudan gesehen wurde. Bei vielen Kranken treten 1—2 Jahre nach Überstehen der fieberhaften Kala-Azar-Erkrankung, manchmal zugleich mit einem fieberhaften Rezidiv, kleine pigmentfreie, zunächst nur etwa stecknadelkopfgroße, dann langsam sich ausdehnende und zunächst nicht erhabene Fleckchen auf der Haut des Körpers auf. Sie entstehen anfangs vor allem im Gesicht, breiten sich aber später auch an den Extremitäten und am Stamm aus und bilden nach und nach etwa erbsengroße, nicht ulcerierte gelbliche Knötchen (sog. knotiges Stadium), die manchmal zu warzenartigen Papillomen führen können. Diese können über Jahre, manchmal über mehrere Jahrzehnte bestehen bleiben und schließlich xanthomartig aussehen. Auch auf der Zunge sind ähnliche kleinknotige Leishmanoide (Panja 1938) gesehen worden.

In der Regel wird dieses Hautleishmanoid als Folge einer generalisierten Infektion mit *L. donovani* aufgefaßt (Manson-Bahr); es scheint nicht nur bei antimonbehandelten, sondern auch bei unbehandelten Fällen aufzutreten (BRAMACHARI 1942). Gleichzeitiges Auftreten von echten Orientbeulen ist in verschiedenen Gegenden beobachtet worden (KIRK, CHRISTOPHERS u. a.); in manchen Fällen aber ist das Leishmanoid von einer solchen nicht eindeutig abzugrenzen (SHAPIRO und BTESH 1939).

Bei geeigneter Untersuchungstechnik ist der Leishmaniennachweis in den Hauteruptionen mehrfach gelungen, und diese nach Abheilung der Kala-Azar-Erkrankung noch lange verbleibenden Hautveränderungen müssen besonders wichtig erscheinen, da sie den Phlebotomen immer wieder Gelegenheit zur Infektion und Weiterverbreitung der Krankheit geben. Erneute sachgemäße Antimonbehandlung ist daher dringend erforderlich.

Diagnose und Differentialdiagnose. Bei voll entwickelten Krankheitsbildern weisen in Endemiegebieten oder bei epidemischen Ausbrüchen Milz- und Leberschwellung, Fieber, Anämie mit Leukopenie und Monocytose, Neigung zu Diarrhoen und Hautpigmentierungen bei allgemeinem Kräfteverfall meist auf die Diagnose hin. Schwierigkeiten entstehen dagegen bei der Deutung von Einzelerkrankungen (SELBERG 1946) und Frühfällen, bei denen die typischen Symptome noch nicht in Erscheinung treten (LEE und CHUNG 1935). Andererseits kann gerade die Frühdiagnose für den Behandlungserfolg von entscheidender Bedeutung sein.

Differentialdiagnostisch kommen vor allem *Malaria*erkrankungen in Frage, deren Fieberanfälle, sofern nicht typische Schüttelfröste auftreten, den bei Kala-Azar beobachteten sehr ähneln können. Entscheidend ist naturgemäß der Parasitennachweis. Andererseits ist immer mit der Möglichkeit von Doppelinfektionen zu rechnen, und wenn auf die antimalarische Behandlung das Fieber nicht zurückgeht, so soll bei intermittierendem Fieber und großer Milz in Endemiegebieten immer an Kala-Azar gedacht werden. Das Blutbild gibt für die Differentialdiagnose zwischen Malaria und Kala-Azar nur bedingte Unterscheidungsmöglichkeiten; auffallend starke Leukopenie spricht im Zweifelsfalle für Kala-Azar (s. oben).

Verwechslungen mit *Rückfallfieber* dürften selten sein; sie können durch den Spirochätennachweis vermieden werden. Dagegen können *typhöse* Erkrankungen gelegentlich Kala-Azar vortäuschen; entscheidend für die Beurteilung sind entweder Blutkulturen und Agglutinationsproben oder andererseits der Leishmaniennachweis.

Fieberhafte *Bilharzien*infektionen oder durch *Hakenwürmer* bedingte Kachexien und Anämien können gleichfalls ähnliche Krankheitsbilder auslösen; positiver Eierbefund klärt die Situation, sofern nicht Mischinfektionen vorliegen. *Miliartuberkulosen* mögen vereinzelt mit Frühfällen von Kala-Azar Ähnlichkeit haben; der weitere Verlauf entscheidet bald die Diagnose. Gegen Morbus *Banti* oder splenomegale Anämien (SWEENEY und Mitarbeiter 1945) ist die Kala-Azar durch den Parasitennachweis und den Ausfall der Seroreaktionen abzugrenzen.

Diarrhoen und *Bauchschmerzen* sind ein wichtiges, allerdings nicht eindeutiges Frühsymptom (BURKE 1944, SHORTT 1945); immer muß mit dem Vorliegen von Mischinfektionen durch Ruhrbacillen oder Amöben gerechnet werden.

Die *Hauterscheinungen*, insbesondere das nach Ablauf der Krankheit auftretende Leishmanoid, können in manchen Fällen Ähnlichkeit mit seltenen Frühformen der Lepra haben (DHARMENDRA und CHATTERJI 1940).

Entscheidend für die Diagnose ist in jedem Fall der Nachweis der Erreger (s. S. 550). Auf die Gefahren der meist als überlegen angesehenen Milzpunktion (REDDY und Mitarbeiter 1939, YOUNG 1939, SHORTT 1945, HO und Mitarbeiter 1948) sei ausdrücklich verwiesen. Unseres Erachtens ist in jedem Falle die ungefährliche Sternalpunktion vorzuziehen, die in der Mehrzahl der Fälle gleichfalls positive Resultate gibt (s. oben S. 550; ferner bei CHUNG 1938, SCHRETZMEYER und LANCESTER 1938, NAPIER 1939, POPOTAS 1940, PELAEZ 1942, MOHR 1941, SENTER und Mitarbeiter 1949).

Bestehen Schwellungen der Lymphknoten, so können die Leishmanien oftmals auch im Lymphdrüsenpunktat gefunden werden (GIRAUD und Mitarbeiter 1937). Der Nachweis der Erreger in Hautabstrichen (LESTOQUARD und DONATIEN 1930, BENHAMOU 1935), im Nasenabstrich (SHORTT und SWAMINATH 1935) und im Tonsillarabstrich (FORKNER und ZIA 1935) ist zwar des öfteren gelungen, hat aber keine praktische Bedeutung erlangt.

Für die Diagnose der Kala-Azar sind mehrere *Seroreaktionen* ausgearbeitet worden, die aber teilweise unspezifisch sind und daher nur bedingten Wert haben.

Die *Aldehydprobe* (Formol-Geltest; Napier 1921) wird angesetzt, indem man 1 cm^3 Serum des Kranken mit 1 Tropfen Formalinlösung (33%ige Formaldehydlösung) versetzt. In positiven Fällen gerinnt das Serum schon nach wenigen Minuten zu einer opalescierenden glasigen Masse, die nach 24 Std einen schokoladebraunen Farbton annehmen kann. Die Reaktion ist nur bei voll entwickelten Krankheitsfällen, also mehrere Monate nach Krankheitsbeginn positiv und daher zur Frühdiagnose ungeeignet (Archibald und Mansour 1936). Sie ist ein Test auf grobe Vermehrung der Globuline, in erster Linie der γ-Globuline sowie des Fibrinogens (Frimmer 1949) und kann demnach nicht für Kala-Azar spezifisch sein. Bei anderen mit Globulinvermehrung einhergehenden Krankheitszuständen, z. B. rezidivierender Malaria, fortgeschrittener Lungentuberkulose, Lepra oder Bilharziainfektionen können gleichfalls positive, wenn auch langsamere Reaktionen auftreten.

Der *Antimontest* (Chopra, Gupta und Basu 1927, Napier 1927, 1928) ist gleichfalls nicht streng spezifisch, gilt aber als leistungsfähiger. Das 10fach verdünnte Serum des Kranken wird im Reagensglas mit einer 4%igen Lösung eines fünfwertigen Antimonpräparates (z. B. Neostibosan) vorsichtig unterschichtet. In positiven Fällen entsteht eine Trübung oder Ausfällung. Bei Verwendung einer 1%igen Antimonlösung soll die Reaktion wesentlich empfindlicher sein (Napier). Die Ergebnisse sind in voll ausgebildeten Krankheitsfällen günstig; Menon und Krishnaswami (1936) sahen 26,5% stark, 18% mittelstark, 30,5% schwach positive, 20% zweifelhafte und 5% negative Reaktionen, allerdings auch bei Lepra, Typhus, Ruhr und Lebercirrhosen gelegentlich positive Ergebnisse. Die Empfindlichkeit kann weiterhin gesteigert werden, wenn zum Antimontest sogleich 0,5 cm^3 Formalin zugegeben wird.

Auf einer Vermehrung der Serumglobuline beruht auch die gleichfalls unspezifische *Globulinfällungsprobe.* 1 Teil Serum wird mit 2 Teilen destilliertem Wasser versetzt; bei positiver Reaktion tritt Fällung der Globuline ein.

Von Makari (1946) ist auf die diagnostische Bedeutung der Cephalin-Cholesterinflockung hingewiesen worden.

Über die von Trincao (1948) angegebene Salzsäurereaktion (Zusatz von 1 Teil $^3/_{10}$ n-Salzsäure zu 2 Teilen Serum), bei der eine Trübung und spätere Koagulierung des Serums eintritt, fehlen die notwendigen Erfahrungen.

Neuerdings sind *Komplementbindungsreaktionen* mit verschiedenen Antigenen aus säurefesten Bacillen, z. B. Tuberkelbacillen oder Bac. *Kedrowsky* (sog. WKK-Antigen nach Witebsky, Klingenstein und Kuhn) eingeführt worden (Dharmendra, Bose und Sen Gupta 1946), die teilweise schon im Laufe der ersten Krankheitswochen positiv werden und für die Frühdiagnose wertvoll sein können (Lowe 1945). Greval, Sen Gupta und Napier sahen schon 1939 bei Verwendung der Komplementbindungsreaktion unter 132 Kala-Azar-Fällen keine negative und nur in einem einzigen Tuberkulosefall ohne Kala-Azar positive Reaktion. Sen Gupta (1943) bestätigte diese Ergebnisse und fand 97% positive Reaktionen bei Kala-Azar-Fällen, aber keine positive Probe bei anderweitigen Erkrankungen. Er schreibt der Reaktion daher hohe Spezifität zu, die durch Verbesserung der Technik (Titrierung des Antigens in Serumverdünnungen 1:25 statt in Kochsalzlösung) auf 99% gesteigert werden konnte (Sen Gupta 1945). Niyogi und Ray (1942) sowie Ghosh, Ghosh und Ray (1945, 1949) fanden außerdem ein aus Leishmanienkulturen (48—72 Std alte Kulturen von *L. donovani*; 60—80 Millionen Keime auf 1 cm^3) hergestelltes Antigen zuverlässig und schon im frühen Krankheitsstadium eine positive Reaktion ergebend.

Agglutinationsproben mit verschiedenen Leishmanienarten (Da Gunha 1942) haben bisher keine befriedigenden Ergebnisse gezeigt.

Die Behandlung der visceralen Leishmaniase. Wie bei den Malariaerkrankungen steht auch bei der Kala-Azar die Behandlung mit den spezifischen Mitteln ganz und gar im Vordergrunde der Therapie. Zahlreiche Antimonpräparate sind im Gebrauch, von denen sich die fünfwertigen organischen Verbindungen als besonders wirksam und wenig toxisch erwiesen haben. In neuester Zeit sind auch antimonfreie Präparate in die Behandlung eingeführt worden. Die einzelnen Leishmanienstämme scheinen sehr unterschiedlich antimonempfindlich zu sein. Mittelmeerstämme und die Kala-Azar-Formen des Sudan benötigen oftmals wesentlich höhere Dosen als die indischen (Kirk 1947) und die verhältnismäßig leicht heilbaren ostasiatischen Erkrankungen; antimonfeste Stämme scheinen vorzukommen. Über die Ansprechbarkeit der amerikanischen visceralen Leishmaniase auf die Antimonbehandlung liegen ausreichende Erfahrungen noch nicht vor.

Die Injektion von *Tartarus stibiatus* (Brechweinstein, Kalium-Antimontartarat), von Di Cristina und Caronia sowie Rogers und Muir 1915 als Specificum gegen Kala-Azar erkannt, stellte die erste wirksame Therapie bei der früher in 95% der Fälle tödlich verlaufenden Krankheit dar.

Die Behandlung besteht in 30—40 intravenösen Injektionen einer frisch bereiteten 2%igen Lösung, die alle 2 oder 3 Tage gegeben werden. Man beginnt beim Erwachsenen mit einer Menge von 0,04 g Tartarus (2 cm^3 der Lösung) und steigert langsam bis auf 0,1 g (5 cm^3) pro dosi; die gesamte zur Behandlung notwendige Menge beträgt etwa 3 bis höchstens 4,0 g auf 50 kg Körpergewicht (Napier). Bei Kindern müssen je nach Lebensalter entsprechend kleinere Mengen gegeben werden (Kinder bis zu 3 Jahren von 0,5—2 cm^3, größere von 1,0—3,5 cm^3 der 2%igen Lösung).

Mit dieser Behandlung sind bei Indern in etwa 80% der Erkrankungsfälle Heilungen erzielt worden (Napier und Mitarbeiter), und zwar tritt die Fieberfreiheit in der Regel im Laufe von 2—3 Wochen nach Behandlungsbeginn ein. Die Erkrankungen der Mittelmeerländer scheinen weniger gut anzusprechen und benötigen größere Tartarusmengen als die indischen Kala-Azar-Infektionen (Christophers und Mitarbeiter 1936).

Bei jeder Tartarusbehandlung muß sorgsam auf toxische Nebenwirkungen geachtet werden, die teilweise bereits während oder gleich nach Beendigung der Injektion, teilweise aber auch später im weiteren Verlauf der Kur auftreten können. Husten, Brechreiz, Erbrechen und Muskel- oder Gliederschmerzen sind häufig gesehen worden; seltener sind plötzliche Fieberschübe, Bronchitiden, Bronchopneumonien und toxischer Ikterus. Auffällige Bradykardien und elektrokardiographische Veränderungen (s. oben S. 556; ferner bei Mainzer und Krause 1940) sind gleichfalls in Einzelfällen auf die Tartaruswirkung bezogen worden. Ernsthafte Nebenwirkungen zwingen sofort zum Herabsetzen der Dosis, eventuell sogar zum Absetzen der Behandlung; von der Anwendung höherer Dosen als der angegebenen im Interesse einer rascheren Heilung (Adams und Seaton 1947) möchten wir in Übereinstimmung mit Napier unbedingt abraten.

Einen wesentlichen Fortschritt bedeutete die Einführung der *fünfwertigen* organischen Antimonate, von denen eine große Zahl (Stibosan, Neostibosan, Solustibosan, Ureastibamine, Stiburea, Stibenyl, Ureastibol, Neostam, Aminostiburea u. a.) nahe verwandter oder identischer Präparate heute im Gebrauch ist und von denen nur die wichtigsten besprochen werden sollen. Da die fünfwertigen Mittel weniger toxisch sind, kann bei Anwendung größerer Einzeldosen die Zahl der Injektionen vermindert und die Dauer der Behandlung abgekürzt werden (Schmidt und Peter 1937). Dabei sind die Heilungsaussichten wesentlich besser als bei den lang dauernden Tartarusbehandlungen.

Neostibosan (p-aminophenylstibinsaures-p-acetylaminophenylstibinsaures-antimonsaures Diäthylamin [Komplexverbindung]) enthält 42—43% Antimon und wird in der Regel intravenös injiziert, kann aber auch — bei Kleinkindern ein wesentlicher Vorteil — intramuskulär gegeben werden; allerdings sind die intramuskulären Injektionen schmerzhaft. Das Mittel wird in Trockenampullen zu 0,05 bis 0,3 g (für Massenbehandlung bis zu 3 g) geliefert und am besten in diesen durch Einspritzen von sterilem Aqua dest. gelöst. Es wird in 5—10%iger Lösung intravenös oder in 25%iger intramuskulär (stets frisch hergestellt) injiziert; die Anfangsdosis beträgt für den erwachsenen Kranken 0,1—0,2 g. Wird diese Menge vertragen,

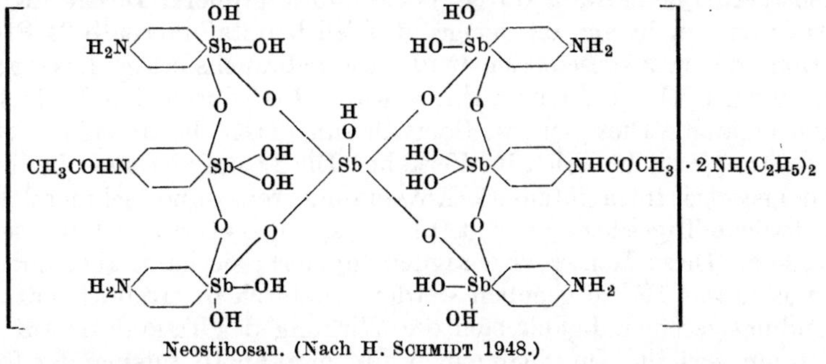

Neostibosan. (Nach H. Schmidt 1948.)

so kann unbedenklich auf 0,3 g pro dosi oder mehr gesteigert werden. In der Regel wird jeden 2. Tag injiziert, im ganzen etwa 10 Injektionen (NAPIER 1932). Eine verkürzte ,,konzentrierte" Kur wird in 8 Tagen durchgeführt, indem man am 1. Tag 0,2, danach an den folgenden 7 Tagen jeweils 0,3 g injiziert.

Entscheidend für den Erfolg ist die Anwendung einer genügend großen Gesamtmenge von etwa 3,0 g auf 50 kg Körpergewicht. Neuerdings haben MOST und LAVIETES (1947) 5%ige Lösungen bis zu einer Gesamtmenge von 5,0 g Neostibosan innerhalb 10—14 Tagen injiziert. Bei der „hyperkonzentrierten" Kur werden Einzeldosen von 0,3 g, aufsteigend bis 0,6 g, im ganzen 2,4 g in 5 Tagen gegeben.

Kinder bekommen entsprechend kleinere Mengen, vertragen das Mittel aber relativ noch besser als Erwachsene.

Die Erfolge der Neostibosanbehandlung, die anscheinend indirekt über das Reticuloendothel wirkt, werden übereinstimmend günstig beurteilt, wenn auch die klinischen Symptome oftmals erst nach Abschluß der Kur verschwinden (SCHMIDT und PETER 1937). Die Heilungsaussichten werden bei asiatischen Kala-Azar-Erkrankungen auf 80—95% (WOODS und BELL; MO TEN SEI 1936, NAPIER u. a.) angegeben; Fehlschläge sind meist auf ungenügende Dosierung zurückzuführen. Auch bei den therapeutisch schwerer ansprechbaren Fällen der Mittelmeerländer erwies sich Neostibosan, teilweise in großen Dosen bis zu 0,45 oder gar 0,6 g pro dosi angewandt, den anderen Mitteln überlegen (PAPANTONAKIS 1935, CHRISTOPHERS und Mitarbeiter 1936, NAAB 1936 u. a.).

Bei Rezidiven, die ungleich seltener sind als bei Tartarusbehandlungen, muß erneut behandelt werden; ebenso können die nach Abheilung der fieberhaften Erkrankung auftretenden Hautleishmanoide mit energischer Neostibosanbehandlung erfolgreich angegangen werden. Eine einmalige Injektion einer kleinen Menge kann provokatorisch wirken und zu vermehrter Ausschwemmung von Leishmanien in die Blutbahn führen (CHOPRA und DAS GUPTA 1927, NAPIER und DAS GUPTA 1930).

Die auftretenden Nebenwirkungen sind gering. Hustenreiz, Bronchitiden und Pneumonien fehlen fast ganz, ebenso die als „Antimon-Rheumatismus" bezeichneten Muskel- und Gliederschmerzen (SCHMIDT und PETER 1937). Brechreiz, Erbrechen und Herz- und Kreislaufkomplikationen treten bei richtiger Dosierung praktisch nicht in Erscheinung, und die günstige Wirkung des Mittels bei gleichzeitig geringen und selten auftretenden Nebenerscheinungen im Vergleich zu anderen Präparaten ist durch eine große Zahl von Beobachtungen immer wieder bestätigt worden (REDAELLI und Mitarbeiter 1933, STRUTHERS, CHANG u. a. 1933, FAN und SCOTT 1934, LEE und CHU 1935, VAN DYKE und GELLHORN 1946).

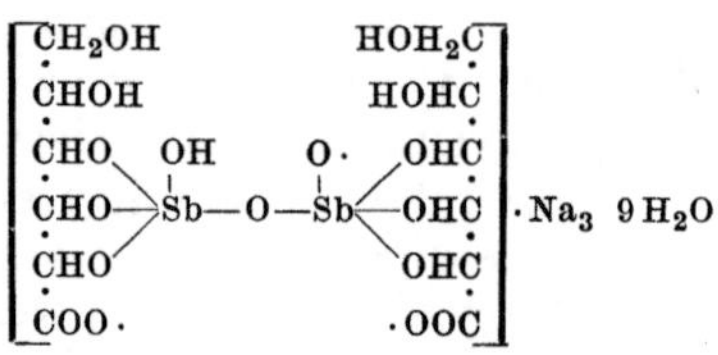

Solustibosan. (Nach H. SCHMIDT 1948.)

Solustibosan, eine neutrale, isotone Lösung von Natrium-antimon(V)-gluconat, ist dem Neostibosan durch seine noch geringere Giftigkeit überlegen und gestattet intensivere Behandlung durch Verwendung größerer Dosen. Kumulierung des Mittels tritt nicht ein, da der größte Teil bereits innerhalb 24 Std nach der Injektion wieder ausgeschieden wird. Die gebrauchsfertige Lösung, die ursprünglich 20 mg Sb(V) in 1 cm³ enthielt, wurde 1940 durch eine fünffach konzentrierte Form ergänzt. Diese, zuerst Solustibosan ,,HK" benannt, ist jetzt als *Solustibosanlösung* ausschließlich im Verkehr. Die Lösung ist auch bei intramuskulärer (vorzugsweise intraglutäaler) Anwendung reiz- und schmerzlos. Die durchschnittliche Tagesdosis beträgt 0,1 cm³/kg, also etwa 5 cm³ für den erwachsenen Kranken. Diese Menge wird täglich injiziert; sie kann aber auch morgens und abends je zur Hälfte gegeben werden, wodurch in Hinblick auf die große Ausscheidungsgeschwindigkeit sich die Wirkung der Tagesdosis auf einen längeren Zeitraum verteilt. Im allgemeinen gibt man an 10 aufeinander folgenden Tagen je eine Injektion zu 0,1 cm³/kg oder 2 Injektionen zu 0,05 cm³/kg. In resistenten oder ungenügend ansprechenden Fällen kann die Behandlung nach kurzer Pause wiederholt werden. Bei ostasiatischen Erkrankungen sollen im allgemeinen 5tägige Kuren (also 5mal 0,1 cm³/kg oder 10mal 0,05 cm³/kg) ausreichen; nötigenfalls muß aber auch bei den fernöstlichen Kala-Azar-Formen die 10tägige Behandlung durchgeführt werden (RAMOS 1942, KIKUTH und SCHMIDT 1943, TUCKMAN 1949 u. a.). Über Behandlungen mit dem wohl identischen Sodiumstibogluconat berichten MAEGRAITH, BRUNDRETT u. a. (1947) sowie KIRK und SATI (1947).

Solustibosan oleosum, eine konzentrierte Suspension in neutralem Öl, enthält 200 mg Solustibosan = 54 mg Sb^{V} in 1 cm³ und ist zur intramuskulären Injektion bestimmt. Es wird dadurch ein Depot gesetzt, aus dem das Solustibosan nach und nach in gelöster Form in den Blutkreislauf gelangt, wodurch erreicht wird, daß trotz der schnellen Ausscheidung des Präparats ein gleichmäßiger Antimonspiegel aufrechterhalten bleibt. Mit dieser Anwendungsform haben RAMOS, SALA GINABREDA und SANJOSÉ, BOIX BARRIOS, FERNÁNDEZ CASTANYS und andere spanische Autoren bei der oft schwer beeinflußbaren Kinder-Kala-Azar besonders gute Erfolge erzielt. Die Einzeldosen von 0,2 cm³/kg werden in zweitägigen Abständen, am besten in die äußeren oberen Glutäalquadranten abwechselnd rechts und links, eingespritzt. In frischen Fällen genügen häufig schon 5 Injektionen, in resistenteren werden bis zu 10 verabfolgt. Dann ist es zweckmäßig, den Erfolg etwa 2 Wochen lang abzuwarten, bevor nötigenfalls die Kur wiederholt wird.

Die Solustibosanbehandlung scheint, insbesondere bei intensiver Anwendung, Heilungsaussichten bis zu 95% zu sichern (CHOUDHURI 1946). SEN GUPTA und CHAKRAVART (1945) sahen unter 50 Fällen 48 klinische und rezidivfreie Heilungen, und CHAKRAVARTY (1945) beobachtete 3 Spätrezidive bei 21 klinisch geheilten Fällen. Nebenwirkungen sind auch bei Verwendung großer Dosen selten und gering; Herzklopfen, geringe Albuminurie, Durchfälle und Brechreiz sind gelegentlich beobachtet worden, zwingen aber nur selten zum Absetzen des Mittels (CHAKRAVARTY 1945, MAEGRAITH, BRUNDRETT u. a. 1947).

In jüngster Zeit sind einige antimonfreie Diamidine in die Behandlung der visceralen Leishmaniasen eingeführt worden, die auch bei antimonresistenten Erkrankungen, nicht aber bei Hauterscheinungen wirksam sind (WILNER und HAEDICKE 1948) und auch zur Behandlung tuberkulosekomplizierter Kala-Azarfälle verwendet werden können (SEN GUPTA 1944). Wenn den Diamidinen auch die Nebenwirkungen der Antimonate fehlen, so muß doch weitere Erfahrung noch zeigen, ob und inwieweit sie den Antimonpräparaten vorzuziehen sind. Ihre Verwendung wird hauptsächlich in antimonresistenten Fällen angezeigt sein (SEN GUPTA 1949).

Stilbamidine (4,4'-Diamidino-stilbene oder 4,4'-Diamidino-stilben-isothionate) wird als 1%ige *frisch bereitete* Lösung (neutrales oder nur schwach saures Wasser verwenden) intravenös injiziert. Die intramuskuläre Injektion ist schmerzhaft; alte Lösungen sind durch Lichteinwirkung zersetzt (Bildung von Tetra-[4'-amidinophenyl]-cyclobutan; FULTON und DUNITZ 1947) und verursachen toxische Schädigungen der Leber, der Nieren und des Pankreas.

Die Behandlung wird eingeleitet mit einer Injektion von 0,025 g und mit steigenden Dosen (0,05, 0,06, 0,07 und selten bis 0,09 oder 0,1 g; Maximum 0,002 g je Kilogramm Körpergewicht) bei täglichen Injektionen fortgesetzt. Im ganzen werden 10—12, selten bis zu 15 Injektionen gegeben (NAPIER und SEN GUPTA 1942, 1943).

NAPIER und SEN GUPTA sahen 95% Heilungen, MOST und LAVIETES rechnen sogar mit nahezu 100% Erfolgen. Nebenwirkungen sind bei richtiger Durchführung der Kur gering und weitgehend vermeidbar; nur ein alarmierendes Absinken des Blutdruckes wird des öfteren beobachtet, dem aber durch Zugabe von Adrenalin zeitig begegnet werden kann. Die nach Monaten manchmal aufgetretenen neurologisch-spastischen Störungen, Hyperästhesien, Parästhesien und Anästhesien im Trigeminusgebiet mit Tränenfluß und gelegentlich auch epileptiforme Anfälle (NAPIER und SEN GUPTA 1942, OASTLER und FIDLER 1946, COLLARD und HARGREAVE 1947, SEN GUPTA 1947) sind mehrfach auf die Verwendung alter zersetzter Lösungen bezogen worden, von SATI (1949) aber neuerdings auch nach Injektion frisch bereiteter Stilbamidinlösungen beobachtet worden. Es bleibt also abzuwarten, ob und wie weit sich derartige Störungen durch die Verwendung nur frischer Lösungen vermeiden lassen. Durch große Dosen konnten im Tierversuch (Seager und Castelnuovo 1947) degenerative Leber- und Nierenveränderungen ausgelöst werden, die aber bei Verwendung therapieüblicher Mengen nicht aufzutreten scheinen. Traubenzuckerinjektionen können eventuell zum Schutz des Leberparenchyms während der Behandlung gegeben werden.

Pentamidin (4,4'-Diamidino-diphenoxy-pentan) ist zuerst 1941 von Kirk und McDonald gegen Kala-Azar verwendet worden. Napier und Sen Gupta (1943) haben es wie das Stilbamidin in 1%iger Lösung (nicht über 2 mg je Kilogramm Körpergewicht) injiziert und von 21 Fällen 19, von weiteren 11 antimonfesten Fällen 10 zur Ausheilung gebracht. Blutdrucksenkungen treten gleichfalls auf. Sen Gupta (1944) macht allerdings darauf aufmerksam, daß die Dauererfolge unsicherer seien als die durch die Stilbamidinanwendung erzielten, da unter 22 nachbeobachteten Patienten 12 an Rezidiven erkrankt waren.

Pentamidin-Isothionate als 10%ige Lösung, tief intramuskulär injiziert, 4,5 mg je Kilogramm Körpergewicht, 10 Tage lang täglich gegeben, brachte in einer Reihe von Fällen raschen Fieberabfall mit Anstieg der Hämoglobinwerte, Rückgang von Milz und Leber und klinischer Heilung ohne Rezidive. Allerdings traten an den Einstichstellen schmerzhafte, aber nicht nekrotisierende Infiltrate auf (Ghosal und Sinha 1948). Hazarika (1949) sah bis zu 94,4% Heilungen nach der Anwendung des Mittels, aber eine Rezidivquote von 38,09% gegenüber einer solchen von 33,33% bei antimonbehandelten Fällen.

Propamidine (4:4'-Diamidino-diphenoxy-propan) ist von Adams (1943) in einer Reihe von Fällen verwendet worden (Einzeldosis etwa 2 mg je Kilogramm Körpergewicht, 9 Tage lang täglich intramuskulär zu injizieren). Die Blutdrucksenkung trat nicht auf, dagegen ein starker Fieberanstieg nach der Injektion; an der Einstichstelle entwickelten sich Infiltrate. Weitere Erfahrungen scheinen nicht vorzuliegen.

Sulfonamide und *Penicillin* haben keine Einwirkung auf Leishmanieninfektionen, können aber Komplikationen günstig beeinflussen (Fulton 1945, Horgan und Satti 1945); insbesondere kann durch große Penicillingaben eine begleitende Nomaerkrankung in manchen Fällen aufgehalten werden (Sen Gupta und Chakravarty 1943).

In Einzelfällen ist durch die *Milzexstirpation*, kombiniert mit der spezifischen Therapie, rasche Ausheilung der Krankheit erzielt worden (Martin und Mitarbeiter 1935, Hayashi 1936, Burchen und Bowers 1947, Morton und Cooke 1948). In der Regel wird jedoch vor dem Eingriff gewarnt, da die Erfolge nur gering, die Gefahren und Letalität aber hoch sind.

Die *Allgemeinbehandlung* der Erkrankung, der Anämien, Kreislaufstörungen und Komplikationen sowie die diätetischen Maßnahmen während der Fieberzeit werden nach den in der Inneren Medizin auch sonst gültigen Grundsätzen durchgeführt; auf eine Besprechung der Einzelheiten wird hier verzichtet.

Begleitende Malariaerkrankungen, Hakenwurm- oder Bilharziainfektionen müssen entsprechend behandelt werden; Sekundärinfektionen können oftmals mit Sulfonamiden oder Penicillin gut beeinflußt werden; insbesondere scheint die Prognose begleitender Nomaerkrankungen seit Einführung der Penicillinbehandlung wesentlich günstiger zu sein als früher (Sen Gupta). Gravidität ist kein Gegengrund zur Behandlung mit Antimon; Napier gibt an, daß in der Schwangerschaft erkrankte und mit Antimon behandelte Frauen mehrfach gesunde Kinder ausgetragen haben.

Bei der *Bekämpfung* der Kala-Azar müssen, da es eine geeignete Chemoprophylaxe nicht gibt, Krankenbehandlung und Überträgerbekämpfung Hand in Hand gehen.

Erfassung und Behandlung nicht nur der akut fieberhaften, sondern auch der nach abgeklungener Infektion am Hautleishmanoid leidenden Patienten, die der Weiterverbreitung der Infektion dienen könnten, ist die erste Aufgabe. Isolierung (bzw. Netzschutz) der Kranken gegen Phlebotomen ist in Endemiegebieten erforderlich, da grundsätzlich jeder Kala-Azar-Kranke als infektiös angesehen werden sollte. In Gebieten mit hyperendemischer Kala-Azar (z. B. Assam, Young 1940) hat man versucht, durch Trennung der kranken Bevölkerung von der gesunden die Infektionskette zu unterbrechen.

Die Überträgerbekämpfung mit Räucherungen, Flit oder neuerdings vor allem mit DDT (s. unter Malariabekämpfung, S. 530) richtet sich in erster Linie gegen die in den Wohnräumen anwesenden Phlebotomen. Übrigens sind Phlebotomen gegen Luftzug (Lüftung, elektrischer Ventilator u. a.) äußerst empfindlich (Napier, Strong). Verunreinigungen der näheren Umgebung menschlicher Wohnungen durch Haus- und Küchenabfälle oder Fäkalien müssen, da sie Brutstätten für die Phlebotomen abgeben, sorgfältig vermieden oder beseitigt werden. Chemische Bereinigung (Chlorkalk) von Abfallstätten dient gleichfalls der Phlebotomenbekämpfung. Da die Bedeutung der Stallablenkung bisher ungeklärt ist, sollten

Viehhaltungen (auch Geflügelzuchten) in Phlebotomengegenden nicht unmittelbar in Hausnähe angelegt werden.

Mit der regelmäßigen Überwachung von Hunden und Vernichtung aller als infiziert befundenen Tiere sind in manchen Kala-Azar-Gegenden (z. B. Canea auf Kreta) gute Erfolge erzielt worden (CHODUKIN und Mitarbeiter 1934, PAPANTONAKIS 1939, SERGENT und Mitarbeiter 1939). Da nur ein kleiner Prozentsatz der infizierten Hunde klinische Anzeichen der Krankheit erkennen läßt, muß die Diagnose durch Nachweis der Parasiten (s. S. 552) oder durch Seroreaktion gesichert werden (s. auch PERVITERA und BONGIARDO 1948).

Netzschutz in den Wohnungen oder Schlafräumen ist anzuraten; allerdings werden die üblichen Moskitonetze von Phlebotomen ohne weiteres passiert, und engmaschige Netze (nicht weniger als 22 Maschen auf 1 Zoll, bzw. Maschenweite nicht größer als 1,2 mm) ermöglichen in feucht-heißem Klima keine ausreichende Ventilation. Normale Netze, mit Formalin besprüht oder mit DDT imprägniert, scheinen recht brauchbar zu sein. Die Verwendung von Salben mit Zusatz von Thymol (5%) oder Ol. anisat., Ol. eucalypt. und Ol. therebint. āā hat nur geringen Wert als Schutz gegen Phlebotomenstiche.

II. Haut- und Schleimhautleishmaniasen.

Klinik und Therapie der Haut- und Schleimhautleishmaniasen sind in den Handbüchern der Dermatologie eingehend abgehandelt. Die enge Verwandtschaft mit der Kala-Azar macht aber auch im Rahmen dieser Abhandlung ein kurzes Eingehen auf die Eigenarten sowohl der Orientbeulen als auch der südamerikanischen Leishmaniasen und ihre Behandlung erforderlich. Im übrigen muß auf das angeführte Schrifttum verwiesen werden.

Orientbeule (oriental sore, bouton d'orient, Aleppobeule, Bagdadbeule, Saldanah [pers. = Jahresknoten]). Die *Inkubationszeit* ist wie bei der Kala-Azar keineswegs konstant; sie schwankt von 14 Tagen (MARZINOWSKY und SCHORENKOFF 1924, NAPIER 1930) bis zu 18 Monaten, liegt aber in der Regel zwischen 6 Wochen und 4 Monaten (MANSON-BAHR, MAYER und NAUCK, STRONG u. a.). In Palästina sind durchschnittliche Inkubationen von 4—6 Wochen beobachtet worden (CANAAN).

Die kürzeste nach künstlich gesetzter Infektion mit mehreren Millionen Keimen beobachtete Inkubation (DOSTROWSKY 1945) betrug nur wenige Tage; bei anderen experimentellen Infektionen wurden 14 (PATTON u. a.) bzw. 70 Tage (MARZINOWSKY) und in WENYONS Selbstversuch in Aleppo $6^1/_2$ Monate beobachtet. Inkubationen von mehrjähriger Dauer scheinen nur in seltenen Einzelfällen (GOUGEROT und BURNIER 1938) vorzukommen. Mit einer Abhängigkeit der Inkubationszeit von der Dichte der Infektion und der Immunitätslage des Wirtes, aber auch von der Eigenart der Stämme muß gerechnet werden; die sog. akut ulcerierenden Formen in Turkestan haben durchweg eine ungleich kürzere Inkubation (1 bis 6 Wochen) gegenüber den trockenen und spät ulcerierenden Hautleishmaniasen (KOJEVNIKOV 1941, 1942, LATYSHEV und KRIUKOVA 1942; s. bei HOARE 1944).

Prädilektionsstellen für die Entwicklung der Krankheit sind entsprechend der Übertragung durch Phlebotomenstiche die unbedeckten Körperstellen, besonders das Gesicht, ferner die Unterarme und Hände sowie Unterschenkel und Füße. Bei der dicht bekleideten einheimischen Bevölkerung im mittleren Orient fanden wir in Übereinstimmung mit früheren Beobachtern ganz überwiegend Gesicht und Hände befallen.

Die Beulen entstehen fast immer auf der Oberhaut und bleiben auf diese begrenzt; nur in seltenen Einzelfällen greifen sie von den Augenlidern (SHALOM 1938, KAMEL 1945) auf die Conjunctiva (BOUILLEZ nach MAYER und NAUCK) oder von Nase und Lippen auf die benachbarten naso-pharyngealen Schleimhäute über. Einzelfälle dieser Art, die den amerikanischen Formen ähneln, sind besonders im Sudan und in Kenya (CHRISTOPHERSON 1914, PIERS 1947) gesehen worden.

Die **klinischen Bilder** der Hautleishmaniasen sind gleichfalls außerordentlich wechselnd. Im allgemeinen zeigt sich an der Infektionsstelle ein zunächst einem Insektenstich ähnlicher kleiner roter Fleck, der sich rasch zu einer leicht juckenden

Papel und weiterhin im Laufe einiger Wochen zu einem umschriebenen subcutan gelegenen Knötchen entwickelt (Abb. 7—9 auf dem Fingerglied). Diese *nodöse*

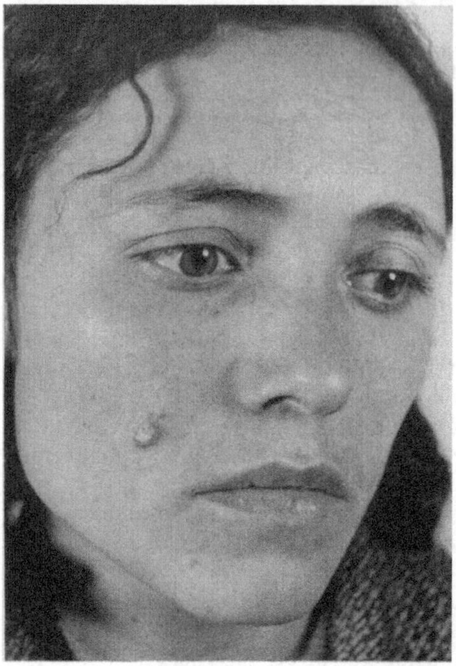

Abb. 7.

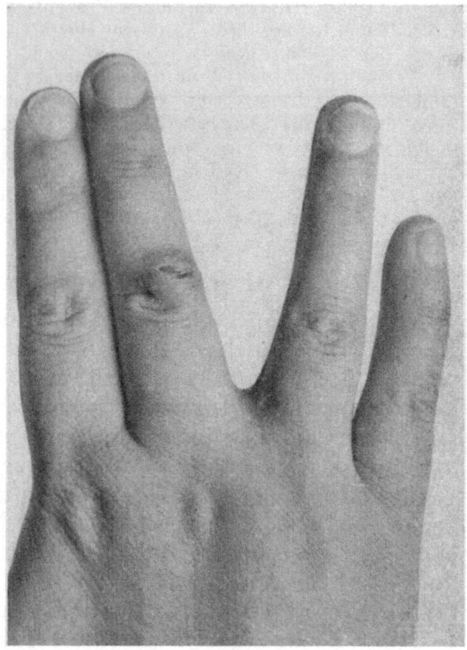

Abb. 8.

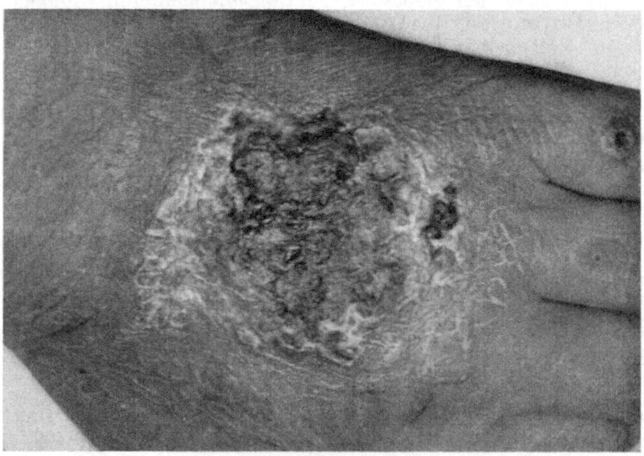

Abb. 9.

Abb. 7—9. Orientbeulen. (Original A. Marchionini, München.)

Form (Sagher 1947) der Leishmaniase kann in Einzelfällen monatelang bestehenbleiben, bis schließlich die Rückbildung (sog. *abortive* Form) eintritt. Bei der großen Mehrzahl der Fälle aber beginnt schon nach mehreren Wochen die Oberfläche leicht zu schuppen und sondert etwas Sekret ab, und die nunmehr schwach nässende Beule bedeckt sich nach und nach mit einer fest haftenden borkigen Kruste aus eingetrocknetem Sekret, unter der sich ein kleines Ulcus mit schmierig belegten Granulationen entwickelt. Aus der nodösen ist eine *ulceröse* Leishmaniase geworden, und das entstandene Ulcus zeigt bald ein typisches Aussehen mit wallartig erhabenen Rändern, mit schmierig belegtem Grund und geringer Absonderung eines oft übelriechenden Sekrets. Das Geschwür kann monatelang bestehen bleiben, breitet sich nach und nach aus, kann sich aber gelegentlich wieder mit einer dünnen Epidermis überziehen, so daß erneut eine nodöse Form entsteht, die jedoch in vielen Fällen abermals ulceriert. Im Laufe der Monate wird das Ulcus flacher, der Grund reinigt sich, und unter Bildung frischer Granulationen verheilt schließlich das Geschwür, hinterläßt aber breite, manchmal leicht pigmentierte und besonders im Gesicht entstellende Narben.

Wir beschränken uns darauf, einige wenige Beispiele in Abbildungen wiederzugeben, die aber keineswegs die ganze Vielgestaltigkeit der Erscheinungsformen darstellen können (Abb. 9—13).

Außer diesen typischen Formen kommen verruköse, kleinknotige lupusähnliche (Christopherson), keloidähnliche oder auch gummaartige nodöse Hautleishmaniasen vor, die auch bei langer Dauer nicht ulcerieren. Sie sind besonders aus Ägypten und Kleinasien beschrieben (Mayer und Nauck), sind uns aber in mittelasiatischen Leishmaniasengebieten kaum je begegnet. Immer muß aber mit den mannigfaltigsten Erscheinungsformen gerechnet werden. Greift in seltenen Fällen die Orientbeule auf die naso-pharyngealen Schleimhäute über (Abb. 14 15), so entstehen tiefe Infiltrate und Erosionen mit serös-eitriger Absonderung (Piers 1947), doch kaum so große Ulcerationen, wie sie von den Infektionen mit *L. brasiliensis* bekannt sind (s. auch bei Napier).

Bei vielen Kranken tritt nur eine einzige Beule auf; in den meisten Endemiegebieten überwiegen aber multiple Geschwüre. Sie treten nicht immer gleichzeitig, sondern oft nacheinander und schubweise in Erscheinung und sind häufig auf Reinfektionen oder Autoinokulation durch Kratzen zurückzuführen. Doch kommt auch die metastatische Verschleppung der Leishmanien auf dem Lymphwege vor, und in manchen Fällen spricht die Verteilung der späteren Beulen mit großer Wahrscheinlichkeit für die lymphogene Verbreitung (Manson-Bahr). Besonders neigt die schnell ulcerierende Krankheitsform Mittelasiens (s. unten) zu dieser Art der Ausbreitung, und vielfach zeigen dabei Anschwellungen von Lymphgefäßen mit Knötchenbildungen den Weg zu den sekundären Hautgeschwüren (Ansari und Mofidi 1950). Auch eine Ausbreitung auf dem Blutwege ist in solchen Fällen anzunehmen, wo die sekundär in großer Zahl auftretenden Knötchen überall am Körper verteilt an unbedeckten und bedeckten Stellen sitzen.

Die Beschwerden der Kranken sind in der Regel gering. Anfangs tritt leichter Juckreiz auf; später sind die Beulen fast immer schmerzlos. Leichtes Frösteln bei geringen Temperatursteigerungen kommt vor, höheres Fieber (Marzinowsky) dagegen selten. Schwellung der regionären Lymphbahnen und Lymphknoten ist häufig. Wesentliche Änderungen des Blutbildes werden nicht beobachtet; eine stärkere Leukocytose weist auf sekundäre Infektion hin. Mäßige Eosinophilien kommen vor (Goodall 1937), sind aber auch auf begleitende Helmintheninfektion verdächtig.

Die *Dauer* der Krankheit wird meist mit 4—12 Monaten angegeben, unterliegt aber großen Schwankungen. Eine kürzere Dauer zeigt insbesondere eine schnell ulcerierende Krankheitsform, die auf dem Lande in Turkestan auftritt (Kojevnikow u. a., zusammenfassende Darstellung der russischen Literatur bei Hoare 1944), auch in Iran in Gebieten an der russischen Grenze beobachtet ist (Ansari und Mofidi) und bei der gewisse Nagetiere die Infektionsquelle sind (S. 552). Dabei treten Beulen nach einer Inkubation von wenigen Wochen auf, ulcerieren schon nach 5—10 Tagen und bilden breite, stark nässende Geschwüre

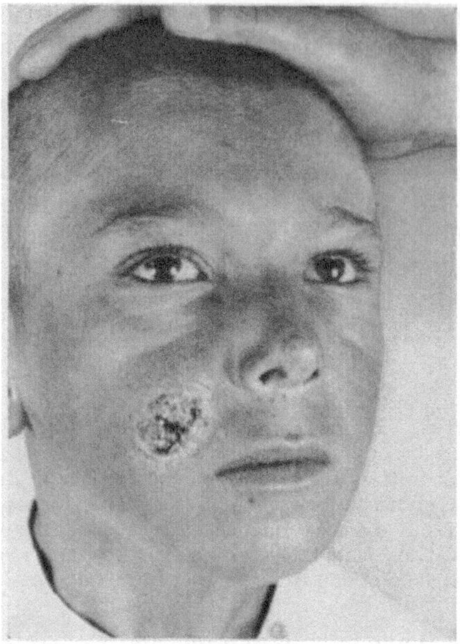

Abb. 10.

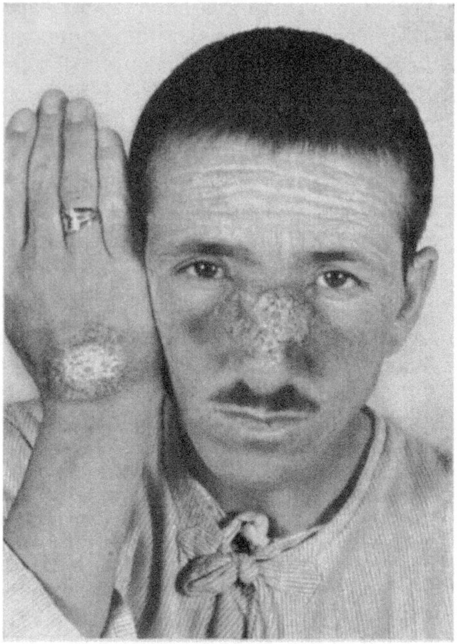

Abb. 11.

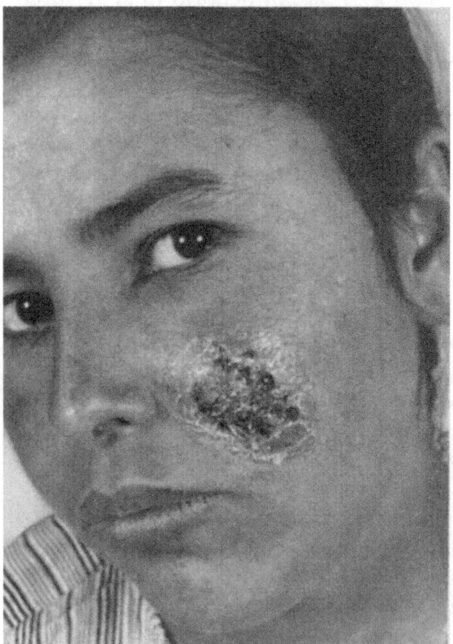

Abb. 12.

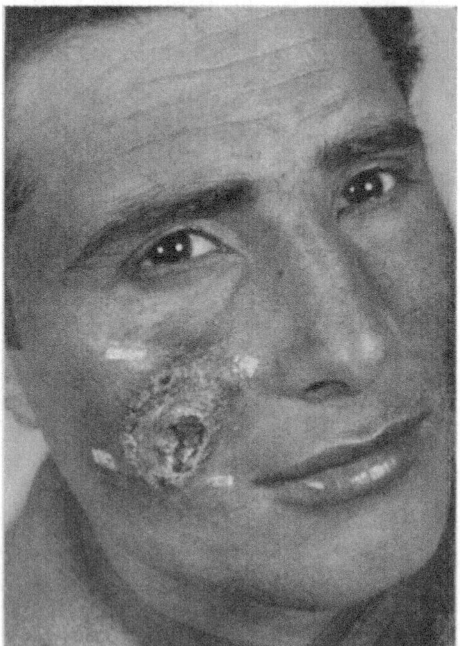

Abb. 13.

Abb. 10—13. Orientbeulen. (Original A. MARCHIONINI, München.)

mit begleitender Lymphangitis, die in weniger als 6 Monaten abheilen. Auch nodöse, nicht ulcerierende Formen können sich gelegentlich in einer Reihe von Monaten zurückbilden, während die spät ulcerierenden Beulen bis zu 12 Monaten und länger dauern können.

Selten sind Fälle mit 4—5jähriger Dauer gesehen worden. Insbesondere sind manche der lupusähnlichen Formen, die auch histologisch oftmals „tuberkuloide" Gewebsreaktionen zeigen, hartnäckig und therapieresistent; sie können sich in Schüben über ungleich längere Zeit hinziehen (sog. rezidivierende Leishmaniase, SAGHER 1947). Die von OWEN sowie HRAD

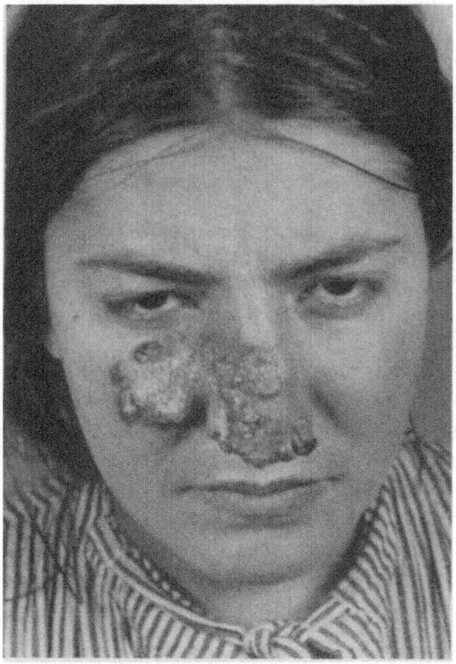

Abb. 14.

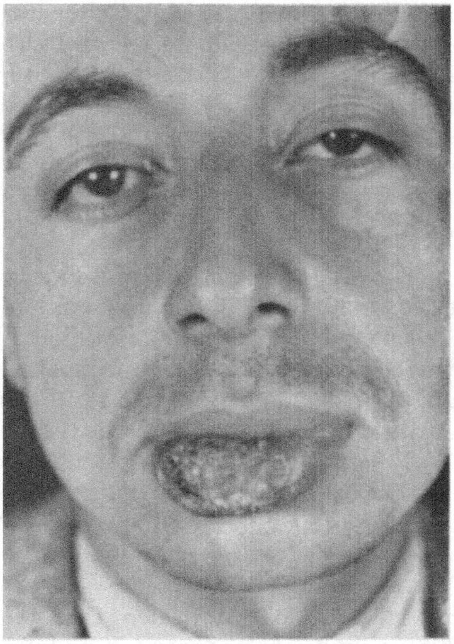

Abb. 15.

Abb. 14 u. 15. Orientbeulen mit Ausbreitung auf Nasen- bzw. Mundschleimhaut. (Original A. MARCHIONINI, München.)

(1942) beschriebenen Fälle einzelner über 17 bzw. 11 Jahre dauernder, anfangs nodöser und nach Jahren ulcerierender Orientbeulen scheinen einmalig zu sein.

Komplikationen im Ablauf sind verhältnismäßig selten, so daß die Prognose immer günstig ist. Mit der Möglichkeit sekundärer Infektionen, z. B. Erysipele und Phlebitiden, muß gerechnet werden (NAPIER 1930). Spätfolgen sind nur durch mechanische Auswirkungen der verbleibenden Narben bedingt; eine in Augennähe oder am Lid auftretende Leishmaniase kann später zum Ektropium mit nachfolgender Conjunctivitis und Keratitis führen.

Einmaliges Überstehen der Erkrankung, auch nur einer einzigen Beule (VANNI 1933) verleiht gegen Reinfektionen eine weitgehende und langdauernde Immunität, die bei natürlichem Ablauf der Leishmaniase wirksamer ist als nach frühzeitiger Behandlung. Auf dieser Erfahrung beruht die aus den Orientländern berichtete Sitte, durch künstliches Einimpfen an bekleideten Körperstellen der natürlichen Infektion an unbekleideten Teilen vorzubeugen. Wahrscheinlich ist die Immunität stammspezifisch und schützt nur gegen Reinfektion mit homologen Stämmen. Zweitinfektionen mit heterologen Stämmen sind bei Untersuchungen in Turkestan (KOJEVNIKOW 1945) in über 50% der Fälle angegangen. Künstliche Immunisierung gelang SOKOLOVA (1940, 1941) durch Injektion einer Vaccine aus *L. tropica;* die Stämme der akuten ulcerösen Formen entwickelten bessere Schutzwirkung als die der trockenen chronisch verlaufenden Läsionen.

Diagnose und Differentialdiagnose. In Endemiegebieten können bei typischen Erkrankungen der chronische Verlauf, das Aussehen und die Schmerzlosigkeit der Läsionen rasch auf die Diagnose hinweisen. Schwierigkeiten entstehen bei der Beurteilung eingeschleppter Einzelfälle im Heimatgebiet.

Immer muß differentialdiagnostisch in erster Linie an Lupus gedacht werden, mit dem manche Formen eine täuschende Ähnlichkeit haben können. Zudem können auf einer bereits bestehenden Orientbeule Tuberkulide zur Entwicklung kommen (Sinderson 1931). Blastomykosen, tertiäre Syphilide, Ulcus tropicum, Trichophythien, Lupus erythematodes, Hautcarcinome oder Acne rosacea (Mulzer 1937) müssen bei der Vielgestaltigkeit der Leishmaniasen immer in Erwägung gezogen werden. Lepraähnliche Hautleishmaniasen sind mehrfach beobachtet worden (Muir, Quemener 1936, Oritz und Perdo 1949).

Eindeutig ist die Diagnose immer nur durch den Erregernachweis zu stellen, der in etwa 50% der Fälle (Connor und Shortt), in frischen Geschwüren häufiger, in alten jedoch ungleich seltener (Dostrowsky und Sagher 1946) gelingt. Das Untersuchungsmaterial wird zweckmäßig durch Abschaben vom Geschwürsrand, nach Manson-Bahr auch durch Punktion aus dem Untergrund des Geschwürsrandes gewonnen (im übrigen s. S. 550).

Aldehyd- und Antimontest sind fast immer negativ und geben daher keine Hinweise (Ciaccio 1936, Goodall 1937, Manson-Bahr u. a.). Da die Wa.R. negativ ist, kann sie zur Abgrenzung von Syphiliden herangezogen werden. Komplementbindungsreaktionen mit Antigenen aus Leishmaniakulturen wurden mehrfach mit Erfolg angesetzt (Khalil-Bey 1935, s. auch bei Strong).

Günstige Ergebnisse sind mit der wesentlich einfacheren Intracutanprobe (Montenegro 1926) erzielt worden. Intracutane Injektion von 0,1 cm^3 einer Vaccine von *L. tropica* (1 Million Keime je Kubikzentimeter, eventuell nachträglich 1:10 oder mehr verdünnt) gibt in 95—97% der Fälle, sowohl bei nodösen als auch bei ulcerierten und rezidivierenden lupusähnlichen Orientbeulen positive Reaktion, die sich nach 24 Std als Erythem mit kleiner zentraler Quaddel von 5—10 mm Durchmesser an der Injektionsstelle zu erkennen gibt (Dostrowsky 1935, Dostrowsky und Sagher 1946, Steinhauer 1947).

Südamerikanische Haut- und Schleimhautleishmaniase (*L. brasiliensis;* Espundia, Uta, Bubas, Chiclero ulcer). In ihrer Pathogenese, den klinischen Bildern und dem Verlauf zeigen die amerikanischen Hautleishmaniasen weitgehende Analogie mit den Orientbeulen. Allerdings ist der Verlauf in vielen Fällen ungleich langwieriger und folgenschwerer; Komplikationen sind infolge des Befalls der Nasen- und Rachenschleimhaut wesentlich häufiger.

Die *Inkubationszeit* wechselt wie bei den orientalischen Erkrankungen stark; sie beträgt in der Regel 2—3 Monate, in Einzelfällen (Snow und Mitarbeiter 1948) weniger als 14 Tage, in anderen mehr als 4 Monate. Gewisse jahreszeitliche Schwankungen in der Häufigkeit des Auftretens sind in Abhängigkeit von der Flugzeit der Phlebotomen in manchen Ländern beobachtet worden (Snow und Mitarbeiter 1948).

Auch die amerikanischen Leishmaniasen befallen ganz überwiegend unbedeckte Körperstellen, am häufigsten Beine und Füße (etwa 42%, in Sao Paulo; Brumpt und Pedroso), sodann Arme und Hände (etwa 27%), Gesicht und behaarten Kopf (etwa 16%). Die restlichen Erkrankungen verteilen sich auf die übrigen Körperregionen. Entwicklung der Beulen auf indifferenten Insektenstichen und Psoriasisherden ist beobachtet worden (Buss).

Krankheitsbild. Wie bei den Orientbeulen entsteht zunächst am Orte der Infektion eine kleine Papel, und in ganz gleicher Weise entwickeln sich daraus nodöse und ulceröse Formen der Leishmaniase; die Mehrzahl der südamerikanischen Erkrankungen — nach Rabello etwa 90% — zeigt nahezu gleiches Aussehen und gleichartigen Ablauf wie die Leishmaniasen der Alten Welt. Die nodöse Form kann lange Zeit erhalten bleiben; meist zerfällt sie aber nach einiger Zeit, und es entwickelt sich unter der borkig belegten, verkrusteten Oberfläche ein zunächst kleines, rundes, von ödematösem Hof umgebenes Geschwür, das im Laufe der Zeit eine Größe von 8—9 cm Durchmesser annehmen kann. Die Geschwürsränder sind wallartig erhaben und manchmal unterminiert; Absonderung und Blutungsneigung sind stärker als bei den orientalischen Formen.

Papillomatöse oder verruköse Formen kommen gleichfalls vor, bei denen das unverletzte Epithel noch lange Zeit erhalten bleiben kann. Sie können aber nach Jahren noch ulcerieren.

Häufiger und stärker als bei den Orientbeulen sind die umgebenden Lymphbahnen und Lymphknoten angeschwollen; die Lymphbahnen zeigen kleine Knötchen, in denen nach Probeexcision Leishmanien nachgewiesen worden sind (NAPIER, SNOW und Mitarbeiter u. a.), ein Befund, der zeigt, daß die amerikanische Form mehr zur Generalisierung neigt als die Erkrankungen der Alten Welt.

Nur ein Teil der Geschwüre, in Sao Paulo etwa 15—20% (DA SILVEIRA), in Peru von 20—80% (GOLDMAN 1947), greift — in der Regel erst 6—18 Monate nach Beginn der Hautaffektion (NAPIER) — per continuitatem (ESCOMEL) auf die benachbarten Schleimhäute über. In einer Minderzahl entwickelt sich die Schleimhautleishmaniase dagegen erst später nach Abheilung der Hauterkrankung, oft erst nach Jahren, und ohne erkennbare äußere Verbindung mit dieser treten Veränderungen an der Nasen- und Mundschleimhaut und am weichen Gaumen auf, die sich dann auf Pharynx und Larynx (PIFANO 1949) und gelegentlich sogar auf den Ösophagus ausdehnen.

Auch bei den Schleimhauterkrankungen unterscheidet man nicht ulcerierende und sekundär ulceröse Formen. In einem Falle handelt es sich um ödematöse Schwellungen der Schleimhaut; in Einzelfällen sind große polypöse Neubildungen in der Nase gesehen worden (COSTA 1944, MANGABEIRA ALBERNAZ 1947). Meist aber beginnen diese bald oberflächlich zu zerfallen und führen, bei gleichzeitiger Entwicklung entzündlicher Granulationen, bald zu schweren Zerstörungen nicht nur der Schleimhäute, sondern auch des knorpeligen Nasenskelets (Perforation des Septums) und des weichen Gaumens. Knochen und Zunge werden jedoch in der Regel nicht befallen.

Entscheidende Blutbildveränderungen bestehen nicht; leichte bis mäßige Eosinophilien werden beobachtet (SNOW und Mitarbeiter), stärkere Leukocytosen weisen wiederum auf Mischinfektionen hin. Senkung und Bluteiweißwerte sind normal (SNOW und Mitarbeiter).

Die *Krankheitsdauer* beträgt bei einfachen Hautformen ein bis mehrere Jahre, bei zerstörenden Schleimhauterkrankungen bis zu 2 und 3 Jahrzehnten (MAYER und NAUCK, NAPIER u. a.). Komplikationen durch Sekundärinfektionen sind häufig, und in nicht behandelten Fällen gehen die Kranken oftmals an Pneumonien, septischen Infektionen oder Kachexie zugrunde.

Nach Überstehen der Krankheit bleibt eine lang dauernde stammspezifische Immunität zurück (PESSÔA und BARRETTO 1946), so daß Reinfektionen mit homologem Stamm in der Regel nicht angehen. Versuche, durch Vaccination künstlich eine aktive Immunität zu erzielen, scheinen aussichtsreich (PESSÔA und BARRETTO). Von 444 geimpften Menschen eines Endemiegebietes erkrankten nur 2,7%, indes von 683 nicht Geimpften unter gleichen Expositionsbedingungen 15,6% erkrankten. Weitere Erfahrungen über den Wert der Vaccination bleiben jedoch abzuwarten.

Differentialdiagnostisch sind die gleichen Überlegungen wie bei den Orientbeulen anzustellen. In erster Linie sind wieder Lupus, Carcinome, Syphilide und Blastomykosen auszuschließen (NAPIER, MAYER und NAUCK, MANSON-BAHR, STRONG, SNOW u. a.). In manchen Gegenden muß an Frambösie gedacht werden, ebenso an lepröse Veränderungen.

Für den Erregernachweis gilt grundsätzlich das Gleiche wie bei den Orientbeulen; in alten Geschwüren sind die Leishmanien nur schwer zu finden. In Übereinstimmung mit MANSON-BAHR empfiehlt SNOW neuerdings wieder die Untersuchung von Schabepräparaten aus den Geschwürsrändern, eventuell auch von Probeexcisionen.

Wa.R. und Aldehydtest sind negativ (MAYER und NAUCK). Komplementbindungsreaktionen sind mit verschiedenen Antigenen aus Leishmanien und *Trypanosoma equiperdum* ausgeführt worden (DA CUNHA, LOBO 1947); sie scheinen eine gewisse Spezifität zu haben. LOBO hält außerdem Versuche über Leishmanienagglutinationen (FONESCA) für aussichtsreich. Hohe Spezifität scheint der Intracutantest nach MONTENEGRO zu haben (PIFANO 1949), der allerdings erst nach etwa 6monatiger Erkrankung (Lopez und Laender 1945), dann aber in etwa 97,5% der Fälle (Gomez) positiv wird und auch noch mehrere Jahre nach Abheilung der Krankheit nachweisbar ist.

Behandlung der Hautleishmaniasen. Die zur Behandlung der Orientbeulen und der südamerikanischen Hautleishmaniasen angewandten Verfahren sind in ihren Grundzügen gleichartig und werden daher gemeinsam besprochen. Die große Zahl der im Laufe der Jahre empfohlenen und erprobten Mittel und Methoden beweist, daß die Erfolge keineswegs in allen Fällen befriedigend sind. Bei der häufigsten Krankheitsform der solitären Beulen ohne Neigung zur Metastasenbildung kommt man mit der lokalen Behandlung der Läsionen aus, die bei nicht ulcerierten Beulen besonders einfach ist und die auch bei offenen Geschwüren die Abheilung begünstigt und kosmetisch gute Ergebnisse zeitigt. Die örtliche Behandlung wird durch gründliche Reinigung der Geschwüre mit Rivanol-, Trypaflavin- oder Kochsalzaufschlägen (Marchionini 1939, Mayer und Nauck u. a.) eingeleitet.

Salben mit Zusatz von Methylenblau oder Kaliumpermanganat scheinen uns von nur zweifelhaftem, jedenfalls niemals entscheidendem Wert zu sein. Antimonsalben (1—2%) reizen das Gewebe, verursachen, wenn sie nicht mit Novocain versetzt werden, starke Schmerzen und sollen nicht auf die umgebende gesunde Haut gebracht werden. Zweckmäßig wird die Umgebung des Geschwürs vor der Anwendung der Antimonsalben mit Vaseline oder Lanolin abgedeckt.

Örtliche *Unterspritzung* der Geschwürsränder mit kleinen *Emetindosen* (2—5%ige Lösung; nicht über 0,05 g pro dosi; Phitinos, Sinderson) können gelegentlich schon nach wenigen Tagen zur Reinigung der Geschwüre und innerhalb einiger Wochen zur Abheilung führen.

Berberinum sulfuricum (Vapma 1927, Das Gupta und Dikshit 1929), in 1—2%iger Lösung, 1mal wöchentlich unter den Geschwürsrand gespritzt, soll vor allem bei antimonresistenten Fällen (Mühlens) mehrfach günstig gewirkt haben. Napier (1931) rät wegen der entstehenden örtlichen Reizungen und der toxischen Nebenwirkungen, nicht mehr als 2 cm^3 der 1%igen Lösung pro dosi zu injizieren. Eigene Erfahrungen über die Berberinbehandlung liegen nicht vor.

Nach Anwendung von *Sulfonamidpudern* sah Akrawi (1940) in 63% seiner Fälle rasche Heilung innerhalb eines Monats. Neuere Beobachtungen bestätigen aber den auch von Klitzner (1944) gefundenen guten Effekt der Sulfonamide nicht; sie können auf die Mischinfektionen günstig einwirken und dadurch die Abheilung fördern, hemmen aber die Entwicklung der Leishmanien nicht (Snow 1944, Mülhens und Mohr 1944, Piers 1947, Snow und Mitarbeiter 1947). Ein neuartiges Diasonderivat, das gegen Lepra erprobte Bogalita, ein Methanal-Natriumsulfoxylat, hat Campos (1948) sowohl bei intravenöser als auch bei peroraler Darreichung (5,0 mg täglich, im ganzen 150,0 g, mit Unterbrechungen über 2 Monate verteilt) bei 3 Fällen amerikanischer Leishmaniase als wirksam befunden. *Penicillin* hat keinen Einfluß auf die Abheilung der Läsionen, es sei denn durch Beeinflussung der Mischinfektionen (Halawany und Jalili 1945, Snow und Mitarbeiter 1947).

Vereisung mit Kohlensäureschnee (je nach Größe der Beule 5—10 sec lang, mit 10tägigem Abstand), Ultraviolett-, Grenzstrahlen- und Röntgenbestrahlungen sowie Elektrokoagulationen sind gleichfalls des öfteren angewandt worden (Marchionini 1939, Sagher 1946, Strong u. a.).

Als die erfolgreichsten neueren Verfahren der Lokalbehandlung haben sich die Infiltrationen der Beulen mit *Atebrin* oder *Solustibosan* herausgestellt. Die intraläsionale Behandlung mit Atebrin wurde zuerst von Flarer (1938), diejenige mit Solustibosan zuerst von Vilanova (1943) mit gutem Erfolg durchgeführt, und beide Präparate haben sich seither vielfach bewährt. Marchionini hält auf Grund seiner umfangreichen Erfahrungen in Kleinasien das letztere in der Wirksamkeit in manchen Fällen noch für überlegen. Bei der Applikation kommt es darauf an, daß mit Atebrin-Musonat (S. 513, in der üblichen 5- bis 10%igen Lösung) oder mit der fertigen Solustibosanlösung (S. 562) Um- und Unterspritzung der Beulen so durchgeführt wird, daß das ganze Leishmanienhaltige Gewebe mit dem Medikament durchtränkt wird. Bei ulcerierten Beulen wird empfohlen, die Oberfläche durch Kollodium oder eine andere reizlose

Schutzschicht abzudecken, um ein Heraustreten der Lösung zu verhindern. Meist genügt eine einmalige Injektion. Die örtliche Behandlung mit Atebrin*salben* ist gleichfalls vorgenommen worden (ELKERTSON 1944), scheint jedoch praktisch unwirksam zu sein. Offenbar bleibt hier die notwendige Tiefenwirkung aus.

Bei der generalisierten und der chronischen Krankheitsform ist die zusätzliche *Allgemeinbehandlung* erforderlich oder diese ist bei sehr großer Zahl oder großer Ausdehnung der Läsionen allein angebracht. Letzteres ist insbesondere der Fall bei der Espundia im vorgeschrittenen Stadium. Die Therapie mit den Antimonaten wird nach den gleichen Richtlinien wie bei der Kala-Azar durchgeführt.

Die südamerikanischen Krankheitsformen gelten vielfach als besonders antimonempfindlich, indes die Leishmaniasen der Alten Welt, insbesondere die der Mittelmeerländer, manchmal verhältnismäßig resistent sind (MAYER und NAUCK, VAZQUEZ 1936). Die von uns in Mittelasien beobachteten Hautleishmaniasen dagegen gingen teilweise auf nur wenige Antimoninjektionen prompt zurück, so daß mit erheblichen regionären Unterschieden der Empfindlichkeit einzelner Stämme gerechnet werden muß. MANSON-BAHR (1937) hebt hervor, daß die an den Extremitäten auftretenden Geschwüre auf Antimon manchmal besser ansprechen als die des Gesichts, bei denen im Interesse einer auch kosmetisch befriedigenden Ausheilung die örtliche Behandlung wesentlich wichtiger sei.

Von den *dreiwertigen* Antimonaten wird vielfach auch heute noch Tartarus stibiatus verwendet. In der Regel gibt man 10—20 Injektionen (1%ige frisch bereitete Lösung, 0,05 bis 0,1 g pro dosi intravenös; SNOW und Mitarbeiter 1947), injiziert 3mal wöchentlich, jedoch nicht mehr als 0,2 g je Woche; die von PESSÔA und ROTBERG (1947) angegebenen größeren Dosen (3mal täglich 0,13 g intravenös, also 0,78 g innerhalb von 2 Tagen; danach Pause und Wiederholung nach 4 Wochen) sollen als Stoßtherapie bei amerikanischen Leishmaniasen rasche Abheilung mit gutem kosmetischem Resultat bewirkt haben, scheinen aber wegen der Gefahr unerwünschter Nebenwirkungen bedenklich.

Weiterhin ist von den dreiwertigen Mitteln das Fuadin (Stibophen; 2 cm^3 pro dosi, steigend bis zu 5 cm^3; SNOW und Mitarbeiter 1947) verwendet und besonders bei den süd- und mittelamerikanischen Formen als wirksam gerühmt worden (MAZZA; QUEMENER 1936, SNOW und Mitarbeiter 1947). Bei intramuskulärer Verabfolgung beträgt die Einzeldosis für Erwachsene 5 cm^3, für Kinder rechnet man 1 cm^3 auf 10 kg Körpergewicht. Zur Kontrolle der Verträglichkeit wird die Anfangsdosis um etwa die Hälfte niedriger bemessen. Die ersten 3—5 Injektionen werden täglich, die weiteren nach ein- bis mehrtägigen Pausen gegeben. Die Länge der Kur richtet sich nach dem erzielten Heilerfolg. In schweren Fällen können 15—20 Injektionen erforderlich sein.

Von den weniger toxischen *fünfwertigen* Präparaten hat sich neben Stibamingluconat (SNOW), Ureastibamin (PIERS 1947) und Stibosan vor allem das *Neostibosan* als wirksam erwiesen (MAYER und NAUCK 1932, MANSON-BAHR 1937, 1948, STRONG 1945, u. v. a.), das wie bei der Kala-Azar-Behandlung intravenös injiziert wird (Beginn mit 0,1 g, langsam steigend bis 0,3 g pro dosi). In der Regel genügen 10—12 Injektionen mit einer Gesamtmenge von 2,0—2,5 g für die einmalige Kur. Sollte danach das Geschwür noch nicht abheilen, so wird nach mehrwöchiger Pause erneut behandelt. Neuerdings wird die intravenöse Behandlung mit *Solustibosanlösung* bevorzugt. MARCHIONINI gibt Erwachsenen je nach der Schwere des Krankheitsbildes als Einzeldosis 2—4 cm^3, Kindern 1 cm^3, und verabreicht in täglicher Folge 10 Injektionen. Bei gleichzeitiger intravenöser und lokaler Verabfolgung soll zufolge der Anweisung des BAYER-Werkes die gesamte Tagesmenge 0,15 cm^3/kg nicht überschreiten. Auch intramuskuläre Injektionen von *Solustibosan oleosum* (S. 563) sind mit gutem Erfolge ausgeführt worden (NOGUER MORÉ 1944, MARCHIONINI 1947), obgleich die dabei angewandten Einzeldosen von 1—2,5 cm^3 für den Erwachsenen verhältnismäßig gering waren. Bei der Espundia liegen damit noch keine Erfahrungen vor, doch ist diese Behandlungsform wegen der Depotwirkung vielleicht gerade bei den hartnäckigen Schleimhautlokalisationen aussichtsreich.

Ein unterstützende örtliche Behandlung ist bei der vorgeschrittenen Espundia angebracht. Gute Reinigung der Wundflächen ist immer Voraussetzung. Betupfen und Bespülen der

Wunden mit Antimonlösungen, Bestreuen mit Antimonpuder und das Auflegen von tartarusgetränkten Wattetampons sind empfohlen worden, sollten aber nur nach sorgfältiger Anästhesierung der Schleimhaut durchgeführt werden. Auch Waschungen der Schleimhaut mit Natr. bicarb. zur Beseitigung der Krusten und Pseudomembranen und nachfolgende Ätzung mit Trichloressigsäure sind angeraten worden.

Chloroquin (Resochin) oral hat Puello Garcia (1949) in 21 Fällen von Espundia mit recht günstigen Ergebnissen angewandt. Die Dosierung entsprach dabei der bei der Malariakur (S. 521) üblichen, nämlich am 1. Tage morgens 1 g, nachmittags 0,5 g, am 2. und 3. Tage je 0,5 g. In sehr schweren Fällen mit ausgedehnten Läsionen und Perforation des Nasenseptums wurden am 2. Tage 2mal 0,5 g, am 3. Tage 0,5 g + 0,25 g verabfolgt. Der Autor gibt an, daß 10 Patienten geheilt und 9 gebessert wurden, während 2 auf die Behandlung nicht ansprachen.

Injektionen von *arsenhaltigen* Mitteln (Salvarsan u. a.) sind bei antimonfesten Stämmen versucht worden; überzeugende Resultate sind nicht erzielt worden. Auch die *Goldbehandlung* mit Solganal u. a. hat nur in wenigen Einzelfällen gute Erfolge erzielt (Krasnjanskij und Lawrow 1936).

Die Versuche einer *Vaccinebehandlung* sind älteren Datums (Row 1912). Dostrowsky sah vereinzelt gute Ergebnisse, in anderen Fällen aber Abszedierungen an den Injektionsstellen. Berberian (1945) erzielte nach der Vaccineinjektion (3—5 Millionen Keime je Kubikzentimeter; 0,5 cm^3 subcutan wöchentlich einmal injiziert) beschleunigten Zerfall der Beule mit gebesserter Heilungstendenz.

Die *prophylaktischen* Maßnahmen richten sich gegen die Phlebotomen und sind die gleichen wie bei der Kala-Azar-Bekämpfung, auf die verwiesen wird.

Schlafkrankheit.

Von

Ludolph Fischer und Eduard Reichenow.

Mit 8 Abbildungen.

Synonyma. Engl.: Sleeping sickness; Franz.: Maladie du sommeil; Span.: Enfermedad del sueño.

Die Schlafkrankheit ist eine durch Trypanosomen hervorgerufene und durch Stechfliegen der Gattung *Glossina* übertragene Infektionskrankheit, die anfänglich durch unregelmäßiges Fieber und Drüsenschwellungen gekennzeichnet ist, später durch Übergreifen auf das Zentralnervensystem mit zunehmenden nervösen und psychischen Symptomen verläuft und im Endstadium zu dem Zustande unüberwindlicher Schlafsucht führt.

Geschichtliches.

Im alten arabischen Schrifttum fand die Schlafkrankheit schon im 14. Jahrhundert Erwähnung (Scott). Die erste Beschreibung in der medizinischen Literatur gab 1724 der Schiffsarzt J. Atkins von der Guineaküste. 1803 beschrieb Winterbottom ausführlicher das Vorkommen der Krankheit bei den Eingeborenen an der Bucht von Benin, wobei er auch auf die Nackendrüsenschwellungen als Frühsymptom hinwies und erwähnte, daß dieses Anzeichen auch bei den Sklavenhändlern wohlbekannt und beachtet war. Erst gegen Ende des 19. Jahrhunderts wurde die weite Verbreitung der Schlafkrankheit in Westafrika festgestellt. Trypanosomen im Blute des Menschen sah zuerst Forde 1901 bei einem Engländer am Gambia. Dutton, der die Natur der Organismen erkannte, gab ihnen 1902 den Namen *Trypanosoma gambiense*. Sie wurden als Erreger eines „Trypanosomenfiebers" betrachtet, das zunächst mit der Schlafkrankheit nicht in Zusammenhang gebracht wurde. Auch Castellani, der 1902 in Uganda Trypanosomen in der Cerebrospinalflüssigkeit Schlafkranker fand, hielt sie nicht für die Erreger der Krankheit, da er glaubte, als solche Streptokokken festgestellt zu haben. Die ätiologische Rolle wurde 1903 von D. BRUCE aufgeklärt, der schon vorher im Zululand Trypanosomen als Erreger einer Viehseuche, der Nagana, erkannt hatte. BRUCE stellte auch fest, daß die Schlafkrankheit, ebenso wie die Nagana, durch Stechfliegen der Gattung *Glossina* übertragen wird. Während BRUCE die Übertragungsweise für rein mechanisch hielt, erbrachte F. K. KLEINE 1909 experimentell den Nachweis, daß die Trypanosomen in der Glossine einen Entwicklungsgang durchmachen, nach dessen Ablauf die Fliege erst infektiös wird.

Geographische Verbreitung.

Das Vorkommen der Schlafkrankheit ist auf das tropische Afrika beschränkt. Die Grenzen ihres Auftretens werden im wesentlichen durch die Verbreitung der als Überträger in Betracht kommenden *Glossina*-Arten bestimmt. Im Norden liegen sie etwa am Senegal und oberen Niger, in Nordnigeria, am Schari und im Quellgebiet des Nils, nordöstlich in Uganda. Im südlichen Tanganjika und nördlichen Mozambique erreicht das Schlafkrankheitsareal das Ostküstengebiet. Die südliche Begrenzung erstreckt sich durch Nyassaland, Nord-Rhodesia, entlang der Südgrenze des Belgischen Kongo, nach Benguella in Angola. In diesem Verbreitungsgebiet tritt die Krankheit jedoch nicht allenthalben, sondern in mehr oder weniger ausgedehnten endemischen und epidemischen Herden auf. Besonders umfangreiche Seuchengebiete finden sich im Belgischen Congo, in Französ. Äquatorialafrika, Südkamerun und Nordnigeria. Von den ältesten in Westafrika gelegenen Zentren aus ist die Schlafkrankheit im Laufe der Zeit mehr und mehr nach Osten vorgedrungen.

Parasitologie.

Die Gattung *Trypanosoma*, welcher der Schlafkrankheitserreger angehört, wird mit der Gattung *Leishmania* und anderen in der Flagellatenfamilie Trypanosomidae vereinigt, deren Kennzeichen ein an der Geißelbasis gelegenes, sich wie der Kern chromatisch färbendes Körperchen, der Blepharoplast, ist. Bei den Trypanosomen liegt der Blepharoplast hinter dem Kern, dem Hinterende des schlanken Zellkörpers genähert. Dort tritt die Geißel hervor und verläuft, mit der Körperoberfläche durch ein feines Häutchen, eine undulierende Membran, verbunden, in einer Spirallinie nach vorn. Gewisse im Darm von Insekten vorkommende Flagellaten, die Gattung *Crithidia*, weisen ebenfalls eine undulierende Membran auf, die jedoch kürzer ist, da bei ihnen Blepharoplast und Geißelbasis vor dem Kern gelegen sind. Von solchen Formen leiten sich die Blutparasiten her, was darin zum Ausdruck kommt, daß bei ihrer Entwicklung im Überträger ein morphologisch mit jenen übereinstimmendes Stadium auftritt, das daher als „Crithidiaform" bezeichnet wird.

Der Schlafkrankheitserreger, *Trypanosoma gambiense*, besitzt ein abgerundetes oder stumpf zugespitztes Hinterende, dem der kleine ovale oder kurz stäbchenförmige Blepharoplast ziemlich nahe liegt (Abb. 1). Die Geißel verläuft in stark geschwungener Wellenlinie mit 4—5 Windungen bis zu dem sich allmählich verjüngenden Vorderende oder häufiger mit freiem Ende noch mehr oder weniger weit darüber hinaus. Der Kern liegt etwa in der Körpermitte oder dahinter. Die Körperlänge vom Hinterende bis zur Geißelspitze schwankt in weiten Grenzen, zwischen 16 und 31 μ, was nicht nur auf Altersunterschieden beruht, sondern mit einem Polymorphismus der Art zusammenhängt. Die kürzesten Formen sind gedrungen und ohne freies Geißelende, die längeren sind schlanker und ihre Geißel ragt verschieden weit über das Vorderende hinaus (Abb. 1a und b). Die schlanken langen Formen zeigen eine lebhafte Vermehrungstätigkeit, die kurzen stumpfen treten auf und können überwiegen, wenn die Vermehrung durch Abwehrreaktionen des Wirtes gehemmt ist. Bei ihnen sind Teilungsstadien viel seltener (REICHENOW 1921).

Im Jahre 1910 wurde noch eine zweite Art, *Trypanosoma rhodesiense* STEPHENS und FANTHAM, als Erreger der Schlafkrankheit in ihrem südöstlichen Verbreitungsgebiet beschrieben. Die ursprüngliche Annahme, daß diese Art morphologische Unterschiede von *T. gambiense* aufwiese durch das Vorkommen sog. „Kernhinterendformen", d. h. von Individuen, bei denen der Kern nahe dem Blepharoplast gelegen ist, hat sich als nicht zutreffend erwiesen, da solche

Formen auch bei *T. gambiense* auftreten können (Lavier 1927, Kleine 1928). Doch zeichnet sich *rhodesiense* durch eine stärkere Virulenz aus und bewirkt einen wesentlich stürmischeren Verlauf der Infektion des Menschen.

T. gambiense und *rhodesiense* stimmen sowohl miteinander als auch mit dem tierpathogenen *T. brucei* (Naganaerreger) in der Morphologie und auch in der Entwicklungsweise im Überträger überein. *T. brucei* unterscheidet sich lediglich dadurch, daß es normalerweise für den Menschen nicht infektiös ist, was durch zahlreiche erfolglos gebliebene Übertragungsversuche festgestellt worden ist (Taute und Huber 1919, Collier 1924, Lester 1933 u. a.). Im Grunde handelt es sich, wie zuerst von Duke (1921, 1923) betont worden ist, offenbar um eine einzige Art, und *gambiense* wie *rhodesiense* sind als Stämme oder Modifikationen von *brucei* aufzufassen, denen es gelungen ist, sich zunächst in Menschen mit mangelnder natürlicher Resistenz anzusiedeln und so die Lebensfähigkeit auch im Menschen zu erwerben. Dabei ist *gambiense* wohl schon seit sehr langer Zeit, *rhodesiense* dagegen erst seit kurzem dem Leben im menschlichen Körper angepaßt. Solche Anpassungsfähigkeit an einen neuen Wirt ist bei Trypanosomen verschiedentlich beobachtet worden, wenn sie auch bei *brucei* in bezug auf den Menschen bisher im Experiment noch nicht nachgewiesen werden konnte. Es sind somit allein Erwägungen klinischer Art maßgebend, wenn an der Unterscheidung von zwei Arten von Schlafkrankheitserregern festgehalten wird.

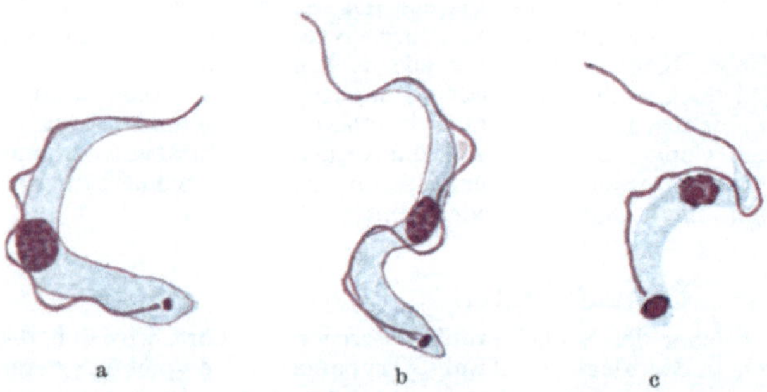

Abb. 1a—c. a, b *Trypanosoma gambiense* im Blutausstrich; c *Trypanosoma cruzi*, Erreger der Chagaskrankheit, im dicken Tropfen-Präparat. Giemsafärbung. Vergr. 2500:1. (Nach Reichenow.)

Die Trypanosomen vermehren sich durch Zweiteilungen. Es teilt sich erst der Blepharoplast und dann der Kern. Die Geißel bleibt in Zusammenhang mit dem einen Blepharoplast erhalten, während von dem anderen aus eine neue Geißel in die Länge wächst. Wenn sie etwa die Länge der alten erreicht hat, dann erfolgt eine Längsspaltung des Zellkörpers von vorn nach hinten (Abb. 5b auf S. 425).

Die Ausbreitung der Trypanosomen im menschlichen Körper geht im Blut und im Lymphgefäßsystem vor sich, doch kann es bereits an der Infektionsstelle — wenn auch nicht in allen Fällen nachweisbar — zur Bildung eines lokalen Vermehrungsherdes kommen, der nur von begrenzter Dauer ist (vgl. S. 586). Früher oder später wird auch die Cerebrospinalflüssigkeit befallen (s. Pathogenese S. 583).

In der übertragenden Glossine erfolgt eine Entwicklung der Trypanosomen (Kleine und Taute 1911, Robertson 1913, Taylor 1932). Das von dem Insekt in den Mitteldarm aufgenommene parasitenhaltige Blut ist dort von der Darmwandung durch die sog. peritrophische Membran geschieden, die sich, an der verdickten Wand des Proventriculus beginnend, als ein zusammenhängender Schlauch bis in den Enddarm erstreckt. Nur diejenigen Trypanosomen, denen es in den ersten Tagen gelingt, am Ende der Membran herauszutreten und wieder darmaufwärts wandernd im Mitteldarm in den Raum zwischen Membran und Darmwand zu gelangen, sind zur weiteren Entwicklung imstande. Sie vermehren sich dort durch Zweiteilungen (Abb. 2b) und durch multiple Teilungen (Abb. 2c), woraus Formen von sehr schlanker Gestalt hervorgehen (Abb. 2d). Diese sammeln sich im Proventriculus an, wo sie sich in die Crithidiaform (mit vor dem Kern gelegenem Blepharoplast) umwandeln (Abb. 2e). Die Crithidien wandern weiter bis in den Rüssel und von dort durch die Ausführgänge der schlauchförmigen Speicheldrüsen in diese hinein, wo sie sich an der Wandung festsitzend weiter vermehren. Einige Tage später beginnt ein Teil der Crithidien wieder typische Trypanosomengestalt anzunehmen (Abb. 2f). Diese „metacyclische“ Form ist, wenn sie beim Saugakt des Insekts mit dem Speichel dem Blutspender eingeimpft wird, für diesen infektiös, was bei den voraufgegangenen Entwicklungsstadien (wie Übertragungsversuche auf Versuchstiere gezeigt haben) nicht der Fall ist. Die ganze Entwicklung beansprucht bei etwa 25° C ungefähr 3 Wochen, kann aber je nach den Trypanosomenstämmen schwanken (TAYLOR).

Wie die Erfahrungen bei experimentellen Glossineninfektionen gelehrt haben, ist es gewöhnlich nur ein sehr kleiner Prozentsatz der Fliegen (1—5%), in denen eine Entwicklung der Parasiten zustande kommt. Es sprechen dabei offenbar zahlreiche Faktoren mit, die nur zum Teil bekannt sind. So fand CORSON (1935) bei einem durch Glossinenstich auf einen Riedbock übertragenen Rhodesiensestamm einmal 60% Speicheldrüseninfektionen in den an dieser Antilope gefütterten Fliegen, während der gleiche Stamm nach Übertragung auf einen Affen nur 1% Speicheldrüseninfektionen ergab. Schon ROBERTSON hatte festgestellt, daß die kurzen gedrungenen Flagellatenformen im Blute vorhanden sein müssen, damit überhaupt eine Glossineninfektion zustande kommt. Offenbar sind diese Formen dem Mediumwechsel gegenüber besonders widerstandsfähig. Eine starke Erhöhung der Infektionsrate fand BURTT (1946), wenn die Fliegen im Puppenstadium bei 30° gehalten waren, und TAYLOR (1932), wenn sie unmittelbar nach dem Blutsaugen einer hohen Temperatur ausgesetzt waren. Andererseits verlieren die Trypanosomen bei langem Aufenthalt im Blute ihre Infektiosität für die Glossinen. Das ist nicht nur bei den von Tier zu Tier überimpften Laboratoriumsstämmen der Fall (KLEINE, FISCHER und ECKARD 1914), sondern auch bei alter chronischer Infektion des Menschen (REICHENOW 1921, DUKE 1930) oder auch eines Tieres (DUKE 1931). Ist die Ansiedelung in der Glossine einmal erfolgt, so bleibt sie auch auf Lebenszeit der Fliege bestehen.

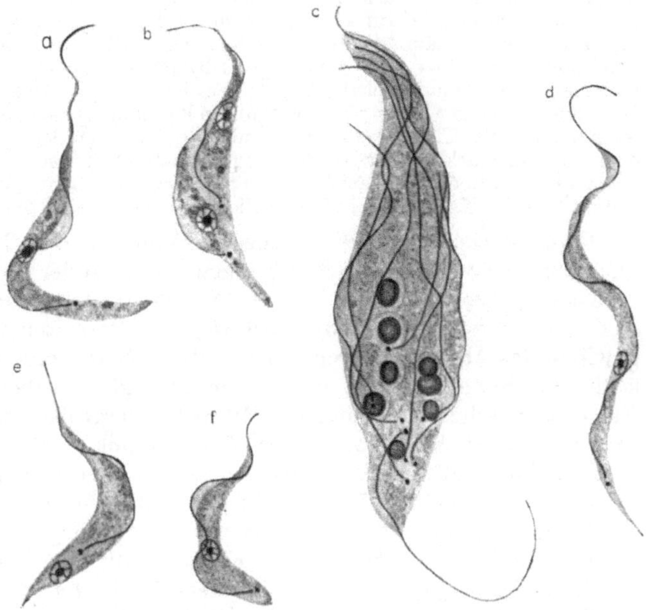

Abb. 2a—f. *Trypanosoma gambiense* Entwicklungsformen aus *Glossina palpalis*. a aus dem Mitteldarm 48 Std nach Blutaufnahme; b Teilungsform nach derselben Zeit; c multiple Teilung nach 6 Tagen; d schlanke Form, die in Proventriculus und Speicheldrüsen wandert; e Crithidiaform aus der Speicheldrüse; f infektiöse Trypanosomaform aus der Speicheldrüse. Vergr. 2500:1. (Nach ROBERTSON.)

Kultur. Für die Dauerzüchtung der Schlafkrankheitserreger hat sich ein einfacher Nährboden bewährt, der aus Ringerlösung und Citratblut besteht. 1 cm³ Ringerlösung (mit einem Kochsalzgehalt von 0,6%) wird im Reagensröhrchen sterilisiert. Mit einer Spritze, die Natriumcitratlösung enthält, wird Blut im Verhältnis 1:1 aus der Armvene entnommen, und von diesem Gemisch wird 1 cm³ dem Röhrchen zugefügt. Menschenblut ist am besten geeignet. Wenn sich das Blut absetzt, bildet sich an der Oberfläche eine Leukocytenschicht. Beimpft wird mit einem Tropfen trypanosomenhaltigen Blutes, das unter Verwendung von Citratlösung entnommen wird. Aufbewahrung bei 26°, Weiterimpfung 14täglich. Anlage der Kulturen gelingt am besten von frischen Infektionen. Nach langem Leben im Blut verlieren die Trypanosomen die Entwicklungsfähigkeit in vitro ebenso wie in der Glossine. Die Vermehrung erfolgt auf der Leukocytenschicht in derselben Weise wie im Mitteldarm der

Glossine, und die entstehenden sehr schlanken Formen (Abb. 2d) verteilen sich in der überstehenden Flüssigkeit. Die Vermehrungsfähigkeit ist offenbar unbegrenzt, doch kommt es nicht zur Umwandlung in die Crithidiaform, und infolgedessen tritt auch die „metacyclische" infektiöse Trypanosomaform, die sich in der Speicheldrüse der Fliege ausbildet, nicht auf. Man kann daher mit Kulturmaterial keine Infektion von Versuchstieren erzielen (Reichenow 1937). Andere Medien von weniger einfacher Herstellung, die ebenso gute Kulturergebnisse liefern, wurden von Weinman (1946) und von Tobie, v. Brand und Mehlman (1950) beschrieben. Bei dem letzteren wird kein Menschenblut benötigt, sondern Kaninchenblut mit Erfolg verwendet. Die Bildung von „metacyclischen" Formen wird auch in ihnen nicht erzielt.

Empfängliche Tiere. Mit *T. gambiense* kann man experimentell sehr zahlreiche Säugetiere infizieren. Affen (mit Ausnahme der unempfänglichen Paviane), Hunde, Katzen erkranken schwer und erliegen der Infektion nach einigen Wochen oder Monaten. Bei Meerschweinchen und Kaninchen verläuft die Infektion sehr chronisch. Auch bei Mäusen und Ratten, deren Infektion unmittelbar vom Menschen nicht immer gelingt, entwickelt sich die Krankheit meist langsam. Rinder, Schafe, Ziegen, Schweine und Antilopenarten erwerben eine schwache Infektion von langer Dauer ohne erkennbare Krankheitserscheinungen. Der Typus *rhodesiense* ist in den meisten Tieren wesentlich virulenter, was in größerem Parasitenreichtum des Blutes oder auch in stärkerer Pathogenität zum Ausdruck kommt. Bei Ratten und Mäusen, bei denen die Infektion im Gegensatz zu der mit *gambiense* leicht gelingt, nimmt sie einen schneller tödlichen Verlauf. Auch Schafe und Ziegen erwerben eine tödlich endende Krankheit.

Parasitennachweis. Der früheste Nachweis der Trypanosomen (2—3 Tage nach der Infektion) läßt sich erbringen, wenn an der Stichstelle eine starke Hautreaktion (Trypanosomenschanker, S. 586) auftritt; denn in deren Gewebssaft sind, wie zuerst Graf (1937) nachwies, die Parasiten reichlich vorhanden. Man gewinnt das Material durch einen mittels Nadel erzeugten Hautriß und untersucht es entweder frisch unter dem Deckglas, wobei die lebhaft beweglichen Flagellaten schon bei mittlerer Mikroskopvergrößerung zu erkennen sind, oder im gefärbten dicken Tropfenpräparat (Technik S. 432).

Im Blute sind die Trypanosomen 6—12 Tage oder auch erst später nach der Infektion erstmalig zu finden. Da ihr Auftreten periodisch ist, so kann der Befund tagelang, bei alter Infektion wochenlang negativ sein. Ihre größte Menge erreichen sie *nicht während* eines Fieberanfalls, sondern kurz vor einem solchen (vgl. S. 582). *T. gambiense* wird im Menschenblut selten so reichlich, daß es leicht im Ausstrichpräparat nachweisbar ist; die Untersuchung muß daher im *dicken Tropfen*-Präparat vorgenommen werden. Bei der Rhodesienseinfektion treten die Flagellaten viel zahlreicher auf, und auch ihre periodische Abnahme führt selten bis zum völligen Verschwinden, so daß sie fast ständig nachweisbar sind.

Eine Anreicherung der Flagellaten läßt sich dadurch erzielen, daß man eine größere mit 1,5%iger Natriumcitratlösung versetzte Blutmenge zentrifugiert, bis sich alle Zellen abgesetzt haben. Die Trypanosomen befinden sich dann in der aus den Leukocyten bestehenden Oberflächenschicht. Ausgiebiger, aber umständlicher, ist das von Martin und Leboeuf (1908) beschriebene Verfahren des fraktionierten Zentrifugierens. Wenn sich die Hauptmenge der Erythrocyten abgesetzt hat, wird das überstehende noch trübe Serum erneut zentrifugiert, bis es klar geworden ist, und dann das klare Serum gründlich und lang dauernd (20 min) zum dritten Mal. Der Bodensatz des 2. und 3. Zentrifugats wird untersucht. Auch dieses Verfahren führt bei Gambienseinfektion nicht immer zum Erfolg.

Als ein diagnostisches Hilfsmittel bei negativem Blutbefund wurde von Brutsaert und Henrard (1938) und von Hawking (1940) das Kulturverfahren (S. 577) empfohlen. Nach den Erfahrungen dieser Autoren können auch spärliche Trypanosomen in der Kultur zur Entwicklung kommen, wenn man zur Entnahme des die Parasiten enthaltenden Blutes an Stelle von Citratlösung 1%ige Lösung von Natriumpolyanetholsulfonat (Liquoid Roche) verwendet. Jedoch kommt einem negativen Ausfall bei diesem Verfahren eine sehr geringe Beweiskraft zu. Zuverlässiger ist der Tierversuch, indem man einem sehr empfänglichen Affen (*Cercopithecus*-Art) mehrere Kubikzentimeter Patientenblut injiziert. Wenn Trypanosomen darin vorhanden sind, treten sie schon nach wenigen Tagen im Affenblut zahlreich auf (Thiroux 1938).

Wenn sich palpable Nackendrüsen vorfinden, ist die Drüsenpunktion eine zuverlässige Nachweismethode, da die im Blute bestehende Periodizität des Auftretens sich nicht auf die Lymphdrüsen erstreckt, so daß die Parasiten hier auch anzutreffen sind, wenn sie im Blute vermißt werden. Es empfiehlt sich, den mit der Spritze entnommenen Drüsensaft gleich frisch unter dem Deckglas zu untersuchen, da die Trypanosomen gewöhnlich spärlich sind und daher im beweglichen Zustande bei mäßiger Vergrößerung am leichtesten zur Beobachtung kommen.

Bei negativem Blutbefund und Fehlen palpabler Nackendrüsen kann noch die verschiedentlich empfohlene Untersuchung des Knochenmarks (Sternalpunktion) zum Ziele führen. Im Knochenmark wird *T. gambiense* häufiger angetroffen als im Blut, besonders bei vorgeschrittener Krankheit, wenngleich nicht so regelmäßig wie in den geschwollenen Lymphdrüsen. Die Parasiten sind stets spärlich und können selbst in Fällen positiven Blutbefundes vermißt werden (LINHART 1943). Auch das durch Knochenmarkspunktion gewonnene Material wird, wenn nicht stark mit Blut vermischt, am besten frisch untersucht.

Bei längerer Krankheitsdauer sind die Trypanosomen auch in der Cerebrospinalflüssigkeit nachzuweisen. Die Lumbalpunktion wird weniger zur Diagnose, sondern vorwiegend nach Behandlungsbeginn zur Feststellung des Krankheitsstadiums vorgenommen (vgl. S. 591, 592).

Nach dem von REICHENOW (1921) empfohlenen Verfahren läßt man den Liquor (bei Erwachsenen 10 cm^3) in ein mit Maßeinheiten versehenes, unten zugespitztes Zentrifugenröhrchen laufen. Nach dem Zentrifugieren wird die Flüssigkeit ausgegossen und in dem letzten verbleibenden Tropfen wird der Bodensatz aufgeschüttelt. Dieser Tropfen wird entweder frisch untersucht oder hochgewölbt auf dem Objektträger zu schnellem Eintrocknen (in direktem Sonnenlicht oder im Exsiccator) gebracht. Durch die dabei auftretenden Strömungen werden die Parasiten fast sämtlich an den äußersten Rand verlagert. Nach der Färbung braucht man daher nur den dunkler gefärbten Rand ringsherum abzusuchen, um die Trypanosomen zu finden. Bei starkem Globulinreichtum des Liquors kann sich der Rand bei der gewöhnlichen Giemsamethode so dunkel färben, daß die Parasiten schwer erkennbar sind. Das wird durch Anwendung der GIEMSAschen Schnellfärbung (S. 432) vermieden.

Das Auftreten der Trypanosomen im Liquor vollzieht sich nicht periodisch (S. 583), doch ist ihre Menge in den Einzelfällen sehr verschieden. Häufig ist die Anzahl gering, nur 1—2 oder noch weniger Individuen in 1 cm^3. Ein negativer Befund beweist daher nicht das Fehlen der Liquorinfektion. In solchen Fällen ist eine deutliche Lymphocytenvermehrung (vgl. S. 584), die in dem Dicken-Tropfen-Präparat ohne weiteres ins Auge fällt, verdächtig, zumal wenn andere Ursachen für eine solche (z. B. Syphilis, Rückfallfieber) auszuschließen sind. In anderen Fällen sind die Flagellaten reichlich zu finden, und manchmal können über 100 in 1 cm^3 enthalten sein (REICHENOW). Zisternenpunktion statt der Lumbalpunktion anzuwenden empfiehlt sich nicht, da in solchem Punktat die Trypanosomen viel seltener nachweisbar sind (ZSCHUCKE 1932).

Epidemiologie.

Überträger der Schlafkrankheitstrypanosomen sind Arten der Stechfliegengattung *Glossina*, für die auf Grund einer Bezeichnung in den Bantusprachen der Name Tsetsefliegen gebräuchlich ist. Diese Gattung gehört zur Familie der Musciden, deren meiste Vertreter, wie die Stubenfliege, nicht blutsaugend sind. Sie steht hier der auch bei uns heimischen *Stomoxys* (Wadenstecher) nahe. Als Stechfliege kenntlich ist die Glossine durch den vorn am Kopf hervorragenden Stechrüssel, der an seiner Basis (in Seitenansicht sichtbar, Abb. 3) eine zwiebelförmige Verdickung besitzt. Von allen anderen Stechfliegen leicht zu unterscheiden sind die lebenden Tsetsefliegen durch die Haltung der Flügel, die nicht gespreizt, sondern auf dem Hinterleib wie die Schenkel einer Schere übereinandergelegt sind, so daß das sitzende Insekt eine zungenförmige Gestalt aufweist (Abb. 4a).

Das Männchen ist kenntlich durch das Hypopygium, ein kompliziert gebautes, systematisch wichtiges Begattungsorgan, das den After umfaßt.

Bezüglich einer ausführlichen Darstellung der Morphologie und Anatomie, der Artunterscheidung und der Lebensweise der Glossinen sei auf ZUMPT (1936) verwiesen. Hier mögen nur die praktisch wichtigsten Einzelheiten Erwähnung finden. Der Verdauungskanal beginnt mit dem Ösophagus, der im Thorax in den kurzen dickwandigen Vormagen (Proventriculus, Abb. 5 Pr) mündet. Der Vormagen besitzt einen Blindsack, den sich in den Hinterleib erstreckenden Kropf (Kr), und setzt sich in den Mitteldarm fort (Sl). Dieser bildet im Hinterleib mehrere Schlingen (D). An ihn schließt sich der Enddarm an, der sich vor dem After zu einer Rectalblase erweitert. In den Rüssel münden die vereinigten Ausführgänge der beiden langen schlauchförmigen Speicheldrüsen, deren verdickter Hauptabschnitt im Hinterleib gelegen ist (Sp).

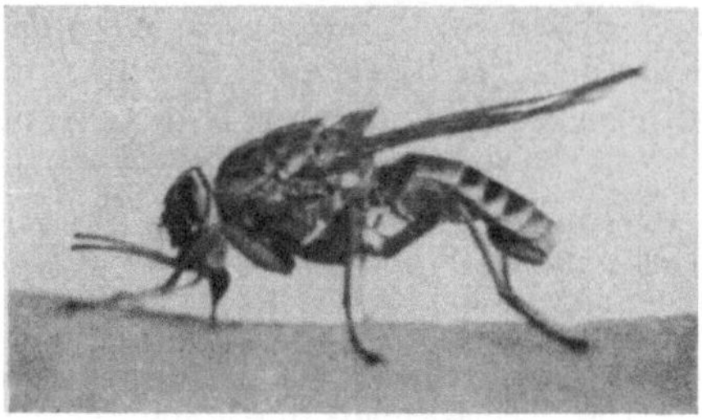

Abb. 3. *Glossina morsitans* beim Blutsaugen. (Phot. A. WESTPHAL).

Für die Untersuchung des Darms ist dessen Freilegung durch Abpräparieren der Rückenbedeckung von Hinterleib und Thorax erforderlich. Die Speicheldrüsen lassen sich in ähnlicher Weise wie bei den Malariamücken herausholen, indem man den Kopf mit einem Tropfen Kochsalzlösung bedeckt, die Hautverbindung zwischen Kopf und Thorax mit Präpariernadeln löst, dann den Thorax durch leichten Druck mit einer flach aufgelegten Nadel festhält und den Kopf mit der anderen Nadel ganz langsam vom Rumpfe fortzieht, bis die Schläuche vollständig hervorgetreten sind. Der Nachweis einer Speicheldrüseninfektion bei der lebenden Tsetse läßt sich erbringen durch ein von BURTT (1946) beschriebenes Verfahren, wobei es gelingt, die Speichelabgabe auf einen Objektträger herbeizuführen.

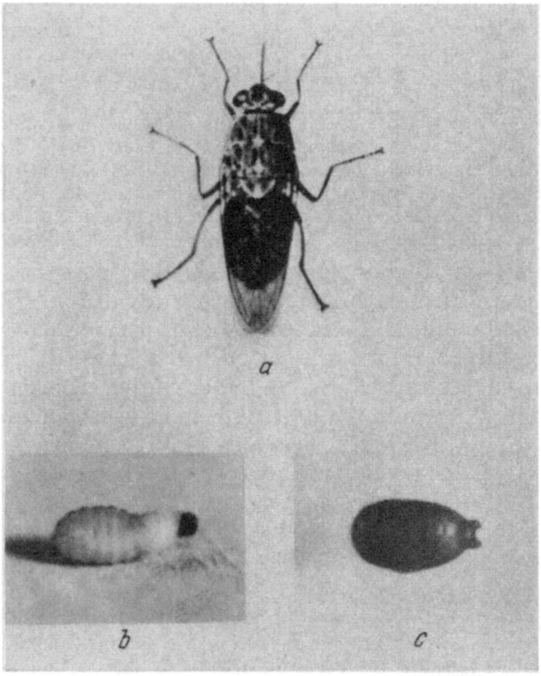

Abb. 4a—c. *Glossina morsitans*. b Larve; c Puppe. (Phot. A. WESTPHAL.)

Bei den Glossinen sind beide Geschlechter Blutsauger, die ihre Nahrung tagsüber aufnehmen. Der Saugakt bis zur Sättigung erfordert etwa 1 min. Für die Trypanosomenübertragung genügt aber bereits der erste Einstich, da hierbei sofort Speichel abgegeben wird. Die Verdauung geht in wenigen Tagen, schneller in der Trockenzeit, vor sich, so daß die Fliegen häufig stechlustig sind. Das Weibchen legt keine Eier ab, sondern bringt alle 10—12 Tage eine einzige Larve zur Welt (Abb. 4b). Diese ist nur kurze Zeit beweglich und bohrt sich sogleich in Sand oder Humus ein, wo sie sich in die braune, durch ihre beiden Analhöcker gut gekennzeichnete Puppe verwandelt (Abb. 4c). Aus dieser schlüpft etwa nach Monatsfrist das junge Insekt.

Die Gattung *Glossina* ist auf das tropische Afrika beschränkt, wo die 20 bekannten Arten zum großen Teil verschiedene, sich überschneidende Verbreitungsgebiete haben. Alle Tsetsefliegen sind schatten- und feuchtigkeitsliebende Insekten; in der offenen Steppe kommen sie daher nicht vor. Die Ansprüche an Schatten und Feuchtigkeit sind jedoch bei den Arten sehr verschieden, und man kann in der Hauptsache zwei ökologische Gruppen unterscheiden, von denen die eine den Regenwald und dichte Uferbewaldungen bewohnt, wie *Glossina palpalis*, und die andere, wie *G. morsitans*, sich in lichtem Busch fern von offenem Wasser findet. Besonders bei der letzteren Gruppe macht sich ein jahreszeitlicher Einfluß auf die Ausbreitung bemerkbar, indem sich die Fliegen zur Trockenzeit an günstigere Plätze zurückziehen. Bei ihnen sind auch vielfach getrennte Jagd- und Brutgebiete zu unterscheiden.

Als Überträger der menschlichen Trypanosomiasis kommt, soweit bekannt, nur eine Minderzahl der Arten in Betracht. Das liegt nicht an ihrer Eignung für die Entwicklung der Erreger, die wahrscheinlich bei allen ziemlich die gleiche ist, sondern daran, daß manche auf Grund ihrer Lebensweise und der Bevorzugung bestimmter Blutspender mit dem Menschen wenig oder gar nicht in Berührung kommen. Hauptüberträger ist *G. palpalis*, deren Verbreitungsgebiet sich mit dem weitaus größten Teil des Schlafkrankheitsareals deckt. Sie fehlt im Südosten (Mozambique, Nord-Rhodesia, Nyassaland und Tanganjika mit Ausnahme der Küstenzone des Viktoriasees) wo die Überträgerrolle der *G. morsitans* zufällt. Die dort vorhandene Trypanosomiasis ist die virulentere, als Rhodesienseinfektion bezeichnete Krankheitsform. Das hat aber nichts mit der übertragenden *Glossina*-Art zu tun, denn nicht nur entwickelt sich im Experiment *T. rhodesiense* auch in *G. palpalis* und *T. gambiense* in *G. morsitans* gleich gut, sondern auch in Palpalisgebieten weist bei neu ausbrechenden Epidemien die Krankheit diese virulente Form auf. Südöstlich des Viktoriasees wird die Krankheit von *G. swynnertoni* übertragen, deren eng begrenztes Verbreitungsgebiet sich dort an dasjenige von *G. morsitans* anschließt, und bei einem Seuchenausbruch in Uganda wurde *G. pallidipes* als Überträger nachgewiesen (MAC KICKAN 1944). In Nord-Nigeria tritt *G. tachinoides* als Hauptüberträger auf (LLOYD und JOHNSON 1924, LESTER 1933), eine Art, die in der Trockenzeit mit *G. palpalis* vergesellschaftet sein kann, sonst aber mehr zur Ausbreitung im lichten Trockenwald neigt, wo sie sich in Gemeinschaft mit *G. morsitans* findet. Bezüglich der Bestimmung der Arten sei nochmals auf ZUMPT (1936) verwiesen.

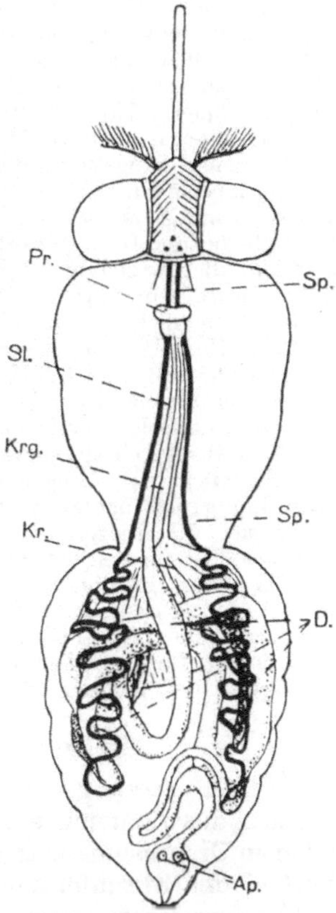

Abb. 5. Verdauungsorgane von *Glossina*. Pr Proventriculus; Krg Kropfgang; Kr Kropf; Sl, D Mitteldarm; Ap Analpapillen an der Rectalblase; Sp Speicheldrüsen. (Nach NEWSTEAD und MINCHIN aus ZUMPT.)

Wenn die „cyclische" Übertragung (nach Ablauf des Entwicklungsganges in der Fliege) der gewöhnliche Weg ist, so kommt doch auch eine mechanische Überimpfung der Trypanosomen durch die Tsetse vor. DUKE (1923) vertritt die Meinung, daß solche bei epidemischen Krankheitsausbrüchen die vorherrschende ist und die schnelle Ausbreitung der Erkrankungen bedingt. Dabei ist der Krankheitsverlauf stürmischer (Rhodesiensetypus) und der Parasitenreichtum im Blut begünstigt die mechanische Übertragung durch die Glossinen. Andererseits wird durch die direkte Überimpfung, wie die Erfahrungen mit den Stämmen in Laboratoriumstieren lehren, die Virulenz der Parasiten gesteigert. In solchen Fällen ist auch die mechanische Übertragung durch andere stechende Insekten möglich. Im Experiment ist sie mehrfach gelungen (z. B. DUKE, METTAM und WALLACE 1934 mit *Stomoxys*). Praktisch ist sie allerdings kaum von Bedeutung.

Epidemisches Auftreten der Schlafkrankheit in neuen Gebieten, wo die einheimischen Tsetsefliegen noch keine menschenpathogenen Trypanosomen beherbergen, wird herbeigeführt durch Zuwanderung von Menschen, die Trypanosomenträger sind, oder durch Einschleppung infizierter Glossinen. So hat die Kolonisation Afrikas durch die damit verbundene zunehmende Freizügigkeit der Bevölkerung zur Ausbreitung der Krankheit wesentlich beigetragen. Im ersten Weltkriege wurden durch aus dem Kongogebiet stammende Keimträger im damaligen Deutsch-Ostafrika weite Gebiete verseucht. Tsetsefliegen, die sich an und in Fahrzeugen an schattigen Plätzen festsetzen, werden nachgewiesenermaßen durch Auto und Eisenbahn über weite Entfernungen verschleppt.

Die Vielzahl von Säugetieren, die für die menschenpathogenen Trypanosomen empfänglich sind, macht es wahrscheinlich, daß auch natürliche Tierinfektionen in Seuchengebieten vorkommen und Infektionsquellen für den Überträger und damit für den Menschen darstellen können. Die Entscheidung dieser Frage, die für die Bekämpfungsmaßnahmen von erheblicher Bedeutung ist, begegnet großen Schwierigkeiten, weil das *Trypanosoma brucei*, das neben anderen, morphologisch abweichenden Arten im Wilde sehr verbreitet ist, sich von den auf den Menschen übertragbaren Formen nicht unterscheiden läßt, so daß der Beweis für das Vorhandensein der letzteren sich nur durch experimentelle Verimpfung auf den Menschen erbringen ließe. Die Rolle des Wildes als Keimträger darf nicht überschätzt werden im Hinblick darauf, daß es in Schlafkrankheitsgebieten die Umstände in der Regel mit sich bringen, daß die als Überträger in Betracht kommenden Tsetsefliegen dort hauptsächlich den Menschen als Blutspender benutzen und daß der Prozentsatz der Fliegen, die nach Aufnahme der Trypanosomen infektiös werden, gewöhnlich sehr gering ist (S. 577). Diese Rolle des Wildes als Keimträger ist auch für *T. gambiense* wesentlich geringer als für *T. rhodesiense*, das in den verschiedenen Säugetieren die gleiche Virulenz aufweist wie *T. brucei*.

Antilopenarten z. B. erwerben durch den Stich infektiöser Glossinen nicht leicht eine Infektion mit *T. gambiense*; diese zeichnet sich zudem durch ganz geringe Parasitenmenge im Blute aus und führt nur sehr selten dazu, daß in den Tsetsefliegen, die sich an der Antilope sättigen, die Flagellaten ihren Entwicklungsgang vollenden (Duke 1936). Bei den für *T. gambiense* sehr empfänglichen Affenarten sind natürliche Infektionen mit dieser Art bisher noch niemals mit Sicherheit nachgewiesen worden. Größer ist die Bedeutung mancher Haustiere als Keimträger. Im Schlafkrankheitsgebiet von Fernando Poo fand Denecke (1941) von 118 Hunden 4 mit Trypanosomen vom Bruceitypus infiziert. Bei 3 derselben erweckte der chronische Verlauf der Infektion den Verdacht, daß es sich um *gambiense* handele, was in einem Falle durch erfolgreiche Selbstinfektion bestätigt wurde. Von van Hoof, Henrard und Peel (1937, 1940) wurde festgestellt, daß Schweine durch Glossinenstich leicht eine symptomlos verlaufendes Gambienseinfektion erwerben, die etwa nach Jahresfrist spontan ausheilt. Trotz der Spärlichkeit der Trypanosomen im Blut infizieren sich die Fliegen gut am Schwein (durchschnittlich 6% Speicheldrüsenbefall). *T. rhodesiense* ist für Antilopen ebenso apathogen wie *gambiense*, ist aber trotz der Spärlichkeit der Flagellaten im Blut durch die Tsetsefliegen besonders gut übertragbar (Duke 1935, s. a. S. 581). Unter den Haustieren können offenbar auch Rinder, die an Rhodesiensebefall nur leicht erkranken, als Infektionsquelle von Bedeutung sein (Wilde und French 1945). Die Infektiosität für den Menschen geht bei *T. rhodesiense* auch bei langjähriger Übertragung durch die Glossinen von Tier zu Tier nicht verloren (Fairbairn und Burtt 1946).

Pathogenese und pathologische Anatomie.

Die Giftwirkung der Trypanosomen beruht auf dem Freiwerden von Endotoxinen aus denjenigen Individuen, die infolge der Abwehrreaktionen des befallenen Organismus massenhaft zugrunde gehen. Das tritt in dem periodischen Verlauf der Blutinfektionen in Erscheinung. Dieser wird hervorgerufen durch die Bildung spezifischer Antikörper, durch welche entweder alle im Blute vorhandenen Trypanosomen zerstört werden oder bei stärkerer Virulenz nur ein Teil von ihnen. Bei *T. gambiense* führt die Antikörperbildung meist zum völligen Verschwinden der Flagellaten für einige Zeit, bei *T. rhodesiense* meist nur zu einer Abnahme ihrer Menge. Die beim Zerfall der Parasiten auftretende Giftwirkung kommt in der gleichzeitig einsetzenden Fieberreaktion zum Ausdruck (Reichenow 1921). Die im Blute übrigbleibenden oder die außerhalb der Blutbahn befindlichen Flagellaten bilden eine gegen die Antikörper resistente Modifikation (Rezidivstamm) und vermehren sich von neuem, bis wieder ein neuer Antikörperschub einsetzt, und so fort. Bei der Gambienseinfektion sind die Allgemeinschädigungen des Körpers durch die Toxinwirkung im Blute gering. Die Trypanosomen treten immer spärlicher auf und sind in alten Krankheitsfällen kaum noch nachzuweisen. Bei der sehr viel stürmischer verlaufenden Rhodesienseinfektion kann dagegen die toxische Wirkung zu einem schnell tödlichen Ausgang führen. Doch gibt es auch zwischen diesen beiden Extremen vermittelnde Formen des Krankheitsverlaufes.

Die gleichzeitig mit dem Blutbefall beginnende Vermehrung der Trypanosomen im Lymphgefäßsystem führt zu mehr oder weniger ausgesprochener Polyadenitis, wobei die aus anderen Ursachen seltener auftretende Schwellung der Nackendrüsen besonders kennzeichnend ist. Zugleich erfolgt auch eine Ausbreitung in der serösen Flüssigkeit der Körperhöhlen. In Fällen von Ascites (der wohl in keinem ursächlichen Zusammenhang mit der Trypanosomiasis steht) sind die Flagellaten mehrfach in der durch Punktion entnommenen Flüssigkeit massenhaft gefunden worden (Burke-Gaffney 1936, Choumara 1943, Lapeyssonnie 1946).

Der Befall der Cerebrospinalflüssigkeit erfolgt bei der Gambienseinfektion auffallend spät, nicht vor Verlauf von mehreren Monaten. Reichenow fand bei einigen Trypanosomeninfizierten, bei denen der letzte mögliche Infektionstermin wenigstens 9 Monate zurücklag, den Liquor noch normal. Der späte Liquorbefall findet seine Erklärung durch die von Peruzzi (1928) bei seinen Untersuchungen an Affen gemachte Feststellung, die von Fairbairn (1934) und von Hawking und Greenfield (1941) beim Menschen bestätigt wurde, daß der Liquor mit normalem Eiweißgehalt ein ungeeignetes Medium für die Trypanosomenentwicklung darstellt und daß eine Vermehrung des Proteingehalts auf mehr als 0,03% Vorbedingung für die Ansiedlung der Parasiten im Liquor ist. Ein solcher Zustand tritt bei geringer Toxinwirkung der Blutinfektion auf die Plexus chorioidei offenbar erst spät, bei der virulenten Rhodesienseinfektion dagegen schon frühzeitig ein. Bei letzterer kann daher die Cerebrospinalflüssigkeit schon nach etwa einmonatiger Erkrankung Trypanosomen aufweisen (Fairbairn).

Sowohl im Lymphsystem wie im Liquor kommt die Antikörperbildung im Blute nicht zur Wirksamkeit. Die Trypanosomenmenge nimmt aber nicht fortgesetzt zu; sie kann auch im Liquor trotz lebhafter Vermehrung (die durch die Häufigkeit der Teilungsformen angezeigt wird) lange Zeit etwa gleich bleiben. Dieser Zustand ist das Ergebnis der ständigen Abwehrreaktion, welche die Lymphocyten ausüben, die auch im befallenen Liquor stark vermehrt sind. Trypanosomen, die mit den Zellen in Berührung geraten, bleiben daran haften und werden in kürzester Zeit abgetötet. Sie werden nicht einverleibt, sondern zerfallen im Medium. Vermutlich sind es die dabei frei werdenden Toxine, die eine allmähliche schädigende Wirkung auf das Zentralnervensystem ausüben (Reichenow).

Stevenson (1922), der als Einziger in einem Falle Trypanosomen auch im Gehirnparenchym entfernt von den Gefäßen nachweisen konnte (übrigens ohne Anzeichen lokaler Zellreaktionen), führt auf solchen Gewebsbefall die cerebralen Symptome der Krankheit zurück. Bei dieser Auffassung bleibt es jedoch unverständlich, warum die Erkrankung des Gehirns so sehr spät auftritt und zwar zu einer Zeit, wo die Flagellaten im Blut viel spärlicher sind als im Frühstadium. Auch bei dem Rhodesiensetypus der Krankheit mit der viel stärkeren Parasitämie kommt es zu den dem Gambiensetypus entsprechenden Läsionen des Zentralnervensystems und zu dem typischen Schlafkrankheitssyndrom nur bei chronischem Verlauf, wie er in solchen Fällen sich herausbildet, wo die Behandlung erst nach erfolgtem Liquorbefall eingesetzt hat und nicht mehr zur Heilung führt (Calwell 1937).

Auch dem Stoffverbrauch durch die Trypanosomen ist eine pathogenetische Rolle zugeschrieben worden. Schern sah eine solche in dem nachweislich starken Zuckerbedarf der Parasiten, der zur Hypoglykämie führe, und faßte die menschliche Trypanosomiasis als eine Zuckermangelkrankheit auf. Diese Auffassung ist von späteren Autoren nicht bestätigt worden. Eine erhebliche Senkung des Blutzuckerspiegels und des Glykogengehalts der Leber kommt nur in Versuchstieren bei exzessiver Parasitämie zur Beobachtung. Beim Menschen fand Zschucke (1950) im Frühstadium der Krankheit zwar eine mäßige Senkung des Blutzuckerspiegels, im vorgeschrittenen Stadium (mit Liquorbefall) aber sowohl im Blut als auch im Liquor einen normalen Zuckergehalt. Dagegen glaubte Zschucke Störungen des Vitaminstoffwechsels durch die Trypanosomeninfektion festgestellt zu haben. Jedoch konnte er durch erhöhte Vitaminzufuhr (A, B_1 und C) keine günstige Beeinflussung des Krankheitsbildes erzielen.

Bei der ohne anderweitige Komplikationen zum Exitus führenden Gambienseinfektion betreffen die pathologisch-anatomischen Veränderungen im wesentlichen das Zentralnervensystem. Mit ihnen befassen sich insbesondere die Arbeiten von Mott (1905, 1910), Thomas und Breinl (1906), Spielmeyer (1908), Martin und Darré (1909); die ausführlichste Darstellung der histologischen Befunde geben Bertrand, Bablet und Sicé (1935). Die Leptomeningen sind meist geschwollen, die großen Gefäße und Capillaren stark hervortretend, das mikroskopische Bild zeigt perivasculäre Zellinfiltrationen. An der Oberfläche des Gehirns bilden die verdickten Gefäße ein dunkelblaues Netzwerk mit deutlich gezeichneten Capillaren in den Zwischenräumen. Im mikroskopischen Bild der Gehirnschnitte bilden die ausgedehnten Zellinfiltrationen, am stärksten in der weißen Substanz, den auffälligsten Befund (Abb. 6).

Diese Zellanhäufungen sind zweifellos eine Reaktion auf die Ausbreitung der Trypanosomen in den perivasculären Lymphräumen. Peruzzi (1928) hat die Flagellaten bei experimentell infizierten Affen zwischen den Zellen sehr reichlich gefunden, viel zahlreicher als im Lumen der Gefäße. Beim Menschen sind sie an diesen Stellen nicht beobachtet worden, was wohl darauf beruht, daß sie in der Leiche sehr schnell verschwinden, wo Phagocyten vorhanden sind, da sie in ihrer Vitalität schneller geschädigt werden als diese und ihnen zum Opfer fallen (REICHENOW 1921). Die perivasculären Infiltrationen werden in der Hauptsache von Plasmazellen gebildet. Typische Lymphocyten sind spärlich. Ferner finden sich Monocyten, sowie Histiocyten, welche letzteren auch im Parenchym verteilt anzutreffen sind. Dazu kommen die zuerst von CHRISTY (1904) und von MOTT (1905) bei Schlafkranken beschriebenen sog. „maulbeerförmigen“ Zellen, die sich ebenfalls auch im Parenchym verstreut finden (Abb. 7). Es sind dies umfangreiche, von großen homogenen Vacuolen erfüllte Zellen, die auch in anderen Organen zur Beobachtung kommen und keineswegs für die Trypanosomiasis spezifisch sind, wenngleich sie hier besonders reichlich aufzutreten pflegen. Sie werden von den meisten Autoren als degenerativ veränderte Plasmazellen aufgefaßt und werden mit den fuchsinophilen RUSSELschen Körperchen identifiziert (BERTRAND, BABLET und SICÉ 1935). Nach Befunden von REICHENOW im Liquor können sie offenbar auch aus typischen Lymphocyten hervorgehen.

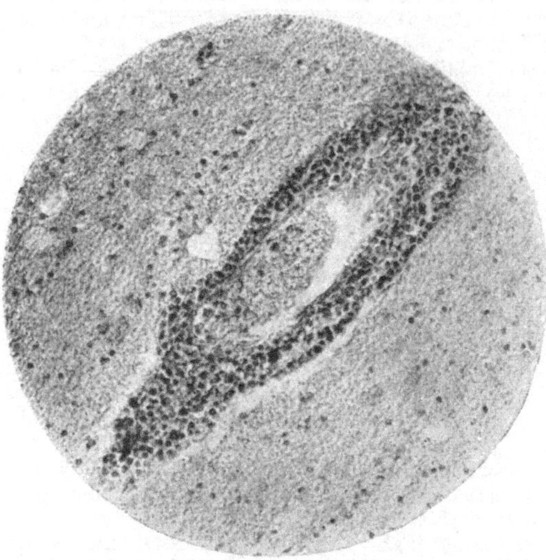

Abb. 6. Perivasculäre Zellinfiltration im Gehirn. (Sammlung Tropeninstitut.)

Eine Hypertrophie der Neurogliazellen findet sich hauptsächlich in der Nachbarschaft der Infiltrate, ferner in der Randzone der Hirnrinde. In der Hirnrinde sind die Mikrogliazellen stark vermehrt und hypertrophisch; sie weisen eine ungewöhnliche Länge auf. An den Ganglienzellen beobachtet man sowohl Schwellung wie Atrophie; eine Zerstörung der Zellen wie bei der Paralyse wurde nicht gefunden (BERTRAND, BABLET und SICÉ). Von CALWELL (1937) wurde ein perivasculärer Myelinschwund beschrieben.

Von dem Zellbefund im Liquor geben die am Lebenden ausgeführten Lumbalpunktionen ein besseres Bild als die Liquoruntersuchung post mortem, da erfahrungsgemäß bei jeder Leiche der Zellgehalt des Liquors vermehrt ist und dann losgelöste Endothelzellen und andere Zellformen beigemengt sind, die im Leben nicht vorhanden waren. Vermehrung der Lymphocyten, deren Normalzahl im Liquor bis 6, pericerebral höchstens 10 in 1 mm³ beträgt, geht der Zunahme des Proteingehalts und dem Auftreten der Trypanosomen voraus, und zwar zuerst pericerebral, so daß ein normaler Liquorbefund einen bereits erfolgten Befall des Zentralnervensystems nicht sicher ausschließt (NEUJEAN 1950). Die Lymphocytose ist im Einzelfall von sehr verschiedener Stärke, sie kann bis zu 1000 oder 1200 in 1 mm³ betragen (BRODEN und RODHAIN 1909). Andere Zellformen treten nur spärlich auf. Unter ihnen sind am häufigsten und am augenfälligsten die „maulbeerförmigen“ Zellen, deren Menge meist 0,1—1 %, höchstens bis zu 5 % der Gesamtzahl beträgt. Während BRODEN und RODHAIN ihr Auftreten als Anzeichen eines weit vorgeschrittenen Krankheitsstadiums betrachteten, wurden sie von REICHENOW fast in jedem Falle von Trypanosomeninfektion des Liquors gefunden. Die Stärke der Lymphocytenvermehrung ist ebenfalls kein Gradmesser für das Fortschreiten der Krankheit. Auch zeigt sie keinen Zusammenhang mit der Menge der im Liquor vorhandenen Trypanosomen (vgl. S. 579). Zwar entspricht einer großen Parasitenzahl auch eine starke Lymphocytose, doch kann eine solche auch bestehen, wenn die Flagellaten spärlich sind. Die Trypanosomenmenge im Liquor zeigt deutliche Beziehungen zur Schwere der Schlafkrankheitssymptome, doch ist auch dies nicht ausnahmslos der Fall (REICHENOW 1921).

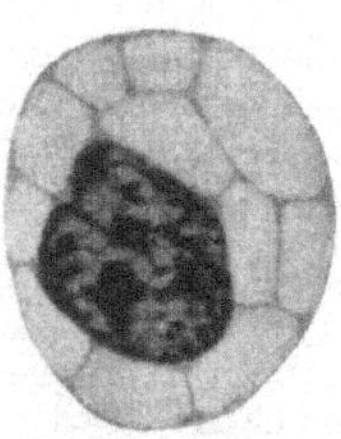

Abb. 7. Maulbeerförmige Zelle aus dem Liquor cerebrospinalis. Vergr. 1800:1. (Nach REICHENOW.)

Die anderen Organe haben bei der Schlafkrankheitsleiche nur wenige gründlichere Untersuchungen erfahren. Die zahlreicheren Beschreibungen der pathologischen Befunde bei Versuchstieren lassen sich wegen der viel stärkeren Massenentfaltung der Parasiten in diesen nicht ohne weiteres heranziehen. Im allgemeinen zeigen sich beim Menschen keine auffälligen Befunde, sofern solche nicht durch Komplikationen hervorgerufen sind, z. B. an der Lunge durch die häufig im Endstadium auftretende Pneumonie. Die Milz ist gewöhnlich vergrößert, was häufig auch auf Malariainfektionen zurückgeführt werden kann. Die Lymphdrüsenschwellungen des Frühstadiums sind in alten Krankheitsfällen oft verschwunden, wenn vorhanden, sind sie besonders an den hämorrhagische Infiltrationen aufweisenden Mesenterialdrüsen auffällig.

Das Herz zeigt makroskopisch keine Veränderungen, doch wurden solche in einigen Fällen bei histologischen Untersuchungen nachgewiesen. THOMAS und BREINL (1905) beschrieben Zellinfiltrationen im Epi-, Endo- und Myokard, vornehmlich im Umkreis einiger der größeren Gefäße sowie im Bindegewebe zwischen den Muskelfasern, und stellenweise auch Fragmentation der Muskelfibrillen. LAVIER und LEROUX (1939) sahen sklerotische Verdickungen am Epi- und Endokard und im Myokard starke perivasculäre Sklerosen mit Ausstrahlungen in die Muskelbündel, die das Bild der Cirrhose gaben. Solche ausgedehnte Sklerose des Myocards erscheint ihnen als besonderes Charakteristikum für die langsam fortschreitende Trypanosomiase.

Bei dem schnell tödlich verlaufenden *Rhodesiensetypus* der Krankheit ergibt sich ein wesentlich anderes pathologisches Bild als bei der typischen Gambienseinfektion. Während Veränderungen am Zentralnervensystem gering sind (beschränkt auf Zellinfiltrationen in den Meningen) oder noch ganz fehlen können, ist die akute Myokarditis der hervorstechendste Befund. HAWKING und GREENFIELD (1941) erhoben bei der Autopsie in 2 Fällen Befunde, die weitgehend den von PERUZZI (1928) und von HOEPPLI und REGENDANZ (1930) bei der experimentellen Trypanosomiasis von Affen beschriebenen entsprachen. In diesen Fällen fand sich eine reichliche Flüssigkeitsvermehrung in den Pleuren und im Peritoneum, desgleichen in dem stark erweiterten Perikard. Die seröse Flüssigkeit war reich an Zellen (hauptsächlich Lymphocyten, daneben Monocyten und Endothelzellen) und auch an Trypanosomen. Das Epikard war ödematös verdickt und wies diffuse Zellinfiltration sowie Zellanhäufungen in den Lymphräumen auf. In der oberflächlichen Gewebsschicht wurden Trypanosomen gefunden. Das Endokard zeigte die gleichen Veränderungen in schwächerem Maße. Im Myokard war das interstitielle Bindegewebe ödematös aufgelockert und vermehrt und wies eine diffuse Zellinfiltration auf (Abb. 8), an der vorwiegend Histiocyten, daneben Lymphocyten, Plasmazellen und Poymorphkernige teil hatten. Die Muskelfasern zeigten an vielen Stellen Schrumpfung und Degeneration.

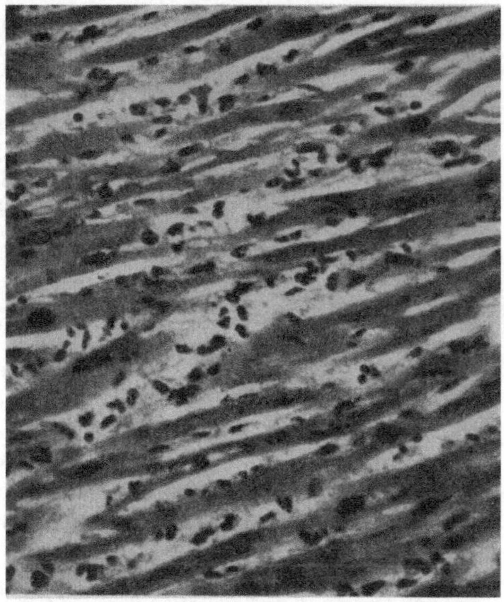

Abb. 8. Zellinfiltration zwischen den Muskelfasern im Myokard. Vergr. 240:1. (Nach HAWKING und GREENFIELD.)

Inkubation.

Der Ablauf der menschlichen Schlafkrankheit wird im allgemeinen in ein anfängliches parasitämisches, von manchen Autoren noch zur Inkubation gerechnetes, ein febril glanduläres und ein cerebrales, durch nervöse Symptome gekennzeichnetes encephalitisches Stadium unterteilt. Die Auseinandersetzung zwischen Wirt und Parasit bedingt aber sehr unterschiedliche Krankheitsverläufe, und die einzelnen Stadien können fließend ineinander übergehen; vor allem ist das Eindringen der Trypanosomen in den Liquor cerebrospinalis keineswegs immer gleichbedeutend mit dem Ausbruch nervöser Symptome (REICHENOW 1921), so daß eine derartige, den pathologischen Vorgängen entsprechende Einteilung den Bedürfnissen des Klinikers nur teilweise gerecht wird. Die daneben übliche Einteilung in ein liquornegatives und ein liquorpositives Stadium deckt sich teilweise mit der obigen und nimmt Bezug auf die Liquorveränderungen als eines der entscheidenden diagnostischen und auch prognostisch verwertbaren Zeichen.

2—5 Tage nach dem Stich der infizierenden Glossine entwickelt sich meist an der Infektionsstelle eine deutliche lokale Entzündung, der „Trypanosomenschanker“ der älteren Autoren, eine bis markstückgroße, schmerzhafte Schwellung, die manchmal fast furunkelähnlich aussehen kann, gelegentlich auch von einem erythematösen Hautausschlag umgeben ist und meist im Verlauf einiger Tage oder einer Woche abklingt.

Die mehrfach gemachte Angabe, daß der Trypanosomenschanker nur beim Weißen, nicht aber beim eingeborenen Neger der Endemiegebiete auftrete, beruht wohl einmal darauf, daß die örtliche Entzündung beim dunkelhäutigen Neger weniger auffällig ist als beim Weißen und weiterhin darauf, daß der Neger meist erst in späteren Krankheitsstadien in ärztliche Beobachtung kommt. Jedenfalls hat CORSON (1938) bei 30 experimentellen Infektionen durch Glossinen auch bei Negern die Lokalreaktion nur einmal vermißt.

Die Inkubationszeit ist bei den meisten natürlichen Infektionen nur ungenau oder gar nicht anzugeben, da häufig der Tag der Infektion unbekannt ist. In der Mehrzahl der einwandfrei beobachteten Fälle beträgt die Zeit vom Insektenstich bis zum Auftreten der ersten Trypanosomen im Blut etwa 2—3 Wochen.

STRONG gibt 10—12 Tage als kürzeste, MANSON-BAHR bei einigermaßen kontrollierten Infektionen von Europäern etwa 14 Tage als mittlere Inkubation an. Gelegentlich sind aber bei experimentellen Infektionen des Menschen auch Inkubationen von mehr als 7 Wochen (DUKE 1938) gesehen worden; allerdings war in einem dieser Fälle das Blut bereits 20 Tage nach der Infektion für Versuchstiere infektiös.

Krankheitsbilder und Verlauf.

Dem Ausbruch der fieberhaften Krankheit kann eine vorübergehende klinisch stumme Parasitämie von wechselnder Dauer vorausgehen. Trotz bereits bestehender Infektion fühlen sich die Kranken, so lange noch keine Fieberschübe auftreten, noch völlig wohl und leistungsfähig, worauf schon R. KOCH und KLEINE hingewiesen haben. Lediglich die Blutuntersuchung kann in solchen Fällen durch den Nachweis der meist nur spärlich vorhandenen Trypanosomen das Vorliegen der Infektion klären.

Die Dauer dieses parasitämischen Stadiums wechselt stark. Bei Europäern kann es praktisch ganz ausfallen, so daß schon etwa 3 Wochen nach erfolgter Infektion die ersten manifesten Erscheinungen der Krankheit auftreten; in anderen Fällen, insbesondere bei Eingeborenen der Endemiegebiete, dauert es mehrere Wochen, um dann in das febril-glanduläre oder nach längerer Dauer auch unmittelbar in das cerebrale Stadium überzugehen. Immunisatorische Vorgänge und Unterschiede in der Virulenz der Erreger mögen für den verschiedenartigen Beginn der Erkrankung maßgebend sein. Neuerdings wird auch geltend gemacht, daß eine mit nur wenigen Trypanosomen gesetzte Infektion schleichender beginnt als eine durch große Erregermengen hervorgerufene (FAIRBAIRN und BURTT 1946).

Die Frage, ob diese initiale Parasitämie noch der Inkubation oder aber bereits den klinischen Krankheitsbildern zuzurechnen sei, hat überwiegend theoretisches Interesse; praktisch und epidemiologisch bedeutungsvoll ist einmal, daß gerade die Frühstadien bei zeitig eingeleiteter Behandlung besonders gute Heilungsaussichten bieten, zum andern aber, daß die scheinbar noch völlig gesunden Kranken wichtige Infektionsquellen für die Glossinen sein können.

Gewöhnlich treten aber als Ausdruck der Allgemeininfektion schon frühzeitig remittierende Fieberschübe auf, die oft mit einer Malaria tropica verwechselt werden. Sie wiederholen sich zunächst in Abständen von nur wenigen Tagen und führen somit zu unregelmäßigen Fieberperioden; später werden sie seltener und treten nur in mehrwöchigem Abstand auf. Schüttelfröste fehlen fast immer; starker Schweißausbruch im fallenden Fieber ist dagegen häufig. Parasiten sind während der Fieberzeiten nur spärlich im Blut nachweisbar, im Intervall fehlen sie anfänglich und treten dann in zunehmender Menge bis zum nächsten Fieberanfall wieder auf (vgl. S. 578). Fieberfreier Verlauf kommt ausnahmsweise vor und weist auf eine schon länger bestehende Infektion hin.

Bald nach Einsetzen der Fieberschübe machen sich auch Störungen des Allgemeinbefindens wie Mattigkeit oder quälender Kopfschmerz bemerkbar. Die oftmals schon frühzeitig beobachtete Tachykardie ist teils toxisch bedingt, teils Folge der nach und nach einsetzenden Anämie. Frühzeitig entwickeln sich auf der Haut des Rumpfes umschriebene, teils münzenförmige, teils girlandenartig konfluierende, im Beginn leicht juckende und manchmal auch etwas erhabene Erytheme. Als Ausdruck des Befalls der Lymphbahnen treten in etwa 80% der Fälle (Reichenow 1921) anfangs weiche, wenig oder gar nicht schmerzhafte Schwellungen der Lymphknoten, besonders am Hals und Nacken auf (Winterbottomsches Zeichen), die diagnostisch bedeutungsvoll sind. Die Drüsen sind von Erbsen- bis Bohnengröße, erreichen selten Taubeneigröße und werden später mit fibrinöser Umwandlung härter. Als weiteres wichtiges Zeichen der Lymphbahninfektion treten die schon von Koch, Beck und Kleine beobachteten fleckförmigen Ödeme an Händen, Füßen, über den Gelenken und auch über den Augen auf, die für die Schlafkrankheit in diesem Stadium geradezu spezifisch sind (Reichenow 1921). Der schon jetzt in der Mehrzahl der Fälle sich entwickelnde Milztumor erschwert die Differentialdiagnose gegen Malaria. Von den bereits in diesem Stadium auftretenden neurologischen Symptomen sind die tiefen Hyperästhesien und Hyperalgesien, oftmals mit Empfindungsverspätung verbunden, ferner spontan auftretende Neuralgien und Parästhesien zu nennen. Weitere neurologische Symptome fehlen bisher, und nur bei einer Minderzahl der Kranken werden bereits Mangel an Konzentrationsfähigkeit und Schlaflosigkeit beobachtet.

Schwere und Dauer des Verlaufes sind auch in diesem Stadium sehr wechselnd. In alten westafrikanischen Endemiegebieten, z. B. in Nigeria, zeigt die Krankheit häufig nur leichte Symptome bei lang dauerndem Verlauf (Lester 1945), und besonders bei Eingeborenen können die Drüsenschwellungen bei relativ gutem Wohlbefinden und nur seltenen oder gar fehlenden Fieberattacken lange Zeit bestehen bleiben, ehe die Krankheit fortschreitet, während bei Ostafrikanern und Weißen auch dieses Stadium viel rascher durchlaufen wird. Nur in Einzelfällen aber führt schon jetzt eine interkurrente Infektion oder anderweitige Komplikation zum Tode.

Bei der großen Mehrzahl der Kranken aber schließt sich — meist schleichend und langsam, selten rasch und plötzlich beginnend — das letzte, das cerebrale Stadium an, das durch Eindringen der Trypanosomen in das Zentralnervensystem gekennzeichnet ist (s. S. 583) und schließlich zum Bilde einer schweren, tödlich verlaufenden Encephalomeningitis führt. Schwäche und Hinfälligkeit nehmen zu, der Kranke wird geistig träge, dann wieder reizbar und unruhig. Eine gewisse Somnolenz fällt vor allem bei Tage auf, die Kranken werden teilnahmslos und die Augenlider fallen ihnen zu, indes bei Nacht noch quälende Schlaflosigkeit bestehen kann. Später entwickelt sich dann unaufhaltbare Schlafsucht. Oftmals sind die Charakterveränderungen das erste auffällige Zeichen, das nach längeren unklaren Fieberzuständen auf eine Trypanosomeninfektion hinweist. Als Ausdruck der Beteiligung motorischer Zentren zeigen sich fibrilläre Muskelzuckungen, die besonders an der Zunge auffallen, Tremor der Hände und seltener der Füße, ein allerdings wenig beweisendes Symptom; tonisch-klonische Krämpfe, dann wieder choreatiforme Bewegungen und hochgradige Ataxie vervollständigen das Bild. Auch die Kopfschmerzen nehmen mehr und mehr zu, bis schließlich der Zustand in schwere Benommenheit und völliges Koma übergeht. Meningitische Symptome sind häufig, und bei zunehmendem Hirndruck wird der Puls unverhältnismäßig langsam. Speichelfluß stellt sich ein, die Kranken lassen unter sich, bis sie schließlich an tödlicher Pneumonie oder Meningitis zugrunde gehen.

Die durchschnittliche Dauer dieses cerebralen Stadiums beträgt bei unbehandelten Negern in westafrikanischen Endemiegebieten nach älteren Angaben 4—8 (Laveran und Mesnil 1912), nach Reichenow (1921) meist 9—11 Monate. Latente Infektionen mit positivem Trypanosomenbefund im Liquor, aber ohne die geringsten klinischen Symptome sind von Reichenow in Westafrika über eine Zeit von 11 Monaten eindeutig beobachtet worden; nach den Angaben von Martin und Darré (1910) darf damit gerechnet werden, daß derartige Latenzen bei unbehandelten liquorpositiven Fällen sich sogar über mehrere Jahre hinziehen können. Bei Weißen sowie bei Eingeborenen anderer, bisher von der Krankheit nicht heimgesuchter Gebiete ist der Krankheitsverlauf meist ungleich schneller. Infektionen mit *T. rhodesiense* verlaufen in der Regel stürmischer als solche mit *T. gambiense*. Daß aber auch beim Europäer lange Latenzen ohne klinische Symptome vorkommen können, zeigt eine Beobachtung von Martin und Darré (1910).

Die Schwere der klinischen Symptome entspricht keineswegs immer der Dichte der Infektion, da die Krankheitserscheinungen nur zum Teil unmittelbar von der Toxinwirkung herrühren; langdauernde Schädigung des Zentralnervensystems kann auch bei schwacher Infektion schließlich zu schweren klinischen Bildern führen (Reichenow 1921).

Ergänzend zu dieser Darstellung des allgemeinen Verlaufes muß noch auf eine Reihe von besonderen Erscheinungsformen und Organveränderungen verwiesen werden, deren Kenntnis für Diagnose und Beurteilung des Einzelfalles wichtig sein kann.

Von den *cerebralen* Symptomen treten anfangs häufig die Veränderungen der Gesamtpersönlichkeit mehr hervor als die organisch-neurologischen Zeichen (Gelfand 1947). Eine gewisse Reizbarkeit einerseits, Apathie und Somnolenz andererseits, in anderen Fällen läppische Heiterkeit oder auch Hemmungslosigkeit bei sonst ausgeglichenen, ruhigen und energischen Menschen können den Beginn der cerebralen Erkrankung anzeigen, und auf eine gewisse Ähnlichkeit mit manchen Formen der progressiven Paralyse ist mehrfach verwiesen worden (Manson-Bahr, Gelfand 1947 u. a.). Die neurologischen Störungen können im Verlauf der Erkrankung wechseln. Motorische Lähmungen, z. B. Facialisparesen, können schon einsetzen, ehe der Parasitennachweis gelingt, können sich aber ebenso unvermutet wieder zurückbilden (Gelfand). Im weiteren Verlauf können schwere Ataxien, choreatiforme Bewegungen, und manchmal auch epileptiforme Krämpfe mannigfaltige Krankheitsbilder auslösen, die aber durch bevorzugten Befall hypothalamischer Regionen dennoch eine gewisse Einheitlichkeit erkennen lassen (Gallais 1945). Im Endstadium entwickelt sich das Bild einer diffusen Meningoencephalitis.

Über die im Verlauf der Krankheit auftretenden Liquorveränderungen s. S. 584 und S. 579 unter pathologischer Anatomie und Parasitennachweis.

Störungen von Seiten der *Augen* sind mehrfach beobachtet worden. Auf das im Beginn auftretende Ödem der Lider wurde bereits verwiesen. Im späteren Verlauf können sowohl Conjunctivitiden als auch Keratitiden, Iridocyclitis und Retinablutungen entstehen (s. bei Strong und Manson-Bahr). Allerdings scheinen sie verhältnismäßig selten (in etwa 4% der Fälle; Ridley 1945) und nur im Endstadium vorzukommen. Immer sollte daher auch an andere, unabhängig von der Schlafkrankheit entstandene Augenstörungen gedacht werden (Onchocercosis ist häufige Ursache von Augenstörungen auch in Schlafkrankheitsgebieten).

Blutveränderungen. Fast immer entwickelt sich im Verlauf der Krankheit eine mäßige sekundäre hypochrome *Anämie*, die aber niemals so hohe Grade erreicht wie bei Malaria oder Kala-Azar. Monocytose und relative Lymphocytose treten nur in einem Teil der Fälle auf, sind aber nicht pathognomonisch für die Schlafkrankheit. In der Regel sind überhaupt die Blutbildveränderungen wenig charakteristisch; jedenfalls spricht eine stärkere Leukocytose immer für Mischinfektionen und entzündliche oder septische Komplikationen. Eine auffallende Autoagglutination der Erythrocyten ist mehrfach beobachtet worden, ohne jedoch für Schlafkrankheit spezifisch zu sein.

Die *Senkungsgeschwindigkeit* der roten Blutkörperchen ist nur in Frühfällen normal, steigt aber dann rasch und erreicht besonders in den mit zentralnervösen Symptomen einhergehenden Spätstadien hohe Werte (McLetchie 1944/46). Es ist jedoch zu berücksichtigen, daß Neger auch in gesunden Tagen meist eine etwas raschere Senkung zeigen als Weiße, so daß die Bewertung Schwierigkeiten bereiten kann. In Zweifelsfällen mit erhöhter Senkung kann eine Injektion von Bayer 205 oder Pentamidin gegeben werden; geht innerhalb von

4 Wochen nach der Injektion die Senkung deutlich zurück, so darf unter Umständen auf einen therapeutischen Erfolg der Medikation bei bestehender Trypanosomiasis geschlossen werden (HOLLINS und LEWIS-FANING 1947).

Über *Blutzucker*-Werte s. S. 583 unter Pathogenese und Pathologie. Da in der Regel die Blutzuckerwerte normal sind, kommt ihnen eine diagnostische Bedeutung nicht zu. Auf das in den Spätstadien auftretende Vitamin-C-Defizit wurde gleichfalls bereits S. 583 verwiesen.

Der *Albumin-Globulin*-Quotient ist immer nach der Globulinseite verschoben (HOLLINS 1947), ähnlich wie dies bei Malaria und Kala-Azar beobachtet wird; die Globulinvermehrung kann für den positiven Ausfall mancher Serumreaktionen bestimmend sein.

Die mit Beginn der Fieberschübe und Eindringen der Trypanosomen in die Lymphbahnen auftretenden Schwellungen der *Lymphknoten* wurden bereits erwähnt. In erster Linie schwellen die hinter dem M. sternocleidomastoideus gelegenen Lymphknoten an. Etwa auftretende Schwellungen inguinaler Drüsen sind diagnostisch nur mit Vorsicht zu bewerten, da sie auch Folge der bei Barfußgängern häufigen Fußverletzungen und auch von venerischen Infektionen sein können. Trypanosomen können in vielen Fällen im Drüsenpunktat nachgewiesen werden (s. S. 579).

Die *Milz* kann frühzeitig anschwellen, ist anfangs weich, nimmt im Laufe der Krankheit an Größe zu und wird nach und nach infolge fibröser Umwandlung härter. Auch eine schmerzhafte *Leberschwellung* wird häufig beobachtet. Vereinzelt ist im Endstadium starker Ascites beobachtet worden (SCOTT 1938, LAPEYSSONNIE und Mitarbeiter 1946), der aber höchstwahrscheinlich mit der Trypanosomeninfektion nicht in direktem ursächlichen Zusammenhang steht. Daß bei bestehendem Ascites auch in der Ascitesflüssigkeit Trypanosomen gefunden werden können, ist S. 583 erwähnt worden.

Der *Kreislauf* ist in der ersten Zeit nur wenig beeinträchtigt; mit Beginn der Fieberperiode aber sinkt der Blutdruck deutlich ab, und es entwickelt sich eine vorwiegend toxisch bedingte Tachykardie, die aber mit Einsetzen encephalitischer oder meningitischer Hirndrucksymptome in Pulsverlangsamung übergehen kann. Mit dem chronischen Krankheitsverlauf zuweilen verbundene Herzschäden machen sich gewöhnlich klinisch nicht bemerkbar, die schnell verlaufende Rhodesienseinfektion ist jedoch durch das Auftreten schwerer Myokarditis ausgezeichnet (S. 585).

Komplikationen treten vor allem in den späteren Stadien der Krankheit auf. Am häufigsten sind wohl durch Streptokokken oder Meningokokken bedingte Meningitiden (CASTELLANI und CHALMERS, STRONG u. a.). Epileptiforme Krämpfe als Folge encephalitischer Prozesse sind wiederholt beobachtet worden und können unmittelbare Todesursache sein. Terminale Pneumonien treten gleichfalls des öfteren auf. Auf die Gefahren eines Glottisödems macht STRONG aufmerksam. Komplikationen von Seiten der Nieren sind nur in Einzelfällen gesehen worden (NEEL 1944); es bleibt aber offen, ob diese nicht unabhängig von der Schlafkrankheit entstanden sind. Aborte werden anscheinend durch Trypanosomeninfektionen begünstigt; jedenfalls ist in den Schlafkrankheitsgebieten des Kongo bei Eingeborenen die Häufigkeit der Aborte über 4mal so hoch wie in anderen Gegenden (s. bei MANSON-BAHR).

Verlauf und *Dauer* der Krankheit sind großen Schwankungen unterworfen. Infektionen mit *T. rhodesiense* verlaufen in der Regel stürmischer als Gambienseinfektionen, und in Gegenden, in denen die Krankheit zum ersten Male ausbricht, pflegt sie ungleich schwerer und rascher als in alten Endemiegebieten abzulaufen, worauf schon KOCH und KLEINE hingewiesen haben. Gewöhnlich werden Europäer schwerer befallen als eingeborene Neger, bei denen lange Perioden des Stillstandes oder der Latenz entstehen können (s. oben). Milde Formen von langer Dauer, bei denen nach langer Zeit guten Wohlbefindens der Tod oftmals Folge einer interkurrenten Erkrankung ist, sind nach LESTER (1945) in Nigeria bei Negern die häufigsten; selten treten bei Gambienseinfektion toxische Erkrankungen auf, bei denen die Befallenen noch vor Ausbruch der cerebralen Symptome zugrunde gehen. In der Regel dauert die Krankheit, bei voller Entwicklung auch des Schlafstadiums, beim Neger im ganzen 2—3 Jahre oder länger; Fälle von 8jähriger (RODHAIN, VALCKE und VAN GOIDSENHOVEN 1941) oder noch längerer Dauer sind beobachtet worden. Spontanheilungen im parasitämischen Stadium sind bei Negern in Einzelfällen beobachtet worden. Die Rhodesienseinfektionen nehmen unbehandelt einen in wenigen Monaten tödlichen Verlauf.

Etwa auftretende *Rezidive* erfordern erneute Behandlung. Nach endgültiger Ausheilung aber bleiben in der Regel keine Restzustände oder Spätschäden zurück; Haveaux (1945) fand bei einer Reihe ausgeheilter Fälle in 5jähriger Beobachtung fast immer völlig normale Liquorwerte ohne Eiweiß- und Zellvermehrung.

Immunität. Es liegt nahe, die Unterschiede und Eigenarten im Verlauf der Schlafkrankheit mit den Immunitätsverhältnissen in Zusammenhang zu bringen. Wenn auch der Mensch gegen die Infektion mit den Trypanosomen der Tiere resistent ist, so gibt es doch keine angeborene Resistenz oder Immunität gegen *T. gambiense* bzw. *rhodesiense.* Die verschiedenartige Schwere des Krankheitsverlaufes in den einzelnen Gebieten ist wohl eher auf Unterschiede in der Virulenz der Erreger (z. B. *T. gambiense* und *rhodesiense*) zu beziehen als auf Auswirkungen einer echten Immunität. Vielleicht kommt für die Entstehung besonders stürmischer Erkrankungen auch der mechanischen Übertragung der Trypanosomen eine gewisse Bedeutung zu (Duke; s. S. 581).

Kongenitale Übertragungen, wie sie bei Versuchstieren mehrfach gesehen worden sind, scheinen beim Menschen kaum vorzukommen und sind nur in Einzelfällen durch das Auffinden der Erreger im Blut oder Liquor neugeborener Kinder westafrikanischer Endemiegebiete erwiesen worden (Mühlens; Darré; David und Pape 1942; s. auch bei Manson-Bahr). Ihre Seltenheit spricht nicht für angeborene Immunität der Kinder, sondern zeigt, daß die Placenta normalerweise für Trypanosomen undurchlässig ist; jedenfalls ist Voraussetzung für die intrauterine Übertragung eine Gefäßschädigung der Placenta, die zu unmittelbarer Verbindung des mütterlichen mit dem fetalen Kreislauf führt (Oleg 1941).

Auch nach Überstehen der Krankheit tritt beim Menschen keine wirksame und anhaltende Immunität ein. Reinfekte scheinen, wenn auch selten, vorzukommen; jedenfalls sind die mehrfach 6, 10 oder gar 12 Jahre nach Überstehen der Krankheit in Endemiegebieten erneut aufgetretenen Parasitämien als solche aufgefaßt worden (Ceccaldi 1947, Vaucel und Ceccaldi 1947), sofern sie nicht als Reaktivierung nach jahrelanger Latenz gedeutet worden sind. Corson gelang im Selbstversuch mehrfache Reinfektion; er zeigte damit, daß eine wirksame Immunität nicht entsteht.

Eine partielle Immunität, die zu verlängerter Inkubation der gesetzten Neuinfektion führt, ist bei Mäusen durch Injektion abgetöteter Trypanosomen erzielt worden. Immer aber ist eine solche Immunität nur gegen homologe Trypanosomenstämme wirksam und nur von kurzer Dauer (Fulton und Lourie 1946, Dauzier 1947, van Hoof 1947); sie hielt bei Ratten (*T. brucei*) bis zu 20 Tagen, in einzelnen Fällen einige Monate an. Kreuzimmunität gegen verschiedene Arten scheint nicht vorzukommen; lediglich van Hoof (1947) fand, daß das gegen *T. rhodesiense* wirksame Immunserum von Tieren auch das Wachstum von *T. gambiense* hemmt, nicht dagegen das von *T. congolense.* Die passive Immunisierung junger Ratten gegen den gleichen Trypanosomenstamm durch Injektion von Immunserum (Kaninchenimmunserum) gelang dagegen im Versuch. Keineswegs dürfen aber aus diesen an Laboratoriumstieren gemachten Einzelbeobachtungen Rückschlüsse auf den Ablauf immunbiologischer Vorgänge beim Menschen gemacht werden.

Daß menschliches Serum eine deutlich trypanocide Wirkung ausüben kann, wurde schon von Laveran gezeigt; später konnten Yorke, Adams und Murgatroyd die gleiche Fähigkeit des Serums auch in hohen Verdünnungen nachweisen. Diese Trypanolysine sind für die Entwicklung des Krankheitsverlaufes und der Fieberschübe von entscheidendem Einfluß (s. bei Kikuth 1940); immer aber scheint es sich, wie auch in den Tierversuchen gefunden, um eine nur vorübergehende Bildung und Wirkung der Antikörper zu handeln.

Diagnose und Differentialdiagnose.

In Endemiegebieten oder bei epidemischen Ausbrüchen in neubefallenen Glossinengebieten weisen bei voll entwickelten Krankheitsfällen die Fieberschübe, Drüsenschwellungen und später die encephalitischen oder meningitischen

Symptome ohne weiteres auf die Diagnose hin. Erytheme der Haut können bei Europäern einen weiteren Anhalt geben, sind aber bei Negern nur schwer nachzuweisen. Große Schwierigkeiten können dagegen bei der Beurteilung von Einzelfällen, die erst längere Zeit nach Verlassen des Herdgebietes manifest werden, sowie bei Frühfällen auch im Endemiegebiet entstehen. Wird aber mit der Möglichkeit einer Trypanosomeninfektion gerechnet, so gelingt in der Mehrzahl der Fälle die Diagnose doch so zeitig, daß mit zuverlässigem Erfolg der Behandlung zu rechen ist.

Im febrilen Stadium sind Verwechslungen mit *Malaria tropica* häufig. Die Fieberschübe, die Milzschwellung und die beginnenden encephalitischen Symptome täuschen des öfteren eine solche vor; die ähnlichen Blutbilder beider Krankheiten erlauben keine eindeutige Unterscheidung. Entscheidend ist in solchen Fällen nur der Parasitennachweis. Jedoch ist durch positiven Plasmodiennachweis eine Schlafkrankheit natürlich nicht ausgeschlossen, und wenn auch nach antimalarischer Behandlung die Fieberschübe wiederkehren, so gebe man sich nicht mit der Annahme von Malariarezidiven zufrieden, sondern denke, zumal bei Zunehmen der encephalitischen Erscheinungen, gegebenenfalls an die Möglichkeit einer Trypanosomeninfektion.

Kala-Azar kann ähnliche Fieberwellen auslösen; allerdings sind Anämie, Leukopenie, Monocytose und Milzschwellung bei den visceralen Leishmaniasen meist stärker ausgeprägt als bei Trypanosomeninfektionen. Im Zweifelsfalle kann der Erregernachweis im Sternalmark entscheiden, nicht aber die Aldehydreaktion.

Hauterytheme und die heftigen Kopfschmerzen mögen in Einzelfällen den Verdacht auf *luische* Erkrankung aufkommen lassen; positive Wa. R. die auch bei der Schlafkrankheit vorkommt, ist nicht unbedingt für Lues beweisend.

Treten im weiteren Verlauf die cerebralen Erscheinungen mehr und mehr in den Vordergrund, so kann das Krankheitsbild dem einer progressiven *Paralyse* täuschend ähnlich sein (Manson-Bahr), zumal die Liquorveränderungen bei beiden Krankheiten (Zell- und Eiweißvermehrung; Goldsol- und Mastixreaktion) keine eindeutige Unterscheidung ermöglichen. Fehlen die Fieberanfälle, oder werden sie als Malaria gedeutet und findet sich zudem eine luische Infektion in der Anamnese, so liegt die Möglichkeit einer solchen Verwechslung besonders nahe. Immer wenn sich bei einem Europäer nach längerem Aufenthalt in Schlafkrankheitsgebieten ziemlich unvermutet Charakterveränderungen, Hemmungslosigkeit, Reizbarkeit, Mangel an Konzentrationsfähigkeit und später Apathie und Somnolenz, vielleicht auch eine gewisse Verwahrlosung einstellt, so sollte nicht nur die Möglichkeit einer Paralyse, sondern auch die einer Trypanosomeninfektion ernsthaft erwogen werden (Mühlens u. a.). Die *Encephalitis lethargica* kann gleichfalls der Schlafkrankheit ähnlich sein.

Einen einfachen und brauchbaren Hinweis für die Diagnose gibt die Palpation der *Lymphknoten* an Hals und Nacken, die schon in älterer Zeit als ein ziemlich untrügliches Zeichen gewertet wurde und auf deren Bedeutung, insbesondere für Serienuntersuchungen, auch neuerdings wieder verwiesen worden ist (Bloss 1945). Sie treten zwar bei der Mehrzahl der Kranken, aber doch nicht in allen Fällen auf; zudem muß auch mit der Entwicklung von Lymphknotenschwellungen aus anderen Ursachen gerechnet werden, und so sind letztlich auch die Schwellungen der Lymphknoten nur dann beweisend, wenn im Drüsenpunktat Trypanosomen nachgewiesen werden können.

Über die Technik des *Erregernachweises,* der in jedem Falle für die Diagnose entscheidend ist, s. S. 578.

Die im Verlauf der Krankheit auftretenden Liquorveränderungen wurden bereits erwähnt. Die Lymphocytose allein ist noch kein Hinweis auf das Vorliegen einer Schlafkrankheit und sollte nicht überwertet werden (Reichenow 1921). In einem Großteil der Fälle aber gelingt im zentrifugierten Liquor der Parasitennachweis, wenn das febril-glanduläre Stadium durch das cerebrale abgelöst wird. Niemals aber ist mit der Anwesenheit von Trypanosomen im Liquor in den ersten Krankheitsstadien zu rechnen. Frühstadien sind daher niemals eine Indikation zur Ausführung der Lumbalpunktion; sie ist diagnostisch noch wertlos, bringt aber die Gefahr einer vorzeitigen Einschwemmung von Trypanosomen in den Lumbalsack infolge etwa vorkommender Venenverletzung mit sich. Wenn auch der normale Liquor cerebrospinalis als wenig günstiger Nährboden für Trypanosomen gilt (S. 583) und daher diese Gefahr nicht zu hoch gewertet werden sollte (Fairbairn 1947), so muß doch andererseits gerade auf das Fehlen trypanolytischer Antikörper hingewiesen werden, und es sollte darum nicht vorzeitig und unnötig punktiert werden.

Bei negativem Trypanosomenbefund kann eine Reihe von *Serumreaktionen* auf die Diagnose hinweisen. Der Formol-Gel-Test (s. unter Kala-Azar S. 560) ist infolge der Globulinvermehrung im Serum in vielen Fällen positiv. Da die Reaktion aber unspezifisch ist, hat sie nur bedingten diagnostischen Wert. Immerhin kann sie, wenn andere Möglichkeiten fehlen, in Verdachtsfällen gute Hinweise geben (COOKSON 1947).

Die *Autoagglutination* der Erythrocyten wurde bereits erwähnt; sie hat gleichfalls nur sehr bedingte diagnostische Bedeutung.

Nachdem der Nachweis komplementbindender Antikörper schon vor einer Reihe von Jahren gelungen ist, sind in neuerer Zeit *Komplementbindungsreaktionen* mit Antigenen aus verschiedenen Trypanosomenarten in die Diagnose eingeführt worden. Der Hauptnachteil der älteren Antigene (WATSON, MARKOWIECZ, ZOTTNER) war ihre ungenügende Stabilität. VAN GOLDSENHOVEN und SCHOENARS (1944) gelang es, durch Einfrierenlassen und Trocknung des Antigens bei gleichzeitig starker Unterkühlung ein bis zu 16 Monate haltbares Antigen herzustellen. Die Reaktionen scheinen hohe Spezifität zu haben. Da auch nach Abheilung dee Krankheit sowohl im Serum als auch im Liquor sich noch monatelang positive Reaktionen zeigen können, zwingt positiver Ausfall nach überstandener Krankheit keineswegs immer zur Fortsetzung der Behandlung.

Die *Prognose* der Schlafkrankheit ist in jedem Falle mit Vorsicht zu stellen. In liquornegativen Frühfällen gelingt es zwar meist, durch rechtzeitig begonnene und sachgemäß durchgeführte Behandlung eine Heilung zu erzielen; mit Rezidiven muß aber gerechnet werden. Ist aber erst einmal das Zentralnervensystem befallen, so sind die Heilungsaussichten wesentlich unsicherer. Eiweißgehalt und Zellzahl des Liquor können Hinweise für die Beurteilung geben; Kranke mit Zellzahlen von mehr als 7 im Kubikmillimeter und Eiweißwerten von mehr als 0,03% gelten als liquorpositiv und sind einer gründlichen kombinierten Behandlung zu unterziehen. Doch ist auch ein noch normaler Liquorbefund nicht durchaus beweisend dafür, daß das Zentralnervensystem noch nicht befallen ist (vgl. S. 584). Eiweißwerte von 0,04% zeigen bereits Spätfälle an, die auch heute meist noch als unheilbar gelten (FAIRBAIRN 1945). Im übrigen ist die Prognose vom Allgemeinzustand des Kranken, der Intensität seiner Antikörperbildung und der Virulenz der Infektion abhängig.

Behandlung.

Im Vordergrunde der Therapie steht die Behandlung mit den spezifisch wirkenden Mitteln, von denen in erster Linie Bayer 205, Tryparsamid, die Antimonate und neuerdings eine Reihe von aromatischen Diamidinen zu nennen sind.

Bayer 205 (Germanin; ausländische Herstellungen sind Antrypol, Suramin, Fourneau 309, Moranyl), ein Harnstoffderivat (KOTHE, DRESSEL und OSSENBECK 1917), das zuerst 1921 in Einzelfällen beim Menschen (MÜHLENS und MENK) und 1922 in Nord-Rhodesien bei der Schlafkrankheitsbekämpfung (KLEINE und FISCHER) erprobt wurde, ist bisher das wichtigste Mittel sowohl zur Behandlung als auch zur Prophylaxe.

Bayer 205 ist ein blaßgelbliches, leicht wasserlösliches und — im Gegensatz zu den Diamidinen — auch in Lösung mehrere Wochen lang haltbares Pulver.

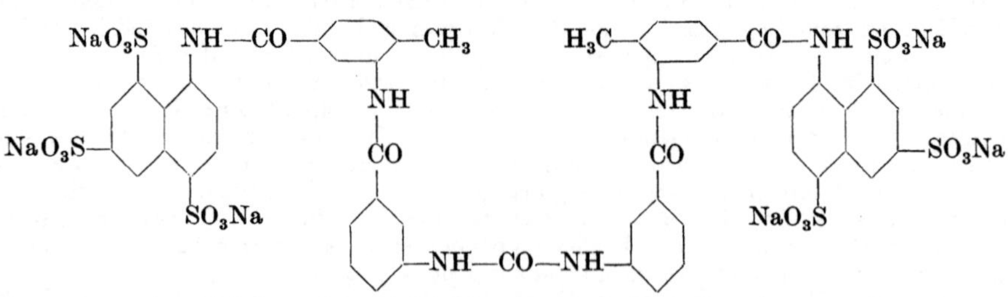

Bayer 205: Carbamid aus m-aminobenzoyl-m-amino-toluyl-l-naphthylamin-4,6,8-trisulfosaurem Natrium.

Das Mittel ist nach einmaliger Injektion noch monatelang im Blut des Kranken nachweisbar und wird — offenbar an die Bluteiweißkörper gebunden (DEWEY und WORMALL 1946, SPRINKS 1948) — nur langsam aus dem Organismus ausgeschieden. Die lange Verweildauer macht es geeignet auch zur prophylaktischen Verwendung.

Die Frage, ob Bayer 205 vorwiegend direkt trypanocid oder indirekt durch Anregung der Abwehrfunktionen wirkt, ist bisher nicht befriedigend geklärt; jedenfalls tritt die trypanocide Wirkung in vitro nur in Konzentrationen auf, die im menschlichen Körper niemals erreicht werden (KOLLE 1924). Anscheinend wirkt das Mittel nach Speicherung im Protoplasma der Parasiten (OESTERLIN 1936) auf den Kohlenhydratstoffwechsel der Trypanosomen (JANSCO 1935, ROBERTSON 1936, TOWN, WILLS und WORMALL 1949).

Die Indikationen für die Verwendung ergeben sich aus der Einwirkung des Mittels in allererster Linie auf die Blutinfektion. Da schon 12—24 Std nach der einmaligen Injektion die Trypanosomen aus dem strömenden Blut verschwinden, sind vor allem die prognostisch günstigen, liquornegativen Stadien der Krankheit für die Behandlung mit Bayer 205 geeignet; je früher die Behandlung einsetzt, desto besser sind die Erfolge. In liquorpositiven Fällen dagegen ist die Wirkung wesentlich unsicherer.

Wohl reagieren frische Liquorinfektionen noch teilweise günstig (KEVILL 1934, MCLEAN und FAIRBAIRN u.a.); bei älteren Fällen mit cerebralen Erscheinungen ist aber die Wirkung des Mittels, das nur schwer in den Liquor übergeht, ungleich geringer (MC LEAN, CHESTERMAN und SAUNDERS; SAUNDERS 1942), und wenn auch einige Autoren eine gewisse Wirksamkeit auch in den späteren Stadien der Krankheit anerkennen, so ist doch das eigentliche Anwendungsgebiet für Bayer 205 die liquornegative Erkrankung.

Das Mittel kann intramuskulär injiziert werden, wird aber meist intravenös in 10%iger Lösung gegeben. Niemals sollte intralumbal gespritzt werden; Kopfschmerzen, Erbrechen, eventuell auch Krämpfe sind die Folge, indes der therapeutische Erfolg nicht besser ist als bei intravenöser Injektion! Die Einzeldosis beträgt für den Erwachsenen in der Regel 1,0 g, kann aber unbedenklich auf 1,2 oder 1,5 g, in Einzelfällen sogar bis 2,0 g erhöht werden. 4—5 Injektionen genügen zur einmaligen Kur. Nach den ersten von MÜHLENS und MENK (1921) gemachten Erfahrungen wurden, in Abständen von 1—2 Tagen, im ganzen 4—5 g, injiziert. Später versuchte man, die anfängliche Wirkung durch tägliche Folge der ersten 3 Injektionen zu steigern und gab anschließend noch eine 4. und 5. Injektion am 7. oder 8. bzw. am 10. oder 13. Tag (MAYER 1928). MANSON-BAHR injiziert am 1. und 3. Tag je 1,0 g und die gleiche Menge nochmals am 10. und 13. Tag, im ganzen also 4,0 g innerhalb von 2 Wochen. Von allen Autoren aber wird Wert darauf gelegt, die Pausen zwischen den einzelnen Einspritzungen nicht zu groß zu wählen.

Die im Laufe der Jahre an vielen Tausenden von Kranken gemachten Erfahrungen zeigen, daß Frühfälle in kurzer Zeit mit fast 100%iger Sicherheit geheilt werden können. Das Blut wird rasch parasitenfrei, Nackendrüsen und Milzschwellung gehen zurück und die Fieberschübe bleiben aus. Sicherungskuren nach Ablauf von 3 Monaten sind gelegentlich angeraten worden. Rezidive erfordern erneute Behandlung, geben aber gleichfalls gute Heilungsaussichten, sofern keine ernsthafte Beteiligung des Zentralnervensystems vorliegt (KLEINE und FISCHER 1923, LOW 1923, FOURCHE und HAVEAUX 1931, MANSON-BAHR u. a.).

Nebenwirkungen treten bei Verabreichung der therapieüblichen Dosen kaum je auf, so daß das Mittel als praktisch völlig unschädlich angesehen werden darf. Eine geringe Albuminurie zeigt sich manchmal schon nach einer einmaligen Injektion; sie ist harmlos und geht, wenn auch bei der langen Verweildauer des Mittels im Körper nur langsam, so doch immer vollständig zurück. Dauerschäden der Niere nach Anwendung von Bayer 205 sind niemals beobachtet worden; andererseits muß erwogen werden, ob nicht manche unter der Behandlung beobachtete Albuminurie Folge der Krankheit ist. Jedenfalls ist die Albuminurie keine Indikation, die Behandlung zu unterbrechen (MAYER 1922, LAUNOY 1944, FAIRBAIRN 1945).

Vorübergehende Erytheme, leichte urticarielle oder schuppende Ekzeme (MANSON-BAHR), auch Kollapse sind gelegentlich beobachtet worden. EDGE (1938) sah unter 6500 Injektionen 7 Kollapse auftreten und einen davon tödlich enden. Um derartige Zwischenfälle zu vermeiden, wird von manchen Autoren im Beginn der Behandlung eine Probemenge von 0,3 g injiziert, ehe mit der systematischen Anwendung von 1,0 g pro dosi begonnen wird. Die bei starken Parasitämien gelegentlich nach den Injektionen auftretenden Fieberreaktionen (ZSCHUCKE 1932) können durch freigewordene Trypanosomentoxine bewirkt sein. Auf die gerinnungshemmende Wirkung von Bayer 205 ist gelegentlich verwiesen worden (v. FALKENHAUSEN 1931 u. a.).

Unter den *Arsenikalien* finden vor allem fünfwertige Verbindungen Anwendung. Sie sind an Wirksamkeit den dreiwertigen — obwohl diese in vitro stärkeren trypanociden Effekt entfalten — überlegen, da sie offenbar im Organismus (durch Reduktion?) in eine wirksamere Form übergeführt werden (YORKE und Mitarbeiter 1935). Für die klinische Anwendung ist in erster Linie die Einwirkung auf die zentral-nervösen Störungen entscheidend, so daß die Arsenpräparate vor allem bei den späteren, liquorpositiven Stadien der Krankheit, weniger dagegen in Frühfällen anzuwenden sind.

Atoxyl (Arsamin, Soamin; p-amino-phenyl-arsinsaures Natrium), ein weißes kristallinisches Pulver, ist schon 1907 von R. KOCH als erstes Mittel mit Erfolg angewandt worden. Da es bei oraler Darreichung nahezu unwirksam ist, wird es in 10%iger Lösung entweder intramuskulär oder intravenös injiziert. Erwachsenen Kranken gibt man an 2 aufeinanderfolgenden Tagen je 0,5 g; nach 10tägiger Pause werden abermals 2mal 0,5 g injiziert. Die Behandlung wird in gleicher Weise fortgesetzt, bis im ganzen 20 Injektionen gegeben worden sind (Dauer also etwa 4 Monate). Die Einzeldosis von 0,5 g sollte dabei nicht ohne zwingenden Grund (niemals mehr als 1,0 g pro dosi!) überschritten werden. Den Versuch einer protrahierten Behandlung mit kleineren Dosen machte MANSON-BAHR, indem er über lange Zeit, teilweise bis zu 2 Jahren, jeden 3. Tag 0,2 g injizierte.

Atoxyl erwies sich auch bei Frühfällen als gut wirksam; bereits 5—8 Std nach der 1. Injektion verschwinden die Trypanosomen aus dem strömenden Blut. Liquorpositive Erkrankungen sprechen gleichfalls meist gut an, wenn auch die Erfolge in der Regel nur vorübergehend sind. Voll entwickelte cerebrale Krankheitszustände sind aber auch mit Atoxyl nicht aufzuhalten.

Immer besteht aber die Gefahr folgenschwerer Nebenwirkungen. Fieberschübe, Kopfschmerzen, Arzneiexantheme, Magen- und Darmkoliken sowie Nierenreizungen sind oftmals gesehen worden. Die Hauptgefahr liegt aber in einer Schädigung des N. opticus durch das Atoxyl, wie sie durch alle trypanociden Arsenikalien ausgelöst werden kann. Diese kann plötzlich ohne Vorboten, in anderen Fällen schleichend nach vorheriger Schwächung der Sehkraft, sowohl im Verlauf als auch noch Monate nach Abschluß der Behandlung auftreten und führt häufig (bis zu 10% der Fälle!) zu einer irreparablen Atoxylamaurose (RODHAIN). Schädigung des N. acusticus und peripherer Nerven sind gleichfalls beobachtet worden, so daß heute die Atoxylbehandlung praktisch aufgegeben ist.

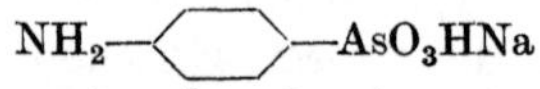

Atoxyl: p-amino-phenyl-arsinsaures Natrium.

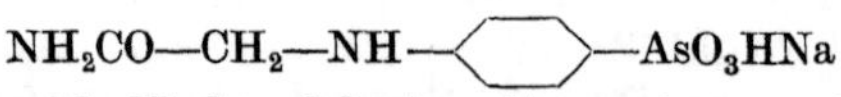

Tryparsamid: N-phenylglycinamid-p-arsinsaures Natrium.

Tryparsamid (Novatoxyl; deutsche Herstellung Trypothan; N-phenylglycinamid-p-arsinsaures Natrium; JACOBI und HEIDELBERGER 1915) erwies sich schon bei den ersten Versuchen im Belgischen Kongo (PEARCE und BROWN 1920) als dem Atoxyl deutlich überlegen. Es ist ein in Wasser leicht lösliches weißes Pulver, das allerdings in Lösung nur kurze Zeit haltbar ist und darum nur in frisch bereiteten Lösungen verwendet werden darf. Das in vitro überraschenderweise nur wenig trypanocide Mittel wird anscheinend im Organismus zu einer hochwirksamen dreiwertigen Verbindung (YORKE und MURGATROYD) abgebaut und von den Trypanosomen gespeichert (OESTERLIN).

Tryparsamid wird meist in 20%iger Lösung (neutrales Wasser; frisch bereitete Lösung!) intravenös injiziert; es kann auch intramuskulär oder subcutan gegeben werden, ist aber bei oraler Darreichung nur wenig wirksam. Große Sorgfalt ist bei der Dosierung erforderlich. Zu große Mengen können toxisch wirken, zu kleine dagegen sind nicht genügend wirksam und können bei wiederholter Anwendung zur Bildung arsenfester Stämme führen. Im Mittel gibt man 20—50 mg/kg Körpergewicht als einmalige Dosis, d. h. für einen Erwachsenen von 50 bzw. 60 kg eine Menge von 1,0—2,5 bzw. 1,2—3,0 g. Die Menge von 4,0 g pro dosi sollte niemals überschritten werden, und immer sollte man mit kleinen Dosen beginnen, die dann im Laufe der Behandlung erhöht werden. Bei Kindern dürfen Mengen von 0,05 bis allerhöchstens 0,1 g/kg Körpergewicht gegeben werden. Die Injektionen werden in 5—7tägigen Intervallen wiederholt bis zu einer Gesamtmenge von 25—30 g bei frischen und 50—80 g bei älteren Erkrankungen mit cerebralen Symptomen.

KELLERSBERGER weist darauf hin, daß schon eine Menge von 0,05 g/kg Körpergewicht Augensymptome auslösen kann, daß andererseits eine Dosis von 0,04 g zu gering sein kann. Er rät daher zu einer mittleren Dosis von 0,045 g/kg; andere Autoren empfehlen, auf alle Fälle mit 0,04 g/kg anzufangen und nur bei Kindern bis auf 0,08 g/kg Gewicht hinaufzugehen. Anscheinend muß man aber bei dem niedrigen therapeutischen Index des Mittels bis hart an die Gefahrengrenze herangehen, um optimale Wirkungen zu erzielen. Dennoch möchten wir die Anwendung der von FOWLER (1945) erprobten großen Dosen (6—9 Tage lang täglich 2,0 g langsam als Tropfinfusion intravenös gegeben, eventuell 1tägige Pause nach 3 oder 4 Tagen) trotz der guten Frühresultate nach den bisherigen Beobachtungen für gefährlich halten.

Im Frühstadium kann eine einzige Injektion genügen, die Trypanosomen aus dem strömenden Blut für die Dauer von etwa 3 Wochen zu beseitigen. Dauererfolge sind jedoch bei Frühfällen auf diese Weise nicht zu erzielen; Tryparsamid gilt dagegen bis heute als das brauchbarste Mittel zur Behandlung liquorpositiver Fälle (KELLERSBERGER u. a.).

Es ist allerdings schwer, ein endgültiges Bild von den tatsächlich erzielten Dauererfolgen zu gewinnen. Einzelne Autoren (KELLERSBERGER 1927; über 8000 Fälle) rechnen mit 75, manchmal sogar mit 80—90%, andere mit 60% (LAUTERBURG), 37,9% (CHESTERMAN 1925) oder auch nur mit 17,6% (v. D. BRANDEN 1926) Heilungen. Unterschiedliche Schwere der beobachteten Erkrankungen, Schwankungen in der Virulenz der Erreger und verschiedenartige Beurteilung der Fälle (z. B. Bewertung der Liquorzellen bei einzelnen, der klinischen Bilder bei anderen Autoren) mögen den Vergleich erschweren und die unterschiedlichen Behandlungsergebnisse erklären. Zweifellos aber geben höhere Dosen — wenn auch bei größerem Risiko — bessere Erfolge als kleinere, und besonders bei fortgeschrittenen Fällen ist eine kräftige und langdauernde Behandlung erforderlich (CHESTERMAN 1925, 1932).

Auch Tryparsamid verursacht eine Reihe von Nebenwirkungen wie Fieberattacken, Übelkeit, Erbrechen, Bradykardie oder Kollapse während oder nach der Injektion. Capillarschäden mit nachfolgenden petechialen Hämorrhagien, Nierenreizungen, Hauterytheme, gelegentlich auch Gelbsucht und nervöse Symptome sind beobachtet worden. Vor allem aber kann auch bei der Tryparsamidbehandlung eine Schädigung des N. opticus mit Sehstörungen und völliger Erblindung eintreten, deren Häufigkeit allerdings sehr wechselnd beurteilt wird. Lichtscheu, Tränenfluß und verschwommenes Sehen können die ersten Vorboten der Opticusschädigung sein. Sie zwingen zu sofortigem Absetzen des Mittels; trotzdem ist nicht in allen Fällen eine ernsthafte Schädigung des Sehnerven zu vermeiden, und die Häufigkeit der totalen Amaurose wird mit 7,4% (LAUTERBURG), in einzelnen Behandlungsserien sogar mit nahezu 20% (v. D. BRANDEN und APPELMAUS) angegeben. In anderen Beobachtungsreihen wurden wiederum sehr viel seltener Störungen beobachtet. Ob die Behandlung der Augenstörungen mit Natriumthiosulfat eindeutige Erfolge ergibt, erscheint zweifelhaft (JUNET 1935).

Auf der Suche nach weniger toxischen und besser wirksamen Mitteln wurde eine Reihe neuerer Arsenikalien erprobt. Sie haben teilweise den Erwartungen nicht entsprochen; bei andern liegen noch nicht genügend Erfahrungen für eine eindeutige Beurteilung vor. Etharsanol (p-oxyäthylamino-phenylarsinsaures Natrium) und Proparsanol (entsprechendes Salz vom Propan) erwiesen sich als stark toxisch (s. bei STRONG). Neocryl (p-methylamino-succinylamino-phenylarsinsaures Natrium), in einer Dosis von 0,045 g/kg Körpergewicht angewandt, ist in einer Reihe von Frühfällen (MURGATROYD) günstig beurteilt worden. Silberarsenat (PIERRON 1947) Melarsene (TRINQUIER und PELLISSIER 1948) und p-Arsenophenylbuttersäure (CECCALDI 1947), sind bisher nur in Einzelfällen erprobt worden.

Melarsenoxyd (p-Melaminylphenylarsenoxyd) (Weinman und Franz 1945, Veatch, Bequaert und Weinman 1946, Friedheim 1948) hat vor dem Tryparsamid den Vorzug, daß die Kur bedeutend kürzere Zeit beansprucht und daß infolge stärkerer trypanocider Wirksamkeit Heilung auch ohne Kombination mit anderen Medikamenten und auch im ersten Krankheitsstadium erzielt werden kann. Nach Friedheim besteht die Behandlung in 7 täglichen intravenösen Injektionen von 1,5 mg/kg, die nach Monatsfrist wiederholt werden. Ein neueres Präparat „*Mel B*“, ein Alkylmercapto-Derivat des Melarsenoxyds, ist noch besser verträglich, so daß es höhere Einzeldosen und eine Verkürzung der Behandlungsdauer gestattet (Friedheim 1949). Es werden 3,6 mg/kg an 4 aufeinanderfolgenden Tagen verabfolgt, und diese Serie von Injektionen wird nach einer Woche wiederholt. Nur bei Kranken im komatösen Endstadium werden zwischen die ersten Injektionen mehrtägige Pausen gelegt. Die starke trypanocide Wirkung der beiden Präparate und die Rückkehr des Liquors zur Norm verbunden mit klinischer Besserung selbst in manchen weit vorgeschrittenen Krankheitsfällen wird auch von anderen Autoren bestätigt, nicht dagegen die gute Verträglichkeit in der angegebenen wirksamen Dosierung (Ceccaldi, Trinquier, Arnoult und Menu 1950). Es kamen Schädigungen von Nieren, Leber und Zentralnervensystem mit Todesfolge zur Beobachtung. Daher ist es noch zweifelhaft, ob die Präparate einen brauchbaren Ersatz für das Tryparsamid bedeuten.

Es lag nahe, in der Behandlung der Schlafkrankheit — von sicheren Frühfällen abgesehen — Bayer 205 und Tryparsamid zu kombinieren, um sowohl die Blutinfektion als auch die cerebrale zu beeinflussen. Aus dieser Kombination hat sich im Laufe der Jahre eine Standardbehandlung entwickelt, die auch heute noch die meistgebräuchliche ist und seither in Tausenden von Fällen erfolgreich angewandt worden ist. Am gebräuchlichsten ist die sukzessive kombinierte Behandlung, die zunächst mit Bayer 205 eingeleitet und anschließend mit Tryparsamid fortgesetzt wird. In der Regel werden — die einzelnen Behandlungsschemata weichen nur wenig voneinander ab — zunächst 3—4 Injektionen von Bayer 205 zu je 1,0 g und anschließend in jeweils 5tägigem Abstand 4—5mal 2,0 g Tryparsamid gegeben (Lester 1935, Chesterman 1936, Zschucke 1936, Edge, Nigeria, 1938, Harding, Sierra Leone, 1945, McLetchie, Nigeria, 1948 u. v. a.). Neuerdings wird in Nigeria eine Simultanbehandlung bevorzugt: 3 Dosen von 1 g Bayer 205 und 2 g Tryparsamid (am besten in getrennten Lösungen unmittelbar nacheinander injiziert) und anschließend 2 oder mehr Dosen von 2 g Tryparsamid, alle in 5tägigen Abständen. Die Erfolge dieser kombinierten Behandlung scheinen die bisher bestmöglichen zu sein; auch cerebrale Erkrankungen durch *Tr. gambiense* sind damit in 63% und Rhodesienseinfektionen in 47% der Fälle geheilt worden.

Antimonate, sowohl Tartarus stibiatus als auch Stibosan, Neostibosan, Stibenyl, Fuadin u. a., sind gleichfalls zur Behandlung der Schlafkrankheit verwendet worden. Die Antimonbehandlung allein hat, worauf schon Kleine (1927) hingewiesen hat, keine befriedigenden Erfolge gezeigt; wohl aber werden Antimonpräparate in Kombination mit Bayer 205 und Tryparsamid auch gegenwärtig verwendet. So gibt z. B. Eeraerts (1946) am 1. und 3. Tag je 1,0 g Antrypol, am 4., 5. und 6. Tag der Behandlung 0,07, 0,09 bzw. 0,1 g Tartarus stibiatus, am 7., 14. und 21. Tag je 0,1 g Tartarus und zugleich 1,0 g Antrypol und anschließend noch 10 Tryparsamidinjektionen. Auch Zschucke (1932) sah bereits von einer kombinierten Behandlung mit Neostibosan und Bayer 205 gute Erfolge.

Besondere Schwierigkeiten können in der Behandlung der Schlafkrankheit entstehen durch die Entwicklung *arzneiresistenter*, vor allem arsenfester Trypanosomenstämme. Einmal gibt es Stämme, die bereits, ehe sie überhaupt mit Arzneimitteln in Berührung gekommen sind, eine auffallende Resistenz gegen Arsenikalien haben (sog. primäre Resistenz); andere Stämme erwerben dagegen die Arzneifestigkeit erst nach einer, meist mit verzettelten Dosen durchgeführten Arsenbehandlung (sekundäre Resistenz). Auffallenderweise ist aber ein gegen Arsen resistenter Stamm auch gegen manche Antimonate (Yorke und Murgatroyd 1935), nicht aber gegen Bayer 205 widerstandsfähig. Die Chemoresistenz ist also nicht spezifisch gegen ein bestimmtes Medikament gerichtet; sie beruht anscheinend darauf, daß die Trypanosomen die Arzneimittel überhaupt nicht aufnehmen (Yorke und Mitarbeiter 1931, Singer und Fischl u. a.) und bleibt —

eine epidemiologisch äußerst wichtige Tatsache — wenn sie einmal erworben ist, über viele Passagen und mehrere Jahre erhalten (YORKE 1935). Da jede Arsentherapie die Resistenz der Trypanosomen auslösen kann, da andererseits gegen Bayer 205 weder primäre noch sekundäre Resistenz bekannt ist, muß dringend geraten werden, die Behandlung nicht mit Arsen, vor allem nicht mit zu kleinen Dosen, sondern immer mit Bayer 205 zu beginnen und in liquorpositiven und cerebralen Erkrankungsfällen mit Tryparsamid fortzusetzen. Besteht aber einmal eine Arsenfestigkeit, so kann bei genügend intensiver Behandlung auch mit Bayer 205 allein noch in vielen Fällen Heilung erzielt werden. SCHWETZ (1933, 1935) hat außerdem in Einzelfällen arsenfester Erkrankungen durch Nachbehandlung mit Fuadin Parasitenfreiheit erzielt; anscheinend entwickeln die Trypanosomen gegen dreiwertige Antimonate nur schwer eine Resistenz (SCHMIDT und PETER 1937).

Seit einigen Jahren sind neben der Behandlung mit Bayer 205 und Tryparsamid mehrfach therapeutische Versuche mit *Diamidinen* gemacht worden, deren Wirksamkeit gegen verschiedene Trypanosomenarten mehrfach unter Beweis gestellt worden ist (FULTON und YORKE 1943, WIEN 1946 u. a.). Alle bisher angewandten Diamidine scheinen in erster Linie bei liquornegativen Fällen wirksam zu sein, sind also dem Bayer 205 in ihrer Wirkung ähnlich, können aber nicht bei Spätfällen mit cerebralen Erscheinungen das Tryparsamid ersetzen (MCLETCHIE 1944/46, HARDING 1945 u. a.). Im übrigen sind die bisher mit den Diamidinen gemachten Erfahrungen noch nicht ausreichend, ein endgültiges Urteil über ihren Wert zu gestatten, und es bedarf weiterer Beobachtungen, zu entscheiden, ob sie wirklich als dem Bayer 205 gleichwertig erachtet werden dürfen.

Stilbamidine (s. S. 563) wurde von einigen Autoren (MC LETCHIE 1944/46, HARDING 1945, BOWESMAN) in einer Menge von 0,8—1,0 mg je kg Körpergewicht intravenös angewandt. 8—10 Injektionen sind erforderlich, um bei liquornegativen Fällen einen ausreichenden Effekt zu erzielen. Größere Dosen können toxisch wirken; auf die Gefahr der Nachwirkungen — neurologische Spätsymptome — bei Verwendung nicht ganz frisch bereiteter Lösungen wurde bereits S. 563 hingewiesen. Umfangreiche Erfahrungen über den Wert des Stilbamidins bei der Behandlung der Schlafkrankheit, insbesondere über Dauererfolge und Rezidivhäufigkeit, sind bisher nicht bekannt geworden. Im Hinblick auf die etwa auftretenden Spätschäden sollte man in der Anwendung des Mittels zurückhaltend sein.

Pentamidin (s. S. 564), zuerst von SAUNDERS (1941) in einer Reihe von Fällen erprobt, wird wie Stilbamidin langsam ausgeschieden und hat bei rasch wiederholter Darreichung die gleiche kumulative Wirkung wie dieses. Eine einzige Injektion (5 mg je kg Körpergewicht) konnte beim Versuchstier rezidivfreie Heilung erzielen (VAN HOOF, HENRARD und PEEL 1944). Beim Menschen können Frühfälle in verhältnismäßig kurzer Zeit durch wiederholte intravenöse Injektion (1,0—2,0 mg je kg Körpergewicht) geheilt werden, nicht dagegen liquorpositive Fälle, da das Mittel kaum in den Liquor übergeht.

Die Dosierung scheint noch nicht ganz einheitlich zu sein. HARDING (1945) gab 8 bis 12 Injektionen zu je 50—100 mg (also 1—2 mg je kg Körpergewicht) an aufeinanderfolgenden Tagen; VAN HOOF (1944) injizierte die gleiche Einzeldosis, jedoch nur 2mal wöchentlich. Vereinzelt sind auch Gaben bis zu 0,3 g pro dosi injiziert worden (BOMFORD 1944; 2 Tage je 0,1 g intravenös, 8 Tage lang je 0,15 g, 5 Tage Pause, danach 1mal 0,2 g, dann anschließend 9mal je 0,3 g; also 4,3 g innerhalb von 29 Tagen). Auch NODENOT (1946) gab bis zu 3 mg/kg Körpergewicht.

Nach den bisherigen Erfahrungen sind die Erfolge der Pentamidinbehandlung günstig; übereinstimmend wird von allen Autoren angegeben, daß die Sterilisierung des Blutes durch wenige Injektionen zu erreichen sei. Auch aus den Lymphknoten verschwinden die Trypanosomen rasch. Frühfälle können teilweise in weniger als 10 Tagen geheilt werden; auch Rezidive und arsenfeste Erkrankungen reagieren fast immer gut, und TRINQUIER und ARNOULT (1947) halten das Pentamidin für eines der wirksamsten Mittel. Allerdings sprechen nur liquornegative Fälle an; in Spätstadien mit deutlichen Liquorbefunden ist es ziemlich wirkungslos, und die intralumbale Anwendung ist unbedingt verboten, da sie schwere toxische Symptome auslösen kann. Bei liquorpositiven Erkrankungen muß daher das Pentamidin mit Tryparsamid kombiniert werden, leistet dann anscheinend etwa das gleiche wie Bayer 205 (Harding 1945, Trinquier und Arnoult 1947 u. a.); es steht ihm aber nach durch die etwas längere Dauer der Kur und auch wohl durch häufigeres Auftreten von Nebenwirkungen. Bei der Behandlung von Rhodesienseinfektionen in Ostafrika sah MacKichan (1949) keine Vorteile des Pentamidins gegenüber Bayer 205 und betrachtet es wegen des Vorkommens schwerer toxischer Wirkungen als ungeeignet für den allgemeinen Gebrauch.

Auf die Nebenwirkungen der Pentamidininjektionen wurde bereits bei Besprechung der Kala-Azar-Behandlung verwiesen. Immer muß mit Absinken des Blutdruckes und Kreislaufkollapsen gerechnet werden, die teilweise bedrohlichen Charakter annehmen können (Saleun und Chassain 1948). Aus diesem Grunde sollte auch von der Verwendung größerer Einzeldosen (nicht über 2,0 mg/kg Körpergewicht) nach Möglichkeit abgesehen werden; die von Bomford (1944) gegebenen großen Dosen sind nach Harding (1944) nicht wirksamer als die kleineren, wohl aber wegen der Möglichkeit schwerer Kollapse nicht unbedenklich.

Lomidine (Pentamidin-dimethylsulfonat) ein französisches Präparat, wird in Einzeldosen von 3—4 mg/kg Körpergewicht (5 Injektionen innerhalb von 10 Tagen) gegeben und wird als gleichwertig dem Pentamidin beurteilt (Gasq 1948, Le Rouzic 1949). Es kann auch peroral angewandt werden und stellt damit den ersten vielleicht erfolgreichen Versuch dar, durch perorale Medikation (20—30 mg/kg Körpergewicht) täglich, 5 Tage lang gegeben (Nebenwirkung ist Brechreiz), die Trypanosomen aus Blut und Liquor zu beseitigen (Beaudiment, Brochen und Peuziat 1949); allerdings muß abgewartet werden, ob die anfangs ermutigenden Erfolge Bestätigung finden.

Propamidine (s. S. 564) isothionate ist in Einzelfällen gleichfalls mit gutem Erfolg angewandt worden (1—2 mg/kg Körpergewicht täglich intramuskulär gegeben bis zur Gesamtmenge von 25 mg/kg; van Hoof, Henrard und Peel 1947). Umfassende Erfahrungen liegen jedoch bisher nicht vor.

Auch manche *Phenanthridine* sowie Methyl- bis (β-Chloräthyl)-Amin (Nitrogen mustard) scheinen durch Beeinträchtigung des Glucosestoffwechsels der Trypanosomen gewisse trypanocide Wirkung, jedenfalls auf tierische Trypanosomen, insbesondere auf *T. congolense*, auszuüben (Walls 1945, Wien 1946, Launoy 1947, Chen 1948), sind aber für die Behandlung der menschlichen Schlafkrankheit bisher nicht brauchbar.

Penicillin und Streptomycin sind nach den bisher vorliegenden Beobachtungen gegen Trypanosomen praktisch unwirksam (Bessemans und Derom 1944, Nelson 1945, Merchant 1947), während das Furacin (5-Nitro-2-Furaldehyd-semicarbazon) anscheinend eine gewisse Wirkung auch auf Trypanosomen ausübt (Krantz und Evans 1946); für die Behandlung der Schlafkrankheit ist es bisher bedeutungslos.

Die *Allgemeinbehandlung* muß sich nach den Bedürfnissen des einzelnen Krankheitsfalles richten. Kreislaufstörungen, Anämien oder komplizierende Bronchopneumonien sind nach den auch sonst geltenden Richtlinien zu behandeln. In späteren Stadien mit meningitischen Symptomen und Hirndruck kann die Lumbalpunktion Linderung bringen. Sekundärinfektionen sind baldmöglichst energisch unter Zuhilfenahme der wirksamen Antibiotica zu behandeln. Rekonvaleszenten werden zweckmäßig aus den feucht-warmen Endemiegebieten in trockenes gemäßigtes Klima gebracht; genügend lange Nachbeobachtung, bei liquorpositiven Fällen mit wiederholter Liquorkontrolle, ist dringend erforderlich, damit Rezidive nicht übersehen werden.

Prophylaxe und Bekämpfung.

Die Maßnahmen der persönlichen Prophylaxe und der Bekämpfung der Schlafkrankheit in den Endemiegebieten werden hier nur kurz besprochen; sie sind in den tropenmedizinischen Fachbüchern eingehend abgehandelt, auf die der in Seuchengebieten tätige Arzt wird zurückgreifen müssen.

Zur *Chemoprophylaxe* ist wegen der raschen und sicheren Wirkung auf die Blutinfektion sowie der langen Verweildauer im Organismus vor allem das Bayer 205 geeignet. Schon von den älteren Autoren wurde angegeben, daß die einmalige intravenöse Injektion von 1,0 g Bayer 205 beim Erwachsenen (bei Kindern je nach Alter und Größe von 0,3—0,75 g) für die Dauer von mindestens 3 bis längstens 7 Monaten gegen die Infektion schützt (DUKE 1934, 1936).

HAVEAUX (1945) nimmt eine etwa 6 Monate anhaltende sichere Schutzwirkung der einmaligen Injektion von 1,0 g Bayer 205 an. Die Nebenwirkungen sind gering (1 Todesfall unter 10000 Injektionen; s. auch S. 593). Zahlreiche weitere Beobachtungen bestätigen die zuverlässige prophylaktische Wirkung des Mittels.

In ähnlicher Weise kann Pentamidin zur Chemoprophylaxe verwendet werden. Die meisten Autoren halten eine einmalige Injektion von 0,1—0,3 g, intravenös injiziert, für ausreichend und für geeignet, eine über 10—12 Monate anhaltende Schutzwirkung zu erzielen, andere halten halbjährliche Wiederholungen der Massenprophylaxe für erforderlich.

Bei einer in Sierra Leone durchgeführten Massenprophylaxe fanden HARDING und HUTCHINSON (1948, 1950) 1 Jahr nach Pentamidinverabfolgung bei 0,07% Trypanosomen, nach Antrypol (Bayer 205) bei 0,24%. Sie halten daher das Pentamidin für das überlegene Prophylakticum, von dem sie 0,175 g für den Erwachsenen als optimale Dosis betrachten, die bei ausreichender Wirksamkeit keine ernsteren Nebenerscheinungen verursacht. Von nicht behandelten Personen im gleichen Gebiet, die erst später hinzugekommen und daher kürzere Zeit der Infektionsmöglichkeit ausgesetzt waren, wiesen 2,4% Trypanosomen auf.

In Französisch-Äquatorialafrika (SALEUN und CHASSAIN 1948) wurden nach einmaliger intramuskulärer Injektion von 4 mg/kg (bei Kindern bis zu 5,0 mg/kg) bei 261 Eingeborenen innerhalb der nächsten 4—5 Monate 2 Fälle, in den nächstfolgenden 4 Monaten keine einzige Neuerkrankung beobachtet, während bei nicht behandelten Einwohnern des gleichen Gebietes die Häufigkeit an Neuinfektionen maximal 5,7% betrug. Es wird daraus geschlossen, daß die einmalige Injektion für die Dauer von 6—8 Monaten weitgehenden Schutz gewährt. Entsprechende Beobachtungen liegen von VAN HOOF, HENRARD und PEEL (1944) aus dem Belgischen Kongo vor, die bei prophylaktisch gespritzten Einwohnern des Untersuchungsgebietes 0%, bei nicht geschützten dagegen 2,5% Erkrankungen sahen. SCAILLET und HADDAD (1949) geben zur Vermeidung toxischer Nebenwirkungen 5 mg/kg in 2 Portionen von 3 und 2 mg in zweistündigem Abstand. Bei einer Bevölkerung von etwa 20000 in einem Gebiet des Belgischen Kongo stellten sie vor Durchführung der Prophylaxe 3,3% Neuerkrankungen fest, 6 Monate danach 0,17%.

Die perorale prophylaktische Anwendung von Lomidine (s. oben) scheint im Tierversuch (Ratten mit *T. gambiense*; LAUNOY 1947) erfolgversprechend zu sein.

Eine erfolgreiche *Bekämpfung* der Schlafkrankheit hat zunächst die Erfassung, Isolierung und Behandlung möglichst aller Kranken und Parasitenträger zur Voraussetzung.

In einzelnen Schlafkrankheitsgebieten, z. B. im Belgischen Kongo, konnte durch planmäßige Untersuchung der Einwohner des Kontrollgebietes (bis zu 3,8 Millionen Menschen jährlich) und Behandlung aller als infiziert Erkannten innerhalb von 5 Jahren (1930—34) die Häufigkeit der Neuerkrankungen von 1,2% auf 0,63% reduziert werden (s. bei STRONG). In Nigeria wurde in einem besonders stark verseuchten Gebiet durch systematische Massenbehandlungen in der Zeit von 1935—1943 der Infektionsindex von 20,5 auf 2,1% herabgesetzt (LESTER 1945). Die Massenbehandlung aller Parasitenträger ist also eine der wichtigsten Maßnahmen, um die Infektionskette zu brechen.

Nicht minder bedeutungsvoll ist die Trennung von Mensch und Tsetsefliege. Die Isolierung aller zur Behandlung kommenden Kranken dient diesem Zweck. Umsiedlung der Bevölkerung aus stark verseuchten in fliegenfreie Gebiete mit Anlage neuer Dörfer ist in Uganda, neuerdings auch in Nigeria mit Erfolg durchgeführt worden (MC LETCHIE 1945, STRONG u. a.), wobei die Gefahr der Verschleppung infizierter Glossinen sorgfältig vermieden werden muß. Allerdings kann die spätere Rücksiedlung erschwert oder unmöglich sein, wenn selbst mehrere Jahre nach Aussiedlung der Menschen die Glossinen des Seuchengebietes sich an tierischen Wirten (Antilopen) infiziert erhalten haben.

Überwachung der Reisenden, Karawanen und Fahrzeuge, die aus Glossinengebieten kommen, ist dringend erforderlich. Nur gründliche Quarantäne kann weitere Ausbreitungen verhüten. Sorgfältige Kontrolle aller Eingeborenenbewegungen — Untersuchung vor Verlassen des Schlafkrankheitsgebietes, am einfachsten durch Palpation der Nackendrüsen — dient dem gleichen Zweck.

Wesentlich ist die Bekämpfung der übertragenden Glossinen, für deren Durchführung zahlreiche Methoden ausgearbeitet worden sind. Voraussetzung für eine erfolgreiche Bekämpfung, insbesondere für ein sinnvolles „selective clearing“ bestimmter Arten (Vilain 1947), ist immer die Kenntnis der unterschiedlichen Lebensgewohnheiten einzelner als Überträger in Frage kommender Glossinenarten.

Da schattige Buschbestände in Nähe der Fluß- und Seeufer die Hauptaufenthaltsorte für *Gl. palpalis* sind, wird durch planmäßiges Roden des Unterholzes entlang den Flußufern bald eine Verminderung der Glossinen erreicht. Die Kahlschläge müssen allerdings breit genug sein, da sonst die Fliegen bald ins Inland abwandern. Da das Abholzen langer Fluß- und Seeufer kostspielig und mühsam ist, hat man sich vielenorts darauf beschränkt, nur an Wegkreuzungen, Flußfurten oder an Wasserstellen zu roden, d. h. an Plätzen, wo die Wahrscheinlichkeit eines häufigen Kontaktes der Glossinen mit dem Menschen einerseits und den tierischen Wirten (Wild an Wasserstellen) andererseits gegeben ist (Morris 1944, 1946). Wird bei dem sog. „protective“ oder „defensive clearing“ das Ufer in einer Breite von 500—800 yards (1 yard = 91,44 cm) freigelegt, so kann der Glossinenbefall um etwa 60%, bei Abholzung über $^3/_4$ Meilen gelegentlich um 90% reduziert werden (Morris 1946, Davey 1948 u. a.). Zur vollständigen Ausrottung der Fliegen („eradicate“ oder „aggressive clearing“) ist allerdings Bereinigung der gesamten Flußufer in ganzer Länge des Glossinengebietes erforderlich. Aufteilung des Gebietes durch etwa 400 m breite Schneisen in einzelne Blocks erleichtert die Übersicht und systematische Bereinigung der so gebildeten Parcellen („Block clearing“). Rasches Nachwachsen der Ufervegetation macht allerdings wiederholtes Abholzen notwendig. Eine Gefahr, die diese Methode mit sich bringt, ist die Bildung von Erosionen an den abgeholzten und ungeschützten Flußufern in der Regenzeit; die Folge ist unkontrollierte Abwanderung der Einwohner in andere Gebiete und Seuchenverschleppung (Stewart 1946, Mc Letchie 1948 u. a.).

In Steppenlandschaften, in denen vorwiegend *Gl. morsitans* vorkommt, kann regelmäßig durch wiederholtes Abbrennen des Grases und der übrigen bodennahen Vegetation eine wesentliche Abnahme der Fliegen erreicht werden (Trypan. Comm. South Rhod. 1945). Wildabschuß zur Beseitigung tierischer Reservoire ist auch neuerdings wieder angeraten und mehrfach mit Erfolg durchgeführt worden (Chorley 1944, Buxton 1948); das Verfahren richtet sich überwiegend gegen *Gl. morsitans*, weniger gegen *Gl. palpalis* und *Gl. tachinoides*, die auch an Reptilien Blut saugen. Allerdings wird gegen den Wildabschuß geltend gemacht, daß gerade durch Ausfallen der natürlichen tierischen Wirte die Glossinen mehr auf den Menschen hingelenkt werden. Die Bedeutung der Haustiere als Reservoire auch menschenpathogener Trypanosomen wird neuerdings wieder diskutiert (s. S. 582). Fangen der Glossinen in verschiedenartigen Fallen (Harris, Swynnerton; neuerdings Lewillon 1945) oder durch mit Netzen ausgerüstete Eingeborene unterstützt die übrigen Maßnahmen und dient außerdem der Beurteilung der Fliegendichte (Hunt und Bloss 1945, Glasgow und Duffy 1947, Morris 1949, u. a.).

DDT und Gammexane können gleichfalls gegen Glossinen verwendet werden (Potts und Vanderplank 1945). Das Insektizid wird entweder in Lösung (5—10%ig in Petroleum; 0,6 Gallonen je acre engl. Maß = 40,47 a) als Spray oder fein pulverisiert als reine Substanz vom Flugzeug aus abgeblasen. Die Erfolge scheinen kurzfristig recht günstig zu sein (Buxton 1948, Symes und Hadaway u. a. 1948); größere Wirkungsverluste treten jedoch durch Haften des Mittels auf dichter Vegetation und durch Niederschläge ein, so daß auch dieses kostspielige Verfahren mehrfach angewandt werden muß und dennoch zu einer restlosen Vernichtung der Glossinen im Endemiegebiet bisher nicht führen kann.

Chagas-Krankheit.

Von

Ludolph Fischer und **Eduard Reichenow.**

Mit 5 Abbildungen.

Synonyma. Amerikan.: Trypanosomenkrankheit; Port.: Molestia de Chagas; Span.: Enfermedad de Chagas.

Die Chagas-Krankheit ist eine durch Trypanosomen hervorgerufene und durch Wanzen (Triatomiden) übertragene Infektionskrankheit, die akut mit Fieber meist gutartig verläuft, aber auch in ein chronisches, durch Myokarditis ausgezeichnetes Stadium übergehen kann.

Geschichte und Verbreitung.

Da die Symptome der Krankheit nicht kennzeichnend und meist unauffällig sind, wurde sie erst durch die Entdeckung ihres Erregers bekannt. Im Jahre 1908 fand CARLOS CHAGAS in dem brasilianischen Staate Minas Geraes in einem in primitiven Hütten verbreiteten Hausinsekt, der Wanze *Triatoma megista (Panstrongylus megistus)*, Flagellaten, die sich auf Grund experimenteller Infektionen von Versuchstieren als Entwicklungsstadien eines Trypanosoms erwiesen, das er als *Trypanosoma cruzi* beschrieb. Untersuchungen, die daraufhin an Bewohnern der von Triatomen befallenen Behausungen vorgenommen wurden, führten 1909 zu dem ersten Nachweis im menschlichen Blut bei einem zw· ijährigen Kinde und später zur Feststellung zahlreicher weiterer Fälle menschlicher Infektionen. Nachdem so zuerst in Brasilien die Aufmerksamkeit auf diesen Parasiten gelenkt war, folgten Beobachtungen aus anderen Ländern Süd- und Mittelamerikas, wobei zumeist Befunde der Flagellaten im Überträger denjenigen im Blute des Menschen und der Tiere vorausgingen. Dadurch wurde die weite Verbreitung der Trypanosomenart in Amerika nachgewiesen.

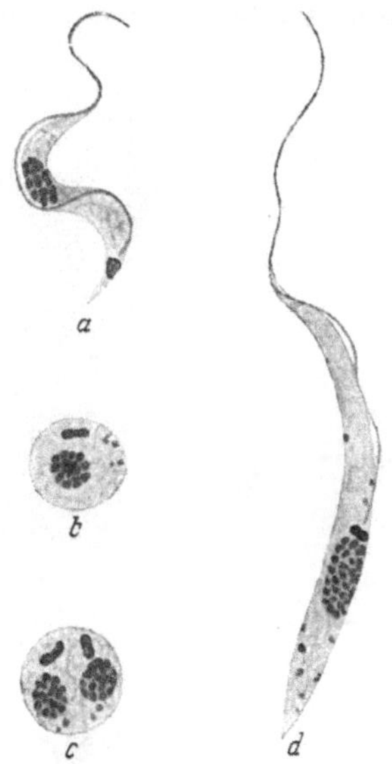

Abb. 1a—d. Trypanosoma cruzi. a Trypanosomaform im Blutausstrich; b Leishmaniaform im Milzausstrich von der Maus; c dieselbe in Teilung; d Crithidiaform aus Kultur. Vergr. 2000:1. (REICHENOW.)

Infektionen des Menschen sind heute aus allen Ländern Südamerikas bekannt. Der südlichste Punkt ihres Vorkommens liegt bei Neuquen in Argentinien auf dem 39. Breitengrad (MAZZA 1937); infizierte Triatomen wurden auch in Patagones auf dem 41. Breitengrad gefunden (MAZZA 1936). In Mittelamerika erstreckt sich der Nachweis beim Menschen nördlich bis nach Guatemala (REICHENOW 1934) und dem südlichen Mexiko (17° nördlicher Breite) (E. BRUMPT, MAZZOTI u. L. C. BRUMPT 1939). Doch ist das Vorkommen der Infektion auch in Nordamerika anzunehmen (PACKCHANIAN 1943). Infizierte Triatomen sind dort in den südwestlichen Staaten Texas, Arizona, Nevada, Kalifornien und Utah (hier bis 40° nördlicher Breite) verbreitet und auch Infektionen von Säugetieren (hauptsächlich Waldratten, *Neotoma*-Arten) wurden festgestellt.

Obgleich einige *Triatoma*-Arten im Tropengürtel kosmopolitisch sind, ist über das Auftreten von *T. cruzi* außerhalb Amerikas nichts Sicheres bekannt. Bei asiatischen Affen, die wiederholt in der Gefangenschaft infiziert gefunden wurden (MALAMOS 1935, FULTON und HARRISON 1946), sind zumeist Laboratoriumsinfektionen nicht ausgeschlossen; doch betont BRUMPT (1949), daß dies für die zuerst von ihm 1909 (unter dem Namen *T. vickersae*) beschriebenen derartigen Infektionen bei *Macacus cynomolgus* sicher nicht zutrifft. In den Heimatländern der Makaken ist bisher das *Trypanosoma cruzi* in deren Blut trotz vieler auf Malariaparasiten gerichteter Untersuchungen der Affen nicht aufgefunden worden.

Dagegen finden sich in Fledermäusen aller Erdteile Trypanosomen, die von *T. cruzi* nicht unterscheidbar, jedoch nicht ohne weiteres mit ihm zu identifizieren sind (vgl. S. 605).

Parasitologie.

Der Erreger der CHAGAS-Krankheit, der vielfach auch mit einem besonderen Gattungsnamen *Schizotrypanum* bezeichnet wird (infolge einer früheren irrtümlichen Annahme des Vorkommens einer Vermehrung durch Schizogonie), tritt im Blut in der typischen Trypanosomenform auf (Abb. 1a u. S. 576, Abb. 1c). Wie bei dem Schlafkrankheitserreger, *T. gambiense*, liegt der Blepharoplast nahe dem Hinterende und die von ihm ausgehende Geißel läuft als Randfaden einer undulierenden Membran nach vorn, um dort frei zu enden. Der Zellkern liegt vor der Körpermitte. In den morphologischen Einzelheiten sind die beiden Arten aber merklich verschieden. Die Körperlänge von *T. cruzi* bis zur Geißelspitze beträgt 17—20 μ. Da Formen ohne freies Geißelende bei dieser Art nicht vorkommen, die Individuen also alle der langgeißeligen Form von *T. gambiense* entsprechen, so ergibt sich, daß die Art im ganzen kleiner ist als *gambiense*. Das Hinterende ist stark zugespitzt, was allerdings nur in Ausstrichpräparaten (von Infektionen in Laboratoriumstieren) deutlich, im dicken Tropfen (der bei

Untersuchungen von Menschenblut wegen der Spärlichkeit allein in Betracht kommt) dagegen meist nicht erkennbar ist. Das auffälligste Merkmal der Art ist die ungewöhnliche Größe des Blepharoplasten. Die undulierende Membran ist schmal und wenig geschwungen. Die jungen Formen sind schlank, mit dem Alter nehmen sie nur an Breite, nicht an Länge zu.

Eine Besonderheit des *Trypanosoma cruzi* ist es, daß seine Vermehrung nicht im freibeweglichen Zustande, sondern stets bei *intracellularem* Sitz erfolgt. Man trifft im Blute daher niemals Teilungsstadien. Die aus dem übertragenden Insekt stammende „metacyclische" Trypanosomaform hält sich zunächst nicht im Blute auf, sondern dringt in eine Körperzelle ein, wo die Vermehrung vor sich geht. Befallen werden hauptsächlich Zellen des reticuloendothelialen Systems und der quergestreiften Skelet- und Herzmuskulatur. Das eingedrungene Trypanosom rundet sich unter Geißelverlust ab und nimmt das Aussehen einer Leishmania (vgl. S. 546) an. Die nur mit Kern und Blepharoplast versehenen Leishmaniaformen (Abb. 1b, c) vermehren sich durch eine Reihe von Zweiteilungen, zwischen denen sie wieder zur Ausgangsgröße heranwachsen. Auf diese Weise entstehen große intracellulare Parasitenhaufen, die in den Muskelfasern in die Länge gestreckt sind und Hunderte von Individuen aufweisen können (Abb. 2). Beim Sitz der Vermehrungsstadien in Makrophagen ergibt sich ein Infektionsbild, das demjenigen bei den Leishmaniasen zum Verwechseln ähnelt. Bei allen Leishmaniaformen eines Haufens hört die Vermehrung im gleichen Zeitpunkt auf und alle verwandeln sich gleichzeitig wieder in die Trypanosomaform, die in das Blut übertritt. Eine solche Vermehrungsperiode beansprucht etwa 5 Tage (Dias 1934).

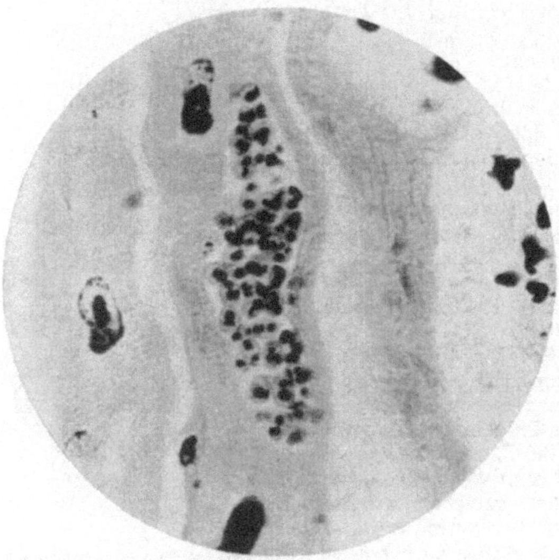

Abb. 2. Trypanosoma cruzi. Anhäufung der Leishmaniaform in einer Muskelfaser. Vergr. 800:1.

Nach einer unbestimmten Aufenthaltsdauer im Blute treten die Trypanosomen erneut in intracellulare Vermehrung ein, und so verläuft die Infektion unter einem Wechsel dieser beiden Phasen. Der Übertritt aus dem Blut in das Gewebe erfolgt aber nicht schlagartig. Infolgedessen ist die Menge der Parasiten im Blute zwar schwankend, doch zeigt ihr Auftreten keine regelmäßige Periodizität und es können gleichzeitig Blutformen und Vermehrungsstadien in dem befallenen Organismus vorhanden sein.

Der Infektionsverlauf ist je nach den Wirtsarten verschieden (S. 604). Beim Menschen pflegen die Trypanosomen mehrere Wochen lang im Blut nachweisbar zu sein, und nach ihrem Verschwinden scheint die Infektion gewöhnlich spontan zu erlöschen. Manchmal ist der Verlauf aber chronisch und es sind Fälle beschrieben worden, wo bei offenbar fehlender Gelegenheit zu Neuinfektionen (idiotische Anstaltsinsassen in Rio de Janeiro) der Befall noch nach vielen Jahren festgestellt wurde (Dias, 1938). Bei chronischen Infektionen bleiben die Trypanosomen so spärlich, daß sie gewöhnlich nicht durch Blutuntersuchungen, sondern nur durch besondere Methoden (Tierimpfung, Xenodiagnose, S. 614) nachweisbar sind.

Der Entwicklungsgang von *T. cruzi* in den übertragenden Insekten (am eingehendsten dargestellt von DIAS 1934) verläuft folgendermaßen: Die beim Saugakt in den sackartig weiten Magen aufgenommenen Blutparasiten können dort lange in unveränderter Gestalt erhalten bleiben, ohne sich jedoch zu vermehren. Manche Individuen nehmen die Leishmaniaform an. Auch die Umwandlung in die für das Leben im Insekt typische „Crithidiaform" (vgl. S. 575) kommt schon im Magen zur Beobachtung. Diese Form ist dadurch gekennzeichnet, daß der Blepharoplast mit der Geißelbasis vor dem Kern gelegen ist (Abb. 1d). Im Mitteldarm findet man nur noch die Crithidiaform, die sich dort durch Zweiteilungen vermehrt und sich weiter in den zu einer Rectalampulle erweiterten Enddarm ausbreitet. Hier kommt es zu einer Massenvermehrung, wobei die Flagellaten zum größten Teil mit dem Geißelende an der Darmwandung festsitzen, die sie bei alten Infektionen vollständig bedecken können. Ein Teil der im Enddarm vorhandenen Crithidien verwandelt sich fortgesetzt zurück in die „metacyclische" Trypanosomaform, die untermischt mit Crithidien mit dem Kot ausgeschieden wird. Das erste Auftreten der Trypanosomen im Kot erfolgt bei jungen Larven 6—7 Tage nach der Aufnahme des parasitenhaltigen Blutes, bei den älteren Entwicklungsstadien des Insekts etwas später. Die Infektion bleibt in den Triatomiden lebenslang erhalten. Frühere Angaben über das Vorkommen intracellularer Entwicklungsformen im Insekt sowie eines Befalls der Speicheldrüsen haben sich nicht bestätigt.

Der Kot, den die Triatomiden häufig während des Saugaktes entleeren, ist infektiös, wenn er die metacyclischen Trypanosomen enthält. Gelangt er auf Schleimhäute, insbesondere die Augenbindehäute, so können die Trypanosomen durch diese in den Körper eindringen. Auf der Haut erfolgt die Einwanderung wohl nur, wenn die Flagellaten in den Stichkanal oder auf sonstige Hauterosionen geraten. An der Eintrittspforte setzt bereits die intracellulare Vermehrung eines Teiles der eingedrungenen Parasiten in Histiocyten ein, die sich an der Infektionsstelle anreichern. In der Conjunctiva wurde dies zuerst von ROMAÑA (1939) bei experimenteller Infektion von Affen festgestellt. MAZZA, MIYARA u. JÖRG (1945) fanden die in Makrophagen enthaltenen Leishmaniaformen auch in der Conjunctiva des Menschen bei natürlicher Infektion. Als Reaktion auf diese lokale Parasitenentwicklung tritt die von der Conjunctiva aus sich über das Gesicht ausbreitende ödematöse Schwellung auf, die ein so häufiges Frühsymptom der CHAGAS-Krankheit ist. In der Körperhaut wurde der Entwicklungsbeginn an der Infektionsstelle zuerst von DIAS (1934) bei Hundeinfektionen nachgewiesen. Auch beim Menschen ist dieser Infektionsweg gelegentlich kenntlich durch eine stark gerötete harte Schwellung, die dem „Trypanosomenschanker" bei der Schlafkrankheit entspricht und in der die intracellularen Parasitenformen nachweisbar sind (MAZZA, ROMAÑA und PARMA 1936, LARCHER und ROMAÑA 1945).

Da die metacyclischen Trypanosomen nur mit dem Kot der Wanze ausgeschieden werden, erfolgt normalerweise durch den *Stich* des Insekts keine Infektion. Das wird durch zahlreiche negativ verlaufene Übertragungsversuche auf diesem Wege bestätigt. Ganz vereinzelte Angaben über positive Ergebnisse erklären sich nach BRUMPT (1939) durch Regurgitation der im Magen noch unverändert vorhandenen Trypanosomen, deren Entwicklungsfähigkeit im Säugetier erhalten geblieben ist, wie DIAS (1934) experimentell nachgewiesen hat. Auch die Möglichkeit einer Verunreinigung des Stechrüssels durch den Kot ist in Betracht zu ziehen. Bei Tieren mag eine Infektion auch durch Zerbeißen der Insekten zustande kommen.

Die Triatomen infizieren sich leicht in allen Entwicklungsstadien, vom ersten Larvenstadium bis zum ausgebildeten Insekt. Trotzdem ist der hohe Prozentsatz natürlicher Infektionen, die man allenthalben findet, auch an Örtlichkeiten, wo ihnen trypanosomenhaltiges Blut nicht zur Verfügung steht (z. B. in Hühner- und Taubenställen, MAZZA, G. und R. BASSO 1938), auf diese Weise nicht zu erklären. BRUMPT hat schon 1914 die Meinung vertreten, daß auch eine unmittelbare Übertragung der Infektion von Insekt zu Insekt eine bedeutende Rolle spielen müsse, da hungrige Wanzen ihre Artgenossen anstechen und sich auch den Kot derselben einverleiben. REICHENOW (1934) konnte nachweisen, daß die Koprophagie der Weg ist, auf dem am häufigsten die Wanzeninfektion zustande kommt. *T. cruzi* ist also ein noch weitgehend an das Leben im Insekt angepaßtes Flagellat, für dessen Gedeihen die Passage durch ein Säugetier kein unbedingtes Erfordernis ist.

Bemerkenswerterweise kommt *T. cruzi* nicht nur in Triatomiden, sondern auch in verschiedenen anderen Arthropoden zur Entwicklung. Experimentell festgestellt ist dies in Bettwanzen (BRUMPT 1912), in der Schaflausfliege *Melophagus ovinus* (RODHAIN und BRUTSAERT 1935) und sogar in zahlreichen Zecken der Gattung Ornithodorus, jedoch nicht in der Art *O. talaje* (DUNN 1934, REICHENOW 1934), die in Mittelamerika ein verbreitetes Hausungeziefer ist. Bettwanzen infizieren sich an Laboratoriumstieren mit starker Parasitämie ebenso leicht wie Triatomen, und die Entwicklung der Flagellaten nimmt in ihnen denselben Verlauf. Natürliche Infektionen in Bettwanzen, die an gleicher Stätte mit stark befallenen Triatomen vorkommen, sind jedoch selten. Sie wurden von MAZZA und RUCHELLI (1934) beobachtet, während DIAS vergeblich danach gefahndet hat. Dieser Gegensatz erklärt sich leicht aus dem Umstande, daß bei den Bettwanzen die Ausbreitung der Infektion durch unmittelbare Übertragung auf Artgenossen, worauf bei den Triatomen die hohe Befallsziffer hauptsächlich beruht, wohl nicht stattfindet.

Kultur. Im Gegensatz zu *Trypanosoma gambiense* und anderen pathogenen Trypanosomenarten ist *T. cruzi* leicht züchtbar. Es wächst auf dem von NOVY und MACNEAL angegebenen Blutagar (sog. NN-Agar), in dem flüssigen Medium der Blutbouillon (TORRES 1922) und zahlreichen anderen (GALLIARD 1929), darunter auch dem für *T. gambiense* geeigneten Nährboden (S. 577), bei dem man jedoch eine üppigere Vermehrung erzielt, wenn man statt der Ringerlösung die LOCKEsche Lösung (von gleicher Zusammensetung + 0,4% Traubenzucker) verwendet (REICHENOW 1937). Die Entwicklung in der Kultur spielt sich in derselben Weise ab wie im übertragenden Insekt. Nach 1—2 Wochen beginnt die „metacyclische" Trypanosomaform aufzutreten, mit der man Versuchstiere infizieren kann. Die Flagellaten bleiben in einem Röhrchen mehrere Monate lang am Leben. Durch Anlage von Subkulturen kann man sie unbegrenzt weiterzüchten, und ihre Infektiosität für Tiere bleibt erhalten. PACKCHANIAN u. SWEETS (1947) konnten noch nach 13jähriger Züchtung Mäuse infizieren.

Empfängliche Tiere. Fast alle Säugetierarten scheinen für *T. cruzi* empfänglich zu sein, manche allerdings nur oder doch vorwiegend im jugendlichen Alter, ähnlich wie dies bei den Infektionen des Menschen beobachtet wird. Von Affen lassen sich bemerkenswerterweise auch Paviane infizieren (BRUMPT 1949), die für die afrikanischen Trypanosomenarten unempfänglich sind. Die Infektiosität und der Grad der Pathogenität ist im übrigen bei verschiedenen Cruzistämmen unterschiedlich, so daß die Infektionsverläufe mannigfaltig sind. Es können daher nur einige Beispiele aufgeführt werden.

Ratten sind für die meisten Stämme nur in den ersten 7 Lebenswochen empfänglich und die erfolgten Infektionen erlöschen im Alter von 7—8 Wochen (REGENDANZ 1930, REICHENOW 1934). Für Mäuse ist die Art stark pathogen. Je jünger die Tiere sind, um so schneller erliegen sie dem Befall; bei Infektion mit einem Stamm von verhältnismäßig schwacher Pathogenität können ältere Mäuse überleben (CULBERTSON und KESSLER 1942). HAUSCHKA (1947) fand bei 3 Stämmen mit starken Virulenzunterschieden übereinstimmend einen schwereren Verlauf bei männlichen Mäusen als bei weiblichen. Bei Meerschweinchen kann die Infektion je nach den Stämmen manchmal akut tödlich verlaufen (M. MAYER und DA ROCHA LIMA 1914) oder nach chronischem Verlauf von mehrmonatiger Dauer schließlich erlöschen, worauf Neuinfektionen möglich sind (REICHENOW 1934). Hunde, wenn sie nicht ganz jung befallen werden, erkranken gewöhnlich nicht merklich. Jedoch zeigten sich Cruzistämme, die aus Gürteltieren isoliert worden waren, für Hunde ausgesprochen neurotrop (VILLELA und TORRES 1926, VILLELA und VILLELA 1932). Die Tiere wiesen cerebrale Symptome auf und die Vermehrungsstadien der Trypanosomen wurden vorzugsweise im Gehirn in Makrophagen und Gliazellen gefunden.

Die starken Virulenzunterschiede zwischen verschiedenen Stämmen hängen wenigstens zum Teil sicherlich davon ab, ob der Parasit regelmäßig zwischen Säugetier und Insekt wechselt (was vermutlich bei dem engen Zusammenleben des Gürteltieres mit der seine Höhle bewohnenden Triatome der Fall ist), oder ob er wiederholt unmittelbar von Insekt zu Insekt übertragen wurde. Bei einem Stamme konnte eine Virulenzabschwächung festgestellt werden, die mit der Dauer des Aufenthaltes in Triatoma einherging (REICHENOW 1934).

Natürliche Infektionen werden unter den Haustieren bei Hund und Katze, namentlich bei jungen Individuen, beobachtet. Von Wildtieren werden Gürteltiere oft infiziert gefunden, in deren Höhlen gewisse Triatomen (*Panstrongylus geniculatus*) ihren Wohnsitz haben, ferner Beutelratten (*Didelphis*-Arten, Opossum), weniger häufig Ratten- und Mäusearten (F. WOOD 1934, F. und S. WOOD 1938, S. WOOD 1949) und andere Säugetiere.

Das in zahlreichen Fledermausarten in allen Erdteilen, auch in Europa, vorkommende *Trypanosoma vespertilionis* stimmt in der Morphologie und Entwicklungsweise völlig mit *T. cruzi* überein, unterscheidet sich jedoch dadurch, daß es auf andere Säugetiere gewöhnlich nicht übertragbar ist. DIAS (1936) sieht auf Grund seiner eingehenden Untersuchungen hierin nur einen Rassenunterschied und betrachtet *cruzi* und *vespertilionis* als eine einzige Art. Vom epidemiologischen Gesichtspunkt aus wird man an der Artverschiedenheit mit gleicher Berechtigung festhalten wie bei *Trypanosoma gambiense* und *T. brucei* (s. Schlafkrankheit, S. 576).

Parasitennachweis. Für die parasitologische Krankheitsdiagnose kommt nur der Nachweis der Blutform des Erregers in Betracht, denn eine Fahndung nach den Vermehrungsstadien durch Organpunktionen verspricht beim Menschen keinen Erfolg. Da die Trypanosomen im Menschenblut stets spärlich auftreten, sind sie in dünnen Blutausstrichen nicht zu finden. Der Untersuchung dient daher das mit Giemsalösung gefärbte dicke Tropfenpräparat (Technik S. 432). Eine Anreicherung der Parasiten kann wie bei der Schlafkrankheit durch das Verfahren der dreimaligen Zentrifugation des mit Citratlösung versetzten Blutes vorgenommen werden (s. S. 578). Bei negativem Blutbefund kann die intraperitoneale Verimpfung des menschlichen Blutes auf ein empfängliches Tier (2—3 cm³ auf ein junges Meerschweinchen, 0,5 cm³ auf eine Maus) den Nachweis einer Infektion erbringen. Noch zuverlässiger ist in Hinblick auf die starke Empfänglichkeit der Triatomen das Verfahren der Xenodiagnose, das Saugenlassen gezüchteter Wanzen an den Krankheitsverdächtigen (S. 614). Chronische Infektionen werden fast nur auf diesem Wege nachgewiesen.

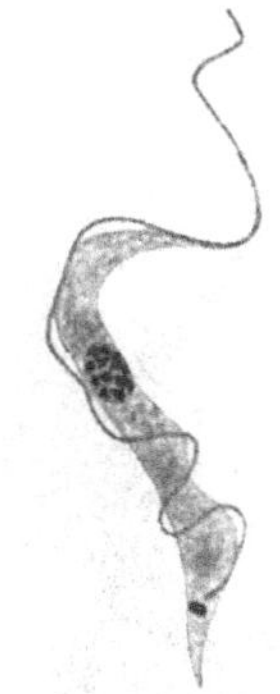

Abb. 3. Trypanosoma rangeli im dicken Tropfen von Menschenblut. Vergr. 2000:1. (Nach einem Präparat von PIFANO und MAYER.)

Andere Trypanosomaarten in Triatomen. In Triatomiden kommen die Entwicklungsstadien noch anderer *Trypanosoma*-Arten zur Beobachtung, von denen wenigstens eine auch den Menschen befallen kann. Als *Trypanosoma rangeli* beschrieb TEJERA (1920) in Venezuela aus *Rhodnius prolixus* (dem dortigen Hauptüberträger der CHAGAS-Krankheit) Flagellaten in Crithidia- und Trypanosomaform, die sich von den entsprechenden Stadien des *T. cruzi* morphologisch deutlich, u. a. durch die geringe Größe des Blepharoplasten und durch die stark geschwungene undulierende Membran, unterschieden. Solche Infektionen, die rein und gemischt mit *T. cruzi* vorkamen, wu den auch in Columbien und Guatemala festgestellt. Der erste Nachweis der Infektion des Menschen mit dieser Art wurde von DIAS und TORREALBA (1944) durch Xenodiagnose (vgl. S. 614) erbracht. Seither wurden von PIFANO und seinen Mitarbeitern durch dasselbe Verfahren 41 weitere Fälle in Venezuela, 10mal in Mischinfektion mit *T. cruzi*, festgestellt (PIFANO 1949). Die ersten Befunde im mikroskopischen Präparat von Menschenblut demonstrierte DE LEON (1947) aus Guatemala. Natürliche Infektionen kommen ferner beim Hunde vor, auch hier meist nur durch Xenodiagnose nachweisbar. Das Trypanosom ist leicht züchtbar (Nährboden: Citratblut-LOCKEsche-Lösung, wie oben für *T. cruzi* angegeben); es konnte aus Menschenblut trotz fehlender mikroskopischer Nachweisbarkeit herausgezüchtet werden (PIFANO, M. MAYER, MEDINA und PINTO 1948). Mit Kulturmaterial wurden bei Mäusen stärkere Infektionen erzielt. *T. rangeli* weist im Blut eine Länge von 30—38 μ auf, hat ein lang zugespitztes Hinterende, einen kleinen, punktförmigen Blepharoplast und eine stark geschwungene undulierende Membran (Abb. 3). Krankheitserscheinungen wurden beim Menschen nicht beobachtet. Vermutlich vermehrt sich diese Art nur im Überträger, ist also noch stärker an das Leben im Insekt angepaßt als *T. cruzi*.

Das gleiche gilt offenbar auch für das in der kosmopolitischen *Triatoma rubrofasciata* von DONOVAN (1909) in Indien gefundene *T. conorhini*. Die Infektion scheint in dieser Wanzenart allenthalben verbreitet zu sein. Sie wurde von BONNE auf Java, von MORISHITA (1935) auf Formosa festgestellt, und die von LAFONT (1912) auf Mauritius und Réunion in *T. rubrofasciata* gefundenen und als *T. boylei* beschriebenen Flagellaten sind ebenfalls mit *T. conorhini* identisch. DIAS und CAMPOS SEABRA (1943) und DEANE (1947) fanden *T. rubrofasciata* in Brasilien mit diesem Trypanosom behaftet. Die Entwicklungsstadien in der Wanze sind denen von *T. cruzi* sehr ähnlich, aber durch die geringe Größe des Blepharoplasten unterschieden. Mit dem Darminhalt der Wanzen lassen sich Ratten und Mäuse infizieren. DIAS und CAMPOS SEABRA gelang auch die Infektion eines Rhesusaffen. Die Trypanosomen bleiben im Blut sehr spärlich und lassen sich nicht in Tierpassagen weiterführen. Die Blutform ist sehr schlank und ähnelt der von *T. rangeli*. Teilungsstadien werden im Säugetier nicht beobachtet (MORISHITA). Natürliche Infektion wurde von BONNE und MOOY (1937) und von DEANE (1947) in wilden Ratten durch Xenodiagnose nachgewiesen. Obgleich *Trypanosoma conorhini* bisher nur in *Triatoma rubrofasciata* gefunden wurde, können auch andere Triatomiden, wie Experimente von MORISHITA und von DIAS und CAMPOS SEABRA lehren, durch Saugen trypanosomenhaltigen Blutes die Infektion erwerben.

Epidemiologie.

Die Überträger der CHAGAS-Krankheit gehören zu der Heteropterenfamilie der Raubwanzen, Reduviidae, in der sie zu der Unterfamilie der Triatominae zusammengefaßt werden. Die Angehörigen dieser Unterfamilie sind sämtlich Blutsauger. Von der artenreichsten Gattung *Triatoma* werden eine Anzahl weiterer Gattungen (*Rhodnius, Panstrongylus* u. a.) unterschieden. Die neueste systematische Bearbeitung der Triatominen durch NEIVA und LENT (1941) umfaßt 14 Gattungen mit 89 Arten. Die geographische Verbreitung erstreckt sich über ganz Süd- und Mittelamerika und den Süden von Nordamerika, doch gibt es in diesem Raume größere und kleinere Gebiete, wo keine Vertreter bekannt sind, ohne daß hierfür klimatische oder andere Gründe ersichtlich sind. Zum Beispiel fand MAZZA (1937) in Bolivien *Triatoma infestans*, und zwar mit Infektion von *T. cruzi*, noch in 3600 m Höhe. Wenige Arten kommen auch außerhalb Amerikas vor, darunter die im Tropengürtel kosmopolitische *T. rubrofasciata* (Abb. 4a).

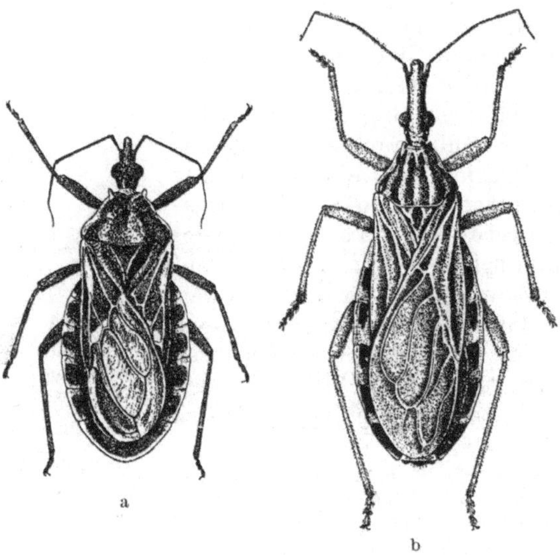

Abb. 4a u. b. a Triatoma rubrofasciata. Natürliche Länge 30—32 mm. b Rhodnius prolixus. Natürliche Länge 18—20 mm. (Nach LARROUSSE 1924 und 1927, aus HASE 1932.)

Die Triatomen sind große Insekten, die im erwachsenen Zustande je nach den Arten 2—3 oder mehr Zentimeter Länge aufweisen. Die Imagines sind geflügelt. Der an dem kegelförmigen Kopf sitzende lange Stechrüssel ist auf die Unterseite zurückgeklappt und wird nur zur Nahrungsaufnahme nach vorn gestreckt. Die volkstümlichen Bezeichnungen für diese Blutsauger sind zahlreich; am gebräuchlichsten sind die folgenden: in Brasilien „Barbeiro", in Argentinien „Vinchuca", in Venezuela „Chupon", in Mittelamerika „Chinchorra".

In ihren Schlupfwinkeln legen die Weibchen die 1,5—2 mm großen ovalen, rötlichen, mit einem Deckel versehenen Eier ab. Die aus diesen schlüpfenden jungen Larven haben etwa die Größe erwachsener Bettwanzen, sind aber von schlankerer Gestalt. Mit jeder Blutaufnahme nehmen sie an Größe zu und jedesmal nach beendeter Verdauung häuten sie sich. Auf diese Weise folgen 4 Larvenstadien aufeinander. Dann geht aus der 4. Häutung die Nymphe hervor, die bereits rudimentäre Flügelanlagen aufweist. Diese nimmt mehrere Blutmahlzeiten zu sich, bevor sie sich häutet und sich in die Imago verwandelt (URIBE 1927). Die ganze Entwicklung beansprucht unter günstigsten Bedingungen etwa $^1/_2$ Jahr.

Die erwachsenen Wanzen bleiben einige Monate lang am Leben. Sie saugen zu wiederholten Malen Blut und das Weibchen schreitet auch wiederholt zur Eiablage. Die Imagines mancher Arten fliegen nachts auf der Nahrungssuche umher. Zumeist aber halten sich die Triatomen in der Nähe geeigneter Blutspender verborgen und suchen diese nächtlicherweile auf, wobei auch die Imagines gewöhnlich von ihrer Flugfähigkeit keinen Gebrauch machen. Die bei einem Saugakt aufgenommene Blutmenge ist beträchtlich. Bei Weibchen von *Panstrongylus geniculatus* stellte HASE (1932) Mengen von 300—600 mg fest.

Bei einer sehr großen Anzahl der bekannten Triatomiden ist der natürliche Befall mit *Trypanosoma cruzi* festgestellt worden. Eine von BRUMPT (1949) zusammengestellte Liste weist 40 Arten mit positivem Befunde auf. Bei einigen weiteren Arten gelang experimentelle Infektion und man kann annehmen, daß alle Triatomiden für diesen Parasiten empfänglich sind. Die meisten der infiziert gefundenen Arten kommen mit dem Menschen in keine nähere Berührung. Epidemiologisch wichtig sind nur solche, die als Hausinsekten auftreten, in Brasilien z. B. *Panstrongylus megistus, Triatoma infestans* und *T. sordida,* in Venezuela *Rhodnius prolixus* (Abb. 4b), in Mittelamerika *Triatoma dimidiata.* Solche Arten kommen in den primitiven Behausungen der ländlichen Bevölkerung in erstaunlicher Massenentfaltung vor, besonders in Hütten mit Lehmwänden, wo die Wände zahlreiche tiefe Risse aufweisen, die den Insekten tagsüber vorzügliche unzugängliche Schlupfwinkel bieten. Wo die Wände aus Holzpfählen zusammengesetzt sind, finden sich die Wanzen nicht ganz so zahlreich. Der Trypanosomenbefall der Triatomen an solchen Örtlichkeiten kann durchschnittlich 50% und mehr betragen, wobei der Anteil der jungen Larven am niedrigsten und der Imagines am höchsten ist. Da die Empfänglichkeit des Menschen für *T. cruzi* in der Kindheit groß ist, so entgeht von den Kindern, die in derartigen Behausungen aufwachsen, wohl keines der Infektion. Erwachsene dagegen, deren Widerstandskraft nicht durch andere Krankheitszustände herabgesetzt ist, scheinen meist unempfänglich zu sein.

Da die Triatomen nicht auf den Unterschlupf in den Wänden der Wohnräume angewiesen sind, sondern sich auch unter allerlei Hausrat verbergen, so können sie sich auch in den gemauerten Häusern der Städte einnisten. Der Haus- und Wohnungsbefall in den Städten hängt — ähnlich wie bei den Bettwanzen, wenn auch wegen der leichteren Auffindbarkeit der Triatomen nicht in gleichem Grade — von den allgemeinen hygienischen Verhältnissen ab. Beim nächtlichen Umherschwärmen können die Imagines neue Wohnplätze besiedeln. Die jüngeren Stadien werden auch leicht in Reisegepäck und Sattelzeug verschleppt.

In dem nordamerikanischen Staate Arizona wird nach KOFOID und WHITAKER (1936) die vorwiegend in den Nestern von Waldratten lebende *Triatoma uhleri* häufig auch in den Wohnräumen angetroffen. Da diese Art *T. cruzi* beherbergen kann, sind Infektionen des Menschen durch dieselbe nicht ausgeschlossen, jedoch sind solche bisher aus den Südweststaaten von USA. nicht bekannt.

Andere Insekten als Triatomiden, in denen sich *T. cruzi* ebenfalls entwickeln kann (vgl. S. 604), sind epidemiologisch bedeutungslos. Das gilt auch für die Bettwanzen, die dort, wo sie allein vorkommen, sicherlich keine Infektionsherde schaffen können.

In Hinblick auf die Tatsache, daß die Triatomiden ihren Flagellatenbefall in der Hauptsache von ihren Artgenossen erwerben (REICHENOW 1934), können infizierte Haustiere, wie Hund und Katze (S. 604), als Keimträger keine merkliche Rolle spielen. Völlig bedeutungslos sind in dieser Hinsicht für den Menschen die Trypanosomeninfektionen bei Wildtieren, vielleicht mit einer die Gürteltiere betreffenden Ausnahme, auf die BRUMPT (1949) aufmerksam macht. Die Gürteltiere, die in ihrem Blut häufig *T. cruzi* aufweisen, sind ein beliebtes Nahrungsmittel der ländlichen Bevölkerung, und die Möglichkeit einer Infektion beim Abhäuten und Zerlegen dieser Tiere ist nicht von der Hand zu weisen, wenngleich derartige Fälle noch nicht beobachtet worden sind.

Pathogenese und pathologische Anatomie.

Bei der Betrachtung der Pathogenese ist davon auszugehen, daß der Sitz des Krankheitserregers ein zweifacher ist. Die Trypanosomaform ist ein Blutparasit und ihr Vermehrungsstadium, die Leishmaniaform, ein Zellparasit. Die Spärlichkeit der im Menschenblut kreisenden Trypanosomen und das Fehlen starker Schwankungen in der Parasitenmenge weisen darauf hin, daß ständig zahlreiche Individuen zugrunde gehen. Sie fallen offenbar der Wirksamkeit trypanolytischer Antikörper zum Opfer. Die Bildung solcher Antikörper wurde in infizierten Ratten von DENISON (1943) nachgewiesen. Bei der Zerstörung der Flagellaten werden wie bei der Gambienseinfektion des Menschen (vgl. Schlafkrankheit, S. 582) Endotoxine frei, deren Wirkung in der Fieberreaktion zum Ausdruck kommt und die wohl auch auftretende Organschädigungen, wie die Erscheinungen der Myokarditis, bedingt.

Bei den intracellularen Vermehrungsstadien fällt es auf, daß deren Vorhandensein im allgemeinen keinerlei Entartung oder Reaktion der befallenen Zellen herbeiführt. Diese Feststellung wurde zuerst von M. MAYER und DA ROCHA LIMA (1914, DA ROCHA LIMA 1929) gemacht. Besonders an den befallenen Muskelfasern ist es sehr deutlich, daß sich in ihnen die ganze Vermehrung der Leishmaniaformen bis zu ihrer Umwandlung in Trypanosomaformen abspielt, ohne daß sich an ihnen Veränderungen bemerkbar machen (Abb. 2). Ebenso fehlt jegliche Zellreaktion in der Umgebung. Ein völlig reaktionsloser Verlauf der Vermehrungsphase des Parasiten ist aber nicht ohne Ausnahmen. Man kann in den verschiedenen Organen, vornehmlich aber im Herzmuskel und in manchen Fällen im Gehirn kleine herdförmige Entzündungen beobachten, die zwar meist keine Parasiten enthalten, sich aber offenbar an Stellen befinden, wo eine Parasitenentwicklung vor sich gegangen ist. Nicht selten sind aber auch in der Zellansammlung noch mehr oder weniger geschädigte Leishmaniaformen und Reste derselben in Gestalt kleiner pyknotischer Kerne nachzuweisen (Abb. 5). DA ROCHA LIMA (1929), der bereits eine recht vollständige Darstellung der pathologischen Anatomie gegeben hat, erklärt die Erscheinung in der Weise, daß die Vermehrungsphase in manchen Fällen nicht normal abläuft, sondern die Parasiten aus irgendeiner Ursache degenerieren und absterben, wodurch Endotoxine frei werden, welche eine Zellschädigung bewirken und die lokale entzündliche Reaktion hervorrufen.

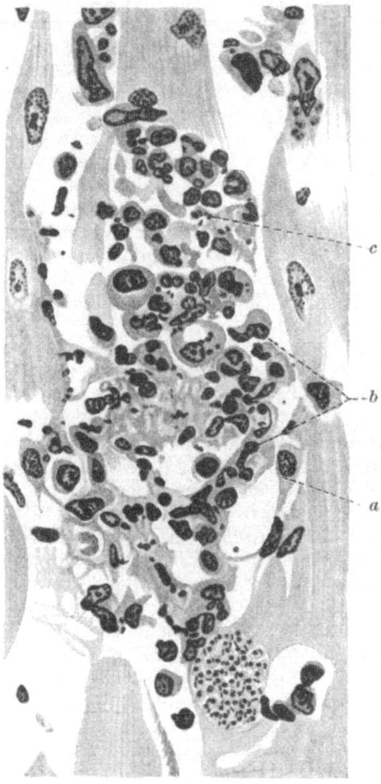

Abb. 5. Zerfallsherd in der Herzmuskulatur eines experimentell infizierten Affen. *a* Fibroblasten an der Peripherie; *b* Makrophagen und Leukocyten; *c* Reste eines zerstörten Parasitenherdes. Am unteren Rande liegt ein normaler Parasitenhaufen in einer unversehrten Muskelzelle. (Nach M. MAYER und H. DA ROCHA LIMA.)

Zumeist sind die von *Trypanosoma cruzi* verursachten Organschädigungen so gering, daß der Infektionsverlauf gutartig ist. Die verschiedene Schwere der Erkrankung kann darauf beruhen, daß die einzelnen Parasitenstämme starke Virulenzunterschiede zeigen und daß ihre Vermehrungsstadien verschiedene Organsysteme bevorzugen. Es gibt neurotrope Stämme, deren Entwicklung vorzugsweise in den Gliazellen des Gehirns erfolgt (VILLELA, vgl. S. 604, MAZZA und JÖRG 1936). Bei manchen Stämmen ist der Sitz der Vermehrungsstadien überwiegend in der Herz- und Skeletmuskulatur, bei anderen in Phagocyten von Milz und Leber (HAUSCHKA 1949). Von gleicher Bedeutung sind auch die verschiedene Resistenz der Befallenen und bereits bestehende Organschädigungen, besonders des Herzens. Der seltene akut tödliche Verlauf wird fast nur bei Kindern beobachtet, deren Empfänglichkeit viel größer ist als die der Erwachsenen. Ein Ausnahmefall, bei dem es sich um einen 18jährigen nordamerikanischen Soldaten in der Kanalzone handelt, wird von ENOS und ELTON (1950) beschrieben. Auch bei altersgeschwächtem Herzen kann er eintreten, wie der von LUNDEBERG (1938) mitgeteilte Fall eines 77jährigen Negers lehrt.

Obduktionsbefund bei *akuter* CHAGAS-*Krankheit*. Äußerliche Merkmale häufig Gesichtsödem oder Ödem an anderen Körperstellen, Fühlbarkeit der Axillar-

und Inguinaldrüsen. In Brust- und Bauchhöhle und besonders reichlich im Herzbeutel Ansammlung klarer gelblicher Flüssigkeit, in der Trypanosomen gefunden werden können. Makroskopisch erkennbare Organveränderungen werden regelmäßig an Herz, Milz und Leber beobachtet, die eine Vergrößerung aufweisen, in manchen Fällen auch am Gehirn. Das Herz ist teilweise erweitert. Das Epikard kann marmoriert mit gelben Flecken erscheinen (MAZZA, G. BASSSO und R. BASSO 1937). Auch einige punktförmige subepikardiale Hämorrhagien werden angegeben. Die Milz ist dunkelrot, blutreich. Die Leber kann gelbliche Verfärbung aufweisen. Gehirn und Meningen können starke Blutfülle der Capillaren und punktförmige Blutungen zeigen; JOHNSON u. DE RIVAS (1936) fanden in einem Falle starkes Ödem der Gehirnhäute.

Im mikroskopischen Bild weist das *Myokard* eine ausgebreitete interstitielle Entzündung auf. Neben Fibroblasten haben an der starken Zellvermehrung Histiocyten, Plasmazellen und Lymphocyten teil. Selten sind im Innern der Makrophagen auch Parasiten vorhanden (JOHNSON und DE RIVAS). Dagegen findet man in den Muskelfasern zuweilen reichlich die langgestreckten Anhäufungen der in Vermehrung befindlichen Leishmaniaformen, die von den auseinandergedrängten Fibrillen umschlossen sind (Abb. 2). Selten sind unter den größten dieser Haufen solche, in denen die Parasiten bereits wieder die Trypanosomaform zeigen. Spärlicher als diese Parasitenhaufen sind in Unterbrechungen der Muskelfasern auftretende kleine Entzündungsherde, die sich aus Makrophagen und Leukocyten zusammensetzen, zu denen sich peripher Fibroblasten gesellen (Abb. 5). Die Muskelfasern weisen meist keine Veränderungen auf, doch wird auch Fragmentation und hyaline Degeneration derselben beobachtet (JOHNSON und DE RIVAS). MAZZA, G. BASSO und R. BASSO (1937) beschreiben in einem Falle wachsartige Degeneration und Zerstörung der Muskelfasern in den peripheren Zonen und finden unmittelbar unter der äußeren und inneren Oberfläche des Myokards die Muskelfasern völlig durch massive Zellinfiltration ersetzt.

In der *Skeletmuskulatur* findet man ebenfalls die Vermehrungsherde von *T. cruzi* und es können auch hier Veränderungen auftreten, deren histologisches Bild demjenigen am Herzmuskel entspricht.

In *Milz* und *Leber* sind die Abweichungen gering. In Makrophagen eingeschlossene Leishmaniaformen sind in beiden Organen ein seltener Befund. Die Milzfollikeln erscheinen erweitert infolge starker Hyperplasie der Histiocyten in ihrem Innern. Die gelbe Verfärbung der Leber beruht auf einer Verfettung der Parenchymzellen, vornehmlich in der äußeren Hälfte der Lobuli. MAZZA, G. BASSO und R. BASSO beschreiben eine pericapillare Zellvermehrung in den Läppchen sowie knötchenförmige Herde von Histiocytenproliferation.

Die Beteiligung des *Gehirns* an den pathologischen Prozessen ist unterschiedlich. Vermehrungsstadien des Trypanosoms können spärlich oder auch sehr zahlreich vorhanden sein. Die Anhäufungen der Leishmaniaformen sitzen gewöhnlich in den Mikrogliazellen, selten in den Makrogliazellen, wobei häufig keinerlei Reaktion des Gewebes erkennbar ist. Daneben finden sich Entzündungsherde, die sich aus dicht gedrängten Gliazellen und Makrophagen zusammensetzen. In ihnen können noch Parasiten enthalten sein. Häufiger sind Leishmaniaformen nicht mehr nachzuweisen; manchmal sind im Zentrum Nekrosen vorhanden. Die Entzündungen können als perivasculäre Knötchen auftreten und entsprechen dann ganz den DÜRCKschen Granulomen bei der Tropica (DÜRCK 1925). Sie können aber auch ohne Beziehung zu den Blutgefäßen in allen Teilen des Gehirns verstreut sein (JOHNSON und DE RIVAS). In manchen Fällen finden sich perivasculäre Rundzelleninfiltrationen, die meist einen mäßigen Grad aufweisen, aber auch so stark sein können, daß sie an das Bild der Schlafkrankheit erinnern (MAZZA, G. BASSO und R. BASSO und CHAMBOULEYRON 1938).

Bei den Todesfällen an chronischer Myokarditis, die auf eine *chronische* Cruziinfektion zurückgeführt wird, ist es auffallend, daß der Parasit nicht nur im Herzmuskel gewöhnlich vermißt wird, sondern meist auch in keinem anderen Organ nachzuweisen ist. In solchen Fällen wird angenommen, daß der Erkrankungsprozeß des Organs durch das Trypanosom nur eingeleitet ist und daß er auch ohne dessen Zutun und gefördert durch andere Einflüsse fortschreitet (MAZZA, G. BASSO, R. BASSO und JÖRG 1939).

Klinik.

Die klinischen Bilder und Verlaufsformen der Krankheit sind mannigfaltig und in Abhängigkeit von der Virulenz der Erreger und der Abwehrlage der Kranken in den einzelnen Herdgebieten sehr unterschiedlich. CHAGAS unterschied eine akute Krankheitsform als erstes Stadium von einer anschließend sich entwickelnden chronischen. Zweifellos kommen aber viele Abwandlungen des Verlaufs vor, und die Erkenntnis, daß die Krankheit sehr viel weiter verbreitet ist, als angenommen wurde (REICHENOW 1934, BRUMPT 1939), offenbart, daß viele milde, vielleicht sogar latente Infektionen vorkommen, die nicht erkannt werden.

Die *Inkubationszeit* ist bei den meisten natürlichen Infektionen nur schwer zu ermitteln, da der Infektionstermin in der Mehrzahl der Fälle unbekannt ist und zweifellos Erkrankungen mit schleichendem Beginn vorkommen. Bei künstlich gesetzten Infektionen an Versuchstieren vergingen meist 10—20 Tage vom Tag der Exposition bis zum ersten Auftreten der Trypanosomen im Blut (CLARK und DUNN 1932); bei einem von E. CHAGAS (1934) infizierten Krebskranken begann das Fieber bereits am 7. Tag nach der Infektion, während die Parasiten im strömenden Blut nach 17 Tagen durch Infektion eines Meerschweinchens und erst nach 38 Tagen mikroskopisch nachweisbar waren.

Die *akute* Form wird überwiegend bei Kindern in den ersten Lebensjahren (Brasilien; CHAGAS), seltener bei Erwachsenen (z. B. Ecuador; LEÓN 1949, ENOS und ELTON 1950) angetroffen; sie ist im wesentlichen durch die Anwesenheit der Trypanosomen im strömenden Blut gekennzeichnet und bietet daher das Bild einer Allgemeininfektion.

An der Infektionsstelle entwickelt sich zunächst eine örtlich begrenzte „Primärläsion", eine umschriebene, leicht schmerzhafte, entzündlich gerötete Schwellung, die nach und nach abklingt, um nach 1—2 Monaten lediglich einen kleinen pigmentierten Fleck auf der Haut zu hinterlassen (LARCHER und ROMAÑA 1945). Ist der Conjunctivalsack (Einreiben des infizierten Materials mit den Fingern) die Eingangspforte der Infektion, wie dies bei etwa 70% der erkrankten Kinder der Fall sein soll (DIAS 1946), so entwickelt sich sehr rasch ein zunächst einseitiges und für die Frühstadien charakteristisches, manchmal erysipelartig gerötetes Lidödem, das meist in kurzer Zeit wieder abklingt (LARCHER und ROMAÑA 1945). An anderen Körperstellen kann die Primärläsion ein furunkelähnliches Aussehen annehmen und zur Anschwellung regionärer Lymphknoten führen.

Als Ausdruck der Allgemeininfektion entwickelt sich rasch ein hohes, nahezu kontinuierliches Fieber bis über 39 und 40° C, das nur von geringen morgendlichen Remissionen durchbrochen wird und etwa 10—30 Tage anhält. Die Beteiligung des Lymphgefäßsystems äußert sich im Auftreten eines festen Ödems, das sich auch in Fällen, deren Infektionspforte nicht der Conjunctivalsack ist, zunächst in der Umgebung der Augen, dann aber im ganzen Gesicht entwickelt. Ein leichtes Ödem des Thorax und der Extremitäten ist auch in diesem Stadium bereits beobachtet worden (MAZZA). Gleichzeitig schwellen die Lymphknoten, insbesondere der Axillar- und Inguinalgegend merklich an; die für die afrikanischen Trypanosomenerkrankungen so charakteristischen Schwellungen der Nackendrüsen sind zwar in Brasilien (CHAGAS, MAZZA) gleichfalls gefunden, in anderen Gebieten (z. B. Guatemala; REICHENOW 1934) dagegen vermißt worden.

Frühzeitig tritt eine Conjunctivitis auf, der eine Ansiedlung der Erreger in der Tiefe der Conjunctiva zugrunde liegt (MAZZA, MIYARA und JÖRG 1946) und die dementsprechend hartnäckig ist. Milz- und Leberschwellung sind häufig, wenn auch unterschiedlich stark entwickelt. Nierenerscheinungen fehlen fast immer, so daß die Ödeme nicht als renal bedingt aufgefaßt werden dürfen. Ausgeprägte Herzschäden fehlen in den frühen Stadien der Krankheit; eine toxische Tachykardie stellt sich zwar frühzeitig ein, aber die für die Spätstadien typische Myokarditis ist noch nicht entwickelt (CHAGAS 1930). Häufig sind Hauterscheinungen; sie sind gelegentlich als allergische Reaktionen gedeutet worden (MUNIZ und AZEVEDO 1947) und treten als urticarielle Erytheme, selten als kleine Ulcera auf (MAZZA und BASSO 1946).

Fast immer sind mit Beginn des Fiebers oder kurz danach die Trypanosomen im Blut nachweisbar (s. S. 605). Das Blutbild zeigt — auch beim Versuchstier beobachtet (WOOD 1937) — meist deutliche Monocytose und relative Lymphocytose (TALICE 1938); die Eosinophilie gehört zum Spätstadium der Krankheit (MAZZA 1938/39). Starke Leukocytosen (TALICE und Mitarbeiter 1937) dürften nicht die Regel sein und sind auf Mischinfektionen verdächtig. Positive Wassermannsche Reaktion ist in der Fieberperiode mehrfach beobachtet worden (IRIANTE 1936, TALICE und Mitarbeiter 1937).

Die Dauer dieser akuten Erkrankung wird von CHAGAS mit 10—30 Tagen angegeben; allerdings sind auch Fälle gesehen worden, bei denen die Erreger im Fieber nur 5 Tage im Blut nachweisbar waren. In Argentinien sahen MÜHLENS und Mitarbeiter (1925) bei experimentell infizierten Paralytikern Parasitämien von 10—14tägiger Dauer.

Zweifellos kann aber diese akute Erkrankung auch sehr viel milder, als es aus den älteren Darstellungen her bekannt ist, verlaufen. Einmal ist, nach Laboratoriumsinfektionen an Versuchstieren zu urteilen, die Schwere der Infektion wahrscheinlich weitgehend abhängig von der Zahl der eingeimpften Parasiten (MAZZOTTI 1940); zum andern ist mit großen Unterschieden in der Virulenz der Erreger in verschiedenen Gebieten (MAZZOTTI) zu rechnen. So sind z. B. aus Ecuador (LEÓN 1949) und Guatemala (REICHENOW 1934) sehr viel mildere Erkrankungen bekannt, die teilweise mit normalen, teilweise mit subfebrilen Temperaturen und nur geringen klinischen Erscheinungen einhergingen. Immer konnte jedoch eine leichte Schwellung der axillären und inguinalen Lymphknoten und meist auch eine geringe Milzvergrößerung gefunden werden, indes die Ödeme keineswegs regelmäßig auftraten. Derartige Krankheitsfälle entgehen naturgemäß in der Regel der ärztlichen Ermittlung; sie werden nur durch Serienuntersuchungen festgestellt und lassen darauf schließen, daß der Infektionsindex in der Bevölkerung ungleich höher ist, als es zunächst den Anschein hat. Die Möglichkeit primär latenter oder sekundär in Anschluß an eine subklinisch verlaufene Frühinfektion entstandener latenter Krankheitsformen, insbesondere bei eingeborenen Kindern, sollte zum mindesten erwogen werden (REICHENOW 1934).

Noch eindrucksvoller kommt die unterschiedliche Schwere der einzelnen Krankheitsformen in der Beurteilung der Letalität zum Ausdruck. CHAGAS beobachtete bei seinen ersten Fällen eine Sterblichkeit von etwa 50% (11 Todesfälle unter 23 Erkrankungen) und es lag nahe, in der Infektion mit *T. cruzi* eine der Hauptursachen für die hohe Kindersterblichkeit in den brasilianischen Endemiegebieten zu suchen. Neuerdings wird aber hervorgehoben, daß die akute Infektion sowohl in Minas Geraes (254 Fälle; 13 davon tödlich; DIAS 1946), als auch in Argentinien (240 Fälle mit 14 Todesfällen; MAZZA 1937) in der Regel eine Letalität von 5—6% nicht übersteigt. Das entspricht grundsätzlich der Auffassung REICHENOWs, daß in manchen Ländern die Infektion mit *T. cruzi* durchaus gutartige und milde, vielfach subklinisch verlaufende Erkrankungen auslösen kann, die nach Überwindung der „akuten" Phase spontan ausheilen, während in anderen Gegenden schwere Krankheitsbilder häufiger zu sein scheinen. Mit der Verbesserung diagnostischer Verfahren sind gerade die subklinischen Formen erkennbar geworden und es ist verständlich, daß die Vorstellungen über Ablauf und Schwere der Erkrankung sich damit wesentlich geändert haben.

Wenn diese Auffassungen richtig sind, müssen auch die *chronischen* Verlaufsformen der Krankheit anders bewertet werden als früher. CHAGAS — und mit ihm die meisten Autoren — nahm an, daß das Bild der chronischen Infektion in erster Linie bestimmt werde durch den Parasitenbefall einzelner Organe und sich dadurch von den parasitämischen Frühformen grundlegend unterscheide. Darauf basierte die Einteilung in eine kardiale, myxödematöse, suprarenale und nervöse Form der Krankheit, die bis in die neuere Zeit von vielen Autoren übernommen worden ist (RUGE und RÖPER 1937, LARANJA, DIAS und NOBREGA 1948 u. a.). Die Erhebungen REICHENOWS müssen aber Zweifel an der Annahme eines derartigen Formenreichtums der Erkrankung und der Richtigkeit derartiger Abgrenzungen — zum mindesten nach den Untersuchungen in Guatemala — aufkommen lassen; jedenfalls fand sich in dem von ihm untersuchten Herdgebiet mit hohem Infektionsindex kein einziger Fall einer klinisch nachweisbaren chronischen Infektion. Möglicherweise sind also, sofern es sich nicht um regionäre Unterschiede in den Verlaufsformen handelt, die der Infektion mit *T. cruzi* zugeschriebenen Symptome in einem Teil der Fälle unabhängig von dieser entstanden oder aber gehören sie, soweit der Erregernachweis sie ätiologisch als zugehörig erweist, noch der akuten Infektion an.

Die „*kardiale*" Form CHAGAS', verläuft meist unter dem Bilde einer chronischen, schleichenden Myokarditis (ROMAÑA und COSSIO 1944, BRASIL 1946 u. a.) und verursacht oftmals nur leichte, jahrelang anhaltende (PEREZ und ROMAÑA 1945) Beschwerden, ohne jedoch die Leistungsfähigkeit der Kranken wesentlich herabzusetzen (VALLS 1947). Elektrokardiographische Veränderungen sind von DIAS (1946) in etwa 50% (bei 97 von 207 Kranken) und von LARANJA und Mitarbeitern (1948) bei 58,2% (bei 208 von 357 Kranken) der durch Erregernachweis gesicherten Fälle gefunden worden. Überleitungsstörungen, sowohl totaler Block als auch — meist rechtsseitiger — Schenkelblock (RAMOS und LAUS 1946, PIZZI, VALLS und Mitarbeiter 1948), ferner Veränderungen der Vorhofschwankung (DE BARROS 1949) und des Zwischenstückes (PONDÉ 1946, 1948), Sinusarrhythmien (VALLS 1947, PELLEGRINO und BORROTCHIN 1948) sind wiederholt mitgeteilt worden. In Minas Geraes (MARTINS, VERSIANI und TUPINAMBA 1945) zeigten unter 63 Kranken mit Myokarditis unbekannter Genese 23 positiven Xenotest. Zweifellos kann also ein Teil der CHAGAS-Infektionen mit Herzstörungen einhergehen, und die in Einzelfällen nachgewiesene Ansiedlung von Erregern in der Arbeitsmuskulatur oder im Leitungssystem des Herzens legt die Annahme eines ursächlichen Zusammenhanges dieser Störungen mit der Infektion nahe. Mancher unvermutete Herztod ist in Endemiegebieten auf eine Infektion mit *T. cruzi* bezogen worden (DAO 1944 u. a.). Es ist aber bisher nicht eindeutig entschieden, ob und wieweit diese Organmanifestationen einer akuten, bzw. rezidivierenden Infektion oder aber einer chronischen Erkrankung im Sinne CHAGAS' zuzurechnen sind. Insbesondere bei älteren Leuten muß der jahrelange Verlauf der Herzstörungen auch an die Möglichkeit anderer postinfektiöser oder degenerativer Herz- und Gefäßerkrankungen (Aorten- und Coronarsklerose, Aortitis luica) denken lassen. Es kann daher auch in Fällen nachgewiesener Trypanosomeninfektion nicht durchweg eine ursächliche Beziehung derselben zu vorhandenen Herzstörungen mit Bestimmtheit angenommen werden (BENAIM PINTO und DRAYER BRITO 1949).

Die „*myxödematöse*" Form der Krankheit, die von CHAGAS nur in einzelnen Gegenden und praktisch nur bei Erwachsenen beobachtet worden ist, soll unter dem Bilde eines Myxödems mit teigiger Schwellung des ganzen Körpers, Minderung des Grundumsatzes (MAZZA) und psychischen Änderungen verlaufen. Ansiedlung der Erreger in der Thyreoidea, die die Störungen erklären könnte, ist in Einzelfällen (MAZZA 1946) beobachtet worden. Bei der „*suprarenalen*" Form steht das Bild einer Nebenniereninsuffizienz im Vordergrunde und die „*nervösen*" Erkrankungsformen sind entweder durch encephalitisartige Zustände (ROMAÑA 1947) oder aber durch ataktische, meist spastische Störungen, kretinoide Bilder mit Intelligenzdefekten bis zur völligen Idiotie, oft mit Wachstumsstörungen und Infantilismus verbunden, gekennzeichnet.

Aber gerade bei der Beurteilung dieser innersekretorischen Störungen ist in jedem Falle größte Kritik geboten. Bei der Häufigkeit des Kretinismus, der endemischen Kröpfe und des Myxödems in manchen Gegenden Brasiliens — auch in den von CHAGAS zuerst beobachteten Endemiegebieten — ist es durchaus möglich, daß derartige Störungen völlig unabhängig von der Infektion mit Trypanosomen auftreten können (KRAUSS; LEITE 1934, STRONG u. a.) und es erscheint keineswegs zwingend, sie mit der CHAGASschen Krankheit in ursächlichen Zusammenhang zu bringen. Das der Krankheit zugeschriebene Myxödem ist wohl sicher in keinem Falle Folge der Trypanosomeninfektion; wohl aber haben Myxödemkranke eine deutlich geringere Resistenz als organgesunde Erwachsene und zeigen daher häufiger positive Parasitenbefunde als diese. In Minas Geraes gaben in einem Endemiegebiet nur 5 von 28 untersuchten Kropfkranken positiven Xenotest (MARTINS und Mitarbeiter 1946) und MAZZA (1945) sah unter 1200 CHAGAS-Kranken keinen einzigen, dessen Kropf ihm mit Sicherheit Folge der Infektion zu sein schien.

Komplikationen im Verlauf sind weitgehend von der Schwere der Infektion abhängig. Die in manchen Gegenden beobachteten milden Formen verlaufen anscheinend meist ohne Störungen; bei schweren Fällen, wie sie zunächst aus Brasilien beschrieben wurden, muß mit Komplikationen, vor allem von seiten des Herzens gerechnet werden.

Dementsprechend ist auch die *Prognose* je nach den regionären Eigenarten der Krankheit unterschiedlich zu stellen. Die leichten Formen Mittelamerikas (Guatemala, REICHENOW; Ecuador, LEÓN 1949) können anscheinend spontan ausheilen. In Brasilien wurde zunächst die Letalität mit etwa 50% angegeben (CHAGAS, s. oben); es muß aber damit gerechnet werden, daß an Kretinismus, Nebenniereninsuffizienz oder pluriglandulären Störungen leidende schwächliche Kinder der dortigen Endemiegebiete schwerer befallen werden als ursprünglich gesunde. Wie weit bei Erwachsenen ein unerwarteter Herztod auf eine chronische Infektion mit *T. cruzi* zu beziehen ist, bleibt im Einzelfall wohl meist unentschieden (s. oben).

Die Frage der *Immunität* ist bisher nicht befriedigend geklärt. Eine gewisse natürliche Resistenz scheint beim Erwachsenen im Gegensatz zu der größeren Empfänglichkeit kleiner Kinder zu bestehen (REICHENOW 1934); sie findet ein Analogon in der geringeren Empfänglichkeit ausgewachsener Laboratoriumstiere gegenüber jungen (KOLODNY 1939).

Mit Eindringen der Erreger in den Körper setzt eine Antikörperbildung ein, deren Nachweis durch Bestimmung des Komplementtiters beim Menschen (MUNIZ und DE FREITAS 1946) sowohl in frischen als auch in chronischen Fällen erbracht wurde. Die zunächst entstehende Prämunität scheint gegen Superinfektionen zu schützen (COLLIER 1930).

Nach Überstehen der Infektion verbleibt eine relative Immunität; Reinfektionen sind WOOD (1934) mit kalifornischen Stämmen nur vereinzelt gelungen. Die entstehende Immunität ist bisher als stammspezifisch angesehen worden und schutzt nach DARMAN (1941) nur gegen Neuinfektion mit homologem Stamm. Neuerdings ist aber im Tierversuch auch Kreuzimmunität gegen mehrere Stämme aufgezeigt worden (HAUSCHKA und Mitarbeiter 1950).

Der Versuch der aktiven oder passiven Immunisierung durch abgetötete Trypanosomenkulturen bzw. Zufuhr von Immunserum hat bisher keine eindeutigen Erfolge gezeigt (MAYER und ROCHA LIMA 1912, MUNIZ, NOBREGA und DA CUNHA 1946, HAUSCHKA und Mitarbeiter 1950 u. a.). Wenn überhaupt durch zugeführtes Immunserum eine Schutzwirkung erzielt werden kann, so ist diese immer nur vorübergehend und unvollständig (JAMES und KOLODNY 1938).

Über den Verlauf von Reinfektionen und die Entwicklung einer aktiven Immunität beim Menschen liegen eindeutige Beobachtungen bisher nicht vor.

Diagnose.

Die Diagnose ist auch in Endemiegebieten keineswegs immer leicht zu stellen. Wohl weisen in typischen Frühfällen Fieber, Ödeme, Lymphknotenschwellungen und Conjunctivitis auf das Vorliegen einer akuten CHAGASschen Krankheit hin; bei leicht verlaufenden, vor allem aber bei den außerordentlich vielgestaltigen chronischen Krankheitszuständen kann dagegen die Erkennung wesentliche Schwierigkeiten verursachen.

Tropische Malaria kann ähnliche Fieberbilder auslösen; der Plasmodiennachweis klärt zwar die Malaria, spricht aber keineswegs gegen CHAGASsche Erkrankung, da Mischinfektionen naturgemäß vorkommen. Bei typhösen Erkrankungen fehlen in der Regel die Ödeme; immerhin sollte in Zweifelsfällen das Blutbild oder die bakteriologische Untersuchung zur Klärung herangezogen werden. Hakenwurmerkrankungen können gleichfalls Temperatursteigerungen und Ödeme hervorrufen. Positiver Wurmeierbefund genügt nicht, die Trypanosomeninfektion auszuschließen, da Mischinfektionen vorkommen.

Bei den chronischen Formen, die unter dem Bild einer Myodegeneratio, eines Myxödems oder einer Nebenniereninsuffizienz einhergehen, gilt es, die tatsächliche Genese des Syndroms zu klären.

Entscheidend ist letzten Endes der Erregernachweis (s. S. 605). Dabei ist zu beachten, daß gewöhnlich nur in der akuten Phase der Krankheit die Erreger im strömenden Blut zu finden sind. Später sind sie so spärlich, daß der mikroskopische Nachweis im dicken Tropfen praktisch niemals gelingt und daß dann nur Tierversuch oder Xenotest (BRUMPT) zum Erfolg führen. Der letztere wird ausgeführt, indem man aus Eiern gezüchtete, abgesondert gehaltene und an gesunden Laboratoriumstieren gefütterte Triatomen dem Menschen zum Blutsaugen ansetzt (am besten Larven des 4. Stadiums, die schon reichlich Blut aufnehmen) und diese nach mehreren Wochen auf Entwicklungsstadien des Trypanosoms untersucht (TORREALBA 1941). ROMAÑA und GI (1947) haben den Versuch insofern abgewandelt, als sie dem Kranken Blut entnehmen, dieses in ein Röhrchen füllen, das mit der Hautmembran eines Laboratoriumtieres, durch die die Triatomen saugen, verschlossen wird. Die Hauptschwierigkeit ist die Beschaffung wirklich trypanosomenfreier Triatomenzuchten; gelingt dies, so ist die Methode der Komplementbindungsreaktion überlegen (DE FREITAS 1947).

Komplementbindungsreaktionen (MACHADO) mit verschiedenen aus Blut oder Milzpunktaten der Laboratoriumstiere hergestellten Antigenen sind schon seit längerer Zeit im Gebrauch und von LACORTE (1927, 1938) in 87% der kardialen und 79% der mit Kröpfen einhergehenden Krankheitsformen positiv, bei allen Kontrollversuchen dagegen negativ gefunden worden. Eine Verbesserung bedeutete die Einführung von Antigenen aus Trypanosomenkulturen (KELSER 1936, DAVIS 1943, PELLEGRINO und MESQUITA 1947, DE FREITAS und DE ALMEIDA 1949). Trockenantigene (LIEM und VAN THIEL 1941) scheinen den frisch bereiteten feuchten Antigenen unterlegen zu sein (OSIMANI 1947). Die Reaktionen fallen bei akuten Infektionen bis etwa zu 30tägiger Dauer noch nicht positiv aus (DUSSERT, FAIGUENBAUM und NEGHME 1939), andererseits sind sie nicht streng spezifisch, sondern geben auch bei anderen Trypanosomeninfektionen (ob auch bei *T. rangeli*, S. 605, steht noch nicht fest) und bei Leishmaniasen ein positives Ergebnis. Daß sie auch bei zahlreichen anderen Erkrankungen wie z. B. Lues, Wurminfektionen, innersekretorischen Störungen, perniziöser Anämie positiv sein können, wurde besonders von MINNING (1935) hervorgehoben und sollte bei Bewertung der Reaktionen berücksichtigt werden.

Eine Intradermalreaktion ist von MAYER und PIFANO (1941) sowie von MAZZA und Mitarbeitern erprobt worden. Nach intracutaner Injektion eines aus Kulturen von *Tr. cruzi* gewonnenen Antigens („Cruzin") tritt bei positivem Ausfall eine Quaddel mit rotem Hof auf (Frühreaktion nach wenigen Minuten; nach 24 Std Papel von 2—4 cm Durchmesser; Abblassen nach 4—5 Tagen). Die Reaktion gilt als spezifisch.

Zur Ausführung der Präcipitinreaktion (MUNIZ 1947) wird ein wasserlösliches Antigen aus Kulturen von *T. cruzi* (0,1 cm^3) in engem Röhrchen mit der gleichen Menge des unverdünnten, klaren Krankenserums überschichtet. In positiven Fällen tritt nach frühestens 1—2, längstens aber nach 20—30 min an der Grenze beider Flüssigkeiten ein feiner diskusartiger Niederschlag auf. Die Reaktion ist aber nach MUNIZ nur zur Erkennung von Frühfällen bis zum 4. Monat geeignet; bei chronischen Erkrankungsfällen ist sie nur in einer Minderzahl von etwa 18% positiv.

Von HAUSCHKA und Mitarbeitern (1950) wird ein Agglutinationstest für die Krankheitsdiagnose empfohlen, der erfolgversprechend ist. Dabei wird 1 Tropfen verdünntes Patientenserum (1:100) auf dem Objektträger mit 1 Tropfen Kulturmaterial zusammengebracht und hierdurch eine schnelle und starke Agglutination der Flagellaten erzielt. Da jedoch nicht alle Stämme von *T. cruzi* gegenüber *normalem* Menschenserum derselben Verdünnung in dem Grade unempfänglich sind, daß darin keine oder nur eine geringe Agglutination erfolgt, so ist für die Ausführung dieses Testes der Besitz der Kultur eines erprobten Stammes vonnöten.

Therapie und Bekämpfung.

Eine wirksame spezifische Therapie der CHAGASschen Krankheit ist bis heute nicht bekannt. Alle bisher erprobten Mittel, u. a. Chinin, Trypanrot, verschiedene Antimonate und Arsenikalien, Pyridin, Atebrin und Wismutpräparate

(s. bei RUGE u. RÖPER 1937) sowie auch die gegen die afrikanischen Trypanosomeninfektionen wirksamen Bayer 205, Tryparsamid und die Diamidine erwiesen sich sowohl gegen die parasitämische als auch gegen die Gewebsinfektion als praktisch unwirksam; einige wenige der erprobten Mittel konnten vielleicht im Tierversuch eine geringe Verzögerung des Infektionsablaufes bewirken.

TALICE und LOPEZ-FERNANDEZ (1945) konnten nach Injektion der p-Arseno-phenylbuttersäure (0,015 cm^3 je Kilogramm Körpergewicht, in 2%iger Lösung 3mal wöchentlich intramuskulär injiziert, im ganzen 12 Injektionen) wohl raschen Fieberabfall und Rückgang der Drüsenschwellungen, im übrigen aber keine grundlegende Änderung des Krankheitsablaufes erzielen. Auch nach Abschluß der Behandlung war der Xenotest positiv; als Nebenwirkung trat eine Albuminurie auf.

Einige Surfenabkömmlinge erwiesen sich zwar als trypanocid, sind aber so giftig, daß sie nicht verwendet werden dürfen (JENSCH 1937).

Das bisher einzige anscheinend wirksame Mittel ist Bayer 7602 Ac (heute auch als M 3024 englischer Herstellung in Erprobung), ein Bis-2-methyl-3-amino-chinolyl-6-melanin, also ein Derivat des Surfen C, das nach MAZZA (1941, 1946) nicht nur im Tierversuch deutlich trypanociden Effekt zeigte, sondern auch bei der menschlichen Erkrankung Besserung bewirkt haben soll.

MAZZA verwendete zunächst eine 3%ige Lösung, von der anfangs nur 0,5—1,0 cm^3, später bis zu 5 cm^3 injiziert wurden und sah bereits nach einer einzigen Injektion Rückgang der Trypanosomen im Blut sowie Besserung der klinischen Erscheinungen. Allerdings blieb in einem Teil seiner Fälle der Xenotest auch nach Monaten noch positiv, so daß eine sichere Heilung auch unter dieser Behandlung nicht einzutreten scheint. Neuerdings hat MAZZA gemeinsam mit BASSO (1945) seine Beobachtungen mit dem gleichartigen M 3024 fortgesetzt und verwendet zur intravenösen Injektion 7—12 mg je Kilogramm Körpergewicht (Injektion in 5—7tägigem Abstand, langsam steigende Dosen bis zu einer Gesamtmenge von 100—120 mg je Kilogramm Körpergewicht bei Kleinkindern, 60—90 mg/kg bei größeren Kindern und 30—60 mg/Kg bei Erwachsenen). Abschwellen der Lidödeme und allgemeine Besserung sollen meist nach 1—2 Wochen eintreten.

Bemerkenswert für die Beurteilung der Wirksamkeit des Mittels sind die Erfahrungen, die HAUSCHKA (1949) mit zwei brasilianischen Cruzistämmen machte, von denen der eine in Mäusen vorzugsweise Leber, Niere und Milz befällt, während sich die Leishmaniaformen des anderen überwiegend im Herzmuskel finden. Bei dem ersteren wurden mit Bayer 7602 77% Heilungen erzielt, obwohl er der virulentere von beiden ist, bei dem letzteren wurde zwar auch ein tödlicher Verlauf verhindert, doch behielten die Mäuse durchweg eine chronische Infektion. Es ist zu vermuten, daß auch im Menschen verschiedene Stämme unterschiedlich durch das Medikament beeinflußt werden.

Große Penicillinmengen sind gelegentlich mit angeblich gutem Erfolg (MAZZA und BASSO 1945, EARLE 1946), von TALICE (1945) jedoch ohne jedes überzeugende Ergebnis erprobt worden. Auch im Tierversuch fand TALICE keine Einwirkung des Penicillins auf die experimentell gesetzten Infektionen.

Über die von BROWNING, CALVER und Mitarbeitern (1946) beobachtete Wirkung mancher Phenanthridine auf Infektionen mit *T. cruzi* fehlen ausreichende Erfahrungen. GOBLE (1949) fand im Tierversuch Pentaquine von einer gewissen Wirksamkeit.

Künstliche, aktive oder passive Immunisierung (s. oben) ist praktisch erfolglos geblieben.

Der Gedanke einer unspezifischen Reiztherapie, eventuell in Kombination mit der Chemotherapie, ist von RUGE und RÖPER (1937) angeregt, anscheinend aber bisher nicht ausgeführt worden.

Somit sind die Ergebnisse der spezifischen Therapie bisher keineswegs ermutigend und es wird Aufgabe der Behandlung sein, Ausfallserscheinungen von seiten einzelner Organe oder Komplikationen im Ablauf der Infektion möglichst auszugleichen. Im übrigen muß die Behandlung symptomatisch sein. Während des Fiebers wird der Kranke nach den auch sonst für die Behandlung der Allgemeininfektionen gültigen Vorschriften versorgt. Kardiale Störungen müssen sorgfältig überwacht werden, da bei den oft beobachteten Überleitungsstörungen mit Komplikationen zu rechnen ist. Mit allen Digitaliskörpern ist wegen der Einwirkung auf die Überleitungszeit des Herzens besondere Vorsicht geboten, worauf bereits CHAGAS aufmerksam machte. Rhythmusstörungen und Vorhofflattern sprechen gelegentlich auf Chinidin gut an (LARANJA und Mitarbeiter

1948). Bestehen Ausfallserscheinungen von seiten der Schilddrüse oder Nebennieren, so kann die Behandlung mit Thyreoidin oder Nebennierenhormonen erfolgversprechend sein.

Die *Bekämpfung* der Krankheit richtet sich, da eine wirksame Chemoprophylaxe bisher nicht bekannt ist, ganz und gar gegen die übertragenden Triatomen. Isolierung der Kranken, nötigenfalls einfach durch Netzschutz, ist anzustreben. Die Vertreibung der Triatomen aus primitiven Hütten und alten Häusern ist praktisch unmöglich, da sie immer wieder Spalten, Fugen und Ritzen zu erneuter Ansiedlung finden. Die einzig radikale Maßnahme ist der Bau von möglichst fugenfreien, festen Steinhäusern mit Betonböden.

DDT ist wie zur Stechmückenbekämpfung in den Wohnräumen verwendet worden (5%ige Lösung in Petroleum; Neghme und Roman 1948); es ist aber gegen Triatomen weniger wirksam als gegen Schnaken (Lent und de Oliveira 1944). In Venezuela hat seine Anwendung zur Anophelenbekämpfung sogar zur Zunahme von *Rhodnius prolixus* geführt, da die diese Wanzen fressenden Geckos dem Mittel erliegen (Gabaldon 1949). Bessere Erfolge scheint die Verwendung von Gammexane (0,5—2,0 g je Quadratmeter Wandfläche) zu versprechen (Dias und Pellegrino 1948, Romaña und Abalos 1948). Über Versuche mit „Sulphos" (o-Diäthyl-o-paranitrophenyl-thiophosphat), das als 0,25%iger Puder zur Beseitigung der Triatomen aus den Häusern verwendet werden kann und in der angegebenen Menge für Menschen und warmblütige Haustiere unschädlich sei, berichten Pelloux und Decourt (1949).

Amoebiasis.

(Amöbenruhr, Amöbendysenterie, tropischer Leberabsceß.)

Von

Ludolph Fischer und Eduard Reichenow.

Mit 15 Abbildungen.

Eine durch die Amöbenart *Entamoeba histolytica* hervorgerufene geschwürige Dickdarmerkrankung, die unter Ruhrerscheinungen oder auch leichteren Darmstörungen verläuft und die durch Verschleppung der Erreger aus der Darmwand in andere Organe, ganz besonders die Leber, dort zu Absceßbildungen führen kann.

Geschichte und Verbreitung.

Als Erreger von Ruhrerkrankungen wurden zuerst von Loesch 1875 Amöben angesprochen, die er als *Amoeba coli* bezeichnete. 1903 wies Schaudinn nach, daß es sich bei den unter diesem Namen zusammengefaßten Amöben um zwei verschiedene, einander sehr ähnliche Arten handelte, von denen die eine völlig harmlos, die andere pathogen ist. Für die harmlose Art behielt er den Namen *coli* bei, die pathogene nannte er *histolytica.* Beide Arten gehören zu der von Casagrandi und Barbagallo (1897) aufgestellten Gattung *Entamoeba.* Die Cystenbildung der *histolytica* wurde von Schaudinn unzutreffend dargestellt, da ihn hierbei Entwicklungsstadien einer im Menschendarm schmarotzenden Blastocystisart irreführten (Reyer 1939). Viereck (1905), der die richtigen Cysten fand, glaubte daher eine neue Art *(E. tetragena)* vor sich zu haben. 1909 wurde eine kleinere Amöbenform von Elmassian als *E. minuta* beschrieben. Die Zusammengehörigkeit dieser 3 Formen wurde zuerst von Walker (1911) erkannt, der gemeinsam mit Sellards (1913) durch experimentelle Infektionen des Menschen auch den für die Pathogenese wichtigen Nachweis erbrachte, daß der Befall mit *E. histolytica* nur in der Minderzahl der Fälle zur Darmerkrankung führt.

Entamoeba histolytica ist als Darmparasit des Menschen kosmopolitisch. Als Krankheitserreger zeigt sie sich aber fast ausschließlich in den warmen Ländern. Dort kommt die Amöbenruhr allenthalben vor, jedoch mit sehr unterschiedlicher Häufigkeit. Am verbreitetsten ist sie in Indien, Indochina, China und auf den Philippinen. Auch in Nord- und Zentralafrika ist sie häufig. In Süd- und Mittelamerika hat ihr Auftreten mehr herdartigen Charakter. Sie findet sich in den Südstaaten von USA. und im ganzen südlichen Europa (Spanien, Südfrankreich, Süditalien, Bulgarien, Griechenland und südliches Rußland).

Parasitologie.

Im Dickdarm und Blinddarm schmarotzen mehrere Amöbenarten, die zu verschiedenen Gattungen gestellt werden. Zu der Gattung *Entamoeba* gehört außer *E. histolytica* noch *E. coli*. Die anderen Arten heißen: *Endolimax nana*, *Jodamoeba bütschlii* und *Dientamoeba fragilis*. Von allen diesen Arten tritt nur eine, nämlich *E. histolytica*, als Krankheitserreger auf. Die anderen Arten sind differentialdiagnostisch von Wichtigkeit.

Entamoeba histolytica. In ihrem beweglichen Stadium weist Histolytica zwei Formen auf, die sich morphologisch im wesentlichen durch ihre Größe, physiologisch durch Sitz und Lebensweise unterscheiden. Die kleinere, die früher irrtümlich als besondere Art, *E. minuta*, beschrieben worden war, wurde in der Folge als Minutaform bezeichnet. Zweckmäßigerweise ist dementsprechend die größere als Magnaform (STEMPELL) zu benennen. Die Minutaform lebt im Darmlumen, während die Magnaform ein Gewebsparasit ist. Über die Beziehungen der beiden Formen zueinander herrschten früher sehr widersprechende Meinungen. Von der Auffassung ausgehend, daß Histolytica ein obligatorischer Gewebsparasit sei, wurde die Minutaform nur als Übergangsform zum Cystenstadium betrachtet (DOBELL 1919) oder es wurde angenommen, daß die Entwicklung im Darm sich in zwei Phasen, einer ersten im Gewebe und einer zweiten im Darmlumen abspiele (KUENEN und SWELLENGREBEL 1913). Die zutreffende Darstellung, die der Tatsache Rechnung trug, daß bei der großen Mehrzahl der mit Histolytica Infizierten keine Darmerkrankungen auftreten, wurde zuerst von MATHIS und MERCIER (1916) entwickelt und wurde von REICHENOW (1926, 1931, 1937) aus den Erfahrungstatsachen eingehend begründet. Danach ist die Minutaform die eigentliche typische Erscheinungsform der Histolytica, die sich im Darmlumen durch Zweiteilungen vermehrt und die auch zur Bildung von Cysten schreiten kann, welche dann aus dem Darme ausgeschieden werden. Unter gewissen Bedingungen kann die Minutaform auch in die Darmwand eindringen und sich dort in die große Form umwandeln, die sich in den Geweben weiter vermehrt. Somit gehört die Magnaform nicht notwendig in den Entwicklungsgang der Art hinein und tritt bei den meisten Infektionen gar nicht auf.

Im Leben erscheint *E. histolytica* als ein unregelmäßiges Zellgebilde, in dem der Kern nur undeutlich sichtbar ist. Die 10—20 μ große Minutaform weist große, meist leere Vacuolen auf, da sie sich vorwiegend von gelösten Stoffen ernährt. Die 20—30 μ große Magnaform zeigt ein dichteres granuliertes Protoplasma; sie nimmt häufig auch Erythrocyten auf, deren Vorhandensein im Zelleib ganz besonders kennzeichnend ist (Abb. 1). Die Amöben bewegen sich lebhaft durch Bildung aus homogenem Ektoplasma bestehender Pseudopodien, um so lebhafter, je höher die Temperatur ist. Bei geringerer Beweglichkeit zeigt sich an wechselnden Stellen ein ruckartiges Vorquellen sog. Bruchsackpseudopodien, die wieder zurückfließen (vgl. S. 423, Abb. 3a, b); bei starker Beweglichkeit fließt die Amöbe in langgestreckter Gestalt nach einer Seite vorwärts (c—f). Im gefärbten Präparat (Heidenhain-Färbung) weist der Kern an der Membran einen Belag von Chromatinkörnchen auf und ist mit einem kleinen Binnenkörper versehen, der bei der Minutaform zentral oder exzentrisch, bei der Magnaform gewöhnlich zentral gelegen ist (Abb. 2a und S. 421, Abb. 1). Die Vacuolen im Protoplasma der Minutaform können manchmal vereinzelte Bakterien enthalten; die von der Magnaform einverleibten Erythrocyten erscheinen als geschwärzte Kugeln (S. 421, Abb. 1).

Die kugeligen Cysten von 10—15 μ Durchmesser (Abb. 2b—f) werden nur von der Minutaform, niemals von der Magnaform gebildet. Nach Abscheidung der dünnen Cystenmembran erfolgt eine zweimalige Kernteilung, so daß die reife Cyste 4 Kerne enthält, die morphologisch mit dem Kern der freien Amöbe übereinstimmen (Abb. 2 e, f). Nach der Encystierung bildet sich eine Glykogenvacuole (Rotbraunfärbung mit LUGOLscher Lösung), die im einkernigen Stadium am ausgedehntesten ist, bei weiterer Entwicklung kleiner wird und in der reifen Cyste oft völlig verschwunden ist. Ferner kommt in der Regel noch ein anderer Reservestoff unklarer Natur zur Ausbildung, der wegen seiner starken Färbbarkeit mit Hämatoxylin als „Chromidialkörper" bezeichnet worden ist, obwohl er mit dem Kernchromatin nichts zu tun hat. Er tritt bei der Encystierung in Gestalt zahlreicher splitterartiger Teilchen auf (Abb. 2b), die sich dann zu einem oder mehreren

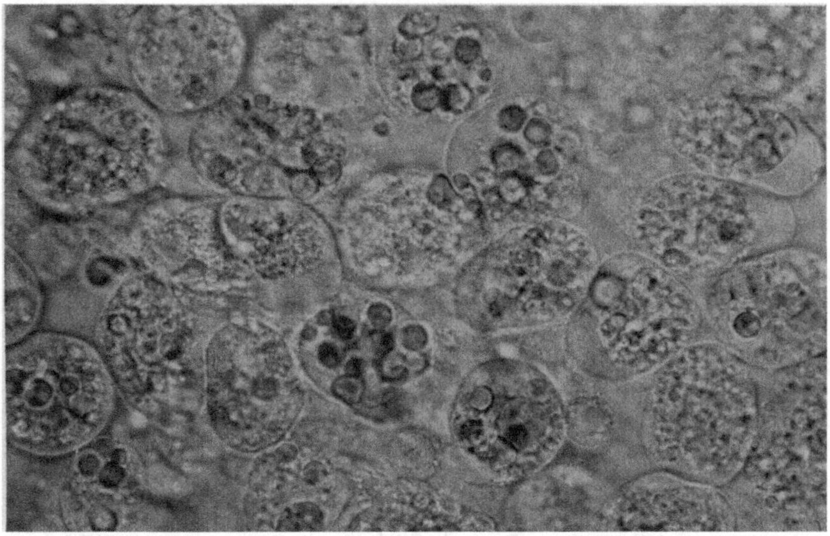

Abb. 1. *Entamoeba histolytica* in einer Schleimflocke aus dem Stuhl. In einem Teil der Amöben Erythrocyten als dunkle Körperchen sichtbar. Bei einigen Bildung eines homogenen Pseudopodiums. Vergr. 1500:1. (Nach WESTPHAL.)

balkenförmigen Gebilden zusammenfügen (Abb. 2 c—e). In den reifen Cysten verblassen die Chromidialkörper mit der Zeit und verschwinden schließlich (Abb. 2 f)

Der Vorgang des Ausschlüpfens der Cyste wurde von DOBELL (1928) in Kulturen sehr eingehend erforscht; und ein übereinstimmendes Verhalten, wenn die Cysten in den Darm gelangen, wurde von TANABE (1934) an experimentellen Ratteninfektionen gezeigt. Nach dem Passieren des Magens erfolgt durch eine winzige, in der Membran entstehende Öffnung das Ausschlüpfen des Cysteninhalts als vierkernige Amöbe. Die 4 Kerne teilen sich, jedoch nicht gleichzeitig, während zwischendurch Teilungen des Zellkörpers eingeschaltet sind, und so gehen über eine Mannigfaltigkeit mehrkerniger Stadien schließlich aus dem Inhalt einer Cyste 8 einkernige Amöben hervor. Diese vermehren sich dann als Minutaform weiter durch Zweiteilungen, wobei ein Teil der Nachkommen früher oder später wieder zur Cystenbildung schreitet. Die Infektion des Menschen kann spontan erlöschen oder in anderen Fällen auch fast unbegrenzt fortdauern, wobei freilich erfolgte Neuinfektionen nicht ausgeschlossen werden können. Von MENELEY (1942) wurden durch fortgesetzte Beobachtungen symptomlose Infektionen von mindestens $4^1/_2$jähriger Dauer festgestellt.

Da verschiedene Infektionen eine wechselnde Durchschnittsgröße der Cysten aufweisen, sind von einigen Autoren (WENYON und O'CONNOR 1917, DOBELL und JEPPS 1918) mehrere Größenrassen von *E. histolytica* unterschieden worden. Die kleinste dieser Rassen mit einer Cystengröße von nur 7—10 μ wird von anderen Untersuchern als besondere Art, *E. hartmanni* (PROWAZEK), betrachtet (Abb. 2g). Morphologisch stimmt diese Form, abgesehen von ihrer Winzigkeit, mit Histolytica überein. Die Unterscheidung hat aber insofern eine praktische Bedeutung, als bei Infektionen, bei denen ausschließlich diese kleinste Form vorhanden ist, niemals Ruhrerkrankungen beobachtet werden. FRYE und MELENEY (1938) haben bei experimenteller Katzeninfektion mit *E. hartmanni* gezeigt, daß sie bei diesem Versuchstier zwar im Gegensatz zu der typischen Histolytica nur eine geringe Pathogenität entwickelt, jedoch auch in die Darmwand, wenn auch nur wenig tief, eindringen und ganz oberflächliche Läsionen verursachen kann.

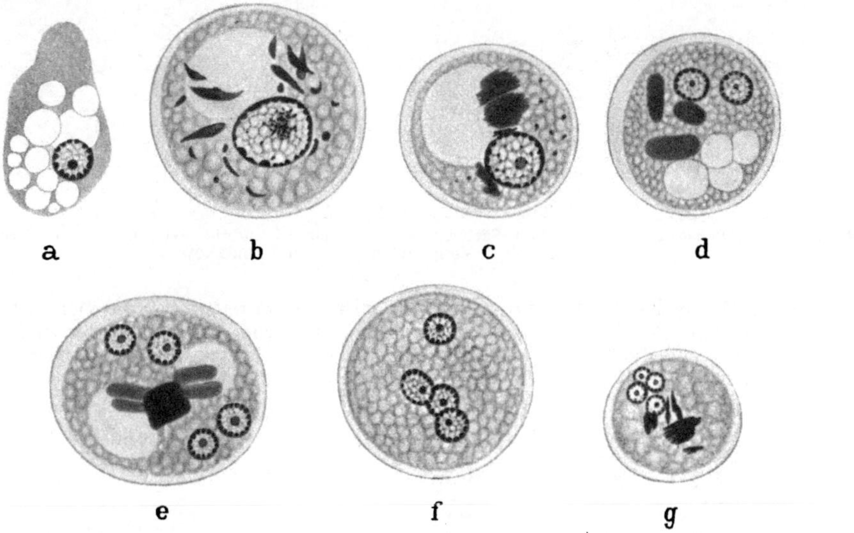

Abb. 2a—g. *Entamoeba histolytica.* Heidenhain-Färbung. a Minutaform; b—f Cysten; g Cyste der kleinen, auch als *E. hartmanni* unterschiedenen Rasse. Vergr. 2000:1. (Nach REICHENOW.)

Entamoeba coli (LOESCH, emend. SCHAUDINN). Von den anderen Amöbenarten des menschlichen Dickdarms ist die sehr häufige *E. coli* der Histolytica am ähnlichsten. Die bewegliche Amöbe, die nur in nicht ganz geformten Stühlen beobachtet wird, entspricht in der Größe von etwa 20—30 μ der Magnaform der Histolytica. Bei ihr ist der Kern auch im Leben als ringförmige Bildung deutlich erkennbar, und das Protoplasma enthält gewöhnlich in zahlreichen Vacuolen die reichlich einverleibte Nahrung, die in der Hauptsache aus Bakterien, aber auch aus Hefepilzen und gelegentlich anderen Protozoen und deren Cysten besteht (Abb. 3a). Zum Unterschied von Histolytica sind ferner die Formveränderungen bei der Bewegung sehr träge. Das gefärbte Präparat zeigt den Kern von ähnlichem Bau wie bei Histolytica, doch ist der Binnenkörper etwas größer und liegt stets exzentrisch, was freilich nicht immer deutlich zur Anschauung kommt, wenn die Verschiebung gerade in der Blickrichtung liegt. Die kugelige Cyste mißt 17—25 μ. In ihr erfolgt eine dreimalige Kernteilung, so daß sie im reifen Zustand *8* Kerne enthält, die bereits im Leben deutlich erkennbar sind. Im gefärbten Präparat stimmt das Bild der Kernstruktur mit dem bei der freien Amöbe überein (Abb. 3c). Die unreifen Cysten weisen eine glykogenhaltige Vacuole auf, die im zweikernigen Stadium so mächtig entwickelt ist, daß Protoplasma und Kerne auf eine schmale periphere Zone beschränkt sind (Abb. 3b). Vierkernige Cysten, die am ehesten mit Histolyticacysten verwechselt werden können, treten in den Stühlen im Verhältnis zu ein-, zwei- und achtkernigen ziemlich selten und immer nur mit solchen gemeinsam auf. Nicht häufig sind chromatisch färbbare Bestandteile („Chromidialkörper") im Cystenplasma vorhanden. Sie bilden dann keine so umfangreichen balkenförmigen Massen wie bei Histolytica, sondern erscheinen in Form von Körnchen, Stäbchen oder Fäden. Den Entwicklungsgang dieser Amöbe, insbesondere den Schlüpfvorgang der Cyste, der von dem bei Histolytica abweicht, hat DOBELL (1938) ausführlich dargestellt.

Endolimax nana (Wenyon und O'Connor), eine kleine, bis 10 μ große Art, ist im Leben träge beweglich und erscheint im Stuhl oft unbeweglich und abgerundet. Im gefärbten Präparat ist sie mit den *Entamoeba*-Arten nicht zu verwechseln, da der Kern aus einem großen Binnenkörper von rundem oder unregelmäßigem Umriß und einer schmalen chromatinfreien Außenzone besteht (Abb. 4a, b). Das Protoplasma enthält Nahrungsvacuolen mit

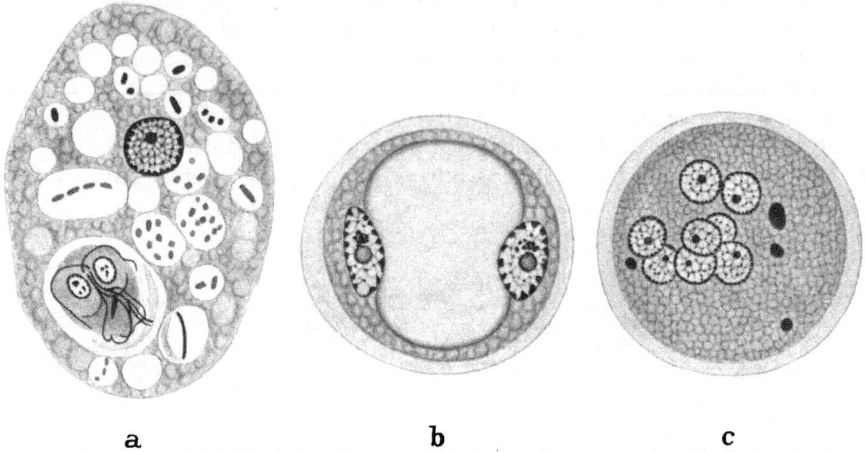

Abb. 3 a—c. *Entamoeba coli.* Heidenhain-Färbung. a freie Amöbe; b unreife zweikernige Cyste; c reife achtkernige Cyste. Vergr. 2000:1. (Nach Reichenow.)

Bakterien. Die ovalen, 8—10 μ großen Cysten enthalten im reifen Zustand vier, selten mehr Kerne (Abb. 4c). An der Kernstruktur — großer, stets runder Binnenkörper und schmale Außenzone — sind die Cysten im gefärbten Präparat leicht von denen der Histolytica zu unterscheiden. (Eingehende Behandlung dieser Art bei Dobell 1943.)

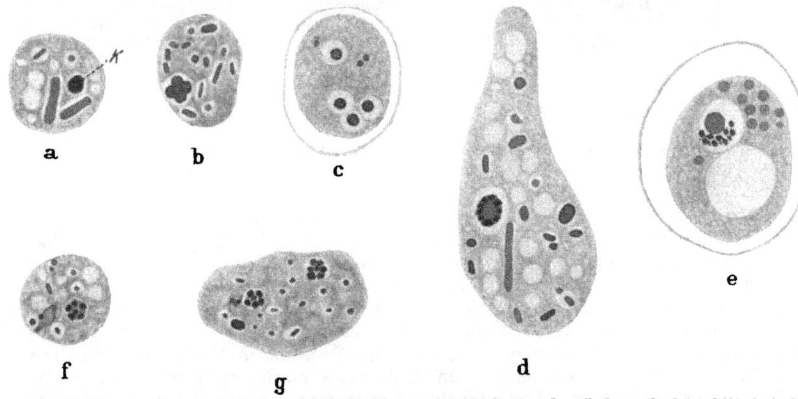

Abb. 4. a—c *Endolimax nana.* a, b freie Amöben (*K* Kern); c reife Cyste. d, e *Jodamoeba bütschlii*, freie Form und Cyste. f, g *Dientamoeba fragilis*, einkernige und zweikernige Amöbe. Heidenhain-Färbung. Vergr. 2000:1. (Nach Reichenow.)

Jodamoeba bütschlii (Prowazek). Die freie Amöbe tritt im Stuhl in abgerundeter Form von 10—20 μ Durchmesser oder in langgestreckter Gestalt langsam fließend auf. Nahrungsvacuolen enthalten zahlreiche Bakterien. Das gefärbte Präparat zeigt eine Kernstruktur ähnlich der von *Endolimax nana*, doch sind dem großen Binnenkörper Chromatinkörner dicht angelagert und die im übrigen chromatinfreie Außenzone ist breiter (Abb. 4d). Ganz überwiegend sind im Stuhl die Cysten vorhanden, die 8—15 μ groß, von unregelmäßiger Gestalt und einkernig sind (Abb. 4e). In dem Kern der Cyste hat sich das den Binnenkörper umgebende Chromatin zu einem sichelförmigen Haufen zusammengezogen. Das Protoplasma enthält zahlreiche kugelige, sich dunkel färbende Einschlüsse, die den „Chromidialkörpern" der Entamöben vergleichbar sind. Ferner ist eine große Vacuole vorhanden. Diese gibt bei Zusatz Lugolscher Lösung zum frischen Präparat eine wesentlich stärkere Glykogenreaktion als die in den Cysten der anderen Amöbenarten auftretende. Sie grenzt sich als eine gleichmäßig lebhaft rotbraun gefärbte Masse scharf gegen das umgebende Protoplasma ab. Von diesem besonderen Merkmal rührt der Gattungsname her.

Dientamoeba fragilis (Jepps und Dobell). Von dieser Art sind keine Cysten bekannt, und die bewegliche Amöbe tritt in geformten Stühlen spärlich und nur in breiigen oder flüssigen Stühlen reichlich auf. Zudem degeneriert sie außerhalb des Darmes sehr schnell und ist schon in wenige Stunden alten Faeces bis zur Unkenntlichkeit verändert. Sie wird daher viel seltener beobachtet als die anderen Arten, obwohl sie ihnen an Häufigkeit des Befalles nicht nachsteht. In ganz frischem Stuhl bewegt sich die 4—12 μ große Amöbe lebhaft unter Bildung großer, aus homogenem Ektoplasma bestehender Pseudopodien und ähnelt in diesem Zustande der Minutaform der Histolytica. Das gefärbte Präparat zeigt in den Nahrungsvacuolen vorwiegend winzige Kokken, doch werden auch größere Bakterien und Hefepilze einverleibt. Da schon auf einem frühen Wachstumsstadium die Kernteilung einsetzt, findet man die große Mehrzahl der Individuen zweikernig (Abb. 4f, g). Die Kerne unterscheiden sich von denen aller anderen Arten dadurch, daß sie aus einer Anhäufung von 6 Chromatinkörnchen bestehen. Eine sehr genaue Beschreibung der cytologischen Verhältnisse und des Kernteilungsvorganges sowie eine Erörterung der Flagellatenverwandtschaft dieses eigenartigen Parasiten wurde von Dobell (1940) gegeben. Neuerdings wird von einigen amerikanischen Autoren vermutet, daß diese Art in manchen Fällen Darmstörungen mit Diarrhoen verursachen könne (Wenrich 1944).

Kultur. *Entamoeba histolytica* ist auf sehr zahlreichen Nährböden gezüchtet worden. Es hat sich dabei als wesentlich die Zusammensetzung des Nährbodens aus einer festen und einer darübergeschichteten flüssigen Komponente erwiesen. Die Kulturen können von der Magnaform in Ruhrstühlen sowie auch von Minutaformen und Cysten in normalen Stühlen angelegt werden. Daher wird die Kultur vielfach als Nachweismethode für symptomlose Infektionen herangezogen. Wachstum in der Kultur erfolgt nur bei Gegenwart von Bakterien; Sterilzüchtung ist bisher nicht gelungen. Die Art der zufälligen Begleitbakterien ist für die Amöbenentwicklung von großer Bedeutung. Die Anzüchtung aus dem Stuhl gelingt daher nicht in jedem Falle.

Angaben bezüglich der Herstellung beschränken wir auf einen der Nährböden, den von Dobell und Laidlaw (1926) herrührenden, der sich für die Herauszüchtung von Histolytica aus dem Stuhl bewährt hat. Andere gebräuchliche Verfahren sind in dem technischen Leitfaden von Reichenow, Vogel und Weyer (1951) dargestellt. Als feste Komponente dient steril gewonnenes oder durch Filtration sterilisiertes Pferdeserum, das in Mengen von 3—4 cm³ in Reagensröhrchen verbracht und bei schräger Lage der Röhrchen so lange (etwa 1 Std) auf 80° erhitzt wird, bis es erstarrt ist. Überschichtet wird mit Eiweiß-Ringer-Lösung, die folgendermaßen hergestellt wird: Aus einem frischen, mit Alkohol gewaschenen Hühnerei wird das Eiweiß steril entnommen und in einem Glasperlen enthaltenden Kolben mit 200 cm³ steriler gepufferter Ringer-Lösung durch Schütteln gemischt. Diese Stammlösung wird zum Gebrauch mit gepufferter Ringer-Lösung auf etwa das Zehnfache verdünnt. Die Ringer-Lösung (1000 cm³ Aqua dest., 6 g Kochsalz, je 0,2 g Calciumchlorid, Natriumbicarbonat und Kaliumchlorid) wird durch 5 g Kaliummonophosphat und 31,5 cm³ 1/1 Natronlauge gepuffert; p_H 7,4—7,5. Ein Gehalt der Überschichtungsflüssigkeit an Trypaflavin (1 : 100000) verhindert übermäßige Entwicklung von Bakterien und Hefepilzen (Blastocystis). Spingarn und Edelman (1948) empfehlen statt dessen Zusatz von 2 mg Streptomycin auf 1 cm³ der Flüssigkeit. Die Überschichtung der festen Komponente mit dieser Lösung sowie Zusatz von etwas sterilem Reisstärkepulver erfolgt kurz vor der Beimpfung. Die Kulturen werden bei 37° gehalten und Subkulturen werden alle 2—3 Tage angelegt.

Die in der Kultur sich entwickelnden Amöben entsprechen der Minutaform. Sie können unbegrenzt fortgezüchtet werden, wenn sich das Überwuchern schädlicher Bakterien verhindern läßt. Manche Stämme bilden spontan auch Cysten in der Kultur, andere können durch besondere Verfahren dazu gebracht werden (Stone 1935, Zuckerman und Meleney 1945). Mit den Kulturformen können auch experimentelle Tierinfektionen vorgenommen werden. Wenn keine Cysten vorhanden sind, müssen die Infektionen durch rectale Injektion mittels Katheters erfolgen. Meleney, Frye und Leathers (1939) fanden einen 14 Jahre in Kultur befindlichen Histolyticastamm noch für Katzen pathogen. Doch wird bei manchen alten Kulturstämmen auch eine Abnahme der Infektiosität für Katzen beobachtet.

Von den übrigen Amöbenarten des menschlichen Darms gedeihen *Dientamoeba* und *Endolimax* gut auf den gleichen Nährböden wie Histolytica. *Jodamoeba* ist selten in Kultur gebracht worden, und die größten Schwierigkeiten bereitet die Züchtung von *Entamoeba coli* (Dobell 1936).

Für Entamoeba histolytica empfängliche Tiere. Natürliche Infektionen mit *E. histolytica* und den anderen Darmamöben des Menschen sind in asiatischen, afrikanischen und amerikanischen *Affen* aller Arten außerordentlich verbreitet. Nur *Dientamoeba* wurde bei Affen bisher selten nachgewiesen. Der Histolyticabefall der Affen ist fast stets symptomlos; Ruhrerkrankung wurde nur vereinzelt beobachtet. Von Dobell (1931) wurden mit einer aus einem ruhrkranken Menschen stammenden Histolyticakultur zwei Makaken experimentell infiziert, bei denen ebenfalls keine Krankheitserscheinungen auftraten. Natürliche symptomlose Histolyticainfektionen finden sich ferner bei *Ratten*, sind jedoch selten. Andrews und White (1936) fanden bei Wanderratten in Baltimore einen Befall von 1,1%, Epstein und Awakian (1937) in Moskau 1,3%. Wie Böe (1939) experimentell nachgewiesen hat, ist für die Entwicklungsmöglichkeit der Amöbe im Rattendarm die Ernährungsweise der Tiere ausschlaggebend. Bei sehr kohlenhydratreicher Diät konnte er junge und alte Ratten mit Histolyticacysten ausnahmslos infizieren.

In Endemiegebieten der Amöbenruhr kommt die Krankheit auch bei *Hunden* vor. Ebenso kommt es bei experimentellen Infektionen, wenn diese angehen, stets zur Darmerkrankung. Ein symptomloser Befall ist nicht beobachtet worden. Für den normalen Entwicklungsgang der Histolytica im Darmlumen ist der Hund offenbar kein geeigneter Wirt, und die Infektion kommt nur zustande, wenn es den Amöben gelingt, in die Darmwand einzudringen. Jedoch wurde festgestellt, daß durch Verfütterung von Leber und von Dorschleberöl an infizierte Hunde Bedingungen geschaffen werden, unter denen es auch zur Cystenbildung kommt (Faust 1932, Andrews 1932).

Bei *Katzen*, die für experimentelle Infektionen die gebräuchlichsten Versuchstiere sind, wurden natürliche Infektionen nicht beobachtet. Die experimentelle Infektion gelingt am leichtesten bei sehr jungen Katzen, und zwar besser mit vegetativen Amöben per clysma als mit Cysten per os. Für deren Zustandekommen spielt die Reizung der Schleimhaut durch mechanische oder bakterielle Einwirkungen eine wesentliche Rolle (Westphal und Marschall 1941). Die Entwicklung erfolgt ausschließlich in den Geweben der Darmwand und führt zu Ruhrerscheinungen verschiedener Schwere. In der Katze tritt also nur die Magnaform auf.

Bei *Kaninchen* und *Meerschweinchen*, in deren Darm ebenfalls keine normale Entwicklung der Histolytica erfolgt, läßt sich experimentell Amöbenruhr erzeugen (Westphal 1941, Tobie 1949, Carrera und Faust 1949).

Parasitennachweis. Bei dem Nachweis von *E. histolytica* im Stuhl ist zwischen den verschiedenen Erscheinungsformen des Parasiten zu unterscheiden. Das Vorhandensein von Amöbengeschwüren wird nur durch die Magnaform angezeigt, während der Befund der Minutaform und der Cyste lediglich beweist, daß die betreffende Person ein Parasitenträger ist. Die Magnaform, die in den abgestoßenen Schleimhautfetzen enthalten ist und die bei akuter Amöbenruhr als einzige beobachtet wird, ist am besten im frischen Präparat nachzuweisen, wobei es erforderlich ist, daß der Stuhl möglichst frisch, auf jeden Fall vom gleichen Tage ist. Man bringt eine Schleimflocke in einem Tropfen physiologische Salzlösung unter das Deckglas. Handelt es sich um einen nur aus blutigem Schleim bestehenden Ruhrstuhl, so kann man in einer Flocke zuweilen die Amöben, teilweise mit Erythrocyten beladen, so zahlreich antreffen (Abb. 1), daß die Diagnose ohne weiteres gesichert ist. Oft sind die Amöben spärlicher, besonders in chronischen Fällen, wo den mehr oder weniger geformten Stühlen blutiger Schleim beigemengt oder aufgelagert ist. Zudem können in solchen Stühlen zusätzlich andere Amöbenarten vorhanden sein. Da sind die charakteristischen Merkmale der Magnaform zu beachten. Von der ihr an Größe entsprechenden *E. coli* unterscheidet sie sich durch die lebhafte Beweglichkeit mittels schnell vorquellender homogener Pseudopodien.

Die Unterscheidung der Minutaform und der Cyste von den anderen Amöbenarten ist im frischen Präparat nur dem Geübten möglich. Die Cyste, aber nur diese, ist auch in mehrere Tage alten Stühlen kenntlich. Erleichtert wird die

Erkennung der Histolyticacyste, wenn die Stuhlprobe mit einem Tropfen LUGOLscher Lösung versetzt wird, da dann auch die Kerne als ringförmige Gebilde deutlicher hervortreten und ihre Zahl festgestellt werden kann. Die Kerne von *Endolimax* erscheinen nicht ringförmig und die Cysten von *Jodamoeba* fallen durch die starke Jodreaktion ihrer Vakuole auf. Am zuverlässigsten sind die im Stuhl vorhandenen Amöbenarten nach den oben gegebenen Beschreibungen und Abbildungen in einem gefärbten Präparat zu bestimmen, das nach dem auf S. 432 dargestellten Verfahren angefertigt ist.

Für den Nachweis der Histolyticainfektion kann neben der mikroskopischen Stuhluntersuchung auch die Beimpfung von Kulturröhrchen (vgl. S. 621) herangezogen werden, da häufig in diesen eine Entwicklung erfolgt, auch wenn die Parasiten so spärlich sind, daß sie sich dem Nachweis im mikroskopischen Präparat entziehen. Dabei empfiehlt es sich, wenn im ersten Röhrchen nichts gefunden wird, auf ein weiteres Röhrchen abzuimpfen, da manchmal erst in der Subkultur Amöben angetroffen werden. Die Erfassung aller Infektionen gelingt auch auf diese Weise nicht, denn die Kultur versagt auch in zahlreichen Fällen, wo der mikroskopische Befund positiv ist. Als ein Beispiel seien die Erfahrungen von GÖNNERT und WESTPHAHL (1936) bei einer größeren Reihe von Stuhluntersuchungen angeführt. Sie fanden *E. histolytica* in 78 Fällen im gefärbten Präparat und in 68 Fällen in der Kultur nach DOBELL und LAIDLAW, darunter 34mal nur in der Kultur, 44mal nur im Präparat und 34mal in beiden.

Die Infektion von Versuchstieren hat für diagnostische Zwecke keine Bedeutung.

Epidemiologie.

Entamoeba histolytica kommt in allen Ländern der Welt bei einem erheblichen Prozentsatz der Bewohner vor. Die von zahlreichen Untersuchern bei statistischen Erhebungen gefundenen Infektionsraten sind sehr unterschiedlich und nicht ohne weiteres miteinander vergleichbar, da je nach dem Untersuchungsverfahren ein sehr verschiedener Anteil der tatsächlich vorhandenen Infektionen erfaßt wurde. Im allgemeinen läßt sich sagen, daß in den warmen Ländern der Befall bedeutend höher ist als in der gemäßigten Zone. Er beläuft sich dort auf wenigstens 25% oder auch auf wesentlich mehr. Zum Beispiel fand ENGLISH (1945) in Nord-Rhodesia Histolyticacysten bei 33% der Eingeborenen, SOFIA und CIARAVINO (1944) fanden in Eritrea 30% infiziert. WESTPHAL und GÖNNERT (1936) stellten mit ihrer gründlichen Untersuchungstechnik (s. oben) bei gesunden aus Südamerika einreisenden Personen folgende Infektionsziffern fest: aus Argentinien 32,5%, aus Brasilien 36%, aus Chile 55%.

In der gemäßigten Zone dürfte die Infektionsrate durchschnittlich etwa 10% betragen. So fand HAUER (1942) von Wehrmachtsangehörigen, von denen bislang keiner Deutschland verlassen hatte, bei 3maliger Stuhluntersuchung 9,4% mit *E. histolytica* infiziert. Jedoch ist die Infektionsrate je nach der zur Beobachtung kommenden Bevölkerungsgruppe sehr unterschiedlich. Sie ist bei Kindern gewöhnlich niedriger als bei Erwachsenen und ist weitgehend abhängig von allgemeinen hygienischen Verhältnissen und den Übertragungsmöglichkeiten. Bei den Insassen geschlossener Anstalten (Waisenhäuser, Irrenhäuser, Gefängnisse) ist sie durchweg höher als bei der übrigen Bevölkerung im gleichen Gebiet. Bei Volksschülern im Hamburger Hafengebiet fanden WESTPHAL und GÖNNERT 24% (davon 5% mit der kleinen Form *E. hartmanni*) infiziert. Es seien noch die von BACH in verschiedenen Jahren und in verschiedenen Gegenden Deutschlands bei Erwachsenen erhobenen Befunde aufgeführt, wobei zu bemerken ist, daß bei der einmaligen Stuhluntersuchung und der Fahndung lediglich nach der Cystenform kaum die Hälfte der tatsächlichen Infektionen erfaßt sein dürfte:

Bonn 1922—1924	9,3%,	davon *E. hartmanni* 2,8%
Stade (Prov. Hannover) 1932	4 %,	davon *E. hartmanni* 1,7%
Desgl. Heilanstalten (Geisteskranke und Pflegepersonal)	11,7%,	davon *E. hartmanni* 2,2%
Beuthen 1932—1935	2,6%,	davon *E. hartmanni* 1,1%
Saarbrücken 1947/48 (im Lebensmittelwesen beschäftigte Personen)	8 %,	davon *E. hartmanni* 1,4%

Entamoeba histolytica entspricht in ihrer Verbreitung den anderen Darmamöbenarten, nur von *E. coli* wird sie in der Häufigkeit des Vorkommens noch übertroffen. Aus dem hohen Prozentsatz der Menschen, die als Histolyticaträger angetroffen werden, ergibt sich, daß die Infektionsmöglichkeiten leicht gegeben sein müssen. Als Infektionsquelle kommt die Verunreinigung des Trinkwassers und feuchter Nahrungsmittel in Betracht. Bei genügender Feuchtigkeit können die Histolyticacysten nach Untersuchungen von T. und V. WIGHT (1932) wenigstens 4 Wochen am Leben bleiben. Gegen Austrocknung sind sie dagegen sehr empfindlich. Daher spielt Staubübertragung keine Rolle, und auch der Unreinlichkeit von Personen, die selbst Histolyticaträger sind und die mit der Handhabung von Nahrungsmitteln zu tun haben, ist wohl zu Unrecht eine wesentliche Bedeutung beigemessen worden.

Die Hauptrolle für die Übertragung spielen *Fliegen* überall dort, wo sie einerseits mit menschlichen Fäkalien und andererseits mit Nahrungsmitteln in Berührung kommen können. Das ist unter primitiven Verhältnissen allenthalben und auch in der Zivilisation in ländlichen Gebieten der Fall. Daß die Amöbencysten von den Fliegen aus den Exkrementen aufgenommen und unverdaut mit ihrem Kot wieder abgesetzt werden, ist häufig festgestellt worden, und die unverminderte Entwicklungsfähigkeit solcher Histolyticacysten, die den Fliegendarm passiert haben, wurde von SIEYRO (1942) durch erfolgreiche Kultur nachgewiesen. FRYE und MELENEY (1932) fanden in einer ländlichen Siedlung in Tennessee Cysten von Histolytica und anderen Amöben in Fliegen, die in menschlichen Behausungen eingefangen waren. WESTPHAL (1948) stellte fest, daß bei Soldaten in Nordafrika der Histolyticabefall während der Sommermonate in hohem Grade zunahm und daß unter den Bedingungen in der Wüste die Fliegen die einzige Übertragungsquelle darstellten. Die Fliegen lebten in ständigem Wechsel zwischen den Exkrementen in offenen Latrinen und erreichbaren Nahrungsmitteln, sowie auch feuchten Körperstellen des Menschen. Sie wurden als starke Plage empfunden, da sie sich zahlreich auf die Lippen und die Augen setzten. Bis zu 30% der Fliegen wiesen Protozoencysten in ihrem Darminhalt auf.

Ebenso wie Fliegen können unter bestimmten Verhältnissen auch andere Insekten, z. B. Schaben, die Übertragung von *E. histolytica* vermitteln. Die Entwicklungsfähigkeit der von Schaben mit ihrem Kot abgesetzten Cysten wurde von FRYE und MELENEY (1936) durch die Kulturmethode nachgewiesen.

Von der großen Zahl der Infektionen mit dem Krankheitserreger bilden die Erkrankungsfälle an Amoebiasis nur einen winzigen Bruchteil. Im gemäßigten Klima tritt die Amöbenruhr überhaupt nur sporadisch auf; aber auch in solchen Tropenländern, in denen sie verhältnismäßig häufig ist, betrifft sie nur eine kleine Minderheit der Histolyticaträger. Dieser Gegensatz beruht darauf, daß zu dem Vorhandensein der Amöbe ein auslösender Faktor hinzukommen muß, der die natürliche Resistenz herabsetzt, welche die Darmwand gegenüber dem Eindringen der Parasiten in die Gewebe besitzt (REICHENOW 1931, 1937). Der wesentlichste Faktor ist die Einwirkung des warmen Klimas auf den menschlichen Körper. Daneben spielen auch Darminfektionen mit pathogenen Bakterien eine Rolle. Die Bedeutung des Klimafaktors hat zuerst BRUG (1925) deutlich gemacht durch den Hinweis auf die Erfahrung, daß außerhalb der Tropenzone — insbesondere in subtropischen Gebieten — die Amöbenruhr eine ausgesprochene Sommerkrankheit ist. Auch die Beobachtung, daß nicht selten Personen, die zum erstenmal in tropische Länder kommen, dort schon nach kurzem Aufenthalt an Amöbenruhr erkranken, erklärt sich auf diese Weise. Zumeist werden sie schon Histolyticaträger gewesen sein, und nicht eine Neuinfektion, sondern der Klimaeinfluß bedingt den Ausbruch der Krankheit (REICHENOW 1931).

Darmerkrankungen bakterieller Natur können noch zusätzlich zu den Klimaeinflüssen dazu beitragen, die Bedingungen für die Ansiedlung der Amöben im Gewebe zu schaffen (WESTPHAL 1948), oder sie können in selteneren Fällen auch für sich allein dazu imstande sein, wie WESTPHAL (1937) durch eine Selbstinfektion gezeigt hat. Dadurch erklären sich die gelegentlichen Erkrankungsfälle in der gemäßigten Zone.

Aus dem Umstande, daß die Histolyticainfektion noch einer Darmschädigung aus anderer Ursache bedarf, um zur Erkrankung zu führen, erklärt sich die Tatsache, daß die Amöbenruhr im Gegensatz zu der bacillären gewöhnlich nicht zu epidemischem Auftreten neigt. Voraussetzung eines solchen dürfte stets der epidemische Charakter einer *bakteriellen* Darmerkrankung sein, die geeignet ist, den Amöben die Entwicklung in der Darmwand zu ermöglichen. Die ungewöhnliche Beobachtung einer Amöbenruhrepidemie wurde 1933 in Chicago gemacht. Es erkrankten zahlreiche Gäste zweier dortiger Hotels, zumeist erst, nachdem sie sich bereits wieder in alle Richtungen verstreut hatten. Etwa 800 Fälle wurden ermittelt. Als Infektionsquelle ließ sich die Verunreinigung des Trinkwassers durch Abwässer infolge von Schäden an der Kanalisation aufzeigen (BUNDESEN, TONNEY und RAWLINGS 1934). Eine Untersuchung der darin vorhandenen Keime liegt nicht vor. Es mögen darunter auch Histolyticacysten gewesen sein. Das Wesentliche ist aber vermutlich eine bakterielle Infektion, durch welche bei den zugleich mit Histolytica Infizierten und den bereits mit dieser Amöbe Behafteten die Vorbedingungen für den Gewebsbefall durch den Parasiten geschaffen wurden.

Pathogenese und pathologische Anatomie.

Die Erfahrungstatsache, daß die mit *Entamoeba histolytica* infizierten Personen in der gemäßigten Zone selbst bei nachweislich jahrelangem Befall niemals (von ganz sporadischen Fällen abgesehen) an ihrer Infektion erkranken und daß auch in den warmen Ländern nur eine Minderzahl der Histolyticaträger eine Amoebiasis erwirbt, hat BRUMPT 1925 dazu geführt, das Vorkommen von zwei Arten anzunehmen, die sich nicht morphologisch, sondern nur dadurch unterscheiden, daß die eine pathogen und die andere harmlos sei, und von denen die echte Histolytica in ihrem Auftreten auf die warmen Länder beschränkt ist, während die andere als *E. dispar* bezeichnete Art eine weltweite Verbreitung aufweist. BRUMPT (1949) hat an dieser Auffassung bisher festgehalten, obwohl die Ergebnisse zahlreicher Übertragungsexperimente mit derselben unvereinbar sind. Schon die frühen Menscheninfektionen von WALKER und SELLARDS (S. 616) haben gezeigt, daß ein von einem Gesunden herrührender Histolyticastamm nach der Übertragung eine Ruhrerkrankung hervorrufen und ebenso ein Stamm aus einem Ruhrkranken im neuen Wirt eine symptomlose Infektion bewirken kann. Das letztere ergab sich auch bei einem Selbstversuch von WESTPHAL, auf den wir weiter unten eingehen. Auch bei Affen, die normalerweise ebenso wie der Mensch gesunde Histolyticaträger sind, führt die Übertragung der Amöben von ruhrkranken Menschen zu symptomloser Infektion (HEGENER 1935, WESTPHAL 1937). Umgekehrt liegen die Verhältnisse bei jungen Katzen und Hunden, bei denen sich die Amöben nur entwickeln, wenn im Darm die Bedingungen vorliegen, die ihnen den Gewebsbefall ermöglichen. Bei diesen Tieren kommt es stets zur Ruhrerkrankung im Falle daß die Infektion angeht, mögen die Parasitenstämme dabei von gesunden oder kranken Menschen oder auch von gesunden Affen stammen (MELENEY und FRYE 1935, 1936, BUROVA 1939).

Handelt es sich also bei allen Histolyticainfektionen — vielleicht mit Einschränkung bezüglich der durch ihre geringere Größe unterschiedenen, als *E. hartmanni* bezeichneten Form — um ein und dieselbe Art, so wird doch andererseits von einigen, besonders amerikanischen Autoren die scharfe Unterscheidung zwischen gesunden Histolyticaträgern mit reiner Darmlumeninfektion und Amoebiasis-Kranken mit Gewebsbefall nicht anerkannt, vielmehr wird angenommen, daß nur ein gradueller Unterschied in dem Gewebsparasitismus bestehe und daß bei den meisten Personen die Läsionen der Darmwand so geringfügig seien, daß sie keine merklichen oder nur geringgradige Darmstörungen hervorrufen. CRAIG u. a. nehmen an, daß bei der Mehrzahl der Histolyticaträger leichtere oder heftigere Diarrhoen zeitweise durch die Infektion hervorgerufen werden. Darmstörungen aus den verschiedensten Ursachen treten jedoch bei allen Menschen gelegentlich auf, und genauere vergleichende Beobachtungen (z. B. BLUMENTHAL, DUTRA, PASCHAL und KUHN 1947) lehren, daß Diarrhoen bei Histolyticaträgern nicht häufiger sind als bei histolyticafreien Personen.

Einige Darmbefunde bei Menschen und bei Affen sind als Stützen der Auffassung von dem Gewebsparasitismus der Histolytica auch bei symptomlosen Infektionen herangezogen worden. FAUST (1941) fand unter 200 eines gewaltsamen Todes gestorbenen Personen, deren Autopsie innerhalb von 3 Std nach dem Tode vorgenommen wurde, 13 Histolyticaträger. Bei 7 von diesen waren Gewebsschädigungen im Darm nachzuweisen, die in punktförmigen Verletzungen, kleinen kraterförmigen oberflächlichen Läsionen oder auch ausgedehnten oberflächlichen Erosionen bestanden; über den Zustand des Darmes bei den nicht mit Histolytica behafteten Personen werden keine Angaben gemacht. Nur in 5 Fällen wurden Amöben auch in solchen Schleimhautläsionen gefunden. Dabei handelte es sich bemerkenswerterweise dreimal um die kleine Form *E. hartmanni*, deren Harmlosigkeit allgemein anerkannt ist. Bei histolytica-infizierten Affen, die unmittelbar nach der Tötung zur Beobachtung kommen, werden keine makroskopisch erkennbaren Darmläsionen gefunden. In einigen Fällen (JOHNSON 1940, BOND, BOSTICK, HANSEN und ANDERSON 1946) wurden jedoch in mikroskopischen Schnitten oberflächlich in die Mucosa eingedrungene Amöben beobachtet, die meist einzeln lagen und keine Beziehungen zu entzündlichen Veränderungen aufwiesen.

Alle solche Befunde treffen nicht den Kern des Problems. Es ist einleuchtend, daß die Histolytica-Amöben, die sich zahlreich an der Oberfläche der Schleimhaut bewegen, bei bestehenden Gewebsdefekten auch zwischen die Zellen geraten können. Derartiges wird auch von anderen Darmprotozoen des Menschen beobachtet, denen kein Gewebsparasitismus eigen ist, z. B. von Trichomonaden. Der Vermehrung und Ausbreitung der Amöben setzt aber die Darmwand normalerweise eine natürliche Resistenz entgegen und eine *Ansiedlung* im Gewebe kann nur erfolgen, wenn diese Resistenz durch andere Faktoren herabgesetzt ist.

Aus der geographischen Verbreitung der Amöbenruhr ist ersichtlich, daß der grundlegende derartige Faktor der Einfluß des warmen Klimas auf den menschlichen Körper ist (BRUG 1925, REICHENOW 1931, 1937) (vgl. S. 624). Ob dieser allein ausschlaggebend sein kann oder ob stets eine zusätzliche anderweitige Noxe erforderlich ist (WESTPHAL 1938, 1943), bleibt dahingestellt. Solche Noxen sind Erkältungen infolge starker Temperaturschwankungen, denen gegenüber der Mensch erfahrungsgemäß in den Tropen besonders empfindlich ist, sowie bakterielle, eine entzündliche Reizung der Darmschleimhaut bewirkende

Infektionen, nach ALEXANDER und MELENEY (1935) auch Ernährungsmängel. Unter den Infektionskrankheiten des Darmes sind gerade die schweren weniger geeignet, eine Amöbenruhr auszulösen, als leichtere. WESTPHAL (1948) fand in Nordafrika, daß nur bei der Minderzahl von Bacillenruhrkranken, die zugleich Histolyticaträger waren, zusätzlich eine Amöbenruhr auftrat. In einem von WESTPHAL (1942) beschriebenen Falle von Typhusinfektion bei einem Histolyticaträger während des Tropenaufenthaltes kam es nicht zum Gewebsbefall durch die Amöben. Gewisse, leichtere Darmerkrankung verursachende pathogene Keime können unter Umständen auch allein genügen, die Bedingungen für die Entstehung einer Amöbenruhr zu schaffen. So erklären sich die seltenen autochthonen Fälle im gemäßigten Klima, vermutlich auch die gelegentlich zur Beobachtung kommenden Erkrankungen von Personen aus der Umgebung von Ruhrkranken und -rekonvaleszenten, wobei auch eine gewisse Virulenzsteigerung der Amöben durch die Lebensweise im Gewebe mitspielen mag. BLANC und SIGUIER (1950) sehen überhaupt in Colitiden bakterieller Natur fast den einzigen auslösenden Faktor und erklären den offenkundigen Klimaeinfluß mit der Annahme einer „kolonialen" Bakterienflora, die nur in den warmen Ländern den Darmkanal besiedele. Das Zusammenwirken von einer pathogenen Bakterieninfektion und verschiedenen Virulenzgraden der Amöben kommt auch im Verlauf experimenteller Katzeninfektionen zum Ausdruck (NAUSS und RAPPAPORT 1940, WESTPHAL und MARSCHALL 1941).

Ein belehrendes Beispiel von der Pathogenese der Amöbenruhr gibt der Selbstversuch von WESTPHAL (1937), der daher in Kürze dargestellt sei. Histolyticacysten, die von einem Patienten nach klinischer Heilung seiner in Marokko erworbenen Amöbenruhr wieder ausgeschieden wurden, verschluckte WESTPHAL in einer Kotaufschwemmung und erwarb dadurch eine symptomlose Infektion. Nachdem diese 8 Monate bestanden hatte, führte er eine Infektion mit den Begleitbakterien eines anderen Amöbenruhrfalles aus. Eine Aufschwemmung des blutige Schleimflocken enthaltendes Stuhls wurde zentrifugiert und nach Absetzen der groben Bestandteile dreimal durch Fließpapier filtriert, wodurch eine amöbenfreie Aufschwemmung erhalten wurde. Von dieser nahm WESTPHAL die Hälfte und eine nicht mit Histolytica behaftete Kontrollperson die andere Häfte ein. Bei beiden Personen trat nach 48 Std eine Darmerkrankung mit Durchfällen und Störungen des Allgemeinbefindens auf, die bei WESTPHAL nur 3 Tage dauerte und bei der Kontrollperson unter heftigeren Symptomen sich über 10 Tage erstreckte. Amöben traten bei der Kontrollperson auch in der Folge nicht auf. Dagegen setzte bei WESTPHAL nach mehrwöchigem Wohlbefinden, 28 Tage nach Einnahme der Bakterienaufschwemmung, plötzlich eine typische Amöbenruhr ein, wobei der anfangs noch normal feste Kot mit blutigem Schleim bedeckt war, der zahlreiche Amöben in der Magnaform aufwies. Abb. 1 stammt vom 3. Tage dieses Ruhranfalls. Der Krankheitsausbruch erfolgte also zu einem Zeitpunkt, wo von der bakteriellen Infektion, die den Amöben die Voraussetzungen für den Gewebsbefall geschaffen hatte, längst nichts mehr bemerkbar war. Die Natur des in diesem Falle in Betracht kommenden pathogenen Keimes konnte nicht aufgeklärt werden; die Untersuchung auf Typhus-, Paratyphus-, Enteritis- und Ruhrbakterien hatten ein negatives Ergebnis.

Wenn die Resistenzherabsetzung der Darmwand den Amöben die Entwicklung im Gewebe ermöglicht, so wird von ihnen die Epithelschicht nicht angegriffen. Die Ausbreitung erfolgt vielmehr subepithelial von einer engen Eintrittspforte aus unter Auflösung des Gewebes, wobei die Parasiten sich stark vermehren (Abb. 5a, b). Der Auflösungsvorgang beruht, wie WESTPHAL (1938) ausführlich begründet hat, nicht auf Toxinwirkung, sondern geschieht durch Ausscheidung proteolytischer Fermente. Es handelt sich also um einen Vorgang extracellularer Verdauung durch die Amöben. Die gelösten Substanzen werden von ihnen durch Diffusion aufgenommen. Infolgedessen findet man auch in den meisten Individuen keine geformten Nahrungsbestandteile; nur bei einer Minderzahl kommt es zusätzlich noch zu einer Einverleibung von Erythrocyten. Infolge fehlender Toxinbildung erfolgt bei reiner Amöbenwirksamkeit auch keine Gewebsreaktion. Leukocytenansammlungen treten nur bei zusätzlicher Wirkung pathogener Bakterien auf.

Auf diese Weise wandern die Amöben im gesunden Gewebe vorwärts. Die hinter der Angriffsfront zurückbleibenden Zellkomplexe nekrotisieren und in diesen Nekrosen sind gewöhnlich keine Amöben zu finden. Die seitliche Wanderungsrichtung führt zur Unterminierung der Epitehlschicht, die in zunehmendem Maße mitsamt nekrotischen Massen abgestoßen wird und dann die im Stuhl auftretenden Schleimfetzen darstellt. Bei der Wanderung in die Tiefe wird die Muscularis mucosae durchbrochen und die Submucosa, selbst die Muscularis befallen und zerstört. Es kann schließlich zur Darmperforation kommen.

Das typische Amöbengeschwür ist somit ein sich nach innen kraterförmig erweiterndes Gebilde. Makroskopisch betrachtet beginnt es als ein punktförmiger

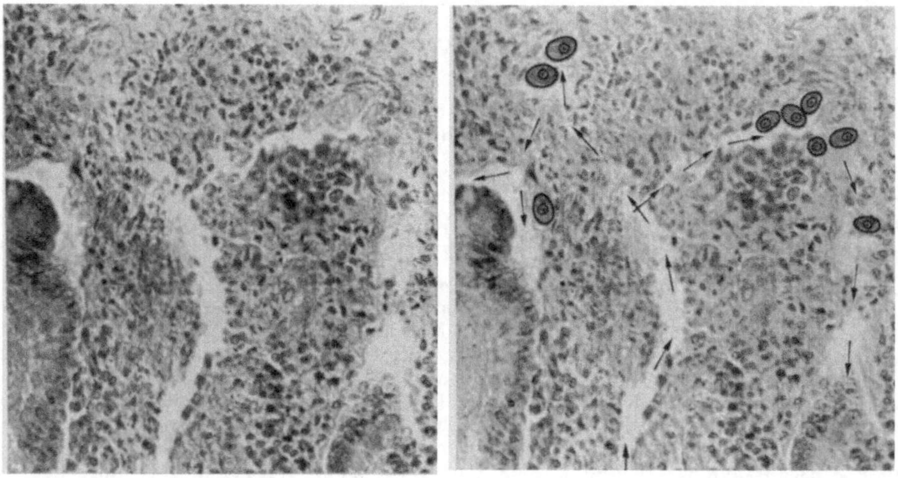

a E b

Abb. 5 a u. b. Gewebsbefall durch *Entamoeba histolytica*. In b sind die im Schnitt vorhandenen Amöben zeichnerisch hervorgehoben und die durch Gewebsauflösung bei der Wanderung gebildeten Straßen gekennzeichnet. Der Gang *E* führt aus dem Darmlumen in die Mucosa. Vergr. 300:1. (Nach Westphal.)

roter Fleck, in dem ein gelbliches Zentrum auftritt und der sich zu einem offenen Geschwür von immer mehr zunehmender Ausdehnung entwickelt (Abb. 6). Das Geschwür ist meist von kreisförmiger oder ovaler Gestalt, scharf umgrenzt durch eine etwas erhobene Umrandung und von gelblichen Massen erfüllt. Es kann mehrere Zentimeter Durchmesser erreichen, doch ist der Grad der Ausbildung ebenso wie die Menge fallweise sehr verschieden. Die Geschwüre können sich über die ganze Länge des Dickdarms erstrecken und zuweilen noch auf den untersten Dünndarmabschnitt übergreifen. Häufig sitzen sie vorwiegend im Coecum und Wurmfortsatz oder auch im Rectum. Besonders in Fällen leichterer Erkrankung, in denen eine andere Todesursache vorliegt, können vereinzelt vorhandene Geschwüre ganz auf das Coecum beschränkt sein.

Im histologischen Bild der von Amöben befallenen Darmwand lassen sich auch häufig in die Blutgefäße eingedrungene Individuen nachweisen. Auf diesem Wege gelangen sie in den Pfortaderkreislauf und können in die Leber und weiterhin durch den Blutstrom in andere Organe verschleppt werden. Es ist anzunehmen, daß das erstere mit Regelmäßigkeit geschieht. Da jedoch nur eine Minderzahl der Amöbenruhrfälle (nach Justi 20%) Leberabscesse im Gefolge hat, so dürften allgemeine oder lokale Schädigungen des Organs eine wesentliche Voraussetzung für die Ansiedlung der Amöben sein. Wenn auch der ausgebildete Leberabsceß in der Regel bakteriell steril ist, so mag doch eine bakterielle

Infektion als Ausgangspunkt für seine Entstehung eine Rolle spielen. Bei experimenteller Absceßerzeugung in der Katzenleber ist eine Infektion mit virulenten Bakterien jedenfalls nach den Erfahrungen von CLEVELAND und SANDERS (1930) eine notwendige Vorbedingung.

Die Wirkungsweise der Amöben in der Leber ist offenbar dieselbe wie in der Darmwand. Unter Auflösung des Gewebes breiten sie sich nach allen Seiten aus, während die hinter ihnen verbleibenden Gewebsreste der Nekrose verfallen. Daher finden sich die Amöben auch nur in der Peripherie der entstehenden Abscesse vor. Ebenso wie im Darm kommt es gewöhnlich nicht zu Leukocyteninfiltrationen. Als Reaktion des Gewebes treten in der Umgebung Mitosen auf, und früher oder später kommt es meist zur Abkapselung durch eine bindegewebige Membran. Im übrigen sei bezüglich der Absceßentwicklung auf die ausführliche Darstellung von JUSTI (1926) verwiesen.

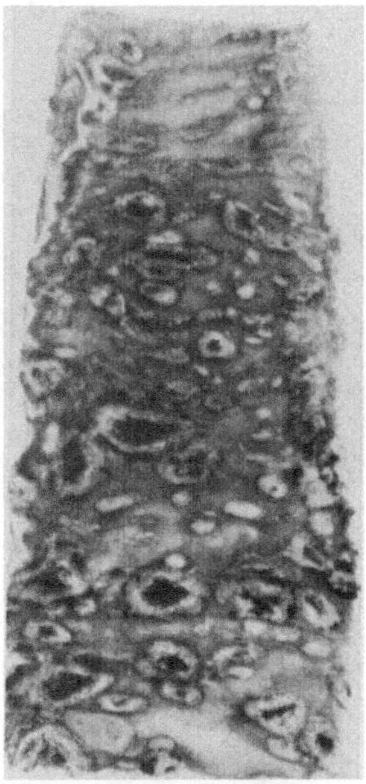

Abb. 6. Dickdarmabschnitt mit typischen Amöbengeschwüren. (Nach MÜHLENS.)

Meist ist der Absceß solitär und im rechten Leberlappen gelegen. Er kann einen gewaltigen Umfang erreichen und mehr als die Hälfte des stark vergrößerten Leberlappens einnehmen. In anderen Fällen werden mehrere Abscesse verschiedener Größe gefunden (Abb. 7). Auch miliare tuberkelähnliche, die ganze Leber durchsetzende Abscesse kommen vor. Der die Höhlung erfüllende gelbe oder braune sog. Absceßeiter ist je nach dem Alter mehr oder weniger eingedickt, bis zur Entstehung einer krümeligen Masse. In ihm fällt das Fehlen polymorphkerniger Leukocyten auf. Er enthält neben Gewebstrümmern, allen möglichen Zellresten, Kernen und Bindegewebsfasern auch Lymphocyten, Plasmazellen und Erythrocyten, ferner Cholesterin-, Bilirubin- und CHARCOTsche Krystalle, aber nur selten spärliche Amöben. Solche sind reichlicher in dem Abschabsel von der Wandung nachweisbar.

Die wesentlich selteneren Lungenabscesse enstehen meist infolge des Durchbruchs eines Leberabscesses oder der Weiterverschleppung der Amöben aus einem solchen, manchmal auch primär. Das histologische Bild entspricht dem in der Leber, doch kommt es infolge der stürmischeren Entwicklung gewöhnlich nicht zur bindegewebigen Abkapselung des Herdes (JUSTI).

Klinik.

Die klinischen Erscheinungsformen der Amöbeninfektionen sind mannigfaltig, und die neueren Beobachtungen über die weite Verbreitung der Amöben einerseits und die auf die warmen Länder begrenzte Ausbreitung der Amöben*ruhr* andererseits haben neuartige Gesichtspunkte auch für das Verständnis der klinischen Bilder und Verlaufsformen gebracht. Von den klinisch stummen Infektionen bis zu den schweren, mit Dysenterien einhergehenden akuten Ausbrüchen und den chronisch-rezidivierenden Erkrankungen kommen alle Übergänge vor. Bei geeigneten pathogenetischen Voraussetzungen kann aus der latenten Infektion des Cystenausscheiders jederzeit eine klinisch manifeste Amöbencolitis entstehen. Durch Verschleppung der Amöben auf dem Blutwege werden mannigfache Komplikationen ausgelöst, und die Beurteilung der wechselvollen Krankheitsbilder kann in vielen Fällen außerordentlich schwierig sein.

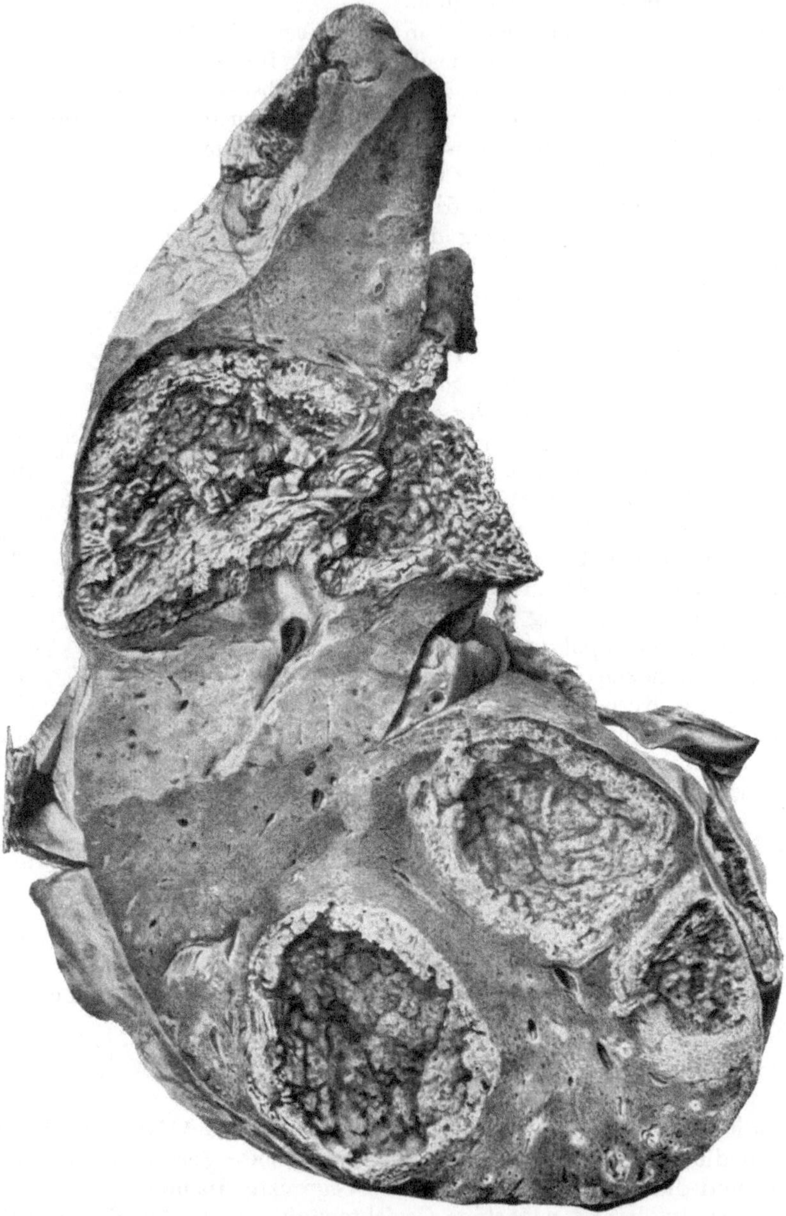

Abb. 7. Multiple Amöbenabscesse in der Leber. Neben großen Eiterhöhlen mit schwammiger Wandung zahlreiche kleine Nekrosen und Einschmelzungen. (Nach MacCallum aus Justi).

Entsprechend den pathogenetischen Eigenarten der Krankheit lassen sich verschiedene *Ruhrformen* unterscheiden, die jeweils wieder durch bestimmte klinische Bilder und Verlaufseigentümlichkeiten ausgezeichnet sind und deren Kenntnis daher auch dem Kliniker wichtig ist (Horster 1943, Westphal 1948). Als Ruhrform I bezeichnen wir die akute bacilläre Ruhr, als Ruhrform II die akute Bacillenruhr mit begleitender, klinisch aber nicht in Erscheinung tretender Amöbeninfektion. Sie kann, wenn die Amöben in die durch die bacilläre Erkrankung geschädigte Darmschleimhaut einwandern, in die Ruhrform III, d. h. Bacillenruhr mit gleichfalls manifester Amöbenruhr, übergehen. Ruhrform IV ist die „reine" typische Amöbenruhr und Ruhrform V eine solche mit gleichzeitig vorhandener anderweitiger Darminfektion (z. B. durch Keime der Typhus-Paratyphusgruppe, Gärungsdyspepsie u. a.). Schließlich kann noch die klinisch stumme Amöbeninfektion (Amöbenträger bzw. Cystenausscheider) als Ruhrform VI unterschieden werden, wobei allerdings zu bedenken ist, daß die Angehörigen dieser Gruppe nicht als klinisch krank anzusehen sind; sie sind bis zum gewissen Grade zur Erkrankung disponiert und sind epidemiologisch für die Weiterverbreitung der Infektion wichtig.

Krankheitsbilder und Verlaufsformen.

Inkubation. Eine sichere Beurteilung der Inkubation ist bei der Mehrzahl der Erkrankungen, insbesondere in Gegenden mit endemischer Amöbenruhr, nicht möglich (DAVIS 1949 u. a.), da für den Beginn der Erkrankung in der Regel nicht der Termin der Amöbeninfektion, sondern der Eintritt der Resistenzherabsetzung durch andere Faktoren maßgebend ist und da zahlreiche Erkrankungen lange Zeit latent bleiben und so dem Zustande der symptomlosen Infektion gleichen können oder doch schleichend, mit zunächst gar nicht oder nur wenig beachteten Symptomen beginnen. Nur bei wenigen epidemischen Ausbrüchen oder experimentellen Infektionen mit bekanntem Infektionstermin ist es bisher gelungen, die Inkubation mit einiger Genauigkeit festzustellen. Sie betrug in manchen Fällen nur wenige Tage, in anderen dagegen mehrere Monate. In der Regel dürfte mit einer Inkubation von 2—4 Wochen zu rechnen sein.

Bei dem schon erwähnten epidemischen Ausbruch in Chicago traten bei 25% der Kranken die klinischen Symptome weniger als 11 Tage, bei weiteren 25% 12—20 Tage, bei der 3. Gruppe (wiederum 25%) 21—36 Tage und bei den restlichen 25% 37—120 Tage nach der mutmaßlichen Infektion auf (CHANG 1948/49). WESTPHAL (1948) sah im Selbstversuch, vom Tag der Einnahme der die Amöbenruhr auslösenden Bakterienaufschwemmung an gerechnet, eine Inkubationsdauer von 28 Tagen (s. S. 627).

Die persönliche Empfänglichkeit des Wirtes, insbesondere die Resistenz und Beschaffenheit der Darmschleimhaut (WESTPHAL 1948) und die Schwere der Infektion (STRONG), wahrscheinlich auch die Virulenz der Erreger (WAGNER 1934, WESTPHAL 1938) mögen für die unterschiedlichen Inkubationszeiten maßgebend sein. Die Bedeutung der bacillären Misch- und Superinfektion für die Auslösung der Krankheitsbilder ist im Abschnitt über Pathogenese der Amöbenruhr bereits erörtert worden (s. S. 627). Bei den über Monate und Jahre latent bleibenden Infektionen der Amöbenträger ist eine Bestimmung der Inkubation praktisch immer unmöglich.

Latente Infektionen. Bei dem weitaus größten Teil der mit Amöben Infizierten treten, besonders in den Ländern der gemäßigten Zone, überhaupt keine klinischen Symptome auf; die Infektion bleibt latent, solange nicht besondere Anlässe (s. S. 626) zur Auslösung klinischer Erscheinungen führen. Diese Amöbenträger, bei denen nach Auffassung einheimischer Autoren (REICHENOW u. a.) leichte Darmstörungen keineswegs häufiger sind als bei nicht Befallenen, sind nicht als ruhrkrank im klinischen Sinne anzusehen. Es erübrigt sich daher ein nochmaliges Eingehen auf die Bedeutung der Amöbenträger, über die bereits S. 624 (Epidemiologie) das Nötige gesagt worden ist. Über die Behandlungsnotwendigkeit bei Amöbenträgern s. S. 659.

Akute Erkrankungsformen. Eigentlich akute Ausbrüche reiner Amöbenruhr sind, wie sich aus den pathogenetischen Eigenarten der Krankheit ergibt, verhältnismäßig selten zu erwarten. Sie entstehen entweder in Anschluß an die Infektion mit Histolyticacysten nach 2—4wöchiger Inkubation oder entwickeln sich bei geeigneten Ursachen aus einer schon längere Zeit latent bestehenden Amöbeninfektion. Immer dürfte aber zur Entwicklung der akuten „reinen" Amöbenruhr (Ruhrform IV) neben der Infektion mit Amöben eine nur kurzfristig auf die Darmwand einwirkende Noxe maßgebend sein, die wohl zur Einwanderung der Amöben in das Gewebe, nicht aber zur Ausbildung selbständiger Krankheitsbilder (z. B. Bacillenruhr) führt.

Die tatsächliche Häufigkeit der reinen akuten Amöbenruhr wird wechselnd beurteilt. Mühlens (1940) hält sie für verhältnismäßig selten. Nach Strong, Parkinson (1946) u. a. dagegen beginnen über 50% aller Amöbenruhrfälle, die in ärztliche Behandlung kommen, als *akute* Erkrankung. Sicher sind die regionären Unterschiede der Virulenz der Keime und Empfänglichkeit der Befallenen erheblich und führen zur Ausbildung sehr verschiedenartiger Krankheitsbilder in verschiedenen Gegenden. So sind z. B. in Italien die schweren dysenterischen Formen seltener als in Indien (Hayward 1946). Vor allem ist aber bei der Mehrzahl auch der neueren Autoren nicht berücksichtigt, wie weit es sich bei akut beginnenden Ruhrfällen mit positivem Amöbenbefund wirklich um „reine“ Amöbenerkrankungen handelt und wie weit zusätzliche oder auslösende bakterielle Infektionen in den klinischen Bildern erscheinen oder gar dominieren.

Klinisch bietet die reine Amöbenruhr eine Reihe von Besonderheiten gegenüber der bacillären Ruhr und den Mischformen. Immer ist der *Beginn* der Erkrankung wesentlich weniger heftig; auch akute Fälle beginnen in der Regel mit Darmstörungen, denen anfangs keine wesentliche Beachtung geschenkt wird. Die Symptome stellen sich langsam, oftmals fast zögernd ein, und die entstehenden Krankheitsbilder sind durchweg milde im Vergleich zu den akut und stürmisch verlaufenden bacillären Dysenterien (Serefettin 1934, Davis und Ritchie 1948 u. a.). Ganz plötzlich einsetzende Krankheitszustände sind bei reiner Amöbenruhr sehr selten!

Fieber besteht in unkomplizierten Fällen nicht; subfebrile Temperaturen können allerdings vorübergehend auftreten, indes hohe Fieberschübe immer für Mischinfektionen oder Komplikationen sprechen (Davis 1949).

Auch *Durchfälle* fehlen im Beginn fast immer; sie entwickeln sich langsam und werden erst im Verlauf der folgenden Krankheitstage zu einem hervorstechenden Symptom. Zahl und Beschaffenheit der Entleerungen sind weitgehend abhängig von der Schwere der in den untersten Darmabschnitten entstandenen Schleimhautläsionen; niemals sind die Stühle so zahlreich wie bei reiner Bacillenruhr.

Davis und Ritchie (1948) fanden bei 28% ihrer Kranken nur 4—8, bei nur 7% der Patienten 8—15 Stühle je Tag. Wesentlich häufigere Entleerungen und das Auftreten echter Ruhrsymptome dürften immer für Mischinfektionen mit Ruhrbacillen sprechen, es sei denn, daß weitere Ausbreitung der Darmzerstörungen durch die Gewebsinfektion — meist wohl auch unter Einwirkung von Mischinfektionen — zu einer ausgedehnten Colitis führt.

Die *Stühle* sind bei meist saurer Reaktion anfänglich noch kotig und breiig. Bei leichteren Erkrankungen behalten sie diese Beschaffenheit für die ganze Zeit der Krankheitsdauer, nur bei schwereren Infekten werden sie im weiteren Verlauf flüssig. Sie zeigen frühzeitig Beimengungen und Auflagerungen von glasigem Schleim, der nur spärlich Leukocyten enthält und daher auch bei makroskopischer Betrachtung nicht eitrig erscheint. Blutbeimengungen treten häufig und frühzeitig auf; der den Stühlen anhaftende Schleim kann dadurch rötlich verfärbt („himbeergeleeartig“) aussehen, ein Symptom, auf das wiederholt hingewiesen worden ist. Ganz flüssige oder gar reiswasserartige Stühle sind selten, sind aber gelegentlich in Japan beobachtet worden (Davis und Ritchie 1948). Sehr häufige und stark eitrige Stühle sprechen immer für Bacillenruhr oder Mischinfektion. Dagegen enthalten die Stühle reichlich Gewebsformen der *E. histolytica* (Mühlens 1940, Strong 1945, Schlörer 1947, O. Fischer 1950 u. a.).

Die *Beschwerden* der Kranken sind gleichfalls wesentlich geringer als bei den bacillären Ruhrerkrankungen. Das Allgemeinbefinden ist verhältnismäßig wenig gestört. Der Appetit bleibt erhalten; Kopfschmerzen, Übelkeit und

Erbrechen fehlen meist oder sind nur wenig ausgeprägt. Unbestimmte Darmstörungen, Schmerzen im Kreuz und Leibschmerzen sind oft die ersten Klagen der Kranken. In den nächsten Tagen treten, vor allem zur Zeit der Stuhlentleerungen, anfallsweise manchmal recht heftige Leibschmerzen bei gesteigertem Stuhldrang als Hauptsymptom auf; sie zeigen aber kaum je die Schwere der Koliken und Tenesmen, die bei der Bacillenruhr beobachtet werden. Da bei den nicht sehr stürmischen Durchfällen auch die Flüssigkeitsverluste nur gering sind, bleibt die Diurese erhalten, und dementsprechend fehlt auch der quälende Durst, unter dem der Bacillenruhrkranke so schwer leiden kann.

Bei der *Untersuchung* der Kranken fällt vielfach die von Anfang an mehr oder weniger stark belegte Zunge auf; im übrigen aber ist, sofern nicht Komplikationen in Entwicklung begriffen sind, der Organbefund überraschend gering. Kennzeichnend für den colitischen Prozeß ist die Druckempfindlichkeit im Bereich des Colons, die in manchen Fällen nur einzelne Abschnitte, z. B. das Sigmoid oder das Coecum, in anderen Fällen dagegen den gesamten Dickdarm betrifft. Stärkere Austrockungserscheinungen fehlen, und an den übrigen Organen wird durch einfache Untersuchung kaum ein pathologischer Befund zu erheben sein. Jedenfalls kann vielfach die akute Amöbenruhr durchaus den Eindruck einer harmlosen Störung erwecken, und nur Blut- und Schleimabgang bei etwas vermehrten Stühlen weisen dann auf das Vorliegen der Darmerkrankung hin. Über Einzelsymptome und Organbefunde s. S. 635.

Wie das Krankheitsbild, so ist auch der *Verlauf* ungleich gutartiger als der der Bacillenruhr, und meist klingen die akuten Erscheinungen auch ohne spezifische Behandlung nach Tagen oder Wochen ab. Immer aber besteht die Gefahr des Übergangs in eine chronisch-rezidivierende Amöbenruhr oder der Entwicklung späterer Komplikationen, so daß auch die scheinbar harmlose akute Amöbenruhr unbedingt sorgfältig behandelt werden muß.

Schwere akute Amöbenerkrankungen kommen zweifellos vor; sie sind in manchen Ländern häufiger als in anderen (HAYWARD 1946). Ob sie durch die Amöbeninfektion allein bedingt sind oder aber, ob die häufig vorhandene bakterielle Mischinfektion das Krankheitsbild bestimmt, ist im Einzelfall, sofern nicht die bakteriologische Untersuchung Klarheit bringt, kaum zu entscheiden. Die schweren Amöbenerkrankungen beginnen mit Fieber und stark gestörtem Allgemeinbefinden. Erbrechen ist häufig; Koliken und Tenesmen treten stärker in Erscheinung und auch die Durchfälle können heftiger sein. Die Stühle zeigen jedoch bei vielen Kranken die gleiche Beschaffenheit wie bei den milden Formen; bei anderen sind sie aber mehr eitrig bzw. eitrig-blutig und lassen dann nicht mehr die typisch glasigen Schleimbeläge erkennen. Die der Krankheit zugrunde liegende ulceröse Colitis ist anfangs weitgehend durch die begleitende bakterielle Infektion bedingt; später treten dann typische Amöbengeschwüre auf. Abstoßung von pseudomembranösen Belägen ist mehrfach beobachtet worden. In der Regel klingen aber auch diese Fälle nach einiger Zeit ab, sofern sie gründlich behandelt werden und nicht frühzeitig Komplikationen eintreten.

Die ganz foudroyant verlaufenden, nekrotisierenden oder gangränösen Erkrankungsformen, die mit hohem Fieber bei gleichzeitig starker Leukocytose beginnen, zu ausgedehnten Darmnekrosen und häufigen Perforationen (bis zu 20 und 25% der Fälle mit Perforationen; SEREFETTIN 1934) führen, dürften immer Mischformen sein, die der Ruhrform III oder V zuzurechnen sind, niemals aber reine Amöbenerkrankungen. Dafür spricht auch die Beobachtung von ELSDON-DEW (1949), der in Durban ganz perakut verlaufende Amöbendysenterie fast ausschließlich bei den unter hygienisch besonders schlechten Bedingungen lebenden eingeborenen Volksgruppen, nicht dagegen bei den besser gestellten Europäern und Indern fand.

Chronisch-rezidivierende Erkrankungen. In der Mehrzahl aller klinisch manifesten Fälle ist die Amöbeninfektion eine ausgesprochen chronisch-rezidivierende Krankheit, die sich entweder aus einer latenten Infektion oder aber aus einer nicht abgeheilten akuten Amöbenruhr entwickelt und für deren Verlaufsart wiederum die Schwere der entstandenen Darmläsionen maßgebend ist. In den Ländern der gemäßigten Zone kommt den chronischen Erkrankungen von Heimkehrern, die in den Tropen eine Amoebiasis erworben haben, eine gewisse Bedeutung zu; die oft nur wenig charakteristischen Krankheitsbilder bereiten diagnostische Schwierigkeiten, und da noch Jahre nach erworbener Infektion mit Rezidiven gerechnet werden muß, sollte bei Kranken mit unklaren abdominellen Beschwerden, die früher im Auslande an Durchfällen gelitten haben, stets an das Vorliegen einer Amöbeninfektion gedacht werden. Immer sind — durchaus in Analogie zu den akuten Erscheinungsformen der Amoebiasis — für die Entstehung der klinischen Attacken auslösende Ursachen, wie interkurrente Darmstörungen, Diätfehler, Erkältungen oder aber bakterielle Infektionen des Darmes mitbestimmend.

Die *klinischen Bilder* sind mannigfaltig und zeigen alle Übergänge von den leichtesten dyspeptischen Störungen bis zur schweren Colitis. Bei leichten Erkrankungen bestehen überhaupt nur von Zeit zu Zeit geringfügige Verdauungsbeschwerden mit anfallsweise auftretenden und meist in die Mitte des Oberbauches verlegten Schmerzen sowie vorübergehende Diarrhoen. Die Abgrenzung derartiger Krankheitsbilder gegen die auch bei klinisch ganz gesunden Amöbenträgern, anscheinend ganz unabhängig von der latenten Infektion, gelegentlich auftretenden Verdauungsstörungen kann in Einzelfällen unmöglich sein.

In schwereren Fällen treten die Störungen ungleich stärker hervor. Die anfallsweise auftretenden Leibschmerzen, die wiederum häufig in die Mitte des Oberbauches verlegt werden, sind krampfartig, manchmal bis zu richtigen Koliken gesteigert und klingen erst nach der Stuhlentleerung ab. Der Leib ist nicht nur in Zeiten vermehrter Schmerzen, sondern auch im Intervall meist aufgetrieben; es bestehen Füllegefühl, Flatulenz und Aufstoßen. Das Allgemeinbefinden ist bei vielen Kranken kaum beeinträchtigt; andere leiden unter Kopfschmerzen, Mattigkeit, Appetitlosigkeit und allgemeiner Hinfälligkeit. Bei wieder anderen stellen sich „nervöse" Beschwerden, Reizbarkeit, Verstimmung und Mangel an Konzentrationsfähigkeit ein, und dementsprechend wird der Zustand oftmals als „nervöse Dyspepsie" gedeutet. Schwere blähende und fette Speisen werden nicht vertragen und jeder Diätfehler kann zur Auslösung neuer Schübe führen.

Bei der *Palpation* fühlt man deutliche Druckschmerzhaftigkeit im Verlauf des ganzen Colons, besonders aber wiederum in der Gegend des Sigmoids und des Coecums, in anderen Fällen aber auch über den oberen Colonflexuren und bei mageren Kranken fühlt man das entzündlich verdickte und oft spastisch kontrahierte Colon deutlich als druckempfindlichen Strang durch die Bauchdecken hindurch. Die Druckempfindlichkeit der Appendixgegend hat oftmals zu Fehlbeurteilungen geführt (s. unten).

Die *Stuhlentleerungen* sind unregelmäßig. Die Schmerzattacken leiten oftmals vorübergehende Durchfallperioden ein, indes im Intervall, sofern nicht normale Stühle entleert werden, hartnäckige und quälende Obstipation bestehen kann, wie sie z. B. Davis (1949) bei 65% seiner Kranken sah. Diese wird nach einer Reihe von Wochen wiederum durch vorübergehend auftretende Diarrhoen abgelöst, und gerade die Unregelmäßigkeit der Verdauungstätigkeit, der Wechsel von Durchfall und Obstipation, von Schmerzperioden und relativ schmerzfreien Zeiten ist weitgehend charakteristisch für die chronischen Amöbenerkrankungen. Bestehen Durchfälle, so sind die Stühle mit Schleim oder auch mit Blut vermengt. Aber auch in Zeiten normaler Stuhlentleerung oder in den Perioden der Obstipation finden sich oftmals Auflagerungen von glasigem, manchmal blutig durchsetztem Schleim auf den Stühlen.

Die Krankheit kann sich über viele Jahre hinziehen, und unter langsamer Verschlimmerung der Beschwerden und Zunahme der colitischen Erscheinungen treten nach und nach Gewichtsverlust und Kräfteverfall ein. Viele Fälle bleiben lange Zeit konstant, so daß bei sorgfältig ausgewählter Diät der Zustand erträglich ist; andere sind progredient und führen zu schwerer chronisch-ulceröser Colitis und schließlich zu ernsthaften Komplikationen wie Hepatitis oder Perforation eines Amöbengeschwürs.

Einzelerscheinungen und Organbefunde.

In Anschluß an diese Darstellung der allgemeinen Verlaufsformen wird noch auf eine Reihe von Einzelerscheinungen und Organbefunden hingewiesen, deren Kenntnis für die Beurteilung und Erkennung der Amöbenerkrankung bedeutungsvoll ist.

Magen-Darmkanal. Die *Zunge* ist insbesondere bei akuten Erkrankungen schon frühzeitig stark belegt; jedoch kommt dem Aussehen der Beläge eine differentialdiagnostische Bedeutung nicht zu. Eine begleitende *Gastritis* ist sowohl bei akuten als auch bei chronischen Erkrankungen häufig (Mentz v. Krogh 1939). In der Mehrzahl der Fälle — etwa 50—77% (Forza 1942, Strong 1945; O. Fischer 1950 u. a.) — scheint es sich dabei um anacide oder zum mindesten um subacide Katarrhe zu handeln. Auch auf Histamingaben fand Forza bei 22% seiner Kranken nur ungenügende Säuresekretion, so daß zweifellos in manchen Fällen eine Achylia gastrica besteht. Damit ist aber noch nicht erwiesen, daß die Anacidität Folge der Amöbeninfektion ist; vielmehr halten wir es für wahrscheinlich, daß — in Analogie zu den Verhältnissen bei der bacillären Ruhr — der Anacide stärker zur Infektion disponiert ist als der Normacide und daß bei ihm, möglicherweise auch durch größere Anfälligkeit für begleitende oder auslösende bakterielle Infektionen, die Amöbeninfektion häufiger manifest wird als beim Normaciden. Superaciditäten im Verlaufe der Amöbeninfektionen, die auf spezifische Behandlung zurückgingen, wurden nur in Einzelfällen gesehen (Banerjee 1939); sie sind praktisch unwichtig, zeigen aber vielleicht auch, daß die meist beobachtete Anacidität nicht Folge der Amöbeninfektion ist. Zweifellos können manche der vom Kranken geklagten Beschwerden, vor allem die schlechte Bekömmlichkeit schwerer und fetter Speisen, teilweise durch die beobachtete Gastritis durchaus erklärt werden.

Die wichtigsten Erscheinungen von seiten des *Darmes* wurden bereits genannt. Insbesondere wurde auf die Unregelmäßigkeit der Verdauungstätigkeit und der Stuhlentleerung hingewiesen. Bei chronischer Amöbeninfektion können überraschenderweise lange Perioden hartnäckiger Obstipation bestehen (Mentz v. Krogh 1939). Davis (1949) fand die Verstopfung bei 65% seiner Kranken; Stewart, O'Meara und Kershaw (1948) sahen sie dagegen nur in 10% ihrer Fälle. Die fast schafkotartigen Stühle sind dabei oftmals mit dem typisch glasigen, manchmal leicht blutig durchsetzten Schleim belegt. Gelegentlich werden auch beim Stuhldrang als Ausdruck der katarrhalischen Reizung des Enddarmes lediglich kleine Schleimmengen entleert. Das eigentlich Charakteristische aber ist immer der unvermutete Wechsel zwischen Obstipation und Durchfall, und so treten immer wieder von Zeit zu Zeit, von kolikartigen Leibschmerzen begleitet, breiige oder durchfällige Stühle in der oben angegebenen Weise auf. Rein wäßrige oder gar typisch reiswasserartige Stühle ohne jede Blutbeimengung sind nur in Einzelfällen beobachtet worden (Davis und Ritchie 1948). Die Entleerung stark eitriger Stühle ist nicht charakteristisch für Amöbenruhr und spricht eher für bakterielle Erkrankung.

Die bei der Untersuchung auffallende Druckempfindlichkeit des Dickdarmes ist manchmal im ganzen Verlauf des Colon nachweisbar. Besonders schmerzhaft ist die Gegend des Sigmoid (sog. „linker McBurney"; Mentz v. Krogh 1939), ein Symptom, das zwar nicht spezifisch ist, wohl aber auf das Vorliegen eines colitischen Prozesses in den unteren Abschnitten des Colon bzw. im Sigma hinweist. Auch die übrigen für die Krankheit angeblich spezifischen Druckpunkte im Abdomen (z. B. Druckschmerz unter dem Schwertfortsatz; Castellani) sind keineswegs beweisend für die Amöbengenese des Krankheitsbildes, sondern durchaus vieldeutig.

Ausgesprochene Druckempfindlichkeit der *Appendix*gegend ist bei chronisch-rezidivierenden Amöbeninfektionen des öfteren gesehen worden (O. Fischer 1938, Mühlens 1940, Hawe 1945, Klatskin 1946, Morton 1946, Davis 1949). Der Kliniker kann im Einzelfall auch bei genauer Beachtung der Anamnese und des Krankheitsverlaufes nur schwer entscheiden, ob eine aus anderen Ursachen entstandene Appendicitis vorliegt, oder aber ob das Bild einer solchen durch die Amöbeninfektion ausgelöst wird. Daß eine echte ulceröse Amöbenappendicitis sogar verhältnismäßig häufig ist, geht aus der Zusammenstellung von Hamzah (1946) hervor, der unter 50 in Haifa untersuchten, wegen Appendicitis exstirpierten Wurmfortsätzen 13mal eindeutige Amöbengeschwüre mit unterminierten Rändern in der Mucosa und Submucosa gefunden hat und annimmt, daß in Palästina etwa 20—30% aller Appendicitisfälle amöbenbedingt seien. Ähnliche Beobachtungen liegen von Bonne (1947) aus Batavia vor.

Als ein verhältnismäßig seltener Palpationsbefund bei chronischer Amöbenruhr wird das Auftreten tumorartiger entzündlicher Wandverdickungen des Colon, der sog. *Amöbome*, angegeben; Morton (1946) fand sie unter 1000 nachuntersuchten Ruhrkranken 5mal. Das Amöbom kann klinisch ähnliche Beschwerden hervorrufen wie die chronische Amöbenruhr. Daß die von der Submucosa ausgehenden tumorartigen Wandschwellungen des Darmes zu Stenosenerscheinungen Anlaß geben können, ist verständlich (Morton). In einem von Lindskog und Walters (1946) mitgeteilten Fall entwickelte sich das Amöbom des Darmes 12 Monate nach Ausbruch der akuten Amöbenruhr; in anderen Fällen kann es aber auch ganz unbemerkt aus einer bisher nahezu latent verlaufenden Infektion heraus entstehen (Cropper 1946), wodurch naturgemäß die Diagnose wesentlich erschwert wird (s. auch Montel 1949).

Über die *rectoskopisch* und *röntgenologisch* nachweisbaren Veränderungen der Darmschleimhaut s. S. 645 unter Differentialdiagnose.

Eine Beteiligung der *Leber* gehört nicht zum Krankheitsbild der frischen akuten und unkomplizierten Amöbenruhr; in der Regel gibt der Ausfall der Leberfunktionsproben keinen Anhalt für das Vorliegen eines Parenchymschadens. Frühfälle zeigen nach Gminder (1939) immer negative Takata-Reaktion. Bei chronischer Amöbendysenterie ist dagegen in etwa 70% der Fälle bei gleichzeitig vermehrter Urobilinogen- und merklicher Urobilinausscheidung die Reaktion positiv (Gminder). Shute (1947) findet in etwa 50% der untersuchten Fälle positive Chephalin-Cholesterolflockung.

Blutveränderungen. Eine geringfügige Anämie wird in einem Teil der Fälle beobachtet; nach den amerikanischen Beobachtungen in New Orleans (s. bei Strong) zeigten über 60% der akut Kranken Erythrocytenwerte unter 4,5 Mill. bei entsprechender Abnahme der Hämoglobinwerte. Ausgesprochene Anämien sind jedoch selten und naturgemäß bei schweren, mit Darmblutungen einhergehenden ulcerösen Erkrankungen eher zu erwarten als bei leichten Infektionen. Daß auch klinisch gesunde Amöbenträger ohne nachweisbare Colitis gelegentlich an Anämien leiden können, die erst nach Beseitigung der Amoebiasis auf die antianämische Behandlung ansprechen, zeigt die Beobachtung von Upham und Shookhoff (1947).

Mäßige Leukocytosen werden häufig beobachtet; sie übersteigen aber nur selten Werte von 10000 Leukocyten je Kubikmillimeter. Der klinisch stumme Amöbenträger hat in der Regel normale Leukocytenzahlen. Starke Leukocytosen, wie sie bei fieberhaften akuten Attacken beobachtet werden, legen immer den Gedanken an das Bestehen bakterieller Mischinfektionen oder Komplikationen nahe.

Im Blutplasma scheint bei schweren rezidivierenden Amöbenruhrerkrankungen eine deutliche Hypoproteinämie aufzutreten, die nach Stewart und Mitarbeitern (1948) Ausdruck der Ernährungsstörung, vielleicht aber auch Symptom eines Leberschadens sein kann. Über sonstige Veränderungen des Blutplasmas ist uns in der neueren Literatur nichts bekannt geworden.

Herz und *Kreislauf* sind in der Regel nicht beeinträchtigt. Wohl kommen Tachykardien und Absinken des Blutdrucks bei fieberhaften Amöbenerkrankungen vor; es dürfte sich dabei aber um die Folgen toxisch wirkender bakterieller Darminfektionen, nicht um die der Amöbeninvasion selbst handeln. Elektrokardiographische Veränderungen, die auf Emetinbehandlung zurückgingen und dementsprechend nicht als Nebenwirkung der Arznei aufgefaßt werden dürfen, sind von Cotrufo (1942) in einer Reihe von Fällen gesehen worden. Jedoch sind unseres Erachtens die mitgeteilten Spaltungen der P-Zacke und des QRS-Komplexes sowie das negative T_3 kaum als eindeutig pathologisch zu bewerten. Eher können die Sinusarrhythmien und das abgeflachte T diagnostisch bewertet werden. Dabei ist aber nicht berücksichtigt, wie weit es sich bei den der Aufstellung zugrunde liegenden Erkrankungsfällen wirklich um „reine" Amöbenruhr gehandelt hat und wie weit Mischinfektionen eine Rolle bei der Entstehung der Krankheitsbilder und somit auch der elektrokardiographisch nachgewiesenen Herzveränderungen gespielt haben.

Urticarielle oder angioneurotische Ödeme (Klatskin 1946) und asthmatische Zustände (Koller 1937) mögen teilweise als *allergische* Reaktionen aufgefaßt werden, sind aber bisher nur selten beobachtet worden. LUIS CARRI (1948) sah unter 120 Amöbenträgern 12 mit eindeutig asthmatoiden, 9 mit andersartigen allergischen Symptomen. Immer verschwanden die Störungen auf die Behandlung mit Emetin und Yatren rasch und zuverlässig, so daß mit dem Vorliegen amöbenbedingter allergischer Störungen gerechnet wird. Weitere Beobachtungen ähnlicher Art scheinen aber nicht vorzuliegen.

Die *nervösen* Störungen, insbesondere des chronisch Amöbenkranken, sind recht vieldeutig. Sie zeigen das Bild allgemeiner Neurasthenie bei gleichzeitig bestehender körperlicher Ermattung und lassen häufig hypochondrische und depressive Züge erkennen (MENTZ v. KROGH 1939 u. a.). Bei der Vieldeutigkeit der Symptome ist jedoch größte Kritik und Zurückhaltung bei der Bewertung zu fordern.

Verlauf und Prognose.

Als ausgesprochen chronische Krankheit kann die Amöbenruhr Jahre und Jahrzehnte bestehen; bei geeigneten auslösenden Ursachen können immer wieder neue Rezidive entstehen. So ist auch die Prognose der unkomplizierten Amoebiasis, wenn keine gründliche Behandlung erfolgt, immer mit einer gewissen Zurückhaltung zu stellen. Die klinisch stummen Infektionen der gemäßigten Zone sind zwar, von ganz wenigen Ausnahmen abgesehen, durchaus harmlos; in tropischen Ländern dagegen und bei Heimkehrern, die draußen eine chronische Amöbenerkrankung erworben haben, ist der Zustand ernster zu beurteilen. Regionäre Unterschiede der Letalität kommen allerdings vor und scheinen sogar erheblich zu sein; vor allem sind Lebensweise, Ernährung, körperliche Beanspruchung und hygienische Umweltfaktoren von entscheidender Bedeutung für die Weiterentwicklung der Krankheit.

Nach STRONG betrug in manchen Gegenden bei unbehandelten und körperlich schweren Anstrengungen ausgesetzten Kranken die Letalität früher bis zu 30 und 40%. Mit Einführung der modernen Behandlungsverfahren aber sind viele, früher als aussichtslos angesehene Erkrankungsfälle noch zu retten, und heute beträgt die Letalität wohl nienals über 10%. REDDY und THANGAVELU (1948) rechnen auf Grund der Erhebungen in Madras mit 6,13% Todesfällen. Allerdings ist die Bewertung derartiger Statistiken schwierig, sofern nicht angegeben ist, wie weit die für den Ausgang so entscheidenden Komplikationen durch metastatische Amöbenverschleppung (Leberabsceß u. a.) in Rechnung gestellt sind.

Nach unseren Erfahrungen ist die unkomplizierte Amöbenruhr bei frühzeitiger und sachgemäßer Behandlung in weitaus der Mehrzahl der Fälle heilbar. Allerdings muß mit einer wechselnden Rezidivhäufigkeit gerechnet werden. Schwere und akut einsetzende Erkrankungen sind prognostisch ernster zu bewerten als solche, die von Anfang an milde und schleichend verlaufen.

Als Folgezustände sind vor allem chronisch-colitische Prozesse zu nennen, die zu dyspeptischen Beschwerden Anlaß geben, in Einzelfällen auch wohl sprueartige Symptome auslösen können (MÜHLENS 1937). Auf die appendicitischen Krankheitsbilder, die gleichfalls als Folge chronischer Amoebiasis auftreten können, wurde bereits verwiesen. Manche Autoren vermuten, daß die chronische Amöbenruhr die Entstehung von Magen-Darmgeschwüren begünstigen kann (MANSON-BAHR 1948, COLONNELLO 1949).

Komplikationen.

Die im Verlauf der Amoebiasis auftretenden Komplikationen sind häufig und mannigfaltig; sie können sowohl bei akuten als auch bei chronisch-rezidivierenden Erkrankungen entstehen. Früher in den Tropen erworbene Amöbeninfektionen geben immer, auch wenn sie nur geringfügige Symptome verursachen und die akute Erkrankung schon lange zurückliegt, die Möglichkeit für die Entwicklung von Komplikationen, indes die klinisch stummen Amöbeninfektionen der gemäßigten Zone praktisch immer harmlos sind. Häufig ist die metastatische Verschleppung der Amöben auf dem Blutwege in entfernt liegende

Organe; seltener sind Darmperforationen oder andere entzündliche Komplikationen, für deren Entstehung meist bakterielle Mischinfektionen mitbestimmend sind. Da aber eine frühzeitige Diagnose für den Erfolg der Behandlung entscheidend sein kann, ist gerade im Hinblick auf die Amöbenerkrankungen der Heimkehrer die Kenntnis der vorkommenden Krankheitsbilder auch für den in der Heimat tätigen Arzt wichtig.

Amöbenhepatitis und Leberabsceß. Am häufigsten und dementsprechend am meisten gefürchtet von allen im Verlauf der Amöbeninfektion auftretenden Komplikationen ist der Befall der Leber, der in den Frühstadien unter dem klinischen Bild der Amöbenhepatitis auftritt, später aber zur Nekrose des Lebergewebes, dem sog. Leberabsceß führt. Amöbenhepatitis und Leberabsceß werden oftmals verkannt, meist weil nicht an die Möglichkeit des metastatischen Leberbefalls gedacht wird. Immer sollte daher bei Heimkehrern aus Gebieten mit endemischer Amöbenruhr, die über Leberbeschwerden klagen, differentialdiagnostisch eine Amöbenhepatitis oder ein Absceß erwogen werden. Dies ist um so wichtiger, als frühzeitiges Erkennen und rascher Beginn der Behandlung fast regelmäßig zu vollem Erfolg führt, das Übersehen eines in Entwicklung begriffenen Leberabscesses aber ernsthafte Folgen nach sich ziehen kann.

Die *Häufigkeit* der Leberkomplikationen wird sehr wechselnd beurteilt. Mit Recht gilt der Leberabsceß ganz überwiegend als eine Krankheit der warmen Länder. Einheimische Fälle bei Kranken, die niemals im tropischen oder subtropischen Auslande waren, sind nur ganz vereinzelt in Frankreich und England gesehen worden (BERTRAND-FONTAINE und Mitarbeiter 1948, CRITCHLEY 1948); die latenten Infektionen der kühleren Länder führen so gut wie niemals zu Leberabscessen. In den warmen Ländern dagegen scheinen, nachdem auch die Frühfälle der Amöbenhepatitis diagnostisch erfaßt werden, die Leberkomplikationen viel häufiger zu sein, als früher angenommen wurde (BOCK 1947). In Palästina schätzt CANAAN (1940, 1948) die Häufigkeit der Lebermetastasen bei relativ hohem Infektionsindex auf etwa 1% aller Infizierten. In den USA dagegen rechnet DAVIS (1949) mit einer Häufigkeit von etwa 10% (200 Fälle, davon 17 mit Hepatitis und 3 mit Abscessen), CHAPMAN (New Orleans 1948) auf Grund älterer Statistiken von OCHSNER und DE BAKEY mit einer solchen von 17,4% aller Amöbeninfizierten. PARKINSON (1947) sah auf Ceylon bei etwa 11% der beobachteten Amöbenkranken eine Leberbeteiligung, während aus anderen Ländern die Häufigkeit mit mehr als 20% angegeben wird. Die Unterschiede in den Angaben dürften nicht nur regionärer Art, sondern teilweise auch durch die Auswahl des Krankengutes bedingt sein, da von manchen Autoren alle gefundenen Amöbenträger, von anderen dagegen nur die klinisch Kranken in die Statistik aufgenommen werden. Zudem gibt die Bewertung auch der nicht abscedierenden Fälle von Hepatitis eine ungleich größere Häufigkeit der Leberkomplikationen, als bei Berücksichtigung nur der voll entwickelten Abscesse.

Jede Amöbeninfektion, bei der vorübergehend Amöben in die Submucosa des Darmes eindringen, kann zur Entwicklung von Lebermetastasen führen. Wenn diese auch vielfach schon wenige Wochen nach dem Beginn einer akuten Amöbenruhr auftreten, so kann andererseits noch Jahre, vereinzelt sogar Jahrzehnte nach der durchgemachten Darmerkrankung die Hepatitis sich entwickeln. In den meisten Fällen liegt zwischen der primären Dysenterie und dem Auftreten des Leberabscesses ein Intervall von 2—5 Jahren. Dabei können aber die Erscheinungen der ursächlich entscheidenden Amöbenruhr so gering sein, daß sie anamnestisch kaum oder gar nicht zu erfassen sind.

Nach SPADARO (1944) hatten in Eritrea über 50% der Leberkranken (50 Absceßfälle) niemals enteritische Erscheinungen gehabt und 32% trotz positivem Amöbenbefund in den Stühlen überhaupt keine Darmstörungen bemerkt. Auch BANKER (1947) gibt an, daß nur etwa 40% der Patienten vorher eindeutige Dysenterie hatten. Nach CANAAN (1946) haben allerdings 78% der Leberkranken irgendwelche Darmstörungen in der Anamnese, eine Zahl, die ungefähr mit den Angaben von SPADARO übereinstimmt. Auch beim Beginn der Lebersymptome hat nur ein Teil der Kranken diarrhoische Störungen (27,3%; SODEMAN und LEWIS 1945), und überraschenderweise findet man keineswegs bei allen Kranken mit Amöbenleber in den Stühlen Amöben (PARKINSON 1947). PFANNER (1943) dagegen konnte in allen Fällen die Amöben in den Stühlen nachweisen. Diese Angaben zeigen, daß die

Anamnese, wenn sie auch nur bedingte Hinweise geben kann, stets äußerst genau erfragt werden muß.

Sind die Amöben in die Leber eingedrungen, so entwickelt sich, in einem Teil der Fälle schleichend und langsam beginnend, bei der Mehrzahl aber akut einsetzend, das Bild der *Amöbenhepatitis*. Der Kranke klagt bei zunächst noch wenig gestörtem Allgemeinbefinden über Schmerzen in der rechten Oberbauchgegend; fast immer besteht von Anfang an Druckschmerzhaftigkeit der meist — nach SODEMAN und LEWIS (1945) in 88% der Fälle — deutlich vergrößerten Leber. In Einzelfällen tritt der Schmerz anfallsweise auf und strahlt auch in die rechte Schulter aus, so daß das Bild einer Gallenkolik vorgetäuscht wird; in anderen wird rechtsseitiger Pleuraschmerz angegeben. Ikterus ist nicht die Regel, ist aber in einem Teil der Fälle erkennbar, wenn er auch kaum je stärkere Grade annimmt (SPADARO 1944 u. a.). Die Leberfunktionsprüfungen ergeben keine eindeutigen Werte. Wohl finden sich in einem Teil der Fälle vermehrte Urobilinogenausscheidung und positive Galaktoseprobe (SODEMAN und LEWIS). Da aber bei chronisch-rezidivierenden Amöbenerkrankungen auch ohne nachweisbare Beteiligung der Leber gestörte Leberfunktionsprüfungen auftreten können (GMINDER; s. S. 636), so ist der Ausfall der Proben nur bedingt verwertbar.

Meist tritt mit Beginn der Erkrankung hohes intermittierendes oder remittierendes *Fieber* auf; nur in milde verlaufenden Fällen bestehen subfebrile Temperaturen. Mattigkeit, Appetitlosigkeit und Brechreiz gehören zu den Allgemeinsymptomen, die auch ohne nachweisbare Absceßbildung im Laufe der Krankheit auftreten können. Im Blutbild entwickelt sich bei gleichzeitig stark beschleunigter Senkungsreaktion immer eine Leukocytose mit Linksverschiebung (THERON 1947).

Der *Verlauf* der Amöbenhepatitis wechselt stark. Viele Erkrankungen verlaufen stürmisch und entwickeln sich rasch zum Bild des Leberabscesses; leichte dagegen können ohne sonderliche Neigung zur Verschlimmerung und bei nur geringen Beschwerden unter dem Bilde eines leichten chronischen Leberschadens (LYON 1948) über Monate oder gar Jahre bestehen bleiben. Remissionen mit gutem Wohlbefinden werden durch gelegentlich gesteigerte Beschwerden abgelöst. Jederzeit aber kann, und das gilt nicht nur für die akut verlaufenden, sondern auch für die leichten chronischen Fälle, durch nekrotischen Zerfall des Lebergewebes das Bild des voll entwickelten Abscesses entstehen. Die Übergänge sind, klinisch gesehen, fließend, und in vielen Fällen wird es dem Arzt nicht möglich sein, zu entscheiden, ob es sich noch um eine Hepatitis handelt oder ob bereits ein nekrotischer Zerfall der Leber mit Absceßbildung eingetreten ist.

Der *Leberabsceß* entwickelt sich in der Mehrzahl der Fälle im rechten Leberlappen, und zwar meist in Zwerchfellnähe, eine Erscheinung, die dem Kliniker diagnostisch bedeutungsvoll ist. Abscesse des linken Leberlappens sind ungleich seltener (HERRLICH 1943, PFANNER 1943 u. a.). Übereinstimmend geben die meisten Autoren an, daß meist nur ein solitärer Absceß sich entwickelt, daß dagegen multiple Abscesse wesentlich seltener seien. (Im übrigen s. S. 628 unter Pathologische Anatomie.)

Nach der von OCHSNER und DE BAKEY mitgeteilten statistischen Auswertung von 140 Fällen bestanden nach der klinischen Diagnose 88,6% solitäre und 11,3% multiple Abscesse. CHAPMAN (1948) hebt aber hervor, daß nach autoptischer Sichtung in etwa 60—65% aller Fälle mit multiplen Abscessen zu rechnen sei, ein Ergebnis, das vor allem für die Beurteilung chirurgischer Eingriffe und ihrer Erfolgsaussichten bedeutungsvoll sein muß.

Das Bild des voll entwickelten Leberabscesses läßt alle Zeichen der Amöbenhepatitis in verstärktem Maße erkennen. Fast immer macht der Patient den

Eindruck eines Schwerkranken. Der allgemeine Kräfteverfall, der manchmal schon in den Frühstadien der Hepatitis sich ankündigt, schreitet fort. Brechreiz und Erbrechen stellen sich ein. Dabei klagen die Kranken über spontan auftretende heftige Schmerzen in der Lebergegend, die manchmal in die rechte, sehr viel seltener in die linke Schulter ausstrahlen. Vor allem bei zwerchfellnahem Absceß wird der Schmerz bei tiefer Einatmung stärker und dann, ähnlich wie bei manchen Hepatitisfällen, als Pleuraschmerz gedeutet. Steigerung der Schmerzen beim Husten wird des öfteren angegeben; hartnäckiger Hustenreiz kann Erkrankungen der Atemwege vortäuschen.

Fast immer besteht hohes intermittierendes oder remittierendes *Fieber*. Kontinuierliches Fieber ist selten und subfebrile Temperaturen treten nur bei leichten und milden Erkrankungen auf. Septische, mit Schüttelfrösten einhergehende Fieberschübe sind immer auf bakterielle Mischinfektion verdächtig.

Schon bei der Betrachtung fällt manchmal eine Schwellung der Haut im Bereich der rechten unteren Thoraxpartie auf, bei großem Absceß auch wohl eine deutlich erkennbare Vorwölbung der Brustwand oder der oberen Bauchdeckenabschnitte. Durch Perkussion und Palpation läßt sich oftmals schon ohne Durchleuchtung eine deutliche Vergrößerung der stark druckschmerzhaften Leber nach unten und oben feststellen. Bei zwerchfellnahem Absceß kann Pleurareiben auftreten und als Ausdruck einer Peritonealreizung hört man manchmal ein atmungssynchrones Reibegeräusch über der Leber (STRONG). Auch kolikartige Leibschmerzen mit deutlicher Abwehrspannung können auftreten und peritonitisartige Krankheitsbilder auslösen.

Im Blut besteht deutliche Leukocytose bei Linksverschiebung. Werte von 10000—12000 Leukocyten je Kubikmillimeter sind in Frühfällen die Regel, während im Suppurationsstadium Zahlen von 20000 und mehr gefunden werden. Noch höhere Werte sind immer auf eitrige Mischinfektion verdächtig, obwohl vereinzelt auch Leukocytenzahlen bis zu 27000 ohne nachweisbare Mischinfektion gesehen worden sind (CRITCHLEY 1948). Die Senkung ist immer stark beschleunigt. Der Ausfall der Leberfunktionsprüfungen ist wie bei der Amöbenhepatitis unsicher und nur bedingt verwertbar.

Eine eigentliche *Amöbencholecystitis* ist, sofern sie überhaupt vorkommt, außerordentlich selten (IBRAHIM, SOROUR und SHERIF 1949). Ob die seltenen Funde von Amöben im Duodenalsaft (HASHIM 1934, OTT 1943, WESELMANN 1943, BOCK 1947) die Annahme einer solchen rechtfertigen, bleibt einstweilen unentschieden. Eher spricht der Nachweis von Amöben in der entzündeten Gallenblasenwand (HASHIM 1934) für das Bestehen einer Amöbencholecystitis; es ist jedoch nicht geklärt, ob diese immer im Anschluß an eine Amöbenhepatitis oder auch ohne eine solche entstehen kann.

Die *Prognose* des Leberabscesses ist mit Vorsicht zu stellen, und früher, ehe die Emetinbehandlung bekannt war, gingen auch bei chirurgischer Behandlung über 50% der Kranken zugrunde. Dabei ist neben der Gefahr der bakteriellen Mischinfektion mit Übergang in allgemeine Sepsis vor allem die Perforation des Abscesses zu befürchten, die meist in die Lunge, in den rechten Pleurasinus oder aber in die freie Bauchhöhle erfolgt.

Nach einer Angabe von CRAIG führen etwa 30% aller Leberabscesse zur Perforation und nach der von STRONG mitgeteilten CYRschen Statistik perforierten von 159 Abscessen 59 in die Lunge, 39 in die Bauchhöhle, 31 in den Pleurasinus, je 8 in den Magen oder Darm, 3 in die Vena cava, 2 in die Nieren, 4 in die Gallengänge, 1 in den Herzbeutel und nur 2 nach außen. Als relativ günstig wird die Perforation in die Lunge oder nach außen angesehen, die eventuell eine Entleerung des Abscesses ermöglichen kann. Der Durchbruch nach außen führt zur Bildung großer Amöbengeschwüre im Bereich der Wundränder (siehe unten). Bricht der Absceß in die Bauchhöhle ein, so ist fast immer eine ausgedehnte Peritonitis die Folge, ein Vorkommnis, das gelegentlich durch Punktion einer Lebernekrose ausgelöst werden kann. CHANG (1934) hält derartige Zwischenfälle für häufiger, als meist angenommen wird, sieht aber die Prognose keineswegs in allen Fällen als infaust an und legt dar, daß derartige Fälle manchmal auch ohne Operation noch zur Ausheilung gebracht werden können. Seit Einführung des Emetins ist die Prognose der Leberabscesse ungleich günstiger geworden; vor allem kann bei frühzeitig im präsuppurativen Stadium erkannter Amöbenhepatitis fast immer die Nekrose vermieden und Heilung erzielt werden. Allerdings benötigt die Ausheilung auch heute noch Wochen und bei voll entwickeltem Absceß Monate. Immer ist der solitäre Absceß ungleich günstiger zu bewerten, als multiple Nekrosen es sind. CHAPMAN (1948) gibt für solitäre Abscesse eine Letalität von 10,5% an, während bei multiplen Abscessen, sofern große Nekrosen entstanden sind, auch bei moderner Therapie mehr als 50% (nach CHAPMAN bis zu 100%) der Kranken nicht zu retten sind.

Über die *Differentialdiagnose* der Leberabscesse s. S. 648.

Amöbenabsceß der Lunge und Amöbenpleuritis. Nächst den Lebererkrankungen dürften *Lungenabscesse* die häufigsten durch Verschleppung der Amöben bedingten Komplikationen sein. ANDERSON und Mitarbeiter (nach CHAPMAN 1948) fanden bei 3% der autoptisch untersuchten Amöbenruhrfälle eine Beteiligung der Atemwege.

Die Mehrzahl der Lungenabscesse entsteht, sofern es sich nicht um perforierte Leberabscesse handelt, vermutlich auf hämatogenem Wege. Der Nachweis des aus der Lebervene stammenden und in die Lunge verschleppten amöbenhaltigen embolischen Materials (BUNTING; s. bei STRONG), das Auffinden der Gewebsformen von *E. histolytica* in den feinsten Gefäßen der Lunge (CANTLIE) und das gelegentlich multiple Auftreten der Abscesse (neuerdings ein Fall von CHATTERJEE 1949) sprechen jedenfalls für hämatogene Verbreitung der Infektion. Andererseits muß auch bei vorher bereits bestehendem Leberabsceß die Einwanderung der Amöben auf dem Lymphwege als durchaus möglich erachtet werden.

Die *klinischen Bilder* der Lungenamoebiasis sind ganz von der Lokalisation und Ausdehnung des Prozesses abhängig. Da nicht immer eine manifeste Amöbenruhr besteht, ist die Beurteilung der Krankheitsbilder naturgemäß schwierig.

Asthmatoide Zustände, *Bronchitiden* und *pneumonische* Krankheitsbilder (KOLLER 1937, MUKHERJEE 1949, HUBER 1950) mit positivem Amöbenbefund im Sputum sind mehrfach beschrieben worden. HUBER weist auf das bis zum gewissen Grade charakteristische zähe, glasige, manchmal mit blutigen Streifen durchsetzte „geleeartige“ Sputum bei den Amöbenbronchitiden hin. Entscheidend für die Diagnose ist der Amöbennachweis, der aber erhebliche differentialdiagnostische Schwierigkeiten bereiten kann, und mit Recht fordert WESTPHAL (1937) für die Diagnose einer Amöbenbronchitis den gesicherten Nachweis der *Gewebsformen* der *E. histolytica* im *gefärbten* Sputumpräparat.

Der in Entwicklung begriffene *Absceß* kann längere Zeit völlig symptomlos verlaufen, bis er sich durch langsam zunehmenden Reizhusten mit anfangs nur geringen Sputummengen ankündigt. Erst mit dem Auftreten von Tmperaturen, unregelmäßigen Fieberschüben oder Schüttelfrösten, Atemnot und stärkeren Allgemeinsymptomen wird bei gleichzeitig bestehender Leukocytose und beschleunigter Senkung der Verdacht auf eine entzündliche Lungenerkrankung erweckt. Schmerzen fehlen in manchen Fällen ganz; in der Regel aber verursacht der Absceß, vor allem bei peripherem, pleuranahem Sitz, pleuritische Symptome wie Schmerzen bei der Atmung, Reiben oder Exsudatbildung. Entleert sich der Absceß nach Durchbruch in einen Bronchus, so wird ein bräunlich-purulentes, manchmal auch hämorrhagisches Sputum entleert, in dem, oft erst nach wiederholter Untersuchung, Amöben gefunden werden. Die Röntgenbefunde sind wechselnd; von kleinfleckigen tuberkuloseähnlichen Verschattungen (CHAUDHURI und RAY CHAUDHURI 1946) bis zu den dichten Schatten größerer solitärer oder auch multipler, meist im rechten Unterfeld liegender Abscesse (AMEUILLE 1941) kommen alle Übergänge vor.

Der *Verlauf* ist schwer vorauszusagen. Spontanheilungen scheinen nur in Einzelfällen vorzukommen; immer aber nimmt auch bei behandelten Fällen die Ausheilung viele Monate in Anspruch.

Der *Durchbruch* eines *Leberabscesses* in die *Lunge* bei gleichzeitig bestehender Zwerchfell-Pleuraverwachsung ist relativ häufig; von allen überhaupt perforierenden Abscessen brechen etwa 24—36% (nach Angaben von CRAIG bzw. CYR; s. bei ZUCKERBROD und bei STRONG) in die Lunge ein. Der Absceßinhalt wird dabei als bräunliches („anchovis-saucenartiges“) Sputum entleert, in dem gelegentlich Amöben (*Gewebs*formen), vereinzelte Leberzellen und CHARCOT-LEYDENsche Krystalle gefunden werden können. Mit Kollaps und Erstickungsanfällen einhergehende akut bedrohliche Zustände können jederzeit beim Aushusten des Abscesses ausgelöst werden. In Einzelfällen kann Spontanheilung erfolgen, wenn der gesamte Absceßinhalt ausgehustet wird; andererseits besteht immer die Gefahr sekundärer bakterieller Mischinfektion mit ihren Folgen.

Bricht dagegen ein hochsitzender Leberabsceß in den *Pleurasinus* ein (etwa 20—35% aller perforierenden Abscesse nach Craig bzw. Cyr), so entsteht das klnische Bild eines Empyems, dessen Genese durch Röntgenuntersuchung und Probepunktion, bei der wiederum der typische bräunliche Eiter aspiriert wird, geklärt werden kann. Daß auch bei nicht abscedierender Amöbenhepatitis ein Amöbenempyem oder eine Pleuritis entstehen kann, ist neuerdings wieder von Carruthers (1946) hervorgehoben worden, und in warmen Ländern mit endemischer Amöbenruhr muß jede Pleuritis oder jedes Empyem bei gleichzeitig bestehender Amöbenruhr oder Hepatitis den Verdacht auf eine Amöbenmetastase erwecken und damit den Versuch einer Emetin- bzw. Resochinbehandlung rechtfertigen.

Amöbenperikarditis ist eine seltene Komplikation der Histolyticainfektion. Nach Carter und Korones (1950) sind bisher 45 Fälle eitriger und 14 nichteitriger Perikarditis berichtet worden, die sich durchweg im Anschluß an einen dem Herzbeutel benachbarten Leber- oder Lungenabsceß herausgebildet hatte. In einigen Fällen konnte eine Perforation nicht nachgewiesen werden, so daß eine Begleitperikarditis über dem benachbarten Leberabsceß angenommen werden muß (Purce 1937, Kern 1945, Edwards 1947).

Klinisch entwickelt sich das Bild einer exsudativen Perikarditis bei gleichzeitiger Lebervergrößerung, die bei linksseitigem Leberabsceß im Traubeschen Raum absolute Dämpfung hervorrufen kann, wie dies besonders eindrucksvoll der Fall von D'Mello (1947) zeigt. Die Punktion des Herzbetuels ergibt dann einen typischen, dem perforierten Leberabsceß entstammenden bräunlich-eitrigen Perikarderguß. Amöben sind darin wie auch in den fibrinösen Perikardbelägen vereinzelt nachgewiesen worden.

Fast einmalig ist die Beobachtung eines im Verlauf der Amöbenhepatitis auftretenden vollständigen *Herzblocks* mit typischen Adams-Stokesschen Anfällen bei einem vorher Herzgesunden, die nach der Emetinbehandlung prompt verschwanden. Es bleibt jedoch unentschieden, ob es sich dabei um eine toxische Herzstörung (bakterielle Mischinfektion ?) oder aber um echte Amöbenmetastasen im Herzen gehandelt hat. Nach der Angabe von Rawkins und Konstam (1949) sind bisher nur 3 derartige Fälle in der Weltliteratur bekannt geworden.

Hirnabscesse sind gleichfalls selten und fast nur in warmen Ländern beobachtet worden. Bisher sind einige 60 Fälle publiziert worden (Thurner 1948). Fast immer nimmt die metastatische Verschleppung der Amöben ihren Ausgang von einem bestehenden Leber- oder Lungenabsceß. Bemerkenswert ist die von Strong angeführte, bisher nur 2mal beobachtete Entwicklung des Hirnabscesses in Anschluß an die Operation eines Leberabscesses. Nur 6mal ist in der Literatur ein Hirnabsceß ohne gleichzeitigen Leber- oder Lungenbefall verzeichnet (Swartzwelder und McGill 1949, Koshy 1950).

Die *klinischen Bilder*, insbesondere die Herdsymptome, sind durch Sitz und Ausdehnung des meist solitären Abscesses bedingt, der sich in der Mehrzahl der Fälle in einer Großhirnhemisphäre entwickelt. Ein einziger Fall eines Amöbenabscesses im Kleinhirn wird von Strong erwähnt. Fieber und Leukocytose des Blutes gehören zum Krankheitsbild. Hirndrucksymptome können anfangs ganz fehlen; erst im weiteren Verlauf weisen Ansteigen des Liquordruckes, Stauungspapille und Bradykardie auf den erhöhten Druck hin. Liquorveränderungen sind meist erst nachweisbar, wenn der Absceß in die Ventrikel einbricht (Collard und Kendall 1947); dann treten allerdings meist auch meningitische Symptome in Erscheinung.

Bemerkenswert ist die bisher anscheinend einmalige Beobachtung epileptiformer Anfälle im Verlauf einer Amöbeninfektion ohne nachweisbaren Hirnabsceß (Meleagros 1948). Die mehrere Jahre lang immer wieder aufgetretenen Anfälle blieben nach der Emetinbehandlung aus und werden als allergisch bzw. neurotoxisch angesehen.

Andere Organe. Nur in Einzelfällen sind infolge Durchbruchs von Leberabscessen in der Milz und in der Niere aufgetretene Amöbenabscesse beobachtet worden (Sitsen 1927, Craig 1934, Manson-Bahr 1947). Von Leiva (1934) wurde ein Fall mit gleichzeitigem Auftreten von Amöbenabscessen in Leber, Lunge, Hirn und Niere beschrieben. Zahlreich sind in der Literatur die Angaben über *Amoebiasis der Harnwege*, insbesondere der Blase, mit Amöbenbefund im Urinsediment. Sie wurden von Watson (1945b) kritisch zusammengestellt. In den allermeisten Fällen handelt es sich bei den mikroskopischen Befunden um Mißdeutungen von Zellelementen und vielleicht auch gelegentlich von degenerierten, noch beweglichen *Trichomonas vaginalis.* Mit Erythrocyten beladene Phagocyten können den Amöben zum Verwechseln ähneln, zumal Histolytica, wenn sie im Sediment vorhanden ist, mehr oder weniger degenerativ verändert erscheint, da sie durch den Urin geschädigt und im Laufe von etwa 2 Std abgetötet wird (Watson 1945a). Das gilt vornehmlich von solchen Formen, die von den seltenen Nierenabscessen herrühren und daher bei der Entleerung schon eine längere Aufenthaltsdauer im Urin hinter sich haben. Eine sichere Diagnose wird meist nur im fixierten und gefärbten Präparat (Methode S. 432) durch die Feststellung der charakteristischen Kernstruktur zu stellen sein. Polymorphkernige Leukocyten mit zerstückeltem Kern können auch im gefärbten Präparat Histolyticacysten vortäuschen.

Es ist daher zu beachten, daß Cysten keinesfalls im Urin auftreten, da sie nur von der Minutaform im Darmlumen gebildet werden. Vielfach ist der Erfolg einer Emetinbehandlung zu Unrecht als Bestätigung der Diagnose betrachtet worden; denn das Medikament wirkt nicht ausschließlich amöbicid (KHOURI 1930, DESCHIENS 1933). In den spärlichen gesicherten Fällen von Amöbencystitis wird die Ursache meist in einer Fistelbildung von einem Geschwür der Darmwand aus (Rectum oder der Blase adhärierender Colonabschnitt) bestehen, wie CRAIG (1911) einmal bei der Autopsie nachwies. Auch als Komplikation einer Blasenbilharziase wurde Amöbencystitis gelegentlich beobachtet (NOGUE 1919).

Amöbengeschwüre der Haut entwickeln sich, von den Wundrändern ausgehend, gelegentlich nach spontanem Durchbruch, seltener nach Operation eines Leberabscesses auf der Bauchwand (NGAI und FRAZIER 1933, PICARD und BENSIMON 1945). Auch die Entstehung vom Amöbengeschwüren auf Furunkeln ist beobachtet worden (CARINI 1946). In der Aftergegend können die Amöbenulcera papillom- oder kondylomartiges Aussehen annehmen (NGAI und FRAZIER 1933, RAJAM und RANGIAN 1939, KOURI, IRIONDO und PERAZA 1949) und in Einzelfällen auch einmal auf luischen Kondylomen zur Entwicklung kommen (1 Fall mit positivem Spirochätenbefund; NGAI und FRAZIER 1933). MORTON und SOUTAR (1947) fanden bei einem symptomlosen Histolyticaträger in einem Staphylokokkenabsceß der Glutäalgegend Amöben offenbar als Sekundärinfektion.

Amöbenulcera der *Schleimhäute* sind vor allem an den Genitalien, sowohl am Penis (CHIH, WU und LIEU 1939) als auch an der Vagina (NISIOKA 1940, ROSE 1946, JAZA MEJIA 1949, SEN 1949), in einem Falle auch mit Übergreifen auf den Uterus (WU und CHI 1935) gesehen worden. Die Ulcera sind scharf begrenzt, erscheinen teilweise wie ausgestanzt und sind, wie die begleitende Amöbenkolpitis, äußerst hartnäckig, sprechen aber auf Emetin gut an. Die Mehrzahl derartiger Fälle ist aus Ostasien berichtet worden; mangelnde Hygiene mag ihre Entstehung begünstigen.

Ein einziger Fall einer auf Emetin gut reagierenden Dermatitis exfoliativa bei einem Amöbenträger ist von WITHERSPOON (1946) beschrieben worden.

Anderweitige Komplikationen. Von anderweitigen, nicht durch metastatische Verschleppung der Amöben bedingten Komplikationen sind vor allem *Darmperforationen* zu nennen, die nach HAWE (1945) in weniger als 3% der Fälle, meist bei alten chronisch-rezidivierenden, mit tiefgreifenden und mischinfizierten colitischen Geschwüren einhergehenden Erkrankungen auftreten und zu nachfolgender Peritonitis führen. Als Prädilektionsstelle der Perforation gilt das Coecum (etwa 50% der Fälle) und das Colon ascendens, während Perforationen im Bereich des Transversum, des Descendens und des Sigmoid seltener sind. Multiple Perforationen scheinen vorzukommen (TAN und LIU 1944).

Die Bildung eines *perinephritischen* Abscesses als Folge einer Darmperforation bei chronischer Amöbenruhr ist von ALLAART (1948) beobachtet worden.

Auf die Amöben*appendicitis* wurde bereits eingegangen; sie ist nicht als Komplikation, sondern als besondere Lokalisation der Darmamoebiasis im Coecum oder im Proc. vermiformis anzusehen. Die Entstehung von *Gastro-Duodenalgeschwüren* als Folge einer Amöbenruhr muß bis heute zweifelhaft erscheinen. COLONNELLO (1949) hält auf Grund des wiederholt beobachteten Auftretens von Magen- und Duodenalgeschwüren bei Amöbenkranken (16 Fälle) die Möglichkeit eines ursächlichen Zusammenhanges für naheliegend und vermutet Begünstigung der Ulcusentstehung durch den chronisch-entzündlichen Reizzustand der Schleimhaut. Auch MANSON-BAHR erwähnt das Ulcus als Folge der Amöbenruhr. Weitere Beobachtungen, die diese Vermutung stützen könnten, fehlen jedoch bisher.

Diagnose und Differentialdiagnose.

Differentialdiagnose der Darmamoebiasis. Bei der Vielgestaltigkeit der Krankheitsbilder ist die klinische Diagnose der Amöbeninfektionen keineswegs immer einfach. Wenn auch typische Erkrankungen in Endemiegebieten verhältnismäßig leicht erkannt werden, sofern überhaupt an das Vorliegen einer Amöbeninfektion gedacht wird, so kann doch die Beurteilung von Einzelfällen in der Heimat große Schwierigkeiten bereiten. Genaue Erfragung der Anamnese ist die erste Vorbedingung der Diagnose. Früherer, auch kurzfristiger Aufenthalt in warmen Ländern, durchgemachte „Darmkatarrhe", sowie die von Zeit zu Zeit auftretenden, von Durchfällen begleiteten Leibschmerzen sind wichtige Hinweise auf das Vorliegen einer Amöbeninfektion. Andererseits sollte niemals außer acht gelassen werden, daß die Infektion jahre-, gelegentlich sogar jahrzehntelang völlig symptomlos verlaufen kann, bis schließlich eine zusätzliche, vielleicht nur geringfügige Schädigung der Darmschleimhaut zum Ausbruch der ersten klinischen Erscheinungen führt. Eine stumme Anamnese schließt also keineswegs eine Amöbenerkrankung aus.

Akute Ausbrüche reiner Amöbenruhr sind gekennzeichnet durch nicht sehr plötzlichen Beginn, das Fehlen fieberhafter Temperatursteigerungen und milde Durchfälle, bei denen breiige oder halbflüssige Stühle entleert werden, die wohl mit Schleim und Blut, nicht aber mit Eiter bedeckt oder vermengt sind. Bei chronisch-rezidivierenden Erkrankungen, die mit zeitweise auftretenden Schmerzattacken und Durchfallperioden einhergehen oder bereits zu colitischen Erscheinungen geführt haben, ist zwar die Colitis als solche unschwer zu erkennen, schwieriger aber die Amöbengenese des Zustandes. Vieldeutig sind vor allem die vielen subklinisch verlaufenden Infektionen mit ihren geringen und wechselnden Beschwerden. Die früher von Castellani angegebene Symptomentrias, Druckschmerzhaftigkeit unter dem Schwertfortsatz, Schallabschwächung über der rechten unteren Thoraxpartie und Schallverkürzung rechts neben der Wirbelsäule kommt zwar des öfteren bei Amöbenkranken vor, ist aber unseres Erachtens keineswegs pathognomonisch; auch Cannavo (1942) findet sie nur bei einer kleinen Minderzahl der Fälle.

Differentialdiagnostisch wird die Krankheit in erster Linie gegen die *bacilläre Ruhr* abzugrenzen sein. Mischinfektionen sind sicher häufiger, als früher angenommen wurde, und zahlreiche früher der Amöbeninfektion zugerechnete Krankheitsbilder sind in Wirklichkeit überwiegend oder ganz durch die begleitende bakterielle Infektion bestimmt. Es ist verständlich, daß in vielen Fällen auf Grund der klinischen Erscheinungen allein eine eindeutige Unterscheidung gar nicht möglich sein kann. In der Regel sprechen langsamer Beginn, Fieberfreiheit, weniger häufige, mit Schleim und Blut bedeckte und auch im weiteren Verlauf kotige Stühle eher für eine Amöbenruhr. Die bacilläre Ruhr dagegen beginnt meist stürmischer und oftmals mit Fieber; die Tenesmen sind stärker, und die mit Eiter vermengten und meist schon vom 2. Krankheitstag an rein eitrigen oder blutig-eitrigen Stühle werden ungleich häufiger entleert.

Trotz dieser Kennzeichen gibt die makroskopische Betrachtung der Stühle niemals einen eindeutigen Hinweis auf die Eigenart der Erkrankung; sie ist in jedem Fall durch die mikroskopische Untersuchung zu ergänzen. In den Stühlen der Amöbenkranken findet man nur spärliche Leukocyten, wohl aber zahlreiche, oft zusammengeklumpte Erythrocyten, ferner Charcot-Leydensche Krystalle und bei geeigneter Untersuchungstechnik die Amöben (s. S. 622, Parasitennachweis). Bei der bacillären Ruhr dagegen enthalten die Stühle entsprechend der starken eitrigen Beimischung massenhaft Leukocyten; Charcot-Leydensche Krystalle fehlen. Ein positiver Amöbenbefund kommt, da Mischformen (Ruhrform II und III) nicht selten sind, vor und spricht naturgemäß nicht gegen die bakterielle Infektion, die mit Sicherheit nur durch die bakteriologische Untersuchung der Stühle geklärt werden kann.

Paratyphöse Erkrankungen (sowohl Paratyphus A als auch B) können Durchfallerkrankungen auslösen, die der Amöbenruhr ähnlich sind; besonders aus den Ländern des Orients kennen wir derartige Fälle. *Darmtuberkulosen* befallen überwiegend den Dünndarm, können aber, ebenso wie die *Sprue*, zu hartnäckigen Durchfällen führen und selbstverständlich auch mit einer Amöbeninfektion verbunden sein.

Die *chronische Colitis ulcerosa* ist ein ätiologisch keineswegs einheitlicher Krankheitszustand, so daß in jedem derartigen Falle, besonders wenn die Kranken aus dem Auslande kommen, an eine Amöbeninfektion gedacht werden muß und gegebenenfalls ein entsprechender Behandlungsversuch gemacht werden sollte.

Auf das Bild der *Amöbenappendicitis* wurde bereits verwiesen; es sei nochmals hervorgehoben, daß im Einzelfall der Kliniker nicht unterscheiden kann, ob eine rezidivierende Appendicitis durch Amöben bedingt oder aber „unspezifisch" ist, und man sollte in jedem Falle sorgsam erwägen, ob nicht doch vor der geplanten Operation der Versuch einer Emetin-Yatrenkur gerechtfertigt sei. Die nicht ganz seltenen *Amöbome* sind bei der klinischen Untersuchung keineswegs immer von echten Tumoren, insbesondere von Carcinomen des Darmes abzugrenzen; auch die Röntgenbefunde beider Krankheiten können sehr ähnlich sein (Hawe 1946, Zucker 1947).

Unter den parasitären Darmerkrankungen der warmen Länder müssen vor allem die *Bilharzien*infektionen und die übrigens recht seltene *Balantidien*colitis (S. 674) gegen eine Amöbeninfektion abgegrenzt werden. Entscheidend ist der Nachweis der Trematodeneier bzw.

der Balantidien in den Stühlen, durch den jedoch, da Mischinfektionen vorkommen, eine Amöbenruhr keineswegs ausgeschlossen ist.

Die *rectoskopische* Untersuchung kann diagnostisch von großer Bedeutung sein. Gute Vorbereitung durch Reinigungseinläufe ist allerdings erforderlich; zweckmäßig wird die Untersuchung erst einige Stunden nach der Darmreinigung durchgeführt. Bei Amöbenträgern mit stummer Darmlumeninfektion sind keine wesentlichen Schleimhautveränderungen zu erwarten. In Einzelfällen tritt eine fleckige Hyperämie oder ein örtlich begrenztes Ödem auf; auch kleine, nur stecknadelkopfgroße Geschwürchen sind bei anscheinend gesunden Cystenausscheidern gesehen worden (STEWART, O'MEARA und KERSHAW 1948). Strenggenommen sind aber derartige Veränderungen immer schon Ausdruck einer leichten Amöbencolitis; der Amöbenträger mit reiner Darmlumeninfektion zeigt keine Veränderungen.

Besteht dagegen eine klinisch manifeste akute oder chronisch-rezidivierende Amöbenruhr, so lassen sich in einem Großteil der Fälle eindeutige Schleimhautveränderungen schon frühzeitig nachweisen. Die Befunde wechseln von leichter Hyperämie der Schleimhaut mit Rötung, vermehrter Blutungsneigung und Auflockerung der Darmmucosa bis zu deutlich erkennbaren Geschwüren von wechselnder Größe. Bei Frühfällen zeigen sich im Beginn der Erkrankung lediglich kleine, unregelmäßig verteilte, hyperämisch gerötete Flecken auf einer sonst normalen Schleimhaut (RAIL 1946). Bereits wenige Tage später erkennt man kleine, anfangs nur stecknadelkopfgroße, aber rasch an Ausdehnung zunehmende Geschwüre. Das typische Amöbenulcus ist flach, unregelmäßig konturiert, mit Schleim bedeckt und hat leicht unterminierte Ränder. Durch Konfluieren der einzelnen Geschwüre entsteht im weiteren Verlauf das Bild einer ausgedehnten Colitis ulcerosa (WESKOTT 1930, CROPPER 1945, 1946, SILVERMAN 1946, MONTERO und URIBE 1949 u. a.). Häufig finden sich zwischen den Geschwüren submucöse Hämorrhagien in großer Zahl, und fast immer zeigt die Schleimhaut bei Berührung mit dem Instrument deutlich vermehrte Blutungsneigung, sowohl bei akuter als auch bei chronischer Ruhr.

Die Häufigkeit der rectoskopisch nachweisbaren Veränderungen schwankt naturgemäß sehr stark und wird von den verschiedenen Untersuchern zwischen 20 und 90% angegeben; sie ist natürlich weitgehend von der Auswahl der beobachteten Fälle abhängig, so daß derartigen Zahlenangaben nur bedingter Wert zukommt. Alter und Ausdehnung des Krankheitsprozesses bestimmen weitgehend das Maß der nachweisbaren Schleimhautläsionen, und hochsitzende Geschwüre sind durch die Rectoskopie überhaupt nicht nachzuweisen. MORTON (1948) fand bei 1000 untersuchten Kranken (darunter auch Fälle von bacillärer Ruhr) in 51,3%, RAIL (1946) dagegen bei 211 von 300 Kranken deutliche Schleimhautläsionen. DAVIS (1949) und HAYWARD (1946) geben die Häufigkeit der rectoskopischen Veränderungen mit 63 bzw. 70% an.

Die *Röntgenuntersuchung* zeigt in der Mehrzahl der Erkrankungsfälle — nach DAVIS (1949) in 66% der Fälle — eindeutig nachweisbare Veränderungen der Darmschleimhaut, die mit der Schwere der bestehenden Colitis naturgemäß stark wechseln (MOHR 1939, 1941, GOLDEN und DUCHARME 1945). Die durch die kleinen stecknadelkopfgroßen Ulcera bedingten sehr typischen Röntgenbilder sind selten; sie finden sich eigentlich nur bei Frühfällen, sind aber dann beweisend. Im übrigen zeigen spastische Veränderungen, Schummerung der Schleimhaut und unregelmäßige Faltenzüge schon frühzeitig die Colitis an; später sieht man Geschwürsnischen und schließlich entwickelt sich das Bild des starren, überhaupt nicht mehr haustrierten, bandförmigen Darmrohres als Ausdruck chronischer Erkrankung. Vielfach sind diese Schleimhautveränderungen auf einzelne Darmabschnitte lokalisiert, indes benachbarte Partien nahezu normale Schleimhautbilder zeigen, und MOHR (1941) macht unter Hinweis auf die Angaben französischer Autoren darauf aufmerksam, daß gerade der Wechsel röntgenologisch normal erscheinender Schleimhautabchnitte mit deutlich colitisch veränderten bis zum gewissen Grade charakteristisch für die Amöbenruhr sei. Leichte entzündliche Reizerscheinungen dürften allerdings auch in den scheinbar normalen Darmteilen vorhanden sein. Sowohl Rectum und Sigmoid als auch Transversum, Ascendens und Coecum können Sitz der röntgenologisch nachweisbaren Veränderungen sein, deren Mannigfaltigkeit in den Abb. 8—14 zum

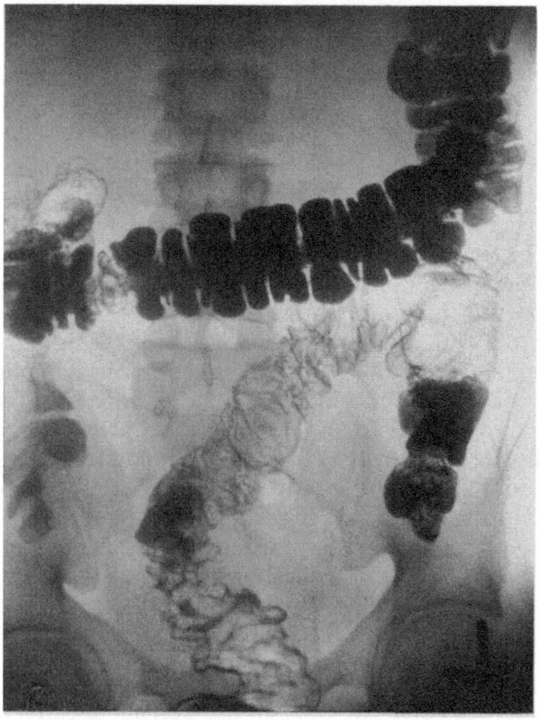

Abb. 8. Frische Amöbenruhr. Schwellungszustand besonders in den untersten Darmabschnitten, im Sigma und Descendens. Die oberen Darmabschnitte erscheinen im Füllungsbild normal. (Orig. W. Mohr.)

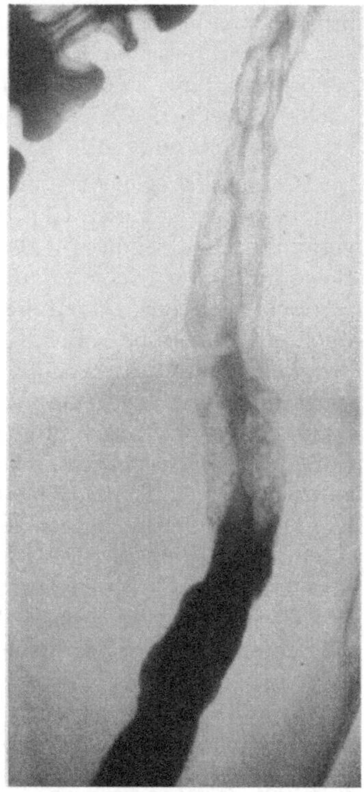

Abb. 9. Doppelte Konturierung im Bereich des Descendens mit pseudopolypösen Schleimhautwucherungen bei chronischer Amöbenruhr. (Orig. W. Mohr.)

Ausdruck kommt. Wenn die verschiedenartigen Bilder auch keineswegs für die Amöbenruhr spezifisch sind, sondern lediglich das Bestehen einer mehr oder weniger ausgeprägten Colitis anzeigen, so muß eben in Endemiegebieten und bei Heimkehrern jeder colitische Reizzustand auf eine Amöbeninfektion verdächtig erscheinen und diagnostisch eindeutig geklärt werden.

Zur röntgenologischen Differentialdiagnose zwischen Amöbencolitis und Tumor sei noch darauf verwiesen, daß bei der Amöbenruhr die Veränderungen multipel sind, indes der Tumor nur an einer Stelle des Darmes eine Unterbrechung des Schleimhautreliefs verursacht; der Übergang von normaler zur pathologisch veränderten Schleimhaut ist bei der Amöbenruhr unscharf, beim Tumor dagegen findet sich meist plötzlicher Abbruch des normalen Reliefs. Die Haustrierung ist bei der Amöbencolitis, sofern nicht sehr alte, chronische Fälle vorliegen, auch über der veränderten Schleimhaut erhalten, nicht aber beim Röntgenbild des Darmtumors (Druckmann und Schorr 1945).

Entscheidend für die Diagnose der Amöbeninfektion ist immer der *Nachweis der Erreger*, der unbedingt geführt werden muß, da alle anderen diagnostischen

Verfahren, Rectoskopie, Röntgenuntersuchung und Komplementbindung ungleich weniger verläßlich sind. Die Einzelheiten des Amöbennachweises und der mikroskopischen Differentialdiagnose der einzelnen Amöbenarten sind S. 617—623 (Parasitologie und Parasitennachweis) besprochen. Bei latenten oder schleichend verlaufenden chronischen Fällen ist die Provokation durch ein salinisches Abführmittel von Nutzen. Aber selbst nach sachgemäß durchgeführter Provokation werden die Amöben oftmals erst bei wiederholter Untersuchung gefunden. Auch in Fällen akuter Amöbenruhr ist die Reichhaltigkeit der Funde recht unterschiedlich; bei lokalisiertem Befall des Colon

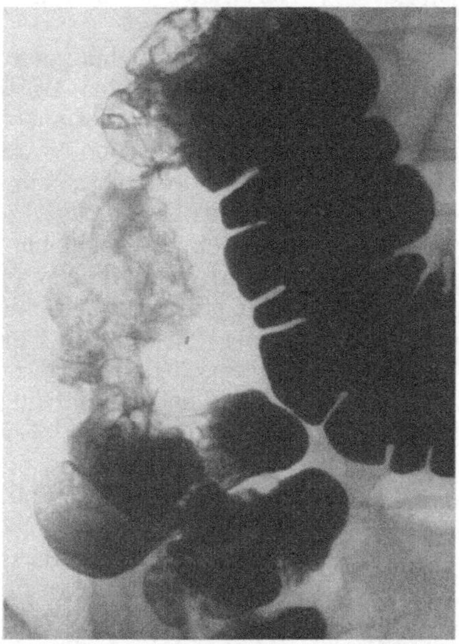

Abb. 10.

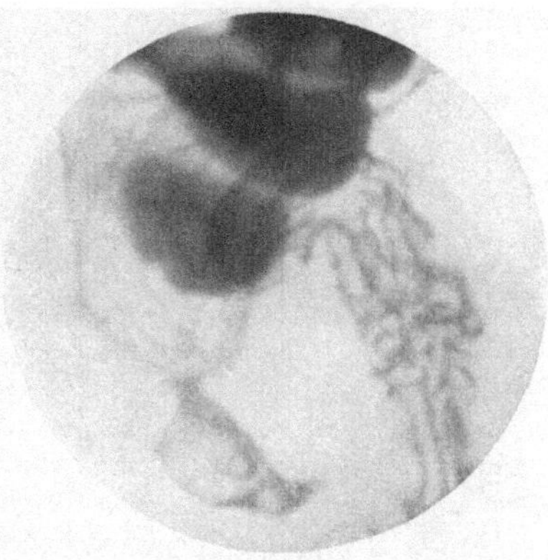

Abb. 11.

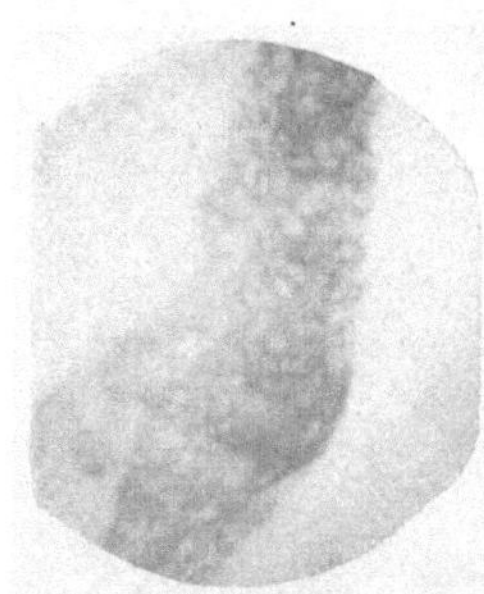

Abb. 12.

Abb. 10. Isolierter Prozeß im Bereich des Ascendens, fast tumorartig, bei chronischer Amöbenruhr. Feinere Schleimhautstruktur nicht mehr zu erkennen. (Orig. W. MOHR.)

Abb. 11. Entzündlich veränderte Appendix bei chronischer Amöbenruhr. Die Appendix ist fixiert und erweitert mit Kotsteineinlagerung. (Orig. W. MOHR.)

Abb. 12. Partie des Descendens bei chronischer Colitis nach Amöbenruhr mit entzündlicher Pseudopolyposis. (Orig. W. MOHR.)

ascendens sind die Parasiten meist ungleich spärlicher als bei Erkrankung des Colon descendens oder des Sigmoid (CHAPMAN und Mitarbeiter 1948). Auf die häufig vorkommende Verwechslung von Makrophagen mit Amöben ist oftmals hingewiesen worden.

Seit einer Reihe von Jahren ist versucht worden, den Nachweis der Amöbeninfektion auch durch die *Komplementbindungsreaktion* zu führen (CRAIG 1928, 1937). Als Antigen wird ein alkoholischer Extrakt aus Kulturen von *E. histolytica* verwendet. BÖE (1945) benutzt neuerdings auch ein Trockenantigen aus Kulturamöben, die nach mehrfachem Auswaschen getrocknet werden, während andere Untersucher mit filtriertem wäßrigem, aus Amöbenkulturen gewonnenem Antigen arbeiten (N. GHOSH, H. GHOSH und RAY 1948).

Der Wert der Komplementbindungsreaktion wird wechselnd beurteilt. SANDLER (1949) untersuchte 174 Kranke mit unklaren Bauchbeschwerden und fand bei 23 amöbenpositiven Fällen 13mal bereits bei der 1. und 6mal bei der 2. Untersuchung eine positive Reaktion; von 108 Kranken mit amöbennegativen Stühlen gaben 73% ebenfalls positive Reaktion. Ähnlich fand STEINITZ (1949) bei 70 an abdominellen Beschwerden leidenden Patienten ausnahmslos deutliche Komplementbindung; da über die Hälfte seiner Kranken auf die spezifische Behandlung wesentlich gebessert wurden, müßte das Ergebnis für eine hohe Spezifität der Reaktion sprechen. Andererseits sind bis heute alle Autoren der Meinung, daß die Komplementbindungsreaktion immer nur eine zusätzliche diagnostische Hilfe ist, die den für die Diagnose entscheidenden Amöbennachweis keineswegs ersetzen kann.

In einem Teil der Fälle scheint übrigens nach Beseitigung der Infektion die Komplementbindungsreaktion negativ zu werden, was wiederum ihre Spezifität und den Wert ihrer klinischen Brauchbarkeit unterstreichen würde (Craig 1937, Sandler 1949).

Die *Agglutination* von Amöbencysten mit dem Serum der Kranken ist von Greif (1947) ausgeführt worden, konnte bisher aber nicht zu einer klinisch verwendbaren Methode entwickelt werden.

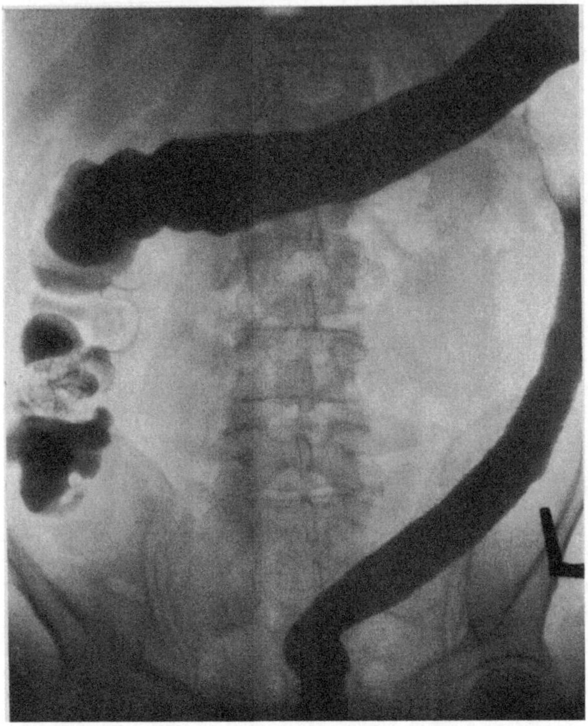

Abb. 13. Schwere chronische Amöbenruhr. Füllungsbild, ohne jede Haustrierung im Descendens und Transversum. Bandartiges Colon. Der Kontrastbrei fließt auch ein in einen starren Darm ohne Motilitätszeichen. (Orig. W. Mohr.)

Differentialdiagnose der Komplikationen. Die Diagnose der im Verlauf einer Amöbeninfektion auftretenden *Leberkomplikationen* kann große Schwierigkeiten bereiten. Da bei einem Teil der Kranken die Amöbenruhr jahrelang zurückliegt, andere überhaupt niemals an wesentlichen Darmstörungen gelitten haben, gibt die Anamnese keineswegs in allen Fällen einen Anhalt. So ist es verständlich, daß Fehldiagnosen häufig sind, und nach Manson-Bahr wird keine tropische Krankheit so oft falsch beurteilt wie die Amöbenhepatitis. Verwechslungen mit *Malaria tropica* sind in warmen Ländern häufig. Wohl ist durch wiederholt negativen Plasmodienbefund die Malaria auszuschließen; andererseits spricht ein positiver Malariabefund keineswegs immer gegen Amöbenhepatitis. *Typhöse* Erkrankungen und *Brucellosen* können gleichfalls ähnliche Krankheitsbilder auslösen; bakteriologische Untersuchung und weißes Blutbild entscheiden die Diagnose.

Fieber, Leukocytose und Schmerzhaftigkeit der vergrößerten Leber sind Symptome, die bei bestehender Amöbencolitis leicht auf das Bestehen einer Hepatitis hinweisen, die aber bei fehlenden Darmerscheinungen, ebenso wie die positiven Leberfunktionsprüfungen (Gminder 1939, Shute 1947) und der nur leichte Ikterus noch nichts über die Genese des Leberschadens aussagen. Die Abgrenzung gegen cholecystitische oder cholangitische Krankheitszustände kann in Einzelfällen nahezu unmöglich sein oder doch erst durch den Erfolg der Behandlung gesichert werden.

Amöben werden, auch nach Provokation, keineswegs in allen Fällen in den Stühlen gefunden; ein verhältnismäßig hoher Prozentsatz der Kranken (nach Parkinson etwa die Hälfte) ist auch bei wiederholter Untersuchung amöbenfrei, da die Darminfektion bereits erloschen sein kann. Ein negativer Amöbenbefund schließt daher niemals das Vorliegen einer Amöbenhepatitis aus. Wie weit den seltenen Funden von Amöben im ganz frisch untersuchten Duodenalsaft eine diagnostische Bedeutung für die Beurteilung der Leberstörungen zukommt, läßt sich unseres Erachtens noch nicht entscheiden (OTT 1943, WESELMANN 1943, BOCK 1947, MENK und MOHR 1949).

Vielleicht gibt die Komplementbindungsreaktion einen diagnostisch brauchbaren Hinweis; TERRY und BOZICEVICH (1948) fanden bei 13 Kranken mit Amöbenhepatitis 10, MONTERO und URIBE (1949) bei 10 Fällen 8 positive Reaktionen.

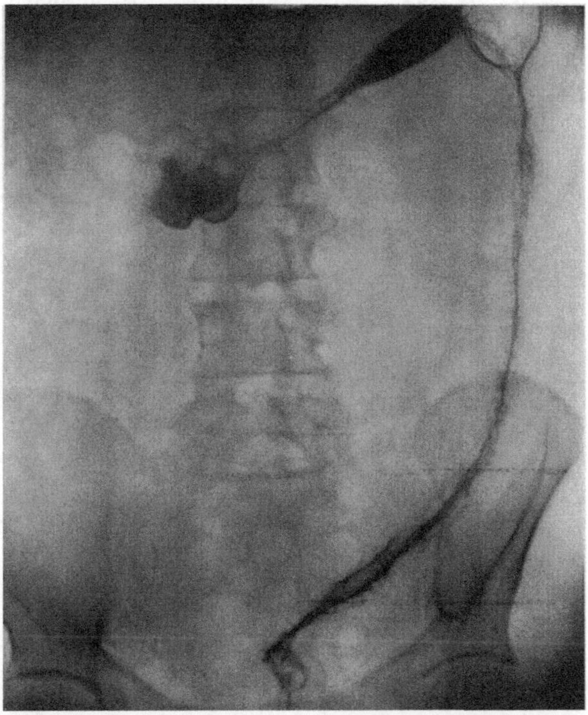

Abb. 14. Nach Entleerung doppelte Konturierung, besonders deutlich im Descendens und Sigma. Fehlendes normales Schleimhautrelief. (Orig. W. MOHR.)

Eindeutiger sind in der Regel die Symptome des voll entwickelten Leberabscesses ausgeprägt (s. S. 639). Wenn auch in Frühfällen selbst unter Zuhilfenahme aller diagnostischen Methoden wie Röntgenuntersuchung oder wiederholte Leberpunktionen die Abgrenzung der präsuppurativen Hepatitis von einer beginnenden Nekrose keineswegs in allen Fällen gelingt, so ist doch ein größerer Leberabsceß in der Regel nachzuweisen, sofern überhaupt an die Möglichkeit eines solchen gedacht wird und die entscheidenden Symptome, wie Fieber, Vergrößerung und Schmerzhaftigkeit der Leber, Leukocytose und Nachweis einer bestehenden oder durchgemachten Amöbeninfektion beachtet werden (PFANNER 1943, CHAPMAN und Mitarbeiter 1948). Andererseits muß darauf hingewiesen werden, daß manche Leberabscesse überhaupt erst in Erscheinung treten, wenn sie nach irgendeiner Seite perforieren; derartige Fälle sind sowohl von PFANNER (1943) als auch von CHAPMAN und Mitarbeitern (1948) mitgeteilt worden.

Eine sichtbare Vorwölbung der Bauchwand in der Lebergegend, vielleicht gar mit tiefer Fluktuation, ist schwer zu übersehen oder zu mißdeuten. Stärkere Gelbsucht fehlt in der Regel auch beim voll entwickelten Absceß; in Einzelfällen kann aber ein tiefliegender Absceß durch Kompression abführender Gallenwege auch einmal einen schweren Verschlußikterus bewirken (REDDY und RANGAM 1945). In derartigen Fällen ist die Differentialdiagnose gegen eine akute Cholecystitis oder fieberhafte Cholangitis sehr erschwert (HAYS, BROWN und GOODFREY 1948), sofern nicht die Röntgenuntersuchung Klarheit schafft.

Die positiven Leberfunktionsprüfungen geben, wie auch bei der Hepatitis, lediglich einen Hinweis auf das Vorliegen einer Lebererkrankung überhaupt, nicht aber auf deren Ursache.

Auch für den Amöbennachweis in den Stühlen gilt das gleiche wie bei der nicht nekrotisierten Hepatitis. Nur in einem Teil der Fälle werden in den Stühlen Amöben gefunden (nach MANSON-BAHR in etwa 46%). PFANNER (1943) hebt allerdings hervor, daß er bei allen von ihm operierten Kranken mit Leberabsceß die Amöben in den Stühlen nachweisen konnte.

Von großer Wichtigkeit für die Ermittlung und Lokalisation einer Lebernekrose kann die *Röntgenuntersuchung* sein. Rechtsseitige zwerchfellnahe Abscesse sind oftmals bei der Thoraxdurchleuchtung au dem Hochstand und der geringeren respiratorischen Beweglichkeit der rechten Zwerchfellkuppe kenntlich (MOHR 1941, ISAAC 1945 u. a.). In manchen Fällen können atelektatische Verschattungen des rechten unteren Lungenfeldes bei hochgedrängter Zwerchfellkuppe, pleuritische Adhäsionen oder auch kleine Pleuraexsudate durch den Leberabsceß ausgelöst werden (ISAAC 1945, CONVERS 1947, TURNBILL und COOLEY 1949).

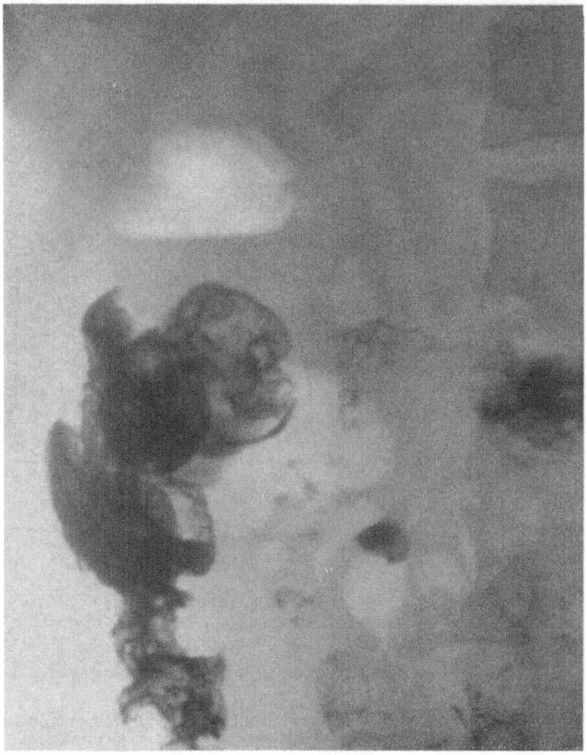

Abb. 15. Luftblasen im Bereich des Leberschattens bei einem Amöbenleberabsceß, auch die Gallenwege sind als luftgefüllt deutlich zu erkennen. Ein Zusammenhang mit dem kontrastgefüllten Dickdarm besteht nicht. (Orig. W. MOHR.)

Zur genaueren Sichtbarmachung des vermuteten Abscesses ist von BECKERMANN und MOHR (1943) die Kontrastdarstellung der Leber mit Erfolg versucht worden. In dem nach einer Jodsolinjektion deutlich sichtbaren Leberschatten konnten einzelne oder multiple Absceßhöhlen als deutliche Aufhellungen erkannt werden (Abb. 15). Das Verfahren erscheint uns einfacher und sinngemäßer als die von CHUNG, KHOO, CHANG und MA (1939) geübte Methode der Lufteinblasung und Lipojodoleinfüllung in die durch Punktion entleerte Absceßhöhle, die in jedem Falle die Punktion des bereits nachgewiesenen Abscesses voraussetzt und daher lediglich zur genauen Lokalisation desselben dient. In Einzelfällen kann vielleicht die Anlage eines Pneumoperitoneums vor der Durchleuchtung die Differentialdiagnose zwischen Lebertumor und Absceß erleichtern, da nach der Lufteinfüllung subphrenische Adhäsionen und Vorwölbungen der Leberkuppe wesentlich sicherer zu beurteilen sind (CLARK, BERCOVITZ und JONES 1948, KULLMAN und GOLDEN 1948).

Mit Sicherheit kann aber die Diagnose in vielen Fällen erst durch die *Punktion* des Abscesses gestellt werden, die zweckmäßig vor dem Röntgenschirm mit nicht zu dünner Nadel ausgeführt wird. Liegt ein eindeutiger Röntgenbefund nicht vor, so können wiederholte Probepunktionen notwendig werden (PFANNER 1943), ehe der Absceß getroffen wird. Der aspirierte Eiter zeigt typisch bräunliches („anchovis-saucenartiges“) Aussehen. Da die Amöben vorwiegend in der Randzone des Abscesses angetroffen werden, nicht aber im Innern der Absceßhöhle, gelingt der Erregernachweis im aspirierten Eiter häufig nicht. Werden aber Amöben gefunden, so handelt es sich um Gewebsformen, niemals um Minutaformen oder Cysten.

Immer muß aber berücksichtigt werden, daß das Auffinden *eines* Abscesses keineswegs das Vorliegen *weiterer* Nekroseherde ausschließt. Kleine Abscesse entziehen sich sehr oft der Diagnose, und tiefliegende Nekrosen sind gleichfalls nur schwer zu erkennen, und die Unstimmigkeit in den Angaben der Kliniker und Pathologen über die Häufigkeit solitärer und multipler Abscesse (s. S. 639) zeigt deutlich die Grenzen der klinischen Diagnostik.

Für die Differentialdiagnose der *Lungenkomplikationen* sind die bereits auf S. 641 angegebenen Eigenarten der klinischen Krankheitsbilder maßgebend. Da in den meisten Fällen eine Hepatitis bzw. ein Leberabsceß vorangegangen ist oder besteht, gibt die Anamnese wertvolle Hinweise. Jeder Lungenbefund bei bestehender Leberamoebiasis muß, insbesondere in warmen Ländern, den Verdacht auf eine pulmonale Amöbenmetastase erwecken, sofern nicht andere Ursachen für das Entstehen der Lungenerkrankung aufzufinden sind. Es sei daran erinnert, daß der Lungenabsceß sowohl nach Perforation eines Leberabscesses durch das Zwerchfell als auch durch hämatogene Verschleppung der Amöben entstehen kann. Auf die akut einsetzenden alarmierenden Symptome des in die Lunge eingebrochenen Leberabscesses ist bereits verwiesen worden. Der metastatisch bedingte Lungenabsceß dagegen entwickelt sich zunächst relativ langsam, bis er, eventuell durch Einbruch in einen Bronchus, gleichfalls zu akut bedrohlichen Zuständen führen kann.

Die Vieldeutigkeit der Röntgenbilder wurde auch bereits erwähnt. Wenn auch die Diagnose eines größeren Abscesses meist einwandfrei zu stellen ist, so können doch weniger homogene, fleckige Verschattungen sehr wohl mit Tuberkulosen verwechselt werden (Chaudhuri und Rai Chaudhuri 1946). Bemerkenswert ist auch der von Verner (1948) mitgeteilte Fall einer Lungenamoebiasis, bei dem auf Grund des Röntgenbefundes und der bronchographischen Darstellung zunächst Bronchiektasien angenommen wurden. Die vorgenommene Lobektomie blieb erfolglos, und auch das nachfolgende Empyem ergab noch keinen Anhalt für eine Amöbenerkrankung der Lunge, die ausgehend von einer Amöbencolitis mit nachfolgenden klinisch nicht in Erscheinung getretenen Leberabscessen, dem Krankheitsbild zugrunde lag.

Das in einzelnen Fällen bräunlich-purulente Sputum kann einen Hinweis auf das Vorliegen eines Amöbenabscesses der Lunge geben; Huber (1950) weist auf die glasig-geleeartige Beschaffenheit des Sputum hin, sofern bronchitische Prozesse und nicht Abscesse vorliegen. Die Amöben selbst (Gewebsformen) sind gelegentlich im ganz frischen Sputum nachgewiesen worden.

Amöbenempyeme zeigen, sofern nicht bakterielle Mischinfektionen vorliegen, gleichfalls den auffallend bräunlichen Eiter; der Amöbennachweis scheint jedoch nur selten zu gelingen.

Über die *Amöbenperikarditis* s. S. 642. Nicht immer entsteht das klinische Bild einer exsudativen Perikarditis. Ist ein Leberabsceß in den Herzbeutel eingebrochen, so kann eine rasch tödliche Herztamponade die Folge sein. Der durch Punktion aspirierte Eiter entstammt gewöhnlich der Leber, zeigt also die gleiche Beschaffenheit wie bei den Lebernekrosen. Da Amöben darin nur selten zu finden sind, so ist die Diagnose schwierig, wenn der ursächliche Leber- oder Lungenabsceß nicht nachgewiesen ist. Sie ist bisher nur ausnahmsweise rechtzeitig gestellt worden. Carter und Korones (1950) empfehlen in Verdachtsfällen die Ausführung der Komplementbindungsreaktion, die bei Leber- und Lungenamoebiasis in etwa 90% positiv ausfällt.

Für die Symptomatik der *Hirnabscesse* sind Größe und Sitz des Herdes maßgebend. Die ätiologische Diagnose mit dem Nachweis der Amöben gelingt praktisch nur bei der Operation. Der Verdacht kann aber durch den Nachweis einer Amöbencolitis und der vorangegangenen Leberamoebiasis erweckt werden. Hirnabscesse, die ohne einen Leberabsceß metastatisch aus einer Darmamoebiasis entstanden waren, sind nur äußerst selten beobachtet worden (S. 642).

Die Amöbengeschwüre der *Haut* und *Schleimhäute* sind differentialdiagnostisch gegen tuberkulöse, aktinomykotische oder venerische Ulcera abzugrenzen. In manchen Fällen wird erst der rasche Erfolg der Emetinbehandlung die Ätiologie der Läsionen klären (Manson-Bahr 1938).

Behandlung.

Auch bei der Amoebiasis ist mehr und mehr die spezifische Behandlung mit den amöbiciden Mitteln in den Vordergrund getreten, von denen die meist gebräuchlichen das Emetin, eine Reihe von jodhaltigen Chinolinverbindungen, wie Yatren, Enterovioform und Diodoquin, ferner das Resochin als jodfreies

Chinolinderivat und schließlich verschiedene Arsenikalien, z. B. Carbarson, zu nennen sind. Bei der verschiedenen Angriffsweise der Mittel muß vor jeder Behandlung erwogen werden, ob lediglich eine reine Darmlumeninfektion mit Minutaformen oder aber außerdem eine Gewebsinfektion, also eine ulceröse Colitis oder ein metastatischer Organbefall vorliegt. Im ersten Falle genügt meist die einfache perorale Behandlung mit Yatren; bei nachgewiesener Gewebsinfektion dagegen muß diese durch medikamentöse Verweileinläufe ergänzt werden und wird vor allem zusätzlich parenteral das über den Blutweg angreifende Emetin, neuerdings auch peroral das in den Organen gespeicherte Resochin gegeben. Da Mischinfektionen mit verschiedenartigen Bakterien häufig und für die Entstehung der Krankheitsbilder bedeutungsvoll sind, ist zusätzliche Verabreichung bactericid oder bakteriostatisch wirkender Mittel (Sulfonamide, Antibiotica) vielfach geboten. Wird diese für jede spezifische Therapie entscheidende Überlegung vor Beginn der Behandlung angestellt, so lassen sich nicht nur viele Fehlschläge, sondern auch unnötige therapeutische Eingriffe vermeiden. Ergänzt wird die spezifische Behandlung durch eine Reihe wichtiger allgemeintherapeutischer Maßnahmen, die in Anschluß an die spezifische Therapie behandelt werden.

Die amöbiciden Mittel und ihre Anwendung.

Emetin. Das von ROGERS 1911 in die Behandlung der Amöbenruhr eingeführte Emetinum hydrochloricum ist das Hauptalkaloid der Radix Ipecacuanhae, das bisher das gebräuchlichste Mittel zur Bekämpfung akuter Amöbenerkrankungen ist. Emetin wirkt auch in vitro amoebicid; bei sehr hohen Verdünnungen hemmt es die Teilung der Amöben.

Nach BONNIN und ARETAS (1938) werden Amöben in vitro durch eine Emetinlösung von 1:15000 innerhalb 1 Std zuverlässig getötet, indes bei einer Verdünnung von 1:150000 die Wirkung bereits unzuverlässig ist. DOBELL (1947) zeigte aber, daß auch Verdünnungen von 1:5000000 nach 4tägiger Einwirkung noch einen gewissen Effekt geben. STEWART (1949) fand Emetinlösungen von $1:10^{-7}$ wirkungslos, während Lösungen von $1:10^{-4}$ bei mehr als 4stündiger Einwirkung die Teilung hemmten und bei 48stündiger Wirkung deutlich amöbicid waren. Die einzelnen Stämme von *E. histolytica* scheinen verschieden emetinempfindlich zu sein; zudem ist mit der Entwicklung einer relativen Emetinresistenz durch langsames Steigern der Konzentrationen zu rechnen (BONNIN und ARETAS 1938), die aber praktisch keine Bedeutung hat.

Da das Emetin auf dem Blutwege wirksam ist, wird es parenteral überall da gegeben, wo eine Gewebsinfektion erwiesen ist oder vermutet werden darf. Sowohl bei akuter und chronisch-rezidivierender ulceröser Amöbenruhr als auch bei der Amöbenhepatitis und anderen Amöbenmetastasen ist Emetin bisher das Mittel der Wahl gewesen und wird erst heute teilweise durch das Resochin abgelöst. Bei reiner Darmlumeninfektion dagegen muß das parenteral gegebene Emetin unwirksam bleiben; die Sanierung eines klinisch gesunden Minutaträgers oder Cystenausscheiders ist somit niemals eine Indikation für die Emetinbehandlung.

Das Emetin kann bereits $^1/_2$ Std nach der Verabreichung in den inneren Organen, in erster Linie in Lunge, Nieren, Milz, sodann in Herz und Leber, in geringerer Menge im Darm und Hirn nachgewiesen werden. Die Ausscheidung bzw. der Abbau geht nur äußerst langsam vor sich, so daß noch mehrere Wochen nach einmaliger Injektion Spuren des Mittels in der Milz nachgewiesen werden können.

Für *Anwendung* und *Dosierung* ist entscheidend die Tatsache, daß das Emetin bei geringer therapeutischer Breite stark toxisch und infolge der langsamen Ausscheidung kumulierend wirkt. Von ausländischen Autoren werden auch heute oft die subcutane und intramuskuläre Anwendung empfohlen

(POIROT 1940, STRONG 1945, ZUCKERBROD 19'8 u. v. a.). Es muß aber ausdrücklich darauf hingewiesen werden, daß die subcutane Injektion fast immer schmerzhafte Infiltrate, gelegentlich auch Nekrosen hervorruft, so daß wir von dieser in Übereinstimmung mit zahlreichen anderen einheimischen Autoren unbedingt abraten möchten. Intramuskulär gegeben wird Emetin, wenn auch die Injektionen etwas schmerzhaft sind, ungleich besser resorbiert. Im Interesse einer raschen Wirksamkeit wird bei uns in der Regel die *langsam* durchgeführte intravenöse Injektion vorgezogen, die zudem bessere therapeutische Erfolge gewährleistet (LECCHINI 1941 u. a.). Sie ist ungefährlich, sofern die jeweilige Dosis nicht zu hoch gewählt und das Mittel mit 5—10 cm^3 physiologischer Kochsalzlösung verdünnt wird. Dem erwachsenen Kranken sollte pro dosi niemals mehr als 0,03—0,05 g und pro die nicht mehr als 0,06—0,1 g injiziert werden. Bei akuter Amöbenruhr oder Hepatitis gibt man an den ersten 3—4 Tagen jeweils 2mal täglich (möglichst vor den Mahlzeiten) 0,03—0,05 g intravenös, danach jeden 2. Tag je 2 Injektionen in gleicher Höhe. In Anbetracht der kumulierenden Wirkung werden nicht mehr als 0,6—1,0 g Emetin während einer Kur, d. h. im Laufe von 5—7 Tagen gegeben. Diese Behandlung darf frühestens nach 7—10 Tagen wiederholt werden.

Die einzelnen *Behandlungsschemata* weichen nur wenig voneinander ab; manche Autoren geben das Emetin nur 3—4 Tage lang (WRIGHT und COOMBES 1948), andere bis zu 1 Woche oder gar 10 Tage lang, wieder andere wollen es nur für die schweren, mit Komplikationen einhergehenden Fälle reserviert sehen (DAVIS 1949). Im Grunde sind aber alle Autoren darin einig, daß bei allen mit Gewebsinfektion einhergehenden Erkrankungen eine gründliche und rasche Emetinbehandlung gerade in den ersten Tagen einzuleiten sei, daß andererseits die Gefahr der Kumulierung unbedingt zu vermeiden sei.

Die *Erfolge* der Emetinbehandlung kündigen sich in der Regel rasch an. Bei akuten Schüben der Amöbenruhr gehen meist schon nach 24 oder 48 Std die Durchfälle erheblich zurück; Blut und Schleim nehmen ab, und die Amöben verschwinden aus den Stühlen. Niemals aber gelingt es, mit der parenteralen Emetinbehandlung allein auch die Darmlumeninfektion mit Minutaformen und damit die Cystenausscheidung zu beseitigen. Rezidive sind demnach häufig, da aus der Lumeninfektion bei geeigneten auslösenden Ursachen jederzeit wieder eine klinisch manifeste Gewebsinfektion sich entwickeln kann. Dementsprechend wird in der Behandlung der Darmamoebiasis das Emetin heute niemals mehr allein, sondern immer mit Yatren oder einem verwandten Mittel kombiniert gegeben. Hepatitis und Leberabsceß sind gleichfalls in kurzer Zeit günstig zu beeinflussen. Bei zu geringer Dosierung ist allerdings die Rezidivgefahr groß (LAMBILLON und BEHEYT 1949), so daß wiederholte Behandlungen meist erforderlich sind.

Neuerdings ist das Emetin hydrochloricum in Form von dünndarmlöslichen Kompretten auch peroral gegeben worden. Die Verabreichung von 1—2 grain (0,065—0,13 g) je Tag, für die Dauer von 10—12 Tagen, wird ohne Auftreten toxischer Nebenwirkungen vertragen und hat anscheinend ermutigende Erfolge gebracht (SHRAPNEL, JOHNSON, SANDGROUND 1946, SHRAPNEL 1947).

Toxische *Nebenwirkungen* des Emetins sind auch bei normaler Dosierung häufig und sollten jedem, der mit dem Mittel arbeitet, bekannt sein. Emetin ist ein allgemeines Protoplasmagift, das sowohl das Capillarsystem als auch die Muskulatur und das Nervensystem schädigt. Die häufig auftretenden Emetindiarrhoen (bei normaler Dosierung in 41,9% der behandelten Kranken; KLATSKIN und FRIEDMAN 1948) werden gelegentlich für hartnäckige Amöbendiarrhoen gehalten und geben zu weiterer und noch intensiverer Emetinbehandlung Anlaß, wodurch nicht nur die Durchfälle vermehrt, sondern auch andere toxische Symptome ausgelöst werden können. Dagegen bewirkt das Emetin nach parenteraler Verabreichung ungleich geringeren Brechreiz als nach peroralen Gaben. Degenerative Veränderungen der Leber kommen nur nach schweren Emetinvergiftungen vor. Geringe Kreislaufstörungen treten bei der Mehrzahl aller mit Emetin behandelten Kranken auf. Absinken des Blutdruckes um 10—20 mm Hg, elektrokardiographische Veränderungen wie verlängerte

Überleitungszeit, gesenkte Zwischenstücke mit vertieftem Abgang von T, Extrasystolen (Cottrell und Hayward 1945, Dack und Moloshok 1947) werden häufig beobachtet; sie sind weniger Ausdruck echter Myokardschädigung als vielmehr einer Durchblutungsstörung und sind bei nicht zu schwerer Intoxikation reversibel. Atemnot, neuro-muskuläre Symptome wie Schwäche einzelner Muskelgruppen und die sog. Emetinneuritis mit ziehenden Schmerzen in den Extremitäten sind weitere Zeichen der Intoxikation. Kopfschmerzen, leichte Benommenheit und Verwirrtheit kommen gleichfalls vor; jedoch treten periphere Lähmungen, Sprachstörungen und schwere Tachykardien nur bei ernsthafter Intoxikation ein.

Dementsprechend muß bei Kranken mit eindeutigen myokarditischen Herzschäden, coronaren Durchblutungsstörungen oder Hypotonie die Durchführung einer Emetinkur besonders sorgfältig überwacht werden. Jede Überdosierung ist unbedingt zu vermeiden, und laufende Blutdruckkontrolle ist bei jeder Emetinbehandlung, auch beim Kreislaufgesunden, unbedingt erforderlich.

Emetin-Bismuth-Jodide (E.B.I) ist ein im englisch-amerikanischen Ausland viel gebrauchtes Amöbicid, das etwa 58% Jod und 28% Emetin enthält. Es wird in Gelatinekapseln peroral gegeben; das wirksame Emetin wird erst im Darm frei, und die amöbicide Wirkung ist sowohl durch das Jod als auch durch das Emetin bedingt. Man gibt nach Manson-Bahr 10—12 Tage lang peroral 2 bis höchstens 3 grain (0,13—0,2 g) täglich und kann damit auch bei chronischen Amöbenerkrankungen gute Erfolge, anscheinend auch Beseitigung der Darmlumeninfektion, erzielen. Als Nebenwirkungen, die das Erreichen der wirksamen Dosis anzeigen, die aber durch kleine Gaben von Tct. Opii simpl. zu lindern sind, treten Diarrhoen, Brechreiz und gelegentlich Erbrechen auf. Im Rahmen der kombinierten Behandlung wird das Mittel im Anschluß an die parenterale Emetinbehandlung vielfach verwendet. Vergleichende Untersuchungen über die Wirksamkeit des E.B.I. und des Yatrens konnten jedoch eine Überlegenheit des Mittels nicht eindeutig nachweisen (Parnell 1948); die Rezidivhäufigkeit betrug in beiden Reihen etwa 20%. Versuche mit E.B.I.-Verweileinläufen wurden von Gross (1947) mitgeteilt.

Conessin, Hauptalkaloid von *Holarrhena africana* und *H. floribunda*, wird neuerdings von einigen französischen Autoren in seiner Wirkung bei Amöbenruhr und Amöbenhepatitis als dem Emetin gleichwertig oder sogar überlegen betrachtet. Es wird als Hydrochlorid oder Hydrobromid in Tabletten verabfolgt, beim Erwachsenen in täglichen Dosen von 0,5 g, die nach 5—6 Tagen herabgesetzt werden. Gesamtmenge 5—5,5 g. Die Nebenwirkungen auf das Nervensystem scheinen oft beträchtlich zu sein; es wurden zahlreiche schwere Psychosen beobachtet (Canet 1949). Von Blanc und Siguier (1950) wird ein Wechsel zwischen Emetin- und Conessinkur empfohlen, wodurch eine sich kumulierende Giftwirkung der beiden Medikamente verhindert werde.

Yatren und verwandte Mittel. Einen entscheidenden Fortschritt in der Behandlung der Amöbenruhr bedeutete die Einführung des *Yatrens* (Chiniofon englischer, Anayodin amerikanischer Herstellung), das zuerst von Mühlens und Menk (1921) in seiner amöbiciden Wirkung erkannt und als Therapeuticum empfohlen worden ist. Yatren ist das Natriumsalz der 7-Jod-8-oxychinolin-5-sulfosäure, leitet sich also von dem als Desinfektionsmittel bekannten Chinosol ab und wird in Pillenform (0,25 g) oder als gelbliches, in Wasser nur langsam lösliches Pulver (Mischung von 75% Jod-Chinolin-Sulfosäure und 25% Natrium bicarbonicum; die Abbindung tritt erst beim Lösen des Pulvers ein) in den Handel gebracht. Yatren wirkt sowohl auf die Gewebsformen als auch auf die Minutaformen und ist daher in seiner therapeutischen Vielseitigkeit dem Emetin überlegen.

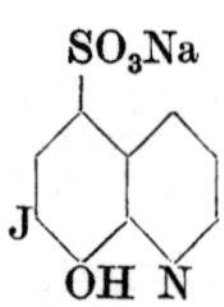

Yatren: Natriumsalz der 7-Jod-8-oxychinolin-5-sulfosäure.

Peroral genommenes Yatren wird vom Darm teilweise resorbiert; kleinste Mengen werden bereits 10 min später durch die Nieren ausgeschieden, ein Vorgang, der für die therapeutische Verwendbarkeit von besonderer Wichtigkeit sein muß. Nach Albright, Tabern und Gordon (1947), die die Resorption und Ausscheidung eines radioaktiven Chiniofons (Jod^{131} im Chiniofonmolekül) untersuchten, werden etwa 12,9% der aufgenommenen Menge resorbiert und durch die Nieren ausgeschieden. Infolge der raschen Ausscheidung bleibt der Blut-Jodspiegel relativ niedrig; nach 12 Std ist bereits die Hauptmenge des resorbierten Anteils wieder ausgeschieden. Die nichtresorbierte Menge läßt sich größtenteils im Kot nachweisen und wird gleichfalls rasch eliminiert. Eine Kumulierung tritt somit auch bei längerem Gebrauch niemals auf.

Aus diesen pharmakologischen Eigenarten ergeben sich die Richtlinien für die Verwendung des Yatrens. Da es teilweise von der Darmwand resorbiert wird, ist es auch bei ulceröser Colitis gegen die Gewebsinfektion verwendbar. Zugleich ist es besonders geeignet zur Behandlung der Darmlumeninfektion. Somit haben wir im Yatren ein Mittel, das bei peroraler Anwendung sowohl die klinisch manifeste Amöbenruhr als auch die stumme Darmlumeninfektion günstig beeinflussen kann. Auf die Amöbenhepatitis und andere Amöbenmetastasen ist jedoch infolge der nur geringen Resorption und des ebenfalls nur geringen Arzneispiegels im Blut eine ausreichende Wirkung nicht zu erwarten. Bei reiner Darmlumeninfektion genügt fast immer die einfache perorale Behandlung mit den Pillen; besteht jedoch begründeter Verdacht auf das Vorliegen einer ulcerösen Colitis, und sei diese noch so gering, so empfiehlt sich immer die zusätzliche Behandlung mit Verweileinläufen, um größtmögliches Eindringen des Mittels in die Schleimhaut zu gewährleisten.

Peroral gibt man erwachsenen Kranken 3mal täglich 2—3 Pillen zu 0,25 g, bei guter Verträglichkeit bis zu 3mal täglich 4 Pillen. Da im Beginn der Behandlung des öfteren leicht vermehrte Durchfälle und geringfügige Leibschmerzen auftreten, gibt man am 1. Tag nur 3mal 1 Pille und steigert in den folgenden Tagen, so daß am 3. oder 4. Tag die volle Dosis erreicht wird. Die anfänglich leichten Beschwerden klingen, sofern nicht überdosiert wird, fast immer rasch ab, und das Yatren wird von fast allen Kranken anstandslos vertragen. Die Stühle sind etwas breiig und grünlich-flockig, werden aber mit Beginn der therapeutischen Wirkung bald konsistenter. Bei akuter Amöbenruhr sollte die Menge von 3mal täglich 3 Pillen möglichst immer erreicht werden; bei stummer Lumeninfektion kann man sich mit 3mal täglich 2 Pillen begnügen. Im ganzen werden mindestens 100 Pillen zu 0,25 g, also 25,0 g Yatren benötigt, die je nach Höhe der Tagesdosis innerhalb von 12—15 Tagen genommen werden; die Behandlung kann aber ohne Gefahr auch über längere Zeit fortgesetzt werden. Bei Abklingen der klinischen Erscheinungen darf die Dosis gemindert werden oder kann das Mittel jeden 2. Tag gegeben werden. Diese schon vor Jahren von Mühlens gegebenen Richtlinien werden auch heute noch in fast allen Ländern mit nur geringen Abweichungen der Yatrenbehandlung zugrunde gelegt.

Kindern gibt man entsprechend kleinere Mengen. Kleinkinder, die keine Pillen schlucken können, bekommen das Yatren in Lösung mit Milch oder Brei gemischt, Säuglinge 3mal täglich 20 Tropfen, Kinder im 2. Lebenshalbjahr 3mal täglich 40 Tropfen, im 2. Lebensjahr 3mal täglich 50 Tropfen einer 4%igen Lösung. Größere Kinder können bereits Pillen nehmen und bekommen im Alter von 2—3 Jahren 1mal täglich, ältere Kinder 2—3mal täglich 1 Pille zu 0,25 g (Mühlens).

Die rectale Anwendung des Yatrens soll einen möglichst innigen Kontakt des Mittels mit der erkrankten Schleimhaut erwirken. Gründliche Reinigung des Darmes mit mehreren hohen Einläufen ist Vorbedingung; erst danach wird der körperwarme Yatreneinlauf unter nur geringem Druck und sorgsamer Vermeidung unbeabsichtigter Lufteinblasung eingelassen. Dabei verwendet man nach der Vorschrift von Mühlens in der Regel $^1/_2$ — 1%ige Yatrenlösungen in steigenden Mengen, am 1. Tag 100 cm^3, am 2. Tag 200 cm^3, dann weiterhin jeden Tag um 100 cm^3 ansteigend bis zu einer Höchstmenge von 700 oder 800 cm^3. In den ersten 5—7 Tagen wird täglich ein Einlauf gemacht, später jedoch nur jeden 2. Tag, so daß für die zur Kur erforderlichen 12—15 Einläufe im ganzen 20—25 Tage benötigt werden. Jeder Einlauf soll solange wie möglich, eventuell bis zu 20 oder gar 24 Std gehalten werden, da nur dann ein tiefes Eindringen des Yatrens in die Schleimhaut gewährleistet ist. Die kleinen Flüssigkeitsmengen der ersten Einläufe von 200 oder 300 cm^3 werden oftmals ganz resorbiert.

vor allem dann, wenn nicht sofort nach dem Reinigungseinlauf, sondern erst 2—3 Std später das Yatrenklysma eingelassen wird. Kann der Kranke den Einlauf nicht halten, so können etwa entstehende Tenesmen durch Wärmeauflagen oder durch Zusatz von 20 Tropfen Tct. Opii simpl. zum Einlauf gemindert oder beseitigt werden. In der zweiten Hälfte der Einlaufkur kann an den Zwischentagen Yatren peroral gegeben werden (3mal täglich 2 Pillen).

Die Anwendung der hohen Konzentrationen von 2,5—3,5% (Strong, Manson-Bahr u. a.) bietet unseres Erachtens keine eindeutigen Vorteile. Wohl lösen auch höhere Konzentrationen keine Schleimhautreizungen oder Jodintoxikationen aus; wir halten sie aber auch nicht für wirksamer als die 1%gen Lösungen, und wichtiger als die hohe Konzentration scheint uns genügend hohes Einfließen und lange Verweildauer des Klysmas zu sein.

Die *Ergebnisse* sowohl der peroralen als auch der rectalen Yatrenbehandlung sind fast immer überraschend günstig, und mehrfach ist das Yatren als das leistungsfähigste aller Amöbicide angespro hen worden (Chopra, Craig, Faust, Mühlens u. a.). Bei reiner Lumeninfektion lassen sich Minutaformen und Cysten durch einfache perorale Behandlung oft schon in wenigen Tagen beseitigen (Arnett 1947); da aber bei ungenügender Behandlung mit Rezidiven gerechnet werden muß, lassen wir auch in solchen Fällen immer eine vollständige Kur mit 100 Pillen durchführen. Ulceröse Ruhr ist oftmals mit peroraler und rectaler Anwendung von Yatren allein, also ohne Emetin, erfolgreich behandelt worden (Mühlens); in Übereinstimmung mit Manson-Bahr möchten wir aber für die erwiesene Gewebsinfektion die kombinierte Emetin-Yatrenbehandlung als überlegen ansehen.

Nebenwirkungen treten während der Yatrenbehandlung praktisch nicht in Erscheinung. Eine Kumulierung ist bei der raschen Eliminierung des Mittels aus dem Körper nicht zu erwarten, und die Gefahr des Jodismus besteht aus dem gleichen Grunde niemals. In den therapieüblichen Dosen wirkt Yatren als mildes Abführmittel; es verurascht anfänglich und bei hoher Dosierung gelegentlich Leibschmerzen, die aber fast immer im Laufe weniger Tage abklingen. Die leicht provozierende Wirkung ist möglicherweise geeignet, den Heilungsprozeß durch Ausschwemmen der Amöben aus den Schleimhautfalten zu unterstützen (Faust 1941). Gegenindikationen gegen die Verabreichung von Yytren gibt es praktisch nicht; nur die Dosierung muß den Bedürfnissen des Einzelfalles angepaßt werden. Vorsicht ist geboten bei schweren Leberschäden und vielleicht auch bei Thyreotoxikosen, obwohl bisher kein Fall der Entstehung eines Jodbasedows oder der Verschlimmerung einer Thyreotoxikose durch Yatren bekannt geworden ist.

Enterovioform (5-Chlor-7-jod-8-hydroxychinolin), von Anderson und Koch 1931 eingeführt, ist eine dem Yatren verwandte Verbindung und wird von manchen Autoren als noch wirksamer und, da die abführende Wirkung fehlt, als besser verträglich angesehen. Busse-Grawitz (1939) gab 30 Tage lang täglich 4 Tabletten zu 0,25 g unter gleichzeitiger Darreichung von Bismuthum carbonicum und Natrium bicarbonicum und erzielte in 95% seiner Fälle Heilungen; andere Autoren rühmen das nahezu augenblickliche Aufhören der Diarrhoen bei akuter Amöbenruhr (Dayalu und Mitarbeiter 1941, Vakil 1945). Bei Cystenausscheidern sah Arnett (1947) nach Gaben von 3mal täglich 0,35 g in kürzester Zeit (1,7 Tage im Mittel) die Cysten aus den Stühlen verschwinden.

Allerdings scheint die Jodresorption stärker zu sein als beim Yatren (Knight und Miller 1949), und gelegentlich treten auch Magenschmerzen, Brechreiz und Erbrechen auf. Die Anwendung im Verweilklistier wird von manchen Autoren abgelehnt, da Enterovioform bei Verwendung höherer Konzentrationen Schleimhautreizungen verursachen kann (Anderson und Reed 1934). Über einen Fall von Agranulocytose nach Enterovioformbehandlung berichtet Lohmann (1941). Jedenfalls scheint, wenn man Vorteile und Nachteile gegeneinander abwiegt, das Enterovioform dem Yatren nicht überlegen zu sein.

Diodoquine (5.7-Dijodo-8-hydroxychinolin) mit einem Jodgehalt von 63,9% wurde vor allem im amerikanischen Ausland zur Behandlung der Amöbeninfektionen verwendet. Sein therapeutischer Wert wurde anfangs sehr hoch eingeschätzt; Morton (1945) hält es auch heute noch für das wirksamste der Chinolinderivate und benutzt es auch zur Behandlung der Amöbencolitis, indes Manson-Bahr und Mitarbeiter (1948) das Diodoquine in erster Linie zur Sanierung der Cystenausscheider (Darmlumeninfektion) verwendet wissen wollen. Nach den bisherigen Erfahrungen scheint es dem Yatren nicht überlegen zu sein (Knight und Miller 1949) und Parnell (1948) findet die Rezidivrate nach Diodoquinebehandlung mit 20% gleich hoch wie nach kombinierter Yatren-Emetintherapie. Rickards

(1949) dagegen sah, wenn das Diodoquine nur lange genug gegeben wurde (bis zu 3 Wochen), sowohl bei Cystenausscheidern als auch bei klinisch manifester Colitis in allen Fällen rezidivfreie Heilungen. Diodoquine wird verhältnismäßig langsam resorbiert, bewirkt aber ein ungleich höheres Ansteigen des Jodspiegels im Blut (bis zu 437 μg-%; MORTON 1945), so daß bei längerem Gebrauch die Gefahr unerwünschter Nebenwirkungen doch in Rechnung gestellt werden sollte. Pruritus ani und Hautexantheme sind mehrfach gesehen worden (MORTON 1945, SILVERMAN und Mitarbeiter 1945). Zudem ist die Behandlungszeit länger als bei Verwendung des Yatrens, so daß das Diodoquine im großen und ganzen doch den anfangs gehegten Erwartungen kaum entsprochen hat. Handelsüblich sind Tabletten zu 3,2 grain (0,21 g); nach MORTON werden 3mal täglich 2—3 Tabletten für die Dauer von 20 Tagen, eventuell auch länger, genommen.

Wenig eingeführt ist das *Jodoform* zur Behandlung der Amöbeninfektionen (CASTELLANI, SCOTTI u. a.), mit dem neuerdings wieder RADNA (1945) bei der Mehrzahl seiner Kranken innerhalb von 2—4 Wochen Amöbenfreiheit erzielte, wenn er 3mal täglich 0,05—0,1 g gab.

In jüngster Zeit sind überraschende Erfolge nach der Anwendung des **Resochins** (7-Chlor-4-(4-diäthylamino-1-methyl-butylamino)-chinolin-diphosphat, s. S. 520) erzielt worden. Bei Darminfektionen scheint zwar das Resochin weniger wirksam zu sein als das Yatren; jedenfalls erreichte CONAN (1948) nur bei 15 von 28 behandelten Kranken Amöbenfreiheit. Da aber das Resochin in den inneren Organen, vor allem in der Leber, deren Resochingehalt etwa 500mal so hoch ist wie der des Blutplasmas, gespeichert wird, so durfte, nachdem die amöbicide Wirkung des Mittels erkannt war, eine günstige Einwirkung in erster Linie auf die Amöbenhepatitis, vielleicht auch auf andere Organmanifestationen der Amöbiasis erwartet werden. Schon mit relativ kleinen Mengen (2 Tage lang 0,6 g, danach täglich 0,3 g) heilten die ersten 6 von CONAN (1948) behandelten Fälle von Hepatitis bzw. Leberabsceß innerhalb von 2—3 Wochen vollständig aus, und EMMETT (1949) gelang es, einen seit 5 Monaten fistelnden, bisher therapieresistenten Absceß der Leber mit großem Amöbengeschwür in der Umgebung der Fistel bei peroralen Aralen- (= Resochin-) Gaben (10 Tage lang je 0,5 g, danach 0,25 g) innerhalb eines Monats zur Abheilung zu bringen. Die Überlegenheit der Resochinbehandlung gegenüber der bisherigen Emetintherapie zeichnet sich schon jetzt bei der noch kleinen Zahl der beobachteten Fälle deutlich ab; einmal verschwinden die Amöben schon 4—5 Tage nach Beginn der Behandlung aus dem Eiter, und zum andern ist es gelungen, auch bisher therapieresistente Fälle überraschend schnell zur Ausheilung zu bringen (MURGATROYD und KENT 1948, EMMETT 1949, FAWZI 1950). BERLINER und Mitarbeiter (1948) rechnen mit „rückfall- und versagerlosen" Erfolgen, und vielleicht darf schon jetzt auf Grund der wenigen Beobachtungen angeraten werden, jede Amöbenerkrankung, die mit einer Leberbeteiligung einhergeht oder doch den Verdacht auf eine solche erweckt, zusätzlich mit Resochin zu behandeln. Die Beobachtung von CONAN, HEAD und BREWER (1950), daß Resochin auch bei pleuraler Amöbenerkrankung wirksam sei, rechtfertigt den Versuch einer zusätzlichen Resochinbehandlung gleichfalls bei Verdacht auf pulmonale Amöbiasis oder Amöbenempyem. Eine Menge von 3—4mal täglich 0,25 g in den ersten 4 Tagen, 2mal 0,25 g vom 5.—12. Tag und 1mal täglich 0,25 g vom 13.—21. Tag scheint beim erwachsenen Kranken in der Regel völlig ausreichend zu sein und gewährleistet eine wirksame Therapie ohne unerwünschte Nebenwirkungen. Kinder bekommen entsprechend dem Alter und der Größe etwa $^1/_3$—$^1/_2$ der genannten Menge.

Arsenikalien. Die in früherer Zeit verwendeten arsenhaltigen Mittel wie Stovarsol, Spirocid und andere sind heute nicht mehr im Gebrauch. Lediglich das von MARCHOUX (1923), REED, ANDERSON und Mitarbeitern (1932) und ANDERSON und REED (1934) u. a. empfohlene *Carbarsone* (4-Carbaminophenylarsinsäure) mit einem Arsengehalt von 28,8% kann, vorwiegend im englisch-amerikanischen Ausland verwendet, eine gewisse Bedeutung beanspruchen. Die amöbicide Wirkung ist eindeutig und CHOPRA und SEN (1934) haben bis zu 77% Heilungen bei ihren Kranken gesehen; jedoch hält FAUST (1944) das Yatren für leistungsfähiger. ARNETT (1947) konnte von 13 Cystenausscheidern 12 in 10tägiger

Behandlung sanieren. Allerdings muß bei Verabreichung etwas höherer Dosen und bei Empfindlichkeit der Kranken mit dem Auftreten von Nebenwirkungen, Diarrhoen, toxischen Erythemen oder Brechreiz gerechnet werden, in Einzelfällen auch mit Ikterus infolge Leberschädigung. Erwachsenen Kranken gibt man 10 Tage lang 2mal täglich 0,25 g (HAKANSON 1938 u. a.). Die Verwendung als Verweilklysma (bis zu 2,0 g je Klysma) hat anscheinend keine befriedigenden Ergebnisse gezeigt (ANDERSON und REED 1934). Heute wird Carbarsone im Rahmen der kombinierten Behandlung zusätzlich zum Emetin und Yatren peroral gelegentlich gegeben; niemals aber sollte es bei Amöbenhepatitis oder Leberschädigung anderer Genese verabreicht werden.

Als Abkömmlinge des Carbarsones bzw. des Carbarsoneoxyds sind neuerdings verschiedene Thioarsenite [Firmenbezeichnung C. C. 914; p-Carbamidophenyl-bis-(carboxymethylmercapto)-arsin und C. C. 1037; p-Carbamidophenyl-bis-(2-carboxyphenylmercapto)-arsin; ANDERSON, JOHNSTONE und Mitarbeiter 1948] in einer Menge von 0,3—0,6 g pro die für die Dauer von 7—10 Tagen, in Einzelfällen bis zu 24 Tagen gegeben worden. Von 40 Amöbenträgern wurden 38 saniert; weitere Erfahrungen bleiben aber abzuwarten. Die Nebenwirkungen scheinen gering zu sein.

Viasept, ein neues Präparat der Höchster Farbwerke (auch in Amerika unter dem Namen Milibis hergestellt), ist Wismut-Glykolylarsanilat, ein Abkömmling der p-N-Glykolylarsanilsäure. Es enthält 15% Arsen und 42% Wismut. Seine Prüfung durch HAUER (1943) ergab bei avirulenter Darmlumeninfektion gewöhnlich ein rasches Verschwinden der Minutaformen und Cysten. Ebenso wurden auch andere Darmprotozoen, mit Ausnahme von Lamblien beseitigt. Diese Befunde wurden von WESTPHAL (unveröffentlicht) bestätigt. Dagegen versagte das Mittel, allein angewandt, bei klinischer Amöbenruhr, hatte bei dieser jedoch in Verbindung mit Emetin (in 2 Fällen) einen prompten Heilerfolg. Später berichteten BERBERIAN, DENNIS und PIPKIN (1950) über eine gute Wirksamkeit des Präparats bei Amoebiasis. Sie fanden es im Vergleich mit Chiniofon diesem weit überlegen und erzielten in 92,6% der Fälle, darunter auch ausgesprochene Ruhrerkrankungen, Beseitigung der Amöbeninfektion. Die Behandlung erfolgt bei Erwachsenen 7 Tage lang mit täglich 3×2 Tabletten von 0,25 g und kann unbedenklich mehrfach wiederholt werden. Viasept zeichnet sich durch gute Verträglichkeit aus. Es hat im Gegensatz zu Yatren keine abführende Wirkung. Intoxikationserscheinungen kamen niemals zur Beobachtung, doch dürfte bei Überempfindlichkeit gegen Arsen Vorsicht geboten sein.

Sulfonamide und Antibiotica. In den letzten Jahren ist mehrfach versucht worden, auch die Amöbenruhr mit Sulfonamiden, insbesondere mit Sulfaguanidin zu behandeln. Manche Forscher sind geneigt, eine gewisse Einwirkung des Sulfaguanidins auf die vegetativen Amöbenstadien anzunehmen (HALAWANI, NOR-EL-DIN und AWNI 1947, PARKINSON 1947). PARKINSON gibt im Laufe der ersten 3 Behandlungstage bis zu 14 oder 20 g Sulfaguanidin. ARMSTRONG, MAROT und ELSDON-DEW (1950) hatten bei alleiniger Anwendung von Sulfasuxidin in hohen Dosen (täglich 30 Tabletten 3 Wochen lang) in einem so hohen Prozentsatz einen Heilerfolg, daß dieser nach ihrem Urteil dem einer Emetinkur gleichwertig war. Es ist jedoch wahrscheinlich, daß die Wirksamkeit der Sulfonamide sich lediglich oder doch ganz überwiegend auf die wohl in den meisten Fällen die klinisch manifeste Amöbenruhr auslösende oder auch noch an dem Krankheitsverlauf beteiligte bakterielle Mischinfektion erstreckt. So kommt den Sulfonamiden Bedeutung lediglich im Rahmen der kombinierten Behandlung zu; sie begünstigen indirekt die Abheilung der Amöbencolitis, indem sie die zusätzliche bakterielle Infektion ausschalten.

Entsprechendes gilt auch für die Antibiotica. Weder reines Penicillin noch Streptomycin haben eine amöbicide Wirkung (SPINGARN und EDELMAN 1947). ARMSTRONG, MAROT und ELSDON-DEW sahen bei Penicillinbehandlung, 300000 E 3 Wochen lang verabfolgt, ähnlich gute Erfolge wie mit Sulfasuxidin. Die günstige Beeinflussung akuter Ausbrüche der Amöbenruhr resultiert aus der Einwirkung auf die bakterielle Mischinfektion (WRIGHT und COOMBES 1948). Bei reiner Amöbenhepatitis gibt die Penicillinbehandlung fast immer eindeutige Versager (in 77% der Fälle; BLANC und SIGUIER 1947, 1950); bakteriell superinfizierte Leberabscesse dagegen können durch zusätzliche Penicillinbehandlung günstig beeinflußt werden.

Gleiche Ergebnisse bei der Amöbenruhr wie mit dem Penicillin wurden mit Aureomycin erzielt (ARMSTRONG, WILMOT und ELSDON-DEW 1950, HUGHES 1950, MOST, MILLER und GROSSMAN 1950, MCVAY, LAIRD und SPRINT 1950). Dabei ist auch beim Aureomycin der schädigende Einfluß auf die Amöben gering, wie sich aus der Erfahrung ergibt, daß seine Hinzufügung zu Amöbenkulturen in Konzentrationen von 1:300000 bis 1:100000 durch die Einwirkung auf die Begleitbakterien wachstumsfördernd ist und erst bei einer Konzentration unter 1:100000 die Amöbenentwicklung beeinträchtigt wird (FULLER und FAUST 1949). Empfohlen wird eine Dosierung von 0,5 g 4mal täglich 7 Tage lang, die ohne ernstliche Nebenwirkungen vertragen wurde. Stärker wirksam auf *E. histolytica* in der Kultur ist Bacitracin. Bei Behandlung mit diesem Antibioticum sahen MOST, MILLER und GROSSMAN (1950) in Fällen von Amöbenruhr in wenigen Tagen Aufhören der Durchfälle, Heilung der Geschwüre, sowie das Verschwinden der Amöben, die aber häufig später als symptomlose Infektion wieder auftraten. Die empfohlene Dosierung ist 10 Tage lang 80000 E täglich.

Bei alleiniger Anwendung der Bactericide ist stets damit zu rechnen, daß die Amöbeninfektion nicht beseitigt wird und zu Krankheitsrückfällen führen kann. Auch müssen sie in allen solchen Fällen versagen, wo keine bakteriellen Begleitinfektionen mitspielen.

Die Durchführung der Behandlung mit den spezifischen Mitteln.

Es liegt nahe, die in ihrer Angriffs- und Wirkungsweise so verschiedenartigen amöbiciden Mittel miteinander zu kombinieren, um sowohl die Darmlumeninfektion als auch die Gewebsinfektion in wirksamer Weise beeinflussen zu können. Da die einzelnen Ruhrformen (s. S. 630) nicht nur klinisch, sondern auch therapeutisch unterschiedlich bewertet werden müssen, ergeben sich viele Gesichtspunkte für die Therapie der Amoebiasis, und zahlreiche verschiedene Behandlungsverfahren sind ausgearbeitet worden. Nach Möglichkeit sollte vor Beginn der Behandlung klargestellt werden, ob eine reine Lumeninfektion mit Minutaformen oder eine Amöbencolitis vorliegt, ob damit zu rechnen ist, daß eine bakterielle Mischinfektion das Krankheitsbild mitbestimmt und ob Amöbenmetastasen der Leber oder anderer Organe anzunehmen sind.

Die Behandlung der stummen Darmlumeninfektion. Der Amöbenträger mit reiner Darmlumeninfektion (sog. Ruhrform VI) ist nicht als klinisch krank anzusehen. Dementsprechend ist er auch an sich nicht behandlungsbedürftig, und es besteht grundsätzlich keineswegs die Notwendigkeit, jeden klinisch gesunden Heimkehrer aus warmen Ländern, bei dem Histolyticacysten in den Stühlen gefunden werden, einer spezifischen Behandlung zu unterziehen. Wenn trotzdem angeraten wird, die nachgewiesene latente Minutainfektion zu beseitigen, so geschieht dies, weil bei geeigneten auslösenden Ursachen aus der latenten Infektion jederzeit eine klinisch manifeste Erkrankung entstehen kann und der Amöbenträger somit gefährdet ist. Die gelegentlich auch in Europa beobachtete, durch einen Heimkehrer bei Familienmitgliedern ausgelöste Amöbenruhr setzt jedoch stets eine vorausgegangene oder noch bestehende Erkrankung des ersteren voraus.

Die reine Darmlumeninfektion ist niemals eine Indikation zur Emetinbehandlung. Fast immer genügt die einfache perorale Yatrentherapie (Anwendung S. 655). Statt des Yatrens kann auch Viasept (S. 658) verwendet werden.

Weitere Maßnahmen sind nicht erforderlich, und auch die Behandlung mit den Verweilklistieren erübrigt sich, sofern es sich wirklich um reine Lumeninfektionen handelt. Treten nach einigen Monaten erneut Amöben in den Stühlen auf, so wird die Kur in gleicher Weise wiederholt. Hartnäckige Rezidive müssen allerdings den Verdacht auf das Vorliegen colitischer Schleimhautveränderungen erwecken, selbst wenn diese klinisch nicht in Erscheinung treten; in solchen Fällen muß wie bei der klinisch manifesten, chronisch-rezidivierenden Amöbencolitis zusätzlich mit Yatrenklysmen behandelt werden. Auch die von Holler und Zajitschek (1946) empfohlene Eppingersche Behandlung mit Traubenzuckertropfeinläufen (1 Liter 5—8%iger Lösung innerhalb von 2—3 Std) ist eine entzündungswidrige Therapie und ist daher nicht bei reiner Darmlumeninfektion, sondern bei chronisch-rezidivierender Amoebiasis angezeigt.

Behandlung der klinisch manifesten Amöbenruhr. *Akute* Schübe „reiner Amöbenruhr" (Ruhrform IV) werden meist mit kombinierter Emetin-Yatrentherapie behandelt. Nur bei leichten Attacken gibt die perorale und rectale Yatrentherapie allein genügende Heilungsaussichten. Sind aber colitische Erscheinungen vorhanden, die auf das Bestehen gröberer ulceröser Schleimhautläsionen hinweisen, so wird in den ersten Tagen Emetin gegeben. Erwachsene Kranke bekommen vom 1. bis 4., ferner am 6. und 8. Tag, vielleicht auch durchgehend 7 Tage lang, 2mal täglich 0,03 bis 0,05 g Emetin hydrochloricum intravenös oder intramuskulär (s. S. 652). Treten unerwünschte Nebenerscheinungen auf, so muß die Behandlung unterbrochen oder die Dosis reduziert werden. Gleichzeitig wird vom ersten Tag an Yatren gegeben, und zwar 3mal täglich 2—3 Pillen zu 0,25 g für die Dauer von mindestens 14 Tagen. Nachbehandlung mit kleineren Yatrengaben und nochmals mehreren Emetininjektionen ist zur Festigung des Erfolges anzuraten. Nach Abklingen der akuten Erscheinungen wird mit der Einlaufbehandlung (1%ige Yatrenverweilklysmen in steigender Menge; s. S. 655) begonnen.

Im englisch-amerikanischen Auslande sind zahlreiche, im einzelnen etwas abgewandelte Behandlungsschemata eingeführt; einheitlich ist immer im Beginn eine möglichst wirksame Emetinbehandlung und in der Folge die medikamentöse Beeinflussung der Darmlumeninfektion mit Yatren, Diodoquine, Emetin-Bismuth-Jodide oder Carbarsone.

So gibt z. B. Coxon (1948) in einer Versuchsreihe 6 Tage lang je 0,065 g Emetin parenteral, vom 7.—12. Tag täglich 0,2 g E.B.I., vom 5.—14. Tag Yatren (Quinoxyl) rectal, vom 13. bis 25. Tag Carbarsone und zusätzlich vom 20.—25. Tag nochmals E.B.I. In einer anderen Versuchsreihe wird neben Emetin und E.B.I. für die Dauer eines Monats Yatren peroral gegeben.

Rail (1947) verwendet 8 Tage lang täglich 0,065 g Emetin, wiederholt nach 4tägiger Pause die Injektionen abermals 4 Tage lang und gibt vom 9. Tag an für die Dauer von 10 Tagen täglich 0,25 g Carbarsone; in einer weiteren Serie wird diese Behandlung mit $2^1/_2$%igen Yatreneinläufen kombiniert.

Eine eindeutige Überlegenheit einer dieser Behandlungsarten ist bisher schwer zu ersehen. Während Manson-Bahr bei kombinierter Emetin-E.B.I.- und Yatreneinlaufbehandlung nur mit 3,7% Rezidiven rechnet, wird von anderen Autoren, insbesondere in Indien, mit Rückfallzahlen von 36% oder gar 45% gerechnet (Beobachtung über 6 Monate; Wright und Coombes 1948).

Muß bei akuten Ruhrformen das Vorliegen einer für das Krankheitsbild mitbestimmenden bakteriellen Mischinfektion angenommen werden, so kann, auch ohne bakteriologisch gesicherte Diagnose, die Behandlung mit Sulfonamiden oder Antibioticis unterstützt werden (vgl. S. 658). Bei der Häufigkeit bakterieller Begleitinfektionen im Verlaufe der akuten Amöbenruhr erscheint fast immer ein Behandlungsversuch mit bactericid wirkenden Mitteln berechtigt. Bleibt dennoch der Heilerfolg aus, so ist das Mittel zu wechseln. Armstrong, Marot und Elsdon-Dew (1950) sahen in einigen Fällen, in denen Penicillin versagte, eine anschließende Behandlung mit Sulfasuxidin erfolgreich.

Parkinson (1947) gab vom 1.—10. Behandlungstag täglich 0,065 g Emetin, dazu bereits in den ersten 3 Tagen das Sulfonamid, entweder Sulfapyridin oder Sulfathiazol in einer Menge von 14—20 g innerhalb der 3 Tage, und vom 4.—13. Tag das amöbicid wirkende Carbarsone; nach einer mehrtägigen Pause (14.—20. Tag) wurde vom 21.—30. Behandlungstag 1mal täglich 1—3 grain (also 0,065—0,2 g) E.B.I. gegeben. Alle nach 2—4 Monaten nachbeobachteten Kranken waren amöbenfrei und boten auch rectoskopisch keine Anzeichen eines Rezidivs, so daß anscheinend diese Kombinationstherapie ungleich bessere Resultate gibt als die älteren Verfahren. Auch Rail (1947) zeigte auf Grund rectoskopischer Kontrollen die Überlegenheit der mit Sulfonamiden kombinierten Behandlungen, während die Untersuchungen von Wright und Coombes (1948) in den mit Sulfonamiden, aber ohne Yatrenverweilklysmen behandelten Krankengruppen höhere Rezidivrate zeigen, als in den mit Yatreneinläufen behandelten.

Wesentlich besser wurden die Ergebnisse, wenn zu der kombinierten Sulfonamid-Emetintherapie noch Penicillin gegeben wurde. Wright und Coombes (1948) gaben an den ersten 5 Tagen 2 Mill. E Penicillin, dazu täglich 0,065 g Emetin parenteral und zusätzlich bis zu 65 g Sulfathiazol, dann vom 6.—17. Tag E.B.I. und zugleich Verweilklistiere mit $2^1/_2$%iger Yatrenlösung und schließlich noch vom 13.—22. Tag 2mal täglich 0,25 g Carbarsone. Mit dieser Behandlung wurde in frischen Fällen eine Rezidivrate von 1,9% gesehen; bei alten chronischen Erkrankungen traten jedoch immer noch in 38% der Fälle Rezidive auf, die eine erneute Behandlung nötig machten. Auch Armstrong (1947, 1949), der mit 80—90% „wahrscheinlicher" Heilungen rechnet, sowie Benhamou, Albou und Leonardon (1947) heben die Überlegenheit der mit Penicillin und Sulfonamiden kombinierten Therapie hervor. Entscheidend ist aber in jedem Fall, daß die Behandlung nicht nur bis zur Beseitigung klinischer Symptome, sondern — bei wiederholter Untersuchung — bis zum wirklichen Verschwinden der Amöben aus den Stühlen fortgesetzt wird (Faust 1941).

Die Behandlung der chronisch-rezidivierenden Amöbencolitis wird im Wesentlichen nach den gleichen Richtlinien durchgeführt wie die der akuten Infektionen. Auch bei den leicht verlaufenden Fällen, die man oftmals versucht ist, in die symptomlosen Lumeninfektionen einzureihen, ist mit dem Vorhandensein geringfügiger Darmläsionen mit Gewebsinfektion zu rechnen. Dementsprechend sollte in derartigen Fällen die perorale Yatrentherapie immer durch Yatren- oder Enterovioformeinläufe (s. S. 655) unterstützt werden. Für leichte Fälle genügt, wie auch bei den akuten Attacken, diese kombinierte perorale und rectale Yatrenbehandlung zur Heilung (Mühlens), wenn auch Rezidive in einem Teil der Fälle vorkommen. Bei eindeutigem Nachweis colitischer Veränderungen aber sollte die Emetinbehandlung wie bei akuter Amöbenruhr durchgeführt werden.

Ferner muß bei jeder länger bestehenden Colitis mit bakteriellen Mischinfektionen gerechnet werden, so daß auch bei chronischen Erkrankungen zusätzlich Sulfonamide und Antibiotica gegeben werden sollten. Auch zunächst auf Emetin ungenügend ansprechende alte, verschleppte Amöbencolitiden mit groben Schleimhautveränderungen können oftmals nach einleitender Behandlung mit Sulfonamiden und Antibioticis durch eine anschließend durchgeführte kombinierte Emetin-Yatrenkur zur Heilung gebracht werden (E.B.I. und Yatreneinläufe; Hargreaves 1946; vgl. auch Blanc und Siguier 1946).

Zur Rückbildung chronischer Schleimhautveränderungen können zusätzlich alle auch bei den unspezifischen Colitiden verwendeten Behandlungsverfahren, wie Rivanolspülungen, Kamilleneinläufe mit Adrenalinzusatz, wiederholte kleine Transfusionen u. a. mit gutem Erfolg angewandt werden; der Schwerpunkt der Behandlung liegt aber in jedem Fall auf der kombinierten Anwendung bakteriostatisch wirksamer und amöbicider Mittel.

Die bei den chronischen Amöbeninfektionen oftmals auftretenden Darmstörungen lassen sich mit entsprechender Diät (Vorsicht vor zu grober mechanischer Belastung!), spasmolytisch und leicht abführend wirkenden Mitteln wie Belladonna, Normacol, Agarol u. a. lindern; zu beheben sind sie aber erst durch Beseitigung der Grundkrankheit.

Nur selten gibt die chronische Amöbencolitis eine Indikation zur *chirurgischen* Behandlung. Jedenfalls sei man mit operativen Eingriffen so zurückhaltend wie irgend möglich. Immer sollte, sofern nicht akut bedrohliche Komplikationen vorliegen, welche sofortige Operation erfordern, der Versuch einer gründlichen kombinierteu Kur gemacht werden, ehe man sich zum Eingriff entschließt. Selbst schwere Veränderungen der Darmwand können sich unter sachgemäßer Behandlung mit Emetin und Yatren im Laufe der Zeit weitgehend zurückbilden, so daß die operative Behandlung in erster Linie bei den im Laufe der Amoebiasis auftretenden Komplikationen in Frage kommt. Die komplikationslose, auch die chronische und schwere Amöbencolitis ist praktisch niemals eine Indikation zur Operation (WESKOTT 1938, HAWE 1945, MANSON-BAHR 1948 u. a.).

Über eine Reihe operativ durch Appendostomie, Ileostomie oder Coecostomie günstig beeinflußter Krankheitsfälle berichtet neuerdings DUNLOP (1946). Gründliche Spülbehandlung bis zu dem nach Abheilung erfolgenden Verschluß der Fistel ist notwendig. Ebenso sollte in derartigen Fällen Emetin gegeben werden, um die Darmwandinfektion zur Ausheilung zu bringen und zugleich die Bildung von Amöbengeschwüren an den Fistelrändern zu verhüten (DUNLOP 1946).

Die Allgemeinbehandlung der Amöbenruhr.

Neben der Verwendung der modernen spezifischen Mittel spielt bei allen Amöbeninfektionen die Allgemeinbehandlung eine große Rolle. Grundsätzlich sollen alle Kranken mit akuter oder chronisch-rezidivierender Amöbenruhr *Bettruhe* halten, die nicht nur über die ersten Tage, sondern bis zum vollständigen Abklingen der Krankheitserscheinungen ausgedehnt werden soll. Nur Patienten mit latenter Darmlumeninfektion dürfen während der peroralen Yatrenbehandlung außer Bett sein und ihrer gewohnten Beschäftigung nachgehen.

Vielfach wird, wie bei der bacillären Ruhr, die Behandlung durch die Verabreichung eines drastisch wirkenden *Abführmittels* eingeleitet (MÜHLENS u. a.). Die Richtigkeit dieser Maßnahme ist jedoch umstritten (McCAY; s. bei STRONG), und manche Autoren halten es für richtiger, den erkrankten Darm möglichst ruhigzustellen und zu schonen, nicht aber durch Abführmittel zu reizen. Bei klinisch stummer Lumeninfektion wird oft aus diagnostischen Gründen mit Karlsbader Salz provoziert, und bei leichten akuten und chronisch-rezidivierenden Erkrankungen möchten wir die Reinigung des Darmes durch Abführmittel gleichfalls für zweckmäßig halten, sofern der Kranke in ausreichendem Allgemeinzustand ist. Ol. ricini ist wesentlich schonender als die salinischen Abführmittel, die allerdings gerade durch den intensiven Schleimhautreiz ein stärkeres Abschwemmen der Amöben aus der Colonschleimhaut bewirken. Bei stark kachektischen und geschwächten Kranken mit chronischer Colitis möchten wir aber auf jedes Abführen im Beginn der Erkrankung verzichten.

Besonders sorgfältig sollte die *Ernährung* des Kranken überwacht werden. Auch im latenten Krankheitsstadium ist eine leichte, den Darm mechanisch nicht zu stark belastende Schonkost unter Einschränkung der groben cellulosehaltigen Nahrungsmittel geboten. Bei akuten Schüben klinisch manifester Amöbenruhr bedeuten 1 oder 2 Fastentage, an denen nur ungesüßter Tee in ausreichender Menge gegeben wird, eine erwünschte Schonung des erkrankten Darmes. Unbedingt sind die Fastentage dann durchzuführen, wenn eine bakterielle Mischinfektion im Vordergrund des Krankheitsbildes steht; in solchen Fällen muß die Ernährung mit genau der gleichen Sorgfalt geregelt werden wie bei der reinen akuten Bacillenruhr, und Zulagen dürfen im weiteren Verlauf nur unter genauer Bewertung der klinischen Symptome bewilligt werden. Genau wie bei der reinen bacillären Ruhr kann jede voreilige Belastung zu empfindlichen Rückschlägen führen. Bei der sog. reinen Amöbenruhr dagegen kann fast immer in verhältnismäßig kurzer Zeit eine calorisch ausreichende Schonkost aufgebaut werden. Dabei werden oftmals die leicht verdaulichen Eiweißträger (Sauermilch, Quark, gekochter Fisch, fein gewiegtes Fleisch, Eierspeisen, Fleischbrühe) bevorzugt, indes Gemüse und Rohobst gemieden werden. Rohe Obstsäfte können zur Mineralstoff- und Vitaminanreicherung der Kost gegeben werden.

GHOSH (1939) weist darauf hin, daß unter eiweißreicher Kost, die zur Bildung alkalischer Stühle führe, die Amöbeninfektionen wesentlich besser ausheilen als bei Verabreichung einer kohlenhydratreichen Nahrung, die die Entstehung saurer Gärungsstühle bewirke; er führt demgemäß viele Therapieversager in Indien auf die weit verbreitete Ernährung mit Reis und anderen Kohlenhydraten zurück. Dagegen wurde von MEYER (1937) gezeigt, daß gerade saure Nährböden das Wachstum der Amöben hemmen und daß manche aliphatischen Säuren biologischer Herkunft ausgesprochen hemmende Wirkung auf Amöben ausüben. Rein empirisch will uns scheinen, daß der Amöbenkranke meist auf eine eiweißbetonte Kost recht gut anspricht; die bei manchen asiatischen Völkern übliche Ernährung der Ruhrkranken mit Sauermilch mag auf Grund entsprechender Erfahrung entwickelt worden sein.

Bei Kranken mit chronischer Colitis muß ebenfalls eine ausgesprochen schlackenarme, leichte, aber calorisch ausreichende Schonkost gegeben werden, wiederum unter Bevorzugung leicht verdaulicher Eiweißträger und Meidung aller blähenden Nahrungsmittel. Gerade chronisch Kranke soll man nicht zu lange hungern lassen!

Zugaben von Acidol-Pepsin, Festal und Combizym sowie künstliche Vitaminanreicherung der Kost sind anzustreben.

Bei stark ausgetrockneten Kranken ist durch reichliche Gaben von ungesüßtem Tee, nötigenfalls auch durch Infusionen (0,9% Kochsalz, 4—5% Traubenzucker) für genügenden *Flüssigkeitsersatz* zu sorgen. Die Richtlinien sind die gleichen wie für die Behandlung bacillärer Ruhrerkrankungen. Bei erwiesener Hypochlorämie sind Injektionen von hypertonischen Kochsalzlösungen ratsam. *Wärmeanwendungen* auf den Leib, Heizkissen oder feucht-warme Umschläge, eventuell auch heiße Einläufe, in chronischen Fällen auch Kurzwellenbehandlungen können Gutes leisten und lindern meist die Beschwerden rasch (BUSSE-GRAWITZ 1937).

Spasmolytisch wirkende Belladonnapräparate dürfen freigebig verordnet werden. Mit Opiaten dagegen sei man, wie auch bei der bacillären Dysenterie, sparsam; bei Verdacht auf Perforation oder peritonitischen Reizungen sollten bis zur Klärung des Zustandes keine Opiate gegeben werden.

Für die etwa notwendige Stützung des Kreislaufes gelten die auch in der Behandlung anderer Infektionskrankheiten gültigen Vorschriften. Die meist nur geringe Anämie der Kranken kann nach Abklingen der akuten Erscheinungen oder in der Rekonvaleszenz durch Eisenmedikation meist rasch gebessert werden. Auf die Bedeutung der stuhlregulierenden Mittel bei hartnäckigen Obstipationen chronisch Amöbenkranker wurde bereits verwiesen.

Die Behandlung der Komplikationen.

Die Richtlinien für die Behandlung der Amöbenmetastasen ergeben sich im wesentlichen aus der bereits besprochenen Wirkungsweise der einzelnen Arzneimittel; ergänzend werden noch einige Hinweise für die Durchführung gegeben.

Die *Amöbenhepatitis* wird mit ausreichenden Emetindosen behandelt. Die Verabreichung ist die gleiche wie bei der ulcerösen Darminfektion. Nach MÜHLENS wird im Laufe von 2—3 Wochen etwa 1,0 g Emetin hydrochloricum gegeben, die Hauptmenge davon in den ersten Tagen; ZUCKERBROD (1948) injiziert 8—10 Tage lang je 0,065 g. Fast immer, selbst bei Kranken mit wochenlang bestehendem Fieber, fallen schon nach wenigen Tagen die Temperaturen ab, die Schmerzen in der Lebergegend gehen zurück, und die Kranken erholen sich rasch (MÜHLENS; CLERC und BERGERET 1947; DAVIS 1947; O. FISCHER 1950 u. a.).

Seit Einführung der Resochintherapie wird an Stelle des Emetins, eventuell auch zusätzlich, Resochin in der auf S. 657 angegebenen Weise gegeben, und zwar vom 1.—4. Tag 3—4mal täglich, vom 5.—12. Tag 2mal und vom 13. bis 21. Tag 1mal täglich 1 Tablette zu 0,25 g. Dosierungen für Kinder s. S. 657. Gleichzeitig wird die fast immer vorhandene, wenn auch keineswegs immer nachgewiesene Darmamoebiasis mit Yatren peroral (3mal täglich 2—3 Pillen zu 0,25 g, s. S. 655) behandelt.

Bettruhe ist unbedingt erforderlich; *Schonkost* und *Wärmung* der Leber ergänzen die Behandlung. *Opiate* sind möglichst einzuschränken; sie sind auch bei der raschen Wirksamkeit der Emetin- oder Resochinbehandlung fast immer schon nach wenigen Tagen ganz zu entbehren.

Kleinere *Abscesse* der Leber sind gleichfalls mit kombinierter Emetin-Yatrenkur, neuerdings aber vor allem mit Resochin zu behandeln. Selbst längere Zeit bestehende, in Einzelfällen nach außen perforierte und fistelnde Abscesse sind unter dieser Behandlung ohne Operation zur Ausheilung gebracht worden (Conan 1948, Murgatroyd und Kent 1948, Emmett 1949; s. auch S. 653). Nur größere Leberabscesse werden chirurgisch behandelt. Ist der Zustand nicht akut bedrohlich, so sollte zunächst auch bei größeren Lebernekrosen der Versuch einer Emetin- oder Resochinbehandlung gemacht werden. Tritt keine Heilung ein, so ist die operative Entleerung des Abscesses angezeigt. Breite Eröffnung und offene Drainage gelten im allgemeinen als unzweckmäßig (Keen 1947 u. a.). Punktion des Abscesses, Aspiration des Eiters mit nachfolgender, nötigenfalls mehrfach wiederholter Spülung der Absceßhöhle mit Emetin (1:5000) werden in der Regel bevorzugt.

Banker (1947) sah nach offener Behandlung der Abscesse 9 Todesfälle bei 32 operierten Kranken; nach Punktion, Aspiration und zusätzlicher Emetinbehandlung dagegen eine Letalität von 13,3%. Pfanner (1943) rät bei größeren Abscessen frühzeitige Eröffnung an mit operativer Freilegung der Leber, die bei hochsitzenden Abscessen transpleural, bei tiefliegenden vom Abdomen her vorgenommen wird. Der Absceß soll jedoch nicht breit, sondern durch Stichincision eröffnet und entleert werden. Zur nachfolgenden Spülung mit Emetinlösung wird drainiert (Bülau-Drainage). Infektion der Pleura und des Peritoneums ist jedoch sorgfältig zu vermeiden. Nur mischinfizierte Abscesse werden breit eröffnet.

Bei jedem operativ behandelten Leberabsceß wird zusätzlich Emetin, neuerdings Resochin, bei mischinfizierten Abscessen Penicillin verabreicht (Kark 1945, Keen 1947, Manson-Bahr 1948). Wiederholte Bluttransfusionen sind nach Keen vorteilhaft. Die allgemein therapeutischen Maßnahmen sind die gleichen wie bei der Hepatitis im präsuppurativen Stadium.

Lungenamoebiasis und *Amöbenempyeme* werden gleichfalls in der angegebenen Weise mit Emetin behandelt. Bei mischinfizierten Empyemen werden zusätzlich Penicillin und Sulfonamide gegeben; meist ist operative Eröffnung erforderlich, indes reine Amöbenempyeme durch Punktion und Emetinspülungen bei gleichzeitiger peroraler Resochin- und parenteraler Emetindarreichung behandelt werden können. Neuerdings sind auch durch Resochin allein Heilungen des Amöbenempyems erzielt worden (Conan, Head und Brewer 1950).

Hirnabscesse werden gleichfalls wie andere Amöbenmetastasen mit Emetin in der üblichen Weise behandelt. Sofern keine Zeichen einer größeren Abscedierung oder Meningitis bestehen, kann auch ohne Operation auf Emetin allein Heilung eintreten; so sahen Collard und Kendall (1947) auf täglich 0,065 g Emetin bereits 48 Std nach Beginn der Behandlung deutliche klinische Besserung und nach 1 Woche normalen Liquor. Mischinfizierte Abscesse müssen zusätzlich mit Penicillin und Sulfonamiden behandelt werden (Turner 1948), sind aber prognostisch sehr viel schlechter. Gelingt die Lokalisation des Herdes, so wird man in der Regel die Eröffnung des Abscesses vornehmen (Strong u. a.). Über die Einwirkung des Resochins auf Amöbenmeastasen des Gehirns liegen noch keine Beobachtungen vor.

Amöbenulcera der Haut und Schleimhäute reagieren gut auf Emetin; neuerdings ist von Emmett (1949) die Wirksamkeit des Resochins auch auf die Hautamoebiasis gezeigt worden.

Die *Amöbenappendicitis* spricht auf Emetin gut an; bei den Schwierigkeiten der klinischen Differentialdiagnose wird manche Amöbenappendicitis zur Operation kommen. Immer sollte, wenn in einer exstirpierten Appendix Amöbenulcera gefunden werden, mit Emetin gründlich nachbehandelt werden.

Darmperforationen müssen möglichst, ehe eine ausgedehnte Peritonitis entstanden ist, der chirurgischen Behandlung zugeführt werden. Ebenso gehören die seltenen, nach Perforationen eines Leberabscesses entstandenen paranephritischen Abscesse und Peritonitiden möglichst zeitig in chirurgische Behandlung.

Prophylaxe und Bekämpfung.

In Hinblick auf den hohen Prozentsatz der Bevölkerung, der in aller Welt einen Befall von *Entamoeba histolytica* aufweist, sind Maßnahmen zur Ausrottung der Infektionen in irgendeinem Gebiet durch Feststellung aller Parasitenträger und deren Behandlung praktisch undurchführbar. In Ländern der gemäßigten Zone können solche Infektionen auch als bedeutungslos betrachtet werden. Die Erfahrung lehrt jedoch, daß bei Histolyticaträgern, wenn sie in warme Länder reisen, nicht selten in Verbindung mit dem Klimawechsel eine zusätzliche Noxe auftritt, die aus der bishin harmlosen Darmlumeninfektion eine Amöbencolitis entstehen läßt. Es sollte daher zu den Schutzmaßnahmen, die vor der Ausreise in die Tropen ergriffen werden (wie Schutzimpfungen gegen verschiedene Infektionskrankheiten), stets auch die Stuhluntersuchung auf das Vorhandensein von *Entamoeba histolytica* gehören und bei positivem Befund diese durch eine wirksame Behandlung (S. 660) beseitigt werden (Reichenow 1937).

Der Histolyticabefall kommt nur durch das Verschlucken der reifen Cysten zustande, die aus menschlichem Kot stammen. Der Kot infizierter Tiere (Affen, Hunde, Ratten, vgl. S. 622) wird daneben nur unter Ausnahmeverhältnissen eine Rolle spielen. Die Voraussetzung für die Infektion ist also die Verunreinigung von Speisen und Getränken durch Kotbestandteile, entweder unmittelbar oder durch Vermittlung von Fliegen oder Schaben (S. 624). Dabei ist in Betracht zu ziehen, daß auf diesem Wege nicht nur die Amöbe übertragen werden kann, die für sich allein auch in den warmen Ländern mit endemischer Amöbenruhr meist nur eine symptomlose Darmlumeninfektion bewirken wird, sondern zugleich auch eine die Erkrankung auslösende bakterielle Infektion, oder auch die letztere allein, die dann bei bereits bestehendem Histolyticabefall zur Amöbencolitis führt.

Hieraus ergeben sich die Bekämpfungsmaßnahmen. Die Infektionsquelle wird durch saubere fliegengeschützte Abortanlagen ausgeschaltet. Doch ist es unter ländlichen Verhältnissen praktisch nicht zu verhindern, daß Stuhlentleerungen auch im Freien erfolgen. Wo in den Tropen einwandfrei reines Quellwasser nicht zur Verfügung steht, ist Wasser zum Küchengebrauch, insbesondere zur Herrichtung kalter Speisen und Getränke, sowie zur Mundpflege, nur in abgekochtem Zustande zu verwenden. Durch Chlorierung keimfrei gemachtes Wasser ist hinsichtlich der Histolyticacysten nicht einwandfrei. Zwar kam Stone (1937) zu der Auffassung, daß die Cysten gegen Chlor nicht widerstandsfähiger seien als Colibacillen, doch stellten Becker, Burks und Kaleita (1946) mit Hilfe der Kulturmethode fest, daß Chlorierung des Trinkwassers in der üblichen Stärke die Cysten nicht zur Entwicklung unfähig macht (vgl. auch Newton 1950).

Auch Milch ist abzukochen und ebenso wie alle Nahrungsmittel fliegensicher aufzubewahren. Wegen der besonderen Rolle, die den Fliegen bei der Keimübertragung zukommt, ist deren Vernichtung in Haushalten und Wirtschaftsräumen, eine allgemeinhygienische Maßnahme, auch hier von Bedeutung.

Histolyticaträger, die mit der Handhabung von Nahrungsmitteln befaßt sind, können nur bei gröbster Unreinlichkeit die Übertragung ihrer eigenen Infektion herbeiführen. Nur Histolyticacysten, die zusammen mit Kotteilchen unter den Fingernägeln befindlich dort gegen schnelles Austrocknen geschützt sind, können bis zu 45 min entwicklungsfähig bleiben (Andrews 1934).

Rohgemüse und Salat, deren Herkunft nicht genau zu kontrollieren ist, bedürfen einer gründlichen Reinigung vor dem Genuß. Bayer und Deschamps (1949) stellten fest, daß 5%ige Essigsäure bei einer Einwirkungsdauer von 10 bis 15 min die Histolyticacysten abtötet, ohne dabei den Zustand von Blattgemüsen wesentlich zu beeinträchtigen. Weinessig und Citronensäure sind weniger wirksam.

Vermeidung von Erkältungsreizungen des Magen-Darmkanals, die bei starker nächtlicher Abkühlung sowie durch den Genuß geeister Getränke herbeigeführt werden, gehört bei Histolyticaträgern in den Tropen ebenfalls zu den prophylaktischen Maßnahmen, da auch solche Reize bei ihnen die krankheitsauslösende Noxe darstellen können.

Eine chemische Prophylaxe gegen die Histolyticainfektion ist verschiedentlich, z. B. von Craig (1940). empfohlen worden, jedoch praktisch noch kaum in Anwendung gekommen. Die Schwierigkeiten liegen darin, daß die Prophylaxe, um erfolgreich zu sein, fortgesetzt mit der therapeutisch wirksamen Dosierung durchgeführt werden müßte. Bei Versuchen mit schwacher Dosierung (2mal wöchentlich je 2 Yatrenpillen oder jeden 2. Tag 2 Rivanoletten), die bei Wehrmachtsangehörigen in Nordafrika durchgeführt wurden, sah Westphal (1948) keinen infektionsverhindernden Erfolg, dabei aber bereits das Auftreten lästiger Verdauungsstörungen. Vielleicht ist das Viasept (S. 658) als Prophylakticum geeignet, doch wäre die nötige Minimaldosis hier noch zu ermitteln.

Lambliase.

Von

Eduard Reichenow.

Mit 1 Abbildung.

Durch das Flagellat Lamblia intestinalis hervorgerufene Duodenalinfektion von unsicherer pathogenetischer Bedeutung.

Von den menschlichen Darmflagellaten sind die den Dickdarm bewohnenden Arten (Trichomonaden, *Chilomastix*, *Retortamonas*, *Enteromonas*) sämtlich apathogen (vgl. S. 429—431). Beziehungen zu Krankheitserscheinungen werden nur den im Duodenum schmarotzenden Lamblien zugesprochen.

Lamblia intestinalis (syn. *Giardia enterica*, *Giardia lamblia*) wurde bereits von Leeuwenhoek 1681 in seinem eigenen Stuhl beobachtet und von Lambl 1859 neu entdeckt. Das Flagellat ist auch im lebenden beweglichen Zustande an seiner charakteristischen Gestalt leicht kenntlich. Es ist in seinem Vorderteil seitlich stark verbreitert und nach hinten zugespitzt. Die Rückenseite ist gewölbt, die Bauchseite ist flach und wird im Vorderteil in ganzer Breite von einer saugnapfartigen, hinten eingekerbten Mulde eingenommen. Im gefärbten Präparat (Technik S. 432) erweist sich Lamblia als ein aus zwei symmetrischen Hälften zusammengesetztes Doppelindividuum (Abb. 1a). Der Saugnapf ist von einer Fibrille eingefaßt. Unter seinem Grunde liegen die 2 Kerne zu beiden Seiten der Längsachse. Zwischen ihren Vorderrändern befinden sich 4 Basalkörner, von denen die 4 Geißelpaare ihren Ursprung nehmen. Die Geißeln verlaufen zuerst unter der Oberfläche als Fibrillen nach verschiedenen Richtungen, um dann an verschiedenen Körperstellen zutage zu treten, nämlich 2 Paare an den Körperseiten, 1 Paar in der Körpermitte als Bauchgeißeln und 1 Paar am Hinterende als Schwanzgeißeln. Wo die beiden Bauchgeißeln hervortreten, liegen dicht beieinander 2 schräggestellte, mit Hämatoxylin stark färbbare Stäbchen, ein sog. Parabasalapparat. Eine Mundöffnung fehlt; die Nahrung besteht ausschließlich aus gelösten Stoffen, insbesondere Kohlenhydraten.

Die Vermehrung erfolgt durch Zweiteilungen, die jedoch nicht leicht zur Beobachtung kommen. Bei der Cystenbildung, die ein häufiger Vorgang ist, runden sich die Lamblien ab und scheiden eine ovoide Membran aus, deren Längsdurchmesser 8—14 μ beträgt. Zugleich erfolgt eine Teilung der beiden Kerne, so daß die ausgebildete Cyste 4 an einem Pol vereinigte Kerne aufweist (Abb. 1b). Von den Geißeln bleiben zumindest die basalen Abschnitte erhalten. Ferner enthält die Cyste 2 Gruppen sichelförmig gebogener Körper, die mit Hämatoxylin stark gefärbt werden.

Die Lamblieninfektion erstreckt sich vom Pylorus aus durch die ganze Länge des Duodenums. Zumeist sitzen die Flagellaten in den Krypten mit dem Saugnapf dem Epithel angeheftet. Nur eine kleine Minderheit schwimmt frei umher.

In geformten Stühlen treten nur die Cysten auf, die auch im frischen Präparat bei Betrachtung mit Ölimmersion an den stark lichtbrechenden sichelförmigen

Körperchen und den als feine längsverlaufende Fäden sichtbaren Geißeln gut kenntlich sind. Durch den Zusatz LUGOLscher Lösung zu der Kotprobe werden die Strukturen noch verdeutlicht. Die Menge der ausgeschiedenen Cysten schwankt stark von Tag zu Tag. v. BRAND (1932) hat bei einem gesunden Cystenausscheider im Laufe einer 10 Wochen lang durchgeführten Cystenauszählung im Gesamtstuhl eines Tages als Maximum 1151 Mill., als Minimum 4 Mill. und in 1 g Stuhl maximal 7139000, minimal 34700 errechnet. Wenn die Cysten spärlich sind, wie bei einer der letzten Ziffer entsprechenden Größenordnung (35 in 1 mm³), werden sie leichter als im frischen Stuhl im gefärbten Präparat (Technik S. 432) aufgefunden. Die ausgeschiedene Cystenmenge kann auch zeitweilig so gering sein, daß sie sich der mikroskopischen Beobachtung entzieht. Ein einmaliger negativer Befund schließt daher das Bestehen einer Infektion nicht aus.

Die vegetativen Formen finden sich im Stuhl nur bei Durchfällen, wobei dann meist auch Schleimhautfetzen auftreten, denen sie dicht gedrängt ansitzen. Gewöhnlich kommen die beweglichen Flagellaten bei der *Duodenalsondierung* zur Beobachtung. Dabei zeigt sich, daß sie nach einer Provokation des Gallenflusses durch Verabfolgung von Magnesiumsulfat im Duodenalinhalt bedeutend reichlicher auftreten als vorher. Hieraus ist der Schluß gezogen worden, daß zahlreiche Individuen mit der Galle aus der Blase herausgespült worden sind, und das hat zu der irrigen, für die Frage der pathogenetischen Rolle bedeutungsvollen Auffassung geführt, daß die Lamblien nicht nur im Duodenum, sondern auch in der Gallenblase ihren Sitz haben können. Der Befund erklärt sich jedoch in der Weise, daß die Flagellaten durch die Reizwirkung der hypertonischen Salzlösung und der konzentrierten Gallenmenge in großer Zahl zur Loslösung vom Darmepithel veranlaßt werden (HOLLANDER 1923, BOECK 1927, REICHENOW 1931). In Fällen von Cholecystitis, wo das Duodenum Lamblien aufwies und deren Anreicherung bei Provokation des Gallenflusses beobachtet war, wurden die Flagellaten in der exstirpierten Gallenblase entgegen der Erwartung fast stets vermißt. Solche negativen Befunde wurden allerdings in den seltensten Fällen veröffentlicht. MORENAS (1930) hat 8 Fälle aus der Literatur zusammengestellt und über 2 entsprechende Beobachtungen von ALLARD hat REICHENOW (1931) berichtet. Demgegenüber stehen ganz vereinzelte positive Befunde (WESTPHAL und GEORGI 1923, SMITHIES 1928) und hierbei wurden die Flagellaten nicht ihrem normalen Verhalten entsprechend an der Blasenwand sitzend, sondern nur frei im Sediment angetroffen. Es handelt sich dabei also offenbar um eine infolge pathologischer Veränderungen mit mangelndem Verschluß der VATERschen Ampulle herbeigeführte zufällige Einwanderung frei umherschwimmender Individuen in den Choledochus. Eine eigentliche Ansiedlung in der Gallenblase ist niemals festgestellt worden.

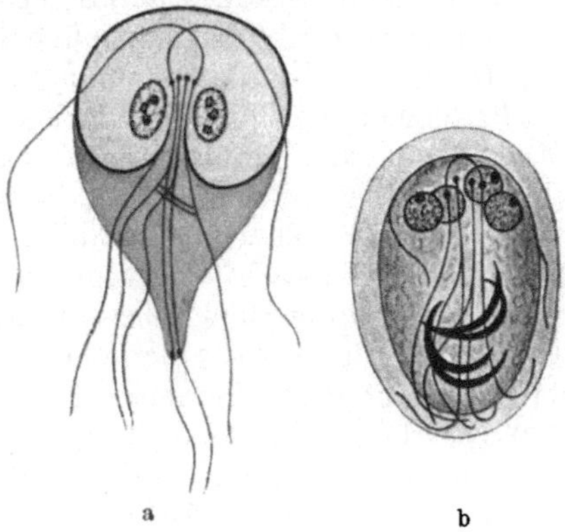

Abb. 1 a u. b. *Lamblia intestinalis*. a freies Flagellat; b Cyste. Heidenhain-Färbung. Vergr. 2400:1. (Nach REICHENOW.)

Die Lamblien sind kosmopolitische, sehr verbreitete Parasiten. Ihre Besonderheit ist die große Häufigkeit der Infektionen bei Kindern. Das dürfte mit der kohlenhydratreichen Kost der Kinder zusammenhängen, durch die diesen Flagellaten besonders günstige Ernährungsbedingungen geboten werden (REICHENOW 1931). Als Belege für die ungemein hohen Befallsziffern mögen einige Beispiele genügen. Eine Zusammenstellung von Befunden aus zahlreichen

Ländern findet sich bei Böttner (1950). Simon (1924) fand in Bonn bei Kindern eine Infektionsrate von 26%, bei Erwachsenen von 5%. Andere Untersucher stellten bei Erwachsenen in Deutschland bis zu 10 und 11% fest. Demgegenüber sind die Befunde von Böttner in Marburg (Kinder 10%, Erwachsene 3,8%) ungewöhnlich niedrig. Lörincz und Jurani (1942) fanden in Szeged Asylkinder zu 31,3%, Brown (1948) fand in London 1—3jährige Kinder zu 26,6% befallen. Boeck (1921) stellte als Ergebnis einer durchschnittlich 5maligen Stuhluntersuchung bei Schülern einer Gewerbeschule in Nordamerika sogar einen Befall von 48% fest.

Wie die meisten anderen Darmprotozoen des Menschen ist auch *Lamblia intestinalis* bei Affen aller Art sehr häufig. Die bei anderen Tierarten vorkommenden, insbesondere bei Ratten und Mäusen sehr verbreiteten Lamblien sind dagegen artverschieden. Hegner (1927) erzielte bei Ratten mit Lamblien des Menschen nur kurzfristige Infektionen ohne Cystenbildung. Andere Autoren hatten mit der Infektion von Ratten und Mäusen keine Erfolge.

Pathogenität. Über die pathogenetische Bedeutung der Lamblien sind die Meinungen sehr geteilt. Zwei etwa gleichzeitig erschienene Abhandlungen (Wezler 1927, Boeck 1927) vertraten die entgegengesetzten Standpunkte. Nach Wezler sollen die Lamblien durch massenhafte Bedeckung der Schleimhaut vor allem die Resorption der Kohlenhydrate im Duodenum stören und dazu einen chronischen Reizzustand des Dünndarms hervorrufen, der zu Durchfällen führt, die sogar einen choleraähnlichen Charakter zeigen können. Boeck dagegen hält diese Parasiten für völlig harmlos. Er entnimmt der Statistik, daß Diarrhoen bei Personen mit Lamblieninfektion nicht häufiger sind als bei Nichtinfizierten und verweist auch auf die Lambliainfektionen bei Mäusen *(L. muris)*, wo der frisch konservierte Dünndarm selbst bei massenhaftem Auftreten der Flagellaten keine Spur von Reizung zeigt. Die Ansicht von Boeck betreffs der relativen Häufigkeit der Infektionen bei Gesunden und Kranken findet auch durch neuere Mitteilungen unbeabsichtigte Bestätigungen. Wenn z. B. Bock (1946/47) unter Patienten mit Leberhypertrophie 8,4% Lamblienträger findet, Rissmann (1942) in Fällen von Magen-, Darm- und Gallenwegserkrankungen sogar nur 3,8%, so sind das durchaus Infektionsraten, die auch bei gesunden Personen zu erwarten sind.

Sicher ist, daß den Lamblien eine *primäre* Pathogenität nicht zukommt. Die Fälle, in denen die Flagellaten als Krankheitserreger betrachtet werden, bilden nur einen verschwindend kleinen Anteil der so häufigen Infektionen, und gerade bei Kindern mit dem besonders hohen Befall werden darauf möglicherweise zurückführbare Erkrankungen nur selten beschrieben (neuerdings von Walenz 1949). Auch bei fortgesetzter Kontrolle infizierter Kinder werden merkliche Entwicklungsstörungen nicht verzeichnet (Lörincz und Jurani 1942, Brown 1948). Bei Erwachsenen mit reichlichem Lamblienbefund ist dagegen hochgradige Asthenie eine nicht seltene Erscheinung. Dieser Zusammenhang läßt sich in der Weise erklären, daß eine mangelhafte Spaltung und herabgesetzte Resorption der Kohlenhydrate den Darminhalt zu einem besonders günstigen Nährmedium der Lamblien machen (Reichenow 1931). So können dyspeptische Zustände des Dünndarms nicht nur die Ansiedelung der Lamblien begünstigen, sondern auch deren *exzessive Vermehrung* verursachen. Als Folge davon können die Lamblien durch ausgedehnte Bedeckung der Schleimhaut wieder die Resorptionsstörungen steigern (wie es der Auffassung von Wezler entspricht) und weiterhin dazu beitragen, aus anderer Ursache entstandenen Darmerkrankungen einen chronischen Charakter zu verleihen. In solchem Zusammenhange kann sich also *sekundär* eine pathogenetische Wirkung der Lamblien ergeben.

Die von den verschiedenen Autoren bei positivem Lamblienbefund auf die Wirkungen der Flagellaten bezogenen Krankheitsbilder sind so vielgestaltig (s. insbesondere GRÜNEIS und PILGERSTORFER 1939, PAPKE 1940, ROSSIER und DRESSLER 1943), daß sich eine Darstellung im einzelnen erübrigt. Es sind nicht nur intestinale Erkrankungen jeder Form von leichten Störungen bis zu dysenterischen Erscheinungen, sondern infolge des irrtümlich angenommenen Sitzes der Parasiten in der Gallenblase auch Leber-Gallenblasenaffektionen, akute Hepatitis, chronische Leberschädigungen, Cholangitis, Cholecystitis. Dazu kommen Allgemeinsymptome, die teils auf Resorptionsstörungen (Asthenie), teils auf in den Kreislauf gelangende Toxine der Flagellaten zurückgeführt werden: Anämie, Polyneuritis, neurasthenische Beschwerden und psychische Störungen. Es ist gewiß richtig, wenn manche Autoren vor einer Überbewertung postitiver Lamblienbefunde bei ernsteren Erkrankungen warnen (MENK und MOHR 1939), weil dadurch die eigentliche Ursache übersehen werden kann.

Therapie. Als Stütze für die Beurteilung der Lamblien als Krankheitserreger dient den neueren Autoren hauptsächlich die Erfahrung, daß mit der Beseitigung der Infektion durch eine Atebrinkur häufig auch das Verschwinden der klinischen Erscheinungen einhergeht. Der Erfolg mag in manchen Fällen auf einer nicht rein spezifischen Wirkung des Medikaments beruhen, in anderen stellt offenbar der starke Lamblienbefall den Faktor dar, der, wie oben auseinandergesetzt, die Spontanheilung einer Darmstörung verhinderte. Vielfach erweist auch das Fortbestehen der Erkrankung, daß die Infektion in keinem Zusammenhange mit ihr stand, oder die Symptome treten nach vorübergehender Besserung später trotz negativen Lamblienbefundes wieder auf (MENK und MOHR 1939). Immerhin rechtfertigt das oft zu beobachtende günstige Ergebnis in Krankheitsfällen die Vornahme einer die Lamblieninfektion ausrottenden Behandlung.

Sehr zahlreiche Präparate, darunter Neosalvarsan und die verschiedenen amöbiciden Heilmittel, sind früher ohne durchschlagenden Erfolg angewandt worden, bevor in dem *Atebrin,* dessen Wirksamkeit auf die Lamblien zuerst GALLI-VALERIO (1937) und unabhängig von ihm L. BRUMPT (1937) entdeckten, das zuverlässige Mittel gefunden war. Wenig später erwies sich eine andere Acridinverbindung, das Bayer-Präparat *Acranil* (Dihydrochlorid des Chlormethoxyacridylaminodiäthylaminopropanols) als ebenso wirksam. Es wird in Dragees von 0,1 g geliefert. Als ein Vorzug des Acranils wird angegeben, daß es eine geringere Gelbfärbung der Haut hervorrufe (GROTT 1939).

Bei beiden Präparaten ist die Dosierung die gleiche. Am meisten empfohlen wird eine 5tägige Kur, und zwar im Alter vom 9. Lebensjahre an 3mal täglich 0,1 g nach den Mahlzeiten, bei Kindern von 5—8 Jahren $2 \times 0{,}1$ g, bei Kindern bis zu 4 Jahren $1 \times 0{,}1$ g. Bei Acranil kann die Tagesdosis auch auf einmal verabfolgt werden. Fast stets führt die Behandlung zur völligen Ausrottung der Infektion; nur selten ist eine Wiederholung der Kur erforderlich. Es wird jedoch angegeben, daß bei Verwendung des Atebrins als Malariaprophylaktikum die für eine Vernichtung der Lamblien unzureichenden Dosen eine Gewöhnung der Flagellaten herbeiführen können und infolgedessen eine gegen die Lamblien gerichtete Atebrinbehandlung versagen könne (BÖTTNER). Ob eine solche erworbene Resistenz sich dann auch auf das Acranil erstreckt, bleibt noch zu prüfen.

Nach SOBERON Y PARRA und PELÁEZ (1949) ist auch das *Sontochin* (S. 520), beim Erwachsenen 3mal täglich 0,1 g 5 Tage lang verabfolgt, von ähnlich guter Wirkung auf die Lamblien. Sie sahen allerdings in 5 von 37 Fällen die Flagellaten später wieder auftreten.

Da die Lamblieninfektion durch Verunreinigung von Wasser und Nahrungsmitteln mit Cysten aus dem menschlichen Kot, entweder unmittelbar oder durch Vermittlung von Fliegen, herbeigeführt wird, so kommen dieselben Vorbeugungsmaßnahmen in Betracht wie gegen den Amöbenbefall (S. 665).

Coccidiose.

Von

Eduard Reichenow.

Mit 2 Abbildungen.

Durch Coccidien (Sporozoen) der Gattung *Isospora* hervorgerufene Darmerkrankung von kurzfristigem gutartigem Verlauf.

Geschichtliches. Die sehr verworrene Entdeckungsgeschichte der Coccidiose des Menschen ist kritisch von DOBELL (1919) dargestellt worden. Der erste zuverlässige Befund einer Darmcoccidiose wurde von KJELLBERG bei einer Obduktion erhoben (mitgeteilt von VIRCHOW 1860). Er fand im Innern der Dünndarmzotten gelegene, mit einer Membran versehene und paarweise angeordnete Körperchen. Auf diesen Befund bezieht sich die Benennung *Isospora hominis* (Rivolta) DOBELL. Spätere Befunde von Darmcoccidien sind zweifelhafter Natur bis zum Jahre 1915, wo bei einer Anzahl Soldaten von Gallipoli zuerst durch WOODCOCK und durch WENYON *Isospora*-Oocysten nachgewiesen wurden. Später wies WENYON (1923) darauf hin, daß diese Isospora nicht mit der von KJELLBERG beobachteten identisch sein könne, da bei der letzteren die Sporenbildung bereits in der Darmwand erfolgt sei, während bei ersterer die Oocysten unsegmentiert ausgeschieden werden. Er unterschied diese daher als *I. belli*. Diese Artunterscheidung wurde von REICHENOW (1925) durch den Befund einer bereits völlig gereiften und auch morphologisch unterschiedenen Oocyste im frischen Stuhl bestätigt. Bei den späteren Befunden in menschlichen Stühlen handelt es sich, soweit ersichtlich, fast stets um *I. belli*; *I. hominis* wurde nur vereinzelt beobachtet (KESSEL 1933, HERRLICH und LIEBMANN 1943). Da jedoch viele Autoren die Artunterscheidung nicht anerkannt oder nicht beachtet haben, findet sich in der Literatur die Bezeichnung *I. hominis* vielfach an Stelle von *I. belli*.

DOBELL (1919) beschrieb auch zwei Arten der Gattung *Eimeria* als Parasiten des Menschen, doch wurde von THOMSON und ROBERTSON (1926) nachgewiesen, daß bei den Stuhlbefunden Coccidienoocysten vorlagen, die in Sprotten, Sardinen und Heringen in reifem Zustande vorkommen und die bei der Passage durch den menschlichen Darm unverdaut geblieben waren.

In der alten Literatur sind auch einige Fälle von Lebercoccidiose des Menschen beschrieben worden, die ein ähnliches Bild zeigten, wie die durch *Eimeria stiedae* hervorgerufene Lebercoccidiose des Kaninchens (s. bei DOBELL 1919). Da alle diese Befunde aus einer Zeit stammen, wo die Kenntnisse über die Coccidien noch ganz ungenügend waren (der letzte aus dem Jahre 1890), so läßt sich über das Vorkommen der Lebercoccidiose des Menschen nichts Sicheres aussagen.

Verbreitung und Häufigkeit. Die Coccidieninfektionen des Menschen sind im Verhältnis zu denen mit anderen Darmprotozoen selten. Sie treten fast ausschließlich in den warmen Ländern, dort aber weltweit verbreitet auf. Relativ am häufigsten sind sie in den Ländern um das östliche Mittelmeer: Griechenland (Saloniki), Türkei (Gallipoli), Syrien, Palästina, Ägypten. Bei Darmkranken fand ROCHE in Saloniki einen Infektionsindex von 1,6%, WENYON auf Gallipoli einen solchen von 3%. HERRLICH und LIEBMANN (1943) fanden in Nordafrika Isospora bei deutschen Soldaten nur östlich des 25. Längengrades (ägyptisches Gebiet). Hier betrug die Infektionsziffer etwa 1%. Doch liegen vereinzelte Befunde auch aus Tripolis und Marokko vor, und in Südtunesien ergaben umfangreiche Stuhluntersuchungen von SENEVET und Mitarbeitern (1940) eine Infektionsrate von 0,54%. Eine Beobachtung wurde in Spanien (CANOVAS und DARRIBA 1935) und mehrere wurden in Italien (AUSTONI und BOVO 1949, RITA und LEVI DELLA VIDA 1949) gemacht. In Mesopotamien wurden von CRAGG 0,65%, von BONEY, GROSSMANN und BOULENGER 0,7% der Untersuchten mit *Isospora* behaftet gefunden. Infektionen sind bekannt aus Abchasien (Kaukasus), Georgien und Iran. In Bengalen wies MUKHERJEE (1947) bei wiederholten Stuhluntersuchungen an Soldaten im Laufe von 7 Monaten 1,4% Infizierte nach. Isosporabefall ist ferner bekannt in Hinterindien (Cochinchina, Annam), China und Japan, auf den Philippinen (BACKSDALE und ROUTH 1948 auf Luzon 1,65%), Java, Neuguinea, Neue Hebriden, Hawai; in Afrika außer den Ländern des Nordens in Portugiesisch Ostafrika, Senegal, Nigeria, Belgisch Kongo, Südafrika (Johannesburg); in Amerika in den Staaten Uruguay, Argentinien, Brasilien, Venezuela, Honduras, Mexiko, Südstaaten von USA. (Kalifornien, Tennessee) und auf Kuba. In Deutschland wurde ein Fall von RHODE (1923) beobachtet; in einem zweiten Falle (GLAUNER 1948) ist die Richtigkeit der Diagnose aus den Angaben nicht ersichtlich. (Zusammenstellung aller veröffentlichten Fälle bis 1934 mit vollständiger Literatur bei MAGATH, bis 1939 bei HERRLICH und LIEBMANN 1943, zusätzliche neue Literatur bei LIEBOW, MILLEKEN und HANNUM 1948).

Ganz so selten, wie man daraus schließen könnte, daß aus den meisten Weltgegenden nur einzelne Zufallsbefunde bekannt geworden sind, ist der Isosporabefall wohl nicht. Er entgeht leicht der Beobachtung, weil er gewöhnlich mit geringen Krankheitserscheinungen verknüpft ist, die Oocystenausscheidung nicht sehr lange anhält und die Oocysten meist in sehr spärlicher Menge in den Stühlen auftreten.

Parasitologie. Die Coccidien sind intracellulare Parasiten, die ihren Sitz meist im Darmepithel, manchmal auch in Zellen des subepithelialen Gewebes haben (z. B. die *Isospora bigemina* von Hund und Katze). Ihre Entwicklung, die in dem Kapitel „Allgemeine Protozoologie“ auf S. 425 dargestellt und durch die dortige Abb. 6 veranschaulicht ist, stellt sich als ein Generationswechsel dar. Dabei schließt sich an mehrere Generationen schizogonischer Vermehrung die Bildung von Geschlechtsformen, Makro- und Mikrogameten. Der befruchtete Makrogamet wird durch Abscheidung einer Membran zur Oocyste. In dieser erfolgt die Sporogonie. Es werden zuerst beschalte Sporen gebildet, und dann zerfällt der Sporeninhalt in mehrere Sporozoiten. Bei epithelialem Sitz der Entwicklungsstadien tritt die Oocyste in das Darmlumen über und wird unreif mit dem Kot ausgeschieden. Die Sporogonie spielt sich im Freien ab. Bei subepithelialem Sitz kann auch die ganze Sporogonie im Wirtsgewebe verlaufen, so daß dann die Sporen völlig reif entleert werden *(I. bigemina)*. Da im Laufe der Vermehrungsperioden schließlich alle Keime zu Geschlechtsformen geworden sind, die sich im Wirtskörper nicht weiterentwickeln, so ist die Dauer der Infektion begrenzt.

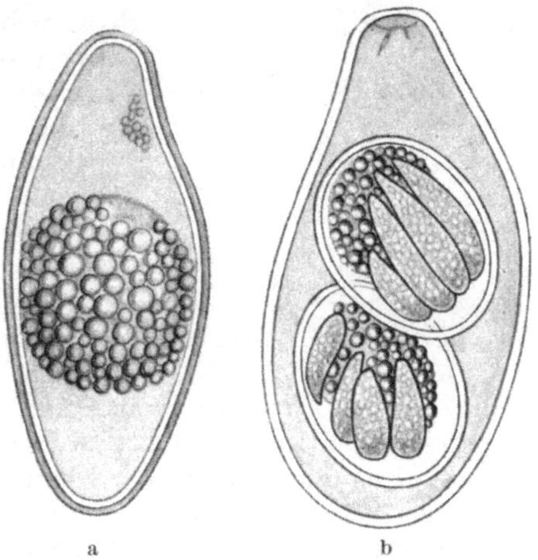

Abb. 1 a u. b. *Isospora belli*. a unreife, b reife Oocyste. Vergr. 1600:1. (Nach DOBELL, verändert.)

Auf den Merkmalen der reifen Oocysten beruht die systematische Unterscheidung der Coccidien. Die in zahlreichen Arten, auch als Krankheitserreger bei verschiedenen Haustieren, auftretende Gattung *Eimeria* ist dadurch ausgezeichnet, daß die Oocyste 4 Sporen und jede Spore 2 Sporozoiten enthält. Bei der Gattung *Isospora*, der die beiden im menschlichen Darme vorkommenden Arten angehören, weist dagegen die Oocyste 2 Sporen mit je 4 Sporozoiten auf (Abb. 1b). Mehrere Vertreter dieser Gattung sind auch bei Hund und Katze häufig.

Von der *Isospora belli* des Menschen sind nur die im Kot auftretenden Oocysten bekannt. Aus der Kenntnis der Entwicklung der nahe verwandten Arten bei Katze und Hund *(I. felis* und *I. rivolta)* können wir folgern, daß ebenso wie diese auch *I. belli* das Dünndarmepithel befällt. LIEBOW, MILLEKEN und HANNUM (1948) stellten durch Entnahme von Darminhalt mittels MILLER-ABBOTT-Tuben fest, daß Oocysten noch nicht im Duodenum, aber im Ileum auftreten. Der Sitz der Entwicklungsstadien ist also offenbar in den unteren Abschnitten des Dünndarms. Über die Entwicklungsdauer sind wir durch experimentelle Infektionen des Menschen unterrichtet, die von HERRLICH und LIEBMANN (1944) und von MATSUBAYASHI und NOZAWA (1948) ausgeführt worden sind. Dabei traten die ersten Oocysten im Stuhl meist nach 9—10 Tagen auf. In 2 Fällen von HERRLICH und LIEBMANN wurden sie erst am 15. und 16. Tage gefunden und in einem von CONNAL (1922) beschriebenen Falle einer unbeabsichtigten Laboratoriumsinfektion erst nach 28 Tagen. Die Ausscheidungsdauer überschritt in keinem der 5 Fälle von HERRLICH und LIEBMANN 3 Wochen, in den beiden Fällen von MATSUBAYASHI und NOZAWA betrug sie 32 und 38 Tage. Bei manchen Befunden natürlichen Befalls wurde eine noch längere Dauer der Oocystenausscheidung festgestellt, bei einem Befund von FONER (1939) eine solche von 7 Wochen. Dabei ist freilich die Möglichkeit wiederholter Infektionen nicht ausgeschlossen.

Die Oocysten von *I. belli* sind von schlank eiförmiger Gestalt und weisen an dem einen stärker verjüngten Pol manchmal eine schwache halsartige Einschnürung auf. Sie haben eine Länge von 23—33 μ. Die Breite beträgt etwas weniger als die Hälfte der Länge. Im frischen Kot besteht der Inhalt aus einem kugeligen Protoplasmakörper, der die Membran nur an den Seitenrändern berührt (Abb. 1a). Die Dauer der Sporogonie im Freien ist abhängig von der Temperatur und ausreichendem Sauerstoffzutritt. Nach HERRLICH und LIEBMANN (1943) beansprucht die Reifung in sauerstoffgesättigtem Medium bei 20° 72 Std, bei 37° 30 Std. Zuerst teilt sich der Protoplasmakörper in 2 ovoide Sporenanlagen, darauf scheiden diese eine Membran ab und dann teilt sich der Sporeninhalt in 4 Sporozoiten, wobei eine mehr oder weniger große Menge von Restkörpersubstanz verbleibt, die man in der reifen Spore neben den Sporozoiten findet (Abb. 1b).

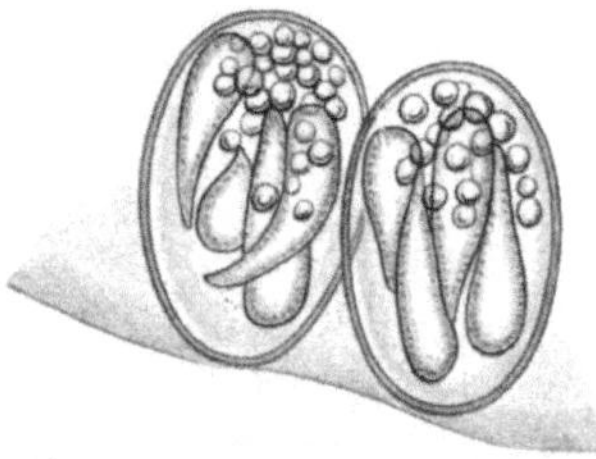

Abb. 2. *Isospora hominis*, 2 reife Sporen mit ansitzender zerrissener Oocystenhülle. Vergr. 1800:1. (Nach HERRLICH und LIEBMANN.)

Von der sehr selten gefundenen Art *Isospora hominis* tritt die Oocyste bereits reif im frischen Stuhl auf. Sie unterscheidet sich von der Oocyste der *I. belli* zudem dadurch, daß sie keine abstehende Membran von charakteristischer Form besitzt, sondern eine sehr zarte, die beiden Sporen dicht umschließende Hülle, die leicht zerreißt (Abb. 2). Infolgedessen können die reifen Sporen, wie in dem Falle von KESSEL (1933) beobachtet, auch einzeln im Stuhl gefunden werden. Die Art stimmt hierin völlig mit der *I. bigemina* von Hund und Katze überein und ist möglicherweise mit dieser identisch (REICHENOW 1925). Übereinstimmend ist auch der subepitheliale Sitz in den Spitzen der Dünndarmzotten, wie aus der oben (im Abschnitt „Geschichtliches") erwähnten alten Beobachtung von KJELLBERG hervorgeht.

Isospora belli ist in der Morphologie von den epithelbewohnenden Arten der Katze und des Hundes verschieden. Auch sind Versuche experimenteller Übertragung dieser Art auf die genannten Haustiere, wie auch auf verschiedene Laboratoriumstiere erfolglos geblieben (HERRLICH und LIEBMANN 1944). Ebenso sind Infektionsversuche bei Affen (Makaken) nicht gelungen (FONER). Wir müssen also *I. belli* als ein dem Menschen eigentümliches Coccid betrachten.

Nachweis. Für die Auffindung der Oocysten im Stuhl kommt nur die Untersuchung einer Aufschwemmung frischen Materials in Betracht, da die undurchlässige Membran die Herstellung brauchbarer Dauerpräparate schwierig gestaltet. Von Wurmeiern, mit denen die unreifen Oocysten verwechselt werden können, unterscheiden sie sich durch ihre geringere Größe. Im Zweifelsfalle empfiehlt es sich, sie zur Reifung zu bringen, indem man eine flach verteilte Kotprobe in einer feuchten Kammer aufbewahrt. Da Fäulnis die Entwicklung hindert und die Oocysten schädigt, ist es noch besser, die Kotprobe mit einer 5%igen Kaliumbichromatlösung zu versetzen. Spärliche Oocysten kann man anreichern, wenn man eine Aufschwemmung von gesiebtem Kot in einer konzentrierten Kochsalzlösung herstellt. Darin steigen die Oocysten zur Oberfläche auf. Die Oberflächenschicht wird mit einer Drahtöse oder durch flaches Auflegen eines Deckglases abgehoben.

Pathogenese. Als intracellulare Parasiten zerstören die Coccidien die Zellen, auf deren Kosten sie heranwachsen. Die Vermehrungsweise durch Schizogonie bringt es mit sich, daß die zahlreichen Nachkommen eines Individuums in nahe benachbarte Zellen eindringen. Man findet daher, wie die Darmcoccidiosen der Tiere lehren, die Parasiten in nesterartigen Anhäufungen, die als verstreute kleine Flecken oder Knötchen auf der Schleimhaut erscheinen. In jeder solcher Anhäufung entsteht ein Gewebsdefekt. Toxische Wirkungen scheinen die Coccidien nicht auszuüben, doch können die Schleimhautdefekte naturgemäß toxischen Substanzen anderer Natur bzw. deren Produzenten zur Eingangspforte in die Darmwand dienen. Das Auftreten von Funktionsstörungen des

Darmes ist somit von der Ausdehnung der Epithelzerstörungen, also von der Stärke der Infektion abhängig. Da die Vermehrungsfähigkeit der Coccidien durch die Eigenart ihres Entwicklungsganges begrenzt ist, so beruht die Infektionsstärke auf der Menge der aufgenommenen Oocysten oder Sporen. So finden wir bei den verschiedenen Haustieren, daß die gleiche Coccidienart, die bei starkem Befall eine schwere Erkrankung bewirkt, in spärlicher Menge auch bei offenbar gesunden Artgenossen angetroffen wird. Beim Menschen werden die Infektionsmöglichkeiten in der Regel so beschaffen sein, daß die Zahl der in den Darm gelangenden Oocysten oder Sporen gering ist. Daher sind für gewöhnlich auch nur leichtere Krankheitserscheinungen zu erwarten.

In Tierversuchen hat sich ergeben, daß bei wiederholter Einverleibung einer Coccidienart sich eine zunehmende Resistenz herausbildet, durch welche die Infektionsstärke noch weiter eingeschränkt wird und die sich bis zu völliger Immunität steigern kann. Eine Erfahrung von MATSUBAYASHI und NOZAWA spricht dafür, daß dasselbe auch bei der Isosporainfektion des Menschen der Fall ist. Einer der Autoren wiederholte eine erfolgreich verlaufene Selbstinfektion 33 Tage nach dem Ende der Oocystenausscheidung und sah diesmal weder Krankheitserscheinungen auftreten, noch konnte er in seinen Stühlen Oocysten auffinden.

Klinik. In den Fällen von Isosporabefunden handelte es sich gewöhnlich um Darmkranke mit diarrhoischen oder auch dysenterischen Stühlen, jedoch wurden zumeist andere Krankheitsursachen ermittelt. Auch wo dies nicht der Fall war, blieb der ursächliche Zusammenhang zwischen dem Coccidienbefall und den Krankheitserscheinungen ungeklärt. Es sind auch Oocystenausscheider beobachtet worden, bei denen überhaupt keine Darmbeschwerden bestanden. Schwache Infektionen können also ohne Zweifel völlig symptomlos verlaufen.

Über die durch stärkeren Coccidienbefall hervorgerufene Erkrankung unterrichten uns am besten die von einigen Autoren ausgeführten experimentellen Infektionen, wobei freilich im Auge zu behalten ist, daß hierbei wesentlich mehr Keime einverleibt worden sind, als dies unter natürlichen Infektionsbedingungen in der Regel in Frage kommt. HERRLICH und LIEBMANN (1944) geben an, daß jeder ihrer 5 Freiwilligen rund 100000 reife Oocysten eingeführt bekam. Während Kontrollpersonen, denen das gleiche Stuhlmaterial ohne reife Oocysten verabfolgt war, keine Reaktionen zeigten, verlief bei den Infizierten die Coccidiose als akute Enterocolitis. 6—10 Tage nach der Infektion, gewöhnlich mehrere Tage vor dem ersten Auftreten des Oocysten, setzt eine Durchfallsperiode ein, wobei es sich um Fäulnisstühle mit leicht bis stark alkalischer Reaktion handelt. Zugleich entwickelt sich ein erhebliches Krankheitsgefühl mit Appetitlosigkeit, Übelkeit, zeitweise Erbrechen und starker Abgeschlagenheit. Geklagt wird über Darmkoliken, insbesondere Druckschmerz in der Ileocöcalgegend. Dieser Zustand dauert nur wenige Tage und die Durchfälle hören zugleich mit der Oocystenausscheidung oder schon früher auf.

Bei den beiden experimentellen Infektionen von MATSUBAYASHI und NOZAWA wird die Menge der aufgenommenen Oocysten weit geringer angegeben (2500 bis 3000). Neben den gleichen Symptomen wie oben, wobei die Diarrhoe etwa 1 Woche andauerte, wird hier auch das Auftreten von Temperaturerhöhungen, verbunden mit starkem Kopfschmerz, beginnend am 8. Tage und 10 Tage anhaltend, vermerkt. Während der eine Patient subfebrile Temperatur aufwies, die sich nur an einem Tage zu Fieber über 39° steigerte, litt der andere an intermittierendem Fieber bis 39,8°, das ihn bettlägerig machte. Möglicherweise hat bei diesem fieberhaften Krankheitsverlauf noch eine bakterielle Infektion mitgespielt. Die Oocystenausscheidung überdauerte in diesen Fällen die Krankheitserscheinungen um 2—3 Wochen.

In dem von Connal (1922) geschilderten Falle von Laboratoriumsinfektion dürfte es sich um einen verhältnismäßig schwachen Befall gehandelt haben, worauf auch der späte Oocystenbefund erst nach 28 Tagen hinweist. Bemerkenswert ist, daß trotzdem die 6 Tage nach der Infektion einsetzende Diarrhoe 30 Tage andauerte. Während derselben wurde Gewichtsabnahme bei gut bleibendem Appetit vermerkt. Subjektive Beschwerden waren gering. Sie bestanden in einer gewissen Mattigkeit und Gefühl des Unbehagens im Duodenalgebiet. Schmerzen waren nicht vorhanden. Leichte Temperatursteigerung bis auf 37,7° wurde nur zweimal festgestellt.

Behandlung. Eine wirksame Behandlungsmethode ist auch bei den verbreiteten Coccidiosen der Haustiere bisher nicht gefunden worden. Neuerdings wurde mit Sulfonamiden, jedoch nur mit hohen toxischen Dosen, ein gewisser hemmender Einfluß auf die Parasitenentwicklung bei der Hühnercoccidiose festgestellt. Im Hinblick auf den leichten Verlauf und die regelmäßig erfolgende Spontanheilung der Coccidiose des Menschen empfiehlt es sich von Versuchen einer spezifischen Behandlung abzusehen. Bei ernsteren Symptomen, insbesondere bei fieberhaltem Krankheitsverlauf darf der Coccidienbefund nicht überbewertet werden, vielmehr ist das Bestehen einer anderen Krankheitsursache ins Auge zu fassen. Auch wenn der Nachweis bekannter Krankheitserreger nicht gelingt, dürfte in solchen Fällen die Anwendung von Sulfonamiden und Antibioticis von gleichen Gesichtspunkten aus erfolgversprechend sein, wie bei der Amoebiasis (vgl. S. 658).

Zur *Verhütung* der Infektion dienen die gleichen Maßnahmen wie bei der Amoebiasis (S. 665). Die unmittelbare Verunreinigung der Nahrungsmittel durch Kotbestandteile wird praktisch kaum in solchem Umfange stattfinden, daß dem Körper eine für eine merkliche Erkrankung ausreichende Keimmenge zugeführt wird. Daher dürften Fliegen durch die Aufnahme der Oocysten aus den Fäkalien und Absetzung derselben mit ihrem Kot auf Nahrungsmittel für das Zustandekommen der Coccidiose wesentlich verantwortlich sein und somit der Fliegenbekämpfung für die Vorbeugung die Hauptrolle zukommen.

Balantidiose.

Von

Eduard Reichenow.

Mit 1 Abbildung.

Die Balantidiose oder Balantidienruhr ist ein Dickdarmbefall durch das Ciliat *Balantidium coli*, der mit Diarrhoen oder blutig-schleimigen Entleerungen einhergeht.

Balantidium coli wurde erstmalig von Malmsten 1857 in den Stühlen von zwei ruhrkranken Patienten beobachtet und von ihm als *Paramecium coli* bezeichnet. Leuckart (1861) betrachtete diesen Parasiten als identisch mit einem von ihm im Schweinedarm entdeckten Ciliat, das sich in der Folge als ein allgemein verbreiteter Parasit des Schweines herausstellte. Die Stellung der Art zu der Gattung *Balantidium* erfolgte durch Stein (1863).

Ebenso wie im Schwein, das den natürlichen Wirt von *Balantidium coli* darstellt, ist das Ciliat auch als Parasit des Menschen kosmopolitisch verbreitet, doch werden Infektionen fast überall sehr selten angetroffen, wenn nicht lokale Verhältnisse (s. Epidemiologie) ein reichlicheres Auftreten bewirken. Nur in manchen Ländern, z. B. auf den Philippinen (Walker 1913) und in Rußland, werden Infektionen etwas häufiger beobachtet. In Aserbeidschan fand Stschensnovitsch (1941) bei der Untersuchung von über 2000 Personen ohne Rücksicht auf Krankheitserscheinungen einen Balantidienbefall von 5,1%.

Aus der Protozoenklasse der Ciliophoren ist *Balantidium coli* die einzige Art, die als menschlicher Parasit auftritt. Von einer zweiten, zuerst von SCHAUDINN als *Balantidium minutum* beschriebenen und später von mehreren Autoren in Stühlen wieder beobachteten Art hat sich herausgestellt, daß sie nicht parasitisch, sondern mit dem im abgesetzten Kot sich entwickelnden Ciliat *Balantiophorus minutus* identisch ist (WATSON 1945).

Balantidium coli ist von eiförmiger Gestalt und von sehr wechselnder Größe von 30 μ bis 150 μ (meist zwischen 50 und 80 μ). Der Körper ist mit Wimpern bedeckt, die in längs verlaufenden Furchen angeordnet sind, so daß die Oberfläche gestreift erscheint (Abb. 4 auf S. 424). Der Wimperschlag verleiht den Ciliaten eine ständige lebhafte Bewegung. Etwas seitlich vom vorderen Körperpol befindet sich eine trichterförmige Einsenkung, in welche eine Wimperzone hineinführt (vgl. S. 424) und auf deren Grund die Mundöffnung liegt. Der große Kern (Makronucleus) ist von nierenförmiger Gestalt und im gefärbten Präparat durch dicht gelagerte Chromatinkörnchen sehr dunkel gefärbt (in dem Schnitt Abb. 1 quer getroffen und daher rundlich erscheinend). An seiner Konkavseite liegt in einer Vertiefung der winzige Mikronucleus, der auch im gefärbten Präparat schwer erkennbar ist. Der Zellkörper weist zwei pulsierende Vacuolen (S. 424) auf, sowie Nahrungsvacuolen, in denen als größere Bestandteile hauptsächlich Stärkekörner und beim Sitz im Gewebe auch Erythrocyten ins Auge fallen.

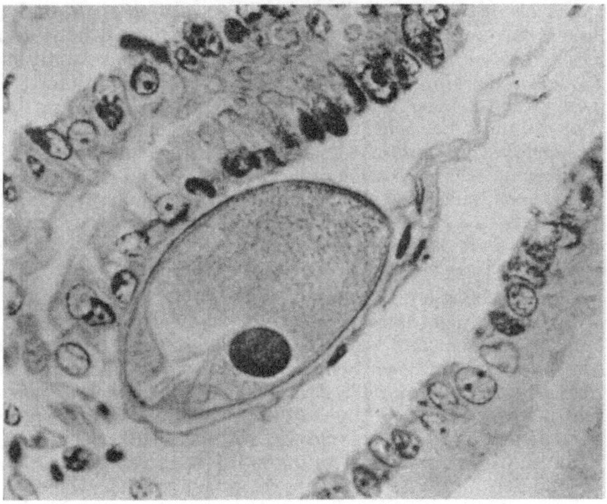

Abb. 1. *Balantidium coli* in der Mucosa zwischen Epithel und Basalmembran. Etwa 700:1. (Aus MACKIE, HUNTER und WORTH 1945.)

Die Bewegung erfolgt durch Querteilungen. Seitlich paarweise vereinigte Individuen, die man gelegentlich im Schweinedarm, etwas weniger selten in Kulturen antrifft, sind keine Teilungen, sondern Konjugationsstadien (S. 425). Beim Schwein bewohnt Balantidium hauptsächlich das Coecum, weniger reichlich ist es im anschließenden Colonabschnitt. Auch beim Menschen ist das Ciliat ein Dickdarmparasit. Der Übertragung auf andere Wirte dienen kugelige Cysten, in welche sich die Individuen unter Abrundung und Verlust des Wimperkleides verwandeln. Diese sind mit einer dickwandigen Membran versehen und haben einen Durchmesser von etwa 50—60 μ. In ihnen ist der große Kern auch im Leben als helleres Gebilde erkennbar. Cystenbildung erfolgt im Schwein mit Regelmäßigkeit, wird aber bei Infektionen des Menschen nur selten beobachtet.

Außer beim Hausschwein, bei dem der Befall oftmals nahezu 100%ig ist, kommt Balantidium auch beim Wildschwein vor. Hin und wieder werden auch Ratten infiziert befunden, an manchen Lokalitäten sogar reichlich (AWAKIAN 1939). Das Auftreten in Ratten hängt abgesehen von der Infektionsgelegenheit offenbar von der Ernährungsweise dieser Tiere ab. Im Experiment gelang SCHUMAKER (1930) die Infektion von Ratten bei einer Kost, die zu 93,5% aus Kohlenhydraten bestand, fast stets, bei reiner Milchdiät nur selten und bei einer Diät mit 70% Casein überhaupt nicht. Die letztere brachte auch bereits bestehende Infektionen zum Erlöschen. Bei Affen aller Arten sind Balantidien sehr verbreitet. Anscheinend handelt es sich dabei um mehrere Arten, darunter auch *B. coli*. Bei den häufigen Infektionen von Affen in der Gefangenschaft, bei denen auch Krankheitserscheinungen beobachtet werden (CHRISTELLER 1922, COCKBURN 1948), handelt es sich wohl zumeist um *B. coli*. Experimentelle Infektionen bei Affen mit Balantidien aus dem Schwein und aus dem Menschen wurden von WALKER (1913) erzielt. Wie für das Zustandekommen einer Infektion der durch die Art der aufgenommenen Nahrung bedingte physiologische Zustand des Darminhalts ausschlaggebend sein kann, zeigte WESTPHAL (1939b) durch Versuche bei Kaninchen, die normalerweise für das Ciliat nicht empfänglich sind. Wenn die Tiere an Stelle des Grünfutters eine Kost von Hafer oder Korngemisch mit Brot und Wasser erhielten, dann gelang die Infektion, die durch unmittelbare Injektion der Balantidien in das Coecum vorgenommen wurde, ausnahmslos und blieb monatelang bestehen.

Eine Dauerzüchtung des Ciliats (bei 37°) gelingt in verschiedenen Medien, unter anderen auf dem gebräuchlichen Histolytica-Nährboden von DOBELL und LAIDLAW (vgl. S. 621) bei reichlichem Zusatz von Reisstärkekörnern (JAMESON 1927, OBITZ 1931, KNAUFF 1935). Wesentlich einfacher ist der von NELSON (1940) angegebene Nährboden, der aus einer Aufschwemmung von 1 Teil Blinddarminhalt des Schweines in 9 Teilen Ringer-Lösung besteht, die durch Sieben und Papierfiltration von gröberen Bestandteilen gereinigt wird. Auch hier ist Zusatz von Stärkekörnern als dem wichtigsten Nährstoff erforderlich.

Nachweis. In mehr oder weniger flüssigen Stühlen, also bei Durchfällen oder Provokation der Entleerung durch Abführmittel oder Einläufe pflegen die Balantidien in ausreichender Menge aufzutreten, daß man sie bei der mikroskopischen Untersuchung auffindet, wenn man das Präparat bei schwacher Vergrößerung durchmustert. Infolge ihrer erheblichen Größe und lebhaften Schwimmbewegung fallen sie leicht ins Auge. Diagnostische Irrtümer können entstehen, wenn ein Stuhl nicht ganz frisch untersucht wird, weil dann die Möglichkeit besteht, daß sich koprozoische Ciliaten (s. oben *Balantiophorus*) entwickelt haben. In geformten Stühlen sind die Balantidien sehr spärlich, und auch Cysten treten beim Menschen nur selten auf. Hier kann eine Anreicherungsmethode zum Ziele führen, die zuerst FRITZE (1928) bei der Untersuchung von Schweinekot angewandt hat und bei der man sich die positive Geotaxis der Ciliaten zunutze macht. Wenn man eine größere Kotmenge in ein Säckchen von grobmaschiger Müllergaze oder Mull (in mehreren Lagen) eingeschlossen in ein Spitzglas mit physiologischer Kochsalzlösung hängt, dann sammeln sich die Balantidien am Grunde des Gefäßes an. Bei sehr konsistentem Stuhl empfiehlt sich vorherige Auflockerung in Kochsalzlösung. Durch Anwendung dieses Verfahrens auf den Blinddarminhalt des Schweines kann man sich ein sehr reichliches Material verschaffen. Herstellung gefärbter Dauerpräparate kann in derselben Weise erfolgen wie bei anderen Darmprotozoen (Technik S. 432), doch ist nach der Hämatoxylinfärbung eine wesentlich längere Differenzierung erforderlich als bei den kleineren Formen.

Epidemiologie. Die gewöhnliche Infektionsquelle des Menschen ist das Schwein; die Infektion erfolgt durch die mit dessen Kot ausgeschiedenen Cysten. Zahlreiche Beobachtungen ergeben, daß die mit Balantidien Behafteten gewöhnlich solche Personen sind, die als Schweinehalter oder Schweineschlächter reichlich Gelegenheit haben, mit dem Schweinekot in Berührung zu kommen. Andererseits erklärt sich aus dieser Sachlage die besondere Seltenheit der Infektionen in mohammedanischen Ländern, wo den Gläubigen die Schweinehaltung verboten ist (HALAWANI und EL KORDY 1948). Eine Übertragung von Mensch zu Mensch kann in Anbetracht der seltenen Cystenausscheidung im menschlichen Stuhl nur unter besonderen Voraussetzungen vorkommen. Eine solche Übertragung nimmt YOUNG (1939) bei der von ihm festgestellten Infektionsrate von 6,3% bei Geisteskranken mit chronischen Diarrhoen in dem South Carolina State Hospital an; sie ist aus den Gepflogenheiten solcher Kranken verständlich. In einem anderen Falle einer hohen Infektionsziffer bei den Insassen einer Irrenanstalt (FERRY 1942) ergab sich dagegen wieder das Schwein als Infektionsquelle, da viele der Balantidienträger in einer zu der Anstalt gehörigen Schweinezüchterei arbeiteten.

Sicherlich können Fliegen ebenso wie bei den anderen Darmprotozoen für die Übertragung eine Rolle spielen, indem sie die Cysten aus dem Schweinekot aufnehmen und sie auf Nahrungsmittel absetzen.

Bemerkenswert ist, daß trotz des regelmäßigen Vorkommens der Ciliaten beim Schwein, auch bei solchen Personen, die reichliche Infektionsgelegenheit haben, der Balantidienbefall selten ist. FÜSTHY (1938) untersuchte in Szeged und Budapest 97 Personen, die ständig mit Schweinefäkalien in Berührung kamen, und fand nur in einem Falle, bei einer Darmwäscherin, eine Infektion. Ebenfalls einen einzigen positiven Befund erhoben HALAWANI und EL KORDY bei 46 Personen, Schweinehaltern und deren Familienmitgliedern, in Kairo. Ein Vergleich mit den Befallsziffern, welche andere Darmprotozoen des Menschen, z. B. *Entamoeba histolytica*, aufweisen, führt zu der Erkenntnis, daß der Mensch normalerweise kein geeigneter Wirt für Balantidium ist und daß für das Zustandekommen der Infektion eine besondere Disposition erforderlich ist. Dadurch erklärt sich auch, daß Selbstversuche mehrerer Forscher, welche die Identität der Balantidien in Schwein und Mensch beweisen sollten, erfolglos verliefen.

In dem Falle von FÜSTHY — übrigens einer symptomlosen Infektion — bestand eine Achylia gastrica, und ein Salzsäuremangel scheint in allen Fällen, wo bei Balantidienträgern eine Magenuntersuchung vorgenommen wurde, festgestellt zu sein (MASING 1929). Es ist zu vermuten, daß ein normaler Salzsäuregehalt des menschlichen Magens die Cysten schädigt. Auch dyspeptische Zustände und bakterielle Darmerkrankungen (WESTPHAL 1939a) mögen die Ansiedlung der Ciliaten begünstigen. Daneben spielt offenbar, wie die Ergebnisse der Tierversuche lehren, auch die Ernährungsweise für das Haften der Infektion eine Rolle.

Pathogenese und pathologische Anatomie. In dem natürlichen Wirt, dem Schwein, ist der Balantidienbefall niemals mit Krankheitserscheinungen verbunden. Im Menschen zeigt das Ciliat dagegen ein ähnliches Verhalten wie die Ruhramöbe; es kann als völlig harmloser Bewohner des Darmlumens auftreten oder aber durch Eindringen in die Gewebe der Darmwand Geschwürsbildungen herbeiführen. Die symptomlosen Infektionen überwiegen zweifellos bei weitem, entziehen sich aber meist der Beobachtung, da die Balantidien in geformten Stühlen selten nachgewiesen werden, zumal, wenn nicht ausdrücklich nach ihnen gefahndet wird. Unter 57 von WALKER (1913) auf den Philippinen beobachteten Infektionsfällen wiesen nur 11 Diarrhoe oder Dysenterie auf. Wenn bei Durchfällen die Ciliaten in größerer Menge entleert werden, so brauchen sie deshalb mit den Darmstörungen noch in keinem ursächlichen Zusammenhang zu stehen. Das beweisen solche Fälle, wo die eingeleitete Therapie zwar die Symptome beseitigt, aber der Balantidienbefall fortbesteht (WESTPHAL 1939a) oder umgekehrt die Balantidien verschwinden, aber nicht die Krankheitserscheinungen (MASING 1929).

Die Einwanderung der Balantidien in die Darmwand und deren Ausbreitung in den Geweben setzt das Bestehen einer begünstigenden Noxe voraus. Lokale Schleimhautläsionen, verursacht durch Bakterien (STRONG 1909) oder auch durch Helminthen, können den Ciliaten zur Eintrittspforte dienen, erklären aber nicht die sehr verschiedene Neigung zur Ausbreitung, wie sie in der verschiedenen Schwere der Erkrankung und dem bald sehr chronischen, bald akut tödlichen Verlauf der Balantidienruhr zum Ausdruck kommt. Mit KOPPISCH und NICHOLS WILKING (1947) kann man wohl annehmen, daß eine allgemeine Resistenzherabsetzung, sei es durch Ernährungsmängel, sei es durch Krankheiten, den entscheidenden Faktor für die Entwicklungsmöglichkeiten der Ciliaten in den Geweben bildet. Damit ist die Pathogenese ähnlich wie bei der Amöbenruhr, mit dem Unterschied, daß bei der Balantidiose der Klimafaktor ausscheidet, denn Erkrankungen treten ebenso in der gemäßigten wie in der warmen Zone auf.

Das pathologisch-anatomische Bild der ausgesprochenen Balantidienruhr entspricht dem der Amoebiasis. Ulcerationen können im Coecum, Colon und Rectum in wechselnder Menge vorhanden sein und werden gelegentlich auch im Endabschnitt des Ileums gefunden (KOPPISCH und NICHOLS WILKING). Die Geschwüre sind von runder, ovaler oder unregelmäßiger Gestalt, weisen erhobene unterminierte Ränder auf und können mehrere Zentimeter Durchmesser erreichen. Sie zeigen eine graue oder schwärzliche Bedeckung und sind von nekrotischen Gewebsmassen erfüllt. Sie erstrecken sich in die Tiefe bis in die Submucosa und selbst in die Muscularis; auch Perforationen kommen vor. Die Wirkungsweise der Balantidien ist keineswegs geklärt. In Schnittpräparaten findet man sie weithin im Umkreis des nekrotischen Herdes in völlig gesundem Gewebe, das keinerlei Zerstörungen oder Zellreaktionen aufweist, sowie in den Venen und Lymphräumen; sie wandern auch in die regionären Lymphdrüsen ein. Vielleicht bahnen sie nur mechanisch einen Weg für gewebszerstörende Bakterien. Die nekrotischen Massen in den Geschwüren enthalten zahlreiche Bakterien, spärliche Balantidien, die zudem teilweise degenerativ verändert oder abgestorben sind. KOPPISCH und NICHOLS WILKING vermuten, daß beim Zerfall der Balantidien lytische Stoffe frei werden.

Klinik. Das Krankheitsbild ist dem der Amoebiasis sehr ähnlich und ebenso vielgestaltig wie dieses. Bei chronischem Verlauf, der sich über Jahre erstrecken kann, bestehen ständige Durchfälle mit oder ohne Tenesmen, oder Durchfallsperioden wechseln ab mit solchen normaler Stuhlentleerung oder Obstipation.

Dabei können subjektive Beschwerden völlig fehlen. Manche Patienten klagen über Leibschmerzen. Die Stühle können frei sein von Blut und Schleim. In anderen, prognostisch ungünstigeren Fällen trägt die Krankheit einen ausgesprochen ruhrartigen Charakter mit blutig-schleimigen Entleerungen. Zuweilen kann die Ruhr einen akut tödlichen Verlauf nehmen. Solche Fälle werden von Koppisch und Nichols Wilking beschrieben.

Der Balantidienbefund darf nicht davon abhalten, das etwaige Bestehen von Begleitinfektionen ins Auge zu fassen, die nicht selten die eigentliche Krankheitsursache sind. Subfebrile oder febrile Temperaturen weisen auf derartige Infektionen hin. Besonders beim Fehlen von Blut und Schleim in den Entleerungen wird oftmals ein Gewebsbefall durch die Balantidien gar nicht vorliegen und diese werden an dem Krankheitsbild unbeteiligt oder jedenfalls nicht primär dafür verantwortlich sein.

In einem von Westphal (1939a) beschriebenen Falle, in dem die eingeleitete Therapie die chronische Enteritis beseitigte, während der Balantidienbefall fortbestand, führte eine Intracöcalinfektion bei Kaninchen mit dem ciliatenhaltigen Stuhl der Patientin vor deren Behandlung zu einer tödlich verlaufenden Erkrankung der Tiere, während eine gleiche Infektion 3 Monate später (also nach der klinischen Heilung der Patientin) den gewohnten symptomlosen Verlauf nahm. In diesem Falle wurde ein aus dem Coecum eines der erkrankten Kaninchen isolierter Stamm von Bacterium coli als der Krankheitserreger angesprochen. Bei einem Ausbruch schwerer Colitis und Dysenterie in einer Krankenanstalt im Tomsk, über den Ferry (1942) berichtet, wurde bei einem Teil der Patienten die Krankheit als bacillär bedingt erkannt, bei dem anderen Teil (20 Fälle) auf Grund des Ciliatenbefundes als Balantidiose angesprochen. Bei solcher Sachlage erhebt sich die Frage, ob nicht die Bacillenruhr auch bei den Balantidienträgern bestanden hat, da doch für die Epidemie eine einheitliche Ursache wahrscheinlich ist.

Behandlung. Die Beseitigung der Infektion ist im Hinblick auf die Gefahr der Erkrankung auch bei dem symptomlosen Balantidienträger anzustreben, jedoch nicht leicht durchzuführen. Sehr hartnäckig widerstehen oft die Fälle mit Gewebsbefall der Behandlung. Die bei Lamblieninfektion gut wirksamen Akridinverbindungen Atebrin und Acranil sind bisher selten und mit negativem Ergebnis angewandt worden. Mit den bei der Amoebiasis gebräuchlichen Medikamenten, Yatren und Enterovioform (Rens 1948), Emetin (Kipschidse 1928), den Arsenpräparaten Stovarsol, Spirocid und Carbarson, ist in vielen Fällen eine klinische Heilung erzielt worden, in anderen haben sie versagt. Das beruht offenbar auf einer verschiedenartigen Beeinflußbarkeit vorhandener Begleitinfektionen. Der Wirkung auf einen bakteriellen Krankheitserreger dürfte auch die in einem Falle beobachtete Heilung der Balantidiose nach Behandlung mit Sulfathiazol (Hirvonen 1947) zuzuschreiben sein. Wenn nach der Behandlung die Stühle normal werden, sind auch die Balantidien gewöhnlich nicht mehr nachweisbar, oft treten sie aber später wieder auf (z. B. in dem von Westphal mitgeteilten Falle 3 Monate nach einer kombinierten Therapie mit Yatreneinläufen und -Pillen und mit Emetin). Als wirksamste Behandlung zur Beseitigung der Balantidieninfektion gilt gegenwärtig die Carbarsonkur, bei der Erwachsenen täglich 2mal 0,25—0,5 g 10 Tage lang verabfolgt wird. Eine Wiederholung ist manchmal erforderlich (Young und Burrows 1945). Wenn blutig-schleimige Entleerungen auf einen Gewebsbefall hinweisen, dürfte die Kombination mit einer intravenösen Emetinbehandlung ratsam sein. Kipschidse gab in den von ihm erfolgreich behandelten Fällen 15—20 Injektionen von täglich 0,5—0,6 g. Shien-Shin (1947) sah gute Erfolge in 9 Fällen mit intramuskulären Injektionen von Quecksilberbijodid, 2- oder mehrmals, bei Kindern 2,7—6,5 mg, bei Erwachsenen 11 mg oder mehr je Injektion, nötigenfalls in Verbindung mit Einläufen in Verdünnung von 1 : 100000, einer Konzentration, die in vitro die Ciliaten schnell abtötet.

Literatur.

Allgemeine Protozoologie.

BECKER, E. R., PH. R. HALL and R. MADDAN: The mechanism of immunity in murine coccidiosis. Amer. J. Hyg. **21**, 389 (1935). — BÖE, J.: Experimentelle Entamoeba histolytica-Infektionen bei Ratten. Zbl. Bakter. I Orig. **143**, 393 (1939).

DOFLEIN-REICHENOW: Lehrbuch der Protozoenkunde, 5. Aufl. Jena: Gustav Fischer 1929. 6. Aufl., 1. Teil 1949.

GÖNNERT, R., u. A. WESTPHAL: Zur Technik der Stuhluntersuchung auf Protozoen. Arch. Schiffs- u. Tropenhyg. **40**, 5 (1936).

JIROVEC, O., F. BARTOS, Z. MEZL u. V. NOVAK: Zur Kenntnis der Mundprotozoen beim Menschen. Arch. Protistenkde **96**, 31 (1942). — JIROVEC, O., V. BREINDL, K. KUCERA u. V. SEBEK: Zur Kenntnis der Trichomonas vaginalis. Zbl. Bakter. I Orig. **148**, 338 (1942).

LUDWIG, W., u. CH. BOOST: Über das Wachstum von Protistenpopulationen und den allelokatalytischen Effekt. Arch. Protistenkde **92**, 453 (1939).

MOHR, H.: Über die Pathogenität bei Trichomonas vaginalis. Z. Geburtsh. **115**, 115 (1937). — MOREHOUSE, N. F.: The reaction of the immune intestinal epithelium of the rat to reinfection with Eimeria nieschulzi. J. of Parasitol. **24**, 311 (1938).

REICHENOW, E.: Die Biologie der Entamoeba histolytica als Grundlage für die Pathogenese. Arch. Schiffs- u. Tropenhyg. **41**, 257 (1937). — Grundriß der Protozoologie für Ärzte und Tierärzte, 3. Aufl. Leipzig: Johann Ambrosius Barth 1951. — REYER, W.: Zur Klärung der Resistenzerscheinungen bei den Darmcoccidiosen der Warmblüter. Zbl. Bakter. I Orig. **146**, 305 (1941).

SCHULTZ, W., u. A. WESTPHAL: Über das Trichomonasproblem und das Vorkommen von Trichomonaden im menschlichen Blut. Arch. Gynäk. **168**, 539 (1939). — SIEYRO-NIETO, L.: Die Hausfliege (Musca domestica) als Überträger von Entamoeba histolytica und anderen Darmprotozoen. Dtsch. tropenmed. Z. **46**, 361 (1942).

TRUSSEL, R. E.: Trichomonas vaginalis and trichomoniasis. Spingfield, Ill.: Ch. C. Thomas 1947.

WESTPHAL, A.: Zur Morphologie, Biologie und Infektionsfähigkeit der viergeißeligen Trichomonas-Arten des Menschen. Zbl. Bakter. I Orig. **137**, 363 (1936). — Beziehungen zwischen Infektionsstärke und „Krankheitsbild" bei Infektionen mit Chilomastix mesnili und anderen Dickdarmflagellaten. Z. Hyg. **122**, 146 (1939). — Experimentelle Balantidium-infektionen beim Kaninchen, zugleich einige Betrachtungen über das Wirtsproblem beim Darmlumenparasitismus. Z. Parasitenkde **11**, 68 (1939). — Ein Kulturverfahren für Entamoeba gingivalis und dessen Anwendung für die Differentialdiagnose von E. gingivalis und E. histolytica. Dtsch. tropenmed. Z. **45**, 685 (1941).

Malaria.

Zusammenfassende Übersichten.

HEGLER, C., u. E. G. NAUCK: Handbuch der Inneren Medizin, herausgeg. von MOHR-STÄHELIN, 3. Aufl., Bd. I. 1934.

MANSON-BAHR: Mansons Tropical Diseases, 12. Aufl. London 1948. — MAYER, M.: Exotische Krankheiten, 2. Aufl. Berlin 1929.

NAUCK, E. G.: Tropenmedizin und Parasitologie; Naturwissenschaft und Medizin in Deutschland 1939—1946. Fiat Review Bd. **69**. — NOCHT, B., u. M. MAYER: Die Malaria. Berlin 1936.

RUGE, R., P. MÜHLENS u. M. ZUR VERTH: Krankheiten und Hygiene der warmen Länder, 5. Aufl. Leipzig 1942.

STRONG, R.: Stitts Diagnosis, Prevention and Treatment of Tropical Diseases, 7. Aufl., Bd. I. Philadelphia 1945. — SWELLENGREBEL, N. H., u. A. DE BUCK: Malaria in the Netherlands. Amsterdam 1938.

ZIEMANN, H.: Malaria und Schwarzwasserfieber. In MENSES Handbuch der Tropenkrankheiten, 3. Aufl., Bd. III. Leipzig 1924.

Geschichte, Verbreitung, Ätiologie.

BASU, B. C.: Studies on the biology of the malaria parasite (Plasmodium falciparum). J. Malaria Inst. India **2**, 155 (1939). — BOVENTER, K.: Über das Verhalten der Malariaparasiten im konservierten Blut. Z. Tropenmed. u. Parasitol. **1**, 91 (1949). — BOYD, M. F.: Observations on taturally induced malaria. South. med. J. **27**, 155 (1934). — BOYD, M. F., and C. B. MATTHEWS: An observation on the incubation period of Plasmodium falciparum. Amer. J. trop. Med. **19**, 69 (1939). — BOYD, M. F., and W. K. STRATMAN-THOMAS: A note on the transmission of quartan malaria by Anopheles quadrimaculatus. Amer. J. trop. Med. **13**, 265 (1933). — BOYD, M. F., and W. K. STRATMAN-THOMAS: On the duration of infectiousness in anophelines harbouring Plasmodium vivax. Amer. J. Hyg. **19**, 539 (1934). — Boyd, M. F., W. K. Stratman-Thomas and S. F. Kitchen: On the duration of infectiousness in anophelines barbouring Plasmodium falciparum. Amer. J. trop. Med. **16**, 157 (1936). Boyd, M. F., W. K. Stratman-Thomas and H. Muench: The occurrence of gametocytes of Plasmodium vivax during the primary attack. Amer. J. trop. Med. **16**, 133 (1936). — de Buck, A.: Infection experiments with quartan malaria. Ann. trop. Med. **29**, 171 (1935).

Celli, Angelo: Die Malaria in ihrer Bedeutung für die Geschichte Roms und der römischen Campagna, herausgeg. v. Anna Celli-Fraentzel. Leipzig: Georg Thieme 1929. — Coggeshall, L. T.: Preservation of viable malaria parasites in the frozen state. Proc. Soc. exper. Biol. a. Med. **42**, 499 (1939). — Coulston, F.: Exoerythrocytic stages of Plasmodium cynomolgi in the Macaca mulatta. Proc. Soc. exper. Biol. a. Med. **70**, 360 (1949).

Devine, J., and J. D. Fulton: Observations on the nature of the malarial pigment present in infections of monkeys (Macacus rhesus) with Plasmodium knowlesi. Ann. trop. Med. **35**, 15 (1941). — Devine, J., and J. D. Fulton: The pigment formed by Plasmodium gallinaceum Brumpt 1935 in the domestic fowl. Ann. trop. Med. **36**, 167 (1942). — Dubin, I. N., R. L. Laird and V. P. Drinnon: The development of sporozoites of Plasmodium gallinaceum into cryptozoites in tissue culture. J. nat. Malaria Soc. **8**, 175 (1949).

Fairley, N. H.: Sidelights on malaria in man obtained by subinoculation experiments. Trans. rcy. Soc. trop. Med. Lond. **40**, 621 (1947).

Geiman, Q. M., C. B. Afinnsen, R. W. McKee, R. A. Ormsbee and E. G. Ball: Studies om malarial parasites. VII u. VIII. J. of exper. Med. **84**, 583, 6O7 (1946). — Giovannola, A.: Plasmodium ovale considered as a modification of Plasmodium vivax after a long residence in the human host. Amer. J. trop. Med. **15**, 175 (1935). — Gupta, B. M. das: Some anomalies in the morphology of Plasmodium vivax occurring in an newborn baby. Indian med. Gaz. **74**, 273 (1939).

Hawking, F.: Growth of protozoa in tissue culture. I. Trans. roy. Soc. trop. Med. **39**, 245 (1945). — Hormann, H. Malaria in Deutschland 1945—1947. Z. Tropenmed. **1**, 32 (1949).

James, S. P., W. D. Nicol and P. G. Shute: The specific status of Plasmodium ovale Stephens. Amer. J. trop. Med. **15**, 187 (1935). — Jolly, A. M. D., Lavergne et Tanguy: Etude experimentale du Plasmodium knowlesi chez le singe et chez l'homme. Ann. Inst. Pasteur **58**, 297 (1937).

Knowles, R., R. White sen. u. B. M. das Gupta: Studies in the parasitology of malaria. Ind. med. Res. Mem. **18** (1930).

Malamos, B., u. E. G. Nauck: Die Malariaplasmodien der Affen. Zbl. Bakter. I Ref. **117**, 193, 241 (1935). — Manwell, R. D.: The low-temperature freezing of malaria parasites. Amer. J. trop. Med. **23**, 123 (1943). — Marotta, G., e G. Sandicchi: Contributo all'infezione sperimentale di anofeli con Plasmodium malariae e inoculazione della malattia all'uomo. Riv. Malariol. **18**, 89 (1939). — Mer, G.: Observations on the development of Plasmodium malariae Lav. in Anopheles elutus Edw. Experimental transmission of quartan malaria to man from the mosquito. Ann. trop. Med. **27**, 483 (1933). — Mudrow, L., u. E. Reichenow: Endotheliale und erythrocytäre Entwicklung von Plasmodium praecox. Arch. Protistenkde **97**, 103 (1944) — Mudrow-Reichenow, L.: Unser heutiges Wissen von der Plasmodienentwicklung im Wirbeltier. Z. Tropenmed. u. Parasitol. **1**, 113 (1949).

Nuttall, G. H. F.: Die Mosquito-Malaria-Theorie. Zbl. Bakter. **25**, 161, 209, 245, 285, 337 (1899). — Nuttall, G. H. F.: Neuere Forschungen über die Rolle der Mosquitos bei der Verbreitung der Malaria. Zbl. Bakter. **25**, 877, 903; **26**, 140; **27**, 193, 218, 260, 3_8 (1899/1900).

Peel, E., et L. van Hoof: Comportement de Plasmodium falciparum dans le derme chez l'enfant indigène. Ann. Soc. belge Méd. trop. **28**, 273 (1948)

Raper, A. B., M. E. Wilson and D. B. Wilson: Dividing forms of Plasmodium falciparum in the peripheral blood of Africans. Trans roy. Soc. trop. Med. Lond. **38**, 291 (1945). — Reichenow, E.: Die Entwicklung von Proteosoma circumflexum in Theobaldia annulata nebst Beobachtungen über das Verhalten anderer Vogelplasmodien in Mücken. Jena Z. Naturwiss. **67**, 434 (1932). — Reichenow, E., u. L. Mudrow: Der Entwicklungsgang von Plasmodium praecox im Vogelkörper. Dtsch. tropenmed. Z. **47**, 289 (1943). — Rodhain, J.: Les Plasmodiums des Anthropoides de l'Afrique centrale et leurs relations avec les plasmodiums humains. Bull. Acad. Méd. Belg., VI. s. **6**, 21 (1941). — Susceptibility of the chimpanzes to P. malariae of human origin. Amer. J. trop. Med. **28**, 629 (1948). — Rodhain, J., et R. Dellaert: L'infection à Plasmodium malariae du Chimpanzé chez l'homme. Ann. Soc. belge Méd. trop. **23**, 19 (1943).

Scott, H. H.: A historа of tropical medicine, Bd. 1. London: Edward Arnold & Co., 1939. — Shortt, H. E., and P. C. C. Garnham: The pre-erythrocytic development of Plasmodium cynomolgi and Plasmodium vivax. Trans. roy. Soc. trop. Med. Lond. **41**, 785 (1948). — Shortt u. Mitarb.: The pre-erythrocytic stage of Plasmodium falciparum. Trans. roy. Soc. trop. Med. Lond. **44**, 405 (1951). — Stratman-Thomas, W. K.: The influence of temperature on Plasmodium vivax. Amer. J. trop. Med. **20**, 703 (1940).

TRAGER, W.: Studies on conditions affecting the survival in vitro of a malarial parasite (Plasmodium lophurae). J. exper. Med. **74**, **441** (1941). — The development of the malaria parasite Plasmodium lophurae in red blood cell suspensions in vitro. J. of Parasitol. **33**, 345 (1947).

Epidemiologie.

BOYD, M. F.: Studies on Plasmodium vivax. 2. The influence of temperature on the duration of the extrinsic incubation period. Amer. J. Hyg. **16**, 851 (1932). — On the correlation between the incidence of stomach and gland infection in Anopheles quadrimaculatus infected with Plasmodium vivax. Amer. J. trop. Med. **20**, 129 (1940). — BOYD, M. F., H. P. CARR and L. E. ROZEBOOM: On the comparative susceptibility of certain species of nearctic and neotropical anophelines to certain strains of P. vivax and P. falciparum from the same regions. Amer. J. trop. Med. **18**, 157 (1938).

EISENTRAUT, M.: Beitrag zur Frage der Malariabekämpfung in Deutschland. Ärztl. Wschr. **1946**, 212.

GARNHAM, P. C. C.: Malaria epidemics at exceptionally high altitudes in Kenia. Brit. med. J. **1945**, 45.

HORMANN, H.: Malaria in Deutschland 1945—1947. Z. Tropenmed. **1**, 32 (1949).

JAMES, S. P., W. D. NICOL and P. G. SHUTE: A study of induced malignant tertian malaria. Proc. roy. Soc. trop. Med. **25**, 1153 (1932).

KLOSE, F., u. M. EISENTRAUT: Autochthone Malariaerkrankungen in der Provinz Brandenburg in den Jahren 1939—1944. Ärztl. Wschr. **1946**, 279.

LEESON, H. S., W. R. LUMSDEN, J. YOFE and T. T. MACAN: Anopheles and malaria in the Near East. London School Hyg. trop. Med., Mem. 7. 1950.

PEUS, F.: Die Fiebermücken des Mittelmeergebietes. Leipzig: Paul Schöps 1942.

SHUTE, P. G.: Failure to infect English specimens of Anopheles maculipennis var. atroparvus with certain strains of Plasmodium falciparum of tropical origin. J. trop. Med. **43**, 175 (1940). — SOHNIUS, R.: Die Emder Malaria. Veröff. Mar.san.wes. **33**, 5 (1941). — SOUZA PINTO, G. DE: L'invasion du Brésil par l'Anopheles gambiae et ses conséquences. Riv. Malariol. **17**, 475 (1938). — SWELLENGREBEL, N. H., u. A. DE BUCK: Malaria in the Netherlands. Amsterdam: Scheltema & Holkema 1938.

WEYER, F.: Die Malariaüberträger. Leipzig: Georg Thieme 1939. — Malaria und Malariaübertragung in Ostfriesland. Arch. Schiffs- u. Tropenhyg. **44**, 1 (1940). — Bestimmungsschlüssel für die Anopheles-Weibchen und -Larven in Europa, Nordafrika und Westasien. Merkblatt des Bernhard-Nocht-Inst., Hamburg, 2. Aufl. Leipzig: Johann Ambrosius Barth 1949.

Pathogenese und pathologische Anatomie.

ANDREWS, W. H. H.: The liver lesions in malaria. Trans. roy. Soc. trop. Med. Lond. **41**, 699 (1948).

BERGHE, L. VAN DEN, u. A. L. KAVACS: Réceptivité des érythrocytes et des réticulocytes aux schizontes jeunes de Plasmodium falciparum. Ann. Soc. belge Méd. trop. **19**, 87 (1939). — BLACK, R. H.: The consumption of haemoglobin by malaria parasites. Ann. trop. Med. **41**, 215 (1947).

CHWATT, L. J.: Infection of reticulocytes by Plasmodium falciparum and Plasmodium malariae in hyperendemic indigenous malaria. Ann. trop. Med. **42**, 101 (1948).

DÜRCK, H.: Pathologische Anatomie der Malaria. In Handbuch der ärztlichen Erfahrungen im Weltkriege, Bd. 8, S. 177. — Über die mit herdförmigen Gliaprodukten einhergehenden Erkrankungen des Zentralnervensystems. Arch. Schiffs- u. Tropenhyg. **29**, Beih. 1 (1925). — Über entzündliche Veränderungen der weichen Hirnhäute und am Hirnventrikelependym bei perniziöser Malaria tropica. Abh. Auslandskde Hamb. Univ. (Festschr. NOCHT) **26**, 79 (1927).

FLEISCHMANN, G.: Die nach Malaria vorkommenden Leberschädigungen. (Gibt es eine Lebercirrhose nach Malaria?) Arch. Schiffs- u. Tropenhyg. **42**, 13 (1938).

HEGNER, R.: Relative frequency of ring-stage plasmodia in reticulocytes and mature erythrocytes in man and monkey. Amer. J. Hyg. **27**, 690 (1938). — HOLM, K.: Fall von Infektion mit Malaria tropica an der Leiche. Klin. Wschr. **1924**, 1633.

KITCHEN, S. F.: The infection of mature and immature erythrocytes by Plasmodium falciparum and Plasmodium malariae. Amer. J. trop. Med. **19**, 47 (1939). — KNÜTTGEN, H.: Knochenmarksbefunde bei Malaria tertiana. Z. Tropenmed. **1**, 178 (1949).

MAEGRAITH, B.: Pathological processes in malaria and blackwater fever. Oxford: Blackwell 1947. — Pathological processes in malaria. Trans. roy. Soc. trop. Med. Lond. **41**, 687 (1948). — MATERNA, A.: Leberschädigung durch Impfmalaria. Wien. klin. Wschr. **1931**, 1331. — MOHR, W.: Die Herz- und Gefäßstörungen bei den verschiedenen Malariaformen unter besonderer Berücksichtigung elektrokardiographisch faßbarer Befunde. Erg. inn. Med. **58**, 73 (1939).

Natali, C.: Histologische Untersuchungen über Nebennierenveränderungen bei einem Fall von Malaria tropica. Arch. Schiffs- u. Tropenhyg. **38** 243, (1934).

Salah Edin, M.: The nature of pulmonary lesions in malaria. Arch. Schiffs- u. Tropenhyg. **36**, 261 (1932). — Schilling-Torgau, V.: Malariaparasiten in polychromatischen und kernhaltigen Erythrocyten. Arch. Schiffs- u. Tropenhyg. **16**, 1 (1912). — Seyfarth, C.: Die Malaria. In Handbuch der speziellen pathologischen Anatomie und Histologie, Bd. 1, S. 178. Berlin: Springer 1926.

Taliaferro, W. H., u. P. R. Cannon: The cellular reactions during primary infections and superinfections of Plasmodium brasilianum in Panamanian monkeys. J. inf. Dis. **59**, 72 (1936). — Taliaferro, W. H., u. H. W. Mulligan: The histopathology of malaria with special reference to the function and origin of the macrophages in defence. Indian med. Res. Mem. **29** (1937). — Thomson, J. G.: Malaria in Nyasaland. Proc. roy. Soc. Med. **28**, 391 (1935). — Thonnard-Neumann, E.: Die Splenomegalie im Bilde der chronischen Malaria. Dtsch. tropenmed. Z. **47**, 1 (1943). — Zur Pathogenese der Malaria-Anämie. Dtsch. tropenmed. Z. **48**, 129 (1944). — Thonnard-Neumann, E., u. W. Stahlmann: Die Infektion jugendlicher Erythrocyten durch das Plasmodium vivax. Klin. Wschr. **1948**, 423. — Tünnerhoff, F.: Beobachtungen über Herzmuskelerkrankungen bei Malaria tropica und tertiana. Dtsch. Arch. klin. Med. **194**, 307 (1949).

Inkubation und Klinik.

Accornero, S. R.: Untersuchungen über die hämolytischen Splenanämien bei der chronischen Malaria. Haemat. Arch. **24**, 1115 (1942). — Arbuse, D. I.: Neuropsychiatric manifestations in malaria. U. S. nav. med. Bull. **45**, 304 (1945). — Ashford, M.: The nature of immunity to Malaria in its relationship to antimalarial therapy. Amer. J. trop. Med. **16**, 665 (1936). — Audeh, A.: Does benign Tertian Malaria cause orchitis? J. egypt. med. Assoc. **21**, 672 (1938).

Babin, F., and A. D. Dulaney: Complement fixation in malaria and syphilis. Amer. J. Hyg. **42**, 167 (1945). — Baserga, A.: Sull'infestazione dei reticulociti da parte dei plasmodi della malaria. Riv. Malariol. **16**, 38 (1937). — Benhamou, E. u. Mitarb.: Lungentuberkulose und Malaria. Presse méd. **1934 II**, 2063. — Bentmann, E.: Erfahrungen über die Folgen der Kriegsmalaria. Arch. Schiffs- u. Tropenhyg. **33**, Beih. 3, 26 (1929). — v. d. Berghe, L. u. Mitarb.: Réceptivité des erythrocytes et des réticulocytes aux schizontes jeunes de *P. falciparum*. Ann. Soc. belge Méd. trop. **19**, 87 (1939). — Bianchi, C.: Contributo allo studio delle sindromi anaemiche postmalariche. Riv. Malariol. **19**, 374 (1940). — Black J. B.: Symptomatic purpura occurring with malaria. Ann. Allergy **6**, 39 (1948). — Blacklock, B., and R. M. Gordon: Malaria parasites in the plancental blood. Ann. Trop. Med. a. Parasitol. **19**, 37 (1925). — Blair, D. M.: Infections with P. ovale in Southern Rhodesia. Trans. roy. Soc. trop. Med. Lond. **32**, 229 (1938). — Blanco, A. A., G. M. Saunders u. a.: Long term observations of Plasm. Vivax Malaria. U.S. nav. med. Bull. **47**, 550, 773 (1947). — Bock, E.: Zur Epidemiologie, Klinik usw. der durch P. ovale hervorgerufenen Malaria. Arch. Schiffs- u. Tropenhyg. **43**, 327 (1939). — Bock, E., u. F. Weyer: Versuche zur Übertragung verschiedener Plasmodienarten auf Anophelen. Arch. Schiffs- u. Tropenhyg. **43**, 256 (1939). — Bonnin, H.: Paludisme et diabète. Nutrition **1**, 521 (1931). — Boyd, M. F.: Observations on naturally induced malaria. South med. J. **27**, 155 (1934). — A review of studies on immunity to *Vivax*-malaria. J. nat. Mal. Soc. **6**, 12 (1947). — A note on the chronicity of a quartan malaria infection. Ann. Soc. belge Méd. trop. (Festschr. Rodhain) **1947**, 99. — Boyd, M. F., and S. F. Kitchen: On the efficiency of the homologous properties of acquired immunity to *P. vivax*. Amer. J. trop. Med. **16**, 447 (1936). — Simultaneous inoculation with ***P. vivax*** and ***P. falciparum***. Amer. J. trop. Med. **17**, 855 (1937). — An instance of protracted latent incubation period in a patient infected with a North American strain of P.vivax. Amer. J. trop. Med. 18, 729 (1938). — An attempt at active immunization with *P. vivax* killed in vitro. Amer. J. trop. Med. **26**, 749 (1946). — On the homogenecity or heterogenecity of *P. vivax* infections. Amer. J. trop. Med. **28**, 29 (1948). — Boyd, M. F., S. F. Kitchen and W. H. Kupper: The employment of multiply infected *An. quadrimaculatus* to effect inoculations with *P. vivax* and *P. falciparum*. Amer. J. trop. Med. **17**, 849 (1937). — Boyd, M. F., S. F. Kitchen and Ch. B. Metthews: Consecutive inoculation with *P. vivax* and *P. falciparum*. Amer. J. trop. Med. **19**, 141 (1939). — Boyd, M. F., and W. K. Stratman-Thomas: A note on the transmission of quartan malaria by *Anoph. quadrimaculatus*. Amer. J. trop. Med. **13**, 265 (1933). — Studies on benign tertian malaria Teil VII: Some observations on inoculation and onset. Amer. J. Hyg. **20**, 488 (1934). — The transmission of quartan malaria through two consecutive human-anopheline passages. Amer. J. trop. Med. **16, 63** (1936). — Braun, H.: Spontanruptur der Milz bei Malaria. Chirurg **1942**, 20, 633. — Buck, A. de: Infection experiments with quartan malaria. Ann. trop. Med. **29**, 171 (1935). — Bufano, M.: Hämolytische splenomegale Anämie bei chronischer Malaria. Ann. Fac. med.

Perugia 37, 47 (1938). — Businco, A.: Esiste una nefrite malarica? Athena 11, 25 (1942). — Bylmer, J., and C. W. F. Winckel: Induced malaria for treatment of general paralysis. J. trop. Med. 51, 2, 27 (1948).

Causey, O. R.: The effect of splenectomy on the course of malarial infection. Amer. J. Hyg. Sct. C 30, 93 (1939). — Chini, V.: Extrapyramidales Krankheitsbild als Malariafolge. Policlinico, spez. med. 42, 389 (1935). — Chung, H. L. u. Mitarb.: Transmission of malaria among drug addicts etc. in Peiping. China. med. J. 57, 32 (1940). — Cickeli, H.: Über Malaria mit langer Latenzzeit und larvierte Malaria. Klin. Med. (Wien) 2, 1062 (1947). — Coggeshall, L. T.: Certain experiences with malaria during World War II. Rev. Inst. Salubridad y Enferm. trop. (Mexico) 6, 4, 229 (1945). — Coggeshall, L. T., and M. D. Eaton: The quantitative relationship between immune serum and ineffective dose of parasites etc. J. of exper. Med. 68, 29 (1938). — The complement fixation reaction in monkey malaria. J. of exper. Med. 67, 871 (1938). — Coggeshall, L. T., and H. W. Kumm: Demonstration of passive immunity in experimentel monkey malaria. J. of exper. Med. 66, 177 (1937). — Effect of repeated superinfection usw. J. of exper. Med. 68, 17 (1938). — Cooper, W. C., G. R. Coatney u. a.: Studies in human malaria. Teil V. Amer. J. Hyg. 46, 1, 141 (1947). — Craige, B. u. Mitarb.: The Chesson strain of P. vivax. Teil II. J. inf. Dis. 80, 3, 228 (1947). — Curschmann, H.: Hämolytischer Icterus nach Malaria. Münch. med. Wschr. 1930, Nr 32, 1391.

Dähne, G.: Zur Frage des Verhaltens der Reticulocyten bei einer für Malaria spezifischen Therapie. Dtsch. tropenmed. Z. 47, 129 (1943). — Zur Frage des Verhaltens der Reticulocyten bei der durch Malaria bedingten Anämie. Dtsch. tropenmed. Z. 48, 49 (1944). — Davey: Concerning exoerythrocytic forms and the evidence for their existence in human malaria. Trans. roy. Soc. trop. Med. Lond. 40, 2 (1946). — Davis, B. D.: Complement fixation with soluble antigens of *P. knowlesi*. J. of Immun. 58, 269 (1948). — Demirag, B.: Addison-Syndrom bei chronischer Malaria. Acta med. trucica 1, 7 (1948). — Denecke, K., u. B. Malamos: Über das makrozytäre Blutbild bei der Malaria. Arch. Schiffs- u. Tropenhyg. 39, 51 (1935). — Desnos, E. H., et P. Abély: Le syndrome rénal d'origine paludéen. Rev. Méd. trop. 30, 207 (1938). — Ducoste, M.: Cerebral impaludation. Arch. of Neur. 40, 707 (1938). — Dumolard, Aubry et Sarrouy: Splénopathies cirrhogènes et paludéennes. Ann. Méd. 38, 479 (1935).

Eckstein, A.: Malariadystrophie im Kindesalter. Türk. Z. Hyg. 2, 103 (1941). — Malaria im Kindesalter. Schweiz. med. Wschr. 1944, Nr 35, 934. — Malariarezidive bei Kindern. Ann. paediatr. (Basel) 171, 1 (1948). — Eckstein, A., and W. C. W. Nixon: Congenital malaria. Brit. med. J. 1946, No 4446, 432. — Eller, K.: Serolog. Untersuchungen bei Tertianaimpfmalaria an luesfreien Patienten. Z. Immun.forschg 74, 397 (1932). — Eltze, M.: Lassen sich Malariafolgen der sog. Kriegsmalaria jetzt noch nachweisen? Ärztl. Sachverst.ztg 42, 213 (1936). — English, I. G.: Congenital malaria. Brit. med. J. 1946, 701. — Eyles, D. E., and M. D. Young: Studies on imported malaria. Teil VII. J. nat. Malaria Soc. 7, 23 (1948).

Fairley, N. H.: Chemotherapeutic suppression and prophylaxis in malaria. Trans. roy. Soc. trop. Med. Lond. 38, 311 (1945). — Sidelights on malaria in man obtained by subinoculation experiments. Trans roy. Soc. trop. Med. Lond. 40, 621 (1947). — Fischer, L.: Behandlung der Malariarezidive. Z. inn. Med. 4, 424 (1949). — Fischer, O.: Über Kriegsmalaria und ihre Folgen. Arch. Schiffs- u. Tropenhyg. 41, 105 (1937). — Über Ergebnisse von Sternalpunktionen bei Malaria. Klin. Wschr. 1949, 235. — Über Dauer und Verlauf der Kriegsmalaria. Z. Tropenmed. 1, 171 (1949). — Fischer, W.: Leberzirrhose in China. Arch. Schiffs- u. Tropenhyg. 23, 435 (1919). — Fischer, W. I., and C. L. York: Quartan malaria occurring subsequent to a blood transfusion. New England J. Med. 235, 411 (1946). — Fleischmann, G.: Die nach Malaria vorkommenden Leberschäden. Arch. Schiffs- u. Tropenhyg. 42, 13 (1938). — Floros, A.: Liquorveränderungen bei Malaria perniciosa. Klin. Wschr. 1925, Nr 5, 214. — Fredericks, M. G., u. F. W. Hofbauer: A study of hepatic function in therapeutic malaria. J. Amer. med. Assoc. 128, 495 (1945). — Freund, J., K. J. Thomson u. a.: Immunization of monkeys against malaria. Amer. J. trop. Med. 28, 1 (1948). — Furno: Addisonsche Krankheit als Folge von Malaria. Policlinico, sez. med. 26, 668 (1920). —

Garnham, P. C. C.: The placenta in malaria. Trans. roy. soc. trop. Med. Lond. 32, 13 (1938). — Malarial immunity in Africans: effects in infancy and early childhood. Ann. trop. Med. 43, 47 (1949). — Gerdijkoff, J.: Über die Blutbeschaffenheit bei Malaria unter Vitamin-C-Belastung. Klin. Wschr. 1939, 1214. — Gerstmann, J.: Die Malariabehandlung der progressiven Paralyse. Wien 1925. — Ghizetti, C.: Anemia perniciosa progressiva e malaria. Pathologica (Genova) 31, 160 (1939). — Glenn, P. M., L. J. Kaplan u. a.: Clinical and laboratory studies of liver function in therapeutic malaria. Amer. J. med. Sci. 212, 197 (1946). — Gordon, H. H., A. Marble u. Mitarb.: Clinical and laboratory studies of relapsing Vivax-malaria of Pacific origin. New England J. Med. 234, 519 (1946). — Greig, E. D., and A. Neil: Observation on the haemoglobin etc. in cases of therapeutic malaria. J. trop. Med. 42, 277 (1939). — Grimm, K.: Beitrag zur Therapieresistenz der Impfmalaria. Dermat. Wschr. 1940 I, 179. —

GUCCIONE, F.: Hypophysennekrose bei Malaria. Pathologica (Genova) **26**, 383 (1934). — GUPTA, B. M. DAS: Some anomalities in the morphology of *P. vivax* occurring in a newborn baby. Indian med. Gaz. **74**, 273 (1939). — Malarial infections in the placenta and transmission to the foetus. Indian med. Gaz. **74**, 397 (1939).

HALLER, E. v.: Über die Ursache und das Auftreten von Rückfällen bei der Malaria tertiana. Med. Klin. **1947**, Nr 10. — Über die Erkrankungsdauer der Malaria. Z. Hyg. **128**, 379 (1948). — Gesetzmäßigkeiten im Auftreten von Malariaerkrankungen. Z. Tropenmed. u. Parasitol. **1**, 162 (1949). — Superinfektion mit dem homologen Stamm bei der Malaria tertiana. Beitrag für das Verständnis der Malaria-Immunität. Z. Tropenmed. u. Parasitol. **1**, 328 (1949). — Über die Möglichkeiten der Provokation von Rückfällen bei latenter Malaria tertiana. Z. Tropenmed. u. Parasitol. **1**, 340 (1949). — HARMSEN, H., u. A. HAUER: Serumreaktionen bei Malaria tertiana. Dtsch. med. Wschr. **1943**, Nr 7, 147. — HARTUNG, J.: Beiträge zum klinischen Bild der Impfmalaria. Klin. Wschr. **1939 II**, 1031. — HARVEY, A. M.: A type of neuritis associated with malarial fever. Bull. Hopkins Hosp. **75**, 225 (1945). — HAUER, A.: Neue Beobachtungen mit einem *P. ovale*-Stamm. Arch. Schiffs- u. Tropenhyg. **41**, 153 (1937). — Malariarezidive und Seroreaktionen. Dtsch. trop. med. Z. **47**, 241 (1943). — Blutveränderungen bei Malaria und ihre diagnostische Bedeutung. Med. Welt **1943**, 604. — HEIDELBERGER, M., and M. M. MAYER: Normal human stromata as antigen for complement fixation etc. Science (Lancaster, Pa.) **1944**, 359. — HERNBERG, C. A.: Myocardial affection in malaria tertiana. Acta med. scand. (Stockh.) **129**, 132 (1947). — HOEHNE, K.: Über Rezidivneigung und Konstitution bei Malaria. Dtsch. med. Wschr. **1948**, Nr 41, 530. — HÖRING, F. O.: Induced and war malaria. J. trop. Med. **50**, 150 (1947). — Die klinischen Verläufe der Malaria. Dtsch. med. Wschr. **1947**, Nr 35/36, 503; **1947**, Nr 41/42, 615. — Die Pathogenese der klinischen Verläufe der Malariakrankheiten. Dtsch. med. Wschr. **1948**, 117. — HOLM, K.: Malaria und Epilepsie. Arch. Schiffs- u. Tropenhyg. **36**, 478 (1932). — HORMANN, H.: Betrachtungen über das Wesen der Malariaserumreaktion. Klin. Wschr. **1947**, Nr 35/36, 557. — Beitrag zum Immunitätsproblem bei Malaria. Ärztl. Wschr. **1947**, Nr 49/50, 769. — Serologische Reaktion und Immunität bei Malaria. Schriftenreihe zur Seuchenbekämpfung. Stuttgart 1948. — HYMAN, A. S.: Clinical masquerades of malaria. U.S. nav. med. Bull. **45**, 287 (1945).

INGALLS, G. S.: Induced malaria in a patient without a spleen. J. Amer. med. Assoc. **111**, 700 (1938).

JACOBSEN, E., u. W. ABEL: Agranulozytose nach Impfmalaria. Dtsch. med. Wschr. **1933 I**, 371. — JAMES, S. P.: The dissappearance of malaria from England. Proc. roy. Soc. Med. **23**, 71 (1930). — Some general results of a study of induced malaria in England. Trans. roy. Soc. trop. Med. Lond. **24**, 477 (1931). — JAMES, S. P., W. D. NICOL and P. G. SHUTE: Clinical and parasitological observations on induced malaria. Proc. roy. Soc. Med. **29**, 27 (1936). — JELINEK, A.: Ein Beitrag zur Pathogenese der Malaria. Malariakomplikationen unter dem Bild eines Kleinhirntumors. Med. Klin. **1938**, 1711. — JUTZ, B., u. A. JACOBI: Spontanruptur der Milz bei Impfmalaria. Münch. med. Wschr. **1931**, 10.

KAPLAN, I., H. S. READ and F. T. BECKER: Homologous and heterologous strains of *P. vivax*. J. Labor. a. clin. Med. **31**, 400 (1946). — KARK, W.: Surgery and the relapse rate of malaria. Brit. med. J. **1946**, 114. — KEHAR and HARBHAGWAN: Sedimentation rate of erythrocytes in human and monkey malaria. Rec. Malaria Survey of India **7**, 131 (1937). — KEIBL, E., u. H. SIEDECK: Provokatorische und therapeutische Wirkungen des Kongorots bei Malaria tertiana. Wien. klin. Wschr. **1947**, 123. — KESSLER, M.: Herzstromkurve und Myocardschäden bei der Impfmalaria. Nervenarzt **12**, 187 (1939). — KHAN, N. U.: Cerebral malaria. J. Army med. Corps **84**, 6, 263 (1945). — KIKUTH, W., u. W. MENK: Chemotherapie der Malaria, 2. Aufl. Leipzig 1944. — KINKEL, H.: Über Parasitiserung von Reticulocyten durch Malariaplasmodien. Ärztl. Forschg **3**, 142 (1949). — KIRK, R.: A case of intra-uterine malaria infection. Trans. roy. Soc. trop. Med. Lond. **28**, 421 (1934). — KITCHEN, S. F.: The infection of reticulocytes by P. vivax. Amer. J. trop. Med. **18**, 347 (1938). — KITCHEN, S. F., u. P. PUTNAM: Observations on the character of the paroxysm in vivax malaria. J. nat. Malaria Soc. **5**, 57 (1946). — KITCHEN, S. F., E. L. WEBB and W. H. KUPPER: The influence of malarial infection on the Wassermann and Kahn reaktions. J. Amer. med. Assoc. **112**, 1443 (1939). — KLEEBERG, J.: Studies on the Weltmann reaction in malaria cases. Trans. roy. Soc. trop. Med. Lond. **39**, 221 (1945). — KLEEBERG, J., and D. BIRNBAUM: Studies on liver damage in acute malaria. Trans. roy. Soc. trop. Med. Lond. **41**, 555 (1948). — KLIGLER, J.: Immunity to reinfection with malaria follwing treatment. Trans. roy. Soc. trop. Med. Lond. **24**, 331 (1930). — KLINGER, W.: Milzexstirpation und Malaria. Diss. Hamburg 1949. — Z. Tropenmed. **1**, 195 (1949). — KLOTZ, O.: Necrosis of the liver in malaria. Amer. J. trop. Med. **9**, 241 (1929). — KNOWLES, R., R. S. WHITE and B. M. DAS GUPTA: Studies on the parasitology of malaria. Indian med. Res. Mem. Calcutta **1930**. — KNÜTTGEN, H.: Knochenmarksbefunde bei Malaria tertiana. Z. Tropenmed. **1**, 178 (1949). — KÖNIG, W. J.: Hämolytischer Icterus nach Malaria. Med. Klin. **24**, 378 (1928). — KRANZ, J.: Die

Bedeutung der Blutgruppen bei der Impfmalaria. Nervenarzt **15**, 166 (1942). — Künzel, W.: Endogene Psychosen nach Malaria. Z. Psychol. **97**, 118 (1932).

Laere, J. v.: Beitrag zur Kenntnis der Malariaencephalomyelitis. Rev. belge Sci. méd. **14**, 65 (1942). — Landeiro, F.: Die Blutsenkungsreaktion bei Malaria. Arch. Schiffs- u. Tropenhyg. **38**, 38 (1934). — Langen, C. D. de: Het shocksyndroom biy Malaria. Nederl. Tijdschr. Geneesk. **1947**, 1847. — Lauterberg-Bonjour, M.: Die Abwehrfunktion des menschlichen Körpers gegen die Malaria. Schweiz. med. Wschr. **1947**, Nr 52, 1359. — Lazarescu, S.: Akute nekrotische Malariamyelitis. Arch. Neur. (Bukarest) **5**, 88 (1941). — Lebon, J., et Manceaux: Les anémies du paludisme aigu. Sang **13**, 489 (1939). — Les anémies du paludisme chronique. Sang **13**, 608 (1939). — Limbos, P.: Présence de schizontes et de gamètes de *P. falcip.* dans le sang periphérique 22 heures après la naissance. Ann. Soc. belge Méd. trop. **28**, 269 (1948). — Lippelt, H.: Serologische Diagnostik der Malaria. Arch. Schiffs- u. Tropenhyg. **42**, 522 (1938). — Loon, F. N. van: Akute Verwirrungszustände in Niederländisch Indien. Geneesk. Tijdschr. Nederl.-Indië **62**, 658 (1923).

Mackay, R.: Congenital malaria. Brit. med. J. **1946 I**, 776. — Makari, J. G.: The cephalin-cholesterol-flocculation test in chronic malaria and its relation to endemecity. J. trop. Med. **49**, 92 (1946). — Malamos, B.: Immunitätsfragen bei experimenteller Affenmalaria. Arch. Schiffs- u. Tropenhyg. **41**, 162 (1937). — Malaria und Reticulozyten. Klin. Wschr. **1937**, 885. — Über eine Beobachtung von Erythrozytenagglomeration bei Affenmalaria. Riv. Malariol. **16**, 91 (1937). — Malkiel, B. P.: Zur Frage des Leyden-Westphalschen Syndroms bei Malaria. Nevropat. (russ.) **9**, 51 (1940). Ref. Zbl. Neur. **100**, 506 (1941). — Marotta, G., e G. Sandicchi: Contributo all'infezione sperimentale di anofeli con *Plasm. malariae* e inoculazione della malaria all'uomo. Riv. Malariol. **18**, 89 (1939). — Marshall, J. M.: Spontaneous rupture of the malarial spleen. U.S. nav. med. Bull. **43**, 743 (1944). — Materna: Leberschädigung durch Malaria. Wien. klin. Wschr. **1931**, Nr 43, 1331. — Mayer, M. M., and M. Heidelberger: Studies in human malaria. J. of Immun. **54**, 89 (1946). — Mayne, Bruce and Young: Antagonism between species of malaria parasites in induced mixed infections. Publ. Health Rep. **53**, 1289 (1938). — Mer, G.: Observations on the development of *P. malariae* Lav. in *Anoph. elutus* Edw. Experimental transmission of quartan malaria to man from the mosquito. Ann. trop. Med. **27**, 483 (1933). — Meleney, H.: The physiological pathology of malaria. Publ. No 15 of the Amer. Ass. for the Advancement of Science, 1941, S. 223. — Mellone, T. u. a.: Nephrose bei Malaria. J. trop. Med. **36**, 379 (1933). — Merkel, W. C.: *P. falciparum* malaria. The coronary and myocardial lesions observed at autopsy in two cases of acute fulminating *P. falciparum* infection. Arch. of Path. **41**, 290 (1946). — Meythaler, F.: Kriegsmalaria. Tropenhygien. Schriftenreihe, H. 6. Stuttgart 1944. — Mohr, W.: Zur Frage der Entstehung einer Epilepsie nach Malaria. Dtsch. med. Wschr. **1938**, Nr 29, 1030. — Herzstörungen bei Malaria tertiana. Verh. dtsch. Ges. Kreislaufforschg **1939**, 247. — Herz-Gefäßstörungen bei Malaria. Arch. Schiffs- u. Tropenhyg. **44**, 521 (1940). — Die Herz- und Gefäßstörungen bei den verschiedenen Malariaformen. Erg. inn. Med. **58**, 73 (1940). — Vitamin-C-Stoffwechsel und Malaria. Dtsch. tropenmed. Z. **45**, 404 (1941). — Mohr, W., u. J. A. Kühner: Untersuchungen über den Vitamin-C-Stoffwechsel usw. Med. Welt **1939**, 111. — Mollaret, P.: Méthode pratique d'implantation en deux temps etc. Ber. 3. internat. Neurol. Kongr. Kopenhagen 1939. — Monk, J. F.: Modern therapy of benign tertian malaria. Brit. med. J. **1948**, No 4564, 1221. — Montel, R. u. a.: Infantilisme palustre. Bull. Soc. Path. exot. Paris **29**, 1074 (1936). — Mosna, E.: Contributo allo studio dell'immunita nell'infezione malarica. Riv. Parassitol. **2**, 327 (1938). — Mühlens, P.: Über P. ovale (Stephens). Arch. Schiffs- u. Tropenhyg. **38**, 367 (1934). — Über Kriegsmalaria. Arch. Schiffs- u. Tropenhyg. **41**, 90 (1937). — Mühlens, P. u. a.: Orchitis nach Malaria. Arch. Schiffs- u. Tropenhyg. **31**, 519 (1935). — Mühlens, P., W. Weygant u. W. Kirschbaum: Die Behandlung der Paralyse mit Malaria und Recurrens. Münch. med. Wschr. **67**, 831 (1920). — Murray, J. E., and P. G. Shute: Ein Fall von Malaria tropica. Lancet **1942 II**, 365.

Nabarro, D., and D. G. Edward: Accidental transmission of malaria. Lancet **1939 II**, 556. — Nagley, L.: Probable relapse of malignant tertian malaria after 13 years. Lancet **1945**, 773. — Natali, Cl.: Nebenniere bei perniziöser Malaria. Riv. Malariol. **13**, 563 (1934). — Nauck, E. G., u. B. Malamos: Über Immunität bei Affenmalaria. Z. Immun.forschg 84, 337 (1935). — Nelson, H. G., et J. B. Black: Symptomatic purpura occurring with malaria. Ann. Allergy. **6**, 39 (1948). — Nikolowski, W.: Über Beteiligung des männlichen Genitale bei akuten Infektionskrankheiten. Restzustände und Störungen der Zeugungsfähigkeit. Dtsch. med. Rdsch. **4**, Nr 4 (1950). — Nissenbaum, B.: Thrombosis venae portae usw. infolge chronischer Malaria. Arch. Schiffs- u. Tropenhyg. **34**, 587 (1930). — Nitsen, R.: Le paludisme chez l'enfant indigène. Ann. Soc. belge Méd. trop. **15**, 229 (1935).

Pazzi, D. M.: Milchsäuregehalt des Blutes bei Malaria. Riv. Malariol. **13**, 66 (1934). — Peratoner, U.: Perniziöse Anämie, Gravidität und Malaria. Haematologica (Palermo) **14**, 447 (1933). — Perelmann, A.: Les psychoses de la malaria. Ref. Zbl. Neur. **43**, 720 (1926). —

PERVES, M.: Observations de paludisme héréditaire et congénital. Rev. Sci. Méd. Pharm. et Vét. de l'Afrique Franç. **2**, 107 (1943). — PETER, F. M.: Malaria und Herpes zoster. Z. Neur. **112**, 79 (1928). — Rückfälle und Inkubation bei der menschlichen Malaria. Tropenhygien. Schriftenreihe, H. 13. Stuttgart 1944. — PHOCAS, E.: L'insuffisance hépatique des paludéens. Rev. Méd. trop. **1938**, 246. — PICCINELLI: Die Blutgruppen bei Malariakranken. Riv. Malariol. **20**, 353 (1941). — PINELLI, L.: Malaria und Diabetes. Clin. méd. ital. **66**, 303 (1935). — PINELLI, L., u. R. MACCOLINI: Malaria und Leukämie. Bull. Sci. Med. **4**, 169 (1936). — POLECK: Zur Frage später Nebennierenschädigung nach Malaria. Med. Klin. **1928**, 1008. — POPPER, L.: Das Blutbild bei Malaria. Klin. Med. **3**, 913 (1948). — PULLEN, W.: Spontaneous rupture of the spleen in malaria. Med. J. Austral. **1**, 241 (1947).

RABL: Geographische pathologische Untersuchungen usw. Arch. Schiffs- u. Tropenhyg. **38**, Beih. 1 (1934). — RAU, L.: Malarial diabetes; report of a case. Lancet **1948**, 11. — RAUCH, H.: Beitrag zur Frage der Kriegsmalaria. Arch. Schiffs- u. Tropenhyg. **41**, 379 (1937). — REDLICH, E.: Larvierte Malaria und Malariaepilepsie. Wien. klin. Wschr. **37**, 134 (1924). — REICHENOW, E.: Zur Frage der Malariaresistenz bei Negern. Arch. Schiffs- u. Tropenhyg. **33**, Beih. 3 (1929). — RIEUX, J. u. a.: Malaria und perniziöse Anämie. Rev. Méd. **48**, 581 (1931). — RISAK, E.: Malaria und perniziöse Anämie. Z. klin. Med. **120**, 490 (1932). — ROGERS, K. B.: Quartan malaria transmitted by blood transfusion. Lancet **1947**, No 6480. — ROOYEN, C. E. v., and G. R. PILE: Observations on the infection by *P. knowlesi* etc. Brit. med. J. **1935**, 662. — Ross, P.: Subtertian malaria in Europeans. Eastafr. med. J. **24**, 278 (1947). — RUGE, H.: Leberfunktion bei frischer Malaria. Arch. Schiffs- u. Tropenhyg. **39**, 14 (1935). — RYDER, J. B., and R. T. TOWSON: A case of cerebral malaria in Great Britain. Brit. med. J. **1946**, 815.

SAGEL, W.: Beitrag zur Beantwortung der Frage nach der E-Stadien-Sporozoitentheorie der Malaria. Dtsch. tropenmed. Z. **47**, 377 (1943). — SAMFORD, C. C. u. a.: Malarial coma. Ann. int. Med. **14**, 72 (1944). — SAPERO, J.: New concepts in the treatment of relapsing malaria. Amer. J. trop. Med. **27**, 271 (1947). — SARROUY, CH.: Infantilismus, Hepatosplenomegalie und Malaria. Arch. Méd. Enf. **41**, 268 (1938). — SARROUY, CH., et PORTIER: Lipoid-Nephrose und Malaria. Bull. Soc. méd. Hôp. Paris III, **55**, 561 (1939). — SCHEMBRA, F. W.: Zur Frage der Kriegsmalaria. Dtsch. med. Wschr. **1935 I**, 1044. — SCHILF, E.: Malaria und fragliche Spätfolge am extrapyramidalen System. Klin. Wschr. **1938**, Nr 15, 533. — SCHILLING, CL.: Immunität bei Malaria und ihre praktische Bedeutung. Arch. Schiffs- u. Tropenhyg. **41**, 443 (1937). — Schutzimpfung gegen Malaria. Dtsch. med. Wschr. **1939**, 1264. — Nachweis von Antikörpern im Blute Malariakranker. Z. Immun.forschg **104**, 212 (1943). — SCHNEIDER, T.: Haematemesis in malaria. South afric. med. J. **22**, 289 (1948). — SCHNEIDER, L. A., and P. L. SCHALLENBERGER: A study of hepatic function in acquired malaria. Amer. J. med. Sci. **214**, 80 (1947). — SCHÜFFNER, W.: Zur Klinik der Malaria. Dtsch. med. Wschr. **1941**, 1251. — SCHÜFFNER, W., u. H. ESSEVELD: Bijdrage tot het vraagstuk der perniciositeit van de Laverania malariae. Geneesk. Tijdschr. Nederl.-Indië **76**, 3038 (1936). — SCHWETZ, J.: Considération sur le paludisme congénital. Bull. Soc. Path. exot. **32**, 44 (1939). — SCHWETZ, J., and PEEL: Congenital malaria and placental infection amongst the negroes of Central Africa. Trans. roy. Soc. trop. Med. Lond. **28**, 167 (1934). — SENEVET, G., et CH. SARROUY: A propos d'un cas de triple infection palustre chez un infantil non-africain. Bull. Soc. Path. exot. **34**, 168 (1940). — SEREFFETIN, O.: Atrophische Lebercirrhose malarischen Ursprungs. Wien. klin. Wschr. **1935 I**, 466. — SERGENT, E.: La prémunition dans le paludisme. Riv. Malariol. Suppl. **14**, 5 (1935). — Immunité et prémunition dans les maladies à hématozoaires. Arch. Inst. Pasteur Algérie **14**, 413 (1936). — SEYFARTH, C.: Milzvergrößerung in Südbulgarien. Arch. Schiffs- u. Tropenhyg. **22**, 305 (1918). — SHORTT, H. E., and P. C. C. GARNHAM: The pre-erythrozytic development of *P. cynomolgi* and *P. vivax*. Trans. roy. Soc. trop. Med. Lond. **41**, 785 (1948). — SHORTT, H. E., S. R. PANDIT and K. P. MENON: The abscence of effective immunity after cure of protozoal infections. Indian J. med. Res. **25**, 763 (1938). — SHRAGER, J., and B. H. KEAN: Purpura as a complication of malaria. Amer. J. med. Sci. **212**, 54 (1946). — SHUTE, P. G.: Protracted incubation periods in indigenous cases of malaria in England. J. trop. Med. **42**, 201 (1939). — Latency and long term relapses in benign tertian malaria. Trans. roy. Soc. trop. Med. Lond. **40**, 189 (1946). — SICAULT, G., et A. MESSERLIN: Malaria als parasitäre Reticulo-Endotheliose. Presse méd. **1938 II**, 1419. — SINTON, J. A.: A summary of our present knowledge of the mechanism of immunity in malaria. J. Malaria Inst. India **2**, 71 (1939). — The effect of drugs upon the development of immunity etc. J. Malaria Inst. India **2**, 191 (1939). — SINTON, J. A., E. L. HUTTON and P. G. SHUTE: Studies of infections with P. ovale. Trans. roy. Soc. trop. Med. Lond. **32**, 751 (1939); **33**, 47 (1939). — SPITLER, D. K.: Malaria relapse; report on a case 36 years after original infection. New England J. Med. **238**, 839 (1948). — STEUDEL, E.: Malaria und Tuberkulose. Arch. Schiffs- u. Tropenhyg. **29**, 391 (1925). — STOHLMANN, H.: Malariaübertragung auf den Blutspender. Münch. med. Wschr. **1943**, Nr 5, 84. — STRATMAN-THOMAS, W. N., and DULANEY: Immunology studies in malaria.

Amer. J. trop. Med. **20**, 717 (1940). — Stuhlmann: Die Sedimentierungsgeschwindigkeit der roten Blutkörperchen usw. Diss. Hamburg 1923. — Sukiennikowa, N.: Malaria und Tuberkulose. Beitr. Klin. Tbk. **69**, 350 (1928). — Surbeck, K. E.: Malaria quartana und Nephrose. Trans roy. Soc. trop. Med. Lond. **25**, 201 (1931). — Beitrag zur Kenntnis der Malaria-Nephritiden. Schweiz. med. Wschr. **1932 II**, 664.

Taliaferro, W. H.: The cellular results for immunity in Malaria. Amer. Ass. for the Advancement of Science. Publication No 15, S. 2 9. 1941. — Teasley, G. H.: Malaria following blood transfusion: report of case. Proc. Staff Meet. Mayo Clin. **21**, 289 (1946). — Thomas, J. W., and V. P. Sydenstricker: Further notes on pernicious malaria. South. med. J. **31**, 300 (1938). — Thonnard-Neumann, E.: Über einen Fall von Agranulocytose im Gefolge von Malaria tropica. Arch. Schiffs- u. Tropenhyg. **43**, 453 (1939). — Die Splenomegalie im Bilde der chronischen Malaria. Dtsch. tropenmed. Z. **47**, 1 (1943). — Zur Pathologie der Malariaanämie. Dtsch. tropenmed. Z. **48**, 129 (1948). — Thonnard-Neumann, E., u. W. Stahlmann: Die Infektion jugendlicher Erythrocyten bei der Malaria. Klin. Wschr. **1948**, Nr 27/28, 423. — Thoroughman, J. C.: Malaria transmission by blood transfusion. China Med. J. **58**, 682 (1940). — Tirumurti, R. B. u. a.: Malaria und Leberzirrhose. Indian J. med. Res. **24**, 149 (1936). — Tschilow, K.: Malarischer Infantilismus. Wien. klin. Wschr. **1939**, 183. — Tschilow, K., u. J. Mladenow: Leberfunktion bei Malaria. Arch. Schiffs- u. Tropenhyg. **38**, 282 (1934). — Tünnerhoff, Fr.: Beobachtungen über vegetative Störungen bei Malaria. Dtsch. Arch. klin. Med. **194**, 101 (1949). — Beobachtungen über Herzmuskelerkrankungen bei Malaria tropica und tertiana. Dtsch. Arch. klin. Med. **194**, 307 (1949). — Tyars, M.: Nephritis in therapeutic malaria. Trans. roy. Soc. trop. Med. Lond. **30**, 423 (1937).

Ulrich, G.: Gibt es eine Leberzirrhose nach Malaria? Diss. Tübingen 1949. — Urchs, O.: Beziehungen der Malaria zum Nervensystem. Arch. Schiffs- u. Tropenhyg. **31**, 365 (1927).

Vint, F. W.: Cirrhosis of the liver in the East African natives. Kenya Med. J. **7**, 349 (1931). — Vogt, E.: A case of malaria in Oslo. Nord. Med. **32**, 2601 (1946). — Voigt, E. M., and C. Voigt: Haemoglobinaemia in malaria. Trans. roy. Soc. trop. Med. Lond. **31**, 539 (1938). — Voorhove: Über einen Fall von Quartananephrose. Geneesk. Tijdschr. Nederl.-Indië **76**, 3310 (1936).

Wagner-Jauregg, J.: In Bumke-Försters Handbuch der Neurologie, Bd. VIII, 1936. — Warasi, W.: Das Zentralnervensystem bei der Malaria tropica. Arch. Schiffs- u. Tropenhyg. **31**, 432 (1927). — Weingärtner, A.: Beitrag zur Kenntnis der Gehirnveränderungen bei Malaria. Arch. Schiffs- u. Tropenhyg. **24**, 193 (1920). — Werner, H.: Über die serologische Vervollkommnung der Malariaserοflokkulation. Dtsch. med. Wschr. **1936**, Nr 9, 347. — Whorton, C. M. u. a.: The Chesson strain of *P. vivax*. Teil I. J. inf. Dis. **80**, 223 (1947). — Whorton, C. M., T. N. Pullman u. a.: The Chesson strain of *P. vivax*. Teil IV, Immunity J. inf. Dis. **81**, 1 (1947). — Williams, R. G.: (Gestörte Leberfunktion durch Malariabehandlung der Paralyse.) Lancet **1927**, 1078. — Willkins, H.: Frühlingsmalaria. Klin. Wschr. **1943**, 417. — Wilson, B. D., u. M. E. Wilson: Infections with *P. ovale* in Tanganyika territory. Trans. roy. Soc. trop. Med. Lond. **28**, 469 (1935). — The manifestation and measurement of immunity to malaria. Trans. roy. Soc. trop. Med. Lond. **30**, 471 (1936). — Wilucki, v.: Epilepsie und Malaria. Arch. Schiffs- u. Tropenhyg. **26**, 342 (1922). — Winckel, Ch. W. F.: Die Praxis der therapeutischen Malaria. Psychiatr. Bl. **1935**, Nr 3. — Wolski, M. E., u. E. M. Schewelewa: Zur Pathogenese der Anämie bei Malaria. Arch. Schiffs- u. Tropenhyg. **32** (1928). — Wozonig, H.: Die Provokation der Malaria unter besonderer Berücksichtigung meteorologischer Einflüsse. Wien. Z. inn. Med. **28**, 15 (1947). — Wulften, P. M. van: Amok. Nederl. Tijdschr. Geneesk. **1933**, 893. Ref. Z. Neur. **69**, 256 (1934).

Yorke, W.: Further observations on malaria made during treatment of general paralysis. Trans. roy. Soc. trop. Med. Lond. **19**, 108 (1925). — Yorke, W., and J. W. S. Macfie: Observations on malaria made during treatment of general paralysis. Trans. roy. Soc. trop. Med. Lond. **18**, 13 (1924). — Young, M. D., G. R. Coatney and T. S. Stubbs: Studies on induced quartan malaria in negro paretics. Amer. J. Hyg. **32**, 63 (1940).

Zain, H.: Malariaimmunität und Rezidiventstehung unter Berücksichtigung der Endothelstadien (P. gallinaceum). Dtsch. tropenmed. Z. **48**, 156 (1944). — Zermati, M., et R. Vargues: Concentration alexique du sang au cours du paludisme. Scéance Soc. Biol. Alger. du 23. 1. 1947. C. r. Soc. Biol. Paris **141**, 406 (1947). — Ziemann, H.: Leukämie und Malaria. Arch. Schiffs- u. Tropenhyg. **26**, 342 (1922). — Über Kriegsmalaria. Klin. Wschr. **1925**, Nr 2, 80. — Über Kriegsmalaria und Malariafolgen. Arch. Schiffs- u. Tropenhyg. **41**, 73 (1937). — Zipf, H. F.: Über das Wesen und den klinischen Wert der Melanin-Serum-Reaktion von Henry. Z. Hyg. **128**, 255 (1948). — Zi f, H. Fr: Zur klinischen Brauchbarkeit der Melanin-Serumreaktion von Henry bei der Malaria. Klin. Wschr. **1948**, Nr 17/18, 274. — Zwemer, R. L., E. A. H. Sims u. L. T. Coggeshall: The plasma potassium level during malaria infections. Amer. J. trop. Med. **20**, 687 (1940).

Behandlung und Chemoprophylaxe.

Abbey, E. A., and E. A. Lawrence: The effect of atabrine suppressive therapy on eyesight in pilots. J. Amer. med. Assoc. **130**, 786 (1946). — Afridi, M. K.: A critical review of therapeutic trials on paludrine carried out in India during 1946. Indian J. Malariol. **1**, 347 (1947). — Agress, C. M.: Atebrine as a cause of fatal exfoliative dermatitis and hepatitis. J. Amer. med. Assoc. **131**, 14 (1946). — Alving, A. S., u. Mitarb.: Studies on the chronic toxicity of chloroquine. J. clin. Invest. **27**, 60 (1948). — Alving, A. S., B. Craige u. a.: Pentaquine a therapeutic agent effective in reducing the relapse rate in Vivax Malaria. J. clin. Invest. **27**, 25 (1948). — *Army Malaria Res. Unit. Oxford* (Maegraith u. a.): Ann. trop. Med. **39**, 128 (1945). — *Army Malaria Res. Unit. Oxford:* Ann. trop. Med. **39**, 1, 53 (1945); **40**, 2 (1946). — Lancet **1945**, 141. — Ascoli, M. A.: IV. Ber. Malaria Komm. des Völkerbundes Genf, Dez. 1937.

Ballero, St.: La terapia antimalarica col nuovo produtto „Italchina". Riv. Malariol. **19**, 111 (1940). — Bang, F. B., N. G. Hairston u. a.: Treatment of acute attacks of vivax and falciparum malaria. Bull. U.S. Army Med. Dept. **7**, 75 (1947). — Barber, Komp and Newman: The effect of small doses of plasmoquine on the viability of gametocytes of malaria etc. Publ. Health Rep. **44**, 1409 (1929). — Barber, Rice and Brown: Malaria studies on the Firestone Rubber Plantation in Liberia, West Africa. Amer. J. Hyg. **15**, 601 (1932). — Barrowman: Chemotherapy in anti-malaria sanitation. Malay. med. J. **8**, 163 (1933). — Becker, E. R., C. S. Burks and E. Kaleita: Plasma-atebrine concentrations attained by subjects taking 0,1 g daily. J. nat. Malaria Soc. **5**, 165 (1946). — Bianco, A. A., G. M. Saunders u. a.: Long-term observation of P. vivax malaria in the returned servicemen. U.S. nav. med. Bull. **47**, 550, 753 (1947). — Bichop, A., and B. Birkett: Acquired resistence to paludrine in *P. gallinaceum*. Nature (Lond.) **1947**, 884. — Bock, E.: Über morphologische Veränderungen menschlicher Malariaparasiten durch Atebrineinwirkung. Arch. Schiffs- u. Tropenhyg. **43**, 209 (1939). — Brodie, B. B., and S. Udenfried: The estimation of chinine in human plasma usw. J. of Pharmacol. **78**, 154 (1943). — Brown, M., and J. L. Rennie: Suppression of benign tertian malaria with mepacrine etc. Ann. trop. Med. **40**, 190 (1946).

Chaudhuri, R. N., and H. Chakravarti: Intravenous paludrine. Brit. med. J. **1949**, No 4593, 91. — Ciuca, M., L. Ballif u. a.: Action of chinine and atebrine on the sporozoites of *P. falciparum*. Trans. roy. Soc. trop. Med. Lond. **31**, 235 (1937). — On drug prophylaxis in therapeutic malaria. Trans. roy. Soc. trop. Med. Lond. **31**, 241 (1937). — Clarke, D. H., and M. Theiler: Studies on parasite host interplay between *P. gallinac.* and the chicken usw. J. inf. Dis. **82**, 138 (1948). — Coatney, G. R., W. C. Cooper u. a.: Studies in malaria I—VII. Amer. J. Hyg. **46** (1947); **47** (1948). — Coggeshall, L. T., and F. A. Rice: Cure of chronic vivax malaria with pentaquine. J. Amer. med. Assoc. **139**, 437 (1949). — Covell, G.: The treatment of malignant tertian malaria. Brit. med. J. **1949 II**, 773. — Covell, G., W. D. Nicol, P. G. Shute and M. Maryon: Paludrine in prophylaxis and treatment of malarial infections etc. Brit. med. J. **1949, I**, 88. — Studies on a West African strain of Plasmodium falciparum. II. Trans. roy. Soc. trop. Med. Lond. **42**, 465 (1949). — Craige, B. u. a.: A lichen-planus-like eruption occurring during the course of chloroquine administration. J. clin. Invest. **27**, 56 (1948). — Craige, B., L. Eichelberger u. a.: The toxicity of large doses of pentaquine. J. clin. Invest. **27**, 3, 17 (1948). — Craige, B., R. Jones u. a.: Clinical standardization of pamaquine in mosquito-induced vivax malaria. Amer. J. trop. Med. **27**, 309 (1947). — Custer, R. P.: A plastic anemia in soldiers treated with atebrine. Amer. J. med. Sci. **212**, 211 (1946).

Davey, F., and M. Smith: Malaria prophylaxis with proguanil. Brit. med. J. **1949 I**, 956. — Dimson, S. B., and R. B McMartin: Pamaquine haemoglobinuria. Quart. J. Med. **15**, 25, 57 (1946). — Drew, W. R., and J. Reid: Prolonged administration of mepacrine. Lancet **1945**, 107.

Edeson, J. F. B., and J. W. Field: Proguanil-resistent falciparum malaria in Malaya. Brit. med. J. **1950 I**, 147. — Eichholtz, F.: Beitrag zur Pharmakologie des Plasmochins. Arch. Schiffs- u. Tropenhyg. **31**, 89 (1927). — Ellerbrook, L. D. u. a.: Plasma quinacrine concentration in treatment of P. vivax malaria. Arch. int. Med. **76**, 352 (1945).

Fabiani, G. B., P. Butori et F. Dalbies: Behandlung der *P. falciparum* Malaria durch ein Sulfonamidmittel. Bull. Soc. Path. exot. **35**, 388 (1942). — Fairley, N. H.: Chemotherapeutic suppression and prophylaxis in malaria. Trans. roy. Soc. trop. Med. Lond. **38**, 311 (1945). — Atabrine susceptibility of the Aitaipe-Wewak strain of *P. falciparum* and *P. vivax*. Trans. roy. Soc. trop. Med. Lond. **40**, 229 (1946). — Researches on paludrine in malaria. Trans. roy. Soc. trop. Med. Lond. **40**, 105 (1946). — Sidelights on malaria in man obtained by subinoculation expermients. Trans. roy. Soc. trop. Med. Lond. **40**, 621 (1947). — Field, Niven and Hodgkin: The prevention of malaria in the field by use of chinine and atabrine. League of Nations Health Org. Bull. **6**, 2 (1937). — Findley, G. M.: Investigations in the chemotherapy of malaria in West Africa. VI. Suppressive cure of malaria by sulphonamides. Ann. trop. Med. **43**, 1 (1949). — FISCHER, L.: Ärztliche Erfahrungen in Afghanistan. Dtsch. tropenmed. Z. **48**, 209 (1944). — Die Behandlung der Malariarezidive. Z. inn. Med. **4**, 424 (1949). — FISCHER, O.: Beiträge zur Atebrinbehandlung der Malaria. Arch. Schiffs- u. Tropenhyg. **37**, 339 (1933). — Über die Wirkung kleiner Plasmochindosen auf die Gameten der Malaria tropica. Klin. Wschr. **1949**, Nr 13/14, 236. — FISCHER, O., u. G. RHEINDORF: Zur Frage der Plasmochinnebenwirkungen. Arch. Schiffs- u. Tropenhyg. **32**, 594 (1928). — FISCHER, O., u. W. WEISE: Über Wirkungen und Nebenwirkungen des Plasmochins usw. Dtsch. med. Wschr. **1927**, Nr 33/34. — *Fort Knox Commission of Tropical Diseases:* Plasma quinacrine concentration as a function of dosage and environment. Arch. int. Med. **78**. 64 (1946).

GASKILL, H. S., and T. FITZ-HUGH: Toxic psychoses following atabrine. Bull. U.S. Army Med. Dept. **4**, 63 (1945). — GIOVANNOLA e JERACE: Riv. Malariol. **12**, 457 (1933). — GORDON, H. H., H. B. CHRISTIANSON u. a.: A comparison of quinine and quinacrine etc. South. med. J. **39**, 631 (1946). — GUTZEIT, K.: Taschenbuch der ansteckenden Krankheiten des Menschen, 2. Aufl. Berlin u. Wien 1944.

HALAWANI, A., J. J. BAZ u. a.: The antimalarial chloroquine-diphosphate (Aralen). J. egypt. med. Assoc. **30**, 128 (1947). — HAUER, A.: Verkürzte Malariabehandlung. Dtsch. med. Wschr. **1943**, 713. — HECHT, G.: Pharmakologisches über Atebrin. Arch. exper. Path. u. Pharmakol. **170**, 328 (1933). — Die Verteilung des Atebrins im Organismus. Arch. exper. Path. u. Pharmakol. **183**, 87 (1936). — HENDERSON: Prophylaxis of malaria in the Sudan Trans. roy. Soc. trop. Med. Lond. **28**, 157 (1934). — HENRY, A. J., and D. N. GRINDLAY: The absorption-fluorescence estimation of mepacrine etc. Ann. trop. Med. **39**, 1 (1945). — HERTZBERGER, R.: Quinine-amaurosis. Report of a case. Med. J. Austral. **2**, 92 (1946). — HILL, R.: Subtertian malaria in war. Trans. roy. Soc. trop. Med. Lond. **36**, 75 (1942). — HÜHNE, W.: Über Atebrineinwirkungen auf das morphologische Verhalten von *P. falciparum*. Dtsch. tropenmed. Z. **46**, 385 (1942).

INNES, J.: The chemotherapy of benign tertian malaria. Edinburgh med. J. **54**, 284 (1947).

JAMES, S. P.: La chimioprophylaxie de la malaria. Bul. Off. internat. Hyg. **23**, 2175. (1931). — JAMES, S. P., W. D. NICOL and P. G. SHUTE: On the prevention of malaria with plasmoquine. Lancet **1931**, 341. — JELLIFFE, D. B.: Proguanil prophylaxis and intercurrent infection. Lancet **1949 I**, 1052. — JOHNSTONE, R. D. C.: Relapsing benign tertian malaria treated with paludrine. Lancet **1946**, 825. — JUNGE: Zur Dauerverträglichkeit der Atebrinprophylaxe. Arch. Schiffs- u. Tropenhyg. **43**, 409 (1939).

KIKUTH, W.: Zur Weiterentwicklung der Chemotherapie der Malaria. Klin. Wschr. **1938**, Nr 15, 524. — Die Bedeutung des neuen Entwicklungszyklus der Malariaparasiten für die weitere Entwicklung der Malariatherapie. 11. Tagung der Dtsch. Tropenmed. Ges. 1941, S. 128. — Experimentelle Ergebnisse zur Klinik und Therapie der Malaria. Dtsch. med. Wschr. **1941**, Nr 42, 1024. — Chemotherapeutische Versuche mit neuen synthetischen Malariamitteln und ihre Bedeutung für die Bekämpfung der Malaria. Zbl. Bakter. I Orig. **127**, 172 (1932). — KIKUTH, W., u. W. MENK: Chemotherapie der Malaria, 2. Aufl. Leipzig 1944. — KIKUTH, W., u. L. MUDROW: Die endotheliale Phase der Malariaparasiten und ihre theoretische und praktische Bedeutung. Erg. Hyg. **24**, 1 (1940). — Klin. Wschr. **1937**, 1690. — Die Chemotherapie der Malaria in Beziehung zur Biologie der Plasmodien. In Medizin und Chemie, Bd. IV. Berlin 1942. — KIKUTH, W., u. L. MUDROW-REICHENOW: Neue Wege in der Chemotherapie der Malaria. Dtsch. med. Wschr. **1949**, Nr 4, 97. — Über kausalprophylaktisch bei der Vogelmalaria wirksame Substanzen. Z. Hyg. **127**, 151 (1947). — KING, E. J. u. a.: Estimation of paludrine in blood. Lancet **1946**, 886. — KING, E. J., and M. GILCHRIST: Field method for direct estimation of mepacrine in plasma and blood. Lancet **1945**, 814. — KLIGLER and MER: Studies on malaria, VII. Relapse rate after quinine-plasmoquine treatment. Trans. roy. Soc. trop. Med. Lond. **25**, 121 (1931). — KOENIG, K.: Die curative Wirkung von Plasmochin bei Malaria tertiana. Z. Tropenmed. **1**, 420 (1949).

DE LANGEN, C. D.: Het shocksyndroom biy Malaria. Nederl. Tijdschr. Geneesk. **1947**, 1847. — LEWIS, R. A.: A simple method for estimating serum atebrine concentration. J. Labor. a. clin. Med. **29**, 1303 (1944). — LIPPINCOTT, S. W.: The relationship of spinal fluid to plasma concentration of quinacrine and quinine. J. nat. Malaria Soc. **5**, 85 (1946). — LOEB, R. F.: Activity of a new antimalarial agent, pentaquine. J. Amer. med. Assoc. **132**, 321 (1946). — LOMAX, P. H.: Paludrine treatment in Assam. Indian J. Malariol. **1**, 389 (1947). — LORANDO, N., u. D. SOTEVIADES: Treatment of malaria with human blood. Trans. roy. Soc. trop. Med. Lond. **31**, 227 (1937). — LUTTERLOCH, CH., and P. SHALLENBERGER: Abnorme Hautpigmentationen nach Quinacrinegebrauch. Arch. of Dermat. **1946**, No 4.

MACHELLA, T. E., L. J. KIMMELMAN and R. A. LEWIS: The intravenous administration of atabrine in falciparum Malaria. Bull. U.S. Army Med. Dept. **7**, 1009 (1947). — MAEGRAITH, B., and R. E. HAVARD: Prolonged administration of mepacrine. Lancet **1945**,

141. — MAIER, J.: A field trial of chloroquine as a suppressive against malaria in the Philippines. Amer. J. trop. Med. **28**, 407 (1948). — Quinacrine levels in plasma etc. Amer. J. trop. Med. **28**, 395 (1948). — The absorption of quinine and quinacrine in dysentery patients. Amer. J. trop. Med. **28**, 397 (1948). — MAIER, J., F. B. BANG a d N. G. HAIRSTON: A comparison of the effectiveness of quinacrine and quinine etc. Amer. J. trop. Med. **28**, 401 (1948). — MAUSS, H.: Acridinverbindungen als Malariamittel. In Medizin und Chemie, Bd. IV. Berlin 1942. — MAUSS, H., u. F. MIETZSCH: Atebrin, ein neues Heilmittel gegen Malaria. Klin. Wschr. **1933**, Nr 33, 1276. — MAYER, M.: Die intravenöse Atebrinbehandlung der Malaria. Arch. Schiffs- u. Tropenhyg. **37**, 479 (1933). — MCCORKLE, J. K.: Hippuric acid liver function test in relation to malaria and atebrine. U.S. nav. med. Bull. **43**, 1163 (1944). — MCQUEEN: The place of treatment in an antimalarial campaign. Indian Med. Gaz. **1934**, No 4, 204. — MENK, W., u. W. MOHR: Zur Frage der Wirksamkeit des Prontosils bei akuter Malaria. Arch. Schiffs- u. Tropenhyg. **43**, 117 (1939). — MEYTHALER, F.: Die Therapie der Malaria. Münch. med. Wschr. **89**, 812 (1942). — Zur Klinik der Malaria. Z. klin. Med. **143**, 404 (1944). — Kriegsmalaria. Tropenhygien. Schriftenreihe, H. 6. Stuttgart 1944. — MISSIROLI, A., e E. MOSNA: Le sterilizzazione dei gameticiti dei plasmodi malariei. Riv. Parassitol. **2**, 55 (1938). — MISSIROLI, A. u. MARINO: Anwendung des Chinoplasmins zur Malariasanierung. Arch. Schiffs- u. Tropenhyg. **38**, 1 (1934). — MOHR, W.: Atebrin-Überempfindlichkeit. Dtsch. tropenmed. Z. **48**, 177 (1944). — MONK, J. F.: Modern therapy of benign tertian malaria. Brit. med. J. **1948**, No 4564, 1221. — Results of an investigation of the therapeutic action of paludrine. Trans. roy. Soc. trop. Med. Lond. **41**, 657 (1948). — Results of an investigation of the therapeutic action of pentaquine. Trans. roy. Soc. trop. Med. Lond. **41**, 663 (1948). — MORALES, A.: Bewertung des Atepe bei Malaria vom epidemiologischen Standpunkt. Dtsch. tropenmed. Z. **46**, 529 (1942). — MOSNA: La chinoplasmina usata nella profilassi della malaria. Riv. san. **1934**, No 6, 595. — MOSNA e CANALIS: Profilassi e terapia della malaria coi prodotti sinteticis. Riv. Malariol. Suppl. 3 **16** (1937). — IV. Bericht der Malariakommission des Völkerbundes 1937. — MOST, H., C. A. KANE u. a.: Combined quinine-plasmoquine treatment of vivax malaria. Effect on relapse rate. Amer. J. med. Sci. **212**, 550 (1946). — MÜHLENS, P.: Die synthetischen Malariamittel Plasmochin und Atebrin. Münch. med. Wschr. **1932**, Nr 14, 537. — „Certuna" ein neues Tropicagametenmittel. Dtsch. med. Wschr. **1938**, Nr 9, 295. — Massenprophylaxe gegen Malaria? Münch. med. Wschr. **1939**, Nr 39, 1447. — MULLICK, K. B., and J. C. GUPTA: Intravenous paludrine in malaria. Indian med. Gaz. **82**, 666 (1947).

NARBESHUBER, K.: Eine Malariaendemie im Salzkammergut. Klin. Med. (Wien) **2**, 717 (1947). — NELSON, L. M.: Dermatitis from atabrine. Bull. U.S. Army Med. Dept. **4**, 725 (1945).

PACKER, H.: Experimental field-type suppression with SN 7618 (Choloroquine), SN 8137 and SN 12837 (Paludrine). J. nat. Mal. Soc. **6**, 147 (1947). — PARMER, L. G.: Blood and bone-marrow concentration of atebrine etc. J. Labor. a. clin. Med. **33**, 827 (1948). — PETER, F. M.: Die synthetischen Malariamittel. Erg. Hyg. **19**, 88 (1937). — Die medikamentöse Beeinflussung der Malaria. Tropenhygien. Schriftenreihe, H. 2. Stuttgart 1941. — PIEBENGA: De Malaria-Endemie etc. Nederl. Tijdschr. Geneesk. **76**, Nr 14 (1932). — PIRK, L. A., and R. ENGELBERGER: Hypothrombinemic action of quinine sulfate. J. Amer. med. Assoc. **128**, 1093 (1945). — PULLMAN, TH. N. u. a.: A study of the prophylactic etc. action of SN 11437. Amer. J. trop. Med. **28**, 413 (1948).

RIEL, J. v.: Essai de prophylaxie causale et traitement de la fièvre tropicale par la paludrine. Ann. Soc. belge Méd. trop. **28**, 85 (1948). — RIGDON, R. H.: A consideration of the uses of blood and oxygene as a supportive therapy in the treatment of malaria. Amer. J. clin. Path. **18**, 485 (1948). — ROEHL, W.: Malariatherapie mit Plasmochin in Spanien. Arch. Schiffs- u. Tropenhyg. **31**, 48 (1927). — ROSE, M.: Malariaprophylaxe mit Atebrin. Dtsch. med. Wschr. **1941**, Nr 48, 1306. — RUSSELL, H. K.: Eosinophilia caused by atebrine. U.S. nav. med. Bull. **44**, 574 (1945).

SAPERO, J. J.: Das Malariaproblem der Gegenwart. J. Amer. med. Assoc. **132**, 623 (1946). — New concepts in the treatment of relapsing malaria. Amer. J. trop. Med. **27**, 271 (1947). — SCHNEIDER, J., et D. MÉCHALI: Traitement curatif du paludisme. Bull. Soc. Path. exot. **41**, 274 (1948). — SCHRUMPF, A.: Klimatische Faktoren bei der Behandlung der Malaria. Öff. Gesdh.dienst A. **9**, 95 (1943). — SCHULEMANN, W., F. SCHÖNHÖFER u. A. WINGLER: Synthese des Plasmochins. Klin. Wschr. **1932**, Nr 9, 381. — SCOTT, V.: Single intravenous injections of chloroquine in the treatment of falciparum malaria. Amer. J. trop. Med. **30**, 503 (1950). — SEATON, D. R., and A. R. D. ADAMS: Acquired resistance to proguanil in Pl. falciparum. Lancet **1949 II**, 323. — SERGENT, A., et P. VOGT: Essais thérapeutiques du „Totaquine" etc. Arch. Inst. Pasteur Algérie **13**, 205 (1935). — SIOLI, F.: Prüfung des neuen Malariamitteis „Certuna" bei der Impfmalaria der Paralytiker. Klin. Wschr. **1938**, 527. — SPICKNALL, C. G., and L. L. TERRY: Combined quinine-plasmochin and quinine-pentaquine treatment of relapsing vivax malaria. South. med. J. **41**, 338 (1948). — SPICKNALL, CH. G., L. L. TERRY and

G. R. Coatney: The treatment of falciparum malaria with intramuscular chloroquine. Amer. J. med. Sci. **218**, 374 (1949). — Stark, W.: Über Splenektomie bei Malaria splenomegalien. Arch. Schiffs- u. Tropenhyg. **39**, 374 (1935). — Stauss, H.: Die klinischen Nebenwirkungen des Plasmochins und Atebrins. Arch. Schiffs- u. Tropenhyg. **43**, H. 1/2 (1939). — Stevenson, D. S.: Calciumgluconate im Schüttelfrost. Amer. Clin. **7**, H. 11/12 (1944). — Straub, B., and J. Gennis: Evaluation of pentaquine as a cure of relapsing vivax malaria. Bull. N. Y. Acad. Med. **24**, 395 (1948).

Thompson, J. H.: Large initial doses of atebrine in the treatment of benign tertian malaria. J. trop. Med. **47**, 61 (1944). — Thonnard-Neumann, E.: Die Splenomegalie im Bilde der chronischen Malaria. Dtsch. tropenmed. Z. **47**, 1 (1943). — Trager, W., F. B. Bang and N. G. Hairston: The effect of different therapies on the relapse rate of vivax malaria. Amer. J. Hyg. **45**, 43 (1947). — Tropp, C., u. W. Weise: Untersuchungen über die Ausscheidung von Atebrin durch Harn und Faeces. Arch. exper. Path. u. Pharmakol. **170**, 339 (1933).

Ulrich, I.: Zur Behandlung des Wechselfiebers mit Sulfonamidderivaten. Arch. f. Dermat. **182**, 452 (1941).

Vollmer, H., u. H. Liebig: Nebenwirkungen des Atebrins am Zentralnervensystem. Dtsch. med. Wschr. **1944**, 415.

Williamson, J., and E. M. Lourie: Acquired paludrine resistence in P. gallinaceum. Ann. trop. Med. **41**, 278 (1947). — Winckel, C. W. F.: Neosalvarsan zur Beeinflussung des Fieberverlaufes bei therapeutischer Malaria. J. Amer. med. Assoc. **116**, 2660 (1941). — Woodward, R. B., and W. E. Doering: J. Amer. chem. Soc. **66**, 849 (1944). — Woodruff, A. W.: Suppressive and schizonticidal value of paludrine. Trans. roy. Soc. trop. Med. Lond. **41**, 171 (1947). — *World Health Organization*: Interim Commission. Expert Committee of Malaria. Washington 1948.

Yorke, W., and J. W. S. Macfie: Observations on malaria made during treatment of general paralyse. Trans. roy. Soc. trop. Med. Lond. **18**, 1/2 (1924). — Yudkin, J.: Simple methods for the estimation of mepacrine in urine. J. trop. Med. **48**, 1 (1945).

Zschucke, J.: Z. Tropenmed. u. Parasitol. **2**, 485 (1951).

Überträgerbekämpfung.

Aitken, H. G.: A study of winter DDT house-spraying and its concomitant effect on anophelines and malaria in an endemic area. J. nat. Malaria Soc. **5**, 169 (1946).

Bang, F. B., N. G. Hairston u. a.: DDT-spraying inside houses as a means of malaria control in New Guinea. Trans. roy. Soc. trop. Med. Lond. **40**, 809 (1947). — Bradley, G. H., and R. F. Fritz: Entomological evaluation of results of DDT-residual spraying for malaria control. J. nat. Malaria Soc. **6**, 117 (1947).

Davidson, G.: Gammexane and mosquito control in the Belgian Congo. Brit. med. J. **1949**, No 4593, 101. — Deonier, C. C., R. W. Burrell u. a.: DDT as an anopheline larvicide. J. Econom. Entomol. **38**, 244 (1945). — Deonier, C. C., u. H. A. Jones: TDE, 1,1-Dichloro-2,2-bis-(p-Chlorophenyl)-Ethane, as an anopheline larvicide. Science (Lancaster, Pa.) **1946**, 13. — Deonier, C. C., J. D. Maple u. a.: DDT as an anopheline larvicide. J. Econom. Entomol. **38**, 241 (1945). — Downs, W. G., R. C. Iris and J. B. Gahan: Residual effectiveness of DDT in the third season after application. Amer. J. trop. Med. **28**, 741 (1948).

Elmendorf, J. E. u. a.: Second and supplementary report on field experiments etc. Amer. J. trop. Med. 28, 425 (1948. — Enigk, K.: Die Insektizide in der Veterinärmedizin.

Fischer, L.: Zur Epidemiologie der einheimischen Malaria in Südwestdeutschland. Südwestdtsch. Ärztebl. **3**, 49 (1948).

Gabaldon, A.: The nation-wide campaign against malaria in Venezuela. Trans. roy. Soc. trop. Med. Lond. **43**, 113 (1949). — Gahan, J. R., A. W. Lindquist u. a.: DDT residual sprays in buildings to control An. quadrimaculatus etc. J. Econom. Entomol. **38**, 223, 231, 236 (1945). — Gahan, J. B., B. V. Travis u. a.: DDT as a residual-type treatment to control An. quadrimaculatus. J. Econom. Entomol. **38**, 231 (1945). — Gahan, J. B., B. V. Travis and A. W. Lindquist: DDT as a residual-type spray to control disease-carrying mosquitoes. J. Econom. Entomol. **38**, 236 (1945). — Garnham, P. C. C., and J. O. Harper: The control od rural malaria by pyrethrum dusting. East afr. med. J. **21**, 310 (1944).

Hühne, W.: Malariasanierung in Chalkis. Dtsch. Mil.arzt 8, 371 (1943).

Johnson, C. G., and W. H. Walton: The effect of area dosage, solution, concentration etc. of DDT against mosquito larvae. Bull. Entomol. Res. **38**, 405 (1947). — Johnson, H. A., and W. L. Goodman: DDT in oil as a mosquito larvicide. Publ. Health Rep. **62**, 1191 (1947). Johnson, H. A., and M. W. Yates: DDT in oil as a larvicide in an area ordinarly considered difficult to trèat. Publ. Health Rep. **62**, 1085 (1947).

Knowles, F. L., and F. W. Fisk: DDT water emulsion in rice fields as a method of controlling larvae of *An. quadrimaculatus* and other mosquitoes. Publ. Health Rep. **60**, 1005 (1945). — Kratz: Ber. 4. Arbeitstagung ber. Ärzte 1944. — Krüpe, M.: Ber. 4. Arbeitstagung ber. Ärzte 1944.

Lietz, G.: Pharmacie 3, 390 (1948). — Lindquist, A. W., et W. C. McDuffie: Pulvérisations liquides de DDT par aeroplanes contre les moustiques. J. Econom. Entomol. 38, 545 (1947). — Link, V. B.: A preliminary report on malaria control by DDT residual spraying. J. nat. Malaria Soc. 6, 124 (1947). — Livadas, G. A., F. K. Koroyannaki and P. C. Issaris: Malaria control in Greece during the four year period 1946—1949. Riv. Malariol. 28, 247 (1949).

Mandekos, A.: Toxische Wirkung von Neocid auf Larven, Puppen und Imagines von Anopheles und Culex. Dtsch. tropenmed. Z. 48, 84 (1944). — Mayer, K.: Ber. 4. Arbeitstagung ber. Ärzte 1944. — *Ministery of Supply London*: Some properties and applications of DDT. Chemical Defence Res. Dept., Januar 1946. — Mülhens, K.: Über die Bedeutung der DDT-Präparate als Arthropodengifte in der Seuchenbekämpfung. Dtsch. med. Wschr. **1946**, 164.

Ribbands, C. R.: The use of residual films of DDT and gammexane in malaria control. Bull. Entomol. Res. 37, 567 (1947).

Simmons, S. W. u. a.: Tests of the effectiveness of DDT in anopheline control. Publ. Health Rep. 60, 917 (1945). — Sy, M.: Tropenhygien. Schriftenreihe, H. 10/11. 1943/44.

Tarzwell, C. M., A. G. Erickson and E. L. Bishop: Effects of DDT mosquito larviciding on wildlife. I-III. Publ. Health Rep. 62, 525, 1254, 1263 (1947). — Tarzwell, C. M., and F. W. Fisk: Observations sur les habitudes de repos et de piqûres nocturnes des anophèles etc. Publ. Health Rep. 62, 84 (1947). — Thomson, R. C.: The effects of house spraying with pyrethrum and with DDT on *An. gambiae* and *An. melas* in West Africa. Bull. Entomol. Res. 38, 449 (1947). — Tonking, H. D., u. S. Gébert: The use of DDT residual sprays in the control of malaria etc. Medical and Health Dept. Mauritius. Publ. No 40. 1947. — Trapido, H.: The residual sprayings of dwellings with DDT etc. Amer. J. trop. Med. 26, 383 (1946).

White, R.: House spraying with DDT and with pyrethrum extract compared. J. Malaria Inst. India 6, 83 (1945).

Zumpt, F.: Der Flugzeugeinsatz in der medizinischen Schädlingsbekämpfung. Dtsch. tropenmed. Z. 47, 360 (1943). — Zumpt, F., u. W. Minning: Malariabekämpfung in der Ukraine 1942. Dtsch. tropenmed. Z. 47, 205 (1943).

Schwarzwasserfieber.

Black, R. H.: The resorption of haemoglobin by the renal tubes in haemoglobinuria. Ann. trop. Med. 42, 90 (1948). — Blackie, W. K.: The reticulocytes in blackwater fever. Trans. roy. Soc. trop. Med. Lond. 28, 571 (1935). — Bloodtransfusion in the treatment of blackwater fever. Lancet **1937 II**, 1124. — Blanchard, M.: Sur la pathogénie de l'hémoglobinurie dans la fièvre bilieuse hémoglobinurique. Bull. Soc. Path. exot. 24 (1931). — Burwell, E. L., T. D. Kinney and C. A. Finch: Renal damage following intravasal hemolysis. New England J. Med. 237, 657 (1947).

Carayon, A.: Les formes anuriques de la fièvre bilieuse hémoglobinurique. Méd. Trop. Marseille 8, 432 (1948). — Chiu, P. P.: The Occurrence of blackwater fever in the new territories of the Kowloon Peninsula (Honkong). China. med. J. 56, 157 (1939).

Dawson, J., and G. M. Findlay: Experiments on the relation of haemoglobinuria and anuria with reference to blackwater fever. Ann. trop. Med. 41, 306 (1947). — Dlugosz, H.: A case of blackwater fever observed in Britain. Edinburgh med. J. 53, 450 (1946).

Fahr, E.: Experimentelle Untersuchungen über die Hämoglobinausscheidung durch die Niere. Frankf. Z. Path. 56, 497 (1942). — Fahr, Th.: Pathologische Anatomie des Morbus Brightii. In Handbuch Henke-Lubarsch, Bd. V, Teil 1. Berlin 1925. — Fairley, N. H.: Blood pigment metabolism in blackwater fever. Festschr. Bernh. Nocht, Hamburg 1937, S. 123. — Fairley, N. H., and R. J. Bromfield: Laboratory studies in malaria and blackwater fever. II. Trans. roy. Soc. trop. Med. Lond. 28, 141 (1934); III. 28, 307 (1934). — Pseudo-methaemoglobin in blackwater fever. Trans. roy. Soc. trop. Med. Lond. 31, 139 (1937); 31, 374 (1938). — Fernan-Nuñez, M.: Blackwater fever. A clinical review of 52 cases. Ann. int. Med. 9, 1203 (1936). — Hemoglobinuric fever: Is it an allergic phenomen? Amer. J. trop. Med. 16, 563 (1936). — Foy, H., and A. Kondi: Researches on blackwater fever in Greece. IV. Ann. trop. Med. 30, 423 (1936). — Three cases of blackwater fever following the oral administration of atebrin. Trans. roy. Soc. trop. Med. Lond. 31, 99 (1937). — Blackwater fever in Macedonia. Trans. roy. Soc. trop. Med. Lond. 31, 123 (1937). — Spectrographic analysis of pigments in serum and urine of blackwater fever. Trans. roy. Soc. trop. Med. Lond. 32, 49 (1938). — Spleen puncture findings in blackwater fever. Trans. roy. Soc. trop. Med. Lond. 32, 347 (1938).

Harrison, H. E., H. Bunting u. a.: The pathogenesis of the renal injury produced in the dog by haemoglobin or methaemoglobin. J. of exper. Med. 86, 339 (1947). — Hasselmann, C. M.: Blackwater fever in the Philippine Islands. J. Philipp. Islds med. Assoc. 14,

18 (1934). — HAUER, A.: Beitrag zur Behandlung des Schwarzwasserfiebers. Arch. Schiffs- u. Tropenhyg. **40**, 76 (1936).

ISMEIL, A. A., and. M. A. SOLIMAN: Blackwater fever in Egypt. J. egypt. med. Assoc. **21**, 394 (1938).

KITCHEN, S. F., and G. G. SADLER: Report of an attack of blackwater fever subsequent to induced malaria. Amer. J. trop. Med. **25**, 379 (1945).

LALICH, J. J.: The influence of injections of homologous hemoglobin on the kidneys of normal and dehydrated animals. J. of exper. Med. **86**, 153 (1947). — LASER, H.: Haemolytic system in the blood of malaria infected monkeys. Nature (Lond.) **1948**, 560. — LEFROU, G.: Considérations sur l'étiologie de la fièvre bilieuse hémoglobinurique etc. Bull. Soc. Path. exot. **41**, 176 (1948). — LIMBOS, P.: A propos d'un cas de fièvre bilieuse hémoglobinurique chez un enfant indigène. Ann. Soc. belge Méd. trop. **27**, 285 (1947). — LUCKÉ, B.: Lower nephron nephrosis. Mil. Surgeon **99**, 371 (1946).

MAEGRAITH, B. G.: Blackwater fever — Modern theories. Trop. Dis. Bull. **43**, 801 (1946). — MALAMOS, B.: Beziehungen zwischen Leberschädigung und Hämoglobinurie bei experimenteller Malaria. Festschr. BERNH. NOCHT, 1937, S. 273. — MARSCHALL, FR.: Das Schwarzwasserfieber in Santo Domingo. Arch. Schiffs- u. Tropenhyg. **43**, 266 (1939). — MARSHALL, FR.: Die Nierenveränderungen beim Schwarzwasserfieber. Beitr. path. Anat. **103**, 61 (1939). — MASSHOFF, W.: Studien über die Hämolyse. Frankf. Z. Path. **61**, 1 (1949).

NAUMANN, H. E.: Betrachtungen zum Schwarzwasserfieber. Arch. Schiffs- u. Tropenhyg. **37**, 299 (1933). — Schluß zu „Betrachtungen zum Schwarzwasserfieber". Arch. Schiffs- u. Tropenhyg. **38**, 171 (1934). — Schwarzwasserfieberbehandlung. Arch. Schiffs- u. Tropenhyg. **40**, 73 (1936).

OTTO, J. H.: Zur Behandlung des Schwarzwasserfiebers mit Campolon. Arch. Schiffs- u. Tropenhyg. **39**, 422 (1935).

PERRIS, E. P.: Ein seltener Fall von Schwarzwasserfieber. Arch. Schiffs- u. Tropenhyg. **43**, 411 (1939). — POURSINES, Y., et G. MOUSTARDIER: Lésions histologiques des reins dans la fièvre bilieuse hémoglobinurique. Bull. Soc. Path. exot. Paris **41**, 553 (1948).

RANDERATH, E., u. K. KRÜCKEMEYER: Experimentelle Untersuchungen zur Frage der Hämoglobinausscheidung durch die Niere. Zbl. Path. **85**, 313 (1949). — RAOULT, A.: Essais de traitement de la fièvre bilieuse hémoglobinurique par Néo-Antergan. Bull. Méd. l'Afrique Occid. Franç. **4**, 89 (1947). — RAOULT, A., et C. AUFFERT u. a.: L'acide ascorbique dans le traitement de la fièvre bilieuse hémoglobinurique. Bull. Méd. l'Afrique Occ. Franç. **5**, 161 (1948).

SEATEN, S. P.: Blackwater fever in Hainan. China. med. J. **1935**, 792. — SLIWENSKY, M.: Verbreitung, Klinik und Therapie der schweren Malariaformen in Bulgarien etc. Festschr. BERNH. NOCHT, Hamburg 1937, S. 582. — SO TELJU: Cases of blackwater fever without administration of quinine. J. med. Assoc. Formosa **39** (1940). — STEUDEL, E.: Schwarzwasserfieber und Chinin. Arch. Schiffs- u. Tropenhyg. **39**, 277 (1935). — SWANTZ, H. E., and M. BAYLISS: Haemoglobinuria, report of 10 cases etc. War Medicine, Chicago **7**, 104 (1945).

TISSEUIL, J.: La fièvre bilieuse hémoglobinurique en 1942 etc. Bull. Soc. Path. exot. Paris **41**, 173 (1948).

VOIGT, E. M., u. C. VOIGT: Über antihämolytisches Serum. Arch. Schiffs- u. Tropenhyg. **38**, 232 (1934).

WAKEMANN, A. u. a.: Stoffwechsel und Behandlung des Schwarzwasserfiebers. Amer. J. trop. Med. **12**, 407 (1932). — WEISE, W.: Über das Pseudo-Methämoglobin (Methalbumin) N. H. FAIRLEYS. Dtsch. tropenmed. Z. **45**, 218 (1941). — WERNER, H.: Die NOCHTsche Chininbehandlung des Schwarzwasserfiebers usw. Festschr. BERNH. NOCHT, Hamburg 1937, S. 659.

YUILE, C. L., M. A. GOLD and E. G. HINDS: Hemoglobin precipitation in renal tubules. A study of its causes and effects. J. of exper. Med. **82**, 361 (1945).

ZYLMANN, G.: Hämolytische Eigenschaften der synthetischen Malariamittel usw. Dtsch. tropenmed. Z. **48**, 7 (1944).

Leishmaniasen.

Geschichtliches. Geographische Verbreitung.

CANAAN, T.: Topographical studies in leishmaniasis in Palestine. J. Palestine Arab. med. Assoc. **1**, 4 (1945). — CARINI, A.: Leishmaniose de la muqueuse rhino-bucco-pharyngée. Bull. Soc. path. exot. Paris **4**, 289 (1911).

FISCHER, L.: Ärztliche Erfahrungen in Afghanistan. Dtsch. tropenmed. Z. **48**, 209 (1944).

GELDRICH, J.: Mschr. Kinderheilk. **85**, 332 (1941).

HOARE, C. A.: Early discoveries regarding the parasite of oriental sore. Trans. roy. Soc. trop. Med. Lond. **32**, 67 (1938).

KIRK, R.: Studies in leishmaniasis in the Anglo-Egyptian Sudan. V. Cutaneous and mucocutaneous leishmaniasis. Trans. roy. Soc. trop. Med. Lond. **35**, 257 (1942).

Mayer, M.: Viscerale Leishmaniose in Brasilien nach Befunden von H. A. Penna. Arch. Schiffs- u. Tropenhyg. **39**, 128 (1935).

Pawlowsky, E.: Zur Entdeckungsgeschichte der Leishmaniaparasiten. Zbl. Bakter. I Orig. **123**, 14 (1931).

Scott, H.: A history of tropical medicine, Chap. IX, Leishmaniasis, S. 548. London 1939. — Splendore, A.: Buba-Blastomicosi-Leishmaniosi. Arch. Schiffs- u. Tropenhyg. **15**, 105 (1911).

Parasitologie.

Adler, S., u. M. Ber: Transmission of Leishmania tropica by the bite of Phlebotomus papatasii. Nature (Lond.) **148**, 227 (1941). — Adler, S., and O. Theodor: Further observations on the transmission of cutaneous leishmaniasis to man from Phlebotomus papatasii. Ann. trop. Med. **20**, 175 (1926). — Investigations on Mediterranean kala-azar. I—V. Proc. roy. Soc. Lond. B **108**, 447 (1931). — Archetti, I.: Ein einfacher Nährboden für Leishmanien. Arch. Schiffs- u. Tropenhyg. **42**, 547 (1938).

Berrebi, I.: La culture des leishmanies. Arch. Inst. Pasteur Tunis **25**, 89 (1936). — Blanc, G., L. A. Martin et M. Baltazard: Sensibilité de l'écureuil marocain Xerus (Atlantoxerus) getulus au kala-azar. Bull. Soc. Path. exot. Paris **35**, 205 (1942). — Réceptivité de l'écureuil marocain Xerus (Atlantoxerus) getulus a la leishmaniose cutanée. Bull. Soc. Path. exot. Paris **35**, 263 (1942). — Bosselut, H.: Un cas de leishmaniose générale du chat. Arch. Inst. Pasteur Algérie **26**, 14 (1948). — Brumpt, E., et H. Galliard: Grande sensibilité du spermophile d'Europe (Citillus citillus) au virus du kala-azar chinois. C. r. Soc. Biol. Paris **118**, 21 (1935).

Caronia, J.: De la ponction de la rate et de la moelle osseuse. Bull. Soc. Path. exot. Paris **15**, 722 (1922). — Cash, J. R., and C. H. Hu: Demonstration of Leishmania donovani in the skin and subcutan tissue of patients. J. Amer. med. Assoc. **89**, 1576 (1927).

Fuller, H. S., and Q. M. Geiman: South american cutaneous leishmaniasis in experimental animals. J. of Parasitol. **28**, 429 (1942). — Fulton, J. D., and L. P. Joyner: Infection by Leishmania donovani in the cotton rat. J. gen. Microbiol. **2**, 103 (1948).

Gavrilov, W., et S. Laurencin: Application d'une méthode de culture de tissus à l'étude des protozoaires. Ann. Soc. belge Méd. trop. **18**, 41 (1938).

Hawking, F.: Growth of protozoa in tissue culture. V. Leishmania donovani. Trans. roy. Soc. trop. Med. Lond. **41**, 545 (1948).

Kirk, R.: The differentiation and nomenclature of Leishmania. Parasitology **39**, 263 (1949). — Kirk, R., and M. H. Sati: Studies in leishmaniasis in the Anglo-Egyptian Sudan. II. The skin and lymph glands in kala-azar. Trans. roy. Soc. trop. Med. Lond. **33**, 501 (1940).

Mayer, M.: Empfänglichkeit des europäischen Hamsters (Cricetus frumentarius) für Kala-Azar. Arch. Schiffs- u. Tropenhyg. **30**, 347 (1926). — Mayer, M., u. J. Ch. Ray: Züchtung und Differentialdiagnose verschiedener Leishmanien (Kala-Azar, Orientbeule und brasilianische Leishmaniose) auf festen Nährböden. Arch. Schiffs- u. Tropenhyg. **32**, 277 (1928). — Mayer, M., u. H. Werner: Kultur des Kala-Azar-Erregers aus dem peripherischen Blut des Menschen. Dtsch. med. Wschr. **1914**, 67.

Nöller, W.: Blut- und Insektenflagellatenzüchtung auf Platten. Arch. Schiffs- u Tropenhyg. **21**, 53 (1917).

Ray, J. Ch.: Cultivation of various Leishmania parasites on solid medium. Indian J. med. Res. **20**, 355 (1932).

Schulten, H.: Die Sternalpunktion. Leipzig: Georg Thieme 1937. — Shortt, H. E., P. J. Barraud and A. C. Craighead: The life-history and morphology of Herpetomonas donovani in the sandfly Phlebotomus argentipes. Indian J. med. Res. **13**, 947 (1926). — Smith, R. O. A., K. C. Halder and J. Ahmed: Further investigations on the transmission of kala-azar. Part III. The transmission of kala-azar by the bite of the sandfly P. argentipes. Indian J. med. Res. **28**, 585 (1940). Part VI. A second series of transmissions of L. donovani by P. argentipes. Indian J. med. Res. **29**, 799 (1941). — Southwell, T., and A. Kirshner: On the transmission of leishmanias. Ann. trop. Med. **32**, 95 (1938). — Swaminath, C. S., H. E. Shortt and L. A. P. Anderson: Transmission of Indian kala-azar to man by the bites of Phlebotomus argentipes. Indian J. med. Res. **30**, 473 (1942).

Epidemiologie.

Adler, S.: The behaviour of a Sudan strain of Leishmania donovani in Phlebotomus papatasii. Trans. roy. Soc. trop. Med. **40**, 701 (1947). — Adler, S., and O. Theodor: The inoculation of canine cutaneous leishmaniasis into man and the behaviour of various strains of Leishmania in mice. Ann. trop. Med. **24**, 197 (1930). — Adler, S., O. Theodor and G. Witenberg: Investigations on Mediterranean kala-azar. XI. A study of leishmaniasis in Canea (Crete) Proc. roy. Soc. Lond. B **125**, 491 (1938). — Archibald, R. S., and H. Mansour: Some observations on the epidemiology of kala-azar in the Sudan. Trans. roy. Soc.

trop. Med. Lond. **30**, 395 (1937). — DE AZEVEDO, J. F., A. W. TEIXEIRA e A. COITO: Sobre a infestação por leishmanias nos cães de Lisboa. An. Inst. Med. trop. Lisboa **4**, 99 (1947).

BERBERIAN, D. A.: A second note on successful transmission of oriental sore by the bites of Stomoxys calcitrans. Ann. trop. Med. **33**, 95 (1939). — Cutaneous leishmaniasis (oriental sore). V. Experimental canine cutaneous leishmaniasis. Arch. of Dermat. **51**, 193 (1945).

FENG, L., and H. CHUNG: The development of Leishmania in chinese sandflies fed on dogs with canine leishmaniasis. China med. J. **56**, 35 (1939).

HOARE, C. A.: Cutaneous leishmaniasis (Critical review of recent russian work). Trop. Dis. Bull. **41**, 331 (1944).

LÉPINE, P., et F. BILFINGER: Recherche de la leishmaniose viscerale chez les chiens de la fourrière d'Athène. Bull. Soc. Path. exot. Paris **29**, 131 (1936).

MALAMOS, B.: Leishmaniasis in Greece. Trop. Dis. Bull. **44**, 1 (1947). — MARCHESI, F., F. CRAINZ and SCAPATICCI: Investigations on the seasonal variations of canine leishmaniasis in Rome. J. trop. Med. **38**, 226 (1935). — MAYER, M., u. B. MALAMOS: Experimentelle Beiträge zur Laishmanioseforschung. Arch. f. Dermat. **174**, 225 (1936).

RANQUE, J. et M., et J. et H. CABASSU: Le diagnostic précoce de la leishmaniose canine par la ponction ganglionnaire. Bull. Acad. nat. Méd. **112**, 339 (1948). — RIVERA BANDRES, J.: La leishmaniosis canina en Madrid y sus relaciones con la endemia de kala-azar infantil. Med. Paises calidos **6**, 371 (1933).

SACCA, G.: Introduzione allo studio biologico e sistematico del genere Phlebotomus. Riv. Parassitol. **5**, 53 (1941). — SHORTT, H. E., and C. S. SWAMINATH: The viability of Leishmania donovani excreted in the nasal mucus in Indian kala-azar. Indian J. med. Res. **25**, 341 (1937). — SINTON, J. A.: The identification and classification of the species of the genus Phlebotomus with some remarcs on their geographic distribution in relation to disease. Trans. far east. Assoc. trop. Med. **3**, 172 (1927). — The successful transmission of cutaneous leishmaniasis by inoculations to man from a natural lesion occuring on a dog in India. Indian J. med. Res. **25**, 787 (1938).

Pathogenese und pathologische Anatomie.

ADLER, S.: Cellular reactions in leishmaniasis. Acta med. oriental. **6**, 151 (1947).

BRAHMACHARI, U. N.: Fatty liver in kala-azar. Brit. med. J. **1923 I**, 867.

CHATTERJEE, H. N.: Postmortem femoral bone marrow studies of kala-azar. Trans. roy. Soc. trop. Med. **39**, 315 (1946). — CHUNG, H. L.: Über Zellteilungen bei Leishmania donovani enthaltenden Klasmatocyten und ihre Bedeutung bei der Ausbreitung der Infektion im R. E. S. Arch. Schiffs- u. Tropenhyg. **39**, 474 (1935).

LEVINSON, L. B., u. N. S. SKADOVSKAJA: Histopathologie der Hautleishmaniase. Med. Parasit. paras. Dis. Moskau **15**, 73 (1946). Ref. Trop. Dis. Bull. **44**, 888 (1947) (russisch). — LUBITZ, J. M.: Pathology of kala-azar. Amer. J. trop. Med. **28**, 275 (1948).

MALAMOS, B.: Beitrag zur Klinik, Therapie und Epidemiologie der Mittelmeer-Kala-Azar. Erg. inn. Med. **52**, 1 (1937). — MELENEY, H. E.: The histopathology of kala-azar in the hamster, monkey and man. Amer. J. Path. **1**, 147 (1925). — MENON, T. B.: The splenic reaction in kala-azar. Trans. roy. Soc. trop. Med. Lond. **33**, 75 (1939).

PERRY, H. M.: Some observations on the occurrence of Leishmania in the intestinal tissues in Indian kala-azar. J. Army med. Corps **39**, 323 (1922).

Kala-Azar.

Zusammenfassende Darstellungen.

BRAHMACHARI, U. N.: Kala-Azar. In MENSES Handbuch der Tropenkrankheiten, 3. Aufl., Bd. 4, S. 639. 1926.

HEGLER, C., u. E. G. NAUCK: Handbuch der inneren Medizin, herausgeg. von MOHR-STAEHELIN, 2. Aufl., Bd. 1. 1934.

MANSON-BAHR, PH. H.: Mansons tropical diseases, 12. Aufl. London 1948.

NAPIER, L. E.: Kala-Azar. London 1927. Leishmaniasis. In Handbuch der pathogenen Mikroorganismen, herausgeg. von KOLLE, KRAUS u. UHLENHUTH, Bd. VII/2. Jena 1930.

SCHMIDT, H., u. F. M. PETER: Ergebnisse und Fortschritte der Antimontherapie. Leipzig 1937. — STRONG, R.: Stitts diagnosis, prevention and treatment of tropical diseases, 7. Aufl. London 1945.

Klinik.

ADAMS, A. R. D.: Studies in chemotherapy: A case of Indian kala-azar treated with propamidin. Ann. trop. Med. **37**, 2, 96 (1943). — ADAMS, A. R. D., and D. R. SEATON: Intensive treatment of kala-azar with sodium antimonyl tartrate. Lancet **1947 I**, 575. —

Angevine, D. M., T. R. Hamilton u. a.: Lymph nodes in leishmaniasis. Report on two cases. Amer. J. med. Sci. **210**, 33 (1945). — Archibald, R. G., and H. Mansour: Some observations on the epidemiology of kala-azar in the Sudan. Trans. roy. Soc. trop. Med. Lond. **30**, 395 (1936). — Armstrong, T. G.: Asymptomatic kala-azar in soldiers from over-seas. Brit. med. J. **1945**, 918.

Benhamou, Ed.: Le diagnostic du kala-azar par les frottis dermiques. Presse méd. **1935**, 1561. — Boix Barrios, J.: Tratamiento actual del kala azar. Acta Ped. Esp. **1944**, Nr 22. — Brahmachari, U. N.: The chemotherapy of antimonial compounds in kala-azar infections. Indian J. med. Res. **10**, 492 (1922). — Campaign against kala-azar in India. Festschr. Bernh. Nocht, Hamburg 1937, S. 53. — Post kala-azar infection of the skin by leishmaniasis donovani. Indian J. med. Res. **30**, 485 (1942). — Burchenal, J. H., R. F. Bowers u. a.: Visceral leishmaniasis complicated by severe anemia — Improvement following splenectomy. Amer. J. trop. Med. **27**, 699 (1947). — Burke, E.: Abdominal pain in the diagnosis of early kala-azar. Trans. roy. Soc. trop. Med. Lond. **37**, 441 (1944).

Cartwright, G. E. u. Mitarb.: Studies on the pancytopenia of kala-azar. Blood **3**, 249 (1948). — Chakravarty, K. C.: The treatment of kala-azar with sodium antimoy gluconate (Stibatin). Indian med. Gaz. **80**, 507 (1945). — Chodukin, N. L., W. P. Petroff u. N. P. Keworkow: Die Epidemiologie der Kala-Azar in Taschkent usw. Arb. Inst. Epidemiol. Mikrobiol. u. Hyg. Taschkent **1**, 75 (1934). Ref. Arch. Schiffs- u. Tropenhyg. **40**, 365 (1936). — Chopra and das Gupta: Provocative action of organic antimony compounds in leishmaniasis. Indian J. med. Res. **15**, 565 (1927). — Choudhuri, R. K. S.: Observations on the treatment of 25 cases of kala-azar with stibatin (sod. antimony gluconate). Indian med. Gaz. **81**, 174 (1946). — Christophers, R. u. a.: Sur le diagnostic, le traitement et l'épidémiologie de la leishmaniase viscérale dans le bassin méditerranéen. Bull. trimestr. Org. d'Hyg. **4**, 877 (1935). — Chung, Huei-Lan: A sternal puncture technic and its clinical value with especial reference to its usefulness in the diagnosis of kala-azar. China med. J. **54**, 397 (1938). — Chung, H. L., and C. W. Wang: The immunity to infection with leishmaniase canis of hamsters recently cured of leishmaniase donovani infection. China med. J. **56**, 519 (1939). — Collard, P. J., and W. H. Hargreaves: Neuropythy after stilbamidine treatment of kala-azar. Lancet **1947 I**, 686. — da Cunha, A. M.: a sero-aglutinação das leishmanias. Mem. Inst. Oswaldo Cruz **37**, 35 (1942).

Dharmendra, R. Bose and Sen Gupta: The preparation of an antigen from the Kedrowsky bacillus for the complement-fixation for kala-azar. Indian J. med. Res. **34**, 1 (1946). — Dharmendra and S. N. Chatterji: Leprosy and dermal leishmaniasis. Leprosy (India) **12**, 4 (1940). Ref. Arch. Schiffs- u. Tropenhyg. **45**, 622 (1941). — Duffy, J. P., and L. E. Davison: Kala-Azar: 3 cases developing in veterans. Amer. J. med. Sci. **217**, 21 (1949). — Durand, P. u. a.: Traitement de kala-azar par un nouveau composé stibié: le 2168 RP. Bull. Soc. méd. Hôp. Paris **1946**, Nr 24/25, 399. — Dyke, H. B. van and A. Gellhorn: Chemotherapy of experimental leishmaniasis. Proc. Soc. exper. Biol. a. Med. **61**, 403 (1946).

Fan and Scott: A study of noma complicating kala-azar in children. China Med. J. **48**, 1046 (1934). — Feldmann, A.: Kala-Azar with onset of symptoms in Great Britain. Brit. med. J. **1946**, 816. — Fernandez Castanys, A.: Nuevas aportaciones al tratamiento del kala-azar infantil por el hexonato de antimonio en solucion oleosa y concentrada. Rev. San. e Hig. publ. **19**, 114 (1945). — Forkner, C. E., and L. S. Zia: Further studies on kala-azar. Leishmania in nasal and oral secretions etc. J. of exper. Med. **61**, 183 (1935). — Frimmer, M.: Über Chemie der Formol-Gel-Reaktion. Dtsch. med. Wschr. **1949**, Nr 51/52, 1581. — Fulton, J. D.: Penicillin in leishmania infections. Nature (Lond.) **1945**, 203. — Fulton, J. D., and J. D. Dunitz: Constitution of the irradiation product from stilbamidine. Nature (Lond.) **1947**, 161.

Ghosal, S. M., and Y. K. Sinha: Trial of pentamidine isothionate in kala-azar cases in the Patna Medical College Hospital. Indian med. Gaz. **83**, 11 (1948). — Ghosh, H., N. N. Ghosh and J. C. Ray: A preliminary note on the complement-fixation reaction in kala-azar with a specific antigen as an aid to diagnosis. Ann. Biochem. a. exper. Med. Calcutta **5**, 153 (1945). — Further studies on complement-fixation reaction in kala-azar with specific antigen as an aid to diagnosis. Ann. Biochem. a. exper. Med. Calcutta **9**, 173 (1949). — Giraud, P. u. a.: Variations des proteines sériques au cours de la leishmaniase interne. Bull. Soc. Path. exot. Paris **28**, 922 (1935). — Le diagnostic du kala-azar par la ponction ganglionaire a propos de deux nouvelles observations. Bull. Soc. Path. exot. Paris **30**, 680 (1937). — Giva, A., e G. Binaghi: Aterazioni cardio-circolatorie nei bambini affetti da leishmaniosi viscerale. Clin. Pediatr. **29**, 534 (1947). — Greval, S. D. S., P. C. Sen Gupta and L. E. Napier: Serological reactions in kala-azar: Complement fixation etc. Indian J. med. Res. **27**, 181 (1939). — Guha, P. K.: Studies in kala-azar. With special reference to the liver function, before and after treatment etc. Calcutta med. J. **30**, 193 (1935).

HAYASHI, S.: Surgically exstirpated splenomegaly in Manchuria. J. of orient. Med. **25**, 57 (1936). — HAZARIKA, A. N.: Treatment of kala-azar with pentamidine isothionate. A study of 55 cases. Indian med. Gaz. **84**, 140 (1949). — HO, E. A., T. H. SOONG and Y. LI: Comparative merits of sternum, spleen and liver punctures in the study of human visceral leishmaniasis. Trans. roy. Soc. trop. Med. Lond. **41**, 629 (1948). — HORGAN, E. S., and M. H. SATTI: Penicillin in kala-azar. Nature (Lond.) **1945**, 297. — HUANG, C. H.: Acute agranulocytosis in kala-azar. China med. J. **57**, 119 (1940).

KIKUTH, W., u. H. SCHMIDT: Arch. Schiffs- u. Tropenhyg. **42**, 189 (1938). — Chemotherapeutische Untersuchungen mit Neostibosan und Solustibosan bei mit Leishmanien infizierten Hamstern. Z. Immun.forschg **100**, 157 (1941). — Zur Therapie der Leishmaniasen im Mittelmeerraum. Dtsch. tropenmed. Z. **47**, 247 (1943). — KIRK, R.: Studies in leishmaniasis in the Anglo-Egyptian Sudan. VI. The evolution of leishmania infections in man. Trans. roy. Soc. trop. Med. Lond. **38**, 61 (1944). — Studies in leishmaniasis in the Anglo-Egyptian Sudan. Trans. roy. Soc. trop. Med. Lond. **38**, 489 (1945). — Studies in leishmaniasis in the Anglo-Egyptian Sudan. VIII. Some observations on the chemotherapy of kala-azar. Trans. roy. Soc. trop. Med. Lond. **40**, 459 (1947). — Primary cutaneous sore in a case of kala-azar. Trans. roy. Soc. trop. Med. Lond. **32**, 271 (1938). — KIRK, R., and C. B. DREW: Preliminary notes on dermal leishmaniasis in the Anglo-Egyptian Sudan. Trans. roy. Soc. trop. Med. Lond. **32** 265 (1938). — KIRK, R., and M. H. SATI: Observations on the use of sodium antimony gluconate in the treatment of kala-azar. Ann. trop. Med. **41**, 14 (1947). — KLODUKIN, N. J., M. S. SOFIEFF et N. P. KEWERKOFF: Sur l'identification des différentes souches de leishmaniases. Ann. Inst. Pasteur **57**, 487 (1936).

LEE, C. U., and C. F. CHU: Relative value of urea-stibamine and neostibosan in the treatment of kala-azar. China Med. J. **49**, 328 (1935). — LEE, C. U., and H. L. CHUNG: A clinical study of the early manifestations of chinese kala-azar. China med. J. **49**, 1281 (1935). — LESTOQUARD, F., et A. DONATIEN: Etude des leishmaniases du derme cutane. Bull. Soc. Path. exot. Paris **29**, 422 (1930). — LLOYD u. PAUL: Serum changes in kala-azar. Indian J. med. Res. **16**, 203 (1928). — LLOYD, NAPIER and PAUL: The serological control of treatment of kala-azar with observations on the significance of the hypoproteinaemia. Indian J. med. Res. **16**, 1065 (1929) — LOWE, J.: The early diagnosis of kala-azar. Indian med. Gaz. **79**, 459 (1945).

MAEGRAITH, B., J. C. BRUNDRETT u. a.: Sodium stibogluconate in the treatment of kala-azar: Report etc. Ann. trop. Med. **41**, 118 (1947). — MAKARI, J. G.: Cephalin-cholesterol-flocculation test in kala-azar. J. trop. Med. **49**, 113 (1946). — MALAMOS, B.: Beitrag zur Klinik, Therapie und Epidemiologie der Mittelmeer-Kala-Azar. Erg. inn. Med. **52**, 1 (1937). — MALBRANT, R.: Existence de la leishmaniose canine au Congo Français. Bull. Soc. Path. exot. Paris **33**, 12 (1940). — MARTIN, R., V. CHLORINE et G. ROUESSÉ: Un cas de kala-azar de l'adulte, stibio-résistence, splenectomie, guérison. Bull. Soc. Path. exot. Paris **28**, 382 (1935). — MATHIESON, R., and B. A. WATSON: Kala-Azar. J. amer. med. Assoc. **1939**, 308. — MENON, B. T., and T. K. KRISHNASWAMI: The value of the aldehyde and stiburea tests in the diagnosis of kala-azar. J. trop. Med. **39**, 92 (1936). — MO TEN SEI: Treatment of kala-azar. J. of orient. Med. **24**, 33 (1936). — MOHR, W.: Diskussionsvortrag; Dtsch. tropenmed. Z. **45**, 307 (1941). — MORALES, A. L.: Nuevas aportaciones a la quimioterapia del kala-azar infantil por el solustibosan concentrado. Rev. San. e Hig. públ. **19**, 529 (1945). — MORTON, T. C., and J. N. COOKE: Splenectomy in kala-azar. Lancet **1948 I**, 920. — MOST, H., and P. H. LAVIETES: Kala-Azar in American Military Personal. Report on 30 cases. Medicine **26**, 221 (1947).

NAAB, J. P.: Ein hartnäckiger Fall von Kala-Azar. Münch. med. Wschr. **1935**, 1756. — NAPIER, L. E.: A new serological test of kala-azar. Indian med. Gaz. **62**, 362 (1927). — A critical examination of the antimony tests for kala-azar. Indian med. Gaz. **63**, 687 (1929). — The pentavalent compounds of antimony in the treatment of kala-azar. Indian J. med. Res. **19**, 705, 719 (1932). — The clinical testing of anti-kala-azar drugs. Festschr. Bernh. Nocht, Hamburg 1937, S. 368. — The diagnosis of kala-azar in disparency practice. Indian med. Gaz. **74**, 600 (1939). — NAPIER, L. E., and DAS GUPTA: The value of a provocative dose of pentavalent antimony in the diagnosis of kala-azar. Indian J. med. Res. **17**, 749 (1930). — NAPIER, L. E., and HENDERSON: The erythrocyte sedimentation rate in kala-azar. Indian J. med. Res. **19**, 691 (1932). — NAPIER, L. E., and MULLICK: The intensive treatment of kala-azar by neostibosan. Indian med. Gaz. **1929**, 314. — NAPIER, L. E., and P. C. SEN GUPTA: The treatment of kala-azar by diamidino stilbene: Analysis of 101 cases. Indian med. Gaz. **77**, 321 (1942). — A peculiar neurological sequel to administration of 4:4'diamidino-diphenyl-ethylene. Indian med. Gaz. **77**, 71 (1942). — The treatment of kala-azar with diamidino-diphenoxy-pentane. Indian med. Gaz. **78**, 177 (1943). — NAPIER, L. E., and SHERMA: The anemia of kala-azar. Indian med. Gaz. **68**, 545 (1933). — NORMAN, A. P.: Latent period in kala-azar. Lancet **1946 I**, 437.

OASTLER, E. G., and H. K. FIDLER: Cerebral lesions produced in healthy dogs by the intravenous injection of 4:4'diamidino-stilbene. Trans. roy. Soc. trop. Med. Lond. **39**, 533 (1946).

PAPANTONAKIS, E.: Observations on leishmaniasis in the district of Canea. Ann. trop. Med. **29**, 191 (1935). — Bekämpfungsmaßnahmen gegen Kala-Azar in Canea/Kreta. Arch. Schiffs- u. Tropenhyg. **43**, 273 (1939). — PELAEZ, R. J.: Die Hämatologie der Kala-Azar des Erwachsenen. Diagnostische Bedeutung der Sternalpunktion. Wien. klin. Wschr. **1942 II**, 585. — POPOTAS, CH.: Bedeutung der Sternalpunktion für die Diagnose der Kala-Azar. Arch. Schiffs- u. Tropenhyg. **44**, 79 (1940). — PREVITERA, A., e A. BONGIARDO: Nuovi dati sulla leishmaniosi viscerale canina a Catania. Riv. ital. Igiene 8, 312 (1948).

RAMOS, SALA GINABREDA y SANJOSÉ: Tratamiento de kala azar infantil por el hexonato de antimonio en solución oleosa y concentrada. An. Med. **1946**, Nr 376, 758. — REDAELLI u. a.: Ricerche e studi sulla leishmaniosi viscerale del Mediterraneo. Catania 1933. — REDDY, G. D., and R. SUBRAMANIAM: Sternal puncture in kala-azar. Indian med. Gaz. **74**, **664** (1939).

SATI, M. H.: Post-stilbamidine neuropythy, with reference to the retention of the drug in the body. Ann. trop. Med. **43**, 4 (1949). — SCHMIDT, H.: Die Entwicklung der Kala-Azar-Mittel. Festschr. Bernh. Nocht, Hamburg 1937, S. 548. — Weiterentwicklung chemotherapeutisch wirksamer Antimonverbindungen (Solustibosan). Angew. Chem. A **60**, 261 (1948). — SCHÜTT, R.: Heutiger Stand unserer Kenntnisse über viscerale Leishmaniasen. Erg. Hyg. **23**, 64 (1940). — SEAGER, L. D., and G. CASTELNUOVO: Toxicity of stilbamidine. A study of the effects of chronic intoxication. Arch. of Path. **44**, 287 (1947). — SELBERG, W.: Über Kala-Azar bei einem heimgekehrten deutschen Kriegsgefangenen. Ärztl. Wschr. **1948**, 731. — SEN GUPTA, P. C.: A complement-fixation test for kala-azar. Indian med. Gaz. **78**, 336 (1943). — The treatment of kala-azar with diamidino-diphenoxypentane (M u. B 800). Indian med. Gaz. **79**, 49 (1944). — The treatment of kala-azar complicated with pulmonary tuberculosis. Indian med. Gaz. **79**, 50 (1944). — Complement-fixation test with Witebsky, Klingenstein, Kuhn (WKK) or similar antigens; a modified technique. Indian med. Gaz. **80**, 396 (1945). — Cerebral lesions in dogs following injections of 4:4'diamidino-stilbene. Trans. roy. Soc. trop. Med. Lond. **40**, 508 (1947). — Observations on an outbreak of kala-azar in Calcutta. Indian med. Gaz. **82**, 726 (1947). — The treatment of kala-azar and its complications. J. indian. med. Assoc. **18**, 377 (1949). — SEN GUPTA, P. C., and N. K. CHAKRAVARTY: Penicillin in cancrum oris complicating kala-azar. Indian med. Gaz. **80**, 542 (1945). — The treatment of kala-azar with sodium-antimony-gluconate. Indian med. Gaz. **80**, 560 (1945). — Observations on agranulocytosis complicating Indian kala-azar. Indian med. Gaz. **82**, 11 (1947). — SEN GUPTA, P. C., B. K. N. MALLIK and N. K. CHAKRAVARTY: Observations on pneumococcal meningitis as a complication of kala-azar. Indian med. Gaz. **83**, 8 (1948). — SENTER, W. J., H. SUTKER and H. E. GARVER: Kala-Azar. With special studies of bone marrow and lymph nodes. Amer. J. med. **7**, 694 (1949). — SERGENT, E., L. PARROT u. a.: La prophylaxe de la leishmaniose générale méditerranéenne. Arch. Inst. Pasteur Algérie **17**, 221 (1939). — SHAPIRO, J. M., and S. BTESH: Kala-azar in Palestine. With special reference to a case with cutaneous lesions. Trans. roy. Soc. trop. med. Lond. **33**, 257 (1939). — SHORTT, H. E.: Recent research on kala-azar in India. Trans. roy. Soc. trop. med. Lond. **39**, 13 (1945). — SHORTT, H. E., and C. S. SWAMINATH: The presence of leishmaniase donovani in the nasal secretion of cases of Indian kala-azar. Indian J. med. Res. **23**, 437 (1935). — STRUTHERS, CHANG, LIN u. CHEN: Antimony in the treatment of kala-azar and its toxic effect. Chin. med. J. **47**, 1421 (1933). — SWEENEY, J. S., R. D. FRIEDLÄNDER and F. B. QUEEN: Kala-Azar (visceral leishmaniasis) simulating splenic anemia. J. Amer. med. Assoc. **128**, 1020 (1945).

TRINCÃO, C.: A sideremia no kala-azar. An. Inst. Med. trop. Lisbon **5**, 131 (1948). — A new reaction for the diagnosis of kala-azar. Amer. J. trop. Med. **28**, 287 (1948). — TUCKMAN, E.: Treatment of chinese kala-azar with sodium antimony gluconate. J. trop. Med. **52**, 199 (1949).

WIEN, R.: Excretion of stilbamidine. Trans. roy. Soc. trop. Med. Lond. **39**, 455 (1946). — WILCOCKS, CH: Summary of abstracts: Leishmaniasis. Trop. Dis. Bull. **43**, 511 (1946). — WILNER, P. R., and T. A. HAEDICKE: Relapsing kala-azar; Report of a case, with cure effected by stilbamidine. New England J. Med. **239**, 250 (1948). — WU, S. S. CH., J. T. CHU and T. T. WU: A case of kala-azar with cirrhosis of the liver and jaundice. J. of Path. **61**, 209 (1949).

YOUNG, SH.: Kala-Azar in Pi-Hsien District, Kiangsu Province, China. Ref. Arch. Schiffs- u. Tropenhyg. **44**, 486 (1940).

ZAHRA-NEUMANN: A report on the treatment of infantile kala-azar. Trans. roy. Soc. trop. Med. Lond. **26**, 383 (1933). — ZIA, L., and C. E. FORKNER: Acute agranulocytosis, a previously unrecognized and important complication of kala-azar. Far East. Assoc. trop. Med. Nanking **1**, 667 (1934).

Haut- und Schleimhautleishmaniasen.

Zusammenfassende Darstellungen.

Kumer, L.: In Arzt-Zieler, Die Haut- und Geschlechtskrankheiten, Bd. III. Berlin-Wien 1934.

Manson-Bahr, Ph. H.: Mansons tropical diseases, 12. Aufl. London 1948. — Mayer, M., u. E. G. Nauck: Leishmaniasen der Haut und Schleimhäute. In Handbuch der Haut- und Geschlechtskrankheiten, Bd. XII. Teil 1. Berlin 1932.

Napier, L. E.: Leishmaniasis. In Handbuch der pathogenen Mikroorganismen, herausgeg. von Kraus u. Uhlenhuth, Bd. VII, Teil 2. Jena 1930.

Plehn, A., u. K. Mense: Die endemische Beulenkrankheit. In Mense, Handbuch der Tropenkrankheiten, 3. Aufl., Bd. 2, S. 582. 1924.

Strong, R.: Stitt's diagnosis, prevention and treatment of tropical diseases, 7. Aufl. London 1945.

Klinik.

Akrawi, F.: The local treatment of ulcerated oriental sore by the powder of certain sulphonamide derivates. J. trop. Med. **43**, 4 (1940). — Ansari, N., et Ch. Mofidi: Contribution a l'étude des „formes humides" de leishmaniose cutanée. Bull. Soc. Path. exot. Paris **43**, 601 (1950). — Ansari, N., Ch. Mofidi et Chafa: Effet thérapeutique de l' antimoniate de N. méthyl-glucamine dans la leishmaniose cutanée de l'homme. Bull. Soc. Path. exot. Paris **43**, 549 (1950).

Berberian, D. A.: Cutaneous leishmaniasis, treatment with quinacrine hydrochloride. Arch. of Dermat. **52**, 26 (1945).

Campos, J. A.: Intradermo-reação de Montenegro precoce. Arqu. Hig. e Saude Publ., Sao Paulo **10**, 23, 43 (1945). — Cerrutti, H. A.: A Reação intradéermica de Montenegro nas cicatrizes inspecificas dos leishmanioticos. Arqu. Dermat. Sao Paulo **9**, 71 (1945). — Christopherson, J. B.: On a case of naso-oral leishmaniasis etc. Ann. trop. Med. 8, 485 (1941). — Ciaccio, I.: Contributo alla sierodiagnosi della leishmaniosi cutanea. Policlinico, sez. prat. **43**, 862 (1936). — Costa, O. G.: American (muco-cutaneous) leishmaniasis; observations. Arch. of Dermat. of **49**, 194 (1944).

Dostrowsky, A.: The diagnostic value of leishmania vaccine. Ann. trop. Med. **29**, 123 (1935). — The incubation period in experimental cutaneous leishmaniasis. Acta med. Orient. **4**, 303 (1945). — Dostrowsky, A., and F. Sagher: The intracutaneous test in cutaneous leishmaniasis. Ann. trop. Med. **40**, 265 (1946).

Elkerton, L. E.: Oriental sore, atebrin treatment. Indian med. Gaz. **79**, 519 (1944).

Flarer, F.: Nuovo metodo di cura per la leishmaniosi cutanea. Boll. Ist. sieroter. milan. **18**, 469 (1938). — Frada, G.: Tentativo di terapia sulfamidica del bottone d'oriente. Riv. med. Trop. e studi med. indig. **4**, 341 (1940). Ref. Arch. Schiffs- u. Tropenhyg. **45**, 622 (1941).

Goldman, L.: Types of american cutaneous leishmaniasis — Dermatological aspects. Amer. J. trop. Med. **27**, 561 (1947). — Goodall, J.: Clinical study of sixty-three cases of oriental sore. Indian med. Gaz. **72**, 3 (1937). — Gougerot, H. et Burnier: Bouton de Biskra d'une incubation prolongée de plus de onze mois. Bull. Soc. franç. Dermat. **45**, 908 (1938).

Halawany, A., and M. Jalili: Investigation into the effect of penicillin on leishmania tropica. J. egypt. med. Assoc. **28**, 394 (1945). — Hoare, C. A.: Cutaneous leishmaniasis. Trop. Dis. Bull. **41**, 331 (1944). — Hrad, O.: Zur Kenntnis der Orientbeule. Med. Klin. **38**, 178 (1942).

Kamel, A.: Leishmaniasis of eyelid. Trop. Dis. Bull. **43**, 1126 (1945). — Khalil, Bey, M.: A discussion on leishmaniasis in Egypt. J. egypt. med. Assoc. 18, 203 (1935). — Klitzner, H.: Über die therapeutische Beeinflußbarkeit der Hautleishmaniasen durch Sulfonamide. Dtsch. Mil.arzt 8, 472 (1943). — Kojevnikow, P. V.: Cutaneous leishmaniasis connected with trauma. Med. Parasitol. **13**, 57 (1944). — The abscence of cross-immunity between the two types of cutaneous leishmaniasis. Med. Parasitol. **14**, 82 (1945). — Krasnjanskij, M. W. u. A. P. Lawrow: Versuch einer Behandlung der Hautleishmaniase mit Gold. Arch. Schiffs- u. Tropenhyg. **40**, 518 (1936).

Lefrou, G.: La leishmaniase cutanée au Sudan français. Bull. Soc. Path. exot. Paris **41**, 622 (1948). — Lobo, J.: Leishmaniose tegumentar americana. An. Brasil. Dermat. **22**, 81 (1947). — Lopes, C. F., y J. F. Laender: A intradermo-reação de Montenegro no diagnostico da leishmaniose tegumentar americana. Brasil-Med. **59**, 41 (1945).

Mangabeira Albernaz, P.: Estudo critico do „polipo da leishmaniose". Brasil-Med. **61**, Nr 31/32 (1947). — Manson-Bahr, Ph.: Oriental sore, a new method of treatment with a note on its lymphatic dissemination. Festschr. Bernh. Nocht, Hamburg 1937, S. 278. — Marchionini, A.: Zur Klinik, Pathogenese und Therapie der atypischen Formen der Hautleishmaniose. Dermat. Wschr. **109**, 1005 (1939). — Die Behandlung der Orientbeule. Schweiz.

med. Wschr. **1941**, 1220. — Neuere Methoden der Behandlung der Orientbeule. Zürich-New York: Europa-Verlag 1945. — Fortschritte in der Behandlung der Orientbeule. Dermatologica **94**, 319 (1947). — Marzinowsky, E. J., and A. I. Schourenkoff: Immunity in oriental sore. (Russ.) J. trop. Med. **1924**, No 2, 17. — Mülhens, K., u. H. Mohr: Über die therapeutische Beeinflußbarkeit der Hautleishmaniase durch Sulfonamide. Dtsch. Mil.arzt **9**, 529 (1944). — Mulzer, P.: Zur Klinik, Ätiologie und Therapie der Orientbeule. Festschr. Bernh. Nocht, Hamburg 1937, S. 363.

Noguer Moré, S.: Leishmaniosis cutáneomucosa de la nariz simulando el lupus eritematoide. Actas dermo-sifiliogr. **1944**, Nr. 4, 374.

Oritz, I., y L. E. Pardo: Presentación de un caso de leishmania tegumentaria múltiple con lesiones lepromatoides. Bol. Labor. clin. „Luis Razetti“, Caracas **15**, 320 (1949).

Pessoa, S. B., y M. P. Barretto: Contribução para o estudo da imunidade da leishmaniose tegumentar americana. Trop. Dis. Bull. **43**, 1030 (1946). — Pessoa, S. B., y A. Rotberg: Nota sobre o tratamento intensivo da leishmaniose americana pelo tartarato de sodio e antimonila. Hosp. Rio de Janeiro **32**, 845 (1947). — Piers, F.: Mucocutaneous leishmaniasis in Kenya (with a note on penicillin treatment). Trans. roy. Soc. trop. Med. Lond. **40**, 5, 713, (1947). — Pifano, C. F.: La leishmaniasis tegumentaria en Venezuela. Arch. venzol. Pat. trop. Paras. med. **1**, No 2, 170 (1949). — Puello Garcia, M. J.: Leishmaniasis. Rev. Facult. Med. Bogotá **17**, 338 (1949).

Quemener, R.: Contributions a l'étude du traitement du bouton d'alep etc. Rev. Méd. trop. **28**, 213 (1936).

Sagher, F.: Activation of an originally negative intracutaneous leishmanias-vaccine reaction. Acta med. Orient. **5**, 82 (1946). — Leishmania vaccine test in leishmaniasis of the skin. Arch. of Dermat. **55**, 658 (1947). — Shalom, E.: Effect of scars of baghdad boils of the lids. J. egypt. med. Assoc. **21**, 678 (1938). — Snow, J. S.: Unsuccessful treatment of American leishmaniasis with penicillin. Report of a case. Arch. of Dermat. **50**, 324 (1944). — Snow, J. S., E. M. Satulsky and B. H. Kean: American cutaneous leishmaniasis. Report of 12 cases from the Canal zone. Arch. of Dermat. **57**, 90 (1948). — Sokolova, A. N.: Preventive vaccination with the living parasites of cutaneous leishmaniasis. Trans. Turkmen. Cutan, -Venereol. Inst. Ashkhabad 1940, S. 11 u. 1941, S. 240 (russ. mit französ. Zusammenfassung). — Steinhauer, L.: Recurrent verrucous leishmaniasis of the skin. Acta med. Orient. **6**, 91 (1947).

Vanni, V.: Vaccination and immunity against oriental sore. Trans. roy. Soc. trop. Med. Lond. **33**, 87 (1939). — Vazquez, E. N.: Algunos datos mas sobre la leishmaniosis cutanea etc. Med. Pais. calid. **9**, 587 (1936). Ref. Arch. Schiffs- u. Tropenhyg. **41**, 530 (1937). — Vilanova, X.: Fundamentos, técnica y resultados obtenidos en el tratamiento intralesional del botón de oriente con un nuevo preparado de antimonio a alta concentración. Rev. clin. españ. 8, 21 (1943). Ref. Kongreßzbl. inn. Med. **116**, 135 (1944).

Schlafkrankheit.

Zusammenfassende Darstellungen.

„Bayer“: Die Chemotherapie der Schlafkrankheit, Leverkusen 1941. (Vollst. Lit. über Bayer 205 u. Tryparsamid.)

Hegler, C., u. E. G. Nauck: Trypanosomenkrankheiten. In Handbuch der Inneren Medizin von Mohr-Staehlein, 2. Aufl., Bd. 1. 1934.

Manson-Bahr, Ph.: Mansons tropical diseases, 12. Aufl. London 1948. — Mense, C.: Die afrikanische menschliche Trypanosomenkrankheit. In Menses Handbuch der Tropenkrankheiten, Bd. IV. Leipzig 1923.

Nauck, E. G.: Tropenmedizin und Parasitologie. Naturforschung und Medizin in Deutschland 1939—1946, Bd. 69.

Ruge, Mühlens u. zur Verth: Krankheiten und Hygiene der warmen Länder, 4. Aufl. Leipzig 1938.

Strong, R.: Stitts tropical diseases, 7. Aufl. London 1945.

Parasitologie.

Brutsaert, P., et C. Henrard: L' hémoculture comme moyen auxiliaire de diagnostic de la maladie du sommeil. C. r. Soc. Biol. Paris **127**, 1469 (1938).

Collier, W. A.: Über einen Versuch, Tsetsetrypanosomen durch Festigung gegen Menschenserum menschenpathogen zu machen. Arch. Schiffs- u. Tropenhyg. **28**, 484 (1924). — Corson, J. F.: A high rate of salivary gland infection of Glossina morsitans with Trypanosoma rhodesiense. Trans. roy. Soc. trop. Med. Lond. **28**, 501 (1935).

Duke, H. L.: On the zoological status of the polymorphic mammalian trypanosomes of Africa and their relation to man. Parasitology **13**, 352 (1921). — Further inquiries into the zoological status of the polymorphic mammalian trypanosomes of Africa and the means by which they are spread in nature. Parasitology **15**, 258 (1923). — On the occurrence in man of strains of T. gambiense non-transmissible cyclically by G. palpalis. Parasitology **22**, 490 (1930). — Trypanosoma gambiense in monkeys and ruminants, prolonged infection, immunity and superinfection. Parasitology **23**, 325 (1931). — On the factors that may determine the infectivity of a trypanosome to tsetse. Trans. roy. Soc. trop. Med. Lond. **29**, 203 (1935).

GRAF, H.: Über den Primäraffekt und die Inkubationszeit der Schlafkrankheit. Arch. Schiffs- u. Tropenhyg. **41**, 313 (1937).

HAWKING, F.: Culture of Trypanosoma gambiense in blood from normal and infected persons. Ann. trop. Med. **34**, 31 (1940).

KLEINE, F. K.: Über den Erreger der Schlafkrankheit. Dtsch. med. Wschr. **1928**, 423. — KLEINE, F. K., W. FISCHER u. R. ECKARD: Über die Bedeutung der Speicheldrüseninfektion bei der Schlafkrankheitsfliege. Z. Hyg. **77**, 495 (1914). — KLEINE, F. K., u. M. TAUTE: Ergänzungen zu unseren Trypanosomenstudien. Arb. ksl. Gesdh.amt **31**, 321 (1911).

LAVIER, G.: Particularités du noyau chez les trypanosomes du groupe brucei d' isolement récent. C. r. Acad. Sci. Paris **185**, 1325 (1927). — LESTER, H. M. O.: The characteristics of some Nigerian strains of the polymorphic trypanosomes. Ann. trop. Med. **27**, 361 (1933). — LINHARD, J.: Valeur de la ponction sternale dans le diagnostic de la trypanosomiase. Rev. Sci. Méd. Pharm. Vét. Afrique Franç. Brazzaville **2**, 11 (1943).

MARTIN, G., et LEBOEUF: Diagnostic microscopique de la trypanosomise humaine. Bull. Soc. Path. exot. Paris **1**, 126 (1908).

REICHENOW, E.: Untersuchungen über das Verhalten von Trypanosoma gambiense im menschlichen Körper. Z. Hyg. **94**, 266 (1921). — Dauerkultur pathogener Trypanosomen. C. r. Congr. internat. Zool. **1937**, 1955. — Die bisherigen Erfahrungen mit der Dauerzüchtung afrikanischer pathogener Trypanosomen. Festschr. Bernhard Nocht, Hamburg 1937, S. 487. ROBERTSON, M.: Notes on the life history of Trypanosoma gambiense. Phil. Trans. roy. Soc. Lond. B **203**, 161 (1913).

SCOTT, H. H.: A history of tropical medicine. Chap. 8. Trypanosomiasis. **1**, 454 (1939).

TAUTE, M., u. F. HUBER: Die Unterscheidung des Trypanosoma rhodesiense vom Trypanosoma brucei. Arch. Schiffs- u. Tropenhyg. **23**, 211 (1919). — TAYLOR, A. W.: The development of Westafrican strains of Trypanosoma gambiense. Parasitology **24**, 401 (1932). — THIROUX, A.: Diagnostic par la ponction sternale d' une forme mentale pure de trypanosomiase humaine. Bull. Soc. Path. exot. Paris **31**, 787 (1938). — TOBIE, E. J., TH. v. BRAND and B. MEHLMAN: Cultural and physiological observations on Trypanosoma rhodesiense and Trypanosoma gambiense. J. of Parasitol. **36**, 48 (1950).

WEINMAN, D.: Cultivation of African sleeping sickness trypanosomes on improved, simple, cell-free medium. Proc. Soc. exper. Biol. a. Med. **63**, 456 (1946).

ZSCHUCKE, J.: Beitrag zur Kenntnis der Schlafkrankheit in den westafrikanischen Küstengebieten. Z. Hyg. **114**, 464 (1932).

Epidemiologie.

BURTT, E.: Incubation of tsetse pupae: increased transmission-rate of Trypanosoma rhodesiense in Glossina morsitans. Ann. trop. Med. **40**, 18 (1946). — Salivation by Glossina morsitans on to glass slides: a technique for isolating infected flies. Ann. trop. Med. **40**, 141 (1946).

DENECKE, K.: Menschenpathogene Trypanosomen des Hundes auf Fernando Poo. Ein Beitrag zur Epidemiologie der Schlafkrankheit. Arch. f. Hyg. **126**, 38 (1941). — DUKE, H. L.: Further inquiries into the zoological status of the polymorphic mammalian trypanosomes of Africa and the means by which they are spread in nature. Parasitology **15**, 258 (1923). — Further studies of the behaviour of T. rhodesiense, recently isolated from man, in antelope and other African game animals. Parasitology **27**, 68 (1935). — Studies of the effect on T. gambiense and T. rhodesiense of prolonged maintenance in mammals other than man, with special reference to the power of these trypanosomes to infect man. Parasitology **28**, 381 (1936). — DUKE, H. L., W. M. METTAM and J. M. WALLACE: Observations on the direct passage from vertebrate to vertebrate of recently isolated strains of Trypanosoma brucei and Trypanosoma rhodesiense. Trans. roy. Soc. trop. Med. Lond. **28**, 77 (1934).

FAIRBAIRN, H., and E. BURTT: The infectivity to man of a strain of Trypanosoma rhodesiense transmitted cyclically by Glossina morsitans through sheep and antelope; evidence that man requires a minimum infective dose of metacyclic trypanosomes. Ann. trop. Med. **40**, 270 (1946).

VAN HOOF, L., C. HENRARD et E. PEEL: Sur le rôle du porc indigène comme réservoir de Trypanosoma gambiense. C. r. Soc. Biol. Paris **126**, 72, 1245 (1937). — Recherches sur le comportement du Trypanosoma gambiense chez le porc. Ann. Soc. belge Méd. trop. **20**, 203 (1940).

Lester, H. M. O.: The characteristics of some Nigerian strains of the polymorphic trypanosomes. Ann. trop. Med. **27**, 361 (1933). — Lloyd, Ll., and W. B. Johnson: The trypanosome infections of tsetse flies in Northern Nigeria and a new method of estimation. Bull. entomol. Res. **14**, 265 (1924).

MacKichan, I. W.: Rhodesian sleeping sickness in Eastern Uganda. Trans. roy. Soc. trop. Med. Lond. **38**, 49 (1944).

Wilde, J. K. H., and M. H. French: An experimental study of Trypanosoma rhodesiense infection in zebu cattle. J. comp. Path. a. Ther. **55**, 206 (1945).

Zumpt, F.: Die Tsetsefliegen. Jena: Gustav Fischer 1936.

Pathogenese und pathologische Anatomie.

Bertrand, I., J. Bablet et A. Sicé: Lésions histologiques des centres nerveux dans la trypanosomiase humaine. Ann. Inst. Pasteur **54**, 91 (1935). — Broden, A., et J. Rodhain: Le liquide céphalo-rachidien dans la trypanosomiase humaine. Neuvraxe **10**, **61** (1909). — Note sur les modifications que se produisent dans la composition du liquide encéphalo-rachidien de la trypanosomiase humaine sous l'influence du traitement. Neuvraxe **10**, 169 (1909). — Burke-Gaffney, H. J.: Ann. med. (sanit.) Rep. Tanganyika Terr. **1936**, **114**.

Calwell, H. G.: The pathology of the brain in Rhodesian trypanosomiasis. Trans. roy. Soc. trop. Med. Lond. **30**, 611 (1937). — Choumara, R.: Un cas d'ascite à trypanosomes. Rev. Sci. Méd. Pharm. Vét. Afrique Franç., Brazzaville **2**, 16 (1943). — Christy, C.: The cerebro-spinal fluid in sleeping sickness. Liverpool Sch. trop. Med. Mem. **13**, 57 (1904).

Fairbairn, H.: Lange's colloidal gold reaction and the estimation of total proteins in the cerebrospinal fluid of Rhodesian sleeping sickness and their significance in prognosis. Trans. roy. Soc. trop. Med. Lond. **27**, 471 (1934).

Hawking, F., and J. G. Greenfield: Two autopsies on rhodesiense sleeping sickness; visceral lesions and significance of changes in cerebrospinal fluid. Trans. roy. Soc. trop. Med. Lond. **35**, 155 (1941). — Hoeppli, R., u. P. Regendanz: Beiträge zur Pathogenese und Histopathologie der Trypanosomeninfektionen der Tiere. Arch. Schiffs- u. Tropenhyg. **34**, 1, 67 (1930).

Lapeyssonnie, J. et L.: Trypanosome dans le liquide d' ascite. Bull. Soc. Path. exot. Paris **39**, 273 (1946). — Lavier, G., et R. Leroux: Lésions cardiaques dans la maladie du sommeil. Bull. Soc. Path. exot. Paris **32**, 927 (1939).

Martin, L., et H. Darre: Formes cérébrales de la maladie du sommeil. Bull. Mém. Soc. méd. Hop. Paris **1909**, 599. — Mott, F. W.: Observations on the brains of men and animals infected with various forms of trypanosomes. Proc. roy. Soc. Lond. B **76**, 235 (1905). — The comparative neuropathology of trypanosome and spirochaete infections. Proc. roy. Soc. Med. Path. Sect. Nov. **1910**, **1**.

Neujean, G.: Contribution à l'étude des liquides rachidiens et céphaliques dans la maladie du sommeil. Ann. Soc. belge Méd. trop. **30**, 1125 (1950).

Peruzzi, M.: Pathologico-anatomical and serological observations on the trypanosomiases. Final Rep. League of Nations intern. Comm. on human Trypanosomiasis, S. 245. 1928.

Reichenow, E.: Untersuchungen über das Verhalten von Trypanosoma gambiense im menschlichen Körper. Z. Hyg. **94**, 266 (1921).

Spielmeyer, W.: Die Trypanosomenkrankheiten und ihre Beziehungen zu den syphilogenen Nervenkrankheiten. Jena: Gustav Fischer 1908. — Stevenson, A. C.: Demonstration of sections showing Trypanosoma gambiense in the brain substance of a case of sleeping sickness. Trans. roy. Soc. trop. Med. Lond. **16**, 135 (1922). — Note on the pathological changes in the brain of a case of sleeping sickness. Trans. roy. Soc. trop. Med. Lond. **16**, 384 (1922).

Thomas, H. W., and A. Breinl: Report on trypanosomes, trypanosomiases and sleeping sickness. Liverpool Sch. Trop. Med. Mem., **16** (1905).

Zschucke, J.: Einige Stoffwechseluntersuchungen bei Schlafkrankheit. Z. Immun.-forschg **107**, 90 (1950).

Klinik.

Beaudiment, R., L. Brochen et Y. Peuziat: Note sur l'action curative du diamidinodiphénoxypentane etc. Bull. Soc. Path. exot. Paris **42**, 18 (1949). — Bessemans, A., R. Deron u. a.: Trypanosomes et pénicilline. Ann. Soc. belge Méd. trop. **24**, 181 (1944). — Bloss, J. F.K.: The Meridi outbreak or sleeping sickness. Trans. roy. Soc. trop. Med. Lond. **39**, 59 (1945). — Bomford, R. R.: Trypanosomiasis in a European treated with pentamidine. Brit. med. J. **1944**, 276.

Ceccaldi, J.: Rapport sur le fonctionnement technique de l'Institut Pasteur de Brazzaville en 1944; Maladie du sommeil. Ref. Trop. Dis. Bull. **44**, 45 (1947). — Ceccaldi, J. u. Mitarb.: Resultats du traitement de la trypanosomiase humaine par le composé 70 A ou pararséno. Bull. Soc. Path. exot. Paris **40**, 439 (1947). — Contribution au traitement de la trypanosomiase humaine par les arséno-oxydes. Bull. Soc. Path. exot. Paris **43**, 83 (1950) — CHEN, G.: The effect of Methyl-bis-(β-Chlorethyl)-amine on Tryp. equiperdum. J. inf. Dis. **82**, 132 (1948). — CHESTERMAN: Some results of tryparsamide and combined treatment of Gambian sleeping sickness. Trans. roy. Soc. trop. Med. Lond. **25**, 415 (1932). — CHESTERMAN, C. C.: Dosage in treatment of sleeping sickness. Trans. roy. Soc. trop. Med. Lond. **27**, 329 (1933). — CHORLEY, J. K.: Tsetse fly operations, short survey of the operations etc. Rhod. Agric. J. **41**, 412 (1944). Ref. Trop. Dis. Bull. **43**, 423 (1946). — COOKSON, L. O. C.: The serum-formalin-test in *Tr. rhodesiense* sleeping sickness. J. trop. Med. **50**, 134 (1947). — CORSON, I. F.: Sleeping sickness in the Ikoma district of Tanganyika Territory; notes on some cases treated by Prof. F. K. Kleine. Ann. trop. Med. **22**, 17 (1922). — CORSON, J. F.: A fourth note on the infectivity to man of a strain of *Tr. rhodesiense*. Amer. J. trop. Med. **41**, 262 (1938). — CLAESSENS, H.: Un mot sur la propamidine isothionate etc. Ann. Soc. belge Méd. trop. **26**, 7 (1946).

DAUZIER, M.: Contribution à l'étude de l'immunité contemporaire d'un traitement dans certains trypanosomoses expérimentales. Ref. Trop. Dis. Bull. **44**, 805 (1947). — DAVEY, T. H.: Trypanosomiasis in British West Africa. Publ. for Colonial Office. London 1948. — DEWEY, H. M., and A. WORMALL: Studies on suramin (Antrypol: Bayer 205). Teil 5. The combination of the drug with plasma and other proteins. Biochemic. J. **40**, 119 (1946). — DUKE, H. L.: On the protective action of Bayer 205 against the trypanosomes of man. Lancet **1934**, 1336. — On the prophylactic action of Bayer 205 against the trypanosomes of man. Lancet **1936**, No 5870, 463.

EERAERTS, W.: Étude et bayérisation d'un foyer actif et arsénicorésistent de trypanosomiase humaine. Rec. Trav. Sci. Méd. Congo Belge **1946**, Nr 5, 233. — La propamidine comme préventif dans deux foyers de trypanosomiase humaine au Congo Belge. Ann. Soc. (belge) de Méd. trop. **27**, 201 (1947).

FAIN, A., et P. DE MULDER: Essai de chimioprophylaxie collective par la propamidine dans deux foyers de maladie du sommeil humaine à *Tryp. gambiense*. Ann. Soc. belge Méd. trop. **28**, 161 (1948). — FAIRBAIRN, H.: Sleeping disease in Tanganyika Territory. Tanganyika Terr. Med. Dept. Pamphlet **1944**, No 40. Ref. Trop. Dis. Bull. **42**, 452 (1945). — FAIRBAIRN, H., and E. BURTT: The infectivity to man of a strain of *Tr. rhodesiense* etc. Ann. trop. Med. **40**, 270 (1946). — FALKENHAUSEN, M. v.: Körpereigene und körperfremde gerinnungshemmende Substanzen in ihrer Beziehung zur Vorstufe des Gerinnungsferments (Prothrombin). Z. exper. Med. **79**, 18 (1931). — FISCHER, O.: Behandlung und Bekämpfung der afrikanischen Schlafkrankheit. Münch. med. Wschr. **1931**, Nr 16, 695. — FOURCHE, J. A., et G. HAVEAUX: Germanine et tryponarsyl appliqués préventivement contre la trypanosomiase. Bull. Soc. Path. exot. Paris **24**, 557 (1931). — FOWLER, A F.: Massive dose tryparsamide by intravenous drip methods in the treatment of trypanosomiasis. Trans. roy. Soc. trop. Med. Lond. **38**, 297 (1945). — FRIEDHEIM, E. A. H.: Melarsen oxide in the treatment of human trypanosomiasis. Ann. trop. Med. **42**, 357 (1948). — Mel B in the treatment of human trypanosomiasis. Amer. J. trop. Med. **29**, 173 (1949). — FULTON, J. D., and E. M. LOURIE: The immunity of mice cured of trypanosome infections. Ann. trop. Med. **40**, 1 (1946).

GALLAIS, P.: Les formes neuro-psychiques de la trypanosomiase africaine. Les grandes endemies tropicales. Paris 1939. Ref. Trop. Dis. Bull. **43**, 633 (1946). — GASQ, M.: Glycémie et glycorachie dans la période d'état de la trypanosomiase humaine. Bull. Méd. Afrique Occid. Franç. **5**, 93 (1948). — Action de la Lomidine (2512 R) sur la glycémie des trypanosomés en première et 2me périodes. Bull. Méd. Afrique Occid. Franç. **5**, 99 (1948). — GELFAND, M.: Transitory neurological signs in sleeping sickness. Trans. roy. Soc. trop. Med. Lond. **41**, 255 (1947). — GLASGOW, J. P., u. B. J. DUFFY: The extermination of *Gloss. palpalis fuscipes* by hand catching. Bull. entomol. Res. **38**, 465 (1947). — VAN GOIDSENHOVEN, C., et F. SCHOENARS: Sur la stabilisation des antigènes utilisés au sérodiagnostic des trypanosomiases. Ann. Soc. belge Méd. trop. **24**, 167 (1944).

HARDING, R. D.: Trypanosomiasis treated with pentamidine. Brit. med. J. **1944**, 447. — Late results of treatment of sleeping sickness in Sierra Leone by antrypol, tryparsamide and propamidine etc. Trans. roy. Soc. trop. Med. Lond. **39**, 99 (1945). — HARDING, R. D., and M. P. HUTCHINSON: Sleeping sickness of an unusual type in Sierra Leone and its attempted control. Trans. roy. Soc. trop. Med. Lond. **41**, 481 (1948). — Mass prophylaxis against sleeping sickness in Sierra Leone: final report. Trans. roy. Soc. trop. Med. Lond. **43**, 503 (1950). — HAVEAUX, G.: Vingt ans d'action médicale contre la maladie du sommeil dans le Kasai. Ann. Soc. belge Méd. trop. **25**, 155 (1945). — HENDERSON-BEGG, A.: Heterophile antibodies in trypanosomiasis. Trans. roy. Soc. trop. Med. Lond. **40**, 331 (1946). — HOLLINS, C.: Streaky blood films. Lancet **1947**, 928. — HOLLINS, C., and E. LEWIS-FANING: The sedimentation rate in the african peasant with reference to trypanosomiasis. Trans. roy. Soc. trop. Med. Lond. **41**, 127 (1947). — VAN HOOF, L. M.: Observations on trypanosomiasis in the Belgian Congo. Trans. roy. Soc. trop. Med. Lond. **40**. 728 (1947). — VAN HOOF, L. M.,

C. HENRARD et E. PEEL: Notes sur l'action curative et préventive de la propamidine. Ann. Soc. belge Méd. trop. **27**, 257 (1947). — Pentamidine in the prevention and treatment of trypanosomiasis. Trans. roy. Soc. trop. Med. Lond. **37**, 271 (1944). — VAN HOOF, L. M., L. LEWILLON u. a.: A field experiment on the prophylactic value of pentamidine in sleeping sickness. Trans. roy. Soc. trop. Med. Lond. **39**, 327 (1946). — HUNT, A. R., u. J. F. E. BLOSS: Tsetse fly-control and sleeping sickness in the Sudan. Trans. roy. Soc. trop. Med. Lond. **39**, 43 (1945).

JUNET: Ein Fall von Schlafkrankheit. Schweiz. med. Wschr. **1935**, Nr 44, 1059.

KEVILL, A. J.: Subsequent histories of six cases of *Trypanosoma rhodesiense* infection treated with Bayer 205 or „Fourneau 309". Trans. roy. Soc. trop. Med. Lond. **28**, 101 (1934). KIKUTH, W.: Die afrikanische Schlafkrankheit und ihre Bekämpfung. Dtsch. med. Wschr. **1940**, 1363. — KLEINE, F. K.: Mein Anteil an der Schlafkrankheitsexpedition des Völkerbundes. Med. Klin. **1928**, Nr 15, 566. — Report on the new sleeping sickness focus at Ikoma. Final report, league of Nations. Genf 1928. — KLEINE, F. K., u. W. FISCHER: Bericht über die Prüfung von Bayer 205 in Afrika. Dtsch. med. Wschr. **1922**, Nr 51, 1693. — 2. Bericht über die Prüfung von Bayer 205 in Afrika. Dtsch. med. Wschr. **1923**, Nr 32, 1039. — KOLLE, W.: Über den chemotherapeutischen Wirkungsvorgang und die Arzneifestigkeit bei Bayer 205 und anderen chemischen Stoffen. Arb. Staatsinst. exper. Ther. Frankf. **1924**, 3, 17. — KRANTZ, J. C., and W. E. EVANS: A contribution to the pharmacology of 5-Nitro-2-furaldehyde semicarbazone. J. of. Pharmacol. **86**, 311 (1946). — KUNERT, H: Die Einwirkung von intravenösen und peroralen Gaben von Bayer 205 auf Trypanosoma rhodesiense im liquor cerebrospinalis. Zbl. Bakter. I Orig. **148**, 279 (1942).

LANG, K.: Über das Verhalten des Germanin im Organismus. Arch. exper. Path. u. Pharmakol. **160**, 560 (1931). — LAPEYSSONNIE, L.: Un cas exceptionnel de pan-chimiorésistance chez une trypanosomée. Bull. Soc. Path. exot. Paris **41**, 613 (1948). — LAPEYSSONNIE, J., et L. LAPEYSSONNIE: Trypanosomes dans le liquide d' ascite. Bull. Soc. Path. exot. Paris **39**, 273 (1946). — LAUNOY, L.: Albuminurie de la trypanosomiase expérimentale etc. Bull. Soc. Path. exot. Paris **37**, 347 (1944). — Essai sur la chimio-prévention par la voie orale, chez le rat, de l'infection expérimentale à *Tryp. gambiense*. Trop. Dis. Bull. **45**, 1071 (1948). Abdruck aus Ann. Pharm. Franç. **5**, 599 (1947). — LAUNOY, L., et M. PRIEUR.: Sur l'action trypanocide spéciale de certains derivés de la Phénanthridine pour *Tryp. congolense*. Ann. Inst. Pasteur **73**, 58 (1947). — LESTER, H. M.: Further Progress in the Control of sleeping sickness in Nigeria. Trans. roy. Soc. trop. Med. Lond. **38**, 425 (1945). — LEWILLON, R.: Le piégeage expérimental de *Gl. palpalis* à la Mission Médicale de Kwango. Rec. Trav. Sci. Méd. Congo Belge **1945**, Nr 4, 45.

MACKICHAN, J. W.: Sleeping sickness in Uganda. East afr. med. J. **26**, 400 (1949). — DE MARQUEISSAC, H.: Contribution à l'emploi du moranyl (Bayer 205) donné à titre préventif dans la trypanosomiase humaine. Bull. Soc. Path. exot. Paris **25**, 347 (1932). — Propriétés du Bayer 205 etc. .. dans la thérapeutique curative de la tryp. humaine. Bull. Soc. Path. exot. Paris **25**, 898 (1932). — Emploi de la médication mixte conjuguée Bayer 205 — Fourneau 309 + Tryparsamide etc. Bull. Soc. Path. exot. Paris **26**, 1051 (1933). — MAYER, M.: Die Behandlung und Prophylaxe der afrikanischen Schlafkrankheit mit Germanin (Bayer 205). Arch. Schiffs- u. Tropenhyg. **32**, 528 (1928). — MAYER, R. L., et D. BROUSSEAU: Development of immunity to reinfection during chemoprophylaxis of Trypanosomiasis with a new antimony derivate. Proc. Soc. exper. Biol. a. Med. **62**, 238 (1946). — MCLEAN, G.: Notes on treatment of fifty-two cases of Rhodesian trypanosomiasis with Bayer 205 and tryparsamide. Ann. trop. Med. **23**, 337 (1929). — Die Bekämpfung der Rhodesiense-Form der Schlafkrankheit in Tanganyika. Arch. Schiffs- u. Tropenhyg. **39**, 381 (1935). MCLETCHIE, J. L.: The control of sleeping sickness in Northern Nigeria. Farm a. Forest, Nigeria **6**, 69 (1945). Ref. Trop. Dis. Bull. **43**, 1022 (1946). — The control of sleeping sickness in Nigeria. Trans. roy. Soc. trop. Med. Lond. **41**, 445 (1948). — MERCHANT, D. J.: Streptomycin in treatment of experimental trypanosomiasis in white mice and chicken embryos. Proc. Soc. exper. Biol. a. Med. **64**, 418 (1947). — MORRIS, K. R. S.: A large-scale experiment in the eradication of tsetse (Gl. palp. a. Gl. morsitans). Farm a. Forest, Nigeria **5**, 149 (1944). Ref. Trop. Dis. Bull. **43**, 537 (1946). — The control of trypanosomiasis by entomological means. Bull. entom. Res. **37**, Teil 2, 201 (1946). — MORRIS, K. R. S., and M. G. MORRIS: The use of traps against tsetse in West Africa. Bull. entomol. Res. **39**, Teil 4, 491 (1949). MÜHLENS, P., u. W. MENK: Über Behandlung von menschlicher Trypanosomiasis mit Bayer 205. Münch. med. Wschr. **1921**, Nr 46, 1488.

NEEL, R.: Sur un cas de trypanosomiase africaine au debut, avec complications rénales, observé chez un Européen au Soudan. Bull. Soc. Path. exot. Paris **37**, 100 (1944). — NELSON, J. W.: The treatment of Rhodesian trypanosomiasis with penicillin. East afr. med. J. **22**, 407 (1945). — NODENOT, L.: Note sur le traitement de la maladie du sommeil par la pentamidine. Bull. Méd. Afrique Occidentale Franç. **3**, 215 (1946). — NYDEN, M. J.:

Change in Ascorbic acid metabolism of the rat during infection with tryp. hippicum. Proc. Soc. exper. Biol. a. Med. **69**, 206 (1948).

OLEG, ST: Sulla transmissione transplacentare del tryp. brucei. Sperimentale **95**, 127 (1941). — OESTERLIN, M.: Beitrag zum Problem der Arzneifestigkeit der Trypanosomen. Zbl. Bakter. I Orig. **147**, 335 (1941).

PIERRON, A.: Note sur le traitement de la trypanosomiase par injections intraveineuses d'arsénate d'argent. C. r. Acad. Sci. Paris **224**, 163 (1947). — POOTS, W. H., and F. L. VANDERPLANK: Mode of entry of control insecticides. Nature (Lond.) **1945**, 112.

REICHENOW, E.: Untersuchungen über das Verhalten von *Tr. gambiense* im menschlichen Körper. Z. Hyg. **94**, 266 (1921). — RIDLEY, H.: Ocular lesions in trypanosomiasis. Ann. trop. Med. **39**, 66 (1945). — RODHAIN, J., et C. VAN GOIDSENHOVEN: Persistance prolongée de sensibilisatrice fixant l'alexine après guérison de la trypanosomiase. Ann. Soc. belge Méd. Trop. **24**, 235 (1944). — RODHAIN, J., G. VALCKE et C. VAN GOIDSENHOVEN: Considération sur le diagnostique et la thérapeutique de la méningoencephalite trypanosomique humaine. Ann. Soc. belge Méd trop. **21**, 195 (1941). — ROUBAUD, E., et P. CAUBET: Essais d'immunisation chimio-biologique par le sulfarsénol dans les infections à *tryp. gambiense* chez le rat. Bull. Soc. Path. exot. Paris **37**, 280 (1944). — LE ROUZIC: Traitement curatif par pentamidine et lomidine. Bull. Méd. de l'Afrique Occid. Franç. **1949**, Nr spéc. 47.

SALEUN, G., et J. CHASSAIN: Premiers essais de traitement de la trypanosomiase humaine par la pentamidine en Afrique Equatoriale Française. Bull. Soc. Path. exot. Paris **41**, 89 (1948). — Essai de chimio-prophylaxie de la trypanosomiase en Afrique Equatoriale Française par la pentamidine. Bull. Soc. Path. exot. Paris **41** 165 (1948). — SCAILLET, L., et E. HADDAD: La trypanosomiase dans le secteur des cataractes. Premiers résultats de la chimioprophylaxie à la pentamidine. Ann. Soc. belge Méd. trop. **29**, 349 (1949). — SCHEFF, G., and J. S. THATCHER: The role of pottassium as a cause of death in experimental trypanosomiasis. J. of Parasitol. **35**, 35 (1949). — SCHMIDT, H., u. F. M. PETER: Ergebnisse und Fortschritte der Antimontherapie. Leipzig 1937. — SCHWETZ, J.: Sur un cas de trypanosomiase humaine arsénico-résistante. Ann. Soc. belge Méd. trop. **13**, 211 (1933). — Sur un nouveau cas de trypanosomiase humaine arsénico-résistante. Arch. Schiffs- u. Tropenhyg. **39**, 123 (1935). — SICÉ, A.: L'aspect des maladies tropicales en Suisse; deux cas de trypanosomiase humaine africaine. Acta tropica Basel **4**, 298 (1947). — SPINKS, A.: The persistence in the blood stream of some compounds related to suramin. Biochemic. J. **42**, 109 (1948). — STEWART, J.R.: Eradication of Glossina in the Naboggo Valley, Gold Coast. Bull. entomol. Res. **37**, Teil 1, 99 (1946). — SYMES, C. H., A. B. HADAWAY u. a.: Field experiments with DDT and benzene hexachloride against tsetse (*Gl. palpalis*). Bull. entomol. Res. **38**, 591 (1948).

DU TOIT, P. J.: DDT and the aeroplane in the control of the tsetse fly and trypanosomiasis in South Africa. Nature (Lond.) **1947**, 485. — TOWN, B. W., E. D. WILLS and A. WORMALL: Action of suramin and „antrycide" on enzymes. Nature (Lond.) **1949**, 233. — TRINQUIER, E., et H. ARNOULT: Premiers resultats obtenus avec la pentamidine etc. Bull. Soc. Path. exot. Paris **40**, 388 (1947). — TRINQUIER, E., et A. PELLISSIER: Emploi du 3177 RP par voie buccale dans le traitement de la maladie du sommeil. Bull. Soc. Path. exot. Paris **41**, 161 (1948). — Emploi du 2224 RP par voie buccale dans le traitement de la maladie du sommeil. Bull. Soc. Path. exot. Paris **41**, 260 (1948). — Trypanosomiasis Committee of Southern Rhodesia: The scientific basis of the control of *Gl. morsitans* by game destruction. Rhod. agric. J. **42**, 124 (1945). Ref. Trop. Dis. Bull. **43**, 907 (1946).

VAUCEL, M. u. J. CECCALDI: Les anciens trypanosomés se réinfectent-ils? Festschr. Rodhain (Soc. belge Méd. Trop.) 1947, S. 395. — VEATCH, E. P., J. C. BEQUAERT and D. WEINMAN: Human trypanosomiasis and tsetse-flies in Liberia. Amer. J. trop. Med. Suppl. **26**, 105 (1946). — VILAIN, P.: Note sur l'application du "selective clearing" dans la région de Gaoua. Bull. Méd. Afrique Occid. Franç. **4**, 289 (1947).

WALLS, L. P. u. Mitarb.: Researches in the phenanthridine series. Part VI. J. chem. Soc. Lond. A **1945**, 294. — WEINMAN, D., and K. FRANZ: Early results of the treatment of African trypanosomiasis with two new arsenical preparations (Melarsene Oxide and 70 A). Amer. J. trop. Med. **25**, 343 (1945). — WIEN, R.: Chemotherapeutic action of amidine and phenanthridine compounds in *T. congolense* infections. Brit. J. Pharmacol. **1**, 65 (1946). — WILCOCKS, CH.: Trypanosomiasis; summary of recent abstracts. Trop. Dis. Bull. **43**, 387 (1946); **45**, 381 (1948). — WILLIAMSON, J., and E. M. LOURIE: Interference with the trypanocidal action of p-arsenophenyl-butyric acid by aminobenzoicacid. Ann. trop. Med. **40**, 255 (1946).

YORKE, W.: Contribution au côté biologique de la chimiothérapie. Riv. Malariol. **14**, Suppl. 1, 53 (1935). — Biological problems in chemotherapy. Lancet **1935**, Nr 5813, 191. — YORKE, W., F. MURGATROYD and F. HAWKING: Studies in chemotherapy, IV. The action in vivo of certain arsenical and antimonial compounds and of Bayer 205 on *Tr. rhodesiense* etc. Ann. trop. Med. **25**, 313 (1931).

ZOTTNER, G.: Possibilité d'obtention d'un antigène alcoolique stable pour le diagnostic des trypanosomiases animales par déviation du complement. C. r. Soc. Biol. Paris **115**, 19 (1934). — ZSCHUCKE, J.: Beitrag zur Kenntnis der Schlafkrankheit in den westafrikanischen Küstengebieten. Z. Hyg. **114**, 464 (1932). — Untersuchungen über eine Heilwirkung des Bayer 205 auf die Schlafkrankheit des Menschen bei oraler Verabreichung. Arch. Schiffs- u. Tropenhyg. **10**, 449 (1936). — Unveröffentlichte Beobachtungen über Antimonbehandlung der Schlafkrankheit. Zit. nach SCHMIDT-PETER 1937. — Einige Stoffwechseluntersuchungen bei Schlafkrankheit. Z. Immun.forschg **107**, 90 (1950).

Chagas-Krankheit.

Zusammenfassende Darstellungen.

BRUMPT, E.: Précis de Parasitologie. Bd. 1, S. 316. Paris: Masson & Co. 1949.

CHAGAS, C., E. VILLELA u. H. DA ROCHA LIMA: Amerikanische Trypanosomenkrankheit. CHAGAS-Krankheit. In C. MENSES Handbuch der Tropenkrankheiten, 3. Aufl., Bd. 5, Teil 1, S. 673. 1929.

MANSON-BAHR, PH.: MANSONS tropical diseases, 12. Aufl. London 1948.

RUGE, H., u. E. RÖPER: Der heutige Stand der CHAGAS-Krankheit mit besonderer Berücksichtigung der Epidemiologie und der Übertragungsversuche auf Säugetiere. Erg. Hyg. **19**, 352 (1937). (Ausführliche Literaturnachweise bis 1937.)

STRONG, R.: Stitts diagnosis, prevention and treatment of tropical diseases, 7. Aufl. London 1945.

TORREALBA, J. F.: Investigaciones sobre enfermedad de Chagas en Zaraza (Estado Guárico, Venezuela), Bd. 1. Caracas 1943. Bd. 2. Caracas 1946.

Geschichte, Verbreitung, Parasitologie.

BONNE, C., u. W. MOOY: Über Trypanosoma conorhini, eine Trypanosomenart der Hausratte auf Java und ihre Übertragung. Festschrift Bernhard Nocht, S. 46. Hamburg 1937. — BRUMPT, E.: Le Trypanosoma cruzi évolue chez Conorhinus megistus, Cimex lectularius, Cimex boueti et Ornithodorus moubata. Cycle évolutiv de ce parasite. Bull. Soc. Path. exot. Paris **5**, 360 (1912). — Importance du cannibalisme et de la coprophagie chez les Réduvidés hématophages (Rhodnius, Triatoma) pour la conservation des Trypanosomides pathogènes en dehors de l'hôte vertébré. Bull. Soc. Path. exot. Paris **7**, 702 (1914). — Faits expérimentaux et cliniques concernant le mode de transmission de la maladie de Chagas ou trypanosomose americaine. C. r. Soc. Biol. Paris **130**, 1197 (1939). — BRUMPT, E., L. MAZZOTTI, et L. C. BRUMPT: Enquètes épidémiologiques sur la maladie de C. CHAGAS au Mexique. Réduvidés vecteurs. Animaux réservoirs de virus. Cas humains. Ann. de Parasitol. **17**, 299 (1939).

CHAGAS, C.: Neue Trypanosomen. Arch. Schiffs- u. Tropenhyg. **13**, 120 (1909). — Über eine neue Trypanosomiasis des Menschen. Arch. Schiffs- u. Tropenhyg. **13**, 351 (1909). — CULBERTSON, J. T., and W. R. KESSLER: Age resistence of mice to Trypanosoma cruzi. J. of Parasitol. **28**, 155 (1942).

DEANE, M. P.: Occorrencia do Trypanosoma conorhini em barbeiros e em rato na cidade de Belém, Pará, e seu cultivo em meio de NNN. Rev. Serv. esp. de Saúde públ. Rio de Janeiro **1**, 433 (1947). — DIAS, E.: Estudos sobro o Schizotrypanum cruzi. Mem. Inst. Oswaldo Cruz **28**, 1 (1934). — Revisâo geral dos hemoflagellados de chiropteros. Nov. Reun. Soc. Arg. Patol. reg. **10** (1936). — Persistance de l'infection par le Schizotrypanum cruzi chez l'home. C. r. Soc. Biol. Paris **129**, 430 (1938). — DIAS, E., e C. A. CAMPOS SEABRA: Sôbre o Trypanosoma conorrhini, hemoparasito do rato transmitido pelo Triatoma rubrofasciata. Mem. Inst. Oswaldo Cruz **39**, 301 (1944). — DIAS, E., e J. F. TORREALBA: Verificacâo de flagellados semelhantes ao Trypanosoma rangeli Tejera em Rhodnius prolixus alimentados em caso de doença Chagas na Venezuela. Mem. Inst. Oswaldo Cruz **39**, 265 (1944). — DUNN, H. L.: Attempts to transmit Trypanosoma cruzi Chagas with ticks of the genus Ornithodorus. Amer .J. trop. Med. **14**, 283 (1934).

FULTON, J. D., and C. V. HARRISON: An outbreak of Trypanosoma cruzi infection in Indian monkeys. Trans. roy. Soc. trop. Med. **39**, 513 (1946).

GALLIARD, H.: Remarques sur la culture de Trypanosoma cruzi Chagas. Ann. de Parasitol. 7, 367 (1929).

HAUSCHKA, TH. S.: Sex of host as a factor in CHAGAS' disease. J. of Parasitol. **33**, 399 (1947).

LARCHER, M., y C. ROMAÑA: La puerta de entrada cutanea en los casos humanos de enfermedad de Chagas. An. Inst. Med. regional. Tucuman, Argentina **1**, 165 (1945).

MALAMOS, B.: Über Vorkommen von Schizotrypanum cruzi bei Affen in Niederländisch-Indien. Arch. Schiffs- u. Tropenhyg. **39**, 156 (1935). — MAYER, M., u. H. DA ROCHA LIMA: Zum Verhalten von Schizotrypanum cruzi in Warmblütern und Arthropoden. Arch. Schiffs-

u. Tropenhyg. 18 (Beih.) 257 (1914). — MAZZA, S.: Infestación de Triatoma por Schizotrypanum cruzi y hallazgo de animales domesticos portadores del mismo en el sur de la Republica (Rio Negro y provincia de Buenos Aires). Misión de Estudios de Patol. region. argent., Publ. **26**, 1 (1936). — Nuestra experiencia sobre la enfermedad de Chagas en la Republica Argentina. Festschrift Bernhard Nocht, S. 305, 1937. — MAZZA, S., G. BASSO y R. BASSO: Indices comparados de infestación por S. cruzi de triatomideos de dormitorios y gallineros en las provincias La Rioja y Catamarca. Misión de Estudios de Patol. region. argent., Publ. **37**, 34 (1938). — MAZZA, S., S. MIYARA y M. E. JÖRG: Investigaciones sobre enfermedad de Chagas. Naturaleza de la reaccion conjunctival en primer periodo de la enfermedad de Chagas. Misión de Estudios de Patol. region. argent., Publ. **69** (1945). — MAZZA, S., C. ROMAÑA y B. PARMA: Caso agudo de enfermedad de Chagas con lesión cutanea de inoculación. Misión de Estudios de Patol. region. argent., Publ. **28**, 29 (1936). — MAZZA, S., y A. RUCHELLI: Comprobación de dos casos agudos de enfermedad de Chagas en Tinogasta (Catamarca). Misión de Estudios de Patolog. region. argent., Publ. **20**, 3 (1934). — MORISHITA, K.: An experimental study on the life history and biology of Trypanosoma conorhini in Formosa. Jap. J. of Zool. **6**, 459 (1935).

PACKCHANIAN, A.: Infectivity of the Texas strain of Trypanosoma cruzi to man. Amer. J. trop. Med. **33**, 309 (1943). — PACKCHANIAN, A., and H. H. SWEETS: Infectivity of Trypanosoma cruzi after cultivation for thirteen years in vitro without animal passage. Proc. Soc. exper. Biol. a. Med. **64**, 169 (1947). — PIFANO, C. F.: Nouvelle trypanosomiase humaine de la région néotropicale produite par le Trypanosoma Rangeli Tejera 1920. Bull. Soc. Path. exot. Paris **41**, 671 (1948). — Estado actual de las investigaciones en Venezuela sobre una nueva trypanosomiasis humana de la región neotrópica producida por el Trypanosoma rangeli. Arch. venzol. de Patol. trop. y Parasitol. méd. **1**, No. 2, 135 (1949). — PIFANO, C. F., M. MAYER, R. MEDINA y H. B. PINTO: Primera comprobación de Trypanosoma rangeli en el organismo humano por cultivo de sangre periferica. Arch. venezol. de Patol. trop. y Parasitol. méd **1**, 1 (1948).

REGENDANZ, P.: Der Verlauf der Infektion mit Schizotrypanum cruzi (CHAGAS) bei jungen Ratten und über die Empfänglichkeit erwachsener Ratten für Schizotrypanum. Zbl. Bakter. I Orig. **116**, 256 (1930). — REICHENOW, E.: Beiträge zur Kenntnis der CHAGAS-Krankheit. Arch. Schiffs- u. Tropenhyg. **38**, 459, 499 (1934). — Dauerkultur pathogener Trypanosomen. C. r. 12e Congr. internat. Zool., Lisbonne 1935. 1937, S. 1955. — RODHAIN, J., et P. BRUTSAERT: L' évolution des Trypanosoma lewisi et Trypanosoma cruzi chez Melophagus ovinus. C. r. Soc. Biol. Paris **118**, 1228 (1935). — ROMAÑA, C.: Le parasitisme des cellules epithéliales de la conjonctive du singe par Schizotrypanum cruzi. Bull. Soc. Path. exot. Paris **32**, 810 (1939).

TORRES, C. M.: Cultura do Schizotrypanum cruzi, CHAGAS 1909, em meio liquido. Brasil-Méd. **36**, 317 (1922).

VILLELA, EURICO, e C. M. TORRES: Estudo histopathológico do systema nervoso central em paralysia experimental pelo Schizotrypanum cruzi. Mem. Inst. Oswaldo Cruz **19**, 175 (1926). — VILLELA, EURICO, e EUDORO VILLELA: Elementos do systema nervoso central parasitados pelo Trypanosoma cruzi. Mem. Inst. Oswaldo Cruz **26**, 77 (1932).

WOOD, F. D.: Natural and experimental infection of Triatoma protracta Uhler and mammals in California with American human trypanosomiasis. Amer. J. trop. Med. **14**, 497 (1934). —WOOD, F. D., and S. F. WOOD.: On the distribution of Trypanosoma cruzi CHAGAS in the Southwestern United States. Amer. J. trop. Med. 18, 207 (1938). — WOOD, S. F.: Additional observations on Trypanosoma cruzi Chagas from Arizona in insects, rodents, and experimentally infected animals. Amer. J. trop. Med. **29**, 43 (1949).

Epidemiologie.

BUXTON, P. A.: The biology of a blood-sucking bug, Rhodnius prolixus. Trans. entomol. Soc. London **78**, 227 (1930).

HASE, A.: Beobachtungen an venezolanischen Triatoma-Arten, sowie zur allgemeinen Kenntnis der Familie der Triatomidae. Z. Parasitenkde **4**, 585 (1932).

KOFOID, CH., and B. G. WHITAKER: Natural infection of American human trypanosomiasis in two species of cone-nosed bugs, Triatoma protracta Uhler and Triatoma uhleri Neiva in the Western United States. J. of Parasitol. **22**, 259 (1936).

LARROUSSE, F.: Triatomes d'Asie, description d' une nouvelle espèce Triatoma bouvieri n. sp. Ann. de Parasitol. **2**, 62 (124). — Etude biologique et systematique du genre Rhodnius Stal. Ann. de Parasitol. **5**, 63 (1927).

MAZZA, S.: Nuestra experiencia sobre la enfermedad de Chagas en la Republica Argentina. Festschrift Bernhard Nocht, S. 305. Hamburg 1937.

NEIVA, A. S.: Informaçôes sobre a biolojia da vinchuca, Triatoma infestans Klug. Mem. Inst. Oswaldo Cruz **5**, 24 (1913). — NEIVA, A. S., e H. LENT: Sinopse dos triatomideos. Rev. entomol. Rio de Janeiro **1941**.

REICHENOW, E.: Beiträge zur Kenntnis der CHAGAS-Krankheit. Arch. Schiffs- u. Tropenhyg. 38, 459, 499 (1934).

URIBE, C.: On the biology and life-history of Rhodnius prolixus Stal. J. of Parasitol. 13, 129 (1927).

Pathogenese und pathologische Anatomie.

DENISON, N.: Immunological studies on experimental Trypanosoma cruzi infections. I. Lysines in the blood of infected rats. Proc. Soc. exper. Biol. a. Med. 52, 26 (1943). — DÜRCK, H.: Über die mit herdförmigen Gliaproduktionen einhergehenden Erkrankungen des Zentralnervensystems. Arch. Schiffs- u. Tropenhyg. 29, Beih. 1, 43 (1925).

ENOS, W. F., and N. W. ELTON: Fatal acute Chagas' disease in a North American in the Canal Zone. Amer. J. trop. Med. 30, 829 (1950).

HAUSCHKA, TH.: Persistence of strain-specific behavior in two strains of Trypanosoma cruzi after prolonged transfer through inbred mice. J. of Parasitol. 35, 593 (1949).

JOHNSON, C. M., and G. T. DE RIVAS: Six new cases of CHAGAS' disease in Panama with review of previous cases. Amer. J. trop. Med. 16, 47 (1936).

LUNDEBERG, K. R.: A fatal case of Chagas disease occuring in a man 77 years of age. Amer. J. trop. Med. 18, 185 (1938).

MAYER, M., u. H. DA ROCHA LIMA: Zum Verhalten von Schizotrypanum cruzi in Warmblütern und Arthropoden. Arch. Schiffs- u. Tropenhyg. 18, Beih. 5, 101 (1914). — MAZZA, G. BASSO y R. BASSO: Primer caso mortal de forma aguda de enfermedad de Chagas comprobado en Mendoza. Misión de Estudios de Patol. region. argent., Publ. 33, 3 (1937). — MAZZA, S., G. BASSO, R. BASSO y F. J. CHAMBOULEYRON: Segundo caso mortal de forma aguda de enfermedad de Chagas comprobada en Mendoza. Misión de Estudios de Patol. region. argent., Publ. 36, 3 (1938). — MAZZA, S., G. BASSO, R. BASSO y M. E. JÖRG: Primer caso mortal de forma crónica cardíaca de enfermedad de Chagas comprobado en Mendoza. Misión de Estudios de Patol. region. argent., Publ. 42 (1939). — MAZZA, S., y M. E. JÖRG: Consideraciones sobre la patogenia de la enfermedad de Chagas. Nov. Reun. Soc. Arg. Patol. reg. 1936, 221. — MAZZA, S., y M. E. JÖRG: Nódulos gliósicos en cerebro de perro con esquizotripanosomiásis experimental. Nov. Reun. Soc. Arg. Patol. reg. 1936, 284.

DA ROCHA LIMA, H.: Pathologische Anatomie. In CHAGAS, VILLELA und DA ROCHA Lima, Amerikanische Trypanosomenkrankheit. MENSES Handbuch der Tropenkrankheiten, 3. Aufl., Bd. 5, Teil 1, S. 708. 1929.

VIANNA, G.: Contribuiçâo para o estudo da antomia pathologica da molestia de CARLOS CHAGAS. Mem. Inst. Oswaldo Cruz 3, 275 (1911).

Klinik.

DE BARROS, L. C.: A electrocardiograma da forma crônica da moléstia de Chagas. Hospital (Rio de Janeiro) 35, 5, 705 (1949). — BENAIM PINTO, E., y A. DRAYER BRITO: Contribución al estudio etilógico de la miocarditis crónica en Venezuela. I. Valoración de la enfermedad de Chagas como agente de la cardiopatia crónica. Arch. venezol. Pat. trop. Paras. med. 1, 94 (1949). — BRASIL, A.: Forma cardíaca crônica da doença de Chagas Hospital (Rio de Janeiro) 29, 2, 199 (1946). Ref. Trop. Dis. Bull. 43, 908 (1946). — BROWNING, C. H., K. M. CALVER u. a.: Phenanthridine compounds as chemotherapeutic agents in experimental Tr. cruzi infections. Nature (Lond.) 1946, 263. — BRUMPT, E.: Le xénodiagnostic. Application au diagnostic de quelques infections parasitaires et en particulier à la Trypanosomiase de Chagas. Bull. Soc. Path. exot. Paris 7, 706 (1914). — La maladie de C. Chagas. Presse méd. 1939, 1013.

CHAGAS, C.: Trypanosomiase americana. Mem. Inst. Oswaldo Cruz 8, 37 (1916). — Forma cardîaca da trypanosomiase americana. Mem. Inst. Oswaldo Cruz 14, 5 (1922). — CHAGAS, E.: Estudo electro-cardiográphico na forma cardíaca da trypanosomiase americana. Fol. med. 11, 97 (1930). — Forma cardíaca da trypanosomiase americana. Mem. Inst. Oswaldo Cruz 24, 89 (1930). — Infection expérimentale de l'homme par le Tr. cruzi. C. r. Soc. Biol. Paris 115, 1339 (1934).

DAO, L. L.: Muertes súbitas en la enfermedad de Chagas. Bol. de los Hosp. Caracas 43, 6, 303 (1944). Ref. Trop. Dis. Bull. 42, 711 (1945). — DARMAN, M.: Multiplication du Tr. cruzi dans le sang périphérique de la souris par passages successifs. Recherche de la prémunition etc. Ann. de Parasitol. 18, 166 (1941). — DAVIS, D. J.: An improved antigen for complement fixation in American trypanosomiasis. Publ. Health Rep. 58, 20, 775 (1943). — DIAS, E.: Aceica de 254 casos de doença de Chagas comprovados en Minas Gerais. Brasil-Medico 60, 41 (1946). Ref. Trop. Dis. Bull. 43, 830 (1946). — Importância continental da doença de Chagas. Brasil.-Med. 62, 217 (1948). Ref. Trop. Dis. Bull. 45, 1072 (1948). — DIAS, E., y J. PELLEGRINO: Alguns ensaios com o „Gammexane" no combate aos transmissores da doença de Chagas. Brasil.-Med. 62, 185 (1948). Ref. Trop. Dis. Bull. 46, 20 (1949). — DUSSERT, E., J. FAIGUENBAUM y A. NEGHME: La reacción de Machado en Chile. Rev. chil. Hig. y Med. prevent. 2, 197 (1939).

EARLE, K. V.: Penicillin in Chagas disease. With a note on Chagas-disease in Ecuador. J. trop. Med. **49**, 4, 74 (1946). — ENOS, W. F., and N. W. ELTON: Fatal acute Chagas' disease in a North American in the Canal Zone. Amer. J. trop. Med. **30**, 829 (1950).

DE FREITAS, J. L. P.: Contribuição para o estudo do diagnóstico da moléstia de Chagas por processos de laboratório. These, Univ. São Paulo 1947. — DE FREITAS, J. L. P., y J. O. DE ALMEIDA: Nova técnica de fixação do complemento para moléstia de Chagas. Hospital (Rio de Janeiro) **35**, 6, 787 (1949). Ref. Trop. Dis. Bull. **46**, 1129 (1949).

GABALDON, A.: The nation-wide campaign against malaria in Venezuela. Trans. roy. Soc. trop. Med. **43**, 113 (1949). — GOBLE, F. C.: Chemotherapeutic activity of certain 8-aminoquinolines particularly pentaquine, in experimental Chagas' disease. J. of Parasitol. **35**, 375 (1949).

HAUSCHKA, TH.: Persistence of strain-specific behavior in two strains of Trypanosoma cruzi after prolonged transfer through inbred mice. J. of Parasitol. **35**, 593 (1949). — HAUSCHKA, TH. S., M. B. GOODWIN, J. PALMQUIST and E. BROWN: Immunological relationship between 7 strains of Tr. cruzi and its application in the diagnosis of Chagas' disease. Amer. J. trop. Med. **30**, 1 (1950).

IRIANTE, D.: Contribución al estudio de la enfermedad de Chagas en Venezuela. Gac. méd. Caracas **43**, 10/13 (1936).

JAMES, and M. KOLODNY: Acquired immunity in rats against Tr. cruzi. Gac. med. Caracas **43**, 10/13 (1936). — JENSCH, H.: Neue Chemotherapeutica der 4-amino-chinolin-Reihe. Angew. Chem. **50**, 48, 891 (1937).

KELSER, R. H.: A complement fixation test for Chagas' disease employing an artificial culture. Am. J. trop. Med. **16**, 4 (1936). — KOLODNY, M.: Studies on age resistence against Tr. cruzi infections. VIII. Amer. J. Hyg. **31**, 1 (1940).

LACORTE, J. G.: The complement-fixation test in Chagas' disease. Mem. Inst. Oswaldo Cruz, **20**, 211 (1927). — A reação da Machado na moléstia de Chagas. Acta Med. Rio de Janeiro **1**, 3, 264 (1938). Ref. Trop. Dis. Bull. **35**, 721 (1938). — LARANJA, F. S., E. DIAS e G. NOBREGA: Clinica e terapêutica da doença de Chagas. Mem. Inst. Oswaldo Cruz **46**. 473 (1948). — O electrocardiograma na cardiopatia crônica da doença de Chagas. Brasil-Med. **62**, 8/9, 51 (1948). — LARCHER, M., e C. ROMAÑA, C.: La puerta de entrada cutánea en los casos humanos de enfermedad de Chagas. An. Inst. Med. regional Tucumán, Argentina **1**, 2, 165 (1945). Ref. Trop. Dis. Bull. **43**, 110 (1946). — LENT, H., e S. J. DE OLIVEIRA: Nota preliminar sobre a ação de DDT em insetos transmissores da doença de Chagas. Rev. brasil. Biol. **4**, 3, 329 (1944). Ref. Trop. Dis. Bull. **42**, 973 (1945). — LEÓN, L. A.: Información sobre el problema de la enfermedad de Chagas en el Ecuador. Bol. Ofic. Sanit. Panamericana **28**, 6, 569 (1949). — LIEM, S. D., and P. H. VAN THIEL: The complement fixation test for Chagas' disease employing a dried culture antigen. Acta leid. Scholae Med. trop. **15/16**, 259 (1940/41).

MARTINS, A. V., V. VERSIANI and A. A. TUPINAMBA: Estudos sôbre a moléstia de Chagas no estado de Minas Gerais. Arqu. Inst. quimico-biol., Estado de Minas Gerais **1**, 63 (1945). Ref. Trop. Dis. Bull. **43**, 718 (1946). — MAYER, M., u. H. DA ROCHA LIMA: Zur Entwicklung von Sch. cruzi in Säugetieren. Arch. Schiffs- u. Tropenhyg. **16**, Beih. 4, 90 (1912). — MAZZA, S.: Nuestra experiencia sobre la enfermedad de Chagas en la República Argentina. Festschrift Bernhard Nocht, S. 305. Hamburg 1937. — Sobre la pretendida relación de enfermedad de Chagas y bocio y cretinismo endémico. Rev. Círc. méd. Mendoza **1945**, No 69/70. Ref. Trop. Dis. Bull. **43**, 831 (1946). — Die Behandlung der akuten Chagas-Krankheit mit 7602 (Ac) „Bayer". Dtsch. tropenmed. Z. **45**, 577 (1941). — MAZZA, S. u. Mitarb.: Investigaciones sobre la enfermedad de Chagas. Univ. Buenos Aires, Misión de Estudios de Patol. region. argent., Publ. **1938/39**, 37—40. — MAZZA, S., G. BASSO y R. BASSO: Investigaciones sobre enfermedad de Chagas. Univ. Buenos Aires, Misión de Estudios de Patol. region. argent., Publ. **1945/46**, 70 u. 71. — MAZZA, S., S. MIYARA y M. E. JÖRG: Investigaciones sobre enfermedad de Chagas. Univ. Buenos Aires Misión de Estudios de Patol. region. argent., Publ. **1944**, 69, 152. — MAZZOTTI, L.: Effects of inoculating small and large numbers of Tryp. cruzi into mice. Amer. J. Hyg. **31**, C, 86 (1940). — Variations in virulence for mice and guinea-pigs in strains of Tryp. cruzi etc. Amer. J. Hyg. **31**, C, (1940). — MINNING, W.: Zur Spezifität der Komplementbindungsreaktion bei der amerikan. Trypanosomiasis (Chagas). Arch. f. Schiffs- u. Tropenhyg. **39**, 315 (1935). — MUNIZ, J.: Do valor da reação de precipitina no diagnóstico das formas agudas e sub-agudas da doença de Chagas. Brasil-Med. **61**, 29/30, 261 (1947). — MUNIZ, J., e A. P. DE AZEVEDO: Novo conceito da patogenia da doença de Chagas. Hospital (Rio de Janeiro) **32**, 2, 165 (1947). — MUNIZ, J., e G. DE FREITAS: Estudos sobre a imunidade humoral na doença de Chagas. Brasil-Med. **60**, 42/43, 337 (1946). — MUNIZ, J., G. NOBREGA e M. DA CUNHA: Ensaios de vacinação preventiva e curativa nas infeções pelo Sch. cruzi. Mem. Inst. Oswaldo Cruz, **44**, 529 (1946).

NEGHME, A., and J. ROMAN: Present state of Chagas' disease surveys in Chile. Amer. J. trop. Med. 28, 835 (1948).

OSIMANI, J. J.: Resultados obtenidos con el uso de la fijación del complemento en el diagnóstico de la enfermedad de Chagas. Arch. urug. Med. etc. **31**, 3, 125 (1947). Ref. Trop. Dis. Bull. **46**, 20 (1949).

PELLEGRINO, J.: Transmissão da doença de Chagas pela transfusão de sangue. Rev. brasil. Med. (Rio de Janeiro) **6**, 5, 297 (1949). Ref. Trop. Dis. Bull. **46**, 1129 (1949). — O perigo da trasmissão da doença de Chagas pela transfusão de sangue. Brasil.-Med. **63**, 8/9, 63 (1949). — PELLEGRINO, J., e M. BORROTCHIN: Inquérito sobre doença de Chagas etc. Brasil-Med. **62**, 36/37, 314 (1948). — PELLEGRINO, J., e S. S. MESQUITA: A reação de fixação do complemento na doença de Chagas. Brasil-Med. **61**, 47/48, 396 (1947). — PELLOUX, A., P. DECOURT: Toxicité du S. P. N. ou sulphos sur les triatomides vecteurs de la maladie de Chagas. Bull. Soc. Path. exot. Paris **42**, 22 (1949). — PEREZ, A., y C. ROMAÑA: Estado actual de antiguos casos de enfermedad de Chagas en una familia de Monteros (Tucumán). An. Inst. Med. regional. Tucumán, Argentina **1**, 2, 213 (1945). Ref. Trop. Dis. Bull. **43**, 112 (1946). — PIZZI, T., J. VALLS y R. FLORENZANO: Estudio preliminar sobre la cardiopatia chagasica en la zona central de Chile. Rev. med. Chile **76**, 6, 315 (1948). — PONDÉ, A.: La cardiopatia crónica de la enfermedad de Chagas. Prensa méd. argent. **35**, 23. 1075 (1948). — PONDÉ, A. u. a.: A doença de Chagas na Bahia. Arqu. Univ. Bahia, Fac. de Med. **1**, 333 (1946). Ref. Trop. Dis. Bull. **45**, 314 (1948). — RAMOS, J., e F. J. A. LAUS: Miocardite crônica na tripanosomiase americana. Hospital (Rio de Janeiro) **29**, 2, 231 (1946). — REICHENOW, E.: Beiträge zur Kenntnis der Chagas-Krankheit Arch. Schiffs- u. Tropenhyg. **38**, 459, 499 (1934).

ROMAÑA, C.: Miocarditis crónica esquizotripanosomica. An. Inst. Med. Region. Tucumán, Argentina, **2**, 1, 1 (1947). Ref. Trop. Dis. Bull. **45**, 316 (1948). — Encefalopatias de posible origen esquizotripanosomico. An. Inst. Med. regional Tucumán, Argentina **2**, 1, 19 (1947). Ref. Trop. Dis. Bull. **45**, 316 (1948). — ROMAÑA, C., y J. W. ABALOS: Acción del „Gammexane" sobre los triatomideos. „Control" domiciliario. Anst. In. Med. regional. Tucumán, Argentina **2**, 2, 95 (1948). Ref. Trop. Dis. Bull. **46**, 535 (1949). — ROMAÑA, C., y F. COSSIO: Formas crónicas cardíacas de la enfermedad de Chagas. An. Inst. Med. regional. Tucumán, Argentina **1**, 1, 9 (1944). Ref. Trop. Dis. Bull. **42**, 874 (1945). — ROMAÑA, C., y J. GI: Xénodiagnostico artificial. An. Inst. Med. regional. Tucumán, Argentina **2**, 1, 57 (1947). Ref. Trop. Dis. Bull. **45**, 316 (1948).

TALICE, R. V.: Ensayo de tratamiento de la forma aguda de la enfermedad de Chagas por la penicillina. Arch. urug. Med. etc. **27**, 2, 152 (1945). — TALICE, R. V. u. a.: Segundo caso de enfermedad de Chagas. Arch. urug. Med. etc. **11**, 5 (1937). — Nueva observación de forma aguda de enfermedad de Chagas (9. caso uruguayo). An. Fac. Med. Montev. **23**, 354 (1938). — TALICE, R. V., y J. LOPEZ-FERNANDEZ: Primeros ensayos de tratamiento de las formas agudas de enfermedad de Chagas con un nuevo arsenical (acido p arsenofenilbutirico). Arch. urug. Med. etc. **27**, **1**, **33** (1945). — TORREALBA, J. F.: Xénodiagnostics de la maladie de Chagas á Zaraza (Guavico, Venezuela). Ann. de Parasitol. **18**, 154 (1941).

VALLS, D. J.: Contribuciones al estudio de la enfermedad de Chagas. Rev. chil. Hig. y Med. Prevent. **9**, 2, 189 (1947).

WILCOCKS, CH.: Summary of recent papers. American Trypanosomiasis. Trop. Dis. Bull. **43**, 390 (1946). — WOOD, F. D.: Experimental studies on Tryp. cruzi in California. Proc. Soc. exper. Biol. a. Med. **32**, 61 (1934). Zit. nach RUGE-RÖPER. — Cytological variations in the blood and bloodforming organs etc. Univ. Calif. Publ. Zool. **41**, No 26 (1937).

Amoebiasis.

Zusammenfassende Darstellungen.

BLANC, F., et F. SIGUIER: L'amibiase. Expansion sci. franç. **1950**.

MANSON-BAHR, PH.: Manson's tropical diseases, 12. Aufl. London 1948.

NAUCK, E. G.: Tropenmedizin und Parasitologie. In Naturforschung und Medizin in Deutschland 1939—1946, Bd. 69.

RUGE, R., P. MÜHLENS u. M. ZUR VERTH: Krankheiten und Hygiene der warmen Länder, 5. Aufl. Leipzig 1942.

SCHITTENHELM, A.: Amöbenruhr. In Handbuch der inneren Medizin, 3. Aufl., Bd. 1. 1934. — STRONG, R. P.: Stitt's diagnosis, prevention and treatment of tropical diseases, 7. Aufl. London 1945.

Parasitologie.

ANDREWS, J.: Cysts of the dysentery-producing Endamoeba histolytica in a Baltimore dog. Amer. J. trop. Med. **12**, 401 (1932). — ANDREWS, J., and H. F. WHITE: An epidemiological study of protozoa parasitic in wild rats in Baltimore, with special reference to Endamoeba histolytica. Amer. J. Hyg. **24**, 184 (1936).

BÖE, J.: Experimentelle Entamoeba histolytica-Infektionen bei Ratten. Zbl. Bakter. I Orig. **143**, 393 (1939).

Carrera, G. M., and E. C. Faust: Susceptibility of the guinea pig to Endamoeba histolytica of human origin. Amer. J. trop. Med. **29**, 647 (1949).

Dobell, C.: The amoebae living in man. London 1919. — Researches on the intestinal protozoa of monkeys and man. 1. General introduction. 2. Description of the whole life-history of Entamoeba histolytica in cultures. Parasitology **20**, 357 (1928). — 4. An experimental study of the histolytica-like species of Entamoeba living naturally in macaques. Parasitology **23**, 1 (1931). — 8. An experimental study of some simian strains of Entamoeba coli. Parasitology **28**, 541 (1936). — 9. The life-history of Entamoeba coli, with special reference to metacystic development. Parasitology **30**, 195 (1938). — 10. The life-history of Dientamoeba fragilis; observations, experiments and speculations. Parasitology **32**, 417 (1940). — 11. The cytology and life-history of Endolimax nana. Parasitology **35**, 134 (1943). — Dobell, C., and M. W. Jepps: A study of the diverse races of Entamoeba histolytica distinguishable from one another by the dimensions of their cysts. Parasitology **10**, 320 (1918). — Dobell, C., and P. P. Laidlaw: On the cultivation of Entamoeba histolytica and some other entozoic amoebae. Parasitology **18**, 283 (1926).

Epstein, G. W., and Awakian: Studies on the intestinal protozoa of rats. I. Rats as carriers of dysenteric entamoebae. Trans. roy. Soc. trop. Med. Lond. **31**, 87 (1937).

Faust, E. C.: Experimental amebiasis in dogs. Amer. J. trop. Med. **12**, 37 (1932). — Frye, W., and H. E. Meleney: The patogenicity of a strain of small race Endamoeba histolytica. Amer. J. Hyg. **27**, 580 (1938).

Gönnert, R., u. A. Westphal: Zur Technik der Stuhluntersuchung auf Protozoen Arch. Schiffs- u. Tropenhyg. **40**, 5 (1936).

Kuenen, W. A., u. N. H. Swellengrebel: Die Entamöben des Menschen und ihre praktische Bedeutung. Zbl. Bakter. I Orig. **71**, 378 (1913).

Mathis, C., et L. Mercier: L'amibe de la dysenterie. Bull. Inst. Pasteur, Par. **14**, 641 (1916). — Meleney, H. E.: The duration of human infection with Endamoeba histolytica and other intestinal protozoa. J. of Parasitol. **28**, 93 (1942). — Meleney, H. E., W. Frye and W. S. Leathers: The effect of prolonged cultivation on the pathogenicity of various strains of Endamoeba histolytica for kittens. Amer. J. Hyg. C **29**, 61 (1939).

Reichenow, E.: Zur Frage des Sitzes von Entamoeba histolytica im Darm. Arb. Reichsgesdh.amt **57**, 136 (1926). — Die pathogenetische Bedeutung der Darmprotozoen des Menschen. Zbl. Bakter. I Orig. **122**, Beih., 195 (1931). — Die Biologie der Entamoeba histolytica als Grundlage für die Pathogenese. Arch. Schiffs- u. Tropenhyg. **41**, 257 (1937). — Reichenow, E., H. Vogel u. F. Weyer: Leitfaden zur Untersuchung der tierischen Parasiten des Menschen und der Haustiere. Leipzig: Johann Ambrosius Barth 1951. — Reyer, W.: Über die Vermehrung von Blastocystis in der Kultur. Arch. Protistenkde **92**, 226 (1939).

Spingarn, C. L., and M. H. Edelman: The use of streptomycin in the cultivation of Endamoeba histolytica from stools. Amer. J. trop. Med. **28**, 825 (1948). — Stone, W. S.: A method of producing encystment in cultures of Endamoeba histolytica. Amer. J. trop. Med. **15**, 681 (1935).

Tanabe, M.: The excystation and metacystic development of Entamoeba histolytica in the intestine of white rats. Keijo J. Med. **5**, 238 (1934). — Tobie, J. E.: Experimental infection of the rabbit with Endamoeba histolytica. Amer. J. trop. Med. **29**, 859 (1949).

Walker, E. L.: A comparative study of the amoebae in the Manila water supply, in the intestinal tract of healthy persons and in amoebic dysentery. Philippine J. Sci. **6**, 259 (1911). Walker, E. L., and A. W. Sellards: Experimental entamoebic dysentery. Philippine J. Sci., Sec. B **8**, 253 (1913). — Wenrich, D. H.: Studies on Dientamoeba fragilis. 4. Further observations with an outline of present-day knowledge of this species. J. Parasitol. **30**, 322 (1944). — Wenyon, C. M., and F. W. O'Connor: Human intestinal protozoa in the Near East. Wellcome Bur. scient. Res. London 1917. — Westphal, A.: Experimentelle Amöbenruhr beim Kaninchen. Dtsch. tropenmed. Z. **45**, 653 (1941). — Westphal, A., u. F. Marschall: Amöbenruhr bei Katzen auf bakterieller Grundlage. Virchows Arch. **308**, 22 (1941).

Zuckerman, L., and H. E. Meleney: A fluid medium for the encystation of Endamoeba histolytica under reduced atmospheric pressure. J. Parasitol. **31**, 155 (1945).

Epidemiologie.

Bach, F. W.: Untersuchungen in Kriegs-, Friedens- und Nachkriegszeit über die Verbreitung parasitischer Darmprotozoen, insbesondere Entamoeba histolytica, unter der einheimischen Bevölkerung. Zbl. Bakter. I Orig. **153**, 4 (1949). — Brug, S. L.: Zur Epidemiologie der Amöbendysenterie. Arch. Schiffs- u. Tropenhyg. **29**, Beih. 1, 26 (1925). — Bundesen, H. N., F. O. Tonney and I. D. Rawlings: The outbreak of amebiasis in Chicago during 1933. J. Amer. med. Assoc. **102**, 367 (1934).

English, R. B.: Carriers of Entamoeba histolytica in africans of Northern Rhodesia. S. afr. med. J. **19**, 380 (1945).

FRYE, W., and H. E. MELENEY: Investigations of Endamoeba histolytica and other intestinal protozoa in Tennessee. 4. A study of flies, rats, mice and some domestic animals as possible carriers of the intestinal protozoa of man in an rural community. Amer. J. Hyg. 16, 729 (1932). — The viability of Endamoeba histolytica cysts after passage through the cockroach. J. Parasitol. 22, 221 (1936).

HAUER, A.: Über die praktische Bedeutung der Amöbenruhr im jetzigen Kriege. Dtsch. Mil.arzt 7, 516 (1942).

REICHENOW, E.: Die pathogenetische Bedeutung der Darmprotozoen des Menschen. Zbl. Bakter. I Orig. 122, Beih., 195 (1931). — Die Biologie der Entamoeba histolytica als Grundlage für die Pathogenese. Arch. Schiffs- u. Tropenhyg. 41, 257 (1937).

SIEYRO NIETO, L.: Die Hausfliege (Musca domestica) als Überträger von Entamoeba histolytica und anderen Darmprotozoen. Dtsch. tropenmed. Z. 46, 361 (1942). — SOFIA, F., e E. CIARAVINO: Inchiesta coprologica sui nativi dell' Eritrea. Boll. Soc. ital. Med. Ig. trop. 4, 785 (1944).

WESTPHAL, A.: Betrachtungen und experimentelle Untersuchungen zur Virulenz der Entamoeba histolytica beim Menschen. Arch. Schiffs- u. Tropenhyg. 41, 262 (1937). — Darmprotozoen und ihre Übertragung in Nordafrika. Z. Hyg. 128, 56 (1948). — WESTPHAL, A., u. R. GÖNNERT: Über die Häufigkeit von Entamoeba histolytica-Infektionen in Ländern mit tropischem und gemäßigtem Klima. Arch. Schiffs- u. Tropenhyg. 40, 425 (1936). — WIGHT, T. and V.: On the viability of cysts of Endamoeba histolytica under variable conditions. Amer. J. trop. Med. 12, 381 (1932).

Pathogenese und pathologische Anatomie.

ALEXANDER, F. D., and H. E. MELENEY: A study of diets in two rural communities in Tennessee in which amebiasis was prevalent. Amer. J. Hyg. 22, 704 (1935).

BLUMENTHAL, H. T., F. N. DUTRA, H. PASCHAL and L. R. KUHN: The significance of Endamoeba histolytica in stools of individuals with acute diarrhea of moderate severity. Amer. J. trop. Med. 27, 711 (1947). — BOND, V. P., W. BOSTICK, E. L. HANSEN and H. H. ANDERSON: Pathologic study of natural amoebic infection in macaques. Amer. J. trop. Med. 26, 625 (1946). — BRUMPT, E.: Précis de parasitologie, 6. Aufl., S. 217. Paris: Masson & Co. 1949. BUROVA, L. F.: Experimental study of histolytica-like amoebae in lower monkeys. Bull. Biol. Med. expér. URSS. 7, 249 (1939).

CLEVELAND, L. R., and E. P. SANDERS: The virulence of a pure line and several strains of Entamoeba histolytica for the liver of cats and the relation of bacteria, cultivation and liver passage to virulence. Amer. J. Hyg. 12, 569 (1930).

FAUST, E. C.: Amebiasis in the New Orleans population as revealed by autopsy examination of accident cases. Amer. J. trop. Med. 21, 35 (1941).

HEGNER, R.: Absence of tissue invasion in monkey carriers of Endamoeba histolytica. Amer. J. trop. Med. 15, 41 (1935).

JOHNSON, C. M.: Observations on natural infections of Endamoeba histolytica in ateles and rhesus monkeys. Amer. J. trop. Med. 21, 49 (1941). — JUSTI, K.: Die Amöbenerkrankungen der Leber und anderer innerer Organe bei Ruhr. In MENSES Handbuch der Tropenkrankheiten, 3. Aufl., Bd. 4, S. 567. Leipzig: Johann Ambrosius Barth 1926.

MELENEY, H. E., and W. W. FRYE: Studies of Entamoeba histolytica and other intestinal protozoa in Tennessee. IX. Further observations on the pathogenicity of certain strains of E. histolytica for kittens. Amer. J. Hyg. 21, 422 (1935). — The pathogenicity of Endamoeba histolytica. Trans roy. Soc. trop. Med. Lond. 29, 369 (1936).

NAUSS, R. W., and I. RAPPAPORT: Studies on amebiasis. I. Pathogenesis of mucosal penetration. Amer. J. trop. Med. 20, 107 (1940).

REICHENOW, E.: Die Biologie der Entamoeba histolytica als Grundlage für die Pathogenese. Arch. Schiffs- u. Tropenhyg. 41, 257 (1937).

WESTPHAL, A.: Betrachtungen und experimentelle Untersuchungen zur Virulenz der Entamoeba histolytica beim Menschen. Arch. Schiffs- u. Tropenhyg. 41, 262 (1937). — Die Pathogenese der Amöbenruhr bei Mensch und Tier. 1. Das Wesen der pathogenetischen Wirksamkeit der Ruhramöbe. 2. Die Pathogenese der Amöbenruhr beim Menschen. Arch. Schiffs- u. Tropenhyg. 42, 343, 441 (1938). — Zur Frage der Mischinfektion von Amöbenruhr und Typhus. Dtsch. tropenmed. Z. 46, 258 (1942). — Amöbenruhr auf Grund bazillärer Ruhrschädigungen. Tropenhyg. Schriftenr. 10, 16 (1943). — Zur Epidemiologie und Pathogenese der Amöbenruhr in Nordafrika 1941/42. Z. Hyg. 128, 73 (1948). — WESTPHAL, A., u. F. MARSCHALL: Amöbenruhr bei Katzen auf bakterieller Grundlage. Virchows Arch. 308, 22 (1941).

Klinik.

ALLAART, P. J.: Een perinephritisch „amoebenabsces". Nederl. Tijdschr. Geneesk. 92, 26, 1938 (1948). — AMEUILLE, P.: Subakute Affektion der rechten Lungenbasis durch Amöben.

Presse méd. **1941**, 1235. — ARMSTRONG, T. G.: The treatment of amoebiasis. S. afr. med. J. **23**, 43, 875 (1949).

BANERJEE, P. K.: Intestinal amebiasis: its clinical manifestations. Calcutta med. J. **35**, 353 (1939). — BANKER, D. D.: Amoebic abscess of the liver. Indian Physician **6**, 254 (1947). — BECKERMANN, F., u. W. MOHR: Röntgenologische Erfassung eines Amöbenabscesses nach Kontrastanreicherung mit Jodsol. Röntgenprax. **13**, 14 (1941). — BERTRAND-FONTAINE, Mme., R. FAUVERT et J. SCHNEIDER: Trois observations d'abscès aigus amibiens du foie. Bull. Soc. méd. Hôp. Paris **1948**, Nr 30/31, 1079. Ref. Trop. Dis. Bull. **46**, 363 (1949). — BOCK, H.-E.: Lebervergrößerung bei oder infolge Lambliosis und Amöbiasis. Klin. Wschr. **1947**, 331. — BÖE, J.: Complement fixation antigen in *E. histolytica* infection. Proc. Soc. exper. Biol. a. Med. **60**, 31 (1945). — BONNE, C.: Over amoebiasis van de appendix. Med. Maandblatt, Batavia **1947**, No 6, 97. Ref. Trop. Dis. Bull. **44**, 584 (1947).

CANAAN, T.: Hepatic complications of amoebiasis. J. Palestine Arab. med. Assoc. **1**, 161 (1946). Ref. Trop. Dis. Bull. **44**, 85 (1947). — CANAAN, T., u. H. W. BLÖMER: Amöbiasis in Palästina. Arch. Schiffs- u. Tropenhyg. **44**, 157 (1940). — CANNAVO, L.: I 3 segni di Castellani nella diagnosi di colite amebica. Arch. ital. Sci. med. colon. e Parasitol. **23**, 97 (1942). — CARINI, A.: Un cas d'amibiase cutanée. Bull. Soc. Path. exot. Paris **29**, 584 (1936). CARRUTHERS, L. B.: Pleuresy due to amoebiasis. J. trop. Med. **50**, 12 (1947). — CARTER, M. G., and SH. B. KORONES: Amebic pericarditis. Review of the literature and report of a case. New England J. Med. **242**, 390 (1950). — CHAPMAN, B., H. SCHWARTZ and D. B. HAISLIP: Unusual complications of amebiasis. Ann. int. Med. **28**, 850 (1948). — CHATTERJEE, P. K., and S. SEN GUPTA: Multiple amoebic abscess of the lungs. J. indian med. Assoc. 18, 481 (1949). — CHAUDHURI, R. N., and M. N. RAI CHAUDHURI: Pulmonary amoebiases. Indian med. Gaz. **81**, 66 (1946). — CHUNG, H., F. Y. KHOO, ST. K. P. CHANG and W. S. MA: The visualization of amebic liver abscess. Chin. med. J. **55**, 357 (1939). — CLARK, R. H. P., Z. T. BERCOVITZ and R. F. JONES: Pneumoperitoneum in the diagnosis of amebic liver abscess. Amer. J. trop. Med. **28**, 545 (1948). — COLLARD, P., and D. KENDELL: Cerebral amoebiasis treated with emetine. Report of a case. Lancet **1947 II**, 17. — COLONNELLO, F.: L'ulcera gastro-duodenale nell'amebiasi intestinale cronica. Acta med. Italica **4**, 229 (1949). — CONVERS, F.: El examen radiológico en los abscesos amibianos del hígado. Rev. Fac. Med. Bogotá **15**, 727 (1947). Ref. Trop. Dis. Bull. **45**, 257 (1948). — COTRUFO, P.: Rilievi elettrocardiografici nell'amebiasi. Riforma med. **1942**, 1255. — CRAIG, C. F.: The parasitic amoebae of man. Philadelphia 1911. — Complement fixation in the diagnosis of infection with E. histolytica. Amer. J. trop. Med. 8, 29 (1928). — Amebiasis and amebic dysentery. Springfield, Ill. 1934. — CRITCHLEY, C. F.: Liver abscess; sporadic amoebiasis. Brit. med. J. **1948**, 681. — CROPPER, C. F. J.: Sigmoidoscopy in amoebic dysentery. Lancet **1945 II**, 460. — Sigmoidoscopy in amoebic dysentery. Lancet **1946 II**, 473. — Amoeboma of the hepatic flexure. Brit. med. J. **1946**, 988.

DAVIS, F. W.: Amebiasis experience in the John Hopkins Hospital 1936 till 1946. Amer. J. med. Sci. **217**, 505 (1949). — DAVIS, C., and L. S. RITCHIE: Clinical manifestations and treatment of epidemic amebiasis occuring in occupants of the Mantetsu Apartment Building, Tokyo, Japan. Amer. J. trop. Med. **28**, 817 (1948). — DESCHIENS, R.: Comment concevoir les complications viscérales de l'amibiase. Bull. Soc. Path. exot. Paris **26**, 178 (1933). — DRUCKMANN, A., and SCHORR: The roentgenological manifestations of amebiasis of the large intestine. Amer. J. Roentgenol. **54**, 145 (1945).

EDWARDS, M. L.: Amoebic pericarditis. Med. J. Austral. **1**, 177 (1947). — ELSDON-DEW, R.: Endemic fulminating amebic dysentery. Amer. J. trop. Med. **29**, 337 (1949).

FISCHER, O.: Amöbenruhr und Ruhrfolgen. Arch. Schiffs- u. Tropenhyg. **41**, 251 (1937). Appendicitis und Amöbenruhr. Festschr. Bernh. Nocht, Hamburg 1937, S. 147. — Die Klinik der Amöbenruhr und ihrer Folgeerscheinungen. Stuttgart 1950. — FORZA, FR.: Richerche sui fattori patogenetici della gastrite nella amebiasi intestinale. Fol. med. (Napoli) **28**, 669 (1942).

GHOSH, N. N., H. GHOSH and J. C. RAY: A preliminary note on complement-fixation reaction in amoebiasis. Ann. Biochem. a. exper. Med. 8, 3 (1948). — GMINDER, E.: Die Takata-Reaktion in der Tropenmedizin (mit besonderer Berücksichtigung der Amöbendysenterie). Arch. Schiffs- u. Tropenhyg. **43**, 215 (1939). — GOLDEN, R., and P. DUCHARME: The clinical significance of deformity of the coecum in amebiasis. Radiology **45**, 565 (1945). — GORDIN, G. A.: Ein seltener Fall von Amöbenabsceß der Leber. Arch. Schiffs- u. Tropenhyg. **41**, 461 (1937). — GREIF, R. L.: Agglutination of *E. histolytica* cysts. Amer. J. trop. Med. **27**, 131 (1947).

HAMZAH, H. A.: Amoebic appendicitis. J. Palaestine Arab. med. Assoc. **1**, 72 (1946). — HAWE, P.: The surgical aspects of intestinal amebiasis. Surg. etc. **81**, 387 (1945). — HAYS, H., R. B. BROWN and E. W. GODFREY: Liver abscess. U.S. nav. med. Bull. 48, 7 (1948). — HAYWARD, G. W.: Amoebiasis in Italy. Brit. med. J. **1946 II**, 457. — HORSTER, H.: Die Bedeutung der Amöbenruhr für Nordafrika und ihre Bekämpfung. Dtsch. tropenmed. Z. **47**, 299 (1943).

Hu, C. H.: The histopathology of amebic infection of the genital and anal regions. Festschr. Bernh. Nocht, Hamburg 1937, S. 221. — Huber, H.: Besondere Verlaufsformen der Amöbenerkrankung. Dtsch. med. Wschr. **1950**, 71. — Hughes, F. A., u. K. F. Westphal: Amebiasis with pulmonary involvment. Arch. Surg. **55**, 304 (1947).

Ibrahim, M., A. Sorour u. A. Sherif: Some clinical aspects of hepatic and gall-bladder amoebiasis with case reports. J. roy. Egypt. Med. Assoc. **32**, 538 (1949). — Isaac, F.: Roentgen findings in amebic disease of the liver. Radiology **45**, 581 (1945). — Isaza Mejia, G.: Vaginitis amibiana. Rev. méd. Yucatán **25**, 128 (1949). Ref. Trop. Dis. Bull. **47**, 241 (1950).

Kern, F. J.: Amebic pericarditis. Arch. int. Med. **76**, 88 (1945). — Khouri, J.: A propos des d terminations extra intestinales de l'amibiase dysent rique. Rev. prat. Mal. Pays chauds **10**, 78 (1930). — Klatskin, G.: Amebiasis in American troops in India. Ann. int. Med. **25**, 772 (1946). — Koshy: Amoebic abscess of the brain. Indian med. Gaz. **85**, 287 (1950). — Kourì, P., M. Iriondo y A. J. Peraza: Amebiasis cutanea por *E. histolytica*. Rev. Kuba med. Trop. y Parasitol. **5**, 71 (1949). Ref. Trop. Dis. Bull. **47**, 42 (1950). — Krogh, Mentz v.: Chronische Amöbiasis. Arch. Schiffs- u. Tropenhyg. **43**, 287 (1939). — Kullman, H. J. F., and H. Golden: Hepatic amebiasis. U.S. nav. med. Bull. **48**, 22 (1948).

Leiva, L.: A fatal case of nondysenteric amoebiasis. Philippine J. Sci. **53**, 159 (1934). — Lindskog, G. E., and W. Walters: Surgical aspects of amebic dysentery. J. Amer. med. Assoc. **131**, 92 (1946). — Luis Carri, E.: Amibiasis inteatinal y alergias respiratorias. Prensa méd. argent. **35**, 1477 (1948). Ref. Trop. Dis. Bull. **46**, 145 (1949). — Lyon, E.: Chronic hepatitis in connection with amoebiasis. Acta med. Orientalia **7**, 175 (1948). Ref. Trop. Dis. Bull. **46**, 635 (1949).

Manson-Bahr, Ph.: Amoebic invasion of the skin and subcutaneous tissues. Trans. roy. Soc. trop. Med. **32**, 223 (1938). — Amoebic abscess of the spleen. J. trop. Med. **50**, 174 (1947). — Mathieson, R.: The present status of tropical and exotic diseases among servicemen. Lancet **1947 I**, 37. — Meleagros, J. M.: A case of epilepsy secondary to amoebiasis. Cyprus med. J. **1**, No 6 (1948). — D'Mello, J. M. F.: A case of amoebic pericarditis. Indian med. Gaz. **82**, 738 (1947). — Menk, W., u. W. Mohr: Zur Frage des Vorkommens der *E. histolytica* im Duodenalsaft des Menschen. Z. Tropenmed. u. Parasitol. **1**, 231 (1949). — Mohr, W.: Röntgenuntersuchungen bei tropischen Dickdarmerkrankungen. Fortschr. Röntgenstr. **60**, 14 (1939). — Bedeutung und Möglichkeiten der Röntgenuntersuchung bei Amöbenruhr und ihren Folgezuständen. Dtsch. tropenmed. Z. **45**, 417 (1941). — Montel, M. L. R.: Les amoebomes, tumefactions ileo-caeco-coliques pseudotumorales avec adenopathies mésentériques et iliaques dues à l'amibiase. Méd. Trop. **9**, 184 (1949). — Montero, E., y V. Uribe: Correlación endosc pica, parasitológica y serol gica en el diagn stico de la amebiasis. Rev. Méd. **77**, 143 (1949). Ref. Trop. Dis. Bull. **46**, 1033 (1949). — Morton, T. C., and S. F. Soutar: Amoebic abscess of the left buttock in a symptomless cyst carrier. Brit. med. J. **1947 II**, 996. Mühlens, P.: Amöbenruhr und Ruhrfolgen. Arch. Schiffs- u. Tropenhyg. **41**, 245 (1937). — Erkennung und Behandlung der Amöbenruhr. Dtsch. med. Wschr. **1940**, 617. — Mukherjee, S. K.: Pulmonary amoebiasis. Indian med. Gaz. **84**, 250 (1949).

Napier, L. E.: The cyst passer. J. trop. Med. **50**, 169 (1947). — Ngai, S. K., and C. N. Frazier: Cutaneous amebiasis. Chin. med. J. **47**, 1155 (1933). — Nisioka, Tosiyuki: Über einen Fall von Amöbengeschwür der Scheide und Portio uteri. J. Chosen med. Assoc. **30**, 17 (1940). — Nogue: Un cas de cystite amibienne. Bull. Soc. méd.-chir. franç. l'Ouest Africain **1**, 22 (1919).

Ott, A.: Über das Vorkommen von *E. histolytica* im Duodenum beim Menschen. Dtsch. tropenmed. Z. **46**, 603 (1942).

Parkinson, Th.: Amoebiasis in Ceylon. Lancet **1947 II**, 612. — Paulson, M., and J. Andrews: Complement fixation in amebiasis. Arch. int. Med. **61**, 562 (1938). — Pfanner, W.: Über den Amöbenabsceß der Leber. Münch. med. Wschr. **90**, 177 (1943). — Weiterer Beitrag zum Amöbenabsceß der Leber. Münch. med. Wschr. **90**, 652 (1943). — Picard, H., and T. Bensimon: Skin amebiasis. Acta med. Orientalia **4**, 262 (1945). — Purce, M. D.: A case of amoebic hepatic abscess and associated pericarditis. Trans. roy. Soc. trop. Med. **31**, 689 (1937).

Rail, G. A.: The use of the sigmoidoscope in the diagnosis and prognosis of amoebic dysentery. J. trop. Med. **49**, 68 (1946). — Rajam, R. V., and P. N. Rangian: An unusual case of cutaneous amoebic ulceration around the anus. Indian med. Gaz. **74**, 746 (1939). — Rawkins, M. D., and G. L. S. Konstam: Complete heart-block associated with amoebic hepatitis. Normal rhythm restores with Emetin. Lancet **1949 II**, 152. — Reddy, D. G., and C. M. Rangam: Jaundice in amoebic liver abscess. A report on two cases. Indian med. Gaz. **80**, 501 (1945). — Reddy, D. G., and Thangavelu: Some aspects of amoebiasis in Madras. Indian med. Gaz. **83**, 557 (1948). — Reichenow, E.: Die Biologie der *E. histolytica* als Grundlage für die Pathogenese. Arch. Schiffs- u. Tropenhyg. **41**, 257 (1937). — Rose, J. R.: Vaginitis due to *E. histolytica*. Lancet **1946 I**, 520.

SANDLER, R.: The value of the complement-fixation test in the diagnosis of amoebiasis. Harefuah (Jerusalem) **37**, 88 (1949). Ref. Trop. Dis. Bull. **47**, 39 (1950). — SCHLÖRER, W.: Amöbiasis. Ärztl. Wschr. **1947**, 977. — SEN, N. C.: Amoebic vaginitis. Brit. med. J. **1949**, 808. — SEREFETTIN, O.: Klinische Formen der Amöbendysenterie in Istambul. Arch. Schiffs- u. Tropenhyg. **38**, 386 (1934). — SHIH, H. E., Y. K. WU and V. T. LIEU: Amoebiasis of the penis. Chin. med. J. **55**, 139 (1939). — SHUTE, D.: Liver damage in amoebiasis. Brit. med. J. **1947**, 172. — DA SILVA, S.: Significant observations on amoebic hepatitis; a clinical review of 200 patients. J. Ceylon Branch brit. med. Assoc. **41**, 21 (1945). Ref. Trop. Dis. Bull. **43**, 40 (1946). — SILVERMAN: Intractable amebic colitis. J. Amer. med. Assoc. **129**, 187 (1945). — SITSEN, A. E.: Die Komplikationen der Darmamoebiasis und deren Ursachen. Arch. Schiffs- u. Tropenhyg. **31**, 101 (1927). — SODEMAN, W. A., and B. O. LEWIS: Amebic hepatitis. Report of thirty-three cases. J. Amer. med. Assoc. **129**, 99 (1945). — SPADARO, O.: L'epatite amebica (studio clinico). Boll. Soc. ital. Med. i. Igiene trop. **4**, 825 (1944). Ref. Trop. Dis. Bull. **43**, 41 (1946). — STEINITZ, H.: The value of the complement-fixation test in amoebiasis. Harefuah (Jerusalem) **37**, 84 (1949). Ref. Trop. Dis. Bull. **47**, 38 (1950). — STEWART, G. T., P. J. O'MEARA, and W. E. KERSHAW: Observations on amoebiasis in Ceylon. J. nav. med. Serv. **34**, 2 (1948). — SWARTZWELDER, J. G., and H. C. MCGILL: Intestinal amoebiasis complicated by abscess of the brain. Report of a case without hepatic or pulmonary involvment. Rev. Kuba Med. trop. y Parasitol. **5**, 27 (1949).

TAN, C. C., and Y. LIU: Amebic colitis with special reference to perforation. A study of 20 autopsied cases. Chin. med. J. **62**, 366 (1944). — TERRY, L. L., and J. BOZICEVICH: The importance of the complement fixation test in amebic hepatitis and liver abscess. South. med. J. **41**, 691 (1948). — THERON, P.: Surgical aspects of amoebiasis. Brit. med. J. **1947 II**, 123. — TURNBULL, G. C., and J. C. COOLEY: The clinical significance of a high right diaphragm in the diagnosis of amebiasis and amebic hepatitis. Med. Tim. **77**, 343 (1949).

UPHAM, R., and H. B. SHOOKHOFF: Anemia due to endameba histolytica. Rev. Gastroenter. **14**, 613 (1947).

VERNER, H. D.: Pulmonary amebiasis due to hematogenous spread. Report of a case. Bull. Charlotte Mem. Hosp. **3**, 3 (1948). Ref. Trop. Dis. Bull. **46**, 363 (1949).

WAGNER, O.: Experimentelle Untersuchungen über Amöbenruhr. Arch. Schiffs- u. Tropenhyg. **39**, Beih. 1, 1 (1934). — WATSON, J. M.: The effect of urine on Entamoeba histolytica. Ann. trop. Med. **39**, 101 (1945 a). — Urinary amoebiasis. Trop. Dis. Bull. **42**, 947 (1945 b). — WESELMANN, H.: Vorkommen von *E. histolytica* im Duodenum. Dtsch. tropenmed. Z. **46**, 457 (1942). — WESTPHAL, A.: Betrachtungen und experimentelle Untersuchungen zur Virulenz der *E. histolytica* beim Menschen. Arch. Schiffs- u. Tropenhyg. **41**, 262 (1937). — Die Pathogenese der Amöbenruhr bei Mensch und Tier. Arch. Schiffs- u. Tropenhyg. **42**, 343 (1938). — Protozoen der offenen Körperhöhlen des Menschen in experimentellen Abscessen. Zbl. Bakter. I Orig. **144**, 415 (1939). — Zur Frage der Mischinfektion von Amöbenruhr und Typhus. Dtsch. tropenmed. Z. **46**, 258 (1942). — Zur Epidemiologie und Pathogenese der Amöbenruhr in Nordafrika 1941/42. Z. Hyg. **128**, 73 (1948). — Amöbenruhr auf Santo Domingo. Z. Tropenmed. u. Parasitol. **1**, 225 (1949). — WITHERSPOON, F. G.: Exfoliative dermatitis associated with amebic dysentery. Arch. of Dermat. **53**, 506 (1946). — WU, T. T., and C. K. CHI: Amebiasis of uterine cervix. Chin. med. J. **49**, 69 (1935).

ZUCKER, G.: Amebic granuloma of the cecum. Rev. Gastroenterol. **14**, 609 (1947).

Therapie und Bekämpfung.

ALBRIGHT, E. C., D. L. TABERN and E. S. GORDON: The metabolism of chiniofon, using radioactive jodine. Amer. J. trop. Med. **27**, 553 (1947). — ANDERSON, H. H., and A. C. REED: Carbarsone rectally in amebiasis. Amer. J. trop. Med. **14**, 357 (1934). — ANDERSON, H., E. L. HANSEN u. a.: Amebicidal and pharmacologic activities of carbarsone oxide etc. J. Pharmacol. **91**, 112 (1947). — ANDERSON, H., H. G. JOHNSTONE u. a.: Incidence and control of amebiasis and other intestinal protozoan infections in a Memphis hospital. Amer. J. trop. Med. **28**, 373 (1948). — ANDERSON, H. H., H. G. JOHNSTONE u. a.: Thioarsenites in amebiasis. J. Amer. med. Assoc. **140**, 1251 (1949). — ANDREWS, J.: The retention of *E. histolytica* cysts under fingernails. Amer. J. trop. Med. **14**, 439 (1934). — ARMSTRONG, T. G.: The treatment of amoebiasis. S. afr. med. J. **23**, 875 (1949). — ARMSTRONG, T. G. u. Mitarb.: Amoebiasis in the African. S. afr. med. J. **23**, 369 (1949). — ARMSTRONG, T. G., J. T. MAROT and R. ELSDON-DEW: Studies in amoebiasis. The effect of anti-bacterial drugs. S. afr. med. J. **24**, 121 (1950). — ARMSTRONG, T. G., A. J. WILMONT and R. ELSDON-DEW: The treatment of amoebic dysentery in the Bantu Africa. Trans. roy. Soc. trop. Med. Lond. **42**, 597 (1949). — Aureomycin and amoebic dysentery. Lancet **1950**, No 6618, 10. — ARNETT, J. H.: Treatment of carriers of *E. histolytica* and other protozoa with carbarsone, chiniofon and vioform. Amer. J. med. Sci. **213**, 608 (1947).

Banker, D. D.: Amoebic abscess of the liver. Indian Physician **6**, 254 (1947). — Basnuevo, J. G., y E. G. Estarli: Absceso hepatico amibiano curado con cloroquina. Rev. Kuba Med. trop. y Parasitol. **5**, 31 (1949). — Bayer, P. C., and G. Deschamps: The effect of acetic acid on the viability of *E. histolytica* cysts. Amer. J. trop. Med. **29**, 193 (1949). — Becker, E. R., C. Burks and Kaleita: Cultivation of Endamoeba histolytica in artificial media from cysts in drinking water subjected to chlorination. Amer. J. trop. Med. **26**, 783 (1946). — Benhamou, E., A. Albou et H. Leonardon: A propos du traitement de l'amibiase intestinale par l'association pénicilline-sulfaguanidine-émétine. Algérie Méd. **50**, 608 (1947). Berberian, D. A., E. W. Dennis and C. A. Pipkin: The effectiveness of milibis in the treatment of intestinal amebiasis. Amer. J. trop. Med. **30**, 613 (1950). — Berliner: J. clin. Invest. **27**, 98 (1948). — Blanc, F., et F. Siguier: Le traitement des amibiases chroniques et à rechutes par l'association pénicilline-émétine-sulfamides. Bull. Soc. méd. Hôp. Paris **1946**, 471. — Indications respectives de la pénicillinothérapie au cours des dysenteries amibiennes et de leurs complications. Bull. Soc. méd. Hôp. Paris **63**, 285 (1947). — Bonnin, H., et R. Aretas: Entamoeba dysenteriae et émétine in vitro. Bull. Soc. Path. exot. Paris **31**, 829 (1938). — Boss, R.: Zur Therapie der chronischen Amöbiasis. Med. Welt **12**, 599 (1938). — Beiträge zur Therapie einiger Darmparasiten. Arch. Schiffs- u. Tropenhyg. **43**, 463 (1939).

Canet, J.: A propos des nouveaux traitements contre l'amibiase. Bull. Soc. Path. exot. Paris **42**, 479 (1949). — Castellani, A.: The treatment of amoebic colitis with jodoform. J. trop. Med. **38**, 268 (1935). — Chang, C., and D. S. Robertson: Amoebic liver abscess in Manchuria. With special reference to intraperitoneal rupture. Chin. med. J. **58**, 375 (1934). — Chopra, R. N., and S. Sen: Carbarsone in intestinal amebiasis. Indian med. Gaz. **69**, 375 (1934). — Chopra, R. N., B. Sen and J. C. Gupta: Yatren in infection with Indian strains of *E. histolytica*. Indian med. Gaz. **72**, 348 (1937). — Clerc, S., et C. Bergeret: Quelques observations d'aspects chirurgicaux de l'amibiase intestinale. Bull. Méd. de l'Afrique Occid. Franç. **4**, 415 (1947). Ref. Trop. Dis. Bull. **46**, 365 (1949). — Collard, P. and D. Kendall: Cerebral amoebiasis treated with emetine. Lancet **1947 II**, 17. — Conan, N. J.: Chloroquine in amebiasis. Amer. J. trop. Med. **28**, 107 (1948). — The treatment of hepatic amoebiasis with chloroquine. Amer. J. Med. **6**, 309 (1949). — Conan, N. J., J. A. Head and A. E. Brewer: Pleural and hepatic amebiasis treated with chloroquine. Trans. roy. Soc. trop. Med. Lond. **43**, 659 (1950). — Convers, F.: El examen radiológico en los abscesos amibianos del hígado. Rev. Fac. Med. Bogotá **15**, 727 (1947). Ref. Trop. Dis. Bull. **45**, 257 (1948). — Cottrell, J. D., and G. W. Hayward: The effects of emetine on the heart. Brit. Heart J. **7**, 168 (1945). — Coxon, R. V.: Some observations on amoebic dysentery. J. Army med. Corps **91**, 243 (1948). Craig, Ch. F.: The medicinal prophylaxis of amoebiasis. Amer. J. trop. Med. **20**, 799 (1940).

Dack, S., and R. E. Moloshok: Cardiac manifestations of toxic action of emetine hydrochloride in amebic dysentery. Arch. int. Med. **79**, 228 (1947). — Dayalu u. Mitarb.: Enterovioform in amoebiasis. Med. Bull. Bombay **20** (1941). Ref. Trop. Dis. Bull. **39**, 5 (1942). — Dobell, C.: An improved method for testing the action of emetine and other chemicals on *E. histolytica* in cultures. Festschr. Rodhain (Soc. belge Méd. trop.) **1947**, 201. — Dunlop, E. E.: Surgical treatment of dysenteric lesions of the bowel among allied prisoners of war in Burma and Thailand. Brit. med. J. **1946**, 124.

Emmett, J.: Refractory amebic abscess of the liver treated with chloroquine. J. Amer. med. Assoc. **141**, 22 (1949).

Faust, E. C.: The chemotherapy of intestinal parasites. J. Amer. med. Assoc. **117**, 1331 (1941). — Fawzi, M.: Chloroquine in hepatic amoebiasis. Trans. roy. Soc. trop. Med. Lond. **44**, 351 (1950). — Fuller, F. W., and E. C. Faust: Aureomycin in the cultivation of Endamoeba histolytica. Scicene (Lancaster, Pa.) **110**, 509 (1949).

Ghosh, H.: A probable cause of the difficulty of treating chronic amoebic infection in this country. Indian med. Gaz. **74**, 27 (1939). — Gimble, A. I., C. Davison and P. K. Smith: Studies on toxicity, distribution and excretion of emetine. J. Pharmacol. **94**, 431 (1948).

Hakanson, E. G.: On the effectiveness of carbarsone as a remedy for amoebiasis. Amer. J. trop. Med. **18**, 245 (1938). — Halawani, A., G. Nor-el-Din and A. Y. Awni: Treatment of amebic dysentery with sulphaguanidine as compared with emetine and other antidysenteric drugs. J. roy. Egypt. med. Assoc. **29**, 13 (1946). — Hargreaves, W. H.: The treatment of amoebiasis with special reference to chronic amoebic dysentery. Quart. J. Med. **15**, 1 (1946). — Hauer, A.: Erfahrungen mit einem neuen Mittel gegen Ruhr-Amöben-Infektion. Dtsch. tropenmed. Z. **47**, 153 (1943). — Hawe, P.: The surgical aspect of intestinal amebiasis. Surg. etc. **81**, 387 (1945). — Amoeboma and Carcinoma. Lancet **1946 II**, 508. — Hayward, G. W.: Amoebiasis in Italy. Brit. med. J. **1946 II**, 457. — Holler, G., u. R. Zajitschek: Vorschlag einer Methode zur Entkeimung von Amöben- und Bacillenträgern. Wien. med. Wschr. **1946**, 2. — Hughes, J. D.: Treatment of amebiasis with aureomycin. J. Amer. med. Assoc. **142**, 1052 (1950).

Kark, W.: Hepatic abscess, secondarily infected: Penicillin treatment. Indian med. Gaz. **80**, 451 (1945). — Keen, P.: Surgical amoebiasis of the liver. S. afr. med. J. **21**, 114

(1497). — KLATSKIN, G., and H. FRIEDMAN: Emetine toxicity in man. Studies on the nature of early toxic manifestations. Ann. int. Med. **28**, 892 (1948). — KNIGHT, A. A., and J. MILLER: Comparative studies on the jodine absorption of anayodine, chiniofon, diodoquine and vioform in man. Ann. int. Med. **30**, 1180 (1949).

LECCHINI, L.: Sull'uso del cloridrato di emetina somministrato per via endovenosa nella cura dell'amebiasi cronica. Riforma med. **1941**, 1203. — LOHMANN: Nederl. Tijdschr. Geneesk. **1941**, 2212.

MANSON-BAHR, PH.: The treatment of amoebic liver abscess with chloroquine. J. trop. Med. **52**, 91 (1949). — MANSON-BAHR, PH., and W. MUGGLETON: The response of intestinal amebiasis to diodoquine treatment. J. trop. Med. **51**, 23 (1948). — MATEER, J. G., J. I. BALTZ, D. F. MARION and R. A. HOLLANDS: The treatment of amebiasis by a combined method — statistical end results. Amer. J. digest. Dis. a. Nutrit. **7**, 154 (1940). — McVAY, L. V., R. L. LAIRD and D. H. SPRINT: The treatment of amebiasis with aureomycin. South. med. J. **43**, 308 (1950). — MEYER, W.: Die amöbicide Wirkung organischer Säuren biologischer Herkunft. Zbl. Bakter. I Orig. **139**, 382 (1937). — MORTON, T. C.: Diodoquine for chronic amebic dysentery in service personel invalided from India. Brit. med. J. **1945**, 831. — MOST, H.: Recent advances in the therapy of the more common protozoan and helminthic infections of man. J. trop. Med. **53**, 145 (1950). — MOST, H., J. W. MILLER and E. J. GROSSMANN: Treatment of amebiasis with bacitracin and other antibiotics. Amer. J. trop. Med. **30**, 491 (1950). — MÜHLENS, P.: 8 Jahre Yatrenbehandlung der Amöben- und Bacillendysenterie. Dtsch. med. Wschr. **1929**, 49. — Erkennung und Behandlung der Amöbenruhr. Dtsch. med. Wschr. **1940 I**, 617. — MÜHLENS, P., u. W. MENK: Über Behandlungsversuche der chronischen Amöbenruhr mit Yatren. Münch. med. Wschr. **1921**, 802. — MURGATROYD and KENT: Refractory amoebic liver abscess treated by chloroquine. Trans roy. Soc. trop. Med. Lond. **42**, 15 (1948).

NEWTON, W. L.: Water treatment measures in control of amebiasis. Amer. J. trop. Med. **30**, 135 (1950).

OUARY, G.: A propos des hépatites amibiennes: les abscès du foie. Méd. trop. **9**, 450 (1949).

PARMER, L. G.: Proc. Soc. exper. Biol. a. Med. **68**, 362 (1948). — PARMER, L. G., and C. W. COTTRILL: Distribution of emetine in tissues. J. Labor. a. clin. Med. **34**, 818 (1949). — PARKINSON, TH.: Amoebiasis in Ceylon. Lancet **1947 II**, 612. — POIROT, M.: La dysenterie amibienne aux armées. Presse méd. **1940 I**, 469.

RADNA, R.: Sur le traitement de l'amibiase intestinale par l'iodoforme. Ann. Soc. belge Méd. trop. **18**, 81 (1938). — RAIL, G. A.: A comparative study of the therapeutic effects of some of the drugs used in the treatment of amoebic dysentery. J. trop. Med. **50**, 3 (1947). — REED, A. C., H. H. ANDERSON, N. A. DAVID and C. D. LEAKE: Carbarsone in the treatment of amebiasis. J. Amer. med. Assoc. **98**, 189 (1932). — REICHENOW, E.: Die Biologie der *E. histolytica* als Grundlage für die Pathogenese. Arch. Schiffs- u. Tropenhyg. **41**, 257 (1937). — RICKARDS, A. G.: The treatment of amoebiasis with diodoquine. J. trop. Med. **52**, 33 (1949).

SAFERO, J. J., and C. M. JOHNSON: An evaluation of the rôle of the food handler in the transmission of amebiasis. Amer. J. trop. Med. **19**, 255 (1939). — SCOTTI, C.: Jodoform in the treatment of amoebic colitis. J. trop. Med. **40**, 174 (1937). — SHRAPNELL, B. C.: Oral emetine in the treatment of intestinal amebiasis. Amer. J. trop. Med. **27**, 527 (1947). — SHRAPNELL, B. C., C. M. JOHNSON and J. H. SANDGROUND: Oral emetine in the treatment of intestinal amoebiasis. Amer. J. trop. Med. **26**, 293 (1946). — SIGUIER, F.: La Méthode d'Hargreaves-Blanc dans le traitement des amebiases chroniques etc. Arch. des Mal. Appar. digest. **36**, 33 (1947). — SILVERMAN u. Mitarb.: Toxic effects of diodoquine. J. Amer. med. Assoc. **128**, No 15 (1945). — SPINGARN, C. L., and M. H. EDELMAN: The prolongation of the viability of cultures of *E. histolytica* by the addition of Streptomycin. Amer. J. Parasitol. **33**, 416 (1947). — STEWART, G. T.: Nature of the action of emetine upon *E. histolytica*. Nature (Lond.) **1949**, 842. — STONE, W. S.: The resistence of *E. histolytica* cysts to chlorine in aqueous solution. Amer. J. trop. Med. **17**, 539 (1937).

TURNER, E. A.: A case of cerebral amoebic abscess treated by modern chemotherapy. J. Neur., Neurosurg. a. Psych. **11**, 291 (1948).

VAKIL: Tolerance to enterovioform tablets. Indian med. Gaz. **80**, No 3 (1945).

WESKOTT, R.: Über Zustände chronischer Darmentzündung nach Amöbenruhr; ihre Entstehung und Behandlung. Münch. med. Wschr. **1938**, 330. — WESTPHAL, A.: Darmprotozoen und ihre Übertragung in Nordafrika. Z. Hyg. **128**, 56 (1948). — WRIGHT, A. W., and A. E. R. COOMBES: Treatment of amoebic dysentery. Lancet **1948 I**, 243.

ZUCKERBROD, M.: Amebic liver abscess. Ann. int. Med. **28**, 798 (1948).

Lambliase.

BOCK, H. E.: Lebervergrößerung bei oder infolge Lambliosis und Amoebiasis. Klin. Wschr. **1946/47**, 331. — BOECK, W. C.: A protozoan survay of an industrial school for boys and girls. J. Parasitol. **7**, 191 (1921). — Giardiasis in man. Its prevalence and relation to diarrhea and to gallbladder disease. Arch. int. Med. **39**, 134 (1927). — BÖTTNER, H:

Lambliosis, Biologie und Klinik. Med. Klin. **1950**, 1015. — Brand, Th. v.: Quantitative Untersuchungen über die Cystenausscheidung von Entamoeba histolytica und Lamblia intestinalis bei einem gesunden Dauerausscheider. Zbl. Bakter. I Orig. **123**, 358 (1932). — Brown, E. H.: Giardia Lamblia. The incidence and results of infestation of children in residential nurseries. Arch. Dis. Childh. **23**, 119 (1948). — Brumpt, L.: Traitement experimental de la lambliase. C. r. Soc. Biol. Paris **124**, 1040 (1937).

Galli-Valerio, B.: La lambliase et son traitement par l'atébrine. Schweiz. med. Wschr. **1937**, 1181. — Grott, J. W.: Über eine wirksame Behandlung der Lambliase mit Acranil, einer neuen Akridinverbindung. Münch. med. Wschr. **1939**, 373. — Grüneis, P., u. E. Pilgerstorfer: Über das Zustandekommen anämischer Zustände bei der Lamblieninfektion des Menschen. Wien. klin. Wschr. **1939**, 991.

Hegner, R.: Excystation and infection in the rat with Giardia lamblia from man. Amer. J. Hyg. **7**, 433 (1927). — Hollander, E.: Giardia intestinalis infection. Arch. int. Med. **32**, 522 (1923).

Lörincz, F., u. E. Jurani: Beiträge zur klinischen Bedeutung der Giardiasis. Dtsch. tropenmed. Z. **46**, 505 (1942).

Menk, W. u. W. Mohr: Zur Behandlung der Lambliase mit Atebrin. Münch. med. Wschr. **1939**, 1968. — Morenas, L.: La giardiose des voies biliaires. Ann. de Parasitol. **8**, 201 (1930).

Papke, W.: Die Bedeutung der Lamblien für Erkrankungen des Duodenums, der Gallenwege und der Gallenblase. Dtsch. med. Wschr. **1940**, 629.

Reichenow, E.: Die pathogenetische Bedeutung der Darmprotozoen des Menschen. Zbl. Bakter. I Orig. **122**, Beih., 195 (1931). — Rissmann, E. F.: Über die Lambliasis intestinalis im Generalgouvernement. Med. Klin. **1942**, 532. — Rossier, P. H., u. M. Dressler: Zur Frage der Lambliasis. Schweiz. med. Wschr. **1943**, 209.

Simon, M.: Über die Häufigkeit der Lamblieninfektion im Rheinlande. Zbl. Bakter. I Orig. **91**, 309 (1924). — Smithies, E.: Parasitosis of the bile passage and gall bladder. Amer. J. med. Sci. **176**, 225 (1928). — Soberon y Parra, G., y D. Peláez: La nivaquina (sontoquina) en el tratamiento de la giardiasis. Rev. Kuba Med. trop. y Parasit. **5**, 110 (1949).

Walenz, H.: Ein Beitrag zur Lamblien-Infektion im Kindesalter. Kinderärztl. Prax. **17**, 387 (1949). — Westphal, K., u. Georgi: Über die Beziehungen der Lamblia intestinalis zu Erkrankungen der Gallenwege und Leber. Münch. med. Wschr. **1923**, 1981. — Wezler, K.: Über Lamblia intestinalis und ihre Bedeutung für die menschliche Pathologie. Arch. Verdgskrkh. **40**, 18 (1927).

Coccidiose.

Austoni, M., e G. Bovo: Coccidiosi umana da Isospora belli (Wenyon) in anchilostomiasico. Riv. Parassitol. **10**, 143 (1949).

Backsdale, W. L., and C. F. Routh: Iscspora hominis infections among American personnel in the Southwest Pacific. Amer. J. trop. Med. **28**, 639 (1948).

Canovas, M. A., y A. R. Darriba: Un caso de parasitismo humano por coccidia (Isospora belli) en España. Med. País. cálid. **8**, 475 (1935). — Connal, A.: Observations on the pathogenicity of Isospora hominis, Rivolta, emend. Dobell, based on a second case of human coccidiosis in Nigeria. Trans. roy. Soc. trop. Med. Lond. **16**, 223 (1922).

Dobell, C.: A revision of the coccidia parasitic in man. Parasitology **11**, 147 (1919).

Foner, A.: An attempt to infect animals with Isospora belli. Trans. roy. Soc. trop. Med. Lond. **33**, 357 (1939). — Franchini, G.: Über einen Coccidiosefall beim Menschen, verursacht durch Isospora hominis Rivolta. Hamburg. Univ. Abh. Geb. Auslandskde **26** (Reihe D, 2), 115 (1927).

Glauner W.: Massive Infektion mit Isospora hominis s. belli. Med. Klin. **43**, 26 (1948).

Herrlich A. u. H. Liebmann: Zur Kenntnis der menschlichen Coccidien. Z. Hyg. **125** 331 (1943). — Die menschliche Coccidiose. (Weiterer Beitrag zur Kenntnis der menschlichen Coccidien.). Z. Hyg. **126** 220 (1944).

Kessel, J. F.: Notes on two coccidia from man. J. of Parasitol. **20**, 144 (1933). — Kirschbaum, J. D.: Intestinal coccidiosis. Report of two cases of Isospora hominis. Amer. J. clin. Path. **18**, 58 (1943).

Liebow A., N. T. Milliken and C. A. Hannum: Isospora infections in man. Amer. J. trop. Med. **28**, 261 (1948).

Magath, Th. B.: The coccidia of man. Amer. J. trop. Med. **15**, 91 (1935). — Matsubayashi, H., and T. Nozawa: Experimental infection of Isospora hominis in man. Amer. J. trop. Med. **28**, 633 (1948). — Mukherjee, N.: Incidence of coccidiosis in the Arakan. Ind. med. Gaz. **82**, 735 (1947).

Reichenow, E.: Die Coccidien. In Prowazek-Nöllers Handbuch der pathogenen Protozoen, Bd. 3, S. 1136. 1921. — Über das Vorkommen von zwei Coccidienarten der Gattung Isospora beim Menschen. Arch. Schiffs- und Tropenhyg. **29**, 172 (1925). — Rita, G.

e B. LEVI DELLA VIDA: Coccidiosi umana da Isospora. Riv. Parassitol. **10**, 117 (1949). — RHODE, J.: Ein Coccidienbefund (Isospora hominis) in dem Stuhl eines deutschen Kriegsteilnehmers aus der Türkei. Klin. Wschr. **1923**, 1222.

SENEVET, G., P. MOUTIER, L. ALCAY, G. GROS et R. BOURGABEL: Huit cas de coccidiose humaine dans le Sud Tunisien. Arch. Inst. Pasteur Algérie **1940**, 468.

WENYON, C. M.: Coccidiosis of cats and dogs and the status of the Isospora of man. Ann. trop. Med. **17**, 231 (1923).

Balantidiose.

AWAKIAN, A.: Studies on the intestinal protozoa of rats. II. Rats as carriers of Balantidium. Trans. roy. Soc. trop. Med. Lond. **31**, 93 (1937).

CHRISTELLER, E.: Über die Balantidienruhr bei den Schimpansen des Berliner Zoologischen Gartens. Virchows Arch. **238**, 396 (1922). — COCKBURN, T. A.: Balantidium infection associated with diarrhoea in primates. Trans. roy. Soc. trop. Med. **42**, 291 (1948).

FERRY, L. V.: (Russisch: Beitrag zur Epidemiologie der Balantidiose.) Med. Paras. **11**, 108 (1942). Ref. Trop. Dis. Bull. **40**, 459 (1943). — FRITZE, F.: Beiträge zur Kenntnis des Balantidium coli. Z. Parasitenkde **1**, 345 (1928). — FÜSTHY, Ö.: Untersuchungen über das Vorkommen der Balantidiosis in Ungarn. Zbl. Bakter. I Orig. **142**, 133 (1938).

HALAWANI, A., and M. I. EL KORDY: The incidence of balantidiosis in Egypt with reference to the so-called process of budding in Balantidium coli. J. roy. egypt. med. Assoc. **31**, 936 (1948). — HIRVONEN, M.: Do sulphonamides possibly have any effect on Balantidium coli? Ann. Med. int. Fenniae **36**, 274 (1947).

JAMESON, A. P.: The behaviour of Balantidium coli Malm. in cultures. Parasitology **19**, 411 (1927).

KIPSCHIDSE, N.: Zur Frage der pathologischen Bedeutung des Balantidium coli. Arch. Schiffs- u. Tropenhyg. **32**, 253 (1928). — KNAUFF, G.: Studien über Balantidium coli. Z. Parasitenkde 8, 139 (1935). — KOPPISCH, E., and V. NICHOLS WILKING: Balantidial dysentery. Report of four cases with postmortem study. Puerto Rico J. publ. Health **23**, 185 (1947).

MACKIE, TH. T., G. W. HUNTER and C. B. WORTH: A manual of tropical medicine. Philadelphia u. London: W. B. Saunders Company 1945. — MASING, E.: Über die Bedeutung des Magens für die Infektion mit Balantidium coli. Klin. Wschr. **1929**, 2380.

NELSON, E. C.: An intestinal content cultivation medium. I. Methods of preparation and use and data obtaines in the cultivation of Balantidium coli from the pig. Amer. J. trop. Med. **20**, 731 (1940).

OBITZ, K.: Über die Fütterungsinfektion wilder Ratten mit Balantidium coli-Cysten vom Schwein. Z. Parasitenkde **3**, 649 (1931).

RENS, M. R.: Balantidium coli. Nederl. Tijdschr. Geneesk. **92**, 2225 (1948).

SCHUMAKER, E.: Balantidum coli, host specifity and relation to the diet of an experimental host. Amer. J. Hyg. **12**, 341 (1930). — SHIEN-SHIN, M.: Balantidial dysentery in Rodriguez and its treatment with mercury biniodide. Brit. med. J. **1947 II**, 417. — STRONG, R. P.: Clinical and pathological significance of Balantidium coli. Rep. Bur. Gov. Lab. Manila **26**, 1 (1904). — STSECHENSNOVITSCH, V.: (Russisch: Über das Vorkommen von Balantidium coli und anderen Darmprotozoen beim Menschen.) Med. Paras. **10**, 252 (1941). Ref. Trop. Dis. Bull. **40**, 313. (1943).

WALKER, E. L.: Experimental balantidiasis. Philippine J. Sci. B 8, 333 (1913). — WATSON, J. M.: The identity of the ciliate Balantidium minutum, an alleged parasite of man. Trans. roy. Soc. trop. Med. Lond. **39**, 151 (1945). — WESTPHAL, A.: Experimentelle Untersuchungen über einen als chronische Balantidiose erscheinenden Krankheitsfall. Arch. Schiffs- u. Tropenhyg. **43**, 299 (1939a). — Experimentelle Balantidiuminfektionen beim Kaninchen, zugleich einige Betrachtungen über das Wirtsproblem bei Darmlumenparasitismus. Z. Parasitenkde **11**, 68 (1939b).

YOUNG, M. D.: Balantidiasis. J. Amer. med. Assoc. **113**, 580 (1939). — YOUNG, M. D., and R. BURROWS: Carbarsone treatment for Balantidium coli infections. Publ. Health Rep. **58**, 1272 (1943).

GPSR Compliance

The European Union's (EU) General Product Safety Regulation (GPSR) is a set of rules that requires consumer products to be safe and our obligations to ensure this.

If you have any concerns about our products, you can contact us on ProductSafety@springernature.com

In case Publisher is established outside the EU, the EU authorized representative is:

Springer Nature Customer Service Center GmbH
Europaplatz 3
69115 Heidelberg, Germany

Batch number: 10683525

Printed by Printforce, the Netherlands

HANDBUCH DER INNEREN MEDIZIN

BEGRÜNDET VON

L. MOHR UND R. STAEHELIN

VIERTE AUFLAGE

HERAUSGEGEBEN VON

G. v. BERGMANN
MÜNCHEN

W. FREY
BERN

H. SCHWIEGK
MARBURG/LAHN

ERSTER BAND / ZWEITER TEIL

INFEKTIONSKRANKHEITEN

SPRINGER-VERLAG
BERLIN HEIDELBERG GMBH
1952

INFEKTIONSKRANKHEITEN

ZWEITER TEIL

BEARBEITET VON

L. FISCHER · E. GLANZMANN · O. GSELL · H. HORMANN † · F. LINDER
H. LIPPELT · W. LÖFFLER · W. MINNING · W. MOHR · D. MORONI
E. G. NAUCK · E. REICHENOW · H. SCHULTEN · H. VOGEL
G. WALTHER · F. WEYER

MIT 293 ZUM TEIL FARBIGEN ABBILDUNGEN

SPRINGER-VERLAG
BERLIN HEIDELBERG GMBH
1952

ISBN 978-3-642-94594-6 ISBN 978-3-642-94593-9 (eBook)
DOI 10.1007/978-3-642-94593-9

USPRÜNGLICH ERSCHIENEN BEI SPRINGER-VERLAG OHG. IN BERLIN, GOTTINGEN AND HEIDELBERG 1952
SOFTCOVER REPRINT OF THE HARDCOVER 4TH EDITION 1952

Inhaltsverzeichnis.

Inhalt des ersten Teiles.

Folgende Infektionskrankheiten werden in anderen Bänden dieses Handbuches behandelt:

Hepatitis epidemica und homologe Serumhepatiden in Bd. III, „Verdauungsorgane“.

Pneumonien in Bd. IV, „Atmungsorgane“.

Tuberkulose einschließlich Miliartuberkulose in Bd. IV, „Atmungsorgane“.

Herpes zoster, Encephalitiden und Meningitiden in Bd. V, „Nervenkrankheiten“.

Bartonellosis (Carriónsche Krankheit).

Von

E. G. Nauck.

Mit 2 Abbildungen.

Als *Bartonellen* (STRONG, TYZZER und SELLARDS 1915, emend. TYZZER und WEINMAN 1939) werden Mikroorganismen bezeichnet, die als Parasiten der roten Blutkörperchen auftreten. Sie erscheinen in gefärbten Blutausstrichen als rundliche oder stäbchenförmige Gebilde ohne Anzeichen einer Innenstruktur oder einer Differenzierung in Cytoplasma und Kern. Beim Menschen sind sie als *Bartonella bacilliformis* die Erreger einer nur in bestimmten Gebieten Südamerikas, vielleicht auch in Mittelamerika heimischen, mit Fieber einhergehenden infektiösen Anämie von perniziösem Typ *(Oroyafieber)* bekannt, der häufig eine eigenartige *Hauteruption (Verruga peruana)* folgt. Verwandte, im Genus *Haemobartonella* zusammengefaßte Parasiten werden als Anämieerreger bei verschiedenen Tieren gefunden (H. muris MAYER 1921, H. canis KIKUTH 1929, H. bovis DONATIEN und LESTOQUARD 1934 u. a.). Sie unterscheiden sich von der *B. bacilliformis* dadurch, daß bei ihnen eine Vermehrung außerhalb des Blutes in Gewebszellen nicht nachweisbar ist und daß sie keine Hautläsionen verursachen. Die bei Tieren in der ganzen Welt weit verbreiteten latenten Infektionen führen meist erst nach Entfernung der Milz zu einer Erkrankung.

Geschichte. Die „*Verruga*" ist, wie man auf Grund von archäologischen Untersuchungen und von Funden bei Ausgrabungen in Peru vermuten kann, eine Krankheit, die schon in vorkolumbianischer Zeit in Südamerika verbreitet war. Zur Zeit der spanischen Eroberung war sie den Eingeborenen als besonderes Krankheitsbild bekannt. Berichte aus der ersten Zeit der Kolonisation erwähnen das epidemische Auftreten der „Berruga" (MALDONADO 1931) Außer in Peru sind offenbar auch in Ecuador ältere Herde vorhanden gewesen. Die unter dem Bilde einer schweren Anämie verlaufende Form fand in älterer Zeit wenig Beachtung, bis sie 1870 als größere Epidemie auftrat und unter den beim Eisenbahnbau von Lima nach Oroya beschäftigten Arbeitern zahlreiche Todesopfer forderte. Die von den peruanischen Ärzten vertretene Ansicht, daß es sich bei *Oroyafieber* und *Verruga* um die gleiche Krankheit handelte, wurde 1885 durch einen heroischen Selbstversuch des peruanischen Studenten CARRIÓN bewiesen, der sich mit Material aus Verrugaknoten künstlich infizierte und an einem tödlichen Oroyafieber erkrankte. Damit war der Beweis für die ätiologische Zusammengehörigkeit der klinisch verschiedenen Manifestationen erbracht, die zu Ehren CARRIÓNS unter dem Namen „CARRIÓN*sche Krankheit*" zusammengefaßt wurden und erstmalig in einer 1898 erschienenen Monographie von ODRIOZOLA ausführlich dargestellt sind. Aus dem Jahre 1905 stammt die erste Beschreibung des im Blut nachgewiesenen Erregers durch BARTON und 1910 gelang JADASSOHN und SEIFERT die Übertragung der Verruga auf Affen, die 1913 von der Entdeckung spezifischer Einschlüsse in den Gewebszellen durch MAYER, DA ROCHA-LIMA und WERNER gefolgt war. Eine weitere Klärung ätiologischer und pathogenetischer Zusammenhänge brachten die Ergebnisse der 1913 nach Peru entsandten Harvard-Expedition unter STRONG, die positiven Züchtungsversuche NOGUCHIS (1926) und die experimentellen Arbeiten von MAYER und KIKUTH (1927). Das gesamte Schrifttum über die durch Bartonellen und verwandte Parasiten hervorgerufenen infektiösen Anämien ist in einer 1944 erschienenen Monographie von D. WEINMAN zusammengestellt, der als Parasitologe an der zweiten nach Peru entsandten Harvard-Expedition (1937) teilgenommen hat.

Geographische Verbreitung. Nach gegenwärtiger Kenntnis tritt die menschliche Bartonellosis nur im westlichen Südamerika auf, und zwar in einem schmalen Streifen der westlichen und zentralen Cordillerenketten der Anden. Die befallenen Gebiete betreffen Teile von Peru, Columbien und Ecuador, in Bolivien und in Chile wurden Verdachtsfälle beobachtet, die nicht mit Sicherheit bestätigt sind. Ebenso ist das Auftreten in Mittelamerika (Guatemala, Honduras) fraglich trotz einiger Fälle, die von DA ROCHA-LIMA (1925), WEISS (1933), JANTZEN (1930) untersucht wurden. Auch in anderen Teilen Südamerikas sah man das Auftreten von „*Pseudoverrugas*" ohne vorausgegangene generalisierte Bartonelleninfektion.

Ätiologie. Die Morphologie der während der Fieberperiode im Blut auftretenden Bartonellen ist außerordentlich vielgestaltig. In Giemsapräparaten von *Blutausstrichen* stellen sie sich als rotviolette, rundlich-ovale Körper oder Stäbchen dar, die den roten Blutkörperchen aufliegen und gelegentlich auch frei im Plasma gefunden werden. Die Größe der gestreckten oder leicht gekrümmten Stäbchenformen beträgt 1—3 μ Länge zu 0,25—0,5 μ Breite. Häufig sieht man sie winkelförmig als V oder Y aneinander gelagert oder man erkennt kettenförmige Aneinanderreihungen oder Aufgliederung in Segmenten. Die Stäbchenenden können etwas verdickt erscheinen. Die rundlichen kokkoiden Formen erreichen in ihrem Durchschnitt etwa 0,75 μ. Sie sind meist etwas unregelmäßig begrenzt und erinnern in ihrem Aussehen an Jollykörper oder an Anaplasmen. Auch ringförmige Elemente, die dem von V. SCHILLING beschriebenen Eperythrozoon coccoides entsprechen, werden angetroffen. Diese ringförmigen Elemente lassen ein aufgehelltes Zentrum erkennen und sind manchmal in großer Zahl vorhanden. Sehr eindrucksvoll ist die ungeheure Menge an Bartonellen, die auf der Höhe der Infektion festgestellt wird. Über 90% der Erythrocyten können befallen sein, wobei die einzelnen Zellen $^1/_2$ Dutzend und mehr Parasiten aufweisen. Bei starken Infektionen werden einzelne Elemente auch in Leukocyten und Monocyten gefunden. In der *Kultur* (s. unten) zeichnen sich die Bartonellen durch die gleiche Polymorphie aus und lassen bei entsprechender Färbung unipolar angeordnete Geißeln erkennen (NOGUCHI 1928). In Dunkelfeldpräparaten läßt sich eine Beweglichkeit der Bartonellen feststellen.

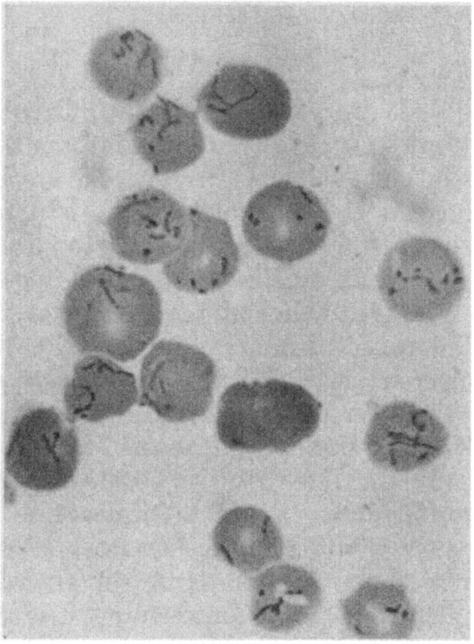

Abb. 1. Bartonella bacilliformis im Blutausstrich (Giemsafärbung).

Auf Grund der morphologischen Eigentümlichkeiten ist eine Einordnung der Bartonellen im System der Mikroorganismen nicht möglich gewesen, so daß sie eine Sonderstellung beanspruchen. Während NOGUCHI sie besonders auf Grund der Züchtungsergebnisse für bacillären Ursprung hält, wurde einerseits ihre Verwandtschaft mit der *Piroplasmengruppe (Theileria parva)*, andererseits mit *Rickettsien* oder den größeren *Virusarten* erwogen. In neuerer Zeit ist versucht worden, die Zugehörigkeit durch eingehendere Vergleichungen *elektronenmikroskopischer* Untersuchungen an Bartonellen und verwandten Mikroorganismen zu klären (NAUCK, PETERS und WIGAND 1950, PETERS und WIGAND 1950). Dabei ergab sich, daß die *H. muris* auf Grund ihres morphologischen Verhaltens von Bakterien, Rickettsien und großen Viren *(Psittakose, Lymphogranuloma inguinale)* mit Sicherheit abzugrenzen ist und daß sich die Hämobartonellen auch von der *B. bacilliformis* wesentlich unterscheiden.

Über positive *Züchtungsergebnisse* bei B. bacilliformis und gelungener Rückübertragung der gezüchteten Erreger auf Tiere wurde 1926 von NOGUCHI und

BATTISTINI berichtet. Als Züchtungsmedium diente der von NOGUCHI angegebene „*Leptospirennährboden*", ein halbstarrer Serumagar, der mit einem Tropfen Blut oder Gewebssaft aus Lymphknoten oder inneren Organen beschickt wird. Die Züchtung erfolgt bei 28° C, und nach 5—6 Tagen sind die ersten Kolonien sichtbar. Auch *Gewebekulturen* und Züchtung in der *Chorion-Allantois-Flüssigkeit* führten zum Ziel (JIMENEZ und BUDDINGH 1940).

Bei einer *Übertragung* der Kulturen auf *Affen (Macacus rhesus)* erkrankten diese unter Erscheinungen von Fieber und Anämie und mit positivem Erregerbefund im Blut. Wenn auch die experimentelle Erzeugung eines Oroyafiebers im Tierversuch beim Affen durch verschiedene Autoren bestätigt wurde, insbesondere durch MAYER und KIKUTH (1927), WEINMAN und PINKERTON (1937), so ist die Reproduktion der Krankheit beim Affen doch unsicher, und es fehlen — vielleicht infolge der meist geringfügigen Blutinfektion — die pathognomonisch wichtigen Veränderungen am Endothel (s. unten). Eine Übertragung der *B. bacilliformis* auf andere Versuchstiere, insbesondere auch auf die für Hämobartonellen empfänglichen Tiere ist auch in Verbindung mit Splenektomien nicht geglückt.

Die Verruga läßt sich, wie zuerst von JADASSOHN und SEIFERT (1916) berichtet wurde, auf Affen übertragen und in Passagen weiterimpfen. Außer Rhesusaffen sind auch andere Affenspecies empfänglich. Die Inoculation glückt durch Scarifikation bzw. intra- oder subcutane Injektion von Material aus Verrugaknoten, Kulturen und Oroyafieberlymphknoten. Bevorzugt wird für die Einimpfung des infektiösen Materials die Augenbrauengegend. Dagegen gelingt es nicht, die Läsion mit noch so stark infiziertem Blut zu erzeugen. Die Verrugaknoten entstehen nach einer Inkubation von 10—15 Tagen an der inoculierten Stelle und bilden sich nach wenigen Wochen zurück, ohne zu einer generalisierten Hauteruption zu führen. Histologisch stimmen die experimentell erzeugten Knoten mit den natürlich entstandenen Verrugas völlig überein.

Übertragung und Epidemiologie. Schon die älteren Berichte weisen darauf hin, daß die endemischen Gebiete auffällig begrenzt sind, wobei in früherer Zeit das Wasser als Infektionsquelle galt, eine Annahme, die schon frühzeitig widerlegt werden konnte. Auch die direkte Übertragung erwies sich als unwahrscheinlich, so daß schon durch ARCE (1889) eine Übertragung der Infektion durch Insekten für möglich gehalten wurde.

Die Verrugagebiete betreffen Gebirgstäler in bestimmten Höhenlagen und von gleichartigem Charakter. Häufig wurde beobachtet, daß die Infektion von Durchreisenden bei Übernachtung in verdächtigen Gegenden erworben wurde, eine Beobachtung, die in diesen Regionen für eine Übertragung durch Phlebotomen spricht und mit den Stechgewohnheiten dieser Insekten übereinstimmen (SHANNON 1929). Phlebotomen wurden neben Zecken bereits 1913 von TOWNSEND verdächtigt und sind durch spätere Untersuchungen (NOGUCHI, SHANNON nnd Mitarbeiter 1929, BATTISTINI 1931, HERTIG 1940, 1942) als Überträger nachgewiesen. Dieser Nachweis stützte sich auf folgende Tatsachen:

1. Wilde Phlebotomen aus Verrugagebieten erzeugten nach Injektion eine Infektion bei Affen, die durch Blutkultur zu bestätigen war.
2. Aus wilden Phlebotomen konnten positive Kulturen gewonnen werden.
3. Wilde Phlebotomen übertrugen bei Fütterungsversuchen an Affen Infektionen, die in Kulturen nachweisbar waren.

Die für Peru als Überträger in Betracht kommenden Species sind: *P. verrucarum, P. noguchii* und *P. peruensis*, wobei der ersteren die wesentlichste Bedeutung zuzukommen scheint. Auch andere Phlebotomenspezies kommen, insbesondere auch nach Untersuchungen in Columbien, als Überträger in Betracht. HERTIG (1942) konnte das Vorhandensein von *B. bacilliformis* in den Probosci und im Darmtractus von Phlebotomenmännchen und -weibchen kulturell und in histologischen Schnitten nachweisen. PATIÑO CAMARGO (1939) glaubt, daß in Columbien die *Laus* ein natürlicher Vektor ist und daß vielleicht auch *Zecken* (*Ornithodorus venezuelensis*) beteiligt sein könnten. Wenn auch in früheren Versuchen Zecken unter künstlichen Bedingungen Bartonellen aufnehmen können, so z. B. *Dermacentor andersoni* (NOGUCHI 1926), sind bisher natürlich infizierte Zecken nicht gefunden worden.

Klinische Erscheinungen. Die *Inkubation* beträgt 15—40 Tage (durchschnittlich 20 Tage). Sorgfältige Beobachtungen aus neuerer Zeit (RICKETTS 1948) ergaben einen Durchschnitt von 20—23 Tagen, gelegentlich aber auch weit längere Inkubationszeit. Nach Selbstinoculation erkrankte CARRIÓN nach 21 Tagen, KUCZINSKI-GODARD (1937) nach 17 Tagen.

Beginn und Dauer der Erkrankung unterliegen ebenso wie die Art und Schwere der Symptome erheblichen Schwankungen und lassen klinisch je nach den überwiegenden Erscheinungen verschiedene Typen unterscheiden: einen *anämischen* Typ (Oroyafieber), einen *eruptiven* Typ (Verruga peruana), *Mischformen* bei gleichzeitigem Bestehen beiderseitiger Syndrome und *latente* bzw. *asymptomatische* Infektionen. Handelt es sich um ein klassisches, häufig zum Tode führendes Oroyafieber, so sind die Erscheinungen von vornherein stark ausgeprägt und von plötzlich auftretendem heftigem Fieber und einer sich schnell entwickelnden Anämie begleitet. Folgt im späteren Verlauf eine Verruga, so bleiben die Erscheinungen mäßig, das Fieber wechselt mit fieberfreien Intervallen, die Anämie entwickelt sich weniger schnell. In milden oder lavierten Formen fehlen typische Erscheinungen, oder sie beschränken sich auf mäßiges Fieber und rheumatoide Beschwerden.

Oroyafieber. Die Krankheit beginnt in vielen Fällen plötzlich unter Frösteln und Schweißausbrüchen, bei zunehmenden Kopf-, Gelenk- und Muskelschmerzen erreicht das Fieber 40° C. Der weitere Verlauf ist durch die hämatologischen und parasitologischen Befunde charakterisiert. Die Blutparasiten sind sehr zahlreich. Die von Degenerationserscheinungen gefolgte Anämie zeigt einen makrocytären hypochromalen Typ und ein schnelles Fortschreiten. Neben unregelmäßigem intermittierendem und remittierendem Fieber bestehen heftige, in der Nacht oder während des Fieberanstieges zunehmende Schmerzen, Schwäche, Schwindelgefühl und Hinfälligkeit. Die Haut wird auffallend blaß und subikterisch verfärbt. Die Kranken sind schlaflos, unruhig und delirieren, oder sie verfallen in einen stuporösen Zustand der Teilnahmslosigkeit.

Das *Fieber* hält mit einem Maximum von 38,5—40° C und bei Überwiegen des remittierenden Typus über längere Zeit an (10—30 Tage), in chronisch rezidivierenden Fällen kann es sich auf 3—4 Monate ausdehnen. Im allgemeinen kommt es bei günstigem Verlauf am Ende der 4. bis 5. Woche zu einer Besserung. Das anfangs starke Schwitzen läßt im späteren Verlauf und bei stärkerer Anämie nach. Auch die stets vorhandenen Muskel- und Gelenkschmerzen, insbesondere die Arthralgien an den kleinen Gelenken (Fuß, Hand, Knie), die Druckschmerzhaftigkeit der Knochen (Epiphysen) und die quälenden Stirnkopfschmerzen lassen allmählich nach, können aber auch noch bis in die Rekonvaleszenz bestehen bleiben. Der *Puls* ist immer stark beschleunigt, auch in den fieberfreien Perioden, zumal bei ausgeprägter Anämie, auch die *Atmung* ist konstant und zuweilen intensiv beschleunigt. Später treten Anzeichen einer Stauung oder einer hypostatischen Pneumonie hinzu. Es treten systolische *Herzgeräusche* an der Spitze auf, der Blutdruck sinkt, häufig besteht ein Gefühl von Präkordialangst. Nicht selten kommt es zu *Blutungsneigung* (Petechien an Gesicht, Extremitäten, Bauchdecken, Brust, von denen aus sich später eventuell Verrugaknoten entwickeln). Auch Nasenbluten wird häufig beobachtet. Es können Ödeme, zumal an den Fußknöcheln, und abnorme Pigmentationen der Haut auftreten.

Zu den wesentlichen Symptomen gehören auch Vergrößerungen der palpablen *Lymphknoten*. Die *Milz* ist nicht vergrößert, wenn eine Schwellung vorhanden war, so bildet sie sich bei auftretender Verruga zurück. Die Schwellung der

Leber, die meist auch druckschmerzhaft ist, tritt dagegen deutlicher hervor. Symptome von seiten des *Magen-Darmkanals* sind beschrieben, aber nicht immer klar definiert. Während des Fiebers bestehen meist Appetitlosigkeit, auch Übelkeit und Erbrechen, die Zunge ist belegt. Gelegentlich kommt es zu gehäuften Stuhlentleerungen oder zu blutigen Durchfällen. Häufig scheint eine Hypochlorhydrie oder Achylie vorzuliegen (MANRIQUE und ROCHA 1937), ohne daß dabei ein Zusammenhang mit dem Grad der Anämie festzustellen ist. (Auf die Häufigkeit sekundärer Infektionen, insbesondere der *Salmonella*-Gruppe und Kombination von Oroyafieber mit *Malaria*, ist in neueren Arbeiten besonders von RICKETTS 1949 hingewiesen worden.)

Das *Nervensystem* ist an dem Krankheitsgeschehen durch Auftreten allgemeiner nervöser Symptome beteiligt (Excitation oder Apathie, Neigung zu Schwindel und Ohnmacht, Schlaflosigkeit). In seltenen Fällen kommt es in der präeruptiven Phase zu encephalitischen Symptomen mit Paresen, tetanoiden Konvulsionen, Rigidität und Trismus. [Ein unter dem Bilde einer Poliomyelitis verlaufener Fall wurde von MENDEZ beschrieben (1940).]

Im *Urin* treten während der Fieberperiode Eiweiß, granuläre, hyaline und hämorrhagische Cylinder auf. Die Diazoreaktion ist zuweilen positiv, Urobilin und Urobilinogen vermehrt, dagegen kein Bilirubin, selbst bei erhöhtem Blutspiegel, und keine Anzeichen einer Hämoglobinurie.

Prognose. Die *Sterblichkeit* an Oroyafieber ist auf 40% und höher geschätzt. HURTADO, PONS und MERINO (1938) geben 48% an, während JARAMILLO (1938) und PATIÑO CARMARGO (1940) für die in Columbien beobachtete Epidemie 40% angeben. Günstige Zeichen sind: Fiebersenkung, Besserung des Allgemeinzustandes, Rückgang der Anämie. Letzterem geht das Verschwinden der Bartonellen aus dem Blut voraus. Bei Besserungen kann es sich allerdings auch um vorübergehende Remissionen handeln, so daß eine günstige Prognose stets mit einem gewissen Vorbehalt zu stellen ist. Tritt eine ausgedehnte Verrugaeruption auf, so ist dies stets ein günstiges Zeichen, dagegen kann es nach schwacher Hauteruption zu schweren und sogar tödlichen Rückfällen des Oroyafiebers kommen.

Hämatologische Befunde. B. bacilliformis ist nur ausnahmsweise im Blut vorhanden, solange keine Anämie besteht. Erst bei fortschreitender Anämie ist eine Zunahme der Parasiten feststellbar und bei einem Absinken der Erythrocytenwerte auf 1 Mill. können bis zu 90% der roten Blutkörperchen Parasiten enthalten. Dabei werden Normo- und Mikrocyten häufiger befallen als Makrocyten (HURTADO, PONS und MERINO 1938). Auch Reticulocyten sind häufig infiziert. Im allgemeinen bleibt die Infektion nur kürzere Zeit bestehen und verschwindet zuweilen sehr plötzlich, was in der Regel als günstiges Zeichen anzusehen ist. Auch nach dem Verschwinden der Bartonellen lassen sich diese noch in Kulturen nachweisen und können unter Umständen zu Rückfällen führen.

Die *Erythrocyten* sinken in allen schweren Fällen auf etwa 1 Mill. und können sogar Werte von 800000 bis 500000 erreichen. Die Hämoglobinwerte sind entsprechend verringert und erreichen 2,34 g je 100 cm^3 (also nur 15% des Normalwertes von 15,65 g). Ein konstanter Befund ist die Makrocytose, die STRONG zu der Feststellung veranlaßte, die Bartonellenanämie sei die einzige makrocytäre Anämie, die durch einen im Blut vorhandenen Mikroorganismus erzeugt wird. Megaloblasten sind häufig, werden aber nicht immer gefunden, Reticulocyten treten reichlich auf und machen bis zu 50% und mehr aller roten Blutkörperchen aus.

Die Veränderung des *weißen Blutbildes* ist nicht so konstant, wie früher angenommen wurde. Es kommt meist zu einer Leukocytose (MONGE und WEISS 1930, ESCOMEL 1938) mit Werten von 20000 und mehr, aber auch eine Leukopenie kann im Verlauf der ganzen Krankheit bestehen oder die Leukocytose ablösen. In vielen Fällen handelt es sich bei einer Leukocytose höheren Grades offenbar um das Vorliegen sekundärer bakterieller Infektionen. Abnorme Leukocytenformen, Zellen der myeloischen Reihe, Monocyten und Lymphoblasten, Plasmazellen können gehäuft auftreten, während die Eosinophilen verschwinden. Im allgemeinen kommt es wohl zu einer relativen Mono- und Lymphocytose.

Das Plasmavolumen des Blutes ist vermehrt. Die Gerinnungszeit bleibt normal, während die Blutsenkungsgeschwindigkeit stark erhöht wird (100/172 mm). Hämolysine sind nicht nachweisbar, in einzelnen Fällen wurde das Vorhandensein von Autoagglutininen festgestellt. Blut-Bilirubin kann normal oder bei einer Anämie schwereren Grades und im terminalen Stadium erhöht sein. Die Cholesterinwerte erfahren eine Senkung, Hämoglobinämie wird nicht gefunden (HURTADO, PONS und MERINO 1939). Die WASSERMANNsche Reaktion bleibt negativ, dagegen weisen positive Formol-Gel-Proben und Flokkulationsteste auf Vermehrung der Serumglobuline.

Das Überstehen der Krankheit hinterläßt eine bereits während der Infektion auftretende erworbene *Immunität*. Natürliche Empfänglichkeit oder Resistenz spielen bei Zustandekommen latenter Infektion eine Rolle. Serologische Untersuchungen führten zu dem Nachweis von Agglutininen, Präcipitinen und komplementbindenden Antikörpern, die aber diagnostisch nicht verwertbar sind.

Verruga peruana. Nur in seltenen Fällen ist die Erkrankung, die in foudroyant verlaufenden Fällen schon nach 10 Tagen tödlich endet, oder bei günstigem Verlauf in 4—5 Wochen in Genesung übergeht, mit einer symptomlosen Rekonvaleszenz abgeschlossen. In der Mehrzahl der Fälle folgt dem Oroyafieber nach verschieden langer Zeit, am häufigsten nach etwa 1 Monat, ein sich an der Haut abspielendes Eruptivstadium, die *Verruga peruana*. Dabei tritt eine oberflächliche papulöse oder miliare Hauteruption auf, oder es kommt zu der Bildung größerer tiefsitzender Hautknoten. Die Verrugaknötchen können an allen Teilen der Körperoberfläche gefunden werden, bevorzugen aber Gesicht und Streckseiten der Extremitäten. Sie sind lebhaft rot gefärbt und erinnern, wie der Name sagt, an warzige Gebilde, die das Niveau der benachbarten Haut überragen. Histologisch bestehen sie aus zahlreichen neugebildeten Blutgefäßen und gewucherten Endothelzellen oder Angioblasten (DA ROCHA-LIMA 1913). Zuweilen entwickeln sich Verrugaknötchen auch auf den Schleimhäuten (Mund, Ösophagus, Darm, Blase, Uterus, Vagina). Die Hauteruption ist zeitlich begrenzt, prognostisch unbedingt günstig und geht nach einer gewissen Zeit spontan zurück.

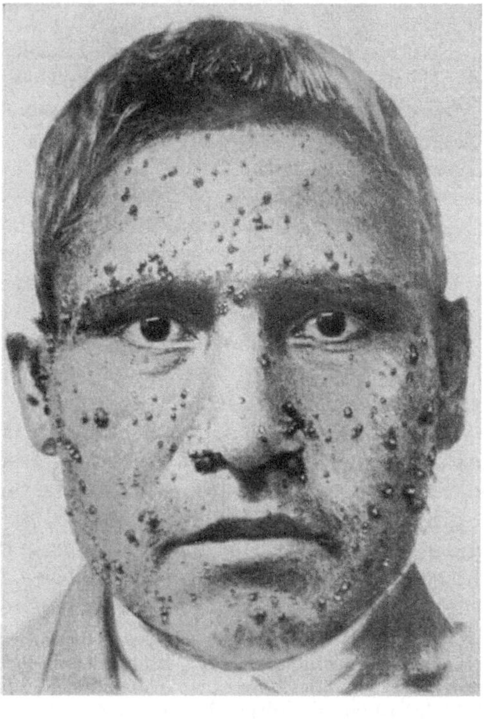

Abb. 2. Verruga peruana, miliare Form. (Nach ODRIOZOLA.)

Obwohl die Verruga meist als Folge der generalisierten Bartonellosis auftritt, kann sie sich auch unabhängig vom Oroyafieber entwickeln oder nur nach vorübergehenden fieberhaften und rheumatoiden Symptomen in Erscheinung treten.

Pathogenese und pathologische Anatomie. Die wesentliche Ursache der im Verlauf des Oroyafiebers auftretenden Anämie ist nach übereinstimmender Ansicht der Autoren die Blutzerstörung, obwohl der Anämietypus nicht der für parasitäre Infektionen charakteristischen Form der sekundären Anämie entspricht, sondern dem der perniziösen Anämie.

Der Mechanismus der Blutzerstörung ist auch keineswegs geklärt, zumal die schon von BARTON angenommenen hämolytischen Substanzen nicht nachweisbar sind. Weder in vivo noch in vitro oder in der Kultur ließen sich Anhaltspunkte für eine Erythrolyse finden. STRONG TYZZER u. a. 1915 nahmen eine doppelte Wirkung an, die sowohl auf Zerstörung der parasitenhaltigen Erythrocyten als auch einer Erythrophagocytose beruht. Auch von PITTALUGA

(1938) wurde eine direkte Wirkung durch Eindringen von Parasiten in die roten Blutkörperchen nach Auflösung der Lipoidhüllen angenommen, die von einer Hämolyse gefolgt ist. Das Auftreten einer Hämoglobinurie und Hämoglobinämie ist für die menschliche Bartonellosis nicht erwiesen, auch besteht kein Parallelismus zwischen Auftreten der Parasiten und der in der Regel bereits vorher auftretenden Anämie. ALDANA (1929) hält die Erythrophagocytose für ausschlaggebend, während WEISS glaubt, daß außer der Blutzerstörung und der Erythrophagocytose ein allerdings nicht nachweisbares Toxin auf das Knochenmark einwirkt. Auch ARCE (1913) spricht von einer Störung der Erythropoese und Degeneration des Megaloblastenstadiums, ein Standpunkt, dem sich auch MONGE (1925) und FOX (1935) angeschlossen haben. Andererseits wird die Auffassung vertreten, daß die Störung der Blutbildung erst eine sekundäre Erscheinung wäre, die der Blutzerstörung folgt (HURTADO, PONS und MERINO 1938), wobei außer der Anämie auch Leukopenie und Thrombopenie als Zeichen einer Knochenmarkshemmung auftreten (MANRIQUE und ROCHA 1937). Auch eine Störung im Eisenstoffwechsel wird, abgesehen von dieser von Bartonellen oder sekundären bakteriellen Infektionen bewirkten Knochenmarkshemmung, angenommen.

Die Frage, warum sich das Oroyafieber nur bei bestimmten Individuen in schwerer Form entwickelt, während andere symptomlose Infektionen oder die harmlosere Verrugaform durchmachen, hat Beachtung gefunden. KUCZINSKI-GODARD (1927) glaubt, daß Personen mit niedrigem Lebensstandard, in schlechtem Ernährungszustand oder bei gleichzeitig bestehenden Darminfektionen schwer betroffen werden und daß die Blutinvasion Folge einer Senkung der Immunität im Zusammenhang mit Herabsetzung des Gesamtstoffwechsels sei.

Ein wesentlicher für das Oroyafieber pathognomonischer Befund sind neben der Anämie charakteristische *Zellveränderungen*, die bereits von STRONG und TYZZER (1915) beschrieben wurden. Diese beruhen auf einer intracytoplasmatischen *Anhäufung von Erregermassen* in den Endothelzellen der Lymph- und Blutcapillaren. Die intracelluläre Vermehrung der Erreger erreicht extreme Grade, die Zellen sind um ein Vielfaches vergrößert und wölben sich, wie man bereits bei schwacher Vergrößerung erkennt, in das Capillarlumen vor.

Der Vorgang entspricht dem Zustand einer extremen Phagocytose bei Blockade des RES Bei hochgradiger Infektion ist das Protoplasma vollständig mit Massen oder Klumpen von kokkoiden Formen oder Stäbchen ausgefüllt, die sich auch dem Kern anlagern oder ihn verdrängen, ohne daß es aber dabei zu einer intranucleären Entwicklung kommt. Die befallenen Gefäßendothelien sind auf die verschiedensten Organe verteilt, und werden fast ubiquitär angetroffen: Lymphknoten, Leber, Knochenmark, Milz, Niere, Nebenniere, Pankreas, Hoden, gelegentlich auch Darmwand, Herz und Lunge (PINKERTON und WEINMAN 1937) und Hypophyse (MACKEHENIE und ALZAMORA 1939). Von besonderem Interesse ist das Vorhandensein dieser parasitenhaltigen Zellen in der Haut (ALDANA 1929). Auch ohne Vorhandensein einer Hauteruption sind die unter der Epidermis liegenden Capillaren von hochgradig infizierten Zellen eingefaßt, so daß bei einem Insektenstich der Stechapparat einer massiven Infektion ausgesetzt ist. Die Capillaren der Haut sind stark erweitert und manchmal erkennt man bereits eine Endothelproliferation, die dem Beginn einer Verrugabildung entsprechen könnten.

Die voll entwickelte *Verruga* entspricht einem *spezifischen Granulom*, das durch Gefäßneubildung und kompakte Endothelwucherung gekennzeichnet ist und in dem bei geeigneter Technik das Vorhandensein von Erregereinschlüssen im Cytoplasma der Endothelzellen oder in ihrer Nachbarschaft nachzuweisen ist (MAYER, DA ROCHA-LIMA und WERNER 1913). Erst in älteren und in Rückbildung begriffenen Knoten kommt es unter Verminderung des spezifischen Granulationsgewebes zu einer starken Bindegewebsentwicklung.

Unter den pathologisch-anatomischen Befunden des *Oroyafiebers* sind neben Veränderungen an *Lymphknoten* und *Milz* (Hämorrhagien, Infarkte, Nekrosen) zuweilen ausgedehnte zentrale Läppchennekrosen der *Leber* zu erwähnen (STRONG und Mitarbeiter 1915, ALDANA 1929, HURTADO, PONS und MERINO 1938), die in Übereinstimmung mit der perniziösen Anämie als Erscheinungen einer *Anoxämie* gedeutet werden müssen. Die in anderen Organen gefundenen Läsionen sind nicht als spezifisch anzusehen oder sie beruhen auf Gefäßstörungen oder Gefäßwandveränderungen (petechiale Blutungen).

Diagnose. Wesentlich für eine Vermutungsdiagnose ist die Herkunft der Patienten aus endemischen Gebieten. Die Bestätigung erfolgt, zumal bei den im Beginn häufig irreführenden Symptomen, durch Laboratoriumsuntersuchungen und durch den Erregernachweis im Blut oder in der Kultur. Die mit Fieber einhergehenden Gelenkschmerzen lassen manchmal zunächst an Gelenkrheumatismus denken, das unregelmäßige Fieber an Typhus, Brucellosis usw. Bei plötzlichem Beginn mit Fieber wird durch wiederholte Blutuntersuchung eine Malaria auszuschließen sein, die aber nicht ganz selten gleichzeitig bestehen kann. Bei stärkerer Gelbsucht ist differentialdiagnostisch an eine Hepatitis zu denken.

Das Aussehen der Verrugaknoten und ihre histologische Beschaffenheit ist so charakteristisch, daß kaum eine Verwechslung mit anderen Hauteruptionen, z. B. mit der auf den ersten Blick ähnlichen Framboesie möglich ist. Eine Verwandtschaft besteht mit dem von Bassewitz beschriebenen *Angiofibroma cutis circumscriptum contagiosum* (da Rocha-Lima 1925, Aschoff 1937) und mit den bei *Epidemic dropsy* beobachteten Hautveränderungen (Marshall 1938).

Therapie. Während in früherer Zeit ein wirksames Mittel gegen das Oroyafieber unbekannt war und sich die Therapie auf symptomatische Mittel beschränkte, scheinen heute einige erfolgversprechende Medikamente zur Verfügung zu stehen.

Kikuth (1940) fand in der Arsen-Antimonverbindung Sdt 386 B (Schmidt und Peter 1937) ein Präparat, das sich bei H. muris wirksam zeigte, und nahm auf Grund von Behandlungsversuchen von Manrique und Rocha auch eine spezifische Wirkung bei Oroyafieber an, die sich aber in anderen Versuchen nicht bestätigte (Jaramillo 1939, Carpio 1939, Weinman 1944). Auch andere Arsenikalien, insbesondere Salvarsan, haben sich nicht bewährt. Chinin (Patiño Camargo 1939), Acriflavin (Jaramillo 1939), Prontosil und andere Sulfonamide (Carpio 1939, Jaramillo 1939) blieben ohne wesentlichen Erfolg.

In letzterer Zeit ist von Merino (1945) über Behandlung von Oroyafieber mit *Penicillin* berichtet worden. In 2 Fällen war die Behandlung mit 300000 E (25000 E alle 3 Std, die ersten 4 Injektionen intravenös, die folgenden intramuskulär) erfolgreich und führte zu sofortigem Temperaturabfall. Ein weiterer Fall von „Neuro-Bartonellosis" wurde von Silva Peralta (1948) mit im ganzen 5 Mill. E Penicillin behandelt. Die Behandlung begann am 24. Krankheitstag bei reichlichem Parasitenbefund, 950000 Erythrocyten, 10950 Leukocyten und führte innerhalb weniger Tage zum Verschwinden der Parasiten, Anstieg der roten Blutkörperchen und Rückgang der Leukocytose. Neben Penicillin wurden Vitamin C, Vitamin A und Leberextrakt gegeben.

Payne und Urtaeger (1951) behandelten 6 Oroyafieber-Fälle mit anscheinend gutem Erfolg mit Chloromycetin. Auch das *Aureomycin* hat sich nach Untersuchungen von Mayer (1950) bei H. muris als wirksam erwiesen. Inwieweit bei Anwendung von antibiotischen Mitteln gegen die menschliche Bartonellosis eine spezifische Wirkung zu erwarten ist, oder ob sich die günstige Beeinflussung auf sekundäre Infektion bezieht, bedarf noch der Klärung.

Eine Immuntherapie mit *Rekonvaleszentenserum* (Olaecha 1932, Groot, Mayoral und Martinez 1941) oder mit tierischem Immunserum (Howe 1943) hat nicht zu beweisenden Erfolgen geführt und auch die Wirkung von *Transfusionen* (Hodgson 1947), die gelegentlich zu Schockphänomenen führten, wird verschieden beurteilt. Der Versuch einer *Autohämotherapie* schlug fehl. Vielleicht sind erfolgversprechende Transfusionen von Rekonvaleszentenblut nicht in genügendem Umfang erprobt (Weinman 1944). Wirksam unterstützt wird die Therapie durch Vitamingaben, Eisen, Kupfer und Leberpräparate.

Die *Verrugaknoten* bilden sich im allgemeinen spontan zurück und bedürfen keiner besonderen Behandlung. Ausnahmsweise ist bei stärkeren Blutungen oder bei Strangulationserscheinungen eine chirurgische Excision erforderlich.

Prophylaxe. *Bekämpfungsmaßnahmen* richten sich gegen die übertragenden Phlebotomen und versprechen bei Anwendung DDT-haltiger Mittel, wie praktische Versuche in den Endemiegebieten gezeigt haben, guten Erfolg (Coradetti 1949, Hertig und Fairchild 1948). Versuche einer aktiven Immunisierung mit formalinisierten Suspensionen von *B. bacilliformis*, die von Howe (1943) unternommen wurden, scheinen einen gewissen Schutz zu verleihen und spätere Infektionen an Oroyafieber im Verlauf zu mildern. Ob eine aktive Immunisierung praktisch durchführbar ist, kann aber auf Grund der vorliegenden Beobachtungen noch nicht entschieden werden.

Wenn auch in letzter Zeit eine stärkere Abnahme zu beobachten ist, bleibt die Carrionsche Krankheit, wie die in Peru und in Columbien seit 1935 aufgetretenen Epidemien gezeigt haben, in den betroffenen Ländern ein wesentliches gesundheitliches Problem, das Beachtung und weitere Erforschung verdient.

Literatur.

Aldana, G. L.: Bacteriologia de la enfermedad de Carrión. Crón. méd. Lima **46**, 235 (1929). — Arce, J.: Verrue péruvienne ou maladie de Carrión. Rev. sudamér. Méd. et Chir. **2**, 1917 (1931). — Aschoff, L.: Sobre tumores de Bassewitz. Novena Reun. Soc. arg. pat. reg. **2**, 569 (1937).

Barton, A. L.: Descripción de elementos, endo-globulares hallados en los enfermos de fiebre verrucosa. Crón. méd. Lima **26**, 7 (1909). — Battistini, T.: Contribución al estudio de la verruga peruana. An. Fac. méd. Lima **10**, 243 (1927). — La verrue péruvienne. Sa transmission par le phlebotome. Rev. sudamér. Méd. et Chir. **2**, 720 (1931).

Carpio, G.: Observaciones clinicas en el desarrollo de la enfermedad de Carrión. Rev. méd. peru. **11**, 358 (1939). — Coradetti, A.: Esperimento di prevenzione della Verruga peruviana e della Malaria nelle Valle del Rio del Santa Eulalia (Perú). Riv. Parassitol. **10**, 53 (1949).

Escomel, E.: Localisation geographique de la maladie de Carrión. Bull. Soc. Path. exot. Paris **28**, 405 (1935). — La maladie de Carrión ou verruga du Péron. Les dernières acquisitions. Bull. Soc. Path. exot. Paris **31**, 536 (1938).

Fox, H.: Verruga peruana (Carrión's disease) based on personal experience in Peru. J. Amer. med. Assoc. **104**, 985 (1935). — Frohn, W.: Ein Fall von Verruga peruana (Carriónsche Krankheit). Dermat. Z. **68**, 245 (1934).

Gastiabarú, J. C., E. Strong, E. Tyzzer, C. Brues and A. Sellards: Informe preliminar de la primera expedición del departamento de medicina tropical de la Universidad de Harvard a Sud-America. V. Congr. Med. lat. Amer. (VI Panama) **5**, 316 (1913). — Geiman, Q. M.: New media for the growth of Bartonella bacilliformis. Proc. Soc. exper. Biol. a. Med. **47**, 329 (1941). — Gonzalez Olaechea, M.: Las formas clinicas de la enfermedad de Carrión. Rev. méd. Lima **18**, 208 (1932). — Groot, H., P. Mayoral y L. Martinez: Resumen de observaciones y estudios sobre bartonellosis. Rev. Fac. méd. Bogotá **10**, 377 (1941).

Hertig, M.: Phlebotomus and Carrión's disease. Amer. J. trop. Med. Suppl. **22**, 80 (1942). Hertig, M., and G. B. Fairchild: The control of Phlebotomes in Peru with DDT. Amer. J. trop. Med. **28**, 207 (1948). — Hodgson, C. H.: The treatment of Carrión's disease with large transfusions. Amer. J. trop. Med. **27**, 69 (1947). — Howe, C.: Demonstration of agglutinins for Bartonella bacilliformis. J. of exper. Med. **75**, 65 (1942). — Studies on the immunology of Carrión's diesase. Arch. int. Med. **72**, 147 (1943). — Immune serum therapy in Oroya fever. Arch. int. Med. **72**, 429 (1943). — Hurtado, A., J. Pons y M. C. Merino: La anemia de la enfermedad de Carrión (verruga peruana). Lima 1938.

Jadassohn, u. G. Seifert: Ein Fall von Verruga peruviana, gelungene Übertragung auf Affen. Z. Hyg. **66**, 247 (1910). — Jantzen, W.: Multiple verruga-like nodules on the skin-case report. United Fruit Comp. Amer. Report 1930. — Jaramillo, R.: Contribución al estudio de la bartonellosis en Columbia (enfermedad de Carrión). Rev. hig. Bogotá **20**, 13 (1939). Jimenez, Franco, J.: Mortalidad e intercurrencias en la enfermedad de Carrión. Rev. méd. Lima **24**, 884 (1938).

Kikuth, W.: Über einen neuen Anämie-Erreger, Bartonella canis, nov. spec. Klin. Wschr. **1928**, 1729. — Die Bartonellen und verwandte Parasiten bei Mensch und Tieren. Erg. Hyg. **13**, 559 (1932). — Chemotherapeutische Versuche mit Sdt 386 B, einer Arsen-Stibioverbindung. Arch. Schiffs- u. Tropenhyg. **41**, 729 (1937). — Kuczynski-Godard, M.: La autoexperiencia del Professor Max Kuczynski-Godard. Rev. méd. Lima **23**, 758 (1937).

Mackehenie, D.: L'érythropoèse dans l'anemie grave de la maladie de Carrión (verrue péruvienne). Rev. sudamér. Méd. et Chir. **1**, 563 (1930). — Mackehenie, D., y v. C. Alzamora: Las lesiones anatómicas del sistema nervioso en la enfermedad de Carrión. Rev. méd.

Lima **25**, 419 (1939). — Mackehenie, D., u. P. Weiss: Contribución al estudio de la verruga peruana. Arch. Schiffs- u. Tropenhyg. **29**, 211 (1925). Beihefte. — Maldonado, A.: La berruga de los conquistadores del Perú. Acad. nac. méd. Lima **1931**. — Manrique, B., y L. de la Rocha: El problema terapeutico de la fiebvre anemizante grave de Carrión. Rev. méd. Lima **23**, 661 (1937); **24**, 71 (1938). — Manson Bahr, Ph.: Manson's tropical disease, 13. Aufl. 1950. — Marschall, F.: Vergleichende histologische Untersuchungen der Hauteruptionen bei Verruga peruana und Epidemic Dropsy. Arch. Schiffs- u. Tropenhyg. **42**, 418 (1938). — Mayer, M.: Über einige bakterienähnliche Parasiten der Erythrocyten bei Menschen und Tieren. Arch. Schiffs- u. Tropenhyg. **25**, 150 (1921). — La aureomicina en la anemia de las ratas causada par la Bartonella muris Mayer (Nota preliminar). Arch. Venezol. de Patol. Trop. y Parasitol. Med. **1**, 329 (1949). — Mayer, M., W. Borchardt u. W. Kikuth: Die durch Milzexstirpation auslösbare infektiöse Rattenanämie. Arch. Schiffs- u. Tropenhyg. **31**, 295 (1927). — Mayer, M., u. W. Kikuth: Zur Ätiologie und Einheit der Verruga peruviana und des Oroya-Fiebers. Abh. Auslandskde Hamb. Univ. (Festschrift Nocht) **26**, 319 (1927). — Mayer, M., H. da Rocha-Lima u. H. Werner: Untersuchungen über Verruga peruviana. Münch. med. Wschr. **1913**, 739. — Méndez, M., y P. Anglas Quintana: Sindrome de poliomielitis anterior aguda en el curso de la enfermedad de Carrión. Rev. neuropsiquich. **3**, 88 (1940). — Merino, C.: Penicillin therapy in human Bartonellosis (Carrión's disease). J. Labor. a. clin. Med. **30**, 1021 (1945). — Monge, C.: Verruga peruana o enfermedad de Carrión. Arch. Schiffs- u. Tropenhyg. **29**, 244 (1925). — Monge, C., et P. Weiss: A propos de l'hématologie de la maladie de Carrion ou verrue peruvienne. Rev. sudamér. Méd. et Chir. **1**, 570 (1930). — Montalván, J. A.: Un foco de bartonellosis en el Ecuador. Bol. Of. San. Pahamer. **19**, 154 (1940). — Mosal, J. D.: Bartonella infections in the Republic of Ecuador. Proc. Sixth Pacif. Sci. Congr. **5**, 773 (1930). — Muller, H. R., and J. R. Tyler: The effect of the x-ray on the nodules of verruga peruana. J. of exper. Med. **51**, 23 (1930).

Nauck, E. G., D. Peters u. R. Wigand: Elektronenoptische Untersuchungen der Bartonella muris Mayer. Z. Naturforschg **56**, 259 (1950). — Noguchi, H.: The etiology of verruga peruana. J. of exper. Med. **45**, 175 (1927). — Noguchi, H., and T. Battistini: Etiology of Oroya fever. I. Cultivation of Bartonella bacilliformis. J. of exper. Med. **43**, 851 (1926).

Odriozola, E.: La maladie de Carrión ou la verruga péruvienne. Paris 1898.

Patiño-Camargo, L.: Bartonellosis en Columbia. Bartonellosis de Guáitara o fiebre verrucosa del Guaitara. Rev. Fac. méd. Bogotá **7**, 467 (1939). — Peters, D., u. R. Wigand: Elektronenmikroskopische Untersuchung der Struktur hämolysierter Reticulocyten. Klin. Wschr. **1950**, 649. — Pinkerton, H., and D. Weinman: Carrión's disease. Proc. Soc. exper. Biol. a. Med. **37**, 587 (1937).

Ricketts, W. E.: Carrión's disease. A study of the incubation period in thirteen cases. Amer. J. trop. Med. **27**, 657 (1947). — Intercurrent infection of Carrión's disease observed in Peru. Amer. J. trop. Med. **28**, 437 (1948). — Bartonella bacilliformis anemia (Oroya fever), a study of thirty cases. Blood **3**, 1025 (1948). — A study of 22 cases of Carrión's disease with intercurrent malaria. Amer. J. med. Sci. **218**, 525 (1949). — Ricketts, W. E.: Clinical manifestations of Carrión's disease. Arch. int. Med. **184**, 751 (1949). — da Rocha-Lima, H.: Zur Histologie der Verruga peruviana. Verh. dtsch. path. Ges. **16**, 409 (1913). — Verruga peruviana und teleangiektatische Granulome. Arch. Schiffs- u. Tropenhyg. **29**, 525 (1925). — Über verrugaähnliche Erkrankungen (Pseudoverruga). Abh. Auslandskde Hamb. Univ. (Festschrift Nocht) **26**, 462 (1927). — Verruga peruviana oder Carrionsche Krankheit. In Handbuch der Haut- und Geschlechtskrankheiten, Bd. 12, S. 215. 1932. — Rozeboom, L. E.: The identity of the Phlebotomus associated with Bartonellosis in Columbia. Ann. entom. Soc. Amer. **40**, 705 (1947).

Schilling, V.: Eperythrozoon coccoides, eine neue durch Splenektomie aktivierbare Dauerinfektion der weißen Maus. Klin. Wschr. **1928**, 1853. — Silva Peralta, P.: Un caso de neuro-bartonellosis tretado per penicillin. Rev. med. peru. **21**, 238, 641 (1948). — Strong, R. P., E. E. Tyzzer, C. T. Brues, A. W. Sellards and J. C. Gastiabaru: Report of first expedition to South America. Cambridge 1913.

Townsend, C. H. T.: Recent questioning of the transmission of verruga by phlebotomes. Bull. entomol. Res. **6**, 409 (1916). — Tyzzer, E. E.: A comparative study of grahamellae, haemobartonellae and eperythrozoae in small mammals. Proc. Amer. philos. Soc. **85**, 359 (1942). — Tyzzer, E. E., and D. Weinman: Haemobartonella, n. g. (Bartonella olim pro parte), H. microti n. sp. of the field vole Microtus pennsylvanicus. Amer. J. Hyg. **30**, 141 (1939).

de Vecchi, B.: Über die Verruga peruviana. Arch. Schiffs- u. Tropenhyg. **13**, 143 (1909).

Weinman, D.: Les parasites erythrocytaires réveles par la splenectomie: Bartonella et Eperythrozoon. Paris 1935. — Bartonellosis: a public health problem in South America. J. trop. Med. **44**, 62 (1941). — Infections anemias due to bartonella and related red cell parasites. Trans. Amer. philos. Soc. III **33** (1944). — Weiss, P.: Contribución al estudio de la verruga peruana o enfermedad de Carrión. Rev. med. lat.-amer. **18**, 1 (1933). — Wigand, R., u. D. Peters: Neuere Untersuchungen über Bartonella muris Mayer. Z. tropenmed. Paras. **2**, 206 (1950).

Toxoplasmose.

Von

W. Mohr.

Mit 16 Abbildungen.

Als Toxoplasmose wird eine durch den Parasiten Toxoplasma gondii hervorgerufene Infektion bezeichnet. Sie kann beim Tier als latente oder chronische Infektion, seltener als akute Erkrankung verlaufen. Auch der Mensch kann von dieser Infektion befallen werden, die vielfach latent bleibt, unter besonderen Bedingungen aber zu Krankheitszuständen an den verschiedensten Organen führen kann.

Geschichte. Der Erreger wurde erstmalig von NICOLLE und MANCEAUX 1908 bei Untersuchungen am Institut Pasteur in Tunis beim Gundi, einem Nagetier, gefunden. Wegen seiner bogenförmigen Gestalt nannte man ihn Toxoplasma (griechisch: *το τόξον* = der Bogen). Die Bezeichnung gondii wurde gewählt nach der Tierart, dem Gundi, bei der man den Erreger erstmalig gefunden hatte.

Im gleichen Jahre beschrieb SPLENDORE in Brasilien beim Kaninchen den gleichen Erreger und nannte ihn Toxoplasma cuniculi. Wahrscheinlich ist der Erreger nach der Ansicht von WENYON (1926) erstmalig schon von LAVERAN 1900 beim Reisvogel gesehen worden, doch liegen der damaligen Veröffentlichung keine genauen Beschreibungen, insbesondere keine Abbildungen bei.

VIRCHOW und später SCHMINCKE hatten das Bild einer kongenitalen interstitiellen Encephalitis beschrieben, ohne aber über die Ursache und den Erreger etwas aussagen zu können. Von diesen Berichten glaubt I. B. MAYER, daß es sich schon um die Schilderung des pathologisch-anatomischen Befundes bei toxoplasmogener Encephalitis gehandelt habe. Erst JANKŮ (1923) schildert den Erkrankungsfall eines 16 Monate alten Kindes mit Hydrocephalus, unilateralem Mikrophthalmus, Amaurose, Krämpfen, Anorexie und Erbrechen, sowie dem Augenbefund von bilateralen chorioretinitischen Herden, die von Pigment umsäumt waren. Bei der Sektion fand er im histologischen Bild Cysten in der Größe von 20—30 μ mit zahlreichen Sporozoiten. Die Befunde von JANKŮ konnten bei einer späteren Kontrolle durch LEVADITI und WOLF, COWEN und PAIGE bestätigt und das Krankheitsbild eindeutig als Toxoplasmose diagnostiziert werden.

1929 stellten dann LEVADITI und Mitarbeiter Untersuchungen über die Toxoplasmose beim Kaninchen an.

1937 fanden SABIN und OLITZKY in Nordamerika auch beim Meerschweinchen Toxoplasmainfektionen. Auch beobachteten sie, daß es im Verlauf der Erkrankung beim Rhesusaffen zur Entwicklung von Antikörpern kommen kann.

Im gleichen Jahr entdeckten WOLF und COWEN den ersten Fall menschlicher Toxoplasmaerkrankung in den Vereinigten Staaten. Auf Grund der hierbei gewonnenen Erkenntnisse von der Klinik und Histologie der Toxoplasmose glaubten WOLF und COWEN frühere Fälle von FISCHEL (1897 und 1899), WOHLWILL (1921), DE LANGE (1929), BRANDT (1934) und RICHTER (1936) als Toxoplasmose identifizieren zu können.

In den folgenden Jahren haben dann diese Untersucher 10 weitere Fälle bei Kindern und Neugeborenen beobachten können, aber erst 1940 beschrieben PINKERTON und WEINMAN die erste tödlich verlaufende Erkrankung bei einem Erwachsenen, einem Peruaner, der gleichzeitig eine Bartonelleninfektion hatte.

Erschien es in diesem ersten Fall noch fraglich, ob wirklich die Toxoplasmen die Ursache der tödlichen Erkrankung gewesen waren, so konnten PINKERTON und HENDERSON im folgenden Jahr aus dem Gebiet von St. Louis, USA., 2 weitere tödlich endende Fälle von Erwachsenen-Toxoplasmose beschreiben. Es handelte sich um einen 50 Jahre alten Mann und eine 43 Jahre alte Frau, die hochfieberhaft mit einem makulösem Exanthem und einem dem Rocky Mountain spotted fever sehr ähnlichen Bild erkrankt waren. Bei der Sektion konnten sowohl im Kleinhirn wie Großhirn, als vor allem auch im Herzen Pseudocysten nachgewiesen werden, auch fanden sich Parasiten im Cytoplasma der Muskelfibrillen. Noch in dem gleichen Jahr beobachtete SABIN 2 neue kindliche Erkrankungen mit encephalomyelitischen Symptomen im Gebiet von Cincinnati (USA.).

1942 berichteten dann SABIN und WARREN über erste erfolgreiche Therapieversuche beim Tier mit Sulfapyridin und Sulfathiazol.

Gleichzeitig arbeitete SABIN mit RUCHMAN u. a. einen Neutralisationstest aus, und HEIDELMAN prüfte den Test bei Chorioretinitiskranken.

Bis zu der Veröffentlichung von FRENKEL (1949) waren 35 Fälle menschlicher Toxoplasmose durch Autopsie, Parasitennachweis oder Tierversuch diagnostisch sichergestellt worden. Außerdem hatte man eine Reihe von Fällen mit Chorioretinitis festgestellt bei Kindern und bei Erwachsenen, die einen stark positiven Sero-Farbtest nach SABIN und FELDMAN aufwiesen oder im Neutralisationstest positiv waren.

Die letzten $2^1/_2$ Jahre brachten eine Flut von Einzelbeobachtungen, experimentellen Untersuchungen und Therapieversuchen aus den verschiedensten Ländern.

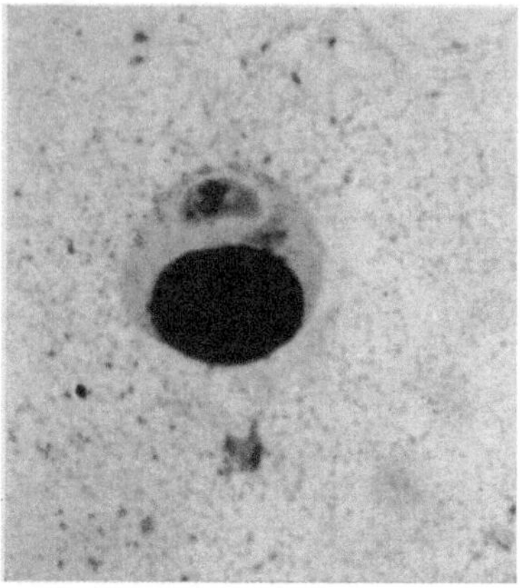

Abb. 1. Toxoplasma gondii im Protoplasma eines Lymphocyten aus dem Peritonealexsudat einer infizierten Maus. (Mikrophotogramm WESTPHAL; Giemsa-Färbung.)

Nachdem BAMATTER (1946) den ersten Fall kindlicher Toxoplasmose in Europa seit der Mitteilung von JANKŮ diagnostiziert hatte, brachten die folgenden Jahre wertvolle Beiträge aus Holland von dem Augenarzt BINKHORST sowie WINSSER und Mitarbeitern, VERLINDE u. a. In Schweden waren es MAGNUSSON und WALLGREN, MANNHEIMER und ENGLESON, die sich sehr intensiv mit dem Problem beschäftigten. Auch aus England wurden Beobachtungen mitgeteilt von JACOBY und SAJORIN, FARQUHAR, NUTT und Mitarbeitern sowie FREEMAN und PRYOR.

In Deutschland berichteten I. B. MAYER und HELLBRÜGGE über die ersten Fälle, denen sehr bald umfangreichere Beobachtungen von PIEKARSKI, SCHÖPS, WESTPHAL und Mitarbeitern u.a. folgten.

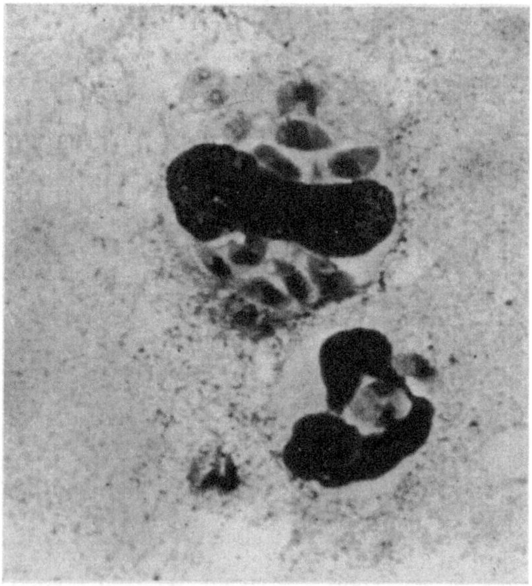

Abb. 2. Toxoplasma gondii in mononucleärer und segmentkerniger Wirtszelle aus dem Peritonealexsudat einer infizierten weißen Maus. Mehrfach-Infektion, vereinzelt in Teilung (Kernteilung). (Mikrophotogramm WESTPHAL; Giemsa-Färbung.)

Ätiologie. Der Erreger der Erkrankung ist das Toxoplasma gondii. Seit seiner Entdeckung und der Auffindung des Toxoplasma cuniculi (SPLENDORE) sind insgesamt 24 Arten beschrieben worden. Man hat ihnen jeweils den Namen des Wirtes gegeben, bei dem man sie fand, ohne Rücksicht auf mögliche Beziehungen der Arten untereinander. Die morphologischen Studien der letzten Jahre haben aber ergeben, daß die einzelnen Arten untereinander weitgehend übereinstimmen. Schon MESNIL hatte 1918, nachdem 20 Arten entdeckt waren, die Vermutung ausgesprochen, daß es sich nur um eine einzige Art handele, die sich an verschiedene Wirte adaptiert habe. Dieser Standpunkt wird heute allgemein eingenommen, da auch kreuzweise Infektionen schon frühzeitig gelangen (CARINI und MACIEL 1913). So können Hundeparasiten auf Tauben und menschliche Parasiten auf fast alle Laboratoriumstiere übertragen werden. Ebenso zeigte die immunbiologische Prüfung ein gleichartiges Verhalten bei den verschiedensten Arten. Auch GUIMARAES und H. MEYER (1942) fanden diese Möglichkeit der kreuzweisen Infektion bestätigt. Einen Tauben-Toxoplasmastamm konnten sie auf Hund, Katze, Kaninchen, Meerschweinchen, Maus und auch auf den Hühnerembryo übertragen. RUCHMAN und JOHANSMAN gelangten ebenfalls auf Grund ihrer Beobachtungen mit einem menschlichen Toxoplasmastamm, der sich auf Tiere übertragen ließ, zu der Ansicht, daß bei menschlicher wie bei tierischer Erkrankung der gleiche Erreger vorliegt. Hinsichtlich der Virulenz scheinen allerdings gewisse Unterschiede zu bestehen, die aber auch möglicherweise in der Resistenz der einzelnen Tierarten gegen den Erreger bedingt sein können.

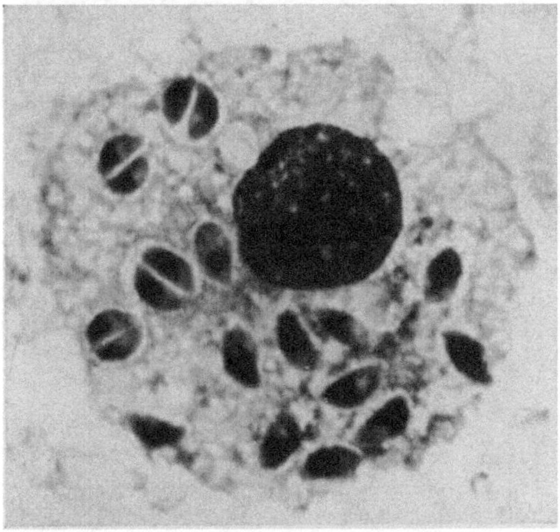

Abb. 3. Toxoplasma gondii in großer mononucleärer Zelle aus dem Peritonealexsudat der weißen Maus, teilweise nach gerade vollendeter Plasmateilung. (Mikrophotogramm WESTPHAL; Giemsa-Färbung.)

Die Toxoplasmen zeigen je nach ihrem Aufenthaltsort eine verschiedene Gestalt und Größe. Solange sie intracellulär gelagert sind, haben sie eine rundliche oder plumpovale Form. Erst beim Freiwerden aus der Wirtszelle erscheinen sie bogen- oder halbmondartig, von manchen auch als Apfelsinenscheibenform bezeichnet. Diese Gestalt zeigen sie regelmäßig im Peritonealexsudat der intraperitoneal infizierten Maus. Die rundliche Form haben besonders die in den menschlichen Lungen nachgewiesenen Parasiten, aber auch im Gehirn gefundene Erreger zeigten rundovale Gestalt und waren etwa 2,5 bis 3 μ lang bzw. breit (BAMATTER 1944). Die Größe der Toxoplasmen schwankt sonst zwischen 2—7 μ in der Länge und $1^1/_2$—4 μ in der Breite. Am besten sind sie im Giemsa gefärbten Präparat zu erkennen. Hier färbt sich das Plasma blau, der dunkelrötliche Kern ist rundlich, ohne sicher zu erkennende, regelmäßige Innenstruktur und liegt meist mehr an einem Ende des Parasiten. Außerdem lassen sich noch bräunlichrote Granula, volutinkörnchen ähnlich, im Plasma feststellen.

Die Toxoplasmen liegen *vorwiegend intracellulär. Man findet sie praktisch in allen Zellarten*, doch haben sie eine *besondere Affinität* zu den *Zellen des reticuloendothelialen Systems* und *Zentralnervensystems*, besonders des *Gehirns*. Auch jugendliche Zellen, insbesondere embryonale, scheinen in erhöhtem Maße anfällig zu sein. Im Gegensatz zu den Malariaparasiten finden sich die Toxoplasmen beim Menschen *niemals* in den roten Blutkörperchen. In der freien Blutbahn sind sie allerdings, ebenso wie in Exsudaten, nachzuweisen, nach den bisherigen Befunden allerdings *im peripheren Blut meist nur kurzfristig zu bestimmten Phasen der Erkrankung.*

In der Wirtszelle vermehrt sich der Parasit durch Zweiteilung. Diese erfolgt meist in der Längsrichtung. Eine *Schizogonie* wird verschiedentlich beschrieben, ist aber keineswegs gesichert. BARNES CROSS hält diese Vermehrungsart nicht für üblich, während HEPDING 1939 beim toxoplasmainfizierten Huhn solche für eine Schizogonie sprechenden Entwicklungsstadien fand. Im weiteren Verlauf wachsen die Parasiten in den Wirtszellen zu *Pseudocysten*, von BARNES CROSS auch „*terminal colonies*" genannt. Dabei werden die Kerne der Zellen entweder zerstört oder herausgedrängt (BARNES CROSS). Die Pseudocyste erreicht einen Durchmesser von 30—40 μ. Nach einer gewissen Zeit platzt die Zellmembran, und die freiwerdenden Toxoplasmen, von CHATTON und BLANC sowie HEPDING als „*Tomonten*" bezeichnet, gelangen ins Gewebe, suchen sich neue Zellen, und führen somit zur Ausbreitung der Infektion. Die Tomonten sind mit 3,3 : 1,6 μ etwas kleiner als die freiliegenden Toxoplasmen.

Über einen Entwicklungscyclus der Toxoplasmen, etwa ähnlich dem der Malariaparasiten, ist bis heute noch nichts Sicheres bekannt. So ist bisher auch noch *keine feste Einteilung in das protozoologische System möglich gewesen.*

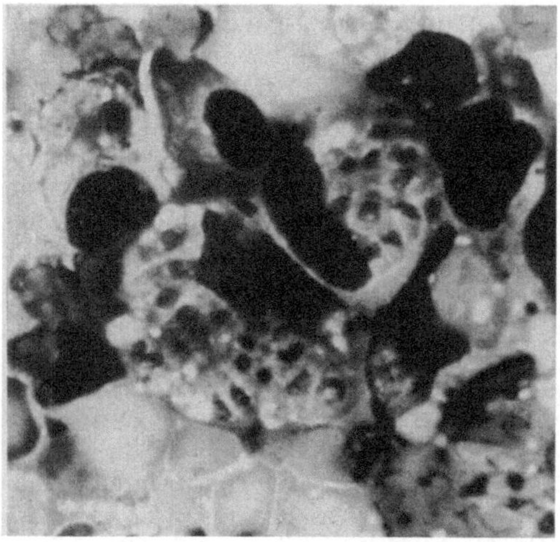

Abb. 4. Toxoplasma gondii im Milz-Tupfpräparat eines infizierten Goldhamsters mit akuter Infektion (große Parasiten wie im Peritonealexsudat). (Mikrophotogramm WESTPHAL; Giemsa-Färbung.)

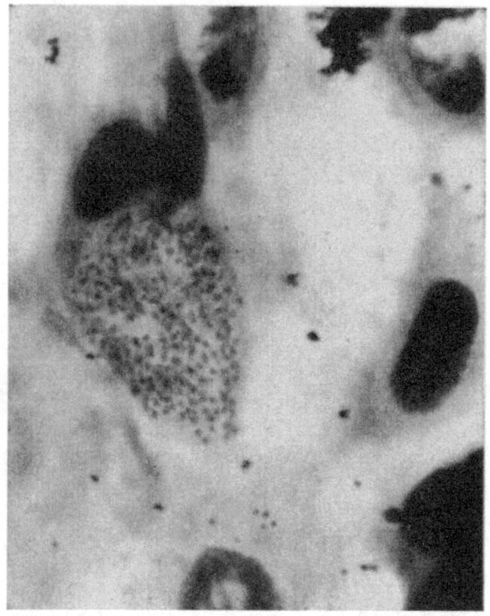

Abb. 5. Toxoplasma gondii im Milz-Tupfpräparat eines infizierten Goldhamsters mit *latenter* Infektion (Bildung einer Pseudocyste mit zahlreichen kleinen Parasiten). Vergrößerungsmaßstab wie Abb. 4. (Mikrophotogramm WESTPHAL; Giemsa-Färbung.)

Während CRAIG und FAUST sie noch den Sarkosporidien zuzählen, ohne aber eine restlos zwingende Begründung dafür geben zu können, hat REICHENOW die Vermutung ausgesprochen, daß sie unter Umständen gar nicht zu den Protozoen gehörten, sondern den Pilzen zuzurechnen seien. In jüngster Zeit weist WESTPHAL ihnen *auf Grund seiner letzten Untersuchungen eine Stellung in der Nähe der Trypanosomen und Leishmanien zu.*

Die Toxoplasmen sind außerhalb ihres Wirtes gegen Eintrocknung sehr empfindlich. In feuchtem Milieu wie frischem, feuchten Kot bleiben sie vorübergehend lebensfähig, während sie in getrocknetem Kot sofort absterben. In destilliertem Wasser halten sie sich nur 15 min, in feuchtem physiologischen Milieu bei 0—25° bleiben sie bis zu 17 Tagen infektionsfähig. MESNIL und SARRAILHÉ fanden die Ascitesflüssigkeit einer Maus noch 18—50 Std nach dem Tod infektionsfähig.

Der Parasit hat Eigenbewegung. Die Frage der *Geißelbildung* ist aber noch nicht ganz geklärt. B. CROSS und auch SPLENDORE glauben begeißelte Stadien gefunden zu haben. GUIMARAES und H. MEYER fanden (1942) undulierende Bewegungen freier Toxoplasmen auf dem Wege von einer Zelle zur anderen und ein aktives Eindringen mit der Trombicula, dem einen spitzen Ende des Parasiten, in die Wirtszelle. Sie stehen damit im Gegensatz zu anderen Beobachtern, die die Beweglichkeit weitgehend ablehnen. In jüngster Zeit fand PIEKARSKI begeißelte Formen, die er aber nicht sicher zu den Toxoplasmen rechnen zu können glaubt. Die letzten Untersuchungen von WESTPHAL mit dem Phasenkontrastmikroskop dürften aber das Vorhandensein geißeltragender Formen wahrscheinlich gemacht haben.

Nach der etwas erweiterten Aufstellung von BINKHORST und PIEKARSKI wurden die Erreger bisher bei folgenden Tieren gefunden: Gundi, Kaninchen, Frettchen, Katzen, Hunden, Affen, Hasen, Meerschweinchen, Ratten, Mäusen, Eichhörnchen, Schafen, Maulwürfen, Wombat, Schweinen, Singvögeln, Kanarienvögeln, Sperlingen, Wachteln, Tauben, Hühnern, Geiern, Schlangen, Eidechsen, Fröschen und Fischen.

Natürliche Toxoplasmainfektionen bei Tieren. Bei den Erkrankungsabläufen des *Gundi* glaubten NICOLLE und CONOR gewisse jahreszeitliche Schwankungen, die auch von PIXEL bestätigt wurden, mit geringster Mortalität im Juli/August, festgestellt zu haben. Sie vermuten, daß Zecken oder Milben dabei eine Rolle spielen, die sie auch für die Übertragung von Tier zu Tier verantwortlich machen.

Bei *Hasen* tritt, allem Anschein nach besonders in der kälteren Jahreszeit, ein durch Toxoplasmen hervorgerufenes Krankheitsbild mit charakteristischem Organbefund, wie Hyperämie der Lungen, Leber und Milz sowie Transsudaten in den Körperhöhlen, auf. Diese Beobachtungen machten HÜLPHERS, LILLENGEN und SVEN RUBARTH in Schweden und CHRISTIANSEN in Dänemark besonders auf Bornholm bei 27 bzw. 21 Tieren in freier Wildbahn, die tot aufgefunden wurden.

Auch bei wilden *Ratten* ließ sich der Erreger nachweisen (FERRIN, BRIGHAM und PICKENS 1943).

Spontan infizierte *Meerschweinchen* wurden von SPENA in Abessinien (1947) gefunden, von DE RODANICHE und DE PINZON sowie von RODHAIN und HENDRIX in Panama. Die Parasiten sind für diese Tierart sehr pathogen. Es kommt zur Allgemeininfektion, der die Tiere meist nach 7—12 Tagen erliegen. Bei der Sektion zeigen sie brüchige Milzen, Leber- und Lungenveränderungen, Parasiten in allen Organen und auch in Pleura- und Peritonealexsudat.

Erkrankungen der *Hunde* verlaufen bei Jungtieren meist tödlich unter starker Abmagerung, zunehmender allgemeiner Schwäche, Atemnot, Anämie und blutigen Durchfällen. Ältere Tiere genesen meist oder es entwickelt sich eine chronische Enteritis. Sie können aber dann auch nach Genesung zu Parasitenträgern werden.

Die Hundetoxoplasmose kann, soweit sich dieses Krankheitsbild heute übersehen läßt, in verschiedenen Formen verlaufen. Einmal kann das Bild einer Darminfektion vorliegen, wie es SJOLTE schildert, mit Geschwüren in Magen, Dünndarm und Dickdarm, die auch rectoskopisch nachweisbar sind (OTTEN). Dabei finden sich reichlich Toxoplasmen in der Umgebung der Geschwüre, und in den zugehörigen Lymphknoten lassen sich tuberkuloseähnliche Veränderungen ebenfalls mit reichlich Parasiten nachweisen. Auch Herde in der Leber können dabei auftreten. Diese Befunde sprechen nach SJOLTE für einen *oralen Infektionsweg*. Zum anderen kann das Bild einer miliaren croupösen Pneumonie vorliegen mit einem positiven Toxoplasmenbefund in den Alveolarmakrophagen. Zum dritten beobachteten OTTEN, WESTPHAL und KAJAHN Symptomenkomplexe, die der nervösen Staupe glichen, also meningoencephalitische Bilder (FANKHAUSER). Bei 2 dieser Fälle war es trotz Staupe-Schutzimpfung zum „Staupedurchbruch" gekommen, der sich aber als Toxoplasmose klären ließ. Man wird also bei Durchfallerkrankungen, besonders bei chronischen Durchfällen, sowie bei „nervöser Staupe" der Hunde immer an die Möglichkeit einer Toxoplasmose denken müssen. Auf die Bedeutung dieser Bilder für die menschliche Erkrankung ist später noch einzugehen.

Nach CHATTON und BLANC sowie OLAFSON und MONLUX sind *Katzen noch viel empfindlicher für die Infektion* als Hunde. Hier verläuft die Erkrankung gleichfalls unter dem Bild einer Colitis oder auch einer Bronchopneumonie.

Auch das *Hausschwein* kommt als Toxoplasmaträger in Frage (PIEKARSKI). In letzter Zeit hat sich mit dieser Frage und besonders mit dem Problem der Jungtiererkrankung ENIGK beschäftigt.

Untersuchungen von EICHENWALD haben ferner ergeben, daß das *Rind* für Toxoplasmen empfänglich sein soll.

Bei *Schafen* in Australien stellten WICKHAM, NANCY und CARNE eine Spontanerkrankung an Toxoplasmose fest.

Die *Vogeltoxoplasmose*, deren Erreger man längere Zeit als eigene Art auffaßte (Toxoplasma avium), ist mit der vorher beschriebenen Toxoplasmainfektion der Säugetiere identisch. Natürliche Infektionen wurden vor allem bei den *Tauben* gefunden Die Erkrankungen verlaufen hier unter hohem Fieber, Schwäche, Gleichgewichtsstörungen und Krämpfen. Bei den verendeten

Tieren findet man vor allem Veränderungen im Gehirn und Rückenmark sowie eine Peritonitis mit beträchtlicher Menge von Schleim und Makrophagen mit zahlreichen Parasiten. Auch in Lunge, Niere, Milz, Herz und Leber finden sich reichlich Toxoplasmen (HEPDING, BORN u. a.). Bei der Toxoplasmainfektion des *Haushuhnes* treten ähnliche Veränderungen auf wie beim Menschen, nämlich Retinaprozesse. Man findet auch in allen Teilen des Auges Parasiten. Erwähnenswert ist auch der Befund von WOLFFSON 1941, der Toxoplasmen in den Erythrocyten von Kanarienvögeln und Enten kurz vor ihrem Tod fand (im Gegensatz zum Menschen! Abgesehen von jener fraglichen Beobachtung von CASTELLANI, s. S. 736 unten). Befallen wurden meist unreife Erythrocyten.

Bei *Affen* wurden natürliche Infektionen festgestellt, die unter Fieber und heftigem Schüttelfrost abliefen und pathologisch-anatomisch ein meningoencephalitisches Bild boten. Die im Gehirn verstreut zu findenden Toxoplasmacysten wiesen auffallend wenig Umgebungsreaktionen auf.

Experimentelle Toxoplasmainfektionen bei Tieren. Die *Maus* ist für die Infektion sehr empfänglich. Bei intraabdominaler Infektion gehen die Tiere nach 5—6 Tagen ein unter Auftreten einer schlaffen Lähmung der Hinterbeine kurz vor dem Tode. Bei intracerebraler Infektion ist der Verlauf noch rascher, meist nur 4—5 Tage. Es gibt aber auch Toxoplasmenstämme, die einen chronischen Krankheitsverlauf bei der Maus herbeiführen (LEVADITI, MANWELL, COULSTON, BINCKLEY und JONES). Übertragung von Maus zu Maus wurde bisher nicht eindeutig beobachtet. Wohl aber kommt es durch Verfütterung toxoplasma-infizierten Fleisches zur Infektion. Wahrscheinlich spielt eine Milbe Liponyssus muris, die gelegentlich auch auf den Menschen übergehen kann, für die Verbreitung unter den Tieren eine wichtige Rolle (MOOSER, Beobachtungen in der Schweiz). Wenn auch in den meisten Fällen der abgesetzte Kot und Urin nicht parasitenhaltig sind, so zeigte doch die direkte mikroskopische Untersuchung des frisch entnommenen Darminhaltes häufig Parasiten. Bei den erkrankten Mäusen müssen die Parasiten zeitweise im strömenden Blut kreisen, denn sowohl SARRAILHÉ wie PIEKARSKI gelang die Infektion mit Herzblut erkrankter Tiere. Nach FRITZ sind Toxoplasmen vom 3.—10. Tag nach der Infektion im Blut vorhanden. LAVEN und WESTPHAL konnten bei intravenös infizierten Mäusen die Erreger noch nach einigen Stunden im Blut nachweisen, dann allerdings verschwanden sie und traten erst kurz vor dem Tod wieder als freie, infektionsfähige Formen im Blut auf. Die letztgenannten Untersucher konnten auch feststellen, daß zur Infektion der weißen Maus nur ganz geringe Parasitenmengen notwendig sind, vielleicht nur ein einziger.

Bei experimenteller Infektion zeigten sich auch die *Ratten* empfänglich, sie überwanden meist die Erkrankung, konnten aber zu Parasitenausscheidern werden.

Die *Kaninchen* gehen an der Infektion meist innerhalb von 5—7 Tagen zugrunde. Bei ihnen sind die nervösen Zentren am stärksten befallen, und es tritt fast regelmäßig eine tödliche Encephalomyelitis auf. Im Urin der erkrankten Kaninchen sind Toxoplasmen nachweisbar (ADAMS und Mitarbeiter). Bei intracutaner Infektion kommt es zunächst zu einer Quaddel, die schnell verschwindet, nach 2—4 Tagen tritt eine neue Quaddel an der Einstichstelle auf, der nach weiteren 3—7 Tagen eine Nekrose folgt. *Drei Tage etwa bleibt die Infektion lokalisiert,* dann wird sie *generalisiert,* und die Parasiten können alle Organe befallen. Diese Beobachtung führte zu dem von SABIN und OLITZKY ausgearbeiteten Kaninchen-Rückenhauttest.

Nachdem man auf Grund der Spontanerkrankungen die Empfänglichkeit der Meerschweinchen für die Infektion festgestellt hatte, hat man auch mit artefiziellen Infektionen gearbeitet.

Unter den vielen experimentellen, teils auch unbeabsichtigten *Affen*-Infektionen (NICOLLE und MANCEAUX, NICOLLE und CONOR, LEVADITI und Mitarbeiter, SABIN und OLITZKY) kam es teils zu Erscheinungen meningoencephalitischer Art, teils blieben die Tiere symptomfrei, wobei trotz der Symptomfreiheit und des Fehlens von lokalen Zellreaktionen Toxoplasmaanhäufungen in der parietalen Großhirnrinde festzustellen waren (KOPCIOWSKA und NICOLAU 1938). COWEN und WOLF gelang es, bei experimentellen Untersuchungen einen Macacusaffen intracerebral zu infizieren. Er starb unter einer Meningoencephalitis mit Krampfzuständen und zeigte vorwiegend Veränderungen am Gehirn, am Herzen, in der quergestreiften Muskulatur und im Rete testis. Parasiten waren vorwiegend in den Leptomeningen, im Herzen und im Hoden nachzuweisen. Auch 2 weitere infizierte Affen, bei denen der Parasitennachweis nicht gelang, zeigten Myokardschäden.

Als *brauchbarstes Versuchstier* hat sich nach WESTPHAL der *Goldhamster* erwiesen. Bei ihm geht die Infektion praktisch immer an. Sie führt je nach Stärke zu einer Erkrankung, unter Umständen zum Tode des Tieres oder verläuft ganz latent. Bei Fütterungsversuchen konnte WESTPHAL hier massive Infektionen der Lungen, Leber, Milz und anderer Organe beobachten. Bei der Übertragung von verdächtigem menschlichen Untersuchungsmaterial kommt es meist zu chronischen oder latenten Infektionsverläufen.

Künstliche Infektionen bei *Tauben* führten CARINI und MACIEL durch Einbringen parasitenhaltigen Materials auf die Mund- und Magenschleimhaut sowie auf die Augenbindehaut durch. Die Krankheitserscheinungen waren gleich denen der natürlichen Infektion, in ihrer Intensität abhängig von der Infektionsstärke.

Als *Infektionsweg von Tier zu Tier* kommt einmal die Schmutzinfektion in Betracht, zum anderen kann auch als Infektionsmodus der Kannibalismus eine Rolle spielen, wie Fütterungsversuche von WESTPHAL ergeben haben. Der Stuhl und Urin erkrankter Tiere, wie Mäuse, Ratten, Goldhamster und Hunde (WESTPHAL, FINKE u. a.), enthält meist auch Erreger. Ebenso finden sich in der Milch infizierter Muttertiere (Mäuseversuche von EICHENWALD und WESTPHAL) Toxoplasmen, so daß auch eine Infektion nicht nur intrauterin, wie sie häufig beobachtet wurde, sondern auch postnatal durch infizierte Muttermilch möglich ist, abgesehen von der späteren erworbenen Infektion.

Die *Bedeutung blutsaugender Insekten* für die Übertragung der Erkrankung wurde wiederholt in Erwägung gezogen. So wiesen schon NICOLLE und CONOR auf die mögliche Überträgerrolle von Milben und Zecken hin. Übertragungsversuche von PIEKARSKI auf Flöhe (Ctenopsyllus segnis) und Bettwanzen (Cimex lectularia) sowie intracoelomal bei Wanzen der Gattung Rhodnius glückten. Eine Überimpfung durch Flohstich gelang nicht (LAVEN und WESTPHAL), wohl aber durch Injektion zerriebener Flöhe oder auch Verfütterung infizierter Flöhe, ein Verfahren, das natürliche Gegebenheiten nachahmt, da gesunde Tiere die Flöhe abfressen und dabei durch Zerbeißen infizierter Arthropoden gefährdet werden können. Die Rolle der Schmeißfliege bei der Verschleppung und Übertragung infektiösen Materials untersuchte VAN THIEL. Er ließ Fliegen infektiöses Material fressen und brachte sie dann wieder zum Erbrechen. Mit dem Erbrochenen ließen sich Mäuse infizieren. So ist eine Übertragung indirekt möglich, da Toxoplasmen infektionstüchtig weiter transportiert werden können. Auch an die Möglichkeit der Ausscheidung der Erreger mit dem Insektenkot muß gedacht werden und daran, daß es durch Juckreiz zum Einreiben des Kotes in die Stichwunde und damit zur Infektion kommen könnte. Schließlich bietet das Zerdrücken des mit infektiösem Material gefüllten Insekts auf der durch den Stich geschaffenen Hautwunde auch noch eine Infektionsmöglichkeit.

Kulturverfahren. Die bisherigen Versuche, den Parasiten auf künstlichen Nährmedien zu züchten, schlugen fehl. Dagegen konnte eine Vermehrung der Toxoplasmen im Hühnerembryonalgewebe und in der Gewebskultur erzielt werden (LEVADITI und Mitarbeiter sowie WOLF, COWEN und PAIGE, WEINMAN, WARREN und RUSS, MACFARLANE und RUCHMAN). Die von LEVADITI mit toxoplasmahaltiger Kaninchenhirnemulsion infizierten Hühnerembryonen kamen noch zum Schlüpfen, starben aber 2—5 Tage nachher und zeigten in Hirn-, Milz- und Leberausstrichen zahlreiche Parasiten. In geringerem Maße waren die anderen Organe befallen. Im strömenden Blut fanden sich die Parasiten vorwiegend in Leukocyten, einzelne aber auch frei im Blutplasma. Eine Aufbewahrung in der infizierten Chorionallantoismembran bei 4° C erhielt die Organismen 1 Monat lang lebensfähig. Erfolgreiche Kulturen auf Hühnerembryonalgewebe in vitro führten GUIMARAES und H. MEYER (1942) durch. Eine Verimpfung des Explantats auf Mäuse gelang noch 9 Wochen nach Kulturbeginn.

Die Toxoplasmen lassen sich auf der Chorionallantoismembran des bebrüteten Hühnereies züchten. Im ganzen sind die Kulturverfahren aber so kompliziert, daß sie praktisch für die diagnostische Arbeit noch keine Verwendung finden.

Verbreitung. Die Toxoplasmose ist in ihrer Verbreitung nicht auf einen Erdteil beschränkt. Ob bestimmte klimatische Verhältnisse begünstigend wirken, etwa die kälteren Jahreszeiten, ist heute noch nicht klar zu übersehen. Mitteilungen über tierische und menschliche Erkrankungen liegen fast aus allen Teilen der Welt vor, so aus Nordafrika, Abessinien, Kongo-Gebiet und Südafrika, aus Brasilien, anderen Teilen Südamerikas, Mittelamerika, besonders Panama, vor allem dann aus den USA. In Indien beobachtete CASTELLANI schon 1913 einen ersten fraglichen Fall. Auch in Persien wurde die Infektion beobachtet (ANSARI und MINOU). In Australien fand man menschliche und tierische

Infektionen (EDMONDS, WICKHAM, NANCY und CARNE). Die Verbreitung in Europa ist sehr ausgedehnt. Mit zunehmender Intensität der Untersuchungen lassen sich immer mehr Infektionen feststellen. Vor allem aber ist zu erkennen, daß dieses Krankheitsbild wesentlich verbreiteter ist, als man allgemein angenommen hat. Von europäischen Ländern haben bisher die Schweiz, Schweden, Holland, Dänemark, Italien, England, Deutschland und die Tschechoslowakei Fälle, zum Teil schon in großer Zahl, aufzuweisen. In allen diesen Ländern ließen sich auch Tierinfektionen feststellen.

Übertragung. Nach den außerordentlich zahlreichen tierexperimentellen Untersuchungen hat sich gezeigt, daß die verschiedensten Übertragungswege möglich sind. Die Infektionen gehen bei intraperitonealer, intravenöser, subcutaner und auch intracutaner Injektion an. Besonders bedeutungsvoll sind die Fütterungsversuche mit toxoplasmenhaltigem Futter, Organteilen von infizierten Tieren, Koprophagie o. ä.

Die *intakte Außenhaut vermag* der Parasit nach allen heute vorliegenden Erfahrungen *nicht zu durchdringen*, jedoch kann er allem Anschein nach jederzeit über *die intakte Schleimhaut in den Organismus einbrechen*. Welcher Infektionsweg für die menschliche Erkrankung die Hauptrolle spielt, ist zur Zeit noch nicht sicher zu sagen.

Lokalinfektionen kennen wir bisher bei dieser Erkrankung nicht, so daß wir auch nicht an Hand dieser eine genaue Aussage über die Eintrittspforte der Erreger machen können. Gewisse Zusammenhänge beim Zustandekommen einer Infektion sind allerdings schon heute sehr klar; das sei am besten an einem Beispiel erläutert:

Der Hund einer 25jährigen Frau, die im 2.—3. Schwangerschaftsmonat ist, erkrankt an „Gehirnstaupe" trotz vorausgegangener Staupeschutzimpfung. Die Frau pflegt das Tier und füttert es mit der Hand. Etwa 8—10 Tage später fühlt sie sich schlecht, kein Fieber, aber Kopfschmerz, Übelkeit, zunächst auf die Schwangerschaft bezogen. Zunahme der Beschwerden, darauf frauenärztliche Untersuchung. Sie ergab Fruchttod. Die abgestorbene Frucht konnte leider nicht untersucht werden. Nachträglich durchgeführte Untersuchung von Frau und Hund zeigte bei beiden eine *4fach positive Komplementbindungsreaktion*. Beispiele ähnlicher Art könnten wir aus unserem Beobachtungsgut in größerer Zahl anführen. FRITZ glaubt allerdings, gestützt auf Untersuchungen von FANKHAUSER, daß eine Übertragung der Toxoplasmose vom Hund auf den Menschen auf Grund seines Materials *nicht* wahrscheinlich sei.

Der Kontakt mit kranken oder latent infizierten Tieren, die Parasitenausscheider sind, spielt aber doch nach unserer Auffassung *eine sehr erhebliche Rolle*. Darauf wies auch schon SABIN hin, der Kaninchenhändler infiziert fand und auch bei Laboranten eine positive Seroreaktion nachweisen konnte, die sich mutmaßlich beim Umgang mit infizierten Tieren angesteckt hatten. Auch WESTPHAL und PIEKARSKI machten die Beobachtung, daß Laboranten und technische Assistentinnen des Toxoplasmose-Laboratoriums, wie es auch BENGTSSON mitteilte, sich bei der Arbeit infizieren können.

In diesem Zusammenhang sind auch die Reihenuntersuchungen von PIEKARSKI an den Schülern der Landwirtschaftlichen Hochschule in Bonn von Bedeutung, die ergaben, daß unter diesem Personenkreis, der sich durchweg gesund fühlte, 15—20% eine positive Serofarbprobe zeigten, während die Prozentzahl für die Bonner städtische Bevölkerung bei 7,5% lag. Bei der Hamburger Bevölkerung stellte WESTPHAL einen Prozentsatz von 2—3% fest. Diese Prozentzahl ist nach seinen neuesten Untersuchungen auf etwa 15—20% zu erhöhen. Es gibt also bei diesem Infektionsgeschehen einen hohen Prozentsatz unterschwelliger bzw. latenter Infektionen oder abortiver Verläufe beim Erwachsenen, vielleicht auch beim älteren Kind. Der große Prozentsatz solcher Fälle unter den Angehörigen landwirtschaftlicher Berufe weist auch hier auf den Weg des nahen Kontaktes mit Tieren hin. Hier sei schon auf die später noch näher zu besprechenden Versuche von OTTEN, WESTPHAL und KAJAHN verwiesen, die in der Umgebung infizierter, kranker Hunde etwa 85% der Personen mit positiver Komplementbindung fanden. So kann man auf Grund unseres heutigen Wissens sagen, daß *bestimmte Personenkreise besonders gefährdet sind*, wie *Bauern, Tierhalter, Tierpfleger, Tierärzte*, selbstverständlich *Hunde-* und *Kaninchenzüchter*.

Ob bei der Pflege toxoplasmosekranker Kinder oder Erwachsener Infektionen möglich sind, muß heute noch offenbleiben. Immerhin läßt eine Beobachtung von PIEKARSKI (und MOHR) an diese Möglichkeit denken.

RIEGER äußerte die Ansicht, daß mehr noch als Hund und Kaninchen die Ratte für die menschliche Infektion verantwortlich zu machen und der gefährlichste Überträger sei, da sie sehr oft Berührung mit den ansteckungsgefährdeten Haustieren (Kaninchen, Schwein, Hund, Katze) habe. Ob die Beschmutzung der Nahrungsmittel durch erkrankte Ratten und Mäuse auch als Infektionsquelle in wesentlichem Umfang in Betracht kommt, erscheint fraglich.

Im ganzen gesehen spielt aber der Weg über die Schmier- und Schmutzinfektion wohl die Hauptrolle. Allerdings lassen die Beobachtung von PIEKARSKI und ENIGK über die Verseuchung der Schweine mit Toxoplasmose sowie die Befunde von EICHENWALD über diese Erkrankung bei Rindern daran denken, daß auch ein Infektionsweg über den Genuß frisch geschlachteten Fleisches möglich sein könnte, wie es als „Hack" oder in sonstiger Rohzubereitung in der Küche Verwendung findet (Analogie zu den Fütterungsversuchen von WESTPHAL).

Bei der Erwägung des oralen Infektionsweges muß auch der Versuche von EICHENWALD und WESTPHAL gedacht werden, die durch Gabe von Milch toxoplasmosekranker Muttertiere die Infektion übertragen konnten. Bei Aufzucht sicher infektionsfreier Jungtiere mit der Milch von toxoplasmosekranken Muttertieren gelang es EICHENWALD in 26% der Fälle, eine Erkrankung zu übertragen. Beließ man die intrauterin schon infizierten Tiere bei dem kranken Muttertier, so wurden 52% der Jungtiere krank, während bei Aufzucht der Jungtiere einer kranken Mutter mit der Milch sicher gesunder Muttertiere nur 36% erkrankten. Dabei fiel auf, daß bei den mit Milch infizierten Tieren fast ausschließlich der Verdauungstrakt sowie Leber und Milz von Parasiten durchsetzt waren, während bei den intrauterin infizierten Tieren alle Organe mit einer wesentlich größeren Parasitenmenge überschwemmt gefunden wurden.

An die Möglichkeit eines oralen Weges muß natürlich auch bei der menschlichen Infektion gedacht werden. Für diesen Infektionsweg beim Menschen spricht auch die Beobachtung von BENGTSSON bei einer Laborantin, die mit dem Mund Material, das lebende Toxoplasmen enthielt, pipettierte und im Anschluß daran erkrankte. Diese Erkrankung war von einer Lymphdrüsenschwellung im Halsbereich begleitet, also in dem Bezirk, der der Mundhöhle zugehört, wenn man die Mundschleimhaut in diesem Fall als Infektionseintrittsstelle auffaßt. So ist auch auf dem oralen Weg während der Stillzeit die Infektion eines Kindes von einer toxoplasmainfizierten Mutter oder Amme möglich, das vorher gesund gewesen ist. Als letztes, aber vielleicht nicht bedeutungslosestes muß auf die Möglichkeit der Infektion über die Milch erkrankter Kühe aufmerksam gemacht werden (THALHAMMER).

Auf die Übertragung durch blutsaugende Insekten wurde schon hingewiesen. Sie spielt für die menschliche Infektion, wenn überhaupt, nur eine sehr geringe Rolle.

Eine *intravaginale* Infektion gelang bei Mäusen, ebenso eine intrauterine, allerdings besitzen diese Tiere eine sehr hohe Empfindlichkeit gegenüber den Toxoplasmen. Dabei konnte gezeigt werden, daß es zunächst zu Primärherden in der Wand der Vagina kommt, sie treten dann ins Blut über und in die Gewebe einschließlich der Placenta. Hier setzen sie zwischen dem 3. und 9. Tag der Trächtigkeit disseminierte Schäden und treten in den fetalen Kreislauf über. Aus den Feten konnten sie durch Tierversuch vom 17. Tag der Trächtigkeit an nachgewiesen werden. Eine konnatale Toxoplasmose zeigte sich nur bei den Jungtieren, deren Mütter zwischen dem 7. und 9. Tag der Trächtigkeit infiziert worden waren, während die Nachkommenschaft der später infizierten normal war. Die vor dem 7. Tag infizierten gebaren in der Regel keine lebenden Jungen. Von den konnatal erkrankten blieben einige symptomlos, einige zeigten eine verzögerte Entwicklung, einige erkrankten und starben in der 2.—4. Lebenswoche (COWEN und WOLF). Versuche in dieser Richtung bei Affen fielen negativ aus. Immerhin muß auch an diesen Infektionsweg gedacht werden bei der Fähigkeit des Parasiten, die normale Schleimhaut zu durchdringen.

In diesem Zusammenhang ist auch die Frage der *Übertragung der Toxoplasmose zwischen Ehepartnern* zu erwähnen. Im allgemeinen wird sie zu verneinen sein, da bisher weder im Sperma noch im Vaginalsekret Toxoplasmen gefunden wurden. Systematische Untersuchungen größeren Umfangs in dieser Richtung fehlen allerdings bis heute. Rein theoretisch betrachtet [siehe Mäuseversuch mit intravaginaler Übertragung (WOLF und COWEN)], ist die Möglichkeit nicht ganz von der Hand zu weisen.

Schließlich besteht noch die Möglichkeit des Eindringens der Parasiten durch kleine Hautrisse oder Wunden.

Die *konnatale Toxoplasmose* ist nur im Zusammenhang mit einer Infektion der Mutter möglich. SABIN stellte fest, daß die Seroreaktion auch bei den Müttern noch positiv sein konnte, die nach der Geburt eines infizierten Kindes ein normales geboren hatten. Über einen Zeitraum von 6 Jahren konnte das Fortbestehen komplementbindender Antikörper mit und ohne klinische Symptome beim Menschen beobachtet werden. FRENKEL glaubte noch, daß eine primäre Infektion der Mutter während oder kurz vor der Schwangerschaft vorliegen müsse, da ihm bis dahin kein Fall bekannt geworden war, in dem die Mutter in mehr als einer Gravidität die Infektion weitergegeben hatte. Diese Mitteilung muß auf Grund der letzten Untersuchungen dahingehend ergänzt werden, daß es sehr wohl möglich ist, daß auch in einer 2. oder 3. Schwangerschaft, zumal wenn diese in dichter Folge durchgemacht werden, die Feten durch die Toxoplasmose gezeichnet werden können.

Die Infektion der Mutter läuft in der Mehrzahl der Fälle symptomenfrei oder doch sehr erscheinungsarm ab. Die Beobachtung akuter, stürmischer Krankheitszeichen, wie die von MOHR und TILING beobachteten Encephalomyelitiden von Müttern während der Schwangerschaft, die dann Kinder mit typischen, auf eine Toxoplasmose-Embryopathie verdächtigen Erscheinungen gebaren, gehört zu den Seltenheiten.

Für die Art und Schwere der konnatalen Infektion spielen sicher aber doch eine Reihe von Faktoren eine Rolle:

1. Ist es sicher nicht gleichgültig, zu welchem Zeitpunkt die mütterliche Infektion erfolgt ist. Wahrscheinlich sind frisch erworbene Infektionen ungünstiger als schon länger bestehende, wenn auch diese selbst nach mehr als zwei Jahren noch die Möglichkeit einer Infektiosität in sich zu tragen scheinen und die konnatale Infektion eines Kindes *nicht* die Infektion weiterer Schwangerschaften auszuschließen scheint (eigene Beobachtungen zusammen mit TILING).

2. Wird die Stärke der Infektion und die Virulenz des Erregers von Bedeutung sein. Die Frage der Superinfektion muß noch offenbleiben[1].

3. Kommt der Resistenzlage des Embryos auch eine erhebliche Bedeutung zu. Sicher ist denkbar, daß bei guter Resistenzlage von Mutter und Kind eine Infektion des letzteren ausbleiben kann. Hier sei auf die Beobachtung von Gard und Magnusson (1950) verwiesen, die bei einer Schwangeren eine akute Toxoplasmose mit Drüsenerscheinungen beobachteten, einen sehr hohen Titer fanden und später feststellen konnten, daß das Kind keine Krankheitserscheinungen, wohl aber einen sehr hohen Titer aufwies, der im Laufe des 1. Lebensjahres dann zurückging (stille Feiung). Fr. Koch weist auf die Möglichkeit der rein passiven Übertragung der Antikörper von der Mutter auf das Kind ohne nachweisbare Krankheitserscheinungen bei dem letzteren an Hand eines eigenen Falles hin.

In diesem Zusammenhang sei noch auf die Beobachtungen von Westphal verwiesen, der im Tierexperiment bei der Infektion einer trächtigen Hündin 8 Tage vor dem Wurf feststellen konnte, daß von diesem Wurf alle Tiere infiziert waren und eingingen. Von dem nächsten Wurf $^1/_2$ Jahr später aber zeigte nur 1 Tier von 6 Welpen einen positiven Serofarbtest.

Auf welchem Wege die intrauterine Infektion zustande kommt, ist auch noch nicht einwandfrei geklärt. Im Tierversuch hat sich ergeben, daß im Laufe jeder Infektion zu bestimmten Zeiten Parasitenausschwemmungen ins Blut erfolgen. Bei solcher Ausschwemmung, bei der die Parasiten neue Zellen befallen, könnte es auch zu einer Durchwanderung der Placenta kommen. Hierfür spricht auch der Versuch von Westphal. Da die Jungtiere alle bald nach der Geburt eingingen, kann nicht angenommen werden, daß es erst unter dem Partus zur Infektion gekommen sein sollte.

Auch Tiling glaubt die Beobachtung zweier Fälle mit Placentarmißbildung im Sinne einer Placentarinfektion ähnlich denen bei Lues deuten zu müssen.

Eigentliche Epidemien an dieser Erkrankung werden wohl kaum zu beobachten sein. Wohl aber besteht die Möglichkeit von *Gruppenerkrankungen* oder *Familienerkrankungen* im Umkreis erkrankter Tiere. In dieser Richtung weisen auch Untersuchungen von Otten, Westphal und Kajahn.

Von 38 Personen aus dem Umkreis von 23 im Serofarbtest nach Sabin-Feldman positiver Hunde, die eine Erkrankung durchgemacht hatten, zeigten 23 Personen ebenfalls eine positive Serofarbreaktion. In Fällen, in denen die Hunde mit Darmerscheinungen erkrankt waren, lag der Prozentsatz der seropositiven Menschen bei 84. Während von den Personen aus dem Umkreis mit Nervenerscheinungen erkrankter Hunde nur 20% einen positiven Serofarbtest aufwiesen. Auch diese Beobachtung ist epidemiologisch sehr wesentlich und weist erneut auf die Rolle des kranken Tieres als Infektionsquelle hin.

Die Frage nach der Altersgebundenheit der Toxoplasmose ist auf Grund der bisher vorliegenden Beobachtungen nicht ganz einfach zu entscheiden. Es scheint allerdings so, daß die Embryopathie, d. h. die Infektion des Feten, möglicherweise auch die direkt postnatal erworbene Infektion (Frauenmilch) schwerer und in ihren Folgen deläterer verläuft, da sie einen unausgereiften Organismus trifft, als die Infektion jenseits der Neugeborenenperiode. Zwar haben die Untersuchungen und Berichte der letzten Zeit auch auf schwere und lebensbedrohende Krankheitsverläufe im späteren Lebensalter hingewiesen, doch ist die Zahl dieser Beobachtungen noch relativ klein (Koch, Franke und Horst u. a.).

[1] Auf Grund von Mäuseversuchen stellte Thalhammer fest, daß die Infektionsdosis für den Verlauf wie bei vielen anderen Infektionen auch bei der Toxoplasmose von sehr großer Bedeutung ist. Da beim erwachsenen Menschen die Infektion meist nur mit sehr kleinen Dosen erfolgt, so kommt es meist nur zum Parasitenbefall, seltener und nur unter besonderen Umständen zur Erkrankung.

In diesem Zusammenhang ist auch die Feststellung von SABIN und FELDMAN von Interesse, daß unter älteren Menschen ein größerer Prozentsatz von Personen mit positivem SABIN-FELDMAN-Test zu finden ist als unter jüngeren Altersklassen. Auch THALHAMMER bestätigte auf Grund seiner Dermaltest-Untersuchungen diese Beobachtung, während IVERSEN und MOHR die Frage noch offenlassen.

Eine *Geschlechtsgebundenheit* der Infektion scheint nicht zu bestehen. Man kann auf Grund der bis heute vorliegenden Tatsachen noch nicht davon sprechen, daß Frauen in stärkerem Maße zu latenten oder akuten Erkrankungen neigen als Männer, wenngleich THALHAMMER auf Grund von 1006 Untersuchungen zu der Feststellung gekommen ist, daß vom 20. Lebensjahr ab die Durchseuchungsquote bei Frauen um 10—15% höher liegt als bei Männern. Aber auch hier bedarf es noch des Abschlusses großer Reihenuntersuchungen, ehe Entscheidendes gesagt werden kann.

Pathologische Anatomie. Bei den pathologisch-anatomischen Bildern, die durch diese Erkrankung hervorgerufen werden, muß zwischen den Embryopathien und ihren Spätfolgen sowie den bei dem Krankheitsbild der Erwachsenen beobachteten Veränderungen unterschieden werden. Der Unterschied liegt in der Hauptsache darin, daß die intrauterine Infektion zu einem Zeitpunkt den Organismus trifft, in dem er sich noch im Entwicklungsstadium befindet. Es ist hierbei an eine Schädigung der sog. „Organisatoren" (BAUTZMANN, oder wie TILING sie nennt, „Induktoren") zu denken, die eine Erklärung für die von WEYERS erhobenen Befunde gibt. Durch diese Entwicklungsbeeinträchtigung kommt es zum Teil zu sehr viel nachhaltigeren und ausgedehnteren Schäden als bei hämatogenen Aussaaten, die auf den schon ausgereiften Organismus treffen.

Die ersten ausführlichen histopathologischen Studien stammen von PAIGE, COWEN und WOLF, wenn man die früheren Mitteilungen von JANKŮ, VIRCHOW, SCHMINKE u. a. (s. oben) nicht auch in diesem Rahmen betrachten will. Doch war diesen, mit Ausnahme von JANKŮ, der Erreger und die ätiologischen Zusammenhänge noch nicht bekannt.

In der Folge haben dann BAMATTER, VOS, BINKHORST, DAVEL und Mitarbeiter, WINSSER, MAGNUSSON u. a. über Sektionsbefunde berichtet. Besonders ausführlich sind die Mitteilungen von WERTHEMANN, v. TÖRNE und SCHORN sowie in jüngster Zeit von JECKELN und RIEBE, FR. KOCH, SCHORN und ULE. Gerade die letzteren brachten, wie auch schon die amerikanischen Untersuchungen, eindeutige Beweise für den entzündlichen Ablauf des ganzen Geschehens. Die Encephalomyelitis beim Feten beginnt wahrscheinlich nach WERTHEMANN mit einer Vasculitis. Von dieser ausgehend entwickeln sich charakteristische kleine Granulome in der Wand der Capillaren, die sich aus gliösen, histiocytären und endothelialen Zellen aufbauen, bisweilen finden sich auch Epitheloidzellen.

Diese Gebilde erinnern, wie WERTHEMANN ausführt, an Fleckfiebergranulome. Im Hinblick auf den Protozoencharakter scheint auch ein Vergleich mit den DÜRCKschen Malariagranulomen naheliegend.

Aus diesen Granulomen entwickeln sich kleine, teils fibrinoide Nekrosen, die zerfallen können. Um diese Herde kommt es zu Ödemen und zur Anlagerung fibrinöser Exsudatmassen mit reichlich Monocyten, Plasmazellen und auch Eosinophilen. Im Zentrum der Nekrosen finden sich dann, wie JECKELN und RIEBE zeigten, Kerntrümmer sowie grob- bis feinkörnige Kalkniederschläge. Diese werden von allen Autoren als wesentliches diagnostisches Hinweissymptom gewertet (SCHÖPS u. a., besonders eindrucksvoll auch ein Fall von JAMMES). Um diese Zonen lagert sich ein Bezirk mit homogener Nekrose und staubfeinen Kalkniederschlägen sowie einzelnen Parasiten. Schießlich folgt ein Bereich mit zahlreichen Toxoplasmen und fibrinoider Nekrose. Das ganze wird nach außen von einem Granulationswall mit mehr oder minder starkem Ödem abgeschlossen. RIEBE und JECKELN weisen darauf hin, daß ein so kokardenähnlich aufgebauter Herd dem Zerfallsbereich einer Terminalkolonie entsprechen könne. Sie fanden in ihren Fällen neben den einzeln gelagerten Toxoplasmen in relativ unveränderten Gewebspartien noch nicht geplatzte Terminalkolonien. Die Kalkablagerungen finden sich häufig am Boden der Ventrikel unter dem Ependym und im Bereich des Plexus chorioideus. Letzteres erklärt den Occlusionshydrocephalus. Auch im subependymären Thalamusgebiet sahen RIEBE und JECKELN beim Zerfall von Terminalkolonien entstandene kleinste, umschriebene, frische Nekrosen.

Diese Herde imponieren im *makroskopischen* Schnitt als braun-gelbe bis rotbraune disseminierte Flecke. Daneben finden sich auch Zonen mit einer diffuseren entzündlichen Veränderung in der weichen Hirnhaut und den Rückenmarkshäuten. Die stärksten Veränderungen bilden sich periventrikulär im Bereich der grauen und weißen Substanz (WOLF, COWEN).

Im weiteren Verlauf kommt es zu größeren Erweichungsherden in beiden Hemisphären und zur Zunahme des Hydrocephalus internus. Oft spielt dabei eine Verlegung des Aquaeductus Sylvii durch entzündliche Prozesse eine Rolle. Der Liquor in den Hirnkammern, aber auch im Subduralraum kann xanthochrom, leicht trüb, oft zellreich sein. In anderen Fällen findet sich auch ein normochromer, zellarmer Liquor mit mehr oder minder geringer Verschiebung der Eiweißwerte. Die Meningen zeigen meist das Bild einer Leptomeningitis oder Pachymeningitis (Tiling).

Trifft der Prozeß das Zentralnervensystem frühzeitig, so wird auch die äußere Schädelform stark verändert. Verkleinerungen sind weniger oft zu beobachten als Vergrößerungen, bedingt durch den Hydrocephalus internus und externus.

Manche der mitgeteilten Befunde zeigen Gehirne, die derart stark verändert sind (Paige, Cowen, Wolf, Werthemann), daß nur noch schmale Randpartien von eigentlicher Gehirnsubstanz vorhanden sind, während vorwiegend der Hydrocephalus internus und externus den Schädelraum einnehmen. So kann es zu Zerstörungen von $^2/_3$ der Gehirnsubstanz kommen.

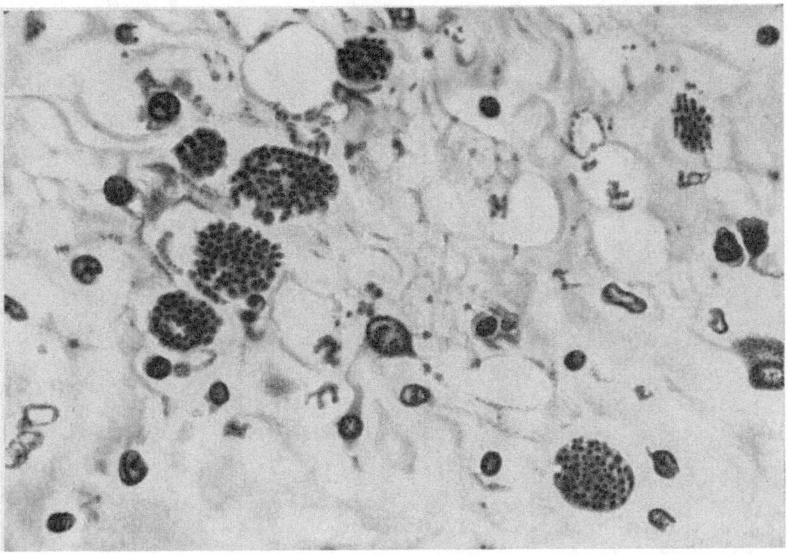

Abb. 6. Pseudocysten, intracerebral gelagert, mit zerstörtem Nervengewebe in der Umgebung ohne stärkere reaktiv entzündliche Veränderungen. [Nach Riebe: Beitr. pathol. Anat. **111**, 267 (1951).]

Die im Rückenmark zu findenden Herde weisen ähnlichen Bau auf wie die vorher geschilderten. Auch hier zeigen die älteren Stadien Kalkablagerungen, unter Umständen symmetrisch.

Zum Gefäßbindegewebsapparat scheint ebenfalls eine stärkere Affinität der Toxoplasmen zu bestehen.

Am *Auge* spielt sich der Prozeß der Chorioretinitis zunächst in der Umgegend der Macula ab. Wahrscheinlich dringt der Parasit über die Zentralarterie ins Auge ein. Zusätzliche Schädigungen der Linse und der Iris und Persistenz der Pupillarmembranen wurden beschrieben. Eine relativ häufige Störung ist der Mikrophthalmus, der meist einseitig, gelegentlich aber auch doppelseitig auftreten kann. Im weiteren Verlauf des Prozesses der Chorioretinitis wird die Retina herdförmig zerstört, das Pigmentepithel teils zerstört, teils aufgesplittert und zeigt in den Randzonen eine ausgesprochene Pigmentwucherung. So kann es zum Bild des Aderhautkoloboms, in weniger schweren Fällen zum Pfeffer- und Salzfundus kommen, wie er ähnlich bei Lues beobachtet wird. Abortive Formen zeigen in der Peripherie häufig einen eigenartig chagrinierten pigmentreichen Fundus. Selten finden sich fibrinöses Exsudat, Nekrose und stark entzündliche Infiltrate. In fortgeschrittenen Fällen kommt es zu Pseudokalkpräcipitaten ausgedehnter Art und stark grobkörnigen Kalkablagerungen. Der Nervus opticus kann das Bild einer schweren chronischen Neuritis zeigen. In einzelnen Fällen wird auch eine Opticusatrophie gesehen. Glaskörper und Skleren dagegen sind meist nicht oder nur wenig verändert.

Die im vorhergehenden Teil geschilderten Veränderungen am Gehirn und dem Auge als Hirnanhangsorgan treten in dieser ausgeprägten Form *nur* bei den Embryopathien, also den intrauterin erworbenen Erkrankungen auf. Bei der Infektion des älteren Kindes und des Erwachsenen werden sie in dieser ausgeprägten Form sehr selten oder gar nicht gesehen. Anders verhält es sich mit den im folgenden zu besprechenden Veränderungen. Sie können bei der intrauterinen Infektion ebenso auftreten wie bei der Erkrankung des Erwachsenen bzw. älteren Kindes.

Die *visceralen Organe* sind sehr oft mitbetroffen, allerdings wechselt die Stärke des Befalls. In erster Linie wird oft das *Herz* in Mitleidenschaft gezogen. Hier kommt es teils zu Cysteneinlagerungen zwischen die Muskelfasern ohne stärkere Reaktion, teils zu myokarditischen Bildern, gelegentlich auch zu Verkalkungsherden, wie sie pathologisch-histologisch von PAIGE, COWEN, WOLF, WYLLICE und FISHER, aber auch KEAN und GROCOTT sowie CALLAHAN beschrieben werden. Im Bereich dieser myokarditischen Herde können auch Nekrosen auftreten und Schwielenbildungen entstehen. Diese Veränderungen finden sich am schon

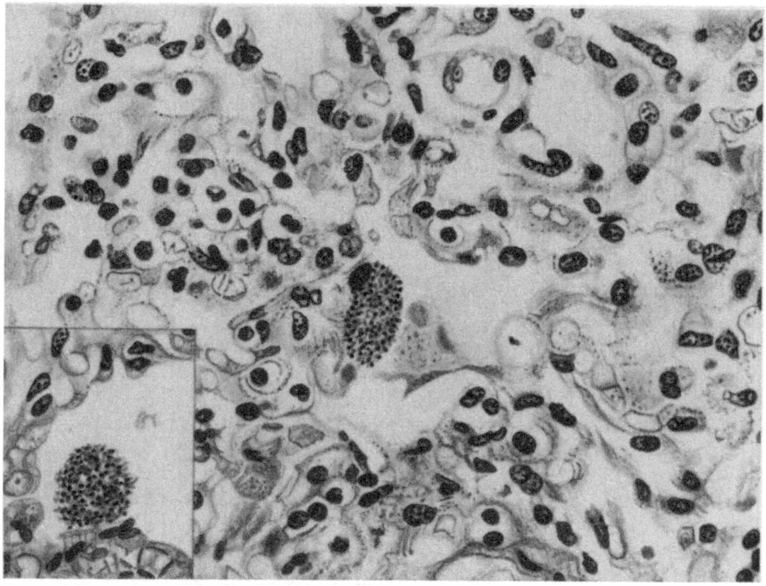

Abb. 7. Schnitt durch den Herzmuskel eines an einer generalisierten, kongenitalen Toxoplasmose verstorbenen Säuglings. Ausschnitt: Pseudocyste bei stärkerer Vergrößerung.
[Nach PAIGE, COWEN und WOLF: Amer. J. Dis. Childr. **63**, 474 (1942).]

voll entwickelten Herzen, daneben aber wurden auch Entwicklungshemmungen, als deren Folge „kongenitale Vitien“ auftraten, beobachtet, wenn die Infektion zu einem entsprechend früheren Zeitpunkt erfolgt war.

Die *Lungen* weisen bei stärkerem Befall das Bild einer interstitiellen Pneumonie auf. In den Alveolarräumen können sich dann parasitenhaltige Cysten finden.

Aus den Tierversuchen ist bekannt, daß *Leber* und *Milz* in sehr starkem Maße befallen sein können. Von den menschlichen Krankheitsfällen konnten nicht alle Untersucher übereinstimmend an diesen Organen Veränderungen beobachten. So glaubt WERTHEMANN auf Grund seiner Untersuchungen, daß diese Organe relativ selten befallen seien, während TOMLINSON, PINKERTON und HENDERSON Leberveränderungen im Sinne cirrhotischer Prozesse feststellten. Vereinzelt sind auch akut entzündliche Reaktionen beschrieben.

Schon unter den ersten in Europa beschriebenen Fällen fand sich auch einer mit Veränderungen der *Darmschleimhaut*, die durch tiefgreifende Geschwüre mit stärkerer Neigung zur Hämorrhagie gekennzeichnet waren (BAMATTER). In der Umgebung dieser Geschwüre ließen sich reichlicher Parasiten nachweisen.

Auch in den *Nieren* fanden sich Parasitenherde mit Nekrosen. Hier war besonders der Tubulusapparat verändert. PAIGE, COWEN und WOLF konnten darüber hinaus in der *Nebenniere*, der *Thyreoidea*, den *Ovarien* und auch den *Testes* parasitenhaltige Herde mit Nekrosebildung und entzündlicher Reaktion finden.

In den *Lymphdrüsen* in der Umgebung der fraglichen Eintrittspforte können sich parasitenhaltige Entzündungsherde des oben beschriebenen Charakters bilden.

Schließlich sei auch noch darauf hingewiesen, daß neben PAIGE, COWEN und WOLF auch andere Autoren, z. B. JECKELN, in den *Skeletmuskeln* Parasiten, Pseudocysten und in den Muskelfibrillen lagernde Parasiten nachweisen konnten, so daß von einzelnen sogar die Probeexcision von Muskelstücken zum Parasitennachweis herangezogen wurde (Mantz, Daily und Grocott).

Der *Erregernachweis in den Gewebsschnitten* macht in den Fällen mit massiver Infektion keine Schwierigkeiten. Hier kann mit der Hämatoxylin-Eosin-, mit Giemsa- oder van Gieson-Färbung gearbeitet werden (Werthemann). Schwieriger wird es schon bei Fällen mit spärlichem Parasitenbefall oder bei älteren Fällen, die nur ausgedehnte Verkalkungen aufweisen. Hier kann der Nachweis überhaupt nicht mehr möglich sein. Die Amerikaner sprechen dann von sog. „burnt-out" (ausgebrannten) Fällen. Hier vermag das pathologisch-anatomische Bild nur eine Verdachtsdiagnose zu ermöglichen. Die Sicherung der Diagnose wird dann, wenn überhaupt, nur auf Grund der Vorgeschichte, der serologischen Prüfung und des Dermaltests möglich sein.

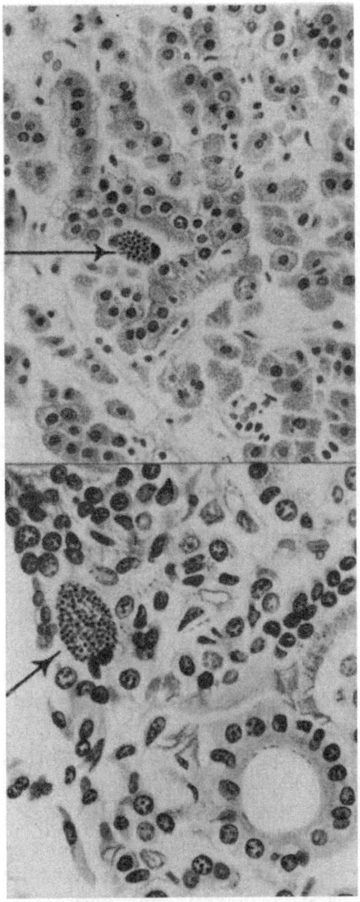

Abb. 8. Schnitt durch die Lunge eines an einer generalisierten, kongenitalen Toxoplasmose verstorbenen Säuglings. Interstitielle Entzündung, intraalveolar gelagerte Pseudocyste. Unten: Pseudocyste (Pfeil) nochmals in stärkerer Vergrößerung. [Nach Paige, Cowen und Wolf: Amer. J. Dis. Childr. 63, 474 (1942).]

Die bei der Erwachsenenerkrankung zu beobachtenden pathologisch-anatomischen Bilder weichen im großen und ganzen nicht so sehr von den eben geschilderten ab, allerdings, wie schon betont, zeigen sich nicht derartige Hirnveränderungen, wie sie beim Kind infolge der noch nicht ausgereiften Organe sich einstellen können. Die von Pinkerton und Henderson beschriebenen Erwachsenen-Todesfälle boten zwar auch das Bild einer Encephalomyelitis, und auch andere Untersucher (Magnusson) konnten ähnliches bestätigen, jedoch sind bisher bei Erwachsenenerkrankungen keine Hydrocephalusbildungen in dem Ausmaß gefunden worden wie bei den kindlichen Erkrankungen.

Den *Herzbefunden* wird beim Erwachsenen in Zukunft wohl noch mehr Bedeutung beizumessen sein, und bei Myokarditiden ungeklärter Ursache wird man in dieser Richtung untersuchen müssen (Callahan).

Zu den Befunden an den anderen Organen ist dem Vorhergesagten nichts hinzuzufügen.

Klinik und Verlauf. Die Gesamtzahl der bis heute zu überblickenden Fälle ist schon jetzt nicht mehr ganz leicht festzustellen. Hatte Freudenberg 1947 noch von 21 Fällen berichten können, die bis dahin bekannt waren, darunter nur 5 Erwachsene, so hat sich die Zahl heute um ein Vielfaches erhöht. Wenn man die in der Literatur beschriebenen latenten Fälle mit hineinnimmt, so kommt man schon auf Zahlen von über 250, von denen sich etwa 150 auf kindliche Krankheitsfälle beziehen und 90—100 auf Erwachsene. Diese ständig steigende Zahl ist Beweis dafür, daß nicht etwa diese Infektion im Zunehmen begriffen ist, sondern daß wir gelernt haben, sie in exakterer Weise als vordem in allen ihren einzelnen Phasen zu erfassen.

Die amerikanischen Forscher teilen das Krankheitsbild in 3 Formen ein: 1. die akute, 2. die subakute, 3. die chronische Toxoplasmose, denen Frenkel als 4. die transplacentare Toxoplasmose anfügt. Die Verschiedenheit des Verlaufs beim Kind und beim Erwachsenen läßt uns in vieler Hinsicht aber einen anderen Einteilungsmodus für die Belange der Klinik günstiger erscheinen.

Nach diesem sei im folgenden auch verfahren. So kann man eine *embryopathische* Form und eine *postnatale* Form unterscheiden. Bei sehr jungen Säuglingen wird es gegebenenfalls schwierig sein, eine solche postnatale Infektion von einer primär latenten, später exacerbierenden embryopathischen Form zu unterscheiden. Bei der letzteren wäre dann noch die Differenzierung in *akute*, *chronische* und *latente* Infektion zu machen. Von welchen Faktoren im einzelnen der Ablauf der Infektion abhängt, ob bei der embryopathischen Form vom Infektionstermin, den Abwehrkräften der Mutter und bei beiden Formen von der Stärke der Infektion, der Virulenz der Toxoplasmen, dem Infektionsweg oder einer individuellen Disposition, muß zur Zeit noch offengelassen werden. Es ist aber anzunehmen, daß diese Faktoren sicher eine bedeutungsvolle Rolle spielen.

Das Krankheitsbild des Embryo und Säuglings[1]. Bisher ist der einzig sicher bekannte Übertragungsweg beim Menschen der intrauterine. Ob sich allerdings, wie WERTHEMANN noch annimmt, erst nach Abschluß der Organbildung bzw. der Embryogenese, wenn der Fetus in seine Wachstumsperiode eingetreten ist, die Infektion ereignet, scheint auf Grund unserer heutigen Beobachtungen fraglich. Mißbildungen und nur auf Grund von Organisatorenschädigung zu deutende Befunde lassen es im Gegensatz zu WERTHEMANN wahrscheinlich erscheinen, daß für die Embryopathien zum Teil ein früherer Infektionstermin angenommen werden muß. Mit ZILLIAKUS, WIST, WALLGREN, WESTPHAL und W. SCHULTZ muß man doch wohl annehmen, daß die *toxoplasmainfizierten Feten wahrscheinlich nur in selteneren Fällen ausgetragen werden*, vielmehr meist *frühzeitig absterben*. Andererseits waren bei 596 Frauen gleich hohe Prozentsätze positiver Komplementbindungsreaktionen nachweisbar, gleichgültig ob Normalgeburten, Tod-, Miß- oder Frühgeburten erfolgt waren. In allen Fällen fanden sich ungefähr 55% positiver Komplementbindungsreaktionen (KIRCHHOFF und KRÄUBIG). Die Fehlgeburten im 2. und 3. Graviditätsmonat, die noch einer systematischen Untersuchung in dieser Hinsicht harren, scheinen doch ein Hinweis, daß auch zu diesem Zeitpunkt schon eine Schädigung des Kindes möglich ist. Weiterhin läßt das Auftreten von bestimmten Mißbildungen bei Kindern mit positiv nachgewiesener Toxoplasmose (Erregernachweis, serologisch oder Intracutantest) daran denken, daß manche dieser Infektionen schon in der ersten Hälfte der Schwangerschaft stattgefunden haben. Hier sei kurz auf die Herzgefäßmißbildungen verwiesen, deren Entstehung ja in frühembryonale Zeit zurückweist (Bildung der 6 Kiemenbogenarterien bis Ende der 4. Woche und deren weitere Umwandlung in der Folgezeit) und die von WEYERS erhobenen Befunde im Gebiet des Stirn-Nasen-Zwischenkiefersegments.

Die vor der Geburt vom Feten erworbene embryopathische Toxoplasmose, die nicht zu seinem Absterben geführt hat, läßt sich in 3 Hauptverlaufsformen nach WOLF, COWEN und PAIGE einteilen:

1. Die encephalomyelitische mit einer Chorioretinitis kombinierte Form,
2. die Form mit Überwiegen visceraler Läsionen,
3. eine generalisierte Form mit eventuell exanthematischen Erscheinungen ohne bestimmte Organläsionen.

Der Krankheitsprozeß kann bei der Geburt abgeschlossen, in ein latentes, jedoch nicht dauernd stationäres Stadium übergegangen sein oder nach der Geburt noch progredient weiterlaufen. Für eine Exacerbation der stationären Form scheint das 2. Trimenon besonders prädisponiert (beginnende Ausreifung der höheren Zentren).

1. Die encephalomyelitische Verlaufsform ist wohl nach unserer bisherigen Kenntnis die häufigste, zumindest diejenige, die zu den nachhaltigsten und

[1] Unter Mitarbeit von W. TILING.

schwersten Störungen führt (SABIN, COWEN, WOLF und PAIGE, FRENKEL, HELLBRÜGGE, I. B. MAYER, BAMATTER, WALENZ und WESTPHAL u. a.).

Die akut fieberhafte Phase dieser Erkrankung liegt wahrscheinlich meist in der pränatalen Zeit. Bei der Geburt sind vielfach schon infolge der Entwicklungshemmung größere Gewebsgebiete nicht zur Ausreifung gekommen, oder es ist durch Entzündungsprozesse (s. pathologisch-anatomische Ausführungen) wichtiges Gewebe zerstört, oder es sind durch entzündliche Verklebungen Verhältnisse geschaffen, die zur Entwicklung eines Hydrocephalus internus (Okklusionshydrocephalus) und auch externus führen können. Auch kann es bei starken

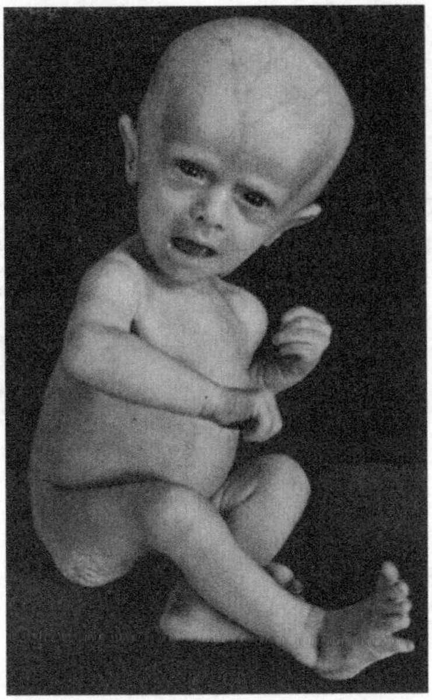

Abb. 9. 14 Tage alter Junge mit Hydrocephalus. Aus dem Liquor konnte der Stamm durch Tierversuch isoliert werden. (Nach WALENZ und WESTPHAL.)

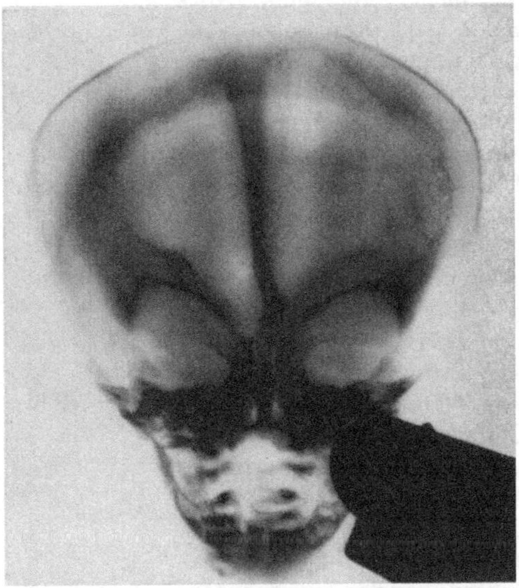

Abb. 10. Encephalogramm des Kindes von Abb. 9. Es besteht nicht nur ein Hydrocephalus internus mit enorm erweiterten Ventrikeln, sondern auch ein Hydrocephalus externus. (Nach WALENZ und WESTPHAL.)

Entwicklungsstörungen zum Hydrocephalus e vacuo kommen. Die große Fontanelle kann auch bei nicht wesentlich vergrößertem Kopf infolge ossärer Entwicklungshemmungen bis zur Glabella reichen oder infolge der hydrocephalen Druckausweitung des Schädels excessive Maße erreichen. Die Werte des Schädelumfanges können beträchtlich sein, jedoch sind die bei postnatalem, toxoplasmogen-entzündlichem Hydrocephalus gefundenen Werte meist nicht so hoch, ein Befund, der im Zusammenhang mit der Organisatorenschädigung bedeutsam sein dürfte. In der Literatur, soweit sie mir zugänglich war, finden sich in 32 Fällen nur Zeichen einer akuten oder subakuten Encephalitis, während 49 schon einen deutlich ausgeprägten Hydrocephalus aufweisen. Gleichzeitig werden Engstellung der Lidspalten, Strabismus und nystagmusartige Augenbewegungen beobachtet (HANSEN, WALENZ u. a.).

Ein mehr oder minder deutlicher Meningismus kann vorhanden sein. Die Kinder sind schläfrig, im Wechsel mit unruhigen Phasen, in denen sie laut und schrill aufschreien. Schreckhaftigkeit und ein Persistieren von Primitivreflexen fällt auf. Gar nicht selten sind in diesem Stadium Streckkrämpfe von mehr oder minder kurzer Dauer, die sich wiederholen. Tonussteigerung, Rigor und Tremor werden gelegentlich gefunden und deuten auf Reizzustände im Gebiet der Stammganglien. Gelegentlich tritt auch als Ausdruck der Drucksteigerung ein Opisthotonus auf. Auch kann die Nahrungsaufnahme gestört sein. Die Kinder neigen zu Erbrechen, haben Obstipation, gelegentlich auch Durchfall. Die Nahrungsaufnahme kann infolge der Imbezillität auf größte Schwierigkeiten stoßen, jedoch ist es auffällig, wie die Vitalfunktionen häufig völlig ungestört sind. Offensichtlich werden bei den fetal am Leben gebliebenen Embryopathen nur die höheren und entwicklungsgeschichtlich später angelegten Zentren während ihrer Entwicklungs- oder Ausbildungsphase (Organisatorenschädigung) von der Infektion getroffen.

Zum *Reflexverhalten* läßt sich nichts generell Bindendes bisher aussagen. Normales Verhalten sowie Abweichungen aller Art sind möglich. (Gelegentlich auch Pyramidenzeichen, Scherenstellungsphänomen der Beine JACOBY, SAJORIN, sowie OTTEN bei Hunden.)

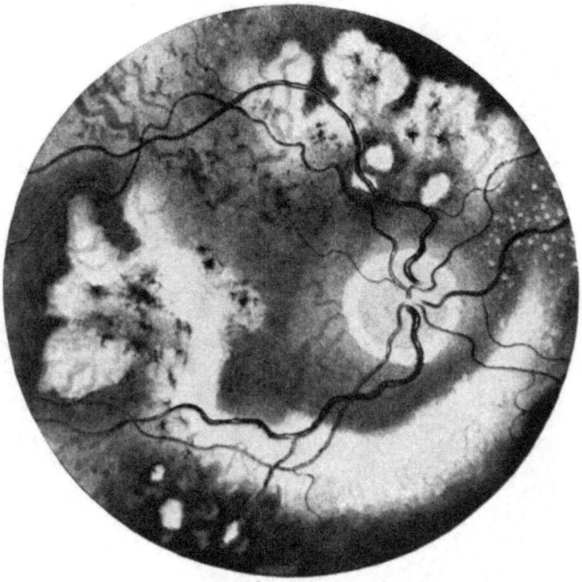

Abb. 11. Augenhintergrundsbefund des Kindes von Abb. 9, ausgedehnte Veränderungen am gesamten Augenhintergrund mit geringgradiger Verdünnung der Netzhautgefäße. Die Netzhautreflexe fehlten, Pigmentepithel gekörnelt oder geschwunden. (Nach WALENZ und WESTPHAL.)

Die *Erscheinungen von seiten des Auges* können vielgestaltig sein: *Mikrophthalmus, Iritis, Iridocyclitis, Linsentrübung, Kolobom, Strabismus, Uveitis, Katarakt*, als Endzustand schließlich völlige *Amaurose*. Als *wichtigstes* Augensymptom aber findet sich die *Chorioretinitis*. BINKHORST prägte für diese Veränderungen des Augenhintergrundes den Begriff der *Retinopathie*. Die Störungen können ein- oder doppelseitig sein.

Den *Mikrophthalmus* fand BINKHORST bei 8 von 12 Fällen kindlicher Toxoplasmose auf einem oder beiden Augen. Er faßt ihn als Hemmungsmißbildung des Auges unter dem Einfluß der Entzündung oder toxischer Stoffe auf (Organisatorenhemmung nach BAUTZMANN). Diese Veränderung kann ein Hinweis auf den Zeitpunkt der Infektion sein, nicht allerdings, wenn eine sekundäre Schrumpfung des Auges hinzugekommen ist.

Die Durchsichtigkeit der brechenden Medien ist in der Mehrzahl der Fälle normal. Der Prozeß in der Netzhaut ist nicht nur entzündlicher, sondern auch degenerativer Art, weshalb BINKHORST die Bezeichnung *Retinopathie* vorschlägt. Die sich zeigenden graugelb-weißlichen, scharf begrenzten Netzhautherde sind manchmal von Blutungen umgeben. Sicheren Erregernachweis in der Netzhaut konnte BINKHORST zweimal bei Kindern und einmal bei einer 53jährigen Frau, bei der die Retinaherde fast zufällig entdeckt wurden, führen. Die Papille ist oft auffallend blaß, schmutziggrau, eventuell atrophisch, die Netzhautgefäße können verschmälert sein. Im Verlauf der Erkrankung kommt es zu einer Körnelung und einem Schwund des Pigmentepithels, schließlich zum Bild einer schweren Aderhautatrophie mit fleckenförmigem Aderhautschwund und starker Pigmentwucherung.

Außer diesen Affektionen kommen auch produktive Prozesse im Auge vor, jedoch ist später schwer zwischen primär-entzündlichen und sekundären degenerativen Veränderungen zu unterscheiden. Die Retinopathie ist nach der übereinstimmenden Ansicht fast aller Untersucher eines der hervorstechendsten Merkmale der Toxoplasmose, jedoch nicht eine conditio sine qua non.

Die *Iridocyclitis (Uveitis anterior)* wird von einigen als toxische Reaktion verstanden. Binkhorst sah in 4 Fällen bei Kindern ausgesprochene derartige Prozesse. Dieser iritische Prozeß ist differentialdiagnostisch gegenüber einer anderen Embryopathie von Bedeutung, bei der er sich niemals findet, nämlich der fetalen Rötelninfektion. Der makroskopische Aspekt dieser Fälle ist ziemlich einheitlich. Das Irisgewebe zeigt eine Hyperämie, es bestehen hintere Synechien, die eine Pupillenerweiterung und damit auch das Augenspiegeln erschweren. In einem Fall sah Binkhorst eine partielle Linsentrübung.

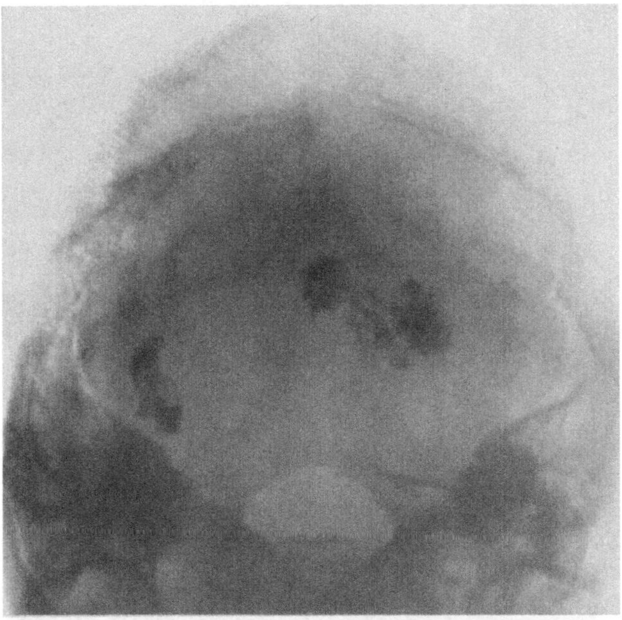

Abb. 12. Intracerebrale Verkalkungen, subtentoriell teils bilateral, teils in der Mittellinie gelegen, in occipito-frontaler Aufnahme bei einem 33jährigen Patienten, der mit 5 Jahren Lähmung beider Beine zeigte und geistig zurückgeblieben war. (Nach Schoeps.)

Strabismus ist von verschiedenen Untersuchern beschrieben worden. Ob dieser mit toxoplasmotischen Prozessen in den Augenmuskeln zusammenhängt oder paralytisch und zentral bedingt ist (Affektion der Kernregion oder der Verlaufsbahn an der Schädelbasis), wäre noch zu klären. Granström und Magnusson fanden unter 1000 Fällen von Strabismus 10 mit abgeheilter Chorioretinitis und von diesen schienen ihnen 6 auf Toxoplasmose verdächtig. Auch *Kolobom* und *Katarakt* werden gelegentlich gefunden, letztere nach Bamatter jedoch nur als Folge einer Uveitis.

Die oben geschilderten Veränderungen können im weiteren Verlauf zur ein- oder doppelseitigen *Amaurose* führen.

Das *digito-occuläre Zeichen* (Franceschetti) konnte Bamatter bei der Toxoplasmose, ebenso wie andere Untersucher (Tiling, Weyers) beobachten. Es ist aber „unspezifisch" und weist nur ganz allgemein auf einen „Augenschaden" hin (Wiedemann). Auch andere Stereotypien kommen vor.

Der durch Lumbal- oder Suboccipitalpunktion entnommene *Liquor* zeigt meist einen erhöhten Druck. Er kann xanthochrom sein, der Eiweißgehalt ist häufig erhöht, die Pandy-Reaktion positiv, die Tryptophanprobe wechselnd stark positiv, die Werte des Liquorzuckers schwanken um erniedrigte Werte zwischen 38 und 52 mg %, bei sonst normal liegenden Blutzuckerwerten (Tiling). Die Zellzahl weist erhebliche Differenzen auf. Neben fast normalen Werten finden sich Erhöhungen auf 200/3 und mehr. Die Chloridwerte im Liquor bewegen sich zwischen 400 und 430 mg-% (WALENZ). Die Phosphorwerte liegen nach WALENZ zwischen 2,6 und 3,9 mg-%.

Die Kolloidkurve kann einen Parenchymtyp zeigen, aber auch verhältnismäßig wenig verändert sein.

Bei der *Röntgenuntersuchung* finden sich häufiger, je nach Alter und Art des Prozesses, Verkalkungen, oft symmetrisch in beiden Hemisphären angeordnet, teils als zusammenhängende Kalkschatten, teils in Form multipler kleiner und kleinster Kalkflecke (SCHOEPS, JAMMES u. a.).

Das Auftreten dieser *intracerebralen Verkalkungen* ist nicht immer als Zeichen eines zur Ruhe gekommenen oder in der Ausheilung begriffenen Prozesses aufzufassen, da wir Fälle klinisch beobachten konnten, die neben hochfloriden entzündlichen Veränderungen schon starke Verkalkungsneigungen aufwiesen (auch autoptisch: JECKELN und RIEBE).

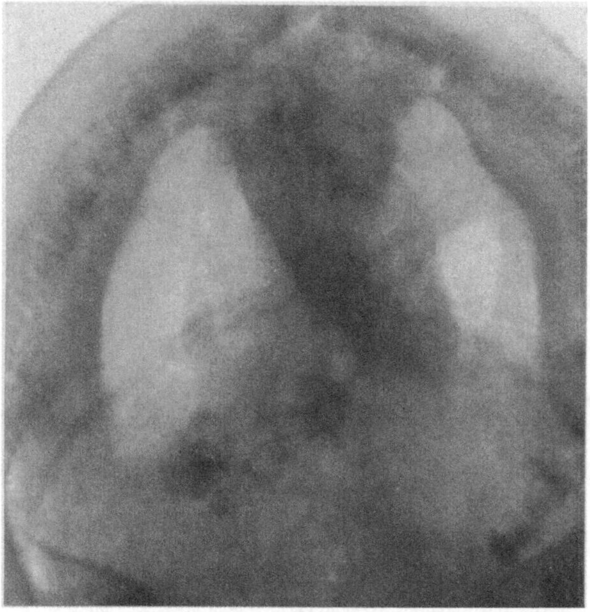

Abb. 13. Encephalogramm des Patienten von Abb. 12 mit erheblicher Erweiterung beider Seitenventrikel, besonders auch der Hinterhörner. Mäßige Hirnatrophie. (Nach SCHOEPS.)

Die *Encephalographie* ist ein Verfahren, das wichtigste Aufschlüsse über die Ausdehnung des Prozesses und damit auch für die Prognose zu geben vermag. In vielen Fällen zeigt sich eine mehr oder weniger starke Erweiterung des Ventrikelsystems, eine Abflachung der Vorderhörner, Erweiterung der Hinterhörner, Reduzierung der Hirnsubstanz, auch im Bereich des Kleinhirns. Sehr typisch sind Mikrogyrie, Rindenschrumpfung und gegebenenfalls Porencephalie, besonders im Frontal- und Parietalhirn [spät sich entwickelnde Hirnabschnitte, Organisatorenhemmung (TILING)].

Die *elektroencephalographische Untersuchung* zeigt in vielen Fällen ein abnormes Hirnstrombild über der ganzen Konvexität. So beschreiben GIROLSTEIN und DLUGOSCH einen Fall, bei dem über den hinteren Hirnabschnitten die Hirnströme stark reduziert waren, während sie über den vorderen pathologisch gesteigert erschienen. In anderen Fällen waren niedrige Amplituden mit arrhythmischen Schwankungen festzustellen. Auch diese Methode vermag in Kombination mit den Encephalographien weitere wichtige Aufschlüsse zu vermitteln.

Die Kinder mit diesem encephalomyelitischen Bild oder den Folgen aus einer Encephalomyelitis können an den inneren Organen sonst einen normalen Befund aufweisen. Die *Haut* ist allerdings meist schlaff, kühl, marmoriert, oft besteht Dermographismus ebenso wie die zu beobachtenden Störungen in der Stabilität der Körpertemperatur, beides Ausdruck zentralnervöser Regulationsstörungen.

Das Blutbild kann normal sein, meist besteht allerdings eine gewisse *Leukocytose*, unter Umständen eine Eosinophilie.

Der *Nachweis des Parasiten im Liquor* ist nicht immer ganz leicht. Bei zu scharfem Zentrifugieren kann der Parasit zerstört werden. Der Vorschlag von FRANKE und HORST, ein Absetzsediment zu untersuchen, ist deshalb zu empfehlen oder mit dem frisch entnommenen Liquor sind sofort Tierinfektionen vorzunehmen. Mit dieser Methode konnte WESTPHAL in einigen Fällen von WALENZ und TILING den Erreger nachweisen und auch mehrere Tierpassagen hindurch beobachten.

Die andere Möglichkeit, die Diagnose in diesem Stadium zu erhärten, ist durch die SABIN-FELDMANsche Reaktion oder die *Komplementbindungsreaktion* nach WESTPHAL gegeben. Doch muß vor einer kritiklosen Auswertung eines einmaligen positiven Befundes im Serum als einziger Stütze für die Diagnose einer Toxoplasmose als *Krankheitsursache* dringend gewarnt werden (KIRCHHOFF und KRÄUBIG, MOHR, STROBEL). Mit beiden serologischen Methoden erhält man bei Vorliegen einer sicheren Toxoplasmose in diesem Alter neben *stark positiven auch negative Resultate*. Ob für die Tatsache, daß die Kinder häufiger negativ reagieren, bei stark positivem Ausfall des mütterlichen Serums, das Faktum geltend zu machen ist, daß Kinder in diesem Alter oft schlechte Antigenbildner sind, oder ob die Tatsache eine Rolle spielt, die FRANKE und HORST beobachteten, daß nämlich in frühen Stadien bei relativ akuten Prozessen die Reaktionen noch negativ sein können, obwohl schon ein ausgedehnter Prozeß vorliegt, muß beim heutigen Stand unseres Wissens um diese Vorgänge noch offenbleiben.

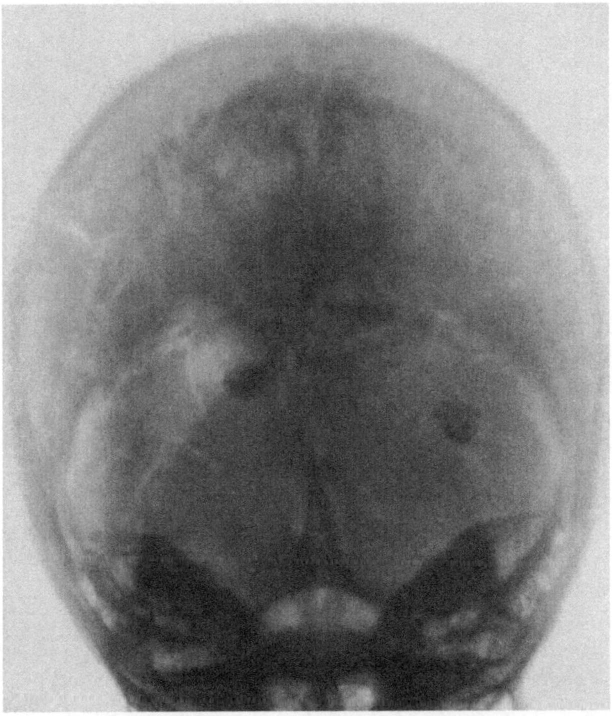

Abb. 14. Intracerebrale Kalkherde, bilateral, und mäßige Erweiterung des linken hinteren Seitenventrikels bei Patientin mit linksseitigen Gangstörungen und Verdacht auf abgelaufene kongenitale Toxoplasmose. (Nach SCHOEPS.)

Der weitere Verlauf der Erkrankung ist bei sehr ausgeprägten Fällen ohne Therapie ein recht ungünstiger. Unter Zunahme der Erscheinungen von seiten des Hydrocephalus, Phasen starker Unruhe, wechselnd unter Umständen mit auffallender Schlafneigung, und unter vermehrten Krämpfen kommen die Kinder zum Exitus. In anderen Fällen bei nicht so ausgeprägtem Bild kann es zu einer leidlich normalen weiteren Entwicklung kommen. Doch zeigen solche Bilder praktisch immer *gewisse Defektbildungen* und Residuen, sei es in Form eines angedeuteten Hydrocephalus, sei es mit intrakraniellen Kalkeinlagerungen, Verkalkungsherden, die, wie RIEBE und JECKELN zeigen konnten, unter Umständen noch virulente Erreger in ihrer Peripherie aufweisen können, sei es mit Augenhintergrundveränderungen in Form einer salz- und pfefferartigen Pigmentierung, Störung des Sehvermögens, Opticusatrophie oder ähnlichem. Hierher gehören auch geistige Entwicklungshemmungen der höheren Zentren mit Affektenthemmung, die zur Scheindemenz führen kann, bei auffällig gutem Merkvermögen, jedoch fehlendem Assoziationsvermögen. Diese Symptome insgesamt sind Ausdruck der Schädigung der eigentlichen intellektuellen Zentren (Tiling). Spätmanifestationen auch der konnatalen Toxoplasmose werden verschiedentlich beobachtet, so sah Weyers 10 Monate nach der Geburt in einem Fall die ersten Symptome auftreten. Alle diese Bilder faßt Schoeps, der besonders die Kalkeinlagerungen einer sehr eingehenden Untersuchung unterzogen hat, unter dem Bild der „*toxoplasmogenen Defekterkrankungen*" zusammen, ein Begriff, der diese Folgezustände sehr gut umreißt. Die entzündlichen Faktoren spielen in diesem Zustand praktisch keine Rolle mehr. Vorwiegend sind es Bilder, die durch die Defektheilung eines encephalomyelitischen oder chorioretinitischen Prozesses entstanden sind.

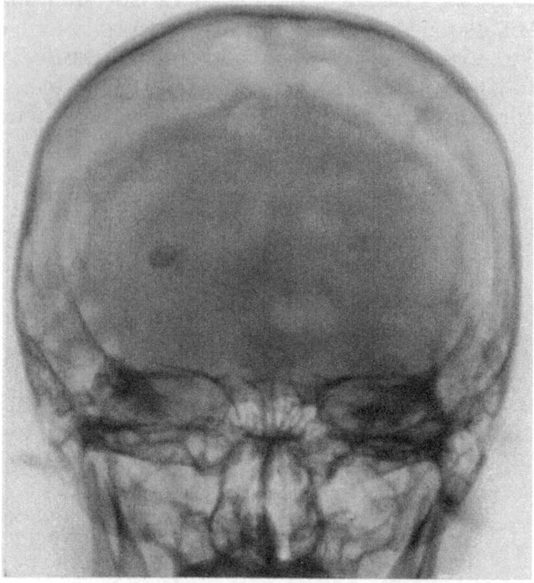

Abb. 15. Intracerebrale Kalkeinlagerungen bei einer Patientin, die seit Jahren an Kopfschmerzen leidet. Sabin-Feldman 1:200 +, Toxoplasmose-Komplementbindungsreaktion nach Westphal + + +, Intradermaltest positiv.

Unter den nicht so häufig zu beobachtenden Folgeerscheinungen des encephalomyelitischen Geschehens sind noch die *Mikrocephalie* sowie Hemmungsmißbildungen im Gebiet des Stirn- und Parietalhirns mit entsprechender Debilität infolge mangelnder Hirnausreifung zu erwähnen. Ferner kommt es infolge frühfetaler Schädigungen gegebenenfalls zur *Spina bifida* mit und ohne *Meningocele* bzw. *Meningomyelocele* oder *Situs inversus*, *kongenitalen Herzvitien* und anderen Mißbildungen. Den Zusammenhang kongenitaler Herzvitien mit toxoplasmogenen Krankheitszuständen lehnt Bamatter im Gegensatz zu anderen ab (Mohr u. a.).

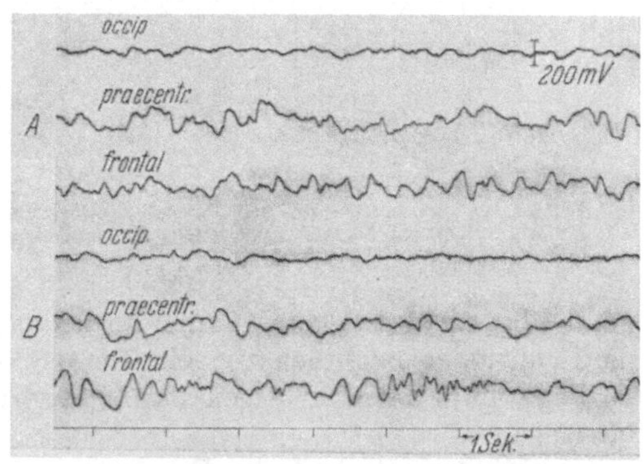

Abb. 16. Elektrencephalogramm des Kindes Abb. 9 (nach Walenz und Westphal). *A* unipolare gleichseitige Ableitung von einem occipitalen, präzentralen und frontalen Punkt. Die trägen Wellen haben über den vorderen Hirnabschnitten eine bedeutend größere Amplitude als über dem occipitalen Ableitepunkt. *B* unipolare Ableitungen von denselben Punkten wie *A*, 90 min nachdem das Kind wegen Unruhe 0,1 g Luminal subcutan erhalten hatte. Bei dieser frontalen Ableitung links werden die trägen Wellen an einer Stelle von einer Gruppe 9 Hz-Schwankungen überlagert. [Nach Walenz und Westphal: Mschr. Kinderheilk. 98, 330 (1950).]

Unter den Nachkrankheiten und Entwicklungsstörungen weist Tiling auf *oligophrene Zustandsbilder* mit *verlangsamter Reaktionsweise* und *Störungen affektiver und assoziativer Art* hin. Möglicherweise geht auch ein Teil der später als *epileptische Krämpfe* auftretenden Erscheinungen auf solche frühkindlich durchgemachten Infektionen zurück, ebenso wie die Möglichkeit besteht, daß es nach einer *längeren Latenz zu einem Aufflammen der Chorioretinitis mit 10, 12, ja selbst mit 23 oder 24 Jahren* kommen kann (Winsser).

2. Die viscerale Verlaufsform. Der zweite in Europa von Bamatter beschriebene Krankheitsfall betraf einen Jungen mit *hämorrhagischer Gastroenteritis*. Diese Verlaufsform ist zwar nicht so sehr häufig, wird aber doch gelegentlich beobachtet. Es kommt dabei zu ausgedehnten Geschwürsbildungen im Verlauf des gesamten Magen-Darmkanals.

Unter den von Paige, Cowen und Wolf beschriebenen Fällen findet sich einer, bei dem die klinische Diagnose auf *kongenitale Herzkrankheit*, Hirntrauma und Sepsis lautete. Das Kind kam $3^1/_2$ Tage nach der Geburt ad exitum. Während der Tage seines Lebens war es cyanotisch, hatte hohes Fieber, erschwerte Atmung, starke Ödeme und eine erhebliche Leukocytose. Die Sektion erbrachte in diesem Fall eine *schwere Myokarditis*. In vielen *Herzmuskelfibrillen fanden sich Toxoplasmen.*

Ein anderer von den oben genannten Autoren untersuchter Fall wies Bilder einer *interstitiellen Pneumonie* auf, Veränderungen, die auch bei dem vorgeschilderten Fall in gewissem Umfang zu finden waren. Ebenso sahen Riebe und Jeckeln solche Veränderungen. Auch sonst sind in der Literatur im Zusammenhang mit anderen Erscheinungen der Toxoplasmose Berichte, die auf rezidivierende Pneumonien oder Neigung zu bronchopneumonischen Erkrankungen hinweisen, zu finden.

Gebißanomalien sind nach den Untersuchungen von Weyers möglich. Systematische Beobachtungen hierüber liegen aber bisher noch nicht vor.

3. Die generalisierte Form. Das Bild einer toxoplasmogenen Sepsis ist wohl nur bei sehr massiver Infektion oder bei Darniederliegen jeder Abwehrkraft oder dem Endstadium einer lokalisierten Infektion zu finden. In einigen der vorher erwähnten Fälle liegt sicher schon ein solches Geschehen vor, obwohl im klinischen Bild noch eine gewisse Organprävalenz festzustellen war. Wahrscheinlich verlaufen unter diesem Bild manche der intrauterinen Infektionen, die zum Absterben des Feten bzw. zur Fehlgeburt oder Totgeburt führen, doch bedarf diese Vermutung noch weiterer klärender Untersuchungen. (Vgl. Tierexperimentelle Studien von Eichenwald!)

Auf gewisse Parallelen im Krankheitsverlauf der embryopathischen Toxoplasmose mit der konnatalen Lues weist Weyers hin.

Postnatale Toxoplasmose älterer Kinder. Die *postnatal erworbene Toxoplasmose* der älteren Kinder kann unter dem Bild einer nichteitrigen Encephalomyelitis oder einer progredient schleichenden Markencephalitis verlaufen, doch führt sie lange nicht so häufig zu solch schweren cerebralen Veränderungen wie die erstgeschilderte Form. Auch hier ist die Entstehung eines Hydrocephalus internus möglich, auch hier können Kopfschmerz, Erbrechen, Krämpfe, spastische Kontraktionen und Tremor oder parkinsonartige Bilder auftreten (Tiling). In anderen Fällen finden sich Zeichen einer mehr visceralen Verlaufsform. So können heftige Durchfälle das Bild beherrschen, auch bronchopneumonische Prozesse sind beobachtet worden. Das Krankheitsbild beginnt meist mit hohem Fieber und kann im Gegensatz zur konnatalen Erkrankung oft *ohne* bleibende Residuen ausheilen. Milzschwellung ist selten, generalisierte Adenopathie wird beobachtet, darauf sei später noch hingewiesen. Ein langer Krankheitsverlauf wird meist nicht gefunden.

Manches Mal werden im späteren Kindesalter Augenerscheinungen manifest. Es ist dann schwer zu entscheiden, ob die Chorioretinitis, die diagnostiziert wird, noch eine „toxoplasmogene Defekterkrankung“ einer im Kleinkindesalter überstandenen Infektion oder ob sie Ausdruck einer postnatal erworbenen Toxoplasmose ist. Eine Differenzierung war hier bisher noch nicht möglich.

Toxoplasmose des Erwachsenen. Der Verlauf der *Toxoplasmose beim Erwachsenen* kann sich in Form einer akuten Infektionskrankheit abspielen. Die Dauer der Inkubationszeit beträgt wahrscheinlich nur wenige Tage, denn nach den Tierversuchen von SABIN und OLITZKY wissen wir, daß nach 2, spätestens 3 Tagen die Erreger von der Eintrittspforte (intracutane Impfung) sich in den Organismus ausgebreitet haben. Zu diesem Zeitpunkt sind noch keine stärkeren klinischen Erscheinungen zu erwarten. So ist auch bei den bisher mitgeteilten Fällen niemals ein hochakuter Beginn des Krankheitsbildes zu verzeichnen gewesen.

Meist waren als *Prodromalerscheinungen* über *mehrere Wochen gehendes Unwohlsein*, *Abgeschlagenheit*, *Kopfschmerzen* und *Gliederschmerzen* zu beobachten. Erst dann kam es in einigen Fällen zu der *hochfieberhaften akuten Krankheitsphase*, die PINKERTON und HENDERSON, FRANKE und HORST u. a. schildern.

Dieser akute Krankheitsbeginn mit hohem Fieber, gelegentlich einer Kontinua, kann von einem kleinfleckigen *maculös-papulösem Exanthem* begleitet sein. Auch *meningitische Zeichen* wie Nackensteifigkeit, positiver Kernig, können auftreten. Der *Liquorbefund* kann uncharakteristisch sein, in einigen Fällen tritt aber auch eine Druckerhöhung, Vermehrung der Zellzahl — so beobachteten FRANKE und HORST 614/3, davon 45% Neutrophile und 55% Lymphocyten — ein. Die Eiweißproben können dementsprechend mehr oder minder stark positiv sein, und im Standsediment bei vorsichtiger MAY-GRÜNWALD-GIEMSA-Färbung sind Erreger nachweisbar.

Gleichzeitig mit diesen meningitischen Erscheinungen können eine *Bronchitis* oder *Peribronchitis* (FRANKE und HORST) oder auch ausgesprochen *bronchopneumonische Herde* bestehen. Die Dauer dieser akuten Krankheitsphase liegt zwischen 8—10 Tagen, kann auch gelegentlich etwas länger währen.

Neben diesen akut verlaufenden Bildern, die von den amerikanischen Autoren mit dem Rocky Mountain spotted fever in Vergleich gesetzt wurden, gibt es *subakut verlaufende Fälle*, bei denen keine stärkere Fieberreaktion, nur gelegentliche Temperaturerhöhungen, Glieder- und Kopfschmerzen, migräneartige Erscheinungen und ein unbestimmtes allgemeines Krankheitsgefühl das Bild beherrschen. Diese Bilder sah MOHR bei *einigen Laboratoriumsinfektionen*. Die betroffenen Personen klagten gelegentlich auch über leichten Hustenreiz, geringe Atembeschwerden, das Gefühl, nicht ganz durchatmen zu können, Stiche in der linken Seite, ohne daß klinisch oder röntgenologisch ein deutlicher Befund zu erheben gewesen wäre. Auch eine Milz- oder Leberschwellung war nur vereinzelt klinisch und röntgenologisch bei diesen Fällen nachzuweisen, obwohl in anderen solche Organveränderungen durchaus zu beobachten sind. Diese Bilder können sich über Wochen und Monate hinziehen und durchaus den Charakter einer chronischen Erkrankung annehmen. In einigen dieser Fälle weisen immer wieder auftretende Temperaturzacken auf die Möglichkeit einer frischen Streuung (Platzen von Cysten) hin. Sie werden abgelöst von fieberfreien Perioden. Oft besteht während dieser ganzen Zeit ein dauernder *dumpfer Kopfdruck* ohne streng lokalisierten Kopfschmerz.

Wenn bei der erst geschilderten Form die pulmonalen Erscheinungen als Begleitsymptom erwähnt wurden, so sind verschiedentlich auch *rein pulmonale Verläufe* beschrieben worden, bei denen diese Erscheinungen an erster Stelle stehen. Es handelt sich dann meist um bronchopneumonische Bilder. Aber auch das Bild der rezidivierenden Pneumonie ist dabei zu finden, die mit subfebrilen Temperaturen und zeitweilig akuten Fieberschüben über längere Zeit sich hinziehen kann. Lungenblutungen sind bei dieser Form ein recht seltenes Vorkommnis.

Die *Sputummenge* kann gelegentlich erheblich vermehrt sein. Das Aussehen des Sputums ist uncharakteristisch, eitrig, gelegentlich fötid riechend, mit etwas Blutspuren vermengt. Die *Blutsenkung* ist meistens erhöht. Ein besonderes Blutbild ist dieser Verlaufsform nicht zuzuordnen, stärkere Leukocytose besteht meist nicht, eine geringe Linksverschiebung ist allerdings nachweisbar. Der *Erregernachweis im Sputum* kann glücken. Mehr Aussicht auf Erfolg bieten Tierversuche, wie sie MOHR und WESTPHAL durchführten und so in 2 Fällen die Diagnose sichern konnten.

Die *kardiale Verlaufsform* ist bisher nicht genügend gewürdigt worden. Hier sei aber zu Anfang auf den Satz von CALLAHAN verwiesen: „The high incidence of involvment of the cardiac muscle justifies the conclusion that cardiac damage is a frequent complication.“ Aus dem bei der Beschreibung des pathologisch-anatomischen Bildes Gesagten geht hervor, daß der Herzmuskel nicht selten von Parasiten befallen wird (KEAN und GROCOTT, GILMORE, KEAN und POSEY, MANIFOLD, LAMBERT, PINKERTON und HENDERSON, CALLAHAN, ZÜLZER, BENGTSSON und STRÖM). Allerdings muß hier darauf hingewiesen werden, daß diese Befunde sehr sorgfältig erhoben werden müssen, da die Gefahr der Fehldeutung zufälliger Sarcosporidienbefunde, die wahrscheinlich völlig harmlos sind, hier besteht.

Daß Protozoenerkrankungen zu Schädigungen des Herzmuskels führen können, ist durch die Untersuchungen von HÖPPLI bei Kala-Azar, von MOHR bei der Hamster-Leishmaniose und der menschlichen Malaria tropica elektrokardiographisch und histopathologisch nachgewiesen worden. So ist auf Grund der vorliegenden Untersuchungen durchaus die Annahme berechtigt, daß auch bei der Toxoplasmose die *kardiale Schädigung zu nachhaltigen Veränderungen führen kann* und daß bei dem Auftreten unklarer Myokarditiden oder „Herzmuskelschädigungen“ mehr als bisher auch an die Toxoplasmose als ätiologischen Faktor gedacht werden müßte.

Insgesamt ist bisher in der Literatur über 10 Fälle mit eindeutigen Toxoplasmenbefunden im Herzmuskel, myokarditischen und nekrotischen Veränderungen im spezifischen Muskelgewebe berichtet worden. Die erste sorgfältige Beschreibung über Herzstörungen intra vitam gab BENGTSSON, nachdem PINKERTON und HENDERSON schon einmal EKG-Veränderungen gefunden hatten.

Es handelte sich um eine 22jährige Laborantin der Toxoplasmose-Abteilung, die mit Einsaugen lebenden, toxoplasmahaltigen Materials in Pipetten beschäftigt war. Sie erkrankte schleichend mit Müdigkeit, Kopfschmerz und leichten Temperaturen. Plötzlich kam es zu einem steilen Fieberanstieg, gleichzeitig trat ein maculo-papulöses Exanthem auf mit einer Anzahl vergrößerter und empfindlicher Lymphdrüsen am Hals (Eintrittsgebiet der Infektion wahrscheinlich Schleimhaut der Mundhöhle, somit Auftreten der Drüsenschwellung im regionären Gebiet). Im Liquor bestanden geringe Zellvermehrung und Eiweißerhöhung. Die Toxoplasminreaktion war zunächst negativ, später schwach positiv. Über den Lungen zeigten sich im Röntgenbild kleinere, unsichere Bronchopneumonien. Die Kopfschmerzen waren sehr heftig. Im späteren Verlauf traten Attacken von Absencen und psychische Störungen auf, die auch noch nach Abklingen der akuten Fieberperiode nachweisbar waren. Das Elektrokardiogramm, das zu Beginn der hochfieberhaften Phase gemacht wurde, zeigte schon gewisse Veränderungen, die auf eine Myokarditis hinwiesen, Abflachung von T_{I} und T_{II}, isoelektrisches T_{III}. Im weiteren Verlauf prägten sich die Veränderungen immer deutlicher aus und erst ganz allmählich, nach etwa $4^1/_2$ Monaten, bildeten sich die Erscheinungen bis auf geringe Reste zurück. Nachdem durch die pathologisch-anatomischen Befunde und auf Grund der sehr sorgfältigen Beobachtung von BENGTSSON klinisch und elektrokardiographisch der Nachweis erbracht wurde, daß es bei dieser Infektion auch zur Ansiedlung des Parasiten im Herzmuskel und damit zu Herzstörungen kommen kann, wird diesen Zusammenhängen in Zukunft, auch in der Klinik der Erwachsenen-Toxoplasmose, in größerem Umfang Beachtung geschenkt werden müssen.

Endangitis. *Endangitische Prozesse* wurden ebenfalls mit der Toxoplasmose in Zusammenhang gebracht. Durch die Beobachtung des intracellulären Charakters der Toxoplasmen veranlaßt, untersuchten SCHRADER und WESTPHAL 52 männliche Endangitiskranke, bei denen die Diagnose arteriographisch oder histologisch gesichert war. Es zeigte sich, daß 13 dieser Fälle im SABIN-FELDMAN-Test positiv waren. Besonders wichtig erscheint aber das Experiment, das SCHRADER und WESTPHAL durchführten, die einen Teil der obliterierten Arteria femoralis eines Endangitis-obliterans-Kranken mit positivem SABIN-FELDMAN-Test 1:50 operativ entfernten und das Arterienstück in einer Suspension von physiologischer Kochsalzlösung 2 Ratten und 2 Goldhamstern subcutan und intraperitoneal injizierten. Diese Tiere, die vorher, wie die Geschwistertiere des gleichen Wurfs, im SABIN-FELDMAN-Test negativ waren, zeigten 4 Wochen später einen Titer von 1:400 bzw. 1:600. Die 4 Kontrolltiere waren wiederum negativ. Dieses Experiment von SCHRADER und WESTPHAL sowie weitere klinische Beobachtungen von MOHR lassen es möglich erscheinen, daß für einen gewissen Prozentsatz von Endangitiskranken eine toxoplasmogene Ätiologie dieses Krankheitsbildes in Betracht zu ziehen ist.

Die *enterocolitischen Formen* der Erwachsenen-Toxoplasmose sind bisher in der Literatur nur vereinzelt beschrieben worden. Die Erfahrungen der Veterinärmedizin sowie die Beobachtungen bei kindlichen Erkrankungen lassen daran denken, daß auch diese Form häufiger ist, als es bisher den Anschein hat.

Die *Leber* spielt, ebenso wie die Organe des reticuloendothelialen Systems — *Milz, Lymphdrüsen* und *Knochenmark* — sicher im Krankheitsbild der Toxoplasmose eine wichtige Rolle. Aus den Fütterungsversuchen von EICHENWALD und WESTPHAL wissen wir, daß gerade in Milz und Leber besonders reichlich bei diesen Versuchen Toxoplasmen gefunden wurden. Auch aus menschlichen Sektionen liegen Berichte über Toxoplasmenbefunde in der Leber vor. Der stark positive Ausfall der serologischen Proben bei einigen chronischen Hepatitisfällen sowie Fällen von Splenomegalie mit Cirrhose veranlaßte uns, *bioptisch die Leber* solcher Patienten zu untersuchen, allerdings ohne daß es uns bisher möglich war, Toxoplasmen nachzuweisen. Es konnten nur hypertrophe Cirrhosen festgestellt werden. Doch sind hier noch eingehendere Untersuchungen, vor allem zu verschiedenen Zeiten der Erkrankung mit den verschiedenen zu Gebote stehenden Mitteln notwendig, um hier Zusammenhänge zu klären.

Milzschwellungen sind bei einem Teil der Fälle im akut-fieberhaften Stadium beschrieben und röntgenologisch bestätigt (MOHR). Über das Ergebnis von Milzpunktionen in solcher Phase liegen bisher keine Berichte vor. Immerhin lassen die Tierversuche daran denken, daß auch beim Menschen in diesem Organ Parasiten zu finden sein müssen, unter Umständen in größerer Menge.

Daß die *Lymphdrüsen* befallen sein, Schwellungszustände aufweisen und Parasiten enthalten können, wurde schon wiederholt erwähnt. Lymphdrüsenpunktion oder Probeexcision sind vereinzelt auch als diagnostische Maßnahme empfohlen worden. Jüngst haben GARD und MAGNUSSON über insgesamt 6 Fälle sowie SIIM über 7 Fälle mit Drüsenschwellungen und positiven serologischen Test berichtet. Diese Kranken hatten Berührung mit kranken Tieren gehabt, so daß SIIM glaubt, das Krankheitsbild der Lymphadenitis mit positivem Serumtest der Toxoplasmose zuordnen zu müssen. Auch die Beobachtungen von BENGTSSON sprechen dafür, daß es Lymphdrüsenmitbeteiligung gibt.

MAGNUSSON fand die Occipital- und Halslymphdrüsen 4mal geschwollen, 3mal auch Achsel- und Leistendrüsen *(lymphoglanduläre Verlaufsform)*. Zwei Kranke zeigten nur

Drüsenschwellungen (Differentialdiagnose: infektiöse Mononucleose durch negative PAUL-BUNNEL-Reaktion ausgeschlossen).

Klinisch zeigten die Fälle von SIIM nur einmal eine leichte uncharakteristische Hautaffektion etwa 14 Tage vor Ausbruch des Fiebers. Dieses ging mit Schnupfen und Erkältungserscheinungen einher, stieg bis etwa 39,5° und hielt sich etwa 6—7 Tage, um dann lytisch abzufallen. Die Drüsenschwellung trat am 3.—4. Krankheitstag auf.

Die *Nieren* sind nicht in allen Fällen in Mitleidenschaft gezogen, doch kann eine leichte Albuminurie, ein Sedimentbefund, wie wir ihn bei Herdnephritiden finden, das Krankheitsbild begleiten. Ob von tierexperimentellen Parasitenbefunden in den Nieren bei chronischen und latenten Infektionen (WESTPHAL) Rückschlüsse auf die menschliche Histopathologie gezogen werden können, läßt sich heute noch nicht entscheiden.

Wieweit *Nebennierenstörungen und Schilddrüsenprozesse* mit einer Toxoplasmainfektion in Zusammenhang stehen können, ist noch nicht geklärt. Die von amerikanischen Autoren in diesen Organen erhobenen Parasitenbefunde lassen auch an diese Möglichkeit denken.

Die *erworbene Toxoplasmose des Auges* in Form einer *Chorioretinitis* soll *beim Erwachsenen* gelegentlich die *einzige Manifestation der Erkrankung sein* können. Darauf wies schon BINKHORST hin und in neuerer Zeit haben die Arbeiten von STRAUB sowie RIEGER diese Zusammenhänge ausführlich erörtert[1]. Subjektiv klagen die Patienten über Doppelbilder (RIEGER). Die Gefäße am Augenhintergrund zeigen Veränderungen, und es entwickelt sich das Bild einer Chorioiditis disseminata. Von STRAUB und RIEGER wird auch in Erwägung gezogen, ob nicht die Miliaraneurysmenretinitis (LEBER) und die Retinitis juxta papillaris (JENSEN) toxoplasmogene Erkrankungsbilder sind. STRAUB geht sogar so weit, eine größere Gruppe ätiologisch bisher ungeklärter Augenerkrankungen, wie auch die Retinitis exsudativa externa, die Degeneratio disciformis maculae lutea, die Retinitis circinata und die Angioid streaks der Toxoplasmose zuzuschreiben. Seine Ansicht (Bericht über 73 Fälle), daß die Augen-Toxoplasmose des Erwachsenen vielfach das bis jetzt einzig faßbare klinische Symptom der Infektion sei, ist nicht unwidersprochen geblieben, wenn auch sicher ist, daß „die Toxoplasmose in der Ophthalmologie eine besondere Rolle spielt, da die Veränderungen am Auge besonders häufig und der Untersuchung gut zugänglich sind (ULLERICH und WESTPHAL). Auch zu *Uveitiden* kann es im Erwachsenenalter kommen. Die Erkennung der Toxoplasmose des Erwachsenen allein aus dem Augenhintergrund ist nicht möglich. Das Auftreten solcher Chorioiditiserkrankung beim Erwachsenen, der mit kranken Tieren zu tun hat, z. B. beim Tierarzt, sollte aber immer den Verdacht in Richtung Toxoplasmose lenken und Veranlassung sein, die entsprechenden weiteren diagnostischen Maßnahmen zu treffen (MOHR).

Neurologische Störungen können bei der Toxoplasmose des Erwachsenen sicher auftreten, wie die anfangs beschriebenen meningitischen und meningo-encephalomyelitischen Prozesse zeigten. Auch daß nach Abklingen dieser Erscheinungen Rest- und Folgezustände, wie psychische Veränderungen, Schlafstörungen, epileptiforme Anfälle (MOHR) u. ä. bleiben können, liegt im Bereich der Möglichkeit. Gewagt ist es allerdings, auf Grund serologischer Untersuchungen allein, sei es SABIN-FELDMANN-Test, sei es die Komplementbindungsreaktion, ätiologische Zusammenhänge einzelner Nervenerkrankungen mit der Toxoplasmose anzunehmen. Solange es nicht möglich ist, den Erregernachweis sicher zu erbringen, sei es im Tierversuch, sei es direkt, kommen den Befunden von positiven Sero-

[1] Es muß darauf hingewiesen werden, daß der Erregernachweis in derartigen Fällen kaum jemals erbracht werden konnte. Aus diesem Grund sind die Behauptungen STRAUBS neuerdings stark kritisiert worden (SIEGERT u. a.). Auch SABIN hält das Vorkommen einer erworbenen Augentoxoplasmose des Erwachsenen zwar für möglich, aber für bisher nicht bewiesen.

farbtesten bei Geisteskranken (Engleson und Zilliakus) oder der Häufung von positiven Serofarbtesten bei Kranken mit Anfallsgeschehen und multipler Sklerose (Mohr und Demme) *keinerlei ätiologische Beweiskraft* zu.

Bohn und Koch (1951) berichten über einen Fall, bei dem sie Schlaf-Wachstörungen, Fettsucht, Acne, Striae, Hochdruck, Störungen im Kohlenhydrat- und Wasserstoffwechsel und hämatologische Veränderungen fanden, ein Bild, das dem Cushingsyndrom entsprach. Als Ursache nahmen sie einen in Entwicklung begriffenen Hydrocephalus internus und Toxoplasmenherde im Bereich des Zwischenhirns an. Da hier auch die Mutter der Kranken positive serologische Reaktionen zeigte, glauben sie, daß eine intrauterin erworbene Infektion bei dem beschriebenen Fall vorlag mit einer *Latenzzeit von 22 Jahren.*

Hauterscheinungen sind bisher bei der Toxoplasmose außer dem Auftreten eines *maculo-papulösen Exanthems* nicht beobachtet worden. Welche Prozesse diesem zugrunde liegen, ob kleinste Gefäßwandveränderungen oder Herdembolien, bedarf noch der Klärung. Die intracutane Infektion beim Kaninchen (rabbits-skin-test) führt zwar zu einer gewissen *Lokalreaktion* mit Rötung, Schwellung, entzündlichem Ödem und kleiner Nekrose, jedoch werden bei diesem Vorgang so viele Parasiten an umschriebener Stelle in die Haut eingebracht, wie es unter physiologischen Bedingungen niemals vorkommt, so daß diese Art der lokalen Hautreaktion nicht in diesem Zusammenhang herangezogen werden kann.

Charakteristische Veränderungen sind für das Blutbild der Erkrankung des Erwachsenen bisher nicht beschrieben, nur Syverton und Salvin sahen eine Eosinophilie.

Die latente Toxoplasmose. Das Vorkommen einer *latenten Infektion mit Toxoplasma gondii* dürfte ein recht häufiges Vorkommnis sein. Der positive Ausfall des Serofarbtests nach Sabin-Feldman sowie der Komplementbindungsreaktion (Warren und Russ, Ruchman, Westphal, Thalhammer u. a.) scheint in diese Richtung zu sprechen. Die Spezifität der Reaktionen, auf die später noch eingegangen werden soll, dürfte heute auch nach den letzten Ausführungen von Sabin so weit festliegen, daß diese diagnostisch durchaus verwertbar sind. So ergibt sich das Faktum, daß mit einem *gewissen Prozentsatz an Toxoplasmainfektionen heute in der Bevölkerung Deutschlands zu rechnen ist* (bei der städtischen Bevölkerung in Bonn 7,5%, bei der ländlichen 26%, im Durchschnitt 10—15% nach Piekarski, bei der Hamburger Bevölkerung 15—20% nach neuesten Reihenuntersuchungen von Westphal und Mohr, in Heidelberg 10—12% nach Bader, bei der österreichischen Bevölkerung 10% nach Thalhammer). *Diese Tatsache muß selbstverständlich bei der Zuordnung von Krankheitsbildern zum Formenkreis der Toxoplasmose in Rechnung gestellt werden,* damit man nicht dem Irrtum verfällt, allein auf Grund einer positiven Seroreaktion einen Krankheitsprozeß der Toxoplasmose zuzuordnen, mit dem sie nichts zu tun hat.

Daß diese latenten Infektionen aber doch nicht völlig ruhende Krankheitsprozesse sind, sondern daß wir es da wahrscheinlich mit einem *temporären gewissen Gleichgewicht zwischen Abwehrlage des Organismus und Parasit* zu tun haben, geht aus der Tatsache hervor, daß unter der veränderten Reaktionslage des Organismus in der Schwangerschaft eine Streuung stattfinden kann. Ähnliches Verhalten ist ja auch von anderen Protozoenerkrankungen, wie der Malaria und dem Kala-Azar, bekannt.

Jedenfalls muß der latenten Toxoplasmose mehr als bisher im Hinblick auf Verhütung von Fehl- und Frühgeburten sowie Mißbildungen Aufmerksamkeit geschenkt werden, da sie unter der Situation der Schwangerschaft sicher keine gleichgültige und zu bagatellisierende Infektion sein dürfte.

Diagnose. Die Diagnose der konnatalen Toxoplasmose ist heute nicht mehr schwierig. Das Symptomenbild des *Hydrocephalus externus* und *internus, der Mikrophthalmie,* der *Chorioretinitis (Retinopathie)*, der intracerebralen Kalkherde oder des Mikrocephalus sowie sonstiger Mißbildungen und Entwicklungshemmungen läßt durchaus an die Möglichkeit einer Toxoplasmose denken.

Neben dem klinischen Bild ist aber stets doch zur Erhärtung der Diagnose nach Möglichkeit

1. der mikroskopische direkte Parasitennachweis zu fordern,
2. der Tierversuch anzusetzen,
3. der Serofarbtest nach Sabin-Feldman vorzunehmen,
4. die Komplementbindung, sei es in der Form nach Warren und Russ, Ruchman und Mitarbeitern oder nach Westphal,
5. der Hauttest mit Toxoplasmin (Frenkel) oder einem anderen Toxoplasmenextrakt durchzuführen.

Der von Sabin und Olitzki angegebene *rabbits-skin-test (Kaninchen-Rückenhauttest)* hat sich nach den eigenen Angaben der Autoren nicht so bewährt. Vor allem sind es technische Mängel, die diesem auch als *Neutralisationstest* bezeichneten Verfahren anhaften. Da das Serum vom Patienten innerhalb einer Stunde auf das Tier gebracht werden muß, werden sich für die Praxis hierbei immer erhebliche Schwierigkeiten ergeben. Auch schien der Test Sabin selber auf Grund späterer Untersuchungen nicht spezifisch genug. Diese Ansicht teilen auch Meyer und Roth. Blanc und Bruneau versuchten zur Gewinnung eines stärker neutralisierenden Serums auch andere Tiere, wie Schafe, Ziegen und Kamele heranzuziehen. Sie konnten bei Schafen und Ziegen Lokalreaktionen mit Fieber hervorrufen und ein Serum gewinnen, das in den Parasitenverdünnungen 1:3000 bis 1:100 Schutz gab, teilweise oder gar nicht aber bei 1:40 bis 1:10. Man wird also die oben angeführten Verfahren zur Sicherung der Diagnose bei den konnatalen Toxoplasmoseinfektionen heranziehen, selbstverständlich auch bei der Toxoplasmose der älteren Kinder und der Erwachsenen, bei denen das klinische Bild, wie aus dem vorher Geschilderten hervorgeht, nicht so eindeutige charakteristische Merkmale aufweist. Hier wird jedoch eine differentialdiagnostische Abgrenzung gegen durch andere Erreger verursachte Meningoencephalomyelitiden, gegen Typhus abdominalis, Fleckfieber und andere Rickettsiosen, septische Bilder und in gewissen Gegenden auch gegenüber Malaria und Kala-Azar gar nicht einfach sein.

Die *Diagnose der latenten oder chronischen, erscheinungsarmen* Toxoplasmose ist schließlich *gar nicht anders möglich* als durch serologische Reaktionen und Intracutantest.

1. Der mikroskopische direkte Erregernachweis. Wie der Tierversuch gezeigt hat, ist der Erregernachweis im strömenden Blut in gewissen Phasen der Erkrankung möglich. Es scheint dies vor allem in der Phase der ersten Ausbreitung und im Terminalstadium der Fall zu sein. Dieser Nachweis aus dem strömenden Blut ist bisher nur vereinzelt gelungen. Drenowski berichtete als erster über Parasitenbefunde im peripheren menschlichen Blut, allerdings ist die Deutung dieses Befundes umstritten. Piekarski konnte dann während des letzten Krieges einen ähnlichen Befund erheben. In letzter Zeit berichteten Franke und Horst darüber. Doch ist dieser Nachweis beim Menschen außerordentlich mühsam, erfordert viel Geduld und die Durchsicht von sehr vielen Gesichtsfeldern im Blutausstrich. Etwas einfacher ist schon der Parasitennachweis im Liquor. Er ist unter anderem von amerikanischen Autoren wie Sabin, Paige, Cowen und Wolf, Westphal und Walenz sowie Westphal und Finke durchgeführt worden. In jüngster Zeit haben Franke und Horst ein besonderes Verfahren angegeben. Sie zentrifugieren nicht, sondern untersuchen das Sediment nach 24stündigem Stehen und „2—3tägiger staubgeschützter Luftfixation“ in einem vorsichtig gefärbten May-Grünwald-Giemsa-Präparat.

Auch im Drüsenpunktat bzw. im Gewebsschnitt einer probeexcidierten Drüse lassen sich in manchen Fällen die Parasiten nachweisen (FRANKE und HORST).

Alle diese Methoden sind aber leider außerordentlich mühsam, zeitraubend und deshalb ist es wohl auch zu erklären, daß bisher die Parasiten übersehen worden sind und erst in allerletzter Zeit man diesem Krankheitsbild näher nachgehen konnte, nachdem man die Möglichkeit hatte, mit serologischen Methoden einen Fall zu erfassen, bei dem man dann mit diesem Anhaltspunkt auf Erregersuche gehen konnte.

2. Der Tierversuch. Als Versuchstiere haben sich die weiße Maus und der Goldhamster nach den vorliegenden Untersuchungen von WESTPHAL u. a. am meisten bewährt. Die zum Tierversuch verwendeten Tiere müssen jeweils vor Einsatz in die Versuchsreihe auf Toxoplasmose untersucht werden, da selbstverständlich nur sicher toxoplasmosefreie Tiere Verwendung finden dürfen. Bei den oft sehr schwachen Infektionen ist es allerdings so, daß es bei den Tieren, die mit menschlichem Material — Blut, Liquor, Sputum, Punktionsflüssigkeit, Organbrei — infiziert werden, nicht sogleich zu einer massiven tödlichen Infektion kommt, sondern nur zu einer schleichenden, subakuten oder chronischen Erkrankung, die symptomenarm verläuft. Als einzig nachweisbares Moment der vorliegenden Infektion tritt zunächst ein Umschlag in der SABIN-FELDMAN-Reaktion und der Komplementbindungsreaktion auf. Die Reaktionen werden positiv. Erst bei weiteren Tierpassagen läßt sich dann der Erreger isolieren. So stellt das Verfahren des Tierversuchs in sehr vielen Fällen nicht das ideale Mittel zur schnellen Klärung der Diagnose dar. Es wird mit heranzuziehen sein, um unklare Fälle zu überprüfen, vermag aber in der bisher geübten Form *nicht akut* klärend einzugreifen.

3. Der Serofarbtest nach SABIN-FELDMAN (DYE-*Test*). Er beruht auf der Anfärbbarkeit der Toxoplasmen mit alkalischem Methylenblau ($p_H = 11{,}0$) in Gegenwart eines normalen Serums und eines anderen isotonischen Mediums. Das Protoplasma der Toxoplasmen färbt sich dann intensiv blau. Werden die Parasiten jedoch vorher 1 Std lang bei 37° im Wasserbad mit einem Immunserum zusammengebracht, das neutralisierende Toxoplasmaantikörper enthält, so verlieren die freiliegenden Parasiten ihre Färbbarkeit. Diese Beobachtung machten SABIN und FELDMAN erstmalig an Toxoplasmen aus Mäuseascites, die sie mit Immunserum zusammenbrachten. Auch im später angefertigten Ausstrichpräparat ließen sich die so vorbehandelten Parasiten nicht mehr färben und nur das Chromatin des Zellkerns nahm unverändert gut den Farbstoff auf. Im Normalserum aber färben sich die Toxoplasmen gut und schnell. Intracelluläre Toxoplasmen, die durch den Zelleib gegen die Wirkung der Antikörper des Immunserums geschützt sind, färben sich nach wie vor gut.

Technik. Als Versuchstiere dienen weiße Mäuse einer sicher toxoplasmenfreien Zucht. Diese werden mit toxoplasmenhaltigem Material intraperitoneal infiziert. Auf Grund dieser Infektion kommt es zu einer Peritonitis mit Exsudatbildung. In diesem Exsudat finden sich die Toxoplasmen in großer Zahl freiliegend. Dieses toxoplasmenhaltige Peritonealexsudat wird zur Ausführung des Serofarbtestes nach SABIN-FELDMAN benötigt. Bei der Anstellung dieser Untersuchung ist es wichtig zu beachten, daß das Exsudat aus der Maus nicht später als am 3. Tag nach der Infektion entnommen worden ist, da auch hier durch Antikörperbildung die Anfärbbarkeit verändert werden kann. Um diese Zeit ist die höchste Parasitenzahl zu finden, nämlich 3000—30000 je Kubikzentimeter. Das Exsudat wird dann 1:5 mit physiologischer Kochsalzlösung, der 1:5000 Heparin zugesetzt ist, verdünnt. Es darf jedoch nicht später als 1 Std nach Entnahme aus dem Peritoneum der Maus verwendet bzw. den verschiedenen Serumverdünnungen zugesetzt werden. WESTPHAL setzt viele Verdünnungen an. PIEKARSKI und WINSSER setzten meist nur 3 Serumverdünnungen an, 1:4, 1:20 und 1:100. Es werden 1 Teil Patientenserum mit 1 Teil Toxoplasmasuspension und 2 Teilen Tyrode oder NaCl-Lösung für 1 Std bei 37° im Wasserbad zusammengebracht. Danach erfolgt die Auszählung, eine eindeutig positive Reaktion liegt vor, wenn die Zahl der ungefärbten Parasiten über 50% liegt.

Auf die Fehlerquellen des Serofarbtestes haben WESTPHAL und MÜHLPFORDT hingewiesen. Besonders gilt es, Eigenreaktionen der Aktivatorseren auszuschalten.

Auch im Methylenblau kann besonders im Hinblick auf die Titerhöhe eine Fehlerquelle auftreten (WESTPHAL). Dieser letztere Gesichtspunkt ist für den Vergleich der in verschiedenen Laboratorien erhaltenen Titer sehr wichtig (die amerikanischen Titer waren durchschnittlich 5mal höher als die von PIEKARSKI und WESTPHAL, die mit dem Farbstoff Methylenblau „stand" von Bayer-Leverkusen arbeiteten).

Bei der Einsendung von Blut zur SABIN-FELDMAN-Reaktion ist es wichtig, daß das Serum nicht zu lange gelagert hat und nicht höheren Temperaturen ausgesetzt war, weil es unter Umständen bei solchen Seren zum Titerschwund kommen kann. Es empfiehlt sich deshalb, zum SABIN-FELDMAN-Test nur inaktiviertes Serum zu verschicken. PIEKARSKI lehnt allerdings inaktiviertes Serum für die Praxis ab.

Mit diesem Test haben bisher WESTPHAL und PIEKARSKI die größte Erfahrung sammeln können. Die Zahl der von ihnen durchgeführten Reaktionen übersteigt bei weitem die von dem Erfinder ausgeführten. Auf Grund dieser großen Erfahrung hat sich zwar gezeigt, daß dem Test eine *erhebliche Spezifität* zukommt (WESTPHAL und KNÜTTGEN, PIEKARSKI u. a.), daß er aber auf die Dauer gesehen für eine Routineuntersuchung zu kompliziert ist und die Fehlerquellen auch relativ groß sind, da eine untersuchende Person nicht mehr als höchstens 20 bis 30 Tests an 1 Tag ausdifferenzieren kann. Die Titerwerte beim SABIN-FELDMAN-Test vermögen mit ihrer Höhe nichts über das Alter der Infektion auszusagen. Die Durchuntersuchung größerer Bevölkerungsgruppen mit diesem Test, den PIEKARSKI heute noch vornehmlich anwendet, führten dazu, daß WESTPHAL in Hamburg 2—3% positive SABIN-FELDMAN-Teste bei klinisch erscheinungsfreien Personen fand, während PIEKARSKI in Bonn selbst 7,5% und bei den Schülern der landwirtschaftlichen Hochschule, wie schon erwähnt, über 26% positive Resultate erhielt.

Diese Ergebnisse der serologischen Untersuchung gebieten selbstverständlich, und darauf sei gerade auch im Hinblick auf die vorher gemachten Ausführungen nachdrücklich hingewiesen, eine große Zurückhaltung in der Zuordnung verschiedener Krankheitsbilder zum Formenkreis der Toxoplasmose. Es ist sehr wohl möglich, daß der *positive Ausfall* der Toxoplasmosereaktion ein *rein zufälliger ist, ohne daß das im Augenblick vorliegende Krankheitsbild in ursächlichem Zusammenhang mit der serologischen Reaktion steht.* Hier sei auf die Untersuchungen von MOHR und HEIN hingewiesen, die das Verhalten tuberkulöser Seren im SABIN-FELDMAN-Test prüften.

Auf Grund der Tatsache, daß 2 Kranke mit floriden Tuberkulosen einen sehr stark positiven Serofarbtest aufwiesen, wurden 100 weitere Tuberkulosekranke der verschiedensten Stadien untersucht. Dabei erwies sich der SABIN-FELDMAN-Test in 54% der Fälle positiv. Ob hier eine Häufung positiver Reaktionen vorliegt oder ob dieser Prozentsatz mit der von THALHAMMER beobachteten, altersgebunden progredient ansteigenden Kurve positiver Reaktionen (stille Durchseuchung der Bevölkerung [THALHAMMER, TILING]) zu deuten ist, muß offenbleiben (vgl. auch Ergebnisse von KIRCHHOFF und KRÄUBIG S. 745). Paralleluntersuchungen bei kindlichen Tuberkulosen (TILING) zeigten *keine* gleichgelagerten Ergebnisse.

Wenn auch der SABIN-FELDMAN-Test nur in Speziallaboratorien für Routineuntersuchungen geeignet ist, so sollte er, da er auf einem anderen serologischen Prinzip beruht als die Komplementbindungsreaktion und der Intracutantest, doch in allen *den* Fällen zur Diagnose mit herangezogen werden, in denen auf Grund der Komplementbindung, des klinischen Bildes und des Hauttestes der Verdacht auf eine Toxoplasmose vorliegt, ohne daß es möglich war, durch direkten Nachweis oder Tierversuch den Erreger zu finden. So wird man diese Reaktion auch noch weiterhin beibehalten und mit zum wesentlichen diagnostischen Rüstzeug der Toxoplasmose-Diagnostik rechnen müssen.

4. Die Komplementbindung nach WESTPHAL. Die Komplementbindungsreaktion wurde von WARREN und SABIN erstmalig angewandt, aber erst die Untersuchungen von WARREN und RUSS, die Toxoplasmen auf der Chorionallantois des bebrüteten Hühnereies züchteten, führten zur Schaffung eines brauchbaren Antigens. Durch energischeres Zentrifugieren verbesserte SABIN 1949 die Spezifität des Antigens. Im gleichen Jahre hatten ECKLUND und LACKMANN eine modifizierte Komplementbindungsreaktion herausgebracht. Außerdem wurden noch Untersuchungen von MACDONALD, MAKSTENICKS und SIIM bekannt, die ebenfalls Komplementbindungsreaktionen in bestimmter Modifizierung erprobten. Die bisher angewandten Toxoplasmachorionallantoisantigene waren zwar brauchbar, hatten jedoch den Nachteil, in ihrer Herstellung sehr umständlich und kostspielig zu sein und nur eine verhältnismäßig begrenzte Haltbarkeit zu haben.

WESTPHAL, der rund 4000 Untersuchungen nach SABIN-FELDMAN durchführte, bemühte sich um die Ausarbeitung eines neuen Verfahrens, das *nicht zu kostspielig*, *relativ einfach* in der Herstellung seines Antigens und doch *zuverlässig in seinen Ergebnissen* sein sollte.

Technik. Durch eine fraktionierte Ultraschallbehandlung und gleichzeitige Ionisierung der cellulären Elemente eines toxoplasmareichen Peritonealexsudats von intraperitoneal infizierten weißen Mäusen konnte er eine praktisch vollständige Trennung der Toxoplasmen von den tierischen Wirtszellen erreichen. Die so gereinigten Toxoplasmen dienten ihm als Ausgangsmaterial für die Herstellung eines haltbaren Antigens, das die routinemäßige Durchführung einer Toxoplasmose-Komplementbindungsreaktion ermöglichte. Umfangreiche Spezifitätsprüfungen ergaben eine sehr gute und grundsätzliche Übereinstimmung der Komplementbindungsreaktion mit dem SABIN-FELDMAN-Test sowie auch ein exaktes Ansprechen der Reaktion in zahlreichen Tierversuchen. Bei Kontrolluntersuchungen zeigte sich die Reaktion bei reinen Wa.R.-Seren negativ. Nur bei Säuglingen und Kleinstkindern mit Toxoplasmose war gelegentlich ein Versagen der Komplementbindungsreaktion festzustellen, so daß WESTPHAL zu der Annahme kam, daß in diesen Fällen spezifische Antikörper noch nicht gebildet werden. Hier empfiehlt er, den Hauttest mit seinem Antigen zur Ergänzung heranzuziehen. Umfangreiche Kontrolluntersuchungen bei kranken und gesunden Personen mit der Komplementbindungsreaktion werden zur Zeit noch von WESTPHAL und MOHR durchgeführt. Soweit sie sich bis heute übersehen lassen, scheinen sie die Spezifität der Reaktion zu bestätigen, wenn auch noch einige Unklarheiten bestehen.

Hatte MÜHLPFORDT nur bei Sarkosporidieninfektionen einen unspezifischen SABIN-FELDMAN-Test feststellen können, so fand WESTPHAL die Komplementbindungsreaktion außer bei Toxoplasmose bei tierischen Trypanosomeninfektionen (Trypanosoma cruzi und Trypanosoma lewisi) positiv. Da in Europa aber die Trypanosomen pathogenetisch oder als Saprophyten und Symbionten keine Rolle spielen, erscheint auch in dieser Richtung die Spezifität zumal in der Humanmedizin weitgehend gesichert. Auch für die Beurteilung dieser serologischen Probe in ihrem diagnostischen Wert sei auf oben gemachte Ausführungen hingewiesen und auf eine Bemerkung von WESTPHAL selber, daß „alle Krankheiten zufällig von einem positiven Toxoplasmosetiter begleitet sein können". Nur eben aus der Zusammensicht von Klinik *und* Serologie, Erregernachweis und Hauttest wird die Erkennung aller der Krankheitszustände möglich sein, die wirklich dem Bild der Toxoplasmose zuzuordnen sind. Soweit sich bisher sagen läßt, laufen SABIN-FELDMAN-Test und Komplementbindung nach WESTPHAL weitgehend parallel, doch scheint der Serofarbtest länger positiv zu bleiben, während die Komplementbindungsreaktion rascher ins Negative umschlägt, aber auch nach Eintritt einer Infektion etwas früher positiv wird.

5. Der Hauttest oder Dermaltest. Ein Hauttest mit Toxoplasmin wurde schon von SABIN ausgearbeitet, doch waren die mit ihm erzielten Resultate nicht ganz befriedigend, so daß ihn FREUDENBERG (1947) wegen zu geringer Spezifität ablehnte. FRENKEL wandelte dann den Hauttest ab und brachte eine neue leicht durchführbare Cutanreaktion heraus, die eine größere Spezifität besitzen sollte. Allerdings wirft NEIDITSCH (1951) auch dem Intracutantest eine zu große Unspezifität vor.

Thalhammer stellte seine Untersuchungen vornehmlich mit dem Hauttest an. Er kam dabei auf Grund dieser Untersuchungen zu folgenden Resultaten: Im Säuglingsalter kann der Hauttest auch bei positivem Serumtest negativ sein, ähnlich verhalten sich schwer Hirngeschädigte und Idioten. Bei Greisen und Kleinkindern gibt es Ablesefehler infolge von Pseudoreaktionen oder seniler Hautatrophie. Der Hauttest gibt keine Antwort über Antikörpertiter oder Aktivität des Prozesses. Da er eine weitgehende Übereinstimmung des Serotestes und des Hauttestes fand, glaubt er dies auch als ein Zeichen der Spezifität beider Proben auffassen zu müssen.

Mit dem von Westphal hergestellten Antigen führten dann in letzter Zeit Tiling bei kindlicher Toxoplasmose und Mohr bei der Erkrankung (akuten und latenten) der Erwachsenen Intracutanteste durch. Auf Grund der dabei gewonnenen Erfahrungen weist Tiling darauf hin, daß dieser Dermaltest eine Lücke im Hinweis auf die kindliche Toxoplasmose besonders der larvierten und latenten Formen zu schließen vermöge.

Technik. Der von Westphal nach dem vorher geschilderten Verfahren gewonnene Antigenextrakt wird in dem Verhältnis 1:1, 1:3, 1:10 und 1:100 verdünnt. Mit diesen Extraktverdünnungen wird eine Intracutanquaddel mit 0,1 cm³ der Antigenverdünnung gesetzt. Die Ablesung der Reaktion erfolgte nach 1 Std, 24 Std und 48 Std. Dabei zeigte sich, daß das Reaktionsmaximum zwischen 24 und 48 Std liegt, so daß man generell wohl für die Zukunft den *48stündigen Ablesungsmodus* empfehlen sollte (ähnlich wie bei Tuberkulin). Als *positiv* und spezifisch sind *Rötungen mit zentralen Quaddeln von über 10 mm im Durchmesser* zu bewerten. Durchmesser von 5—10 mm sind als fraglich zu bezeichnen. Werte unter 5 mm Durchmesser sind nicht verwertbar bzw. als negativ zu bezeichnen. Nachdem durch Verdünnungsteste von 1:1 bis 1:100 die Reaktionen im Sinne einer arithmetischen Reihe verliefen und die Verdünnung 1:3 eine ausreichende Reaktion ergab, wurde in letzter Zeit mit dieser Verdünnung gearbeitet. Leerextrakte aus Mäuseperitonealexsudat wurden als Kontrollen von Tiling geprüft und ergaben negative Resultate.

Die weitgehende Übereinstimmung der Intracutanreaktion mit einer der serologischen Proben bestätigte sich sowohl Tiling als auch Mohr bei ihren Untersuchungen, wenn auch in einzelnen Fällen gewisse Abweichungen festzustellen waren, deren Bedeutung bei dem heutigen Stand der Forschung noch nicht ganz zu klären ist.

Die Frage der Sensibilisierung des Untersuchten durch den Hauttest muß bei Wiederholung dieser Probe durchaus in den Bereich der Überlegung gezogen werden.

Prognose. Die Prognose der Encephalomyelitis toxoplasmotica des Säuglingsalters und der intrauterin erworbenen Encephalomyelitis sind quod ad restitutionem ad integrum nicht sehr günstig. Meist kommt es zu den von Schoeps als „toxoplasmogene Defekterkrankungen (Schoeps)“ bezeichneten Bildern. Diese Kinder sind dann zwar lebensfähig, doch in wesentlichen Sphären ihrer Lebensäußerung erheblich gehemmt, so daß sie keine vollwertigen Existenzen mehr werden können. Ob mit therapeutischen Maßnahmen diese schlechte Prognose in Zukunft günstiger gestaltet werden kann, ist heute noch nicht zu sagen, jedoch bei der postnatal latenten, im 2. oder 3. Trimenon sich manifestierenden Form sehr wahrscheinlich (Tiling).

Da wir bis jetzt nur einen Teil der Toxoplasmainfektion des älteren Kindes und des Erwachsenen erfassen, ist es schwierig, für diese beiden anderen Verlaufsformen eine Beurteilung der Mortalität und eine Prognose überhaupt zu stellen. Sicher kennen wir nur vorwiegend sehr schwere Verläufe, während viele leichtere Krankheitsbilder mit günstiger Prognose wahrscheinlich bisher gar nicht erfaßt wurden. Von der großen Zahl der latenten Toxoplasmosen läßt sich auch noch nicht sicher sagen, ob diese stets latent bleiben werden, oder ob sie unter bestimmten Bedingungen die Möglichkeit haben, zu exacerbieren und einen ungünstigen Verlauf zu nehmen.

Die Letalität der Erkrankung ist sicher bei massiven Infektionen im jugendlichen Alter und auch im Erwachsenenalter hoch. Andererseits verlaufen wahrscheinlich leichte Infektionen völlig symptomenarm oder symptomenfrei. Ob bei den schweren Formen überhaupt eine restitutio ad integrum möglich ist, erscheint bei der Art der pathologisch-histologischen Veränderungen sehr fraglich. Die Mitteilungen der Literatur lassen daran denken, daß es bei schwereren Erkrankungen, die nicht tödlich verlaufen, an dem hauptsächlich befallenen Organsystem zu Dauerschäden kommen kann, z. B. am Herzen in Form von Herzmuskelschäden oder auch an den Atmungsorganen zu Bronchiektasen bei der Verlaufsform mit rezidivierenden Pneumonien.

Therapie. Die ersten therapeutischen Versuche wurden von WARREN und SABIN unternommen (1947). Sie prüften die in ihrer Wirkung gegen Protozoenerkrankungen wie Malaria, Trypanosomiasis und Leishmaniose wirksamen Medikamente zunächst in vitro. Von der Vielzahl dieser Medikamente zeigte Atebrin eine besonders günstige Wirkung, geringen Einfluß auf die Parasiten übten Trypaflavin, Rivanol und Optochin aus. Nur unwesentlich war der Effekt von Neosalvarsan, Tryparsamid und Germanin. Überhaupt keine Wirkung zeigten in vitro die Sulfonamide. Bei der Übertragung dieser Ergebnisse auf den Tierversuch an Maus und Kaninchen blieb aber jede Wirkung aus. Dagegen zeigten hier Sulfathiazol und Sulfapyridin, die in Pulverform dem Futter zugegeben wurden, eine Verlängerung der Überlebenszeit, wenn sie im ganzen auch nicht den tödlichen Ausgang der Infektion zu verhindern vermochten. Bei Erhöhung der Dosis und Verlängerung der Gabe konnten die Mäuse parasitenfrei gemacht werden, so daß eine Neuinfektion möglich wurde. Bei Kaninchen muß wahrscheinlich eine wesentlich höhere Dosis gegeben werden, auch ist bei ihnen die orale Therapie wegen der unregelmäßigen Futteraufnahme erschwert.

ADAMS, COONEY, ADAMS und KABLER fanden bei der Prüfung der Wirksamkeit von Medikamenten auf das mit Toxoplasma infizierte bebrütete Hühnerei, daß die Antibiotica unwirksam waren. Sulfathiazol, Sulfapyrimidin, Sulfamerazin und die Kombination Sulfathiazol-Sulfamerazin, besonders letztere entwickelten eine gewisse Wirksamkeit. Im Hühnerei finden sich die Toxoplasmen vor allem in den Mononucleären und den Fibroblasten (MULE).

SUMMERS konnte bei hohen Sulfonamidgaben und kleinen Infektionsdosen Heilungen an infizierten Tieren beobachten. Bei parenteraler Behandlung sahen WEINMANN und BERNE mit Sulfapyridin und Sulfadiazin (Debenal) eine Beeinflussung der akuten Phase der Erkrankung. Sie konnten aber nicht verhindern, daß die Infektion chronisch wurde und Parasitenträger entstanden. In den von BIOCCA und NOBREGA sowie FRENKEL und VAN THIEL durchgeführten Versuchen zeigte sich das Sulfathiazol weniger wirksam als das Sulfadiazin bzw. das Sulfamethazin (Debenal-Methazin). Auch ADAMS fand die Sulfapyrimidine dem Sulfathiazol, Sulfapyridin und Irgafen überlegen. Er konnte sogar nicht nur bei der intraperitoneal, sondern auch bei der intracerebral infizierten Maus mit den Pyrimidinen bei subcutaner Injektion therapeutische Wirkungen erzielen. Die ausführlichen experimentellen Untersuchungen von KNAPP bei den Präparaten Debenal-M, Aristamid, Diazol, Supronal und Protozid sowie Tibatin, Cibazol, Eubasin und Solustibosan ergaben, daß die nach dem Sulfaadditionsprinzip kombinierten Präparate Supronal und Protozid eine deutliche Wirkungssteigerung im Vergleich mit den einfachen Pyrimidinverbindungen aufwiesen. Von den einfachen Pyrimidinverbindungen fand er Debenal und Debenal-M wirksamer als Aristamid und Diazol. Diese Versuche wurden durch experimentelle Studien von MUDROW-REICHENOW bestätigt, die eine besonders günstige Wirkung von Methyl-Debenal feststellen konnte. Das Debenal scheint auch im Supronal die wirksame Komponente zu sein, da isolierte Prüfungen von Marfanil keine Wirkung auf Toxoplasmen zeigten.

In jüngster Zeit hat WOLFSCHLAG umfangreiche tierexperimentelle Studien durchgeführt. Er fand die günstige Wirkung von Sulfapyrimidin und Sulfathiazol bestätigt. Während sämtliche unbehandelten Kontrolltiere spätestens 14 Tage nach der Infektion eingegangen waren, blieben 25% der Sulfapyrimidin- und sogar 75% der Sulfathiazol-behandelten Mäuse am Leben. Unter der Behandlung konzipierten sogar 2 Mäuse und brachten gesunde Junge zur Welt. Sämtliche überlebenden Mäuse waren seronegativ außer einer Sulfapyrimidin-behandelten. Von dieser konnten auch Toxoplasmen auf weitere Tiere übertragen werden.

Als einer der ersten führte Freudenberg mit Elkosin im Wechsel mit Antimon eine Behandlung beim Menschen durch (1947) und glaubte, eine gewisse Wirkung von diesem Präparat gesehen zu haben. Vorher hatte schon Dow (1945) mit 10tägiger Sulfadiazingabe gewisse Besserungen, aber keine Dauerheilungen erreicht. Die von ihm erzielten Blutspiegelwerte lagen bei 5—10 mg-%. Ergebnislose Behandlungsversuche mit Sulfathiazol führten auch Schoeps sowie Mohr und Westphal durch. Letztere behandelten allerdings latente Toxoplasmosen. Sie gaben 30—48 g in täglichen Dosen von 5—6 g. Eine Änderung des Titers konnten sie nicht erzielen. Bei konnataler Säuglingstoxoplasmose konnten Walenz und Westphal durch Gabe von Sulfathiazol in Kombination mit Atebrin keinen sicheren Erfolg erzielen. Von günstiger Wirkung des Sulfathiazols und der Sulfapyridine berichtet Verlinde (1950).

Mit den Sulfapyrimidinpräparaten haben Robinson (1947), Kugelmass (1948) und Frenkel (1949) bei kindlichen Toxoplasmosen Erfolge gehabt, allerdings mußten sie eine *relativ hohe Dosierung* wählen. Von der Behandlung der Erwachsenen-Toxoplasmose (Laboratoriumsinfektion) mit Supronal sah Piekarski Günstiges. Auch Mohr konnte durch Supronal in der Dosis von 6—8 g täglich, 30—40 g insgesamt, Rückgang der Erscheinungen bei subakuter Toxoplasmose und ein Absinken des Titers beobachten. Jedoch konnte er auch bei wiederholten Supronalstößen in gleicher Höhe in kürzeren zeitlichen Abständen kein dauerndes Negativwerden des Titers beobachten, wenn auch eine über längere Zeit gehende klinische Beschwerdefreiheit zu erzielen war. Auch die Erfolge, die Tiling mit Supronal allein bei kindlicher Toxoplasmose erzielen konnte, waren nicht restlos befriedigend. F. R. Koch empfiehlt zur Therapie der kindlichen Toxoplasmose ebenfalls Supronal in einer Dosierung von 0,5 g je Kilogramm, die allerdings über einen längeren Zeitraum durchgeführt werden muß. Er konnte bei dieser Therapie zwei Fälle als vorläufig geheilt entlassen. Wie unsicher die Beurteilung der therapeutischen Ergebnisse mit den Sulfonamiden bisher aber noch ist und wie widersprechend, geht aus diesen Mitteilungen schon hervor.

In jüngster Zeit haben Franke und Horst besonders günstige Behandlungsergebnisse von Solusupronal intravenös gesehen. Sie gaben in 6tägigen Stößen täglich 8 g intravenös. Ein Negativwerden des serologischen Titers konnten sie aber nicht feststellen. Die Widersprüche in dem Ergebnis der Sulfonamidbehandlung sind zum Teil sicher auf die verschiedenen Phasen der Krankheit zurückzuführen, in denen jeweils die Behandlung begonnen wurde.

Auch die Sulfone wurden im Tierexperiment von Barnes Cross eingesetzt. Dabei zeigte sich, daß sowohl Promin als auch das weniger toxische Diazon eine gewisse Wirkung auf die Infektion haben.

Weitere Tierversuche wurden von Cross und Anigstein (1948) mit Aralen, Paraaminobenzoesäure, Sulfamylon, Toluidinblau und Theophyllin bei Mäusen gemacht. Sie konnten aber keinerlei Heilwirkung erzielen. Paraense (1948) machte Versuche mit Paludrin, die ebenfalls negativ ausfielen. Auch van Thiel (1949) konnte mit Malariamitteln und Arsenverbindungen nichts erreichen. Über eine günstige Wirkung des Atebrins wird allerdings von Schoeps und einigen anderen berichtet.

Neben den Sulfonen und Sulfonamiden prüften Gingrich und Darrow die Wirksamkeit von Endochin. Das gegen Malariaerreger wirksame Mittel erwies sich hier aber als erfolglos.

Die Mitteilungen über Antimonpräparate wie Solustibosan, Fuadin und andere sind widersprechend. Während MUDROW-REICHENOW, FRENKEL, SABIN und WARREN sowie KNAPP ihnen keinerlei Wirkung zusprechen und auch die ersten Behandlungsversuche von MOHR in dieser Richtung zu liegen schienen, haben neuere Versuche einer kombinierten Fuadin-Pyrifer-Behandlung (MOHR-TILING) gewisse günstige Resultate bei Laboratoriumsinfektionen und chronischen bzw. subakuten Toxoplasmosen ergeben. Abschließendes kann allerdings heute noch nicht über diese Behandlung gesagt werden.

Einem Bericht von BALLABRIGA AGUADO zufolge konnte er bei der konnatalen Toxoplasmose in einem Fall mit *Neostibosan* Günstiges erreichen. Er machte 3 Kuren, die erste mit 10 Injektionen zu 0,05 g intravenös und 10 Injektionen zu 1 mg intraventrikulär, nach 10 Tagen Pause eine zweite und nach einem Monat die dritte Kur in ähnlicher Dosierung. Es kam unter dieser Behandlung zum Rückgang des Hydrocephalus, das Kind nahm wieder Nahrung auf, die Läsionen des Augenhintergrundes stabilisierten sich, der Prozeß schien zum Stillstand gekommen.

Von Germanin glaubt STRAUB bei der Behandlung von toxoplasmogen bedingten Augenerkrankungen in 11 Fällen eine „günstige Wirkung" gesehen zu haben.

Auch Typhus-Vaccinekuren als therapeutische Maßnahmen wurden vereinzelt versucht, aber ohne sehr überzeugenden Erfolg (KRAUSE und SMITH).

Die Antibiotica Penicillin, Streptomycin (CROSS und ANIGSTEIN), Terramycin (KNAPP) erwiesen sich bisher als unwirksam.

In einem Fall führten BOHN und KOCH über 4 Wochen eine Behandlung mit täglich 4mal 0,25 g Terramycin durch. Sie sahen nur einen geringen Abfall des Serumtiters und keine Änderung des klinischen Befundes. Auch MOHR stellte Behandlungsversuche mit Terramycin an, ohne eine sichere Beeinflussung des serologischen Titers beobachten zu können, wohl aber eine Besserung der Symptome (durch Tierversuch gesicherte pulmonale Form).

Auch dem *Aureomycin* spricht FRENKEL (1949) jede Wirkung ab. Dagegen wandte SUMMERS (1949) das Aureomycin bei Mäuseinfektionen mit ähnlichem Erfolg an wie das Sulfathiazol. Wenn er dem Futter der infizierten Tiere 9 Tage lang 0,1—0,2% Aureomycin beimischte, blieben sie am Leben, ob eine wirkliche Heilung eintrat, bleibt offen. WESTPHAL sah bei seinen Mäuseversuchen nur eine Verzögerung des Krankheitsverlaufes, aber keine Heilung. Auf Grund der zufälligen Beobachtung des Negativwerdens des SABIN-FELDMAN-Testes unter Aureomycingabe empfahl WESTPHAL dies Antibioticum zur Therapie der menschlichen Toxoplasmose. Weitere Behandlungsversuche von MOHR und WESTPHAL zeigten, daß mit einer massiven Aureomycin-Anfangsdosierung bei der Erwachsenen-Toxoplasmose ein gewisser Effekt und ein Absinken des Titers, selbst ein Negativwerden zu beobachten war. Doch stieg der Titer nach 2—3 Monaten wieder an, auch traten bei subakuten Fällen wieder Beschwerden ein und Temperaturen auf. Eine Wiederholung der Kur führte zu dem gleichen obigen Effekt. Sichere Dauerheilungen wurden bisher *nicht* erzielt. Bei dieser unzureichenden Wirkung der reinen Aureomycinkur in der Dosierung von 4—6 g versuchte TILING bei der kindlichen Toxoplasmose eine Kombinationsbehandlung von Aureomycin mit Pyrifer. Die Resultate scheinen erfolgversprechend, besonders bei Säuglingen mit Spätmanifestation bei Anwendung großer Dosen von Aureomycin über 14 Tage und 2tägigen Fieberstößen, eventuell kombiniert mit Debenal oder Protocid (TILING). Auch MOHR machte bei Erwachseneninfektionen Versuche mit Pyriferstößen (3—5) im Verlauf einer über 8—10 Tage gehenden Aureomycinkur, bei der 10—16 g verabfolgt wurden (6stündliche Gabe von 0,25—0,50 g).

Prophylaxe. Aus dem Vorhergesagten ergibt sich, daß die Toxoplasmose als Infektionen der Haustiere, insbesondere Katzen, Hunde, Kaninchen, eine Erkrankung ist, der vor allem der Personenkreis ausgesetzt ist, der mit diesen Tieren in Berührung kommt. Maßnahmen der einfachen Hygiene, Sauberhaltung und reinliche Scheidung tierischer und menschlicher Eßgeschirre sind wichtige Forderungen zur Vermeidung der Infektion. Daß bei dieser Lage der Dinge Zärtlichkeiten mit Tieren eine besondere Zurückhaltung erfordern, besonders dann, wenn die Tiere krank sind (s. das angeführte Beispiel S. 737), sei in diesem Zusammenhang nochmals erwähnt. Es wird ferner darauf zu achten sein, ob in einem Haushalt mit Tieren Krankheitsfälle bei den Tieren auftreten, die zu akuten Enterocolitiden führen oder auch bei Hunden zu „staupeähnlichen" Bildern. In solchen Fällen ist eine erhöhte Vorsicht für die Menschen geboten und eine eventuell intensiv durchzuführende Behandlung der Tiere angezeigt sowie eine fortlaufende serologische Kontrolluntersuchung der Menschen.

Die *Prophylaxe der konnatalen Toxoplasmose* ist ein sehr wichtiges und schwieriges Kapitel. Auf Grund der bisherigen Erfahrungen muß man empfehlen, daß bei allen Frauen, bei denen Fehlgeburten, Mißbildungen oder Totgeburten aus ungeklärter Ursache auftreten, eine genaue serologische Untersuchung auf Toxoplasmose durchgeführt werden sollte. Wenn diese positiv ausfällt und bei der Frau der Wunsch nach einem Kind besteht, so wäre bei Überblicken des Gesamtproblems heute doch — solange wir nicht ganz sichere Indicatoren dafür haben, ob eine Toxoplasmose *noch oder nicht mehr aktiv* ist — eine Heilbehandlung nach den heute gültigen Richtlinien mit einem der oben erwähnten therapeutischen Mittel durchzuführen.

Hier sind allerdings noch manche Fragen offen. Zwar haben HARTMANN und KENNEDY (1951) auf Grund statischer Erhebungen geglaubt feststellen zu können, daß Erkrankungen der Mutter im 1. Trimester der Schwangerschaft keinen Einfluß auf kongenitale Mißbildungen des Neugeborenen, Frühgeburt oder Totgeburt hätten, doch stehen dieser Ansicht gerade für die Toxoplasmose so viele gut belegte Beobachtungen gegenüber, daß sie in dieser allgemeinen Formulierung wohl keine Gültigkeit hat. So wiesen in allerletzter Zeit VAGLIO und KIRCHHOFF und KRÄUBIG darauf hin, daß der „Geburtshelfer stets mit der Toxoplasmose rechnen muß" und die Pflicht hat, bei unklarem Kindstod, Mißbildungen und habituellem Abort nach dieser Ätiologie zu forschen. In welchem Umfang diese Erkrankung hier als Ursache herangezogen werden kann und ob die von SCHULTZ und WESTPHAL angenommenen Häufigkeit zu hoch gegriffen ist, wie DONTENWILL annimmt, muß späteren Untersuchungen zu klären vorbehalten bleiben.

Es erhebt sich weiterhin die Frage, zu welchem Zeitpunkt solch eine Behandlung *noch von Erfolg ist, wenn schon eine neue Schwangerschaft besteht.* Diese Frage zu beantworten, ist heute außerordentlich schwierig. Die Wahrscheinlichkeit, eine Toxoplasmainfektion zu hemmen und an einer Streuung auf den Embryo zu hindern, ist natürlich im frühen Zeitpunkt der Schwangerschaft größer als zu einem späteren. Da aber ein Teil der „toxoplasmogenen Defekterkrankungen" erst in den späteren Schwangerschaftsmonaten sich ereignet, so neigen MOHR und TILING dazu, heute auch noch in späten Schwangerschaftsmonaten bei begründetem Verdacht und vorausgegangenen embryonalen Fehlentwicklungen unbedingt eine Behandlung zu empfehlen. Ob man dann allerdings Pyrifer nimmt oder sich auf Aureomycin, Fuadin und Supronal beschränkt, muß von Fall zu Fall entschieden werden. Die während der Schwangerschaft durchgeführten Behandlungen umfassen bisher 4 Fälle, bei denen es zur Geburt eines normalen, bisher gesunden Kindes kam. Weitere Fälle stehen noch in Beobachtung. Über sie wird erst zu einem späteren Zeitpunkt zu berichten sein. Diese Beobachtungen sind zahlenmäßig zu klein, um über das Niveau der Fehlergrenze hinauszuragen. Es gilt, hier noch mit einer Beurteilung dieser Zusammenhänge abzuwarten und weitere Beobachtungen zu sammeln, zumal Berichte darüber vorliegen, daß in einer ganzen Anzahl von Fällen Frauen nach 1 oder 2 Fehlgeburten, Totgeburten oder Geburten von Mißbildungen doch noch *ohne* jede Therapie normale und gesunde Kinder gebaren.

Es erhebt sich bei den prophylaktischen Maßnahmen noch die Frage, ob neben der Ehefrau auch der Ehemann bei positivem Titer zu behandeln ist. Bis auf weiteres wäre diese Frage zu bejahen, um allen Eventualitäten zu begegnen.

Schließlich wäre noch auf die Frage der *oralen Infektion* durch infizierte *Tiermilch*, eventuell auch *Ammenmilch* sowie den Genuß *infizierten Fleisches* hinzuweisen. Wenn auch die Untersuchungen von KNAPP ergeben haben, daß die Erreger durch die üblichen Desinfektionsmittel, 1—2%iges Sagrotan, Zephirol oder Chloraminlösung bei Einwirkungszeit von 1—5 min, nicht mit absoluter Sicherheit abzutöten sind, so dürfte doch Abkochen der Milch und Kochen des Fleisches ausreichen, um diese Infektionsmöglichkeit auszuschalten.

Literatur.

Zusammenfassende Darstellungen.

BINKHORST, C. D.: Toxoplasmosis: A clinical, serological and histopathological study with special reference to the eye manifestations. Leiden: Stenfert Kroese 1948. — BRUMPT, E., u. M. NEVEU-LEMAIRE: Praktischer Leitfaden der Parasitologie des Menschen. Berlin: Springer 1951. (Deutsch von A. ERHARDT.).

PIEKARSKI, GERHARD: Toxoplasma gondii als Parasit des Menschen und der Tiere. Z. Parasitenkde **14**, 582 (1950).

Einzelarbeiten.

ADAMS, F. H., M. COONEY, J. M. ADAMS and P. KABLER: Proc. Soc. exper. Biol. a. Med. **70**, 258 (1949). — ANSARI, N., et A. MINOU: Bull. Soc. Path. exot. Paris **41**, 463 (1948). — APFELBAUM, A.: Ann. West. med. a. Surg. **1**, 323 (1947). — ASCHENHEIM, E.: Arch. Kinderheilk. **68**, 131 (1921).

BALLABRIGA AGUADO, ANGEL: Kongr. für Pädiatrie, Zürich. — BALLABRIGA, A.: Rev. Port. Ped. e Puencultura **14**, No 4 (1951). — BAMATTER, F.: Ann. Paediatr. **167**, 347 (1946). — Répercussions sur l'enfant des maladies infectieuses de la mère pendant la grossesse. Basel u. New York: S. Karger 1949. — Arch. suiss. Neur. **65**, 384 (1950). — Rapp. présentés au XIII. Congr. des Pédiatres de Langue Française, Alger 7.—9. Mai 1951, S. 183. — BAMATTER, F., et L. BABAIANTZ: Radiol. clin. **18**, 273 (1949). — BAMATTER, F. u. Mitarb.: Schweiz. Z. Path. u. Bakter. **9**, 531 (1948). — BENGTSSON, E.: Cardiologia **17**, 289 (1950). — BIOCCA, E.: Riv. Parassitol. **10**, 73 (1949). — BLANC, G., et J. BRUNEAU: Bull. Acad. nat. Mèd. **134**, 240 (1950). — BLANC, G., et J. HINTERMANN: Arch. Inst. Pasteur Maroc. **3**, 618 (1949). — BLANC, G., J. BRUNEAU et A. CHABAUD: Ann. Inst. Pasteur **78**, 277 (1950). — BODEN, E., O. BAYER u. F. LOOGEN: Arch. Kreislaufforschg **17**, 28 (1950). — BOHN, H., u. E. KOCH: Med. Welt **20**, 547 (1951). — BORN, W. C.: Tierärztl. Umsch. **1951**, Nr 1/2, 27. — BRUG, S. L., u. J. J. T. VOS: Nederl. Tijdschr. Geneesk. **86**, 2956 (1942).

CALLAHAN, W. P.: Proc. Soc. exper. Biol. a. Med. **59**, 68 (1945). — CALLAHAN, W. P., W. D. RUSSEL and M. C. SHMITH: Medicine **25**, 343 (1946). — CALMETTES, DÉODATI et GALLY: Arch. d'Ophthalm. **10**, 165 (1950). — CAROLL, W. H.: Radiology **54**, No 4 (1950). — CATHIE, I. A. B., and J. A. DUDGEON: J. clin. Path. **2**, 259 (1949). — CHATTON, E., and G. BLANC: Arch.. Inst. Pasteur de Tunis **10**, 1 (1917). — CHRISTIANSEN, M.: Schweiz. Arch. Tierheilk. **1948**, H. 6, 332. — COWEN, D., A. WOLF and B. H. PAIGE: Arch. of Neur. **48**, 689 (1942). — COWEN, D., and A. WOLF: J. of exper. Med. **92**, 393, 403, 417 (1950). — CREVELD, S. VAN, P. ARONS u. J. T. DE BRUYNE: Nederl. Tijdschr. Geneesk. **92**, 2903 (1948). — CROSS, BARNES JOY: Proc. Soc. exper. Biol. a. Med. **76**, No 3 (1951). — CROSS, J. B., and L. ANIGSTEIN: Texas-Rep. Biol. a. Med. **6**, 260 (1948). — Amer. J. trop. Med. **29**, 473 (1949). — CUBONI, E.: Ann. San. Publ., Rome **12**, 3 (1951).

DEKKING, H. M.: Ophthalmologica **117**, 1 (1949). — DONTENWILL, W.: Geburtsh. u. Frauenheilk. **9**, 792 (1951). — DRENOWSKI, A. K.: Schweiz. med. Wschr. **1947**, 429.

EDMONDS, A. R.: Med. J. Austral. **1**, 456 (1949). — EICHENWALD, H.: Amer. J. Dis. Childr. **76**, 307 (1948). — Proc. Soc. exper. Biol. a. Med. **71**, 45 (1949). — ENGLESON, G.: Nord. med. **43**, 129 (1950).

FANGHAUSER: Schweiz. Arch. Tierheilk. **92**, 217 (1950). — FARQUHAR, H. G.: Lancet **1950 II**, 562. — FARQUHAR, H. G., and W. M. L. TURNER: Arch. Dis. Childh. **24**, 137 (1949). — FELDMAN, H. A., u. A. B. SABIN: Pediatrics **4**, 798 (1949). — FINKE, L.: Berl. med. Z. **1**, Nr 25/26 (1950). — Geburtsh. u. Frauenheilk. **10**, 719 (1950). — FRANKE, H., u. H. G. HORST: Dtsch. med. Wschr. **1951**, 1049. — FRANKE, K., u. A. HAEUSSLER: Med. Welt **20**, 560 (1951). — FREEMAN, P., and H. B. PRYOR: J. of Pediatr. **36**, 365 (1950). — FRENKEL, J. K.: Proc. Soc. exper. Biol. a. Med. **68**, 634 (1948). — Amer. J. Ophthalm. **32**, 127 (1949). — J. Amer. med. Assoc. **140**, 369 (1949). — FREUDENBERG, E.: Schweiz. med. Wschr. **1947**, 680. — FRITZ, WALTER: Rev. suisse Zool. **54**, 449 (1951).

GARD, S.: Ber. bei J. H. MAGNUSSON u. F. WAHLGREN, Acta path. scand. (Københ.) **25**, 215 (1948). — Nord. med. **45**, 352 (1951). — GARD, S., u. J. H. MAGNUSSON: Sv. Läkartidn. **47**, 2141 (1950). — GARD, S., J. H. MAGNUSSON, F. WAHLGREN and G. GILLE: Pediatrics **4**, 432 (1949). — GINGRICH, W. D., and E. M. DARROW: Amer. J. trop. Med. **31**, 12 (1951). GRANSTRÖM u. J. H. MAGNUSSON: Acta ophthalmologica **26**, 2 (1948). — GRANSTRÖM, K. O., et J. H. MAGNUSSON: Arch. franç. Pediatr. **6**, 4 (1949). — Brit. J. Ophthalm. **34**, 105 (1950). — GREGG, N. M.: Trans. Ophthalm. Soc. Austral. **3**, 35 (1941). — GROCOTT, R. G.: Amer. J. trop. Med. **30**, 669 (1950). — GRUND, G.: Ärztl. Prax. **2**, 1 (1950). — GUIMARAES, F. N., e H. MEYER: Rev. bras. Biol. **2**, 123 (1942).

HANSEN, F.: Neue med. Welt 1, 970 (1950). — HARTL, H.: Ärztl. Wschr. **1951**, 1037. — HARTMANN, E., u. S. BRAUN-VALLON: Dtsch. med. Wschr. **1948**, 32. — HARTMANN, E. E., and R. J. L. KENNEDY: J. of Pediatr. **38**, 306 (1951). — HEIDELMAN, J. M.: Arch. of Ophthalm. **34**, 28 (1945). — HEIN, WULF: Diss. Hamburg 1951. — HELLBRÜGGE, TH.: Dtsch. med. Wschr. **1949**, 385. — HUTCHISON, J. H.: Arch. Dis. Childh. **24**, 303 (1949).

ISERLE, J., u. E. MARSALEK: Čas. lék. česk. 88, 1423 (1949). — IVERSEN, SIEGFRIED: Diss. Hamburg 1952.

JACOBY, N. M., and L. SAGORIN: Lancet **1948 II**, No 6537, 926. — JAMMES: J. de Radiol. **30**, 525 (1949). — JELKE, H.: Ann. Paediatr. **175**, 434 (1950). — JOHNSON, C. M. (Protozoologist): Gorgas Memorial Laboratory, Panama, R. de P.: Personal communication. JOHNSON, L. V.: Arch. of Ophthalm. **36**, 677 (1946). — JÜPTNER, H.: Med. Klin. **1951**, 789.

KEAN, B. H., and R. G. GROCOTT: Amer. J. Path. **21**, 467 (1945). — Amer. J. trop. Med. **27**, 745 (1947). — J. Amer. med. Assoc. **136**, 104 (1948). — KEMP, G.: Klin. Wschr. **1950**, Nr 35/36, 602. — KIRCHHOFF, H., u. H. KRÄUBIG: Tagg Nordwestdtsch. Ges. für Gynäk. in Hamburg 1951. — KNAPP, W.: Med. Welt **20**, 554 (1951). — KOCH, FR.: Med. Welt **20**, 549 (1951). — KOCH, FR., J. SCHORN u. G. ULE: Dtsch. Z. Nervenheilk. **166**, 315 (1951).

LANGE, C. DE: Nederl. Tijdschr. Geneesk. **85**, 1151 (1941). — LANGHAM, R. F.: Amer. J. Path. **25**, 569 (1949). — LAVEN, H., u. A. WESTPHAL: Z. Tropenmed. u. Parasitol. **2**, 221 (1950). — LELONG, M. u. Mitarb.: Arch. franç. de Pédiatr. **5**, 113 (1948). — LORENZ, K.: Fortschr. Röntgenstr. **73**, 735 (1950).

MACDONALD, A.: Lancet **1949 I**, No 6562, 950; **1950 II**, 560. — MACFARLANE, J. O., and I. RUCHMAN: Proc. Soc. exper. Biol. a. Med. **67**, 1 (1948). — MAGNUSSON, J. H.: Nord. med. **45**, 344 (1951). — MAGNUSSON, J. H., u. F. WAHLGREN: Acta path. scand. (Københ.) **25**, 215 (1948). — MANNHEIMER, E.: Sv. Läkartidn. **1949**, Nr 34, 1754. — MANTZ jr., F. A., H. R. DAILY and R. G. GROCOTT: Amer. J. trop. Med. **29**, 895 (1949). — MANWELL, R. D., F. COULSTON, E. C. BINCKLEY and V. P. JONES: J. inf. Dis. **76**, 1 (1945). — MAYER, J. B.: Ärztl. Wschr. **1949**, 36. — MEYER, H., u. W. ROTH: Schweiz. Z. Path. u. Bakter. **12**, 513 (1949). MOHR, W.: Kongr.ber. der Dtsch. Ges. für Kreislaufforschg, Bad Nauheim 1951. — Zbl. Bakter. I Orig. **157**, 38 (1951). — MOHR, W., u. A. WESTPHAL: Med. Klin. **1950**, 1167. — MOOSER, H.: Schweiz. med. Wschr. **1950**, 52. — MULE, F.: Pediatria (Riv.) **58**, 381 (1950).

NEIDITSCH, L.: Schweiz. med. Wschr. **1951**, 485. — NELSON, T. L., and F. A. MANTZ: J. of Pediatr. **35**, 378 (1949). — NEUHAUSER, E. B. D., and A. TUCKER: Amer. J. Roentgenol. **59**, 805 (1948). — NUTT, A. B., T. WRIGHT, J. H. BOWIE and C. P. BEATTLE: Brit. med. J. **1949**, 905.

OLAFSON, P., u. W. S. MONLUX: Cornell Veterinarian **32**, 176 (1942). — OTTEN, E., G. PIEKARSKI u. A. WESTPHAL: Dtsch. tierärztl. Wschr. **1951**, 24. — OTTEN, E., u. A. WESTPHAL: Tierärztl. Umsch. **1951**, Nr 3/4, 59. — OTTEN, E., A. WESTPHAL u. E. KAJAHN: Mh. prakt. Tierheilk. **2**, 305 (1950). — Klin. Wschr. **1951**, 343.

PAIGE, B. H., D. COWEN and A. WOLF: Amer. J. Dis. Childr. **63**, 474 (1942). — PARAENSE, W. L.: Mem. Inst. Cruz (port.) **46**, 639 (1948). — PERRIN, T. L., F. D. BRIGHAM and E. G. PICKENS: J. inf. Dis. **72**, 91 (1943). — PIEKARSKI, G.: Naturwiss. **36**, 158 (1949). — Z. Parasitenkde **14**, 388, 582 (1949/50). — Umsch. **49**, 658 (1949). — Zbl. Bakter. I Orig. **155**, 375 (1950). — Landarzt **27**, 5 (1951). — Klin. Mbl. Augenheilk. **119**, 1 (1951). — PIEKARSKI, G., u. v. TÖRNE: Klin. Wschr. **1950**, Nr 35/36, 606. — PINKERTON, H., and R. G. HENDERSON: J. Amer. med. Assoc. **116**, 807 (1941). — PINKERTON, H., and D. WEINMAN: Arch. of Path. **30**, 374 (1940).

RIEBE, S.: Beitr. path. Anat. **111**, 267 (1951). — Tagg der Path. Norddtsch. 22./23. Sept. 1951 in Hamburg. — RIEGER, H.: Wien. klin. Wschr. **1951**, 680. — Med. Klin. **1951**, 792. — RILEY, I. D., and G. C. ARNEIL: Lancet **1950 II**, 564. — ROBINSON, P.: Ann. Paediatr. **168**, 134 (1947). — RODANICHE, E. DE and T. DE PINZON: J. of Parasitol. **35**, 152 (1949). — RODHAIN, J., et HENDRIX: C. r. Soc. Biol. Paris **142**, 1583 (1948). — RUCHMAN, I.: J. Labor. a. clin. Med. **33**, 87 (1948). — RUCHMAN, I., and R. JOHANSMANN: Amer. J. trop. Med. **28**, 687 (1948).

SABIN, A. B.: Science (Lancaster, Pa.) 88, 575 (1938). — Proc. Soc. exper. Biol. a. Med. **41**, 75 (1939); **51**, 6 (1942). — J. Amer. med. Assoc. **116**, 801 (1941). — Adv. Pediatrics **1**, 1 (1942). — Pediatrics **4**, 443 (1949). — SABIN, A. B., and I. RUCHMAN: Proc. Soc. exper. Biol. a. Med. **51**, 1 (1942). — SABIN, A. B., and H. A. FELDMAN: Science (Lancaster, Pa.) **108**, 660 (1948). — J. of Pediatr. **35**, 296 (1949). — Pediatrics **4**, 660 (1949). — SABIN, A. B., and

P. K. OLITZKY: Science (Lancaster, Pa.) 85, 336 (1937). — SABIN, A. B., and J. WARREN: Proc. Soc. exper. Biol. a. Med. 51, 19 (1942). — SANGIORGI, G.: An. med. Publ. 1, 409 (1949). — Rass. clin. ecc. 25, 14 (1949). — SCHOEPS, J.: Nord. med. 42, 1606 (1949). — Dtsch. Arch. klin. Med. 197, 353 (1950). — Fortschr. Röntgenstr. 72, 577 (1950); 74, 101 (1951); 75, 335 (1951). SCHRADER, E. A., u. A. WESTPHAL: Klin. Wschr. 1951, 19. — SCHWARTZMAN, J. u. Mitarb.: J. of Pediatr. 33, 68 (1948). — SERGENT, E.: Arch. Inst. Pasteur Algérie 18, 374 (1940). — SIEGERT, P.: Ber. dtsch. ophthalm. Ges. 1951. — SIIM, J. CHR.: Acquires Toxoplasmosis (im Druck). — SILLIACUS, H., et A. WIST: Ann. chir. et gyn. fenn. 38, Suppl. 3, 622 (1949). — SILVER, H. K., and W. C. DEAMER: J. of Pediatr. 33, 167 (1948). — SJOLTE, I. P.: Acta path. scand. (København.) 25, 210 (1948). — SPENA, A.: Riv. Parassitol. Rome, 8, 85 (1947). — STEINBRINCK, W.: Med. Klin. 1951, 1183. — STOPPELMAN, M. R. H., u. S. BLAAUW-VAN DOK: Nederl. Tijdschr. Geneesk. 94, 1374 1950)). — STRAUB, WOLFGANG: Klin. Mbl. Augenheilk. 118, 66, 483 (1951). — Dtsch. med. Wschr. 1951, 890. — STROBEL, WERNER: Dtsch. med. Wschr. 1951, 1433. — SULKIN, S. E., C. H. LODOWSKI and L. W. HARTMAN: Texas-Rep. Biol. a. Med. 8, 45 (1950). — SUMMERS, W. A.: Amer. J. trop. Med. 29, 889 (1949). — SWANN, C., A. L. TOSTEVIN, B. MOORE, H. MAYO and G. H. B. BLACK: Med. J. Austral. 2, 201 (1943).

TERRY, T. L.: Arch. of Ophthalm. 29, 36 (1943). — THALHAMMER: Österr. Z. Kinderheilk. 6 (1951). — Wien. klin. Wschr. 1951, 565. — THIEL, H.: Ärztl. Prax. 3, Nr 4/5 (1951). — THIEL, P. H. VAN: Nederl. Tijdschr. Geneesk. 93, 3818 (1949). — Doc. neerl. indones. morb. trop. 1, 264 (1949); 2, 51 (1950). — TOLENTINO, P., è A. BUCALOSSI: Policlinico, inf. 1948, Nr 6. — TOMLINSON, W. J.: Amer. J. clin. Path. 15, 123 (1945). — TONI, G. DE: Minerva med. 39, 157 (1948).

ULLRICH, K., u. A. WESTPHAL: Münch. med. Wschr. 1950, Nr 3/4.

VAGLIO, N.: Arch. Ostetr. 55, 142 (1950). — VERLINDE, J. D.: Nederl. Tijdschr. Geneesk. 94, 9 (1950). — VOS, J. J. T.: Nederl. Tijdschr. Geneesk. 85, 2401 (1941).

WAHLGREN, F.: Nord. med. 45, 349 (1951). — WALENZ, H.: Dtsch. med. Wschr. 1950, 122. Verh.ber. der Med. Ges., Kiel, Sitzg vom 10. Nov. 1949. — Med. Klin. 1950, Nr 10, 311. — Berl. med. Z. 1, H. 25/26 (1950). — WALENZ, H., u. A. WESTPHAL: Mschr. Kinderheilk. 98, 329 (1950). WARREN, J., and S. B. RUSS: Proc. Soc. exper. Biol. a. Med. 76, 85 (1948). — WEINMANN, D.: J. inf. Dis. 73, 85 (1943). — WERTHEMANN, A.: Ann. Paediatr. 171, 187 (1948). — WESTPHAL, A.: Verh. Dtsch. Zool. in Marburg 1950. — Z. Tropenmed. u. Parasitol. 1, 526 (1950); 3, 72, 191 (1951). — Zbl. Bakter. I Orig. 157, 35 (1951). — WESTPHAL, A., u. L. FINKE: Z. Tropenmed. u. Parasitol. 2, 236 (1950). — WESTPHAL, A., u. H. KNÜTTGEN: Med. Mschr. 3, 196 (1950). — WESTPHAL, A., u. H. MÜHLPFORDT: Z. Hyg. 131, 423 (1950). — WESTPHAL, A., u. W. SCHULTZ: Dtsch. med. Wschr. 1950, 1431. — WEYERS, HELMUT: Arch. Kinderheilk. 142, 161 (1951). — Dtsch. Zahn- usw. Heilk. 14, 273 (1951). — WICKHAM, N., and H. R. CARNE: Austral. vet. J. 26, 1 (1950). — WIECK, C.: Dtsch. Gesdh.wes. 6, 186 (1951). — WIEDEMANN, HANS-RUDOLF: Kinderärztl. Prax. 1950, 543. — WIEDEMANN, H. R., u. H. TREUTMANN: Med. Mschr. 3, 837 (1949). — WIEDEMANN, H. R., u. G. KEMP: Ärztl. Wschr. 1951, 973. — WIKTOR, T. J.: Ann. Soc. belge Med. trop. 30, 97 (1950). — WINSSER, J.: Ann. Paediatr. 171, 219 (1948). — Med. Klin. 1949, 521. — WINSSER, J., u. O. MAKSTENIEKS: Nederl. Tijdschr. Geneesk. 93, 3630 (1949). — WINSSER, J., J. D. VERLINDE, P. H. VAN THIEL, J. DAVEL and P. VAN DER ELST: Proc. Soc. exper. Biol. a. Med. 67, 292 (1948). — WOLF, A., and D. COWEN: Bull. neur. Inst. N.Y. 7, 266 (1938). — WOLF, A., D. COWEN and B. PAIGE: Science (Lancaster, Pa.) 89, 226 (1939). — WOLF, A., D. COWEN et R. PLUVINAGE: Revue neur. 81, 262 (1949). — WOLFSCHLAG, H. J.: Z. Kinderheilk. 69, 564 (1951). — WYLLIE, W. G., and FISCHER: Quart. J. Med. 19, 57 (1950).

Nachtrag.

Nach Fertigstellung des vorstehenden Kapitels ergaben sich aus den neuesten parasitologischen Untersuchungen (WESTPHAL und PALM) in Verbindung mit klinischen und pathologisch-histologischen Studien (MOHR und HOENIG) noch folgende Gesichtspunkte:

Im Giemsa-Präparat können sich Toxoplasmen und Pilze, insbesondere Hefen in Größe, Form und Färbbarkeit gleichen. Zur Differenzierung der Befunde im Liquor, Sternalmark, Katheterurinsediment und Organtupfpräparat bei menschlichen und tierischen Infektionen bedarf es deshalb, um Irrtümer zu vermeiden, einer weiteren differentialdiagnostischen Sicherung.

Technik. Das zu untersuchende Präparat wird zunächst nach Giemsa gefärbt. Bei Vorhandensein verdächtiger Gebilde wird in Methylalkohol entfärbt, getrocknet und *erneut nach* GRAM *gefärbt* (WESTPHAL und PALM).

Die Toxoplasmen sind wie *alle Protozoen gramnegativ*, die Hefen meist *grampositiv*. Grampositive Formen scheiden also hierbei aus, Toxoplasmen können nur unter den gramnegativen sein (Vorsicht besonders bei Standsediment und langer Lufttrocknung). Neuerdings wird die Untersuchung im Phasenkontrastverfahren zum Nachweis der Toxoplasmen im frischen Liquorzentrifugat von HANSEN empfohlen.

Um weitere Fehlerquellen bei der *Toxoplasmose-Komplementbindungsreaktion* auszuschalten, benutzten WESTPHAL und BAUER in ihren letzten Untersuchungsreihen statt des toxoplasmenhaltigen Peritonealexsudates der Maus ein solches vom Meerschweinchen. Damit glauben sie einen möglichen Störfaktor in Gestalt des Mäuseeiweißes für die Komplementbindungsreaktion vermeiden zu können.

Versuche mit einem *percutanen Salbentest* (in Salbe verriebener WESTPHALscher Antigenextrakt, ähnlich der Tuberkulinsalbe) schlugen auch bei hoher Konzentration des Antigens fehl. Hier liegen offensichtlich andere Verhältnisse vor als bei der Tuberkulindiagnostik. Möglicherweise handelt es sich nicht um einen zellständigen Antikörper, sondern wenn überhaupt um einen humoralen (TILING).

In diesem Zusammenhang muß nochmals darauf hingewiesen werden, daß die Vorstellungen und Begriffe, die für bakterielle und Virusinfektionen Gültigkeit haben, *nicht* ohne weiteres auf Protozoeninfektionen, zu denen die Toxoplasmose gehört, zu übertragen sind (WESTPHAL, MOHR). So muß auch im Hinblick auf eine Reihe neuerer Veröffentlichungen nochmals betont werden, daß für die Zuordnung eines klinischen Krankheitsbildes zur Toxoplasmose der *serologische Test allein nicht genügt!* Gerade auf Grund unserer sehr großen Zahl erwiesener und fraglicher Toxoplasmainfektionen und Erkrankungen glauben wir eindringlich darauf hinweisen und eine Zurückhaltung empfehlen zu müssen, sei es bei der Annahme von Zusammenhängen zwischen Cushing, endokrinen Störungen anderer Art (BOHN und KOCH) sowie Perniciosa und Morbus Banti (KABELITZ) auf der einen Seite und Toxoplasmose auf der anderen. Auch ist nicht jede intracerebrale Verkalkung einer Toxoplasmose zuzuordnen (BRATH), wenn auch dieses Symptom in der Trias mit Hydrocephalus und Chorioretinitis von fast beweisender Bedeutung ist (SCHOEPS, LORENZ). Allerdings dürfte die Verkalkung auch noch nicht in jedem Fall als Zeichen einer „ausgeheilten" Toxoplasmose anzusprechen sein (s. auch S. 741, Absatz 7).

Epidemiologisch ist die Toxoplasmose zwar eine Infektion, die aber nie als Epidemie, sehr wohl aber als *Familien-* oder *Hausstandskrankheit* auftritt („Toxoplasmosestammbäume" nach BAMATTER, ähnlich auch WIEDEMANN und KEMP).

Bindende Richtlinien für die *Therapie* konnten auch die letzten Veröffentlichungen noch nicht geben. MAGNUSSON verwendete Aureomycin in 3 Fällen und in 1 Fall Sulfonamide. JELKE sah einmal eine wesentliche Besserung durch ein Sulfapräparat, während BOHN und KOCH keine Wirkung, auch nicht auf den Titer, von Sulfonamiden oder Aureomycin beobachteten. HARTL fand unter 7 mit 4—6 g Aureomycin behandelten Fällen 4mal eine vorübergehende Titersenkung der Komplementbindungsreaktion.

Alle diese therapeutischen Maßnahmen, soweit wir sie bisher überblicken, auch diejenigen, die zu guten klinischen Resultaten führen, wie die Aureomycin-Pyrifer-Behandlung bei kindlichen Infektionen (TILING), bringen *keine parasitologische* Heilung, sondern nur eine Unterdrückung der Parasiten, eine Überführung der Infektion in ein latentes Stadium (WESTPHAL), auch hier ein Geschehen, wie es in anderen Protozoenerkrankungen, wie der Malaria und Trypanosomiasis (Chagaskrankheit), seine Parallelen hat.

Literatur.

BOHN, H., u. E. KOCH: Die Medizin **1952**, 43. — BRATH, H.: Z. Tropenmed. u. Parasitol. (im Druck).

HANSEN, H.-G.: Die Medizin **1952**, 148.

KABELITZ, H.-J.: Klin. Wschr. **1952**, 71.

MOHR, W., u. W. HOENIG: Z. Tropenmed. u. Parasitol. (im Druck).

WESTPHAL, A., u. F. BAUER: Z. Tropenmed. u. Parasitol. **3**, H. 3 (1952). — WESTPHAL, A. u. G. PALM: Z. Tropenmed. u. Parasitol. (im Druck).

Arthropoden als Krankheitserreger und -überträger.

Von

Fritz Weyer.

1. Allgemeine Charakterisierung der Arthropoden.

Die Arthropoden oder Gliederfüßler bilden einen durch besonderen Artenreichtum und große Formenmannigfaltigkeit ausgezeichneten Tierstamm. Alle Arthropoden besitzen *Chitin* als Außenskelet, das im Interesse der Beweglichkeit in einzelne Abschnitte oder Segmente aufgeteilt ist. Die Gliederung erstreckt sich auch auf die Körperanhänge, insbesondere auf die Extremitäten. Während die Körpergliederung sekundär wieder aufgehoben sein kann, z. B. bei den Milben, ist die Gliederung der Extremitäten ein für alle Vertreter dieses Stammes gültiges Merkmal. Die *Einteilung* des Stammes in drei Unterstämme, als deren typische Vertreter *Krebse, Spinnen* und *Insekten* gelten können, gründet sich in erster Linie auf die Körpergliederung, die Extremitätenzahl und die Anhänge der vorderen Körperspitze in Form von ein oder zwei Paar Antennen (Fühler) oder Cheliceren (Kieferfühler).

Die Arthropoden, die nicht nur vom Wasser aus das Land, sondern auch den Luftraum erobert haben, stellen einen Kulminationspunkt der tierischen Entwicklung dar, dessen Grenze wohl vor allem durch ihre geringe Körpergröße gezogen ist. Durch eine erstaunliche Fähigkeit zu Spezialanpassungen und durch parasitische Lebensweise treten ganz besonders die Insekten, unterstützt durch ihre ungeheure Arten- und Individuenzahl, in unmittelbare Beziehung zum Menschen als Pflanzen-, Vorrats- und *Gesundheitsschädlinge.*

Beziehungen der Arthropoden zur inneren Medizin.

Die pathogenen Eigenschaften bestimmter Arthropoden äußern sich *direkt* durch Berührung mit dem menschlichen Körper und die Ausscheidung von *Giften* oder in Form eines *Parasitismus* auf und im menschlichen Körper mit seinen Begleit- und Folgeerscheinungen. Arthropoden, die die Fähigkeit haben zur Abgabe oder Einverleibung von Substanzen mit pathogener Wirkung, werden als *Gifttiere* bezeichnet. Viel wichtiger ist jedoch die *indirekte* Wirkung der Arthropoden, die sie als *Zwischenwirte* oder *Überträger* von pathogenen Keimen ausüben.

Der *Parasitismus* ist vorwiegend ein Ektoparasitismus der Haut, endoparasitische Lebensweise ist selten. Sie findet sich bei Fliegenlarven und bei der Krätzemilbe. Der Parasitismus ist entweder auf das Larvenstadium beschränkt (z. B. bei Fliegen) oder auf das Stadium der erwachsenen Tiere (z. B. bei Stechmücken, Stechfliegen und Flöhen): periodischer Parasitismus. Leben alle Entwicklungsstadien parasitisch (z. B. bei Läusen, Wanzen und den meisten Zecken), so spricht man von permanentem Parasitismus. Von den echten *obligatorischen* Parasiten sind die *fakultativen* zu unterscheiden, die gewöhnlich frei leben und nur bei besonderer Gelegenheit parasitieren. Sie leiten über zu den Zufalls- und *Pseudoparasiten.* Letztere gelangen beispielsweise mit der Nahrung in den menschlichen Körper oder wandern in Körperöffnungen ein, ohne sich hier längere Zeit halten und wirklich parasitisch leben zu können. Sie geben dann häufig Anlaß zu Fehldiagnosen.

Die parasitische Lebensweise führt durch Entzug von Körpersubstanz, durch Zerstörung von Gewebe und durch Abgabe von toxischen Sekreten und Exkreten zu Schäden für den Wirt. Die direkte pathogene Wirkung von temporären oder stationären Ektoparasiten, die das Blut des Wirtes als Nahrung benutzen, äußert sich beim Stich und der Abgabe von Speichel. Der Blutentzug allein führt beim Menschen niemals zu gesundheitlichen Schäden. Andererseits sind solche Ektoparasiten in besonderem Maße befähigt, im Blut des Wirtes kreisende pathogene Keime aufzunehmen und weiterzuleiten, also als Zwischenwirte oder Überträger zu fungieren. Eine solche Funktion können auch nichtparasitische, freilebende Arthropoden übernehmen, wenn sie an ihrem Körper anhaftende oder mit der Nahrung aufgenommene pathogene Keime verschleppen. Man spricht hier von *fakultativen Überträgern*. Fakultative Überträger gibt es auch bei ektoparasitischen Blutsaugern. In diesem Falle haben die Keime aber noch andere Wege der Verbreitung. Unter Zugrundelegung dieser Gesichtspunkte lassen sich die medizinisch wichtigen Arthropoden insgesamt schematisch in der in Tabelle 1 wiedergegebenen Form einteilen. Eine systematische Übersicht über die für die Humanmedizin wichtigen Klassen, Ordnungen und Gattungen zeigt Tabelle 2, eine weitere Aufgliederung der bedeutsamen Insektenordnung der Zweiflügler mit Familien und Unterfamilien bringt Tabelle 3.

Tabelle 1. *Einteilung der medizinisch wichtigen Arthropoden.*

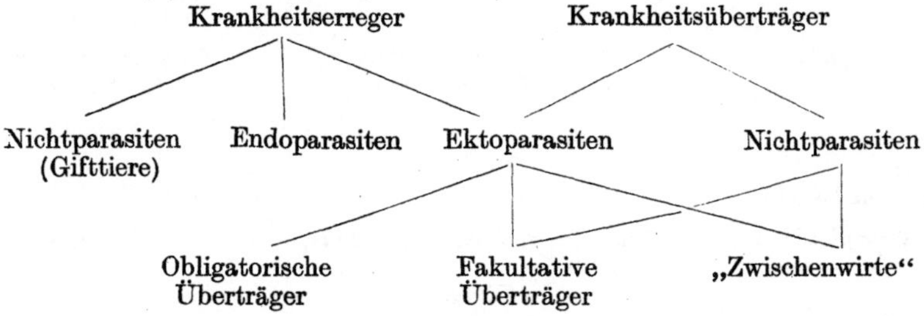

Die direkte pathogene Wirkung von giftigen und besonders ektoparasitischen Arthropoden ist beim Menschen entweder geringfügig oder als relativ seltene Erscheinung ohne besondere praktische Bedeutung. Die Wirkung ist meist rein lokal und beschränkt sich im wesentlichen auf die Haut. Das Krankheitsbild ist daher in erster Linie ein dermatologisches, nicht aber ein internistisches. Ihre überragende praktische Bedeutung für die innere Medizin erlangen die Arthropoden erst als *obligatorische Überträger von Infektionskrankheiten*. Sie stellen den Schlüssel zur Epidemiologie dieser Krankheiten, und ihre Bekämpfung ist der wichtigste oder gar einzige Faktor der Krankheitsprophylaxe. Es kann hier auf Kapitel 3 im allgemeinen Teil und auf die einzelnen Abschnitte im speziellen Teil dieses Bandes verwiesen werden. In diesem Kapitel soll lediglich eine kurze Übersicht über das Gesamtgebiet unter systematischen Gesichtspunkten, in erster Linie zur Einordnung und zum besseren Verständnis der im speziellen Teil gebrachten Einzelheiten über die Übertragung und Epidemiologie der Infektionskrankheiten vermittelt werden.

2. Arthropoden als Krankheitserreger.

a) Gifttiere. Der Begriff „Gifttiere“ wird in diesem Zusammenhang beschränkt auf Tiere, die *regelmäßig* Stoffe enthalten oder ausscheiden, die auf oder in einem anderen Organismus pathologische Folgezustände auslösen. Tiere mit akzidentellen oder sekundären Giften oder mit Giften, die unter normalen Verhältnissen nicht zur Wirkung kommen (Kryptotoxine), sind nicht berücksichtigt. Bei den echten Gifttieren sind meist besondere Organe zur Produktion und Einrichtungen zur Abgabe des Giftes vorhanden: Giftzellen, Giftdrüsen, Giftstacheln, Giftklauen, Gifthaare, Giftporen. Parasiten, die beim Blutsaugen Speichel in die Stichwunde bringen, und solche, die Verdauungsrückstände oder Fermente im Wirt lassen, können, ebenso wie Arthropoden, die zufällig mit der Nahrung in den Darmkanal gelangen, toxisch wirken, sie werden aber normalerweise nicht als Gifttiere bezeichnet.

Die wichtigsten giftigen Arthropoden finden sich unter den Skorpionen, Webspinnen, Tausendfüßlern, Hautflüglern, Käfern und Schmetterlingen (s. Tabelle 2). Bei der praktischen Wertung dieser Gifttiere für die Humanmedizin ist zu berücksichtigen, daß die von den Tieren produzierten Giftmengen, soweit es sich um Angriffs- oder Wehrgifte handelt, auf kleine Beutetiere und Feinde abgestellt sind und nicht auf den Menschen. Die Giftwirkung beim Menschen ist daher meist unbedeutend oder vorwiegend lokaler Art und beschränkt sich auf die Haut. Die Wirkung ist abhängig von der Art und dem physiologischen Zustand des Gifttieres, der Giftmenge, der Applikationsstelle und der individuellen Empfänglichkeit bzw. Resistenz des Menschen. Nur bei einer besonders ungünstigen Kombination dieser Faktoren geben daher die Gifte Anlaß zu einem schweren Krankheitsbild, das tödlich enden kann. Nicht nur über die Bedeutung der Gifte, sondern auch über die chemische Zusammensetzung und die zum Teil jahreszeitlich bedingte unterschiedliche Giftwirkung bestehen noch zahlreiche Unklarheiten. Eine neuere Zusammenstellung des einschlägigen Schrifttums mit besonderer Berücksichtigung der medizinischen Seite des Problems ist von MINNING (1952) gegeben worden.

Die *Skorpione* sind mit einem terminalen Giftstachel versehen. Von den ungefähr 600 in wärmeren Zonen verbreiteten Arten verursachen nur eine geringe Anzahl beim Menschen

Tabelle 2.
Systematische Übersicht der wichtigsten Arthropoden mit humanmedizinischer Bedeutung.

Systematische Stellung	Wichtigere Gattungen	Medizinische Bedeutung
1. Unterstamm: *Diantennata* Klasse: *Crustacea* (Krebse)		
Ordn.: *Copepoda*	*Cyclops, Diaptomus*	Zwischenwirte von Cestoden und Nematoden
,, *Decapoda*	*Potamon, Potamobius, Eriocheir*	Zwischenwirte von Lungenegel
2. Unterstamm: *Chelicerata* Klasse: *Arachnoidea*		
Ordn.: *Scorpionidea* (Skorpione)	*Scorpio, Buthus, Parabuthus, Centruroides, Prionurus, Tityus*	Gifttiere
,, *Aranea* (Webspinnen)	*Latrodectus, Lycosa, Glyptocranium, Ctenus*	Gifttiere
,, *Acarina* (Milben einschl. Zecken)	*Ornithodorus, Dermacentor, Haemaphysalis, Ixodes, Rhipicephalus, Amblyomma, Acarus, Trombicula*	Ursache für Zeckenparalyse, Krätze, Dermatitiden, Überträger von Rickettsiosen, Rückfallfieber, Tularämie
3. Unterstamm: *Antennata*		
Unterklasse: *Diplopoda* (Doppelfüßler)		Gifttiere
,, *Chilopoda* (Hundertfüßler)	*Scolopendra, Lithobius*	Gifttiere
Klasse: *Insecta*		
Ordn.: *Anoplura* (Läuse)	*Pediculus*	Überträger von Fleckfieber, Wolhynischem Fieber, Rückfallfieber
,, *Heteroptera* (Wanzen)	*Cimex, Triatoma*	Überträger der Chagaskrankheit (Raubwanzen)
,, *Aphaniptera* (Flöhe)	*Pulex, Xenopsylla, Tunga*	Überträger von Pest und Fleckfieber, Ursache für Sandflohbefall *(Tunga)*
,, *Hymenoptera* (Hautflügler)	*Apis, Vespa, Polistes*	Gifttiere
,, *Coleoptera* (Käfer)	*Paederus, Meloë, Lytta, Mylabris, Blepharida, Diamphidia*	Gifttiere, Ursache für Dermatitiden
,, *Lepidoptera* (Schmetterlinge)	Zahlreiche Gattungen aus wenigstens 5 Familien	Gifttiere, Ursache für Dermatitiden, Ophthalmia nodosa
,, *Diptera* (Zweiflügler)	s. Tabelle 3	s. Tabelle 3

klinische Erscheinungen; wenige geben zu schweren Erkrankungen mit tödlichem Ausgang Anlaß. Das Skorpiongift ist seiner pharmakologischen Wirkung nach ein Komplexgift, das sich aus Toxinen und Fermenten zusammensetzt. Unter den Toxinen stehen die

Tabelle 3.
Systematische Übersicht der wichtigsten Zweiflügler mit humanmedizinischer Bedeutung.

Systematische Stellung	Wichtigere Gattungen	Medizinische Bedeutung
Unterordn.: *Nematocera* (Mücken)		
Fam.: *Psychodidae* (Schmetterlingsmücken)	*Phlebotomus*	Überträger von Pappatacifieber, Kala-Azar, Haut- und Schleimhautleishmaniose, Verruga peruana
„ *Simuliidae* (Kriebelmücken)	*Simulium*	Überträger von Filarien (*Onchocerca*)
„ *Culicidae* (Stechmücken)		
Tribus: *Anophelini*	*Anopheles*	Überträger von Malaria, Filarien (*Wuchereria*)
„ *Culicini*	*Culex, Aëdes, Mansonia, Haemagogus*	Überträger von Filarien (*Wuchereria*), Gelbfieber, Denguefieber
Unterordn.: *Brachycera* (Fliegen)		
Fam.: *Tabanidae* (Bremsen)	*Chrysops, Haematopota, Tabanus*	Überträger von Filarien (*Loa loa*), mechanische Übertragung von Tularämie
Fam.: *Muscidae*		
U-Fam.: *Muscinae* (Stubenfliegen)	*Musca, Muscina*	Mechanische Übertragung von Wurmeiern, Ruhr, Typhus, Cholera, Milzbrand, Tularämie, Poliomyelitis, Trachom. Gelegentlich Ursache für Myiasis
„ *Fanniinae*	*Fannia*	
„ *Stomoxydinae* (Stechfliegen)	*Stomoxys*	
„ *Glossininae* (Tsetsefliegen)	*Glossina*	Überträger von Schlafkrankheit
„ *Gastrophilinae* (Magenfliegen)	*Gastrophilus*	Ursache für „Hautmaulwurf"
Fam.: *Calliphoridae*		
U-Fam.: *Calliphorinae* (Goldfliegen)	*Calliphora, Lucilia (Phaenicia), Phormia, Chrysomyia, Cochliomyia, Cordylobia*	Ursache für Myiasis, auch Myiasis intestinalis. Gelegentlich Verschleppung verschiedener Krankheitserreger, ähnlich wie bei Muscinen
„ *Sarcophaginae* (Schmeißfliegen)	*Sarcophaga, Wohlfahrtia*	
„ *Hypoderminae* (Dasselfliegen)	*Hypoderma*	Ursache für Myiasis (Dasselbeulen und „Hautmaulwurf")
„ *Cuterebrinae* (Südamerikanische Dasselfliegen)	*Dermatobia*	
Fam.: *Larvaevoridae*		
U-Fam.: *Oestrinae* (Nasenfliegen)	*Oestrus, Rhinoestrus*	Ursache für Myiasis, insbesondere Ophthalmomyiasis

Neurotoxine im Vordergrund, die z. B. bei den südafrikanischen *Parabuthus*-Arten auf Neuromotoren- und Atemzentrum, bei den vorderindischen *Buthus*- und *Heterometrus*-Arten auf Vasomotoren und Atemzentrum, bei den brasilianischen *Tityus*-Arten in der Hauptsache auf die neurovegetativen Kerne des Bulbus wirken. Im Vordergrund der Symptome nach Skorpionstich stehen Schmerzen und Ödeme an der Stichstelle, die gewöhnlich nach einigen Stunden abklingen. Unter den Allgemeinsymptomen sind zu nennen Muskelspasmen und -rigidität, Kopf- und Leibschmerzen, Sprach- und Sehstörungen, Schwindel, An- und

Parästhesien, Blutdrucksenkung, Tachykardie, Untertemperatur, Angstzustände mit Delirien und Bewußtlosigkeit. Untertemperatur oder Fieber, die längere Zeit nach dem Stich anhalten, weisen auf eine schlechte Prognose. Der Tod erfolgt im Koma, 2—20 Std nach dem Stich, in einem Fünftel der tödlichen Fälle innerhalb 24—30 Std.

Für die Häufigkeit von Skorpionstichen, die je nach Jahreszeit und Gegend schwankt, kann eine Angabe aus Franz.-Nordafrika als Anhalt dienen. Nach SERGENT (zitiert nach MINNING) wurden von 1936—1947 2209 Fälle von Skorpionstich ärztlich beobachtet. Davon starben 9,4% Kinder, 1,5% Erwachsene und 4,1% ältere Leute.

In der *Therapie* bildet neben der symptomatischen Behandlung heute die Verabreichung von spezifischen antitoxischen Skorpionseren[1] die Methode der Wahl.

Von praktischer Bedeutung sind stellenweise die *Giftspinnen*, die einen an der Spitze der Cheliceren ausmündenden Giftapparat besitzen. Physiologisch haben die Spinnengifte eine neurotoxische, eine gangränöse und hämolytische Wirkung und eine Wirkung auf Leber und Niere. Über die Häufigkeit von Giftspinnenbissen und die Mortalität liegen nur wenig zuverlässige Angaben vor. Nach einer amtlichen Statistik kamen z. B. in Neu-Süd-Wales in Australien in der Zeit von 1924—1933 7 Todesfälle durch Giftspinnen vor im Vergleich zu 10 Todesfällen durch Giftschlangen. Die einzige europäische für den Menschen gefährlichere Giftspinne ist *Latrodectus tredecimguttatus*.

Die klinischen Folgen nach Giftspinnenbiß gliedern sich in 3 Symptomenkomplexe, ein im wesentlichen neurotoxisches Krankheitsbild, ein Krankheitsbild mit starker lokaler Gewebsschädigung an der Bißstelle und ein Krankheitsbild, das, abgesehen von der Gewebsschädigung, mit Allgemeinsymptomen (Schmerzen im Abdomen, der Lumbalgegend und in den Extremitäten, Gesichtsödem, Seh- und Sprachstörung, Tremor, Schwindel, Erbrechen, erschwerte Atmung, Blutdrucksteigerung, Pulsbeschleunigung, Über- und Untertemperatur, Hyperästhesie, Ikterus, Leber- und Nierenschädigung) einhergeht. Die Dauer der Erkrankung beträgt 2—10 Tage. Es sind Fälle bekannt, in denen der Tod schon 30 min nach dem Biß von *Ctenus* durch periphere Atemlähmung eintrat. Bei der *Behandlung* von Giftspinnenbissen hat sich die antitoxische Serumtherapie[1] in Verbindung mit entsprechender symptomatischer Behandlung bestens bewährt. Nähere Angaben über die Serumtherapie finden sich unter anderem bei FINLAYSON und HOLLOW (1945).

Unter den *Myriapoden* (Tausendfüßlern) besitzen die Diplopoden segmental angeordnete Giftdrüsen, die jederseits in einer Reihe von Poren auf der Körperoberfläche münden. Auf der menschlichen Haut wirkt das Gift stark ätzend und führt zu Schwellungen und Blasenbildung. Bei den Chilopoden münden zwei Giftdrüsen vorn an der Spitze der Kieferfüße aus. Die Reaktionen auf die Bisse sind auch bei den großen tropischen *Scolopendra*-Arten fast stets lokaler Natur. Nur wenige Fälle mit Allgemeinsymptomen (regionäre Lymphdrüsenschwellung, Schlaflosigkeit, Pulsbeschleunigung, Arrhythmien) sind beschrieben. Todesfälle sind bei Kindern lediglich nach Biß am Kopf und im Schlund mit Erstickung durch lokales Ödem bekannt geworden.

Giftige *Insekten* finden sich in den Ordnungen der Hautflügler, Käfer und Schmetterlinge. Unter den *Hautflüglern* sind es bestimmte Bienen, Wespen und einige Ameisen, die schon durch den Besitz von Giftdrüsen und terminalen Stacheln als Gifttiere kenntlich sind. In den meisten Fällen tritt nach den Stichen nur eine lokale Reaktion auf, die in Entzündung, Ödem und kleineren Nekrosen besteht. Allgemeinsymptome wie Fieber, Kopfschmerzen, Atemnot, Schwindel, Tachykardie, Erbrechen sind sehr selten. Als Regel gilt, daß erst 30—40 Bienenstiche schwere Störungen verursachen und daß 500 Stiche beim erwachsenen Menschen tödlich wirken.

Die wichtigsten *Giftkäfer* gehören zur Familie der Kurzflügler *(Staphylinidae)* und der Pflaster- oder Ölkäfer *(Meloïdae)*. Bei den Staphyliniden ist das Gift vorwiegend in den Keimdrüsen und in der Körperlymphe lokalisiert, es wird wahrscheinlich durch die Analdrüsen abgegeben. Der Kontakt mit derartigen Käfern führt zu Dermatitiden und Conjunctivitiden. An seltenen Allgemeinsymptomen kommen Kopfschmerzen und Schmerzen im Rücken und Nacken vor. Die Meloïden, zu denen die „spanische Fliege“ *Lytta vesicularia* gehört, enthalten in den Geschlechtsorganen, den Eiern und der Körperlymphe Cantharidin, ein Zellgift, das auf der Haut Entzündung und Bläschenbildung auslöst. Gelangen Meloïden in den Magen-Darmkanal, so kommt es zu Brennen, Schluckbeschwerden, Speichelfluß, Erbrechen, blutigem Durchfall, und unter Krämpfen erfolgt der Tod im Koma. Pathologisch stehen Nierenschädigungen im Vordergrund. Käfer aus dieser Familie sind zu Morden und zu Pfeilgift verwendet worden.

Bei den *Lepidopteren* sind es zahlreiche Raupen aus verschiedenen Familien, die durch ihre Brenn-, Nessel- oder Spiegelhaare oder durch Giftstachel bei Berührung zu ausgedehnten und

[1] Da die Gifte weitgehend spezifisch sind, werden die Antisera nur in Spezialinstituten derjenigen Länder hergestellt, in denen die betreffenden Gifttiere eine größere praktische Bedeutung haben, z. B. im Institut Pasteur in Algier und im Instituto Butantan, São Paulo, Brasilien.

gelegentlich epidemischen Dermatitiden Anlaß geben können. Die Wirkung der Haare ist teils mechanisch, teils handelt es sich um eine Giftwirkung. Gelangen die Haare in den Mund, so kommt es zu Entzündungen der Mund- und Nasenschleimhaut, zu Nasenbluten, Hustenreiz und Schluckbeschwerden. Da bei der Verpuppung der Raupen die Haare mit in den Kokon eingewebt werden und beim Schlüpfen zum Teil im Haarkleid der Schmetterlinge hängenbleiben, können auch die Schmetterlinge selbst die gleichen Reizerscheinungen auslösen. Kommen die Haare ins Auge, so entsteht eine akute Conjunctivitis oder bei stärkerem Befall, und wenn die Haare ins Auge gerieben werden, eine Augenschädigung, die unter dem Namen *Ophthalmia nodosa* bzw. *pseudotuberculosa* bekannt ist. Nach Verletzung durch Raupen mit Giftstacheln treten außer lokalen Reaktionen auch Allgemeinsymptome auf, Schmerzen, die nach Art von Neuralgien in die weitere Umgebung ausstrahlen, Ödeme, Hyperästhesien, Unruhe, Erbrechen, Dyspnoe, Bradykardie und Fieber. Weitere Einzelheiten über giftige Lepidopteren finden sich bei WEIDNER (1937) und MINNING (1952).

b) Ektoparasiten. Die durch ektoparasitische Arthropoden hervorgerufenen Krankheitszustände sind in überwiegender Zahl lokaler Natur und beschränken sich auf die Haut. Im Vordergrund stehen die mit Quaddel- und Papelbildung und nachfolgendem Juckreiz verbundenen Reaktionen auf die Speichelabsonderung, die bei lymphe- und blutsaugenden Ektoparasiten der Nahrungsaufnahme vorangeht. Einzelheiten über die Hautreaktionen auf Insektenstiche und ihre Beziehung zu allergischen Erscheinungen finden sich im dermatologischen Schrifttum. Nach neueren Untersuchungen von GORDON (1950) treten nennenswerte Stichfolgen, auch lokaler Art, beim Menschen erst nach wiederholtem Stechen durch den gleichen Parasiten infolge einer Sensibilisierung auf, wenn die Stiche in unregelmäßigen Abständen erfolgen. Die Reaktionen sind streng spezifisch. Fortgesetztes Stechen in regelmäßigen Abständen führt meist zu einer Desensibilisierung. Eine primäre vollständige Immunität gegenüber dem Befall durch blutsaugende Ektoparasiten scheint nicht zu bestehen. Zu Allgemeinsymptomen kommt es nur ausnahmsweise bei besonders empfindlichen Personen oder bei einem Massenbefall. Hier können die Kriebelmücken *(Simuliidae)* als Beispiel dienen, deren Stiche schwere Verluste unter dem Weidevieh verursachen. Das Krankheitsbild beim Vieh hat viel Ähnlichkeit mit dem anaphylaktischen Schock. Die Reaktion des Menschen auf die Simulienstiche ist individuell sehr verschieden. Die Hautreaktionen wechseln von kleinen roten Pünktchen bis zu nußgroßen Quaddeln. Allgemeinreaktionen mit tagelang anhaltendem Krankheitsgefühl sind selten.

Bei den Folgezuständen nach Milbenbefall handelt es sich, wie bei den Insekten, in der Mehrzahl der Fälle um Reizwirkungen der Stiche, die sich auf die Haut beschränken. Eine neuere Zusammenstellung der wichtigsten Einzelbeobachtungen über die medizinische Bedeutung von Milben mit entsprechenden Schrifttumshinweisen haben ZUMPT und GRAF (1950) gegeben. Die Zecken sind in dieser Übersicht nicht berücksichtigt. Nach Zeckenstichen kann es zu Allgemeinsymptomen kommen, die bei leichten Fällen in Fieber, Kopf- und Muskelschmerzen bestehen. Unter den Schildzecken gibt es zahlreiche Arten, die während des mehrtägigen Saugens am Wirt ein Gift absondern, das zum Krankheitsbild der *Zeckenparalyse* führt. Weder über die chemische Natur noch über die Produktion des Giftes besteht ausreichende Klarheit. Möglicherweise erfolgt während der Blutaufnahme und Eientwicklung eine Giftbildung im Zeckenkörper, die zu einer Toxinausscheidung mit dem Speichelsekret führt. Vielleicht wird das Gift auch nur in den Speicheldrüsen produziert. Zeckenparalyse ist vor allem beim Vieh bekannt. Beim Menschen tritt die Erkrankung fast ausschließlich bei Kindern auf. Als Anfangssymptome machen sich Brennen und Jucken an den Zehen und Fingern, Erbrechen und Appetitlosigkeit bemerkbar. Fieber und Pulsbeschleunigung sind selten. Dann kommt es an den unteren Extremitäten zu Muskelschwäche, Ataxie und schließlich zur schlaffen Lähmung, die auf die oberen Extremitäten übergeht. 5 Tage nach Auftreten der ersten Symptome kann bei Übergreifen auf bulbäre Zentren der Tod durch Atemlähmung eintreten, wenn die Zecke nicht rechtzeitig entfernt wird. Neuere Beobachtungen über Zeckenparalyse bei Kindern finden sich unter anderem bei BARNETT (1937), HAMILTON (1940) und GREGSON (1943).

Bei der Behandlung der lokalen Reaktionen nach den Stichen oder der Einwirkung von Gifttieren und den Stichen von parasitischen Gliederfüßlern haben sich Antihistaminpräparate gut bewährt.

c) Endoparasiten. Echter Endoparasitismus findet sich unter erwachsenen Arthropoden nur bei der Krätzemilbe. Der Sandfloh ist noch Ektoparasit. Die festgesogenen Weibchen bleiben in der Epidermis und stehen zur Atmung ständig mit der Außenwelt in Verbindung. Der Parasitismus der Krätzemilben hat nur Hautreaktionen im Gefolge. Umstritten ist die Bedeutung von *nichtparasitischen Milben* als Krankheitsursache und die Frage, wie weit solche Milben als Endoparasiten auftreten können. Es ist sicher, daß freilebende Milben durch den bloßen Kontakt zu sehr lästigen Hautreizungen Anlaß geben, die gelegentlich mit leichtem Fieber einhergehen. Die gleichen Reaktionen können auch tote Milben oder Teile von Milben, insbesondere Haare und Kot, im Staub hervorrufen. Die Hausmilben

(Tyroglyphidae) leben oft in großer Zahl an den verschiedensten pflanzlichen und tierischen Produkten und kommen leicht mit der Nahrung in den Darmtractus, wo sie schwere Katarrhe erzeugen können. Diese Störungen werden auch durch tote Milben oder Milbenstaub ausgelöst. Es ist noch nicht sicher geklärt, ob es sich dabei um eine rein mechanische Wirkung oder um eine allergisch-toxische Reaktion handelt, die durch Parasitenallergene hervorgerufen wird. Bestimmte Beobachtungen sprechen für die letztere Anschauung (vgl. HASE 1929, KORKHAUS 1933/34). Die Milben können mit dem Stuhl noch leidlich intakt ausgeschieden werden und haben vielfach zur irrtümlichen Annahme eines Milbenendoparasitismus Anlaß gegeben. Beweise für einen echten Parasitismus von Milben im Darmkanal sind bisher nicht erbracht worden und dürften auch nicht zu erwarten sein.

Die Frage des Milbenendoparasitismus ist auch in anderem Zusammenhang aufgeworfen worden. Milben (*Tarsonemus*-Arten) sind z. B. als Pseudoparasiten in zerfallenden Geschwüren und Tumoren gefunden worden. Bei ihrer Häufigkeit und Kleinheit können die Tiere mit der Atemluft in die *Lungen* gelangen. Sie verursachen hier, ebenso wie der Milbenstaub, asthmaartige Symptome. Solche Milben können sich bei den günstigen Sauerstoffverhältnissen in der Lunge und in den Bronchien offenbar eine ganze Zeit lebend halten. So fanden CARTER, WEDD und D'ABRERA (1944) bei 17 von 28 Patienten mit Atembeschwerden und Eosinophilie verschiedene Milbenarten im Sputum, darunter *Tyroglyphus, Carpoglyphus, Glycyphagus, Cheyletes* und *Tarsonemus*. Die Milben stammten sicher aus der Lunge und den Bronchien, nicht aus dem Speichel oder der Mundhöhle. Die Infektion bestand zum Teil mehrere Monate lang. In einem Fall wurden von *Tyroglyphus* und *Carpoglyphus* alle Entwicklungsstadien gefunden, ein Zeichen, daß sich die Milben den Umweltverhältnissen in der Lunge weitgehend anpassen und ausnahmsweise sogar fortpflanzen können. Hier ist dann die Grenze zwischen Pseudoparasitismus und Parasitismus nicht mehr klar zu ziehen. Weitere Beobachtungen über Milbenbefunde bei Bronchialasthma machten SOYSA und JAYAWARDENA (1946) und CARTER und D'ABRERA (1946), und es ist die Vermutung ausgesprochen worden, daß Fälle sog. Pseudotuberkulose, Lungeneosinophilie und tropischer Eosinophilie zum Teil durch Milbeninfektionen bedingt sein mögen.

Es sind auch Milben in der *Blase* und den *Harnwegen* gefunden worden. Der Befund war meist mit dem klinischen Bild einer Cystitis verknüpft. Ein Teil der beschriebenen Fälle wird mit sekundären Verunreinigungen durch Benutzung unsauberer Gefäße oder Untersuchungsinstrumente erklärt werden müssen. Milben können gelegentlich von vermilbten Lagerstätten aus oder beim Umgang mit stark vermilbten Nahrungsmitteln (Bäcker!) in die Harnwege und die Blase gelangen und sich hier eine Zeitlang lebend halten. Außer *Tyroglyphus* sind z. B. *Histiogaster*-Arten in der Blase gefunden worden. Für das Vorhandensein eines echten Milbenparasitismus in der Blase, bei dem sich die Milben nicht nur längere Zeit halten, sondern auch vermehren und für den Menschen pathogen werden können, fehlen bisher ausreichende Beweise. Einschlägige Beobachtungen zu dieser Frage mit näheren Schrifttumsangaben finden sich bei MEKIE (1926), MUMFORD (1926), TANAKA (1936), PFAFFENBERG und KONISCHEWSKI (1937) und Graf VITZTHUM (1932, 1941).

Graf VITZTHUM, einer der besten Milbenkenner, hält es auf Grund seiner Erfahrungen und mehrerer wirklich kritischer Beobachtungen nicht für ausgeschlossen, daß sich Milben ausnahmsweise an ungewöhnliche Lebensbedingungen anpassen und sich daher gelegentlich auch einmal längere Zeit in der Blase halten können. Die Beurteilung der Verhältnisse und der bisherigen Befunde wird dadurch erschwert, daß solche außergewöhnlichen Milbenbeobachtungen erst zu spät oder in einer Form in die Hände des allein zuständigen Spezialisten gelangten, daß eine einwandfreie Bestimmung der Tiere, ihrer Alters- und Entwicklungsstadien, nicht mehr möglich war. Erwähnenswert ist in diesem Zusammenhang der Fall eines Patienten in England, bei dem in einer Cyste in der Nähe des Scrotums durch Punktion rund 900 lebende Exemplare einer in Europa unbekannten, normalerweise unter Baumrinde lebenden *Histiogaster*-Art gefunden wurden. Die Art wurde damals als *Histiogaster spermaticus* beschrieben. Die Infektion konnte nur 6 Jahre zuvor in Indien erworben sein, und die Tiere hatten sich in diesem Zeitraum in dem flüssigkeitsgefüllten Hohlraum zu einer stattlichen Kolonie entwickelt (Graf VITZTHUM 1941).

Echten Endoparasitismus gibt es bei einer größeren Zahl von *Fliegenmaden*. Wir finden hier alle Übergänge von einem Wundparasitismus und fakultativem Gewebsschmarotzertum bis zu einem obligatorischen Endoparasitismus im Gewebe oder in Körperhöhlen. Eine merkwürdige Sonderstellung nimmt in diesem Rahmen die Gattung *Auchmeromyia* ein, eine Calliphoride, deren Larven ektoparasitisch ähnlich wie Wanzen auf der Haut Blut saugen. Das durch Fliegenmaden hervorgerufene Krankheitsbild ist unter dem Namen *Myiasis* bekannt. Eine kritische Besprechung der Fliegen, die als Erzeuger einer Myiasis gefunden oder verdächtigt sind, und der wichtigsten klinischen Daten hat JAMES (1947) gegeben. Eine neuere Zusammenstellung findet sich bei ZUMPT (1951).

Außer den obligatorischen und fakultativen Myiasiserregern gibt es Fliegenlarven, die zu einer zufälligen, akzidentellen Myiasis führen. Klinisch unterscheidet man die Wund-

und Hautmyiasis, die Myiasis von Ohr, Nase, Mund und Nebenhöhlen, die mit besonderen Gewebszerstörungen und Allgemeinsymptomen, Kopfschmerzen, Schlaflosigkeit usw. verknüpft sein kann, die Myiasis des Auges (Ophthalmomyiasis), für die außer Calliphoriden besonders die Larven der *Oestrinae* (Nasenfliegen) verantwortlich sind, eine Myiasis in Rectum und Vagina, eine Myiasis der Harnwege und Blase und die Myiasis intestinalis. Die sehr seltene Infektion des Menschen mit *Hypoderma*-Larven (Dasselfliegen) führt gewöhnlich nur zu einer Hautmyiasis. Doch können die Larven ihre ganze Entwicklung im Menschen beenden, und dieser Ablauf ist mit ernsten Allgemeinstörungen, heftigen Schmerzen (besonders nachts, während die Larven im subcutanen Bindegewebe wandern), Krämpfen und unter Umständen bei Verletzung des Rückenmarks mit Lähmungserscheinungen verknüpft. Die meisten Fälle sind bei Kindern beobachtet. Bei Einwanderung der Larven ins Auge kommt es zu Ophthalmomyiasis [vgl. z. B. ANDERSON (1935), O'BRIEN und ALLEN (1939)]. Mit Rücksicht auf die im dermatologischen und ophthalmologischen Schrifttum vorhandenen Darstellungen der Haut- und Wundmyiasis und der Myiasis im Bereich des Kopfes soll hier nur auf die *Myiasis der Blase* bzw. der Harnwege und die *Myiasis intestinalis* näher eingegangen werden, da diese Krankheitsbilder für den Internisten von besonderem Interesse sind und das ganze Problem noch lebhaft umstritten ist.

Fliegenlarven verschiedenster Art, insbesondere Larven von Musciden und Calliphoriden, aber auch Phoriden, Syrphiden und Piophiliden, können mit unsauberen oder verdorbenen Nahrungsmitteln in den Darmkanal gelangen und in relativ intaktem Zustand, in seltenen Fällen, besonders bei Bestehen eines Magen-Darmkatarrhs mit beschleunigter Nahrungspassage und verminderter Verdauungsleistung, auch noch lebend mit Mageninhalt oder Kot ausgeschieden werden. Die ins Rectum oder die Vagina einwandernden Larven leben saprophytisch von Eiweißabbauprodukten, ohne das Gewebe selbst anzugreifen, oder sie schmarotzen in vorhandenen Wunden und geben Anlaß zu einer Schleimhautmyiasis, wie sie auch an anderen Stellen vorkommen kann. Selbst wenn ein derartiger Befall mit Störungen verknüpft ist, die auf Reize der Larven zurückzuführen sind, handelt es sich um keinen Parasitismus und keine echte Myiasis intestinalis. Außerdem sind zahlreiche im Schrifttum erwähnte Fälle von Myiasis intestinalis Beobachtungsfehler. Primär oder sekundär verunreinigte Stuhlgefäße spielen dabei eine wichtige Rolle. *Sarcophaga*-Arten legen z. B. ihre Larven gern an frisch entleerte Stühle, so daß diese nach kurzer Zeit von Larven wimmeln und zu der Ansicht verleiten, der Patient hätte sie ausgeschieden.

Bei Fällen von Myiasis in der Blase und Urethra, in denen Beobachtungsfehler oder eine sekundäre Verunreinigung ausgeschlossen werden konnten, lag meist eine Einwanderung von Larven vor. Die Fliegen hatten ihre Eier an der Öffnung der Urethra, z. B. bei Gonorrhoikern, Diabetikern und Nephritikern, abgesetzt, und die Larven konnten sich in dem abnormen Milieu eine Zeitlang halten. Die Infektion war mit Schmerzen in der Nierengegend und Blase und erheblichen Störungen bei der Harnentleerung verknüpft. Gefunden wurden bei solchen Gelegenheiten am häufigsten Larven von *Fannia canicularis* und *Musca domestica*. Die Eier können auch bei der Untersuchung mit unsauberen Instrumenten in die Harnwege gelangen und hier schlüpfen.

Sehen wir von den genannten Fehlerquellen und allen Formen eines Pseudoparasitismus ab, so ist im Zusammenhang mit der Myiasis intestinalis zu fragen, ob gewöhnliche Fliegenlarven in ähnlicher Weise wie die Gastrophiliden (Magenfliegen), die echte Darmparasiten bei Einhufern sind, die Fähigkeit haben, im Milieu des Magen-Darmkanals zu atmen, sich weiter zu entwickeln und sich gegen die Magen- und Darmsäfte zu schützen. Versuche, die Frage experimentell zu klären, haben zu ihrer Verneinung geführt (KOMAREK 1936, CAUSEY 1938, STRICKLAND und ROY 1940). Selbst bei Anlegung eines sehr kritischen Maßstabes (RILEY 1939) bleiben jedoch genügend Fälle übrig, bei denen lebende Fliegenmaden im Stuhl oder Erbrochenen nachgewiesen worden sind und bei denen ein Parasitismus von Fliegenlarven unter besonderen, vielleicht abnormen Sauerstoffverhältnissen des Magen-Darmkanals (z. B. verschluckte Luft, Meteorismus) gesichert erscheint, wenn auch nur für kurze Zeit und bei verminderter Aktivität der Larven. Es gibt also in seltenen Fällen eine echte, durch Parasitismus hervorgerufene Myiasis intestinalis, ausgehend von Fliegenlarven, die normalerweise saprophytisch leben. Die Infektion erfolgt größtenteils bei der Nahrungsaufnahme. Besonders schwierig sind allerdings die sog. chronischen Fälle zu deuten. Zu einem großen Teil werden sie ihre Erklärung durch Reininfektionen finden.

Unter den Fliegen, die zu einer Myiasis intestinalis führen können, sind in erster Linie zu nennen *Fannia*, *Muscina stabulans* und *Sarcophaga haemorrhoidalis* (vgl. unter anderem BRYAN 1937). Einen genauer untersuchten Fall von Myiasis durch *Eristalis*-Larven beschreiben VAN DEN BERGHE und BONÉ (1944), über einen Fall von chronischer Myiasis intestinalis durch nichtbestimmte Arten von 3 verschiedenen Gattungen berichten HERMS und GILBERT (1933). *Sarcophaga haemorrhoidalis* kann offenbar die gesamte Entwicklung im menschlichen Darm vollenden.

Die Symptome einer Myiasis intestinalis sind die einer akuten Gastritis und Enteritis: blasses Aussehen, Appetitlosigkeit, Nausea, Kopfschmerz, Magenschmerzen, Durchfall, Leibschmerzen mit Spasmen und Krämpfen. Bei Befall mit Larven von *Muscina stabulans* kann es durch Larvenfraß im Darm zu Gewebszerstörungen kommen, die sich in blutigem Stuhl äußern. Die Krankheitserscheinungen verschwinden mit Abgang der Larven.

3. Arthropoden als Krankheitsüberträger.

In Tabelle 2 sind die Arthropodenordnungen zusammengestellt, unter denen sich Überträger menschlicher Infektionskrankheiten finden. Besonders wichtig ist dabei die Insektenordnung der Zweiflügler. Die Überträgerfamilien und -gattungen der Zweiflügler enthält Tabelle 3. Für das Verständnis der Epidemiologie und Bekämpfung der durch Arthropoden übertragenen Infektionskrankheiten spielt das Verhältnis von Krankheitserregern und -überträgern und die Art der Übertragung eine große Rolle.

a) Die Beziehungen zwischen Krankheitserregern und Überträgern. An der Übertragung sind parasitische und freilebende Arthropoden beteiligt (vgl. Tabelle 1). Als Beispiel für einen freilebenden Überträger kann die Stubenfliege *Musca domestica* gelten. Ihre Überträgerrolle resultiert nur aus ihrer Ernährungsweise, d. h. der Vorliebe für flüssige oder halbfeste Stoffe und Zersetzungsprodukte wie Blut, Kot, Auswurf, Wundsekret usw. auf der einen und für menschliche Nahrungs- und Genußmittel auf der anderen Seite. Hierbei können pathogene Keime verschiedenster Art — Viren, Bakterien, Protozoen und Wurmeier — an den Beinen oder anderen Körperteilen der Fliege hängenbleiben und in virulentem Zustand direkt oder indirekt auf neue Wirte gebracht werden. Die pathogenen Keime können auch das Filter der Rüsselspitze passieren, in den Darmkanal gelangen und mit dem Kot ausgeschieden werden.

Für das Zustandekommen einer solchen „*mechanischen*“ *Übertragung* müssen zwei Voraussetzungen erfüllt sein: Das Insekt muß mit den pathogenen Keimen in ausreichenden Kontakt kommen und innerhalb einer nicht zu lang bemessenen Zeit die Keime auf einem geeigneten neuen Nährboden absetzen. Auf diesem Wege können auch blutsaugende Insekten Keime verschleppen, wenn sie ihre Blutmahlzeit unterbrechen und nach kurzer Zeit auf einem neuen Wirt beenden, wobei der Stechrüssel wie eine verunreinigte Impfnadel wirkt. Diese Übertragung durch den „unterbrochenen Saugakt“ spielt nur in der Veterinärmedizin eine größere Rolle. Übrigens können so gelegentlich „giftige“ Insektenstiche zustande kommen.

Das entscheidende Merkmal dieser Übertragungsform ist, daß die Keime am oder im Überträger keine Entwicklung und nur ganz ausnahmsweise eine Vermehrung durchmachen und daß sie zu ihrer Erhaltung und Verbreitung gar nicht auf den Überträger angewiesen sind. Der Überträger bietet ihnen lediglich eine Erhöhung der Verbreitungschancen. Eine Ausrottung des Überträgers führt daher höchstens zu einer Eindämmung, niemals aber zur völligen Unterdrückung der betreffenden Krankheit. Die Keime haben zum Überträger keine biologische Beziehung, und der Weg der Keimweitergabe ist nicht festgelegt, sondern ganz dem Zufall überlassen. Die Keime erhalten Verbreitungsmöglichkeit durch direkten Kontakt oder auf dem Umweg über Nahrungsmittel, die in den gesunden Organismus gelangen. Sie können dabei abgestreift oder mit dem Kot ausgeschieden werden, sie können schließlich auch durch Zerdrücken oder Verzehren des Überträgers frei werden.

Der Begriff Überträger wird häufig unkorrekt für Arthropoden angewandt, die *nur Zwischenwirte* für pathogene Organismen sind. Dieser Fall liegt z. B. bei einigen parasitischen Würmern vor, die kurzfristige Entwicklungsstadien in Gliederfüßlern durchlaufen und für ihre Weiterentwicklung oder die Erlangung der Geschlechtsreife in einen weiteren Zwischenwirt bzw. den Endwirt kommen müssen. So stellen z. B. kleine Krebse aus der Ordnung der Copepoden den Zwischenwirt für den breiten Bandwurm *Diphyllobothrium latum* und für den Medinawurm *Dracunculus medinensis*. Der Übergang zur geschlechtsreifen Form erfolgt, nachdem die Wurmlarven mit dem Trinkwasser oder beim Genuß von rohem Krebs- oder Fischfleisch in den Menschen gelangt sind. Der Zwischenwirt, der manchmal auch Zwischen*träger* genannt wird, betätigt also keine besonderen Übertragungsmechanismen, und der Parasit ist für die Erreichung des Endwirtes stark vom Zufall abhängig. Derartige Vorgänge spielen weniger in der Human- als in der Veterinärmedizin eine Rolle.

Grundsätzlich anders stellen sich die Verhältnisse bei pathogenen Keimen, die sich wenigstens zeitweise im *Blut* oder der Lymphe aufhalten, von blutsaugenden ektoparasitischen Gliederfüßlern aufgenommen werden und somit auch Parasiten des Überträgers sind. Sie sind meist an spezifische Überträger angepaßt. Nur hier können sie sich halten und weiterentwickeln. In anderen Blutsaugern gehen sie nach kurzer Zeit zugrunde. Im spezifischen Überträger bleiben sie nicht nur lange virulent, sondern sie vermehren sich oder sie durchlaufen sogar eine Reifung bzw. Entwicklung, in deren Verlauf bestimmte für den Übergang auf den neuen Wirt besonders geeignete Entwicklungsformen gebildet werden können. Als Beispiel kann die Plasmodienentwicklung in der *Anopheles*-Mücke oder die Trypanosomenentwicklung in der Tsetsefliege gelten. Man spricht in diesem Fall auch von einer *„cyclischen" Übertragung*, im Unterschied zu der mechanischen oder „acyclischen" Übertragung.

Die Vermehrung oder Entwicklung der Krankheitserreger im Überträger geht primär im Darmlumen oder in den Zellen der Darmwand vor sich. Die Infektion kann auf andere Organe, z. B. die Speicheldrüsen bei der Plasmodienentwicklung in der Mücke, die Ovarien bei der Rickettsienvermehrung in Zecken und Milben, oder auf alle Organe übergreifen, wie beim Gelbfieber und Denguefieber. Es gibt Erreger, die sich in mehreren Gliederfüßlern entwickeln und von ihnen übertragen werden können, z. B. die Rickettsien, die in Läusen, Flöhen, Zecken und Milben einen günstigen Nährboden finden, und es gibt Krankheitserreger, die auf eine einzige Überträgergattung spezialisiert sind: die menschlichen Plasmodien auf Anophelen, der Schlafkrankheitserreger auf Glossinen.

Solche Spezialisierungen sind gewöhnlich das Zeichen eines primären oder wenigstens phylogenetisch alten Übertragungsverhältnisses, bei dem sich Krankheitserreger und Überträger aufeinander eingestellt haben und sich gegenseitig nicht ernstlich stören. Handelt es sich bei den Überträgern um polyphage Ektoparasiten, so können sich die Krankheitserreger unter Umständen in einem neuen Wirt ansiedeln und von hier aus in einen sekundären Überträger übergehen, der seinerseits spezifischer und obligatorischer Parasit des neuen Wirtes ist. Ein Zeichen für das sekundäre Überträgerverhältnis ist gewöhnlich die mangelnde Anpassung zwischen Überträger und Krankheitserreger, wie das z. B. bei den Fleckfieberrickettsien in der Laus gegeben ist.

b) Übertragungsmechanismen. Nach dem Abhängigkeitsverhältnis der Krankheitserreger vom Überträger sind meist auch die eigentlichen Übertragungsmechanismen differenziert. Der Krankheitserreger sucht in seinem Überträger nicht nur geeignete Nahrungs-, Vermehrungs- und Entwicklungsbedingungen, wobei eine starke Schädigung des Überträgers, die diese Aussichten beeinträchtigt, nach Möglichkeit vermieden wird, sondern er muß rechtzeitig auf einen *neuen Wirt* übertreten können. Der Mensch spielt dabei selten die Rolle eines biologisch notwendigen Zwischen- oder Endwirtes. Er ist bei zahlreichen Infektionskrankheiten nur ein Zufallswirt, während den normalen Wirt Haus- oder Wildtiere darstellen. Das gilt z. B. für die Pest, die Tularämie und die meisten Rickettsiosen. Derartige Krankheiten können also nur erfolgreich bekämpft werden, wenn sich die Bekämpfung auch auf die tierischen Seuchenreservoire ausdehnt. Daraus erhellt die besondere Bedeutung der Bekämpfung von Infektionskrankheiten durch Vernichtung der übertragenden Arthropoden, weil nur hierbei der Kreislauf des Krankheitserregers radikal durchbrochen wird.

Die *Übertragungswege*, also die Übergänge der Krankheitserreger auf die neuen Wirte, sind durchaus noch nicht in allen Einzelheiten geklärt. Die Vermehrung und Reifung des Krankheitserregers nimmt je nach der Art und den äußeren Bedingungen eine gewisse Zeit in Anspruch. So sind z. B. Anophelen im günstigsten Fall erst 9 Tage nach der Aufnahme der Tertianaplasmodien infektiös, Gelbfiebermücken bei 31^{0} 6 Tage nach dem Blutsaugen. Im einfachsten Fall verläßt der Erreger seinen Überträger nach der Vermehrung und Entwicklung im Darm auf dem natürlichen Wege mit dem *Kot*. Das ist z. B. bei der Übertragung der Chagas-Krankheit oder bei der Übertragung von Fleckfieber und anderen Rickettsiosen der Fall. Für die Aufnahme durch einen neuen Wirt sind bei dieser einfachen Form der Übertragung, wenn sie die Arterhaltung des Krankheitserregers gewährleisten soll, bestimmte Vorbedingungen nötig. Der Überträger muß häufig Kot absetzen, möglichst während der Nahrungsaufnahme auf dem neuen Wirt, und die Krankheitserreger müssen im Kot des Überträgers so lange lebensfähig bleiben, bis sie die Möglichkeit haben, in den neuen Wirt zu gelangen, sei es über den Darmkanal, sei es über die Schleimhaut oder die Haut. Unter natürlichen Verhältnissen wird der letzte Weg besonders häufig beschritten. Als Eintrittspforte kann dann gleich die Stichstelle beim Blutsaugen dienen. Die Haut und die Schleimhäute bilden für zahlreiche Rickettsien, die sich im trocknen Überträgerkot mindestens einige Wochen virulent halten, die einfachste Gelegenheit zur Besiedelung eines neuen Wirtes.

Die Erreger können auch durch den *Vorderdarm* ausgeschieden werden. Dieser Weg wird teilweise bei der Übertragung der Pest durch Flöhe und der Leishmanien durch die Pappatacimücke benutzt. Durch die starke Vermehrung der Bakterien kann es beim Floh zu einer Blockade des Vormagens und Magens kommen, die zu häufigem Blutsaugen und einer teilweisen Entleerung des erregerhaltigen Mageninhaltes durch den Pharynx Anlaß gibt. Ähnliches gilt für die Übertragung der Leishmanien durch Phlebotomen. Filarienlarven wandern nach ihrer Reifung in die Rüsselscheide von Stechmücken oder Bremsen. Sie durchbrechen die Rüsselspitze und bohren sich aktiv in die Haut ein.

Die höchste Vollendung erreicht der Übertragungsmechanismus dort, wo es zu einer Ansiedelung der pathogenen Keime in der *Speicheldrüse* kommt. Da der Saugakt jeweils durch Einführung von Speichel in die Stichwunde eingeleitet wird, kommt der Erreger mit dem Speichelsekret direkt in die Blutbahn des neuen Wirtes. Beispiele sind die Malaria-, Gelbfieber- und Dengueübertragung durch Stechmücken, die Übertragung von Pappatacifieber durch Phlebotomen und die Schlafkrankheitsübertragung durch Tsetsefliegen. Auch die durch Zecken übertragenen Rickettsiosen nehmen vielfach den Weg über die Speicheldrüse. Das Gelbfiebervirus, das wahrscheinlich alle Organe der übertragenden Mücke befällt, kann auch mit dem Kot ausgeschieden werden, doch spielt die Übertragung mit dem Speichel die Hauptrolle. Es ist verständlich, daß die Krankheitserreger auch durch Aufnahme des Überträgers mit der Nahrung oder Zerdrücken des Überträgers auf der Haut einen neuen Wirt finden können. Praktisch hat diese Art der Übertragung wohl nur geringe Bedeutung. Sie spielt allerdings eine wichtigere Rolle bei der Übertragung des Rückfallfiebers durch Läuse.

Schließlich kann der Krankheitserreger im Überträger die *Ovarien* besiedeln. Damit werden also auch die Angehörigen der F_1-Generation infektiös, ohne daß sie erst an einem infizierten Wirt zu saugen brauchen. Wir finden solche Verhältnisse bei einem großen Teil der durch Zecken übertragenen Rickettsiosen. Sie sind auch bei der Übertragung des Milbenfleckfiebers (Scrub-typhus) durch die *Trombicula*-Larve verwirklicht. Die Infektion der Keimdrüsen bietet hier die einzige Möglichkeit für die *Rickettsia tsutsugamushi (= orientalis)*, einen neuen Organismus zu besiedeln. Denn die übertragenden Laufmilben sind nur im Larvenstadium parasitisch. Die Larve saugt einmal, bevor sie sich zur Nymphe häutet, Nymphen und erwachsene Milben leben frei. Erst die über die Ovarien infizierten Larven der F_1-Generation können also die Infektion an den Menschen weitergeben. Bei den Zecken, die relativ selten saugen und ihre Wirte nur wenig oder gar nicht wechseln, bietet die Infektion der F_1-Generation eine erhöhte Chance für die Erhaltung und Weiterleitung der Rickettsien.

Die Vorbeugung und *Bekämpfung* der durch Arthropoden verursachten und übertragenen Krankheiten ist in den letzten Jahren durch die Entdeckung von neuen synthetischen Kontaktinsektiziden auf der Grundlage von DDT, Hexachlorcyclohexan, Thiophosphaten, Camphenen usw. in ein neues, sehr aussichtsreiches Stadium getreten, und die völlige Ausrottung bestimmter Schädlinge oder wenigstens ihre Dezimierung bis zu einer praktisch bedeutungslosen Dichte erscheint daher nicht nur theoretisch möglich, sondern ist an einigen Stellen bereits verwirklicht.

Literatur.

ANDERSON, W. B.: Ophthalmomyiasis. Amer. J. Ophthalm. **18**, 699 (1935).

BARNETT, E. J.: Wood Tick Paralysis in children. J. amer. med. Assoc. **109**, 846 (1937). — VAN DEN BERGHE, L., et G. BONÉ: Cas de Myiase intestinale à Eristalis. Ann. Soc. belge Méd. trop. **24**, 69 (1944). — O'BRIEN, C. S., and J. H. ALLEN: Ophthalmomyiasis interna anterior. Amer. J. Ophthalm. **22**, 996 (1939). — BRYAN, W. J.: Myiasis. J. amer. med. Assoc. **109**, 573 (1937).

CARTER, H. F., and ST. E. D'ABRERA: Mites (Acarina) — A probable factor in the aetiology of spasmodic bronchitis and asthma associated with high Eosinophilia. Trans. roy. Soc. trop. Med. Lond. **39**, 373 (1946). — CARTER, H. F., G. WEDD and V. ST. A. D'ABRERA: The Occurence of Mites (Acarina) in human Sputum and their possible Significance. Indian med. Gaz. **79**, 163 (1944). — CAUSEY, O. R.: Experimental intestinal Myiasis. Amer. J. Hyg. **28**, 481 (1938).

FINLAYSON, M. H., and K. HOLLOW: The treatment of spider-bite in South Africa by specific antisera. S. afric. med. J. **19**, 431 (1945).

GORDON, R. M.: Reactions produced by Arthropods. Brit. med. J. **1950**, No 4674, 316. — GREGSON, J. D.: The enigma of Tick Paralysis. Proc. Ent. Soc. B. C. **40**, 19 (1943).

HAMILTON, D. J.: Tick Paralysis: a dangerous disease in children. Med. J. Austral. **27**, 759 (1940). — HASE, A.: Zur pathologisch-parasitologischen und epidemiologisch-hygienischen Bedeutung der Milben, insbesondere der Tyroglyphinae (Käsemilben), sowie über den sog. „Milbenkäse". Z. Parasitenkde **1**, 765 (1929). — HERMS, W. B., and Q. O. GILBERT: An obstinate case of intestinal myiasis. Ann. int. Med. **6**, 941 (1933).

JAMES, M. T.: The flies that cause Myiasis in man. U. S. Dep. Agric. Misc. Publ. No 631, U. S. Gov. Print. Off. Washington **1947**, 175 S.

KOMÁREK, J.: Sur le problème de la myiase intestinale. Brussels Mus. Roy. d'Hist. Nat. Mém., II. s. **3**, 23 (1936). — KORKHAUS, R.: Zur parasitologisch-pathologischen Bedeutung der Tyroglyphidae, Tyrophagidae und Glycyphagidae in tierischen Organismen. Sitzgsber. Ges. naturforsch. Freunde Berl. **1933/34**, 51.

Martini, E.: Lehrbuch der medizinischen Entomologie, 3. Aufl., S. 633. Jena: Gustav Fischer 1946. — Mekie, E. C.: Parasitic Infection of the Urinary Tract. Report of a Case of Infection of the Urinary Tract by Acari, together with an Analysis of previously reported Cases. Edinburgh med. J. **33**, 708 (1926). — Minning, W.: Gifttiere als Krankheitsursache. Erg. Hyg. **28** (1952). — Mumford, E. P.: Three new cases of Myiasis in man in the North of England. Parasitology 18, 375 (1926).

Pfaffenberg, R., u. J. Konischewski: Milben als Endoparasiten in den Harnwegen? Klin. Wschr. **1937**, 527.

Riley, W. A.: The possibility of intestinal Myiasis in man. J. econ. Ent. **32**, 875 (1939).

Soysa, E., and M. D. S. Jayawardena: Pulmonary Acariasis: a possible cause of Asthma. Brit. med. J. **1946**, No 4383, 1. — Strickland, C., and D. N. Roy: Experimental intestinal Myiasis. Indian J. med. Res. **28**, 593 (1940).

Tanaka, J.: An Observation on Tarsonemidae in Human Urine. Rec. biol. Soc. Nagoya **4**, 59 (1936).

Vitzthum, H. Graf: Pneumonyssus stammeri, ein neuer Lungenparasit. Z. Parasitenkde **2**, 595 (1932). — Acarina. Bronn's Klassen und Ordnungen des Tierreichs, Bd. 5, Abt. IV, 5. Buch. Leipzig: Becker u. Erler 1941.

Weidner, H.: Beiträge zu einer Monographie der Raupen mit Gifthaaren. Z. angew. Entomol. **23**, 432 (1937). — Weyer, F., u. F. Zumpt: Grundriß der medizinischen Entomologie, 3. Aufl., S. 148. Leipzig: Johann Ambrosius Barth 1952.

Zumpt, F.: Myiasis in Man and Animals in Africa. S. afr. J. clin. Sci. **2**, 38 (1951). — Zumpt, F., and H. Graf: Medical Importance of Mites. S. afr. J. clin. Sci. **1**, 196 (1950).

Wurmkrankheiten.

Von

H. Vogel und W. Minning.

Mit 40 Abbildungen.

A. Allgemeine Helminthologie.

Von H. Vogel.

Medizinische Bedeutung und Verbreitung. Schon in unserem *gemäßigten Klima* und in normalen Zeiten kommt den Helminthen vielerorts eine Bedeutung als Krankheitserreger oder Plagegeister zu, die nicht unterschätzt werden darf. In der nebenstehenden Tabelle 1 sind Befallsziffern für Spulwürmer aus verschiedenen Gebieten Deutschlands und einiger Nachbarländer zusammengestellt, die die von Gebiet zu Gebiet stark wechselnde Häufigkeit dieser Parasiten erkennen lassen. Bei der Auswahl der Statistiken wurden nur die letzten 15 Jahre berücksichtigt. Im Gefolge des vergangenen, wie schon des ersten Weltkrieges hat die Häufigkeit und Stärke der Spulwurminfektionen in manchen Gebieten, namentlich West- und Süddeutschlands erheblich zugenommen (siehe z. B. die Befallsziffern in Tübingen auf der Tabelle). Diese Zunahme kommt auch deutlich in der Häufung klinischer Mitteilungen in den Nachkriegsjahren über schwere und tödliche Ascaris-Infektionen mit Darm- und Gallengangskomplikationen zum Ausdruck. In Darmstadt und Umgebung erreichte der Spulwurmbefall durch besondere Umstände eine Höhe wie sonst nur in warmen Ländern. Anfang 1947 hatte dort BURLINGAME (1949) bei 84% von 1161 Kindern und bei 70% von 247 Erwachsenen Ascaris-Eier gefunden. 1948 war nach SCHLIEPER und KALIES (1949) die Bevölkerung Darmstadts zu 52% mit Ascaris infiziert, die des benachbarten Griesheims sogar zu 90%, wobei sich in diesem Zentrum des Gemüsebaues auf Grund von Eizählungen im Stuhl eine Befallsstärke von im Mittel 45 Würmern je Person errechnen ließ. Von 1945 bis 1948 sind im Bezirk Darmstadt 15 durch Ascariden verursachte Todesfälle ermittelt worden. Die harmloseren Madenwürmer treten zur Zeit in deutschen Städten, wie Untersuchungen mit verfeinerten Nachweisverfahren erkennen lassen, bei 80—100% der Kinder und etwa halb so vielen Erwachsenen auf. Andere Helmintheninfektionen des Menschen, Echinokokkose, Cysticercose, Trichinose und Fasciolose sind zwar in Deutschland und seinen meisten Nachbarländern selten geworden, zeichnen sich aber oft durch besondere Schwere der Krankheitsbilder aus.

Am größten ist die medizinische Bedeutung der Helminthen naturgemäß in den *tropischen und subtropischen Ländern*. Dort treten zu den auch in Europa vorkommenden kosmopolitischen Formen noch *Schistosomen*, *Hakenwürmer*, *Filarien* und andere Wurmarten hinzu, die für ihre im Freien oder in poikilothermen Zwischenwirten durchlaufene Entwicklungsphase eines warmen und meistens auch eines feuchten Klimas bedürfen. Hakenwürmer und Schistosomen

Tabelle 1. *Häufigkeit der Ascaris- und Trichuris-Infektion in verschiedenen Gebieten Deutschlands und seiner Nachbarländer während der letzten 15 Jahre.*

Untersuchte			Prozent der Infizierten		Autor (Jahr der Veröffentlichung)
Herkunft	Art	Zahl	Ascaris	Trichuris	
Dörfer am Kurischen Haff (Ostpreußen)	Gesamtbevölkerung	9667	12,3	42,8	DEMBOWSKI und SZIDAT (1938)
Kiel (Stadt)	Schulkinder	1188	8,3	11,0	JASPERSEN (1940)
Dorf Fockbek (Kr. Rendsburg)	Schulkinder	529	88,9		EGGERS (1951)
	Alle Altersklassen	2217	62,2		
Hamburg (Stadt)	Krankenhausinsassen, vorwiegend Kinder	800	1,0	4,0	SCHÄFER (1935)
Finkenwärder b. Hamburg	Gesamtbevölkerung	5154	5,1	18,8	DENECKE (1937)
	Davon Kinder (0—15 Jahre)	1073	11,9	27,0	
Hildesheim	Krankenhausinsassen	350	0,9		ERHARDT und WIGAND (1948)
Ruhrgebiet	Bergarbeiter	5200	8,3	8,5	BUSSMANN (1940)
Bonn	Schulkinder	200	25,0	1,5	PIEKARSKI (1949)
Münster und Umgegend	Medizinisches Untersuchungsamt	783	47,0	2,9	GÄRTNER und MÜTING (1949)
Darmstadt (Stadt)	Erwachsene und Kinder	595	52,0		SCHLIEPER und KALIES (1949)
Darmstadt (Land ohne Griesheim)	Erwachsene und Kinder	1460	39,0		
Griesheim bei Darmstadt	Erwachsene und Kinder	332	90,0		
Nord- und Mittelbaden (Stadt u. Land)	Ohne Auswahl (1943/44)	1188	12,9	2,9	SCHLIEPER (1948)
Landkreis Lahr (Südbaden)	Erwachsene und Kinder	828	17,6	12,1	MAY (1938)
Tübingen und Umgegend	Erwachsene Krankenhausinsassen 1944	263	16,7		SCHUBERT (1947)
Tübingen und Umgegend	Erwachsene Krankenhausinsassen 1945	326	22,1		
Tübingen und Umgegend	Erwachsene Krankenhausinsassen 1946	468	25,0		
Oberbayern (Stadt und Land)	Erwachsene	826	11,3	8,5	MENDHEIM und SCHEID (1950)
	Kinder		14,3	9,0	
Schweiz (Bern und Umgebung)	vorwiegend Kinder und einige Soldaten	1107	20,3	7,7	KREIS (1943)
Schweiz (Bezirk Porrentruy)	Schulkinder	1566	42,5	63,5	HEIM (1934)
Holland (Bezirk Huizen)	Schulkinder	1708	14,6	12,2	HUMMELEN (1945)
Holländer	Arbeiter bei Einstellung in deutschen Bergwerken	2381	2,9	6,3	HOMPESCH (1943)
Belgier	desgl.	8307	1,9	2,6	HOMPESCH (1943)
Dänen	desgl.	629	0,6	2,1	HOMPESCH (1943)
Dänemark (Stadt und Land)	Kinder 0—16 Jahre im Krankenhaus	302	3,0	28,0	ROTH (1936)
	Davon Landkinder 2—16 Jahre			56,0	
Franzosen	Arbeiter bei Einstellung in deutschen Bergwerken	5925	1,5	3,0	HOMPESCH (1943)
Frankreich (Marseille und Umgegend)	Kinder 2—14 Jahre im Krankenhaus	200	15,0	72,0	VO VAN CAN (1935)
Oberitalien	Vorwiegend werktätige Frauen	1826	46,0	17,1	BOVENTER (1947)
Italien (Campagna)	Vorwiegend unter 15 Jahren	430	78,4	38,8	GIULIO (1938)
Italien (Landbezirk bei Neapel)	Bevölkerung	1220	50,6	13,7	SAGGESE (1940)
Italiener	Arbeiter bei Einstellung in deutschen Bergwerken	10430	21,0	13,9	HOMPESCH (1943)
Kroaten	desgl.	11754	35,4	11,1	HOMPESCH (1943)

Tabelle 2.

	Klasse	Familien	Arten
Plathelminthes (Plattwürmer)	**Trematoda** (Saugwürmer). Die beim Menschen vorkommenden Arten gehören alle der Ordnung *Digena* an und zeigen folgende Hauptmerkmale: Der Körper ist ungegliedert, ohne Leibeshöhle, meist zungenförmig und dorso-ventral abgeplattet. Als Haftorgane dienen ein Mundsaugnapf, der die Mundöffnung umschließt, und ein Bauchsaugnapf. Der unpaarige Vorderabschnitt des Verdauungskanals teilt sich in 2 afterlose Darmschenkel. Die Geschlechtsorgane sind zwittrig, ausgenommen bei den Schistosomen. Die Eier sind mit der gleichen Ausnahme mit einem Deckel versehen. Schneckenarten dienen als Zwischenwirte. In ihnen treten nacheinander mehrere Generationen von Larven auf, die zu starker Vermehrung befähigt sind. Manche Arten benötigen noch einen zweiten Zwischenwirt.	*Fasciolidae* (RAILLIET 1895)	**Fasciola hepatica** (LINN. 1758) **Fasciolopsis buski** (LANK. 1857)
		Echinostomatidae (LOOSS 1902)	*Echinostoma*-Arten *Echinochasmus*-Arten *Himasthla muehlensi* (VOGEL 1933)
		Paramphistomatidae (FISCHOEDER 1901)	*Gastrodiscoides hominis* (LEWIS u. MCDONELL 1876)
		Dicrocoeliidae (LOOSS 1907)	*Dicrocoelium dendriticum* (RUD. 1819)
		Heterophyidae (ODHNER 1914)	*Heterophyes heterophyes* (v. SIEB. 1852) *Metagonimus yokogawai* (KATSURADA 1912)
		Opisthorchiidae (LÜHE 1901)	**Opisthorchis felineus** (RIV. 1884) **Clonorchis sinensis** (COBB. 1875)
		Troglotrematidae (ODHNER 1914)	**Paragonimus westermani** (KERBERT 1878)
		Schistosomatidae (LOOSS 1899)	**Schistosoma haematobium** (BILHARZ 1852) **Schistosoma mansoni** (SAMBON 1907) **Schistosoma japonicum** (KATSURADA 1904) *Schistosoma intercalatum* (FISCHER 1934) *Trichobilharzia*-Arten (als Larve)
	Cestoidea (Bandwürmer). Die beim Menschen auftretenden Arten gehören alle der Unterklasse *Cestoda* an und zeigen folgende Hauptmerkmale: Der Körper besteht aus einem Scolex, der 2 Saugspalten (Pseudophyllidea) oder 4 Saugnäpfe und in der Regel noch ein hakenbewehrtes Rostrum (Cyclophyllidea) besitzt, und aus einer dorso-ventral abgeplatteten Kette von Gliedern ohne Darm und ohne Leibeshöhle. Die Geschlechtsorgane sind zwittrig. Für die Entwicklung sind Zwischenwirte erforderlich, in denen bei manchen Arten eine ungeschlechtliche Vermehrung stattfindet.	Ordnung *Pseudophyllidea* (CARUS 1863)	
		Diphyllobothriidae (LÜHE 1910)	**Diphyllobothrium latum** (LINN. 1758) *Diphyllobothrium mansoni* (COBB. 1882) (als Finnenstadium) *Sparganum proliferum* (IJIMA 1905) (als Finnenstadium)
		Ordnung *Cyclophyllidea* (BRAUN 1900)	
		Anoplocephalidae (CHLODK. 1902)	*Bertiella studeri* (BLANCH. 1891) *Inermicapsifer cubensis* (KOURI 1939)
		Dilepididae (FUHRM. 1907)	*Dipylidium caninum* (LINN. 1758)
		Davaineidae (FUHRM. 1907)	*Raillietina*-Arten
		Hymenolepididae (FUHRM. 1907)	**Hymenolepis nana** (v. SIEB. 1858) *Hymenolepis diminuta* (RUD. 1819)
		Taeniidae (LUDWIG 1886)	**Taenia solium** (LINN. 1758) (auch als Finnenstadium) **Taenia saginata** (GOEZE 1782) *Multiceps*-Arten (als Finnenstadium) **Echinococcus granulosus** (BATSCH. 1786) (als Finnenstadium, einschließlich *E. alveolaris*)

Tabelle 2 (Fortsetzung).

Klasse	Familien	Arten
Nemathelminthes (Rundwürmer) — **Nematoda** (Fadenwürmer). Die beim Menschen schmarotzenden Arten sind durchweg schlanke, drehrunde, sich an den Enden verjüngende Würmer. Sie besitzen einen Darm mit After und eine Leibeshöhle und sind getrennt-geschlechtlich. Die weibliche Geschlechtsöffnung liegt ventral in wechselnder Körperhöhe. Die männliche Genitalöffnung fällt mit dem After zusammen. Ein oder zwei citicularisierte Stäbchen (Spicula) dienen als Begattungsorgane (Ausnahme Trichinella). Die Entwicklung verläuft mit oder ohne Zwischenwirt.	*Trichuridae* (Railliet 1915)	**Trichuris trichiura** (Linn. 1771)
	Trichinellidae (Ward 1907)	**Trichinella spiralis** (Owen 1835)
	Strongyloididae Chitwood u. McIntosh 1934)	**Strongyloides stercoralis** (Bavay 1876)
	Strongylidae (Baird 1853)	*Ternidens deminutus* (Raill. u. Henry 1909) *Oesophagostomum*-Arten
	Ancylostomatidae (Looss 1905)	**Ancylostoma duodenale** (Dub. 1843) *Ancylostoma braziliense* (de Faria 1910) **Necator americanus** (Stiles 1902)
	Trichostrongylidae (Leiper 1912)	*Trichostrongylus colubriformis* (Giles 1892) *Trichostrongylus orientalis* (Jimbo 1914)
	Oxyuridae (Cobb. 1864)	**Enterobius vermicularis** (Linn. 1758)
	Ascarididae (Baird 1853)	**Ascaris lumbricoides** (Linn. 1758) *Toxocara canis* (Werner 1782) *Toxocara cati* (Schrank 1788)
	Gnathostomatidae (Blanch. 1895)	*Gnathostoma spinigerum* (Owen 1836)
	Filariidae (Cobb. 1864)	**Wuchereria bancrofti** (Cobb. 1877) **Wuchereria malayi** (Brug 1927) **Loa loa** (Cobb. 1864) **Acanthocheilonema perstans** (Manson 1891) *Acanthocheilonema streptocerca* (Macfie u. Corson 1922) **Mansonella ozzardi** (Manson 1897) *Dirofilaria*-Arten **Onchocerca volvolus** (Leuckart 1893)
	Dracunculidae (Leiper 1912)	**Dracunculus medinensis** (Linn. 1758)

rufen in manchen überseeischen Ländern auf Grund ihrer starken Verbreitung und ernsten Krankheitsfolgen wahre Volksseuchen hervor. Mit exotischen Würmern befallene Heimkehrer stellen gelegentlich auch den heimischen Arzt vor diagnostische und therapeutische Probleme.

Die hohe Gesamtzahl der Menschen, die auf der ganzen Erde mit den verschiedenen Wurmarten infiziert sein dürften, erhellt am besten aus den Ziffern, die Stoll (1947) aus den statistischen Unterlagen der einschlägigen Weltliteratur errechnet hat. Sie seien hier auszugsweise wiedergegeben. Die Zahlen bedeuten befallene Menschen in Millionen.

Ascaris lumbricoides 644,4 (davon 45 Europa, 494,9 Asien, 59 Afrika, 45 Amerika) — *Trichuris trichura* 355,1 (davon 57 Europa) — *Enterobius vermicularis* 208,8 (davon

87 Europa) — *Hakenwürmer* 456,8 (davon 4,2 Europa, 359 Asien, 49 Afrika, 43,8 Amerika) — *Strongyloides stercoralis* 34,9 (davon 21 Asien) — *Trichinella spiralis* 27,8 (davon 21,1 Nordamerika) — *Wuchereria bancrofti* und W. *malayi* 189 (davon 157 Asien) — *Loa Loa* 13 — *Onchocerca volvulus* 19,8 (davon 19 Afrika) — *Dracunculus medinensis* 48,3 (davon 33,3 Asien und 15 Afrika) — *Clonorchis sinensis* 19 — *Opisthorchis felineus* 1,1 — *Fasciolopsis buski* 10 — *Paragonimus westermani* 3,2 — *Schistosoma haematobium* 39,2 (davon 39 Afrika) — *Sch. mansoni* 29,2 (davon 23 Afrika, 6,2 Amerika) — *Sch. japonicum* 46 (nur Ostasien) — *Taenia saginata* 38,9 (davon 12 Afrika, 19,2 USSR) — *Taenia solium* 2,5 — *Diphyllobothrium latum* 10,4 — *Hymenolepis nana* 20,2 — *Echinococcus* weniger als 0,1 — (Gesamtbevölkerung der Erde 2166,8; davon Europa 512,5; Asien 1221,9; Afrika 148; Amerika 274,3 und Ozeanien 3,4).

System der Helminthen. Ungefähr 120 verschiedene Helminthenarten sind beim Menschen festgestellt worden; doch handelt es sich bei der Mehrzahl derselben um Parasiten, die normalerweise in Tieren leben und nur in seltenen Fällen auf den Menschen übergehen. Als häufige oder medizinisch wichtige Schmarotzer des Menschen können nur 27 Arten bezeichnet werden.

Tabelle 2 gibt einen Überblick über die Stellung der im folgenden berücksichtigten Wurmarten im zoologischen System und eine kurze, auf die menschlichen Arten zugeschnittene Kennzeichnung der 3 Klassen *Trematoda*, *Cestoidea* und *Nematoda* (eingehende Darstellung bei Fuhrmann 1933, Rauther 1933, Faust 1949, Chitwood und Chitwood 1950).

Entwicklung und Übertragung. Es wird allgemein angenommen, daß die Helminthen von ursprünglich freilebenden Würmern abstammen, die nur als Parasiten existierenden Saug- und Bandwürmer von rhabdocoelen Turbellarien, die parasitischen Nematoden von freilebenden Fadenwürmern, von denen noch heute zahllose Arten Wasser und Erde bevölkern. Der Übergang zum Parasitismus führte zu mannigfachen Anpassungen, die sich nicht nur im Bau (z. B. Haftorganen), in der Ernährung und im Stoffwechsel (Anoxybiose) äußern, sondern auch in verschiedenartigen, oft sehr komplizierten Entwicklungs- und Übertragungswegen. Diese und eine ungewöhnlich große Brutmenge sichern die Erhaltung der Helminthenarten. Eine genaue Kenntnis dieser Entwicklungsläufe ist die Voraussetzung für eine rationelle Prophylaxe und Bekämpfung.

Im Gegensatz zu den parasitischen Protozoen, Bakterien und anderen Mikroben kann die Nachkommenschaft der Helminthen *nicht unmittelbar im Wirt des Elterntieres zu neuen Generationen heranreifen*, sondern muß diesen zunächst verlassen. Das geschieht in der Regel mit den Darmcontenta, seltener mit dem Urin (*Schistosoma haematobium*), mit dem Sputum (Lungenegel), durch die Haut (*Dracunculus*, Filarien), oder dadurch, daß der Wirt von einem anderen verzehrt wird (*Trichinella*). Die Brut vieler Nematodenarten entwickelt sich dann *im Freien* am Erdboden unter aeroben Bedingungen weiter. Bei den Filarien, sämtlichen Trematoden und fast allen Bandwürmern bedarf die Nachkommenschaft des vorübergehenden Aufenthaltes in einem oder in zwei *Zwischenwirten* (Gliedertiere, Weichtiere, Wirbeltiere). Die Rückkehr der infektionsreif gewordenen Jugendstadien aus dem freien Dasein oder aus dem Zwischenwirt in den Menschen erfolgt teils *per os*, teils *durch die Haut* hindurch. Hierbei spielen die in Tabelle 3 dargestellten *Infektionsquellen* für den Menschen die wichtigste Rolle.

Pathogene Einwirkungen der Helminthen und Reaktionen des Wirtsorganismus. Ein großer Teil der Helminthen hat seinen *natürlichen Sitz* im Darmkanal, andere siedeln sich, meist unter stärkeren Reaktionen des Wirtes, als Erwachsene oder Jugendformen in den Gallengängen (Leberegel), in der Lunge (*Paragonimus*), in den Blutgefäßen (Schistosomen), im Lymphsystem und Bindegewebe (Filarien) oder in den Skeletmuskeln (*Trichinella-Larven*) an. Bandwurmfinnen und *Schistosoma*-Eier können sich in fast allen Organen, einschließlich des Zentralnervensystems festsetzen. Als Nahrung werden von Helminthen teils Bestandteile

Tabelle 3. *Hauptinfektionsquellen für den Befall mit Helminthen.*

I. Infektion **per os.**

1. Trinkwasser			durch Cyclopsarten:	Dracunculus, Sparganum mansoni
2. roh genossene Nahrungsmittel	gejauchte Vegetabilien	vom Lande	Salat, Radieschen, Erdbeeren, Fallobst usw.:	Ascaris, Trichuris, Cysticercus cellulosae
		aus dem Wasser	Brunnenkresse:	Fasciola
			Wassernüsse:	Fasciolopsis
	Fleisch		vom Schwein:	Trichinella, Taenia solium
			vom Rind:	Taenia saginata
	Fische		Quappe, Hecht u. a.:	Diphyllobothrium latum
			Karpfenfamilie:	Clonorchis, Opisthorchis
	Krabben:			Paragonimus
3. Schmutz	vom Erdboden:			Ascaris, Trichuris, Cysticercus cellulosae
	vom Anus über die Finger zum Mund:			Enterobius, Hymenolepis nana, Cysticercus cellulosae
	Zimmerstaub:			Enterobius
	von Hunden:			Echinococcus

II. Infektion **percutan.**

1. vom Erdboden aus:		Hakenwürmer, Strongyloides
2. vom Wasser aus:		Schistosomen, Cercariendermatitis
3. durch Stechinsekten:		Filarienarten

des Darminhaltes, teils Körpersubstanzen des Wirtes aufgenommen. Der *Nahrungsentzug* aus dem Chymus ist für die befallene Person selbst bei großen Helminthen gewöhnlich unwesentlich (s. S. 799). Immerhin entspricht der Kohlenhydratentzug durch die 6 Milliarden Spulwürmer im Gewicht von 442000 Menschen, die die gesamte Bevölkerung Chinas nach Berechnungen von WINFIELD (1937) beherbergt, etwa 146000 Tonnen Reis im Jahr (v. BRAND 1948). Hakenwürmer, Schistosomen und Leberegel saugen Blut, und namentlich die erstgenannten können bei genügender Zahl durch *chronischen Blutentzug* schwere Eisenmangelanämie hervorrufen.

Weitere Schädigungen des Wirtes können durch *mechanische Einwirkungen* bedingt sein, z. B. den Wachstumsdruck einer Finne, die Verstopfung von Kanälen oder die Perforation von Gewebsschichten durch wandernde Würmer. Gelegentlich können Helminthen *Krankheitskeime verschleppen* oder deren Ansiedlung durch eine Schädigung des Gewebes begünstigen.

Viele örtliche und allgemeine Reaktionen des Wirtes lassen keine andere Deutung zu, als daß sie durch *Exkrete oder Sekrete* lebender zuweilen auch *Zerfallsprodukte abgestorbener Helminthen* ausgelöst werden, wenn auch über die Natur der gewöhnlich als „*Toxine*“ bezeichneten wirksamen Stoffe nichts Sicheres bekannt ist. Die Ausscheidungen eines hoch im Dünndarm sitzenden *Diphyllobothrium latum* sind wahrscheinlich durch störenden Eingriff in das Zusammenspiel von extrinsic und intrinsic factor die Ursache der „Bothriocephalusanämie“ (BONSDORF 1947). Das Bohrdrüsensekret der Schistosomiden-Cercarien löst Wirtszellen auf und ermöglicht dadurch den Eintritt der Larven in die Haut.

Meist sind die *örtlichen Reaktionen* auf Wurmstoffe entzündlicher Natur und äußern sich in Hyperämie, Ansammlungen von Wanderzellen, darunter meist eosinophilen, zuweilen in Nekrosen und schließlich in Bindegewebsneubildung, die zu einer Abkapselung und manchmal zum Absterben der Parasiten führen kann. Als *Fernwirkungen* und Krankheitszeichen allgemeiner Art können in gewissen Phasen des Infektionsablaufes Fieber, gesteigerte Neubildung von Eosinophilen, Zirkulationsstörungen, Parenchymdegenerationen, Anämien und andere Störungen auftreten.

Vieles spricht dafür, daß die örtlichen und allgemeinen Reaktionen häufiger der Ausdruck *allergischer Vorgänge* sind als der einer unmittelbaren Einwirkung schädlicher Wurmstoffe, daß sie also oft eine Sensibilisierung des Wirtes voraussetzen und auf Antigen-Antikörperreaktionen beruhen. Gegen Wurmsubstanzen gerichtete *Antikörper* sind durch Cutanproben, den Prausnitz-Küstnerschen Versuch, Komplementbindungs- und Präcipitinreaktionen bei vielen Helminthiasen nachgewiesen worden und haben zum Teil diagnostische Bedeutung erlangt. Bei tierischen Infektionen mit verschiedenen Wurmarten, z. B. bei der experimentellen Trichinose der Nagetiere und Bilharziose der Affen konnte nachgewiesen werden, daß eine bestehende oder überstandene Infektion einen mehr oder weniger vollständigen *Schutz vor zusätzlichem oder erneutem Befall* zur Folge hat. Bei einigen Wurminfektionen ließen sich die schützenden Abwehrkräfte in geringerem Maße auch durch eine aktive Immunisierung mit toter Wurmsubstanz hervorrufen oder mit dem Serum immuner Tiere auf nichtimmune übertragen. (Siehe die umfassende Darstellung von Culbertson 1941 und eine kurze Übersicht bei Vogel 1949.) Beim Menschen ist über entsprechende Vorgänge noch nichts Sicheres bekannt geworden.

Wirkung der Anthelminthica. Anthelminthica werden je nach dem Sitz der Würmer und den Resorptions- und Ausscheidungsverhältnissen der Mittel teils per os, mittels Duodenalsonde oder Klysma verabfolgt, teils durch parenterale Injektionen. Über Zusammenhänge zwischen chemischer Konstitution und Wirkung der Wurmmittel (Lamson und Ward 1932), ferner über die feinere Wirkungsweise ist noch sehr wenig bekannt. Als sichtbare Reaktion der Darmparasiten auf Anthelminthica tritt teils nur eine motorische Erregung oder Lähmung auf (Vermifuga), teils kommt es zum Absterben der Würmer (Vermicida). Bei der Anwendung von Antimonpräparaten gegen Schistosomen und gewisse Filarienarten geht dem Tod der Parasiten eine Sterilisierung durch Schwund der Genitalien voran (Vogel und Minning 1947). Sie kann bei ungenügender Einwirkung vorübergehend sein, so daß nach scheinbarer Heilung Rezidive auftreten. Die Wirkungsweise einer besonderen Gruppe pflanzlicher Wurmmittel (Milchsaft gewisser Feigenarten und Papaya gegen Trichuris und Ascaris, „Raigan“ aus einem chinesischen Pilz gegen Bandwürmer) beruht auf ihrem Gehalt an proteolytischen Enzymen, welche die gegen die wirtseigenen Darmfermente widerstandsfähige Wurmcuticula auflösen (Robbins 1930). Als Eintrittspforte für Anthelminthica kommt bei den darmlosen Cestoden nur deren Haut in Betracht. Nach sorgfältigen Versuchen von Brown (1937) wirken auch auf Spulwürmer Ascaridol, Hexylresorcin, Thymol und Tetrachloräthylen im wesentlichen nicht vom Darm der Parasiten aus ein, sondern durch die Cuticula hindurch. Andere Ergebnisse hatte Schill (1947). Für die Auffindung neuer Anthelminthica und die Beurteilung ihres chemotherapeutischen Quotienten sind Modellversuche an Tieren, die mit menschlichen oder mit diesen verwandten Helminthen infiziert sind (s. Erhardt in Brumpt und Neveu-Lemaire 1951) sehr zweckmäßig und im allgemeinen zuverlässiger als Versuche mit diesen Würmern in vitro. Doch entscheidet über den klinischen Wert eines Mittels immer erst der Versuch am Patienten, dessen Ergebnis zuweilen von dem des Tierversuches abweicht. Neuere zusammenfassende Darstellungen über Anthelminthica und deren Anwendung lieferten Wigand (1943) und Oelkers (1950).

Spezielle diagnostische Verfahren.

A. Nachweis von erwachsenen Würmern und Wurmteilen im Stuhl. Spontan abgegangene oder durch Wurmkuren abgetriebene Würmer, ferner Bandwurmglieder und -scolices werden am schnellsten durch Aussieben der Stuhlabgänge gewonnen. Die mit Wasser aufgeschwemmten Faeces werden mit Hilfe eines Wasserstrahles durch ein feines Draht- oder

Haarsieb gespült und dann vom Siebboden zur näheren Untersuchung oder Auszählung in physiologische Kochsalzlösung übertragen. Bandwurmglieder lassen sich schon makroskopisch oder bei Lupenbetrachtung auf Grund ihrer Uterusstruktur und Gestalt bestimmen, wenn man sie zwischen 2 Objektträgern leicht preßt. (Näheres über die Untersuchung, Fixierung, Aufhellung und Färbung von Helminthen bei Reichenow, Vogel und Weyer 1952.)

B. Nachweis von Wurmeiern und Wurmlarven. *1. Allgemeines.* Zum schnellen Auffinden der Eier oder Larven empfiehlt es sich, mit schwacher Vergrößerung (50—80fach) zu mikroskopieren, die den Vorteil eines großen Gesichtsfeldes bietet und bei einiger Übung doch noch selbst kleine Eier zu identifizieren gestattet. In Zweifelsfällen wird ein stärkeres Trockensystem eingeschaltet. Die Ölimmersionslinse wird im allgemeinen nur für die Unterscheidung gefärbter Mikrofilarien benötigt. Bei steter Verwendung der gleichen Optik prägt sich die relative Größe der gesuchten Objekte ein und erleichtert die Unterscheidung von Gebilden anderer Natur und Größenordnung; denn nicht selten werden Pilzsporen, Pflanzenpollen, Coccidien usw. mit Wurmeiern, Pflanzenhaare und Fäserchen mit Wurmlarven verwechselt. (Alle im folgenden abgebildeten Wurmeier sind im gleichen Maßstab photographiert.) Auch mit der Nahrung aufgenommene Milbeneier und solche pflanzenparasitischer Nematoden *(Heterodera)* können im Stuhl auftreten.

2. Untersuchung des Stuhles auf Wurmeier. a) Der einfache Stuhlausstrich. Eine Öse Kot wird mit einem Tropfen Wasser auf einem Objektträger gut verrieben. Grobe Partikel werden beiseite geschoben, damit das erforderliche Deckgläschen flach aufliegen kann. Das Präparat muß genügend dünn und durchsichtig sein. Die Erfahrung lehrt bald die richtigen Mengenverhältnisse zu wählen. Es empfiehlt sich immer, mehrere Ausstriche einer Probe systematisch abzusuchen. Außer diesem am meisten benutzten „*feuchten*" Verfahren werden von manchen Untersuchern *trockene* Stuhlausstriche verwendet. Nach Kortenhaus (1928) läßt man eine Verreibung von Stuhl mit 10%iger Essigsäure in ziemlich dicker Schicht auf einem Objektträger vollständig antrocknen. Nach Aufhellung des Kotfilmes mit Cedernöl oder Paraffinöl sind dickschalige Eier, besonders die von Ascaris, Trichuris und Taenia gut zu erkennen und liegen dichter als in feuchten Präparaten. Andere Eier werden mehr oder weniger verändert oder unkenntlich. Burlingame (1949) hellt dicke, alkoholfixierte Kotausstriche, die mit Eosin angefärbt sind, in Xylol auf.

b) Telemann-Anreicherung. Die Entdeckung spärlicher Eier in einfachen Ausstrichen ist von Zufall, Geduld und Übung abhängig. Zeitsparend und sicherer sind die Anreicherungsverfahren. Die Telemann-Methode ist für alle Arten von Wurmeiern geeignet. Sie beruht teils auf der Auflösung in Äther und Salzsäure, teils auf der schichtweisen Abtrennung verschiedener Kotbestandteile. An Stelle des Originalverfahrens (Telemann 1908), das manche Eistrukturen verändert, hat sich die Modifikation von Miyagawa (1913) eingebürgert. Bei ihr wird statt reiner eine verdünnte Salzsäure (1 Teil konzentrierter Salzsäure + 1—2 Teile Wasser) verwendet.

Man gibt eine etwa bohnengroße Probe Faeces in ein mit etwa 7 cm^3 der verdünnten Salzsäure gefülltes Reagensglas und verreibt diese mit einem Glasstab an der Innenwand des Röhrchens. 30 sec kräftig schütteln unter Verschluß mit dem Daumen. Zugabe von etwa 7 cm^3 Äther. Erneut 30 sec schütteln, erst leicht, dann kräftiger, unter wiederholtem Lüften des Daumens, damit sich bildende Gase entweichen können. (Ansetzen und Schütteln der Mischung kann auch in einer kleinen Flasche mit Glasstopfen erfolgen.) Sofort nach dem Schütteln wird die Aufschwemmung durch ein muldenförmig gebogenes Stückchen Drahtgaze, das in einem kleinen Trichter ruht, in ein spitzes Zentrifugenröhrchen hineingegossen und unmittelbar anschließend etwa 1 min lang zentrifugiert (Handzentrifuge oder elektrische bei niedriger Tourenzahl). — Im Röhrchen haben sich jetzt von oben nach unten folgende 4 Schichten gebildet: eine gelbliche Ätherzone, ein von geléeartiger Emulsion gebildeter Pfropf, der feine Kotbestandteile adsorbiert hat, eine verfärbte Salzsäurezone und in der Kuppe ein kleiner Bodensatz, der neben einigen anderen Faecespartikeln die Wurmeier enthält. — Nach Lockerung des Pfropfes von der Glaswand durch einen rundum geführten Draht Ausgießen des ganzen Inhaltes, wobei nur der Bodensatz in der Kuppe haften bleibt. Röhrchen wieder senkrecht halten. Aufschütteln des Bodensatzes mit einem zurückgelaufenen Resttropfen. Ausgießen auf einen Objektträger und Untersuchen mit Deckglas. — Drahtsieb nach jedem Gebrauch über Flamme erhitzen oder an seiner Stelle für jede Probe ein neues Stückchen Stoffgaze verwenden.

Von den zahlreichen Modifikationen des Telemann-Verfahrens sind die älteren bei Collier (1927) angeführt worden. Loughlin und Stoll (1946) empfehlen eine als AEX bezeichnete Modifikation, bei der die Salzsäure in höherer Verdünnung (spezifisches Gewicht 1,03) und statt Äther ein Gemisch von diesem und Xylol 1:1 verwendet wird. Das Ansetzen der Kotaufschwemmung erfolgt quantitativ in einem Stoll-Hausheer-Kolben (siehe unter f).

c) Kochsalzanreicherung. Die Eier aller Nematoden, die von Hymenolepis und teilweise auch die von Taenia steigen in gesättigter Kochsalzlösung im Gegensatz zu anderen Kotbestandteilen infolge ihres niedrigen spezifischen Gewichtes zur Oberfläche empor und können dort fast frei von störenden Faecespartikeln entnommen werden. Leider ist das vorzügliche Verfahren für den Nachweis sämtlicher Trematodeneier und der von Diphyllobothrium nicht geeignet; auch die unbefruchteten Ascariseier werden von ihm nicht erfaßt. Trichuriseier steigen relativ langsam auf.

Nach Fülleborn (1920) ist das günstigste Mischungsverhältnis von Kot und Salzlösung ungefähr 1:20 (Abschätzen genügt). Gewöhnlich werden Proben von $^1/_2$—1 g Kot verarbeitet. Die verwendete Salzlösung muß vollständig gesättigt sein (auf 1 Liter Wasser etwa 377 g NaCl). Als Gefäße können kleine Bechergläser, Salbenkruken, Blechschachteln, Erlenmeyerkölbchen (Konzentration aufsteigender Eier auf kleiner Fläche) u. a. verwendet werden. Salzlösung allmählich, zunächst tropfenweise und unter ständigem Verrühren dem Kot zugeben, damit die erforderliche feine Verteilung der Faeces erreicht wird. Die fertige Aufschwemmung bleibt 15—20 min ruhig stehen. Dann können aufgestiegene Eier mit einer Drahtöse von etwa 1 cm Durchmesser entnommen werden, die rechtwinklig vom Stiel abgebogen ist und waagerecht auf den Flüssigkeitsspiegel aufgesetzt wird. Abtupfen des zwischen der Schlinge ausgespannten Tropfens auf einen Objektträger. Man untersucht ohne Deckglas mehrere von verschiedenen Stellen entnommene Tropfen, ohne diese auszubreiten, und stellt auf deren Oberfläche ein. Ausglühen der Öse nach jeder Probe.

Bei der Modifikation von Willis füllt man die Gefäße bis zum Rande mit der Kotaufschwemmung und legt sofort einen fettfreien Objektträger so auf, daß dieser von unten benetzt wird. Nach 15 min Abnehmen des Objektträgers unter raschem Umdrehen desselben. Untersuchung des haften gebliebenen Oberflächenfilmes ohne Deckglas. Eine Beschmutzung des Mikroskoptisches wird durch Verwendung schmaler Gefäße (1—2 cm Durchmesser) oder besonders breiter Objektträger eingeschränkt.

Bei einer weiteren Modifikation wird das Aufsteigen der Eier durch Zentrifugieren beschleunigt: Ein bohnengroßes Stück Kot wird in einem Zentrifugenröhrchen mit Wasser bis zur feinen Verteilung geschüttelt und 1 min zentrifugiert. Ersatz des Wassers durch gesättigte Kochsalzlösung und sanftes Verteilen des Bodensatzes in dieser. Abermals 1 min zentrifugieren. Entnahme der Eier mit Öse von der Oberfläche.

d) Absetzverfahren. Eine mit der 30—40fachen Menge Wasser verrührte Probe von mehreren Gramm Kot wird zunächst mittels eines feinen Siebes von ihren groben Partikeln befreit. Dann wäscht man sie in einem Standzylinder durch Sedimentieren und Dekantieren mehrmals aus und entfernt hierdurch auch die feinen, das Bildfeld trübenden Kotbestandteile aus dem Bodensatz. Dieses Verfahren bewirkt eine mäßige Anreicherung der Eier im Sediment und eignet sich besonders für die großen, rasch absinkenden Fasciola- und Schistosoma-Eier. Bei Verdacht auf letztere wird mit physiologischer Kochsalzlösung ausgewaschen, damit die Miracidien nicht vorzeitig ausschlüpfen.

e) Miracidien-Schlüpfverfahren für den Schistosomennachweis. Diese zuerst von Fülleborn angegebene Methode zum Nachweis spärlicher Schistosomen-Eier beruht auf der Erkennung der ausgeschlüpften Wimpernlarven. Wir führen sie folgendermaßen durch: Man geht zunächst genau wie bei d) vor und wäscht die Kotprobe so lange mit physiologischer Kochsalzlösung aus, bis die Flüssigkeitssäule klar bleibt. Dann Sediment mit kaltem (unter 15° C) Leitungswasser versetzen und über Nacht in den Eisschrank stellen. Am nächsten Morgen wird das kalte durch 30—40° warmes Leitungswasser ersetzt und der Zylinder an ein besonntes Fenster oder unter eine starke elektrische Lampe gestellt. Die Miracidien schlüpfen in einigen Minuten bis Stunden aus und sind mit einer Lupe gegen dunklen Hintergrund bei Lichteinfall von oben als helle, rasch umherschwimmende Körperchen zu erkennen. Mansoni-Miracidien halten sich mehr unten im Gefäß auf, die Japonicum-Larven mehr oben.

f) Eizählung zur Abschätzung der Infektionsstärke. Wir bringen hier nur das am meisten gebrauchte Verfahren nach Stoll in der Modifikation von Stoll-Hausheer (1926). Es ist für alle Ei-Arten geeignet, sofern die Eier nicht zu spärlich sind.

Erforderlich hierzu ist ein besonders langhalsiges Erlenmeyerkölbchen, das am Halsteil eine eingeritzte Höhenmarke bei 56 cm³ Rauminhalt und eine zweite bei 60 cm³ trägt. Auffüllen mit $^1/_{10}$-Normalnatronlauge (4 g NaOH auf 1 Liter Wasser) bis zur unteren Marke, so viel Faeces zufügen, bis der Flüssigkeitsspiegel die obere Marke erreicht. Zugabe von 10 Glasperlen. Verschluß des Kolbens mit Gummistopfen. Schütteln bis Kot fein verteilt ist. (Harten Kot eventuell vorher aufweichen lassen.) Unmittelbar nach dem Schütteln mittels geeichter Pipette eine Probe von 0,15 oder 0,075 cm³ entnehmen und auf einem großen Objektträger (z. B. 3,5×7,5 cm) mit Nadel etwas ausbreiten. Auflegen eines Deckglases von geeigneter Größe (bei schnellem Arbeiten entbehrlich). Bei mäßiger Vergrößerung mit

Hilfe eines Kreuztisches sämtliche Eier im Präparat auszählen. Gewöhnlich zählt man 3 Proben aus und errechnet das Mittel. Die gefundene Eizahl mit 100 multipliziert (bei Proben zu 0,15) oder mit 200 (bei Proben zu 0,075) ergibt die Eizahl in 1 cm^3 Kot. (Entspricht annähernd 1 g Kot.) — Beim Auszählen mit Kreuztisch wird die Abgrenzung der durchmusterten Streifen erleichtert, wenn man in das Ocular eine selbstgefertigte Papierblende einlegt, die zwei gegenüber und parallel zur Bewegungsrichtung liegende Randsegmente des Bildfeldes abdeckt. Noch bequemer arbeitet es sich mit einem Objektträger, der mit einem feinen 1 mm-Quadratnetz versehen ist (Hersteller C. Zeiß). Zum Ausgleich von Fehlern, die durch verschiedenen Wassergehalt der Faeces entstehen, kann man eine Reduktion der Zählergebnisse auf eine bestimmte Kotkonsistenz, z. B. geformten Kot, vornehmen, indem man in breiigen oder flüssigen Faeces gezählte Eier mit 2 bzw. 4 multipliziert.

Mit Hilfe von Sektionen und Wurmkuren ist die Eizahl je 1 g Kot ermittelt worden, die ungefähr 1 Nematodenweibchen entspricht. Diese Zahl, die z. B. für Ascaris 2000, für Necator 50 beträgt, dient zur Ermittlung der Weibchenzahl. Unter Zugrundelegung des durchschnittlichen Männchen-Weibchen-Verhältnisses (bei Ascaris und Necator etwa 1:1) läßt sich die wahrscheinliche Gesamtwurmzahl errechnen. Allerdings sind derartige Berechnungen wegen verschiedener Fehlerquellen wenig genau und neuerdings begnügt man sich meist mit der Eizahl als solcher.

3. Untersuchung des Stuhles auf Strongyloides-Larven. Für den Nachweis von Strongyloides-Larven, die von den üblichen Methoden der Stuhluntersuchung oft nicht erfaßt werden, hat FÜLLEBORN (1921) ein *Plattenkulturverfahren* angegeben, bei dem Petrischalen mit Agar verwendet werden (1,5 g Agar, 10 cm^3 Nährbouillon und 90 cm^3 Aqua dest., neutralisiert auf Lackmus). Einige Kubikzentimeter Kot und die gleiche Menge pulverisierter Tierkohle werden unter Zugabe von etwas Wasser zu einem Brei vermischt, der in 0,5—1 cm dicker Schicht auf die Mitte von mindestens 2 Agarplatten so aufgetragen wird, daß eine wenigstens 3 cm breite Randzone frei bleibt. Eine Platte wird bei 37° aufbewahrt und nach 1—2 Tagen auf filariforme Larven direkter Entwicklung untersucht. Die andere Platte wird 25—26° C ausgesetzt und dient dem Nachweis indirekt entwickelter Filariformer am 5. oder 6. Tage. Abschwemmen der kotfreien Agarzone mit einigen Kubikzentimetern Wasser unter Hin- und Herneigen der Platte. Nachweis der Larven im Zentrifugat. Von Hakenwurmlarven, die sich bei dem Verfahren ebenfalls entwickeln, unterscheiden sich die Strongyloides-Filariformen durch ihre Schlankheit und Lebhaftigkeit. Oft verraten schon bei Lupenbetrachtung feingeschlängelte, eventuell mit Bakterien ausgewachsene Kriechspuren auf der freien Agarfläche die Anwesenheit von Larven.

4. Untersuchung des Anus auf Enterobius-Eier. Bei der sehr einfachen, sauberen und erfolgreichen Methode von SCHÜFFNER und SWELLENGREBEL (1943) wird ein *Glasstempel* verwendet, der an einem Ende zu einer Kugel von etwa $1^3/_4$ cm Durchmesser erweitert und mattiert ist. Gleiche Dienste leistet uns ein dickwandiges Reagensglas von ähnlichem Durchmesser, dessen Kuppe mit Schmirgelpapier aufgerauht worden ist. Nach Eintauchen des Stempels in Wasser wird die Analhaut mit der Kuppe etwa 10 sec lang unter reibenden und drehenden Bewegungen massiert. Abtupfen der am Stempel haftenden Emulsion von Kotteilchen, Epithelien und Eiern auf einen Objektträger, wenn zu trocken, unter Verwendung eines Tröpfchens Wasser. Material völlig antrocknen lassen. Ganze Schicht mit Cedern- oder Paraffinöl bestreichen und ohne Deckglas bei schwacher Vergrößerung absuchen. Enterobius-Eier treten durch ihre Lichtbrechung sehr deutlich hervor. — Nach jeder Benutzung wird der Stempel in einer Desinfektionsflüssigkeit abgespült und mit Zellstoff gereinigt.

Ebenfalls sehr erfolgreich, nach BEAVER (1949), sogar wirksamer als die vorige Methode, ist die von GRAHAM (1941) eingeführte Verwendung von *Cellophanklebestreifen.* Ein 7—8 cm langes Stück wird mit der Klebschicht nach außen zu einer Schlinge gebogen, unter Verwendung eines Mundspatels fest gegen die Perianalhaut gepreßt und dann auf einen Objektträger aufgeklebt. Das durchsichtige Präparat kann dann ohne weiteres mikroskopiert werden. EBERT (1949) läßt den am Abend über den Anus geklebten Streifen über Nacht liegen und erzielt dadurch am nächsten Morgen eine besonders reiche Ei-Ausbeute. Der Vorgänger des Klebstreifens ist ein Blättchen gewöhnlichen Cellophans, das mittels Gummiring an dem Ende eines Glasstabes befestigt, als Wischer dient. Dieses von HALL (1937) eingeführte Gerät wurde unter der Bezeichnung *NIH swab* (National Institute of Health) in Amerika viel verwendet.

5. Untersuchung von Urin, Sputum und Duodenalsaft auf Eier oder Larven. Eier von *Schistosoma haematobium* und Mikrofilarien werden im Bodensatz oder Zentrifugat des Urins nachgewiesen. Wenn ein allzu voluminöses Sediment die Suche nach den Eiern erschwert, kann es dem Schlüpfverfahren (2e) unterzogen werden. Der Nachweis von *Paragonimus*-Eiern oder *Ascaris*-Larven im frischen Sputum erfolgt zwischen Objektträger und großen Deckgläsern. Duodenalsaft wird zentrifugiert. Seine Untersuchung erleichtert die Auffindung spärlicher Leberegel-Eier und Strongyloides-Larven. Bei der Suche nach ersteren können vorher galletreibende Mittel gegeben werden. Bei Verdacht auf eine Gallengangsinvasion durch Spulwürmer ist die Untersuchung der B-Galle auf *Ascaris*-Eier wichtig.

6. Untersuchung von Muskelproben und Venenblut auf Trichinella-Larven. Excidierte Muskelstücke werden am besten nach dem Vorgehen der Trichinenbeschauer in frischem Zustand untersucht. Zerlegung in etwa haferkorngroße Stückchen, die zwischen 2 Glasplatten bis zur Durchsichtigkeit gepreßt werden. Bei schwacher Vergrößerung mikroskopieren. Zu dem nur zuweilen gelingenden Nachweis von Trichinellenlarven im Blut versetzt Stäubli (1909) 5—10 cm^3 Venenblut mit der 10fachen Menge 3%iger Essigsäure, um die Erythrocyten zu zerstören, und zentrifugiert. Der Bodensatz kann frisch untersucht oder nach Antrocknen auf einem Objektträger wie ein Mikrofilarien-Blutpräparat fixiert und gefärbt werden (7b). Auch das unter 7c angeführte Verfahren ist brauchbar.

7. Untersuchung des Blutes auf Mikrofilarien. Wir geben hier nur einfachere, aber für den klinischen Bedarf völlig ausreichende Methoden nach den Vorschriften Fülleborns wieder. (Weitere Verfahren siehe Fülleborn 1927 und Reichenow, Vogel und Weyer 1952).

a) Die *Lebenduntersuchung* hat den Vorteil, Verwechslungen mit kleinen Fäserchen auszuschließen, die Ungeübte in gefärbten Trockenpräparaten zuweilen täuschen. Sie erlaubt aber im Gegensatz zu diesen keine sichere Differenzierung der verschiedenen Arten. Ein Tröpfchen Ohrblut wird in sehr dünner Schicht zwischen Objektträger und Deckglas gebracht. Schon bei schwacher Vergrößerung verraten sich die Mikrofilarien durch ihre Bewegungen.

Tabelle 4. *Diagnostisch verwertbare Immunitätsreaktionen bei Wurminfektionen.*

Infektion mit	Komplementbindungsreaktion	Intracutanreaktion	Präcipitinreaktion mit Wurmextrakt	Präcipitinreaktion mit lebenden Larven
Strongyloides		+	+	
Trichinella	+	+	+	+
Filarien	+	+		
Fasciola	+	+		
Schistosomen	+	+		+
Cysticercus	+		+	
Echinococcus	+	+		

b) *Hämatoxylin-gefärbte Trockenpräparate* (Dicke Tropfen): 2—3 Bluttropfen auf fettfreiem Objektträger sofort mit Nadel oder Impflanzette zu einer Fläche von etwa 2×3 cm ausbreiten und trocknen lassen. (Dünne Ausstriche, wie sie zur Leukocytendifferenzierung verwendet werden, sind nicht brauchbar.) Nach völliger Trocknung wird der Objektträger zur Entfernung des Hämoglobins umgekehrt so in eine Petrischale mit destilliertem Wasser gelegt, daß ein Ende auf dem Schalenrand ruht und die Blutschicht benetzt wird. Bei frischen Präparaten genügen wenige Minuten. Die farblos gewordene, jetzt leicht verletzliche Schicht trocknen lassen und dann mindestens 10 min in absolutem Alkohol fixieren. Kräftig mit Alaun-Hämatoxylin nach Böhmer-Hansen färben (10—60 min je nach Färbekraft der Lösung). Eventuell differenzieren in 1:500 mit Wasser verdünnter Salzsäure (einige Sekunden), bis Blutschicht nur noch blaß gefärbt ist. Abspülen in Aqua dest. und 5 min. zum Alkalisieren und Nachbläuen in fließendes Leitungswasser einlegen. Trocknen lassen. Ganze Blutschicht mit Immersionsöl bestreichen, Mikrofilarien bei schwacher Vergrößerung aufsuchen, dann mit Immersionslinse betrachten. Ergebnis: scharfe blaue Kernfärbung; Scheide, wenn vorhanden, hellblau.

c) Dem Nachweis sehr spärlicher Mikrofilarien dient die *Anreicherung aus dem Venenblut.* Einige Kubikzentimeter Blut werden sofort nach der Abnahme mit dem mehrfachen Volumen folgender Lösung vermischt und zentrifugiert: 1:20 mit Wasser verdünntes Handelsformol 95 cm^3, Eisessig 5 cm^3 und konzentrierte alkoholische Gentianaviolettlösung 2 cm^3. Im Zentrifugat finden sich gefärbte tote Mikrofilarien und Leukocyten.

8. Der Nachweis von Mikrofilarien in der Haut kommt für die Erkennung von Infektionen mit *Onchocerca und Microfilaria streptocerca* in Betracht. Von einer angehobenen Hautfalte wird mittels Schere oder Rasierklinge ein kleines Stückchen abgetragen und bei 37° in 1 cm^3 physiologischer Kochsalzlösung eingelegt. Nach etwa 1 Std oder schon früher können aus dem Gewebe ausgetretene Mikrofilarien in der Flüssigkeit nachgewiesen werden. Oder man untersucht den Gewebssaft, der durch Scarifikation der Haut gewonnen worden ist, mit den für Blutmikrofilarien angegebenen Methoden. Die Proben werden im afrikanischen *Onchocerca*-Gebiet gewöhnlich in der Lenden- oder Nabelgegend entnommen, im amerikanischen am Nacken.

C. Immunbiologische Untersuchungsmethoden. Dem *Nachweis spezifischer Antikörper*, die gegen Stoffe lebender oder abgestorbener Helminthen gerichtet sind, kommt nicht die volle diagnostische Beweiskraft zu, wie die Feststellung der Parasiten selbst oder ihrer Brut. Der Antikörpernachweis ist aber bei manchen

Wurminfektionen eine sehr wertvolle Ergänzung zu den klinischen Infektionskriterien und kann, mit diesen zusammen ausgewertet, den Ausschlag bei der Differentialdiagnose geben. Am wertvollsten sind die immunbiologischen Proben naturgemäß bei Wurminfektionen oder gewissen Stadien derselben, in denen ein Parasiten- und Brutnachweis unmöglich oder schwierig ist.

Im allgemeinen sind nachweisbare Antikörper nur dann zu erwarten, wenn Helminthen *in engem Kontakt mit dem Wirtsgewebe leben* oder in Frühstadien der Infektion gestanden haben. Ein ausschließlicher Aufenthalt der Würmer im Lumen des Darmes oder der Gallengänge reicht gewöhnlich nicht aus, um die Bildung nachweisbarer Antikörper auszulösen. In Tabelle 4 sind die Wurminfektionen angeführt, bei denen sich die verschiedenen immunbiologischen Proben besonders bewährt haben.

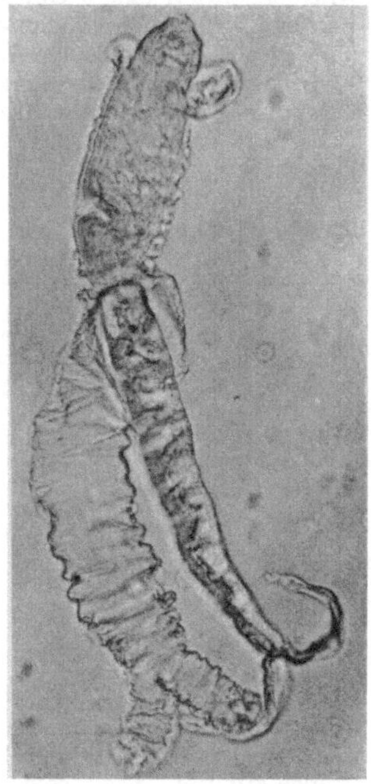

Abb. 1. Cercarienhüllenreaktion bei Schistosomiasis. Cercarienkörper mit teils anliegender, teils kragenartig zusammengeschobener Membran. Der Schwanz ist aus seiner Hülle herausgeglitten. Vergr. 200mal. (Nach VOGEL und MINNING.)

Bei der *Beurteilung der Ergebnisse* von Komplementbindungs-, Präcipitin- und Cutanreaktionen sind folgende Punkte zu berücksichtigen: 1. In Ausnahmefällen kann trotz eines bestehenden Wurmbefalles eine *Bildung nachweisbarer Antikörper ausbleiben.* 2. Es können zuweilen positive Resultate auftreten, die nicht auf der Anwesenheit der Wurmart beruhen, mit deren Antigen die Reaktion angestellt worden ist, sondern auf der Infektion mit einem anderen, in der Regel verwandten Parasiten *(Gruppenspezifität)* oder auf einer anderen Ursache. 3. Der positive Ausfall einer Reaktion kann auch darauf zurückzuführen sein, daß der Patient *früher* von dem betreffenden Wurm befallen war.

Zur Vermeidung von Fehlerquellen der ersten und zweiten Art wird angestrebt, die Antigene so zuzubereiten und die Reaktionssysteme so einzustellen, daß diese möglichst empfindlich und zugleich möglichst spezifisch arbeiten. Als Ausgangsmaterial bei der Antigenherstellung dienen teils erwachsene Würmer, teils Wurmlarven (z. B. *Schistosoma*-Cercarien) und neben den Körpersubstanzen auch parasitäre Flüssigkeiten (z.B. *Echinococcus*-Blaseninhalt). Außer *homologen* Antigenen können auch *heterologe* aus verwandten Helminthenarten benützt werden, z. B. für den Nachweis menschlicher Filariosen Antigene aus *Dirofilaria immitis* des Hundes[1].

Die *Komplementbindungsreaktion* bei Wurminfektionen gilt als empfindlich und gibt sehr brauchbare Resultate, wenn sie mit hochwertigen und ausreichend erprobten Antigenen durchgeführt wird. Bei manchen Wurminfektionen kann es unter dem Einfluß der Therapie zu einem vorübergehenden Titeranstieg kommen. Nach klinischer und parasitologischer Heilung wird die Komplementbindungsreaktion negativ, wenn auch oft erst nach einigen Monaten.

Die *Intracutanreaktion* ist sehr einfach in der Ausführung, aber die Beurteilung ihrer Ergebnisse ist nicht immer leicht. An Stelle der Auftragung des Antigens auf die angeritzte

[1] Da die meisten Helminthenantigene nicht im Handel bezogen werden können, sind helmintho-serologisch arbeitende Laboratorien auf Selbstherstellung angewiesen. Diese und die Ausführung der serologischen Reaktionen erfordern, wenn zuverlässige Ergebnisse erzielt werden sollen, besondere Erfahrungen. (Ausführung in Deutschland z. B. in der *Helminthologischen Abteilung des Tropeninstitutes in Hamburg.*)

Haut wird jetzt fast allgemein die Intracutaninjektion vorgezogen. Es werden wäßrige Extrakte in hoher Verdünnung und in einer Menge von 0,01—0,1 cm^3 streng intracutan injiziert. Eine Kontrollinjektion mit der Extraktionsflüssigkeit erleichtert die Ablesung. Damit unspezifische Reaktionen auf Grund allgemeiner Überempfindlichkeit ausgeschlossen werden können, empfiehlt es sich, noch eine Injektion mit 0,1%iger Peptonlösung vorzunehmen.

Positive Hautreaktionen treten entweder in Form einer *Sofortreaktion* (Primärreaktion) mit einem Höhepunkt nach 10—20 min auf oder als *Spätreaktion* (Sekundärreaktion) nach mehreren Stunden bis 1 Tag. Die Sofortreaktion äußert sich in typischen Fällen in einer hellen Quaddel mit unregelmäßigen Rändern und eventuell mit pseudopodienartigen Ausläufern, die gewöhnlich von einer Erythemzone umgeben ist. Die Spätreaktion ist eine diffuse entzündliche Schwellung der Injektionsstelle. Je nach Art der Wurminfektion und des Antigens kann bald der primären, bald der sekundären Reaktion eine größere diagnostische Bedeutung zukommen. Die Entscheidung darüber, von welcher Quaddelgröße an und bei welchen sonstigen Eigenschaften der Reaktion ein Ergebnis als positiv oder als negativ zu werten ist, muß für jedes Antigen und die benützte Verdünnung auf Grund von Voruntersuchungen an einer Reihe infizierter und nichtinfizierter Personen getroffen werden. Selbst bei hoher Antigenverdünnung muß mit Gruppenreaktionen gerechnet werden. Auch unspezifisch positive Ergebnisse kommen vor, z. B. bei Gebrauch von Hydatidenflüssigkeit für die Hautprobe auf Echinococcus; ferner muß mit der Möglichkeit gerechnet werden, daß wiederholt angestellte Hautreaktionen eine künstliche Sensibilisierung gegenüber dem betreffenden Antigen bewirken. Nach Ausheilung einer Wurminfektion bleiben positive Hautreaktionen länger bestehen als positive Ergebnisse mit der Komplementbindungsreaktion.

Präcipitinreaktionen mit Wurmextrakten werden bei Helminthiasen verhältnismäßig wenig angewendet. Sie sind im allgemeinen weniger empfindlich als die Komplementbindungsreaktion, weil die Entstehung sichtbarer Niederschläge, die oft zu etwa 90% aus Antikörper und 10% aus Antigen bestehen, die Anwesenheit erheblicher Mengen von Antikörpern im Serum voraussetzt (Culbertson 1941).

Präcipitinreaktionen mit lebenden Larven haben erst in den letzten Jahren in der Helminthologie für die praktische Diagnose Bedeutung erlangt. Bringt man lebende Trichinellenlarven mit dem Serum einer mit diesem Parasiten infizierten Person zusammen, so bilden sich innerhalb kurzer Zeit an den Körperöffnungen der Larven mikroskopisch erkennbare, körnige Präcipitate (Roth 1941). Bei lebenden Schistosoma-Cercarien schlägt sich im Serum Schistosoma-infizierter Patienten oder Tiere eine durchsichtige, homogene Membran auf Korper und Schwanz nieder (Vogel und Minning 1949) (Abb. 1). Diese Präcipitinreaktionen „*mit lebendem Antigen*" zeichnen sich durch große Spezifität und Empfindlichkeit aus.

B. Nematoden-Infektionen.

I. Infektionen des Darmes.

Ascariasis.

Von H. Vogel.

Vorkommen. *Ascaris lumbricoides* ist in sehr wechselnder Intensität über alle bewohnten Gebiete der Erde verbreitet. Nach den Berechnungen von Stoll (1947) ist der Spulwurmbefall die häufigste aller menschlichen Helmintheninfektionen und ergreift zwischen ein Viertel und ein Drittel der gesamten Menschheit. Zahlen über die Häufigkeit in Deutschland und seinen Nachbarländern bringt die Tabelle 1, S. 785.

Bau und Lebensweise der Ascariden. Dieser größte Darmnematode des Menschen wird als Weibchen gewöhnlich 20—30 cm, ausnahmsweise bis 40 cm lang und etwa bleistiftdick. Die schlankeren Männchen messen meist 14—20 cm, selten bis 25 cm, und sind unter anderem an dem hakenförmig gekrümmten Hinterende kenntlich. Das Vorderende beider Geschlechter trägt 3 radiär gestellte Lippen, an denen auch jugendliche Darmwürmer erkannt werden können. Neben dem menschlichen *Ascaris lumbricoides* gibt es eine morphologisch nicht unterscheidbare Spielart, die an das Schwein angepaßt ist und im Darm des Menschen normalerweise nicht gedeiht. In seltenen Fällen sind die spezifischen Spulwurmarten von Katzen (*Toxocara cati*) und von Hunden (*Toxocara canis*) als menschliche Darmparasiten beobachtet worden.

Normalerweise halten sich die Spulwürmer im *Jejunum* auf. Ihren Halt gegenüber der Darmperistaltik gewinnen sie nicht durch Festbeißen oder Ansaugen, sondern dadurch, daß sie ihren relativ starren, in leichte Krümmungen gelegten Körper wie ein Kaminsteiger an den Darmwänden anstemmen (Abb. 5). Dieser für den Parasiten lebenswichtige Trieb mit den Wandungen seiner Umgebung in Kontakt zu treten (Thigmotaxis) liegt wahrscheinlich auch der bekannten Neigung der Spulwürmer zugrunde, in enge Kanäle einzudringen. Die vorwiegend aus Kohlenhydraten bestehende *Nahrung* wird dem Dünndarminhalt entnommen. Für eine Aufnahme von Darmepithel oder Blut des Wirtes liegen keine eindeutigen Beweise vor. Der Sauerstoffmangel im Darm zwingt den Parasiten zu einem *anoxybiotischen Stoffwechsel*, bei dem das in seinem Körper gespeicherte Glykogen als Hauptenergiequelle dient. Bei der nach Art einer Gärung verlaufenden Glykogenspaltung treten neben Kohlensäure ungewöhnliche Rest- und Ausscheidungsprodukte auf, insbesondere niedere Fettsäuren (vor allem Valeriansäure), die nach Flury (1912) für einen Teil der Krankheitserscheinungen verantwortlich sind. Männchen und Weibchen treten durchschnittlich in gleicher Zahl auf. Das reife Weibchen legt nach Brown und Cort (1927) täglich ungefähr 240000 Eier ab.

Entwicklung der Ascariden im Freien und Übertragung. Das befruchtete Ei enthält bei seiner Ablage eine Eizelle und erlangt erst, wenn sich aus dieser eine schlanke aufgerollte Larve entwickelt und einmal gehäutet hat, Infektionsreife. Diese Entwicklung, die gewöhnlich auf dem Erdboden vor sich geht, setzt eine gewisse Wärme, Feuchtigkeit und Sauerstoffmenge voraus und dauert mehrere Wochen. Die Übertragung in den Mund des Menschen wird gewöhnlich durch gedüngte, roh genossene Vegetabilien oder durch Schmutzteilchen des Erdbodens vermittelt.

Epidemiologie und Bekämpfung. Die Häufigkeit der Spulwurminfektion hängt in erster Linie von den örtlichen Gebräuchen der *Fäkalienbehandlung*, in zweiter von Klima und Boden ab. In Mitteleuropa wird die Verbreitung vor allem durch die *Düngung der Kleingärten* aus der eigenen Jauchengrube gefördert (Kopfdüngung des Salates). Auch der *Gemüsebau auf Rieselfeldern*, die mit ungeklärtem Abwasser beschickt werden, kann sich sehr ungünstig auswirken, wie das Beispiel Darmstadt (s. S. 785) gezeigt hat, wo in 1 Liter Abwasser bis 5000 Ascariseier gezählt wurden. Die große Spulwurmhäufigkeit in Ostasien beruht ebenfalls auf der intensiven Düngung mit menschlichen Fäkalien, während in anderen Ländern, in denen Aborte nicht üblich sind oder von den Kindern nicht benutzt werden, die Defäkation in der Umgebung der Wohnstätten Infektionsquellen schafft. Daß Ascaris bei der Landbevölkerung im allgemeinen stärker verbreitet ist als bei Stadtbewohnern und daß er oft familienweise auftritt, erklärt sich ohne weiteres aus der Art der Übertragung, ebenso die Bevorzugung des Kindesalters (Schmutzinfektionen) und die der Frauen (Küchentätigkeit) in manchen Gebieten.

Die Spulwurmeier zeichnen sich durch eine *große Widerstandskraft* gegen Witterungseinflüsse und Chemikalien aus. Sie gehen zwar bei intensiver Besonnung und starker Trockenheit rasch zugrunde, ebenso bei künstlicher Erhitzung auf 55—60° C, können aber am Erdboden dem normalen Sommer- und Winterklima unserer gemäßigten Zone lange widerstehen. Sie blieben z. B. in den Freilandversuchen Schäfers (1935) in Hamburg bis 3 Jahre lang infektionsfähig. Von den üblichen Desinfizientien vermögen nur die lipoidlöslichen, wie z. B. Phenol, Kresol und Schwefelkohlenstoff die innerste Eihülle zu durchdringen und den Eiinhalt abzutöten (Cram 1924, Enigk 1936 u. a.). Da aber eine Vernichtung der Eier in Fäkalien mit chemischen Mitteln in großem Maßstabe kaum durchführbar ist, muß die Bekämpfung unter den mitteleuropäischen Verhältnissen vor allem auf eine Verbannung der menschlichen Fäkalien aus dem Garten- und Gemüsebau und auf deren Ersatz durch künstliche oder tierische Düngestoffe hinzielen. Eine Vernichtung der Eier in Abwässern ist am ehesten durch Hitzebehandlung des abgesetzten Klärschlammes durchführbar. Gedüngter Kopfsalat läßt sich durch küchenmäßige Reinigung nur teilweise von anhaftenden Ascariseiern befreien, seine Behandlung mit Essig oder Kaliumpermanganat ist nutzlos. Für Radieschen und ähnliches empfiehlt sich kurzes Überbrühen mit heißem Wasser.

Entwicklung der Ascariden im menschlichen Körper. Die Ascarislarven, die den verschluckten Eiern im Dünndarm entschlüpfen, bedürfen zu ihrer Weiterentwicklung eines Aufenthaltes im Gewebe, insbesondere dem der Lunge. Wie Stewart, Ransom, Fülleborn, Yoshida u. a. in Tierversuchen gezeigt haben, dringen die Larven in die *Darmwand* ein, gelangen passiv mit dem Blutstrom zur *Leber* und von da zur *Lunge*, wo sie die Capillaren verlassen und mehrere Tage in den entzündlich-hämorrhagisch veränderten Alveolen verweilen. Das Flimmerepithel der Luftwege besorgt dann den Weitertransport der Larven zum Kehlkopf und *Schlund*, so daß diese nun zum 2. Male in den Dünndarm gelangen. Während der etwa 1—2 Wochen dauernden Wanderung wachsen die Larven auf das 7fache ihrer Körperlänge heran, etwa von 0,2 auf 1,5 mm (Abb. 2) und sind erst in diesem Entwicklungsstadium, nach Eintritt in ihre 3. Häutung reif für den Aufenthalt im Darm. Ein Teil der wandernden Larven gelangt von der Lunge über die Vena pulmonalis und das rechte Herz in den *großen Kreislauf* und damit in sämtliche Organe einschließlich des Gehirns (Fülleborn 1926). Nervöse

Störungen treten dabei in Versuchstieren nicht auf, und die Larven scheinen in diesen Organen, soweit sie nicht mit dem Venenblut zur Lunge zurückgelangen, spurlos zugrunde zu gehen. In der Lunge stark infizierter Tiere kommt es jedoch zu einer schweren, oft tödlichen hämorrhagischen Pneumonie. (Näheres über die Larvenwanderung siehe bei RANSOM und CRAM (1921), FÜLLEBORN (1922 und 1927), HOEPPLI (1932). Daß die in Tieren studierte Larvenwanderung auch im Menschen abläuft, bewies KOINO (1922) in seinem heroischen Selbstversuch. Der Einnahme von 2000 reifen Eiern des menschlichen Spulwurmes folgte eine hochfieberhafte Lungenerkrankung (s. S. 800), in deren Verlauf mindestens 202 Ascarislarven ausgehustet wurden.

Die *Ausreifung der jungen Würmer im Darme* geht verhältnismäßig langsam vor sich 34 Tage nach der Infektion sind diese nach Versuchen von VOGEL und MINNING (1943) 0,8—1,7 cm lang, am 50. Tage nach KOINO (1922) 3—8 cm und am 82. Tage (VOGEL und MINNING) messen die Männchen 11,6—13,1 cm, die Weibchen 14,6—17,2 cm. Ascariseier im Stuhl wurden von EPSTEIN (1892) erstmalig am 86. Tage nach der Infektion einer Versuchsperson festgestellt, von VOGEL und MINNING bei täglicher Stuhlkontrolle bereits am 68. Tage in 2 Versuchen. Die *Lebensdauer* der Spulwürmer dürfte im allgemeinen unter 1 Jahr liegen, wie aus den jahreszeitlichen Schwankungen der Befallsstärke hervorgeht, die besonders in tropischen Ländern mit Trocken- und Regenzeiten sehr ausgeprägt sind (CORT, SCHAPIRO, RILEY und STOLL 1929).

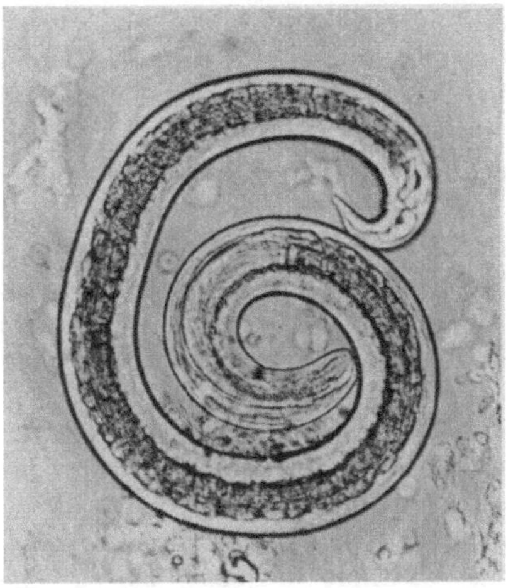

Abb. 2. Larve des menschlichen Spulwurmes aus dem Trachealschleim eines experimentell infizierten Meerschweins. Vergr. 185mal. (Nach VOGEL und MINNING.)

Pathogenese. Wenn auch vereinzelt schon wenige oder gar nur ein Spulwurm zu ernsten Störungen Anlaß geben kann und andererseits zuweilen zahlreiche Ascariden symptomlos vertragen werden — z. B. in einem Falle von HSÜ und Mitarbeitern (1940) 300 ausgewachsene Exemplare —, so nehmen doch im allgemeinen die Gefahren mit steigender *Wurmzahl* erheblich zu. Hundert und mehr Würmer sind keine Seltenheit, und im Schrifttum sind mindestens 7 Fälle enthalten, in denen Patienten 1000 bis 2000 Ascariden beherbergten (RYRIE 1929, ABDULLA 1930, FORSTER 1933, AFRICA und GARCIA 1936, HSÜ und Mitarbeiter, RABEE 1943 und ZYLKA 1947), darunter ein Fall aus Deutschland von ZYLKA. Außer durch große Wurmmengen werden Störungen auch dann ausgelöst, wenn die erwachsenen Parasiten *ihre normale ruhige Lage im Jejunum aufgeben*, sei es, daß sie sich in tieferen Darmabschnitten zusammenballen oder daß sie magenwärts aufsteigen und unter Umständen in die Gallengänge oder andere Kanäle eindringen. Es muß zugegeben werden, daß sich in vielen Fällen keine befriedigende Erklärung für dieses abnorme Verhalten der Ascariden finden läßt. Der Zusammenhang mit einem „Geschlechtstrieb" der Würmer, der im klinischen Schrifttum öfter angeschuldigt wurde, ist eine unbewiesene Hypothese. Zweifellos können aber gewisse *Anthelminthica, Chloroform- und Äthernarkosen*, sowie *Fieber* eine ungewöhnliche Motilität der Parasiten auslösen. Vielleicht wirken gewisse *Nahrungs-* und *Genußmittel* oder *krankhafte Darmprozesse* im gleichen Sinne. DORMANNS (1947) und BONHAG (1947) nehmen an, daß die auffällige Häufung schwerer Ascariskomplikationen in den Nachkriegsjahren durch den stark reduzierten Allgemeinzustand der Bevölkerung begünstigt worden ist.

Die *schädlichen Einwirkungen* der Ascariden auf den Wirtsorganismus sind komplexer Natur und zum Teil noch ungenügend bekannt. Es handelt sich um Nahrungsentzug, mechanische und toxisch-allergische Einwirkungen.

Der *Nahrungsentzug* dürfte bei normaler Kost des Wirtes unerheblich sein. 50 Spulwürmer entnehmen nach v. BRAND (1948) nur $^1/_2$% aus einer Nahrung von 2500 Calorien. Immerhin könnten ungewöhnlich große Wurmmengen bei Hungerkost zu einer Unterernährung beitragen; auch indirekt durch eine Beeinträchtigung der Verdauung und Eßlust können Ascariden den Ernährungszustand herabsetzen.

Mechanische Einwirkungen in Form von Capillarrupturen und kleinen Blutungen werden, wie Tierversuche zeigen, durch wandernde Larven in der Lunge und in anderen Organen hervorgerufen. Erwachsene Ascariden können ausnahmsweise die Darmwand perforieren, sich durch Darmnähte zwängen oder nach Invasion der Gallengänge ins Leberparenchym einbrechen und durch mitgeschleppte Bakterien Bauchabscesse, Peritonitis, Cholangitis und Leberabscesse verursachen. Häufiger geben Verstopfungen von Kanälen Anlaß zu lebensbedrohenden Komplikationen, insbesondere die Obturation des unteren Dünndarmes durch Ascarisknäuel. Wahrscheinlich können auch Darmspasmen und Erbrechen schon rein mechanisch-reflektorisch ausgelöst werden.

Manche Erscheinungen örtlicher und vor allem allgemeiner Art, die beim Darmbefall und bei der Larvenwanderung auftreten, lassen sich ohne die Annahme *„giftiger" Ascarisstoffe* nicht befriedigend erklären. Hierbei ist es nicht leicht, zwischen *unmittelbaren Giftwirkungen* und *Allergenwirkungen* zu unterscheiden. FLURY (1912) nahm als Urheber örtlicher Gewebsreizungen hauptsächlich Körper der Fettsäurereihe an, die nachweislich von den Würmern ausgeschieden werden. Andere Untersucher ziehen toxische Eiweißspaltprodukte der Spulwürmer in Betracht. Versuche an Tieren, denen Körpersubstanzen oder Exkrete von Ascariden einverleibt wurden, haben in der Hand verschiedener Autoren sehr widerspruchsvolle Ergebnisse erzielt (siehe Erörterung bei SPRENT 1949). Während somit über die Existenz und Natur unmittelbar toxisch wirkender Ascarisstoffe trotz vieler Untersuchungen noch keine Klarheit herrscht, ist es eine gesicherte Tatsache, daß nicht nur die Leibessubstanzen, sondern auch die ausgeschiedenen Stoffwechselprodukte erwachsener Spulwürmer sehr *wirksame Allergene* enthalten. Mit den Körpersubstanzen kann bei Meerschweinchen *Anaphylaxie* erzeugt werden, und mit jenen und den Exkreten lassen sich bei künstlich damit sensibilisierten Personen und solchen mit Ascarisanamnese positive *Cutanreaktionen* auslösen (FÜLLEBORN und KIKUTH 1929). Auch spontan treten bei manchen Spulwurmträgern allergische Hauterscheinungen auf. Es sei hier noch auf die hochgradige, sich in heuschnupfenartigen Symptomen und Asthmaanfällen äußernde Überempfindlichkeit gegenüber Pferdeascariden hingewiesen, die manche Zoologen durch Hantierung mit diesen Parasiten erwarben (GOLDSCHMIDT 1910). Allergischer Natur sind zweifellos die flüchtigen eosinophilen Lungeninfiltrate durch wandernde Ascarislarven (s. S. 801).

Es ist auch sehr wahrscheinlich, daß die Darmkatarrhe mit Diarrhoe, die bis zur Serosa reichenden Darmwandentzündungen und die unter dem Bilde einer schweren Allgemeinintoxikation mit cerebralen Erscheinungen verlaufenden Erkrankungen bei Ascarisbefallenen auf individueller Überempfindlichkeit gegen die Stoffe der Parasiten beruhen. Jedenfalls ist die Übereinstimmung, die die letztgenannten „Intoxikationen" bis ins einzelne mit dem Musterbeispiel der Helminthen-Anaphylaxie, dem Schock durch Echinococcusblaseninhalt (s. DÉVÉ 1949) zeigen, bemerkenswert. Bei dieser Auffassung wird die Tatsache, daß viele Spulwurmträger von den genannten Erscheinungen verschont bleiben, leichter verständlich als bei Annahme einer rein toxischen Genese. Die Plötzlichkeit, mit der solche Zustände aus vollem Wohlbefinden heraus auftreten können, macht allerdings noch die Annahme eines zusätzlichen Momentes nötig. Dieses darf vielleicht in einer durch besondere Umstände ausgelösten Verlagerung, Zusammenballung oder gesteigerten Motilität der normalerweise ruhig liegenden Würmer und damit einer vermehrten Abgabe von Stoffwechsel rodukten erblickt werden oder in einer plötzlich gesteigerten Resorption der letzteren infolge Störungen der

Darmpassage. Ferner muß die Möglichkeit zugegeben werden, daß auch abgestorbene und zerfallende Spulwürmer solche Zustände auslösen können.

JADASSOHN (1928) und FÜLLEBORN und KIKUTH (1929) wiesen mit Hilfe des PRAUSNITZ-KÜSTNERschen Versuches nach, daß der Cutanreaktion des Menschen auf Ascarisstoffe *Antikörper* zugrunde liegen. Eine *Immunität* im Sinne eines erworbenen Schutzes gegen Super- und Reinfektionen mit Spulwürmern ist zwar in Tierversuchen nachgewiesen worden, tritt aber beim Menschen, wenn überhaupt, nicht wirksam in Erscheinung. Fälle, in denen Patienten gleichzeitig verschiedene Altersstufen des Parasiten beherbergen, zeigen, daß Super-Infektionen möglich sind. In den stark verseuchten Gebieten können sich die langdauernden infektionen mit dem relativ kurzlebigen Wurme nur dadurch erhalten, daß die spontan abgehenden Exemplare fortlaufend durch neuerworbene ersetzt werden (CORT, SCHAPIRO, RILEY und STOLL 1929). Wie weitere amerikanische Untersuchungen zeigten, sind medikamentös entwurmte Bevölkerungsgruppen schon nach mehreren Monaten wieder in alter Stärke befallen (OTTO 1930, OTTO und CORT 1934). Der intensive Ascarisbefall im Kindesalter könnte an eine mit steigendem Alter zunehmende Resistenz („Altersimmunität") denken lassen. Erwachsene sind indessen für Infektionen voll empfänglich, wie z. B. die Versuche von VOGEL und MINNING (1943) erwiesen haben. Auch ist der Ascarisbefall in manchen stark verwurmten warmen Ländern bei Erwachsenen fast ebenso häufig wie bei Kindern.

Klinische Bilder. 1. Krankheitserscheinungen durch die Larvenwanderung. Über die Auswirkungen einer *experimentellen Masseninfektion* sind wir durch die bekannten Versuche des Japaners KOINO (1922) an sich und seinem Bruder unterrichtet.

Ohne wesentliche Prodromalsymptome trat bei KOINO am 6. Tage nach der Einnahme von 2000 reifen Eiern des menschlichen Spulwurmes Fieber auf, begleitet von Atmungs- und Pulsbeschleunigung, Brust- und Kopfschmerzen. Das Fieber hielt in den folgenden Tagen in einer Höhe von 38,7—40,2° an und fiel am 12. und 13. Tage nach der Infektion kritisch ab. Während des Fiebers bestanden die Zeichen einer beidseitigen Pneumonie. Ferner traten eine mäßige Lebervergrößerung und zeitweise Kreuz- und Wadenschmerzen auf. Am 10.—12. Tage, als die Krankheit ihren Höhepunkt erreicht hatte, bestanden starke Atembeschwerden, Cyanose und schlechter Puls, und der Zustand des Patienten war ernst. Das unter quälenden Hustenanfällen reichlich entleerte Sputum enthielt am 8.—15. Tage nach der Infektion Ascarislarven, von denen bei nicht vollständiger Nachsuche 212 Stück gefunden wurden, und am 10. und 11. Tage Blutbeimengungen. Über Röntgen- und hämatologische Befunde wurde nichts mitgeteilt. 50 Tage nach der Infektion wurden 667 junge Ascariden von 3—8 cm Länge abgetrieben.

KOINOS Bruder hatte vom 9.—12. Tage nach der Aufnahme von 500 Eiern des Schweineascaris remittierendes Fieber bis 39° und Zeichen einer leichten Pneumonie. Das Sputum enthielt in diesem Falle weder Larven noch Blut, und die spätere Wurmkur verlief ohne Ergebnis.

Von allgemeinerem Interesse sind die Erscheinungen, welche nach Aufnahme *kleiner Eimengen* auftreten, die auch natürlicherweise in den Mund gelangen können. Sie sind erst genauer bekannt geworden, nachdem das erstmalig von LÖFFLER (1932, 1936) beschriebene Syndrom der *flüchtigen Lungeninfiltrate mit Bluteosinophilie* das klinische Interesse auf die Ascarislarvenwanderung gelenkt hatte.

Dieses gutartige, oft nur zufällig bei Reihendurchleuchtungen entdeckte Krankheitsbild wird durch vielgestaltige Verschattungen im Röntgenbild der Lungen, die gewöhnlich innerhalb 1—2 Wochen wieder ohne Hinterlassung von Narben verschwinden, die Geringfügigkeit klinischer Zeichen, eine Eosinophilie des Blutes und ein gelbliches spärliches Sputum gekennzeichnet. Seine praktische Bedeutung liegt eigentlich nur in der Möglichkeit einer Verwechslung mit tuberkulösen Prozessen, insbesondere Frühinfiltraten. Als Urheber der flüchtigen eosinophilen Lungeninfiltrate (im folgenden f. e. L. abgekürzt) wurden neben anderen Momenten wandernde Ascarislarven in Anspruch genommen, zunächst vermutungsweise von WILD und LÖRTSCHER (1934), dann sehr entschieden von REINER W. MÜLLER (1938). Dieser Autor konnte eine kleine Hausepidemie von f. e. L. auf den Genuß von Kresse zurückführen, die auf gedüngter Treibhauserde angebaut worden war, weiterhin konnt er durch Einnehmen der eierhaltigen Erde bei sich ein typisches f. e. L. hervorrufen. Diese Befunde fanden dann in den breiter angelegten Versuchen, die VOGEL und MINNING (1943) an sich und einigen Mitarbeitern mit abgezählten Eimengen anstellten, ihre exakte Bestätigung. Nach Einnahme von 6—45 Eiern des menschlichen Spulwurmes kam es bei 5 Versuchspersonen zu den gleichen Röntgen-, Blut- und Sputumbefunden wie bei den f. e. L., und bei 4 dieser Personen schloß sich an die Lungeninvasion ein frischer Darmbefall mit Ascariden an. Wenn wir auch annehmen müssen, daß die f. e. L. noch durch andere Einwirkungen, z. B. Pflanzenpollen, ausgelöst werden können, so sind doch die *Spulwurmlarven bisher das einzige ätiologische Moment, das experimentell bewiesen* worden ist, und offenbar auch bei weitem das häufigste, wenigstens in Mitteleuropa. Das geht nicht nur aus der von R. W. MÜLLER betonten geographischen Übereinstimmung von Ascarisfrequenz und Häufigkeit des LÖFFLERschen Syndroms hervor, sondern vor allem auch daraus, daß SPÜHLER und KARTHAGENER (1944) sowie HENI, THEDERING und RIETHMÜLLER (1947) im Anschluß an spontan aufgetretene f. e. L. in vielen Fällen einen frischen Befall mit Darmascariden auftreten sahen. HENI und Mitarbeiter konnten dadurch in 25 von 32 Infiltratfällen, d. h. bei 78% derselben, nachträglich die Ascarisätiologie sicherstellen. In Wirklichkeit dürfte der Prozentsatz noch höher liegen, da nicht jede Lungenlarve zur Weiterentwicklung im Darme gelangt. Wiederholt wurden Gruppenerkrankungen an f. e. L. in Heilstätten oder bei militärischen Einheiten beobachtet, die sich auf die gemeinsame Kost zurückführen ließen (SPÜHLER und KARTHAGENER 1944, SOMMER 1945, WALLERTSHAUSER 1949 u. a.).

Das pathologisch-histologische Substrat der f. e. L. sind nach den Sektionsbefunden v. MEYENBURGS 1942 (Zufallsbefunde bei verunglückten Nichtkranken) kleine pneumonische Herde, deren Exsudatzellen zu 70—100% aus eosinophilen Leukocyten bestehen. Zu dem gleichen Ergebnis war NAGEL (1941) auf Grund von Pleura- und Lungenpunktionen gelangt. An der Hervorrufung der flüchtigen Röntgenschatten sind offenbar noch Atelektasen des Lungengewebes in der Umgebung des eigentlichen Infiltrates beteiligt (HENI und Mitarbeiter u. a.).

Die f. e. L. — gleich welcher Genese — werden allgemein als *allergische Reaktionen des Lungengewebes* auf gewisse Antigene aufgefaßt, in unserem Falle auf die des Spulwurmes, und scheinen dem ARTHUSschen Phänomen nahezustehen. Stoffe der wandernden, mit dem Gewebe in engen Kontakt tretenden Larven, dürften es vor allem sein, die die Auslösung wie auch die vorhergehende Sensibilisierung des Gewebes bewirken. Eine Auslösung durch resorbierte Stoffe erwachsener Darmascariden ist weniger wahrscheinlich; die chronisch und meist ohne deutliche Eosinophilie verlaufende Darmphase der Ascarisinfektion paßt jedenfalls nicht so gut zu dem flüchtigen Bilde der eosinophilen Lungeninfiltrate wie die kurzfristige Larvenwanderung. Schon wenige Larven, höchstwahrscheinlich ein einziges Exemplar, genügen, um die Lungenreaktion hervorzurufen. Unbekannt ist, ob die Sensibilisierung der Lunge erst nach ein- oder mehrmaliger Larveninvasion eintritt oder ob dafür bereits der mehrtägige Gewebsaufenthalt der Larven während einer Erstinfektion ausreicht. Nach Beobachtungen R. W. MÜLLERS (1949) treten die f. e. L. im Allgäu bei der einheimischen, von Jugend an stark Ascaris-durchseuchten Bevölkerung, eindeutig seltener und leichter auf als bei den Zugewanderten, die früher im wesentlichen wurmfrei waren und erst seit 2—3 Jahren Ascarisinfektionen ausgesetzt sind. Diese Erscheinung läßt sich meines Erachtens am zwanglosesten mit einer Desensibilisierung des Lungengewebes bei den langjährig befallenen Personen erklären.

Die Krankheitserscheinungen durch wandernde Spulwurmlarven können so geringfügig sein, daß sie unbemerkt bleiben. In den Infektionsversuchen von VOGEL und MINNING traten nach einer Inkubationszeit von 9—12 Tagen für wenige Tage leichte, an eine harmlose Erkältung erinnernde Symptome auf, Mattigkeit, Kopfschmerzen, leichte Kurzluftigkeit, Reizhusten und Druckgefühl in der Brust eventuell mit gelegentlichen Stichen. Bei zwei stärkeren Infektionen (mit 21 und 45 Eiern) wurden außerdem zwischen dem 9. und 13. Tage abendliche Fieberzacken bis 38,4° und feinblasiges oder Knisterrasseln über umschriebenen Thoraxpartien festgestellt. Herdweise *Verschattungen im Röntgenbild* begannen am 9. Tage nach der Infektion sichtbar zu werden, erreichten am 11.—13. Tage ihren Höhepunkt (Abb. 3) und waren am 16. Tag meist schon wieder verschwunden. Die Schatten können einzeln oder multipel auftreten, zuweilen auch nacheinander, wenn wiederholte Ascarisinfektionen stattgefunden haben. Sie sind gewöhnlich zart und wolkig zuweilen im Zentrum verdichtet. Ihre Form, Größe und Lage sind wechselnd und bieten nichts Charakteristisches. Die rechte Lunge wird etwas bevorzugt befallen (SOMMER 1945). Eine stärkere Beteiligung der Pleura scheint selten zu sein. NAGEL (1941), BAUMANN (1944) und HENI und Mitarbeiter (1947) sahen in je einem Falle von f. e. L. Pleuraexsudate auftreten, die sehr reich an eosinophilen Zellen waren. Im Falle BAUMANNS konnte die Ascarisätiologie gesichert werden.

Das nur spärlich produzierbare *Sputum* weist häufig, solange es frisch ist, gelbe Partien auf, und beim Mikroskopieren eosinophile Zellen und CHARCOT-LEYDENsche Krystalle. Spulwurmlarven von 1—2 mm Länge, die das sicherste

Kriterium einer Lungenascariasis wären, werden so gut wie immer im Sputum vermißt. Positive Befunde wurden nur von BIRK (1933), URCHS und von LEITCH (1929) angegeben. VOGEL und MINNING fanden bei einem ihrer Versuche wiederholt Klümpchen lebhaft flimmernden Bronchialepithels im Sputum. Der Prozentsatz der *Bluteosinophilen* (Abb. 4) begann in ihren Experimenten während der 2. Woche nach der Infektion anzusteigen und erreichte seinen Gipfelpunkt — 15—52% (884—5616 Zellen je Kubikmillimeter) — ungefähr

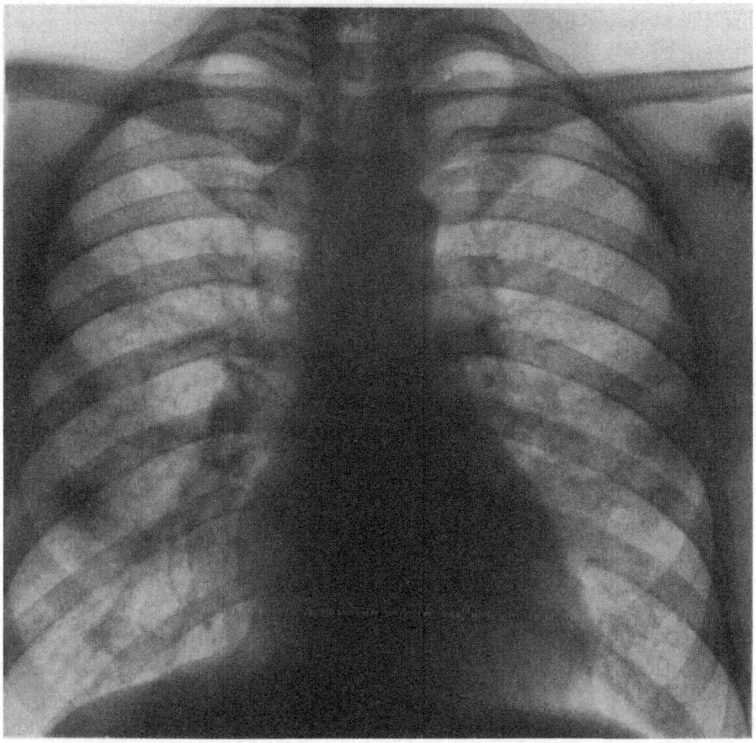

Abb. 3. Flüchtige eosinophile Lungeninfiltrate in beiden Mittelfeldern 11 Tage nach experimenteller Infektion mit 11 Eiern des menschlichen Spulwurms. (Nach VOGEL und MINNING.)

3 Wochen nach der Infektion, d. h. etwa 1 Woche nach dem Maximum der Lungenverschattungen. Dieses Nachhinken der Bluteosinophilie, das bei f. e. L. allgemein beobachtet wird, beruht offenbar darauf, daß ein Überschuß an produzierten eosinophilen Zellen erst dann im Blute stark in Erscheinung treten kann, wenn die abklingenden Lungenherde ihre Anziehungskraft für diese Zellen verloren haben. SOMMER (1945) denkt an einen Übertritt der Eosinophilen aus alternden Infiltraten ins Blut. Während der 4. Woche nach der Infektion fällt die Bluteosinophilie wieder ab, kann aber dann noch längere Zeit in mäßiger Höhe erhalten bleiben. SOMMER (1945) sah eine Linksverschiebung unter den Eosinophilen, und zwar nur während der ersten 1—2 Tage. Eine Linksverschiebung der Neutrophilen, eine Vermehrung der Gesamtleukocyten und eine pathologische Erhöhung der Blutsenkungsgeschwindigkeit fehlen oder sind nur mäßigen Grades.

Im Anschluß an die Lungenerscheinungen treten in manchen Fällen während der 3. Infektionswoche oder später flüchtige *allergische Hauterscheinungen* auf,

Urticariaeruptionen, die sich manchmal bis zu einem angioneurotischen Ödem steigern (VOGEL und MINNING), Hautabschuppung (BIRK 1933, R. W. MÜLLER 1938) oder lediglich Pruritus.

Für die *Erkennung der Ascarisgenese* eines f. e. L. ist die Cutanreaktion mit Spulwurmantigenen wenig aufschlußreich, da die Sensibilisierung des Lungengewebes nicht immer der der Haut parallel geht (VOGEL und MINNING, ZWEIFEL 1944). Der Larvennachweis im Sputum (vgl. Abb. 2) pflegt bei schwachen Infektionen zu versagen, sollte aber doch versucht werden. Während des Infiltrates beobachtete Ascariseier im Stuhle besagen, da sie von früheren Invasionen herrühren müssen, nichts über die Natur des derzeitigen Lungenbefundes, höchstens

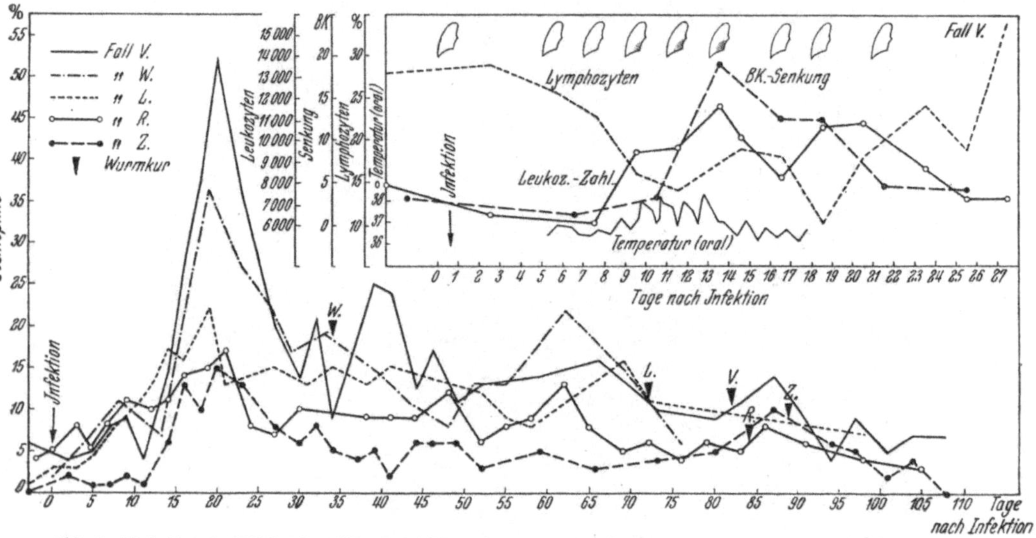

Abb. 4. Verhalten der Bluteosinophilen bei 5 Versuchspersonen nach Aufnahme von menschlichen Ascariseiern (V. 45 Eier, W. 21 Eier, Z. 11 Eier, R. 10 Eier und L. 5 Eier). Rechts oben: zeitliches Verhalten der weißen Blutzellen, BKS, Körpertemperatur und Lungeninfiltration im Versuch V. (Nach VOGEL und MINNING.)

daß der Patient überhaupt Spulwurminfektionen exponiert ist. Die beste Sicherung der Ascarisätiologie eines f. e. L. liegt im *nachträglichen Nachweis junger Darmwürmer*, deren Entwicklungsstadium dem Termin des Infiltrates entspricht. Es empfiehlt sich 5—6 Wochen nach der Beobachtung der flüchtigen Verschattung eine Wurmkur (am besten mit Ol. Chenopodii oder Askaridol) durchzuführen. Die Auffindung 3—8 cm langer Würmer im ausgesiebten Stuhl spräche dann für die Ascarisbedingtheit des abgelaufenen Infiltrates. Ein Fehlen junger Darmwürmer wäre jedoch kein Gegenbeweis, da nicht jede menschliche Spulwurmlarve den Darm erreicht und tierische Ascaridenarten beim Menschen wohl zur Lungeninvasion, aber im allgemeinen nicht zu einem Darmbefall führen. Die Ascarisätiologie eines f. e. L. kann auch dann angenommen werden, wenn bei wiederholten Stuhlkontrollen Ascariseier zunächst fehlen und zum ersten Male 8—10 Wochen nach der Beobachtung des Infiltrates auftreten.

Über klinische Erscheinungen, die bei frischer Ascarisinvasion von *anderen Organen* als der Lunge ausgehen, ist wenig bekannt; doch muß ihre Möglichkeit nach dem, was über die Larvenwanderung in Versuchstieren bekannt ist (s. S. 797), zugegeben werden. Bei der Masseninfektion von KOINO trat eine Schwellung der Leber auf, die ja regelmäßig eine Wanderstation der Larven ist, und v. MEYENBURG (1942) stellte autoptisch in 2 Fällen neben eosinophilen Infiltraten der Lunge auch solche in der Leber fest, allerdings ohne daß die Ätiologie geklärt werden konnte. SOMMER (1943) sah bei einer Patientin $3^1/_2$ Wochen nach einem typischen f. e. L. eine erneute flüchtige fieberhafte Reaktion mit nachhinkender Bluteosinophilie und mit Eosinophilenbefund im Sputum ablaufen, dieses Mal ohne Lungenverschattung, aber unter *meningealen Reizerscheinungen*, heftigen Kopfschmerzen und „fast epileptiformen Zuckungen“. SOMMER dachte an einen den f. e. L. entsprechenden Meningealherd. Zwei Monate nach der anfänglich beobachteten Lungenreaktion wurde ein erwachsener Spulwurm abgetrieben. LAURELL hat schon 1927 eingehend die Hypothese erörtert, daß die weiter unten besprochenen sog. „Ascarisintoxikationen“, die unter schweren meningealen oder encephalen Reizerscheinungen verlaufen, allergische Reaktionen sind und daß bei ihnen möglicherweise im Gehirn oder in den Hirnhäuten wandernde Ascarislarven sensibilisierend und auslösend wirken.

2. Grundsymptome bei chronischem Darmbefall. In vielen Fällen haben Ascaristräger keine merklichen Beschwerden. Das häufigste Zeichen sind vorübergehende Anfälle von *Leibschmerzen* leicht kneifenden bis kolikartigen Charakters, die unabhängig von der Nahrungsaufnahme an wechselnden Stellen des Abdomens auftreten, besonders oft in der Nabelgegend oder im rechten unteren Quadranten. An zweiter Stelle stehen *periodische Durchfälle*, die eventuell mit Obstipation abwechseln, *Übelkeit und Erbrechen.* Bei einem kleinen Teil der Befallenen treten Spulwürmer mit oder ohne Erbrechen aus dem Mund oder der Nase aus, teils spontan, teils in Zusammenhang mit Wurmkuren (besonders Santonin) oder Fieber. Normalerweise setzt offenbar die Salzsäure des Magens dem Aufsteigen der Würmer aus dem Jejunum eine gewisse Schranke entgegen, denn SCHUBERT (1947/48) stellte ebenso wie BONHAG (1947) und KÖNDGEN (1947) bei fast allen Patienten mit *Wurmabgang per os* eine An- oder Subacidität fest und konnte die widerliche Erscheinung durch Salzsäuregaben unterdrücken. Verhältnismäßig häufig ist nach KELLER und Mitarbeitern (1931) bei befallenen Kindern eine meteoristische *Vorwölbung des Leibes*, ferner ein *unruhiger Schlaf*, eventuell mit nächtlichem Aufschrecken und Zähneknirschen. Dazu können weitere Zeichen treten, die zwar vieldeutig und keineswegs konstant sind, aber doch manchmal, zumal bei Kindern, den ersten Verdacht auf eine Ascarisinfektion lenken: Mattigkeit, Appetitmangel (selten Heißhunger), Gewichtsabnahme, vasomotorisch bedingte Gesichtsblässe, halonierte Augen, gesteigerte Erregbarkeit, Nasenjucken, Urticaria, Kopfschmerzen, Schwindelanfälle und das COUILLAUDsche Zungenzeichen, d. h. Rötung und Hervortreten der Papillen an Spitze und Rändern der Zunge. DÖRLE (1941) erblickt in den Spulwürmern eine häufige Ursache für „Frühjahrsmüdigkeit“ und denkt an ein Vitamin-C-Defizit infolge von Resorptionsstörungen und oxydativem Vitaminabbau durch Ascaris-Stoffwechselprodukte.

Anämien sind vereinzelt bei Ascaris-Infizierten beobachtet worden, aber in der Regel ist das *rote Blutbild normal*, selbst bei starkem Befall (BECKERT 1948 u. a.); ebenso verhält sich die *Leukocytenzahl*, solange Komplikationen fehlen. Eine *Bluteosinophilie* meist mäßigen Grades kann vorhanden sein, wird jedoch sehr oft vermißt, nach SCHUBERT (1947) bei $^2/_3$, nach EINHORN und Mitarbeitern (1945) bei 87% der Infizierten. [Über die allgemeine Symptomatologie siehe auch NOWAK (1931) und SWARTZWELDER (1946).]

In den meisten Fällen bleibt es bei dem relativ milden chronischen Verlauf der Ascariasis, in anderen verwandelt sich jedoch dieses Bild eines Tages plötzlich oder unter allmählicher Steigerung bereits vorhandener Symptome in einen akuten ernsten Krankheitszustand. Wenn auch die im folgenden behandelten *schweren Formen der Ascariasis* zu einem guten Teil der chirurgischen Behandlung bedürfen, so müssen sie hier doch berücksichtigt werden, denn die Diagnose und die oft schwierige Entscheidung zwischen einer konservativen Behandlung und einer Überweisung an den Chirurgen wird häufig dem Internisten zufallen. Die drei ersten der folgenden Krankheitsbilder sind öfter durch fließende Übergänge verbunden, und das eine kann sich aus dem anderen entwickeln.

3. Ascarisenteritis. Die Enteritis ist wohl die häufigste von den schwereren Krankheitsformen. Sie kann als *diffuser Schleimhautkatarrh* des Dünndarmes unter dem Bilde heftiger Diarrhoe oder eines akuten Brechdruchfalles verlaufen. Von Leibschmerzen, die meist nicht genau lokalisierbar sind, Brechreiz und oft auch Fieber begleitet, treten zahlreiche wäßrige Entleerungen auf. Aus den Tropen sind schwere Erkrankungen dieser Art mit Kollapszuständen und Austrocknung beschrieben worden, die zunächst an Cholera denken ließen, aber nach Abtreibung zahlreicher Ascariden schnell in Heilung übergingen (Pessôa 1926, Row 1927, Barooa 1927). Selten sind dysenterieartige Bilder mit Blut- und Schleimabgang (Fernando und Balasingham 1943).

Bei einer anderen Form der Enteritis tritt an die Stelle des diffusen Darmkatarrhs eine *örtlich begrenzte Entzündung* eines wurmgefüllten Dünndarmabschnittes, die alle Wandschichten erfassen und mit Bauchfellreizung einhergehen kann. Heftige kolikartige Schmerzattacken konzentrieren sich auf eine bestimmte Partie des Leibes, häufig den rechten Unterbauch, die druckempfindlich ist und Abwehrspannung zeigen kann. Perkutorisch läßt sich öfters ein Bauchexsudat nachweisen. Der Stuhl kann okkulte, seltener sichtbare Blutbeimengungen enthalten. Eine Behinderung der Darmpassage besteht bei dem reinen Bilde der Enteritis nicht, kann sich jedoch im Anschluß an diese entwickeln. Fieber, Brechreiz, erhöhte Leukocytenzahl und beschleunigte Blutkörperchensenkung sind fast regelmäßige Begleiterscheinungen.

Das Krankheitsbild kann alle klassischen Symptome einer Appendicitis darbieten, und nicht selten werden die Patienten aus dieser Indikation heraus operiert, wenn nicht Wurmabgang oder Eiernachweis rechtzeitig an die wahren Urheber denken lassen. Öfters fehlt jedoch in solchen Fällen von *Pseudoappendicitis* eines der charakteristischen Blinddarmsymptome, etwa die deutliche Abwehrspannung, und ermahnt zu konservativem Verhalten. Bei der Laparotomie zeigt sich statt der erwarteten Appendicitis eine entzündlich injizierte, mit Ascariden dicht besetzte Dünndarmschlinge, deren Oberfläche manchmal Petechien, Ödem und fibrinöse Beläge erkennen läßt. Oft ist auch ein klares gelbes oder sanguinolentes Bauchexsudat vorhanden und die Mesenterialdrüsen sind geschwollen. Typische Fälle von Pseudoappendicitis durch Ascariden wurden von Köndgen (1947), Schloessmann 1914, Barber 1947 u. a. beschrieben. Appendicitis ist die häufigste durch Spulwürmer verursachte Fehldiagnose. Nach Schubert (1947) brauchten an einer chirurgischen Klinik in Tübingen von 115 mit der Diagnose Blinddarmentzündung eingelieferten Patienten nur 16 operiert zu werden; die übrigen wurden nach Wurmabgang beschwerdefrei.

Wenn die Symptome der Ascarisenteritis sich im Oberbauch konzentrieren, so kann ein perforiertes Ulcus oder eine Gallenblasenentzündung vorgetäuscht werden (Köndgen 1947, Milwidsky 1945).

Als *Behandlung* der diffusen und lokalen Enteritis werden allgemein Wurmkuren empfohlen. Auch wenn eine Laparotomie bereits eingeleitet war, wurde vielfach auf einen Eingriff am Darm verzichtet und eine anthelminthische Kur angeschlossen. Oder die Wurmbündel wurden in den Dickdarm gestreift und dann durch Einläufe herausbefördert.

4. Allergischer Schock (sog. Ascarisintoxikation). Die hervorragenden Merkmale dieses bedrohlichen, aber relativ seltenen Krankheitsbildes sind *cerebrale oder meningeale Reizerscheinungen* und ein *Kreislaufkollaps*. Auffallend ist, daß fast ausschließlich die unteren Altersklassen, vor allem kleine Kinder betroffen werden. Bereits S. 799 war darauf hingewiesen worden, daß diese pathogenetisch noch wenig geklärten Zustände am ehesten als allergischer Schock gedeutet werden können. In der Mehrzahl der mitgeteilten Fälle enthält der Darm zahlreiche oder sogar sehr viele Ascariden. Vereinzelt wurde allerdings nur der Abgang von wenigen, oder auch nur von einem Exemplar beobachtet, doch war hiermit wohl nicht immer der ganze Wurmbestand erfaßt worden. In 14 von 25 Fällen des Schrifttums finden sich Angaben, die für einen gleichzeitig bestehenden enteritischen Prozeß sprechen. Es liegt deshalb nahe, den spulwurmbesetzten Dünndarm als Hauptort der Allergenausschüttung zu betrachten. (Über wandernde Ascaridenlarven als mögliche Urheber allergischer, cerebralmeningealer Symptome s. S. 797.) Eine andere Deutung hat WALTHARD (1933) gegeben. Er faßt die zentralnervösen Erscheinungen als Folge einer akuten Hypoglykämie auf und möchte den Kohlenhydratentzug durch die Ascariden dafür verantwortlich machen. Wir glauben jedoch, daß die zahlreichen eosinophilen Leukocyten, die bei einem seiner Patienten, einem unter Krämpfen und Koma verstorbenen Kinde, in der Mucosa des mit etwa 100 Ascariden besetzten Dünndarmes, ferner in Leber, Lunge, Milz und Mesenterialdrüsen vorhanden waren, eher für die allergische Genese sprechen.

Das Krankheitsbild tritt in der Regel plötzlich auf, manchmal nach Gabe von Wurmmitteln (nach FERNANDO und BALASINGHAM 1943, in 8 ihrer 15 Fälle), zuweilen im Anschluß an Operationen wegen abdominaler Ascariskomplikationen. Die Patienten bieten gewöhnlich das Bild eines schweren Kollapses: verfallenes Gesicht, Blässe oder Cyanose der Haut, kalter Schweiß und kleiner beschleunigter, zuweilen kaum fühlbarer Puls. Auch die Atmung kann verändert sein, teils besonders tief und langsam, teils beschleunigt oder aussetzend. Die Körpertemperatur steigt gewöhnlich rasch zur Fieberhöhe an, doch kommt auch ein afebriler Verlauf vor. Als Zeichen vermehrten Hirndruckes treten öfters schon von Beginn an heftige Kopfschmerzen auf und Erbrechen. Von WESEMAEL (1948) sah eine bilaterale Stauungspapille. Die Patienten sind in auffallender Weise ängstlich-unruhig, manchmal verwirrt, delirieren und sind oft kaum im Bett zu halten. In den meisten Fällen stellen sich *klonische oder tonische Krämpfe der Extremitäten*, Trismus, Blickkrämpfe oder allgemeine Konvulsionen ein. Auch Paresen der Gliedmaßen kommen vor. Das *Sensorium trübt sich* mehr oder weniger, oft mit vorübergehenden Aufklarungen und manchmal bis zur tiefen Bewußtlosigkeit, die in warmen Ländern zunächst an ein Malariakoma (GHOSE 1938) denken läßt. Manche Fälle täuschen durch Stammhirnsymptome eine Encephalitis vor, andere durch Nackensteifigkeit, Opisthotonus, Hyperästhesie der Haut, positiven Kernig und Brudzinsky eine Meningitis. Diese Zustände dauern in wechselnder Stärke meist 1—4 Tage, zuweilen nur einen halben Tag oder auch 1—2 Wochen. Sie enden mit spontaner Genesung oder seltener mit dem Tode unter Versagen des Kreislaufes, Koma und terminaler Hyperpyrexie, zuweilen nach einer vorübergehenden Scheinbesserung. Von 25 Fällen des neueren, meist europäischen Schrifttums gingen 8 tödlich aus. Von 15 weiteren Kranken dieser Art, die FERNANDO und BALASINGHAM (1943) in einem Kinderhospital in Colombo beobachteten, starben 8 und wahrscheinlich 3 weitere zu Hause. Die Prognose ist also immer zweifelhaft, besonders bei kleinen Kindern. Außer den vor- und nachstehend genannten Autoren berichteten noch folgende über „Intoxikationen" durch Ascariden: SPIETH 1914, STEBER 1917, MÜSSIG 1921, SCHLÖSSMANN 1922, LANCELIN 1922, LIFSCHITZ 1936 u. a.

Anschließend seien drei durch ihre Symptome und Dauer ungewöhnliche Erkrankungen des Nervensystems bei Ascariasis angeführt. Bei einem von HOFMEIER (1935) beobachteten Knaben traten $^1/_2$ Jahr lang häufig epileptiforme Anfälle mit Bewußtseinstrübung sowie eine psychische Stumpfheit auf, bei einer Inderin nach ABDULLA (1930) die gleichen Erscheinungen und eine ausgesprochene Psychose mit Gewalttätigkeit. Der Abtreibung von Hunderten von Spulwürmern bei dem Knaben, von 1087 Ascariden bei der Inderin folgte eine schnelle und dauerhafte Genesung. VON UNRUH (1932) sah bei einem Knaben eine seit 8 Monaten bestehende völlige Lähmung beider Beine nach der Abtreibung von etwa 700—800 Spulwürmern rasch verschwinden.

Von den Laboratoriumsbefunden interessiert am meisten das Verhalten des Liquor cerebrospinalis. Dieser ist stets bakteriologisch steril und wurde auch im übrigen in manchen Fällen (FANCONI 1935, RENAUD 1929, WALTHARD 1933 und GUHL 1944) ganz normal befunden, abgesehen von einem mehr oder weniger erhöhten Druck. Verschiedene französische Autoren (AURENT DE VILLARS 1922, HAUTEFEUILLE 1935, PENEY 1940 u. a.) stellten hingegen eine Vermehrung des Eiweißgehaltes und der Zellzahl unter Vorherrschen der Lymphocyten fest, sowie in 2 Fällen das Fehlen von Glucose. NAGEL (1949) beobachtete bei einem Falle mit Meningitiszeichen im klaren Liquor eine normale Zellzahl, eine mäßige Eiweißvermehrung und eine Linksausfällung der Goldsolkurve. Der Hundertsatz der Eosinophilen im Blute lag bei 5 Fällen, in denen darüber Angaben gemacht worden sind (FANCONI 1924, BONHAG 1947, NAGEL 1949 und BREUER 1950), bei normaler oder mäßig erhöhter Gesamtleukocytenzahl 3mal zwischen 15 und 17 und 2mal zwischen 1 und 6. Gelegentlich wurde eine Linksverschiebung der Neutrophilen registriert, ferner toxische Granulierung und Hypersegmentierung. Der Urin kann Eiweiß enthalten (BREUER 1950).

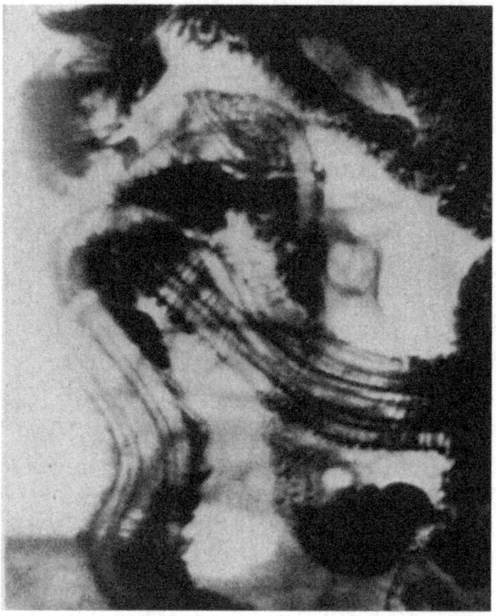

Abb. 5. Ascariden im Jejunum. Normale Ruhelage in paralleler Anordnung. (Nach SCHUBERT.)

Bei der *Behandlung* des Ascaridenschockes sind, zumindest in den schweren Fällen, Wurmkuren *nicht* angezeigt und sollten auf die Zeit nach der Erholung verschoben werden (NAGEL). FERNANDO und BALASINGHAM warnen überhaupt in allen akuten Stadien der Ascariasis vor der anthelminthischen Therapie, da sie die akuten Bilder oft gerade nach Wurmmitteln auftreten sahen. Von anderen Autoren sind allerdings noch während der Intoxikationszustände Wurmkuren mit gutem Erfolg durchgeführt worden (FANCONI, PENEY, RENAUD, BREUER u. a.). Die wichtigste Aufgabe der symptomatischen Therapie ist die fortlaufende Stützung des gefährdeten Kreislaufes, für die in kritischen Phasen der Krankheit (Fall von BREUER mit Vorhofflimmern) starke Mittel und alle therapeutischen Möglichkeiten aufgeboten werden müssen. Im Hinblick auf die offenbar allergische Genese dieser Krankheitsbilder sind auch Versuche mit Antihistaminpräparaten und Adrenalin angezeigt.

5. Spulwurmileus und Subileus. Die wichtigste und häufigste Form ist der *Obturationsileus*. Er wird durch dichte Ascarisknäuel verursacht, die fast ausnahmslos *im unteren Ileum*, meist nahe der BAUHINschen Klappe sitzen. Unter normalen Umständen liegen die Spulwürmer, wie Beobachtungen bei Operationen und vor allem Röntgenuntersuchungen (LAURELL 1927) gezeigt haben, bewegungslos und, wenn zu vielen vorhanden, in annähernd paralleler Anordnung neben- und hintereinander im Jejunum (Abb. 5). Selbst wenn meterlange Darmstrecken mit Ascariden geradezu vollgestopft erscheinen, wird der Bariumbrei (und ebenso der Chymus) ohne erkennbare Behinderung zwischen den regelmäßig gelagerten Wurmleibern und den Darmwänden hindurchgetrieben. Das Zustandekommen eines Ileus setzt voraus, daß die Spulwürmer diese geordnete Lagerung aufgeben und sich, zu einem Bündel verflochten, im unteren, sich nach seinem Ende zu verjüngenden Dünndarm festkeilen. Hierbei ist weniger an ein aktives Zusammenrotten der Würmer zu denken, wie es SCHLOESSMANN (1914 und 1922) annahm, als an eine passive Abwärtsverlagerung durch die Darmperistaltik. Solange die Parasiten sich in der beschriebenen Anordnung ruhig verhalten und in sanften Krümmungen an den Darmwänden anstemmen, finden die peristaltischen Wellen keine Angriffspunkte an den Wurmkörpern. Erst wenn sich die Parasiten durch Hinzutritt eines neuen Momentes lebhaft krümmen und eine wirre Lagerung annehmen, können sie von der Peristaltik erfaßt werden. Ferner verlieren sie ihren durch Anstemmen erzielten Halt im Darmrohr nach LAURELL auch dann, wenn dieses sich abnorm erweitert. Ein Ascarisileus wird gelegentlich durch Wurmmittel ausgelöst, und zwar durch solche, die wie Santonin und Tetrachlorkohlenstoff nicht vermicid, sondern motorisch erregend auf Spulwürmer einwirken. Zwei eindrucksvolle Fälle von komplettem Ascarisileus nach hohen Einzelgaben von Santonin wurden von WATKINS und MOSS (1924) mitgeteilt. (Weitere Beobachtungen dieser Art von ZYLKA 1947 und früher von MIYAKE 1908 und WESTERMANN 1912.) Beim Gebrauch von Tetrachlorkohlenstoff gegen Hakenwürmer ist die Ileusgefahr der Grund, weswegen ein gleichzeitig bestehender starker Ascarisbefall allgemein als Kontraindikation gilt. Es ist denkbar, daß auch gewisse ungewöhnliche Nahrungsbestandteile oder abnorme Zersetzungsprodukte im Darm die Parasiten in ähnlicher Weise motorisch reizen wie die genannten Anthelminthica. Das zweite offenbar ileusfördernde Moment, die Erweiterung einer wurmbesetzten Darmstrecke, kann nach LAURELL auf starker Flüssigkeits- oder Gasansammlung beruhen und eine akute Enteritis oder eine ungeeignete Diät als Ursache haben. Dem kompletten Ileus geht gewöhnlich ein Zustand unvollständiger Obturation voraus, in dem die Wurmmassen noch entflechtbar und anthelminthischer Behandlung zugängig sind. Am Sitz eines verstopfenden Wurmknäuels zeigt die Darmwand öfters Hyperämie, Petechien und Schwellung, wobei es sich zunächst um eine spezifische, durch Wurmstoffe ausgelöste Reaktion handeln dürfte, die zuweilen auch von einem allgemeinen Schock begleitet wird (Ileusfälle von MÜSSIG 1921 und WYSZ 1928). In fortgeschrittenen Stadien können die schweren ileusbedingten Darmwandschäden mit Bakterieneinwanderung, Lähmung, Gangrän und Perforation hinzutreten.

Die obturierende Wirkung der Wurmpfröpfe kann *durch einen örtlichen Spasmus* der Darmwand verstärkt werden. Wie oft das der Fall ist, läßt sich auf Grund des Schrifttums nicht sicher beurteilen, und wie LAURELL richtig bemerkt, wird es im Einzelfalle überhaupt schwer festzustellen sein, ob die starke Spannung der Darmwände um ein Wurmknäuel auf bloßer Wanddehnung oder auf Muskelkontraktion beruht. Manche Autoren, z. B. SCHLOESSMANN (1922), LE ROI DES BARRES (1923) und HOSEMANN (1928) nehmen an, daß bei Ascariasis ein *rein spastischer Ileus* vorkommt und schon durch 1—2, also für eine Obturation gar nicht ausreichende Würmer ausgelöst werden kann. Krampfartige Darmkontraktionen um Spulwürmer, die auch eine Ursache des häufigen Kolikschmerzes sein dürften, sind bei Operationen nicht selten beobachtet worden. Man ist jedoch nach LAURELL nicht ohne weiteres berechtigt, sie als Beweis für das Vorliegen eines Ileus anzusehen. LAURELL sah bei einer Röntgenuntersuchung, wie trotz fester Umschließung der Würmer durch die Darmwand der Bariumbrei in kleinen Portionen über die Wurmleiber hinweggetrieben wurde, und nach einer kritischen Betrachtung der veröffentlichten Fälle sah er 1927 den rein spastischen Ileus durch Ascariden für nicht völlig bewiesen an.

Schließlich müssen noch 2 besondere Formen des Ileus wenigstens kurz gestreift werden, der *Volvulus* und die *Invagination* des Dünndarms. In einer Reihe von Ileusfällen (SCHLOESSMANN 1914 und 1922, WYSZ 1928, GENKIN 1935, CIPRIANO 1938, MILWIDSKY 1945, KÖNDGEN 1947 u. a.) wurde bei der Laparotomie eine um 180—360° gedrehte, stark geblähte oder cyanotische Dünndarmschlinge vorgefunden, die mit einer großen Zahl von Ascariden gefüllt war (etwa 300 Stück in den Fällen von WYSZ und KÖNDGEN, etwa 800 im Falle von GENKIN).

Da die Dünndarmschlingen durch eine dichte Besetzung mit den relativ starren Ascarisleibern auf Röntgenbildern deutlich in ihrer Gestalt verändert werden (LAURELL), so ist es durchaus vorstellbar, daß hierdurch die Entstehung eines Volvulus begünstigt werden kann. Wiederholt sind Ascariden in Darminvaginationen angetroffen und wurmbedingte Darmspasmen als auslösendes Moment für letztere angenommen worden.

Bei der Beurteilung der *klinischen Bilder* ist die Entscheidung wichtig, ob es sich um eines der häufigeren *Vorstadien mit den Zeichen unvollständigen Darmverschlusses* handelt oder um eine bereits komplette Okklusion. Der Krankheitsbeginn ist in etwa der Hälfte der Fälle langsam und progredient. Zunächst treten mehrere Tage oder Wochen anfallsweise, oft von längeren Pausen unterbrochen, heftige Leibschmerzen auf, die schon jetzt von Erbrechen begleitet sein können. Die Schmerzen sind anfangs meist gut lokalisierbar und sitzen häufig in der Nabelregion oder rechten Fossa iliaca. Sie steigern sich im weiteren Verlauf zu Koliken von äußerster Heftigkeit und nehmen auch an Häufigkeit zu, ebenso das Erbrechen. Mit dem Erbrochenen werden zuweilen Ascariden entleert und geben ebenso wie auch der Wurmabgang per anum (Anamnese!) einen Hinweis auf die Krankheitsursache. Es bildet sich eine Bauchauftreibung aus, oft allerdings nur mäßigen Grades. Der Leib ist gewöhnlich weich und manchmal stellenweise druckempfindlich. Zuweilen ist schon in diesem Stadium an einer Stelle oder an mehreren eine Resistenz oder ein weicher Tumor tastbar. Sichtbare Darmsteifungen können vorkommen, ferner Spiegel im Röntgenbild. Die Passage von Stuhl und Winden ist noch nicht völlig behindert. Doch kann natürlich die Darmtätigkeit infolge des schlechten Allgemeinzustandes und fehlender Nahrungsaufnahme darniederliegen. Im Stuhl wird zuweilen okkultes Blut festgestellt, selten sichtbares, das an eine Invagination denken läßt. Der Urin enthält oft Indican. Fieber tritt nur in einem Teil der Fälle auf. Der Puls ist klein und beschleunigt, die Haut blaß.

Wenn keine Behandlung erfolgt, kann sich dieser Zustand des Subileus mit wechselnder Heftigkeit einige Tage hinziehen und dann unter dramatischer Steigerung der Symptome in das *Bild des kompletten Ileus* übergehen. In anderen Fällen entwickelt sich dieser aus vollem Wohlbefinden heraus schon im Laufe von 1—2 Tagen, zuweilen in noch kürzerer Zeit. Die Symptome des vollständigen Ascarisileus sind im wesentlichen die des Dünndarmverschlusses überhaupt: Sistieren von Stuhl und Winden, Erbrechen, Kolikschmerzen, ein durch Stauungsmeteorismus aufgetriebener Leib, der öfters Druckempfindlichkeit, doch meist keine Muskelabwehr zeigt, Plätschern, Indicanurie, Facies abdominalis und Zeichen von Kreislaufkollaps. Als Besonderheit des Ascarisileus läßt sich in ungefähr der Hälfte der Fälle beim Abtasten des Leibes ein *wurstförmiger oder rundlicher Tumor von eigentümlich teigiger Konsistenz* feststellen, der dem obturierenden Wurmknäuel entspricht. Nicht selten ist das Krankheitsbild durch Zeichen peritonitischer Reizung kompliziert. Auf diese oder eine begleitende Darmwandentzündung ist die häufig erhöhte Leukocytenzahl und das in manchen Fällen vorhandene Fieber zurückzuführen. Das Hinzutreten cerebraler Symptome (allergischer Schock) verschlechtert die Prognose. Die spontane Weiterentwicklung führt zu einer tödlichen Perforationsperitonitis oder zu einem Bauchabsceß mit zweifelhaftem Ausgang. Klinische Bilder des Ascarisileus werden im neueren Schrifttum geschildert von BONHAG 1947 (1 Subileus), SCHUBERT 1947 (1 Subileus), ZYLKA 1947 (5 Fälle), KÖNDGEN 1947 (2 Fälle), ARDAO und ZERBONI 1944 (1 Fall), GRIESSMANN 1943 (1 Fall), CIPRIANO 1938 (4 Fälle), GENKIN 1935 (1 Fall mit Volvulus), WYSZ 1928 (1 Fall mit Volvulus), WATKINS und MOSS 1924 (2 Fälle) u. a.

Die *Behandlung* darf nur in den leichteren Vorstadien eine konservative sein. Die Abtreibung der Wurmmassen, bevor sich diese endgültig festgekeilt haben, erspart dem Patienten eine nicht ungefährliche Operation. Selbstverständlich muß der Versuch dazu so früh wie möglich gemacht werden. Als Wurmmittel ist *Hexylresorcin* am gefährlosesten, da ihm die peristaltikhemmende Wirkung des Oleum Chenopodii und der excitierende Einfluß des Santonins auf die Würmer fehlen. FERNANDO und BALASINGHAM (1943) bevorzugen zunächst *Spasmolytica* (Atropin, Belladonna, Hyoscyamin) in wiederholten kräftigen Gaben in Kombination mit *Paraffinum liquidum* und schließen erst nach Abgang eines Teiles der Parasiten eine richtige Wurmkur an. Sie konnten auf diese Weise Obstruktionssymptome bei 27 von 34 Kindern beheben. Dieses Vorgehen wird sich besonders dann empfehlen, wenn das Krankheitsbild eine spastische Komponente vermuten läßt. Der voll ausgebildete Ascarisileus und Zustände, die diesem bereits nahestehen, müssen selbstverständlich ohne Verzug einer *chirurgischen Behandlung* zugeführt werden. Je länger diese hinausgeschoben wird, um so schlechter werden die Heilungsaussichten.

Für die hier nicht zur Diskussion stehende operative Behandlung sollen nur die verschiedenen Möglichkeiten des Vorgehens angedeutet werden. Der Eingriff besteht in der Regel in einer Enterostomie und Entfernung der Parasiten, notfalls in der Resektion einer stark geschädigten Darmschlinge. Sollte sich herausstellen, daß wider Erwarten ein Passagehindernis nicht vorliegt oder rein spastischer Natur ist, so läßt man den Darm gewöhnlich uneröffnet und schließt eine Behandlung mit anthelminthischen oder spasmolytischen Mitteln an. Locker liegende Wurmmassen können unter Umständen auch vorsichtig in den Dickdarm hinabgestreift und dann durch Einläufe entfernt werden.

6. Ascariden im Wurmfortsatz. S. 805 wurde bereits die häufige Pseudoappendicitis durch Spulwürmer besprochen, worunter akute ascarisbedingte Dünndarmentzündungen zu verstehen sind, die das Bild einer Appendicitis vortäuschen. Seltener werden Blinddarmsymptome durch Ascariden ausgelöst, die mit dem vorderen Abschnitt ihres Körpers in den Wurmfortsatz eingedrungen sind.

Die vorwiegend mechanisch und wohl auch durch Wurmexkrete bedingte Reizung des Organs äußert sich in typisch lokalisiertem Spontan- und Druckschmerz, manchmal auch in Erbrechen und Fieber. SCHLOESSMANN (1922) fand in 3 solchen Fällen in der Bauchhöhle ein klar-seröses, steriles Reizexsudat. Bei mehrtägigem Bestehen des Zustandes kann es in der Appendixwand durch Druck und Dehnung zu submukösen Blutungen und Epitheldefekten, ausnahmsweise bis zum völligen Verlust der Schleimhaut (Fall von ZAHAVI 1938) kommen, eventuell auch zu leichten entzündlichen Reaktionen. Eine echte infektiöse Appendicitis liegt jedoch gewöhnlich nicht vor, und HOSEMANN (1928) bezeichnet den Zustand als *Appendicopathia ascaridiaca*. Offenbar kann sich dieser aber ausnahmsweise unter Mitwirkung einer im Appendixkopf bewirkten Kotstauung in eine infektiöse Blinddarmentzündung verwandeln (SCHLOESSMANN 1914 und 1922). Die Diagnose eines im Wurmfortsatz sitzenden Ascaris wird sich natürlich vor Eröffnung der Bauchhöhle kaum stellen lassen. Am freigelegten Organ fallen manchmal dessen groteske, durch den Insassen bewirkte Bewegungen auf (SCHLOESSMANN). Ähnliche Reizerscheinungen wie am Blinddarm können Ascariden in seltenen Fällen auch durch ihren Sitz in einem MECKELschen Divertikel oder in einer Hernie auslösen.

7. Spulwurmaustritt durch die Darmwand. Da Ereignisse dieser Art vorwiegend von chirurgischem Interesse sind, werden sie hier nur kurz angeführt.

Bei Operationen und Obduktionen wurden Ascariden gelegentlich in der Leibeshöhle angetroffen. In einem Teil dieser Fälle ist der Befund darauf zurückzuführen, daß die Würmer durch eine schon bestehende Öffnung des Darmes — meist im Anschluß an eine perforierende Appendicitis — ausgetreten waren (z. B. Fälle von SCHLOESSMANN 1914 und LUDLOW 1927). Die Ascariden können aber auch mit eigener Kraft die Darmwand durchbohren, und zwar nicht nur an solchen Stellen, wo diese durch krankhafte Prozesse verschiedener Art geschwächt ist (Fall von SCHUL 1940 mit entzündetem MECKELschen Divertikel) oder wo eine frisch gelegte Darmnaht den Austritt erleichtert (KORTZEBORN 1924, CHRIST 1937, MILWIDSKY 1945, RATSCHECK 1948). In den Fällen von GRUBER 1931, INHELDER 1935, KOS 1947 und ROTTER (zit. nach KOS), in denen in die Bauchhöhle übergetretene Spulwürmer zu einer tödlichen Peritonitis geführt hatten, fand sich am Dünndarm eine kleine, dem Wurmdurchmesser entsprechende Perforationsöffnung, und die Randpartien derselben ließen bei histologischer Untersuchung keine krankhaften Veränderungen erkennen. Es mußte demnach in diesen allerdings seltenen Fällen eine *Durchbohrung der gesunden Darmwand* angenommen werden. Dem Wurmaustritt in die Leibeshöhle folgt gewöhnlich eine diffuse Peritonitis oder ein Bauchabsceß, der sich unter Umständen nach außen öffnen kann (MIYAKE 1908). Seltener sind mehr chronisch und gutartig verlaufende Fälle wie der von FREUDENTHAL (1923). Daß der in einer Netztasche ohne Absceß vorgefundene 25 cm lange Ascaris, wie dieser Autor annimmt, vielleicht von der Larvenwanderung her in der Leibeshöhle verblieben und dort herangewachsen sei, ist nach allem, was über die Nahrungsbedürfnisse dieses Parasiten bekannt ist, recht unwahrscheinlich. Zuweilen wurden als Folge einer Eiablage in der Bauchhöhle auf dem Peritoneum tuberkelartige Herdchen, die Ascariseier einschlossen, und Granulationstumoren des Netzes angetroffen (SEHRT 1906, ADELHEIM 1928, GRUBER 1931, AFRICA und GARCIA 1936, COORAY 1951). Wiederholt fanden sich Ascarisexemplare im Eileiter (HOFSTÖTTER 1927, STERLING und GUAY 1936, BEEKHUIS 1948). Auch in diesen Fällen muß ein Austritt des Parasiten durch die Darmwand angenommen werden, wenngleich sich eine Einwanderung durch die Vagina manchmal nicht sicher ausschließen läßt.

Gutartig pflegt der nicht ganz seltene *Austritt von Ascariden aus dem Nabel* zu verlaufen, der auf einem persistierenden Ductus omphalo-entericus beruht (Fälle von POSSELT 1923, LUDLOW 1927, FAZ TABIO 1934, HERZMANN 1936, KO 1938). Nachdem einige Zeit Leibschmerzen aufgetreten sind, wölbt sich die Nabelhaut empor, verdünnt sich zunehmend und läßt schließlich durch eine reaktionslose Öffnung ohne Fieber und Abscedierung einen Ascaris austreten, dem gewöhnlich weitere folgen. Danach schließt sich die Öffnung wieder spontan. Doch empfiehlt es sich, zur Vermeidung einer Wiederholung den Darm-Nabelgang zu excidieren.

LIU und WONG (1941) berichteten über einen chinesischen Patienten, der vor ihren Augen und bereits periodisch seit 20 Jahren *Ascariden aus der Harnröhre* ausschied. Nach Excision der zugrunde liegenden Darm-Blasenfistel erfolgte Heilung.

8. Invasion der Gallenwege und Leber. Von den verschiedenen Irrwegen, die Ascariden aus dem Verdauungskanal in andere Organe führen, ist der in die Gallenwege bei weitem am häufigsten. Manchmal handelt es sich nur um 1 Wurm, öfter um mehrere und zuweilen um erstaunlich große Wurmmengen, z. B. 45 bis 75 Stück in 4 Fällen, die REICH (1922), WYSZ (1928) und WILDEGANS (1948) aus Deutschland und der Schweiz mitteilten, und etwa 170 und 190 Exemplare in je einem Falle von YAMAUCHI (1924) aus Deutschland und von EINHORN und Mitarbeiter (1945) aus Amerika. Bei Operationen werden Ascariden am häufigsten im Choledochus und Hepaticus mit seinen Hauptästen angetroffen, oft auch in den kleinen Gallengängen, besonders bei starkem Befall. Gallenblase und Cysticus werden hingegen nur in etwa $^1/_4$ der Fälle besiedelt. Von den Hepaticusästen wird der linke etwas bevorzugt, weshalb die Schmerzen häufig von der Mitte des Oberbauches ausgehen.

Die Veränderungen an den Gallengängen bestehen in einer starken Erweiterung, die beim Choledochus Daumen-, ausnahmsweise Dünndarmdicke, erreichen kann. Durch Einschleppung von Darmbakterien, insbesondere B. coli, entwickelt sich eine Cholangitis. Die intrahepatischen Gallengänge zeigen pericholangitische rund- und eosinophilzellige Infiltrate, Atrophie des benachbarten Parenchyms und Ersatz desselben durch Bindegewebe (biliäre Cirrhose). Diese Prozesse können dort, wo die Wurmköpfe in das Parenchym unter der Leberkapsel eingedrungen sind, zur Entstehung derber, gelbgrauer ,,Wurmknoten“ von Kirsch- bis Walnußgröße führen, die sich wie Krebsmetastasen etwas über die Leberoberfläche vorwölben. Seltener sind eiterhaltige Wurmabscesse oder cystenartige Hohlräume um zusammengefaltete Parasiten.

Manche Autoren lassen die Möglichkeit offen, daß der Befall der Gallenwege mit erwachsenen oder halbreifen Ascariden, gelegentlich von Larven herrühren könne, die während ihrer Wanderung in der Leber verblieben und dort herangewachsen sind. Eine solche Entwicklung am unrechten Ort ist aber bei diesen hochspezialisierten Parasiten durchaus unwahrscheinlich. Übrigens deutet schon die Lagerung der Spulwürmer in den Gallengängen mit fast ausnahmslos zur Leberoberfläche gerichteten Köpfen auf den wahren Einwanderungsweg hin. Sicher ist es jedoch, daß Spulwürmer innerhalb der Leber eine ganze Zeit überleben können, mehrere Wochen bis 4 Monate, wie Reich (1922) aus sorgfältig erhobenen Anamnesen schloß. Eine Rückkehr der Eindringlinge in den Darm dürfte selten sein. Häufig wurden Ascarisleichen in verschiedenen Stadien der Auflösung, seltener mit Kalk überkrustet in den Gallenwegen oder Parenchymherden angetroffen. Sie können schließlich völlig verschwinden, während ihre Eier zuweilen noch in der Leber nachweisbar bleiben.

Wenn Ascariden in ganzen Scharen in die Gallenwege eindringen, ja dort manchmal die Zahl der im Darm verbliebenen übertreffen, so kann es sich nicht um ein rein zufälliges Ereignis handeln. Auch die eigenartige Alters- und Geschlechtsverteilung der Leberinvasion spricht für das Mitwirken disponierender Faktoren. Die Mehrzahl der Patienten befindet sich im mittleren und höheren Lebensalter. Die Auswertung von 74 Fällen des Schrifttums ergibt, daß Kinder und Jugendliche unter 20 Jahren trotz ihrer höheren Ascarisfrequenz nur 8% der Gesamtfälle ausmachen. Bei Frauen werden die Gallenwege in Europa (nicht Japan) 2—3mal häufiger befallen als bei Männern. Auch dieses Verhalten entspricht nicht der normalen Ascarisverteilung auf die Geschlechter, die höchstens ein leichtes Überwiegen der Fraueninfektionen erkennen läßt. Im Schrifttum sind verschiedene *Momente* erörtert worden, *die den Gallengangsbefall begünstigen können.* Eine Voraussetzung dafür ist ebenso wie für das Erbrechen von Ascariden ein Aufenthalt der Parasiten im obersten Dünndarmabschnitt. Es ist anzunehmen, daß dieser abnorm hohe Sitz durch eine *Sub- oder Anacidität des Magensaftes* begünstigt wird. Beim Wurmerbrechen ist jedenfalls die ursächliche Bedeutung dieser Sekretionsstörung eindeutig festgestellt worden (s. S. 804). In den klinischen Berichten über Leberinvasionen fehlen leider fast immer Angaben über die Magensaftverhältnisse; doch erwähnen Miyake (1913), Reich (1922) und Guhl (1944) das Vorliegen einer Subacidität in je einem ihrer Fälle. Die steigende Häufigkeit der Hypochlorhydrie mit zunehmendem Alter ist vielleicht neben der Engigkeit der Choledochusmündung im Kindesalter ein Grund für die eigenartige Altersverteilung der Leberascariasis.

Einen weiteren begünstigenden Faktor erblicken viele Autoren in einer *vorausgehenden Cholelithiasis.* Sie nehmen an, daß eine durch Steindurchtritt erweiterte oder entzündlich veränderte Öffnung der Papilla Vateri (Schloessmann 1922 u. a.) oder nur ein gestörter Reflexmechanismus derselben (Hosemann 1928) den Wurmeintritt erleichtern. Diese Auffassung stützt sich vor allem auf die auffallend häufige Kombination von Ascarisinvasion und Steinerkrankung der Gallenwege. Bei operierten Fällen der Leberascariasis waren Gallensteine nach einer Zusammenstellung von Tsujimura (1923) in 25 von 33 Fällen (76%) vorhanden, nach Brander (1923) in 30 von 48 auswertbaren Fällen (62,5%). Diese Zahlen, die über dem normalen Steinträgerdurchschnitt, selbst bei Frauen liegen, sprechen für irgendeine Beziehung beider Leiden, und die obige Auffassung, bei der nach Schloessmann (1922) auch das Vorherrschen des weiblichen Geschlechtes bei der Leberascariasis in der höheren Gallensteinfrequenz der Frauen eine Erklärung fände, hat manches für sich, ist jedoch nicht unwidersprochen geblieben. Nach Reich (1922) führt der Steindurchtritt eher zu einer narbigen Verengerung als zu einer Erweiterung der Papillenöffnung. Es muß auch daran gedacht werden, daß Gallensteine eventuell erst als Folge einer Ascarisinvasion der Leber entstehen können. Miyake (1913) wies in Japan bei 7 von 56 operierten Gallensteinfällen (12,5%) Eier oder Körperreste von Ascariden im Kern der Steine nach und betrachtete die Spulwürmer als wichtige Ursache für die Entstehung von Bilirubinkalksteinen. Aus Europa wurden nur vereinzelte Befunde dieser Art berichtet, doch liegt hier meines Wissens noch keine systematische Steinuntersuchung auf Parasiten in einer ascarisreichen Gegend vor. Zweifellos können Spulwürmer die Papilla duodeni auch ohne vorausgegangene Steinerkrankung passieren. Das Mißverhältnis zwischen der normalen Weite des Papillenlumens (2—3 mm bei Erwachsenen) und der Dicke eines Ascaris (5 bis 6 mm beim Weibchen) dürfte für das spitz-konische, bougierend wirkende Wurmvorderende kein unüberwindliches Hindernis bilden.

Als drittes begünstigendes Moment für den Befall der Gallenwege wird von manchen Autoren, z. B. MIYAKE (1908) und GUHL (1944) eine *ungewöhnliche Beschaffenheit des Duodenalinhaltes* angenommen. Eine plötzlich sauer werdende Reaktion, katarrhalische Erscheinungen und gewisse Genuß- oder Wurmmittel sollen die Parasiten zur Flucht in die Gallengänge veranlassen. Ob Ascaris tatsächlich den feinen Orientierungssinn für eine solche gerichtete Flucht besitzt, erscheint zweifelhaft. Doch ist es vorstellbar, daß die genannten Einflüsse die Motilität der Würmer, und damit auch die Aussichten für ein zufälliges Auffinden der Papillenöffnung, steigern, oder daß sie überhaupt erst den Aufstieg der Parasiten ins Duodenum veranlassen. Fälle, in denen eine Ascariseinwanderung in die Gallengänge anscheinend durch Wurmmittel gefördert worden war, wurden von HÖRHAMMER (1919), KAUERT (1922), FRANZ (1948) u. a. mitgeteilt.

Wenn ein Wurm mit seinem Vorderende erst einmal zufällig die Papillenöffnung ertastet hat, so dürfte ihn seine Neigung, den Körper in enge Schleimhautfühlung zu bringen, veranlassen, leberwärts vorzurücken. Die vom ersten Eindringling „bougierte" Öffnung wird dann von weiteren Würmern um so leichter gefunden und passiert werden. Nur so läßt sich die mitunter beobachtete Einwanderung ganzer Scharen von Ascariden in kurzen Zeiträumen verstehen, ferner die Neigung zu Rückfällen, die manche Fälle nach operativer Heilung zeigten. ENDERLEN (zit. nach HOSEMANN 1928) und FRANZ (1948) mußten 4mal bei je einem Patienten im Laufe von ungefähr 3 bzw. $1^1/_4$ Jahren wegen wiederholter Ascarisinvasionen die Gallengänge operativ ausräumen.

Die *Symptomatologie* der Leberascariasis ist im allgemeinen die der Cholelithiasis und Cholangitis. Die Anamnese ergibt in fast $^2/_3$ der Fälle, daß schon seit Monaten oder Jahren von Zeit zu Zeit Gallenkoliken oder „Magenkrämpfe" aufgetreten sind, wobei es sich um vorausgegangene Cholelithiasis oder um frühere Ascarisinvasionen gehandelt haben kann. Die fast immer vorhandenen Kolikanfälle zeigen nicht selten eine ungewöhnliche Heftigkeit des Schmerzes, die noch über das Maß der Steinkoliken hinausgeht, und selbst durch Morphium-Atropin nicht befriedigend gemildert werden kann (SCHUBERT 1947). Nach YANG und LAUBE (1946, 19 Fälle) sei für die Gallengangsascariasis ein eigenartiger Spannungsschmerz charakteristisch, im Gegensatz zu einem stechenden Schmerz bei Steinerkrankungen. Nur ausnahmsweise sind die Schmerzen nicht kolikartig, sondern gleichmäßig anhaltend, wie in einem Falle von GUHL (1944). Die Schmerzen werden in der Tiefe der Magengrube empfunden oder etwa gleich oft im rechten Oberbauch; sie können in den Rücken oder zur Schulter ausstrahlen. Erbrechen im Anfall ist häufig, nicht selten werden dabei Spulwürmer entleert. Die Leber ist druckempfindlich und in der Regel vergrößert. Lokale Abwehrspannung kann vorhanden sein. Fieber fehlt anfangs, stellt sich aber mit fortschreitender Cholangitis in den meisten Fällen ein und wird nicht selten von Schüttelfrösten begleitet. Ikterus, meist leichten Grades, wurde nur in der knappen Hälfte der veröffentlichten Fälle beobachtet. Zu Beginn der klinischen Erscheinungen fehlt er fast immer, und er ist bei späterem Auftreten weniger auf Gallenstauung als auf die Cholangitis der kleinen Gänge und auf eine Schädigung des Leberparenchyms zurückzuführen (REICH 1922).

Wie oft neben den schweren Fällen, die das umfangreiche klinische und pathologische Schrifttum ausmachen, flüchtige, *spontan heilende* und eventuell *symptomlose* Spulwurminvasionen der Gallengänge vorkommen, ist schwer zu sagen, da sie nur ganz ausnahmsweise erkannt werden können. Schubert (1943) sah ein plötzlich entstandenes, sehr schweres Krankheitsbild mit überaus heftigen Gallenkoliken, Ikterus, Fieber und Pankreasbeteiligung (erhöhte Diastasewerte im Serum und Urin) sich schlagartig zum Guten wenden, als ein Ascaris — der einzige des Patienten — abgegangen war, dessen maceriertes, gallig verfärbtes Vorderende auf seinen vorübergehenden Aufenthalt im Choledochus hindeutete. In einem anderen Falle Schuberts (1947), in dem bei der Sektion eines an Herzschaden verstorbenen Mannes eine gallig imprägnierte Ascarisleiche im Choledochus gefunden wurde, hatten in den letzten 5 Jahren vor dem Tode keinerlei Beschwerden von seiten der Leber bestanden.

Die *Diagnose* einer Ascarisinvasion der Gallenwege läßt sich vor einem Einblick in die Bauchhöhle kaum mit Sicherheit, sondern nur mit mehr oder minder großer Wahrscheinlichkeit stellen. Wenn auch das Wesentliche bei der Diagnose in der Erkennung der Cholangitis schlechthin liegt, die das therapeutische Handeln in jedem Falle bestimmt, so wird sich ein geäußerter Verdacht auf ihre Ascarisätiologie doch insofern als nützlich erweisen, als er dem Operateur eine besonders gründliche Exploration der gesamten Leber nahelegt. Befunde, die an Ascariden im Leberbereich denken lassen müssen, sind Gallenkoliken bei Kindern und Jugendlichen, bei denen Cholelithiasis kaum vorkommt, weiterhin eine ungewöhnliche Heftigkeit und Therapieresistenz steinkolikartiger Schmerzen sowie deren Sitz im Epigastrium. Ascariseier oder Spulwürmer im Stuhl besagen natürlich nicht viel. Verdächtiger ist schon das auf einen hohen Sitz der Parasiten hinweisende Wurmerbrechen (Anamnese!) oder der röntgenologische Nachweis von Ascariden im Duodenum. In hohem Maße verdächtig ist ein Befund von Ascariseiern in der B-Galle des Duodenalsaftes. Das Fehlen von Eiern schließt jedoch eine Leberinvasion nicht aus (männliche, jugendliche oder abgestorbene Würmer).

Wurmmittel, die Spulwürmer aus den Gallengängen vertreiben oder in diesen abtöten, sind nicht bekannt, und es ist sehr zweifelhaft, ob das letztere Ergebnis den Krankheitsverlauf günstig beeinflussen würde. Da Spontanheilungen selten und nicht vorauszusehen sind, ist das Risiko einer *rechtzeitigen Operation* geringer als das eines Abwartens. Nach Reich (1922) wurden in den letzten 20 Jahren vor seiner Veröffentlichung von 29 mit Entfernung der Ascariden operierten Patienten 22 geheilt. Von allen auf diesem Gebiet erfahrenen Ärzten wird die Notwendigkeit betont, frühzeitig einzugreifen, bevor die Krankheit zu dem Bilde schwerer septischer Cholangitis fortgeschritten ist. Für die Bekämpfung der Begleitinfektionen kommen Aureomycin und andere Antibiotica in Frage.

Über die Technik der Operation und die anschließende Drainage der Gallenwege, das Absaugen zurückgebliebener Würmer usw. siehe bei Reich 1922, Hosemann 1928, Wildegans 1948 u. a. Wildegans konnte im Anschluß an die Operation Spulwürmer röntgenologisch (Cholangiographie) in den Gallengängen darstellen und so ihr allmähliches Verschwinden unter der Nachbehandlung verfolgen.

Eine erneute Einwanderung von Würmern in die Gallengänge muß durch baldige Gabe von Wurmmitteln, eventuell durch ein im Choledochus liegendes Drainrohr hindurch, verhütet werden, später durch hygienische Lebensweise des Patienten.

9. Pankreaserkrankungen durch Ascariden. Viel seltener als die Leberinvasionen sind Fälle, in denen akute Pankreaserkrankungen durch Spulwürmer veranlaßt werden. Sie entstehen, wenn Ascariden in den Ductus Wirsungianus eindringen oder durch ihren Sitz in der Ampulla Vateri lediglich auf die Mündung des Pankreasganges einwirken. Es kann dabei entweder durch Bakterieninvasion zu einer *eitrigen Entzündung* und Abscedierung in der Bauchspeicheldrüse kommen (Fälle von ENGEL 1924, DUNCAN 1948 u. a.) oder es kann sich auf Grund einer Aktivierung der Pankreasfermente durch in die Drüse eingedrungene Galle eine *akute hämorrhagische Pankreatitis* (Pankreasnekrose) entwickeln, wie in den Fällen von SCHMIEDEN und SEBENING (1927), CH'IN (1933), HARROWER (1933), LECERCLE (1936) u. a. Diese Erkrankungen treten fast immer im Zusammenhang mit einer Leberascariasis auf. Nur in vereinzelten Fällen konnten die Patienten durch die operative Entfernung des Parasiten gerettet werden (NOVIS 1922/23, PFANNER 1924). Die bereits erwähnte Spontanheilung bei einem Patienten SCHUBERTs (S. 814) war ein seltener Glücksfall.

10. Störungen durch Ascariden in den oberen Körperpartien. Das durch Äther- und Chloroformnarkosen geförderte Aufsteigen und Erbrechen von Spulwürmern kann während und nach Operationen zu unliebsamen Störungen führen (FREUDENTHAL 1923). Es empfiehlt sich deshalb, vorher etwaige Ascariden abzutreiben oder, wenn die Umstände das nicht erlauben, nach dem Vorschlag von LAURELL (1927) vorbeugend Salzsäure zu verabreichen.

In den Schlund aufgestiegene Würmer können in den Kehlkopf, in die Trachea und Bronchien eindringen und plötzlich eine sehr schwere Dyspnoe auslösen (siehe Fall von DMOCH 1944). SEIFERT (1920) hat 32 derartige Fälle aus dem älteren Schrifttum zusammengestellt, die vorwiegend Kinder betrafen. Bis auf 4 Patienten, bei denen die Parasiten rechtzeitig extrahiert oder ausgehustet wurden, starben alle, meist plötzlich durch Erstickung, zuweilen erst im Laufe von 1—3 Tagen. Über einen durch Ascaris verursachten Lungenabsceß berichtete PATERSON (1931). Nach einer 9 Monate anhaltenden Krankheit mit Fieber, Hämoptysis, Pleuraerguß und negativem Tuberkelbacillenbefund wurde von dem Patienten ein 20 cm langer Spulwurm ausgehustet. Den seltenen Befunden von Ascariden in Pleuraempyemen dürfte zumeist ein nach oben durchgebrochener Wurmabsceß der Leber zugrunde gelegen haben. Einzigartig ist die kürzlich von WILDEGANS (1948) beobachtete Lungenembolie durch einen ausgewachsenen, in die rechte Lungenarterie verschleppten Spulwurm in einem Falle von Leberascariasis. Nach dem Sektionsbefund von DORMANNS (1947) war dieser Parasit offenbar von den Gallenwegen aus in eine Lebervene eingedrungen. Schwer erklärbar und ebenso ungewöhnlich ist der Fall von KARLEN (1950): Bei der Autopsie eines unter schweren cerebralen Erscheinungen verstorbenen Knaben fand sich im Schädel ein weiblicher Spulwurm, der die linke Gehirnhälfte in Nähe des Opticuschiasmas durchsetzte und bis zur Hirnbasis herabreichte. Nur nebenbei sei erwähnt, daß vom Pharynx aus weitergewanderte Ascariden ausnahmsweise auch im Mittelohr, äußeren Gehörgang, in den Nebenhöhlen der Nase und im Tränennasengang angetroffen worden sind.

Diagnose des Ascarisbefalles. Die klinischen Zeichen sind schon in den vorausgehenden Abschnitten berücksichtigt worden. Hier soll nur die Diagnose auf Grund der *Wurmeier*, des *Röntgenbildes* und der *Cutanreaktion* behandelt werden.

Dem Eiernachweis kommt die größte praktische Bedeutung zu, wenn er auch in vereinzelten Fällen, in denen zufällig nur Männchen oder unreife Würmer vorhanden sind, versagen muß. Das normale, *befruchtete Spulwurmei* ist 50—75 μ lang und 40—50 μ breit. Es besitzt mehrere Hüllen, von denen die äußere durch ihre höckerige Struktur und braune Farbe kennzeichnend ist. Im Innern liegt eine große rundliche Eizelle (Abb. 6, links). Leichter verkannt werden *unbefruchtete Ascariseier* (OTTO 1923), bei denen die äußere Hülle zuweilen undeutlich ist. Sie enthalten an Stelle der Eizelle kleine Tröpfchen im ganzen inneren Hohlraum, sind meist länglicher, dünnschaliger und an den Polen oft etwas abgeplattet (Abb. 6, Mitte), manchmal auch ganz unregelmäßig gestaltet. Unbefruchtete Eier treten nicht nur auf, wenn Männchen fehlen, sondern, gemischt mit normalen, oft auch bei zweigeschlechtlichem Ascarisbefall. Im Gegensatz zu den befruchteten Eiern werden sie infolge eines höheren spezifischen Gewichtes von der Kochsalzanreicherung (S. 792) nicht sicher erfaßt. Es empfiehlt sich deshalb, auch andere Nachweisverfahren heranzuziehen.

Die Bedeutung der *Röntgendarstellung von Spulwürmern* im Darm liegt teils in der Möglichkeit, zuweilen männliche oder unreife Exemplare zu erkennen, die sich dem Eiernachweis entziehen, teils darin, daß bei der Routinedurchleuchtung Darmkranker gelegentlich unvermutet Ascariden als Krankheitsursache oder Komplikation entdeckt werden. Die ersten Beobachtungen stammen von FRITZ (1922). Ihnen folgten zahlreiche weitere Mitteilungen, meist kasuistischer Art, von denen hier nur einige neuere, z. B. von RUCKENSTEINER (1936), SCHMITT (1938), FISCHER (1947) und SCHUBERT (1947) genannt seien. Über systematische Untersuchungen berichten VIETTI (1926), LAURELL (1927), ARCHER und PETERSEN (1930) und KRINGS (1949). Die Technik besteht darin, daß nach der Verabreichung von Bariumbrei bei Rückenlage des Patienten in Abständen von 1 Std wiederholt Durchleuchtungen und Aufnahmen durchgeführt werden, bis die Kontrastmasse in das Coecum einzutreten beginnt, und dann noch einmal kurz nach der Entleerung des Dünndarmes. Nach ARCHER und PETERSEN

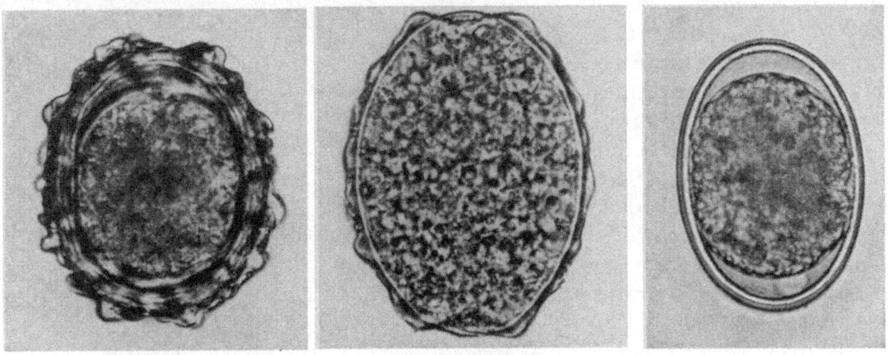

Abb. 6. Eier von *Ascaris lumbricoides* (Vergr. 550mal). Links: normales befruchtetes Ei. Mitte: unbefruchtetes Ei. Rechts: befruchtetes Ei, bei dem die äußere Eiweißhülle fehlt. (Originalaufnahme des Verfassers.)

(1930) genügen im allgemeinen Aufnahmen nach 1, 2 und 4 Std. Die Ascariden stellen sich zunächst als zylindrische Füllungsdefekte von 5—8 mm Breite dar (Abb. 5 und 7), oft auch durch lineare schattengebende Säume, die einem dünnen Bariumbelag der Wurmcuticula entsprechen oder den prismatischen Spalträumen zwischen mehreren parallel gelagerten Würmern. In der Strahlenrichtung liegende Wurmteile können auch rundliche, linsengroße Querschnittsbilder ergeben (LAURELL 1927). Die genannten Strukturen werden unter Umständen erst bei Kompression deutlich. Bei Kindern wird die Beobachtung durch den kleineren Darmdurchmesser sehr erleichtert. Wenn die Bariummasse den Dünndarm verlassen hat, zeichnen sich, allerdings nur in einigen Fällen, die mit ihr gefüllten Ascarisdärme als 2—3 mm breite Stränge deutlich ab (Abb. 7). Längeres Fasten des Patienten vor der Untersuchung scheint die Aufnahme des Bariumbreies durch die Parasiten zu begünstigen (ARCHER und PETERSEN, FISCHER). LAURELL sah in der Umgebung bariumgefüllter Spulwurmdärme auch etwa stecknadelkopfgroße, stark schattengebende Tüpfel, die er als Fäkalienbällchen der Parasiten deutete und die auch das Bild SCHUBERTs (Abb. 7) erkennen läßt. Bei starkem Ascarisbefall legen sich die besetzten Dünndarmschlingen, wie Aufnahmen LAURELLs zeigen, in ungewöhnlich weite und gerundete Buchten. Die röntgenologische Darstellung der Spulwürmer kann bei ungünstiger Lage der Parasiten versagen, zumal bei erwachsenen Personen. Sie gelang ARCHER und PETERSEN bei einem von 3 Erwachsenen, jedoch bei 54 von 57 Kindern. Alle Personen hatten Ascariseier im Stuhl. In einer Bonner Klinik (Prof. JANKER) waren nach KRINGS (1949) bei 44% von 34 untersuchten eierpositiven Kindern Würmer im Röntgenbilde eindeutig zu erkennen, bei 28% zeigten sich nur unklare, verdächtige Strukturen.

Die *Cutanreaktion* mit Ascarisantigenen besitzt keinen Wert für den Nachweis einer bestehenden Spulwurminfektion, da sie häufig ohne eine solche positiv ausfällt (zum Teil offenbar auf Grund früherer Infektionen oder eines Befalles mit anderen Helminthen), und da sie nicht selten bei Patienten, die Ascariseier ausscheiden, negativ verläuft (FÜLLEBORN und KIKUTH 1929, HEGGLIN 1929, KHAW 1929 u. a.).

Anthelminthische Therapie. Die beiden wirksamsten Mittel gegen Spulwürmer sind *Oleum Chenopodii* (bzw. *Ascaridol*) und das *Hexylresorcin.* Während sich beide in ihrer anthelminthischen Wirkung gegenüber Ascaris ungefähr ebenbürtig sind, verdient das Hexylresorcin hinsichtlich der Verträglichkeit und der Gefahrlosigkeit seiner Anwendung unbedingt den Vorzug und gilt im Auslande, insbesondere Amerika, schon seit Jahren als das Spulwurmmittel der Wahl (BROWN 1932, 1948, FAUST 1941). Es soll deshalb hier an erster Stelle besprochen werden.

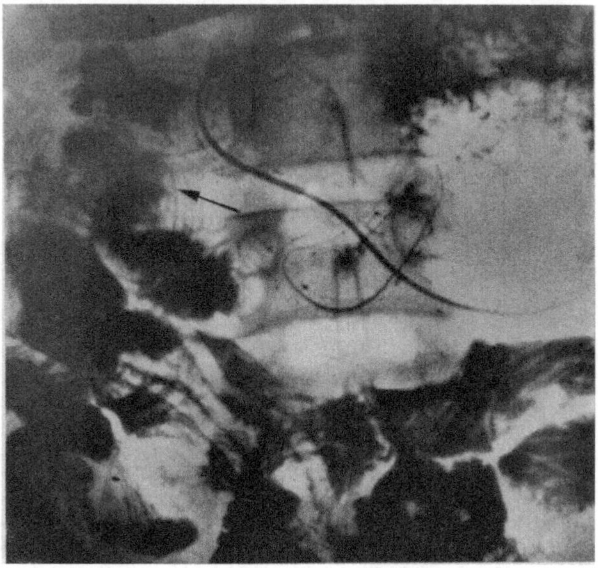

Abb. 7. Mit Kontrastmasse gefüllte Ascaridendärme, daneben punktförmige Fäkalbällchen der Parasiten. Weitere Spulwürmer links oben durch Cuticularsäume, links unten als Füllungsdefekte dargestellt (Nach SCHUBERT.)

Hexylresorcin wurde 1931 in den USA von LAMSON, BROWN, ROBBINS und WARD in die Helminthentherapie eingeführt und erwies sich als ungewöhnlich vielseitiges Mittel, das nicht nur auf verschiedene Nematoden, sondern auch auf Cestoden und Trematoden einwirkt. Es ist eine weißliche krystalline Substanz, die sich im Verhältnis von ungefähr 1:2000 in Wasser löst. Per os eingenommen, wird es nach kurzer Zeit, ungefähr zu 70% durch den Darm und zu 30% mit dem Urin wieder ausgeschieden. Seine Ungiftigkeit, auch nach der Resorption, hatte das Präparat bereits bei seiner umfangreichen Anwendung als Desinfizienz für das Harnsystem erwiesen (LEONHARD 1924). Dieser Autor nahm selbst 10 Wochen lang täglich 3 g ohne Beschwerden ein. Hexylresorcin wird in Amerika in harten Gelatinekapseln angewendet und jetzt auch in Deutschland in einer zweckmäßigen Umhüllung unter dem Namen „Destruverm" hergestellt, so daß es nun auch hier die verdiente Verbreitung finden kann. Hexylresorcin-Kapseln dürfen, worauf besonders bei Kindern zu achten ist, nicht zerkaut werden, da die Krystalle eine oberflächliche Ätzung und Anästhesie der Mundschleimhaut verursachen. Diese vermeidbare Folge und zuweilen eine harmlose Dünndarmreizung sind die einzigen Nebenwirkungen des Präparates.

Die Dosis für Erwachsene beträgt 1—1,2 g (5—6 Kapseln zu 0,2 g). Kinder erhalten ungefähr 0,1 g je Lebensjahr und nach dem 12. Jahre die Erwachsenendosis. Ein leerer Magen beim Einnehmen des Mittels und anschließend ein 4—5stündiges Fasten sind für eine gute Wirkung unerläßlich. Auch ein leichtes Abendessen am Vortage ist empfehlenswert. Ein salinisches Laxans wird zur

Entfernung der toten Würmer erst 24 Std nach dem Wurmmittel verabfolgt. Kontraindikationen sind Gastroenteritis und Ulcera des Verdauungskanals. Nach Versuchen in vitro von BROWN (1937) und TRIM (1944) nehmen die Ascariden das Hexylresorcin durch die Cuticula hindurch auf und sterben nach raschem Verlust der Beweglichkeit. Bei der klinischen Prüfung durch amerikanische Autoren wurden 65—80% der Behandelten durch eine Kur völlig von ihren Spulwürmern befreit, und die durchschnittliche Reduktion des Wurmbestandes wird auf Grund von Eizählungen vor und mehrere Wochen nach der Kur auf ungefähr 90% veranschlagt.

Oleum Chenopodii anthelminthici. Gute Präparate des amerikanischen Wurmöles enthalten als wirksamen und zugleich toxischen Bestandteil 60—70% Ascaridol, das wie die Volldroge in entsprechend kleinerer Dosis verwendet werden kann, den Vorteil einer konstanten Zusammensetzung besitzt und neuerdings auch synthetisch hergestellt wird (SCHENCK und SCHULZE-BUSCHOFF 1948). Das Mittel wirkt vorwiegend durch die Cuticula hindurch (BROWN 1937) auf Askariden ein, zunächst lähmend, dann tödlich, ist also im Gegensatz zum Santonin ein echtes Vermicid. Die übliche Dosis für Erwachsene beträgt 1 cm³ Ol. Chenopodii oder 0,6 cm³ Ascaridol. Kinder erhalten je Lebensjahr 0,05 cm³ Ol. Chenopodii oder 0,03 cm³ Ascaridol. Der früher üblichen Verordnung nach Tropfenzahl (1 cm³ = 32 Tropfen) ist wegen der schwankenden Tropfengröße die Abmessung nach Kubikzentimetern oder nach Gewicht vorzuziehen (1 cm³ praktisch = 1 g). Zur Erzielung einer guten Wirkung muß der Patient das Mittel auf leeren Magen nehmen und bis zur beginnenden Darmentleerung nüchtern bleiben. (Am Vortage eine leichte flüssige Abendmahlzeit und bei bestehender Verstopfung ein Laxans.) Die Kurdosis wird morgens auf einmal[1] oder in zwei Teilen mit $^1/_2$—1stündigem Abstand eingegeben, wegen des penetranten Geschmackes gewöhnlich in Gelatinekapseln, bei Kindern eventuell auf Zucker. Dem Wurmmittel hat in jedem Falle nach $^1/_2$—1 Std ein *sicher wirkendes Abführmittel*, z. B. Ricinusöl oder ein salinisches Laxans, zu folgen, dessen wichtigste Aufgabe die baldige Entleerung des Anthelminthicums ist. Es soll reichlich dosiert sein, damit es die konstipierende Wirkung der Droge überwindet. Wenn binnen 3 Std kein Stuhlgang erfolgt, muß durch ein zweites Laxans und durch Einläufe nachgeholfen werden.

Eine Vereinfachung der Kur und nach HALL und FOSTER (1917) und HALL (1932) zugleich ein beachtlicher Sicherheitsfaktor (verminderte Giftwirkung) liegt in der gleichzeitigen Verabreichung von Wurmmittel und Ricinusöl, z. B. in Form einer 2,5%igen Lösung von Ascaridol in Ol. Ricini (Ascaridollösung „Bayer"), die auch die Abmessung der kleinen Kinderdosen sehr erleichtert. Diese Simultankur scheint sich im anthelminthischen Effekt nicht wesentlich von der obigen zu unterscheiden und empfiehlt sich besonders für die ambulante Behandlung.

Von der 2,5%igen Ascaridollösung erhalten Erwachsene 25 cm³, Kinder je Lebensjahr bis zum 12. Jahre 1 cm³, darüber $1^1/_4$ cm³. Um die volle Abführwirkung zu sichern, empfiehlt es sich, noch etwas Ricinusöl zuzugeben. Die Würmer gehen bei der Simultankur häufig erst an den der Kur folgenden Tagen ab.

Als Kontraindikationen für Ol. Chenopodii und Askaridol gelten Neigung zu Krämpfen, akute Gastroenteritis, Herz-, Leber- und Nierenkrankheiten und Schwangerschaft. Bei stark geschwächten Patienten, kleinen Kindern und

[1] Das DAB. VI sieht allerdings neben einer Maximaldosis von 1,0 Ol. Chenop. pro die noch eine solche von 0,5 pro dosi vor. Die letztere Einschränkung, die die Britische Pharmakopoe nicht macht, ist unseres Erachtens entbehrlich und erweist sich besonders bei der folgenden vereinfachten Simultankur als hinderlich.

alten Leuten empfiehlt es sich, etwas unter der üblichen Dosis zu bleiben. Nebenwirkungen leichter Art, Brechreiz, Mattigkeit, Schwindel und Parästhesien sind nicht ganz selten und verschwinden mit der Darmentleerung. Bei Einhaltung aller Vorsichtsmaßnahmen ist die Gefahr einer ernsten Intoxikation gering. Im Hamburger Tropeninstitut sind selbst bei den höheren gegen Hakenwürmer angewandten Dosen nie unangenehme Zwischenfälle vorgekommen, und das gleiche berichtete BRÜNING (1930). Die namentlich im älteren Schrifttum mitgeteilten Vergiftungen, von denen etwa $^2/_3$ unter schweren neurotoxischen Symptomen einschließlich Darmlähmung tödlich verliefen, ließen sich in den meisten Fällen auf erhebliche Überdosierung oder das Ausbleiben einer rechtzeitigen Darmentleerung zurückführen (PREUSCHOFF 1920, BRÜNING 1930). Auf jeden Fall sollte der Patient nur die für eine Kur erforderliche Dosis des Mittels in die Hand bekommen. Vergiftungen erfordern eine rasche Entleerung des Magen-Darmkanals. Wenn Abführmittel wegen bereits eingetretener Darmparese nicht mehr wirken, kann, wie VOGT (1926) gezeigt hat, Hypophysin lebensrettend wirken, das intravenös in hohen Dosen mit einer Kochsalzinfusion verabreicht wird. Ferner werden Kreislaufmittel, Traubenzucker intravenös und Medizinalkohle als Adsorbens empfohlen.

Helminal, ein Trockenextrakt aus der ostasiatischen Rotalge *Degenea simplex*, wird wegen seiner Harmlosigkeit besonders gern in der Kinderpraxis angewendet (BÜCHNER 1932). In der früher üblichen Verordnungsweise war seine Wirkung gegen Ascaris nicht immer befriedigend. Sie läßt sich aber nach WIGAND (1943) durch höhere Dosierung und durch Konzentrierung der Kur steigern. Nach den neuen Vorschriften der Firma Merck sollen Erwachsene nüchtern 3mal 5 Tabletten (zu 0,25 g) in 1stündigem Abstand einnehmen, Schulkinder 3mal 2 Tabletten und Kleinkinder 3mal 1 Teelöffel Helminalkügelchen in derselben Weise. Diese Behandlung wird 3 Tage hintereinander durchgeführt und täglich durch Abführen unterstützt. WIGAND gab Erwachsenen vormittags 3mal 12 Tabletten 2stündlich und mittags 2 Eßlöffel Ricinusöl, am nächsten Tage 14 Tabletten und abermals ein Laxans.

Santonin wirkt nicht vermicid, sondern nur motorisch erregend auf Ascariden ein und macht diese dadurch für die Peristaltik des Wirtsdarmes angreifbar. Hierbei scheinen die großen Weibchen etwas leichter abzugehen als die Männchen (LAURELL 1927). Das Mittel wirkt nicht nur per os, sondern auch, wenn es parenteral als Santoninnatrium injiziert oder wenn es in Zäpfchen verabreicht wird, auf Darmascariden ein (MORINAKA und ISHIKAWA 1926, SEISHIN 1924), nicht dagegen auf wandernde Spulwurmlarven (SMIRNOW 1931). In seiner Wirkung gegen Ascariden steht Santonin hinter den beiden erstgenannten Mitteln zurück und ist früher zweifellos überschätzt worden. Da die Kuren auch nicht ganz frei von Gefahren sind, so sind sie heute eigentlich nur noch in Fällen angezeigt, in denen eine starke Gastroenteritis den Gebrauch von Hexylresorcin und Ol. Chenopodii verbietet, denn Santonin wirkt nicht reizend auf den Magen-Darmkanal ein. Nach Versuchen von HALL (1920, 1932) an Hunden sind kleine, über mehrere Tage verteilte Gaben, die auch BRÜNING bevorzugt, wirksamer als eine einmalige größere Dosis. Bei der letzteren ist wahrscheinlich auch die Gefahr, daß ein Wurmileus (s. S. 807) ausgelöst wird, größer. Eine gebräuchliche Verordnung für Erwachsene ist 3mal täglich nach dem Essen 0,05 g (in Tabletten oder in abgeteilten Pulvern mit Milchzucker) an 3—4 aufeinanderfolgenden Tagen. Kinder erhalten in derselben Weise die Hälfte oder ein Viertel der Erwachsenendosis. Das für die Entfernung der betäubten Würmer erforderliche Abführmittel wird nach der klassischen Methode in Form von Kalomel jeder Santoningabe in der gleichen Dosis beigefügt. Andere Autoren ziehen ein salinisches

Laxans vor, das man z. B. am 2. und 4. Kurtage verabfolgen kann. Gegenanzeigen sind vor allem Erkrankungen des zentralen Nervensystems, das auch bei der Santoninvergiftung besonders in Mitleidenschaft gezogen wird. Wenn das bekannte Gelbsehen auftritt, ist das Mittel abzusetzen. Tödliche Intoxikationen sollen ausnahmsweise schon bei normalen Dosen, offenbar infolge von Idiosynkrasie, vorgekommen sein.

„*Nematolyt*", ein neues Wurmmittel, das noch weiterer klinischer Erprobung bedarf, greift die Ascaris-Cuticula mittels eines pflanzlichen proteolytischen Enzyms an (AMMON 1950).

Oxyuriasis.

Von **H. Vogel.**

Vorkommen. *Enterobius vermicularis* (Syn. *Oxyuris vermicularis*) ist über die ganze Erde verbreitet und in Europa der häufigste Wurmparasit überhaupt. In den Nachkriegsjahren wurden in Deutschland und seinen Nachbarländern bei Kindern Befallssätze von 80—100% festgestellt, wenn die neuen Verfahren des Eiernachweises am After wiederholt angewendet wurden (siehe z. B. SCHÜFFNER und SWELLENGREBEL 1943, MENDHEIM und SCHEID 1949, PIEKARSKI 1949). Von erwachsenen Krankenhausinsassen fanden wir in Hamburg unter den gleichen Umständen 40—50% infiziert. In den warmen Ländern tritt der Madenwurm gegenüber anderen Helminthen stark zurück.

Bau und Lebensweise der Oxyuren. Die reifen Weibchen sind schon äußerlich durch ihren langen spitzen Schwanz („Pfriemenschwanz"), eine Länge von 9—12 mm und ihre weiße Farbe gekennzeichnet. Die weibliche Geschlechtsöffnung liegt an der vorderen, der Anus nahe der hinteren Begrenzung des mittleren Körperdrittels. Die meist in geringerer Zahl zur Beobachtung kommenden Männchen sind nur 3—5 mm lang. Ihr ventralwärts gekrümmtes Hinterende ist stumpf und mit einem Begattungsorgan (Spiculum) und 6 Papillenpaaren ausgestattet. Kopfende beider Geschlechter mit 3 kleinen Lippen und einer blasenartigen Abhebung der Cuticula. An den Seitenlinien des Körpers eine leistenartig vorspringende Verdickung der Cuticula. Eier 50—60 μ lang, 28—32 μ breit, farblos, mit durchsichtiger Schale, die dorsal stärker als ventral gekrümmt ist, und mit einer Larve im Innern (Abb. 8). Die geschlechtsreifen Männchen und Weibchen sammeln sich vorwiegend im Coecum und in den angrenzenden Darmabschnitten an, z. B. auch in der Appendix. Sie halten sich normalerweise auf der Oberfläche der Mucosa auf und nähren sich, soweit bekannt, von feinen Bestandteilen der Darmkontenta. Ein nicht unbeträchtlicher Teil der Parasiten wird von der Peristaltik erfaßt und in verschiedenen Stadien der Entwicklung vorzeitig ausgestoßen.

Entwicklung und Übertragung der Oxyuren. Im Gegensatz zu anderen Nematodenarten legen die Enterobiusweibchen ihre Eier nicht kontinuierlich und nicht im Darmlumen ab. Vielmehr wandern die befruchteten Weibchen in dem Maße, in dem die Eier in ihrem Uterus heranreifen, den Dickdarm abwärts und entleeren schließlich eines Tages, meist des Abends, ihren ganzen bis zu diesem Zeitpunkt aufgesparten Eivorrat — durchschnittlich 11100 Stück (REARDON 1938) — auf die Analhaut ab, worauf sie sterben. Die frisch abgelegten Eier enthalten eine plumpe kaulquappenähnliche Larve (Abb. 8, oben). Im Mikroklima der Analspalte bei einer optimalen Temperatur von 34—36° C entwickelt sich diese Larve schon in 4—6 Std, also gewöhnlich noch während der Nachtruhe des Patienten, zu dem schlankeren infektionsreifen Stadium weiter, das $1^1/_2$ Schlingen in der Eischale bildet (Abb. 8, unten). Diese Entwicklung außerhalb des Weibchens setzt, wie Versuche von ZAWADOWSKI und SCHALIMOW (1920) und anderen Beobachtern gezeigt haben, erstens die vorherige Erreichung des „Kaulquappen"-Stadiums voraus und zweitens die Einwirkung von Wärme und Sauerstoff. Sie kann folglich nicht, wie es die alte, z. B. von KOCH (1925) verfochtene Theorie von der „inneren Autoinfektion" verlangt, im Lumen des oberen Dickdarmes ablaufen, wo die Eientwicklung in den Weibchen noch nicht bis zum Kaulquappenstadium fortgeschritten ist und anaerobe Bedingungen herrschen. Auch die ähnliche Hypothese von PENSO (1932 und 1935), die die

Ablage und Entwicklung der Eier in die Darmwand verlegt, wird den normalen Verhältnissen nicht gerecht.

Der am längsten bekannte Übertragungsmodus ist die durch den analen Juckreiz geförderte Vermittlung der Eier *mit den Fingern zum Mund.* Sie führt in erster Linie zu Selbstinfektionen, ermöglicht den Import großer Eimengen, und dürfte deshalb für den massiven Befall im Kindesalter hauptsächlich verantwortlich sein. Gelegentlich können die Eier mit den Fingern auf andere Personen übertragen werden. Doch haben zweifellos für die Verbreitung auf neue Wirte *verstäubte Eier* (Oleinikow 1926, Lentze 1935), die mit der Atemluft oder Nahrung in den Verdauungskanal gelangen, eine größere Bedeutung. Vom Analring abgebröckelte Eier geraten in den Bettstaub und Zimmerstaub und sind darin in beträchtlicher Menge in Schlaf-, Wohn- und Schulräumen, am Boden, wie auch auf Fenstersimsen und Möbeln nachgewiesen worden (Nolan und Reardon 1939, Schüffner und Swellengrebel 1944). Schüffner (1947) konnte ferner auf experimentellem Wege zeigen, daß Enterobius-Eier des Zimmerstaubes tatsächlich für den Menschen infektiös sind.

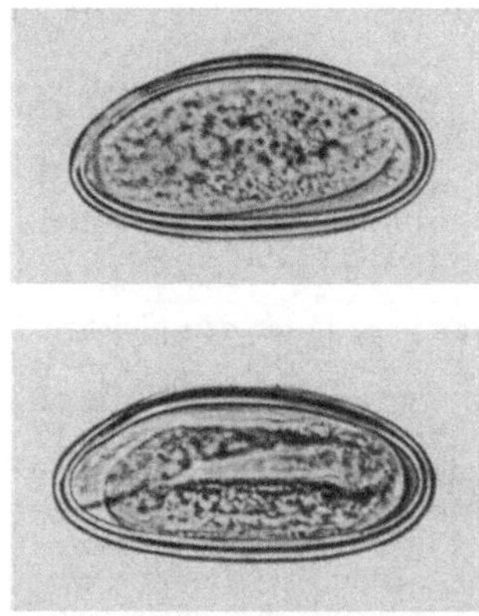

Abb. 8. Eier von *Enterobius vermicularis* (Vergr. 550mal). Oben: frisch abgelegtes Ei im Kaulquappenstadium mit nach unten umgeschlagenem Larvenschwänzchen. Unten: infektionsreifes Ei mit schlanker Larve in $1^1/_2$ Windungen. (Originalaufnahme des Verfassers.)

Das Bestehen eines dritten, ausschließlich der Selbstinfektion dienenden Übertragungsmodus ist durch weitere Versuche Schüffners (1949a) zumindest sehr wahrscheinlich gemacht worden, die *retrograde Infektion per anum,* kurz „*Retrofektion*" genannt. Hierbei wandern Enterobius-Larven, die wider die Regel bereits im feuchtwarmen Milieu der Analspalte aus ihren Eihüllen ausgetreten sind, ins Rectum ein. Mit diesen meist nur zu schwachem Befall führenden Retrofektionen lassen sich nach Schüffner die *periodischen Rückfälle* erklären, die bei manchen Erwachsenen trotz Ausschaltung der Fingerübertragung mit großer Hartnäckigkeit auftreten, z. B. nach den Eigenbeobachtungen Heubners (1922) im Rhythmus von 40—50 Tagen.

Gewöhnlich werden die Enterobius-Larven erst aus verschluckten Eiern im Magen oder Dünndarm frei. Über ihre weitere Entwicklung ist nicht viel mehr bekannt, als daß diese im Dünndarm erfolgt und mit 2 Häutungen verbunden ist (Heller 1903). Es ist noch unentschieden, ob die jungen Enterobien wie die mancher Oxyuriden der Tiere (Enigk 1949) eines vorübergehenden Aufenthaltes in der Darmwand bedürfen. In Fütterungsversuchen mit Enterobius-Eiern, die Schüffner (1947) an 7 freiwilligen Personen anstellte, schritten die ersten Weibchen am 37.—56. Tage nach der Infektion zur Auswanderung und Eiablage. Ihnen folgten weitere Weibchen, und mit der Auswanderung des letzten Exemplares, spätestens am 93. Tage nach der Infektion, war der Befall erloschen. Hiernach ist die *Lebensdauer* der Enterobius-Weibchen auf ungefähr *5 Wochen bis 3 Monate* zu veranschlagen. Diese Zeitangaben haben für die Beurteilung von Therapieergebnissen eine gewisse Bedeutung.

Epidemiologie und Verhütung. Infolge der Eiablage auf der Analhaut, statt wie bei anderen Helminthen im Darmlumen, spielen bei der Übertragung des Madenwurmes Fäkalien, gedüngte Vegetabilien und Schmutz aus Garten und Hof keine Rolle. Die Enterobius-Brut wird *innerhalb der Wohnstätten* ausgestreut und auch wieder aufgenommen. Ausgereifte und an der Luft aufbewahrte Eier überleben nach Jones und Jacobs (1941) am längsten bei mäßigen

Raumtemperaturen und hoher relativer Feuchtigkeit. Bei 20—24,8° C und 53 bis 91% relativer Feuchtigkeit waren z. B. nach 6 Tagen noch 31% der Eier am Leben. Nach Oelkers (1950) überlebten ausgereifte Eier bei 17—20° C und 65—80% relativer Feuchtigkeit sogar 2—3 Wochen. Enges Beisammenwohnen und Unsauberkeit der Finger, des Körpers, der Bett- und Leibwäsche, Fußböden usw. begünstigen die Übertragung und die Ausbildung starker Infektionen, wie die Erfahrungen der vergangenen Kriegs- und Nachkriegszeit im großen bestätigt haben. Selbst unter günstigen hygienischen Verhältnissen ist der Madenwurm schwer aus Haushalten mit Kindern und aus Internaten fernzuhalten. *Schulen* sind zweifellos wichtige Ausbreitungszentren für verstäubte Eier. Bekannt ist die Neigung der Oxyuren, ganze Familien zu befallen, bei Kindern besonders zahlreich und anhaltend aufzutreten und von den beiden Geschlechtern das weibliche meist etwas zu bevorzugen.

Ohne neue Brutzufuhr muß jede Enterobius-Infektion nach spätestens 3 Monaten von selbst erlöschen. Nur fortlaufende Reinfektionen auf den drei genannten Wegen sind es, die die oft beobachtete Langwierigkeit der Oxyuriasis bedingen und häufig auch die Erfolge von Wurmkuren rasch wieder zunichte machen. Unter diesen Umständen kommt der *Prophylaxe* eine ganz besondere Bedeutung zu. Da alle Übertragungen, mögen sie durch Finger, Staub oder Retrofektion erfolgen, letzten Endes von den Eigelegen am After ausgehen, so sind diejenigen Maßnahmen besonders wirksam, die die Eier schon an dieser Stelle und noch vor ihrer Verstreuung ausschalten Die bekannten *Analsalben* einschließlich der grauen Quecksilbersalbe vermögen Enterobius-Eier *nicht* sicher abzutöten. Sehr zweckmäßig und in der Durchführung relativ einfach sind *Analwaschungen*, die neuerdings Schüffner und Bool (1950) wieder warm empfohlen haben. Sie werden mehrere Monate lang regelmäßig jeden Tag vorgenommen, und zwar morgens beim Aufstehen und abends vor dem Einschlafen, wenn möglich auch noch ein drittes Mal gegen Mitternacht, einem besonders vorteilhaften Zeitpunkt, da die Hauptaktivität der Weibchen in die erste Nachthälfte fällt. Eine vierte Reinigung gegen Mittag dürfte weniger wichtig sein, und die zuweilen empfohlenen Analwaschungen nach der Defäkation entbehren bei Oxyuren einer biologischen Begründung. Durch eine Waschung werden nach Versuchen Schüffners (1943) so gut wie alle Eier (etwa 99%) vom Analring entfernt; sie können dann an dem benützten Lappen durch heißes Wasser leicht vernichtet werden. Allabendlich verabfolgte *Kleinklysmen* schalten ebenfalls einen wesentlichen Teil der Tagesbrut vor ihrer Zerstreuung aus, indem sie die unmittelbar vor der Auswanderung und Eiablage stehenden Weibchen aus dem Mastdarm spülen. Sie verhelfen dem Patienten außerdem zur Nachtruhe. Für den beabsichtigten Zweck bedarf es keiner voluminösen Einläufe; 50—100 cm³ kühles Wasser genügen vollauf.

Zu diesen beiden Kernmaßnahmen der Prophylaxe treten *sekundäre*, die sich gegen die Eiaussaat oder gegen die bereits verstreuten Eier richten, z. B. die *geschlossene Nachthose*, die zwar für Staubeier nicht undurchlässig ist, aber die Fingerübertragung zweifellos stark einschränkt, ferner die *Sauberhaltung der Hände* und Nägel. An Bett- und Leibwäsche können die Eier durch heißes Brühen oder Bügeln vernichtet werden, am Fußboden durch Aufwischen mit phenol- oder kresolhaltigen Lösungen. Ferner empfiehlt sich der häufige Gebrauch des Staubsaugers. Trotzdem bleibt die Bekämpfung der Staubeier der schwächste Punkt der sekundären Maßnahmen, und selbst wenn es gelänge, den Wohnbereich radikal zu entseuchen, so kann der Parasit aus Schulen und Nachbarhaushalten rasch wieder eingeschleppt werden. Eine tatsächliche Ausrottung der Madenwürmer erscheint deshalb selbst in begrenzten Bezirken hoffnungslos. Was jedoch erreicht werden kann, ist die *Einschränkung der Oxyuriasis bis zum Verschwinden der massiven und quälenden Infektionen.* Wenn man sich mit diesem Ziel bescheidet, erscheinen manche Maßnahmen als unnötig streng, z. B. die Forcierung der Wurmkuren bis zum Verschwinden des letzten Madenwurmes und die Mitbehandlung der symptomlosen „Oxyurenträger". Maßnahmen, die in die Darmfunktionen des Patienten stark eingreifen, wie die Dauerbehandlung mit Laxantien und hohen Einläufen, sind schon wegen der geringen Pathogenität des Parasiten kaum zu verantworten.

Pathogenese. Die Lebensweise der geschlechtsreifen Exemplare im Lumen des Dickdarmes scheint mehr Kommensalen zu entsprechen als Parasiten, über die der Jugendformen ist nichts Sicheres bekannt. Wenn Oxyuren gelegentlich im Gewebe der Darmwand angetroffen werden, sind sie häufig von einer nekrotischen Zone umgeben, eventuell auch zu mehreren von einer bindegewebigen Scheide (BIJLMER 1946). Eine entzündliche Zellinfiltration der Umgebung fehlt in der Regel. In einem von BIJLMER mitgeteilten Sektionsfalle war eine gangränös-ulceröse Enterocolitis mit einer Masseninvasion der Darmwand durch über 10000 junge Oxyuren verbunden. Sie hatte nach Ansicht dieses Autors wahrscheinlich das Eindringen der Würmer begünstigt und war nicht umgekehrt eine Folge desselben gewesen. Auch die wiederholt in periproktitischen Abscessen angetroffenen Madenwürmer dürften sich dort erst nachträglich angesiedelt haben. Von BIJLMER in Blutgefäßen der Darmwand angetroffene junge Würmer sprechen für die Möglichkeit einer hämatogenen Verschleppung in andere Organe.

Wenn krankhafte Erscheinungen bei Oxyuriasis auftreten, so stehen sie gewöhnlich mit der *Auswanderung der Weibchen aus dem Anus* oder mit dem *Sitz der Parasiten im Wurmfortsatz* im Zusammenhang. Ob die Auslösung von Juckreiz und Schmerz vorwiegend mechanisch (Bohrtätigkeit) erfolgt, oder ob Wurmexkrete als chemische Reize oder als Allergene mitwirken, ist unbekannt. Die viel erörterte Frage eines Zusammenhanges zwischen Oxyuren und Appendixstörungen kann hier nur kurz berührt werden. Nach der vorherrschenden Auffassung (siehe z. B. CHRISTELLER und MAYER 1929, ASCHOFF 1936, ASHBURN 1941), spielen die Madenwürmer bei der Entstehung der phlegmonösen Appendicitis keine ursächliche Rolle. Höchstwahrscheinlich können sie aber ein klinisches Symptomenbild hervorrufen, das dem echten appendicitischen Anfall sehr ähnelt — die *Appendicopathia oxyurica* (ASCHOFF) — und das durch die Entfernung des Wurmfortsatzes beseitigt wird. Die exstirpierten Organe lassen in solchen Fällen die histopathologischen Zeichen der Appendicitis und andere eindeutige Veränderungen vermissen, enthalten aber Oxyuren, die gewöhnlich im Lumen, in einem kleinen Teil der Fälle auch in den Wandschichten der Appendix sitzen. Der Ursprung der Schmerzen wird auf eine Hyperperistaltik des Wurmfortsatzes (HILLMAN 1941) zurückgeführt, nach WELCKER (1942) auf eine durch Wurmtoxine bedingte Schwellung benachbarter Mesenteriallymphdrüsen. Für die Urheberrolle der Oxyuren bei diesem pathogenetisch noch recht unklaren Krankheitsbilde spricht vor allem die Beobachtung, daß das Vorkommen von Oxyuren in nicht entzündeten Wurmfortsätzen bei Operationsfällen (in denen also klinische Symptome den Eingriff veranlaßt hatten) viel häufiger ist als bei Sektionsmaterial (BECKER 1921). Bei Frauen können vom Anus in die äußeren Genitalien eingedrungene Oxyurenweibchen gelegentlich bis in die *Eileiter* oder bis in die *Bauchhöhle* aufsteigen, wie die wiederholten Befunde freier oder eingekapselter Würmer oder deren Eier an diesen Orten beweisen (PAWLICK 1940, MARQUARD 1943 u. a.). Adnexitissymptome können die Folge sein. NATHAN (1928) fand einen als weiblichen Enterobius gedeuteten Nematoden in der Milz und BRANDT (1949) gut erhaltene Madenwurmeier in einem Spalt des Lungengewebes und deren Reste in zahlreichen Fremdkörpertuberkeln des gleichen Organes und der Milz.

Krankheitsbilder. Wie Reihenuntersuchungen durch Analabstrich erkennen lassen, weiß und spürt ein großer Teil der Infizierten nichts von der Anwesenheit der Oxyuren. Der *abendliche Juckreiz am Anus*, des charakteristischste Symptom der Oxyuriasis, wird nach SCHÜFFNER (1949b) und nach eigenen Untersuchungen an Erwachsenen von etwa $^4/_5$ der Befallenen überhaupt nicht empfunden, und von den übrigen nur zum Teil als starke Belästigung. Der Pruritus, der offenbar durch die bohrenden Bewegungen des Weibchens in den Falten des Sphincter ani hervorgerufen wird, erlischt gewöhnlich sofort mit der Entfernung der Urheber. Doch können, durch Kratzen begünstigt, auch dauerhafte Reizzustände in Form von *Anal- oder Perinealekzemen* entstehen (PAPAYANNIS 1949). SCHRÖPL (1926) und PICK (1926) haben Fälle von *Neurodermatitis* bei Oxyuriasis beschrieben. In die weiblichen Genitalien eingedrungene Würmer können der Anlaß zu *Reizzuständen in Vulva und Vagina* sein und möglicherweise Masturbation begünstigen. Ein ursächlicher Zusammenhang von *Enuresis nocturna* und Madenwürmern ist fraglich. BRADY und WRIGHT (1939) fanden erstere bei infizierten Patienten nicht häufiger als bei nichtbefallenen. Sicher ist hingegen, daß der nächtliche Pruritus zu erheblichen *Schlafstörungen* führen kann. Die Frage, ob der Oxyuriasis noch weitere Symptome allgemeiner und „nervöser" Art zur Last gelegt werden müssen, ist nicht leicht zu beurteilen, da die große Häufigkeit des Parasiten und die Unsicherheit der Therapieerfolge den statistischen Nachweis eines Zusammenhanges erschweren. (Siehe die neueren amerikanischen Arbeiten von WELLER und SORENSEN 1941, JAKOBS 1942, MILLER und EINHORN 1944 und DENHOFF und LAUFER 1949.)

Die *Appendicopathia oxyurica*, über deren klinisches Bild ANDRÄ (1933), ASCHOFF (1936) und HILLMAN (1941) berichtet haben, bevorzugt Kinder im Schulalter, vor allem Mädchen. Sie tritt gewöhnlich unter den Symptomen einer milden, chronisch rezidivierenden Appendicitis auf: wiederkehrende, oft schon seit Monaten oder Jahren bemerkte Schmerzen im rechten Unterbauch, Druckempfindlichkeit in der Gegend des MCBURNEYschen Punktes bei meist fehlender Muskelspannung. Nausea und Erbrechen sind nur bei einem Teil der Fälle vorhanden. Die Körpertemperatur geht nach ASCHOFF selten über 37,6° C. Meistens fehlt eine deutliche Vermehrung der Leukocyten, ebenso eine Linksverschiebung der Neutrophilen und eine Beschleunigung der Erythrocytensenkung. Im allgemeinen zeigt die Appendicopathia oxyurica ein gutartigeres Gesamtbild als die echte Appendicitis, doch kommen auch stürmische und scheinbar bedrohliche Formen vor. Da es bei der großen Variationsbreite beider Krankheitsbilder nicht immer möglich ist, die echte Appendicitis sicher auszuschließen, wird diese in Zweifelsfällen das therapeutische Handeln zu bestimmen haben.

Diagnose. Starke Oxyuren-Infektionen verraten sich schon durch die abends in der Analspalte sichtbaren Weibchen oder durch die spontan abgegangenen Würmer im Stuhl. Die Methode der Wahl zum Nachweis aller, auch der leichten Infektionen ist der *Analabstrich.* Von den verschiedenen dafür empfohlenen Instrumenten haben sich der GRAHAM*sche Cellophanklebestreifen* und der SCHÜFFNER*sche Glasstempel* als besonders wirksam erwiesen (Technik s. S. 793). Da bei leichten Infektionen die Auswanderung legereifer Weibchen nicht jeden Tag erfolgt, können alle, oder praktisch alle Wurmträger erst durch wiederholte Analabstriche an verschiedenen Tagen erfaßt werden. Die Unzulänglichkeit der Stuhluntersuchung auf Enterobius-Eier, die mittels Kochsalzanreicherung nach SAWITZ (1940) nur etwa 14% der Infizierten erfaßt, ist wiederholt dargetan worden. Auch die Untersuchung der Fingernägel auf Eier nach WILHELMI und QUAST (1925) erwies sich als völlig unzureichend (SCHÜFFNER und SWELLENGREBEL 1944 u. a.). Cutanreaktionen (GRÜBEL 1924, SCHRÖPL 1926) haben bei der Oxyuriasis bisher keine praktische Bedeutung erlangt.

Therapie. Die von HAMBURGER (1939, 1943) und von SCHÜFFNER (1944 b) erhobene Forderung, daß die Behandlung eines so harmlosen Leidens sich auch entsprechend einfacher und weder angreifender, noch gefahrbringender Kuren bedienen soll, hat ihre volle Berechtigung. Die Notwendigkeit einer Behandlung besteht im allgemeinen nur bei der „aktiven" Oxyuriasis, d. h. wenn die Befallenen tatsächlich durch ihre Parasiten belästigt werden.

Auch heute noch ist die Unsicherheit, die in der *Beurteilung des Wertes von Oxyurenmitteln* immer bestanden hat, nicht behoben. Sie beruht auf den Schwierigkeiten, die sich gerade bei diesem Parasiten der exakten klinischen Mittelprüfung entgegenstellen. Zufällige Spontanheilungen — bei dem kurzlebigen Wurm nicht selten — können eine gute Wirkung, Reinfektionen ein Versagen der Mittels vortäuschen. Außerdem wird die Kontrolle durch das Fehlen einer kontinuierlichen Eiablage, wie sie anderen Darmnematoden zukommt, und durch den häufig schon ohne Medikamente erfolgenden Wurmabgang mit den Faeces erschwert. Die früher üblichen Kontrollverfahren, die darin bestanden, nach der Kur After oder Stuhl auf Würmer zu inspizieren oder nur den Patienten nach dem Verschwinden seiner Beschwerden zu fragen, haben sich für die Wertbestimmung von Medikamenten als zu ungenau erwiesen und sind in jüngeren Untersuchungen meist durch die exakteren Analabstriche ersetzt worden. Ein weiterer Fortschritt liegt darin, daß es neuerdings auf Grund der von SCHÜFFNER und SWELLENGREBEL ermittelten kürzesten und längsten Lebensdauer des Enterobius-Weibchens — rund 5 Wochen bzw. 3 Monate — möglich ist, zwischen Versagern der Therapie und Reinfektionen zu unterscheiden. Treten in den ersten 5 Wochen nach der Behandlung wieder Eigelege am Anus auf, so *müssen* sie von Weibchen herrühren, die der Wurmkur entgangen sind. Eier, die erst nach Ende des 3. Monats zu erscheinen beginnen, können nur von einer Neuinfektion stammen, und bei allen Eiern, die in der Zwischenzeit auftreten, ist eine Entscheidung nicht möglich. Hieraus ergibt sich die praktische Forderung (vgl. SCHÜFFNER 1949 b und ERHARDT 1947 und 1949) bei der klinischen Prüfung von Oxyurenmitteln nach der Kur 5 Wochen lang den After häufig, am besten täglich, mit einem optimalen Verfahren (Klebestreifen oder SCHÜFFNERscher Stempel) auf Eigelege zu untersuchen. In diesem Zeitraum aufgetretene Eier weisen auf ein Versagen der Therapie hin, sei es, daß das betreffende Mittel nicht oder ungenügend auf die Oxyuren wirkte, oder sei es, daß es versteckt sitzende Exemplare nicht erreichen konnte (Wurmkolonien in der Appendix, möglicherweise in der Darmwand sitzende Jugendformen). Wenn die Untersuchungen im ersten Teil der Kontrollzeit negativ, im zweiten positiv ausfallen, ist anzunehmen, daß Jugendstadien von dem Mittel verschont blieben, die nach Versuchen in vitro von OELKERS (1950) besonders resistent zu sein scheinen. Je genauer das verwendete Eiernachweisverfahren arbeitet, je öfter und je näher an die Fünfwochengrenze heran die Untersuchungen durchgeführt werden, umso größer pflegt die Zahl der erfaßten Versager zu sein. Erst wenn nach einem einheitlichen, den obigen Forderungen entsprechenden Standardverfahren geprüft, und eventuell noch der Wurmabgang vor und während der Kur zahlenmäßig erfaßt wird, wird es möglich sein, den Wert von Oxyurenmitteln exakt zu vergleichen. Viele bisherige Angaben über die Prozentsätze erzielter Heilungen haben nur einen bedingten Wert.

Es kann hier nicht auf die zahlreichen älteren Mittel eingegangen werden, die zeitweise in der Oxyurentherapie eine Rolle gespielt haben, aber wegen unbefriedigender Wirkung wieder verlassen worden sind. Aus der Vielzahl der Präparate haben sich in den letzten Jahren vor allem zwei herausgehoben, denen eine Wirkung, wenn auch keine radikale, zugeschrieben werden muß, das *Gentianaviolett* (einschließlich verwandter Körper) und das *Phenothiazin*.

Das *Gentianaviolett* (deutsche Handelspräparate z. B. „Gentiapol", „Pyoverm" u. a.) ist 1938 von WRIGHT, BRADY und BOZICEVICH in die Oxyurentherapie eingeführt worden und stellt ein Gemisch von Penta- und Hexamethylpararosanilinchlorid dar. An seiner Stelle wird auch nur die zweite Komponente, das Krystallviolett („Badil") verwendet. Ferner sind die Carbinolbasen des Hexa- und Pentamethylpararosanilins („Atrimon") in Gebrauch. Wesentliche Unterschiede in der anthelminthischen Wirkung scheinen nicht zu bestehen.

Die gebräuchlichste Tagesdosis für Erwachsene ist 3mal 0,06 g, für Kinder 0,01 g je Lebensjahr auf 2—3 Einzeldosen verteilt. Das Mittel wird vor den Mahlzeiten in dünndarmlöslichen Kapseln eingenommen, gewöhnlich 7 Tage hintereinander. Fast allgemein wird nach 1—3wöchiger Pause eine Wiederholungskur empfohlen, die von der ersten Kur nicht erfaßte Jugendstadien nach ihrem Heranreifen beseitigen soll. SCHÜFFNER (1949b) hält eine solche hingegen nur dann für geboten, wenn sich bald nach der ersten Kur wieder der alte Verwurmungszustand einstellt, und rät in diesem Falle zu einem Wechsel des Mittels. Die unter der Kur abgehenden Madenwürmer zeigen zum Teil violett angefärbte Genitalien und sind oft noch beweglich. Amerikanische Untersucher haben über sehr gute Heilergebnisse berichtet (z. B. WRIGHT und BRADY 1940, D'ANTONI und SAWITZ 1940, PETERSEN und FAHEY 1945). Nach den erstgenannten Autoren wurden durch 2 Kuren 90% der Behandelten entwurmt (Nachkontrolle mit dem HALLschen Cellophanwischer). Neuere Untersuchungen in Deutschland mit verschärften Methoden der Nachkontrolle brachten jedoch weniger günstige Resultate. So waren z. B. nach REINHARD (1950) 3 Tage nach Beendigung der Kur 59% der Behandelten eierfrei, bis zum 20. Tage noch 31% und am 35. Tage nur noch 11%. Nach einer zweiten Kur lauteten die entsprechenden Prozentsätze 82, 63 und 31. (Die Nachkontrolle war hier mit der besonders ergiebigen Methode von EBERT durchgeführt worden.) Bedenkliche Nebenwirkungen sind trotz umfangreichen Gebrauchs bisher nicht beobachtet worden, doch treten bei einem Teil der Behandelten Anorexie, Nausea, Erbrechen und Leibschmerzen auf, besonders dann, wenn sich die Kapseln oder Dragées schon im Magen oder Duodenum lösen. Unterschiede in der Verträglichkeit verschiedener Handelspräparate erklären sich vor allem durch die Art der Umhüllung des Farbstoffes. Außerdem soll die Reizwirkung der Carbinolbasen geringer sein als die der entsprechenden Farbsalze (s. BROCK und ERHARDT 1951, die über Toxikologie und Pharmakologie berichten).

Phenothiazin (Syn. Thiodiphenylamin, Dibenzothiazin) ist eine geschmacklose, in Wasser fast unlösliche krystalline Substanz, die nur in chemisch reiner Form verwendet werden darf. (Deutsche Handelspräparate sind z. B. „Contaverm" und „Reconox".) Das in der Veterinärmedizin sehr geschätzte Anthelminthicum wurde zuerst von MANSON-BAHR (1940) gegen menschliche Helminthen erprobt und bewährte sich dabei gegen Madenwürmer. Nebenwirkungen in Form von Anämien zeigten bald, daß die ursprünglich benützten Dosen — bis 40 g in 5 Tagen für Erwachsene — viel zu hoch waren, und veranlaßten eine schrittweise Verkleinerung der Gaben. KUITUNEN-EKBAUM (1946), der wohl die umfangreichsten Behandlungsversuche (1275 Patienten) durchgeführt hat, kam zu folgenden Dosen für eine Viertagekur:

Kinder unter 2 Jahren	Tagesdosis	0,25 g	Gesamte	Kurdosis	1 g
2—3jährige	„	0,50 g	„	„	2 g
4—5jährige	„	0,75 g	„	„	3 g
6—7jährige	„	1,00 g	„	„	4 g
8—9jährige	„	1,25 g	„	„	5 g
10—11jährige	„	1,50 g	„	„	6 g
Kinder über 12 Jahre und Erwachsene	„	1,75 g	„	„	7 g

Nach einer einmaligen Kur erwiesen sich 80,2% der Behandelten als eierfrei wenn die abschließende Kontrolle durch Analabstriche nach HALL in der 2. Woche nach dem Kurende erfolgte. Selbst bei dieser Dosierung kamen aber noch Senkungen des Hämoglobinspiegels vor, wenn auch offenbar keine bedrohlicher Art. Sie blieben erst bei den noch kleineren Dosen aus, die z. B. in jüngster Zeit

HÄNEL und WEISS (1950) und EUCKER (1950) angewendet haben. Erwachsene erhalten nach HÄNEL und WEISS 6 g in 5 Tagen, nach EUCKER 4,2 g in 2 Tagen, Kinder je nach Gewicht und Alter $^1/_4$—$^1/_2$ der Erwachsenendosis. Ob diese reduzierten Dosen eine ausreichende Wirkung entfalten, bedarf noch der Bestätigung.

Die nach hohen Phenothiazingaben beobachtete Anämie ist hämolytischer Natur. Nach MILLER und ALLEN (1942) war sie 4—7 Tage nach der Kur am stärksten und bildete sich nach 3—4 Wochen wieder bis zur Norm zurück. Von HUMPHREY (1942) wurde eine tödliche Phenothiazinvergiftung berichtet: Ein 6jähriges Mädchen hatte in 6 Tagen 9,5 g Phenothiazin erhalten. Unter leichtem Ikterus, Fieber und Erbrechen sank das Hämoglobin auf 26% und die Erythrocytenzahl auf 1,25 Mill. ab, und das Kind starb trotz einer Bluttransfusion. Als weitere Nebenwirkungen höherer Dosen wurden in einzelnen Fällen Hepatitis (HUBBLE 1941) und Erhöhung der Diastasewerte im Urin mit Abfall des Nüchternblutzuckers (NIKOLOWSKI 1948) beobachtet. Als Kontraindikation sind in erster Linie Blut- und Leberkrankheiten anzusehen. Eine Wiederholung der Kur ist nicht vor 3 Wochen angezeigt.

Ein Mittel, das den besprochenen gegenüber den Vorzug besitzt, für Eintagskuren geeignet zu sein, ist das gegen Hakenwürmer verwendete *Tetrachloräthylen* (C_2Cl_4) (deutsches Präparat z. B. „Vermalin"). Seine Wirksamkeit gegen Oxyuren ist unterschiedlich beurteilt worden. WRIGHT, BOZICEVICH und GORDON (1938) glaubten bei 47,7% ihrer Behandelten einen Heilerfolg annehmen zu können; MILLER und EINHORN (1944) bezeichneten Tetrachloräthylen als wertlos für die Madenwurmbehandlung, während neuerdings GIERTHMÜHLEN (1950) mitteilte, daß er damit bessere Resultate erzielt habe als mit Phenothiazin und Gentianaviolett. Tetrachloräthylen wird morgens auf leeren Magen in einer Dosis eingenommen; nach 1 Std läßt man ein salinisches Laxans folgen. Die von GIERTHMÜHLEN angewendeten Dosen betrugen für Männer 3 g (etwa 2 cm^3), für Frauen und Kinder über 12 Jahre 2,5 g, für 9—12jährige 2 g, 6—8jährige 1,5 g und für 1—5jährige 0,51 g. Über Nebenwirkungen und Kontraindikationen s. S. 843.

Als weitere Oxyurenmittel sind neuerdings *Hexachlorcyclohexanpräparate*, die das insecticide Gamma-Isomer (Gammexan) in verschiedenen Prozentsätzen enthalten, unter den Namen „Hexaverm", „Justo-Wurm" und „Vermexan" im Handel. Ihre anthelminthischen Eigenschaften werden verschieden beurteilt und bedürfen weiterer Klärung, desgleichen ihre Toxizität (s. EGGERS und WILDE 1949, SCHNEIDER 1950, BREDE 1950 und GRAEVE und HERRNRING 1951). Von einer Wirkung des von EICHHOLTZ, HOTOVY, SAUER und WEISSFLUG (1950) empfohlenen *N-Isoamylcarbaminsäure-3-methyl-6-isopropylphenylesters* = „Egressin" konnte ich mich bei Versuchen mit oxyurenbefallenen Kindern nicht überzeugen.

Neben anthelminthisch wirkenden Mitteln sind gegen Oxyuren von jeher auch *Laxantien* eingesetzt worden. Madenwürmer können sich offenbar, wie ihr häufiger Spontanabgang erweist, nicht so fest im Darm verankern wie andere Helminthen, so daß sie von einer verstärkten Peristaltik nach und nach rein mechanisch ausgetrieben werden. Die von KOCH (1925) empfohlene Behandlung mit dem Jalapa-Präparat „*Oxylax*" sah 20 Tage hintereinander die Erzeugung von mindestens 1—2 ganz dünnflüssigen Entleerungen täglich vor und ging damit weit über das hinaus, was im Hinblick auf die Harmlosigkeit des Leidens einem Patienten zugemutet werden darf. Neuerdings ist die Abführbehandlung wieder von WIGAND (1949) befürwortet worden. Auch er betonte die Notwendigkeit wäßriger Stühle, sieht aber nur ein zweimaliges Laxieren je Woche mit Karlsbader Salz vor und rechnet mit einer Heilung nach 5 Wochen (s. auch WARNECKE 1951).

Die Behandlung mit Serien *kopiöser Einläufe* mit verschiedenartigen Zusätzen, die früher eine große Rolle spielte, ist in neuerer Zeit in den Hintergrund getreten. Ebenso wie das Laxieren ist sie nach SCHÜFFNER (1949) ein ungerechtfertigter Eingriff in die Darmfunktionen (abgesehen von den prophylaktischen Kleinklysmen). Die Aufgabe der *Analsalben* ist es, reizmildernd oder anästhesierend zu wirken. Zusätze von Quecksilber oder anderen Stoffen, die unter Umständen selbst reizend wirken und die Eier am After doch nicht sicher vernichten, sind besser zu vermeiden.

Trichuriasis.

Von **H. Vogel.**

Vorkommen. *Trichuris trichiura* (Syn. *Trichocephalus dispar*) ist ein häufiger Kosmopolit. In vielen feucht-warmen Ländern befällt er zwischen 40 und 90% der Eingeborenen, und auch in Europa ist er, wie die Angaben der Tabelle S. 785 erweisen, in manchen Gebieten recht häufig.

Bau und Lebensweise von Trichuris. Der deutsche Name *Peitschenwurm* veranschaulicht die charakteristische Teilung des Körpers in eine dünne geißelartige Vorderpartie und einen dickeren Hinterabschnitt, der ungefähr $^2/_5$ der Gesamtlänge ausmacht. Die Männchen, am eingerollten Hinterende kenntlich, sind 30—45 mm lang, die Weibchen 35—50 mm. Die Eier messen 50—54 μ zu 22—23 μ, sind braun, dickschalig und an der „Citronenform" und den beiden hellen Polpfröpfen leicht zu erkennen (Abb. 9).

Der normale Aufenthaltsort der Trichuren ist der *obere Dickdarm*, besonders das Coecum. Gelegentlich wird der Wurmfortsatz besiedelt, bei starker Infektion zuweilen auch das Ileum und der untere Dickdarm. Mit seinem schlanken Vorderabschnitt bohrt sich der Parasit zur Verankerung in die oberste Schicht der Mucosa ein, selten tiefer. Nach HOEPPLI (1927) werden Wirtszellen in der unmittelbaren Nachbarschaft des Wurmvorderendes durch dessen Sekrete verflüssigt und von den Parasiten als Nahrung aufgenommen. Nach einer anderen, weitverbreiteten Ansicht soll Trichuris ein Blutsauger sein. Es muß jedoch betont werden, daß ein stichhaltiger Beweis dafür nie erbracht worden ist. Die Beweiskraft positiver Berlinerblau-Reaktionen, die ASKANAZY (1896), der Urheber dieser Ansicht, in den Darmzellen von Peitschenwürmern erhalten hatte, ist durch Eisenbefunde in freilebenden Nematoden und in Taenia saginata, also Würmer, die sicher kein Blut saugen, in Frage gestellt worden. Auch ist die Auffindung eines blutgefüllten Trichuris-Exemplars durch GARIN (1908) ein seltener Einzelfall geblieben.

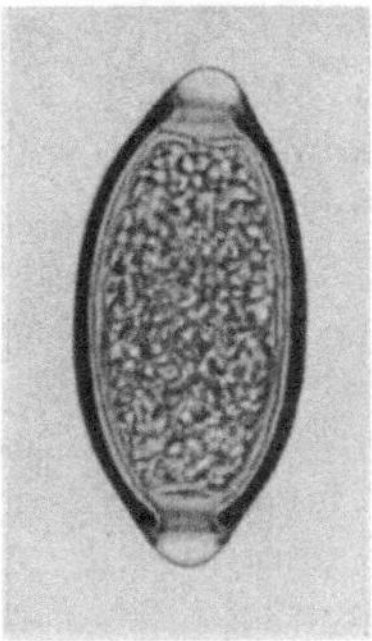

Abb. 9. Ei von *Trichuris trichiura*. Vergr. 550mal. (Originalaufnahme des Verfassers.)

Entwicklung und Übertragung von Trichuris. Die abgelegten Eier enthalten eine Eizelle und werden unter Ausbildung einer Larve in einigen Wochen infektionsreif. Hierzu bedürfen sie einer höheren Feuchtigkeit als Spulwurmeier und sind gegen Austrocknung weniger widerstandsfähig als diese (SPINDLER 1929 u. a.). Die Übertragung auf den Menschen entspricht der von Ascaris. Die im Dünndarm ausgeschlüpften Larven führen jedoch keine Wanderung aus, sie dringen nur für einige Tage in die LIEBERKÜHNschen Krypten ein. Die Zeit bis zur Eiablage scheint 4—5 Wochen, die Lebensdauer mehrere Jahre zu betragen.

Epidemiologie und Bekämpfung. Es sind im wesentlichen die gleichen Gesichtspunkte maßgeblich wie bei der Ascariasis.

Pathogenese. Entzündliche Erscheinungen fehlen in der Regel an den Anheftungsstellen der Würmer. Doch wurde in einer Anzahl von Fällen Trichuris als Urheber oder begünstigender Faktor für umschriebene Schwellungen der Coecumwand mit eosinophil- und rundzelliger Infiltration und Schleimhautnekrose, ferner für fibrinös-adhäsive Entzündungen der Serosa und für diffuse Dickdarmkatarrhe festgestellt (ANSCHÜTZ 1922, STAHR 1922, NAUCK 1929 u. a.). Wahrscheinlich können Peitschenwürmer gelegentlich eine bakterielle Infektion der Darmwand begünstigen. Die Entstehung der Anämie bei sehr starkem Trichuris-Befall ist noch ungeklärt. MUSGRAVE und CLEGG (1908) stellten ein erwachsenes Trichuris-Exemplar als Ursache eines plötzlichen Exitus an Herzembolie in der linken Coronararterie bei einem 17jährigen Filipino fest, ohne eine Erklärung für diese ungewöhnliche Lokalisation geben zu können.

Klinische Bilder. Viele Trichuris-Träger neigen dazu, die Bedeutung ihrer Parasiten, die sie oft für „exotisch" und selten halten, stark zu überschätzen. Auch für den Arzt ist es nicht leicht, zwischen einem zufälligen Zusammentreffen des häufigen Nematoden mit irgendwelchen Gesundheitsstörungen und tatsächlichen Wurmfolgen zu unterscheiden, weil eine Klärung ex juvantibus gewöhnlich an der Therapieresistenz des Peitschenwurmes scheitert. Die Trichuris-Infektionen lassen sich in drei klinische Grade einteilen, 1. den *symptomlosen*

Befall, die häufigste Form, zumal in der gemäßigten Zone, wo die Parasitenzahl gewöhnlich klein ist; 2. Fälle mit *mäßig starken*, oft nur sehr vagen Krankheitserscheinungen und 3. die *schweren*, eventuell *lebensbedrohenden Masseninvasionen.*

In den Fällen des zweiten Grades treten vorwiegend Symptome von seiten des Verdauungskanals auf, *Schmerzen und Druckempfindlichkeit des Leibes* in der Gegend des Coecum und Colon, wobei zuweilen die spastisch kontrahierten Darmabschnitte tastbar sind, hartnäckige *Obstipation*, seltener Diarrhoe, weiterhin Meteorismus, Flatulenz, Brechreiz und Appetitlosigkeit, möglicherweise auch Störungen nervöser oder allergischer Art (Swartzwelder 1939, Plessen 1945, Teusch 1948, Antognini 1949 und Boehnke 1950). Mitunter rufen Reizerscheinungen durch Trichuren, die im Wurmfortsatz oder Coecum sitzen, Appendicitissymptome hervor. In mehreren operierten Fällen, die Kappeler (1921), Anschütz (1922), Stahr (1922) und Sauer (1923) mitgeteilt haben, hatten Peitschenwürmer einen entzündlichen Tumor der Coecumwand hervorgerufen, der einige Male Ursache einer cöcocöcalen Invagination und im Falle Sauers offenbar Ausgangsort einer Streptokokkenphlegmone der Dickdarmwand war. Blutbefunde im Stuhl und Anämien treten bei mäßiger Trichurisinfektion gewöhnlich nicht auf. Otto (1935) fand in Louisiana bei einer vergleichenden Untersuchung an 213 wurmfreien und 197 nur mit Trichuris, teils schwach, teils stärker infizierten Kindern gleiche Durchschnittswerte des Hämoglobingehaltes und der Erythrocytenzahl. Der Prozentsatz der Eosinophilen betrug im Mittel bei den wurmfreien Kindern 4,5 und bei den befallenen 5. Teusch fand den Eosinophilengehalt bei $^1/_4$ seiner Trichuris-Fälle zwischen 10 und 30%.

Als Beispiele für die seltenen schweren, durch massive Trichuris-Infektionen verursachten Erkrankungen verweise ich auf 14 von Becker (1902), Musgrave und Clegg (1908), Schmidt (1913), Dieckmann (1924), Tobler (1926), Fidel Fernandez (1932), Ross (1942) und Getz (1945) geschilderte Fälle, von denen 6 tödlich verliefen. Durch Autopsie oder Wurmkuren wurden mehrere Hunderte bis Tausende von Peitschenwürmern festgestellt, oder es fand sich eine ungewöhnlich hohe Zahl von Trichuris-Eiern im Stuhl. Das ziemlich einheitliche Krankheitsbild wurde von einer *chronischen Colitis* beherrscht, die sich in *hartnäckigen Diarrhoen* und in einem Teil der Fälle in bluthaltigen Stühlen äußerte, ferner von einer *hypochromen Anämie.* Dazu traten starke Gewichtsverluste, zuweilen Ödeme und Herzstörungen. Mitunter sind tiefsitzende Trichuren bei der Rectoskopie oder auf der prolabierten Mastdarmschleimhaut sichtbar. In 5 der zitierten Fälle konnte die ursächliche Rolle der Peitschenwürmer durch den klinischen Heilungserfolg nach Abtreibung der Parasiten oder eines großen Teiles derselben bestätigt werden.

Die Diagnose beruht auf dem Nachweis der charakteristischen Eier.

Therapie. Peitschenwürmer zeigen eine auffallende Resistenz gegenüber den üblichen Anthelminthica. Die früher benützten Mittel Thymol und Benzinwasser wirken sehr unzuverlässig, auch die Erfolge mit Ol. Chenopodii und Tetrachloräthylen sind sehr gering, wenn beide Mittel auch gelegentlich einige Trichuren abtreiben.

Etwas besser wirkt offenbar *Hexylresorcin*, und am erfolgreichsten ist zweifellos „*Leche de Higueron*“, der frische Milchsaft von *Ficus glabrata* und einigen anderen Feigenbäumen des tropischen Amerikas, der die Cuticula von Peitschen- und Spulwürmern kraft eines proteolytischen Enzyms (Ficin) angreift.

Nach Caldwell und Caldwell (1929) werden morgens auf leeren Magen 60 cm³ des Saftes in der doppelten Menge Milch verabreicht. Zwei Stunden später wird Magnesiumsulfat zum Abführen gegeben. Bei stärker infizierten Patienten sind wiederholte Kuren angezeigt. Als Nebenwirkungen können Leibschmerzen

Tabelle 5.

In üblichen Dosen erzielten	Nach Versuchen von	Reduktion der Eizahl um Prozent	Eifreiheit in Prozent der Fälle	Zahl der Behandelten
Leche de Higueron .	Caldwell u. Caldwell (1929)	85,4	53,8	117
Leche de Higueron .	Hoekenga u. Box (1949)	62,8	18,5	27
Hexylresorcin	Brown (1932)	32,0	7,0	368
Ol. Chenopodii . . .	Caldwell u. Caldwell (1929)	17,0	1,7	117

und Brechreiz auftreten. Kontraindikationen sind nicht bekannt. Leider kommt eine Anwendung des Feigensaftes wegen seiner geringen Haltbarkeit nur in den Ursprungsländern in Frage. Ein konserviertes Handelspräparat befriedigte im Hamburger Tropeninstitut nicht. Ob „*Nematolyt*", ein neues Präparat, das auf dem gleichen Prinzip der Cuticula-Auflösung beruht (Ammon 1950), einen geeigneten Ersatz darstellt, bedarf noch der Nachprüfung.

Die Anwendung und Dosierung des *Hexylresorcins* ist bereits S. 817 besprochen worden. Ross (1942) sah bei einer Patientin mit schwerer Trichuris-Infektion, chronischen Diarrhoen und Anämie nach 3 Kuren zu 0,9 oder 1,6 g Hexylresorcin in einwöchigem Abstand große, auf insgesamt 1000 Stück geschätzte Trichuris-Mengen abgehen und erreichte dadurch eine klinische Heilung, wenn auch keine völlige Wurmfreiheit. Nach Whittier, Einhorn und Miller (1945) besteht die beste Behandlung in einer kombinierten Anwendung von Hexylresorcin per os und Verweilklistieren mit dem gleichen Mittel 1:1000. Basnuevo (1951) läßt 2 Std nach einem abendlichen Reinigungsklistier eine Lösung von 1 g Hexylresorcin in 9 cm³ Glycerin, die mit 200 cm³ Wasser gemischt worden ist, einlaufen und möglichst über Nacht halten. Auch er empfiehlt die kombinierte Anwendung des Mittels.

Ferner ist über erfolgreiche Kuren mit folgenden Mitteln berichtet worden, die einer weiteren Prüfung wert sein dürften:

Russische Autoren haben wiederholt gute Ergebnisse mit dem Arsenpräparat „*Osarsol*", das dem deutschen „*Spirocid*" entspricht, mitgeteilt. Das Präparat wurde in Tabletten zu 0,25 g und relativ hohen Tagesdosen eingenommen, teilweise in Kombination mit Methylenblau. Gatowskaja und Kasakoff (1930) gaben Erwachsenen an 3 aufeinanderfolgenden Tagen 3mal täglich 0,5 g Osarsol vor dem Essen. Semenova (1933) behandelte 2 Tage mit 2—3mal täglich 0,15 g Methylenblau und 4 Tage lang in ansteigenden Dosen mit täglich 3—6 Tabletten Osarsol, insgesamt 16—20 Tabletten. Danach sah sie bei 102, zum Teil wiederholt im Abstande von 1 Monat Behandelten, die Trichuris-Eier in 75% der Fälle verschwinden. Als Nebenwirkungen wurden von russischen Autoren bei einigen Kindern Nieren- und Darmreizungen beobachtet. Huber (1930) verteilte bei 3 Kindern von 4—8 Jahren die Spirocidgaben auf 2 Monate und gab einen Tag um den anderen, beginnend mit $^1/_4$ einer Tablette von 0,25 g, jedesmal um $^1/_4$ Tablette mehr, bis auf schließlich 4mal $^1/_4$ Tablette (oder 2mal $^1/_2$ Tablette) ansteigend. Die Gesamtdosis war 30 Tabletten. Nach 2—4 Wochen ließen sich keine Trichuris-Eier mehr nachweisen.

Burrows, Morehouse und Freed (1947) behandelten 23 mit Trichuris infizierten Frauen mit *Emetinum hydrochloricum* in Tabletten zu 22 mg mit dünndarmlöslichem Überzug, die 3mal täglich verabreicht wurden. Die Gesamtdosis betrug in 15 Fällen 0,78 g und wurde auf 4—12 Tage verteilt; in den restlichen Fällen lag sie niedriger. Bei allen Behandelten gingen Peitschenwürmer ab, im Höchstfalle 2538 Stück, die Eiausscheidung verminderte sich um 88%, und 11 der 23 Patientinnen waren nach der Kur eierfrei. Die beobachteten Nebenwirkungen, Diarrhoe mit Abgang von Blut, Schleim und Mucosafetzen, blieben zwar ohne ernste Folgen, mahnen aber zu vorsichtiger Anwendung des Mittels.

Ankylostomiasis.

Von **H. Vogel.**

Vorkommen. Die Hakenwurminfektion oder Ankylostomiasis, worunter Infektionen mit *Ankylostoma duodenale, Necator americanus* und dem beim Menschen selteneren *Ancylostoma braziliense* zu verstehen sind, tritt innerhalb einer Zone auf, die ungefähr zwischen dem 45. Grad nördlicher und dem 30. Grad südlicher Breite liegt. Durch die klimatischen Bedürfnisse der Hakenwurmlarven, die sich im Freien am Erdboden entwickeln, ist die Ankylostomiasis an warme und niederschlagsreiche Gebiete gebunden. Sie fehlt deshalb in den Wüsten und hohen Gebirgen der Tropenländer, kann aber andererseits auch außerhalb ihrer eigentlichen Verbreitungszone in feucht-warmen Bergwerken Fuß fassen. Um 1880 fand z. B. beim Bau des St. Gotthardtunnels ein schwerer Ausbruch unter den Tunnelarbeitern statt, und in den Kohlengruben des Ruhrgebietes waren 1902/03, als die Hakenwurminfektion dort ihren Höhepunkt erreicht hatte, 9,1% der Bergleute befallen und 113 Schachtanlagen verseucht (Löbker und Bruns 1906). In den feuchten Tropenländern liegt der Prozentsatz der Hakenwurm-Infizierten bei der eingeborenen Bevölkerung gewöhnlich zwischen 50 und 95. Gebiete starken Befalles befinden sich in Süd- und Mittelamerika, einschließlich Westindiens, mit Brasilien und Puerto Rico als besonders berüchtigten Seuchenherden, ferner im tropischen und südlichen Afrika, in Vorder- und Hinterindien, Indochina und Südchina, auf Ceylon, den Sunda-Inseln und Philippinen. Die Gesamtzahl der Hakenwurm-infizierten Menschen hat Stoll (1947) auf 456,8 Mill. berechnet, ein knappes Viertel der Menschheit. Davon entfallen 359 Mill. allein auf Süd- und Ostasien mit den vorgelagerten Inseln, 49 Mill. auf Afrika, 42 Mill. auf das tropische Amerika, 1,8 Mill. auf Nordamerika und 1,4 Mill. auf Europa (ohne USSR.).

Ankylostoma duodenale und *Necator americanus* zeigen gewisse Unterschiede in der geographischen Verteilung, die sich durch Verschleppung und zunehmenden Verkehr mehr und mehr verwischen. In Südeuropa, wo die Infektion nordwärts bis Oberitalien (Po-Ebene) reicht, in Nordafrika, Nordindien, Nordchina und Japan, also an den nördlichen Randgebieten des Hakenwurmgürtels, tritt so gut wie ausschließlich *A. duodenale* auf. Als ein ursprünglich reines *Necator*-Gebiet ist das tropische Afrika anzusehen. Nach der Neuen Welt wurde *Necator* offenbar erst mit den afrikanischen Negersklaven verpflanzt, trägt also seinen Beinamen *americanus* nicht ganz mit Recht, wenn er in Amerika auch fast überall die vorherrschende oder alleinige Art geworden ist. In den meisten Festland- und Inselgebieten Südasiens treten beide Arten gemischt auf.

Morphologie. *Ankylostoma duodenale* (Dubini 1843) ist ein ziemlich plumper Nematode, der im männlichen Geschlecht 8—11 mm, im weiblichen 10—13 mm lang wird. Im Kopfende befindet sich eine harte Mundkapsel, deren Öffnung nach dem Rücken zu gerichtet ist. Von ihrem ventralen Rande ragen 2 fast gleich große Zahnpaare in die Mundhöhlung hinein. Das hintere Körperende ist beim Weibchen stumpf-konisch und mit einem winzigen Endstiftchen versehen. Beim Männchen läuft es in eine glockenförmige, dünnhäutige Bursa copulatrix aus, die durch 13 Rippen verstärkt ist. Am Grunde der Bursa befindet sich die Ano-Genitalöffnung, aus der zwei dünne Begattungsborsten (Spicula) mit einfacher Spitze hervorgestreckt werden können. Die Geschlechtsöffnung des Weibchens befindet sich hinter der Körpermitte auf der Bauchfläche. (Über die Anatomie im einzelnen siehe Looss 1905). Die Eier sind 56—61 μ lang und 34—38 μ breit, besitzen einen regelmäßigen elliptischen Umriß und eine sehr dünne Schale. In ihrem Innern liegt, von einer wasserklaren Zone umgeben, eine dichtgefügte Gruppe granulierter Zellen (Furchungskugeln), deren Zahl in frisch abgesetzten Faeces meist 4—8 beträgt (vgl. Abb. 10, links und Mitte).

Necator americanus (Stiles 1902), ähnelt der vorigen Art in vieler Hinsicht. Das Männchen ist 7—9 mm lang, das Weibchen 9—11 mm, beide Geschlechter sind deutlich schlanker als bei A. duodenale und besitzen ein spitzeres Kopfende mit kleinerer Mundkapsel. An Stelle von Zähnen trägt letztere an ihrem ventralen Rande 2 bogenförmig nach der Mittellinie vorspringende Platten. Die Bursa copulatrix des Männchens ist gegenüber der vorigen Art mehr in die Länge gestreckt. Die Spicula tragen an ihrem Ende ein Widerhäkchen. Beim Weibchen fehlt das kleine Stiftchen am Hinterende und die Geschlechtswege münden etwas vor der Körpermitte. Die Eier (Abb. 10) ähneln denen von Ankylostoma.

In der Regel lassen sich die beiden Arten schon ohne Mikroskop mit bloßem Auge oder einer Lupe auf Grund der *Körperhaltung* unterscheiden, die die Würmer nach ihrem Absterben einnehmen. Bei A. duodenale ist das Kopfende im gleichen Sinne wie der Körper gekrümmt (Lordose). Bei *Necator* ist nur ein kurzer Kopfabschnitt dorsalwärts aufgebogen, der übrige Körper hingegen in entgegengesetztem Sinne gekrümmt. Außerdem fällt bei *Necator* schon makroskopisch die geringe Dicke und der spitze Kopf auf.

Während A. duodenale und N. americanus dem Menschen eigentümliche Parasiten sind, ist die 3. Art, *Ankylostoma braziliense de Faria* 1910, ein Hakenwurm der Katzen und

Hunde (auch wilder Caniden und Feliden), der jedoch als seltener Gelegenheitsgast auch im Darme des Menschen auftreten kann, vor allem im indisch-pazifischen Raume. Etwas größer ist die pathogene Bedeutung des 3. Larvenstadiums dieser Art, das in verschiedenen warmen Ländern, am häufigsten in Florida und Texas eine menschliche Hautkrankheit, den „*Hautmaulwurf*" (s. S. 837), hervorruft. *A. braziliense* ist etwas kleiner als *A. duodenale* und besitzt wie diese Art 2 Zahnpaare, deren inneres aber sehr viel kleiner als das äußere ist.

Die große Übereinstimmung, die die 3 Arten hinsichtlich ihres biologischen, epidemiologischen und pathogenetischen Verhaltens und ihrer chemotherapeutischen Beeinflußbarkeit zeigen, erlaubt es, sie im folgenden gemeinsam als „*Hakenwürmer*" zu behandeln. Auch die Bezeichnungen „*Ankylostomiasis*" und „*Uncinariasis*" werden für Infektionen mit allen 3 Arten gebraucht.

Entwicklung und Übertragung. Wenn Hakenwurmeier mit den Faeces ins Freie auf den Erdboden gelangt sind und ihnen Wärme, Feuchtigkeit und Sauerstoff zu Gebote stehen,

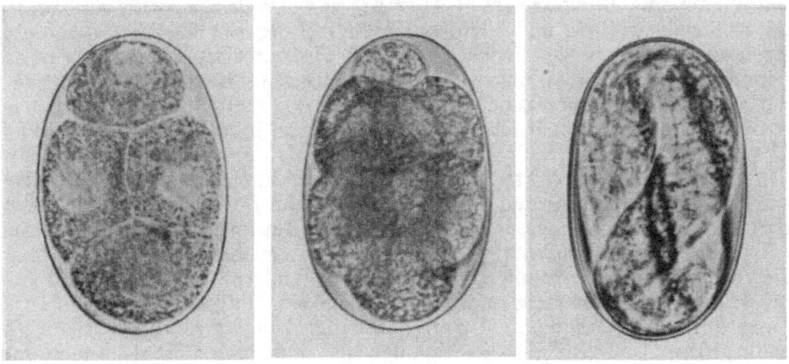

Abb. 10. Eier von *Necator americanus* (Vergr. 550mal). Links: Vierzellstadium, Mitte: Achtzellstadium, beide aus frischen Faeces. Rechts: ausgereiftes Ei mit Larve aus älterem Stuhl, kurz vor dem Ausschlüpfen. (Originalaufnahmen des Verfassers.)

schreitet ihre Entwicklung rasch bis zum 1. Larvenstadium fort (Abb. 10, rechts) und bei einer Temperatur von 26—28° C beginnen die Larven schon nach ungefähr 1 Tag aus ihrer Eihülle auszuschlüpfen. Sie nähren sich dann als freilebende Organismen von feinen Kotbestandteilen, insbesondere Bakterien. Nach 2 Häutungen, etwa am 5. Tage (bei kühlerer Temperatur entsprechend später), erreichen sie das *3. Stadium* und sind damit *infektionsreif*. Sie haben jetzt eine Länge von 0,6 mm und werden noch von der letzten, nicht abgestreiften Larvenhaut wie von einer Scheide umschlossen. Sie nehmen nun keine Nahrung mehr auf, sondern leben von Reservestoffen und halten sich an der ursprünglichen Stelle, wo die Fäkalien inzwischen unter dem Einfluß des Klimas und der Kleintierwelt verschwunden sind, *im oberflächlichen Erdreich* auf (meist nicht tiefer als 1 cm). In feuchtem, beschattetem und lockerem Boden (Humus oder Sand) können sich die infektionsreifen Larven mehrere Wochen, vereinzelt bis 3 Monate lang am Leben erhalten. Ihr unentbehrliches Lebenselement ist das spärliche Bodenwasser, das in Form capillarer Häutchen die feinen Erdpartikel und den Larvenkörper selbst überzieht. Wenn die Bedingungen günstig sind, erscheinen die Larven an der Erdoberfläche und recken den Vorderkörper tastend empor. Starke Trockenheit und Besonnung werden ihnen schnell zum Verderben; auch feste Lehm- und Tonböden erwiesen sich als ungünstig, ferner saure und salzhaltige Milieus. (Über die Lebensbedingungen der Larven siehe die Zusammenfassung von CORT 1925.)

Die *Infektion des Menschen* kann *per os* oder *durch die Haut* hindurch erfolgen. Praktische Bedeutung hat nur der zweite, von LOOSS 1898, (s. 1911) entdeckte Infektionsmodus. Beim Eindringen in die Haut, das gewöhnlich an den Füßen (Barfußgänger) stattfindet, wird die Larve von einer Thermotaxis geleitet. Nach Eintritt in kleine Hautvenen wird sie mit dem *Blutstrome* über die rechte Herzkammer in die *Lunge* befördert (s. die klassische Monographie von LOOSS 1911), bleibt dort in den Capillaren stecken und tritt in die *Alveolen* über. Das Flimmerepithel der *Luftwege* und der *Schluckakt* vollenden den Transport der Parasiten an ihren normalen Aufenthaltsort, das *Jejunum*. (Der Beiname „*duodenale*" für

Ankylostoma ist also irreführend.) Manche Larven weichen von der üblichen Wanderbahn ab, geraten ins Lymphsystem oder in den großen Kreislauf und gehen zum Teil im Gewebe zugrunde.

Während oder nach der Wanderung erfolgt die 3. Häutung und im Darm die 4., die den Würmern ihre endgültige Gestalt und die Mundbewaffnung verleiht, mit deren Hilfe sie sich an der Dünndarmmucosa festheften (Ernährung s. S. 834). In wenigen Wochen werden die Parasiten geschlechtsreif. Männchen und Weibchen sind ungefähr in gleicher Zahl vorhanden. Die ersten Eier treten 5—7 Wochen nach der Infektion in den Faeces auf. Ein *Necator*-Weibchen erzeugt durchschnittlich je Tag ungefähr 10000 Eier und je 1 g geformten Stuhl um 50 Eier. Für *Ankylostoma duodenale* liegen die Zahlen etwa doppelt so hoch. (Es kann sich hierbei nur um Annäherungswerte handeln, da die Eiproduktion je nach Alter der Weibchen und Dichte der Darmbesiedlung Schwankungen unterworfen ist, ferner die Eimenge je 1 g Faeces je nach deren Zusammensetzung variiert.) Die *Lebensdauer* der Hakenwürmer kann bis 5 oder 7 Jahre betragen (KENDRICK 1934), ist aber bei den meisten Exemplaren kürzer.

Epidemiologie und Bekämpfung. In vielen tropisch-subtropischen Gebieten tritt die Ankylostomiasis als eine *Berufskrankheit der Feld- und Plantagenarbeiter* auf, und überall ist es der arme, schlecht ernährte und barfußgehende Teil der Bevölkerung, der die schwersten Erkrankungen und die meisten Todesfälle durch Hakenwürmer aufzuweisen hat. Durch Probeabtreibungen oder Eierzählungen bei repräsentativen Bevölkerungsgruppen läßt sich die Infektionsstärke, die hauptsächlich für den Grad der klinischen Schädigung maßgeblich ist, erfassen und der Erfolg von Bekämpfungsmaßnahmen kontrollieren. Ort und Stärke der Bodendurchseuchung können durch Anreicherung der Hakenwurmlarven aus Erdproben mit Hilfe des BAERMANNschen Apparates (CORT und Mitarbeiter 1922) ermittelt werden. Neben den klimatischen und Bodenfaktoren sind es vor allem die *Defäkationsgebräuche* der Bevölkerung, die den Grad der Bodenverseuchung bestimmen. Im intensivsten ist diese naturgemäß da, wo die Faeces *frei am Erdboden*, gewöhnlich in Nachbarschaft der Wohnstätten, deponiert werden, wie in den meisten unsanierten Hakenwurmländern. Hingegen wird in Gebieten, in denen *Aborte* allgemein im Gebrauch sind, der größte Teil der Wurmbrut aus dem Entwicklungsgang ausgeschaltet; denn in den Sammelgruben oder -kübeln hemmen die Zersetzungsprodukte des Urins eine Entwicklung der Eier und töten diese nach mehreren Wochen ab. Allerdings kann die Ankylostomiasis auch trotz des Gebrauches von Aborten überhandnehmen, wenn *frische menschliche Fäkalien als Dünger* verwendet werden, wie z. B. in den chinesischen Maulbeer- und Gemüseplantagen (CORT und Mitarbeiter 1926). Ein oberflächliches Vergraben der Faeces schaltet die Hakenwurmgefahr nicht aus, da die Larven sich zum Teil noch durch Erdschichten bis zu 90 cm Dicke emporarbeiten können.

Die *Aufgaben der Bekämpfung und Verhütung*, die sich aus dem Lebenscyclus ergeben, sind 1. eine *Verhinderung der Bodenverseuchung*, 2. eine *periodische Befreiung der Bevölkerung von ihrer Wurmbürde* und 3. eine *Verhütung der Percutaninfektion*. Dem ersten Ziele dient die *Einführung von Aborten*. Ist schon die Auswahl und Errichtung geeigneter Modelle nicht leicht, so hat sich die Umerziehung der Bevölkerung zur dauernden Benützung der neuen Einrichtung als noch schwieriger erwiesen, ebenso die Instand- und Sauberhaltung, die darüber entscheidet, ob das Bekämpfungsmittel den erwarteten Nutzen stiftet oder im Gegenteil zur Ansteckungsquelle wird. Zur Abtötung der Hakenwurmlarven am Latrinenfußboden hat sich Ausstreuen von Rohsalz bewährt.

Eine *Durchbehandlung großer Bevölkerungsgruppen* hat neben ihrem segensreichen Einfluß auf die Kranken den gleichen hygienischen Effekt wie die Latrineneinführung, sie schränkt die Bodenverseuchung ein. Da die Behandlungserfolge nach einiger Zeit durch Reinfektionen zunichte gemacht werden, sind Wiederholungen in 2-, 1- oder $^1/_2$-jährigen Abständen, je nach dem Verseuchungsgrad, erforderlich. Die Percutaninfektion der Larven kann durch Tragen von *Lederschuhzeug* stark eingeschränkt werden; doch scheitert diese einfache Maßnahme vielfach an der Kostenfrage.

Aus den Bergwerken des Ruhrgebietes konnte die Ankylostomiasis dank besonders günstiger Umstände restlos verbannt werden (LÖBKER und BRUNS 1906, HEINE 1938). In den feuchtwarmen Ländern ist jedoch an eine Ausrottung der Hakenwürmer gar nicht zu denken, und die Bekämpfung muß sich dort mit einer *Einschränkung des Befalles* begnügen, möglichst *bis zum Verschwinden der klinischen Ankylostomiasis*, d. h. der Fälle mit hoher Wurm- und Eizahl. Der Prozentsatz der Infizierten („Hakenwurmträger“) bleibt gewöhnlich auch nach Erreichung dieses Zieles ein hoher. Ein umfangreiches Schrifttum legt Zeugnis von den großzügigen Bekämpfungsfeldzügen ab, die vor wenigen Jahrzehnten amerikanische Ärzte mit Unterstützung der Rockefeller Foundation in vielen Tropenländern durchgeführt haben (z. B. SMILLIE 1922a u. b, DARLING 1922). Schon vorher ist von holländischen Ärzten (BAERMANN 1917) auf den Sundainseln Vorbildliches auf diesem Gebiete geleistet worden (siehe auch die *Bibliography* der Rockefeller Foundation 1922 mit 5680 Literaturzitaten und FÜLLEBORN 1923).

Pathologie, Pathogenese, Immunität. Bei der Untersuchung an *Ankylostomiasis Verstorbener* fallen gewöhnlich folgende *krankhafte Veränderungen* auf: eine hochgradige Anämie aller Organe (Knochenmark s. S. 835); Ödeme der Subcutis und mäßiger Höhlenhydrops; im Jejunum kleine Blutaustritte und winzige Epitheldefekte an den besetzten und verlassenen Bißstellen der Hakenwürmer, entzündliche Zellinfiltration und Verdickung der Schleimhaut (selten blutgefüllte Hohlräume in der Submucosa, die einen Hakenwurm einschließen); ein schlaffes und dilatiertes, zuweilen hypertrophisches Herz mit zum Teil verfetteten oder getrübten Muskelfasern, rundzelliger Infiltration und leichter Bindegewebsvermehrung im Interstitium; Fetteinlagerung in die Leberzellen und in das Epithel der gewundenen Harnkanälchen.

Die Kernfrage der Pathogenese und eine lange Zeit umstrittenes Problem ist die *Entstehung der Hakenwurmanämie*. In den Frühzeiten der Ankylostomiasisforschung (GRIESINGER 1854, ERNST 1888, LEICHTENSTERN 1898) war auf Grund des Befundes blutgefüllter Würmer in frischen Leichen der *Blutentzug* als das wesentliche Moment angesehen worden. Später maßen jedoch viele Autoren (z. B. LOOSS 1905, ASHFORD und Mitarbeiter 1911) unter dem Eindruck, daß die meisten Sektionen graue, blutleere Parasiten ergaben, dem Blutentzug eine geringe Bedeutung bei und stellten die Hypothese in den Vordergrund, daß die Hakenwurmanämie durch *Wurmgifte* hervorgerufen wird. Die Wirkung der vermuteten Toxine stellte man sich teils als eine *Hämolyse*, teils als eine *Hemmung der Erythropoese* vor. Die erstgenannte Annahme erwies sich als nicht haltbar, da sich bei der Hakenwurmanämie weder eine Bilirubinvermehrung im Serum (DE LANGEN 1924), noch eine Ablagerung eisenhaltiger Pigmente in Leber und Milz nachweisen ließ (FÜLLEBORN und KIKUTH 1929). Erst Anfang der dreißiger Jahre hat sich dann auf Grund neuer eingehender Untersuchungen an hakenwurminfizierten Hunden und Menschen die alte Vorstellung von der *primären Bedeutung der chronischen Blutentziehung* durchgesetzt. Die Hakenwurmanämie wurde eindeutig als *Eisenmangelanämie* erkannt.

Mittels einer besonderen Vorrichtung am geöffneten Darm lebender Hunde konnten WELLS (1931) und nach ihm NISHI (1934) den *Saugakt von Ankylostoma caninum*, einem in Bau und Größe *A. duodenale* sehr nahestehenden Parasiten, in allen Einzelheiten verfolgen: Sie beobachteten das Festbeißen an der Schleimhaut, wobei ein Gewebspfropf in die Mundkapsel eintritt, die raschen Kontraktionen des als Saugpumpe wirkenden Ösophagus, den Eintritt des Blutes in den Darm, wo es seinen Sauerstoff und wahrscheinlich auch Plasmabestandteile als Nahrung an den Parasiten abgibt, und in kurzen Zeitabständen die Wiederausstoßung der unveränderten Blutkörperchen aus dem Wurmafter. Das letztere Verhalten erklärt die häufige Blutleere der Würmer in erkalteten Leichen. Außerdem sickert noch an der Bißstelle Blut hervor, dessen Gerinnung durch Drüsensekrete des Wurmes verlangsamt wird. Durch Auffangen und Zählen der an beiden Wurmenden austretenden roten Blutkörperchen konnten WELLS und NISHI unter Berücksichtigung der Erythrocytenzahl im Hundeblut die verlorene Blutmenge messen. Diese betrug *je Hakenwurm*, auf *24 Std* berechnet, *0,36—0,84 cm³*. Der Blutentzug erwies sich damit, selbst wenn wir nur die erste Ziffer als Durchschnittswert ansetzen, als so beträchtlich, daß er die Anämie der Hakenwurmkranken mit ihren oft vielen Hunderten von Parasiten ohne weiteres erklärt, auch ohne die Hilfshypothese einer toxischen Markhemmung. Nach klinischen Beobachtungen zu schließen, ist *A. duodenale* ein stärkerer Blutsauger als *N. americanus*, der auch nur das halbe Körpergewicht der erstgenannten Art aufweist (SCHÜFFNER 1926).

Eine weitere Klärung brachten die *therapeutischen Versuche* von SUAREZ (1933), CRUZ (1934), ROADS und Mitarbeiter (1934) u. a. an stark anämischen

Hakenwurmkranken, die *teils unter Belassung ihrer Parasiten mit hohen Eisengaben*, teils durch *Entwurmung ohne Eisentherapie* behandelt worden waren. Bei den erstgenannten erfolgte trotz Anwesenheit zahlreicher Hakenwürmer unter einer Reticulocytenkrise ein rascher und starker Anstieg der Hämoglobinwerte, wenn auch nicht immer bis zur normalen Höhe. Bei der anderen Behandlungsform war hingegen keine Reaktion der Reticulocyten und im Laufe mehrerer Wochen keine wesentliche Hebung des Hb-Spiegels zu beobachten, offenbar weil eine *Erschöpfung der Eisenreserven* infolge langanhaltenden Blutentzuges eine Blutregeneration verhinderte. Wenn die Hakenwurmanämie auf einer Markhemmung durch Wurmtoxine beruhte, wäre bei diesen Patienten nach der Entwurmung ein Anstieg der Blutwerte, in der ersten Serie hingegen ein Fortbestehen der Markhemmung zu erwarten gewesen.

Auch der *hypochrome* und *mikrocytäre* Charakter der Hakenwurmanämie und die *Befunde im Knochenmark* stehen im Einklang mit der Annahme einer Eisenmangelanämie. Das Knochenmark zeigt als charakteristische Veränderungen eine Hyperplasie der kernhaltigen roten Zellen mit einem starken Vorherrschen der Normoblasten sowie eine Vermehrung der eosinophilen Myelocyten. Auch das Mark in der Diaphyse der großen Röhrenknochen nimmt in allen Altersklassen teilweise oder in ganzer Ausdehnung an der Erythropoese teil. Diese Befunde sind durch zahlreiche Beobachtungen an schweren chronischen und tödlichen Hakenwurmanämien gesichert worden (CRUZ 1933: 24 Sektionen; PEÑA CHAVARRA und ROTTER 1935: 96 Sektionen; ROADS und Mitarbeiter 1935: Sternalpunktionen bei 13 Kranken, AZMY und ZANATY 1939 desgleichen bei 13 Kranken. (Siehe auch LARIZZA und VENTURA 1950, die eigene Befunde und solche anderer italienischer Autoren anführen.) Nur vereinzelte Beobachter haben über ein „aplastisches", atrophisches Knochenmark bei Ankylostomiasis berichtet, z. B. SCHRETZENMAYR (1938) bei sternalpunktierten Chinesen.

Die meisten hakenwurminfizierten Menschen sind imstande, sich durch Kompensation ihrer chronischen Blutverluste einen normalen Hb-Spiegel zu erhalten. Sie werden häufig als Hakenwurmträger im Gegensatz zu Hakenwurmkranken bezeichnet, sind indessen nicht in dem Sinne als gesund zu betrachten, wie z. B. ein „Bacillenträger", da ihre Blutregeneration ständig im Übermaß beansprucht wird und da ein normaler Blutbefund Darmstörungen keineswegs ausschließt. Daß die *Zahl der Hakenwürmer* bei der Entstehung der Anämie eine wichtige Rolle spielen muß, ist nach dem Gesagten selbstverständlich. Bis 25 Exemplare von *Necator americanus* rufen selbst bei Kindern noch keine Anämie hervor (SMILLIE und AUGUSTINE 1926). Bei Erwachsenen dürfte die entsprechende Menge zwischen 25 und 100 Necatoren liegen, für *Ankylostoma* aber schätzungsweise um die Hälfte niedriger. Wenn bei einer großen Zahl Hakenwurminfizierter der Hb-Spiegel und die Zahl der ausgeschiedenen Hakenwurmeier bestimmt und die Personen dann auf Grund ihrer Eizahl zu Untergruppen zusammengefaßt werden, wie z. B. in den Untersuchungen FÜLLEBORNS (1929) in Nordargentinien, so läßt sich ein Absinken des durchschnittlichen Hb-Gehaltes mit steigender Ei- und damit Parasitenzahl feststellen. Bei der Betrachtung von Einzelfällen hingegen ergibt sich, wie allen Hakenwurmforschern aufgefallen ist, oft ein Mißverhältnis zwischen dem Hb-Gehalt und der Zahl der Eier oder der abgetriebenen Würmer. Personen mit relativ wenigen Parasiten können anämischer sein als erheblich stärker infizierte, und selbst solche mit 500 oder mehr Necatoren können noch einen normalen Hb-Spiegel aufweisen. Dieses Verhalten ist ein Beweis für die Mitwirkung weiterer Faktoren, als deren wesentlichster die *Ernährung*, insbesondere der *Eisengehalt der Kost* anzusehen ist. Nach PEÑA CHAVARRA und ROTTER (1935) stellte derjenige Kanton von Costa Rica die meisten Fälle von schwerer Hakenwurmanämie, der den geringsten jährlichen Fleischkonsum je Kopf hatte, und aus den Angaben FÜLLEBORNS (1920) geht hervor, daß die Toleranz gegenüber einer entsprechenden Hakenwurmbürde in den Viehzuchtländern Südamerikas höher war als z. B. bei den schlechter ernährten Landarbeitern Brasiliens (SMILLIE 1922b). So wichtig der Ernährungsfaktor auch für die Entstehung der Hakenwurmanämie ist, so rechtfertigt diese Erkenntnis doch nicht den von CRUZ vertretenen Standpunkt, eine eisenarme Kost sei die primäre Ursache der Anämie, und der Hakenwurm übe dabei nur eine „sehr geringe" Wirkung aus. Das wesentliche ist in der Regel doch wohl der Blutentzug durch die Parasiten; eine eisenarme Kost verhindert dann den Ersatz des verlorenen Eisens, zu dem die guternährte Bevölkerung oft noch imstande ist (vgl. LANE 1937).

Als zusätzlicher Faktor ist noch eine *Störung der Eisenresorption* im Magen-Darmkanal unter dem Einfluß der Hakenwürmer erwogen, wenn auch bisher nicht nachgewiesen worden. Nach HEILIG und VISWESWAR (1942) sprachen auch die Hakenwurmanämiker mit achlorhydrischem Magensaft auf Eisenbehandlung gut an. Möglicherweise übt die *Rasse* der Befallenen einen gewissen Einfluß aus, denn Neger scheinen durch eine gleiche Hakenwurmmenge weniger geschädigt zu werden als Weiße (außerdem auch weniger empfänglich für die Infektion zu sein).

Die *übrigen Krankheitserscheinungen* der Ankylostomiasis können zu einem großen Teil als *Folgen der Anämie* und der mit dieser verbundenen *allgemeinen Hypoxämie* gedeutet werden. Das *Herz* wird durch den Sauerstoffmangel der Gewebe zur Mehrleistung angetrieben und reagiert mit einer Dilatation und Hypertrophie. Infolge ungenügender Versorgung des Myokards mit Sauerstoff treten zu diesen regulatorischen noch degenerative Veränderungen hinzu (Verfettung und Trübung der Muskelfasern, interstitielle Zellinfiltration als Reaktion auf den gestörten Stoffwechsel), die schließlich bei hohen Anämiegraden zu Herzinsuffizienz führen können, der häufigsten Todesursache bei unkomplizierter Ankylostomiasis. Die wesentliche Rolle, die die Anämie bei der Entstehung dieser Herzstörungen spielt, geht aus den Erfolgen der Eisentherapie hervor (CRUZ 1934, HEILIG 1942, PINTO 1947 u. a.). Auch ohne Abtreibung der Hakenwürmer hebt diese in den meisten Fällen zugleich mit der Anämie die Störungen der Herzfunktion auf und bringt die Herzvergrößerung mehr oder weniger zur Rückbildung, soweit diese nicht auf einer bereits irreparablen Hypertrophie beruht (PORTER 1937). In 6 von 65 Fällen blieb nach HEILIG (1942) trotz Hebung der Blutwerte durch Eisengaben der günstige Einfluß auf das Herz aus und stellte sich erst nach der Entwurmung ein. HEILIG glaubt hieraus schließen zu können, daß an der Schädigung des Myokards neben der Hypoxie noch Toxine oder Allergene der Hakenwürmer teilhaben.

Folgen einer allgemeinen Hypoxämie dürften auch die Fetteinlagerungen in die Leberzellen und Nierenepithelien sein, ferner die trophischen Hautveränderungen, die Muskelschwäche, das abnorme psychische Verhalten, die Störungen der Schwangerschaft und der Entwicklung Jugendlicher.

Als eine wesentliche *Ursache der Ödeme*, die bei schwerer Ankylostomiasis auftreten, ist eine *Verarmung des Blutplasmas an Gesamteiweiß, insbesondere Albumin* nachgewiesen worden (VILLELA und Mitarbeiter 1937, ZAINAL und Mitarbeiter 1940). Sie wird als Folge der fortlaufenden Eiweißverluste angesehen, die mit dem Blutentzug der Würmer verbunden sind und die bei der vorwiegend aus Kohlenhydraten bestehenden Kost vieler Tropenbewohner nicht ausgeglichen werden können. Daneben dürften auch die Zirkulationsstörungen und gelegentlich eine begleitende B_1-Avitaminose an der Entstehung der Ödeme beteiligt sein.

Daß auch *Wurmstoffe als „Toxine" oder Allergene* bei der Ankylostomiasis genau wie bei anderen Helminthiasen eine pathogenetische Rolle spielen, kann als sicher angenommen werden. Wenn wir ihrer auch heute zur Erklärung der Anämie nicht mehr bedürfen, so lassen sich doch ohne ihre Annahme die entzündlichen Erscheinungen, die während der Larvenwanderung und später in der Darmwand auftreten, ferner die Eosinophilie und die durch Cutanreaktionen nachweisbare Hautsensibilisierung gegenüber Hakenwurmsubstanzen nicht befriedigend erklären.

Über eine *erworbene Immunität* des Menschen gegenüber der Hakenwurminfektion ist Sicheres nicht bekannt. Amerikanische Forscher (McCoy 1931, Foster und Cort 1935, Otto und Kerr 1939, Otto 1948) haben durch Experimente an Hunden nachgewiesen, daß wiederholte leichte Infektionen mit *Ankylostoma caninum* eine starke, wenn auch nicht absolute Resistenz der Tiere gegen weitere Infektionen hervorrufen. Eine vitamin- oder eiweißarme Kost oder andere schwächende Einflüsse können diesen Schutzzustand aufheben oder seine Ausbildung verhindern. Wenn der Mensch, wie Cort (1932) auf Grund epidemiologischer Beobachtungen annimmt, in ähnlicher Weise auf Hakenwürmer reagiert, so wäre die Ernährung bei Ankylostomiasis noch in einem weiteren Sinne bedeutungsvoll.

Klinische Bilder. 1. Die Frühsymptome, die durch die Percutaninvasion und Wanderung der Hakenwurmlarven ausgelöst werden, sind wiederholt bei zufälligen oder absichtlichen Infektionen am Menschen beobachtet worden (Caldwell 1928, Payne 1923, Ashford und Mitarbeiter 1933, Kendrick 1934, Khalil und Salah 1935, Duvoir und Brumpt 1944, Blount 1950 u. a.).

Die *Hauterscheinungen* durch das Eindringen der Larven von *A. duodenale* und *N. americanus* äußern sich in einem schon nach wenigen Minuten einsetzenden Juckreiz und in kleinen roten Fleckchen oder Papeln, die sich im Laufe einer Woche zurückbilden. Ihre gelegentlich beobachtete Umwandlung in Bläschen oder Pusteln beruht offenbar auf Sekundärinfektionen. In der angloamerikanischen Literatur wird die Hakenwurmdermatitis häufig als *„ground-itch"* bezeichnet, ein Ausdruck, der wegen seiner Vieldeutigkeit nach Fülleborn (1930) am besten vermieden werden sollte.

Eine besondere und durch stärkere Reizerscheinungen für den Patienten viel lästigere Form der Hauteruption ist der sog. *Hautmaulwurf (creeping eruption),* der durch die Larven tierischer Hakenwürmer, insbesondere *A. braziliense* aus Hunden und Katzen hervorgerufen wird. Die wirtsfremden Larven wandern nach ihrem Eindringen in die Haut oft lange Zeit oberflächlich im Epithel umher und lassen hinter sich einen gewundenen, fortschreitenden Gang zurück, der 1—2 mm breit, leicht erhaben, entzündlich gerötet und streckenweise vesiculös ist. (Nähere Angaben und Schrifttum bei Fülleborn 1932.)

Im Anschluß an die Hauterscheinungen durch *A. duodenale* und *N. americanus* können Schwellungen benachbarter Lymphdrüsen, Halsbeschwerden wie bei einer Erkältung und vom 3.—5. Tage an Husten auftreten, der manchmal mehrere Wochen anhält. Im Sputum wurden von Khalil und Salah (1935) eosinophile Leukocyten und von Kendrick bei mehreren experimentell infizierten Personen Hakenwurmlarven angetroffen. Röntgenologische Lungenveränderungen vermißten Duvoir und Brumpt (1944) bei 5 Patienten, die sie zur Behandlung einer Polycythämie mit je 500 Larven von *A. duodenale* percutan infiziert hatten. Hingegen konnten Wright und Gold (1946) bei Patienten mit Hautmaulwurf *(A. braziliense)* in 26 von 76 Fällen flüchtige Lungenverschattungen und eine Eosinophilie des Sputums und des Blutes feststellen. Khalil und Salah (1935) beobachteten bei zwei ägyptischen Patienten ein leichtes intermittierendes Fieber in den ersten 2 Wochen nach der Infektion; doch scheinen so früh einsetzende Temperaturerhöhungen, nach den sonstigen Mitteilungen zu schließen, selten zu sein.

2. Die akute Ankylostomiasis. Nur selten werden Menschen von so vielen Hakenwurmlarven gleichzeitig befallen, daß sich die schwere akute Krankheitsform entwickelt, die ASHFORD und Mitarbeiter (1933) aus Puerto Rico und schon früher LEICHTENSTERN (1898) aus Deutschland beschrieben haben. Es handelte sich in diesen Fällen immer um *A. duodenale.* Im Anschluß an die genannten Initialsymptome setzten 2—4 Wochen nach der Infektion unter epigastrischen Schmerzen heftige *Diarrhoen mit schwarzen oder roten Blutstühlen* ein, die von einem intermittierenden *Fieber*, ferner von einer *Leukocytose* und einer ungewöhnlich *hohen Eosinophilie* des Blutes (62—91% maximal in ASHFORDs 7 Fällen) begleitet waren. Bei den am stärksten Infizierten erfolgte dann im Verlaufe weniger Wochen ein bedrohlicher Hämoglobinsturz und ein rapider Kräfteverfall mit Kollapserscheinungen. An der Auslösung dieses akuten Syndroms mit hoher Eosinophilie und Fieber ist zweifellos eine Allergie gegenüber parasitären Stoffen beteiligt. ASHFORD und Mitarbeiter maßen den Substanzen verirrter Hakenwurmlarven eine besondere Bedeutung bei.

3. Die chronische Ankylostomiasis, die schleichend einsetzt und sich allmählich im Laufe von vielen Monaten oder von Jahren bis zu den schweren Stadien weiterentwickeln kann, ist die gewöhnliche, fast ausschließlich beobachtete Form der Krankheit. Ihr klinisches Bild wird im wesentlichen durch 3 Symptomengruppen bestimmt, 1. *die Störungen von seiten des Verdauungskanals*, 2. die *Anämie* und deren Begleitsymptome und 3. die *Zirkulationsstörungen.*

An der *äußeren Erscheinung* der Hakenwurmkranken fällt neben der allgemeinen *Blässe* der Haut und Schleimhäute bei den meisten Rassen eine *gelbliche Tönung* der Hautpigmente auf, die in manchen Gegenden zu Lokalnamen der Krankheit („Amarrellao" in Brasilien, „Maulbeerblatt-Gelb" in China) Anlaß gegeben hat, und wahrscheinlich zum Teil auf dem Fehlen des warmen Bluttuntertones beruht. Ein Ikterus besteht jedenfalls nicht, und die Augenskleren erscheinen bei Hellhäutigen bläulich weiß, im Gegensatz zu dem subikterischen Ton bei Malariakranken. Eine auffällige Abmagerung ist bei unkomplizierter Ankylostomiasis im allgemeinen nicht zu beobachten. Die Haut ist in schweren Fällen trocken, rauh und atrophisch, die Schweißsekretion herabgesetzt. Öfters ist das Gesicht, besonders an den Lidern ödematös gedunsen. Die körperliche und sexuelle Entwicklung stark infizierter Jugendlicher läßt zuweilen ein deutliches Zurückgebliebensein gegenüber den gesunden Altersgenossen erkennen.

Die *Störungen von seiten des Verdauungskanals* stehen gewöhnlich im Beginn und bei den leichten Erkrankungsformen im Vordergrund. Sie fehlen auch in den fortgeschrittenen Stadien nicht, treten dann jedoch gegenüber der Anämie und den Kreislaufstörungen an Bedeutung zurück (ASHFORD und Mitarbeiter 1911). Der *Appetit* ist normal oder gesteigert, in den Spätstadien meist herabgesetzt. In manchen Hakenwurmgebieten ist Allotriophagie als eine Eigentümlichkeit der Krankheit angesehen worden. Die auffälligsten Beschwerden der Patienten sind *Anfälle von brennenden oder bohrenden Schmerzen im Oberbauch* womit auch eine Druckempfindlichkeit des Epigastriums oder des rechten Hypochondriums verbunden sein kann. Sehr häufig wird auch über ein *Völlegefühl in der Magengegend* geklagt, die zuweilen etwas vorgewölbt ist, ferner über *Sodbrennen* und *Nausea*, seltener über Erbrechen. Die Salzsäuresekretion des Magens zeigt keine charakteristischen Veränderungen. HEILIG und VISWESWAR (1942) fanden bei einer Untersuchung von 37 Kranken, die nicht über 20% Hb aufwiesen, 19% der Patienten ohne freie HCl, bei 10% herabgesetzte, bei 30%

normale und bei 24% erhöhte Werte. In neuerer Zeit haben *Röntgenuntersuchungen des Dünndarmes* (KRAUSE und CRILLY 1943, HODES und KEEFER 1945) bei Hakenwurmkranken ähnliche Bilder („deficiency pattern") ergeben wie bei Sprue und verschiedenen anderen Darmkrankheiten. Die Schleimhautfalten des Jejunums und angrenzender Darmabschnitte sind vergröbert, unregelmäßig oder obliteriert. Zugleich zeigt sich eine Erhöhung oder Herabsetzung der Motilität und Segmentation oder Dilatation einzelner Darmabschnitte. Diese Veränderungen sind um so deutlicher, je schwerer die klinischen Erscheinungen und haben bei stärkerer Ausprägung eine geringe Rückbildungstendenz nach der Abtreibung der Hakenwürmer. Die Darmentleerung geht in vielen Fällen normal vor sich, häufig besteht indessen eine hartnäckige *Obstipation*. Diarrhoen sind viel seltener und treten vorwiegend in den schwersten Krankheitsstadien auf. Die Faeces lassen bei der chronischen Ankylostomiasis keine sichtbaren Blutbeimengungen erkennen, doch kann in den meisten Fällen *okkulter Blutabgang* chemisch nachgewiesen werden. Die Magendarmsymptome sind nicht selten die einzige Äußerung einer Ankylostomiasis, namentlich bei wohlsituierten Patienten, bei denen gute Ernährung die Ausbildung einer Anämie verhindert. Sie gleichen mitunter bis ins einzelne den Erscheinungen durch Ulcus oder Carcinom des Duodenums oder Magens und führen leicht zu Fehldiagnosen, wenn die Untersuchung des Stuhles auf Wurmeier versäumt wird.

Wenn sich im Verlaufe der Ankylostomiasis eine *Anämie* entwickelt, so sinkt der Hämoglobingehalt früher und relativ stärker ab als die Erythrocytenzahl, so daß sich ein Färbeindex von unter 1 ergibt. CRUZ (1934) ermittelte z. B. bei 25 Schwerkranken folgende Werte: Hämoglobin (Normalwert=100%) 10—40%, durchschnittlich 18,68%; Erythrocytenzahl 0,9—4,58 Mill., durchschnittlich 2,41 Mill., Färbeindex durchschnittlich 0,39; Volumenanteil der Erythrocyten 6—25%, durchschnittlich 13,1%. An den einzelnen Erythrocyten fällt die Armut an Blutfarbstoff auf, ferner eine mehr oder weniger ausgeprägte Anisocytose und Poikilocytose. Die Größe der roten Zellen ist in der Regel herabgesetzt. Das durchschnittliche Erythrocytenvolumen betrug nach RHOADS und Mitarbeitern (1934) bei 83 Hakenwurmkranken mit durchschnittlich 32% Hämoglobin im Mittel 65 μ^3 (Normalwert 87 μ^3). Die Reticulocyten machen in unbehandelten Fällen gewöhnlich 1—3% aus. Mitunter treten Normoblasten in geringer Zahl im zirkulierenden Blute auf. Vereinzelt sind makrocytäre und zum Teil auch hyperchrome Anämien bei Hakenwurminfizierten beobachtet worden. Es liegt die Vermutung nahe, daß es sich hierbei um Mischbilder mit anderen, insbesondere durch Mangelkost bedingten Anämieformen gehandelt hat.

Die Gesamtzahl der *Leukocyten* ist gewöhnlich normal, sie kann jedoch zu Beginn der Infektion erhöht und bei fortgeschrittener Anämie etwas vermindert sein. Der Prozentsatz der *Eosinophilen* beginnt, wie experimentelle Infektionen am Menschen (OBA 1928, RYO 1937) gezeigt haben, schon etwa eine Woche nach der Infektion anzusteigen, erreicht $1^1/_2$—2 Monate nach dieser seinen höchsten Stand und fällt dann etwa vom 3. Monat allmählich wieder auf mäßig erhöhte Werte ab. In Fällen mit schwerer und lange bestehender Anämie ist die Eosinophilie oft gering oder fehlt. Nach der Abtreibung der Hakenwürmer ist in Zusammenhang mit der allgemeinen Blutregeneration ein vorübergehender Anstieg der Eosinophilen beobachtet worden (ASHFORD und Mitarbeiter 1911). Die Blutkörperchensenkung ist bei der Hakenwurmanämie mehr oder weniger beschleunigt (TIMPANO 1935, LARIZZA und VENTURA 1950).

Mit zunehmender Anämie stellen sich verschiedene Folgeerscheinungen ein, *Körperschwäche*, *Schwindelanfälle*, *Ohrensausen*, Neigung zum Frieren, Kopfschmerzen und als ernsteste Folge *krankhafte Veränderungen am Herzen*. Die

Patienten klagen über quälendes Herzklopfen und Kurzluftigkeit bei körperlichen Beanspruchungen, zuweilen auch über Präkordialschmerzen, die nach Ashford nicht wie bei Angina pectoris ausstrahlen. Die *Herzaktion* ist mehr oder weniger beschleunigt, der Spitzenstoß verstärkt und nach links und unten verlagert. Der arterielle Blutdruck, insbesondere der diastolische, liegt in der Regel etwas unter der Norm. Die *Auskultation* ergibt öfters eine Verstärkung des 2. Tones über der Pulmonalklappe und in den meisten Fällen ein systolisches (selten auch ein diastolisches) Geräusch von blasendem oder auch rauhem Charakter, das über dem Gebiet der Mitralis, zuweilen der Pulmonalis am deutlichsten zu hören ist. Die *Herzsilhouette* ist auf Röntgenbildern in fast allen Fällen starker Hakenwurmanämie deutlich *vergrößert*, gewöhnlich nach beiden Seiten, mitunter nur nach links, und zeigt rundliche (oft „mitrale") oder dreieckige Umrisse (Porter 1937, Broc und Calo 1941, Heilig 1942, Pinto 1947). Die genannten Autoren haben auch über *elektrokardiographische Untersuchungen* berichtet. Abgesehen von Frequenz- und Rhythmusstörungen kamen nach Pinto folgende Abweichungen am häufigsten zur Beobachtung: Niedervoltage, Abweichung der elektrischen Herzachse nach links, Deformierungen der Ventrikelkomplexe, Verzweigungsblöcke, Anomalien der T-Zacke und Erniedrigung des Zwischenstückes. Wenn die Krankheit bis zur Herzinsuffizienz fortschreitet, treten die gleichen Stauungserscheinungen wie bei anderen schweren Herzleiden auf. Insgesamt betrachtet, bieten also die kardialen Symptome der Ankylostomiasis nichts Pathognomonisches.

Peña Chavarra und Rotter (1935) beobachteten in Costa Rica bei schwerer Hakenwurmanämie in 96 Sektionsfällen eine auffällige Häufigkeit *thrombo-embolischer Prozesse.* 61% der Leichen wiesen Thrombosen und 47% Embolien auf, während die entsprechenden Hundertsätze bei den sonstigen Autopsien nur 16 bzw. 10 betrugen.

Ein sehr häufiges Symptom der fortgeschrittenen Hakenwurmkrankheit sind *Ödeme*, die an den Knöcheln, Beinen, Augenlidern, Wangen und am Scrotum auftreten. In den schwersten Stadien ergreifen sie den ganzen Körper und sind von *Ascites*, manchmal auch Hydrothorax und Hydroperikard begleitet. Die strohfarbene Flüssigkeit der Leibeshöhle hat ein sehr niedriges spezifisches Gewicht und ist fast frei von Eiweiß (Heilig 1941). Der *Urin* enthält bei reiner Ankylostomiasis selbst in Fällen hochgradiger Wassersucht gewöhnlich *kein Eiweiß*. Eine renale Genese der Ödeme Hakenwurmkranker kommt also nicht in Betracht, wenn das Äußere der Patienten oft auch stark an Nierenkranke erinnert; und der Zusammenhang zwischen Ankylostomiasis und Nephrosen, der seinerzeit in Java von de Langen (1933) angenommen worden war, aber in anderen Ländern nicht betätigt werden konnte (Khalil und Salah 1935), war offenbar durch zufällige Koinzidenz vorgetäuscht worden. Von den schweren Spätödemen sind nach Ashford und Mitarbeiter (1911) *flüchtige Gesichtsschwellungen* abzugrenzen, die schon bei frühen und leichten Krankheitsstadien auftreten können. (Möglicherweise sind sie allergischer Natur wie die Augenödeme bei Trichinose.)

Die *Körpertemperatur* ist bei der chronischen Ankylostomiasis in den meisten Fällen nicht erhöht, doch treten gelegentlich bei hochanämischen Patienten Fieberperioden auf, ohne daß sich Sekundärinfektionen als Ursache feststellen lassen (Ashford und Mitarbeiter 1911). Khalil und Salah (1935) sahen ein solches „anämisches" Fieber unter ausschließlicher Eisenbehandlung mit der Hebung der Blutwerte verschwinden.

Störungen des peripheren Nervensystems treten bei der Ankylostomiasis nicht sehr hervor. Die nicht ganz seltenen Parästhesien dürften, ebenso wie Schwindelanfälle und Ohrensausen eine unmittelbare Folge der Anämie sein. Aus Puerto Rico und Ägypten ist über Abschwächung oder Verlust der Patellarreflexe berichtet worden, und HOFF und SHABY (1939b) haben eine als subakute kombinierte Rückenmarksdegeneration aufgefaßte Störung der Gehfähigkeit mit Verlust der tiefen Reflexe, positivem Babinski und Taubheit der Füße und Finger bei 3 irakischen Patienten als Folge einer Hakenwurmanämie gedeutet. Wenn bei Ankylostomiasis ausgesprochene Nervenstörungen an den Extremitäten auftreten, so muß vor allem an *Mischbilder mit Beriberi oder Pellagra* gedacht werden, die in manchen Hakenwurmländern nicht selten sind. Anscheinend wird die Anfälligkeit für diese Avitaminosen durch eine Hakenwurminfektion erhöht (HEES 1926, SCHRETZENMAYR 1938, HOFF und SHABY 1939a), wie überhaupt die Disposition zu zusätzlichen Leiden und Infektionen, z. B. Tuberkulose, Pneumonien und Amöbenruhr.

Hinsichtlich des *psychischen Verhaltens* fällt bei schwerer Ankylostomiasis eine Neigung zu Depression, Apathie und verminderter Konzentrationsfähigkeit auf (ASHFORD und Mitarbeiter 1911), Störungen, die mit der Heilung der Anämie verschwinden. Bei hakenwurminfizierten Schulkindern ist in den USA. ein niedriger Stand der intellektuellen Leistungen und deren Hebung nach Wurmkuren festgestellt worden (SMILLIE und SPENCER 1926).

Begreiflicherweise werden auch die sexuellen Funktionen bei den geschwächten Patienten beeinträchtigt. Besonders verhängnisvoll kann sich die Krankheit während der *Schwangerschaft* für Mutter und Kind auswirken, wenn sich zusätzlich zu dem Blutentzug der Parasiten noch der hohe Bedarf des Fetus an Eisen und anderen Aufbaustoffen geltend macht. In einer Entbindungsanstalt in Colombo war die Ankylostomiasis 1932/33 für 27% der Todesfälle unter den Müttern verantwortlich, die Puerperalsepsis nur für 12,8%, und von 100 Totgeburten fielen 23 einer Hakenwurminfektion der Mutter zur Last (WIKRAMASURYA 1935). Gelegentliche Befunde von Hakenwurmeiern bei Säuglingen kurz nach der Geburt (DE LANGEN 1923) weisen auf das Vorkommen *pränataler Infektionen* während der Larvenwanderung im mütterlichen Organismus hin, das auch durch Versuche an Hunden bestätigt worden ist (FOSTER 1932).

Die Prognose ist bei geeigneter Behandlung und Abwesenheit komplizierender Leiden selbst in Fällen mit weit fortgeschrittener Anämie im allgemeinen gut, ausgenommen Patienten, bei denen sich bereits irreversible Herzschäden eingestellt haben.

Diagnose. In ihren gastrointestinalen Äußerungen kann die Ankylostomiasis eine chronische Gastritis, ein Ulcus oder Carcinom des Magens und Duodenums vortäuschen, in ihrer kardial-hydropischen Form Herzklappenfehler, Endokarditis, Beriberi und Nierenkrankheiten. Ferner sind die verschiedenen Anämieformen anderer Genese bei der Differentialdiagnose zu berücksichtigen, und es muß auch die Möglichkeit eines zufälligen Zusammentreffens des häufigen Parasiten mit anderen Krankheiten bedacht werden.

Ein Hakenwurmbefall läßt sich durch die Feststellung der charakteristischen *Eier im Stuhl* leicht und sicher nachweisen, seine Stärke durch Zählung oder Abschätzung der Eier wenigstens im groben ermessen. Durch den Erfolg der Therapie wird dann die pathogenetische Bedeutung der Parasiten im Einzelfalle bestätigt. Es empfiehlt sich *frisch abgesetzte Stühle* zu untersuchen, in denen die Eier sich noch nicht über das 8-Zellenstadium hinaus weiterentwickelt haben (Abb. 10, links und Mitte), da Hakenwurmeier mit mehr Furchungskugeln von denen der der *Trichostrongylus*-Arten (S. 844) schwer zu unterscheiden sind. Bei älteren Stühlen findet man die frühen Entwicklungsstadien der Eier am ehesten noch im Innern der Faecesmasse. Die Methode der Wahl für den Nachweis von Hakenwurmeiern ist die *Kochsalzanreicherung*, die nach einem der S. 792 angegebenen Verfahren durchgeführt wird. *Necator*-Eier sind durchschnittlich etwas länger als die von *Ankylostoma*, jedoch sind die Unterschiede zu geringfügig, um eine sichere Unterscheidung zu ermöglichen. Durch Heranzüchtung und feinmorphologische Untersuchungen des 3. Larvenstadiums ist eine Artdiagnose möglich (zusammenfassende Darstellung der Merkmale bei EISMA 1932), aber für den klinischen Bedarf ist das umständliche Verfahren entbehrlich, zumal sich die vorliegende Hakenwurmart an den abgetriebenen erwachsenen Parasiten leicht erkennen läßt.

Therapie. Die Anthelminthica, die in großem Umfange gegen Hakenwürmer angewendet worden sind oder noch werden, sind in historischer Reihenfolge: *Extractum Filicis, Thymol, Oleum Eucalypti, Betanaphthol, Oleum Chenopodii, Tetrachlorkohlenstoff, Tetrachloräthylen und Hexylresorcin.* Die vier erstgenannten sind durch die wirksameren folgenden völlig verdrängt worden und bedürfen hier keiner besonderen Besprechung. Von den vier neueren Mitteln wiederum werden heute *Tetrachloräthylen und Hexylresorcin als die ungefährlichsten allgemein bevorzugt. Ankylostoma duodenale* hat sich gegenüber allen Wurmmitteln als etwas widerstandsfähiger erwiesen als *Necator americanus.*

Oleum Chenopodii und Ascaridol. Die Einzelheiten der Anwendung, die Vorsichtsmaßregeln und Kontraindikationen sind bereits bei der Therapie der Ascariasis behandelt worden (s. S. 818). Die gegen Hakenwürmer erforderliche Kurdosis beträgt für Erwachsene 1,2—1,5 cm^3 Oleum Chenopodii oder 0,8—1,0 cm^3 Ascaridol. Die Gesamtdosis kann in 3 Einzelgaben mit 1stündiger Pause und einem nach $^1/_2$—1 Std nachfolgendem kräftigem Laxans verabreicht werden oder auf einmal und dann mit gleichzeitig verabfolgtem Ricinusöl. Auf die Bedeutung prompten Abführens für den gefahrlosen Verlauf der Kuren sei auch an dieser Stelle hingewiesen. Bei der Behandlung von Kindern empfiehlt es sich, nicht über die für Ascariskuren angegebenen Dosen hinauszugehen.

Tetrachlorkohlenstoff (CCl_4), eine farblose, flüchtige und chloroformähnlich riechende Flüssigkeit von sehr geringer Wasserlöslichkeit und dem spezifischen Gewicht 1,549, ist 1921 von HALL für die Ankylostomiasistherapie empfohlen worden. Es erwies sich als ein sehr wirksames Mittel, das insbesondere gegenüber *Necator* von keinem der bis heute bekannten Anthelminthica ganz erreicht wird. 3 cm^3 CCl_4 (für Erwachsene) beseitigen mit der ersten Kur 96,5% der Necatoren und 76,6% der Ankylostomen (KENDRICK 1929). Da auch die Verabfolgung einfach, der Preis niedrig und die sofortigen Nebenwirkungen gering sind, ist Tetrachlorkohlenstoff mehrere Jahre lang in sehr großem Umfange in den warmen Ländern verwendet worden. Wegen einer Reihe tödlicher Vergiftungen, zum Teil durch Gaben, die unter der wirksamen Dosis lagen, ist das Mittel dann in Verruf geraten und durch das verwandte, fast ebenso wirksame, aber viel harmlosere Tetrachloräthylen ersetzt worden.

Tetrachlorkohlenstoff wurde auf leeren Magen gewöhnlich in einer Dosis von 3 cm^3 für kräftige Erwachsene (für Kinder 0,05 cm^3 je Körpergewicht) auf einmal, zusammen mit einem Glas Bittersalzlösung verabfolgt. Die Hauptgefahr des Mittels besteht in seiner unberechenbaren Eigenschaft, in seltenen Fällen — vorwiegend bei Alkoholikern und stark Unterernährten — eine akute Lebernekrose hervorzurufen. Alkoholismus, Unterernährung und Lebererkrankungen gelten deshalb als Gegenanzeigen, ebenso ein Befall mit Ascariden, weil CCl_4 durch seine erregende Wirkung auf diese einen Spulwurmileus auslösen kann. Tetrachlorkohlenstoff ist auch häufig in Kombination mit Oleum Chenopodii oder Ascaridol angewendet worden, z. B.: 1,6 cm^3 CCl_4 + 0,4 cm^3 Ascaridol (für Erwachsene) zusammen mit einem Glas Magnesium sulfuricum-Lösung.

Tetrachloräthylen (C_2Cl_4) ist eine farblose Flüssigkeit mit ätherähnlichem Geruch und dem spezifischen Gewicht 1,624, die in Alkohol leicht, in Wasser nur in geringem Maße löslich ist. Seine Wirkung gegen Hakenwürmer wurde von HALL und SHILLINGER (1925) in Versuchen an Hunden festgestellt. Eine Untersuchung seiner pharmakologischen Eigenschaften durch LAMSON, ROBBINS und WARD (1929) ergab, daß die Resorption im Darmkanal und die Gefahren einer Leberschädigung geringer sind als beim Tetrachlorkohlenstoff. Seit 1925 sind Hunderttausende von Behandlungen mit C_2Cl_4 am Menschen durchgeführt worden, ohne daß tödliche Vergiftungen bekannt geworden sind, abgesehen von einem erst kürzlich von CHAUDHURI und MUKERJI (1947) mitgeteilten Falle. Der betreffende Patient hatte sich in einem Zustand chronischer Unterernährung befunden und offenbar schon vor der Kur an einer abdominellen Komplikation gelitten. Die Autopsie ergab eine hämorrhagische Gastroenteritis. Ferner sind 4 Fälle einer Intoxikation des zentralen Nervensystems mit tiefer Bewußtlosigkeit mitgeteilt worden (KENDRICK 1929, SANDGROUND 1941), die sich aber in allen Fällen durch Stimulantien beheben ließ. Die Wirkung des C_2Cl_4 gegen Hakenwürmer reicht fast an die des CCl_4 heran und scheint die des Ol. Chenopodii zu übertreffen. Nach einer sehr sorgfältigen Untersuchung von KENDRICK (1929) wurden bei einer Patientengruppe durch eine Kur mit 2 cm^3 C_2Cl_4 88,9% der Necatoren und 87,3% der Ankylostomen abgetrieben. Bei einer Dosis von 3 cm^3 betrugen die Hundertsätze 89,8 bzw. 82,7 und nach PESSÔA und PASCALE (1937) fast übereinstimmend 88,2 für Hakenwürmer (ohne Artunterscheidung).

2—3 cm^3, je nach Größe und Kräftezustand, ist die empfehlenswerteste Dosis für Erwachsene. Kinder erhalten nach den gleichen Gesichtspunkten 0,12 bis 0,2 cm^3 je Lebensjahr, bis die Erwachsenendosis mit 16 bzw. 15 Jahren erreicht ist. Das Tetrachloräthylen wird morgens auf leeren Magen entweder in Gelatinekapseln eingenommen oder zusammen mit einer Glaubersalzlösung getrunken. Im ersten Falle folgt das salinische Abführmittel dem Anthelminthicum innerhalb $^1/_4$ Std nach. Als Nebenwirkung tritt häufig ein bald vorübergehendes Gefühl von Schwindel oder Trunkenheit auf. Bei zögernder Darmentleerung wird durch einen Einlauf nachgeholfen. Erst wenn diese eingesetzt hat, darf der Patient Nahrung zu sich nehmen. Starker Spulwurmbefall ist eine Kontraindikation, da das Mittel ebenso wie Tetrachlorkohlenstoff auf Ascariden excitierend wirkt (ohne diese abzutreiben) und die Ausbildung eines verminösen Ileus fördern kann. Ein hierdurch verschuldeter Todesfall wurde von SMILLIE (1939) berichtet.

Hexylresorcin. Dieses vielseitige Anthelminthicum, das bereits S. 817 als Mittel gegen Spulwürmer besprochen worden ist, hat auch in der Ankylostomiasisbehandlung einen festen Platz gefunden, obwohl es gegen Hakenwürmer weniger wirksam ist als Tetrachloräthylen und nach MOLLOY (1933) nur 65—72% in einer Kur entfernt. Sein Hauptvorzug ist seine Harmlosigkeit, die eine Anwendung auch bei stark geschwächten Patienten, kleinen Kindern und während der Gravidität gestattet. Bei gleichzeitiger Infektion mit Haken- und Spulwürmern ist es das Mittel der Wahl für die erste Kur. Die oft erforderliche Nachbehandlung wird dann zweckmäßigerweise mit Tetrachloräthylen durchgeführt. Da Hexylresorcin rasch wieder ausgeschieden wird, können auch mehrere Kuren mit dem gleichen Mittel in kurzen Abständen vorgenommen werden.

Die Dosierung und die Kurvorschriften sind die gleichen wie bei der Anwendung gegen Spulwürmer (s. S. 817). Auch bei der Ankylostomiasistherapie empfiehlt es sich, das Abführmittel erst 24 Std nach dem Hexylresorcin zu reichen.

Antianämische Behandlung. In dem Abschnitt über die Pathogenese der Hakenwurmanämie ist bereits auf die zentrale Bedeutung des Eisenmangels im erkrankten Organismus und auf das schnelle Ansprechen der Erythropoese auf *Eisengaben* — selbst ohne Abtreibung der Parasiten — hingewiesen worden. Nach der Entwurmung hochanämischer Patienten, deren Eisenvorräte erschöpft sind, erlauben die kleinen, mit der Nahrung zugeführten Eisenmengen nur eine sehr langsame Blutregeneration. PAYNE und PAYNE (1940) stellten bei solchen Patienten — Schulkindern, die nach den Wurmkuren in ihrer natürlichen Umgebung verblieben und weiterhin wurmfrei gehalten wurden — zwar nach $^1/_2$ Jahr eine merkliche Hebung des Hämoglobinspiegels fest, aber erst nach $1^1/_2$ bis 2 Jahren wurde annähernd der normale Blutfarbstoffgehalt erreicht. Es empfiehlt sich deshalb bei anämischen Patienten an die Wurmkuren eine Behandlung mit Eisenpräparaten in hohen Dosen anzuschließen. Bei stark geschwächten und hochanämischen Kranken (unter 40% Hb) ist das umgekehrte Vorgehen vorzuziehen, die Hebung der Blutwerte als Vorbereitung auf die sonst zu angreifenden Wurmkuren (HEILIG 1941). Notfalls muß der Eisenbehandlung noch eine Bluttransfusion als lebensrettende Maßnahme vorausgeschickt werden.

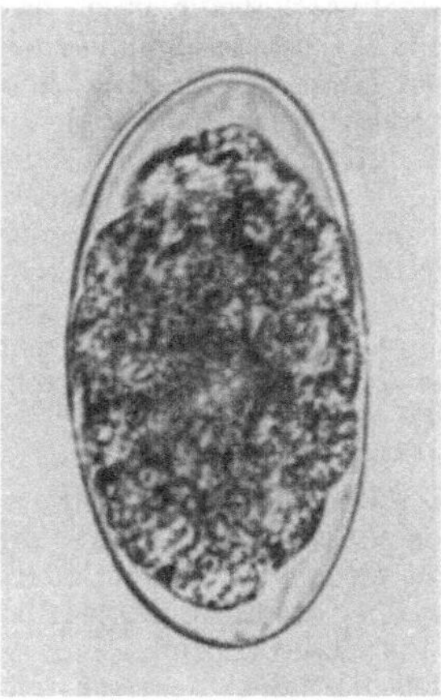

Abb. 11. Ei von *Trichostrongylus spec.* aus menschlichen Faeces. Vergr. 550mal. (Aufnahme von FÜLLEBORN.)

Infektionen mit einigen selteneren Nematodenarten aus dem Verwandtschaftskreis der Hakenwürmer. Die Arten, die hier anhangsweise wenigstens kurz aufgeführt werden sollen, gehören wie die Hakenwürmer der Oberfamilie *Strongyloidea Weinland*, 1858, an und besitzen gleich jenen im männlichen Geschlechte eine Bursa copulatrix.

Ternidens deminutus aus der Familie *Strongylidae Baird*, 1853, zeigt den Habitus und ungefähr die Größe eines Hakenwurmes. Die Öffnung der Mundkapsel ist fast endständig, zahnlos und von einem Borstenkranz umgeben. Die Eier gleichen, abgesehen von größeren Maßen (im Mittel 84:51 μ), denen der Hakenwürmer. Ternidens kommt bei Affenarten und Mensch in Afrika vor und tritt im Südosten von Südrhodesien bei 50—65% der Eingeborenen auf (SANDGROUND 1931). Der blutsaugende Parasit lebt im Dickdarmlumen. Seine Jugendformen reifen wahrscheinlich in Cysten der Darmwand heran. Krankheitssymptome sind bei der kleinen Zahl, in der Ternidens gewöhnlich beim Menschen auftritt, bisher nicht beobachtet worden. Zwei ähnliche Affenparasiten der Gattung *Oesophagostomum* sind in Afrika und Brasilien vereinzelt bei Eingeborenen im Dickdarm gefunden worden. Junge Exemplare sitzen in Cysten der Submucosa, erwachsene im Darmlumen, an die Schleimhaut angeheftet.

Die Arten der Gattung *Trichostrongylus* Looss 1905 (Familie *Trichostrongylidae*) sind ungefähr $^1/_2$ cm lange, sehr dünne (etwa 70—80 μ) Nematoden, denen im Gegensatze zu den vorhergehenden Gattungen eine Mundkapsel fehlt. Die Eier ähneln denen der Hakenwürmer, sind aber größer und schlanker und haben gewöhnlich schon in frisch abgesetzten Faeces mehr als 16 Furchungskugeln (Abb. 11). Von den zahlreichen Arten dieser Gattung, die gewöhnlich in pflanzenfressenden Tieren schmarotzen, sind mehrere auch beim Menschen in verschiedenen Weltgegenden, einschließlich Europa, beobachtet worden (s. FAUST 1949). *T. colubriformis* wurde z. B. in Java bei 40% der Indonesen festgestellt (LIE KIAN JOE 1947), und *T. orientalis* ist bei Ostasiaten nicht selten. Die Würmer leben beim Menschen im Dünndarm und saugen Blut. Ihre gewöhnlich geringe Zahl läßt Krankheitserscheinungen nicht aufkommen. Bei sehr starkem Befall ist allerdings nach den Erfahrungen an jungen Haustieren mit Anämien und Intoxikationserscheinungen zu rechnen. Als Anthelminthica kommen ebenso wie für Ternidens die Hakenwurmmittel in Betracht.

Strongyloidesinfektion.

Von **W. Minning.**

Verbre tung. *Strongyloides stercoralis* ist seiner Biologie nach besonders zu einer Verbreitung in feuchtwarmen Gegenden befähigt, kommt aber auch endemisch in wärmeren, gemäßigten Zonen vor. Im allgemeinen entspricht sein Vorkommen dem der Hakenwürmer; es gibt aber Unterschiede in der Verbreitung, die noch nicht ausreichend geklärt sind. Nur aus sehr wenigen endemisch befallenen Gebieten liegen Reihenuntersuchungen an großem Material, vor z. B. Vogel und Rion (1939), Morales (1948).

Bei den Untertagearbeitern im rheinisch-westfälischen Industriegebiet bestand Anfang des Jahrhunderts ein Strongyloidesbefall von 1%, der auf 0,2—0,3% gesunken ist (Bruns 1937).

Bau und Lebensweise der parasitischen Generation. In der Regel parthenogenetisch sich fortpflanzende Weibchen von *Strongyloides stercoralis* dringen in die Mucosa des Dünndarms, besonders des Duodenums und oberen Jejunums ein und wachsen heran; sie sind schließlich etwa 2,2 mm lang und 30—75 μ breit. Die nur von einzelnen Autoren gefundenen Männchen mit rhabditiformem Ösophagus, etwa 700 μ lang, haften nur oberflächlich an der Schleimhaut und werden bald mit dem Kot entleert. Die Weibchen setzen in der Schleimhaut des Darmes, besonders in den Lieberkühnschen Drüsen, dünnschalige, transparente, ovale, 30— μ großeund 30—34 μ breite Eier ab, in denen sich bald Larven entwickeln, die hier aus den Eiern schlüpfen. Diese rhabditiformen Larven, 200—250 μ lang und 16 μ breit, deren Ösophagus in einem Bulbus endet, wandern normalerweise in das Darmlumen ab. Bis sie mit dem Kot in das Freie gelangen, können sie das Doppelte oder Dreifache ihrer ursprünglichen Größe erreicht haben. Strongyloideseier werden im Kot nur bei Diarrhoen oder nach starkem Abführen gefunden.

Entwicklung und Übertragung. In der Erde können sich rhabditiforme Larven zu filariformen Larven entwickeln *(direkter Entwicklungscyclus).* Diese sind etwa 600 μ lang und etwa 15 μ breit und besitzen einen zylindrischen Ösophagus. Im Gegensatz zu den filariformen Hakenwurmlarven, deren Schwanzende spitz ausläuft, ist ihr Schwanzende deutlich eingekerbt. In einem *indirekten Entwicklungscyclus* kann aber aus rhabditiformen Larven innerhalb von 1—2 Tagen auch eine freilebende, getrenntgeschlechtliche Generation entstehen, deren Männchen ungefähr 700 μ lang und 40—50 μ breit und deren Weibchen 1000 μ lang und 50—75 μ breit sind. Männchen und Weibchen haben einen rhabditiformen Ösophagus. Die Eier dieser freilebenden Generation sind etwas größer als die der parasitischen; die aus ihnen schlüpfenden rhabditiformen Larven können sich entweder in eine neue getrenntgeschlechtliche Generation umwandeln, es können aber auch aus ihnen filariforme Larven entstehen.

Infektionsfähig sind filariforme Larven beider Entwicklungscyclen. Beim Menschen erfolgt die Infektion meist durch die Haut nach der Art der Hakenwurmübertragung; die Larven gelangen auf dem Wege über Lunge und Rachen in den Darm. 17 Tage (Leichtenstern 1898) bzw. 28 Tage (Faust 1935) nach experimenteller Infektion beim Menschen wurden frühestens rhabditiforme Larven im Stuhl gefunden.

Ein Teil der in der Lunge herangewachsenen filariformen Larven dringt in das Epithel der Bronchien und Trachea ein, wird geschlechtsreif und produziert Eier, deren Larven die Organe oberhalb des Zwerchfells befallen und auch in den Blutkreislauf gelangen können.

Ursache für das oft jahrzehntelange Bestehen einer Strongyloidesinfektion, z. B. mindestens 28 Jahre (Fülleborn 1932) und für nicht häufigen tödlichen Ausgang sind *Selbstinfektionen,* die auf folgende Weise zustande kommen können:

1. Rhabditiforme Larven, die mit dem Kot in der Analgegend haften bleiben, können sich in weniger als 24 Std in filariforme Larven umwandeln, in die Analhaut eindringen und in die Blutbahn gelangen („*Autoinfektion*", Fülleborn 1926; „*exo-autoinfection*", Napier 1949).

2. Rhabditiforme Larven aus den oberen Dünndarmpartien können sich, wenn sie z. B. bei Obstipation längere Zeit im Darm verweilen, in filariforme Larven umwandeln, die die unteren Darmpartien befallen und so die Infektion weiterführen („*hyperinfection*", Faust 1930; „*indirect endo-autoinfection*", Napier 1949).

3. Rhabditiforme Larven können gelegentlich die Muscularis mucosae durchdringen, in die äußeren Darmschichten gelangen, wobei sie sich auf dieser Wanderung in filariforme Larven umwandeln (Nolasco und Africa 1936, Faust und de Groat 1940). Torres und Penna de Azevedo (1938) sahen aber auch rhabditiforme Larven in den äußeren Darmschichten, wo sie Gelegenheit hatten, das Lymph- bzw. Blutsystem zu befallen. In der Leber wurden bei beiden Typen dieser „*direct endo-autoinfection*" (Napier 1949) filariforme Larven nachgewiesen.

Epidemiologie, Vorbeugung und Bekämpfung. Der Infektion besonders ausgesetzt sind Schulkinder, Landwirte, Hausfrauen und Arbeiter und unter ihnen hauptsächlich Bergwerkarbeiter, da sie vorwiegend mit infiziertem Boden in Berührung kommen können.

Der Mensch ist anscheinend der optimale Wirt für *Strongyloides stercoralis*. Hunde in Ostasien lassen sich auch mit diesen menschlichen Parasiten infizieren; natürliche Infektionen werden aber z. B. in Tonkin nur ausnahmsweise gefunden (GALLIARD 1939/40). Nur von *Strongyloides fuelleborni* als einzigem der zahlreichen tierischen Strongyloidesarten ist es bekannt — es handelt sich um einen Affenparasiten —, daß experimentelle (TOMITA 1941) und natürliche Infektionen beim Menschen zustande kommen können (WALLACE, MOONEY und SANDERS 1948).

Ordnungsmäßige Beseitigung menschlicher Fäkalien ist die Voraussetzung zur Eindämmung der Infektion. Für tropische Gebiete gelten die gleichen Bekämpfungs- und Vorbeugungsmaßnahmen wie bei der Hakenwurmkrankheit. Zur Vermeidung von Selbstinfektionen sollen befallene Personen möglichst behandelt werden. Regelmäßiges Waschen der Analgegend und Sorge für regelmäßigen Stuhlgang können die Gefahr der Selbstinfektionen einschränken (FÜLLEBORN 1926).

Pathogenese und Pathologie. Mechanische oder „toxische" Schädigungen, bedingt durch Stoffwechselprodukte der Parasiten, gehen zu Lasten der parasitischen Weibchen, der rhabditiformen und filariformen Larven; Männchen haben keine pathogenetische Bedeutung.

In der *Lunge* verursachen Larven bei ihrem Übertritt in die Alveolen Hämorrhagien und eine beträchtliche Invasion von Makrophagen. Diese Gewebereaktionen können die heranwachsenden Würmer an der Weiterwanderung behindern und besonders bei starker Infektion eine Ansiedlung in dem Epithel der Atemwege begünstigen (FAUST 1935). *Darmbefall* schädigt im allgemeinen nur die Mucosa. Mechanische Gewebszerstörung erfolgt durch wandernde Weibchen und Larven oder Gewebsnekrose auf Grund lytisch wirkender Stoffwechselprodukte der Würmer. Bei dem durchschnittlichen Strongyloidesbefall wird die Darmschleimhaut nur sehr oberflächlich beschädigt; nur kleine Epithelbezirke sind nekrotisch. In seltenen Fällen, wenn die celluläre Abwehrreaktion versagt, können größere Mengen von Larven auch in die äußeren Darmschichten dringen und diese schädigen. Über einen paralytischen Ileus solcher Genese berichten (NOLASCO und AFRICA (1936). Verwiesen sei auf FAUST (1935) und HARTZ (1946). Erwachsene Weibchen in der *Gallenblasenwand* fand FAUST (1935); histologische Befunde sind bisher nicht bekannt. *Renale Hämorrhagien*, verursacht durch wandernde Larven in den Glomeruli und Tubuli beschreibt FÜLLEBORN (1914). KYLE, MCKAY und SPARLING (1948) fanden filariforme Larven unter anderem im Myokard.

Krankheitsbilder. Beim Eindringen in die *Haut* vorher nicht infizierter Personen verursachen Strongyloideslarven nur leichtes Jucken und etwa 1 mm große, rote Fleckchen, kleinste schnell verschwindende Quaddeln oder auch eben noch sichtbare Petechien; andere Erscheinungen treten bei mäßiger Infektion überhaupt nicht auf (FÜLLEBORN 1932). Bei Strongyloidesträgern dagegen kann es an der Eintrittsstelle der Larven unter stärkstem Juckreiz zur Bildung großer, urticariaähnlicher Quaddeln kommen, die innerhalb weniger Stunden als langgestreckte Quaddelwülste über relativ große Bezirke sich bewegen (FÜLLEBORN 1926). Der Genese nach handelt es sich um die Reaktion sensibilisierten Gewebes auf Stoffwechselprodukte eingedrungener Strongyloideslarven. Solche juckenden Quaddeln oder auch lange Quaddelwülste fand FÜLLEBORN (1926) am Gesäß, an den Lenden und den Oberschenkeln bei fast allen beobachteten chronischen Strongyloidesinfektionen des Darmkanals; unterhalb des Knies wurden derartige Erscheinungen nie gefunden. Ursache hierfür sind die bei Selbstinfektion in der Umgebung des Afters eindringenden filariformen Larven. Erst NAPIER (1949) und CAPLAN (1949) haben diesen Hautveränderungen und deren Zusammenhang mit Strongyloidesinfektion wieder Beachtung geschenkt.

Die Häufigkeit des Auftretens solcher Quaddeln in der Analgegend kann gelegentlich psychoneurotische Reaktionen auslösen, insbesondere im Hinblick auf die Dauer der Infektion (28 Jahre, siehe oben).

Subjektive und objektive Symptome, die auf *Wanderung* filariformer Larven *durch die Lunge* zu beziehen sind, fand FAUST (1935) am 4.—8. Tage nach Infektion bei einer Versuchsperson, die am 28. Tage zuerst Larven im Kot ausschied. Zwei der 85 Fälle von HINMAN (1937) gaben in der Anamnese Bronchitis an; auch LOWE und LANCASTER (1944) berichten über chronischen Husten im Frühstadium der Infektion; von den 25 Fällen YOSHINOS (1932) litten 14 an Bronchitis. Strongyloideswürmer, die sich in den Atemwegen angesiedelt haben, und deren Nachkommenschaft sind wahrscheinlich für die nachfolgend angeführten Krankheitsbilder verantwortlich zu machen: LAPTEV (1945) berichtet über eine rechtsseitige Bronchopneumonie, bei der eine Eosinophilie von 22,5% bestand, und erwachsene Würmer im Sputum nachgewiesen werden konnten. Im Kot fanden sich keine Larven. KYLE, McKAY und SPARLING (1948) erwähnen Husten, Dyspnoe und blutigen Auswurf bei einer tödlich endenden Strongyloidesinfektion. FRÓES (1930) beobachtete bei einem Kranken, der einen sehr starken Strongyloidesdarmbefall aufwies, eine rechtsseitige Pleuritis mit sero-hämorrhagischem Exsudat, das rhabditiforme Larven enthielt; diese waren auch in perikardialem Exsudat nachweisbar. CORRIGAN (1949) fand bei einem Patienten mit rechtsseitigem Pleuraerguß, dessen Stuhl zahlreiche Larven enthielt, und der eine Eosinophilie von 30% bei 9800 Leukocyten aufwies, weder im Sputum noch im Pleuraexsudat Würmer oder Larven. Die vorhandenen *asthmatischen Beschwerden* [s. auch DE LANGEN (1928) und DE OLIVEIRA (1949)] verminderten sich in dem Maße und für die Zeit, in der die Wurminfektion erfolgreich reduziert werden konnte. Nicht nur erwachsene Strongyloideswürmer und rhabditiforme Larven, sondern auch filariforme Larven sind im Sputum gefunden worden (YOSHINO 1932); sie können von der Primärinfektion oder sekundär von erwachsenen Würmern in der Lunge ihren Ursprung haben.

Zur Möglichkeit einer *Aktivierung einer Lungentuberkulose durch Strongyloidesbefall* nimmt PALMER (1944) Stellung.

Darminfektionen verursachen nicht immer schwere Diarrhoen. Symptomlose Infektionen mit rhabditiformen Larven im Kot und Bluteosinophilie sind nicht selten. LEVIN (1930) unterscheidet drei Krankheitstypen: Starker Strongyloidesbefall mit chronischer Diarrhoe ist relativ selten; mittelstarker Befall mit periodischen, kurzdauernden Diarrhoen ist ein ziemlich häufiger Befund; schwache, mittelmäßige oder starke Infektionen mit Obstipation sind am häufigsten. Bei den 85 Fällen von HINMAN (1937) waren *Leibschmerzen das häufigste Symptom.* Sie fanden sich bei mehr als 50% aller Infizierten. Diffus oder krampfartig auftretend wurden diese Schmerzen besonders häufig im Epigastrium und rechts unten im Abdomen beobachtet. In Assam konnte NAPIER (1949) bei europäischen Teepflanzern, die unklare, gewöhnlich auf Amöbiasis zurückgeführte Abdominalsymptome aufwiesen, eine Doppelinfektion mit Hakenwürmern und Strongyloides feststellen. Die Beschwerden hielten so lange an, wie die Strongyloidesinfektion bestand. Diese Beschwerden können *als Appendicitis oder Ulcus duodeni imponieren* (HINMAN 1937, DA SILVA 1946, GALLIARD und BRUMPT 1947). BODON (1941) kennt einen Kranken, bei dem der Strongyloidesbefall erst später festgestellt wurde, bei dem die Gallenblase und die Appendix entfernt worden war und bei dem anschließend zwei Laparotomien wegen anscheinend vorhandener postoperativer Verwachsungen vorgenommen waren. LEVIN (1942) berichtet über 3 Personen, die wegen Appendicitis bzw. Ulcus ventriculi operiert worden waren. Nur 14 von den 85 Patienten HINMANS (1937) litten an

Diarrhoe; 4 von ihnen hatten blutige Entleerungen. Diese Diarrhoe kann auch wäßrig-schleimigen Charakter haben; die Stühle sind zuweilen ähnlich wie bei Sprue mäßigen Grades (NAPIER 1949), die Diarrhoe kann chronisch sein oder mit Perioden normaler Stuhlentleerung oder sogar mit Obstipation abwechseln. Bei stark infizierten Patienten kann es zu einer mehr oder weniger starken Wasserverarmung des Körpers kommen. BRUNS (1937) kennt etwa 25 Erkrankungen, bei denen längere Zeit anhaltende *blutige Durchfälle* bestanden, die als dysenterieverdächtig angesehen wurden, bei denen aber Ruhrbakterien nie nachgewiesen werden konnten. Er erwähnt 5—6 Todesfälle, die auf hochgradige Anämie durch anhaltende Darmblutungen bei Strongyloidesinfektion bezogen wurden. FÜLLEBORN (1914) kennt einen Fall von Strongyloidesinfektion, der den Verdacht einer *Cholerainfektion* erweckte. Eines der häufigsten Symptome ist *Meteorismus* (LEVIN 1942); Brechreiz, Erbrechen, Kopfschmerzen, allgemeine Schwäche und Krankheitsgefühl sowie Gewichtsverluste sind nicht selten. *Darmsymptome können lange Jahre bestehen*; SCHÄFER und LODENKÄMPER (1935) stellten bei einem solchen Fall die Diagnose nach 19jährigem Kranksein.

Da erwachsene Strongyloideswürmer in der Gallenblasenwand von FAUST (1935) gefunden sind, dürften die klinischen Beobachtungen von NISBET (1932), PIERI und BOUET (1936), CAMPORESI (1939) und LEVIN (1942) über *Ikterus bei Strongyloidesbefall* eine gewisse Berechtigung haben.

Nervöse Symptome, Unruhe, Schlaflosigkeit und deutliche Depressionserscheinungen können im chronischen Stadium der Infektion einen wesentlichen Teil der Beschwerden ausmachen (FAUST 1938).

Insbesondere bei Menschen mit geringer oder verringerter Widerstandsfähigkeit kann es durch *innere Selbstinfektion* zu einem *massiven Larvenbefall des ganzen Darmwandquerschnittes* kommen. Tödlichen Ausgang durch *paralytischen Ileus* beschreiben NOLASCO und AFRICA (1936); weitere tödlich verlaufene Fälle berichten TORRES und PENNA DE AZEVEDO (1938), FAUST und DE GROAT (1940), LIE KIAN JOE (1940) und HARTZ (1946).

Für eine Anerkennung des Strongyloidesbefalls bei unter Tage beschäftigten Bergarbeitern als *Berufskrankheit* spricht sich BRUNS (1937) aus.

Über eine *Infektion des Harnsystems* durch diesen Parasiten ist nur wenig bekannt. FORNARA (1923) beobachtete eine Nierenkolik bei einer sonst gesunden Frau, in deren blutigem Urin zahlreiche filariforme Larven vorhanden waren. WHITEHILL und MILLER (1944) berichten über einen Kranken, der Tag und Nacht seit längerer Zeit sehr häufig Urin lassen mußte, in dem Strongyloideslarven nachweisbar waren. In seinem Stuhl konnten keine Larven gefunden werden; seit 3 Jahren litt er aber an Bauchbeschwerden, wie sie bei intestinalem Strongyloidesbefall vorkommen. Cystoskopisch fand sich ein kleiner Bezirk leicht gewulsteter Schleimhaut an der Hinterwand der Blase und mäßige Injektion im Bereich des Trigonums. Im Katheterurin konnten keine Larven nachgewiesen werden. Subjektive und objektive Symptome schwanden zu einem Zeitpunkt, da Wurmlarven auf Grund einer Behandlung nicht mehr nachweisbar waren. Im Kot konnten nie Strongyloideslarven gefunden werden. FISCHER (1946) beobachtete bei starkem Strongyloidesdarmbefall Blutungen aus der Harnröhre, starke Schwellung im Verlauf der Pars cavernosa, die sich bis auf den Damm erstreckte; die Haut an der Unterseite des Penis war deutlich überwärmt und gerötet, die Urethra in ihrem Verlauf mäßig dolent; dauernd bestanden sehr starke Erektionen. Wahrscheinlich handelt es sich hier um Reaktionen auf Eindringen von filariformen Larven (*Autoinfektion* FÜLLEBORN). Über Befall des Urogenitaltraktes siehe auch REDEWILL (1949).

Im *Blutbild* findet man im Frühstadium der Infektion, selbst wenn klinische Symptome noch nicht vorhanden sind, eine deutliche neutrophile Leukocytose (18000—25000) und eine Eosinophilie bis zu 90%. Später sinken die Leukocytenwerte mehr und mehr, und bei chronischer Infektion kann eine Leukopenie mit mäßiger Lymphocytose und Eosinophilie von 6—8% bestehen (FAUST 1938). Wenn überhaupt vorhanden, wird meist nur eine *mäßige mikrocytäre Anämie* beobachtet. Die von DE LANGEN früher beschriebene „*Idiopathic hypereosinophilia*“ wird durch Strongyloidesbefall verursacht (DE LANGEN 1928).

Magensaftbefunde sind uncharakteristisch (LEVIN 1930, HINMAN 1937, DA SILVA 1938).

Temperaturen zwischen 38 und 39° für einige Tage werden gelegentlich, auch wenn klinisch keine Anzeichen für einen besonders starken Strongyloides-Lungenbefall bestehen, beobachtet.

Diagnose. Im Stuhl sind häufig nur sehr wenig rhabditiforme Larven vorhanden, weshalb bei klinisch verdächtigen Fällen wiederholte Untersuchungen erforderlich sind. Häufiger und zahlreicher werden Larven im Duodenalsaft gefunden; für die Bedürfnisse der Klinik ist besonders die *Agarplattennachweismethode nach* FÜLLEBORN (siehe allgemeinen Teil) zu empfehlen. Nur bei Diarrhoe und nach starkem Abführen werden Eier und gelegentlich auch erwachsene Würmer im Kot gefunden; filariforme Larven im Stuhl deuten auf die Gefahr innerer Selbstinfektion. Schon in 30 Std alten Stühlen kann sich die freilebende Strongyloidesgeneration entwickelt haben.

Röntgenologisch kann Strongyloidesbefall des Darmes als *Duodenitis* imponieren.

Hauttest und *Präcipitinreaktion* mit Antigen aus filariformen Larven erwiesen sich BRANNON und FAUST (1949) als brauchbar.

Therapie. Von den vielen therapeutisch versuchten Medikamenten scheint *Gentianaviolett* die günstigste Wirkung zu haben, wenn es aber auch, insbesondere peroral gegeben, nicht immer wirksam ist. Wohl beobachtet man Besserung der klinischen Symptome und Verminderung des Befalls, eine klinische und parasitologische Heilung erfolgt aber nicht regelmäßig. FAUST (1949), der seit Jahrzehnten die perorale Gentianaviolett-Therapie propagiert, empfiehlt 0,06 g Gentianaviolett medicinale in dünndarmlöslichen Kapseln 3mal täglich vor den Mahlzeiten, 16 Tage lang, sodaß als Gesamtdosis 3,2 g erreicht wird. Kinder erhalten als Tagesdosis 0,01 g je Lebensjahr. 1—2 Kuren werden als ausreichend angegeben. Für solche Patienten, bei denen Nebenreaktionen auftreten, empfiehlt FAUST Verabreichung durch die Duodenalsonde; es werden 25 cm³ einer 1%igen Lösung von Gentianaviolett medicinale langsam verabfolgt; die Sonde bleibt 1 Std liegen. Sogar wesentlich höhere Dosen werden vertragen. v. ENGEL (1944) verabfolgte als Duodenaltropfeinlauf von einer 1%igen Gentianaviolett-Lösung am 1. Tage 250 cm³ (100 cm³ wurden erbrochen), am 2. Tage 100 cm³, am 5. Tage 50 cm³ und am 6. Tage 100 cm³. Eine Woche nach Therapieende waren Larven im Stuhl und im Duodenalsaft nicht mehr nachweisbar. Für Strongyloidesbefall außerhalb des Verdauungstraktes empfiehlt FAUST (1949) intravenöse Gaben von 20 cm³ einer 0,5%igen Gentianaviolett-Lösung, ein um den anderen Tag für 2 Wochen; diese Kur soll nur im Krankenhaus bei Bettruhe unter ständiger ärztlicher Kontrolle durchgeführt werden. PALMER (1950), der 20 cm³ einer 0,5%igen Gentianaviolett-Lösung intravenös langsam täglich für 20 Tage injizierte, beobachtete keine toxischen Nebenerscheinungen, keine Blauverfärbung der Haut, der Skleren oder des Urins. Von 45 Patienten mit Darmbefall waren 41 nach der 1. Kur geheilt, bei den 4 anderen geschah dies durch eine 2. Kur, die einsetzte, als erneut Larven auftraten.

Erfolge bei kombinierter Anwendung von *Gentianaviolett per os* und *Tartarus stibiatus intravenös* sind an einigen Fällen beschrieben worden (SNOEK 1938, VALCKE 1935); eine Bestätigung der von SIMPSON (1939) angegebenen Erfolge durch *Verabfolgung von* LUGOL*scher Lösung mittels der Duodenalsonde* ist uns nicht bekannt geworden. Die von SOTOLONGO (1950) beschriebene erfolgreiche Hetrazanwirkung konnte TORRES (1950) an seinen 15 Fällen nicht bestätigen.

Parasitologische Heilung ist nur dann anzunehmen, wenn sich im Stuhl und Duodenalsaft bei Anwendung der Kulturmethode nicht nur nach Abschluß der Kur, sondern auch 2—3 Monate später Larven nicht nachweisen lassen.

Strongyloidesquaddeln lassen sich durch *Antihistaminpräparate* günstig beeinflussen.

Trichinose.

Von H. Vogel.

Vorkommen. Menschliche Infektionen mit *Trichinella spiralis* treten in Europa, Amerika, in der Arktis und in Kleinasien auf. Sie scheinen in großen Gebieten der Erde zu fehlen. Am stärksten verbreitet ist die Trichinose zur Zeit in den USA., weniger in Canada, Mexiko und südamerikanischen Ländern. In den USA. hat nach Stoll (1947) die Untersuchung von fast 12000 Leichen auf Muskeltrichinellen während der letzten Jahre ergeben, daß durchschnittlich auf 6 Einwohner 1 mit Trichinella infizierter kommt und daß die Zahl der Befallenen in diesem Lande mehr als dreimal so groß ist wie in der ganzen übrigen Welt zusammen. Allerdings handelt es sich bei der Mehrzahl dieser autoptisch ermittelten Fälle um leichte, subklinische Infektionen. Bei der deutschen Bevölkerung war die im vorigen Jahrhundert bekanntlich nicht seltene Erkrankung (vgl. Stäubli 1909, Caesar 1922) unter dem Einfluß der Fleischbeschau immer weiter zurückgegangen und bis 1939 fast verschwunden, ebenso in einigen Nachbarländern. Während des vergangenen Krieges traten wieder zahlreiche Ausbrüche und insgesamt schätzungsweise 2000 Krankheitsfälle bei deutschen Soldaten an der Ostfront und in Norwegen auf (vgl. Verhein 1948), fast ebenso viele bei deutschen Kriegsgefangenen in den USA. und in Großbritannien. Auch innerhalb Deutschlands kamen während des Krieges und danach Trichineninfektionen vor, z. B. 1950 in Westfalen eine Gruppenerkrankung mit über 400 leichten Fällen durch importiertes Schweinefleisch (Schaaf und Bellersen 1951).

Entwicklung und Morphologie. Charakteristisch für den Lebenscyclus von Trichinella ist das Verbleiben der Brut im Wirt der Elterntiere, bis dieser einem neuen Wirt als Nahrung dient, somit das völlige Fehlen eines ins Freie gelangenden Stadiums. In jedem Trichinellenwirt laufen 2 Infektionsphasen ab, der Darmbefall durch die geschlechtsreifen Stadien und der Befall der Muskulatur durch die Larven, der biologisch dem Aufenthalt in einem Zwischenwirt entspricht. Nach dem Genuß trichinösen Fleisches in rohem oder halbgarem Zustande werden die darin enthaltenen Muskeltrichinellen durch die Verdauung freigesetzt und dringen dann sofort, in der Regel also schon wenige Stunden nach dem infektiösen Mahl, in die Darmschleimhaut ein, wo sie am 2. Tage geschlechtsreif werden und kopulieren. 2—3 Tage später beginnt das Weibchen in der Mucosa seine Larvenbrut abzusetzen, insgesamt 1000 bis 2500 Stück (Roth 1938). Die erwachsene weibliche Darmtrichinelle ist 2,5—4 mm lang, wegen ihrer geringen Dicke von 0,06 mm aber mit bloßem Auge kaum zu erkennen. Die Männchen sind etwa 1,5 mm lang und durch 2 lappenartige Anhänge am Hinterende gekennzeichnet. Das Kopfende der Trichinellen trägt einen feinen Bohrstachel, und der lange capillare Ösophagus wird von einer auffälligen Kette großer Drüsenzellen begleitet, Merkmale, die auch den Larvenstadien zukommen. Der Bau der Ernährungsorgane und der Sitz der Parasiten sprechen dafür, daß sich die Darmtrichinellen wie auch ihre Jugendstadien ausschließlich von Gewebssäften des Wirtes ernähren.

Die ohne Eihüllen geborenen Larven sind 0,1 mm lang. Sie verlassen den Darm mit dem Lymph-Blutstrom und treten dann, anscheinend einem chemischen Stimulus folgend, aus den Blutcapillaren in die Fasern der Skeletmuskeln über, in denen allein sie sich weiterentwickeln können. Doch kommen verirrte Jungtrichinellen bei Versuchstier und Mensch auch in anderen Organen außerhalb der Blutbahn vor, z. B. in den serösen Höhlen, im Myokard, Gehirn und Liquor cerebrospinalis, was für das Verständnis gewisser Krankheitserscheinungen von Bedeutung ist. Der Aufenthalt der Larven im Herzmuskel ist nur ein vorübergehender (Bugge 1948). Der Larvenzustrom zur Skeletmuskulatur beginnt bei Versuchstieren und wahrscheinlich auch beim Menschen frühestens am 5. Tage nach der Infektion (Hemmert-Halswick und Bugge 1934). Er bevorzugt die sehnennahen Partien sowie bestimmte Muskelarten, z. B. Zwerchfell, Intercostal-, Kau-, Kehlkopf- und Augenmuskeln, und hält mehrere Wochen an. Stryker 1947 fand noch in der 8. Woche nach der Infektion brutgefüllte Weibchen, Männchen und frisch eingedrungene Muskellarven bei einer Autopsie. In den Skeletmuskelfasern liegen die Larven zunächst gestreckt, später mit zunehmendem Wachstum stark eingerollt (Abb. 12). In 4—5 Wochen erreichen sie ihre maximale Länge von rund 1 mm, aber schon vorher, frühestens am 17. Tage nach der Infektion, ihre Infektionsreife. Von vorzeitig zugrunde gehenden Exemplaren abgesehen, bleiben die Muskeltrichinellen dann als Ruheformen in einer vom Wirt gebildeten Kapsel jahre-, teilweise sogar jahrzehntelang am Leben und infektionsfähig. In einzelnen Fällen wurden noch 21, 24, 30 und 31 Jahre nach überstandener Trichinose lebende Muskellarven bei Sektionen vorgefunden.

Epidemiologie. Trichinella spiralis kann als einzige der beim Menschen auftretenden Nematodenarten eine große Zahl verschiedener Säugetierarten befallen, experimentell lassen sich z. B. alle im Laboratorium verwendeten Nagetiere leicht infizieren. Im *Kulturbereich des Menschen* tritt der Parasit bei Hausschweinen, Katzen, Hunden, Ratten und gezüchteten

Pelztieren auf. Daneben besteht in der *freien Wildbahn* eine selbständige und als ursprünglich zu betrachtende Trichinose, die sich unter fleisch- und aasfressenden Tieren forterhält und jederzeit auf den menschlichen Kulturbereich überspringen kann. Träger dieser Form der Trichinose sind in Deutschland und seinen Nachbarländern Füchse, Dachse und Wildschweine, (SCHOOP und SCHADE 1939, SCHOOP 1941 u. a.), in der Arktis sind es Eisbär, Polarfuchs und nach neuesten Beobachtungen auch Seehund und Walroß (ROTH 1950). *Rotfüchse* wurden in manchen Gebieten West- und Mitteldeutschlands zu 3,6—17% infiziert befunden, in Skandinavien zu 24,2%, in der Schweiz zu 20,2%. Nach einer Berechnung SCHOOPS wurden 1935—1938 im deutschen Altreich jährlich rund 10000 trichinöse Füchse erlegt, eine große Anzahl verglichen mit etwa 200 trichinös befundenen Schlachtschweinen je Jahr. Die Fuchstrichinose ist damit in Deutschland und den genannten Nachbarländern die häufigste Form der Trichinose überhaupt, und sie bildet, wie SCHOOP und SCHADE an Beispielen nachweisen konnten, eine wesentliche Infektionsquelle für *Hausschweine* dadurch, daß diesen von Jägern Fuchskadaver als Futter oder durch Unachtsamkeit zugänglich gemacht werden. In den Schweinezüchtereien der USA. pflanzt sich die Trichinose nach HALL (1938) durch Verfütterung ungekochter Abfälle von Schweinefleisch fort. Der durchschnittliche Befall der Schweine liegt dort nach GOULD (1945) zwischen 1 und 2%, in Polen betrug er nach SCHAAF (1941) 0,068%, in Deutschland nach den Statistiken der Fleischbeschau 1878 noch 0,065%, 1926 0,0013% und 1936 nur noch 0,0007%. Den Prozentsatz befallener Schweine übertrifft in verschiedenen Ländern erheblich der trichinöser *Katzen* und *Hunde*. Er betrug in den letzten Jahren bei Katzen in Warschau 20%, in Chicago 21,6%, in der Stadt Mexiko 25%; bei Hunden in Warschau 4,6%, in Chicago 17% und in Grönland sogar 66,5% (s. ROTH 1950). *Ratten* infizieren sich nicht selten in Abdeckereien, Schlachthäusern und Pelztierfarmen an trichinösen Kadavern, scheinen aber als Infektionsquelle für Schweine eine geringere Rolle zu spielen, als man früher annahm, und SCHOOP (1941) bezweifelt, daß sich unter ihnen eine selbständige, von Ratte zu Ratte weitergegebene Trichinose unterhält.

Trichinoseübertragungen vom Schwein *auf den Menschen* erfolgen durch rohes Hackfleisch, Mettwurst, rohen Schinken, ungaren Braten, Salzfleisch und durchwachsenen Speck. Ausnahmsweise haben Eisbär (Stuttgarter Epidemie 1930), Hund, Dachs und Nutria menschliche Infektionen vermittelt. Die Geschichte der Trichinose bietet zahlreiche Beispiele dafür, daß ein einziges infiziertes Schlachttier die Erkrankung einer großen Menschengruppe verursacht hat. Während des 2. Weltkrieges erfolgten die beiden umfangreichsten Ausbrüche, die bisher bekannt geworden sind. 1940 wurde in Halden (Südnorwegen) durch Ausgabe von Mettwurst eines einzigen Schweines praktisch ein ganzes Bataillon schlagartig von Trichinose ergriffen, insgesamt 676 Personen, einschließlich 8 Zivilisten (PARRISIUS und Mitarbeiter 1942, STAUDACHER 1943). Dank starker Verteilung des Infektionsstoffes betrug die Sterblichkeit nur 0,15% (1 Todesfall). Eine Gruppenerkrankung, die 1945 in Nordirland unter deutschen Kriegsgefangenen aufgetreten war, umfaßte 705 Personen und forderte keine Todesopfer (DAY, WOOD und LANE 1946), ebensowenig ein Ausbruch bei über 500 Zivilpersonen in England (SHELDON 1941). Dagegen starben 1941 bei einem Trichinoseausbruch in Ostpreußen (RAAB nach STAUDACHER 1943) von 160 Erkrankten 39 (25%) und bei einem anderen in Rußland (LINNEWEH 1943) von 60 erkrankten Soldaten 15 (25%). 1947 forderten in Westgrönland Trichinoseerkrankungen bei etwa 300 Eskimos 33 Todesopfer (11%) (THORBORG und Mitarbeiter 1948). Es seien noch einige schwer verlaufene Gruppenerkrankungen aus früherer Zeit angeführt:

1865 Hedersleben (Provinz Sachsen)	337 Erkrankte,	101 Tote	(30%),
1883 Emersleben (Provinz Sachsen)	403 Erkrankte,	66 Tote	(16,4%),
1889 Hamburg	47 Erkrankte,	9 Tote	(19%),
1912 Radomo (Westpreußen)	40 Erkrankte,	15 Tote	(37,5%),
1930 Stuttgart	88 Erkrankte,	12 Tote	(13,6%).

Im Fleisch eingeschlossene Muskeltrichinellen gehen erst zugrunde, wenn sie von Temperaturen von 60—65° C erreicht werden. Diese Erhitzung wird im Innern dicker Fleischstücke aber erst nach mehrstündigem Kochen erzielt. Weitere Angaben über die *Verhütung* und *Bekämpfung* der Trichinose durch Hitze- oder Kältebehandlung des Fleisches, Fleischbeschau, sachgemäße Schweinefütterung, Unschädlichmachung von Tierkadavern, Rattenbekämpfung usw. siehe bei GRUBER (1926), HEMMERT-HALSWICK und BUGGE (1934), HALL (1938) und SCHOOP (1941).

Pathogenese, pathologische Anatomie und Immunität. Die Krankheitserscheinungen der Trichinose werden zum Teil auf stoffliche und mechanische Einwirkungen der Parasiten unmittelbar an den Orten ihrer Ansiedlung in Darm und Muskeln oder ihres flüchtigen Aufenthaltes in Herz und Gehirn zurückgeführt. Anderenteils werden sie als Folgen zirkulierender, generalisiert angreifender

„toxischer" Stoffe aufgefaßt, die entweder den Trichinellen entstammen oder durch Zerfall körpereigener Substanzen, insbesondere in den Muskeln entstehen (FLURY 1913, FLURY und GROLL 1913). Der Aufenthalt der Trichinellen in der *Dünndarmwand* löst Hyperämie und Ödem der Mucosa und Schwellung der benachbarten Lymphdrüsen aus. In den besiedelten *Muskelfasern* kommt es zu Verlust der Querstreifung, Vermehrung der Zellkerne, dann zu einer körnigen Degeneration und schließlich zu völligem Schwund ihrer Substanz. Von dem übrigbleibenden Sarkolemmschlauch geht die Bildung der hyalinen Trichinenkapsel aus (Abb. 12). Auch benachbarte, selbst nicht wurmbefallene Muskelfasern können degenerieren. Zugleich häufen sich im Muskelinterstitium als Ausdruck der Entzündung zahlreiche rund- und polymorphkernige Leukocyten, einschließlich eosinophiler an. Mehrere Monate nach der Krankheit beginnen die Trichinenkapseln zu verkalken, ohne daß dadurch die Lebensfähigkeit der eingeschlossenen Jugendstadien beeinträchtigt wird. Im *Herzen* tritt nicht selten eine trichinöse Myokarditis (s. GRUBER 1926) auf. Sie äußert sich vorwiegend in herdförmigen oder diffusen Zellinfiltraten im Myo- und Endokard, oft unter starker Beteiligung der Eosinophilen, und heilt ohne Narbenbildung aus. Im *Gehirn* wurden in Fällen von trichinöser Encephalitis Blutungen und entzündlich-degenerative Veränderungen in Form kleiner Zellanhäufungen oder infarktähnlicher Herde, zum Teil in örtlichem Zusammenhang mit Jungtrichinellen, beobachtet (s. GRUBER 1926, HASSIN und DIAMOND 1926, TERBRÜGGEN 1942). Auch die Pia mater kann zellig infiltriert sein.

Neuerdings haben LINNEWEH und HARMSEN (1943) mit Recht die *allergische* Natur vieler Trichinosesymptome, besonders auch des Gesichtsödems hervorgehoben. Sie erblicken in diesen Symptomen Begleiterscheinungen von Antigen-Antikörper-Reaktionen und fassen die Inkubation bis zum Einsetzen des fieberhaften Stadiums als die Zeit auf, die zur Sensibilisierung (Antikörperbildung) des Wirtsorganismus erforderlich ist. Das mit Fieber, Lidödem, Myositis und Eosinophilie einhergehende Hauptstadium der Trichinose entspräche dann einer Phase der Hyperergie, die schließlich durch das Nachlassen des Antigenzustromes mit fortschreitender Einkapselung der Parasiten ihr Ende findet. Das Auftreten *spezifischer Antikörper* läßt sich durch Komplementbindungs-, Präcipitin- und Cutanreaktionen einwandfrei nachweisen. Tierexperimente haben ferner das Vorkommen einer spezifisch *erworbenen antiparasitären Immunität* erkennen lassen. Ratten und Meerschweinchen, die einen ersten Trichinellenbefall überstanden haben, vertragen bei erneuter Infektion Larvendosen, die sonst tödlich wirken. Die Trichinellenweibchen werden aus dem Darm der immunen Tiere größtenteils schon vor der Abgabe ihrer Brut ausgestoßen, so daß eine zweite Larveninvasion der Muskeln fast ganz ausbleibt (MCCOY 1931 u. a.). Auch durch Injektion von Trichinellensubstanz (aktive Immunisierung) und von Serum immuner Tiere (passive Immunisierung) konnte bei Versuchstieren eine entsprechende, allerdings schwächere Resistenz hervorgerufen werden (ROTH 1939, CULBERTSON und KAPLAN 1938). Ob der Mensch in ähnlicher Weise reagieren kann, ist noch ungeklärt. Das Schrifttum enthält einige Beobachtungen, nach denen Patienten 2mal an Trichinose erkrankt zu sein scheinen (vgl. GOULD 1945).

Krankheitsbilder. Die Schwere und Dauer der Trichinose wird in erster Linie durch die *Zahl* der aufgenommenen Muskeltrichinellen bestimmt. Die Ergebnisse der umfangreichen Leichenuntersuchungen in den USA. lassen keinen Zweifel daran, daß die große Mehrzahl der Infektionen entweder *symptomlos* oder so leicht und uncharakteristisch verläuft, daß eine klinische Diagnose nicht gestellt wird. Die leichten, ambulant durchgemachten Formen der Trichinose, bei denen nur für wenige Tage Augenbeschwerden, Muskelschwäche und Unwohlsein bestehen, werden gewöhnlich nur dann als solche erkannt, wenn sie im Rahmen einer auch schwerere Formen darbietenden Gruppenerkrankung auftreten.

Es ist üblich, den klinischen Verlauf der Trichinose in mehrere *Krankheitsstadien* einzuteilen und hierbei die verschiedenen Entwicklungsphasen des Parasiten, Darmbefall, Muskelinvasion und Einkapselung zugrunde zu legen. Der Krankheitsverlauf hält sich jedoch nicht streng an die parasitologischen Zeitabschnitte. Die durch Lidödem, Fieber, Myositis und Eosinophilie gekennzeichnete Hauptphase der Krankheit, die üblicherweise auf die Muskelinvasion bezogen wird, setzt in sehr vielen Fällen erst 2—3 Wochen später ein, als dem Beginn der Larveneinwanderung in die Muskeln entspricht. Wenn man überhaupt eine Einteilung in Krankheitsstadien vornehmen will, dann besser nach rein klinischen Gesichtspunkten, etwa in der Form, daß man von einer enteritischen, einem typhösen und einem Rekonvaleszenzstadium spricht. Da die initialen Darmsymptome in über der Hälfte der Trichinosefälle ganz fehlen und neben klassischen auch ganz atypische Verlaufsformen vorkommen, erscheint es jedoch zweckmäßiger, auf eine strenge Gliederung in Stadien zu verzichten und die flüchtigen enteritischen Erscheinungen als Prodromalsymptome der Inkubationszeit zuzurechnen. Der Beginn der eigentlichen Krankheit liegt dann in Übereinstimmung mit anderen Infektionskrankheiten erst bei dem Einsatz der stürmischen Allgemeinsymptome.

Hierdurch wird auch die *Inkubation*, die je nach dem Vorhandensein oder Fehlen von Darmsymptomen bald auf diese (Minimum dann etwa 1 Tag), bald erst auf die typhösen Erscheinungen bezogen wurde, eindeutig auf die letzteren festgelegt. Sie beträgt bei dieser im folgenden zugrunde gelegten Auffassung 5—31 Tage. (KRATZ hat 1866 als äußersten Termin sogar den 43. Tag angegeben.) Bei den Gruppenerkrankungen während des letzten Krieges dauerte die Inkubation nach REUTER (1940), PARRISIUS und Mitarbeitern (1942), MUMME und SUNDERMANN (1942), SPAETH (1942a, b) und STAUDACHER (1943) bei ihren zahlreichen vorwiegend leichtkranken Soldaten 19—28 Tage, vereinzelt bis 31 Tage Nach LINNEWEH (1943) betrug sie während eines besonders schweren, mit 25% Sterblichkeit verlaufenen Ausbruches im Mittel bei den relativ leicht Erkrankten 16, bei den mittelschweren Fällen 13 und bei den Schwerkranken nur 11 Tage. Somit fällt die Inkubation, die nach LINNEWEH und HARMSEN (1943) der zur Allergisierung des Wirtsorganismus erforderlichen Zeit entspricht, im allgemeinen um so kürzer aus, je schwerer die Infektion und der spätere Krankheitsverlauf sind.

Als *Prodromalsymptome* können *Diarrhoen*, *Erbrechen*, *Leibschmerzen* und *Muskelschwäche* auftreten. Die Diarrhoen, das häufigste dieser Frühzeichen, treten zwischen dem 1. und 7. Tage nach der Infektion auf, zuweilen auch erst später. Sie dauern gewöhnlich nur wenige Tage, eventuell nur 1 Tag, können sich aber auch bis in die spätere Fieberperiode hinein fortsetzen. Je heftiger und hartnäckiger sich die initiale Enteritis äußert, um so schwerer pflegt die Krankheit in der Folgezeit zu verlaufen (LINNEWEH 1943). Bei der Mehrzahl der mittelschweren und bei den leichten Erkrankungen treten die prodromalen Darmerscheinungen bekanntlich überhaupt nicht auf.

Die *eigentliche Krankheit* setzt mehr oder weniger plötzlich mit *Muskelschmerzen, Lidödem* und *Fieber* ein, wobei die beiden erstgenannten Zeichen dem Temperaturanstieg öfter um 1 oder mehrere Tage vorauseilen. Die akuten *Muskelschmerzen* halten ungefähr so lange an wie das Fieber und erreichen ihren Höhepunkt oft erst Tage oder Wochen nach dem Beginn. Sie werden bei Bewegungen, bei Druck und Dehnung empfunden. Der Dehnungsschmerz ist besonders an den Waden beim Beugen des Fußes auffällig (WEITZ 1931). Zur Vermeidung der Schmerzen liegen Schwerkranke völlig bewegungslos, sogar mit erstarrter

Gesichtsmimik, im Bett und bevorzugen Halbbeugestellungen der Glieder, um alle Muskeln zu entspannen. Auch Kauen, Schlucken, Sprechen, Augen- und Atembewegungen können durch Befallensein der entsprechenden kleinen Muskeln schmerzhaft sein. Die Konsistenz der erkrankten Muskeln ist gewöhnlich normal.

Eines der auffälligsten und konstantesten Symptome bei Schwer- und Leichtkranken ist das *Lid- oder Gesichtsödem,* das bei $^{3}/_{4}$ bis über 90% der Patienten beobachtet wird. In der Regel ist es auf die Lider beschränkt, kann aber auch das übrige Gesicht ergreifen und manchmal zu rüsselartigen Lippenschwellungen oder mumpsähnlichen Bildern führen. Das Ödem bildet sich gewöhnlich nach einigen Tagen oder im Laufe von 1—2 Wochen zurück, wiederholt sich aber mitunter im weiteren Verlauf der Krankheit. LINNEWEH sah es 2mal in Verbindung mit einem urticariellen Exanthem noch in der 10. Woche auftreten. Das Gesichtsödem ist zweifellos anderer Natur als das kreislaufbedingte Spätödem der unteren Körperpartie. Früher als kollaterales Ödem einer Augenmuskelentzündung oder als Folge toxischer oder embolischer Prozesse aufgefaßt, wird es neuerdings (STAUDACHER 1943, LINNEWEH und HARMSEN 1943) als allergisch gedeutet. Das Lidödem wird nicht selten von einer Injektion und Schwellung der Augenbindehaut und subkonjunktivalen Blutungen begleitet. Die Augensymptome können so stark vorherrschen, daß die Patienten einen Augenarzt aufsuchen. Weniger häufig als die Gesichtsschwellungen treten *exanthematische Hauterscheinungen* auf, entweder als Urticaria oder als kleinfleckige masern- oder roseolaähnliche Ausschläge. Während WEITZ (1931) kleinfleckige Exantheme bei 9 von 12 Patienten der Stuttgarter Epidemie sah, wurden diese bei anderen Ausbrüchen (z. B. von LINNEWEH 1943) vermißt. Die Schleimhäute des Rachens sind öfters gerötet und zuweilen rufen Schwellungen der Glottis Heiserkeit oder Aphonie hervor.

Schon vor der eigentlichen Fieberperiode können zur Zeit der initialen Durchfälle leichte Temperaturerhöhungen auftreten (WEITZ 1931). Das *hohe Fieber* setzt mit oder bald nach dem Lidödem ein und erreicht meist in 1—3 Tagen seine maximale Höhe von gewöhnlich 39—41°. Der Fieberbeginn lag nach den exakten Angaben LINNEWEHs bei den leichter Erkrankten durchschnittlich am 21. Tage nach der Infektion, bei mittelschweren Fällen am 19., bei den überlebenden Schwerkranken am 15. und bei den gestorbenen Schwerkranken am 14. Tage. Das Fieber kann anfangs als Continua verlaufen, zeigt aber in der Regel einen remittierenden Typ, seltener eine intermittierende oder undulierende Form und endet lytisch. Die Dauer schwankt zwischen wenigen Tagen und 8 Wochen, sie ist für die Schwere der Erkrankung ein besserer Maßstab als die Fieberhöhe. Schüttelfröste und Erbrechen fehlen fast immer, doch klagen die Patienten über *Schweißausbrüche,* ferner über *Durst, quälende Schlaflosigkeit* und *Kopfschmerzen.*

Störungen der Kreislauforgane bilden die häufigste Todesursache bei Trichinose und können sich in einer Myokarditis, einer Atonie des peripheren Zirkulationssystems, in Ödemen der unteren Körperpartie und in einer Neigung zu Blutungen und thrombo-embolischen Prozessen äußern. Die *Pulsfrequenz* verhält sich je nach Schwere und Stadium der Trichinose verschieden. Bei den leichten Formen fällt gewöhnlich wie bei Typhus eine relative Bradykardie auf. Auch bei schwerer Erkrankten kann diese während der ersten Fieberwoche deutlich sein, macht aber nach einiger Zeit einer relativen Tachykardie Platz, und zwar um so eher, je schwerer die Krankheit verläuft (LINNEWEH 1943). Diese Pulsbeschleunigung ist, wenigstens in ihren höheren Graden, der Ausdruck einer *trichinösen Myokarditis.* STAUDACHER (1943) beobachtete häufig weiche, meist systolische Geräusche über der Mitralis und eine Verstärkung des 2. Pulmonaltones und nahm als Ursache Ventilstörungen an, die er mit myokarditischen Veränderungen an den Papillarmuskeln erklärte. In manchen Fällen stellte er eine Verbreiterung und mitrale Konfiguration des Herzens fest, zuweilen typische Anfälle von Angina pectoris. Die verstorbenen Patienten LINNEWEHs wiesen eine starke Dilatation, besonders der rechten Herzhälfte auf. Wie häufig die aus autoptischen Einzelbefunden schon lange bekannte Myokarditis bei Trichinose ist, haben in neuerer Zeit *elektrokardiographische Untersuchungen* erkennen lassen.

PARRISIUS und Mitarbeiter (1942) beurteilten 2000 Herzstromkurven von 617 Patienten der leicht verlaufenen Haldener Epidemie und stellten bei 119 (19,4%) sichere Veränderungen fest; nach 5 Monaten bestanden nur noch bei 15 Personen leichte Abweichungen. REIMANN (1942) fand bei 80,6% von 72 erkrankten Soldaten auf Myokardschaden deutende Veränderungen des EKG, die vorwiegend die Finalschwankung betrafen. STAUDACHER (1943) zählt folgende Veränderungen in der Reihenfolge ihrer Häufigkeit auf: Senkung oder Elevation des Zwischenstückes, Abflachung von T in der 1. und 2. Ableitung, Verknotung oder Verbreiterung von QRS, Verlängerung der Überleitungszeit und vertieftes Q in der 2. und 3. Ableitung. Häufig fanden sich auch vergrößerte und doppelgipflige Vorhofkomplexe, selten Rhythmusstörungen (s. a. SPINK 1935, MUMME und SUNDERMANN 1942, SPAETH 1942a, WENDEROTH 1942).

Die Myokarditis gefährdet die Patienten am stärksten in der 3. und 4. Krankheitswoche und erstreckt sich über die Fieberperiode hinaus bis in die Rekonvaleszenzzeit. Solange die Kranken strenge Bettruhe einhalten, entzieht sie sich unter Umständen der klinischen Erkennung und äußert sich erst nach dem Aufstehen der Patienten bei den ersten körperlichen Beanspruchungen in plötzlichen Kreislaufstörungen. Mit einer Ausheilung der Myokarditis, die schließlich in der Regel eine vollständige ist, kann erst nach mehreren Monaten gerechnet werden.

Zu den häufigen und auffälligen Symptomen der Trichinose zählt auch eine *Blutdrucksenkung*, die wahrscheinlich Ausdruck einer „toxisch" bedingten Atonie der peripheren Kreislauforgane ist. Sie setzt mit dem Beginn der Fieberperiode ein und kann wochenlang anhalten. LINNEWEH vermißte sie nur bei $^1/_5$ seiner Leichtkranken, bei Schwer- und Mittelschwerkranken nie. Die Senkung des diastolischen Druckes ist relativ stärker als die des systolischen, setzt früher ein als letztere und kann Werte von nur 60—20 mm oder noch weniger erreichen. Die Kreislaufatonie tritt auch als „hypostatische Reaktion" deutlich in Erscheinung. LINNEWEH maß z. B. bei einem Patienten im Liegen 100/65 mm gegenüber 65/30 mm im Stehen. Eine weitere Folge der Kreislaufstörungen sind Ödeme an den Füßen und Beinen, seltener am Scrotum, die erst einige Zeit nach dem Abklingen der allergisch bedingten Frühödeme des Gesichtes auftreten und sich zuweilen noch beim Aufstehen der Patienten bemerkbar machen.

Die *Neigung zu Blutungen* äußert sich nicht selten an der Conjunctiva und in kleinen „Splitter"-Hämorrhagien unter den Nägeln (MCNAUGHT 1939, DAVIS und ALLOT 1941). Seltener sind Petechien der Haut, positiver Rumpel-Leede, blutiges Sputum oder größere Hämoptysen (GOLDWATER und Mitarbeiter 1935), sowie Magen-Darm- und Hirnblutungen. Verhältnismäßig häufig sind Netzhautblutungen. LINNEWEH sah sie bei 23 von 60 Patienten, und zwar am häufigsten bei den Schwerkranken. Auch mit *Thrombosen*, *Lungeninfarkten* oder massiven *tödlichen Lungenembolien* ist vorwiegend in den schweren Fällen zu rechnen. Von den zahlreichen vorherrschend leichtkranken Patienten der Haldener Epidemie erlitten 3 eine Thrombose, von denen einer an Lungenembolie starb. Bei dem viel schwereren, von LINNEWEH beobachteten Ausbruch traten bei 13 von 60 Patienten Thrombosen auf und führten 7mal zu einer Lungenembolie, die bei 4 Kranken die Todesursache bildete. Neben Thrombosen der Venen kommen auch arterielle vor. COVEY und Mitarbeiter (1949) sahen bei einem amerikanischen Patienten einen doppelseitigen Verschluß der Arteria femoralis mit Gangrän beider Füße, und stellten bei der Autopsie als mögliche Ursache der Thrombose perivasculäre Leukocyteninfiltrate der Gefäße fest. Nach LINNEWEH wirken bei der Thromboseneigung wahrscheinlich toxische Endothelschädigung, Myokarditis und Blutdrucksenkung zusammen.

Als *Lungenkomplikationen* kommen außer den genannten embolischen Prozessen nicht selten Bronchitiden, Bronchopneumonien, lobäre Pneumonien und Pleuritiden vor; bei tödlichem Ausgang bilden Lungenentzündungen öfter die unmittelbare Ursache. Diese Komplikationen werden zweifellos durch die schmerzhaft erschwerte Durchatmung und Expectoration, infolge Trichinellenbefalles der Respirationsmuskeln, sowie durch die Kreislaufschwäche begünstigt. Ob auch die wandernden Larven, ähnlich wie bei der Ascarisinfektion, schädigend auf das Lungengewebe einwirken, ist nicht genau bekannt. Die Jungtrichinellen können wegen ihrer geringen, unter Erythrocytendurchmesser liegenden Dicke die Lungencapillaren ohne weiteres passieren, bohren sich aber möglicherweise aktiv aus diesen aus. ASKANAZY (1895) sah sie bei Versuchstieren, FROTHINGHAM beim Menschen in kleinen hämorrhagischen Herden der Lunge liegen. CUMMINS und CARSON (1916) beobachteten bei einem Trichinosekranken zahllose Eosinophile im Sputum und SLOWEY (1944) stellte in 1 Falle flüchtige Lungeninfiltrate nach Art des LÖFFLERschen Syndroms fest.

Während die *Milz* bei Trichinose nur recht selten tastbar ist, wird die *Leber* öfter leicht oder deutlich vergrößert befunden. Es dürfte sich hierbei meistens nur um eine kongestive Schwellung handeln. Daß bei Schwerkranken aber auch ernstere Leberschäden vorkommen, erweist die bei Verstorbenen wiederholt beobachtete Fettinfiltration des Leberparenchyms. LINNEWEH stellte noch 9 Monate nach der Infektion bei 18 von 38 Nachuntersuchten eine Lebervergrößerung und in 2 Fällen eine positive Takata-Reaktion fest.

Starke *Gewichtsverluste* der Patienten, selbst bei guter Ernährung, sind die Regel. Den *Grundumsatz* fand BECKMANN (1932) während des Fiebers und noch weit in die Rekonvaleszenz hinein erhöht, teilweise bis +60%. Der *Blutzuckerspiegel* neigt bei Trichinose zu starken Schwankungen und kann vorübergehend, besonders von der 3. Krankheitswoche an, auf sehr niedrige Werte absinken, mitunter bis auf 50 oder 45 mg-% (MOLLOW 1934, HATIEGANU und FODOR 1942, KRUCHEN und Mitarbeiter 1940, PARRISIUS und Mitarbeiter 1942). Daß es sich hierbei aber nicht um eine regelmäßige Erscheinung handelt, geht aus Beobachtungen anderer Autoren hervor, die bei ihren Krankengruppen eindeutig abnorme Werte vermißten (AUGUSTINE 1936, SPAETH 1942). Die in Einzelfällen beobachtete *Kreatinurie* (HANTSCHMANN 1941) ist nach BECKMANN (1932) ein ernstes, eventuell prämortales Symptom und ein Maßstab für die Störung des Gesamtstoffwechsels. Der Harn enthält häufig infolge der Stauungsleber Urobilinogen, mitunter Eiweißspuren. Eine *positive Diazoreaktion* wird im allgemeinen nur bei schwerer Trichinose angetroffen, und auch dann nicht in allen Fällen. Ihr diagnostischer Wert darf somit nicht überschätzt werden.

Die *Veränderungen des Blutbildes* betreffen nur die weißen Blutzellen. Als diagnostisch besonders wertvolles Leitsymptom der Trichinose gilt schon seit langem eine starke *Eosinophilie*. Sie tritt meist in der 2. Woche nach der Infektion, etwa vom 10. Tage an, in Erscheinung, zuweilen auch erst in der 3. Woche oder später, erreicht ihren Höhepunkt gewöhnlich zwischen der 3. und 5. Woche nach der Infektion und klingt im Laufe von etwa 3—4 Monaten allmählich wieder ab. Maximale Werte von 40—60% sind nicht selten. Der höchste im Schrifttum mitgeteilte Hundertsatz ist 89 (SPINK und AUGUSTINE 1935), die höchste absolute Zahl 45000/mm³ (VAN COTT und LINTZ 1914). Zuweilen werden auch weniger als 10% und vereinzelt normale Werte gefunden. Die Höhe der Eosinophilie geht der Schwere der Krankheit *nicht* parallel. Die Durchschnittszahlen von LINNEWEH lassen vielmehr ein umgekehrtes Verhalten erkennen: Mittel der Höchstwerte bei Leichtkranken 40,7%, bei mittelschweren Fällen 38,5%, bei überlebenden Schwerkranken 32,6% und bei verstorbenen Schwerkranken 26,9%. (Ähnliche Ergebnisse bei STAUDACHER u. a.) Ein Fehlen oder ein starker Abfall der Eosinophilen während eines schweren Krankheitsverlaufes, eventuell bis zum völligen Verschwinden, gelten als prognostisch ungünstiges Zeichen. Die *Gesamtzahl der Leukocyten* ist bei Trichinose öfter in mäßigen Grenzen (10000 bis 30000) vermehrt. Die Neutrophilen lassen in einem Teil der Fälle eine Linksverschiebung und „toxische" Granulation (KRUCHEN und Mitarbeiter 1940, MUMME und SUNDERMANN 1942) erkennen. Während des Fiebers besteht eine Neigung zu Lymphopenie, in der Rekonvaleszenz hingegen zu Lymphocytose und Monocytose. Die Blutkörperchensenkung verläuft selbst bei hohem Fieber normal oder mit mäßiger Beschleunigung. (Mitteilungen über das Blutbild auch bei HOLLER und KISSLING 1941, SPAETH 1942, SYLLA 1942, PARRISIUS und Mitarbeiter 1942, WENDEROTH 1942 u. a.)

Störungen von seiten des Nervensystems sind gewöhnlich geringfügig oder fehlen, können sich jedoch in den relativ seltenen Fällen, in denen Gehirn oder Hirnhäute durch eingeschwemmte Larven oder Toxine geschädigt worden sind, schwer und vielgestaltig äußern. *Bewußtsein und Orientierung* sind, abgesehen von diesen Sonderfällen, selbst bei den mit auffälliger *Apathie* dahindämmernden Schwerkranken meist nicht gestört. Die *Sehnenreflexe* sind bei Schwerkranken öfter abgeschwächt oder erloschen. Die Ursache hierfür liegt wahrscheinlich nicht in einer Unterbrechung im nervösen Teil des Reflexbogens sondern in einer herabgesetzten Reaktionsfähigkeit der erkrankten Muskeln (NONNE und HÖPFNER 1889). Mitunter täuscht die extreme Muskelschwäche Lähmungen vor. Offenbar beruht auch das nicht selten vorhandene KERNIG*sche Zeichen*, ferner eine gewisse Nackensteifigkeit, häufiger nur auf dem Dehnungsschmerz der entzündeten Muskeln als auf Reizerscheinungen an den Meningen. An *Störungen der Sinnesempfindung* kommen Parästhesien, selten Anästhesie oder Hyperästhesie vor, ferner Schwerhörigkeit und Sehstörungen verschiedener Art, z. B. durch Retinablutungen.

Über Fälle von *trichinöser Encephalitis*, seltener *Meningitis*, ist wiederholt berichtet worden, z. B. von STÄUBLI 1909, BLOCH und HASSIN 1917, MEYER 1918, SALAN und SCHWARTZ, 1928, GORDON, CARES und KAUFMANN 1935, MERRIT und ROSENBAUM 1936, MOST und ABELES 1937, STADLER 1940, POHLMANN 1942, GAGEL 1942 und SKINNER 1948. Neben Störungen allgemeiner Art: *Bewußtseinstrübung*, Bewegungsunruhe, Delirien, Halluzinationen, heftigen, durch Lumbalpunktion gelinderten Kopfschmerzen, treten hierbei *verschiedenartige Herdsymptome* auf, am häufigsten *Hemiplegien* oder *Hemiparesen* mit einseitig gesteigerten Sehnenreflexen, eventuell Fußklonus und positivem Babinski, ferner Incontinentia urinae et alvi. Auch hemichoreatische und athetotische Bewegungen, Krampfanfälle vom JACKSONschen Typ, Aphasie, Strabismus, Ptosis, Nystagmus und Mydriasis kommen vor. Die Nervensymptome können das Krankheitsbild so stark beherrschen, daß das Grundleiden schwer zu erkennen ist. Die *Liquorbefunde* sind, abgesehen von dem häufig erhöhten Druck, gewöhnlich normal. In einigen Fällen wurde eine mäßig erhöhte Zellzahl (Lymphocyten), ferner eine positive NONNEsche Reaktion festgestellt. In einer ganzen Reihe von Fällen, darunter auch solchen ohne cerebrale oder meningeale Störungen, sind lebende Trichinellenlarven im Sediment des Liquors festgestellt worden. Die trichinöse Encephalitis hinterläßt meistens keine bleibenden Störungen. Obwohl sie nur selten die unmittelbare Todesursache bildet, ist die Mortalität in diesen Fällen doch überdurchschnittlich, weil es sich gewöhnlich um schwere Infektionen handelt.

Die *Rekonvaleszenz* zieht sich bei schweren Trichinoseerkrankungen auffallend lange, gewöhnlich Monate hin, und noch $^3/_4$ Jahr nach der Infektion sind manche Patienten durch Muskelschwäche, schnelles Ermüden, Muskelschmerzen und leichte Kreislaufstörungen bei körperlicher Beanspruchung in ihrer Arbeitsfähigkeit behindert (WEITZ 1932, SPINK 1935, BERCOVITZ 1940).

Diagnose. Wenige Krankheiten führen so leicht wie die Trichinose, zumal in sporadischen Fällen, zu anfänglichen *Fehldiagnosen*, z. B. je nach den vorherrschenden Symptomen: Gastroenteritis, Paratyphus, Typhus, Fleckfieber, akuter Bindehautkatarrh, Nahrungsallergose, Nebenhöhlenkatarrh, Mumps, Muskelrheumatismus, Dermatomyositis, akuter Gelenkrheumatismus, Pneumonie, Nephritis, septische Endo- oder Myokarditis, Encephalitis usw. Gewöhnlich ist es die Entdeckung der *Eosinophilie*, die den ersten Verdacht auf Trichinose erweckt. Dieser verstärkt sich, wenn die Anamnese den vorausgegangenen Genuß von Schweinefleisch in ungarer Form ergibt und wenn bei Mitessern ähnliche Erkrankungen auftreten. Die Diagnose wird nicht selten durch *atypische Krankheitsbilder* erschwert. Jedes der 4 Leitsymptome, Lidödem, Muskelschmerzen, Eosinophilie und Fieber kann in besonderen Fällen fehlen.

Die Sicherung der Diagnose erfolgt durch den *Nachweis der Trichinellen*, wobei folgende Materialien zur Untersuchung herangezogen werden können: 1. Reste des *genossenen Fleisches*, falls noch erlangbar, 2. *Faeces* des Patienten, eventuell nach Kalomelgabe, 3. *Blut* des Patienten, 4 *Liquor cerebrospinalis* (s. S. 857), und 5. eine *excidierte Muskelprobe*. Die Untersuchung des Stuhles auf erwachsene Darmtrichinellen wird allgemein als fast aussichtslos betrachtet. Im Blut lassen sich die Larven nur in einem Teil der Fälle, im allgemeinen nur bei starken Infektionen finden (Technik s. S. 794). Die besten Aussichten für den Parasitennachweis bietet die *Muskeluntersuchung*, allerdings erst von der 4. Woche nach der Infektion an. Vor Ausgang der 3. Woche sind die Larven wegen ihrer Spärlichkeit, Kleinheit und geraden Lage in den Muskelfasern schwer zu entdecken. Bei der Untersuchung histologischer Schnitte werden schwache Infektionen leicht übersehen. Sicherer und schneller führt die Betrachtung frischer Quetschpräparate zum Ziel (s. S. 794 und Abb. 12). Als Ort der Muskelexcision wird von WYRENS und Mitarbeiter (1941) der Musculus pectoralis in der vorderen Axillarlinie, von STAUDACHER (1943) der Ansatz der Tricepssehne empfohlen.

Der Nachweis *spezifischer Antikörper* mittels Intracutan-, Präcipitin- und Komplementbindungs-Reaktionen ist eine wertvolle Stütze für andere Verdachtsmomente, kann aber nicht als vollwertiger Ersatz für den Parasitennachweis gelten, da hin und wieder bei trichinellenfreien Personen positive und bei sicherer Trichinose negative Reaktionen vorkommen.

Der relative diagnostische Wert der 3 Reaktionen wird nicht einheitlich beurteilt. Manche sich widersprechende Befunde, z. B. in den deutschen Mitteilungen aus dem vergangenen Kriege, dürften ihre Erklärung in Unterschieden der Antigenbereitung, sowie der Ausführung und Ablesung der Reaktionen finden. Als Antigen werden allgemein wäßrige Extrakte aus pulverisierten Trichinellenlarven verwendet, die durch künstliche Verdauung aus den Muskeln von Versuchstieren isoliert worden sind (Technik s. BOZICEVICH 1938, McNAUGHT und Mitarbeiter 1941 und WAGNER 1942). Es empfiehlt sich mindestens 2 der folgenden Reaktionen heranzuziehen.

Bei der *Intracutanprobe* werden zur Vermeidung unspezifischer Reaktionen hochverdünnte Extrakte bevorzugt (meist 1:10000, auf Trockensubstanz bezogen, in einer Menge von 0,01—0,1 cm³). Ein positiver Ausfall äußert sich in der Regel in einer typischen Primärreaktion nach 10—15 min, seltener in einer Spätreaktion. Die Intracutanreaktion wird gewöhnlich im Laufe der 3. Infektionswoche und insgesamt bei etwa 90% der Trichinosekranken positiv (McCoy, Miller und Friedländer 1933, Theiler und Augustine 1935). Nach der Genesung kann sie in abnehmender Stärke noch mehrere Jahre auslösbar bleiben (s. a. Linneweh und Harmsen 1943, Spaeth 1942 b).

Die *Präcipitinreaktion* nach Bachmann (1928) wird mit steigenden Antigenverdünnungen, beginnend mit 1:100, angesetzt und als Ringprobe abgelesen. Ihr diagnostischer Wert steigt mit der Höhe des erzielten Titers. In der Regel fällt sie erst 4—5 Wochen nach der Infektion positiv aus (Augustine und Theiler 1932, Spink und Augustine 1935) und klingt nach überstandener Krankheit oft schon innerhalb des ersten Jahres wieder ab. Eine neue Form der Präcipitinreaktion, bei der an *lebenden Muskeltrichinellen* in antikörperhaltigen Seren mikroskopisch wahrnehmbare Niederschläge auftreten, wurde von Roth (1941, 1946) mit menschlichen Trichinose-Seren geprüft und als besonders empfindlich und spezifisch befunden.

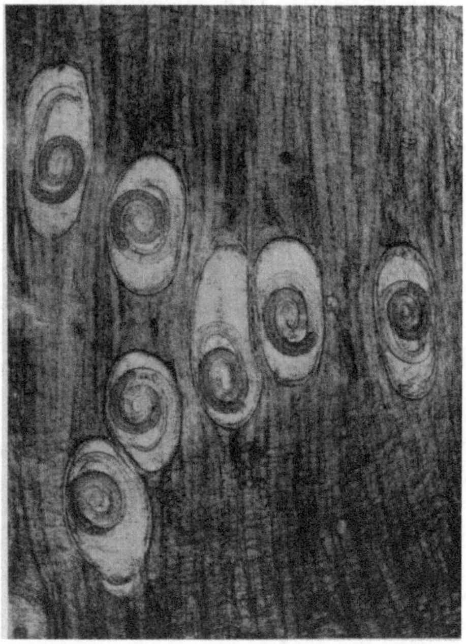

Abb. 12. *Trichinella spiralis.* Eingekapselte Larven in der Muskulatur. Frisches Quetschpräparat. Vergr. 50mal. (Originalaufnahme des Verfassers.)

Über die *Komplementbindungsreaktion* liegen mehrere Untersuchungen von Gaase aus dem letzten Kriege vor (s. a. Witebsky und Mitarbeiter 1942 und Wagner 1942). Gaase (1944) sah die Reaktion bei einigen Leichtkranken während der 1. Krankheitswoche (wahrscheinlich 4. Infektionswoche) auftreten und fand sie in der Mehrzahl der Fälle noch 1 Jahr nach der Erkrankung positiv (Gaase 1941).

Prognose. Schon im Beginn der Trichinose sind gewisse prognostische Schlüsse möglich. Je stärker und anhaltender die prodromalen Diarrhoen sich äußern und je früher die Fieberperiode einsetzt, um so schwerer ist im allgemeinen der zu erwartende Krankheitsverlauf (Linneweh 1943). Eine Inkubationszeit von 3—4 Wochen läßt nach den Erfahrungen des letzten Krieges einen gutartigen Verlauf erwarten. Auf der Höhe der Erkrankung wird die Prognose durch das Auftreten einer schweren Myokarditis mit früh einsetzender Tachykardie, einer Pneumonie oder Encephalitis getrübt, durch thrombo-embolische Prozesse noch bis in die Rekonvaleszenzzeit hinein. Über Eosinophilensturz s. S. 857. Bei Kindern verläuft die Trichinose gewöhnlich auffallend leicht. Bei der Epidemie von Hedersleben (Kratz 1866), starb von 67 erkrankten Kindern bis zu 14 Jahren nur eins (1,5%), von den 100 Frauen starben 17 und von den 170 Männern 83 (48,8%) wobei eine größere Menge des genossenen Fleisches bei letzteren maßgeblich gewesen sein dürfte.

Therapie. Da verzehrte Trichinellen sich schon nach einigen Stunden in die Darmschleimhaut einbohren, haben Versuche, die Parasiten *mechanisch* durch *Magenspülungen* und *Abführmittel* zu entfernen nur unmittelbar nach dem infektiösen Mahl Aussicht auf Erfolg, d. h. zu einer Zeit, wenn die Trichinosegefahr gewöhnlich noch gar nicht erkannt ist. Immerhin erscheint es möglich, daß auch später noch durch drastische Laxantien ein Teil oberflächlich sitzender Darmtrichinellen beseitigt werden kann. Über den Einfluß von Rekonvaleszentenserum auf die Trichinose liegen keine ausreichenden Erfahrungen vor.

Mit *chemotherapeutischen Mitteln*, die in großer Zahl in Tierversuchen und teilweise an Patienten geprüft worden sind, konnten bisher keine eindeutigen Wirkungen auf Trichinellen und ihr Larvenstadium erzielt werden. Das *Antimonpräparat Fuadin* (Näheres S. 913) ist zuerst von BECKMANN (1932), dann in großem Umfang während des vergangenen Krieges angewendet worden. KRUCHEN und Mitarbeiter (1940), HOLLER und SCHMIDT (1941), MUMME und SUNDERMANN (1942), HATIEGANU und FODOR (1942) und STAUDACHER (1943) glaubten einen günstigen Einfluß auf den Fieberverlauf und andere Krankheitserscheinungen feststellen zu können und nahmen eine antiparasitäre und (oder) antitoxische Wirkung des Präparates an. WENDEROTH (1942), SPAETH (1942), SYLLA (1942), PARRISIUS und Mitarbeiter (1942), MARTINI (nach PARRISIUS 1943) und LINNEWEH (1943) sahen hingegen keinen Einfluß auf den Krankheitsverlauf, insbesondere dann nicht, wenn Vergleichsgruppen von Patienten teils mit, teils ohne Fuadin behandelt wurden. Befunde lebender Trichinellen in den Muskeln Fuadinbehandelter ließen eine antiparasitäre Wirkung zweifelhaft erscheinen, und in Tierversuchen konnte SCHREIBER (1943) durch Fuadin, trotz reichlicher Dosierung weder die Darmtrichinose noch den Muskelbefall einschränken.

Der Mangel eines antiparasitären Heilmittels läßt eine sorgfältige *symptomatische Behandlung* besonders wichtig erscheinen. Im Hinblick auf die Glykogenverarmung des Organismus wird eine reichliche Zufuhr von Traubenzucker per os und intravenös allgemein als günstig erachtet. Auch orale und parenterale Gaben von Calcium werden von vielen Seiten warm empfohlen. Weiterhin können je nach den vorherrschenden Symptomen kreislaufanregende, schmerzlindernde und Schlafmittel, sowie bei cerebralen Erscheinungen Lumbalpunktionen segensreich wirken. Sorgfältige Haut- und Mundpflege, gute Bettung mit häufigem Lagewechsel, ferner Atemübungen sind bei den bewegungsunfähigen Schwerkranken besonders angezeigt (LINNEWEH). Stärkere Kreislaufstörungen erfordern lange Bettruhe und Schonung.

II. Parenterale Infektionen.

1. Filariosen.

Wuchereria-Infektion.

Von **W. Minning.**

Verbreitung. *Wuchereria bancrofti* kommt fast überall in den Tropen und Subtropen von ungefähr 42° nördlicher Breite bis ungefähr 38° südlicher Breite auf der östlichen Halbkugel und von ungefähr 30° nördlicher Breite bis 30° südlicher Breite auf der westlichen Hemisphere vor. In *Asien* findet sich starker Befall in Arabien, Vorderindien mit Ceylon, Burma, der Malayischen Halbinsel, den Philippinen, Indonesien, Südchina und Südjapan. In manchen dieser Gebiete ist die Bevölkerung bis zu 80% infiziert. Häufig ist die Infektion auf Neuguinea, Papua und den benachbarten Inseln und kommt an den Nord- und Ostküsten von Australien vor. Sehr stark befallen sind die pazifischen Inseln, z. B. Samoa, Fidschi und die der Gilbert-

und Ellice-Gruppe. In *Afrika* findet sich diese Infektion besonders an der Westküste zwischen Liberia und dem Belgischen Kongo, in Zentralafrika und im Anglo-ägyptischen Sudan; in Ägypten und an der Ostküste bestehen zum Teil stark endemische Herde. Auf Madagaskar, Mauritius und Réunion kommen Infektionen vor. In *Europa* sind nur sporadische, zum Teil fragliche Fälle aus Spanien, Ungarn, Jugoslawien und der Türkei bekannt geworden. Häufig findet man diesen Parasiten in *Zentralamerika*, auf den westindischen Inseln, in Panama, Columbien, Venezuela, Britisch-, Französisch-, Holländisch-Guayana und in den nördlichen Küstengebieten Brasiliens.

Wuchereria malayi, die in ihrer Verbreitung herdweise beschränkt ist, findet sich besonders auf der Malayischen Halbinsel; die Infektion kommt auch auf Java, Sumatra, Borneo, Celebes, Neu-Guinea, in Indochina, Südchina, Vorderindien und auf Ceylon vor.

Stoll (1947) schätzt den Befall mit *W. bancrofti* und *W. malayi* in der Welt auf 189 Mill. Menschen, davon 157 Mill. in Asien, 22 Mill. in Afrika, 9 Mill. in Mittel- und Südamerika und 1 Mill. auf den pazifischen Inseln.

Bau und Lebensweise. *Wuchereria bancrofti* lebt meist in den Lymphknoten und Lymphgefäßen des Abdomens und im Ductus thoracicus; man findet sie aber auch nicht zu selten im Lymphgefäßsystem anderer Körperregionen. Männchen dieser haarähnlichen, weißlichen Würmer sind 24—40 mm lang und 0,1 mm breit; die Weibchen, mit denen sie oft zusammengeknäuelt liegen, sind größer; ihre Länge schwankt zwischen 50—100 mm, ihre Dicke zwischen 0,2 bis 0,3 mm. *Wuchereria malayi*, als Männchen 22 mm lang und 0,08 mm dick, als Weibchen 55 mm lang und 0,16 mm dick, lebt im wesentlichen in dem Lymphgefäßsystem der Extremitäten.

Von den Weibchen produzierte Larven, *Mikrofilarien*, gelangen in den Blutkreislauf. Sie besitzen bei beiden Formen eine „Scheide" — eine erhalten gebliebene, gestreckte Eihülle —, die den fixierten Mikrofilarienkörper nach vorne und hinten weit überragt; so ist die Scheide von *Mikrofilaria bancrofti* etwa 360 μ lang, während der Mikrofilarienkörper 224—296 μ mißt (Abb. 13 A). *W. malayi*-Mikrofilarien sind 177 bis 230 μ lang. Unterschiedlich und für die Diagnose wichtig ist die Lagerung der Kerne in den Schwanzspitzen bei fixierten und gefärbten Mikrofilarien (Technik siehe Einleitung). Bei *W. bancrofti*-Mikrofilarien erreicht die Kernsäule nicht das Ende der Schwanzspitze; *W. malayi*-Mikrofilarien weisen kurz vor und an der Schwanzspitze eine Verbreiterung des Körpers auf, in der je 1 Kern liegt (Abb. 14).

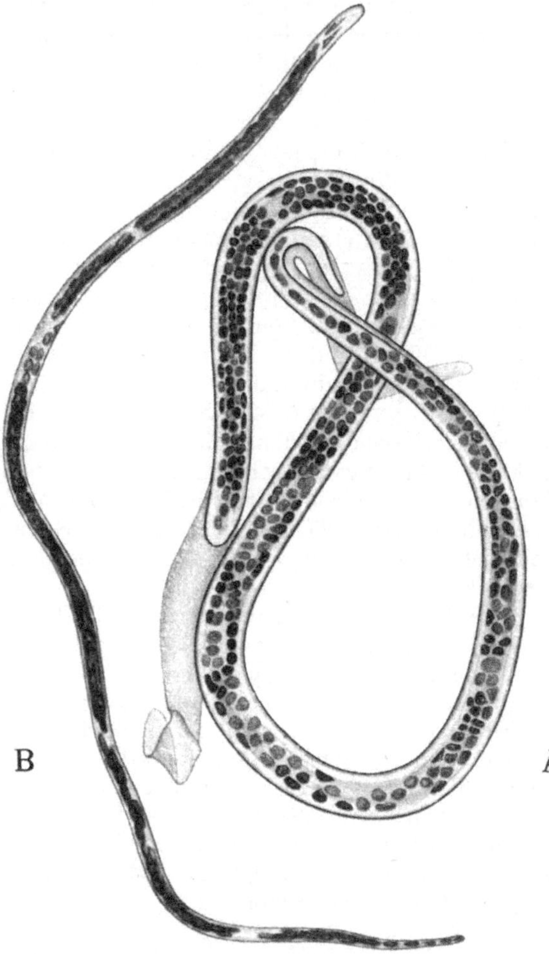

Abb. 13. *Microfilaria bancrofti* (A) mit Scheide und *Microfilaria perstans* (B). Hämatoxylinfärbung. Vergr. 1000mal. (Nach Fülleborn.)

Beide Mikrofilarienarten kommen in der Regel nur nachts im strömenden Blute vor. Ausnahmen bestehen bei *W. bancrofti*. Während westlich des 140. Längengrades sie nur nachts nachweisbar sind, finden sie sich im Gebiet östlich des 180. Längengrades Tag und Nacht in gleicher Menge im peripheren Blute vor (*W. bancrofti pacifica*, Manson-Bahr 1941). In dem Gebiet zwischen dem 140. und 180. Grad findet man *W. bancrofti*-Mikrofilarien entweder nur nachts oder am Tag und in der Nacht im peripheren Blut. Eyles und

Mitarbeiter (1947) beobachteten, daß bei den Tag und Nacht im peripheren Blut vorhandenen *W. bancrofti*-Mikrofilarien die größere Menge im Tagesblut zu finden war, daß also ein Diurnatyp zu bestehen schien. Ausführliche Darstellung der Probleme um die *Mikrofilarienperiodizität* bei LANE (1948).

Übertragung und Entwicklung. Eine große Anzahl von Anophelesarten sowie Culex- und Aëdesarten können Überträger von *W. bancrofti* sein (Zusammenstellung bei FAUST 1949). Besondere Bedeutung haben nachfolgende Arten: *Culex quinquefasciatus* (synom. *Culex fatigans*) in Ostasien, in Mittel- und Südamerika, ferner in Ostafrika und Nordaustralien. *Culex pipiens* in Ägypten, China und Japan; *Aëdes ägypti* in Westafrika, Westindien und Neusüdwales. *Aëdes scuttelaris pseudoscuttelaris* (synom. *Aë. variegatus*) auf den südpazifischen Inseln; *Anopheles gambiae* in West- und Ostafrika; *Anopheles darlingi* in Südamerika und *Anopheles punctulatus* in Indonesien und Neu-Guinea. Überträger von *W. malayi* sind insbesondere Mücken der Gattung Mansonia. Anophelesarten können in China Überträger sein.

Im Mückenmagen schlüpfen die Mikrofilarien aus ihren Scheiden, durchdringen die Magenwand und wandern in die Thoraxmuskulatur. Hier machen sie eine Entwicklung durch. Die infektionstüchtigen Larven, ungefähr 1500 μ lang, wandern in die Proboscis und gelangen in das Innere des Labiums. Die Dauer dieser Entwicklung schwankt je nach Temperatur, Luftfeuchtigkeit und Mückenart zwischen 10 Tagen und 6 Wochen oder mehr. Beim Stich brechen die Larven durch die Labella und dringen in die Haut ein. Sie finden den Weg zu den peripheren Lymphgefäßen und gelangen, falls sie nicht in diesen oder in den zu durchwandernden Lymphknoten zugrunde gehen, in die großen Lymphstämme; die von den erwachsenen Würmern produzierten Mikrofilarien gelangen mit der Lymphe in den Blutkreislauf.

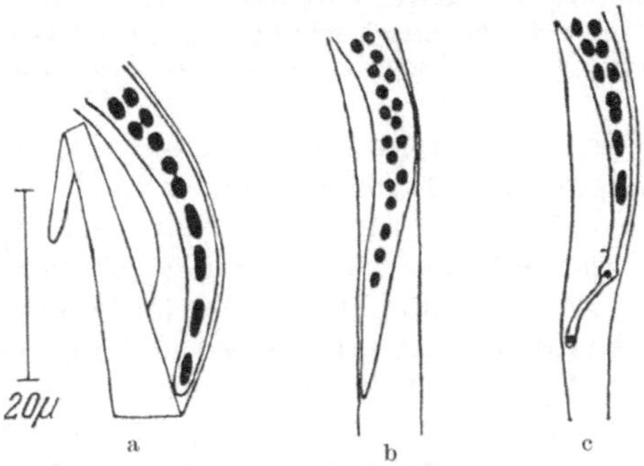

Abb. 14 a—c. Anordnung der Zellkerne in der Schwanzspitze der 3 gescheideten Mikrofilarien-Arten. a *Mf. loa*, b *Mf. bancrofti* und c *Mf. malayi*.

Erwachsene Würmer wurden schon 3 Monate nach Infektionsmöglichkeit in Lymphknoten nachgewiesen (WARTMAN 1944, COGGESHALL 1946). Mikrofilarien sind frühestens ungefähr 1 Jahr nach der Infektion zu erwarten. LEIPER (1924) fand *Bancrofti*-Mikrofilarien bei einem 14 Monate alten Kind, WILSON (1948) *Malayi*-Mikrofilarien bei einem Säugling von 13 Monaten.

Erwachsene Wuchereria-Würmer können bis zu 15 Jahren am Leben bleiben. Nach ihrem Tode werden sie resorbiert oder verkalken.

Außer im Blut werden Wuchereria-Mikrofilarien auch in der Hydrocelenflüssigkeit, in Lymphe, Chylus und in chylösem Urin gefunden.

Epidemiologie, Bekämpfung, Vorbeugung. Der Mensch ist der einzige Endwirt für *W. bancrofti* und *malayi* und damit die einzige Infektionsquelle für die übertragenden Mücken.

Rasse, Alter oder Geschlecht sind für das Zustandekommen der Infektion ohne Bedeutung. Über die Ausbildung einer *Immunität* gegen die Infektion ist nichts bekannt. Enger Kontakt mit infizierten Einheimischen führt auch bei Europäern zu einem starken Befall. So ist unter den ärmeren Eurasiern in Kalkutta die Infektion ebenso häufig wie unter den Indern (NAPIER 1946). Von 38300 Mann der USA.-Marine, die seit 1942 auf Samoa in enger Gemeinschaft mit den Eingeborenen lebten, wurden Ende 1945 10421 Mann als infiziert angesehen. Im Gegensatz dazu kamen auf Guadalcanar, wo der Kontakt mit den Wohngebieten der gleichfalls stark infizierten Einheimischen nicht so intensiv war, praktisch keine W.-Fälle vor (COGGESHALL 1946).

Die *Mückendichte* spielt epidemiologisch eine wesentliche Rolle. Zunahme von Erkrankungszahlen erfolgen, wenn z. B. in Notzeiten die üblichen Bekämpfungsmaßnahmen sich nicht durchführen lassen, oder wenn durch Schaffung neuer Bewässerungsanlagen neue Mückenbrutplätze entstehen.

Biologische Eigentümlichkeiten der einzelnen Mückenarten haben wesentliche Bedeutung. So kommt in dem indischen Staat Travancore *W. malayi*-Infektion besonders in ländlichen Gebieten vor, während *W. bancrofti*-Infektion die Städte bevorzugt. Die Ursache hierfür ist in den Brutgewohnheiten der Überträger zu suchen. *Mansonia*-Arten sind auf Teiche mit Pistiabewuchs angewiesen, die in den ländlichen Bezirken zahlreicher vorhanden sind. *Culex quinquefasciatus* braucht Brutgewässer mit faulenden organischen Stoffen, die sich in den Abwässergräben volkreicher Siedlungen besonders finden (IYENGAR 1938).

Klimatische Faktoren sind nicht nur für das Zustandekommen einer gewissen Mückendichte bedeutungsvoll, wesentlichen Einfluß haben sie auch auf die Entwicklung der W.-Larven in den Mücken. Als optimal gilt eine Temperatur von 37° C mit einer Luftfeuchtigkeit von 90%. Infektionstüchtig werden die W.-Larven nur, wenn eine Temperatur von 27° C und eine Luftfeuchtigkeit oberhalb 60% vorhanden ist. Deshalb ist diese Erkrankung in Gebieten mit feuchttropischem Klima und in Küstengebieten, wo in der Regel eine gleichmäßige Temperatur herrscht, besonders stark verbreitet, da hier die Übertragung zu jeder Zeit im Jahr erfolgen kann.

Zur *Bekämpfung* der auf St. Croix endemischen *W. bancrofti*-Infektion hat sich HEWITT (1949) Massenbehandlung mit Hetrazan zur Vernichtung der Mikrofilarien bewährt. Mückenbekämpfung mit den modernen Kontaktinsecticiden mindert den Infektionsindex (KOHLER 1949, BROWN und WILLIAMS 1949), aber auch durch allgemeine Bekämpfungsmaßnahmen allein können schon günstige Ergebnisse erzielt werden (DAVIS 1949). Die Bekämpfung des *W. malayi*-Überträgers *Mansonia annulifera* durch Beseitigung der Pistiapflanzen — ihre Wurzeln vermitteln den Larven und Puppen den Sauerstoff — hat sich in Indien und auf Ceylon bewährt (SWEET und MADHAVAN PILLAI 1937, DASSANYAKE 1939). In Malaya, wo *Mansonia longipalpis* Zwischenwirt ist, deren Larven Sauerstoff aus den feinen Wurzeln gewisser Sumpfbäume erhalten, ist die Bekämpfung schwieriger (HODGKIN 1939).

Geeignete *Bekleidung, Repellents, Gebrauch von Moskitonetzen* schützen gegen Mückenstiche. (Ausführlicheres unter Malariaprophylaxe.) Eine wirksame *medikamentöse Prophyaxe* ist bisher nicht bekannt.

Pathogenese und Pathologie. Ursache für im Lymphgefäßsystem auftretende Gewebsreaktionen scheinen Stoffwechselprodukte heranwachsender und geschlechtsreifer lebender Würmer (O'CONNOR 1932, ACTON, RAO 1929) und die Körpersubstanz abgestorbener Würmer und Mikrofilarien zu sein (O'CONNOR 1932, MANSON-BAHR 1948, HARTZ 1950). THOMSON und Mitarbeiter (1945) und ZUCKERMANN und HIBBARD (1945), die ebenso wie MICHAEL (1944) und LEEDE und JOSEY (1945) die *allergische Genese* der Gewebsveränderungen bejahen, glauben sogar, daß es sich in der frühen und akuten Phase der Infektion um eine *allergische Systemerkrankung* handelt; zu diesem Zeitpunkt finden sich auch in Lymphknoten und Lymphgefäßen, in denen keine Parasiten nachweisbar sind, die gleichen typischen Veränderungen wie bei Anwesenheit von Parasiten.

Eine *individuelle Reaktionsbereitschaft* der einzelnen Menschen gegenüber dem W.-Allergen scheint beim Zustandekommen der Krankheitserscheinungen eine wesentliche Rolle zu spielen; nur ein geringer Prozentsatz der Menschen, in deren Blut W.-Mikrofilarien vorhanden sind, weist klinische Symptome auf; andererseits werden in Einzelfällen allergische Symptome, z. B. Urticaria, beobachtet.

Typische *Gewebsveränderungen in den peripheren Lymphgefäßen* sind schon 3—4 Monate nach Infektionsmöglichkeit gefunden worden (WARTMAN 1944). Frühzeitig und häufig trifft man Ödem und Hyperplasie des Reticuloendothels, eosinophile Wandinfiltration und perivasculäre Diapedese von Eosinophilen. Die oft herdförmige Reticuloendothelhyperplasie führt zu knotenartiger Verdickung der Wand oder zu zottenartigen Vorsprüngen in das Lumen. Diese Lumenverengerung, besonders bei Vorhandensein eines Wurmes, behindert den Lymphabfluß und führt zu einer erheblichen distalen Erweiterung des Lymphgefäßes. Völliger Verschluß erfolgt entweder durch eine obliterierende Endolymphangitis oder durch Thrombenbildung um W.-Würmer mit nachfolgender Organisierung und fibrösem Umbau des Thrombus. Ausführliche pathologisch-histologische Darstellung bei WARTMAN (1944), HARTZ (1944), MICHAEL (1945), RIFKIN und THOMSON (1945), THOMSON, RIFKIN und ZARROW (1945) und WARTMAN (1947).

Den *entzündlichen Erscheinungen*, die klinisch unter dem Bilde einer fieberhaften Lymphangitis verlaufen, liegen nach O'CONNOR (1932) allergische Reaktionen zugrunde. Das auslösende Antigen ist Wuchereria-Substanz, die als Stoffwechselprodukt oder beim Absterben der Würmer frei wird. ACTON und RAO (1929) erklären die periodisch auftretenden Lymphangitiden durch das periodische Gebären der W.-Mikrofilarien, eine Ansicht, der sich MICHAEL (1945) anschließt. Die erstgenannten nehmen an, daß besonders die Uterusflüssigkeit, die regelmäßig mit den Mikrofilarien ausgeschieden wird, Anlaß zu den fieberhaften Reaktionen gibt; dort, wo die Vulva des Weibchens der Lymphgefäßwand nahe anlag, fanden sie zahlreiche zerstörte Endothelzellen.

Für die *allergische Genese* dieser Lymphangitiden, zum mindesten im frühen Krankheitsstadium, sprechen folgende Befunde: Bakterien sind nicht nachweisbar (McKinley 1931, O'Connor 1932, Giglioli 1933, Wartman 1944, Zuckerman und Hibbard 1945 u. a.). Sulfonamide (Dickson und Mitarbeiter 1943, Burhans und Mitarbeiter 1944, King 1944) und Penicillin (Huntington und Mitarbeiter 1950) haben keinen therapeutischen Effekt. Antihistaminpräparate (Galliard und Mille 1949) und Adrenalin (Pratt 1945) beeinflussen sehr günstig die lokalen und allgemeinen Symptome. Während der Hetrazantherapie kann es zu einer Aktivierung klinisch latenter Lymphangitis und zu allergischen Allgemeinerscheinungen kommen, wie sie auch nach intradermaler Injektion von Filarienantigen auftreten können (Wartman 1947).

Sitzen Würmer in den Lymphgefäßen der Genitalregion, so kann es ebenfalls auf allergischer Basis zur *Funiculitis*, *Epididymitis* und *Orchitis* und sekundär zur *Hydrocele* kommen. Histologische Befunde bei Menon und Annamalai (1935), Makar (1938), Galliard und Huard (1948) und Hartz (1950).

Ist das Bein der Infektionsort, so haben die zentripetal strebenden jungen Würmer bis zum Ductus thoracicus die Lymphknoten der Inguinalgegend, die des Pelvis und die abdominellen Knoten zu durchwandern. Erfolgt die Infektion an der oberen Extremität, so müssen sie die epithrochlearen und axillaren Lymphknoten passieren.

In den *Lymphknoten* verursachen sie granulomatöse Entzündungen, Proliferationen des reticuloendothelialen Systems und Gewebseosinophilie. Man findet die Würmer im stark erweiterten Sinus des Cortex oder der Medulla, umgeben von Makrophagen und Reticulumzellen, um die sich Eosinophile, Lymphocyten und Fremdkörperriesenzellen anlagern. Eine Anzahl der W.-Würmer wird vom Granulationsgewebe der distalen Lymphknoten abgefangen und von Fremdkörperriesenzellen abgebaut. Ausführliche pathologisch-histologische Befunde bei Wartman (1944), Hartz (1944), Michael (1945), Rifkin und Thomson (1945), Thomson, Rifkin und Zarrow (1945) und Wartman (1947).

Lymphknoten, die häufig durchwandert und so geschädigt werden, sind bald für W.-Würmer nicht mehr passierbar und blockieren den Lymphabfluß, was eine *Steigerung des Lymphdrucks* und eine *Erweiterung der distalen Lymphgefäße* zur Folge hat. Neu eindringende W.-Würmer bleiben dann auf diese distalen, erweiterten Lymphgefäße beschränkt. Geringere Grade von Lymphknotenschädigung heilen aus, so daß die Passage für Filarien und für Lymphe nicht behindert wird.

Abgestorbene Würmer verkalken entweder oder werden von Fremdkörperriesenzellen abgebaut. Ausführliche Darstellung bei O'Connor (1932), Wartman (1944), Michael (1944).

Diese allergisch bedingte, durch eosinophile Granulome charakterisierte Lymphabflußbehinderung führt erst nach einer Reihe von Jahren zu klinischen Lymphstauungssymptomen.

Primär durch W.-Allergen geschädigte Lymphgefäße und Lymphknoten sind im weiteren Krankheitsverlauf für *sekundäre bakterielle Infektionen* besonders empfänglich (Acton und Rao 1928). Jin Tyu (1940) konnte nachweisen, daß abgetötete Streptokokken intracutan injiziert eine stärkere Reaktion hervorrufen, wenn sie zusammen mit Filariensubstanz verabfolgt werden. Scheinbar macht irgendein Körperbestandteil dieses Wurmes die Haut gegen Streptokokkensubstanz überempfindlich. *Sekundärinfektionen des Lymphgefäßsystems* mit Strepto- und Staphylokokken, in deren Verlauf es bei leukocytärer Reaktion zu bakteriellen Lymphangitiden und Phlegmonen bzw. Abscessen kommt, *beschleunigen eine Behinderung des Lymphabflusses.*

Die Auffassung, daß *Bakterien allein die Ursache* für fieberhafte Erscheinungen sind (ältere Autoren und SUAREZ 1930, GRACE und GRACE 1931, GRACE und GRACE und WARREN 1932, GRACE 1934) wird heute *nicht mehr anerkannt.* Schon MCKINLEY (1931) unterschied 3 Typen von akuter Lymphangitis, nämlich eine bakterieller Natur, eine filarieller Genese und eine solche filarieller Ursache mit bakterieller Sekundärinfektion, eine Auffassung, die NEUMANN (1944) und GALLIARD (1948) ebenfalls vertreten.

Bakterielle Sekundärinfektionen im Bereich der Lymphgefäße der *Genitalregion* sind nicht selten.

Außer durch Gewebswucherung, die zur Obliteration führt, kann Lymphabflußbehinderung durch *mechanische Verstopfung* von Lymphgefäßen und Lymphknoten infolge starken Parasitenbefalls zustande kommen. So fanden O'CONNOR und HULSE (1932) bei einem 11jährigen Jungen in einem oberflächlichen Inguinallymphknoten 30 lebende oder abgestorbene Würmer.

Als maßgebliche Faktoren für die Entwicklung der in Art und Lokalisation unterschiedlichen Lymphstauungssymptome nennt NAPIER (1946), abgesehen von bakterieller Sekundärinfektion, die *individuelle Reaktionsbereitschaft gegenüber W.-Stoffwechselprodukten, die Intensität der einzelnen Infektionen* und *die Häufigkeit von Neuinfektionen.* Er unterscheidet zwischen folgenden Gruppen von Personen:

1. Unempfindliche Menschen, die schwachen Infektionen ausgesetzt sind: Ihr Lymphgewebe reagiert nicht auf Filarienstoffwechselprodukte, so daß die Wanderung heranwachsender Würmer und das Gebären von Mikrofilarien *wenig oder keine Gewebsreaktion* und *keine klinischen Symptome* hervorrufen.

2. Unempfindliche Menschen, die starken Infektionen ausgesetzt sind: Im Laufe der Zeit kann es zu einer mechanischen Blockierung der Lymphknoten und als deren Folge zu *statischem Ödem* oder *Lymphvaricen* oder zu beidem kommen, ohne daß eine Lymphangitis vorhanden zu sein braucht.

3. Empfindliche Menschen, die schwachen Infektionen in längeren Zeitabständen ausgesetzt sind: Die distalen Lymphknoten werden nur wenig geschädigt, da zwischen den einzelnen Durchwanderungen genügend Zeit zur Regeneration ist. Alle Würmer können die tiefergelegenen Lymphknoten erreichen. Gelangen sie in die juxta-aortalen Lymphknoten, so können sie sich hier ansiedeln und diese direkt oder indirekt blockieren. Da durch diese Lymphknoten normalerweise der Lymphabfluß aus dem Gebiet des Dünndarms und zum Teil auch aus dem Nierenbecken erfolgt — Verbindungen durch kleine Lymphgefäße zu den Lymphknoten in der Lumbalgegend sind vorhanden —, kommt es nach Blockierung zu einer Rückstauung von Chylus in die Lymphbahnen dieser Organe und zur *Varicenbildung* und nach eventueller Ruptur zu *chylösem Ascites, Chylurie* und *Chylocele.* Erfolgt die Lymphpassagebehinderung in den Lymphknoten des Hypogastriums oder im Gebiet der Iliaca communis, so kommt es durch Lymphstauung zu *Lymphvaricen der abdominellen Plexus* und des *Samenstranges.* Durch Ruptur in das Peritoneum, die Niere, die Blase oder die Tunica vaginalis können entstehen *Lymphascites, Lymphurie* und *Lymphocele.*

4. Empfindliche Menschen, die starken Infektionen dauernd ausgesetzt sind: Die distalen Lymphknoten, also die oberflächlichen inguinalen und die epitrochlearen, werden frühzeitig dauergeschädigt. Neu eindringende W.-Würmer können die Lymphknoten nicht mehr passieren, reifen in ihnen heran, produzieren

Mikrofilarien und sterben hier oder in den peripheren Lymphgefäßen ab. Durch die rekurrierenden Lymphangitiden und Lymphadenitiden kommt es schließlich zu einem kompletten Verschluß im peripheren Lymphgefäßsystem und zur *Elephantiasis*.

Die bei kompletter Blockierung distaler Lymphknoten auftretende *Elephantiasis* ist kein spezifisches Symptom der Wuchereriose. MANSON-BAHR (1948) kennt außer der durch *Wuchereria* verursachten noch folgende: 1. solche durch kongenitale Stenose der Hauptlymphbahnen bedingt, 2. solche septischer Genese, 3. solche im Anschluß an chirurgische Eingriffe, 4. solche toxischer Genese (z. B. nach Resorption von Chrysarobin), 5. solche auf Grund von Tuberkulose, Carcinomatose, Lues und Frambösie, 6. solche im Anschluß an Thrombose der Beckenvenen (Phlegmasia alba dolens). OLIVIER (1947) nimmt an, daß außer der mechanischen Lymphabflußbehinderung Spasmen bei der Genese der Elephantiasis eine Rolle spielen.

ACTON und RAO (1933) bezeichnen als *Beginn derElephantiasis* einen Zustand, der durch *statisches Ödem* vorhanden ist. Sie nehmen an, daß W.-Stoffwechselprodukte, deren Abtransport behindert ist, eine erhöhte Permeabilität der Gewebszellen verursachen, wodurch es zu einer Stagnation der Lymphe kommt. Histologisch besteht Atrophie der Epidermis auf Grund dermalen Ödems, Dilatation der Lymphräume und Kompression der Blutgefäße; häufig sieht man herdförmige Ansammlungen von Plasmazellen und Eosinophilen um die erweiterten Lymphräume. Mit zunehmender *Lymphabflußbehinderung* schwillt der Körperteil mehr und mehr an. Sein Gewebe ist geleeartig *(blubbery-tissue)* und läßt nach einem Einschnitt Lymphe ausfließen, um dann zu kollabieren. Nach den experimentellen Untersuchungen von DRINKER und Mitarbeitern (1934) und HOMANS und Mitarbeitern (1934) hat im Gegensatz zur gewöhnlichen Lymphe *Elephantiasislymphe* einen erheblich höheren Eiweißgehalt, der durch entzündliche Vorgänge noch gesteigert wird. Durch einen solchen hohen Plasmaeiweißgehalt wird die fibroblastische Aktivität des Gewebes gefördert. Periodisch auftretende Lymphangitiden verursachen eine Zunahme des Ödems und der Fibrose, *der Ursachen der typischen festen Elephantiasishaut*. Die fibröse Induration kann sich bis in die Gegend der Schweißdrüsen erstrecken und führt zu deren Degeneration, wodurch die Elephantiasishaut ständig trocken und rauh erscheint. *Hypertrophie der Epidermis* mit papillomatösen Wucherungen und *Lymphcysten der Haut* treten auf. Die *Abflachung der Hornschicht* und *Rigidität des Coriums* lassen tiefe Fissuren entstehen, welche die Eintrittspforten für bakterielle Infektionen darstellen können.

Krankheitsbilder. Zu einem erheblichen Prozentsatz besteht bei Menschen, die in ihrem Blut W.-Mikrofilarien aufweisen, *eine klinisch symptomlose Infektion*. In Portugiesisch-Guinea (*W. bancrofti*-Verbreitungsgebiet) ist dies in 68,3% (PINTO und DE ALMEIDA 1947), auf Tahiti (Verbreitungsgebiet der aperiodischen *W. bancrofti*) zu 75% (GALLIARD und Mitarbeiter 1949) und auf Java (im Verbreitungsgebiet der *W. malayi*) zu 24—41% (RODENWALDT 1933) der Fall. ACTON und RAO (1933) haben bei einer Anzahl von Mikrofilarienträgern in Indien keine Symptome während einer 10jährigen Beobachtungszeit auftreten sehen.

Die *Inkubationszeit* bis zum Auftreten der ersten klinischen Symptome schwankt zwischen 3 und 16 Monaten; die Mehrzahl der Erkrankungen erfolgt nach ungefähr 10 Monaten. Diese Beobachtungen beruhen auf Ergebnissen aus dem südpazifischen Raum (KING 1944, FLYNN 1944, SAPHIR 1945, ENGELHORN und WELLMAN 1945, COGGESHALL 1946, WARTMAN 1947).

Die *Erkrankung beginnt allmählich*. 3—6 Monate nach der Infektion kann sich ein Gefühl der Taubheit und des „Einschlafens", mit Schwäche kombiniert, in den Extremitäten bemerkbar machen. Juckende Sensationen in Achsel- oder Leistengegend verstärken sich besonders nach Anstrengungen zu regulären Schmerzen; palpatorisch werden dann meist vergrößerte Lymphknoten festgestellt. In der folgenden Zeit stellen sich neben diesen Schmerzen in der Achsel- und Leistengegend auch solche in den Armen, den Beinen und der Scrotalgegend ein; diese, die Stunden oder Tage anhalten, können mit einem Zwischenraum von Tagen oder Wochen erneut auftreten. Zwischen diesen Schmerzattacken werden insbesondere nachts *Hodenschmerzen* empfunden, die als *charakteristisches Frühsymptom* angesehen werden. In der Leistengegend und am Scrotum bemerkt der Erkrankte schließlich Knoten von wechselnder Größe (SAPHIR 1945). *Objektiv* lassen sich *Lymphangitiden* der Extremitäten und der Genitalregion, *Lymphadenopathien* sowie *Lymphödem* feststellen. 4—9 Monate nach Infektionsmöglichkeit fand SAPHIR (1945) bei seinen 35 Patienten *Lymphknotenvergrößerung* zu 100%, *Funiculitis* zu 77%, zu 29% einhergehend mit *Varicocele* und zu 9% mit *Hydrocelen*, und *Epididymitis* zu 3%. KING (1944) sah bei 286 Männern 8—16 Monate nach der Infektion Lymphadenopathien zu 85%, Lymphangitiden der Extremitäten zu 51% und entzündliche Reaktionen in der Genitalgegend zu 71,6%.

Die einzelnen *Krankheitsbilder* sind in ihrer Entwicklung und ihrem gemeinsamen Auftreten abhängig von der *Stärke* und der *Häufigkeit* der Infektionen; es ist daher schwierig, jede mögliche Kombination darzustellen. Im nachfolgenden werden die *Krankheitsbilder primär entzündlicher Genese* und die, die auf *Lymphstauungserscheinungen* beruhen, und ferner die bei beiden Gruppen auftretenden *Allgemeinerscheinungen* gesondert besprochen.

Bei 2129 *W. bancrofti*-Patienten, die in den Jahren 1946/47 in der *Calcutta School of Tropical Medicine* und dem *Carmichael Hospital for Tropical Diseases* zur Beobachtung kamen, fand BHADURI (1949) die einzelnen Krankheitsbilder wie folgt auftretend: Lymphangitis 45%, Adenitis 0,9%, Funiculitis, Epididymo-Orchitis 13%, Hydrocelen 6,5%, Lymphvaricen 0,4%, Chylurie 1%, Elephantiasis 33,2%.

1. Krankheitsbilder primär entzündlicher Genese. *Lymphangitis.* Lymphangitis tritt in allen Krankheitsstadien auf und kommt besonders zusammen mit varicösen Lymphknoten, Lymphscrotum und bei Elephantiasis vor. Charakteristisch für sie ist es, daß sie sich im Gegensatz zur bakteriellen Lymphangitis sehr häufig zentrifugal ausbreitet (BUXTON 1928, COGGESHALL 1946), und in gewissen Zeitabständen rezidiviert (s. Pathogenese). POYNTON und HODGKIN (1938) beobachteten in Malaya bei 48% von 334 Lymphangitisfällen ein regelmäßiges Auftreten in jedem Monat und bei 17% 2—3 Anfälle im Monat; bei 35% traten diese Attacken seltener als einmal im Monat auf. Nach Verlassen des endemischen Gebietes läßt allmählich die Häufigkeit der Lymphangitisfälle nach. BEHEM und HAYMANS (1946) fanden nach 20 Monaten die meisten ihrer 196 Patienten symptomfrei.

Nach den Erfahrungen an amerikanischen Soldaten im südpazifischen Raum, im Verbreitungsgebiet der aperiodischen *W. bancrofti*, tritt die Lymphangitis im Frühstadium akut auf und macht sich durch Schmerzen und Vergrößerung der regionären Lymphknoten zuerst bemerkbar. Die Beschwerden halten meist 3—5 Tage an, nehmen aber nach 24 Std schon an Intensität ab. Die Temperatur überschreitet im allgemeinen nicht 38°, Allgemeinsymptome fehlen meist, oft ist nur leichtes Krankheitsgefühl vorhanden (KING 1944, THOMSON und Mitarbeiter 1945, WARTMAN 1947). In der Zeit zwischen den Lymphangitisanfällen besteht in den befallenen Körpergebieten ein gewisses Schweregefühl und Juckreiz; gelegentlich findet sich Urticaria und Lymphödem. Diese allergisch bedingte Lymphangitis kann aber bei Personen, die dauernd neuen Infektionen ausgesetzt sind, nicht selten schwerere Krankheitsbilder verursachen; allgemeines Krankheitsgefühl, Kopfschmerzen, Brechreiz mit Erbrechen, Schmerzen im ganzen Körper und Temperaturen bis 39° werden beobachtet. Das ganze befallene Gebiet, insbesondere die Lymphknoten sind sehr schmerzhaft. Distal ist der Verlauf des Lymphgefäßes als roter Strang deutlich erkennbar. In seinem Verlauf kann die Haut ödematös sein, Anschwellung der ganzen Extremität ist nicht selten. Gelegentlich stellt man fest, daß die Krankheitserscheinungen von einem verhärteten, besonders schmerzhaften Bezirk des Lymphgefäßes ihren Ausgang nehmen. O'CONNOR (1932) konnte in solchen Fällen durch Excision W.-Filarien nachweisen und nach ihrer Entfernung ein Aufhören der Lymphangitisanfälle beobachten. Die Allgemeinsymptome dauern meist 2—3 Tage, die lokalen dagegen 4—5 Tage. Nicht selten treten Allgemeinsymptome ohne Lokalbeschwerden und örtliche Reaktionen ohne Allgemeinbeschwerden auf.

Bakterielle Sekundärinfektionen, besonders hämatogenen Ursprungs, die im wesentlichen im späteren Krankheitsstadium auftreten, verursachen erheblich stärkere Allgemeinsymptome und führen unter erysipelartigen Erscheinungen zur Schwellung einer ganzen Extremität. In der Regel beobachtet man dann Fieber bis zu 41,1° für 1 Woche und länger. Solche Sekundärinfektion, meist durch Streptokokken verursacht, ist durch Sulfonamide und Antibiotica beeinflußbar.

Beide Typen der Filarien-Lymphangitis werden als *endemische Lymphangitis*, *Filarienfieber*, *Elephantiasisfieber*, *Mumu* auf Samoa und *Mariri* auf Tahiti bezeichnet.

Lymphadenopathien. Die schon im Frühstadium der Infektion erbsen- bis walnußgroßen Lymphknoten sind je nach der Eintrittsstelle der W.-Larven in der Achsel-, Leisten-, Femoral- und Epitrochleargegend lokalisiert. Im südpazifischen Raum stellt die Tastbarkeit vergrößerter epitrochlearer Lymphknoten ein wesentliches diagnostisches Merkmal dar. BUXTON (1928) hat auch in den späteren Krankheitsstadien weitgehende Übereinstimmung zwischen Vergrößerung der epitrochlearen Lymphknoten und Mikrofilarienbefund im Blut festgestellt. Im afrikanischen *Bancrofti*-Verbreitungsgebiet ist diese Lymphknotengruppe zu 56% tastbar bzw. vergrößert (PINTO und DE ALMEIDA 1947). Eine symptomlose Vergrößerung der Inguinallymphknoten dagegen sehen POYNTON und HODGKIN (1938) als frühestes Anzeichen einer Infektion im *Malayi*-Verbreitungsgebiet an.

Funiculitis. Die Filarienlymphangitis des Samenstranges macht sich durch Schmerzen in der Leistengegend, geschwollenen und verhärteten Samenstrang, vergrößerten Nebenhoden, häufig einhergehend mit akuter Hydrocele, bemerkbar. Die Scrotalhaut ist ödematös, die Temperaturen gehen nicht über 37,8°, es besteht keine deutliche Vermehrung der Leukocyten. Allgemeinsymptome sind unbedeutend. Diese akuten Erscheinungen dauern gewöhnlich 3—4 Tage (BEACH 1948). Zurück bleibt für einige Wochen eine Verhärtung des Samenstranges, die schließlich auch schwindet; es sind dann nur noch einige Knoten im Samenstrang oder Nebenhoden tastbar (KNOTT 1939). Charakteristisch ist das Rezidivieren nach der Art der Lymphangitiden an den Extremitäten. Septicämische Krankheitsbilder durch bakterielle Sekundärinfektion sind im weiteren Verlauf nicht selten. Die sog. *endemische Funiculitis* ist unzweifelhaft filariellen Ursprungs (MANSON-BAHR 1948). Ausführliche Darstellung bei RAY (1934) und MAKAR (1938).

Epididymo-Orchitis. Im Frühstadium der W.-Infektion sind Epididymitis und Orchitis neben der Lymphangitis die häufigsten Krankheitsbilder. KING (1944) sah 8—16 Monate nach Infektionsmöglichkeit bis 93% seiner Fälle

Epididymitis und bei 13,7% Orchitis. Kombination mit Funiculitis ist sehr häufig. In Übereinstimmung mit den klinischen Erfahrungen hält HARTZ (1950) eine Dauerschädigung des Hodengewebes nach Filarienorchitis auf Grund seiner histologischen Untersuchungen für unwahrscheinlich. Chronische Epididymo-Orchitis kann mit oder ohne Scrotum-Elephantiasis gemeinsam mit einer Hydrocele oder einem Lymphvarix des Samenstranges oder im Anschluß an eine Hydrocelen- oder Scrotum-Elephantiasis-Operation auftreten (RAY 1934). Ausführliche Darstellung bei MAKAR (1938), KNOTT (1939) und GALLIARD und HUARD (1948). Bakterielle Sekundärinfektionen kommen vor und verursachen einen foudroyanten Verlauf. DE und CHATTERJEE (1934) berichten über 3 Fälle von Streptokokken-Septicämie bei Filarienorchitis; siehe auch MENON und ANNAMALAI (1935).

Hydrocele. Im Verbreitungsgebiet von *Wuchereria* sind Hydrocelen weitaus häufiger als in anderen Gegenden. Makrofilarien in der Genitalsphäre sind ihre Ursache. Direkter Befall der Tunica vaginalis, Funiculitis, Epididymitis und Orchitis verursachen eine seröse Exsudation in den periorchitischen Raum. Im Frühstadium auftretende Hydrocelen können wieder resorbiert werden. Das fast regelmäßige Rezidivieren der entzündlichen Prozesse führt zu einem fibrösen Umbau der Tunica vaginalis, zur Resorptionsbehinderung und damit zu einer Hydrocele als Dauerzustand. BUXTON (1928) fand bei 30% aller untersuchten Samoaner im Alter von über 30 Jahren Hydrocelen. Nach RAY (1934) sind in Indien die Mehrzahl der sog. primären Hydrocelen filariellen Ursprungs. In fast 10% finden sich Mikrofilarien in der Hydrocelenflüssigkeit und sehr häufig erwachsene Würmer in der Tunica vaginalis. Doppelseitige Hydrocelen sind bei Scrotumelephantiasis eher die Regel als die Ausnahme. Ausführliche Darstellung bei KNOTT (1939), GALLIARD und HUARD (1948).

Abscesse. In Abscessen W.-infizierter Personen im Bereich des Lymphgefäßsystems werden gelegentlich Filarien oder deren Reste gefunden. Verursacht werden diese meist durch eine Sekundärinfektion mit Staphylokokken. Solche Abscesse finden sich besonders an den Gliedmaßen und in der Inguinalgegend. Tropische Myositis bzw. tropischer Muskelabsceß sind weder direkt noch indirekt auf eine W.-Infektion zu beziehen (BUXTON 1928).

2. Durch Lymphstauung bedingte Krankheitsbilder. Lymphstauungssymptome treten erst nach mehrjährigem Bestehen der Infektion auf; nach ACTON und RAO (1931) ist ein 8—20jähriger Aufenthalt in W.-befallenen Gebieten die Voraussetzung. Entsprechend verhält sich die altersmäßige Verteilung dieser Krankheitsformen bei der einheimischen Bevölkerung. In hyperendemischen Gebieten mit einem Mikrofilarienindex von 20% und mehr treten diese Symptome im Alter von 8—10 Jahren, in endemischen Gebieten mit einem Mikrofilarienindex von 10—20% im Alter von 14—16 Jahren und dort, wo der Mikrofilarienindex unter 10% liegt, im Alter von 20—30 Jahren auf (ACTON-RAO 1930).

Lymphvaricen. Varicöse Lymphgefäße können tast- und sichtbar dicht unter der Haut liegen, z. B. am Bauch, am Scrotum und an den Extremitäten. Lymphvaricen des Samenstranges, Lymphvaricocelen, sind nach RAY (1934) in Kalkutta sehr häufig das erste Anzeichen einer W.-Infektion des männlichen Geschlechtstraktes. Beschwerden treten im Gegensatz zur Funiculitis nicht auf, es kommt höchstens zu einer Verdickung des Samenstranges. Varicöse Lymphgefäße der Blasenwand und der Nierenumgebung kommen vor.

Varicöse Lymphknoten. Varicöse Lymphknoten der Inguinalgegend finden sich häufig zusammen mit Lymphscrotum, Chylocele oder Chylurie. Als schwammig-weiche Tumoren imponierend, beobachtet man sie besonders häufig unterhalb der Schenkelbeuge an der Innenseite des Oberschenkels. Meist finden sie erst Beachtung, wenn sie schon erhebliche Größe erreicht haben, oder wenn von ihnen eine Lymphangitis ausgeht. Im Gegensatz zu Hernien lassen sie sich durch Druck und beim Liegen nur langsam entleeren, füllen sich beim Aufrichten nur allmählich wieder auf und reagieren auf Husten wenig oder gar nicht.

Lymphscrotum. Die durch Lymphstase ödematöse Scrotalhaut — das Scrotum ist mehr oder weniger vergrößert — fühlt sich im Gegensatz zu der hartfibrösen Haut bei Scrotum-Elephantiasis sammetartig an. Über das Hautniveau ragen zahlreiche kleine Lymphvaricen, die Bläschen bis zu 1 cm Durchmesser bilden. Werden diese verletzt, so entleeren sie Lymphe oder Chylus, in dem sich oft Mikrofilarien nachweisen lassen. Absondern von Flüssigkeit bis zu 250 cm^3 aus einem Bläschen innerhalb 1 Std ist beobachtet worden. Lymphscrotum, eine relativ seltene Krankheitsform, tritt meistens zusammen mit varicösen Lymphknoten der Inguinalgegend auf. Wiederholt ist Lymphscrotum im Anschluß an Hydrocelenoperation beobachtet worden (ACTON und RAO 1930).

Lymphocele, Chylocele. Diese Krankheitsbilder kommen durch Ruptur eines varicösen Lymphgefäßes, aus dem Lymphe oder Chylus in die Tunica vaginalis austritt, zustande. Im Gegensatz zur Hydrocele lassen sie normalerweise kein Licht durchfallen (MANSON-BAHR 1948). DELBANCO, MÜHLENS und VOGEL (1929) beobachteten eine Chylocele, die Transparenz zeigte.

Chylurie. Chylurie kommt durch Bersten eines varicösen Lymphgefäßes im Bereich des Harnsystems zustande. Häufig finden sich bei solchen Patienten auch andere durch Lymphstauung hervorgerufene Krankheitsbilder. Ort der Ruptur ist in ungefähr 70% die Blasenwand, in ungefähr 25% das Nierenbecken und der Ureter (RAY und RAO 1939). Cystoskopische Befunde bei MINAMI und EHARA (1928), ROMITI (1932), RAY und RAO (1939), CHEN und GRAY (1939), YAMAUCHI (1945), GALLIARD und HUARD (1948). Körperliche Anstrengungen, Krankheiten, Schwangerschaft und Geburt (Fall von RAO 1929) gelten als auslösende Ursache. Nach vorausgehenden Schmerzen in der Kreuz- oder Leistengegend wird plötzlich milchiger Urin entleert. Schmerzen bestehen dann im allgemeinen nicht mehr; die Kranken sind aber sehr oft durch diese Urinveränderung stark beunruhigt; bei Frauen sind hysterische Reaktionen nicht selten. Der Grad der Trübung kann erheblich schwanken, gewöhnlich ist er im Laufe des Tages besonders stark und vermindert sich während der Nacht. Meist hält die Chylurie 1 Woche oder 10 Tage an, selten erstreckt sie sich über 3 Wochen. Vereinzelte Fälle mit anhaltender Ausscheidung von chylösem Urin bis zu 3 Monaten sind aber auch beobachtet worden. Nach 2—4 Wochen, gewöhnlich aber nach längerer Zeit kann es zu einem erneuten Auftreten dieser Erscheinung kommen. Die Erkrankung kann sich über Jahre erstrecken, ROMITI (1932) kennt einen Fall von 20jähriger Dauer. Ein Kranker mit einer seit 10 Jahren bestehenden Hämatochylurie wies eine Anämie mit einem Hb-Wert von 25% auf (SANNER und Mitarbeiter 1937). Chylusaustritt im Nierenbecken verursacht im allgemeinen Nierenschädigung (histologische Befunde bei MINAMI und EHARA 1928 und GALLIARD und HUARD 1948). Tödlicher Ausgang erfolgt durch Urämie, septicämische Komplikationen oder Kachexie. Lymphurie ist im allgemeinen selten.

Die milchig-weiße Farbe des Urins kommt durch emulsionsartige Trübung auf Grund fein verteilter Fetttröpfchen des Chylus zustande. Der Fettgehalt des Urins kann nach RAY und RAO (1939) bis zu 1,1%, der Eiweißgehalt bis zu 0,6% betragen. Beim Erkalten des Urins tritt eine vollständige oder teilweise Koagulation durch reichlich vorhandenes Fibrinogen ein. Es bilden sich 3 Schichten, oben eine Fettschicht, in der Mitte eine koagulierte Masse und unten ein Sediment mit Blutelementen und Zelldetritus. Im chylösen Urin finden sich in 52% der Fälle Mikrofilarien, während im Blut in 78% der Fälle Mikrofilarien nachweisbar sind. Untersuchungen über die Abhängigkeit der Bestandteile des chylösen Urins von der Art der Nahrungsaufnahme bei RAY und RAO (1939) und HAWKING (1940). Ruptur von Capillaren als Ursache für die häufige Beimengung von Blut in den chylösen Urin (Hämato-Chylurie) lehnt HAWKING (1940) ab und verweist darauf, daß gewöhnlich schon reichlich Erythrocyten in der Lymphe des Ductus thoracicus vorhanden sind und daß aktive und passive Bewegung eine Vermehrung verursachen.

Elephantiasis. Erst nach langjährigem Bestehen der W.-Infektion und bei dauernder Neuinfektion kann es zur Elephantiasis kommen. Erhebliche Unterschiede bestehen in der Zeit zwischen dem Auftreten der ersten elephantiastischen Veränderung und dem Erreichen des Endstadiums; in seltenen Fällen ist dieses schon innerhalb von 3 Jahren erreicht, während bei anderen Personen trotz regelmäßig rezidivierendem „Elephantasisfieber" nur eine geringe oder mäßige Weiterentwicklung innerhalb von 10 Jahren beobachtet wird. Im *Bancrofti*-Verbreitungsgebiet findet man bei Kindern Elephantiasis frühestens im 11. Lebensjahr (Indien, JYENGAR 1938), (Brasilien, CAUSEY und Mitarbeiter 1945). *W. malayi*-Elephantiasis ist schon bei 6jährigen Kindern in Indien (JYENGAR 1938) und in Malaya (POYNTON und HODGKIN 1938) nachgewiesen worden. Die Hauptzahl der Elephantiasisfälle kommt bei 20—40 Jahre alten Personen vor.

Bei über 2000 *W. bancrofti*-Patienten in Kalkutta fand BHADURI (1949) zu 16% Bein-Elephantiasis, zu 15% Genital-Elephantiasis, zu 1,4% Arm- oder Hand-Elephantiasis und zu 0,3% Mamma-Elephantiasis. Im *W. malayi*-Verbreitungsgebiet wird Genital-Elephantiasis praktisch nicht beobachtet. POYNTON und HODGKIN (1938) fanden bei 322 Menschen in Malaya 320mal die Beine, einmal die Hand und einmal das Scrotum erkrankt.

Bein-Elephantiasis im Frühstadium entspricht einem statischen Ödem; Fuß, Fußgelenk und Unterschenkel sind befallen, und zwar meist einseitig. Die Schwellung ist am Abend am stärksten und geht während der Nachtruhe völlig zurück. Auf Druck bleiben Dellen bestehen; die Haut ist normal. Periodenweise pflegt eine Verstärkung der Schwellung aufzutreten. Die Inguinallymphknoten sind weich und sehr gering vergrößert; der Hauptlymphstrang ist verdickt. Solche Patienten klagen über gelegentliches Auftreten von kleinen Knoten im Verlauf der Hauptlymphstränge, die sich allmählich peripher bewegen und dann verschwinden. Es handelt sich um wandernde Würmer, die Entzündungen verursachen und sich als dauernde cystenartige Schwellungen an den Extremitäten bemerkbar machen können. Mit weiterer Zunahme der Lymphstauung erscheint die Haut glatt und glänzend; beim Eindrücken bleiben deutliche Dellen zurück. Durch periodisch auftretende Lymphangitiden nimmt die Fibrose allmählich zu. Abscesse im Verlauf der Hauptlymphgefäße, aber auch in anderen Teilen des durch Stauung geschädigten Gliedes treten auf. Absterbende W.-Würmer oder bakterielle Sekundärinfektion können die Ursache sein. In diesem Stadium, in dem die Lymphabflußbehinderung meist vollständig ist, und wo junge W.-Würmer in ihrer zentripetalen Wanderung behindert werden — sie bleiben auf das Gebiet distal von der ersten Lymphknotengruppe beschränkt — kommt es zu periodischen Schwellungen und zur Bildung von Lymphcysten. Ödem und Fibrose verursachen Vermehrung des Umfanges des Beines; lappenartige Schwellungen reichen oft handbreit über das Fußgelenk. Beherrscht schließlich die Fibrose das Krankheitsbild, so verliert die Haut ihre Elastizität völlig und liegt in dicken Falten über dem Fußgelenk. Sie ist rauh und oft warzig; Ekzeme und Ulcerationen, die bei vernachlässigten Fällen auch schon früher gefunden werden, sind typisch für dieses Endstadium. Sekundäre Strepto- und Staphylokokkeninfektionen führen nicht selten zu einer Sepsis.

Bei der *Scrotum-Elephantiasis* (Abb. 15) beobachtet man eine allmähliche Entwicklung des mehr oder weniger deutlich vergrößerten Hodensackes unter einem normalen Penis bis zu fortgeschrittenen Stadien, in denen das Scrotum zwischen 5—40 kg schwer ist, und wo der Penis ganz in Tumormassen eingebettet ist. Der Urin wird meist an der ventralen Seite durch eine trichterförmige Öffnung eines Hautkanals entleert. Die Hoden liegen hinten unten bei entsprechender Dehnung der Samenstränge; sie sind nicht selten von Hydrocelen umgeben; auch Hernien kommen in Elephantiasisscroten vor. Die Haut dieser Scroten ist stark verdickt, höckerig und riffelig. Solche Tumoren behindern die Kranken in ihrer Bewegungsfähigkeit oft völlig und machen sie natürlich auch zeugungsunfähig. Vereinzelt sind Riesentumoren mit einem Gewicht bis über 100 kg beobachtet worden.

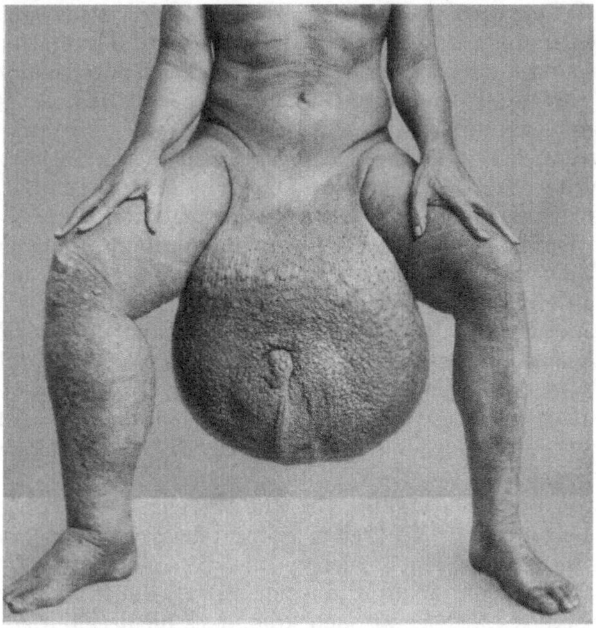

Abb. 15. Elephantiasis des Scrotums und des rechten Beines. (Nach KLEHN.)

Arm-Elephantiasis ist verhältnismäßig selten, tritt dann aber fast immer unterhalb der epitrochlearen Lymphknoten auf.

Noch seltener sind *elephantiastische Veränderungen am weiblichen Genitale*. Tumoren der Labien oder der Klitoris mit einem Gewicht von 4—5 kg sind beobachtet worden.

Elephantiastisch veränderte Mammae können bis in die Leistengegend und tiefer herunterreichen.

3. Allgemeinsymptome. *Allergische Symptome. Urticaria* im frühen Krankheitsstadium kann im Bereich eines erkrankten Lymphgefäßes auftreten (KING 1944, BURHANS und Mitarbeiter 1944, WARTMAN 1947). Im späteren Verlauf sind generalisierte urticarielle Eruptionen, die gleichzeitig mit den rezidivierenden Lymphangitiden auftreten, beobachtet worden. *Lymphödem* an verschiedenen Körperstellen, z. B. am Auge und in der Fossa cubitalis ist im Frühstadium beobachtet worden (COGGESHALL 1946). Auf Samoa sah NEUMANN (1944) diffuse ödemartige Schwellungen an den Extremitäten und am Scrotum ohne Hautrötung und ohne Schmerzen, die für eine Woche bestanden. Allgemeine Krankheitserscheinungen fehlten fast völlig.

Asthma und *flüchtige eosinophile Lungeninfiltrate* auf der Basis einer W.-Infektion kommen vor (MALHOTRA 1949, BALL 1950 und MALHOTRA 1950). Wahrscheinlich ebenfalls als allergische Reaktion auf W.-Würmer im Zentralnervensystem beobachteten KENNEY und HEWITT (1950) neurologisch-psychische Symptomenkomplexe, die nach Hetrazanbehandlung schwanden.

Blutbild. Für W.-Infektion charakteristische hämatologische Befunde lassen sich nicht herausstellen. Veränderungen im Blutbild mit Ausnahme einer nicht immer vorhandenen Eosinophilie haben ihre Ursache in nicht direkt vom Parasiten verursachten Komplikationen. Nach Ansicht von NAPIER und Mitarbeitern (1940) spricht der niedrigere Prozentsatz von eosinophilen Myelocyten im Sternalpunktat in solchen Fällen, wo eine Vermehrung der Bluteosinophilen besteht, für Entstehen der Eosinophilen außerhalb des Knochenmarks. Blutbildauswertungen im Frühstadium der Infektion bei amerikanischen Soldaten ergaben in den meisten Fällen normale Befunde. Nur 25% wiesen eine Leukocytose von 10000, nur 34% eine durchschnittliche Eosinophilie zwischen 10 und 15% auf — Werte über 28% wurden nicht beobachtet — (THOMSON und Mitarbeiter 1945). Entsprechende Befunde gibt WARTMAN (1947). Auch im weiteren Krankheitsverlauf kommt es bei akuter Lymphangitis nicht zu einer Vermehrung der Eosinophilen; nicht selten besteht eine Aneosinophilie. Wenn Mikrofilarien im peripheren Blut vorhanden sind, sind die Eosinophilen meist deutlich vermehrt. Bei kompletter Blockierung distaler Lymphknoten, z. B. bei Elephantiasis, ist die Zahl der Eosinophilen praktisch normal.

Psychosomatische Reaktionen. Besonders bei W.-Infektionen mit geringfügigem klinischen Befund treten bei Europäern psychosomatische Reaktionen auf. Anlaß dazu sind die besonders häufig in der Genitalgegend lokalisierten Veränderungen, die Ausmaße dieser Veränderungen bei Einheimischen, Befürchtungen um die sexuelle Potenz usw. Diese psychosomatischen Reaktionen fanden sich auch bei einem beträchtlichen Teil der im südpazifischen Raum infizierten amerikanischen Soldaten (ROME und FOGEL 1943, ZELIGS 1945, BEACH 1948). In Indien treten derartige Reaktionen insbesondere bei jungen europäischen und eurasischen Mädchen auf, die in den ärmsten Vierteln indischer Großstädte in enger Verbindung mit der einheimischen Bevölkerung leben. Sie selbst sind wohl häufig mit *W. bancrofti* infiziert, weisen aber auf Grund der relativ schwachen Infektion selten Deformitäten auf (NAPIER 1946).

Prognose. Die W.-Infektion an sich ist keine Ursache für eine Verkürzung des Lebens; viele infizierte Personen mit klinischen Symptomen erreichen ein hohes Alter. Todesursachen im Verlauf einer solchen Infektion sind septische Komplikationen, z. B. septicämische Funiculitis, die zur Peritonitis führt; bei vernachlässigten Elephantiasisfällen mit Ulcerationen kommt es nicht selten zur Sepsis. Nach den bisherigen Erfahrungen führt Filarienbefall der Genitalregion nicht zur Sterilität; selbst in Fällen mit ausgedehnter Scrotal-Elephantisasis bleibt das Hodengewebe funktionstüchtig; nach Operation ist Zeugungsfähigkeit vorhanden. Werden Menschen, bei denen im Frühstadium sich eine massive Infektion bemerkbar macht, vor laufenden Neuinfektionen durch Entfernung aus endemischem W.-Gebiet geschützt, so sind ernsthafte Folgezustände nicht zu erwarten.

Diagnose und Differentialdiagnose. In endemisch befallenen Gebieten sind rezidivierende, insbesondere retrograde Lymphangitiden, Lymphadenitis, akute Entzündung des Scrotums und seines Inhalts, der Vulva oder der Brüste ein Hinweis auf die W.-Genese. Oberflächliche Lymphvaricen, varicöse Lymphknoten, Lympho- und Chylocelen, Lymphscrotum und Chylurie sind an sich schon charakteristische Krankheitsbilder; dagegen kann z. B. eine Hydrocele auch in endemischen Gebieten andere Ursache haben. Elephantiasisartige Hautveränderungen am Kopf, Gesicht, Rücken oder Lenden sind äußerst selten filariellen Ursprungs; diffuse Fibromatosis, Fibrolipome und die v. RECKLINGHAUSENsche Erkrankung sind differentialdiagnostisch in Erwägung zu ziehen. Angioneurotisches Ödem tritt häufig auch einseitig auf. Über andere Ursachen für Elephantiasis als W.-Infektion s. S. 866.

In endemischen Gebieten soll man aber nach NAPIER (1946) alle Elephantiasisfälle als filariell bedingt ansehen, solange nicht einwandfrei das Gegenteil bewiesen ist.

Mikrofilarienbefund im Blut beweist nur eine W.-Infektion; eine klinische Erkrankung ist durchaus nicht immer deutlich. Negativer Blutbefund schließt weder eine W.-Infektion noch eine durch W. verursachte Erkrankung aus. Im Frühstadium der Infektion sind trotz Lymphangitis, Lymphadenitis, Funiculitis, Orchitis usw., Mikrofilarien im allgemeinen nicht zu erwarten. Zeitpunkt des Mikrofilarienauftretens siehe unter „Bau und Lebensweise". Bei Lymphvaricen, varicösen Lymphknoten, Lymphscrotum und im Frühstadium der Elephantiasis sind in den meisten Fällen Mikrofilarien im Blut nachweisbar. Zunehmende Behinderung des Lymphabflusses und der W.-Larvenpassage erklärt die Tatsache, daß in fortgeschrittenen Elephantiasisfällen nur zu einem geringen Prozentsatz Mikrofilarien nachweisbar sind. Der günstigste Termin zur Entnahme des Blutes ist im Verbreitungsgebiet der typischen *W. bancrofti* und *W. malayi* die Zeit abends zwischen 10 und 12 Uhr; bei der aperiodischen *W. bancrofti var. pazifica* sind Tag und Nacht, manchmal besonders häufig tags Mikrofilarien im peripheren Blut vorhanden. Technik der Mikrofilarienfärbung und Anreicherung im allgemeinen Teil.

Außer im Blut können Mikrofilarien in Hydrocelenflüssigkeit, in der Lymphe bzw. im Chylus bei durch Lymphstauung verursachten Krankheitsbildern sowie zu einem gewissen Prozentsatz im chylösen Urin nachgewiesen werden.

Das Blutbild und insbesondere die Eosinophilie sind differentialdiagnostisch nicht auswertbar.

Probeexcision tastbarer Lymphknoten der Epitrochlear- oder Inguinalgegend und anschließende histologische Untersuchung ist bei klinischem Verdacht, wenn Mikrofilarien nicht nachweisbar sind, ratsam (s. Pathologie).

Verkalkte W.-Würmer, einzeln oder verknäuelt, lassen sich als 1—5 mm große Röntgenschatten darstellen. O'CONNOR, GOLDEN und AUCHINCLOSS (1930) berichten über röntgenologische Diagnose bei Extremitäten-Elephantiasis. EARLE (1942) benutzt Röntgenuntersuchung unter Anwendung von Kontrastmitteln für die Differentialdiagnose zwischen W.-Befall und anderen Erkrankungen der Mammae.

Hauttest und Komplementbindungsreaktion können in Einzelfällen diagnostisch wertvolle Hinweise geben, z. B. bei Lymphangitis oder Elephantiasis; beide Methoden sind aber für eine routinemäßige Anwendung nicht geeignet. Nach den bisherigen Erfahrungen ist anscheinend der Wert dieser Reaktionen durch gruppenspezifische Wirkung des Antigens gegenüber anderen Nematodeninfektionen gemindert. In diesem Sinne berichten OLIVER-GONZÁLEZ und MORALES (1945) hinsichtlich des Hauttestes und WARREN (1947) hinsichtlich der Komplementbindungsreaktion.

Therapie. Die experimentelle Erforschung filarizider Substanzen hat in den letzten Jahren erhebliche Fortschritte gemacht. Antimonpräparate, Arsenderivate und Cyaninverbindungen sind als wirksam gegen erwachsene Würmer erkannt worden; verwiesen sei auf die Arbeiten von CULBERTSON und Mitarbeitern (1947), WELCH und Mitarbeitern (1947), THETFORD und Mitarbeitern (1948), SEWELL und HAWKING (1950). Eine praktische Bedeutung in der W.-Therapie haben diese Präparate noch nicht erlangt.

Als *spezifisches Chemotherapeuticum* bei W.-Infektionen gilt heute das peroral wirksame *Hetrazan*, 1-Diäthyl-carbamyl-4-methylpiperazin, das als Hydrochlorid oder Citrat Verwendung findet. Seine Wirksamkeit gegenüber *W. bancrofti*-Infektionen wurde zuerst von SANTIAGO-STEVENSON und Mitarbeitern (1947) herausgestellt. Hetrazan führt schon in geringen Dosen zu einer Vernichtung der Mikrofilarien. Es wirkt anscheinend nach der Art eines Opsonins und macht diese besonders für Makrophagen angreifbar (HAWKING und Mitarbeiter 1950). Hetrazangaben über längere Zeit töten auch die erwachsenen Würmer zumindestens zu einem erheblichen Prozentsatz ab (HEWITT und KENNEY 1950). Gleich wirksam ist dieses Präparat bei Infektionen mit *W. bancrofti var. pazifica* (GALLIARD und MILLE 1949) und bei *W. malayi* (WILSON 1950).

Hetrazan ist gut verträglich und verursacht bei gesunden Personen keine toxischen Nebenerscheinungen. Bei infizierten Personen kommt es im Verlauf der Hetrazanbehandlung für kurze Zeit zur Aktivierung latenter Symptome: Lymphknotenschwellungen, Lymphangitiden, Schmerzen im Abdomen, Anschwellung der Extremitäten, zeitweilige Vergrößerung bestehender Schwellungen mit Fieber und Schmerzen werden beobachtet. Diese Symptome können in verschieden langer Zeit nach Therapiebeginn auftreten, sie erreichen aber nur selten bei *W. bancrofti*-Infektion ein derartiges Ausmaß, daß bei ambulanter Behandlung die Therapie zeitweise ausgesetzt werden muß, oder daß eine Krankenhausaufnahme notwendig ist; als Ursache ist plötzliches Freiwerden größerer Mengen von Filarieneiweiß anzunehmen. Diese Nebenerscheinungen reagieren gut auf Antihistaminpräparate. Im Gegensatz zur Onchocercatherapie wird aber gleichzeitige Verabfolgung von Antihistaminpräparaten mit dem Hetrazan kaum notwendig sein.

Hetrazan, 3mal täglich 0,5—2 mg/kg, verursacht in einer erheblichen Anzahl der Fälle schon nach 2 Tagen ein völliges Verschwinden der Mikrofilarien und reduziert in den anderen Fällen die Anzahl der Mikrofilarien stark. Um eine Wirkung auf die erwachsenen Würmer zu erreichen — nur so ist Mikrofilarien-Rezidivfreiheit und klinische Heilung zu sichern —, muß die Behandlung für mindestens 21 Tage fortgesetzt werden. KENNEY und HEWITT (1949) raten sogar bei Fällen mit klinischen Symptomen die Hetrazanbehandlung bis zu 3 Wochen nach Verschwinden der letzten allergischen Nebenerscheinungen fortzusetzen; dies kann dazu führen, daß die Hetrazantherapie 4—6 Wochen lang durchgeführt werden muß.

Fehlen der Mikrofilarien im peripheren Blut 14—15 Monate nach Ende einer Hetrazankur ist von OLIVER-GONZALEZ und Mitarbeiter (1949), ROSSI (1949), HEWITT und KENNEY (1950) in etwa 60% der Fälle nachgewiesen worden. Die restlichen Patienten wiesen eine erhebliche Reduktion der Mikrofilarien auf, deren Anzahl oft nur 1% oder noch weniger gegenüber den Mikrofilarienwerten vor der Behandlung betrug.

Parallel mit der Vernichtung der Mikrofilarien und der Dauerschädigung der erwachsenen Würmer hinsichtlich ihrer Mikrofilarienproduktion bzw. mit dem Abtöten der erwachsenen Würmer gehen *Verminderung bzw. Schwinden klinischer Symptome*. Lymphangitis, Lymphadenitis, Orchitis, Elephantiasisfieber werden geheilt. Hydrocelen mäßigen Umfangs werden resorbiert, elephantiastisch veränderte Körperteile, insbesondere im Frühstadium werden in ihrem Umfang reduziert und können normales Aussehen erlangen (GALLIARD und MILLE 1949, ROSSI 1949, KENNEY und HEWITT 1949, HEWITT und Mitarbeiter 1950, WILSON 1950). GALLIARD und MILLE (1949) beobachteten bei einem Fall von Lymphscrotum sehr guten Erfolg der Hetrazantherapie. Die gleichen Autoren sahen keinen Einfluß bei Hämato-Chylurie, MAUZÉ und LANGUILLON (1950) glauben dagegen durch Hetrazananwendung bei 5 Fällen von Chylurie eine Heilung erreicht zu haben.

Röntgenbestrahlung von vergrößerten Lymphknoten im Frühstadium der Infektion führt zu ihrer Verkleinerung (BURHANS und Mitarbeiter 1944). Im Gegensatz zu GOLDEN und O'CONNOR (1934) konnte JAFFE (1945) die Dauer und

Häufigkeit von Lymphangitiden nicht beeinflussen. Röntgenbestrahlung der Lumbalgegend bei Chylurie führt anscheinend zu einer schnelleren Vernarbung der Lymphfisteln (Golden und O'Connor 1934, Galliard und Huard 1948).

Bakterielle Sekundärinfektionen lassen sich heute leichter durch Sulfonamide und Antibiotica beherrschen als früher, wo Streptokokkenvaccine, insbesondere Streptokokken-Eigenvaccine als das Mittel der Wahl galt. Dejou (1948) sah bei Scrotum-Elephantiasis (159—179 g Sulfonamid in 3—4 Monaten, verteilt auf 10—20tägige Kuren mit Zwischenräumen) im frühen Stadium eine Verringerung der elephantiastischen Veränderungen eintreten und selbst bei weiter fortgeschrittenen Fällen einen günstigen Einfluß, besonders im Hinblick auf die nachfolgende Operation und als Vorbeugung von bakteriell bedingten Rückfällen.

Entsprechend ihrer allergischen Genese lassen sich W.-Lymphangitiden symptomatisch durch *Adrenalin* (Pratt 1945) und durch *Antihistaminpräparate* (Galliard und Mille 1949) sehr schnell symptomatisch beeinflussen. Versuche, durch Injektion von Filarienantigen eine *Desensibilisierung* zu erreichen, sind von Clearkin (1943) durchgeführt worden.

Bandagierung elephantiastisch veränderter Extremitäten mäßigen Grades und entsprechende Hautpflege können in manchen Fällen ein Weiterschreiten des Prozesses verhindern und auch zu einer Minderung des Lymphödems und der rezidivierenden Lymphangitiden führen (Knott 1938). Féron (1949) hatte guten Erfolg bei gleichzeitiger Anwendung von Bandagen, Rubiazol intramuskulär und intravenöser Gabe von Natriumhyposulfit 0,4 g und Magnesiumhyposulfit 0,1 g in 5 cm^3 Aqua dest. als „injection désensibilisante".

Chirurgische Eingriffe werden auf Grund der günstigen Erfolge der Hetrazanbehandlung auf die großen Hydrocelen und fortgeschrittene Elephantiasisfälle beschränkt sein. Bewährte Methoden operativer Behandlung von *Krankheitsbildern der Inguinal- und Genitalgegend* bei Knott (1939) und Galliard und Huard (1948). Über Operationsmethoden bei *Extremitäten-Elephantiasis* berichten Auchincloss (1930), Torgerson (1931), del Toro und Mitarbeiter (1931), Gorter (1937), Junge (1940) und de Reyes Pugnaire (1948). Über Operationsmethoden bei *Scrotum-Elephantiasis* berichten Romiti (1930), de Greef (1938), Rutishauser (1941), de Savitsch (1941) und Lovett-Campbell (1948).

Loa-Infektion.

Von **W. Minning.**

Vorkommen. *Loa loa* findet sich herdweise im tropischen Westafrika zwischen Sierra Leone und Angola, besonders häufig in Französisch Äquatorial-Afrika und Südkamerun, wo die einheimische Bevölkerung und länger ansässigen Europäer oft 100%ig befallen sind, ferner im Belgischen Kongo und im südlichen Angloägyptischen Sudan.

Bau und Lebensweise. Die erwachsenen Würmer — Männchen bis 34 mm, Weibchen bis 70 mm lang und bis 0,5 mm dick — leben im Unterhautzellgewebe; sie werden aber auch zwischen den Organen im Abdomen gefunden. Die Mikrofilarien — am Tage im peripheren Blut *(Mikrofilaria diurna)* — besitzen eine Scheide; sie sind 250—300 μ lang, die Kernsäule reicht bis zum Schwanzende (Abb. 14a).

Übertragung und Entwicklung. Überträger sind Tabaniden der Gattung *Chrysops*, in denen die Entwicklung bis zur infektionstüchtigen Larve 10—12 Tage dauert (Connal und Connal 1922). Frühestens 1 Jahr nach der Infektion (Johnstone 1947, 18 Monate) machen sich dann die noch nicht völlig ausgereiften Loawürmer unter der Haut bemerkbar; meist vergeht aber längere Zeit (Ziemann 1926, 6 Jahre). Mikrofilarien im Blut sind im allgemeinen erst 2—4 Jahre nach Infektion, oft aber auch erst später nachweisbar. Der *Mikrofilaria loa*-Befund bei einem 1jährigen Kind von Chardome und Peel (1949) stellt eine Ausnahme dar. Die Lebenszeit der Loawürmer schwankt zwischen 4 und 15 Jahren (Coutelen 1935).

Epidemiologie und Verhütung. Weiße sind in endemischen Gebieten auf Grund ihrer Kleidung weniger den am Tage stechenden Chrysopsarten ausgesetzt und beherbergen, auch wenn sie infiziert sind, weniger Würmer als die einheimische Bevölkerung. Nach GORDON und Mitarbeiter (1948) bietet Dimethylphthalat („Liquid Mylol") als Repellens auf der Haut 4 Std Schutz gegen Chrysopsstiche.

Pathogenese. Weder erwachsene Loawürmer noch Mikrofilarien verursachen direkt Krankheitserscheinungen. Wesentlich sind vielmehr allergische Symptome, hervorgerufen durch Stoffwechselprodukte der Würmer oder durch abgebautes Loa-Eiweiß. Auf dieser Basis entstehen von der Subcutis ausgehend die Kalabarschwellungen (FÜLLEBORN 1913, CHANDLER und Mitarbeiter 1930) und von der Cutis ausgehend der „Prurigo filarien", der ebenfalls im Laufe einer Hetrazanbehandlung schwindet (VANBREUSEGHEM 1950). Als Ursache für den häufigen Pruritus nehmen MARGAROT und Mitarbeiter (1946) direkte Capillarreizung durch Mikrofilarien im Zusammenhang mit generalisierter Sensibilisierung an.

Klinische Bilder. Bei 30 *Loa*-infizierten Europäern konnte CONNAL (1934) nach dem Grad ihrer Häufigkeit an Symptomen feststellen: Kalabarschwellungen, Würmer unter der Conjunctiva, Würmer unter der Haut und Mikrofilarien im Blut. Bei 71 *Loa*fällen — bei 50 bestanden Symptome seit 2 Jahren oder kürzerer Zeit, bei 21 bis zu mehr als 10 Jahren — fand SCHNEIDER (1950) Kalabarschwellungen zu 93%, Pruritus zu 53%, Würmer unter der Conjunctiva zu 45%, Mikrofilarien zu 45% und „Prurigo filarien" zu 28%. VAN DEN BERGHE (FAUST 1949) unterscheidet folgende klinische Typen der Loa-Infektion: 1. Patienten, bei denen sich *Loa*würmer und Mikrofilarien nachweisen lassen ohne besondere allergische Symptome, 2. Patienten, bei denen sich Loawürmer und Mikrofilarien nachweisen lassen mit Kalabarschwellungen, Pruritus und Eosinophilie, 3. Patienten, bei denen keine wandernden Loawürmer und keine Mikrofilarien nachweisbar sind, mit stark ausgeprägten Kalabarschwellungen, Pruritus und rekurrierendem Fieber.

Kalabarschwellungen treten schon einige Monate nach der Infektion (SHARP 1929, 2 Monate) unvermittelt, besonders an der Vorderseite der Unterarme, aber auch im Gesicht und am Rumpf usw. als umschriebene, prall-elastische Ödeme auf, die durch Rötung, Spannungs- und Hitzegefühl charakterisiert sind. Meist schwankt ihr Durchmesser zwischen 1—10 cm, in seltenen Fällen können aber auch ganze Extremitäten betroffen sein. Im allgemeinen sind diese Kalabarschwellungen nur lästig, insbesondere wenn sie z. B. am Augenlid oder Handgelenk auftreten. Juckreiz ist häufig. Gefährlich können sie z. B. bei Sitz an der Glottis (RODENWALDT 1910, ANDRIEN 1934) werden. Nach 2—3 Tagen oder etwas mehr sind sie verschwunden. MURGATROYD und WOODRUFF (1949) fanden bei noch nicht lange infizierten Personen Kalabarschwellungen alle 2—4 Tage auftretend; bei einem vor 8 Jahren infizierten Patienten traten diese Erscheinungen alle 4—8 Monate auf. Im Durchschnitt stellten sich bei 17 *Loa*fällen alle 6 Wochen Kalabarschwellungen ein. Die gleichen Autoren kennen einen Fall mit Kalabarschwellung von 14jähriger Dauer. Über seltene Formen der Kalabarschwellung berichtet MANSON-BAHR (1948).

Prurigo bei Loa-Infektion wird fast ausnahmslos am Rumpf und an den Ansatzstellen der Extremitäten beobachtet. Besonders abends, zu einem Zeitpunkt, wo die Masse der Knötchen aufschießt, besteht starker, anhaltender Juckreiz. Es kommt zu einer fortschreitenden Infiltration der Haut und zur Lichenifikation. Juckreiz macht sich dann auch außerhalb des Ekzems bemerkbar, das ausgesprochen chronisch ist und auch im gemäßigten Klima viele Jahre bestehen kann. Gemeinsames Vorkommen von Prurigo und Kalabarschwellungen ist ungewöhnlich, dagegen treten bei Hetrazanbehandlung bei Prurigopatienten

Kalabarschwellungen auf (Stefanopoulo 1942, Valcke und Dubois 1942, Dubois 1946).

Unter der Haut machen sich *Loa*filarien gewöhnlich 1 Jahr nach der Infektion zuerst, oft aber während ihrer gesamten Lebenszeit bemerkbar, wenngleich mit zunehmendem Alter der Wandertrieb nachläßt. Wandert dieser Parasit nahe unter der Hautoberfläche, so treten wohl stechende und juckende Sensationen auf, der Wurm verschwindet aber, ohne eine sichtbare Spur zu hinterlassen; gelegentlich ist er objektiv wahrnehmbar. Starke Beschwerden, besonders neuralgischer Art, sind selten. Wandernde Würmer sind unter anderem unter der behaarten Kopfhaut, im Praeputium des Penis und im Frenulum der Zunge beobachtet worden. Neurologisch-psychische Symptomenkomplexe, wahrscheinlich als allergische Reaktionen auf *Loa*würmer im Zentralnervensystem, die nach Hetrazanbehandlung schwanden, beobachteten Bertrand-Fontaine und Mitarbeiter (1948) und Kenney und Hewitt (1950). Loawürmer, *die hinter der Conjunctiva* am Augenbulbus vorüberwandern, verursachen heftigen Juckreiz, stechende Schmerzen, vermehrte Tränensekretion und konjunktivale Injektion. Loapatienten können häufig auf Grund eines prickelnden Gefühls in der Nasenwurzel- oder Schläfengegend das Erscheinen eines Wurmes unter der Conjunctiva voraussagen. Abgestorbene Loawürmer können ohne Schaden für den Wirt verkalken; sie lassen sich röntgenologisch nachweisen (Greig 1940). Gelegentlich werden sie in Muskelabscessen angetroffen; einen direkten Zusammenhang zwischen den sog. *tropischen Muskelabscessen* und *Loa loa* lehnt Mohr (1938) ab.

Fieber wird im allgemeinen nicht beobachtet. Murgatroyd und Woodruff (1949) beobachteten subfebrile Temperaturen, die bei Hetrazantherapie schwanden (Van den Berghe; Faust 1949).

Die *Gesamtleukocyten* schwanken zwischen 5200 und 37000. Die *Eosinophilen* variieren zwischen 2—59%. Höhere Eosinophilenwerte sind nichts Seltenes. (Murgatroyd-Woodruff 1949).

Diagnose. Mikrofilarien sind meist erst 2—4 Jahre nach der Infektion nachweisbar. Differentialdiagnostisch gegenüber der Kalabarschwellung kommt das Quinckesche Ödem, gegenüber dem Loaprurigo der Lichen *Vidal* in Frage. Intracutanreaktion und Komplementbindungsreaktion haben praktisch klinischen Wert (Fairley 1931, Lippelt und Mohr 1938 u. a.). Außerhalb des Loaverbreitungsgebietes wird gelegentlich *Dirofilaria conjunctivae* unter der Conjunctiva oder im subcutanen Bindegewebe gefunden (siehe weiter unten).

Therapie. Hetrazan führt in wenigen Tagen zum Schwinden der Mikrofilarien, der Kalabarschwellung, des Prurigos und tötet die erwachsenen Würmer ab, die nicht selten als Knoten oder Verdickung von 0,5 cm Durchmesser unter der Haut beobachtet werden (Schneider 1950, 50 Stück bei 1 Patienten). Murgatroyd und Woodruff (1949) geben bis zu 6 mg/kg Hetrazan täglich auf 3 Gaben verteilt nach den Hauptmahlzeiten für 21 Tage. Schneider (1950) verabfolgt Erwachsenen je Tag 0,4 g Hetrazan für 2 zehntägige Perioden, zwischen denen 10 Tage Pause liegen. Mit 3—4wöchigem Zwischenraum werden eine 3. und 4. Kur von je 10 Tagen durchgeführt. Wegen der in den ersten 3—4 Behandlungstagen auftretenden allergischen Begleiterscheinungen empfiehlt es sich, zu Beginn Antihistaminpräparate gleichzeitig mit dem Hetrazan zu verabfolgen. Die zweite Kur wird wesentlich besser vertragen als die erste.

Loawürmer unter der Conjunctiva lassen sich nach Fixieren durch einen Faden leicht extrahieren. Mit der Extraktion eines Wurmes ist nicht viel erreicht, da meist eine größere Zahl im Körper vorhanden ist.

Dirofilariasis.

Von **W. Minning.**

Nicht völlig ausgereifte tierische Filarien der Gattung Dirofilaria, die als *Dirofilaria conjunctivae* bezeichnet werden, und besonders im Mittelmeergebiet, aber auch in anderen Gegenden gelegentlich beim Menschen im subcutanen Gewebe wandernd oder in Cysten gefunden. Die Weibchen sind bis zu 20 cm lang; Mikrofilarien sind bisher unbekannt. Der Mensch ist anscheinend ein nur gelegentlicher und ungeeigneter Wirt. Zusammenfassende Darstellung bei DESPORTES (1939/40). Über weitere Infektionen berichten ROSSI (1943) (subcutaner Knoten in der Mammagegend), DE MEILLON und GILLESPIE (1943) (Wanderungen im subcutanen Gewebe des Armes und Erscheinen unter der Conjunctiva), HARANT und BRES (1946) (Filariencyste auf einer Muskelaponeurose), CASTRESANA Y GUINEA (1949) (im Augenlid), BEVACQUA und WIRTH (1950) (Cyste in der Orbita). In einem subcutanen Knoten des Augenlides fanden SKRJABIN und Mitarbeiter (1930) ein Männchen von *Dirofilaria repens*, einer Filarie, die beim Hund in der Subcutis vorkommt; es ist nicht unwahrscheinlich, daß *Dirofilaria conjunctivae* mit dieser Art identisch ist.

Onchocercose.

Von **W. Minning.**

Vorkommen. *Onchocerca volvulus* (synonym *Onchocerca caecutiens*) kommt in Westafrika vom Senegalfluß bis zum Süden des Belgischen Kongos vor; diese Infektion findet sich über Zentralafrika verbreitet bis zum Anglo-ägyptischen Sudan und bis in das ostafrikanische Seengebiet (BLACKLOCK 1926, SHARP und DYCE 1926, NAJERA ANGULO 1935, VAN DEN BERGHE 1941/42, KIRK 1947, BUCLEY 1949, GABATHULER und GABATHULER 1947). In Amerika finden sich Onchocercaherde in Mexiko, in Guatemala und in Venezuela (DAMPF 1942, GARCIA VALLE 1947, GONZALEZ und Mitarbeiter 1950).

Bau und Lebensweise. *Onchocerca*-Männchen werden bis zu 4,5 cm, Weibchen bis zu 50 cm lang. Meist findet man sie in mehreren Exemplaren in Bindegewebsknoten unter der Haut, besonders dort, wo diese dem Knochen fest aufliegt. Gelegentlich werden sie frei im Körper, z. B. in der Fußmuskulatur, in der Kniegelenkshöhle und in der Trochantergegend gefunden (VAN DEN BERGHE 1941, BECKER 1950). Die Mikrofilarien sind bis über 300 μ lang, ihr spitzes Hinterende ist kernlos. Sie besitzen keine Scheide und sind aperiodisch. Man findet sie in den Lymphspalten des Coriums der Haut. Im strömenden Blut werden sie äußerst selten angetroffen. Am häufigsten kommen sie in Knotennähe vor, auf dem Lymphwege gelangen sie auch in die Tiefe des Körpers.

Übertragung und Entwicklung. Überträger sind Mücken der Gattung *Simulium*, in denen die Mikrofilarien nach 7—10 Tagen infektionstüchtig werden (BLACKLOCK 1926, VARGAS 1942, WANSON und Mitarbeiter 1945). Über die Entwicklung im Menschen bis zur Geschlechtsreife bzw. bis zur Knotenbildung ist nichts Sicheres bekannt. ROBLES (1919) fand schon 3 Monate nach Infektionsmöglichkeit Onchocercaknoten; STRONG (1934) konnte solche bei Kindern, die nicht älter als 10 Monate waren, feststellen. Die Lebensdauer der erwachsenen Würmer beträgt viele Jahre.

Epidemiologie und Verhütung. Die die Onchocerca-Infektion übertragenden Simulienarten haben ihre Brutplätze an rasch fließenden Gewässern in höher gelegenen Gegenden. Sowohl in Afrika wie auch in Amerika wird in solchen Gegenden Plantagenbau betrieben z. B. Kaffeeplantagen in Guatemala und Mexiko, Baumwoll- und Maniokapflanzungen in Afrika.

Da Simulien nur am Tage im Freien stechen, ist ein Abschluß von Betten und Häusern mit Moskitogaze zwecklos. VARGAS (1947) empfiehlt zum persönlichen Schutz Repellents wie Dimethylphthalat, „Rutgers 612" und Indalon. Zur Simulienbekämpfung in der trockenen Jahreszeit an den Brutplätzen haben sich DDT-Präparate und Gammexan bewährt (GARNHAM und MCMAHON 1947, VARGAS 1948, WANSON und Mitarbeiter 1949).

Pathogenese und Pathologie. In der Pathogenese spielen die *Mikrofilarien,* sei es auf Grund ihrer Stoffwechselprodukte oder nach ihrem Zugrundegehen, bedingt durch den Abbau ihres Eiweißes, die *Hauptrolle.*

Die *Knoten* welche die *erwachsenen Onchocercawürmer* beherbergen, bestehen aus einer bindegewebigen Außenschicht und einer strukturlosen schleimigen, reichlich mit Leukocyten durchsetzten Masse, die vom Rande her zu festem Bindegewebe organisiert wird. Die Onchocercawürmer werden so durch das vordringende Bindegewebe in Kanäle eingeschlossen; in älteren Knoten findet eine Einschmelzung dieses Bindegewebes um die Würmer statt. Es scheint sich hier ein formativer und ein destruktiver Prozeß die Waage zu halten. Ausführliche histologische Befunde bei OCHOTERENA (1931) und MARTINEZ-BAEZ (1935).

Mikrofilarien findet man in der Haut außerhalb der Gefäße liegend im ganzen Bereich des Bindegewebes, am zahlreichsten in der Papillarschicht, zuweilen im Zusammenhang mit perivasculären Infiltraten; es sind dies Gewebsreaktionen auf Stoffwechselprodukte der Mikrofilarien, die das pathologisch-anatomische Substrat der klinischen Hauterscheinungen bei der Onchocercose darstellen. Histologische Befunde bei FÜLLEBORN (1931), GOLDMAN und ORTIZ (1946). Im Auge können Mikrofilarien überall dort vorkommen, wo Lymphräume vorhanden sind. Die Infektion des Augenbulbus erfolgt über die Haut der Augenlider und über die Conjunctiva palpebralis, nicht aber über die Orbita (NETTEL 1948). Nach RIDLEY (1945) kommen die Augenveränderungen durch Abbauprodukte toter Mikrofilarien zustande, während lebende Mikrofilarien keine Reaktionen verursachen. Ausführliche histologische Darstellung bei APPELMANS (1935), SEMADENI (1943) und NOBLE (1947).

Krankheitsbilder. Die im Durchmesser 2 mm bis 6 cm großen *Onchocercaknoten* haben die Konsistenz eines Fibroms. Große Knoten, die meist schon 3—4 Jahre bestehen, wölben die Haut sichtbar empor, die kleinsten dagegen sind oft nur tastbar und können leicht übersehen werden. *Diese Knoten*, die besonders dort auftreten, wo die Haut einem Knochen fest aufliegt, *sind in Mexiko und Guatemala fast ausschließlich am Kopf* lokalisiert, während sie *in Afrika meist am Rumpf sitzen*, und zwar am Beckenbeinkamm, über den Rippen, am Trochanter, an der Wirbelsäule, den Schulterknochen, den Gelenken der Extremitäten und nur sehr selten am Kopf. Über die Gründe für diese verschiedene Lokalisation besteht noch keine endgültige Übereinstimmung der Ansichten. In endemisch befallenen Gebieten können 80—90% der Erwachsenen solche Knoten aufweisen. Meist findet man bei einer Person nur 1—3 Knoten, in seltenen Fällen, wo 20 oder über 100 Knoten gefunden werden, sind diese meist sehr klein. Nur gelegentlich verursachen diese Knoten Schmerzen, einmal mechanisch bedingt — Druckatrophien an Knochen sind beobachtet worden —, andererseits allergisch bedingt, einhergehend mit Rötung, Juckreiz oder örtlicher Papeleruption in der Umgebung der Knoten (VAN DEN BERGHE 1941). Im Gegensatz zu anderen Onchocercagebieten fand BARLOVATZ (1940) in Waldgebieten des Belgischen Kongos häufig entzündliche Reaktionen der Knoten, die mit Fieber, aber ohne Vereiterung einhergingen. Eine akute, zur eitrigen Einschmelzung führende Entzündung der Knoten ist verhältnismäßig selten.

Ob die nicht schmerzhaften *Lymphknotenvergrößerungen* in der Inguinal- und Cervicalgegend bei Onchocerca-Knotenträgern, die härter sind als die Lymphknotenschwellungen bei *W. bancrofti*-Infektionen, auf Onchocercabefall zu beziehen sind, ist noch zweifelhaft (DUBOIS und VAN DEN BERGHE 1948).

Die *Eosinophilie* bei Onchocercaträgern schwankt zwischen 15 und 35%.

Elephantiasis ist insbesondere in Afrika verschiedentlich mit Onchocercose in Zusammenhang gebracht worden, ohne daß ein endgültiger Beweis geführt werden konnte. In amerikanischen Onchocercagebieten sind elephantiastische Veränderungen nicht bekannt.

Onchocercamikrofilarien in den Lymphräumen der Haut können *Hauterkrankungen* verursachen. Unter der Bezeichnung „*Erysipela de la costa*" (ROBLES 1919) ist in Zentralamerika nachfolgende Hautaffektion bekannt: Sie beginnt wie ein gewöhnliches Erysipel mit hohem Fieber; insbesondere in der Nähe der Knoten treten starke Hautschwellungen auf, die noch einige Zeit nach Abklingen des Fiebers bestehen bleiben, nach 3 Wochen aber wesentlich zurückgegangen sind. In diesem chronischen Stadium wird eine livide, grünliche Verfärbung der Haut als charakteristisch angesehen; die Haut ist hart, ödematös infiltriert, ekzematös, pigmentiert und glänzend. Wie weit es sich bei diesem Symptomenkomplex um eine Krankheitseinheit handelt, ist noch nicht geklärt, da typische Fälle anscheinend selten beobachtet werden. STRONG (1934) nimmt neben allergischer Reaktion eine durch Kratzen verursachte bakterielle Sekundärinfektion als wahrscheinlich an. FÜLLEBORN (1932) beobachtete in Guatemala und Mexiko lokalisierte Ödeme und Gesichtsschwellungen, bei denen sich später eine Grünfärbung der Haut einstellte (Abb. 16); es fehlte aber das von ROBLES als charakteristisch angegebene Fieber, wenngleich die Schwellungen lokal Hitzegefühl aufwiesen. MAZZOTTI (1948) sah in Zentralamerika im Verlauf der Hetrazantherapie bei Onchocercafällen Hautödeme und erythemähnliche Erysipelherde auftreten; auch Temperaturen bis 39° wurden beobachtet. GOLDMAN und ORTIZ (1946) unterscheiden zwischen einer „*Dermatosis pigmentada*" *(Mal de morado)* und akuten und chronischen, lokal begrenzten Ödemen der Haut. In Mexiko findet sich das „*Mal de morado*" besonders am Kopf, wo auch die Hauptzahl der Onchocercaknoten vorkommt, speziell an den Wangen und an den Ohren. Diese Hautveränderung tritt in der Mehrzahl der Fälle innerhalb von 3 Jahren nach dem ersten Erscheinen von Onchocercaknoten auf. Die Haut, im allgemeinen glatt, gelegentlich aber trocken oder runzelig, ist gewöhnlich rötlich oder bläulich-rötlich, purpurfarben oder grünlich verfärbt. Ödem kann, braucht aber nicht vorhanden zu sein. Die Mehrzahl der Patienten klagt über starken Juckreiz, gelegentlich über lokales Hitzegefühl und beißende Sensationen. Nach Exstirpation der Onchocercaknoten verschwinden diese Hautsymptome teilweise, in anderen Fällen vollkommen. Ohne Entfernung der Knoten bleiben sie nach den bisherigen Erfahrungen viele Monate lang bestehen. Das mit dem „*Mal de morado*" häufig vergesellschaftete Ödem ist die Ursache für das aufgedunsene Gesicht der Onchocercakranken im frühen Stadium. Meist ist es chronisch und ähnelt einem Myxödem. Die Patienten klagen gelegentlich über Schmerzen und Hitzegefühl. Bei der afrikanischen Onchocercose sind Ödem und Grünverfärbung der Haut bisher nicht beschrieben worden, dagegen beobachtete aber PUYUELO (1950) im Verlauf der Hetrazantherapie Ödeme an verschiedenen Körperstellen, auch im Gesicht.

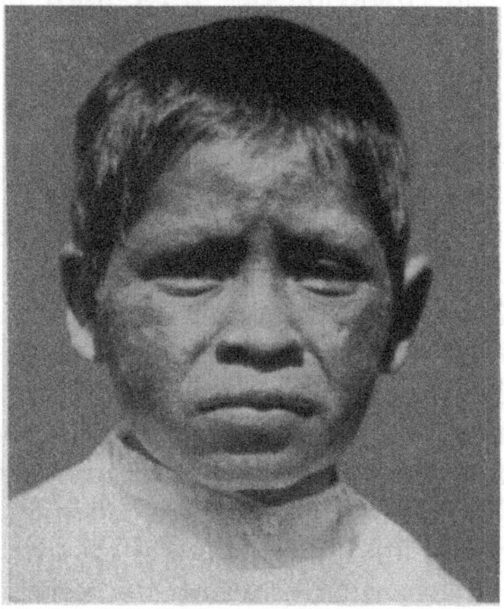

Abb. 16. Gesichtsödem und grünliche Verfärbung der Wangenhaut bei Onchocerca-Infektion (Erysipela de la costa). (Nach HOFFMANN.)

In *Afrika* weist ein Teil der Onchocercaknotenträger besonders am Rücken, am Gesäß und der Außenseite der Gliedmaßen *stark juckende, papulös-vesiculös-pustulöse Hautveränderungen* auf, die in unregelmäßigen Schüben in Erscheinung treten. In der Kreuz- und Gesäßgegend kommt es besonders zur Bildung großer, flacher, pustulöser Papeln, deren serös-eitriges Sekret zur Krustenbildung führt. Der ätiologische Zusammenhang dieser Affektion, die MONTPELLIER und LACROIX (1920) als „*Gale filarienne*" bezeichneten, mit der Onchocerca-Infektion ist oft diskutiert worden (FÜLLEBORN 1932, RICHET 1939). Ihre Häufigkeit bei infizierten Personen — in Afrika sind von ihr 50% der Onchocerca-infizierten Europäer befallen — und die Übereinstimmung ihres Verbreitungsgebietes mit dem von Onchocerca in Afrika (DUBOIS und VAN DEN BERGHE 1948) sowie die Tatsache, daß es unter Hetrazantherapie zu einem schnellen Abheilen dieser Affektion kommt (PUYUELO 1950), sprechen für einen Kausalzusammenhang. Es handelt sich um eine allergische Reaktion der Haut, bei der die individuelle

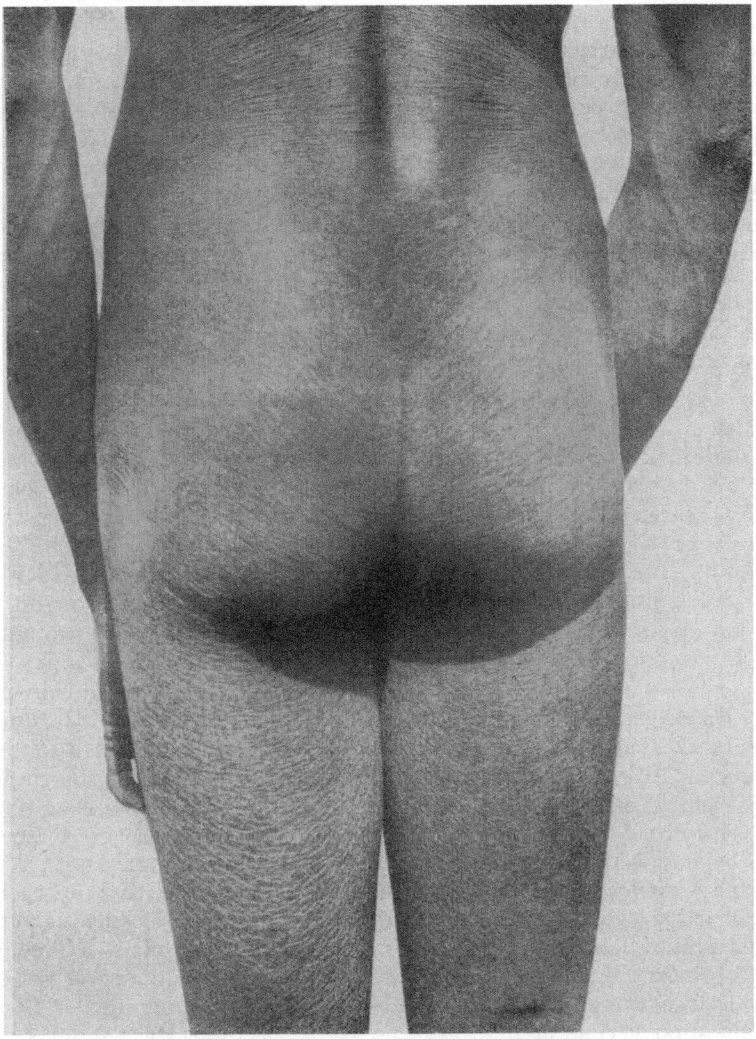

Abb. 17. Sklerodermie und Pseudoichthyose bei Onchocercose. (Nach CORSON.)

Empfindlichkeit und die Stärke der Infektion in Rechnung zu stellen ist (s. Prurigo bei Loa-Infektion). Im weiteren Verlauf entwickeln sich an den befallenen Hautpartien stark juckende Veränderungen in der Art einer *Xerodermie*; es kommt zu einer Verdickung, Trockenheit und Runzeligkeit der Haut und schließlich zu einer *Pseudoichthyose* ohne Abschuppung (Abb. 17). Die Haut junger Leute sieht wie Greisenhaut aus, die alter Leute aber, die lange Zeit starken Infektionen ausgesetzt gewesen sind, hat Ähnlichkeit mit einer „Saurierhaut" (LAIGRET 1929). Es handelt sich hier um sklerodermatische Veränderungen.

Xerodermie und Pseudoichthyose sah LAIGRET (1929) bei 50% der Onchocercaknotenträger im französischen Sudan. RICHET (1939) fand an der Oberelfenbeinküste bei fast allen Einwohnern stärker infizierter Dörfer die typische „Krokodilhaut“. In Zentralamerika scheint diese Art der Hautonchocercose seltener zu sein. FÜLLEBORN (1931) konnte als erster Xerodermie bei einem Europäer aus Mexiko beobachten, und zwar wies diese Hautaffektion die für Afrika typische Lokalisation auf; Onchocercaknoten fanden sich auch hier in der unteren Körperhälfte. Die Frau dieses Kranken, die ebenfalls Onchocercaknoten unter anderem auch an der unteren Körperhälfte aufwies, litt an typischen Prurigo. An der Rückseite der linken Schulter, am linken Oberarm und bis zur Mitte des Unterarms waren zahlreiche etwa stecknadelkopfgroße oder auch größere, harte, in der Haut liegende, weißliche, sich nach Kratzen und Scheuern rötende Knoten vorhanden, die erheblich juckten. GOLDMAN und ORTIZ (1946) fanden bei Einheimischen in Mexiko pruriginöse Hautveränderungen, die zum Teil mit ekzematoiden Reaktionen vergesellschaftet waren, besonders im Gesicht, entsprechend dem Sitz der Onchocercaknoten am Kopf, aber auch an den Streckseiten der Arme und gelegentlich an den Oberschenkeln und Beinen. Die Haut war diffus verdickt, hyperpigmentiert und stark juckend.

Große praktische Bedeutung haben die durch Onchocercamikrofilarien hervorgerufenen *Augenschädigungen.* Diese treten besonders in den Gebieten auf, wo Onchocercaknoten in der Regel am Kopf vorkommen. So wiesen von den etwa 30000 Onchocerca-infizierten Menschen in Mexiko 50% Augenschädigungen auf, 0,5% waren blind (MAZZOTTI 1948). Von den 20000 Onchocercafällen in Guatemala erwiesen sich 30% als augengeschädigt, 2% waren blind (PACHECO-LUNA 1946). Im afrikanischen Verbreitungsgebiet sind Augenschäden nicht so häufig (D'HOOGHE 1935, VAN DEN BERGHE 1941). Die Befunde von HISETTE (1932) aus einem Dorf im Belgischen Kongo, wo 70% Onchocercaknotenträger vorhanden waren — zu 43% saßen die Onchocercaknoten am Kopf — und wo 43,9% der Bevölkerung augenkrank und 14,8% blind waren, stellen einen Sonderfall dar. Die Augenonchocercose entwickelt sich allmählich und verläuft mit schubweise auftretenden Verschlimmerungen über viele Jahre. Cornea und Iris sind besonders in Mitleidenschaft gezogen. SCOTT (1945) fand bei seinen Patienten zu 17,8% eine Keratitis punctata und zu 7,9% eine Iridocyclitis; Mikrofilarien, im Durchschnitt 2—3, gelegentlich aber auch 50, waren in der vorderen Kammer zu 15% bei erkrankten Augen und zu 4,6% in nichterkrankten Augen vorhanden. Die ersten subjektiven Symptome bei Corneabeteiligung sind brennende oder nadelstichartige Schmerzen an der Vorderfläche des Auges, begleitet von starker Lichtscheu und Schmerzen in der Umgebung des Augapfels. Namentlich die oberen Augenlider findet man anfangs geschwollen; gelegentlich besteht eine konjunktivale Injektion; im allgemeinen ist aber die Beteiligung der Conjunctiva bulbi und tarsi geringfügig. Über eine Keratitis punctata kommt es zu einer Pannusbildung, gewöhnlich von den seitlichen oder unteren Partien des Limbus aus. In fortgeschrittenen Stadien weist die Cornea einen opaleszierenden Ton auf. Exsudate in der Vorderkammer können nach ihrer Sedimentierung und Organisierung im unteren Kammersegment zu einer narbigen Verzerrung der Pupille nach unten führen. Ein regelmäßiges Frühzeichen der für Augenonchocercose charakteristischen Iritis ist das Verschwinden des Umschlagsaumes der Pigmentschicht am Pupillenrand, das im unteren Sektor zu beginnen pflegt. Bei fortgeschrittener Iritis sind die Pupillenreflexe träge oder aufgehoben, es besteht leichte Mydriasis. Durch hintere Synechie kann es zur Glaukombildung kommen. Chorioiditis ist ein Spätsymptom, das nach der Iritis und Irisdystrophie einsetzt. Unter Pigmentvermehrung um den Sehnerven herum blaßt die Papille ab und kann schließlich infolge Opticusatrophie (TOULANT und Mitarbeiter 1950) hohl werden. Ursachen für die Blindheit bei Augenonchocercose können also Hornhauttrübung, Glaukom oder Opticusatrophie sein. Ausführliche Darstellung der Klinik der Augenonchocercose bei HISETTE (1937, 1938), RIDLEY (1945) und PACHECO-LUNA (1946).

Diagnose. Bei Onchocercaverdacht empfiehlt es sich, die gesamte Körperoberfläche, insbesondere die Hautpartien, die einem Knochen fest aufliegen, auf Onchocercaknoten, die oft nur erbsengroß sein können, zu palpieren. Punktionen von Onchocercaknoten fördern Bruchstücke erwachsener Würmer und Mikrofilarien zutage. Die Methode der Wahl ist der Nachweis von lebenden Onchocercamikrofilarien in excidierten Hautstückchen. (Technik im allgemeinen Teil.) Onchocercamikrofilarien lassen sich mit gleicher Methode auch aus kleinen Stücken der Conjunctiva bulbi gewinnen. Lebende Mikrofilarien können im Auge mit Hilfe eines Spaltlampenmikroskops (SEMADENI 1940) bzw. durch das elektrische Ophthalmoskop, das bei Einschaltung einer Linse von +20 bis +40 Dioptrien eine Beobachtung der Mikrofilarien im Glaskörper erlaubt (TORRES ESTRADA 1942), nachgewiesen werden. Immunbiologische Reaktionen haben bei der klinischen Diagnose der Onchocercose bisher nur eine geringe Bedeutung erlangt (MAZZOTTI und OSORIO 1943, WRIGHT und MURDOCK 1944, BOZICEVICH und Mitarbeiter 1947).

Therapie. Bis vor nicht zu langer Zeit beschränkte sich die Therapie der Onchocercose auf eine möglichst frühzeitige und vollständige Entfernung der Wurmknoten. Eine schnelle Besserung der Augen- und Hautsymptome war zwar wegen der Langlebigkeit der Mikrofilarien nicht zu erwarten, durch Beseitigung der erwachsenen Würmer wurde aber zumindestens eine weitere Überschwemmung des Körpers mit den Mikrofilarien vermieden.

VAN HOOF und Mitarbeiter (1947) konnten feststellen, daß *Germanin (Bayer 205)* in hoher Dosierung Mikrofilarien und erwachsene Würmer abtötet. Entsprechende histologische Befunde bei ASHBURN, BURCH und BRADY (1949). VAN HOOF und Mitarbeiter (1947) erreichten durch 7 g Germanin als Gesamtdosis, 1 g je Woche intravenös, Schwinden der Mikrofilarien und Abtötung der erwachsenen Würmer innerhalb 1—2 Monaten. 10 g Germanin als Gesamtdosis erreichte in jedem Falle eine parasitologische Heilung. 5 g Naphurid-Sodium (Suramin = Bayer 205), auf 5 Wochen verteilt, war dagegen nach RUIZ REYES (1947) wirkungslos. BURCH (1949), der als Gesamtdosis 6—8,7 g Suramin innerhalb 7—8 Wochen verabfolgte, konnte 7—8 Monate nach Behandlung bei 11 von 12 Patienten Mikrofilarien in der Haut nicht feststellen. Für die Vollendung der Kur sehr hinderliche Nebenerscheinungen, die auf das Medikament an sich zu beziehen waren, sah BURCH (1949). Auf die starken allergischen Reaktionen auf Grund des freiwerdenden Wurmeiweißes wird weiter unten im Zusammenhang mit Hetrazanwirkung eingegangen.

Hetrazan tötet die Mikrofilarien ab, scheint aber auf erwachsene Würmer nur sehr wenig, wenn überhaupt zu wirken (MAZZOTTI 1949, ASHBURN, BURCH und BRADY 1949, HAWKING 1950). Daher kommen sehr oft parasitologische und klinische Rezidive vor (MAZZOTTI und HEWITT 1948, BURCH 1949, HAWKING 1950). MAZZOTTI (1949) und PUYUELO (1950) empfehlen Exstirpation der Knoten vor oder während der Behandlung, um erneutes Austreten von Mikrofilarien in die Lymphspalten nach Abklingen der Hetrazanwirkung zu vermeiden. Da das Absterben der Onchocercamikrofilarien auf Grund ihres Aufenthaltes in den Lymphspalten wesentlich stärkere allergische Reaktionen verursacht, beginnt man die Hetrazankur bei Onchocercose mit relativ geringer Dosierung. MAZZOTTI (1948), der am 1. Tage einmal 2 mg/kg, am 2. Tage zweimal 2 mg/kg und ab 3. Tag für 3 Wochen und mehr dreimal 2 mg/kg verabfolgte — einzelne Patienten wurden bis zu $6^1/_2$ Wochen behandelt — sah in den längeren Kuren keinen Vorteil. Er reduzierte daher die Kur auf 7 Tage und begann mit dreimal täglich 2 mg/kg, steigend auf 4 mg/kg. PUYUELO (1950) dagegen gibt für eine 10tägige Kur im allgemeinen 6 mg/kg täglich. Ein Erwachsener erhält am 1. Behandlungstag 50 mg auf 3 Gaben verteilt, am 2. Tag 200 mg auf 3 Gaben verteilt, am 3. Tag 300 mg auf 3 Gaben verteilt, vom 4.—10. Tag 400 mg in 3 gleichen Dosen. Nach einer 15tägigen Pause erfolgt eine zweite 10tägige Kur und anschließend zwei weitere von 10 Tagen, mit je 20 Tagen Zwischenraum. Mikrofilarien schwinden in der Haut oft schon nach 2—6 Tagen nach Behandlungsbeginn, desgleichen solche in der vorderen Augenkammer (MAZZOTTI 1949).

In den ersten Tagen der Germanin- oder Hetrazanbehandlung der Onchocercose treten starke allergische Reaktionen auf, die im allgemeinen 4—6 Tage andauern: Kopfschmerzen, Schwäche, Pruritus, Erythem, Schmerzen in den Knoten, Gelenkschmerzen, Fieber zwischen 38 und 39°, Ödeme nach der Art des Küstenerysipels und dunkelgrünliche Verfärbung der Haut, die dem „Mal de morado“ entsprechen. Es kommt zu einer akuten Verschlimmerung der Augensymptome mit Photophobie, Tränenfluß, Brennen und Jucken und Fremdkörpergefühl im Auge; konjunktivale Injektionen, ciliare Injektionen, Blepharospasmus und Ödeme der Augenlider sind beobachtet. Zur Milderung dieser Erscheinungen ist die gleichzeitige Gabe von Antihistaminpräparaten zusammen mit dem Hetrazan empfohlen worden. Antistina-Privina-Augentropfen (Ciba) gaben eine dramatische Besserung bei Augenreaktionen mit Ausnahme solcher Fälle, die durch eine akute Iritis kompliziert waren.

Neben einer Besserung des Allgemeinzustandes kommt es schon bald nach Abklingen der allergischen Erscheinungen zu einer Abheilung der Hauterscheinungen, sogar der Pachydermie. Das Schwinden des Pruritus nimmt längere Zeit in Anspruch. Von den Augensymptomen verschwindet die Lichtscheu in fast allen Fällen zwischen dem 3. und 6. Tag; es schwinden Konjunktivalschmerz und Fremdkörpergefühl sowie der Tränenfluß, und es erfolgt eine wesentliche Besserung des Sehvermögens (PUYUELO 1950).

Infektion mit Acanthocheilonema perstans.

Von **W. Minning.**

Vorkommen. *A. perstans* kommt an der afrikanischen Westküste vom Senegal bis Angola, auch im Hinterland, vor allem im Kongobecken, aber auch an den zentralafrikanischen Seen vor (SHARP 1928, HAWKING 1940, FAIN 1947, WANSON und PEEL 1949). Neuere Angaben über das Vorkommen von *A. perstans* in Mittel- und Südamerika liegen nur spärlich vor, z. B. VAN DER KUYP (1950).

Bau und Lebensweise. Die 45 mm langen Männchen und die bis 80 mm langen Weibchen werden im intraperitonealen Binde- und Fettgewebe angetroffen. Die Mikrofilarien besitzen keine Scheide und kommen Tag und Nacht im Blut vor. Sie sind 165—216 μ lang, ihr Hinterende ist stumpf abgerundet, die Kernsäule reicht bis zum Schwanzende (Abb. 13 B).

Übertragung und Entwicklung. Eine Übertragung von *A. perstans* durch Culicoidesarten (SHARP 1927, 1928) lehnen HENRAD und PEEL (1949) ab. Über die Entwicklung im Menschen ist nur sehr wenig bekannt. CHARDOME und PEEL (1948) fanden Perstansmikrofilarien schon bei einem Kind von nur 9 Monaten und weiteren 1 Jahr alten Kindern.

Klinische Bilder. Krankheitserscheinungen werden im allgemeinen durch diese in der Leibeshöhle lebenden Würmer nicht verursacht. Gelegentlich werden Kalabar-ähnliche Schwellungen oder andere allergische Symptome beobachtet (MANSON-BAHR 1948, FAUST 1949). Bei den von ENZER (1928), BOURGUIGNON (1937), MOLSER (1939) und GARRATT (1945) beschriebenen Symptomen ist ein Zusammenhang mit der Perstansinfektion nicht überzeugend.

Therapie. Während WANSON (1949), MURGATROYD und WOODRUFF (1949) HECKENROD und Mitarbeiter (1950) (23 g in 119 Tagen) keine oder nur geringe

Wirkung von Hetrazan feststellen konnten, berichten Germain und Mitarbeiter (1950) über parasitologische Heilung durch 400 mg Hetrazan täglich in 2 Kuren von 10 bzw. 8 Tagen.

Infektion mit Acanthocheilonema streptocerca.

Von **W. Minning.**

Vorkommen. *A. streptocerca* kommt bei Menschen und Schimpansen nur im tropischen Westafrika, besonders im Belgischen Kongo, im Gebiet der Goldküste und in Kamerun vor (Henrard und Peel 1949, Chardome und Peel 1949).

Bau und Lebensweise. Weibliche Würmer wurden im Unterhautbindegewebe von Schimpansen gefunden. Die Mikrofilarien leben in den Lymphspalten der Haut und haben keinen Turnus. Sie sind 180—240 μ lang und besitzen keine Scheide. Ihr Schwanzende, das lebend und fixiert krückstockartig abgebogen ist, endet stumpf mit Kernen bis 1 μ vor der Schwanzspitze.

Übertragung und Entwicklung. Überträger ist *Culicoides grahami.* Mikrofilarien lassen sich ungefähr 4 Monate nach der Infektion nachweisen (Chardome und Peel 1949).

Klinische Bilder. Über die pathogene Bedeutung ist bisher nur wenig bekannt. Dubois und Vitale (1938) fanden im Belgischen Kongo in der Haut von 34 Elephantiasispatienten 31mal diese Mikrofilarien.

Diagnose. Der Nachweis dieser Mikrofilarien in der Haut erfolgt wie der der Onchocerca-Mikrofilarien.

Therapie. Wanson und Mitarbeiter (1950), die auch schon bei geringeren Hetrazandosen einen guten Erfolg sahen, empfehlen bei starken Infektionen 6 mg Hetrazan je Kilogramm täglich, verteilt auf 2—3 Gaben für insgesamt 8 Tage, was zum völligen Verschwinden der Mikrofilarien führt. Nur gelegentlich wurden schwache allergische Reaktionen beobachtet.

Infektion mit Mansonella ozzardi.

Von **W. Minning.**

Vorkommen. *M. ozzardi* (synonym *Filaria demarquayi* und *Filaria tucumana*) kommt örtlich begrenzt von Mexiko bis Nord-Argentinien vor (Mazzotti 1942, McCoy 1933, Brumpt 1949, Montestruc und Mitarbeiter 1950, Briceño-Rossi und Mayer 1949, Romiti 1935 und Mühlens und Mitarbeiter 1925).

Bau und Lebensweise. Die Weibchen, bis zu 81 mm lang, die Männchen nur aus Bruchstücken bekannt, sind im Mesenterium gefunden. Die scheidenlosen, Tag und Nacht im Blut vorhandenen Mikrofilarien sind nach Vogel (1927) 210—230 μ lang. Sie besitzen ein spitzes Hinterende, das im Gegensatz zu *A. perstans* kernlos ist.

Übertragung. Überträger ist nach Bucley (1934) *Culicoides furens.*

Klinische Bilder. Klinische Symptome, verursacht durch diesen Parasiten, sind nicht bekannt (McCoy 1933, Romiti 1935).

Therapie. Hetrazan ist von Mazzotti (1948) und Brumpt (1949) ohne Erfolg versucht worden, während Montestruc und Mitarbeiter (1950) nach 6 mg Hetrazan je Kilogramm täglich für 10 Tage völliges Fehlen der Mikrofilarien am Ende der Behandlung beobachten konnten.

2. Dracunculose.

Von **W. Minning.**

Vorkommen. *Dracunculus medinensis* kommt herdweise in Westafrika vom Senegalfluß bis zum Äquator (Portugiesisch Guinea 23,5%, Ferreira und Lopez 1948), landeinwärts besonders in der Gegend des Tschad-Sees und in Französisch Zentralafrika vor (Cazanove 1927, Bauvallet 1933). In Ostafrika findet sich diese Infektion von Ägypten über den Sudan bis in den nördlichen Teil Ugandas. Im Nahen Ost gibt es Herde in Arabien (Lindberg 1950), dem Iran (Laristangebiet am Persischen Golf, LINDBERG 1936) und in Turkestan (Buchara, ISSAJEV 1934). Sehr wesentliche Bedeutung besitzt diese Infektion im westlichen Pakistan und im westlichen Teil von Indien (PRADHAN 1930, RAO 1942, LINDBERG 1946 und 1948).

Bau und Lebensweise. Das erwachsene, die Haut durchbrechende Weibchen ist 75 bis 125 cm lang und 1,5 mm breit. Die nur etwa 2,5 cm langen Männchen sterben nach der Begattung etwa 6 Monate nach Infektion ab. Die vom Weibchen ins Freie entleerten Larven sind 600—750 μ lang und 15—20 μ breit.

Übertragung und Entwicklung. Ins Wasser gelangte Larven werden von speziellen Cyclopsarten gefressen (ISSAJEV 1934, MOORTHY und SWEET 1936, LINDBERG 1939, 1946). Sie sind nach etwa 3 Wochen infektionstüchtig (MOORTHY 1938). Werden Cyclopskrebse mit infektionstüchtigen Dracunculuslarven im Trinkwasser verschluckt, so findet man $1^1/_2$—3 Monate später junge Würmer retroösophagal, subscapular, im Thorax, in der Bauchhöhle, in der Brust- und der Bauchwand, wie MOORTHY und SWEET (1936, 1938) experimentell an Hunden feststellten. Ungefähr 1 Jahr (9—14 Monate) nach Infektion pflegt das Dracunculusweibchen beim Menschen die Körperhaut zu durchbrechen, und zwar dort, wo sie häufig mit Wasser benetzt wird, also besonders an den Füßen. In den meisten Fällen findet man bei einem Menschen zur gleichen Zeit nur 1 Wurm, multiple Infektionen sind aber nicht selten, sogar 56 Würmer sind bei einem Menschen gleichzeitig gefunden worden (TREWN 1937). Normalerweise entleert das Dracunculusweibchen für 2—3 Wochen Larven und wird dann resorbiert bzw. verkalkt.

Epidemiologie und Verhütung. Epidemiologisch spielt die Art der Wasserversorgung beim Zustandekommen der Infektion die Hauptrolle. Nur dort, wo Dracunculuslarven in das Trinkwasser gelangen, wo geeignete Cyclopsarten als Zwischenwirte vorhanden sind und wo ausreichend hohe Temperaturen die Ausreifung dieser Larven in den Cyclopskrebsen gewährleisten, kommen menschliche Infektionen gehäuft vor. Ausführliche Darstellung der Epidemiologie bei NAPIER (1946).

Abkochen oder Filtrieren von Trinkwasser schützt vor Dracunculusinfektion. Die Cyclopskrebse in Trinkwasserreservoiren können durch Chemikalien, z. B. Perchloron und Kupfersulfat (PRADHAN 1930, MOORTHY 1932) und durch Ansiedlung von Fischen in diesen Wasserstellen (MOORTHY und SWEET 1936, LINDBERG 1939, JOB 1941) und insbesondere durch die Kombination beider Methoden (MOORTHY und SWEET 1936) vernichtet werden.

Pathogenese und Pathologie. Der weibliche Wurm, der in einer bindegewebigen scheidenartigen Hülle im Unterhautzellgewebe, seltener in tieferen Muskelschichten liegt, verursacht eine Nekrose an der Hautstelle, die sich über seinem Vorderende befindet. Eine mit Flüssigkeit gefüllte Blase läßt nach ihrem Platzen einen ulcerierten Bezirk mit einer etwa 2 mm großen Öffnung erkennen, aus der zeitweilig das Vorderende des Wurmes heraustritt, wenn Larven ausgestoßen werden. Vor oder gleichzeitig mit dem Durchbruch des Parasiten treten, durch Dracunculus-Stoffwechselprodukte bedingt, allergische Symptome auf, wie Urticaria, Ödem, oder anaphylaktischer Schock. Zu gleichen Erscheinungen kommt es, wenn bei operativem Eingriff noch vor dem Durchbruch der Parasit angeschnitten wird, nicht aber beim Anschneiden nach erfolgtem Durchbruch (FAIRLEY und LISTON 1924, FAIRLEY 1924). Dracunculusweibchen, die nicht die Körperoberfläche erreichen, können durch ihre im subcutanen Gewebe freiwerdenden Larven sterile Abscesse verursachen; wesentliche Bedeutung haben bakterielle Sekundärinfektionen des Wurmbettes.

Krankheitsbilder. Nach RAO (1942) werden bei Kindern im Alter unter 1 Jahr diese Parasiten noch nicht gefunden. Mehr als 50% der Infektionen kommen in den Altersstufen zwischen 11 und 30 Jahren vor. Vom 35. Lebensjahr ab wird ein allmählicher Abfall der Infektionsstärke beobachtet (LINDBERG 1946). Eine Immunität ist nicht bekannt. Fast 67% von 3921 Patienten wiesen nach RAO (1942) einen mehr als einmaligen Befall auf; 388 Menschen hatten in 10 Jahren 10 und mehr Infektionen durchgemacht. Entsprechende Befunde bei MOORTHY (1932) und LINDBERG (1946).

Die weitaus größte Zahl der Dracunculuswürmer durchbricht die Haut an den unteren Extremitäten, insbesondere unterhalb des Knies. PRADNAN (1930) und LINDBERG (1946) fanden diese Tatsache bei 84 bzw. 80% ihres sehr großen Dracunculus-Patientenmaterials bestätigt. Die Würmer können aber auch praktisch in jeder Körpergegend erscheinen; sogar an der Zunge ist das Heraustreten eines Dracunculusweibchens beobachtet worden.

Die ersten Anzeichen eines bevorstehenden Durchbruchs durch die Haut sind Jucken und stechende Schmerzen. Innerhalb weniger Stunden entwickelt sich im Zentrum einer geröteten Hautverhärtung ein Bläschen von 2 mm bis 7 cm Durchmesser, das gewöhnlich innerhalb von 4 Tagen platzt. Eine weißliche nekrotische Masse umgibt den Ulcusgrund mit der Durchbruchstelle des Wurmes in der Mitte. Erfolgt keine bakterielle Sekundärinfektion, so heilt das Geschwür meist schnell, wenn das Dracunculusweibchen innerhalb von 2—3 Wochen seine Brut entleert hat und wenn es dann resorbiert wird oder zu diesem Zeitpunkt leicht extrahiert worden ist.

Noch vor Bildung des Bläschens tritt bei ungefähr 40% der Fälle eine generalisierte Urticaria auf, die gewöhnlich nachts entsteht und meist nicht länger als 12 Std anhält. Zuweilen werden starkes Gesichtsödem und schwere anaphylaktische Erscheinungen, Übelkeit mit Erbrechen und Asthmaanfälle beobachtet. Bei unkomplizierter Dracunculose beträgt die Eosinophilie im Durchschnitt 15%.

Komplikationen wie Abscesse, Phlegmonen, Arthritiden beruhen auf bakterieller Sekundärinfektion, die durch die bindegewebige Scheide, in welcher der Wurm liegt, begünstigt werden. Sie erfolgen oft schon nach Platzen der Blase, besonders aber auch nach mißglückten Extraktionsversuchen. Da die untere Extremität am häufigsten von diesem Parasiten befallen wird, sind Ankylosen des Kniegelenks und Verkürzung der Wadenmuskulatur durch Fibrose auf Grund häufiger Phlegmonen, aber auch Sehnenkontrakturen nicht selten in endemisch befallenen Gebieten (TREWN 1937). PRADHAN (1930) fand eine Gelenkbeteiligung bei Dracunculusinfektion in 23% der Fälle, 80% von diesen betrafen das Fußgelenk. Es können aber auch aseptische Arthritiden auf Grund einer Reizung der Synovialschleimhaut durch benachbarte Würmer oder durch Freiwerden von Larven in der Gelenkhöhle auftreten (BOTREAU-ROUSSEL und HUARD 1930, LINDBERG 1935 und HUARD 1938). LINDBERG (1935) fand derartige Arthritiden in 30% seiner Fälle, wenn ein Wurm in der Nähe des Kniegelenks nachweisbar war. Dracunculuswürmer, welche die Hautoberfläche nicht erreicht haben, können Cysten mit eitrigem Inhalt verursachen, die kalten Abscessen ähneln (DEJOU 1948), in denen der Parasit verkalken kann (JOSPIN 1937).

Abgestorbene Würmer werden nicht selten verkalkt in den verschiedensten Körpergegenden angetroffen.

Diagnose. In typischen Fällen bereitet die Diagnose keine Schwierigkeit. Verkalkte Würmer lassen sich röntgenologisch darstellen und imponieren als knäuelartige Schnur verschieden großer Perlen von krümeliger Struktur. Schwierigkeiten können auftreten bei nur teilweiser Verkalkung (MOHR 1939, DRUCKMANN 1939, BROCKLEBANK 1944). Durch Kontrastmittelinjektion in das Vorderteil des lebenden Wurmes lassen sich sehr klare Röntgenbilder erzielen. Über immunbiologische Reaktionen, denen aber eine praktisch-klinische Bedeutung nicht zukommt, berichtet STEFANOPOULO (1940).

Therapie. Besonders wichtig ist eine aseptische bzw. antiseptische Behandlung bei den ersten Anzeichen des Wurmdurchbruches, um eine bakterielle Infektion seines Lagers zu vermeiden. Nach den Erfahrungen von FAIRLEY (1924) kommen in endemischen Gebieten etwa 70% der Fälle erst nach Platzen der Blase und etwa 40% bereits mit septischen Komplikationen in ärztliche Behandlung.

Von den zahlreichen Mitteln, die angewandt wurden, um nach Einspritzung in den Wurmkörper oder in seine Umgebung den Parasiten abzutöten und seine Resorption zu beschleunigen, hat sich scheinbar nur das Phenothiazin bewährt. ELLIOTT (1942) verwendet es in einer Emulsion mit Adeps lanae, Olivenöl und

Wasser und injiziert so mindestens 1 g Phenothiazin intramuskulär, möglichst dicht an 3 Stellen vom Wurmkanal. Mehr als 2 Injektionsserien, die im Abstand von 1 Woche erfolgten, waren meist nicht nötig. Nach 5—7 Tagen war der Parasit leicht extrahierbar oder wurde resorbiert. ELLIOTT erreichte mit dieser Therapie eine beträchtliche Verkürzung des Hospitalaufenthaltes.

Durch Chloräthylspray auf die Nachbarschaft des Dracunculusgeschwürs werden Mikrofilarien und deren toxische Stoffwechselprodukte entleert, das Dracunculusweibchen aber kontrahiert sich durch den Kältereiz und wird so leichter sichtbar oder doch palpabel (FAIRLEY 1924). Durch Massage während der Extraktion kann der Wurm entfernt werden.

Wenn bei beginnendem Durchbruch des Wurmes die Blase punktiert wird, bleibt das Geschwür kleiner und heilt schneller.

Operativ kann der Wurm in allen Stadien entfernt werden. Im frühen Stadium empfiehlt es sich, das Abklingen der allergischen Reaktionserscheinungen abzuwarten. Durch Excision des Geschwürsgrundes mit primärer Naht der Hautwunde wird die Behandlungsdauer erheblich verringert. Die Verletzung der Würmer vor erfolgtem Durchbruch kann Urticaria usw. verursachen.

Die aseptischen Gelenkentzündungen sind nach HUARD (1938) gutartig und heilen nach Punktion von selbst. Die Behandlung der septischen Arthritiden erfolgt nach allgemein chirurgischen Gesichtspunkten, wobei besonders die Anwendung von Antibiotica eine bessere Prognose gewährleistet.

Allergische Symptome wie Urticaria usw. sind durch subcutane Gaben von $^1/_2$—1 cm^3 Adrenalin 1:1000 oder ähnlichen Präparaten und insbesondere durch Antihistaminpräparate rasch zu beseitigen.

3. Gnathostomiasis.

Von **W. Minning**.

Im Fernen Osten werden durch *Gnathostomum spinigerum* umschriebene, periodisch auftretende Schwellungen unter der Haut hervorgerufen. Dieser zu den *Spiruridae* gehörende Parasit mit deutlich abgesetztem, bestacheltem Kopfbulbus wird etwa 20 mm lang; er lebt normalerweise in der Darmwand von Hunden, Katzen und Raubtieren. Erster Zwischenwirt sind Cyclopskrebse, zweiter Zwischenwirt Fische (DAENGSVANG 1949), deren Genuß zur Infektion führt. Bei menschlichen Infektionen, die besonders aus Siam, aber auch aus anderen Ländern Ostasiens beschrieben sind, erfolgt keine Ansiedlung der Würmer im Darm; die meist nicht völlig ausreifenden Würmer — der Mensch ist ein „falscher" Wirt — dringen durch die Darmwand und wandern im ganzen Körper. Ihr Erscheinen unter der Hautoberfläche verursacht Schwellungen von 5-Markstück- bis Handflächengröße, die als Infiltrationen mit Rötung und Schmerzhaftigkeit imponieren. Derartige Veränderungen können praktisch an jeder Stelle der Körperoberfläche auftreten, besonders häufig findet man sie an Unter- und Oberarm (CASTENS 1935). Befall des Augenlides führt zu starkem Ödem. Nur selten kommt es zu Gängen unter der Haut wie nach Eindringen tierischer Hakenwurmlarven. Die Therapie ist chirurgisch.

C. Trematoden-Infektionen.

Schistosomiasis.

Von **H. Vogel**.

Die *Schistosomiasis* oder *Bilharziose* verursacht mehr ernste Gesundheitsstörungen und Todesfälle als jede andere Wurmkrankheit. Die 3 Haupterreger menschlicher Infektionen sind *Schistosoma*[1] *haematobium*, *Schistosoma mansoni*

[1] Außer *Schistosoma* ist auch *Bilharzia* viel als Gattungsname benützt worden. Der Name *Bilharzia* für den 1851 von BILHARZ entdeckten Parasiten ist zuerst von MECKEL

und *Schistosoma japonicum*. Eine 4. Art, *Schistosoma intercalatum*, die von untergeordneter und nur örtlicher Bedeutung ist, wird von manchen Autoren lediglich als eine Variation von *Sch. haematobium* aufgefaßt (VAN DEN BERGHE 1939). Nach Berechnungen von STOLL (1947) sind mit *Sch. haematobium* 39,2 Mill. Menschen, mit *Sch. mansoni* 29,2 Mill. und mit *Sch. japonicum* 46 Mill. infiziert. Das sehr umfangreiche Schrifttum über Schistosomen und Schistosomiasis ist bis 1930 von KHALIL (1931), von 1931—1948 von BOUILLON (1950) zusammengestellt worden.

Vorkommen. *Sch. haematobium* tritt verstreut in Nordafrika auf, in ausgedehnten Gebieten des Niltales, des Anglo-ägyptischen und des Französischen Sudans, in Westafrika vom Senegal mit Unterbrechungen bis Angola, in Ost- und Südafrika, ferner außerhalb dieses Kontinents auf Madagaskar, im Stromgebiet des Euphrat und Tigris und in kleinen Herden in Palästina und Südportugal. Eine ähnliche Verbreitung in Afrika kommt *Sch. mansoni* zu (s. VOGEL 1941a). Diese Art hat, abgesehen von ihrem Vorkommen auf Madagaskar und von einem kleinen asiatischen Herd im Jemen, noch einen zweiten Schwerpunkt im tropischen Amerika, wo sie in Brasilien, Venezuela, Surinam, auf Puerto Rico und verschiedenen anderen westindischen Inseln vorkommt und wahrscheinlich im Zeitalter des Sklavenhandels eingeschleppt worden ist. *Sch. japonicum* ist auf Ostasien beschränkt. Seine Hauptverbreitungsgebiete liegen in Mittelchina; kleinere Krankheitsherde finden sich in Südchina, in Japan, auf Formosa, den Philippinen und Celebes. *Sch. intercalatum* ist nur aus 2 Gebieten Zentralafrikas bekannt, am Mittellauf des Kongo und am Ogowe in Französisch-Äquatorialafrika.

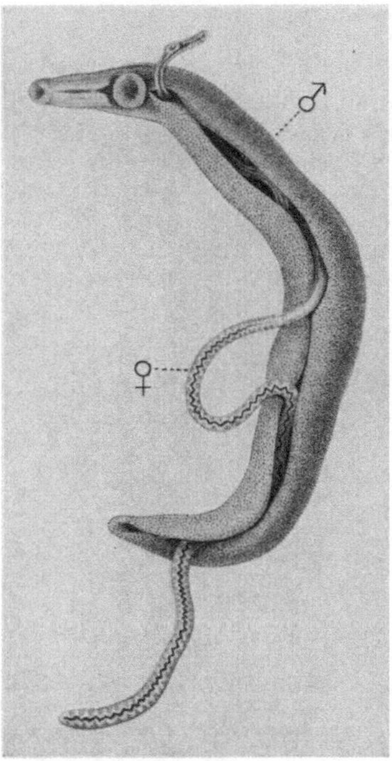

Abb. 18. Pärchen von *Schistosoma mansoni*. Vergr. etwa 10mal. (Nach LOOSS.)

Hinsichtlich der Intensität des Befalles und der Schwere der Krankheitsbilder stehen Ägypten und gewisse Gebiete Chinas an der Spitze. Von der 12 Mill. zählenden ägyptischen Landbevölkerung sind 7 Mill., also etwa 60%, mit Schistosomen infiziert, im Deltagebiet, wo zu *Sch. haematobium* noch *Sch. mansoni* hinzutritt, sind sogar 85% von einer oder beiden Arten befallen (SCOTT 1937). Die Bilharziose ist damit die Hauptkrankheit dieses Landes.

Bau und Lebensweise. Die Schistosomen zeichnen sich vor den anderen Trematoden des Menschen vor allem durch ihre *Getrenntgeschlechtlichkeit* mit ausgeprägtem *Sexualdimorphismus* aus und durch ihren Sitz *in den Blutgefäßen*. Die Geschlechter leben *paarweise vereinigt* (Abb. 18). Mit seinen bauchwärts eingerollten Seitenpartien des Körpers umklammert das relativ dicke, muskelkräftige Männchen das nematodenartig schlanke Weibchen. Dieses vermag sich nur im Canalis gynaecophorus des männlichen Partners zur vollen Größe und geschlechtlichen Reife zu entwickeln und bildet bei Männchenmangel infantile Kümmerformen (s. z. B. VOGEL 1941). Als *Nahrung* werden Erythrocyten aufgenommen und zu einem braunen Pigment verdaut. Der damit gefüllte Darmkanal schimmert schwärzlich durch den weißen Körper hindurch. Im Gegensatz zu anderen Saugwürmern vereinigen sich die beiden Darmschenkel beim Männchen und Weibchen zu einem unpaarigen, terminalen Coecum. In einem mittleren Kontraktionszustand ergeben sich ungefähr folgende Körperlängen: *Sch. haematobium* ♂ 7—12 mm, ♀ 10—16 mm; *Sch. mansoni* ♂ 6 bis 10 mm, ♀ 7—12 mm; *Sch. japonicum* ♂ 7—13, ♀ 10—16 mm. (Abgestorbene erschlaffte Schistosomen können erheblich länger sein.) Die verschiedenen Arten unterscheiden sich durch eine Reihe von Körpermerkmalen (s. z. B. FAUST 1949). Das am leichtesten zu beobachtende und für den klinischen Bedarf ausreichende Artkriterium ist die charakteristische

1856 veröffentlicht worden. 1858 wurde die Gattung von WEINLAND als *Schistosoma* bezeichnet, und 1859 von COBBOLD erneut als *Bilharzia*. 1922 setzte die internationale Kommission für zoologische Nomenklatur in Unkenntnis der prioritätsberechtigten ersten Namensgebung von MECKEL *Schistosoma* auf die offizielle Liste gültiger Gattungsnamen und entschloß sich 1948, als sie auf Anregung des Verfassers die Frage erneut überprüfte, aus praktischen Gründen bei ihrer ersten Entscheidung zu bleiben.

Gestalt der Eier, die aus den Abb. 19, 20 und 21 hervorgeht. Das *Haematobium*-Ei mißt 125—159:52—73 μ, im Mittel 143:60 μ, sein endständiger Stachel etwa 8—10 μ; das *Mansoni*-Ei 137—182:64—73 μ, im Mittel 159:68 μ, Seitenstachel etwa 20 μ (GORDON und Mitarbeiter 1934); das *Japonicum*-Ei 74—106:60—80 μ, im Mittel 89:67 μ (FAUST und MELENEY 1924); das *Intercalatum*-Ei 140—240:50—85 μ, im Mittel 175:60 μ, Endstachel bis 20 μ. Dieses Ei ist also länger, schlanker und mit einem längeren Stachel versehen als das sehr ähnliche *Haematobium*-Ei (FISCHER 1934). Die Schistosomeneier sind durchweg deckellos und enthalten, sofern sie nicht unreif oder abgestorben sind, eine bewimperte Larve, das *Miracidium.*

Sitz. Der normale Aufenthaltsort der erwachsenen Wurmpärchen im Menschen sind bei *Sch. mansoni, Sch. japonicum* und *Sch. intercalatum* die Darmvenen, Mesenterialvenen und das Pfortadersystem. *Sch. haematobium* lebt gewöhnlich in den verschiedenen Venengeflechten der Beckenorgane, insbesondere der Harnblase (bei Versuchstieren jedoch meistens im Mesenterialvenen- und Pfortadersystem). Ausnahmsweise können von Schistosomen auch die Äste der Lungenarterie, ferner Gefäße der Haut, des Gehirns und weiterer Organe besiedelt werden.

Wirte. Die vier genannten Schistosomenarten sind dem Menschen eigentümliche Parasiten, und nur *Sch. japonicum* ruft häufig auch bei Tieren natürliche Infektionen hervor, z.B. bei Rindern, Wasserbüffeln, Hunden und Ratten. Als gute Wirte für experimentelle Untersuchungen haben sich für *Sch. haematobium* und *mansoni* Affen, Mäuse und Hamster bewährt, für *Sch. japonicum* außer diesen noch Kaninchen, Hunde und Katzen.

Entwicklung und Übertragung. Die Entwicklung der Brut beginnt in den Organen des Wirtes, setzt sich in einer als Zwischenwirt dienenden Wasserschnecke fort und findet in einem neuen menschlichen Wirt ihren Abschluß.

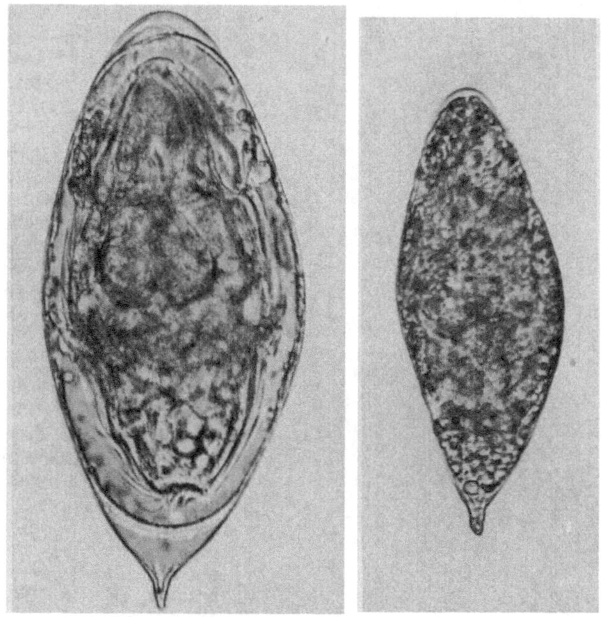

Abb. 19. Eier von *Schistosoma haematobium* aus Urinsediment (Vergr. 550mal). Links: Ei mit lebendem Miracidium. Rechts: abgestorbenes, geschrumpftes Ei mit verkalktem Inhalt. (Originalaufnahmen des Verfassers.)

Die Eier reifen zunächst in den Organen, in denen sie abgelagert worden sind, in etwa 10 Tagen (Beobachtungen an *Sch. japonicum,* VOGEL 1942) vom Stadium der Eizelle bis zur Ausbildung des Miracidiums heran und sterben bereits innerhalb 10—12 weiterer Tage ab, wenn sie nicht, wie im Abschnitt Pathogenese ausgeführt wird, das Lumen von Darm oder Blase und dann mit Faeces oder Urin das Freie erreichen. Gelangt das Ei in Wasser, so platzt seine Schale und gibt die Larve frei.

Das infusoriumartig umherschwimmende, im Wasser nur kurzlebige *Miracidium* muß nun zu seiner Weiterentwicklung in den Zwischenwirt eindringen, den es chemotaktisch aufspürt. *Geeignete Wirtsschnecken* sind für *Sch. haematobium* gewisse *Bulinus*- und *Physopsis*-Arten (letztere auch für *Sch. intercalatum*), für *Sch. mansoni* verschiedene *Planorbidae* der Gattungen *Biomphalaria, Australorbis* und *Tropicorbis* und für *Sch. japonicum* mehrere *Oncomelania*-Arten. In den Organen der Schnecke wandelt sich das Miracidium in eine längliche *Muttersporocyste* um, die durch ungeschlechtliche Vermehrung zahlreiche *Tochtersporocysten* hervorbringt. Auf gleiche Weise entstehen dann in diesen als 3. Generation zahlreiche, mit einem Schwanz ausgestattete Larven, die *Cercarien.* 3 Wochen bis 3 Monate nach der Infektion der Schnecke (je nach Temperatur und Wurmspecies) beginnen diese nun, oft zu Hunderten bis Tausenden täglich, ins Wasser auszuschwärmen. Die Gesamtlänge der lebenden Cercarie beträgt 0,35—0,6 mm. Im Gegensatz zu den Cercarien anderer menschenpathogener Trematodenarten läuft der Ruderschwanz in 2 Gabeläste aus (Abb. 1). Die Lebensdauer dieses Stadiums im Wasser währt bei normalen Temperaturen nur 1 bis 2 Tage.

Berührung mit der menschlichen Haut veranlaßt die Larve, sich festzuheften und sich innerhalb weniger Minuten unter Abwerfen des Schwanzes einzubohren. Hierbei treten 5 am Kopf ausmündende Drüsenpaare in Tätigkeit, die ein gewebslösendes Sekret liefern. Die jungen Parasiten dringen dann in Hautvenen ein und wandern mit dem Blutstrom. Die Jugendformen von *Sch. japonicum* und *mansoni*, deren Wanderung eingehend untersucht worden ist (Faust und Meleney 1924, Faust, Jones und Hoffman 1934), überwinden das Capillarsystem der Lunge und nach Passieren der Mesenterialarterien das der Darmwand. Vom 4.—6. Tage nach der Infektion an sind sie in den Pfortaderästen der Leber nachweisbar. Dort reifen sie heran, paaren sich und kriechen dann gegen den Pfortaderstrom in die Wurzeln der Mesenterialvenen. Die ersten *Japonicum*-Eier wurden in Versuchen des Verfassers (1942) an Mäusen am 26. Tag nach der Infektion in den Gefäßen der Leber und am 28. Tag in denen des Darmes angetroffen. Beim Menschen sind die ersten Eier 5—8 Wochen nach *Japonicum*- und *Mansoni*-Infektion in den Faeces zu erwarten. Von *Sch. haematobium* wird angenommen, daß diese Art ebenfalls im Pfortadergebiet heranreift und die Venen des Urogenitalsystems dann durch deren Anastomosen mit der Vena mesenterica inferior erreicht. Auf diesen längeren Weg führt man zurück, daß die *Haematobium*-Eier erst mehrere Monate nach der Infektion im Urin zu erscheinen beginnen.

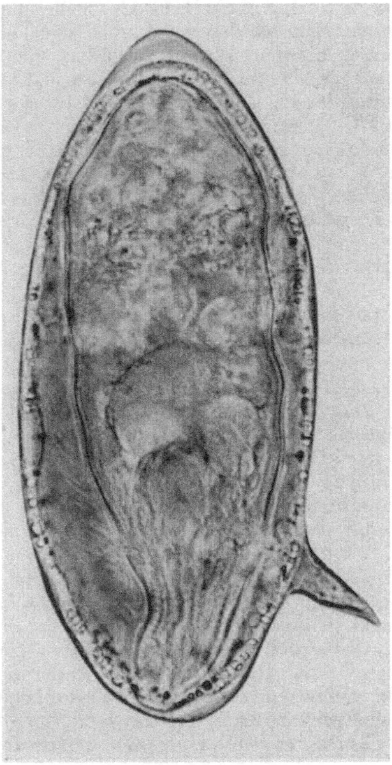

Abb. 20.

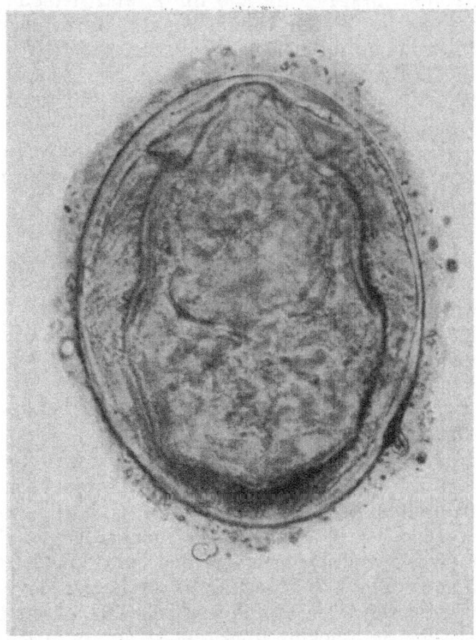

Abb. 21.

Abb. 20. Ei von *Schistosoma mansoni* mit lebendem Miracidium. Vergr. 550mal. (Originalaufnahme des Verfassers.)

Abb. 21. Ei von *Schistosoma japonicum* mit lebendem Miracidium. Rechts unten ist das Knöpfchen an der Schale erkennbar, das dem Seitenstachel des Mansoni-Eies entspricht. Eischale von Zelldetritus bedeckt. Vergr. 550mal. (Originalaufnahme des Verfassers.)

Die *Lebensdauer* der Schistosomen ist auffallend lang. In einzelnen Fällen wurden 18 bis 30 Jahre nach der letzten Infektionsgelegenheit lebende Eier ausgeschieden oder Würmer bei der Obduktion gefunden (Fairley 1931). Eine sehr leichte *Mansoni*-Infektion des Verfassers, die unbehandelt blieb, ließ sich nur 10 Jahre lang durch Miracidienschlüpfversuche nachweisen; in der Folgezeit fielen auch die serologischen Proben negativ aus. *Schistosoma*-Eier, die japanische Autoren im Stuhl einiger neugeborener Kinder fanden, weisen auf die Möglichkeit *pränataler Infektion* hin.

Epidemiologie und Bekämpfung. Endemisches Auftreten der Bilharziose setzt die Anwesenheit von Eiausstreuern und von geeigneten Zwischenwirten voraus, ferner eine Verunreinigung der Schneckengewässer mit menschlichen Dejekten, eine Wassertemperatur, die einen großen Teil des Jahres um 25° C oder höher liegt, und den Kontakt der menschlichen Haut mit dem verseuchten Wasser. Die übertragenden Schnecken leben in langsam fließenden Bächen, in Kanälen, an Seeufern und gewöhnlich am zahlreichsten in kleinen Bewässerungsgräben. Überall, wo in Bilharzialändern große Bewässerungssysteme angelegt werden, besteht die Gefahr, daß sich die Schnecken und damit die Krankheit stark ausbreiten. Die Infektion der Schnecken wird teils durch Defäzieren und Urinieren an den Ufern oder ins Wasser ermöglicht (in mohamedanischen Ländern wie Ägypten durch die Waschungsvorschriften des Korans gefördert), teils durch Einleitung von Abwässern in Flüsse und in Ostasien vor allem durch die Düngung der Reisfelder mit menschlichen Fäkalien. Baden, Waschen, Durchwaten von Bächen und Trinken verseuchten Wassers bringen die Haut oder Schleimhaut mit den Cercarien in Berührung. Die schwersten Infektionen werden gewöhnlich von Landleuten durch den intensiven und wiederholten Kontakt mit dem Wasser erworben, den die alljährlich erforderlichen Arbeiten an den Bewässerungssystemen und beim Reisbau mit sich bringen. Nach Girges (1934) entfallen in Ägypten 96,5% der *Haematobium*-Infizierten auf Dörfler und nur 3,5% auf Stadtbewohner. In Ostasien liegen die Verhältnisse entsprechend. Die Altersklassen zwischen 10 und 35 Jahren sind gewöhnlich am stärksten betroffen, Männer infolge ihrer landwirtschaftlichen Verrichtungen im allgemeinen häufiger als Frauen. Weiße können sich gelegentlich beim Baden, beim Wasser- und Jagdsport oder Militärdienst infizieren. Während des 2. Weltkrieges erkrankten auf den Philippinen ungefähr 1500 amerikanische Soldaten an Schistosomiasis japonica (Most und Mitarbeiter 1950) und in Nordafrika erfolgten auch bei deutschen Soldaten und Kriegsgefangenen *Haematobium*-Infektionen.

Die *Bekämpfung und Verhütung* der Schistosomiasis hat sich als sehr schwierig erwiesen. Die erforderlichen Maßnahmen, die hier nur ganz summarisch dargestellt werden können, richten sich auf folgende Ziele:

1. *Verminderung der Eiausstreuung durch Behandlung großer Bevölkerungsgruppen.* Von der ägyptischen Regierung wird seit mehreren Jahrzehnten alljährlich rund $^1/_3$ Million Freiwilliger kostenlos behandelt, mit dem Erfolg, daß die Zahl der schweren Erkrankungen zurückgegangen ist, anscheinend aber nicht der Hundertsatz der Infizierten. Selbst in Siedlungen, in denen es gelang, einen beträchtlichen Teil der Bevölkerung gleichzeitig zu behandeln, war der Erfolg wegen Reinfektionen nur vorübergehend (Scott 1937, Scott und Barlow 1938). Die Behandlung der Infizierten muß deshalb mit anderen Maßnahmen, z. B. einer vorausgehenden Schneckenbekämpfung, kombiniert werden.

2. *Beseitigung oder Eindämmung der Schneckenzwischenwirte.* Sie setzt eingehende biologisch-ökologische Vorstudien unter Berücksichtigung der verschiedenen Schneckenarten und der örtlichen Besonderheiten voraus (s. z. B. Rose und Koh 1936). Es kommen teils molluskizide Chemikalien (z. B. Kupfersulfat, Kupfercarbonat, Kalk und Dinitro-o-cyclohexylphenol) in Frage, teils mechanisches Herausfangen der Schnecken, teils Änderungen an den Bewässerungssystemen, die das Gedeihen der Schnecken erschweren oder unmöglich machen. Nach Säuberung eines Bezirkes von Zwischenwirten droht Neueinwanderung aus den Zustromgebieten. Periodisches Trockenlegen der Gewässer wird von einem hohen Prozentsatz der Schnecken überlebt (Barlow 1935).

3. *Freihaltung der Schneckengewässer von Schistosoma-Eiern.* Hierbei handelt es sich um die in praxi sehr schwierige Umstellung der örtlichen Gebräuche des Defäzierens und Urinierens, der Fäkalienversorgung und der Düngemethoden. In Ostasien sind auch die Dejekte tierischer Reservewirte zu berücksichtigen.

4. *Verhinderung des Eindringens der Cercarien in die menschliche Haut.* Im Gegensatz zu der einfachen Landbevölkerung ist es für den Aufgeklärten, der nicht beruflich mit dem verseuchten Wasser in Berührung kommt, verhältnismäßig leicht, der Cercarieninvasion zu entgehen. In manchen Fällen wird ein Schutz durch hohe Gummistiefel möglich sein. Wasser, das für Wasch- und Badezwecke geschöpft worden ist und bei normaler Temperatur mindestens 3 Tage abgestanden hat, ist wegen der kurzen Lebensdauer der Cercarien ungefährlich. Schneller lassen sich Cercarien durch Chlorung des Wassers beseitigen (Witenberg und Yofe 1938, Braune 1942). Mancherorts wird sich die Schaffung schneckenfreier Wasch- und Badestellen als nützlich erweisen. Über Versuche mit chemischen Abschreckmitteln gegen Cercarien in Form von Salben oder imprägnierten Stoffen siehe Wright und Mitarbeiter (1948).

Allgemeine Pathogenese, Immunität. Im Gegensatz zu anderen Trematoden scheiden die Schistosomen infolge ihres Sitzes im Venensystem nicht nur alle Restprodukte der Verdauung und des Stoffwechsels unmittelbar in die Blutzirkulation aus, sondern auch ihre in großer Zahl hervorgebrachten Eier. Auch diese verfügen über einen eigenen Stoffwechsel und geben während ihrer Entwicklung und nach ihrem Absterben parasitäre Stoffe an den Wirt ab.

In diesem engen Kontakt von Wurm und Wurmbrut mit dem Wirtsgewebe und in einer *gewebsschädigenden und allergisierenden Wirkung der Schistosomenstoffe haben wir die pathogenetische Grundlage der Bilharziose zu erblicken.* Die Wirkung der Eimassen übertrifft hierbei die der erwachsenen Würmer bei weitem, wie aus Versuchen an Tieren hervorgeht, die teils mit männlichen und weiblichen Schistosomen, teils nur mit Männchen oder nur mit Weibchen infiziert worden sind. Cercariendosen, die bei zweigeschlechtlichen Infektionen schon tödlich wirken, werden von den mit 1 Geschlecht infizierten, folglich eierfreien Tieren ohne wahrnehmbare Krankheitssymptome oder Gewichtsverluste vertragen, und auch die histologischen Veränderungen stehen weit hinter denen der Tiere mit Eiern zurück.

Die *Wirkung der Schistosomen* selbst äußert sich vorwiegend in perivasculären Infiltraten und in der Ablagerung eines braunen Pigments in den Reticuloendothelzellen der Leber und Milz. Es handelt sich um den ausgestoßenen Rückstand verdauter Erythrocyten, einen Hämoglobinabkömmling, der dem Malariapigment nahesteht. Abgestorbene Würmer führen zu thrombophlebitischem Verschluß kleiner Pfortaderäste.

Schistosoma-Eier, die von den Weibchen in den Darm- oder Blasenvenen abgelegt worden sind, rücken — oft in ganzen Ketten — in die kleinsten Venenzweige der Darm- oder Blasenwand ein, insbesondere die der Submucosa. Andere Eier werden vom Blutstrom erfaßt und durch die Pfortader zur Leber oder von den Urogenitalorganen zur Lunge geschwemmt. Sie bleiben als Emboli in den feinen Ästen der Pfortader bzw. der Lungenarterie stecken. *Enge, durch Eier blockierte Gefäßabschnitte obliterieren.* Andere Eier geraten dadurch ins Gewebe, daß sie sich an das Gefäßendothel anlagern und dann unter Mitwirkung der im folgenden angeführten histologischen Vorgänge durch die Gefäßwand hindurchtreten. Während das Miracidium heranreift und später abstirbt und zerfällt, läuft eine bald mehr, bald weniger ausgeprägte entzündliche Reaktion des Wirtsgewebes in der unmittelbaren Umgebung des Eies ab, die mit einer Nekrose benachbarter Zellen verbunden sein kann. Es sammeln sich Granulocyten, darunter gewöhnlich viele Eosinophile, ferner Rundzellen und Fibroblasten um die Eier an und bilden vorübergehend kleine Abscesse, die sich in „*Pseudotuberkel*" umwandeln. Im Zentrum eines solchen Knötchens liegen ein oder mehrere Eier oder deren Reste mit angelagerten Fremdkörperriesenzellen. Sie sind von Epitheloidzellen umgeben, denen sich nach außen zirkuläre von Leukocyten durchsetzte Bindegewebszüge anschließen. Das Zentrum der gefäßlosen Herde kann der Nekrose oder erneuter Abscedierung verfallen (GÖNNERT und ALTMANN 1948). Im Endstadium wandelt sich das Knötchen ganz in dichtes Bindegewebe um und schrumpft stark ein. Abgestorbene Eier werden teils von Riesenzellen völlig aufgelöst, teils bleiben sie in verkalktem Zustande noch lange erhalten. Die geschilderten Reaktionen können sich außer in den genannten Organen auch in den männlichen und weiblichen Genitalorganen, in Lymphdrüsen, Milz, Peritoneum, Zentralnervensystem, Haut und weiteren Organen abspielen. In Gebieten dichter Eiablagerung konfluieren die Reaktionsherde zu einem fast einheitlichen Granulationsgewebe, das in Darm und Blase eine Auftreibung der Submucosa und zuweilen *polypenartig ins Lumen vorspringende Wucherungen* bedingt. Eine starke *Bindegewebsvermehrung* ist das Endresultat. In der Leber tritt diese in Form dichter weißer Schwielen um die Hauptäste der Pfortader herum auf. Außer dieser für Bilharziose typischen Art der *Lebercirrhose* („*Tonpfeifenstiel-Typ*" nach SYMMERS) kommen auch andere Formen vor (s. JAFFÉ 1942). In seltenen Fällen können von den Eiern ausgeübte Reize offenbar die Entstehung von *Carcinomen*, insbesondere von *Blasenkrebs* auslösen oder indirekt begünstigen.

Wenn auch unmittelbare Beweise dafür fehlen, so machen doch statistische Beobachtungen in Ägypten einen solchen Zusammenhang wahrscheinlich. Die Tatsache, daß 75% der ägyptischen Fälle von Blasencarcinom mit einer Bilharziose kombiniert sind (SCANDAR BEY 1938), besagt in einem Lande, in dem die Schistosomiasis über die Hälfte der gesamten Landbevölkerung befällt, allein noch nichts. Auffallend ist jedoch der ungewöhnlich hohe Anteil des Blasenkrebses an der Gesamtheit der Carcinomfälle in Ägypten. In der Obduktionsstatistik des Kasr-el-Aini-Hospitals in Kairo von 1905—1930 machte der Blasenkrebs 23% aller Carcinome aus, und in der chirurgischen Abteilung des gleichen Krankenhauses litten 1937/38 von 733 Krebspatienten 160, also ungefähr 21%, an Blasencarcinom (BARSOUM 1939), das nach MAKAR und FAWZY (1947) die häufigste Krebsform ägyptischer Männer ist. Bemerkenswert ist ferner, daß die Mehrzahl der Blasenkrebse auf die der Bilharziose am stärksten exponierte Bevölkerungsgruppe, die Fellachen männlichen Geschlechtes, entfällt (BARSOUM 1939), ferner daß der Blasenkrebs in diesem Lande gleich der Bilharziose häufig schon in den ersten Lebensjahrzehnten auftritt. Nach MAKAR (1938) waren 60% von 130 Patienten mit Blasenkrebs weniger als 40 Jahre alt. Auch bei Europäern ist vereinzelt Blasenkrebs bei *Haematobium*-Infektionen beobachtet worden (FAIRLEY 1931). Das gemeinsame Auftreten von malignen Tumoren und von Schistosoma-Eiern in anderen Organen als der Blase, insbesondere im Rectum, Colon, in der Leber, Prostata und in den weiblichen Genitalien, ist wiederholt beschrieben worden (s. z. B. ONSY 1938, PRATES 1948), doch liegen bisher keine Beweise für einen ursächlichen Zusammenhang vor.

Bei der *Ausscheidung der Schistosoma-Eier* in das Lumen des Darmes und der Blase spielt der Stachel der *Haematobium*- und *Mansoni*-Eier offenbar nicht die ihm früher zugesprochene Rolle als Bohrorgan, denn die stachellosen *Japonicum*-Eier erreichen das Darmlumen ebenso sicher. Entgegen älteren Ansichten finden überhaupt keine merklichen Wanderungen der Eier im Gewebe statt (BRUMPT 1930). Infolgedessen sind nicht nur die Eier der parenchymatösen Organe, z. B. der Leber, sondern auch die der tieferen Darm- und Blasenwandschichten dem Tode verfallen. Nur die oberflächlich unter oder in der Mucosa liegenden Eier können das Lumen erreichen, indem sich kleine Eiabscesse oder Nekroseherdchen in dieses entleeren, oder indem eine Auflockerung der Gewebe durch die Eiexkrete den Austritt ermöglicht. Oft findet man *Japonicum*- und *Haematobium-Eier* in den Entleerungen, denen noch Reste des reaktiven Wirtsgewebes anhaften. Besonders gefördert wird der Eiaustritt an solchen Stellen, wo sich über stark infiltrierten Wandpartien das Epithel abgestoßen hat, und das Eier-führende, leicht blutende Granulationsgewebe offen zutage liegt. Nach BRUMPT (1930) können Eier das Lumen der Hohlorgane auch durch Gefäßrupturen erreichen, die durch Kontraktionen der Wandungen gefördert werden.

In fortgeschrittenen Stadien der Krankheit spielen *Störungen der Blutzirkulation* eine wesentliche Rolle. Der zunehmende Verschluß kleiner Gefäße durch Eier und durch die von diesen ausgelösten Gewebsreaktionen ruft nicht nur örtliche Parenchymnekrosen und Bindegewebsvermehrung hervor, sondern auch stromaufwärts Stauungserscheinungen, die sich auf weitere Organe auswirken können. Nach starker Eiaussaat in die *Leber* wird die Durchgängigkeit dieses Organs für das Pfordaderblut herabgesetzt. *Portale Stauung und Hypertension* sind die schwerwiegenden Folgen. Sie bedingen eine *Splenomegalie*, *Kollateralkreisläufe*, *Blutungen* in den Verdauungskanal und *Ascites*. Der oft gewaltige Milztumor, der sich durch eine Hyperplasie der roten Pulpa, Fibrose und in den Spätstadien durch Atrophie der MALPIGHIschen Körperchen auszeichnet, ruft seinerseits *Anämie*, *Leukopenie* und bei Jugendlichen *Hemmungen des Wachstums und der sexuellen Entwicklung* hervor. In ähnlicher Weise wie in der Leber können in der *Lunge* zahlreiche Eierembolien in den Zweigen der Arteria pulmonalis zu *Stauungserscheinungen im kleinen Kreislauf* und Hypertrophie der rechten Herzhälfte führen.

Im typischen Verlauf der Schistosomiasis treten, abgesehen von den geringfügigen Äußerungen der Cercarieninvasion *3 Krankheitsstadien* auf. Bei ihrem Eindringen in die Haut lösen die Cercarien mittels des Bohrdrüsensekretes in ihrem Wege liegende Gewebselemente auf und rufen in der Cutis perivasculäre Infiltrate hervor (VOGEL 1932), später bei ihrem Durchtritt durch die Capillarnetze der Lunge, des Darmes und anderer Organe kleine Blutungen. Während die jungen Würmer im Pfortadersystem heranreifen, treten keine merklichen Krankheitssymptome auf, doch wird der Befallene offenbar während dieser *Inkubationszeit* durch Schistosoma-Antigene *sensibilisiert* (PONS 1937). Wenn dann nach mehreren Wochen die Eimassen die Gewebe zu durchsetzen beginnen, spricht der allergisch gewordene Organismus auf diesen neuen, intensiveren Antigenschub mit einer heftigen *Allgemeinreaktion* an. Dieses erste *Krankheitsstadium* verläuft mit *Fieber, allergischen Hauterscheinungen, hoher Eosinophilie* des Blutes und weiteren im klinischen Teil genannten Symptomen. Nach einiger Zeit ändert sich die Reaktionslage des Wirtes, die akute Phase der Hyperergie klingt spontan ab und macht der *chronischen Krankheit* Platz, die sich, wenn unbehandelt, 10—30 Jahre hinzieht. Jetzt herrschen an Stelle der allgemeinen die *örtlichen Prozesse* in den Eier-durchsetzten Organen vor. Während sich das akute Anfangsstadium bei Infektionen mit verschiedenen Schistosoma-Arten nicht wesentlich unterscheidet, entstehen in der chronischen Phase je nach Wurmspecies und je nach den häuptsächlich betroffenen Organen verschiedene Krankheitsformen, die häufig auch kombiniert auftreten: *Urogenitalbilharziose, Darmbilharziose,* die *hepato-lienale Form, Lungenbilharziose* und die des *Gehirns* oder *Rückenmarks.* Die chronische Krankheitsphase läßt in jedem betroffenen Organ 2 Stadien erkennen, ein *infiltratives* (das 2. Krankheitsstadium) mit stark ausgeprägten entzündlich-infiltrativen Prozessen und ein *Cirrhosestadium* (das 3. Krankheitsstadium), in dem die fibrösen Veränderungen vorherrschen. Das 2. Stadium geht ganz allmählich in das 3. über.

Epidemiologische Beobachtungen sprechen dafür, daß die Bilharziose nach längerem Bestehen eine *Immunität gegenüber weiteren Infektionen* hervorruft. In den schwer verseuchten Reisbaugebieten Chinas werden schon im jugendlichen Alter starke Infektionen mit den langlebigen Schistosomen erworben. Sie rufen gewöhnlich zwischen dem 12. und 25. Lebensjahr ernste, zum Teil tödliche hepatolienale Krankheitsbilder hervor. Die meisten Kranken überwinden jedoch in den folgenden Jahren allmählich ihr Leiden, bemerkenswerterweise, obwohl sie sich auch weiterhin alljährlich der beim Reisbau unvermeidlichen Cercarieninvasion aussetzen. Wenn sich diesen zweifellos zahlreichen Larven nicht eine starke Immunität entgegensetzte, die eine Ausreifung verhindert, so könnte kaum ein Reisbauer dieser Gebiete am Leben bleiben. Diese zwingende Schlußfolgerung hat GIRGES (1934) auch bezüglich der Landarbeiter des Nildeltas gezogen. Trotz fortdauernder Exposition sinkt auch dort die Krankheitskurve nach den ersten 3 Lebensjahrzehnten ab.

In experimentellen Untersuchungen an Affen konnten VOGEL und MINNING (s. VOGEL 1949; ausführliche Mitteilung erscheint 1952.) die Ausbildung einer Immunität gegenüber *Sch. japonicum* schrittweise verfolgen. Nach $^3/_4$—$1^1/_2$jährigem Befall war die fortlaufend verfolgte Eiausscheidung auf ein Minimum abgesunken, und die Tiere hatten eine vollständige Resistenz gegenüber weiteren Infektionen erworben. Die Cercarien drangen dann zwar noch in die Haut ein, wurden aber offenbar in den inneren Organen abgetötet, und selbst Cercarienmengen, die für erstinfizierte Affen ohne weiteres tödlich sind, riefen weder erneute Krankheitserscheinungen noch eine erneute oder verstärkte Eiabgabe hervor. Nach welcher Infektionszeit der Mensch immun wird und ob immer in gleich hohem Grade wie Affen, ist noch unbekannt. Die Hoffnung, mit toter Wurmsubstanz oder durch Serumübertragung immunisieren zu können, hat sich in unseren Affenversuchen bisher nicht erfüllt. Doch konnte eine starke Teilimmunität durch Infektion mit ausschließlich männlichen Würmern erzielt werden, die keine erkennbaren Krankheitssymptome hervorriefen. Komplementbindende und präzipitierende Antikörper sind schon wenige Wochen nach einer Schistosoma-Infektion im Blute nachweisbar (FAIRLEY 1919, VOGEL und MINNING 1949); sie sind diagnostisch wertvoll, lassen aber keine Beziehung zu dem erst viel später erworbenen Infektionsschutz erkennen.

Krankheitsbilder. 1. Cercariendermatitis. Nach Aufbringen einiger *Mansoni*-Cercarien auf die Haut des Unterarmes spürte der Verfasser (s. VOGEL 1932) nach 4—8 min einen prickelnden Juckreiz, der nach 1 Std abklang, und bereits nach 30—40 min erschienen an den Eintrittsstellen rote Fleckchen von etwa 2 mm Durchmesser. Sie wandelten sich nach 6—8 Std in erhabene Knötchen um und bildeten sich unter bräunlicher Verfärbung innerhalb einer Woche zurück (s. auch BARLOW 1936). Diese juckende, nach Berührung mit Wasser auftretende Hauteruption ist den Fellachen Ägyptens wohlbekannt und wird dort als „Baoonah rash“ (= Juni-Ausschlag) bezeichnet (GIRGES 1934), in Venezuela als „Pica-Pica“. Nicht bei allen befallenen Personen treten sichtbare Hauterscheinungen auf, verhältnismäßig selten nach dem Eindringen der relativ kleinen *Japonicum*-Cercarien.

Eine entsprechende, jedoch oft viel stärkere Reaktion der menschlichen Haut kann durch das Eindringen *anderer Cercarien-Arten* hervorgerufen werden, die *nicht im Menschen ausreifen*, sondern sich in *Vögeln* oder *Säugetieren* zu Bluttrematoden der Gattungen *Trichobilharzia*, *Gigantobilharzia*, *Schistosomatium* und *Schistosoma* entwickeln. An Stelle der von CORT (1928), dem Entdecker dieses Phänomens, gewählten Bezeichnung „schistosome dermatitis“ ziehen wir den eindeutigeren Namen Cercariendermatitis vor, weil bei der menschlichen Schistosomiasis noch 2 andere Formen von Dermatitis vorkommen, nämlich Urticaria im 1. Krankheitsstadium und später zuweilen Reaktionen auf Eiherde in der Haut. Die Cercariendermatitis durch tierparasitische Bluttrematoden tritt gehäuft bei Badegästen an den nordamerikanischen Seen auf, ferner in verschiedenen europäischen Ländern, z. B. in Deutschland in den holsteinischen Seen (VOGEL 1930), in Asien, dort besonders bei Reisbauern, und in Neuseeland. Von den vielen Cercarienarten, die experimentell als Dermatitiserzeuger erkannt worden sind, scheinen in Nordamerika und Europa gewisse Arten der Gattung *Trichobilharzia* die Hauptrolle bei der natürlich erworbenen Dermatitis zu spielen. Als ihre normalen Endwirte kommen *Enten* und als Zwischenwirte Schnecken der Familie *Lymnaeidae* in Frage. *Trichobilharzia*-Cercarien sind erheblich größer als die der *Schistosoma*-Arten und zeichnen sich vor diesen bei sonst gleichem Grundbau durch 2 schwarze Augenflecke aus. Nach wiederholtem Befall der menschlichen Haut kann es durch Sensibilisierung zu einer Verstärkung der Reaktion kommen, und in einigen Fällen treten zu der üblichen, durch Juckreiz quälenden papulösen Eruption noch Urticaria, angioneurotisches Ödem und Lymphdrüsenschwellung hinzu. Innerhalb weniger Tage klingt die Dermatitis wieder ab und bleibt ohne Folgen, da die Cercarien in der Haut des „falschen“ Wirtes offenbar bald absterben. Bezüglich weiterer Einzelheiten und Schrifttumsangaben verweisen wir auf den Übersichtsbericht von CORT (1950).

2. Das akut-fieberhafte Initialstadium. Diese Phase allgemeiner Hyperergie, die auch als „toxämisches“ Stadium bezeichnet wird, setzt nach einer *Inkubation* von $3^1/_2$—10 Wochen ein, am häufigsten 4—7 Wochen nach der Infektion. Bei Versuchstieren sah ich sie nie in der Form wie beim Menschen auftreten, und auch bei diesem kann sie völlig ausbleiben, zumal bei leichten Infektionen, so daß die Krankheit dann erst nach längerer Inkubation gleich mit dem 2. Stadium beginnt, sofern sie nicht überhaupt symptomlos bleibt. Bei *Japonicum*-Infektionen fehlt das Initialstadium relativ selten. Hingegen trat es bei 75 Soldaten, die von *Sch. haematobium*, *Sch. mansoni* oder beiden Arten befallen waren, nach FAIRLEY (1919) nur in 50,6% der Fälle in Erscheinung. Die meisten Beobachtungen des Initialstadiums betreffen Europäer oder Amerikaner, insbesondere Schiffsbesatzungen, Soldaten oder Sportsleute, die sich gruppenweise in Afrika, China, auf den Philippinen oder in Amerika beim Baden, bei Pionierarbeiten usw. infiziert hatten (LANING 1914, LAWTON 1918, FAIRLEY 1919a, KASTEIN 1932,

GIRGES 1934, SPIRIDION 1936, MÜHLENS 1937, PONS 1937, JOHNSON und BERRY 1945, BILLINGS und Mitarbeiter 1946, WINKENWERDER und Mitarbeiter 1946, DAKIN und CONNELLAN 1947, WRIGHT und CRAM 1948).

Das Krankheitsbild erinnert an das akuter Infektionskrankheiten, und nicht selten werden anfangs Fehldiagnosen gestellt, z. B. Hepatitis epidemica, Grippe, Bronchopneumonie, Malaria, Typhus, Dysenterie oder Amöbenhepatitis. Der eigentlichen Erkrankung können schon 1—2 Wochen vorher *Prodromalsymptome* vorausgehen, Unwohlbefinden, Appetitlosigkeit, Mattigkeit, leichte Abdominalbeschwerden und zuweilen eine kurze Fieberzacke. Auf einer Mitberücksichtigung dieser vagen Beschwerden beruhen wahrscheinlich die kurzen Inkubationszeiten von 2—3 Wochen, die einige Autoren, z. B. GIRGES (1934) angegeben haben. Das eigentliche Initialstadium setzt meistens ziemlich plötzlich mit einem anhaltenden *Fieber* ein. Dieses verläuft remittierend oder intermittierend mit Maximaltemperaturen von 38,5—41° C (Abb. 22), Schweißausbrüchen und zuweilen auch Schüttelfrösten und dauert 1—4 Wochen, in schweren Fällen mitunter bis 8 Wochen. Es kann auch mit einer Unterbrechung in 2 Schüben verlaufen. Schon von Beginn an klagen die Patienten über *starkes Krankheitsgefühl* mit großer Mattigkeit, über Appetitmangel, *Schmerzen im Kopf, Rumpf* und *Gliedern*. BILLINGS und Mitarbeiter bemerkten bei vielen Patienten eine *Schmerzhaftigkeit* und *Steifigkeit des Nackens*, besonders beim Seitwärtsrollen des Kopfes.

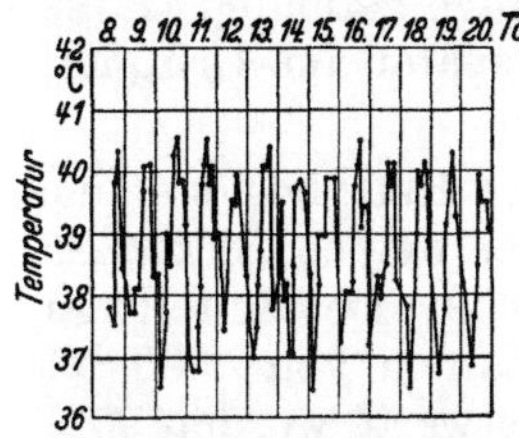

Abb. 22. Initialfieber bei Infektion mit *Schistosoma mansoni*. 8.—20. Krankheitstag. Das Fieber begann erst in der 8. Woche unter Fuadinbehandlung abzuklingen. (Nach PONS.)

Ein auffälliges und häufiges Symptom sind *allergische Hauterscheinungen* in Form großer, stark juckender *Urticaria*-Quaddeln an Rumpf und Gliedern oder *angioneurotischer Ödeme* des Gesichts, besonders der Lider, oder der Hände, Unterarme, des Scrotums oder Penis. Diese Erscheinungen treten gewöhnlich einige Tage nach dem Fieberbeginn auf, mitunter schon kurz vor diesem. Sie bleiben $^1/_2$—7 Tage bestehen, kommen und verschwinden ziemlich plötzlich und können sich mehrfach mit wechselnder Lokalisation wiederholen. Bei den vorwiegend leichten *Japonicum*-Infektionen amerikanischer Soldaten während des 2. Weltkrieges wurden allergische Hauterscheinungen nur in ungefähr der Hälfte von 133 Fällen registriert (WRIGHT und CRAM 1948). Sie fehlten hingegen bei 13 im Hamburger Tropeninstitut beobachteten Seeleuten mit der gleichen Erkrankung nur in 3 Fällen (MÜHLENS 1937). Mitunter verursacht eine Schwellung und Rötung der Rachen- und Mundschleimhaut Schluck- oder Atembeschwerden.

Eine Reaktion auf Schistosomen-Eier, die in der Lunge abgelagert worden sind, dürfte die häufig in den beiden ersten Wochen vorhandene *Bronchitis* mit trockenem, oft sehr quälendem Husten sein. Es können dabei asthmaartige Beschwerden, ferner vorübergehend Dämpfungsbezirke und röntgenologisch nachweisbare *kleine Infiltrate* in der Lunge auftreten, zuweilen eine feinfleckige Sprenkelung wie bei Miliartuberkulose. Zu den konstantesten Symptomen, wenigstens bei *Japonicum*- und *Mansoni*-Infektionen, zählen *Schmerzen im Oberbauch* und eine kongestive *Schwellung* und *Druckempfindlichkeit der Leber*. Auch die Milz ist häufig vergrößert. Etwas seltener wurden bei *Japonicum*-Befall Lymphdrüsenschwellungen, besonders am Nacken, beobachtet (BILLINGS und Mitarbeiter). Stets kommt es zu deutlichen Gewichtsverlusten. In vereinzelten Fällen sind bei *Japonicum*-Infektionen schon während des Initialstadiums *cerebrale Symptome* durch Eiablagerung im Gehirn beobachtet worden, über die S. 910 Näheres gesagt wird.

Bei Infektionen mit *Sch. mansoni* und *Sch. japonicum* können schon von der ersten Woche an *Beschwerden von seiten des Verdauungskanals* auftreten, Übelkeit und Erbrechen, Schweregefühl im Epigastrium, *krampfartige Leibschmerzen* und möglicherweise Druckempfindlichkeit über verschiedenen Abschnitten des Dickdarms, mäßige Auftreibung des Leibes, *Obstipation* oder *Diarrhoe*. Letztere kann mit Abgang von Blut und Schleim verbunden sein. Bei rectoskopischer Untersuchung ließen sich bei manchen *Japonicum*-Infizierten etwa 2 mm große gelbliche Knötchen auf der Mucosa des Rectums und Sigmoideums erkennen, die eierhaltigen Pseudotuberkeln entsprachen (JOHNSON und BERRY 1945). JOHNSON und BERRY konnten die Zeit von der Infektion bis zum Auftreten der *Japonicum*-Eier in den Faeces in 4 Fällen bestimmen; sie betrug 30, 35, 40 und 44 Tage. Oft werden aber die anfangs noch spärlichen Eier erst später entdeckt. Bei Befall mit den etwas langsamer reifenden *Mansoni*-Würmern wurden die ersten Eier beim Menschen frühestens am 42. Tage gefunden (PONS 1937). Bei *Haematobium*-Infektionen treten sie erst viel später im Urin auf (s. S. 892).

Sehr charakteristisch für das Initialstadium ist das weiße Blutbild, das eine *Leukocytose* und *hohe Eosinophilie* zeigt. Die Gesamtzahl der weißen Blutzellen beträgt gewöhnlich 9000—30000, gelegentlich bis über 50000. Der Anteil der Eosinophilen liegt meistens zwischen 25 und 50%, und Zahlen von 5000 bis 20000 je Kubikmillimeter Blut sind nicht selten. Als Höchstwerte wurden 95% und eine absolute Zahl von 50000 Eosinophilen je Kubikmillimeter beobachtet (BILLINGS und Mitarbeiter 1946). Ausnahmsweise kann eine Eosinophilie ausbleiben.

Bald nachdem das Initialfieber spontan abgeklungen ist, kann sich bei *Haematobium*-Infektionen zunächst wieder Wohlbefinden einstellen, während sich bei starkem Befall mit den anderen Arten das Stadium der chronischen Darm- oder Leberbilharziose unmittelbar anschließt.

3. Die chronische Urogenitalbilharziose. Wenn auch gelegentlich *Mansoni*- oder *Japonicum*-Eier im Urin gefunden werden, so wird dieses Krankheitsbild doch so gut wie ausschließlich durch *Sch. haematobium* hervorgerufen. Die Symptome setzen gewöhnlich 3—6 Monate nach der Cercarieninvasion ein, können sich aber auch bis zu 2 Jahren verzögern. In Fällen, in denen das fieberhafte Initialstadium fehlt, entspricht diese Zeit der Inkubation. Der Beginn der Krankheitserscheinungen fällt mit dem Auftreten der Eier in den Geweben der Blase und ihrer Nachbarorgane zusammen. Im Urin wurden die ersten Eier bei der Selbstinfektion von CAWSTON (1923) 7 Monate nach der Exposition festgestellt, in dem Selbstversuch BARLOWS (BARLOW und MELENEY 1949) am 106. Tage, in einem Samenerguß bereits am 77. und im Stuhl am 78. Tage nach der Infektion.

Als *erste Symptome* beobachtete FAIRLEY (1919a) bei 60% seiner Patienten brennende Schmerzen in der Urethra beim Wasserlassen und 1—4 Wochen später Hämaturie oder diese schon zu Beginn in Verbindung mit Schmerzen in der Tiefe des Perineums bei den übrigen 40%.

Das charakteristischste Zeichen der Blasenbilharziose ist bekanntlich eine *Hämaturie*, bei der sich der *Blutabgang auf die letzten Kubikzentimeter des Urins beschränkt* und offenbar durch Muskelkontraktionen beim Auspressen des Harnrestes ausgelöst wird. Häufig besteht auch *Pollakisurie* und gesteigerter *Harndrang*. Der Harn ist anfangs nicht übermäßig leukocytenreich und reagiert sauer, solange Sekundärinfektionen fehlen. Neben Schleimflocken, Phosphaten, Epithelien und gelegentlich einem Blutgerinnsel enthält das Sediment Erythrocyten,

Leukocyten, von denen sich viele bei entsprechender Färbung als eosinophile erweisen, und die Endstacheleier von *Sch. haematobium.* Diese finden sich am zahlreichsten in der Endportion des Harns.

Schmerzen treten oft nur in mäßigem Grade auf oder fehlen. Am häufigsten ist ein dumpfer Schmerz über und hinter dem Os pubis bei gefüllter Blase, der mit der Entleerung des Harns sofort nachläßt. Die Schmerzen strahlen zuweilen in die untere Rückenpartie oder in die Fossae iliacae aus, oder sie werden in der Tiefe des Dammes empfunden. Eine Druckempfindlichkeit kann bei tiefem Palpieren über der Symphyse, ferner bei rectaler oder vaginaler Untersuchung in der Gegend des Blasenbodens und -halses vorhanden sein.

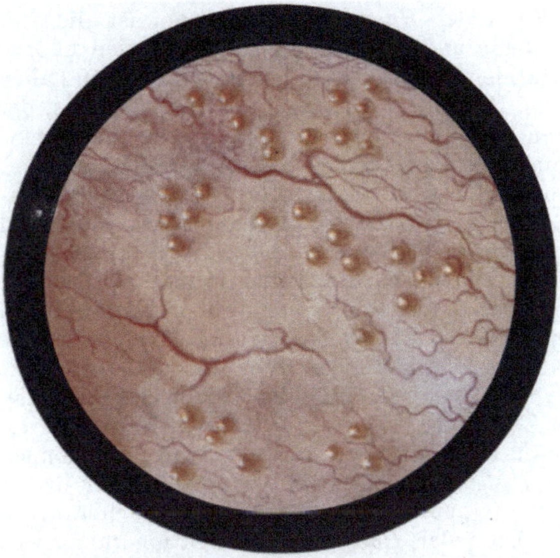

Abb. 23. Cystoskopisches Bild bei Blasenbilharziose. Zahlreiche Eituberkel, Hyperämie der Schleimhaut. (Original.)

Typisch für den Verlauf der Blasenbilharziose ist ein *Wechsel zwischen Exacerbationen und Latenzperioden*, in denen Hämaturie, Eibefunde im Harn und Beschwerden vorübergehend aussetzen. Körperliche Anstrengungen können neue Anfälle provozieren. In den späten Stadien der Krankheit halten die Latenzperioden zuweilen monate- oder jahrelang an. In der Mehrzahl der Fälle — meistens handelt es sich um Kinder und Jugendliche — sind die *Haematobium*-Infektionen so leicht, daß sich die Erscheinungen im wesentlichen auf die Hämaturie beschränken und die Krankheit nach 5—15 Jahren ohne merkliche Dauerschäden ausheilt.

Die *Cystoskopie* läßt charakteristische Veränderungen erkennen, die gewöhnlich um die Ureteröffnungen und am Trigonum am stärksten ausgebildet sind (Makar 1932, Boemighaus 1942). Während der ersten Phase, in der infiltrative Prozesse vorherrschen, treten auf der fleckweise hyperämischen und leicht geschwollenen Schleimhaut Gruppen von 1—2 mm großen Knötchen auf, die sich hell schimmernd wie kleine Sagokörner vom geröteten Grund abheben (Abb. 23). Es handelt sich um frische Gewebsreaktionen um Schistosoma-Eier (Pseudotuberkel). Die Knötchengruppen lassen nach ihrer Rückbildung und nach Verkalkung der Eier rauhe gelblich-bräunliche Flecke auf der Mucosa zurück, die an feuchten Seesand erinnern („sandy patches"), oder es entstehen nach Abstoßung des Epithels flache Erosionen. In einem Teil der Fälle finden sich besonders an den genannten Prädilektionsstellen größere halbkugelige Erhebungen oder gestielte papillomartige Wucherungen, die zunächst von roter Farbe sind und durch Besetzung mit Pseudotuberkeln an eine Erdbeere erinnern können. Später nehmen sie einen gelblichen Ton an. Dem gleichen Farbumschlag unterliegt bei starken Infektionen mit fortschreitender Fibrose und zunehmender Durchsetzung mit verkalkten Eiern allmählich die ganze Blasenschleimhaut.

Im *Röntgenbild* stellt sich die Kalkinkrustierung der Blasenwand in fortgeschrittenen Stadien als feiner Ringschatten der Blasenkontur und unter Umständen auch durch flächenhafte Verschattungen dar (LOTSY 1927). Um den erstgenannten deutlich sichtbar zu machen, füllt SMYRNIOTIS (1937) die Blase zunächst mit sterilem Wasser; zur Darstellung von Unregelmäßigkeiten der inneren Blasenwand (Papillome, Divertikel, Carcinome) fügt er dann einige Kubikzentimeter eines Kontrastmittels zu.

Im *cirrhotischen Spätstadium* kommt es unter fortschreitender Fibrose und Inkrustierung der Blase zu einer starken Wandverdickung und Schrumpfung, zu Verlust der Kontraktionsfähigkeit und unvollständiger Entleerung des Organs. Unter dem Einfluß *bakterieller Sekundärinfektionen* wird der Urin sehr reich an Eiterzellen, alkalisch und übelriechend, und im Blaseninnern treten Nekrosen der Schleimhaut und Papillome auf, die Geschwüre hinterlassen. In die Nieren aufsteigende Infektionen und Sepsis können das Ende herbeiführen.

Eine besonders gefährliche Form der *Haematobium*-Infektion ist die *Bilharziose der Ureteren*. GELFAND (1948a und c) stellte in Süd-Rhodesien makroskopische Veränderungen der Harnleiter autoptisch bei 33% von 250 Fällen von Blasenbilharziose fest und eine Hydronephrose bei 5%. Gewöhnlich ist der bilharziöse Prozeß auf die unteren 5 cm eines oder beider Ureteren beschränkt. Während des infiltrativen Stadiums treten zunächst *periodisch Nierenkoliken* auf, in der Regel ohne daß Steine vorhanden sind. Später kommt es zu einer Dilatation und Verkrümmung des Rohres und durch Atrophie der Muskulatur und Fibrose zum Verlust seiner peristaltischen Funktionen und des Verschlußmechanismus in der Blasenwand. Seltener bilden sich Strikturen im unteren Teil aus, die eine starke Erweiterung der oberen Abschnitte bedingen (IBRAHIM 1923). Hydronephrose, aufsteigende Infektionen, Pyelonephrose und Tod an Urämie oder Sepsis können die Folgen dieser Veränderungen sein. In der Niere selbst treten *Haematobium*-Eier seltener auf. [RUFFER (1910) fand sie in diesem Organ bei ägyptischen Mumien aus der Zeit von 1220 bis 1000 v. Chr.] Häufig ist dagegen die *Urethra* Sitz bilharziöser Veränderungen (MAKAR 1937). Es können sich Strikturen ausbilden, ferner *Fisteln*, die am Damm, Scrotum oder in der Vagina, selten am Penis ausmünden (GOEBEL 1906). Als weiteres Nachbarorgan der Blase wird das *Rectum* fast bei jeder *Haematobium*-Infektion mit Eiern durchsetzt.

Von den *männlichen Genitalien* werden am häufigsten die *Samenblasen* und *Prostatadrüsen* befallen. Blut- und eierhaltige Samenergüsse können die Folge sein (ASHKAR und ISSA 1935). BARLOW und MELENEY (1949) fanden bis 4630 Eier in einem Erguß. Viel seltener sind bilharziöse Veränderungen an den Samensträngen, Hoden und Nebenhoden, die an Tuberkulose erinnern können (MADDEN 1911). Derselbe Autor (1909) hat auch ödematöse oder derbe Schwellungen des distalen Penisteiles beschrieben, die durch Störungen der Lymphzirkulation bedingt waren. Wie häufig auch die *weiblichen Genitalien* Ort der Eiablagerungen sind, geht aus den Befunden von GELFAND (1949) an 30 Leichen mit Blasenbilharziose hervor. Es fanden sich *Haematobium*-Eier in der Vagina in 97% der Fälle, in der Cervix in 93%, im Uterus in 83%, in den Ovarien in 80% und in den Eileitern in 55% der Leichen. GILBERT (1943) beschrieb fibröse Veränderungen der Tuben, Eierstöcke und des Ligamentum latum, ferner Verwachsungen zwischen diesen Organen, den Darmschlingen und Beckenwänden. Als klinische Äußerungen (s. auch CHARLEWOOD und Mitarbeiter 1949) können Schmerzen in den Fossae iliacae oder im unteren Rücken während der Menstruation oder auch in den Zwischenzeiten auftreten. Bei der oft schwierigen Abgrenzung gegenüber der gonorrhoischen Salpingitis spricht das Fehlen einer Leukorrhoe für die bilharziöse Natur des Leidens (GELFAND 1941). Die Menstruation ist gewöhnlich regelmäßig, doch kommen vorübergehende Amenorrhoen oder eine Verzögerung der Menses bis zum 22. Lebensjahr vor. Die fibrösen Veränderungen an Tuben und Ovarien können Sterilität und Extrauterinschwangerschaften zur Folge haben. An den kleinen Labien und der Klitoris treten in einzelnen Fällen blumenkohlartige Wucherungen auf, die Eier und Wurmpärchen enthalten (VOGEL 1932).

Symptome allgemeiner Art fehlen gewöhnlich bei den leichten Formen der Urogenitalbilharziose. Durch starken Befall werden die Patienten geschwächt und unter Umständen bettlägerig. Während des infiltrativen Stadiums können mäßige Temperatursteigerungen auftreten (Girges 1934, Barlow und Meleney 1949). Die von den Schistosomen als Nahrung aufgenommene und die durch die Hämaturie verlorene Blutmenge ist in der Regel zu gering, um eine Anämie hervorzurufen. Ein Blutverlust von täglich 175 g, den Boulay und Leger (1923) bei einer Patientin feststellten, ist zweifellos eine seltene Ausnahme. Die Gesamtzahl der Leukocyten in 1 mm^3 Blut beträgt häufig um 10000. Der Hundertsatz der Eosinophilen liegt in den meisten Fällen zwischen 10 und 20 und zeigt mit Fortschreiten der Krankheit eine absinkende Tendenz.

Komplikationen. Die bakteriellen Sekundärinfektionen und ihre Folgen sind bereits erwähnt worden. In Ägypten werden bei Blasenbilharziose nicht selten *Harnsteine* angetroffen, nach Girges in 8% seiner Fälle; sie treten jedoch in anderen *Haematobium*-Gebieten, z. B. in Südafrika, nicht auf, so daß in Ägypten noch ein anderer Faktor als Bilharziose wirksam sein dürfte. Die ernsteste Komplikation, die allerdings nur selten (nach Girges in $^1/_4$% seiner Fälle) beobachtet wird, ist das *Blasencarcinom* (s. S. 895).

4. Die chronische Darmbilharziose. Außer *Sch. mansoni*, *Sch. japonicum* und *Sch. intercalatum*, den eigentlichen Erregern der Darmbilharziose, kann auch *Sch. haematobium* intestinale Erscheinungen, besonders am Mastdarm, hervorrufen. Alle Abschnitte des Darmkanals vom Magen bis zum Anus können Sitz bilharziöser Veränderungen sein, doch konzentrieren sich diese gewöhnlich auf den *Dickdarm*, vor allem dessen unteren Teil. Vom Dünndarm wird am ehesten der untere Ileumabschnitt ergriffen.

Die klinischen Erscheinungen (Girges 1934, Pons 1937) sind entweder eine unmittelbare Fortsetzung der Darmstörungen, die bereits während des akuten Initialstadiums aufgetreten sind, oder sie entwickeln sich, wenn ein solches nicht zur Ausbildung kam, schleichend 2—3 Monate nach der Cercarieninvasion. Leichte Infektionen verlaufen in vielen Fällen *symptomlos* und werden zufällig bei einer Stuhluntersuchung auf Wurmeier entdeckt. Andere Patienten haben *uncharakteristische Allgemeinbeschwerden*, wie Mattigkeit, schnelle Ermüdbarkeit, Gewichtsverluste trotz leidlichen Appetits, Obstipation, Kopfschmerzen, Schläfrigkeit, Interesselosigkeit, Unfähigkeit sich zu konzentrieren und „nervöse“ Reizbarkeit, ohne daß andere objektive Zeichen als Schistosoma-Eier im Stuhl festzustellen sind. Nach Antimonkuren gewinnen die Kranken schnell ihren früheren Gesundheitszustand zurück. Bei einer weiteren Gruppe von Patienten herrschen *dyspeptische Beschwerden* vor, Abneigung gegen Nahrungsaufnahme, nach Mahlzeiten ein Gefühl allgemeiner Erschöpfung und unangenehmer Völle im Epigastrium, Aufstoßen, Flatulenz und eventuell Schmerzen im Oberbauch.

Bei stärkeren Infektionen entwickelt sich neben einem Teil der genannten Symptome das Bild einer *chronischen Colitis*, die in Schüben verläuft und zu Gewichtsverlusten führt. Ihre Erscheinungen erinnern stark an Amöbenruhr. Während der Exacerbationen treten für mehrere oder nur für 1 Tag *weiche oder flüssige Stuhlgänge in vermehrter Zahl* auf, deren *Endportion mit etwas Schleim und Blut bedeckt* ist. Bei der mikroskopischen Untersuchung der blutigen Partien sind die Schistosoma-Eier gewöhnlich leicht nachzuweisen. Die unter Tenesmen entleerten Faecesmengen sind gewöhnlich klein; zuweilen bestehen sie nur aus blutigem Schleim, oder der Versuch, den Stuhldrang zu befriedigen, bleibt erfolglos. Diese Erscheinungen werden von *krampfartigen Leibschmerzen* der rechten oder linken Seite und nicht selten von *Temperaturerhebungen* begleitet. Während der *Remissionen* fehlen diarrhoische und dysenterische Erscheinungen, und an ihre Stelle tritt häufig Obstipation. Unterernährung, Überanstrengung, Diätfehler und Alkoholexzesse wirken sich ungünstig auf die Häufigkeit und Schwere der Exacerbationen aus, die im übrigen keinerlei Regel folgen (Pons 1937).

Beim Abtasten des Leibes läßt sich in manchen Fällen eine Druckempfindlichkeit über einem oder mehreren Abschnitten des Dickdarmes feststellen. Leichte vorübergehende Ausstülpungen der Rectalschleimhaut sind häufig, selten voluminöse Dauerprolapse.

Bei *rectoskopischer Betrachtung* kann die Mucosa des Mastdarmes und Sigmoideums eine diffuse oder fleckenweise Hyperämie und eine samtartige Beschaffenheit zeigen. Bei Befall mit *Sch. mansoni* werden auf hyperämischem oder normalem Grunde kleine tiefrote Fleckchen oder kleine oberflächliche Erosionen (Biggam und Arafa 1930, da Silva 1949) beobachtet. In einem Teil der Fälle ragen einzeln oder gruppenweise *papillomartige Wucherungen* von sehr verschiedener Größe ins Lumen (Abb. 24). Sie sind teils sitzend, teils gestielt und meistens stärker gerötet als die Umgebung. Sie können nekrotisch werden und sich abstoßen. Während diese Wucherungen bei der ägyptischen Landbevölkerung — offenbar infolge besonders starker Infektion — ziemlich häufig sind (Girges 1934 sah sie bei etwa 36% seiner Fälle von Darmbilharziose), werden sie in anderen *Mansoni*-Gebieten, z. B. in Amerika, seltener beobachtet. Bei Infektionen mit *Sch. japonicum* sahen Johnson und Berry (1945) bei frisch erkrankten amerikanischen Soldaten in der Nähe der Rectum-Sigmoideum-Grenze 1—3 mm große, leicht erhabene Knötchen auf der Schleimhaut (Pseudotuberkel). Größere papillomartige Erhebungen im unteren Dickdarm scheinen bei der ostasiatischen Bilharziose nicht häufig zu sein. Alle Schistosoma-Arten, einschließlich *Sch. haematobium* können gelegentlich, wie zahlreiche Mitteilungen erweisen (z. B. Müller 1938), durch Eiablagerung und Erzeugung von Pseudotuberkeln in der Wand des Wurmfortsatzes das klinische Bild einer chronischen *Appendicitis* hervorrufen. Häufiger dürfte allerdings ein symptomloser Befall dieses Organs sein. Über Erkrankungen durch *Sch. intercalatum* siehe Chesterman 1923, Fischer 1934 und Zellweger 1940.

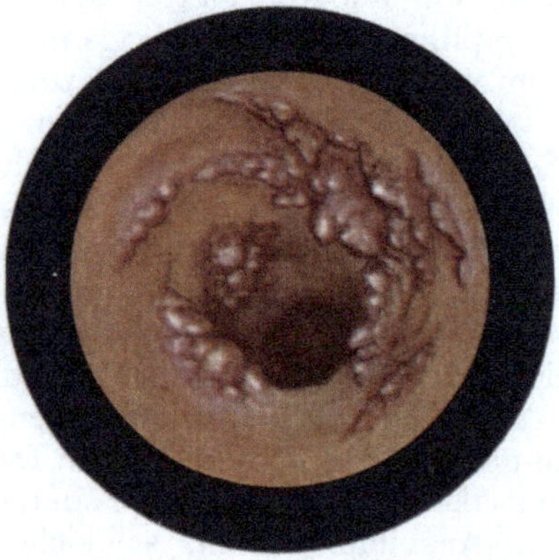

Abb. 24. Rectoskopisches Bild bei Darmbilharziose durch *Schistosoma mansoni* mit granulomatösen Erhebungen. (Nach Biggam und Arafa.)

Wenn die Krankheit im Laufe von Jahren aus dem infiltrativen allmählich in das *cirrhotische Stadium* übergeht, werden manchmal fibrös verdickte Darmabschnitte, insbesondere das Sigmoideum, als *wurstförmige Tumoren* tastbar. Auch das mesenteriale und retroperitoneale Bindegewebe, das ebenfalls Sitz von Eiablagerungen ist, kann zu fühlbaren Massen anwachsen. Nur selten führt die Fibrose zu einer *Obstruktion des Darmes* und Ileuserscheinungen, sei es, daß sich das Darmrohr selbst an einer Stelle stark verengt oder daß es durch schrumpfende peritoneale Bindegewebsmassen abgeknickt oder komprimiert wird. Derartige Fälle wurden von Pons (1937) bei *Mansoni*-Infektionen beschrieben und von Birt und Fischer (1917) bei *Japonicum*-Befall.

5. Die hepato-lienale Bilharziose[1] (Banti-Syndrom). Bei allen Darmbilharziosen wird ein Teil der Schistosoma-Eier mit dem Pfortaderblut zur Leber geschwemmt, ohne daß es dadurch zu klinischen Erscheinungen von seiten dieses Organs kommen muß. Erst massive Eiablagerungen in der Leber bedingen das hepato-lienale Syndrom, das die schwerste und am häufigsten zum Tode führende

[1] Die von manchen Autoren gebrauchte Bezeichnung „*viscerale*" Bilharziose ist wenig glücklich, da ja auch Blase und Darm zu den Viscera gehören.

Form der Schistosomiasis darstellt. Als Erreger kommen *Sch. mansoni* und *Sch. japonicum* in Betracht, wahrscheinlich auch *Sch. intercalatum*, *Sch. haematobium* hingegen nur ausnahmsweise. Aus Beobachtungen in den verseuchten Reisbaugebieten Chinas gewinnt man den Eindruck, daß jede starke Infektion mit *Sch. japonicum* zum Banti-Syndrom führt. Hingegen bleiben die Erkrankungen durch *Sch. mansoni* selbst bei starkem Befall in vielen Fällen klinisch (nicht pathologisch-anatomisch) auf den Darm beschränkt, und nur bei einem Teil der Patienten, darunter auch solchen mit geringfügigen Darmstörungen, entwickelt sich die hepato-lienale Form. Warum die Eier in dem einen Falle größtenteils im Darm abgelagert werden, in dem anderen vorwiegend in die Leber strömen, ist unbekannt. Wahrscheinlich spielt dabei der Hauptsitz der Wurmpärchen entweder in unmittelbarer Darmnähe oder weiter leberwärts eine Rolle. GIRGES (1934) hat die Hypothese vertreten, das hepato-lienale Syndrom entstehe nicht durch Eiablagerung in der Leber, sondern durch Befall dieses Organs ausschließlich oder vorwiegend mit männlichen Schistosomen. Diese Anschauung fand in zahlreichen Beobachtungen des Verfassers an Tieren, die experimentell nur mit Männchen von *Sch. mansoni* oder *Sch. japonicum* infiziert worden waren, und in entsprechenden Versuchen von MAYER, JAFFÉ und PIFANO (1942) keine Stütze.

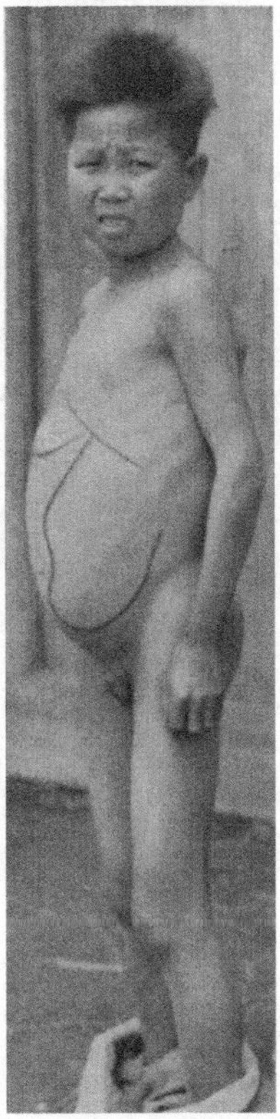

Abb. 25. 21jähriger Chinese mit hepatolienaler Schistosomiasis japonica. Splenogener Infantilismus. Körpergröße 1,27 m. (Aufn. des Verfassers.)

Schilderungen des klinischen Bildes, das vor Bekanntwerden seiner Ätiologie als „*ägyptische Splenomegalie*“ und in Japan als „*Katayama-Krankheit*“ bezeichnet wurde, gaben bezüglich der *Mansoni*-Infektion unter anderen DAY (1924), DYE (1924), GIRGES (1934), PONS (1937), PIFANO (1949) und DA SILVA (1949), bezüglich der *Japonicum*-Infektion verschiedene japanische Autoren schon von 1847 an in schwer zugänglichen Veröffentlichungen, ferner FAUST und MELENEY (1924), CAMPBELL (1936), LING und Mitarbeiter (1949) u. a.

Beginn und Verlauf dieses Bilharziosetyps sind ausgesprochen chronisch, und in den meisten Fällen vergehen von der Infektion an mehrere Jahre, bis die Krankheitserscheinungen die Patienten zum Arzt führen. Gewöhnlich wird über die bereits geschilderten Beschwerden der Darmbilharziose und über zunehmende Körperschwäche geklagt. Ein Teil der Kranken wird durch die Vergrößerung des Leibes, die Wahrnehmung einer Masse im Bauch, die der geschwollenen Milz entspricht, oder durch Schmerzen in der Milz- und Lebergegend beunruhigt.

Das wesentlichste objektive Zeichen ist die allmähliche *Vergrößerung der Leber und Milz* (Abb. 25 und 28), der eine *Konsistenzvermehrung* beider Organe infolge langsam fortschreitender Fibrose parallel geht. Die untere Grenze der *Leber*, deren linker Lappen oft besonders stark vergrößert ist, kann in der Mittellinie bis 15 cm unter das Brustbeinende und in der rechten Medioclavicularlinie bis 10 cm unter den Rippenbogen reichen. In einem Teil der Fälle ist die Leber druckempfindlich, besonders im frühen infiltrativen Stadium, solange die Leber noch weich ist. Mit fortschreitender Fibrose wird die untere Grenze als derber, scharfer Rand sehr deutlich tastbar, und bei dünnen Bauchdecken lassen sich zuweilen etwa 1—2 cm breite Höcker auf der Oberfläche fühlen.

Die Vergrößerung der *Milz* ist anfangs mäßig, nimmt aber, wenn die Hepatomegalie bereits zum Stillstand gekommen oder von einer Schrumpfung abgelöst worden ist, weiterhin zu, und schließlich kann das Organ die Nabelhöhe erreichen oder überschreiten. In manchen Fällen sah ich sie bei chinesischen Patienten bis tief in die Fossa iliaca reichen. Das derbe Organ ist der Palpation sehr leicht zugänglich und nicht selten zeichnen sich seine mit der Atmung auf- und absteigenden Grenzen durch die dünnen Bauchdecken ab. Schistosoma-Eier werden in der Milz relativ selten gefunden. Der Hauptfaktor bei der Entstehung der Splenomegalie ist in einer durch die Leberveränderungen bedingten portalen Hypertension zu erblicken. Daß in Tierversuchen, z. B. bei Kaninchen mit *Japonicum*-Infektion eine der menschlichen Erkrankung entsprechende Splenomegalie selbst bei sehr schwerer Lebercirrhose ausbleibt, beruht offenbar auf der Ausbildung eines besonders leistungsfähigen Kollateralkreislaufes über portocavale Anastomosen. Die gleiche Erklärung mag für menschliche Fälle gelten, in denen sich trotz Lebercirrhose die Milz nicht merklich vergrößert.

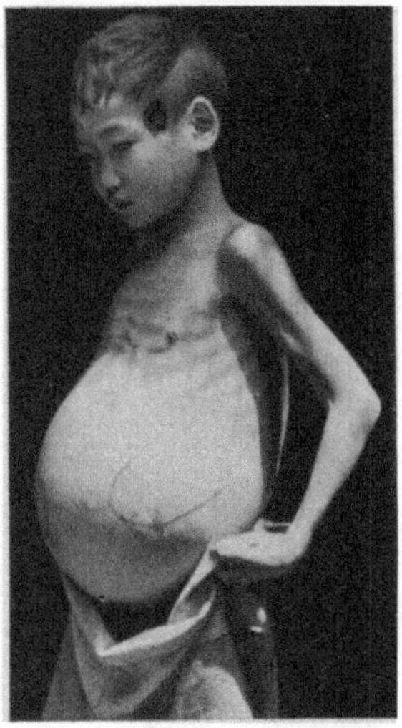

Abb. 26. Banti-Syndrom bei 13jährigem Chinesen im fortgeschrittenen Stadium der Schistosomiasis japonica. Hepatosplenomegalie, Ascites, Muskelatrophie, Fieber, Anämie, Blutstühle und Bluterbrechen. (Aufn. des Verfassers.)

Die Hepatosplenomegalie bedingt eine Verbreiterung der unteren Thoraxpartie, einen stumpfen Rippenwinkel und eine Vorwölbung des Leibes zuweilen mit einer Querfurche in Nabelhöhe. Bei Anspannung der Bauchdecken tritt infolge Auseinanderrückens und Atrophie der geraden Bauchmuskeln entlang der Mittellinie ein kielartiger Wulst hervor. Weitere Merkmale, die bei Betrachtung des Äußeren auffallen, sind *Anämie*, *Abmagerung*, *Atrophie der Muskulatur, vermehrte Venenzeichnung auf den Bauchdecken,* zuweilen in Form eines Caput Medusae (Abbildung 27), trockene, rauhe und atrophische Haut (Abb. 29) und *Infantilismus* (Abb. 25, 28, 29). 18- bis 30jährige, die seit ihrem 10.—12. Jahre an ostasiatischer Bilharziose leiden, sind für ihr Alter unverhältnismäßig klein, zeigen gnomenhafte Gesichtsbildung, Genitalien in kindlichem Zustande und lassen Scham- und Achselhaare, Entwicklung der Brüste und Menstruation vermissen (Abb. 25, 28 und 29).

In den meisten Fällen treten zeitweise *Fieberperioden* mit abendlichen Temperaturerhöhungen auf 38—39° C auf, die den Patienten oft nicht bewußt sind.

Viele Kranke, bei denen die genannten Erscheinungen in milder Form ausgebildet sind, überwinden ihr Leiden nach einer Reihe von Jahren auch ohne Behandlung und werden nach Rückbildung der Hepatosplenomegalie voll arbeitsfähig und fortpflanzungstüchtig. Bei anderen geht die Krankheit unter fortschreitender Lebercirrhose teils mit, teils ohne Verkleinerung des Organs und unter zunehmender Pfortaderstauung und Milzvergrößerung in das 3. Stadium über, das gewöhnlich in mehreren Monaten bis zu 2 Jahren zum Tode führt. *Ascites*, zuweilen gewaltigen Ausmaßes, der sich nach Punktionen meist schnell wieder auffüllt, *Hämatemesis und Melaena* durch Ruptur von Ösophagus- oder Magenvaricen sind die wesentlichsten Krankheitszeichen, die im Spätstadium zu den bisherigen hinzutreten (Abb. 26). Weitere Symptome sind Ödeme an den Knöcheln, Facies hepatica, Nasen- und Zahnfleischbluten, seltener Purpura und Ikterus. Häufige Todesursachen sind Leberinsuffizienz, profuse Blutungen in den Verdauungskanal, Pfortaderthrombose und Lungenkomplikationen.

Eine *Anämie* und eine *Leukopenie*, die mit fortschreitender Erkrankung zunehmen, sind für das Blutbild der hepato-lienalen Bilharziose charakteristisch. Ihre Aufhebung durch Milzexstirpationen spricht für die ursächliche Rolle der Splenomegalie. Die Anämie war bei den von FAUST und MELENEY in China untersuchten Patienten stets hypochrom. Bei amerikanischen Patienten mit *Mansoni*-Infektion wurden auch hyperchrome und neben mikrocytären auch makrocytäre Formen beobachtet, allerdings ohne daß sich dabei die Mitwirkung anderer Faktoren ausschließen ließ (PIFANO 1949). Die

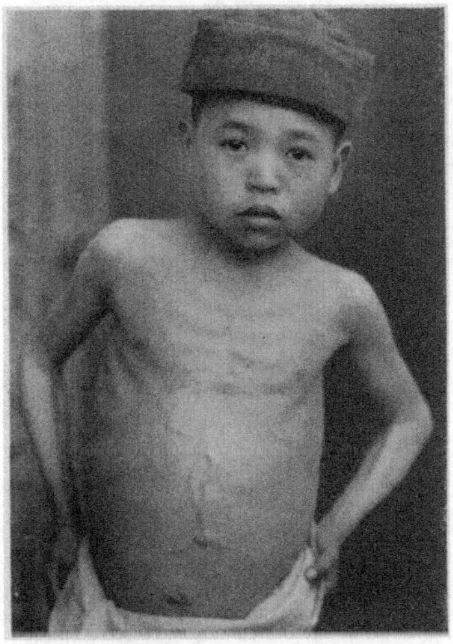

Abb. 27. 15jähriger Chinese mit Schistosomiasis japonica. Kollateralkreislauf über die Bauchdecken infolge Pfortaderstauung; blutige Diarrhoen, starke Anämie. (Aufnahme des Verfassers.)

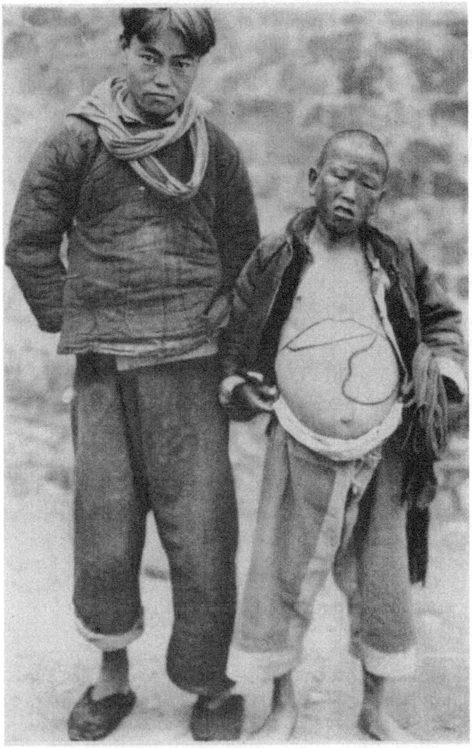

Abb. 28. Rechts: 27jähriger Chinese, seit 12. Lebensjahr an Schistosomiasis japonica erkrankt. Infantilismus, Körpergröße 1,31 m. Links: 21jähriger Gesunder mittlerer Größe aus dem gleichen Dorfe. (Aufnahme des Verfassers.)

Gesamtzahl der Leukocyten betrug in 15 Fällen von PONS in Puerto Rico, die das Stadium der atrophischen Lebercirrhose erreicht hatten, 950—4200, im Mittel 2267 je Kubikzentimeter. Der Anteil der Eosinophilen variierte von 0—30% und betrug durchschnittlich 6,7%. Die Zahl der Blutplättchen war merklich herabgesetzt. Im Sternalmark fanden SUAREZ und BENITEZ GAUTIER (1936) eine Vermehrung der Normoblasten und unreifen Granulocyten und eine Verminderung der reifen Granulocyten.

Während die Bestimmung der *Gesamtproteine des Serums* nur in fortgeschrittenen Fällen von hepato-lienaler Bilharziose eine Verminderung ergibt, tritt schon viel früher eine *Herabsetzung* des *Albumin-Globulin-Quotienten* und eine Zunahme der Globulinmenge (besonders des Euglobulins) in Erscheinung (FAUST und MELENEY 1924, KHALIL und HASSAN 1932, DA SILVA 1949). Die indirekte VAN DEN BERGH-Reaktion gab DA SILVA nur in 6 von 30 Fällen (Darm- und hepato-lienale Bilharziose) abnorme Werte, die Urobilinogenbestimmung im Harn (nach EHRLICH-WATSON) in 15 von 30 Fällen. Von weiteren Leberfunktionsprüfungen, die DA SILVA bei *Mansoni*-Befallenen durchführte (s. Tabelle 6), erwiesen sich die *Cephalin-Cholesterinflockungs-* und die *Bromsulfaleinprobe* als besonders empfindlich. Die *Scharlachrot-Kolloid-* und die *Thymolflockungsprobe* fielen besonders häufig bei hepato-lienalen Erkrankungen im Vergleich mit Darmbilharziosen (mit nur leichter Leberbeteiligung) positiv und zum Teil stark positiv aus, dürften demnach für die Beurteilung des Grades der Leberschädigung durch Bilharziose besonders geeignet sein. Welche Folgerungen sich hinsichtlich der Prognose und des therapeutischen Vorgehens aus den Ergebnissen der Leberfunktionsprüfungen ziehen lassen, bedarf noch weiterer Forschungen.

Bei der *Differentialdiagnose* ist vor allem Kala-azar zu berücksichtigen, die der hepato-lienalen Bilharziose in vieler Hinsicht sehr ähnelt, weiterhin chronische Malaria und überhaupt alle anderen Erkrankungen, die zum Banti-Syndrom führen können. Der Nachweis der Schistosoma-Eier in den Faeces wird in vielen Fällen Klärung bringen. Allerdings sind diese oft nur sehr spärlich und in einem Teil der Spätstadien überhaupt nicht mehr nachzuweisen.

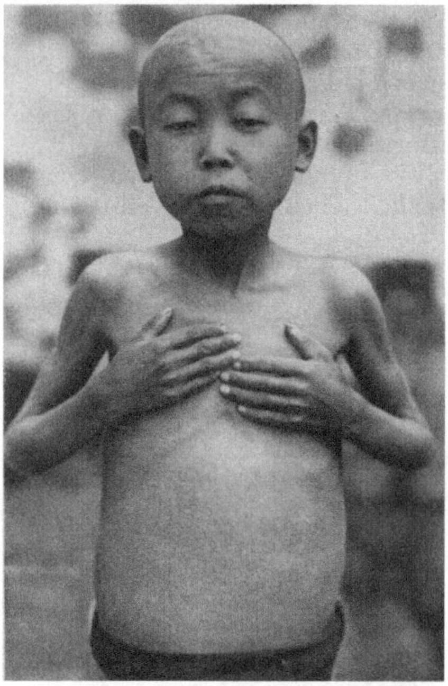

Abb. 29. Extremer Infantilismus bei 31jährigem Chinesen durch Schistosomiasis japonica. Körpergröße 1,24 m, greisenhafte Hautatrophie. (Aufnahme des Verfassers.)

Im Anschluß an diesen Abschnitt sei noch auf das gelegentliche Vorkommen von Eiern und Pseudotuberkeln in der Wand der *Gallenblase* hingewiesen. In einigen Fällen (s. z. B. MAKAR 1937) wurden diese Veränderungen nach Cholecystektomien als einzige Ursache vorausgegangener Cholecystitissymptome festgestellt. Auch im *Pankreas* können Schistosoma-Eier auftreten und anscheinend gelegentlich einen *Diabetes mellitus* hervorrufen. Nach DAY (1924) und ERFAN (1933) heilte ein solcher in je einem Falle von Schistosomiasis unter Antimonbehandlung aus, und SEIFE und LISA (1950) stellten bei einer Verstorbenen, die an Glykosurie gelitten hatte, eine Durchsetzung des Pankreas mit Eituberkeln fest.

Tabelle 6. *Ergebnisse von Leberfunktionsprüfungen bei Schistosomiasis mansoni nach* DA SILVA *(1949).*

Leberfunktionsprobe	Darmbilharziose				Hepato-lienale Bilharziose			
	Zahl der Fälle	negativ (normal) %	positiv (pathologisch) %	stark positiv (pathologisch) %	Zahl der Fälle	negativ (normal) %	positiv (pathologisch) %	stark positiv (pathologisch) %
Scharlachrot-Kolloid	18	66,7	33,3	16,7	12	8,3	91,7	75,0
Cephalin-Cholesterin-Flockung	52	26,9	73,1	50,0	18	5,5	94,5	77,0
Thymolflockung	52	71,0	29,0	13,4	18	16,6	83,4	66,6
Thymoltrübung	56	39,3	60,7		18	16,7	83,3	
Bromsulfalein	32	28,1	71,9		13	7,7	92,3	
Hippursäure	46	23,9	76,1	8,7	19	47,4	52,6	10,5

6. Pulmonale und cardio-pulmonale Bilharziose. Klinisch manifeste Lungenerkrankungen sind viel seltener als die bisher besprochenen Äußerungen der Schistosomiasis. Sie treten nie selbständig auf, sondern begleiten den Befall anderer Organe, können aber in einzelnen Fällen das Krankheitsbild beherrschen.

Schistosoma-Eier aller Arten werden bei Mensch und Versuchstieren häufig in der Lunge abgelagert. TURNER (1910) konnte in Südafrika bei 77% von 131 Verstorbenen mit Blasenbilharziose Eier von *Sch. haematobium* in der Lunge feststellen. Auch erwachsene Schistosomen sind wiederholt in den Zweigen der Arteria pulmonalis angetroffen worden (nach SHAW und GHAREEB 1938 in 3% aller sezierten Bilharziosefälle). Bei der Urogenitalbilharziose ist es ohne weiteres verständlich, daß Eier, die in den Venengeflechten des Beckens vom Blutstrom erfaßt worden sind, über die Vena cava zur Lunge gelangen. Die Eier (und eventuell auch die Würmer) des Pfortadersystems erreichen die Lunge, da ein Passieren der Lebercapillaren nicht möglich erscheint, offenbar durch porto-cavale Anastomosen (DAY 1937). Die besonders starke Ausbildung dieser Verbindungen bei Pfortaderstauung dürfte die Erklärung dafür sein, daß die cardio-pulmonale Bilharziose durch *Sch. mansoni* in der Regel mit einer hepato-lienalen Erkrankung einhergeht. Eine Herkunft der Lungeneier von Würmern, die in den Pulmonalisästen selbst sitzen, scheint eine geringere Rolle zu spielen. In die Lungenarterie geratene Eier führen teils zu embolischer Blockierung und Verödung kleiner Gefäße, teils treten sie, wie angenommen wird, durch die Gefäßwandungen hindurch. Die pathologisch-anatomischen Folgen sind Pseudotuberkel und Bindegewebsvermehrung entlang den Gefäßbäumen, Verschluß von Arteriolen durch Intimawucherung, Neubildung von Gefäßen, die zu angiomartigen Bildungen führen können (SHAW und GHAREEB 1938, ERFAN und Mitarbeiter 1949), und bei ausgedehnten Gefäßveränderungen eine Dilatation der Pulmonaliswurzeln und Hypertrophie des rechten Herzventrikels. In den Lungenarterien abgestorbene Würmer rufen kleine pneumonische Herde hervor.

Von klinischen Standpunkt aus können 3 Formen der Lungenbilharziose unterschieden werden (DAY 1937): 1. Die *latente Form*, die am häufigsten ist und nur röntgenologisch oder autoptisch festgestellt werden kann, 2. *Erkrankungen mit Lungensymptomen* und 3. solche *mit zusätzlichen kardio-vasculären Störungen*.

Das *Röntgenbild* (MAINZER 1936, MAINZER und YALOUSSIS 1936) spielt bei der Erkennung aller Formen eine ausschlaggebende Rolle. Die frühesten Veränderungen bestehen in einer Sprenkelung der Lungenfelder, die der bei Miliartuberkulose ähnelt, jedoch etwas großfleckiger ist. Sie wurden von WEINBERG und TILLINGHAST (1946) und von TILLMANN (1947) schon während des fieberhaften Anfangsstadiums der *Japonicum*-Infektion beobachtet. In den späteren chronischen Stadien herrscht eine streifige Zeichnung vor, die die unteren Lungenfelder bevorzugt. Die Streifen entsprechen den verdichteten, verbreiterten und zum Teil geschlängelten Schatten kleiner Arterien und zeigen infolge träubchenartig angelagerter Knötchen verwaschene Konturen (ERFAN und Mitarbeiter 1949).

Bei der einfachen Lungenbilharziose beschränken sich die *klinischen Symptome* gewöhnlich auf einen mäßigen Husten und bronchitische Geräusche über den unteren Lungenpartien. In relativ frühen Stadien des Lungenbefalles beobachtete MAINZER (1936) eine starke Leukocytose und hohe Eosinophilie des Blutes, ferner Abmagerung und erhöhte Temperaturen. Patienten, bei denen fortgeschrittene Veränderungen an den Lungenarteriolen zu Drucksteigerung in der Lungenschlagader geführt haben, klagen über Dyspnoe bei Anstrengungen, Schwindel, Herzklopfen, Brustschmerzen und Körperschwäche. Die objektiven Zeichen sind in solchen Fällen ein akzentuierter 2. Pulmonalton, ein rauhes systolisches Geräusch über dem Pulmonalisgebiet, zuweilen Verdickung der Fingerspitzen und bei Dekompensation des Herzens auch Cyanose und Halsvenenpulsation. Das Röntgenbild zeigt verbreiterte und verdichtete Hilusschatten, Auftreibung des Conus, Stammes und der Hauptäste der Arteria pulmonalis, sowie eine Verbreiterung des Herzschattens infolge Hypertrophie des rechten Ventrikels (Cor pulmonale). Der Anteil des kardio-pulmonalen Syndroms an der Bilharziosesterblichkeit geht aus folgenden Beobachtungen von SHAW und GHAREEB (1938) hervor: Von 282 Verstorbenen mit *Mansoni*- oder *Haematobium*-Infektion waren 20% der Bilharziose erlegen, 33% wiesen bilharziöse Lungenveränderungen auf, und in 2,1% der Gesamtfälle hatte die kardio-pulmonale Erkrankung durch Versagen des Herzens zum Tode geführt. Weitere letal verlaufene Fälle dieser Art wurden von AZMY (1932), CLARK und GRAEF (1935), DAY (1937) und KENAWY (1950) mitgeteilt. Die Annahme TURNERS (1910), daß die Lungenbilharziose für Tuberkulose prädisponiere, wird heute bezweifelt.

Bei der *Differentialdiagnose* ist vor allem Tuberkulose zu berücksichtigen, mit der die Lungenbilharziose leicht verwechselt werden kann. Für die bilharziöse Natur des Leidens spricht eine Bevorzugung der Unterlappen durch die Veränderungen im Röntgenbild, eine Eosinophilie des Sputums und des Blutes und der Nachweis einer Bilharziose in anderen Organen oder durch immunbiologische Proben. Schistosoma-Eier im Sputum, die das sicherste Kriterium wären, werden fast immer vermißt. ERFAN (1950) konnte *Haematobium*-Eier bei einem Patienten mehrmals nachweisen, nachdem er 24-Std-Mengen des Sputums 1 Std lang mit dem gleichen Volumen 4%iger Kalilauge behandelt und dann zentrifugiert hatte.

Antimonkuren sind in fortgeschrittenen Stadien kontraindiziert, da sie nicht nur Fieber und Urticaria, sondern auch akute Stauungslunge, bronchopneumonische Veränderungen und plötzlichen Tod zur Folge haben können (ERFAN und Mitarbeiter 1949).

In seltenen Fällen ist bei Bilharziose *Bronchialasthma* beobachtet worden, das durch antibilharziöse Behandlung geheilt werden konnte. Nach MAINZER (1938, 1951) kann Asthma bei Bilharziose auch unabhängig von einem klinisch nachweisbaren Lungenbefall vorkommen und stellt, gleich der Urticaria, eine allergische Reaktion auf Schistosomenstoffe dar, die aber nur bei besonders veranlagten Personen auftritt.

7. Bilharziose des Zentralnervensystems. Verhältnismäßig selten sind Eiablagerungen und Krankheitserscheinungen, die außerhalb der intraabdominalen und pulmonalen Gefäßgebiete im *Gehirn, Rückenmark*, in der *Conjunctiva, Haut* oder im *Herzen* lokalisiert sind.

Da die Eier bei diesen *ektopischen Äußerungen der Bilharziose* nicht diffus verteilt, vielmehr in isolierten Nestern angeordnet sind, können sie nicht von fernher zugeschwemmt sein, sondern nur von Wurmpärchen stammen, die in ihrer unmittelbaren Nähe sitzen. In einigen Fällen sind die Schistosomen auch in der Tat an der Basis der Eiherde gefunden worden (BADIR 1946, BARLOW und MELENEY 1950). Auf welchem Wege die Würmer zu dem abnormen Sitz gelangen, ob bereits als wandernde Jugendstadien oder erst nach erfolgter Reifung im Pfortadersystem, ist unbekannt. Nach der von FAUST (1948 und in früheren Arbeiten) vertretenen Lehrmeinung können die Schistosomen nur im glucosereichen Pfortaderblut heranreifen, folglich nur als Erwachsene an die ungewöhnlichen Orte gelangen. Ich sah jedoch in Mäusen *Mansoni*-Würmer auch im Cavasystem zur Entwicklung kommen und zur Eiablage schreiten. Diese Exemplare unterschieden sich von den gleich alten des Pfortadersystems sehr deutlich durch ihre geringere Größe. Danach scheint mir eine Entwicklung auch in anderen Gebieten des Gefäßsystems möglich zu sein und eine Erklärung besonders für diejenigen Fälle von *Japonicum*-Infektionen zu bieten, in denen bereits einige Wochen nach der Infektion cerebrale Störungen auftreten.

Die häufigste Form der ektopischen Bilharziose ist die des *zentralen Nervensystems*. In einer aufschlußreichen Zusammenstellung bisheriger Beobachtungen führt FAUST (1948) 56 Fälle von Schistosomiasis des Gehirns und 8 des Rückenmarks an, die teils durch Nachweis der Eier in den erkrankten Gebieten bei chirurgischen Eingriffen oder Obduktionen, teils nur auf Grund klinischer und anamnestischer Daten diagnostiziert worden sind. Auffallend ist, daß von den cerebralen Erkrankungen allein 44 durch *Sch. japonicum* verursacht waren, hingegen nur 8 durch *Sch. mansoni* und 4 durch *Sch. haematobium*. Umgekehrt entfielen von den Rückenmarksstörungen 4 Fälle auf *Sch. haematobium*, 4 auf *Sch. mansoni* (einschließlich eines neuen von da Silva 1950 berichteten Falles) und nur 1 Fall auf *Sch. japonicum*. Von den 44 Fällen von Gehirnerkrankung durch *Sch. japonicum* sind 28 erst in jüngster Zeit bei amerikanischen Militärpersonen beobachtet worden, die sich während des 2. Weltkrieges auf den Philippinen infiziert hatten. Most und Mitarbeiter (1950) geben die Zahl der Gehirnfälle in dieser etwa 1500 Infizierte umfassenden Menschengruppe neuerdings sogar mit 36 an, so daß sich der beachtliche Prozentsatz von 2,4 ergibt. Es dürften demnach auch bei Ostasiaten viel mehr Gehirnerkrankungen vorkommen, als bisher diagnostiziert worden sind.

Die pathologischen Veränderungen bestehen in Pseudotuberkeln, die häufig tumorartige Aggregate bis zu Orangengröße bilden. Der häufigste Sitz dieser Veränderungen ist die parietale und temporale Region des Gehirns.

Die *klinischen Zeichen der Gehirnbilharziose* können bereits während des akuten Anfangsstadiums einsetzen (Spiridion 1936, Egan 1936, Thomas und Gage 1945, Cutler 1946, Carrol 1946, Tillmann 1947) oder sie beginnen einige Monate, selten erst Jahre nach der Infektion (Reeves und Kerr 1947, Watson und Mitarbeiter 1947, Chang und Mitarbeiter 1948, Hunt und Mitarbeiter 1948, Kane und Most 1948 u. a.). Das mannigfaltige Symptomenbild setzt sich vorwiegend zusammen aus Herdsymptomen corticalen, subcorticalen und kapsulären Ursprungs, auch solchen der Basalganglien, ferner aus den Zeichen einer Encephalitis, Meningitis oder eines raumbeengenden Prozesses. Häufig sind spastische (seltener schlaffe) Mono-, Hemi-, oder Quadriplegien mit Hyperreflexie, pathologischen Reflexen und Verlust der Oberflächenreflexe, ferner Krampfanfälle mit Bewußtseinsverlust oder vom Jacksonschen Typ, Sprachstörungen, Inkontinentia, starke Kopfschmerzen, Bewußtseinstrübungen von leichter Lethargie bis zu tiefem Koma, Verwirrtheit, Delirien, beiderseitige Stauungspapille und Sehstörungen. Ferner kommen choreo-athetotische Bewegungen, Störungen von seiten verschiedener Kopfnerven und Sensibilitätsstörungen vor. Röntgendarstellungen der Hirnventrikel, die Verlagerungen, Deformierungen oder Füllungsdefekte ergaben, erwiesen sich als wertvoll für die Lokalisierung der Herde. Der Liquor wurde, abgesehen von erhöhtem Druck, in vielen Fällen normal befunden, in anderen bestanden leichte Zellvermehrung, erhöhter Eiweißgehalt und Abweichungen der Goldsolkurve. Die Diagnose wurde in manchen Fällen dadurch sehr erschwert, daß die cerebralen Symptome die *einzigen Äußerungen der Schistosomiasis* überhaupt waren und Eier in den Faeces nicht gefunden werden konnten. Erst die Schädeloperation und Probeexcision gab über die Natur des Leidens Aufschluß. Die *Therapie* besteht in einer möglichst frühzeitigen Behandlung mit Brechweinstein, nötigenfalls auch in der Anlegung eines Entlastungsfensters im Schädel und der Abtragung des Granuloms, falls dieses dafür günstig gelagert ist. Wie die amerikanischen Erfahrungen gelehrt haben, ist die *Prognose* quoad vitam bei entsprechender Behandlung günstig. Die neurologischen Erscheinungen bildeten sich teils völlig, teils bis auf leichte oder schwere Reststörungen zurück, die in manchen Fällen noch bis 4 Jahre nach Krankheitsbeginn vorhanden waren (Most und Mitarbeiter 1950).

Von den 9 bekannt gewordenen *Erkrankungen des Rückenmarks* wurden 7 auf dem Sektionstisch festgestellt, darunter auch der in Hamburg beobachtete Fall von Müller und Stender (1930). Die klinischen Symptome der Patienten waren die einer *Querschnittsmyelitis*. Als Ursache fand sich ein umschriebener Eiherd im Rückenmark in der dem neurologischen Symptomenbild entsprechenden Höhe. In dem Fall von Gama und de Sá (1944/45) konnten die Störungen durch operative Entfernung eines Granuloms und Antimonbehandlung behoben, in dem nur klinisch diagnostizierten Falle von HOFF und SHABY (1939) durch letztere gebessert werden (weiteres Schrifttum bei FAUST 1948).

8. Weitere ektopische Äußerungen. Bisher sind 11 Fälle von *Bilharziose der Conjunctiva* mitgeteilt worden, die alle durch Eier von *Sch. haematobium* hervorgerufen waren (SOBHY 1928, KAMEL 1939—1944, BADIR 1946). Es handelt sich um kleine gelblich-rötliche Knötchen auf der Conjunctiva bulbi oder granulomartige Anschwellungen der tarsalen Bindehaut, die Endstacheleier enthalten und schmerzlos sind. In einem Falle BADIRS wurde ein Wurmpärchen in einer erweiterten Orbitalvene gefunden.

Hauterscheinungen durch Schistosoma-Eier, die unabhängig von Harnfisteln auftreten, wurden schon 1898 von KARTULIS aus Ägypten beschrieben. Am Oberschenkel fand er Ulcera mit bilharziösen Granulationen, am Unterschenkel ein Epitheliom, das zahlreiche Schistosoma-Eier einschloß. Neue Beobachtungen wurden von BLACK (1945) und von BARLOW und MELENEY (1949) bei Infektionen mit *Sch. haematobium* mitgeteilt und von GARCIA und Mitarbeiter (1940) und FISHBON (1946) bei *Japonicum*-Befall. Die Reaktionen bestanden in leicht juckenden Papeln von 3—5 mm Größe, die gruppenweise am Rumpf, Gesäß oder Scrotum aufschossen und in ihrem Zentrum Schistosoma-Eier enthielten. BARLOW und MELENEY fanden bei der Excision eines solchen Knötchens der Leistenhaut auch ein Pärchen von *Sch. haematobium.*

Schistosoma-Eier im Herzmuskel sind bei einem Filipino mit *Japonicum*-Infektion beobachtet worden (AFRICA und SANTA CRUZ 1939), und EL GAZAYERLI (1939) berichtete über den Zufallsbefund eines einzelnen Schistosoma-Männchens in einem Ast der linken Coronararterie. Eine *diffuse Myokarditis* mit rundzelliger Infiltration, aber ohne örtlichen Parasitenbefund, stellte JAFFÉ (1948) post mortem ziemlich häufig in Venezuela bei *Mansoni*-Befallenen fest. Sie ist seiner Ansicht nach auf Toxine oder noch wahrscheinlicher Allergene der Schistosomen zurückzuführen. Die Bedeutung dieses Befundes bedarf noch weiterer Klärung.

Diagnose. Bei der ungewöhnlichen Vielgestaltigkeit ihrer Symptomenbilder kann die Schistosomiasis eine sehr große Zahl anderer Krankheiten vortäuschen. Es würde zu weit führen, hier die erforderlichen differentialdiagnostischen Erwägungen anzuführen. Sie ergeben sich aus den geschilderten Symptomen und wurden zum Teil bereits angedeutet. Auch die diagnostischen Möglichkeiten, die Cystoskopie, Rectoskopie und Röntgenverfahren bieten, sind schon besprochen worden. Die Eosinophilie des Blutes, im Beginn ein wertvolles Leitsymptom, verliert mit fortschreitender Erkrankung durch Abnahme oder Inkonstanz an diagnostischer Bedeutung.

Das größte Gewicht ist selbstverständlich auf den *Nachweis der Schistosoma-Eier* zu legen. Diese werden bei aktiver Bilharziose vorwiegend in *lebendem* Zustande (mit beweglichem, schlüpffähigem Miracidium) ausgeschieden. Es treten aber auch *abgestorbene* Eier im Stuhl und Urin auf, die an ihrem schwärzlichen verkalkten oder körnigen Inhalt und gewöhnlich einer geringeren Größe kenntlich sind (Abb. 19, rechts).

Im Stuhl sind die Eier, wenn blutige Schleimflocken vorhanden sind, durch direkte mikroskopische Untersuchung derselben in der Regel leicht nachzuweisen. Sonst wird das TELEMANN-Verfahren, das die Eier allerdings abtötet, oder die *Sedimentiermethode* angewendet. Sehr spärliche Eier können oft nur durch das *Miracidien-Schlüpfverfahren* erfaßt werden. Seine routinemäßige Anwendung in allen Verdachtsfällen hat sich uns bestens bewährt.

Als weitere Methode des Eiernachweises bei Infektionen mit *Sch. mansoni* und *Sch. japonicum* und als gute Ergänzung der Faecesuntersuchung hat sich in den letzten Jahren die *Rectalbiopsie* erwiesen (OTTOLINA und ATENCIO 1943, OTTOLINA 1947 und 1951, HERNÁNDEZ MORALES und MALDONADO 1946, GELFAND 1948). Während der Rectoskopie wird mit einer besonderen Pinzette von der rechten Plica tranversalis des Mastdarmes ein etwa reiskorngroßes Stückchen der Mucosa und Submucosa entnommen. Nachdem es durch Einlegen in Wasser für 5 min von Blutfarbstoff befreit und dann zwischen Glas bis zur Durchsichtigkeit gepreßt worden ist, treten die Schistosoma-Eier deutlich hervor. Bei diesem Verfahren werden neben aktiven Infektionen mit lebenden Eiern auch alte ausgeheilte erfaßt, die ausschließlich tote Eier im Darmgewebe zurückgelassen haben. Es ist deshalb im Hinblick auf die Behandlungsindikation und die Beurteilung von Therapieergebnissen wichtig, zwischen *lebenden* und *toten* Eiern zu unterscheiden. Die verschiedenen Entwicklungsstadien lebender und Typen abgestorbener *Japonicum*-Eier, wie sie sich in frischen Gewebspräparaten darstellen, wurden von VOGEL (1942) beschrieben und abgebildet, die von *Mansoni*-Eiern von DA SILVA (1948). GELFAND (1948) fand auch bei *Haematobium*-Infektionen in einem hohen Prozentsatz der Fälle Endstacheleier mittels Rectalbiopsie. Auch *Leberbiopsien* sind zum Nachweis einer Schistosomiasis herangezogen worden (DAVIS 1934, ERFAN und TALAAT 1947), ferner Probeexcisionen aus der Harnblase.

Der *Nachweis der Haematobium-Eier im Urin* bereitet keine Schwierigkeiten, sofern das Sediment nicht Massen von Leukocyten oder Harnsalzen enthält. Die Untersuchung sehr voluminöser Bodensätze wird durch vorheriges Auswaschen und Sedimentieren oder Zentrifugieren erleichtert, wobei die Eier schneller zu Boden gehen als die anderen Bestandteile. Auch das Schlüpfverfahren kann in diesem Falle angewendet werden. Bei negativem Befund muß die Untersuchung wegen der oft nur periodischen Eiausscheidung wiederholt werden. Nach BENNIE (1947) ist körperliche Betätigung von großem Einfluß auf das Auftreten von Eiern im Harn, und die übliche Untersuchung des Morgenurins erwies sich als am wenigsten ergiebig. Ein mit leichter Gartenarbeit Beschäftigter hatte im Nachmittagsharn durchschnittlich 40mal mehr Eier als im Morgenurin, nach schwerer Arbeit sogar etwa 100mal mehr. Körperliche Betätigung kann also in Zweifelsfällen als Provokationsmethode verwendet werden. Nach KUHNERT (1939) fördert auch eine intravenöse Injektion von 2—3 g Bayer 205 die Ausstoßung von *Haematobium-Eiern* im Harn. ENGELHARDT (1942) bestätigte diese Erfahrung, empfiehlt jedoch nur 1 g Bayer 205. Bei Darmbilharziose sind entsprechende Provokationsmethoden bisher nicht bekannt.

In Fällen, in denen Eier entweder im Beginn der Erkrankung noch nicht oder im Spätstadium nicht mehr nachweisbar sind oder infolge isolierter Organerkrankung, z. B. des Gehirns, den Körper nicht verlassen können, bieten die *immunbiologischen Proben* einen gewissen Ersatz für den Eiernachweis. Da die verwendeten Komplementbindungs-, Cutan- und Präcipitinreaktionen nicht artspezifisch innerhalb der Gattung *Schistosoma* sind, können auch Antigene aus tierischen Arten, z. B. *Sch. bovis*, benützt werden, und selbst solche der verwandten Gattung *Trichobilharzia* gaben uns brauchbare Resultate. Hingegen sind *Fasciola*-Antigene, die einige Untersucher im Hinblick auf eine gewisse Trematoden-Gruppenspezifität zum Bilharziosenachweis benützten, weniger zu empfehlen.

Die zuerst von japanischen Forschern angewandte *Komplementbindungsreaktion* (KBR) wurde von FAIRLEY (1919) und FAIRLEY und Mitarbeitern (1930) vervollkommnet. Seine Methode, bei der ein alkoholischer Extrakt aus der Verdauungsdrüse *Schistosoma*-infizierter Schnecken benützt wird, ist bis heute vorbildlich geblieben. Mit ihr erzielten z. B. MAYER und PIFANO (1945) bei 238 Mansoni-Infizierten in 217 Fällen positive Reaktionen (= 91,17%), während die Seren von 417 Bilharziose-unverdächtigen Personen negativ reagierten. Auch solche von Syphilitikern und von Personen, die mit anderen Wurmarten (ausgenommen *Fasciola*) infiziert waren, ergaben keine falschen positiven Resultate. Die KBR ist auch für die Frühdiagnose geeignet. Nach PIFANO und MAYER (1942) waren die Antikörper bei 3 Personen bereits anfangs der 3. Woche nach der ersten Cercarieninvasion nachweisbar.

Auch die *Intracutanprobe* (IKR), die 1927 von FARLEY eingeführt wurde, besitzt eine hohe Spezifität. Sie wird als Primärreaktion nach 15—20 min abgelesen. An Stelle der von FAIRLEY verwendeten Drüsen infizierter Schnecken benützt man heute zur Bereitung der wäßrigen Extrakte entweder erwachsene Schistosomen (aus Versuchs- oder Schlachttieren) oder ausgeschlüpfte Cercarien. Die Wurmextrakte werden vielfach in hohen Verdünnungen verwendet (1:5000—10000). MAYER und PIFANO (1949) erzielten mit einem stärkeren Extrakt (500—1000 *Mansoni*-Würmer auf 4—5 cm^3 COCAsche Lösung; injizierte Menge etwa 0,01 cm^3) ausgezeichnete Ergebnisse und verfügen mit mehr als 30000 Reaktionen über die bisher umfangreichsten Erfahrungen. Personen, die *Mansoni*-Eier ausschieden, reagierten zu 95,3% positiv, 253 Bilharziose-freie Kontrollpersonen hingegen stets negativ, und selbst Allergien verschiedener anderer Natur veranlaßten keine falschen Resultate. Fünf frischinfizierte Personen reagierten am 18. Tage noch negativ, am 35. nach der Infektion bereits positiv. Antigene aus Cercarien (*Sch. mansoni* oder *haematobium*) wurden von OLIVER GONZÁLES und PRATT (1944), ALVES und BLAIR (1946) und von KATZIN und MOST (1946) verwendet und ergaben bei Eiausscheidern zu 98—100% positive Resultate. BLAIR und ROSS (1948) gaben 1000 *Haematobium*-Cercarien auf 1 cm^3 Extraktionsflüssigkeit und injizierten 0,03 cm^3, also das Äquivalent von 33 Cercarien. Wegen ihrer Einfachheit und Schnelligkeit ist die IKR für epidemiologische Untersuchungen sehr geeignet. Sie zum alleinigen Auswahlprinzip für Massenbehandlungen zu erheben, erscheint jedoch kaum gerechtfertigt, da auch bei alten abgeklungenen, nicht mehr therapiebedürftigen Infektionen positive Reaktionen vorkommen.

Die *Cercarienhüllenreaktion* (CHR) (VOGEL und MINNING 1949), die noch der Nachprüfung an einem großen Material bedarf, besteht darin, daß sich auf der Oberfläche lebender Schistosoma-Cercarien in Seren Schistosoma-infizierter Tiere und Menschen eine mikroskopisch nachweisbare Membran niederschlägt (Abb. 1). Sie hat sich uns bisher als so spezifisch erwiesen, daß wir sie in jedem Verdachtsfalle zu Rate ziehen. Selbst bei menschlichen *Fasciola*-Infektionen, die in der KBR und IKR mit Schistosoma-Antigen positiv reagierten (Gruppenreaktionen), fiel die CHR negativ aus. Bei Hunden und Kaninchen wurde die CHR 1—7 Wochen nach experimenteller Infektion mit Schistosomen positiv. (Über das Verhalten der 3 immunbiologischen Proben nach Ausheilung der Bilharziose s. S. 920.)

Prognose. Die Prognose quoad vitam und restitutionem ist günstig bei Leichtinfizierten und selbst bei starkem Befall, wenn die Patienten frühzeitig einer antibilharziellen Behandlung unterzogen werden. In den fortgeschrittenen Stadien erweisen sich die durch Fibrose bedingten Veränderungen der Leber, Milz, des Urogenitalsystems und Darmes als irreparabel oder sind nur noch zum Teil einer chirurgischen Behandlung zugängig. Die Prognose quoad vitam wird durch die Ausbildung des Banti-Syndroms, schwere Sekundärinfektionen des Harnsystems, starken Ureterbefall und cardio-pulmonale Störungen getrübt. Sie ist ungünstig in den Fällen mit starkem Ascites, mit beiderseitigen Hydro- oder Pyelonephrosen, malignen Neubildungen und dekompensiertem Cor pulmonale. (Prognose der Hirnbilharziose s. S. 910.)

Therapie. Bei der Behandlung ist zwischen einer *spezifischen*, d. h. gegen die Schistosomen gerichteten, und einer *unspezifischen* zu unterscheiden.

Zu einer *spezifischen Therapie* ist die Indikation dann gegeben, wenn *lebende* Eier oder Pseudotuberkel (Cystoskopie) nachgewiesen sind, in besonderen Fällen, z. B. im akuten Anfangsstadium oder bei isolierter Gehirnbilharziose, auch ohne diese sicheren Kriterien, falls Anamnese, Symptomenbild, Eosinophilie und immunbiologische Proben die Annahme einer aktiven Bilharziose rechtfertigen.

Die *dreiwertigen Antimonpräparate* nehmen in der antibilharziellen Therapie noch immer eine beherrschende Stellung ein.

Als erstes wurde 1918 von CHRISTOPHERSON der *Brechweinstein* (Kaliumantimonyltartrat, Tartarus stibiatus) in die Bilharziosetherapie eingeführt und ist noch heute in Gebrauch. 1929 trat das von SCHMIDT (Bayer-Werke) geschaffene „*Fuadin*" (Antimon^{III}-bis-brenzkatechindisulfonsaures Natrium) an seine Seite und später noch das „*Anthiomalin*" (Lithium-Antimon^{III}-Thiomalat). Fünfwertige Antimonverbindungen haben sich von ungenügender Wirkung gezeigt.

Wir betrachten zunächst das *Verhalten des Wirtsorganismus gegenüber dem dreiwertigen Antimon.*

Pharmakologisches. Wie Versuche mit radioaktivem Sb^{III} in Form von Brechweinstein ergeben haben, fällt der anfänglich nach intravenöser Injektion im Blute erreichte Antimonspiegel erst steil, dann langsamer ab, in 2 Std auf ungefähr $^1/_3$, in 12 Std auf etwa $^1/_{10}$ (BRADY und Mitarbeiter 1945, BARTTER und Mitarbeiter 1947). Umgekehrt wie bei 5wertigen

Antimonverbindungen tritt Sb^{III} vorwiegend in den Blutzellen und weniger im Plasma auf (OTTO, MAREN und BROWN 1947). Die *Leber ist das Hauptspeicherorgan.* BRADY und Mitarbeiter (1945) stellten bei Hunden 36 Std nach einmaliger Tartarus-Injektion fast die Hälfte des verabfolgten Antimons in der Leber fest. Die *Ausscheidung* erfolgt zu ungefähr 80% mit dem Harn, zu 20% mit den Faeces, und ist beachtlich langsamer als nach Gabe 5wertiger Präparate. Nach BARTTER und Mitarbeitern (1947) wurde radioaktives Antimon, das Versuchspersonen als Brechweinstein injiziert worden war, in 24 Std zu etwa 12% ausgeschieden, nach 1 Woche zu 30% und nach 4 Wochen zu 73%. Noch 100 Tage nach Beendigung von Antimonkuren fanden LIPPINCOTT und Mitarbeiter (1947) Sb-Spuren im Urin.

Alle 3 Antimonverbindungen sind in der zum Heilerfolg erforderlichen Dosis nicht frei von *Nebenwirkungen* und Gefahren, erfordern deshalb eine sorgfältige Dosierung unter Berücksichtigung des Körpergewichtes und Allgemeinzustandes und die Beachtung verschiedener Kontraindikationen. Die häufigsten Nebenwirkungen, abgesehen von örtlichen Erscheinungen an der Injektionsstelle, sind folgende: *Hustenanfälle* (sofort nach intravenöser Injektion), *Gelenk- oder Muskelschmerzen* (im späteren Kurverlauf), *Nausea*, Speichelfluß und *Erbrechen* (nach der Injektion), *Schwächegefühl* und *Schwindelanfälle.* Seltenere Reaktionen sind Leibschmerzen, Diarrhoe, Fieber, Dermatitis, Conjunctivitis, Herpes zoster, Purpura, Schmerzen oder Oppressionsgefühl im Thorax, Bradykardie, Tachykardie, Zeichen von Kreislaufkollaps und *ausnahmsweise Exitus.*

Schwere Parenchymdegenerationen besonders der Leber, aber auch der Niere und des Herzens sind zwar bei Versuchstieren nach toxischen Antimongaben beobachtet worden. Beim Menschen konnten aber nach therapeutischen Dosen keine *Nierenschädigungen* festgestellt werden (DIAS 1950) und keine oder *höchstens leichte Störungen der Leberfunktion* über das durch Bilharziose bedingte hinaus (LIPPINCOTT und Mitarbeiter 1947 b, DIAS 1950).

Das fast ausschließlich gefährdete Organ ist der *Herzmuskel.* Sowohl bei den klassischen langsamen wie bei den forcierten Kurzkuren treten bei einem hohen Hundertsatz der Behandelten pathologische Veränderungen des Elektrokardiogramms auf (MAINZER und KRAUSE 1940, TARR 1946, GIRGIS und AZIZ 1948, DIAS 1950, MOST und Mitarbeiter 1950 u. a.).

Die Veränderungen bestehen hauptsächlich in Modifikationen der T-Zacke (bei 96,6 bzw. 99% der Patienten nach DIAS und nach MOST) und in einer Verlängerung des Q-T-Intervalls (58,8% bzw. 27%). Sie waren nicht von klinischen Zeichen einer Zirkulationsstörung begleitet, bildeten sich einige Zeit nach der Behandlung wieder zurück und werden von den meisten Autoren nicht als Ausdruck einer ernsten Herzschädigung aufgefaßt.

Nach den Erfahrungen von DIAS scheinen die Veränderungen des EKG in keiner Beziehung zu der Gefahr des *akuten Herztodes* zu stehen, der die Antimonkuren belastet. Über die Häufigkeit dieses Vorkommnisses liegen keine exakten Unterlagen vor. KHALIL und Mitarbeiter (1931) haben sie auf Grund umfangreicher Erfahrungen in Ägypten bei vollständig und auf die alte langsame Weise durchgeführten Kuren mit Brechweinstein auf 0,5‰ geschätzt. Bei 2041 Fuadinkuren hatte KHALIL 1 Todesfall und sah bald darauf einen zweiten. 1936 gab KHALIL die Zahl plötzlicher Todesfälle bei Antimonkuren auf wahrscheinlich 0,2% an, also 4fach höher als 1931. Bei den auf 1 oder 2 Tage konzentrierten Kurzkuren mit Tartarus stibiatus hatten ALVES und BLAIR sowie SEITZ bei zusammen über 5800 behandelten Negern (!) keine Todesfälle zu beklagen, DIAS hingegen bei 247 entsprechend behandelten Brasilianern 2 Tote, was in seiner Gruppe einen Prozentsatz von 0,8 ergibt. Die Todesfälle treten gewöhnlich erst mehrere Stunden nach einer Injektion und selten vor der sechsten auf, teils blitzartig ohne Vorzeichen, teils nach akut einsetzenden schweren Herzattacken.

Das Ergebnis pathologisch-anatomischer Untersuchungen des Herzens ist in den ägyptischen Fällen als negativ bezeichnet worden. In jüngster Zeit haben jedoch 4 Obduktionen bei solchen Todesfällen, über die DIAS (1950) aus Brasilien berichtete, eine schwere akute

Herzmuskelschädigung ergeben: stark ausgeprägte Fragmentatio cordis, vacuoläre (hydropische) Degeneration der Herzmuskelfasern und eine mäßige sekundäre Lymphocyteninfiltration des Interstitiums. Das bei zwei der Verstorbenen vor der Behandlung untersuchte EKG war völlig normal gewesen. In 2 Fällen konnte in den Vorstadien des Herztodes — bei einer Patientin bis wenige Sekunden ante exitum — eine Serie von Herzstromkurven aufgenommen werden. Sie ließen eine zunehmende Ventrikelanarchie erkennen: Extrasystolie, Tachysystolie und schließlich Ventrikelflimmern.

Bisher sind, abgesehen von den allgemeinen Kontraindikationen, keine Indizien bekannt, auf Grund deren für den Antimonherztod prädisponierte Personen vor der Behandlung erkannt und von ihr ausgeschlossen werden können.

Die *antiparasitäre Wirkung des Antimons* erstreckt sich *nur auf die Schistosomen selbst* und nicht auf deren im Gewebe lagernde Eier, wie häufig angenommen wird, weil in den Entleerungen unter der Behandlung die lebenden Eier verschwinden und eventuell einige tote (auch vorher nicht fehlende) Eier zurückbleiben.

Vogel und Minning (1947) haben die Wirkung von *Brechweinstein* auf *Sch. japonicum* schrittweise in Versuchen an Kaninchen verfolgt. Als ersten Effekt stellten sie eine Unterbrechung der Eilegetätigkeit und eine Störung der Nahrungsaufnahme fest. Dann folgte ein fast vollständiger Abbau der weiblichen und männlichen Geschlechtsdrüsen, eine erhebliche Atrophie und Größenabnahme des ganzen Wurmkörpers und schließlich der Tod der Parasiten oder eines Teiles derselben. Wie sich exakt feststellen ließ, blieben unter Tartarusbehandlung die zuletzt abgelegten Eier längstens etwa 3 Wochen im Gewebe am Leben, d. h. genau so lange wie in unbehandelten Tieren (Vogel 1942).

Das Verschwinden lebender Eier durch Antimonbehandlung in den Körperausscheidungen beruht demnach nicht auf einer Abtötung der Gewebseier, sondern lediglich auf einem natürlichen Aussterben derselben und fehlendem Nachschub infolge Sterilisierung oder Abtötung der Weibchen. Würmer, die Brechweinsteinkuren überlebt hatten, regenerierten in obigen Tierversuchen allmählich ihre Keimdrüsen, glichen den Größenverlust aus und begannen nach einigen Wochen oder Monaten erneut Eier zu erzeugen. Damit erklären sich die *Rückfälle*, die nicht selten Patienten nach scheinbar erfolgreichen Kuren erleiden. Abgetötete Schistosomen werden aus den Wurzeln der Mesenterialvenen in die Pfortaderäste der Leber geschwemmt (Parasiten des Urogenitalsystems wahrscheinlich in die Lunge), wo sie inmitten kleiner Thrombophlebitis- und Nekroseherde langsam abgebaut werden.

Sch. japonicum hat sich gegenüber Antimon (auch Emetin und Miracil) als widerstandsfähiger erwiesen als die anderen Arten, und im allgemeinen bedürfen *stark infizierte Patienten*, unabhängig von der Art der Parasiten und des Heilmittels, intensiverer Kuren zur vollständigen Heilung als leichtinfizierte. Ferner scheinen nach ägyptischen Erfahrungen die je Kilogramm Körpergewicht errechneten Dosen bei Kindern etwas weniger wirksam zu sein als bei Erwachsenen (bessere Exkretion der kindlichen Niere? Mithilfe einer Immunität bei Erwachsenen?).

Die *Gegenanzeigen einer Antimonbehandlung*, die sich teils aus den Spätfolgen der Bilharziose selbst, teils aus zusätzlichen Leiden oder resistenzmindernden Zuständen ergeben, sind folgende: 1. fortgeschrittene hepato-lienale Bilharziose mit Ascites, Kachexie oder starker Anämie; 2. fortgeschrittene cardio-pulmonale Bilharziose; 3. Herzkrankheiten im allgemeinen, insbesondere solche mit Insuffizienz oder Rhythmusstörungen; 4. Krankheiten der Nieren (Ausscheidungsorgan für Sb!), die die exkretorische Funktion beeinträchtigen; 5. Anämien unter 50% Hb; 6. akute Infektionskrankheiten und aktive Tuberkulose, nach ägyptischen Erfahrungen überhaupt Fieber jeder Art (im akut-fieberhaften Initialstadium der Bilharziose sind Antimonkuren jedoch durchaus indiziert); 7. starke Unterernährung. Bei einem Teil der Patienten lassen sich die angeführten Hinderungsgründe durch restaurative oder andere Behandlungsformen beseitigen.

Als *Indikation für eine Unterbrechung der Antimonkuren* sind nach DIAS (1950) folgende Zeichen zu betrachten: 1. Blutdruckabfall, wenn deutlich und anhaltend; 2. anhaltendes Erbrechen; 3. starker Temperaturanstieg; 4. Zustände von Unruhe oder Verwirrtheit, sofern nicht nur durch Austrocknung oder NaCl-Mangel verursacht; 5. abnorme Herzaktion; 6. Klagen über Zirkulationsstörungen wie präkordiale Schmerz-, Beklemmungs- oder Angstgefühle, Atemnot und Herzklopfen, wenn durch objektive Zeichen bestätigt, wie Tachykardie, Dyspnoe, Blutdrucksenkung, Cyanose und ungewöhnliche Blässe; 7. Asthma-Anfälle. *Wiederholungskuren* mit Antimon sind wegen dessen langer Retention in den Organen nicht vor einem Vierteljahr angezeigt.

Die Behandlung mit Brechweinstein. 1 g Substanz enthält 0,365 g Sb^{III}. Von manchen Ärzten wird die entsprechende Natriumverbindung als besser verträglich angesehen als das gebräuchliche Kaliumantimonyltartrat. Sie hat die gleiche antibilharzielle Wirkung, aber eine geringere chemische Beständigkeit. Um gefährlichen Zersetzungen des Brechweinsteins vorzubeugen, setzt man die benötigte Lösung am besten täglich frisch an, mit einem chemisch absolut reinen Präparat unter Verwendung destillierten Wassers, und sterilisiert sie durch ein nur kurzes Aufkochen (5 min). Die Lösung soll völlig klar und ohne Niederschlag sein. Hinsichtlich der Frage, ob eine $^1/_2$—1 %ige Injektionslösung oder die in Ägypten gebräuchliche 6%ige Lösung vorzuziehen ist, sind die Meinungen geteilt, ebenso hinsichtlich der Vorteile von Traubenzucker- und Kochsalzzusätzen. Die *intravenöse Injektion* muß wegen der heftigen und schmerzhaften *Lokalreaktionen* bei Fehleinspritzungen sehr sorgsam durchgeführt werden, außerdem sehr langsam, denn eine Ausdehnung der *Injektionszeit* auf 5 min schränkt die sofortigen unangenehmen Nebenwirkungen ein. Die 6%ige Lösung (2 cm³ als Erwachsenendosis) setzt die Gefahr der Fehleinspritzungen herab, das große Volumen der $^1/_2$ oder 1 %igen Lösung erleichtert hingegen die langsame Injektion. Zur Einschränkung etwaigen Erbrechens ist *ein leerer Magen* zu fordern.

Tabelle 7.

Körpergewicht (männl. Patienten) kg	Brechweinstein in Gramm		
	1. Tag	3. Tag	5.—23. Tag (alle 48 Std)
20—25	0,015	0,015	0,03
25—30	0,015	0,03	0,045
30—35	0,015	0,03	0,06
35—40	0,03	0,05	0,075
40—50	0,03	0,06	0,10
50—60	0,06	0,09	0,11
über 60	0,06	0,10	0,13

Die *klassische langsame Form* der Brechweinsteinbehandlung ist folgende: *erwachsene Männer von über 60 kg Gewicht erhalten am 1. Tag 0,06 g Tartarus stibiatus, am 3. Tag 0,1 g und dann einen Tag um den anderen je 0,13 g, bis am 23. Tage insgesamt 12 Injektionen und eine Gesamtmenge von 1,46 g verabfolgt sind.* (Wenn 1 Feiertag je Woche ausgelassen wird, wie es bei ambulanter Behandlung üblich ist, verlängert sich die Kur auf 4 Wochen.) Die Dosen für Kinder und Untergewichtige ergeben sich aus Tabelle 7. Weiblichen Patienten pflegt man in Ägypten um $^1/_6$—$^1/_5$ kleinere Dosen je Kilogramm zu geben als männlichen.

Wenn lebende Schistosoma-Eier zur Zeit der letzten Injektion noch nicht aus den Entleerungen verschwunden sind, muß die Kur um *2 oder 3 Injektionen verlängert* werden.

Diese Kur stellt das Minimum dar, mit dem bei *Haematobium-* und *Mansoni-Befall* Heilungen erzielt werden können, ist aber nicht immer ausreichend. Nach den Erfahrungen KHALILS (1936) traten nach vollständigen Kuren bei Ägyptern (vorwiegend Kindern), bei denen die Lebensumstände eine Re-Infektion sehr unwahrscheinlich machten, bei etwa 33% der Behandelten Rückfälle auf. Bei *Japonicum*-infizierten Soldaten (im Vergleich mit ägyptischen und chinesischen

Bauern Leichtbefallene) sahen MOST und Mitarbeiter (1950) in Amerika nach Tartaruskuren von 1,45 g Rezidive bei ungefähr der Hälfte der Patienten, und erst bei einer Gesamtdosis von 2,1 g Brechweinstein (in 33 Tagen) eine Rückfallquote von nur 4%.

Der Brechweinstein macht von den 3 Antimonverbindungen die meisten Nebenwirkungen, doch bilden die vorübergehend nach den Injektionen auftretenden Erscheinungen, wie Husten und Nausea, sowie die Gelenk- und Muskelschmerzen keine Indikation zur Kurunterbrechung.

Die Behandlung mit Fuadin. 1 cm³ des in 6,3%iger Lösung gelieferten Präparates enthält 8,5 mg Sb^{III}. (Von ausländischen Fabriken ist Fuadin unter den Namen „Reprodal", „Stibophen" und „Fantorin" in den Handel gebracht worden). Die Vorzüge des Fuadins gegenüber dem Brechweinstein liegen darin, daß es *intramuskulär* angewendet werden kann und daß es *weniger Nebenwirkungen* als dieser, insbesondere keine Hustenanfälle verursacht, wenn es in einer hinsichtlich des Sb-Gehaltes äquivalenten Dosis verabreicht wird. Auch die Veränderungen des EKG sind unter diesen Umständen beim Fuadin leichter (DIAS 1950).

Als *langsame Form der Fuadinkur* ist folgendes Schema entwickelt worden: *Erwachsene von 60 und mehr Kilogramm Gewicht erhalten am 1. Tage 3,5 cm³, am 2. und 3. Tage 5 cm³ und dann alle 48 Std eine weitere Injektion zu 5 cm³, bis am 17. Kurtage insgesamt 10 Injektionen (= 48,5 cm³) verabreicht sind.* Wenn lebende Eier dann noch nicht ausgeblieben sind, werden in derselben Weise *2 bis 4 weitere Einspritzungen* vorgenommen. Besser ist es, die Kur in jedem Falle *bis zur Gesamtmenge von 60—70 cm³* auszudehnen. Bei Kindern beträgt die volle Einzeldosis 1 cm³ auf 10 kg Körpergewicht.

Über die Rezidivquote liegen aus Ägypten keine Unterlagen vor. In Puerto Rico sahen HERNÁNDEZ MORALES und Mitarbeiter (1946) bei 76 *Mansoni*-Infizierten, die mit 45—50 cm³ Fuadin (5 cm³ alle 48 Std) behandelt worden waren, in 37,6% der Fälle $^1/_2$ bis 34 Monate nach den Kuren Eier von neuem im Stuhl auftreten. RODRIGUEZ-MOLINA und SHWACHMAN (1947) hatten bei 70 *Mansoni*-Befallenen, die 1 oder 2 Kuren von je 45 cm³ innerhalb von 17 Tagen erhalten hatten und 1—24 Monate lang nachuntersucht worden waren, Rezidive in 55,7% der Fälle. (Eine Reinfektionsmöglichkeit wurde von allen Patienten verneint.)

Gegenüber Infektionen von *Sch. japonicum* ist das Fuadin dem Tartarus stibiatus unterlegen. Bei einer Sb-äquivalenten Behandlung amerikanischer Soldaten, teils mit Fuadin intramuskulär (33 Fälle), teils mit Brechweinstein intravenös (59 Fälle), bei der in jedem Falle jeden 2. Tag 45 mg Sb und insgesamt 570 mg Sb verabreicht worden waren, traten Rückfälle innerhalb von 3 Monaten bei 83% der Fuadinbehandelten und bei nur 19% der Tartarusbehandelten auf (LIPPINCOTT und Mitarbeiter 1947). Einen ganz entsprechenden Unterschied stellten MOST und Mitarbeiter (1950) fest, konnten allerdings durch beträchtliche Intensivierung der Fuadinkur (100 cm³ innerhalb von 14 Tagen) auch bei der ostasiatischen Bilharziose die Rezidivquote auf 20% herabdrücken.

Anthiomalin wird in 6%iger Lösung geliefert, von der 1 cm³ 10 mg Sb^{III} entspricht, und kann wie Fuadin *intramuskulär* injiziert werden. Seine Toxizität für Hunde verhält sich nach ASHKAR (1938) zu der des Fuadins wie 3:2. HERNÁNDEZ MORALES und Mitarbeiter (1946b) gaben das Mittel *Mansoni*-Infizierten intramuskulär in 3 cm³-Dosen jeden 2. Tag bis zu einer Gesamtmenge von 45 cm³ und sahen dabei nur selten stärkere Nebenwirkungen. Die sofortige Beeinflussung der Ei-Ausscheidung war gut. Innerhalb einer Nachbeobachtungszeit von 5—26 Monaten wurden bei 28,2% von 58 Behandelten wieder Eier beobachtet, in Parallelversuchen mit Fuadin in Sb-äquivalenter Dosierung bei 21,7% von 115 Behandelten (HERNÁNDEZ MORALES und Mitarbeiter 1949). DIAS (1950), der Anthiomalin in forcierten Kurzkuren anwandte, sah bei Sb-äquivalenter Dosierung keine stärkeren Nebenwirkungen als beim Fuadin, abgesehen von heftigeren Lokalreaktionen an der Injektionsstelle.

Die Antimonschnellkuren. Die lange Dauer der bisher besprochenen Kuren mit 2tägigen Injektionszwischenräumen ist schon immer als Nachteil empfunden worden, nicht nur weil sie die Behandlung verteuert, sondern vor allem weil sie bei der üblichen ambulanten Behandlung vorzeitigen Abbruch oder Verzettelung und damit Entwertung der Kuren begünstigt.

In dem Bestreben, die Kuren zu verkürzen, haben schon 1924 LASBREY und COLEMAN Brechweinstein und 1933 FRÉGONNEAU Fuadin in täglichen Injektionen verabreicht, was im ersten Falle bei ägyptischen Patienten zu mehreren Todesfällen führte, im zweiten bei Ostafrikanern eine gute Verträglichkeit ergab.

1945 unternahmen ALVES und BLAIR (1946) in Südrhodesien das Wagnis, 100 kräftigen Negersoldaten mit *Haematobium-* oder *Mansoni*-Infektionen *6 Injektionen von Brechweinstein innerhalb von 2 Tagen* zu verabreichen. Sie gaben insgesamt 12 mg Natriumantimonyltartrat je 1 kg Körpergewicht, d. h. die Hälfte der üblichen Gesamtdosis, und verteilten diese Menge auf 3 Injektionen je Tag. Jede Einzelgabe wurde innerhalb von 5 min in 10 cm^3 einer isotonischen Glucose-Kochsalzlösung injiziert. Erstaunlicherweise wurde diese Behandlung ohne Zwischenfälle und ernste Nebenwirkungen vertragen. Bei wiederholten Untersuchungen der Entleerungen innerhalb der nächsten 2 Monate fanden die Autoren in allen Fällen keine Eier. Ähnlich gute Ergebnisse mit der 2-Tage-Kur bei Ostafrikanern berichtete SEITZ (1946).

In der Folgezeit gingen ALVES und BLAIR (1947) zu einer *1-Tags-Kur* über und verabreichten 7—8 mg Natriumbrechweinstein je 1 kg Patientengewicht, verteilt auf 3—4 Einspritzungen in Abständen von 3—4 Std. Auch bei dieser Kurform erlebten sie bei 5455 Patienten keine ernsten Zwischenfälle, abgesehen von einem flüchtigen Kollaps, und von 285 nach 105 Tagen Nachuntersuchten schieden nur 2,5% Eier aus.

Eine Nachprüfung der 1- und 2-Tage-Kur am ägyptischen Krankengut, das sich häufig durch starke Infektionen und Unterernährung auszeichnet, ergab (s. HALAWANI und DAWOOD 1950), daß diese Behandlungsformen bei den meisten Patienten zu schweren Reaktionen, zum Teil mit Kreislaufkollaps, führten. Außerdem sahen GIRGIS und AZIZ (1948) bei 2 von 16 Patienten nach 2-Tage-Kuren Eier von neuem auftreten. DIAS (1950) prüfte die 1- und 2-Tage-Kur in Brasilien teils mit Natriumbrechweinstein, teils mit Fuadin und Anthiomalin in Sb-äquivalenten Dosen. Obwohl er die Kuren dadurch etwas milderte, daß er die letzte Injektion erst am nächsten Morgen gab, hatte er unter 430 Behandelten 2 Todesfälle (0,46%). Die üblichen Nebenwirkungen waren aber kaum schwerer und häufiger als bei der alten langsamen Behandlungsform. Bei äquivalenter Dosierung wurden Fuadin und Anthiomalin besser vertragen als Brechweinstein, und das 1-Tag-Schema besser als die 2-Tage-Kur. Hospitalaufnahme und Bettruhe hält DIAS für die Schnellkuren für unerläßlich. Die therapeutischen Erfolge waren bei den von DIAS Behandelten (ausschließlich *Sch. mansoni*) schlechter als die von ALVES und BLAIR: Häufigkeit des Wiedererscheinens von Eiern bei einer Kontrollzeit von 1—10 Monaten beim Na-Brechweinstein in 1-Tag-Kur 50,8%, in 2-Tage-Kur 27,7%, beim Fuadin in 2-Tage-Kur 54%.

In Ägypten haben sich TALAAT und SHOAIB (1947) und HALAWANI und DAWOOD (1950) bemüht, *gemilderte Formen der Kurzkuren* zu finden, die eine leidliche Verträglichkeit mit ausreichender Wirkung vereinen und ambulanten

Patienten gegeben werden können. Folgende 4 Kurformen scheinen nach den letztgenannten Verfassern diesen Anforderungen am besten zu entsprechen: 1. 10 Injektionen von je 5 cm³ Fuadin, die abgesehen von 1 Wochenfeiertag täglich verabfolgt werden (mildeste Form); 2. 4 Tage hintereinander 2mal täglich je 5 cm³ Fuadin; 3. 10 Tage hintereinander täglich 0,12 g K-Brechweinstein. (Schon nach 6—7 solchen Kurtagen hatte DIAS die relativ günstige Rückfallrate von 30%.) 4. 5 Tage hintereinander 2mal täglich eine Injektion von 0,09 g K-Brechweinstein. Alle diese Dosen gelten für Erwachsene von 60 kg oder mehr.

Außer den Antimonpräparaten sind nur 2 andere Mittel bekannt, die eine antibilharzielle Wirkung entfalten, das *Emetin* und das *Miracil.*

Emetinum hydrochloricum hat sich zwar gegenüber *Sch. spindale* der Ziegen als sehr wirksam, sogar wirksamer als Brechweinstein erwiesen (FAIRLEY 1924), führt aber bei menschlichen Infektionen mit *Sch. haematobium* und *Sch. mansoni* in anwendbaren Dosen meist nicht mehr herbei als eine vorübergehende Unterbrechung der Eiproduktion und Krankheitsbeschwerden und bei *Japonicum*-Befall gewöhnlich nicht einmal das. Es wird deshalb heute so gut wie nicht mehr verwendet und bedarf hier keiner näheren Besprechung.

Miracil ist das erste Chemotherapeuticum, das *per os* verabreicht, eine antibilharzielle Wirkung entfaltet. Wenn sich auch bei der klinischen Prüfung die Erwartungen, die nach den tierexperimentellen Erfahrungen berechtigt schienen, bisher nicht ganz erfüllt haben, so stellt es doch eine beachtliche Neuheit dar, und möglicherweise lassen sich die Heilergebnisse durch chemische Modifikationen des Präparates noch verbessern.

Die Verbindungen der Miracil-Gruppe (Xanthon- und Thioxanthon-Derivate) wurden während des 2. Weltkrieges in den Elberfelder Bayer-Werken von MAUSS synthetisiert. KIKUTH und GÖNNERT erkannten in Tierversuchen ihre Wirksamkeit gegen *Sch. mansoni* (KIKUTH, GÖNNERT und MAUSS 1946, KIKUTH und GÖNNERT 1949) und empfahlen besonders das Miracil D (1-Diäthylaminoäthylamino-4-methyl-thioxanthon) für die klinische Prüfung. In seiner von KIKUTH und GÖNNERT untersuchten Wirkung auf *Sch. mansoni* ähnelt das Miracil dem Antimon insofern, als es durch Beeinflussung der Geschlechtsdrüsen die Eiproduktion unterbricht und dann die erwachsenen Würmer abtötet, während es die Eier im Gewebe unbeeinflußt läßt. Gegen jugendliche Schistosomen dieser Art ist die Wirkung jedoch gering. Bei *Mansoni*-infizierten Affen konnten KIKUTH und GÖNNERT noch durch eine einmalige orale Gabe von 20 mg/kg Miracil D Heilung erzielen. *Sch. japonicum* hingegen widerstand selbst hohen Dosen in Tierversuchen (VOGEL und MINNING 1947). Über toxikologische und pharmakologische Untersuchungen von HECHT, HAWKING und ROSS, WOOD u. a. siehe KIKUTH und GÖNNERT (1949).

Die *klinische Prüfung* des Miracils D (englisches Erzeugnis = „Nilodin"), die vorwiegend in Südafrika, Ägypten, Belgisch-Kongo und Brasilien bei *Haematobium*- und *Mansoni*-Infizierten durchgeführt worden ist, hat folgendes ergeben. Orale Gaben wirken auch beim Menschen auf Schistosomen ein, und in einem gewissen Prozentsatz der Fälle lassen sich Heilerfolge erzielen. Die dazu erforderlichen Dosen je Kilogramm liegen jedoch höher als im Affenversuch und sind häufig mit Nebenwirkungen verbunden, die sich besonders beim ägyptischen Krankengut sehr störend bemerkbar machten. Es handelt sich vorwiegend um Nausea, Erbrechen, Leibschmerzen, Mattigkeit, Schlaflosigkeit, Kopfschmerzen und Schwindelgefühl, sowie Gelbfärbung der Haut durch das gelbe Medikament. Ernste Vergiftungen und Todesfälle durch Miracil sind bisher nicht bekannt geworden. Bei den schwarzen Rassen Afrikas scheint die Verträglichkeit besser zu sein als z. B. bei Ägyptern. Bei den Eingeborenen Belgisch-Kongos erfreute sich die Miracilbehandlung (4—6 g in 5 Tagen) sogar größerer Beliebtheit als die Brechweinsteinkur (SCHWETZ 1950). Die zur Heilung erforderlichen Dosen werden verschieden angegeben. Während z. B. BLAIR, LOVERIDGE und Mitarbeiter (1949) in Rhodesien durch tägliche Verabreichung von 20 oder 25 mg/kg an 5 aufeinanderfolgenden Tagen bei 22 von 24 Patienten (92%) anscheinend Heilung erzielen konnten, wurden in Ägypten (HALAWANI und DAWOOD 1950) erst nach 12tägiger Gabe von 22 mg/kg 16 von 22 Patienten (80%) offenbar geheilt. Einen Grund für diesen Unterschied erblicken die letztgenannten Autoren in der besonders starken Infektion der ägyptischen Bevölkerung. Von der Annahme ausgehend, daß ein Teil der Mißerfolge in Ägypten vielleicht auch auf Reinfektionen nach der Kur oder Infektionen kurz vor dieser zurückzuführen ist, behandelten NEWSOME und HALAWANI (1950) eine kleine Patientengruppe (*Sch. haematobium*), bei der die Lebensumstände diese Möglichkeiten ausschlossen. Sie gaben 6 g Miracil D (etwa 100 mg/kg), verteilt auf 6 Einzeldosen, innerhalb von 3 Tagen und führten diese Kur je nach

Bedarf, 1, 2 oder 3mal in Monatsabstand durch: Von 13 Schwerinfizierten wurden 10 durch 2 oder 3 Kuren geheilt, von 13 Leichtinfizierten 11 durch 1 oder 2 Kuren. Eine Wiederholung der Behandlung dürfte den Vorteil bieten, daß zur Zeit der ersten Kur vorhandene Miracil-resistente Jugendformen bis zur nächsten Behandlung angreifbar werden. Kürzlich haben KOCH und KUX (1951) aus Brasilien über gute Behandlungserfolge bei *Mansoni*-Infizierten berichtet. Sie gaben Erwachsenen von 60 kg Gewicht und darüber 6 g Miracil D (30 Dragees zu 0,2) innerhalb von 7—10 Tagen, wobei sie mit der Dosis an- und abstiegen, z. B. täglich hintereinander 1, 2, 3, 4, 5, 5, 4, 3, 2 und 1 Dragée verabfolgten. Hierdurch wurde die Verträglichkeit gehoben. Außerdem ließen sich die Nebenwirkungen noch durch Einnahme des Miracils unmittelbar nach den Mahlzeiten und die Leermagenschmerzen durch Nahrungsaufnahme zwischen den Mahlzeiten mildern. Die Nachuntersuchungen auf Eier, teilweise bis 8 Monate nach der Kur (briefliche Mitteilung), fielen in den meisten Fällen negativ aus und sprachen für eine Erzielung tatsächlicher Heilungen. Nach NEWSOME (1951) scheint das Salicylat des Miracils D besser verträglich zu sein als das gewöhnlich verwendete Hydrochlorid.

Die *Beurteilung der Erfolge* antibilharzieller Kuren beruht im wesentlichen auf sorgfältiger *Nachkontrolle der Eiausscheidung*, am besten ergänzt durch den Miracidienschlüpfversuch (S. 792) und die Rectalbiopsie (s. S. 911). Das Verschwinden lebender Eier, das gewöhnlich innerhalb von 2—4 Wochen nach Kurbeginn erfolgt, und die damit parallel gehende Besserung der Krankheitserscheinungen erlauben zunächst nur die Schlußfolgerung, daß das Mittel auf die Fortpflanzungsorgane der Schistosomaweibchen eingewirkt hat (vgl. S. 915). Eine Abtötung sämtlicher Weibchen kann erst dann mit großer Wahrscheinlichkeit angenommen werden, wenn bei wiederholten Kontrollen ein Wiederauftreten lebender Eier innerhalb der nächsten 6—8 Monate ausgeblieben ist. Die Rückfälle erfolgen meistens in den ersten 3 Monaten (MOST und Mitarbeiter 1950), nach dem 6. Monat anscheinend nur selten. Häufig sind die Rückfälle, was Eizahl und Symptome betrifft, leichter als die Ersterkrankungen. Die Höhe der Rückfallquote, die über den Wert einer Behandlungsform entscheidet, läßt sich selbstverständlich nur dann genau ermitteln, wenn die Möglichkeit einer Reinfektion nach der Kur ausgeschaltet ist. Sie ist ferner stark abhängig von der Zahl und Art der Nachuntersuchungen (NEWSOME 1951), weshalb die Ergebnisse verschiedener Autoren nicht ohne weiteres vergleichbar sind.

Die Frage, mit welcher Sicherheit die *immunbiologischen Proben* zur Beurteilung von Heilerfolgen herangezogen werden können, bedarf noch weiterer Klärung.

FAIRLEY (1926/27) sah bei Ziegen, die mit *Sch. spindale* infiziert waren, die KBR 1 bis 4 Monate nach der Behandlung negativ werden und bestätigte autoptisch die Parasitenfreiheit der Tiere. Beim Menschen ist ein Negativwerden der KBR sowie der CHR und IKR innerhalb einiger Monate nach der Behandlung in einem gewissen Prozentsatz der Fälle beobachtet worden (ALVES und BLAIR 1946a, MAYER und PIFANO 1949, VOGEL und MINNING 1949, MOST und Mitarbeiter 1950 u. a.) und scheint für eine Dauerheilung zu sprechen (s. auch WILLIAMS 1947). Ein Positivbleiben der KBR trotz dauerhafter klinischer Heilung und Eierfreiheit kann nach FAIRLEY auf dem Überleben einiger harmloser Männchen beruhen, und das gleiche mag für die anderen Reaktionen gelten.

Die *Eosinophilie* des Blutes nimmt unter der Behandlung häufig zu und sinkt erst später allmählich ab, doch ist ihr Verhalten zu inkonstant, um sichere Rückschlüsse auf den therapeutischen Erfolg zu erlauben.

Die unspezifische Therapie. Chirurgische Eingriffe, die manchmal bei Blasen- und Darmbilharziose angezeigt sind — Entfernung von Wucherungen, Behandlung von Fisteln usw. — bedürfen hier keiner Erörterung. Dagegen verdient die unspezifische Behandlung der *hepato-lienalen Bilharziose*, insbesondere die *Splenektomie* eine nähere Betrachtung. Wenn diese Krankheitsform ein gewisses Stadium erreicht hat, schreitet trotz Antimonbehandlung die Milzvergrößerung fort, und die Patienten erliegen in spätestens 3 Jahren den Folgen der Pfortaderstauung und Hypersplenie. Eine rechtzeitige Splenektomie mildert die Pfortaderstauung durch den Wegfall des aus der Milz zuströmenden Blutes und hebt zugleich die splenogene Hemmung der Hämopoese und bei Jugendlichen die der sexuellen und körperlichen Entwicklung auf (STIVEN 1935, DONATI 1945). Eine

Beeinflussung der Leberschäden ist jedoch nicht zu erwarten. (Die Resultate der Splenektomie können eventuell noch durch eine spleno-renale Venenanastomose verbessert werden.)

Da die *Splenektomie die einzige aussichtsreiche Behandlung* bei dem fortschreitenden Banti-Syndrom der Bilharziose ist, muß das Risiko der nicht ungefährlichen Operation getragen werden. Die Höhe der Sterblichkeit bei diesem Eingriff, die nach STIVEN (1935) 12% in 800 Fällen betrug, nach anderen Autoren teils weniger, teils mehr, hängt, abgesehen von Operationstechnik, Vor- und Nachbehandlung in hohem Maße von der *Auswahl* der Patienten ab. Nach PIFANO (1949) muß zwischen 2 Entwicklungsstadien des bilharziösen Banti-Syndroms unterschieden werden: 1. einer *kompensierten Form* und 2. einer *dekompensierten Form*, von denen die letztere durch Blutungen in den Verdauungskanal, ein Venennetz der Bauchdecken und Ascites gekennzeichnet ist.

In der *ersten Phase* empfiehlt PIFANO eine antibilharzielle Behandlung, ergänzt durch Leberschutztherapie und antianämische Mittel. Wenn sich dann bei sorgfältiger Nachbeobachtung trotzdem eine Zunahme der Milzvergrößerung ergibt, wird die Splenektomie vorgenommen, die PIFANO in diesem Falle als „prophylaktische" bezeichnet, da sie vor dem Eintritt von Dekompensationszeichen ausgeführt wird.

Im *2. Stadium* ist die Splenektomie (mit nachfolgender oder vorausgehender Antimonbehandlung) in jedem Falle angezeigt, in dem Aussicht besteht, daß der Patient den Eingriff überlebt. Ein *permanenter Ascites*, der periodische Parazentesen erfordert, gilt allgemein als Kontraindikation, nicht hingegen nach PIFANO ein transitorischer Ascites, der sich vor dem Eingriff durch Leberschutztherapie, eventuell unter Beihilfe diuretischer Mittel, zur Resorption bringen läßt. Die Splenektomie ist ferner gefährlich bei *Anämien* mit weniger als 3 Mill. Erythrocyten je Kubikmillimeter (in diesem Falle Operationsvorbereitung durch Eisen, Vitamin-B-Komplex, Folsäure und Bluttransfusion) und soll möglichst nicht in Perioden mit Hämorrhagien vorgenommen werden. Todesursachen bei Splenektomie sind vorwiegend postoperativer Schock, abdominale Nachblutungen und Pneumonien. Die besten Resultate werden in den frühen Stadien der Krankheit erzielt (DA SILVA 1948).

Die baldigen *Heilungserfolge* sind augenfällig, *Normalisierung des roten und weißen Blutbildes, Rückgang der Neigung zu Blutungen, Hebung des Allgemeinzustandes*, Wiederherstellung der Arbeitsfähigkeit. Über das spätere Schicksal der Operierten enthält das Schrifttum auffällig wenig Angaben. In einer dem Verfasser im Original nicht zugänglichen Veröffentlichung berichteten ABDOU und GRACE (1948) aus Ägypten über Nachforschungen bei 42 Splenektomierten, bei denen der Eingriff 1—25 Jahre zurücklag. 38 waren noch am Leben, und 5 waren innerhalb der ersten 2 Jahre nach der Operation verstorben. Die Aussichten auf eine beträchtliche Lebensverlängerung scheinen demnach günstig zu sein.

Fasciola-Infektion.

Von **W. Minning**.

Vorkommen. *Fasciola hepatica*, der große Leberegel, kommt als Parasit der Rinder und Schafe in allen Teilen der Welt vor. Gelegentliche menschliche Infektionen sind aus fast allen Weltgegenden bekannt geworden. Innerhalb von 2 Jahren wurden am Hamburger Tropeninstitut 4 solcher Fälle beobachtet (MOHR und Mitarbeiter 1951); weitere Fälle sind in letzter Zeit in Deutschland von KALK (1948) und MOORMANN (1950) beschrieben worden. Monographische Darstellung bei BÜRGI (1935). Besonders zahlreiche menschliche Infektionen konnten auf Cuba festgestellt werden (ARENAS und Mitarbeiter 1948).

Bau und Lebensweise. *Fasciola hepatica*, der bis über 30 mm lang und 13 mm breit werden kann, lebt normalerweise in den Gallengängen und in der Gallenblase; gelegentlich wird er auch in der Subcutis und Muskulatur, besonders in der Nähe der Leber gefunden. Im Menschen können diese Würmer 10 Jahre und länger leben. Die ovalen Eier, 0,13—0,145 mm lang und 0,07—0,09 mm breit, besitzen einen deutlichen Deckel und bei der Eiablage neben zahlreichen Dotterzellen eine Eizelle (Abb. 30).

Entwicklung und Übertragung. Gelangen diese Eier mit dem Kot ins Wasser, so entwickelt sich in ihnen bei günstigen Temperaturen innerhalb von 2—3 Wochen ein *Miracidium* das bald das Ei verläßt. Zur Weiterentwicklung muß es in bestimmte Wasserschnecken eindringen; in Deutschland ist ausschließlicher Zwischenwirt *Limnaea (Galba) truncatula*. In dieser Schnecke wandelt sich das Miracidium in ein anderes Larvenstadium, die *Sporocyste*, um, in deren Inneren eine weitere Generation, die *Redien*, entstehen. Jede Redie entwickelt schließlich eine Anzahl *Cercarien*, die den Zwischenwirt verlassen und sich an Wasserpflanzen oder anderen Gegenständen im Wasser encystieren. Durch Genuß solcher Cysten infiziert sich der Endwirt. Die *Metacercarien*, die aus der Cyste im Duodenum frei werden, durchwandern die Darmwand und die Bauchhöhle; durch die GLISSONsche Kapsel dringen sie in die Leber ein. (Ausführliche Darstellung bei SCHUMACHER 1938, der entsprechende Befunde älterer Autoren bestätigte.) Nach einer Wanderung im Leberparenchym finden die jungen Leberegel die kleinen Gallengänge und wandern abwärts in die Hauptgallengänge, wo sie geschlechtsreif werden. 2—3 Monate nach Infektion beginnt die Eiablage. Würmer, die sich an anderen Körperstellen ansiedeln, werden meist nicht geschlechtsreif.

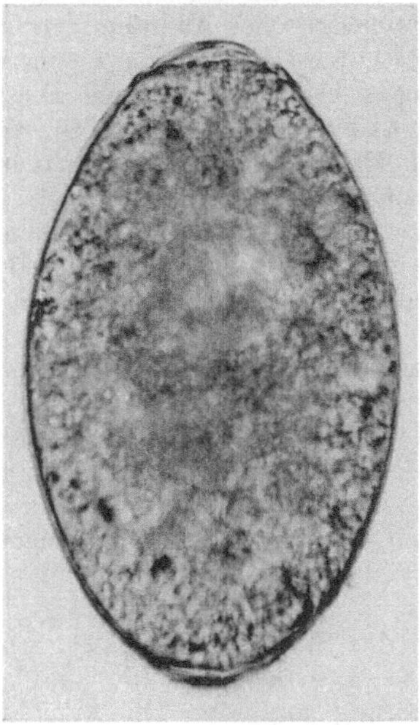

Abb. 30. Ei von *Fasciola hepatica*. Deckel oben. Vergr. 550mal. (Originalaufnahme von VOGEL.)

Epidemiologie und Verhütung. Menschliche Infektionen erfolgen besonders dort, wo Rinder und Schafe stark befallen sind. Neben Trinken von Wasser, das abgelöste Fasciolacysten enthalten kann, kommen als Mittler für menschliche Infektionen besonders Brunnenkresse, Sauerampfer, Fallobst aus Wassergräben und spielerisch in den Mund genommene Grashalme in Frage (MINNING und VOGEL 1950). Familieninfektionen — wir selbst kennen eine Infektion von 2 Geschwistern — und kleinere Epidemien sind nicht selten. Das vermehrte Bekanntwerden von menschlichen Fasciolafällen ist nach BRUMPT und LAVIER (1939) auf Verbesserung der diagnostischen Methoden zurückzuführen. Vermeiden des Genusses grüner Pflanzen und nicht einwandfreien Wassers in Gegenden, wo tierische Fasciola-Infektionen häufig sind, schützt vor einer Erkrankung.

Pathogenese und Pathologie. Im Gegensatz zu anderen Lebertrematoden werden schon im Frühstadium der Infektion von den einwandernden jungen Würmern Leberschäden gesetzt. Zerstörung von Lebergewebe durch die bestachelten Würmer und Giftwirkung ihrer Stoffwechselprodukte führen zu einem wohlcharakterisierten pathologisch-anatomischem Bild (PAUL 1927, BÜRGI 1936). Im Frühstadium der Infektion lassen sich besonders an der Oberfläche der Leber, aber auch im Inneren zahlreiche bis erbsengroße, graue bis weiße Knötchen nachweisen. Im Zentrum dieser, welche die Wanderungswege der jungen Würmer darstellen, findet sich eine hyaline Masse, die zahlreiche Leukocyten, Leberzelltrümmer und reichlich CHARCOT-LEYDENsche Krystalle enthält. Begrenzt werden diese Nekroseherde durch kleine Rundzellen, zahlreiche Eosinophile, Plasmazellen und gelegentlich durch Fremdkörperriesenzellen, auch vom LANGHANSschen Typ. In der Umgebung frischer Knötchen besteht eine interstitielle Hepatitis mit starker eosinophiler Infiltration, deren Ausheilung unter beträchtlicher Bindegewebsvermehrung erfolgt. Die Knötchen können bindegewebig organisiert werden, sie können sich aber auch zu kleinen Abscessen umwandeln, die häufig konfluieren.

In den Gallengängen, besonders im chronischen Stadium entstehen Epitheldefekte und eine starke Eosinophilie und teilweise knötchenförmige Infiltration der Gallengangswände. Charakteristisch sind Epithelproliferationen und drüsenähnliche Gallengangssprossungen bis in die peripheren Wandschichten hinein, in denen es zu einer starken Bindegewebswucherung mit Kalkeinlagerung kommen kann. Die Gallengänge sind streckenweise erweitert oder stellenweise verengert. Gleiche Veränderungen finden sich auch im Ductus choledochus und cysticus sowie in der Gallenblase, wodurch die Funktionstüchtigkeit des Gallenableitungssystems eingeschränkt ist. Dies begünstigt bakterielle Sekundärinfektion vom Darm aus. Die Würmer selbst wirken auch als mechanisches Abflußhindernis. Ihre Eier können sich mit Detritusmassen in den gestauten Gallengängen zu einem dickflüssigen Brei vermischen. Konkrementbildung ist beobachtet worden. Diese chronische Behinderung des Gallenabflusses führt zu einer biliären Cirrhose, die sich auf die primäre Leberschädigung aufpfropft. Im Spätstadium der menschlichen Infektion scheint die atrophische Cirrhose zu überwiegen (BIGGARD 1937).

Um Fasciolawürmer in der Subcutis kommt es zur Bildung von Granulomen, die meist keinen Eiter, sondern nur wenig seröse, eosinophile Zellen enthaltende Flüssigkeit in der nächsten Nähe des Parasiten aufweisen (BÜRGI 1936, NEGHME und OSSANDON 1943).

Klinische Bilder. Verwiesen sei auf die monographische Bearbeitung von BÜRGI (1936).

Das *akute Krankheitsstadium* umfaßt die Zeit vom Eindringen der Würmer in die Leber bis zur endgültigen Ansiedlung in den Gallengängen und bis zum Abklingen der durch Wanderung in der Leber verursachten Symptome; es dauert 3—4 Monate. Die ersten Krankheitserscheinungen, die sich 1—2 Monate nach der Infektion bemerkbar machen, weisen sich in vielen Fällen recht treffend als *„febriles, eosinophiles Syndrom“* (KOURI 1949) aus.

Die Schwere des Krankheitsbildes hängt von der Stärke der Infektion ab. Bei *wenigen Würmern* sind die *Symptome* häufig so *geringfügig*, daß der Kranke sie lediglich in der Art einer leichten Verdauungsstörung empfindet. Die Fasciola-Infektion wird in solchen Fällen oft nur durch Zufall entdeckt; so wies ein Fall von MOHR und Mitarbeitern (1951) nur Appetitlosigkeit und Gewichtsminderung auf; aus Anlaß der schweren Fasciola-Erkrankung ihrer Schwester wurde bei dieser Patientin eine stark vergrößerte Leber und eine Eosinophilie von 58% bei 23000 Leukocyten festgestellt. Bei *mittlerer oder schwerer Infektion* kann die Erkrankung akut oder schleichend mit allgemeinen Infektionszeichen wie Müdigkeit, Abgeschlagenheit, Appetitlosigkeit, Übelkeit und Kopfschmerzen einsetzen. Es stellen sich anhaltende, unregelmäßige, septische Temperaturen ein, Nachtschweiße und Gewichtsabnahme treten auf. Sehr schmerzhafte epigastrische Krisen können sich bemerkbar machen. Basalpleuritische Erscheinungen rechts, zum Teil mit Exsudat, können die Atmung erschweren und zu Reizhusten führen (LAVIER und Mitarbeiter 1939). Es kann röntgenologisch Verschleierung des rechten unteren Lungenfeldes bestehen. Allergische Symptome, wie Urticaria und flüchtige Ödeme oder hartnäckige Migränen, sind beobachtet worden. Bei der Untersuchung fällt das schlechte Aussehen der Patienten auf; sie sind mager, ihre Haut ist trocken, blaß, manchmal leicht gelblich. Die Leber ist zunächst nur mäßig vergrößert, meist aber schon frühzeitig druckschmerzhaft; sie nimmt langsam an Größe zu und kann schließlich den Rippenbogen 3—5 Querfinger überragen. Die Milz kann tastbar sein, der Milztumor ist aber kein obligater Befund. Gelegentlich werden nußgroße, derbe, kaum empfindliche Lymphknotenschwellungen am Halse und auch an anderen Stellen beobachtet. Solche akuten Fälle schildern unter anderen MARTIN und Mitarbeiter (1944), ARENAS und Mitarbeiter

(1948), EHLERS und KNÜTTGEN (1949), MOHR und Mitarbeiter (1951). Gegenüber anderen akuten rechtsseitigen Oberbauchbefunden ist für die akute Fasciola-Infektion eine extrem hohe Eosinophilie (81% ARENAS und Mitarbeiter 1948) charakteristisch, einhergehend mit einer oft erheblichen Leukocytose. Ausführliche Darstellung der Blutbefunde weiter unten.

Bei starkem Parasitenbefall und langer Dauer der schweren fieberhaften Erkrankung können sich ohne rechtzeitige und wirksame Therapie starke Anämie und Kachexie entwickeln, die zum Tode führen, z. B. die Fälle von PAUL (1927). Bei weniger schweren Infektionen gehen die Erscheinungen des akuten Stadiums allmählich zurück, die Temperatur normalisiert sich, der Allgemeinzustand hebt sich, Leukocytose und Eosinophilie nehmen ab. Meist bleiben unbestimmte Abdominalbeschwerden, Druckgefühl im Epigastrium, Verstopfung, gelegentliche kurzdauernde Durchfälle und vermehrte Bereitschaft zu Kopfschmerzen und Ermüdung zurück. Das Körpergewicht ist dauernd etwas vermindert.

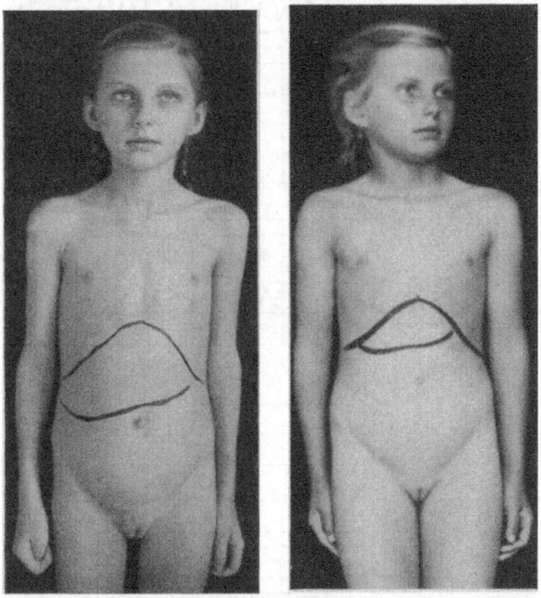

Abb. 31. $8\frac{1}{2}$jähriges Mädchen im akuten Stadium der Fasciola-Infektion (links) und nach der Emetinbehandlung (rechts). (Originalaufnahme von VOGEL.)

Am Hamburger Tropeninstitut konnte folgender interessanter und bisher wohl im Schrifttum noch nicht angeführter *Fasciola hepatica*-Fall beobachtet werden, bei dem nach der Anamnese die Infektion über 6 Monate oder etwas länger zurücklag: Bei einer Frau, die wegen Verdachts auf Stenose des Magenausgangs operiert wurde — Gesamtleukocyten 15000, Eosinophilie 47% — fanden sich zahlreiche bis kleinapfelgroße derbe Knoten im verdickten linken Leberlappen, der vermutlich einen Druck auf den Magenausgang ausgeübt hatte. Andere Ursachen für die Stenosebeschwerden waren weder am Magen noch am Duodenum zu erkennen. Die Fasciola-Diagnose wurde histologisch gestellt und serologisch bestätigt. Da auch im weiteren Verlauf weder im Stuhl noch im Duodenalsaft Eier nachweisbar waren, ergab sich der ungewöhnliche Fall, daß die Würmer nicht, wie sie es sonst einige Monate nach der Infektion tun, in die Gallengänge übergesiedelt waren, sondern in Parenchymherden eingeschlossen lagen.

Im *chronischen Krankheitsstadium*, in dem sämtliche Würmer in den Hauptgallengängen leben und dort Eier produzieren, sind es die pathologisch-anatomisch nachweisbaren Veränderungen der Gallengänge und die Würmer selbst, die zu Komplikationen Anlaß geben können. Sehr häufig aber bestehen nur die Symptome der letzten Zeit des akuten Stadiums weiter. Beschwerden können aber auch fehlen. Auch bei schwachen Infektionen kann sich gelegentlich ohne Brückensymptome ein Choledochus-Verschlußsyndrom einstellen (siehe weiter unten). Bei nicht sehr starkem Befall können Druckgefühl im rechten Oberbauch und leichte Schmerzen, Übelkeit und Verdauungsstörung jahrelang bestehen (Fall

KALK 1948). Nur selten werden sie richtig diagnostiziert und oft erst bei einer Operation erkannt. MANSON-BAHR und WALTON (1941), die einen Fall wegen Pankreatitisverdacht, und MURPHY und PASCALL (1950), die 3 Fälle wegen chronischer Cholecystitis operierten, fanden jeweils 1—3 Fasciolawürmer im Ductus choledochus.

Schwere, zum Tode führende Erkrankungen können auf Grund von *septischer Cholangitis* und *mechanischem Verschluß der extrahepatalen Gallenwege* zustande

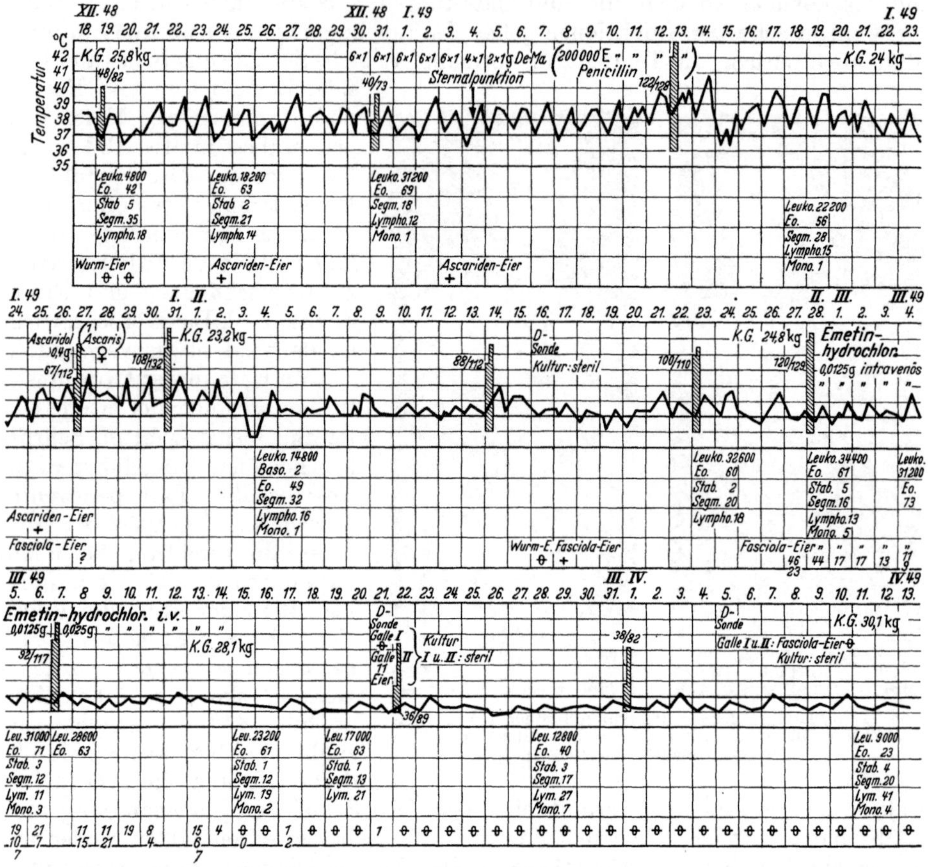

Abb. 32. Fieberkurve des Mädchens von Abb. 31. Fiebereinsatz 14 Tage vor Beginn der Kur. (Nach EHLERS und KNÜTTGEN.)

kommen. Die *häufigste Komplikation* ist die septische Cholangitis. Schon in der 2. Hälfte des akuten Krankheitsstadiums kann sie vorkommen. Ihre besondere Häufigkeit, Hartnäckigkeit und Bösartigkeit erklärt sich daraus, daß aus den kleinen Abscessen, in die sich die häufig vorkommenden periportalen Nekroseherde umwandeln, ständig neues, infektiöses Material in die Gallengänge gelangt. In leichten Fällen bildet die Behinderung des Gallenabflusses das Leitsymptom. Die Leber ist groß, etwas empfindlich; Milzvergrößerungen werden selten beobachtet. Subjektiv besteht ein unbehagliches, manchmal schmerzhaftes Gefühl in der Lebergegend. Appetitlosigkeit, Brechreiz, Meteorismus und meist eine deutliche Gewichtsabnahme stellen sich ein. Gelegentliche Fieberschübe kommen vor. In schweren Fällen findet sich ein sehr akutes und unmittelbar bedrohliches Krankheitsbild mit hohen septischen Temperaturen, Peritonitispuls und schwerstem Krankheitsgefühl. Starke Schmerzen in der Lebergegend mit gelegentlichen Koliken, unstillbarem Erbrechen und profuse Durchfälle mit schleimigem oder glasigem Stuhl sind charakteristisch. Die sich daraus ergebende erhebliche Wasserverarmung ist einer der Gründe für die rapide Gewichtsabnahme. Die Kranken sind schwach und können sich kaum bewegen. Oft bestehen eine erhebliche hypochrome Anämie und septische Leukocytenwerte mit häufiger Aneosinophilie. Die Haut ist mehr oder weniger ikterisch verfärbt, je nach dem Grad der Gallenabflußbehinderung.

Eine weitere häufige Komplikation ist die akute Behinderung des Gallenabflusses mit Verschlußikterus und Kolikanfällen. Diese Anfälle werden ausgelöst durch Konkremente, die sich in der gestauten Galle gebildet haben, häufiger aber durch die Parasiten selbst. Einen parasitenbedingten Choledochusverschluß konnten Allende (1939), Wiedhopf (1941), einen Hepaticusverschluß d'Allaines, Lavier und Gandrille (1942) und einen Cysticusverschluß Laurent und Mitarbeiter (1942) beobachten. Die Symptome unterscheiden sich kaum von denen der Gallensteinkoliken. Ausstrahlende Schmerzen in den Rücken und in die Schultern fehlen aber häufig. Durch diese akuten Verschlüsse kann es auch zu einer eitrigen Cholangitis oder Cholecystitis kommen.

Akute, eitrige Cholecystitiden, die sich durch Neigung zur Bildung von Wandabscedierungen mit nachfolgender Perforation auszeichnen, sind nicht selten, Bader (1941) fand bei solch einer Infektion 18 Würmer in der Gallenblase. Klinisch imponiert vor allem der entzündliche Gallenblasentumor und die peritonitische Reizung (O'Donnell 1949).

Als toxische Symptome der *schweren terminalen Stadien* sind anzusehen: Durchfälle, Ödeme, Gelenkschwellungen, tetanische Krämpfe und Delirien. Auch bei schlechtestem Allgemeinzustand mit schweren septischen und toxischen Erscheinungen und profusen Durchfällen können Patienten erstaunlich lange am Leben bleiben (Bürgi 1936).

Das *rote Blutbild* weist im akuten Krankheitsstadium eine nur geringe hypochrome Anämie auf, die meist auch im reizlosen chronischen Stadium bestehen bleibt. Bei septisch-cholangitischen Fällen trifft man hochgradige hypochrome Anämien, die wohl in der Sepsis als solcher ihre Ursache haben. Die *Eosinophilie* kann im akuten Stadium sehr hohe Werte erreichen. Mohr und Mitarbeiter (1951) beobachteten einen Wert von 78%, was bei einer Gesamtleukocytose von 52000 40000 Eosinophilen entspricht. Die starke Gesamtleukocytose wird also im akuten Stadium durch eine allergische Reaktion auf Parasiten oder ihre Stoffwechselprodukte bedingt (Ehlers und Knüttgen 1949). Im chronischen Krankheitsstadium können normale Eosinophilenwerte vorliegen (5% Fall Kalk 1948). Auch bei schwerer Kachexie und insbesondere bei septischen Cholangitiden findet man normale Eosinophilenwerte, auch nicht zu selten Aneosinophilie. Die *Blutsenkung* kann im akuten Stadium ebenso wie bei bakteriellen Komplikationen Werte von über 120 mm erreichen. Im chronischen Stadium sind niedrige oder normale Werte die Regel. *Leberschädigungen*, nachgewiesen durch Serumlabilitätsreaktionen, bestehen im akuten Stadium, schwinden aber nach erfolgreicher Behandlung (Mohr und Mitarbeiter 1951); im chronischen Stadium (Kalk 1948) sind sie nicht nachweisbar.

Die **Prognose** ist bei richtiger Therapie meist günstig, sonst aber sehr zweifelhaft. Senevet und Lièvre (1933), die selbst 7 Fasciola-Fälle beobachteten, schätzen die Mortalität auf 38%. In der neueren Literatur dagegen sind Todesfälle relativ selten.

Diagnose. Während der Einachweis im Stuhl besonders im akuten Stadium schwierig sein kann — Ehlers und Knüttgen (1949) fanden zwar bei ihrem

Fall schon in der 7. Krankheitswoche Eier — stellt der Nachweis der Eier in der Galle nach Duodenalsondierung die Methode der Wahl dar. Bewährt hat sich die Gabe von Choleretika und gallenblasenkontrahierenden Medikamenten, z. B. Hymon. Gelegentlich können sich Fasciola-Eier im Stuhl finden, wenn Fasciola-haltige Leber verzehrt worden ist. Kontrolluntersuchungen nach Gaben von Abführmitteln und Fehlen von Lebersymptomen klären die Diagnose (MANDOUL und PAUTRIZEL 1947). Komplementbindungsreaktion und Intracutantest geben spezifische Ergebnisse (MINNING und VOGEL 1950), können aber noch mehrere Monate nach klinischer Heilung positiv sein (MINNING 1951). Die HODGKINsche Erkrankung ist durch Untersuchungen des Sternalpunktates auszuschließen (FRIESS 1946). Weitere klinische Differentialdiagnose bei BÜRGI (1936).

Therapie. Spezifisch wirkt *Emetin hydrochloricum* intravenös verabfolgt. Im Gegensatz zu der relativ geringen Dosierung von 3,72 mg je Kilogramm Körpergewicht (KOURI, BASNUEVO und FERMOSELLE 1935) und 5 mg je Kilogramm Körpergewicht als Gesamtdosis (ARENAS und Mitarbeiter 1948) hat sich am Hamburger Tropeninstitut die intravenöse Gabe von täglich 1 mg Emetin je Kilogramm Körpergewicht für 8—10 Tage (also 8—10 mg je Kilogramm Körpergewicht als Gesamtdosis) bewährt. Unverträglichkeit wurde nicht beobachtet. Der erfolgreich angewendete Tetrachlorkohlenstoff wird von ARENAS und Mitarbeiter (1948) zwar als wirksam, aber auch als gefährlich bezeichnet. Eine Kombinationskur mit Emetin und Tetrachlorkohlenstoff fand FRIESS (1946) brauchbar. Sekundäre bakterielle Infektion macht die Anwendung von Antibiotica, insbesondere Aureomycin, notwendig. Nach BÜRGI (1936) stellen Verschlußikterus, der sich nach 2—3wöchiger Dauer noch nicht gebessert hat und eitrige Cholecystitis mit Rupturgefahr Indikationen für chirurgische Eingriffe dar. Chirurgisch werden auch Würmer in der Subcutis, Muskulatur usw. entfernt.

Dicrocoelium-Infektion.

Von **W. Minning.**

Vorkommen. *Dicrocoelium dendriticum*, der kleine Leberegel, kommt bei seinen natürlichen Wirten, den Pflanzen- und Allesfressern, besonders den Schafen, über die ganze Welt verbreitet vor. Nur sehr wenig menschliche Infektionen sind aus Mitteleuropa bekannt, in Osteuropa scheint die Infektion bei Menschen häufiger zu sein. Vereinzelte Fälle sind auch aus anderen Weltgegenden beschrieben (GALLI-VALERIO und BORNAND 1931, YENIKOMISHIAN und BERBERIAN 1934, VAN DEN BERGHE und DENECKE 1938, ROCHE 1948, SCHEID, MENDHEIM und AMENDA 1950).

Bau und Lebensweise. Der kleine Leberegel wird bis zu 15 mm lang und 2,5 mm breit. Er bewohnt die Gallengänge und Gallenblase. Die 0,038—0,045 mm langen und 0,022 bis 0,03 mm breiten dunkelbraunen Eier besitzen einen Deckel und bei der Ablage ein vollentwickeltes Miracidium.

Entwicklung und Übertragung. Landschnecken der Gattungen Zebrina und Helizella fressen diese Eier; die ausgeschiedenen Cercarien bleiben in Schleimklumpen an Gräsern haften und können so vom Endwirt aufgenommen werden. Sie gelangen über die Darmwand in den Pfortaderkreislauf und in die Leber. Dort dringen sie in die Gallengänge ein (MATTES 1936, NEUHAUS 1938). Beim Schaf werden Eier 3—5 Monate nach der Infektion mit dem Kot ausgeschieden.

Epidemiologie. Der Mensch infiziert sich in Gebieten, wo Schafe stark von diesem Parasiten befallen sind, durch Aufnahme der Metacercarien-haltigen Schleimballen, die an Gräsern und anderen Pflanzen abgesetzt wurden.

Pathogenese. Dicrocoelium-Befall verursacht Dilatation der Gallengänge, Schädigung des Gallengangsepithels und von den Gallengängen ausgehende Bindegewebswucherung. Um absterbende Würmer kommt es zu nekrotischen Reaktionen.

Klinische Bilder. Menschliche Infektionen werden fast immer nur zufällig durch Kotuntersuchungen entdeckt. Die Kenntnisse der klinischen Symptome des Dicrocoelium-Befalls beim Menschen sind sehr gering. Gelegentlich wird nur eine vergrößerte Leber festgestellt In anderen Fällen ist sie als sehr druckempfindlich und schmerzhaft beschrieben worden; man weiß von kolikartigen Schmerzen im Oberbauch, Erbrechen, chronischer Obstipation, unterbrochen von gelegentlich flüssigen Stühlen. Die bisher bekannt gewordenen hämatologischen Befunde lassen sich nicht verallgemeinern; eine deutliche Eosinophilie ist nicht in jedem Falle vorhanden.

Diagnose. Nach Genuß von infizierter Schafleber sind Pseudoinfektionen (Eipassagen) nicht selten beobachtet worden (BLAJIN 1930, TARASSOFF 1932).

Therapie. Emetin wurde bei 3 Patienten (WASILIJEWA 1927, MTSCHEDLIDZE 1931), Thymol bei 1 Fall (GALLI-VALERIO und BORNAND 1931) und Fuadin bei einem weiteren Fall (SCHEID, MENDHEIM und AMENDA 1950) mit Erfolg angewendet.

Opisthorchis-Infektion.

Von **W. Minning.**

Vorkommen. *Opisthorchis felineus*, der Katzenleberegel, nahe verwandt mit *Clonorchis sinensis*, ein Parasit der fischfressenden Landsäugetiere, kommt gelegentlich beim Menschen vor. Infektionen sind besonders bekannt vom Kurischen Haff, aus Polen und der Ukraine: ein großer endemischer Herd ist in Westsibirien vorhanden (EHRHARDT 1935, EJSMONT 1937, LUBINSKY und SSELIWANOW 1942). Vereinzelte Infektionen sind auch aus anderen Weltgegenden bekannt.

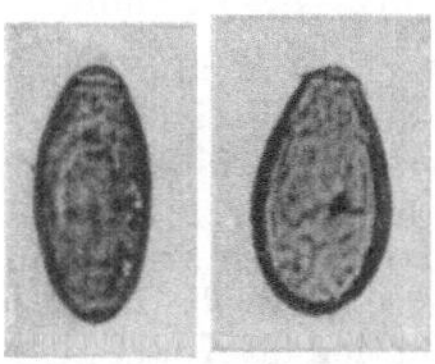

Abb. 33. Eier von *Opisthorchis felineus* (links) und von *Clonorchis sinensis* (rechts). Vergr. 550mal. (Originalaufnahme von VOGEL.)

Bau und Lebensweise. *Opisthorchis felineus* wird kaum über 10 mm lang und 2 mm breit. Im hinteren Körperdrittel liegen die beiden tief eingekerbten Hoden schräg hintereinander. Er ist ein Parasit der Gallengänge und des Pankreas. Die hellbraunen Eier sind 0,03 mm lang und 0,013 mm breit. Sie besitzen einen Deckel und bei der Ablage bereits ein entwickeltes Miracidium (Abb. 33).

Entwicklung und Übertragung. Es besteht eine weitgehende Übereinstimmung mit *Clonorchis sinensis* (siehe weiter unten). In Mitteleuropa ist *Bithynia leachi* der Schneckenzwischenwirt, Transportwirte sind besonders Schleie (*Tinca tinca*) und Tapare (*Idus melanotus*). Nach der Einwanderung der Metacercarien durch den Ductus choledochus in die Leber (VOGEL 1932) erfolgt die Eiausscheidung 3—4 Wochen nach der Infektion.

Epidemiologie und Verhütung. Die Infektion des Menschen erfolgt durch Genuß der in den Hauptverbreitungsgebieten beliebten Fischsalate. Vermeidung von rohem oder ungenügend gekochtem Fischfleisch verhindert den Befall.

Pathogenese. Die pathologischen Veränderungen entsprechen weitgehend denen bei *Clonorchis sinensis*-Befall. Über pathologisch-histologische Untersuchungen berichtet THIN LI (1933). Primäre Gallengangscarcinome und Pankreascarcinome sind beobachtet worden (RINDFLEISCH 1910, RUDITZKI 1928, PEREVODCHIKOVA 1940).

Klinische Bilder. Die meisten menschlichen Opisthorchisfälle weisen subjektiv und objektiv keine Symptome auf. 50—60 Würmer scheinen nach RINDFLEISCH (1910) nicht zu einer klinisch ausgeprägten Erkrankung zu führen. Sicher spielt aber die Dauer der Infektion eine ausschlaggebende Rolle. Stärkerer Befall verursacht Schmerzen in der Leber- oder Magengegend. Meist handelt es sich nur um ein mäßig schmerzhaftes Druckgefühl; gelegentlich können auch kolikartige Schmerzen im Oberbauch auftreten. Mäßige Vergrößerung und Konsistenzzunahme der Leber und in einigen Fällen eine geringe Milzschwellung sind beobachtet worden. Ascites war nie nachweisbar, Ikterus nur vorübergehend. PLOTNIKOV (1939) berichtet über 191 Opisthorchisfälle, bei denen er chronische

Gallenblasen- und Gallengangsentzündung und Lebercirrhose als Folgeerscheinungen beobachten konnte. Chronische Pankreatitis war häufig. Gallenblasenkonkremente um Opistorchis-Eier sind bekannt. Bei 22% seiner Fälle konnte ZERCHANINOW (1939) eine Anämie nachweisen.

Diagnose. Siehe *Clonorchis sinensis.*

Therapie. Das bei der Katzen-Opisthorchiasis gut wirkende Fuadin hat sich nach PLOTNIKOV (1940) sogar als Fuadinkonzentrat bei menschlichen Infektionen als nicht in allen Fällen wirksam erwiesen.

Clonorchis-Infektion.

Von **W. Minning.**

Vorkommen. *Clonorchis sinensis,* der ostasiatische Leberegel, auch bei Hund und Katze vorkommend, tritt im Fernen Osten häufig bei Menschen auf. Endemisch befallene Bezirke finden sich besonders in China (Kwantung-Provinz), Indochina und Japan. Ferner kommt diese Infektion in Formosa und Korea vor. Mit seinen menschlichen Wirten gelangt dieser Parasit in alle Weltgegenden, aber nirgends sind neue endemische Herde bekannt geworden.

Bau und Lebensweise. *Clonorchis sinensis* wird bis zu 25 mm lang und 5 mm breit. Die beiden stark verzweigten Hoden liegen nacheinander im Hinterende des Wurmes. Die Würmer leben in den peripheren mittleren Gallengängen der Leber. Im Duodenum werden sie nur postmortal angetroffen. Befall des Pankreas ist nicht selten. Bis zu 21000 Egel sind bei einem Menschen gefunden worden. Die Clonorchis-Infektion kann bis zu 25 Jahren bestehen (MONROE 1924). Die gelblich-braunen Eier sind 0,027—0,035 mm lang und 0,013—0,019 mm breit. An dem einen, etwas verjüngten Eipol sitzt durch einen Ringwulst getrennt der kleine Deckel (Abb. 33).

Entwicklung und Übertragung. Diese Eier, die schon bei der Ablage ein Miracidium enthalten, werden von Schnecken der Gattungen Bithynia, Melania und Parafossarulus im Wasser mit der Nahrung aufgenommen. Die ausgeschiedenen Cercarien bohren sich in die Muskulatur von Fischen der Karpfenfamilie und encystieren sich dort. Durch Genuß solchen rohen, infizierten Fischfleisches erfolgt die Übertragung auf den Endwirt. Die Metacercarien werden im Dünndarm aus ihren Cysten frei und wandern durch den Ductus choledochus in die Gallengänge der Leber ein. Die Eier erscheinen ungefähr 1 Monat nach der Infektion im Kot (FAUST und KHAW 1927).

Epidemiologie und Verhütung. Menschliche Infektionen können nur dort auftreten, wo infizierte Fischzwischenwirte in rohem oder ungenügend erhitztem Zustand genossen werden. Die in Südchina übliche Verwendung von menschlichem Kot als Fischfutter führt zu einer Infektion der Schneckenzwischenwirte und damit der Fische. Aus Japan oder China exportierte Fische haben in Hawai zu menschlichen Infektionen geführt. Erhitzen von Fischfleisch schützt vor Clonorchis-Infektion. Durch 30 sec und längerem Aufenthalt in kochendem Wasser werden Clonorchis-Cysten in mehreren Zentimeter großen Stücken Fischfleisch abgetötet (KAN und VOGEL 1937).

Pathogenese. Über reaktive Entzündung und Bindegewebsneubildung kommt es bei cystischer Erweiterung und Epithelproliferationen der mittleren Gallengänge zu einer Vergrößerung oder bei späterer Schrumpfung des Bindegewebes mit Abdrosselung des spezifischen Lebergewebes zu einer Verkleinerung der Leber. Histologische Befunde an 66 Fällen bei HÖPPLI (1933). Typische makroskopische und mikroskopische Veränderungen sind auch in Lebern vorhanden, in denen sich keine Parasiten, in deren Gallenblase sich aber noch Eier nachweisen lassen. Die Lebercirrhose schreitet inter- und intraacinös fort. Cholangitiden können zu miliaren Abscessen führen. Chronische Cholecystitis und Pericholecystitis sind bekannt. FISCHER (1935) fand Gallensteinbildung um Clonorchis-Eier. Über Clonorchiasis und primäres Gallengangscarcinom berichten NAUCK und BACKIANG LIANG (1928), KOURI, BASNUEVO, ALVARE und LESCANO (1936) und RISSEL und HARTMANN (1949). Das Pankreas ist in 11,8% der schweren Fälle befallen (NEWHAM 1925 und GALLIARD, DANG-VAN NGU und PHAN-HUY-QUAT 1938).

Klinische Bilder. Die klinischen Symptome richten sich nach der Stärke des Befalls, der Dauer der Infektion und etwaigen Reinfektionen. In der Regel sind Clonorchis-Patienten nicht akut krank, oft kommen sie mit seit Jahren bestehenden Beschwerden in ärztliche Behandlung. Nach KÖNIGSTEIN (1949) ist klinisch schon die Invasion der Metacercarien in die Gallengänge faßbar. Es besteht Abgeschlagenheitsgefühl, Frösteln, Fieber bis zu 40°, Subikterus, vergrößerte, weiche Leber und eine Eosinophilie von 10—40%, die bei einem Patienten sogar 88% erreichte. Eierausscheidung erfolgte 3—4 Wochen nach dem wahrscheinlichen Infektionstermin. Über das Krankheitsbild im chronischen Stadium geben BERCOVITZ (1931) und OTTO (1937) ausführliche Darstellungen (s. auch EDELMANN und SPINGARN 1949). Die Patienten klagen in der Hauptsache über uncharakteristische Beschwerden im Bereich des Magen-Darmkanals, über Durchfälle, Verstopfung, Blähungen, Schmerzen in der Magengegend und starke Abmagerung. Ein Subikterus geht immer mit genügend oder gut gefärbten Stühlen einher. Verschluß des Ductus cysticus mit allen typischen Symptomen einer akuten Cholecystitis (WANG 1949) kann durch Zusammensintern von Clonorchis-Eiern zustande kommen (OTTO, TSCHAN TSCHING 1935). Bei einem Teil der Clonorchis-Patienten bestehen pericholecystitische Verwachsungen, die röntgenologisch nachweisbar sind. Es handelt sich um eine Verlötung der Gallenblase mit dem Duodenum, der Leberunterfläche und der Flexura coli hepatica, ferner um eine Verziehung des Duodenums meist nach rechts und oben, wodurch es zu einem ständigen Offenbleiben großer Duodenalabschnitte mit Luftfüllung und Geschwürsbildung kommen kann (OTTO 1937). Die Folgezustände der sich oft entwickelnden schweren Cirrhose mit Ascites, Ödem, Ikterus und Blutungsneigung weisen bei der Clonorchis-Infektion keine Besonderheiten auf. Über eindeutige Pankreassymptome ist bisher sehr wenig bekannt (OTTO 1937). Nach NEWHAM (1925) erscheinen die LANGERHANSschen Inseln histologisch nicht geschädigt. Charakteristisch sind vegetative Störungen, z. B. sehr lebhafte Reflexe, und relativ häufig Tachykardien im Gegensatz zu den sonst bei Leberkrankheiten häufigen Bradykardien. OTTO (1937) sah gelegentlich subfebrile Temperaturen im Gegensatz zu BERCOVITZ (1931). Die Hämoglobinwerte liegen zwischen 55 und 90%. Die Anzahl der eosinophilen Leukocyten (0—47%) entspricht nicht der Schwere des Krankheitsbildes. Während OTTO (1937) keine Vermehrung der Gesamtleukocyten sah, hält BERCOVITZ (1931) eine Leukocytose von 10000—30000, eine relative Lymphocytose und eine Eosinophilie von etwa 20% für typisch bei unkomplizierten Clonorchis-Fällen. Eine besondere Bedeutung hat die Clonorchis-Infektion als zweite Krankheit (OTTO 1937).

Diagnose. Bei Clonorchis-Infektionen werden Eier oft leichter im Duodenalsaft, besonders in der Galle B gefunden als im Stuhl. Serologische Nachweismethoden haben klinisch bisher keine Bedeutung.

Therapie. Von den zahlreichen Medikamenten, die bei der Clonorchiasis versucht sind — zusammenfassende Darstellung bei OTTO (1937) —, hat sich bisher keines als spezifisch erwiesen. Antimonkomplexverbindungen, z. B. Fuadin, Arsenverbindungen und Goldpräparate, bewähren sich bis zu einem gewissen Grade. Die auf Gentianaviolett gesetzten Hoffnungen haben sich nicht erfüllt. Noch am günstigsten wirken wiederholte Fuadinkuren (HUECK 1951) (siehe Schistosomiasis-Therapie). Die klinisch sehr lästigen Verdauungsstörungen lassen sich oft durch Gaben von Leberextrakt oder Pankreaspräparaten weitgehend bessern. Fettarme, kohlenhydrat- und vitaminreiche Diät sowie ätherische Cholagoga können günstig wirken. Schwere akute Cholecystitis bedarf selbstverständlich chirurgischer Behandlung.

Fasciolopsis-Infektion.

Von **W. Minning.**

Vorkommen. *Fasciolopsis buski*, der Riesendarmegel, kommt außer beim Menschen auch bei Schwein und Hund vor. Stärkster menschlicher Befall findet sich in den chinesischen Provinzen Chekiang und Kwangtung sowie in Assam. Malaya, Indonesien, Indochina und Formosa sind weniger stark befallen.

Bau und Lebensweise. Der Riesendarmegel wird 20—75 mm lang und 8—20 mm breit. Er lebt in den oberen Teilen des Dünndarms, oft an der Mucosa haftend. Über 3500 Würmer sind einem Kranken abgetrieben worden. Ihre Lebensdauer beträgt mindestens 5 Jahre (Vogel, unveröffentlicht). Die rund-ovalen Eier, 0,138 mm lang und 0,084 mm breit, besitzen an einem Pol einen kleinen Deckel. Bei der Ablage enthalten sie eine Eizelle und zahlreiche Dotterzellen.

Entwicklung und Übertragung. Aus den Eiern im Wasser schlüpfende Miracidien dringen in Schnecken der Gattungen Planorbis und Segmentina ein. Ausschwärmende Cercarien encystieren sich an Wasserpflanzen. Gelangen diese Cysten in den Magen-Darmkanal des Endwirtes, so werden die Metacercarien frei und wachsen heran. Eier lassen sich im Kot 4 Wochen nach Infektion nachweisen (Selbstversuch Barlow 1925).

Epidemiologie und Bekämpfung. Menschliche Infektionen in stark befallenen Gebieten kommen insbesondere durch Genuß der Früchte der in Wasserfeldern kultivierten Wassernußpflanze *(Trapa natans)* zustande. Verwendung von menschlichem Kot als Dünger für Wassernußkulturen begünstigt die Verbreitung dieses Parasiten. Fasciolopsis-Befall von Mensch und Schwein geht nicht parallel, sondern hängt von der Art der Zubereitung der Wassernüsse je nach örtlichen Gebräuchen ab (Barlow 1925, Watt 1937, Galliard und Ngu 1947, Galliard 1948). Kurzes Eintauchen der Wassernüsse in kochendes Wasser tötet die Fasciolopsis-Cysten, ohne die Früchte zu entwerten.

Pathogenese. Außer mechanischer Reizung des Darmes durch die muskelkräftigen, bestachelten Würmer sind vorwiegend ihre Exkretionsstoffe, vielleicht auch Produkte der Darmfäulnis, an der Genese der Fasciolopsis-Symptome beteiligt (Wang 1936). Kau und Wu (1938) fanden bei Schweinen an der Sitzstelle der Würmer am Duodenum wohl hyperämische Bezirke, aber keine deutlichen Erosionen der Mucosa. Histologisch bestand eine katarrhalische Entzündung.

Klinische Bilder. Verwiesen sei auf die zusammenfassende Darstellung von Wang (1936). Ein Teil der Fasciolopsis-Infizierten ist frei von Beschwerden. Ob und in welchem Grade Symptome auftreten, hängt von der Anzahl der Parasiten, der Dauer der Infektion, dem Ernährungszustand und der individuellen Empfindlichkeit des Befallenen ab. Infektionen mit mehreren Hunderten oder Tausenden von Riesendarmegeln können tödlich verlaufen.

Nach Aufnahme der Cysten besteht eine symptomlose Inkubationsperiode von 1—2 Monaten Dauer (Selbstversuch Barlow 1925, Selbstversuch Vogel 1936). Es setzen dann anfallsweise Leibschmerzen ein, zunächst nur morgens bei nüchternem Magen, später aber auch unregelmäßig über den ganzen Tag verteilt, die sich zumeist im Epigastrium lokalisieren und nagenden oder kolikartigen Charakter haben. Vielfach treten diarrhoische Attacken von ein oder mehr Tagen Dauer auf; sie werden unterbrochen von Perioden mit normalen Stuhlentleerungen oder Obstipationen. Vermehrte Gasbildung im Darm verursacht Meteorismus. Gelegentlich treten Übelkeit und Erbrechen auf, wobei gar nicht selten Riesendarmegel entleert werden. Bei leichteren Infektionen können in einigen Monaten die ursprünglichen Darmbeschwerden schwinden; der Patient wird trotz weiter bestehender Infektion beschwerdefrei (Selbstversuch Vogel 1936). Bei starkem Befall und schlechtem Allgemeinzustand erfolgt ohne scharfe Grenze der Übergang in ein zweites Krankheitsstadium, während dessen die Störungen im Bereich des Verdauungssystems bestehenbleiben. Es kommt zu Abmagerung und Kräfteverfall, die extreme Grade annehmen können. Ödeme, in leichteren Fällen nur an den Augenlidern und den unteren Extremitäten, allgemeines Ödem in schweren Fällen, Ascites und dessen Folgeerscheinungen sind ein häufiger Befund. Eine geringgradige sekundäre Anämie kann vorkommen, ist aber nicht typisch. Nach Young (1935) sind die Eosinophilen meist vermehrt. Im Spätstadium findet sich eine rauhe, schuppige und trockene Haut. Gelegentlich wird Urticaria beobachtet; Zahnfleisch- und Nasenblutungen kommen vor. Der Urin, meist Indican-positiv und hochkonzentriert bei Ödem- und Ascitesfällen, enthält kein Eiweiß. Bei einer Anzahl von Fällen treten nervöse Störungen auf. Unruhiger Schlaf, Kopfschmerz, Schwindel und Steigerung der Sehnenreflexe. Eine verhängnisvolle Folge der Fasciolopsis-Infektion im Kindesalter sind die von Chien (1931) beobachteten Wachstums- und Entwicklungshemmungen. Diese Störungen bleiben nach Abtreibung der Würmer weiter bestehen im Gegensatz zu den anderen Symptomen dieser Erkrankung, die rasch schwinden. Blut im Stuhl, Ikterus und Fieber sind nicht auf eine reine Fasciolopsis-Infektion zu beziehen.

Diagnose. Die großen und fast immer reichlich vorhandenen Eier sind im Stuhl leicht nachweisbar.

Therapie. Fasciolopsis läßt sich mit den Hakenwurmmitteln in gleicher Dosierung relativ leicht abtreiben; besonders wirksam ist Tetrachlorkohlenstoff (Barlow 1927), bei Schwerkranken aber nicht ungefährlich. Bei Massenbehandlungen in China hat sich β-Naphthol in Gaben von 3 g für den Erwachsenen bewährt. McCoy und Chu (1937) empfehlen Hexylresorcinol in der üblichen Dosierung (siehe Ascaristherapie).

Infektionen mit selteneren Darmegeln.

Von **W. Minning.**

Gastrodiscoides hominis, ein Darmegel der Schweine in Indien, kommt gelegentlich beim Menschen vor. Buckley (1939) fand diese Würmer in 41,2% bei 221 Personen in Assam. Sie sind bis zu 10 mm lang; im Gegensatz zu dem langen schmalen Vorderende ist das Hinterende scheibenartig verbreitert. Die Eier, 150—170 μ lang und 60—70 μ breit, sind eher rhomboid als oval. Übertragung und Entwicklung des Parasiten sind noch unbekannt. Bei einem Menschen sind mehrere 100 Würmer gefunden worden. Sie haften an der Schleimhaut des Coecums und des aufsteigenden Colons, wo sie zu Reizerscheinungen führen und Diarrhoen verursachen.

Trematoden aus der Familie der *Echinostomatidae*, die normalerweise im Darm niederer Wirbeltiere, Vögel und Säugetiere leben, werden gelegentlich beim Menschen gefunden. Befall mit *Echinostoma*-Arten kommt nicht nur in Ostasien, z. B. in Indonesien (Bonne, Bras und Lie Kian Joe 1948), sondern auch in Rumänien vor; eine *Himasthla muehlensi*-Infektion, die wahrscheinlich in New York erworben war, beschreibt Vogel (1933). *Echinochasma*-Befall ist beim Menschen aus Ostasien, bei Hunden und Katzen aber auch aus Rumänien und Italien bekannt. Die Größe dieser Parasiten schwankt zwischen 2 und etwa 20 mm. Die ovalen Eier, in denen sich erst außerhalb des Wirtskörpers ein Miracidium bildet, sind je nach Art 80—155 μ lang und 55—95 μ breit. Erste Zwischenwirte sind Schnecken; zweite Zwischenwirte, deren Genuß zur Infektion führt, können je nach Art Fische, Schnecken, Muscheln, Froschlarven oder Frösche sein; auch an Pflanzen encystierte Metacercarien können zur Infektion führen. Alle diese Darmegel haften mit ihrem bestachelten Kopfkragen an der Schleimhaut des vorderen Teils des Dünndarms. Die kleinen Arten verursachen nur, wenn sie in sehr großer Zahl parasitieren, Leibschmerzen und Diarrhoen, die großen Arten dagegen können die gleichen Symptome wie *Fasciolopsis* hervorrufen.

Eine große Anzahl von Zwergdarmegeln aus der Familie der *Heterophyidae*, deren normale Wirte fischfressende Vögel und Säugetiere sind, kommen gelegentlich bei Menschen vor (Faust 1949). Am häufigsten werden beim Menschen die insbesondere in Ostasien vorkommenden Arten *Heterophyes heterophyes* und *Metagonimus yokogawai* gefunden; sie sind etwa 1—2 mm lang und 0,5 mm breit. Ihre ovalen Eier, die bereits bei der Ablage ein vollentwickeltes Miracidium enthalten, sind 28—30 zu 15—17 μ bzw. 26,5—28 zu 15,5—17 μ groß. Erste Zwischenwirte sind Schnecken, zweite Zwischenwirte Fische. Die Infektion des Menschen erfolgt durch Genuß rohen Fischfleisches. Obwohl diese Zwergdarmegel nicht nur an der Darmschleimhaut anhaften, sondern auch tief in diese hineindringen — sehr starker Befall ist nicht selten — werden kolikartige Schmerzen und Diarrhoen nur gelegentlich beobachtet. Ernstere Schädigungen können aber in seltenen Fällen durch die Eier gewisser Zwergdarmegel verursacht werden, die von der Darmschleimhaut aus in den Blutkreislauf gelangt sind und in den Körper verschleppt werden. AFRICA, DE LEON und GARCIA (1935, 1936, 1937) fanden Heterophyiden-Eier im Myokard, in den Herzklappen und auch im Gehirn und Rückenmark, wo sie schwere Gewebsreaktion veranlaßt und zum Tode geführt hatten.

Paragonimus-Infektion.

Von **W. Minning.**

Vorkommen. *Paragonimus westermani*, der Lungenegel, kommt außer beim Menschen bei Schweinen, Hunden und insbesondere bei freilebenden Fleischfressern (Raubkatzen) vor. Starker endemischer Befall beim Menschen findet sich besonders in Japan, Südkorea, in den chinesischen Provinzen Chekiang und Kweichow, auf Formosa und den Philippinen. Einzelne menschliche Paragonimus-Fälle sind auch aus anderen Erdteilen bekannt, so aus Westafrika (YARWOOD und ELMES 1943 und BERTRAND 1947) und aus Ecuador (HEINERT 1947).

Bau und Lebensweise. Der Lungenegel wird bis zu 20 mm lang, 9 mm breit und 6 mm dick. Meist lebt er in Lungencysten, die mit Bronchien Verbindung haben; man findet ihn auch gelegentlich in den Bauchorganen, in den Gehirnventrikeln, der Skeletmuskulatur usw. Wenngleich in einer Cyste meist nur 1 oder 2 Würmer leben, so konnten doch in einem Psoas-Absceß 100 dieser Parasiten nachgewiesen werden. Die mit dem Sputum oder Kot ausgeschiedenen breit-ovalen Eier, die einen deutlichen Deckel besitzen, sind 0,08—0,118 mm lang und 0,048—0,06 mm breit (Abb. 34). Beim Verlassen des menschlichen Körpers enthalten sie eine Eizelle und eine Anzahl von Dotterzellen.

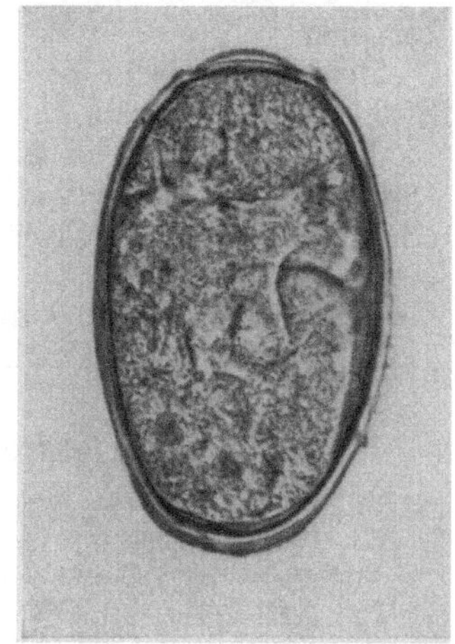

Abb. 34. Ei von *Paragonimus westermani*. Vergr. 550mal. (Originalaufnahme von VOGEL.)

Entwicklung und Übertragung. Im Wasser entwickelt sich in diesen Eiern ein Miracidium, das in Schnecken der Gattung Melania eindringt. Ausgeschiedene Cercarien wandern in Süßwasserkrebse und -krabben ein und encystieren sich in ihnen. Der Endwirt infiziert sich durch Genuß dieser Krebstiere. Die Metacercarien werden im Duodenum frei, durchwandern die Darmwand (YOKAGAWA 1918), die Leibeshöhle, das Zwerchfell und den Pleuraspalt. Sie dringen in die Lungen ein und siedeln sich in der Nähe von Bronchien in einer vom Gewebe des Endwirtes gebildeten Cyste an. Nicht immer erreichen alle Würmer die Lunge. Einige bleiben in den Bauchorganen; auch andere Organsysteme können befallen werden.

Epidemiologie und Bekämpfung. Unterschiedliche Gewohnheiten bei der Zubereitung und dem Genuß von Schalentieren stellen in endemisch befallenen Gebieten einen sehr wesentlichen Faktor für die menschlichen Infektionen dar. Besonders beliebt ist das Aussaugen der Beine von Süßwasserkrebsen und -krabben, in deren Muskulatur Paragonimuscysten besonders häufig vorkommen (VOGEL, WU und WATT 1934, TUBANGUI 1946). In Reiswein, Salz und Gewürzsauce zubereitet und nach wenigen Stunden aufgetischt (China) oder Eintauchen von rohem Krebsfleisch während des Essens in Essig und Salz (Philippinen) töten nicht die Metacercarien ab. Dagegen führt das Einsalzen der Krebse für 24 Std, wie es auch auf den Philippinen üblich ist, zum Absterben aller Metacercarien (TUBANGUI 1946).

Pathogenese. Paragonimus-Befall ruft eine typische lokale Reaktion hervor. Man findet in Stecknadelkopf- bis Haselnußgröße matt-schieferblaue, nicht von Entzündungszonen umgebene Bezirke. Beim Einschneiden tritt unter diesen verfärbten Stellen ein cystenartiger Hohlraum mit einer festen Wand, die ohne scharfe Grenzen in das umgebende Gewebe übergeht, zutage. Im Inneren findet man neben Würmern eine mißfarbige, bald mehr blutige, bald mehr eitrige, nicht selten käsige Masse, in der sich fast immer Wurmeier nachweisen lassen. Diese Cysten können sich zu Abscessen umbilden, die je nach Lage nach außen oder in die befallenen Organe perforieren können. Ausführliche pathologische Darstellung bei MUSGRAVE (1907).

Klinische Bilder. Verwiesen sei auf die Darstellungen von MUSGRAVE (1907), BERCOVITZ (1937), TILLMAN und PHILLIPS (1948). Die *Lungenparagonimiasis* beginnt sehr schleichend. Das vielfach einzige Symptom ist leichter, aber oft quälender, besonders nach körperlichen Anstrengungen verstärkt auftretender Husten mit mißfarbigem, sehr häufig blutigem Sputum. Bei den meisten Kranken ist der Husten das einzige Symptom, das ihnen bewußt Beschwerden bereitet. Nur bei genauer Anamnese erfährt man von Fieber, Nachtschweiß, Frösteln, Gewichtsverlust, Verdauungsbeschwerden, Kurzatmigkeit und mehr oder weniger unbestimmten Beschwerden in der Brust. Der Ernährungszustand ist in der Regel gut. Die Krankheit erstreckt sich mit Schwankungen über viele Jahre, oft ohne daß die Kranken in ihrem Wohlbefinden und ihrer Arbeitskraft beeinträchtigt sind. In typischen Fällen entspricht das Krankheitsbild dem der Bronchiektasien. Bei Komplikationen, die klinisch einer Bronchopneumonie, einem Empyem (KOO und WOO 1949) gleichen, sichert nur der Einachweis im Sputum die Diagnose Das Paragonimus-Sputum ist rostbraun, oft blutig und von zähschleimiger Konsistenz Es enthält neben den Eiern Erythrocyten, eosinophile Zellen und häufig CHARCOT-LEYDENsche Krystalle. Die Menge des dem Sputum beigemischten Blutes wechselt in weiten Grenzen. Eigentliche Hämoptoen sind selten. Bei seinen 20 Fällen fand BERCOVITZ (1937) keine deutliche Anämie, aber eine Vermehrung der Gesamtleukocyten; eine Eosinophilie war nicht immer vorhanden. Der Paragonimus-Befall der Lunge läßt sich röntgenologisch nach WANG und HSIEH (1937) als einzelne oder multiple, runde bis ovale Infiltrationen von 1,2—2,5 cm Durchmesser erfassen, die ziemlich gut umgrenzt sind und gewöhnlich isoliert in verschiedenen Teilen der Lunge lagern. Zu gleichen Ergebnissen kamen auch BREM und COHN (1946) und TILLMAN und PHILLIPS (1948).

Bei der *abdominellen Paragonimiasis* — Paragonimus-Cysten können in Leber, Milz, Pankreas, am Darm und seinen serösen Häuten vorhanden sein — treten sehr verschiedene Symptome auf. Im allgemeinen bestehen generalisierte Schmerzen im Abdomen und Druckempfindlichkeit. Manchmal ist palpatorisch ein Tumor nachweisbar. Bei Darmbefall sind Diarrhoen häufig; Eier lassen sich dann im Stuhl nachweisen.

Bei *cerebralem Befall* kann ein vielseitiges Krankheitsbild je nach Lokalisation mit Anfällen von JACKSONscher Epilepsie, Sprach- und Sehstörungen, Halbseitenlähmungen und anderen Symptomen auftreten. Diese Krankheitsform, die besonders das Kindesalter bevorzugt, verläuft tödlich. NONOMURA (1941) berichtet über einen Fall von Paragonimus-Meningitis, mit eosinophilen Zellen im Liquor.

Paragonimus-Würmer und ihre Eier sind in *Hautabscessen*, oberflächlichen *Lymphknoten*, in der *Muskulatur* (KO 1939 und PESIGAN, TORRES und RECIO 1947), in der *Orbita* und auch an anderen Körperstellen gefunden worden.

Diagnose. Außer im Sputum sind oft auch die Eier im Stuhl (verschlucktes Sputum) nachweisbar. Desgleichen lassen sich Eier bei der Punktion von Cysten oder Abscessen in anderen Organsystemen nachweisen. Serologische Nachweismethoden haben für die praktische Diagnostik bisher keine Bedeutung erlangt.

Therapie. Während *Emetin* wohl zu einer Verminderung der Eiproduktion und zu einer klinischen Besserung führt — die Würmer werden aber nicht abgetötet — hat sich YOKOGAWA, RO, WAKISAKA und SO (1939) die *kombinierte Anwendung* von *Emetin* und *Prontosil* bewährt. Durch Gaben von insgesamt 12—23,5 cm³ einer 4%igen Lösung von Emetin und 60—165 cm³ einer 2,5%igen Prontosillösung während 7—17 Tagen kam es bei Lungenparagonimiasis zu einer klinischen und parasitologischen Heilung. Diesen günstigen Effekt einer Kombination von Emetin und Sulfonamidpräparaten bestätigten MEIRA, CORREA und MELO ALBUQUERQUE (1943). Über einen erfolgreich operierten Fall von Gehirnparagonimiasis berichtet KAWAI (1939).

D. Cestoden-Infektionen.

I. Infektionen des Darmes.

Taenia-Infektionen.

Von **W. Minning.**

Verbreitung. *Taenia saginata und Taenia solium* sind über die ganze Welt verbreitet. STOLL (1947) nimmt an, daß auf der ganzen Welt 8,9 Mill. Menschen mit *T. saginata* infiziert sind; den Befall in Europa berechnet er mit 800000. In Deutschland schwankt die Infektion zwischen 0,4% (Finkenwärder bei Hamburg, DENECKE 1937; Göttingen, GÄRTNER und MÜTING 1950) und 1,3% (Kiel, JASPERSEN 1938; Oberbayern, Landkreis, MENDHEIM und SCHEID 1950). Höhere Werte werden in den osteuropäischen Staaten gefunden. Sehr häufig ist der Befall im Nahen Osten, stärkster *T. saginata*-Befall existiert in Ostafrika, wo stellenweise die Bevölkerung bis zu 50% infiziert ist. *T. solium*-Infektionen finden sich nach STOLL (1947) bei 2,5 Mill. Menschen. In Deutschland ist *T. solium*-Befall sehr selten; schätzungsweise kommt eine *T. solium*-Infektion auf 200 Saginata-Infektionen. In osteuropäischen Staaten dagegen finden sich Befallzahlen von 0,5% (KUCERA und JIROVEK 1942, EISENTRAUT 1943). Häufig ist dieser Parasit bei der ärmsten Bevölkerung im Gebiet von Madras und Kalkutta. In Lateinamerika ist diese Infektion von Mexiko bis nach Venezuela und Ecuador weitverbreitet. RODRIGUEZ (1944, nach FAUST 1949) berichtet von einem 8,3%igen Befall in Ecuador.

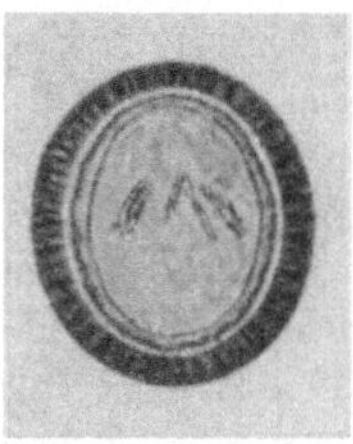

Abb. 35. Ei von *Taenia saginata* (ohne die hinfällige äußere Hülle). Vergr. 550mal. (Originalaufnahme von VOGEL.)

Bau und Lebensweise. *Taenia solium,* der Schweinebandwurm, und *Taenia saginata,* der Rinderbandwurm, kommen nur bei Menschen vor. Ihre Scolices sind mittels der Haftorgane an der Darmschleimhaut des Dünndarms fixiert. PRÉVOT, HORNBOSTEL und DÖRKEN (1951) fanden bei Röntgendarstellung, durch die die Sichtbarmachung von Taeniengliederketten bis zu 20 cm vom Scolex möglich war, daß der Bandwurm sich in fast allen Fällen in den obersten Dünndarmschlingen dicht unterhalb der Flexura duodeno-jejunalis befand. Während *T. solium* meist nicht länger als 2—3 m wird, erreicht *T. saginata* eine Länge von 10 m und mehr. Der Kopf von *T. saginata* besitzt 4 Saugnäpfe, der von *T. solium* außer den Saugnäpfen einen Hakenkranz. Reife Glieder von *T. solium* weisen jederseits vom Medianstamm des Uterus 7—10 Seitenäste, solche von *T. saginata* 20—35 Seitenäste auf. Da der Uterus der Taenien keine Eiaustrittsöffnung besitzt, gelangen die Eier nur bei seiner Perforation in den Kot, wenn sich reife Glieder von der Bandwurmkette lösen; oft gehen Glieder aber auch mit dem Kot ab, ohne Eier zu entleeren. Bandwurmglieder vermögen selbständig aus dem Darm auszuwandern. Durch Verwesen der ausgeschiedenen Glieder werden die Eier frei, je Proglottis etwa 80000 Stück. Sie besitzen eine sehr dünne, leicht zerstörbare Außenhülle, die bei den im Stuhl angetroffenen Eiern meist nicht mehr vorhanden ist. Die innere Embryonalhülle ist ziemlich dick, von bräunlicher Farbe und radiär gestreift. Ihr Durchmesser beträgt 32—34 μ. Im Inneren befindet sich eine kugelförmige Larve mit 6 Häkchen *(Oncosphaere)* (Abb. 35). Eier von *T. saginata* und *T. solium* sind praktisch nicht unterscheidbar (MAPLESTONE 1937).

Übertragung und Entwicklung. Gelangen Taenieneier in den Verdauungstrakt geeigneter Zwischenwirte, so werden im Dünndarm die Oncosphären frei. Zwischenwirt für *T. saginata* ist das Rind, äußerst selten auch einmal der Mensch, für *T. solium* Schwein, Hund, Affe und Mensch. Die Oncosphaeren dringen in die Darmschleimhaut ein und gelangen auf dem Blutwege in die inneren Organe und in die Muskulatur, wo sie sich ansiedeln. Die Finne von *T. solium, Cysticercus cellulosae,* ist beim Schwein nach etwa 10 Wochen, die von *T. saginata, Cysticercus bovis, syn. inermis,* beim Rind nach 18 Wochen infektionstüchtig, wenngleich sie noch weiter an Umfang zunehmen. Diese Finnen haben die Gestalt ovaler oder runder Blasen, die eingestülpt einen Bandwurmkopf enthalten. *Cysticercus cellulosae* erreicht maximal eine Größe von 20:10 mm, *Cysticercus bovis* wird durchschnittlich nur 9:5 mm groß. *C. bovis* kommt besonders häufig beim Rind in der Kaumuskulatur vor. Im allgemeinen finden sich nicht viel Finnen bei einem Rind im Gegensatz zu der sehr häufig generalisierten *C. cellulosae*-Infektion des Schweins. Bei schwach infizierten Tieren werden diese Finnen besonders in der Schultermuskulatur gefunden (ausführliche Darstellung bei VILJOEN 1937). Die Lebensdauer von Cysticercen in tierischen Zwischenwirten ist noch nicht sicher bekannt. 9 Monate nach Infektion fand PENFOLD (1937) sämtliche *C. bovis* abgestorben; die meisten von ihnen lebten schon nach 4 Monaten nicht mehr. GEPSEN und ROTH (1949) dagegen beobachteten $9^1/_2$ Monate nach Infektion bei einem stark infizierten Kalb, daß 75% der Cysticercen lebend waren.

Verzehrt der Mensch Fleisch, das lebende Cysticercen enthält, so stülpt sich im Dünndarm der Bandwurmkopf aus der Finnenblase und heftet sich an die Dünndarmschleimhaut. Die Cysticercenblase wird verdaut; von einem Keimzentrum dicht hinter dem Kopf erfolgt die Bildung der Proglottiden. Glieder von *T. saginata* treten 9—12 Wochen nach Infektion, solche von *T. solium* nach 11—12 Wochen im Stuhl auf. Die Lebensdauer beider Taenien im menschlichen Darm ist beträchtlich; MÖNNIG (1936) nennt 12—20 Jahre und mehr, PENFOLD und Mitarbeiter (1937) nehmen an, daß die Lebensdauer der Taenie der Lebensdauer des Wirtes entsprechen kann. Mehrere *T. saginata* — PALAIS (1937) fand bei einem Patienten gleichzeitig 19 Würmer — und auch mehrere Exemplare von *T. solium* (BUGGE 1944) können gleichzeitig im Darm leben. Gemeinsames Vorkommen beider Bandwurmarten bei einem Menschen ist bekannt.

Epidemiologie, Vorbeugung und Bekämpfung. Faktoren, von denen der *Taenieninfektionsindex* abhängig ist, sind: verschiedene Zubereitung des Fleisches entsprechend den Volksgebräuchen — Genuß von rohem oder nicht genügend erhitztem, mit Cysticercen infiziertem Rind- oder Schweinefleisch —, Grad des Cysticercenbefalls bei Schwein und Rind und Zuverlässigkeit der Fleischbeschau.

Tabelle 8. *Symptome bei Taenieninfektionen.*

	Bei 100 Fällen (PENFOLD 1937) %	Bei 60 Fällen (SWARTZWELDER 1939) %	Bei 130 Fällen (MAZZOTTI, RODRIGUEZ und TREVINO 1947) %
Proglottiden im Stuhl	98	87	97
Leibschmerzen . . .	47	45	22
Starker Hunger . . .	7	30	24
Appetitverlust . . .	3	—	13
Gewichtsabnahme . .	0	22	—
Diarrhoe	0	0,2	—
Obstipation	0	13	—
Schwindel und nervöse Beschwerden . . .	37	12	73
Pruritus ani	2	1,6	29

C. bovis in kleinen Fleischstücken sind, wenn im Fleisch Temperaturen von 56—57° C gewirkt haben, nicht mehr infektionstüchtig (ALLEN 1944). Bei üblicher Kühlhaustemperatur ist *C. cellulosae* im geschlachteten Schwein bis zu 41 Tagen lebensfähig. Erst eine Temperatur von —10° C für länger als 4 Tage tötet sie ab; nach einer Einwirkungszeit von länger als 5 Tagen sind auch Rinderfinnen abgestorben (VILJOEN 1937). *Taenieneier* sind sehr widerstandsfähig. GEPSEN und ROTH (1949) konnten Rinder mit *T. saginata*-Eier infizieren, die sich bis zu 71 Tagen in Jauche, bzw. bis zu 33 Tagen in Wasser oder bis zu 159 Tagen im Freien an Gras befunden hatten. Weitere Angaben bei NEWTON, BENNETT und FIGGAT (1949). Benützen von Latrinen, Verbrennen abgetriebener Bandwürmer und Verzicht auf Düngung von Wiesen mit menschlichem Kot sind die wesentlichen Voraussetzungen für eine Einschränkung der Infektion bei Rind und Schwein.

Pathogenese und Pathologie. Auftretende Schmerzen werden wahrscheinlich durch starke Kontraktionen des Darmes auf Grund von mechanischen und chemischen Reizen bedingt sein. Der Nahrungsentzug dürfte für den Wirt unerheblich sein (vgl. die Verhältnisse bei Ascaris, S. 799). Unklar ist die Genese nervöser Symptome bei Taenienbefall. Allergische Reaktionen, z. B. Pruritus ani, sind bekannt. TORRES (1943) beschreibt bei Anwesenheit von Taeniagliedern im Wurmfortsatz ausgeprägte Gewebseosinophilie der Mucosa und Submucosa; entsprechende Veränderungen an der Gallenblasenwand sah EISENKLAMM (1929).

Krankheitsbilder. Vielen Taenienträgern, insbesondere solchen in gutem Ernährungszustand, kommt die Infektion erst zum Bewußtsein, wenn sie abgehende Bandwurmglieder bemerken; in anderen Fällen treten aber klinische Symptome auf, die auf die Anwesenheit der Bandwürmer zu beziehen sind. Vier experimentell mit *T. solium* infizierte Personen litten an Diarrhoen und oft an Leibschmerzen (KAWANISHI 1932). Auf Grund eines Selbstversuches konnte YOSHINO (1934) Abhängigkeit der subjektiven Symptome von der Anzahl der Würmer und dem jeweiligen Gesundheitszustand feststellen. Bei einem gesunden Menschen rufen wenige Würmer nur leichte gastrointestinale Beschwerden hervor, die gewöhnlich im Frühstadium der Infektion besonders deutlich sind.

Unterschiedliches Vorkommen der einzelnen Symptome in dem Patientenmaterial der oben angeführten Autoren findet dadurch vielleicht Erklärung, daß die Bandwurmträger PENFOLDs (1937) durch Geldprämien zum Arzt geführt wurden, während die von SWARTZWELDER (1939) und MAZZOTTI, RODRIGUEZ und TREVINO (1947) aus eigener Initiative zur Behandlung gekommen waren.

Sehr häufig werden Bandwurmglieder in der Unterwäsche gefunden; PENFOLD (1937) konnte dies sogar in 98% seiner Fälle feststellen. Unbehagen und Ekel auf Grund abgehender Proglottiden ist in sehr vielen Fällen der Grund, weshalb der Arzt aufgesucht wird. Von labilen Personen werden grundlos häufig die verschiedensten Beschwerden auf den vorhandenen Bandwurm bezogen.

Gelegentliches Erbrechen von Bandwurmgliedern kommt vor. Zusammengeknäuelte Taenien als Ursache für einen Ileus sind bekannt (HERSZKY 1927, FARZANE und IBRAGIMOV 1935, FERRACANI 1941). Appendicitis mit Bandwurmgliedern in Lumen ist verschiedentlich beobachtet worden (ALTENKAMP 1935, TORRES 1943, CLARK 1946, DESCHIENS und BABLET 1948). EISENKLAMM (1929) und ARNELL (1949) berichten über das Vorhandensein einer Bandwurmgliederkette in der Gallenblase; KIRNMANN (1937) beobachtete Pankreasnekrose, verursacht durch *T. saginata*.

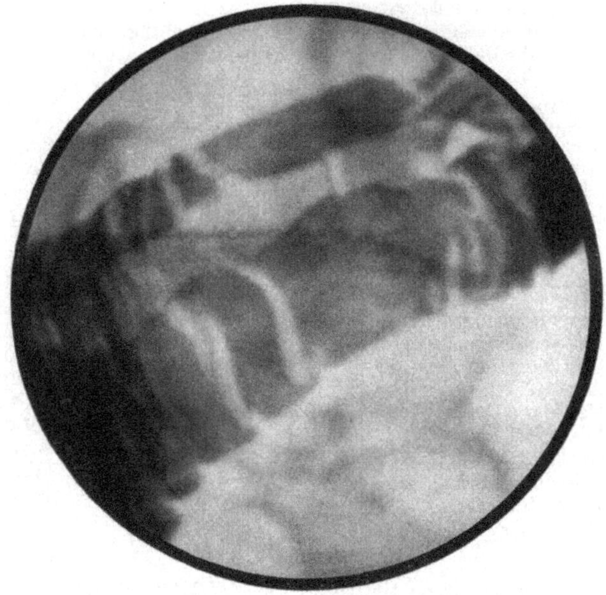

Abb. 36. *Taenia saginata* im Dünndarm. (Originalaufnahme von PRÉVOT.)

Von 20 Taenienfällen PENFOLDs (1937) wies nur einer 13% Eosinophile und ein anderer 6% Eosinophile auf. Bei einer *Taenia saginata*-Infektion zu einer Zeit, ehe Bandwurmglieder im Stuhl auftraten, fand PRÜMM (1935) eine Eosinophilie von 31—55%.

Diagnose. Da Taenieneier nur nach Abreißen der Proglottiden von der Gliederkette frei werden, ist nicht mit einem regelmäßigen Eibefund im Stuhl zu rechnen. Man wird vielmehr nach abgegangenen Bandwurmgliedern im Kot oder in der Unterwäsche forschen. Oft werden auch von Ärzten Bandwurmglieder nicht erkannt oder Nahrungsreste oder Schleimhautfetzen als Bandwurmglieder angesehen. Erkennbar ist ein Taenienglied, auch wenn der Uterus eifrei ist, an der seitlich vorhandenen Geschlechtsöffnung. Beim Durchtritt der Bandwurmglieder durch den Anus werden häufig Bandwurmeier in seiner Umgebung abgestreift. Analabstriche sind mit gutem Erfolg zum Taenieneinachweis benutzt worden (ausführliche Darstellung mit Schrifttum bei MAZZOTTI, RODRIGUEZ und TREVINO 1947 und PIPKIN 1948).

Serologische Untersuchungsmethoden haben keine klinische Bedeutung.

Über röntgenologischen Nachweis von Taenien berichtet HAMILTON (1946). Nach PRÉVOT, HORNBOSTEL und DÖRKEN (1951) ist die röntgenologische Darstellung auch feinster Wurmabschnitte bis zu 20 cm vom Scolex möglich (Abb. 36).

Tabelle 9. *Behandlungsergebnisse bei Taeniasis.*

Bandwurmmittel	Bezeichnung des Präparates	Dosierung bei Erwachsenen per os	Anzahl der Fälle	Erfolg bei 1 Kur %	Autoren
Aspidium filix mas	Extractum filicis liquidum	7,1—10,7 cm³	86	90	PENFOLD 1936
	Extractum filicis	10—15 g	182	72—76	ESPERSEN 1946
	Oleoresin	2—3,5 g	52	80,7	MAZZOTTI, RODRIGUEZ, TREVINO 1947
Amino-Acridine	Acranil	0,6 g	10	80	v. D. TRAPPEN 1940
	Acranil	0,6—0,8 g	41	92,6	NINO 1944
	Atebrin	0,8 g	14	100	NOQUEIRA RIVERO 1949
	Atebrin		30	83	NEGHME, FAIGUENBAUM 1947
	Atebrin	15 mg/kg 0,75—0,9 g	53	66	HALAWANI, BAZ, HAFIZ, SHAWARBI 1948
	Atebrin	0,6—0,8 g	24	96	HERNÁNDEZ MORALES 1949
Tetrachlorkohlenstoff		3—4 cm³	28	78	GRAMINARA, TALICE 1933
		4 cm³	16	75	SANDGROUND 1938
		3 cm³	42	69	MUKERJI, MAPLESTONE 1943
Tetrachloräthylen		4 cm³	61	50	MUKERJI, MAPLESTONE 1943
Hexylresorcin		1 g oder weniger	19	26	MUKERJI, MAPLESTONE 1943
		1—6 g	24	29	SANDGROUND 1938
	Destruverm	1,2 g	14	35	VOGEL (unveröffentl.)
		Duodenalsonde 1 g	28	78,6	HERNÁNDEZ MORALES, STEVENSON 1949
	Destruverm	Duodenalsonde 1 g	21	66	VOGEL (unveröffentlicht)
Zinnpräparate	Cestodin	9 Tabletten	71	97	HIRTE 1951

Therapie. Halbtägiges Fasten am Vortage und Abführen vor der Verabfolgung des Bandwurmmittels ist vorteilhaft. Vielerorts wird am Tage vor einer Extractum filicis-Kur Heringsalat, Salzhering oder rohe Zwiebeln verabreicht. Wesentlich für den Erfolg einer Bandwurmkur, aber auch zur Vermeidung einer Cysticercose bei *T. solium*-Befall ist es, den Brechreiz z. B. durch Peremesin, Nausano u. ä. auszuschalten. Über erfolgreiche Kuren mit niedrigeren Dosen von Bandwurmmitteln bei Verabfolgung durch Duodenalsonde als bei per os-Gaben berichten unter anderen SCHNEIDER (1926), MARGULIS (1929) und GUNN (1931). WIGAND (1939) empfiehlt 1 mg Atropin subcutan 2 Std vor Einnahme des Bandwurmmittels, wodurch eine Lösung von Darmmuskelspasmen an der Haftstelle des Bandwurmkopfes erreicht werden soll. Haben Abführmittel, insbesondere nach Gabe von Extractum filicis, nicht durchschlagend gewirkt, so müssen weitere Abführmittel verabfolgt werden, oder am besten durch hohe Einläufe eine Ausscheidung des Bandwurmmittels erzwungen werden. Eine ausführliche Darstellung der allgemeinen Kurmaßnahmen gibt WIGAND (1942).

Extractum filicis, als ätherischer Extrakt aus dem Rhizom von Aspidium filix mas gewonnen, enthält neben anderen Phloroglucinderivaten *Filmaron* und *Filicin* (Filixsäure), die als die wirksamsten gelten. Extractum filicis ist ein gutes, aber nicht ungefährliches Bandwurmmittel; seine Wirkung ist von Herkunft und Alter abhängig. Es ist daher verständlich, daß die üblichen Dosen des Filixextraktes mitunter bei Wurmkuren völlig versagen oder daß gelegentlich ernste

Vergiftungserscheinungen nach Verabfolgung normalerweise gut vertragener Dosen zur Beobachtung kommen. Über die Höhe der für den Menschen gefährlichen Filixextraktmenge sind infolge des wechselnden Wirkstoffgehaltes der Droge keine genauen Angaben zu machen. Bereits nach Verabfolgung von nur 4,5 g Extractum filicis sind bedrohliche Erscheinungen aufgetreten, andererseits wurden aber sehr hohe Dosen bis zu 20 g und darüber ohne toxische Nebenwirkung vertragen (OELKERS 1950). ANDERSEN und CAROTHERS (1933) berichten über 2 Todesfälle im Anschluß an Bandwurmkuren mit Extractum filicis, HERNÁNDEZ MORALES (1945) über einen Todesfall nach Anwendung von „Oleoresin of Aspidium". OELKERS (1950) erwähnt aus dem Jahre 1948 tödlichen Ausgang bei 2 mit Filmaron durchgeführten Bandwurmkuren in seiner ausführlichen Darstellung der Pharmakologie und Toxikologie des Extractum filicis und seiner Komponenten. Am Hamburger Tropeninstitut hat sich seit Jahrzehnten die Verwendung von *Extractum filicis* in der Höchstdosierung von 8 g, verteilt auf 16 Kapseln zu 0,5 g bewährt; diese Kapseln werden im Verlauf einer halben Stunde verabfolgt; 2 Std später wird ein kräftig wirkendes Abführmittel gegeben. Toxische Nebenerscheinungen ernstlicher Natur wurden nicht beobachtet. Außer dem Extractum filicis wird in Deutschland eine seiner Komponenten, das Filmaron, in 10%iger öliger Lösung als „*Filmaronöl*" benutzt, das unbegrenzt haltbar sein soll. Die Maximaldosis, die für diese 10%ige ölige Lösung sowohl als höchste Einzel- wie auch als Tagesdosis mit 20 g gilt, wird in der Praxis kaum gebraucht. Eine ausführliche Darstellung der therapeutischen Nutzung und Wertung der im Handel befindlichen Präparate dieser Gruppe gibt WIGAND (1942). In den USA. findet das *Oleoresin* von Aspidium Verwendung. Unter Einschränkung der Kost für den vorhergehenden Tag — Fett soll sogar 2 Tage vorher vermieden werden — und nach Glaubersalzgabe (15 g) am Vorabend wird die Kur auf nüchternem Magen im Bett durchgeführt. In halbstündigen Abständen erhält der Erwachsene jeweils, also 3mal 0,6—1,2 g Oleoresin in Gelatinekapseln. Zwei Stunden nach letzter Gabe wird Glaubersalz (15 g) als Abführmittel gegeben. FAUST (1949) rechnet mit 90% Erfolg. *Kontraindiziert* sind Filixpräparate bei Erschöpfung, fieberhaften Krankheiten, aktiver Tuberkulose, Leber- und Herzleiden, Nephropathien, Gastroenteritis, Ulcus ventriculi, Psychosen, chronischem Alkoholismus, Schwangerschaft und während der Menses. Bei der *Filixvergiftung* des Menschen sind die hauptsächlichsten Symptome auf den Magen- und Darmkanal, das Zentralnervensystem und den Kreislauf beschränkt. Schon nach kurzer Zeit können Übelkeit, eventuell mit Erbrechen, Schmerzen im Leib und kollapsähnliche Zustände auftreten. Später kann es zu Kopfschmerzen, Schwindel, Benommenheit und Steigerung der Reflexe kommen. Bewußtseinsstörung und Kollaps können eintreten. Krämpfe werden gelegentlich bei Kindern beobachtet. Häufiger sind Sehstörungen, die entweder vorübergehender Natur sein können oder auf Grund vom Sehnervenatrophie zu dauernder Erblindung führen. HÄHNEL (1950) kennt neben anderen toxischen Schädigungen 4 dauernde und mehr als 20 vorübergehende Erblindungen mit jedoch anhaltender Sehbehinderung nach Bandwurmkuren mit Filixpräparaten. Gelegentlich werden Psychosen beobachtet (WESTPHAL 1927). Beim Auftreten von Vergiftungserscheinungen sind sofortige Magenspülung, schnell wirkende Abführmittel, subaquales Darmbad neben der von Fall zu Fall sich ergebenden symptomatischen Behandlung erforderlich.

Insbesondere in Lateinamerika haben die *Acridinderivate Acranil (Sostol)* und *Atebrin* als Bandwurmmittel Verwendung gefunden. NIÑO (1944), der mit Acranil zu 92,6% Taenien abtreiben konnte, gibt am 1. Tag unter Einschränkung der Kost und nach einem Seifeneinlauf abends 0,3—0,4 g Acranil; am nächsten

Morgen erhält der Patient nüchtern die gleiche Dosis und am frühen Nachmittag ein gut wirkendes Abführmittel. Von 50 Patienten traten nur bei 7 Nebenerscheinungen auf, und zwar bei 5 Brechreiz, bei 2 Erbrechen, dabei einmal Leibschmerzen und einmal Diarrhoe; 3 zeigten eine Gelbverfärbung der Haut. NIÑO nimmt an, daß durch Gabe des Acranils durch Duodenalsonde diese Nebenerscheinungen vermieden werden können. HERNÁNDEZ MORALES (1949), der mit Atebrin per os in 96% der Fälle Bandwurmkuren mit Erfolg durchführte, verabfolgte nach halbtägigem Fasten und Abführen am Vortage Erwachsenen am nächsten Morgen bei leerem Magen 0,6—0,8 g Atebrin, und zwar jeweils 2 Tabletten alle 5 min mit 6 g Natriumbicarbonat in einem Glas Wasser. Am frühen Nachmittag wurde Bittersalz als Abführmittel gegeben. Von den 24 Patienten erbrachen 6 innerhalb 1 Std nach der letzten Atebringabe, 5 andere 1 Std nach Gabe des Abführmittels. Bei einer 17jährigen Patientin entwickelte sich eine akute Psychose im direkten Anschluß an die Atebringabe. Nach gründlichem Abführen schwanden diese toxischen Nebenerscheinungen am nächsten Tage. Alle Patienten von PIPKIN und RIZK (1948) klagten über Brechreiz und Kopfschmerzen, fast die Hälfte hatte Erbrechen, das bei zweien sogar heftig war und wiederholt vorkam. Nach Ansicht beider Autoren soll eine Bandwurmkur mit Atebrin nur in einem Krankenhaus durchgeführt werden. FAIGUENBAUM und DONCKASTER (1950), die auf nüchternen Magen bei 60 kg Körpergewicht 0,8 g Atebrin in 2 Portionen mit 2stündlichem Intervall verabfolgten, fanden, daß gleichzeitige Gabe von Natriumbicarbonat das meist eintretende Erbrechen verhindert. Bei röntgenologisch kontrollierter Applikation von Atebrin (0,8 g durch die Miller-Abbott-Sonde) erreichten PRÉVOT, HORNBOSTEL und DÖRKEN (persönliche Mitteilung 1951) bei 17 männlichen Patienten — nach bis zu 20 erfolglosen Bandwurmkuren mit anderen Mitteln — in jedem Fall eine Abtreibung der Taenie in toto mit Scolex.

Tetrachlorkohlenstoff ist ein wirksames und billiges Bandwurmmittel. Es wird in tropischen Gebieten gern gebraucht. Zur Vermeidung von Zwischenfällen bei der Kur ist es wichtig, daß nur chemisch reine Präparate Verwendung finden. Für den Erwachsenen beträgt die Dosierung je nach Körpergewicht 3—4 cm^3, für Kinder von 1 Jahr 0,6 cm^3, für jedes weitere Lebensjahr wird die Dosis um 0,12 cm^3 gesteigert. Als Abführmittel wird gern Magnesiumsulfat verwendet. Auf Kontraindikationen und Vergiftungserscheinungen ist bei der Hakenwurmtherapie eingegangen.

Tetrachloräthylen ist wesentlich unwirksamer (Tabelle 9).

Hexylresorcin, das sich bei Nematodeninfektionen wegen seiner einfachen Anwendung und der praktisch fehlenden Nebenerscheinungen bewährt hat, ist peroral gegeben gegen Bandwürmer nur von geringem Nutzen. Wesentlich bessere Resultate erhält man, wenn eine Emulsion von 1 g Hexylresorcin, 30 cm^3 Wasser und 1 g Gummi arabicum durch die Duodenalsonde verabfolgt wird. Die Behandlung erfolgt ohne besondere Vorbereitung morgens auf nüchternen Magen. Vier Stunden danach wird flüssige und vom nächsten Tag an wieder normale Kost verordnet. Ein Abführmittel ist nicht nötig (HERNÁNDEZ MORALES und SANTIAGO STEVENSON 1949). Die abgehende Gliederkette ist mehr oder weniger angedaut und Bandwurmköpfe sind nicht auffindbar.

Präparationen auf der Basis von metallischem *Zinn*, *Zinnoxyd* und *Zinnchlorid* in Tablettenform haben in neuester Zeit als Bandwurmmittel wieder Verwendung gefunden. Ihr großer Vorteil ist eine gute Verträglichkeit bei ausgezeichneter Wirkung und die gute Haltbarkeit des Präparates, selbst in tropischem Klima (LE GAC 1947, MONTEL 1947, LAVIER 1947 und BASNUEVO 1948). HIRTE (1951), der mit einem Präparat arbeitete, das unter dem Namen „*Cestodin*“ im Handel ist, konnte über sehr gute Erfolge berichten (s. Tabelle 9). HIRTE gab 5 Tage, später nur noch 3 Tage lang, nach den 3 Hauptmahlzeiten je 1 Tablette und ließ vor und nach der Kur abführen. Die Behandlung kann ambulant durchgeführt werden. Selten machten sich Magenbeschwerden und Übelkeit vorübergehend bemerkbar, die nur in 1 Falle zu einer Kurunterbrechung führten. Am 2.—4. Tag nach Beginn der Kur kam es gelegentlich bei der Entleerung des Wurmes zu krampfartigen Leibschmerzen. Mitunter ging der Wurm erst 8 Tage nach Kurbeginn ab. Bandwurmköpfe sind nicht auffindbar. Kontraindikationen gegen die Anwendung von „Cestodin" sind bisher nicht bekannt.

Die günstigen Ergebnisse von GARCIA, DE MALLOS und BURGER (1950) mit dem Gallenblasenkontrastmittel Priodax [β-(4-Hydroxy-3,5-dijodophenyl)-α-phenylpropionsäure] als Bandwurmmittel konnten von FAIGUENBAUM und DONCKASTER (1950) nicht bestätigt werden.

Zur *Bandwurmkur während der Schwangerschaft* empfiehlt VOGEL (1941) *Kürbissamen.* 250—300 möglichst frische Kürbiskerne werden von der Schale befreit, zu einer Paste zerstoßen und im Laufe einer Stunde mit etwas Zucker oder Milch eingenommen; 2 Std später wird ein Abführmittel gegeben. Eine Vorbereitung durch halbtägiges Fasten und ein mildes Abführmittel am Tage vor der Kur ist empfehlenswert. MITTELMANN (1933), der mit Kürbiskernen in 55% der Fälle Taenien entfernen konnte, weist auf die völlige Harmlosigkeit solcher Kur hin. Mit einem Extrakt aus Kürbiskernen hatten auch MAZZOTTI, RODRIGUEZ und TREVINO (1947) in 53% der Fälle Erfolg.

Läßt sich nach einer Bandwurmkur in den Entleerungen der Bandwurmkopf nicht nachweisen, so ist man darauf angewiesen, mindestens 3 Monate, besser 4 Monate (nicht 3—4 Wochen, wie zum Teil im Schrifttum angegeben wird) abzuwarten, ob wieder Taenienglieder im Kot auftreten. Bei Anwendung von Hexylresorcin und Zinn wird man praktisch in jedem Falle den Kurerfolg erst nach 3—4 Monaten beurteilen können.

Mißerfolge bei Bandwurmkuren (10 oder mehr Fehlkuren sind nicht selten) sind meist weniger auf das Medikament, als auf die Technik der Bandwurmkur zurückzuführen. In Krankenhäusern z. B. werden dann die besten Erfolge erzielt, wenn sämtliche Bandwurmkuren nur von einer besonders erfahrenen Schwester durchgeführt werden.

Infektion mit Diphyllobothrium latum.

Von **W. Minning.**

Verbreitung. Diese Bandwurminfektion kommt in Mitteleuropa insbesondere in den Ländern des Ostseeraumes vor. Auf der Kurischen Nehrung (Ostpreußen) waren 36% der Kinder und wahrscheinlich 100% der männlichen Fischerbevölkerung infiziert (VOGEL 1929). Nach VON BONSDORFF (1947/48) gibt es in Finnland unter den 4 Mill. Einwohnern $^1/_2$—1 Mill. Wurmträger. 14% der Soldaten der finnischen Armee waren Diphyllobothrium-Träger; im Distrikt Helsingfors dagegen waren über 50% der Bevölkerung mit diesem Parasiten infiziert (TÖTTERMAN 1944). Für Nordrußland, Karelien, gibt TARASSOV (1936) einen Befall der Bevölkerung bis zu 78,2% an. Weitere Verbreitungsgebiete sind das Schweizer und norditalienische Seengebiet, sowie das Donaudelta in Rumänien. Starker Befall findet sich in Sibirien, der Nordmandschurei und Japan. In der Neuen Welt hat dieser Parasit im Seengebiet der USA. und Canada eine starke Verbreitung. Im östlichen Canada ist er der häufigste Parasit des Menschen (CAMERON 1945).

Außer beim Menschen kommt Diphyllobothrium (Di.) bei Hunden, Katzen, Füchsen, Schweinen und vielen anderen wildlebenden Fischfressern vor, die ein Infektionsreservoir darstellen.

Bau und Lebensweise. Di. wird bis zu 10 m und länger und kann mehr als 4000 Proglottiden besitzen. Sein Sitz ist meist das Ileum, er wird aber auch im Jejunum und Colon gefunden. Mit einem mandelförmig beiderseits plattgedrückten Scolex, der bis zu 3 mm lang ist und an seinen scharfen Rändern 2 tief eingeschnittene Sauggruben besitzt, ist er an der

Darmmucosa fixiert. Die typischen reifen Proglottiden, die breiter als lang sind und einen rosettenartigen Uterus aufweisen, finden sich im mittleren Drittel der Bandwurmkette; die Endglieder sind degeneriert. Im Gegensatz zu Taenien werden meist Bandwurmgliederketten, aber nicht einzelne Bandwurmglieder mit dem Kot entleert. Da die Di.-Proglottiden im Gegensatz zu denen der Taenien eine Uterusmündung haben, können Eier im Darm des Wirtes abgelegt werden; bei Di.-Befall sind ständig große Mengen von Eiern im Stuhl nachweisbar. SZIDAT und WIGAND (1934) errechneten 15000 Eier je Gramm geformten Stuhles, wenn die Wurmlänge mit 9 m angenommen wird. Die gelbbraunen, breit-ovalen Eier, 70 μ lang und 45 μ breit, besitzen am oberen Pol einen Deckel und am anderen Pol meist einen knöpfchenartigen Vorsprung; sie enthalten eine ungefurchte Eizelle und Dotterzellen (Abb. 37).

Übertragung und Entwicklung. Im Wasser entwickelt sich in etwa 14 Tagen im Ei eine Larve (Coracidium), die von niederen Krebsen, im wesentlichen Diaptomus-, aber auch Cyclopsarten gefressen wird, in denen es zu einer Umwandlung in ein weiteres Larvenstadium (Procercoid) kommt (VOGEL 1930). Werden diese Krebse von für die Infektion empfänglichen Fischen — in Mitteleuropa sind dies vor allem Quappen, Hechte, Barsche und verschiedene Salmoniden — gefressen, so wandert das Procercoid auf den neuen Wirt über, um im Muskelgewebe, unter der Serosa der Leber und in anderen Organen je nach der Art des Fischzwischenwirtes zur infektionstüchtigen Larve (Plerocercoid, Sparganum) von 6 mm und mehr Länge heranzureifen. Plerocercoide anderer nicht beim Menschen parasitierender Di.-Arten sind morphologisch nicht unterscheidbar. Der Mensch erwirbt die Di.-Infektion durch Genuß von Gerichten aus rohem infiziertem Fischfleisch. Ungefähr 3 Wochen nach der Infektion setzt die Ausscheidung von Eiern ein. GRANT (1930) kennt einen Fall, bei dem 106 Würmer, TARASSOV (1936) einen solchen, bei dem 143 Exemplare mit einer Wurmkur abgetrieben wurden.

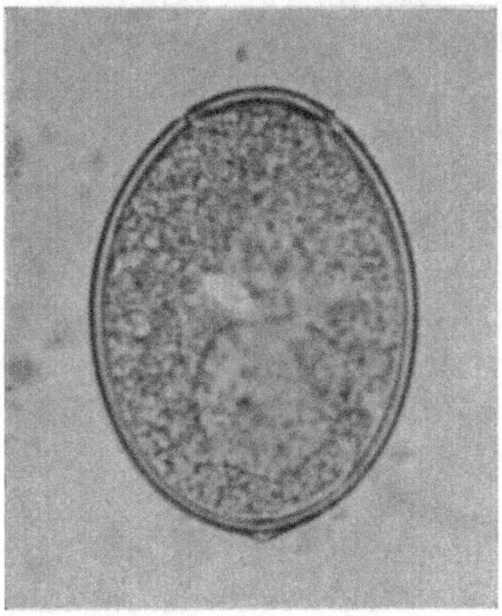

Abb. 37. Ei von *Diphyllobothrium latum*. Deckel oben. Vergr. 550mal. (Aufnahme von FÜLLEBORN.)

Epidemiologie und Verhütung. Di.-Befall kann nur dort erfolgen, wo der Genuß rohen Fischfleisches üblich ist. Bei den Fischern aus der Umgebung des Kurischen Haffs ist die feingehackte, mit Pfeffer, Salz und Zwiebeln vermischte Quappenleber eine besondere Delikatesse. In Kurland scheint der Rogen des Hechtes, der als Hechtkaviar auf den Markt kommt, die Hauptursache für den starken Bandwurmbefall darzustellen. In den USA. sind sogar in Saint Louis und Kentucky Di.-Infektionen aufgetreten, die auf Fische aus der endemisch befallenen Gegend der nordamerikanischen Seen zurückzuführen sind. Meiden von Gerichten, die aus rohem Fischfleisch bereitet werden, schützt vor Infektion. Althergebrachte Sitten des Verzehrens roher Fischgerichte in endemisch befallenen Gebieten erschweren eine Massensanierung. Fische aus endemisch befallenen Gebieten sollten nur in andere Gegenden versandt werden, wenn sie zumindest 48 Std bei —9° C gehalten sind, eine Temperatur, die die Plerocercoiden abtötet (MAGATH und ESSER 1931).

Pathogenese. Die älteren Theorien über das Zustandekommen der Di.-Anämie — Frei- und Wirksamwerden von anämieerzeugenden Toxinen durch Zersetzen von Di.-Teilen (TALQUIST) und das Entstehen auf der Basis einer spezifischen Disposition, einer Anlage zur perniziösen Anämie mit Di. als auslösendem Moment (SCHAUMANN) —, sind nicht bewiesen. Zusammenfassendes Schrifttum in der Monographie von BIRKELAND (1932). Auch die Annahme von TÖTTERMAN (1937), daß die Di.-Anämie eine allergische Knochenmarksreaktion darstellt (Sensibilisierung durch Di.-Eiweiß, verbunden mit einer Schwäche des Systems, das den anti-anämischen Faktor bildet), befriedigt nicht. In einer Reihe experimenteller Arbeiten (1938—1948) konnte VON BONSDORFF (1947/48, 1948), aufbauend auf der Theorie, daß der Wurm die Produktion oder Absorption des anti-anämischen Faktors oder die Produktion der Faktoren, die zu dessen Bildung führen, behindert, neue wesentliche Gesichtspunkte zur Pathogenese beibringen. *Durch das Vorhandensein des lebenden Wurmes im Dünndarm kommt es zu einer Hemmung des Zusammenwirkens zwischen „intrinsic" und „extrinsic factor" und damit zu einem*

Mangel an antianämischem Faktor. Die relative Seltenheit der Di.-Anämie bei Di.-Trägern findet nach von Bonsdorff dadurch eine Erklärung, daß, wie er durch Duodenalsondierungen nachgewiesen hat, *nur Di.-Würmer*, die sich *oberhalb der Jejunum-Ileumgrenze* befinden, die Interaktion von „intrinsic" und „extrinsic Faktor" erheblich stören und so zur *Di.-Anämie* führen. Nach von Bonsdorff kann also im Prinzip jeder Di.-Träger an Di.-Anämie erkranken unter der Voraussetzung, daß der Wurm hoch genug im Dünndarm sitzt.

Krankheitsbilder. Der Befall mit Di. kann völlig symptomlos verlaufen. Störungen im Bereich des Verdauungstractus und auch allgemeine Beschwerden treten aber nicht selten auf. Nach Noponen (1931) (zitiert bei Helander 1945) hatten von 151 Wurmträgern 51,1% Verdauungsstörungen und Symptome, die auf eine Fernwirkung des Di.-„Toxins" zu beziehen sind: akute, einige Tage anhaltende Diarrhoen, Sodbrennen, Völlegefühl im Epigastrium, bei einem Teil Hungergefühl und Bedürfnis, oft zu essen, und zwar besonders Salziges, bei anderen wieder Appetitlosigkeit. Ferner fanden sich Schwindelgefühl, Glossitis und Parästhesien an den Händen. Hiermit in Übereinstimmung sind Beobachtungen von Selbstinfektionen. Vogel (1929) teilt einen Fall mit, wo wenige Tage nach Erscheinen der Eier im Kot — 18. Tag — heftige Diarrhoen und Erbrechen einsetzten; auch nachts bei leerem Magen wurde galliger Schleim erbrochen. Es bestand starke Nausea und völlige Appetitlosigkeit. Im Verlauf einer Woche kam es zu rascher Gewichtsabnahme und Kräfteverfall; im Anschluß an die Bandwurmkur erfolgte schlagartige Besserung des Befindens. Tarassov (1937) beobachtete nach Schlucken von 7 Plerocercoiden bei 36 Tage bestehender Infektion 8 kg Gewichtsverlust. Eine Umfrage von von Bonsdorff (1947) zeigt, daß Wurmerbrechen ein charakteristisches Zeichen dieser Erkrankung ist. Der erbrochene Wurmteil kann mehrere Meter lang sein. Dieses Erbrechen kann sehr plötzlich auftreten und mit Kollapserscheinungen, starken Schmerzen und Erstickungsgefühl verbunden sein. Die Symptome vor dem Erbrechen haben zu einer Verwechslung mit perforiertem Ulcus ventriculi, Gallensteinkolik, Ileus und Appendicitis Veranlassung gegeben. Di.-Würmer sind auch in der Gallenblase gefunden worden; sie können auch Ileus verursachen. Nach den umfangreichen Untersuchungen von Helander (1945) am Magensaft von 51 Di.-Trägern ist ein deutlicher Einfluß des Wurmes auf Sekretion und Chemismus des Magensaftes nicht erkennbar. Dauer der Infektion und Wurmanzahl scheinen keinen wesentlichen Einfluß auf die Magenacidität auszuüben; die Dauer der Magenentleerung war dagegen bei Di.-Trägern durchschnittlich kürzer als bei Gesunden.

In Einzelfällen verursacht Di. eine makrocytäre, hyperchrome Anämie, die *Di.-Anämie.* Bei systematischen Untersuchungen fanden in Finnland Seppae (1927) 1 Di.-Anämiefall auf 659 Wurmträger und Töttermann (1944) ein Verhältnis von 1:136 bzw. 1:383, während noch Ehrström (1926) einen Fall auf 5000—10000 Wurmträger schätzte. Zu unterscheiden von dieser *Di.-Anämie* ist die echte *perniziöse Anämie* (Biermer) *bei gleichzeitigem Di.-Befall.*

Bei der Di.-Anämie entspricht Blutbild und Sternalpunktatbefund dem hämatologischen Bild der perniziösen Anämie. Verwiesen sei auf die Arbeiten von Tötterman (1939) und Escola (1948). Bei Di.-Anämie ist sowohl im Blut als auch im Knochenmark die Reticulocytenzahl normal oder leicht erhöht, während sie bei der perniziösen Anämie unterhalb der Norm liegt. Bei der Di.-Anämie besteht eine Rechtsverschiebung des Reticulocytenbildes, während sich bei der perniziösen Anämie eine Linksverschiebung findet (Escola 1948). Untersuchungen über die Price-Jonessche Kurve bei Di.-Anämie teilt Tötterman (1944) mit. Untersuchungen über den Serumeisenwert führte Hirvonen (1941) durch. Im Gegensatz zur perniziösen Anämie kommt die Di.-Anämie auch im Alter unter 20 Jahren vor. Wenn auch meist nach Histamingaben Achlorhydrie besteht, findet sich im Magensaft, insbesondere bei jüngeren Patienten, freie Salzsäure. Ausführliche Darstellungen von Magensekretionsbefunden bei Hernberg (1941), Helander (1945) und Hernberg (1947). Symptome von seiten des Zentralnervensystems sind nicht so ausgeprägt wie bei der perniziösen Anämie. Die Urobilinausscheidung ist im Stuhl und Urin stark erhöht. Weitere Steigerung tritt 10—14 Tage nach Beginn der Therapie ein, 1—2 Tage nach Reticulocytenanstieg beginnend und 2—5 Tage nach der Reticulocytenreaktion endend. Das vermehrte Auftreten des Urobilins wird auf die Zerstörung der Megalocyten zurückgeführt (Escola 1948). Nach Stich (1946) herrscht für Hämatinämie, Stercobilinurie und das Fehlen von Pentdyopent völlige Analogie zwischen der perniziösen Anämie und der Di.-Anämie.

Hoff und Sauerstein (1936) glauben an einen Kausalzusammenhang zwischen hypochromer Anämie und Di.-Befall. Tötterman (1947) konnte dies an 43 Fällen von hypochromer Anämie bei Di.-Befall nicht bestätigen; keiner seiner Fälle wurde durch eine Wurmkur allein blutmäßig gebessert.

Hirvonen (1947) gibt zur Differentialdiagnose zwischen Di.-Anämie und perniziöser Anämie bei Di.-Trägern folgende Gesichtspunkte: Um eine *Di.-Anämie* handelt es sich, wenn freie Salzsäure im Magensaft vorhanden ist, aber auch dann, wenn keine freie Salzsäure vorhanden ist, die Anämie aber durch eine Wurmkur geheilt wird. Eine *perniziöse Anämie bei Di.-Befall* ist dann vorhanden, wenn nach der Wurmkur eine Blutbildbesserung nur durch fortlaufende Lebertherapie erzielt wird. Die perniziöse Anämie kommt zudem nur in mittlerem und höherem Alter vor. Di.-Anämiefälle, bei denen keine freie Salzsäure vorhanden ist, können gewisse diagnostische Schwierigkeiten bereiten, wenn eine Erschöpfung des Knochenmarks vorhanden ist. Durch kurzfristige Lebergaben bzw. Bluttransfusionen kommt es bei diesen Fällen aber auch zu regulären Remissionen.

Diagnose. Bei Vorhandensein von ausgereiften Di. sind stets reichlich Eier im Kot nachweisbar. Da im Gegensatz zu Taenien nicht einzelne Proglottiden, sondern Gliederketten abgestoßen werden, kann ein vorhandener Di.-Befall sich jahrelang der Beobachtung entziehen, wenn nicht eine Stuhluntersuchung auf Eier erfolgt. Röntgenologisch ist Di. mittels Kontrastbrei darstellbar (Hernberg 1949).

Therapie. Di. ist mit relativ niedrigen Dosen von Extractum filicis abtreibbar. Ausführliche Darstellung der Extractum filicis-Kur siehe bei Taenientherapie. In Finnland ist eine Di.-Kur mit nur 3,5—4 g Extractum filicis als Routinebehandlung gebräuchlich.

Das hämatologische und klinische Bild der Di.-Anämie zeigt schlagartige Besserung nach Abtreibung der Würmer; andererseits kann durch Leber- bzw. Folsäuretherapie ohne Bandwurmkur Schwinden der subjektiven und objektiven Symptome erreicht werden. Hirvonen (1947) empfiehlt bei nicht allzu schlechtem Allgemeinzustand, wenn das Hb noch 25—30% beträgt und $1^1/_2$—2 Mill. Erythrocyten vorhanden sind, sofortige Wurmkur; liegen der Hb-Wert und der Erythrocytenwert niedriger, so ist Lebertherapie vor der Wurmkur empfehlenswert. Von Bonsdorff (1948) hatte mit Folsäure, 20—30 mg je Tag für 7 bis 10 Tage, gleich guten Erfolg wie mit Leberpräparaten. In vereinzelten Fällen, wo es bei der Di.-Anämie nach der Di.-Kur nicht zu Remissionen kommt, sind auf Grund von wahrscheinlicher Erschöpfung des Knochenmarks kurzfristige Lebergaben bzw. eine Bluttransfusion empfohlen worden.

Infektion mit Hymenolepis nana.

Von **W. Minning.**

Verbreitung. *Hymenolepis nana* ist in tropischen Gebieten, insbesondere bei Kindern ein weit verbreiteter Parasit; aber auch in den Ländern um das Mittelmeer und in Südrußland ist er nicht selten. In den Südstaaten der USA. gilt er als der häufigste menschliche Bandwurm.

Bau und Lebensweise. *Hymenolepis nana* ist der kleinste im Menschen vorkommende Bandwurm und wird selten über 15—20 mm lang. Der Kopf trägt 4 Saugnäpfe und ein mit einem Hakenkranz versehenes Rostellum. Die gesamte Gliederkette kann bis zu 200 Proglottiden aufweisen, die maximal 0,3 mm lang und 0,9 mm breit sein können. Dieser Bandwurm, der mit seinem Kopf in der Schleimhaut des Dünndarms in die Schleimhaut fixiert ist, kann in sehr großer Anzahl bei einem Menschen vorhanden sein. BACIGALUPO (1932) konnte bei einem Patienten über 7000 dieser Würmer abtreiben. Die mit dem Kot ausgeschiedenen Eier sind in ihrem äußeren Durchmesser 48—52 μ bis 36:45 μ groß (bb. 38). Zwischen der äußeren Eihülle und der inneren Membran, die die Oncosphäre umgibt, liegen 4 bis 8 fadenartige Gebilde, die von Verdickungen jedes Pols der inneren Hülle ausgehen. Mit dem Kot ausgeschiedene Eier sind nur einige wenige Tage im Freien lebensfähig.

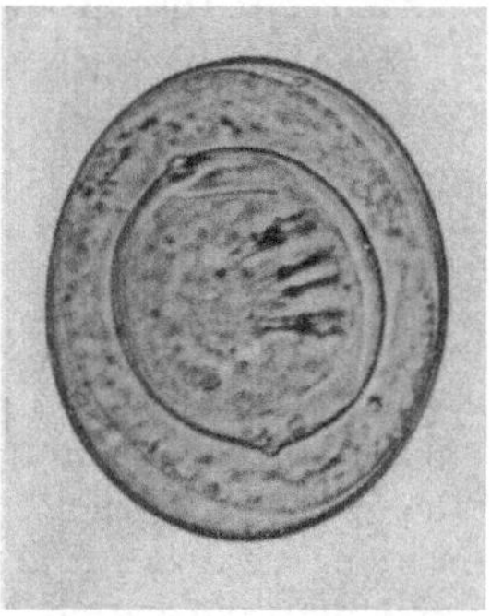

Abb. 38. Ei von *Hymenolepis nana*. Vergr. 550mal. (Originalaufnahme von VOGEL.)

Übertragung und Entwicklung. Menschliche Infektionen erfolgen sicher zum größten Teil durch Kontakt mit frisch abgesetztem Kot menschlicher Hymenolepis-Träger (OTTO 1935). Die im Duodenum frei werdenden Oncosphären dringen in die Darmzotten ein und wachsen zu Cysticercoiden heran; sie brechen dann in das Darmlumen durch, heften sich an die Schleimhaut unterer Dünndarmpartien an und bilden eine Gliederkette. Bei dieser für Bandwürmer ungewöhnlichen Entwicklung ist also der Mensch Zwischen- und Endwirt in einer Person. Ungefähr 2 Wochen nach Infektion sind Eier im Stuhle nachweisbar. Ursache für den nicht seltenen starken Befall mit diesen Bandwürmern ist die Tatsache, daß Selbstinfektion auf dem Wege Anus-Finger-Mund häufig vorkommt und daß auch gelegentlich mit einer inneren Selbstinfektion zu rechnen ist. Für *Hymenolepis nana var. fraterna* der Nager ist neben der direkten auch eine indirekte Entwicklung mit Mehlkäfern *(Tenebrio molitor)* als Zwischenwirt bekannt (BACIGALUPO 1928, BAILEY 1947).

Epidemiologie und Bekämpfung. Im gesamten Verbreitungsgebiet kommt dieser Parasit wesentlich häufiger bei Kindern als bei Erwachsenen vor. In Argentinien z. B. fanden CASTEX und GREENWAY (1920) von 2023 Erwachsenen in Buenos Aires nur 0,7% infiziert, während BACIGALUPO (1932) in der gleichen Stadt einen 9%igen Befall bei Kindern nachweisen konnte. Ratten und Mäuse, die auf der ganzen Welt *Hymenolepis nana var. fraterna* beherbergen, haben als Virusreservoir keine Bedeutung, wenngleich experimentell in einigen Fällen die kreuzweise Übertragung beider *Hymenolepis nana*-Variationen gelungen ist. Eine Minderung des Infektionsindex ist durch Benützen von Latrinen zu erwarten. Peinliche Sauberkeit bei Kleinkindern schützt insbesondere auch vor Selbstinfektion.

Pathogenese und Pathologie. Verwiesen sei auf den entsprechenden Abschnitt im Kapitel „*Taeniasis*". KORNFELD (1925) fand bei einer der sehr wenigen, bisher pathologisch-histologisch ausgewerteten *Hymenolepis nana*-Infektionen des Menschen ausgedehnte, oberflächliche Ulcerationen der Dünndarmschleimhaut von der Mitte des Jejunums ab. Er erklärt das Entstehen der Ulcerationen mit Lösen des tief eingebohrten Hakenkranzes des Bandwurmkopfes beim Ortswechsel. Die Dickdarmschleimhaut war ohne besonderen Befund.

Krankheitsbilder. Meist scheint die Infektion symptomlos zu verlaufen. Bei der sehr kritischen Untersuchung seiner 164 *Hymenolepis nana*-Fälle fand WANG (1938) in China in Übereinstimmung mit den Befunden von OQUINENA ECHALECU (1929) in Spanien *im allgemeinen keine Symptome.* Ein gewisser Prozentsatz dieser Fälle zeigte zwar gastrointestinale und nervöse Symptome, meist waren diese Symptome aber sicher oder zumindest wahrscheinlich auf andere Ursachen als auf den *Hymenolepis nana*-Befall zurückzuführen. *Schmerzen im*

Abdomen waren das einzige Symptom, das in beiden Serien mit großer Wahrscheinlichkeit, wenn auch nur in einem geringen Prozentsatz der Fälle, auf diese Infektion zurückzuführen war. Unterschiede zwischen Erwachsenen und Kindern bestanden nicht. Bei den meisten Fällen handelte es sich um leichte Infektionen. Bei starkem Befall, insbesondere bei Kindern, werden Magen-Darmsymptome, wie Leibschmerzen, Diarrhoe, Obstipation, Brechreiz, Erbrechen usw. und nervöse Symptome einschließlich Schlaflosigkeit, Schwindelgefühl, Kopfschmerzen, Krämpfe usw. beschrieben. Deutliche Krankheitssymptome bei Erwachsenen scheinen sehr selten zu sein. Bacigalupo (1932) erwähnt 2 Fälle, bei denen kolikartige Schmerzen, Brechreiz, Müdigkeit und Nervosität (siehe auch Romeo Calatagua 1933) vorhanden waren, und einen Fall mit seit 5 Jahren bestehenden epileptiformen Konvulsionen, die nach der Bandwurmkur nicht mehr auftraten. Bei den Bandwurmkuren gingen in diesen Fällen 1000—7000 Würmer ab.

Mehr *Eosinophile* als 1—4% konnte Wang (1938) bei alleinigen *Hymenolepis nana*-Infektionen nicht feststellen. Die Mitteilungen von Tomita (1937) und anderen Autoren, daß bei *Hymenolepis nana*-Infektionen *sekundäre Anämien* auftreten, müssen mit Vorsicht gewertet werden, da aus den Arbeiten nicht hervorgeht, ob nicht andere parasitäre Infektionen, für die eine Anämie typisch ist, gleichzeitig bestanden haben.

Diagnose. Wegen der uncharakteristischen Symptome kann die Diagnose nur durch Nachweis der charakteristischen Eier, die häufig in großer Zahl vorhanden sind, gestellt werden.

Therapie. Günstige Resultate erhielt Goriacheva (1944) mit *Extractum filicis*, wenn die Gesamtdosis von 0,5 g je Lebensjahr oder 6—8 g für den Erwachsenen in 3 Portionen geteilt und in 10tägigen Abständen verabfolgt wurde. *Hexylresorcinol* in Dünndarm-löslichen Kapseln empfiehlt Faust (1949). Berberian (1946) sah gute Erfolge bei Kuren mit dem Acridinderivat *Acranil*, Faiguenbaum und Donckaster (1950) 100%igen Erfolg mit Atebrin.

Wesentlich ist bei einer *Hymenolepis nana*-Kur die Wirkung des Medikaments derart zu verteilen, *daß auch die ursprünglich noch in den Darmzotten sitzenden Cysticercoide* nach ihrem Durchbruch in das Darmlumen *dem Mittel ausgesetzt sind.* Es wird dies erreicht, wenn nach der 1. Kur im Abstand von 8—10 Tagen eine 2. und eventuell auch eine 3. Kur durchgeführt wird.

Infektionen mit selteneren Bandwürmern.

Von **W. Minning.**

Hymenolepis diminuta, ein kosmopolitischer *Bandwurm der Ratten und Mäuse*, ist in ungefähr 200 Fällen auch bei Menschen festgestellt worden. Er wird bis zu 60 cm lang; sein Scolex trägt 4 Saugnäpfe und ein meist eingestülptes Rostellum ohne Hakenkranz. Die reifen Proglottiden sind 0,5 mm lang und 2,5 mm breit. Zwischen der äußeren Eimembran der gelblich-braunen 60:80 μ bis 72:86 μ großen Eier und der inneren Hülle, die die Oncosphäre umgibt und die an jedem Pol eine Verdickung aufweist, liegt eine farblose, gelatinöse Substanz. Als Zwischenwirte dienen eine große Anzahl von Insekten, darunter Schaben und Flöhe. Aus Insekten, die mit der Nahrung aufgenommen werden, wird das Cysticercoid frei und wächst an der Schleimhaut des vorderen Ileums zum Bandwurm heran. Bis zu 19 dieser Bandwürmer sind bei einem Menschen gefunden worden. Gelegentlich, insbesondere bei Kindern werden klinische Symptome beobachtet. Bei einem 15 Monate alten Kind verursachten *8 Hymenolepis diminuta* Enteritis (Gundrum und Snyder 1927). De Bruyne (1947) beobachtete bei einem 5jährigen Jungen Appetitlosigkeit, seit 3 Monaten bestehende, vorübergehende mäßige Leibschmerzen in der Nabelgegend und Erbrechen, Beschwerden, die nach Abgang von 3 Würmern verschwanden. Siehe auch Scheid und Mendheim (1948).

Dipylidium caninum ist ein kosmopolitischer *Parasit von Hunden und Katzen.* Einige 100 menschliche Infektionen, insbesondere bei Kindern, die in engem Kontakt mit Hund oder Katze lebten, sind aus aller Welt bekannt geworden. Dieser Bandwurm, der im Dünndarm lebt, wird bis zu 50 cm lang, sein Kopf besitzt 4 Saugnäpfe und ein bestacheltes, einstülpbares Rostellum. Reife Proglottiden sind kürbiskernähnlich und enthalten in Eikapseln je 8—15 25—40 μ große Eier. Mit dem Kot werden reife Glieder, aber auch Eipakete ausgeschieden. Eier werden von Hunde-Ektoparasiten, z. B. Hundehaarlingen und Hundeflohlarven aufgenommen, in denen sich das Cysticercoid entwickelt. Wird das erwachsene Insekt mit der Nahrung verschluckt, so wird die Bandwurmfinne frei und kann sich an der Darmschleimhaut ansiedeln. Nur selten wurde bei einem Menschen mehr als einer dieser Bandwürmer gefunden. Die Infektion verursacht auch bei Kindern oft keine Symptome (Fall OSIMANI 1948). BACARDI und DEL PINO (1936) beobachteten bei einem 16 Monate alten Kind gastro-intestinale Störungen, insbesondere häufig Diarrhoen, und nächtliche Unruhe. Schwere anaphylaktische Symptome mit Konvulsionen, Fieber und Urticaria, die nach Abtreiben des Bandwurms schwanden, beschreibt SCHAEPPI (1949) bei einem 4jährigen Jungen.

Außer *Raillietina demerariensis* sind gelegentlich auch andere Arten dieser Gattung bei Menschen gefunden worden (FAUST 1949). Dieser Bandwurm, dessen *normale Wirte Affen* sind (JOYEUX und BAER 1949) und der im tropischen Amerika vorkommt, ist in einer größeren Anzahl von Fällen in Ecuador bei Menschen gefunden worden. Er wird bis zu 1 m lang, die Saugnäpfe seines Kopfes tragen eine Anzahl kleiner Dornen; das einstülpbare Rostellum besitzt 2 Hakenkränze. Reife Proglottiden sind länger als breit (3,5—4,0:3 mm) und enthalten in Eikapseln die 25—40 μ großen Eier. Entwicklung und Übertragung ist unbekannt. Bei Befall mit diesem Bandwurm ist über Leibschmerzen, Meteorismus, Diarrhoe, Schwindel und starke Kopfschmerzen berichtet worden (LEON 1947).

Inermicapsifer cubensis ist in über 100 Fällen bei Kindern auf Cuba gefunden worden. Der normale Wirt ist unbekannt. Dieser Bandwurm wird etwa 30 cm lang; sein Kopf trägt 4 becherartige Saugnäpfe ohne Dornen; ein Rostellum ist nicht vorhanden; reife Glieder sind breiter als lang, solche mit Eiern aber länger als breit (3,75:2 mm). In Eikapseln enthalten sie jeweils 6—10 55:49 μ große Eier. Über Entwicklung und Überträger ist nichts bekannt. Die nur sehr oberflächlich an der Darmschleimhaut haftenden Würmer verursachen keine deutlichen Symptome (BAER, KOURI und SOTOLONGO 1950).

Bertiella studeri, ein *Affenbandwurm*, ist gelegentlich bei Menschen in Indien (ROY 1938), in Indonesien (BONNE 1940), auf den Philippinen (AFRICA und GARCIA 1935), auf Mauritius (ADAMS 1935) und auch in Britisch Westindien gefunden worden. Er wird bis zu 30 cm lang, sein Kopf trägt neben 4 Saugnäpfen ein rudimentäres Rostellum ohne Hakenkranz. Reife Proglottiden sind ungefähr 6 mm breit und 0,75 mm lang. Die Eier besitzen eine äußere, 45:50 μ große, unregelmäßige ovale Hülle. Die die Oncosphäre umgebende innere Eihülle weist eine zu 2 Hörnern ausgezogene Vorwölbung auf. Zwischenwirte sind Milben. Klinische Symptome bei Menschen sind unbekannt.

II. Parenterale Infektionen.

Cysticercose.

Von **W. Minning.**

Verbreitung. 8 Fälle von Hirncysticercose innerhalb von 12 Jahren beobachtete ELSÄSSER (1944) in Halle; auf Hirntumoren bezogen ergab sich das Verhältnis von 1:125. In Chile sahen ARANA und ASENJO (1945) innerhalb von 3 Jahren 25mal Hirncysticercose bei 202 Hirntumoren. ROBLES (MAZZOTTI 1944) fand in Mexiko innerhalb von 6 Jahren 25 Hirncysticercosefälle bei 100 Hirntumoren. LECH (1949) gibt für Brasilien auf Grund von Befunden aus 32 Jahren das Verhältnis von Augencysticercose zu anderen Augenerkrankungen mit 1:1383 an; CHAVET (URIBE TRONCOSE 1949) stellte in Mexiko diese Erkrankung im Verhältnis von 1:4000 fest. Hirncysticercose sah NAUCK (1930) in Costa Rica bei etwa 400 Sektionen in 3 Fällen, MAZZOTTI (1944) in Mexiko bei 450 Sektionen in 13 Fällen und GELFAND (1948) in Süd-Rhodesien bei 2148 Sektionen in 7 Fällen.

Bau und Lebensweise. *Cysticercus cellulosae*, die Finne von *Taenia solium*, hat die Gestalt einer runden bis ovalen Blase, welche die Größe von 20:10 mm erreichen kann. Der Cysticercus besteht aus der Finnenblase, die mehr oder weniger Flüssigkeit enthält, und dem in die Blase eingestülpten Kopf- und Halsteil des zukünftigen Bandwurms. Die Finnenblase ist von einer bindegewebigen Membran umgeben, die vom Wirtsgewebe gebildet wird und die sich von dieser leicht abtrennen läßt. Der Kopf des reifen Cysticercus mißt 0,6—1 mm im Durchmesser, trägt 4 Saugnäpfe und einen doppelten Hakenkranz mit 22—32 Häkchen.

Der Cysticercus kann beim Menschen in allen Organen und Organsystemen vorkommen, besonders bemerkbar macht er sich bei Befall des Zentralnervensystems, der Augen, der Haut und der Muskulatur. Meist liegt beim Menschen eine multiple Infektion vor.

Als *Cysticercus racemosus* (*Traubenhydatide* VIRCHOWS) bezeichnet man eine freie Form der Finne ohne bindegewebige Kapsel, die in den Subarachnoidealräumen der Hirnbasis gefunden wird und die sich gelegentlich noch in die Plexus choriodei hineinzieht. Es handelt sich hier um ein abnormes Riesenwachstum des Parasiten, der bis zu 15 cm lang werden kann. Zunächst bilden sich mehrfache Ausbuchtungen, aus denen verschieden große Blasen entstehen, die nur noch mit schlauchförmigen Verbindungsstücken an der Hauptblase hängen; schließlich entsteht durch vielfache sekundäre Blasen die eigentliche Traubenform. Ausführliche Darstellung bei TALICE und GURRI (1950).

Cysticercus bovis, die Finne von *T. saginata*, ist nur sehr selten bei Menschen nachgewiesen worden (CASTELLANO und Mitarbeiter 1928, TANASESCU und REPCIUC 1939).

Übertragung und Entwicklung. *Befall* beim Menschen kann durch Selbst- oder Fremdinfektion zustande kommen. *Autoinfektion* durch körpereigene *Taenia solium*-Eier kann erfolgen, wenn durch Retroperistaltik Proglottiden in den oberen Teil des Dünndarms gelangen und dort Eier frei werden, oder wenn der Bandwurmträger Eier auf dem Wege Finger-Anus-Mund aufnimmt. Durch Analabstrich werden Taenieneier nicht selten nachgewiesen (siehe Diagnose). Von 284 Hirncysticercosefällen waren 26% *Taenia solium*-Träger (DIXON und HARGREAVES 1944). Von 111 Augencysticercusfällen hatten nach LECH (1949) 23% eine *Taenia solium*-Infektion. *Heteroinfektion* ist der häufigere Infektionsmodus. Die Möglichkeit der Aufnahme von *Taenia solium*-Eiern, die relativ widerstandsfähig sind (siehe oben), kann bei Verwendung von menschlichem Kot als Kopfdünger für Salat usw. gegeben sein. Weitere Infektionsquellen können *Taenia solium*-Träger als Küchenpersonal darstellen. Bekannt sind Fälle, wo ein Familienmitglied *Taenia solium*-Träger war und ein anderes Familienmitglied an *Cysticercose* erkrankt war (LECH 1949).

Aus *T. solium*-Eiern werden im Dünndarm Oncospheren frei. Nach den Untersuchungen von YOSHINO (1933) finden sich bei Schweinen schon 24 bis 72 Std nach Infektion Larven in den inneren Organen und in der Muskulatur. Nach 48—72 Std sind sie 30—58 μ lang und 27—54 μ breit; 60—70 Tage nach Infektion hat der Cysticercus eine Länge von 5,6—8,5 mm und eine Breite von 3,1—6,5 mm erreicht; maximal kann er bis zu 20:10 mm groß werden.

Die *Lebensdauer* von Cysticercen im Menschen, die von einer einmaligen Infektion stammen, kann um Jahre differieren. *Verkalkung* am Scolex beginnend (MACARTHUR 1934) erfolgt häufig nach 4—5jähriger, oft aber auch kürzerer Infektionszeit; Verkalkungen von Hirncysticercen setzen im allgemeinen wesentlich später als die von Haut- oder Muskelcysticercen ein.

Prophylaxe. Wesentlich für die *Verhütung* von Cysticercusbefall ist vor einer Bandwurmkur die Feststellung, ob es sich um *Taenia solium* oder *Taenia saginata* handelt. Ist das erstere der Fall, so ist während der Bandwurmkur besonderer Wert darauf zu legen, Brechreiz zu vermeiden; *Taenia solium*-Würmer müssen auf jeden Fall verbrannt werden, um eine Verbreitung der Eier zu verhindern. Auch im Hinblick auf Cysticercose wird vor einer Verwendung von menschlichem Kot als Kopfdünger gewarnt. Personen, die *Taenia solium* beherbergen, sind als Küchenpersonal gefährlich und ungeeignet. Eine Untersuchung von Cysticercuspatienten auf *Taenia solium*-Befall ist erforderlich. Ein vorhandener Schweinebandwurm muß umgehend abgetrieben werden, um weiteren Cysticercusinfektionen vorzubeugen.

Pathogenese und Pathologie. Lebende Cysticercen verursachen im allgemeinen keine Gewebsreaktion. Diese tritt erst nach ihrem Tode bei beginnender Verkalkung des Scolex (siehe oben) ein und wird auf freiwerdende „Toxine" durch Abbau des Bandwurm-Eiweißes zurückgeführt (MacArthur 1934, Gaupp 1941). Um einen abgestorbenen Cysticercus ist eine Membran mit 3 Schichtungen vorhanden: auf die innere Schicht der Epitheloid- und Riesenzellen folgt eine Bindegewebsschicht, auf diese eine Granulationsschicht. In der näheren Umgebung kann es zu Veränderungen der Gefäße im Sinne einer Periarteritis, einer Periphlebitis und zu einer Endarteriitis kommen, zuweilen mit sekundären Nekrosen. Histologische Befunde bei Cysticercenbefall bei Chin (1933), Ochoterena (1935), Trelles und Lazarte (1940), Menon und Veliath (1940) und Lech (1949). Einen Sektionsbefund bei generalisierter Cysticercose beschreibt Takamatsu (1939).

Bei der *meningealen Form der Cysticercose* sind die Entzündungsvorgänge an den Hirnhäuten oft sehr ausgeprägt. Sie haben teils infiltrativen, teils proliferativen Charakter und können zu ausgedehnten derben Schwartenbildungen Anlaß geben. Durch Behinderung des Liquorabflusses kommt es zu Stauungen im Ventrikelsystem. Begünstigend wirken Reizzustände am Ventrikelependym und den Plexus. Die *Cysticercen im 4. Ventrikel* liegen in der Mehrzahl der Fälle nicht frei, sondern sind mit zarten, fibrösen, oft zellig infiltrierten Häutchen an die Wandung angeheftet. Als Reaktion kommt es zu einer entzündlichen Wucherung des Ependyms. Stirbt der Cysticercus ab, so kann er von gliösem Gewebe umkleidet werden; er macht dann den Eindruck eines Neoplasmas. Behinderung des Liquorabflusses verursacht Hydrocephalus. Bei der *intracerebralen (corticalen) Form der Hirncysticercose* reicht die Entzündung meist nicht über die Kapsel hinaus, degenerative Veränderungen spielen keine Rolle (Nauck 1930).

Bei *intraocularem Sitz* verursacht der Parasit eine entzündliche Reaktion, als deren Folge Exsudat, Uveitis, eitrige Iridocyclitis und sogar Panophthalmie auftreten können. Komplikationen sind: Ablösung der Retina, Irissynechien, Katarakte und Bulbusatrophie (Lech 1949).

Krankheitsbilder. Oft ist der Cysticercusbefall beim Menschen multipel. Es sind aber auch Fälle bekannt, wo z. B. außer einem Cysticercus in der Hirnrinde, der epileptische Anfälle verursachte, nur eine weitere Finne bei genauester Untersuchung in der Muskulatur festgestellt werden konnte. Generalisierte Cysticercose kommt nicht zu selten vor [Fall Austony (1939) mit 15000—20000 Finnen]. Besonders hervortretend ist die Infektion dann, wenn die Cysticercen in Organen oder Organsystemen sitzen, die entweder besonders differenziert sind, wie z. B. das Gehirn, das Rückenmark oder die Augen, oder an solchen Stellen des Körpers, an denen sich Cysticercen besonders leicht deutlich machen können, wie in der Haut und in der Muskulatur.

Präzise Angaben über *die Zeit zwischen Infektion und dem Auftreten eindeutiger Symptome*, z. B. Haut- oder Muskelcysticercen, liegen bei menschlichen Erkrankungen nicht vor. Klinische Symptome der Cysticercose können noch nach einer Latenzzeit von mehreren Jahren nach erfolgreicher *Taenia solium*-Kur auftreten (Jehn 1921, MacArthur 1933). Hirnsymptome machen sich meist erst bemerkbar, wenn die Parasiten 1—2 Jahre oder auch länger (6—11 Jahre) im Körper vorhanden sind; eine 12jährige Latenz führt EDWARDS (1946), eine 20jährige DIXON und HARGREAVES (1944) an. Ein zeitlicher Zusammenhang zwischen dem Auftreten von Cysticercen in der Haut und von Hirnsymptomen besteht anscheinend nicht (MACARTHUR 1933).

Haut- und Muskelcysticercose. In der *Haut* bilden die Cysticercen linsen- bis haselnußgroße, mehr oder weniger prominente, runde oder ovale Tumoren von glatter Oberfläche und prall-elastischer bis knorpelharter Konsistenz. Ihr Sitz ist das subcutane Gewebe; meist sind sie unter der Haut frei verschieblich. Entzündliche Erscheinungen fehlen, nur ausnahmsweise kommen Phlegmonen oder Abscedierungen vor. Die subjektiven Beschwerden sind meist gering, abgesehen bei einem Sitz in der Nähe von Nerven. Cysticercen in der Haut sollen bis zu einem gewissen Grade besonders in der oberen Körperhälfte vorkommen. Bei Verdacht auf Hirncysticercose stellt der Nachweis palpabler Gebilde unter der Haut einen wesentlichen diagnostischen Hinweis dar. Cysticercenbefall der *Muskulatur* kann für den Kranken ohne Beschwerden sein. EVANS (1939) schildert einen Fall von schwerer Cysticercose der Muskulatur, bei dem jegliche Symptome wie Muskelschmerzen usw. fehlten; der Kranke erzielte sogar ausgezeichnete Leistungen in verschiedenen Sportarten. Andererseits sind aber auch bei Vorhandensein von verkalkten Muskelcysticercen rheumatische Beschwerden beobachtet worden. MCGILL (1948) berichtet über 2 Cysticercusinfektionen, die zu einer generalisierten Pseudohypertrophie der Muskulatur führten. Weitere Angaben bei MACARTHUR (1934), VILJOEN (1937) und RITTER (1943).

Hirncysticercose. Die Haupterkrankungstypen der Hirncysticercose sind Cysticercenepilepsie, basale Cysticercenmeningitis, Cysticercose des 4. Ventrikels und Cysticercosen anderer Lokalisation. Verwiesen wird auf die zusammenfassenden Darstellungen von ELSÄSSER (1944), DIXON und HARGREAVES (1944) und OBRADOR (1948). *Epileptische Anfälle* treten sehr häufig bei *Hirncysticercose* auf. Von rund 400 Fällen der Literatur hatten 45% Krampfanfälle (ELSÄSSER 1944). Siehe auch MACARTHUR (1933), DIXON (1934), KLOOS (1937). Kranke mit Cysticercenepilepsie können alt werden (Fall GREIG 1939). Die Cysticercen, oft multipel, sind gewöhnlich in den Schläfen-, Scheitel- und Stirnregionen der Großhirnrinde lokalisiert. Der epileptische Anfall kann das einzige Symptom einer Hirncysticercose sein. Die Anfälle treten als Rindenepilepsie, aber auch als generalisierte Epilepsie auf. Bei ein und derselben Person können beide Verlaufsformen vorkommen. Das Bild einer genuinen Epilepsie kann völlig nachgeahmt sein. Ein Status epilepticus, der gerade bei Cysticercenepilepsie nicht selten auftritt, kann akute Lebensgefahr herbeiführen. Die bösartigste Krankheitsform ist die *basale Cysticercenmeningitis*, die sich über Jahre hinziehen kann. Klinische Symptome, die als allgemeine Druckzeichen zu werten sind, sind Kopfschmerzen, Erbrechen, Schwindel und Stauungspapillen. Die Stauungspapillen erreichen im allgemeinen keinen sehr hohen Grad. Nicht selten treten Krampfanfälle auf. In typischen Fällen ist stets ein Hydrocephalus vorhanden. Bei den häufig vorkommenden psychischen Störungen handelt es sich um psychoseartige Zustandsbilder, Erregungszustände usw. Genannt werden besonders schwere Demenz, KORSAKOFFsches Syndrom, halluzinatorische Erregungen, depressive, katatone, paranoide und paralyseartige Bilder, sowie ausgeprägte hyperästhetische, emotionelle Schwächezustände. Die Abgrenzung gegen eine basale Hirnlues kann erhebliche diagnostische Schwierigkeiten bereiten (CASTELLANI 1938, WILLIAMS 1948, REIS und Mitarbeiter 1949). Fehldiagnosen auf Tumor und Arteriosklerose sind im Schrifttum bekannt geworden. Bei der *Cysticercose des 4. Ventrikels* vergehen vom Auftreten der ersten cerebralen Erscheinungen bis zum Tode durchschnittlich 9 Monate. Ein perakut einsetzender Exitus ist für dieses Krankheitsbild geradezu charakteristisch. Die Symptome richten sich in erster Linie nach dem Grade des Hydrocephalus. Kopfschmerz, Schwindelgefühl, Übelkeit und Erbrechen sind fast immer vorhanden. Kopfschmerzen werden oft im Hinterkopf, in die Nackenmuskulatur ausstrahlend, angegeben. Häufig wird das BRUNSsche Symptom beobachtet. Als allgemeines Drucksymptom sind fast regelmäßig doppelseitige Stauungspapillen, gewöhnlich mittleren Grades, vorhanden. Ziemlich häufig werden Oculomotorius- und Abducensparesen, gelegentlich auch eine Beteiligung des Facialis beobachtet. Zeichen einer cerebralen Ataxie sind häufig beschrieben worden. Krampfanfälle werden nicht so häufig wie bei der basalen Cysticercose beobachtet. Psychische Störungen kommen wesentlich seltener vor.

Rückenmarkcysticercose. Cysticercose des Rückenmarks, besonders ohne Kombination mit basaler Cysticercenmeningitis, ist sehr selten. Literatur bei ELSÄSSER (1944), BERTRAND, GUILLAUME und FEDER (1945), BAERTSCHI-ROCHAIX und DE LA CUARDA (1946).

Augencysticercose. Cysticercenbefall des Auges ist relativ selten, kommt aber in allen Teilen mit Ausnahme der Linse vor. LECH (1949), der 111 Augencysticercenfälle aus der Zeit von 1915—1947 auswertete, fand den Glaskörper 51mal befallen, einen subretinalen Sitz 54mal, einen Sitz unter der Linse 10mal, subkonjunktivalen Befall 7mal, 2mal einen Sitz des Parasiten in der vorderen Augenkammer; einmal saß der Parasit in der Orbita und einmal subcutan in der Gegend des Tränensackes. Subjektive Symptome sind gering und bestehen abhängig von der Lokalisation des Parasiten in zentralen oder peripheren Sehstörungen. Da keine Schmerzen vorhanden sind, kommt der Patient häufig erst dann zur Beobachtung, wenn sich eine Iritis einstellt oder wenn eine ausgeprägte Sehverminderung bei subretinalem Befall sich bemerkbar macht.

Cysticercose anderer Lokalisation. Ohne wesentliche klinische Bedeutung ist Cysticercenbefall anderer Organe oder Organsysteme. Über *Lungencysticercose* berichten HECKER und KELLNER (1929) und TORNACK (1941), über *Lebercysticercose* ALBERT (1938), über *Herzcysticercose* PULGRAM (1928), über *Knochencysticercose* SEGAL (1938) und über *Zungencysticercose* HAUSMAN und Mitarbeiter (1950).

Diagnose. Cysticercen in der *Haut*, linsen- bis haselnußgroß, können mit Atheromen, mit Gummen, Ganglien, Dermoidcysten, Fibromen, Neuromen oder indolenten Lymphknoten verwechselt werden, desgleichen mit der RECKLINGHAUSENschen Erkrankung. Die Probeexcision sichert die Diagnose. In der Cysticercenblase befindet sich eingestülpt der Bandwurmkopf mit 4 Saugnäpfen und dem Hakenkranz. Die Palpation von Hautcysticercen ist ein wesentliches diagnostisches Hilfsmittel, wenn Symptome vorhanden sind, die auf eine Gehirncysticercose hinweisen.

In der *Muskulatur* bleiben nicht selten Cysticercen jahrelang unerkannt. Wenn sie verkalken, sind sie in der Muskulatur und in der Haut röntgenologisch darstellbar. Es handelt sich um lanzettförmige Kalkschatten, 10—12 mm lang und 3—5 mm breit, die parallel zum Muskelverlauf liegen. Verkalkte Trichinen haben einen Durchmesser von 0,4 mm (BROUGHTON-ALCOCK und WEINBREN 1930).

Bei der *Gehirncysticercose* ist die Dichte und Begrenzung des Kalkschattens je nach Form der Finne und dem Verkalkungsgrad verschieden. Gewöhnlich werden die Schatten als scharf begrenzt, rundlich, erbsengroß und meist von homogener Dichte geschildert. Ausführlich berichten über den röntgenologischen Nachweis von Hirncysticercen MACARTHUR (1934), BRAILSFORD (1941), KULKOW (1941), DOMBROWSKY (1941) und ELSÄSSER (1944). Encephalographische

Befunde bei ELSÄSSER (1944), ARANA und ASENJO (1945) und OBRADOR (1948). Liquoreosinophilie ist bei fast allen Hirncysticercosefällen vorhanden; sie kann als pathognomonisch angesehen werden. Bereits 2—3% eosinophile Zellen im Liquor machen eine Cysticercose recht wahrscheinlich. Die Eosinophilen können im Liquor bei dem gleichen Fall in ihrer Zahl erheblich schwanken (zwischen 5—30%); zeitweise können sie völlig verschwinden (LANGE 1940, GRANA und SCHENONE 1941, KULKOW 1941, ELSÄSSER 1944, DICKMANN 1946, NIETO 1948). Abgesehen von der Eosinophilie ist der Liquorbefund der gleiche wie bei chronischen Entzündungen im Bereich des Zentralnervensystems. Es besteht eine Zellvermehrung bis 400/3, in der Regel Lymphocyten, Eiweißvermehrung und Lueszacke in der Normomastix- oder Goldsolreaktion (GAUPP 1941, KULKOW 1941, ELSÄSSER 1944). Der Liquorzucker ist zumindest bei basaler Cysticercenmeningitis stark erniedrigt (ELSÄSSER 1944, NIETO 1949). Liquorbefunde bei Hirnbefall bei LANGE (1940) und ELSÄSSER (1944). Liquorbefunde bei spinaler Cysticercose (BAERTSCHI-ROCHAIX, DE LA CUADRA 1946).

Die von einzelnen älteren Autoren bei Hirncysticercose angegebenen positiven Wa.R.-Ergebnisse sind mit Vorsicht zu werten. Nach neuerem Schrifttum und auch nach eigener Erfahrung reagieren solche Seren in der Wa.R. negativ.

GAETHGENS (1934), OBRADOR (1948), NIETO (1949) weisen auf die spezifischen Resultate in der Komplementbindungsreaktion hin, wenn ein *Cysticercus cellulosae* Extrakt benutzt wird. Eigene Untersuchungen bestätigen diese Befunde.

Im Gegensatz zur Liquoreosinophilie ist die Eosinophilie im Blut bei Cysticerceninfektion uncharakteristisch, sie schwankt zwischen 4—22%.

Therapie. Eine medikamentöse Therapie der Cysticercose ist nicht bekannt.

Abgesehen von den seltenen Fällen, in denen es bei Hautcysticercose zu einer Abscedierung kommt, erübrigt sich ein chirurgischer Eingriff.

Über Operationsmöglichkeiten und -erfolge bei Hirncysticercose finden sich nähere Angaben bei MACARTHUR (1931), DIXON und SMITHERS (1934, 1935), ELSÄSSER (1944), PUPO und PIMENTA (1949) und STEPIEN und CHOROBSKI (1949).

Operationsmethoden bei Augencysticercose und deren Erfolgsaussichten schildern BELFORT MATTOS (1940), PUIG SOLANES VERGARA ESPINO (1946), HARTMANN (1947) und LECH (1949).

Coenurose.

Von **W. Minning.**

Finnen von Hundebandwürmern der Gattung *Multiceps* sind in einigen wenigen Fällen beim Menschen gefunden worden. Im Gegensatz zum Cysticercus enthält die Finnenblase *(Coenurus)* sehr viele Kopfanlagen (etwa 700, CLAPHAM 1941). Sie wird bis hühnereigroß. Der Coenurus von *M. multiceps* verursacht bei Schafen und Ziegen — nur in Gehirn und Rückenmark kommen sie zur Entwicklung — die „*Drehkrankheit*". Über menschlichen Hirnbefall berichtet unter anderen CLAPHAM (1941), über Rückenmarksbefall LANDELLS (1949). Die klinischen Beschwerden sind abhängig von dem jeweiligen Sitz des Parasiten. Die Diagnose wird kaum zu Lebzeiten gestellt, eher wird eine Cysticercen- oder Echinokokkeninfektion vermutet. Ob die Trennung der beiden anderen Coenurus-Arten von *C. multiceps* zu Recht besteht, ist noch fraglich (CRUSZ 1948). FAUST (1949) sieht die von CANNON (1942) und anderen Autoren in der Muskulatur und im subcutanen Bindegewebe gefundenen Coenurus-Larven als Finnen von *M. glomeratus* an. Die z. B. von BRUMPT, DUVOIR und SAINTON (1934) und HARANT und MIDROUILLET (1949) in der Subcutis oder Muskulatur gefundenen Parasiten werden als Coenurus von *M. serialis* angesehen; es handelt sich um einen Hundebandwurm, dessen Finnen normalerweise bei Nagetieren im intramuskulären Bindegewebe sitzen.

Echinokokkose.

Von **W. Minning.**

Finnen des Hundebandwurms *Echinococcus granulosus* kommen bei Menschen in 2 verschiedenen Formen vor, die nach der Art des Wachstums als *Echinococcus cysticus* und *Echinococcus alveolaris* bezeichnet werden.

Verbreitung. *Echinococcus cysticus*-Befall beim Menschen ist weit verbreitet und tritt dort besonders häufig auf, wo Mensch und Hund eng zusammenleben, und wo Hunde Gelegenheit haben, Fleisch von mit Echinokokkencysten infizierten Tieren, insbesondere Schafen, zu verzehren. Besonders stark verbreitet ist diese Infektion bei Menschen in Uruguay, Argentinien, Australien und Neuseeland. Auch Syrien und der Nahe Osten, Sardinien, Griechenland, Jugoslawien und andere Balkanstaaten weisen einen ziemlich starken Befall auf (Barnett 1940, Dévé 1949). In früheren Jahren waren in Deutschland, besonders in Mecklenburg und Vorpommern menschliche Infektionen ziemlich häufig (Schwarz 1928). In dem früher sehr stark befallenen Island ist die Echinokokkose jetzt praktisch erloschen.

Echinococcus alveolaris-Befall kommt herdmäßig begrenzt vor. Solche Herde gibt es in Württemberg, Baden, Oberbayern, Tirol, Kärnten, Steiermark und in der Schweiz. In Rußland sind Infektionen aus der Gegend um Moskau, Tomsk und Irkutsk bekannt geworden. Vereinzelte Fälle sind aus dem Westharz und Thüringen (Gruber 1949), aus Frankreich, Bulgarien und Japan beschrieben worden (Posselt 1928 und Schwarz 1928).

Bau und Entwicklung. Der *Bandwurm Echinococcus granulosus* lebt an der Dünndarmschleimhaut von Hunden und wilden Caniden. Meist sind diese Bandwürmer in sehr großer Zahl vorhanden; bis zu 20000 Stück sind bei einem Hund gefunden worden. Ihre Lebensdauer beträgt 3 Monate und mehr. Dieser Parasit wird nur 4—5 mm lang. Außer dem Kopf, der 4 Saugnäpfe und einen Hakenkranz trägt, sind nur noch 3—4 Proglottiden vorhanden. Das letzte Glied enthält bis zu 800 Eiern, deren Ausscheidung 7 Wochen nach Infektion beginnt. Diese, den Taenien-Eiern sehr ähnlich, sind etwa 38:35 μ groß und enthalten bei der Ablage eine reife Oncosphäre. Sie sind sehr widerstandsfähig und erweisen sich noch nach 16tägigem Aufenthalt im Wasser, nach 11 Tagen luftgetrocknet und nach 4 Monaten bei einer Temperatur von minus 1° C als lebensfähig.

Schaf, Rind, Schwein, Ziege und selten das Pferd *(natürliche Zwischenwirte)* und gelegentlich der Mensch infizieren sich durch Verschlucken der Eier. Eine Infektion durch Einatmen der Eier ist auch bei Lungenechinokokkose unbewiesen. Der Infektionskreislauf ist geschlossen, wenn Hunde mit Echinokokkencysten befallene Organe von Tieren fressen. Aus jedem Scolex der Echinokokkencyste (s. weiter unten) wächst im Hundedarm ein Bandwurm heran.

Im Duodenum werden aus den aufgenommenen Eiern die Oncosphären frei. Sie dringen in die Capillaren der Mucosa ein und gelangen mit dem Pfortaderblut in die Leber (1. Filter), in die Lunge (2. Filter) und von dort zu etwa 15% in den arteriellen Kreislauf. Sie können sich somit in jedem Organ oder Organsystem ansiedeln, wo sie langsam zu wachsen beginnen (ausführliche Darstellung bei Dévé 1949). Nach 8 Wochen hat sich eine 1—3 mm große Cyste gebildet, die nach 3 Monaten 4—5 mm, nach 5 Monaten 15—20 mm groß sein kann. Die Schnelligkeit des Wachstums der Echinokokkenembryonen ist sehr unterschiedlich; gleichzeitig in das gleiche Organ eingedrungene Larven können verschieden groß sein. Die Membran solcher Echinokokkencyste, in der sich gewöhnlich farblose Flüssigkeit befindet, besteht aus einer glykogenreichen inneren Parenchymschicht *(Keimschicht)* und einer äußeren lamellenartig gestreiften Schicht aus chitinähnlicher Substanz *(Cuticula)*. Wenn die Echinokokkencyste etwa 5 Monate alt und ungefähr 20 mm groß geworden ist, sprossen an der Innenseite der Parenchymschicht zum Cystenlumen hin solide Zapfen, die sich allmählich aushöhlen *(Brutkapseln)*. An der Innenwand dieser Bläschen entstehen etwa 10—20 Scolices *(Echinokokkenköpfchen)*, die oval 0,12—0,2 mm lang und mit 4 Saugnäpfen und einem Hakenkranz versehen sind. Brutkapseln und Scolices können sich von der Parenchymschicht ablösen; man findet sie dann in der Hydatidenflüssigkeit *(Hydatidensand)*. Außer *fertilen* Echinokokkencysten kommen auch *sterile* Cysten vor, in denen keine Brutkapseln und Scolices gebildet werden. Die Flüssigkeit in der Echinokokkencyste *(Hydatidenflüssigkeit)* wird durch die Parenchymschicht sezerniert. Sie ist — abgesehen von den Trübungen durch den Hydatidensand — wasserklar, ihr Salzgehalt und Gefrierpunkt entspricht dem des Blutes. Ihr Eiweißgehalt ist sehr gering und schwankt nach van der Hoeden (1924) zwischen 0,03‰ und 0,002‰. (Zusammenfassende Darstellung über Hydatidenflüssigkeit bei Blumenthal 1929.) Umhüllt wird die Echinokokkencyste von einer körpereigenen *fibrösen Kapsel*; in dem *pericystären Lymphraum* zwischen der parasitären und wirtseigenen Membran erfolgt der Säfteaustausch von Wirt und Parasit.

In der primären Echinokokkencyste kommt es bei Menschen häufig zur *Bildung von Tochtercysten.* Sie entstehen *endogen* aus Scolices und haben den gleichen Bau wie die Muttercysten. Genaue Darstellung bei DÉVÉ (1949). Innerhalb der Mutterblase können sich 20—30, sogar bis 100 Tochterblasen entwickeln; sie wiederum können Enkelblasen erzeugen. Selten werden Tochtercysten bei Kindern unter 15 Jahren gefunden. Die Bildung von Tochtercysten stellt nach DÉVÉ (1949) eine Abwehrreaktion dar. Sie erfolgt insbesondere bei alten Cysten, ferner bei Verminderung der Hydatidenflüssigkeit durch Probepunktion oder Ruptur und nach bakterieller Infektion des pericystären Lymphraumes.

Exogene Sprossung kommt beim menschlichen *Echinococcus cysticus* als Vermehrungsform nur vor, wenn der Parasit in seiner Ausdehnung durch die Art des befallenen Gewebes behindert wird, z. B. bei Sitz im Knochen.

Werden nach Ruptur einer Echinokokkencyste Scolices frei, so können auch aus ihnen Echinokokkencysten entstehen *(sekundäre Echinokokkose)* (DEW 1929, DÉVÉ 1932, 1949). In die Blutbahn gelangte Scolices können sich in anderen Organen ansiedeln; so kann nach Perforation eines Leberechinococcus in eine Vene sekundär Lungenechinokokkose entstehen.

Dem Infektionsweg der Oncosphäre entsprechend finden sich die primären Echinokokkencysten in der weitaus überwiegenden Zahl der Fälle in der Leber. DÉVÉ (1936) gibt für die *primäre Echinokokkose* folgende *Befallszahlen*: Leber 74,5%, Lunge 10,1%, Muskel- und Unterhautzellgewebe 4,7%, Milz 2,3%, Niere 2,1%, Gehirn 1,4% und für andere Lokalisationen — Knochen, Schilddrüse, Mamma, Pankreas usw. — zusammen 4,9%.

Echinococcus cysticus kann erhebliche Größe erreichen. Blasen von Kindskopfgröße sind keine Seltenheit. BARNETT (1927) weiß von einer Echinokokkencyste, die 50 Liter Hydatidenflüssigkeit enthielt. Das Wachstum beim Menschen ist sehr langsam. Bekannt sind Fälle, wo Menschen 30—45 Jahre Träger dieser Cysten waren. Das Bestehen eines Milzechinococcus seit mehr als 23 Jahren beschreiben COUTELEN und Mitarbeiter (1950), das eines Leberechinococcus über die Zeit von 56 Jahren LAWSON (1939).

Multiple Cysten kommen bei etwa 30% aller Infizierten vor. In einem Organ, z. B. in der Leber, sind bis zu 40 primäre Echinokokkencysten nachgewiesen. Häufige Organkombination sind Leber/Lunge (60%) und Leber/Milz (20%); über einen solchen Fall berichten unter anderen BONNET und Mitarbeiter (1949). Einen Sektionsbefund mit 67 primären Echinokokkencysten, von denen sich 60 in der Leber, 3 in der Lunge, 3 in der Milz und 1 in der Niere fanden, kennt DÉVÉ (1949).

Im Frühstadium ihrer Entwicklung *absterbende Echinokokkencysten* werden von Fremdkörperriesenzellen vernichtet (Echinokokken-Pseudotuberkulose). Im Zentrum des Pseudotuberkels, z. B. im Anschluß an eine sekundäre Echinokokkose des Peritoneums, findet man Reste der geschichteten Cuticula, Kalkkörperchen und eventuell auch Häkchen der Scolices. *Ursachen für ein Absterben* im späteren Stadium können sein: Erhöhung des Innendrucks durch zahlreiche Tochtercysten, wodurch es zu einer gelatinösen Umwandlung der Keimschicht kommt; Traumen, bei denen es zu Blutungen aus den Gefäßen der wirtseigenen Kapsel in den pericystären Lymphraum kommen kann; akute Entzündungen und Eiterungen, verursacht durch Bakterien, die wohl meist auf dem Blutwege in die fibröse Kapsel und in den pericystären Lymphraum gelangen; auch spontanes Absterben und Coagulationsnekrose der Keimschicht aus unbekannter Ursache kommt vor. Bei solchen regressiven Veränderungen des Parasiten und seiner Wirtskapsel schwindet der flüssige Inhalt der Cyste; ihre Wand wird brüchig und faltet sich um die eingedickten, käsig oder kreidig veränderten Reste des Inhalts und der Parenchymschicht zusammen. Da auch die Wirtskapsel narbig-bindegewebig oder kreidig-kalkig verändert wird, kann es zur Bildung von steinharten Hohlkugeln kommen, die in ihrem Inneren geschichtete Cuticulareste und Scolexhäkchen noch nach Jahren enthalten können.

Über die Art des Zustandekommens der für *Echinococcus alveolaris* charakteristischen Wuchsform besteht noch keine endgültige Übereinstimmung. Die „*Dualisten*“, deren Hauptvertreter POSSELT (1928) ist, nehmen an, daß die Finne einer dem Bandwurm *Echinococcus granulosus* nahe verwandten Art die Ursache für dieses Krankheitsbild ist. Die experimentellen Untersuchungen, auf denen diese Annahme basiert, werden nicht allgemein anerkannt. Die „*Unitarier*“, insbesondere DÉVÉ (1949), vertreten folgende Ansicht: «La forme typiquement alvéolaire de l'échinococcose représente une déviation ‹maligne› secondaire, devenue spécifique et définitive, du parasite échinococcique primitivement uniloculaire, hydatique.» Sie glauben, daß es sich um eine Art von parasitärer Metaplasie handelt, die nach FUHRMANN (1925) ein bei Cestoden häufig beobachtetes Entwicklungsphänomen ist. Eine ausführliche Darstellung des Gesamtfragenkomplexes gibt GRUBER (1939). Gemeinsames Vorkommen von *Echinococcus cysticus* und *Echinococcus alveolaris* ist wiederholt unter anderen von MEADE und BARNETT (1941), WENDT und OEHR (1941) in der Leber und von DÉVÉ (1940) in der Muskulatur beschrieben worden.

Im Gegensatz zum *Echinococcus cysticus,* der primär in jedem Organ oder Organsystem auftreten kann, kommt *Echinococcus alveolaris* primär fast ausnahmslos in der Leber vor.

Diese Echinokokkenlarvenform ähnelt in der Art des Baues und des infiltrierenden Wachstums bei Fehlen einer wandmäßigen Begrenzung einem bösartigen Tumor. Sie besteht aus einer großen Anzahl rundlicher, auch buchtiger in Gruppen angeordneten Bläschen, die in einem dichten Gewebsstroma liegen. Diese Alveolen, die stecknadelkopf- bis erbsengroß werden, enthalten eine gelbliche bis braun-gelbliche kolloide Gallertmasse. Sie vermehren sich durch exogene Sprossung, die durch Ausstülpung und Abschnürung zustande kommt. Die nur selten in der Gallertmasse gefundenen Scolices scheinen sehr häufig nicht völlig ausdifferenziert zu sein. In den Alveolen findet man eigentümlich gefaltete Chitinknäuel oder auch Reste von Cuticulalamellen und Teile der Parenchymschicht. Die Cuticulamassen enthalten konzentrisch geschichtete, oft in Reihen dicht zusammenliegende Kalkkörperchen. Charakteristisch ist die Bildung großer nekrotischer Zerfallsherde im *Echinococcus alveolaris*-Tumor, die zur Höhlenbildung führen. Eine *Metastasierung* kann über das Blut, die Lymphbahnen und über die Gallenkanäle erfolgen. Einbruch in die großen Lymphbahnen führt zu Metastasen in den Lymphknoten der Leberpforte, Einbruch in die Venae hepaticae und die Vena cava inferior zu Metastasen in den Lungen und von hier aus in Gehirn, Nieren, Milz usw. *(sekundäre Echinokokkose)* (POSSELT 1928, DÉVÉ 1946).

Epidemiologie, Vorbeugung und Bekämpfung. Der Mensch infiziert sich durch *direkten Kontakt* mit Hunden, die den Bandwurm *Echinococcus granulosus* beherbergen, dessen Eier nicht selten an der Schnauze und an den Haaren von Hunden gefunden werden. Katzen spielen in der Epidemiologie der Echinokokkose keine Rolle. Nach HOSEMANN (1928) waren Hunde in Kopenhagen zu 0,4%, in Mecklenburg zu 4%, in Island zu 28% und in Australien sogar zu 40—50% infiziert. Befall bei Hunden ist besonders dort häufig, wo die Fleischbeschau nur oberflächlich erfolgt, und wo Hunde Zugang zu Schlachtabfällen haben. Gegenden mit ausgedehnter Schafzucht weisen im allgemeinen einen hohen Echinokokkenbefallsindex beim Menschen auf. Zwar sind in solchen ländlichen Bezirken menschliche Infektionen besonders häufig, gelegentlich aber werden auch, z. B. in Wales und in Industriestädten Echinokokkeninfektionen beim Menschen nicht selten angetroffen (HOWELLS, zit. nach BARRETT und THOMAS 1944). In solchen Fällen ist der besonders enge Kontakt, z. B. in Stadtwohnungen für das Zustandekommen der Infektionen maßgebend. *Indirekte Übertragung* der Eier durch infiziertes Gemüse oder Obst, Trinkwasser oder Fliegen hat nur geringe Bedeutung.

Ein erheblicher Teil ber Infektionen, die sich im 3. und 4. Lebensjahrzehnt als *Echinococcus cysticus* bemerkbar machen, sind in der Zeit vor dem 15. Lebensjahr erworben worden (LEHMANN 1928, DÉVÉ 1949). Statistiken aus stark verseuchten Gebieten Südamerikas zeigen, daß z. B. in Argentinien 26%, in Uruguay 23% aller Echinokokkenfälle bei Kindern unter 14 Jahren vorkommen.

Erkrankungen innerhalb einer Familie oder einer Wohngemeinschaft sind wiederholt beobachtet worden (LEHMANN 1928, FERRO 1946 und DÉVÉ 1949).

In endemisch befallenen Gebieten sollte diese Infektion als *Berufskrankheit* von Schlächtern und allen Leuten, die mit der Vieh-, besonders Schafzucht zu tun haben, anerkannt werden (DÉVÉ 1949).

Sauberkeit und Vermeiden eines engen Kontaktes mit Hunden — dies gilt besonders für Kinder — schützt vor Infektion. In endemisch befallenen Gebieten sollten Schlachtabfälle von Schafen und Rindern vernichtet werden und nicht als Hundefutter Verwendung finden. Bewährt hat sich zur Bekämpfung der Echinokokkose bei Tier und Mensch eine einmal im Jahr durchzuführende Bandwurmkur beim Hund. Derartige Bekämpfungsmaßnahmen im Zusammenhang mit einer Aufklärung der Bevölkerung haben auf Island gute Erfolge gebracht. 1900 wurden dort bei Sektionen etwa 33%, 1913 16,6% Echinokokken gefunden. Zwischen 1930 und 1944 dagegen wurde in Reykjavik bei 1231 Sektionen nur in ungefähr 5% diese Parasiten nachgewiesen, und zwar vornehmlich bei alten Leuten (DUNGAL 1946).

Pathogenese und Pathologie. A. Echinococcus cysticus. In dem nachfolgenden Abschnitt soll nur die Pathogenese und allgemeine Pathologie abgehandelt werden; die spezielle Pathologie je nach Organbefall wird zusammen mit der klinischen Symptomatik gebracht.

Echinococcus cysticus wirkt *mechanisch als Fremdkörper* auf das ihn umgebende Gewebe; die von ihm produzierte *Hydatidenflüssigkeit* entwickelt Antigeneigenschaften.

Die vom Wirtsorganismus gebildete fibröse Kapsel besteht beim Menschen aus konzentrischen, mehr oder weniger zellreichen Bindegewebszügen, im Gegensatz zu tierischen Echinokokkencysten, bei denen meistens eine Unterteilung in 3 mehr oder weniger deutliche Schichten vorhanden ist. An der dem *Echinococcus cysticus* zugekehrten Seite beobachtet man hier und da Riesenzellen, kleinere Rundzellanhäufungen und auch Zelldetritusmassen, die schon makroskopisch als schmieriger, breiartiger Belag der Wirtskapsel imponieren (LEHMANN 1928). Die Stärke der fibrösen Kapsel ist je nach Organ verschieden, ihr Maximum, wie es insbesondere bei größeren Leberechinokokken angetroffen wird, pflegt 3 bis 5 mm nicht zu überschreiten. An oberflächlich in Leber, Lunge und Milz sitzenden Echinokokkencysten ist diese Membran meist dünner; besonders schwach ausgebildet ist sie bei Hirnechinokokken. Diese Wirtskapsel, die nicht nur bindegewebiger Natur ist, sondern auch Teile des Stromas der befallenen Organe ursprünglich enthält, besitzt Blut- und Lymphgefäße, deren Lymphspalten mit dem pericystären Lymphraum kommunizieren. Entzündungen in diesem Raum können die Wirtskapsel von der Echinokokkenwand abdrängen.

Der Grad der *Schädigungen*, die von der Echinokokkencyste *durch Druckatrophie bzw. Kompression* hervorgerufen werden, hängt von der Empfindlichkeit des befallenen Organs und der in den einzelnen Organen unterschiedlichen Wachstumsgeschwindigkeit der Parasiten ab. *Bakterielle Infektionen* des pericystären Raumes, an die sich häufig eine Vereiterung der Echinokokkencyste anschließt, haben eine besondere Bedeutung. BARNETT (1936), der 428 Echinokokkenfälle auswertete, fand, daß bei einem Drittel der 71 auf Grund einer Echinokokkeninfektion Verstorbenen Sepsis die Todesursache war. Die nicht seltene *Ruptur einer Echinokokkencyste* ist nicht allein durch Aussaat von Scolices, die *sekundäre Echinokokkeninfektionen* verursachen, gefährlich; *freiwerdende Hydatidenflüssigkeit* verursacht akute Krankheitserscheinungen auf *anaphylaktischer Basis*.

Je nach Durchlässigkeit der Echinokokkenmembran gelangt ständig über den pericystären Lymphraum mehr oder weniger Hydatidenflüssigkeit in den Blutkreislauf. Dies führt zu einer Sensibilisierung und zur Bildung von Antikörpern, die für die Diagnose praktische Bedeutung haben. Bei plötzlichem Freiwerden größerer Mengen von Hydatidenflüssigkeit, z. B. bei Perforation oder Operation einer Echinokokkencyste, reagiert dann der Körper mit mehr oder weniger starken *anaphylaktischen Symptomen*, die in extremen Graden als Lungenödem und Schock imponieren.

Chronische „toxische" Schädigungen Echinokokken-infizierter Kinder und Heranwachsender sind selten und äußern sich in Wachstumsstörungen (*infantilisme et juvénilisme hydatique*, DÉVÉ 1949). Sie verschwinden nach operativer Entfernung der Parasiten.

Die im Verlauf der Echinokokkenerkrankung auftretende *Eosinophilie* steht weder mit dem Sitz noch mit der Größe, der Zahl oder dem Alter der Echinokokkencysten im Zusammenhang. Nach BLUMENTHAL (1929) ist der Durchtritt einer mehr oder minder großen Menge von Hydatidenflüssigkeit durch die Echinokokkenmembran als einzige Ursache anzusehen. *Knochenmarkseosinophilie* fand LIPPI (1950) an 37 Kranken auch bei fehlender Bluteosinophilie und bei negativer Haut- und Komplementbindungsreaktion.

B. Echinococcus alveolaris. Im Gegensatz zu *Echinococus cysticus* mit seiner expansiven, von der Nachbarschaft aber immer klar getrennten Wuchsform dehnt sich *Echinococcus alveolaris* infiltrativ nach der Art eines malignen Tumors aus, wobei es zur Verdrängung von Lebergewebe und Kompression von Gefäßen kommt. Typisch für diese Parasitenform sind Gewebsnekrosen in den befallenen Organbezirken, die wohl zu einem erheblichen Teil parasitären Toxinen zur Last gelegt werden müssen. Anaphylaktische Reaktionen werden bei Befall durch diese Parasitenform nicht beobachtet, es kommt aber zur Bildung von Antikörpern, die immunbiologisch nachweisbar sind.

Echinococcus alveolaris sitzt häufiger im rechten als im linken Leberlappen. Die Leberoberfläche kann höckerig vorgebuckelt sein, wenn der Parasitenherd nahe der Peripherie liegt. Häufig sind Herde mit einem Durchmesser von 10 bis 12 cm, zum Teil noch größere beobachtet worden.

Die stecknadelkopf- bis erbsengroßen Alveolen werden von festem fibrösem Bindegewebe wabenartig umgeben; die Schnittfläche bietet ein eigentümliches löcheriges, siebähnliches Bild. Die Reaktion des Wirtsgewebes auf die Parasiten ist stärker als bei *Echinococcus cysticus*. Fremdkörperriesenzellen typischer Form, aber auch langgestreckte und bizarre Zellgruppen, in denen nicht selten Cuticulatrümmer vorhanden sind, werden beobachtet. Es findet sich eine Infiltration mit eosinophilen und neutrophilen Leukocyten, mit Lymph- und Plasmazellen. Die weiter nach außen folgende Bindegewebsschicht ist oft verhältnismäßig stark entwickelt, ihre Fasern können hyalinisieren und verkalken. Charakteristisch sind kleine Fremdkörpertuberkel, die später völlig nekrotisch werden und verkäsen können. Eine gallige und ödematöse Durchtränkung des Gewebes in der Umgebung der Alveolen ist allgemein. Ebenso typisch ist eine Nekrose dieses Gewebes, insbesondere in dem zentralen Teil der Geschwulst, wobei es zur Verkreidung, Verkalkung, Verkäsung mit Zerfall und Höhlenbildung kommen kann. Solche Höhlen sind oft erheblich groß, so daß der ganze zerfallene Leberlappen in eine große „Cyste“ verwandelt erscheint. Sie kann mehrere Liter Eiter enthalten (POSSELT 1928, FISCHER 1930).

Krankheitsbilder. A. Echinococcus cysticus. Allergische und anaphylaktische Symptome, wie sie bei Sitz einer Echinokokkencyste an einer beliebigen Stelle des Körpers vorkommen können, sollen hier im Zusammenhang besprochen werden.

Charakteristisch für *allergische Symptome* ist ihr Schwinden nach Entfernung der Echinokokkencyste oder nach Desensibilisierung mit Echinokokkenantigen. Wiederholt sind chronische Urticaria (GRAÑA 1945) und angioneurotisches Ödem (MUSSIO FOURNIE und SEOANE 1927) beobachtet worden; Asthma auf der Basis einer *Echinococcus cysticus*-Infektion beschreiben BENHAMAN und Mitarbeiter (1938) und BISHR (1947). Lungeninfiltrate um Echinokokkencysten nach Punktion oder spontaner Entleerung haben nach JAUREGUY und SOTO (1941) allergische Ursache; eine entsprechende Beobachtung teilt D'ALESSANDRO (1939) mit. Nach Desensibilisierung mit Echinokokkenantigen beobachtete GRAÑA (1945) schnelles Verschwinden dyspeptischer Beschwerden und Schmerzen im Bereich der Gallenblase an Patienten mit verkalkten Leberechinokokken, bei denen organische Gallenblasenveränderungen nicht nachweisbar waren.

Anaphylaktische Symptome von seiten des Kreislaufs, der Atemwege, der Verdauungsorgane usw., die lebensbedrohend sein können (JORGE und RE 1946), treten dann auf, wenn bei Rupturen von Echinokokkencysten oder bei Operationen Hydatidenflüssigkeit Kontakt mit dem sensibilisierten Gewebe des Echinokokkenpatienten erhält. Todesfälle im anaphylaktischen Schock sind wiederholt beschrieben, z. B. LOZANO und MONZÓN (1934).

Leberechinococcus. Die Leber ist mit 74,5% (DÉVÉ 1936) der bei weitem häufigste Sitz des Parasiten. Nur in 50% der Fälle findet man eine einzelne Cyste, in 20% der Leberechinokokkenfälle lassen sich mehr als 2 Cysten nachweisen (LEHMANN 1928). Echinokokken sitzen meist im rechten Leberlappen, bei multiplem Befall aber auch nicht selten im linken. Im allgemeinen ist ihre Entwicklungstendenz nach der Oberfläche der Leber gerichtet. Außer zentralen Echinokokken unterscheidet man bei den peripher angesiedelten zwischen solchen auf der Vorderfläche, der Unterfläche der Leber und solchen, die subphrenisch lokalisiert sind. Diese unterschiedliche Position des Echinokokken in der Leber ist die Ursache für die Inkonstanz der Formveränderung dieses Organs. Bei zentraler Ansiedlung kann eine solche ganz oder fast fehlen, suberöser Sitz kann voluminöse Auftreibungen oder Randausziehungen verursachen.

In der Leber erreichen die Echinokokken ihre größte Ausdehnung; mannskopfgroße Cysten sind nicht außergewöhnlich. Schädigung des Lebergewebes durch Druckatrophie wird durch Hyperplasie anderer Leberbezirke kompensiert. Große Cysten verursachen durchaus nicht regelmäßig Lebersymptome; durch Hochtreiben des Zwerchfells können sie aber die Atmung behindern. Fernwirkend vermögen sie den Abfluß in den Gallenwegen zu behindern und so für eine bakteriell bedingte Cholangitis den Boden zu bereiten, was schon durch relativ kleine Cysten geschehen kann, besonders wenn sie in der Gegend der Leberpforte sitzen. Echinokokkencysten in dieser Gegend können Stauung im Pfortaderkreislauf und sekundär Ascites verursachen.

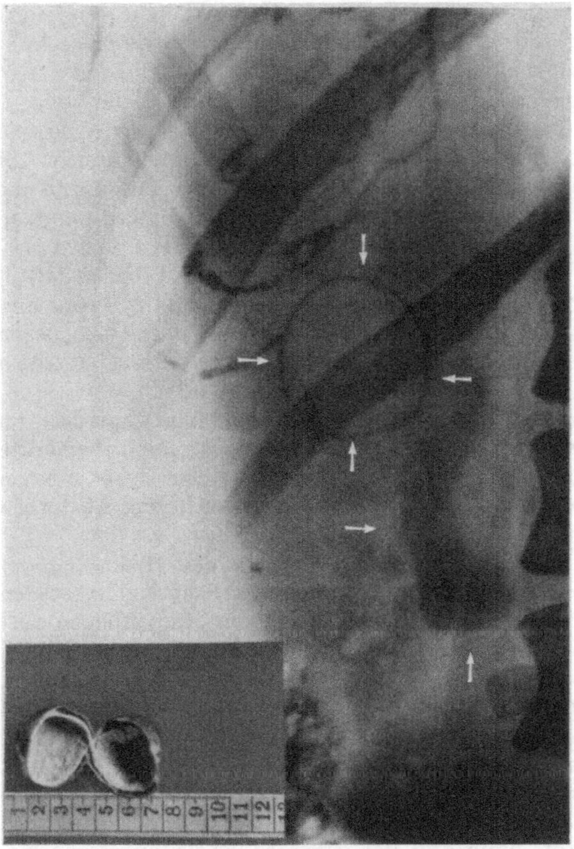
Abb. 39. Röntgenbild einer Echinococcusblase (*Echinococcus granulosus*) in der Leber, nahe der Gallenblase. (Nach Eppinger.)

40—45% der Leberechinokokken erhielt Lehmann (1928) *in vereitertem Zustande* zur Operation. Ursache hierfür können Staphylokokken, Streptokokken, Coli- und auch Typhusbakterien sein (Fall Paraskevas 1937). Vereiterte und nichtvereiterte Echinokokken können nebeneinander in der Leber vorkommen.

Perforation in die Nachbarschaft wird bei etwa 10% aller Leberechinokokken beobachtet. Zentral gelegene Cysten, die in die Gallengänge durchbrechen, können durch ausgestoßene Tochterblasen oder durch Membranteile einen Choledochusverschluß verursachen (Poore und Mitarbeiter 1949). Godfrey (1947) beschreibt einen Fall, wo es nach Blockierung der Gallengänge zum Ikterus und bei erniedrigtem Prothrombinspiegel, Hämorrhagien, Störung der Nebennierenfunktion und Blutdrucksenkung durch extrarenale Anurie zum Tode kam. Solch ein völliger Verschluß ist im allgemeinen aber nicht häufig; sogar Ausstoßung ganzer Echinokokkencysten durch die Gallenwege kommt vor (Mason und Banett 1937); auch Perforationen in die Gallenblase sind bekannt. Über den Einbruch eines Leberechinococcus in die Vena hepatica berichtet Dörig (1946). Entleerungen von Echinokokken der Unterfläche der Leber, aber auch solcher der Vorderfläche sind meist traumatisch bedingt; gelegentlich kommen auch Spontanperforationen vor. Aussaat von Scolices kann zur sekundären peritonealen Echinokokkose führen. Während die Ruptur eines aseptischen

Echinococcus akut anaphylaktische Symptome verursacht, kann der Durchbruch eines vereiterten Leberechinococcus der Grund für eine Peritonitis sein. Subphrenische Echinokokken vermögen das Zwerchfell unter gleichzeitiger Kompression der Lunge in schwieliges, auf Grund des Druckes atrophierendes Gewebe zu verwandeln. Seröse oder eitrige Pleuraexsudate können auftreten; der Echinococcus kann in den Pleuraraum perforieren. Wenn die Lunge schon vorher mit dem Zwerchfell verlötet war, kann die Echinokokkencyste in die Lunge hineinwachsen. Entleerung schon vereiterter Leberechinokokken durch einen arrodierten Bronchus ist nicht selten. Primärer Leberechinococcus kann sekundäre Lungenechinokokkose verursachen. Auch wenn die Echinokokkose zur Ausheilung kommt, können Gallengangs-Bronchialfisteln zurückbleiben (siehe Lungenechinococcus). Perforationen des Leberechinococcus in den Magen (BOLOGNESI 1939) und in den Darm (BOLOGNESI 1936) haben relativ günstige Aussicht auf Spontanheilung. Bei allmählicher Perforation des Leberechinococcus durch die Bauchdecken kann es zu Senkungsabscessen zwischen deren Schichten kommen.

Einen ursächlichen Zusammenhang zwischen *Leberechinokokken und Lebertumoren* hält FISCHER (1930) für recht wahrscheinlich, während DÉVÉ (1949) dies ablehnt. Über *Echinokokken und Lebercirrhose* siehe ELIZALDE, ITOIZ und LATIENDA (1940), DÉVÉ (1949) und SILVER (1949). Zur Frage *Leberechinokokken und Gallensteine* berichten GRANA und GANDIANO (1945), CENDAN ALFONZO (1948) und DÉVÉ (1949).

Die *Symptome der Leberechinokokkose* pflegen ziemlich uncharakteristisch zu sein. Bedeutsam ist das langsame, jahrelange, anfangs meist nicht bemerkte Entstehen der Geschwulst. Selbst bei beträchtlicher Größe der Cyste können klinisch so gut wie keine Symptome vorhanden sein. Bei frühzeitigem Absterben macht sich der Parasit überhaupt zeitlebens nicht bemerkbar.

Oft kommt es aber früher oder später durch Dehnung und Spannung der Leberkapsel zu subjektiven Symptomen: dumpfer, bohrender Schmerz im rechten Hypochondrium, im Epigastrium, der auch nach dem linken Rippenbogen ausstrahlt, ziehender rechtsseitiger Schulter- und Rückenschmerz, auch Kreuzschmerzen, nach den Beinen ausstrahlend, können sich bemerkbar machen. Körperliche Anstrengungen pflegen diese Beschwerden zu verstärken. Bei subphrenischem Sitz des Echinococcus werden durch Verdrängung des Zwerchfells nach oben über Atembehinderung und Stiche beim Luftholen geklagt. Nicht selten wird über Appetitmangel und allgemeine Abgeschlagenheit berichtet. Auch bei einfachen, unkomplizierten Leberechinokokken treten gelegentlich kolikartige Schmerzattacken auf, ohne daß der Sitz des Parasiten solche Beschwerden ohne weiteres zu erklären vermag. Wenn der Parasit dagegen eine Passagestörung der Gallenwege verursacht, oder wenn Komplikationen wie Vereiterung oder Ruptur der Cyste bestehen, finden subjektive Symptome, wie heftiger lokaler Leibschmerz, Übelkeit und Erbrechen als peritonitische Reizerscheinungen Erklärung. Fieber, Ikterus — in etwa 14% der Fälle gefunden — weisen auf Vereiterung der Cyste und auf Gallenstauung, unter Umständen auf beide Zustände hin. Diese Symptome werden im Zusammenhang mit den subjektiven in einer endemischen Echinokokkengegend frühzeitiger als anderswo den Verdacht auf Leberechinokokkose lenken. Vorwölbungen der ganzen unteren rechten Brustseite, des Hypochondriums und des Epichondriums können bei Echinokokkencysten der Leber beobachtet werden, desgleichen gelegentlich eine Erweiterung und verstärkte Füllung der Bauchdeckenvenen bei Behinderung des Pfortaderkreislaufs. Tastbar kann eine Totalvergrößerung der Leber oder ein harter, prallelastischer Tumor ober- oder unterhalb des noch tastbaren Leberrandes sein.

Schrifttum: LEHMANN (1928) und MISSKE (1944).

Peritonealechinococcus. Als Peritonealechinococcus bezeichnet LEHMANN (1928) alle Bauchhöhlenechinokokken, „also alles was — scheinbar — subserös am ganzen Peritoneum parietale und viscerale — also auch am Netz und weiblichen Genitale — der Bauch- und Beckenhöhle zur Beobachtung kommt". Der weitaus größte Teil dieser Infektionen kommt als sekundäre Echinokokkose nach Perforation eines Leberechinococcus, seltener eines Milzechinococcus zustande. Bei einer Sichtung von 1450 Echinokokkenfällen fand BARNETT (1941) Peritonealechinokokken zu 16%; verwiesen sei auf die klinische Auswertung dieser 228 Fälle. Von den in die Bauchhöhle gelangenden Scolices wird ein erheblicher Teil durch Fremdkörperriesenzellen im Peritoneum abgebaut. Die heranwachsenden Cysten können sich innerhalb der Bauchhöhle zu jeder Größe entwickeln. Durch Verwachsungen und Kompressionen können sie zu Störungen am Magen-Darmkanal und an den Harnwegen führen und Kompression der Vena cava verursachen; sie können vereitern; sie können in den Darm und die ableitenden Harnwege perforieren. SHASTRY (1939) beschreibt einen Fall, in dem eine retrovesicale Echinokokkencyste Harnverhaltung verursachte und schließlich ins Rectum perforierte. Netzechinokokken können erhebliche Größe erreichen, ohne durch komplizierende peritoneale Verklebungen fixiert zu werden; sie bilden dann bewegliche Tumoren (VOLAVSEK 1943). Die Mehrzahl der sekundären Peritonealechinokokken entwickelt sich im kleinen Becken (COSTANTINI und BERNASCONI 1939, PUXEDDU 1939, EVANS 1940 und LEONE 1942). Über Prostataechinococcus berichten REMENTERIA (1945) und DAVIES (1946). WELCKER und Mitarbeiter (1940) und LANGLEY (1943) fanden primäre Uterusechinokokken, auch BUKLER (1940) berichtet über Befall dieses Organs.

Lungenechinococcus. Die Häufigkeit des Lungenechinococcus gibt DÉVÉ (1936) mit 10,1%, RIVOIR (1937) mit 18%, TOOLE (1937) mit 28,2% und BARNETT (zit. nach BARRETT und THOMAS 1944) mit 23% an. Die rechte Lunge und die Unterlappen werden bevorzugt befallen. Doppelseitige Infektionen sind nicht selten (CHRISTIE 1939), wohl aber multiple Cysten einseitig (D'ABREU und ROGERS 1943). Im Gegensatz zu LEHMANN (1928) beobachteten BARRETT und THOMAS (1944) insbesondere bei Kindern schnelles Wachstum.

Alle Lungenechinokokken, unabhängig von ihrem Sitz, wachsen zur Brustwand hin. Typisch ist, daß eine Verdrängung des Mediastinums meist fehlt oder erst spät in Erscheinung tritt. Auftreibung einer ganzen Thoraxhälfte und selbst Druckatrophie an der knöchernen Thoraxwand kommen vor. Bronchopneumonische Infiltrate im komprimierten Lungengewebe der Umgebung der Cyste sind wahrscheinlich die Ursache für die kleineren, oft lange Zeit sich wiederholenden Blutungen, die auch bei nichteröffnetem Lungenechinococcus häufig gesehen werden. Rezidivierendes Pleuraexsudat kommt auch ohne bronchopneumonische Herde zustande, wenn der Parasit sich unmittelbar unter der Serosa entwickelt. Durch Druck der Cyste allein kann es zu Kompressionen und Sekretverhaltungen in den Bronchien und zu Bronchitiden kommen. Vereiterung des Lungenechinococcus kommt relativ selten vor; SOTO BLANCO (1942) und ARDAO (1942) berichten über pericystäre Infektionen. Einen der nicht häufigen Fälle von Verkalkung eines Lungenechinococcus beschreibt KLUCK (1943).

Je nach der Lage der Echinokokkencyste in der Lunge ergeben sich bei ihrem Heranwachsen unterschiedliche Folgezustände. Cysten in der Nähe des Hilus perforieren nicht selten in einen größeren Bronchus und können ausgehustet werden. Bei etwa 20% aller Lungenechinococcusfälle bleibt die Echinokokkenmembran nach Art einer Placenta zurück (ITURRASPE 1939). In seltenen Fällen führen Perforationen in die Bronchien infolge Verlegung der Luftwege durch Membranteile und Tochterblasen zum Erstickungstod. Noch seltener ist eine Arrosion größerer Blutgefäße, die dann meist zu tödlichen Blutungen führt (Larghero Ybarz und Ardao 1942). Cysten in der Mitte eines Lappens können symptomlos zu erheblicher Größe heranwachsen. Periphere Lungenechinokokken perforieren zu einem erheblichen Prozentsatz in den Pleuraspalt und können einen Hydrothorax verursachen. Besteht gleichzeitig eine Verbindung zu einem Bronchus, so kann sich ein Pneumothorax entwickeln; bakterielle Sekundärinfektionen sind nicht selten. Ausführliche Darstellung dieser Krankheitsbilder mit allen ihren Komplikationen geben Ugon (1936), Purriel (1937), Valdoni (1939), Etchevery und Purriel (1940), Grana und Bazzano (1943), Adam und Nana (1944) und Perez Fontana (1946). Über die Folgen, die sich aus dem Hineinwachsen eines subphrenischen Leberechinococcus in die Lunge ergeben, berichten Pavlovsky und Mitarbeiter (1928), Piquinela und Purriel (1940), Arce (1945), Calcagno und Mitarbeiter (1945) und Michans (1945).

Lungenechinokokken machen, solange sie nicht sehr groß sind, keine charakteristischen Symptome. Anfangs, wenn durch Auskultation und Perkussion die Infektion noch nicht nachweisbar ist, wohl aber röntgenologisch, ist ein Reizhusten vorhanden, der die Patienten wochen-, monate- ja selbst jahrelang belästigen kann. Der Auswurf, dem häufig kleinere Mengen Blut beigemengt sind, ähnelt oft einem bronchiektatischen Sputum. Die klinischen Symptome können die einer Bronchitis wechselnder Intensität mit gelegentlich leichteren Temperatursteigerungen sein. Plötzlich einsetzende und wieder schwindende Pleuritiden können das Krankheitsbild komplizieren; länger anhaltende Nachtschweiße sind beobachtet worden. Im weiteren Verlauf wird über mehr oder weniger intensive Atemnot, Stiche, Brust- und Rückenschmerzen geklagt, Beschwerden, die langsam aber ständig zunehmen. Außer Ruhigstellung der befallenen Thoraxseite kann es auch zur Auftreibung der ganzen Thoraxhälfte oder, was charakteristischer ist, umschriebener Abschnitte des Thorax kommen. Große, pralle Cysten können auch eine Vortreibung der Zwischenrippenräume verursachen. Perkutorisch findet man, wenn die Cyste der Thoraxwand anliegt, eine kreisrunde, absolute und eine konzentrisch um diese herumgelagerte relative Dämpfung, während beim subpleuralen Thoraxwandechinococcus die relative Dämpfung fehlt. Auskultatorisch können Echinokokken, die bis an die Lungenoberfläche reichen, pleuritisches Reiben verursachen. Bei weniger oberflächlichem Sitz ist der Befund sehr wechselnd: normales, wenig verschärftes vesiculäres Atmen, falls die Lunge darüber frei ist, bronchitische Geräusche, ja selbst bronchiales Atmen, sobald pericystäre Prozesse das Bild komplizieren, Symptome, wie sie auch bei Lungencarcinom, Sarkommetastasen und Dermoidcysten auftreten. Hinzu kommen noch die subjektiven und objektiven Symptome begleitender Pleuraexsudate und der Verdrängungserscheinungen des Mediastinums, des Herzens und des Zwerchfells. Die Symptome einer Perforation sind nicht immer alarmierend; mitunter verläuft diese subakut, und zwar so, daß bei einem Patienten, der sich schon wochen- oder monatelang mit charakteristischen Symptomen in Beobachtung befand, Echinokokkenformelemente im Sputum auftreten. In anderen Fällen kommt es während einer äußerst quälenden Hustenattacke zum Auswerfen von Echinokokkenmaterial. Erfolgt bei der Ruptur die Verletzung eines größeren Gefäßes, so tritt eine mehr oder weniger starke Hämoptoe mit anschließender Expektoration der salzig-bitter schmeckenden, meist klaren, öfter schaumig-blutigen Echinokokkenflüssigkeit auf; Husten und Auswurf können nach der Ruptur noch längere Zeit anhalten. Der Auswurf ist häufig noch wochenlang blutig-schaumig und kann bis zu 2 Jahren und mehr Membranteile enthalten. Erfolgt die Ruptur nach der Pleura zu, was ebenfalls im Verlauf einer heftigen Hustenattacke, gelegentlich auch im Anschluß an ein Trauma auftreten kann, so kommt es zu hochgradiger Atemnot und äußerst heftigen Schmerzen in der betreffenden Brustseite, die so intensiv sein können, daß sie zum Kollaps führen. An die Perforationserscheinungen schließen sich in der Regel im Laufe der nächsten Tage die Symptome eines Empyems mit hohem Fieber, steigender Dämpfung, Aufhebung des Stimmfremitus und Atemgeräusches im Dämpfungsbezirk an. Dörig (1946) berichtet über einen Fall, bei dem die Perforation eines Leberechinococcus in die Vena hepatica multiple Streuschübe unter dem klinischen Bild des eosinophilen Lungeninfiltrates verursachte, die durch Scolicesembolien zustande gekommen waren.

Schrifttum: Lehmann (1928), Ivanissevich und Mitarbeiter (1938), Chifflet und Peyrallo (1942), Arce (1942), Larghero Ybarz (1943), Davidson (1944), Barrett und Thomas (1944), Fossati (1946) und Logan und Nicholson (1948).

Pleuraechinococcus. Obwohl Perforationen von Lungenechinococcus in den Pleuraraum nicht selten sind, kommt es dort doch nicht häufig zur Ansiedlung dieser Parasiten. Über *sekundäre Pleuraechinokokkose* berichten Ugon (1936), Maisonnavae (1945) und Dévé (1946).

Häufiger sind *primäre subpleurale Thoraxwandechinokokken*, die nach Lehmann (1928) aber auch nur in 0,5% aller Echinococcusfälle vorkommen. Unter Kompression der Lunge, Verdrängung des Mediastinums und Auftreibung der Thoraxwand können sie erheblich groß werden. Nur selten kommt es zur Perforation oder Vereiterung. Die Lunge wird im allgemeinen nicht in Mitleidenschaft gezogen. Auseinanderdrängen der Rippen und Fluktuationsgefühl in den Intercostalräumen ist deutlicher als beim Lungenechinococcus. Den Durchbruch eines Pleuraechinococcus in die Bauchhöhle beschreibt Kissling (1938).

Nierenechinococcus. Die Häufigkeit des Nierenechinococcus beträgt nach Dévé (1936) 2,1%. Eine der relativ seltenen doppelseitigen Infektionen beschreibt Rivoir (1937). Meist entwickelt sich dieser Parasit in der Nierenrinde, und zwar in der Nähe der Pole. Lazarevic (1942) fand eine große Echinokokkencyste, die völligen Schwund des Nierenparenchyms verursacht hatte. Nierenechinokokken haben die Tendenz zur Bauchhöhle zu perforieren; aber auch Durchbrüche in das Nierenbecken sind nicht selten, wobei Tochterblasen den Ureter verlegen, zu Stauungen, Hydronephrose und sekundären Infektionen führen können (Grassi 1942). Bis zu hühnereigroße Cysten können aber auch auf dem natürlichen Wege ausgeschieden werden; solche Entleerungen vermögen schubweise zu erfolgen. Völlige Ausstoßung eines Nierenechinococcus ist bekannt. Perforierte Nierenechinokokken gehen im allgemeinen zu Grunde, wenn Harnbestandteile in sie gelangen; in abgestorbenen Nierenechinokokken werden gelegentlich Phosphatkonkremente gefunden.

Kleine Echinokokkencysten der Niere können völlig symptomlos sein. Wenn sie heranwachsen, kommt es zu Druck- und Schweregefühl im Oberbauch und in der Lendengegend. Intercostalneuralgien und Atemnot, dumpfe, ziehende Schmerzen, die in die Oberschenkel, aber auch als typische Nierenschmerzen entlang dem Ureter nach der Blase hin ausstrahlen, werden beobachtet. Wenn eine Cyste in der Gegend des unteren Pols den Ureter komprimiert, können schon vor einer Perforation kolikartige Schmerzen auftreten. Perforationen und Einklemmungen von Tochterblasen oder Membranfetzen im Ureter verursachen echte Koliken, die wie Steinkoliken wenigstens zu Beginn mit Hämaturie einhergehen. Unmittelbar nach dem Durchbruch kann eine milchige Trübung des Urins durch Beimengung von Hydatidenflüssigkeit vorhanden sein. Membranfetzen, Scolices oder oft schwer nachzuweisende Häkchen können schubweise im Urin auftreten. Röntgenologische Befunde bei Nierenechinococcose gibt Ruckensteiner (1941), Ergebnisse der Nierenfunktionsprüfung und cystoskopische

Befunde bei LEHMANN (1928). Echinokokken der Nachbarorgane (Leber und Peritoneum) können in die Niere oder Harnwege perforieren (sekundäre Echinokokkose).

Schrifttum: LEHMANN (1928), SCHMID (1938), BARRETT (1940), SURRACO und LARGHERO IBAZ (1941), REAY (1941) und ALFARO HUARTE und RABADAN MARINA (1949).

Milzechinococcus. Die Häufigkeit des Milzechinococcus gibt DÉVÉ (1936) mit 2,3% an. Dieser wird zentral oder wandständig gefunden; multiple Infektionen sind sehr selten; oft dagegen kommt gleichzeitiger Echinokokkenbefall von Milz und Leber vor. Die Verdrängungserscheinungen, die zur partiellen Atrophie der Milz bei kompensatorischer Hypertrophie anderer Teile und zur Beeinträchtigung anderer Organe führen, variieren je nach Größe der Cysten und deren Sitz. Perforation, Vereiterung und Spontanheilung durch Absterben und Verkalken der Echinokokken kommen anscheinend selten vor. Selbst bei relativ großen Cysten können subjektive Symptome fehlen. Es sind dies Schmerzen, Druckgefühl und Stiche unter dem linken Rippenbogen und in der linken Brustseite, die sich insbesondere beim Einatmen bemerkbar machen, kolikartige Schmerzen im Leib, Völlegefühl und Appetitlosigkeit.

Schrifttum: LEHMANN (1928), Monographie von SABADINI (1936), XANTOPULIDES (1940), NANA und ADAM (1941), MOREL (1941), JENTZER (1947) und VALDEZ RUIZ und SALAR LUIS (1947).

Knochenechinococcus. Die Häufigkeit der Knochenechinokokken wird von DÉVÉ (1936) mit 0,9% und von CASTRO (1944) mit 2% angegeben. Nach IVANISSEVICH (1934) auf Grund von 406 Knochenechinokokkenfällen ist deren Verteilung wie folgt: Wirbelsäule 41,6%, Hüftgelenk 22,4%, Oberarm 9,4%, Tibia und Fibula 8,9%, Oberschenkel 8,1%, Schädelknochen 5,2%, Brustbein und Rippen 2,2%, Schulterblatt 1,5% und Finger 0,73%. Gleichzeitiger Befall verschiedener Knochen ist sehr selten.

Im Gegensatz zu anderen Lokalisationen durchsetzt der primäre Echinococcus cysticus im Knochen die Spongiosa mit vielen, stecknadelkopfgroßen oder wenig größeren Cysten, die waben- oder schlauchförmige Gestalt haben und sich durch exogene Sprossung vermehren. Nach Übergang in Weichteile, z. B. bei Perforation in die Muskulatur, entstehen aber immer typische Echinokokkencysten. Die schlauchartigen Sprosse des Knochenechinococcus umwachsen die Spongiosabälkchen, wodurch es zu Sequesterbildung oder zum Abbau der Bälkchen kommen kann. In den entstehenden Hohlräumen können sich nun Cysten bis über Kirschgröße entwickeln (YAMATO 1924). Das Wachstum der Echinokokken im Knochen führt zur Halisterese und zur lacunären Resorption, deren Folge eine Auftreibung des von innen her verdünnten und nachgiebig gewordenen Knochens und eventuell Spontanfraktur ist. Nur ausnahmsweise reagiert das Periost mit Wucherungsvorgängen, die nie einen größeren Umfang erreichen und keinen Ersatz für den von innen her abgebauten Knochen bieten (LEHMANN 1928). Sehr charakteristische Begleiterscheinungen der Knochenechinokokken sind Spontanfrakturen und Gibbusbildung bei Wirbelbefall. Recht häufig scheint Vereiterung der Knochenechinokokken vorzukommen. Außerordentlich langsam ist das Wachstum der Parasiten in diesem Organsystem.

Schrifttum: LEHMANN (1928), der auch zur Frage Trauma und Knochenechinococcus Stellung nimmt, ALTMANN (1929), IVANISSEVICH (1934), MOST (1936), XANTHOPULIDES (1940), LANGMAID und ROGERS (1940), PETERFFY (1943), CASTRO (1944), MAROTTOLI (1945), HOWORTH (1945), PSENNER (1946), MILLER und FLEMING (1948) und DÉVÉ (1948).

Gehirnechinococcus. Gehirnechinokokken, deren Häufigkeit nach LEHMANN (1928) 1,5—2% beträgt, kommen auffallend häufig im 1. und 2. Lebensjahrzehnt vor. Sie vereitern nur selten. Einen der nicht häufigen Fälle mit multipler

Infektion beschreibt Pardal (1939). Die Cysten finden sich häufig in der Hirnsubstanz, aber auch in den Ventrikeln (Rubino 1939). Eine Echinokokkencyste im Kleinhirn beschreibt Stieda (1941). Ein erheblicher Teil der Hirnechinokokken sind eigentlich intrakranielle Echinokokken, und zwar solche mit epiduralem Sitz, und primäre Schädeldachechinokokken. Charakteristisch ist es, daß nicht nur bei epiduralem, sondern auch bei intracerebralem Sitz umschriebene Vortreibungen der Cyste entstehen, die zu einer allmählichen Perforation des Schädeldaches führen können, ein Befund, der insbesondere bei Kindern nicht selten ist. Typisch ist für Gehirnechinokokken, das Schädeldach auf breiter Fläche gleichzeitig an mehreren Stellen zu usurieren, wodurch die Schädelknochen in den entsprechenden Partien pergamentdünn erscheinen können. Gänseeigroße Echinokokkencysten sind nicht selten, beschrieben sind sogar solche mit bis zu 700 cm^3 Inhalt (siehe auch Loessl und Pap 1941). Selbst ziemlich große Hirnechinokokken verursachen oft relativ geringe funktionelle Störungen oder Reizerscheinungen, wenn nicht gerade die motorische Region befallen ist. Der langsame, milde Krankheitsverlauf steht im Gegensatz zur Größe der Geschwulst und der Schädeldeformierung; selbst bei großen Hirnechinokokken wird eine Stauungspapille nicht immer beobachtet. Bei den meist jugendlichen Patienten fällt anfangs nur eine gewisse Mattigkeit, ein Zurückbleiben in der geistigen Entwicklung, scheues, ängstliches und bedrücktes Verhalten neben Klagen über streng lokalisierten Kopfschmerz auf, der anfallsweise in Erscheinung tritt oder dauernd vorhanden sein kann. Oft erst nach Jahren kommt es zu Symptomen eines Hirntumors.

Schrifttum: Goodale (1931), Morquio (1932), Fontana und Mitarbeiter (1938), Nahmmacher (1938), Ley und Pons Tordera (1943), Peacher und Poppen (1943), Roger (1944), Schroeder (1947), Sepich und Sagastume (1949) und Anderson und Swartzwelder (1949).

Rückenmarkechinococcus. Unter der Bezeichnung Rückenmarkechinokokken faßt man die Parasiten zusammen, die sich entweder im Wirbelkanal an den Rückenmarkshäuten angesiedelt haben oder die nach Befall der Wirbel oder nach primärer paravertebraler Ansiedlung in den Wirbelkanal durchbrechen. Echinokokkencysten im Rückenmarksparenchym scheinen nicht bekannt zu sein. Alle im Bereich des Wirbelkanals und der Wirbelsäule sitzenden Echinokokkencysten verursachen beim Vordringen in den Epiduralraum durch Druck auf das Rückenmark zunächst Reiz-, dann Lähmungserscheinungen. Echinokokken im Wirbelkörper können die Ursache für einen Gibbus sein.

Schrifttum: Lehmann (1928), Alivisatos (1937), Rogers und Tudhope (1938), Camauer (1939), Ruskin (1939), Luque und Brandan Caraffa (1939), Diez (1945), Arana Iniguez (1947), Saribas (1948), Woodland (1949) und Casiraghi (1949).

Äußere Echinokokken. Zu den äußeren Echinokokken, die etwa in 6% vorkommen, faßt Lehmann (1928) solche mit Sitz in der Haut und ihrer Anhänge (Mammae), die submukösen der Mundhöhle und Nase und die subfascialen Muskelechinokokken zusammen; diese machen gut $^2/_3$ aller äußeren Echinokokken aus. Echinokokken in der Haut scheinen sehr selten zu sein; Rojas (1939) beschreibt einen derartigen Fall. Mammaechinokokken werden selten über hühnereigroß, sie wachsen schmerzlos; zuweilen verursachen sie in ihrer unmittelbaren Umgebung Stauungsmastitiden mit Induration des Mammagewebes und mit Vergrößerung der Achsellymphknoten (Taiana und Starace 1942). Der Muskelechinococcus, der sich in Richtung des geringsten Widerstandes ausdehnt, erscheint oft ovallappig. Jeder Muskel und jede Muskelgruppe kann befallen sein. Vereiterungen von Muskelechinokokken kommen in etwa $^1/_4$ der Fälle vor (Prat und Lopez-Gutierrez 1939, Goinard und Salasc 1939, McNally und Case 1941, Marrugat 1947, Bases und Ferreira 1949, Cal 1949, Nocito und Abelanda 1949).

Schilddrüsenechinococcus. Sein Vorkommen wird mit 0,1—0,6% angegeben. Im Vergleich zur Struma cystica, mit der er sehr leicht verwechselt werden kann, ist er wesentlich derber und von praller Konsistenz; er kann bis zu Mannsfaustgröße erreichen. Auch schon kleinere Cysten können sich auf Grund ihrer Härte durch Kompression von Trachea und

Larynx bemerkbar machen. Ein Schilddrüsenechinococcus birgt immer die Gefahr einer plötzlichen Perforation in die Trachea.

Schrifttum: Cataliotti (1935), Blum und Mitarbeiter (1939), Rivas und Gobich (1942), Rivas und Perinetti (1942) und Gilorteanu und Atanasiu (1943).

Pankreasechinococcus. Seine Häufigkeit wird mit 0,12—0,4% angegeben. Der Pankreaskopf scheint besonders häufig befallen zu sein. Cysten von Mandarinengröße bis zu 2 Liter Inhalt sind beschrieben worden. Eine relativ häufige Komplikation scheint Kompression der Gallengänge zu sein. Wenig charakteristisch sind objektive und subjektive Symptome, z. B. dumpfe, bohrende Rücken- und linksseitige Flankenschmerzen, die kolikartigen Charakter annehmen können und bei denen auch der für Gallensteinkoliken typische Schulterschmerz beobachtet wird. Ikterus kommt vor.

Schrifttum: Lehmann (1928), Paraskevas (1939) und Piaggio-Blanco und Garcia-Capurro (1939).

Herzechinococcus. Das Vorkommen von *Echinococcus cysticus* im Herzen ist nach Lehmann (1928), der aus der Weltliteratur 80 Fälle zusammengestellt hat, sehr selten. Einen der wenigen zu Lebzeiten diagnostizierten Fall beschreiben Gonzalez Bosch und Mosto (1937). Echinokokkencysten werden als primäre Infektion in der Herzwand gefunden; andererseits kommt aber auch embolische Einschleppung von Tochterblasen aus dem großen Kreislauf in das rechte Herz vor.

Schrifttum: Corkill (1929), Wydrin (1937), Dungal (1938), Niseggi und Quiros (1939), Pullar und North (1939), Fernandez Seralegui (1941), Attwood und Mitarbeiter (1941), Zizmor und Szucs (1945), Waldivieso und Sepulveda (1945) und Jorge und Re (1946).

B. Echinococcus alveolaris. Posselt (1931) definierte die *Echinococcus alveolaris*-Infektion als eine fieberlose, chronische Erkrankung mit zunehmender Vergrößerung der Leber und einem sich allmählich zu extremen Graden steigernden Ikterus. Hinsichtlich ihrer Symptome nimmt diese Erkrankung eine Zwischenstellung zwischen der hypertrophischen Cirrhose und dem Lebercarcinom ein. Neuere Untersuchungen haben gewisse Variationen in dem Symptomenkomplex aufdecken können.

Der lange Zeit als typisch für *Echinococcus alveolaris* geltende Lebertastbefund „in der weitaus überwiegenden Mehrzahl der Fälle am rechten Lappen eine ungemein derbe, knorpelartige, harte, teils leicht höckerige Geschwulstbildung“ (Posselt 1931) scheint nach Friedrich (1940) eher Ausnahme als Regel zu sein. Friedrich tastete bald eine Leber mit den scheinbar klassischen Befunden des Leberkrebses, bald entsprach der Befund einer Stauungsleber, bald schien es sich um eine nicht näher deutbare Vergrößerung der Leber zu handeln, wie sie bei manchen Formen der Lebercirrhose oder auch — bei nur vorgetäuschter Vergrößerung — bei Senkleber vorkommt; andererseits fand er unklare, druckempfindliche, fraglich fluktuierende Resistenzen in der Lebergegend bzw. in der Magengegend, die an große Abscesse oder infizierte Cysten denken ließen. Auch bei fortgeschrittener Erkrankung kann der Lebertastbefund vollkommen negativ sein. Während Posselt (1931) jahrelang bestehende Schmerzfreiheit angibt, sind nach Heni (1939) Klagen über Druck und Schmerzgefühl im rechten Oberbauch und unter dem rechten Rippenbogen nicht selten. Bei Palpation der Leber kann sich ausgesprochener Druckschmerz und eine gewisse Abwehrspannung der Bauchdecken nachweisen lassen. Typische kolikartige Schmerzattacken beobachtete Heni bei 8 seiner Patienten.

Der Ikterus bei der *Echinococcus alveolaris*-Infektion, der mechanisch bedingt ist, tritt erst auf, wenn die Geschwulst einen oder beide Hauptäste des Ductus hepaticus erreicht hat; da der Parasit sich meist zentral angesiedelt hat, kann Ikterus in einzelnen Fällen auch schon in einem frühen Krankheitsstadium auftreten. Wie schon Posselt (1931) feststellte, finden sich keine funktionellen Schädigungen des Leberparenchyms; auch bei sehr weitgehender Zerstörung des Lebergewebes in dem von den Parasiten befallenen Bezirk sind sehr selten pathologische Befunde laboratoriumsmäßig nachweisbar (Heni 1939). Bei den jetzt röntgenologisch relativ früh diagnostizierbaren Erkrankungen sah FRIEDRICH (1940) — POSSELT (1931) beschreibt Icterus gravis bei 85—90% seiner Fälle — unter 11 Fällen nur 4mal stärksten Ikterus, 1mal mittelschweren Ikterus und 3mal Subikterus; 3 andere Fälle waren ikterusfrei. Bei einem Patientengut von 29 Fällen (HENI 1939) wurde nicht selten im ersten Beginn der Erkrankung Gelbsucht vermißt. FRIEDRICH (1940) und HENSCHEN und BIRCHER (1945) konnten die Annahme einer Konstanz des Ikterus (POSSELT 1931) nicht bestätigen. Sie fanden mehr oder weniger starke Schwankungen in der Intensität und sahen ihn insbesondere bei Frühfällen für längere Zeit schwinden.

POSSELT (1931) wies darauf hin, daß der Größenzunahme des Lebertumors eine sich allmählich steigernde Milzschwellung entspricht. HENI (1939) fand eine klinisch nachweisbare Milzvergrößerung nur bei einem knappen Drittel seiner Fälle, während FRIEDRICH (1940) bei keinem seiner 11 *Echinococcus alveolaris*-Fällen einen Milztumor tasten konnte. Bei der Sektion läßt sich dagegen die Milzvergrößerung regelmäßig nachweisen, auch dann, wenn kein Ikterus vorhanden ist.

Charakteristisch für diese Erkrankung, insbesondere im späten Stadium ist das Fehlen eines schweren Krankheitsgefühls und das Fortbestehen einer relativen Arbeitsfähigkeit.

Während POSSELT (1931) bei seinen Kranken trotz Icterus melas Appetit und im allgemeinen geregelten Stuhlgang beobachtete, fand HENI (1939) nicht selten ausgeprägte Appetitlosigkeit, Erbrechen, Durchfälle, Völlegefühl im Oberbauch und Aufstoßen.

Subfebrile Temperaturen, manchmal auch höhere von intermittierendem Charakter, auch ohne daß vereiterte Zerfallshöhlen vorhanden waren, fand HENI (1939). FRIEDRICH (1940) weist darauf hin, daß sich die *Echinococcus alveolaris*-Infektion anscheinend nicht selten als akut einsetzende fieberhafte Erkrankung mit abdominellen Symptomen, insbesondere Verdauungsstörungen, tarnt.

Im Gegensatz zu den schweren anaphylaktischen Erscheinungen, wie sie bei der Verletzung von *Echinococcus cysticus*-Blasen auftreten, werden bei *Echinococcus alveolaris*-Befall selbst bei Probeincisionen und operativen Eingriffen höchstens flüchtige Hauterytheme beobachtet.

Im Blutbild werden ausgeprägte entzündliche oder toxische Reaktionen vermißt. Nur 40% der Fälle HENIS (1939) hatten eine Leukocytose über 10000, die immer mit mäßiger Linksverschiebung verbunden war. Deutliche Eosinophilie wird nur selten beobachtet. Von den 29 Fällen HENIS (1939) betrug bei 21 die Eosinophilenzahl 0—4%; nur bei 2 Patienten war eine Eosinophilie von über 10% vorhanden. Gleiche Ergebnisse hatte FRIEDRICH (1940). Über Sternalpunktionsergebnisse berichtet HENI (1939). Eine Anämie wird im Anfangsstadium meist vermißt, kann aber im Laufe der Zeit Werte bis zu 50% Hb erreichen.

Die Blutsenkungsreaktion ist in fast allen Fällen deutlich erhöht, gewöhnlich auf 40 mm und mehr nach einer Stunde (HENI 1939, WENDT und OEHR 1941). Blutungs- und Gerinnungszeit sowie der Fibringehalt des Blutes geben keine charakteristischen Werte; es besteht eine Verminderung des Bluteiweißes bei normalen NaCl-, Harnstoff- und Harnsäureproportionen (HENSCHEN und BIRCHER 1945).

Das eigenartige infiltrierende Wachstum dieses Parasiten in der Leber kann bei Übergreifen auf das Gefäßsystem erhebliche differentialdiagnostische Schwierigkeiten bereiten. PAUL (1930) berichtet über einen Verschluß der Vena cava und der Lebervenen, verursacht durch *Echinococcus alveolaris*, der klinisch als Endophlebitis obliterans hepatica diagnostiziert wurde.

Über Metastasen des Parasiten in der Lunge berichten BÜHLER und VON HASSELBACH (1938), SCHLIERBACH (1938), UTZ (1940) und BRANDT (1943), der auch Gehirnmetastasen beobachtete; POSSELT (1928) hat die bis zu dieser Zeit bekannten Fälle eingehend ausgewertet.

Die Krankheitsdauer bei sich selbst überlassenen Fällen wird mit 6 bis 10 Jahren angegeben; Spontanheilung ist allerseltenste Ausnahme (HENSCHEN und BIRCHER 1945). Nach den Beobachtungen von HENI (1939) verging im Durchschnitt vom Auftreten der ersten subjektiven Beschwerden bis zum Tode eine Zeit von 2 Jahren und 2 Monaten; die kürzeste Krankheitsdauer betrug 1 Jahr, die längste 4 Jahre. Patienten ohne Gelbsucht haben Aussicht auf eine relativ lange Lebensdauer.

Diagnose. Der *Nachweis parasitärer Elemente* bei *Echinococcus cysticus*-Befall ist nur selten zu führen. Da eine Probepunktion von Echinokokkencysten als Kunstfehler zu bewerten ist, wird man — abgesehen von Operationsmaterial — nur nach Perforationen von Lungenechinokokken in die Atemwege bzw. Nierenechinokokken in das Harnsystem parasitäre Elemente nachzuweisen haben. Brutkapseln, die bis zu 1,5 mm groß werden können, und die bis zu etwa 20 Scolices enthalten können, freie Scolices — 120—200 μ lang mit ein- oder ausgestülptem Hakenkranz — und Teile der viellamelligen Cuticula können oft erst nach langem Suchen im Auswurf bzw. im Urin gefunden werden. Die von LASNIER und CASSINELLI (1942) und CASSINELLI (1946) empfohlene Carminfärbung nach BEST kann bei der Deutlichmachung winziger, chitiniger Anteile der Echinokokkencyste, z. B. von Cuticulateilen und Scolexhäkchen gute Dienste leisten; sie ist zwar eine elektive, aber nicht eine für Echinokokkenelemente spezifische Färbung. Bei *Echinococcus alveolaris*-Befall ist dagegen nicht selten die histologisch-parasitologische Diagnose maßgebend, da sie überhaupt erst in einem erheblichen Teil der Fälle auf Grund von Probelaparatomie-Material gestellt werden kann. Verwiesen sei auf den Abschnitt „Pathogenese und Pathologie".

Vielfach gibt der *Röntgenbefund* den ersten Hinweis auf das Bestehen einer *Echinococcus cysticus*-Infektion. Verwiesen sei außer den im Abschnitt „Klinische Bilder" zitierten Autoren auf SCHLANGER und SCHLANGER (1948), HORMUTH (1939), HEWLETT (1948), PIAGGIO BLANCO und GARCIA CAPURRO (1936), CHIFFLET und Mitarbeiter (1940), USLENGHI (1940), GARCIA CAPURRO (1941), RIENZO (1942), ARIAS BELLINI (1945) und SCHRÖDER und TORRENTS (1939).

Bei *Echinococcus alveolaris*-Befall ist eine Verkalkung des bindegewebigen Grundgerüstes der Leber zwar nicht in allen Fällen röntgenologisch nachweisbar, sie stellt aber ein diagnostisch verwertbares Charakteristikum dar (Abb. 40). „Kalkspritzer" und „Kalkflecken" können in Haufen zusammenliegen und als Konvolute imponieren (FRIEDRICH 1940, HEILBRUN und KLEIN 1946).

Immunbiologische Nachweismethoden, insbesondere als Komplementbindungsreaktion und als Intracutanreaktion, haben wesentlichen diagnostischen Wert.

Zum Nachweis von *Echinococcus cysticus* wird als Extrakt für die *Komplementbindungsreaktion* besonders Hydatidenflüssigkeit verwendet (GHEDINI-, IMAZ APPHATIE-, LORENZ-, WEINBERG-Reaktion), deren Nachteil ist, daß ihr Antigengehalt nicht konstant ist. Vorteilhafter ist standardisiertes Antigen, gewonnen aus Hydatidenflüssigkeit, wie es z. B. DENNIS (1937) herstellte; auch Extrakte aus Echinokokkenköpfchen und Echinokokkenmembranen können brauchbar sein. Die im Verlauf einer Echinokokkeninfektion auftretenden Antikörper scheinen nicht artspezifisch zu sein; sie sind gut auswertbar mit Antigenen, deren Ausgangsmaterial Taenien sind, wie unter anderen ROSE und CULBERTSON (1940) feststellen konnten. Je nach Art und Verarbeitung der Antigene und nicht zumindesten je nach der serologischen Technik findet man im Schrifttum erhebliche

Unterschiede in der Häufigkeit des positiven Ausfalls der Komplementbindungsreaktion bei *Echinococcus cysticus*-Infektionen. Während z. B. Blumenthal (1929) in 88,79% und Botteri (1931)in 80% bei nachgewiesenen oder bestätigten Echinokokkenfällen positive Reaktionen erhielten, konnte Lampiris (1932) nur über einen 45%igen positiven Ausfall berichten. Weitere Ergebnisse größerer Untersuchungsreihen bei Blumenthal (1929). Bei Verwendung von optimalen Antigenen — käufliche Antigene genügen oft nicht exakten Anforderungen — in einem Laboratorium, das auf helminthologisch-serologische Untersuchungen

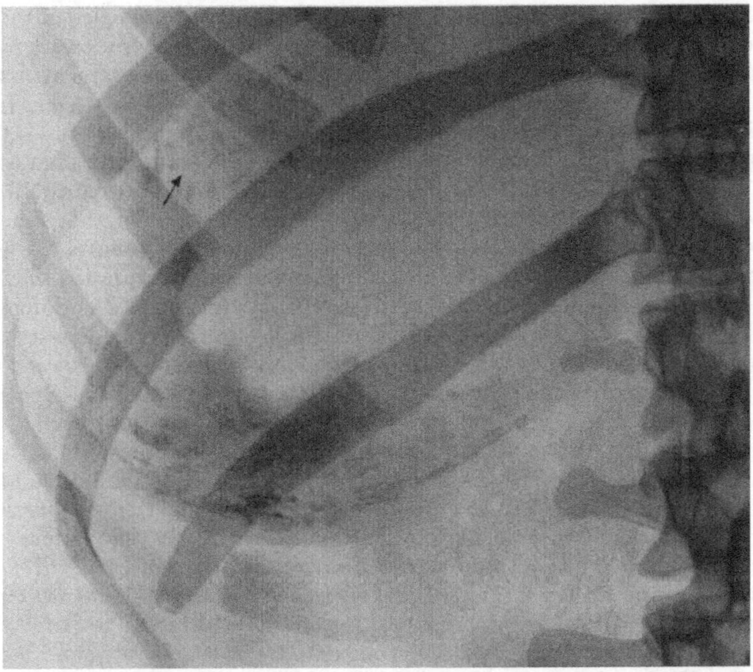

Abb. 40. Zahlreiche Kalkspritzer und großes Kalkkonvolut im rechten Leberlappen bei Befall der Leber mit *Echinococcus alveolaris*. (Nach Friedrich.)

spezialisiert ist, ergibt die Echinokokken-Komplementbindungsreaktion praktisch spezifische Ergebnisse. Nur in seltenen Einzelfällen werden unspezifisch positive Ergebnisse beobachtet, wie sie bei allen biologischen Untersuchungsmethoden vorkommen. Negative Komplementbindungsreaktionen, wie sie auch bei Verwendung von hochwertigem Antigen und erprobter Technik beobachtet werden, sind auf Fehlen von Antikörpern im Blut zurückzuführen. Ursache hierfür kann Undurchlässigkeit der Cystenwände für die Hydatidenflüssigkeit, Degeneration der Cyste und Unfähigkeit des Körpers, Antikörper zu bilden, sein. Nach operativer Entfernung oder nach spontaner Ausstoßung eines *Echinococcus cysticus* wird die Komplementbindungsreaktion innerhalb von 3—5 Monaten negativ. Ist sie nach 6 Monaten noch einwandfrei positiv, so sind weitere Echinokokkencysten, zumindestens aber Reste von ihnen, im Körper vorhanden (Botteri 1931).

Auch *Echinococcus alveolaris* läßt sich serologisch mit auf *Echinococcus cysticus* eingestellten Extrakten erfassen. Heni (1939) erhielt bei seinen 32 *Echinococcus alveolaris*-Fällen in der Komplementbindungsreaktion zu 53% ein positives Ergebnis. Weitere Befunde bei Steinmann (1938) und Henschen und Bircher (1945).

Für die *Intracutanreaktion* bei *Echinococcus cysticus*-Befall wird im allgemeinen Hydatidenflüssigkeit als Antigen (CASONI-Reaktion) benützt. Nach intracutaner Injektion von 0,1 cm³ kommt es schon nach wenigen Minuten zu einer Vergrößerung der ursprünglichen Quaddel. Im Verlauf einer halben Stunde kann diese einen Durchmesser von 2—3 cm und mehr erreichen *(Sofortreaktion)*. Um diese Quaddel, die mehr oder weniger gerötet ist, bildet sich fast immer ein 2—3 cm breiter geröteter Hof; dieses Phänomen, das 2 und mehr Stunden bestehen kann, kann anschließend völlig schwinden und nach 6—8 Std eine *Spätreaktion* auftreten, die aber auch in allmählichem Übergang aus der Sofortreaktion zustande kommen kann. Charakteristisch für sie ist eine rote, glänzende, ödematöse Infiltration der Haut, die oft nur 2—3 cm, meist jedoch 5—8 cm im Durchmesser groß ist, in Einzelfällen sich aber auch über die ganze Innenseite des Unterarms ausdehnen kann. Höchste Intensität erreicht diese Reaktion meist 24 Std nach Injektion. Außer Hydatidenflüssigkeit sind mit Erfolg als Ausgangsmaterial für Intracutanreaktions-Extrakte, z. B. auch Echinococcus-Scolices und Körpersubstanz anderer Cestoden, insbesondere Taenien und deren Larven (ZONTSCHEW 1937, ROSE und CULBERTSON 1940, und BRISOU 1946) verwendet worden. Bei *Echinococcus cysticus*-Infektionen beobachtete LAMPIRIS (1932) positive Befunde zu 85,5% in der Sofortreaktion und zu 76,4% in der Spätreaktion, PINELLI (1932) zu 82,3% in der Sofortreaktion und zu 76,4% in der Spätreaktion. Die Sofortreaktion bei Verwendung von Hydatidenflüssigkeit gilt im allgemeinen als klinisch nicht auswertbar, da sie nicht selten pseudopositive Ergebnisse bietet; klinisch auswertbar ist dagegen in den allermeisten Fällen eine positive Spätreaktion, besonders wenn eine Kontrollquaddel mit 0,1%igem Peptonwasser keine Reaktion verursacht hat; aber auch hier werden gelegentlich pseudopositive Reaktionen beobachtet. Negative Intracutanreaktionsbefunde bei Echinokokkenbefall werden auf Undurchlässigkeit der Echinokokkenhüllen und bei vereiterten Cysten auf eine anergische Reaktionslage, hervorgerufen durch das Fieber, das bei vereiterten Echinokokkencysten vorhanden ist. zurückgeführt. Nur nach erstmaliger Injektion von Hydatidenflüssigkeit ist die Echinokokkus-Intracutanreaktion auswertbar (BLUMENTHAL 1929); einmalige intracutane Injektion von Hydatidenflüssigkeit kann Sensibilisierung der Haut verursachen, und bei Wiederholung der Hautreaktion die Ursache für pseudopositive Ergebnisse sein. Empfehlenswert ist es, die Intracutanreaktion erst nach Abnahme von Blut für die Komplementbindungsreaktion und für Zählung der Eosinophilen vorzunehmen. Wertlos als diagnostisches Hilfsmittel ist diese Reaktion nach chirurgischer Entfernung oder spontaner Entleerung der Echinokokkencyste; sie bleibt über lange Zeit hinaus positiv. Bei 10 operierten Fällen, bei denen die klinische Untersuchung kein Rezidiv oder außerdem einen weiteren Echinococcus anderer Lokalisation feststellen konnte, und bei denen seit der Operation 1—10 Jahre vergangen waren, fand LAMPIRIS (1932) 9mal eine positive Intracutanreaktion und nur einmal eine negative. Diese Befunde stehen im Gegensatz zu denen, die die Komplementbindungsreaktion bietet, die nach einem halben Jahr nur dann noch positiv ist, wenn Echinokokkenreste oder weitere Echinokokkencysten im Körper vorhanden sind.

Echinococcus alveolaris läßt sich auch durch Intracutanreaktion mit Hydatidenflüssigkeit in einem gewissen Prozentsatz der Fälle erfassen. Bei seinen 27 Fällen fand HENI (1939) die Sofortreaktion in 48% der Fälle, die Spätreaktion in 18% der Fälle positiv. Die im Gegensatz zum *Echinococcus cysticus*-Befall nur selten positive Spätreaktion ist aber anscheinend beweisend für das Vorhandensein eines *Echinococcus alveolaris*.

Die *Eosinophilie* hat für die Diagnose einer *Echinococcus cysticus*-Infektion eine untergeordnete Bedeutung (siehe auch *Pathogenese* und *Pathologie*). In weniger als der Hälfte aller Fälle sind nicht mehr als 7% Eosinophile nachweisbar, wenngleich gelegentlich Eosinophilenwerte bis zu 50% gefunden werden; insbesondere bei abgestorbenen, verkalkten oder vereiterten Echinokokkencysten wird eine Eosinophilie vermißt. Nach Ruptur einer Echinokokkencyste oder nach chirurgischen Eingriffen kommt es nicht selten zu einer kurzfristigen Vermehrung dieser Zellen; nach erfolgreicher Operation verschwinden sie häufig schneller als die spezifischen Antikörper. Vermehrung der Eosinophilen oder gelegentlich auch erst Zunahme über normale Werte wird im Anschluß an eine Intracutanreaktion bei Echinokokkencystenträgern beobachtet, ein Vorgang, der aber zu unregelmäßig zu sein scheint, als daß er für die praktische Diagnostik Verwendung finden kann.

Über Eosinophilenwerte bei *Echinococcus alveolaris*-Infektion ist im Abschnitt über „*Echinococcus alveoolaris-Krankheitsbilder*" berichtet worden.

Therapie. A. Echinococcus cysticus. Eine *medikamentöse, antiparasitäre Therapie* ist nicht bekannt; auch Tartarus stibiatus, gelegentlich angewendet, hat versagt (DÉVÉ 1930).

Ob *biologische Behandlungsmethoden*, in Südamerika auf der Basis einer aktiven Immunisierung durchgeführt (JORGE und RE 1946), einen antiparasitären Effekt haben, läßt sich noch nicht klar beurteilen.

Physikalische Therapie, Anwendung von Röntgenstrahlen, Kurzwellen und Diathermie, hat sich bei kritischer Sichtung der bisher bekannt gewordenen Befunde als erfolglos erwiesen (DÉVÉ 1949).

Die *chirurgische Behandlung* des *Echinococcus cysticus* ist allein in der Lage, Heilung zu erzielen. DÉVÉ (1949) sieht das Ziel einer solchen Behandlung in einer «évacuation intégrale des germes échinococciques préalablement stérilisés, combinée à la protection méthodique de l'opéré contre la toxicité hydatique».

B. Echinococcus alveolaris. Auch die Behandlung des *Echinococcus alveolaris* gehört *in die Hand des Chirurgen*; HENI (1939) und FRIEDRICH (1940) beurteilen die operativen Erfolge sehr zurückhaltend, HENSCHEN und BIRCHER (1945) weisen auf günstige Resultate bei Patienten hin, bei denen die Leberpforte noch nicht in Mitleidenschaft gezogen ist.

Während HENI (1939) keinen Erfolg der *Röntgenbehandlung* feststellen konnte, empfiehlt GERULEWICZ (1946), der bei 2 von 7 Fällen eine günstige Beeinflussung als wahrscheinlich annimmt, Röntgentherapie mit sehr hohen Strahlendosen, besonders bei nicht zu weit fortgeschrittenen Fällen.

Zur *symptomatischen Behandlung* empfehlen WENDT und OEHR (1941) Kohlenhydratkost, Mergentheimer Salz, Insulin und Campolon. Durch Gaben von Kalkpräparaten und Vigantol versuchen sie eine Verkalkung der Parasiten herbeizuführen.

Sparganose.

Von **W. Minning.**

Finnen von Diphyllobotrium-Bandwürmern, deren natürlicher Wirt Hund, Katze usw. sind, kommen gelegentlich beim Menschen vor; der bandförmige Körper dieser *Spargana*, die den Plerocercoiden von *Diphyllobotrium latum* entsprechen, ist 8—30 cm lang und 1—12 mm breit und ungegliedert; am Kopfende sitzen 2 Saugspalten. Diese Finnen finden sich in tropischen Gebieten besonders bei Fröschen und anderen Kaltblütern.

Der Mensch kann sich durch Verschlucken von Cyclopsarten infizieren, die die ersten Zwischenwirte sind; in Ostasien und besonders in Indochina, wo aufgeschnittene Frösche oder Froschfleisch als Wundpackungen Verwendung finden, können Spargana auch aus dem Froschfleisch auf den Menschen überwandern.

Artmäßig sind diese Spargana nur nach Verfütterung und Heranreifen im Endwirt als Bandwürmer zu bestimmen; über *Sparganum mansoni* und andere Arten siehe FAUST (1949).

Spargana beim Menschen können in jeder Körpergegend unter der Haut wie auch in den verschiedenen Organen und in der Bauchhöhle vorkommen. Bei ihrem häufigen Sitz im subcutanen Gewebe kommt es zu einer teigigen, bei Berührung oft sehr schmerzhaften Schwellung; manchmal durchbrechen die Spargana die Haut. Ihr Absterben ruft eine starke entzündliche lokale Reaktion hervor. Relativ häufig ist Augensparganose, weil insbesondere bei Augenbeschwerden Frösche als Augenpackung verwendet werden. Übersiedlung der Spargana in die Umgebung des Auges verursacht sehr starke Schmerzen, Reizerscheinungen und Lidödem. Retrobulbärer Befall kann zu Lagophthalmus und sekundär zu Cornea-Ulcerationen führen.

KELLER (1937) verabfolgt Neosalvarsan intravenös 0,3—0,45 g je Dosis für Erwachsene, jeden 4. oder 5. Tag bis zu 6mal mit Erfolg bei Augensparganose, wodurch sich die Würmer leichter entfernen lassen oder absorbiert werden.

Das bisher nur 7mal gefundene verzweigte *Sparganum proliferum*, das nach Art eines bösartigen Tumors — es vermehrt sich durch Knospung — ganze Organe befallen kann, ist wohl als Degenerationsform anderer bekannter Sparganum-Arten aufzufassen (MUELLER 1938). Wahrscheinlich handelt es sich um eine Art parasitärer Metaplasie (s. auch *Echinococcus alveolaris*).

Literatur.

Allgemeine Helminthologie.

BEAVER, P. C.: Methods of pinworm diagnosis. Amer. J. trop. Med. **29**, 577 (1949). — BONSDORFF, B. v.: The site of infestation with fish tapeworm determined by means of intestinal intubation. Diphyllobothrium latum and pernicious anemia. X. Acta med. scand. (Stockh.) **129**, 213 (1947). — BOVENTER, K.: Über die Verbreitung menschlicher Eingeweidewürmer in Italien. Zbl. Bakter. I Orig. **152**, 292 (1947). — BRAND, TH. v.: The physiology of helminth parasites in relation to disease. Proc. 4. internat. Congr. trop. Med. a. Mal. Washington, Mai 1948. — BROWN, H. W.: Observations on the mode of acting of several anthelmintics upon Ascaris lumbricoides (pig strain). Amer. J. Hyg. **26**, 72 (1937). — BRUMPT, E., u. M. NEVEU-LEMAIRE: Praktischer Leitfaden der Parasitologie des Menschen, 2. Aufl. Berlin: Springer 1951. — BURLINGAME, P. L.: Askariasis im Kreis Darmstadt. Zbl. Bakter. I Orig. **154**, 111* (1949). — Eine Methode zur Zählung von Askarideneiern. Zbl. Bakter. I Orig. **154**, 116* (1949). — BUSSMANN, W.: Hygienische Maßnahmen zur Verhinderung der Wiedereinschleppung des Hakenwurmes in den deutschen Bergbau. Dtsch. med. Wschr. **1940**, 267

CHITWOOD, B. G., and M. B. CHITWOOD: An introduction to nematology. Section I Anatomy, 213 S. Washington 1950. — COLLIER, W. A.: Methoden zur Untersuchung parasitischer Würmer. Handbuch der biologischen Arbeitsmethoden, Abt. IX, Teil 1, 2. Hälfte, H. 4, S. 661—692. 1927. — CULBERTSON, J. T.: Immunity against animal parasites. 274 S. New York 1941.

DEMBOWSKI, H., u. L. SZIDAT: Die staatliche Bekämpfung der Eingeweidewürmer bei den Anwohnern des Kurischen Haffs. Veröff. Volksgesdh.dienst **50**, 1 (1938). — DENECKE, K.: Der Befall mit menschlichen Darmhelminthen auf der Elbinsel Finkenwärder und seine Ursachen. Arch. f. Hyg. **117**, 332 (1937).

EBERT, C.: Oxyurennachweis mittels Cellophanklebestreifen. Med. Klin. **1949**, 375. — EGGERS, O.: Askaridiasis-Lymphadenitis mesenterialis, Grippe und Appendicitis in ihren wechselseitigen Beziehungen. Landarzt **27**, 281 (1951). — ERHARDT, A., u. R. WIGAND: Die Askaridiasis. Merkbl. für med. Parasitol., herausgeg. von E. RODENWALDT. Stuttgart 1948.

FAUST, E. C.: Human Helminthology, 744 S. Philadelphia 1949. — FÜLLEBORN, F.: Die Anreicherung der Helmintheneier mit Kochsalzlösung. Dtsch. med. Wschr. **1920**, 714. — Nachweis von Ankylostomen und Strongyloides durch Plattenkotkultur. Arch. Schiffs- u. Tropenhyg. **25**, 121 (1921). — Technik der Filarienuntersuchung. In KRAUS und UHLENHUTHS Handbuch der mikrobiologischen Technik, Bd. III. Berlin u. Wien 1924. — FUHRMANN, O.: Cestoidea. In KÜKENTHALS Handbuch der Zoologie, Bd. 2, 1. Hälfte. Berlin u. Leipzig 1933. — Trematoda. In KÜKENTHALS Handbuch der Zoologie, Bd. 2, 2. Hälfte. Berlin u. Leipzig 1933.

GÄRTNER, H., u. L. MÜTING: Beitrag zur Verbreitung der Wurmkrankheiten. Dtsch. med. Wschr. **1949**, 881. — GIULIO, B.: Diffusione dell' elminthiasi in alcuni centri della Campania. Boll. Soc. ital. Biol. sper. **13**, 3 (1938). — GRAHAM, C. F.: A device for the diagnosis of Enterobius. Amer. J. trop. Med. **21**, 159 (1941).

HALL, M. C.: Studies on Oxyuriasis. I. Types of anal swabs and swapees with a description of an improved type of swab. Amer. J. trop. Med. **17**, 444 (1937). — HEIM, E.: Recherches sur la fréquence des helminthes et des protozoaires intestinaux chez les écoliers du district de Porrentruy. Thèse Doct. Lausanne 1934. — HOMPESCH, H.: Über die Verbreitung von menschlichen Eingeweidewürmern in verschiedenen europäischen Ländern.

Zbl. Bakter. I Orig. **150**, 208 (1943). — HUMMELEN, L. R.: Helminthiasis bij kinderen in het bizonder binnen het schoolartsendistrict „Huizen". Thesis Doct. Amsterdam 1945.

JACOBS, A.: Enterobiasis in children. — Incidence, symptomatology and diagnosis with a simplified scotch cellulose tape technic. J. of Pediatr. **21**, 497 (1942). — JASPERSEN, H.: Die Verwurmung der Kieler Schulkinder auf Grund von Untersuchungen im Jahre 1938. Öff. Gesdh.dienst B **6**, 285 (1940).

KORTENHAUS, F.: Verbesserter Nachweis von Wurmeiern im aufgehellten dicken Trockenkotausstrich. Münch. med. Wschr. **1928**, 1029. — KREIS, A.: Neue Untersuchungen über die Verwurmung in der Schweiz. Bull. eidg. Gesdh.amt **1943**, Nr 36, 1.

LAMSON, P. D., and C. B. WARD: The chemotherapy of helminth infestations. J. of Parasitol. **18**, 173 (1932). — LOUGHLIN, E. H., and N. R. STOLL: An efficient concentration method (AEX) for detecting helminthic ova in feces (modification of the Teleman technic). Amer. J. trop. Med. **26**, 517 (1946).

MAY, H.: Über Wurmkrankheiten. Med. Klin. **1938**, 402. — MENDHEIM, H., u. G. SCHEID: Untersuchungen über den Wurmbefall in einigen Stadt- und Landkreisen Oberbayerns. Z. Tropenmed. u. Parasitol. **1**, 533 (1950). — MIYAGAWA, Y.: Betrifft Modifikation der Telemann-Methode. Zbl. Bakter. I Orig. **69**, 132 (1913).

OELKERS, H. A.: Pharmakologische Grundlagen der Behandlung von Wurmkrankheiten, 3. Aufl., 243 S. Leipzig 1950.

PIEKARSKI, G.: Über den Befall mit Darmparasiten bei Schulkindern und ehemaligen Soldaten. Z. Parasitenkde **14**, 377 (1949).

RAUTHER, M.: Nematodes. In KÜKENTHALS Handbuch der Zoologie, Bd. 2, 1. Hälfte. Berlin u. Leipzig 1933. — REICHENOW, E., H. VOGEL u. F. WEYER: Leitfaden zur Untersuchung der tierischen Parasiten des Menschen und der Haustiere, 3. Aufl. Leipzig 1952. — ROBBINS, B. H.: A proteolytic enzyme in Ficin, the anthelminthic principle of Leche de Higueron. J. of biol. Chem. **87**, 251 (1930). — ROTH, H.: Untersuchungen über die Häufigkeit des Vorkommens von Eingeweidewürmern, speziell von Trichuris trichiura, bei Patienten der Universitäts-Kinderklinik. Acta paediatr. (Stockh.) **19**, 104 (1937). — The in vitro action of trichina larvae in immune serum. A new precipitin test in trichinosis. Acta path. scand. (Københ.) **18**, 160 (1941).

SAGGESE, E.: L'elmintiasi in alcuni centri rurali di Torre del Greco. Arch. ital. sci. med. colon. **21**, 444 (1940). — SCHÄFER, G.: Über die Häufigkeit von Ascaris lumbricoides und Trichuris trichiura in Hamburg und Untersuchungen über die Dauer der Infektiosität von Ascariseiern im Freien. Inaug.-Diss. Hamburg 1935. — SCHILL, E.: Pharmakologische Untersuchungen an Askariden. Dtsch. tropenmed. Z. **47**, 105 (1943). — SCHLIEPER, C.: Vorbeugende Hygiene. XV. Intestinale Helminthen. Naturforschung und Medizin in Deutschland 1939 bis 1946, Bd. 68, S. 303. Wiesbaden: Dieterich'sche Verlagsbuchhandlung 1948. — SCHLIEPER, C., u. W. KALIES: Quantitative Untersuchungen über die Spulwurmverseuchung der Bevölkerung im Landkreis Darmstadt. Zbl. Bakter. I Orig. **154**, 78 (1949). — SCHLIEPER, C., u. F. UHL: Über die derzeitige Häufigkeit der menschlichen Eingeweidewürmer in Deutschland. (Im Druck.) — SCHUBERT, R.: Die Vielgestaltigkeit des Askaridiasissymptomenbildes unter besonderer Berücksichtigung der Askaridiasis der Gallenwege, Leber und des Pankreas und deren Therapie. Dtsch. med. Wschr. **1947**, 410. — SCHÜFFNER, W., u. N. H. SWELLENGREBEL: Eine zweizeitige Methode zum Nachweis von Oxyuriseiern. Zbl. Bakter. I Orig. **151**, 71 (1943). — STÄUBLI, C.: Trichinosis, 295 S. Wiesbaden: J. F. Bergmann 1909. — STOLL, N. R.: This wormy world. J. of Parasitol. **33**, 1 (1947). — STOLL, N. R., and W. C. HAUSHEER: Concerning two options in dilution egg counting: small drop and displacement. Amer. J. Hyg. **6**, Suppl. I, 134 (1926). —

TELEMANN, W.: Eine Methode zur Erleichterung der Auffindung von Parasiteneiern in den Faeces. Dtsch. med. Wschr. **1908**, 1510.

VO VAN CAN, M.: L'helminthiase chez les enfants de la région provencale. Bull. Soc. Path. exot. Paris **28**, 829 (1935). — VOGEL, H.: Immunologie der Helminthiasen. Zbl. Bakter. I Orig. **154**, 118 (1949). — VOGEL, H., u. W. MINNING: Über die Einwirkung von Brechweinstein, Fuadin und Emetin auf Bilharzia japonica und deren Eier im Kaninchenversuch. Acta trop. **4**, 21, 97 (1947). — Hüllenbildung bei Bilharzia-Cercarien im Serum bilharzia-infizierter Tiere und Menschen. Zbl. Bakter. I Orig. **153**, 91 (1949).

WIGAND, R.: Therapie der Infektionen des Menschen durch Würmer in Mitteleuropa, 151 S. Leipzig 1943. — WINFIELD, G. F.: Studies on the control of fecal-borne diseases in North China. Chin. med. J. **51**, 217 (1937).

Ascariasis.

ABDULLA, M.: Nervous symptoms apparently due to a heavy Ascaris-infection. Indian med. Gaz. **65**, 207 (1930). — ADELHEIM, R.: Über Ascaridengranulome beim Menschen. Jb. Kinderheilk. **119**, 70 (1928). — AFRICA, C. M., u. E. Y. GARCIA: Embryonated eggs of

Ascaris lumbricoides in the mesenteric tissue of man. J. Philipp. Islds med. Assoc. **16**, 461 (1936). — ARCHER, V. W., u. CH. H. PETERSEN: Roentgen diagnosis of ascariasis. J. Amer. med. Assoc. **95**, 1819 (1930). — ARDAO, H. A., u. E. ZERBONI: Ileo vermicular. Radiologia de las ascaridiasis. Arch. urug. med. etc. **24**, 82 (1944).

BARBER, F.: Surgical aspects of roundworm disease. Brit. med. J. **1947**, 49. — BAROOA, M.: Two cases of Ascaris lumbricoides infection simulating cholera. Indian med. Gaz. **62**. 388 (1927). — BAUMANN, H.: Eosinophile Pleuritis bei flüchtigem, eosinophilem Lungeninfiltrat. Schweiz. med. Wschr. **1944**, 326. — BEEKHUIS, H. I.: Een geval van Ascaris lumbricoides in de tuba. Nederl. Tijdschr. Geneesk. **92** (36) 2756 (1948). — BIRK, W.: Über den Nachweis von Spulwurmlarven im Auswurf. Dtsch. med. Wschr. **1933**, 841. — BONHAG, H.: Die Bedeutung der Askarideninfektion für die heutige Zeit. Dtsch. med. Wschr. **1947**, 418. — BRANDER, A.: Ascaridiasis der Gallenwege. Diss. Würzburg 1933. — BRANDT, TH. V.: The physiology of helminth parasites in relation to disease. Proc. 4. internat. Congr. trop. Med. a. Mal. Washington 1948, S. 984—991. — BREUER, H.: Über einen Fall schwerer toxischer Gesamtschädigung durch Ascariden. Med. Klin. **1950**, 173. — BROWN, H. W.: The treatment of ascariasis and trichuriasis with hexylresorcinol pills. Amer. J. Hyg. **14**, 602 (1932). — Observations on the mode of action of several anthelmintics upon Ascaris lumbricoides (pig strain). Amer. J. Hyg. **26**, 72 (1937). — BROWN, H. W., and W. W. CORT: The egg production of Ascaris lumbricoides. J. of Parasitol. **14**, 88 (1927). — BRÜNING, H.: Moderne Wurmbehandlung bei Kindern. Fortschr. Ther. **6**, 367 (1930). — BÜCHNER, S.: Askaridenkuren bei Kindern mit Helminal. Münch. med. Wschr. **1932**, 1241.

CH'IN, K.-Y.: Acute hemorrhagic pancreatitis due probably to impaction of Ascaris lumbricoides in ampulla of Vater. China med. J. **47**, 1273 (1933). — CHRIST, A.: Zur klinisch-chirurgischen Bedeutung der Ascariden. Dtsch. Z. Chir. **248**, 387 (1938). — CIPRIANO, L.: Su 4 casi di occlusione intestinale acuta da ascaridi. Policlinica, sez. Prat. **45**, 196 (1938). — COORAY, G. H.: Embryonated eggs of Ascaris lumbricoides in the wall of a human hernial sac. Ann. trop. Med. **45**, 62 (1951). — CORT, W. W., L. SCHAPIRO, W. A. RILEY and N. R. STOLL: A study of the influence of the rainy season on the level of helminth infestations in a Panama village. Amer. J. Hyg. **10**, 626 (1929). — CORT, W. W., L. SCHAPIRO and N. R. STOLL: A study of reinfection after treatment with hookworm and ascaris in two villages in Panama. Amer. J. Hyg. **10**, 614 (1929). — CRAM, E. C.: The influence of low temperatures and of desinfectants on the eggs of Ascaris lumbricoides. J. agric. Res. **27**, 167 (1924).

DÉVÉ, F.: L'échinococcose primitive (Maladie hydatique), 362 S. Paris: Masson & Co. 1949. — DMOCH, G. E.: Bronchialverschluß durch Ascaris mit massivem Lungenkollaps. Med. Welt **18**, 461 (1944). — DÖRLE, M.: Darmparasiten und Vitamin C-Mangel. Münch. med. Wschr. **1941**, 981. — DORMANNS, E.: Über gehäuftes Auftreten schwerer Komplikationen und Todesfälle durch Ascariden. Med. Klin. **1947**, 145. — DUNCAN, N. A.: Pancreatitis due to Ascaris. Brit. med. J. **1948**, 905.

EINHORN, N. H., J. F. MILLER and L. WHITTIER: Ascariasis, clinical survey of 125 cases of infection with Ascaris lumbricoides in children. Amer. J. Dis. Childr. **69**, 237 (1945). — ENGEL, R.: Beitrag zur Ascaridenerkrankung der großen Drüsenorgane in der Bauchhöhle. Münch. med. Wschr. **1924**, 403. — ENIGK, K.: Untersuchungen über die Abtötung der Spulwurmeier und Coccidiencysten durch Chemikalien. Arch. Tierheilk. **70**, 439 (1924).

FANCONI, G.: Die Ascariden als Krankheitserreger. Schweiz. med. Wschr. **1924**, 434. — FAUST, E. C.: The chemotherapy of intestinal parasites. J. Amer. med. Assoc. **117**, 1331 (1941). — FAZ TABIO, H.: Nota clinica a proposito de un caso de ascaridiosis aberrante. Vida nueva **8**, 25 (1934). — FERNANDO, P. B., u. S. BALASINGHAM: Acute Ascaridiasis in children. Indian J. Pediatr. **10**, 149 (1943). — FISCHER, L.: Zur röntgenologischen Darstellung des Ascaris. Dtsch. med. Wschr. **1947**, 262. — FLURY, F.: Zur Chemie und Toxikologie der Askariden. Arch. exper. Path. u. Pharmakol. **67**, 275 (1912). — FORSTER, E.: Askaridenrekord. Schweiz. med. Wschr. 452 (1933). — FRANZ, L.: Über einen durch dreimalige Operation geheilten Fall von Ascaridose der intra- und extrahepatischen Gallengänge. Chirurg **19**, 475 (1948). — FREUDENTHAL, F.: Bemerkenswerter Fall eines Ascaris lumbricoides in der freien Bauchhöhle. Med. Klin. **1923**, 501. — FRITZ, O.: Askariden des Magendarmtraktes im Röntgenbild. Fortschr. Röntgenstr. **29**, 591 (1922). — FÜLLEBORN, F.: Über den Infektionsweg bei Ascaris. Klin. Wschr. **1922**, 984. — Über das Verhalten der Larven von Strongyloides stercoralis, Hakenwürmern und Ascaris lumbricoides im Körper des Wirtes. Arch. Schiffs- u. Tropenhyg. **31**, 1 (1927). — FÜLLEBORN, F., u. W. KIKUTH: Über die Allergie des Menschen gegenüber Ascaris. Klin. Wschr. **1929**, 1988.

GENKIN, I. I.: Ein Fall von Ascaridenvolvulus, hervorgerufen durch eine enorme Menge von Ascariden. Arch. klin. Chir. **182**, 642 (1935). — GHOSE, A. K.: A case of Ascaris lumbricoides infection simulating cerebral type of malaria. Indian med. Gaz. **73**, 614 (1938). — GOLDSCHMIDT: Die Ascarisvergiftung. Münch. med. Wschr. **1910**, 1991. — GRIESSMANN, H.: Askarideníleus. Röntgenprax. **15**, 290 (1943). — GRUBER, G. B.: Bauchfellentzündung durch Askariden. Schweiz. med. Wschr. **1944**, 600.

HALL, M. C.: Specific anthelmintic medication. Puerto Rico J. publ. Health 8, 35 (1932). HALL, C. M., and W. D. FOSTER: Oil of chenopodium and chloroform as anthelmintics. J. Amer. med. Assoc. 68, 1961 (1917). — HARROWER, G.: Acute haemorrhagic pancreatitis due to Ascaris lumbricoides. Malayan med. J. 8, 295 (1933). — HAUTEFEUILLE, J.: Méningite vermineuse. Ann. de Parasitol. 13, 21 (1935). — HEGGLIN, O.: Zur Verbreitung und klinischen Bedeutung der Askaridenallergie. Schweiz. med. Wschr. 1929, 11. — HEISER, V. G.: Death from volvulus caused by round-worms. Med. Rec. 94, 65 (1918). — HENI, F., THEDERING, u. H. U. RIETHMÜLLER: Die flüchtigen eosinophilen Lungeninfiltrate. Dtsch. med. Wschr. 1947, 421. — HERZMANN, K.: Einige bemerkenswerte Fälle von Askaridiasis. Kinderärztl. Prax. 7, 15 (1936). — HOFFMANN, W.: Askarideníleus. Mschr. Kinderheilk. 15, 199 (1919). — HOFMEIER, K.: Zur Differentialdiagnose von Krämpfen im Kindesalter. Kinderärztl. Prax. 6, 251 (1935). — HOFSTÖTTER, H.: Ein weiterer Fall von Ascaris lumbricoides in einem Eileiter. Wien. klin. Wschr. 1927, 878. — HOSEMANN, G.: Die Chirurgie der parasitären Erkrankungen. In Die Chirurgie, herausgeg. von KIRSCHNER u. NORDMANN, Bd. II, Teil 1. 1928. — HSÜ, H. F., Y. C. FAN, C. C. T'AN and K. Y. CH'IN: Two cases of heavy infestation by Ascaris lumbricoides. China med. J. 57, 167 (1940).

INHELDER, H. E.: Drei Ascaridenfälle. Schweiz. med. Wschr. 1935, 600, 602.

JADASSOHN, W.: Allergiestudien bei der Ascaridenidiosynkrasie. Arch. f. Dermat. 156, 490 (1928).

KARLEN, M.: Fatal ascariasis. Gastroenterology 16, 497 (1950). — KELLER, A. E., H. CASPARIS and W. S. LEATHERS: A clinical study of Ascariasis. J. Amer. med. Assoc. 97, 302 (1931). — KHAW, O. K.: Untersuchungen über Hautreaktionen bei Impfung mit Ascaris-Trockensubstanz. Arch. Schiffs- u. Tropenhyg. 33, 46 (1929). — KIRK, J. B., and A. Y. CANTIN: Intestinal obstruction by roundworms following administration of an anthelmintic. Brit. med. J. 1935, 298. — KORTZEBORN, A.: Ein Spulwurm in der freien Bauchhöhle als Todesursache nach einer Magenresektion. Münch. med. Wschr. 1924, 473. — KOINO, S.: Experimental infections on human body with ascarides. Japan med. World 2, 317 (1922). — KOS, E.: Über einen seltenen Fall von Dünndarmperforation durch Ascariden. Chirurg 17/18, 614 (1947). — KRINGS, W.: Untersuchungen über die Häufigkeit des Wurmbefalles bei Bonner Schulkindern. Inaug.-Diss. Bonn 1949.

LAMSON, P. D., H. W. BROWN, B. H. ROBBINS and C. B. WARD: Field treatment of ascariasis, ancylostomiasis and trichuriasis with hexylresorcinol. Amer. J. Hyg. 13, 803 (1931). LANCELIN, R.: A propos d'un cas méningite helminthique accompagné de modifications chimiques et cytologiques du liquide céphalo-rachidien. Bull. Soc. méd. Hôp. Paris 46, 1369 (1922). — LANDGRAF, H.: Noch ein Beitrag zur Askaridenerkrankung der Gallenwege. Münch. med. Wschr. 1919, 907. — LAURELL, H.: Askaridiasis. Uppsala Läk.för. Förh., N. F. 32, 73 (1927). — LECERCLE: Pancréatite aigue hémorragique et ascaride. Acta otolaryng. (Stockh.) 23, 543 (1936). — LEONARD, V.: Hexylresorcinol. J. of Urol. 12, 585 (1924). — LIFSCHITZ, B. M.: Über Wurmkrankheiten in der Otolaryngologie. Acta oto-laryng. (Stockh.) 23, 543 (1936). — LIU, H. L., and Y. R. WONG: The passage of numerous Ascaris lumbricoides from the male urethra. Report of a case. China med. J. 59, 570 (1941). — LÖFFLER, W.: Die flüchtigen Lungeninfiltrate mit Eosinophilie. Schweiz. med. Wschr. 1936, 1069. — LUDLOW, A. Z.: Surgical aspects of Ascaris lumbricoides. China med. J. 41, 134 (1927).

MEYENBURG, H. v.: Die pathologische Anatomie des „flüchtigen Lungeninfiltrates mit Blut-Eosinophilie". Virchows Arch. 309, 258 (1942). — MILWIDSKY, H.: The surgical complications of ascariasis. Acta med. Orient. (Palestine u. Near East med. J.) 4, 370 (1945). — MIYAKE, H.: Über die Askaridenerkrankungen in der Chirurgie. Arch. klin. Chir. 85, 325 (1908). — Studien zur Ätiologie der Gallensteine. Arch. klin. Chir. 101, 54 (1913). — MORINAKA, K., and S. ISHIKAWA: Treatment of ascariasis by injection of santonin preparation. J. of orient. Med. 5, 1 (1926) (engl. Zusammenfassung). — MÜSSIG, R.: Schwere Formen der Askaridiasis. Münch. med. Wschr. 1921, 1395.

NAGEL, W.: Einiges über Ascariden-Intoxikation. Med. Mschr. 3, 209 (1949). — NOVIS, L. C.: Partial obstruction of the pancreatic duct by round worms. Brit. J. Surg. 10, 421 (1922/23). — NOWAK, H.: Über Häufigkeit, Symptomatologie und Therapie der Askaridiasis. Med. Klin. 1931, 581. — NYSTRÖM, G.: Ett fall av enterit och Ascaris med peritonit och ileussymptom. Uppsala Läk.för. Förh. 1903/04, 304.

OTTO, G. F.: The appearance and significance of unfertilized eggs of Ascaris lumbricoides (Linn.). J. of Parasitol. 18, 269 (1932). — Ascaris lumbricoides: Treatment loss of worms and reinfestation. J. Amer. med. Assoc. 95, 194 (1930). — OTTO, G. F., and W. W. CORT: Further studies on post-treatment reinfection with Ascaris in the United States. J. of Parasitol. 20, 245 (1934).

PATERSON, A. S.: Pulmonary abscess caused by Ascaris lumbricoides. J. nav. med. Serv. 17, 211 (1931). — PENEY, M.: Méningite aigue d'origine ascaridienne. Bull. Soc. Path. exot. Paris 33, 132 (1940). — PESSÔA, S. B.: A case of severe Ascaris infestation. J. Amer. med. Assoc. 78, 1294 (1922). — PFANNER, W.: Ascaridiasis und Pancreatitis acuta. Dtsch.

Z. Chir. **187**, 125 (1924). — POSSELT, A.: Erster und einziger Bericht über einen spontanen und sichtbaren Durchbruch von Askariden durch den Nabel, und zwar bei einer Erwachsenen. Schweiz. med. Wschr. **1923**, 661. — PREUSCHOFF, A.: Über Vergiftungsfälle mit amerikanischem Wurmsamenöl (Oleum Chenopodium anthelminthicum). Z. exper. Path. u. Ther. **21**, H. 3 (1920).

RABEE, A. A.: Abdominal section for intestinal obstruction due to 2005 Ascaris worms. J. egypt. med. Assoc. **26**, 325 (1943). — RANSOM, B. H., and E. B. CRAM: The course of migration of Ascaris larvae. Amer. J. trop. Med. **1**, 129 (1921). — RATSCHECK, H. J.: Perforation des Duodenalstumpfes durch einen Ascaris. Dtsch. med. Rdsch. **2**, 21 (1948). — REICH, A.: Über Spulwurmerkrankungen der Speiseröhre, der Gallenwege und der Leber. Bruns' Beitr. **126**, 560 (1922). — RENAUD, M.: Syndrome pseudo-tétanique observé chez un enfant atteint d'ascaridiose. Bull. Soc. Path. exot. Paris **22**, 747 (1929). — LE ROI DES BARRES: L'ascaridiose chirurgicale. Trans. far east. Assoc. trop. Med. **1923**, 447. — ROW, Y. S.: A case of Ascaris infection simulating cholera. Indian med. Gaz. **62**, 87 (1927). — RUCKENSTEINER, E.: Zur Kenntnis des Röntgenbildes massenhaft auftretender Spulwürmer. Zbl. Chir. **63**, 321 (1936). — RYRIE, G. A.: Malayan med. J. **3**, 166 (1928).

SCHÄFER, G.: Über die Häufigkeit von Ascaris lumbricoides und Trichuris trichiura in Hamburg und Untersuchungen über die Dauer der Infektiosität von Ascaris-Eiern im Freien. Inaug.-Diss. Hamburg 1935. — SCHENK, G. O., u. SCHULZE-BUSCHOFF: Eine neue Möglichkeit der Spulwurmbehandlung. Dtsch. med. Wschr. **1948**, **341**. — SCHLIEPER, C., u. W. KALIES: Quantitative Untersuchungen über die Spulwurmverseuchung der Bevölkerung im Landkreis Darmstadt. Zbl. Bakter. I Orig. **154**, 78 (1949). — SCHLOESSMANN: Über chirurgische Erkrankungen durch Askariden. Beitr. klin. Chir. **90**, 531 (1914). — Neue Beobachtungen und Erfahrungen über schwere Spulwurmerkrankungen der Bauchorgane. Mitt. Grenzgeb. Med. u. Chir. **34**, 1 (1922). — SCHMIEDEN, V., u. W. SEBENING: Chirurgie des Pankreas. Arch. klin. Chir. **148**, 319 (1927). — SCHMITT, H.: Zur Frage der Darstellbarkeit des Askariden im Röntgenbild. Röntgenprax. **10**, 250 (1938). — SCHUBERT, R.: Ascariden-Cholangitis und -Pankreatitis. Med. Klin. **1943**, 34. — Die Vielgestaltigkeit des Askaridiasissymptomenbildes unter besonderer Berücksichtigung der Askaridiasis der Gallenwege und des Pankreas und deren Therapie. Dtsch. med. Wschr. **1947**, 410. — SCHUL, J.: Beitrag zur Perforation des MECKELschen Divertikels (durch Askariden). Zbl. Chir. **67**, 1292 (1940). — SEHRT: Über die Askaridenerkrankung der Bauchhhöle. Beitr. klin. Chir. **51**, 699 (1906). — SEIFERT, O.: Die tierischen Parasiten des Menschen. Teil 2, Klinik und Therapie. Leipzig 1920. — SEISHIN, R.: On the treatment of Ascaris with santonin suppositories. Taiwan Igakkai Zasshi **1924**, 7, No 236 (engl. Zusammenfassung). — SMIRNOW, G. G.: Über die Wirkung der Anthelminthica auf die Wanderung der Ascaridenlarven. Z. Parasitenkde **3**, 173 (1931). — SOMMER, E.: Askaridiasis und eosinophiles Lungeninfiltrat. Schweiz. med. Wschr. **1943**, 1132. — SPIETH, H.: Beiträge zur Askaridenerkrankung mit besonderer Berücksichtigung der Frage der Giftwirkung. Virchows Arch. **215**, 117 (1914). — SPRENT, J. J. A.: On the toxic and allergic manifestations produced by the tissues and fluids of ascaris. I. Effect of different tissues. J. inf. Dis. **84**, 221 (1949). — SPÜHLER, O., u. M. KARTHAGENER: Endemisches Auftreten eosinophiler Lungeninfiltrate in einer militärischen Einheit. Schweiz. med. Wschr. **1944**, **1145**. STEBER: Askaris. Dtsch. med. Wschr. **1917**, 1040. — STERLING, R., and A. J. L. GUAY: Invasion of the female generative tract by Ascaris lumbricoides. J. Amer. med. Assoc. **107**, 172 (1946). — SWARTZWELDER, J. C.: Clinical ascariasis. Analysis of 202 cases. Amer. J. Dis. Childr. **72**, 172 (1946).

TSUJIMURA: Über die Ascaridiasis der Gallenwege. D. Z. Chir. **171**, 398 (1922). — TRIM, A. R.: Experiments on the mode of action of hexylresorcinol as an anthelmintic. Parasitology **35**, 209 (1944).

UNRUH, V. v.: Ein interessanter Ascariasisfall. Ärztl. Rdsch. **42**, 207 (1932).

VIERORDT, O.: Die Askaridenerkrankung der Leber und der Bauchspeicheldrüse. Slg klin. Vortr. **1904**, Nr 375. — VIETTI, M.: Ascaridi ed ascaridiosi. Radiol. med. **13**, 546 (1926). — VILLINGER, E.: Beitrag zu den chirurgischen Komplikationen bei Ascariden. Schweiz. med. Wschr. **10**, 909 (1929). — VOGEL, H., u. W. MINNING: Beiträge zur Klinik der Lungenascariasis und zur Frage der flüchtigen eosinophilen Lungeninfiltrate. Beitr. Klin. Tbk. **98**, 620 (1943). — VOGT, E.: Über die Verwendung der intravenösen Hypophysinkochsalzinfusion bei der Behandlung der Vergiftungen durch Oleum Chenopodii. Klin. Wschr. **1926**, 1638.

WALLERTSHAUSEN, M.: 20 Fälle von eosinophilem Lungeninfiltrat in einer Kavallerie-Rekrutenschule. Schweiz. med. Wschr. **1949**, 1002. — WALTHARD, B.: Zur Lehre der Askarideninfektion im Säuglings- und Kindesalter. Schweiz. med. Wschr. **1933**, 421. — WATKINS, TH. H., and O. W. MOSS: Report of two cases of intestinal obstruction caused by roundworms following dosage of santonin. J. Amer. med. Assoc. **82**, **1442** (1924). — WESENMAEL, VAN: Papille de stase bilatérale chez un jeune homme atteint d'ascaridiose et guéri par un médicament antiparasitaire. Bull. Soc. belge Ophthalm. 81, 40 (1945). — WESTERMANN: Ileus verminosus. Zbl. Chir. **1912**, 999. — WIEDEMANN, G.: Askariasis der Leber.

Zbl. Path. 83, 175 (1947). — WIGAND, R.: Therapie der Infektionen des Menschen durch Würmer. Leipzig 1943. — WILD, O., u. M. LOERTSCHER: Zur Ätiologie der flüchtigen Lungeninfiltrierungen. Schweiz. med. Wschr. 1934, 829. — WILDEGANS, H.: Zur Ascaridiasis der Gallenwege. Chirurg 19, 176 (1948). — WYSZ, H.: Chirurgische Komplikationen der Askaridiasis. Schweiz. med. Wschr. 1924, 502.

YAMAUCHI, M.: Über Gewebsveränderungen, insbesondere Granulationsgeschwülste durch Askariden. Mitt. Grenzgeb. Med. u. Chir. 37, 469 (1924). — YANG, S. C. H., und P. J. LAUBE: Biliary ascariasis, report of 19 cases. Ann. Surg. 1946, 299.

ZAHAWI, S.: Intestinal obstruction and atrophic lesion of the appendix caused by Ascaris. J. trop. Med. 41, 316 (1938). — ZWEIFEL, E.: Hautprüfungen mit Askaridenextrakt bei flüchtigen eosinophilen Lungeninfiltraten. Helvet. med. Acta 11, 117 (1944). — ZYLKA, N.: Ein Beitrag zur Askaridiasis als chirurgischer Erkrankung. Dtsch. med. Wschr. 1947, 417.

Oxyuriasis.

ANDRÄ, K.: Appendicitis oxyurica. Arch. klin. Chir. 192, 618 (1933). — D'ANTONI, J. S., and W. SAWITZ: The treatment of Oxyuriasis. Amer. J. trop. Med. 20, 377 (1940). — ASCHOFF, L.: Über Appendicitis im Kindesalter. Arch. Kinderheilk. 108, 142 (1936). — ASHBURN, L. L.: Appendiceal oxyuriasis. Its incidence and relationship to appendicitis. Amer. J. Path. 17, 841 (1941).

BECKER, V.: Besteht ein ätiologischer Zusammenhang zwischen Oxyuren und der akuten Wurmfortsatzentzündung? Beitr. path. Anat. 68, 171 (1921). — BIJLMER, J.: An exceptional case of oxyuriasis of the intestinal wall. J. of Parasitol. 32, 359 (1946). — BRANDT, M.: Knötchenförmige Lungen- und Milzfibrose durch Oxyuren. Verh. Dtsch. Ges. Path., 33. Tagg. Kiel 1949, S. 180—186. — BRADY, F. J., and W. H. WRIGHT: Studies on oxyuriasis. XVIII. The symptomatology of oxyuriasis as based on physical examinations and case histories on 200 patients. Amer. J. med. Sci. 198, 367 (1939). — BREDE, H. D.: Enterobius-(Oxyuris-)Kuren mit Gammexan. Arch. f. Hyg. 133, 229 (1950). — BROCK, N., u. A. ERHARDT: Zur Pharmakologie der Oxyuriasis I. Pharmakologische, toxikologische und chemotherapeutische Untersuchungen mit Pararosanilinfarbstoffen und ihren Carbinolbasen. Arzneimittelforschg 1, 5 (1951). — BROWN, H. W.: Treatment of pinworm (Enterobius vermicularis) infestation with Hexylresorcinol. Proc. Soc. exper. Biol. a. Med. 30, 221 (1932).

CHRISTELLER, E., u. E. MAYER: Handbuch der speziellen pathologischen Anatomie und Histologie, Teil 3, S. 560—567. 1929.

DENHOFF, E., and M. W. LAUFER: Pinworm infection and childhood behavior. Amer. J. Dis. Childr. 77, 746 (1949).

EBERT, C.: Oxyurennachweis mittels Cellophanklebestreifen. Med. Klin. 1949, 375. — EGGERS, P., u. G. WILDE: Die Behandlung der Oxyuriasis mit Hexachlorcyclohexan. Dtsch. med. Rdsch. 3, 649 (1949). — EICHHOLTZ, F., R. HOTOVY, A. SAUER u. I. WEISSFLUG: Egressin, ein neues Chemotherapeuticum gegen die Oxyureninfektion des Menschen. Dtsch. med. Wschr. 1950, 868. — ENIGK, K.: Zur Biologie und Bekämpfung von Oxyuris equi. Z. Tropenmed. u. Parasitol. 1, 259 (1949). — ERHARDT, A.: Kritischer Beitrag zur Behandlung der Oxyuriasis. Med. Klin. 1949, 859. — Einige grundsätzliche Bemerkungen zur Wirkung von Oxyurenmitteln. Dtsch. med. Wschr. 1949, 406. — ERNST, W.: Ein Beitrag zur Wirksamkeit des Phenothiazins in der Diagnose und Behandlung der Oxyuriasis. Med. Klin. 1950, 863. — EUCKER, H.: Zur Dosierung des Phenothiazins bei der Behandlung der Oxyuriasis. Dtsch. med. Wschr. 1950, 361.

GIERTHMÜHLEN, F.: Vergleichende diagnostische und therapeutische Untersuchungen bei der Oxyuriasis. Neue med. Welt 1950, 419. — GRAEVE, K., and G. HERRNRING: Über die Toxizität des Gamma-Hexachlorcyclohexan. Arch. internat. Pharmacodynamie 85, 64 (1951). — GRAHAM, C. F.: A device for the diagnosis of Enterobius. Amer. J. trop. Med. 21, 159 (1941). — GRÜBEL, E.: Spezifische Hautreaktionen bei Impfungen mit Extrakten von menschlichen Parasiten (Oxyuren, Läusen usw.). Dermat. Wschr. 1925, 1182.

HÄNEL, L., u. R. WEISS: Beitrag zur Wurmtherapie. Dtsch. med. Wschr. 1949, 745. — HAMBURGER, F.: Über einfaches Denken und Handeln in der ärztlichen Praxis. Münch. med. Wschr. 1941. — Oxyurenneurose. Med. Klin. 1939, 369. — HEUBNER, O.: Studien über Oxyuriasis. Jb. Kinderheilk. 98, 1 (1922). — HILLMAN, R. W.: Oxyuriasis of the appendix: a clinical study of 31 cases. Brooklyn Hosp. J. 3, 83 (1941). — HUBBLE, D.: Toxicity of phenothiazine. Lancet 1941 II, 600. — HUMPHREYS, D. R.: Death from phenothiazine poisening. Lancet 1942 II, 39.

JAKOBS, A. H.: Enterobiasis in children. — Incidence, symptomatology and diagnosis with a simplified scotch cellulose tape technic. J. of Pediatr. 21, 497 (1942). — JONES, M. F., and L. JACOBS: Studies on Oxyuriasis. XXIII. The survival of eggs of Enterobius vermicularis under known conditions of temperature and humidity. Amer. J. Hyg. 33, 88 (1941).

Koch, E. W.: Oxyurenfortpflanzung im Darme ohne Reinfektion und Magenpassage. Zbl. Bakter. I Orig. **94**, 208 (1925). — Kuitunen-Ekbaum, E.: Phenothiazine in the treatment of Enterobiasis. II. Canad. publ. Health J. **1946**, 103.

Lentze, F.-A.: Zur Biologie des Oxyuris vermicularis. Zbl. Bakter. I Orig. **135**, 156 (1935).

Manson-Bahr, Ph.: Phenothiazine as an anthelmintic in threadworm and roundworm infections. Lancet **1940** II, 808. — Marquard, S.: Salpingitis oxyurica. Zbl. Gynäk. **1943**, 612. Mendheim, H., u. G. Scheid: Erfahrungen mit Phenothiazin in der Therapie der Oxyuriasis. Dtsch. med. Wschr. **1949**, 1022. — Über die Verbreitung des Oxyurenbefalls bei Insassen eines Kinderheimes. Z. Hyg. **129**, 156 (1949). — Miller, M. J., and D. Allen: Studies on pinworm infections. III. Tests with Phenothiazine in the treatment of pinworm infections. Canad. med. Assoc. J. **46**, 111 (1942). — Miller, J. P., and N. H. Einhorn: Oxyuriasis. Amer. J. Dis. Childr. **68**, 376 (1944).

Nathan, H.: Zwei seltene Befunde bei Oxyureninfektion des Menschen. Frankf. Z. Path. **36**, 82 (1928). — Nikolowski, W.: Behandlungsversuche und Beobachtungen über Nebenerscheinungen bei Wurmkuren mit dem Präparat „Phenothiazin". Ther. Gegenw. **167** (1948). Nolan, M. O., and D. Reardon: Studies on Oxyuriasis. XX. The distribution of the ova of Enterobius vermicularis in the household dust. J. of Parasitol. **25**, 173 (1939).

Oelkers, H. A.: Untersuchungen an Oxyuren-Eiern. Z. Parasitenkde **14**, 574 (1950). — Pharmakologische Grundlagen der Behandlung von Wurmkrankheiten, 3. Aufl. Leipzig 1950. Oleinikow, S. W.: Zur Revision der Frage über die Invasionswege des Enterobius vermicularis. Rev. Mikrobiol. Epidemiol. et Parasit. (russ.) **10**, 369 (1931).

Papayanis, T.: Analekzem und Oxyuriasis. Med. Klin. **1949**, 963. — Pawlick, H.: Über die Wurminfektion des weiblichen Genitale einschließlich des Beckenbindegewebes. Arch. Gynäk. **170**, 342 (1940). — Penso, G.: Présence des oeufs en pleine muqueuse intestinale et biologie des oxyures. Ann. de Parasitol. **10**, 271 (1932). — Il ciclo di sviluppo degli Ossiuri, sua importanza in medicina pratica. Policlinica, sez. Prat. **42**, 1943 (1935). — Petersen, M. C., and J. Fahey: Oxyuriasis: Simplified method of diagnosis with glass slides; incidence in a Minnesota hospital; result of treatment with gentian violet. J. Lab. a. clin. Med. **30**, 259 (1945). — Pick, E.: Sitzgs.ber. Dtsch. Dermat. Ges. 25. April 1926. — Piekarski, G.: Über den Befall mit Darmparasiten bei Schulkindern und ehemaligen Soldaten. Z. Parasitenkde **14**, 377 (1949).

Reardon, L.: Studies on Oxyuriasis XVI. The number of eggs produced by the pinworm, Enterobius vermicularis, and its bearing on infection. Publ. Health Rep. **53**, 978 (1938). — Reinhard, W.: Die Beurteilung der Oxyuriasisbehandlung mit Präparaten der Gentianaviolettgruppe mittels des Zellophanklebestreifens. Ärztl. Wschr. **1950**, 224.

Sawitz, W.: Comparison of methods used in the diagnosis of oxyuriases. Rev. med. trop. y Parasit., Bact., Clin. y Labor. **6**, 75 (1940). — Schneider, H.-H.: Hexachlorcyclohexan (HCC) als Oxyurenmittel. Klin. Wschr. **1950**, 104. — Schneider, J.: Kritischer Beitrag zur Behandlung der Oxyuriasis. Med. Klin. **1948**, 493. — Schröpl, E.: Neurodermatitis durch Oxyuren. Dermat. Wschr. **1926**, 1083. — Hautproben mit Oxyurenextrakt. Dtsch. med. Wschr. **1926**, 1508. — Schüffner, W.: Die Bedeutung der Staubinfektion für die Oxyuriasis. Münch. med. Wschr. **1944**, 411. — Experimentelle Infektionen mit Staubeiern von Oxyuris (Enterobius) vermicularis. Zbl. Bakter. I Orig. **152**, 67 (1947). — Retrograde Oxyuren-Infektion, „Retrofektion". IV. Mitt. Zbl. Bakter. I Orig. **155**, 229 (1949). — Kritische Beleuchtung der Oxyuriasis-Therapie und Winke für die praktische Ausführung. Med. Klin. **1949**, 334. — Schüffner, W., u. J. Bool: Retrograde Oxyuren-Infektion, „Retrofektion". V. Mitt. Zbl. Bakter. I Orig. **155**, 229 (1950). — Schüffner, W., u. N. H. Swellengrebel: Der Nachweis von Oxyuren-Eiern am After, im Nagelschmutz und im Zimmerstaub. II. Mitt. Zbl. Bakter. I Orig. **151**, 114 (1944). — Eine zweizeitige Methode zum Nachweis von Oxyuris-Eiern. Ihre Leistung gegenüber dem amerikanischen NIH-Wischer. Zbl. Bakter. I Orig. **151**, 71 (1943).

Warnecke, W.: Therapeutische Diarrhoen zur Beseitigung der Enterobiasis vermicularis. Landarzt **27**, 278 (1951). — Welcker, E. R.: Beobachtungen über Gekröselymphdrüsenerkrankungen. Med. Welt **16**, 1219, 1247 (1942). — Weller, T. H., and C. W. Sorensen: Enterobiasis: its incidence and symptomatology in a group of 505 children. New England J. Med. **224**, 143 (1941). — Wigand, R.: Therapeutische Diarrhoen zur Beseitigung der Enterobiasis vermicularis. Med. Klin. **1949**, 51—52. — Wilhelmi, J., u. M. Quast: Über die Verbreitung und den Nachweis der Oxyuriasis. Klin. Wschr. **1925**, 964. — Wright, W. H., J. Bozicevich and L. S. Gordon: Studies on oxyuriasis. V. Therapy with single doses of tetrachlorethylene. J. Amer. med. Assoc. **109**, 570 (1937). — Wright, W. H., and F. J. Brady: Studies on Oxyuriasis. XXII. The efficacy of gentian violet in the treatment of pinworm infestation. J. Amer. med. Assoc. **114**, 861 (1940). — Wright, W. H., F. J. Brady and J. Bozicevich: Studies on oxyuriasis VIII. A preliminary note on the therapy with gentian violet. Proc. helminth. Soc. **5**, 5 (1938).

ZAWADOWSKY, M. M., u. L. G. SCHALIMOW: Die Eier von Oxyuris vermicularis und ihre Entwicklungsbedingungen, sowie über die Bedingungen, unter denen eine Autoinfektion bei Oxyuriasis unmöglich ist. Z. Parasitenkde 2, 12 (1929).

Trichuriasis.

AMMON, R.: Zur Therapie der Wurmerkrankungen unter besonderer Berücksichtigung neuer Wege zur Wurmbekämpfung. Pharmazie 5, 57 (1950). — ANSCHÜTZ: Über chirurgische Komplikationen bei Trichocephalus und Oxyurisinfektion. Klin. Wschr. **1922**, 2174. — ANTOGNINI, R.: Le probleme de la trichocéphalose au Tessin. Helvet. med. Acta **16**, 366 (1949). — ASKANAZY, M.: Der Peitschenwurm, ein blutsaugender Parasit. Arch. klin. Med. **57**, 104 (1896).

BECKER, E.: Dtsch. med. Wschr. **1902**, 468. — BOEHNCKE, H.: Ist der Nachweis von Trichocephaluseiern im Stuhl belanglos? Med. Klin. **1950**, 436. — BROWN, H. W.: The treatment of ascariasis and trichuriasis with Hexylresorcinol pills. Amer. J. Hyg. **16**, 602 (1932). — BURROWS, R. B., W. G. MOREHOUSE and J. E. FREED: Treatment of trichuriasis with „enseals" of emetine hydrochloride. Amer. J. trop. Med. **27**, 327 (1947).

CALDWELL, F. C., and E. L. CALDWELL: A study of the anthelmintic efficiency of Higuerolatex in the treatment of trichuriasis, with comment as to its effectiveness against ascaris infestation. Amer. J. trop. Med. **9**, 471 (1929).

DIECKMANN, A.: Operative Eingriffe bei Darmparasiten. Bruns' Beitr. **131**, 373 (1924).

FIDEL FERNANDEZ, M.: Un caso de diarrea por tricocefalos. Med. Pais. cálid. **5**, 507 (1932).

GARIN, CH.: Présentation d'un trichocephale gorge du sang a la Société des Sciences médicales. Lyon méd. **1**, 383 (1908). — GATOWSKAJA, R. G., u. P. T. KASAKOFF: Trichocephalus dispar und seine radikale Behandlung mit Osarol. Wien. klin. Wschr. **1930**, 906. — GETZ, L.: Massive infection with Trichuris trichiura in children. Report of 4 cases, with autopsy. Amer. J. Dis. Childr. **70**, 19 (1945).

HOEPPLI, R.: Über Beziehungen zwischen dem biologischen Verhalten parasitischer Nematoden und histologischen Reaktionen des Wirbeltierkörpers. Arch. Schiffs- u. Tropenhyg. **31**, Nr 3 (1927). — HOEKENGA, M. T., and L. BOX: The treatment of trichocephaliasis with leche de higueron. Amer. J. trop. Med. **29**, 967. — HUBER, H. G.: Mittel gegen Trichocephalus dispar. Med. Welt **4**, 1413 (1930).

KAPPELER: Virchows Arch. **1921**, 234.

MUSGRAVE, W. E., and M. T. CLEGG: Trichocephaliasis. Philippine J. Sci. **3**, 545 (1908).

NAUCK, E. G.: Die Pathogenität der Trichocephalen. Med. Welt **3**, 1404 (1929).

OTTO, G. F.: Blood studies on trichuris-infested and worm-free children in Louisiana. Amer. J. trop. Med. **15**, 693 (1935).

PLESSEN, M.: Trichocephalus dispar, a pathogenetic parasite. Anais Inst. Med. trop. Losbôa **2**, 247 (1945).

ROSS, D. F.: Chronic diarrhoea due to Trichocephalus trichuris. Lancet **1942 II**, 97.

SAUER, H.: Streptokokkenphlegmone des Colons ascendens im Anschluß an eine durch Trichocephalus entstandene entzündliche Dickdarmgeschwulst. Dtsch. Z. Chir. **180**, 27 (1913). SCHMIDT, G. B.: Über Trichocephaluskolitis und ihre Behandlung. Zbl. Chir. **40**, 1177 (1913). SEMENOWA, N. E.: Trichocephalosis und ihre Behandlung mit Osarsol. Med. Parasit. parasitic. Dis. **2**, 149 (1933). — SPINDLER, L. A.: The relation of moisture to the distribution of human Trichuris and Ascaris. Amer. J. Hyg. **10**, 476 (1929). — STAHR, H.: Darmgeschwülste bei Kindern durch Trichocephalus verursacht. Dtsch. med. Wschr. **1922**, 1274. — SWARTZWELDER J. C.: Clinical Trichocephalus trichuris infection. Amer. J. trop. Med. **19**, 473 (1939).

TEUSCH, W.: Der Trichocephalus dispar in der Differentialdiagnose. Med. Klin. **1948**, 431. — TOBLER, W.: Über die Rolle des Trichocephalus dispar in der Pathologie. Z. Kinderheilk. **42**, 324 (1926).

VAZQUEZ PAUSA, A.: Tratamiento de la tricocefalosis por el citrato de hierro y amonio a altas dosis. Arch. Med. infant. **6**, 469 (1937).

WHITTIER, L., N. H. EINHORN and J. F. MILLER: Trichuriasis in children. A clinical survey of 50 cases and reports of 3 cases with heavy infection and striking clinical symptoms. Amer. J. Dis. Childr. **70**, 289 (1945).

Ankylostomiasis.

ASHFORD B. K., and P. GUTIÉRREZ IGARAVÍDEZ: Uncinariasis (hookworm disease) in Porto Rico, a medical and economical problem. 61. Congr. Senate Docum. Washington 1911, No 808, 335 S. — ASHFORD, B. K., G. C. PAYNE and F. K. PAYNE: Acute uncinariasis from massive infestation and its implications. J. Amer. med. Assoc. **101**, 843 (1933). — AZMY, P. S., and A. F. ZANATY: Iron and blood transfusion therapy in Ancylostoma anemia. J. trop. Med. **42**, 263 (1939).

BAERMANN, G.: Über Ankylostomiasis, deren Ausbreitungsbedingungen durch die Bodeninfektion und deren Bekämpfung. Geneesk. Tijdschr. Nederl. Indië **5** (57) 1 (1917). — BLOUNT, R. E.: Massive hookworm infestation following a single exposure. Mil. Surgeon **106**, 449 (1950). — BROC, R., et A. CALO: Etude sur les répercussions cardio-vasculaires de l'ancylostomiase et d'autre helminthiases. Arch. Inst. Pasteur Tunis **30**, 77 (1941).

CALDWELL, F. C.: An accidental infection with Uncinaria. Parasitology **14**, 51 (1922). — CHAUDHURI, R. N., and A. K. MUKERJI: Death following administration of tetrachlorethylene. Indian med. Gaz. **82**, 115 (1947). — CORT, W. W.: Investigations on the control of hookworm disease. XXXIV. General summary of results. Amer. J. Hyg. **5**, 49 (1925). — Variations in hookworm disease. J. of Parasitol. **19**, 142 (1932). — CORT, W. W., J. E. ACKERT, D. L. AUGUSTINE and F. K. PAYNE: Investigations on the control of hookworm disease. II. The description of an apparatus for isolation infective hookworm larvae from soil. Amer. J. Hyg. **2**, 1 (1922). — CORT, W. W., J. B. GRANT and N. R. STOLL: Researches on hookworm in China. Amer. J. Hyg. Monograph. Ser. **1926**, No 7, 1. — CRUZ, W. O.: On bone-marrow in hookworm disease. Mem. Inst. Cruz (port.) **27**, 454 (1933). — Pathogenesis of anaemia in hookworm disease. II. Mem. Inst. Cruz (port.) **29**, 427 (1934).

DARLING, S. T.: The hookworm index in mass treatment. Amer. J. trop. Med. **1922**, 397. DUVOIR, M., et L. C. BRUMPT: Le traitement des polyglobulies par l'ancylostomose provoquée (à propos de cinq cas). Ann. de Parasitol. **20**, 35 (1944/45).

EISMA, M.: De differentiatie van het derde stadium van de larven der Ancylostomidae van mensch, hond en kat. Diss. Leiden **1932**, 152 S. — ERNST, J.: Einige Fälle von Ankylostomiasis nebst Sektionsbefunden. Dtsch. med. Wschr. **1888**, 291.

FAUST, E. C.: Human Helminthology. 744 S. Philadelphia 1949. — FOSTER, A. O.: Prenatal infection with the dog hookworm Ancylostoma caninum. J. of Parasitol. **19**, 112 (1932). — FOSTER, A. O., and W. W. CORT: Further studies on the effect of a generally deficient diet upon the resistance of dogs to hookworm infestation. Amer. J. Hyg. **21**, 302 (1935). FÜLLEBORN, F.: Über den heutigen Stand der Ankylostomiasisbekämpfung in den Tropen. Arch. Schiffs- u. Tropenhyg. **27**, 320 (1923). — Bericht über eine im Auftrag der argentinischen Regierung unternommene Reise nach der Provinz Corrientes und nach Paraguay zum Studium der Hakenwurmbekämpfung. Arch. Schiffs- u. Tropenhyg. **32**, 441 (1928). — Was ist Ground-itch? Arch. Schiffs- u. Tropenhyg. **34**, 133 (1930). — Haut und Helminthen. In Handbuch der Haut- und Geschlechtskrankheiten, Bd. 12, 707—800. Berlin: Springer 1932. FÜLLEBORN, F., u. W. KIKUTH: Wie entsteht die Anämie bei Hakenwurminfektion? Arch. Schiffs- u. Tropenhyg. **33**, 171 (1929).

GRIESINGER, W.: Klinische und anatomische Beobachtungen über die Krankheiten von Egypten. Arch. physiol. Heilk. **13**, 555 (1854).

HALL, M. C., and J. E. SHILLINGER: Tetrachlorethylene, a new anthelmintic. Amer. J. trop. Med. **5**, 229 (1925). — HEES, H.: Die Hakenwurmkrankheit, unter besonderer Berücksichtigung der nervösen Erscheinungen, Temperatursteigerung und Allotriophagie. Arch. Schiffs- u. Tropenhyg. **30**, 141 (1926). — HEILIG, R.: Practical aspects on general anasarca, especially in malarial nephritis and hookworm disease. Indian med. Gaz. **76**, 519 (1941). — The pathological heart conditions in hookworm disease and their causes. Indian med. Gaz. **77**, 257 (1942). — HEILIG, R., and VISWESWAR: Influence of anti-anaemic treatment on the gastric function in hookworm disease. Indian med. Gaz. **77**, 385 (1942). — HODES, P. J., and G. P. KEEFER: Hookworm disease: a small intestinal study. Amer. J. Roentgenol. **54**, 728 (1945). — HOFF, H., and J. A. SHABY: (a) Two cases of polyneuritis (Beri-Beri?) due to ancylostomiasis. J. trop. Med. **42**, 157 (1939). — (b) Nervous complications of ancylostomiasis. J. trop. Med. **42**, 360 (1939).

KENDRICK, J. F.: The treatment of hookworm disease with tetrachlorethylene. Amer. J. trop. Med. **9**, 483 (1929). — The length of life and rate of loss of the hookworm Ancylostoma duodenale and Necator americanus. Amer. J. trop. Med. **14**, 363 (1934). — KHALIL, H., and M. SALAH: Some manifestations of ancylostomiasis. J. egypt. med. Assoc. **18**, 378 (1935). — KRAUSE, G. R., and J. A. CRILLY: Roentgenologic changes in small intestine in presence of hookworm. Amer. J. Roentgenol. **49**, 719 (1943).

LAMSON, P. D., B. H. ROBBINS and C. B. WARD: The pharmacology and toxicology of tetrachlorethylene. Amer. J. Hyg. **9**, 430 (1929). — LANE, C.: Hookworm anaemia. An outline in basic of present knowledge and opinion. Trop. Dis. Bull. **34**, 1 (1937). — DE LANGEN, C. D.: Prenatal infection by Ankylostomen. Meded. geneesk. Dienst. Ndld.-Indië **1923**, 274. — Contributions to the toxic origin of anaemia and other symptoms with ankylostomiasis. Trans. far east. Assoc. trop. Med. **1924**, 254. — LARIZZA, P., e S. VENTURA: L'anemia da anchilostoma. Studio patogenetico. 206 S. Pavia 1950. — LEICHTENSTERN, O.: Über Ankylostoma duodenale. Wien. klin. Rdsch. **12**, 361, 377, 393, 412, 428 (1898). — LIE KIAN JOE: Trichostrongylus infections in man and domestic animals. J. of Parasitol. **33**, 359 (1947). — LÖBKER, u. H. BRUNS: Über das Wesen und die Verbreitung der Wurmkrankheit (Ankylostomiasis) usw. Arb. ksl. Gesdh.amt **23**, 1 (1906). — LOOSS, A.: The anatomy and life history of Agchylostoma duodenale Dub. Rec. egypt. Gov. School of Med. **3**, 1 (1905); **4**, 159 (1911).

McCOY, O. R.: Immunity reactions of the dog against hookworm (Ancylostoma caninum) under conditions of repeated infection. Amer. J. Hyg. **14**, 268 (1931). — MOLLOY, D. M.: The treatment of hookworm and other intestinal helminth infections with Hexylresorcinol under field conditions in Central America. South. med. J. **26**, 575 (1933).

NISHI, M.: Experimental observations on the blood-sucking activities of Ancylostomidae, especially Ancylostoma caninum. Taiwan Igakkai Zasshi **32**, 677 (1933). (engl. Zusammenfassung 61—62).

OBA, T.: On the morphological changes of the blood in infection with Ancylostoma duodenale and Necator americanus, especially on the eosinophilia in these cases. Taiwan Igakka Zasshi **1928**, No 278, 36. — OTTO, G. F.: Immunity against canine hookworm disease. Vet. Med. **43**, No 5 (1948). — OTTO, G. F., and K. B. KERR: The immunisation of dogs against hookworm, Ancylostoma caninum, by subcutaneous infection of graded doses of living larvae. Amer. J. Hyg. D **29**, 25 (1939).

PAYNE, F. K.: Investigations on the control of hookworm disease. XXI. The relation of physiological age of hookworm larvae to their ability to infect the humen host. Amer. J. Hyg. **3**, 584 (1923). — PAYNE, G., and F. K. PAYNE: Relative Effectiveness of iron and anthelmintics in the treatment of hookworm anaemia. Amer. J. Hyg. D **32**, 125 (1940). — PEÑA CHAVARRA, u. W. ROTTER: Untersuchungen über die Hakenwurmanämie. Arch. Schiffs- u. Tropenhyg. **39**, 505 (1935). — PESSÔA, S. B., u. H. PASCALE: Pesquizas sobre a ancylostomose em S. Paulo. II. Tratamento da ancylostomose pelo tetrachloretyleno. Ann. Paulist. Med. e Cirurg. **34**, 429, 435 (1937). — PINTO, H. B.: Aspectos cardiovasculares de la anquilostomiasis, con especial referencia al problema de la miocarditis crónica. XII. Conferencia sanit. panameric. Cuadernos amarillos, Nr 26, 452 S. 1947. — PORTER, W. B.: Heart changes and physiologic adjustment in hookworm anemia. Amer. Heart J. **13**, 550 (1937).

ROADS, C. P., W. B. CASTLE, G. C. PAYNE and H. A. LAWSON: Hookworm anemia: Etiology and treatment with special reference to iron. Amer. J. Hyg. **20**, 291 (1934). — Observations on the etiology and treatment of anemia associated with hookworm infection in Puerto Rico. Medicine **13**, 317 (1934). — *Rockefeller Foundation* (International Health Board). Bibliography of Hookworm Disease. Public. No 11. New York City 1922. — RYO, S.: Investigations on anemia caused by Ancylostomiasis. J. orient. Med. **27**, 269 (1937) (engl. Zusammenfassung 24—27).

SANDGROUND, J. H.: Studies on the life-history of Ternidens deminutus, a nematode parasite of man, with observations on its incidence in certain regions of southern Africa. Ann. trop. Med. **25**, 147 (1931). — Coma following medication with tetrachlorethylene. J. Amer. med. Assoc. **117**, 440 (1941). — SCHRETZENMAYR, A.: Die Sternalpunktion in der Tropenmedizin. Arch. Schiffs- u. Tropenhyg. **42**, 149 (1938). — Beobachtungen an 1200 Beriberi-Patienten. Med. Welt **12**, 454 (1938). — SCHÜFFNER, W.: Zahlenmäßige Unterschiede bei Necator und Ancylostoma. Arch. Schiffs- u. Tropenhyg. **30**, 534 (1926). — SMILLIE, W. G.: (a) The results of hookworm disease prophylaxis in Brazil. Amer. J. Hyg. **2**, 77 (1922). (b) Studies on Hookworm infection in Brazil 1918—1920. Monogr. of the Rockefeller Institut f. med. Research No 17. New York 1922. — SMILLIE, W. G., and D. L. AUGUSTINE: The effect of varying intensities of hookworm infestation upon the development of school children. South. med. J. **19**, 19 (1926). — SMILLIE, W. G., and C. R. SPENCER: Mental retardation in school children infected with hookworms. J. of educat. Psychol. **1926**, 314. — SMILLIE, W. S.: Recientes progresos en la terapeutica de la ancylostomiasis. Medicina de Hoy, Habana **4**, 174 (1939). — STOLL, N. R.: This wormy world. J. of Parasitol. **33**, 1 (1947). — SUAREZ, R. M.: Clinical aspects of uncinariasis. Porto Rico J. publ. Health a. trop. Med. **8**, 299 (1933).

TIMPANO, P.: La velocità di sedementazione dei globuli rossi, la resistenza globulare e il tempo di coagulazione del sanue degli anchilostomiasici. Ann. Igiene **44**, 806 (1934).

VILLELA, G. G., and J. C. TEIXERA: Blood chemistry in hookworm anemia. J. Labor. a. clin. Med. **22**, 567 (1937).

WELLS, H. S.: Observations on the blood sucking activities of the hookworm Ancylostoma caninum. J. of Parasitol. **17**, 167 (1931). — WICKRAMASURIYA, G. A. W.: The grave risks of hookworm disease as a complication of pregnancy. J. Obstetr. **42**, 217 (1935). — WRIGHT, D. O., and E. M. GOLD: Löfflers syndrome, associated with creeping eruption. Report of 26 cases. Arch. int. Med. **78**, 303 (1946).

ZAINAL, G. M. STREEF u. A. M. STREEF-SPAAN: Eiweißspektrum und Ödem bei der Ankylostomiasis. Geneesk. Tijdschr. Nederl.-Indië **80**, 3 (1940).

Strongyloidesinfektion.

BODON, G. R.: A Case of Strongyloides stercoralis Infestation. J. Labor. a. clin. Med. **26**, 1608 (1941). — BRANNON, M. J. CRUMP and E. C. FAUST: Preparation and testing of a specific antigen for Diagnosis of human Strongyloidiasis. Amer. J. trop. Med. **29**, 229 (1949). — BRUNS, H.: Über Anguillula (Strongyloides) intestinalis. Z. Hyg. **119**, 336 (1937).

CAMPORESI, L.: Anguillulosi intestinale e biliare e sondaggio duodenale. Policlinico, sez. prat. **46**, 112 (1939). — CAPLAN, J. P.: Creeping Eruption and Intestinal Strongyloidiasis. (Memorandum.) Brit. med. J. **1949**, 396. — CORRIGAN, F. L.: A Case of Pulmonary Strongyloidiasis. Brit. med. J. **1949**, 738.

ENGEL, R. v.: Geheilte Strongyloides stercoralis-Infektion. Dtsch. med. Wschr. **1944**, 188.

FAUST, E. C.: The Panama strains of human Strongyloides. Proc. Soc. exper. Biol. Med. **28**, 253 (1930). — Experimental Studies on Human and Primate Species of Strongyloides. IV. The Pathology of Strongyloides Infection. Arch. of Path. **19**, 769 (1935). — Experimental and Clinical Strongyloidiasis. Rev. Gastroenterology **5**, 154 (1938). — Human Helminthology. Philadelphia: Lea and Febiger. — FAUST, E. C., and A. DE GROAT: Internal Autoinfection in Human Strongyloidiasis. Amer. J. trop. Med. **20**, 359 (1940). — FISCHER, F. K.: Beitrag zur Kenntnis der Anguilluliasis oder Strongyloidosis. Schweiz. med. Wschr. **1946**, 137. — FORNARA, P.: Un Caso di ematuria da strongiloide intestinale. Policlinico, sez. prat. **30**, 75 (1923). — FROES, H. P.: Identification of Nematode larvae in the exsudate of a sero-haemorrhagic pleural effusion. J. trop. Med. **33**, 18 (1930). — FÜLLEBORN, F.: Untersuchungen über den Infektionsweg bei Strongyloides und Ankylostomum und die Biologie dieser Parasiten. Arch. Schiffs- u. Tropenhyg. **18**, 26 (1914). — Hautquaddeln und Autoinfektion bei Strongyloidesträgern. Arch. Schiffs- u. Tropenhyg. **30**, 721 (1926). — Haut und Helminthen. In Handbuch der Haut- und Geschlechtskrankheiten, Bd. 12, S. 708 bis 800. 1932.

GALLIARD, H.: Recherches sur la Strongyloidose au Tonkin. Rôle des animaux domestiques dans l'étiologie de l'infestation humaine. Ann. de Parasitol. **17**, 533 (1939/40). — GALLIARD, H., et L. C. BRUMPT: Ulcus duodénal ou strongyloidose méconnue. Semaine Hôp. Paris **23**, 1393 (1947).

HARTZ, P. H.: Human Strongyloidiasis with Internal Autoinfection. Arch. of Path. **41**, 601 (1946). — HINMAN, E. H.: A Study of Eighty-Five Cases of Strongyloides stercoralis Infection, with Special Reference to Abdominal Pain. Trans. roy. Soc. trop. Med. Lond. **30**, 531 (1937).

KYLE, L. H., D. G. MCKAY and H. J. SPARLING jr.: Strongyloidiasis. Ann. int. Med. **29**, 1014 (1948).

DE LANGEN, C. D.: Anguillulosis and the Syndrome of the „Idiopathic Hypereosinophilia". Meded. Dienst Volksgezdh. Nederl.-Indië **17**, 515 (1928). — LAPTEV, A. A.: Strongyloidiasis of the Lungs. Klinicheskaja Meditsina Moscow **23**, 75 (1945). — LEICHTENSTERN, O.: Über Anguillula intestinalis. Dtsch. med. Wschr. **1898**, 118. — LEVIN, A. L.: The Problem of Eradication of Strongyloides intestinalis. Amer. J. trop. Med. **10**, 353 (1930). The Problem of Strongyloidosis. Klinicheskaja Meditsina Moscow **20**, 70 (1942). — LIE KIAN JOE: Autoinfectie bij Strongyloidiasis als vermoedelijke doodsoorzaak. Geneesk. Tijdschr. Nederl.-Indië **80**, 2550 (1940). — LOWE, T. E., and H. O. LANCASTER: Strongyloidiasis in Man: Infestation with Strongyloides stercoralis Bavay 1876. Med. J. Austral. **13**, 429 (1944).

MORALES, R. G. DE: Contribucão para o estudio do Strongyloides stercoralis e da Estrongyloidose no Brasil. Rev. Serv. espec. Saude publ. **3**, 507 (1948).

NAPIER, L. E.: Strongyloides stercoralis Infection. I. J. trop. Med. **52**, 25 (1949). II. Strongyloidiasis among Ex-Prisoners-of-War. J. trop. Med. **52**, 46 (1949). — NISBET, D. H.: Obstructive Jaundice due to Strongyloid Larvae. South. Med. a. Surg. **94**, 785 (1932).— NOLASCO, J. O., and C. M. AFRICA: A Fatal Case of Paralytic Ileus associated with Severe Strongyloides Infestation suggesting Internal Autoinfection. J. Philippine Islands med. Assoc. **16**, 275 (1936).

DE OLIVEIRA, P. P.: Estrongiloidose, problema sanitário. Incidencia numa coletivitade militar. Hosp. Rio de Janeiro **35**, 437 (1949).

PALMER, E. D.: A Consideration of certain problems presented by a case of Strongyloidiasis. Amer. J. trop. Med. **24**, 249 (1944). — A note on the Treatment of strongyloidiasis with intravenous gentian violett. Amer. J. trop. Med. **30**, 91 (1950). — PIERI, J., et BOUET: Ictère par anguillulose rebelle. Guérison par instillations duodénales de thérébenthine colloïdale. Bull. Soc. Path. exot. Paris **29**, 513 (1936).

REDEWILL, F. H.: Strongyloides stercoralis involving the genito-urinary tract. Urologic Rev. **53**, 609 (1949).

SCHÄFER, F. W., u. H. LODENKÄMPER: Ein 20jähriges Darmleiden, hervorgerufen durch Strongyloides intestinalis. Med. Welt **1935**, 1241. — DA SILVA, P. B.: Estrongiloidíase. Sintomatologia e tratamento. Publ. Méd. São Paulo **17**, 51 (1946). — SIMPSON, V. E.: Strongyloidiasis. J. Amer. med. Assoc. **112**, 828 (1939). — SNOEK, W. TH.: Besmetting met Anguillula intestinalis (Strongyloides stercoralis Bavay). Nederl. Tijdschr. Geneesk. **82**, 633 (1938). — SOTOLONGO, F.: Tratamiento de la strongyloidiasis con el Hetrazan. Communicación previa. Rev. Kuba Med. Trop. y Parasitol. **6**, 72 (1950).

TOMITA, S. U.: On Local Reaction of Infected Skin, Clinical Symptoms and Changes in Blood picture in Experimental Human Infection with Strongyloides papillosus and S. fülleborni. Taiwan Igakkai Zasshi **40**, English Summary 442 (1941). — TORRES, C. M., e A. P. DE AZEVEDO: Lesões produzidas no homen por Strongyloides. Sobre a „hyperinfection". Livro Jubilar do Prof. L. TRAVASSOS, Rio de Janeiro, S. 475—488, 1938. — TORRES, J. M.: Treatment of Strongyloidosis with Hetrazan. Report of 12 Cases. Bol. Asoc. méd. Puerto Rico **42**, 30 (1950).

VALCKE, G.: Traitement de l'anguillulose par une cure combinée d'émétique et de violet de gentiane. Ann. Soc. belge Méd. trop. **15**, 387 (1935). — VOGEL, E., et M. RIOU: Les maladies épidémiques, endémiques et sociales dans les colonies françaises pendant l'année 1937. Parasitisme intestinale. Ann. Méd. et Pharmacol. colon. **37** (Suppl.) 413 (1939).

WALLACE, F. G., R. D. MOONEY and A. SANDERS: Strongyloides fuelleborni Infection in Man. Amer. J. trop. Med. **28**, 299 (1948). — WHITEHILL, R., and M. H. MILLER: Infestation of the Genito-Urinary Tract by Strongyloides stercoralis: a Case Report. Bull. Hopkins Hosp. **75**, 169 (1944).

YOSHINO, K.: Clinical Observations on 25 Cases of Strongyloides stercoralis in the yaeyama Archipelago. Taiwan Igakkai Zasshi **31**, English Summary 99 (1932).

Trichinose.

ASKANAZY, M.: Zur Lehre von der Trichinosis. Virchows Arch. **141**, 42 (1895). — AUGUSTINE, D. L.: Blood sugar values and tolerance for dextrose in trichinosis. Amer. J. Hyg. **24**, 170 (1936). — AUGUSTINE, D. L., and H. THEILER: Precipitin and skin tests as aids in diagnosing trichinosis. Parasitology **24**, 60 (1932).

BACHMAN, G. W.: A precipitin test in experimental trichiniasis. J. prevent. Med. **2**, 36 (1928). — BECKMANN: Über Trichinose. Zbl. inn. Med. **53**, 1431 (1932). — BERCOVITZ, Z.: Residual symptoms in patients following recovery from acute infestation with trichinosis. Amer. J. trop. Med. **20**, 849 (1940). — BLOCH, L., and G. B. HASSIN: Trichinosis complicated by encephalitis. A clinical and histopathological report. Med. Rec. **91**, 261 (1917). — BOZICEVICH, J.: Studies on trichinosis. XII. The preparation and use of an improved Trichina antigen. Publ. Health Rep. **53**, 2130 (1938). — BUGGE, G.: Über Muskel- und Herztrichinen. Tierärztl. Rdsch. **1941**, 175.

CAESAR, J.: Über die Verteilung der Trichinose in Deutschland. Veröff. Med.verw. **15**, 353 (1922). — COTT, J. M. VAN, and W. LINTZ: Trichinosis. J. Amer. med. Assoc. **62**, 680 (1914). COVEY, J. A., J. J. MCMAHON and H. L. MYERS: Trichinosis as a cause of major arterial thrombosis. J. Amer. med. Assoc. **140**, 1212 (1949). — CULBERTSON, J. T., and S. S. KAPLAN: A study upon passive immunity in experimental trichiniasis. Parasitology **30**, 156 (1938).

DAVIS, E., and E. N. ALLOTT: Trichiniasis in South-east London. Lancet **1941 II**, 396. — DAY, C. L., E. A. WOOD and W. F. LANE: Observations on an outbreak of trichinosis among German prisoners of war. J. Army med. Corps **86**, 58 (1946).

GAASE, A.: Ergänzende Mitteilungen zur serologischen Diagnose der Trichinose. Münch. med. Wschr. **1941**, 1183. — Über die Verwendbarkeit der Komplementbindungsreaktion zum Nachweis der Trichinose. Münch. med. Wschr. **1944**, 440. — GAGEL, O.: Gehirnbefund bei Trichinose. Wien. klin. Wschr. **1942**, 717. — GOLDWATER, L. J., I. STEINBERG, H. MOST and J. E. CONNERY: Hemoptysis in trichiniasis. New England J. Med. **213**, 849 (1935). — GORDON, M. B., R. CARES and B. KAUFMAN: Encephalitis and myocarditis in a fatal case of trichinosis. J. of Pediatr. **6**, 665 (1935). — GOULD, S. B.: Trichinosis. 356 S. Springfield, Ill., USA. 1945. GRUBER, G. B.: Trichinellen, Trichinose und ihre Abwehr. Erg. Hyg. **8**, 165 (1926).

HALL, M. G.: Three parasites which habitually surmount our sanitary barriers. Livro Jubilar L. TRAVASSOS, Rio de Janeiro, S. 195—211. 1938. — HANTSCHMANN: Gruppenerkrankung an Trichinose. Dtsch. med. Wschr. **1941**, 195. — HASSIN, G. B., and I. B. DIAMOND: Trichinosis encephalitis a pathologic study. Arch. of Neur. **15**, 34 (1926). — HATIEGANU, J., u. O. FODOR: Symptomenkomplex der chronischen Hypoglykämie bei der Trichinose. Wien. klin. Wschr. **1942**, 807. — HEMMERT-HALSWICK, A., u. G. BUGGE: Trichinen und Trichinose. Erg. Path. **28**, 313 (1934). — HOLLER, G., u. O. KISSLING: Über Trichinose. 2. Mitt. Die Veränderungen des Blutbildes bei Trichinose. Med. Klin. **37**, 1056 (1941). — HOLLER, G., u. P. SCHMIDT: Über Trichinose. 1. Mitteilung: Ein kasuistischer Beitrag zur Klinik und Therapie der Trichinose. Med. Klin. **1941**, 984.

KRATZ, F.: Die Trichinenepidemie zu Hedersleben. 125 S. Leipzig 1866. — KRUCHEN, C., HARING u. E. LEDERER: Über eine Gruppenerkrankung an Trichinose. Dtsch. Mil.arzt **5**, 209 (1940).

LINNEWEH, F., u. HARMSEN: Zur Allergie bei Trichinose. Dtsch. med. Wschr. **1943**, 359. — LINNEWEH, W.: Erfahrungen bei Trichinose. Zbl. inn. Med. **64**, 433 (1943).

MCCOY, O. R.: Immunity of rats to reinfection with Trichinella spiralis. Amer. J. Hyg. **14**, 484 (1931). — MCCOY, O. R., J. J. MILLER and R. D. FRIEDLÄNDER: The use of an intradermal test in the diagnosis of trichiniasis. J. of Immun. **24**, 1 (1933). — McNaught, J. B.: The diagnosis of trichinosis. Amer. J. trop. Med. **19**, 181 (1939). — McNaught, J. B., R. R. Beard and J. D. Myers: The diagnosis of trichinosis by skin and precipitin tests. Amer. J. clin. Path. **11**, 195 (1941). — Merrit, H. H., and M. Rosenbaum: Involvement of nervous system in trichiniasis. J. Amer. med. Assoc. **106**, 1646 (1936). — Meyer, J.: Trichinosis. A report of 3 cases simulating meningitis with the finding of trichina larvae in spinal fluid. J. Amer. med. Assoc. **70**, 588 (1918). — Mollow, W.: Beitrag zur Klinik der Trichinose. Arch. Schiffs- u. Tropenhyg. **38**, 446 (1934). — Most, H., and M. M. Abeles: Trichiniasis involving the nervous system. A clinical and neuropathologic review, with report of 2 cases. Arch. of Neur. **37**, 589 (1937). — Mumme, C., u. A. Sundermann: Zur Klinik der Trichinose. Münch. med. Wschr. **1942**, 758.

Nonne u. Hoepfner: Klinische und anatomische Beiträge zur Pathologie der Trichinenerkrankung. Z. klin. Med. **15**, 455 (1889).

Oppenheim, J. M., C. B. Whims and A. W. Frisch: Clinical and laboratory observations on 256 cases of trichinosis. Bull. U.S. Army med. Dept. **6**, 581 (1946).

Parrisius, W.: Die Behandlung der Trichinose. Ther. Gegenw. **84**, 79 (1943). — Parrisius, W., G. Lampe, W. Römer u. L. Hönighaus: Erfahrungen während einer Trichinoseepidemie. Dtsch. Mil.arzt **7**, 198 (1942). — Pohlmann, E.: Encephalitis bei Trichinose. Münch. med. Wschr. **1942**, 760.

Reimann, H.: Ekg bei Trichinose. Dtsch. Mil.arzt **7**, 448 (1942). — Reuter, A.: Über gehäuftes Auftreten von Trichinose. Münch. med. Wschr. **1940**, 465. — Roth, H.: Experimental studies on the course of trichina infection in guinea pigs. I. Amer. J. Hyg. **28**, 85 (1938). Immunity of guinea pigs to reinfection with Trichinella spiralis. Amer. J. Hyg. D **1939**, 35. — Employment of serological and skin tests at outbreaks of trichinosis in the Alingsas and Boras districts (Sweden). Acta med. scand. (Stockh.) **126**, 17 (1946). — Trichinosis in arctic animals. Nature (Lond.) **163**, 805 (1949). — Nouvelles expériences sur la trichinose avec considérations spéciales sur son existence dans les régions arctiques. Office internat. des Épizooties. Rapport Nr 174, 24 S. 1950.

Salan, J., u. B. Schwartz: Trichinosis with involvement of the central nervous system. J. Amer. med. Assoc. **90**, 611 (1928). — Schaaf, I.: Vorkommen und Verbreitung der Trichinose im Generalgouvernement Polen. Berl. u. Münch. tierärztl. Wschr. **1941**, 131. — Schaaf, J., u. W. Bellersen: Über eine Trichinose-Epidemie. Lebensmitteltierarzt **2**, 97 (1951). — Schoop, G.: Derzeitiger Stand der Trichinellenfrage. Z. Fleisch- u. Milchhyg. **51**, 315 (1941). — Schoop, G., u. M. Schade: Der Fuchs als Verbreiter der Trichinosis. Dtsch. tierärztl. Wschr. **1939**, 553. — Schreiber, W.: Tierversuche zur Chemotherapie der Trichinose. Z. Immun.-forschg **104**, 126 (1943). — Sheldon, J. H.: An outbreak of trichiniasis in Wolverhampton and district. Lancet **1941 I**, 203. — Skinner, J. C.: Neurologic complications of trichinosis. Report of 2 cases. New England J. Med. **238**, 317 (1948). — Slowey, J. F.: A case of transient succesive pulmonary infiltration (Loefflers syndrome) associated with trichiniasis. Ann. int. Med. **21**, 130 (1944). — Spaeth H.: (a) Die Trichinose nach Beobachtungen an mehreren Gruppenerkrankungen. Dtsch. med. Wschr. **1942**, 912. — (b) Die Diagnose der Trichinose mittels Hauttest und Komplementbindungsreaktion. Dtsch. med. Wschr. **1942**, 935. — Spink, W. W.: Cardiovascular complications in trichinosis. Arch. int. Med. **56**, 238 (1935). — Spink, W. W., and D. L. Augustine: The diagnosis of trichinosis with especial reference to skin and precipitin tests. J. Amer. med. Assoc. **104**, 1801 (1935). — Stadler, H.: Encephalitis bei Trichinose. Dtsch. med. Wschr. **1940**, 1135. — Stäubli, C.: Trichinosis. 295 S. Wiesbaden 1909. — Staudacher, W.: Zur Klinik der Trichinose. Dtsch. Arch. klin. Med. **191**, 128 (1934). — Stoll, N. R.: This wormy world. J. of Parasitol. **33**, 1 (1947). — Stryker, W. A.: The intestinal phase of human trichinosis. Amer. J. Path. **23**, 819 (1947). — Sylla, A.: Über leichte Trichinoseerkrankungen. Med. Klin. **1942**, 1159.

Terbrüggen, A.: Anatomische Befunde bei Trichinose. Münch. med. Wschr. **1942**, 657. — Theiler, H., u. D. L. Augustine: Zur Frage der immunbiologischen Diagnose der Trichinose. Zbl. Bakter. I Orig. **135**, 299 (1935). — Thorborg, N. B., S. Tulinius u. H. Roth: Trichinosis in Greenland. Acta path. scand. (København.) **25**, 778 (1948).

Verhein, H. J.: Trichinose während des 2. Weltkrieges (1939—1945). Inaug.-Diss. Hamburg 1948.

Wagner, O.: Fortschritte der Trichinoseforschung in epidemiologischer und diagnostischer Hinsicht. Hoppe-Seylers Z. **274**, 116 (1942). — Weitz, W.: Zur Symptomatologie der Trichinose. Z. klin. Med. **116**, 144 (1931). — Wenderoth, H.: Über Schäden des Kreislaufapparates bei Trichinose. Dtsch. Mil.arzt **7**, 687 (1942). — Witebsky, E., P. Wels and A. Heide: Serodiagnosis of trichinosis by means of complement fixation. N. Y. State J. Med. **42**, 431 (1942). — Wyrens, R. C., J. H. Tillisch and T. B. Magath: Trichinosis. J. Amer. med. Assoc. **117**, 428 (1941).

Wuchereria-Infektion.

ACTON, H. W., und S. S. RAO: The importance of secondary infections in the causation of filarial lymphangitis. Indian med. Gaz. **64**, 421 (1929). — „Kataphylaxia“, a phenomenon seen clinically in Filariasis. Indian med. Gaz. **64**, 601 (1929). — Urticaria due to Filarial Toxin. Indian med. Gaz. **65**, 130 (1930). — The Causation of Lymph-Scrotum. Indian med. Gaz. **65**, 541 (1930). — Factors which determine the Differences in the Types of Lesions produced by Filaria bancrofti in India. Indian med. Gaz. **65**, 620 (1930). — The Diagnosis of Lymphatic Obstruction of Filarial Origin. Indian med. Gaz. **66**, 11 (1931). — The Pathology of Elephantiasis of Filarial Origin. Indian med. Gaz. **68**, 305 (1933). — AUCHINCLOSS, H.: A new Operation for Elephantiasis. Porto Rico J. publ. Health a. trop. Med. **6**, 149 (1930).

BALL, J. D.: Filaria and Löffler's syndrome. Lancet **1950 I**, 372. — BEACH, E. W.: Genital Manifestations in Early Filariasis. J. of Urol. **59**, 371 (1948). — BEHM, A. W., and J. M. HAYMAN: The Course of Filariasis after Removal from an Endemic Area. Amer. J. med. Sci. **211**, 385 (1946). — BHADURI, N. V.: Report of the Filariasis Research Department. Annual Rep. Calcutta School Trop. Med. and Carmichael Hospital f. Trop. Dis. 1946/47. 1947. — BRICEÑO ROSSI, A. L.: Resultados obtenidos con el Hetrazan en diferentes modalidades patológicas de la Wucheriasis bancrofti. Arch. Venez. Pat. trop. parasit. Med. **1**, 86 (1949). — BULL: Early Filariasis in American Soldiers. U. S. Army med. Dept. **76**, 45 (1944). — BURHANS, R. A., J. D. CAMP, H. R. BUTT and R. W. CRAGG: Lymphangitis of Suspected Filarial Origin. A Preliminary Report concerning its Treatment. U. S. nav. med. Bull. **42**, 336. — BUXTON, P. H.: Researches in Polynesia and Melanesia. Mem. Ser. London School trop. med. Hyg. **2** (1928).

CAUSEY, O. R., M. P. DEANE, O. DA COSTA and L. M. DEANE: Studies on the Incidence and Transmission of Filaria, Wuchereria bancrofti, in Belem, Brazil. Amer. J. Hyg. **41**, 143 (1945). — CHEN, P. T., and J. GRAY: Some sequelae of filariasis of urological interest. C. R. du dixième Congrès, Hanoi 1938. Trans. far east. Assoc. trop. Med. **1**, 887 (1939). — CLEARKIN, P. A.: Some Observations on Filariasis in British Guiana and its Treatment. Brit. Guiana Med. Ann. **1943**, 1. — COGGESHALL, L. T.: Filariasis in the Serviceman: Retrospect and Prospect. J. Amer. med. Assoc. **131**, 8 (1946). — CULBERTSON, J. T. in collaboration with H. M. ROSE, F. HERNÁNDEZ MORALES, J. OLIVER-GONZÁLEZ, L. FIGUEROA ORTIZ, F. RUIZ REYES and R. NETTEL: Experimental Chemotherapy of Filariasis. Trans. roy. Soc. trop. Med. Lond. **41**, 18 (1947).

DASSANYAKE, W. L. P.: Filarial Infection in Relation to Physiographic Changes in two Localities in Ceylon. J. trop. Med. **42**, 145 (1939). — DAVIS, T. R. A.: Filariasis Control in the Cook Islands. New Zeald med. J. **266**, 362 (1949). — DE, M. N., and K. D. CHATTERJEE: Streptococcal Septicaemia and Filiarial Orchitis. Indian med. Gaz. **69**, 558 (1934). — DEJOU, L.: Essais de traitement de l'éléphantiasis tropical du scrotum par la sulfamidothérapie prolongée, par la penicilline et la streptomycine. Bull. méd. l'Afrique Occid. franç. **1**, 31 (1948). DELBANCO, E., P. MÜHLENS u. H. VOGEL: Bancrofti-Invasion mit Chylocele und Periorchitis. Arch. Schiffs- u. Tropenhyg. **33**, 193 (1929). — DICKSON, J. G., R. W. HUNTINGTON and S. EICHOLD: Filariasis in Defence Force, Samoan Group. Preliminary Report. U. S. nav. med. Bull. **41**, 1210 (1943). — DRINKER, C. K., M. E. FIELD and J. HOMANS: The Experimental Production of Edema and Elephantiasis as a Result of Lymphatic Obstruction. Amer. J. Physiol. **108**, 509 (1934).

EARLE, V. K.: Filariasis of the breast: A mammographic study. Trans. roy. Soc. trop. Med. Lond. **35**, 235 (1942). — ENGLEHORN, T. D., and W. E. WELLMAN: Filariasis in Soldiers on an Island in the South Pacific. Amer. J. med. Sci. **209**, 141 (1945). — EYLES, D. E., G. W. HUNTER and V. G. WARREN: The Periodicity of Microfilariae in two Patients with Filariasis acquired in the South Pacific. Amer. J. trop. Med. **27**, 203 (1947).

FAUST, E. C.: Human Helminthology. Philadelphia 1949. — FÉRON, F.: Sur le traitement de l'éléphantiasis des membres. Bull. Soc. Path. exot. Paris **42**, 118 (1949). — FLYNN, P. D.: Filariasis Suspects. Review of Cases Admitted. U. S. nav. med. Bull. **42**, 1075 (1944).

GALLIARD, H.: Discussion zu E. MONTESTRUC, A propos de l'index filarien á la Martinique (W. bancrofti) et de la lymphangite endémique de pays chauds. Bull. Soc. Path. exot. Paris **41**, 372 (1948). — GALLIARD, H., et P. HUARD: Recherches sur la Filariose en Indochine Nord. Proc. trop. Med. Malaria **2**, 957 (1948). — GALLIARD, H., et R. MILLE: Essais de traitement de la Filariose à Wuchereria bancrofti var. pacifica par le 1-diéthyl-carbamyl-4-méthyl-pipérazine, à Tahiti. Bull. Soc. Path. exot. Paris **42**, 304 (1949). — GIGLIOLI, G.: Contribution to the Study of the Etiology of the Disease Syndrome in Wuchereria bancrofti Infection. Trans. roy Soc. trop. Med. Lond. **26**, 379 (1933). — GOLDEN, R., and F. W. O'CONNOR: The Roentgen Treatment of Filariasis. I. Chyluria. II. Filarial Lymphangitis. Trans. roy. Soc. trop. Med. Lond. **27**, 385 (1934). — GORTER, A. J.: De operatieve behandeling van elephantiasis der onderste extremiteiten. Geneesk. Tijdschr. Nederl.-Indië **77**, 1236 (1942). — GRACE, A. W.: Filarial Lymphangitis, considered as a Mild Erysilpelas resulting from Hypersensitiveness to a b-haemolytic Streptococcus of a Particular Type. Trans. roy. Soc. trop. Med. Lond. 28, 259 (1934). — GRACE, A. W., and F. B. GRACE: Researches in British Guiana 1926—1928 on the Bacterial Complications of Filariasis and the Endemic Nephritis, with a Chapter on Epidemic Abscess and Cellulitis in St. Kitts, British West Indies. Mem. Ser. London School trop. med. Hyg. 3, 75 (1931). — GRACE, A. W., F. B. GRACE and G. WARREN: The parallel incidence of Filaria bancrofti and the b-haemolytic streptococcus in certain tropical countries. Amer. J. trop. Med. 12, 493 (1932). — DE GREEF, R.: Quelques considérations sur 101 cas d'éléphantiasis ou adénolymphocèle opéré à Buta. Ann. Soc. belge Méd. trop. 18, 5 (1938).

HARTZ, P. H.: Contribution to the Histopathology of Filariasis. Amer. J. clin. Path. 1, 34 (1944). — Filarial Orchitis. Doc. Neerl. Ind. Morb. Trop. 2, 170 (1950). — HAWKING, F.: Two Cases of Chyluria. J. trop. Med. 43, 218 (1940). — HAWKING, F., P. SEWELL and J. P. THURSTON: The Mode of Acticn of Hetrazan on Filarial Worms. Brit. J. pharm. Chemother. 5, 217 (1950). — HEWITT, R.: Mass therapy with „hetrazan" as a control measure for Bancroftian filariasis on St. Croix, American Virgin Islands. (Correspondence.) Nature (Lond.) 164, 1135 (1949). — HEWITT, R., M. KENNEY, A. CHAN and H. MOHAMED: Follow-up observations on the treatment of bancroftian filariasis with Hetrazan in British Guiana. Amer. J. trop. Med. 30, 217 (1950). — HODGE, I. G., E. DENHOFF and J. B. VAN DER VEER: Early Filariasis (Bancrofti)in American Soldiers. Amer. J. med. Sci. 210, 207 (1945). — HODGKIN, E. P.: The transmission of Microfilaria malayi in Malaya. J. Malaya Branch. Brit. med. Assoc. 3, 8 (1939). — HOMANS, J. and (by invitation) C. K. DRINKER and M. FIELD: Elephantiasis and the Clinical Implications of its experimental Reproduction in Animals. Ann. Surg. 100, 812 (1934). — HUNTINGTON, R. W., S. EICHOLD and O. K. SCOTT: Acute allergic Filarial Lymphangitis (Mumu) in American Troops in the Samoan Area in World War II. Amer. J. trop. Med. 30, 873 (1950).

JAFFE, H. L.: Evaluation of Roentgen Therapy in Filariasis. Amer. J. Roentgenol. 128, 1049 (1945). — JIN TYU, B.: The etiological investigation of endemic elephantiasis in Southern Korea. J. Chosen med. Assoc. 30, 53 (1940). — JUNGE, W.: Die operative Behandlung der Elephantiasis des Beines. Arch. Schiffs- u. Tropenhyg. 44, 549 (1940).

IYENGAR, M. O. T.: Studies on the epidemiology of filariasis in Travancore. Indian med. Res. Mem. 30 (1938).

KENNEY, M., and R. HEWITT: Treatment of Bancroftian Filariasis with Hetrazan in British Guiana. Amer. J. trop. Med. 29, 89 (1949). — Psychoneurotic disturbances in Filariasis, and their Relief by Removal of Adult Worms or Treatment with Hetrazan. Amer. J. trop. Med. 30, 895 (1950). — KING, B. G.: Early Filariasis diagnosis and clinical findings: a report of 268 cases in American troops. Amer. J. trop. Med. 24, 285 (1944). — KNOTT, J.: The Treatment of Filarial Elephantiasis of the Leg by Bandaging. Trans. roy. Soc. trop. Med. Lond. 32, 243 (1938). — Filariasis of the Testicle due to Wuchereria bancrofti. Trans roy. Soc. trop. Med. Lond. 33, 335 (1939). — KOHLER, C. E., H. W. BROWN and R. W. WILLIAMS: Filariasis Control by DDT Residual House Spraying, St. Croix, Virgin Islands. I. Operational Aspects, II. Results. Publ. Health Rep. 64, 857, 863 (1949).

LANE, C.: Bancroftian Filariasis. Biological Mechanisms that underlie its Periodicity and other of its clinical Manifestations. Trans. roy. Soc. trop. Med. Lond. 41, 717 (1948). — LEEDE, W. E., and A. I. JOSEY: The Early Diagnosis of Filariasis and certain Suggestions relative to Cause of Symptoms. Ann. int. Med. 23, 816 (1945). — LEIPER, R. T.: Filariasis in British Guiana. Res. Mem. Ser. London School trop. Med. 7 (1924). — LOVETT-CAMPBELL, A. C.: The Surgical Treatment of the large Elephantoid Scrotum. Trans. roy. Soc. trop. Med. Lond. 41, 645 (1948).

MAKAR, N.: On Filariasis of the interscrotal structure. J. egypt. med. Assoc. 21, 682 (1938). — MCKINLEY, EARL, B.: The Role of Bacteria in acute Filarial Lymphangitis. Porto Rico J. publ. Health a. trop. Med. 6, 419 (1931). — MALHOTRA, S. L.: Filarial Eosinophiliosis. Indian med. Gaz. 84, 292 (1949). — Filaria and Löff er' syndrome. Lancet 1950 I, 181. — MANSON-BAHR, P.: The Nomenclature of the Filaria of the Pacific producing Non Periodic Embryos (Wuchereria pacifica). Trop. Dis. Bull. 38, 361 (1941). — A Manual of the Diseases of Warm Climates. London 1948. — MAUZÉ, J., et J. LANGUILLON: Le 1-diéthyl-carbamyl-4-méthylpipérazine ou notézine dans la chylurie filarienne en Guadeloupe. Bull. Soc. Path. exot. Paris 43, 285 (1950). — MENON, T. B., and D. R. ANNAMALAI: Some Pathological Changes met with in Filarial Orchitis and their Significance. J. trop. Med. 38, 18 (1935). — MICHAEL, P.: Filariasis among Navy and Marine Personnel. Report on Laboratory Investigations. U. S. nav. med. Bull. 42, 1059 (1944). — Filariasis: Histopathologic Study. U. S. nav. med. Bull. 45, 225 (1945). — MINAMI, S., and I. EHARA: Über den positiven Filarienbefund bei einem Fall von Chylurie und die histologischen Veränderungen der Niere bei 2 Fällen. Jap. J. of Dermat. 28, 283 (1928).

NAPIER, E. L.: The Principles and Practice of Tropical Medicine. New York 1946. — NAPIER, E. L., C. R. DAS GUPTA and S. S. RAO: Sternal Puncture in Filariasis. Indian J. med. Res. 28, 605 (1940). — NEUMANN, H.: Filariasis in the White Man. J. trop. Med. 47, 25 (1944).

O'CONNOR, F. W.: The Aetiology of the Disease Syndrome in Wuchereria bancrofti-Infections. Trans. roy. Soc. trop. Med. Lond. **26**, 13 (1932). — O'CONNOR, F. W., R. GOLDEN and H. AUCHINCLOSS: The Roentgen demonstration of calcified filaria bancrofti in human tissues. Amer. J. Roentgenol. **23**, 494 (1930). — O'CONNOR, F. W., and C. R. HULSE: Some pathological Changes associated with Wuchereria (Filaria) bancrofti-Infection. Trans. roy. Soc. trop. Med. Lond. **25**, 445 (1932). — OLIVIER, G.: Etude critique des données nouvelles sur l'éléphantiasis. Méd. Trop. **7**, 439 (1947). — OLIVER-GONZÁLEZ, J., and F. H. MORALES: Common Antigens among Filarial and other Nematode Parasites of Man. J. inf. Dis. **77**, 92 (1945). — OLIVER-GONZÁLEZ, J., D. SANTIAGO-STEVENSON and J. F. MALONADO: Treatment of Filariasis bancrofti with Hetrazan. Follow-up Observations Fifteen Months after Treatment. J. Amer. med. Assoc. **139**, 308 (1949).

PINTO, A. R., y C. L. DE ALMEIDA: Contribuicão para o estudo das Filariases da Guiné Portuguesa. Anais Inst. Med. Trop. Lisboa **5**, 59 (1947). — POYNTON, J. O., and E. P. HODGKIN: Endemic Filariasis in the Federated Malaya States. Bull. Inst. Med. Res. Federated Malay States **1**, 67 (1938). — PRATT, C. K.: The Use of Adrenalin in Acute Tropical Lymphangitis or Elephantiasis. Bol. Asoc. Med. de Puerto Rico **37**, 412 (1945).

RAO, S. S.: Occurrence of Chyluria after Confinement. Indian med. Gaz. **64**, 87 (1929). — RAY, P. N.: Filarial Affections of the Male Genital Tracts. Indian med. Gaz. **69**, 554 (1934). — RAY, P. N., and S. S. RAO: Chyluria of Filarial Origin. Brit. J. Urol. **11**, 48 (1939). — DE REYES PUGNAIRE, M.: Tratamiento de la elefantiasis de los membros inferiores. Med. Colonial **11**, 441 (1948). — RIFKIN, H., and K. J. THOMPSON: Structural Changes in Early Filariasis. Arch. of Path. **40**, 220 (1945). — RODENWALDT, E.: Microfilaria malayi im Delta des Serajoe. Meded. Dienst Volksgezdh. Ndl.-Indië **1933**, 44. — ROME, H. P., and R. H. FOGEL: The Psychosomatic Manifestations of Filariasis. J. Amer. med. Assoc. **123**, 944 (1943). — ROMITI, C.: Contributo al trattamento chirurgico della elefantiasi dello scroto. Rass. internaz. Clin. **1930**, 24. — Report and Considerations on the Cystoscopic Examination and Ureteral Catheterisation in Four Cases of Chyluria, Observed in British Guiana. Brit. Guiana Med. Ann. **1932**, 74. — RUTISHAUSER, A.: Beitrag zur Operation der Scrotumelephantiasis. Erfahrungen aus dem Hospital Dr. Albert Schweitzer in Lambaréné, Gabon. Dtsch. tropenmed. Z. **45**, 436 (1941).

SANNER, A., DESTRIBATS et ALBRAND: Hématochylurie datand de dix ans chez une réunionnaise. Présence de Wuchereria bancrofti dans le sang. Bull. Soc. Path. exot. Path. **30**, 109 (1937). — SANTIAGO-STEVENSON, D., J. OLIVER-GONZÁLEZ and R. I. HEWITT: Treatment of Filariasis Bancrofti with 1-diethylcarbamyl-4-methylpiperazine Hydrochloride („Hetrazan"). J. Amer. med. Assoc. **135**, 708 (1947). — SAPHIR, W.: Filariasis: Early Clinical Manifestations. An Analysis of Thirty-Five Cases. J. Amer. med. Assoc. **128**, 1142 (1945). SAVITSCH, E.: Surgical Treatment of Elephantiasis of the Scrotum and Penis. J. of Urol. **45**, 216 (1941). — SEWELL, P., and F. HAWKING: Chemotherapy of Experimental Filariasis. Brit. J. pharm. Chemother. **5**, 239 (1950). — STOLL, N. R.: This Wormy World. J. of Parasitol. **33**, 1 (1947). — SUAREZ, J.: A Preliminary Report on the Clinical and Bacteriological Findings in 60 Cases of Lymphangitis associated with Elephantoid Fever in Porto Rico. Amer. J. trop. Med. **10**, 183 (1930). — SWEET, W. C., and V. MADHAVAN PILLAI: Clearence of pistia stratiotes as a control measure for F. malayi infection. Indian med. Gaz. **72**, 730 (1937).

THETFORD, N. D., G. F. OTTO, H. W. BROWN and T. H. MAREN: The Use of a Phenyl Arsenoxide in the Treatment of Wuchereria bancrofti Infecticn. Amer. J. trop. Med. **28**, 577 (1948). — THOMPSON, K. J., H. RIFKIN and M. ZARROW: Early Filariasis in Young Soldiers. Clinical and Pathologic Analysis. J. Amer. med. Assoc. **129**, 1074 (1945). — TORGERSON, W. R.: Preliminary Report on the Auchincloss Operation for Elephantiasis. Porto Rico J. publ. Health a. trop. Med. **6**, 411 (1931). — DEL TORO, J., J. A. PONS and R. RODRÍGUEZ MOLINA: Case Report on Twelve Auchinocloss or Modified Auchincloss Operations for Filariasis. Porto Rico J. publ. Health a. trop. Med. **7**, 3 (1931).

WARREN, V. G.: Studies on Filariasis. V. Serological Relationships between Antigenic Extracts of Four Nematodes. Amer. J. Hyg. **45**, 299 (1947). — WARTMAN, W. B.: Lesions of the lymphatic system in early filariasis. Amer. J. trop. Med. **24**, 299 (1944). — Filariasis in American Armed Forces in World War II. Medicine **26**, 333 (1947). — WELCH, A. D., L. PETERS, E. BUEDING, A. VALK and A. HIGASHI: A New Class of Antifilarial Compounds. Science (Lancaster, Pa.) **9**, 486 (1947). — WILSON, T.: Bancroftian Filariasis. (Correspondence.) Trans. roy. Soc. trop. Med. Lond. **42**, 305 (1948). — Hetrazan in the treatment of filariasis due to Wuchereria malayi. Trans. roy. Soc. trop. Med. Hyg. **44**, 49 (1950).

YAMAUCHI, S.: Chyluria: clinical, laboratory and statistical study of 45 personal cases observed in Hawai. J. of Ur. **54**, 318 (1945).

ZELIGS, M. A.: Psychosomatic Aspects of Filariasis. Present Day Evaluation. J. Amer. med. Assoc. **128**, 1139 (1945).

Loa-Infektion.

ANDRIEN, G.: Un cas de filariose à Filaria loa avec oedèma glottique. Bull. Mensuel Soc. Méd. Militaire Franc. **28**, 301 (1934).

BERTRAND-FONTAINE, J. SCHNEIDER, R. WOLFROMM et V. CAGNARD: Un cas de filariose cérébrale (double hémiplégie au cours d'une filariose à F. loa). Bull. Soc. méd. Hôp. Paris **1948**, 1092.

CHANDLER, ASA C., GIBBS MILLIKEN and VICTOR T. SCHUHARDT: The Production of a Typical Calabar Swelling in a Loa Patient by Infection of a Dirofilaria Antigen, and Some Comments on the Nature of Calabar Swelling. Amer. J. trop. Med. **10**, 345 (1930). — CHARDOME, M., et E. PEEL: La répartition des filaires dans la région de Coquilhatville et la transmission de Dipetalonema streptocerca par Culicoides graham. Ann. Soc. belge Méd. trop. **29**, 99 (1949). — CONNAL, A., and S. L. M. CONNAL: Development of Loa loa (Guyot) in Chrysops silarea (Austin) and in Chrysops dimidiata (van der Walp). Trans. roy. Soc. trop. Med. Lond. **16**, 64 (1922). — CONNAL, ANDREW: Calabar Swellings. W. afr. med. J. **7**, 113 (1934). — COUTELEN, F.: La longévité de la filaire Loa loa (Guyot 1778) et des embryons de filaires. A propos d'un cas de filariose diurne. Bull. Soc. Path. exot. Paris **28**, 126 (1935).

DUBOIS, A.: Prurigo et Loa loa. Ann. Soc. belge Méd. trop. **26**, 109 (1946).

FAIRLEY, N. HAMILTON: Serological and Intradermal Tests in Filariasis. A Preliminary Report. Trans. roy. Soc. trop. Med. Lond. **24**, 635 (1931). — FAUST, E. C.: Human Helminthology. Philadelphia 1949. — FÜLLEBORN, F.: Die Filarien des Menschen. In KOLLE-WASSERMANNS Handbuch der pathogenen Mikroorganismen. 1913.

GORDON, R. M., L. J. CHWATT and C. M. JONES: The Results of a Preliminary Entomological Survey of Loiasis at Kumba, British Cameroons, together with a Description of the Breeding-Places of the Vector and Suggestions for Future Research and Possible Methods of Control. Ann. trop. Med. **42**, 364 (1948). — GREIG, E. D. W.: Notes on Cases of Calabar Swellings with Radiological Observations. J. trop. Med. **43**, 19 (1940).

JOHNSTONE, R. D. C.: Loiasis. Lancet **1947 I**, 250.

KENNEY, M., and R. HEWITT: Psychoneurotic disturbances in Filariasis, and their Relief by Removal of Adult Worms or Treatment with Hetrazan. Amer. J. trop. Med. **30**, 895 (1950).

LIPPELT, H., u. W. MOHR: Zur Diagnostik der Filarienerkrankungen. Klin. Wschr. **1938**, 1684.

MARGAROT, J., P. RIMBAUD, J. RAVOIRE et J. PERRIE: Ann. de Dermat. **6**, 465. Ref. Helm. Abstr. **15**, 103. — Filariose Loa-loa et manifestations cutanées. 8e Ser. — MOHR, W.: Zur Frage der Myositis tropica. Arch. Schiffs- u. Tropenhyg. **42**, 222 (1938). — MURGATROYD, F., and A. W. WOODRUFF: Loiasis treated with Hetrazan (Banocide). Lancet **1949 II**, 147.

RODENWALDT, E.: Filaria loa. Arch. Schiffs- u. Tropenhyg. **1910**, 129.

SCHNEIDER, J.: Traitement de la filariose A. F. Loa par la 1-diéthyl-carbamyl-4-méthyl-pipérazine. Bull. Soc. Path. exot. Paris **43**, 270 (1950). — SHARP, N. A. DYCE: Loa loa Infections. A Case with Rapid Onset of Symptoms. Lancet **1929 II**, 765. — STEFANOPOULO, G.: Prurigo filarien ou gale filarienne dans un cas de filariose à Loa. Bull. Soc. Path. exot. Paris **35**, 157 (1942).

VALCKE, G., et A. DUBOIS: Loa loa et Prurigo filarien. Ann. Soc. belge Méd. trop. **22**, 325 (1942). — VANBREUSEGHEM, R.: Difficultées du diagnostic de la filariose à Loa-Loa et son traitement par la diethylcarbamazine. Ann. Soc. belge Méd. trop. **30**, 71 (1950).

ZIEMANN, HANS: Ein Fall von Filaria-Loa-Infektion mit mindestens 17jähriger Dauer. Arch. Schiffs- u. Tropenhyg. **30**, 626 (1926).

Dirofilariasis.

BEVACQUA, R., et A. WIRTH: Kyste de la cavité orbitaire du à Filaria conjunctivae addario. Ann. de Parasitol. **25**, 37 (1950).

CASTRESANA Y GUINEA, A.: Filaria palpebralis. Arch. Soc. Oftalmol. Hispano-Amer. Madrid **9**, 293 (1949).

DESPORTES, C.: Filaria conjunctivae Addario 1885, parasite accidentel de l'homme, est un Dirofilaria. Ann. de Parasitol. **17**, 380 (1940).

HARANT, HERVÉ, et A. BRÊS: A propos de deux cas de parsitisme par filaires immatures. Bull. Soc. Path. exot. Paris **39**, 286 (1946).

DE MEILLON, B., and J. C. GILLESPIE: Note on a Human Eye Worm. S. afric. med. J. **17**, 5 (1943).

ROSSI, G.: Su di un caso di filariosi autoctona (Filaria conjunctivae Addario) a localizzazione premammaria. Arch. ital. Chir. **64**, 456 (1943).

SKRJABIN, K. I., A. J. ALTHAUSEN and E. S. SCHULMAN: First Case of Dirofilaria repens from Man. Trop. Med. a. Veter. Moskau **8**, 9 (1930).

Onchocercose.

Appelmans, M.: Les troubles visuels dans l'onchocercose africaine. Rev. belge Sci. méd. 7, 525 (1935). — Ashburn, L. L., Th. A. Burch and F. J. Brady: Pathologic effects of Suramin, Hetrazan and Arsenamide on adult onchocerca volvulus. Bol. Ofic. Sanit. Panamericana 28, 1107 (1949).

Barlovatz, A.: Réaction inflammatoire de nodule d'Onchocerca volvulus au cours de certains états fébriles. Ann. Soc. belge Méd. trop. 20, 149 (1940). — Becker, C. K.: Filaires adultes (Onchocerca volvulus) libres dans les tissus. Ann. Soc. belge Méd. trop. 30, 9 (1950). — Berghe, L. van den: Recherches sur l'onchocercose au Congo Belge. III. Mém. Les aspects cliniques de l'onchocercose humaine. Ann. Soc. belge Méd. trop. 21, 261 (1941). — Blacklock, D. B.: The development of Onchocerca volvulus in Simulium damnosum. Ann. trop. Med. 20, 1 (1926). — Bozicevich, J., A. Donovan, L. Mazzotti, F. Diaz and E. Padilla: Intradermal and complement fixation reactions elicited by various antigens in persons infected with Onchocerca volvulus. Amer. J. trop. Med. 27, 51 (1947). — Buckley, J. J. C.: Studies on Human Onchocerciasis and Simulium in Nyanza Province, Kenya. I. Distribution and Incidence of O. volvulus. J. of Helminth. 23, 1 (1949). — Burch, T. A.: Experimental Therapy of Onchocerciasis with Suramin and Hetrazan. Bol. Ofic. Sanit. Panamericana 28, 233 (1949).

Dampf, A.: La Carretera Panamericana y el problema de la oncocercosis. Bol. Ofic. Sanit. Panamericana 21, 753 (1942). — Dubois, A., and L. van den Berghe: Diseases of the Warm Climates. New York 1948.

Fairley, N. H.: Studies in Dracontiasis. Indian J. med. Res. 12, 351 (1924). — Fülleborn, F.: Über juckende Hauterscheinungen bei zwei deutschen Onchocerca-Trägern aus Südmexiko. Nebst einer Zusammenfassung über die auf Onchocerca-Infektion bezogenen Dermatosen und Versuche über den diagnostischen Wert der Cutanreaktion mit Onchocerca-Antigen. Arch. f. Dermat. 164, 216 (1931). — Haut und Helminthen. In Handbuch der Haut- und Geschlechtskrankheiten, herausgeg. von J. Jadassohn, Bd. 12/1, S. 708—800. 1932.

Gabathuler, Maria J., and Alois W. Gabathuler: Report of Onchocerciasis in the Ulange District (Eastern Province, T. T.). East afric. med. J. 24, 188 (1947). — Garcia Valle, M.: Breves a puntes Onchocercosis. In „Onchocercosis" (Enfermedad de Robles). Universidad de San Carlos As. Oft. de Guatemala. 257 S. Guatemala 1947. — Garnham, P., and J. P. McMahon: The Eradication of Simulium neavei, Roubaud, from an Onchocerciasis Area in Kenya Colony. Bull. entomol. Res. 37, 619 (1947). — Goldman, L., u. L. F. Ortiz: Types of Dermatitis in American Onchocerciasis. Arch. f. Dermat. 53, 79 (1946). — Gonzalez, Luis C., L. Potenza, E. Vogelsang, P. J. Anduze y P. E. Torres: Oncocercosis en Venezuela. Bol. Ofic. Sanit. Panamericana 29, 147 (1950).

Hawking, F.: Some Recent Work on Filariasis. Trans. roy. Soc. trop. Med. Lond. 44, 153 (1950). — Hisette, J.: Mémoire sur l'Onchocerca volvulus „Leuckart" et ses manifestations oculaires au Congo belge. Ann. Soc. belge Méd. trop. 12, 433 (1932). — Onchocercose oculaire. Mém. Inst. roy. Col. Belge 5 114 (1937). — Ocular Onchocercosis. Amer. J. trop. Med. 18, Suppl. 1, 58 (1938). — Hoof, L. van, C. Henrard, E. Peel et M. Wanson: Sur la chimiothérapie de l'Onchocercose (Note préliminaire). Ann. Soc. belge Méd. trop. 27, 173 (1947). — d'Hooghe, M.: Contribution à l'étude de l'onchocercose humaine dans l'Uélé. Deuxième partie. L'onchocercose entanée chez l'indigène du Bas-Uélé. Ann. Soc. belge Méd. trop. 15, 159 (1935).

Kirk, R.: Observations on Onchocerciasis in the Bahr-el-Ghazal Province of the Sudan. Ann. trop. Med. 41, 357 (1947).

Laigret, J.: Onchocercose humaine et éléphantiasis au Soudan francais. Bull. Soc. Path. exot. Paris 22, 499 (1929).

Martínez-Báez, M.: Sur la structure histologique des nodules à Onchocerca volvulus et O. caecutiens. Ann. Parasitol. hum. et comp. 13, 207 (1935). — Mazzotti, L.: Estudio acerca del tratamiento de la oncocercosis. Medicina Rev. 29, 1 (1949). — Evaluación de nuevas drogas para las filaríasis. Bol. Ofic. Sanit. Panamericana 28, 20 (1949). — Mazzotti, L., y R. Hewitt: Tratamiento de la oncocercosis por el cloruro de 1-dietilcarbamil-4-metilpiperazina (Hetrazan). Medicina Rev. 28, 39 (1948). — Mazzotti, L., y M. T. Osorio: Experimentación sobre pruebas intracutáneas en el diagn stico de la oncocercosis. Rev. Inst. Salub. y Enf. Trop. 4, 353 (1943). — Observaciones sobre la oncocercosis en México. Medicina Rev. 28, 217 (1948). — Posibilidad de utilisar como medio, diagn stico auxiliar en la oncocercosis, las reacciones alérgicas consecutivas a la administración del „Hetrazan". Rev. Inst. Salub. y Enf. Trop. 3, 235 (1948). — Onchocercosis in Mexico. Proc. 4. internat. Congr. Trop. Med. Malaria 2 (1948). — Montpellier, J., et A. Lacroix: Le Craw-Craw ou „Gale filarienne", son origine dans les kystes sous-cutanés à Onchocerca volvulus. Bull. Soc. Path. exot. Paris 13, 305 (1920).

Najera Angulo, L.: Onchocerca volvulus en Fernando Poo. Primer Congr. Nac. Sanidad 1934, Actas 4, S. 241—293. Madrid 1935. Summarized in Rev. appl. Ent., Ser. B 24, 213

(1936). — NETTEL, R.: Onchocercosis. Vias de invasión del ojo. Medicina Rev. **23**, 368 (1943). NOBLE, B. R.: Informe preliminar del estudio histopatológico de dos ojos onchocercosos. Boll. Ofic. Sanit. Panamericana **26**, 596 (1947).

OCHOTERENA, J.: Contribución para el conocimiento de la onchocercosis en Mexico. Proceso histol gico de formación de los fibromas onchocercosos. An. Inst. Biol. Univ. Mex. **2**, 109 (1931).

PACHECO-LUNA, R.: Notes on Oncocerciasis in Guatemala. Brit. J. Ophthalm. **30**, 234 (1946). — PUYUELO, R.: Le traitement de l'Onchocercose en Haut-Volta. Premiers essais chimiothérapiques par la 1-diéthyl-carbamyl-4-méthylpipérazine. Bull. Soc. Path. exot. Paris **43**, 462 (1950).

RICHET, P.: La volvulose dans le cercle de la Haute Côte d'Ivoire. Ses manifestations cutanées et oculaires. Bull. Soc. Path. exot. Paris **32**, 341 (1939). — RIDLEY, H.: Ocular Onchocerciasis, including an Investigation in the Gold Coast. Brit. J. Ophthalm. (Monograph. Suppl. X) **1945**, 58. — ROBLES, R.: Onchocercose humaine en Guatémala produisant la cécité et „l'érysipèle du littoral" (Erisipela de la costa). Bull. Soc. Path. exot. Paris **12**, 442 (1919). — RUIZ REYES, F.: Tratamiento experimental en la oncocercosis con el „Naphuride Sodium". Medicina Rev. **27**, 475 (1947).

SCOTT, J. G.: Onchocerciasis. A Study of ocular complications in 342 African Cases. Amer. J. Ophthalm. **28**, 624: (1945). — SEMADENI, B.: Erster Nachweis in der Schweiz am Spaltlampenmikroskop von zahlreichen Mikrofilarien der beiden Augen. Schweiz. med. Wschr. **1940**, 275. — Histologischer Befund bei einem Fall von zahlreichen Mikrofilarien beider Augen. Schweiz. med. Wschr. **1943**, 75. — SHARP and N. A. DYCE: A Contribution to the Study of Onchocerca volvulus Leuckart, with some Observations on its Prevalence in Nigeria. Trans. roy. Soc. trop. Med. Lond. **19**, 373 (1926). — STRONG, R. P.: In R. P. STRONG, J. H. SANDGROUND, J. C. BEQUAERT, M. M. OCHOA: Onchocerciasis with special reference to the Central American Form of the disease. Cambridge 1934. — STRONG, R. P., J. HISETTE, J. H. SANDGROUND and BEQUAERT: Onchocerciasis in Africa and Central America. Suppl. to Amer. J. trop. Med. **18**, 136 (1938).

TORRES ESTRADA, A.: Ophthalmoscopic Observation on Microfilarias in the Vitreous of Patients Infected with Onchocerciasis. Amer. J. Ophthalm. **25**, 1445 (1942). — TOULANT, P., G. ROBINEAU et R. PUYELO: L'atrophie du nerf optique dans l'onchocercose africaine. Cah. méd. Union franç. Algérie **5**, 9 (1950).

VARGAS, L.: Algunas consideraciones sobre el desarollo de Onchocerca volvulus en los Simulidos. Rev. Inst. Salub. y Enf. Trop. **3**, 57 (1942). — Transmission de Onchocerciasis. Ann. Soc. Mexicana de Oftalm. **21**, 258 (1947). — Control de la onchocerciasis. Bol. Ofic. Sanit. Panamericana **27**, 1150 (1948).

WANSON, M., L. COURTOIS et B. LEBIED: L'éradication du Simulium damnosum (Theobald) à Léopoldville. Ann. Soc. belge Méd. trop. **29**, 373 (1949). — WANSON, M., C. HENRARD et E. PEEL: Onchocerca volvulus Leuckart. Indices d'infection des simulies agressives pour l'homme. Cycle de développement chez Simulium damnosum Theobald. Rec. Trav. Sci. Méd. Congo Belge **1945**, Nr 4, 122. — WRIGHT, W. H., and J. R. MURDOCK: Intradermal reactions following the use of Dirofilaria imitis antigen in persons infected with Onchocerca volvulus. Amer. J. trop. Med. **24**, 199 (1944).

Acanthocheilonema perstans.

BOURGUIGNON, G. C.: Un cas d'hépatite aiguë mortelle avec localisation massive de Microfilaria perstans dans le foie. Ann. Soc. belge Méd. trop. **17**, 1 (1937).

CHARDOME, M., et E. PEEL: La répartition des filaires dans la région de Coquilhatville et la transmission de Dipetalonema streptocerca par Culicoides grahami. Ann. Soc. belge Méd. trop. **29**, 99 (1949).

ENZER, A. J.: Symptoms associated with a heavy Infection of Filaria perstans. Kenya a. east afr. med. J. **5**, 28 (1928).

FAIN, A.: Répartition et étude anatomo-clinique des filarioses humaines dans le territoire de Anningville (Congo Belge). Ann. Soc. belge Méd. trop. **27**, 25 (1947). — FAUST, E. C.: Human Helminthology. 1949.

GARRATT, E. I.: Clinical Filariasis due to Acanthocheilonema (filaria) perstans. Trans. roy. Soc. trop. Med. Lond. **38**, 287 (1945). — GERMAIN, A., L. ANDRÉ et J. MARTY: Filarioses à A. perstans et à L. loa traitées par le 3799 RP. Bull. Soc. Path. exot. Paris **43**, 283 (1950).

HAWKING, F.: Distribution of Filariosis in Tanganyika Territory. Ann. trop. Med. **34**, 107 (1940). — HECKENROTH, F., R. BÉCUWE, L. MAYAN et G. LEROUX: Filarioses (Loa et perstans) et dérivés de la pipérazine. Bull. Soc. Path. exot. Paris **43**, 354 (1950). — HENRARD, C., et E. PEEL: Culicoides grahami Austen. Vecteur de Dipetalonema streptocerca et non de Acanthocheilonema perstans. Ann. Soc. belge Méd. trop. **29**, 127 (1949).

KUYP, E. VAN DER: Mansonella ozzardi and Dipetalonema (Acanthocheilonema) perstans in American Indians in Surinam (Dutch Guiana). Doc. neerl. indones. morb. trop. **2**, 353 (1950).

MANSON-BAHR, PH. H.: Tropical Diseases. A Manual of the Diseases of Warm Climates. London 1948. — MOLSER, H.: Filaria perstans. Arch. Schiff- u. Tropenhyg. 43, 130 (1939). — MURGATROYD, F., and A. W. WOODRUFF: Loiasis treated with Hetrazan (Banocide). Lancet 1949 II, 147.

SHARP, N. A. DYCE: Development of Microfilaria perstans in Culicoides grahami; a preliminary note. Trans. roy. Soc. trop. Med. Lond. 21, 70 (1927). — Filaria perstans; its Development in Culicoides austeni. Trans. roy. Soc. trop. Med. Lond. 21, 371 (1928).

WANSON, M.: Essai de traitement curatif de la filariose à Loa-Loa et de la filariose apériodique par les dérivés de la pipérazine. Ann. Soc. belge Méd. trop. 29, 73 (1949). — WANSON, M., et E. PEEL: Note sur le développement partiel d'Acanthocheilonema perstans Manson chez divers culicides africains. Ann. Soc. belge Méd. trop. 29, 213 (1949).

Acanthocheilonema streptocerca.

CHARDOME, M., et E. PEEL: La répartition des filaires dans la région de Coquilhatville et la transmission de Dipetalonema streptocerca par Culicoides grahami. Ann. Soc. belge Méd. trop. 29, 99 (1949).

DUBOIS, A., et S. VITALE: Présence de Microfilaria streptocerca au Nepoko (Congo Belge). Ann. Soc. belge Méd. trop. 18, 553 (1938). — DUBOIS, A., S. VITALE et C. H. BERGER: Contributions à l'étiologie de l'éléphantiasis congolais. Ann. Soc. belge Méd. trop. 19, 27 (1939).

HENRARD, C., et E. PEEL: Culicoides grahami Austen vecteur de Dipetalonema streptocerca et non de Acanthocheilonema perstans. Ann. Soc. belge Méd. trop. 29, 127 (1949).

WANSON, M., G. BORGERS et L. PANNIER: Activité de l'Hétrazan sur Dipetalonema streptocerca. Ann. Soc. belge Méd. trop. 30, 91 (1950).

Mansonella ozzardi.

BRICEÑO ROSSI, A. L., y M. MAYER: Mansonella ozzardi en Venezuela. Arch. venezol. Pat. Trop. Paras. Med. 1, 92 (1949). — BRUMPT, L. C.: Présence de Mansonella ozzardi chez une femme de la Guadeloupe. C. r. Soc. Biol. Paris 143, 468 (1949). — BUCKLEY, J. J. C.: On the development, in Culicoides furens Poey, of Filaria (= Mansonella) ozzardi Manson, 1897. J. of Helminth. 12, 99 (1934).

MAZZOTTI, LUIS: Comprobación de la existencia de Microfilaria ozzardi en Mexico. Rev. Inst. Salub. y Enf. Trop. 3, 223 (1942). — Resultados negativos de la administración del hetrazan en dos pacientes infectados con Mansonella ozzardi. Medicina Rev. 28, 317 (1948). — McCOY, O. R.: The Occurrence of Microfilaria ozzardi in Panama. Amer. J. trop. Med. 13, 297 (1933). — MONTESTRUC, E., R. BLACHE et R. LABORDE: Action du 1-diéthyl-carbamyl-4-méthylpipérazine sur Filaria ozzardi. Bull. Soc. Path. exot. Paris 43, 275 (1950). — MÜHLENS, P., R. L. DIOS, G. PETROCCHI y J. A. ZUCARINI: Estudios sobre Paludismo y Hematologia en el Norte Argentinos. Rev. Inst. bacter. Buenos Aires 4, 325 (1925).

ROMITI, C.: Filariasis in British Guiana et comparative study of Filaria bancrofti and Filaria ozzardi infections. Trans. roy. Soc. trop. Med. Lond. 28, 613 (1935).

VOGEL, HANS: Über Microfilaria demarquayi und die Microfilaria aus Tucuman in Argentinien. Abh. Geb. Auslandskde Hamburg. Univ. 26 (Dtsch. Med. u. Vet. 2) [Festschr. Nocht] 573 (1927).

Dracunculose.

BAUVALLET, H.: A propos de dracunculose chez les noirs d'Afrique. Bull. Soc. Path. exot. Paris 26, 444 (1933). — BOTREAU-ROUSSEL and P. HUARD: Arthrites puriformes aseptiques dans la dracunculose chez le noir. Bull. Soc. Path. exot. Paris 23, 1020 (1930). — BROCKLEBANK, J. A.: Calcification in the Guinea Worm. Brit. J. Radiology 17, 163.

CAZANOVE, F.: Considérations sur la dracunculose et la filariose. Bull. Soc. Path. exot. Paris 20, 445 (1927).

DEJOU, L.: Kystes suppurés et abcès chroniques par vers de Guinée. Bull. Soc. Path. exot. Paris 41, 200 (1948). — DRUCKMANN, A.: X-ray appearance of calcified filaria medinensis. Radiol. clin. 8, 158 (1939).

ELLIOT, MOUNTJOY: A new Treatment for Dracontiasis. Trans. roy. Soc. trop. Med. Lond. 35, 291 (1942).

FAIRLEY, N. H., and W. GL. LISTON: Studies in the Pathology of Dracontiasis. Part I. Indian J. med. Res. 11, 915 (1923/24). — FERREIRA, F. C., and E. M. R. LOPES: Aspectos clínicos e epidemiológicos dum foco endémico de dracontiase na Guiné Portuguesa. Anais Inst. Med. Trop. Lisboa 5, 71 (1948).

HUARD, P.: Quelques remarques sur les arthrites par Ver de Guinée. Bull. Soc. Path. exot. Paris 31, 722 (1938).

ISSAJEV, L.: Experimentelle Dracunculosis beim Hunde. Med. Parasit. Parasitic. Dis. 3, 231 (1934). German summary 237—238. — Über die Eindringung der Dracunculus medinensis-Larven in den Cyclops. Med. Parasit. Parasitic. Dis. 3, 212 (1934). German summary 230.

JOB, T. J.: Food und Feeding Habits of the Glassfishes (Ambassis Cuv. a. Val.) and their Bearing on the Biological Control of Guinea Worm and Malaria. Indian J. med. Res. **29**, 851 (1941). — JOSPIN, Y.: Note sur deux kystes à filaire de Médine à localisation rare. Bull. Soc. Path. exot. Paris **30**, 146 (1937).

LINDBERG, K.: Arthrites suppurées du genou dans la dracunculose et arthrites suppurées cryptogénétiques. Rev. Méd. trop. **27**, 215 (1935). — Dracunculose in Iran. Arch. Schiffs- u. Tropenhyg. **40**, 330 (1936). — Infestation naturelle de Mesocyclops vermifer Lindberg par les embryons du ver de médine dans un puits du Deccan (Inde). Bull. Soc. Path. exot. Paris **32**, 816 (1939). — Contribution à la question de la présence de poissons cyclopiphages dans les puits du Deccan (Inde). Bull. Soc. Path. exot. Paris **32**, 880 (1939). — Enquête épidémiologique sur la dracunculose dans un village de Deccan (Inde). Bull. Soc. Path. exot. Paris **39**, 303 (1946). — Dracunculose dans l'état de Djodhpour (Radjpoutana), Inde. Bull. Soc. Path. exot. Paris **39**, 318 (1946). — Seconde enquête épidémiologique sur la dracunculose dans l'Inde. Bull. Soc. Path. exot. Paris **41**, 282 (1948). — La draconculose en Asie, particulièrement en Moyen-Orient, avec liste des Cyclopides receuillis dans des régions endémiques. Rev. Palud. et Méd. trop. 8, 87 (1950).

MOHR, W.: Verkalkte Medinawürmer in der Rückenmuskulatur. Röntgenprax. **1939**, 361. MOORTHY, V. N.: An Epidemiological and Experimental Study of Dracontiasis in Chitaldrug District. Indian med. Gaz. **67**, 498 (1932). — Treatment and Prophylaxis of Dracontiasis. Indian med. Gaz. **67**, 617 (1932). — Observations on the Development of Dracunculus medinensis Larvae in Cyclops. Amer. J. Hyg. **27**, 301 (1938). — MOORTHY, V. N., and W. C. SWEET: A Note on the Experimental Infection of Dogs with Dracontiasis. Indian med. Gaz. **71**, 437 (1936). — A Biological Method for the Control of Dracontiasis. Indian med. Gaz. **71**, 565 (1936). — Guinea-Worm Infection of Cyclops in Nature. Indian med. Gaz. **71**, 568 (1936). — Further Notes on the Experimental Infection of Dogs with Dracontiasis. Amer. J. Hyg. **27**, 301 (1938).

NAPIER, L. E.: The Principles and Practice of Tropical Medicine. New York 1946.

PRADHAN, Y. M.: Observations on Experiments designed to combat Dracontiasis in an Endemic Area by Col. Morison's Method of 'Liming Wells'. Indian J. med. Res. **18**, 443 (1930).

RAO, S. RAGHAVENDER: Some Epidemiological Factors of Guinea-Worm Diseases Noticed in a Recent Survey of the Osmanabad District. J. Indian med. Assoc. **11**, 329 (1942). — ROUSSEL, BOTREAU: Radiographie du ver de guinée (filaire de Médine) après injections intrasomatique de lipiodol. Bull. Soc. Path. exot. Paris **21**, 103 (1928).

STEFANOPOULO, G. J., et J. DANIAUD: Réactions de fixation du complément et intradermoréaction au cours de la filariose humaine à Dr. médinensis. Bull. Soc. Path. exot. Paris **33**, 149 (1940).

TREWN, H. S.: Guinea-Worm. Indian med. Gaz. **72**, 606 (1937).

Gnathostomiasis.

CASTENS, E.: Über Gnathostoma beim Menschen in Siam. Arch. Schiffs- u. Tropenhyg. **39**, 337 (1935).

DAENGSVANG, S.: Human Gnathostomiasis in Siam with reference to the Method of Prevention. J. of Parasitol. **35**, 116 (1949).

Schistosomiasis.

ABDOU, S., and H. K. GRACE: Observations on the late results of splenectomy for bilharzial splenomegaly. J. roy. egypt. med. Assoc. **31**, 786 (1948). — AFRICA, C. M., and J. Z. SANTA CRUZ: Eggs of Schistosoma japonicum in the human heart. Vol. Jubil. pro Sadao Yoshida, Osaka, Japan **2**, 113 (1939). — ALVES, W., and D. M. BLAIR: (a) Schistosomiasis: Intensive treatment with antimony. Lancet **1946 I**, 9. — (b) Diagnosis of schistosomiasis. Intradermal test using a cercarial antigen. Lancet **1946 II**, 556. — Schistosomisais: a review of work in Southern Rhodesia in 1946. S. afric. med. J. **21**, 352 (1947). — ASHKAR, M. F.: Treatment of schistosomiasis with anthiomaline (a preliminary report). J. roy. egypt. med. Assoc. **21**, 614 (1938). — ASHKAR, M. F., and I. I. ISSA: Bilharzial haemospermia. J. roy. egypt. med. Assoc. **18**, 274 (1935). — AZMY, S.: Pulmonary arteriosclerosis of a bilharzial nature. J. roy. egypt. med. Assoc. **15**, 87 (1932).

BADIR, G.: Schistosomiasis of the conjunctiva. Brit. J. Ophthalm. **30**, 215 (1946). — BARLOW, C. H.: Further studies of the revival, after drying of the snail hosts of the human schistosomes of Egypt. Amer. J. Hyg. **22**, 376 (1935). — Is there a dermatitis in egyptian schistosomiasis? Amer. J. Hyg. **24**, 587 (1936). — BARLOW, C. H., and H. E. MELENEY: A voluntary infection with Schistosoma haematobium. Amer. J. trop. Med. **29**, 79 (1949). — BARSOUM, H.: Cancer of the bladder in Egypt. J. trop. Med. **42**, 342 (1939). — BARTTER, F. C., D. B. COWIE, H. MOST, A. T. NESS and S. FORBUSH: The fate of radicactive tartar emetic administered to human subjects. Amer. J. trop. Med. 27, 403 (1947). — BENNIE, I.: Urinary schistosomiasis. The best time to obtain specimens; the effect of specific therapy on egg output. S. afric. med. J. 23, 97 (1949). — VAN DEN BERGHE, L.: Les schistosomes et les schistosomoses au Congo Belge et dans les territoires du Ruanda-Urundi, 153 S. Brüssel 1939. — BIGGAM, A. G., and M. A. ARAFA: The sigmoidoscope as an aid in the diagnosis of dysenteric conditions in Egypt. Trans. roy. Soc. trop. Med. Lond. 24, 187 (1930). — BILLINGS, F. T., W. L. WINKENWERDER and A. V. HUNNINEN: Studies on acute schistosomiasis japonica in the Philippine Islands. I. A clinical study of 337 cases with a preliminary report on the results of treatment with fuadin in 110 cases. Bull. Hopkins Hosp. 78, 21 (1946). — BIRT, E., u. W. FISCHER: Seltene Darmstrikturen in Mittelchina. Bruns' Beitr. 104, 167 (1917). — BLACK, K. O.: Cutaneous schistosomiasis involving S. haematobium eggs. Brit. med. J. 2, 453 (1945). — BLAIR, D. M., F. G. LOVERIDGE, C. V. MEESER and W. F. ROSS: Urinary schistosomiasis treated with Miracil D. Lancet 1949 I, 344. — BLAIR, D. M., and W. F. ROSS: Observations on the use of cercarial antigen in the diagnosis of schistosomiasis. Ann. trop. Med. 42, 46 (1948). — BOEMINGHAUS, H.: Beitrag zur Bilharzia-Erkrankung (Schistosomiasis urinaria). Z. Urol. 36, 222 (1942). — BOUILLON, A.: Bibliographie des schistosomes et des schistosomiases (bilharzioses) humaines et animales de 1931—1948. Mém. Inst. roy. Col. Belge, Sec. Sci. Nat. et Méd. 18, 141 (1950). — BOULAY, A., et M. LEGER: Évaluation de la quantité de sang rendue par l'urine dans un cas de bilharziose v sicale. Bull. Soc. Path. exot. Paris 1, 63 (1923). — BRADY, F. J., A. H. LEWTON, D. B. COWIE, L. HOWARD, A. T. ANDREWS, NESS and G. E. OGDEN: Localisation of trivalent radioactive antimony following intravenous administration to dogs infected with Dirofilaria immitis. Amer. J. trop. Med. 25, 103 (1945). — BRAUNE, J.-F.: Über die Verhütung der Bilharziose unter Feldzugsbedingungen, insbesondere über die Gewinnung von cercarienfreiem Wasch- und Badewasser. Dtsch. tropenmed. Z. 46, 409 (1942). — BRUMPT, E.: La ponte des schistosomes. Ann. de Parasitol. 8, 263 (1930).

CAMPBELL, H. E.: Splenomegaly in the Foochow Area with special reference to schistosomiasis, and its relationship to cryptogenetic splenomegaly (Bantis Disease). A preliminary report. China med. J. 50, 1561 (1936). — CARROLL, D. G.: Cerebral involvement in schistosomiasis japonica. Bull. Hopkins Hosp. 78, 219 (1946). — CAWSTON, F. G.: Early indications of Bilharzia infestation (Correspondence). S. afric. med. Res. 21, 263 (1923). — CHANG, T. H., G. W. SMITH, F. R. RIESENMAN and E. F. ALSTON: Cerebral granuloma due to schistosomiasis. J. Amer. med. Assoc. 136, 230 (1948). — CHARLEWOOD, G. P., S. SHIPPEL and H. RENTON: Schistosomiasis in gynaecology. J. Obstetr. 56, 367 (1949). — CHESTERMAN, C. C.: Note sur la bilharziose dans la région de Stanleyville (Congo Belge). Ann. Soc. belge Méd. trop. 3, 73 (1923). — CLARK, E., and I. GRAEF: Chronic pulmonary arteritis in schistosomiasis mansoni associated with right ventricular hypertrophy. Report of a case. Amer. J. Path. 11, 693 (1935). — CORT, W. W.: Schistosome dermatitis in the United States (Michigan). J. Amer. med. Assoc. 90, 1027 (1928). — Studies on schistosome dermatitis. XI. Status of knowledge after more than twenty years. Amer. J. Hyg. 52, 251 (1950). — CUTLER, J. G.: Schistosomiasis of the central nervous system. J. nerv. Dis. 104, 425 (1946).

DAKIN, W. P. H., and J. D. CONNELLAN: Asiatic schistosomiasis: an outbreak in the Royal Australian Air Force. Med. J. Austral. 1, 257 (1947). — DAVIS, N. C.: The microscopical examination of 29593 human livers from central and northern Brasil. Amer. J. Hyg. 19, 567 (1934). — DAY, H. B.: The etiology of Egyptian splenomegaly and hepatic cirrhosis. Trans. roy. Soc. trop. Med. Lond. 18, 121 (1924). — Pulmonary bilharziasis. Trans. roy. Soc. trop. Med. Lond. 30, 575 (1937). — DIAS, C. B.: Quimioterapia antimonial na esquistossomose mansonica. Rev. Serviço Saude publ. 4, 1 (1950). — DONATI, M.: Über Anzeigen zur Splenektomie bei Blutkrankheiten. Ars Medici 35, 404 (1945). — DYE, W. H.: Schistosomiasis and splenomegaly in central Africa. J. Army med. Corps 43, 161 (1924).

EGAN, C. H.: An outbreak of schistosomiasis japonica. J. roy. Nav. med. Serv. 22, 6 (1936). — EL GAZAYERLI, M.: Unusual site of a schistosome worm in the circumflex branch of the left coronary artery. J. roy. egypt. med. Assoc. 22, 34 (1939). — ENGELHARDT, J. C.: „Bayer 205" in der Diagnostik der Blasenbilharziose. Dtsch. tropenmed. Z. 46, 597 (1942). — ERFAN, M.: Bilharziasis and Diabetes mellitus. J. trop. Med. 36, 348 (1933). — Bilharzia ova in the sputum. J. roy. egypt. med. Assoc. 33, 97 (1950). — ERFAN, M., H. ERFAN, A. M. MOUSA and A. A. DEEB: Chronic pulmonary schistosomiasis: a clinical and radiological study. Trans. roy. Soc. trop. Med. Lond. 42, 477 (1949). — ERFAN, M., and S. TALAAT: Demonstration of schistosoma ova in the liver by biopsy. J. roy. egypt. med. Assoc. 30, 663 (1947).

FAIRLEY, N. H.: Observations on the clinical appearances of bilharziasis in australian troops. Quart. J. Med. 12, 391 (1919). — The discovery of a specific complement fixation test for bilharziasis and its practical application to clinical medicine. J. Army med. Corps 32, 449 (1919). — A preliminary report on an investigation of the immunity reactions in Egyptian bilharziasis. J. Army med. Corps 32, 243 (1919). — Experimental studies in bilharzia-therapy (Sch. spindalis). Ind. med. Gaz. **59**, 377 (1924). — Studies in the chemotherapy and immunity reactions of schistosomiasis (Schistosoma spindalis and Schistosoma haematobium). Trans. roy. Soc. trop. Med. Lond. **20**, 236 (1926/27). — Intradermal skin tests and the cercarial complement fixation reaction in schistosomiasis. Trans. roy. Soc. trop. Med. Lond. **24**, 366 (1931). — Vesical schistosomiasis complicated by carcinoma. Brit. med. J. **1931**, 983. — FAIRLEY, N. H., F. P. MACKIE and F. JASUDASAN: Studies in Schistosoma spindale. Teil I—VI. Indian med. Mem. **1930**, No 17, 1. — FAIRLEY, N. H., F. E. WILLIAMS: A preliminary report on intradermal reaction in schistosomiasis. Med. J. Austral. **2**, 811 (1927). — FAUST, E. C.: An inquiry into the ectopic lesions in schistosomiasis. Amer. J. trop. Med. **28**, 175 (1948). — FAUST, E. C., C. A. JONES and W. A. HOFFMAN: Studies on schistosomiasis mansoni in Puerto Rico. III. Biological studies. 2. The mammalian phase of the life cycle. Puerto Rico J. publ. Health **10**, 133 (1934). — FAUST, E. C., and H. E. MELENEY: Studies on schistosomiasis japonica. Amer. J. Hyg. (Monograph. Series) **1924**, No 3, 333. — FAUST, E. C., W. H. WRIGHT, D. B. MCMULLEN and G. W. HUNTER: The diagnosis of schistosomiasis japonica. I. The symptoms, signs and physical findings characteristic of schistosomiasis japonica at different stages in the development of the disease. Amer. J. trop. Med. **26**, 87 (1946). — FISCHER, A. C.: A study on the schistosomiasis of the Stanleyville district of the Belgian Congo. Trans. roy. Soc. trop. Med. Lond. **28**, 277 (1934).— FISHBON, H. M.: A case in which eggs of Schistosoma japonicum were demonstrated in multiple skin lesions. Amer. J. trop. Med. **26**, 319 (1946). — FRÉGONNEAU, W.: Erfahrungen mit der Fuadin-Behandlung bei Schistosomiasis. Arch. Schiffs- u. Tropenhyg. **37**, 515 (1933).

GAMA, C., e J. M. DE SÁ: Esquistosomóse medular. Granulomas produzidos por ovos de esquistosoma mansoni (Schistosoma mansoni) comprimindo a medula, epicone, cone e cauda equina-paraplegia flácida. An. Fac. Med. Bahia **4**, 187 (1944/45). — GARCIA, E. Y., R. J. NAVARRO and L. BAUTISTA: A case of cutaneous schistosomiasis involving Schistosoma japonicum eggs. Acta med. Philippina **1**, 339 (1940). — GELFAND, M.: A Note on the clinical features of Bilharzia salpingitis. S. afric. med. J. **15**, 69 (1941). — Bilharzial affection of the ureter. A study of 110 consecutive necropsies showing vesical bilharziasis. Brit. med. J. **1948**, 1228. — The diagnosis of schistosomiasis in Southern Rhodesia by the rectal biopsy technique. Trans. roy. Soc. trop. Med. Lond. **42**, 283 (1948). — The prognosis in schistosomiasis. J. trop. Med. **51**, 112 (1948). — Schistosomiasis of the female genital tract. S. afric. med. J. **23**, 255 (1949). — GILBERT, B.: Schistosomiasis (bilharziasis) of the female genital tract and neighbouring tissues. J. Obstetr. **50**, 317 (1943). — GIRGES, R.: Schistosomiasis (bilharziasis), 529 S. London: J. Bale, Sons and Danielsson 1934. — GIRGIS, B., and S. AZIZ: Treatment of schistosomiasis. Lancet **1948 I**, 206. — GOEBEL, C.: Über die für Bilharziakrankheit typischen Urethralfisteln. Zbl. Krkh. Harnorg. **17**, 594 (1906). — GÖNNERT, R., u. H. W. ALTMANN: Zur Pathologie der Leber bei experimenteller Schistosomiasis der Maus. Z. Naturforschg **3b**, 345 (1948). — GORDON, R. M., T. H. DAVEY and H. PEASTON: The transmission of human bilharziasis in Sierra Leone, with an account of the lifecycle of the schistosomes concerned, S. mansoni and S. haematobium. Ann. trop. Med. **28**, 323 (1934).

HALAWANI, A., and M. M. DAWOOD: Recent advances in the treatment of bilharziasis. Part I. J. roy. egypt. med. Assoc. **33**, 171 (1950). Part. II. Miracil D. J. roy. egypt. med. Assoc. **33**, 453 (1950). — HERNÁNDEZ MORALES, F., and J. F. MALDONADO: The diagnosis of schistosomiasis mansoni by a rectal biopsy technique. Amer. J. trop. Med. **26**, 811 (1946). HERNÁNDEZ MORALES, F., C. K. PRATT and J. OLIVER GONZÁLEZ: The treatment of schistosomiasis mansoni. Evaluation of the parasitotropic effects of fuadin and tartar emetic. Puerto Rico J. publ. Health **22**, 224 (1946). — HERNÁNDEZ MORALES, F., D. SANTIAGO STEVENSON, J. OLIVER GONZÁLEZ and J. F. MALDONADO: An evaluation of the therapeutic affectiveness of fuadin and anthiomaline in the treatment of Manson's schistosomiasis. Puerto Rico J. publ. Health **25**, 256 (1949). — HERNÁNDEZ MORALES, F., R. M. SUÁREZ, C. K. PRATT and J. OLIVER GONZÁLEZ: Treatment of schistosomiasis mansoni with antimony lithium thiomalate (anthiomaline). Puerto Rico J. publ. Health **21**, 336 (1946). — HOFF, H., and J. A. SHABY: Nervous and mental manifestations of bilharziasis and their treatment. Trans. roy. Soc. trop. Med. Lond. **33**, 107 (1939). — HUNT, W. E., W. ABRAMSON and T. A. WEAVER: Cerebral schistosomiasis. Report of a case simulating cerebral neoplasm. J. Amer. med. Assoc. **136**, 686 (1948).

IBRAHIM, A. B.: Bilharziasis of the ureter. Lancet **1923 II**, 1184.

JAFFÉ, R.: Was lehrt uns die Bilharzia-Zirrhose in bezug auf die Probleme der Leberzirrhose? Schweiz. med. Wschr. **1942**, 1149. — Anatomía patológica y patogenia de la bilharziosis mansoni en Venezuela. Arch. venezol. Pat. trop. y Parasit. méd. **1**, 32 (1948). — JOHNSON, A. S. jr. and M. G. BERRY: Asiatic schistosomiasis: Clinical features, sigmoidoscopic picture and treatment of early infections. War Med. Chicago 8, 156 (1945).

KAMEL, A.: Schistosomiasis (bilharziasis) of the conjunctiva. 14th Rep. Memorial ophthalmic Laboratory, Giza, Cairo for 1939—1944, S. 118—123 (1944). — KANE, C. A., and H. MOST: Schistosomiasis of the central nervous system; experiences in World War II and a review of the literature. Arch. of Neur. **59**, 141 (1948). — KARTULIS, S.: Weitere Beiträge zur pathologischen Anatomie der Bilharzia (Distomum haematobium Cobbold). Virchows Arch. **152**, 474 (1898). — KASTEIN, J.: Beobachtungen von gehäuftem Auftreten von „Schistosomum japonicum"-Erkrankungen in Shanghai. Arch. Schiffs- u. Tropenhyg. **36**, 1 (1932). — KATZIN, B., and H. MOST: Cercarial antigen (S. mansoni) skin test in diagnosis and management of schistosomiasis japonica. Bull. U.S. Army med. Dept. **6**, 613 (1946). — KENAWY, M. R.: The syndrome of cardiopulmonary schistosomiasis (cor pulmonale). Amer. Heart J. **39**, 678 (1950). — KHALIL, M.: The bibliography of schistosomiasis (bilharziosis) zoological, clinical and prophylaetic, S. 506. Cairo: Egypt. Univers. 1931. — Individual variation in the excretion of drugs as an important factor in their therapeutic results. A practical method for detecting the schistosomiasis cases with so-called idiosyncrasy to antimony to avoid fatalities and complication. J. roy. egypt. med. Assoc. **19**, 285 (1936). — KHALIL, M., and A. HASSAN: The serum globulin in human schistosomiasis. J. roy. egypt. med. Assoc. **15**, 211 (1932). — KHALIL, M., H. SCHMIDT, M. M. HAMMOUDA and H. WEESE: The specific treatment of human schistosomiasis (bilharziasis) with special reference to its application on a large scale. Arch. Schiffs- u. Tropenhyg. Beih. 2, **35**, 1 (1931). — KIKUTH, W., u. R. GÖNNERT: Experimentelle Untersuchungen und Erfahrungen mit dem neuen Schistosomenmittel Miracil. Z. Tropenmed. u. Parasitol. **1**, 234 (1949). — KIKUTH, W., R. GÖNNERT u. H. MAUSS: Miracil, ein neues Chemotherapeuticum gegen die Darmbilharziose. Naturwiss. **33**, 253 (1946). — KOCH, K. R., u. P. KUX: Die Verträglichkeit von Miracil D bei der Schistosomiasis mansoni in Brasilien. Z. Tropenmed. u. Parasitol. **3**, 94 (1951). — KOPPISCH, E.: Studies on schistosomiasis mansoni in Puerto Rico. VI. Morbid anatomy of the disease as found in Puerto Ricans. Puerto Rico J. publ. Health **16**, 395 (1941). — KUHNERT, H.: Ein Nachweis zur Dauerheilung der Bilharziosis haematobia durch Injektion von Germanin (Bayer 205). Zbl. Bakter. I Orig. **143**, 161 (1939).

LANING: Schistosomiasis on the Yangtse river with report of cases. U.S. naval Bull. **8**, 18 (1914). — LAWTON, F. B.: The early symptoms following infection by Schistosomum mansoni. J. Army med. Corps **31**, 472 (1918). — LING, C. C., W. J. CHENG and H. L. CHUNG: Clinical and diagnostic features of schistosomiasis japonica. A review of 200 cases. China med. J. **67**, 347 (1949). — LIPPINCOTT, S. W., L. D. ELLERBROOK, M. U. RHEES and P. MASON: A study of the distribution and fate of antimony when used as tartar emetic and Fuadin in the treatment of American soldiers with Schistosomiasis japonica. J. clin. Invest. **26**, 370 (1947). — LIPPINCOTT, S. W., F. K. PADDOCK, M. C. RHEES, W. B. HESSELBROCK and L. D. HESSELBROCK: Tests of liver function in schistosomiasis japonica. With particular reference to antimony treatment and with report of two autopsies. Arch. int. Med. **79**, 62 (1947). — LOTSY, G. O.: The radiographic diagnosis of bilharziosis. Cairo: Friedrich and Co. 1927.

MADDEN, F. C.: Bilharziosis of the penis. J. trop. Med. **12**, 351 (1909). — Two rare manifestations of bilharziosis. Lancet **1911 II**, 754. — MAINZER, F.: Über isolierte Lungenbilharziose, besonders im Röntgenbild, und ihre Differentialdiagnose gegenüber Lungentuberkulose. Fortschr. Röntgenstr. **54**, 154 (1936). — Bilharzial asthma. Bronchial asthma in Schistosoma infection. Trans. roy. Soc. trop. Med. Lond. **32**, 253 (1938). — Viscerale Bilharziase (Schistosoma haematobium und mansoni). Erg. inn. Med., N. F. **2**, 388 (1951). — MAINZER, F., and M. KRAUSE: Changes of the electrocardiogram appearing during antimony treatment. Trans. roy. Soc. trop. Med. Lond. **33**, 405 (1940). — MAINZER, F., u. E. YALOUSSIS: Über latente Lungenerkrankung bei manifester Blasenbilharziose. Fortschr. Röntgenstr. **54**, 373 (1936). — MAKAR, N.: Cystoscopic appearences of bilharziosis of the bladder. J. roy. egypt. med. Assoc. **15**, 43 (1932). — A preliminary note on bilharzial lesions of the prostatic urethra. J. roy. egypt. med. Assoc. **20**, 499 (1937). — Bilharziasis of the gall-bladder. J. roy. egypt. med. Assoc. **20**, 512 (1937). — A preliminary note on bilharzial cancer of the bladder. La semaine de l'Egypte pour la lutte contre le cancer, 23.—30. Nov. 1938, S. 89—112. — MAKAR, N., and R. M. FAWZY: Bilharzial carcinoma of the urinary bladder a note on some unusual cases. J. roy. egypt. med. Assoc. **30**, 261 (1947). — MAYER, M., y C. F. PIFANO: La reacción de desviación del complemento, segun Fairley, en la schistosomiasis mansoni. Estudio fundamentado en 1932 reacciones. Rev. San. y Asistencia Social, Caracas **10**, 65 (1945). — Experiencias de ocho años en la elaboración y aplicación de un antigeno de vermes adultos de Schistosoma mansoni para la intradermo-reacción diagnóstica de la bilharziosis. (Con descripciones defalladas de la técnica y nuevas investigaciones.) Arch. venezol. Pat. trop. y Parasitol. méd. **1**, 1 (1949). — MCKENZIE, A.: Fatalities following the administration of intravenous tartar emetic. Trans. roy. Soc. trop. Med. Lond. **25**, 407 (1932). — MINNING, W.: Immunbiologische Nachweismethoden bei Bilharziosen. Dtsch. tropenmed. Z. **45**, 321 (1941). — MOST, H., C. A. KANE, P. H. LAVIETES, E. F. SCHROEDER, A. BEHM, L. BLUM, B. KATZIN and J. M. HAYMAN: Schistosomiasis japonica in american military personnel: Clinical studies of 600 cases during the first year after infection. Amer. J. trop. Med. **30**, 239 (1950). — MÜHLENS, P.: 14 „Yangtse-Fieber"-Erkrankungen (Schistosomiasis japonica) an Bord eines deutschen Handelsschiffes. Arch. Schiffs- u. Tropenhyg. **41**, 308 (1937). — MÜLLER, A.: Über Appendicitis durch Bilharzia. Helvet. med. Acta **5**, 901 (1938). — MÜLLER, H. R., u. A. STENDER: Bilharziose des Rückenmarks unter dem Bilde einer Myelitis dorsolumbalis transversa completa. Arch. Schiffs- und Tropenhyg. **34**, 527 (1930).

NEWSOME, J.: Recent investigations into the treatment of Schistosomiasis by Miracil D in Egypt. Trans. roy. Soc. trop. Med. Lond. **44**, 611 (1951). — NEWSOME, J., and A. HALAWANI: The treatment of urinary bilharzia in Egypt by Miracil D. Trans. roy. Soc. trop. Med. Lond. **44**, 67 (1950).

OLIVER GONZÁLES, J., and C. K. PRATT: Skin and precipitin reactions to antigens from the cercariae and adults of schistosoma mansoni. Puerto Rico J. publ. Health **20**, 242 (1944).— ONSY BEY, A.: Rare tumor formations associated with bilharzial infections. La semaine de l'Egypt pour la lutte contre le cancer, 23.—30. Nov. 1938, S. 17—47. — OTTO, G. F., T. H. MAREN and H. W. BROWN: Blood levels and excretion rates of antimony in persons receiving trivalent and pentavalent antimonials. Amer. J. Hyg. **46**, 193 (1947). — OTTOLINA, C.: The rectoscopic biopsy by tranparency. A new diagnostic method for Schistosoma mansoni. Amer. J. trop. Med. **27**, 603 (1947). — Valor absoluto de la biopsia rectoscópica por transparencia estudiado en 138 rectos humanos enteros. Rev. Policlínica Caracas **19**, 79 (1951). — OTTOLINA, C., y M. H. ATENCIO: Nuevos caminos para el diagnóstico clínico preciso de la schistosomiasis mansoni. Rev. Policlínica, Caracas **12**, 348 (1943).

PIFANO, F. C.: Aspectos clínicos del síndromo de Banti bilharziano en Venezuela. Arch. venezol. Pat. trop. y Parasitol. méd. **1**, 41 (1949). — PIFANO, F. C., y M. MAYER: Sobre el comportamiento de la reacción de Fairley en los estadios clínicos de la schistosomiasis mansoni. Rev. San. y Asistencia Social, Caracas **7**, 379 (1942). — PONS, J. A.: Studies on schistosomiasis mansoni in Puerto Rico. V. Clinical aspects of schistosomiasis mansoni in Puerto Rico. Puerto Rico J. publ. Health **13**, 171 (1937). — PRATES, M.: A bilharziose na Africa Oriental Portuguese e a sua importância na etiologia dos carcinomas primitivos do fígado dos indígenas. Anais Inst. Med. trop. **5**, 149 (1948).

REEVES, D. L., and R. W. KERR: Schistosomiasis japonica with intracerebral granuloma; operative removal with recovery. Report of a case. Arch. of Neur. **58**, 207 (1947). — RODRIGUEZ-MOLINA, R., and H. SHWACHMAN: Fuadin therapy in 150 cases of schistosomiasis mansoni with a follow-up study of 70 cases. Amer. J. trop. Med. **27**, 117 (1947). ROSE, G., u. M. T. KOH: Beobachtungen an Oncomelanien bei dem Dorfe Ku Dang (Hanghsien, Chekiang) hinsichtlich ihres Verhaltens und hinsichtlich ihrer Infektion mit Cercarien von Schistosoma japonicum im Kreislauf eines Jahres (August 1933 bis Juli 1934). Tung-Chi med. Mschr. Kongreßh. **1936**, 1. — RUFFER, M. A.: Note on the presence of Bilharzia haematobia in Egyptian mummies of the 20th dynasty. Brit. med. J. **1910**, 16.

SCANDAR BEY, R.: Bilharzial cancers in Alexandria. La semaine de l'Egypte pour la lutte contre le cancer, 23.—30. Nov. 1938, S. 295—300. — SCHWETZ, J.: Quelques essais de traitement de la bilharziose intestinale et de la bilharziose vésicale par le Miracil D (Nilodin). Ann. Soc. belge Méd. trop. **30**, 569 (1950). — SCOTT, J. A.: The incidence and distribution of the human schistosomes in Egypt. Amer. J. Hyg. **25**, 566 (1937). — Observations on mortality and morbidity from schistosomiasis in Egypt. J. trop. Med. **40**, 125 (1937). — SCOTT, J. A., and C. H. BARLOW: Limitations to the control of helminth parasites in Egypt by means of treatment and sanitation. Amer. J. Hyg. **27**, 619 (1938). — SEIFE, M., and J. R. LISA: Diabetes mellitus and pyephlebitic abscess of the liver resulting from Schistosoma mansoni infestation. Amer. J. trop. Med. **30**, 769 (1950). — SEITZ, E.: Intensive Kurzbehandlung von Schistosomiasis (Bilharzia) mit Antimonsalzen. Acta tropica **3**, 155 (1946). — SHAW, A. F. B., and A. A. GHAREEB: The pathogenesis of pulmonary schistosomiasis in Egypt with special reference to Ayerza's disease. J. of Path. **46**, 401 (1938). — DA SILVA, J. R.: Contribução ao estudo das formas evolutivas da esquistosomíase mansoni. Rev. brasil. Med. **5**, 794 (1948). — DA SILVA, J. R.: Estudo clínico da esquistosomose mansoni. Rev. Serviço epec. Saúde públ. **3**, 1 (1949). — DA SILVA, L. C. T.: Splenectomy in schistosomiasis mansoni. Puerto Rico J. publ. Health **24**, 69 (1948). — SMYRNIOTIS, P. C.: L'hydrocystogramme et cystogramme, procédé indispensable à l'examen des voies urinaires en Égypte. Tonicité vésicale chez les bilharziques. J. roy. egypt. med. Assoc. **20**, 525 (1937). — SOBHY, M.: Bilharziasis of the conjunctiva. J. roy. egypt. med. Assoc. **11**, 12 (1928). — SPIRIDION, J. T.: Schistosomiasis japonica: an account of an outbreak. J. trop. Med. **39**, 161 (1936). — STIVEN, H.: Egyptian splenomegaly. Soc. internat. Chirurg. 10. Kongr. Kairo, 14 S. 1935. — STOLL, N. R.: This wormy world. J. of Parasitol. **33**, 1 (1947). — SUAREZ, R. M., and C. BENITEZ GAUTIER: The sternal marrow in schistosomiasis mansoni chronic. Bol. Asoc. méd. Puerto Rico **28**, 301 (1936).

TARR, L.: Effects of antimony compounds, Fuadin and tartar emetic, on the electrocardiogram. Bull. U.S. Army med. Dept. **5**, 336 (1946). — THOMAS, H. M. jr., and D. P. GAGE: Symptomatology of early schistosomiasis japonica. Bull. U.S. Army med. Dept. **4**, 197 (1945). —

TILLMANN, A. J. B.: Schistosomiasis japonica with cerebral manifestations. Report of seven cases. Arch. int. Med. **79**, 36 (1947). — TURNER, G. A.: An account of some of the helminthes occuring among the South African natives. J. trop. Med. **13**, 33, 50 (1910).

VOGEL, H.: Cercariendermatitis in Deutschland. Klin. Wschr. **1930**, 883. — Hautveränderungen durch Cercaria ocellata. Dermat. Wschr. **1930**, 577. — Hauterscheinungen bei Schistosomiasis. Beobachtungen über Cercarien-Dermatitis, Kutanreaktionen und ein Vulva-Granulom. Arch. Schiffs- und Tropenhyg. **36**, 385 (1932). — Die Bedeutung der Bilharziosen für Afrika. Dtsch. tropenmed. Z. **45**, 278 (1941). — Über den Einfluß des Geschlechtspartners auf Wachstum und Entwicklung bei Bilharzia mansoni und bei Kreuzpaarungen zwischen verschiedenen Bilharzia-Arten. Zbl. Bakt. I Orig. **148**, 78 (1941). — Über Entwicklung, Lebensdauer und Tod der Eier von Bilharzia japonica im Wirtsgewebe. Dtsch. tropenmed. Z. **46**, 57 (1942). — Immunologie der Helminthiasen. Zbl. Bakt. I Orig. **154**, 118 (1949). — VOGEL, H., u. W. MINNING: Über die Einwirkung von Brechweinstein, Fuadin und Emetin auf Bilharzia japonica und deren Eier im Kaninchenversuch. Acta tropica **4**, 21, 97 (1947). — The action of Miracil in Schistosoma japonicum infections in laboratory animals. Ann. trop. Med. **42**, 268 (1947). — Hüllenbildung bei Bilharzia-Cercarien im Serum bilharzia-infizierter Tiere und Menschen. Zbl. Bakt. I Orig. **153**, 91 (1949). — Weitere Beobachtungen über die Cercarienhüllenreaktion, eine Seropräzipitation mit lebenden Bilharzia-Cercarien. Z. Tropenmed. u. Parasitol. **1**, 378 (1949).

WATSON, C. W., F. MURPHY and S. C. LITTLE: Schistosomiasis of the brain due to Schistosoma japonicum. Report of a case. Arch. of Neur. **57**, 199 (1947). — WEINBERG, H. B., and A. J. TILLINGHAST: The pulmonary manifestations of schistosomiasis caused by Schistosoma japonicum. Amer. J. trop. Med. **26**, 801 (1946). — WILLIAMS, E. F.: The complement fixation reaction in Asiatic schistosomiasis employing cercarial antigen (Schistosoma spindale). Trans. roy. Soc. trop. Med. Lond. **40**, 421 (1947). — WINKENWERDER, W. L., A. V. HUNNINEN, T. HARRISON, T. BILLINGS, D. G. CARROLL and J. MAIER: Studies on schistosomiasis japonica. 2. Analysis of 364 cases of acute schistosomiasis with report of the results of treatment with Fuadin in 184 cases. Bull. Hopkins Hosp. **79**, 406 (1946). — WITENBERG, G., and J. YOFE: Investigations on the purification of water with respect to schistosome cercariae. Trans. roy. Soc. trop. Med. Lond. **31**, 549 (1938). — WRIGHT, W. H., P. M. BAUMANN and N. FRY: The control of schistosomiasis japonica. VI. Studies on the chemical impregnation of uniform cloth as a protection against schistosomiasis japonica. VII. Studies on the value of repellents and repellent ointments as protection against schistosomiasis japonica. Amer. J. Hyg. **47**, 33 (1948). — WRIGHT, W., and E. B. CRAM: Wartime research in human schistosomiasis. Proc. 4th internat. Congr. trop. Med. and Malaria, Washington, S. 997—1009. 1948.

ZELLWEGER, H.: Über die durch Schistosomum intercalatum hervorgerufene Intestinal-Bilharziose im Gabun. Arch. Schiffs- u. Tropenhyg. **44**, 507 (1940).

Fasciola-Infektion.

D'ALLAINES, F., G. LAVIER et GANDRILLE: Une petite épidémie de distomatose hépatique à „Fasciola hepatica". Diagnostiquée rétrospectivement. Presse méd. **50**, 738 (1942). — ALLENDE, J. M.: Choledochussyndrom durch „Dystoma hepaticum". Zbl. Chir. **66**, 1052 (1939). — ARENAS, R., A. ESPINOSA, E. PADRÓN y R. M. ANDREU: Fascioliasis hepatica con carácter de brote epidémico. Rev. Kuba Med. Trop. y Parasitol. **4**, 92 (1948).

BADER, L.: Ein Fall von Leberegelerkrankung. Zbl. Chir. **68**, 1581 (1941). — BIGGART, J. H.: Human infestation with Fasciola hepatica. J. of Path. **44**, 488 (1937). — BRUMPT, E., et G. LAVIER: Prophylaxie de la distomatose hépatique humaine due à la grande douve. Bull. Acad. Méd. Paris **121**, 843 (1939). — BÜRGI, K.: Ein Fall von Leber-Distomatosis (Fasciola hepatica). Kasuistik und Klinik dieser Erkrankung. Mitt. Grenzgeb. Med. u. Chir. **44**, 488 (1936).

EHLERS, H. G., u. H. KNÜTTGEN: Ein Fall von Distomatosis hepatica bei einem $8^1/_2$jährigen Mädchen. Z. Tropenmed. u. Parasitol. **1**, 364 (1949).

FRIESS: Distomatose hépatique à fasciola hépatica. Infestation familiale. Algérie Méd. **1946**, 247.

KALK, H.: Ein Fall von Infektion des Menschen mit dem großen Leberegel. Ärztl. Wschr. **1948**, 88. — KOURI, P.: Diagnóstico, epidemiologia y profilaxis de la fascioliasis hépatica humana en Cuba. Sindrome eosinofilico febril. Rev. cub. Labor. Clin. **3**, 12 (1949). — KOURI, P., J. G. BASNUEVO y J. FERMOSELLE BACARDI: Poder fasciolícida del clorhidrato de emetina. Med. País. c.lid. **8**, 145 (1935).

LAURENT, C., P. BARGE, C. BERGE, H. AUDOYE et J. FAUCONNIER: Deux nouveaux cas d'infestation par la grande douve du foie (Fasciola hepatica). Arch. Inst. Pasteur Tunis **31**, 154 (1942). — LAVIER, G., M. BARIÉTY, J. CAROLI et P. BOULANGER: Distomatose hépatique et Syndrome de Loeffler. Bull. Soc. méd. Hôp. Paris **55**, 739 (1939).

MANDOUL, R., et R. PAUTRIZEL: Etude expérimentale du transit intestinal des oeufs de douves. Bull. Soc. Path. exot. Paris **40**, 450 (1947). — MANSON-BAHR, PH., and J. WALTON: The Surgical Removal of Fasciola hepatica from the Common Bile Duct with a Commentary upon this Infection in Man. Brit. J. Surg. **28**, 380 (1941). — MARTIN, R., LE ROY, B. SUREAU, P. BABOUOT et N. BOURCART: Un nouceau cas de distomatose hépatique; diagnostic précoce par le tubage duodénal. Bull. Soc. Path. exot. Paris **37**, 359 (1944). — MINNING, W.: Serologische Untersuchungen bei Trematodeninfektionen. Zbl. Bakter. (im Druck). — MINNING, W., u. H. VOGEL: Immunbiologische und epidemiologische Untersuchungen bei 3 Fällen von menschlicher Fasciolose. Z. Tropenmed. u. Parasitol. **1**, 532 (1950). — MOHR, W., W. BERKA, H. KNÜTTGEN u. A. OHR: Das klinische Bild der Distomatosis hepatica. Med. M chr. **1951**, H. 8. — MOORMANN, H.: Die Leberegelkrankheit (Fasciolosis) beim Menschen. Med. Klin. **1950**, 4. — MURPHY, F. D., and K. V. PASCALL: Liver Fluke in the Common Bile Duct. Brit. med. J. **1950**, 647.

NEGHME, A., and M. OSSANDON: Ectopic and hepatic human fascioliasis. Amer. J. trop. Med. **23**, 545 (1943).

O'DONELL, G. P.: Cholecystitis due to liver fluke. Bristol med.-chir. J. **66**, 64 (1949).

PAUL, F.: Distomiasis hepatica (Leberegelseuche) beim Menschen. Med. Klin. **1927**, 829.

SCHUMACHER, W.: Untersuchungen über den Wanderungsweg und die Entwicklung von Fasciola hepatica L. im Endwirt. Z. Parasitenkde **10**, 608 (1938). — SENEVET, G., et H. LIÈVRE: La distomatose hépatique à Fasciola hepatica. Algérie Méd. **1933**, 23.

WIEDHOPF, O.: Beitrag zur chirurgischen Behandlung der Leberegelkrankheit. Zbl. Chir. **98**, 705 (1941).

Dicrocoelium-Infektion.

BERGHE, L. VAN DEN, et K. DENECKE: Dicrocoelium dendriticum (Fasciola lanceolata) chez l'homme et les singes au Congo Belge. Ann. Soc. belge Méd. trop. **18**, 509 (1938). — BLAJIN, A. N.: Pseudo-Dicrocoeliasis. Trop. Med. u. Veterin. **8**, **11** (1930).

GALLI-VALERIO, B., u. M. BORNAND: La distomatose à Dicrocoelium lanceolatum Rud. chez l'homme. Schweiz. med. Wschr. **1931**, 614.

MATTES, O.: Der Entwicklungsgang des Lanzettegels Dicrocoelium lanceatum. Z. Parasitenkde 8, 371 (1936). — MTSCHEDLIDZE, J.: Sur un cas de Dicrocoeliose chez l'homme. Ann. de Parasitol. **9**, 68 (1931).

NEUHAUS, W.: Der Entwicklungsweg der Lanzettegelcercarie bei der Infektion des Endwirtes und ihre Entwicklung zum Dicrocoelium lanceatum. Z. Parasitenkde **10**, 476 (1938).

ROCHE, P. J. L.: Human Dicrocoeliasis in Nigeria. Trans. roy. Soc. trop. Med. Lond. **41**, 819 (1948).

SCHEID, G., H. MENDHEIM u. R. AMENDA: Die Lanzettegelinfektion (Dicrocoeliasis) beim Menschen nebst Mitteilung eines neuen Falles. Z. Tropenmed. u. Parasitol. **2**, **142** (1950).

TARASSOFF, W.: On the Differential Diagnosis of True and Pseudo-Dicrocoeliasis. Med. Parasit. a. Parasitic. Dis. **1**, 50 (1932).

WASILIJEWA, A. P.: Distomatosen der Leber bei Kindern in Turkestan (Fasciolosis und Dicrocoeliosis). Russian J. trop. Med. **5**, 36 (1927).

YENIKOMISHIAN, H. A., and D. A. BERBERIAN: The occurrence and Distribution of Human Helminthiasis in Syria and the Lebanon with Case Reports of Dicrocoelium dendriticum and Hymenolepis nana infestations. Trans. roy. Soc. trop. Med. Lond. **27**, 425 (1934).

Opisthorchis-Infektion.

EHRHARDT, A.: Systematik und geographische Verbreitung der Gattung Opistorchis R. Blanchard 1895, sowie Beiträge zur Chemotherapie und Pathologie der Opistorchiasis. Z. Parasitenkde **8**, 188 (1935). — EJSMONT, L.: Opistorchis tenuicollis (= O. felineus) en Pologne. Cas observés chez l'homme. Ann. de Parasitol. **15**, 507 (1937).

LUBINSKY, G. A., u. K. SSELIWANOW: Die zweiten Zwischenwirte des Katzenleberegels (Opistorchis felineus) in der Umgebung Kiews. Zbl. Bakter II. Ref. **105**, 255 (1942).

PEREVODCHIKOVA, L. N.: Opistorchiasis and primary cancer of the liver. Klinicheskaya Meditsina **18**, 56 (1940). — PLOTNIKOV, N. N.: La clinique de l'opistorchose. Med. Parasit. a. Parasitic Dis. **8**, 69 (1939). — Contributions à la thérapeutique spécifique de l'opisthorchose. Med. Parasit. a. Parasitic Dis. **9**, 419 (1940).

RINDFLEISCH: Über die Infektion des Menschen mit Distomum felineum. Z. klin. Med. **69**, 1 (1910). — RUDITZKI, M. G.: Zur Frage über die Entstehung des Leber- und Pankreaskrebses im Zusammenhang mit Distomatose. Z. Krebsforschg **27**, 402 (1928).

THIN, LI: Über histopathologische Veränderungen bei spontaner und experimenteller Infektion mit Opisthorchis felineus. Inaug.-Diss. Hamburg 1933.

VOGEL, H.: Der Entwicklungscyclus von Opisthorchis felineus (Riv.) nebst Bemerkungen über die Systematik und Epidemiologie. Zoologica **33**, 1 (1934).

ZERCHANINOV, L. K.: Le tableau du sang en présence de l'opisthorchose. Med. Parasit. a. Parasitic Dis. **8**, 210 (1939).

Clonorchis-Infektion.

BERCOVITZ, Z.: Clinical Studies on Human Infestations with the Liver Fluke (Clonorchis sinensis). Amer. J. trop. Med. **11**, 43 (1931).

EDELMANN, M. H., and C. L. SPINGARN: Clonorchiasis in the United States. Report of four cases. J. Amer. med. Assoc. **140**, 1147 (1949).

FAUST, E. C., and O. K. KHAW: Studies on Clonorchis sinensis (Cobbold) with a Consideration of the Molluscan Hosts of Clonorchis sinensis (Cobbold) in Japan, China and Southeastern Asia and other Species of Molluscs closely related to them by Bryant Walker. Amer. J. Hyg. Monogr. ser. No 8, **1927**, 284. — FISCHER, W.: Gallensteinbildung um Clonorchis-Eier. Zbl. Path. **63**, 164 (1935).

GALLIARD, H., DANG-VAN-NGU u. PHAN-HUY-QUAT: La distomatose pancréatique à Clonorchis sinensis au Tonkin. Etude anatomopathologique. Trans. far east. Assoc. trop. Med. (C.-R. Dixième Congrès Hanoi) **2**, 659 (1938).

HÖPPLI, R.: Histological Changes in the Liver of Sixty-Six Chinese infected with Clonorchis sinensis. Chin. med. J. **47**, 1125 (1933). — HUECK, O.: Fuadinwirkung bei Opisthorchis sinensis. Z. Tropenmed. u. Parsitol. **3**, 100 (1951).

KAN, H. C., u. H. VOGEL: Untersuchungen über die Übertragung von Clonorchis sinensis in dem Gebiete von Canton, China. Festschr. Nocht 1937, S. 225. — KOENIGSTEIN, R. P.: Observations on the Epidemiology of Infections with Clonorchis sinensis. Trans. roy. Soc. trop. Med. Lond. **42**, 503 (1949). — KOURI, P., J. G. BASNUEVO, L. ALVARÉ y O. LESCANO: Clonorchiasis y cancer. Rev. Parasitol. etc. **2**, 141 (1936).

MONROE, D.: Note on the longevity of Clonorchis sinensis. Publ. Health Rep. **39**, 1802 (1929).

NAUCK, E. G., u. BACKIANG LIANG: Primärer Leberkrebs und Clonorchisinfektion. Arch. Schiffs- u. Tropenhyg. **32**, 109 (1928). — NEWHAM, H. B.: The Pathology of Clonorchis Infection of the Pancreas. J. trop. Med. **28**, 437 (1925).

OTTO, J. H.: Zur Frage der röntgenologischen Erkennbarkeit krankhafter Veränderungen am Magen-Darmkanal bei Patienten mit Opisthorchis sinensis. Arch. Schiffs- u. Tropenhyg. **41**, 296 (1937). — Über den chinesischen Leberegel Opistorchis sinensis. Zur Entstehung, Erkennung und Behandlung der durch ihn bedingten Krankheit. Arch. Schiffs- u. Tropenhyg. **41**, 481, 552 (1937). — OTTO, J. H., u. TSCHAN TSCHING jr.: Über die Behandlung der menschlichen Infektion mit Clonorchis sinensis (Kobbold) mit Goldeinspritzungen. Arch. Schiffs- u. Tropenhyg. **39**, 99 (1935). — Massenansammlung von Eiern des Leberwurms Opisthorchis sinensis in der Gallenblase bei Verschluß der Papilla Vateri. Arch. Schiffs- u. Tropenhyg. **40**, 516 (1936).

RISSEL, E., u. G. HARTMANN: Über einen Fall von Clonorchis sinensis mit Gallengangskarzinom. Wien. klin. Wschr. **1949**, 355.

WANG, C. A.: Acute cholecystitis caused by Clonorchis sinensis. Report of a case. China med. J. **67**, 19 (1949).

Fasciolopsis-Infektion.

BARLOW, C. H.: The Life of the Human Intestinal Fluke Fasciolopsis Buski (Lankester). Amer. J. Hyg., Monogr. ser. No 4, **1925**, 98. — The Treatment of Fasciolopsiasis. China med. J. **41**, 253 (1927).

CHIEN, T.: Körperentwicklungsstörungen der Fasciolopsis-Erkrankten. Neue Z. Pharm. u. Med. **1931** (chinesisch).

GALLIARD, H.: La distomatose intestinale humaine à Fasciolopsis buski au Tonkin. Bull. Soc. Path. exot. Paris **41**, 214 (1948). — GALLIARD, H., et D. V. NGU: Recherches sur la specificité parasitaire de Fasciolopsis buski. Ann. de Parasitol. **22**, 16 (1947).

KAU, L. S., and K. WU: Pathological findings among pigs experimentally infected with Fasciolopsis buskii. Ann. trop. Med. **32**, 133 (1938).

McCOY, O. R., and T. C. CHU: Fasciolopsis buski Infection among School Children in Shaohsing and Treatment with Hexylresorcinol. Chin. med. J. **51**, 937 (1937).

VOGEL, H.: Beobachtungen über Fasciolopsisinfektion. Arch. Schiffs- u. Tropenhyg. **40**, 181 (1936).

WANG, M. S.: Über die Krankheitserscheinungen bei Infektion mit Fasciolopsis buski. Arch. Schiffs- u. Tropenhyg. **40**, 243, 295 (1936). — WATT, J. Y. C.: Incidence of Helminthic Parasites with Special Reference to the Epidemiology of Fasciolopsis Buski in Shiaoshan, Chekiang 1934/35. Chin. med. J. **51**, 77 (1937).

YOUNG, SH.: The Blood picture in human Fasciolopsis. J. Shanghai Sci. Inst., Sect. IV **1**, 177 (1935).

Seltenere Darmegel.

AFRICA, C. M., E. Y. GARCIA and W. DE LEON: Intestinal Heterophyidiasis with Cardiac Involvement: a Contribution to the Etiology of Heart Failures. Philippine J. publ. Health **2**, 22 (1935). — AFRICA, C. M., W. DE LEON and E. Y. GARCIA: Heterophyidiasis: II. Ova in Sclerosed Mitral Valves with other Chronic Lesions in the Myocardium. J. Philippine Islands med. Assoc. **15**, 583 (1935). — Heterophyidiasis: V. Ova in the Spinal Cord of Man. Philippine J. Sci. **62**, 393 (1937). — Heterophyidiasis: VI. Two More Cases of Heart Failure associated with the Presence of Eggs in Sclerosed Valves. J. Philippine Islands med. Assoc. **17**, 605 (1937).

BONNE, C., G. BRAS and LIE KIAN JOE: Five Human Echinostomes in the Malayan Archipelago. Med. Maandblad, Batavia **23**, 456 (1948). — BUCKLEY, J. J. C.: Observations on Gastrodiscoides hominis and Fasciolopsis buski in Assam. J. of Helminth. **17**, 1 (1939).

FAUST, E. C.: Human Helminthology. Philadelphia: Lea and Feebiger 1949.

VOGEL, H.: Himasthla Muehlensi n. sp., ein neuer menschlicher Trematode der Familie Echinostomidae. Zbl. Bakter. **127**, 385 (1937).

Paragonimus-Infektion.

BERCOVITZ, Z.: Clinical studies on human lung fluke disease (endemic hemoptysis) caused by Paragonimus westermani infestation. Amer. J. trop. Med. **17**, 101 (1937). — BERTRAND: Distomatose pulmonaire ou hémoptysie pulmonaire à Paragonimus. Ann. Soc. belge Méd. trop. **27**, 1 (1947). — BREM, T. H., and H. A. COHN: Paragonimus westermanii: a case report. Radiology **46**, 511 (1946).

HEINERT, F. J.: Paragonimiasis pulmonar o distomatosis pulmonar en el Ecuador. Rev. Kuba Med. Trop. y Parasitol. **3**, 101 (1947).

KAWAI, N.: Ein erfolgreich operierter Fall von Lungenegelerkrankung des Gehirns (Paragonimiasis s. Distomiasis cerebri). Dtsch. Z. Chir. **252**, 705 (1939). — Ko, E.: Paragonimus westermanii abscess in lower abdominal wall. Taiwan Igakkai Zasshi **38**, 539 (1939). — Koo, S., and D. Woo: Pleural Paragonimiasis complicated by Empyema Thoracis. Report of a Case. Chin. med. J. **67**, 211 (1949).

MEIRA, J. A., M. O. ALVARES CORRÊA e F. J. MELO ALBUQUERQUE: Sobre un caso de distomatose pulmonar (paragonimiase) con especial referência sôbre a distribuicão do Paragonimus westermani no Brasil. Rev. Paulista de Medicina **22**, 396 (1943). — MUSGRAVE: Paragonimiasis in the Philippines. Philippine J. Sci. **7**, 15 (1907).

NONOMURA, T.: Ein Fall von parasitärer Meningitis, hervorgerufen durch Distomum pulmonum, mit besonderer Berücksichtigung des Auftretens der eosinophilen Leukocyten im Liquor cerebrospinalis. Okayama-Igakkai-Zasshi (jap.) **53**, 67 (1941).

PESIGAN, T. P., L. F. TORRES jr. and M. P. RECIO: Paragonimiasis westermanii: an unexpected case with cystic formation in the anterior abdominal wall. J. Philippine Islands med. Assoc. **23**, 293 (1947).

TILLMAN, A. J. B., and H. S. PHILLIPS: Pulmonary Paragonimiasis. Amer. J. Med. **5**, 167 (1948). — TUBANGUI, M. A.: Preliminary notes of the Crustacean vector of the Paragonimus in the Philippines. J. of Parasitol. **32**, 150 (1946).

VOGEL, H., K. WU und J. Y. C. WATT: Preliminary Report on the Life History of Paragonimus in China. Trans. far east. Assoc. trop. Med. (Ninth Congr. Nanking) **1**, 509 (1934).

WANG, S. H., and C. R. HSIEH: Roentgenologic study of paragonimiasis of lungs. Chin. med. J. **52**, 829 (1937).

YARWOOD, G. R., and B. G. T. ELMES: Paragonimus cyst in a West African Native. Trans. roy. Soc. trop. Med. Lond. **36**, 347 (1943). — YOKOGAWA, A.: Distoma of the lungs: Paragonimus westermani, a study of the liberation of encysted cercaria in the alimentary tract of the final host. Taiwan Igakkai Zasshi **1918**, 401. — YOKOGAWA, S., M. Ro, K. WAKISAKA and K. So: Studies on the treatment of paragonimiasis. II. On the efficacy of prontosil in combination with emetine against lung fluke disease and changes in the eggs of lung fluke during the treatment. Taiwan Igakkai Zasshi **39**, 180, 181 (1939).

Taenia-Infektionen.

ALLEN, R. W.: The Thermal Death Point of Taenia saginata. J. of Parasitol. **33**, 331 (1947). — ALTENKAMP, TH.: Akute Appendicitis bei Bandwurm. Münch. med. Wschr. **1935**, 418. — ANDERSON, T. F., and J. C. D. CAROTHERS: Two Fatal Cases of Poisoning with Male Fern. East afr. med. J. **10**, 122 (1935). — ARNELL, O.: Biliary tract diseases caused by Taenia saginata. Acta chir. scand. (Stockh.) **99**, 280 (1949).

BASNUEVO, J. G.: Teniasis y estaño. Rev. Kuba Med. Trop. y Parasitol. **4**, 119 (1948). — BUGGE, G.: Zum Vorkommen zahlreicher Taenia solium im Darm des Menschen. Z. Fleisch- u. Milchhyg. **54**, 76 (1944).

CLARK, H. C.: Taenia saginata in the appendix. Amer. J. Surg. **72**, 128 (1946).

DENECKE, K.: Der Befall mit menschlichen Darmhelminthen auf der Elbinsel Finkenwerder und seine Ursachen. Arch. f. Hyg. **117**, 332 (1937). — DESCHIENS, R., et J. BABLET: Sur deux cas d'enclavement appendiculaire d'anneaux de cestodes. Acta tropica **5**, 219 (1948).

EISENKLAM, I.: Ein Bandwurm als Inhalt der Gallenblase. Wien. klin. Wschr. **42**, 1051 (1929). — EISENTRAUT, M.: Wurmbefall bei Kriegsgefangenen verschiedener Nationalität. Öff. Gesdh.dienst B **9**, 240 (1943). — ESPERSEN, T.: Om tilsigtet og uonsket Virkning ved

191 Baendelormekure med Extractum filicis i Doser paa indtil 15 gram. Nord. med. Ark. (schwed.) **31**, 2191 (1946).

Faiguenbaum, J., y R. R. Donckaster: Las Teniasis y su tratamiento. Bol. Inform. parasitar. chil. **5**, 45 (1950). — Farzane, G. A., and K. Ibragimov: Ileus, verursacht durch Taenia solium. Klinicheskaya Meditsina **13**, 1726 (1935). — Faust, E. C.: Human Helminthology. Philadelphia: Lea a. Febiger 1949. — Ferracani, R. S.: Obstrucción intestinal por ivillo de Taenia saginata. Rev. Med. quir. Patol. Femenina **18**, 317 (1941).

Le Gac, P.: Toxocité des Sels d'étain vis-à-vis des plathelminthes. Bull. Soc. Path. exot. Paris **40**, 452 (1947). — Gärtner, H., u. L. Müting: Beitrag zur Verbreitung der Wurmkrankheiten. Dtsch. med. Wschr. **1949**, 881. — Garcia, M. F., A. de Mallos e H. Burger: Bemerkungen über die β-(4-Hydroxy-3,5-dijodophenyl)-α-phenylpropionsäure als Bandwurmmittel. Rev. bras. Gastroenterol. **2**, 519 (1950). (Portugiesisch.) — Graminara, A., y V. Talice: El tetracloruro de carbono como antihelmíntico para las tenias del hombre. Soc. argent. Patol. del Norte 8, 551 (1933). — Gunn, H.: The Treatment of Tape Worm through Duodenal Tube. Amer. J. trop. Med. **11**, 273 (1931).

Hähnel, L.: Beitrag zur Toxikologie der gebräuchlichsten Anthelminthica. Pharmazie **1950**, H. 1, 18. — Halawani, A., I. Baz, A. Hafez and M. K. Shawarbi: Treatment of Tape Worm with Atabrine. J. roy. egypt. med. Assoc. **31**, 956 (1948). — Hamilton, J. B.: Taenia saginata: a case report. Radiology **47**, 64 (1946). — Hernández Morales, F.: Poisoning by Oleoresin of Aspidium. Report of a Case with Post Mortem Findings. Puerto Rico J. publ. Health **21**, 213 (1945). — The Treatment of Taenia saginata with Atabrine. Puerto Rico J. publ. Health **25**, 78 (1949). — Hernández Morales, F., and D. S. Stevenson: The Treatment of Taenia saginata with a Hexylresorcinol Emulsion administered into the Duodenum. Puerto Rico J. publ. Health **23**, 87 (1949). — Herszky, P.: Bandwurm-Ileus. Dtsch. med. Wschr. **1927**, 144. — Hirte, W.: Bandwurmkuren mit einem Zinnpräparat. Dtsch. med. Wschr. **1951**.

Jaspersen, H.: Die Verwurmung der Kieler Schulkinder auf Grund von Untersuchungen im Jahre 1938. Öff. Gesdh.dienst B **6**, 285 (1940). — Jepsen, A., and H. Roth: Epizootiology of Cysticercus bovis. Resistance of the eggs of Taenia saginata. Saertryk fra 14. Internat. Vet.-Congr. London, Aug. 1949, S. 1—7.

Kawanishi, K.: Experimental Studies on the Morphological Changes of the Blood and Clinical Symptoms in Infections with Taenia solium of Man. Taiwan Igakkai Zasshi **31**, 330 (1932). — Kirnmann, E.: Ein seltener Fall von Pankreasnekrose verursacht durch die Taenia saginata. Zbl. Chir. **64**, 1529 (1937). — Kuçera, K., u. O. Jirovec: Zur Kenntnis der menschlichen Darmparasiten in Mähren. Arch. f. Hyg. **128**, 123 (1942).

Lavier, M. G.: Diskussion zu Le Gac, Bull. Soc. Path. exot. Paris **40**, 455 (1947).

Maplestone, P. A.: The Eggs of Taenia solium and Taenia saginata. Indian med. Gaz. **72**, 149 (1937). — Margulis, S.: Anwendung der Duodenalsonde zur Austreibung der Taenien bei Erwachsenen und Kindern. Münch. med. Wschr. **1929**, 1510. — Mazotti, L., L. Rodriguez y A. Treviño: Observaciones en 161 personas parasitadas con Taenia. Rev. Inst. Salub. y Enf. Trop. 8, 155 (1947). — Mendheim, A., u. G. Scheid: Untersuchungen über den Wurmbefall in Stadt- und Landkreisen Oberbayerns. Z. Tropenmed. u. Parasitol. **1**, 553 (1950). — Mittelmann, G.: Zestodosen-Behandlung mit Cucurbita-Samen. Med. Parasit. a. Parasitic. Dis. **2**, 143 (1933). — Mönnig, H. O.: Veterinary Helminthology and Entomology. London: Baillière, Tindall a. Cox 1934. — Montel, M. R.: Diskussion zu Le Gac, Bull. Soc. Path. exot. Paris **40**, 455 (1947). — Mukerji, A. K., and P. A. Maplestone: The Treatment of Taeniasis. Indian med. Gaz. **78**, 282 (1943).

Neghme, A., y J. Faiguenbaum: Nueva modalidad de tratamiento en las teníasis. Rev. med. Chile **75**, 54 (1947). — Newton, W. L., H. J. Benett and W. B. Figgat: Observations on the effects of various sewage treatment processes upon eggs of Taenia saginata. Amer. J. Hyg. **49**, 166 (1949). — Niño, F. L.: Contribución al tratamiento quimioterápico de la teníasis por Taenia saginata. Bol. Inst. Clín. quir. Univ. Buenos Aires **20**, 813 (1944). — Nogueira Rivero, G.: La atebrina en la Tenia saginata. Horizontes Médicos **4**, 73 (1947).

Oelkers, H. A.: Pharmakologische Grundlagen der Behandlung von Wurmkrankheiten. Leipzig: S. Hirzel 1950.

Palais, M.: Développement de Taenia saginata dans les cas de parasitisme multiple. Bull. Soc. Path. exot. Paris **30**, 485 (1937). — Penfold, H. B.: The treatment of Patients infested with Taenia saginata. Med. J. Austral. **1**, 385 (1936). — The Signs and Symptoms of Taenia saginata Infestation. Med. J. Austral. **1**, 531 (1937). — The Life History of Cysticercus bovis in the tissues of the Ox. Med. J. Austral. **1**, 579 (1937). — Penfold, W., H. B. Penfold and M. Phillips: Taenia saginata: its Growth and Propagation. J. Helminthol. **15**, 41 (1937). — Pipkin, A. C., and E. Rizk: Treatment of Taeniasis saginata with Atabrine. J. of Parasitol. **34**, 28 (1948). — Prévot, R., H. Hornbostel u. H. Dörken: Studien zur Lokalisation und gezielten Therapie der Taenia saginata. Vortr. auf der Tagg der Nordwestdtsch. Ges. für inn. Med. am 2. Febr. 1951, Hamburg. — Prümm, A.: Über hochgradige Eosinophilie bei Taenia saginata. Dtsch. med. Wschr. **1935**, 376.

SANDGROUND, J. H.: Newer Drugs for the Treatment of Tapeworm Infestations. Some Results obtained with Carbon Tetrachloride, Tetrachlorethylene and Hexylresorcinol. New England J. Med. **218**, 298 (1938). — SCHNEIDER, H.: Weitere Erfahrungen über die Bandwurmkur mittels der Duodenalsonde. Münch. med. Wschr. **1926**, 1403. — STOLL, N. R.: This Wormy World. J. of Parasitol. **33**, 1 (1947). — SWARTZWELDER, J. C.: Clinical Taenia Infection: an Analysis of Sixty Cases. J. trop. Med. **42**, 226 (1939).

TORRES, C. M.: Alteracoes patológicas do apendice vermiforme contendo Proglottis de Taenia sp. Mem. Inst. Cruz (port.) **38**, 373 (1943). — TRAPPEN, P. v. D.: Erfahrungen mit einem neuen Bandwurmmittel, dem Acranil. Ther. Gegenw. **1940**, 501.

VILJOEN, N. F.: Cysticercosis in Swine and Bovines with special reference to South African Conditions. Onderstepoort J. Vet. Sci. a. Animal Industr. **9**, 337 (1937). — VOGEL, H.: Bandwurmkuren in der Schwangerschaft. Med Welt **1941**, 18.

WESTPHAL, A.: Über eine Intoxikationspsychose im Anschluß an den Gebrauch von Extractum filicis maris. Klin. Wschr. **1927**, 1190. — WIGAND, R.: Atropin zur Bandwurmkur. Klinisch-parasitologische Beobachtungen III. Dtsch. med. Wschr. **65**, 923 (1939). — Arzneimitteltherapie der Taeniasis des Menschen. Fortschr. Ther. **18**, 372 (1942).

YOSHINO, K.: On the Subjective Symptoms caused by the Parasitism of Taenia solium and its Development in Man. Taiwan Igakkai Zasshi **33**, 183 (1934).

Diphyllobothrium-Infektion.

BIRKELAND, I. W.: Bothriocephalus-Anemia, Diphyllobothrium latum, and Pernicious Anemia. Medicine **11**, 1 (1932). — BONSDORFF, B. v.: In which Part of the Intestinal Canal is the Fish Tapeworm found? A Questionnaire. Diphyllobotrium latum and Pernicious Anemia. Acta med. scand. (Stockh.) **129**, 42 (1947). — Die Pathogenese der perniziösen Wurmanämien im Lichte neuer Erfahrungen. Bull. schweiz. Akad. Med. Wissensch. **3**, 119 (1947/48). — Folic Acid in the Treatment of Pernicious Tapeworm Anemia. Acta med. scand. (Stockh.) **213**, 82 (1948). — Pernicious Anemia Caused by Diphyllobothrium latum, in the Light of Recent Investigations. Blood **3**, 91 (1948).

CAMERON, T. W. M.: Fish-carried Parasites in Canada. 1. Parasites carried by freshwater fish. Canad. J. comp. Med. **9**, 245 (1945).

EHRSTRÖM, R.: Zur Kenntnis der Darmparasiten Finnlands. Acta med. scand. (Stockh.) **64**, 29 (1926). — ESKOLA, O.: On the Amount of Urobilin Excreted in Urin and Faeces in Pernicious Tape-Worm Anaemia and its relation to the Reticulocyte Crisis. Ann. Med. internat. Fenniae **37**, 1 (1948). — On Reticulocytosis in Anaemia Perniciosa Diphyllobothrica during Liver-Treatment, with consideration of the various Types. Ann. Med. internat. Fenniae **37**, 91 (1948). — Bone Marrow Picture in Early Remission of Pernicious Tape-Worm Anaemia. Ann. Med. internat. Fenniae **37**, 116 (1948).

GRANT, F.: Bothriocephalusketten bei einem Kranken. Klin. Wschr. **1930**, 502.

HELANDER, E. V.: Über die Magensekretion bei Bothriocephalusträgern. Acta med. scand. (Stockh.) **155**, 115 (1945). — HERNBERG, C. A.: On the occurrence of the intrinsic factor in the gastric juice in pernicious bothriocephalus anaemia. Acta med. scand. (Stockh.) **123**, 255 (1941). — On the secretion of gastric juice in recovery after pernicious bothriocephalus anemia. Acta med. scand. (Stockh.) **129**, 12 (1947). — Roentgenological Visualization of the Fish Tapeworm Diphyllobothrium latum, in the Intestine of Man. A Preliminary Report. Acta med. scand. (Stockh.) **135**, 138 (1949). — HIRVONEN, M.: Serumeisenuntersuchungen an Bothriocephalus latus- und Taenia saginata-Patienten. Acta med. scand. (Stockh.) **108**, 63 (1941). — On the Differential Diagnosis between Pernicious Tapeworm Anemia and Cryptogenetic Pernicious Anemia in Carriers of Diphyllobothrium latum. Ann. Med. internat. Fenniae **36**, 39 (1947). — HOFF, F., u. H. SAUERSTEIN: Über Bothriocephalusanämie. Klin. Wschr. **1926**, 131.

MAGATH, TH. B., and H. E. ESSEX: Concerning the distribution of Diphyllobothrium latum in North America. J. prevent. Med. **5**, 227 (1931).

SCIDAT, L., u. R. WIGAND: Leitfaden der einheimischen Wurmkrankheiten des Menschen. Leipzig 1939. — SEPPÄ, T.: Levean heisimadon levinneissyydestä ja sen aiheuttaman anemian yleisyydesta. Duodecim (Helsingfors) **43**, 101 (1927). — STICH, W.: Stereobilinurie bei Bothriocephalus-Anämie. Klin. Wschr. **1946**, 177.

TARASSOV, V.: Expérience acquise par cinq années d'études sur les Bothriocephalus dans la partie nord-est de l'URSS 1931—1935. Ann. de Parasitol. **14**, 472 (1936). — De l'Immunité envers le bothriocéphale diphyllobothrium latum. Ann. de Parasitol. **15**, 524 (1937). — TÖTTERMANN, G.: Experimentella undersökningar över Bothriocephalus latus voll i den perniciösa anemius patogenes. Nord. med. Tskr. **14**, 1320 (1937). — Über Sternalmark und Blut bei Wurmträgern (Bothriocephalus latus, Taenia mediocanellata). Acta med. scand. (Stockh.) **104**, 176 (1939). — On the Price-Jones' Curve in Tape-Worm Anemia. Acta med. scand. (Stockh.) **117**, 135 (1944). — Anemia hyperchromica diphyllobothrica. Acta med. scand. (Stockh.) **118**, 402 (1944). — Furthermore on the Question of the Pathogenesis of pernicious tape-worm anemia. A preliminary Report. Acta med. scand. (Stockh.) **118**, 422

(1944). — On the occurrence of pernicious tape-worm anemia in Diphyllobothrium carriers. Acta med. scand. (Stockh.) **118**, 410 (1944). — Is the broad Tape-Worm the Causal Agent of Hypochromic Anemia? Ann. Med. internat. Fenniae **36**, 185 (1947).

VOGEL, H.: Helminthologische Beobachtungen in Ostpreußen, insbesondere über Dibothriocephalus latus und Opisthorchis felineus. Dtsch. med. Wschr. **1929**, 1631. — Beobachtungen über Dibothriocephalus latus. Beih. z. Arch. Schiffs- u. Tropenhyg. **33**, 164 (1929). — Studien über die Entwicklung von Diphyllobothrium. Z. Parasitenkde **2**, 231, 628 (1930).

Infektion mit Hymenolepis nana.

BACIGALUPO, J.: L'évolution de l'Hymenolepis nana. C. r. Soc. Biol. Paris **99**, 239 (1928). Algunas consideraciones sobre teniasis por Hymenolepis nana. Arch. argent. Enferm. Apar. digest. **7**, 359 (1932). — BAILEY, W. S.: Observations on the role of Tenebrio molitor as an intermediate host for Hymenolepis nana var. fraterna. J. of Parasitol. **33**, 433 (1947). — BERBERIAN, D. A.: Treatment of Hymenolepis nana infection with Acranil. Amer. J. trop. Med. **26**, 339 (1946).

FAIGUENBAUM, J., y R. R. DONCKASTER: Las Teniasis y su tratamiento. Bol. Inform. parasitar. chil. **5**, 45 (1950).

GORIACHEVA, L. K.: Comparison of the Efficiency of the Treatment of Hymenolepidosis by Different Methods. Med. Parasit. a. Parasitic. Dis. **13**, 7 (1944).

KORNFELD: Darmveränderungen durch Hymenolepis nana. Virchows Arch. **258**, 512 (1925).

OQUIÑENA ECHALESCU, F.: La Hymenolepis nana en España. Med. Pais. cálid. **2**, 305 (1929). — OTTO, G. F.: Human Infestation with the Dwarf Tapeworm, Hymenolepis nana, in Southern United States. J. of Parasitol. **21**, 443 (1935).

ROMERO CALATAYUD, A.: 27 casos de teniasis por Hymenolepis nana. Med. Pais. cálid. **6**, 208 (1933).

TOMITA, S.: Clinical Observations on Patients infested with Hymenolepis nana, with Special Reference to Changes in their Blood Pictures. Taiwan Igakkai Zasshi **36**, 386 (1937).

WANG (LO-SHAN): Human Infection of Hymenolepis nana in North China. An Analysis of 171 Cases. Chin. med. J. **54**, 141 (1938).

Seltenere Bandwürmer.

ADAMS, A. R. D.: A Fourth Case of Human Infestation with Bertiella studeri (Cestoda) in Mauritius. Ann. trop. Med. **29**, 361 (1935). — AFRICA, C. M., and E. Y. GARCIA: The Occurence of Bertiella in Man, Monkey and Dog in the Philippines. Philippine J. Sci. **56**, 1 (1935).

BACARDI, J. F., y A. P. DEL PINO: Dipylidium caninum. Caso humano. Rev. Parasitol. etc. **2**, 343 (1936). — BAER, J., P. KOURI y F. SOTOLONGO: Anatomia, posición sistemática y epidemiologia de Inermicapsifer cubensis (Kouri 1938, Kouri 1940), cestode parasito del hombre en Cuba. Rev. Kuba Med. Trop. y Parasitol. **6**, 9 (1950). — BONNE, C.: Over Bertiella studeri (Blanchart 1891). Bertiella satyri Stiles and Hassall 1926. Bertia satyri Blanchart 1891. Geneesk. Tijdschr. Nederl.-Indië **80**, 2222 (1940). — DE BRUYNE, J. I.: Ein Fall von Ansteckung mit Rattenbandwurm beim Menschen. Nederl. Tijdschr. Geneesk. **1947**, 1986.

FAUST, E. C.: Human Helminthology. Philadelphia: Lea and Feebiger 1949.

GUNDRUM, F. F., and J. R. SNYDER: Hymenolepis diminuta. Report of a Case. California Med. **26**, 350 (1927).

JOYEUX, C., et J. G. BAER: L'hôte normal de Raillietina (R.) demerariensis (Daniels 1895) en Guyane hollandaise. Acta Tropica **6**, 141 (1949).

LEÓN, L. A.: La raillietinosis es una endemia en el Ecuador. Nuevo aporte al conocimiento de la Raillietina (Raillietina) Equatoriensis. Bol. Sanidad. Quito (Ecuador) **3**, 41 (1947).

OSIMANI, J. J.: Parasitismo humano por Dipylidium caninum (Linneo 1758). Rev. Kuba Med. Trop. y Parasitol. **4**, 143 (1948).

ROY, S. CH.: Bertiella studeri, a Natural Tape-Worm Parasite of Monkeys, in a Hindu Child. Indian med. Gaz. **73**, 346 (1938).

SCHAEPPI, T.: Hochgradige anaphylaktische Erscheinungen bei Infektion mit Taenia cucumerina. Praxis **38**, 942 (1949). — SCHEID, G., u. H. MENDHEIM: Über das Vorkommen des Rattenbandwurmes beim Menschen in Deutschland. Z. Kinderheilk. **65**, 587 (1948).

Cysticercose.

ALBERT, Z.: Ein großer Cysticercus der Taenia solium in der Leber. Zbl. Bakter. I Orig. **142**, 374 (1938). — ARANA, R., and A. ASENJO: Ventriculographic Diagnosis of Cysticercosis of the Posterior Fossa. J. Neurosurg. **2**, 181 (1945). — AUSTONI, M.: Su di un caso di cisticercosi generalizzata grave. Policlinico **46**, 627, 633, 639 (1939).

BÄRTSCHI-ROCHAIX, W., u. J. DE LA CUADRA: Beitrag zur Kenntnis und Diagnostik der spinalen Cysticercose. Helvet. med. Acta, Ser. A **13**, 192 (1946). — BELFORT MATTOS, W.: Cirurgía da cisticercose sub-retiniana. Un novo processo. Arqu. brasil. Oftalm. **3**, 163 (1940).

BERTRAND, I., J. GUILLAUME et A. FEDER: Cysticercose racémeuse à localisation spinale. Revue Neur. **77**, 134 (1945). — BRAILSFORD, J. F.: Cysticercus cellulosae — its Radiographic Detection in the Musculature and the Central Nervous System. Brit. J. Radiol. **14**, 79 (1941). BROUGHTON-ALCOCK, W., and M. WEINBREN: Generalized Infection of Muscles with Cysticercus cellulosae; Measurements of Cysts and Comparison with those of Trichinella spiralis. Proc. roy. Soc. Med. **24**, 222 (1930).

CASTELLANI, A., and G. ACANFORA: Brief Notes on Cysticercosis and Luetic Pseudocysticercosis. J. trop. Med. **41**, 213 (1938). — CASTELLANO, T., J. ORGAZ y F. LUQUE: Cisticercosis Bovis en el hombre? Prensa méd. argent. **15**, 665 (1928). — CH'IN KUANG YU: Nodules or Tumors in Subcutaneous and Other Tissues due to Cysticercus cellulosae. Chin. med. J. **47**, 1181 (1933). — CHUNG, H. L., and C. U. LEE: Cysticercosis cellulosae in Man with Special Reference to Involvement of Central Nervous System. Chin. med. J. **49**, 429 (1935).

DICKMANN, G. H.: Cisticercosis de la fosa craneana posterior. Prensa méd. argent. **33**, 1628 (1946). — DIXON, H. B. F., and W. H. HARGREAVES: Cysticercosis (Taenia solium). A further ten year's clinical study, covering 284 cases. Quart. J. Med. **13**, 107 (1944). — DIXON, H. B. F., and D. W. SMITHERS: Epilepsy in Cysticercosis (Taenia solium). A Study of Seventy-One Cases. Quart. J. Med. **3**, 603 (1934). — Treatment of Cerebral Cysticercosis. J. Army med. Corps **64**, 227 300, 375 (1935). — Treatment of Cerebral Cysticercosis. J. Army med. Corps **65**, 28, 91 (1935). — DOMBROWSKY, A. I.: The Roentgen diagnosis of Cysticercus. Amer. J. Roentgenol. **45**, 558 (1941).

EDWARDS, C.: Cerebral Cysticercosis without Epilepsy. Lancet **1946**, 500. — ELSAESSER, K.-H.: Zur Symptomatologie, Diagnostik und Therapie der Hirncysticerose. Bericht über 8 Erkrankungen und tabellarische Zusammenstellung der Fälle des Schrifttums seit 1910. Z. Neur. **177**, 323 (1944). — EVANS, R. R.: Cysticercosis in an athlete. Trans. roy. Soc. trop. Med. Lond. **32**, 549 (1939).

GAETHGENS, W.: Serodiagnostische Untersuchungen über Taenieninfektionen unter besonderer Berücksichtigung der Zystizerkenkrankheit. Arch. f. Hyg. **129** (1943). — GAUPP, R.: Die Gehirncysticercose. Dtsch. med. Wschr. **1941**, 1289. — GELFAND, M.: Cysticercosis of the Brain in the African of Rhodesia. East afr. med. J. **25**, 110 (1948). — GRAÑA, A., y B. H. SCHENONE: Eosinofilía del liquido céfalo-raquideo por cisticercosis cerebral. Arch. urug. Med. **19**, 135 (1941). — GREIG, E. F. W.: Case of Epilepsy of Long Duration due to Cysticercosis. J. trop. Med. **42**, 49 (1939).

HARTMANN, K.: Entfernung eines lebenden Cysticercus cellulosae (Blasenwurm) aus der vorderen Augenkammer. Klin. Mbl. Augenheilk. **112**, 333 (1947). — HAUSMAN, R., YOE TJIN LIONG and A. FOSSEN: A case of cysticercosis, with some notes on taeniasis in Indonesia. Doc. neerl. indones. morb. trop. **2**, 69 (1950). — HECKER, H. v., u. F. KELLNER: Zur Diagnostik der Lungenzystizerkose beim Lebenden. Fortschr. Roentgenstr. **39**, 624 (1929).

JEHN, W.: Über Cysticercus cellulosae. Virchows Arch. **234**, 240 (1921). — JUNIOR, L.: Ocular cysticercosis. Amer. J. Ophthalm. **32**, 574 (1949).

KLOOS, G.: Kasuistik zur klinischen Diagnose der Cysticercen-Epilepsie. Nervenarzt **10**, 363 (1937). — KULKOW, A. E.: Zur Symptomatologie und Diagnose der Hirncysticercose; zur Klinik der Hirncysticercose. Z. Neur. **172**, 642 (1941). — Zur Symptomatologie und Diagnose der Hirncysticercose; intra-vitale Diagnose. Z. Neur. **172**, 657 (1941).

LANGE, O.: Síndromo liquórico da cisticercose encefalomeningeia. Rev. Neur. São Paulo **6**, 35 (1940). — LECH, J.: Ocular Cysticercosis. Amer. J. Ophthalm. **32**, 523 (1949).

MACARTHUR, W. P.: Cysticercosis as seen in the British Army, with Special Reference to the Production of Epilepsy. Trans. roy. Soc. trop. Med. Lond. **27**, 343 (1934). — MCGILL, R. J.: Cysticercosis resembling Myopathy. Lancet **1948 II**, 728. — MAZZOTTI, L.: Datos sobre la cisticercosis en México. Rev. Inst. Salub. y Enf. Trop. **5**, 283 (1944). — MENON, T. B., and G. D. VELIATH: Tissue Reactions to Cysticercus cellulosae in Man. Trans. roy. Soc. trop. Med. Lond. **33**, 537 (1940).

NAUCK, E. G.: Gehirncysticercosis. Bericht über 3 Fälle aus Costa Rica. Arch. Schiffs- u. Tropenhyg. **34**, 158 (1930). — NIETO, D.: Diagnostic de la cysticercose du système nerveux. Prensa méd. argent. **10/11**, 226 (1948).

OBRADOR, S.: Clinical Aspects of Cerebral Cysticercosis. Arch. of Neur. **59**, 457 (1948). — OCHOTERENA, I.: Contribución para el conocimiento de la histopatología de la cisticercosis cerebral humana en México. An. Inst. Biol. Univ. Méx. **6**, 79.

PUIG SOLANES, M., y L. VERGARA ESPINO: Nota acerca de la cirurgía del cisticerco libre en el vitro. Arch. Asoc. para Evitar la Ceguera en México **4**, 249 (1946). — PULGRAM, F.: Über einen Fall von Cysticercus cellulosae cerebri et cordis. Wien. klin. Wschr. **1928**, 1088. PUPO, P. P., e A. M. PIMENTA: Cisticercose do IV ventriculo. Consideracões anátomo-clínicas e sobre a terapeutica circurgica. Arqu. neuro-psiquiatria São Paulo **7**, 274 (1949).

REIS, J. B., A. DOS BEL e H. B. DINIZ: Dificuldade no diagnóstico diferencial entre cisticercose endefálica e neurolues. Arqu. neuro-psiquiatria São Paulo **7**, 156. — RITTER, C.: Solitäre und multiple Muskelcysticercen. Dtsch. Z. Chir. **257**, 664 (1943).

Segal, A.: A Case of Cysticercosis of Bone. South afr. med. J. **12**, 762 (1938). — Stepién, L., et J. Chorobski: Cysticercosis cerebri and its operative treatment. Arch. de Neur. **61**, 499 (1949).

Takamatsu, H.: Über einen Sektionsfall von generalisierter Cysticercose. Zbl. Path. **72**, 2 (1939). — Talice, R., et J. Gurri: Relation entre le développement de Cysticercus racemosus et le degré de malignité de la cysticercose correspondante. Ann. de Parasitol. **25**, 121 (1950). — Tanasescu, I., u. E. Repciuc: Ein Fall von Cysticercus bovis im Unterhautgewebe des Menschen. Virchows Arch. **304**, 555 (1939). — Tornack, J. H.: Über Zystizerkeninfektion. Dtsch. med. Wschr. **1941**, 628. — Trelles, J. O., y J. Lazarte: Cisticercosis cerebral. Estudio clınico, histopatológico y parasitológico. Rev. neuro-psiquiatria Lima **3**, 393 (1940).

Uribe Troncoso, M.: Discussion zu J. Lech: Ocular Cysticercosis. Amer. J. Ophthalm. **32**, 523 (1949).

Viljoen, N. F.: Cysticercosis in Swine and Bovines, with special reference to South African conditions. Onderstepoort J. Vet. Sci. a. Animal Industr. **9**, 337 (1937).

Williams, A. A.: Cysticercosis cerebri mistaken for cerebral syphilis. Report of a case. Lancet **1948 II**, 144.

Yoshino, K.: Studies on the Postembryonal Development of Taenia solium. Part II. On the Youngest Form of Cysticercus cellulosae and on the Migratory Course of the Oncosphaera of Taenia solium within the Intermediate Host. Taiwan Igakkai Zasshi **32**, 344 (1933). Yoshino, K.: Studies on the Postembryonal Development of Taenia solium. Part III. On the Development of Cysticercus cellulosae within the Definite Intermediate Host. Taiwan Igakkai Zasshi **32**, 345 (1933).

Coenurose.

Brumpt, E., M. E. Duvoir et J. Sainton: Un cas de cénurose humaine du au „Coenurus serialis" parasite habituel des lapins et des lièvres. Bull. Acad. Méd. **112**, 58 (1934).

Cannon, D. A.: A Case of Human Infection with a Species of Coenurus. Ann. trop. Med. **36**, 32 (1942). — Clapham, P. A.: An English Case of Coenurus cerebralis in the Human Brain. J. of Helminth. **19**, 84 (1941). — Crusz, H.: On an English Case of an Intramedullary Spinal Coenurus in Man, with some Remarks on the Identity of Coenurus spp. infesting Man. J. of Helminth. **22**, 73 (1948).

Faust, E. C.: Human Helminthology. Philadelphia: Lea and Feebiger 1949.

Harant, H., et Mme. Midrouillet: Sur un nouveau cas de coenurose humaine. Bull. Soc. Path. exot. Paris **42**, 173 (1949).

Landells, J. W.: Intra-Medullary Cyst of the Spinal Cord due to the Cestode Multiceps multiceps in the Coenurus Stage. Report of a Case. J. clin. Path. **2**, 61 (1949).

Echinokokkose.

d'Abreu, A. L., and L. Rogers: Bilateral Pulmonary Hydatid Cysts. Brit. J. Surg. **31**, 153 (1943). — Adam, E., u. A. Nana: Betrachtungen über Lungenechinoccoccusperforation in die Pleurahöhle. Arch. klin. Chir. **205**, 475 (1944). — d'Alessandro, G.: Pneumonite allergica da puntura di cisti d'echinococco. Policlinico, sez. prat. **46**, 479 (1939). — Alfaro Huarte, J., y M. Rabadán Marina: Hidatidosis renal y pararenal. Rev. clin. Españ. **34**, 179 (1949). — Alivisatos, C. U.: A propos d'un cas de kyste hydatique de la colonne vertébrale. Gaz. méd. France **44**, 433 (1937). — Altmann, Fr.: Über die Echinokokkenerkrankung der Beckenknochen. Virchows Arch. **272**, 662 (1929). — Anderson, G. C., and J. C. Swartzwelder: Cerebral hydatid infection. Report of a case which recovered following surgical removal of the parasite. J. of Parasitol. Suppl. **35**, 32 (1949). — Arana Iñiguez, R., R. Garcia Capurro y N. L. Caubarrere: Hidatidosis vertebral. A propósito de un caso diagnosticado precozmente. Arch. internac. Hidatidosis Montevideo **7**, 243 (1947). — Arce, J.: Hydatidosis of the Lung. Surg. etc. **75**, 67 (1942). — Fistula bilio-bronco cutanea; Quiste hidático del hígado abierto en los bronquios. Bol. y Trab. Acad. argent. Cirugia **29**, 658 (1945). — Ardao, H. A.: La supuración perivascular en el quiste hidático del pulmón. Arch. urug. Med. etc. **21**, 577 (1942). — Arias Bellini, M.: Hidatidosis ósea, — aspectos radiológicos. Arch. urug. Med. etc. **27**, 626 (1945). — Attwood, C. J., W. H. Sargent and F. Taylor: Echinococcus cyst of the heart; report of a case. Ann. int. Med. **15**, 1109 (1941).

Barnett, L. E.: Colossal Hydatid Cysts. Med. J. Austral. **2**, 878 (1927). — Deaths from Hydatid Disease. Austral. a. N. Zeald J. Surg. **5**, 205 (1936). — The Incidence of Hydatid Disease in New Zealand and elsewhere. N. Zeald med. J. **39**, 330 (1940). — Multiple Abdominal and Pelvic Hydatid Cysts (Peritoneal Cysts): a Study of 228 Cases. Austral. a. N. Zeald J. Surg. **10**, 223 (1941). — Barrett, W. A.: Primary echinococcosis of the kidney. J. of Urol. **44**, 389 (1940). — Barrett, N. R., and D. Thomas: Pulmonary Hydatid Disease. Brit. J. Tbc. **38**, 39 (1944). — Bases, L., y J. A. Ferreira: Quiste hidatídico muscular primitivo. Bol. y Trab. Soc. argent. Ciruj **10**, 675 (1949). — Benhaman, E., Thiodet et Casanara: L'asthme hydatique. Par. méd. **28**, 158 (1938). — Bishr, M. S.: A case of pulmonar hydatid cyst with asthma. J. roy. egypt. med. Assoc. **30**, 341 (1947). — BLUM, A., R. BOQUET et HANTCHEFF: A propos d'un cas rare de kyste hydatique de corps thyroide. Rev. franç. Endicrin. **17**, 108 (1939). — BLUMENTHAL, G.: Echinokokkenkrankheit. In Handbuch der pathogenen Mikroorganismen von KOLLE-KRAUS-UHLENHUT, 3. Aufl., Bd. 6/2. 1929. — BOLOGNESI, G.: Rottura spontanea di una ciste idatidea epatica nel duodeno. Lezione clinica e ricordi di patalogia. Riforma med. **52**, 951 (1936). — Rottura spontanea di una ciste idatidea epatica nello stomaco. Riforma med. **55**, 559 (1939). — BONNET, MABILLE et MEUNIER: Une observation de kystes hydatiques du rein droit et du foie. Rev. méd. Nancy **74**, 112 (1949). — BOTTERI, J. H.: Die Serologie der Echinokokkenkrankheit. Z. exper. Med. **77**, 490 (1931). — BRANDT, M.: Zur Kasuistik des Echinococcus alveolaris. Zbl. path. Anat. **81**, 353 (1943).— BRISON, J.: Diagnostic du kyste hydatique par extrait de ténia. Bull. Soc. Path. exot. Paris **39**, 193 (1946). — BÜHLER, F., u. H. v. HASSELBACH: Zur Diagnostik des Echinococcus alveolaris. Münch. med. Wschr. **85**, 1665 (1938). — BUTELER, E.: Quiste hidatídico de cuello de útero. Bol. y Trab. Soc. Cirug. Córdoba **1**, 26 (1940).

CAL, G.: Quiste hidatídico muscular primitivo. Bol. y Trab. Soc. argent. Ciruj. **10**, 636 (1949). — CALCAGNO, B. N., M. M. BREA y J. ARCE: Migración transdiafragmática de un quiste hidatídico calcificado del hígado. Bol y Trab. Acad. argent. Cirugia **29**, 649 (1945). — CAMAUER, A. F.: Consideraciones sobre cinco casos personales de equinococosis raquídea. Prensa méd. argent. **26**, 2482 (1939). — CASIRAGHI, J. C.: Equinococosis vertebral, diagnóstico y tratamiento. Dia méd. B. Air. **21**, 359 (1949). — CASSINELLI, J. F.: La inclusión de esputos en el diagnóstico de la equinococosis pulmonar. Arch. internac. Hidatidosis Montevideo **6**, 490 (1946). — CASTRO, G. J.: Hidatidosis ósea. Rev. méd. Chile **72**, 1074 (1944). — CATALIOTTI, F.: L'echinococco della tiroide. Riv. san. sicil. **23**, 1064, 1071 (1935). — CENDAN, ALFONZO, J. E.: Relaciones de la hidatidosis hepático con la litiasis biliar. Litiasis hidática. Litiasis parahidática. Litiasis biliar común. An. Fac. Méd. Montevideo **33**, 879 (1948). — CHIFFLET, A., y R. PEYRALLO: 60 observaciones de equinococosis pulmonar. Arch. urug. Méd. etc. **21**, 668 (1942). — CHIFFLET, A., P. PURRIEL y H. ARDAO: El diagnóstico de la equinococosis pulmonar multiple. Arch. urug. Med. etc. **17**, 437 (1940). — CHRISTIE, H. K.: Hydatid cysts in both lungs. Austral. a. N. Zeald J. Surg. 8, 373 (1939). — CORKILL, N. L.: Hydatid Cyst of the Heart. (Memoranda.) Brit. med. J. **1929**, 622. — COSTANTINI et BERNASCONI: Le kyste hydatique du Douglas chez l'homme. Algérie méd. **43**, 41 (1939). — COUTELEN, F., P. RAZEMON et J. BIGUET: La longévité des échinocoques étude critique à propos d'un kyste hydatique de la rate évolant depuis plus de vingt-trois ans. Ann. de Parasitol. **25**, 267 (1950).

DAVIDSON, L. R.: Hydatid Cysts of the Lung. J. thorac. Surg. **13**, 471 (1944). — DAVIES, J. A.: Echinococcal Cyst arising from the Prostata. Canad. med. Assoc. J. **54**, 268 (1946). — DENNIS, E. W.: A stable concentrated purified antigen for the immunological study of hydatid disease. J. of Parasitol. **23**, 62 (1937). — DÉVÉ, F.: A propos du traitement de l'échinococcose par l'émétique. Ann. de Parasitol. **8**, 566 (1930). — L'évolution vésiculaire du scolex échinococcique. Son importance en pathologie hydatique. Prensa méd. argent. **19**, 598 (1932). — L'échinococcose expérimentale. Rapport du IIIe Congrès Internationale de Pathologie comparée, Athen 15.—18. April 1936. — Echinococcose hydatique et échinococcose alvéolaire. Coexistence des deux lésions dans le système musculaire observée chez un normand. Bol. Inst. Clín. quir. Univ. Buenos Aires **16**, 221 (1940). — L'échinococcose secondaire. Paris: Masson & Co. 1946. — L'échinococcose osseuse, S. 236. Paris: Masson & Co. 1948. — L'echinococcose primitive (Maladie hydatique). Paris: Masson & Co. 1949. — DEW, H.: Secondary Echinococcosis. J. Coll. Surgeons Australasia **1**, 337 (1929). — DIEZ, J.: La equinococosis primitiva del conducto raquídeo. J. internat. Coll. Surgeons 8, 297 (1945). DÖRIG, J.: Über einen Fall von Echinococcus cysticus der Leber mit Einbruch in die Vena hepatica, multiplen Streuschüben unter dem klinischen Bild des eosinophilen Lungeninfiltrates (Löffler) und Tod im allergischen Schock. Helvet. med. Acta, Ser. A **13**, 625 (1946). — DUNGAL, N.: Echinococcus des Herzens. Acta path. scand. (København.) **15**, 90 (1938). — Echinococcosis in Iceland. Amer. J. med. Sci. **212**, 12 (1946).

ELIZALDE, P. J., O. A. ITOIZ y R. I. LATIENDA: Hiperplasia adenomatosa de compensación y cirrosis por gran quiste hidático del hígado. Bol. Acad. nac. Med. B. Air. **1940**, 210. — ETCHEVERY, F., y P. PURRIEL: Pioneumotórax de origen hidatídico. Arch. urug. Méd. etc. **16**, 554 (1940). — EVANS, B.: Hydatid (echinococca) cysts of the female pelvis. J. of Obstetr. **47**, 191 (1940).

FERNANDEZ SERALEGUI, A.: Quiste hidatídico del corazón. Arch. Soc. argent. Anat. **3**, 173 (1941). — FERRO, A.: Hidatidosis familiar. Contribución a su estudio. Arch. internac. Hidatidosis Montevideo **6**, 135 (1946). — FISCHER, W.: Tierische Parasiten der Leber und Gallenblase. In Handbuch der speziellen pathologischen Anatomie und Histologie, herausgeg. von HENKE und LUBARSCH, Bd. V, Teil 1, S. 705—760. Berlin: Springer 1930. — FONTANA, V. P., B. RODRIGUEZ y R. R. BARRIOS: Quistes hidáticos del cérebro. Arch. internac. Hidatidosis Montevideo **4**, 263 (1938). — FOSSATI, A.: Quistes hidáticos del pulmón. Arch. internac. Hidatidosis Montevideo **6**, 211 (1946). — FRIEDRICH, H.: Die Diagnose des infiltrierend wachsenden Echinococcus (Echinococcus alveolaris), insbesondere seine Röntgendiagnose. Dtsch. Z. Chir. **254**, 150 (1940). — Fuhrmann, O.: Le phénomène des mutations chez les Cestodes. Rev. suisse Zool. **32**, 95 (1925).

García Capurro, F.: Diagnóstico radiológico de la membrana hidatídica encarcelada importancia del signo de Ivanissevich. Bol. Inst. Clín. quir. Univ. Buenos Aires **17**, 303 (1941). Gerulewicz, E.: Zürcher Erfahrungen der Strahlentherapie des Echinococcus alveolaris der Leber. Radiologica clin. **15**, 230 (1946). — Gilorteanu, I., u. I. Atanasiu: Echinococcuscyste der Schilddrüse. Zbl. Chir. **70**, 1191 (1943). — Godfrey, L. W.: Hepatic Hydatid Cyst causing Suprarenal Haemorrhage. Brit. med. J. **1947**, 181. — Goinard, P., et J. Salasc: Sur les kystes hydatiques des muscles volontaires (à l'exception des kystes post-opératoires). J. de Chir. **54**, 320 (1939). — Gonzalez Bosch, y D. Mosto: Hidatidosis cardíaca. Hidatidosis cardíaca en un paciente con cuadro clínico-electrocardiográfico de infarto de miocardio. Prensa méd. argent. **24**, 308 (1937). — Goodale, R. H.: Hydatid Cyst of the Brain. Amer. J. trop. Med. **11**, 61 (1931). — Graña, A.: Alergía y diagnóstico de la hidatidosis. Arch. urug. Med. etc. **26**, 538 (1945). — Graña, A., y H. R. Bazzano: Hidroneumotórax hidático; algunas observaciones clínicas y biológicas. Arch. urug. Med. etc. **22**, 320 (1943). — Graña, A., y P. Gaudiano: El mecanismo de la seudolitiasis biliar de origen hidatídico. Bol. Soc. Cir. Urug. **16**, 516 (1945). — Grassi, A.: Pionefrosi calcolosa da pregressa cisti da echinococco. Policlinico, sez. prat. **49**, 131 (1942). — Gruber, G. B.: Zur Frage nach der Natur des Echinococcus. Dtsch. tierärztl. Wschr. **1939**, 655, 680. — Zum Vorkommen des Echinococcus alveolaris im nördlichen Deutschland. Zbl. Path. **84**, 417 (1949).

Heilbrun, N., and A. J. Klein: Massive Calcification of the Liver: Case Report with a Discussion of its Etiology on the Basis of Alveolar Hydatid Disease. Amer. J. Roentgenol. **55**, 189 (1946). — Heni, F.: Beitrag zur Klinik des Echinococcus alveolaris. Z. klin. Med. **136**, 547 (1939). — Über den Wert der biologischen Reaktionen beim Echinococcus alveolaris. Dtsch. Arch. klin. Med. **184**, 458 (1939). — Henschen, C., u. R. Bircher: Zur Epidemiologie, Pathologie und Chirurgie des Echinococcus alveolaris. Bull. schweiz. Akad. med. Wiss. **1**, 209 (1948). — Hewlett, H. M.: Calcified hydatids of the liver. Brit. J. Radiol. **21**, 426 (1948). Hoeden, van der: Der Echinokokkenantigen- und der Eiweißgehalt der Echinokokkenflüssigkeit. Münch. med. Wschr. **1924**, 77. — Hormuth, V.: Zur Röntgendiagnostik des vereiterten Leberechinococcus. Röntgenprax. **11**, 353 (1939). — Hosemann, B.: Morphologie und Biologie des Echinococcus cysticus. In Hosemann, Schwarz, Lehmann und Posselt, Die Echinokokkenkrankheit. Neue Deutsche Chirurgie, Bd. 40, S. 1—66. — Howorth, M. B.: Echinococcosis of Bone. J. Bone Surg. **27**, 401 (1945).

Iturraspe, M. C.: Quistes hidatídicos del pulmón. Membrana encarcelada. Bol. Inst. Clín. quir. Univ. Buenos Aires **15**, 643 (1939). — Ivanissevich, O.: Hidatidosis ósea, 246 S. Imprenta Amorrorta, Buenos Aires 1934. — Ivanissevich, O., R. C. Ferrari y C. I. Rivas: Equinococosis hidática del pulmón. Bol. Inst. Clín. quir. Univ. Buenos Aires **14**, 1153 (1938).

Jaureguy, M. A., y J. A. Soto: Alergía hidática pulmonar. Monografia, Imprenta Rosgal, Montevideo 1941. — Jentzer, A.: Kystes à échinocoques uniloculaires de la rate. Schweiz. med. Wschr. **1947**, 95. — Jorge, J. M., y P. M. Re: Hidatidosis. Tratamiento biológico. Arch. internac. Hidatidosis Montevideo **6**, 11 (1946). — Hidatidosis cardíaca. Arch. internac. Hidatidosis Montevideo **6**, 93 (1946). — Hidatidosis y procesos graves anafilácticos. Rev. Asoc. med. argent. **60**, 445 (1946).

Kissling, K.: Ein Fall von Pleuraechinococcus mit Durchbruch in die Bauchhöhle. Zbl. Chir. **65**, 2325 (1938). — Kluck: Verkalkte Echinococcuscyste. Dtsch. Tbk.bl. **17**, 11 (1943).

Lampiris, S.: Die Bedeutung der serodiagnostischen und biologischen Reaktionen für die Diagnose des Echinococcus. Dtsch. Z. Chir. **237**, 383 (1932). — Langley, G. F.: Primary Echinococcal Cyst of the Uterus. Brit. J. Surg. **30**, 278 (1943). — Langmaid, C., and L. Rogers: Intracranial hydatids. Brain **63**, 184 (1940). — Larghero Ybarz, P.: Quiste hidático del pulmón. 40 observaciones personales. Arch. urug. Med. etc. **22**, 255 (1943). — Larghero Ybarz, P., y H. A. Ardao: Hemorragias mortales fulminantes en el q. h. del pulmón. Arch. urug. Med. etc. **21**, 678 (1942). — Lasnier, E. P., y J. F. Cassinelli: Diagnóstico del quiste hidático pulmonar en la expectaración incluida. Arch. urug. Med. etc. **21**, 564 (1942). — Lawson, T. C.: Echinococcus Cysts of the Liver of Fifty-Six Years' Duration. J. Amer. med. Assoc. **112**, 1331 (1939). — Lazarevic, V.: Mächtige Nierenechinokokkencyste mit völligem Schwund des Nierenparenchyms. Dtsch. Z. Chir. **255**, 747 (1942). — Lehmann, J. C.: Allgemeine Pathologie und Klinik der Echinokokkenkrankheit. In Die Echinokokkenkrankheit von Hosemann, Schwarz, Lehmann und Posselt. Neue Deutsche Chirurgie, Bd. 40, S. 115—304. 1928. — Leone, V. D.: Hydatid cyst of pelvis with intracapsular hemorrhage and anaphylactic shock, with recovery. N. Y. State J. Med. **42**, 1585 (1942). — Ley, A., y J. Pons Tordera: Contribución al estudio de la hidatidosis encefálica y espinal. Rev. clin. españ. **8**, 181 (1943). — Lippi, M.: Nuovo ricerche sull' eosinofilia midollare nell' echinococcosi. Arch. ital. Sci. med. trop. Parasitol. **31**, 93 (1950). — Loessl, J. v., u. Z. v. Pap: Eine ungewöhnlich große Echinokokkencyste im Gehirn. Nervenarzt **114**, 214 (1941). —

LOGAN, A., and H. NICHOLSON: Hydatid disease of the lung. Thorax 1, 1 (1948). — LOZANO Y MONZÓN, R.: Chascos y peligros de la hidatidosis; el „shock anafiláctico mortal". Arch. internac. Hidatidosis Montevideo 1, 95 (1934). — LUQUE, O., y C. BRANDAN CARAFFA: Hidatidosis raquídea. Arch. argent. Neur. **20**, 12 (1939).

MAISONNAVAE, A. D.: Equinococosis pleural secundaria. Un caso de neumopiohidatotórax. Arch. urug. Med. **27**, 556 (1945). — MAROTTOLI, O. R.: Sobre un caso de hidatidosis del fémur. Bol. Soc. Cir. Rosario **12**, 55 (1945). — MARRUGAT, O. L.: Hidatidosis muscular. Rev. Asoc. méd. argent. **61**, 486 (1947). — MASON, A. J., and L. E. BARNETT: Spontaneous evacuation of a hydatid cyst of the liver by way of the bile ducts. Austral. a. N. Zeald J. Surg. **7**, 78 (1937). — MCNALLY, A., and J. B. CASE: Echinococcus Cyst of Muscle. Report of a Case occuring in the Left Psoas Muscle. Amer. J. Surg. **51**, 419 (1941). — MEADE, J. A., and L. BARNETT: Echinococcus alveolaris (Alveolaris Hydatid Disease) associated with Ordinary Hyatid Cysts of the Liver. Austral. a. N. Zeald J. Surg. **10**, 317 (1941). — MICHANS, J. R.: Migración transdiafragmática de un quiste hidatídico calcificado del hígado. Bol. y Trab. Acad. argent. Cirugía **29**, 617 (1945). — MILLER, D., and J. FLEMING: Intracranial hydatid disease, with report of a case. Austral. a. N. Zeald J. Surg. **17**, 291 (1948). — MISSKE, B.: Die Echinokokkeninfektion der Leber. Mitt. Grenzgeb. Med. u. Chir. **47**, 133 (1944). — MOREL, C. J. L.: Quistes hidatídicos del bazo. Bol. Inst. Clín. quir. Univ. Buenos Aires **17**, 698 (1947). — MORQUIO, L.: L'hémiplégie du kyste hydatique cérébral chez l'enfant. Rev. sudamér. Méd. et Chir. Paris **3**, 39 (1932). — MOST: Über Knochenechinokokken. Arch. klin. Chir. **186**, 537 (1936). — MUSSIO FOURNIER, J. C., et C. SEOANE: Asthme Oedème de Quincke et quiste hydatique du foie. Bull. Soc. méd. Hôp. Paris **51**, 327 (1927).

NAHMMACHER, H. S.: Über Echinokokken des Gehirns. Dtsch. Z. Nervenheilk. **148**, 59 (1938). — NANA, A., u. E. ADAM: Klinisch-therapeutische Erfahrungen über die Echinokokkenkrankheit der Milz. Dtsch. Z. Chir. **254**, 422 (1941). — NISEGGI, C. H., y J. B. DE QUIROS: Sobre un caso de hidatidosis cardíaca. Sem. Méd. **1**, 693 (1939). — NOCITO, F. J., y E. F. ABELANDA: Quiste hidatídico muscular primitivo. Bol. y Trab. Soc. argent. Ciruj. **10**, 525 (1949).

PARASKEVAS, M.: Zur Vereiterung des Leberechinococcus durch den Eberthschen Typhusbacillus. Chirurg **9**, 849 (1937). — Beitrag zur Kenntnis des Echinococcus der Bauchspeicheldrüse. Bruns' Beitr. **169**, 265 (1939). — PARDAL, R.: Hidatidosis multiple del encéfalo. Prensa méd. argent. **26**, 965 (1939). — PAUL, F.: Echinococcus der Leber mit Verschluß der Vena cava und der Lebervenen. Dtsch. Arch. klin. Med. **168**, 79 (1930). — PAVLOVSKY, A. J., A. MAHIEU y J. DE FILIPPI: Quistes hidáticos del hígado abiertos en los bronquios y bilirragia hidática post-operatoria. Consideraciones clínico-quirúrgicas. Arch. argent. Enferm. Apar. digest. **3**, 673 (1923). — PEACHER, W. G., and J. L. POPPEN: Echinococcosis. Report of cerebral case. Lahey Clin. Bull. **3**, 111 (1943). — PÉREZ FONTANA, V.: Las complicaciones aeriferas del quiste hidático del pulmón. Arch. internac. Hidatidosis Montevideo **6**, 319 (1946). — PÉTERFFY, P.: Echinococcuscyste des Kreuzbeins. Zbl. Chir. **70**, 540 (1943). — PIAGGIO BLANCO, R., y F. GARCIA CAPURRO: Equinococosis pulmonar. Estudio clínico-broncográfico de sus diferentes formas. Arch. internac. Hidatidosis Montevideo **1**, 227 (1936). — Quiste hidatídico de la cabeza del páncreas. Importancia de la radiología para su diagnóstico. Arch. urug. Med. etc. **15**, 245 (1939). — PINELLI, L.: La diagnosi biologica dell'echinococcosi. Sassari, Prem. Linotypografia G. Gallizzi. 1932. — PIQUINELA, J. A., y P. PURRIEL: Quiste hidático del hígado abierto en los bronquios. Arch. urug. Med. etc. **17**, 84 (1940). — POORE, T. N., C. P. MARVIN and W. WALTERS: Echinococcal cysts obstructing the common bile duct. Report of case. Arch. Surg. **59**, 1001 (1949). — POSSELT, A.: Der Alveolar-Echinococcus und seine Chirurgie. In HOSEMANN, SCHWARZ, LEHMANN und POSSELT, Die Echinokokkenkrankheit. Neue Deutsche Chirurgie, Bd. 40, S. 305 bis 417. 1928. — Die klinische Diagnose des Blasenwurmleidens der Leber (E. cysticus, E. alveolaris). Klin. Wschr. **1931**, 1079. — PRAT, D., y J. C. LOPEZ-GUTIERREZ: Hidatidosis primitiva de la logia del psoas ilíaco derecho. Quiste hidático del psoas ilíaco. Arch. urug. Med. etc. **14**, 576 (1939). — PSENNER, L.: Zur Differentialdiagnose der Knochenechinokokkose. Wien. klin. Wschr. **1946**, 155. — PULLAR, T. H., and J. H. NORTH: Ruptured hydatid cyst of heart. Austral. a. N. Zeald J. Surg. 8, 399 (1939). — PURRIEL, P.: Complicaciones y secuelas del quiste hidático del pulmón. Arch. internac. Hidatidosis Montevideo **2**, 201 (1937). — PUXEDDU, E.: Rilievi anatomo-clinici sull'echinococcosi pelviperetoneale e genitale muliebre (echinococcosi secondaria). Riv. ital. Ginec. **22**, 312 (1939).

REAY, E. R.: Hydatid Diseases of the Kidney. Austral. a. N. Zeald J. Surg. **11**, 9 (1941). — REMENTARIA, J.: Quiste hidatídico subperitoneal con localización en próstata. Act. Soc. Cir. Madr. **5**, 59 (1945). — DI RIENZO, S.: Broncografia contrastada en el quiste hidático pulmonar. Bol. Inst. Clín. quir. Univ. Buenos Aires **18**, 701 (1942). — RIVAS, C. I., y E. GOBICH: Equinococosis hidática de la glandula tiroides. Bol. Inst. Clín. quir. Univ. Buenos Aires **18**, 739 (1942). — RIVAS, C. L., y H. PERINETTI: Quiste hidático de la glandula tiroides. Bol. Inst. Clín. quir. Univ. Buenos Aires **18**, 407 (1942). — RIVOIR, J.: Ein Beitrag zur Kenntnis des Nierenechinococcus und ein Fall von doppelseitigem Nierenechinococcus. Beitr. klin. Chir. **166**, 96 (1937). — ROGER, H.: Les kystes hydatiques du cerveau. Méd. trop. Marseille **4**, 89 (1944). — ROGERS, J. S. Y., and G. R. TUDHOPE: Hydatid Cyst of the Spinal Canal successfully treated by Operation. Arch. Dis. Childh. **13**, 269 (1938). — ROJAS, A.: Un caso de hidatidosis subcutánea multiple. An. Clin. quir. **1**, 84 (1939). — ROSE, H. M., and J. T. CULBERTSON: The diagnosis of Echinococcus (Hydatid) disease by immunologic reactions with substitute taenia antigens. Amer. med. Assoc. **115**, 594 (1940). — RUBINO, A.: Cisti idatida del IV ventricolo con leptomeningite otto chiasmatica: studio anatomo-clinico. Riv. Pat. nerv. **53**, 249 (1939). — RUCKENSTEINER, E.: Die Röntgenzeichen des Nierenechinococcus. Wien. klin. Wschr. **54**, 372 (1941). — RUSKIN, L.: Extradural Hydatid Cysts producing Paraplegia. Brit. med. J. **1939**, 560.

SABADINI, L.: Les kystes hydatiques de la rate. Préface du Professeur Costantini, S. 200. Paris: Masson & Co. 1936. — SARIBAS, S.: Cases of hydatid cysts in the spine. Acta med. turcica **1**, 50 (1948). — SCHLANGER, P. M., and H. SCHLANGER: Hydatid Disease and its Roentgen Picture. Amer. J. Roentgenol. **60**, 331 (1948). — SCHLIERBACH, P.: Ein Fall von Echinococcus alveolaris der Leber mit Lungenmetastasen. Röntgenprax. **10**, 164 (1938). — SCHMID, A.: Über Nierenechinokokken. Z. Urol. **32**, 444 (1938). — SCHROEDER, A.: Diagnóstico de quiste hidático cerebral. Arch. internac. Hidatidosis Montevideo **7**, 195 (1947). — SCHROEDER, A. H., y E. TORRENTS: Valor localizador de la electroencefalografia comparativamente con la ventriculografia en el quiste hidático cerebral. An. Fac. Med. Montevideo **24**, 710 (1939). — SCHWARZ, E.: Die geographische Verbreitung der Echinokokkenkrankheit. In HOSEMANN, SCHWARZ, LEHMANN und POSSELT: Die Echinokokkenkrankheit. Neue Deutsche Chirurgie, Bd. 40, S. 67—104. 1928. — SEPICH, M. J., y J. M. SAGASTUME: Quiste hidático del hemisferio cerebral izquierdo. Dia méd. B. Air. **21**, 600 (1949). — SHASTRY, T. S.: A Case of Retro-Peritoneal Hydatid Cyst. J. indian med. Assoc. **8**, 351 (1939). — SILVER, C. P.: Hydatid Cyst and Cirrhosis. (Memoranda.) Brit. med. J. **1949**, 423. — SOTO BLANCO, J.: Supuración perihidática en un quiste hidático pulmonar. Arch. urug. Med. etc. **21**, 639 (1942). — STEINMANN, B.: Zur klinischen und röntgenologischen Diagnose des Echinococcus alveolaris der Leber. Schweiz. med. Wschr. **68**, 1411 (1938). — STIEDA, A.: Echinococcus im Kleinhirn. Zbl. Chir. **68**, 732 (1941). — SURRACO, L. A., y IBARZ LARGHERO: El quiste hidático del riñón. Arch. internac. Hidatidosis Montevideo **5**, 185 (1941).

TAIANA, J. A., and C. J. STARACE: Echinococcus of the breast: report of a case. Arch. Surg. **44**, 760 (1942). — TOOLE, H.: Die Echinokokkenkrankheit in Griechenland. Arch. klin. Chir. **188**, 459 (1937).

UGON, V. A.: Neumotórax hidático. Arch. internac. Hidatidosis Montevideo **1**, 143 (1936). — Equinococosis pleural secundaria. Arch. internac. Hidatidosis Montevideo **1**, 220 (1936). — USLENGHI, JOSÉ P.: Diagnóstico radiológico de los quistes hidatídicos del pulmón. A porpósito del signo llamado „neumoquiste perivascular". Prensa méd. argent. **27**, 489 (1940). — UTZ, F.: Beitrag zur Diagnose des infiltrierend wachsenden Echinococcus, unter besonderer Berücksichtigung des Zusammenhangs mit Unfall. Med. Klin. **1946**, 777.

VALDES RUIZ, M., y E. SALAR LUIS: Quiste hidatídico del bazo. Med. colonial. Madrid **10**, 207 (1947). — VALDIVIESO, R., y G. SEPULVEDA: Equinococosis del corazón. Rev. med. Chile **73**, 522 (1945). — VALDONI, P.: Idro-pneumotorace idatido spontaneo. Arch. ital. Chir. **55**, 495 (1939). — VOLAVSEK, E.: Ein Fall von primärem Netzechinococcus. Med. Welt **1943**, 369.

WELCKER, M. L., G. D. KANEB and R. H. GOODALE: Primary Echinococcal Cyst of the Uterus. New England J. Med. **223**, 574 (1940). — WENDT, H., u. F. OEHR: Über das Krankheitsbild des Echinococcus alveolaris der Leber. Med. Klin. **1941**, 401. — WOODLAND, L. J.: Hydatid disease of vertebrae. Med. J. Austral. **2**, 904 (1949). — WYDRIN, A.: Ein Fall von Herzechinococcus. Wien. klin. Wschr. **1947**, 1135.

XANTHOPULIDES, A.: Drei Fälle von Echinokokkencysten in der Milz. Zbl. Chir. **67**, 252 (1940). — XANTHOPULIDES, A.: Die Echinokokkencyste des Oberschenkelknochens. Zbl. Chir. **67**, 290 (1940).

YAMATO, S.: Über den Echinococcus der Wirbelsäule und der Pleura mediastinalis. Virchows Arch. **253**, 364 (1924).

ZIZMOR, J., and M. M. SZUCS: Echinococcus Cyst of the Heart. Amer. J. Roentgenol. **53**, 15 (1945). — ZONTSCHEW, W. T.: Zur Frage der Spezifität der Casoni-Botteri-Reaktion. Festschrift Bernhard Nocht, S. 695—698. Hamburg 1937.

Sparganose.

FAUST, E. C.: Human Helminthology. Philadelphia: Lea and Feebiger 1949.

KELLER: Note sur une nouvelle méthode de traitement de la sparganose oculaire. Bull. Soc. Méd. et Chir. Indochine **15**, 524 (1937).

MUELLER, J. F.: Studies on Sparganum mansonoides and Sparganum proliferum. Amer. J. trop. Med. **18**, 303 (1938).

Namenverzeichnis.

Die *kursiv* gesetzten Zahlen beziehen sich auf die Literaturhinweise.

Sachverzeichnis.

Die *kursiv* gesetzten Zahlen bezeichnen die Seiten, auf denen der betreffende Gegenstand ausführlich dargestellt ist.

Handbuch der inneren Medizin

Blut und Blutkrankheiten

Nieren und ableitende Harnwege

GPSR Compliance

The European Union's (EU) General Product Safety Regulation (GPSR) is a set of rules that requires consumer products to be safe and our obligations to ensure this.

If you have any concerns about our products, you can contact us on ProductSafety@springernature.com

In case Publisher is established outside the EU, the EU authorized representative is:

Springer Nature Customer Service Center GmbH
Europaplatz 3
69115 Heidelberg, Germany

Batch number: 10683525

Printed by Printforce, the Netherlands